以從兩個方面著手：一是考鏡文獻源流，即對歷代中醫藥文獻進行研究，闡明文獻間的學術源流關系，對比相互間的异同，相對合理準確地闡釋其學術內涵；二是辨章各家學術，即對中醫經典及歷代醫家著作中所展現的理論思維、學術觀點和臨床經驗，以及由此提出的諸多概念、命題，進行系統分析，明確每部經典和代表性醫家的學術思想和實踐特色，并由此促進中醫理論與實踐的不斷創新與發展。二者緊密關聯，相得益彰，對于今人汲取歷史積澱、提煉理論內涵、啓發臨證思路，尤以後者更爲實用和切要。

在以《黃帝內經》爲代表的中醫經典奠定了中醫理論體系之後，後世醫家在繼承研究與探索過程中不斷有新的闡發和創見，使得這一理論體系不斷充實、提高，并向縱深方向發展。中醫歷代醫家，薪火承襲，結合自身的思考與實踐，創造性地回答了當時中醫養生防治過程中的新問題，在不同時代裏開辟了中醫理論發展的新境界。歷代醫家本身就是「活」的學術載體，他們刻意研精，探微索隱，華葉遞榮，日新其用。因此，中醫藥學術發展的歷史進程，始終呈現出一派繼承不泥古、發揚不離宗的繁榮景象。系統研究中醫歷代醫家的學術思想與診療經驗，能夠在很大程度上拓展我們的理論視野，開拓臨證思路，豐富治療手段，并最終將推動中醫理論體系的不斷豐富與發展。因此，對中醫歷代醫家學術思想的整理與繼承研究，具有重要的現實意義。

中國中醫科學院中醫基礎理論研究所自2005年起，先後承擔國家973計劃課題「中醫學理論體系框架結構與內涵研究」（2005—2010）、科技部基礎性工作專項重點項目「中醫藥古籍與方志的文獻整理」之子課題「古代醫家學術思想與診療經驗研究」（2009—2014）、國家973計劃項目「中醫理論體系框架結構研究」（2013—2017），以及國家中醫藥管理局重點研究室「中醫學理論體系結構與內涵研究室」建設規劃等項目，聯合全國十幾所高等院校及科研機構的七十餘位專家、學者，共同開展中醫歷代名家學術整理與研究，已歷時十餘年。所選醫家範圍，自漢末張仲景始，至民國惲鐵樵止，共102人，皆爲歷代具有代表性或學術特色突

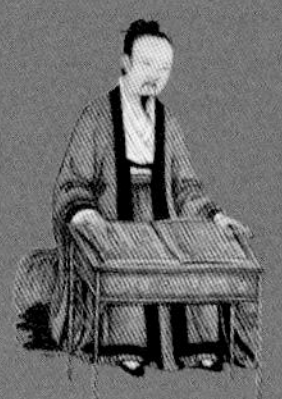

项目来源

- 973计划课题“中医学理论体系框架结构与内涵研究”（编号：2005CB532503）

- 科技部基础性工作专项重点项目“中医药古籍与方志的文献整理”（编号：2009FY120300）子课题“古代医家学术思想与诊疗经验研究”

- 973计划项目“中医理论体系框架结构研究”（编号：2013CB532000）

- 国家中医药管理局重点研究室“中医学理论体系结构与内涵研究室”建设规划

中医历代名家学术研究集成

上册

主编　潘桂娟

北京科学技术出版社

图书在版编目（CIP）数据

中医历代名家学术研究集成/潘桂娟主编.—北京：北京科学技术出版社，2017.8
ISBN 978-7-5304-7710-6

Ⅰ.①中… Ⅱ.①潘… Ⅲ.①中医临床—经验—中国 Ⅳ.①R24

中国版本图书馆CIP数据核字（2015）第053461号

中医历代名家学术研究集成

主　　编：潘桂娟
策划编辑：侍　伟　朱会兰
责任编辑：张　洁　吕　艳　董桂红　周　珊
责任校对：贾　荣
责任印制：李　茗
封面设计：赵京津
出 版 人：曾庆宇
出版发行：北京科学技术出版社
社　　址：北京西直门南大街16号
邮政编码：100035
电话传真：0086-10-66135495（总编室）
0086-10-66113227（发行部）　0086-10-66161952（发行部传真）
电子信箱：bjkj@bjkjpress.com
网　　址：www.bkydw.cn
经　　销：新华书店
印　　刷：三河国新印装有限公司
开　　本：889mm × 1194mm　1/16
字　　数：4454千字
印　　张：189.5
插　　页：24
版　　次：2017年8月第1版
印　　次：2017年8月第1次印刷
ISBN 978-7-5304-7710-6 / R · 2366

定价：2980.00元（全三册）

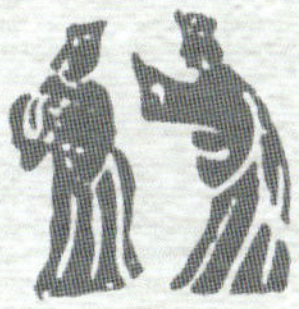

《中医历代名家学术研究集成》编写委员会

源流即對歷代中醫藥文獻進行研究，闡明文獻間的學術源流關系，對比相互間的异同，相對合理準確地闡釋其學術內涵；二是辨章各家學術，即對中醫經典及歷代醫家著作中所展現的理論思維、學術觀點和臨床經驗，以及由此提出的諸多概念、命題，進行系統分析，明確每部經典和代表性醫家的學術思想和實踐特色，并由此促進中醫理論與實踐的不斷創新與發展。二者緊密關聯，相得益彰。對于今人汲取歷史積澱、提煉理論內涵、啓發臨證思路，尤以後者更爲實用和切要。

在以《黃帝內經》爲代表的中醫經典奠定了中醫理論體系之後，後世醫家在繼承研究與探索過程中不斷有新的闡發和創見，使得這一理論體系不斷充實、提高，并向縱深方向發展。中醫歷代醫家，薪火承襲，結合自身的思考與實踐，創造性地回答了當時中醫養生防治過程中的新問題，在不同時代裏開辟了中醫理論發展的新境界。歷代醫家本身就是「活」的學術載體，他們刻意研精，探微索隱，華葉遞榮，日新其用。因此，中醫藥學術發展的歷史進程，始終呈現出一派繼承不泥古、發揚不離宗的繁榮景象。系統研究中醫歷代醫家的學術思想與診療經驗，能够在很大程度上拓展我們的理論視野，開拓臨證思路，豐富治療手段，并最終將推動中醫理論體系的不斷豐富與發展。因此，對中醫歷代醫家學術思想的整理與繼承研究，具有重要的現實意義。

中國中醫科學院中醫基礎理論研究所自2005年起，先後承擔國家973計劃課題「中醫學理論體系框架結構與內涵研究」（2005—2010）、科技部基礎性工作專項重點項目「中醫藥古籍與方志的文獻整理」之子課題「古代醫家學術思想與診療經驗研究」（2009—2014）、國家973計劃項目「中醫理論體系框架結構研究」（2013—2017），以及國家中醫藥管理局重點研究室「中醫學理論體系結構與內涵研究室」建設規劃等項目，聯合全國十幾所高等院校及科研機構的七十餘位專家、學者，共同開展中醫歷代名家學術整理與研究，已歷時十餘年。所選醫家範圍，自漢末張仲景始，至民國惲鐵樵止，共102人，皆爲歷代具有代表性或學術特色突出的醫家。對于每位醫家的研究，在立足醫家論著基礎上，充分汲取

主编简介

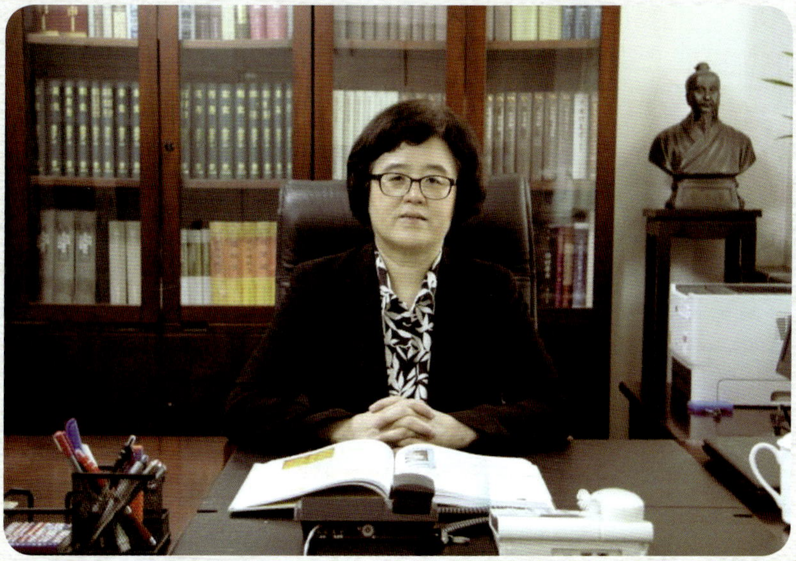

潘桂娟，女，1953年出生。中国中医科学院中医基础理论研究所研究员，医学博士，博士研究生导师，博士后合作导师；中医基础理论重点学科带头人；国家973计划项目“中医理论体系框架结构研究”首席科学家；2002年至2013年期间，任中国中医科学院中医基础理论研究所所长。研究方向：中医理论体系框架结构研究、中医痰证理论研究、中医历代名家学术研究、日本汉方医学研究等。主编《中医历代名家学术研究丛书》《中国医学百科全书·中医卷·中医基础理论分卷》《中医痰病研究与临床》等。著有《日本汉方医学》。

余　序

根据国家973计划，十余年前，中国中医科学院中医基础理论研究所和全国若干高等中医院校及科研机构有关教授、专家就决定撰写一部重要著作——《中医历代名家学术研究集成》。

通过众多专家、学者的通力合作，今已胜利完稿。该书的编成，完善了中医学术理论的系列整体研究。近些时，我有幸翻阅了由潘桂娟（原中国中医科学院中医基础理论研究所所长）等多位教授、专家所写的若干打印稿。他们把历代名家的学术理论及临证专擅的精粹内涵，予以系统、全面的撰述，并汇集成册。本书堪称是有史以来少见的精品论著，体现了“海纳百川”的作用。书中清晰地反映了历代医家不同的学术风貌与流派特色。其中对每一位医家的阐介，真正做到“详而不冗，简不至略”的论述风格，并能力求避免醇玼相混。这说明潘教授等，能以我国厚重文化层次和轩岐医学丰富的学术经验为基石，并与国内诸多贤达共同努力，给中医药文化雕刻了令人瞩目的新的里程碑。我记得清代名医尤怡在《医学读书记》中曾说：“盖未有不师古而有济于今者，亦未有言之无文而能行之远者。”这部巨编内容广博，重视师古而不泥古，表述又能精雅闳通，对读者学习历代名家的学理、经验，起到无可替代的作用。

孙思邈在谈到唐初以前有代表性的名医时，提到扁鹊、仓公、张仲景和华佗，说他们能“探赜索隐，穷幽洞微”。原题清代临床大家叶天士的《叶氏医衡》在谈到古代名医时则谓：“殊不知仲景而下，如（刘）河间、（朱）丹溪、（李）东垣、（张）洁古、（王）海藏诸贤，衡证、衡脉，用药立方，丝丝入扣，不偏不倚，如物之有衡焉。”我们研究各家学说、经验，当然不限于上述一家，但又不能选择太多。我认为，该书所选医家确当，明示其学术、临床特色，论述较为缜密。

中医药的文化软实力，主要体现于中医药典籍、文献的文字表述和思维理念，其中当然也包括中医药学内涵和丰富、成熟的诊疗经验。

中医药学是拯病资生之轨，我们应更多地重视阅习古今名家的学术专长并使之发扬光大。今以上浅见，刍言以为序。

中国中医科学院　余瀛鳌

2017年6月22日

姚 序

中医药在数千年的发展中，涌现出众多的医家。他们当中，有的皓如日月，在中医药发展的关键时刻，指引了中医前进的方向；有的宛若星辰，为中医药学术体系的丰富与完善增光添彩。虽斗转星移，但中医药学世代传承，汇成了川流不息的历史长河，为中华民族的繁衍和百姓的健康提供了保障。总结历代医家的学术经验和他们在理论上的贡献，是我们促进中医药发展的必由之路。

国家十分重视总结名老中医的学术经验。近年来习近平总书记曾多次强调“要把中医药继承好、发展好、利用好”。研究和总结中医历代名家的学术经验，就是摆在我们面前十分重要的任务。我院中医基础理论研究所，在承担国家973计划课题“中医学理论体系框架结构与内涵研究”、科技部基础性工作专项重点项目“中医药古籍与方志的文献整理”之子课题“古代医家学术思想与诊疗经验研究”、国家973计划项目“中医理论体系框架结构研究”等科研项目的基础上，联合全国十几所高等院校及科研机构，组织七十余位主要从事中医理论研究的中青年专家、学者，历时十稔，完成了《中医历代名家学术研究集成》的编撰。

在20世纪80年代，为继承和发展中医学术，我在广安门医院做副院长时，曾受命编著《中国历代名医学术经验荟萃丛书》，但是由于条件和经验所限，我们只完成了对40位医家的撰述。而《中医历代名家学术研究集成》列入102位医家，这次研究搜集医家范围之广、研究之深是很少见的。这102位医学名家，自奠定辨证论治基础的医圣张仲景始，包括类编三部经典而著《针灸甲乙经》的皇甫谧，倡“生命至重贵于千金”的精诚大医孙思邈，探微索隐撰注《内经》的杨上善和王冰，宋金元时期争鸣医学、百花齐放的刘、李、张、朱诸家，明代享誉海内外编著《本草纲目》的李时珍，清代开创温病学派的叶、薛、吴、王四贤，及至近代中西汇通的唐容川、张锡纯、恽铁樵等。历汉晋隋唐宋元明清民国，医方针灸、临床各科、地方流派各个方面的代表人物无不悉具。虽未能尽述诸家，然对中医药发展做出贡献的主要医家业已尽入其中。

当前，中医药发展虽然面临“天时、地利、人和”的大好局面，但我们对于中医理论的系统学习和创新研究还很迟缓，远未能满足中医药事业发展的需要，以及社会进步和人民群众的需求。如何按照中医药自身发展的规律来加快理论创新，促进学术进步，是我们这一代中医学者面临的艰巨任务。恩格斯指出：“一个民族想要站在科学的最高峰，就一刻也不能没有理论思维。”历代前贤已经在理论创新上走出了自己的路，如何继承和发扬这种精神，加快中医理论继承与发展的步伐，是本书出版的宗旨。

潘桂娟教授及她带领的团队，多年来致力于中医基础理论研究，对中医理论体系的构成、中医理论构成的基本要素、中医理论研究的重点及发展思路和目标等，皆形成了自己的研究思路和理论建树。他们对中医基础理论研究提出的指导和建设性意见，反映在各类课题的研究报告及成果中，而《中医历代名家学术研究集成》即是其研究的成果之一。

本书的编著有如下特点。

溯本求源，条分缕析，理清中医理论体系的构成和由来。历代名家的学术研究，不仅为中医理论的形成和发展提供了清楚的脉络，而且阐明了不同历史时期各个医家对学术发展的贡献。

识真辨要，探微勾玄，明确了各个医家学术特色和理论造诣。无论是师承还是私淑，在他们的著作中都凝聚了其学术精髓，反映了各家学说的学术传承和理论特色。

广求博采，言之有据，总结了各家在临床诊疗上的独到经验及辨证思路。从医著病案、杂文笔记及地方志等处，广为收集，无论是洋洋大作还是临证一得，凡能说明医家心得者，大都收入其中。

发皇古义，融会新知，是临床医家理论创新的重要途径。中医药学术之所以能华叶递荣，日新其用，得益于历代医家不固步自封，在理论上与时俱进，为我们探索了一条繁荣学术、促进学术进步的创新之路。

实事求是，客观公正，本书对各个医家无论是生平著述还是学术贡献都做到了立论公允，评价有据。由于他们所处的时代不同，受历史条件所限，其不足之处或未尽之意，可作为我们研究的方向和重点，以及应该注意的问题。

《中医历代名家学术研究集成》的出版，不仅系统整理了历代名医的学术经验，为我们提供了学习和继承的宝贵资料，同时也是中医理论研究的基础和源泉。目前正值《中华人民共和国中医药法》正式颁布实施之际，中医药事业迎来了难得的发展机遇，该书的问世必将对中医学术的传承发挥极大的作用，也为中医理论的发展，提供取之不尽的资源和创新的思路。我期待在学习前人经验的基础上，实现中医药学术的发展和创新，为人民群众提供更好的服务。

在本书付梓之际，提出以上认识，希望同大家共勉，是为之序。

中国中医科学院 姚乃礼

2017年6月29日

前 言

研究中医理论的历史发展，可以从两个方面着手：一是考镜文献源流，即对历代中医药文献进行研究，阐明文献间的学术源流关系，对比相互间的异同，相对合理准确地阐释其学术内涵；二是辨章各家学术，即对中医经典及历代医家著作中所展现的理论思维、学术观点和临床经验，以及由此提出的诸多概念、命题，进行系统分析，明确每部经典和代表性医家的学术思想和实践特色，并由此促进中医理论与实践的不断创新与发展。二者紧密关联，相得益彰，对于今人汲取历史积淀、提炼理论内涵、启发临证思路，尤以后者更为实用和切要。

在以《黄帝内经》为代表的中医经典奠定了中医理论体系之后，后世医家在继承研究与探索过程中不断有新的阐发和创见，使得这一理论体系不断充实、提高，并向纵深方向发展。中医历代医家，薪火承袭，结合自身的思考与实践，创造性地回答了当时中医养生防治过程中的新问题，在不同时代里开辟了中医理论发展的新境界。历代医家本身就是“活”的学术载体，他们刻意研精，探微索隐，华叶递荣，日新其用。因此，中医药学术发展的历史进程，始终呈现出一派继承不泥古、发扬不离宗的繁荣景象。系统研究中医历代医家的学术思想与诊疗经验，能够在很大程度上拓展我们的理论视野，开拓临证思路，丰富治疗手段，并最终将推动中医理论体系的不断丰富与发展。因此，对中医历代医家学术思想的整理与继承研究，具有重要的现实意义。

中国中医科学院中医基础理论研究所自2005年起，先后承担国家973计划课题“中医学理论体系框架结构与内涵研究”（2005—2010）、科技部基础性工作专项重点项目“中医药古籍与方志的文献整理”之子课题“古代医家学术思想与诊疗经验研究”（2009—2014）、国家973计划项目“中医理论体系框架结构研究”（2013—2017），以及国家中医药管理局重点研究室“中医学理论体系结构与内涵研究室”建设规划等项目，联合全国十几所高等院校及科研机构的七十余位专家、学者，共同开展中医历代名家学术整理与研究，已历时十余年。所选医家范围，自汉末张仲景始，至民国恽铁樵止，共102人，皆为历代具有代表性或学术特色突出的医家。对于每位医家的研究，在立足医家论著基础上，充分汲取古今研究成果，从生平、著作、学术思想、临床经验、后世影响等多方面，力求准确、深入地把握医家的学术精髓。现将阶段性成果凝练精要总结成册，以资行业内外专家、学者以及在校师生研习中医理论参考之用。

本书编委会由来自中国中医科学院及全国高等中医院校、科研机构和临床单位的学者构成，有中医基础、临床学科的资深专家，有国家及行业重点学科带头人，也有中青年骨干教师、科研人员和临床医师等。编委会多次组织编写工作会议和继续教育项目培训，邀请多位国内相关领域知名专家对所有稿件进行审订，最终由主编、副主编逐篇统稿、审定。全体作者，以对中医药事业的拳拳之心，共同努力和无私奉献，完成了这份艰巨的工作，以实际行动切实履行了“继承好、发展好、利用好”中医药学术的重大使命。由于种种原因，本书难免有疏漏之处，敬请读者不吝批评指正，以利于本书的不断修订和完善。

在本书即将付梓之际，全体作者感慨万千！希望广大读者透过本书，能够概要纵览中医药学术发展之脉络，撷取中医理论之精华，传承千载临床之经验，促进中医药学术在发展中完善、临床水平在实践中提高、中医药事业在创新中繁荣。

在此衷心感谢中国中医科学院中医基础理论研究所、中医药信息研究所和研究生院以及山东中医药大学、安徽中医药大学、云南中医学院、湖南中医药大学、成都中医药大学、陕西中医药大学、北京中医药大学、浙江中医药大学、辽宁中医药大学、长春中医药大学、黑龙江中医药大学等单位，对此项工作的大力支持！衷心感谢所有参考文献的作者及参与本书审定的各位专家！衷心感谢北京科学技术出版社章健总编、侍伟主任及编校人员的大力支持！

《中医历代名家学术研究集成》编写委员会

2016年10月

凡 例

一、本书选取的医家，是中医学术发展史上具有代表性或特色学术思想，并在后世具有一定学术影响的医家。其中包括：汉晋隋唐医家7名，宋金元医家21名，明代医家23名，清代医家43名，民国医家8名，总计102名。

二、本书的编写，本着历史、文献、理论研究有机结合的原则，重在全面解读、系统梳理和深入研究医家原著，适当参考古今有关该医家的各类文献资料，对医家的主要学术思想和临证经验，加以发掘、梳理、提炼、升华、概括，将其中具有理论意义、临床参考价值的独特内容阐发出来。

三、本书在总体框架上，要求结构合理、层次清晰；在内容阐述上，要求概念准确、表述规范，持论公允、论证充分，观点明确、言之有据；在编写体量上，要求每位医家的内容控制在2万字至5万字。

四、每位医家的文稿正文结构，分为“概述”“学术思想”“临证经验”“后世影响”4个独立的内容范畴，且在文末附有“参考文献”。

五、“概述”部分,包括对医家生平的简要叙述和代表性著作的内容简介。

六、“学术思想”部分，从“学术渊源”与“学术特色”两方面分别论述。前者重在阐述医家之家传、师承、私淑（中医经典或前代医家思想对其影响）关系，重点发掘医家学术思想的历史传承与学术渊源；后者主要从独特学术见解、学术成就等方面，总结医家学术思想的主要特色。

七、“临证经验”部分，重点考察和论述医家学术著作中的医案、医论、医话，并有选择地收集历代杂文笔记、地方志等材料，从中整理提炼医家临床诊疗的思路与特色，发掘、总结其独到的诊治方法。此外，还根据医家的实际情况，以适当方式选录部分反映医家学术思想与临证特色的医案。

八、“后世影响”部分，主要包括“历代评价”“学派传承”“后世发挥”和“国外流传”等内容。其中，对医家的总体评价，重视并体现学术界共识和主流观点，在此基础上有理有据地阐明本书作者的见解。

九、“参考文献”，标示引用著作名称及版本。同时，文稿编写过程中涉及的期刊与学位论文，以及未经引用但能体现一定研究水准的期刊与学位论文也一并列出，以充分体现对该医家研究的整体状况。

十、本书正文标点符号使用，依据《中华人民共和国国家标准标点符号用法》（GB/T 15834-2011）。医家原书中出现的俗字、异体字等，一律改为简化正体字，个别不能对应简化字的繁体字酌予保留。

《中医历代名家学术研究集成》编写委员会

2016年10月

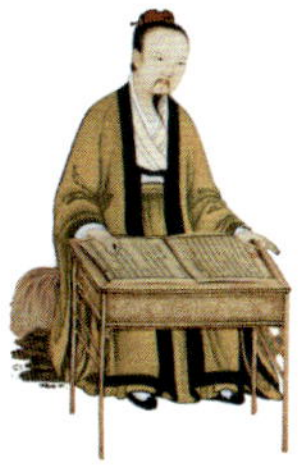

目录

上册

汉晋隋唐医家

宋金元医家

明代医家

中 册

明代医家

清代医家

下 册

清代医家

民国医家

漢晉隋唐醫家

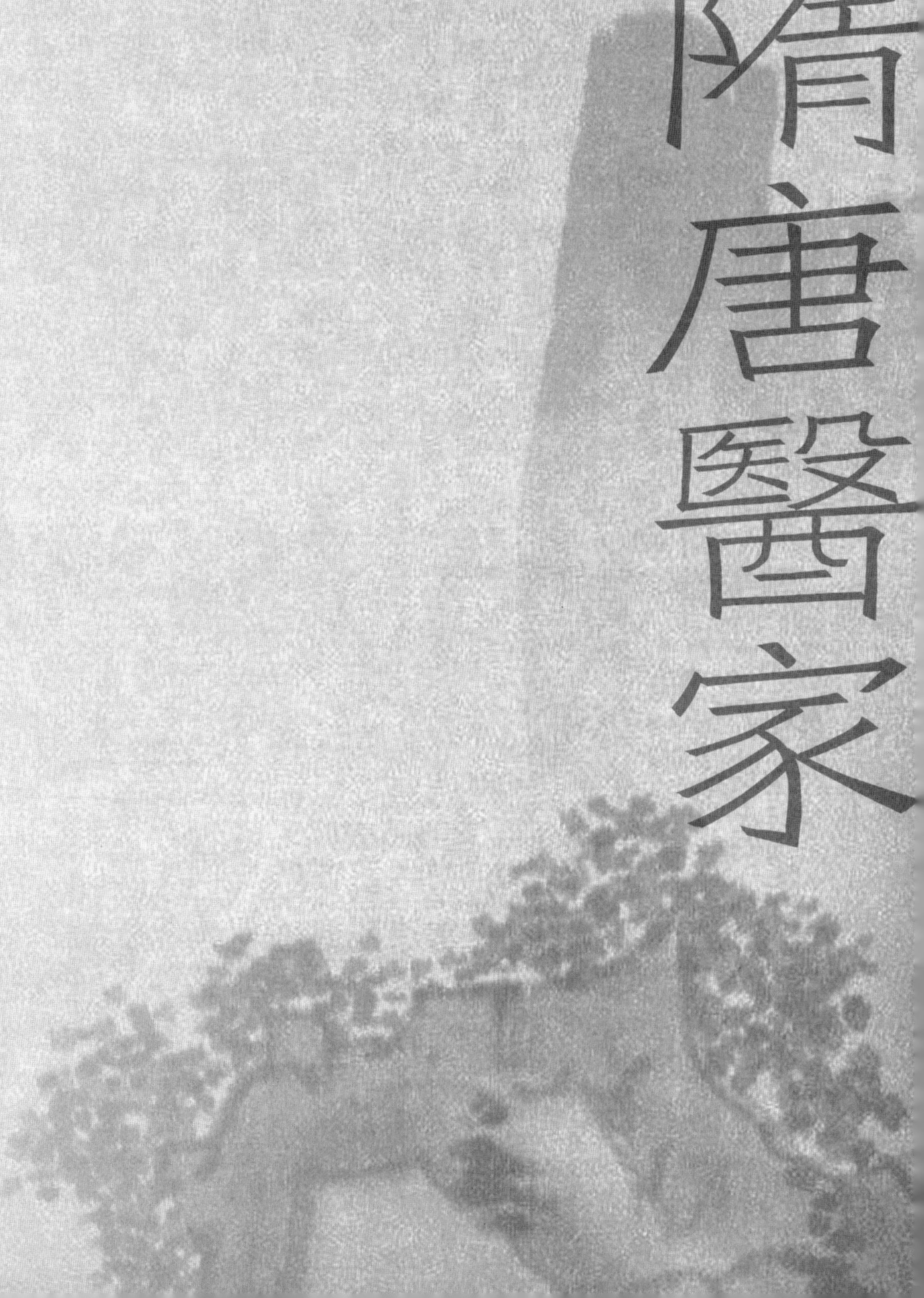

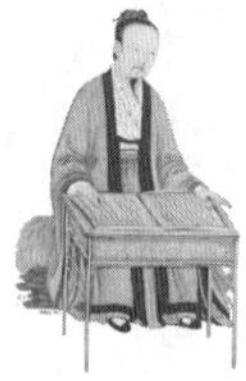

张仲景

内容提要

张仲景，名机，字仲景，东汉末年荆州南阳郡涅阳（今河南省南阳市）人，生卒年为东汉和平元年至建安二十四年（150—219），是中医学术发展史上最为杰出的医学家，上古经方学派的杰出传人，中医外感疾病和内伤杂病辨证论治体系的创始人，中医临床医学及方剂学的奠基者。其代表著作为《伤寒杂病论》，但原作在晋初即无存，两晋时期以“伤寒”和“杂病”分别流传。《伤寒杂病论》的内容，先后经王叔和、孙思邈等名家记载和整理，最终由宋代校正医书局重校而为《伤寒论》与《金匮要略》，被后世医家尊为中医学之经典。张仲景之学术，在中医学史上影响至为深远，在国外亦得以广泛传播和发展。

【概述】

一、生平简介

张仲景，名机，字仲景，东汉末年荆州南阳郡涅阳（今河南省南阳市）人，生卒年为东汉和平元年至建安二十四年（150—219），是中医学术发展史上最为杰出的医学家，被后世医家尊称为“医圣”。其代表著作《伤寒杂病论》被称为“方书之祖”“中医经典”。

张仲景是一位很有作为的医学大家。他面对东汉末年社会风气日下、医界道德沦丧之状况，痛斥“当今居世之士，曾不留神医药，精究方术”“但竞逐荣势，企踵权豪，孜孜汲汲，惟名利是务”的恶劣行径。同时感叹当时疫病流行，生灵备受涂炭。据曹植《说疫气》记载，其时“家家有僵尸之痛，室室有号泣之哀，或阖门而殪，或复族而丧”。张仲景本族也因罹患疫病而死亡大半。如《伤寒杂病论·序》曰：“余宗族素多，向余二百，建安纪年以来，犹未十稔，其死亡者，三分有二，伤寒十居其七。”正是在这样的背景之下，张仲景“勤求古训，博采众方”，在既往医学成就的基础上，结合自身临床“平脉辨证”的体会与经验，进行理论与实践上的集成与创新，希望能够探病知源，尽愈诸病。

通过整理与总结，张仲景综合集成了医经学派的理论和经方学派的成就。张仲景结合自身临床实践，首次建构了理法方药比较完善的中医临床辨证论治体系，具体总结出“观其脉证”而“随证治之”的圆机活法；对于中医临床医学的发展及方剂学的形成，特别是在中医临床思维阐发，以及辨证论治、遣方用药规律总结等方面，做出了具有开创性且影响深远的重大学术贡献。

二、著作介绍

（一）《伤寒杂病论》

张仲景所述《伤寒杂病论》，共16卷，大约成书于东汉建安十年（205），当时正值疫病广泛流行。根据《伤寒杂病论》自序所述，此书为张仲景“勤求古训，博采众方，撰用《素问》《九卷》《八十一难》《阴阳大论》《胎胪》《药录》，并平脉辨证”，特别是“广《伊尹汤液》”（《针灸甲乙经》序）而成。《伤寒杂病论》成书之后，由于多种原因，原书未能传世。

王叔和《脉经》卷七至卷九，为现存《伤寒杂病论》最早、最为集中的载体。其中，卷七主要是《伤寒论》内容，卷八是杂病内容，卷九是妇人病内容。在之后的两晋时期，据《小品方》引《晋元帝四部书目录》（又称《秘阁四部书目录》，是书据《晋中经簿》辑成）载“《张仲景辨伤寒并方》有九卷……《张仲景杂方》八卷”，表明《伤寒杂病论》在西晋时期即已分为“伤寒”“杂病”两部分流行于世，又可知当时的传本中条文论述与用方是分开著录的。

（二）《伤寒论》

1.《伤寒论》的沿革与版本

（1）王叔和整理的《伤寒论》

王叔和收集、整理的《伤寒论》内容，主要存于《脉经》卷七之中，其形式与内容并非如现代通行本目录排列，而是以"可"与"不可"之治法为序，如"病不可发汗证第一""病可发汗证第二""病发汗以后证第三"等。并且王叔和记载的伤寒条文，仅提出所用方名或方证名，如"太阳病，外证未解，其脉浮弱，当以汗解，宜桂枝汤"，又如"太阳病，下之，微喘者，表未解故也。属桂枝加厚朴杏子汤证"，书后，并未附有方剂组成。该版本在一定程度上，可以弥补今本《伤寒论》内容之阙疑。

（2）唐本《伤寒论》

在唐代孙思邈所撰《备急千金要方》中，可见到与今通行本《伤寒论》相同的内容仅40余条，并且与其他医家有关伤寒论治的内容相互混杂。至孙思邈晚年撰《千金翼方》时，在卷九、卷十收载了今本《伤寒论》的绝大部分内容，总计有原文392条，方剂109首。据《千金翼方》卷九开篇文字，可以推测包括孙思邈在内的许多医家，由于理论思维的不断深入和临床经验的逐步积累，才渐渐认识到《伤寒论》的深刻学术韵味和临床价值。其谓："伤寒热病，自古有之。明贤濬哲，多所防御。至于仲景，特有神功，寻思旨趣，莫测其致。所以医人未能钻仰……旧法方正，意义幽隐。乃令近智所迷，览之者造次难悟；中庸之士，绝而不思"。后世称孙思邈《千金翼方》中载录的相关内容，为"唐本"《伤寒论》。该本的编撰方式为"方证同条"（而非先前证方分离）"比类相附"，其认为桂枝汤、麻黄汤和青龙汤三法正为伤寒病而设，其他如柴胡汤、承气汤、陷胸汤等"皆为吐下发汗后不解之事，非是正对之法"。故其编排条文的重点在于太阳病，而太阳病辨治之纲又在于桂枝、麻黄和青龙三方，名曰"太阳病用某某法"。至于阳明病至厥阴病等篇条文，仅冠以"某某病状"名之，未做进一步分解。其他还有"伤寒宜忌""发汗吐下后病状""霍乱病状""阴阳易已后劳复"等。

（3）淳化本《伤寒论》

"淳化本《伤寒论》"之名称，由马继兴先生提出。其在《北京中医学院学报》"中日《伤寒论》学术研讨会专辑（二）"中发表"伤寒论版本概说"一文，提出"淳化本《伤寒论》——北宋建国初期，曾将受降的荆南国末主高继冲进献的《伤寒论》传本重加修订，收入992年（淳化三年）医官院撰修的大型医书《太平圣惠方》卷八，这也是一种只有佚文，未引所引书名的古本，其内容也仅限于伤寒病部分"。1990年，马继兴先生在《中医文献学》"高继冲本与淳化本《伤寒论》"一节中，论及"《太平圣惠方》——卷八至卷十四论述伤寒。其中卷八首为伤寒叙论、脉候、日数，次为六经病形证，次为可与不可诸篇，末为附方。原文虽未引录出处，但文字体例全与《伤寒论》相同。而与九至十四卷所论伤寒的编排方法全异。可证卷八全文应是古传本之一，可称为淳化本《伤寒论》，而高继冲本为其底本。但这种淳化本并没有杂病方面的内容"。

（4）宋本《伤寒论》

尽管高继冲进献的古本《伤寒论》为《太平圣惠方》所收录，但"文理舛错，未尝考证；历代虽藏之书府，亦阙于仇校。是使治病之流，举天下无或知者”。因此，宋嘉祐二年（1057）校正医书局成立后，高保衡、孙奇、林亿等人校正传世的《伤寒杂病论》古本三种，如《金匮玉函经》“重刻张仲景金匮玉函经序”云：“治平初，命诸臣校定其目有三，曰《伤寒论》《金匮方论》（一名《金匮玉函要略》）及此经（《金匮玉函经》）是也。”其中，《金匮玉函经》为《伤寒论》“同体而别名”。三书的校定顺序，如《金匮要略方论》“序”云：“臣奇先校定《伤寒论》，次校定《金匮玉函经》，今又校成此书。”北宋治平二年（1065），《伤寒论》校正完毕，共计10卷、22篇、113方，附加校注，刊行于世。此书刊刻版式及字体均较大，称为“大字本”。其后不久，又有国子监刻的小字本和浙路小字本二种行世。上述三种版本，后世统称“宋本《伤寒论》”。

由于宋本《伤寒论》内容只有白文和校注，没有文意解释，当其流传至南宋时，已经被各家注本逐渐替代。特别是成无己《注解伤寒论》，已经取代宋本《伤寒论》，成为流传最广的版本。

不过，《伤寒论》北宋刻本虽佚，幸有明·赵开美影宋刊本存世。明万历二十七年（1599），赵开美第二次刊刻《仲景全书》时才将宋本影刻，使得今人对北宋本原貌有一基本了解。这也就成为今日《伤寒论》通行本之蓝本。

2.《伤寒论》的框架与内容

《伤寒论》主要讨论外感疾病的发生发展及辨证论治。《伤寒论》通行本之内容包括：伤寒论序、伤寒卒病论集（序）；卷一，辨脉法、平脉法；卷二，伤寒例，辨痉湿暍脉证，辨太阳病脉证并治上；卷三，辨太阳病脉证并治中；卷四，辨太阳病脉证并治下；卷五，辨阳明病脉证并治，辨少阳病脉证并治，辨厥阴病脉证并治；卷六，辨太阴病脉证并治，辨少阴病脉证并治，辨厥阴病脉证并治；卷七，辨霍乱病脉证并治，辨阴阳易差后病脉证并治，辨可发汗病脉证并治，辨可发汗病脉证并治；卷八，辨发汗后病脉证并治，辨不可吐，辨可吐；卷九，辨不可下脉证并治，辨可下脉证并治；卷十，辨发汗吐下后病脉证并治。以上共22篇，113方（有1方未列药物）。书中除平脉法、辨脉法、伤寒例、痉湿暍、霍乱、阴阳易、差后劳复等病的证治，及汗吐下法的应用和禁忌外，主要以三阴三阳（后世称“六经”）为辨证纲领，对外感病证及其辨脉审证大法、立方用药规律，以条文形式加以论述。

（三）《金匮要略方论》

1.《金匮要略》的沿革与版本

《伤寒杂病论》在西晋时期，即已分为伤寒、杂病两部分流行于世。在宋以前，张仲景论述内科、妇科、外科等病证的文献载体，还没有统一固定的名称，或单独称为《张仲景杂方》（《小品方·序》），或与伤寒内容合称为《张仲景方》（《隋书·艺文志》）、《张仲景药方》（《旧唐书·经籍志》）。至北宋仁宗时，翰林学士王洙在翰林院所存残旧书籍中发现《金匮玉函要略方》3卷，上卷辨伤寒，中卷论杂病，下卷记载方剂及妇人病治。由于此书中关于伤寒的内容，“文多节略”，所以高保衡、孙奇、林亿等校定此书时，删去上卷“伤寒”部分，保留杂病以下，终于饮食禁忌；又将下卷方剂分列于各种病证之下，还采集了各家方书中转载张仲景治疗杂病的医方及后世医家的有效医方，分类附在各篇之末“以广其法”。是书凡25篇，除重复合262方，编成上、中、下三卷，题名《金匮要略方论》，又名《金匮玉函要略》（《通志·艺文略》），简称《金匮要略》。

《金匮要略》初次刊刻时间，可能略晚于宋本《伤寒论》和《金匮玉函经》，但原本已佚。现存版本为：①元刻邓珍本，名为《新编金匮方论》；②明·赵开美校刻《仲景全书》本；③明刻俞桥本；④《古今医统正脉全书》本；⑤清康熙二十七年（1683）文瑞堂刊本等。

2.《金匮要略》的框架与内容

《金匮要略》是中医学最早论述杂病的专著，是理论与实践相结合的经典著作，为历代医家学习、研究的必读书籍。通行本《金匮要略》的内容包括：脏腑经络先后病脉证第一，主要论述预防、病因、诊断、治疗等有关问题，为全书的总纲。其余各篇，论述具体病证的诊治。从“痉湿暍病脉证治第二”至“呕吐哕下利病脉证治第十七”，是论述内科病证诊治；“疮痈肠痈浸润病脉证治第十八”，是论述外科病证诊治；“趺蹶手指臂肿转筋阴狐疝蛔虫病脉证治第十九”，是将不便归类的几种病证合并加以论述；从“妇人妊娠病脉证并治第二十”至“妇人杂病脉证并治第二十二”，专论妇产科病证。最后3篇，从“杂疗方第二十三”至“果实菜谷禁忌并治第二十五”，为杂疗方和食物禁忌，带有验方性质。原书前22篇中，包括疾病40多种，共载方剂205首（其中4首只列方名，未载药物，包括水气病篇的杏子汤、疮痈肠痈浸淫病篇中的黄连粉、趺蹶手指臂肿转筋阴狐疝蛔虫病篇中的藜芦甘草汤、妇人妊娠病篇的附子汤）。

【学术思想】

一、学术渊源

从《伤寒杂病论》“序”中，可以推断张仲景的学术渊源。“序”曰：“感往昔之沦丧，伤横夭之莫救，乃勤求古训，博采众方，撰用《素问》《九卷》《八十一难》《阴阳大论》《胎胪》《药录》，并平脉辨证，为《伤寒杂病论》合十六卷。虽未能尽愈诸病，庶可以见病知源，若能寻余所集，思过半矣。夫天布五行，以运万类，人禀五常，以有五脏，经络府俞，阴阳会通，玄冥幽微，变化难极，自非才高识妙，岂能探其理致哉！上古有神农、黄帝、岐伯、伯高、雷公、少俞、少师、仲文，中世有长桑、扁鹊，汉有公乘阳庆、仓公，下此以往，未之闻也。孔子云：‘生而知之者上，学则亚之，多闻博识，知之次也。’余宿尚方术，请事斯语。”可知，张仲景的《伤寒杂病论》，是在继承前贤医学思想及诊治经验，“勤求古训”并“博采众方”的基础上，加之“平脉辨证”的临床实践总结编撰而成的。亦即，此书体现了张仲景的学术成就和学术水平，同时也在某种程度上，反映出早期中医学理论与实践的积累。

（一）理论与医经学派同源

《汉书·艺文志》所记载的医经七家著作，只有《内经》传世。因此，后世主要基于《内经》理解医经学派的理论。《内经》记载的中医学理论，比较全面、系统而深刻地阐明了中医学对人与自然关系、人体及其生命活动、健康与疾病的转化及其调控规律与法则的理性认识，集中体现了中国独特的自然观、生命观和方法论，是中国传统生命科学的代表作。

首先，从《伤寒杂病论》序言内容来看，张仲景秉承了医经学派的理论。如：张仲景撰写《伤寒杂病论》时，参考了《素问》《九卷》《八十一难》《阴阳大论》《胎胪》《药录》等早期典籍；序言中论及神农、黄帝、岐伯、伯高、雷公、少俞、少师、仲文、长桑、扁鹊、公乘阳庆、仓公等医学人物；序言中提到“天布五行，以运万类，人禀五常，以有五脏，经络府俞，阴阳会通”之说等。

其二，从现存《伤寒论》与《金匮要略》的内容来看，可以看出《伤寒杂病论》在相当程度上，与《内经》的中医理论是一脉相承的。主要表现在以下几个方面。

第一，强调人与天地之气相应。张仲景指出，“夫人禀五常，因风气而生长，风气虽能生万物，亦能害万物，如水能浮舟，亦能覆舟。若五脏元真通畅，人即安和”（《金匮要略·脏腑经络先后病脉证第一》）。此言人禀天地之气而生，天地之气能生长万物；天地之气异常，也会损害万物。但若元真通畅，人即安和。在治疗疾病时，也要考虑到自然因素的影响。张仲景在此篇中，还谈到“四季脾旺不受邪，即勿补之”的观点，同样体现了“人禀五常”的思想。

第二，提出“治未病”与“养慎”。“治未病”的理论，首见于《内经》。《金匮要略·脏腑经络先后病脉证治第一》也有“治未病”之说。如“问曰：上工治未病，何也？师曰：夫治未病者，见肝之病，知肝传脾，当先实脾，四季脾旺不受邪，即勿补之。中工不晓相传，见肝之病，不解实脾，惟治肝也”。此言高明的医生应擅于治疗未病之脏腑以防患于未然。以“治未病”学说为前提，张仲景提出“养慎”的法则。其曰：“若人能养慎，不令邪风干忤经络；适中经络，未流传脏腑，即医治之；四肢才觉重滞，即导引、吐纳、针灸、膏摩，勿令九窍闭塞；更能无犯王法、禽兽灾伤；房室勿令竭乏，服食节其冷热苦酸辛甘，不遣形体有衰，病则无由入其腠理”（《金匮要略·脏腑经络先后病脉证治第一》）。张仲景强调的养生原则是“养慎”，即谨慎地内养真气，外避邪气，将人置于天地和社会之间，进而提出养生和防病的基本原则。

第三，将阴阳五行用于诊治。阴阳五行学说渗透于《内经》，是中医学最为根本的认知方式和理论基础。《伤寒论》将阴阳学说，运用于分析临床各类病证的发生发展、病因病机、证候表现、传变规律，确定治疗法则，判断预后转归等。例如，第7条：“病有发热恶寒者，发于阳也；无热恶寒者，发于阴也”（《伤寒论·辨太阳病脉证并治上》）。此条是根据外感病初起有无发热，以判定病发于阳或病发于阴。若感受邪气后，阳气能与邪相争，则发热恶寒之证并见，即为病发于阳；若邪气侵入人体，阳气未能与邪相争，则为无热恶寒，即为病发于阴。再如，第134条：“病发于阳而反下之，热入因作结胸。病发于阴而反下之，因作痞也。所以成结胸者，以下之太早故也”（《伤寒论·辨太阳病脉证并治下》）。此言阳热偏胜者和阴寒偏胜者，误用下法后会出现不同的转归。此外，《金匮要略》对五脏关系及五脏疾病传变的论述，体现了以五行为基本框架的藏象理论特点。如其所云：“夫肝之病，补用酸，助用焦苦，益用甘味之药调之。酸入肝，焦苦入心，甘入脾。脾能伤肾，肾气微弱，则水不行；水不行，则心火气盛，则伤肺；肺被伤，则金气不行；金气不行，则肝气盛。故实脾，则肝自愈。此治肝补脾之要妙也。肝虚则用此法，实则不在用之”（《金匮要略·脏腑经络先后病脉证并治第一》）。以上这段论述，基于五行理论，指出五脏之间存在相互联系、相互制约的关系，一脏有病可影响他脏。

第四，创立外感热病诊治体系。《伤寒论》和《金匮要略》中，有关外感病病因、病机、发病、传变、诊治、预后判断的理论认识、具体诊治法则的确定，乃至遣方用药的原则等，大体上与《内经》的中医理论是一脉相承的。张仲景结合外感病的诊治实践，在中医理论方面，又提出了若干新概念、新规律、新法则、新原理，对《内经》的中医理论有所丰富和完善。同时，基于外感病的诊治实践加以理论分析与总结，创立了中医基本理论与外感病诊疗实践结合、理法方药贯穿的外感病辨证论治体系。

第五，系统总结内伤杂病诊治。张仲景将中医理论运用于杂病诊治，并基于临床诊疗实践总结出杂病的诊治规律和法则并阐明其原理；对其中的某些病证，还形成了进一步分类诊治的理论框架；不仅在理论上多有创见，并记载了大量卓有成效的临床诊疗经验。从具体病证来看，《金匮要略》中的不少病证名，如黄疸、风水、皮水、正水、石水、黄汗、血痹、肺胀、心痛、疟病、脏结、消渴等，在《内经》中也有记载，在病因病机发病及证候特点上多有相类似的论述，反映出两者在学术渊源上有一定相关性。

（二）集成经方学派成就

《汉书·艺文志·方技略》："经方十一家，二百七十四卷。经方者，本草石之寒温，量疾病之浅深，假药味之滋，因气感之宜，辨五苦六辛，致水火之齐，以通闭结，反之于平。"可见在西汉之前，经方学派已有相当的学术成就，并且已经具有系统的疾病诊治思路和遣方用药法则。

古今多有医家和学者认为，张仲景堪称经方学派的杰出传人，或可称为集经方学派之大成者。但《汉书·艺文志·方技略》经方类所记《汤液经法》32卷，早已失传。仅能从其后文献中零星记载，追溯其相关史实。例如，晋·皇甫谧《针灸甲乙经·序》曰："仲景论广伊尹《汤液》为十数卷，用之多验。"

1970年，张大昌献出家藏敦煌传抄本《辅行诀五脏用药法要》，称其中有60方证是伊尹《汤液经》的主要内容。其中"阳旦""青龙""玄（真）武""白虎"等方名，在《伤寒论》均有出现，从一定程度上可以间接印证张仲景所用方药与《汤液经法》密切相关。此外，在《伤寒杂病论》之前，也有其他方药可能被借鉴。如"崔氏八味丸"可能是前人之方剂被张仲景传承。虽然可供考据的文献少之又少，但我们可以推知，前人的经验方对张仲景的影响是非常大的。《伤寒论》中还有"柴胡证""桂枝证"等描述，虽然这些方证的出处已无从可考，但是仍可以看到张仲景受经方学术影响的痕迹。

基于文献考证结果，《伤寒杂病论》中继承前人最多的方剂学内容是《汤液经法》，马继兴先生通过比较与研究，发现两者有24首方剂基本相同，其中23首方名不一致。通过进一步研究，认为张仲景对原方名加以更改的原因，可能与当时的历史背景有关，即东汉时期黄巾起义导致道教被打压，迫使张仲景摒弃"青龙""白虎"等方名，改易以药物为主的命名方式。

（三）汲取本草用药知识

《伤寒杂病论》与《神农本草经》的成书年代相近，《神农本草经》中记述的药物分类、四气五味及君臣佐使的配伍原则，当是张仲景组方用药的基础。《伤寒杂病论》中所用药物，绝大多数在《神农本草经》也有记载。张仲景在药物的具体运用上，多有创新和发挥。如对《神农本草经》所载甘草、桂枝、人参、芍药、附子、半夏、大黄等药物功效的继承和拓展。此外，《伤寒杂病论》在剂型的确立、毒性药物的运用，以及服药时间等用药方法上，较之《神农本草经》更为具体化。此外，《神农本草经》所体现的药证关系，和《伤寒杂病论》中的理法方药有机结合相比，反映了中医的临床诊治理论在东汉时期的飞跃，体现了其对汉代以前本草理论和组方用药规律的进一步深化，扩大了经方的应用范围，更加贴近临床运用。

（四）职业操守及临床实践

张仲景的学术成就，除秉承医经学派理论、集成经方学派成就、汲取本草药学知识以外，至关重要的是其高尚的职业操守和“平脉辨证”的临床实践。

《伤寒杂病论·序》曰：“余每览越人入虢之诊，望齐侯之色，未尝不慨然叹其才秀也。怪当今居世之士，曾不留神医药，精究方术，上以疗君亲之疾，下以救贫贱之厄，中以保身长全，以养其生，但竞逐荣势，企踵权豪，孜孜汲汲，惟名利是务，崇饰其末，忽弃其本，华其外而悴其内，皮之不存，毛将安附焉……观今之医，不念思求经旨，以演其所知，各承家技，始终顺旧，省疾问病，务在口给，相对斯须，便处汤药，按寸不及尺，握手不及足，人迎趺阳，三部不参，动数发息，不满五十，短期未知决诊，九候曾无仿佛，明堂阙庭，尽不见察，所谓窥管而已。夫欲视死别生，实为难矣。”张仲景在此文中，提出了医生应有的职业操守、学术水平，并指出当时某些医生在职业操守方面存在的问题。

从传世的《伤寒论》和《金匮要略》来看，其中不仅论述了张仲景的临床诊治过程与成功经验，也有不少引以为戒的失治误治的临床实录。从中可以体会到张仲景的临床诊疗实践，对其创建新的辨证论治体系是至关重要的。

二、学术特色

（一）主张“治未病”

张仲景的“治未病”理论及其在临床上的运用，包括未病先防、已病防传、已病防变、病愈防复等几个方面。兹简要论述如下。

1. 未病先防

《金匮要略·脏腑经络先后病脉证》提出，气候有“未至而至”“至而不至”“至而不去”“至而太过”等异常变化，容易引起疾病发生和流行。张仲景认为，“夫人禀五常，因风气而生长，风气虽能生万物，亦能害万物”。又曰：“客气邪风，中人多死”“若人能养慎，不令邪风干忤经络”。他指出自然界气候的异常变化，必然影响到人体。因此，疾病的预防，应顺应四时之变，慎防外邪侵袭。在养生方面，张仲景提出内养真气、外避邪风的“养慎”法则。他还特别强调“更能无犯王法、禽兽灾伤”，即把人放在自然和社会的整体环境中加以考量，提示人离不开自然环境及社会因素的影响，应当加以必要的重视。

2. 已病防传

在治疗疾病时应注意照顾未病之脏腑，阻断疾病的传变途径，防其蔓延为患，促使疾病向痊愈方面转化。如《金匮要略·脏腑经络先后病第一》以肝病传脾为例，阐明脏腑病变的治疗规律，提出“已病防传”的原则。此外，《伤寒论·辨太阳病脉证并治上》曰：“太阳病，头痛至七日以上自愈者，以行其经尽故也。若欲作再经者，针足阳明，使经不传则愈。”文中提出针对六经病证传变，可以事先加以防范，使病不传则愈。

3. 已病防变

张仲景高度重视疾病的早期治疗。如《金匮要略·脏腑经络先后病脉证治第一》曰："适中经络，未流传脏腑，即医治之，四肢才觉重滞，即导引、吐纳、针灸、膏摩，勿令九窍闭塞。"此为避免经络之邪深入脏腑而及早调治。

4. 病愈防复

关于病愈防复，《伤寒论》专论"阴阳易瘥后劳复病脉证并治"，即示人治疗瘥后劳复诸病的诊治方法，旨在启发人们要注意防止疾病复发。

（二）建构了中医辨证论治理论

1. 诊治外感病证以六经辨证为基础

张仲景诊治外感病证，是以辨六经为基础，以辨八纲为纲领，以辨方证为落脚点，建构了比较系统的外感疾病辨证论治理论。

（1）辨六经

张仲景将外感病分为六类基本病证。即太阳病、少阳病、阳明病、太阴病、少阴病、厥阴病六类，即后世所称"六经病"。

1）太阳病

张仲景所言"太阳病"，即外感病初起所见证候。其证脉浮而恶寒为病在表，头项强痛为邪正交争，太阳经气不利所致。"脉浮，头项强痛而恶寒"，为太阳病的脉证特点，提示病在肌表、经脉。《伤寒论》和《金匮要略》中，提及"太阳病"者，多属肌表、经脉、关节病证。张仲景在《伤寒论》和《金匮要略》中，论及的"太阳病"证候，为人体感受风寒温热暑湿之邪所致。太阳病包括中风、伤寒、温病、痉病、湿病、暍病等主要类型。太阳病表邪未解而内传于气分、血分，可见蓄水证、蓄血证。或因素体差异或失治误治，而出现太阳病兼证和变证。如素有气喘病，可因太阳中风而引起喘病复发；如素有郁热，再感受风寒可兼见烦躁等证。如内有水饮，再感受风寒，则可能出现干呕、气喘等证；还有因太阳经输不利而出现项背拘急不舒的；或太阳阳明合病，出现下利或呕的；还有误治导致结胸或痞证的等。

2）阳明病

阳明病的主证为"胃家实"，这是就阳明病的核心病机而言。阳明病的证候特征有身热，汗自出，不恶寒，反恶热，脉大。无形热邪弥漫，有形之燥实与邪热互结，均应见上述脉证。阳明病的主要证候类型，包括阳明经证、阳明腑实证等。此外，脾不能为胃行其津液而出现大便秘结者，称之为脾约证；阳明郁热不解，假令与湿相结，湿热蕴蒸阳明，可致发黄证。"阳明病"名义之下，尚论及瘀血内结证、热入血室证、津伤水热内蓄证、胃热津伤脾约证、热扰胸膈证等热性证候，还论及冠以"阳明病"的虚寒证。

3）少阳病

少阳病是肝胆之火循经上炎，津液受伤；肝胆气机阻滞，胃气上逆所致。少阳病的主证，为口苦、咽干、目眩。此外，还当见头痛、发热、脉弦细；或两耳无所闻，目赤，胸中满而烦；或胁下硬满，干呕不能食，往来寒热，尚未吐下，脉沉紧。

4）太阴病

太阴病是脾阳虚弱，寒湿内盛所致，主证为腹满而吐，食不下，自利益甚，时腹自痛，手足自温，口不渴，如四逆汤证类。太阴病之发黄，当为寒湿内蕴所致。此外，还有太阴病中风证，证见“四肢烦疼，脉阳微阴涩而长者”，为欲愈之证。

5）少阴病

少阴病的核心病机为心肾虚衰。阳气不足故脉微，阴血不足故脉细；气血虚衰，精神萎靡，故但欲寐。其病机转化，有从阴化寒和从阳化热之不同转归。少阴病寒化证是阳气虚衰而阴寒内盛，乃至虚阳上浮和虚阳外越所致。其主证为脉微细，但欲寐；或欲吐不吐，心烦，五六日自利而渴；或小便色白；或脉阴阳俱紧，汗出；或咽痛而复吐利；或恶寒而踡卧等。从冠以“少阴病”名义的原文来看，少阴病还有热化之证以及便脓血证、阳郁四逆证等。

6）厥阴病

厥阴病为伤寒病较后阶段，病情较为复杂且病情危重，证属寒热错杂，临床特点为寒热交错。由于病机不同，厥阴病有上热下寒证、厥热胜复证、厥逆证、下利吐哕证等不同证候。

（2）析八纲

所谓“八纲”，是后世医家对阴阳、表里、寒热、虚实的统称。所谓八纲辨证，是根据四诊收集的资料，经过分析综合，以概括病变的类别、部位、性质及邪正盛衰等方面的情况，从而归纳为阴证、阳证、表证、里证、寒证、热证、虚证、实证八类基本证候。《伤寒论》中虽无八纲辨证之名，但已具八纲辨证之实。

在《伤寒论》各篇，六经病的不同证候，无不贯穿着阴阳表里寒热虚实八纲的基本内容。如太阳病为表证，若不辨其表虚表实，就不能分别运用解肌或发汗的治法；少阴为里虚证，若不辨其里虚寒和里虚热，就不能分别运用扶阳或养阴的治法。总之，辨六经和析八纲是不可分割的。

1）辨阴阳

辨阴阳，是八纲辨证的总纲，是辨析疾病发生发展的根本。《伤寒论》以太阳、阳明、少阳、太阴、少阴、厥阴（后世称“六经”），划分外感病之阴阳两大类证候。从病证的属性来讲，三阳病多属于热证、实证，概称阳证；三阴病多属于虚证、寒证，概称阴证。从邪正盛衰的关系来讲，三阳病表示正气盛，抗病力强，邪气实，病情一般都呈现亢奋状态；三阴病表示正气衰，抗病力弱，病邪未除，病情一般都呈现虚衰的状态。

伤寒病发病之初，有阳证与阴证之别，在寒热表现上各有不同。如，论曰：“病有发热恶寒者，发于阳也；无热恶寒者，发于阴也。发于阳，七日愈；发于阴，六日愈。以阳数七，阴数六故也。”此根据“发热恶寒”或“无热恶寒”，辨病属于阳热之证，还是属于阴寒之证。

伤寒病的发展，有由阳入阴之变化。例如：“伤寒六七日，无大热，其人躁烦者，此为阳去入阴故也”。此根据“无大热”“其人躁烦”，辨伤寒病由三阳入于三阴之证。“伤寒三日，三阳为尽，三阴当受邪。其人反能食而不呕，此为三阴不受邪也”。此根据“能食而不呕”判断伤寒未传三阴。

证候有阴阳之别，实热证属阳证，虚寒证属阴证。脏结者属阳虚寒盛，故言“脏结无阳证”。如论曰：“脏结无阳证，不往来寒热。其人反静，舌上胎滑者，不可攻也。”此言脏结证邪结在脏，属虚属寒，无阳证表现。

阳证和阴证，误用下法后转归不同。如论云：“病发于阳，而反下之，热入因作结胸；病发于阴，而反下之，因作痞也。所以成结胸者，以下之太早故也。”此“病发于阳”与“病发于阴”，分别指阳证和阴证。

2）辨表里

表里，是分析病位的纲领。一般认为，外感病初起，邪在肌表或影响到经脉、骨节所致病证，谓之表证；外邪直中脏腑，或邪气由表入里，导致脏腑功能失常所致病证，谓之里证。就六经病主证而言，太阳病主证，属于表证，少阳病主证为半表半里证，阳明病及太阴病、少阴病、厥阴病主证为里证。

但《伤寒论》不仅在太阳篇论及表证，在阳明、少阳、太阴、少阴、厥阴篇中，也有“中风”之证，或运用解表法治疗的证候。如论曰：“阳明中风，口苦咽干，腹满而喘，发热恶寒，脉浮而紧。若下之，则腹满，小便难也。”论曰：“少阳中风，两耳无所闻，目赤，胸中满而烦者，不可吐下，吐下则悸而惊”“太阴中风，四肢烦疼，脉阳微阴涩而长者，为欲愈”“太阴病，脉浮者，可发汗，宜桂枝汤”“少阴中风，脉阳微阴浮者，为欲愈”“少阴病，始得之，反发热，脉沉者，麻黄细辛附子汤主之”“少阴病，得之二三日，麻黄附子甘草汤微发汗，以二三日无里证，故微发汗也”“厥阴中风，脉微浮为欲愈，不浮为未愈”。

《伤寒论》中多有太阳病表里同病或太阳病邪气入里的论述。论曰：“伤寒表不解，心下有水气，干呕，发热而咳，或渴，或利，或噎，或小便不利、少腹满，或喘者，小青龙汤主之”“中风发热，六七日不解而烦，有表里证，渴欲饮水，水入则吐者，名曰水逆，五苓散主之”“太阳病不解，热结膀胱，其人如狂，血自下，下者愈。其外不解者，尚未可攻，当先解其外；外解已，但少腹急结者，乃可攻之，宜桃核承气汤”“太阳病六七日，表证仍在，脉微而沉，反不结胸，其人发狂者，以热在下焦，少腹当硬满，小便自利者，下血乃愈。所以然者，以太阳随经，瘀热在里故也，抵当汤主之”。

关于小柴胡汤证为半表半里证，论曰：“伤寒五六日，头汗出，微恶寒，手足冷，心下满，口不欲食，大便硬，脉细者，此为阳微结，必有表，复有里也。脉沉，亦在里也。汗出为阳微，假令纯阴结，不得复有外证，悉入在里，此为半在里半在外也。脉虽沉紧，不得为少阴病。所以然者，阴不得有汗，今头汗出，故知非少阴也，可与小柴胡汤。设不了了者，得屎而解。”

《伤寒论》主论外感病，因而论及表里证治的内容较多。例如：“太阳病，桂枝证，医反下之，利遂不止，脉促者，表未解也，喘而汗出者，葛根黄芩黄连汤主之”“伤寒，不大便六七日，头痛有热者，与承气汤。其小便清者，知不在里，仍在表也，当须发汗。若头痛者，必衄。宜桂枝汤”“下之后，复发汗，昼日烦躁不得眠，夜而安静，不呕，不渴，无表证，脉沉微，身无大热者，干姜附子汤主之”“伤寒脉浮，发热无汗，其表不解，不可与白虎汤。渴欲饮水，无表证者，白虎加人参汤主之”“阳明病，脉迟，汗出多，微恶寒者，表未解也，可发汗，宜桂枝汤”。

3）辨寒热

寒热，是分析病性的纲领。凡病势亢进，阳邪偏盛者，多属热证；凡病势沉静，阴邪偏盛者，多属寒证。就六经病主证而言，三阳病多热证，如太阳温病、太阳中暍，阳明病经证、阳明腑实证，少阴病热化证，厥阴病热厥热利证等；三阴病多寒证，如太阴病寒湿证、少阴病寒化证、厥阴病寒厥寒利证等。

但就《伤寒论》各篇所论病证来看，三阳病中也有寒证，三阴病中也有热证。例如，“伤寒，心下有水气，咳而微喘，发热不渴，服汤已渴者，此寒去欲解也，小青龙汤主之”。此“寒”属胃中有寒饮。“阳明病，若中寒者，不能食，小便不利，手足濈然汗出，此欲作固瘕，必大便初硬后溏。所以然者，以胃中冷，水谷不别故也”。此属阳明中寒欲作痼瘕证。此外还如“少阴病，得之二三日，口燥咽干者，急下之，宜大承气汤”“少阴病，自利清水，色纯清，心下必痛，口干燥者，急下之，宜大承气汤”“少阴病六七日，腹胀不大便者，急下之，宜大承气汤”。

《伤寒论》中还论及表寒里热证、上热下寒证、真寒假热证、真热假寒证等。例如：“太阳中风，脉浮紧，发热恶寒，身疼痛，不汗出而烦躁者，大青龙汤主之”。此为表寒里热证。“厥阴之为病，消渴，气上撞心，心中疼热，饥而不欲食，食则吐蛔，下之，利不止”。此为上热下寒证。“患者身大热，反欲得衣者，热在皮肤，寒在骨髓也”。此为真寒假热证。“身大寒，反不欲近衣者，寒在皮肤，热在骨髓也”。此为真热假寒证。

4）辨虚实

虚实，是分析邪正盛衰的纲领。虚指正气虚，实是指邪气实，辨别邪正的虚实，是确定扶正或祛邪治疗法则的关键。例如，“发汗后恶寒者，虚故也；不恶寒但热者，实也”。此言太阳病发汗后虚实两种不同的转变。前者为汗后阳虚之证，治疗应选择芍药甘草附子汤以顾其虚，后者为汗后邪盛内传之里实证，故治疗应选用调胃承气汤以攻其实。

就六经病主证而言，三阳病，患者多正气充盛，抗病力强；邪气实，病情一般都呈现亢奋状态；三阴病，患者多正气已虚，抗病力弱；病邪未除，病情一般都呈现虚衰状态。但《伤寒论》各篇所论证候虚实及各种转化，是复杂而多变的，需要医者观其脉证、审其病机，辨明虚实之发生及其转归而论治。《伤寒论》中虚实证治之论很多，可资临床诊治参考。

“脉浮数者，法当汗出而愈。若下之，身重、心悸者，不可发汗，当自汗出乃解。所以然者，尺中脉微，此里虚，须表里实，津液自和，便自汗出愈”。此据尺脉微而诊为“里虚”之证，并指出此种情况下“不可发汗”。

“脉浮紧者，法当身疼痛，宜以汗解之。假令尺中迟者，不可发汗。何以知然？以荣气不足，血少故也”。证见脉浮紧、身疼痛者，通常会以汗法治之。此据尺脉迟而断为“荣气不足，血少故也”，并指出此证“不可发汗”。

“下之后，复发汗，必振寒，脉微细。所以然者，以内外俱虚故也”。此条指出，下之后复发汗，必然导致“内外俱虚”，即阴阳俱虚。此属误治。

“未持脉时，患者手叉自冒心，师因教试令咳而不咳者，此必两耳聋无闻也。所以然者，以重发汗，虚故如此。发汗后，饮水多必喘，以水灌之亦喘”。此条指出过度发汗会导致虚证。此提示使用汗法当适度，否则伤人正气。

（3）辨方证

《伤寒论》以辨六经为基础，以辨八纲为纲领，以辨方证为落脚点，诊治六经病主证及其发展、演变过程中的各种病证。辨方证，是《伤寒论》辨证论治体系的重要组成部分，是在六经、八纲辨证基础上的进一步深化，使辨证和论治相统一。《伤寒论》中，除禹余粮丸之外，112 首方针对 112 个证候；法寓于方，方有主证，如论中“桂枝证”“柴胡证”等即是以方名证，使方与证紧密结合；其提出方剂主证，有是证用是方，但见一证便是，随证加减用药，一方用于多病。

1）“主之”方证

《伤寒论》中提出某方“主之”的方剂约 90 首，对绝大多数方剂确定了主治证候，即“方证”。例如：“太阳病，头痛，发热，汗出，恶风，桂枝汤主之”“太阳病，头痛发热，身疼腰痛，骨节疼痛，恶风，无汗而喘者，麻黄汤主之”“伤寒五六日，中风，往来寒热，胸胁苦满，默默不欲饮食，心烦喜呕，或胸中烦而不呕，或渴，或腹中痛，或胁下痞硬，或心下悸、小便不利，或不渴，身有微热，或咳者，小柴胡汤主之”。此外，少数情况下，也有言“宜”某方、“可与”某方者。

2）有是证用是方

在确定“方证”的基础上，《伤寒论》中明确提出有是证用是方，若证已变则方随之而变的辨证论治原则。

如“凡柴胡汤病证而下之，若柴胡汤证不罢者，复与柴胡汤，必蒸蒸而振，却发热汗出而解”。此言柴胡汤证误下后，证不变则方亦不变。

“伤寒五六日，呕而发热者，柴胡汤证具，而以他药下之，柴胡证仍在者，复与柴胡汤。此虽已下之不为逆，必蒸蒸而振，却发热汗出而解。若心下满而硬痛者，此为结胸也，大陷胸汤主之。但满而不痛者，此为痞，柴胡不中与之，宜半夏泻心汤”。此条是柴胡证误下后的三种转归：其一，柴胡证仍在，复与柴胡汤；其二，成为大结胸证，治以大陷胸汤；其三，成为痞证，治以半夏泻心汤。

“太阳病，过经十余日，反二三下之，后四五日，柴胡证仍在者，先与小柴胡汤；呕不止，心下急，郁郁微烦者，为未解也，与大柴胡汤下之则愈。”“伤寒十三日，不解，胸胁满而呕，日晡所发潮热。已而微利，此本柴胡证，下之以不得利，今反利者，知医以丸药下之，此非其治也。潮热者，实也。先宜服小柴胡汤以解外，后以柴胡加芒硝汤主之”。“柴胡证”误下后，虽同见里实兼证，但柴胡加芒硝汤证与大柴胡汤证之“里实”有轻重之别。

“太阳病，过经十余日，心下温温欲吐，而胸中痛，大便反溏，腹微满，郁郁微烦，先此时自极吐下者，与调胃承气汤。若不尔者，不可与。但欲呕，胸中痛，微溏者，此非柴胡汤证，以呕，故知极吐下也”。此辨太阳病吐下后所致调胃承气汤证和柴胡汤证。

3）但见一证便是

《伤寒论》中的特殊方证，叙证十分简略，甚至仅言脉象或一、二个主证，在阅读时需要参照上下文或相关原文，或以方测证，方能理解其证治。其中，有不少原文，是提示辨证时要抓住主要脉证。如论曰："伤寒中风，有柴胡证，但见一证便是，不必悉具。"与此类似者，如："呕而发热者，小柴胡汤主之""伤寒差以后，更发热，小柴胡汤主之""脉浮而迟，表热里寒，下利清谷者，四逆汤主之""伤寒身黄，发热，栀子柏皮汤主之""少阴病，得之二三日，口燥咽干者，急下之，宜大承气汤""干呕，吐涎沫，头痛者，吴茱萸汤主之""下利，谵语者，有燥屎也，宜小承气汤""吐利止而身痛不休者，当消息和解其外，宜桂枝汤小和之""大病差后，从腰以下有水气者，牡蛎泽泻散主之" "大病差后，喜唾，久不了了，胸上有寒，当以丸药温之，宜理中丸"。

4）衍化方证

衍化方证，即辨证创制类方，指《伤寒论》中往往根据证候的变化对方剂进行药味加减，从而衍化出不少新的方剂，形成了相应的方证。清・徐灵胎"以方类证"，将《伤寒论》113 方分为十二类，此十二类方剂各治其证，即 115 个方证。

桂枝汤类方证：桂枝汤证、桂枝加附子汤证、桂枝加桂汤证、桂枝去芍药汤证、桂枝加厚朴杏子汤证、小建中汤证、桂枝加芍药生姜各一两人参三两新加汤证、桂枝甘草汤证、茯苓桂枝甘草大枣汤证、桂枝麻黄各半汤证、桂枝二麻黄一汤证、桂枝二越婢一汤证、桂枝去桂加茯苓白术汤证、桂枝去芍药加蜀漆龙骨牡蛎救逆汤证、桂枝甘草龙骨牡蛎汤证、桂枝加葛根汤证、桂枝加芍药汤证、桂枝加大黄汤证等。共 19 个方证。

麻黄汤类方证：麻黄汤证、麻黄杏仁甘草石膏汤证、麻黄附子甘草汤证、麻黄细辛附子汤证、大青龙汤证、小青龙汤证。共 6 个方证。

葛根汤类方证：葛根汤证、葛根加半夏汤证、葛根黄芩黄连汤证。共 3 个方证。

柴胡汤类方证：小柴胡汤证、柴胡加芒硝汤证、大柴胡汤证、柴胡桂枝汤证、柴胡加龙骨牡蛎汤证、柴胡桂枝干姜汤证。共 6 个方证。

栀子汤类方证：栀子豉汤证、栀子柏皮汤证、栀子甘草豉汤证、枳实栀子豉汤证、栀子生姜豉汤证、栀子干姜汤证、栀子厚朴汤证。共 7 个方证。

承气汤类方证：大承气汤证、小承气汤证、调胃承气汤证、桃核承气汤证、抵当汤证、抵当丸证、十枣汤证、大陷胸汤证、大陷胸丸证、小陷胸汤证、白散证、麻子仁丸证。共 12 个方证。

泻心汤类方证：生姜泻心汤证、甘草泻心汤证、半夏泻心汤证、大黄黄连泻心汤证、附子泻心汤证、黄连汤证、黄芩汤证、黄芩加半夏生姜汤证、干姜黄连黄芩人参汤证、旋覆代赭汤证、厚朴生姜半夏甘草人参汤证。共 11 个方证。

白虎汤类方证：白虎汤证、白虎加人参汤证、竹叶石膏汤证。共 3 个方证。

五苓散类方证：五苓散证、猪苓汤证、文蛤散证、茯苓甘草汤证。共 4 个方证。

四逆汤类方证：四逆汤证、通脉四逆汤证、通脉四逆加猪胆汁汤证、干姜附子汤证、白通加猪胆汁汤证、茯苓四逆汤证、四逆散证、当归四逆汤证、当归四逆加吴茱萸生姜汤证等。共 11 个方证。

理中汤类方证：理中丸证、真武汤证、附子汤证、甘草附子汤证、桂枝附子汤证、桂枝附子去桂加白术汤证、茯苓桂枝白术甘草汤证、芍药甘草附子汤证、桂枝人参汤证等。共 11 个方证。

杂方类方证：赤石脂禹余粮汤证、炙甘草汤证、甘草干姜汤证、芍药甘草汤证、茵陈蒿汤证、麻黄连赤小豆汤证、麻黄升麻汤证、瓜蒂散证、吴茱萸汤证、黄连阿胶汤证、桃花汤证、半夏散及汤证、猪肤汤证、甘草汤证、桔梗汤证、苦酒汤证、乌梅丸证、白头翁汤证、牡蛎泽泻散证、蜜煎导方证、猪胆汁方证、烧裈散证。共22个方证。

5）主方随证加减方证

小柴胡汤、四逆散、真武汤、理中汤等附有随证加减之法，用以治疗主证之外的或然兼有之证。

小柴胡汤证及随证加减用药。论曰："伤寒五六日，中风，往来寒热，胸胁苦满，默默不欲饮食，心烦喜呕，或胸中烦而不呕，或渴，或腹中痛，或胁下痞硬，或心下悸，小便不利，或不渴，身有微热，或咳者，小柴胡汤主之。"此为邪热壅于少阳、气机不利之小柴胡汤证。小柴胡汤旨在和解少阳，方由柴胡、黄芩、人参、半夏、甘草、生姜、大枣组成。小柴胡汤方后加减法曰："若胸中烦而不呕者，去半夏、人参，加栝楼实一枚。若渴，去半夏，加人参合前成四两半，栝楼根四两。若腹中痛者，去黄芩，加芍药三两。若胁下痞硬，去大枣，加牡蛎四两。若心下悸，小便不利者，去黄芩，加茯苓四两，若不渴，外有微热者，去人参、大枣、生姜，加桂枝三两，温复微汗愈。若咳者，去人参、大枣、生姜，加五味子半升、干姜二两。"

四逆散证及随证加减用药。论曰："少阴病，四逆，其人或咳，或悸，或小便不利，或腹中痛，或泄利下重者，四逆散主之。"此为少阴病阳郁于里之四逆散证。四逆散旨在宣散气血之郁滞，方由甘草、枳实、柴胡、芍药组成。方后加减法曰："咳者，加五味子、干姜各五分，并主下利。悸者，加桂枝五分。小便不利者，加茯苓五分。腹中痛者，加附子一枚，炮令坼。"

真武汤证及随证加减用药。论曰："少阴病，二三日不已，至四五日，腹痛，小便不利，四肢沉重疼痛，自下利者，此为有水气，其人或咳，或小便利，或下利，或呕者，真武汤主之。"此为少阴病阳虚水停之真武汤证。真武汤旨在温阳利水，方由茯苓、芍药、生姜、白术、附子组成。方后附真武汤加减法，"若咳者，加五味子半升，细辛、干姜各一两；若小便不利者，去茯苓；若下利者，去芍药加干姜二两；若呕者，去附子加生姜半斤"。

理中丸证及其随证加减用药。论曰："霍乱，头痛，发热，身疼痛，热多欲饮水者，五苓散主之；汗多不用水者，理中丸主之。"此辨霍乱病之两种证治。其中，霍乱病，头痛，发热，身疼痛，汗多，不饮水者，证属脾胃阳虚证者，治以理中丸温中补虚而止利。理中丸由人参、干姜、甘草、白术组成。理中丸方后加减法曰："若脐上筑者，肾气动也，去术加桂四两。吐多者，去术加生姜三两；下多者，还用术，悸者，加茯苓二两。渴欲得水者，加术足前成四两半。腹中痛者，加人参足前成四两半。寒者加干姜足前成四两半。腹满者，去术加附子一枚。服汤后，如食顷，饮热粥一升许，微自温，勿发揭衣被。"

综上所述，张仲景不仅总结了方剂的主治证，还基于诊疗实践衍化出诸多类方及相应方证；同时基于主方随证加减用药，体现了临床诊治的圆机活法。

2. 诊疗内伤杂病先辨病后辨证

《金匮要略》对内伤杂病的辨证，首先类分诸病，其次辨析诸证，进而据证遣方。建构了理、法、方、药有机结合的内伤杂病辨证论治体系。

（1）类分诸病

《金匮要略》中，自“痉湿暍病脉证治第二”，至“妇人杂病脉证并治第二十二”，将记载的杂病总计分为21类：痉湿暍病、百合狐惑阴阳毒病、疟病、中风历节病、血痹虚劳病、肺痿肺痈咳嗽上气病、奔豚气病、胸痹心痛短气病、腹满寒疝宿食病、五脏风寒积聚病、痰饮咳嗽病、消渴小便不利淋病、水气病、黄疸病、惊悸吐衄下血胸满瘀血病、呕吐哕下利病、疮痈肠痈浸润病、趺蹶手指臂肿转筋狐疝蛔虫病、妇人妊娠病、妇人产后病、妇人杂病。此21类疾病中，合计论及70余种病证。举例如下。

痉病，以项背强急、口噤不开，甚至角弓反张为主证。外感内伤都可致痉。张仲景主要论述外感风寒所致痉病。

湿病，有外湿和内湿的区别，且多兼挟他邪，如挟风、挟寒、挟热等。张仲景主要论述外湿及其兼证。

暍病，为伤于暑邪而致病，以发热自汗、烦渴溺赤、少气脉虚为主证。张仲景所论暍病，与后世所言“中暑”有所不同。

百合病，既可发生于伤寒热病之后，由余热未尽，邪热耗伤心肺阴液所致；又可由于情志不遂，郁而化火，灼伤肺阴引起，证见口苦、小便赤、脉微数。

狐惑病，是湿热浸淫所致，以目赤、咽喉腐蚀、前后二阴溃烂为特征。

阴阳毒病，是感受疫毒所致。阳毒、阴毒，均见咽喉痛。阳毒，以面赤斑斑如锦纹、吐脓血为主证。阴毒，以面目色青、身如被杖为特征。

疟病，一般以寒战壮热、休作有时为其特点，临床可以分为瘅疟、温疟、牡疟及疟母等不同证候。

中风病，是脏腑衰败，气血两虚，经脉闭阻，偶感外邪所致。主证为猝然昏倒，口眼㖞斜、半身不遂，重则昏迷不识人。

历节病，是肝肾两虚、气血不足，风寒湿气侵袭关节经脉，风血相搏所致，证有风湿偏胜和寒湿偏胜之不同。主证为关节疼痛肿大，痛处出黄汗。

血痹病，是由于血行凝滞，以致肢体局部麻木不仁的一种疾病，主证为肌肉麻痹而无痛感。

虚劳，是由五劳、七伤、六极所致的慢性衰弱疾患，证见脾肾虚衰，尤以阳虚之证为主。如脾胃阳虚则脉沉迟，疾行则喘喝，手足逆寒，腹满，甚则溏泄，食不消化；如阴阳两虚，则里急，悸，衄，腹中痛，梦失精，四肢酸疼，手足烦热，咽干口燥等。

肺痿，是热在上焦，熏灼于肺，津液受伤，气逆为咳，咳久伤肺而成。主证为寸口脉数，时常咳嗽，时吐浊唾涎沫。

肺痈，是实热在肺，津液不能上布，壅塞腐溃，而为痈脓所致。主证为口中感觉辟辟干燥，咳嗽则胸中隐隐作痛，或咳唾脓血，脉象反见滑数。

咳嗽上气，或由肺热津伤，虚火上炎所致；或由肾不摄纳，真气上脱所致；或由痰浊壅肺，或饮邪闭肺所致。

奔豚病的发生，主要是从惊恐得之。但也有因发汗后复加烧针，汗出伤阳，外邪乘虚侵入，引动冲气而起；或者内有水气，重因误汗损伤阳气所致。致病因素虽不同，但均与冲脉有关。主证为气从少腹上冲心胸或至咽喉。

胸痹心痛，都是由于中气虚弱，使阳气阻塞，寒邪痰饮凝结阻滞而成。疼痛在心窝部以上的称为胸痹；疼痛在心窝部，称为心痛。

短气，是一个症状，指呼吸迫促，常见于胸痹，是胸痹的伴发症状。

腹满，是腹部膨胀满闷证，呈实证、阳证者，属于阳明；呈阴证、虚证者，属于太阴。腹满治疗应先辨虚实，拒按为实，不拒按为虚。

寒疝是阴寒性的腹痛证，由于阴寒气结于内，寒气搏结不散，脏腑虚弱，风冷与邪气相结而形成寒疝。

宿食是由饮食不节引起的伤食病。

五脏风寒，因“风为阳邪”，各脏之中风病多属于阳证，属实证；“寒为阴邪”，各脏的中寒病多属于阴证，属虚证。

积聚，以“痛有定位为积”“痛无定位为聚”，前者属脏病，后者属腑病。

痰饮，有广义、狭义之分，广义之痰饮，是四饮之统称。此外，尚论及留饮和伏饮。所谓留饮，是水饮留而不行；伏饮，是水饮潜伏不去者。所谓留饮、伏饮，仅意味着饮病的新久浅深。而四饮之病，不外乎四饮之病。

消渴病，主证为消谷善饥、小便数、大便坚及形体消瘦等。

小便不利，可以见于很多疾病。张仲景所论，涉及伤寒太阳病、阳明病、内伤杂病阳虚和血瘀引起的小便不利。淋病是小便淋漓而不通利。

水气病，根据水肿患者在临床上表现的不同脉证和病因，张仲景提出了风水、皮水、正水、石水、黄汗等五种水气病的类型。根据水气病形成的根本原因，临床亦可分为肝水、心水、脾水、肺水、肾水。

黄疸病，病机为湿热发黄、火劫发黄、燥结发黄、女劳发黄以及虚黄等，但以湿热发黄为主。临床辨治可分为谷疸、酒疸、女劳疸三种。

血证，包括吐血、衄血、下血、瘀血等血脉之病，但因病机不同和病变部位不同，故治疗方法也不同。张仲景还论述了吐血、衄血预后，亡血家忌汗，酒客必吐血，以及瘀血的脉证等。

呕吐哕下利病，呕，为有声有物，吐为有物无声，哕为有声无物，皆为心阳虚损，胃气上逆所致。下利，包括泄泻、痢疾两种病证，有虚寒、湿热两种类型。呕、吐、哕、利，属于热证或实热证的，多与胃肠有关；属于虚证、寒证的，多与脾肾有关。

（2）辨病析证

《金匮要略》在类分诸病的基础上，辨析诸病并分论证候。

辨痉病，论及刚痉、柔痉、里实成痉等证候。

辨湿病，论及表实、表虚、湿盛阳微兼表证等证候。

辨暍病，论及感受暑邪所致偏虚、偏实、挟湿等证候。

辨百合病，论及阴虚内热津伤所致轻重、新久之不同证候。

辨狐惑病，论及湿热浸淫喉部、二阴及脓已成之不同证候。

辨阴阳毒病，论及疫毒所致阳毒与阴毒之不同证候。辨疟病，论及瘅疟、温疟、牡疟等证候及经久不愈之疟母。

辨中风病，论及邪在于经、络、腑、脏之不同证候。

辨历节病，论及偏于风湿和偏于寒湿之不同证候。

辨血痹病，论及血行不畅所致血分凝滞轻证与重证。

虚劳病，论及阴虚、阳虚、阴阳气血皆虚等证候。

辨肺痿病，论及热在上焦和肺中虚冷所致证候。

辨肺痈病，论及初期实证和成脓期邪深毒重所致证候。

辨咳嗽上气病，论及肺、肾虚证和痰、饮壅肺等证候。

辨奔豚气病，论及肝郁气冲、汗后烧针和阳虚水逆等证候。

辨胸痹病，论及胸阳不足、阴邪搏结所致典型证候及急证等。

辨心痛病，论及饮邪或寒邪冲逆所致心悬痛和胸背牵引痛证。

辨腹满病，论及脾胃虚寒所致腹满和燥实内结所致腹满证。

辨寒疝病，论及沉寒痼冷所致寒疝本证和寒疝范围的证候。

辨宿食病，论及宿食初起和宿食较久及宿食在上下的证候。

辨五脏中风病，论及肺中风、肝中风、心中风、脾中风等证候。

辨五脏中寒病，论及肺中寒、肝中寒、心中寒等证候。

辨积聚病，论及积、聚、檠气、诸积之脉，及肝着、肾着和脾约证。

辨痰饮咳嗽病，论及痰饮、悬饮、溢饮、支饮等证候及伴见咳嗽。

辨消渴病，论及胃热、肾虚及肺胃津伤所致消渴病的不同证候。

辨小便不利病，论及气化失常、水热互结、脾肾不足等证候。

辨淋病，论及热郁气滞、瘀血挟热等所致小便淋漓的证候。

辨水气病，论及风水、皮水、正水、石水、黄汗及五脏水证。

辨黄疸病，论及谷疸、酒疸、女劳疸及湿盛、热盛、湿热两盛证候。

辨惊悸病，论及火邪损伤心阳致惊、饮邪内停凌心致悸的证候。

辨出血病，论及吐血、衄血、下血等或虚寒或实热等不同证候。

辨瘀血病，论及瘀血壅滞而气机痞塞，及热伏阴分之瘀血证候。

辨呕吐哕病，论及实热、虚热、虚寒、寒热错杂、水饮等证候。

辨下利病，论及泄泻和痢疾病属于虚寒和实热的不同证候。

辨肠痈病，论及脓未成或脓已成之实热证者和脓已成之虚寒证。

辨蛔虫病，论及蛔虫内扰所致心痛证和病属寒热错杂之蛔厥证。

辨妇人妊娠病，论及脾虚、胃热、脾胃不和所致呕吐；阳虚寒盛、冲任虚寒、肝脾不调所致腹痛；血瘀和阳虚不能摄血所致下血；血虚有热，气郁化燥或气化受阻所致小便不利等证候。

辨妇人产后病，论及产后气血两虚，感受外邪，或津液枯燥，或气血郁滞，所致痉病、郁冒、大便难，以及产后腹痛、中风、下利以及烦乱呕逆等证候。

辨妇人杂病，论及妇人感受外邪，或素体气血不和，以致内有寒热、瘀血、水湿、痰浊、结气等，所致热入血室、经水不利、带下、漏下、腹痛、脏躁、转胞、阴吹、阴疮等多种病证。如：热入血室，多由外邪诱发；经水不利，多由瘀血引起；带下病，分寒湿、湿热所致；漏下有瘀血内结、冲任失调之别；腹痛，或气滞血瘀兼有水湿，或因脾虚里急所致；脏躁，脾虚加之阴液不足使然等。

（3）重视脉法

张仲景在论述杂病诊治的时候，非常重视脉法，认为脉与证应当合参，各种疾病常有其主要脉象。如百合病脉微数；疟疾脉弦；虚劳病脉大、极虚；寒疝脉弦紧或沉紧；肺痈脉数实；肺痿脉数虚；肠痈脉数等。

由于脉象的变化，可以反应出脏腑经络的复杂变化，故张仲景叙述脉法往往用几种错综的脉象结合起来以阐释病机，有时还依据脉象以指导治疗，判断预后，这种情况屡见不鲜。如“中风历节病篇”论述历节病的脉象：“寸口脉沉而弱，沉即主骨，弱即主筋，沉即为肾，弱即为肝”，即是从脉象的沉弱，说明肝肾气血不足，是形成历节病的内在因素。又如“胸痹心痛短气病篇”记载“夫脉当取太过不及，阳微阴弦，即胸痹而痛”，即是依据脉象分析胸痹病机，以阳微阴弦概括胸痹病是胸阳虚，阴邪盛，邪正交争，胸阳不宣，以致胸中痹塞而成胸痹之病。又如“肺痿肺痈咳嗽上气病篇”中的肺痿与肺痈，两者虽皆见数脉，但脉数虚者为肺痿，数实者为肺痈，一虚一实，可据脉象鉴别。还有该篇所列“咳而脉浮者，厚朴麻黄汤主之”“脉沉者，泽漆汤主之”。这说明疾病证候虽然相似，但由于脉象不同，故治法亦有差异。咳而脉浮，是病近于表而邪盛于上，故用厚朴麻黄汤散饮降逆，止咳平喘。咳而脉沉，其病机在里，是水饮内聚之证，故用泽漆汤逐水通阳，止咳平喘。

此外，由于脉之盛衰，可候气血之虚实及胃气之强弱，故依据脉法可测转归预后。如“水气病篇”记载：“脉得诸沉，当责有水，身体肿重，水病脉出者死”，说明水气患者因肌肤蓄水，营卫被阻，故脉当沉。如脉暴出，浮而无根，与水气病病情不符，属于正气涣散之征，故主预后不良。如上所举，可见原书虽非脉学专著，但所论脉法，确有不少精辟之处，诚如清·徐大椿所说：“其脉法，亦皆内经及历代相传之真诀”，值得很好地继承和探讨。

（4）因证用方

张仲景治疗杂病之处方用药，总的说来是立方严谨，用药精当，化裁灵活。有时一病可用数方，有时一方可以多用，充分体现了“同病异治”和“异病同治”的精神。同是一种疾病，但由于人体体质或病机上的差异，以及病位的不同，故在治法上也就有所分别。

例如，同为胸痹病，同有“心中痞，留气结在胸，胸满”的症状，但如阴邪偏盛，阳气不虚者，可用枳实薤白桂枝汤以通阳开结，泄满降逆；阳气已虚者，则当用人参汤以补中助阳，使阳气振奋则阴邪自散。又如同为溢饮病，治疗“当发其汗，大青龙汤主之；小青龙汤亦主之”。这是针对溢饮的具体病情采用不同的汗法，如邪盛于表而兼有郁热者，则用大青龙汤发汗兼清郁势。

如病属表寒里饮俱盛者，则用小青龙汤发汗兼温化里饮。再如治疗痰饮病的几首常用方剂，其中属于脾阳不运者，用苓桂术甘汤以健脾利水；属于肾阳不足者，用八味肾气丸以温肾化水；属于膀胱气化不行者，用五苓散化气行水；由于水停心下，胃气上逆者，用小半夏加茯苓汤以利水降逆；如因饮邪内聚成实者，则可分别采用甘遂半夏汤或己椒苈黄丸以攻逐水饮。以上数方，俱治痰饮，但因其脏腑病机的不同，临床证候有差异，故在治疗时所运用的方剂亦有差别。

反之，多种不同的疾病，由于病因病机或病位相同，故虽病名各异，症状不同，但其治法及用方亦可共同。例如《金匮要略》中用肾气丸者有五：一是治脚气上入，少腹不仁；二是治虚劳腰痛，少腹拘急，小便不利；三是治短气微饮当从小便去者；四是治男子消渴，小便反多，以饮一斗，小便一斗者；五是治妇人烦热不得卧，但有饮食如故之转胞不得溺者。以上五病，虽然病名、症状俱皆有所不同，但病机皆属于肾阳虚衰，气化功能减退，故均可用肾气丸以扶助肾气。又如五苓散，既可用于痰饮，亦可用于消渴，此二种病证虽有差异，但病皆属水邪来患，故均可用五苓散。再如葶苈大枣泻肺汤，既可用于肺痈，又可用于支饮，前者病因属于风热病邪，后者病因属于饮邪留滞，两者病因虽异，但病机同为痰涎壅塞于肺，且病位亦同，故均可用葶苈大枣泻肺汤。

上述种种用法，形式上虽表现为一病可用数方，一方可治多病，但实质上仍然反映了病与证相结合的辨证论治精神。

3. “随证治之”之思想

（1）基本治则

1）调和阴阳

无论外感疾病，还是内伤杂病，其发生发展的根本原因在于阴阳失和，故调和阴阳是最根本的治疗法则。调和阴阳，即纠正机体阴阳的偏盛偏衰，损其有余，补其不足，使机体之阴阳恢复平衡。调和阴阳，贯穿于《伤寒论》和《金匮要略》对于外感、内伤疾病的治疗之中。张仲景明确指出：“凡病，若发汗，若下，若亡血，亡津液，阴阳自和者，必自愈。”

阴阳偏盛，损其有余。对于阴寒偏盛之证，治以温散寒邪之法，或顾阳气之虚。如论曰：“寒实结胸，无热证者，与三物小陷胸汤，白散亦可服。”此属寒饮内结胸中成实之证，故以白散温散寒结。又如，《金匮要略·腹满寒疝宿食病脉证治第十》曰：“心胸中大寒痛，呕不能饮食，腹中寒，上冲皮起，出见有头足，上下痛而不可触近，大建中汤主之。”此为脾阳衰微，中焦寒盛之证，故治以大建中汤温中散寒。“胁下偏痛，发热，其脉紧弦，此寒也，以温药下之，宜大黄附子汤。”此为寒实内结之证，故治以大黄附子汤温下寒实。“腹痛，脉弦而紧，弦则卫气不行，即恶寒；紧则不欲食，邪正相搏，即为寒疝。寒疝绕脐痛，若发则白汗出，手足厥冷，其脉沉紧者，大乌头煎主之。”此为沉寒痼冷所致寒疝，故治以大乌头煎破积散寒止痛。

对于阳热偏盛之证，治以清下邪热之法，或兼顾阴津之亏。例如，论曰：“心下痞，按之濡，其脉关上浮者，大黄黄连泻心汤主之。”此为无形邪热聚于心下，故以大黄黄连泻心汤清泄邪热。“伤寒身黄，发热，栀子柏皮汤主之。”此为湿热郁于三焦，热势较重之证，故治以栀子柏皮汤，以清泻湿热为法。“三阳合病，腹满身重，难以转侧，口不仁，面垢，谵语遗尿。发汗则谵语，下之则额上生汗，手足逆冷。若自汗出者，白虎汤主之。”此为三阳合病，热邪内盛之证。故治以白虎汤独清阳明之热。“阳明病，发热汗多者，急下之，宜大承气汤。”此为胃肠燥热结实之证，故治以大承气汤峻下热结。

阴阳偏衰，补其不足。对于阴液亏损之证，治以滋补阴液之法，或兼清虚热。例如，论曰：“百合病见于阴者，以阳法救之；见于阳者，以阴法救之。见阳攻阴，复发其汗，此为逆；见阴攻阳，乃复下之，此亦为逆。”此为百合病“调和阴阳”的治疗原则。从其具体证治来看，因百合病的主要病机是心肺阴虚内热，故治当以补其阴之不足以调整阳之偏盛。如“百合病不经吐下发汗，病形如初者，百合地黄汤主之”“百合病发汗后者，百合知母汤主之”“百合病吐之后者，用后方（百合鸡子黄汤）主之”“百合病一月不解，变成渴者，百合洗方主之”“百合病渴不差者，栝楼牡蛎散主之”“百合病变发热者，百合滑石散主之”（《金匮要略·百合狐惑阴阳毒脉证治第三》）。以上各方，均以润肺养阴生津为主，兼清虚热。又如，“少阴病，得之二三日以上，心中烦，不得卧，黄连阿胶汤主之。”此为肾阴不足，心火偏亢之证，故以黄连阿胶汤滋阴养血而清心火。

对于阳气偏衰之证，治以温补阳气之法，或兼祛寒邪。例如，《伤寒论·辨太阳病脉证并治中》曰：“下之后，复发汗，昼日烦躁不得眠，夜而安静，不呕，不渴，无表证，脉沉微，身无大热者，干姜附子汤主之。”此为下后复汗致阳虚之证，故治以干姜附子汤急复其阳。“发汗过多，其人叉手自冒心，心下悸，欲得按者，桂枝甘草汤主之。”此为过汗损伤心阳之证，故治以桂枝甘草汤以复心阳。又如：“自利不渴者，属太阴，以其藏有寒故也，当温之，宜服四逆辈。”此为脾阳虚而“脏有寒”之证，故治以四逆汤类方剂温补脾肾之阳。“少阴病，得之一二日，口中和，其背恶寒者，当灸之，附子汤主之”“少阴病，身体痛，手足寒，骨节痛，脉沉者，附子汤主之”“少阴病，脉沉者，急温之，宜四逆汤”“少阴病，下利清谷，里寒外热，手足厥逆，脉微欲绝，身反不恶寒，其人面色赤，或腹痛，或干呕，或咽痛，或利止脉不出者，通脉四逆汤主之”（《伤寒论·辨少阴病脉证并治》）。以上少阴病证，皆属阳气虚衰，阴寒内盛之证，故治以附子汤、四逆汤类方剂，温补阳气，散寒通脉。

2）补虚泻实

虚则补之。正气不足之虚证，宜用补法补益正气。《伤寒论》与《金匮要略》中，在诊治外感、内伤诸病过程中，对于阴阳气血津液诸不足，以及脏腑虚损等，皆据其脉证施以补虚之法。

“伤寒二三日，心中悸而烦者，小建中汤主之”（《伤寒论·辨太阳病脉证并治中》）。此为伤寒二三日，由于患者中气不足，兼见心悸而烦，故用建中汤建中补脾，扶正以驱邪，里气和则表自解。《金匮要略·血痹虚劳病脉证并治第六》曰：“虚劳里急，悸，衄，腹中痛，梦失精，四肢酸疼，手足烦热，咽干口燥，小建中汤主之。”此为虚劳病属阴阳两虚的证治。因脾胃为气血生化之源，脾胃失和而现上述阴阳失调诸证。故治以小建中汤，旨在恢复脾胃健运之功能。又曰：“虚劳，里急，诸不足，黄芪建中汤主之。”此条所述证候，较小建中汤为重。以方测证，当有身重或不仁、自汗盗汗、脉大而虚等见证。故用小建中汤加黄芪，补益中气以缓急。“虚劳腰痛，少腹拘急，小便不利者，八味肾气丸主之。”此为肾之阴阳两虚之证，故治以八味肾气丸补阴之虚以生气，助阳之弱以化水。“伤寒，脉结代，心动悸，炙甘草汤主之”（《伤寒论·辨太阳病脉证并治下》）。此结代之脉，皆有歇止，均属里虚，证属心血不足、心阳不振。方用炙甘草汤通阳复脉、滋阴补血。

此外，《伤寒论》与《金匮要略》之中，虚实夹杂之证最为多见。在治疗原则上，或先补虚而后泻实；或虚实同治，以补虚为主，兼以泻实之治。

实则泻之。即邪气有余之实证，当用泻法祛除邪气。《伤寒论》与《金匮要略》之中，对于外感风寒暑热燥湿之邪，内生痰饮水湿瘀血等，以及外邪从阴化寒、从阳化热，与体内诸邪互结为患等，皆据其脉证施以泻实之法。

“太阳病，头痛发热，身疼腰痛，骨节疼痛，恶风，无汗而喘者，麻黄汤主之。”此为太阳伤寒表实证，故治以解表逐邪发汗峻剂麻黄汤。“太阳中风脉浮紧，发热恶寒，身疼痛，不汗出而烦躁者，大青龙汤主之。若脉微弱，汗出恶风者，不可服之；服之则厥逆，筋惕肉瞤，此为逆也。”此为太阳病表寒里热证。因证属表里俱实，故治以大青龙汤外解表寒兼清里热。

“阳明病，谵语，有潮热，反不能食者，胃中必有燥屎五六枚也。若能食者，但硬耳，宜大承气汤下之”“太阳病三日，发汗不解，蒸蒸发热者，属胃也，调胃承气汤主之”“太阳病，若吐若下若发汗后，微烦，小便数，大便因硬者，与小承气汤和之愈”。以上诸证为邪热与肠中糟粕互结所致，因燥结程度之别，而有峻下与缓下之别。

“伤寒六七日，结胸热实，脉沉而紧，心下痛，按之石硬者，大陷胸汤主之”“太阳病，重发汗而复下之，不大便五六日，舌上燥而渴，日晡所小有潮热，从心下至少腹硬满而痛不可近者，大陷胸汤主之”。此为表邪内传，邪热与水饮结于胸中及心下所致。治以大陷胸汤逐水破结，荡涤实邪。“小结胸病，正在心下，按之则痛，脉浮滑者，小陷胸汤主之。”此为痰热互结于心下的小结胸病。治以清热开结化痰，方用小陷胸汤。

论曰：“肺痈，喘不得卧，葶苈大枣泻肺汤主之”（《金匮要略·肺痿肺痈咳嗽上气病脉证治第七》）。此为肺痈初期属于实证的治法。因内有热毒之邪、浊唾涎沫壅滞于肺，故见邪实气闭之证。治以开泻肺气、泻水逐痰之法，方用葶苈大枣泻肺汤。又曰：“咳逆上气，时时吐浊，但坐不得眠，皂荚丸主之。”此为痰浊咳喘的证治。因上焦有热，煎熬津液而成痰，痰浊胶固而壅阻肺气，且有痰壅气闭之危。故治以除痰峻剂皂荚丸。

论曰：“师曰：产妇腹痛，法当以枳实芍药散，假令不愈者，此为腹中有干血著脐下，宜下瘀血汤主之；亦主经水不利”（《金匮要略·妇人产后病脉证治第二十一》）。此为妇人产后瘀血凝着所致疼痛的证治，治以攻逐瘀血之法，方用下瘀血汤。枳实芍药散主治产后气血郁滞所致腹痛，此方重在攻逐凝着脐下之成块干血，故属攻坚破积之剂。

此外，《伤寒论》与《金匮要略》之中，虚实夹杂之证最为多见。在治疗原则上，或先泻实而后补虚；或虚实同治，以泻实为主，兼以补益正气。

3）表里先后

在外感疾病发生发展过程中，常出现表里同病之证。关于表里同病的基本治疗原则，论曰：“本发汗，而复下之，此为逆也；若先发汗，治不为逆。本先下之，而反汗之，为逆；若先下之，治不为逆”（《伤寒论·辨太阳病脉证并治上》）。此条言病有缓急，治有先后，先后误施，病必不愈。具体而言，须根据表里证候的轻重缓急，而采取先表后里、先里后表、表里同治的治疗原则。

先表后里。表里同病，以表证为主者，当先治疗表证，表解再治里证，此为治疗表里同病的常法。如，论曰：“伤寒大下后，复发汗，心下痞，恶寒者，表未解也。不可攻痞，当先解表，表解乃可攻痞。解表宜桂枝汤，攻痞宜大黄黄连泻心汤”（《伤寒论·辨太阳病脉证并治下》）。此为伤寒大下后复发汗，所致痞证兼表证的治法。属表里同病，表证未解，里证不急之证，故“当先解表，表解乃可攻痞”。

先里后表。表里同病，以里证为急者，当先治疗里证。待里证解除或缓解后，再视表证如何而相机治表。此为治疗表里同病的变法。如：论曰：“伤寒，医下之，续得下利清谷不止，身疼痛者，急当救里；后身疼痛，清便自调者，急当救表。救里，宜四逆汤；救表，宜桂枝汤”（《伤寒论·辨太阳病脉证并治中》）。此为少阴阳虚阴盛兼表证的治法。因此证以阳虚阴盛为急，故“急当救里”，待里证缓解后再急救其表。

表里同治。表里同治是表里同病时，同时治疗表证和里证的方法，适于单治其表则里证不去，纯于治里则表证不解的证候。即使表里同治，也当分析表证、里证孰轻孰重，而决定具体的治疗法则。若表里同病，病情以表证为主，治疗则偏重在表。如论曰：“太阳中风，脉浮紧，发热恶寒，身疼痛，不汗出而烦躁者，大青龙汤主之”（《伤寒论·辨太阳病脉证并治上》）。此为伤寒表实兼里热证，治以解表为主，兼清里热。若表里同病，病情以里证为主，则治疗应偏重在里。如：“论曰：太阳病，外证未除，而数下之，遂协热而利，利下不止，心下痞硬，表里不解者，桂枝人参汤主之”（《伤寒论·辨太阳病脉证并治下》）。此为太阴病脾阳虚挟有表证，治以温中止利为主，兼以解表。

4）因势利导

从广义来说，因势利导是根据正邪相争的态势，或扶正，或祛邪，或扶正祛邪兼顾，以控制病情发展并促使疾病向愈的治疗原则；从狭义而言，多指根据邪气所在的部位，采取就近驱邪的方法以促进疾病向愈的治疗原则。鉴于广义之因势利导，在其他相关章节多有阐述，故此节仅举例而言狭义之“因势利导”。

诸邪在表者，治以发汗解肌之法。例如，太阳伤寒，治以麻黄汤发汗解表，宣肺平喘。太阳中风，治以桂枝汤调和营卫，解肌发汗。太阳病欲作刚痉，治以葛根汤开泄腠理，发汗祛邪，滋养津液，舒缓筋脉。太阳病柔痉，治以瓜蒌桂枝汤调和营卫，解肌发汗，滋养津液，舒缓筋脉。太阳病，湿邪在肌表者，表实无汗者，治以麻黄加术汤、麻黄薏苡甘草汤振奋阳气、微发其汗；表虚自汗者，治以防己黄芪汤，振奋阳气，固表兼泄湿。太阳中暍、水行皮中之证，治以一物瓜蒂汤去身面四肢之水气，水去则暑邪则无所依而病自解。此外，《伤寒论》中尚论及阳明中风、少阳中风、太阴中风、少阴中风、厥阴中风等证，但多未论及治法。此外，桂枝麻黄各半汤、桂枝二麻黄一汤、桂枝加葛根汤、桂枝加厚朴杏子汤、葛根汤、葛根加半夏汤、大青龙汤等，均主治太阳病风寒表证。其他，尚论及诸多表里同病主证，或表里同治，或先表后里，或先里后表等。

诸有水者，腰之上下而治法各异。论曰：“诸有水者，腰以下肿，当利其小便；腰以上肿，当发汗乃愈”（《金匮要略·水气病脉证并治第十四》）。此言水肿病的一般治疗原则。亦即，凡治水气病，腰以下肿者，应当用利小便的方法，使停留于下部的水，从小便排出。“大病差后，从腰以下有水气者，牡蛎泽泻散主之”（《伤寒论·辨阴阳易差后劳复病脉证并治》）。此属大病差后，下焦气化失常，湿热壅滞，膀胱不泻所致。故治以牡蛎泽泻散，使邪从小便排出。此外，水气病，腰以上肿者，应当用发汗的方法，使停留于上部的水，从汗液排泄。《金匮要略·水气病脉证并治第十四》曰：“里水者，一身面目黄肿，其脉沉，小便不利，故令病水。”治以越婢加术汤发汗行水兼清里热。

痰结于胸中者，治以涌吐之法。例如，“病如桂枝证，头不痛，项不强，寸脉微浮，胸中痞硬，气上冲咽喉不得息者，此为胸有寒也，当吐之，宜瓜蒂散”（《伤寒论·辨太阳病脉证并治下》）。此痰结于胸中，证见“气上冲咽喉不得息者”，为邪有上越之势，故治以瓜蒂散涌吐。又如：“宿食在上脘，当吐之，宜瓜蒂散”（《金匮要略·腹满寒疝宿食病脉证治第十》）。此宿食内停，故亦治以瓜蒂散涌吐。此皆“其高者因而越之”之义。

邪结于下焦者，治以通下之法。凡肠中有燥实内结者，治以通下之法。其中，若属津液内竭之脾约证，治以清热润导法通便。若属燥实内结轻证，治以调胃承气汤、小承气汤缓下；若属燥实内结重证，治以大承气汤峻下热结。《伤寒论》中，以大承气汤主治阳明病三急下证、少阴病三急下证，皆属峻下热结之法。此外，大柴胡汤、柴胡加芒硝汤、桂枝加大黄汤等，也有通下之功效。此外，若瘀血结于下焦者，则治以攻逐瘀血之法，方用抵当汤、抵当丸等。若“肠间有水气”而见腹满、口舌干燥者，治以分消水饮、导邪下行之法，方用己椒苈黄丸。

5）保胃存津

无论是外感疾病的治疗，还是内伤杂病的治疗，张仲景都十分注意胃气之虚实、津液之有无，重视保护胃气、顾护津液。

保护胃气。《素问·平人气象论》曰：“平人之常气禀于胃。胃者，平人之常气也。人无胃气曰逆，逆者死。”又云：“人以水谷为本，故人绝水谷则死，脉无胃气亦死。”张仲景重视胃气的思想和保护胃气的治疗原则，与《内经》理论是一致的，并且贯穿于外感疾病和内伤杂病的辨证论治中。张仲景重视胃气和保护胃气的治疗原则，主要体现在以下三个方面。

其一，胃家实热者，治以清泻之法。阳明病主证，为“胃家实”所致。若证属无形邪热充斥内外，或伴有热盛伤津者，治以白虎汤直清里热以保胃津。方用辛甘大寒之石膏为君，佐知母以清热润燥，以甘草、粳米益胃生津，以免寒凉伤胃。若证属邪热与燥实互结而腑气不通者，则区分燥热结实之轻重，或以调胃承气汤、小承气汤“和胃气”，或以大承气汤“大泄下”。论曰：“阳明病，脉迟，虽汗出不恶寒者，其身必重，短气，腹满而喘，有潮热者，此外欲解，可攻里也。手足濈然汗出者，此大便已硬也，大承气汤主之。若汗多，微发热恶寒者，外未解也，一法与桂枝汤。其热不潮，未可与承气汤。若腹大满不通者，可与小承气汤，微和胃气，勿令至大泄下”“发汗后，恶寒者，虚故也。不恶寒，但热者，实也，当和胃气，与调胃承气汤”。

其二，胃中虚冷者，治以温补之法。《伤寒论·辨阳明病脉证并治》曰：“阳明病，不能食，攻其热必哕，所以然者，胃中虚冷故也；以其人本虚，攻其热必哕。”此言胃中虚冷不可攻下。又曰："食谷欲呕，属阳明也，吴茱萸汤主之。"此食谷欲呕，属胃中虚冷所致，故治以温中降逆之法。又如，"伤寒，大吐大下之，极虚。复极汗者，其人外气怫郁，复与之水，以发其汗，因得哕。所以然者，胃中寒冷故也。"此言大吐大下必伤中气，加之过度发汗，必致胃中虚冷而致胃气上逆之哕。此提示汗吐下当必伤及胃气，故当慎用。

其三，胃中不和者，治以辛开苦降之法。论曰："伤寒，汗出解之后，胃中不和，心下痞硬，干噫食臭，胁下有水气，腹中雷鸣下利者，生姜泻心汤主之""伤寒中风，医反下之，其人下利，日数十行，谷不化，腹中雷鸣，心下痞硬而满，干呕心烦不得安，医见心下痞，谓病不尽，复下之，其痞益甚。此非结热，但以胃中虚，客气上逆，故使硬也。甘草泻心汤主之""伤寒，胸中有热，胃中有邪气，腹中痛，欲呕吐者，黄连汤主之"（《伤寒论·辨太阳病脉证并治下》）。又曰："伤寒本自寒下，医复吐下之，寒格，更逆吐下，若食入口即吐，干姜黄芩黄连人参汤主之"（《伤寒论·辨厥阴病脉证并治》）。以上各条所述，均属伤寒汗下失宜，损伤胃气，因而"胃中不和"，以致中焦痞塞，气机升降失常，故以辛开苦降诸方和胃消痞。

其四，察胃气之状态，判断疾病之转归。从胃气之和与不和，判断疾病之转归。论曰："太阳病，发汗后，大汗出，胃中干，烦躁不得眠，欲得饮水者，少少与饮之，令胃气和则愈。若脉浮，小便不利，微热，消渴者五苓散主之"（《伤寒论·辨太阳病脉证并治上》）。此言太阳表证解后见"烦躁不得眠"而"欲得饮水"，是因津液受伤而"胃中干"所致，少与饮水令"胃气和"则愈。论曰："阳明病，胁下硬满，不大便而呕，舌上白胎者，可与小柴胡汤，上焦得通，津液得下，胃气因和，身濈然汗出而解"（《伤寒论·辨阳明病脉证并治》）。此言阳明病，证见胁下硬满，不大便而呕，与胃气失和有关。治以小柴胡汤，使上焦得通，津液得下，胃气因和而病愈。

其五，外感病解后，重视保护胃气。论曰："大病差后，喜唾，久不了了，胸上有寒，当以丸药温之，宜理中丸。"此言大病之后，脾胃虚寒，寒饮不化而上泛所致，故用理中丸温补中土。此虽未明言胃气，但自寓保护胃气之义。又曰："伤寒解后，虚羸少气，气逆欲吐，竹叶石膏汤主之。"此属伤寒解后，胃虚津伤，余热未除之证，治以竹叶石膏汤益气生津，清热养阴。此外，还提出病新差而未痊愈之人"损谷则愈"。论曰："患者脉已解，而日暮微烦，以病新差，人强与谷，脾胃气尚弱，不能消谷，故令微烦，损谷则愈"（《伤寒论·辨阴阳易差后劳复病脉证并治》）。此条所论颇具临床参考价值。

其六，遣方用药及煎煮服用皆顾护胃气。在遣方用药方面，如：白虎汤与白虎加人参汤中所用粳米，十枣汤方中所用大枣，小建中汤所用饴糖，以及多首方剂中所用甘草等，皆有调中和胃之义。桂枝汤服法中指出："禁生冷、黏滑、肉面、五辛、酒酪、臭恶等物"（《伤寒论·辨太阳病脉证并治上》）。又如："太阴为病，脉弱，其人续自便利，设当行大黄芍药者，宜减之，以其人胃气弱，易动故也"（《伤寒论·辨太阴病脉证并治》）。此条指出胃气弱者慎用寒凉之药。虽见脾家实，必须并用大黄、芍药时，亦应减其剂量而用之。因胃弱者，积滞易动，少用即可。若用量不减，必致伤及胃气，造成下利不止。又如，十枣汤服法中指出："得快下利后，糜粥自养"（《伤寒论·辨太阳病脉证并治下》）。

顾护津液，体现在以下几个方面。

其一，汗法宜忌。明言禁汗之证，以免伤津亡血。如论曰："脉浮紧者，法当身疼痛，宜以汗解之。假令尺中迟者，不可发汗。何以知？然，营气不足，血少故也。"（《伤寒论·辨太阳病脉证并治中》）此言营血亏虚者不可发汗。"咽喉干燥者，不可发汗"（《伤寒论·辨太阳病脉证并治中》）。此咽喉干燥者，当指阴液不足之人。咽喉干燥者，虽有表邪亦不可轻用发汗，以免更伤阴液。"淋家，不可发汗，发汗必便血"（《伤寒论·辨太阳病脉证并治中》）。此淋家，指下焦蓄热，阴液素亏者。淋家虽有外感，亦不能径用汗法。若误汗伤阴，使邪热炽盛，则可能迫血妄行。"疮家，虽身疼痛，不可发汗，汗出则痓"（《伤寒论·辨太阳病脉证并治中》）。此疮家，指久患疮疡，气血已伤之人。疮家，虽有表证不可发汗。误用汗法，则阴液受伤更甚，筋脉失其濡养，必发生筋脉强直、肢体拘挛的痉证。"衄家，不可发汗，汗出必额上陷脉急紧，直视不能眴，不得眠"（《伤寒论·辨太阳病脉证并治中》）。此衄家，指素有衄血证而阴液不足者。衄家虽有表证，亦不可发汗。若发汗则阴液重伤，筋脉失其濡养，必出现额上陷脉急紧、目直视不能转动，以及不得眠等证候。"亡血家，不可发汗，发汗则寒栗而振"（《伤寒论·辨太阳病脉证并治中》）。此亡血家，指阴血极度亏虚者。亡血家虽有表证，亦不可发汗。若发其汗则不但血虚，气亦必无所依。气血虚微，不能濡养筋脉、温煦肌肤，则呈现寒慄而振的症状。"大下之后，复发汗，小便不利者，亡津液故也。勿治之，得小便利，必自愈"（《伤寒论·辨太阳病脉证并治中》）。此言误用汗下之法伤津，津复者必自愈。

禁用火法发汗。例如：论曰："太阳病中风，以火劫发汗，邪风被火热，血气流溢，失其常度。两阳相熏灼，其身发黄，阳盛则欲衄，阴虚小便难，阴阳俱虚竭，身体则枯燥，但头汗出，剂颈而还，腹满微喘，口干咽烂，或不大便。久则谵语，甚则至哕，手足躁扰，捻衣摸床；小便利者，其人可治。"（《伤寒论·辨太阳病脉证并治中》）此言火逆血气流溢病变诸证及预后，其间多有阴津耗伤之证，示人治外感热病须存津液之旨。"微数之脉，慎不可灸，因火为邪，则为烦逆。追虚逐实，血散脉中，火气虽微，内攻有力，焦骨伤筋，血难复也"（《伤寒论·辨太阳病脉证并治中》）。此言阴虚火旺之人，不可用灸法并指出其危害。又曰："脉浮，宜以汗解之，用火灸之，邪无从出，因火而盛，病从腰以下必重而痹，名火逆也。欲自解者，必当先烦，烦乃有汗而解。何以知之？脉浮，故知汗出解。"（《伤寒论·辨太阳病脉证并治中》）又曰："太阳病，以火熏之，不得汗，其人必躁，到经不解，必清血，名为火邪。"（《伤寒论·辨太阳病脉证并治中》）"脉浮热甚，而反灸之，此为实，实以虚治，因火而动，必咽燥吐血"（《伤寒论·辨太阳病脉证并治中》）。以上诸条皆指出表证禁用火法发汗，以免伤及津血而成火逆之证。

避免过汗伤津。例如，桂枝汤服法中指出："温覆令一时许，遍身漐漐微似有汗者益佳，不可令如水流漓，病必不除。若一服汗出病差，停后服，不必尽剂"（《伤寒论·辨太阳病脉证并治上》）。葛根汤服法中也指出："温服一升，覆取微似汗，余如桂枝法将息及禁忌。诸汤皆仿此"（《伤寒论·辨太阳病脉证并治中》）。大青龙汤服法中指出："温服一升，取微似汗。汗出多者，温粉粉之。一服汗者，停后服"（《伤寒论·辨太阳病脉证并治中》）。

其二，清下存津。对于邪热炽盛、燥热津伤之证，张仲景主张及时清解邪热并益气生津。例如："伤寒，若吐若下后，七八日不解，热结在里，表里俱热，时时恶风，大渴，舌上干燥而烦，欲饮水数升者，白虎加人参汤主之”“伤寒无大热，口燥渴，心烦，背微恶寒者，白虎加人参汤主之”（《伤寒论·辨太阳病脉证并治下》）。“若渴欲饮水，口干舌燥者，白虎加人参汤主之”（《伤寒论·辨阳明病脉证并治》）。以上为邪热炽盛，津气受伤之证，故以白虎加人参汤清热生津。

关于邪热伤津，燥热互结，所致阳明腑实证，“问曰：何缘得阳明病？答曰：太阳病，若发汗，若下，若利小便，此亡津液，胃中干燥，因转属阳明。不更衣，内实，大便难者，此名阳明也”（《伤寒论·辨阳明病脉证并治》）。“伤寒四五日，脉沉而喘满，沉为在里，而反发其汗，津液越出，大便为难，表虚里实，久则谵语”。可见“亡津液”是阳明腑实证的主要病因病机。

阳明病燥热结实重证治宜“急下”，如：《伤寒论·辨阳明病脉证并治》曰：“伤寒六七日，目中不了了，睛不和，无表里证，大便难，身微热者，此为实也，急下之，宜大承气汤”“阳明病，发热汗多者，急下之，宜大承气汤。三十七。用前第二方，一云大柴胡汤”“发汗不解，腹满痛者，急下之，宜大承气汤”。

少阴病燥热津伤重证治宜“急下”，如：《伤寒论·辨少阴病脉证并治》曰：“少阴病，得之二三日，口燥咽干者，急下之，宜大承气汤”“少阴病，自利清水，色纯青，心下必痛，口干燥者，可下之，宜大承气汤”“少阴病，六七日，腹胀，不大便者，急下之，宜大承气汤”。

阳明病燥热津伤轻证治宜“缓下”，如，论曰：“阳明病，其人多汗，以津液外出，胃中燥，大便必硬，硬则谵语，小承气汤主之。”

阳明病津液内竭便秘治宜“导下”，如：“阳明病，自汗出，若发汗，小便自利者，此为津液内竭，虽硬不可攻之，当须自欲大便，宜蜜煎导而通之。若土瓜根及大猪胆汁，皆可为导”（《伤寒论·辨阳明病脉证并治》）。

其三，津伤禁利小便。小便不利，口渴者，若属津伤所致，不可用利小便法。如，论曰：“阳明病，汗出多而渴者，不可与猪苓汤；以汗多胃中燥，猪苓汤复利其小便故也。”（《伤寒论·辨阳明病脉证并治》）此言阳明病，若见汗出多而渴，即使小便不利，亦不可以猪苓汤利小便，以免津液重伤。

6）因人制宜

张仲景重视个体差异，在治疗上往往因人制宜。例如，在治法禁忌方面，指出：“若酒客病，不可与桂枝汤，得之则呕，以酒客不喜甘故也”（《伤寒论·辨太阳病脉证并治上》）。“凡用栀子汤，患者旧微溏者，不可与服之”“淋家，不可发汗，发汗必便血”“疮家，虽身疼痛，不可发汗，汗出则痉”“衄家，不可发汗，汗出必额上陷脉急紧，直视不能眴，不得眠”“亡血家，不可发汗，发汗则寒栗而振”“汗家，重发汗，必恍惚心乱，小便已阴疼，与禹余粮丸”“患者有寒，复发汗，胃中冷，必吐蛔”（《伤寒论·辨太阳病脉证并治中》）。在涌吐剂瓜蒂散服法中指出：“诸亡血虚家，不可与瓜蒂散”（《伤寒论·辨太阳病脉证并治中》）。此外，在服药剂量方面也有因人而异的提示。例如在攻逐水饮的十枣汤的服法中，即提出“强人服一钱匕，羸人服半钱”（《伤寒论·辨太阳病脉证并治下》）。又如，大乌头煎服法中指出：“强人服七合，弱人服五合”（《金匮要略·腹满寒疝宿食病脉证治第十》）。

（2）基本治法

通过对《伤寒论》与《金匮要略》方证的分类，可以看出张仲景在外感病和内伤杂病的诊治方面，主要运用了发汗解表、涌吐痰食、泻下燥实、调和气机、温阳散寒、清泻里热、补益气血、益阴扶阳、消瘀散结、散邪除湿、蠲饮化痰、化气行水、润导通便、固涩止利、镇惊安神、安胎、排脓、驱虫等治疗方法。

1）发汗解表

此法是指以发汗解表、调和营卫为主，结合宣肺平喘、温阳、散寒、清热、祛湿、驱风，及平冲、降逆等，治疗太阳病之伤寒、中风及痉、湿、暍病，以及太阳病失治误治，表里同病，或太阴、少阴病表证的治疗方法。所用处方，如《伤寒论》中麻黄汤、桂枝汤、桂枝麻黄各半汤、桂枝二麻黄一汤、桂枝加葛根汤、桂枝加厚朴杏子汤、桂枝二越婢一汤、葛根汤、葛根加半夏汤、桂枝加附子汤、桂枝人参汤、桂枝去芍药汤、桂枝去芍药加附子汤、桂枝去桂加茯苓白术汤、桂枝加桂汤、大青龙汤、文蛤汤、麻黄细辛附子汤、麻黄附子甘草汤等；《金匮要略》中瓜蒌桂枝汤、葛根汤、麻黄加术汤、麻黄杏仁薏苡甘草汤、桂枝附子汤、白术附子汤、甘草附子汤、越婢加术汤、越婢汤、甘草麻黄汤、麻黄附子汤、杏子汤、桂枝汤（阳旦汤）、竹叶汤等。

2）涌吐痰食

此法是指通过药物的涌吐作用，以排除胃中痰涎、宿食的方法。所用方剂，如《伤寒论》中的瓜蒂散，《金匮要略》中的瓜蒂散。

3）泻下燥实

此法是指通过峻下、缓下、润下之法，结合清热、行气、活血及和解表里等，通利大便以排除肠中宿食积滞，或燥屎，或瘀血，治疗胃肠实热燥结或瘀血内结病证的方法。所用方剂，如《伤寒论》中小承气汤、大承气汤、调胃承气汤、大柴胡汤、麻子仁丸、桂枝加大黄汤等；《金匮要略》中大承气汤、厚朴七物汤、厚朴三物汤、大柴胡汤、厚朴大黄汤、麻子仁丸、小承气汤、大黄牡丹汤等。

4）调和气机

此法是指通过和解少阳、调和脏腑、行气解郁、温清并用等法，治疗邪在少阳，或脏腑失和，或气机郁滞，或寒热错杂所致病证。所用方剂，如《伤寒论》中小柴胡汤、四逆散、柴胡桂枝汤、柴胡加芒硝汤、柴胡桂枝干姜汤、柴胡加龙骨牡蛎汤、半夏泻心汤、甘草泻心汤、生姜泻心汤、黄连汤、厚朴生姜半夏甘草人参汤、栀子干姜汤、附子泻心汤、旋覆代赭汤、桔梗汤、乌梅丸、麻黄升麻汤、干姜黄芩黄连人参汤、桂枝加芍药汤等；《金匮要略》中甘草泻心汤、奔豚汤、葶苈大枣泻肺汤、半夏泻心汤、小柴胡汤、乌梅丸、当归芍药散、枳实芍药散等。

5）温阳散寒

此温阳散寒法，是指通过温补脏腑阳气，解散阴寒之邪，结合降逆、止呕固摄、理气、止血、养血、化痰、利湿等，以治疗阳衰阴盛，气化不利、血脉痹阻或血失固摄之证。所用方剂，如《伤寒论》中四逆汤、四逆加人参汤、白通汤、白通加猪胆汁汤、甘草干姜汤、干姜附子汤、吴茱萸汤、附子汤、当归四逆加吴茱萸生姜汤、当归四逆汤、通脉四逆加猪胆汁汤、茯苓四逆汤、理中丸及汤、甘草干姜汤、桂枝甘草汤、桃花汤等；《金匮要略》中甘草干姜汤、枳实薤白桂枝汤、人参汤、薏苡附子散、乌头赤石脂丸、大建中汤、大黄附子汤、赤丸、大乌头煎、当归生姜羊肉汤、乌头桂枝汤、柏叶汤、黄土汤、茱萸汤、大半夏汤、橘皮汤、四逆汤、通脉四逆汤、附子汤、蜀漆散、附子粳米汤等。

6）清泻里热

此法是指通过清泻脏腑及气分血分之热，结合益气、滋阴、养血、行气、降逆、化瘀、利湿等，治疗里热炽盛、阴虚内热、湿热互结、热阻气机所致病证。所用方剂，如《伤寒论》中麻黄杏仁甘草石膏汤、白虎汤、白虎加人参汤、竹叶石膏汤、葛根黄芩黄连汤、大黄黄连泻心汤、黄芩汤、黄芩加半夏生姜汤、黄连阿胶汤、栀子豉汤、栀子甘草豉汤、栀子生姜豉汤、栀子厚朴汤、茵陈蒿汤、栀子柏皮汤、麻黄连轺赤小豆汤、甘草汤、白头翁汤、枳实栀子豉汤、文蛤汤等；《金匮要略》中白虎加人参汤、瓜蒌牡蛎散、百合滑石散、百合知母汤、滑石代赭汤、百合鸡子黄汤、百合地黄汤、百合洗方、苦参汤、赤小豆当归散、升麻鳖甲汤、白虎加桂枝汤、麦门冬汤、蒲灰散、滑石白鱼散、茵陈蒿汤、栀子大黄汤、大黄硝石汤、泻心汤、黄芩加半夏生姜汤、大黄甘草汤、文蛤汤、橘皮竹茹汤、白头翁汤、栀子豉汤、黄连粉、当归散、竹皮大丸、白头翁加甘草阿胶汤、赤小豆当归散等。

7）补益气血

此法是指通过益气、补血，或益气补血之法，治疗气虚、血虚或气血两虚证的治疗方法。所用方剂，如《伤寒论》中的炙甘草汤、桂枝加芍药生姜各一两人参三两新加汤；《金匮要略》中的黄芪桂枝五物汤、小建中汤、黄芪建中汤、肾气丸、薯蓣丸、酸枣仁汤、紫参汤、胶艾汤、当归贝母苦参丸、甘麦大枣汤、胶姜汤等。

8）益阴扶阳

此法是指通过益阴、扶阳，或益阴、扶阳并用之法，治疗阴虚、阳虚或阴阳两虚证的治疗方法。所用方剂，如《伤寒论》中的芍药甘草汤、芍药甘草附子汤、禹余粮丸、猪肤汤；《金匮要略》中的桂枝龙骨牡蛎汤、天雄散。

9）消瘀散结

此法是指通过消散瘀血、痰浊、水饮等，治疗血瘀证、痰证、饮证的治法。所用方剂，如《伤寒论》中的抵当汤、抵当丸、桃核承气汤、十枣汤、大陷胸汤、大陷胸丸、三物小白散、小陷胸汤、苦酒汤、半夏散及汤等；《金匮要略》中的鳖甲煎丸、大黄䗪虫丸、旋覆花汤、硝石矾石散、薏苡附子败酱散、蜘蛛散、桂枝茯苓丸、下瘀血汤、温经汤、土瓜根散、大黄甘遂汤、抵当汤、王不流行散等。

10）散邪除湿

此法是指通过温阳化气、散寒除湿、清热利湿等，治疗风湿、寒湿、湿热病证的治疗方法。所用方剂，如《伤寒论》中的桂枝附子汤、去桂加白术汤、甘草附子汤；《金匮要略》中的防己黄芪汤、桂枝芍药知母汤、乌头汤、甘草干姜茯苓白术汤、茯苓戎盐汤、茵陈五苓散、矾石丸、蛇床子散、狼牙汤、鸡屎白散、白术散等。

11）蠲饮化痰法

此法是指通过调整脏腑气化、蠲饮化痰，结合外解表邪、内调气机、通利小便等，治疗饮邪泛溢肌肤，或内停脏腑，或流注肢体，痰浊痹阻心胸，攻走肢体，壅于咽喉等病证的方法。所用蠲饮方剂，如《金匮要略》中的射干麻黄汤、厚朴麻黄汤、越婢加半夏汤、小青龙汤、茯苓杏仁甘草汤、橘皮枳实生姜汤、小青龙加石膏汤、桂枝生姜枳实汤、茯苓桂枝白术甘草汤、甘遂半夏汤、十枣汤、大青龙汤、木防己汤、木防己汤去石膏加茯苓芒硝汤、泽泻汤、半夏麻黄丸、猪苓散、半夏干姜散、生姜半夏汤、干姜人参半夏丸等。所用化痰方剂，如《金匮要略》中的皂荚丸、瓜蒌薤白白酒汤、瓜蒌薤白半夏汤、藜芦甘草汤、半夏厚朴汤、苦酒汤、麦门冬汤等。

12）化气行水

此法是指通过调整脏腑气化，结合攻逐水饮、通利小便、平冲降逆等，治疗水液代谢异常，或泛溢肌肤，或留于脏腑，或流注肢体，或上蒙清窍，或阻滞气机等病证的治疗方法。相关方剂，如《伤寒论》中的五苓散、茯苓甘草汤、葶苈大枣泻肺汤、茯苓桂枝甘草大枣汤、茯苓桂枝白术甘草汤、猪苓汤、真武汤、牡蛎泽泻散等；《金匮要略》中的桂枝加桂汤、茯苓桂枝甘草大枣汤、防己椒目葶苈大黄丸、五苓散、茯苓桂枝五味甘草汤、桂苓五味姜辛汤、桂苓五味甘草去桂干姜细辛半夏汤、桂苓五味加姜辛半夏杏仁汤、苓甘五味加姜辛半杏大黄汤、小半夏汤、小半夏加茯苓汤、瓜蒌瞿麦丸、猪苓汤、防己茯苓汤、黄芪芍药桂枝苦酒汤、桂枝去芍药加麻黄细辛附子汤、枳术汤、桂枝加黄芪汤、茯苓泽泻汤、葵子茯苓散、一物瓜蒂汤、泽漆汤等。

13）润导通便

此法是指将药物纳入“谷道”，通过润燥、清热、导下作用，以治疗大便秘结的方法。相关方剂，如《伤寒论》中蜜煎导方、土瓜根方、猪胆汁方，《金匮要略》中猪膏发煎。

14）固涩止利

此法重在温涩固脱，是指通过温阳散寒，结合留滞收涩、固摄肠胃等，治疗虚寒下利或便脓血的方法。所用方剂，如《伤寒论》中桃花汤、赤石脂禹余粮汤；《金匮要略》中桃花汤、诃梨勒散。

15）镇惊安神

此法是指通过和解表里、温通心阳、潜镇安神及化痰等，治疗表邪内陷、心阳受伤、内有痰浊之证的方法。所用方剂，如《伤寒论》中桂枝去芍药加蜀漆牡蛎龙骨救逆汤、桂枝甘草龙骨牡蛎汤。

16）其他

排脓法，所用方剂如《金匮要略》桔梗汤、排脓散、排脓汤。

安胎法，所用方剂如《金匮要略》当归散、白术散。

安蛔法，所用方剂如《金匮要略》甘草粉蜜汤。

【临证经验】

一、治外感病之临证经验

（一）太阳病证治

太阳病，是风寒之邪致病的初期阶段，以“脉浮、头项强痛而恶寒”为提纲，主要表现为人体浅表受邪，致卫外不固，营卫不调，正邪相争，太阳经气不利，辨证属于风寒表证，临床应用辛温解表法治疗。

1. 太阳病表证

太阳病本证，依病情的轻重和病理变化的特点不同，可分为三种证候类型。第一，太阳中风证，以太阳病出现汗出、脉浮缓为特点；主要病机是卫强营弱，属于太阳病的轻证；治以解肌祛风，调和营卫；主方是桂枝汤。第二，太阳伤寒证，以太阳病无汗、脉浮紧为特点；主要病机是营卫闭郁，属于太阳病的重证；治以发汗解表，宣肺定喘；主方是麻黄汤。第三，表郁轻证，以患太阳病时日较久，发热恶寒呈阵发性为特点；主要病机是邪郁不解，正邪交争，似当属太阳病的较重证；治以轻剂发汗；主方如桂枝麻黄各半汤。

张仲景对太阳病本证三种证型，使用轻重不同的辛温解表剂，提示病证在表，汗法是正治之法，但要根据病证的轻重，分别使用峻缓之剂，总以使患者遍身微微汗出为佳，决不能发汗太过，亦不能发汗不彻。这一据证施治的方法，具有重要的理论和临床意义。辛温解表法，为风寒表证而设，凡病证已不属表，皆当禁用。由于发汗既可祛邪，发之太过又能伤阳耗阴，故诸里虚病证，虽兼表证亦当慎用和禁用，仲景举例甚多，应常识勿误。

太阳病表证三型各有兼证，其治疗也各有不同。①兼以太阳经脉不舒为突出特征（项背强几几）。表虚者治以解肌祛风、升津舒经的桂枝加葛根汤；表实者治以发汗解表兼升津舒经的葛根汤。②兼邪犯肺而咳喘与犯胃肠之呕利。如外感风寒引发宿疾，治以解肌祛风兼降气定喘的桂枝加厚朴杏子汤；太阳伤寒兼内停水饮，治以辛温解表兼涤化水饮之小青龙汤；太阳阳明合病自下利，治以发汗解表，兼以止利之葛根汤，及不下利但呕，治以发汗解表兼降逆止呕之葛根加半夏汤。③或兼胸阳被扰之胸满。如太阳病误下损伤胸阳而表证未解，治以解肌祛风兼去阴通阳之桂枝去芍药汤，及解肌祛风兼温经扶阳之桂枝去芍药加附子汤。④或兼里热而烦躁。如太阳伤寒兼里热证，治以辛温解表兼清里热的大青龙汤；太阳邪郁兼里热轻证，治以微发其汗兼清里热之桂枝二越婢一汤。⑤或兼气营不足之身痛。如太阳病发汗太过，损伤气营，治以调和营卫兼益气和营之桂枝加芍药生姜各一两人参三两新加汤。⑥或兼表阳虚漏汗。如太阳病发汗太过致阳虚漏汗，并表证不解，治以调和营卫兼补阳敛汗之桂枝加附子汤。

兼证对主证言虽属次要，但因兼证也是病证病机的一个方面，故治疗时，只要情况允许，当尽可能兼顾，即在治主证方中加减施治，切不可随便舍弃。

此外，太阳病发汗不及时，或汗不如法，都会造成病情转甚，更禁用涌吐、攻下及各种火法治疗。如有所误，则每致变证蜂起。其致传经之变者，即当遵循六经证治辨证。其已超出传经范畴，张仲景举例论述甚多，值得借鉴和重视。

2. 太阳病里证

太阳病发生“随经”之变，引起蓄水或蓄血证。蓄水、蓄血证同为有形之邪停于下焦之证，其主要区别点是小便通利与否，但应结合患者全身表现分别论治。①蓄水证，以小便不利，微热消渴，或烦渴，甚至“水逆”等为特点；病机为膀胱气化不行，水蓄下焦；治以通阳化气利水；主方如五苓散。②蓄血证，以小便自利，小腹急结或硬满，神志失常，脉象沉涩或沉结等为特点；病机为邪热与血结于下焦；治以攻逐瘀血；随蓄血之轻、重和较缓，分别选用桃核承气汤、抵当汤、抵当丸。

3. 太阳病变证

（1）热证

太阳病可发生邪热内蕴的变证。①热扰胸膈，表现为心中懊憹、虚烦不得眠，治以清宣郁热之栀子豉汤。②邪热壅肺，表现为汗出而喘、身无大热，治以清宣肺热之麻黄杏仁甘草石膏汤。③邪热陷肠，表现为下利、脉促兼表证未解，治以表里双解兼清热止利之葛根黄芩黄连汤。④邪热内迫肠胃，表现为下利或呕吐，治以清热止利之黄芩汤，及黄芩加半夏生姜汤证。⑤邪热结于中焦，致气机壅滞，表现为心下痞，按之濡，其脉关上浮，治以泻热消痞之大黄黄连泻心汤证等。上述均属里热之证，虽可兼见表证，亦应治以清热为主。

（2）虚证

太阳病亦易因发汗太过，或误用吐、下、火逆而损伤正气，致成虚证。

心阳虚证，临床主要表现或心悸、或烦躁、或惊狂不安，分别治以补益心阳之桂枝甘草汤、补阳潜镇安神之桂枝甘草龙骨牡蛎汤，以及补阳镇惊安神之桂枝去芍药加蜀漆牡蛎龙骨救逆汤。临床也可见到因心阳虚，致下焦寒邪上冲，出现气从少腹上冲心胸的表现，治以温通心阳兼平冲降逆之桂枝加桂汤。

阳虚兼水气证，临床或以脐下悸为主要表现，治以温通心阳兼化气行水之茯苓桂枝甘草大枣汤；或以心下逆满、气上冲胸、起则头眩、脉沉紧为特点，治以温阳健脾兼利水降冲之茯苓桂枝白术甘草汤；也可见表邪不解，并见心下满微痛、小便不利等症状，治以利水通阳之桂枝去桂加茯苓白术汤。

脾虚证，临床可见脾虚气滞之腹胀，治以健脾温运兼宽中除满之厚朴生姜半夏甘草人参汤；如脾虚气血不调，以腹中拘急疼痛或心中悸而烦为主要表现，治以建中补脾兼调和气血之小建中汤；如脾虚协热（表邪）之下利治以温中解表之桂枝人参汤证。

肾阳虚证，如虚阳外扰，表现为昼日烦躁不得眠、夜而安静，治以急救回阳之干姜附子汤；表现为烦躁、肢厥、下利、脉微者，治以回阳益阴之茯苓四逆汤。临床亦可见阳虚水泛，以小便不利、头眩、身瞤动、振振欲擗地为主要表现者，治以温阳利水之真武汤。

阴阳两虚证，如心阴心阳两虚，表现以脉结代、心动悸为主，治以温通复脉兼滋阴养血之炙甘草汤；如表里内外阴阳俱虚，表现以恶寒、心烦、咽中干、脚挛急等为特点，当据证之轻重缓急，采用先温中以复阳，后酸甘而复阴的甘草干姜汤及芍药甘草汤，或扶阳益阴、阴阳并补之芍药甘草附子汤。

（3）结胸证

结胸证，以胸膈脘腹疼痛拒按为特点，虽有热与水饮结实重证、痰热互结轻证和寒实与痰饮内结三种不同情况，但总属实邪结于胸腹之证，故祛邪开结是主要治法。可分别选用泻热逐水破结之大陷胸汤（丸）、清热涤痰开结之小陷胸汤和温寒涤痰破结之三物白散。

（4）痞证

太阳病还可因治失及时、汗不如法或误治变为寒热错杂、虚实夹杂之证，总体治疗以寒热并用、扶正祛邪为法。①以热痞并见恶寒、汗出为特点者，治以泻热消痞之大黄黄连泻心汤；②中焦有热兼表阳虚弱者，治以泻热消痞兼扶阳固表之附子泻心汤；③以痞、呕吐为主要表现者，治以和中降逆消痞之半夏泻心汤；④以痞、干噫食臭、肠鸣下利为主要表现者，治以和胃降逆兼散水消痞之生姜泻心汤；⑤以痞、肠鸣下利日数十行、谷不化为主要表现，并有用攻下法治疗痞证加重者，治以和胃补中兼消痞止利之甘草泻心汤；⑥以痞、噫气不除为主要表现者，治以和胃降逆兼化痰下气之旋覆代赭汤证；⑦胸中有热，胃中有邪气，见腹中痛、欲呕吐者，治以清上温下兼和胃降逆之黄连汤。

（5）火逆证

如为火逆伤阴内热证，可有津液内竭、肌肤失濡、气血紊乱等多种不良后果，仲景虽论述欠详，有证无治，但在一定程度上也反映出他对火逆伤阴已有认识。《伤寒论》火逆证，大多系由温病和三阳证误治所致。由于阳证、热病本不宜使用火法治疗，即使太阳病表证，一般亦宜以汤药发汗。惟当体质壮实，感受寒邪特重者，方可用之。火逆证诸条的辨证论治，张仲景具列方药的有4条，其余未出方药，或示以治则，或指导治法，学者举一反三，便可融会贯通。若因烧针致心阳虚烦躁证，投桂枝甘草龙骨牡蛎汤以温通心阳、安心神而止烦躁。若火迫劫汗，汗多亡心阳，阳虚不能养神而现惊狂不安之证，处方桂枝去芍药加蜀漆龙骨牡蛎救逆汤。方以桂枝、甘草复心阳，生姜、大枣调和营卫且助桂枝、甘草以通阳气，蜀漆消痰浊，牡蛎、龙骨潜镇心神而止惊狂。若奔豚证，兼见针处被寒核起，仲景以艾灸其核上，并予温通心阳、平降冲逆之桂枝加桂汤，灸药合施而治疗。若伤寒误汗，复加烧针所致肾阳虚衰证，当以四逆汤回阳为急。按阴阳互根，阳亡则阴竭，阳回即阴复，故成无己云："重发汗为亡阳，加烧针则损阴……是阴阳之气大虚，四逆汤以复阴阳之气。"

（6）类似证

太阳病的特征是风寒表证必具，但并不是见到任何类似表证的症状，都可辨为太阳病而论治。如痉、湿、暍三病，均由外感六淫所致，病情变化又都从太阳表证开始，与伤寒有相似之处，但它们各有特点，故此三种病证，除见于《伤寒论》外，又列于《金匮要略》之前，并作为论述杂病的开始。

1）痉病

痉病病在筋脉，以颈项强急、口噤不开，甚至角弓反张为主要表现，由外感风寒之邪，内因津液不足，伤及筋脉所致。故本病初起，除见表证外，又多见脉弦。临床上，根据汗之有无，可分为刚痉、柔痉两种，以发热无汗者为刚痉，用葛根汤升津养筋，发汗解表；发热有汗者为柔痉，用瓜蒌桂枝汤滋养津液，解肌祛邪。这和《伤寒论》太阳病之分表实表虚相似，都是比较而言的。

本病的病情发展比较迅速，常有表邪未尽，而里已化热的情况。热甚动风，证候趋向严重，出现身热足寒，颈项强急，恶寒，时头热，面赤目赤，独头动摇，卒口噤，背反张等症。如再进一步发展，则热从燥化，津伤筋急，成为里实证，而见胸满口噤、卧不着席、脚挛急、龂齿等症，当用大承气汤泻热存阴。总之，痉病之治，在发表清里时，必须兼顾津液，这是治疗痉病的一项重要原则。

痉病预后，以津液有无为转移，如津气犹可，无论发表清里，邪解热退，其病可以迅即向愈，如病起而见沉细，误治而灸疮不敛的，气血津液暗伤，预后多不良。此外，有因误汗误下而成痉的，其经过虽与原发病不同，而为脱液伤津之理则一，但病情轻重显有差异。辨证时应有所区别。

2）湿病

湿有外湿、内湿之分，仲景所论，重在外湿，以发热身重、骨节疼烦为主要表现；湿从外来，多兼风挟寒，但由于兼邪不同，体质各异，因之病情变化亦有所不同。

如湿邪偏重，是以身重疼痛为主症，偏于寒湿，则其痛较甚；偏于风湿，则多走窜关节。同时，湿为阴邪，感受以后，最易伤人阳气。若湿邪遏抑表阳，其人抗病力强，表气不虚的，无论寒湿、风湿，病变多为表实证。故同一表证，寒湿多恶寒无汗，身体疼烦，用麻黄加术汤发汗以利湿；风湿多一身尽疼，发热，日晡所剧，用麻杏苡甘汤清宣以利湿。

若其人抗病力弱，表气已虚的，病变多为表虚证，出现脉浮身重、汗出恶风等症，可用防己黄芪汤益气以行湿；若表现为阳虚，可见身体疼烦、不能自转侧、脉浮虚而涩等症，可用桂枝附子汤、白术附子汤温经逐湿，前者偏于祛风，后者着重逐湿。更甚则表里之阳俱虚，出现骨节疼烦掣痛、不得屈伸，近之则痛剧，汗出短气，小便不利，恶风不欲去衣，或身微肿等症，则用甘草附子汤振奋表里之阳，并祛风湿于表。

以上六首方剂，都是属于微发汗之剂，无论表实表虚，都以温服取微汗为佳，这是因为湿为濡滞之邪，与风寒为病，在发汗的具体方法上，有所不同，必须缓缓蒸发，微微汗出，湿邪方能与汗俱去，否则汗出太过，风去湿存，徒伤阳气，病必不除。

至于雾露伤于肌表，这是湿病的轻证，本篇认为毋须汤药治疗，“纳药鼻中则愈”。但后世每多用轻清表散之法，如辛荑散等，促其迅速痊愈。总的来说，本病的传变和预后，每以里阳盛衰为转移。如脾阳不足的，湿邪容易内传，形成表里俱受其邪的“湿痹”证，此时，当以利小便为主，目的在于通阳以行气化。若湿邪逗留气分，湿热郁蒸，又可以转为发黄。而过汗、误下，都能导致亡阳虚脱，导致不良后果。

3）暍病

暍即伤暑，是因夏月感受暑热之气，或贪凉饮冷，汗出入水所致。故病之初起，每见恶寒发热的太阳见证。暑为阳邪，易耗气伤津，其病多呈气阴两伤、阴阳不足的脉证，故汗、下、温针等伤阳劫阴治法，皆所当禁。如暑热偏重，则汗出恶寒，身热口渴，用白虎加人参清热生津；暑多挟湿，又易伤阳，如暑湿偏重，则身热疼重，脉象微弱，用一物瓜蒂汤祛暑除湿。后世亦有主张用香薷饮、大顺散等，可作临证抉择。

4）十枣汤证

十枣汤证虽有头痛、絷絷汗出、发作有时等类似表证的表现，但汗出不恶寒明示其不属于太阳表证，而实为有形水饮攻窜上下，充斥内外，泛溢为患，采取攻逐水饮之法无疑。

5）瓜蒂散证

瓜蒂散证虽也可见到如桂枝证的表现和寸脉浮，但头不痛、项不强可知其证不属太阳之表，实为痰停留于胸膈，气机不利的病证，治法当以涌吐痰实为要。

（二）阳明病证治

1. 阳明病本证

阳明病本证，当分热证、实证，辨证施治。

（1）阳明病热证

阳明病热证的主要证候，表现为身大热，汗自出，不恶寒，反恶热，心烦，口渴，脉浮滑洪大等，病机为邪热盛于中焦，治法当以辛寒清解阳明大热，主方为白虎汤。如兼口舌干燥、大渴引饮不解，恶寒，或时时恶风，是阳明热盛气津受伤之证。治宜在白虎汤基础上，加人参以益气生津。

若证见心烦，怵惕、烦躁、心中懊憹、不得眠，饥不能食，或但头汗出，舌苔微黄等，是热郁胸膈，治以清宣胸膈郁热，方宜栀子豉汤。

若证见脉浮发热，渴欲饮水，小便不利等，是阳明津伤，水热互结，当用清利下焦法，治以育阴润燥、清热利水之猪苓汤。猪苓汤证与白虎加人参汤、栀子豉汤均为阳明下后所致，但白虎加人参汤针对里热炽盛津气受伤，栀子豉汤针对误下后郁热留扰胸膈。

（2）阳明病实证

阳明病实证，病属外邪入里化热，津液受伤，燥结成实，或热与肠中宿食互结为燥屎。临床常见腹满，不大便，苔黄，脉沉实等共性的脉证表现。如燥热偏盛，证见蒸蒸发热，或伴有心烦、谵语，当用调胃承气汤，泻热和胃，润燥软坚，以调和胃气。

阳明腑实，可由汗出过多，津液外泄而致，虽见潮热谵语，但以满为主者，或无潮热，而其证重在"腹大满不通"，宜用小承气汤，泻热通便，消滞除满。此外，大便虽硬，燥坚未甚之阳明腑实轻证，有欲用大承气汤，而先与小承气汤泻热通腑，理气消滞，以为试法。若转失气，为肠中燥屎得荡涤而浊气趋下，则可更服以泻下燥屎。

若证见潮热，谵语，手足絷絷汗出，腹满硬痛，大便不通，脉沉迟有力等，则是阳明里热结实，宜用大承气汤，以攻下实热，荡涤燥结。阳明腑实重证，发则不识人，循衣摸床，惕而不安，微喘直视，日晡所发潮热，以及“阳明三急下”，即目中不了了，睛不和，或阳明病，发热汗多，或发汗不解，腹满痛，则是阳热亢盛，阴液迅竭，当急用大承气汤，是变下热实法而为急下存阴法。

脾约证由脾之转输功能为胃热所约束，不能为胃行其津液，致使津液偏渗于膀胱，而肠燥津亏所致，主证为大便结硬，或数日不行，或便出不畅，饮食小便如常。此病虽列于阳明，但无潮热、谵语、烦躁、腹满硬痛等阳明腑实热证。治宜润肠滋燥，缓通大便，主方麻子仁丸。若津伤便硬、大便欲解不得，主证为“当须自欲大便”，宜用清热润燥、导下通便，治如蜜煎、大猪胆汁等方，可根据病情酌用。

2. 阳明病兼变证

（1）发黄证

发黄有两类：一为湿热郁蒸，一为寒湿在里。

1）阳黄

湿热郁蒸在里为阳黄，当属阳明。病因为热与湿合，胶结不解，不得宣发于外，因而发黄。其特征为身目、小便俱黄，黄色鲜明，并伴有发热、口干、心烦懊侬、胸脘痞闷，身体倦怠，舌苔黄腻，脉多濡数等，治宜清泻湿热以退黄，主方栀子柏皮汤，属清法。如小便不利，大便秘结，渴饮水浆，但头汗出，齐颈而还，或腹微满，为里实热证偏重，宜用茵陈蒿汤，属清而兼下法。如外兼表邪，有寒热、无汗、身痒等证，宜解表散邪、清热除湿以退黄，方用麻黄连轺赤小豆汤，属清而兼汗法。

2）阴黄

若寒湿在里，脾胃阳气不足，寒湿内盛，发黄为阴黄。由于寒湿均属阴邪，其性沉滞，故其黄色晦暗。证见畏冷喜温，身无大热，口不烦渴，渴喜热饮，大便稀溏，舌淡苔白，脉沉迟缓等。治当参照太阴温法，温中复阳以化寒湿，所谓“于寒湿中求之”，切不可误用清下。

（2）血热证

阳明为多气多血之经，故阳明病有气分热证，有血分热证，亦有气热而影响血分为病者。血分之热特征为口燥，但欲漱水，不欲咽，必衄，是与气分热证口渴引饮不解者，自有不同。此外，阳明蓄血证，是因阳明病患者有久瘀血之故。其证喜忘，大便虽硬而出反易，色黑，或消谷善饥，至六七日不大便，脉数，治宜抵当汤。

3. 阳明病辨析

（1）辨阳明中风中寒

阳明病则以能食者为中风，不能食者名中寒。用能食不能食，可以反映出胃阳的盛衰，而区别出其寒热之属性。阳明中风数条，多属阳明热证。阳明中寒，或因患者平时胃阳不足，复感寒邪，或因中焦阳虚，寒从内生，以致脾胃受纳腐熟转输功能发生异常所致。此外，由于胃阳虚衰或中焦阳虚而食谷欲呕，则宜用吴茱萸汤温胃散寒，降逆止呕。

（2）辨虚证实证

实则谵语，虚则郑声。谵语与郑声都是意识不清而胡言乱语。谵语为邪热亢盛，扰乱神明而致；郑声多见于三阴里虚寒证，为精气丧失而心神无主所为。阳热炽盛，阴液潜消，故直视谵语，喘满者死，下利者亦死。亦有汗出过多，出现谵语，为亡阳、阴竭危候。阳明病法多汗，久虚之人患此病，因气虚津亏而反无汗。阳明腑实燥结，以大便硬为主证，也有津液内竭而致大便硬者。

（三）少阳病证治

1. 少阳病本证

少阳居于太阳阳明之间，主半表半里。外邪侵犯少阳，胆火上炎，枢机不利，经气不畅，能够影响脾胃运化，以患者自觉“口苦，咽干，目眩”为提纲。少阳主火化，火热循经上扰清窍，故口苦、咽干、目眩，最能反映出少阳病的本质。少阳受病之因，多由正气较弱，病邪易入少阳，所谓“血弱气尽，腠理开，邪气因入”，即是阐明其故。其所受之病邪，或由中风，或因伤寒，一涉少阳之枢，显出少阳病主证，治法即当施以和解，而有汗、吐、下三禁。然少阳病有兼表兼里之证，则治法于和解中又有兼汗兼下之法，此当又为例外。

少阳病本证，除小柴胡汤主证“往来寒热，胸胁苦满，默默不欲饮食，心烦喜呕”之外，综合其脉、舌、症状，当有口苦、咽干、目眩、脉弦细、舌苔白等。主因人体气血虚弱，阳气不能卫外，腠理疏松，外邪乘虚而入，与正气相搏，病于少阳半表半里之处，正邪纷争，往来寒热，休作有时。治法当以和解为主，主方是小柴胡汤。论中特别提出伤寒中风，有柴胡证“但见一证便是，不必悉具”，极有妙义。故三阳证见，或阳明病而兼见少阳之证，其治疗原则以和解为主，从枢而解。又如“设胸满胁痛者”“胸胁满而不去者”“呕而发热者”“续得寒热发作有时”“不大便而呕”者等，均应与小柴胡汤，调和三焦之气，进而斡旋气机。

并非“胁下满痛”均宜用小柴胡汤。若患者脾阳素虚，感受风寒邪已入里而表证未解，医者误认为阳明实证屡用攻下，导致脾胃更虚，受纳无权，寒湿郁滞，胁下满痛。若用小柴胡汤，则苦寒伤中，必致脾虚气陷，泄利下重，助邪气深入至太阴，医者不可不知。

2. 少阳病兼变证

少阳病主证之外，又有兼证，亦有误治后而形成之变证。

少阳外邻太阳之表，内近阳明之里，故“伤寒六七日，发热，微恶寒，支节烦疼，微呕，心下支结，外证未去者，柴胡桂枝汤主之”。此是病邪已入少阳，而太阳外证未罢，应用柴胡桂枝汤，和解少阳，兼以表散。

又如“热结在里，复往来寒热”，表明少阳病兼里实。其“呕不止，心下急，郁郁微烦”，或“伤寒发热，汗出不解，心中痞硬，呕吐而下利”，两者症状不同，但其病机均为邪入少阳，枢机不利，兼以热结于里，里气壅实，故均主用大柴胡汤，和解少阳，兼通下里实。

若“伤寒十三日不解，胸胁满而呕，日晡所发潮热，已而微利……后以柴胡加芒硝汤主之”。是扶正祛邪并用之法，亦是和解兼通下之法。只须于小柴胡汤解外，后但加芒硝泻热去实，软坚通便，为和解枢机兼通下实热之轻剂。

少阳受病，最多三焦决渎功能失常，枢机不利，胆火内郁，水饮内结。故“伤寒五六日，胸胁满微结，小便不利，渴而不呕，但头汗出，往来寒热，心烦者，此为未解也，柴胡桂枝干姜汤主之”。此是少阳兼水饮内结之证，故用和解少阳与温化水饮并行之法，为小柴胡汤加减变化而成。

少阳病兼表里并见虚实错杂之证，如“伤寒八九日，下之，胸满烦惊，小便不利，谵语，一身尽重，不可转侧者，柴胡加龙骨牡蛎汤主之”。是伤寒误下，病入少阳，邪气弥漫，烦惊谵语，治宜和解中寓有扶正祛邪、通阳泻热、重镇安神之法。

以上皆是少阳病外邻太阳，内近阳明，症状多有兼挟，有变局，故治法虽以和解为主，而兼治之法，又有种种不同。

少阳病有从太阳之表而来者，有自发于少阳者，有少阳受病多日不解者，有伤寒中风，有柴胡证但见一证便是，不必悉具者，亦有里病向外而从枢解者。病入少阳，阳盛则易入阳明之腑，阴盛则多入三阴之脏。亦有病虽多日，而柴胡证仍在，脾胃气和，亦不传变者。故曰：“伤寒三日，三阳为尽。三阴当受邪，其人反能食而不呕，此为三阴不受邪也。”更有少阳病经过误治或转为坏病，或兼其他变证，又当随证治之。

3. 热入血室证

妇人中风，发热恶寒，是表证，而适逢月经来潮，血室空虚，表邪内陷，引起病机变化者，称之为热入血室。其主证为热除而脉迟身凉，胸胁下满如结胸，谵语，或续得寒热发作有时，经水适断等，治法或当刺期门以泻其邪实，或主用小柴胡汤，因势利导，从枢外解，或因经水适来，邪有出路。所谓“必自愈”，亦寓与桃核承气汤“血自下，下者愈”之意，说明瘀血尚有出路，邪有外泄之机。

（四）太阴病证治

1. 太阴病本证

太阴病的性质为脾虚寒证。太阴病的原因有三：脾阳素虚，外受风寒，内伤生冷；或脾虚不运而寒湿内生；或因阳经病误治转属。太阴病虚寒本证为腹满时痛，吐利，食不下，口不渴，脉弱等。治宜温中健脾燥湿，可灵活使用四逆汤、理中汤、附子汤等方剂，轻则温中祛寒，重则补火生土，禁用苦寒攻下。

2. 太阴病兼变证

太阴病兼表证，脉不沉而浮，为病机向外，可用桂枝汤解其外。

太阴病腹痛，为脾气损伤，脾络不和，腐秽凝滞，可发生腹满时痛或大实痛，治当通阳益脾，活血和络，甚者泻实，可用桂枝加芍药汤或桂枝加大黄汤。但当注意此证根本在于脾气损伤，为本虚。若患者胃弱易动，大黄、芍药应当酌情减用量。

3. 太阴病转愈与转属阳明的辨证

太阴病脾气恢复，发生暴烦下利，为向愈之兆，腐秽尽则利必自止。太阴病寒湿郁滞，可发生黄疸；太阴病由湿化燥，由寒变热，由阴出阳则可转属阳明。

（五）少阴病证治

1. 少阴病本证

少阴病本证，分从阴化寒的寒化证和从阳化热的热化证两大类别。

(1) 少阴寒化证

少阴寒化证，是心肾阳虚，阴寒偏盛，因而有脉微细、但欲寐为审证提纲。由于阴盛阳虚，除提纲脉证外，多伴有无热恶寒，身蜷，呕吐、四肢厥逆，下利清谷，小便清白、舌淡苔白等脉证。若阴寒太过，虚阳被格于外，可出现面赤、心烦不得眠等阴极似阳的真寒假热现象。因此，治疗原则是扶阳破阴。如脾肾阳虚，中外皆寒者，治宜回阳救逆之四逆汤，温运脾肾之阳；阴盛于内，格阳于外者，治宜破阴回阳之通脉四逆汤，通达内外阳气；阴盛于内，格阳于上的，治宜破阴回阳之白通汤，宣通上下阳气。阴盛戴阳，服用温阳方药发生格拒的，治以咸苦反佐之白通加猪胆汁汤。下利便脓血，滑脱不禁的，治宜桃花汤涩肠固脱。寒化证阴盛阳虚兼水气浸渍，治宜温肾阳、利水气之真武汤或温经祛寒除湿之附子汤。

(2) 少阴热化证

少阴热化证，多为肾阴虚于下，心火亢于上，因而有心中烦不得卧，舌红，脉细数等证，治宜黄连阿胶汤滋肾阴、清心火。热化证阴虚有热，水气不利，证见下利，咳呕，口渴，心烦不眠等，治宜猪苓汤滋阴清热利水。

若肝胃气滞、阳气内郁的四肢厥冷，治宜四逆散疏肝和胃，透达郁阳。此外，热移膀胱血分，为脏邪还腑，阴证反阳，可见便血；火劫伤阴动血也属于少阴热化的表现。

少阴咽痛证，有属于虚火上炎者，治宜滋肾润肺补脾之猪肤汤；有属于客热上干者，治宜清热利咽之甘草汤或桔梗汤；有属于咽伤破溃生疮者，治宜清热涤痰、敛疮消肿之苦酒汤；有属于客寒上犯咽痛者，治宜散寒通阳、涤痰开结之半夏散及汤。

2. 少阴病兼变证

少阴病属里虚证，在治疗上一般禁用汗下，但不是绝对的，如少阴阳虚兼太阳表邪，里虚尚轻，治宜温经解表，可选用麻黄细辛附子汤或麻黄附子甘草汤。少阴阴虚兼阳明燥实，真阴将竭，治当急下存阴，宜用大承气汤。

（六）厥阴病证治

厥阴为三阴之尽，是邪正相争的危重阶段。临床证候多寒热夹杂，因此，它的性质为寒热错杂证。

1. 上热下寒证

肝木横逆，犯胃乘脾，疏泄失常而为上热下寒证，如提纲“消渴，气上撞心，心中疼热，饥而不欲食，食则吐蛔，下之利不止”，即是典型证候，治应土木两调，清上温下，以乌梅丸为代表方剂。亦有食入即吐，寒热相格之证，治宜苦寒泄降、辛温通阳之干姜黄芩黄连人参汤；有上热下寒，正虚阳郁，证见寸脉沉而迟，手足厥逆，下部脉不至，咽喉不利，唾脓血，泄利不止，治宜发越郁阳、清上温下之麻黄升麻汤。

2. 厥热胜复证

正邪相争互胜，厥热交替发作的阴阳胜复证，可据厥热时间的长短以辨病势的进退。厥为阴胜，热为阳复，因此，厥多于热为病进，热多于厥为病退，厥热相等为病愈。发热不罢，是阳复太过，亦为病进。热伤上焦气分则发生喉痹，热伤下焦血分则发生大便脓血，热伤脉络则发生痈脓。

3. 厥证

厥逆，是厥阴病的主要内容之一。乌梅丸主治的蛔扰致厥与当归四逆汤主治的血虚寒凝致厥以外，还应与阴盛阳虚寒厥之用四逆汤，热盛阳郁热厥之用白虎汤和承气汤，胸中痰食致厥之用瓜蒂散，胃中停水致厥之用茯苓甘草汤等非厥阴本病相鉴别。

4. 下利

下利，是厥阴病的另一主要病证，除肝热下迫的热利用白头翁汤以外，须与热结旁流下利之用小承气汤，虚寒下利发生格阳之用通脉四逆汤鉴别，并注意虚寒下利兼表，先里后表的治则等。

5. 呕哕

呕证，可见于肝寒犯胃，浊阴之气上逆，发生干呕；胃阳不布，产生涎沫；巅顶肝经受寒，变作头痛等症。治宜温降肝胃、泄浊通阳的吴茱萸汤。若厥阴转出少阳，证见呕而发热，治宜和解枢机的小柴胡汤。若呕而脉弱，小便复利，身有微热，多属难治，可以四逆汤急温其里，以救越脱之阳。

此外，哕有虚实之辨，胃中虚冷，治宜温降，邪实致哕，应视其前后，选用利水或通下方法。

至于厥阴的预后决诊，同样是据正邪消长的情况而定。大抵正气盛，阳气回的，预后良好；反之，阳亡阴竭的，预后不良。

（七）霍乱病证治

霍乱是以卒然发作、上吐下泻为主要临床表现的病证。《伤寒论》中所论霍乱，后世称之为“湿霍乱”。霍乱初起即可见吐利，这是与伤寒转入阴经吐利鉴别之处。

霍乱病有表里寒热之不同。若表现为热多而渴欲饮水，表明邪在阳分，表不解而里不和，气化不行，治宜五苓散，外疏内利，两解表里；若寒多而口和不渴者，表明邪在阴分，中焦虚寒，寒湿内盛，治宜理中丸温中散寒，燮理阴阳，复其升降。如见恶寒，脉微而复利，为霍乱亡阳脱液，治宜回阳救逆，益气生津之四逆加人参汤。若吐已下断，汗出而厥，四肢拘急不解，脉微欲绝，属于霍乱吐利致阳亡阴竭者，治宜通脉四逆加猪胆汁汤回阳救逆，益阴和阳。若吐利止而身痛不休，为霍乱里已和而表未解，治宜桂枝汤微发其汗，调和营卫以和其表。

霍乱病吐利后，脉持和平，说明大邪已去，阴阳调，表里和，升降复，应适当节制饮食，即可自愈。

二、治杂病之临证经验

（一）百合狐惑阴阳毒病证治

百合、狐惑、阴阳毒三种疾病，在某些证候表现上相类似，但从证治来看需要仔细分析并加以辨别。

1. 百合病

百合病，系一种心肺阴虚兼有内热的疾患，多见于热病之后，亦可以由情志不遂引起。其临床症状，以神志恍惚不定，语言、行动、饮食、感觉失调，及口苦、小便赤、脉微数等为特征，亦为辨证的依据。治疗原则是养阴清热，以百合地黄汤为主方。如经误汗误下或误吐产生变证，可以分别选用百合知母汤、滑石代赭汤、百合鸡子黄汤；如不经误治，日久出现渴或渴不差，配用百合洗方或瓜蒌牡蛎散；如原“如热无热”专变为发热，用百合滑石散，总之应从具体病情出发，随证施治。

2. 狐惑病

狐惑病，系一种感染虫毒所引起的疾患，临床症状以咽喉及前后两阴溃疡和目赤为特征。本病是一个独立的疾病，应与喉科、眼科及外科的相似病证相鉴别。治疗原则以清利湿热、解毒杀虫为主。内治法用甘草泻心汤、赤小豆当归散；并应配合外治法，如苦参汤洗法、雄黄熏法，内外同治，效果更好。

3. 阴阳毒

阴阳毒，系一种感受疫毒所致的疾患。临床症状以发斑、咽喉痛为主。因患者体质不同，感邪后病变反映的证候有异，而分为阴毒与阳毒两种。治疗原则均以解毒清热、活血化瘀为法，可用升麻鳖甲汤随证加减。

（二）疟病证治

疟病有偏于表、里、寒、热、在上、在下等的不同，故治法亦有温、清、吐、汗、下等的区别。《金匮要略》论疟以寒热多少为依据，将疟病分类为热多寒少的“温疟”，但热不寒的“瘅疟”，寒多热少的“牝疟”三种证型。

温疟，证见其脉弦数，身兼寒症，内有热象，骨节烦疼，时时作呕，治以白虎加桂枝汤清热生津，解表和营。瘅疟，从证候来看，但热无寒，少气烦冤，手足热而欲呕，当属“温疟”一类，仅病情较重而已，后世多以人参白虎汤或白虎汤、竹叶石膏汤等加减，清热生津以解疟邪。牝疟，多由素体阳虚，阳气难以外达，或素有痰饮，阳为饮阻，致使疟邪留滞阴分过多而阳分少所致，表现以寒多热少为特征，治以蜀漆散祛痰止疟、扶正助阳。

上述三种疟病，若迁延日久，疟邪深入血络，假血依痰，结为痞块，居于胁下，就会形成“疟母”。疟母不消，疟病寒热就很难痊愈，治以鳖甲煎丸扶正祛邪，消癥化积。

其他，如《金匮要略》中提到的蜀漆或常山、鳖甲煎丸等方药，以及服药方法、饮食调理，迄今仍为治疟的有效方法。

（三）中风历节病证治

《金匮要略》论述了中风和历节的病因、脉证，并论述了历节病证治。

1. 中风

对中风的发病原因，强调以内因亏损为主。从“脉微而数”和“紧则为寒，浮则为虚”等来看，可以推知中风是由脏腑衰弱，气血两虚，经脉痹阻所致，偶有外因诱发，即能致病。中风的症状是口眼㖞斜，半身不遂。根据病情的轻重，有邪在经络与邪入脏腑的区别。如邪在于络，肌肤不仁；邪在于经，即重不胜；邪入于腑，即不识人；邪入于脏，舌即难言，口吐涎。

2. 历节

历节是以心肝肾气血不足为内因，风寒湿热为导致本病的诱因。本病的症状以关节剧烈疼痛为主，如属风湿引起，流注关节，气血通行不畅，可见脚肿如脱，头眩短气、温温欲吐等，治以桂枝芍药知母汤驱风除湿，温经散寒，滋阴清热。如属于寒湿引发，流于关节，经脉痹阻不通，气血运行不畅，可见关节疼痛而不可屈伸等，治以乌头汤温经驱寒，除湿解痛。

（四）血痹虚劳病证治

《金匮要略》中，系统论述了血痹、虚劳的病因、病机及脉证治疗。

1. 血痹

血痹在症状上是以肢体局部麻痹，或轻微疼痛为主。其发病原因，主要是气血不足，感受风邪，血行不畅，阳气痹阻。在治疗上，受邪轻浅者，可用针刺，引动阳气，阳行则邪去，邪去则脉和。症状稍重者，可见身体不仁，如风痹状，可用黄芪桂枝五物汤通阳行痹。

2. 虚劳

虚劳的范围相当广泛。凡是由于劳伤所致的慢性虚弱性疾患，皆称为虚劳。虚劳论治以五脏气血虚损为立论根据，其证候可概括为气虚、血虚、阴虚、阳虚、阴阳两虚以及虚中挟实等类型。

《金匮要略》关于虚劳病的治疗思想，特别强调脾胃肾，重视甘温扶阳。肾为先天之本，寄藏真阳真阴；脾胃为后天之本，生化气血营卫。因此，补益脾肾是虚劳的治本之法。在具体治疗上，若虚劳诸不足，应着重扶正，脾胃为气血生化之源，气血阴阳诸不足，非脾胃健运，饮食增进，则无从资生，故用薯蓣丸扶正祛邪。虚烦不眠，多由肝阴不足，心血亏虚所致，治以酸枣仁汤养阴除烦。虚劳干血，羸瘦腹满而不食，肌肤甲错，两目暗黑，治以大黄䗪虫丸祛瘀生新。阴阳两虚者，阴虚生热则衄血，手足烦热，咽干口燥；阳虚生寒，则里急腹痛；心营不足则心悸等。治以小建中汤调和阴阳，甘温建中，甚者用黄芪建中汤温中补虚。虚劳失精，证见少腹弦急，外阴寒冷，目眩发落等，治以桂枝加龙骨牡蛎汤潜镇摄纳，调和阴阳，甚者用天雄散补阳摄精。虚劳腰痛，证见少腹拘急，小便不利，治以八味肾气丸温补肾阳。

（五）肺痿肺痈咳嗽上气病证治

肺痿、肺痈与咳嗽上气病，病机不同而病位均属于肺，病程中常会相互联系和转化，临证中需要仔细分析。

1. 肺痿

肺痿为肺气痿弱不振，有虚热与虚寒两种情况。前者为津液过度耗损，阴虚内热，病在上焦，以咳嗽吐浊唾、脉虚数为主，治宜清养肺胃，《金匮要略》未出治法，后世多用麦门冬汤或清燥救肺汤；后者则因上焦阳虚，肺中虚寒，不能制于下所致，以吐涎沫不咳不渴、小便数、头眩为主，治宜温肺复气，用甘草干姜汤，如《外台》炙甘草汤、《千金》生姜甘草汤亦可使用。

2. 肺痈

肺痈是肺生痈脓的病变，由感受风热病邪而起，多表现为风热证候，可见咳嗽，胸痛，吐脓痰腥臭等。其病情变化约可分为三个阶段，即表证期、酿脓期和溃脓期。初期有表证的，治宜辛凉解表。初期不解，风热入肺，侵入营血，则结而为痈，此时又当分为酿脓期和溃脓期两个阶段。前者多属于实证，浊唾涎沫壅滞于肺，喘不得卧，治宜清热泻肺，用葶苈大枣泻肺汤；溃脓之后，证见“咳而胸满，振寒脉数，咽干不渴，时出浊唾腥臭，久久吐脓如米粥”，治宜排脓解毒，用桔梗汤；证重而体实者，可用《外台》桔梗白散。如吐脓后转为虚证，可于桔梗汤中酌加补益之品。其他，如《千金》苇茎汤化痰清肺，脓未成或已成均可应用，且疗效显著。

3. 咳嗽上气

咳嗽上气，既可见于肺痿、肺痈病中，亦可单独出现，有邪正虚实之分。

上气属虚者，病情又有肺肾之别。若肺胃津伤，虚火上炎，以致肺气上逆者，证见“大逆上气，咽喉不利，止逆下气”，治以麦门冬汤清养肺胃，止逆下气。若肾不纳气，元阳离根，证见面浮肿，气喘抬肩，脉浮大，最为危候。

上气属实者，若痰浊上壅，证见咳逆上气，时时吐浊，但坐不得眠，治宜涤痰除浊，用皂荚丸。若属于饮邪上逆，又有在表在里及挟寒、挟热之不同。证见“咳而上气，喉中水鸡声”者，为内有水饮，外有寒邪，内外俱寒，治以射干麻黄汤散寒宣肺，降逆化痰；若外有寒邪、内有饮邪郁热，表寒较轻而里饮郁热较甚者，宜用厚朴麻黄汤，表寒较重而里饮郁热较轻者，应以小青龙加石膏汤。至于越婢加半夏汤证，是里饮挟热较重之证。若水饮在里，而又正气不足的，治当逐水与安正兼顾，泽漆汤即为此而设。

（六）奔豚气病证治

奔豚气病的症状，主要是自觉有气从少腹上冲疼痛，上至心下或胸而冲咽喉，病发作时，痛苦难以忍受，发后冲气渐消，疼痛解除。此病与冲疝、肾积奔豚之气上冲不同，冲疝是以疝痛为主，肾积奔豚属于积聚。奔豚气发病的原因，多与情志有关，有从惊恐恼怒得之，有从发汗后复感寒邪得之，有从内有水饮误汗伤阳得之。但在病机归纳上，不外在肝、在肾，且与冲脉有关。

若肝郁气逆，侮脾犯胃者，证见“气上冲胸，腹痛，往来寒热”，其中“往来寒热”为奔豚气发于肝的特征，治以奔豚汤养血平肝、和胃降逆。若心肾阳虚，寒饮上逆，证见气从少腹上冲，直至心下，治以桂枝加桂汤调和阴阳，平冲降逆。若下焦停饮，水饮内动，证见“脐下悸，欲作奔豚”，治以茯苓桂枝甘草大枣汤通阳降逆，培土制水。

（七）胸痹心痛短气病证治

《金匮要略》所论胸痹、心痛，在病因上皆为阳虚阴乘。阳虚邪闭于胸者，为胸痹，以胸背痛、短气、喘息咳唾等胸部症状为主；寒饮乘于心窝部位的，为心痛，以“诸逆心悬痛”或“心痛彻背，背痛彻心”等症状为主。但胸痹往往会影响及胃，所以二者亦可合并发生。

胸痹、心痛的病机是“阳微阴弦”，本虚标实，故治疗应以扶正祛邪、“急则治标，缓则治本”为原则，祛邪以通阳宣痹为主，扶正以温阳益气为主。

如上焦阳气不足，胸阳不振，阴寒太盛，水饮内停，证见“喘息咳唾，胸背痛，短气，寸口脉沉而迟，关上小紧数”等典型表现，治以瓜蒌薤白白酒汤通阳散结，豁痰下气。若痰涎壅塞胸中，更见不得卧、心痛彻背者，即在方中加半夏而成瓜蒌薤白半夏汤，以增强降逆除痰之力。若病势向下扩展，更见心下痞气，胁下逆抢心者，即于方中去白酒加厚朴、枳实、桂枝而成枳实薤白桂枝汤开胸豁痰、理气平冲，并治胸部、胃脘两胁之间疼痛。后者，又分别虚实、轻重、缓急论治。偏虚属中阳不运的，用人参汤以补中助阳；偏实属痰饮上乘的，用枳实薤白桂枝汤，以通阳散结，泄满降逆。

胸痹轻证饮邪偏盛，上乘于肺者，用茯苓杏仁甘草汤以宣肺化饮；气滞偏盛而兼水饮停蓄者，用橘枳姜汤以行气降逆；属于寒饮停于心下而上逆的，用桂枝生姜枳实汤以化饮降逆。胸痹病情危急者，用薏苡附子散峻逐阴邪以止痛；病情缓慢者，用人参汤温补阳气以治本。

此外，在药物的运用上，用瓜蒌、薤白配伍以治胸痹；再与枳实、桂枝、生姜等配伍，以治胸痹与心痛或短气合并证候；用附子、乌头为主组成方剂，以治阴寒痼冷等经验，都是很可贵的。

（八）腹满寒疝宿食病证治

1. 腹满

腹满以腹中胀满为主，多属脾胃病变，在疾病过程中，可以出现寒热虚实不同性质。属于虚寒的，多与脾肾有关，或涉及于肝；属于实热的，多与胃肠有关，或涉及于表。

从辨证而言，属于虚寒的，则腹满时轻时重，按之不痛，舌淡苔白，脉象微弦；属于实热的，腹满多为持续性，胀满不减，按之疼痛，舌红苔黄，脉多沉实。前者多为脾气虚寒，气滞不运所致；后者多为胃有实热，燥屎积于肠道所致。

在治法上，属于虚寒的宜温补；属于实热的宜攻下；但也有腹中满痛拒按的虚寒证，治须温补；亦有阳气不运，积滞内停的寒实证，治须温下。故必须着眼于患者全身证候，作全面考虑，才能得出病情真象，而施治有所依据。

腹满属于实热的，由于病机和病变部位之不同，而有不同治法。如表邪入里而甚于里，积滞之邪壅滞于肠道，证见“腹满，发热十余日，脉浮而数，饮食如故”，治以厚朴七物汤表里两解；如病邪在里而连及于表，满痛偏于心下和两胁，治以大柴胡汤和表攻里；如实热内积、气机壅滞，腹胀疼痛，大便不通，治以厚朴三物汤行气除满；如燥屎积滞于肠道，积胀俱重，腹满不减，减不足言，治以大承气汤攻下积滞。上述证候表明邪气虽盛而正气未衰，故治疗比较容易，预后一般良好。

此外，由阳气不运，积滞内停，邪实正虚的寒实证，证见“胁下偏痛，发热，其脉紧弦”，治以大黄附子汤温药下之，一般预后较差。如脾胃虚寒而致水湿内停的，用附子粳米汤化湿降逆，散寒止痛。如脾胃阳微，中焦寒盛而致的，用大建中汤温中散寒。前者是以“雷鸣切痛”为主要表现；后者是以“上冲皮起，出见有头足，上下痛而不可触近”为主要表现，而其虚寒程度亦较前者为重，临证时往往两方合用，效果较好。附子粳米汤、大建中汤虽为虚寒性腹痛胀满而设，但亦可运用于虚寒性寒疝腹痛之证，因其病机均属虚寒，故临床上每多互用。

2. 寒疝

寒疝的主要临床表现，是一种阴寒性的腹痛，其多由阳虚寒盛引起。如在发作时绕脐剧痛，汗出肢冷，脉象沉紧，为寒疝的典型表现，治以大乌头煎破结散寒，缓解疼痛。如既见腹中剧痛，又出现手足不仁、身体疼痛症状的，是内外皆寒，可用乌头桂枝汤以解内外之邪。如为腹痛拘急，得按得温熨则减，是由血虚兼寒所致，宜用当归生姜羊肉汤养血散寒。

3. 宿食

宿食即伤食，是由脾胃健运失常，食物经宿不消，停积胃肠所致。如宿食在上脘，可用吐法，治以瓜蒂散；在下者，可用下法，治以大承气汤。这些都是因势利导的治法。

（九）五脏风寒积聚病证治

《金匮要略》中，论及五脏风寒及真脏脉象、三焦各部病证和脏腑积聚病证，但其中五脏风寒内容脱简较多；三焦各部病证亦略而不详，脏腑积聚在于指出积、聚、谷气三者之鉴别。惟对肝着、脾约、肾着三种病证的治疗，论述较为具体。

1. 五脏风寒

风与寒两种邪气直中于五脏中的某一脏，会出现不同的临床病变。五脏中风，多属阳性症状。如“肺中风者，口燥而喘，身运而重，冒而肿胀”。五脏中寒，多属阴性症状，既可由外界的风邪、寒邪等外感六淫引起，也可由五脏本身机能失调，血气虚、阳气虚所导致。如“肺中寒，吐浊涕”。五脏风寒辨证，既是五脏证候归类的一种方法，也是脏腑经络辨证和八纲辨证的具体运用。

《金匮要略》对肝着、肾着、脾约三病的理法方药论述较为系统全面。

（1）肝着

肝着病为肝经气郁血滞、阳气痹结所致，证见“其人常欲蹈其胸上，先未苦时，但欲饮热”。此病初起在气分，热饮可使气血运行暂时通畅，则稍缓；及其已成，经脉凝瘀，虽热饮亦无助。治以旋覆花汤行气活血、通阳散结。后世通络逐瘀的许多治法，即源出于本方。

（2）肾着

肾着病为阳气不行，寒湿留着于腰所致，证见“其人身体重，腰中冷，如坐水中，反不渴，小便自利，饮食如故……腰以下冷痛，腹重如带五千钱”，治以甘姜苓术汤温中散寒、健脾除湿，使其在经之寒去湿除。

（3）脾约

脾约病为胃气强，脾阴弱，燥热伤津所致，证见大便干结，小便频数，治以麻子仁丸泄热润燥，缓通大便。

2. 三焦病证

由于五脏六腑分属上、中、下三焦，因此三焦各部病证，均离不开有关脏腑。如热在上焦，则肺之气阴两伤而为痿；热在中焦，则脾胃阴伤，肠道失润而为痞满燥结；热在下焦，则肾与膀胱受到影响，而为尿血或小便癃闭。

3. 其他

《金匮要略》还明确区分了积、聚、谷气三病的特点。其中，积和聚都是体内的肿块，但积在脏，痛有定处，推之不移，多属血分，为阴凝所结，故而病程较长，治疗较难；聚在于腑，痛无定处，发作有时，推之能移，时聚时散，多属气分，为气聚而成，因此病程较短，治疗较易。谷气，为谷气壅塞脾胃，肝气郁结，故胁下痛，按摩之则气机通畅，胁痛暂时缓解，但不久又会复结，必须消其谷气才能根治。

（十）痰饮咳嗽病证治

《金匮要略》中痰饮咳嗽并提，实际上是以痰饮为主，咳嗽仅是痰饮的部分病情，并不包括其他原因所致的咳嗽。

痰饮的成因，有由于脾阳不运者，有由于肺失通调者，亦有由于肾虚不能主水者等。由于水液停聚的部位不同，痰饮有四饮之分。如痰饮，是水饮停留于肠胃所致，由于水饮的流动，所以肠间沥沥有声，是其主症。健康之人，运化正常，饮食入胃以后，变化精微，充养全身，故肌肉丰盛；如运化不及，饮食不化精微，反停聚而成为痰饮，致肌肉不得充养，所以形体消瘦，这是痰饮的主要表现。如水饮潴留于胁下，咳嗽牵引作痛，是为悬饮。水饮流行于四肢肌肉之间，近于体表，本可随汗液而排泄，若不能得汗，必致身体疼痛而沉重，称为溢饮。如水饮停留于胸膈，阻碍肺气的宣降，以致咳逆倚息，短气不能平卧；且肺合皮毛，气逆水亦逆，兼见外形如肿的，称为支饮。但四者不能截然划分，往往互相影响，尤其痰饮与其他三种饮证常相关联。

痰饮的病情，有上下内外之分。具体治法，亦有发汗、攻下、利小便之别，其中以温化为正治法。苓桂术甘汤、肾气丸健脾温肾，为治本之图。前者证见心下有痰饮，胸胁支满，目眩，或短气有微饮，为饮阻于中，清阳不升所致，治宜温阳蠲饮，健脾利水；后者证见阳气不化，水饮停留，短气小溲不利，畏寒足冷，小腹拘急不温等，治宜温肾化水。

若饮邪上犯，呕吐不渴，可用小半夏汤和胃止呕，散饮降逆。若卒呕吐，心下痞，头目昏眩，心下悸，或先渴后呕，水停心下，治宜小半夏加茯苓汤和胃止呕，引水下行。

若兼表里证，证见阴邪停留，邪盛于表，兼有里热者，每见脉浮紧，发热恶寒，身体疼重，不汗出而喘，烦躁；或表寒里饮俱盛，证见恶寒发热，胸痞，干呕，咳喘，咳逆依息不得卧等，前者宜用大青龙汤发汗散水清热，后者宜用小青龙汤行水温肺下气。

若饮在中焦，水停心下，清阳不升，浊阴上冒，证见头目昏眩，治以泽泻汤利水除饮，健脾燥湿；若饮在下焦，膀胱气化不行，水无去路，反逆而上行，吐涎沫而癫眩，脐下有悸，治以五苓散化气利水，以行小便。

若饮邪深痼难化，可用十枣汤、甘遂半夏汤以逐水，并可用厚朴大黄汤、己椒苈黄丸以去其实。此外，痰饮久留，每多虚实错杂，如木防已汤、木防己去石膏加茯苓芒硝汤，即为此而设。

（十一）消渴小便不利淋病证治

1. 消渴

消渴的病因病机，主要有胃热、肺胃津伤及肾虚等。上消与下消证，大多属热，分别以白虎加人参汤清热生津，调胃承气汤清胃滋肾。下消有寒有热，主要关乎于肾阴肾阳的虚损。《金匮要略》中重点论述了下消之肾阳虚证，阳气不足，津气难以得到蒸化，证见小便反多，饮一斗便一斗，治以肾气丸补肾温阳，化气行水。

2. 小便不利

小便不利，由于病因病机有异，所以治法也就不同。由气不化津所致者，证见表邪未解，热不得泄，膀胱气化受阻，水停于下，津不输布，致口渴多饮，小便不利，或膀胱气化失职，水不下输，不仅下焦蓄水，而且胃中停水，津不上承，水入则吐者，治以五苓散化气行水利小便。由水热互结，郁热伤阴致小便不利，证见脉浮发热，渴欲饮水等，治以猪苓汤清热滋阴利水。

肾阳不足，下寒上燥之证，治以瓜蒌瞿麦丸温阳利水，兼以润燥；由于瘀血挟热者，可用蒲灰散或滑石白鱼散，化瘀利窍泻热；脾肾两虚而挟湿者，可用茯苓戎盐汤，益肾健脾渗湿。

3. 淋病

淋病，《金匮要略》叙述简略。淋病与小便不利，很多方治可以互相通用，只要病机相同，异病可以同治。

（十二）水气病证治

水气病的形成，主要是阳气衰微，水停不化，因而泛滥全身，与肺、脾、肾三脏有着密切联系，而与三焦、膀胱也有不可分割的关系。张仲景根据水气病的不同脉证和原因，将水气病划分为风水、皮水、正水、石水、黄汗五种类型。

1. 风水

风水与肺的关系较为密切，因肺主皮毛，风邪侵袭于表，故脉浮恶风；湿邪流注关节，故骨节疼痛；皮毛受邪，肺气不宣，通调失职，故水湿潴留于皮肤，其证尚有头面浮肿兼发热等症状。如风水表虚者，证见脉浮，身重，汗出恶风，治以防己黄芪汤补卫固表，利水除湿；郁热者，证见恶风，一身悉肿，脉浮而渴，续自汗出，无大热，治以越婢汤发越阳气，散水清热；脉浮而内无郁热者，治以杏子汤宣肺散邪。

2. 皮水

皮水与脾、肺的关系较为密切，因脾居中州主四肢、肌肉，脾失健运，致水湿阻滞脾络，故腹满如鼓状，不渴；水湿溢于皮肤，故皮肤浮肿，按之没指；不兼风邪，故不恶风。皮水患者，水行皮中，因皮与肺相合，病位在表，故可见浮脉。治疗亦当因势利导，从发汗而解。皮水因阳郁而出现四肢水肿，聂聂动者，治以防己茯苓汤通阳化气，表里分消；阳气被阻，手足逆冷者，治以蒲灰散清湿热，利小便；因阳郁有热而湿重，见一身面目黄肿者，治以越婢加术汤发汗行水，清热除湿；因肺气不宣而无郁热者，治以甘草麻黄汤和中补脾，宣肺利水。

3. 正水、石水

正水、石水与肾的关系最为密切。正水是因肾阳不足，水气停蓄，故脉象沉迟；石水则系阴寒凝结下焦，故脉自沉。二者病皆在里，故均以腹满为主症，但正水之水随足少阴肾脉上射于肺，故能影响肺气之肃降功能而有喘；石水因水气结于少腹，故少腹硬满如石状而不喘。如正水脉沉者，与少阴肾有关，治以麻黄附子汤温经发汗。

4. 黄汗

黄汗与脾有关，由于水湿内郁，营血受病，故脉沉迟；脾虚，湿不运化，上犯于肺，使肺气不畅，故胸满；卫郁而营中有热，水湿潴留于肌肤，所以身热，四肢头面肿，因汗出色黄，故称黄汗。此病若日久不愈，营血郁热更盛，致腐败气血，化而为脓，故亦可发生痈肿。黄汗病因湿重而阳郁者，治以桂枝加黄芪汤调和营卫，宣阳除湿；阳郁而营血有热者，治以芪芍桂酒汤调和营卫，祛散水湿。

5. 五脏水

根据水气病形成的内脏根源，张仲景论及肝水、心水、脾水、肺水、肾水五种类型的水肿病。如，“心水者，其身重而少气，不得卧，烦而躁，其人阴肿”“肝水者，其腹大，不能自转侧，胁下腹痛，时时津液微生，小便续通”“肺水者，其身肿，小便难，时时鸭溏”“脾水者，其腹大，四肢苦重，津液不生，但苦少气，小便难”“肾水者，其腹大，脐腰肿痛，不得溺，阴下湿如牛鼻上汗，其足逆冷，面反瘦”。

前所论及的五种水气病类型与五脏水之间，有着密切的内在联系，辨证时应该互参。关于水气病的治疗有“腰以下肿，当利小便”“腰以上肿，当发汗”和“可下之”的三大原则，对于指导临床实践的价值极大，但在运用时，必须掌握辨证施治的精神，才能收到应有的效果。

6. 气分病

气分病是由于阳气衰微，大气不转所致，其与水气病同出一源。鉴别时应注意外观表现以及肿与胀、有形与无形的区别。气分病阳虚阴凝，呈现心下痞结，大如盘，边如旋杯者，治以桂枝去芍药加麻辛附子汤温阳散寒，通利气机，宣行水饮；由于脾弱气滞，出现心下痞坚，大如盘，边如旋盘者，治以枳术汤行气散结，健脾利水。

（十三）黄疸病证治

《金匮要略》所论黄疸，包括由于各种不同的致病因素所引起的发黄证候，如对湿热发黄、寒湿发黄、火劫发黄、燥结发黄、女劳发黄，以及虚黄等均有所阐述，但是重点论及谷疸、酒疸、女劳疸。

1. 谷疸

谷疸的主症为寒热不食，食即头眩，谷气不消，胃中苦浊，心烦不安，小便不通，病属饮食内伤，阳明湿热，治宜清热利湿，方以茵陈蒿汤清泻湿热为主。但如临床见“阳明病，脉迟，食难用饱”，则为太阴寒湿的谷疸，治宜温中化湿。

2. 酒疸

酒疸的主症，是心中懊侬或热痛，病为饮酒过度，湿热内蕴，清浊升降失常所致，湿热上蒸则心中烦热，湿热下流则小便不利，足下热。其中，小便不利是形成酒疸的关键。一般的治疗方法，当以清热除烦为主，方用栀子大黄汤清心解烦，除积泻热。但是如病位偏于上，可用吐法，如病位近于下，可用下法。酒疸误下，湿热内陷，侵入血分，血为郁蒸，可为壅滞，变为黑疸，证见面目青黑，皮肤不仁。

3. 女劳疸

女劳疸的主症，为额上黑，手足热而薄暮即发，或日晡所发热，膀胱急，小便自利，大便必黑，时溏，腹如水状则不治。病因为房劳伤肾，血瘀湿滞。治疗方法，当以消瘀化湿为主，方以硝石矾石散消瘀化湿。如纯属肾虚而无瘀血的，则当以补肾为主。

此外，上述诸种黄疸治法，无论谷疸、酒疸，应首先从病机分析湿胜于热、热胜于湿、湿热俱盛等情况。如湿胜的用茵陈五苓散；热胜的用栀子大黄汤、大黄硝石汤；湿热俱盛的用茵陈蒿汤。诸黄有表虚证，则用桂枝加黄芪汤；邪在少阳，则用小柴胡汤。

4. 其他

萎黄病、黄疸及女劳疸后期，证见肤色萎黄，目多不黄，饮食不消，少腹急满，大便燥结，小便不利，多属肠胃燥结，津枯血瘀，外不足以润泽肌肤，内不能濡润脏腑者，宜用猪膏发煎利血脉，解风热，消瘀血，通大便。萎黄属于脾胃虚弱，气血不能外荣者，用小建中汤开发生化之源。

若太阴虚寒之黄疸误治，中阳被遏，胃逆而哕者，用小半夏汤温胃和中止呃。

（十四）惊悸吐衄下血胸满瘀血病证治

1. 惊悸

惊与悸是依据脉象动与弱而区分的两种病情，前者由于惊而气乱，精神不定，卧起不安；后者是气血不足，心中自觉跳动。有所触而动为惊，无所触而动为悸。但两者在病变上又有一定的联系，即惊久可以致悸，虚悸亦常可致惊。

由于火劫发汗，损伤心阳，临床可见心悸、惊狂、卧起不安等，方用桂枝去芍药加蜀漆牡蛎龙骨救逆汤，有通阳、镇惊、安神之效。水饮内停，上凌于心，心阳被遏之心下悸，治以半夏麻黄丸，蠲饮通阳。此与气血亏虚之悸证有所不同。

2. 血证

血证，包括吐血、衄血、下血及瘀血，胸满只是瘀血的一个症状。

血证的产生，或因四时气候变动，或因饮酒过度，或因五脏损伤，均可导致阳络伤则血外溢而吐衄，阴络伤则血内溢而便血；离经之血，蓄结不散，则成瘀血。吐血不止，属于中气虚寒，不能摄血，血不归经者，治以柏叶汤折其逆上之势，温中止血。吐、衄血属心火亢盛，迫血妄行于上者，治以泻心汤苦寒清泄，降火止血。由于脾气虚寒，统摄无权而先便后血，称为远血，伴见便溏、腹痛，面色无华，神疲懒言，手足不温，舌淡脉细等，治以黄土汤温脾摄血。由于大肠湿热，迫血下行，先血后便，称为近血，伴见大便不畅，苔黄腻脉数等，治以赤小豆当归散清利湿热，活血化瘀。以上治法，有寒有温，有补有泻，各具法度，临证时可根据病情的寒热虚实，灵活运用。

瘀血脉证，常见脉微大来迟，唇痿，舌青，口燥，但欲漱水不欲咽，一般无寒热；若瘀久化热，亦可有口干燥而渴，但有热证而无热脉，以及胸满、腹满症状。瘀血的治疗，可酌情选用下瘀血汤，抵当汤、大黄䗪虫丸，以及其他活血化瘀方剂。

血证的治疗禁汗。《内经》云：“夺血者无汗。”故失血者不可发汗，若误汗伤阴，则出现直视不能眴的阴虚变证；若误汗伤阳，则出现寒慄而振的阳虚变证。关于血证的预后，若吐衄而见目睛晕黄，为肝肾阴虚，虚热上扰，故吐衄不止；若晕黄已去，说明虚热已退，吐衄自止；若吐血而见咳逆上气，脉数身热，不得卧者，为阴竭阳浮，预后多属不良。

（十五）呕吐哕下利病证治

1. 呕吐、哕病

《金匮要略》所论的呕吐、哕病，既有脾胃本身疾患所致的胃反呕吐，如虚寒胃反；又有邪气犯胃引起的各种呕吐，如停饮呕吐诸证、胃热上冲证、少阳邪热迫胃证、寒热互结证、肝胃寒逆证等；还有呕与哕、利并见之证；以及吐后思水的调治。其内容较为全面、系统，临床上有着较大的指导意义。虽然呕吐、哕的原因较多，但在病机上都是胃失和降，胃气上逆，故均治以和胃降逆为主。

胃寒停饮所致呕吐，常治以小半夏汤散寒化饮，和胃降逆。

少阳邪热迫胃致呕者，伴见口苦咽干，胸胁苦满，治以小柴胡汤疏解清热，和胃降逆；胃肠实热致呕者，在上则胃不能纳谷以降，在下则肠失传导而便秘，治以大黄甘草汤泻热去实；饮阻气逆而呕渴并见者，兼有头眩、心下悸，治以茯苓泽泻汤利水化饮等。

中焦虚寒而致胃反呕吐，食谷不下者，治以大半夏汤补脾和胃，降逆止呕；虚寒呕吐而阴盛格阳者，证见脉弱，小便自利，身微热而四肢冷，治以四逆汤温补脾肾，救逆止呕；胃虚寒凝，胸阳不展之呕吐，或胃虚停饮，挟肝气上逆之干呕，治以吴茱萸汤散寒降逆，温中补虚；吐后思水，胃中停饮，病在膈上者，用猪苓散健脾利水；吐后贪饮致水湿内积，余热未清，治用文蛤汤发散祛邪，清热止渴。

“呕家有痈脓，不可治呕”“患者欲吐者，不可下之”，表明治疗时应注意的禁忌环节，是中医辨证施治所不可忽视的内容。

哕病的证治，分胃寒气逆、胃虚有热及实热积滞三类。若干呕，哕，手足厥者，治用温阳利气之橘皮汤；胃中虚热，气逆上冲之哕逆，治以清热补虚之橘皮竹茹汤；其他如属水湿阻滞，应通利州都；因于实滞结阻，应通腑去结。

2. 下利

《金匮要略》之下利病，包括泄泻与痢疾，有虚寒和实热两大类证候。

(1) 泄泻

虚寒泄泻，属表里俱病者，证见下利腹胀满，身体疼痛，先用四逆汤温里，后用桂枝汤攻表；如属阴盛格阳，里寒外热者，阴从利而下竭，阳从汗而外脱，阴阳之气不相顺接，治用通脉四逆汤回阳救逆。

实热泄泻，如属心腹坚实者，或见下利，心腹坚满；或见食滞内结，脉迟而滑；或见宿食内积，下利反见滑脉者，治用大承气汤攻下里实；如下利谵语，内有燥屎而热结旁流，伴见潮热汗出，腹满拒按，舌苔黄燥等，治用小承气汤通腑泻热。

下气利属于湿郁气滞的，当利小便，使湿利气行而泄利自止；如属气虚滑脱者，治用诃梨勒散温涩固脱。

(2) 痢疾

实热痢疾，如热利下重，便脓血者，伴见发热，口渴，舌红，苔黄，脉数，用白头翁汤凉血止利；实邪滞留，反复下利者，用大承气汤下实去邪。

虚寒久痢而便脓血者，用桃花汤温涩止利。如利后余热不尽而虚烦者，用栀子豉汤泻热除烦。因下利而胸痛者，用紫参汤清热止痛。

关于虚寒下利的转归和预后，一般以口渴、脉微数、身微热、汗出、手足转温等症，判断为阳气来复，病将转愈；若脉大或紧，为病进邪盛；若阳复太过，则病由寒转热。从上述病情来看，病之初起，属于实证、热证者，多与胃肠有关；病之后期，属于虚证、寒证者，多与脾肾有关。治疗应时刻注意顾护胃气与肾气。

（十六）疮痈肠痈浸淫病证治

痈肿、肠痈、金疮、浸淫疮，均属外科疾患。其中，《金匮要略》对肠痈的辨证治疗，以及对痈肿的诊断，在理论与实践方面确有极大的指导价值。张仲景指出从脉证判断痈肿的可能性，并运用触诊，从有热或不热，来鉴别有脓或无脓，对后世痈肿的辨证有所启发。

1. 肠痈

有关肠痈的辨证施治，首先需从少腹肿痞的硬与软，从发热与无热，从脉象的迟紧与洪数等，来判断肠痈是否成脓。

如脉迟紧有力，为热伏血瘀而脓未成，急应荡热逐瘀。若瘀热得下，肠痈可消。若已成脓，脉见洪数，则应慎用攻法。未成脓时，当用大黄牡丹汤荡热解毒，消痈排脓，逐瘀攻下。

脓已成而属慢性者，因体虚邪恋，常见肌肤甲错，腹皮急，按之濡，如肿状，腹无积聚，身无热，脉数而无力，当用薏苡附子败酱散排脓消痈，振奋阳气。

2. 金疮、浸淫疮

金疮出血，由于经脉肌肤断伤，营卫气血不能循经脉而运行，采用王不留行散消瘀止血镇痛，是治疗金刃创伤的有效方剂。此外，排脓散和排脓汤治疗内痈或疮疡，皆有应用和研究价值。

浸淫疮多因湿热火毒所致，故用黄连粉外敷或内服，苦寒泻火，清热燥湿，临床很有实用价值。浸淫疮若从口部发生而流向四肢，是证为顺；若反之，则为逆，难治。

（十七）趺蹶手指臂肿转筋阴狐疝蛔虫病证治

1. 趺蹶

趺蹶，是指足背强直，行动不便，多由太阳经脉受伤所致，可刺太阳经穴以舒缓筋脉。若表现为手指和臂部时常肿胀颤动，或身体某一部分的肌肉亦有跳动感，其原因是由风痰阻于经络所致，可用藜芦甘草汤以吐去风痰。后世医家常用导痰汤或指迷茯苓丸以治此证，效果亦好。

2. 转筋

转筋是一种筋脉拘挛作痛证。其部位在四肢，而以下肢为多见，甚则由两足牵引至少腹，脉象劲急强直。其发病之因，是由湿浊化热，伤及筋脉所致，与吐泻转筋之由阴液过度耗损者迥然不同，治以鸡屎白散泻湿祛浊。

3. 阴狐疝

阴狐疝与寒疝不同，是一种阴囊偏大偏小、时上时下的病证，与今之腹股沟疝相似。每因起立或走动时坠入阴囊，平卧时缩入腹内，多由寒凝厥阴肝经所致，用蜘蛛散通利温散。

4. 蛔虫病

蛔虫病的主症是腹痛，但蛔虫的腹痛是有其特点的。一般来说，如腹痛之属于寒者，脉多沉或弦；如腹痛脉不沉不弦，反而洪大，又无热象可据，这可能是蛔动气逆之象，为诊断蛔虫病的依据之一。但仍须结合其他症状，全面诊察。如平时心腹疼痛，吐涎，目白睛有蓝色斑点，下唇黏膜有半透明颗粒，舌面红点，苔多剥蚀，面有白斑，鼻孔瘙痒，睡中咬牙，贪食不化，嗜食异物，大便不调等。治疗一般以杀虫为主，如用各种杀虫药而病不愈的，可用甘草粉蜜汤和胃缓痛。如就厥吐就，手足逆冷，静而复烦，得食则吐，可用乌梅丸安蛔杀虫。

（十八）妇人妊娠病证治

妇女妊娠期间的常见疾病，包括妊娠呕吐、腹痛、下血、小便难、水气等。

1. 妊娠呕吐

妊娠呕吐，又名恶阻，主要是因胎气上逆，胃失和降所致。初病可用桂枝汤以调阴阳，和脾胃；若反应剧烈而呕吐不止的，则分脾气虚寒和胃有虚热而施以不同治法。如脾胃虚寒，兼有停饮者，用干姜人参半夏丸益气蠲饮，降逆止呕；如胃热内扰者，可参照“呕吐哕下利病篇”中有关汤方进行化裁，并结合后世有关诊治经验，予以辨证和治疗。

2. 妊娠腹痛

妊娠腹痛，原因多端，治法各异。

因于阳虚寒盛者，证见脉弦，发热，腹痛，恶寒，自觉胎更胀大，少腹作冷，治以附子汤温阳散寒，暖宫安胎。

因于冲任脉虚，阴气不能内守者，证见经水淋漓不断，或半产后下血不止，或妊娠胞阻下血，应用芎归胶艾汤调补冲任，温经暖宫。

因于肝脾失调者，证见腹中拘急，绵绵作痛，小便不利，足跗浮肿等，治以当归芍药散调和肝脾。

3. 妊娠下血

妊娠下血，有虚实之分。

因于癥病者，属瘀属实，证见停经未及三月，忽又漏下不止，并觉脐上似有胎动，治当下瘀以止血，宜用桂枝茯苓丸消瘀化癥。

因于冲任不调者属虚属寒，治当温经、补血、摄血，用芎归胶艾汤。如属妊娠下血，与腹痛并见的胞阻、流产，用芎归胶艾汤，既可安胎止血，又可治腹痛。

4. 小便难

因于血虚有热，气郁化燥，膀胱津液不足，小便难而饮食如故者，用当归贝母苦参丸养血润燥，清热散结。

因于气化受阻，有水气，身肿，头眩，小便不利者，治以葵子茯苓散利水通阳。

5. 安胎、养胎

安胎、养胎，是治妊娠病总的要求。有病才致胎儿不安，去其病则胎自正常发育。妊娠无病，不必服药。因于血虚湿热而胎动不安者，用当归散养血健脾，清化湿热；因于脾虚寒湿而胎动不安者，用白术散健脾温中、除湿安胎。

（十九）妇人产后病证治

1. 产后三大证

妇人产后多虚，且以亡血伤津为特点，腠理不固则易罹患外邪，形成产后三大证，即郁冒、痉病与大便难。此三证虽然各自病证表现不同，病机有差异，需要施以不同的处理方法，但总的原则都是必须顾护津液。因此，养血复阴，是治疗产后三大证的关键。

（1）郁冒

由于产后“亡血复汗”，以致血耗津伤，不仅易受外邪侵袭而“寒多”，更因血少阴虚，阳气偏亢而上厥，形成头眩、目瞀、郁闷不舒的“郁冒”病。除此之外，血虚于下，气浮于上，气有余便是火，蒸腾于上，且胃失和降，津液不下，肠道湿润，故郁冒产妇还可兼见脉微弱，呕不能食，大便坚，但头汗出等症。治用小柴胡汤扶正达邪，和利枢机，使阴阳和，则郁冒病诸证自解。

服小柴胡汤后，常可郁冒解，饮食进。但“七八日更发热者”，为余邪与食滞相合而成胃实之证，伴有腹满痛，大便秘结，脉沉实，苔黄厚等，治当大承气汤攻下，逐邪去实。

此外，产后郁冒与产后血晕不同，后者为产后失血过多，或恶露不行所致。

（2）产后腹痛、大便难

产后腹痛，是妇人产后之常见病，病机上有气血虚实之不同。

血虚里寒，腹中拘急，绵绵而痛，喜温喜按者，用当归生姜羊肉汤，养血补虚散寒。气血郁滞，腹痛烦满不得卧者，用枳实芍药散行气活血。瘀血内阻，少腹坚痛者，用下瘀血汤活血逐瘀。瘀血内阻，少腹坚痛与阳明里热相兼之证，治分缓急，先用大承气汤泻热通便，以救其急；如瘀血不去，可用下瘀血汤治之。

此外，产后胃实不大便，常用大承气汤苦寒攻下。

2. 其他

（1）产后中风

产后中风持续数十日不解，头微痛，恶寒，时时有热，心下闷，干呕，汗出，表证仍在者，用阳旦汤解表祛邪，调和营卫。

产后中风兼阳虚，证见发热，面正赤，喘而头痛，治宜解表祛邪，扶正固脱，方用竹叶汤。

（2）虚热烦呕

妇人产后，阴血不足，哺乳育儿，气血更虚，可见热扰于中，胃气失和，上扰神明，烦乱呕逆，治以竹皮大丸，清热降逆，安中益气。

（3）下利

产后气血已虚，更兼下利伤阴，证见发热腹满，里急下重，大便脓血等，治以白头翁加甘草阿胶汤清热止利，养血缓中。

（二十）妇人杂病证治

妇女杂病的病因，不外虚、积冷、结气三个方面；证候表现涉及到上、中、下三焦各部，并有经带异常的特点；论治原则为详审阴阳，分辨寒热虚实，根据不同的病证特点，按法治疗。

妇人杂病，属胎产以外的疾患，其中尤以经带病最为常见。其次，热入血室、梅核气、脏躁、腹痛、转胞、阴吹、阴疮等，也为妇人常见杂病。胎产可以导致杂病，杂病每每影响胎产，二者互为因果。

1. 经带病

经带病方面的疾患，有经水不调、经闭、漏下与带下病等。因瘀血而致经水不利者，证见少腹满痛，经一月再见，治宜土瓜根散活血通瘀。因瘀阻而经闭不行者，治宜抵当汤逐瘀下血。因水血俱结于血室而经闭，少腹满如敦状，小便微难而不渴者，治宜大黄甘遂汤逐水破血。因冲任虚寒，瘀血内阻，证见漏血不止，暮即发热，少腹里急，腹满，手掌烦热，唇口干燥者，治宜温经汤养血祛瘀，扶正祛邪。因虚寒气陷，漏下色黑不解者，治宜胶姜汤温补冲任，养血止血。因冲任虚寒而半产漏下者，治宜旋覆花汤温补冲任，固摄止血，意在治肝解郁，畅行血气，以收祛寒补虚之效。

带下之证，分下焦湿热与寒湿两类。前者证见经水闭而不利，胞内干血坚结不止，中有干血，下白物等，治宜矾石散除湿热以止白带。后者证见带下，腰酸重，阴瘙痒等，治宜蛇床子散暖宫除湿，杀虫止痒。

因下焦湿热所致阴中生疮蚀烂者，证见阴中痒痛糜烂，伴有带浊淋漓，则用狼牙汤洗涤，旨在清热燥湿，杀虫止痒。

2. 热入血室

热入血室，是由外感发热所引起，并与月经疾患有关。临床表现为发作有时，经水适断，或昼日明了，暮则谵语，如见鬼状；或得之七八日，热除脉迟，身凉和，胸胁满，如结胸状，谵语；或阳明病，下血谵语，但头汗出。其辨证要点在于血结与否。治疗均以泻热为主，小柴胡汤与刺期门可以随证选用。后世医家多主张在本方中加入活血化瘀之品，以散血室之结。

3. 腹痛

月经前后腹痛，为妇科常见之病。因挟风邪而瘀血内阻，腹中刺痛者，治宜红蓝花酒活血行瘀，利气止痛。因血行不畅而挟水湿，证见腹痛，小便不利，腹微胀满，四肢头面微肿等，治宜当归芍药散通调气血，祛除水湿。因中气虚寒，证见腹痛喜按，心悸虚烦，面色无华，神疲纳少等，治宜小建中汤温中补虚。

4. 其他

如梅核气、脏躁皆与情志刺激有关。在治疗方面，梅核气为痰气郁结，宜用半夏厚朴汤化痰理气；后者为气郁化火，脏阴不足，宜用甘麦大枣汤滋养心脾，润燥缓急。其他，如转胞用肾气丸，阴吹用膏发煎。

【后世影响】

一、历代评价

《后汉书》《三国志》等正史，均未为张仲景立传。

有关张仲景的后世评价，最早见于晋·皇甫谧《针灸甲乙经·序》。皇甫谧在此序言中曰：“汉有华佗、张仲景……仲景见侍中王仲宣时年二十余。谓曰：‘君有病，四十当眉落，眉落半年而死。’令含服五石汤可免。仲宣嫌其言忤，受汤勿服。居三日，见仲宣谓曰：‘服汤否?’仲宣曰：‘已服。’仲景曰：‘色候固非服汤之诊，君何轻命也。’仲宣犹不信。后二十年果眉落，后一百八十七日而死，终如其言。此二事虽扁鹊，仓公无以加也……仲景论广伊尹《汤液》为十数卷，用之多验。近代太医令王叔和撰次仲景遗论甚精，皆可施用。”由此序言可见，皇甫谧认为，张仲景为当时之医学大家，其“论广”伊尹《汤液》并有发挥，且“用之多验”。

唐·甘伯宗著《名医传》记载了张仲景的治学经历与学术成就。其云：“（张仲景）南阳人，名机，仲景乃其字也。举孝廉，官至长沙太守，始受术于同郡张伯祖，时人言，识用精微过其师。所论著，其言精而奥，其法简而详，非浅闻寡见者所能及。"《名医传》见载于《唐书·艺文志》，在《宋史》作《历代名医录》。高保衡、孙奇、林亿《伤寒论》"序"引此书对张仲景评价。原书已佚。

另外，据《校定<备急千金要方>后序》云："（高保衡、孙奇、林亿等）臣尝读唐令，见其制，为医者，皆习张仲景《伤寒》……张仲景书今尚存于世，得以迹其为法，莫不有起死之功焉。"可见，自唐代始，《伤寒论》已经成为医生的必修功课。

后世历代医家，对于张仲景及《伤寒杂病论》在中医学术发展上的重大作用、卓越贡献、深远影响、现实价值，均赋予了极高的评价，历代医书之中乃至民国以来医学史及教材中多有论述，在此不一一转录。

二、学派传承

（一）学术传人

据宋·周守忠《历代名医蒙求》卷下载："《仲景方》：'卫沉（汛），不知何许人，为仲景弟子。知书疏，有小才。撰《四逆三部厥经》及《妇人胎藏经》及《小儿颅顖方》三卷皆所制。当代知其盛名焉。'《仲景方》：'杜度不知何许人，仲景弟子也。识见宏敏，器宇深重，淡于骄矜，尚于救济。服事仲景，多获禁方，遂为名医。当时称为上手焉。'"由上可知，卫汛与杜度为张仲景弟子。另外，据张杲《医说》及余嘉锡《四库提要辨证》记载，张仲景的弟子有三，除了杜度和卫汛，还有王叔和。钱超尘先生等也做过类似的考察。正是王叔和使得《伤寒杂病论》得以流传。

（二）《伤寒论》《金匮要略》成为中医经典

张仲景的学术思想，在唐以前并未受到医界的特别关注。譬如，孙思邈在编写《备急千金要方》时，将《伤寒杂病论》的内容与其他治伤寒之论述，如"《小品》曰""华佗曰""王叔和曰""陈廪丘云""扁鹊曰"等混编在一起，仅选取其中约40条内容。至孙思邈晚年编撰《千金翼方》时，却特意将《伤寒论》的主体内容全部收录，并进行"方证同条，比类相附"式的整理与编排。可能是由于深刻的学术认同和客观的临证实效，以至于孙思邈推崇这部书"特有神功"，其感叹张仲景学术见解之高超，令人"寻思旨趣，莫知其致"。之所以先前没有得到孙思邈的重视，恰恰是因为《伤寒杂病论》的理论深度和卓越见解并非浅显易见。如孙思邈说："（《伤寒论》）旧法方正，意义幽隐。乃令近智所迷，览之者造次难悟；中庸之士，绝而不思"，正是说明书中精华需要仔细理解体会和临证揣摩验证。

《伤寒论》自《千金翼方》载录后，一直流传不衰，其学术价值得到医界公认，甚至被列为国家医学考试的重要内容。据《唐会要》卷八十二记载："乾元元年（758）二月五日制：自今以后，有以医术入仕者，同明经例处分。至三年（760）正月十日，右金吾长史王淑奏：医术请同明法选人，自今以后，各试医经方术策十道、本草二道、《脉经》二道、《素问》十道、张仲景《伤寒论》二道、诸杂经方义二道。通七以上留。已下放。又尚食药藏局，请同典膳局，太医署请同大乐署。”由此可知，唐代中期时，《伤寒论》已经成为国家考核与选拔医药卫生人才的重要内容，也是医生的必读医书。延至宋代，官方把《伤寒论》定为太医局生员教材之一，规定“所习方书，大方脉，《难经》《素问》、张仲景《伤寒论》各一部，《巢氏病源》二十四卷，《太平圣惠方》一十二卷”（《医经正本书·本朝医政第二》）。医生入仕考试时，于“《难经》《素问》《脉经》《本草》、张仲景《伤寒论》《圣惠方》《病源》，此七经内出题”（《朝野类要·医卜》）。此举，促进了伤寒学术的普及与发展。

由于张仲景著作所述，“以对方证对者，施之于人，其效若神”。故而，自此以降近千年，研究张仲景学术思想与临证经验的学者和医生层出不穷。其间，特别是北宋治平年间国家成立校正医书局，刊刻出版高质量的《伤寒论》《金匮要略》文本，对于普及张仲景学说起到了推动作用。

历代医家受张仲景学术思想和诊疗经验的影响之大之深，难以估量。如明万历戊戌年间所作《金匮要略》“序”道：“唐宋以来，如孙思邈、葛稚川、朱奉议、王朝奉辈，其余名医虽多，皆不出仲景书。又汤液本草于孙、葛、朱、王外，添王叔和、范汪、胡洽、钱仲阳、成无己、陈无择云，其议论方定，增减变易，千状万态，无有一毫不出于仲景者；洁古张元素、其子张璧、东垣李明之，皆祖仲景汤液。”正是由于《伤寒论》《金匮要略》独特的学术价值和深远的指导作用，以至于被后世尊称为“中医经典”。

（三）“伤寒学说”的形成

自从《伤寒论》得以流传以来，宋金元时代的医家学者对其进行研究者日益增多，如成无己为注解《伤寒论》的第一家，朱肱对《伤寒论》进行了综合研究；庞安时著《伤寒总病论》，论述了广义的伤寒病；许叔微著“伤寒三书”；郭白云采诸家之论补其缺略；刘完素论六经病证皆属于热；王好古倡伤寒内感阴证等。上述医家，或从理论上进行整理、注疏和阐发，或结合临床实践对各种外感热病和寒证提出诸多治疗方法，或从脉象、舌苔上专论伤寒诊断。总之，在宋金元时期，围绕《伤寒论》研究已经蔚然成风。

1. 庞安时阐论寒毒伤阳和四时温证

庞安时，字安常，北宋医家，著有《伤寒总病论》。他承袭《伤寒例》之说，指出广义伤寒之病因，为冬伤于寒毒杀厉之气，即病者为伤寒，不即病者寒毒藏于肌肤，至春发为温病，至夏发为暑病，至长夏发为湿病，遇八节可发为中风。他还指出人之体质、宿病，以及地域、气候等，对伤寒发病与传变均有影响，阐明天行温病为感受四时乖戾之气而发，具有流行性、传染性，其辨治与伤寒大异，也不同于一般温病。

2. 朱肱以经络论三阴三阳，举表里虚实为辨证大纲

朱肱，字翼中，宋代医家，著有《类证活人书》（以下简称《活人书》）。朱肱指出“治伤寒先须识经络，不识经络，触途冥行，不知邪气之所在”（《活人书·卷一》）；认为太阳病、阳明病、少阳病、太阴病、少阴病、厥阴病，即是人之足六经为病，主张从经络辨识病位。《伤寒论》三阴三阳，指经络而言，由此而起。朱肱强调脉证合参以辨阴阳表里，同时承袭孙思邈以方类证。

3. 成无己开《伤寒论》注解之先河

成无己，金代医家，著有《注解伤寒论》十卷、《伤寒明理论》三卷、《论方》一卷（后并入

《明理论》中）。成无己是注解《伤寒论》的第一人。其对《伤寒论》研究的主要贡献，一是以经释论，即以《内经》《难经》的理论，来解释《伤寒论》；二是辨证明理，重视伤寒病50个临床常见症状的类症鉴别；三是详析方制，以肠痈20首方剂为例，明确提出了“十剂”概念和“七方”之名。同时代伤寒名家严器之，称其“分析异同，彰明隐奥……实前贤所未言，后学所未实，是的仲景之深意也”。

4. 许叔微以“表里虚实”论治伤寒

许叔微，字知可，南宋医家，著有《伤寒百证歌》《伤寒发微论》《伤寒九十论》。许叔微认为，《伤寒论》辨证的关键在于“表里虚实”。其云：“伤寒治法，先要明表里虚实，能明此四字，则仲景三百九十七法，可坐而定也”（《伤寒发微论·论表里虚实》）。此外，许叔微还注重《伤寒论》方的临床应用，如《伤寒九十论》就是其运用张仲景方的验案，此书也是中医学史上最早的医案专著。

5. 郭雍补仲景论述之阙略

郭雍，字子和，宋代医家，著有《伤寒补亡论》。他认为《伤寒论》中方药有所缺失，故取朱肱、庞安时、常器之等医家之方以补之。其中，常器之善守张仲景之法而活用其方，对《伤寒论》中未出方治诸条，常取论中他方以补之。但因常器之原著已佚，故仅能从庞安时《伤寒总病论》中引用其佚文。此外，郭雍对“卫气不共荣气谐和”和厥证等认识比较突出，并补充了五种发疹疾病的鉴别诊断。

6. 王好古倡伤寒内感阴证

王好古，字进之，号海藏，元代医家。其对伤寒的研究，在内伤阴证方面有独到建树。王好古认为，“伤寒古今为一大病，阴证一节，害人为尤速”（《阴证略例·跋》），因而集成前人有关阴证论述的精要，补充了除风寒侵袭肌表之外的阴寒证，提出饮食冷物、误服凉药及口鼻吸入雾湿之气，是内伤阴证的成因。在病位方面，他提出三阴经易受寒湿，而太阴经首当其冲。王好古在遣方用药上，既能继承前贤，又可自出机杼，创制新方与古方相合，运用自如。内伤阴证学说从实质上是将伤寒学说与脾胃内伤学说相互结合做出的新的尝试。

（四）伤寒学派的产生与发展

1. 伤寒学派产生及原因

《伤寒论》在宋元之前，很少有人对其内容、编次产生疑问并进行研究，只是依据其记载的理法方药施用于临床取效即止。其重点是研究伤寒病，而不是研究伤寒书。宋元之前研究伤寒的医家学者虽不少，但除了成无己之外，大都是属于这种情况。由于《伤寒论》方的广泛使用及临床验证，《伤寒论》的地位不断提升，已经成为必读之“经”。因此，人们也逐渐开始采用类似程朱理学的解经、注经及复古、拟古的字句考证方法进行研究。这样就逐渐由研究伤寒病，转向研究《伤寒论》了。由于各家均围绕《伤寒论》进行探讨，在学术见解上见仁见智，随着时间的发展就形成了伤寒学派。同时，金元时期的百家争鸣，为明清时期伤寒学派的形成奠定了基础。

明清时期也有倡寒温统一，既论伤寒，又广涉温病的医家，如陶华、吴坤安、俞根初等，补充了不少医论和方药。这些医家也是伤寒学派的重要支脉。清末民初，还有不少医家兼通中西，试图运用西医生理解释伤寒病机，称为汇通中西之代表人物，如唐容川。

2. 伤寒学派之发展

（1）错简重订

该学派的主要观点为驳斥王叔和，讥议成无己，认为王叔和整理编次的《伤寒论》传本有误，成无己在王叔和整理的基础上作注又多所“窜乱”，因此主张考订并重辑《伤寒论》，以求不失仲景立论之本意，恢复王叔和整理之前的原貌。该观点发端于元代王履，发扬于喻昌、沈明宗，明代方有执宏其论，张璐、程应旄、周扬俊、吴谦、黄元御、吴仪洛、章楠等亦均持此观点。

（2）维护旧论

该学派的主导思想是“尊王（叔和）赞成（无己）”，认为王叔和的编次比较完整地保留了仲景学说原貌，成无己的注释对仲景原意并无曲解，其引经析义为诸家所不及。这些医家主张维护旧本《伤寒论》，不必改弦更张；认为存世《伤寒论》三阴三阳篇的排列次序及字句章法不可妄加改动，批驳“错简重订”者破碎章句，腾挪前后，犹如“诗家之集李杜句，究非李杜诗”。持此论者以“钱塘三张”（张遂辰、张志聪、张锡驹）、陈修园等最有影响。

（3）辨证论治

该学派认为，《伤寒论》构建了中医辨证论治体系，这是研究《伤寒论》的实质所在，研究《伤寒论》者贵在对其辨证论治精神的贯彻、理法方药的运用，而非旧论真伪、簒辑、错简等问题。持此论者文本，又有研究重点之不同。以方类证者如许宏、柯琴、徐灵胎；按法类证者如吴人驹、钱璜、尤在泾；分经审证者，如陈修园、包诚；以证类证者，如刘纯、王肯堂、秦之桢、沈金鳌等。

（4）汇通学说

汇通学说有两种类型。一是伤寒与温病之间的汇通，简称寒温汇通，以陶华、戈维城、吴坤安、俞根初为代表。其主要思想是研究和发挥广义伤寒病，不局限于《伤寒论》文本，但遵循六经辨证原则，并扩大其证治，重在阐述外感热病的辨证与治疗。二是中西汇通，如唐容川，为中西汇通阐释伤寒之开山。其主要思想是将西方医学与中医学汇聚而融通，但其结论往往粗糙模糊，只能是文字上的强相比附。

（五）对《金匮要略》的注释与发挥

对《金匮要略》的专门注释，始见于元末明初赵良仁。其后，注释、发挥《金匮要略》者约有 70 家。截至清末，影响较大的医家及著作如下。

1. 赵良仁

赵良仁，字以德，元末明初医家，著有《金匮方衍义》（3 卷），为注释《金匮要略》之第一人。该书以《内经》《难经》之论，阐释《金匮要略》所论杂病脉象、病因病机、证候治法；参照成无己《注解伤寒论》，解释《金匮要略》中有关《伤寒论》的原文或方药，说理透彻，严谨精当。

2. 周扬俊

周扬俊，字禹载，清代医家。其十分推崇赵以德《金匮方衍义》，鉴于该书存在脱漏残缺，故补注其所遗之文，使之成为完整的注本，即《金匮玉函经二注》。

3. 喻昌

喻昌，字嘉言，明末清初医家，著有《医门法律》（6 卷），其中对《伤寒论》《金匮要略》多有阐发和创见。该书卷二至卷六，详细论述六气及杂病证治，并取《金匮要略》各篇有关内容，分列于各病证之下，对《金匮要略》脉、因、证、方等或注或议，多有深刻阐发与解析。

4. 徐彬

徐彬，字忠可，清代医家。其师承喻昌，对张仲景学术研究有一定造诣，著有《金匮要略论注》（24 卷）。该书根据明代徐镕本之次序进行注释，或引经析义，或阐发己见，注重脉证辨析。全书以阐发精当、深刻、平正而著称，是较早的《金匮要略》注释本，具有较高的学术价值。

5. 程林

程林，字云来，清代医家，通晓《内经》《黄帝内经太素》（以下简称《太素》），临床善用经方，著《金匮要略直解》（3 卷）。该书多以《内经》《难经》理论，阐发《金匮要略》要义，融会前人学术思想，并参以自身心得。其注释简要、义理详明，为《金匮要略》注释本中的善本。

6. 沈明宗

沈明宗，字目南，清代医家。潜心于张仲景学术研究，著有《金匮要略编注》（24 卷）。认为《金匮要略》编次失序，非张仲景之原意，遂将《金匮要略》原文重新整理编次，并对原文进行详细通达的注释。

7. 魏荔彤

魏荔彤，字念庭，清代医家，著有《金匮要略方论本义》（3 卷）。该书对《金匮要略》的注释，叙理清晰，于病因病机及治法发挥颇多；在方药上受王晋三《降雪园古方选注》影响，注释也比较精详。

8. 尤怡

尤怡，字在泾，清代医家，对《伤寒论》《金匮要略》均颇有研究，且医术精湛，临证多有效验；著有《金匮要略心典》（3 卷）。该书注释精炼，文笔流畅，在编辑前贤诸书的基础之上，结合自己研读心得及临证经验，阐发经义，颇得要领，影响很大，后世多以该书为研习《金匮要略》的指南。此外，尤怡还著有《金匮翼》（8 卷），重在论述内伤杂病诊治，切合临床实用。

9. 吴谦

吴谦，字六吉，清代医家，曾任太医院院判，主持《医宗金鉴》编写；对《伤寒论》《金匮要略》均颇有研究，参照赵以德本、徐彬等十余家《金匮要略》注本，亲自进行删订整理。书中对原文详加注释，并集各家之说分列于注释之后，以便于学习者掌握。

10. 陈修园

陈念祖，字修园，清代医家，著有《金匮要略浅注》（10 卷）。该书采诸前贤注本之精华，并结合个人心得进行编纂，深得要旨，浅显易懂。其在行文中以小字浅释贯于其间，便于初学者诵读。

三、后世发挥

仲景学说被后世医家广为流传，已经深深印刻在中医学理论与临床的方方面面。历代医家不仅在理论研究方面创见颇多，在临床实践运用仲景经方治疗各科各类疾病方面也取得诸多成就。本文仅从仲景学说研究之视角，探讨后世发挥。学力疏浅，挂一漏万，在所难免。

（一）晋隋唐时期

西晋王叔和致力于张仲景遗论的梳理和研究，对《伤寒杂病论》进行重新编次。他在《伤寒例》中说："伤寒之病，逐日浅深，以施方治。今世人伤寒，或始不早治，或治不对病，或日数久淹，困乃告医。医人又不依次第而治之，则不中病……今搜采仲景旧论，录其证候，诊脉声色，对病真方有神验者，拟防世急也"。说明了王叔和刻意从"仲景旧论"中将伤寒病部分整理出来的良苦用心。宋代林亿等称"自仲景于今八百年，惟王叔和能学之"。金・成无已说："仲景之书，逮今千年，而显用于世者，王叔和之力也"（《注解伤寒论・伤寒例》）。清・徐灵胎说："苟无叔和，安有此书?"（《医学源流论・伤寒论》）由此，王叔和对《伤寒论》的贡献可见一斑。

唐・孙思邈把研究《伤寒论》六经证治的重点放在太阳病，又在"辨脉法"之"风则伤卫，寒则伤营，营卫俱病"的启示下，提出了太阳病的辨治之纲：一则桂枝、二则麻黄、三则青龙。这种研究方法，对后世研究《伤寒论》产生了巨大影响。宋・林亿等认为，此研究方法"亦一时之新意"。明・方有执、清・喻昌等俱受其影响，形成研究伤寒学派之"三纲鼎立"学说。追本溯源，孙思邈实为之肇端，因之，孙思邈乃继王叔和之后又一研究《伤寒论》之著名医家。

（二）宋金元时期

由于此期确立了张仲景医圣之地位，加之政府刊刻《伤寒论》《金匮要略》的广泛流传，以及仲景学说成为医学考试的重要内容，因此研究与发挥仲景学说成为当时医家的重要课题。此期，除了韩祇和、庞安时、朱肱、成无己、许叔微、郭雍等对于伤寒学说的深入钻研与发挥外，刘完素、马宗素、王好古、王履等医家的独特学术观点，也颇具代表性。

刘完素对伤寒深有研究，其弟子马宗素在《伤寒医鉴》中，载述了刘完素研究伤寒所提出的重要观点"六经传受皆是热证"。其曰："守真曰：人之伤寒则为热病，古今一同，通谓之伤寒……六经传受，由浅至深，皆是热证，非阴寒之证，古圣训阴阳为表里，惟仲景深得其意，厥后朱肱编《活人书》，特失仲景本意，将阴阳二字，释作寒热，此差之毫厘，失之千里矣。"这指出伤寒三阴三阳是热传表里之别，非寒热之异。伤寒即热病，六经传变，皆为热病，这是刘完素在伤寒研究中的基本观点。对于《伤寒论》中的阴寒证，马宗素将其归于杂病而排出于伤寒之外，即"阴证者，止为杂病"（《伤寒医鉴》）。这种认识，显然有失偏颇。刘完素在临证之中，以热病论伤寒，以寒凉治伤寒，从而突破了辛温发表、先表后里的成规。故后人有"外感宗仲景，热病用河间"（《明医杂著・医论》）之说。

王好古主张伤寒、杂病合论，内伤、外感互参，而悉统于六经体例。他详明伤寒阴证证治，指出"伤寒古今为一大病，阴证一节，害人为尤速"（《阴证略例・跋》），因而汲取前贤有关阴证论述的精华，并进行了新的阐发。他所说的伤寒内感阴证，是指饮食冷物、误服凉药及口鼻吸入雾湿之气而造成的病证。伤寒内感阴证的明确提出，扩充了阴证的范围并又创制新方，后世“六经钤百病”的观点，与之渊源颇深。

元末明初医家王履认为，伤寒、温暑之治不同。王履曰：“夫伤于寒，有即病者焉，有不即病焉。即病者，发于所感之时；不即病者，过时而发于春、夏也，即病谓之伤寒，不即病谓之温与暑。夫伤寒、温、暑，其类虽殊，其所受之原，则不殊也……由其类之殊，故施治不得以相混。以所称而混其治，宜乎贻祸后人。”又曰：“后人能知仲景之书，本为即病者设，不为不即病者设。”而“今人虽以治伤寒法治温、暑，亦不过借用耳，非仲景立法之本意也”“夫仲景立法，天下后世之权衡也，故可借焉，以为他病用。虽然，岂特可借以治温暑而已，凡杂病之治，莫不可借也。今人因伤寒治法，可借以治温、暑，遂谓其法通为伤寒、温暑设。吁！此非识流而昧原者欤?”王履指出，对于温热病，“仲景必别有治法，今不见者，亡之也”（《医经溯洄集·张仲景伤寒立法考》）。他根据温暑的病变特点，提出以清里热为主治温热。至此，王履从概念、病机、治则等方面，全面鉴别伤寒与温病，才“始能脱却伤寒，辨证温病”（《温病条辨》）。温病学理论体系的创立与崛起，是伤寒学术发展史上的一个重大转折点。至此，伤寒学概念的内涵和外延均发生重大变化，研究的对象和范围也因之而有较大变更。同时，外感热病理论体系架构得以完全建立，中医学临床辨证论治体系因之而趋于完善。

在宋金元时期，研究伤寒诸家除以上所述者外，还有一些医家著书立说，此时对于伤寒的学术研究已经广泛展开，无论在理论或临床诊治方面，都趋于完善，为后世伤寒学的学术争鸣创造了条件。

（三）明清时期

明清时期，研究伤寒学气氛浓厚，逐步形成了多个学派互相争鸣的局面。此时期研究伤寒学的主要学派有错简重订派、维护旧论派和辨证论治派等三个主要伤寒学术流派，是伤寒诸家不同学术观点争鸣的结果，推动了伤寒学术研究的发展，促使伤寒学术研究达到了一个新的水平。

温病学说的兴起，在很大程度上也是受到了《伤寒论》的影响。在病机传变方面，清初叶天士根据《内经》有关卫气营血生理功能和《伤寒论》六经辨证中有关卫气营血病变机理的论述，结合自己丰富的临床实践，认识到温病的发生发展，主要是卫气营血的病机变化，从而总结概括为“卫之后方言气，营之后方言血。在卫汗之可也，到气才可清气，入营犹可透热转气，入血就恐耗血动血，直须凉血散血”的温病辨治规律，并进而指出：“辨营卫气血虽与伤寒同，若论治法则与伤寒大异也。”继叶天士之后的吴鞠通，在《伤寒论》有关上中下三焦病位概念和六经脏腑病机的理论启发下，总结叶天士治疗温热病的经验和他自己的实践体会，认为温病的病机变化规律，主要与三焦所属脏腑的病变有关，即上焦肺与心包，中焦脾与胃，下焦肝与肾。其治疗原则是“治上焦如羽，非轻不举；治中焦如衡，非平不安；治下焦如权，非重不沉”，概称为“三焦辨证”。《伤寒论》六经的实质精神，是对外感疾病的病机变化规律加以理论概括，用以指导辨证施治，并说明病变的表里、轻重及虚实的相互转化规律。卫气营血、三焦辨证的实际意义，亦复如此。由此可见，温病学的卫气营血、三焦辨证，是《伤寒论》六经辨证理论的进一步发展。

在治法方剂方面，温病学说也充分体现了对张仲景思想的继承与发挥。如伤寒传里化热，每多热伤阴液之变，《伤寒论》清热、攻下、养阴诸法，均为清热救阴而设。温病为阳热之邪致病，更易热盛伤阴，所以温病学家每多直接采用白虎、承气、栀豉、黄芩、黄连阿胶汤等以清热救阴。并根据温病的临床实际而另辟新径，或法不离仲景而不泥守其方，或方虽师法前贤而用药则有所取舍。叶天士言“入营犹可透热转气”“入血就恐耗血动血，直须凉血散血”，就是在《伤寒论》“清法”的基础上而有新的发展。如叶天士指出：“伤寒邪热在里，劫烁津液，下之宜猛，此多湿邪内搏，下之宜轻。伤寒大便溏为邪已尽，不可再下；湿温病大便溏为邪未尽，必大便硬，慎不可再攻”，指明了湿热挟滞，里结阳明，与伤寒燥屎内结而成腑实者，攻下原则虽同，但方法则有所区别。再如，《伤寒论》治阳明腑实证，只有大承气汤、小承气汤、调胃承气汤，而吴鞠通《温病条辨》则在三承气汤基础上又扩展了六个承气类方剂。审其为下后邪气复聚者，主以护胃承气汤；腑实阴亏者，主以增液承气汤；腑实兼痰热阻肺者，主以宣白承气汤；腑实兼小肠热盛者，主以导赤承气汤；腑实兼热闭心包者，主以牛黄承气汤；腑实兼气阴伤者，主以新加黄龙汤。《伤寒论》炙甘草汤，后人又名复脉汤，原为通阳复脉、滋阴补血之剂，吴鞠通于此方去参桂姜枣之补阳，“加白芍以收三阴之阴”，名加减复脉汤，以治热伤肾阴邪少虚多之证，变温补之方而为滋填之剂，并由此增损而为加减复脉汤、救逆汤、大定风珠等方，以应临床需要，足见其运用古方之妙。

此外，温病学术流派中有部分医家，尽管临床面对的是温病，但其诊治观点与方法悉遵张仲景思想，主要代表者为陆懋修，后世有恽铁樵和章巨膺等。其主要观点认为，温病的诊治内容在《伤寒论》中原本就有，伤寒的阳明病就是温病。如陆懋修说：“病之始自阳明者为温，即始自太阳而已入阳明者亦为温”，总之“质而言之，温病者阳明也”。基于这一观点，陆懋修提出，温病初起当用葛根芩连汤辛凉解散，如此则病邪外达，一汗而解，热退身凉，脉静神清。若热邪入里，则应专清里热，用白虎汤或栀子豉汤辛寒泻热，里邪一清，外邪自解。若成腑实，则用承气辈攻下。并从《伤寒论》中选取近 20 首方，作为治疗温病的方药。如葛根芩连汤、大承气汤（小承气汤、调胃承气汤）、白虎汤（白虎加参汤）、栀子豉汤（栀子甘草汤、枳实栀子豉汤、栀子柏皮汤）、黄芩汤、小陷胸汤、大黄黄连泻心汤、茵陈蒿汤、麻子仁汤、四逆散、白头翁汤、黄连阿胶汤、猪苓汤等。在临床治疗温病过程中，能够充分汲取温病清灵用药之特点。如陆懋修《不谢方》中治疗伤寒成温、春温两方，都以葛根芩连汤作底，用金银花、连翘、薄荷、桑叶、竹叶、牛蒡、栀子、桔梗等辛凉透达上窍。再如治痧疹方，虽用葛根芩连汤，但去黄连，增入金银花、连翘、升麻、柴胡、栀子、牛蒡、玄参、赤芍等，足见张仲景“观其脉症，随证治之”之精神。

四、国外流传

张仲景关于伤寒与杂病的学术思想，在亚洲周边国家广为流传。其中最具代表者，为日本与韩国。

（一）在日本的流传

据考，早在公元 753 年鉴真东渡成功之后，随行释智慧即在日本讲解张仲景《伤寒论》，还列举了主要药物的功效。日本学者藤原佐世于公元 897 年编成的《日本国见在书目》，收载的 167 种医药学著作中，含《张仲景方》9卷。丹波康赖于公元984年著成《医心方》，其中也有《张仲景方》的相关引文。

真正引发日本学者深入研究张仲景学说的时间，应从室町时代明应年间（1492—1500）开始。当时，世代为医的坂净运，赴明朝学习张仲景学术，归国时带回《伤寒杂病论》。他大力传播张仲景学术，名噪当时，先后撰写了《新椅方》《遇仙方》《续添鸿宝秘要钞》等。

其后，日本关东地区的永田德本，又起而倡导张仲景医说，被日本后世汉医誉为“古方派的先驱者”。永田德本深感张仲景重实证、重经验，其学术更高一筹，便积极倡导之。时至江户时代，日本学术界掀起了儒学复古运动。当时有些医家，认为古朴的张仲景医学是从纯粹的观察和实践中总结出来，以方证对应的形式写成的，而且再现率较高，是一种经验实证主义的医学。持这种观念的医家，逐渐形成了汉方医学的“古方派”。

江户时代的汉医界，较早脱颖而出倡导张仲景学说的，是名古屋玄医。名古屋玄医对《伤寒论》和《金匮要略》表现出强烈的兴趣，并且越到晚年越致力于张仲景学术的研究。在临床实践中，他主张“依仲景之意，而不拘泥于仲景之方”（《丹水子》序）。他认为自己就象孟子打开被杨子和墨子阻塞的孔子之学那样，打开了被刘完素和朱丹溪阻塞的张仲景学术发展之路，且以此为自豪。

继名古屋玄医之后，出现的另一位具有创新思想的医家是后藤艮山。后藤艮山摒弃了传统的病因病机学说，提出“气滞”是导致所有疾病的原因，因而提倡“一气留滞论”。后藤艮山的弟子中，最有影响的是香川修庵。香川修庵医学思想的核心是，古今医书之中，只有《伤寒论》最重要，《内经》《难经》也杂有邪说，并影响到《伤寒论》中也杂有臆测之论，宋元以下诸说则无可取。他突出强调了《伤寒论》的学术地位和价值。这在古方派的形成过程中，是具有倡导作用的开创性见解，使当时的医风为之一变，古方派医学开始兴起，并很快颇为盛行。

时值江户中期，日本医界出现了一位颇有影响的医家——吉益东洞，堪称汉方医学古方派的代表人物。他的医学思想和学术观点，对当时以至近现代日本汉方医学的发展，产生了极为深刻的影响。吉益东洞既尊张仲景为师表，刻苦钻研《伤寒论》，又同时研读《内经》《难经》等。在涉猎各家学说之后，他认为扁鹊为医之大宗，除张仲景之外，自淳于意以下诸医都是阴阳之医，不足效仿，故在医籍之中也惟独推重《伤寒论》。吉益东洞提出“万病一毒论”，从《伤寒论》和《金匮要略》中选出220首方，加以分类，结合自身经验体会，在各方后列出适应证，名之为《类聚方》；又选出173方，附论证治验，称为《方极》；更据本草和张仲景医书，以驱疾治病为要旨，考核各药功用，而撰《药徵》和《药徵续编》。在诊断上，他还注重腹诊，认为腹是有生之本，百病必根于腹，故诊病必候其腹。日本汉医伤寒派腹诊之所以影响深远，流传至今，与吉益东洞的大力倡导有重要关系。

传承张仲景学说的“古方派”，极大地影响了数百年日本医药学的发展，后世涌现出山胁东洋、中西深斋、村井琴山、吉益南涯等名家，近现代以汤本求真、大塚敬节、山田正珍等为代表。

综上所述，古方派医家在传承和发挥张仲景学说的过程中，形成了自身的学术特色。主要有三点：其一，排斥《内经》，崇尚《伤寒论》，注重实证亲试；其二，倡导一元论的病因学说，主张方证相对，突出腹诊，恪守古方；其三，将荷兰医学融入汉方医学中，创“汉兰折衷”之先河。

（二）在韩国的流传

据史料记载，韩国统一新罗时代（668—936）及此前，未见张仲景著作传入。如孝昭王元年（692），统一新罗首次从中国输入医学书籍，717年阴历二月开设了药殿，有专门的医博士教授医学知识，所讲科目为“《本草》《甲乙》《素问》《针》《脉》《明堂》《难经》”，而其中未见张仲景之文献。目前尚无《伤寒论》《金匮要略》传入韩国年代的具体记载。高丽时代（918—1392）、朝鲜时代（1392—1860），韩国医家主要接受的是金元医学的影响，以及本土乡药理论的影响，或有间接对张仲景学说的吸纳，但见诸文献者非常少见。

直到朝鲜时代末期，出现了李济马的《东医寿世保元》，《伤寒论》才真正在学术上受到了重视，渗透并直接影响了韩医学的发展。李济马在《寿世保元》“医源论”中，高度评价张仲景、朱肱、许浚等医家，在书中最多引用的是张仲景《伤寒论》。《东医寿世保元》中引用《伤寒论》条文所占的比例，少阴人表病证22/36（条），里病证27/46（条）；少阳人表病证10/16（条），里病证4/16（条）；太阴人表病证2/2（条），里病证1/16（条）；太阳人表病证0/2（条），里病证0/3（条）。全书应用文献22种137条引用文中，《伤寒论》占据66条，将近一半。由此可见，张仲景学说对韩国“四象医学”形成之影响。

20世纪中叶，随着韩国汉医学的重新定义和韩医科大学和研究所的相继建立，韩国汉医学的发展输入了新的血液，仲景学说已经成为重要对象，受到文献、理论与临床研究各方面的广泛关注。

综上所述，张仲景《伤寒杂病论》对中医理论与实践发展的影响是巨大的、深远的。作为中医学术发展史上最为杰出的医学家，上古经方学派的杰出传人，中医外感疾病和内伤杂病辨证论治体系的创始人，中医临床医学及方剂学的奠基者，张仲景被后世尊为“医圣”。其创立的融理、法、方、药为一体的辨证思维模式垂范后世，成为后世临床医学的规矩准绳，也为金元医学之中兴、明清医学之繁荣、近世医学之创新，乃至于邻国传统医学之发展，注入了永续动力。

中国中医科学院中医基础理论研究所　潘桂娟　陈曦

黑龙江中医药大学　桑希生

【参考文献】

［1］张仲景．伤寒论［M］．北京：人民卫生出版社，2005.

［2］张仲景．金匮要略方论［M］．北京：人民卫生出版社，1973.

［3］张仲景．金匮玉函经（影印本）［M］．北京：人民卫生出版社，1955.

［4］王叔和．脉经［M］．北京：人民卫生出版社，2007.

［5］皇甫谧．针灸甲乙经［M］．北京：人民卫生出版社，2006.

［6］孙思邈．备急千金要方（影印本）［M］．北京：人民卫生出版社，1982.

［7］孙思邈．千金翼方（影印本）［M］．北京：人民卫生出版社，1955.

［8］王溥．唐会要［M］．北京：中华书局，1955.

［9］王怀隐等．太平圣惠方［M］．北京：人民卫生出版社，1959.

［10］庞安时．伤寒总病论［M］．北京：人民卫生出版社，1989.

［11］朱肱．活人书［M］．北京：人民卫生出版社，1993.

［12］刘景超．许叔微医学全书［M］．北京：中国中医药出版社，2006.

［13］郭雍．伤寒补亡论［M］．北京：人民卫生出版社，1994.

［14］周守忠．历代名医蒙求［M］．北京：人民卫生出版社，1955.

［15］赵升．朝野类要［M］．北京：中华书局，2007.

［16］成无己．注解伤寒论［M］．北京：人民卫生出版社，1956.

［17］马宗素．刘河间伤寒医鉴［M］．北京：中华书局，1985.

［18］王好古．阴证略例［M］．南京：江苏科学技术出版社，1985.

［19］王履．医经溯洄集［M］．北京：人民卫生出版社，1993.

［20］叶天士．种福堂公选良方［M］．北京：人民卫生出版社，1992.

［21］吴瑭．温病条辨［M］．北京：人民卫生出版社，2012.

［22］李培生．伤寒论讲义［M］．北京：人民卫生出版社，1985.

［23］李克光．金匮要略讲义［M］．北京：人民卫生出版社，1985.

［24］马继兴．中医文献学［M］．上海：上海科学技术出版社，1990.

［25］潘桂娟，樊正伦．日本汉方医学［M］．北京：中国中医药出版社，1994.

［26］叶发正．伤寒学术史［M］．武汉：华中师范大学出版社，1995.

［27］钱超尘．伤寒论文献通考［M］．北京：学苑出版社，2000.

［28］钱超尘，温长路．张仲景研究集成［M］．北京：中医古籍出版社，2004.

［29］严世芸．中医医家学说及学术思想史［M］．北京：中国中医药出版社，2005.

［30］鲁兆麟．中医各家学说专论［M］．北京：人民卫生出版社，2009.

［31］杨进．温病学理论与实践［M］．北京：人民卫生出版社，2009.

[32] 潘桂娟. 日本汉方医学的起源与兴衰 [J]. 中华中医药杂志, 2005, 20 (12): 712 - 715.

[33] 张慧蕊, 梁永宣.《太平圣惠方》中的淳化本《伤寒论》[J]. 北京中医药大学学报, 2014, 37 (1): 15 - 17.

[34] 小高修司, 冈田研吉, 牧角和宏. 关于《伤寒论》的古与今——围绕《太平圣惠方》与宋版《伤寒论》展开的话题 [J]. 国医论坛, 2008, 23 (9): 1 - 6.

[35] 王玉川. 关于"江南诸师秘仲景要方不传"之我见 [J]. 北京中医药大学学报, 1998, 21 (7): 2.

[36] 沈凤阁. 论《伤寒论》对温病学发展的影响 [J]. 江苏中医杂志, 1982, 257 (5): 1 - 4.

[37] 赵绍琴. 温病治法是《伤寒论》治法的补充与发展 [J]. 中医杂志, 1986, 849 (11): 48 - 49.

[38] 李恩娃.《伤寒论》在韩国的学术发展史研究 [D]. 北京: 北京中医药大学, 2005.

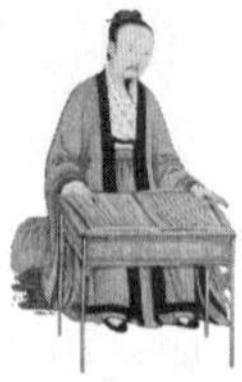

王叔和

内容提要

王叔和，名熙，生活于公元 3 世纪，生卒年代无法定考，西晋高平（今山东邹城东南，一说山西省高平市）人。王叔和早年随家族南下荆襄，一生“穷研方脉，精意诊切”，选取《内经》《难经》及扁鹊、华佗、张仲景等医家的有关论述，并结合自己的临床经验，著成《脉经》10 卷，97 篇，内容包括脉形、诊脉方法、脉象与脏腑关系、脉象阴阳分辨以及妇人、小儿脉的辨识等。该书不仅完善和推广“独取寸口”的诊法，而且整理归纳出 24 种脉象名称，奠定了脉名种类的基础，并将脉象主病与证候辨识、治法方（针）药结合起来，对魏晋以后中医的脉学发展起到了巨大的促进作用。此外，王叔和距张仲景生活年代较近，《脉经》保存了张仲景对伤寒辨证论治的主要内容，成为现行《伤寒论》的主要部分，对后世研究、发展伤寒学说具有导向意义。

【概述】

一、生平简介

关于王叔和的生卒年代，目前可依据之材料少之又少，主要是依据三个时间点，即皇甫谧《针灸甲乙经》所载、王粲生卒年以及张仲景医论成书的年代。目前考证，张仲景的生卒年约为150—219年，这样王叔和生年的上限至少是170年以后。此外，若《针灸甲乙经·序》所载张仲景为王粲（仲宣）诊病劝其服五石汤之事可信，且王叔和与王仲宣同乡一道，年龄相仿，或必亲见张仲景，其后借“太医令”职务之便，搜集、整理张仲景遗论及厘定脉学之事才能顺次而出。今人考证，王粲的生卒年约为176—217年，《伤寒杂病论》成书于205—210年，且皇甫谧于魏甘露元年（256）前后仍整理编著《针灸甲乙经》时，王叔和或已离世。因此，王叔和的生活年代普遍被认为是170—255年。

现存王叔和墓址有两处。一处在湖北襄阳，另一处在湖北麻城县。清《襄阳县志》曾载：“（叔和）晋乱，寓居襄阳。”此说虽能启发线索，却无史证可查。宋大仁等人考察，襄阳墓址可能是衣冠冢。至于麻城王姓家谱开篇称王叔和为“远祖叔和公”，但因此家谱元明以下之事颇详，元明以上之事未载，证据仍显不足，有待进一步研究。

王叔和是魏晋时期中医学术发展承上启下的关键人物。《三国志·魏书》及《晋史》未对王叔和立传，目前也仅知道王叔和“通经史，穷研方脉，精意诊切，洞识修养之道”（唐代甘伯宗《名医传》）。宋代林亿等在《校定脉经·序》等序疏中，首定其为“西晋高平人”。近代学者章太炎曾写《王叔和考》及《张仲景事状考》，从《太平御览·卷七百二十》引东晋名士张湛（高湛）《养生论》和《备急千金要方》中“河东卫汎记”考证出王叔和，名熙。1986年8月，济宁市中医学会、兖州矿务局中医分会、邹县中医学会组织发起并召开了“王叔和里籍论证暨中医学术报告会”，经过与会医史专家、学者论证，一致认为王叔和的里籍是山东。进一步考证，古高平实今山东省邹县西南郭里集，因其境内有高平山而得名。加之东晋名士张湛及王粲俱出自山东古高平，因此，王叔和里籍基本定论。

余嘉锡《四库提要辨证》云：“疑叔和亦尝至荆州依表，因得受学于仲景，故撰次其书。其后刘琮以荆州降，乃与仲宣同归曹操，遂仕于魏，为其太医令。此虽无明文可考，然可以意想而得之者。”循着这条线索，出现了三位与王叔和交往及活动有关的人物。其中，高平王氏家族之王粲，因西京扰乱，南奔荆州依附刘表（刘表曾学于王粲祖父王畅），叔和因与其同姓，加之乡谊，同处荆州，之间必有交往。因皇甫谧在《针灸甲乙经》序中记载张仲景与王粲交往并对其最终病亡作出预见之说，于是王叔和与张仲景之间“师生”关系才可得以建立。孙思邈在《备急千金要方》卷二十六“食治”篇中引“河东卫汎记”曰：“高平王熙称：食不欲杂，杂则或有所犯。”张仲景弟子卫汎直呼王叔和之名，或可推断，卫汎与王叔和有过交往。余嘉锡《四库提要辨证》断言：“（王叔和）与仲景弟子卫汎交游，当可亲见仲景。”章太炎《张仲景事状考》推测说：“仲景生南阳，仕为长沙太守，南阳、长沙皆荆州部，故得与仲宣相遇。”可作为补充证据。

由于史传资料的缺乏，目前也只能大致推测王叔和自幼受到良好的文化熏陶，通晓经史百家，喜好方术，旁涉古典医经，后因时局动荡，为避战乱，随家移居荆州。其后王叔和得遇张仲景弟子卫汛，深受其熏染，逐渐对医学发生兴趣，并立志钻研医道。王叔和潜心研读魏晋时期名医著作，并虚心向当时名医张仲景求教，博采众长，医术日精。由于其医术高明，208 年，当曹操南下征战荆州刘表，王叔和与王粲同归曹后始任魏“太医令”。

从目前所见文献来看，王叔和“性度沉静，尤好著述”（唐·甘伯宗《名医传》）。文献所载，署名王叔和的著作有 10 余种，主要集中于对脉学以及对张仲景学说的论述。经宋、明、清几代学者的考订，惟有《脉经》流传至今，其余如《张仲景方》《张仲景辨伤寒》《王叔和论病》《张仲景疗妇人方》《张仲景评病要方》《张仲景脉经》等均已亡佚，真假难辨；至于《脉诀》《脉赋》《脉诀机要》《脉诀发蒙》《小儿脉诀》《脉诀须知》《脉诀图要》等，虽确系托名王叔和所作，却于宋元之间流传甚广。

二、著作介绍

王叔和的代表著作为《脉经》。《脉经》共 10 卷，97 篇。卷一，论述人脉寸、关、尺三部，持脉之法有浮、中、沉，病脉体象有 24 种（浮、芤、洪、滑、数、促、弦、紧、沉、伏、革、实、微、涩、细、软、弱、虚、散、缓、迟、结、代、动），以及平脉、疾病将瘥和难愈脉候。卷二，论关前、关后脉象，以及寸口、人迎、神门等部位的脉象阴阳虚实变化与所主脏腑经络病变，寸、关、尺各部脉象主病与治疗，奇经八脉的脉象主病。卷三，为脏腑的平脉、死脉。卷四，论“遍诊法”与独取寸口脉法的各部脉象主病，论杂病的各种病脉，各种亏损病证以及决死生脉候。卷五，辑扁鹊和仲景脉法、扁鹊与华佗察色闻声要诀。卷六，论脏腑病机与病证。卷七，论述汗、吐、下、温、灸、刺、火、水等八法的适应证与禁忌证，热病诸证与死候。卷八，论各种杂病的脉症并诊。卷九，阐述妇儿科诸病机制、脉症与预后。卷十，为“手检图二十一部”。然图已佚，文字亦有残缺，仅存论脉的“前、后、左、右、上、下、中央”诊法以及各种脉象主病等内容。

《脉经》成书后，古本多传，然却讹误错出，经北宋林亿等人校刊后开始流行。目前所存最早传本是敦煌写本《王叔和脉经》残卷（S. 8289）。传世刊本主要有：嘉定元年（1208）广西漕司刻本与宋嘉定十年（1217）何大任刻本。1984 年人民卫生出版社出版的《脉经校释》，对原书做了系统、全面的校勘、注释。

【学术思想】

一、学术渊源

（一）整理脉学文献

现有的研究文献表明，东汉末期脉学知识虽然丰富，但却比较散乱；相当一部分脉诊理论知识，分散在同时期医家的临床医学著作中。因此，《脉经·序》所言："今撰集岐伯以来，逮于华佗，经论要诀，合为十卷""百病根源，各以类例相从，声色证候，靡不赅备"，应是可信的。

1. 参引《内经》

《内经》虽然保留了大量的脉学素材，但缺乏明确的标准，没有明确的概念，容易混淆。王叔和撰著《脉经》时，引用了大量《内经》原文，结构安排上或合并、或拆分，仅在个别处做了处理。通过比较可以发现，《脉经》引用了《素问》中的第 10、17、18、19、20、22、28、32、80 等篇中的内容，集中见于《脉经》的卷三及卷六，散见于卷一、卷四及卷七。

2. 参引《难经》

《难经》本以阐明《内经》要旨为主。《脉经》与《难经》两书相同内容达 2700 字，占《难经》内容近 1/3，而且《脉经》几乎复制了《难经》的编写体例。需要注意的是，《脉经》绝非仅仅是引述《难经》内容，在引文形式上，或原文照录，或合并，或拆分，个别处也存在文字的增减，或文字顺序的不同。

3. 参引古佚脉书

《脉经》引用了诸多古佚医书，计有《脉法》（见《脉经·卷一·第七》）、《扁鹊阴阳脉法》（见《脉经·卷五·第二》）、《扁鹊脉法》（见《脉经·卷五·第三》）、《扁鹊诊诸反逆死脉要诀》（见《脉经·卷五·第五》）；望诊之《扁鹊华佗察声色要诀》（见《脉经·卷五·第四》）、《四时经》（见《脉经·卷三》）等。尽管明清以来有学者对以上古佚医书多有考证及辑佚，甚至对宋代整理《脉经》经过多有微词，终因缺乏依据而语焉难详。

4. 增广时贤

据《脉经》自序所云，王叔和曾得见王、阮、傅、戴、吴、葛、吕、张等八家脉论实录。由于文史资料缺乏，此八人具体身份实难考定，然其为两汉、三国名医当无疑。笔者推测，《脉经》所录入"王脉""相脉"及"囚脉"等术数，以及《脉经》第十卷所载针灸配穴、"手检图"残卷等内容，或与此八家学术相关。

（二）辑集仲景医论

《脉经》以"脉"为名，除保存了晋以前大量的有关诊脉方法、脉象原理等方面的资料之外，书中几乎转录了张仲景《伤寒杂病论》的全部内容，并成为目前所见《伤寒论》《金匮要略》的最古传本。因此，《脉经》亦堪称为"经"。从《脉经》序文所谓"和鹊至妙，犹或加思；仲景明审，亦候形证。一毫有疑，则考校以求验，故伤寒有承气之戒，呕哕发下焦之问"之语推测，王叔和对于张仲景医术应是比较推崇的。

根据皇甫谧《针灸甲乙经》序文所言，王叔和"选论"张仲景医论而非全部。其目的，正如王叔和在《伤寒例》中所云："今搜采仲景旧论，录其证候、诊脉声色、对病真方有神验者，拟防世急也"。今本《脉经》，是经过北宋校正医书局林亿等校正后的传本，除在编次体例上进行调整之外，又将王叔和所收集的《伤寒杂病论》中的部分条文进行删削而成。即便如此，将今本《脉经》与今本《伤寒论》比较后可以看出，《脉经》中所引《伤寒论》的内容主要集中在卷七，计有《伤寒论》条文 398 条中的 315 条，其余散见于卷一、卷六及卷八（其中平脉法主要集中在卷一，辨脉法散见于卷八）。另据崔锡章考定，《脉经》中共有《金匮要略》条文282条，约占其书除杂疗方外399条的70%，并广及《金匮要略》卷一至卷二十二。这些条文相对集中于《脉经》的卷八（228条），散见于卷三（5条）、卷六（13条）、卷九（36条），内容涉及针灸、妇科、儿科、外感疾病、内科杂病等。

虽然我们很难探究王叔和学医之启蒙方式、动机，以及王叔和如何通过与王粲的亲属关系，或与卫汛交谊之实，并最终与张仲景产生“授受关系”的线索，但联系宋臣削删《脉经》方药之事，以及今本《伤寒论》卷一及卷二“辨脉法”“平脉法”及“伤寒例”3篇，以及卷七“辨不可发汗病脉证并治法”以下8篇均出自《脉经》之说，从理论上推测王叔和对张仲景医论应有不少发挥，而且这种发挥是按照“平脉辨证”的思路，对张仲景“辨证论治”的初步研究。

二、学术特色

（一）定位寸口，凭脉辨证

“独取寸口”，是《内经》遍身“三部九候”诊法基础上的一种过渡形式。《难经·十八难》提出“脉有三部，部有四经”，以及十二经脉在寸、关、尺相应部位等一整套切脉诊法，另以五行相生之说为依据规定了寸、关、尺三部归属，初步形成了“独取寸口”的理论体系。王叔和继承《难经》所论，为求病之所起，规定寸口三部位置，即以腕后拇指侧高骨的部位为关，关前为寸，关后为尺。进一步易“经脉”为“脏腑”，规定了寸口三部脏腑配位，即左手依次候心小肠、肝胆、肾膀胱，右手依次候肺大肠、脾胃、肾膀胱。既已知脏腑在人体所在位置及寸口诊脉部位对应原则，于是需要一种可以了解人体营卫气血的盛衰、脏腑虚实病变，审察病机，进而指导临床针药的方法，这便是张仲景原创之“平（凭）脉辨证”。《脉经》卷一至卷六论脉部分，将张仲景著作中有关论脉的文字直接引用并明确标注即是明证。所不同的是，张仲景脉学多集中在诊脉部位、基本脉象及其主病脉法的运用等诸多方面，而王叔和受魏晋时期医经、经方与针灸逐渐融合风气的影响，结合个人实践经验和理论认识，将古代医学文献散载的30余种脉名进行整理，归纳为浮、芤、洪、滑、数、促、弦、紧、沉、伏、革、实、微、涩、细、软、弱、虚、散、缓、迟、结、代、动24种。最终实现了有脉可“凭”的“平脉辨证”诊疗模式。

（二）脏腑循经，脉因症治

《脉经》关于脏腑经络学说和针灸疗法的论述占据了相当大的篇幅，其中理论部分多取自《素问》《灵枢》《难经》诸经，并糅合古佚脉书精华，终在“针药并用”的思路上，实现了寸口脉象、病因、临床表现，以及汤液针灸的统一。以脾胃为例，《脉经》卷六引《灵枢·经脉》所言：“是主脾所生病者，舌本痛，体不能动摇，食不下，烦心，心下急痛，寒疟，溏瘕泄，水闭，黄疸，好卧，不能食肉，唇青，强立股膝内痛，厥，足大指不用”。其后，王叔和套入寸口脉诊法后，脾胃病可有虚实之别。如实证者，其云：“右手关上脉阴阳俱实者，足太阴与阳明经俱实也。病苦脾胀，腹坚，抢胁下痛，胃气不转，大便难，时反泄利，腹中痛上冲肺肝，动五脏，并喘鸣，多惊，身热汗不出，喉痹，精少”。（《脉经》卷二）如虚证者，其云：“右手关上脉阴阳俱虚者，足太阴与阳明经俱虚也。病苦胃中如空状，少气不足以息，四逆寒，泄注不已。”（《脉经》卷二）更进一步，首言脉象，按照脉、症、病、治的线索，判断疾病之表里、阴阳、虚实，确定汤液针灸补泻之法，如下。

关脉浮，腹满不欲食。浮为虚满，宜服平胃丸、茯苓汤，生姜前胡汤，针胃管，先泻后补之。

关脉紧，心下苦满，急痛。脉紧者为实，宜服茱萸当归汤，又大黄汤，两治之良，针巨阙、下管，泻之。

关脉微，胃中冷，心下拘急。宜服附子汤、生姜汤，附子丸，针巨阙，补之。

关脉数，胃中有客热。宜服知母丸，除热汤，针巨阙、上管，泻之。

关脉缓，其人不欲食，此胃气不调，脾气不足。宜服平胃丸、补脾汤，针章门，补之。

关脉滑，胃中有热。滑为热实，以气满故不欲食，食即吐逆，宜服紫菀汤下之，太平胃丸，针胃管，泻之。

关脉弦，胃中有寒，心下厥逆，此以胃气虚故尔。宜服茱萸汤，温调饮食，针胃管，补之。

关脉弱，胃气虚，胃中有客热。脉弱为虚热作病，其说云有热不可大攻之，热去则寒起。止宜服竹叶汤，针胃管，补之。

……

关脉迟，胃中寒。宜服桂枝丸，茱萸汤，针胃脘，补之。

关脉实，胃中痛。宜服栀子汤，茱萸乌头丸，针胃脘，补之。

关脉牢，脾胃气塞，盛热，即腹满响响。宜服紫菀丸、泻脾丸，针灸胃管，泻之。

关脉细，脾胃虚，腹满。宜服生姜茱萸蜀椒汤、白薇丸，针灸三管。

关脉洪，胃中热，必烦满。宜服平胃丸，针胃管，先泻后补之。

此外，《脉经》对于不同脉象的临床意义有如下论述：一是对脉象主病进行原则概括，如“迟则为寒，缓则为虚，洪则为热”；二是结合脉、证、病机、治疗进行综合总结，如“寸口脉滑，阳实，胸中壅满吐逆，宜服前胡汤，针太阳巨阙泻之”之类。其中，有许多脉象主病的可贵认识。其云：“寸口脉芤吐血，微芤者衄血。空虚血去故也。宜服竹皮汤、黄芪汤，灸膻中。”指出失血者血脉空虚，故见芤脉，并治以黄芪汤等补益气血。又言：“疟脉自弦，弦数多热，弦迟多寒，微则为虚，代散则死。”如此等等。《脉经》以后医家，虽增加了许多内容，终因脉诊难以掌握，多流于形式。正如清代名医柯琴所言：“自有《脉经》以来，诸家继起，各以脉名取胜，泛而不切，漫无指归。”

（三）诊妇儿脉，启示来学

《脉经》卷九，主要论述了妇产科相关内容。如关于妊娠不同时期及临产时脉象。其云：“肾名胞门、子户，尺中，肾脉也。尺中之脉按之不绝，法妊娠也。”“妊娠初时，寸微小，呼吸五至，三月而尺数也。脉滑疾，重以手按之散者，胎已三月也。脉重手按之不散，但疾不滑者，五月也。”其次，最早记载了十月养胎之法，强调手太阳、太阴两经与月经、乳汁生成密切相关，并明确指出妊娠期间应慎用针灸疗法等，其内容亦被后世多次转引。其三，首载诊脉测男女之法，如“左疾为男，右疾为女”“左手沉实为男，右手浮大为女”“尺脉左偏大为男，右偏大为女”。双胞胎的脉象特征为左右“俱疾为生二子”“左右手俱沉实，猥生二男；左右手俱浮大，猥生二女”。虽然方法不可取，亦不足为据，确是流传最广的脉法之一。

《脉经》卷九还列举了不同时期妊娠的脉象及其预后。如："妇人怀妊，三月而渴，其脉反迟者，欲为水分。复腹痛者，必堕胎""五月六月，脉数者，必向坏；脉紧者，必胞漏；脉迟者，必腹满而喘。浮者，必水坏为肿""妇人怀躯六月七月，暴下斗余水，其胎必倚而堕，此非时孤浆预下故也"等。这些内容虽有论而无方，亦为《金匮要略》所未备。

王叔和关于小儿脉象的论述相对粗简，仍留给后人许多启发。其中最值得称道的是"变蒸"之说。隋唐以降医家对此说虽多有阐发，内容不断补充，其说益繁，然亦存在相关争端。另外，王叔和对小儿生理脉象的描述亦较为恰当。例如，《脉经·卷一》云："小儿四、五岁，脉呼吸八至，细数者，吉。"《脉经·卷九》云："诊小儿脉，多雀斗，要以三部脉为主。"至于小儿患病的异常脉象，《脉经》卷九载有飧泄、囟陷等杂病的脉证和预后的论述。如"小儿大便赤，青瓣，飧泻"病，其预后转归在于"手足寒""手足温"之不同。另，"小儿病而囟陷入"者，若"口唇干，目皮反，口中出气冷，足与头相抵，卧不举身，手足四肢垂，其卧正直如得缚，其掌中冷，皆死"；小儿危症，如"汗出如珠，著身不流"，预后不佳；小儿病久，"头毛皆上逆"者预后不佳；"耳间青脉起"多伴有肢体掣痛症状。事实上，这种通过"望诊"判断小儿病情轻重的方法，至今仍是临床所必备的。

（四）明于寒温，阐发伏气

温病之名，首见于《素问·生气通天论》"冬伤于寒，春必病温"的论述。其后，《难经·五十八难》云："伤寒有五，有中风，有伤寒，有湿温，有热病，有温病。"今本《伤寒论》亦明确指出："太阳病，发热而渴，不恶寒者为温病，若发汗已，身灼热者，名风温。"王叔和"搜采仲景旧论"，于"伤寒例"中对温病的病因病机及其分类上有所创新。首先，王叔和明于寒温之别，提出"时行之气"说，指出："凡时行者，春时应暖，而复大寒；夏时应大热，而反大凉；秋气应凉，而反大寒；冬时应寒，而反大温。此非其时而有其气，是以一岁之中，长幼之病多相似者，此则时行之气也。"此说较好地解释了四季气候的反常与发病的关系。其次，王叔和在"伤寒例"中着力阐发《内经》伏气温病说，其云："冬令严寒，万类深藏，君子固密，则不伤于寒，触冒之者，乃名伤寒耳……中而即病者，名曰伤寒；不即病者，寒毒藏于肌肤，至春变为温病，至夏变为暑病。暑病者，热极重于温也……从立春节后，其中无暴大寒，又不冰雪，而有人壮热为病者，此属春时阳气，发于冬时伏寒，变为温病"。这种寒邪内伏，至春夏自内外发而成伏气温病的观点，是对《内经》"冬伤于寒，春必病温"的进一步发挥。另有，伤寒后"更感异气，转为温病"者，"若阳脉浮滑，阴脉濡弱者，更遇于风，变为风温；阳脉洪数，阴脉实大者，遇温热变为温毒，温毒为病最重也；阳脉濡弱，阴脉弦紧者，更遇温气，变为温疫"（"伤寒例"）。关于治法，"伤寒例"云："时气不和，便当早言，寻其邪由，及在腠理，以时治之，罕有不愈者。患人忍之，数日乃说，邪气入脏，则难为制。……若或差迟，病即传变，虽欲除治，必难为力。""凡治温病，可刺五十九穴。"考《灵枢》有"热病，取之诸阳五十九穴"之语。成无己云："刺以泻其热，而出其汗；实其阴，而补其不足。"王叔和此法，上承经旨，以清热养阴作为治疗温病的大法，足以启发后世温病学研究之用。总之，王叔和关于温病的认识，论述虽然粗略，但在分类和治法上已有突破，对温病学之发展可谓贡献不小。

【临证经验】

一、月经病诊治

《脉经》首次提出“月经”之名，记载“激经”“居经”“避年”及月经一月两行之说，对后世影响巨大。其次，补充了月经病病机理论。例如，王叔和将“津血同源”说应用于妇科月经病的辨证中；提出不但吐下后伤津可致月经量少，而且荣卫亏虚、里有微寒亦可引发经闭不通；当治以养血散寒，使阴津充足，运行流畅，荣卫调和，则经水自然来复。再者，王叔和在张仲景“产后郁冒”的基础上，提出经期误汗导致表里俱虚，则可出现“经期郁冒”。此外，《脉经》对于经色描述有“五色崩”之说，“白崩者，形如涕；赤崩者，形如绛津；黄崩者，形如烂瓜；青崩者，形如蓝色；黑崩者，形如虾血也”。至《诸病源候论·妇人杂病诸候》，则提出“崩中五色”“漏下五色”及“崩中漏下五色”，始为临床医家所识。

《脉经·卷九》还出现了问答形式的病案讨论，从文字、体例、内容看，与《金匮要略》类似，是十分珍贵的妇科资料。兹摘录两则医案如下。

案例1

有一妇人，年五十所，病但苦背痛，时时腹中痛，少食多厌，喜胀，其脉阳微，关、尺小紧，形脉不相应，愿知所说？师曰：当问病者饮食何如？假令病者言，（我）不欲饮食，闻谷气臭者，病为在上焦。假令病者言，（我）少多为欲食，不食亦可，病为在中焦。假令病者言，（我）自饮食如故，病为在下焦，为病属带下。当以带下治之。

（《脉经·平带下绝产无子亡血居经证第四》）

按语：带下，是指带下量明显增多，色、质、气味异常，或伴有全身或局部症状。临床表现常见白带增多、绵绵不断，腰痛，神疲等；或见赤白相兼，或五色杂下，或脓浊样，有臭气等。带下多由饮食不节，劳倦过度；或忧思气结，损伤脾气；或房事不节，年老久病，损伤肾气，脾肾不能运化水湿，带脉失约，以及恣食厚味酿生湿热；或情志不畅，肝郁脾虚，湿热下注；或感受湿毒、寒湿等引起。此案凭脉问诊，实为临床多见，侧面反映了王叔和临床经验之丰富，临床并非仅限于脉诊之一端。

案例2

有一妇人病，饮食如故，烦热不得卧，而反倚息者，何也？师曰：得病转胞，不得溺也。何以故？师曰：此人故肌盛，头举身满，今反羸瘦，头举中空感，胞系了戾，故致此病，但利小便则愈，宜服肾气丸，此中有茯苓故也。

（《脉经·平阴中寒转胞阴吹阴生疮脱下证第七》）

按语：本案虽名转胞，但就治法反推病机，更似膀胱病。考转胞病，临床表现为脐下急痛，小便不通。胞，通脬，膀胱也，又称胞转、转脬。《诸病源候论·小便病诸候》曰：“胞屈辟不通，名胞转。其病状，脐下急痛，小便不通是也。”因强忍小便，如忍尿疾走、忍尿入房、饱食忍尿等；或寒热所迫，或惊忧暴怒，气迫膀胱，使膀胱屈戾不舒所致。治年老者宜补肾，用金匮肾气丸、六味地黄丸等方。考察原文，此妇人“故肌盛，头举身满”“今反羸瘦，头举中空感，胞系了戾”“饮食如故，烦热不得卧”等，此病证表现，正如《杂病源流犀烛·膀胱源流》所云：“膀胱病者，热结下焦，小腹苦满，胞转，小便不利，令人发狂。”读者宜细审。

二、论不孕症病机

王叔和于《脉经·卷九》对于不孕症病机的认识十分深刻。其一，“脉微弱而涩，年少得此为无子，中年得此为绝产”，这里分别用“无子”和“绝产”来区别原发性不孕和继发性不孕。其二，“妇人少腹冷，恶寒久，年少者得之，此为无子；年大者得之，绝产……师曰：少阴脉浮而紧。紧则疝瘕，腹中痛，半产而堕伤。浮则亡血，绝产，恶寒。师曰：肥人脉细，胞有寒，故令少子。其色黄者，胸上有寒。”这里“少腹冷，恶寒”及“胞有寒”等，提示阳虚寒凝导致不孕；至于“疝瘕”“亡血”等虽据脉论证，实则提示继发性不孕之可能因素。除此之外，“年少者”“年大者”“肥人”等论，体现了因人制宜的原则。

三、杂病治例

（一）泄泻

王叔和《脉经》有关病证的内容，大多采自《内经》《难经》《伤寒杂病论》，其独立见解较少，对泄泻的相关论述也是如此，但依据脉诊以辨泄泻的脏腑病位则是其特色。

其一，脏腑虚实，确定病机。《脉经·卷二》论左手寸口诊候心与小肠，其脉浮沉俱虚者为心与小肠俱虚，可见洞泄。右手寸口诊候肺与大肠，其脉浮取而虚者为大肠虚，可见肠鸣，泄白。右手关部诊候脾与胃，其脉沉取而虚者为脾虚，可见泄注，腹满，肠鸣，霍乱；若其脉浮沉俱实者为脾胃实证，可见泄利，腹痛等；若其脉浮沉俱虚者为脾胃虚证，可见泄注不已。两手尺部诊候肾与膀胱，右手尺脉浮沉俱虚者为肾与膀胱虚证，可见洞泄，寒泄等。

其二，治疗方面，针药结合。王叔和除引用《内经》《伤寒杂病论》的内容外，仍强调辨证论治，扶正祛邪，大致可分为几种情况。一是虚寒之证采用温补法。如《脉经·卷七》所言：“下利，欲食者，就当温之。”代表方如当归四逆汤。二是针对脾虚滑泄用收涩法。如《脉经·卷二》云：“关脉濡，苦虚冷，脾气弱，重下病。宜服赤石脂汤、女萎丸，针关元，补之。”三是针对有形实邪用泻下法。如《脉经·卷八》谓：“下利而腹痛满，为寒实，当下之。”四是针对水饮内停用利小便法。如《脉经·卷二》云：“关脉伏，中焦有水气，溏泄。宜服水银丸，针关元，利小便，溏泄便止。”五是针对邪实在上用涌吐法。如《脉经·卷七》云：“病胸上诸实，胸中郁郁而痛不能食，欲使人按之，而反有浊唾，下利日十余行，其脉反迟，寸口微滑，此可吐之，吐之利即止。”

关于泄泻的预后，《难经·十七难》从脉证顺逆关系的角度，认为“病若大腹而泄者，脉当微细而涩，反紧大而滑者，死也”，即阴证见阳脉，脉证相逆，预后不良。《脉经·卷四》也从脉证关系的角度加以判断。指出：“洞泄，食不化，不得留，下脓血，脉微小迟者，生；紧急者，死。”“泄注，脉缓时小结者，生；浮大数者，死。”即虚证见虚脉，脉证相符者预后较好；若虚证见实脉，脉证不符者预后不良。《华氏中藏经》上承《内经》《难经》，下启易水，论兼诸家，卓识独见，对后世医家有着深远的影响。全书以脏腑辨证为核心，理法方药完备，其精妙独到的医论、诊疾察病的经验、遣方用药的思路都颇有可法之处，是一部有相当学术价值的医学文献。该书虽没有泄泻的专篇论述，但在有关脏腑虚实寒热的脉证中对泄泻也有所涉及，主要反映在脾胃虚寒以及小肠、大肠的病证中。如《华氏中藏经·卷上》云：“脾气虚则大便滑，小便利，汗出不止，五液注下为五色。”“胃气……虚则肠鸣胀满，引水，滑泄。”“小肠……虚则寒生，寒则泄浓血，或泄黑水。”“大肠……寒则溏泄，热则垢重。”由此可知，《华氏中藏经》对泄泻的预后判断亦如此法。

（二）肾实

肾实证，是指肾病邪气盛实出现的证候，多由寒热、水湿、瘀血等邪留阻肾脏、经络，或壅闭其窍道所致。《脉经》充分肯定肾实证的客观存在性，为今人临床治疗疾病提供思路。

首先，《脉经·平虚实第十》关于“虚实”，提出：“人有三虚三实，何谓也？然：有脉之虚实，有病之虚实，有诊之虚实。脉之虚实者，脉来软者为虚，牢者为实。病之虚实者，出者为虚，入者为实”。至于《脉经·平妊娠胎动血分水分吐下腹痛证第二》曰：“寸口脉微而弱，气血俱虚”，此即为诊之虚实。

其次，《脉经》卷二对肾实病证有较为具体的阐述。如“肾实热者，病苦膀胱胀闭，小腹与腰脊相引痛也。”“左手关后尺中阴实者，肾实也。苦恍惚健忘，目视䀮䀮，耳聋怅怅善鸣，刺足少阴经，治阴。”“左手尺中神门以后脉阴实者，足少阴经也。病苦膀胱胀闭，少腹与腰脊相引痛。”“右手尺中神门以后脉阴实者，足少阴经也。病苦痹，身热心痛，脊胁相引痛，足逆热烦。”唐·孙思邈《备急千金要方·肾虚实第二》进一步补充说：“左手尺中神门以后脉阴实者，足少阴经也。病苦舌燥咽肿，心烦嗌干，胸胁时痛，喘咳汗出，小腹胀满。腰背强急，体重骨热。小便赤黄，好怒好忘，足下热疼，四肢黑，耳聋，名曰肾实热也”“右手尺中神门以后脉阴实者，足少阴经也。病苦痹，身热心痛，脊胁引痛，足逆热烦，名曰肾实热也”。

《脉经》对肾实病证的治疗甚少论述，只在《脉经·平三关阴阳二十四气脉第一》中提到“刺足少阴经，治阴”。隋唐医家多有阐述，如隋·巢元方《诸病源候论·肾病候》具体描述了肾气实的证候，并明言肾实宜泻的治疗原则。“肾气盛为志有余，则腹胀，飧泄，体肿，喘咳，汗出憎风，面目黑，小便黄，是为肾气实也，则宜泻之。”唐·孙思邈《备急千金要方·肾虚实第二》则记载了治疗肾实热的相关方剂。如其云：“治肾实热，小腹胀满，四肢正黑，耳聋，梦腰脊离解及伏水等，气急，泻肾汤方”“治肾热，好怒好忘，耳听无闻，四肢满急，腰背转动强直方”“治肾热，小便黄赤不出，出如栀子汁，或如黄柏汁，每欲小便即茎头痛方”。《备急千金要方·肾劳第三》曰：“治肾劳实热，小腹胀满，小便黄赤，末有余沥，数而少，茎中痛，阴囊生疮，栀子汤方。”《备急千金要方·骨极第五》则曰：“治骨极，主肾热病，则膀胱不通，大小便闭塞，颜焦枯黑，耳鸣虚热，三黄汤方。”另外，《备急千金要方·耳病第八》等也有零散的论述，可供读者参考。

（三）肺痿

肺痿，是指肺叶痿弱不用，临床以咳吐浊唾涎沫为主症，为肺脏的慢性虚损性疾患。肺痿病名，最早见于《金匮要略·肺痿肺痈咳嗽上气病脉证治》所云："寸口脉数，其人咳，口中反有浊唾涎沫者何？师曰：为肺痿之病。"历代医家均认识到肺痿是多种肺系疾病的慢性转归，故常与相关疾病合并叙述，并且提示肺痈、肺痨、久嗽、喘哮等伤肺，均有转化成为肺痿的可能。现结合王叔和《脉经》收入《伤寒杂病论》内容，补充认识如下。

王叔和之前，《素问·痿论》首先有将肺与痿联系起来的论述，言："肺热叶焦，则皮毛虚弱急薄，著则生痿躄也"。虽然提出了肺脏气热致痿的病机，却并非真正意义的肺痿。《金匮要略》首次对肺痿的病因病机、临床表现及治疗进行论述。如"寸口脉数，其人咳，口中反有浊唾涎沫者何？师曰：为肺痿之病。"对因咳为肺痿及肺痿吐涎沫而不咳的病机做了初步探讨。如"热在上焦者，因咳为肺痿。肺痿之病，从何得之？师曰：或从汗出，或从呕吐，或从消渴，小便利数，或从便难，又被快药下利，重亡津液，故得之。"又如"肺痿吐涎沫而不咳者，其人不渴，必遗尿，小便数。所以然者，以上虚不能制下故也。此为肺中冷，必眩，多涎唾，甘草干姜汤以温之"。分析《金匮要略》所论，肺痿是指肺脏功能痿弱不振之病，属于脏痿。其或因汗、吐、利、下导致津液重亡，上焦阴虚内热，肺失濡润而成，或由上焦虚冷而致。临床以张口短气、唾沫为主症，虚热证见脉虚数而咳吐浊唾涎沫，虚寒证见不咳、不渴，多涎唾，小便数甚则遗尿。

与今本《金匮要略》比较，王叔和对肺痿病因病机的认识有所发展，并补充了临床症状、治疗方药、鉴别诊断等。《脉经·卷八·平肺痿肺痈咳逆上气痰饮脉证第十五》论肺痿的病因病机曰："热在上焦者，因咳为肺痿。肺痿之病，从何得之？师曰：或从汗出，或从呕吐，或从消渴，小便利数，或从便难，又被快药下利，重亡津液，故得之。"论肺痿的脉症曰："寸口脉不出，而反发汗，阳脉早索，阴脉不涩，三焦踟蹰，入而不出。阴脉不涩，身体反冷，其内反烦，多吐唇燥，小便反难，此为肺痿，伤于津液。便如烂瓜，亦如豚脑，但坐发汗故也。"对肺痿的治疗，亦采用了《金匮要略》甘草干姜汤。论肺痿的鉴别诊断则曰："咳而口中自有津液，舌上苔滑，此为浮寒，非肺痿也。""咳唾脓血，脉数虚者，为肺痿。脉数实者，为肺痈。"另外，《脉经》对肺痿的预后轻重已有所认识，指出："肺痿咳唾，咽燥欲饮水者，自愈。自张口者，短气也"。

【后世影响】

一、历代评价

对于王叔和在脉学方面的成就和贡献，历代医家均予以充分肯定和高度评价。从《脉经》撰成所引文献来看，王叔和当时占有大量脉学文献资料。其结合临床实际，去芜存菁，分类编排，参以己见，融会贯通，列述24种脉象，使脉学知识系统化，可谓厥功至伟。有关王叔和及其脉学成就的评价，如唐代甘伯宗《名医录》谓："性度沉静，通经史，穷研方脉，精意诊切，洞识摄养之道，深晓疗病之说"。明代李濂《医史》记载："王叔和，高平人也。仕西晋为太医令。性度沉靖，潜心方脉，精意诊切，洞识摄养之道。平生雅好著述，乃本黄帝《素问》、秦越人《八十一难》，暨张仲景、华元化之书，撰《脉经》十卷，凡九十七篇，叙阴阳表里，辨三部九候，分人迎气口神门，条十二经，二十四气，奇经八脉，五脏六腑三焦四时之疴，粲如指掌。其文约，其旨远，其理奥，使人占外以知内，见死而别生，按其法而用之，厥验如神，毫发不爽。自《难经》之后，阐明脉旨，殆无余蕴。"又云："夫自王氏《脉经》出，而海内学医之士，咸知所宗，论者以为经络之龟鉴，攻疗之梯航，广仁术而利天下，厥功甚溥。"

至于王叔和整理仲景遗论析成《伤寒论》之事，历代医家褒贬不一。褒之者，肯定"错简"之实，认为王叔和有功于此。如金代成无己《注解伤寒论》称："仲景《伤寒论》得显用于世，而不堕于地者，叔和之力也。"宋·林亿、高保衡等所作《校正金匮玉函经疏》说："仲景之书，及今八百余年，不坠于地者，皆其力也。"明代徐椿所作《金匮要略方论序》说："《金匮方论》三卷、《伤寒论》十卷，似西晋王叔和选集撰次后，俗传书名也。"贬之者，推测王叔和"重编"之事，或"得之口授"，或"拆为二书"，或"附以己意"，或"改移篡乱"，或"增入诸篇"，但缺少史料支持。其中最具代表性的医家，如元代王履《医经溯洄集》提出："异其既以自己之说，混于仲景所言之中，又以杂脉、杂病纷纭并载于卷首，故使玉石不分，主客相乱。若先备仲景之言，而次附己说，明书其名，则不致惑于后人，而累仲景矣。"

笔者以为，王叔和距离张仲景生活年代较近，所见张仲景遗论，应较接近张仲景著作原貌，《脉经》使《伤寒论》得以保存并流传后世。王叔和继承之余，对后世发挥、完善、补充、研究、发展伤寒学说等最具导向意义。

二、学派传承

王叔和《脉经》，通过引录亡佚医籍，为传承医学文献做出了重要的贡献。《脉经》是王叔和以脉学理论为核心线索，汇集魏晋以前医学文献而撰成。就目前所知，除《内经》《难经》之外，其余《脉法赞》《四时经》《张仲景论脉》《扁鹊阴阳脉法》《扁鹊脉法》《扁鹊华佗察声色要诀》《扁鹊诊诸反逆死脉要诀》等署名扁鹊、张仲景、华佗诸家所撰医籍濒临亡佚之际，幸得王叔和以转抄或节抄、引用等运用方式才得以部分保留。更重要的是，在一部《脉经》中能涉及保留如此众多的古佚医书，是十分难得的。王叔和此举不仅为我们研究脉学理论的形成提供了丰富的内容，而且对于古医籍佚书之考释，对古医籍版本源流研究，以及对存世古医籍演变之考察，甚至对中医学术源流之考证，均有十分重要的参考价值。

三、后世发挥

《脉经》所论脉学"心中易了""指下难明"，加之文字艰涩，令学习者望而生畏。至宋代雕版印刷术普及，出现了假借王叔和之名的《脉诀》，此书以诗歌形式载文，咏读容易，文字易懂，又冒王叔和之名，为初学者追捧，一度较之《脉经》流传更广。《脉诀》之后，还派生出不少的脉诀类著作。其中，《脉赋》《脉诀发蒙》《脉诀提要》《脉诀图要》《脉诀辨真》《孩子脉论》(《王氏叔和小儿脉诀》）等均属名"王叔和撰"，并有刊刻与流行的记载。南宋时期，关于署名王叔和《脉诀》的辨伪及批判工作逐渐开始，其以《脉诀》为错误，以王叔和《脉经》包括圣贤经典为正确进行争辩，但代表性的人物却多非医家。至元代戴启宗的《脉诀刊误》和明代李时珍的《濒湖脉学》出现，从实际批判《脉诀》，《脉诀》才渐渐淡出。这里需要说明的是，《脉诀》类著作也不乏佳作。如宋代崔嘉彦撰《崔氏脉诀》一卷，以四言歌诀的形式阐述脉学义理，论脉以“浮、沉、迟、数为宗”，对后世脉学有相当影响，明代李言闻曾予补订，改名《四言举要》，李时珍将其辑入《濒湖脉学》中。

四、国外流传

《脉经》成书之后，在唐代以前就已传入朝鲜、日本等周边国家，并作为医学生的必修课程。如日本自奈良时代（710—794）开始，根据朝廷颁布的《大宝律令·医疾令》，医学各科讲习书目就包括《脉经》。

此外据考证，元仁宗皇庆二年（1313），波斯（伊朗）学者兼医生拉什德·阿尔丁·阿尔哈姆丹尼主持编纂了一部波斯文的中国医学百科全书，名为《伊尔汗的中国科学宝藏》，参加编译工作的医生和学者，有波斯人、汉人和波斯裔中国人。这部丛书包括四部中国医著的译本，第一部便是《王叔和脉诀》的全译本。

综上所述，王叔和整理并撰成《脉经》无可置疑。王叔和的主要学术成就是，系统整理和总结前人脉学知识，结合个人实践经验，将正常脉象及异常变化类列为脉象24种，编撰《脉经》沿用古今且传播海外，成为古今医家诊脉之准则。同时，由于王叔和年代距离张仲景不远，有机会搜集和整理张仲景的著作，将张仲景学术流传后世。因此，对于中医学术的传承与发展来说，王叔和的贡献是巨大的。《脉经》不但极大地推动了中医诊断学的发展，而且奠定了张仲景学术的研究基础，至今仍具有很高的学术价值。有趣的是，历代初涉临床的年轻中医师，常被告诫说：“熟读王叔和，不如临证多”。这主要是提示，学医者应该将理论学习与临床实践紧密地结合起来。但实际上，“不但临证多，还要熟读王叔和”。作为中医师，务必掌握并传承“脉诊”这门中医的基本功。

陕西省中医医院　呼兴华

【参考文献】

[1] 王叔和. 脉经 [M]. 上海：上海卫生出版社，1957.
[2] 丹波康赖. 医心方 [M]. 北京：人民卫生出版社，1955.
[3] 秦越人. 难经集注 [M]. 北京：人民卫生出版社，1956.
[4] 孙思邈. 备急千金要方 [M]. 北京：人民卫生出版社，1955.
[5] 丹波元胤. 中国医籍考 [M]. 北京：人民卫生出版社，1956.
[6] 陈邦贤. 中国医学史 [M]. 北京：商务印书馆，1957.
[7] 王叔和. 脉经（影印本）[M]. 北京：科技卫生出版社，1957.
[8] 罔西为人. 宋以前医籍考 [M]. 北京：人民卫生出版社，1958.
[9] 戴起宗. 脉诀刊误 [M]. 上海：上海科学技术出版社，1958.
[10] 王冰注. 黄帝内经素问 [M]. 北京：人民卫生出版社，1963.
[11] 灵枢经 [M]. 北京：人民卫生出版社，1963.
[12] 俞慎初. 中国医学简史 [M]. 福州：福建科学技术出版社，1983.
[13] 福州市人民医院校释. 脉经校释 [M]. 北京：人民卫生出版社，1984.
[14] 江育仁. 中医儿科学 [M]. 上海：上海科学技术出版社，1985.
[15] 孔健民. 中国医学史纲 [M]. 北京：人民卫生出版社，1988.
[16] 马继兴. 敦煌古医籍考释 [M]. 南昌：江西科学技术出版社，1988.
[17] 王罗珍，李鼎.《奇经八脉考》校注 [M]. 上海：上海科学技术出版社，1990.
[18] 马继兴. 中医文献学 [M]. 上海：上海科学技术出版社，1990.
[19] 沈炎南. 中医古籍整理丛书重刊・脉经校注 [M]. 北京：人民卫生出版社，1991.
[20] 马继兴. 马王堆古医书考释 [M]. 长沙：湖南科学技术出版社，1992.
[21] 沈炎南. 中医古籍整理丛书重刊・脉经语译 [M]. 北京：人民卫生出版社，1993.
[22] 钱超尘. 伤寒论文献通考 [M]. 北京：学苑出版社，1993.
[23] 王叔和撰；吴承玉，王鲁芬主编. 脉经 [M]. 北京：中国医药科技出版社，1998.
[24] 张灿岬. 中医古籍文献学 [M]. 北京：人民卫生出版社，1998.
[25] 李经纬. 中国医学通史 [M]. 北京：人民卫生出版社，2000.
[26] 王叔和. 脉经——中医经典诵读丛书 [M]. 北京：人民军医出版社，2005.
[27] 张仲景. 伤寒论 [M]. 北京：人民卫生出版社，2005.
[28] 张仲景. 金匮要略 [M]. 北京：人民卫生出版社，2005.
[29] 李建民. 发现古脉 [M]. 北京：社会科学文献出版社，2007.
[30] 王叔和撰；韩永贤译. 脉经新译 [M]. 北京：学苑出版社，2006.
[31] 严建民. 远古中国医学史 [M]. 北京：中医古籍出版社，2006.

[32] 廖育群. 岐黄医道 [M]. 海南: 海南出版社, 2008.
[33] 福州市人民医院校释. 脉经校释 [M]. 北京: 人民卫生出版社, 2009.
[34] 王叔和. 脉经 [M]. 北京: 科技文献出版社, 2010.
[35] 王竹星. 脉经白话精解 [M]. 天津: 天津科学技术出版社, 2010.
[36] 王叔和. 景宋本脉经 [M]. 北京: 学苑出版社, 2011.
[37] 王叔和. 脉经 [M]. 北京: 中国医药科技出版社, 2011.
[38] 王叔和撰; 韩永贤译. 脉经新译 [M]. 北京: 学苑出版社, 2011.
[39] 周幸来. 脉经白话图解 [M]. 大连: 辽宁科学技术出版社, 2012.
[40] 杨士孝. 二十六史医家传记新注 [M]. 沈阳: 辽宁大学出版社, 1986.
[41] 中国中医研究院. 王叔和及其在医学上的贡献 [J]. 中医杂志, 1957 (3): 154.
[42] 高铭暄. 王叔和与《脉经》[J]. 赤脚医生杂志, 1979, 19 (4): 45.
[43] 毛光骅. 我国第一部诊断专著——《脉经》[J]. 河南赤脚医生, 1979 (4): 62－63.
[44] 史亦谦.《伤寒论》与《脉经》条文之异 [J]. 浙江中医学院学报, 1980 (4): 21.
[45] 宋大仁, 徐春霖. 伟大医学家王叔和的生平与遗迹的考察并论述其脉学成就 [J]. 中医药学报, 1980 (21): 35－41.
[46] 宋大仁, 徐春霖. 伟大医学家王叔和的生平与遗迹的考察并论述其脉学成就 (续完) [J]. 中医药学报, 1980 (3): 1－5.
[47] 刘冠军, 严玉林. 王叔和《脉经》对针灸医学的贡献 [J]. 吉林中医药, 1981 (1): 1－6.
[48] 朱鸿铭. 王叔和籍贯考证——与宋大仁同志商榷 [J]. 中医药学报, 1981 (1): 57－59.
[49] 万方. 也谈王叔和任魏太医令及其卒年 [J]. 中医药学报, 1981 (2): 45－47.
[50] 高纪武.《脉经》序 [J]. 陕西中医函授, 1981 (2): 35－38.
[51] 魏稼. 略论王叔和对针灸学的贡献 [J]. 河南中医, 1981 (6): 22－23.
[52] 王建公. 直译《脉经序》[J]. 陕西中医函授, 1982 (5): 51－52.
[53] 田代华, 邵冠勇, 丛林. 王叔和精理《脉经》[J]. 山东中医杂志, 1983 (3): 64－66.
[54] 尚启东. 伤寒例篇非王叔和所作 [J]. 安徽中医学院学报, 1983 (4): 49－50.
[55] 李义广. 魏晋名医王叔和生平事迹初探 [J]. 山西师院学报 (社会科学版), 1983 (10): 86－87.
[56] 赵恩俭. 王叔和"撰次"《伤寒论》问题 [J]. 天津中医学院学报, 1983 (21): 3－4.
[57] 李永年, 孔庆凤. 王叔和下江南 [J]. 中医函授通讯, 1984 (8): 165.
[58] 孟庆云. 王叔和对祖国医学的贡献 [J]. 黑龙江中医药, 1984 (8): 49－51.
[59] 沈炎南, 杜同仿.《脉经》《脉诀》《脉诀刊误》《濒湖脉学》介绍. 中医杂志, 1984 (9): 27.
[60] 竹剑平. 试论王叔和对温病学说的贡献 [J]. 中医药学报, 1984 (12): 28－30.
[61] 陈梦来. 王叔和的生平及学术贡献 [J]. 陕西中医, 1985 (1): 44－45.
[62] 孙志远, 何传毅. 王叔和编次《伤寒论》之功不可没——《脉经》《伤寒论》相关条文辨析

[J]. 上海中医药杂志，1985（4）：43－44.
[63] 朱鸿铭. 王叔和的学术思想及其伟大贡献 [J]. 安徽中医学院学报，1985（7）：24－26.
[64] 方春阳.《伤寒例》是否王叔和伪托之我见 [J]. 河南中医，1985（7）：15－16.
[65] 袁立道. 王叔和与脉诊研究方法 [J]. 新中医，1985（11）：51－52.
[66] 长青. 王叔和 [J]. 山西中医，1986（5）：40.
[67] 朱承山，陈焕孜. 王叔和籍贯考 [J]. 山东中医学院学报，1988，12（1）：38－40.
[68] 陈连顺.《脉经》与仲景脉学 [J]. 江西中医药，1989（4）：5－6.
[69] 茹东民，李富华，张生民. 王叔和生平里籍考 [J]. 山东中医学院学报，1989（5）：35－36.
[70] 孙坦村.《脉经》有关妊娠病证治的探析 [J]. 福建中医药，1991（3）：12－14.
[71] 王长瀛，王叔和与《伤寒例》[J]. 国医论坛，1992（4）：1－3.
[72] 朱鸿铭，朱传伟. 王叔和外感时病理论的临床意义 [J]. 山东中医学院学报，1994（7）：231－232.
[73] 张海燕，彭如惠.《脉经》的学术特色初探 [J]. 湖南中医杂志，1995（12）：2－3.
[74] 赵峻岭，魏连海. 浅谈王叔和的针灸学成就 [J]. 针灸临床杂志，1997（5）：8－9.
[75] 崔锡章.《脉经》引用古佚医书考 [J]. 中国中医基础医学杂志，1999（7）：48－51.
[76] 崔锡章.《脉经》中《金匮要略》条文的研究 [J]. 中国医药学报，2001，03：24－26.
[77] 李毅，刘旭，文秀华. 初探《脉经》对中医学术的重要贡献 [J]. 山西中医，2004（10）：1－3.
[78] 张年顺，张向群. 王叔和的籍贯考 [J]. 北京中医药大学学报. 2004，27（6）：16－17.
[79] 汪碧涛. 高扬王叔和发展襄樊医学事业 [J]. 中南民族大学学报（人文社会科学版），2004（12）：72－73.
[80] 陈小燕，严惠芳. 浅谈《脉经》对中医诊断学的重要贡献 [J]. 河北中医，2006（5）：385－386.
[81] 蒋力生. 略论《脉经》的学术成就与版本系统 [J]. 江西中医药，2007，38（289）：79－80.
[82] 邸若虹，吕春华，袁久林，等.《脉经》中妇产科学术特点 [J]. 上海中医药大学学报，2007，21（5）：23－25.
[83] 蔡彦.《脉经》对仲景脉学的发挥 [J]. 中华中医药学刊，2008，26（10）：2276－2278.
[84] 徐静. 付峻岭. 论王叔和对《伤寒论》的卓越贡献 [J]. 黄冈职业技术学院学报，2013，15（4）：105－108.
[85] 洪梅. 中医脉诊与阿拉伯医学《医典》中脉诊的对比研究 [D]. 北京：北京中医药大学，2005.
[86] 秦恩甲，孟柯. 王叔和事状新考 [C] //全国张仲景学术思想及医方应用研讨会论文集，2001.

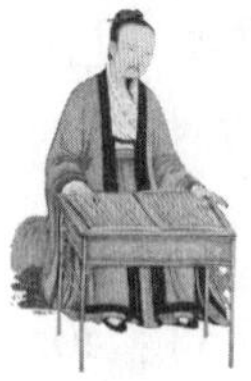

皇甫谧

内容提要

皇甫谧，字士安，幼名静，自号玄晏先生，生于东汉建安二十年（215），卒于西晋太康三年（282），安定朝那（今甘肃省灵台县）人，魏晋时期著名医家，以编撰《针灸甲乙经》而闻名于世。皇甫谧运用"事类相从"的整理研究方法，首次类编了《内经》，保留了《内经》和《明堂孔穴针灸治要》的大部分内容，具有很高的文献价值，集《内经》经络学说之精要，使经络学说得以系统表述，并阐述经络与腧穴的关系，开创性地以部列穴，具有其合理性和临床价值。《针灸甲乙经》丰富了腧穴理论，对刺灸操作进行了规范和补充；保存了《明堂孔穴针灸治要》的腧穴治疗内容，并结合《内经》进行了整理，在穴位主治规律、郄穴理论、募穴理论、腧穴配伍等方面均有新的建树。由于皇甫谧为针灸学的发展奠定了坚实基础，故被后世称为"针灸学鼻祖"，其著作在国内外皆有流传并产生了广泛的影响。

【概述】

一、生平简介

皇甫谧，字士安，幼名静，自号玄晏先生，生于东汉建安二十年（215），卒于西晋太康三年（282），安定朝那（今甘肃省灵台县）人，魏晋时期著名医家，以编撰《针灸甲乙经》而闻名于世。同时，皇甫谧也是一位文学家与历史学家，并著有多部文史类著作。

皇甫谧出身于东汉名门世族，在其父时家道衰落，自幼过继给叔父，徙居新安（今河南渑池），40 岁时才回到朝那故居。皇甫谧生活于魏晋时期，兵祸连接，民生艰难。目睹当时的社会状况，皇甫谧对仕途十分厌恶。因此，其至死都未曾出任官职，“惟以著述为务”，成为一代布衣学者。

皇甫谧中年之后，努力钻研医学，尽心于学术研究，“耽玩典籍，忘寝与食”，以致被人称为“书淫”。其“博综典籍百家之言”，“惟以著述为务”，就是在身染风痹疾后，“犹手不辍卷”（《晋书·皇甫谧传》），从而给后人留下了大量的著述。尽管今已十不存一二，但篇目可考的还有 12 种，包括史学 5 种、文集 2 种、历法 1 种、医书 3 种等。

皇甫谧所著医书 3 种是：《黄帝三部针灸甲乙经》10 卷；《皇甫士安依诸方撰》1 卷，已佚；《论寒食散方》2 卷，现仅在《诸病源候论》及《医心方》中，尚保留其部分内容，是研究寒食散的重要文献。其中，《针灸甲乙经》，自隋唐以来一直被视为重要典籍，为针灸之准绳，在国内外享有盛誉，影响深远。

皇甫谧其他方面的著作，有史学 5 种：《帝王世纪》10 卷，《高士传》6 卷，《逸士传》1 卷，《列女传》6 卷及《郡国志》；文集 2 种：《皇甫谧集》2 卷，录 1 卷，《玄晏春秋》3 卷。历法 1 种：《年历》6 卷；《鬼谷子注》今已不存。

皇甫谧在医学方面的突出成就是编撰《针灸甲乙经》，使经络学说得以系统表述；阐述经络与腧穴的关系，开创性地以部列穴，具有其合理性和临床价值；丰富了腧穴理论，对刺灸操作进行了规范和补充；保存了《明堂孔穴针灸治要》的腧穴治疗内容，并结合《内经》进行了整理，在穴位主治规律、郄穴理论、募穴理论、腧穴配伍等方面均有新的建树。

总之，皇甫谧是魏晋之际一位博学多才的医学家、文学家与历史学家。不仅在医学史上享有盛名，而且在文学、史学方面也有造诣。由于皇甫谧为针灸学术的发展奠定了坚实基础，做出了杰出的贡献，故被后世称为“针灸学鼻祖”，其著作《针灸甲乙经》在国内外皆有流传并产生了广泛的影响。

二、著作介绍

《针灸甲乙经》，又名《黄帝甲乙经》《黄帝三部针灸甲乙经》，简称《甲乙经》，是我国第一部针灸学专著。全书共计 12 卷，128 篇。其内容大致为：卷一，16 篇，论脏腑、气血津液；卷二，7篇，论经络；卷三，35篇，论腧穴；卷四，3篇，论脉诊；卷五，7篇，论刺灸法；卷六，12篇，论病因病机；卷七至卷十二，48篇，论临床各科疾病的针灸治疗。如此按基础理论、经络腧穴、病因病机、诊断、刺灸操作、临床治疗的编排次序，系统而有条理，对后世影响甚大。唐代《备急千金要方》《外台秘要》等有关针灸的内容多取材于此书，北宋官修针灸腧穴专书《铜人腧穴针灸图经》，也是以本书第三卷为基础加以扩充而成。在唐代及稍后的日本、朝鲜等国医事律令中，本书均被列为中医学之必修教材，足显其在中医学中的经典地位。

【学术思想】

一、学术渊源

皇甫谧基于《素问》《针经》（即《灵枢》）《明堂孔穴针灸治要》三部著作，编撰《针灸甲乙经》。《针灸甲乙经》"自序"中，介绍了上古、中古、近代的医学源流、名医及名著。从皇甫谧对医学历史的回顾来看，说明《针灸甲乙经》是有继承性的，是继往开来、承前启后的一部总结性著作。皇甫谧在该书自序中，首先说明编写《针灸甲乙经》的资料，来自《素问》《针经》《明堂孔穴针灸治要》三部著作。其次，说明重编的原因，一是觉得这些书"文多重复，错互非一"；二是自己有病，不得善法。再次，说明重编的方法，是"使事类相从，删其浮辞，除其重复，论其精要"。最后特别强调精通医道的重要性，以引起人们对医道的重视。《新校正黄帝针灸甲乙经·序》曰："晋皇甫谧博综典籍百家之言，沉静寡欲，有高尚之志。得风痹，因而学医，习览经方，遂臻至妙。取《黄帝素问》《针经》《明堂》三部之书，撰为《针灸经》十二卷，历古儒者之不能及也。"

由此可见，皇甫谧的学术思想，源自《素问》《灵枢》《明堂孔穴针灸治要》，他采用了独特的"事类相从"的编撰方法，继承了三部医学著作的学术成就，使针灸学理论更加系统化和切合实用。《针灸甲乙经》是第一部针灸学专著，内容涉及内、外、妇、儿各科，包括藏象经络、病因病机、诊断、治疗以及针灸操作、禁忌、注意事项等，是一部价值很高的医学著作，奠定了针灸学专科理论体系。皇甫谧的学术成就研究，必须基于《针灸甲乙经》的梳理。

二、学术特色

（一）突出经络腧穴理论

《针灸甲乙经》现存版本皆为12卷，128篇。其内容大体可分为两大类：卷一至卷六，为中医基础理论和针灸基本知识；卷七至卷十二，为临床治疗部分，包括各种疾病的病因、病机、症状、腧穴主治和针灸治疗。皇甫谧对该书编撰的取材、编排体例以及有关内容，主要体现了如下思想认识。

1. 强调腧穴理论在针灸学中的地位以及腧穴分部主治规律的意义

该书以《明堂孔穴针灸治要》与《灵枢》《素问》合为一部，已足见对腧穴意义的强调。特别是对腧穴的排列方法，将全身腧穴按头面、颈、躯干、手足的部位来排列记述，总体为四肢穴分经、头面躯干穴分部依线两大类，直观地突显出腧穴主治的部位特点，体现了经脉循行对腧穴主治规律的表达。在针灸治疗部分，还汇集了大量晋以前的用穴经验，共厘定腧穴 348 个（其中单穴 49 个，双穴 299 个），对腧穴理论的丰富和发展意义巨大。

2. 明示阴阳脏腑气血为针灸学的基础理论

本书虽以“针灸”名之，然而对内容的安排，却是第一卷先论阴阳脏腑气血，第二卷始论经络，目的在于示人针灸疗法以明了阴阳脏腑气血为首要，强调基础理论的共通性。

3. 强调十二经脉络脉体系为经络理论核心

皇甫谧在卷二第一节“十二经脉络脉支别”中，列入十二经脉、十五络、皮部、十二经别等内容，视为同一体系的理论；而且“经筋第六”列于“奇经八脉第二”“十二经标本第四”“经脉根结第五”之后，继承了《内经》的经络理论认识，引导后人正确理解十二经脉及其相关理论。

4. 重视针灸治疗经验的总结

本书的临床治疗部分占全书近一半的内容，包括内、外、妇、儿、五官等科疾病。与针灸治疗直接相关的腧穴内容，除汇集了大量腧穴主治作为用穴的基础以外，还有部分针灸治疗处方。本书充分反映了晋以前针灸治疗各科疾病丰富而宝贵的经验，为后世针灸临床应用的发展，奠定了良好的基础，产生了深远的影响。

（二）归类针灸诊疗知识

本书医学理论部分，虽然采自于《内经》，“述而不作”，很少发挥，但其编撰方法，则按生理、解剖、病机、诊断等内容进行归类。这种分类方法，颇便于人们阅读掌握，故成为对《内经》等古典医籍分类编注的开端，对后世分类编注《内经》者颇有影响。《针灸甲乙经》的基本内容，大体可分为以下两类：一是中医基本理论和针灸学基本知识；二是临床病证诊疗方法。现简述如下。

1. 中医基本理论和针灸学基本知识

本类内容，主要编辑于卷一至卷六中，具体包括以下内容。

（1）中医基本理论

主要归纳了《内经》相关内容，大致可以分为以下几个方面。

一是人与自然的关系。主要从天、地、人角度，阐述了天人相应的整体观。

二是阴阳五行。介绍了阴阳五行的内容及其在中医学方面的应用。

三是人体的生理功能和解剖概况。主要以藏象学说为中心，介绍了五脏六腑的生理功能，营、卫、气、血、津液的生成和运行，对人体的骨度、肠度、肠胃所受等解剖知识也做了简略的描述。

四是病因和病机。总结了六淫、七情和饮食劳倦等致病因素，并强调机体正气的强弱是导致疾病发生与否的关键。提出正邪斗争、阴阳失调、升降失常是疾病过程的主要病机。

五是诊断和治疗大法。在诊断方面，建立了望、闻、问、切四种诊断方法，注重人迎寸口结合测知脏腑气血的盛衰，重视经脉辨证和脏腑辨证。在治疗方面，倡导“治未病”“治病求本”，阐明了治标治本、正治反治、三因制宜等治疗原则。

以上这些内容虽取自于《内经》，但其分类更加简明条理，便于理解和掌握。

（2）针灸学的基本知识

主要源于《内经》和《明堂孔穴针灸治要》，主要内容有以下四个方面。

一是人体十二经脉、络脉、奇经八脉、经筋、经别的循行路线和主要病证。

二是厘定了腧穴的总数和部位。现存《针灸甲乙经》各种版本中腧穴总数只有348穴（其中单穴49个，双穴299个），并采用分部依线的方法来排列穴位，划分了头、面、项、胸、腹、四肢等35条线路。书中所厘定的穴位在很长时期内成为针灸取穴的标准，其排列穴位的方法，也在较长时期内被采用。如针灸名著《铜人腧穴针灸图经》《针灸资生经》等均沿用这种分类法。

三是规范了针灸治病的操作方法。书中提示人们要准确取穴（凡刺之道，必中气穴），要掌握针刺的时机（粗守关，上守机），要根据患者的不同体质、病情及生活条件而运用不同的刺法。如根据疾病的虚实施用补、泻、迎、随手法，根据患者肥瘦壮少等采用深、浅、疾、留的刺法等。倡导“上工治未病，中工治未成，下工刺已衰”，明确指出预防医学在针灸学中的重要性。书中还介绍了九针的形状及作用，并提出九刺以应九变、十二节刺（魂）以应十二经、五刺以应五脏、缪刺以治络病等不同的操作方法。

四是总结了针灸禁忌。指出“四时之气，各有所在”，用针应顺应时令而不宜乱刺，举例说明在什么情况下不可刺，如“无刺熇熇之热，无刺漉漉之汗，无刺浑浑之脉，无刺脉与病相逆者”“新内无刺”“大怒无刺”“大劳无刺”“大醉无刺”等；指出哪些部位不可刺，或刺应注意深浅，如“刺骨者无伤筋，刺筋者无伤肉，刺肉者无伤脉，刺脉者无伤皮，刺皮者无伤肉，刺肉者无伤筋，刺筋者无伤骨”，以及无刺及内脏、无刺中大脉等；提出哪些穴位不可刺、刺不宜深或不可灸，书中介绍了禁针穴8个，刺不宜深者4个，刺不宜久留针者1个，刺不宜出血多者3个，禁灸穴约31个。同时，书中还告诫人们针虽不能“起死人”，但却能“杀生人”，因此用针必须注意针灸禁忌。

2. 荟萃临床病证诊疗方法

本类主要编辑于卷七至卷十二中，约占全书的一半。在这部分内容中，论述了各种疾病的病因、病机、症状和腧穴主治。全书共提出不同证候的腧穴主治约1000条。其所论述的疾病，包括内、外、妇、儿各科。其中，内科杂病最多，共有43篇，外科3篇，妇科和儿科各1篇。很好地保留了《明堂孔穴针灸治要》的内容。其中，许多腧穴主治至今仍有较高的临床疗效。

（1）内科杂病

在43篇内科杂病中，包括外感病6篇，内伤杂病32篇，五官病5篇。主要论述了六淫、七情及其他致病因素所造成的五脏病、六腑病、经脉病、五官病等，约100种证候，均提出了主治腧穴。

（2）外科病

在3篇外科病文献中，论述了近30种病证，并介绍了主治腧穴。

（3）妇科病

仅1篇，提出妇人杂病近20种病证的症状和腧穴主治。

（4）儿科病

仅1篇，提出小儿杂病近10种病证的诊断、预后和腧穴主治。

上述疾病证治，是秦汉以来针灸治病的临床总结，对后世针灸学的发展影响极大。

《针灸甲乙经》是皇甫谧一生创作生涯的精华，它的刊行标志着我国针灸学的又一次重大发展，使针灸学第一次专门化、系统化，奠定了针灸专科化发展的基础。

（三）经络学说的系统化建构

《针灸甲乙经》在晋以前医学文献的基础上，对人体的十二经脉、奇经八脉、十五络脉以及十二经别、十二经筋等之生理功能、循行路线、走行规律及其发病特点等做了概括和比较系统的论述，成为后世对此学说研究论述的基本依据。

1. 系统阐述经络学说

经络是人体内联络脏腑、沟通表里、流通气血的网络组织，是针灸疗法赖以获效的基础。《针灸甲乙经》对此尤为重视，卷二以大量篇幅荟萃了经络知识。

（1）经络内容

《针灸甲乙经》所收经络内容，计有十二正经、奇经八脉、十二经别、十二经筋、十二皮部、十五络以及孙络、浮络，而且确定了经络阴阳属性及与脏腑肢体的关系。经《针灸甲乙经》汇集之后的经络内容，较之以前更为系统、集中。

（2）经络循行

《针灸甲乙经》在全面汇集经络内容的基础上，还详细指明了经络的循行规律、起止点、长度，这对于疾病的定位，施针用灸时的准确取穴，以及针刺感传现象的研究，都是十分必要的。

（3）经络生理

《针灸甲乙经》主要阐明了经络通行经气、沟通表里、联系上下的总体作用，以及各经气血盛衰、开合流注等具体特点。

（4）经络主病

《针灸甲乙经》对经络主病讨论最详，既论述了经脉循行路径的病证，又论述了经气变动引起所连脏腑的病证，还论述了脏腑本身的病证，以及由脏腑病变延及所属经脉的病证；还指明十二皮部没有独立的主病，但却是外邪伤犯人体的必由之路。

2. 论经络与腧穴的关系

《针灸甲乙经》卷三，对所有腧穴都一一指明了其内在的经脉联系，其所创划线布穴法，在布穴线上所定的腧穴，是以内在经络为根据的。《针灸甲乙经》正是从这样的角度，阐明了腧穴是脏腑经络之气转输于体表的特定点，脏腑经络则是腧穴的内在基础。由于脏腑经络之气的流注转输，实现了儿者之间的有机统一。其中，经络与腧穴有着最直接的联系。经络学说至魏晋而臻于完善，《针灸甲乙经》是最集中的体现。

3. 创以部列穴之方法

皇甫谧《针灸甲乙经》分部依线厘定了348穴，其以四肢分经、躯干分部法排列穴位，使之系统化。

（1）以部列穴的合理性

腧穴与经络密切相关，不可分割，而经络循行在人体不同部位又各有特点，且必然反映于经穴关系之中。基于这一点，《针灸甲乙经》将头面躯干部腧穴以部排列，而不像四肢腧穴那样全部归经，是合理的。即：头面躯干部经脉循行多有曲折交会，相应地经穴关系则较为复杂，许多腧穴位于多条经脉循行交叉点上，由多经脉气所发。

1）奇经八脉与正经交会多在头面躯干

奇经八脉在经络系统中占有重要地位，它对十二经脉、经别、络脉等起着广泛的联系作用。奇经八脉多循行分布于头面躯干，且与十二正经纵横交错。据统计，奇经八脉与正经交会有腧穴所在者共59处，其中仅12处在下肢，余47处均在头面躯干。

2）十二经别过头面躯干与表里经交会

十二经别是十二正经的别行支脉，主要分布在胸腹和头部，也是经络系统的重要组成部分。经别具有特定的循行特点——“离合出入”。通过这一离合出入，加强了脏腑经脉之间在头面躯干部的联系，并使经脉之气相互会合交通。

3）脏腑之气转输于背部交会足太阳膀胱经

足太阳膀胱经在腰背部分布于督脉两旁，直脉与支脉形成两条侧线。背俞穴与脏腑及所属十二经脉的关系，比一般腧穴更为密切专一。其内应于特定脏腑，外注于背部。脏腑之俞均在背部膀胱经，而十二正经并非均过背部，故其气之转输单靠十四经脉纵行路线是不能完成的，须赖于经络横向联系系统“气街”来完成。

4）“气街”多在头面躯干

气街既是气聚之所，又是气行之路，其作为横向通路，与纵行之十四经形成密切的网络结构，共同联系调节着人体脏腑经络气血，脏腑经脉之气可以通过气街横向转输。凡气街有四，《灵枢·卫气》云：“请言气街，胸气有街，腹气有街，头气有街，胫气有街。故气在头者，止之于脑；气在胸者，止之于膺与背俞；气在腹者，止之于背俞，与冲脉于脐左右之动脉；气在胫者，止之于气街，与承山、踝上以下”。可以看出，四气街有三者分布于头项躯干部位，只有胫之气街位于下肢。也就是说，各经脉之气聚集之所多在头面躯干，因此使头面躯干的经脉交会与经气沟通比四肢更为复杂。

总之，十二经别的离合出入，奇经八脉与正经的交会沟通，以及脏腑之气转输背部与膀胱经交会，都强化了经脉及分支在头面躯干的交会网络。位于网络交叉点上的腧穴，必然是多经脉气汇合之处，而不像主干腧穴单属某一经。可见，《针灸甲乙经》将该部腧穴按部排列，其目的即在于更客观更全面地反映经脉的交会关系及相应的经穴关系，有其合理性。

（2）以部列穴的临床价值

1）体现了局部与整体的相关性并指导临床

人体是一个有机的整体。在这个有机体内，机体局部与整体之间、局部与局部之间及表里之间密切相关，不可分割，而其中经络的联属作用有重要意义。《针灸甲乙经》基于经络循行分布的特点，将头面躯干部腧穴分部排列，有助于我们认识局部与整体的关系，并具有指导临床的价值。

第一，以部列穴便于认识局部与整体的关系。《针灸甲乙经》将头面躯干部腧穴分部排列，穴下注明穴与经脉的关系，因此便于掌握某一部位所有腧穴及经脉所过。因为脏腑、经络、腧穴密切相关，经脉所过必然与脏腑相联，而经脉在局部的循行是其在整体分布的一部分。因此，明确了局部经脉分布，就大体可知该局部与整体之脏腑经络系统特定的相关性。比如颈部，《针灸甲乙经》卷之三列出颈部凡 17 穴，其中单穴 1 个，廉泉为任脉脉气所发；另有双穴 8 个，其中人迎、水突及气舍穴三穴为足阳明脉气所发，天窗为手太阳脉气所发，扶突和天鼎为手阳明脉气所发，天牖及天容为手少阳脉气所发。据此了然可见，颈部上述穴位多为三阳经所过（手足阳明、手少阳及手太阳经），亦有任脉循行。因而可知，颈部不论在生理或疾病状态都与整体之任脉、手足阳明、手少阳、手太阳经及相关脏腑关系较为密切，或具有特定关系。

因此，《针灸甲乙经》在说明腧穴分布情况时，虽然采用了分割的形式，将头面躯干分为若干部，但实质上并没有使这些局部各自孤立，也没有割裂局部与整体的关系，反而使局部与整体的关系更显而易见。

第二，对临床的指导意义。临床上腧穴主治作用，分为四个方面的内容。一为近治作用；二为远治作用；还有全身治疗作用和双向性、特异性作用。此处主要取前两者论述。近治作用提示腧穴的治疗范围有三：其一，腧穴所在部位；其二，腧穴所在部位深部的内脏；其三，腧穴所在部位周围的器官组织。远治作用也有三种：其一，治本经所属脏腑的疾病；其二，治与本经相通的远端部位组织器官的疾病；其三，治有关脏器疾病。由此可见，近治作用体现了腧穴与其所在部位的关系，是局部治疗的手段；远治作用体现了腧穴与所属经脉的关系，为整体治疗必不可少。《针灸甲乙经》按部列穴，使局部腧穴分布一目了然，随手可取，首先为中医治疗提供了方便，更需强调的是，该方法也对局部病变的整体治疗具有指导意义，更能从局部与整体的相关性出发而指导临床。

以落枕为例，该病由多种原因导致局部气血阻滞，经络不畅，筋脉拘挛而引发，其表现为颈部肌群紧张、活动受限、疼痛，甚则颈项强直或偏斜。根据《针灸甲乙经》对颈部腧穴的记载，可知颈部有三阳经及任脉所过，即落枕这一局部病变与此四脉都可能有关。因此，除取颈部穴位局部治疗以外，还当选取三阳经穴进行整体调整。从病情来看，偏重在中后部涉及肩胛者，以手太阳为主；偏重在两侧者，以手少阳为主；偏重在前涉及胸者，以手足阳明为主。另有不适涉及上背正中者，其为督脉所过，督脉总督三阳经，又能从阴引阳（任脉主阴），当取督脉穴为主。临床按疼痛部位循经取穴治疗头痛也获良效。

2）便于体现复杂多元的经穴关系并具有临床价值

第一，经穴关系。腧穴为经脉之气所发，而经络循行在人体不同部位又各有特点，且必然反映于经穴关系之中。由于奇经脉与正经交会多在头面躯干，十二经别经过头面躯干与表里经交会，五脏六腑之气转输于背部交会足太阳膀胱经，经络横向联系气街多在头面躯干，致使头面躯干部许多腧穴位于多条经脉循行交叉点上，由多经脉气所发。因此，以部列穴比单纯归经更能体现这种复杂多元的经穴关系。如上脘穴，分经列穴将其归于任脉，因其位于任脉循行上，但并不单由任脉之气所发，而《针灸甲乙经》在腹部穴中列出：上脘为“任脉、足阳明、手太阳之会”，其与三条经脉的关系一目了然。

第二，临床价值。根据“经脉所过，主治所及”的原理，凡穴由多经脉气所发者，其治疗范围也较广泛，故临床价值较高，这是《针灸甲乙经》以部列穴、全面体现经穴关系的重要临床价值。

人体各部的生理与疾病状态是相互关联的。有些疾病临床表现相当复杂，治疗时，既要少取穴，又要全面兼顾多种相关因素才能奏效。即要求取穴少而精。所以，主治范围广的腧穴应多选、首选。多经脉气所发者当属其中之一，即今之交会穴。《内经》和《伤寒论》等中医经典著作都有这方面的记载。例如，《灵枢·寒热病》曰：“身有所伤出血多，及中风寒，若有所堕坠，四肢懈惰不收，名曰体惰，取其小腹脐下三结交。”三结交，即指关元穴，为足三阴、任脉之会，是《内经》中应用交会穴的雏形。《伤寒论》以辨证方治为主，也涉及针灸，其论针灸治病有20余条，使用频率最高的腧穴是期门，其为足太阴、足厥阴和阴维之会，取之以泻肝胆之盛，解过经不解之邪（108、109条）；取之以泻血室之热，疗胸下满之疾（143、216条）；取之以泻热救逆，治汗下耗津之误（142条）。

今人也善用交会穴，如有临床报道，艾灸百会穴治疗眩晕；针刺中脘治疗慢性胃炎。其中百会为督脉与足太阳脉气所发，中脘为手少阳、手太阳、足阳明和任脉脉气所会。

综上所述，以理论上的合理性为依据，从局部与整体关系及经穴关系两方面论述了《针灸甲乙经》以部列穴的临床价值。作为腧穴排列方法，分部列穴与归经列穴各有所长，应当并存，并强调以部列穴更应为临床医生所重视。

（四）腧穴主治方面的贡献

1. 丰富与发展腧穴理论

（1）整理腧穴理论

《针灸甲乙经》对《素问》中的“气穴论”“气府论”“骨空论”“水热穴论”和《灵枢》中的“九针十二原”“本输”“根结”“经脉”“热病”“厥病”等进行了归类补充，对腧穴进行了系统的整理。皇甫谧在腧穴上的成就主要表现在三个方面。

一是对穴位进行了科学的归类排列，删繁就简，论述集中，论说透彻。按部位分经脉取穴的方法取穴方便，分类科学，对后世影响很大。

二是明确了穴位的归经和部位。取穴定穴的准确与否，直接关系到治病的效果乃至生命的安危，皇甫谧对此有详细的论述。

三是统一了穴位名称，并区分了正名与别名。皇甫谧对西晋以前穴名混乱、不统一做了一番系统的整理工作，从而使穴名进一步规范化和标准化，还进一步厘定了穴位的正名与别名，并总结了一些穴位的交会关系。

（2）腧穴厘定的创新

特别值得提出的是，《针灸甲乙经》的腧穴和腧穴主治部分，这部分内容来自《明堂孔穴针灸治要》。由于种种历史原因，该书早已佚失，所以《针灸甲乙经》就成为保存《明堂孔穴针灸治要》资料的一部重要著作。该书对针灸穴位之名称、部位、取穴方法、针灸禁忌、补泻、手法等，逐一进行考订，并重新厘定穴位之位置，同时增补了典籍未能收入的新穴。该著作在以前腧穴理论的基础上，拓展了腧穴的范围，扩充了腧穴的数量，使腧穴由《针经》《素问》记载的160个增加到348个，并采用了部分依线的方法，划分了头、面、项、胸、腹、四肢等35条线路。《针灸甲乙经》总结了晋以前的针灸治疗经验，可谓集腧穴治疗之大成。经研究发现，针灸处方有大量的特定穴的配伍组方，具有前后配穴、表里配穴、远近配穴、上下配穴等多种配穴方法的特点。这些选穴、配穴的方法，至今仍在临床上广泛应用。虽然未完全按经络叙述穴位，但部位明确，相互关系清楚，有利于学习和临床运用。

（3）检穴方法的创新

《针灸甲乙经》的最大贡献，是创造了按局部解剖定腧穴的检穴法。其将人体头面、胸、腹、背、四肢的腧穴，均从体表划分几条线来排列。例如，背部自第一椎循督脉下行至脊骶凡十一穴，为正中线；背自第一椎两旁侠脊各一寸五分下至节凡四十一穴，为第一旁行线；背自第二椎两旁侠脊各三寸行至二十一椎下两旁侠脊凡二十六穴，为第二旁行线。依此检寻腧穴，较传统的循经取穴法更方便准确。自此之后，唐代甄权作《明堂图》、孙思邈作《备急千金要方》、王焘作《外台秘要》等，均不出此法。《针灸甲乙经》还创造了一些简便取穴法，例如，取风府穴，“在顶上入发际一寸，大筋内宂宂（当为“宛宛”，据黄龙祥《中医必读百部名著·针灸甲乙经》，华夏出版社，2008年版）中，疾言，其肉立起，言休，其肉立下”；取率谷，“在耳上入发际一寸五分……嚼而取之”；取上关，“在耳前上廉起骨端，开口有孔”。这些形象的描述，有助于提高取穴的准确性，符合临床实际。

《针灸甲乙经》创新检穴法，既便利了临床运用，又能使人有所遵循，对每一腧穴均一一注明了所属经脉。例如，“秩边，在第二十一椎下两傍各三寸，陷者中，足太阳脉气所发，伏而取之，刺入五分，灸三壮”“翳风，在耳后陷者中，按之引耳中，手足少阳之会，刺入四分，灸三壮”。

2. 规范与补充刺灸方法

《针灸甲乙经》对刺灸法操作的规范与补充也做了大量的论述。在第三卷详细地论述了腧穴的定位、刺法及灸法的操作。归纳起来有如下规律：一般头面部穴位刺3分，肢末、背部、胸胁等处穴位刺3～4分，肩、大腿等处穴位刺5～7分，腹部穴位刺8～10分。如此根据人体不同部位的穴位，初步规范了腧穴的针刺深度。在针刺深度上，《灵枢·经水》仅有某经针入几分的原则叙述，而《针灸甲乙经》则是一一做了具体的说明。在留针的时间上，《灵枢》的论述是原则性的，而《针灸甲乙经》却补充了近200个常用穴的留针呼数，少则留一呼，如少商，多则留20呼，如环跳、内庭、公孙等。《针灸甲乙经》卷七至卷十二，以将近该书一半的篇幅，记述了大约200种病证1000多个处方，其内容是现存晋以前其他古医籍中所未记载的。

关于化脓灸，最早的记载要数《针灸甲乙经》的发灸疮之说。此法对后世各家强调用灸必发灸疮的主张影响较大。直到清代，李守先在《针灸易学》一书中还提到：“灸疮必发，去病如把抓”。关于灸的壮数，《针灸甲乙经》也做了初步的规范。归纳如下：一般穴位每次灸3～4壮，其中头、颈、肩、背部等多为3壮，胸、腋、腹部多为5壮；最少者如肩井穴，灸1壮；最多为大椎穴，灸9壮；个别如环跳穴，则灸至50壮。这些灸量的记载与现代临床应用基本一致，可见其影响之深远。

3. 总结腧穴主治规律

《针灸甲乙经》内容广泛，其治疗篇论述的疾病涉及内、外、妇、儿各科，在此将本书穴位主治规律做一探讨。经统计，第七卷到第十一卷共用946穴次，分析上述穴位可明显发现两条规律，这些规律充分反映出穴位主治呈明显的区域性。

（1）纵向联系规律

纵向联系，是《针灸甲乙经》所述穴位主治的主要规律。穴位常以一点而影响一个特定区域，上部穴位可治疗机体下部疾病，下部穴位能治疗机体上部疾病。这一特点恰好与六经皮部反映的联系面一致，它表现为人体一个特定纵行面之间有一定联系和具有基本相似的功能。以下将人体分成躯干、上肢、下肢和头四个部分分别加以说明。

1）特定区划分

躯干部，左右对称。背部，以腋后线为界分成两部分，腋后线到后正中线之间为太阳部。胸腹部，把锁骨分成四等分，并分别作前正中线的平行线，把胸腹部分成四部分，内侧1/4为少阴部，向外依次为阳明部、太阴部、厥阴部。厥阴部至腋后线之间为少阳部。

上肢部，把上肢伸、屈侧各三等分。屈侧桡侧区为太阴部，中间区为厥阴部，尺侧区为少阴部。伸侧桡侧区为阳明部，中间区为少阳部，尺侧区为太阳部。

下肢部，将腋前、后线延长到足，两线之间为少阳部，腋后线与臀沟内侧端和跟腱的连线之间为太阳部，将腹股沟分成三等分，并按比例延伸到足，从前向后依次为阳明部、太阴部、厥阴部、少阴部。

头部，以口角前额角作前后正中线的平行线，中间部为太阳部，向外依次为阳明部、少阳部。

2）各部之间关系

总结穴位主治规律，发现同名的区域之间具有有机的联系，这种联系不仅仅局限于体表，甚至联系到内脏器官，选取某一区域的穴位，就会影响这一区域内所包含的内脏器官、骨骼、肌肉、皮肤。如卷七载："鼽衄血不止，淫泺头痛，目白翳，跟尻瘛疭，头顶肿痛，泄注，上抢心，目赤眦烂无所见，痛从内眦始，腹满，颈项强，腰脊不可俯仰，眩，心痛，肩背相引，如从后触之状，身寒从胫起，京骨主之。"并且同名区之间表现出一定的前后左右交叉联系现象。

（2）横向联系规律

这一穴位主治规律，主要表现在躯干部。根据对《针灸甲乙经》躯干部穴位总结发现，相同平面的穴位，都具有治疗本平面或相邻平面的体表和内脏疾病的功能。例如，"骨寒热，溲难，肾俞主之""胸满痛，璇玑主之""胸胁榰满，痛引胸中，华盖主之"。

（3）区域联系与经络

经络学说对这种区域联系现象也有描述，如十二皮部、十二经筋、十五络脉中脾之大络散于胸，任脉络脉散于腹等。根据《针灸甲乙经》穴位主治规律发现，用区域联系才能真正反映经络学说的内涵，这种区域联系与十二皮部理论相一致，故经络学说应以皮部理论为基础，十四经穴位是皮部区域内所发现的有效刺激点，而经络线则是皮部区域内这些有效刺激点连线而已。只有这样才能较好地解释诸如十二经别、络脉、奇经八脉等问题。古代医家也发现了经络线型联系的不足，从而在十二正经的基础上又增添了奇经八脉等来反映联系的区域性。

4. 对郄穴理论的贡献

（1）确定郄穴名称

郄，作为针刺治疗部位，首见于《内经》，如《素问·刺疟》曰："足太阳之疟，刺郄中出血。"这里所提"郄中"乃委中穴的别名，并非今之郄穴。而当今所称的"郄穴"，仅取《内经》中"郄"之义也。将郄穴定为特定的针刺要穴，则首见于《针灸甲乙经》。郄穴，合称为"十六郄穴"。即十二正经每经一个郄穴，加之奇经中阴跷脉、阳跷脉、阴维脉、阳维脉各有一个郄穴，合计十六郄穴。《针灸甲乙经》卷三明确指出："孔最，手太阴之郄。郄门，手心主郄。温溜，手阳明郄。会宗，手少阳郄。养老，手太阳郄。地机，足太阴郄。中都，足厥阴郄。水泉，足少阴郄。梁丘，足阳明郄。外丘，足少阳郄。金门，足太阳郄。阳交，阳维之郄。筑宾，阴维之郄。跗阳，阳跷之郄。交信，阴跷之郄。"

以上是其中的十五个郄穴及其与经脉之间的互对关系。但在记述"手少阴心经"郄穴时，其描述为"手少阴郄，在掌后脉中"，这与前十五个郄穴的记述方法不一致。因此，笔者以为有两种可能。其一，乃皇甫谧之疏；其二，乃作者简便行文。可想而知，手少阴心经的郄穴，是阴郄。

（2）明确郄穴的位置

明确腧穴的位置，是临床应用针灸治病的关键。不管是辨证施行补泻手法，还是其他有关的治疗因素，无一不是建立在准确取穴的基础上。在《针灸甲乙经》中，皇甫谧已明确厘定了十六郄穴的具体位置。手少阴心经的郄穴名虽有些含糊，但其具体位置已明确化。如《针灸甲乙经》卷三所言："手少阴郄，在掌后脉中，去腕五分。"高等医药院校针灸统编教材《腧穴学》，关于十六郄穴的位置，有十四个完全沿用了《针灸甲乙经》的记述，仅地机、跗阳二穴虽略有差异，但其原意也源于《针灸甲乙经》。

（3）详论郄穴针灸法

《针灸甲乙经》详细记述了十六郄穴的针灸方法，在刺入的深度、施灸的数量上，都有具体的记述。

十六郄穴《针灸甲乙经》与现代刺灸法比较

郄穴名	刺法		灸法	
	《针灸甲乙经》	现代	《针灸甲乙经》	现代
孔最	刺入三分	直刺 0.5～0.8 寸	灸五壮	可灸
郄门	刺入三分	直刺 0.5～1.0 寸	灸三壮	可灸
阴郄	刺入三分	直刺 0.2～0.5 寸	灸三壮	可灸
地机	刺入三分	直刺 0.5～0.8 寸	灸三壮	可灸
中都	刺入三分	直刺 0.5～0.8 寸	灸五壮	可灸

续表

郄穴名	刺法		灸法	
	《针灸甲乙经》	现代	《针灸甲乙经》	现代
水泉	刺入四分	直刺0.3～0.5寸	灸五壮	可灸
筑宾	刺入三分	直刺0.5～0.8寸	灸五壮	可灸
交信	刺入四分	直刺0.8～1.0寸	灸三壮	可灸
温溜	刺入三分	直刺0.5～0.8寸	灸三壮	可灸
会宗	刺入三分	直刺0.5～1.0寸	灸三壮	可灸
养老	刺入三分	上斜刺0.5～0.8寸	灸三壮	可灸
梁丘	刺入三分	直刺0.5～0.8寸	灸三壮	可灸
外丘	刺入三分	直刺0.5～0.8寸	灸五壮	可灸
金门	刺入三分	直刺0.3～0.5寸	灸三壮	可灸
阳交	刺入六分	直刺0.5～0.8寸	灸三壮	可灸
跗阳	刺入六分	直刺0.5～1.0寸	灸三壮	可灸

从表中可以看出，皇甫谧在郄穴针灸法记述上有以下两个特点。①最浅刺入三分。皇甫谧针刺郄穴绝大多数为三分，仅有水泉、交信刺入四分，阳交、跗阳刺入六分。这一点与现代针灸刺法比较，略有不同，考虑现代针刺深度方面较前更为科学，但总体比较差距不大，即皇甫谧对十六郄穴的总体针刺深度，与现代针灸之间无明显根本差异。②灸郄穴最少三壮。皇甫谧记述十六郄穴可用灸法治疗，且一般最少也得用三壮。孔最、中都、水泉、筑宾及外丘用五壮。这一点与现代针灸相比，显得更科学。现代针灸郄穴用灸法，没有指出灸法的量，而皇甫谧则对每一穴均有量的要求。

（4）阐明郄穴主治规律

皇甫谧在《针灸甲乙经》中，阐明了郄穴的主治规律及治疗病证，启发后世医家提出了“阳经郄穴多治痛，阴经郄穴多治血”的论点。具体内容详见下表。

十六郄穴主治病证

郄穴名	主治病证
孔最	热病汗不出，厥头痛
温溜	肠鸣而痛，癫疾，吐舌鼓颔，狂言见鬼，狂仆，口齿痛，喉痹不能言
郄门	心痛，衄，哕，呕血，惊恐，畏人，神气不足，咳血
会宗	聋
阴郄	凄凄寒嗽，吐血，逆气，惊，心痛
养老	肩痛欲折，臑如拔，手不能自上下

郄穴名	主治病证
地机	癞疝，溏瘕，腹中痛，脏痹
梁丘	大惊乳痛，胫苕苕痹，膝不能屈伸，不可以行
中都	癞疝
外丘	胸胁榰满，头痛，项内寒，肤痛痿痹
水泉	月水来而多，闭，心下痛，目䀮䀮不可远视
金门	其不呕沫，尸厥，暴死，霍乱转筋，小儿马痫
筑宾	大疝，绝子
阳交	寒热，髀胫不收，寒厥癫疾，噤齘，瘈疭，惊狂，瘖不能言，喉痹
交信	气癃，癞疝，阴急，股枢腨内廉痛
跗阳	痿厥风头重，頞痛，枢股腨外廉骨痛，瘈疭，痹不仁，振寒，时有热，四肢不举

从表中可以看出，其主治病证有以下特点。①经脉所过，主治所及。“经脉所过，主治所及”是《内经》关于针灸治病最原始的思想，也是后世针灸临床选穴的基本思想。皇甫谧在《针灸甲乙经》中，关于郄穴主治病证的记述，也宗《内经》之思想。例如，温溜治“癫疾，吐舌鼓颔，狂言见鬼”“口齿痛”“喉痹不能言”；养老治“肩痛欲折，臑如拔，手不能自上下”；梁丘治“大惊乳痛”“胫苕苕，痹，膝不能屈伸，不可以行”；外丘治“胸胁榰满，头痛，项内寒热”；跗阳治“痿厥风头痛，頞痛，枢股腨外廉骨痛”等，均体现了这一思想。②脏腑功能异常，本经郄穴治之。某脏或某腑功能异常时，表现出一系列病证，取之当先为本经腧穴。如孔最治“热病汗不出”，郄门治“心痛……惊恐畏人，神气不足”，地机治“溏瘕，腹中痛，脏痹”，水泉治“月水来而多，心下痛，目䀮䀮不可远视”等，也都体现了这一原则。正如《灵枢·九针十二原》曰：“五脏有六腑，六腑有十二原，十二原出于四关，四关主治五脏，五脏有疾，当取之十二原。”③奠定了郄穴治疗急证的基础。后世医家提出“阳经郄穴多治急性痛证，阴经郄穴多治急性血证”的观点，这与皇甫谧对郄穴主治病证的记述是分不开的。从表中即可以看出，其中大多数主治病证是属于“急证”。其中阴经郄穴有三个涉及了血证，如郄门治衄、呕血、咳血，阴郄治吐血，水泉治月水来而多。阳经有温溜、养老、梁丘、外丘、金门、阳交、跗阳等七个穴位涉及了急证、痛证。故《针灸甲乙经》奠定了“阳经郄穴多治痛，阴经郄穴多治血”的基础。

后世郄穴常作为急救穴运用。如当出现急性胃痛时，应立即用拇指指腹用力按压梁丘穴，持续 2 ~ 5 分钟，往往可以立即止痛；孔最穴，是治疗内脏出血的郄穴，使用时可用拇指指腹适度用力按压该穴；当有尿血症状时，要马上想到水泉穴；女子崩漏、膝关节炎、疝气就找中都穴；急性腰痛时可随手取养老穴；胆囊疼痛则按压外丘穴；凡遇心动过速、心绞痛等心胸疾患，按压郄门穴，时间同前；外丘和阳交穴擅长治疗急性头痛；当出现头痛、咽喉肿痛、肠鸣腹痛的时候就选温溜穴；心痛、吐血、鼻出血，选择阴郄穴，平时经常按压此穴还可预防和治疗心脏疾病。

5. 对募穴理论的贡献

（1）知募穴之溯源，明穴位之使用特性

募穴是脏腑之气结聚于胸腹部的腧穴，又称腹募穴。募穴之名首见于《内经》，《素问·奇病论》中指出："此人者数谋虑不决，故胆虚，气上逆而口为之苦，治之以胆募俞"；《素问·通评虚实论》又云："腹暴满，按之不下，取手太阳经络者，胃之募也。"这些是关于募穴临床治疗疾病的最早记载。

《难经·六十七难》指出了五脏募，但未列出明确的位置。《脉经》明确了除"三焦募"和"心包募"以外的10个募穴的名称，亦未明确穴位的具体位置。

《针灸甲乙经》补充了三焦的募穴石门，共记载募穴11个，并着重阐述了募穴的定位和刺灸方法，为后世运用其治疗脏腑病奠定了基础。如《针灸甲乙经》卷三云："中府，肺之募也，一名膺中俞""巨阙，心募也""中脘，一名太仓，胃募也""石门，三焦募也，一名利机，一名精露，一名丹田，一名命门""关元，小肠募也，一名次门""中极，膀胱募也，一名气源，一名玉泉""天枢，大肠募也，一名长溪，一名谷门""期门，肝募也""日月，胆募也""章门，脾募也，一名长平，一名胁次髎""京门，肾募也，一名气府，一名气俞"。

此后，《千金翼方》《铜人腧穴针灸图经》《类经图翼》所载募穴，与《针灸甲乙经》所载募穴数相同，均为11穴，直至近代补充心包的募穴膻中，脏腑募穴共计12穴。

（2）定募穴之位置，建针灸施术之根基

明确腧穴的位置，是临床应用针灸治病的关键。不管是辨证施行补泻手法，还是其他有关的治疗因素，无一不是建立在准确取穴的基础上。皇甫谧在《针灸甲乙经》中，明确厘定了十二募穴的具体位置（但未确定膻中穴穴位特性）。如言："中府，肺之募也，一名膺中俞。在云门下一寸，乳上三肋间上陷者中，动脉应手，仰而取之，手足太阴之会。"笔者在整理相关文献中发现：一方面，历代针灸医家对《针灸甲乙经》中关于募穴的定位，未见明显改变，现行高等中医药院校针灸统编教材《经络腧穴学》，关于十二募穴的位置也源于《针灸甲乙经》；另一方面，募穴的临床定位有其自身的特色。一是募穴皆在胸腹部，与《难经》"募皆在阴"相合；二是募穴为脏腑之气所结聚之处；三是均在所属脏腑附近的部位，募穴或在本经，或在他经。

（3）详论募穴针灸法，精临床应用之道

皇甫谧在《针灸甲乙经》中，明确十二募穴位置的同时，还详细记述了十二募穴的针灸方法，对刺入的深度、施灸的壮数和留针的时间，都进行了比较详细的记述。这使针灸操作得以规范化，并在一定程度上预防了针灸临床意外的发生。具体针灸操作见下表。

临床针灸操作

募穴名	刺法		灸法	
	《针灸甲乙经》	现代	《针灸甲乙经》	现代
中府	刺入三分，留五呼	向外斜刺或平刺0.5～0.8寸，不可向内深刺，以免伤及脏器	灸五壮	可灸
天枢	刺入五分，留七呼	直刺1.0～1.5寸	灸五壮	可灸

续表

募穴名	刺法		灸法	
	《针灸甲乙经》	现代	《针灸甲乙经》	现代
中脘	刺入二分	直刺1.0~1.5寸	灸七壮	可灸
章门	刺入八分，留六呼	直刺0.8~1.0寸	灸三壮	可灸
巨阙	刺入六分，留七呼	直刺0.3~0.6寸	灸五壮	可灸
关元	刺入二寸，留七呼	直刺1.0~2.0寸。排尿后进行针刺，孕妇慎用	灸七壮	可灸
中极	刺入二寸，留七呼	直刺1.0~1.5寸。排尿后进行针刺，孕妇禁针	灸三壮	可灸
京门	刺入三分，留七呼	直刺0.5~1.0寸	灸三壮	可灸
石门	刺入五分，留十呼 女子禁，不可刺	直刺1.0~2.0寸。孕妇慎用	禁不可灸，灸中央 不幸使人绝子	孕妇慎用
日月	刺入七分	斜刺或平刺0.5~0.8寸	灸五壮	可灸
期门	刺入四分	斜刺0.5~0.8寸	灸五壮	可灸
膻中	刺入三分	直刺0.3~0.5寸，或平刺	灸五壮	可灸

从表中可以看出，皇甫谧在募穴针灸法记述上有以下几个特点。

1）最深刺入二寸（如关元、中极），最浅刺入二分（如中脘）。而这正应了“胸部薄似饼，腹部深似井”的针灸古训。将《针灸甲乙经》针刺深度与现代针刺深度相对比发现，现代的针刺深度较深。其中，中府、石门的古今针刺深度差异较大。这与古代针具较粗，而现代人们对腧穴部位的解剖情况掌握比较清晰有很大关系。综合上述观点分析可知，现代针刺深度方面较前更为科学，但总体比较差距不大。

2）以呼吸的次数确定针刺留针时间，是《针灸甲乙经》的一个重要特色。该书对《灵枢·经水》以气息定留针时间进行了发展，将以气息定留针时间的理论推广到每个募穴甚至每个腧穴，并客观上进一步论证了“刺之要，气至而有效”的观点。在不影响针刺疗效的前提下，通过缩短留针时间，以减少针刺痛苦，值得借鉴。

3）灸募穴最少三壮。皇甫谧记述十二穴可用灸法治疗，且一般最少也得用三壮。中脘、关元最多用至七壮。现代针灸募穴用灸法，没有指出灸法的量，而皇甫谧则对每一穴均有量的要求。

4）《针灸甲乙经》论述“石门”时，明确指出：“禁不可灸，灸中央不幸使人绝子。”而现代针灸过程只是指出“孕妇慎用”，未明确相关原因机制。这对今后女性石门穴禁针灸和进行避孕的机理研究均有借鉴意义。

（4）明募穴之主治规律，重调理脏腑之功能

皇甫谧在《针灸甲乙经》中，对募穴的论述除定名、定位，详论针灸方法外，还阐明了募穴的主治规律及治疗病证，对《难经·六十七难》之“阴病行阳，阳病行阴”的针灸理论，做了进一步的发展，为后世应用俞募穴综合治疗脏腑病，提供了新的临床与理论依据。具体内容见下表。

募穴的主治病证

募穴名	主治病证
中府	肺系急，胸中痛，恶寒，胸满悒悒然，善呕胆，胸中热，喘，逆气，气相追逐，多浊唾，不得息，肩背风，汗出，面腹肿，膈中食噎，不下食，喉痹，肩息肺胀，皮肤骨痛，寒热烦满
天枢	疟，振寒，热甚狂言；脐疝绕脐而痛，时上冲心；气疝烦呕，面肿，奔豚；大肠胀；腹胀肠鸣，气上冲胸，不能久立，腹中痛濯濯，冬日重感于寒而泄，当脐而痛，肠胃间游气切痛，食不化，不嗜食，身肿，夹脐急；阴疝气疝；女子胞中痛，月水不以时休止
关元	寒热；奔豚，寒气入小腹，时欲呕，伤中溺血，小便数，背脐痛引阴，腹中窘急欲凑，后泄不止；石水，痛引胁下胀，头眩痛，身尽热；胞转不得溺，少腹满；暴疝痛，少腹大热；气癃溺黄，女子绝子，衃血在内不下
期门	痉，腹大坚，不得息；咳，胁下积聚，喘逆，卧不安席，时寒热；心下大坚；奔豚上下；伤食，胁下满，不能辗转反侧，目青而呕；癃，遗溺，鼠鼷痛，小便难而白；霍乱泄注；喑不能言；妇人产余疾，食饮不下，胸胁榰满，目眩，足寒，心切痛，善噫，闻酸臭，胀痹，腹满，少腹犹大
章门	热病先，头重额痛，烦闷身热，热争则？不可以俯仰，腹满，两额痛甚，暴泄善饥而不欲食，善噫，热中，足清，腹胀食不化，善呕泄，有脓血，苦呕无所出；奔豚，腹胀；石水；腹中肠鸣盈盈然，食不化，胁痛不得卧，烦热口干燥，不嗜食，胸胁榰满，喘息而冲，膈呕，心痛及伤饱，身黄羸瘦；腰痛不可转侧；腰清脊强，四肢懈堕，善怒，咳，少气郁郁然不得息，厥逆，肩不可举，马刀肿瘘，身瞤
石门	脐下疝绕脐痛；奔豚气上，腹䐜痛，口强不能言，茎肿先引腰，后引小腹，腰髋小腹坚痛，下引阴中，不得小便，两丸骞；三焦胀；水肿腹大，水气行皮中；心腹中卒痛而汗出；气癃，小便黄，气满 ，虚则遗溺，身时寒热，吐逆，溺难腹满；腹满疝积，乳余疾，绝子，阴痒
巨阙	热病，胸中澹澹，腹满暴痛，恍惚不知人，手清，少腹满，瘈疭，心痛，气满不得息；狂，妄言，怒恐恶火，善骂詈；息贲，时唾血；胸胁榰满，瘈疭引脐腹痛，短气烦满，呕吐；狐疝，惊悸少气；霍乱；心痛，不可按，烦心
中脘	胃胀；心痛，身寒，难以俯仰，心疝气冲冒，死不知人；伤忧悁思气积；腹胀不通，寒中伤饱，食饮不化；小便有热，溺赤黄；溢饮胁下坚痛；心下大坚
中极	奔豚上抢心，甚不得息，忽忽少气，尸厥，心烦痛，饥不能食，善寒中腹胀，引胁而痛，小腹与脊相控暴痛，时窘之后；恍惚尸厥，头痛；丈夫失精；女子禁中痒，腹热痛，乳余疾，绝子内不足，子门不端，少腹苦寒，阴痒及痛，经闭不通，小便不利
京门	腹胀怏怏然不得息；腰痛不可以久立俯仰；溢饮，水道不通，溺黄，小腹痛，里急肿，洞泄，体痛引骨
日月	太息善悲，少腹有热，欲走

据表中可以看出，募穴的主治规律具有以下特点。

1）“腧穴所在，主治所及”。即治疗该穴所在部位及邻近部位组织器官的病证，又称近治作用。如中府可用于治疗“胸中痛”“肩背风”，天枢用于治疗“冬日重感于寒而泄，当脐而痛”，中极用于治疗“丈夫失精，女子禁中痒，腹热痛”。

2）应用募穴可用于治疗相应脏腑疾病，但以治疗腑病、急性病为主，即“从阴引阳”。正如明代张世贤《图注八十一难经辨真》所言："阳病行阴，当从阴引阳，其治在募。"说明募穴属阴，对六腑病证有特殊的疗效，治疗六腑病时当选募穴。某一脏腑病变时可选相应的募穴来施术治疗，如"腹胀肠鸣，气上冲胸，不能久立，腹中痛濯濯"选用天枢，"胃胀者""心下大坚"选用中脘，"狂，妄言，怒，恶火，善骂詈"选用巨阙。

3）运用募穴治疗相表里之脏腑病。由于脏腑互为表里，经络联系密切，气血相互沟通，故针灸募穴不仅治疗本脏腑疾病，而且还能治疗相表里脏腑的疾病。如中脘可用于治疗"伤忧悁思气积""腹胀不通，寒中伤饱，食饮不化"之足太阴脾经的所属病证。

综上所述，募穴是作为脏腑之气结聚于胸腹部的腧穴，能够通调脏腑，行气止痛，进而达到驱邪泻实、调整阴阳之目的。募穴作为调整脏腑的要穴更偏于治疗相应脏腑的急性实证，熟练掌握募穴的位置、使用技巧及主治规律，对治疗脏腑疾病有着很好的作用。

6. 蕴含丰富配穴思路

《针灸甲乙经》中取两穴或两穴以上的条文共 152 条，占治疗内容总条文（1045 条）的 14.5%，蕴含了古人配穴的思路和方法，是宝贵的用穴经验。

综合《针灸甲乙经》的针灸配穴治疗内容分析，发现相互配合使用的腧穴之间有一定的规律可寻，主要体现在不同特定穴的互配及配穴部位的特异性。

（1）从特定穴角度看《针灸甲乙经》的配穴特点

1）五输穴与五输穴相配

在 152 条条文中，除去 39 条经脉穴治疗，其余 113 条条文中有 68 条有五输穴参与治疗，占 60%。其中最常见的配穴形式是五输穴与五输穴相配；有荥输相配、荥合相配、荥经相配、输经相配、输合相配、井井相配、井荥相配、井经相配、井荥输相配等；有同经的五输穴相配，也有不同经的相配，配穴方式丰富灵活。治疗病证有痓病、霍乱、乳痈、疝气、积聚等，范围相当广泛。例如，卷十一第四"霍乱逆气，鱼际及太白主之"，卷十二第十"乳痈，太冲及复溜主之"等。

2）俞穴配穴规律及募穴配穴规律

俞穴是脏腑经气所转输的部位，有五脏俞和六腑俞，均散布于背部足太阳膀胱经，因其在背，故又有"背俞"之称；募穴是脏腑经气聚会的部位，有五脏募和六腑募，均散布于胸腹部的任脉和手足阴阳经。俞、募均与脏腑有密切的关系，五脏六腑发生病变时，都可采用俞、募穴治疗，临床使用较多。在一般的针灸配穴规律总结中，多为俞募相配，在《针灸甲乙经》中，俞、募穴的出现频次仅次于五输穴，但较少俞募相配（只有一条），而多与五输穴相配，如俞输（原）相配、募荥相配、募合相配等。例如，卷九第八"腰痛不可以久立俯仰，京门及行间主之"，卷九第四"气癃溺黄，关元及阴陵泉主之"。又如，卷八第三"肺胀者，肺俞主之，亦取太渊"。以俞输（原）相配治疗脏病，是取原穴与背俞穴在主治性能上存在的共性，以相互协同增强疗效的一种配穴法。关于俞穴或募穴还见有俞俞相配或募募相配，属于局部配穴，有加强疗效的作用。如卷七第四"热痓，脾俞及肾俞主之"，卷八第二"心下大坚，肓俞、期门及中脘主之"。

3）原穴的配穴特点

原穴，是三焦元气经过和留止的部位，取用原穴能使三焦元气通达，从而激发元气，发挥其维护正气、抗御病邪的功能。《针灸甲乙经》中原穴常与某些特定穴相互配合使用。①原（输）荥相配。这是《针灸甲乙经》中原穴的主要配穴形式。《难经·六十六难》在《灵枢》的十二原穴基础上，发展为六阳经各有一原穴，六阴经以输代原，故相当于前面叙述的输荥相配。②原输相配。因六阴经以输代原，故原输相配实际是指脏与腑的原穴相配，以使阴阳协调，刚柔相济。阴经经穴主治偏重于内脏疾患，阳经经穴主治偏重于体表器官疾患，取阴经原穴的同时，需配以阳经原穴以协同，加强疗效。《针灸甲乙经》中的配穴组合如太溪和冲阳便是这种配穴方式，如卷十一第四“霍乱，泄出不自知，先取太溪，后取太仓之原”，又如卷九第十“大便难，中渚及太白主之”也属于这种配穴方式。

4）经脉穴的配穴特点

《针灸甲乙经》152条配穴条文中，有39条为经脉穴，占25.7%，比例较大，因此有必要对这些条文进行分析。不难发现，采用同手经或同足经脉配穴占多数，共27条，且较多阴经与阳经（不一定为表里经）相配。如卷七第一上“心热病者，先不乐，数日乃热，热争则心（《素问》作“卒心痛”三字）烦闷善呕，头痛面赤，无汗。壬癸甚，丙丁大汗，气逆则壬癸死。刺手少阴、太阳”，即为同取手经腧穴，且表里相配。又如，卷七第一上“热病，先眩冒而热，胸胁满，刺足少阴、少阳”，亦为同取足经且阴阳（非表里）相配。阴阳相配，应是取阴阳脏腑互济相通之意。经脉穴的使用在一定程度上，使我们容易看出古人选穴的思路，即选刺病变经脉或病变脏腑所属经脉及相表里的经脉。《针灸甲乙经》汇集了《素问》《灵枢》《明堂孔穴针灸治要》的内容，而这三本书都代表了一定时期的针灸治疗经验，从临床取经脉穴（《素问》《灵枢》）为主发展到取具体腧穴（如《明堂孔穴针灸治要》）为主，可以看出，配穴范围增大，不再局限于手经或足经，不讲究经脉的阴阳相配，而重视对腧穴的选取。

《针灸甲乙经》的配穴，主要是特定穴的互配，且主要有上述这几种相配形式。其他如原合相配、原经相配、络合相配、络井相配、郄郄相配、郄输相配、郄经荥相配、交会穴与交会穴相配、交会穴与井穴相配等配穴形式，《针灸甲乙经》仅在一两条中出现，这里不一一叙述。仔细分析了《针灸甲乙经》中的配穴形式及其治疗的病证，发现其配穴的方式极其多样，治疗疾病范围也很广泛，没有固定的规律可寻，阅读《内经》《足臂十一脉灸经》《阴阳十一脉灸经》等晋以前的针灸医著，也没有明确的配穴理论。经仔细研究《针灸甲乙经》中的配穴条文，推测当时配穴依据主要有以下两点。首先，根据病证的不同从而选取具有相应主治作用的腧穴，也可以说是在腧穴理论指导下进行的。较多配用特定穴，也是因为特定穴具有特殊的较广泛的治疗作用。以卷九第四“邪在肝，则病两胁中痛，寒中，恶血在内，胻节时肿，善瘛。取行间以引胁下，补三里以温胃中，取血脉以散恶血，取耳间青脉以去其瘛”为例，可以看出，方中选取施治腧穴及部位的指导思想是一一对应治疗前面描述的病证，并没有强调不同性质腧穴的配合作用。其次，在病变部位附近取穴。如卷九第三“咳逆上气，魄户及气舍、譩譆主之”，病变在肺，选用的是膀胱经及胃经的腧穴，两经相互之间及与肺经之间均没有直接的关系，魄户、气舍及譩譆也不是特定穴相配，三穴的共同点就是分别位于病变部位附近，都有主治局部病变的作用，联合使用，则可以加强治疗效果。

（2）从配穴部位看《针灸甲乙经》的配穴特点

1）局部配穴

局部配穴，指在相近位置选穴，可以是同经腧穴，也可以是不同经脉的腧穴。《针灸甲乙经》中40条局部配穴的条文中，就所取腧穴的性质、归经而言没有固定或特殊的组配规律。这种配穴形式的指导思想，应基于局部腧穴的主治作用基本相同，配合应用可以加强治疗效果。如卷九第一“头痛，目窗及天冲、风池主之”，病变部位在头，目窗、天冲、风池均为头或颈部腧穴；卷十第二下“口僻，颧髎及龈交、下关主之”，颧髎、下关为面颊部腧穴，龈交位于口中。从整体情况来看，头面部和足部这两个部分局部配穴的情况较多，在《针灸甲乙经》中40条局部配穴的条文中，头面部局部配穴有13条，足部局部配穴10条，但主治规律有所不同，头面部腧穴互配仅用于治疗头面部疾病，如头痛、口眼㖞斜。而足部腧穴互配则不仅治疗足部疾病，还可治疗远部或全身疾病。

2）远近配穴

中医学重视整体观念，认为人体是一个有机的整体，人体的脏腑经络、各种器官在结构上不可分割，在功能上是相互协调、相互为用的，发生疾病时也会相互影响，甚至相互传变。因此在治疗疾病的时候，局部取穴和远部取穴搭配起来，常常会起到更好的治疗效果。《针灸甲乙经》中除去经脉穴，有72条远近相配取穴的条文。远则多为肘膝关节以下的腧穴，这些腧穴多具有特殊治疗作用，治疗范围较广；近则多为病变部位的腧穴，如卷九第四“气癃溺黄，关元及阴陵泉主之”；又如卷九第八“腰痛不可以久立俯仰，京门及行间主之”。

远近相配亦有不取病变部位的腧穴，而是选取循行经过病变部位的经脉的腧穴，如卷十二第五“耳鸣无闻，肩贞及腕骨主之”，小肠经循行经过耳，故耳鸣无闻取小肠经的肩贞穴和腕骨穴治疗。

从取穴部位综合分析《针灸甲乙经》的配穴特点，发现其理论依据是《内经》的根结标本理论。《内经》中多处强调根结标本理论的重要性，如《灵枢·卫气》云：“能别阴阳十二经者，知病之所生……能知六经标本者，可以无惑于天下也。”《素问·标本病传论》曰：“凡刺之方，必别阴阳，前后相应，逆从得施，……知标本者万举万当，不知标本是谓妄行。”根本同指四肢末端，结标皆指头面躯干，根结标本揭示了经脉循行两极部位间的关系。两者共同强调了经气在四肢末端与头身内脏之间的双向关系，突出了四肢末端部位腧穴的重要性。归纳《针灸甲乙经》的配穴特点，其突出使用五输穴、多运用俞募穴（即躯干部穴位）与五输穴相配及头面部腧穴相配的特点，正是根结标本理论的运用。不仅《针灸甲乙经》，后世对根结标本理论的价值也是充分肯定的。如元代《标幽赋》中说：“更穷三根四结，依标本而刺无不痊。”可见根结标本理论在针灸临床治疗方面的意义是十分巨大的，是指导临床配穴的理论基础。

7. 确立针灸处方理论基础

针灸处方，是《针灸甲乙经》的重要内容之一。据统计，《针灸甲乙经》从第七到第十二卷，以近一半的篇幅记述了200多种病证的1045个针灸处方。在这1045个针灸处方中，不仅有大量的单方，如“喉痹，天鼎主之”等，而且还载录了不少具有配方思想的复方。这些处方，从取穴原则看，不仅有近部选穴、远部选穴、本经取穴、异经取穴，还有对症选穴。

针灸处方的配穴规律，有“上下配穴”，如鱼际配太溪主治气在于肺；缺盆配长强主治腰痛不可俯仰。有“远近配穴”，如经渠配天府主治胸中膨膨然，暴痹喘逆；商阳配颊车主治额痛。有“前后配穴”，如云门配肺俞主治发寒热，上气喘汗出，咳动肩背；扶突配风府，主治暴痒气哽。有“表里配穴”，如商阳配孔最主治热病始于手臂；京骨与昆仑、然谷相配主治厥心痛，与背相引……身佝偻者。此外，《针灸甲乙经》中，还记载了大量的“邻近配穴”处方，如鱼际、尺泽主治唾血，时寒时热等。以上所载说明针灸处方的基础理论，已在《针灸甲乙经》时代形成。

（1）多为单穴处方

单穴处方，即一张处方只有一个腧穴。数据统计表明，《针灸甲乙经》中1045个处方中有873个单穴处方，占83.4%，处于绝对地位。精炼是古人用穴的一个特色，纵观古代针灸文献，元代以前均以单穴处方为主，如《脉经》《医心方》《肘后备急方》（以下简称《肘后方》）《小品方》等。元以后虽然配穴处方发展起来，但也很少见大处方，如《针灸摘英集》中配穴处方主要由2~3穴组成，《痈疽神秘灸经》一般亦只取1个腧穴。

（2）局部取穴、循经选穴为主

由于《针灸甲乙经》中多为单穴处方，而单穴处方不存在组方配穴的思路和原则，因此要探索古人治疗用穴的内在规律和思路，首先要分析其临证选穴的特点。

经研究发现，《针灸甲乙经》中的用穴有一个明显的特点，即局部取穴、循经选穴占主要地位。局部取穴即主病在哪个部位便在该处或其附近取穴治疗，可以循经，也可以不循经，关键是在病变部位局部或附近。循经取穴包括循本经和循表里经取穴，即主病在哪条经脉或哪个脏腑便取该经脉或该脏腑所属经脉或其相表里的经脉的腧穴进行治疗。循经取穴包括远部取穴和局部取穴，这里主要是指循经远取。

如卷十二第十记述50条“妇人杂病”的针灸治疗条文，其中有25条取少腹部或臀骶部腧穴，如水道、归来、曲泉、带脉、次髎、会阴等，此穴位于妇人病变部位附近，为局部取穴，其所属经脉有任脉、胃经、胆经、膀胱经及肾经；其余25条中绝大部分为小腿或足部的腧穴，如中封、蠡沟、行间、然谷、照海等，为远部取穴，且多为肝经、肾经的特定穴。因“肝经循行过阴器”“女子以肝为先天”“肾为先天之本”“肾藏精主生殖”，肝、肾都与女子生殖有关，属于取相关脏腑所属经脉的腧穴，所以这里的远部取穴可以归属为循经取穴。

（3）大量选用特定穴

《针灸甲乙经》中大量使用了特定穴。数据统计表明：111个主要穴位中，特定穴93个，占83.8%。特定穴在高频穴中占绝大多数，其在临床处方中的作用是肯定的。其中，穴总频次中所占比率最高的五输穴（363条）除了用于治疗局部病，还多用于治疗远端本经病，其治疗范围较为广泛。13条应用下合穴治疗的条文多用于治疗相应六腑的病证。如卷九第七“大肠有热，肠鸣腹满，侠脐痛，食不化，喘不能久立，巨虚上廉主之”，大肠经的下合穴上巨虚主要治疗大肠经的疾病。31 条使用背俞穴治疗的条文主要用于治疗所属脏腑及相关器官的疾病。如卷八第一下“肺气热，呼吸不得卧，咳上气呕沫，喘，气相追逐，胸满胁膺急，息难，振栗，脉鼓，气膈，胸中有热，支满不嗜食，汗不出，腰脊痛，肺俞主之”。背俞穴与原（输）穴的配伍使用，如卷八第三“肝胀者，肝俞主之，亦取太冲”。60 条使用原穴的条文主要治疗本经及表里经所在脏腑的病证。如卷九第三“咳逆烦闷不得卧，胸中满，喘不得息，背痛，太渊主之”；卷七第一下“目视不明，振寒，目翳，瞳子不见，腰两胁痛，脚酸转筋，丘墟主之”。配穴则多与五输穴相配，如卷九第二“厥心痛，暴泄，腹胀满，心痛尤甚者，胃心痛也，取大都、太白”；“厥心痛，色苍苍如死灰状，终日不得太息者，肝心痛也，取行间、太冲”。60 条使用募穴治疗的条文主要用于治疗胸腹部疾病。35 条使用郄穴的条文主要治疗血证、痛证、痹证、癫疾、狂证等急性病证，特点明显。如“卷九第二”云：“心痛，衄哕呕血，惊恐畏人，神气不足，郄门主之。”

另外，可以明显看出，《针灸甲乙经》中针灸处方的选穴中，突出反映了肘膝以下特别是腕踝部腧穴的重要性。

（4）特定腧穴组合

在《针灸甲乙经》中，8 条“……上星主之”之后，均有“先取譩譆，后取天牖、风池”；共 2 条次髎所主症，1 条“次髎主之”后，有“先取缺盆，后取尾骶与八髎”；共 3 条申脉所主症，1 条“申脉主之”后，有“先取阴跷，后取京骨、头上五行”；共 8 条照海所主症，2 条“照海主之”后，有“泻左阴跷，取足左右少阴俞，先刺阴跷，后刺少阴，气在横骨上”。在《针灸甲乙经》中，上星、次髎、申脉、照海，均有具体部位和刺法，应是具体腧穴名称而非一组腧穴的代称。这四组配穴《内经》中未见，应出自《明堂孔穴针灸治要》。

这四组配穴的用穴，多为普通腧穴而不是特定穴，组配方式及配穴部位也没有特别的规律可寻，检索现代的针灸文献未发现使用这四组配穴或对其进行理论阐释的报道，但发现有特别报道风池、八髎等穴作用的文献。对其主治规律及特异性进行了一些探索，认为“风池属足少阳胆经，又为手足少阳、阳跷、阳维脉交会穴……主治病证颇广，如寒热病，头痛，眼、耳、鼻病，神经衰弱”；“八髎穴是上、次、中、下髎四对腧穴的简称……八髎穴联系颇广，与之所络之经和所平（齐）之穴可能有内在联系，故治证颇多，而疗效亦颇特异”。其实用穴与用药道理相通，如同“对药”的使用可以提高疗效一样，这四组较为固定配合使用的腧穴，相互之间应有开合相济、动静相随、升降相承的关系，但其临床价值还有待进一步验证。

此外，在《针灸甲乙经》中还有一些不止一次出现的配穴组合，如太溪与冲阳，鱼际与尺泽，鱼际与太白等，如卷七第四“痓，先取太溪，后取太仓之原主之”，卷十一第四“霍乱，泄出不自知，先取太溪，后取太仓之原”，卷八第一下“唾血，时寒时热，泻鱼际，补尺泽”，卷十一第七“凡唾血，泻鱼际，补尺泽”等，均先后有序，或泻或补。

（5）强调辨证选穴

《针灸甲乙经》中以病统穴，虽然没有明确说明辨证理论，但每一种病证的辨证治疗分类极为细致。从卷七到卷十二，在介绍内、外、妇、儿、五官等各科病证的针灸治疗方法时，从外感六淫、内伤七情及各种意外伤、虫兽伤等病因同脏腑经络相联属方面，对疾病进行了宏观分类。如卷七“太阳中风感于寒湿发痉第四”、卷九“足厥阴脉动喜怒不时发㿗疝遗溺癃第十一、卷十一“动作失度内外伤发崩中瘀血呕血唾血第七”。同时，详细说明了每一疾病不同兼证的临床特点、病因病机、发展转归、刺灸方法、刺灸量、刺灸禁忌，还对外症相似而感邪不同或邪伤部位不同的病变在选穴、施针、用灸等方面的不同，以及同一病证在不同季节、不同时辰的不同刺灸法、刺灸量，做了要言不烦的介绍。如卷七第一中以“伤寒热病”为主症的33种不同临床表现根据兼症不同、发生疾病的前提和病程长短不同、病情轻重不同，分别选取不同的腧穴治疗；卷九第七以“腹胀满，肠中鸣，短气”为主症，分为46种不同临床表现并分别选取不同的腧穴治疗等。这些都是古人通过长期临床实践所积累的宝贵经验。但其记述时纯粹以病统穴，没有将辨证理论系统地提炼并表述出来，而这也是我们所要努力探讨的内容。

《针灸甲乙经》毕竟成书于1000多年前，其处方的不完善之处主要表现于以下方面：没有施术工具的说明，用针用灸等不明确；没有用补、用泻的说明；操作亦很少提及；还有一些不精善的处方配穴。尽管如此，《针灸甲乙经》针灸处方仍对后世针灸学的发展起着重要的指导作用。

（五）继承和发展针灸辨证论治体系

辨证论治是中医学的一大特色。我国药物治疗的辨证论治体系，早已在《伤寒论》和《金匮要略》中有所体现，并为后世所继承袭用，长期指导着临床。而针灸治疗的辨证论治体系，古代医著不是失之过简，则是失之过乱，求其内容比较完整，结构比较系统，使后学便于师法者，当首推皇甫谧的《针灸甲乙经》。

1. 针灸辨证论治法的理论基础

这部分内容，集中地体现在《针灸甲乙经》的一、二、三、五卷之中，共有65篇。卷一的16篇主要论述脏腑性情及精神魂魄、卫气营血、精气津液之作用和相互关系，内脏与躯体五官的联属，及与自然界的联系，并深入论及各形人不同脏腑特点等；卷二7篇专述经络，论及经之奇正、标本根结、络之正别以及经筋等之路线分布和发病，并兼及骨度、肠度、胃肠容积等内容；卷三共35篇，讨论腧穴交会，厘定穴348个，有单穴49个，双穴299个，按“分部依线法”划为头、背、面、耳、颈、肩、胸、腋胁、腹、肢等10部35线，指明其位，定其取法和用法；卷五7篇纯为针道内容，其中详述了针源、针之形类、补泻手法、禁穴和针忌等。这些内容大部分是讲生理和形态的，但也旁及相关的病机和诊治。可以明显看出皇甫谧既重视脏腑，更重视经络和腧穴。

皇甫谧继承了《内经》的学术思想和学术方法，并有所发展。例如，《内经》重视脏腑阴阳，皇甫谧更重视精神五脏的核心作用。全书开章第一篇就首先讨论此一关键问题，并命其篇名曰“精神五脏论”。他继承了《内经》有关“凡刺之法，先必本于神”“是故用针者，观察患者之态，以知精神魂魄之存亡得失之意。五者已伤，针不可以治也”等思想，主张“必审察五脏之病形，以知其气之虚实而谨调之”。这就启示我们所治的是活人，是精神之躯。具体的方法就是抓住这五个精神有关的生理系统，通过经络所发腧穴的荥会出入之机，去认识和处理疾病，这是医家之要，更是针家之要。

皇甫谧的第二个重要的基本观点，就是重视人与自然相应。《针灸甲乙经·序》即说：“内考五脏六腑，外综经络血气色候，参之天地，验之人物，本性命，穷神极变，而针道生焉。”在首章的第二篇中特别提出：“人有五脏，藏有五变，变有五腧，故五五二十五腧，以应五时。”并结合实用指出：“脏主冬，冬刺井；色主春，春刺荥；时主夏，夏刺腧；音主长夏，长夏刺经；味主秋，秋刺合；是谓五变，以主五腧”。一般仅知人与天地息息相通，不知相通者非仅限于呼吸，尤重在“五腧穴”与自然环境进行物质能量交换。皇甫谧命其篇曰“五脏变腧论”，很有深意，篇末更引“四气调神大论”曰：“四时阴阳者，万物之根本也……逆其根则伐其本矣”。又曰：“顺之则生，逆之则死。”这种天人合一关系，与前“精神五脏论”的主张，共同体现了皇甫谧针灸辨证治疗理论的基本思想。全书一切生理、病机、诊疗皆系于此。此外所论脏腑大小，有位可察；藏象神色，有形可见；经络营卫，有期可候；腧穴变化，有状可循等，内容精辟。腧穴由脉气所发，脉气由脏气所发，《针灸甲乙经》卷三第一篇说：“孙络溪谷，三百六十五穴会，以应一岁……以行荣卫，以会大气也”。这个“大气”就是人体周围自然环境之气，这是极其具体的天人合一的整体观念。

2. 针灸辨证论治法的临床基础

这部分内容，主要在卷四、六、七、八、九、十、十一、十二等 8 卷之中。其中卷六有 12 篇，为病因病机总论；卷四 3 篇，为诊法；余六卷 43 篇，为诸科疾病具体论治。

首先看卷六病因病机部分，以“八正八虚八风大论”篇冠首，随之以“逆顺病本方宜形志大论”次之，而“阴阳大论”这样的内容反退列第七，这正是皇甫谧标识自己心目中病因病机模式的一种撰写方法。“八正八虚八风大论”所述的“乘年之虚，逢月之空，失时之和”的“三虚相搏”，再加人本身调摄有失带来的缺隙，就造成了疾病。这完全是时间空间的结合，是一个立体的病因病机模式。再结合次篇的“逆顺”“标本”“方宜”“形态”诸种复杂条件的综合考虑和运用，不但是一个“立体病因病机模式”，更是一个“动态的病因病机模式”。在这样的基础上全面考虑六淫、七情内伤、饮食五味等病因的作用，进行疾病虚实的划分，再进行阴阳变化的辨识，这就使得对疾病发生和演变规律的掌握更为详细、确切，这是皇甫谧整理古针经的创造性功绩。

皇甫谧在卷四中论述的诊法，也是独特之笔。他将诊法安排了两个大的篇章：“经脉篇”和“病脉篇”。前者论述了诊察五脏、经络、三部状况的常法，“病脉篇”则叙述了诊察各种病因导致不同疾病的复杂病变的诊法。整个方法，包括了寸口藏象之诊和寸口体部之诊，既有气口人迎合诊，又有三部九候之诊，并且还有色脉合参之诊，诸法并用，以加强医者主观辨识的能力。这些内容，目前看来还是比较系统简要和完备的诊法。其中突出论述了人迎气口经络之诊，为针灸诊疗打下了良好的基础。《针灸甲乙经》以脉象作为突破口，详细论述了生理疾病等不同脉象，并对疾病脉象的成因做了详细的论述。据此，提出针灸治疗大法，为后世针灸临床提供了宝贵的经验和坚实的理论基础。

治法内容，主要在卷五之中，在分脏、分经、分部的基础上，再按因、按证、按时、按人的不同情况进行处理。其中特别重要的是，人迎脉口合参诊断手足三阴三阳虚实而施补泻之法，对《灵枢·经脉》针灸治病大法做了详细阐释和补充，使其能够更好地为以后的临床服务。《针灸甲乙经》以脉象作为考查经脉虚实的依据，制定治疗法则和选穴依据，为以后迎随、开合、呼吸补泻方法的创立提供了理论依据。它是古代针家凭脉识病、辨证施针之要法，也是皇甫谧慧眼识诊所整理保存下来的施治心法。手足三阴三阳经脉，既可概括脏腑，又能影响脏腑功能联系下的一切。在“十二经脉络脉支别第一上”中引述了《灵枢·经脉》的一段话：“经脉者，所以决死生，处百病，调虚实，不可不通也”。这个虚实，就是手足三阴三阳的虚实，脏阴腑阳，也就是调其阴阳，所以在《针灸甲乙经》卷四中又提出：“用针之要，在于知调，调阴与阳，精气乃充，合形与气，使神内藏”。这是与卷首相互呼应的。所以又曰：“上工平气，中工乱经，下工绝气危生，不可不慎。”这完全是一种异于头痛治头、足痛医足的高明的“机能疗法”。所以皇甫谧把这部分内容放置在“针道”之后，沿袭《灵枢》古意取名仍为“针道终始”，“终始”就是极致，就是说针术治疗的奥妙已尽于此的意思。

再看《针灸甲乙经》卷七至十二，这6卷约占全书的一半，完全是皇甫谧撰次古经，整理肯定下来的对于各科多种疾病具体的处理方法，其中大部分保留了《明堂孔穴针灸治要》的内容。这里面不但突出分经辨病、审证施针的原则，而且还处处体现出对生理、病机、诊法、治则的观点。它不但有规律地反映了对各种疾病的认识，同时还系统地反映了诊治疾病的程序。

例如，皇甫谧基于“病因加于病位，则发为疾病”的认识，就是其中大多篇名都冠上了“发”字的由来。因为人体气机不停转运是个动态，邪气有隙即乘也是一个动态。二动相搏，则“发而为病”，也就是“变由生也”，机体功能由此而失调。这是知常达变、邪正相争发病观点的集中运用，虽只一字，有它深刻的寓意。

又如，皇甫谧在讨论任何疾病的时候，总是先落实有关的脏腑和经络，然后据其生理特点讨论其病因病机，从而寻出相应的穴位和针刺方法。如卷九“脾受病发四肢不用第六”“脾胃大肠受病发腹胀满肠中短气第七”等篇，无不先寻出疾病病位的脏腑，定为篇名，在篇中又具体地讨论其辨证施治，说明“分经辨病在先”“审证施治在后”，一步深入一步，这是又一特征。

因为疾病是复杂的，往往相关者非仅一脏一腑、一经一络，要看其何处所“发”，病状又有高下偏倾差异，故需视其上下左右情势，而异其处理。如同一咳嗽，虽然邪在肺，可因五脏六腑受病所影响而发生，又各分其经而治之，总的针治大法是：“治脏者，治其俞；治腑者，治其合；浮肿者，治其经”。此外，尚有随症不同，而取天容、气舍、云门、太渊、膻中、扶突、太溪者等。总则之外，还有24种不同情况的腧穴治疗。在弄清这些细节之后再分虚实而行补泻，也就是在随势疏导的基础上调其虚实以求达到平衡。人体阴阳既互根而又相互影响，有消长转化之机，所以这样的调节疗效很高。

3. 针灸辨证论治法的实践意义和实用价值

皇甫谧针灸辨证论治法的理论基础主要有两个观点，就是“精神五脏观”和“天人合一观”。针灸辨证论治法的临床基础主要有这样几个特点，就是“多种病态观”“经络全面诊察法”“平衡调治术”等。这样基础和临床综合起来，针灸辨证论治体系就是“形神结合”“经脏结合”“天人结合”“因位结合”“气势结合”“病证结合”的分经辨病、审证施针法。这一方法有它独特的优点：①它充分地运用了古代传统医学成就之精华，特别是我国古代医学独特的经络学说的成就；②它的各种法则符合自然辩证法原则和系统方法学原则；③它在较大程度上解决了中医辨病的问题；④它具有时间医学、气象医学、环境医学、心理医学和各功能疗法等科学内容。针家本有两大派，一派是按时取穴，如“子午流注”“灵龟八法”；一派则辨证取穴，不拘于时，古谚曰“宁失其时，勿失其气”“时虽一定，气无必然”，皇甫谧之术时气并重，较之机械和单一者更胜一筹。

考我国最早书目《汉书·艺文志》记载古经方十一家中，有《五脏六腑痹十六病方》《五脏六腑瘅十六病方》《五脏六腑疝十二病方》，这些标题，与皇甫谧诸节标题及内容，在原则上是暗合的，这又从方药方面证明皇甫谧学有渊源。他所撰集的，确是古代针灸学精华。他的著作不愧是“既有所本，又有所创”“既能承先，又可启后”。

（六）保存针灸文献资料

《针灸甲乙经》最主要贡献之一无疑是它的原始资料性。该书最早最完整地收集和整理了自黄帝始至魏晋以前针灸方面的大量原始资料。通过现存的经宋代林亿等人整理过的《针灸甲乙经》校订本，我们看到该书一卷、二卷及四至六卷为基础理论部分；三卷为腧穴，共列腧穴 348 个；卷七至卷十二为病证论述及主治腧穴。该书论病的内容，源于《内经》；而主治腧穴，则源于《明堂孔穴针灸治要》，共收载针灸治疗各种病证的腧穴主治 1000 余条。

随着时间的推移，有的原著已经湮灭，如《明堂孔穴针灸治要》一书，唐代以后已经亡佚。考《隋志》有《明堂孔穴图》5 卷，又《明堂孔穴图》3 卷，《唐志》有《黄帝经明堂》13 卷，《黄帝十二经脉明堂五脏图》1 卷，《黄帝十二经脉明堂偃侧人图》12 卷，《黄帝明堂》3 卷，又《杨上善黄帝内经明堂类成》13 卷，《杨元孙黄帝明堂》3 卷，今并亡佚。《针灸甲乙经》保留了《明堂孔穴针灸治要》的基本内容，使得有价值的资料在该书中得以比较完整地保存，并且节解章分，具有条理，寻省较易，显示出其不可替代的文献价值。黄龙祥提出《针灸甲乙经》是《黄帝明堂经》惟一的较完整的直接传本，是考察古代针灸腧穴的源头文献，具有极高的文献价值。黄氏即根据《针灸甲乙经》完成了《黄帝明堂经》辑校版的编撰。

（七）类编《内经》第一家

以前普遍认为《针灸甲乙经》属于专题发挥《内经》的针灸专著。但通过将《针灸甲乙经》与《素问》《灵枢》等书反复逐字逐句地对照，发现它也是一部最早分类研究《内经》的不朽之作。

1. 分类最早，简练概括

皇甫谧在《针灸甲乙经》自序中指出，《内经》“有不编次”的不足。因此他对《内经》进行了“事类相从”的编次、整理。他的这些认识和做法，在医学史上都是第一家。

(1)《针灸甲乙经》符合构成类编的条件

《内经》是现存最早的一部中医学典籍，将《内经》进行类编，正是发挥经旨、便于学习和研究的一种好方法。关于类编的方法，大体有两种，一种是全选，把所有的内容全部归类保存下来；另一种是节选，有选择性地进行分类。但是不论属于哪一种类编形式，都要具备以下三个条件：①从体例上讲，必须拆开《内经》的原有编次，以问题的不同属性进行分类；②所选《内经》内容，必须达到足够的量；③从观点上讲，必须能够概括《内经》的精神实质，将其主要观点都包括进去。

《针灸甲乙经》是不是具备了以上三个条件呢？下面依次进行分析。

关于第一个条件，《针灸甲乙经》共12卷128篇。每一篇的篇名、内容都与《内经》不同，都是经过重新编次的。重新编次后，不仅篇名能概括其中的内容，而且观点更为集中精炼。如关于藏象学说的内容，在《内经》中散见于29篇之多，其中《素问》17篇，《灵枢》12篇，《针灸甲乙经》则归类在15个论题中集中论述。

《针灸甲乙经》的每一篇，几乎都是由《内经》若干篇中相关的内容组成。例如，卷五“针道第四”，分别由《灵枢》的“九针十二原”“官能”“本输”“寒热病”和《素问》的“宝命全形论”“刺禁论”“八正神明论”计7篇组成。

《内经》中几乎每一篇，都包括多种内容。如《灵枢·逆顺肥瘦》，其中有针刺和冲脉的内容。《针灸甲乙经》将针刺部分归类在卷五“针道自然顺逆”，冲脉部分则归类在卷二“奇经八脉”中。

即使在对待一两句话的编排上，《针灸甲乙经》同样是严肃认真的。如《素问·阴阳应象大论》是以论述阴阳为主，而其中“冬伤于寒，春必病温”“夏伤于暑，秋必病疟”两句主要是说明热病规律的。因此《针灸甲乙经》将这两句话收在卷七“六经受病发伤寒热病上”中，与其他论述“热病”的内容归在一起，也是很恰当的。

关于第二个条件，《针灸甲乙经》从《灵枢》的81篇中，选79篇，其中全文选的有51篇，只有两篇未选。从《素问》81篇中选60篇，其中全文选的有30篇，除去皇甫谧在序中提到的“有所亡失”的第七卷两篇和王冰补入的七篇大论之外，未选的有12篇。因此《针灸甲乙经》已包括了《内经》中绝大部分篇章。虽然有所摒弃，但是舍得有理，具体理由将在下文讨论。

关于第三个条件，《内经》的内容主要包括阴阳五行、五运六气、藏象、经络、病因、病机、诊法、治则、针灸、摄生等。这些内容在《针灸甲乙经》都已完整地保存着。该书卷六的第四、第六、第七篇和卷一的第十六篇，都是专门论述阴阳五行的，卷一的大部分篇章是专门论述藏象的，卷二论述经络，卷六论述病机，卷四和卷一的第十五篇论述诊法，卷七至卷十二论述病因、病机及辨证论治，卷五论述针灸法则，卷六的第十一、十二两篇论述摄生。可见，《内经》的主部内容都已囊括在内，而关于五运六气部分，主要系皇甫谧以后的王冰所加，故不可能选入。

综上所述，《针灸甲乙经》具备了构成类编的三个条件，所以完全可以堪称类编。因为有所舍，故属于节选类编。

通过将《内经》重新编次、分类，《针灸甲乙经》更显得条目清晰，层次井然。综观全书，基本由两大部分组成：卷一至卷六为基础理论，卷七至卷十二为辨证论治。总的顺序是先理论后临床，与现代中医教学的授课程序完全一致。正因为如此，自唐宋以来，《针灸甲乙经》被作为政府培养针灸医师的教材，并流传海外，影响深远。

（2）节选类编《内经》第一家

现在普遍认为最早类编《内经》的是杨上善的《太素》。从时间上讲，不仅比《针灸甲乙经》晚300多年，而其主导思想也是效法《针灸甲乙经》。正如清人黄以周所说：“《太素》改编经文，各归其类，取法于皇甫谧之《针灸甲乙经》”。《太素》所列条目，也与《针灸甲乙经》大同小异，只是顺序略有颠倒。

关于节选类编《内经》的专著，一般都首推元代滑寿的《读素问钞》。从时间上讲，比《针灸甲乙经》晚了1000多年，从内容上看，也只是选编了《素问》。仅就《素问》的内容看，与《针灸甲乙经》比较，虽有取舍的不同，但所选总量，比《针灸甲乙经》少了许多。再就其分类方法上看，也与《针灸甲乙经》基本相同，只是条目顺序不同，没有多少实质上的突破。

2. 方法严谨，取舍合理

皇甫谧在类编《内经》过程中，舍去了《素问》中的12篇和《灵枢》中的2篇全文。另外一些篇章，也各有所舍。通过分析笔者认为，他的删节很有道理，并没有去掉《内经》中的主要内容和观点。按照《针灸甲乙经》自序所说，主要做了两个方面的工作。

（1）去其重复，保留经旨

《针灸甲乙经》序中说，《内经》中有“文多重复”的问题。所谓“文多重复”，就是指在《内经》不同篇章中有文字相同或是文义相近的段落。据不完全统计，文字完全重复的有20多处，文义相近的有30多处。

如关于藏象学说的内容，在《内经》中共涉及29篇，而《针灸甲乙经》只引用了其中的24篇。舍去的5篇，都是属于重复的。如“心为意，肺为咳，肝为语，脾为吞，肾为欠为嚏”这句话分别出现在《素问·宣明五气》和《灵枢·九针论》中。《针灸甲乙经》采取了舍一取一，正是为了避免重复。

又如，《灵枢》论及“九针”的主要有3篇，即“九针十二原”“官针”“九针论”，3篇内容有详有略，有异有同。“九针论”论述较详，《针灸甲乙经》以该篇为主，又补入了论述九针使用方法较详的“官针”的部分内容。虽然舍去了内容重复的“九针十二原”等篇的全部论述和“官针”的部分论述，而有关九针的全部内容，却已保留无遗。

（2）删其浮辞，论其精要

《内经》中存在的另一个缺陷是浮辞甚多。皇甫谧针对这一缺陷，采取了“删其浮辞，论其精要”的作法。其浮辞表现在三个方面。

一是完全与医学无关的内容。如《素问·上古天真论》开篇即是“昔在黄帝，生而神灵，弱而能言，幼而徇齐，长而敦敏，成而登天”，这段话与医学毫无关系，因而《针灸甲乙经》将其删去。

又如《灵枢·禁服》篇首一段，“雷公问于黄帝曰：细子得受业，通于九针六十篇，旦暮勤服之，近者编绝，久者简垢，然尚讽诵弗置，未尽解意矣。‘外揣’言浑束为一，未知所谓也。夫大则无外，小则无内……黄帝曰：未满而知约之以为工，不可以为天下师”。这一段议论共395字，《针灸甲乙经》只取其中最精要的话：“雷公问曰：外揣言浑束为一，未知其所谓，敢问约之奈何?”仅22字，而删去了其中大部分不切本题的文字。

二是有些问与答的内容，结论一致。答语完全可以概括本段内容，《针灸甲乙经》只取答词，而删去问语。如《针灸甲乙经》删去《灵枢·九针十二原》中这样一段话“黄帝问岐伯……余欲微针就其经脉，调其血气，营其逆顺出入。”而仅取岐伯的答话“小针之要，易陈而难入。

三是《内经》中有些比喻并不十分恰当，如《灵枢·邪客》中一段“黄帝问于伯高曰：愿闻人之肢节，以应天地奈何。伯高答曰：天圆地方，人头圆足方，以成之。天有日月，人有两目。地有九州，人有九窍。天有风雨，人有喜怒……针道毕矣”，以自然界的现象比喻人体，较为牵强，因此《针灸甲乙经》也将其删去了。

通过“去其重复”和“删其浮辞”的处理，虽然《针灸甲乙经》的文字比《内经》少了许多，但却无损于《内经》的精神实质，而使其内容更为简练而明确。

笔者认为《针灸甲乙经》是我国第一部类编《内经》的典籍，以往只将它视为现存最早的针灸专著，而忽视了其在类编上的地位，是不恰当的。同时，皇甫谧在类编过程中，表现出极为严谨的治学态度和科学的类编方法，对《内经》进行了合理的取舍和归类，既保留了《内经》的精神实质，又使《内经》的内容更加精炼、系统。故《四库全书总目提要》谓：“至今与《内经》并行，不可偏废，盖有由矣。”后世研究《内经》者，如王冰、林亿等均在校注《内经》时参考了《针灸甲乙经》；张介宾、李中梓受“事类相从”的类编研究方法影响，分别撰写了《类经》和《内经知要》。

【后世影响】

一、历代评价

由于《针灸甲乙经》的学术价值较高，故对后世影响颇大。不仅被医学界赞赏和习用，亦曾得到官方的重视。如《医心方》卷二引唐人杨玄操云：“皇甫士安，晋朝高诱（按《外台·明堂序》作秀），洞明医术，撰次《甲乙》，并取三部为定，如此则《明堂》《甲乙》，是圣人之秘宝，后世学者，宜遵用之，不可苟从异说，致乖正理。”

孙思邈《备急千金要方·大医习业》亦云：“凡欲为大业，必须谙《素问》《甲乙》《黄帝针经》《明堂流注》……等诸部经方。”由于医家之倡导，后得官方立法，曾列《针灸甲乙经》为医家必读书之一。如《新唐书·百官志》云：“医博士一人，正八品上，助教一人，从九品上，掌教授诸生，以《本草》《甲乙》《脉经》，分而为业。”《医经正本书·有唐医政第一》云：“太医令掌诸生医疗方法。其属有四，皆有博士以教之，其考试登用，如国子监之法……诸生读《素问》《黄帝针经》《甲乙》《脉经》，皆使精熟。博士一试，医令、承并季试也。”可见唐代不仅选《针灸甲乙经》为教授诸生之教材，而且列为考试课程。

唐代医著，如孙思邈《备急千金要方》及《千金翼方》、王焘《外台秘要》、杨玄操《难经注》、杨上善《太素》、王冰《黄帝内经素问》等，都曾不同程度地引用过《针灸甲乙经》，足见其影响之大。

宋代无论在医学著作还是在医学教育方面，对《针灸甲乙经》一书均甚为重视。如《太平圣惠方》卷一“叙为医”云：“夫为医者，先须谙《甲乙》《素问》《明堂》《针经》……并须精熟，然后涉猎诗书。”王惟一《铜人腧穴针灸图经》亦云：“凡针灸避忌法度，谨按《灵枢》《甲乙经》。”并多处引用《针灸甲乙经》文。宋政府在古医籍整理方面，校正医书局曾将《针灸甲乙经》列为重点校正书目之一。在医学教育方面，列《针灸甲乙经》为必修考试科目。如《宋史·选举志》云：“神宗时始置提举判局官及教授一人，学生三百人，设三科以教之，曰方脉科、针科、疡科。凡方脉以《素问》《难经》《脉经》为大经，以《巢氏病源》《龙树论》《千金翼方》为小经，针、疡科则去《脉经》，而增《三部针灸经》，常以春试。”陈言《三因极一病证方论·太医习业》亦云：“医者之经，《素问》《灵枢经》是也；史书，即诸家本草是也；诸子，《难经》《甲乙》《太素》《中藏》是也。”亦列《针灸甲乙经》为学医必读之书。在医学著作中，如《圣济总录》《幼幼新书》《针灸资生经》等，都较多地引用《针灸甲乙经》文。

明清两代，为适应医家需要，对《针灸甲乙经》曾进行过多次刊行。清代又将此书收入国家编修的《四库全书》内，并在《四库全书总目提要》中给予以较高评价：“考隋志有《明堂孔穴》五卷……今并亡佚，惟赖是书存其精要，且节解章分，具有条理，亦寻省较易，至今与《内经》并行，不可偏废，盖有由矣。”

二、学派传承

由于皇甫谧乃一代布衣学者，中年方自学中医，学宗《内经》，类编《素问》《灵枢》《明堂孔穴针灸治要》而成《针灸甲乙经》。其学派传承无资料可考，但可从针灸学后世发展来看。唐代医著，如孙思邈《备急千金要方》及《千金翼方》、王焘《外台秘要》、杨玄操《难经注》、杨上善《太素》、王冰《黄帝内经素问》等，都曾不同程度地引用过《针灸甲乙经》，足见其影响之大。宋以后，在医学理论方面，《素问》《灵枢》多次刊行，流传较广；在针灸方面，虽多遵《铜人腧穴针灸图经》，但《针灸甲乙经》对针灸学术的发展仍有较大影响。如元人滑寿《十四经发挥》卷末云：“以上杂取《素问》《难经》《甲乙经》《圣济总录》参合为篇。”明清时期的一些针灸专著或类书中针灸部分，如高武《针灸聚英》、杨继洲《针灸大成》、楼英《医学纲目》等，均是在继承《针灸甲乙经》《铜人腧穴针灸图经》的基础上发展而成。例如，《医学纲目》在刺灸通论及腧穴主治方面，较多地引用过《针灸甲乙经》。其中腧穴主治，据粗略统计有550余条。有些内容与今存医统本不尽同，必系采用宋刊本或明初善本，对校勘今本，有较大价值。

明清两代，为适应医家需要，对《针灸甲乙经》曾进行过多次刊行。清代又将此书收入国家编修的《四库全书》内，并在《四库全书总目提要》中给予以较高评价。

民国期间及新中国成立后，《针灸甲乙经》均曾多次印行，有些大型类书如《中国医学大成》及《中国医药汇海》等，均收有此书。至今，该书仍不失为学习与研究《内经》及针灸的重要参考文献。

三、后世发挥

后世临床应用对《针灸甲乙经》也多有发挥。如《针灸资生经》记载了王氏之母患鼻衄，按《针灸甲乙经》灸上星而愈；魏之琇《续名医类案》载一人患腰脊痛，也按《针灸甲乙经》灸申脉而瘥。说明《针灸甲乙经》的针灸处方是经过实践检验证明行之有效的。至于现代常用处方如经闭取中极，耳聋取耳门、听会，目疾取睛明，失眠取三阴交，唾血取太渊，黄疸取脾俞，治泄取上巨虚，肘痛取尺泽等，也都来自《针灸甲乙经》。

四、国外流传

《针灸甲乙经》对国外医学亦有深远的影响，特别是对日本与朝鲜影响较大。自南北朝至隋唐，随着中外交流的日益频繁，不少医学文献传到了日本和朝鲜，《针灸甲乙经》即是其中之一。日本针灸学的发展就是受了本书的启蒙和指导。562年（日本钦明天皇二十三年），吴人知聪携带《针灸甲乙经》等160卷医书至日本。701年，日本采取唐制，制定医药职令。“大宝律令”中的“疾医令”，明确规定《针灸甲乙经》等书为学习医学和针灸的必修课目。至天平宝字元年（757），天皇敕令重申，医生学习《太素》《针灸甲乙经》《脉经》《本草》等。至平安朝时代，仍据“大宝律令”，以学习我国医学为。808年，日本编写了一部《大同类聚方》丛书，即以《素问》《黄帝针经》《针灸甲乙经》《脉经》《本草》《小品方》等为蓝本编纂而成。1975年，日本经穴委员会在出版的《经穴部位调查之基础资料》中，还把《针灸甲乙经》列为首要参考书。

朝鲜的针灸学也是导源于我国，1136年，朝鲜医学制度曾仿隋唐，设医学、置医博士，以中国医书为教本，将《针灸甲乙经》等原著作为学习医学、针灸的必读课程。此后不久，针灸学相继传入法国及欧洲其他国家。法国针灸界也把《针灸甲乙经》作为主要的参考文献。《针灸甲乙经》多次被节译或全译为英、日等多种文字在国际广为流传。自20世纪80年代世界卫生组织将针灸列为40多种疾病的常规治疗方法以来，世界上已有140多个国家应用针灸疗法。许多海外留学生到我国学习针灸。现在国际针灸学会还把《针灸甲乙经》列为必读之书。

正是由于皇甫谧在针灸学上的巨大贡献，后人称之为“针灸学之父”“针灸学鼻祖”。1960年，皇甫谧被联合国教科文组织确认为世界历史文化名人。2010年11月16日，中医针灸被联合国教科文组织列入“人类非物质文化遗产代表作名录”。

综上所述，皇甫谧集经络学说之精要，确立其核心地位；阐述经络与腧穴的关系，创以部列穴；丰富了腧穴理论，对刺灸操作进行了规范和补充；在穴位主治规律、郄穴理论、募穴理论、腧穴配伍等方面均有建树；以独特的视角构建了针灸辨证论治体系，为后世针灸治疗各科疾病奠定了基础。《针灸甲乙经》作为节选类编《内经》第一书，保留了《内经》和《明堂孔穴针灸治要》大部分内容，具有很高的文献价值。随着皇甫谧学术思想研究的深入，继续挖掘《针灸甲乙经》腧穴治疗规律、探讨以部列穴临床应用、总结各科疾病诊疗特色、构建天人合一的针灸诊疗体系，对于针灸临床和科研均有着重要的启示意义。

陕西中医药大学　田丙坤

【参考文献】

[1] 皇甫谧. 针灸甲乙经 [M]. 北京：人民卫生出版社，1956.

[2] 房玄龄. 晋书 [M]. 北京：中华书局，1974.

[3] 张善忱，张登部. 针灸甲乙经腧穴重辑 [M]. 济南：山东科学技术出版社，1982.

[4] 陈佑邦，邓良月，石学敏，等. 当代中国针灸临证精要 [M]. 天津：天津科学技术出版社，1987.

[5] 徐曾. 经络全书 [M]. 北京：中医古籍出版社，1992.

[6] 黄龙祥. 黄帝针灸甲乙经（新校本）[M]. 北京：中国医药科技出版社，1995.

[7] 张灿玾，徐国仟. 针灸甲乙经校注 [M]. 北京：人民卫生出版社，1996.

[8] 皇甫谧. 针灸甲乙经 [M]. 沈阳：辽宁科学技术出版社，1997.

[9] 黄龙祥. 中国针灸学术史大纲 [M]. 北京：华夏出版社，2001.

[10] 王军. 针灸甲乙经（新校版）[M]. 北京：人民军医出版社，2005.

[11] 山东中医学院. 针灸甲乙经校释 [M]. 第2版. 北京：人民卫生出版社，2009.

[12] 张永臣，贾红玲，宋桂红，等. 人体特效穴位之背俞穴、募穴 [M]. 北京：科学出版社，2010.

[13] 王璞，田代华. 论《针灸甲乙经》以部列穴的合理性 [J]. 山东中医学院学报，1989，13（5）：19－20.

[14] 王璞，周伟光. 论《针灸甲乙经》以部列穴的临床价值 [J]. 中国中医基础医学杂志，1999，5（10）：52－53.

[15] 董建勇. 六经皮部与经络——《针灸甲乙经》穴位主治规律分析 [J]. 甘肃中医学院学报，1991，8（1）：45－46.

[16] 张永臣，张春晓. 浅析《针灸甲乙经》对募穴的贡献 [J]. 江西中医药，2011，42（8）：50－52.

[17] 陆惠新. 针灸配穴法浅谈 [J]. 中医杂志，1987，28（4）：45.

[18] 张胜春，赵京生. 《针灸甲乙经》中处方用穴特点 [J]. 中国针灸，2002，22（7）：494－497.

[19] 杜天银.《甲乙经》针灸法则初探 [J]. 甘肃中医，1990，3（2）：4－7.

[20] 杜天银.《甲乙经》针灸法则初探（续）[J]. 甘肃中医，1990，3（3）：6－9.

[21] 张灿玾.《针灸甲乙经》的主要贡献及对后世的影响 [J]. 中医文献杂志，1994，12（3）：2－5.

[22] 章曦. 浅谈《针灸甲乙经》的学术价值 [J]. 辽宁中医药大学学报，2008，10（5）：35－36.

[23] 魏稼. 皇甫谧对针灸学的贡献［J］. 广西中医药，1982，6（4）：10－13.

[24] 李志道，宫宝喜. 试论《甲乙经》对于类编《内经》的重要贡献［J］. 天津中医学院学报，1995，14（3）：39.

[25] 马晓彤. 皇甫谧的独特性与研究价值［J］. 中国中医基础医学杂志，2010，16（10）：867－868.

[26] 范郁山，况彦德. 《针灸甲乙经》浅刺针法理论研究探析［J］. 江苏中医药，2010，42（5）：54－55.

[27] 张永臣，张春晓. 浅析《针灸甲乙经》对背俞穴的认识与应用［J］. 针灸临床杂志，2012，28（10）：50－52.

[28] 王湃，孙瑜，高碧霄. 《针灸甲乙经》腧穴学的贡献［J］. 中国针灸，1995，15（增）：181－182.

[29] 张永臣，张春晓. 浅论《针灸甲乙经》对特定穴的贡献［J］. 江西中医药，2011，42（10）：46－47.

[30] 王宏才. 《甲乙经》针灸处方考［J］. 甘肃中医学院学报，1993，10（3）：40.

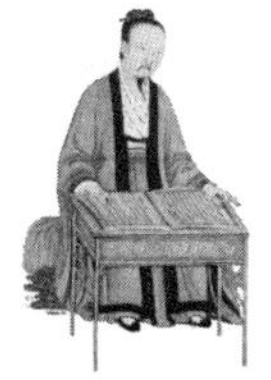

杨上善

内容提要

杨上善，唐初医家，生活于六至七世纪，医术精湛，学识广博，是我国医学史上分类注释整理《内经》最早的医家之一，著有《太素》和《黄帝内经明堂类成》。其中，《太素》一书，将《内经》条文分类重编，详加注解，颇有卓见，对考证《内经》原文，探讨经义，具有重要参考价值。《黄帝内经明堂类成》，以阐释十二经脉与奇经八脉为主要内容，对《黄帝明堂经》有所发挥。杨上善在援儒释道阐释医理、分类研究《内经》、开创医书校勘研究，以及深化脏腑经络理论阐释等方面，做出了重要的学术贡献；对中医药学术向我国周边国家的传播，也具有深远的影响。

【概述】

一、生平简介

杨上善，唐初医家，生活于六至七世纪，医术精湛，学识广博。因正史无载，故杨上善的里贯无考，生卒年代不清，而众说不一。徐春甫《古今医统大全·历世圣贤名医姓氏》云：“（杨上善）不知何郡人，（隋）大业中为太医侍御。名著当代，称神，诊疗出奇。能起沉痾笃疾，不拘成方，述《内经》为《太素》，知休咎。今世之云太素脉皆宗之，鲜有得其妙者。”但由杨上善所著《太素》自题“通直郎守、太子文学臣杨上善奉敕撰注”，并结合书中避讳等情况来看，杨上善当为唐人。

杨上善一生学识渊博，医技精湛，勤于著述，作品众多，惜多亡佚。《旧唐书·经籍志》著录的杨上善著作，有8部76卷。其中“医家类”著录2部，共43卷：《太素》30卷（杨上善注）；《黄帝内经明堂类成》13卷（杨上善撰）。“道家类”著录有6部，共33卷：《老子》2卷（杨上善注）；《老子道德指略论》2卷（杨上善撰）；《略论》3卷（杨上善撰）；《庄子》10卷（杨上善撰）；《六趣论》6卷（杨上善撰）；《三教诠衡》10卷（杨上善撰）。

《新唐书·艺文志》著录的杨上善著作，有6部60卷。其中“明堂经脉类”著录2部，共43卷：杨上善注《黄帝内经明堂类成》13卷，又《太素》30卷。“道家类”著录有4部，共17卷：杨上善注《老子道德经》2卷，又注《庄子》10卷、《老子指略论》2卷（太子文学）；杨上善《道德经略论》3卷。

另外，杜光庭《道德真经广圣义·序》中记载杨上善作《道德集注真言》20卷，为新、旧《唐志》所未载。《旧唐书·经籍志》“道家类”中尚有《太上玄元皇帝道德经》2卷，注云“杨上器撰”。此书抑或是杨上善的著作，钱超尘先生云：“考‘器’与‘善’形近，行书易混，疑‘杨上器’乃‘杨上善’之讹。”日本石原明先生亦持此说。《新唐书·艺文志》“道家类”则有“杨上器注《太上玄元皇帝圣纪》十卷”。

杨上善对《内经》有着较深的研究，是我国医学史上整理注释《内经》最早的医家之一，著有《太素》30卷和《黄帝内经明堂类成》13卷。其中《太素》一书将《内经》条文分类重编，详加注解，颇有卓见。此书对考证《内经》原文，探讨经义，实有重要参考价值。而《黄帝内经明堂类成》以十二经脉各为一卷，奇经八脉复为一卷，合为13卷，对《黄帝明堂经》有所发挥，为针灸经脉腧穴专书，唐朝时曾被指定为学习针灸的主要教材。

其中，《太素》为杨上善的医学代表作。该书与《黄帝内经明堂类成》均为奉敕撰著，为国定官修体。《黄帝内经明堂类成》在前，《太素》在后——《太素》注中多次引证《黄帝内经明堂类成》；《黄帝内经明堂类成》表其形见，《太素》陈其宗旨。

二、著作介绍

（一）《黄帝内经太素》

据考证，《太素》成书于唐乾封元年（666）至唐咸亨元年（670）之间。书中所引《内经》原文，在现存医籍中最为近古，是第一部对《内经》全文进行分类编订的典籍。杨上善的注文多有阐发，并引录不少古典医著的佚文，从分类、注释和校勘三个方面研究《内经》。注文观点多在《内经》内部寻找依据，即所谓依经立训，不逞私见。对旧本中可疑的文字，并不直接改易，而是在注文中加以说明，可见其治学态度相当严谨。书中阐发经意、补正注释者甚多，对研究《内经》及中医学术颇有参考价值，并可用以校订现在通行本《素问》《灵枢》的诸多讹、脱、衍、倒的错误。

《太素》现行本，为清·萧延平据从日本获得的唐人卷子手抄本，并参考其他抄本及《素问》《灵枢》等，校正其书，编次目录而成，共 30 卷，原缺第一、四、七、十六、十八、二十、二十一等 7 卷，其他各卷尚有部分残缺（近年，日本又发现了原缺的第十六、二十一及二十二卷全文。国内有内部覆印本）。卷第二“摄生”；卷第三“阴阳”；卷第五“人合”；卷第六“脏腑”；卷第八至卷第十“经脉”；卷第十一“腧穴”；卷第十二“营卫气”；卷第十三“身度”；卷第十四、卷第十五“诊候”；卷第十七“证候”；卷第十九“设方”；卷第二十二、卷第二十三“九针”；卷第二十四“补泻”；卷第二十五“伤寒”；卷第二十六“寒热”；卷第二十七“邪论”；卷第二十八“风”；卷第二十九“气论”；卷第三十“杂病”。附篇：《太素》遗文并杨氏原注。经杨上善如此分类之后，虽较繁杂，却无《针灸甲乙经》那种割裂经文之弊，而且《内经》的学术内容也更为系统。

（二）《黄帝内经明堂》

《黄帝内经明堂》，又称《黄帝内经明堂类成》，共 13 卷，即十二经脉各一卷，奇经八脉一卷。现仅存手太阴肺经一卷，首先论述肺脏，其次论述手太阴肺经，详列肺经中府、天府、侠白、尺泽、孔最、列缺、经渠、太渊、鱼际、少商十腧穴。在每个腧穴下，依次叙述其别名、所属特定穴、位置、针灸法、主治病证。与《针灸甲乙经》相比，除主治病证外，其他基本相同，可见都出自《明堂孔穴针灸治要》。腧穴的主治，《针灸甲乙经》则无，而该书却有较详细记载。此外，杨上善在每词节下有较详细的注释，对腧穴的认识又有新的补充。尤其对腧穴命名的注释，更为突出。

从“手太阴肺经”所载内容，可推知其余各经的体例：卷首为“总论”，论述经脉所属脏腑的病理生理及经脉的循行，内容采自《内经》《难经》；其后为本经所属的穴位，包括名称、位置及主治，内容采自《明堂孔穴针灸治要》。其中三焦、心包和任、督脉的总论内容，因与各经体例不同，较难推知原貌。

《黄帝内经明堂》完善了经脉理论体系；腧穴按经脉排列，以穴主病，开循经考穴之先河；腧穴体例为别名、定位、归经、刺灸法、主病；诸穴皆有名义（训释）。杨上善为全面训释穴位含义第一人。

【学术思想】

一、学术渊源

《内经》成书后，分为《素问》《九卷》两部分流传于世。《内经》本是医家们的论文汇编，全书内容由阴阳五行等古代哲学理论统一起来，构成了中医的基础理论体系。然而书中各篇甚至比篇更小的段落多有一定的独立性，在流传过程中，医家们往往根据自己的见解安排篇段次序，甚至将《素问》《九卷》两部分的内容进行调换，从而出现了多种《内经》传本。其中，《素问》书名一直没有改变，而《九卷》在晋唐间衍化出来的不同传本，却采用了《针经》《九墟》《灵枢》等多种名称，其中只有《灵枢》一直流传至今，所以现存的《内经》是由《素问》和《灵枢》两部分组成的。

《内经》在长期的辗转传抄过程中，出现了许多错乱舛误之处，兼之《内经》文辞简省，义理深奥，语言文字不断演变，古今词义不尽相同，魏晋以后的医家学习《内经》不免感到困难。南朝齐梁间人全元起，首先致力于《内经》的整理工作，所著《素问训解》一书是《素问》的最早注本。

至唐代，在继承隋制的基础上，设立太医署，主管医学教育。太医署设医学、药学两部，医学教育分为医科、针科、按摩科、咒禁科四科。课程规定必须先学《素问》《神农本草经》《脉经》《针灸甲乙经》等基础课程，然后再分科学习。正是在这样的时代背景下，杨上善才接受唐高宗的敕命而作《黄帝内经太素》。

杨上善既是一位技艺精湛的医学家，又是一位理论造诣高深的哲学家，虽然其著作除医学类之外均已亡佚，但其医学著作也同样反映了他在哲学方面的重要成就，在阐释《内经》时表现出了儒、释、道三教的深厚功底，尤其精通老庄哲学。其于医学、哲学研究的精髓，值得后人深入探讨。

杨上善的学术思想之所以有此特点，是与其所生活的时代分不开的。杨上善生活和著作的主要年代，是唐太宗和高宗时期。唐朝初期，政府提倡道、儒、佛三教并行，共襄济世，为唐朝的空前兴盛奠定了思想基础。唐朝皇帝以老子后代自诩，唐高宗李治更追封老子为“太上玄元皇帝”，对道家推崇备至。杨上善偏爱老庄，兼善易学、儒释，除了个人的因素外，显然与当时三教合流、以道为尊的思想氛围相关。

二、学术特色

（一）人天合一、准绳阴阳的人天观

杨上善在易学和道学的影响下，形成了有关宇宙和万事万物起源与发生的独特认识，尤其是关于人的形成及其与宇宙的关系问题，提出了人天合一、准绳阴阳的学术观点。

1. 宇宙万物，同源太极

《老子·第四十二章》云：“道生一，一生二，二生三，三生万物。万物负阴而抱阳，冲气以为和。”《易传·系辞上》曰：“易有太极，是生两仪，两仪生四象，四象生八卦，八卦见吉凶，吉凶生大业。”据此，杨上善以“太极”为“一”，从无入有，从无形入有形。依杨上善之论，一切有形之物得于太极而生。当然，有形之物的生成还需一定的程序和条件。他说：“夫太极化生两仪，即有阴阳二气。二气之起，必有两仪之形。”（《太素·阴阳·阴阳大论》）“从道生一，谓之朴也。一分为二，谓天地也。从二生三，谓阴阳和气也。从三以生万物，分为九野、四时、日月，乃至万物。一一诸物皆为阴阳气之所至，故所至处不可胜量。”（《太素·设方·知针石》）太极化生两仪，即天地，与此同时，阴阳二气也已漫衍于整个宇宙，气聚不同，而为万殊。天地由阴阳二气所成，故曰“二气之起，必有两仪之形”。

既然自然界万事万物皆源于太极，因此，万物各得“一气”而成为一形。人与天地相应关系的建立，也是由于“气”。他指出，“凡人之身，与天地阴阳四时之气皆同。故内身外物虽殊，春气俱发。肝气春旺，故春脉来，比草木初出”“暖暑急怒，是天之运四气变动人之经脉，与彼四气上下变动亦不异也”。杨上善还认为，万物由气聚而各得一形，故万物的变化又与天地自然规律相应合。他说：“万物各受一形，自万物一形之外，从于六合苞裹之内，皆是天地为其父母，变化而生，故万物皆与天地之气应而合也。”（《太素·四时脉诊·诊候之一》）

2. 人天一体，皆合于道

人与万物同源，都是天地阴阳相感、形气相随的产物，是自然而然的产物，亦必然要受自然界的约束和影响。他说：“天与之气，地与之形，二气合之，为人也。故形从地生，命从天与。是以人应四时，天地以为父母也。”（《太素·设方·知针石》）

由于人为天地所生，天人之气“同源”，人身脏腑经脉气血自然也与天地、阴阳、四时相应，因而人就必须顺应自然规律。杨上善说：“天地变化之理谓之天道。人从天生，故人合天道。”（《太素·经脉之二·经脉正别》）又说：“阴为万物终死之本也，阳为万物始生之源也。逆之则灾害生，入于死地也；顺之则奇疾除，得长生之道也。”“不顺四时之养身，内有关格之病也。”（《太素·摄生之二·顺养》）可见人的健康和疾病、长寿和夭亡，是遵循还是违背天地、阴阳、四时客观变化规律的结果。

杨上善非常重视“天人合一”的观念，他不惜笔墨来阐释人身阴阳气机与昼夜四时及自然界相关变化的应合关系。诸如：“圣人南面而立，上覆于天，下载于地，总法于道，造化万物，故人法四大而生，所以人身俱应四大”（《太素·身度·经筋》）“阴阳以有四时，四时与脉为期”“形之肥瘦，气之大小，色之泽夭，脉之盛衰，病之新故，凡疗病者，以此五诊。诊病使当，为合其时。不当，为后其时也”（《太素·诊候之一·四时脉诊》）“春夏人迎微大于寸口，秋冬寸口微大于人迎，即应四时也”“春夏是阳用事，时温，人迎为本也。秋冬是阴用事，时寒，脉口为本也”（《太素·诊候之一·人迎脉口诊》）“上帝使贷李调理人之色脉，令通神明，外合五行四时阴阳八风六合等物变化常道，深观常道物理之妙，能知深妙色脉之用也”（《太素·诊候之二·色脉诊》）“阴阳即为寒暑者也，盈虚以为虚实者也。人亦如之，消息盈虚，有虚有实”

“知人阴阳十二节气与十二时同，循之而动，不可得失，虽有圣智，不能加也”（《太素·设方·知针石》）。这些认识深化了《内经》“天人相应”的观念，充分体现了人与天地万物为和谐整体的思想。

何以人天“同气”而二者相应？是因为二者均禀承了一种内在的规律——“道”。根据《易经》之中和思想，杨上善提出了“和性”之说，来表达人天相应的内在本质。只有中和，才能有天地，有人类，否则便没有宇宙，更无一物了。他说：“理身理国，动摇应和，尽和群生之性，斯乃至真之道也。”（《太素·设方·知要道》）也就是说，和性是最高的“道”。如果破坏了和性，出现“过”和“偏”，就应采取措施及时纠正，在国则以仁义之治，为医则以针法施之，使之达到尽和群生之性。这一道理，在人的生命中表现得尤为明了。如杨上善在“见真脏曰死，何也”句下注曰：“五脏之气皆胃气和之，不得独用。如至刚不得独用，独用即折，和柔用之即固也。”（《太素·脏腑之一·脏腑气液》）“真脏”，即真脏脉，是五脏真气败露而无胃气的危证脉。《素问·玉机真脏论》曰：“五脏者，皆禀气于胃。”因此，五脏必须以胃气为本，而没有胃气的脉象，说明脏气失去了根本，故为危象脉。杨上善以五脏真气为“刚”，胃气为“柔”，强调应刚柔相和，不得偏于一端，从而保证脏腑功能的正常。反之，胃气衰败，真气独盛，刚柔不和，偏离中和，故为“死”脉。

杨上善认为，“道”不仅是指自然规律，对于天地、人类来说，是存在的规定性，是存在的“理”。他说：“道者，理也。天地，有形之大也。阴阳者，气之大也。阴阳之气，天地之形，皆得其理，以生万物，故谓之道也。”（《太素·阴阳·阴阳大论》）不过，这种存在的理就包含于存在之中，否则，背离了自然之性，失去了“和性”，违背了自然规律，也就无以存在了。

3. 准绳阴阳，生同天地

杨上善发挥《易传·系辞上》“易有太极，是生两仪”及《老子》“二生三，三生万物”思想，认为世间万物皆由此三者合和而成。杨上善说：“天地间九州万物，其生皆在阴阳及和三气。”（《太素·阴阳·调阴阳》）“万物尽从三气（指阴阳气、阴阳和气）而生，故人之形不离阴阳也。”（《太素·设方·知针石》）所以，《易纬·乾凿度》云：“昔者圣人因阴阳，定消息，立乾坤，以统天地也。”正因如此，杨上善十分赞同《内经》关于养生、诊治必须充分考虑天地阴阳变化，“随应而动”的观点。

关于准绳阴阳的认识，杨上善更注重《易经》有关阴阳变化规律的指导意义。他根据易学象数理论，尤其卦爻变化理论，探讨自然界阴阳消长、气候变化与人体阴阳虚实的对应关系，阐发人体生理病理规律。如在《太素·设方》中说：“十二爻寒暑之气，十一月阳气渐息，阴气渐消；至四月阳气在盈，阴气止虚。至五月阴气渐息，阳气渐消；至十月阴气在盈，阳气止虚。阴阳即为寒暑也，盈虚以为虚实者也。人亦如之，消息盈虚，有虚有实。”在《太素·人合》中说“十二爻应十二月”，这里所谓的“十二爻寒暑之气”的消息盈虚，是采用了“十二消息卦”的原理。十二消息卦为复、临、泰、大壮、夬、乾、姤、遁、否、观、剥、坤，分别对应农历十二个月，依次为十一月、十二月、一月、二月、三月、四月、五月、六月、七月、八月、九月、十月。“十二消息卦”代表了阴阳消长的过程，从十一月（复）冬至一阳生，以后阳气逐渐上升、阴气逐渐消退，至四月（乾）阳气达到鼎盛，至五月（姤）阴气逐渐上升、阳气逐渐消退，至十月（坤）阴气达到鼎盛。天道的阴阳消长变化必然要反映到人体生命活动之中。杨上善认为春夏秋冬四时的异常变化会引起人体相应的病变，如冬月受寒多伤阴，夏月受暑多伤阳。

杨上善在《太素·经脉之一》中，将三阴三阳十二经脉与十二消息卦结合起来。如："十一月一阳生，十二月二阳生，正月三阳生。三阳生寅时，其阳已大，故曰太阳也……五月盛阳，一阴爻生，即是阳中之阴也。"以此解释太阳、阳明阴阳变化的特点。人体十二经脉的盛衰之病，与十二月（十二卦）的阴阳盛衰有关。"十一月有五阴爻，故阴气盛也。太阴在内，所以为下也；阳明居外，所以为上也。阳明之正入腹里，属胃散之脾，上通于心，故阳明络属心也。寒气先客胃中，复有厥气从胃上散，其厥气复出胃之中上口，胃以连心，故曰上走心为噫也。"可见，"上走心为噫"之病，是足太阴经阴气偏盛为本，复加寒气犯足阳明胃，胃经络心，阴气由此侵犯心经而导致噫症。自然界阴阳的消长变化对机体经脉之气的影响不可小觑。

此外，杨上善还以卦象代表阴阳气的消长解释病机。如："三阳爻与三阴争，而三阳俱胜，尽在于头，为上实；三阴从下，即为下虚。于是发病，脱衣登上，驰走妄言，即谓之狂；僵仆而倒，遂谓之癫也。"杨上善认为，上实下虚即为阴阳不相交，为否卦之象。人体太阳经阴阳之气本应上下贯通，为泰卦之象，而今三阳阳气盛于上而不下，三阴阴气盛于下而不上，致使阴阳不交，阳热偏胜而上扰神明，于是发作癫狂病。

杨上善极为重视养生防病以延年益寿的观念。他多次强调尊奉四时阴阳运动规律以实现养生益寿之论，如"上古、中古人君摄生，莫不法于天地。故生同天地，长生久视"（《太素·阴阳·调阴阳》）；又如"圣人与万物俱浮，即春夏养阳也；与万物俱沉，即秋冬养阴也。与万物沉浮以为养者，志在生长之间也"（《太素·摄生之二·顺养》）"能达寒暑之气虚实相移者，则寿蔽天地，能独出死地，独人长生"（《太素·设方·知针石》）等。可见四时阴阳对人体的重要性，以及杨上善教化人们养生延年的拳拳之心。

（二）援儒释道以释医理

杨上善尊奉儒道佛，主张三教诠衡，既是一位哲学家，又是一位医学家。他将三教之理较为融洽地应用于医学中，形成了独具特色的医学理论体系。

1. 道学以明修身养生

如前所述，杨上善具有明显的道学情结，其学术思想表现出浓重的道学色彩，这一特点主要体现在其解释经文时阐发的养生思想之中。

（1）崇奉道学以为修身

杨上善在注释经文时，常常引用老子之语，每每于老子之论前冠以"玄元皇帝"，以示其崇拜老子、崇尚道学的情结。如其对经文"藏德不上故不下"给出了这样的解释："天设日月，列星辰，张四时，调阴阳，日以曝之，夜以息之，风以干之，雨露濡之。其生物也，莫见其所养而物长；其所杀也，莫见其所丧而物亡。此谓天道藏德不上故不下者也，圣人象之。其起福也，不见其所以而福起；其除祸也，不见其所由而祸除，则圣人藏德不上故不下也。"论说颇为通达，但他又引用老子之言以证其说："玄元皇帝曰：上德不德，是以有德。即其事也。"《太素·摄生之二

·顺养》。又如，经文有“上下则日月不明”之论，杨上善作注，并引用老子之说以示崇敬：“君上情在于己，有私修德，遂不为德。玄元皇帝曰：下德不失德，是以无德。君之无德，别令日月薄蚀，三光不明也。”《太素·摄生之二·顺养》。当然，杨上善不仅仅崇拜老子，亦是借老子之说以阐发修养之道。

杨上善还常常借助道学之理来阐释《内经》经义。如《灵枢·禁服》云：“雷公曰：愿为下材者，勿满而约之。黄帝曰：未满而知约之，以为工，不可以天下师焉。”杨上善解释说：“摄生之道，材有上下，诊法成已，节约合理，得长生久视，材德之上，可为天下师。诊法未能善成，故曰未满而能节而行，得为国师，是按脉而知病生所由，称之为工，材之不下也。”（《太素·诊候之一·人迎脉口诊》）杨上善的这种注释比比皆是，由此可以看出杨上善的道医特色。

（2）援引道说以重养生

杨上善非常重视养生之学，这一学术特点与道家思想密不可分。在《太素》中，处处可见其阐发道家养生思想以重生的论说。如经文云：“是故五脏主藏精者也，不可伤，伤则守失而阴虚，阴虚则无气，无气则死矣。”对此，杨上善结合道教养生思想做了详细论述：“五脏之神不可伤也，伤五神者，则神去无守，脏守失也。六腑为阳，五脏为阴，脏无神守，故阴虚也。阴脏既无，遂致死也。故不死之道者，养五神也。人皆怵惕思虑，则以伤神；悲哀动中，日亡魂性；喜乐无极，神魄散扬；愁忧不解，志意悗乱；盛怒无止，失志多忘；恐惧惊神，伤精痿骨。以千端之祸，害此一生，终以万品欲情，潦乱真性，仍服金石贵宝，摧斯易往之躯；多求神仙芳草，日役百年之命。昔彭、聃以道怡性，寿命遐长；秦、武采药求仙，早升霞气。故广成子语黄帝曰：‘来，吾语汝至道，无视无听，抱神以静，形将自正也。必静必清，无劳汝形，无摇汝精，心无所知，神将守形，可以长生。故我修身千二百岁，人皆尽死，而我独存。得吾道者，上为皇，下为王；失吾道者，上见光，下为土。’是知安国安人之道，莫大怡神；亡神亡国之灾，无出情欲。故岐伯以斯至道上答黄轩，述千古之遗风，拯万叶之荼苦也。”（《太素·脏腑之一》）杨上善将道学与中医之理有机地融为一体，足见其对两个体系把握的深透和精准，不愧为善学活用者。

2. 儒学重在顺天之道

如前所述，杨上善在生命起源的认识上接受了《易传》的太极之说，关于生命运行规律的认识，杨上善同样吸收了易学之理，认为“中和”乃生命的最高境界，即《易传》所谓“保合太和”；维持生命正常运动的基本条件，则是遵从易学中的阴阳消长变化规律。此不再赘述。

关于儒家的顺天之道，杨上善体会最为深刻。如对《灵枢·师传》“夫治民与治自，治彼与治此，治小与治大，治国与治家，未有逆而能治者也，夫惟顺而已矣”，杨上善注曰：“人之与己、彼此、大小、国家八者，守之取全，循之取美，须顺道德阴阳物理，故顺之者吉，逆之者凶，斯乃天之道。”指出儒家的礼仪教化亦同样可以很好地应用于医学中。对《灵枢·师传》“入国问俗，入家问讳，上堂问礼，临病患问所便”，杨上善注曰：“夫为国、为家、为身之道，各有其理，不循其理而欲正之身者，未之有也。所以并须问者，欲各知其理而顺之也。俗、讳、礼、便，人之理也，阴阳、四时，天地之理也，存生之道，缺一不可，故当问之也。便，宜也，谓问患者寒热等病，量其所宜，随顺调之，故问所便者也。”（《太素·摄生之二·顺养》）

3. 佛学以揭生命奥秘

自南北朝以来，佛教在我国日渐盛行，其教义也逐渐深入人心。唐代是我国佛教发展的全盛时期，对社会有着十分巨大而深刻的影响，佛教徒活跃在社会生活的各个领域。特别是唐玄奘在唐高祖、太宗、高宗时期极人臣之荣之时，以致信佛者众。杨上善就生活在这样一个政治环境和思想氛围当中。佛教对他的影响，并不亚于道教。于是，他的医学思想渗透了佛教的思想。或者说，杨上善受时代和科技水平的局限，虽然否定了中国传统的上帝鬼神迷信思想，但未能冲破佛教的“心性”观念，而成为一个彻底的惟物主义无神论者。

将佛理引入医学，杨上善乃第一人。如《灵枢·本神》云：“故生之来谓之精，两精相搏谓之神。”杨上善注曰：“雌雄两神相搏，共成一形，先我身生，故谓之精也。即前两精相搏共成一形，一形之中，灵者谓之神者也，即乃身之微也。问曰：‘谓之神者，未知于此精中始生？未知先有、今来？’答曰：‘案此《内经》，但有神伤、神去、与此神生之言，是知来者，非曰始生也。’及案释教，精合之时，有神气来讬，则知先有，理不虚也。故孔丘不答，有知无知，量有所由，惟佛明言，是可依。”（《太素·脏腑之一·五脏精神》）此文虽将神灵推到佛论中，但考此注之前引用《庄子》之说的注文可知，杨上善于“道德”、于“神灵”的认识尚无准确把握，即关于“先我身生”为何物的问题，没有准确答案。

不过，从其对经文“先巫者固知百病之胜，先知其病之所从生者，可祝而已”的注释可知，杨上善承认鬼神的存在。其注释说：“先巫知者，巫先于人，因于鬼神，前知事也。知于百病从胜克生，有从内外邪生。生病者，用针药疗之，非鬼神能生病也，鬼神但可先知而已。”（《太素·风论·诸风杂论》）当然，由此可以看出，杨上善也否定了鬼神致病之说。

4. 三教兼容共阐医理

杨上善综合《易经》《老子》之说，对天地（宇宙）、万物的本原、本质、本性做出总体概括，形成了其独特的哲学思想。如前所述，他把《老子》的观念融入易学体系，以“太易”为“道”，以“太极”为“一”，无中生有，从无形到有形。通过对人生的本原、本性、生化规律的研究，提出了人天合一、准绳阴阳之说，由此构成了其医学理论的基础。

在融合诸学而创新的过程中，杨上善提出了著名的“一分为二”说。此乃“道生一，一生二”与“易有太极，是生两仪”，以及《易传·系辞上》的“分而为二以象两”思想的融合碰撞结晶，开了“一分为二”思想的端倪。他指出：“从道生一，谓之朴也；一分为二，谓天地也；从二生三，谓阴阳和气也；从三以生万物，分为九野、四时、日月乃至万物。”（《太素·设方·知针石》）当然，杨上善的“一分为二”，显然如老子的“一生二”一样，只是宇宙发生过程中的第一个阶段，而非分析认识事物的总规律，没有涵盖宇宙及其万物发展、运动、变化的“一分为二”的规律。

杨上善还将“道”与“鬼神”相提并论，如前文已述及的“故一形之中，灵者谓之神也”；其对经文“随神往来者谓之魂，并精而出入者谓之魄”的注释：“魂者，神之别灵也，故随神往来藏于肝，名曰魂。魄，亦神之别灵也，并精出此而入彼，谓为魄也。”又如，其对经文“道无鬼神，独往独来”的解释：“应天地之动者，谓之道也。有道者其鬼不神，故与道往来，无假于鬼神也。”（《太素·脏腑之一·五脏精神》）此实为杨上善论述生命本源与生命变化规律的观点，后世研究者虽对杨上善所论之“鬼神”有不同看法，但总是杨上善将道学与佛学糅合为一体的结果。

（三）顺天道节养神的养生观

杨上善非常重视养生，他将“摄生”列在《太素》之首，汇集《内经》有关养生的论述，并做了进一步发挥，还于其他篇中反复阐发其养生的论点，以示其贵生的思想。他认为“天地之间，人最为贵，人君众庶，莫不宝身”（《太素·设方·知针石》）。但是，并非人生之后都可自然而然地获得长寿，相反，由于诸多因素的影响，常常会生病而影响健康和寿命。此恰如杨上善所说：“人之生病，莫不内因怒喜思忧恐等五志，外因阴阳寒暑，以发于气而生百病。所以善摄生者，内除喜怒，外避寒暑，故无道夭，遂得长生久视者也。”（《太素·摄生之二·九气》）可见，只有采取养生措施，防治疾病，才能延年益寿。

1. 顺天之道，调节阴阳

杨上善的养生学说，与“天人相应”观密不可分。正如前述，“人身合天”“万物各受一形……故万物皆与天地之气应而合也”，而“阴阳四时，万物之本也”。因此，养生必须顺应自然变化，其中最主要的是顺应四时阴阳。人与之相应，养生不逆其时，真气内守，腠理致密，邪无由伤人。反之则极易受到外邪的侵袭而发生疾病。因此，杨上善引用《内经》“随应而动”之说，只有如此，方可获得养生之效，所以，“上古、中古人君摄生，莫不法于天地。故生同天地，长生久视”（《太素·阴阳·调阴阳》）“圣人与万物俱浮，即春夏养阳也；与万物俱沉，即秋冬养阴也。与万物沉浮以为养者，志在生长之间也”（《太素·摄生之二·顺养》）“能达寒暑之气虚实相移者，则寿蔽天地，能独出死地，独人长生”（《太素·设方·知针石》）。

杨上善善于运用阴阳学说来阐发《内经》天人相应、顺时养生的思想。如《素问·四气调神大论》以天人相应思想为指导，详细论述了“春三月”“夏三月”“秋三月”“冬三月”不同季节的养生方法，强调“阴阳四时者，万物之终始也，死生之本也。逆之则灾害生，顺之则奇疾不起”。杨上善作注时，以阴阳消长变化规律对此加以阐释，发挥了经文之义。如其在《太素·摄生之二·顺养》中对“冬三月，此谓气闭藏，水冰地坼，毋扰于阳，早卧晚起”之文作注云：“冬之三月，主肾脏，足少阴用事，阳虚阴盈。故养阴者，多卧少起。早卧顺阳虚，晚起顺阴盈也。”以阴阳消长的原理解释“早卧晚起”的养生方法，正是为了适应冬三月阴阳消长的自然变化特点。他在《太素·摄生之二·顺养》中，结合脏腑经脉阴阳特点，阐明了摄生应顺四时阴阳消息而养的道理，他说：“春之三月主胆，肝之腑足少阳用事，阴消阳息。故养阳者，至夜即卧，顺阴消也。”“夏之三月主小肠，心之腑手太阳用事，阴虚阳盈。故养阳者，多起少卧也。晚卧以顺阴虚，早起以顺阳盈实也。”“秋之三月主肺脏，手太阴用事，阳消阴息。故养阴者，与鸡俱卧，顺阴息也；与鸡俱起，顺阳消也。”“冬之三月主肾脏，足少阴用事，阳虚阴盈。故养阴者，多卧少起。早卧顺阳虚，晚起顺阴盈也。”这正是《内经》养生思想的充分体现。《素问·四气调神大论》说：“夫四时阴阳者，万物之根本也，所以圣人春夏养阳，秋冬养阴，以从其根，故万物沉浮于生长之门。”

2. 养五神为不死之道

神是生命活动的主宰，是人体脏腑气血盛衰的外露征象。精神意识活动，是五脏精气活动的体现，但反过来，意识在一定程度上又能控制自己的精神和脏腑的活动，正如《灵枢・本脏》所说：“志意者，所以御精神，收魂魄，适寒温，和喜怒者也。”然而，在生命的过程中，“神”易于动而致耗，难于静而内守。故历代养生学家均注意保护人体的“神”，注重调摄精神是促进人类健康长寿的重要条件之一。

杨上善十分重视神在养生中的重要意义，在注文中有许多精辟的论述。他说：“夫神者，身之主也。故神顺理而动，则其神必安，神安则百体和适，和则腠理周密，周密则风寒湿无如之何，故终天年而无不道者也。”（《太素・补泻・虚实补泻》）所以，“五脏之神不可伤也，伤五神者，则神去无守，脏守失也。六腑为阳，五脏为阴，脏无神守，故阴虚也。阴脏既无，遂致死也。故不死之道者，养五神也。”（《太素・脏腑之一》）但是，世有愚者，常常任性伤神，以致成病早亡，即所谓“若忘神任情，则哀乐妄作，作则喜怒动形，动则腠理开泄，腠理开则邪气竟入，竟入为灾，遂成百病，夭丧天年也”（《太素・补泻・虚实补泻》）。

杨上善结合脏腑学说，论述了“养五神”的重要作用。他指出“魂神意魄志，以神为主，故皆名神……人无悲哀动中，原魂不伤，肝得无病，秋无难也；无怵惕思虑，则神不伤，心得无病，冬无难也；无愁忧不解，则意不伤，脾得无病，春无难也；无喜乐不极，则魄不伤，肺得无病，夏无难也；无盛怒者，则志不伤，肾得无病，季夏无难也。是以五过不起于心，则神清性明，五神各安其藏，则寿近遐算。”

养神的关键在于去情欲。杨上善指出：“夫心者神用，谓之情也。情之所喜，谓之欲也。故情之起欲，是神之所恶；神之所好，心之所恶。是以养神须去情欲，欲去神安，长生久视；任心所作，则情欲百端，情欲既甚，则伤神害命。斯二不可并行，并行相感则情乱致惑；若得神移反本，则惑解神复。”（《太素・邪论・七邪》）

杨上善在强调“神安”重要性的同时，严厉抨击服石求仙反致殒命之旧弊，其论已如前述。除了情志的调理外，杨上善还特别重视个人品行修养在养生中的作用，此即所谓“实恕慈以爱人，和尘劳而不迹”的“外养身”（《太素・设方・知针石》）之法，实际上这种修炼也可助“神安”而利于养生。

他甚至提出：“药有三种：上药养神，中药养性，下药疗病。此经宗旨养神养性，惟去怵惕之虑、嗜欲之劳，其生自寿，不必假于针药者也。”（《太素・设方・知针石》）可见，通过调养精神，努力发挥人的意志作用，既是养生防病、预防早衰的重要原则，也是养生长寿的具体实践，又是内因为主的学术思想在摄生学说中的体现。

3. 和顺为本，节以养生

杨上善关于和顺为本的养生观，实为儒家中和思想的具体运用。只有实现了“和”，才能获得健康，延年益寿。而要达到“和”的状态，就必须时时处处以“中”为原则，中庸处世，日常生活中方方面面都能有节，无太过、无不及。

（1）和顺为养生之本

关于和顺养生的理论，杨上善在《太素·阴阳·调阴阳》中做了详细阐发。他指出，“天地间九州万物，其生皆在阴阳及和三气”，即自然界万事万物均以“和”为生之本。所以“圣人陈阴阳，使人调内外之气，和而不争也”，此乃圣人之教化，使人们能明其理。“和”的层次、内容是多方面的，它反映了自然而然的规律，人们只有顺从四时阴阳变化规律，才能达到“和”的境界，才能得寿。杨上善说：“阴阳分为四时和气，人之纵志不顺四时和气摄生，为风寒雨湿邪气伤也。此顺三气养生，寿之本也。”

如果不遵从四时阴阳之规律，率性而为，则将导致“失和”而为病为害。他说：“阴气失和，则内闭九窍，令便不通，外壅肌肉，使腠理壅塞也；阳气失和，则腠理开解，卫气发泄也。此之失者，皆是自失将摄，故令和气销削也。”

（2）天地和气以清静

杨上善强调，人能顺应天地之和气，则能志意清静而正气内固，邪气不能为害，自然健康长寿。他说：“天地之和气，清而不浊，静而不乱，能令人志意皆清静也。”所以，“人能顺清静和气，则脏气守其内，腑气固其外，则虽有八正虚风贼邪，不能伤也”。之所以如此，“斯因四序之和自调摄也”。因此，他强调说：“圣人令精神相附不失，有服清静之气，通神令清，通性令明，故得寿弊天地而不道夭。”（《太素·阴阳·调阴阳》）

推而论之，人能顺天地之和气使志意清静，则五志七情尽皆中和有节，自能长生久视。杨上善论述道：“喜怒所生，生于居处，智者发而中节，故因以和安也”（《太素·脏腑之一·五脏精神》）“脾肾之神志意者，能御精神，令之守身，收于魂魄，使之不散，调于寒暑，得于中和，和于喜怒，不过其节者，皆志意之德也”（《太素·脏腑之一·五脏命分》），所以，“智者行廉，顺和节养之道，则五脏神安，六腑气调，经脉周营，腠理密致，如此疵疠元本不生，八正四邪无由得至，自斯已往，或齐天地，莫见终时，或类彭年，长生久视也”（《太素·脏腑之一》）。

（3）饮食起居节以和

起居于人的养生具有十分重要的意义，既要起居有常，又要起居有节，劳逸适中，方能顺应天地之和气。起居有常，是指生活起居要有一定规律，人要长寿，就要法则天地，准绳阴阳。故《素问·四气调神大论》有四季卧起早晚之宜，《素问·生气通天论》有平旦、日中、日西将暮三时劳作歇息之分。如经文云“春三月，此谓发陈，天地俱生，万物以荣，夜卧早起，广步于庭，被发缓形，以使志生。”杨上善注曰：“广步于庭，劳以使志也。被发缓形，逸以使志也。劳逸处中，和而生也。”劳和逸均应该适度，过劳与过逸都可影响人体而产生疾病。如《内经》五劳所伤中久立、久行、久视则是过劳，久卧、久坐则是过逸，均可导致疾病。

饮食是人体营养的主要来源，是维持人体生命活动的必要条件。《内经》十分重视饮食调理，认为饮食调理得当，不仅可以维持人体的正常功能，提高机体的抗病能力，还可以治疗某些疾病；饮食不足或调理不当，则可诱发某些疾病。因此，《素问·上古天真论》提出“食饮有节”的养生方法以维护脾胃化源。其内容包括节饮食、忌偏嗜、适寒温诸方面。杨上善在《太素·摄生之二·调食》中注云：“五谷、五畜、五果、五菜，用之充饥则谓之食，以其疗病则谓之药。是以脾病宜食粳米，即其药也，用充饥虚，即为食也。故但是入口资身之物，例皆若是。此谷、畜、果、菜等二十物，乃是五行五性之味，脏腑血气之本也。充虚接气，莫大于兹，奉性养生，不可斯须离也。”（《太素·摄生之二·调食》）五味为生命之基本条件，即所谓“五脏所生和气之本，曰五味也”（《太素·阴阳·阴阳杂说》），但需五味调和方能奉生养性。所以，他同意《内经》五味太过所伤的说法，认为“夫五味者，各走其脏，得中则益，伤多则损”（《太素·阴阳·调阴阳》），“五味为病，发于气不调等”（《太素·邪论·邪传》），提出“五脏之中和适，则其真气内守，外邪不入，病无由生”（《太素·摄生之二·顺养》）。同样，饮食亦不可过量，否则，“若饮食自倍，则气不通，夭人寿命也，此则伤脏也”（《太素·阴阳·阴阳杂说》）。因此，他提出了饮食需“以理食之”，而不能随心所欲其云：“筋气骨肉血等，乃是五味所资，以理食之，有益于身，从心多食，致招诸病，故须裁之。”（《太素·摄生之二·调食》）

4. 养生需内外兼备

杨上善提出了养生分内养（内摄生）、外养（外摄生）之说，认为内养、外养兼备，则可获得益寿延年的功效。

杨上善说：“饮食男女，节之以限，风寒暑湿，摄之以时，有异单豹岩穴之害，即内养身也；实恕慈以爱人，和尘劳而不迹，有殊张毅高门之伤，即外养身也。内外之养周备，则不求生而久生，无期寿而寿长也。”（《太素·设方·知针石》）可见，杨上善将作为社会的人的道德品质修养作为养生的外在条件，称之为外养，即通过为他人、为社会默默无闻地做出贡献，可以反过来促进自己精神情志的修养，而获得养生的效果；将人自身生活起居等的调节作为养生的内在根本，称之为内养。如此，内养、外养同时进行，自能延年益寿。此外，杨上善还在注释《素问·四气调神大论》“广步于庭，被发缓形，以使志生”时指出：“广步于庭，劳以使志也。被发缓形，逸以使志也。劳逸处中，和而生也。故其和者，是以内摄生者也。”注释《素问·四气调神大论》“生而勿杀，予而勿夺，赏而勿罚，此春气之应也，养生之道也”时提出：“生、予、赏者，顺少阳也。杀、夺、罚者，逆少阳也。故顺成和，则外摄生也。”将作为自然的人对自然的敬畏和顺应自然而承担起应担当的责任作为一种“外摄生”，体现出人天合一的关系，有利于养生。内外皆养，内外皆顺，合于养生之道，自能寿命久长。所以，杨上善说：“内外和顺，春之应也。斯之顺者，为身为国养生道也。”（《太素·摄生之二·顺养》）

（四）分类研究《内经》的思路与成就

分类是科学研究的一种很重要的手段和方法。分类学是一门重要的学问。不少科学理论往往是通过分类提炼出来的。对《内经》进行分类研究也是一种很重要的方法。从某种意义上说，中医学理论体系就是在不断分类基础上逐步建立发展起来的。

1. 分类研究的思路与方法

对《内经》进行分类研究，肇始于皇甫谧的《针灸甲乙经》。自此以后，分类注释成为研究《内经》的主要方法之一。其目的主要是“通过分类综述，使中医的基础理论，日益自成体系，使人们习之，易于掌握”。因此，分类研究旨在揭示中医理论各学说的系统结构和本质联系，构建中医理论体系，为中医学术全面深入发展提供理论上的依据。杨上善乃我国历史上第一位对《内经》进行全文类编注释者，也对其理论做了全面研究，并使之成为初具规模的理论体系。

（1）设类分目，构建中医理论体系

现存《内经》一书，在西汉刘向校书之前，是以“单篇别行”（一篇即是一本书）的方式在社会流传的。经刘向一番备众本、订脱误、删复重、条篇目、谨编次、定书名等校勘整理后，才有了《内经》这一书名。由于其取材内容非出于一时一人之手，所以在内容结构、篇目卷次等方面存在着不够系统、不够紧凑等诸多问题。而且，几乎每一篇都不是单纯地讨论某一个问题，而是涉及多方面的内容；各篇内容存在着不少重复或错杂，同一内容又散在不同的篇章论述。致使《内经》的理论体系隐没在各篇之中，既不便于后人研读，又不利于指导临床实践。正如清代汪昂所云：“《素问》《灵枢》各八十一篇，其中病证、脉候、脏腑、经络、针灸、方药，错见杂出，读之茫无津涯，难以得其窾会。”

晋代的皇甫谧，就是有感于《内经》“文多重复，错互非一”，才取《素问》《九卷》（《灵枢》的古传本）《明堂孔穴针灸治要》三部书，“使事类相从，删其浮辞，除其重复，论其精要”（《针灸甲乙经·序》），撰成《针灸甲乙经》12 卷。但是，由于《针灸甲乙经》是一部针灸专著，皇甫谧只是节取其中与针灸相关的内容，打乱原《素问》与《九卷》及篇次的界限，重新加以分类编次，并没有形成大的类目。以脏腑为例，凡涉及《内经》脏腑方面的内容，以具体指明为多。如“精神五脏论第一”“五脏变第二”“五脏六腑阴阳表里第三”“五脏六腑官第四”“五脏大小六腑应候第五”等。也就是说，虽然按照其内容的不同进行了分类，给读者系统掌握《内经》的理论体系带来了一定的方便，但并没有从整体上反映和勾勒出中医理论体系的结构系统。

杨上善编撰《太素》时，采取了与《针灸甲乙经》有所删节、改编合编原文截然不同的方法，将《素问》（七篇大论及“刺法”“本病”两篇除外）《九卷》的全文进行分类合编。先按其内容的不同性质，设立类目，每类之下又细分子目。类目共分为 21 个，即摄生、阴阳、（此处缺一类）、人合、脏腑、经脉、腧穴、营卫气、身度、诊候、证候、设方、（此处缺一类）、九针、补泻、伤寒、寒热、邪论、风、气论、杂病。类目的编排，是按照养生、阴阳、脏腑、经脉、诊候、证候等顺序，先论养生、阴阳、人合等内容，后论脏腑、腧穴、设方、病证等内容。类目之下的子目，多少不一。少者，如“阴阳”“人合”“脏腑之一”“经脉之一”“诊候之三”等，类目下仅有 3 个子目；多者，如“经脉之三”“设方”类目下各有 8 个，“九针之二”“寒热”则各有 10 个，“杂病”类目下则有 54 个之多。子目的编排也是井然有序，如“伤寒”类目下，先立“热病诀”，总论伤寒病的总纲；后接“热病说”，论述典型热证；再列“五脏热病”“五脏痿”，最后是“疟解”“三疟”“十二疟”，论述疟病。这种由纲到目，由大到小的排列方式，使人一目了然。

综观《太素》全书，类目重在立纲，子目重在析目，两者结合，则纲举目张，逻辑严密，层次分明。不但比较全面地概括了《内经》理论体系的各部分内容，而且揭示了《内经》理论体系的逻辑和层次结构，使《内经》理论体系更加系统和条理清晰，首次构建出了一个纲目清晰的中医理论体系雏形。

当然，杨上善的分类亦有不尽合理之处，如将伤寒、寒热、邪论、风、气论、杂病各作一类，与其所分的摄生、阴阳、脏腑等类不相一致等。又因其早在南宋之后在国内就已亡佚，故其分类对元、明、清医家分类研究《内经》影响不大。但是，杨上善的分类方法在今天看来，仍然有其优越性，较之后世诸家，更能准确、全面地反映《内经》的理论体系，而中医理论体系则是通过分类研究《内经》而逐渐形成和发展的。正如日本学者丹波元胤所说：“今睹其体例，取《素问》《灵枢》之文，错综以致注解者，后世有二经分类之书，上善实为之唱首。”

（2）全文类编，保留古本《内经》原貌

《太素》对《内经》的经文几乎是一句不漏、一字不改地全部予以收录，然后再分类合编。不仅如此，对《素问》《九卷》（《灵枢》的古传本）中的篇目，大多是整篇入编或大段收录。

据统计，《太素》将《素问》篇目整篇入编的，有四气调神大论、生气通天论、金匮真言论、阴阳离合论、阴阳别论、异法方宜论、玉版论要、三部九候论、经脉别论、宝命全形论、离合真邪论、太阴阳明论、阳明脉解、热论、刺热、气厥论、咳论、刺腰痛、痿论、脉解、刺志论、针解、长刺节论、皮部论、经络论、气穴论、气府论、骨空论、缪刺论、示从容论、阴阳类论、解精微等32篇；将《九卷》篇目整篇入编的，有本输、小针解、本神、经别、经水、经筋、骨度、五十营、营气、营卫生会、四时气、五邪、寒热病、周痹、口问、决气、肠胃、平人绝谷、海论、五乱、胀论、五癃津液别、血络论、阴阳清浊、阴阳系日月、外揣、禁服、背腧、卫气、逆顺、五味、水胀、贼风、动输、五味论、百病始生、行针、上膈、寒热、官能、卫气行、九宫八风、大惑论、痈疽等44篇。在这76篇整篇入编的《内经》篇目中，有41篇是作为完整单篇来处理的。

另外，杨上善在分类合编《内经》经文时，采取了与《针灸甲乙经》对经文进行合并或改编的不同方式，本着不过多拆散原文的原则，大段入编，且使《素问》《九卷》经文内容互不杂糅。如《素问·脉要精微论》，《太素》将其归入“诊候之一·四时脉诊”“诊候之二·五脏脉诊”“诊候之三·杂诊”“寒热·痈疽”四篇中，相对集中，容易查询；而《针灸甲乙经》，则将其分入“卷一·五色第十五”“卷四·经脉第一中”“卷四·经脉第一下”“卷六·寿夭形诊病候耐痛不耐痛大论第十一”“卷八·五脏传病发寒热第一上”“卷十一·阳厥大惊发狂痫第二”“卷十一·足太阴厥脉病发溏泄下痢第五”“卷十一·五气溢发消渴黄瘅第六”“卷十一·寒气客于经络之中发痈疽风成发厉浸淫第九下”九篇之内，显得颇为支离破碎。再如，《灵枢·阴阳系日月》与《素问·阴阳离合论》，《太素》将其合为“阴阳合”一篇；《灵枢·四时气》与《素问·长刺节论》，《太素》将其并为“杂刺”一篇，且均为《灵枢》之文在前，《素问》之文在后。《太素》其他25篇，由《素问》《灵枢》两书经文组成的子目，其中有18篇（顺养、调食、寿限、脏腑气液、督脉、带脉、阴阳跷脉、冲脉、变输、人迎脉口诊、知形志所宜、痈疽、邪传、胀论、四时之变、刺腹满数），也是《灵枢》之文在前，《素问》之文在后，截然分明，互不杂糅。

以整篇入编或大段收录的方式来类编《内经》经文，为我们今天了解古本《内经》原貌，正确认识和理解《内经》的学术思想，保留了珍贵的文献资料。如《素问·热论》，除最后“凡病伤寒而成温者，先夏至日者为病温，后夏至日者为病暑，暑当与汗皆出，勿止”一句外，其余全部收在《太素·热病诀》中。关于此一句，林亿《新校正》云：“按：凡病伤寒以下，全元起本在‘奇病论’中，王氏移于此。”而《太素》将此一句收在“温暑病”中。再如《素问·脉要精微论》，“帝曰：诊得心脉而急，此为何病？病形何如？岐伯曰：病名心疝，少腹当有形也。帝曰：何以言之？岐伯曰：心为牡脏，小肠为之使，故曰少腹当有形也。帝曰：诊得胃脉，病形何如？岐伯曰：胃脉实则胀，虚则泄。帝曰：病成而变何谓？岐伯曰：风成为寒热，瘅成为消中，厥成为巅疾，久风为飧泄，脉风成为疠，病之变化，不可胜数。帝曰：诸痈肿筋挛骨痛，此皆安生？岐伯曰：此寒气之肿，八风之变也。帝曰：治之奈何？岐伯曰：此四时之病，以其胜治之愈也。”《新校正》云：“详帝曰至以其胜治之愈，全元起本在‘汤液篇’。”也就是说，此段文字是王冰移动过来的。在收录《素问·脉要精微论》这段前后文字的《太素·五脏脉诊》中，正无这段文字。这段文字自开头至“病之变化，不可胜数”，收在《太素·杂诊》；自“帝曰：诸痈肿筋挛骨痛”至末尾，则收在《太素·痈疽》。

不过多地拆散原文，不使原文杂糅，这种重视保存经文原貌的做法，对我们今天据以校勘今本《素问》《灵枢》《针灸甲乙经》等经文，具有十分重要的价值。正如清·黄以周所说：“《太素》改编经文，各归其类，取法于皇甫谧之《甲乙经》，而无其破碎大义之失。其文先载篇幅之长者，而以所移之短章碎文附于其后，不使原文糅杂……且《太素》所编之文，为唐以前之旧本，可以校正今之《素问》《灵枢》者，难覶缕述。”

（3）除其重复，多取《九卷》而舍《素问》

由于今本《内经》的内容非出于一时一人之手，导致了《素问》与《灵枢》之间存在着许多经文彼此重复的地方，或是两处经文完全相同，或是在行文方式上略有出入，而其论述的内容则基本相同。如：《素问·脏气法时论》“肝色青，……桃葱皆辛”，与《灵枢·五味》所论内容基本相同；《素问·宣明五气论》“五味所入……是谓五入”，“五气所病……是谓五病”“五精所并……是谓五并，虚而相并者也”，“五脏所恶……是谓五恶”，“五脏化液……是谓五液”，“五脏所藏……是谓五脏所藏”，“五脏所主……是谓五主”，“五劳所伤……是谓五劳所伤”，与《灵枢·九针论》所论内容基本相同；《素问·血气形志》“夫人之常数……此天之常数”，与《灵枢·五音五味》所论内容基本相同；《素问·疟论》“帝曰：善。其作日晏……故卫气应乃作”，与《灵枢·岁露论》首段所论内容基本相同等。《太素》虽然属于对《内经》的全文类编，没有像皇甫谧的《针灸甲乙经》那样“删其浮辞，……论其精要”，但对于《内经》经文之间存在的诸多重复部分，杨上善也做了“除其重复”的工作。

从《太素》今存篇卷而言，其“除其重复”的内容，共有 8 处，分别见于《太素·摄生之二·顺养》《太素·摄生之二·调食》（有 2 处）《太素·脏腑之一·脏腑气液》《太素·经脉之三·任脉》《太素·设方·知形志所宜》《太素·伤寒·疟解》《太素·邪论·邪传》。其中，有 7 处是取《九卷》而舍《素问》，惟有《太素·疟解》是取《素问》而舍《九卷》。

从其取舍的情况进行分析，可以得出如下规律：一是只对经文内容完全相同，或是仅在行文方式上略有出入，其内容基本相同者，进行取舍；二是取舍的经文，属内容相对独立，与其上下文联系相对较少，容易拆分者；三是仅对《素问》与《九卷》间的重复内容进行取舍，且多取《九卷》而舍《素问》。杨上善没有像《针灸甲乙经》那样做过“删其浮辞”的工作，因而对于个别文句间的重复，没有进行过删削。

（4）经文重出，重视奇经八脉理论

由于《素问》《灵枢》中没有专论奇经八脉的篇章，有关论述奇经八脉方面的内容也比较零散。因而，杨上善在分类时，本着不过多拆散原经文编次的原则基础上，先将其大段或整篇内容加以相应的归类，然后又将其中有关奇经八脉部分的经文重出，再次归类。所以在《太素》中，《素问》《灵枢》的经文出现了重出的情况。经文重出的目的，则在于突出奇经八脉的论述，同时也反映了杨上善对经络理论的重视。重出经文如下。

《素问·举痛论》：“帝曰：愿闻人之五脏卒痛，何气使然……寒气客于冲脉，冲脉起于关元，随腹直上，寒气客则脉不通，脉不通则气因之，故喘动应手矣。”这段有关冲脉之文，见于《太素·邪论·邪客》，又见于《太素·经脉之三·冲脉》。

《素问·刺腰痛》：“阳维之脉，令人腰痛，痛上怫然肿，刺阳维之脉，脉与太阳合腨下间，去地一尺所……飞阳之脉，在内踝上五寸，少阴之前，与阴维之会。”这段有关阳维脉之文，见于《太素·腰痛》，又见于《太素·经脉之三·阴阳维脉》。

《素问·痿论》：“阳明者，五脏六腑之海，主润宗筋，宗筋主束骨而利机关也……带脉不引，故足痿不用也。”这段有关带脉之文，见于《太素·伤寒·五脏痿》，又见于《太素·经脉之三·带脉》。

《素问·骨空论》：“督脉者，起于少腹以下骨中央……督脉生病治督脉。”这段有关督脉之文，见于《太素·输穴·骨空》，又见于《太素·经脉之三·督脉》。

《素问·缪刺论》：“邪客于足阳跷之脉，令人目痛从内眦始。”这段有关跷脉之文，见于《太素·九针之三·量缪刺》，又见于《太素·经脉之三·阴阳跷脉》。

《灵枢·经别》：“足少阴之正，至腘中，别走太阳而合，上至肾，当十四椎，出属带脉。”这段有关带脉之文，见于《太素·经脉之二·经脉正别》，又见于《太素·经脉之三·带脉》。

《灵枢·寒热病》：“阳跷阴跷，阴阳相并，阳入阴，阴出阳，交于目锐眦，阳气盛则瞋目，阴气盛则瞑目。”这段有关跷脉之文，见于《太素·寒热·寒热杂说》，又见于《太素·经脉之三·阴阳跷脉》。

2. 分类研究的成就

杨上善经过精心研究，通过较为科学的分类，增强了《内经》理论的系统性，不仅为《内经》理论研究提供了方便，也反映了人们对《内经》理论的认识不断深入，反映了唐初以前医学家通过对中医基础理论结构的构筑，形成了较为完善的理论体系。

（五）开医书校勘学之先河

张舜徽先生在《广校雠略·书籍必须校勘论》中说：“古书流传日久，讹舛滋多，或误夺一字，而事实全乖，或偶衍一文，而意谊尽失，苟非善读书者，据他书订正之，则无以复古人之旧，此校勘之役所以不可缓也。”杨上善在撰注《太素》的过程中，对《内经》的经文也做了一些校勘工作，校正了《内经》的许多讹误脱衍之文，首开医书校勘之先河，为我们今天正确理解《内经》的医学理论，提供了极有价值的文献资料。

1. 校而不改，保存原貌

校勘是指用缜密的方法、确凿的证据，校正古书中由于抄写或翻刻等原因而造成的讹误、脱失、窜乱等错误。其最终目的是恢复古书原貌，保存学术之真。对古书文字或内容上的某些错误，可以用校记的形式加以说明，但绝对不能径改原书。校勘切忌乱改，这是校勘工作中最重要的一条戒律。凡遇有疑讹，最好存其同异，缺字不可妄补，旁注更不要混入正文。如果轻易乱改，其结果必如清人李兆洛所说："有校者荒陋，不知守阙如之戒，妄缘疑而致误，至剜肉而成疮，至有谬称皇考，妄易银根者。本初不误，校乃至误，此自书有刊本，轻有雌黄。倘经三刻，而古人之真书失矣。"（《养一斋文集·涧·顾君墓志铭》）

从《太素》注文中的校语来看，杨上善严格遵循自汉代以来就已形成的校勘传统和原则，从不轻易改动原文，即使明知有误，也仅在注文中用"当为""当""字误""字错""错为字"等加以说明。如《太素·摄生之二·顺养》"甘露不下则菀槁不荣"，杨注云："'菀槁'当为'宛槁'。宛，痿死。槁，枯也。"《太素》卷五"人有募筋"，杨注曰："'募'，当为'膜'，亦幕覆也。膜筋，十二经筋及十二筋之外裹膜分肉者，名膜筋也。"《太素·伤寒·五脏痿》"肾热者，色黑而齿熇"，杨注云："'熇'，当为'槁'，色黑齿枯槁也。"《太素·阴阳·阴阳杂说》"肝痹者……上为演怀"，杨注曰："'演'当'涎'，谓涎流怀中心也。"《太素·摄生之二·顺养》"云露不精，则上应甘露不下"，杨注云："言白露者，恐后代字误也。"《太素·九针之三·杂刺》"阳刺，入一傍四"，杨注曰："本作'阴刺'者，字误耳。"《太素·输穴·气府》"手太阳脉气所发者二十六穴"，杨注云："三十错为二十字也。"

段玉裁在《经韵楼集·卷八·重刊明道二年国语序》中说："校定之学，识不到，则或指瑜为瑕，而疵类更甚。转不若多存其未校定之本，使学者随其学之浅深以定其瑕瑜，而瑕瑜之真固在。古书之坏于不校者固多，坏于校者尤多。坏于不校者以校治之，坏于校者久且不可治。"用出校记的办法说明校对结果，而不直接改动原文，既保持了当时所见古书的原貌，又揭示了其中所存在的问题，读者可以"随其学之浅深而定其瑕瑜"。

2. 校而存疑，严谨求实

杨上善对于经文中难解的字词，能运用训诂学知识，以《说文解字》和《尔雅》《释名》《广雅》等训诂工具书作为根据，对《内经》中的部分文字进行诠释和训诂，远优于王冰的注本。如《素问·八正神明论》云："是以天寒无刺，天温无疑。"杨上善注解后四字时曰："天温血气淖泽，故可刺之，不须疑也。"（《太素·补泻·天忌》）就是说，天寒时不宜刺法，而天温则无须迟疑。这一解释，前后文理通顺，而后世马莳、张志聪、高世栻均将《素问》此句中的"疑"改成"凝"字，则前后文理反不如杨注通顺。又如对经文"舌焦唇槁腊"注云："腊，肉干也。"这是引用《说文》的解释。又如《太素·人合·十二水》："足阳明，外合于海水，内属于胃。"杨上善注云："海，晦也。"这是引用《释名》的解释。碰到经文个别实在难解之字词，《太素》并不牵强附会地强加解释，而采取存疑的态度。如《太素·输穴·气府》："上天容四寸各一。"杨注云："天容字错，未详。"《太素·输穴·气府》"督脉气所发者二十六穴，项中央三，大椎以下至尻二十节间各一，骶下凡二十一节，脊椎法。"杨注云："《明堂》从兑端上项，下至瘖门，有十三穴，大椎以下，至骶骨长强，二十一节，有十一穴，凡二十四穴，督脉气所发。与此不同，未详也。”这种敢于存疑、实事求是的治学之风是难能可贵的。

3. 广备众本，两存其说

由于《内经》在流传过程中形成了不同的版本，以致内容互有出入，无法反映其旧貌。因此，后世注者无法窥其原貌，但为了尊重历史事实，在研究中只能几说并存，供来者再做深入研究。如《太素·阴阳·阴阳大论》“九窍为水注”，杨注云：“有本为‘外注’，理亦相似。”《太素·诊候之二·色脉尺诊》“色黑者其脉石”，杨注曰：“石，一曰坚，坚亦石也。”又如《太素·咳论》云：“肝咳之状，咳则两胠下痛。”杨上善注云：“胠，有本作‘胁’也。”既保存了“胠”，也指出其他版本有作“胁”者，两存其说，可见其严谨之风。再如《太素·风论·诸风状论》：“肾风之状……隐曲不利，诊在颐上，其色黑。”杨注：“隐曲不利。谓大小便不利。颐上，肾部也，有本为‘肌上’，误也。”经文讲的是“肾风之状”，因肾司二便，当肾病时，就可出现二便不利，小便黄少，大便干结，并可出现“颐上”发黑。杨上善既指出了正误，又择善而从。

4. 前后互证，抉择异同

由于经文在传抄过程中常有错乱，以致前后文义不一。杨上善通过研读经文，从前后文中寻找经文之正误。如《太素·营卫气·营五十周》“日行二十八分，人经脉上下、左右、前后二十八脉，周身十六丈二尺”，杨注云：“日行二十分，人经脉一周，言八分者，误也，以上下文会之可知也。”这是根据上下文义，来判断经文之正误。又如《太素·诊候之一·四时脉诊》“请问此六者，可得闻乎”，杨注云：“六，谓六问，此中惟有五问，当是脱一问也。”这是根据后文答词，推断其中当有脱文。再如《太素·九针之三·杂刺》“久寒不已，卒取其里骨。卒刺燔针。准上经，‘卒’当为‘焠’。”其论颇合于理。

5. 他书互校，辨别是非

校勘古籍，确定是非最为困难，尤其对于人体腧穴的记载，先贤各书多有出入，孰是孰非，实难断定。杨上善采取了参照他书比较异同，适病为用的原则。这种以临床实践为依据，不妄下论断的治学态度，是非常可取的。例如，《太素·输穴·气穴》“黄帝取人身体三百六十五穴，亦法三百六十五日。身体之上，移于分寸，左右参异，取病之输，实亦不少。至于《扁鹊灸经》，穴及名字，即大有不同。近代《秦承祖明堂》《曹子氏灸经》等，所承别本，处所及名，亦皆有异。而除疴遣疾，又复不少，正可以智量之，适病为用，不可全言非也。”

6. 据理而断，择善而从

理校法，就是在无别本或他书可校的情况下，运用推理的手段而进行校勘的方法。陈垣先生《校法四例》云：“段玉裁曰：校书之难，非照本改字，不讹不漏之难，定其是非之难。所谓理校法也，遇无古本可据，或数本互异而无所适从之时，则须用此法。此法须通识为之，否则卤莽灭裂，以不误为误，而纠纷愈甚矣。故最高妙者此法，最危险者亦此法。”杨上善即灵活地运用此法于注释之中，如《太素·阴阳·阴阳大论》“寒胜则胕”，杨注云：“检义当‘腐’。寒胜肉热，肉当腐。”《太素·阴阳·阴阳杂说》“多阴少阳曰石水”，杨注曰：“少阴为水，故‘多’字误耳也。”《太素·阴阳·阴阳杂说》“东方青色，入通于肝……其味辛”，杨注云：“肝味正酸，而言辛者，于义不通。有云：金克木为妻，故肝有辛气。”今《素问·金匮真言论》正作“其味酸”。《太素·九针之三·量络刺》“血气俱盛而阴气多者，其血滑，刺之则射之”，杨注云：“阳气多者其血滑，刺之血射。此为‘阴气多者’，阴多为涩，故‘阴’字错。”今《灵枢·量络刺》《针灸甲乙经》均为“阴”字。

（六）训诂思想初探

1. 据文证义，探微索隐

杨上善注释《内经》文义，持之有据，很少逞其胸臆，而却能畅发经旨。如对“关、阖、枢”的注释，由于传抄之误，加上后世不明阖枢本义是名词，而作引伸义动词理解。一直把关、阖、枢作“开、阖、枢”注，引出了许多歧义。杨上善本《说文》诸工具书阐释，指出“夫为门者，具有三义，一者门关，主禁者也……二者门阖，谓是门扉，主关闭者也……三者门枢，主转动者也”。杨上善以门之关、阖、枢阐发经旨，形象地说明了三阴三阳的各自功能和相互之间的关系，确切地解释了阴阳离合之命题。

2. 注释通假，辨明古字

杨上善精通文字训诂。对于通假字，他不仅继承了汉代经学家的注释传统，而且有自己的特色。杨上善说明通假字，或采用“某，某也”的方式；或标明读音，因音训义，表明通假；或训通假于串讲中；或根据上下文义，判断通假。无论采用哪种方式，杨上善均能正确说明文字的通假现象。如《太素·卷二十六·寒热·寒热相移》注释“大肠移热于胃，善食而瘦，入胃之食亦”之“亦”字云“亦，义当易也，言胃中热，故入胃之食变易消无，不为肌肉，故瘦。”这是根据上下文义辨别通假，确定词义。《说文》亦注云：“亦，人之臂亦也。”与杨注不符。杨上善注“亦，义当作易”。即“亦”为通假字，“易”为本字。二字同在喻纽，双声例得通假。“易”本义指“蜥易”，后假借表示“变易”“简易”等义，这是本无其字的假借。杨注“入胃之食变易消无”，则于文义为允，是正确的。《素问·气厥论》作“胃之食亦”，王冰注：“食亦者，谓食入移易而过，不生肌肤，亦易也。”又丹波元简云：“亦，易也。即跛易，痿易，狂易。虽善食而不肥，与平常变易，故曰食易。”皆将“亦”释为“易”之通假字，与杨注相同。又《论语·述而》“五十以学《易》，可以无大过矣。”《释文》“鲁读易为亦。”这些均可证二字古代通用。

又如《太素·诊候之一·人迎脉口诊》注释“有如此者，弗灸不已，因而泻之，则五脏坏矣”之“灸”字云：“如此二者是虚，可以汤液补者，曰渐方愈，故日不久不已……为不灸与义不顺，灸当为久也。”这是直接用本字的词义解释通假字的意思。杨上善注文中已指出“故日不久不已……灸当为久也”，那么“久”为本字，“灸”为通假字，确然无疑。《说文·火部》：“灸，灼也。”此借作“灸”。“弗久不已”言不经过一段时间，则不能痊愈。故杨注正确。

3. 阐明句义，弘扬医理

杨上善在注释《内经》时，凡是遇到文理费解、医理难明之处，均详细解说。如《太素·卷九·经脉之二·经脉皮部》有“上下同法”一语，杨上善以经络学说为依据，从诊断与治法两方面加以阐释，他说：“阳明大经为阳，故大小络为阳明之阳。阳明之脉有手有足，手则为上，足则为下。又手阳明在手为下，在头为上；足阳明在头为上，在足为下。诊色行针，皆同法也，余皆仿此。”

（七）探论脏腑，多有创见

1. 心亦受邪，首开其端

心为君主之官，在人体中具有至关重要的作用。因此，需要对其严加保护而不受邪气侵袭。在人体中心包络担当这一要职，使心不致受邪，故有“心不受邪”之说。自《内经》提出此说后，医界多从之。该说见于《灵枢·邪客》：“心者，五脏六腑之大主也，精神之所舍也，其脏坚固，邪弗能客也。客之则心伤，心伤则神去，神去则死矣。故诸邪之在于心者，皆在于心之包络。包络者，心主之脉也，故独无输焉。黄帝曰：少阴独无输者，不病乎？岐伯曰：其外经病而脏不病，故独取其经于掌后锐骨之端。”

但是，杨上善经过研究和实践后发现，此说并非完全正确。他在《太素·卷九·经脉之二·脉行同异》中说：“其脏坚固者，如五脏中心有坚脆。心脆者则善病消瘅，以不坚故善病消瘅，即是受邪。故知不受邪者，不得多受外邪，至于饮食资心以致病者，不得无邪，所以少阴心之主所生病皆有疗也。又《明堂》手少阴亦有五输主病，不得无输，即其信也。兑骨之端，手少阴输也。”心不仅会受到邪气侵袭，也会表现出相应病证，既有病证，就有相应的治疗方法，故他在《太素·卷八·经脉之一·经脉连环》中论述到：“问曰：《九卷》心有二经，谓手少阴、心主。手少阴经不得有输。手少阴外经受病，亦有疗处。其内心脏不得受邪，受邪即死。又《九卷·本输》之中，手少阴经及输并皆不言。今此十二经脉及《明堂流注》少阴经脉及输皆有，若为通精？答曰：《经》言心者，五脏六腑之大主，精神之舍，其脏坚固，邪不能客。客之则心伤，心伤则神去，神去即死。故诸邪之在于心者，皆在心之包络。包络，心主脉也，故有脉不得有输也。手少阴外经有病者，可疗之于手掌兑骨之端。又恐经脉受邪伤脏，故《本输》之中，输并手少阴经亦复去之。今此《十二经脉》手少阴经是动所生皆有诸病，俱言盛衰并行补泻及《明堂流注》具有五输者，以其心脏不得多受外邪，其于饮食汤药，内资心脏，有损有益，不可无也。故好食好药资心，心即调适；若恶食恶药资心，心即为病。是以心不受邪者，不可受邪也。言少阴是动所生致病及《明堂》有五输疗者，据受内资受外邪也。言手少阴是受邪，故有病也。”

杨上善还在《太素·营卫气·营卫气行》中注释经文“气在于心者，取之手少阴经心主输”时曰：“气在于心取手少阴经者，《上经》云：‘心不受邪。’今气在心，若为不受邪也？若言邪在心之包络，即应惟疗手心主之经，何为心病二经俱疗？故知心者亦受邪也。”杨上善还举例说明心受邪害的病证表现，如《太素·伤寒·十二疟》注“心疟者，令人烦心，甚欲得清水及寒多，寒不甚，热甚，刺手少阴”一文时说：“心经手少阴受病，遂令心烦，非心受病。人心有神，不可多受邪气，非脉不受邪也，故令烦心。”又如，其在《太素·寒热·经脉厥》注释“手心主少阴脉厥逆，心痛引喉，身热死，不热可治”一文时说：“心包之脉历络三焦，故心受邪而痛，遍行三焦，致令身热，名真心痛，死不可疗。”

可见，杨上善既崇尚经典，也敢于提出不同见解，他的“心亦受邪”论，证之临床，也是正确的。

2. 命门为肾，肾为命门

“命门”一词，首见于《内经》，凡三见。一见于《灵枢·根结》：“太阳根于至阴，结于命门。命门者，目也。”二见于《灵枢·卫气》：“足太阳之本，在跟以上五寸中，结于命门。命门者，目也。”三见于《素问·阴阳离合论》：“太阳根起于至阴，结于命门。名曰阴中之阳。”考《灵枢·根结》阳明之结“颡大”，系指后鼻道和咽后壁；少阳之结“窗笼”，指的是耳中，均系解剖部位或器官，那么太阳之结“命门”，指“目”而言，不论从文例上，还是医理上，都是妥切、恰当的。因此，这三处所说的“命门”，都是指人的眼睛或足太阳膀胱经的睛明穴。

在现存文献中，将“命门”一词作为脏腑名称对待者，始于《难经》，凡两见，均指右肾而言。《难经·三十六难》：“肾两者，非皆肾也，其左者为肾，右者为命门。命门者，诸神精之所舍，元气之所系也。男子以藏精，女子以系胞。”《难经·三十九难》：“谓肾有两脏也。其左为肾，右为命门。命门者，精神之所舍也，男子以藏精，女子以系胞，其气与肾通。”

《内经》和《难经》，一者将目指为命门，一者将右肾号为命门，有天渊之别。这也是主张《难经》不是解《内经》之作者的证据之一。然而，杨上善却将二者统一起来了。他认为，《内经》中之所以称目为命门，是因为肾中精气即命门精气由太阳经脉上通于目的缘故，即足太阳膀胱经下络肾而上起于目内眦。《太素·经脉之三·经脉标本》云：“肾为命门，上通太阳于目，故目为命门。缓，大也，命门为大故也。”杨上善的诠释，为我们理解命门学说的起源与歧义，提供了一个崭新的视角。可惜他的观点长期以来没有引起人们应有的重视，以致其义晦而未彰。

不仅如此，杨上善还对左右肾的功能作了明确界定，认为左肾藏志，右命藏精。如：“肾有二枚，在左为肾，藏志也；在右为命门，藏精也”“精谓命门所藏精也，五脏之所生也”（《太素·脏腑之一·脏腑气液》）“肾藏志者，肾藏于精，精以舍志。今藏志者，言所舍也。肾有二枚，在左为肾，在右为命门。肾以藏志，命门藏精。故曰：肾藏精也”（《太素·补泻·虚实补泻》）“右肾命门藏精气，恐惧惊荡，则精气无守而精自下，故曰：不收……恐惧起自命门，故不解伤精也……人肾有二，左为肾脏，右为命门。命门藏精，精者五脏精液。故五脏藏精”（《太素·脏腑之一·五脏精神》）“虽命门藏精，通名为肾”。（《太素·摄生第二·九气》）

其实，杨上善关于左肾藏志、右肾即命门藏精的观点，实际上只是在《难经》论命门的基础上所做的一点发挥或发展。

杨上善在《太素·脏腑之一·五脏精神》中注云：“人肾有二：左为肾脏，右为命门。命门藏精，精者五脏精液，故五脏藏精。”同卷“脏腑气液”中注云：“肾有二枚：左箱为肾，藏志也；在右为命门，藏精也”，即是沿用了《难经》的左肾右命门说。杨上善并不局限于命门藏生殖之精的认识，而提出藏五脏之精，并认为“命门所藏精也，五脏之所生也”。这也体现了《素问》中的“肾者主水，受五脏六腑之精而藏之”的思想，由此将《内经》与《难经》的理论结合起来。认为“虽命门藏精，通名为肾”“命门通名为肾，肝之母也”，即是指肾与命门不可截然分割。

杨上善还认为，命门之气就是肾间动气。在《难经》中，“肾间动气”与“命门”并非同义词。在《难经·八难》《难经·六十六难》中，均谈到肾间动气是生气之原、呼吸之门、守邪之神、人之生命和十二经之根本等，但是并没有将其与命门等同。首次将命门之精气与肾间之动气联系起来者，是杨上善。他说："人之命门之气，乃是肾间动气，为五脏六腑十二经脉性命根，故名为原。三焦者，元气之别使，通行原之三气，经营五脏六腑，故原者，三焦之尊称也。"（《太素·输穴·变输》）从此论来看，是把命门之气、肾间动气、元气视为一体。又说"脐下肾间动气，人之生命，是十二经脉根本"（《太素·经脉之三·冲脉》），"肾间动气乃是身形性命之气"（《太素·诊候之三·脉论》），都表明了肾间动气对维持人体生命活动具有非常重要的作用。所以杨上善认为，真脏脉的出现不仅由胃气绝所致，更与命门之气衰竭有关。他在《太素·诊候之一·真脏脉形》中注云："肾间动气，五脏六腑十二经脉之原，故肾病，动运皆衰也。肾间动气强大，故真脏脉未见者，肾气未是甚衰，所以期至一年；肾气衰甚，真脏即见，故与之死日之期也。"

3. 脾为身本，重视脾胃

脾胃乃气血生化之源，为后天之本，历来受到医家们的重视。杨上善继承了《内经》重视脾胃的思想，并进一步发挥了脾胃理论，且尤重脾在人体中的作用。如说："脾为四脏之本。"（《太素·脏腑之一·五脏精神》）这实际是脾属土、脾旺于四季思想的反映，所以他又说："五行之中，土独为尊，以旺四季。脾为土也，其味甘淡，为酸苦辛咸味液，滋灌四傍之脏。"（《太素·诊候之一·四时脉形》。）并反复强调脾的重要性。如："土为五谷之精，以长四脏，故为身之本也"（《太素·阴阳·阴阳杂说》）"脾主水谷，脏腑之主，虚则阳脏四肢不用，阴脏不安。实则胀满及女子月经并大小便不利，故以他乘致病也"（《太素·脏腑之一·五脏精神》）。这些论述，是杨上善对《素问·太阴阳明论》中"脾者土也，治中央，常以四时长四脏，各十八日寄治，不得独主于时也。脾脏者常著胃土之精也，土者生万物而法天地，故上下至头足，不得主时也"，以及《素问·玉机真脏论》中"脾为孤脏，中央土以灌四傍"的发挥。

《素问·厥论》的"脾主为胃行其津液"一语，恰当地表述了脾与胃之间的关系。脾与胃一脏一腑，一阴一阳，在结构上，二者有经脉相连，互为络属。胃之所以能受纳腐熟，全倚仗脾的运化升清的功能。杨上善对此也做了进一步阐释。如其注曰："四肢百体禀气于胃，胃以水谷津液资四肢。当用资四肢之时，胃气不能径到四肢，要因于脾，得水谷津液营卫之气，营于四肢，四肢禀承，方得用也。若其脾病脉道不通，则筋骨肌肉无气以生，故不用也。"可见脾胃对饮食水谷的受纳、腐熟和运化，对人体的生命活动至关重要。故杨上善在《太素·诊候之二·五脏脉诊》中注云："脾胃气和，即四脏可生也。"

杨上善同样也很重视胃气，尤其是继承了《内经》脉有胃气的理论。人以胃气为本，脉亦以胃气为本，有胃气则生，少胃气则病，无胃气则死。如说："胃为五脏资粮，故五时之脉皆以胃气为本也。"（《太素·诊候之二·五脏脉诊》）

杨上善重视脾胃的思想也体现在临床实践中，如其对经文"诸小者，阴阳形气俱不足，勿取以针，调其甘药"注曰："诸脉小者，五脏之阴，六腑之阳，及骨肉形，并其气海之气，四者皆悉虚少。若引阴补阳，是则阴竭，引阳补阴，即使阳尽，阴阳既竭，形气又微，用针必死，宜以甘味之药调其脾气，脾胃气和，即四脏可生也。"（《太素·诊候之二·五脏脉诊》）实践证明，从脾胃论治或兼顾脾胃，是治疗众多疾病的重要原则，是行之有效的方法。

（八）针灸学的贡献和特色

杨上善不仅是类编和注解《内经》最早的医家之一，也是系统诠释穴位名称的最早医家之一。在《太素》中，杨上善以“经脉”“输穴”“九针”三个大的类目，将《内经》有关经络、腧穴、针刺方面的理论，进行了系统化与条理化的类编。不仅使得针灸理论更加系统，而且在注释中对某些针灸经络理论做了进一步阐发，对针灸学的继承与发展起到了承前启后的作用。

1. 以经归穴，纲举目张

《内经》对腧穴的记载，大致有两种方式：一是以腧穴的特点进行分类，如《素问·气穴论》中的“脏腧五十穴，腑腧七十二穴，热腧五十九穴，水腧五十七穴”，及《灵枢》的“根流注入”“本输”等，不一而足；二是以各条经脉为纲进行分述，此种方式仅见于《素问·气府论》，如“足太阳脉气所发者七十八穴”“足少阳脉气所发者六十二穴”“足阳明脉气所发者六十八穴”“手太阳脉气所发者三十六穴”“手阳明脉气所发者二十二穴”“手少阳脉气所发者三十二穴”“督脉气所发者二十八穴”“任脉之气所发者二十八穴”“冲脉之气所发者二十二穴”“足少阴舌下，厥阴毛中急脉各一，手少阴各一，阴阳跷各一，手足诸鱼际脉气所发者，凡三百六十五穴也”。

从现存最早的针灸学专著——《针灸甲乙经·卷三》“头直鼻中发际旁行至头维凡七穴”“面凡三十九穴”“颈凡十七穴”“手太阴及臂凡一十八穴”“足阳明及股凡三十穴”等记载来看，其349个腧穴的排列次序是头面、躯干部腧穴分行，四肢部腧穴分经、且自下而上排列。也就是说，是按照身体部位来记述腧穴的位置和主治功能。这种记述腧穴的方法比较直观，但其缺点是腧穴与经络不能有机地结合而成为一个系统。

杨上善深察此弊，认为“十二经脉之气，并有发穴多少不同，然则三百六十五穴各属所发之经”，故在编注《黄帝内经明堂类成》时独辟蹊径，对传统的腧穴排列方法进行了重大改革。他在《黄帝内经明堂》“自序”中说：“旧制此经，分为三卷，诊候交杂，窥察难明。支体奇经，复兴八脉，亦如沮漳沅澧，沔波于江汉，丰漓涝淯，分态于河宗，是以十二经脉各为一卷，奇经八脉复为一卷，合为十三卷焉。欲使九野区分，望修门而入郢，五音疏越，变混吹而归齐。”指出古《明堂》有临床诊断与探求证候上互相牵扯不清，取穴与经络不相关涉之缺陷。故撰注《黄帝内经明堂类成》时，打破了原书编排体例，而以经络为纲，以腧穴为目，并将从肢端向躯干排列腧穴的次序，改为以经脉循行流注的方向来排列腧穴，进行重新编次。并在各腧穴之下，详细说明其主治、禁忌、阐释腧穴的名称含义，用《内经》理论对《明堂》原文作注，开创以经释论之端绪。如手太阴肺经第一卷，先载肺之生理病理和经脉的循行路线，次列腧穴，最后论述穴位的部位、主治、刺法、禁忌。仅从残存的卷一内容就可以看出，《黄帝内经明堂类成》对经脉、腧穴的排列，已经按照经脉气血流注的顺序排列，而不再按头、面、躯干、四肢等进行分部排列。如手太阴肺经经穴的排列，按中府、天府、侠白、尺泽、孔窍（最）、列缺、经渠、太渊、鱼际、少商为序，与《灵枢·逆顺肥瘦》“手之三阴，从脏走手”的经脉循行方向完全一致，使腧穴理论与经脉理论更加有机地结合起来。这一排列方式，较《针灸甲乙经》按身体部位记载穴位的方法前进了一大步。这是因为人体是一个完整的有机整体，身体各器官组织通过经络而联系在一起，人体生理功能、病理变化必然要从经络反映出来。只有从经络认识腧穴，才能更好地处方用穴。杨上善抓住了经络学说这一纲领，其编排方式使脏腑、经络、腧穴三者有机地结合成一系统，使腧穴若网在纲，如裘振领，有条不紊。克服了以往按部位排列，割裂经络与腧穴之间内在联系的缺陷，将经络学与腧穴学有机结合，比较妥善地解决了腧穴归属经络及其与经脉循行的联系等重大问题，具有重要的理论与临床意义。

杨上善的这一编排方法，为后世针灸书籍所尊崇。如唐·王焘《外台秘要》之针灸明堂，宋·王怀隐《太平圣惠方》明堂孔穴图，王惟一《铜人腧穴针灸图经》，元·滑寿《十四经发挥》等，皆按照《黄帝内经明堂类成》这种以经归穴方式进行编排。

黄以周《黄帝内经明堂叙》云："其书（指《黄帝内经明堂类成》）以十二经脉为纲领，各经孔穴隶于其下，与《甲乙》三卷所次体例不同；其记穴之先后，从脏逆推脉之所出，与《甲乙》亦异；其记穴之主病，不见《甲乙》，而《甲乙》自七卷至末，详叙发病之源，而曰某穴主之者，其文悉与杨注《明堂》合。"在《读医家孔穴书》中又说："魏晋以后，针灸之书行于世者，不下数十家，总核其例，不越二法：晋·皇甫谧《甲乙经》以身之部位分科，唐·甄权《明堂图》、孙思邈《千金方》宗其例；隋·杨上善《明堂类成》以十二经脉及奇经八脉为纲领，各经孔穴各以类附于下，先乎杨氏有秦承祖亦用此例，后乎杨氏有王焘《外台秘要》更宗其例。"秦承祖的《明堂图》（见杨上善《太素》注及《旧唐书·经籍志》）早已亡佚，在现存医籍中开创以经归穴之体例者当推杨上善。

明清以来直至现代《中国针灸学》，人们在从事针灸理论研究和临床实践中，都基本遵循以经归穴的原则。因此可以说，自杨上善撰注《黄帝内经明堂类成》以来，其后的针灸学之纂集和研究，无不受到杨上善所开创的体例的影响。

2. 探本求源，奇经始明

经脉包括十二经脉和奇经八脉，《内经》对前者有较详尽的论述，其理论已趋完善，而对后者的论述却不成系统，散见于《内经》的各篇章之中。杨上善在编撰《黄帝内经明堂类成》时，将奇经八脉及其所属腧穴等相关内容，专门列为十三卷，与其他十二经脉并列，成为经络系统的纲领之一。可惜此书现仅存有第一卷，无可考据。在类编《太素》时，将《内经》中有关奇经八脉的内容，系统归纳、汇集在"经脉之三"下，分设督脉、带脉、阴阳跷脉、任脉、冲脉、阴阳维脉六个专篇进行论述，并参照《难经》《针灸甲乙经》《黄帝明堂经》等书，对奇经八脉的循行路线和部位进行了补充与考证，进一步完善了《内经》的经络理论。

督脉的循行路线比较复杂，在《素问·骨空论》中有"别绕臀，至少阴与巨阳中络者，合少阴上股内后廉，贯脊属肾"与"与太阳起于目内眦，上额交巅上，入络脑，还出别下项，循肩髆内，侠脊抵腰中，入循膂，络肾；其男子循茎下至篡，与女子等"及"其少腹直上者，贯脐中央，上贯心，入喉，上颐环唇，上系两目之下中央"三条循行路线，且易与任脉、冲脉相混淆。杨上善指出：督脉与"任脉、冲脉行处相似，故须细别。督脉生病，疗之于督脉，勿疗任脉也"（《太素·经脉之二·经脉皮部》）。其对督脉的循行路线进行考订，认为"旧来相传为督脉当脊中惟为一脉者，不可为正也"《太素·经脉之三·督脉》。也就是说，督脉循行途径，除脊中一脉外，还

"与太阳两道上至目内眦，上额至巅相交已，入脑还出，别为二箱下项，复循左右肩膊之内，侠脊抵腰，循膂络于二肾方止，男女皆同也"《太素·经脉之三·督脉》，指出督脉的循行还包括别两厢、循左右肩膊、侠脊而行的两脉，共有三个分支，与足太阳膀胱经、足少阴肾经、任脉有着广泛的联系。这提示督脉的作用不仅仅是总督诸阳，而且与阴经也有着密切的关系，并纠正了将任脉误为督脉的错误。他说："此脉（督脉）起少腹，循阴器，上至目内眦，复上额交巅入脑，还出别下项，侠脊，入循膂络肾，然后则从肾上而还至于肾。《九卷》：别于畜门，上额循巅，下项脊入骶，络阴器，入脐中，上入缺盆。二经相证，此督脉之义显然。又按考古本，竟于此为任脉之言，而有不识。"在《太素·输穴·骨空》中又说："有人见此少腹直上者，不细思审，谓此督脉以为任脉，殊为未当也。"《太素·经脉之三·督脉》

任脉的运行途径，《内经》所论有前后两支。《素问·骨空论》云："任脉者，起于中极之下，以上毛际，循腹里上关元，至咽喉，上颐循面入目。"《灵枢·五音五味》曰："冲脉、任脉，皆起于胞中，上循背里，为经络之海。"后世医家对任脉的后背循行路线未予重视，然而正是由于任脉循行分布于后背，才进一步加强了任脉、冲脉、督脉之间的联系，特别是与督脉的联系。杨上善依据《难经》《针灸甲乙经》《明堂》等书，对任脉的循行路线进行了详细考证后指出："任、冲二脉，从胞中起，分为二道：一道后行，内著脊里而上；一道前行，浮外循腹上络唇口也。"（《太素·经脉之三·任脉》）并澄清、纠正了任脉之循行路线，他说："皇甫谧《素问经》：任脉起于中极之下，以上毛际，循腹里，上关元，至咽喉。吕广所注《八十一难》本，言任脉与皇甫谧所录文同。检《素问》无此文，惟《八十一难》有前所说。又吕广所注《八十一难》本云：任脉起于胞门子户，侠脐上行至胸中。《九卷》又云：会厌之脉，上经任脉。但中极之下，即是胞中，亦是胞门子户，是则任脉起处同也。《八十一难》一至胸中，一至咽喉。此经所言，别络唇口……又《明堂》言：目下巨窌、承泣左右四穴，有阳跷脉、任脉之会。则知任脉亦有分歧上行者也。又任、冲二脉上行虽别，行处终始其经是同也。旧来为图，任脉惟为一道，冲脉分为两箱，此亦不可依也。"不仅说明任脉的循行非只一道，而且《明堂》所载任脉可上行至巨窌、承泣分为二行，与阳跷脉相会，也与目前流行的任脉止于承浆的说法不同。

对冲脉的循行，他说："其脉起于脐下，一道下行入足指间，一道上行络于唇口。"下行的分支在胫骨与跗骨相连处，"分为二道，一道后而下者，并少阴经，循于小络，渗入三阴之中；其前而下者，至跗属，循跗下入大指间，渗入诸阳络，温于足胫肌肉"。说明冲脉除上行循腹络唇之外，其下行者在属、跗处也有分支。因此，"冲脉分为两箱，此亦不可依也"（《太素·经脉之三·冲脉》）。同时也提示我们任脉不但总任诸阴，也有濡润诸阳的作用。

阴阳跷脉的循行路线，《内经》没有论述。《难经·二十八难》也仅仅说："阳跷脉者，起于跟中，循外踝上行，入风池。阴跷脉者，亦起于跟中，循内踝上行，至咽喉，交贯冲脉。"杨上善对此做了详细考证。他说："《九卷》经云：跷脉从足至目，各长七尺五寸，总二跷当一丈五尺。则知阴阳二跷俱起于跟，皆至目内眦。别少阴于然骨之后，行于跟中，至于照海，上行至目内眦者，名为阴跷。起于跟中，至于申脉，上行至目内眦者，名曰阳跷。"并补充了阳跷脉在头面部的循行路线，是"从风池、脑空，至口边会地仓、承泣，与阴跷于目兑眦相交已，别出入鼽，至目内眦”（《太素·经脉之三·阴阳跷脉》）。

阴阳维脉的循行路线，《内经》也不见记载。《难经·二十八难》有“阳维起于诸阳会也，阴维起于诸阴交也”的论述。杨上善对阴维、阳维的起止、循行、交会，亦有着详尽的注释。他说：“《八十一难》云：阳维起于诸脉之会，则诸阳脉会也；阴维起于诸阴之交，则三阴交也。阳维维于阳，纲维诸阳之脉也；阴维维于阴，纲维诸阴之脉也。”其起止点是：“腨下间上地一尺所，即阳交穴，阳维郄也。阴维会即筑宾穴，阴维郄也。”又云：“阳维，诸阳之会，从头下至金门。”（《太素·经脉之三·阴阳维脉》）首次指出阳维起于金门穴，阴维起于筑宾穴，而为后世医家所宗。

总之，杨上善针对当时重十二经脉而轻奇经八脉的倾向，在参考、吸收《素问》《九卷》《难经》《黄帝明堂经》《针灸甲乙经》等精华的基础上，对奇经八脉的循行部位，或考订异说，或提出自己的观点，对统一奇经八脉的理论，揭示奇经八脉的生理功能，强调奇经八脉在经络系统中的重要性，有一定贡献。

3. 通释穴名，独步古今

名不正则言不顺，中国先民具有正名以使名符其实的优良传统。《素问·阴阳应象大论》云：“气穴所发，各有处名。”唐·孙思邈也说：“凡诸孔穴，名不徒设，皆有深意。”也就是说，腧穴的命名都有其特定的含义。古代医家很早就开始探讨穴名的含义。如《素问·骨空论》说：“譩譆在背下侠脊旁三寸所，厌之令病者呼譩譆，譩譆应手。”但系统、全面地训释人体所有经穴穴名的，当推杨上善。

在《太素·经脉之一·经脉连环》中说：“十二经脉行处及穴名，备在《明堂经》，具释之也。”在《太素·输穴·本输》又说：“诸输穴名义，已《明堂》具释也。”杨上善所说的《明堂》，就是他本人类编的《黄帝内经明堂类成》。今考仅存首卷，杨上善的确全部训释了手太阴肺经所属经穴的穴名意义。如：“肺为上盖，为腑脏之天，肺气归于此穴，故谓之天府。”“手太阴脉，归之于肺，肺主于秋，脉之所起处，故谓之少商也。”“白，肺色也。此穴在臂，候肺两箱，故名侠白。”由此可知，杨上善在《明堂类成》中训释了所有腧穴的名义是可信的。

如《太素》注中府云：“中府者，府，聚也，脾肺合气于此穴，故名中府。”又说：“肺之盛气近出此穴也”“胸气归此穴”。阐明了中府穴与肺、脾、胸中之气的关系，从中府穴的生理特点阐明了“中府”的含义。另如释鱼际穴云：“水出井，流而动也，脉出指，流而上行，大指本节后象彼鱼形，故以鱼名之，赤白肉胖，故曰鱼际也。”阐明鱼际穴是根据穴位所在的形态、经络循行而定名。在《太素·经脉之二·十五络脉》中，从络脉别行于正经的角度，对十五络穴的穴名含义做了圆满的解释：“此穴是少阴大络别注之处，故曰大钟。”“督脉，诸阳脉长，其气强盛，穴居其处，故曰长强。”

杨上善在《太素》中对奇经八脉的名称含义做了详细阐述，对于正确理解奇经理论很有帮助。如《太素·经脉之三》论任脉时说：“此脉上行，为经络海，任维诸脉，故曰任脉。”论冲脉时云：“冲，壮盛貌。其脉起于下，一道下行入足指间，一道上行络于唇口，其气壮盛，故曰冲脉也。”论带脉时曰：“《八十一难》云：带脉起于季胁，为回身一周。既言一周，亦周腰脊也，故带脉当十四椎。束带腰腹，故曰带脉也。”这些论述对于正确理解奇经循行、生理作用、病候特点、临床治疗均有重要作用。

腧穴是针灸学赖以存在的基础，历代医家对腧穴的定位、形态、主治、穴性、分布进行了不断的探索研究，而探讨腧穴的命名，对于了解穴位的形成、功用、主治及其规范化方面具有重要的意义。杨上善言简意赅阐释腧穴的本义，启迪后学良深。陆心源在《仪顾堂·黄帝内经明堂残本跋》中评价说：“其释腧穴诸名，如汉人解经，疏通证明，训诂精确，为自来注医书者所未有。”《经籍访古志》也云：“手太阴一经，自肺脏形象，以至经行腧穴，纤悉具载，更有注文，解腧穴名义及主治病证，极为精审，实系《千金》《外台》等所不有。”

4. 为针之法，调气为本

调气或曰得气，即气至，其理论在《内经》已有论述。《灵枢·九针十二原》云：“刺之要，气至而有效，效之信，若风之吹云，明乎若见苍天。”杨上善承《内经》之论，特别强调得气在针刺中的重要性。他在《太素·九针之一·九针要道》中说：“针入不得其气，无由补泻，故转针以待气，不问其数也。得气行补泻已，即便出针，其病愈速。”在《太素·九针之三·量气刺》更明确指出：“为针之法，调气为本。”其内容主要有以下几点。

第一，针刺时必须精神专一。即针刺时医患双方都要全神贯注、精神专一，这是针刺施针和取效的前提。如《太素·设方·知针石》云：“魂神意魄志，以神为主，故皆名神。欲为针者，先须理神也。”“凡得针真意者，必先自理五神，五神既理，五脏血气安定，九候已备于心，乃可存心针道，补泻虚实。”说明医者必须专意一神，才能全面观察患者的气血变化，从而正确施行补泻之法。故而杨上善又云：“行针专务，设二喻以比之：一如临深渊，更营异物，必有颠坠之祸；亦如握虎不坚，定招自伤之害。故行针调气，不可不用心。”“持针勿置于肉中，先须安神定意，然后下针。若医者志意散乱，针下气之虚实有无皆不得知，故须定意也。”

第二，针刺操作的基本要领。《太素·九针之一·九针要道》云：“持针不坚，则气散不从针。刺者欲中其病，若针入左右不当于穴，其病不愈也。”

第三，正确使用补泻手法。杨上善认为正确使用针刺补泻手法是针刺调气的重要保证，其阐述发挥的针刺补泻手法主要有呼吸补泻、深浅补泻、开阖补泻、徐疾补泻、方圆补泻等，同时还论述了补泻使用时机、补泻与月相关系等。对呼吸补泻法，他说：“静留针于穴中持之，勿令邪气散布余处。因患者吸气转针，待邪气至数皆已，徐引出针，邪之大气皆尽，因名为泻也。”“其正气已至，适人自当爱护，勿令泄也。候患者吸气，疾引其针，即不得使正气泄，令各在其所虚之处，速闭其门，因名曰补。泻必吸入呼出，欲泻其邪气也。补必呼入吸出，欲闭其正气不令出也。”论深浅、开阖补泻云：“欲行泻者，须其泻处是实，然后得为泻也。深取之者，令其出气多也……行于补者，须补处是虚也。浅刺者，恶其泄气，所以不深也。以养其脉者，留针养其所取之经也。按其痏者，按针伤之处，疾关其门，使邪气不入，正气不出也。”（《太素·九针之二·三刺》）。对迎随补泻法，他说：“正气大虚与邪俱至，宜按取邪气刺之，不可逢而刺也。候邪大气不审，按之不著，刺之则脱真气，邪气更至，病亦蓄聚。”（《太素·补泻·真邪补泻》）。对方圆补泻法，他指出：“员，谓之规，法天而动，泻气者也；方，谓之矩，法地而静，补气者也……泻必用方，补必用员，彼出《素问》。”而泻必用员，补必用方，“此是《九卷》方员之法，神明之中，调气变不同故尔”（《太素·补泻·本神论》）。明确了《素问》的方圆补泻是指补泻操作的时机，而《灵枢》的方圆补泻则是言补泻的具体操作，两者各不相同。杨上善不但注重正确的补泻手法，而且强调正确的操作时机。其在阐述《素问·八正神明论》篇的“泻必用方”“补必用圆”原则时，又云：“方，正也。气正盛时，月正满时，日正温时，身正安时，息正吸时，此之五正，是内针时也。”待患者吸气转针，“此之一正，是乃转针时也”，呼气时徐徐退针，“此之一正，是出针时也”（《太素·补泻·本神论》）。

【后世影响】

杨上善的《太素》成书后不久便亡佚，清末才从日本传回国内，未能广为流传，故其学亦鲜为后人所知，未能发挥出应有的作用。但由于杨上善在校注《内经》方面具有突出成就和贡献，也受到后世学者的重视，并产生了一定的影响。

（一）文献学贡献

杨上善为较早倡导分类研究《内经》的医家之一。《太素》在对《内经》分类研究的同时，保存了《内经》中一些原文的较早面貌，而且在考校字义、诠释发挥和引录古书佚文方面，均有其学术价值。他开类注《内经》之先河，对《内经》进行了合理的分类，使其理论体系更加清晰，更加系统。在保存《内经》原貌的前提下，杨上善校勘了许多《内经》讹脱衍倒之文，为后人通读《内经》、正确理解《内经》的医学理论提供了帮助。

由于《太素》的部分内容赖《新校正》得以保存，故《太素》的价值仍受到明清诸家的重视，不断有引用其文者。如明代王履《医经溯洄集·呕吐干呕哕咳逆辨》云：“《太素》曰：木陈者其叶落，病深者其声哕。”与《新校正》所引《素问·宝命全形论》正同。查今本《太素·卷十九·设方·知针石》作“木陈者，其叶落；发病深者，其声哕。”与此稍异。

此外，清代冯承熙的《校余偶记》、张琦的《素问释义》、胡澍的《内经素问校义》、俞樾的《读素问余录》、于鬯的《香草续校书·素问校书》等，均曾借助于《新校正》提供的资料，对《太素》内容进行过征引。如：《校余偶记》对“太阴阳明论”中“脾与胃以膜相连耳”注云：“新校正云：按《太素》作以募相逆。杨上善云：脾阴胃阳，脾内胃外，其性各异，故相逆也。”《素问释义》对“上古天真论”中“中古之时，有至人者”注曰：“林云：杨上善云，积精全神，能至于德，故称至人。”此书保存了早期的《素问》风貌，也得到现代学者的重视，是研究《内经》的重要参考书。

（二）经络学说的影响

杨上善对于拇指同身寸取穴法有自己的观点，指出“今人取手大指第一节为寸，以定针灸分寸者，不相当也”。他对腧穴的排列顺序，是以分经统穴为主。这一归类方法，对后世腧穴学的发展具有一定的影响，特别是对北宋王惟一的循经取穴法影响较大。

其详论奇经八脉的有关学说，在宋元以后受到医家的普遍重视。如明代滑寿编撰《十四经发挥》，将任、督二脉与十二经脉合称为十四经脉，并设奇经八脉专篇，论述奇经八脉循行问题，其编写体例很可能受到杨上善《黄帝内经明堂类成》的影响；明代李时珍更有《奇经八脉考》，专论奇经八脉；清代温病大家叶桂发挥奇经辨证，总结奇经治法用药，从而开拓了中医杂病治疗的新途径，无不受到杨上善有关奇经学说的影响。

（三）对日本医学的影响

《太素》自唐代中期（704—735年）传入日本后，受到日本政府与学术界的高度重视，产生了较大的影响。具体表现在以下两个方面。

1. 对日本医学教育的影响

《太素》传入日本后，受到日本政府的重视，被列为医生必读之书。如在天平宝字敕令（757年）中，规定《太素》为医生必读之书，且列为当时医学教科书目之首。可知《太素》在日本的医学教育中，曾起到了很重要的作用。

2. 对日本学者与医家的影响

《太素》传入日本后，不仅受到政府的重视，将其列为医生的必读书目，而且受到日本学者与医家的高度重视。此从日本学者对《太素》的研究与频繁征引《太素》内容的情况，可见其一斑。

据石原明考察，在平安时代有小野藏根撰《太素经集注》30卷。其后，《倭名类聚抄》《医心方》《弘决外典抄》《医谈抄》《卫生秘要抄》《医家千字文注》《遐年要抄》《覆载万安方》等书，都先后征引过《太素》的内容，可见其流传之广，影响之深。其中部分引文内容属于仁和寺本《太素》缺佚篇卷的内容，成为辑佚《太素》缺佚篇卷的宝贵资料，十分珍贵。

尤其是丹波元简1806年撰写的《素问识》，从《新校正》《弘决外典抄》等书，转引了大量《太素》的内容。

近代仁和寺本《太素》的发现及其传抄，又引起人们对《太素》的重视。日本政府曾于1910年和1952年两次将《太素》指定为国宝，并对其进行修缮整理。日本学者如石原明、矢数有道等人，均对《太素》进行过研究。在我国，《太素》的价值也日益受到学术界的重视，不仅校勘整理医经文献多取证于《太素》，而且注释医经文献亦引用《太素》之说。后世训诂学家对《太素》之音释亦十分重视，言可以借其推求唐代的音韵状况。

综上所述，杨上善学识渊博，医术精湛，享誉当时，对《内经》深有研究，将《素问》《灵枢》的162篇拆散，按其内容的不同性质分为摄生、阴阳、人合、脏腑、经脉、腧穴、营卫气、身度、诊候、证候、设方、九针、补泻、伤寒、寒热、邪论、风论、气论、杂病等21类，每一类之下又分作若干小类，按类编排注释，撰为《太素》30卷，是我国最早的《内经》分类研究之作。通过分类整理，注释会通，全面阐发了《内经》的医理和文理，使得《内经》的理论体系更加清晰、更加系统，发展了《内经》的学术理论，并校勘改正了《内经》许多讹脱衍倒的文字，为后人通读理解《内经》提供了帮助，对我们今天研读《内经》有着较高参考价值，可以用来校勘今本《素问》和《灵枢》，具有较高的文献价值。所著《黄帝内经明堂类成》13 卷，为针灸、经脉、腧穴专著，按十二经脉分卷，每条经脉一卷，奇经八脉另为一卷，并有注释和经脉图。由于此书分类明晰，颇便临床使用，在唐代曾被确定为学习针灸的主要教材。同时，杨上善通晓道、儒、佛三教，尤精于老庄之学，并将之引入《内经》的注释之中，用以阐述医学道理。总之，杨上善在中医学术发展史上起着继往开来的重大作用，具有不可磨灭的历史功绩。

山东中医药大学　张效霞

【参考文献】

[1] 钱超尘，李云校正. 黄帝内经太素新校正［M］. 北京：学苑出版社，2006.
[2] 钱超尘. 内经语言研究［M］. 北京：人民卫生出版社，1990.
[3] 任应秋. 中医各家学说［M］. 上海：上海科学技术出版社，1980.
[4] 项长生. 汪昂医学全书［M］. 北京：中国中医药出版社，1999.
[5] 丹波元胤. 中国医籍考［M］. 北京：人民卫生出版社，1983.
[6] 黄以周. 旧钞本太素经校本叙［M］//曹炳章. 中国医学大成续编（第一册）. 长沙：岳麓书社，1992.
[7] 黄以周. 儆季文钞. 内经素问［M］//王洪图. 黄帝内经研究大成. 北京：北京出版社，1997.
[8] 杨上善. 丛书集成初编·黄帝内经明堂［M］. 北京：中华书局，1985.
[9] 李鸿逵.《黄帝内经太素》撰注考略［J］. 江苏中医，1963（8）：30.
[10] 赵辉贤. 关于杨上善《黄帝内经太素》的年代［J］. 浙江中医学院学报，1979（4）：4.
[11] 贾以仁. 杨上善注《黄帝内经太素》考［J］. 贵阳中医学院学报，1983（4）：10.
[12] 张灿玾.《黄帝内经太素》撰注年代考［J］. 天津中医学院学报，1987（2）：1.
[13] 钱超尘.《太素》研究的回顾与前瞻［J］. 中国中医基础医学杂志，1995（4）：29.
[14] 徐春波，臧守虎.《黄帝内经太素》类目研究［J］. 中医文献杂志，1999（4）：7.

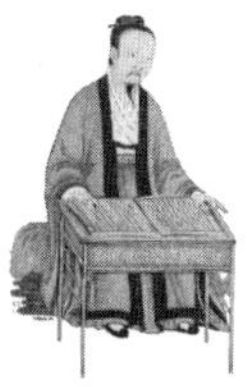

孙思邈

内容提要

孙思邈，号真人，又号太白处士，生于隋开皇辛丑年（581），卒于唐永淳元年（682），京兆华原（今陕西耀县东孙家塬）人，我国医学发展史上杰出的医药学家。其所著《备急千金要方》《千金翼方》，充分体现了他对初唐以前医学思想和经验的继承和发展，实际上是我国现存最早、各科兼备、理法方药俱全的医学百科全书。孙思邈自幼勤奋学习医学知识，青年时期就行医乡里。他收集整理唐以前的医学典籍，结合个人50余年的临床经验，辑成《备急千金要方》30卷。书中临床各科诊断、针灸、食治、预防等内容均备。晚年他又著成《千金翼方》30卷，以补前书之未备和不足，记载了本草、伤寒、中风、杂病和疮痈等内容。孙思邈博极医源，认真学习《内经》《神农本草经》《伤寒杂病论》及《针灸甲乙经》等医学著作；同时广泛涉猎群书，以取阮河南、范东阳、张苗、支法存等诸家之长。孙思邈更重视临床实践，诊断要求四诊合参，治疗疾病强调辨证论治，强调养生的重要性，并开创了老年医学。此外，孙思邈提倡做医德高尚的医生，开创了中医医学伦理学之先河。

【概述】

一、生平简介

孙思邈，号真人，又号太白处士，生于隋开皇辛丑年（581），卒于唐永淳元年（682），是个百岁老人。孙思邈为京兆华原（今陕西耀县）人，唐代著名道士，医药学家，人称“药王”。其所著《备急千金要方》《千金翼方》，充分体现了其对初唐以前医学思想和经验的继承和发展，是我国现存最早、各科兼备、理法方药俱全的医学百科全书。

孙思邈自幼聪颖好学，及长，通老、庄及百家之说，兼好佛典。因“幼遭风冷，屡造医门，汤药之资，罄尽家产”。于是，年十八立志习医，“颇觉有悟，是以亲邻中外有疾厄者，多所济益”（《备急千金要方·序·处方第五》）。据《旧唐书》记载，北周大成元年（579），因“王室多故，乃隐居太白山（今陕西郿县）”，学道、炼气、养形，究养生长寿之术。及周静帝即位，杨坚辅政时，“征为国子博士，称疾不起”。隋大业（605—618）中，曾游历太白、终南、巴山、峨嵋、太行等名山大川。隋末唐初，隐居于终南山，曾和居于净业寺的佛教律宗创始人释道宣相友善，常相来往，“互参宗旨”，切磋学术。唐太宗李世民即位，召至京师，以其“有道”，授予爵位，固辞不受，再入峨嵋炼“太一神精丹”。唐显庆三年（658），唐高宗又征召至京，居于鄱阳公主废府。翌年，高宗召见，拜谏议大夫，仍固辞不受。唐咸亨四年（673），高宗患疾，令其随御。唐上元元年（674），辞疾还山，高宗赐良马，假鄱阳公主邑司以属之。唐永淳元年卒，遗令薄葬，不藏明器，祭去牲牢。宋徽宗崇宁二年（1103）追封为妙应真人。

对于孙思邈的生年，虽然截至目前，国内外学者多从隋开皇辛丑年（581）之说，但仍存在以下几种不同观点。

1. 生于581年

清·纪晓岚《四库全书总目提要》谓：“《唐书·隐逸传》称其‘少时，周洛州刺史独孤信称为圣童；及长，隐居太白山。隋文帝辅政，以国子博士征，不起’。则思邈生于周朝，入隋已长；然卢照邻《病梨树赋序》称‘癸酉岁于长安见思邈，自云开皇辛酉岁生，今年九十二’，则思邈生于隋朝。照邻乃思邈之弟子，记其师言，必不妄。惟以《隋书》考之，开皇纪号凡二十年，止于庚申，次年辛酉。已改元仁寿，与史殊不相符。又由唐高宗咸亨四年癸酉上推九十二年，为开皇二年壬寅，实非辛酉，干支亦不相应。然自癸酉上推九十三年，正得开皇元年辛丑，盖照邻集传伪异，以辛丑为辛酉，以九十三为九十二也。史又称思邈卒于永淳元年，年百余岁，自是年上推至开皇辛丑，正一百二年，数岁相合，则生于周后，隐居不士之说，为史误审矣。”

依照纪晓岚上述观点，则孙思邈当生于隋文帝开皇元年辛丑年（581），卒于唐高宗永淳元年即壬午年（682），享年102岁。

2. 生于560年以前

贾得道《中国医学史略》，据两唐书所谓孙思邈在周宣帝时因王室多故而隐居太白山，以及杨坚辅政时征孙思邈为国子博士，而孙思邈称病不起等史料，推论孙思邈在578～579年至少年逾弱冠。如此，孙思邈应在公元560年以前诞生，其享年应为120岁以上。

3. 生于541年

马伯英等均持此说。其主要观点是：过去史家认为辛酉实为辛丑之误，以及将照邻《病梨树赋序》中“今年九十二”改为“今年九十三”等论据不足且不够可靠，并指出以《北史》《周书》中无独孤信任洛州总管记载，而断定隐居太白山、被赞为神童、杨坚征召等三条史料是难以令人信服的。马伯英等认为，孙思邈自云“开皇辛酉岁生”是其闪烁之词，隋文帝系梁大同七年（541）生，恰为辛酉，以开皇年号谑代帝讳，其全句可理解为“我是与开皇皇帝同年即辛酉年（541）出生的”。他们认为以此推论，则独孤信赞“圣童”（可能在550—556年回长安期间），杨坚征召、魏征修史请教于孙思邈等史料均可得到解释。依此而论，孙思邈当享年141岁。

4. 生于515年或518年左右

黄竹斋《孙思邈传》，认为孙思邈生年为梁·天监十四年（515），卒年为永淳元年，则享年168岁。

二、著作介绍

后世题名为孙思邈的著作近70种，据考证，其中30种为其本人所著，但迄今所存者为《备急千金要方》和《千金翼方》。另有自注《老子》《庄子》《福禄论》3卷，《摄生真录》《枕中素书》《会三教论》各1卷，《千金月令》3卷等20余种，均已佚失。还有旧题或托名孙思邈的著作40余种，尚不能确认为孙思邈所著，这些书也已亡佚。其他如《摄养论》《太清丹经要诀》《枕中方》等，尚有部分佚文可见。在其《丹经》一书中，第一次记录了火药的配方。

《备急千金要方》及《千金翼方》两部著作，被誉为我国古代的医学百科全书，起到了上承汉魏、下接宋元的历史作用。两书问世后，备受世人瞩目，影响远播海外。日本在天宝、万治、天明、嘉永及宽政年间，都曾经出版过《备急千金要方》。

（一）《备急千金要方》

1. 主要内容

《备急千金要方》，目前最常见的是日本江户医学馆所藏之影宋本，是至今最完整的版本，亦称《千金要方》。孙思邈自谓：“人命至重，有贵千金，一方济之，德逾于此，故以为名也。”该书成书于唐永徽三年（652），共30卷，分为232门，合方论5300首。卷一为医学总论，包括医学伦理学，主要论述医生应具备的道德品质、知识结构和文化素质；并阐述了诊断、治疗、处方、用药以及制药服药和药物贮藏的基本原则和具体要求。卷二至卷四为妇人方，包括求子、妊娠、分娩、难产到产后各病及妇科各病等，其中有药方540余首。卷五（上、下）为儿科卷，为少小婴孺，从新生儿养护到儿科常见病的防治，列方320余首。卷六为七窍病，包括眼、鼻、口、舌、唇、齿、喉、耳等疾患，还有面部疾患用药和美容方。卷七至卷二十一为内科疾患，先述风毒脚气，次为诸风（主要论述脑系病及中风）、伤寒；其后按脏腑分类分别论述诸脏腑生理和有关疾患；再后为消渴、淋闭、尿血、水肿。这些卷中载有各类处方2000余首。卷二十二、卷二十三为外科和皮肤科病。卷二十四为解毒及杂治，包括瘿瘤及若干肛门和阴部疾患。卷二十五为备急（急救医学），卷二十六为食治，卷二十七为养性，卷二十八平脉，卷二十九、卷三十为针灸，内容都很丰富。书中总计288门，合方论5000余首，所载医论、医方，较系统地总结和反映了自《内经》以后至唐代初期的医学成就，取材丰富，有很高的参考价值。对营养缺乏、慢性传染病、各种疟疾的证治等，都有卓越的贡献。尤其重视妇、儿两科，更是作者的卓识。后人对本书有"妙尽古今方书之要"之赞。

2. 学术价值

该书首列之医学总论，提出"大医精诚""大医习业"，奠定了中医伦理学之基础；其妇、儿科专篇列于总论之后，诸科之前，显示了作者对妇、儿科之重视，其论述胎产经带之内容及小儿护养、儿科疾病之诊治，奠定了中医妇、儿科成为专科之基础；其对内科病证的辨证，以脏腑寒热虚实为纲。其中，将飞尸鬼疰归入肺脏证治，并提出霍乱皆因饮食，非关鬼神等。对脚气病史之论述及创用谷白皮粥、赤小豆汤以预防脚气之发生，是医学史上最早之记载；该书描述附骨疽的好发部位及消渴病与痈疽的关系，显示了相当高的认识水平；其阐明"针灸孔穴对法"，实为针灸治疗的临床手册；其用动物之肝治夜盲症，用动物之靥治瘿瘤都较前代有所发展并更切实用。故宋代林亿评赞曰："上极文字之初，下讫有隋之世，或经或方，无不采摭，集诸家之所秘要，去众说之未至"。

3. 学术影响

《备急千金要方》自宋至今，中外翻刻版本有30余种。这些版本可分为3类：一类为未经北宋校正医书局林亿等校刊者，为30卷本；一类为经校刊者，亦为30卷本；第三类为明代中期道教徒根据早期《道藏》本及北宋校刊本等析编之98卷本。近代中日两国均多次择善本加以影印。《备急千金要方》尚有详注本及节选本。1124年，北宋郭思选录《备急千金要方》中的单方，并续附有关验方编成《千金宝要》，曾刻石于华州公署，后有刻石本及刻本版本，为8卷本；1572年秦靖王朱敬镕（守中）重刻为6卷本。清代至1949年，该书各种重刊本近10种。另有1698年张璐详注之《千金方衍义》30卷，其后此书各种复刻本亦有10余种，在清代中末期很大程度上取代了《备急千金要方》。还有1908年黄思荣将《备急千金要方》本进行分类，改纂为《唐千金类方》24卷，附加按语，也是以《道藏》98卷为依据的。1955年、1982年，人民卫生出版社两次出版影印本。

《备急千金要方》在日本流传甚广，为丹波康赖的《医心方》（984）大量引录。1974年，日本还成立了"千金要方研究所"，并重新影印了《备急千金要方》，誉之为"人类之至宝"。朝鲜金礼蒙所撰《医方类聚》和许浚的《东医宝鉴》，亦以《备急千金要方》为重要参考文献。近代美国学者从炼丹术角度，德国学者从医学伦理学方面，分别对孙思邈及其《备急千金要方》加以研究，《备急千金要方》之流传很广，影响深远。

（二）《千金翼方》

1. 主要内容

《千金翼方》，共30卷，撰成于682年。作者取"輗軏相济""羽翼交飞"之意，借以与早年巨著《备急千金要方》相辅相成，故名。全书合方论 2900 余首，其显著特点如下。卷一至卷四全部，以及卷十二至卷十四的相当部分，深入阐述药学问题；强调道地药材，对野生变家种、自采、自种、炮制、保管贮藏及临床处方应用原则等，做出了创造性的记述；其次，卷四至卷十一论述妇女、小儿疾病，体现了他重视妇儿健康的一贯思想；卷九至卷十专论伤寒，是其晚年获见张仲景书而予以研究的成果。其中，书中将晋唐时期已经散失到民间的《伤寒论》条文收录其中，成为唐代仅有的《伤寒论》研究性著作，开创了“方证同条，比类相附”之先河，提出桂枝汤、麻黄汤、青龙汤为治疗伤寒的三纲。而后世成无已、方中行、喻嘉言等的“桂枝治中风，麻黄治伤寒，青龙治中风见寒脉、伤寒风脉”的三纲鼎立之说，实受孙思邈之影响，殆无疑义。自宋研究《伤寒论》之风兴起，许叔微在六经辨证基础上，着重发挥“阴阳表里寒热虚实”八纲辨证。明清时期柯韵伯、徐大椿等为代表的以方类证派，以尤在泾为代表的按法类证派，以钱潢为代表的按因类证派，以沈金鳌为代表的按证类证派和以陈修园为代表的分经审证派等，对于《伤寒论》条文的保存和流传都起到了积极的推动作用。卷十二至卷十五以大量篇幅论述养生与长寿，集中体现了孙思邈将古代延年益寿学说同老年病的防治有机结合，并使之成为一门有特色的学科。其所论述的养性、退居、补益等，有许多非常独特的观点和宝贵的实践经验。卷十五之后为中风 2 卷，杂病 5 卷，疮痈 3 卷，针灸 3 卷，禁经 2 卷，则对内科杂病、外科疮痈医疗技术、疾病诊断及针灸学等，都提供了很宝贵的内容。卷二十九、卷三十为“禁经”，其中涉及心理疗法，至于搜集的“禁咒”资料，亦有文献学价值。

2. 学术影响

《千金翼方》撰成后，宋代林亿等对其传本予以校正，并刊行全国。日本除珍藏有中国刊本 6 种（包括在中国已不存在的大德梅溪书院 1307 年刊本）外，尚有日本翻刻的两种现存的善本。目前，国内珍藏的《千金翼方》，以 1605 年王肯堂刻本为最佳。人民卫生出版社、台北中国医药研究所，分别于 1955 年、1965 年，出版据日本江户医学影印之《千金翼方》，即大德梅溪刻本。

《千金翼方》与《备急千金要方》，被誉为医学百科全书。历代以来，对国内外医学家的医疗活动、著书立说及培养生徒等，都有深远的影响。如唐代王焘的《外台秘要》40 卷，日本丹波康赖的《医心方》30 卷，朝鲜金礼蒙的《医方类聚》2266 卷，以及宋、明、清医药学家的许多著作，近现代名著、教材等，也普遍从中汲取学术营养。

《备急千金要方》与《千金翼方》自刊刻之后，在唐以后历代不断有翻刻。还有些医家摘其方刻印以为备急之用，如《千金宝要》就是宋代郭思编纂的，此书乃摘录《备急千金要方》与《千金翼方》中简、便、验的医方而成。其在自序中说：“孙真人《千金方》，一部三十卷，三百一十八门，门中各有论，论下各有方。论以论说人所以得病之由，君子小人，皆宜熟知。方以治人之已病，而人有未尝得见此集者，并药有物多而难合者，贫下细民，因此不获治疗，枉坏躯命者，可胜言哉。况一州一县，几家能有《千金方》？而有者亦难于日日示人。因此孙君之仁术仁心，格而不行处有之，郁而不广处有之”。郭思从《备急千金要方》与《千金翼方》中，选出治疗内、外、妇、儿、五官各种疾病药方 900 多首，编成《千金宝要》一书。此书于明正统、景泰、正德、嘉靖、隆庆及清乾隆、嘉庆、道光、同治年间，均有复刻重印本。宋徽宗宣和六年

（1124），于华州公署刻成碑文，供人们拓印，以便流传。明代宗景泰六年（1455），杨胜览又刻成木牌。明穆宗隆庆六年（1572），秦王宋守中又刻《千金宝要》碑 4 块立于药王洞前。明代李时珍之《本草纲目》中附有大量方剂，出自《备急千金要方》与《千金翼方》者很多。清代张璐著《千金方衍义》30 卷，对《备急千金要方》与《千金翼方》中收载的方剂予以注释和发挥。清代邹汉璜编纂《千金方摘抄》，以普及孙思邈方剂。元代医家危亦林编《千金方养生书》1 卷，专门对孙思邈的养生思想和养生医方进行介绍。类似的研究还有很多。

【学术思想】

一、学术渊源

孙思邈是我国医学发展史上一位杰出的医药学家，他在学术上，不仅继承了初唐以前医学思想和经验，而且多有创新。其所著《备急千金要方》《千金翼方》两书，虽以方书为名，实际上是我国现存最早、各科兼备、理法方药俱全的医学百科全书。

孙思邈广泛辑录了《内经》《神农本草经》《伤寒杂病论》《针灸甲乙经》等典籍的内容，以及扁鹊、王叔和、华佗、葛洪、支法存等众多医家的理论和经验，搜集整理了唐以前大量散在的医疗经验，并结合个人的临床实践，在脉因证治、理法方药诸方面都有独创的见解。《备急千金要方》和《千金翼方》两书，集中反映了孙思邈的学术思想和学术成就，大大丰富了中医药学的宝库。

隋唐时期，中医学者一方面发扬汉、晋以来的阴阳五行学说，一方面又吸收印度医学学说。此外，道教的影响也很大。诸多封建帝王喜好服食以寻求长生不老。因此，孙思邈在学术上也受到当时学术和社会环境的影响。

孙思邈的学术，首先是继承了隋唐以前各医家的学说并加以发扬光大。如其钻研张仲景之《伤寒论》，认为《伤寒论》的要义“不过三种，一则桂枝，二则麻黄，三则青龙。此之三方，凡疗伤寒不出之也”。其对《伤寒论》进行整理和研究，以方证同条、比类相附的方法，将伤寒 345 证分成 12 论，并附伤寒宜忌 15 章，以及发汗、吐、下后的症状，使后学者便于记忆。孙思邈继承了《内经》的脏腑学说，在《备急千金要方》中第一次完整地提出了以脏腑寒热虚实为中心的杂病分类辨治方法，是脏腑分类辨治的倡导者。其次，吸收了当代名医、名著之所长，如甄氏兄弟、谢季卿、韦慈藏及苏恭等所编《新修本草》等；还收集了流传在民间的单验秘方，如治疗肿韩光方；吸收了国外传入的医药知识，如印度地、水、风、火说，天竺按摩法等。可以说，孙思邈是吸纳百家所长的“综合派”医家，可谓中医各家学说的开拓者。

此外，佛道二教对孙思邈也产生了很大影响，如其提出的不能“杀死求生”，是佛家理论；禁咒、服食、吐纳及房中术等，多为道家学说；相法、时刻宜忌等，又为阴阳家及杂家等的思想。其中也有不少惟心、迷信的内容，此部分是需避弃的。

二、学术特色

（一）倡大医，开创中医伦理学之先河

孙思邈在《备急千金要方》中，比较系统地论述了医德思想，把医为仁术的精神具体化。他在“大医精诚”中说道：“凡大医治病，必当安神定志，无欲无求，先发大慈恻隐之心，誓愿普救含灵之苦，若有疾厄来求救者，不得问其贵贱贫富，长幼妍媸，怨亲善友，华夷愚智，普同一等，皆如至亲之想。亦不得瞻前顾后，自虑吉凶，护惜身命。见彼苦恼，若己有之，深心凄怆，勿避险巇、昼夜寒暑、饥渴疲劳，一心赴救，无作功夫形迹之心。如此可为苍生大医，反此则是含灵巨贼……夫大医之体，欲得澄神内视，望之俨然。宽裕汪汪，不皎不昧。省病诊疾，至意深心。详察形候，纤毫勿失。处判针药，无得参差。虽曰病宜速救，要须临事不惑。惟当审谛覃思，不得于性命之上，率尔自逞俊快，邀射名誉，甚不仁矣！又到病家，纵绮罗满目，勿左右顾眄；丝竹凑耳，无得似有所娱；珍馐迭荐，食如无味；醽醁兼陈，看有若无……夫为医之法，不得多语调笑，谈谑喧哗，道说是非，议论人物，炫耀声名，訾毁诸医，自矜己德，偶然治瘥一病，则昂头戴面，而有自许之貌，谓天下无双，此医人之膏肓也。”以上所述，体现了孙思邈的高尚医德情操。其所述要点如下。

1. 德术兼备是作为大医的标准

“大医精诚”深刻地论述了医德与医术的辩证关系。孙思邈强调医术高超的医生，必须具有精湛的医术和诚心的医德。“精”是指作为医生必须具有精湛的技术，要博览群书，刻苦钻研医术。“诚”指高尚的道德修养，要具有赤诚的珍爱生命之情怀，不追求名利，不贪图钱财，对待患者一视同仁，对每个患者都认真负责，而不以贫富论治。

在中医学发展过程中，医术与医德，“精”与“诚”一直起着相互促进的作用。医德高尚，不但造福于患者，也促进医学家献身于医学事业；刻苦钻研医学技术，推动了医学技术的发展，同时，也造就了无数优秀的医学家。这些优秀的医学家，不但学识渊博，医术高明，在医学事业上有所创造发明，而且都具有高尚的医德。医学发展史证明，“精”与“诚”，医术和医德是辩证统一的，两者起着相辅相成的作用。因此，孙思邈所论“大医精诚”，体现了他的医学伦理学思想，这种精诚相兼的医学伦理观，开我国医学伦理学之先河。对当今在医学领域内开展医德教育，也具有深刻的现实意义。

2. 博学精研是成为大医的途径

孙思邈在《备急千金要方》“大医习业”中言，培养和造就医学人才时，须进行医德教育，阐明了医德教育对医学的重要影响。《备急千金要方》的开篇曰：“凡欲为大医，必须谙《素问》《针灸甲乙经》《黄帝针经》、明堂流注、十二经脉、三部九候、五脏六腑、表里孔穴、本草药对，张仲景、王叔和、阮河南、范东阳、张苗、靳邵等诸部经方。又须妙解阴阳禄命、诸家相法，及灼龟五兆、《周易》六壬，并须精熟，如此乃得为大医。若不尔者，如无目夜游，动致颠殒。次须熟读此方，寻思妙理，留意钻研，始可与言于医道者矣。又须涉猎群书，何者？若不读五经，不知有仁义之道；不读三史，不知有古今之事；不读诸子，睹事则不能默而识之；不读《内经》，则

不知有慈悲喜舍之德；不读《庄》《老》，不能任真体运，则吉凶拘忌，触涂而生。至于五行休王、七耀天文，并须探赜。若能具而学之，则于医道无所滞碍，尽善尽美矣。”孙思邈在此强调，学医不仅要学习《内经》等经典医籍，而且要熟读“五经”“三史”“诸子百家”“老庄”等典籍，目的是提高医德修养。如此方能成为“医道无所滞碍”“尽善尽美”的“大医”。医学是研究生命的学问，关乎人之性命，因此与人相关之自然、社会、文化、科技、经济等方面的知识均应掌握。一方面，医生必须具备比一般人更完善的知识结构；另一方面，医生在学习这些知识的同时，必然会不断提高医生的个人文化素养，因为这些知识中蕴涵着世间事物运行的大道理，必将对医生的人生价值观和世界观产生重要影响，因此，“大医习业”强调的是医德教育的方法和路径。

3. 大爱无私是大医行医的规范

孙思邈强调医者在医疗实践活动中，始终要心底无私，对患者心存大爱，无欲无求；对医术要精益求精，实事求是；向同道虚心学习，相互尊重。

（1）爱惜患者——具有大慈恻隐之心

爱惜患者，主要表现在具有“大慈恻隐”之心。孙思邈指出：“凡大医治病，必当安神定志，无欲无求，先发大慈恻隐之心”。又曰：“不读五经，不知有仁义之事”。“大慈恻隐”就是“仁爱”“仁慈”之义，主要为“仁”之意。主要是强调对患者要有仁爱之心，对患者的病痛感同身受，急患者所急，痛患者所苦。如此，就能做到救死扶伤，无欲无求，尽心竭力，这是作为医生的神圣天职。

对患者的恻隐之心，还表现为对医学的献身。孙思邈认为，“若有疾厄来求救者……不得瞻前顾后，自虑吉凶，护惜身命”，而是要有“誓愿普救含灵之苦”的献身精神。如此，方能成为“苍生大医”。

对患者的恻隐之心，还表现为无欲无求。孙思邈强调：“凡大医治病，必当安神定志，无欲无求。”所谓“无欲无求”，就是要有清廉高尚的品德，这是每位医生应具备的高尚情操和道德境界。他还要求，“医人不得恃己所长，专心经略财物，但作救苦之心”。在医生的心目中，患者的病痛是最重要的，解除患者的病痛是当务之急。除此之外，别无所求。若医者借为患者治病疗伤之机，掠取患者的钱财，那是医生中的败类，当清除之。

对患者的恻隐之心，还表现在真心实意地为患者除病减痛的态度上。孙思邈认为，对患者要“见彼苦恼，若已有之，深心凄怆，勿避崄巇、昼夜寒暑、饥渴疲劳，一心赴救，无作功夫形迹之心。如此可为苍生大医，反此则是含灵巨贼。”强调解除患者痛苦是医者职责之所在。

对患者的恻隐之心，还表现为对患者一视同仁，无论贫富贵贱均应平等对待，对其人格予以尊重。如其在《备急千金要方》“大医精诚”中所论：“若有疾厄来求救者，不问贵贱贫富，长幼妍媸，怨亲善友，华夷愚智，普同一等，皆如至亲之想。”从更高的角度要求医生对患者的尊严、人格予以尊重。

（2）精研学术——博极医源，精勤不倦

医学是为人的生命健康服务的知识体系，医为仁术。因此，医生须有精湛的医术，方能为患者服务。作为医生，刻苦钻研医术、不断研究问题、不断总结经验，是不可推卸的责任。孙思邈云：“世有患者读方三年，便谓天下无病可治；及治病三年，乃知天下无方可用，故学者必须博极医源，精勤不倦，不得道听途说而言医道已了，深自误哉。”作为医生，首先要不断地研究医学，不断地提高理论水平和临床诊治水平，同时要实事求是，切忌道听途说，没有理论依据和实践基础的方药，万不可用于患者。

（3）尊重同道——虚心学习，相互促进

孙思邈指出：为医者，不可“道说是非，议论人物，炫耀声名，訾毁诸医，自矜己德，偶然治瘥一病，则昂头戴面，而有自许之貌，谓天下无双”。主张医学同道之间，应当相互尊重，相互学习，相互促进，更好地为民众服务。

（4）言行得体——行为端庄，谦恭温和

孙思邈指出，作为“大医之体，欲得澄神内视，望之俨然，宽裕汪汪，不皎不昧”，又言“为医之法，不得多语调笑，谈谑喧哗”。要求医生举止端庄，大方得体，言语谈吐谦恭有礼，衣着整洁，态度温和。医生的言行，往往影响着患者的心情，从而影响疗效。医生对患者要和蔼可亲，鼓励患者建立战胜疾病的信心。另外，他还竭力反对晋唐以来追求长生不老而滥服药石的社会风气，指出“宁服野葛，不服五石”“有识者遇此方，即须焚之勿久留也”（《备急千金要方·解毒并杂治·解五磚第三》）。作为一个医生，应负起一定的社会职责。

（二）继承发扬仲景学说

唐初，《伤寒杂病论》流传未广，“江南诸师秘仲景要方不传”。因此，医生对张仲景学术难获其旨，其用药“极与仲景本意相反”。孙思邈在晚年对张仲景著作进行了深入的研究，并对张仲景学术思想进行阐发。

1. 继承和发扬医圣之旨

孙思邈对张仲景学术的研究，使《伤寒论》的文献得以保存。如其在《备急千金要方》中引用了《伤寒论》自序、“伤寒例”和三阳病的部分原文。

孙思邈在《备急千金要方》序中云：“张仲景曰：‘当今居世之士，曾不留神医药……夫何荣势之云哉。’”在“治病略例”里，言“夫天布五行，以植万物……夫欲视死别生，固亦难矣”，与张仲景自序之文相合。又言“虽不能究尽病源，但使留意于斯者，亦思过半矣”。此文又与张仲景之“虽未能尽愈诸病，庶可以见病知源，若能寻余所集，思过半矣”，语意相似。

孙思邈还记载了《伤寒杂病论》中没有记录的某些内容。如“张仲景曰：欲疗诸病，当先以汤荡涤五脏六腑，开通诸脉，治道阴阳，破散邪气，润泽枯朽，悦人皮肤，益人气血。水能净万物，故用汤也。若四肢病久，风冷发动，次当用散，散能逐邪，风气湿痹，表里移走，居无常处者，散当平之。次当用丸，丸药者，能逐风冷，破积聚，消诸坚癖，进饮食，调和荣卫。能参合而行之者，可谓上工。故曰，医者意也。又曰，不须汗而强汗之者，出其津液，枯竭而死；须汗而不与汗之者，使诸毛孔闭塞，令人闷绝而死。又不须下而强下之者，令人开肠，洞泄不禁而死；须下而不与下之者，使人心内懊侬，胀满烦乱，浮肿而死。又不须灸而强与灸者，令人火邪入腹，干错五脏，重加其烦而死；须灸而不与灸之者，令人冷结重凝，久而弥固，气上冲心，无地消散，病笃而死”（《备急千金要方·序例·诊侯第四》）。以上内容，虽无从论证是否为张仲景原文，但所提出的应用汤、散、丸剂型的适用范围，以及提出的汗、吐、下之禁忌和病机，符合《伤寒论》的宗旨。

2. 以方证同条为整理和研究伤寒的方法

继王叔和之后，孙思邈是最早研究张仲景学说的经方家。孙思邈对仲景《伤寒论》有高度的评价。他说：“伤寒热病，自古有之，名医濬哲，多所防御，至于仲景，特有神功。”（《千金翼方·伤寒上》）孙思邈整理《伤寒论》，在方法上提出了“方证同条，比类相对”的原则，并以法类证，方与法并重，重新编次，使读者易得其要旨。《千金翼方》伤寒门凡2卷，所论在卷九与卷十之中。首论太阳、阳明、少阳病状为上卷，次论太阴、少阴、厥阴、伤寒宜忌、发汗吐下后、霍乱、阴（阳）易病、已后劳复病状为下卷。各经病中，分别按以法统方、以方系证的原则归类。如太阳病中首列用桂枝汤法57证，方5首；用麻黄汤法16证，方4首；用青龙汤法4证，方2首；用柴胡汤法15证，方7首；用承气汤法9证，方4首；用陷胸汤法31证，方16首；太阳病杂疗法20证，方13首。在用桂枝汤法57证中，对桂枝汤的使用范围、主治功用、服法宜忌等，做了精确的归纳。并对属于桂枝汤变证处理而有用的桂枝汤加减方，如桂枝加附子汤、桂枝去芍药汤、桂枝去芍药加附子汤、桂枝麻黄各半汤、桂枝二麻黄一汤、桂枝去桂加茯苓白术汤等7方，亦汇集于桂枝汤法条下。这样分类，使世称“意义幽隐、造次难悟”的《伤寒论》，纲目分明，条理清楚，自成系统，颇便于学习和掌握。以下伤寒宜忌诸篇，则主要采取以法类证的方法，对伤寒病治疗上的忌发汗、宜发汗、忌吐、宜吐、忌下、宜下、宜温、忌火、宜火、忌灸、宜灸、忌刺、宜刺、忌水、宜水等问题，进行了系统的归纳。现举例如下。

《千金翼方·伤寒下·宜发汗第二》云：“大法春夏宜发汗；凡欲发汗，欲令手足皆周至，漐漐一时间益佳，不欲流漓；若病不解，当重发汗；汗多则亡阳，阳虚不得发汗也；凡服汤药，发汗中病便止，不必尽剂也；凡云宜发汗而无汤者，丸散亦可用，要以汗出为解，然不如汤药也；凡脉浮者，病在外，宜发其汗；太阳病脉浮而数者，宜发其汗；阳明病，其脉迟汗出多而微恶寒者，表为未解，宜发其汗；太阴病脉浮，宜发其汗；太阳中风，阳浮而阴濡（弱），阳浮者热自发，濡（弱）者汗自出，啬啬恶寒，淅淅恶风，翕翕发热，鼻鸣干呕，桂枝汤主之；太阳头痛发热，身体疼痛，不汗出而烦躁，大青龙汤主之；少阴病得之二三日，麻黄附子甘草汤微发汗。”

孙思邈非常重视桂枝、麻黄、青龙三法的应用，他说：“寻方之大意，不过三种，一则桂枝，二则麻黄，三则青龙。此之三方，凡疗伤寒不出之也。其柴胡等诸方，皆是吐下发汗后不解之事，非是正对之法。”说明了桂枝汤、麻黄汤、大青龙汤是伤寒太阳病的治疗主方。孙思邈重视此三方，是深刻理解了《伤寒论·辨脉法》中“风则伤卫，寒则伤荣，荣卫俱病，骨节烦疼，当发其汗”病因病机的实质。孙思邈以三方为主，对《伤寒论》有关条文进行重编类分。在太阳病篇，首列桂枝汤法，次列麻黄汤，再次列青龙汤法（《千金翼方》）。而在《备急千金要方》中也是如此，如“发汗汤”，也首列此三方，并注有“桂枝汤”，以汤名证。这种“以方类证”的研究方法，颇为后世医家如柯琴、徐大椿等所欣赏而效法。其麻、桂、青龙三方之说，又为成无己、方中行、喻嘉言诸人“三纲鼎立”说之滥觞。其影响十分深远。这些集中反映出其研究《伤寒论》

的学术特点，突显辨证论治的精神。

3. 谨遵医圣之意创制新方

孙思邈尊仲景制方之旨，针对临床复杂的病情，灵活化裁，创制了不少新方。如生地黄汤（生地黄、大黄、芒硝、大枣、甘草）即调胃承气汤加生地、大枣，用以治疗“伤寒有热，虚羸少气，心下满，胃中有宿食，大便不利”之阴津亏损、大便闭结证。又如，大柴胡加葳蕤汤（柴胡、黄芩、芍药、半夏、生姜、大黄、甘草、人参、葳蕤、知母），“治伤寒七八日不解，默默心烦，腹中有干屎，谵语”。此方由大柴胡汤去枳实、芒硝，加人参、葳蕤、知母而成，既可推荡燥屎而解阳明之实，同时又具有助复胃气之效。同样是泻下阳明，然在泻实之中复入扶正之品，以防伤及胃之阴津。“生姜甘草汤治肺痿，咳唾涎沫不止，咽燥而渴。生姜五两，人参三两，甘草四两，大枣十五枚”。沈明宗注曰：“即炙甘草汤之变方也。甘草、人参、大枣扶脾胃而生津液，以生姜辛润宣行滞气，俾胃中津液溉灌于肺，则泽槁日枯，不致肺热叶焦，为治肺痿之良法也。”

再如，孙思邈以《金匮要略》治疗血虚内寒腹痛的当归生姜羊肉汤，化裁出9首以羊肉为主的方剂，更集中体现了其创建新方的思路。

羊肉汤：“治产后虚羸喘乏，自汗出，腹中绞痛，羊肉汤方：肥羊肉、当归、桂心、芍药、甘草、生姜、芎䓖、干地黄。”

羊肉汤：“治产后中风，久绝不产，月水不利，乍赤乍白及男子虚劳冷盛方：羊肉、成择大蒜、香豉。”

羊肉汤：“治产后及伤身，大虚上气，腹痛兼微风方：肥羊肉、茯苓、黄芪、干姜、甘草、独活、桂心、人参、麦门冬、生地黄、大枣。”

羊肉当归汤：“治产后腹中、心下切痛，不能食，往来寒热，若中风乏气力方：羊肉、当归、黄芩、芎䓖、甘草、防风、芍药、生姜。”

羊肉杜仲汤：“治产后腰痛、咳嗽：羊肉、杜仲、紫菀、五味子、细辛、款冬花、人参、厚朴、芎䓖、附子、萆薢、甘草、黄芪、当归、桂心、白术、生姜、大枣。”

羊肉生地黄汤：“治产后三日腹痛，补中益脏，强气力，消血方：羊肉、生地黄、桂心、当归、甘草、芎䓖、人参、芍药。”

羊肉黄芪汤：“治产后虚乏，当补益方：羊肉、黄芪、大枣、茯苓、甘草、当归、桂心、芍药、麦门冬、干地黄。”

羊肉桂心汤：“治产后虚冷心痛方：羊肉、桂心、当归、干姜、甘草、吴茱萸、人参、芎䓖、干地黄。”

当归汤：“治妇人寒疝，虚劳不足，若产后腹中绞痛方：当归、生姜、芍药、羊肉。”

此外，孙思邈根据《伤寒论》研究心得，以及积累的临床经验，整理创制了不少新方，弥补了《伤寒论》《金匮要略》的不足。现行经宋·林亿校订，明·赵开美刻的《金匮要略方论》中，共有附方23首，其中标名“千金方”者计有三黄汤、越婢加术汤、炙甘草汤、生姜甘草汤、桂枝去芍药加皂荚汤、苇茎汤、三物黄芩汤、内补当归建中汤、麻黄醇酒汤等；涉及中风历节、血痹虚劳、黄疸、妇人产后4篇，共9方（《千金翼方》小承气汤，与《伤寒论》原方同，不计）。这些方剂，至今仍应用于临床，有较好的疗效。如越婢加术汤治疗风水，苇茎汤治疗肺痈，内补当归建中汤治疗妇女产后虚寒腹痛等。

孙思邈还对一些经方的主治做了补充。如炙甘草汤一方，张仲景原用于“伤寒，脉结代，心动悸”者，孙思邈则将其命名为复脉汤，主治范围亦扩大为治“虚劳不足，汗出而闷，脉结悸，行动如常，不出百日，危急者十一日死”的心阳不振、心血不足、虚劳心悸证。又如桂枝加附子汤一方，张仲景原用以治疗太阳病发汗太过、表阳已虚证，孙思邈则用以治疗“产后风虚，汗出不止，小便难，四肢微急，难以屈伸者”，从而进一步阐明了方剂的适应证，扩大了使用范围。

对《伤寒论》原有内容进行有选择的取舍，也是孙思邈编次《伤寒论》的特点。如将112条桂枝去芍药加蜀漆牡蛎龙骨救逆汤，移于117条桂枝加桂汤中；将159条五苓散证，移到陷胸汤法内；因为同是栀子汤证，故将221条移到228条中；因为同是白头翁汤证，故将236条移到373条中，这样更利于辨证。此外，还删去了个别内容重复的条文，如30条“证象阳旦”，162条“下后，不可更行桂枝汤”，178条“脉按之来缓”等。有些条文比较令人费解，删除之后不仅文字更加精炼，而且避免了许多不必要的争论。如对于140条“太阳病下之，其脉促”，单纯凭脉论证，不符合脉证合参的辨证原则，应该删除。但是也有个别应保留而被删除者，如论温病的第6条，辨寒热真假的11条，论火逆证的110条、111条等，对于辨证仍然有一定的意义，删除未免欠当。

孙思邈研究《伤寒论》，不仅立足于对《伤寒论》学术思想的探讨，还将其研究体会应用到临床实践中。例如，《千金翼方》中治霍乱吐痢，以张仲景理中丸方为基础，寒甚加炮附子，以补火暖土。治胃寒呕哕，以张仲景小半夏汤方为基础，哕甚则加竹茹、陈皮、紫苏、炙甘草，以增加和胃止呕之功；饮邪甚，上逆致哕者，又多加茯苓、桂心，以温化饮邪。

4. 发扬仲景学说，补增妇儿伤寒治法

《伤寒论》仅论热入血室一证，未记载幼儿伤寒。孙思邈增妇、儿之伤寒治疗，实补张仲景之未备。如《备急千金要方》“少小婴孺方”“妇人方”中，增补了妇、儿之伤寒病的内容。妇人有经带胎产之生理，伤寒证治必有异于男子。幼儿稚阴稚阳，脏腑娇嫩，其伤寒证治亦异于成人。妇人伤寒，有妇女妊娠复感伤寒，治疗用药则须顾其胎孕。因此，可按以下方法治疗。如“妊娠中风，寒热，腹中绞痛，不可针灸。鲫鱼一头，烧作灰，捣末。酒服方寸匕，取汗”。另外，孙思邈主张外用药物退热。如“治妊娠伤寒，服汤后头痛壮热不歇，宜用此拭汤方。麻黄半斤，竹叶切。一升，石膏末三升，上三味，以水五升，煮取一升，去滓，冷，用以拭身体。”指出尽量少用汤丸等。孙思邈用药轻清，选用无碍胎之品，如葱、豉、枣等。关于幼儿伤寒的治疗，其认为可与大人同法，但用药时宜“分剂少异，药少冷耳”，免伤及稚阳之体。小儿对汤丸难以入口，因此，孙思邈其创制了许多适宜于小儿的治疗方法，如洗浴法、粉身止汗法、吹鼻法、枕疗法、耳疗法等。

孙思邈整理《伤寒论》亦有不妥之处，如桂枝汤中“太阳病三四日，不吐下，见芤乃汗之”。柴胡汤法中“发汗多，亡阳狂语者，不可下，以为可与柴胡桂枝汤和其荣卫以通津液，后自愈方”。较之张仲景之意，似不相符。还有180条阳明病提纲，移在179条之前是合理的，但将“胃家实”写成“胃中寒”是错误的，阳明病属里热证，何以“胃中寒”呢？此外，三承气汤泛称承气汤，白虎加参汤统称白虎汤，桂枝加葛根汤与桂枝加厚朴杏子汤不加区别地统称为桂枝汤，这些都是不恰当的。

孙思邈的经方研究，不仅开创了以方为中心研究张仲景学说的先河，而且对后世方剂学的发展，起了划时代的促进作用。

（三）老年医学及养生思想

孙思邈是把延年益寿学说同老年病防治学密切结合起来，使之成为一门学科的创始人。在《千金翼方》中，有养性、退居等篇，专列有养性禁忌、养性服饵、养老大例、养老食疗，以及退居择地等内容，集中讨论了老年人的居住环境、生活起居、饮食宜忌、服药等养生保健问题。

1. 老年医学

（1）老年人的心理、生理特点

随着年龄的增长，脏腑气血渐虚衰，脑失所养，因而出现相应的变化，不仅健忘，性情也会大变。(《千金翼方·养性·养老大例第三》）云：“人年五十以上，阳气日衰，损与日至，心力渐退，忘前失后，兴居怠堕，计授皆不称心，视听不稳，多退少进，日月不明，万事零落，心无聊赖，健忘瞋怒，性情变异，食饮无味，寝处不安。”“老人之性，必恃其老，无有籍在，率多骄恣，不循轨度，忽有所好，即须称情。”人至年老，渐觉力不从心，听力、视力、记忆力减退，反应迟钝，情绪不稳定，多疑，喜怒无常，这些均是老年人的正常的心理生理改变。

（2）老年期易患的疾病

《千金翼方》记载的老年病，大体上可分为三类：一类是老年期特有的疾病，如胸痹、风痱、目生障翳、气淋等；第二类是老年期多发的疾病，这类病也可见于其他年龄段，但至老年期显著高发，如消渴、支饮、热淋、血痔、噎塞等；第三类是老年人在疾病过程中常出现许多特有的临床特点，这类疾病不是老年人特有的，但老年人罹患后，表现与青壮年时期有很大的不同，如肺痨、赤白痢、洞泄等。

胸痹属临床急重危症，“胸痹之为病，令人心中坚满痞急痛，肌中苦痹，绞急如刺，不得俯仰。其胸前皮皆痛，手不得犯，胸中幅幅而满，短气”，治以枳实薤白桂枝汤。

风痱的症状，为“卒不能语，口噤，手足不遂而强直”。孙思邈指出，“凡欲医此病，知先后次第，不得漫投汤药以失机宜，非但杀人，因兹遂为痼疾。亦既得之，当进三味竹沥饮，少似有胜于常，更进汤也。竹沥饮子，患热风者，必先用此制其热毒”（《备急千金要方·妇人方中·中风第三》）。

关于消渴，孙思邈指出：“内消之为病，当由热中所作也，小便多于所饮，令人虚极短气”。而且，此病病程长，“渐以增剧，四体羸惙，不能起止，精神恍惚，口舌焦干”。对于并发症，孙思邈指出“消渴之病，即作痈疽”，为此“当予备痈药以防之”。治疗上，他其还强调不宜针刺，应用生地黄、知母、麦冬、瓜蒌、玉竹等凉血、生津、养阴之品。还建议用牛乳、杏酪、“栝楼粉和鸡子曝干杵为末”，以治消渴。

（3）老年病的致病特点与治疗原则

老年患者，因其脏腑气血衰弱，所患疾病以虚证为主。虽然老年人大多记忆力差，描述病情时忘前失后，对病证的叙述往往难详尽、准确，仍可以对其病情有基本的判断。由于衰老是老年人基本的生理特征，因此，孙思邈认为“非药不救”，并认为应“缅寻圣人之意，本为老人设方”。

老年人性情多骄恣，常易贪味致多，但老人肠胃皮薄，难以消化，故易生病，且老人肾气大衰，脏腑功能减退，各种虚损性疾病蜂起。对于老年病的治疗，要食疗与药疗相结合，但以食疗为先。如孙思邈指出：“是故君父有疾，期先命食以疗之，食疗不愈然后命药。”

食疗可以“排邪而安脏腑”，而“药性刚烈，犹若御兵……发用乖宜，损伤处众”。在《备急千金要方》“食治”中，列举果实类29条、菜蔬类58条、谷米类27条、鸟兽类40条，共计236种。《千金翼方》“养老食疗”中，记载养老食疗方17首。

药物治疗是解除病痛的最主要方法。因为老年人患病以虚证为主，故药疗以补益为主。其云：“人年四十以上，勿服泻药，常饵补药大佳。”《千金翼方》中列“补益”一章，其中载大补养方8首、补五脏方45首、五脏气虚方9首、补虚丸散方22首。实发前人之未发，补前人之未备。

“药食两攻，则病无逃矣”，是孙思邈治疗老年病的重要思路与方法。

2. 养生思想

孙思邈不仅是我国唐代的医学家，同时又是集中国养生学之大成者。其养生思想、养生方法和养生实践，影响深远，造福后人，因寿高德劭，后世传为佳话。

在《备急千金要方》“养性”“退居”等篇章中，孙思邈提出了抑情节欲、保精护神、食欲清淡、注意节制、常欲小劳、适度运动、起居有常、讲求洁净等十分丰富的养老摄生内容，在具体方法上做了较为详细的阐述。有关老年社会学的一些问题，《备急千金要方》也有所提及，具有一定的参考价值。

孙思邈认为，健康长寿要靠养生获得，他自身从一个病羸儿到百岁寿星就是最好的明证。孙思邈提倡养生要务实，不求玄虚，但求实用。故其传授的方法简便易行，不违人情常理，而收效甚宏。孙思邈总结其养生要妙，归纳为十大要求：“一曰啬神，二曰爱气，三曰养形，四曰导引，五曰言论，六曰饮食，七曰房室，八曰反俗，九曰医药，十曰禁忌”。这十个方面的内容实用而有效，故为历代养生家所推崇。

孙思邈广收博采扁鹊、张仲景、华佗、抱朴子、列子、彭祖、老子、岐黄等诸家学说，认真钻研，努力实践，总结并发展了前人的养生思想，其著作可以说是集诸家养生之大成，理论和实践相结合，继往开来，独树一帜，且内容丰富，论述精辟，行之有效。兹就孙思邈所论养生要点简述如下。

（1）修身养性，道德为先

古人把修身养性、道德修养，作为养生的一项重要内容。孙思邈深刻地认识到了这一点，他辩证地论述了养性全德与长寿的关系。

“夫养性者，欲所习以成俗，性自为善，不习无不利也。性既自善，内外百病皆悉不生，祸乱灾害亦无由作，此养性之大经也。”孙思邈所说的性善，实际上是指良好的道德修养。他对于“孜孜汲汲，追逐名利，千诈万巧，以求虚誉”，甚至白首没齿，仍无觉悟，贪得无厌，放纵以亡，认为这是造成早衰早逝的重要原因。他又明确指出：“善养性者，则治未病之病，是其义也。故养性者，不但药饵餐霞，其在兼于百行；百行周备，虽绝药饵足以遐年；德行不克，纵服玉液金丹未能延寿。”指出了养生之关键为治未病之病。养生大法以德行修养为主，德行周备则可延年益寿，服饵养生则居于次要地位。孙思邈认为，善养生者必须具备高尚的道德情操，一贯行善；“道之所在，其备不孤”“得道者多助”。孙思邈本人，正是德高艺精，“终生为善”，在民间赢得了崇高的声誉。他之所以反复强调“养性”“行善”和“德行”，就是认为道德品质乃至性格、心理等方面的修养，对延年益寿有着十分重要的意义。

（2）调摄情志，心态平和

《素问·上古天真论》云“恬淡虚无，真气从之，精神内守，病安从来”，说明养生的关键在于养神。因此，孙思邈提出：“莫忧思，莫大怒，莫悲愁，莫大惧，莫跳踉，莫多言，莫大笑。勿汲汲于所欲，勿涓涓怀忿恨，皆损寿命。”若不遵守此诫，必损神殒命，惟其不犯者，可以长生。孙思邈之意在于强调七情平和，精神内守。凡事不可恣意过用，用得中正，益于养生；用得其过，损性伤神。他认为，养生者应当做到“于名于利，若存若亡；于非名非利，亦若存若亡，所以没身不殆也”。这样就可以摆脱荣华权势的诱惑，又能避免名利得失的羁绊和苦恼。这种安贫乐道的思想，有益于心神保养。孙思邈又提出养生的难点有五：“名利不去为一难，喜怒不除为二难，声色不去为三难，滋味不绝为四难，神虑精散为五难……五者无于胸中……不求寿而自延，此养生之大旨也。”为此，他将调情养心神的要点总结成“十二少”，即“善摄生者，常少思、少念、少欲、少事、少语、少笑、少愁、少乐、少喜、少怒、少好、少恶行。此十二少者，养性之都契也”。其核心思想是排除外界不良干扰，独立守神，调摄不良情绪，保持平和的心态。

（3）食养食疗，不贪厚味

饮食养生是孙思邈养生学术的重要内容。其在医疗和摄生实践中非常重视饮食养生，强调食疗胜于药疗，《备急千金要方》中记载了丰富的食疗保健学内容。

在膳食结构上，孙思邈主张荤素搭配，五味调和，提倡饮食清淡，多食蔬菜。他明确提出“每学淡食”“每食不用重肉”，即主张少吃动物食品，多食植物食品。孙思邈常吃的蔬菜有冬葵、苋菜、菘菜、荠菜、茼蒿、冬瓜、胡瓜等。孙思邈反对贪图厚味，认为摄取的食物过多，过于肥腻厚味，非但无益于身体，反而会成为致病之因。他说：“穰岁多病，饥年少疾，信哉不虚。”凡饮食节俭的地方，人们大多健康长寿。他还说：“食啖鲑肴，务令简少，鱼肉果实，取益人者而食之，凡常饮食，每令节俭，若贪味多餐，临盘大饱，食讫，常腹中膨脝短气，或致暴疾，仍为霍乱。”他主张少食多餐，定时定量，强调晚餐宜少。“一日之忌，暮无饱食”“夜饱损一日之寿”“饮酒不欲使多，多则速吐之为佳，勿令至醉……久饮酒者，腐烂肠胃，渍髓蒸筋，伤神损寿”。同时，他还认为：“热无灼唇，冷无冰齿”“夜勿过醉饱食”。

（4）顺时摄养，起居有常

孙思邈宗《内经》“春夏养阳，秋冬养阴”四时养生大法，强调衣着、起卧“能顺时气者，始尽养生之道，故善摄生者，无犯日月之忌，无失岁时之和”。在方法上，“卧起有四时之早晚，兴居有至和之常制”“冬夜勿覆其头，得长寿”“暮卧常习闭口，口开即失气，且邪恶从口入”“头边勿安火炉，日久引火气，头重目赤，睛及鼻干”“冬日冻脑，春秋脑足俱冻，此圣人之常法也”。他同时强调居处环境的建造和美化。他说：“不得绮靡华丽，令人贪婪无厌，乃患害之源。但令雅素净洁，无风雨暑湿为佳。”

（5）动静相宜，常欲小劳

孙思邈主张劳逸结合的生活方式。其云：“老子曰：人生大限百年，节护者可至千岁，如膏用小炷之于大炷。众人大言而我小语，众人多繁而我小记，众人悖暴而我不怒，不以事累意，不临时俗之仪。淡然无为，神气自满。以此为不死之药，天下莫知我也。”主张动静相宜，诸事不宜过。

孙思邈还说：“流水不腐，户枢不蠹，以其运动故也。”又云：“真人曰：虽常服饵，而不知养生之术，亦难以长生也。养生之道，常欲小劳，但莫大疲及强所不能堪耳。”强调运动宜适量，“养性之道，莫久行久立，久坐久卧，久观久视。盖以久视伤血，久卧伤气，久立伤骨，久坐伤肉，久行伤筋也”。强调劳逸结合，宜“不欲甚劳，不欲甚逸，不欲流汗，不欲多唾，不欲奔走车马，不欲极目远望”。孙思邈推崇吐故纳新的静功，创制了调气法、存思法、存神练气法、内视法、禅观法等。同时他还建议“亲故邻里相访问，携手出游百步，或坐，量力”，同时提倡自辟苗圃、种植药物的轻体力劳动。这些运动和劳动能使人气机调畅，并愉悦心情，有益身心，更适合老年人以及体弱之人。

（6）按摩导引，针药并济

孙思邈提出“调身按摩，摇动肢节，导引行气”“每日必须调气补泻，按摩导引为佳，勿以康健便为常然，常须安不忘危，预防诸病也”。他每天坚持，持之以恒，“鸡鸣时起，就卧中导引”“如此者令人头不白，耳不聋”“令人面有光，又令人胜风寒，时气寒热头痛，百病皆除”。孙思邈在《备急千金要方》中，就两种按摩法进行了详细的介绍：“天竺按摩法”，是印度按摩法，共18式；“老子按摩法”，有49式。孙思邈论述了以上两法在防治疾病方面的意义，特别是防治老年病的作用。

孙思邈还论及扣齿法。其云：“常闻道人蒯京已年一百七十八，而甚丁壮，言人当朝朝食玉泉，琢齿，使人丁壮有颜色，去三虫而坚齿。玉泉者，口中唾也。朝旦未起，早数漱津令满口乃吞之。琢齿二七遍，如此者乃名炼精。”琢齿可使牙齿坚固。吞咽津液不仅可助消化，而且有抗衰老作用，确为延年益寿之妙法。

孙思邈还重视用针灸法养生防病，提倡用保健灸法。其云：“凡人自觉十日以上康健，即须灸三数穴以泄风气……勿以康健以为常然，常须安不忘危，预防诸病也。”他还认为灸膏肓俞，可“令人阳气康盛”。

孙思邈重视药饵养生，肯定了药饵的养生作用。在《备急千金要方》中，服食法有方24首。其认为不同季节可服用不同的预防疾病之方剂。其云：“凡人春服小续命汤五剂及诸补散各一剂，夏大热则服肾沥汤三剂，秋服黄芪等丸一两剂，冬服药酒三剂，立春日则止。此法终身常尔，则百病不生矣。”并且，孙思邈强调服食养生不是千篇一律，宜视具体情况，且要按一定次序。如其云：“初御药皆先草木，次石，是为将药之大较也。所谓精粗相代，阶粗以至精者也。”服食不宜求速效，“积年不已，方能骨髓填实。”孙思邈还介绍了多种药饵服食法。如在天门冬方中指出，“补中益气，愈百病”，久服“延年益命”。在服地黄方中指出“使人老者还少，强力无病，延年”，指出地黄酒酥有“令人发白更黑，齿落更生，髓脑满实，还年却老”等效应。

（7）房中有术，优生优育

孙思邈论房中补益时，指出：“男不可无女，女不可无男，无女则意动，意动则神劳，神劳则损寿。”强调禁欲无益于养生，提倡合房有道，节育保精，补充和完善了房事保健养生的理论和方法。他指出：“人年二十者，四日一泄；三十者，八日一泄；四十者，十六日一泄……若体力犹壮者，一月一泄。”而且他还提出诸种禁忌，言“凡新沐、远行及疲、饱食、醉酒、大喜、大悲，男女热病未瘥，女子月血、新产者，皆不可合阴阳”。他在提倡节欲的同时，还特别指出了纵欲的危害。他说：“是以年四十以下，即服房中之药者，皆所以速祸，慎之慎之！故年未满四十者，不足与论房中之事。贪心未止，兼饵补药，倍力行房，不过半年，精髓枯竭，惟向死近。”他还说：“字育太早，或童孺而擅气，或疾病而媾精，精气薄恶，血脉不充，既出胞脏，养护无法……胎伤孩病而脆，未及坚刚，复纵情欲，重重相生，病病相孕……当今少百岁之人者，岂非所习不纯正也。”他指出房事对优生有重要影响，言“御女之法，交会当避丙丁日及弦望晦朔，大风、大雨、大雾、大寒、大暑、雷电霹雳、天地晦冥、日月薄蚀、虹霓地动，若御女者，则损人神不吉，损男百病，令女得病，有子必癫痴、顽愚、喑哑、聋聩、挛跛、盲眇、多病短寿”。

（8）重视养老，综合调理

孙思邈十分重视老年人的养生，故在《千金翼方》中专列“养老”篇加以论述。在精神养生方面，他指出“养老之道……无喜怒，无极视，无极听，无大用意，无大思虑……无悲愁，无哀恸……如此者，可无病长寿，斯必不惑也”。在饮食调养方面，他指出：“非其食勿食，非其食者，所谓猪豚、鸡、鱼、蒜、脍、生肉、生菜、白酒、大酢、大咸也，常学淡食。至如黄米、小豆，此等非老者所宜，故必忌之，常宜轻清甜淡之物，大小麦面、粳米等为佳。又忌强用力咬啮坚硬脯肉，反致折齿破龈之弊”。在生活起居方面，他指出：“养生之道，无作博戏，强用气力，无举重，无疾行”“又常避大风大雨、大寒大暑、大露霜霰雪、旋风恶气”“行住坐卧、言谈语笑，寝食造欢之间，能不妄失者，则可延年益寿矣”。他主张老年要适当运动，按摩导引，指出“非但老人须知服食将息节度，须知调身按摩，摇动肢节，导引行气。行气之道，礼拜一日勿住，不得安于其处以致壅滞”。

（四）创脏腑寒热虚实辨证方法

孙思邈汲取《内经》关于脏腑的学说，在《备急千金要方》中第一次完整地提出了以脏腑寒热虚实为中心的杂病分类辨治方法。他是继《中藏经》和《脉经》之后，对脏腑辨证颇有建树的医家。其在《备急千金要方》中对内科杂病分类以五脏六腑为纲，寒热虚实为目，并包括五劳六极、坚癥积聚等。“卷卷皆备述五脏六腑等血脉根源，循环流注，与九窍应会处所，并论五脏六腑等轻重、大小、长短、阔狭、受盛多少，仍列对治方法，丸、散、酒、煎、汤、膏、摩、熨及灸针孔穴，并穷于此矣。”《备急千金要方》卷十一“肝脏”至卷二十“膀胱腑”，详论各脏腑生理、病机及常见病证，列各脏腑脉证一节以明诊断，再列出虚冷和实热两大类，以寒热虚实辨证分之，再述五脏之劳，筋、脉、肉、气、精、骨等六极，及髓、脉、肉、皮、骨等五种虚实病证。这种脏腑虚实寒热辨证方法，对脏腑辨证的进一步发展有着深远的影响。

他认为，每一脏腑都有“实热”和“虚寒”证，而相为表里的脏腑又有“俱实”“俱虚”或“俱寒热”“俱虚寒”的情况，同时也包括了脏腑虚热和寒实的证治内容。

如其对肝胆病证的阐述：“左手关上脉阴实，……病苦心中坚满，常两胁痛，息忿忿如怒状，名曰肝实热也”“左手关上脉阴虚，……病苦胁下坚，寒热，腹满不欲饮食，腹胀，悒悒不乐，妇人月经不利，腰腹痛，名曰肝虚寒也”“左手关上脉阳实者……病苦腹中气满，饮食不下，咽干头痛，洒洒恶寒，胁痛，名曰胆实热也”“左手关上脉阳虚者……病苦眩厥痿，足趾不能摇，躄不能起，僵仆，目黄失精䀮䀮，名曰胆虚寒也”“左手关上脉阴阳俱实……病苦胃胀，呕逆，食不消，名曰肝胆俱实”“左手关上脉阴阳俱虚者……病如恍惚，尸厥不知人，妄见，少气不能言，时时自惊，名曰肝胆俱虚也。”

孙思邈的脏腑虚实寒热辨证的特点是，详述病证，方药具体。如治肝实热证，病证为目痛胸满，气急塞，目昏浊，视物不明，方为槟榔汤。治胆腑实热证，病证为精神不守，方为泻热半夏千里流水汤。其中不少方剂为后人取法。所论的“肝虚实”“胆虚寒”，以及“肺虚寒”“肾实热”等证治，有很多内容为后世医家所忽略。

（五）重视妇人疾病，力主为专科

孙思邈在《备急千金要方》中列出妇人病专章并放在首位，明确提出“夫妇人之别有方者，以期胎妊生产崩伤之故也”。反映出他对妇产科的高度重视。可以说，孙思邈是将妇人疾病设为专科的开拓人、奠基者。

孙思邈认为男女体质有差异，妇科疾病比内科疾病“十倍难疗”，因而特别强调妇女预防疾病的重要性。孙思邈在妇科生理、病证及治疗方面继承和发扬了唐以前的中医妇科学术，建立了以“子宫”为核心的脏腑、经络、气血学说。

1. 妇科基本理论

（1）子宫学说

有关妇女生理功能的阐述初见于《内经》，至张仲景时得以深入，隋唐时得以完善。孙思邈以“子宫”为病机论述妇人疾病。如“子宫有此恶物”“风冷在子宫”“子宫闭塞”“子宫下垂”等。中医又称子宫为“胞”“藏”“子藏”“脏”。因此，孙思邈在论述病机时，除称子宫，也有称“胞”“藏”“子藏”者。如“子藏闭塞”“冷入子藏”“子藏中有恶血”“子藏坚”“子藏癖”“妇人胞下垂”“胞中痛”“胞中病”“胞中有风冷”“胞中风寒”“胞中瘀血冷滞”“胞门闭塞”“胞门不闭”。孙思邈以子宫定病位，并以子宫命疾病名称，以子宫命病因病机，以子宫命辨证论治，还有以子宫命方剂名称，实为首创。孙思邈的子宫学说与脏腑学说、气血理论、经络学说共同成为中医妇科学的基本理论。

（2）胎养学说

孙思邈重视养胎，并全文载录徐之才“逐月养胎法”，对怀孕每个时期的变化均有详细的论述，提出相应的胎养措施。调心神、和情性、节嗜欲、忌房事、调饮食、慎起居、禁针灸毒药等方法，就是孕期卫生保健。

孙思邈在《备急千金要方·妇人方上·养胎第三》引用北齐徐之才的“逐月养胎法”，论述了养胎与经络、脏腑、气血的关系。如“妊娠一月，足厥阴脉养……足厥阴内属于肝，肝主筋及血”“妊娠二月，足少阳脉养……足少阳内属于胆，主精”“妊娠三月，手心主脉养……手心主内属于心，无悲哀思虑惊动”“妊娠四月，手少阳脉养……手少阳内属于三焦”“妊娠五月，足太阴脉养……足太阴内属于脾”“妊娠六月，足阳明脉养……足阳明内属于胃，主其口目”“妊娠七月……手太阴脉养……手太阴内属于肺，主皮毛”“妊娠八月，手阳明脉养……手阳明内属于大肠，主九窍”“妊娠九月，足少阴脉养……足少阴内属于肾，肾主续缕”等，将养胎与脏腑、气血、经络、子宫联系了起来。

孙思邈将子宫学说，与脏腑学说、气血学说、经络学说共同组成中医妇科的基本理论。

2. 妇科疾病病因病机特征

（1）情志失调

孙思邈认为，“妇人之病……十四已上，阴气浮溢，百想经心，内伤五脏，外损姿颜……女人嗜欲多于丈夫，感病倍于男子，加以慈恋爱憎，嫉妒忧恚，染著坚牢，情不自抑，所以为病根深，疗之难差”。妇人之病大多为七情所伤，内伤精血，气血怫郁，伤及脏腑，累及气血。

（2）房事不节

孙思邈指出：“月水去留，前后交互，瘀血停凝，中道断绝，其中伤堕，不可具论矣……恶血内漏，气脉损竭，或饮食无度，损伤非一，或疮痍未愈，便合阴阳。”房事不节，可致脏腑功能失调，或气血失调，或损伤冲任，而发生妇科疾病。

（3）感受外邪

孙思邈认为，妇人乃“众阴所集，常与湿居……或便利于悬厕之上，风从下入，便成十二痼疾，所以妇人别立方也”。妇人以血为本，若感受寒、热、湿邪易导致血分受病；如感受热邪，则迫血妄行，见月经先期、月经量多、崩漏等。感受寒邪，则血遇寒则凝，出现痛经、闭经、月经后期。感受湿邪，则湿与热互结，而致带下、阴痒；湿与寒合邪，则可出现痛经、闭经等。

孙思邈从脏腑、气血、经络方面，阐发了经、带、胎、产、乳等病证的病因病机，尤其强调情志病因，为后世医家研究妇科疾病及其病因病机奠定了基础。

3. 妇科病证治

（1）月经不调治宜辨证

孙思邈认为，月经不调多为情志失调或寒邪侵袭而致，其论方 23 首，着重于辨证论治。关于崩漏，以方论治，收方 40 多首，补前人论多方少之不足。孙思邈认为崩漏的主要病因有五：“一曰热病下血；二曰寒热下血；三曰经脉未断为房事则血漏；四曰经来举重，伤任脉下血；五曰产后脏开经利”；病机为“外实内虚”，冲任二脉虚损，不能制约经血。关于闭经，孙思邈认为闭经可由瘀血导致，导致瘀血的原因不外虚、寒两端。实则包括寒、热、气滞血滞。寒邪致病表现为“经年月水不利，胞中有风冷”“玉门冷如风吹，经水不通”“产后风冷，留血不去停结，月水闭塞”。热邪致病表现为“妇人盛实，有热在腹，月经瘀闭不通”。气郁血滞者表现为“月经不通，脐下坚结……为气瘕”。虚则为病后体虚，“诸病后，月经闭绝不通”。由于长期失血或大出血，导致营血亏虚，血海空虚，无血可下，甚至闭经。脾虚所致者，为饮食失节，劳倦过度，损伤脾气，脾虚化源不足，血虚不足以盈满血海，而致闭经。因于肾虚者，由于先天不足，禀赋素弱，或幼多疾病，天癸未至，任脉不通，太冲未盛，月经不至。或产乳众，房劳过度，耗伤精血，血虚无以充盈而致闭经。

（2）带下之患详审内外因

孙思邈认为，带下病病因有内伤和外感两类。内伤因情志失调、房事不节、饮食不节，此三者伤及肝、肾和脾。外感为感受寒热之邪。孙思邈对带下病按证分型归纳为 7 种：赤白带下、白带、黄带、黑带、赤带、青带、五色带下。《备急千金要方》和《千金翼方》中，共收录与带下有关的方剂 61 首，治带下专方 18 首，治带下及无子方 6 首，治带下及月经病 30 首，治带下及其他病证 12 首。所用治法，多收涩以止带，重视寒热虚实辨证；重视剂型及用法，均以内服为主，喜用酒剂；也采用针灸疗法，多选用任脉及肝、肾、脾经穴。

（3）积聚关乎带下

孙思邈强调积聚（或癥瘕）与带下有关。以所下之物的颜色或性状命名为“十二癥”。详述癥瘕的症状及病因，列方 13 首。并指出癥瘕年久，预后不佳。“月经不通，结成癥瘕如石，腹大骨立”“令人面黑无颜色，皮骨相连……食不生肌肤……气息乏少……不能久立，每嗜卧困懒”。而且认为，癥瘕多伴有不孕、月经不调、闭经、崩漏、带下等。癥瘕积聚，是证情复杂的病证。孙思邈认为其因有三：一为脏腑虚损，血脉精气不调；二为外邪，风寒之邪与气血相搏，气滞血瘀；三为情志失调，气郁不畅。这些病因导致气血不调，气机阻滞，瘀血内停，积之日久，而发为癥瘕。因此，治以行气活血、扶正祛邪，随证治之。具体方药上，他也多有发挥，如用大虻虫丸，虻虫、水蛭等用量比张仲景“大黄䗪虫丸”的用量大很多。

（4）不孕之疾夫妻同治

孙思邈指出，孕育是“阴阳调和，二气相感，阳施阴化”的结果，因而不孕之症应既要治女也要治男。其云：“凡人无子，当为夫妻俱有五劳七伤，虚羸百病所致，故有绝嗣之患。”提出治疗上男子主于精，补肾为主；女子主于血，调经为先。“夫治之之法，男服七子散，女服紫石门冬丸及坐药，荡胞汤，无不有子也”。关于不孕症的病因病机，孙思邈认为多以湿瘀为主，“妇人者，众阴所集，常与湿居……月水去留，前后交互，瘀血停滞，中道断绝，其中伤堕，不可具论矣”。血瘀和湿邪是不孕症的关键所在。

在治疗上强调以朴硝荡胞汤，“治妇人立身已来全不产，及断绪及不产三十年者”。本方由朴硝、牡丹皮、当归、大黄、桃仁、细辛、厚朴、桔梗、赤芍药、人参、茯苓、桂心、甘草、牛膝、橘皮、虻虫、水蛭、附子诸味组成。全方以活血化瘀为主，用之“必下积血，及冷赤脓如赤小豆汁，本为妇人子宫内有此恶物令然”，也可以治疗“或天阴脐下痛，或月水不调，为有冷血不受胎”。服用方法，宜“若斟酌下尽，气力弱，大困，不堪更服，亦可二三服即止。如大闷不堪，可食酢似饭冷浆，一口即止”。服朴硝荡胞汤后，“恐去冷恶物出不尽，以导药下之”。导药由皂荚、山茱萸、当归、细辛、五味子、干姜、大黄、矾石、戎盐、蜀椒等味组成。用法，“一日一度，必下青黄冷汁，汁尽止，即可幸御，自有子。若未见病出，亦可至十日安之”。孙思邈所用药物以活血化瘀为主，药力峻猛，除大黄、朴硝之类外，尚有虫类药如水蛭、虻虫、蛴螬等，使血脉通畅，瘀血下，新血生，而易于受孕。

孙思邈治男子用七子散，“治丈夫风虚目暗，精气衰少，无少，补不足”。本方由五味子、牡荆子、菟丝子、车前子、菥蓂子、石斛、薯蓣、干地黄、杜仲、鹿茸、远志、附子、蛇床子、芎䓖、山茱萸、天雄、人参、茯苓、黄芪、牛膝、桂心、巴戟天、苁蓉、钟乳粉等药味组成。对于“阳气不足，不能施化”者，方用庆去散，方由覆盆子、五味子、天雄、石斛、白术、桑寄生、天门冬、菟丝子、紫石英等药组成。孙思邈还善用灸法，祛除寒邪以治妇人绝嗣不生，常用穴位有胞门、子户、气门、极泉穴，多用五十至一百壮，药灸并用，温散寒邪。

（5）外阴、乳疾随证治之

外阴疾患，《备急千金要方》中记载有阴肿、阴痛、阴痒、阴蚀等。阴肿痛系“产后脏中风”，多因血室大开，风寒湿邪袭入子宫、滞于冲任，胞脉受阻而致。用当归洗方，方由当归、独活、白芷、地榆、败酱等药组成。全方温经活血、祛风燥湿、消肿止痛。阴痛，孙思邈称为“玉门疼痛”“嫁痛”“小户嫁痛”。其病机为肝肾不足，阴户失养。病由禀赋不足，或房劳多产，精血耗伤，冲任脉衰，阴血不足，不能濡养阴户、涵养脉络所致。相火偏旺，更伤阴络，而令阴痛。孙思邈认为此因“阴阳过度，玉门疼痛，小便不通”，用白玉汤方，药用白玉、白术、泽泻、肉苁蓉、当归。此方具有养血补肾、健脾利湿之效。阴蚀也称阴疮，孙思邈认为，阴疮系房劳所伤，交合不洁，浊精留于阴内所致，或“人有所怒，血气未定，因以交合，令人发痈疽”。孙思邈主要采用外治疗法，如治阴中痛生疮方。阴痒，孙思邈亦称“阴中痒”，并认为其病因主要为感染病虫和气血两虚。治疗用阴中痒如虫行方，药用矾石、芎䓖、丹砂等药，“治下筛，以绵裹药，著阴中，虫即死”。治疗“阴中痒入骨困方”，药用大黄、黄芩、黄芪、芍药、玄参、丹参、吴茱萸等药。从此方药物组成分析，本证为血虚证，阴虚血燥而痒。黄芪补气，芍药、玄参滋阴养血，大黄、黄芩清热活血，吴茱萸温经散寒，丹参养血活血，全方益气养血而祛风。孙思邈还创外洗之剂，且有膏剂、栓剂等不同的剂型。

关于乳疾，《千金翼方》设专篇讨论这一病证。在卷五之乳疾中，载有乳坚、乳痈病名，并列方6首。乳坚，相当于现代医学之淤积性乳腺炎，孙思邈以当归、芍药、黄芪、蒺藜、鸡骨、附子、枳实、桂心、人参、薏苡仁组方治之，从方药分析，此方有益气活血消坚的功效，体现了孙思邈扶正以祛邪的治疗思想。乳痈，相当于化脓性乳腺炎。其病为产后乳汁淤积，化热酿脓，或肝郁胃热，气滞血瘀而成。孙思邈将乳痈分为初起和已成，初起治以“大黄、楝实、芍药、马蹄”清热解毒散结；至已成脓时，治以排脓散，药用“铁粉、细辛、芎䓖、人参、防风、干姜、黄芩、桂心、芍药、苁蓉、当归、甘草”，清热解毒、排脓生肌。

4. 产科病证治

产科疾病包括妊娠恶阻、小产、漏胎、妊娠水肿、难产、恶露不尽，以及妊娠期合并诸症、产后诸症。

（1）妊娠恶阻

关于妊娠恶阻，孙思邈进行了详细描述，治疗方法多样，填补了唐以前关于妊娠恶阻有论无方的空白。孙思邈认为，妊娠恶阻病因为虚和痰湿。“妇人虚羸，血气不足，肾气又弱，或当风饮冷太过，心下有淡水者，欲有胎而喜病阻。”这是因为怀孕之后，阴血下注胞宫以养胎，阴血不足，藏收不利，则冲气偏盛，冲气盛则胃气上逆而为恶阻。此外，“经血既闭，水渍于脏，脏气不宣通，故心烦愦闷，气逆而呕吐”，即由脾虚而痰湿内生，滞于中焦，胃气失于和降，胃气逆而为恶阻。对于脾胃虚弱者，“妊娠呕吐，不下食”，方用橘皮汤，由橘皮、竹茹、人参、白术、生姜、厚朴等药组成。痰湿犯胃者，症见“心中愦闷，空烦吐逆，恶闻食气，头眩重，四肢百节疼烦沉重，多卧少起，恶寒汗出，疲极黄瘦”，孙思邈治以健脾利湿，方用半夏茯苓汤，方由半夏、茯苓、干地黄、橘皮、细辛、人参、芍药、旋覆花、川芎、甘草、生姜组成。

（2）小产

小产，孙思邈称“堕胎”“半产”。其因有三。一为外伤所致，“举重腰痛，腹满胞急，卒有所下”；二为感受外邪，“中风寒有所动摇，心满脐下悬急，腰背强痛，卒有所下”；三为情志所伤，“忽惊恐摇动，腹痛，卒有所下”。以上病因导致冲任不固，无以固护胎元，冲为血海，任主胞胎，冲任固则胎元有所载；冲任不固，则摄养无力从而导致堕胎、小产。治疗分两种情况。一为将堕未堕之时，可按胎动不安及胎漏下血治疗。如“妊娠二三月，上至八九月，胎动不安，腰痛，已有所见”，方用艾叶、阿胶、川芎、当归、甘草养血安胎。“妊娠二三月，上至七八月，其人顿仆失踞，胎动不安，伤损，腰腹痛欲死，若有所见，及胎奔上抢心，短气”，方用胶艾汤（阿胶、艾叶、川芎、芍药、甘草、当归、干地黄）以养血止血安胎。二为既堕产之后，按产后调护处理。“妊娠胎堕，下血不止”，以丹参活血化瘀，瘀祛而新生；“半产下血不尽，苦来去烦满欲死”，方用香豉汤（香豉、鹿角）。

（3）漏胎

漏胎，亦称漏胞，为现代医学之孕期出血，或先兆性流产。孙思邈认为漏胞的病因病机与堕胎、小产的病因病机基本相同，为饮食失调伤脾，气血化源不足，气血虚弱，胎失所养，无力系胎；或房劳伤肾，精血不足，胎失所系；或七情内伤，肝郁化热，热伤冲任，冲任失固，热迫血妄行，不能养胎而为离经之血而下；或外伤以及外感伤及冲任，无以固胎元而致胎漏。对于血热型胎漏，“妊娠下血如故”，用生地黄汁滋阴清热凉血；对于“妊娠胎动，去血，腰腹痛”，药用当归、阿胶、川芎、竹茹滋阴清热养血；若出现“妊娠忽暴下血数升，胎燥不动”，用榆白皮、当归、生姜、干地黄、葵子等以清热凉血。对于外伤型胎漏，“妊娠卒惊奔走，或从高堕下，暴出血数升”，方用马通汤（马通汁、干地黄、当归、阿胶、艾叶）养血活血止血。

（4）妊娠水肿

关于妊娠水肿，孙思邈认为其病因病机为脾虚水湿不化，外溢于头面四肢。治疗“妊娠体肿有水气，心腹急满”，方用茯苓、白术、黄芩、旋覆花、杏仁健脾利湿、行水消肿；治“妊娠腹大，胎间有水气”，方用鲤鱼汤（鲤鱼、白术、生姜、芍药、当归、茯苓）益气养血、利水消肿；“妊娠毒肿”，用芜菁根捣泥裹帛外敷利水消肿；“妊娠手脚皆肿挛急”，方用商陆根、赤小豆煎汤利水消肿，挛急自解。

（5）难产

难产，亦称产难，多因气虚、情志因素、胎位异常所致。“产难累日，气力乏尽，不能得生”。产妇素体虚弱，或临盆用力过早，致气虚失运，令儿难出；或临产精神过度紧张，气血不流畅；或“儿横生、侧生，或手足先出”等，均可致难产。气虚产难，方用赤小豆、阿胶滋阴养血，或用槐子、蒲黄，或生地黄汁、生姜汁。“产难，针两肩井，入一寸，泻之，须臾即分娩”“凡产难或儿横生、侧生，或手足先出，可以针锥刺儿手足，入一二分许，儿得痛，惊转即缩，自当回顺也”。治逆生“以盐涂儿足底，又可急搔之，并以盐摩产妇腹上即愈”，对于“纵横生不可出者”，用菟丝子末，酒若米汁服方寸匕，即生，车前子亦好，服法如上。

（6）恶露不尽

恶露不尽，孙思邈又称“余血不尽”，或称“子血不尽”，或“留血不尽”等。其病因有三：一为虚损，二为血热，三为血瘀。虚损所致者，为正气虚，冲任不固，血失统摄；血热所致者，为虚热或热邪迫血妄行；血瘀所致者，为瘀血阻滞经脉，血不循经。孙思邈以干地黄汤治疗虚损型产后恶露不尽，因本方具有“除诸疾，补不足”之效。方由干地黄、川芎、细辛、桂心、黄芪、当归、人参、防风、茯苓、芍药、甘草等组成，诸药合用具有益气养血、温经活血的作用。“治产后往来寒热，恶露不尽”，方用柴胡汤（柴胡、桃仁、当归、黄芪、芍药、生姜、吴茱萸）。治血瘀型“产后恶血不尽，腹中绞刺痛不可忍”，药用大黄、黄芩、桃仁、桂心、甘草、当归、芍药、生地黄以活血化瘀。

此外，妊娠疾病还有子烦、下血、水肿、毒肿等，产后病还有蓐风，孙思邈均有论述，临床多随证治之。

（六）重视小儿疾病，首倡分科论治

中医儿科学内容最早见于《内经》《五十二病方》《颅囟经》是儿科学专著，惜已失传。隋唐之前的儿科学内容多零散，认识较肤浅，还没有一部较为完整的论述儿科学的专著。孙思邈总结前人经验，广泛收集民间方药，并结合自身的临证经验，撰写《备急千金要方·少小婴孺方》上下两卷，成为我国现存最早的初具雏形的儿科学著作。孙思邈将儿科疾病分为9门，影响后世儿科临床几百年，直至宋代《小儿药证直诀》的问世才得以改变。《备急千金要方》和《千金翼方》两书共60卷，其中论小儿者共2卷，计12门，论106首，合方534首，内容极为丰富。

孙思邈主张小儿疾病与成人疾病不同，应独立成专科。

《备急千金要方》对小儿出生后拭口、洗浴、断脐的阐述较为具体，相当精确地记述了婴儿感觉、知觉、反射及坐、立、握等动作的发育过程，具有一定的科学性，因而沿用至今。如对新生儿的处理，书中指出：“小儿初生，先以绵裹指，拭儿口中及舌上青泥恶血……若不急拭，啼声一发，即入腹成百病矣；”对新生儿断脐处理，其主张不用刀断之，而是“须令人隔单衣物咬断，兼

以暖气呵七遍，然后缠结”；还指出，应浴后断脐，以免造成感染。在护理方面，他提出新生儿的包裹，宜用柔软的旧衣，以免刺激娇嫩的肌肤而发生皮肤疾患，“宜用其父故衣裹之……不可令衣过厚，令儿伤皮肤，害血脉，发杂疮而黄”；其主张小儿应在室外呼吸新鲜空气，多晒阳光，着衣适当，加强锻炼，以增强体质，减少疾病的发生，即“凡天和暖无风之时，令母将儿于日中嬉戏，数见风日，则血凝气刚，肌肉牢密，堪耐风寒，不致疾病”，否则，“常藏在帏帐之中，重衣温暖，譬犹阴地之草木，不见风日，软脆不堪风寒也”。在喂养方面，他认为乳母的健康状况直接影响小儿的健康与营养，因此提出择乳母法，一要“慎于喜怒”，性情平和；二要“不胡臭，瘿瘘……无此等疾者”，身体健康且无不良卫生习惯。孙思邈提出了节乳的要求，哺乳应定时定量，加以限制，“凡乳儿不欲太饱，饱则呕吐，每候儿吐者，乳太饱也”。

孙思邈对小儿惊癫，提出了“皆由脏气不平”的病因说，并将120种癫疾概括分为阳癫和阴癫两大类。“病先身热掣疭，惊啼叫唤，而后发痫，脉浮者为阳痫……病先身冷，不惊掣，不啼呼，而病发时脉沉者，为阴痫也。”他将痫证分为风痫、惊痫、食痫三种，且认为治疗不易见效，并提出候痫法以预防之，治疗上用龙胆汤、大黄汤等方，以清肝泻热、熄风止痉、醒神开窍。此外，还提出以艾灸法治疗痫证。

关于小儿伤寒，孙思邈指出：“夫小儿未能冒涉霜雪，乃不病伤寒也……然天行非节之气，其亦得之，有时行疾疫之年，小儿出腹便患斑者也。治其时行节度，故如大人法，但用药、分剂少异，药小冷耳。”他对病因及用药法度有了明确要求，治疗上设方35首，灸治法1种。

孙思邈对小儿皮肤病也有独特的见解，并全面论述了皮肤病的防治。他对养胎与皮肤的关系、婴幼儿皮肤保健及常见多发皮肤病的防治，进行了详尽的阐述。所论包括赤游肿、丹毒、热毒疮、鹅口疮、月蚀疮、黄烂疮、口疮等数十种疾病。小儿皮肤病，以外治法为主，有外洗、外涂、撒粉、贴敷、坐浴等方法。

此外，孙思邈还用灸法治疗小儿杂病如小儿癖结、胀满、客忤、腹泻吐利等。对小儿病的治疗，孙思邈比较注重下法，常用巴豆及大黄，但强调要用小剂量缓下，便稀即止。其用汤剂多浓煎分次服，还创造了许多量小效高且十分适用于小儿的药物剂型。

（七）诊治内科杂病知常达变

在内科疾病的分类、诊断及治疗诸方面，孙思邈都有建树。他指出消渴患者必须有“三慎”；对中风病的病因、病机、治疗及传变规律，也有很详细的讨论；对血证的论述有不少发挥，治疗方法远远超过汉晋；对诸瘀血的证治，注意分辨寒热虚寒，治法包括药物内服、针灸、放血、敷贴等；将淋证分为气淋、石淋、膏淋、热淋、劳淋、血淋，并施行不同的治疗，先后选方53首；对虚损的形成，强调内因，治疗上很重视心肾两脏等。另外，孙思邈对一些营养缺乏症的防治也很有见地，如用动物肝脏治夜盲症，用羊的甲状腺治疗地方性甲状腺肿，用牛乳、豆类、谷皮等防治脚气病等。其他如对麻风病的认识与治疗，对水肿病忌口的强调，至今仍有一定的临床指导意义。

1. 中风的论治

关于中风的病因、病机和治疗，孙思邈分内风和外风论述。外风，“风中五脏六腑之俞，亦为脏腑之风”，按四时各季并结合五脏而命名。如“以春甲乙伤于风者为肝风，以夏丙丁伤于风者为心风，以四季戊己伤于风者为脾风，以秋庚辛伤于风者为肺风，以冬壬癸伤于风者为肾风”。以大、小续命汤治疗外风，通治五脏偏枯贼风。内风，“人不能用心谨慎，遂得风病，半身不遂，言语不正，庶事皆废，此为猥退病，得者不出十年……当须绝于思虑，省于言语，为于无事，乃可永愈。若还同俗类，名利是务，财色为心者，幸勿苦事医药，徒劳为疗耳”。他明确地把劳心烦神、嗜欲妄念、摄养不慎，作为中风病证的重要内因。这对后世“类中”“内风”说有一定影响。

除正虚引邪而为中风之外，《备急千金要方》还认识到正虚可直接产生内风。这种内风所致中风，皆为本虚标实之证。本虚为精气之亏，标实为痰火之盛。由于精水匮乏，痰火肆虐，故内风多见热证，孙思邈谓“凡患风，人多热”“凡中风多由热起”。初发病时应以清热涤痰治标为先，宜竹沥汤（生葛汁、竹沥、生姜汁）、荆沥方（荆沥、竹沥、生姜汁），并接服羚羊、石膏、黄芩、芍药、升麻、地骨皮、地黄、天冬等以平肝熄风、清热养液。

2. 虚损的证治

（1）证候特点

对于虚损的形成，孙思邈强调内因。其云：“凡人不终眉寿，或致夭殁者，皆由不自爱惜，竭情尽意，邀名射利，聚毒攻神，内伤骨髓，外败筋肉，血气将亡，经络便壅，皮里空疏，惟招蠹疾，正气日衰，邪气日盛。”孙思邈所称虚损，范围很广，与后世虚损的概念不尽相同。其将虚损分为五劳、六极、七伤，内容与《诸病源候论》基本相同，包括病证甚多，诸如积聚、大风、湿痹、偏枯、水肿、寒热、惊悸、喘息、消渴、血衄、黄疸、痈肿等。凡正气虚怯、邪气留连者多属本证范围。

（2）治疗大法

本病治疗以心、肾为重。其云：“疾之所起，生自五劳，五劳既用，二脏先损，心肾受邪，腑脏俱病。”其补益心气，常用人参、甘草、茯苓、五味子、远志等；滋养肾脏则侧重血肉补精和温润益精两法，前者用药如牛髓、羊髓、羊肾、羊肚、羊肝、麋角胶、鹿茸、鹿角胶、白马茎等，后者用药如地黄、菟丝子、山萸肉、远志、巴戟天、麦冬、五味人、人参、肉苁蓉、石斛、茯苓、桂心、附子等。虚损的病情复杂，但在治法上总不离虚实同治、寒热同治的原则，如“补剂兼泻”“以泻为补”“寒热互济”“劳则补子”等法，对于临床颇有指导意义。

1）补剂兼泻法

本法用于正虚邪盛的病证，即使虚象明显，常在补益方中兼以泻，使正气强盛，邪不得留，邪气去而正气得复。如黄芪丸，治五劳、七伤，诸虚不足。肾气虚损，目视䀮䀮，耳无所闻方，用人参、黄芪、石斛、当归、地黄、苁蓉、羊肾等补药，并参入防风、羌活、细辛等。又如，治男子五劳、七伤的肾沥散用干漆，治虚损羸瘦百病的大薯蓣丸用干漆、大黄。此外，在补方中每兼化痰、消滞诸药。

2）以泻为补法

本法针对邪恋正虚，邪不去则正气不能恢复的情况，可暂不投补，以泻剂祛邪，以达保存正气的目的。如治骨极虚热而见膀胱不通、大小便闭塞、颜色枯黑、耳鸣者，用三黄汤通利为先

（大黄、黄芩、栀子、甘草、芒硝）。又如，以西州续命汤治内极虚热，用麻黄、防风、黄芩、石膏等药开泻清热。

3）寒温相济法

《备急千金要方》的补益方中，常见寒凉药与温热药兼用，大致有如下几种情况。温阳散寒为主，济以苦寒清火，如治久病虚羸、脾气弱、食不消的温脾丸；甘寒养液为主，济以辛温开滞，如滋肺润燥的地黄煎；温补精气，济以养阴清热，如治男子风虚劳损方。

4）劳则补子法

在虚劳的治疗方面，《备急千金要方》载有劳则补子之法，即“心劳补脾”“脾劳补肺”“肺劳补肾”“肾劳补肝”肝劳补心”等，其意是凡母脏虚损，须补益子气，子气充盛，必能上感于母，使母气受益而恢复健康。

3. 血证的证治

孙思邈认为：“吐血有三种，有内衄，有肺疽，有伤胃”。内衄“得之于劳倦饮食过常所为”，血色深暗，如豆羹汁；肺疽常因酒毒血热举发；伤胃每由“饮食大饱之后……不能消化”，食伤胃腑所致，表现为血色鲜红、腹痛、呕吐等。

对吐血的治疗，须消瘀、凉血、清热。孙思邈创制的名方犀角地黄汤，是治疗血证的经典方剂，一直为后世医家采用。常用药物有犀角、大黄、生地黄、丹皮、桃仁、芍药等，对“治伤寒及温病应发汗而不汗之内蓄血及鼻衄，吐血不尽，内余瘀血，不便黑，面黄”有凉血消瘀之功；如果瘀热甚而“喜忘如狂者”，加大黄、黄芩。

若虚劳吐血，须扶正兼消瘀。如“治吐血，胸中塞痛方”，内有大黄、桃仁、虻虫、水蛭等；治“吐血虚劳，胸腹烦满疼痛”的干地黄丸，用干漆、大黄、䗪虫等。从这两个方的适应证可知，胸腹疼痛是使用活血化瘀药物的重要指征。其对虚证吐血随证治之，如温摄则用黄土汤，中虚则用坚中汤（糖、芍药、桂心、甘草、生姜、大枣、半夏），气血虚亏加入人参、阿胶，兼夹外邪则佐以宣泄等。

4. 消渴病的证治

（1）起因多为饮酒

孙思邈系统论述了消渴病的病因病机，认为此病与饮酒关系重大。其云：“论曰：凡积久饮酒，未有不成消渴”。又曰：“消渴之人，必于大骨节间发痈疽而卒”，以此为纲，论述了消渴病的病因病机、发生发展、治疗、预后、宜忌等。

（2）病机多属胃热

孙思邈从饮酒论述消渴之因，并且引用病例论之。“有人病渴利始发于春，经一夏……两脚酸，食乃兼倍于常，故不为气力者，然此病皆由虚热所为耳”。此针对胃热型消渴的证候特点进行描述，并指出其治法为“除热”，其后列举了可供选择的方药。又如，“贞观十年，梓州刺史李文博，先服白石英久……精神恍惚，口舌焦干而卒”的病例，是对“论曰：寻夫内消之为病，当由热中所作也……夫内消者，食物皆作小便出，而又不渴”的理论说明。两个病例，第一个为典型的消渴病例，它突出了消渴病的一般病候特点，提出了胃热型消渴的证治，并通过消渴患者服瓜蒌渐好，又因吃肥甘面食而复发的过程，强调了饮食控制的重要性；第二个是因过服温补之剂而致的胃热肾阴不足型消渴，即“内消”的病例，强调“内消”的病证特点为“小便大利，日夜百行以来，百方治之，渐以增剧，四体羸瘦，不能起止，精神恍惚，口舌焦干……利时脉沉细微弱”。

（3）临床特点

孙思邈对消渴的临床表现做了较多的补充，如“吸吸少气，不得多语，心烦热，两脚酸”“四体羸瘦，不能起止，精神恍惚，口舌焦干”“骨节烦热或寒”“胃反吐而渴”“患脚气，喜发动，兼渴消，肾脉细弱”“肌肤羸瘦，或乃转筋不能自止”等，丰富了对消渴证候的认识。

在鉴别诊断方面，孙思邈首次提出消渴患者应与“平人夏月喜渴”而汗多，及“冬月不汗，故小便多而数也”的正常人相鉴别。

（4）方药应用

《备急千金要方》和《千金翼方》所载治消渴方，虽然大部分源自前人，但亦有相当数量的方剂是孙思邈的临证所得，如口含酸枣仁丸即是其中之一。其中，直接采用的有：黄连丸、茯神丸（本书名为宣补丸）可见于《集验方》；枸杞汤、铅丹散、猪肾荠苨汤、增损肾沥汤、黄芪汤、白鸭通汤及“小豆藿一把”“治消渴，日饮一石水者方”（原名瓜蒌丸）可见于《小品方》；浮萍丸、地黄丸及“浓煮竹根取法饮之”“以青粱米煮取汁饮之”“治渴小便数方”，可见于《肘后方》；“治小便不禁多，日便一二斗或如血色方”，可见于《古今录验》等。此外有些原本并不是用来治疗消渴的，如“蔷薇根水煎服”“三年重鹊巢烧末，以饮服”，在《肘后方》中均是用来治疗“睡中遗尿”的，在《备急千金要方》中则用来治疗消渴病。孙思邈还收录了效方、验方，如巴郡太守奏三黄丸等。

在治疗消渴病的方药中，一些药物出现的频率较高。如瓜蒌根、麦冬、地黄等。这些药物大多为清热生津之品，且多数现已证明具有明确的降血糖作用，为后世医家在消渴的治疗上提供了指导。

（5）防病保健

在防治方面，孙思邈强调说：“至人消未起之患，治未病之疾，医之于无事之前，不追于既逝之后”，提出了三慎：“一饮酒，二房室，三咸食及面”。他还首次提出了慎饮酒，且强调防重于治，言“能慎此者，虽不服药自可无他也；不知此者，纵有金丹亦不可救”。在饮食疗法上，孙思邈指出：“食乃兼倍于常，故不为气力者，然此病皆由虚热所为耳。治法，瓜蒌根汁可长将服以除热，牛乳杏酪善于补，此法最有益”。至后期，孙思邈认为此时已虚极，可配合牛羊脂等以增强补益功效。对于并发症的防治，其重视消渴最常见的并发症——痈的防治。其云：“凡消渴之人，愈与未愈，常须思虑有大痈，何者？消渴之人，必于大骨节间忽发痈疽而卒，所以戒之在大痈也，当预备痈药以防之。”

（八）论治外感热病

外感热病统属于伤寒范畴，因此，孙思邈所谓的伤寒，应包括温病、热病、温疫，内容在《备急千金要方》卷九、卷十之中。其中除论伤寒之外，有一部分是论述温病（疫）证治。孙思邈认为，外感热病均有传染性。其在“岁旦屠苏酒方”下说：“能辟秽气，令人不染温病及伤寒”，他已认识到伤寒、温病和疫病均具有传染性。

1. 外感热病具有传染性

对于温病，孙思邈认为是感受疫毒之气所致。其曰：“是故天无一岁不寒暑，人无一日不忧喜，故有天行温疫病者，即天气变化之一气也。”又云：“天气不和，疾疫流行。”这种温疫之病是因天气异常引发，其传染性还可致“转相染著，乃至灭门，延及外人，无收视者”，疫情散播快且病情发展迅猛，甚乃至死人。而且，这种烈性传染病，由于医疗水平有限，救治不及，常致“冤魂塞于冥路，夭死盈于旷野”的惨状。

2. 伤寒和温病病因不同

关于伤寒和温病病因的区别，孙思邈引述了《小品方》的论述说：“古今相传，称伤寒为难治之疾，时行温疫是毒病之气。而论治者不判伤寒与时行温疫为异气耳。云伤寒是雅士之辞，天行温疫是田舍间号耳，不说病之异同也。考之众经，其实殊矣。所宜不同，方说宜辨，是以略述其要。《经》言：春气温和，夏气暑热，秋气清凉，冬气冰冽，此四时正气之序也。冬时严寒，万类深藏，君子周密，则不伤于寒，或触冒之者，乃为伤寒耳。其伤于四时之气，皆能为病，而以伤寒为毒者，以其最为杀厉之气也。中而即病，名曰伤寒；不即病者，其寒毒藏于肌骨中，至春变为温病，至夏变为暑病。暑病热极，重于温也。是以辛苦之人春夏多温病、热病者，皆由冬时触冒寒冷之所致，非时行之气也。”

伤寒为感受寒邪，温病为感受热毒疫疠之邪。气候反常，应寒反温，应温反寒，是导致伤寒温病发生的原因。如孙思邈引《小品方》说：“凡时行者，是春时应暖而反大寒，夏时应热而反大冷，秋时应凉而反大热，冬时应寒而反大温，此非其时而有其气，是以一岁之中，病无长少多相似者，此则时行之气也。”

3. 伤寒与温病传变不同

“伤寒之病，逐日深浅以施方治”“得病内热者，不必按药次也”。说明孙思邈认识到伤寒病有六经传变的规律，可以根据这种规律辨证用药；而温病没有这一传变规律，其治疗也不必按照这种规律进行辨证。

4. 伤寒与温病治疗有别

伤寒与温病，一为感受寒邪，一为感受热毒疫疠之邪，二者性质不同，治法有别。孙思邈主张治寒以辛温，治温疫以寒凉。其云：“尝见太医疗伤寒，惟大青知母等诸冷物投之，极与仲景本意相反，汤药虽行，百无一效。”而温病治疗，“除热解毒，无过苦酢之物……夫热盛，非苦酢之物不解也。热在身中，既不时治，治之不用苦酢之药，此如救火不以水也，必不可得脱免也”，正宜用苦寒之药。孙思邈对伤寒与温病的认识，对后世将温病从伤寒中分化出来，产生了一定影响。

5. 温病病因为毒邪

孙思邈继承唐以前诸家之说，认为温病之因为“寒毒藏于肌骨中，至春变为温病”。他认为其中“毒”是重要病因。如在引述《小品方》、华佗之说时，反复强调“热毒”“寒毒”及论“五脏温病”时所言“阴阳毒”。

6. 温病发病在脏腑

孙思邈认为，“病源所起，本于脏腑，脏腑之脉，并出手足，循环腹背，无所不至”。又曰：“凡百病不离五脏，五脏各有八十一疾……事须识其相类，善以知之。”温病、温疫病因虽不同，但终究会伤及脏腑、经络，所以他其在《备急千金要方·伤寒上·辟温第二》之“温病阴阳毒”说中，是按五脏（腑）分病论治的。其所论发病之理，分列于卷十一至卷二十的五脏病之首。孙思邈所论温病病机，不仅将发病季节与五行、五色、五体联系起来，而且经脏合论，表里相联，这是他论病的特点之一。如对肝脏温病的发病，认为“从少阴而涉足少阳，少阳之气始发，少阴之气始衰，阴阳怫郁于腠理，皮毛之病俱生，表里之痾因起，从少阳发动反少阴气，则脏腑受疠而生，其病相反”。这对后世研究春温发病机制有着极大的启发。

《备急千金要方》中还论述了各脏腑温病的证候和方药，如“肝腑脏温病，阴阳毒，先寒后热，腰强急缩，目中生花”“颈筋牵挛，面目赤黄，身中直强”“心腑脏温病，阴阳毒，战掉不定，惊动”“脾腑脏温病，阴阳毒，头重颈直，皮肉痹，结核隐起”“肺腑脏温病，阴阳毒，咳逆连续，声不绝，呕逆”“热暴气斑”“肾腑脏温病，身面如刺，腰中欲折，热毒内伤”。而各病皆伴发热，又具有传染性，这是脏腑温病的基本性质和特征。

关于治疗，孙思邈列出了 7 个方剂，未示方名。而在《伤寒总病论》中出现了 7 个方剂的方名，如柴胡地黄汤、石膏竹叶汤、石膏地黄汤、玄参寒水石汤、石膏杏仁汤、石膏葱白汤和苦参石膏汤。7 个方剂用药共 32 味。7 个方中都有石膏和栀子，6 个方中有芒硝，5 个方中有大青叶和玄参，4 个方中有升麻。7 个方中药用量最大为石膏、葛根和玄参，用量至八两。

孙思邈关于脏腑温病的论述，古已有之，然至明清较少提及。温疫之毒直中脏腑是客观存在的，因此应重视。孙思邈的脏腑温病说既可补六经、三焦和卫气营血辨证之不足，更可能成为诊治外感热病的主要方法，开创以脏腑辨证为核心的新的外感热病学说。

7. 以八纲为准绳辨温病

孙思邈以脏腑为主体，以八纲为准绳，从而提出“论阴阳，察虚实，知病源，用补泻”之说。在全书中，无论外感寒温、内伤脏腑，测脉析证，处处贯穿着八纲辨证思想。

8. 提出防治温病的方法

（1）治疗原则

1）预防为主的原则

辟除温邪。对外感温热病的治疗，孙思邈尤其注重“辟温”，即预防第一的思想。未病先防，是其一贯主张。正如书中所说，温病、疫病“俗人谓之横病，多不解治，皆云日满自差，以此致枉者，天下大半”，又说：“始觉不佳，即须救疗……折其毒势，自然而差，必不可令病气自在，恣意攻人，拱手待毙，斯为误矣”，用以示诫。其次，他将温疫与其他热病区别开来，指出“时行温疫是毒病之气”。为了预防“温疫转相染着”，孙思邈首重“辟温”，他记载了屠苏酒、太乙流金散、雄黄散、辟温病粉身散、治瘴气方等。这些方药后世流传较广。

不和早治。孙思邈认为，当身体稍有不适，就须及时治疗。如“若时气不和，当自戒勤。若小有不和，即须治疗，寻其邪由，及在腠理，以时早治，鲜不愈者。患人忍之数日乃说，邪气入脏，则难可制止，虽和缓亦无能为也”，强调了早治的重要性。

既病防变。外感热病，动变较快，治疗不及时便可入脏入腑，因此，应当见微知著，先机而预为防变。给药时间要早，以遏制病势。他认为：“凡作汤药，不可避晨夜、时日、吉凶，觉病须臾即宜便治，不等早晚，则易愈矣”，强调给药间隔要短，以保药效。如“时行热毒变作赤色痈疽、丹轸……”以漏芦连翘汤治之，“相去五里久更服”。

治急性热病，防止恶变是预后转归的关键，在今天仍为医家们所高度重视。

2）以寒治温的原则

孙思邈提出“凡除热解毒，无过苦酢之物，故多用苦参、青葙、艾、栀子……之属，是其要也……夫热盛，非苦酢之物不解也”，其认为温病宜以寒治之，且认为，温药“失时”不宜用于治温病。这确立了以寒治温病的治疗大法，为刘河间以降之温病学家“寒凉治温”思想的形成起了先导作用。

3）准病用药的原则

孙思邈还提出：“凡人患大热，皆须候脉，若大大热者，不得一准方用药，皆准病用药。大热不可解者，当两倍三倍；大大热者，乃至十倍用之，乃可制之尔。”准病用药，即“不拘常制”“随病用药”，嘱医者应知常达变，切勿固持陈规。要准病用药，勿拘常量，应随证灵活掌握，视病情轻重加大药量，所谓“三倍、十倍”仅是举例，以控制病情为准，如若不然，则可致病势燎原，病深入里，无力挽回。

（2）治疗方法

1）解表

此是用以治疗风寒之邪外袭，或风热毒邪郁表的方法。《备急千金要方》和《千金翼方》除详备治疗风寒表证的桂枝汤、麻黄汤等辛温方剂外，更创制了一些辛凉透表方。如“治疫气伤寒，三日已前不解者方”，解肌升麻汤“治时气三四日不解”，葳蕤汤治“温风之病，脉阴阳俱浮，汗出体重，其息必喘，其形状不仁，嘿嘿但欲眠，下之者则小便难，发其汗者必谵言，加烧针则耳聋难言，但吐下之则遗矢便利”。此三方均重用辛温之味。但第一方以辛温之葱白，配以辛寒之豆豉、咸寒之童尿，一变辛温为辛凉之剂，且葱白能解怫郁之邪，成为通利三焦、宣透温邪之良方。第二方，麻黄配石膏，取其寒而制其温，共奏辛凉宣泻之功。第三方更配葳蕤、白薇滋阴凉血，成为后世滋阴解表的祖方。

2）清气

清气是以辛寒、苦寒之品组成清宣郁热、清泻气热、泻火解毒等方，用以治疗热郁胸膈、气分热盛、毒热内郁等证，为逐邪泻热之剂，是体现温病主要治法的方剂。《备急千金要方》和《千金翼方》中，载有栀子汤（同栀子豉汤）、白虎汤、竹叶汤、葛根黄连汤（同葛根黄芩黄连汤）、三黄散等。此外还有以下方剂，如“治温毒及伤寒内虚，外热攻胃，下黄赤汁及烂肉汁，赤滞下。伏气腹痛诸热毒方”，方由栀子、豆豉和薤白组成；竹味汤，治五心烦热，胸中热，口干唇燥，手足烦疼；青葙子丸，治伤寒后，结热在内，烦渴；栀子薤白汤，轻清宣气；竹味汤，清泻气热，兼护气阴；青葙子丸，其治是以热为主，有大清热毒的作用。由此可见，《备急千金要方》

和《千金翼方》中清热法的运用上为后世治疗温病之“清气法”的形成奠定了基础。

3）通下

就外感急性热病而言，通下法是针对邪热传里、热毒结滞阳明肠腑之实证的重要治法。选用苦寒通降之药，组成泻下燥结、攻逐热毒之剂，以达通便、泻热、解毒、逐瘀、润燥等目的。《备急千金要方》和《千金翼方》所载通下剂极为丰富且多有变通（有数十方之多)。其中，除大承气汤、抵当汤（丸）等外，还有承气汤、芒硝丸、治积热方、生地黄汤，“主气结胸中，热在胃管，饮食呕逆，渴”的承气汤。此五方，以今之用法衡量，其一为苦寒攻下剂，其二为肺肠同清之剂，其三为大小肠合治之方，其四为正邪合治之方，其五为清泻胃肠兼宣肺气之方。后世吴鞠通的“宣白”“导赤”“增液”以及“新加黄龙汤”等通下方，实胎息于孙思邈以上诸方。

4）双解

双解是针对表邪不解而里热已盛之证的治法，以疏表、清里或泻实药物组成方剂，以达到表解里清的目的。《备急千金要方》和《千金翼方》之双解剂，“治时病表里大热欲死方”，其中有清热通下之大黄、寒水石、芒硝、石膏，也有辛温解表之升麻、麻黄和葛根，表里双解，达邪外出。另有“治伤寒四五日，头痛壮热，四肢烦疼，不得饮食方”，有栀子仁、黄连、黄柏、大黄、豆豉、葱白，其中黄连解毒汤清脏腑热，栀子仁、黄连、黄柏、大黄清热解毒，葱豉汤解表，豆豉、葱白辛温解表，合而用之里外兼解。“伤寒，头痛壮热，百节疼痛方”，由柴胡、升麻、黄芩、大青叶、杏仁、芍药、知母、栀子仁、香豉、石膏组成，亦是表里双解之剂。以上三方，都具有辛解表邪、寒泄里热（实）的作用。后世的防风通圣散、凉膈散、升降散等诸方实皆从孙思邈的诸方中悟出。

5）凉血

本法是针对毒热内陷营血证的治法。用清营、凉血、解毒药组成方剂，达到清热凉血，或凉血散血、益阴解毒之目的，是治温病之大法。方有地黄煎，犀角地黄汤及“治丹毒大赤肿，身壮热，百治不折方”，由寒水石、石膏、蓝青、犀角、柴胡、杏仁、知母、甘草、羚羊角、芍药、栀子、黄芩、竹沥、生葛汁和蜜组成，共奏清里热与解表邪、清营凉血之效。在《备急千金要方》和《千金翼方》虽未提及此法，但方药组成均有此作用。如第一方之犀角、地黄等凉泄营血，升麻、葛根、麻黄辛宣透热，石膏、知母、黄芩清热解毒，已具有清营透热解毒作用；第二方为孙思邈首创，迄今仍为凉血散血之主方；第三方为清气凉血（营）方，为后世之气营（血）两清法奠定了基础，实为后世温病名方“清瘟败毒饮”之所本。王孟英曾盛赞“清瘟败毒饮”有“洵补昔贤之未逮，堪为仲景之功臣”等语，如果移赠思邈，似更恰当。

6）滋阴

滋阴是针对热伤津液、虚多邪少、气阴不复之证的治法，常选用甘寒濡润、咸寒增液之品组成方剂，以达到生津润燥、滋阴潜阳的目的。滋阴法分为滋阴解表法、滋阴清热法、滋阴攻下法等。滋阴解表法如葳蕤汤治疗阴虚而外感风寒者，以葳蕤为君，配以麻黄、独活、杏仁等辛温解表，以达滋阴发汗之效。滋阴清热方如大青汤，治疗“伤寒热病十日以上，发汗不解，及吐下后，诸热不除，及下利不止，斑出”，方由大青叶、甘草、阿胶组成，本证属阴液亏耗而邪热炽盛，故以清热解毒之大青叶与滋阴之阿胶同用。生地黄汤治疗“伤寒有热，虚羸少气，心下满，胃中有宿食，大便不利”，方由生地黄、大黄、大枣、甘草、芒硝组成，证属阴津亏而肠有热结，故以滋阴之生地与清热攻下的大黄、芒硝共用，既能生津润燥，又能滋养阴液，兼清中焦余火。《千金翼方》所载生地黄煎主热方，方由生地黄汁、生地骨皮、生天门冬、生麦门冬汁、白蜜、竹叶、生姜汁、石膏、瓜蒌、茯神、葳蕤、知母等组成。其中地黄与石膏共用，即是玉女煎宗旨。后世沙参麦冬饮和五汁饮皆本此化裁。

《备急千金要方》和《千金翼方》记载的辛凉解表剂、寒凉清气剂、攻邪逐实剂、清营凉血剂等，对明清时期温病的治疗及其理论发展具有启示意义。

（九）在骨伤外科急救手术方面的创见

《备急千金要方》和《千金翼方》中记载了许多手术疗法，在医学史上是具有重要意义的，对骨伤科临床实践也具有一定的启迪作用。

1. 下颌骨脱臼复位术

孙思邈记载了治疗下颌骨脱位的复位术。（《备急千金要方·七窍病上·口病第三》）云：“治失欠颊车蹉，开张不合方：一人以手指牵其颐以渐推之，则复入矣。推当疾出指，恐误啮人指也。”方中所言失欠，是指下颌关节脱位。所用复位方法，是先牵引后推入。必须注意的是，施术者在推入时手指要迅速退出，以免被咬伤。亦可用“消蜡和水傅之”，又可“灸背第五椎”，也可灸“三阴交穴”。

2. 导尿术

孙思邈是世界上导尿术的发明者。“凡尿不在胞中，为胞屈僻，津液不通，以葱叶除尖头，内阴茎孔中深三寸，微用口吹之，胞胀，液大通便愈”。虽然孙思邈将尿潴留误认为“不在胞中”，但是用葱叶导尿，其思路具有开创性。

3. 磁石取异物(针)术

孙思邈发明以磁石取异物的方法，“治小儿误吞针方，取磁石如枣核大吞之，及含之，其针立出”。这是用磁石吸附金属物之理用来取出咽喉、食管上端的金属异物。

4. 白膜漫睛割治术

“治人马白膜漫睛方，以鸡翎截之，近黑睛及当白睛嗍之，膜自聚。钩针钩挽之，割去即见物，以绵当眼上著血断，三日差。”这是一个完整的眼科手术。此为用手术方法治疗角膜血管翳的最早记载。

5. 舌肿窒息急救术

“治舌卒肿，满口溢出如吹猪胞，气息不得通，须臾不治杀人方，急以指刮破舌两边，去汁即愈。亦可以铍刀决两边破之，以疮膏傅之。又方：刺舌下两边大脉血出，勿使刺著舌下中央脉，血出不止杀人。不愈，血出数升，则烧铁篦令赤，熨疮数过，以绝血也”。这是舌肿急救术，以放血为主。其中烧灼止血方法，亦是应急之用。

此外，孙思邈记载用“桑皮细作线”行阴囊缝合术。关于骨折，“治腕折四肢骨碎及筋伤蹉跌方，生地黄不限多少，熟捣，用敷所损伤处。《肘后方》云：《小品方》烂捣熬之，以裹伤处，以竹编夹，裹令启遍，勿令转动，一日可十易，三日差。若血聚在折处，以刀子破去血。”这是小夹板局部固定治疗骨折的最早记载。

（十）对针灸学的贡献

1. 保存了历史文献

《备急千金要方》和《千金翼方》中针灸学的内容占有相当比重，《备急千金要方》有2卷，《千金翼方》有3卷。其对针灸腧穴理论和临床针灸治疗的论述极为详尽。两书继承《内经》理论，并介绍、补充了唐初著名针灸学家甄权的论述，更有独创之处。

书中转述了名医扁鹊治卒中恶风的灸法、华佗治伤寒的针灸法、支法存的灸脚气法、甄权的治喉痹针法等，转载徐嗣伯的灸风眩法等，保存了不少唐以前重要的针灸文献史料。

2. 强调针药并施

孙思邈依据《内经》之“汤药攻其内，针灸攻其外，则病无所逃”，提出“针灸而不药，药不针灸，尤非良医”，并提出辨证施针、灸的原则和方法。

3. 补充经外奇穴

《备急千金要方》共载奇穴187个，有定位，有主治。所论奇穴中，一类是有穴名、部位的，如夹承浆、气门等；一类是仅有部位而无穴名的，如“噫哕，膈中气闭塞，灸腋下聚毛下附肋宛宛中五十壮”，即属此类。有的穴名古已有之，孙思邈又增添了一个穴名，如《肘后方》有“上唇里弦者”一穴，《备急千金要方》中称之为悬命穴，又命鬼禄穴。有些在《备急千金要方》中为无名奇穴，而后世医家给予增名，如“十指头”穴，后世称之为十宣穴。许多奇穴仍在临床上应用，如十宣穴，用于治疗晕厥、中暑、热病、惊风等，膝目（膝眼）用于治疗膝关节酸痛、鹤膝风、脚气等。

4. 创热证用灸

热证用灸的思想源自《内经》，但系统论述则始于孙思邈。其不仅对寒证用灸，对热证也适当施灸，并有详细的机制阐述。在《备急千金要方》中，提及热证灸法处方67首，提出脏腑实热、湿热为患，热毒蕴结之证，均可用灸法，认为灸法可宣泻实热、清化湿热、发散郁火。

5. 总结隔物灸法

《备急千金要方》中介绍了形式多样的隔物灸法，有隔泥灸法、隔蒜灸法、隔盐灸法、隔黄蜡灸法、隔豆豉灸法、隔附子灸法、隔葶苈子灸法、隔商陆灸法、隔薤灸法等多种灸法，丰富了灸法的内容，提高了灸法的疗效，扩大了灸法的治疗范围。

6. 提出多种指寸法

孙思邈指出，“人有老少，体有长短，肤有肥瘦，皆须精思商量，准而折之，无得一概，致有差失”，故根据人的年龄、体质、身高提出了几种灵活、简便且准确的取穴方法，为临床测定穴位带来了方便。具体有：取手中指第一节为一寸法；取手大拇指第一节横度为一寸法；一夫法，即以横四指并拢为一夫；尽中指长为三寸法，即“一云三寸者，盖一中指也”。同时，还提出了以绳比折等取穴方法。因其方法灵活简便，临床上仍在应用其部分取穴法。

7. 首创以痛为腧的阿是穴取穴法

依据《内经》“以痛为输”“在分肉间痛而刺之”的治法，孙思邈首创阿是穴。其云：“有阿是之法，言人有病痛，即令捏其上，若里当其处，不问孔穴，即得便快，成痛处即云阿是，灸刺皆验。故曰阿是穴也。”此定穴及针刺的理论与方法一直沿用至今。如临床上治疗急性扭伤、痹证等，采用针刺、艾灸和封闭阿是穴，往往获得良效。

（十一）治法与方药的继承与创新

强调辨证用药，重视地理气候环境的影响，反对滥用贵重药物以及使外来药物国有化等方面，是孙思邈特有的、全面的用药思想。他很注重征集民间药物，扩大药用领域。《千金翼方》详细记载了230种药物的性味、采集时间和加工方法，提到600多种药物的收藏。

《备急千金要方》保存了大量古方和当时流行的许多验方，使之得以流传后世，对方剂学的发展做出了重大贡献。主要体现在以下几个方面。

1. 广采博纳集大成

《备急千金要方》《千金翼方》两书，集唐以前医学之大成，收载了大量方剂，《备急千金要方》载方5300多首，《千金翼方》载方2200多首，载方之多，堪称当时之最。其中许多方剂，在后世临床运用中屡应其验，成为后世医家常用的名方，如温脾汤、犀角地黄汤、独活寄生汤、磁朱丸、苇茎汤、大小续命汤、紫雪丹、孔圣枕中丹、肾沥汤等，一直沿用至今。

2. 化旧裁新出神奇

孙思邈擅于化裁古方，以切合时用，灵活加减，扩展成许多类方。如张仲景当归生姜羊肉汤，在《备急千金要方》中衍变为羊肉汤、羊肉当归汤、羊肉杜仲汤、羊肉生地黄汤、羊肉桂心汤、羊肉黄芪汤等，都是根据妇女产后的不同病证而化裁；又如张仲景小建中汤，在《备急千金要方》中衍生出的类方有前胡建中汤、黄芪汤、乐令黄芪汤、内补当归建中汤、大补中当归汤。

3. 组方配伍有遵循

在方剂的组成和运用方面，孙思邈遵循《内经》“寒者热之，热者寒之”的治疗大法。例如，治疗寒证用以温热药为主的乌头汤、四顺汤，治疗热证用以寒凉药组成的犀角地黄汤、苇茎汤等。但也有大量寒热并用的方剂，如驻车丸。此外，《备急千金要方》和《千金翼方》中，许多方剂组方繁杂，药味多至数十种，寒热补泻并用，乍看似多抵牾，实则其结构至为严密，均依据临床较复杂的病情而制方，常以寒热虚实为纲，从病机切入，应用得当，皆卓有成效。

（十二）急救医学——“备急”和“解毒”

“备急”“解毒”也是《备急千金要方》的重要内容。《备急千金要方》所载的备急、解毒方法，多实用而有效。如治“卒死，针间使各百余息。又，灸鼻下人中”；“治卒忤”，服盐汤取吐取愈；治“五绝者，一曰自缢，二曰墙壁压迮，三曰溺水，四曰鬼魇，五曰产乳绝”，取半夏末吹鼻中；救溺水不醒，灸脐中；治猘犬毒，服莨菪子、敷猘犬脑或用灸法。此外，还有“甘草解百药毒，此实如汤沃雪，有同神妙”，鸡子清治野葛毒，甘草汁、蓝青汁治“食莨菪，闷乱如卒中风，或似热盛狂病”，蓝子汁解杏仁毒等。另外，《备急千金要方》还对一些急证的临床表现进行了补充，如引《古今录验》“五噎”，做如下描述：“气噎者，心悸，上下不通，噫哕不彻，胸胁苦痛；忧噎者，天阴苦厥逆，心下悸动，手足逆冷；劳噎者，苦气膈胁下支满，胸中填塞，令手足逆冷，不能自温；食噎者，食无多少，惟胸中苦塞常痛，不得喘息；思噎者，必悸动，喜忘，目视䀮䀮。此皆忧恚嗔怒，寒气上入胸胁所致也”。

（十三）营养缺乏证的治疗

由于受时代的限制，孙思邈最初认为脚气是受风毒等邪气影响所致。因曾为昔宋湘东王治脚气病获效，使他注意到该病与自然地理、社会环境以及生活习惯的关系，进而仔细观察其症状体征、病程经过和流行特点。孙思邈在吸取深师、支法存等治法的同时，应用了许多治疗脚气病特别有效的方药，并首创食用谷白皮粥预防复发之良法。现在医学认为，该病是缺乏 B 族维生素所致，反观其常用的防风、蜀椒、谷白皮等都富含维生素 B。孙思邈的治法，必为实践中所得。

孙思邈还主张用多种动物肝脏治疗夜盲症。此与现代医学认为此病是由缺乏维生素 A 引起的理论是相符的。同样，他还用多种富含碘的动物甲状腺、水柳须等治疗“瘿瘤”。

【临证经验】

孙思邈在长期的临床实践中，总结了诸多临床经验，形成独特的临证经验体系，尤其在内科方面的诊治经验成为后世的准绳。

一、诊治理论

（一）中风四大法分类

孙思邈根据《内经》理论，将中风分为四大类。“岐伯曰：中风大法有四，一曰偏枯，二曰风痱，三曰风懿，四曰风痹。夫诸急卒病，多是风。初得轻微，人所不悟。宜速与续命汤，依输穴灸之。夫风者百病之长，岐伯所言四者，说其最重也。偏枯者，半身不随，肌肉偏不用而痛，言不变，智不乱，病在分腠之间，温卧取汗，益其不足，损其有余，乃可复也。风痱者，身无痛，四肢不收，智乱不甚，言微可知，则可治，甚即不能言，不可治。风懿者，奄忽不知人，咽中塞窒窒然，舌强不能言，病在脏腑，先入阴后入阳，治之先补于阴，后泻于阳，发其汗，身转软者生，汗不出身直者七日死。风痹、湿痹、周痹、筋痹、脉痹、肌痹、皮痹、骨痹、胞痹，各大有证候，形如风状，得脉别也，脉微涩，其证身体不仁”。这是按临床症状的轻重来划分四大类。关于中风的病因，金元以前皆以外风论治，但细审《素问》就有“扑击、偏枯……甘肥贵人，则膏粱之疾也”的论述，强调内伤病因。而孙思邈进一步强调了内因，曰：“人不能用心谨慎，遂得风病，半身不遂，言语不正，庶事皆废，此为猥退病……当须绝于思虑，省于言语，为于无为，乃可永愈。若还同俗类，名利是务，财色为心者，幸勿苦事医药，徒劳为疗耳”。明确提出了劳心用神、嗜欲动念、摄养失当是中风的根本原因。

（二）消渴病“三慎”防治理论

消渴病机主要是燥热盛，阴液亏，以阴虚为本，燥热为标。该病多因饮食不节，过食肥甘厚味，醇酒辛辣伤及脾胃，运化失司，积热内蕴，化燥伤津而致。或由于房室不节，耗伤阴精，导致阴虚火旺，上蒸肺胃而发为消渴。孙思邈认为："凡人生放恣者众，盛壮之时，不自慎惜，快情纵欲，极意房中，稍至年长，肾气虚竭……此皆由房室不节之所致也。"所以孙思邈认为，治疗消渴病，要求患者做到"三慎"，"治之愈否，属在病者，若能如方节慎，旬月而瘳，不自爱惜，死不旋踵……其所慎者有三，一饮酒，二房室，三咸食及面。"这在消渴病的康复中起着关键性作用。

（三）虚劳治宜补心肾

孙思邈认为："凡人不终眉寿，或致夭殁者，皆由不自爱惜，竭情尽意，邀名射利，聚毒攻神，内伤骨髓，外败筋肉，血气将亡，经络便壅。皮里空疏，惟招蠹疾，正气日衰，邪气日盛"。他将虚损分为五劳、六极、七伤，涵盖了许多疾病，凡正气虚损的病证均属此范畴。此类病起因，孙思邈认为："疾之气起，生自五劳，五劳既用，二脏先损，心肾受邪，腑脏俱病"，因此，治疗宜补益心肾。

（四）水肿预后的判定及禁忌

水肿之病，病因多，病机较复杂，涉及五脏六腑。对水肿的认识，历代均有论述，早在《内经》即有风水、石水、涌水之分。《金匮要略》称水肿为水气，以上下表里为纲，分为风水、皮水、正水、石水、黄汗等。而又按五脏分为心水、肝水、脾水、肾水、肺水。孙思邈在《内经》《金匮要略》基础上，提出："凡水肿有五不治，一面肿苍黑，是肝败，不治；二掌肿无纹理，是心败，不治；三腹肿无纹理，是肺败，不治；四阴肿不起，是肾败，不治；五脐满肿反者，是脾败，不治"。孙思邈所言是水肿患者脏腑衰败的征象，预后很差。

对水肿患者的宜忌，孙思邈有独到的见解："大凡水病难治，瘥后特须慎于口味，又复病水人多嗜食不廉，所以此病难愈也"。他还明确提出了水肿患者的禁忌："慎酒、肉、猪、鸡、鱼、生冷、酢滑、房室……莫恣意咸物诸杂食等"。这些禁忌对水肿患者的自我保健有着重要的作用。

（五）孙思邈创制诸方在临床中的应用

《备急千金要方》载方5300首，《千金翼方》载方2900首。其中有前人所创之方，如华佗、仲景，亦有大量民间单方、验方，其中也有部分是孙思邈创制，或有重要发挥、在临床应用中屡获良效的方剂，如盐汤探吐汤方、漏芦汤、温脾汤、千金犀角汤、小续命汤、独活寄生汤、温胆汤、苇茎汤、生脉散、驻车丸、黄连解毒汤、磁朱丸等方剂，千百年来一直被历代医家所采用。而犀角地黄汤更是在古今临床应用中不断被发现新的功用。

二、医案介绍

（一）吐利案

"武德中有德行尼，名净明，患此已久，或一月一发，或一月再发，发即至死。时在朝太医蒋许、甘巢之徒亦不能识，余以霍乱治之，处此方得愈，故疏而记之"。方中所言之方，即"治霍乱，使百年不发丸方：虎掌、薇衔、枳实、附子、人参、槟榔、干姜、厚朴、皂荚、白术"，本案所言“患此”为霍乱，霍乱一证，以吐、利为见。“一月一发，或一月再发，发即至死”可断此病缠绵，症作急暴。吐利必伤阴津，正气亦随之而衰。故治宜益气健脾，温中养胃，祛浊利湿。方中有大辛大热之附子与干姜以温养脾胃之阳，另有人参既补元气，亦能除邪气，配以祛湿化浊达邪之品，共起扶脾胃之阳、祛湿浊之邪的作用。

（二）虚羸案

“贞观初有人久患羸瘦殆死，余处此方一剂则差，如汤沃雪，所以录记之。八方皆尔，不能一一具记。内补散，治男子五劳六绝。其心伤者，令人善惊，妄怒无常；其脾伤者，令人腹满喜噫，食竟欲卧，面目痿黄；其肺伤者，令人少精，腰背痛，四肢厥逆；其肝伤者，令人少血面黑；其肾伤者，有积聚，少腹腰背满痹，咳唾，小便难。陆绝之为病，皆起于大劳脉虚，外受风邪，内受寒热，令人手足疼痛，膝以下冷，腹中雷鸣，时时泄痢，或闭或痢，面目肿，心下愦愦不欲语，憎闻人声方：干地黄五分，巴戟天半两，甘草、麦门冬、人参、苁蓉、石斛、五味子、桂心、茯苓、附子各一两半，菟丝、山茱萸各五分，远志半两，地麦五分。上十五味治下筛，酒服方寸匕，日三，加至三匕，无所禁”。虚劳之疾，非某一脏某一腑所致，非一日一时所成，生病必起于过用，必成于久，日久而致精血不足，终成肾虚之候，而肾虚则五脏六腑皆虚，因而治宜补肾，然补肾先须补脾，补精当须补血，而补血当须补气，因此，孙思邈将补肾健脾、益气养血等品共处于一方中，起到先后天共养、气血同补的作用，方可起虚劳之沉疴。

（三）热毒痢案

“余以贞观三年七月十二日，忽得此热毒痢，至十五日，命将欲绝，处此方药，入口即定”。此热毒痢见“下黑血，五内绞切痛，日夜百行”，到十五日“命将欲绝”。其自处一方：“黄连一升，龙骨、白术各二两，阿胶、干姜、当归、赤石脂各三两，附子一两”。本方虽是治热痢，却也大胆使用辛热之附子、干姜，恰恰是因该病多可伤及脾阳，若不急回其阳，则脾虚加甚，病则难痊。而“入口即定”正是附子之功。孙思邈一生曾“二遭热痢，一经冷痢，皆日夜百余行，乃至移床就厕”，都自治而愈。孙思邈以切身经验强调用药应“主对相当”，热痢“多益黄连”，黄连是治热痢的主药。并告诫说此病“大须慎口味”注意饮食是“将息之大经”。

（四）疔肿痈疽案

疔肿痈疽，孙思邈指出此等疾病要及时处理，并密切注意头痛、发热恶寒等全身症状。他以齐州荣姥方和赵娆方，内治、外治合用治疗疔肿痈疽患者。“余以贞观四年，忽口角上生疔肿，造甘子振家，母为贴药，经十日不瘥，余以此药涂之，得愈。以后常以此药以救人，无有不瘥者，故特论之以敷后嗣也。”孙思邈所用之方是用“苍耳根茎、苗子，但取一色，烧为灰，醋泔淀和如泥，涂上，干即易之，不过十度，即拔根出，神良”。

“以凫公英草摘取根茎白汁涂之，惟多涂为佳，差止。余以贞观五年七月十五日夜，左手中指背触差庭树，至晓遂患病痛不可忍。经十日痛深，疮日高大，色如熟小豆色，尝闻长者之论有此治方，试重为之，手下则愈，痛亦即除，疮亦即差，不过十日寻得平复。此大神效，故疏之。蜀人名耳瘢菜，关中名苟乳”。本案例是孙思邈本人治疗经历，介绍了他意外伤及手指，虽毒深日重，却以一味蒲公英外涂而治愈。

“余以贞观七年，三月八日，于内江县，饮多至夜，睡中觉四体骨肉疼痛，比至晓，头痛目眩，额左角上，如弹丸大肿痛，不得手近，至午时，至于右角，至夜，诸处皆到，其眼遂闭合不得开，几至殒毙，县令周公以种种药治，不瘥。经七日，余自处此方，其验如神，故书之以传来世云耳”。本案例亦是孙思邈自处“治丹神验方”治愈疮痈的经验，结果“其验如神”。治丹神验方为“芸薹菜熟捣，厚封之，随手即消。如余热气未愈，但三日内封之，瘥止，纵干亦封之勿歇，以绝本”。

以上三案均为孙思邈本人治疗案例，强调了外治法在治疗该类病中的作用，疗疮痈肿以药外敷外涂为主要治疗方法，同时说明很多方剂是孙思邈亲试有效后载入书中的。

（五）腹水案

“贞观九年，汉阳王患水，医所不治，余处此方，日夜尿一二斗，五六日即瘥”。本病以“治大腹水肿气息不通，命在旦夕者方”治疗，方由牛黄、昆布、海藻、牵牛子、桂心、葶苈子、椒目组成。以方测证，本案应为水气上壅于肺而致气息不通，据使用牛黄可测，患者已现神志不清之象，以牛黄清热解毒、熄风止痉、化痰开窍。本方关键药是葶苈子和牵牛子，葶苈子泻肺行水、祛痰定喘，牵牛子泻下逐水、去积杀虫，二药均为泻水之猛药，配以辛温之桂心、椒目，软坚散结之昆布、海藻，以达快利二窍、消肿祛水之效。本案采用了急则治标的治法，本方为泻水峻剂，应中病即止。

（六）服石致消渴案

“贞观十年，梓州刺史李文博光服白英既久，忽房道强盛，经月余渐患渴，经数日大痢，日夜百行以来，百方治之，渐以增剧，四体羸瘦，不能起止，精神恍惚，口舌焦干而卒。此病虽稀，甚可畏也！痢时六脉沉细微弱，服枸杞汤即效，但不能长愈”。本案是孙思邈治疗消渴的经验，虽未治愈，但其间，孙思邈曾为其服用枸杞汤好转，同时指出“但不能长愈”，强调该病预后较差，这是对该病的客观总结。他防治消渴病经验丰富，且有独到见解，认为该病如能在饮酒、房事、咸食及面等三方面谨慎从事，“虽不服药而自可无他”，否则难以救治。并强调应经常注意预防痈疽感染，特别是大骨节间如发痈疽，常危及生命。

（七）箭伤案

孙思邈在治疗疑难痼疾和抢救重危患者方面，都显示其非凡的才能和高尚的医德。“贞观中有功臣远征，被流矢中其背胆上，举天下名手出之不得，遂留在肉中，不妨行坐，而常有脓出不止。永徽元年秋，令余诊看，余为处之”。孙思邈处瞿麦丸，方由瞿麦、雄黄、干地黄、王不留行、麻黄、茅根、败酱、防风、雀李根皮、牛膝、大黄、蓝实、石龙芮、蔷薇根皮组成，强调治疗关键是忌口，其曰：“忌猪、鱼、生冷等，可直断口味。”并且他认为：“凡箭镞及折刺入身中，四体皆急，当合此药服之，令四体皆缓，缓则其镞必自跳出。”所以，孙思邈治之以此方，“常教服此药，与断肉，遂日日渐瘦，其镞遂跳出一寸，戴衣不得行，因即错却，乃得行动，已觉四体大缓，不比寻常，终冬至春，其镞不拔自然而落，取而量之，犹得三寸半。是以身必须断口味，令瘦，肉缓，刺则自出矣”。这个验案主要体现了两个思路，一是用药缓解肌肉的紧张，二是通过忌口令体瘦，这样使镞易出。这是孙思邈独特的临床思维，值得认真学习和思考。

【后世影响】

一、历代评价

宋·林亿云：“十全可验，四种兼包，原德过于《千金》，遗法传于百代。”（见《新校备急千金要方·序》）又谓：“粹乎哉，孙真人之为书也。既备有汉志四种之事，又兼载唐令二家之学。其术精而博，其道深而通，以今知古，由后视今，信其百世可行之法也。”（见《新校备急千金要方·后序》）

宋人叶梦得《避暑录括》谓《千金要方》与《千金翼方》：“妙尽古今方书之要，今通天下言医者，皆以二书为司命”。

徐大椿在《医学源流论·书论·千金外台论》中谓：“仲景之学，至唐一变。仲景之治病，其论脏腑经络，病情传变，悉本《内经》。而其所用之方，皆古圣相传之经方，并非私心自造。间有加减，必有所本。其分两轻重，皆有法度。其药悉本于《神农本草经》，无一味游移假借之处。非此方不能治此病，非此药不能成此方，精微深妙，不可思议。药味不过五六品，而功用无不周。此乃天地之化机，圣人之妙用，与天地同不朽者也。《千金方》则不然，其所论病，未尝不依《内经》，而不无杂以后世臆度之说。其所用方，亦皆采择古方，不无兼取后世偏杂之法。其所用药，未必全本于神农，兼取杂方、单方及通治之品。故有一病而立数方，亦有一方而治数病。其药品有多至数十味者。其中对症者固多，不对症者亦不少。故治病亦有效、有不效，大抵所重，专在于药，而古圣制方之法不传矣。此医道之一大变也。然其用药之奇，用意之巧，亦自成一家，有不可磨灭之处。”徐大椿或用褒或用贬，对孙思邈两书进行了客观公正的评价。

清代张璐说：“继长沙而起者，惟孙真人《千金方》，可与仲景诸书，颉颃上下也。”又谓：“伏读卅卷中，法良意美，圣谟洋洋。其辨治之条分缕析，制方之反激逆从，非神而明之，其孰能于斯乎”（见《千金方衍义·自序》）。

此外，宋代晁公武说：“后世或窥其一二，未有不为名医者”（见《郡斋读书志》）宋代郭思云：“关百圣而不惭，贯万精而不忒”（见《千金宝要·序》）明代张学懋云：“真人神化济世，全在千金一书”（见《重刊千金宝要·序》）；明代秦王守中云：“信有功于人之实用，乃珍如拱璧”（见《重刊千金宝要·序》）。《古书经眼录》云：“医家之书，不为不多，独独真人千金方，决不可缺。”《郑堂读书记》云：“《千金方》辨论精博，囊括众家，高出于前辈。犹虑或有所遗，又撰《千金翼方》，以辅一家之书，可谓大备矣。”《四库全书总目提要》云：“《千金翼》……其用志精审，不苟如此。”《四部寓眼录》云：“至其议论之佳者，则不可废也。”清代刘毓崧云：“专以拯人为急，而非以获利为心”（见《千金方考》）；清代孙星衍云：“真世间秘传之书……书备其术，尤为济人之仁术”（见《嘉庆重刊千金宝要·序》）。

现代名医张伯臾说：“该书医学理论纵然不多，而方证记录朴实可信，其表里、寒热、补泻、升降、通涩等药常融洽在一方之中，可谓用心良苦，奥理蕴在其中。所谓疑难杂证者，大多证情错杂，非一法一方所能应对，当须详细辨证，切中病机所在，方能奏效，而不能被某些狭隘的理论所束缚，更不能受流派所承的学验所限制，必须扩展视野，进一步研究《千金》组方之杂，观察其临床之验，我想这是探索治疗疑难杂证的重要途径之一”（见《名老中医之路》第二辑）。

二、后世发挥

（一）脏腑辨证法

张元素制定脏腑虚实标本用药式，固然沿袭了《中藏经》及钱乙的学术思想，但从探讨治疗用药的角度看，不能说没有受到孙思邈学术思想的影响。如肝脏辨证法，孙思邈将肝病分为肝中风、肝中寒、肝伤、肝水、肝胀、肝积等。肝脏的分证论治，又列举肝虚实、肝胆虚实等。张元素首论肝脏生理，再论肝之虚实、寒热脉证，以及肝病的种种演变和预后，从补虚、泻实、温寒、清热几个方面提出肝病常用药和方。张元素的脏腑学说，简繁有度，有理论，有经验。其补肝之药，大多与《备急千金要方》中的治肝虚寒的补肝汤、补肝方的用药相同，尤其是胆腑证治中填髓虚的数方用药，如杜仲、狗脊、地黄、阿胶等。张元素在一定程度上汲取了孙思邈的用药经验。

继承张元素学术的李东垣治内伤重视补土生金、升降阴阳，不论就其主方抑或主治而言，《备急千金要方》都有可能为李东垣创制新方提供了思路。关于脾土，《备急千金要方》指出，土失其子时，当“停其阴阳”。孙思邈理脾用药，部分方中由益气与升阳药组成，如黄芪与升麻同用；治脾胃虚寒选用黄芪、党参、防风、茯苓、白芍、白术、泽泻、黄芩、细辛等药。李东垣的补中益气、升阳降火之方即包含此意。孙思邈的补中升阳并举之方，还见于其他各篇及《千金翼方》中。

刘完素创防风通圣散、双解散等，其制方法度似亦借鉴于《备急千金要方》。如治五脏温病阴阳毒之7方，治时行热毒之漏芦汤等，多用栀子、豆豉、葱白、麻黄、连翘、芒硝、大黄、石膏、黄芩、大青叶、芍药、葛根诸药，与通圣散、双解散相当接近。又如治发黄之丸方，为栀子、黄连、黄芩、黄柏、茵陈、大黄，《备急千金要方》主治热实不解，用栀子、豆豉、葱白、黄连、黄芩、芒硝、大黄，与黄连解毒汤、凉膈散类同。这都提示了《备急千金要方》对刘完素的处方选药可能产生深刻的影响。

朱丹溪重滋阴降火，谆谆以饮食色欲为箴，也与《备急千金要方》重视保养精气的学术思想相吻合。孙思邈提倡的食疗养生、养老为历代医家所重视。他在《备急千金要方》和《千金翼方》中有“养性”“食治”“退居”“辟谷”等篇，汇集了前代医、道、儒、佛众家养生思想，对朱丹溪的养生、养老论述影响很大。朱丹溪的《格致余论》论述养生养老内容与孙思邈所论非常相似。

叶天士创新方基于河间，自然也与《备急千金要方》不无联系。如《备急千金要方》以葱豉相配治寒热，并佐以竹叶、芦根之方甚多，反映了对风热大表的治法。在《备急千金要方》中以栀豉汤一类的方剂，佐以白虎汤、麻杏石甘汤为基础的加味方亦很多。如书中有栀子与生地黄相配，麻杏石甘加玉竹、石膏、知母与地黄、芍药相伍的方剂，这说明气营两清的治法已初步形成，而且最后一法已具备温病中化斑汤、玉女煎加减等的雏形。承气汤的加味多包括芒硝、大黄与地黄、元参的配伍，与增液承气汤一致，且成为后世诸种承气复方之肇始。至于凉血解毒的犀角地黄汤，更是为后世常用之经典方。此外，治胃热渴饮之茯神汤，以生地黄、麦冬、玉竹、花粉等为主，也可与后世的益胃汤、沙参麦冬汤等相媲美。而紫雪的初方见于《备急千金要方》，为温病中开窍镇惊之宝。

（二）方药应用

《备急千金要方》与《千金翼方》收载方剂7000余剂，不仅收载了前代有效的方剂，也创制了许多行之有效的方剂，如温脾汤、犀角地黄汤、独活寄生汤、磁朱丸、苇茎汤等，一直沿用至今。兹举数例简要介绍如下。

宋·庞元莫《文昌杂录》记载："礼部王员外言，昔在金陵，有一士子为鱼鲠所苦，累日不能进饮食，忽见卖白饧者，因买食之，顿觉无恙。然后知饧能治鲠也。后见孙真人书已有此方矣。"《备急千金要方》卷十六"胃腑"记载："治骨鲠在喉众治不出方，取饧糖丸如鸡子黄大，吞之不去，更吞，渐大作丸，可至十丸止。"

《名医类案》记载："一宠妾年三十余，凡交感，则觉阴中隐痛，甚则出血，按其脉两尺沉迟而涩，用补血散寒之剂不愈，因药与病不对，服而不效，恐未适至其所也，偶检《千金方》，用蛇床子散绵裹纳其中，二次遂愈。"

《续名医类案》记载："沈尧封曰，费姓妇怀妊三月，呕吐饮食，服橘皮、竹茹、黄芩等药不效。松郡车渭津用二陈加旋覆花、姜皮水煎，冲生地汁一杯，一剂吐之，四剂全愈。一医笑曰，古方生地、半夏同用甚少，不知此方即《千金》半夏茯苓汤除去细辛、桔梗、川芎、白芍四味也……《千金》半夏茯苓汤中用二陈化痰以通胃也，用旋覆高者抑之，用地黄补阴以抑也，用人参生津以养胃也，其法可谓详且尽矣。"

《续名医类案·卷二十四》记载："孙真人治瘿一二年者，以万州黄药子半斤，须紧实者，若虚而轻，即他处产者用一斤，取无灰酒一半浸，固封器口，以糠火烧一伏时，经三五日后以线围颈，觉消即停饮……已验如神，忌毒食。"黄药子确有消瘿作用。又案："郝氏仆妇产后数日，亦忽下痢脓血，至夜微发寒热，小腹胀痛，与《千金》三物胶艾汤，去榴皮加炮姜、山楂，六服而愈。"

《吴鞠通医案》中记载治肿胀一案："医者误用八味丸，反摄少阴之阴，又重加牡蛎涩阴恋阴，使阳不得行，而阴凝日甚，六脉沉弦而细，耳无所闻，目无所见，口中血块累累续出，经所谓血脉凝泣者是也……惟鲤鱼三十六鳞能化龙，孙真人曾用之矣……服鲤鱼汤一昼夜，耳闻如旧，目视如旧，口中血块全无，神气清爽，但肿胀未除。"后配服麻黄附子甘草汤、五苓散而愈。清·张璐在《千金方衍义》中指出，孙思邈的耆婆万病丸，"治十年二十年痼疾，如伏痰悬饮，当背恶寒，无不神应；肢体沉重，腰腿酸痛，服之即捷；而坚积、痞块虽未愈，势已大减，惜乎世罕知用耳"！

另外，不少方剂被后人发展成为新方，如治男子五劳六绝的内补散（干地黄、巴戟天、甘草、麦门冬、人参、苁蓉、石斛、五味子、桂心、茯苓、附子、菟丝子、山茱萸、远志、地麦），为河间地黄饮子所本；生地黄煎，对清代温病学家创制甘寒养液诸方亦有很大影响。《备急千金要方》和《千金翼方》中，尚有许多单方、验方，对某些疾病具有很好的疗效，如以瓜蒌为主治疗消渴的制方，以海藻、昆布为主治瘿诸方，以葨菪子为主“治积年上气不差，垂死者方”“治水气肿、鼓胀、小便不利”方、治癫痫方；外科疮痈方面的漏芦汤等。

（三）伤寒与温病学说

裘沛然云：“如所周知，清代余师愚以应用大剂量石膏治愈温疫而见称于世，其治法实胎息于孙思邈。《千金方》中治外感热病常有用石膏至八两的记载，并有各种配伍法。有的配大青、山栀、知母、黄芩等药；有的配葛根、麻黄、前胡、杏仁等药；也有配合苦参、茵陈、生地、芒硝等；还有径用石膏加白蜜以除热之法，其他各种配伍法尚多。说明师愚的重用石膏，孙思邈早已启其端倪。”

“又如，叶香岩《外感温热篇》中论述温病发斑时，有‘斑色红者属胃热，紫者为热极，黑者胃烂’，其论实本于孙思邈。《备急千金要方·伤寒例》中引载华佗论伤寒，早有胃虚热入烂胃也，其热微者赤斑出，剧者黑斑出的记载。所不同者华氏是论伤寒，香岩则论温病，然其所阐述发斑的机理则基本一致。因此，温病学家所论述治疗温病的各种方法，有很多已早为孙思邈所创用。”

裘老论述了孙思邈的温病及伤寒学说对后世的启迪和影响。

（四）食治学说

孙思邈基于《素问》“毒药攻邪，五谷为养，五果为助，五畜为益，五菜为充，气味合而服之，以补养益气”的理论，在治疗与养生中首重食疗。其云：“夫为医者，当须先洞晓病源，知其所犯，以食治之，食疗不愈，然后命药。”因此，在《备急千金要方》中专列“食治”一卷，分果实、蔬菜、谷米、鸟兽 4 类，共收载 154 种食物。其中，大部分是日常食品。他总结介绍了这些食品的性味、禁忌、功效和主治，为后世食疗学的发展奠定了基础。

孙思邈之弟子孟诜，受其启发著成《食疗本草》一书。宋代《证类本草》《太平圣惠方》《圣济总录》等，及元代《饮膳正要》、明代《本草纲目》，都从其中汲取营养。明代宁原的《食鉴本草》和汪颖的《食物本草》，清代王孟英的《随息居饮食谱》，乃至现代吴家镜、陈存仁的《食疗宝鉴》，叶桔泉的《食物中药与便方》等，都与孙思邈的食治思想是分不开的。

三、国外流传

《备急千金要方》与《千金翼方》在国外的流传，主要是在日本和朝鲜。

（一）在日本的流传

日本《大宝律令》（701）记载，当时从中国引进的仅有《素问》《针灸甲乙经》《小品方》《集验方》等书。纵然在 682 年，《备急千金要方》与《千金翼方》都已脱稿，但总以手抄不易、时间太短、交通不便，而未能及时传到日本。在 897 年逝世的藤原佐世的《日本国见在书目录》中，才见到有关两书的记载。因缺乏可靠资料，只能推测鉴真和尚在唐天宝十二年（753）十二月第6次东渡成功到达日本时将两书带到日本。其后，成书于10世纪前半叶的深江辅仁的《本草和名》中，就有29种药取材于《千金翼方》。成书于日本永观二年（982）的丹波康赖的《医心方》中，引用《备急千金要方》内容有481条。

丹波雅忠写成于日本永保元年（1081）的《医略抄》，也把《备急千金要方》列为23种日本医学重要文献之一。

丹波行长也以《备急千金要方》为蓝本，在弘安十年（1287）写成《卫生秘要抄》。

镰仓时代的重要医书《顿医抄》，就是梶原性全引用《备急千金要方》中190方在1304年写成的。

日本到了室町时代有了字典，在饭尾永祥的《撮壤集》（1454）中，《备急千金要方》和《千金翼方》被列于30部重要医书之首位。

（二）在朝鲜的流传

古代朝鲜的两部医学巨著《医方类聚》与《东医宝鉴》，都是以《备急千金要方》与《千金翼方》为准绳而编写的。

《医方类聚》为朝鲜金礼蒙等编撰，计265卷，成书于1445年。该书第1卷第1、2篇，全文转载《备急千金要方》的“大医习业”“大医精诚”。第199卷，索性把《备急千金要方》卷二十七中的“养性”“道林养性”“居处法”“调气法”与“房中补益”5篇，原封不动地予以转录。除此之外，常大段照抄原文内容，全书有162节载有孙思邈的方剂或医论。其中，包括《备急千金要方》148节，《千金翼方》14节。

《东医宝鉴》25卷，为朝鲜许浚奉敕而撰写，成书于1611年。该书卷首，除了把《备急千金要方》与《千金翼方》列入“历代医方”之外，还把孙思邈的医学思想完整地贯彻其中。卷一之首第一句，就是“孙真人曰……”第1篇“身形”中的“形气之始”“四大成形”“形气定寿夭”“四气调神”“以道疗病”“搬运服食”“按摩导引”“还丹内炼法”及“养性禁忌”等，也不折不扣地是孙思邈思想的反映。甚至“养性延年药饵”中绝大多数的方与药，是《备急千金要方》与《千金翼方》中的。

综上所述，孙思邈在医学上造诣颇深，不但精通理论，而且实践经验极为丰富。他以毕生精力著成《备急千金要方》和《千金翼方》，总结了唐以前的医药成就并多有阐发与创新，成为我国卓有成就的一位医学大家。他提出医学伦理，突出了医学人的本质特征。他的“人命至重，有贵千金，一方济之，德逾于此”，为他著书命名的由来，足以说明他对生命的珍重。《备急千金要方》和《千金翼方》收罗宏富，取材精当，为《伤寒杂病论》之后不可多见的巨著，是历史上现存最早的包括内、外、妇、儿、五官、针灸、药物等临床各科诊疗内容的百科全书，理法方药详备，尤其在疾病分类、证候阐述、治疗方法等方面多有继承与创新。其论虽详于临床应用，但其理已蕴于其中。其学术成就对后世中医学乃至世界医学均产生了深远的影响。

中国中医科学院中医基础理论研究所　金香兰

【参考文献】

[1] 孙思邈. 备急千金要方 [M]. 北京：人民卫生出版社，1955.

[2] 孙思邈. 千金翼方 [M]. 北京：人民卫生出版社，1955.

[3] 干祖望. 孙思邈评传 [M]. 南京：南京大学出版社，2011.

[4] 雷自申，赵石麟，张文，等. 孙思邈《千金方》研究 [M]. 西安：陕西科学技术出版社，1995.

[5] 刘昫. 旧唐书 [M]. 北京：中华书局，2010.

[6] 段成式. 酉阳杂俎 [M]. 北京：学苑出版社，2001.

[7] 李经纬，孙学威. 四库全书总目提要·医家类及续编 [M]. 上海：上海科学技术出版社，1992.

[8] 贾得道. 中国医学史略 [M]. 太原：山西科学技术出版社，2002.

[9] 黄竹斋. 孙思邈传 [M]. 西安：中华全国医学会陕西分会，1981.

[10] 贾维诚. 三百种医籍录 [M]. 哈尔滨：黑龙江科学技术出版社，1982.

[11] 傅方. 半世来对唐代名医孙思邈的研究 [J]. 中华医史杂志，1983，13（1）：61－65.

[12] 刘宁，李文刚. 孙思邈学术思想对金元医家的影响 [J]. 北京中医杂志，2003，22（3）：50－51.

[13] 裘沛然.《千金方》的临床价值——温病治法和制方特色 [J]. 中医杂志，1984（11）：4－8.

[14] 甘均权. 孙思邈的医学成就及其对后世的影响 [J]. 广西中医药，1984，7（2）：7－9.

[15] 李经纬. 孙思邈生卒年代考 [J]. 中医杂志，1963（3）：36－37.

[16] 马伯英. 孙思邈生年考及年谱简编 [J]. 中华医史杂志，1981（4）：201.

[17] 宋知行. 论《千金方》对各家学说的影响 [J]. 中医杂志，1982（8）：11－12.

[18] 冷其林. 略论孙思邈之医德思想及其渊源 [J]. 成都中医学院学报，1983（3）：68－70.

[19] 卢启华. 谈谈孙思邈的医学伦理思想 [J]. 同济医科大学学报，1990（2）：51－53.

[20] 张修燕，黄裕民. 孙思邈医德思想与医疗职业人格与医学专业精神 [J]. 中国医学伦理学，2007，20（5）：71－72.

[21] 张焱. 从孙思邈的“大医习业”看中医人才的知识结构 [J]. 长春中医药大学学报，2008，24（2）：121－122.

[22] 张文，段凤仙. 从孙思邈关于医德的论述看医德的一些特点 [J]. 西安医学院学报，1982，3（4）：1029－1039.

[23] 滕晓东. 厚德过于千金——从《千金方·大医精诚》看儒、释、道对孙思邈医德观的影响 [J]. 吉林中医药，2004，24（5）：1－2.

[24] 陈明华. 关于孙思邈生命观的辩证思考 [J]. 现代中西医结合杂志，2002，23（11）：2327－2329.

［25］王红松，徐国龙，章健，等．从孙思邈的医德思想谈中医人文精神［J］．中医药临床杂志，2008，20（5）：541－542.
［26］柯新桥．孙思邈和他的《千金方》［J］．吉林中医药，1981（3）：58－60，63.
［27］李良松．略论孙思邈的知识结构和学术研究方法［J］．医古文知识，1997（4）：4－7.
［28］张文，段凤仙，韩中平，等．孙思邈的哲学思想和他的医学成就［J］．中华医史杂志，1983，13（1）：11－15.
［29］郭君双．孙思邈医学社会学析略［J］．山东中医学院学报，1991，15（2）：6－8.
［30］许沛虎．孙思邈对传统老年医学的贡献［J］．恩施医专学报，1994，11（1）：56－59.
［31］盛亦如．孙思邈的养生医学思想［J］．北京中医药大学学报，1995，18（6）：12－14.
［32］刘学峰．简述孙思邈的老年医学思想［J］．陕西中医函授，1991（4）：48－49.
［33］李经纬．孙思邈在医学发展上的伟大贡献［J］．中医杂志，1962（2）：34－36.
［34］蒋士生．试论孙思邈对脏腑辨证的贡献［J］．湖南中医杂志，1992（3）：14－15.
［35］蒋力生．孙思邈精神养生思想论析［J］．江西中医学院学报，2003，15（3）：25－26.
［36］严善馀，卢声远．试论孙思邈的养生学术思想［J］．中国自然医学杂志，2003，5（1）：44－45.
［37］严善馀，卢声远．试论孙思邈养生学术思想（续）［J］．中国自然医学杂志，2005，7（1）：73－74.
［38］蒋力生．孙思邈《千金方》房中养生研究［J］．江西中医学院学报，2004，16（2）：19－24.
［39］胡玲．《备急千金要方》诸风病证述略及讨论［J］．陕西中医学院学报，2003，26（1）：16－17.
［40］唐宗儒．《千金》中风治法和制方特色浅议［J］．陕西中医，1987，8（3）：134－135.
［41］张晓阳，李颖．论《备急千金要方》对风病理论的贡献［J］．辽宁中医杂志，2002，29（7）：392.
［42］金芷君．《千金要方》内科脏腑病证辨治特点［J］．上海中医药大学学报，2008，22（4）：35－38.
［43］杨国华．论孙思邈之肝气虚、肝虚寒观［J］．中国自然医学杂志，1999，1（1）：24－25.
［44］黄兆鋆．孙思邈《千金方》的治虚特点［J］．浙江中医学院学报，2001，25（3）：24－25.
［45］王谦，符文彬．试论孙思邈的“热证可灸”思想［J］．上海针灸杂志，2009，28（2）：118－120.
［46］支军宏．试论孙思邈在肝胆、脾胃病研治中的特点［J］．陕西中医，1990，11（10）：473.
［47］卓廉士．孙思邈“五脏极证”浅析［J］．实用中医药杂志，2003，19（12）：662－663.
［48］高亚非．孙思邈的血证治则治法述要［J］．陕西中医，1998，19（1）：42－43.
［49］赵富生．孙思邈治疗肝实热证探析［J］．河南中医，2006，26（10）：19－20.
［50］罗再琼，颜承秀．试述孙思邈的治疗特点［J］．新疆中医，1995（3）：10－12.

[51] 李恩庆，陈孝银.《备急千金要方》中消渴病证治探要 [J]. 四川中医，2003，21 (4)：2-3.
[52] 柴润芳，卢建政. 孙思邈对糖尿病研究的贡献 [J]. 河北中医，2001，23 (12)：949-950.
[53] 王怀彬，鲁丽. 孙思邈对糖尿病辨治的贡献 [J]. 吉林中医药，2000 (6)：12.
[54] 李永立，白晓丽. 孙思邈对消渴病的辨治方法述要 [J]. 中医函授通讯，1999，18 (4)：9-10.
[55] 钟伟才，潘颖宜，李文龙，等. 孙思邈治疗消渴病的用药规律初探 [J]. 辽宁中医杂志，2012，39 (8)：1523-1524.
[56] 吴熙. 略论孙思邈对妇人病学的贡献 [J]. 福建中医药，1982 (6)：52-53.
[57] 李金田，耿建国. 论《千金方》对《金匮》妇科学术思想的继承发展 [J]. 甘肃中医学院学报，1990，7 (3)：9-11.
[58] 魏淑敏，魏曙亚. 浅谈孙思邈《千金》两方在妇科上的贡献 [J]. 陕西中医，2012，23 (12)：1136-1137.
[59] 谢文宗. 试论孙思邈对桂枝汤方系的临床研究成就 [J]. 西北大学学报，1985，46 (1)：95-103.
[60] 赵宏利. 孙思邈治疗月经不调学术特色探析 [J]. 中华中医药学刊，2012，30 (4)：756-757.
[61] 王小平. 试论孙思邈的“优生学” [J]. 江苏中医杂志，1992 (5)：4-6.
[62] 吴小燕，戴世银，刘扬. 试论孙思邈对儿科学的贡献 [J]. 中国中医药学报，1992 (5)：4-6.
[63] 朱生全，泰爱玲，马晓莲. 孙思邈对儿科学的成就及贡献 [J]. 陕西中医，1995，16 (8)：381-382.
[64] 刘大渠，陈浩，刘发强. 简论《千金方》的方药特色 [J]. 中医研究，2001，14 (4)：9-10.
[65] 张永兴，祁玲娣. 略论孙思邈对中药学和方剂学的贡献 [J]. 陕西中医，2006，27 (10)：1299-1300.
[66] 谢文宗. 试析孙思邈有关桂枝汤方系与四物汤合方及其临床使用要点 [J]. 西北大学学报，1988，18 (1)：114-120.
[67] 丁光迪. 孙思邈对伤寒学的贡献 [J]. 贵阳中医学院学报，1985 (2)：1-4.
[68] 杨进. 试论孙思邈对温热病学说的贡献 [J]. 中医杂志，1982 (7)：8-10.
[69] 张喜奎. 浅论孙思邈对伤寒学说的贡献 [J]. 江西中医药，1994，25 (1)：53-54.
[70] 李洪涛. 试论孙思邈对外感病学的贡献 [J]. 安徽中医学院学报，1996，25 (1)：2-4.
[71] 耿建国，李金田. 孙思邈对《伤寒论》学术思想的继承与发展 [J]. 国医论坛，1989 (5)：11-13.

[72] 苏礼. 孙思邈对仲景学说研究的贡献 [J]. 陕西中医，1982，3 (5)：1 –5.
[73] 王永谦. 试论《千金要方》的脏腑温病 [J]. 陕西中医，1987，8 (3)：126 –127.
[74] 李玲莉. 略论孙思邈对针灸学的贡献 [J]. 中国针灸，1994 (增刊)：265 –267.
[75] 李万瑶. 略论孙思邈对腧穴学的贡献 [J]. 中医药研究，1993 (1)：11 –13.
[76] 郭世余. 试论《千金方》《千金翼方》之针灸特点 [J]. 天津中医学院学报，1984 (1)：42 –45.
[77] 赵艳，庄虔东. 孙思邈的针灸学说及其学术贡献 [J]. 世界中西医结合杂志，2012，7 (6)：526 –528.
[78] 王海亮. 略论孙思邈与灸法 [J]. 针灸研究，1997，22 (3)：239 –240.
[79] 李熊飞，李小春. 试论孙思邈防治眼病的贡献 [J]. 江西中医药，1994，25 (增刊)：14 –15.
[80] 魏淳，董正华. 孙思邈对中医眼科学的贡献 [J]. 中国中医眼科杂志，1991，1 (1)：41 –43.
[81] 秦裕辉. 孙思邈眼科证治经验及用药特色探讨 [J]. 浙江中医学院学报，1990，14 (2)：40 –41.
[82] 沈霖，杨玉，高玉，等.《千金方》的骨伤科学成就 [J]. 河南中医，1988 (3)：39 –41.
[83] 吴润秋.《千金要方》五个手术疗法的记载 [J]. 陕西中医，1986 (1)：14.
[84] 徐挺素. 略谈孙思邈在外科临床中的创见 [J]. 陕西中医学院学报，1982 (3)：27，34.
[85] 陈竹林. 孙思邈对意外危证的贡献 [J]. 陕西中医学院学报，2001，24 (5)：45 –46.
[86] 张仁. 孙思邈对针灸急证学的贡献 [J]. 新疆中医药，1985 (3)：30 –32.
[87] 刘本善，薛宇宏.《千金方》对日本医学的影响 [J]. 中医文献杂志，1995 (1)：14 –16.
[88] 朱良春，何绍奇. 论《千金方》的学术成就 [J]. 江苏中医杂志，1983 (3)：1 –4.
[89] 任春荣. 浅谈孙思邈在医学流派发展上的贡献 [J]. 陕西中医学院学报，1982 (3)：7 –10.
[90] 任应秋. 试论古代治“伤寒学”的概况及其流派的形成（一）[J]. 上海中医药杂志，1962 (7)：5 –10.

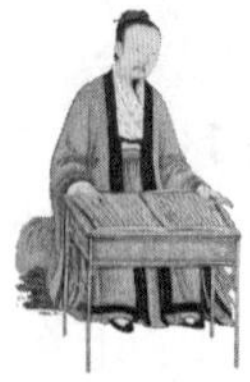

孟 诜

内容提要

孟诜，生于唐武德四年（621），卒于唐玄宗开元元年（713），汝州梁人（地在今河南省汝州市），本草学家，后世誉之“食疗学之鼻祖”。孟诜所著的《食疗本草》，是我国现存第一部食疗学专著，其内容最全面丰富，收载药用食物品种最多。该书合食宜、食忌、食方于一书，所载药用食物条文之多，为当时同类文献之冠，有些内容甚至属于当时本草学文献所未曾著录者。该书内容有的来自原始采集、渔猎、农牧业生产的经验积累，或对传统中医药理论和食疗经验进行阐发，还涉及宗教、神仙学说等方面的内容，其有关食宜、食忌、食方的理论与实践记载，将食物的性用结合，形成了该书特色和重要的学术价值，故对其进行比较系统的整理与总结而成此文，以供现代读者参考。

【概述】

一、生平简介

孟诜，生于唐武德四年（621），卒于唐玄宗开元元年（713），汝州梁人（位于今河南省汝州市），举进士，本草学家。孟诜所著的《食疗本草》是世界上现存最早的食疗学专著。

武则天垂拱初年（685），孟诜迁官为凤阁舍人。唐睿宗时，他又召充侍读。长安年中（701—704），为同州（今陕西省大荔县）刺史，加“银青光禄大夫”（即光禄大夫加银印青绶），唐为三品文阶官，只用于封赠，而非实官。神龙初（705—707）致仕，回到伊阳山（位于今河南嵩县）宅第中，专心研究药物食疗之方。孟诜年轻时喜好方术，四十余岁拜孙思邈为师。受孙思邈《备急千金要方·食治》学术思想的影响，致力于食疗和养生的研究。孟诜晚年力如壮年，有人问他是怎样保养身体的，他说：“要想保身养性，必须善言不离口，良药莫离手”，人们听了十分信服。唐睿宗即位以后，又召其至京城，欲重新起用，但孟诜托词年老，固辞不肯。景云二年（711），诏赐锦帛一百缎，又令每年春秋二时给羊酒糜粥等。唐玄宗开元初（713—714），河南尹毕构以其有古人之风，改其以前的居所为“子平里”。孟诜93岁病逝。

孟诜所著《食疗本草》是世界上现存最早的食疗学专著。该书内容全面丰富，收载药用食物品种最多。其合食宜、食忌、食方于一书，所载药用食物条文之多，为当时同类文献之冠，有些内容甚至属于当时本草学文献所未曾著录者。其内容，有的来自原始采集、渔猎、农牧业生产的经验积累，或对传统中医药理论和食疗经验进行阐发，还涉及宗教、神仙学说等方面的内容。其有关食宜、食忌、食方的理论与实践记载，将食物的性用结合，形成了该书特色和重要价值。因此，孟诜被后世誉为“食疗学之鼻祖”。

二、著作介绍

孟诜著有《食疗本草》3卷，是世界上现存最早的食疗学专著。孟诜于唐上元元年（674）结识孙思邈，并拜其为师。孙思邈在其著《备急千金要方》中列有食治篇，这是我国现存最早的食疗专篇。因师承关系，孟诜受到孙思邈学术思想的影响。但《食疗本草》的内容，与《备急千金要方》食治篇比较，有许多新的见解。其中不少品种为唐初本草书中所未录者，因此受到后人的赞许。

《食疗本草》是一部食治本草专著，是对唐以前食疗药物及食治验方的系统总结。孟诜阐述的食疗思想和相关内容包括：①三因制宜，即因时、因地、因人制宜的食治原则；②配伍宜忌，包括食物禁忌及食治药物的配伍宜忌；③《食疗本草》对部分食物的烹调和加工贮存方法也进行了详细的介绍。孟诜的《食疗本草》是一部里程碑式的著作，确立了食疗学在中医学术中的地位，提供了简便易行的疾病治疗方式与方法，对食物明确提出了宜食、多食、不可食、不可多食等诸多饮食的原则和食治的方法，为后世医家提供了可以借鉴的原则与方法，是对《内经》中“饮食不节”与“饮食有节”理论的发挥和发展。

关于《食疗本草》的流传情况：两唐书虽载孟诜撰有《家》1 卷、《祭祀》1 卷、《丧服要》2 卷（《新唐书》作《丧服正要》)、《补养方》3 卷、《必效方》3 卷、《食疗本草》3 卷著作六种，但多不存。惟《食疗本草》部分今存。

《旧唐书·孟诜传》及《新唐书·艺文志》都载此书为孟诜所著，惜其书早佚。宋《嘉祐本草》所引书中刻有此书，其文曰：“《食疗本草》，唐同州刺史孟诜撰，张鼎补其不足者八十九种，并为二百二十七条，凡三卷。”张鼎为唐开元间道士，兼通医术。《宋史·艺文志》载有“《吾玄子安神养生方》一卷，张鼎撰。”“吾玄子”应为张鼎道号。《食疗本草》成书之后，流传了 400 多年。最早引其书的，是陈藏器于开元二十七年（739）所著《本草拾遗》，其后还见于日本的《医心方》(984)，北宋的《嘉祐本草》(1061)，南宋的《证类本草》(1249)。《宋史·艺文志》、郑樵《通志》均录此书，但两者所记卷数不同，前者载 6 卷，后者却载 5 卷。至《补元史·艺文志》及《明史·艺文志》时，此书已不见录。可知，此书于宋末元初之时亡佚。明·李时珍编撰《本草纲目》用古代医书甚多，但未列《食疗本草》，然其从《证类本草》转引《食疗本草》多条。

由于《本草拾遗》和《嘉祐本草》早佚，后人只能从《医心方》及《证类本草》中窥知《食疗本草》的一些佚文。所幸清朝末年在敦煌莫高窟藏经洞中又发现了唐人抄写的《食疗本草》残卷。然而，此珍贵的抄写本被斯坦因窃去，现藏于大英博物馆。1924 年，罗振玉根据日本人的相片，将此件编入《敦煌石室碎金》一书。1931 年，范凤源又将日本人中尾万三整理的《食疗本草》辑本，以《敦煌石室方本草》为名，由大东书局铅印发行。1984 年，人民卫生出版社出版了谢海洲、马继兴等根据敦煌残卷及《医心方》《证类本草》编写的全书辑校本。

敦煌发现的《食疗本草》残卷，前残后缺，后书题名。王国维、唐兰等将其与《证类本草》对校，确认为孟诜所撰《食疗本草》。这样一来，孟诜的这部珍贵的著作才又展现在了世人的面前。

【学术思想】

一、学术渊源

孟诜之学，继承了唐代著名医药学家孙思邈的学术成就，并有所补充和发挥。孟诜年轻时喜好方术，四十多岁时拜孙思邈为师，主要受到孙思邈《备急千金要方·食治》学术思想的影响，在食疗和养生等方面取得了具有开创性的成就。唐代时，医学家们普遍认识到饮食对养生保健具有重要的作用。孙思邈称：“安身之本，必资于食……不知食宜者，不足以存生也。”当时人们已经开始意识到饮食不节将会损害身体健康。如嵇康《养生论》云：“滋味煎其腑脏，醴醪鬻（一作煮）其肠胃……其自用甚者，饮食不节，以生百病”；葛洪《抱朴子内篇·极言》云：“是以养生之方……不欲饥而食，食过饱。不欲极渴而饮，饮过多。凡食过则结积聚，饮过则成痰癖”。孙思邈对节制饮食的论述更加全面详细，告诫饮食要有节制，不可过量饮食，不要过于追求美味。

还有一些唐代医家对前代流传下来的饮食养生经验进行了全面的总结，使古代的饮食养生方法更为全面、系统。孟诜继承和发展了《备急千金要方》等唐代医书中丰富的饮食养生内容，并结合自己的学术思想和实践经验，编撰了《食疗本草》一书。

二、学术特色

（一）饮食以宜，适节无过

1. 饮食不节，久则生变

孟诜通过说明饮食不节的危害性，达到促成合理膳食的目的。所谓饮食以宜，是通过摒弃不当的饮食行为而实现的。

书中所论，提示多食肥甘厚味会导致体重增加，为发病埋下隐患，如：江猪，平，肉酸，多食令人体重。提示过食寒凉之品，损伤脾胃，化痰生风，如：粳米性寒，壅诸经络气，使人四肢不收，昏昏欲睡，发风动气，不可多食；黍米性寒，有少毒，不堪久服，昏五脏，令人好睡，仙家重此，作酒最胜余米；荞麦难消，动热风，不宜多食，久食动风；醋，多食损人胃，使人多睡，发风，动气，不可多食。

孟诜对有些食品的性味、作用和致病特点加以具体分析。如："菠（菠菜）冷，微毒，利五脏，通肠胃热，解酒毒。服丹石人食之佳。北人食肉面即平，南人食鱼鳖水米即冷。不可多食，冷大小肠。久食令人脚弱不能行，发腰痛，不与蛆鱼同食，发霍乱吐泻"。如菘菜，又称白菜，谓其："治消渴。又发诸风冷。腹中冷病者不服。有热者服之，亦不发病，即明其菜性冷。消食，亦少下气"，对其烹调方法也有阐述："和羊肉甚美。常食之，都不见发病。其冬月作菹，煮作羹，食之，能消宿食，下气治嗽。诸家商略，性冷，非温。恐误也"。《食疗本草》也告诫人们，珍馐美味要少吃，平日饮食也不可过饱。即使是有益健康的食物也不可过量。如乳酪、酥等食物，"卒多食之，亦令胪胀、泄利"，如砂糖："多食令人心痛。养三虫，消肌肉，损牙齿，发疳。不可多服之"。孟诜的饮食观，体现了"饮食以宜，适节而无过"的思想。

2. 平衡膳食，谨和五味

孟诜提示人们，在日常饮食中就要注意五味平衡，不可偏嗜，寻求平衡是合理膳食的要旨。《食疗本草》中，有诸多强调五味不可过的记载，这是孟氏强调膳食平衡中比较关注的一个方面，以果蔬类和调味类举例如下。

（1）果蔬类食品宜忌

果蔬类食品宜忌，如：橘穰"止泄痢。食之，下食，开胸膈痰实结气。下气不如皮也。穰不可多食，止气。性虽温，甚能止渴"；柚"味酸，不能食，可以起盘"；干枣"生者食之过多，令人腹胀。蒸煮食之，补肠胃，肥中益气。第一青州，次蒲州者好。诸处不堪入药"；软枣"多食动风，令人病冷气，发咳嗽"；蒲桃（葡萄）"上益脏气，强志，疗肠间宿水，调中。按经：不问土地，但取藤，收之酿酒，皆得美好。其子不宜多食，令人心卒烦闷，犹如火燎。亦发黄病。凡热疾后不可食之。眼暗、骨热，久成麻疖病。又方，其根可煮取浓汁饮之，（止）呕哕及霍乱后恶心"；甜瓜"上止渴，益气，除烦热。多食令人阴下痒湿，生疮。又，发瘅黄，动宿冷病，患癥瘕人不可食瓜。若食之饱胀，入水自消”；胡瓜“不可多食，动风及寒热。又发疟，兼积瘀血。案：多食令人虚热上气，生百病，消人阴，发疮（疥），及发瘴气，及脚气，损血脉。天行后不可食”。

（2）调味类食品宜忌

调味类食品宜忌，如：砂糖“上功体与石蜜同也。多食令人心痛。养三虫，消肌肉，损牙齿，发疳，不可多服之。又，不可与鲫鱼同食，成疳虫。又，不与葵同食，生流。又，不可共笋食之，（使）笋不消，成癥病心腹痛。（身）重不能行履”。醋（酢酒）“多食损人胃。消诸毒气，煞邪毒。能治妇人产后血气运：取美清醋，热煎，稍稍含之即愈。又，人口有疮，以黄皮醋渍，含之即愈。又，牛马疫病，和灌之。服诸药，不可多食。不可与蛤肉同食，相反。又，江外人多为米醋，北人多为糟醋。发诸药，不可同食”。

孟诜继承了孙思邈的食疗养生论，认为五味偏嗜，多食久食，久则致病。此外，还要根据人体在四季的变化情况来调配五味，使之平衡。具体而言，“春七十二日，省酸增甘以养脾气；夏七十二日，省苦增辛以养肺气；秋七二日，省辛增酸以养肝气；冬七十二日，省咸增苦以养心气。季月各十八日，省甘增咸以养肾气”。孟诜将这一指导思想，具体落实到每种食物上。对于五味的不当，在《内经》以来均有阐述，《食疗本草》则从正反两个方面进行了详尽的阐述。

（二）食治食养，三因制宜

1. 因人而宜

孟诜提倡食治食养因人而宜。人的体质不同，对食药就会有不同的反应，尤其是对孕妇和儿童这两类特殊人群，更应该审慎。如：梨，性寒，“金疮及孕妇不可食，大忌”；而藕，虽然也性寒，但产妇就可以食用，这是因为虽然“凡产后诸忌，生冷物不食。惟藕不同生类也。为能散血之故”。不同的人体，其素质、体质、性格不同，饮食的嗜好也不尽相同。即使是同一个人，生命中的各个时期，其体质和气血盛衰也有所变化。因此，在食治食养的实践中，要充分考虑到体质强弱不同，男女老少之异，即因人而宜。

（1）孕妇饮食禁忌

孕妇要遵守许多食忌，否则不利于已，或不利于将来出生的子女。如“妊娠食羊肝，令子多厄；妊娠食山羊肉，令子多病；妊娠食驴马肉，令延月；妊娠食骡肉，产难；妊娠食兔肉、犬肉，令子无音声并缺唇；妊娠食鸡子及干鲤鱼，令子多疮；妊娠食鸡、糯米，令子多寸白虫；妊娠食椹并鸭子，令子倒出、心寒；妊娠食雀肉并豆浆，令子满面多鼾黯黑；妊娠食肉、饮酒，令子心淫情乱，不畏羞耻；妊娠食鳖，令子短项；妊娠食冰浆，绝胎”，《食疗本草》在介绍各种食物时，对其利忌的人群多有注明。

（2）服丹石者宜忌

平素服食丹石的人，适宜吃菠菜。因其“冷，微毒，利五脏，通肠胃热，解酒毒，服丹石人食之佳”。服食丹石的人也不宜吃鲟鱼。其云：“有毒，主血淋。可煮汁食之。其味虽美，而发诸药毒。世人虽重，尤不益人。服丹石人不可食，令人少气。发一切疮疥，动风气。不与干笋同食，发瘫痪风。小儿不与食，结癥及嗽。大人久食，令人卒心痛，并使人卒患腰痛。”

（3）脾虚者饮食宜忌

指出脾胃虚寒者，不宜食苣。因其“味苦寒（一云平）。主补筋骨，利五脏，开胸膈壅气，通经脉，止脾气。令人齿白，聪明，少睡。可常食”，但“患冷气人食，即腹冷，不至苦损人。产后不可食，令人寒中，小腹痛”。认为脾虚者宜食青羊肉，尤其宜产妇。其云：“味苦甘，大热，无毒。暖中止痛，滋乳愈疾，及头脑中大风，汗自出，虚劳寒冷。能补中益气力，安心止惊。利产妇，不利时患”。

（4）小儿饮食禁忌

孟诜对小儿的饮食非常关注，强调了诸多的事项。如：“大豆黄屑：忌猪肉。小儿不得与炒豆食之。若食了，忽食猪肉，必壅气致死，十有八九。十岁以上者不畏也”“黍米不得与小儿食之，令儿不能行。若与小猫、犬食之，其脚便曲，行不正。缓人筋骨，绝血脉”“胡瓜不可多食，动风及寒热。又发疟，兼积瘀血。多食令人虚热上气，生百病，消人阴，发疮（疥），及发瘴气，及脚气，损血脉。天行后不可食。小儿食，发痢，滑中，生疳虫”“越瓜主治利阴阳，益肠胃，止烦渴，不可久食，发痢，此物动风。虽止渴，能发诸疮。令人虚，脚弱，虚不能行。小儿夏月不可与食，成痢、发虫。令人腰脚冷，脐下痛”“蕺菜（鱼腥草）小儿食之，便觉脚痛，三岁不行。久食之，发虚弱，损阳气，消精髓，不可食”。

食治食养，因人制宜，体现了中医学辨证论治、辨证养生的思想，于今亦有重要的现实意义。

2. 因时而宜

孟诜在《食疗本草》中，体现了因时而宜的思想，如强调食用植物采摘、炮制和服用的时间。如：甘菊，“其叶正月采，可作羹。茎，五月五日采。花，九月九日采”。采集与炮制的时间选择，如：苋，“九月霜后采”；覆盆子，“五月麦田中得者良。采其子于烈日中晒之，若天雨即烂，不堪收也”；芋，“十月以后收之，曝干。冬蒸服则不发病，余外不可服”。对于可以食用的鸟类和蟹，也提到捕捉和食用的适宜时间，如：麻雀，“十月以后，正月以前食之”“续五脏不足，助阳道，益精髓”；石燕，“冬月采之，堪食。余月采者，只勘治病，不堪食也”；蟹，“过八月方食即好，经霜更美，未经霜时有毒”。

因时而宜，在此有两方面的含义。其一，对人体而言，四时气候变化，如春温、夏热、秋燥、冬寒，均会对人体的生理活动产生重要影响。因此，在食治食养的过程中，要根据时令气候的变化对饮食做出相应的调整。否则将不利于治疗和养生，甚至会致病。其二，对食物而言，不少食物都有其最佳的食用时令，如“二月三月宜食韭，大益人心”；“豹肉，味酸，温，无毒。宜肾，安五脏，绝伤，轻身益气。久食利人”。进食违时之物，同样不利于养生。孟诜在《食疗本草》中对上述认识均加以记述，并多有阐发，仅举例如下：

禽兽类，如“四月以后及八月以前，鹑肉不可食之”；“鲫鱼，夏月热痢可食之，多益。冬月则不治也”；“雀肉，十月以后、正月以前食之，续五脏不足，助阳道，益精髓，不可停息”。

果蔬类，如“葵无蒜勿食。四季月食生葵，令饮食不消化，发宿疾”；“薤轻身耐老。疗金疮、生肌肉。生捣薤白，以火封之。更以火就炙，令热气彻疮中，干则易之。疗诸疮中风水肿，生捣，热涂之，或煮之。白色者最好。虽有辛气，不荤人五脏。又，发热病，不宜多食。三月勿食生者”。

由上可见，孟氏不仅继承了先贤的学术思想和实践经验，而且多有发挥。最难能可贵的是，对每味食物均有具体的表述，为后世带来诸多启迪和借鉴。

3. 因地而宜

（1）食材随产地而不同

孟诜在《食疗本草》中，非常重视地域差异。如白粱米北人常食；海藻南人多食；牡蛎北人不食；“醋，江外人多为米醋，北人多为糟醋”。食用同一药物，在不同的地域会产生不同的功效。如昆布，“海岛之人爱食，为无好菜，只食此物。服久，病亦不生。遂传说其功于北人，北人食之，病皆生，是水土不宜尔”；杨梅“其味甚酸美……取干者，常含一枚，咽其液，亦通利五脏，下少气。若多食，损人筋骨。甚酸之地，是土地使然。若南人北，杏亦不食；北人南，梅亦不啖。皆是地气郁蒸，令烦愦，好食斯物也”。这说明南北同食一药，有的可以治病，有的则反之致病。此外，药物随产地不同而有所差异，如覆盆子“北地无悬钩子，南方无覆盆子，盖土地殊也，虽两种则不是两种之物，其功用亦相似”。

（2）养生因习性有差异

我国地域辽阔，各地自然环境不同，生活习惯有异。不同地域的人们，进食同样的食物会产生不同的效果。例如：菠菜，“北人食肉面则平，南人食鱼鳖水米即冷。不可多食，冷大小肠。久食令人脚弱不能行”。说明菠菜与南北方人的习惯饮食搭配，会产生不同的结果。如不了解食性，多食久食就有可能导致疾病的发生。人们进食不同地域出产的食物，养生效果亦会有所不同。如羊肉的食用，就有南北之别，其间利害缘由是：“南方羊都不与盐食之，多在山中吃野草，或食毒草。若北羊，一二年间亦不可食，食必病生尔。为其来南地食毒草故也。若南地人食之，即不忧也。今将北羊于南地养三年之后，犹亦不中食，何况于南羊能堪食乎？盖土地各然也”。因此，要充分考虑到不同地域出产的食物所产生的不同效果。又如：“白粱米性微寒。除胸膈中客热，移易五脏气，续筋骨。此北人长食者是，亦堪作粉”“稷，益气，治诸热，补不足，山东多食。服丹石人发热，食之热消也。发三十六种冷病气。八谷之中，最为下苗。黍乃作酒，此乃作饭，用之殊途。不与瓠子同食，令冷病发。发即黍酿汁，饮之即瘥”。

（三）取象比类，以脏养脏

中医历来重视利用动物脏器作食疗药膳，即所谓“以脏养脏”。《食疗本草》卷中，“牛”条下，有“肾，主补肾”；“羊”条下，有“肚，主补胃病虚损”“肝，性冷，风干风虚热”“羊心，补心肺”；“鹿”条下，有“蹄肉，主脚膝骨髓中疼痛”；“猪”条下，有“肾，主人肾虚”；“马”条下，有“白马茎，益丈夫阴气”等，都符合中医学中“取类比象，以脏养脏”的学术思想。

孟诜在继承前人经验的基础上，将其进一步弘扬光大。记载有医用价值的动物脏器达60余种之多，涉及动物的角、骨、胆、肝、肚、肾、肠、心、皮毛、肌肉、筋、髓、脂、血，甚至动物的排泄物等，都可以入药。如牛：“头、蹄：下热风，患冷人不可食。肝：治痢，肝醋煮食之，治瘦。肚：主消渴，风眩，补五脏，以醋煮食之。肾：主补肾。髓：安五脏，平三焦，温中。久服增年，以酒送之。黑牛髓，和地黄汁、白蜜等份。作煎服之，治瘦病。恐是牛脂也。粪：主霍乱，煮饮之。乌牛粪为上。又小儿夜啼，取干牛粪如手大，安卧席下，勿令母知，子、母俱吉”。如羊：“角：主惊邪……安心益气……羊肉：温。主风眩瘦病，惊痫，丈夫五劳七伤，脏气虚寒……肚：主补胃病虚损，小便数，止虚汗……肝，性冷。治肝风虚热，目赤暗痛，热病后失明者……羊心：补心肺……羊毛：醋煮裹脚，治转筋……羊骨：热。主治虚劳……髓：酒服之补。血：主女人风血虚闷。”猪肾主肾虚，猪肚主脾虚，猪肠主虚渴；还有关于马、驴、狗、兔、鸡、鸭、鹅、鱼等诸多相关记载。其中，有许多是既往文献未曾记载的药食品种，丰富了中医以动物脏器作为食疗药膳的内容。应当指出，动物脏器虽是食物，但也是药物，有其固有的寒热补泻之偏性，故施用亦应因人而异，慎重施行。即使药膳也不能例外，否则将有害而无益。

（四）详尽阐述食物禁忌

《食疗本草》是唐以前食物禁忌集大成者，所涉条目虽然只有210多种，但影响极大，被辗转传抄了十数个世纪，为后世对饮食禁忌的阐释与发展奠定了重要的基础。开展饮食禁忌研究，方法随研究者而异。由于《食疗本草》为中国古代论述食忌最具代表性的著作之一，因此以该书为对象展开研究，其意义不言而喻。本文选取方晓阳的分类方法加以阐述，对散见于该书中的食忌条目进行提取与初步分析，并在此基础上作如下分类。

1. 时令忌

不同时令的饮食宜忌，是指食物服用时间的宜与不宜。如“九月勿食犬肉，伤神”“獐：……其肉，八月止，十一月食之，胜羊肉。自十二月至七月食，动气也”“蟹：……待输芒后，过八月方食即好。经霜更美，未经霜时有毒……”“覆盆子：五月麦田中得者良”。

2. 疾患忌

疾患忌，是指某些食物不宜于患有某种疾病的人食用，否则将会使病情加重或终身难以痊愈的一类禁忌。例如：蒲桃，凡热疾后不可食之，眼暗、骨热，久成麻疖病。鬼茨，若先有冷气，不可食。梨，金疮及产妇不可食，大忌。熊，若腹中有积聚寒热者，食熊肉永不除差。牛，头、蹄，下热风，患冷人不可食之。牛乳，患冷气患者不宜服之，患天行及疟人勿多食。羊骨，主治虚劳，患宿热人勿食。酪，患冷人勿食羊乳酪。马，患疮疥的人切不得食，加增难差。

3. 用量忌

用量忌，是指某些食物不宜食量过大或服食时间过久，否则将会对人体产生不良反应的一类禁忌。例如：生姜，多食少心智。干苔，不可多食，令人痿黄，少血色。牵牛子，多食稍冷。菰菜，滑中，不可多食。木耳，不可多食。笋，寒，又动气，能发冷，不可多食。

4. 杂食忌

杂食忌，是指某些食物不能混合在一起食用，否则将会诱发某些疾病的一类禁忌。例如：笋，不可与鲫鱼共食之，使笋不消也。榕，若和猪肉、熟面频食，则中满，盖壅经脉也。枇杷，若和热炙肉及热面食之，令人患热毒黄病。甘蔗，不可共酒食，发痰。砂糖，不可与鲫鱼同食，成疳虫；不可共笋食之，笋不消，成癥病，心腹痛。李，临水食之，令人发痰疟。羊，头中髓若和酒服，则迷人心，便成中风也。马，不可与仓米同食，必卒得恶，十有九死。兔肉，不宜与姜、橘同食，令人卒患心痛，不可治也。

5. 诱患忌

是指因某些食物的不良反应较大，通常不宜食用，否则会诱发某些疾病的一类禁忌。例如：菱首，食之发冷气，滋人齿，伤阳道，令下焦冷滑，不食甚好。慈菇，发脚气，瘫缓风，损齿，令人失颜色，皮肉干燥。苋，动气，令人烦闷，冷中损腹。黑鸭子，微寒，少食之，亦发气，令背膊闷。令人脚弱不能行。消阳事，缩玉茎。落葵，食此菜后被狗咬，即疮不差也。有毒，不可食之，其肝毒杀人。

6. 产地忌

产地忌，是指原来生长在某地的动物或植物，对异地居民有伤害作用的一类禁忌。例如："羊"条中，南方羊都不与盐食之，多在山中吃野草，或食毒草。若北羊，一二年间亦不可食，食必病生尔。为其来南地食毒草故也。若南地人食之，即不忧也。今将北羊于南地养三年之后，犹亦不中食，何况于南羊能堪食乎？盖土地各然也。海藻，南方人多食之，传于北人。北人食之，倍生诸病，更不宜矣。菠，北人食肉面即平，南人食鱼鳖水米即冷。不可多食，冷大小肠。

7. 特异忌

指某些外观性状罕见，或生活特性不同，或含毒素食物，不宜食用，否则会对人体产生伤害的一类禁忌。例如：白羊黑头者，勿食之，令人患肠痈。一角羊不可食。白马黑头，食令人癫。蹄无夜眼者勿食。兔，兔死而眼合者，食之杀人。鹿，凡是鹿白臆者，不可食。野猪，青蹄者，不可食。鸡，鸡五色者，食之致狂。六指，玄鸡白头家鸡，及鸡死足爪不伸者，食并害人。龟，其中黑色者，常啖蛇，不中食之。其壳也不堪用。鲤鱼，其在砂石中者，有毒，多在脑髓中，不可食其头。鳖，赤足不可食，杀人。蟹，足斑、口赤不可食，杀人。虾，无须及煮色白者，不可食。

8. 小儿忌

是指某些食物小儿不宜食用，否则容易诱发小儿产生某类疾患的一类禁忌。例如：鸡头子，与莲实同食，令小儿不能长大。鬼茨，小儿秋食，脐下当痛。虎，小儿齿未足，不可与食虎骨汤，恐齿不生。鸡，小儿五岁已下，未断乳者，勿与鸡肉食。胡瓜，小儿食，发痢，滑中，生疮虫。鸭卵，小儿食之脚软不行，爱倒。鲟鱼，小儿不与食，结癥瘕及嗽。黍米，不得与小儿食之，令儿不能行。越瓜，小儿夏月不可与食，成痢，发虫。粟米，小儿不可食之，立行不得也。又，冷气人食之，多腹胀。蕺菜，小儿食之便觉脚痛，三岁不行。小儿不得与炒豆食之。若食了，忽食猪肉，必气壅至死，十有八九。十岁以上者不畏也。

9. 孕妇产妇忌

是指某些食物不宜妊娠妇女或产妇食用的一类禁忌。例如：凡产后诸忌，生冷食不食。羊，妊娠人勿多食。犬肉，女人妊娠勿食。梨，产妇不可食，大忌。

10. 服食方法忌

是指某些食物采用某种服食方法时，会对人体产生不良反应的一类禁忌。例如：黄精，蒸之若生，则刺入咽喉。薯蓣，和而作，则微动气，为不能制而毒也。栗子，食多即气壅，患风水气不宜食。羊心，补心肺，从三月至五月，其中有虫如马尾毛，长二三寸已来。须割去之，不去令人痢。马，其肉多著浸洗，方煮得烂熟，兼去血尽，始可煮食。肥者亦然，不尔毒出。犬肉，不可炙食，恐成消渴。鸡，肉须烂，生即反损。鲤鱼，凡修理，每断去脊上两筋及脊内黑血，此是毒故也。炙鲤鱼切忌烟，不得令熏着眼，损人眼光。三两日内必见验也。石首鱼，不堪鲜食。蜂，须在饮食后食之佳。小麦，为磨中石末在内，所以有毒，但杵食之即良。大麦，熟即益人，带生即冷，损人。绿豆，今人食，皆挞去皮，即有少壅气。葵，其性冷，若热食之，亦令人热闷。甚动风气。霜葵生食，动五种留饮，黄葵尤忌。

11. 自死者忌

自死者忌，是指自行死亡的动物不要食用，否则会对人体产生有害影响的一类禁忌。例如：牛，自死者，血脉已绝，骨髓已竭，不堪食。白马自死，食之害人。犬自死，舌不出者，食之害人。山鸡，自死、足爪不伸，食之杀人。

（五）饮食卫生，烹饪为要

孟诜在《食疗本草》中说："食当熟嚼，使米脂入腹，勿使酒脂入肠。人之当食，须去烦恼，如食五味必不得暴嗔，多令人神惊，夜梦飞扬。每食不用重肉，喜生百病。常以少食肉，多食饭，少菹菜，并勿食生菜、生米、小豆、陈臭物，勿饮浊酒……食毕当漱口数过，令人牙齿不败，口香""茅屋漏水堕诸脯肉上，食之成瘕结。凡暴肉作脯不肯干者，害人……饮食上蜂行住，食之必有毒，害人""马汗气及毛，不可入食中，害人""一切诸肉煮不熟、生不敛者，食之成瘕"。这些论述，指出食物不洁或霉坏易使人生病甚至中毒，有性命之忧。这是当时有关饮食卫生的比较全面的论述。

《食疗本草》还对部分食物的烹调和加工贮存方法进行了详细的介绍。仅鸡的烹调方法就有10种："乌雄鸡：……虚弱人取一只，治如食法。五味汁和肉一器中，封口，重汤中煮之，使骨肉相去即食之，甚补益……亦可五味腌，经宿，炙食之……乌雌鸡：……新产妇可取一只，理如食法。和五味炒熟，香，即投二升酒中，封口经宿，取饮之，令人肥白。又，和乌油麻二升，熬令黄香，末之入酒，酒尽极效。黄雌鸡：……以一只理如食法。和赤小豆一升同煮，候豆烂即出。"又如鸡头子（又名芡实），是睡莲科植物芡的成熟种仁，既可供药用，又可作食用，"作粉食之，甚好……可取蒸，于烈日中曝之，其皮壳自开。挼却皮，取人食，甚美。可候皮开，于臼中舂取末"。莲子、藕，"生食治烦渴，蒸食补五脏"。再如白鱼，"新鲜者好食，若经宿者不堪食……或腌、或糟藏，犹可食。又可炙了，于葱、醋中重煮一两沸食之……时人好作饼，炙食之"。鲈鱼，"作烩尤佳……多食宜人……又暴干甚香美"。"淡菜，又名壳菜，常时频烧食即苦，不宜人。与少米先煮熟后，除肉内两边䌲及毛了，再入萝卜，或紫苏，或冬瓜皮同煮，即更妙"。这些描述，为人们提供了清洁、可口的食物，同时也丰富了中国传统餐饮文化的内容。

（六）过度饮酒，伤神损寿

唐代酒风甚烈，长期过度饮酒极不利于养生。孟诜在《食疗本草》中系统地阐述了酒的利与害。其云："味苦。主百邪毒，行百药。当酒卧，以扇扇，或中恶风。久饮伤神损寿"。陶隐居云："大寒凝海，惟酒不冰"。酒性大热，多服久服，腐蚀肠胃，损人寿命，诸病皆生。后世贾铭受此影响还认为多饮久饮会导致"精薄无子"，影响男性的生育能力。这一点已得到现代医学研究的验证。同时代医家孙思邈亦有诸多论述：“饮酒不欲使多，多则速吐之为佳。勿令至醉。即终身百病不除。久饮酒者，腐烂肠胃，渍髓蒸筋，伤损寿”“凡积久饮酒，未有不成消渴”。有人认为酒少饮可以调畅气血，延年益寿。孟氏在《食疗本草》中强调久饮的危害是巨大的。

（七）食药同源，归类总结

《食疗本草》收载了《神农本草经》《名医别录》《备急千金要方》《新修本草》中的食治食养药物，并在此基础上有所发挥。《食疗本草》残卷中收载的吴茱萸、葡萄、藕、鸡头子、安石榴、木瓜、槐实、冬瓜、覆盆子、菱实、芋、胡桃、软枣、甜瓜、越瓜、石蜜、砂糖等26种食治食养药物，分别出自以上4书。同时还收载了不少唐代初期本草书中所没有收录的药物，如鱼类中的鳊鱼、石首鱼等；菜类的蕹菜、菠菜、白苣、胡荽等；米谷类的绿豆、白豆、荞麦等。另外增加了有关药用部位食治作用的论述，如新列药物有榆荚、瓢子、莲子、通草等。总之，《食疗本草》是对唐以前食治食养药物的总结和发展。具体来说，有以下几个方面的特点。

1. 涵盖品种，常用实用

《食疗本草》全面地收载了在食治、食养方面较为常用而且实用的食物，包括以下种类。①谷类：粳米、糯米、小麦、大麦、荞麦、粟米、秫米、青粱米、白粱米；②豆类：大豆、赤小豆、绿豆；③蔬菜类：蕹菜、菠菜、白苣、胡荽、莙荙菜、枸杞、荠、韭、苋菜、马齿苋、甜菜、萝卜、茼蒿、苜蓿、冬葵、大蒜、小蒜、葱、生姜、茗、胡椒、蜀椒、蕨、石胡荽、冬瓜、紫菜、木耳、海带；④果类：枣、葡萄、樱桃、橙、柑、橘、柚、枇杷、梨、藤梨、柿、荸荠、石榴、杏、桃、李、橄榄、荔枝、乌梅、栗子、甘蔗、藕、莲子、胡桃、榧子、甜瓜；⑤水产类：鲤鱼、鲇鱼、鲫鱼、白鱼、青鱼、石首鱼、鲈鱼、比目鱼、黄鱼、鳢鱼、绒鱼、筑鱼、鳝鱼、鲟鱼、鲂鱼、鳜鱼、鲛鱼、嘉鱼、鲥鱼、黄颡鱼、鲚鱼、鲸鱼、乌贼鱼、鳖、蟹、虾、牡蛎、蚌蛤、蚶、蛏、淡菜、田螺；⑥虫类：蝮蛇；⑦禽类：鸡、鸭、鹅、鹧鸪、雁、雀、山鸡、鹑；⑧兽类：猪、牛、牛乳、羊、羊乳、鹿、驴、马、犬、兔、野猪；⑨调味品：砂糖、乳糖、酒、盐、醋、酱。《食疗本草》中，详细地说明了这些食物的性味功效，给医者用药食治起到了指导性的作用。食物的性味，必须与人或疾病的属性相适应，否则会引起反作用而影响健康和疗效。寒凉食物具有清热、泻火和解毒的作用，可用于治疗热证和阳证。温热食物多具有温阳和散寒作用，可用于治疗寒证和阴证。食物的选择和使用，符合“热者寒之、寒者热之”的原则。

2. 食疗方剂，值得借鉴

孟诜在《食疗本草》中记载了大量的食疗方剂，如：“干柿二斤，酥一斤，蜜半升。先和酥、蜜，铛中消之。下柿，煎十数沸，不津器贮之。每日空腹服三五枚。疗男子、女人脾虚、腹肚薄，食不消化。面上黑点，久服甚良。”有关羊肝的使用，其云：“主目失明，取羊肝一斤，去脂膜薄切，以未着水新瓦盆一口，揩令净，铺肝于盆中，置于炭火上，令脂汁尽。候极干，取决明子半升，蓼子一合，炒令香为末，和肝杵之为末。以白蜜浆下方寸匕。食后服之，日三，加至三匕止，不过二剂，目极明。一年服之妙，夜见文本并诸物。”类似的记载还有很多，如：“雀卵白：和天雄末、菟丝子末为丸，空心酒下五丸。主男子阴痿不起，女子带下，便溺不利。除疝瘕，决痈肿，续五脏气”“赤小豆和鲤鱼烂煮食之，甚治脚气及大腹水肿。别有诸治，具在鱼条中。散气，去关节烦热。令人心孔开，止小便数。绿、赤者并可食”“秫米一石，曲三升，和地黄一斤，茵陈蒿一斤，炙令黄，一依酿酒法。服之治筋骨挛急”。这些记载，为后世治疗和养生提供了值得借鉴的法则和宝贵经验。

（八）美容养颜，内容丰富

早在秦汉之前的古医方《五十二病方》中，已收录除疵灭斑之类的美容方。《神农本草经》中，记载了生姜、葱白、大枣、芝麻等20多种药用食物的美容作用。孙思邈在《备急千金要方》《备急千金要方》中首辟“面病”“妇人面药”“令生香”“生发黑发”专章，共收载美容美发方100余首。孙思邈在中医美容方面的学术经验，为孟诜带来了诸多启示和借鉴。

《食疗本草》有关美容美发的记载，主要有以下几方面的内容。①概括了美容、美发的基础知识。②所用美容、养发食品，品种繁多，涉及面广，并偏重于瓜果、菜蔬、米谷等的论述。③美容养发食品的调制方法多样化，如鹅脂、鸡子白、白蜜，皆可用于调制。④美容用品剂型多样化，有面脂、面膜、面膏、生发膏、生发膜、洗发膏、浴剂、衣香等多种剂型。⑤综合运用多种方法，在强调外洗、外敷、外搽、沐浴等美容的同时，逐步重视内服药的配合，通过调节机体的气血化生、运行来达到美容目的。

1. 用于美容养发的药物

《食疗本草》共收载食治、食养药物227种，具有美容美发作用的药物有47种。其中，上卷有天门冬、荔枝、桃仁、樱桃、杏、石榴、青蒿、覆盆子、胡桃、大枣、芋头共11种；中卷有鹅脂、鸳鸯肉、蜜、牡蛎肉、羊屎、白马脂、豹脂、雁膏、雁骨灰、鳖骨、淡菜、野猪肉、鸡子等16种；下卷有大麦、冬瓜仁、落葵子、白麻油、麻子、麻叶、麻子汁、扁豆、甜瓜叶、龙葵、水苏、大豆黄、酒、绿豆、胡麻、冬瓜子、萝葡、水芹等20种。下卷为鸟兽、虫鱼、米谷、菜蔬，其中具有美容美发作用的药物比重更大，共计36种。可见在当时就已经十分重视食品的美容美发作用。

2. 美容养发食物分类

面部的荣枯与色泽及头发的质地，是人体健美的标志。面滑如玉，发质光亮润泽，使人显得年轻而有精神。反之，面皱色暗，头发干枯、发黄或变白、脱落，会给人以未老先衰的感觉。《食疗本草》所载美容养发食物中，用于面部美容的是天门冬、荔枝、桃仁、樱桃、杏、石榴、鹅脂、鸳鸯肉、蜜、牡蛎肉、大麦、冬瓜仁、落葵子等16种；用于头发美容的食物是青蒿、覆盆子、石榴、胡桃、羊屎、白马脂、豹脂、雁膏、雁骨灰、淡菜、胡麻、白麻油、麻子、麻叶、麻子汁、大麦、扁豆、甜瓜叶、龙葵、水苏等21种。用于其他方面，如洗浴、健肤等的食疗药物有10种。书中重点论述对面部、头发的美容药物，对后世中医美容的发展具有一定影响。

3. 美容养发食物用法

内服外用相结合的美容美发方法，所载47种美容美发药物中，内服有30种，外用有23种。其中有3种既可内服，亦可外用。内服可以健脾胃、益气血，使脾胃健，气血充而上荣于面，润泽肌肤，濡养头发，而达到美容美发的目的。此类药物多以瓜果、鸟兽虫鱼肉为主，如荔枝、樱桃、石榴、鸳鸯肉、蜜、牡蛎肉、胡桃、干枣、野猪肉、鸡子、大豆、萝葡、冬瓜子、芋、淡菜、麻子、扁豆等。外用通过局部作用以去皱、消斑、去屑、止痒，此类药物多为动物脂或富含油脂的种子类，具有粘附和营养两大功能，如鹅脂、芜菁子末、冬瓜仁泥、落葵子末等混于面脂中涂擦，以去皱消斑，使面滑如玉；桃仁和蜜、杏仁和鸡子白，鹿骨和米浆水，同捣如泥，作面膜卧前敷之，晨起温水洗脱以去皱润肤；天门冬洗面等。雁脂膏、白马脂、豹脂、胡桃泥合生发膏涂发，以生发润发；雁骨灰、鳖壳、胡麻、白麻油、麻子汁、大麦等煎水洗发，使发香生泽，去屑止痒；大麦和针砂、没石子等染发黑色。

【后世影响】

孟诜的《食疗本草》是一部食疗学专著。分析《食疗本草》的内容可知，该书所论以食物为主体，其内容既有本草治疗类的“食宜”内容，也有食经类的“食忌”内容，同时还有大量的食疗方剂，详细讲述了食疗的具体运用方法和预期效果。其中固然有取自前代本草的内容，但重点是以“食疗”为主题加以论述。书中把食物的宜忌特性，应用于以这些食物为主组成的食疗方剂中。将食物的性味和功效相结合，形成了该书迥然不同于前人著作的一大特色。在这一点上，孟诜青出于蓝而胜于蓝，《食疗本草》比《备急千金要方》又前进了一步。

《食疗本草》丰富的食品内容为后世医家提供了借鉴的依据。据《嘉祐本草》著录，《食疗本草》共有条文227条。现存的佚文表明，如果从该书记载的食物种类来看，实际上已经达到了260余种。这是由于原书一条条文可能包含几种食物的缘故。与现知唐代及其以前的同类文献相比，以《食疗本草》收载的食物最多。在此以前的《备急千金要方・食治》只有食物条文154条，此后的《医心方》也只收食物157种。可见《食疗本草》是唐代食疗品种最丰富的一部著作。它收录了当时常用的瓜果、菜蔬、米谷、鸟兽、虫鱼以及某些加工制品。尤其值得一提的是，该书首次记载了不少当时本草文献所未曾记载的食物。例如鱼类有鳜鱼（桂鱼）、鲈鱼、石首鱼（黄花鱼）等；菜类的蕹菜（空心菜）、菠薐（菠菜）、白苣（莴苣）、胡荽等；米谷类的绿豆、白豆、荞麦等。在孙思邈的《备急千金要方・食治》中，尚没有反映出这些食物的实际应用情况。由此可见，《食疗本草》不仅丰富了养生食品，而且对每味食品的性味和功效均详加论述，由此奠定了中医学食疗养生的理论基础。对后世影响巨大的明代李时珍《本草纲目》，大量吸取了《食疗本草》的内容，如在“羊”的条目中特提出：“诜曰：河西羊最佳，河东羊亦好。若驱至南方，则筋力自劳损，安能补益人？今南方羊多食野草、毒草，故江浙羊少味而发疾。南人食之，即不忧也。惟淮南州郡或有佳者，可亚北羊。北羊至南方一二年，亦不中食，何况于南羊，盖土地使然也”。

《食疗本草》的另一个突出的特色，是注意反映当时的食疗经验和作者的食疗心得和见解，而不是单纯辑录前人著作。唐代盛行的动物脏器疗法，在该书中得到了再次的弘扬。例如用羊肝、兔肝明目，猪肾补益人肾之虚等。藻菌类食品的治疗作用，得到了空前的重视。除了记载昆布、海藻、紫菜、茭首、菌子、木耳之外，该书还首次记载了船底苔、干苔等藻类植物的食用和药用价值。在实践经验的基础上，该书提出了“但是海族之流，皆下丹石”的论断。这实际上是指出了海水藻类都具有某种抗丹石毒性的功能。现代研究表明，海水藻类含有大量的碳水化合物、蛋白质和脂肪、多种维生素以及多种盐类和微量元素（尤以碘的含量最为丰富）。在肉食、米食中加入这些藻体，有助于消化。而唐代或此前的医药学家已经注意到发挥其营养和治疗作用。这方面的实践经验，大量地记载于《食疗本草》之中。元·忽思慧的《饮膳正要》中的相关内容，明显受到了孟诜《食疗本草》的影响。如："兔肉，味辛，平，无毒。补中益气。不宜多食，损阳事，绝血脉，令人痿黄。不可与姜、橘同食，令人患卒心痛。妊娠不可食，令子缺唇。二月不可食，伤神"。

元·贾铭的《饮食须知》，大量吸取了《食疗本草》中有关食忌的论述，并卓有发挥。预防日常饮食物的不良反应，过去曾经是"食忌"类书籍的主要内容。"食忌"类书籍，大多出现年代较早（多在汉魏六朝），其中有很多神仙服食家的言论。例如：出于对异形动植物的恐惧心理而产生的某些饮食禁忌，如"白羊黑头者勿食之""白马黑头，食令人癫"等。此外，还有某些封建迷信导致的饮食物忌讳，由于时代条件限制，《食疗本草》中也部分地转载了这些食忌内容。但比较前代"食忌"类著作，该书记载了许多来自实际经验的食忌内容，例如：杨梅"多食损人齿及筋"，安石榴"多食损齿令黑"，砂糖"损牙齿，发疳"，河豚"有毒，不可食之，其肝毒杀人"等。关于妊娠和小儿饮食禁忌，也是该书的重点内容，如："凡产后诸忌，生冷物不食""小儿不得与炒豆食之。若食了，忽食猪肉，必壅气致死"等。此外，对影响小儿发育的饮食物也逐一予以指正。这些来自民间医药实践的食疗禁忌，一直受到后世医家和百姓的重视。

《食疗本草》是我国现存最早的食疗专著，不仅内容丰富，而且结合孟诜的实践经验，在中国食疗史上起到了承前启后的作用，为后世食疗学的发展奠定了坚实的基础，阐述许多独到而精辟的学术观点，至今仍然具有较高的实用与研究价值。

中国中医科学院中医基础理论研究所　贾海骅

【参考文献】

[1] 吴钢. 全唐书补遗 [M]. 西安：三秦出版社，1994.

[2] 鞠兴荣. 论中医膳食平衡思想 [J]. 江苏中医，2000，21（12）：1－4.

[3] 李志更. 历代中医学家对“三因制宜”学术思想的认识 [J]. 辽宁中医，2010，12（2）：98－100.

[4] 孙晓生.《食疗本草》的学术成就及现代应用 [J]. 新中医，2011，43（5）：129－131.

[5] 方晓阳.《食疗本草》中食物禁忌之分类研究 [J]. 时珍国医国药，2011，12（9）：837.

[6] 童晓青. 唐代孟诜《食疗本草》考议 [J]. 中医药学刊，2001，19（3）：218.

[7] 张继平.《食疗本草》中美容学成就及其价值 [J]. 浙江中医学院学报，1994，11（4）：236.

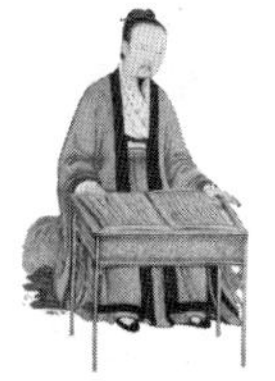

王　冰

内容提要

王冰，别号启玄子，约生于唐景云元年（710），卒于贞元二十年（805），唐代著名医家。王冰编次的《素问》，补入运气七篇，正谬误，增注释，使之成为现存较早、内容完备、流传广泛的《素问》注本，或称“王冰次注本”。王冰注解《素问》主张以全生为本，以自然为法，具有浓厚的道学思想特色，为后世医经注释研究树立了典范。此外，王冰补入了“运气七篇大论”并详加注解，使得《素问》之学术内容更为完善，开启了运气学说研究的新篇章。

【概述】

一、生平简介

王冰，亦称王太仆，别号启玄子、启元子，唐中期著名医家。《旧唐书》《新唐书》无传，生平、里居籍贯无考。约生于唐景云元年（710），卒于贞元二十年（805），唐宝应中（762—763）为太仆令。

对王冰生平的认识，大多依据现存《素问》王冰自序、《玄珠密语》启元子自序及林亿等人所述等零散资料而形成。例如，北宋林亿云："按《唐人物志》，冰仕唐为太仆令，年八十余以寿终。"《四部备要·书目提要》子部"素问王冰注"条下所附著者小传记载："王冰，唐人，自号启玄子，宝应中为太仆令，笃好医方，得玄珠所藏《太素》及全元起书，加以编次，注《素问问答》八十一篇。又有《玄和纪用经》《玄珠密语》《昭明隐旨》《玄秘》等书。"近代余嘉锡（《四库提要辨证》）、乔海法、钱超尘等，考评史料记载的多位唐代王冰、王砅等，除史料难考者，均与本书作者无关，也佐证了名医王冰生平资料的短缺。

王冰号启玄子、启元子。杨仕哲等考证，"启玄子"见于《黄帝内经素问·序》《古今医统大全》《读书敏求记》《医学入门》及《医暇卮言》等，"启元子"见于《新唐书·艺文志》《郡斋读书志》《全唐文》《直斋书录解题》及《文献通考》等。称"启元子"之文献，或为清代著作，或为清代刊本，以"元"代"玄"以避康熙玄烨帝讳。《玄珠密语·序》曰："余即以遇玄珠子，与吾启蒙，故自号曰启玄子也。"《辞源》称玄意为"幽深微妙、高远莫测的道"，《老子》言"玄之又玄，众妙之门"。杨雄《太玄·玄摛》云："玄者，幽摛万类而不见形者也。"葛洪《抱朴子内篇·畅玄》称："玄者，自然之始祖，而万殊之大宗也。"启玄子有启蒙玄妙之意，启元子为因避清代帝讳所改。

《素问》王冰次注本，后世称《重广补注黄帝内经素问》，是现存最早、内容最系统和最完善的《素问》传本，也是现存较早的注本之一。在此注本中，王冰"正谬误者六千余字，增注义者二千余条"。林亿等人评价说："王氏之功于《素问》多矣。"古今医家均充分肯定王冰整理、注释、阐发《素问》所做贡献，并尊王冰为系统阐发五运六气医理的第一医家，"以岐伯论五运六气以治疾病，后世通之者惟王冰一人而已"。《重广补注黄帝内经素问》，发挥经义，传播经旨，补七篇大论，传运气之学，是王冰最为突出的学术贡献。

二、著作介绍

王冰次注《素问》流传甚广，自宋代确定其为《黄帝内经素问》正经、正注的标准版本，列为官修、官学文献，确立了王冰的学术地位。世传撰名王冰所著《玄珠密语》《天元玉册》影响也较为广泛，《玄和纪用经》也托名为启元子，三者是否为王冰原著尚难确考。

（一）《素问》王冰次注本

《素问》的注释本，最早为南北朝时期梁人全元起的《素问训解》，其后为隋·杨上善类编并注的《太素》。王冰在此基础上，“精勤博访”，“幸遇真经”，补其脱，昭其义，别篇目，删繁杂，以“昭彰圣旨，敷畅玄言”，期使至道流行千载，历12年而成书，完成《素问》注本（后文简称次注《素问》），宋代校正后称为《重广补注黄帝内经素问》。

王冰次注《素问》所用的“世本”，是不同于全元起本的别本，参考使用全元起本。乔海法认为，王冰次注《素问》所用的祖本，即为序言的“世本”或“秘本”。祖本源于梁代传本，其中另有运气七篇的内容。今《素问》中的部分篇章结构，当是其祖本篇章内容。“秘本”属珍藏而极少流通的版本。祖本中仍存在许多问题，与全元起本、《针灸甲乙经》《太素》似非一个传本。

《素问》王冰次注本补入七篇运气大论，《新校正》云：“《素问》第七卷亡已久矣。”晋代皇甫谧《针灸甲乙经》时已亡失。全元起、杨上善本均未见到七篇运气大论，《隋书·经籍志》亦载《素问》缺第七卷。王冰依“秘本”所得，补入“天元纪大论”“五运行大论”“六微旨大论”“气交变大论”“五常政大论”“六元正纪大论”“至真要大论”七篇，以充其数。王冰对七篇运气大论的注释，集成了唐中期以前天文学、气象学、地理学、星占学、算学、干支甲子等学术成果，对后世运气学说的研究产生了深远的影响。

（二）《玄珠密语》

《素问》王冰次注本“序”曾提到：“辞理秘密，难粗论述者，别撰《玄珠》，以陈其道。”《玄珠》当指《玄珠密语》，今存《素问六气玄珠密语》一书。张登本、孙理军主编的《王冰医学全书》（中国中医药出版社，2006年）所录《玄珠密语》17卷，底本为北京中医药大学图书馆刻印简体本，其刻印的底本为“中华民国十四年二月，上海涵芬楼影印本”。

宋·林亿、高保衡等校正《素问》时云：“详王氏《玄珠》，世无传者，今有《玄珠》十卷，《昭明隐旨》三卷，盖后人附托之文耳。虽非王氏之书，亦于《素问》十九卷至二十二四卷颇有发明。”可见，王冰所著《玄珠密语》在北宋以前已难得见，传世之《玄珠密语》可能另有来源，但所论亦为五运六气阐释内容，是否确为王冰所撰，或为王冰校注《素问》的笔记经整理而成，还需进一步考证。

且《四库全书总目提要》云：“《玄珠密语》十七卷，旧本题唐王冰撰……然考王冰为唐宝应时人，官至太仆令，而此书序中有因则天理位而废志休儒之语，时代、事迹皆不相合。其书本《素问》五运六气之说而敷衍之，始言医术，侵淫及于测望占候。前有自序，称为其师玄珠子所授，故曰玄珠密语。又自谓启问于玄珠，故号启玄。然考王冰所著《素问》，义蕴宏深，文词典雅，不似此书之迂怪。”

但就传世本《素问六气玄珠密语》来看，该书对五运六气学说的阐释较为深入，是五运六气著作中具有一定代表性的文献。

《素问六气玄珠密语》主要对五运、六气、气运加临等各种格局、气候概况及其占候方法详加论述。《素问六气玄珠密语》对运气术语和义理进行解释，以补充《素问》王冰注的不足。

如《素问六气玄珠密语》卷一“五运元通纪篇”解释说：“夫运者，司气也，故居中位也，在天之下，地之上，当气交之内，万化之中，人物生化之间也。故运者，动也，转动也，即轮流运转，往来不息也。于是太极始判，横五运于中，轮流至今，终而复始。”《素问六气玄珠密语》卷五“占候气运纪篇”云：“自太始开辟天地，于升降二气中有转轮回复之气，皆禀五行，故曰五运。”阐释本于运气七篇及王冰注文，突出了运行、轮流运转、往来不息的认识。

《素问六气玄珠密语》还对气运加临产生的各种格局及气候特点给出初步解释。如书中云：“甲子，上正徵，少阴君火司天，热行于上，对化，盛而不实，胜而有复，运土相得，即火生土也。热化土，从标成数。下临肺，气上从，白气奉天，即长气之胜。大暑流行，民病喘咳、寒热、鼽嚏、鼻窒，病本于肺。甲虫灾，胜之甚也。水来复之。复至也，冷气反用，心脏病，生羽虫。乃天夏炎反冷，辰星反大，炅煌不明”。并指出气运加临虽预定如此，但“天令非一”，其司天、在泉与间气之间，司天、在泉与中运之间，又有相生相克的作用，致使司天、间气有至与不至、至早至晚之异。“如此即天令非一，故虽预定，亦每以细穷之，定纪天令，必化不化，故述于后”。卷六有“天罚有余纪篇”“阴亏平正纪篇”；卷七有“地刑运”“间刑运”“客刑运”“天符胜运”“天郁运”“天杀运”等不同加临法；卷九有“运胜司天”“运承司天”“运合司天”“顺化司天”“逆化司天”等多种情形。《素问六气玄珠密语》对五运六气理论的充实、完善所有裨益。

（三）《天元玉册》

《天元玉册》，亦记作《天元玉策》，作者不详，亦托名唐代王冰所著。《新校正》称：“详王氏《玄珠》世无传者，今有《玄珠》十卷，《昭明隐旨》三卷，盖后人附托之文也。虽非王氏之书，亦于《素问》第十九卷至二十二四卷颇有发明。其《隐旨》三卷与今世所谓《天元玉册》者，正相表里，而与王冰之义多不同。”（《重广补注黄帝内经素问》王冰序之“新校正”注）。

《郡斋读书后志》云：“《天元玉策》三十卷，右启玄子撰，即唐・王冰也。书推五运六气之变。”《文献通考》称：“《天元玉策》三十卷。晁氏曰：启玄子撰，即唐・王冰也。书推五运六气之变。”张登本等认为：“《天元玉册》是在唐宋均有流传的专事五运六气及其相关的文献古籍，托名王冰之说是《新校正》之后的事。”

《天元玉册》是古代运气专著中比较深奥的文献，突出特色是从天度气数，尤其是从气数的角度对运气加以论述，还对五运交司时刻及五运所至时刻法进行了阐述，分析六气升降、六郁气化理论，对灾害学和脉学也有一定意义。《天元玉册》认为，五运本于太极阴阳。“《序》曰：伏自太极初判开五运以更迁升降，肇形配二元而定纪，清浊乃分，于天地寒暑皆禀，于阴阳六气交司，万化皆备”。又云：“六气者，三气在地，一升而在天，三年四年复降也；一降而入地，三年四年复升也。于是天地升而复降，降而复升，升降往来无时休息，今立此一法，即诸升降皆如此。所谓天地六气者，有当升而不得升者，有当降而不得降者，有当迁正而不得迁正者，有当退位而不得退位者，如此即天地不化，民病异而失常政也。……于是六气有升必降，有降必升，升降往来终而复始，无有休息，气交之中人所居也。”《天元玉册》还论述了六郁的气化表现和患病情况。如土郁的论述：“土被木伏之，即风埃四起，时举埃昏而湿化成，民病风渐偏痺不遂胀满，久而复郁，即黄埃化疫，民病夭亡，水肿、肢腹满、黄疸，令弗布雨化乃微。”

（四）《元和纪用经》

《元和纪用经》1 卷，光绪十二年修敬堂木刻影印本，存于北京中医药大学图书馆，清·程永培校并作“跋”。中国中医科学院图书馆存有杏春氏手抄本《元和纪用经》1 卷，其底本仍系光绪十二年修敬堂刻本。

据光绪十二年修敬堂刻本“于然堂”瘦樵程永培“跋”所记，“《宋史·艺文志》载有启元子《元和纪用经》一卷，世传绝少……今按此卷乃传自越之许寂”。其书“执方疗病，辍应手愈”，第本有缺字，本亦不刊，“乃据启元子《素问》原注补之，尚有不及补者，则目力所限，考据难周，又不敢参以私意，仍留本以俟”。

《元和纪用经》为后人托名启玄子王冰之作，无从确考。王肯堂《证治准绳》曾引用其文其方，《宋书·艺文志》首见其名，其流传应不迟于宋代。《元和纪用经》重于执方疗病。先概述说：“天地大纪，人神通应，变化虽殊，中外则一。上合昭昭，下合冥冥，六气为主，五味为用。司岁备物，则无遗主。药当其岁，味当其气，气味厚薄，性用躁静，治保多少，力化浅深，寒热温凉，随胜用之。岁运所主，举抑之制，制强扶弱，客主须安。一气失所，矛盾交作，脏腑淫并，危败消亡，六气用药，增损有章，是谓上章。”后分章论述六气用药增损、五味俱备服饵、百万灵方神妙治病。下章罗列 81 张各科验方，方后附以说明，介绍验方来源、施用疗效或不同时令加减法等，医理确凿，药用贴切。

清乾隆间医家程永培（瘦樵）高度评价本书各方疗效，称其“执方疗病，辄应手愈”。强调诊病要注意人迎、气口，治疗要重视“胃主”“荣卫”；用药时依司天之气的性质及主客逆从增损药物，给出了临床诊病、治疗中运用五运六气的原则和方法。提出岁主所宜选用的药物，如厥阴司天多为辛凉、甘寒及咸寒之品，确可用于风火同化之年，并示范随气运用的药量增减。

【学术思想】

一、学术渊源

（一）师承背景

王冰曾业儒而仕，精通四书五经，学识精深，又笃好黄老之学，讲求摄生之术，并究心于医学，浸心《内经》。次注《素问》自序称：“时于先生郭子斋堂，受得先师张公秘本。”《玄珠密语·序》提到“得遇玄珠，乃师事之”，玄珠子亦为王冰师尊。郭、张两位应为中唐时期的名医。郭氏事迹不详，玄珠子无从考证，“先师张公”或为中唐时期的御医张文仲。

张文仲是中唐时期的著名医家，洛州洛阳（今河南洛阳）人，少与乡人李虔纵、京兆韦慈藏都以医术高超而知名，武则天初诏用为侍御医，后为“尚药奉御”，《新唐书》《旧唐书》并有其传。张文仲善疗风疾，其医术为当时诸多医家所折服，“自武则天、唐中宗以后，诸医咸推文仲、虔纵、慈藏三人为首”（《旧唐书·张文仲传》）。据《旧唐书·张文仲传》所载，他“久视年终于尚药奉御”，官职最终迁升为尚药奉御（唐代医药领域最高官职），撰四时常服及轻重大小诸方18首，著《张文仲方》（10卷），为王焘编撰《外台秘要》时主要引用的资料之一。

王冰深受道家思想影响，以天地为法，以阴阳为纲，以道释经，引用道家经典《老子》17条、《庄子》7条等。同时，从其引用38种古籍书目、536条注引书证来看，儒家经典引证准确，所涉广泛，表明王冰也精通儒家经典。王冰补入《素问》的“运气七篇大论”，使得《内经》的学术思想更加完备，其注文综合体现了中唐及其前天文、历法、气象、地理、物候、星占、算学等相关学科领域知识的综合应用，显示出王冰学术思想的广博和融通。

（二）时代背景

王冰次注《素问》成书于唐肃宗宝应元年（762），岁次壬寅。王冰次注《素问》“序”称撰书“历十二年”，由762年上溯应为750年（唐玄宗天宝九年）。据此推测，王冰于天宝九年始事注释，至唐宝应元年乃竣其事，中经安史之乱，未辍此业。

张登本等综合各家之论，认为王冰大约生活在唐代中叶，经历了则天理位、中宗复辟、开元盛世、安史之乱等历史时期。若以“则天理位”而“废志休儒”（《玄珠密语》启玄子序）为据，王冰少年时期未达于科举仕途，年长亦只是医家，不问于政事。唐代尚文重医，王冰次注《素问》受到社会、医学因素影响，与当时文化昌盛发展、重视医学教育、制订医事律令、普及医学知识、倡导修编医书等有关。

《素问·灵兰秘典论》云：“主不明则十二官危，使道闭塞而不通，形乃大伤。以此养生则殃，以为天下者，其宗大危。戒之戒之！”钱超尘认为，王冰注释此段文字时，除阐释养生思想之外，委婉表达了政治见解。如其注云：“夫主不明则委之于左右，委于左右则权势妄行，权势妄行则吏不得奉法，吏不得奉法则人民失所而皆受枉曲矣。且人惟邦本，本固邦宁。本不获安，国将安有宗庙之立，安可不至于倾危乎？故曰戒之戒之者，言深慎也。”

二、学术特色

（一）王冰次注《素问》的学术思想

王冰学术思想浸润于《素问》注文而流传至今。后世学者认为，王冰“依经注解，理入化机，发微奥理，羽翼圣经”（清·莫熺《医门药理》），称其“编次整理、训诂解惑、医理发挥、汇存文献、传承运气”。还有学者指出：“在唐代像陆德明、颜师古都被认为是校勘古书的宗匠。但王冰对《素问》的校正，可以说是尽了校勘的能事，而无人表而彰之。”

王冰对《素问》的重新编次与校注，充分体现了“以全生为本，以自然为法，以阴阳为纲”的学术主张，对后世中医学术发展产生了积极的影响。

1. 以全生为本

医者以全生为本，重在摄养生命，或摄生为法，或祛疾为治。王冰在编次《素问》之时，首重全生之义，体现在以下几个方面。

（1）编次《素问》，首列摄生

王冰对《素问》的篇章进行了重新编次。如书中序言所云：“世本纰缪，篇目重迭，前后不伦，文义悬隔，施行不易，披会亦难，岁月既淹，袭以成弊。或一篇重出，而别立二名；或两论并吞，而都为一目；或问答未已，别树篇题；或脱简不书，而云世缺。重‘经合’而冠‘针服’，并‘方宜’而为‘咳篇’，隔‘虚实’而为‘逆从’，合‘经络’而为‘论要’，节‘皮部’为‘经络’，退‘至教’以‘先针’，诸如此流，不可胜数。”加之，《素问》“其文简，其意博，其理奥，其趣深，天地之象分，阴阳之候列，变化之由表，死生之兆彰。不谋而遐迩自同，勿约而幽明斯契，稽其言有征，验之事不忒，诚可谓至道之宗，奉生之始矣”。因此，王冰“冀乎究尾明首，寻注会经，开发童蒙，宣扬至理而已。其中简脱文断，义不相接者，搜求经论所有，迁移以补其处。篇目坠缺，指事不明者，量其意趣，加字以昭其义。篇论吞并，义不相涉，缺漏名目者，区分事类，别目以冠篇首。君臣请问，礼仪乖失者，考校尊卑，增益以光其意。错简碎文，前后重迭者，详其指趣，削去繁杂，以存其要。辞理秘密，难粗论述者，别撰《玄珠》，以陈其道。凡所加字，皆朱书其文，使今古必分，字不杂糅。庶厥昭彰圣旨，敷畅玄言，有如列宿高悬，奎张不乱，深泉净滢，鳞介咸分，君臣无夭枉之期，夷夏有延龄之望”。

为使“天机迅发，妙识玄通”，王冰“刻意研精，探微索隐”，重新编次《素问》。经王冰编次的《素问》，分为24卷，81篇。为体现医为生生之道，医者以今生为务，王冰刻意将养生的文字列于全书之首。卷一列“上古天真论”“四气调神大论”“生气通天论”“金匮真言论”，重点论述摄生之法。卷二列“阴阳应象大论”“阴阳离合论”“阴阳别论”，重点论述阴阳五行之理。卷三列“灵兰秘典论”“六节藏象论”“五脏生成论”“五脏别论”，重点阐释藏象。卷四重点论述治法，卷五、六重点论述诊法，卷七重点论述病因病机，卷八重点论述针道与病机，卷九至卷十三具体论述疾病。卷十四至卷十八，论述腧穴与针道。卷十九列“天元纪大论”“五运行大论”“六微旨大论”，卷二十列“气交变大论”“五常政大论”，卷二十一列“六元正纪大论”，卷二十二列“至真要大论”，论述五运六气之理。卷二十三、卷二十四重点论述病机、治则和医德。经过王冰的整理，《素问》文本更为条理清晰，文义通畅。如高保衡、林亿说：“犹是三皇遗文，烂然可观。”

（2）养生注重保全天真

天真，是形成与维持生命的根本之气，养生当“保养天真以为寿命之本”。惟有“道”方可保持天真之气，故王冰在《素问·上古天真论》等诸篇注文中，多次指出“道”就是“谨于修养，以奉天真”，提出“真人”就是“成道之人”，“至人”就是“全其至道”之人，其引《庄子》所言：“执道者德全，德全者形全，形全者圣人之道也。”

王冰在注释年老有子之因“肾气有余”时，指肾气为“所禀天真之气”。注释“不知持满，不时御神”时，提出“爱精保神，如持盈满之器，不慎而动则倾竭天真”。在注释“起居有常，不妄作劳”和“恬淡虚无”时，引道家“法道清静”的养生大旨加以论述。

王冰将“清静无为”尊为颐养天真元气的法则，认为“清静为天道自然之根，无为乃万物生化之本”。王冰注释《素问·四气调神大论》时说“四时成序，七曜周行，天不形言，是藏德也，德隐故应用不屈”，而“天明不竭以清静”“天至尊高，德犹见隐，况全生之道而不顺全乎”。王冰认为“言天气以示于人”“言人之真气亦不可泄露，当清静法道，以保天真”。如何才能达到清静？清静无为需要保持精神上的恬愉淡泊，排除一切世俗及物欲所累，不妄行无益之事，即王冰注释《素问·生气通天论》所言："夫嗜欲不能劳其目，淫邪不能惑其心，不妄作劳，是谓清静。"要求养生者以"淳朴之德"保全性命，志不贪则理顺心安；"举事行止，虽常在世俗之间，然其见为则与时俗有异，不为追求时欲所宠而耗天真""于声色滋味也，利于性则取之，害于性则捐之"。此言从视、听、嗅、味等方面对感官加以控制，让精神超然于物外而保全天真。其又引《庄子·在宥》"必静必清，无劳汝形，无摇汝精，乃可以长生"之论，进而指出"修养者，必谨而行之"，诸凡形体劳动、房事施泄当"适性而动""悦而自得"，不可乐色不节、轻用不止。总之，王冰将道家之清静无为作为养生之大要，主张"淡泊以明志，宁静以致远"，使精神内守，以达到颐养天真的目的。

颐养天真之气，还需适中为德，和谐阴阳。王冰引《老子》所言"万物负阴而抱阳，冲气以为和"，指出万物形成之根本，乃阴阳未分的混沌状态，即先天真元之气；天气分阴阳，阴阳二气相互协调作用，即呈现出万物的稳定状态，阴阳和谐是万物稳定的基本条件。人生天地间，"以天地之气生，四时之法成"。若"能应四时和气而养生者，天地恒畜养之"，故必"敬顺四时之德气"。人的活动必须"适中于四时生长收藏之令，参同于阴阳寒暑升降之宜"，顺四时以养生。还应"适中"，防止阴阳过偏而为病。"阳气根于阴，阴气根于阳；无阴则阳无以生，无阳则阴无以化；全阴则阳气不极，全阳则阴气不穷。"王冰所论养生之法，综合了医、道、儒三家思想。王冰重视修炼，认为"术数者，保生之大论""用为养神调气之正道也"，其主张选择导引、吐纳、按跷等方法，修身养性，颐养天真之气。

2. 以自然为法

道法自然是道家思想的精华，儒家也有天、地、人关系的论述。王冰深受道家、儒家思想影响，在次注《素问》之时，贯穿以天地自然为法的思想。

（1）天人相参

先秦即有天地与人相参的思想。如《吕氏春秋·有始》云："天地万物，一人之身也，此之谓大同。"指人体的器官构造与功能变化体现着天地万物之规律。《老子》云："人法地，地法天，天法道，道法自然。""道法自然"乃道家重要的宗旨，宇宙万物的根源是"道"，"人道"应效法天道，天道是"万物作焉而不辞，生而不有，为而不恃，功成而弗居"（《老子》），即无为而自然。人道与天道均应顺乎万物之自然，遵从事物发展的规律，"辅万物之自然而不敢为"（《老子》第六十四章），要因势利导，因性任物，因民随俗，给事物创造良好条件，使其自然化育、自然发展、自然完成。"无为"是一种合乎自然法则的有为，而非无所作为，应知常、执道、循理、审时、守度。

王冰效法道家，指出天体运动、四时递迁、气和化物，是天道清静无为使然。如《素问·四气调神大论》注说："四时成序，七曜周行，天不形言，是藏德也，德隐故应用不屈""天明不竭以清静""天至尊高，德犹见隐，况全生之道而不顺全乎。"《素问·四气调神大论》注云："养生者必顺于时也""时序运行，阴阳变化，天地合气，生育万物。故万物之根，悉归于此""圣人所以身无奇病，生气不竭者，以顺其根也，逆其根则伐其本、坏其真，是则失四时阴阳之道也"。而

“四时之令，不可逆也，逆之则五脏内伤，而他疾起”，如“逆春伤肝”“逆夏伤心”“逆秋伤肺”“逆冬伤肾”。“不顺四时之和，数犯八风之害，与道相失，则天真之气，未期久远而致灭亡也。”王冰强调“夫嗜欲不能劳其目，淫邪不能惑其心，不妄作劳，是谓清静”（《素问·生气通天论》注）；“为无为，事无事，是以内无思想，外不劳形，法道清静，适性而动，故悦而自得也”（《素问·上古天真论》注）。

人的生命来源于天地乾坤。如《周易·易辞下》曰：“天地氤氲，万物化醇，男子构精，万物化生”“乾道成男，坤道成女”。王冰注《素问》时，常引用儒家经典之论为佐证。如注释《素问·天元纪大论》“天地者，万物之上下也”时，王冰云：“天覆地载，上下相临，万物化生，无遗略也。由是故万物自生自长，自化自成，自盈自虚，自复自变也。夫变者何？谓生之气极本而更始化也。孔子曰：曲成万物而不遗。”注释“布气真灵，揔统坤元”时，王冰称：“太虚真气，无所不至也，气齐生有，故禀气含灵者，抱真气以生焉。揔统坤元，言天元气常司地气，化生之道也。《易》曰：至哉坤元，万物资生，乃顺承天也。”注释“生生化化，品物咸章”时，王冰分析“天地之功”说：“有情有识，彰显形容，天气主之。无情无识，蔽匿形质，地气主之。禀元灵气之所化育尔。《易》曰：天地氤氲，万物化醇。”注释“万物资始，五运终天”时，王冰认为：“五运更统于太虚，四时随部而迁复，六气分居而异住，万物因之以化生，非曰自然，其谁能始，故曰万物资始。《易》曰：大哉乾元，万物资始，乃统天，云行雨施，品物流形。孔子曰：天何言哉，四时行焉，百物生焉。”

人顺应于天地之气，天地之气变化有时、有度，故万物之生荣有常时，脉气之至有常期，故《素问·六微旨大论》云：“物生其应也，气脉其应也。”人之气血不循天常则生疾病。《素问·六节藏象论》王注曰：“言苍天布气，尚不越于五行，人在气中，岂不应于天道？夫人之气乱，不顺天常，故有病死之征矣。”因此，人与天地之气相通、相应，脏气有法时之论，气失所养则生疾病，需医者诊而治之。明·宋濂所撰《宋学士文集·赠惠民局提领仁斋张君序》云：“人之生也，与天地之气相为流通，养之得其道则百顺，集百邪去。苟失其养，内伤于七情，外感于六气而疾疢即生焉。医者诊而治之，必察其根本、枝末，其实也从而损之，其虚也从而益之，阴平阳秘，自适厥中。”

王冰注文指出：“言人之所居，可谓下矣，征其至理，则是太虚之中一物耳。”故“自天之下，地之上，则二气交合之分也。人居地上，故气交合之中，人之居也是以化生变易，皆在气交之中也”。人体的脏腑活动与疾病变化均受天地之气的影响，王冰以五运六气理论进行阐释，所谓“六气所御，五运所至，气不相和则病，相得则和，故先以六气所临，后言五脏之病也”。

（2）法于四时

《灵枢·邪客》曰：“人与天地相应也。”《灵枢·岁露》云：“人与天地相参也，与日月相应也。”故《素问·宝命全形论》云：“天覆地载，万物悉备，莫贵于人。人以天地之气生，四时之法成。”“人生于地，悬命于天，天地合气，命之曰人。人能应四时者，天地为之父母，知万物者，谓之天子。”王冰注曰：“天以德流，地以气化，德气相合，而乃生焉。《易》曰‘天地氤氲，万物化醇’，此之谓也。则假以温凉寒暑，生长收藏，四时运行而方成立。”“形假物成，故生于地，命惟天赋，故悬于天。德气同归，故谓之人也。”人能应四时和气而养生者，天地恒蓄养之，故为父母，所以《素问·四气调神大论》称：“夫四时阴阳者，万物之根本也。”又《周易·乾·文言传》称：“（人）与天地合其德，与日月合其明，与四时合其序，与鬼神合其吉凶。先天而天弗违，后天而奉天时。”

王冰承《内经》之旨，认为“但因循四时气序，养生调节之宜，不妄作劳，起居有度，则生气不竭，永保康宁”“四时之令，不可逆之，逆之则五脏内伤而他疾起”。随四时不同主气而调摄，“春夏养阳，秋冬养阴”。随气运的至与不至，“应则顺，否则逆，逆则变生，变则病”，王冰注称：“当期为应，愆时为否，天地之气生化不息，无止碍也。不应有而有，应有而不有，是造化之气失常，失常则气变，变常则气血纷扰而为病也。”故后世刘完素在此论基础上提出：“寒、暑、燥、湿、风、火六气，应于十二经络脏腑也”“一身之气皆随四时五运六气兴衰，而无相反矣。”

从王冰次注《素问》所示五运六气基本格局及其原理可知，五运六气理论对自然、生命、疾病周期规律的总结，来源于古人对天地自然四时变化及其对人体影响的观察与思考。由于中华民族的生活区域恰在四季分明的中纬度大陆地区，所感受到的自然变化具有季节性变化规律，与身体内在感受的季节性变化相呼应，逐渐总结、提炼，升华为阴阳五行学说。出于对不同时间所感受到的体内外变化的记录、传承需要，人们以日影、月象及星辰位置记录时间。

五运六气理论认为，四时变化具有年度性波动。故《素问·天元纪大论》云：“甲己之岁，土运统之。乙庚之岁，金运统之。丙辛之岁，水运统之。丁壬之岁，木运统之。戊癸之岁，火运统之。”《素问·六微旨大论》云“寒湿相遘，燥热相临，风火相值”，司天与在泉、太阳与太阴、阳明与少阴、厥阴与少阳两两相对。《素问·天元纪大论》云：“子午之岁，上见少阴；丑未之岁，上见太阴；寅申之岁，上见少阳；卯酉之岁，上见阳明；辰戌之岁，上见太阳；巳亥之岁，上见厥阴……厥阴之上，风气主之；少阴之上，热气主之；太阴之上，湿气主之；少阳之上，相火主之；阳明之上，燥气主之。太阳之上，寒气主之。”

3. 以阴阳为纲

（1）一阴一阳之谓道

《老子》有云：“万物负阴而抱阳，冲气以为和”。阴阳学说是《内经》医学理论的总纲。《素问·阴阳应象大论》说：“阴阳者，天地之道也，万物之纲纪，变化之父母，生杀之本始。”王冰注曰：“谓变化生成之道也。滋生之用也，阳与之正气以生，阴为之主持以立，故为万物之纲纪也。故《素问·阴阳离合论》曰：‘阳之与正，阴为之主’。”历代或以阴阳滋生万物而称之纲纪，或以阴阳统率万物而称之纲纪，如马莳称：“万物得是阴阳而统之为纲，散之为纪。”张景岳释为：“总之为纲，周之为纪，物无巨细，莫不由之。”高士宗注为：“天地之大，万物生焉，故阴阳者乃万物之纲纪。纲，大纲；纪，散纪也。”巫君玉认为，纲纪亦有管理规律和法度之义，阴阳之于万物，既有滋生、发展的一面，如王冰所注，又有管理约束的一面，庶能概括阴阳对万物完成生长化收藏的合过程。

“生之本，本于阴阳”，故天为阳，地为阴；刚为阳，柔为阴；日为阳，月为阴；男为阳，女为阴等。就人而言，表为阳，里为阴；上为阳，下为阴；六腑为阳，五脏为阴；热为阳，寒为阴；

实为阳，虚为阴等。《素问·生气通天论》指出："阴平阳秘，精神乃治，阴阳离决，精气乃绝。"就阴阳变化规律而言，"故阳气者，一日而主外，平旦人气生，日中而阳气隆，日西而阳气虚，气门乃闭"。就疾病而言，"夫邪之生也，或生于阴，或生于阳。其生于阳者，得之风雨寒暑；其生于阴者，得之饮食居处"，又"阴胜则阳病，阳胜则阴病。阳胜则热，阴胜则寒"。就治疗而言，"善诊者，察色按脉，先别阴阳""审其阴阳，以别柔刚，阳病治阴，阴病治阳，定其血气，各守其乡"，"谨察阴阳所在而调之，以平为期"。

《素问·上古天真论》曰："法于阴阳，和于术数。"王冰注曰："夫阴阳者，天地之常道。术数者，保生之大伦，故修养者必谨先之。《老子》曰'万物负阴而抱阳，冲气以为和'。'四气调神大论'曰'阴阳四时者，万物之终始，死生之本，逆之则灾害生，从之则苛疾不起，是谓得道'。此之谓也。"《素问》高保衡、林亿等序称："在昔黄帝之御极也，以理身绪余治天下，坐于明堂之上，临观八极，考建五常。以谓人之生也，负阴而抱阳，食味而被色，外有寒暑之相荡，内有喜怒之交侵，夭昏札瘥，国家代有。将欲敛时五福，以敷锡厥庶民，乃与岐伯上穷天纪，下极地理，远取诸物，近取诸身，更相问难，垂法以福万世。"五运六气理论也是以阴阳为基础，从多维角度进行理论建构的。

（2）阴阳互根而动

关于阴阳互根为用，《素问·四气调神大论》曰："所以圣人春夏养阳，秋冬养阴，以从其根。"王冰注曰："阳气根于阴，阴气根于阳，无阴则阳无以生，无阳则阴无以化。全阴则阳气不极，全阳则阴气不穷，"用以解释养生之法。《素问·至真要大论》云："诸寒之而热者取之阴，热之而寒者取之阳，所谓求其属也。"王冰注释说："言益火之源，以消阴翳；壮水之主，以制阳光，故曰求其属也。"此注成为后世论阴阳水火理论并指导临床治疗的至理真言。王冰批评粗工说："夫粗工偏浅，学未精深，以热攻寒，以寒疗热；治热未已而冷疾已生，攻寒日深而热病更起；热起而中寒尚在，寒生而外热不除；欲攻寒则惧热不前，欲疗热则思寒又止，进退交战，危亟已臻。岂知脏腑之源，有寒热温凉之主哉。取心者不必齐以热；取肾者不必齐以寒。但益心之阳，寒亦通行；强肾之阴，热之犹可。观斯之故，或治热以热，治寒以寒，万举万全，孰知其意，思方智极，理尽辞穷。"

受王冰阴阳互根之论的启发，后世赵养葵提出："先天水火原属同宫，火以水为主，水以火为原。故取之阴者，火中求水，其精不竭；取之阳者，水中寻火，其明不熄。"张景岳提出："善补阳者，必于阴中求阳，则阳得阴助而生化无穷；善补阴者，必于阳中求阴，则阴得阳升而泉源不竭。"

天之气为阳，地之气为阴，天地之气升降不已，人体之气亦随之升降、出入，"出入废则神机化灭，升降息则气立孤危"。《素问·六微旨大论》曰："升已而降，降者谓天；降已而升，升者谓地。"王冰注为："升已而降以下，彰天气之下流；降已而升以上，表地气之上应。天气下降，地气上腾，天地交合，泰之象也。"《素问·六微旨大论》王冰注云："是以天地之气升降，常以三十日半下上，下上不已，故万物生化，无有休息，而各得其所也。"《素问·气交变大论》曰："各从其动而复之耳。"王冰注曰："动必有复，察动以言复也，《易》曰：吉凶悔吝者生乎动。"

而“天虽高不可度，地虽广不可量，以气动复言之，其犹视其掌矣”。升降协调，则天地交泰，生命亦然。

（二）王冰次注《素问》的释文阐发

王冰在整理编次《素问》的同时，逐篇对《素问》句、词详加注释，训释词义，诠注经文，解析玄妙，对学者深入理解《素问》经旨颇有益处。王冰注文或惜字如金，简洁精干，言词考究，或洋洋洒洒，旁征博引，资料翔实，观点精辟，为后世众多医家津津乐道，兹枚举为例。

1. 阐释医理原委

《老子》曰：“吾所以有大患者，为吾有身，及吾无身，吾有何患！”《素问·六微旨大论》归之于“无形无患”，针砭疾病根源，王冰注云：“夫喜于遂，悦于色，畏于难，惧于祸，外恶风寒暑湿，内繁饥饱爱欲，皆以形无所隐，故常婴患累于人间也。若便想慕滋蔓，嗜欲无厌，外附权门，内丰情伪，则动以牢网，坐招燔焫，欲思释缚，其可得乎？是以身为患阶尔。”王冰主张“身形与太虚释然消散”，升降出入不失常守，才成与道合同的真人。

王冰在《素问·至真要大论》注文中提出疾病四分法：“一者始因气动而内有所成，二者不因气动而外有所成，三者始因气动而病生于内，四者不因气动而病生于外”，又列举各种常见病证归于此四类之中。“夫因气动而内成者，谓积聚癥瘕、瘤气瘿气、结核癫痫之类也。外成者，谓痈肿疮疡、痂疥疽痔、掉瘛浮肿、目赤瘭胗、胕肿痛痒之类也。不因气动而病生于内者，谓留饮澼食、饥饱劳损、宿食霍乱、悲恐喜怒、想慕忧结之类也。生于外者，谓瘴气贼魅、虫蛇蛊毒、蜚尸鬼击、冲薄坠堕、风寒暑湿、斫射刺割棰朴之类也。”此分类法以因于气动或不因气动、外感或内伤分辨疾病，备受后世张元素、张从正等医家宣扬，为临证施治树立大法，“有独治内而愈者，有兼治内而愈者，有独治外而愈者，有兼治外而愈者，有先治内后治外而愈者，有先治外后治内而愈者，有须齐毒而攻击者，有须无毒而调引者。凡此之类方法所施，或重或轻，或缓或急，或收或散，或润或燥，或耎或坚，方士之用，见解不同，各擅已心，好丹非素，故复问之者也”。

王冰诠释神藏、形藏。《素问·六节藏象论》注曰：“形藏有四，一头角，二耳目，三口齿，四胸中也。形分为藏，故以名焉。神藏五者，一肝，二心，三脾，四肺，五肾也，神藏于内，故以名焉。所谓神脏者，肝藏魂，心藏神，脾藏意，肺藏魄，肾藏志也。故此二别尔。”此说树立五脏与神志的关联，成为后世典范。王冰还常以形象平实的文字解释脏腑功能，如《素问·五脏生成》类推五脏之象，王冰注释：“象，谓气象也。言五脏虽隐而不见，然其气象性用犹可以物类推之，何者？肝象木而曲直，心象火而炎上，脾象土而安静，肺象金而刚决，肾象水而润下。夫如是皆大举宗兆，其中随事变化、象法傍通者可以同类而推之尔。”又解释《素问·五脏别论》脏腑藏泻特点时，王冰云：“（五脏）精气为满，水谷为实，但藏精气，故满而不能实。”“（六腑）以不藏精气，但受水谷故也。”又说明胃为水谷之海，“人有四海，水谷之海则其一也，受水谷已，荣养四傍，以其当运化之源，故为六腑之大源也”。

王冰善于顺应四时脏气旺衰而调治五脏。王冰注释《素问·五脏生成》曰：“母谓应时之王气也，先立应时王气，而后乃求邪正之气也。”《素问·至真要大论》“治其王气”，王冰又注释：“物体有寒热，气性有阴阳，触王之气，则强其用也。夫肝气温和，心气暑热，肺气清凉，肾气寒冽，脾气兼并之，故春以清治肝而反温，夏以冷治心而反热，秋以温治肺而反清，冬以热治肾而反寒，盖由补益王气太甚也，补王太甚则脏之寒热气自多矣。”不仅说明了四时的五脏王气特点，还解答了四时补王太甚反致病害。王冰又解释说：“夫入肝为温，入心为热，入肺为清，入肾为寒，入脾为至阴而四气兼之，皆为增其味而益其气，故各从本脏之气用尔，故久服黄连、苦参而反热者，此其类也。余味皆然，但人疏忽，不能精候矣，故曰久而增气，物化之常也，气增不已，益以岁年则脏气偏胜，气有偏胜则有偏绝，脏有偏绝则有暴夭者。”反复提醒后人不可因循于一方一法，而应顺应四时变化以灵活处置。

《素问·六微旨大论》论及六气“亢则害，承乃制，制则生化，外列盛衰，害则败乱，生化大病”，说明自然天地之气存在自我调节、自我制约、自我复衡的规律。王冰注文曰：“亢，过极也，物恶其极。”还用自然现象解释，“热盛水承，条蔓柔弱，凑润衍溢，水象可见”“寒甚物坚，水冰流涸，土象斯见，承下明矣”“疾风之后，时雨乃零，是则湿为风吹，化而为雨”“风动气清，万物皆燥，金承木下，其象昭然”“锻金生热，则火流金，乘火之上，理无妄也”。生命活动也遵循此规律，通过五脏生克制化维护脏腑功能的相对平衡。

王冰重视阴阳互根。《素问·至真要大论》曰：“诸寒之而热者取之阴，热之而寒者取之阳，所谓求其属也。”王冰剖析此为阴亏、阳虚所致虚寒、虚热，批评粗工用正治之法以热疗寒、以寒疗热，“治热未已而冷疾已生，攻寒日深而热病更起，热起而中寒尚在，寒生而外热不除”。进而，王冰提出“益火之源，以消阴翳；壮水之主，以制阳光”的治则，推求病机本质，发前人所未发，启后学之蒙昧。指出脏腑之源有寒热温凉之主，“取心者不必齐以热，取肾者不必齐以寒，但益心之阳，寒亦通行，强肾之阴，热之犹可”，寒热之治需思方智极，才致万举万全。依阴阳互根、水火互化之理而滋肾阴、益心阳为历代医家推崇，启发明代名医张介宾创制有效名方左归丸以治肾阴亏虚、右归丸以补元阳不足，流芳后世。

又《素问·至真要大论》王冰注云：“夫病之微小者，犹人火也，遇草而焫，得木而燔，可以湿伏，可以水灭，故逆其性气以折之攻之。病之大甚者，犹龙火也，得湿而焰，遇水而燔，不知其性以水湿折之，适足以光焰诣天，物穷方止矣。识其性者，反常之理，以火逐之，则燔灼自消，焰光扑灭。”正如经旨所言“逆者正治，从者反治，从少从多，观其事也”，故而以寒攻热、以热攻寒，为逆治之法，从其性，而为从治之法。逆、从，正、反，或说明病性，或说明治法，同类文字而意思差距较大，常有理解上的模糊、混乱，细读王冰注释确可解惑释疑。

2. 阐明病证因机方治

王冰对病证的注释并非随文衍义，而是具备丰富的临证经验与依据，有解释，有发挥，给人以启迪，故《四库全书总目提要》称赞王冰“所注排抉隐典，多所发明”。

如王冰对水肿病剖析入微，在不同篇章中从不同角度予以阐释，形成后世水肿病治疗大法。如《素问·汤液醪醴论》论“其有不从毫毛而生，五脏阳以竭也，津液充郭，其魄独居，孤精于内，气耗于外，形不可与衣相保”，常用来解释水肿病证。王冰注云：“不从毫毛，言生于内，阴气内盛，阳气竭绝，不得入于腹中，故言五脏阳以竭也。”津液为水，郭为皮，“阴蓄于内，水气胀满，上攻于肺，肺气孤危，魄者肺神也，肾为水害，子不救母，故云其魄独居也。夫阴精损削于内，阳气耗减于外，则三焦闭溢，水道不通，水满皮肤，身体否肿，故云形不可与衣相保也。凡此之类，皆四肢脉数急而内鼓动于肺中也。肺动者，谓气急而咳也。言如是者，皆水气格拒于腹膜之内，浮肿施张于身形之外，欲穷标本，其可得乎?”王冰注文不仅清晰阐释了水肿的成因、症状，还解释了该病治则“平治于权衡，去菀陈莝”“微动四极”“开鬼门，洁净府”的含义。平治权衡“谓察脉浮沉”，去菀陈莝“谓去积久之水物，犹如草茎之不可久留于身中”，微动四极即“微动四肢，令阳气渐以宣行”，开鬼门“是启玄府遣气也”，洁净府“谓泻膀胱水去也”，对后世水肿病诊疗意义重大。王冰注涉及水肿病的论述还有很多，如《素问·水热穴论》云：“肾者胃之关也，关门不利，故聚水而从其类也。”王冰注释：“关者，所以可出入也。肾主下焦，膀胱为腑，主其分注，关窍二阴，故肾气化则二阴通，二阴闷则胃填满，故云肾者胃之关也，关闭则水积，水积则气停，气停则水生，水生则气溢，气水同类，故云关闭不利聚水而从其类也。”王冰注所示气行则水行，化气行水也成为水肿病治疗的重要治法。

再如，王冰注释伤寒、热病时，对前人观点择善而从，又有自己的独到见解，从外之邪气、内之正气以及病之表里进行阐述。王冰注释《素问·热论》说：“寒者冬气也，冬时严寒，万类深藏，君子固密，不伤于寒，触冒之者乃名伤寒，其伤于四时之气皆能为病，以伤寒为毒者，最乘杀厉之气，中而即病，名曰伤寒，不即病者，寒毒藏于肌肤，至夏至前变为温病，夏至后变为热病。然其发起皆为伤寒致之，故曰热病者皆伤寒之类也。”此为外感邪气所伤。“寒毒薄于肌肤，阳气不得散发而内怫结，故伤寒者反为病热。”以阳气怫结来说明寒毒热病的病机。“阳热未盛，为寒所制，故为病曰温（先夏至日者）；阳热大盛，寒不能制，故为病曰暑（后夏至日者）。”此以热之多少盛衰为义，不同于前人所释。如杨上善解释为：“冬伤于寒轻者，夏至以前发为温病；冬伤于寒甚者，夏至以后发为暑病。”王冰提出暑病汗法，“然暑病者当与汗之令愈，勿反止之，令其甚也”。王冰还告诫初病需防食劳之复，“热虽少愈，犹未尽除，脾胃气虚，故未能消化，肉坚食驻，故热复生”。《素问·评热病论》末段有王冰注称：“考上文所释之义，未解热从胸背上至头汗出、手热、口干苦渴之义，应古论简脱而此差谬之尔。”并论心肾少阴脉证，反映了王冰注经的严肃态度。

《素问》载方有限，王冰注文对方药做了深入解释。如《素问·病能论》载生铁落饮，王冰解释：“铁落味辛微温平，主治下气，方俗或呼为铁浆，非是生铁液也。”又治酒风之剂，王冰注解：“术，味苦温平，主治大风，止汗。麋衔，味苦寒平，主治风湿筋痿。泽泻，味甘寒平，主治风湿益气。由此功用，方故先之，饭后药先，谓之后饭。”《素问·奇病论》治脾瘅口甘以兰，王冰注解：“兰，谓兰草也，《神农》曰：兰草味辛热平，利水道，辟不祥、胸中痰澼也。除，谓去也。陈，谓久也。言兰除陈久甘肥不化之气者，以辛能发散故也。‘脏气法时论’曰：‘辛者，散也。’”《素问·腹中论》四乌鲗骨一藘茹丸，王冰注曰：“按古《本草经》云乌鲗骨、藘茹等并不治血枯，然经法用之，是攻其所生所起尔。夫醉劳力以入房，则肾中精气耗竭，月事衰少不至，则中有恶血淹留。精气耗竭，则阴萎不起而无精，恶血淹留，则血痹着中而不散。故先兹四药，用入方焉。古《本草经》曰：乌鲗鱼骨，味咸冷平无毒，主治女子血闭。藘茹味辛寒平有小毒，主散恶血。雀卵味甘温平无毒，主治男子阴萎不起，强之令热，多精有子。鲍鱼味辛臭温平无毒，主治瘀血血痹在四肢不散者。”王冰注文重在说明所涉药物的性味、主治，以助理解全方功用，发明方义。

3. 发明腧穴经络妙义

《素问》中有关经络、腧穴的内容丰富，王冰注文中常联系经络循行起止解释复杂的病证病机，引用《针灸甲乙经》《经脉流注孔穴图经》《中诰孔穴图经》等针灸专著，在腧穴、候气、补泻、治疗等方面均有上佳诠释。

王冰常用“同身寸”标注腧穴定位、掌握针刺深度，如《素问·气穴论》中脘穴，王冰注：“中脘者，胃募也，在上脘下同身寸之一寸，居心蔽骨上齐之中，手太阳、少阳、足阳明三脉所生，任脉气所发也。”复溜穴，王冰注：“在足内踝上同身寸之二寸陷者中，足少阴脉之所行也，刺可入同身寸之三分，留三呼。”角孙穴，王冰注：“在耳上郭表之中间，上发际之下开口有空，手太阳、手足少阳三脉之会，刺可入同身寸之三分。”其他如巨骨、临泣、天鼎、缺盆、大椎、脑空等腧穴，均以同身寸标明定位。

王冰某些注释补充了前人所未明，如舌下二穴、急脉穴未见于《针灸甲乙经》，却为王冰注明：“足少阴舌下二穴，在人迎前陷中动脉前，是日月本左右二也，足少阴脉气所发，刺可入同身寸之四分。”“急脉在阴毛中，阴上两旁，相去同身寸之二寸半。”“按之隐指坚然，甚按则痛引上下也，此两脉皆厥阴之大络，通行其中，故曰厥阴急脉，可灸不可刺。”“分肉在足外踝上绝骨之端，同身寸之三分，筋肉分间，阳维脉气所发，刺可入同身寸之三分，留七呼，若灸可灸三壮。”王冰注文既标明了腧穴定位，又对针刺深度、留针时间、艾灸壮数等具体针灸方法进行了详细说明，有助于医生临证施治。

又《素问·缪刺论》曰：“邪客于足阳明之络，令人鼽衄、下齿寒，刺中指爪甲上与肉交者各一寸。”杨上善《太素》未注此穴，王冰注称：“中指者，乃大指次指之误，当作厉兑穴。”《素问·气府论》：“项中足太阳之前各一”，杨上善注为大杼、大椎，王冰注明为风池。王冰还注天突穴“在颈结喉下同身寸之四寸中央宛宛中，阴维、任脉之会”，解溪穴“在冲阳同身寸之二寸半，腕上陷者中”，申脉穴“在外踝下同身寸之五分，容爪甲，阳跷之所生”。《素问·刺热论》注背俞“当是风门热府，在第二椎下两傍，各同身寸之一寸半，督脉、足太阳之会，刺可入同身寸之二分，留七呼，若灸者可灸五壮。验今《明堂》《中诰图经》不言背俞，未详果何处也”。《素问·咳论》注“诸脏输者皆脉之所起第三穴，诸腑合者皆脉之所起第六穴也，经者脏脉之所起第四穴，腑脉之所起第五穴”。王冰的这些注文，或发前人之未明，或纠正前人之谬误，或予人以启迪，为后世医家赞誉有加。

候气是针灸取得疗效的重要方法，能使“经气平定”“气已平调”“邪气无所勾留”。王冰注为“候可取之所也”，宜“审其病脏，以期其气而刺之”“当以气至而针去，不当以针下气未至而针出，乃更为要”“要以气至有效而为约，不必守息而定法也”。若不善候气，“见独盛者使谓邪来，以针泻之则反伤真气”，易导致“且乱大经”“殒绝其生灵”等祸患。《素问·针解》王冰注称：“谨候其气之所在而刺之，此所谓补泻之时也。”“呼尽纳针也同吸也，言必以气至。”王冰反复强调候气、得气及补泻手法的重要性。

王冰所注针灸治法灵活、选穴确切，提倡针刺“先补后泻”，反映了王冰的临证经验。如《素问·刺疟》言所刺之经，王冰注文由经及穴，更为详细，便于临证操作。如心疟者“刺手少阴”。王冰注曰：“神门主之，神门在掌后锐骨之端陷者中，手少阴输也，刺可入同身寸之三分，留七呼，若灸者可灸三壮。”肝疟刺足厥阴见血，注曰：“中封主之，中封在足内踝同身寸之一寸半陷者中，仰足而取之，伸足乃得之，足厥阴经也，刺出血止，常刺者可入同身寸之四分，留七呼，若灸者可灸三壮。”脾疟刺足太阴，王冰注曰：“商丘主之，商丘在足内踝下微前陷者中，足太阴经也，刺可入同身寸之三分，留七呼，若灸者可灸三壮。”《素问·离合真邪论》论及正虚邪恋患者若针刺先用泻法则易“经脉不满，邪气无所排遣”，因于患者“真气不足”，先用补法，“先补真气令足”而后泻其邪气，“真气审已平定，邪气无所勾留，大邪之气随针而出也”。

（三）王冰对五运六气学说的贡献

1. 诠释五运六气学说，补入五运六气学说

王冰是第一位将五运六气学说完整系统地呈现于世的医家。从《难经·七难》中有关“六气旺脉”的论述，到西晋王叔和《伤寒例》所引阴阳大论，皇甫谧《针灸甲乙经》所及阴阳大论等，对五运六气都有涉及却难窥全貌。至王冰将运气七篇收入《素问》并加以注释，又别撰《玄珠密语》“以陈其道”，还有专述运气的《天元玉册》《昭明隐旨》，阐述气运变化遣方用药的《元和纪用经》等，才使得五运六气学说相对系统完整地得到保存。现存从“天元纪大论”至“至真要大论”共为七篇，世称“运气七篇大论”。后世对王冰补入之文的真实性尚有争论。

（1）运气七篇非王冰自撰

《素问》非出自于一时一人之手笔，运气七篇以外的篇章中已有部分内容与运气七篇相仿。在认识自然与人体的关系、人体生理活动与病理变化等方面，显示出运气七篇确与《素问》同属一个理论体系，并带有总结与归纳的痕迹，也可以看出《素问》及五运六气理论逐渐形成的轨迹。

王冰在《重广补注黄帝内经素问》自序中，阐述了运气七篇的由来。称“时于先生郭子斋堂，受得先师张公秘本”，因此秘本“文字昭晰，义理环周”，“因而撰注”，“兼旧藏之卷，合得八十一篇二十四卷，勒成一部”，成为后世广为流传的《重广补注黄帝内经素问》。

从治学态度上考量，王冰不是擅篡经文的人。王冰在序文中对自己整理《素问》的经过做了详细的说明。其整理工作包括：迁移补缺，使医理周全；加字昭义，使文字通畅；分篇冠题，使篇目清楚；照顾人物身分，以合礼仪；错简碎文前后重迭者，则删繁存要。可见，王冰的整理主要在于编次篇目、斟酌字句、注释医理及文字，对“刺法论篇第七十二”和“本病论篇第七十三”两篇标以“亡”字，并无伪作经文的可能性。

王冰对经文之书写亦抱以严肃态度。凡《素问》原文，王冰皆予墨笔书之；“凡所加字，皆朱书募文，使古今必分，字不杂糅”，严格区别注文与《素问》原文。对错简衍文态度慎重，示存疑而未擅改。如“六节藏象论”有“不分邪僻内生工不能禁”10个字，王冰注曰：“以上十字，文义不伦，应古人错简，次后五治下乃其义也。今朱书之。”又如《素问·针解》篇末段“蠹简烂文”“义理残缺，莫可究寻”，“而上古书，姑且载之，以伫后之具本也”，并注明此段共“一百二十四字”。由此可以看出，王冰治学较为严谨。

《素问·阴阳应象大论》与《素问·天元纪大论》，有段文字是相同的，但王冰的注解则有差异。这段文字是：“阴阳者，天地之道也，万物之纲纪，变化之父母，生杀之本始，神明之府也。”“其在天为玄，在人为道，在地为化，化生五味，道生智，玄生神。神在天为风，在地为木……”林亿《新校正》云：“详阴阳者，至神明之府也，“天元纪大论”与“阴阳应象大论”同，而两论之注颇异。”可见注文有先后。

又如，《素问·六节藏象论》云：“帝曰：太过不及奈何？岐伯曰：在经有也。”王冰注：“言‘玉机真脏论’篇，已具言五气平和、太过、不及之旨也。”此显属有误，故《新校正》评价说：“详王氏云‘玉机真脏论’已具，按本篇言脉之太过、不及，即不论运气之太过、不及与平气，当云‘气交变大论’‘五常政大论’篇已具言也。”前注诸篇时，王冰尚未受得“张公秘本”，不知“气交变大论”“五常政大论”其文，因而产生上述错误。王冰也认识到自己有前后认识不一之误，故在序中言：“乃精勤博访……历十二年，方臻理要，询谋得失，深遂夙心。时于先生郭子斋堂，受得先师张公秘本，文字昭晰，义理环周，一以参详，群疑冰释。”说明在得到“秘本”之后，有些问题才搞清楚。

多方佐证运气七篇并非王冰自撰作品。但运气七篇成书于何时，出自何处，仍未能得以确切解释。宋·林亿认为，《素问》卷七失传了600年之久，“而王冰自谓得旧藏之卷，今窃疑之”。又因其“篇卷浩大”，“与《素问》余篇略不相通”，故“窃疑此七篇，乃《阴阳大论》之文，王氏取以补所亡之卷，犹《周官》亡冬官，以《考工记》补之之类”。又因《阴阳大论》与《素问》为“两书甚明”，得出结论说：“要之，《阴阳大论》亦古医经，终非《素问》第七矣。”就此形成了“并论补亡”之说。但林亿并未因此而将运气七篇从《素问》中删除，坦然认可运气七篇“犹是三皇遗文，烂然可观”。表明林亿认同“运气七篇”为上古之文，并认为对《素问》经旨的理解与阐发深有裨益。

至后世怀疑论者，又提出“疑为王冰所增加者不少”（日本香川修德《一本堂行余医言》），或言“亦多后人厕入之亩”（日本浅田宗伯《牛渚漫录》）等，这些说法亦属推测之辞，并无有力的实证。

清·刘鹗（著《铁云藏龟》《老残游记》等）精于医理，晚年所著《人寿安和集》对王冰极为推崇，比之于东汉的张机。刘鹗曾说：“运气者，五运六气，即黄帝《阴阳大论》七篇，王冰以补《素问》之缺者。其书精粹绝伦，古今医家得其解者，汉张机、唐王冰数人而已。”

（2）秘本引来“是否经论”之争议

唐代王冰补运气七篇为《素问》卷七，使后人对《素问》经旨的理解有了很大的变化，也带来了运气七篇是否为经文的争论。

据《汉书·艺文志》记载：“《内经》十八卷。即其经之九卷也，兼《灵枢》九卷，适其数焉。”但《素问》在南北朝时期（420—581）已有缺失。晋·皇甫谧《针灸甲乙经》序言已云有所亡佚；隋·全元起作《素问训解》缺第七卷；《隋书·经籍志》引梁《七录》亦云只存八卷。隋·萧吉作《五行大义》，上自经传，下至阴阳医卜之书，凡言涉及五行者靡不备采，惟至五运六气胜复加临之义无片言论及。

唐代宗宝应元年（762），王冰于次注《素问》序中亦云："故第七一卷，师氏藏之，今之奉行，惟八卷耳。"显示王冰之前传世的《素问》仍缺第七卷。惟王冰自称受得先师"秘本"，乃以"天元纪大论""五运行大论""六微旨大论""气交变大论""五常政大论""六元正纪大论""至真要大论"等专论五运六气的七篇补入《素问》，以实九卷之数。

五运六气及其格局、推测方法、对疾病的诊治等，皆从此七篇大论而出，后人论五运六气也以此七篇大论为据。对运气七篇是否为《内经》原文的真伪判别，成为持续千余年的争论焦点，多数医家倾向于林亿"并论补亡"之说，少数人认为是王冰或唐代道家所伪撰。

对待运气七篇大论是否为《内经》亡佚原文的问题，反映了学者对"经文"与"经旨"的不同关注。在医史文献研究者看来，应注重"经文"的考证，由于历史证据的欠缺尚无法得到公认的结论，仍有待于新的历史证据的出土，故成为持续的疑问。在中医理论与临床研究者看来，当注重"经旨"的考量。从医理与运用法则角度探讨，运气七篇带有《素问》总结性篇章的特点，有助于中医学"天人相应"原理的深刻理解与实践操作，其实用价值意义较大。当今需要关注和给予重视的是，如何运用五运六气理论指导解决健康与疾病问题，而非仅仅纠缠于运气七篇何年撰成、是否经文等难以考证的问题当中。

从中医历史发展进程来看，尽管运气七篇是否为《内经》佚文的问题，在一定程度上影响了一些医家的认同，但并未影响更多医家基于五运六气理论，带动临床诊疗思想与诊疗手段不断发展。认可和推崇运气七篇具有临床指导意义的文字部分，而否认其整体思想的做法，可能有失公允，而有买椟还珠之嫌。

（3）运气大论的九篇之说

王冰次注《素问》，以师门秘本之"七篇大论"充为卷七之文，故称王冰所补《素问》"天元纪大论""五运行大论""六微旨大论""气交变大论""五常政大论""六元正纪大论""至真要大论"为"运气七篇"，成为五运六气理论的奠基之作。

后世研究者根据《素问》各篇章内容的关联，分析《素问》中尚有其他两篇大论，其所讨论的内容也是五运六气理论，与运气七篇相加，称为"运气九篇"。后世流传的《素问》版本不同，以"大论"名篇的篇章不一，《重广补注黄帝内经素问》、张隐庵《黄帝内经素问集注》等有"四气调神大论""阴阳应象大论"，清代高士宗《黄帝内经素问直解》有"阴阳应象大论""六节藏象论"，马莳《黄帝内经素问注证发微》有"阴阳应象大论"。从内容关联而言，"阴阳应象大论""六节藏象论"与运气七篇理法相应，可以互参。

现代研究者有不同看法。如赵洪钧著《内经时代》，将《素问》中的"四气调神大论""阴阳应象大论"与运气七篇合为运气九篇大论，比较"阴阳应象大论"与"天元纪大论""五运行大论"，"内容重出竟近一半，并且基本上是一字不差的重出"。

何爱华认为，《素问》论述五运六气内容的九篇大论，首推"六节藏象论""阴阳应象大论"，并称王冰补入的卷七非《素问》固有内容，不能成为推论《内经》原书著作时代的依据。"阴阳应象大论"为原存内容，是否为王冰所补入仍待探讨。王冰次注《素问》确有不少发挥，对保存古代医籍颇具贡献，但补、移古文致使后人难于考究，亦不无缺憾。

近年也有以《素问》中的“刺法论”“本病论”两篇充作运气九篇的提法，“刺法论”所论升降失常、刚柔失守而致疫疠，具有一定的临证意义，但其文辞难称“大论”之名。马莳曰：“‘刺法’‘本病’二篇，正本所遗，别有《素问》遗篇其此。其‘本病论’正所以发明‘刺法论’之义，内有折其郁气、资其化源等语，大义见‘六元正纪大论’中，但彼则引而不发，至此二篇，始有下手处。惟升之不前，降之不入，故成五郁。惟不退位，故不迁正。司天不得迁正则刚失守，而后三年成五疫；司地不得迁正则柔失守，而后三年成五疠。后世不知司天在泉，天之右旋，地之左旋，及治五郁者，以其不知此二篇升降之义也。不能治疫疠者，以其不知二篇退位迁正、刚柔失守之义也。但不知始自何代，将此二篇窃出私传，不入官本。”《明史》曰：“世传《素问》王冰注本中有缺篇，简王得全本补之。”此处所称简王，名高燧，明成祖第三子。赵府居敬堂刊本《素问》载有“刺法”“本病”二篇（见丹波元胤《医籍考》卷二）。

2. 对五运六气基本概念和原理的诠释

王冰《素问》次注的运气七篇，主要阐释了以年周期为核心的五运六气基本格局，篇幅浩繁，易引起歧义。探讨其中关键，在“春温、夏热、秋凉、冬寒”的基本季节规律认识的基础上，对六十甲子年周期内进行年度差异的季节变化规律总结，概括为中运、主运、主气，司天、在泉、客运、客气、胜复、郁发等。

如《素问·五常政大论》统论五运平气、太过、不及，王冰逐一解释，加深理解。“平气之纪，木运敷和”，王冰注“敷布和气，物以生荣”；“火运升明”，王冰注“火气高明”；“土运备化”，王冰注“广被化气，资于群品”；“金运审平”，王冰注“金气清，审平而定”；“水运静顺”，王冰注“水体清静，顺于物也”。“不及之纪，木运委和”，王冰注“阳和之气，委屈而少用也”；“火运伏明”，王冰注“明曜之气，屈伏不申”；“土运卑监”，王冰注“土虽卑少，犹监万物之生化也”；“金运从革”，王冰注“从顺革易，坚成万物”；“水运涸流”，王冰注“水少，故流注干涸”；“太过之纪，木发生”，王冰注“宣发生气，万物以荣”；“火运赫曦”，王冰注“盛明也”；“土运敦阜”，王冰注“敦，厚也。阜，高也。土余故高而厚”；“金运坚成”，王冰注“气爽风劲，坚成庶物”；“水运流衍”，王冰注“衍，泮衍也，溢也”。王冰注文有字词训解，有文义解读，被后世视为五运六气第一注文。

又如，对五运六气理论的年度时间规律起始点的描述，自王冰以降长期存在学术争议。从阴阳合历以记录日、月、地为主运动轨迹的角度理解，应以农历正月朔甲子日为起始时间，甲子纪年已连续达数千年之久。

一年之六气推步的起始时间亦有不同观点，皆云出于唐代王冰。《素问·六节藏象论》云：“立端于始，表正于中，推余于终，而天度毕矣。”王冰注曰：“言立首气于初节之日，示斗建于月半之辰，退余闰于相望之后。”初节为立春日，以立春为首。又注：“四时谓岁”“各从主治，谓一岁之日，各归从五行之一气而主以王也”；“时，谓立春之前当至时也。气，谓当王之脉气也。春前气至，脉气亦至，故曰时立气布也”。《新校正》云：“王冰时立气布，按此正谓岁立四时，时布六气，如环之无端。”可见当王之脉气应时而早至。

又《素问·六节藏象论》云：“求其至也，皆归始春。”王注曰：“始春，谓立春之日也。春为四时之长，故候气皆归于立春前之日也。”又注：“凡气之至，皆谓立春前十五日，乃候之初也。”“候其年，则始于立春之日；候其气，则始于四气定期；候其日，则随于候日，故曰谨候其时，气可与期也。”立春前十五日，为“大寒”。

《素问·六微旨大论》王冰注亦曰：“天之六气也，初之气，起于立春前十五日，余二、三、四、五、终气次至，而分治六十日余八十七刻半”。又“火有二位，故以君火为六气之始也。相火，则夏至日前后各三十日也，少阳之分，火之位也。”自春分后六十日有奇，斗建卯正至于巳正，君火位也。“风之分也，即春分前六十日而有奇也，自斗建丑正至卯之中，初之气也。”

唐代王冰之后，主张以大寒为六气之始的医家占大多数，以立春为六气之始的医家数量较少，也有医家认为正二月为初之气。由于古代历法多以立春为正月之始，故与以立春为六气始、以正二月为初之气的观点，差异不大。

【后世影响】

王冰由次注《素问》而名扬千古，为后世树立了《素问》正经正注的典范，开创了注释医经的风尚；阐释了天地造化运气玄机，对中医学的传播、发展产生了巨大的影响。

（一）树立正经正注典范

《内经》为中医经典之首，但《素问》在南北朝时期（420—581）已有亡佚。唐代宗宝应元年（762），王冰于次注《素问》序中亦云：“故第七一卷，师氏藏之，今之奉行，惟八卷耳。”王冰自称受得先师“秘本”，乃以“天元纪大论”“五运行大论”“六微旨大论”“气交变大论”“五常政大论”“六元正纪大论”“至真要大论”等七篇补入《素问》，以实九卷之数。中医五运六气理论皆从此七篇大论而出，后人论五运六气也以此七篇大论为据。运气之学自唐代王冰乃显，自王冰之后五运六气理论成为《内经》重要组成部分。宋代林亿认为，《素问》卷七失传了600年之久，“窃疑此七篇，乃《阴阳大论》之文”，结论是“《阴阳大论》亦古医经，终非《素问》第七矣”，形成“并论补亡”之说。

王冰补足《素问》九卷之数，使作为中医学理论根基的《内经》更为完整。通过王冰的全面注释，也使《素问》阐发的中医理论更易学习和理解。迨至宋仁宗嘉祐二年（1057），宋政府成立“校正医书局”，诏选林亿、孙奇、高保衡等儒臣而晓医术者，精校《素问》以下经典医籍。“正其讹谬，补其遗佚，文之重复者削之，事之不伦者缉之”（高保衡等序）。书成之后，刊行天下，并作为太医局（医学教育与管理机构）的正式教材。王冰次注《素问》由林亿、孙奇、高保衡等校勘、注释，孙兆改误，更名为《重广补注黄帝内经素问》（又称新校正本），成为其后刊刻传播《素问》的蓝本和依据。

林亿认为运气七篇“犹是三皇遗文，烂然可观”，认同运气七篇为上古之文，对《素问》经旨的理解与阐发深有裨益，因而未将运气七篇从《素问》中删除，并从此确定王冰《重广补注黄帝内经素问》为正经、正注。王冰次注本作为《素问》通行版本广为传播，并成为官方医学典籍、官学必授课程与必考科目，其学术影响历金、元、明、清诸代延续至今，且传播广泛，达及周边的日本、韩国等地。

（二）开创注释医经风尚

王冰不仅开创了全面注释医经的先河，其《素问》注释方法也对后世注经者产生潜移默化的影响。王冰次注《素问》亦有不当或不妥之处，他在《素问》自序中也承认其对经文的理解有前后不一之处，显示他在注经中的学术深化和中肯的自我评价。王冰次注功莫大焉，其不足之处为后世注释医经者引以为戒。

王冰次注《素问》，补缺拾遗，削繁存要，训诂明义，发挥经旨，凡疑难的字、句、段都有解释，字词与文理并重。王冰注释采用唐代通行方法，并博引古代典籍及文字学著作，如《易经》《易传》《诗》《书》《白虎通》《阴阳法》《太上立言》《正理观化药集商较服饵》等。后世普遍认为，王冰注文简当，字义畅达，简明扼要，昭示原文之义，又对诸多原文的背景进行说明。“在唐代像陆德明、颜师古都被认为是校勘古书的宗匠。但王冰对《素问》的校正，可以说是尽了校勘的能事，而无人表而彰之。”清代莫熺《医门药理》评王冰：“依经注解，理入化机，发微奥理，羽翼圣经。”其具体方法为：形训，声训，义训，析句，明理。

郭霭春把王冰对《素问》经文的整理概括为“一移补，二加字，三删繁”三点。他校勘了全部王冰注文，出校语1128条，认为王冰注的特点为究医理、明训诂、重校勘，但仍有不当的删繁之例，并在所著《新医林改错》中对47条王冰注释阐明个人见解，匡正王冰某些注释的错误。张登本考证，王冰编次迁移原文85条，有分编类5篇，合并类14篇，补缺类5篇，共约4500条的注文，主要采用了以经解经，用医理释经义，以及校勘、注解、释文、析句等多种训诂方法。张登本认为，王冰次注《素问》整理编次，内容系统合理；训诂解惑，宣畅奥理大义；发明经义，弘扬拓展医理；广征博引，汇存古籍文献；传承运气，丰富医学内容。

王冰次注《素问》广泛引用以为注释，包括引证文史经书注释；引用道家经典注释；证引医学典籍注释；《素问》不同篇章经文互引，加强前后内容联系。通过王冰次注，移错简，内部整序；删除衍文，凝练冗赘；发现脱简，增补经义；改正误文，自行统一；分章合节，理清层次；内部求证，融会贯通，使《素问》内容系统化。

历代对王冰注经的功过均有评价。如《四库全书总目提要》曰：“（王冰）所注排决隐奥，多所发明。其称‘大热而甚，寒之不寒，是无水也。大寒而甚，热之不热，是无火也。无火者不必去水，宜益火之源以消阴翳。无水者不必去火，宜壮水之主以镇阳光’，遂开明代薛己诸人探本命门之一法，其亦深于医理者矣。”沈作喆《寓简》曰：“王冰注《素问》，叙气候，仲春有芍药荣，季春有牡丹华，仲夏有木槿荣，仲秋有景天华，皆《月令》《历书》所无。”刘完素《原病式》序曰：“王冰迁移加减经文，亦有臆说而不合古圣之书者也。虽言凡所加字皆朱书，其文既传于世，即文皆为墨字也。凡所改易之间，或不中其理者，使智哲以理推之，终莫得其真意，岂知未达真理而不识其伪所致也。”吕复曰：“王冰为《素问》作注，复以《阴阳大论》补亡逸，其用心亦勤矣。惜乎朱墨混淆，玉石相乱，训诂失之于迂疏，引援或至于未切。”马莳曰：“（王冰注）随句解释，逢疑则默，章节不分，前后混淆。”汪昂曰：“《素问》在唐有王启玄之注，为注释之开山。

注内有补经文所未及者，可谓有功先圣。然年世久远，间有讹缺，风气未开，复有略而无注者。”评价较为公允中正。

（三）阐释造化运气玄机

王冰次注《素问》，补入运气七篇大论，首注其文，传五运六气理论，对后世中医学发展产生了深远影响。褚澄曰：“《素问》之书成于黄、岐，运气之宗起于《素问》。”宋·王应麟撰《困学纪闻》卷九杨退修，宋·晁公武撰、宋·赵希弁重编后志《昭德先生郡斋读书志后志》卷二等均云：“以岐伯论五运六气以治疾病，后世通之者惟王冰一人而已。”

五运六气理论是在秦汉之前的漫长岁月中逐步完善起来的，古代历史文献中存在大量相关记载。世界由混沌而太极，至气分阴阳，清阳上积以为天，浊阴下辟以为地，寒、暑、燥、湿、风、火布于穹窿，木、火、土、金、水列于磅礴，“要其终也，本阴阳而一以贯之”。五运六气实为天地阴阳之道的论理工具，反映了中国人对世界的独特认识。

天地造化之理本于五运六气。如宋代《圣济经》指出：“论造化必本之气运者，盖天司生，覆穹然而刚健；地职形，载赜然而止静；运以统岁，布化而递迁，相感相召而损益著，生生化化而品汇彰。”因此，包括人类在内的天地万物莫不禀阴阳五行之气以生，而“五行之气，上应五星，内御五脏”，故“岁运更治，盈虚相从”，人可得其养，亦可受其害。医者欲知患者病之所在，虚实之所起，必须留意于运气。《圣济经》反复强调谙悉运气的必要性，认为不知运气，“不可与语造化之全功”“不可与议道之太常”“曾未洞达而曰能已人之疾，可乎！”只有明此，“斯可与论至和之道”。

方药中、许家松在《黄帝内经素问运气七篇讲解》中指出，运气七篇“可以说是《内经》一书基本精神的总结性篇章，是《内经》一书极其重要的组成部分”。五运六气理论以天地一体、五脏一体、人与天地相应阐释整体恒动的指导思想；以“太虚寥廓，肇基化源，万物资始，五运终天”“五运之政，犹权衡也”“寒热燥湿，不同其化”“之化之变，各归不胜而为化”“微者小差，甚者大差”等，阐释人体的气化过程；以“气相得则和，不相得则病”“从其气则和，违其气则病”“非其位则邪，当其位则正”，以及“谨守病机，各司其属”“候之所始，道之所生”“必先五胜”等，阐释疾病的正邪病因与求属病机；以“谨察阴阳所在而调之，以平为期”“上下所主，随其攸利……疏气令调”“伏其所主，先其所因”等，阐释辨证诊治的灵活化裁。

自王冰次注《素问》之后，五运六气理论逐渐成为医生是否精通中医医理的衡量标准。如宋·真德秀撰《西山先生真文忠公文集》卷二十七云：“仁甫读岐伯伊尹之书，通五运六气之学，其心又乐于济人者，故余为之序以勉之。”元·戴良撰《九灵山房集》卷二十七吕元膺之沧州翁传云：“（沧州翁）历著大要，推原五运六气、上下临御、主客胜复政化淫正及三元九宫太乙司政之类，殊为详明，深足以羽翼《内经》‘六微旨’‘五常政’等篇。”元·黄溍撰《金华黄先生文集·江浙官医堤举葛公墓志铭》云：“世之言医者，执方拘论而募究其原委，多与古法背驰，于是推五运六气之标本，察阴阳升降之左右，以乞五脏六腑之虚实以合经络血气之流注而知疾病之候，死生之期，其处方剂、施砭焫率与他医异，以此名动一时。”

五运六气理论极大地影响了唐代以后的中医学发展，王冰次注《素问》所阐释的五运六气之理也广为后世发明、阐发，使之更为全面。

两宋时期，中医五运六气理论逐步盛行。沈括的肯定和运用，刘温舒的阐发奥义，林亿、孙奇等肯定运气七篇为“古医经”，加之宋徽宗的亲自倡导、宋政府的积极推行，使运气之学受到普遍重视且被大力推行。但有些医家因未深究其理而采取流于程式化的简单套用方法，减弱了五运六气理论对医疗实践的指导作用，为金元时期的反思与创新埋下伏笔。

金元时期，由于理学格致论理的影响，不少医家较为深入地探讨运气所述天地自然造化之理与人体现象和疾病变化的关系，并指导临床对病因、病机的认识以及药物的使用，促进了五运六气理论与临床诊疗思想的进一步融合，涌现出了从不同角度理解和运用运气的医学大家，形成了不同的医学流派，引起了学术界的争鸣，推动了金元医学的发展。近世不少学者（如任应秋等）认为，金元不同医学学派的形成，或多或少，或直接或间接地和医家对五运六气理论的理解与创新有关。

五运六气理论是医学与天文、历法、气象等多种学科有机结合的产物。由于天文、历法、气象渐渐不闻于下，明清时期，五运六气理论反对者的呼声日渐高涨。五运六气理论在有褒有贬、有毁有誉的斗争中存在和发展，这种学术观点上的争论在明清时期表现尤为明显。

自明至清的500余年间，致力于著书立说、宣扬五运六气理论的医家颇多。有的著书立说，阐发运气内容和哲理；有的以之指导诊断和治疗；有的以运气所示方略探讨温病的病因和病机等，形成了崇信运气、运用运气的一派，成为五运六气理论发展的推动力量。这些著作别立运气专卷或专章，或繁或简，或略或详，或浅出或深入，都能提纲挈领，契合经旨，并提出自己的见解，发布自己的实践体会。其中留存了一批记载详细、疗效奇特、论理精彩的五运六气病案，为中医诊断学、治疗学增添了新内容。明清医家把五运六气理论所涉及的认识、诊断、治疗原则用于临床，为中医诊断学、治疗学充实了内容，并对温病学、疫病学的发展具有启发意义。

近代以来，随着西风渐劲和疑古之风盛行，一些文人对传统中国文化中的经典著作提出质疑与否定。中医经典《内经》也遭责难，而经王冰补入之运气七篇更成为废经论者口诛笔伐的重要标靶。对阴阳、五行等经典观念的一知半解，误导了一些人；急于废除腐败政治制度的愿望，又加剧了他们革除一切旧思维、旧经典的偏激认识。而处于当时社会经济优势、政治统治优势的西医们急于打击异己、确立主导地位的初衷，最终导致了以学术打压为先导、政治打击为支撑的废除旧医运动。

在废经论与废除旧医论的学术与政治争斗之中，五运六气理论受到强烈的抨击并被彻底地否定。与此同时，中医界对废除旧医的政治打压和学术打压进行了坚决的抗争。首要是维护《内经》的学术地位。近代有识之士对五运六气理论的坚守，除表现在著书立说、阐发微旨、办校传道之外，还在中医临证治疗、特别是疫病诊疗中运用得法，取得令政府刮目、民众信服的成绩。

现代学者多从不同角度对五运六气理论进行研究与评价，看法基本一致，即采取一分为二的态度，既承认运气学术的重要价值，又指出其中的疑问与不足。尤以著名中医学家任应秋先生和方药中先生等的论述最得中医界认同。

2003年以前，国家对五运六气理论研究的课题资助较少，导致五运六气理论研究系统性不足，在与五运六气相关的时间医学、气象医学等交叉领域的基础研究有所开展，但对五运六气理论本身的挖掘不够深入。2003 年以后，传染性疾病的预防与治疗受到重视，国家和地方相继开展了五运六气理论与疫病预测、防治的研究项目，推动了五运六气理论的研究工作，研究病种由疫病扩展到临床各科杂病。

五运六气理论研究已成为中医理论研究的重要组成部分，带动了中医藏象、病因、病机、诊法、防治及现代多学科的研究开展。其研究方向存在两大趋势。一方面，将天文、地理、气象、物候等多个自然科学学科的观念和证据引入五运六气研究当中，以复杂系统与时空的阐述丰富五运六气理论内涵。另一方面，遵循简捷实用原则，试图将运气格局中较难掌握的天文、历法内容剥离出去，回归五运六气理论的医学目的，着力于五运六气理论对临床健康及疾病、疫病防治的指导方法与手段。

综上所述，王冰注解《素问》主张以全生为本，以自然为法，具有浓厚的道学思想特色，为后世医经注释研究树立了典范。此外，王冰补入了“运气七篇大论”并详加注解，使得《素问》之学术内容更为完善，开启了运气学说研究的新篇章。

中国中医科学院中医基础理论研究所　杨威　于峥

【参考文献】

[1] 张登本，孙理军. 王冰医学全书［M］. 北京：中国中医药出版社，2006.

[2] 李经纬，林昭庚. 中国医学通史·古代卷［M］. 北京：人民卫生出版社，1999.

[3] 余嘉锡. 四库提要辨证［M］. 北京：中华书局，1980.

[4] 刘昫. 旧唐书［M］. 上海：上海古籍出版社，1986.

[5] 王冰. 素问六气玄珠密语［M］. 北京：中医古籍出版社，1996.

[6] 刘蕙孙. 中国文化史述［M］. 北京：文化艺术出版社，1997.

[7] 赵洪钧. 内经时代［M］. 中国中西医结合研究会河北分会，1985.

[8] 田合禄. 中医运气学解秘［M］. 太原：山西科学技术出版社，2007.

[9] 方药中，许家松. 黄帝内经素问运气七篇讲解［M］. 北京：人民卫生出版社，1982.

[10] 张登本，孙理军. 王冰医学全书［M］. 北京：中国中医药出版社，2006：706－829.

[11] 乔海法，乔永法，李红芹. 唐时诸王冰析疑［J］. 中华医史杂志，1999，29（4）：239－241.

[12] 钱超尘. 王冰史事二则［J］. 北京中医药大学学报，2001，24（4）：1－2.

[13] 杨仕哲，黄维三，任育才，等. 王冰生平之谜［J］. 中华医史杂志，1998，28（3）：174－176.

[14] 乔海法，李红芹.《素问》王冰注使用祖本探讨［J］. 中华医史杂志，2003，33（2）：86.

[15] 钱超尘. 王冰史事二则［J］. 北京中医药大学学报，2001，24（4）：1－2.

[16] 张登本. 王冰次注《素问》的主要贡献［J］. 山西中医学院学报，2006，7（6）：2－4.

[17] 李怀之. 由通行本《素问》编次看王冰对古籍整理的贡献［J］. 中医药学刊，2005，23（10）：1881－1882.

[18] 胡凤媛. 王冰《素问》注养生思想探析［J］. 安徽中医学院学报，1998，17（11）：1.

[19] 贯剑. 浅议儒家道家思想对王冰的影响［J］. 上海中医药杂志，2003，37（6）：12－14.

[20] 巫君玉. 谈“万物之纲纪”［J］. 光明中医杂志，1996（3）：29.

[21] 曾勇，李文海. 王冰学术思想探讨［J］. 辽宁中医杂志，1984（10）：42.

[22] 何爱华. 王冰补移《素问》小议［J］. 天津中医学院学报，1988（6）：1－4.

[23] 吴仕骥. 精思博考，探究厘正（一）——简述郭霭春先生对《素问》王冰注的研究［J］. 天津中医药大学学报，2006，25（4）：200－203.

[24] 张登本. 王冰次注《素问》的特点［J］. 山西中医学院学报，2006，7（1）：10－12.

[25] 张登本. 王冰次注《素问》的主要贡献［J］. 山西中医学院学报，2006，7（6）：2－4.

[26] 彭达池.《素问》王冰注系统化初探［J］. 图书馆理论与实践. 2007（6）：61－63.

宋金元醫家

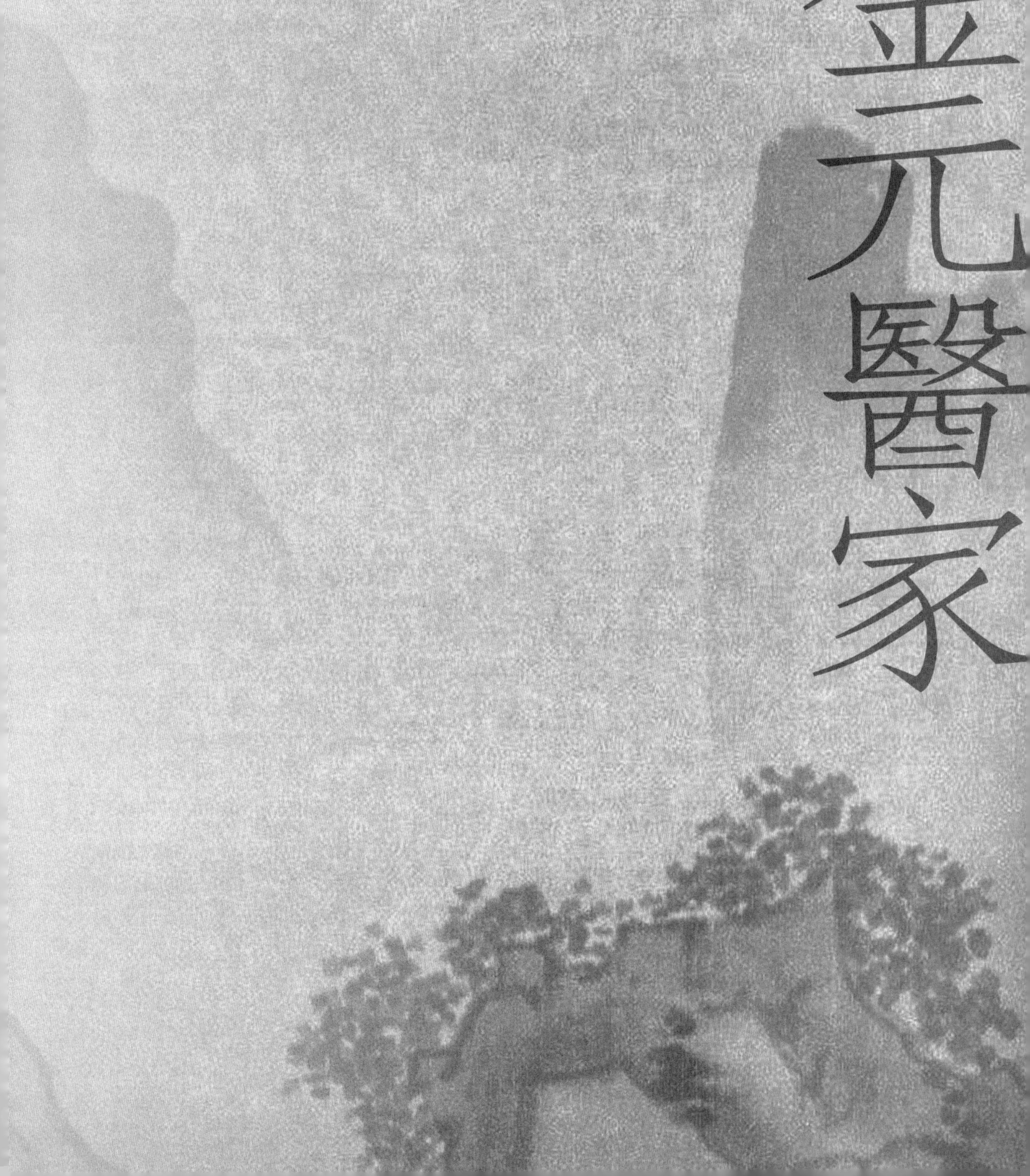

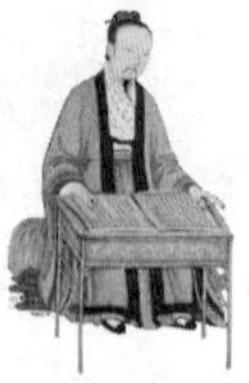

韩祇和

内容提要

韩祇和，北宋名医，生卒年、字号及籍贯无从考证，代表性著作为《伤寒微旨论》。韩祇和认为，伤寒病机是经过体内阳气被寒邪所困，而郁结成热病；首次提出了“伤寒传足经不传手经”的观点。他辨治伤寒，极为重视脉诊，同时重视汗、下两法的运用；认为治外感热病应据节气不同而各立方治；在论治伤寒病的同时，认为“常调解患者小便流利及色不黄赤，最为医之大要也”；并且创立了多首温中方剂，丰富了伤寒三阴病的证治；在黄疸的论治中，《伤寒微旨论》特设“阴黄证篇”，首创辨治阴黄大法。

【概述】

一、生平简介

韩祇和，北宋名医。《宋史》未载韩祇和，故生卒年及字号无从考证。在记载韩祇和姓名的历代文献中，将其名或写作“祇（zhī 支）和”，或写成“祇（qí 其）和”，未能统一。如《宋以前医籍考》《伤寒微旨论》的多数刻本、《中医大词典·医史文献分册》等作“祇和”；《中国医籍考》1956 年版、影抄文溯阁本《伤寒微旨论》，《本草纲目·引据书目》等作“祇和”；文渊阁本《伤寒微旨论》，1983 年版《中国医籍考》等，“祇和”和“祇和”并用，交替出现。现存《伤寒微旨论》的最早刻本，是《四库全书》从《永乐大典》之中辑出的，由于《永乐大典》残卷缺损严重，今已不可复见韩祇和姓名，最早的《四库全书》文渊阁辑本之中，“祇和”与“祇和”并用，难以为据，故当参以旁证，定其本真。有关韩祇和的记载，南宋版《伤寒明理论·严器之序》年代最早，其他如元代王好古、王安道，明初陶华等引据韩祇和著作，均早于《永乐大典》，其中韩祇和其名皆作“祇和”。从字义看，“祇”意为恭敬，与“和”字义近；“祇”意为地神，或同于“只”字，与“和”在字义上也不相涉。古人名与字在意义上，往往互相联系，所以韩祇和应当名为“祇和”，而不是“祇和”。诸书因“祇”“祇”二字，字形相近，可能系在刊刻过程中导致讹误。

陈振孙于《直斋书录解题》中称《伤寒微旨论》为：“不著作者，序言元祐丙寅（1086），必当时名医也，其书颇有发明”。《四库全书总目提要》云：“是祇和实北宋名医，以伤寒为专门者。特《宋史·方技传》不载，其履贯遂不可考耳”。但据韩祇和《伤寒微旨论》中所记病例之地址与年代，可大致推断其生活年代及医事活动地域。“温中篇”中，韩祇和云：“尚有未尽证者，愚尝校雠，自至和初岁迄于今三十余年。”假设韩氏 25 岁始行医，至其著《伤寒微旨论》时约 55 岁。若以此推算，则其生活于 1030—1100 年间。《伤寒微旨论》所记行医地名，主要有“邢磁二郡”“怀卫二郡”“淦阳”（即滏阳之误，宋置县，明废，入磁州），相当于今河北省邢台、磁县和河南省泌阳、汲县一带。据此推测韩祇和祖籍，可能为河北省与河南省交界地区。其行医足迹遍及数县，陈振孙称其为当时名医，较为可信。

二、著作介绍

韩祇和著有《伤寒微旨论》，2 卷。北宋肇兴，医界研习《伤寒论》蔚然成风，绍述仲景之学者纷然涌现，著名医家韩祇和就是其中一员。其潜心钻研伤寒之学，是第一位阐发《伤寒论》学术思想的医家，较成无己还早 50 余年。韩氏研习《伤寒论》30 余年，于北宋元祐元年（1086）著成《伤寒微旨论》2 卷，两万余字，弘扬仲景思想又富有创新精神。此书比庞安时《伤寒总病论》早 14 年，比朱肱《活人书》早 22 年，原书已佚，所幸后人据《永乐大典》“采掇荟萃，以成完帙”，收录于《四库全书·子部》中，共 2 卷 15 篇，并有方论。此书在清代至民国年间曾多次刊印。“微”者，不明也；“旨”者，意也。韩祇和以“微旨”命题立论，以示其书重在阐发

《伤寒论》未尽之义。

《伤寒微旨论》分上下两卷，卷上载“伤寒源”“伤寒平脉”“辨脉”“阴阳盛虚”“治病随证加减药”“用药逆”“可汗”“可下”8篇；卷下载“总汗下”“辨汗下药力轻重”“温中”“小便大便”“蓄血证”“阴黄证”“劳复证”7篇。萧源等辑《永乐大典医药集》中尚有未被辑入的“戒桂枝汤篇”“辨桂枝葛根麻黄汤篇”等内容。韩祗和从伏气温病、伤寒辨脉、汗下温中大法，以及蓄血、阴黄、劳复证治等方面，对《伤寒论》进行补充和发挥。此书立论超然，言简意赅，阐述伤寒奥旨，发明仲景未尽之意。是首本发挥张仲景《伤寒论》的专著，具有较高的学术水平。只可惜其内容不全，未能广泛流传，较之庞、朱等人，其学术思想鲜为世人悉谙和重视。但韩氏关于《伤寒论》的研究和见解，对后世开展《伤寒论》的研究有较大的启示，对其后的庞安时、朱肱、刘河间、王好古等伤寒名家都产生了深远的影响。

【学术思想】

一、学术渊源

韩祗和，史料及医书记载未见其师承渊源。但其熟读《伤寒论》，且是第一位阐发《伤寒论》学术思想的医家，所著《伤寒微旨论》也是第一部发挥张仲景《伤寒论》的专著。故《四库全书总目提要》称其“能师张氏而神明其意矣”“大抵推阐张机之旨，而能变通于其间”。

二、学术特色

（一）论伤寒乃郁阳为患

伏气温病的概念源于《内经》。如《素问·生气通天论》曰：“冬伤于寒，春必温病”。《素问·热论》云：“今夫热病者，皆伤寒之类也……人之伤于寒也，则为病热”。明确提出外感发热的病因是感受寒邪所致，为后世的广义伤寒学说奠定了基础。

王叔和在《内经》的基础上，创立伏寒致温学说。王氏认为，冬季感受寒毒之邪，即时发病者为伤寒，未即时发病者，寒毒则伏藏于肌肤之间，至春变为温病，至夏变为热病。王叔和之说在隋唐时代影响很大。巢元方、王焘、孙思邈等人均从此说。

人伤于寒而为热病的机理，至唐代王冰有了较为明确的解释。其言“寒毒薄于肌肤，阳气不得散发，而内怫结，故伤寒者反为热病。”王冰这一创见，被韩祗和继承。其在《伤寒微旨论·伤寒源篇》中指出，伤寒之本源“始自阳气内郁结，而后为热病”，提出伤寒病机是由于体内阳气被寒邪所困，而郁结成热病的观点。当时，诸医家对伤寒病机有不同的认识，韩祗和根据王冰注释《素问·生气通天论》《素问·热论》的论述，如“冬寒且凝，春阳气发，寒不为释，阳怫于中，寒怫相持，故病温”等内容为依据，认为冬至之后一阳渐生，阳气微弱，如《易》之“潜龙”不能上行，伏而不用。小寒之后立春以前，寒毒杀厉之气大行，中于人则传于脏腑，其内伏之阳被寒毒所折，深伏于骨髓，应时不得宣畅。其在《伤寒微旨论·伤寒平脉篇》中指出：“伤寒既禀于冬，得春夏之气则欲发泄，而又因饮冷嗜欲则触起，因冲风雨则迫动，因他人病所著，则外邪煦出内邪，既病之后，变动不常。”故所感寒气浅者，至春之时伏阳发泄则其病轻，名曰温病。感寒气重者，至夏至后真阴渐发，伏阳不得停留，或遇风寒，或因饮食沐浴所伤，其骨髓郁结之伏阳为外邪所引，若遇天气炎热，两热相干，则病证多变，名曰热病。论述了冬伤于寒，春夏所发温病、热病的病机与病名。韩祗和认为寒冬之时，体内阳气蛰伏不动，若此时感受寒邪，则体内之阳为寒邪所困，深夹于骨髓之间而不得宣畅；至春升阳动之时，其内伏之阳得以发泄则为病也。若感寒邪较轻则成温病，感寒邪较重则成热病。其系统论述了伤寒的发生发展过程，对初学者理解伤寒病因病机有重要的指导作用，且与《素问·阴阳应象大论》中所谓的“冬伤于寒，春必温病”的思想是一脉相承的。

《伤寒微旨论》中主张“伤寒乃郁阳为患”，并创辛凉解表治法。韩祗和谈到：“夫伤寒之病，医者多不审察病之本源，但只云病伤寒，即不知其始自阳气郁结，而后为热病矣。”又曰：“寒毒薄于肌肤，阳气不得散发而内怫结，故伤寒者反为热病也。”他得出的结论是：“伤寒之病本于内伏之阳为患。”韩祗和论伤寒，不局限于病因上的“寒”字，从证候上的热和“伏阳为热”的病机上着眼，为辛凉解表治疗提供了理论依据，也发刘河间“伤寒六经自始至终皆热证”之先声。他还补述了伤寒和中风的脉象，“浮数而软，命之曰伤风；浮数而硬，命之曰伤寒”“紧脉者寒也”“缓脉者风也”。认为伤寒和中风的脉象，是在浮数的基础上兼见紧或缓象。这也说明伤寒是热病，治宜宣散体内郁阳，清解郁热；忌辛温，宜辛凉。所以，韩祗和发汗解表，完全不用仲景《伤寒论》中的麻黄汤、桂枝汤、小青龙汤等辛温解表的方药，而是自创辛凉解表方药，方之中多用柴胡、薄荷、葛根、桔梗、防风、前胡、石膏、知母等偏于辛凉清解之品，实为辛凉解表。

王履《医经溯洄集》中，称其“以温暑作伤寒立论”“未悟仲景书本为即病之伤寒设也”。但韩氏对外感热病理论的阐发，实开宋代研究《伤寒论》之先河。其认为“伤寒之病本于内伏之阳为患”的论点，丰富了外感热病学的理论，发展了伤寒病机学的内容。韩祗和在伏寒至温学说盛行的时代，毅然创立新论，其治学精神是令人叹服的。此学说从病因学的角度，突出伏气温病的温热特性，使病因与辨证特点相互统一，不仅为正确辨治伏气温病创造了条件，也为温病学的形成做出了贡献。

（二）阐伤寒传足不传手

韩祗和在《伤寒微旨论·伤寒源篇》中发问：“今伤寒之病，只受于足三阳三阴者，何也?”其根据《素问·热论》《素问·太阴阳明论》《素问·脉要精微论》中的理论，首次提出了伤寒传足经不传手经的观点。认为“人身有十二经络，分布上下，故手有三阳三阴足有三阳三阴”“身半以上同天之阳，身半以下同地之阴，或四时有不常之气。阳邪为病则伤于手经也，阴邪为病则伤于足经也，故寒毒之气则中于足经矣”。韩祗和提出的“伤寒传足经不传手经”的观点具有一定的理论创新意义，朱肱也认同此论点。虽然此论点遭到后世医家的批驳，但从伤寒六经所表现的症状看，的确以足经为多，道出了伤寒的主要特点。韩祗和的“阳邪为病则伤于手经”的观点，对清代医家吴鞠通提出“温病由口鼻而入，鼻通于肺，始手太阴”的观点，有直接的启发作用，可谓三焦辨证之滥觞。

【临证经验】

一、辨治伤寒以脉为先

韩祇和辨治伤寒，极为重视脉诊，谓伤寒“既病之后，变动不常，未见于证，先形于脉”，故强调辨治伤寒“以脉为先，以证为后”。这个观点与其认为伤寒之病本于内伏之阳为患的思想也是一致的。韩祇和在《伤寒微旨论》中，专列“伤寒平脉篇”和“辨脉篇”讨论脉诊。认为脉象能及早反映病情的变化，临证之时应注重辨脉。同时强调，诊脉时要认真细致，明察虚实，讲究步骤，力戒仓促。其指出：“不明脉尺寸有阴阳虚盛之理，为可汗下与不可汗下之规，往往变伤寒为坏病焉。”

韩祇和认为辨伤寒病之脉，先辨脉之浮、沉、数、迟、阴、阳，然后再辨脉之盛虚、大小、紧缓，此“为治病之急务”。其详细论述了浮脉、沉脉、数脉、迟脉、阳脉、阴脉、盛脉、虚脉、大脉、细脉、紧脉、缓脉的特点以及与伤寒病的关系，其中有不少独到见解。如诊浮沉脉，应结合上中下三部情况，“于浮沉中察尺寸之虚盛”，析阴阳虚实，确立治法。其云：“若病在表脉浮，不得便以浮为阳，浮中亦有阳亦有阴也”“伤寒病在里，三部脉沉，不得便以沉脉为阴，沉中亦有阳亦有阴也。”此均为其临证多年的辨脉经验之总结，对临床有较高的参考价值。韩祇和在注重辨脉的同时，对时医单凭脉象就确定治疗方法的做法，也提出了批评。认为在发汗或泻下之时，当结合邪气之轻重、病证之虚实及药力之不同而区别对待，充分体现其辨证准确、灵活施治的特点。

二、重视汗下法的应用

韩祇和十分重视汗下两法的应用。他指出“凡治伤寒病，若能辨其汗下者，即治病之法得其十全矣”。《伤寒微旨论》中，专论汗下之法的就有4篇之多。

汗法和下法，是治疗伤寒病的常用治疗方法，但使用不当常导致坏病的产生。有鉴于此，韩祇和也提出了自己的看法。对汗法，他认为“治伤寒病，见证不见脉，未可投药；见脉不见证，虽少投药也无害也”（《伤寒微旨论·可汗篇》）。其在“戒桂枝汤篇”中指出：“治伤寒病发表药，无出仲景桂枝汤，最为古今发表药之精要。于今时之用，即十中五六变成后患。非药之过，乃医流不知其时也……立春以前，天气寒冽，用桂枝汤发表，尚有鼻衄、狂躁、咽中生疮之患，甚者至于发斑、吐血、黄生，岂是药之过剂？盖人之肌体阳多，不能任其热药，况乎春之时矣？”故认为汗法不宜过用辛温。况且宋代盛世之时，人们物质生活富裕，机体阳气旺盛，“误投发表药服之，则多变成阳毒之患”，若用大热发表，则必变成坏病。其认为投发表药，只要消解阴胜之气，不务汗多为法。应根据患者有汗恶风、无汗发热等进行分类，依节气不同、气候轻重而各立方治之。

属伤寒者，在立春后至清明前用调脉汤（葛根、防风、前胡、甘草、生姜），清明后至芒种前用葛根柴胡汤（葛根、柴胡、芍药、桔梗、甘草、生姜），芒种后至立秋前用人参桔梗汤（人参、桔梗、麻黄、石膏、甘草、荆芥）等治疗。

属中风者，在立春后至清明前用薄荷汤（薄荷、葛根、人参、甘草、防风），清明后至芒种前用防风汤（防风、桔梗、甘草、旋覆花、厚朴、姜），芒种后至立秋前用香芎汤（川芎、石膏、升麻、甘草、厚朴）。

属阴盛阳虚者，若邪气在表，自汗出而恶风，脉浮数或缓，寸脉短及力小于关尺脉，宜消阴助阳。根据立春、清明、芒种、立秋不同节气的三个时段，分别用六物麻黄汤（麻黄、人参、甘草、葛根、苍术、枣）、七物柴胡汤（柴胡、苍术、荆芥、甘草、麻黄、姜、枣）、发表汤（麻黄、苍术、人参、当归、丁香皮、甘草、生姜、枣）治疗。

属阳盛阴虚者，若邪气在表，脉浮数或紧，其脉上出鱼际，寸脉力大于关尺，发热，胃闷，口燥，咽干，宜消阳助阴。根据立春、清明、芒种、立秋不同节气的三个时段，分别用人参汤（人参、石膏、柴胡、芍药、甘草、姜）、前胡汤（前胡、石膏、豆豉、桔梗、甘草、姜）、石膏汤（石膏、芍药、柴胡、升麻、黄芩、甘草、豉）治疗。

若阴阳俱有余，脉浮数或紧或缓，三部皆有力，无汗，恶风，可用药平之。根据立春、清明、芒种、立秋等不同节气的三个时段，分别用解肌汤（芍药、麻黄、升麻、甘草、豉）、芍药汤（芍药、荆芥穗、石膏、甘草、姜）、知母汤（知母、麻黄、升麻、石膏、甘草、姜）治疗。

韩祇和运用汗法多出新意，而运用下法之时，却又强调谨遵仲景之旨。他认为下法“非仲景承气之类，即别药不可对病矣”，提出“慎下”及“谨守”这两个原则。慎下，即不可妄攻。《伤寒微旨论》反复强调，有下证无下脉不可妄攻，天之阳气未盛不可妄攻，示人在运用下法时注意审时、辨脉。谨守即不可滥补，投下药后，不可才见患者大便利及三五次，即投补药，应谨守病机，要下彻底，否则实热未清，将导致发黄、发斑、衄血、狂走等严重变证。其认为，寅时投下药，至申时酉时不动，即可再投；酉戌时投下药，至来日鸡鸣时不动，仍可再投。凡投下药，候四五日以后，有下脉及有可下证，仍可下之。

韩祇和认为，凡投下药，不得务急为胜，即不可下之太过，并应考虑患者的体质特点，《伤寒微旨论·可下篇》曰：“今太平久也，脏腑柔弱，故气血虚弱，但迟投下药也无害耳……治伤寒病投下药者本不为取积及取食，止为疏解阳毒之气”。韩氏认为，世人阳气多，用下药当从至阴药投之，凡投下药者，本因胃中有邪热之气，故投大黄、芒硝之类以消阳邪。阳盛阴虚者，用大小承气汤以助阴消阳；潮热者以调胃承气汤主之；阴阳气俱实者，宜黄芩汤和之；并反对用巴豆、水银、粉霜、砒霜、甘遂、石脑油等有毒之药。认为温下药虽能逐其胃中浊恶，但又能增其邪热，助阳为毒成坏病。另外，韩氏还指出“凡投下药者，量其脉力轻重、证之深浅，不可下之太过，若太过则病证多变。且古人立论，无失下之过，但罪其下之太早及太过尔。”提出了攻下不宜太早、太过的观点。如指出：“芒种以后，立秋以前，虽第二三日，有可下证及有可下脉，亦未可便下之，直候至第四五日下之。天气炎盛，与胃中热气相干，虽第四五日投下，必不能成后患也。”韩祇和运用下法的两个原则，被后世医家广泛用于临床。“伤寒下不厌迟”，就是慎下原则的引伸。《伤寒微旨论·可下篇》立黄芩汤（黄芩、甘草、栀子、芍药、厚朴、花粉），治疗阴阳气俱实，“口燥咽干而渴，时时发热胃闷者”，或“大汗后，依然腰痛，咽干而渴，日晡发热，颊赤，胸中冒闷，两手脉实而数”等里实热证，体现出韩氏“攻下不宜太早太过”的学术观点。此外，韩氏反对下后急投补药，指出下法“本意用大黄等凉药疏导胃中热气”，若热气才过，乘虚投补药，极易变成发黄、斑出、衄血、蓄血、狂走之患。

韩祇和论汗下两法，惟列汗法之方剂，其原因在《伤寒微旨论·可下篇》中说明：“盖太平之人，饮食动作过妄而阳气多，若用大热药发表，则必变成坏病，故斟酌重轻而立方也。世人阳气既多，若用下药当从至阴药投之，非仲景承气汤之类，即别药不能对病矣”。另《伤寒微旨论·总汗下篇》中曰：“世人为见《素问》云：三日以前可汗，四日以后可下，乃执为定法，今深戒医流……古之圣贤立汗下二字，本谓调解阴阳偏胜之气，而今医者，执汗下二字，妄为主治伤寒求愈之功，则失之远矣。况仲景治伤寒病，未尝有失汗下之戒，失下之过，但责其下之太早耳。”韩氏对汗下之法的总结之论，颇有见地，发人深省。

三、创治阴黄之效方

有关黄疸的记载，肇始于《内经》。《素问·平人气象论》曰：“溺黄赤安卧者，黄疸……目黄者曰黄疸。”《伤寒论》在《内经》的基础上，将黄疸分为湿热发黄及寒湿发黄（即后世所谓的阳黄、阴黄）两大类型，并为湿热发黄证确立了较为完善的辨证论治法则。仲景以茵陈蒿汤治疗湿热并重证，以栀子柏皮汤治疗热重证，以麻黄连翘赤小豆汤治疗湿热兼表证，后世治疗阳黄皆囿于此。然而对于阴黄，《伤寒论》却未设具体方证。

“阴黄”病名，首见于隋代巢元方所著《诸病源候论》。该书根据黄疸发病情况或所出现的不同症状，分为二十八候。其云：“阳气伏，阴气盛，热毒加之，故但身面色黄，头痛而不发热，名为阴黄”。宋代政和中敕编《圣济总录》将黄疸分为九疸、三十六黄，曰：“黄病有三十六种，所载名数虽同，而证候各异”。列阴黄第十一：“患者色青次却色赤，或经下后，头发自落，吃食渐少，吐逆心烦，睡则梦与鬼交，气力虚乏，或食物难消。宜灸脐下百壮，得力者肉色渐变。”亦提出了“阴黄”这一概念。

韩祇和《伤寒微旨论》，特设“阴黄证篇”。言“伤寒病发黄者，古今皆为阳证治之……尝遍讨诸医书，并无热药治黄病，及无治阴黄法”。该篇详述了阴黄可由阳黄服下药太过转化而来，讨论了阴黄的辨证施治，提出了茵陈茯苓汤、茵陈橘皮汤、小茵陈汤、茵陈四逆汤、茵陈附子汤、茵陈茱萸汤六方证治。至元代罗天益《卫生宝鉴》总结前人的经验，进一步明确湿从热化为阳黄，湿从寒化为阴黄，把阳黄和阴黄的辨证论治系统化，沿袭至今。

韩祇和根据仲景寒湿在里，不可以下之，于寒湿中求之的原则，在《伤寒微旨论》中将阴黄证归纳为四个证型，视其寒重、湿重及有无兼证区别对待。韩氏认为黄疸一证古今皆作为阳证，治之投以大黄、栀子、柏皮、黄连、茵陈之类，亦未尝得十全。指出“伤寒病发黄，本自脾弱，水来凌犯，又胃中空虚而变为黄，是与阴黄不同耳。患者始于二三日，务求汗下为胜，或服发汗温中药太过，加以厚衣盖覆，仍于阴湿不通风处坐卧，或以火劫之，变为黄病，此乃阳黄也。”若“患者三五日后，服下药太过，虚其脾胃，亡津液，引水浆，脾土为阴湿加之，又与暑相会，至第六七日变为黄病，此乃阴黄也”。其进一步结合临床实际，认为阳黄的发病与年岁气运有关，指出

"每遇太阴或太阳司天岁，若下之太过，往往变成阴黄……盖因辰戌岁太阳寒水司天，寒化太过，即水来犯土，丑未岁太阴湿土司天，土气不及，即脾气虚弱，又水来凌犯，多变斯证（阴黄）也"。对阴黄的病因病机进行了探讨。

韩祗和在《伤寒微旨论》中首创辨治阴黄大法，其法既全面又便于掌握，从而完善了《伤寒论》治黄之法。尤其可贵的是，《伤寒微旨论》中还记录了韩氏辨治阴黄的两个验案。案中形象地描述阴黄证的形成过程及证候特点，记录了韩祗和四诊合参，透过假热之象，看到寒邪湿邪内郁的病机，不失时机地投以小茵陈汤、茵陈附子汤，终使患者转危为安的全部诊疗过程。汉晋隋唐时期，人们对阴黄证缺乏统一的认识，往往用寒药治疗阴黄，《伤寒微旨论·阴黄证篇》使医者在辨治寒湿发黄时有章法可循。

四、治病立法依节气而异

韩祗和主张，治外感热病应据节气不同而各立方治。无论阴阳虚实病证，均以立春后至清明前、清明后至芒种前、芒种后至立秋前等不同节气，分别立法论治。如太阳病在上述三个时期，分别以调脉汤、葛根柴胡汤、人参桔梗汤治疗。阳明病在立春后至芒种前第三四日，虽有可下证及有可下脉，也未可便投下药。盖天气阳力尚微，下之太过会变成坏病。芒种后天气转炎盛，此时投下药才无患，体现了韩氏独特的学术思想。

韩祗和参合四时六气运用的汗法非常有特点，并列出诸多发汗之方剂，如调脉汤、葛根柴胡汤、人参桔梗汤、薄荷汤、香芎汤、六物麻黄汤、石膏汤、知母汤等共计 15 首。他认为：《伤寒论》成书于战乱之时，百姓不得温饱，阳气虚亏，故仲景多用大热药发汗。太平之人，饮食动作过妄，阳气有余，若不分四时六气，滥用麻桂解表，必然导致坏病。故韩氏自立 9 个发汗解表方剂，作为麻黄汤、桂枝汤的补充。立春以后至清明以前，春阳方生，寒邪余威未尽。韩氏以调脉汤治疗太阳伤寒表实证，以薄荷汤治疗中风表虚证，以六物麻黄汤治疗风寒两伤证。清明以后至芒种以前，阳气始盛，风寒之邪易于化热内传。韩祗和以葛根柴胡汤治疗风寒表实证，以防风汤治疗中风表虚证，用七物柴胡汤治疗风寒两伤证。芒种以后至立秋以前，阳气由极盛开始转衰，韩祗和以人参桔梗汤治疗风寒表实证，以香芎汤治疗中风表虚证，以发表汤治疗风寒两伤证，从而丰富了《伤寒论》中的发汗解表法。

其后庞安时《伤寒总病论》、朱肱《活人书》依韩祗和因春夏不同时节而分别创制辛凉清解方药之法，将辛凉解表之方改进为在仲景麻桂方中加石膏、知母、黄芩、葛根等药，其实质是变辛温发汗之方而为辛凉清解之剂，使古方得以新用，为后世所广泛遵从。

五、变通蓄血证治疗

韩祗和认为，蓄血证用仲景法治之，若药证相当，病无不愈。若不问患者体质或药量倍增，"蓄血虽出，而虻虫、水蛭势力未尽，遂损坏肠胃……下血不止，至于不救者，十中八九矣"。强调医者要参酌药力，量病投之，不可过之，否则不救。其指出："凡治蓄血证，抵当汤丸方中皆用虻虫、水蛭及桃仁之类，尽是破血药，若非此药则不能下之。今之用者往往投之太过，盖为不审其病之轻重与其人老少强弱也。”又云：“若病势少轻，人又老弱，仿效抵当汤丸，别用破血药治之亦可。知此变通，庶免后患。”故用地黄汤（生地黄、生藕、虻虫、桃仁、蓝叶、水蛭、干漆、大黄）治蓄血证年老及年少气血虚弱者。地黄汤在抵当汤的基础上，将虻虫、水蛭、大黄、桃仁减量，加生地黄汁、生藕汁（或小蓟汁）、蓝叶、干漆清热化瘀、凉血止血之品，以防破血太过。而对年少气实，血凝难下者，另用生漆汤（生地黄汁、大黄、犀角、桃仁、酒、生光漆）治疗，血下即止后服。上述两方均有医案为证，表明为韩氏临床经验之谈。

六、调小便清利为医之大要

韩祇和认为：“治伤寒病，常调解患者小便流利及色不黄赤，最为医之大要也。”小便色黄赤及涩少，乃因邪热内积，并走下焦，流入膀胱，为热所结，渗漉过迟所致。若不尽早通利，至热发甚者，则药力愈难通。所以“患者二三日以后，频体问患者，无令小便黄赤色及淋沥，才似小便少及黄色，即据证便投药以调治之，切勿令凝滞也”。因小便颜色和通利情况，能较早地反映邪热轻重，临床一现端倪即治之，既可早愈，又防生变。方用瞿麦汤（瞿麦、萹蓄、猪苓、黄芩、木通、滑石、甘草、通草）。

在辨治大小便上，韩祇和尤为重视小便的辨治。其指出：“凡治病伤寒，常令放行小便，勿令放行大便。况小便难导也，而大便易导也。”又云：“假令阳明病，胃中热实，止不过调胃承气汤投之。药即得下，泄去热毒之气，不为难也。假令小便凝滞，若证轻，尚虑快药之勿及，况证重乎？此乃伤寒要妙之门，不可不思之。”韩祇和这些观点，值得临证重视。

七、重温中补三阴证治不足

韩祇和有感于仲景对三阴病证治的不足，根据临床经验，创立了多首温中方剂，丰富了伤寒三阴病的证治。如：创立温中汤（丁香皮、厚朴、干姜、白术、陈皮、丁香枝、葱白、荆芥）、橘皮汤（陈皮、厚朴、藿香、白术、葛根、姜）、七物理中丸（人参、生姜、藿香、白术、桔梗、葛根、蜜）治疗胃中寒；以二苓汤（赤苓、猪苓、白术、桂枝、滑石、白豆蔻、通草、丁香皮、陈皮）治疗饮停所致的呕逆膈满、腹痛肠鸣之证；以羊肉汤（羊肉、当归、牡蛎、龙骨、桂枝、黑附子、葱白）治疗下焦虚寒之证等。根据不同病证及立春、清明、芒种、立秋等节气区别治疗，并将厚朴、橘皮、人参、白术、藿香、当归、干姜、细辛等作为消阴温中之药，皆为韩氏经验之谈。其温中法得到元代医家王好古的大力推崇，《阴证略例》中多有引用韩祇和之论。

【后世影响】

韩祇和，史料记载较少，未能发现其有明确的弟子或门人，但他的学术思想对后世的影响却较为深远。韩祇和是第一位阐发《伤寒论》学术思想的医家，开北宋研究《伤寒论》之先河。韩氏关于《伤寒论》的研究和见解，对后世开展《伤寒论》的研究有较大的启示，对其后的庞安时、朱肱、刘河间、王好古等伤寒名家都产生了深远的影响。韩祇和论治阴黄的思想补充了《伤寒论》阴黄论治之不足，创治疗阴黄之效方，使后世对阴黄的论治有章法可循。

综上所述，北宋名医韩祇和，潜心钻研伤寒之学，临证喜用伤寒之方，为宋代著名的伤寒学家。韩祇和著成《伤寒微旨论》一书，论述并阐发《伤寒论》学术思想。韩祇和极力推崇仲景伤寒学说，并有诸多自己独到的见解，因此《伤寒微旨论》具有较高的学术价值。总之，韩祇和审因辨证，力求精细；立法处方，颇有巧思；学有渊源，又多发挥。《四库全书总目提要》称其“能师张氏而神明其意矣”“大抵推阐张机之旨，而能变通于其间”。

安徽中医药大学　许霞

【参考文献】

[1] 黄帝内经素问 [M]. 沈阳：辽宁科学技术出版社，1997.

[2] 巢元方. 诸病源候论 [M]. 沈阳：辽宁科学技术出版社，1997.

[3] 赵佶. 圣济总录 [M]. 北京：人民卫生出版社，1962.

[4] 韩祇和. 伤寒微旨论 [M]. 北京：中华书局，1985.

[5] 王履. 医经溯洄集 [M]. 北京：中华书局，1985.

[6] 李经纬，孙学成. 四库全书总目提要·医家类及续编 [M]. 上海：上海科学技术出版社，1992.

[7] 李经纬，林昭庚. 中国医学通史·古代卷 [M]. 北京：人民卫生出版社，2000.

[8] 曹东义. 中医外感热病学史 [M]. 北京：中医古籍出版社，2004.

[9] 曹东义，王文智. 韩祇和名考及其伤寒学说 [J]. 河北中医药学报，2001，16（4）：12－14.

[10] 刘辉. 韩祇和《伤寒微旨论》评述 [J]. 陕西中医，1986，7（12）：555－556.

[11] 葛琦. 韩祇和《伤寒微旨论》[J]. 江苏中医杂志，1985（3）：20－21.

[12] 程磐基.《伤寒微旨论》探微 [J]. 上海中医药杂志，2007，41（10）：64－66.

[13] 葛琦. 韩祇和伏气温病学说探讨——评《伤寒微旨论》[J]. 天津中医学院学报，1985（2）：43－44.

[14] 郑东升，郑小伟. 北宋医家韩祇和伤寒学术思想探析 [J]. 中华中医药杂志，2007，22（5）：274－276.

[15] 张建军，张赤志，张明辉. 试论阴黄证及其辨治 [J]. 中国医药学报，2003，18（3）：153－155.

[16] 曹东义，王生茂，郭双庚，王振瑞，王丽. 郁阳为热伤寒与温病的共同病机 [N]. 中国中医药报，2004－07－12.

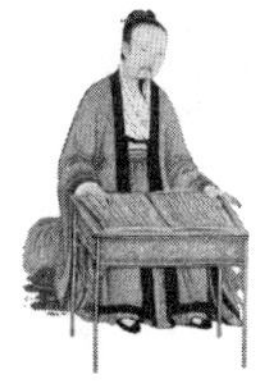

钱 乙

内容提要

钱乙，字仲阳，生于北宋明道元年（1032），卒于北宋政和三年（1113），山东郓城东平人。北宋著名医家，有“幼科鼻祖”“儿科之圣”之美誉。代表著作有《小儿药证直诀》，钱乙在儿科方面有许多开创性的建树。其阐明了小儿的生理、病机特点；首创小儿五脏虚实辨证，提出心主惊、肝主风、脾主困、肺主喘、肾主虚的辨证纲领；在治疗用药上，主张以中正平和为主，注重小儿脾胃的保护；其组方独特巧妙，化裁精当，反对“痛击”、力戒妄攻蛮补，创制了一系列适合小儿生理、病理特点的方剂。钱乙的学术思想，对儿科以及整个中医理论都产生了深远的影响。宋以后的医家受钱乙启发，在儿科诊治、脾胃学说、脏腑辨证理论、方剂学等方面都有深入的发展。

【概述】

一、生平简介

钱乙，字仲阳，约生于北宋明道元年（1032），卒于政和三年（1113），山东郓城东平人。其代表性著作为《小儿药证直诀》。此书由阎孝忠于1119年辑成，是我国现存最早的儿科专著。钱乙在书中阐明了小儿的生理、病理特点，创建了五脏虚实辨证纲领以及五脏补泻诸法，并根据小儿生理、病理特点创制了许多新的方剂，对后世产生了深远的影响。

钱乙于北宋明道元年（1032）出生，3岁时，父远游不归，母去世，钱乙寄养于姑母家中，年长时随姑父吕氏学医。钱乙在20多岁已经开业行医，30多岁时，迎归家父，40岁左右始以《颅囟方》而声名渐起，50岁左右（元丰中）因治愈当朝宋神宗的子女有功而为翰林医官，继则提升为太医丞并赐紫衣金鱼袋。62岁时，即元祐癸酉（1093），钱乙曾为董汲之的著作写跋言。晚年左手足挛痹不用，于政和三年（1113）寿终家舍。宣和元年（1119）阎孝忠以晚辈的身份辑成《小儿药证直诀》刊行，并为之序。

二、著作介绍

钱乙的著述很多，有《伤寒论指微》五卷、《婴孺卷》百篇、《钱乙小儿方》八卷、《小儿药证直诀》三卷。前三者已佚，后者由阎孝忠（一作季忠）于宋宣和元年（1119）根据钱乙诊籍编辑而成。

《小儿药证直诀》共上、中、下3卷。上卷记脉证治法，共81篇，包括“小儿脉法”“变蒸”“五脏所主”“五脏病”等，论述小儿生理、病机特点及各种常见疾病的辨证治疗。卷中记“尝所治病二十三证”，为钱乙临床验案。下卷为“诸方”，列钱乙所制方剂120余首。

《小儿药证直诀》集中了钱乙40余年的儿科学术思想和临证经验，是目前世界上现存最早的、较完整而系统的、以原本形式保存下来的儿科专著，为儿科学术的发展做出了突出贡献。因此，《四库全书总目提要》赞誉钱乙为“幼科鼻祖”“钱乙幼科冠绝一代”。

【学术思想】

一、学术渊源

钱乙学术思想的形成，与《颅囟经》有直接的关系。刘跂在《钱仲阳传》中指出：“乙始以颅囟方著山东。”清《四库全书总目提要》曰：“乙在宣和间，以巫方氏《颅囟经》治小儿甚著于时”。《颅囟经》是我国现存最早的一部儿科专著，可惜原书已散佚，作者及成书年代难以考据，现流传本是明代《永乐大典》辑佚本的再传版本。

除受《颅囟经》影响外，从《小儿药证直诀》的立论及方药中可以看出，钱乙学术思想的形成，与《内经》《伤寒论》《金匮要略》《神农本草经》及《太平圣惠方》等书的影响也密不可分。钱乙在继承历代典籍学术思想的基础上，融入自己的见解和临证经验，创建了儿科辨证体系。

（一）《内经》五脏法时思想

《内经》是中医学理论的根基，各学术流派均在《内经》理论基础上发展而成。《小儿药证直诀》书中，同样闪烁着《内经》思想的光辉。《内经》五脏应时、五行五脏的理论，在《小儿药证直诀》中得以充分发挥。钱乙将五脏应时、五脏生克制化，灵活运用于五脏虚实辨证中，成为其五脏虚实辨证体系的重要组成部分。

脏气随着时空及自然环境的变化而变化是脏腑的重要功能之一，是中医藏象学说的一个特点。《素问・脏气法时论》："肝主春，足厥阴少阳主治……心主夏，手少阴太阳主治……脾主长夏，足太阴阳明主治……肺主秋，手太阴阳明主治……肾主冬，足少阴太阳主治。"五脏法四时五行，肝主东方春时，属木；心主南方夏时，属火；肺主西方秋时，属金；肾主北方冬时，属水；脾主中央长夏及四季属土。五脏主时，即言五脏功能，旺于所主之时。以肝为例，旺于春时，肝疏泄气血，敷布阳和，主人体生发之机等功能均旺于春，以适应春三月之发陈，适应生气淳化、万物以荣的自然环境。钱乙运用五脏应四时，判断脏气的衰旺，确定治疗法则，并以此判断疾病顺逆，如"五脏相胜轻重"篇，应时之脏气该旺不旺，反被乘侮，治疗当补应时之脏气同时泻其所不胜之脏。

《内经》中五脏应时不仅表现为五脏应四时，还包括五脏应一日之时。一日内早、中、晚，阴阳二气有不同变化，分别对应于不同脏腑。《灵枢・顺气一日分为四时》指出："以一日分为四时，朝则为春，日中为夏，日入为秋，夜半为冬。"钱乙把一日分四时按五行属性分主四脏，肝属木，木气之旺时为寅、卯、辰三个时辰；心属火，火气之旺时为巳、午、未三个时辰；肺属金，金气之旺时为申、酉、戌三个时辰；肾属水，水气当旺之时为亥、子、丑三个时辰。在小儿发搐治疗中，钱乙将早晨、日午、日晚、夜间按其五行配属分主肝、心、肺、肾四脏，分析病情累及的脏腑，根据"补母脏泻本脏"的原则进行治疗。

此外，《内经》中还阐发了脏气随二十四节气变化的思想。《素问・六节藏象论》："五日谓之候，三候谓之气，六气谓之时，四时谓之岁。"五日为五行一周之数，五天称作一候，三候十五天称作一个节气，六个节气是九十天，称作一时（即一季），四时成为一年。节气的更替会导致五行的盈虚，人亦应之。钱乙虽然没有明确提到具体的节气名称，但从其所述的时间推断，不难得出答案。"夏秋吐泻"篇以五月二十五日、六月十五日、七月七日、八月十五日等时间节点来判断小儿脏腑寒热从而确定温补、凉泻的用药比例。

（二）《伤寒论》方药思想

钱乙著有《伤寒论指微》一书，惜此书已佚，不得知其全貌，但从钱乙用药仍可看出其深受张仲景的影响，钱乙所用方药很多从《伤寒论》方药化裁而来。

如调中丸和温中丸，与《伤寒论》理中丸药味组成相同，仅在姜、草用量和用法上有所变化，调中丸甘草用量减半，温中丸用姜汁而不用干姜，旨在契合小儿脏腑柔弱之性。

钱乙变化《伤寒论》桔梗汤中桔梗、甘草的用量而成甘桔汤，桔梗汤用桔梗一两、甘草二两，甘桔汤用桔梗二两、甘草一两，前者治少阴病咽痛，以及肺痿、肺痈咳吐脓血者，具有泻热解毒、利咽止痛之效；后者治肺热，重在开肺泄气，以散其热。

钱乙为符合小儿稚阴稚阳、脏腑柔弱的生理特点，去掉《金匮要略》八味肾气丸中温燥之桂枝、附子，变裁成柔润滋阴为主的六味地黄丸，治疗小儿胎怯、解颅、行迟、语迟等。

从《小儿药证直诀》一书文风来看，此书言简意赅、条分缕析、行文流畅、毫无晦涩之言，颇有仲景行文之风，此书虽非出自钱乙之手，但已得以展示钱乙之学之概要。仲景为后世伤寒杂病的典范，钱乙为后世儿科的鼻祖，二者在学术影响上也有相似之处。

（三）《太平圣惠方》制方用药思路

《太平圣惠方》成书于992，是北宋翰林医官院在广泛收集民间效方以及各种方书的基础上，由王怀隐等人集体编写而成。其中辑有儿科病方剂，并有“急惊风”“慢惊风”的称谓，成书比《小儿药证直诀》早120多年。《太平圣惠方》一书对钱乙学术思想的影响最为明显，尤其是在方药方面，两书有很多相似之处。

《小儿药证直诀·卷下·诸方》中治小儿“疳渴，口疮”的龙粉丸与《太平圣惠方》的完全相同。治疗小儿疳瘦腹大的木香丸，是在《太平圣惠方》“治小儿气疳，腹胀烦热，大便难”槟榔丸的基础上加一味豆蔻而成。钱乙将《太平圣惠方》治小儿五脏羸瘦、毛发干黄、吃食不恒的雄黄丸，减去雄黄，而为胡黄连丸以治小儿肥热疳。

此外，《小儿药证直诀》中还有很多方药与《太平圣惠方》中的方药大同小异。《太平圣惠方》对钱乙用药有重要影响，但钱乙在采用《太平圣惠方》方剂时处处注意小儿脏腑柔弱的特点，用药不蛮攻、不峻补。钱乙在变裁运用前人方药时也充分体现了这一点，去掉方中大辛大热之品，力求用药的平正轻灵。

钱乙博览群书，取其精华，在前人的理论基础上，结合自己的临床实践，发挥而成篇，使之更符合儿科临床实际特点。因此，阎季忠对从该书评价为“治小儿该括古今，又多自得”。

二、学术特色

（一）阐明小儿生理、病机特点

1. 五脏六腑，成而未全，全而未壮

钱乙将小儿的生理特点总结为“五脏六腑，成而未全，全而未壮”。亦即，小儿出生后，虽脏腑、筋骨、肌肤等形体已具，但脏腑、组织及其生理功能未臻成熟完善，还处在“稚阴稚阳”阶段，五脏六腑的形和气都相对不足，尤其是以肺、脾、肾三脏更为突出，小儿机体与成人有明显区别，尤其是乳幼儿更加突出，因而小儿疾病在诊治上也不同于成人。

2. 长脏腑生智意，长骨髓添精神

小儿生机蓬勃，发育迅速，从小儿出生到成年一直处于旺盛的生长发育状态。在小儿生长发育过程中，五脏六腑、四肢百骸、五官皮毛、筋肉骨脉等以及精神、智慧、意识等，都在不断地变易，蒸蒸日上，逐渐向健全方面发展。

两岁以内的小儿，生长发育特别迅速，每隔一定的时间，即有一定的变化。其智慧逐渐聪明，表情逐渐活泼，身体逐渐长高，筋骨逐渐强壮。钱乙将小儿时期快速生长发育的特点概括为“长脏腑生智意”和“长骨髓添精神”。

3. 脏腑柔弱，易虚易实，易寒易热

“脏腑柔弱，易虚易实，易寒易热”，是钱乙对小儿病机特点的概括。小儿脏腑娇嫩，形气未充，稚阴稚阳，形体和功能均较脆弱。小儿不仅容易发病，而且病后变化也较为迅速。因此，小儿病治疗要及时。同时，小儿脏气轻灵，随拨随应，且病因单纯，较少为情志所伤，恰当地治疗与护理，便迅速向愈。因而，小儿疾病治疗用轻清平和之药稍微点拨即可，不可滥用苦寒攻下或辛温燥烈之品，过用苦寒则易伤脾胃之阳而致虚寒，过用温补则易助火生热。

小儿处于不断生长发育的过程中，形体、生理、病理等方面都与成人显著不同。因此，不能简单地把小儿看成是成人的缩影。了解小儿的生理、病理特点，对小儿的健康保育和疾病的诊断、治疗、预防等，都具有极其重要的意义。在小儿疾病用药上，钱乙提倡用药要中正平和，不可滥用大寒大温药，力戒妄攻误下以免徒伤正气，导致生寒生热之变。

（二）确立五脏虚实辨证纲领

1. 五脏各有所主辨虚实

分辨五脏虚实是钱乙论治小儿疾病的主要特点。钱乙在前人脏腑辨证的基础上，创造性地提出了心主惊、肝主风、脾主困、肺主喘、肾主虚的五脏辨证大纲。

钱乙首先论述了五脏病证的主要特点，《小儿药证直诀·卷上·五脏病》：“肝病，哭叫，目直，呵欠，顿闷，项急。心病，多叫哭，惊悸，手足动摇，发热饮水。脾病，困睡，泄泻，不思饮食。肺病，闷乱哽气，长出气，气短喘息。肾病，无精光，畏明，体骨重。”而后对五脏病进行虚实分类。《小儿药证直诀·卷上·五脏所主》：“心主惊，实则叫哭，发热，饮水而搐；虚则卧而悸动不安。肝主风，实则目直，大叫，呵欠，项急，顿闷；虚则咬牙，多欠气……。脾主困，实则困睡，身热，饮水；虚则吐泻，生风。肺主喘，实则闷乱喘促，有饮水者，有不饮水者；虚则哽气，长出气。肾主虚，无实也。惟疮疹，肾实则变黑陷。”钱乙的五脏辨证，提纲挈领，一目了然，方便临床应用。

五脏虚实辨证思想贯穿于《小儿药证直诀》全书。《小儿药证直诀》一书中涉及的五脏虚实病机有：肝旺，肝热，肝风；心热，心实，心虚热，心旺；肺热，肺旺，肺盛，复有风冷，肺虚热，肺脏怯，肺亡津液，肺虚痰实；脾脏怯，脾脏虚，脾脏冷，脾气虚，脾微热，脾虚惊；肾虚，肾怯，肾热传于膀胱；脾肺受寒，脾胃虚损，热痰客于心胃，脾胃虚损，脾胃不和，脾胃虚，脾胃虚衰，胃中虚热，胃虚，胃气不和，胃冷虚，胃虚热，胃实热，胃冷等。大肠、小肠、胆、三焦等脏腑未曾涉及。《小儿药证直诀》收载了近40种疾病，多从五脏论治。

2. 五脏生克制化辨虚实

钱乙重视五脏虚实的辨别，同时重视五脏之间的生克制化关系在疾病发生发展中的影响作用。以肝病为例。

《小儿药证直诀·卷上·五脏所主》曰："假如肺病又见肝证，咬牙多哈欠者，易治，肝虚不能胜肺故也。若目直，大叫哭，项急，顿闷者，难治。盖肺久病则虚冷，肝强实而反胜肺也。视病之新久虚实，虚则补母，实则泻子。"按照五行相生相克关系，金克木，肺病时见咬牙哈欠等肝虚之证，说明肝木侮肺金之力尚不甚，故易治；若见肝实之证，肝木侮肺金，肺气本虚，又遭肝木反侮，故难治。

此为运用五脏生克制化诊治小儿疾病之一斑，《小儿药证直诀》中，多处反映了钱乙用五行生克乘侮关系推求病机，判断病情轻重缓急及推测预后的思想。

3. 五脏分主于时辨虚实

（1）五脏分主四时

天时对五脏虚实的影响，也是钱乙五脏虚实辨证的重要内容。五脏应四时，脏气旺盛于其所通应的时令，即肝旺于春，心旺于夏，脾旺于长夏，肺旺于秋，肾旺于冬，五脏之气在其所主时令不旺反易受其他脏气的制约。在五脏应时与疾病发展预后的判断上，钱乙没有沿袭五脏应某季、脏气旺盛克其所胜之脏发病的理论，而从相反的角度应用五脏应时理论诊治疾病。即应时之脏本应脏气旺盛，但因脏气本身虚怯，致其所胜之脏因脏气旺盛而反侮此脏，因而治疗时，泻反侮旺盛之脏气，同时补应时之脏之虚。

《小儿药证直诀·卷上·五脏相胜轻重》："肝病见秋，木旺肝强胜肺也，当补肺泻肝。轻者肝病退，重者唇白而死。"肝病出现于秋季，此时，肺金主令，肺气本应旺盛，现肺金反被肝木反侮，若采取正确的治疗措施补肺气同时泻肝气，病情轻者则病退，若治疗后不见起色，说明肺气即使在主令之时亦极虚，补肺泻肝已无效，肺色白，肺脏色现而亡，故唇白而死。

在《小儿药证直诀》中，钱乙完整而系统地阐述了五脏生克制化与五脏主时相互结合分析小儿五脏病机的理论及方法。《小儿药证直诀·卷上·五脏相胜轻重》："肺病见春，金旺，肺胜肝，当泻肺。轻者肺病退，重者目淡青，必发惊，更有赤者当搐。心病见冬，火旺，心强胜肾，当补肾治心。轻者病退，重者下窜不语，肾虚怯也。肾病见夏，水胜火，肾胜心也，当治肾。轻者病退，重者悸动当搐。脾病见四旁，皆仿此治之。顺者易治，逆者难治。"肝木应春，心火应夏，肺金应秋，脾土应长夏，肾水应冬，各脏各随所应之季而脏气大旺。如春季，肝气大旺，却见肺病，说明肺气实，故治疗当泻肺，如泻肺后仍见目青或目赤，肝色现者，为病重，难治。余脏同此理。

（2）五脏分主一日之时

《灵枢·顺气一日分为四时》云："以一日分为四时，朝则为春，日中为夏，日入为秋，夜半为冬"。把一天对应于四季分为四个时段，在不同的时段人体阴阳随天地变化而有相应的阴阳变化。钱乙继承并发挥了此观点，把一日十二时辰分属于不同脏腑。寅、卯、辰，肝主时；巳、午、未，心主时；申、酉、戌，肺主时；亥、子、丑，肾主时。

钱乙根据五脏之气在不同时辰的盛衰改变，来推断疾病病机并选择治法。如小儿惊风发搐，《小儿药证直诀·卷上·早晨发搐》："因潮热，寅、卯、辰时身体壮热……此肝旺，当补肾治肝也"。寅、卯、辰，乃木气之旺时，肝属木，肝旺生风，是生发之气太过，水不涵木而风动发搐，故治疗宜补肾水以滋水涵木，泻肝木以熄风。《小儿药证直诀·卷上·日午发搐》："因潮热，巳、午、未时发搐……此心旺也，当补肝治心”。巳、午、未，火气之旺时，心属火，火旺生风，是长养之气太过，水不济火，心火热盛动风发搐，故通过补肾水以滋水涵木济火，泻心火引火下行，凉肝以平熄风火。余脏推理同此。

（三）重视后天脾胃

1. 脾胃虚弱诸邪生

宋朝初期因缺乏对小儿生理、病理的正确认识，不辨虚实寒热、妄攻误下，或滥用刚燥克伐之剂，致小儿脾胃内伤，产生诸多坏证、误证，钱乙对此痛心疾首，因此十分重视脾胃调治。

重视脾胃在小儿生长、发育以及疾病中的重要作用，是钱乙脾胃学术思想的重要部分。钱乙高度概括了小儿脾胃病变特点，以及小儿脾胃在发病中的重要作用，提出“脾胃虚弱，四肢不举，诸邪遂生”以及“脾主困”的观点。

小儿生长发育全靠后天脾胃化生精微之气以充养，疾病的恢复赖脾胃健运生化，先天不足的小儿也要靠后天来调补。再者，小儿脾胃功能本身柔弱，易受损伤。因此，脾胃失调是小儿疾病的重要因素。在《小儿药证直诀》中亦多次强调小儿“脾脏怯”“胃怯”“脾脏虚怯”“脾脏虚”“脾胃虚”，反复强调小儿脾胃虚弱，辨证施治中不可忽视此因素。

2. 内伤多归于脾胃

小儿内伤尤以脾胃病居多，虚证多，实证少。在论治方面，钱乙认为调治脾胃不仅可以治疗小儿脾胃病，而且其他许多非脾胃疾病也可以从调治脾胃入手，脾胃健运，元气充沛，诸病会随之而愈。钱乙不仅把吐泻、伤食、腹胀、积、疳、慢惊、虫证、虚羸、黄疸等病从脾胃论治，而且还认为疮疥、咳嗽、夜啼、肿病等也与脾胃相关，也可从脾胃论治。

钱乙认为黄疸由“胃热”“胃怯”所致。小儿黄疸表现为“一身尽黄”“身皮、目皆黄”“自生而身黄”“面黄腹大，食土，渴者”“淡黄兼白”，前三者属湿热蕴蒸之黄，后二者属气虚血少之黄，均与中土不足、敷布失职、生化无权有关。胃热所致的黄疸实则为湿热熏蒸脾胃所致，治宜清热利湿；胃怯所致的黄疸为虚黄，治宜用七味白术散调补脾胃。

虚羸是“脾胃不和，不能食乳致肌瘦，亦因大病或吐泻后，脾胃尚弱，不能传化谷气”所致。治宜补益脾胃，采用补脾之剂，如白术散、益黄散。疳证“皆脾胃病，亡津液之所作也”，治疗“当生津液，白术散主之。”白术散健脾益气。脾虚生风成慢惊者，因病后或吐泻脾胃虚损，津伤所致，故治宜温补，温补脾胃，以保证气血生化有源。

咳嗽一证，虽属肺病，钱乙也从脾论治。小儿脾虚不运，湿聚成痰，痰贮于肺，失其宣肃而发生咳嗽痰盛之证，初病以“葶苈丸下之”，久病“先实脾，后以褊银丸微下之”。小儿夜啼，钱乙认为有因寒、因惊之分，寒者系“脾脏冷而痛也”，此因脾经受寒而发，可用温中药以温里散寒。至于虫痛、肿病、喘等，亦归于“本怯”“胃虚冷”“脾胃虚”所致，对此类疾病的治疗，钱乙亦多主以健脾和胃之法。

“实脾”“调中”是钱乙治疗小儿病的根本大法。在具体疾病治疗中，钱乙往往会结合病情的邪正虚实，决定先祛邪后调理脾胃扶正还是先调理脾胃扶正而后祛邪。

通观《小儿药证直诀》全文，上篇载脉证 81 条，其中 44 条论及脾胃，脾虚者 36 处，实者 8

处。中篇载尝所治病证 23 条，从脾论治 12 例，兼治脾者 3 例，其中 11 例属脾虚寒。《小儿药证直诀》中载不治证 12 种，因脾胃衰弱不治者 4 种，所举治案仅 2 例死案，其中 1 例即因脾胃之气衰败而致。卷下“诸方”中，共载方剂 120 首，其中能调治脾胃的方剂就有 65 首，可见钱乙对小儿脾胃的重视程度。

因此，钱乙把调治脾胃当成治疗诸多疾病的关键。从而扩大了调治脾胃病于临床证治中的应用范围。钱乙对脾胃在小儿生长发育中的重要性有深刻的认识，因此，钱乙提出了“脾胃虚弱，四肢不举，诸邪遂生”观点，并将脾胃病病机总结为“脾主困”，这些观点对后世儿科的发展具有重要的指导意义。

（四）重视四诊合参，首重望诊

小儿之病，古人谓之哑科，以其言语不能通，病情不易测。古谚曰：宁治十男子，莫治一妇人；宁治十妇人，莫治一小儿。此言诊治小儿病之难。诊治小儿疾病难，难在口不能言，言之不确，脉象难凭，须全面观察小儿的神、色、形、貌等各方面以综合判断。

《小儿药证直诀》充分展示了钱乙重视四诊合参、首重望诊的思想。由于小儿年幼而难以配合临床诊察，且“脉微难见，医为持脉，又多惊惕，而不得其审”，故钱乙在“小儿脉法”中较简略地提出：“脉乱不治，气不和弦急，伤食沉缓，虚惊促急，风浮，冷沉细。”其对小儿脉象的论述仅寥寥数语，一方面说明小儿切脉困难，另一方面是言小儿脉象相对成人脉象而言简单得多，不详求二十八脉，一般能诊浮沉、迟数、强弱、缓紧，以辨别阴阳、表里、寒热和邪正盛衰即可。

此外，小儿因“多未能言，言亦未足取信”，因而问诊在小儿疾病诊察作用有限。钱乙指出：“盖脉难以消息求，证不可言语取者，襁褓之婴、孩提之童尤甚焉。”有鉴于此，钱乙十分重视望诊的应用。望精明、观体态、望二便、审苗窍、辨斑疹、察面色等，均是钱乙望诊的重要内容，且记载十分具体而详细。

1. 目内诊

望目是钱乙诊察小儿疾病很重要的方法之一。《小儿药证直诀》中，有关望目的记载有 50 多处，涉及望目之神、色、形态等多方面。

（1）目神

《灵枢·大惑论》曰：“五脏六腑之精气，皆上注于目而为之精”。目神是脏腑精气的集中反映。脏腑精气充足，则两目精彩内含、炯炯有神；脏腑精气虚衰，则目无精光、目暗呆滞。瞳神属肾，肾水上注于目，则能视万物。如肾水不足，精不上荣于目，瞳神失养，则表现为目中无神，目无精光。《小儿药证直诀·卷上·五脏病》曰：“肾病，无精光，畏明，体骨重。”“无精光者，肾虚，地黄丸主之。”小儿先天禀赋不足，或后天饮食失于调养，是造成肾虚的重要原因。目无精光常出现于胎怯（病于先天）、积痛（伤于后天）等病中。

（2）目色

目诊中，目色变化也能提供重要的诊断信息。望目色，包括望目内（白睛、黑睛）、目胞之颜色。《灵枢·论疾诊尺》曰：“赤色病在心，白在肺，黄在脾，青在肝，黑在肾”。白睛即巩膜，白色为常。白睛不同颜色的变化，提示不同的脏腑病变。

关于“目内证”，《小儿药证直诀·卷上·目内证》云：“赤者，心热，导赤散主之。淡红者，心虚热，生犀散主之。青者，肝热，泻青丸主之。浅淡者补之。黄者，脾热，泻黄散主之。”钱乙在此，把白睛颜色变化作了五脏归属，同时还进行了颜色深浅与五脏虚实鉴别。如目赤为心热，目青为肝热，目黄为脾热。而目红者，多为心经实热；淡红者，多为心经虚热。青者为肝热，浅淡者为肝怯，即肝气不足。白睛色黄者，为脾热，乃黄疸之征也。如面目指甲皆黄者，则为黄病。而且若目色变化同时兼见多色或其他兼见证，则要考虑多脏病变。如《小儿药证直诀·卷上·杂病证》云：“目赤兼青者，欲发搐。”指出目赤兼青者，多为心肝热盛，风火相煽，乃动风之兆；若目赤脉延伸至瞳孔内，即“目赤脉贯瞳仁”，则为危急重证之候。

不光目内黑白睛颜色变化是诊查疾病的重要指征，目胞颜色变化也为诊查疾病提供了重要的参考。望目胞颜色，亦是钱乙望目的内容之一。如《小儿药证直诀·卷上·疮疹候》：“面燥腮赤，目胞亦赤”等，指出小儿发疮疹，此为天行之病，因热毒炽盛，小儿可见面红目赤，目胞亦赤。

（3）目之形态

目胞浮肿。上下眼睑浮肿凸起。目胞浮肿为水病初起的征兆。《灵枢·水胀》曰：“水始起也，目窠上微肿，如新卧起之状。”小儿目胞浮肿可见疳病、腹胀病中，皆由脾气虚弱运化失职，水气上泛所致。

直视。定睛直视，不能转动，肝风内动之候。《小儿药证直诀·卷上·五脏所主》提到“肝主风，实则目直”“肝有风甚”等。其云：“若热入于目，牵其筋脉，两眦俱紧，不能转视，故目直也。若得心热则搐，以其子母俱有实热，风火相搏故也。”两目定睛直视，常见于惊风、惊痫及热病中。

斜视。目睛不能正视，斜向左侧或右侧，或两目上视，亦为动风之征，常见于惊痫抽搐病中。钱乙还根据斜视程度，结合发病时间辨证，认为早晨（寅、卯、辰时）发搐、目上视、身体壮热为肝旺，日午（巳、午、未时）发搐、目上视、白睛赤色、心神惊悸者为心旺，日晚（申、酉、戌时）发搐、喘而目微斜视、睡露睛、手足冷为肺旺脾虚，夜间（亥、子、丑时）发搐、目睛斜视、身体温壮、乳食不消为脾虚心火盛之候。

连眨。小儿眼睛很快地开闭，不能自制，亦为肝风内动之兆。《小儿药证直诀·卷上·肝有风甚》云：“凡病或新或久皆引肝风，风动而上于头目，目属肝，肝风入于目，上下左右如风吹，不轻不重，儿不能任，故目连眨也。”

睡露睛。睡眠时眼睑不能闭合。《小儿药证直诀·卷上·慢惊》云：“因病后，或吐泻脾胃虚损，遍身冷，口鼻气出亦冷，手足时瘈疭，昏睡，睡露睛，此无阳也。”小儿睡露睛，多提示脾胃虚弱，常见于慢惊风、吐泻等杂病中。

畏明。羞明畏光，不欲见光亮。《小儿药证直诀·卷上·肾虚》曰：“肾水，阴也，肾虚则畏明。”畏明多由肾水亏，精不上荣所致。若伤风病兼见畏明一证，乃为肾虚复感风邪所致。如《小儿药证直诀·卷上·伤风兼脏》所谓“兼肾则畏明”。

白膜遮睛。瞳仁为白膜遮蔽。《小儿药证直诀·卷上·诸疳》曰：“肝疳，白膜遮睛，当补肝，地黄丸主之。”指出白膜遮睛为肝疳外征。

白睛多或黑睛少。为肾虚之候，常见于解颅、胎怯等病。《小儿药证直诀·卷上·杂病证》云：“胎怯面黄，目黑睛少，白睛多者，多哭。”在钱乙治冯承务子，《小儿药证直诀·卷中·记尝所治病二十三证》“吐泻，壮热，不思食”一案中，钱乙强调“目中黑睛少而白睛多，面色㿠白，神怯也。黑睛少，肾虚也。黑睛属水，本怯而虚，故多病也。”

黑睛多。多为心经热盛。《小儿药证直诀·卷上·杂病证》云：“胎实面红，目黑睛多者，多喜笑。”

2. 面上诊

面部是经络所会，内应脏腑，气化所通，神明所发的特殊部位。《灵枢·邪气脏腑病形》：“十二经脉，三百六十五络，其血气皆上注于面而走空窍。”全身十二经脉、三百六十五络的气血皆在面部经过，通行全身的重要经脉都汇聚于面部，即所谓“首为诸阳之会，百脉之宗”，面部色泽是脏腑气血外荣的表现，五脏所属的气色都可以在面部显示出来。

在小儿望诊中，面部望诊是一重要内容，主要是望面色。《小儿药证直诀·卷上·面上证》主要论述面色变化与疾病的关系。其云：“右腮为肝，左腮为肺，额上为心，鼻为脾，颏为肾。赤者热也，黄者积也，白者寒也，青黑者痛也，随证治之。”人体五脏在面部分别有相应的部位和对应的颜色。肝、心、脾、肺、肾五脏对应的面色和部位，分别为青、赤、黄、白、黑和左腮（左颊）、额上（天庭）、鼻、右腮（右颊）、颏（承浆），所主的病象分别为惊风、火与实热、湿热与伤食、虚寒、冷痛与肾气等。

3. 苗窍诊

小儿望诊中，钱乙还十分重视对苗窍色泽、形态的观察。望口、鼻、耳、舌、目，都是望苗窍的重点，望目之神、色、形态等，如前所述，在此不复赘述。

小儿疾病中，如果出现“鼻干黑”“鼻开张”，都是危重证的征兆。疮疹余毒上攻口齿则可见口舌生疮，气不和则见“口频撮”，心热可见“口中气温”“上窜切牙”等。根据口气热与否，辨百日内发搐为内生还是外伤风冷。如“口中气出热”，便可知发搐为外伤风冷作致，而非内生。唇色白见于脾肺病久，气血虚弱，“白而泽者吉，白如枯骨者死”。唇色深红为肺有虚热之象，唇色青为血虚怯为冷所乘之象，唇上青黑点为感染时气重证。

4. 疱疹颜色形态诊

望小儿疮疹颜色形态，是鉴别小儿常见发疹性疾病的重要指征。《小儿药证直诀·卷上·疮疹候》云：“泪出如水，其色青小”为水疱，“如涕稠浊，色白而大”为脓疱，“色赤而小，次于水疱”为斑，“小次于斑疮，赤色黄浅”是疹。钱乙还把水疱、脓疱、斑、疹归属于不同脏腑，如肝为水疱，肺为脓疱，心为斑，脾脏发疹，并基于此而确定治疗法则。钱乙还对发疹前的征象加以如下描述：面燥腮赤，目胞亦赤，喘急憎寒，呵欠顿闷，咳嗽喷嚏，夜卧惊悸多睡等。

5. 体态诊

小儿体态，亦是小儿疾病诊察的重要内容之一。钱乙认为形体的强弱反映五脏精气盛衰。如小儿“头大颈细极瘦”“囟开不合”“囟陷”及“毛发焦黄”表示胎禀不足，营养失调，精亏盈减；“龟胸”则因于“肺热胀满，攻于胸膈”；“龟背”乃禀赋不足；“身面皆肿”为脾胃虚而不能制肾，水反克土所致。此外，从体态的动静姿态可以判断病证的阴阳属性。如“身强直反折”“手掐眉目鼻面”“合面卧”“喜仰卧”等，均为阳盛阴虚；而手足瘛疭、昏睡露睛则表示脾阳衰败。

6. 二便诊

钱乙非常重视对小儿二便的观察，观察二便对小儿疾病辨证具有重要的意义。小儿小便正常为淡黄色。若小便色赤黄或血尿，为内热伤络；色如“屋尘色”，则见于黄疸。如大便色赤、黑，为热毒内盛，肠络受伤；色白为胃寒；色青为大肠虚冷；洞利不止为脾虚气困；泻痢赤白，里急后重，腹痛扭撮，乳食减少，为暴伤乳哺，冷热兼杂，络脉受伤等。

7. 脉诊

小儿疾病病因往往比较单纯，又少七情六欲之侵。故小儿脉诊较之成人脉诊相对简要，往往切脉之浮沉数缓虚实即可。但小儿切脉有一定的难度，因啼哭、哺乳、活动等都会导致脉象变化，影响判断的准确性。钱乙对小儿脉法进行了纲要性总结，《小儿药证直诀·卷上·小儿脉法》指出小儿“脉乱不治，气不和弦急，伤食沉缓，虚惊促急，风浮，冷沉细。”即是说，如果小儿脉见散乱之象，表明病情危重，预后差；如见弦急之脉，则属气不和；若伤食，则脉见沉缓；若小儿受到惊吓，则脉促急；若小儿受风，则脉见浮象；若受冷，则见沉细之脉。

在《小儿药证直诀》的其他部分，钱乙对小儿脉诊记载亦比较简单。如小儿病癖，可见其脉沉细；如小儿腹中有食积结粪，则见脉伏而实；如素体肥盛小儿，脉见急促，则为发惊搐之象；肝热搐搦者，脉洪实等，简要记录了钱乙运用小儿脉诊结合其他临床表现诊察疾病的情况。

8. 声音诊

闻诊是诊察小儿疾病重要的诊法之一。哭是婴幼儿表达情感、苦楚的语言，闻小儿哭声具有重要的诊断意义。钱乙之闻诊，除了闻小儿啼哭声，还包括小儿发病时的怪叫声等。

（1）小儿啼哭声

对于婴幼儿来说，啼哭是一种本能，是一种特殊的语言。小儿生病时哭叫声高低，亦能反映疾病的正邪盛衰。如小儿夜啼可见于惊风，也可见于调养不当，脏寒腹痛者。《小儿药证直诀·卷上·五脏所主》云：“心主惊，实则叫哭，发热，饮水而搐；虚则卧而悸动不安。肝主风，实则目直，大叫，呵欠，项急，顿闷；虚则咬牙，多欠气。”此言心肝邪气实则小儿多叫哭声高，有力；心肝虚则小儿卧、悸、呵欠，声低无力。

（2）动物样叫声

《小儿药证直诀·卷上·五痫》云：“凡治五痫，皆随脏治之，每脏各有一兽并，五色丸治其病也。犬痫：反折，上窜，犬叫，肝也。羊痫：目瞪，吐舌，羊叫，心也。牛痫：目直视，腹满，牛叫，脾也。鸡痫：惊跳，反折，手纵，鸡叫，肺也。猪痫：如尸，吐沫，猪叫，肾也。”钱乙首先提出了五痫的概念，以五声类五畜，五畜对五脏，认为不同脏腑的病变可引发不同表现的痫病，并基于此认识痫病的不同病机，进行痫病的临床分类。

据刘跂《钱仲阳传》的记载，钱乙对小儿闻诊可谓达到了登峰造极的程度，传记中记载钱乙

"一日过所善翁，闻儿啼"而知小儿疾病危重，告小儿家属要细心呵护小儿，但小儿最终没有逃过劫数而夭折。

（五）急慢惊阴阳异证

隋·巢元方《诸病源候论》中记载了小儿杂病惊候，论及"小儿惊者由血气不和，热实在于心，心神不定所以发惊"（《诸病源候论·小儿杂病诸候·惊候》），但与痫证混淆。北宋初年《太平圣惠方》则首先分开记载了"急惊风"和"慢惊风"，并对小儿惊风的病因病机、临床表现以及治疗有粗略的认识，认为小儿惊风由风邪所伤，入于心、心包络所致，主要病位在心、心包络。

钱乙在前人的基础上，对急、慢惊风有了进一步的认识，没有沿用"惊风"这一病名，而是直接用"急惊""慢惊"命名，这种命名被后世接纳并沿用至今。钱乙明确指出"凡急慢惊，阴阳异证。"认为急、慢惊病因病机不同，二者要分别对待。他阐明了急、慢惊风的病因病机、临床表现，确立了相应的治则治法，并完全将惊、痫二证分开。

1. 急惊为实热

急惊风属火，属热，属实。急惊风主要为心肝之热生风。钱乙指出："心主惊""小儿急惊者，本因热生于心，身热、面赤引饮、口中气热，大小便黄赤，剧则搐也。盖热盛则风生，风属肝，此阳盛阴虚也，故利惊丸主之，以除其痰热"（《小儿药证直诀·卷上·急惊》）。"肝有风""得心热则搐""身反折强直不搐，心不受热也"。小儿急惊以发病迅速、高热眼红、口渴引饮、昏迷抽搐、角弓反张等为主症，属实热之象，多由外感六淫或暴受惊恐，或痰积食滞，致使热邪过甚，燔灼肝经，筋脉失养而生风，属"热盛动风""热极生风"。风为肝木所化，加之痰热阻滞经脉，因而出现诸证。

2. 慢惊属虚寒

慢惊风属虚，属寒。慢惊风为脾虚生风。《小儿药证直诀·卷上·慢惊》指出："小儿伤于风冷，病吐泻。医谓脾虚，以温补之。不已，复以凉药治之，又不已，谓之本伤风，医乱攻之，因脾气即虚，内不能散、外不能解。至十余日，其证多睡露睛""亦有诸吐利久不瘥者，脾虚生风而成慢惊""因病后或吐泻，脾胃虚损，遍身冷，口鼻气出亦冷，手足时瘈疭，昏睡，睡露睛，此无阳也"。慢惊乃因病后或吐泻，气血亏虚，筋脉失养，脾虚生风。临床一派虚证表现，可见身冷肢寒、手足瘛疭、昏睡、睡中露白睛等。

总之，急惊是实证、热证，慢惊是虚证、寒证；急惊是阳证，慢惊是阴证，二者有着根本的区别，因而在临床上要谨慎辨析。《小儿药证直诀·卷上·慢惊》云："凡急慢惊，阴阳异证，切宜辨而治之"，并指出："世间俗方，多不分别，误小儿甚多"。钱乙这一独创见解，发前人之未发，为后世对惊风的分类和辨证提供了依据。

（六）疳皆脾胃病

疳病是指小儿脾胃虚损，运化不健，以致气液耗伤、肌肤失养，而形成的慢性消耗性疾患。本病多见于 3 岁以下婴幼儿。临床上以形体消瘦，肚腹膨大，气血不荣，头发干枯稀少，精神萎靡不振，饮食异常等为特征。本病病程较长，缠绵难愈，且易并发其他疾病，故对小儿的生长发育影响极大。

《诸病源候论》《太平圣惠方》等著作中也有“疳证”的记载，但阐述较为简单。钱乙在《小儿药证直诀》中另列专章对疳病的病因病机、辨证及治疗等方面都做了较全面而又精要的论述，尤其对疳病的病因病机辨析颇详，治疗用药上也有独到之处，为小儿疳病的辨证治疗起到了指导作用，且为后世医家对疳病的临证诊治奠定了理论基础。

小儿疳病多发生于 3 岁以下，这与小儿时期“脾常不足”的生理特点有关。钱乙明确提出“疳皆脾胃病，亡津液之所作也”。脾胃失调是小儿疳证的主要病机。脾胃失调日久则气血虚衰，脏腑失养，不同脏腑表现出不同症状，钱乙将疳证分属五脏，并以五脏命名，即肝疳、心疳、脾疳、肾疳、肺疳。疳证虽分属五脏，但基本病机皆为脾胃失调。钱乙就易致小儿脾胃虚弱的原因总结如下。

1. 脾胃损伤，津燥成疳

吐下太过，会损伤脾胃致疳。《小儿药证直诀·卷上·诸疳》云：“小儿易虚易实，下之既过，胃中津液耗损，渐令疳瘦”“大病或吐泻后，以药吐下，致脾胃虚弱亡津液，且小儿病疳，皆愚医之所坏病”“间有下证，以冷药下之太过，致脾胃津液少……证变诸端，因亦成疳”“又有吐泻久病或医妄下之，其虚益甚，津液燥损，亦能成疳”。小儿久病、大病、长期吐泻、误治等致使脾胃虚损，运化失调，气血生化无源，乃至津液消亡，导致形体日渐消瘦，转化成疳。钱乙告诫我们，因小儿体质娇嫩，易虚易实，故凡峻利攻下之剂，应审慎使用，切勿孟浪从事，以免攻伐无辜，损伤正气而导致不良后果。

饮食不节可损伤脾胃，日久致疳。《小儿药证直诀·卷上·腹中有癖》：“小儿病癖，由乳食不消，伏在腹中，乍凉乍热，饮水或喘嗽，与潮热相类，不早治，必成疳。”乳幼儿时期脾胃运化功能薄弱，易生积滞，所以有“乳贵有时，食贵有节”的喂养方法。如果饮食无度，脾胃受纳功能受损，则饮食积滞，壅滞中焦，更伤脾胃，日久脾胃运化功能失调，水谷精微不能充分吸收，脏腑百骸失于滋养而成疳病。

2. 疳病分属五脏

钱乙认为疳病变部位主要在脾胃，但并不局限于脾胃，所谓“有积不治，传之余脏”。疳病分属五脏，故有五疳之称，此外还提到内疳、外疳、筋疳和骨疳。

五疳表现各有特点。如肝疳，白膜遮睛。心疳，面黄颊赤。脾疳，又名肥疳，脾疳临床表现不一，可见种种奇怪症状，主要有体黄腹大，食泥土，或目涩，或生白膜，唇赤，身黄干或黑，喜卧冷地；或食泥土，身有疥疮，泻青白黄沫，水利色变，易腹满，身耳鼻皆有疮，发鬓作穗，头大项细极瘦，饮水等。肾疳，极瘦，身有疥疮。肺疳，气喘，口舌生疮。疳在内，目肿，腹胀，利色无常，或沫青白，渐瘦弱；疳在外，鼻下赤烂，目燥，鼻头上有疮不着痂，渐绕耳生疮。筋疳，泻血而瘦；骨疳，喜卧冷地。

（七）疮疹为五脏毒

北宋时期，疮、疹、斑疹、水疮等严重危害小儿生命健康。钱乙将这些发疹性疾病合称为疮疹。因疮疹危害性强，钱乙在书中专辟“疮疹候”篇加以重点论述。钱乙所阐述的疮、疹等类似于现今的天花、麻疹、猩红热、水痘等。

1. 疮疹分属五脏

《中藏经》曰："夫痈疽疮肿之所作者也，皆五脏六腑蓄毒不流，则生矣，非独因荣卫壅塞而发者也。"明确指出外科疮疹的发生与人体内脏腑失调有密切关系。钱乙从临床实际出发，体会到疮疹之疾，虽多生于体表某一部位，但与脏腑功能失调有关，它往往是整体病变在局部的反映。故钱乙遵经旨而曰："凡疮疹乃五脏毒""疮疹始发之时，五脏证见"。疮疹"未发出，则见五脏证，已出则归一脏也""小儿在胎十月，食五脏血秽，生下则其毒当出"（《小儿药证直诀·卷上·疮疹候》）。钱乙认为小儿疮疹的形成主要是因"内相胜也"，属体内五脏之毒外发所致。

疮疹由五脏之毒外发所致，钱乙根据形态、颜色、大小，将疮疹分属五脏。因肝之液为泪，肝病则外发水疱，仿佛泪出如水，故水疱色青而小，伴呵欠、顿闷等肝证；肺之液为涕，肺病则外发为脓疱，疱内液像涕一样稠浊，色白而形大，伴面目腮颊赤、咳嗽、喷嚏等肺证；心主血，心病外发则成斑，因血营于内，所出不多，故斑色赤而小，次于水疱，伴时发惊悸等心证；脾主裹血，脾病发为疹，赤色黄浅，形小于斑疮，伴乍凉乍热、积冷等脾证。钱乙又认为五脏中肾不食毒秽而无临床诸证，但凡上述疮疹极期逆变，疮色变黑，均归属于肾，为内虚邪陷之危候死证。

2. 疮疹颜色形态辨轻重

钱乙曰："凡疮疹若出，辨视轻重。"在小儿疮疹辨治中，钱乙除重视小儿面色、眼神、口舌等征象外，还根据疱疹分布稀疏稠密、出疹量、颜色、伴随证等，了解小儿疮疹发病轻重，以判定病情预后顺逆、指导用药。

（1）疮疹分布与出疹速度

疮疹"出稀者轻""疮夹疹者，半轻半重也；若一发便出尽者，必重也"（《小儿药证直诀·卷上·疮疹候》）。若疮疹出疹速度快，迅速布满全身，说明邪毒盛，热势剧，多为危重逆证。若疮夹疹，病情较重，但尚无危殆之险。如疮疹稀疏，出疹和缓者，病情轻微，预后较好。

（2）疮疹颜色

疮疹"里外微红者轻，外黑里赤者微重也，外白里黑者大重也，疮端里黑点如针孔者势剧也""黑者无问何时，十难救一"（《小儿药证直诀·卷上·疮疹候》）。疮疹颜色是判断病情轻重的依据之一。若疮疹色微红，热毒不盛，病情较轻；疮疹外黑里赤者，虽热毒炽盛但正气尚足，病情较重；疮疹外白里黑者，热毒入里，正气已虚，病情重；若疮端里黑点为正气亏虚，津液耗竭，疮毒内陷之象，严重者可出现烦躁、神昏、痉厥、腹胀、二便不通等热入营血之危候。

（3）发疹季节

"大抵疮疹属阳，出则为顺"。一般认为，"春夏病为顺，秋冬病为逆，冬月肾旺又盛寒，病多归肾变黑"（《小儿药证直诀·卷上·疮疹候》）。但同时又要结合具体疮疹所发时间来辨顺逆，若"春脓疱，夏黑陷，秋斑子，冬疹子，亦不顺也"。肝应春，心应夏，肺应秋，肾应冬，春时肝旺，而若春发脓疱，脓疱属肺，说明肺金旺乘肝木，故此证亦不顺，其他余证类推。

（4）全身情况

如"疮疹若起能食，脉平无证"，则为轻证、顺证；若疮疹"青干紫陷，昏睡，汗出不止，烦躁热渴，腹胀，啼喘，大小便不通者，困也"（《小儿药证直诀·卷上·疮疹候》），则为重证、逆证。小儿发疮疹，若神清语亮，活动自如，饮食如常，脉和缓，热轻病情轻。若小儿神昏或烦躁哭闹不止，大汗、烦渴，二便闭，为疮毒内陷入营血、内陷心肺之危候，需密切关注。

小儿疮疹若变黑内陷，则为危急重证。若疮黑陷，用百祥丸下之后不愈，出现恶寒、身冷、汗出，耳尻反热者，此为水旺反侮脾土之象，为死病；若以百祥丸下后，出现身热、欲饮水者，此为脾土之气恢复，脾土胜肾水之象，则可治。若疮疹变黑伴有腹泻、便脓血及痂皮者，病情为顺，因疮疹变黑，同时见便脓血、痂皮者，表明邪入六腑、邪有出路，故病情较顺。若疮疹黑陷，腹泻伴有纳食不消者，病情为逆。表明脾土虚不能制约肾水，肾水侮脾土，土气衰败而难治。

（八）咳嗽分外感、内伤

咳嗽是小儿肺部疾患中的一种常见证候。咳嗽一证，一年四季均可发生，尤以冬春发病为多，外界气候冷热的变化，常能直接影响肺气宣肃，造成咳嗽。其他脏腑病变，也能影响肺的正常功能，而出现咳嗽。从病变的部位而论，小儿咳嗽，不论何种原因所致，皆和肺脏有密切关系。综观《小儿药证直诀》，钱乙对发病季节极为重视，常从时令、时辰着眼以明病因、立治则、言预后，对于咳嗽一证亦不例外。

钱乙认为，小儿咳嗽有内伤、外感之分。外感咳嗽由感寒所致，内伤咳嗽则有痰热、肺热、阴虚、痰盛等不同原因。

1. 风寒咳嗽

十一月、十二月正值隆冬时节，风寒之邪从肺俞入侵犯肺，风寒外束，腠理闭塞，肺失宣降，故发热、恶寒、无汗、咳嗽频作，昼轻夜重。如钱乙云："十一月、十二月嗽者，乃伤风嗽也，风从背脊第三椎肺俞穴入也，当以麻黄汤汗之。"（《小儿药证直诀·卷上·咳嗽》）

2. 痰热咳嗽

八九月间行金令，肺应于秋，肺气大旺，外感热邪，或风寒之邪化火入里，灼津成痰，故病嗽者，多为实证。证见咳嗽痰多，色黄，发热，面红目赤等。如钱乙云："八九月间，肺气大旺，病嗽者，其病必实，非久病也。其证面赤痰盛身热，法当以葶苈丸下之，若久者不可下也""若伤风咳嗽五七日，无热证而但嗽者，亦葶苈丸下之，后用化痰药"（《小儿药证直诀·卷上·咳嗽》）。

3. 肺热咳嗽

肺有郁热，则气逆不降而为咳喘，津液不能上承则欲饮水；肺合皮毛，外主肌表，肺热则皮肤蒸热，此热不属外感，乃伏热渐伤阴分所致，其热往往以午后为甚。如钱乙云："有肺盛者，咳而后喘，面肿，欲饮水，有不饮水者，其身即热，以泻白散泻之"（《小儿药证直诀·卷上·咳嗽》）。

4. 阴虚咳嗽

小儿素体虚弱，复感外邪，致使咳嗽频作，肺脾受损，温热久羁，津液被灼，肺阴耗伤，则干咳少痰，喉痒声嘶，或咯痰带血。如钱乙云："有肺虚者，咳而哽气，时时长出气，喉中有声，此久病也，以阿胶散补之""久嗽者，肺亡津液，阿胶散补之"（《小儿药证直诀·卷上·咳嗽》）。

5. 痰盛咳嗽

小儿肺脾不足，脾为生痰之源，肺为贮痰之器，脾失健运，则停湿生痰，湿痰犯肺，咳嗽痰壅，身热唾黏，热灼津液，则面红，欲饮水。钱乙云："若五七日间，其证身热痰盛唾黏者，以褊银丸下之""痰盛者，先实脾，后以褊银丸微下之，涎退即补肺""咳而痰实，不甚喘而面赤，时饮水者，可褊银丸下之"(《小儿药证直诀・卷上・咳嗽》)。

（九）治疗攻之有时，补之得宜

"小儿易为虚实，脾胃不受寒温，服寒则生冷，服温则生热，当识此勿误也"。小儿脏气清灵，随拨随应，但脏腑柔弱，易虚易实，易寒易热。因此，钱乙主张小儿病的治疗要攻之有时，补之得宜，用药当中正平和，"妄攻误下为禁约""不可痛击""凡有可下，量其大小虚实而下之"。

1. 明五脏虚实，攻补兼施

钱乙重视五脏虚实，将五脏补泻立为施治轨范。《小儿药证直诀・卷上・目内证》云："赤者，心热，导赤散主之。淡红者，心虚热，生犀散主之。青者，肝热，泻青丸主之。浅淡者补之。黄者，脾热，泻黄散主之。无精光者，肾虚，地黄丸主之。"此为五脏补泻的大纲及主方。在《小儿药证直诀》其他篇章，钱乙对五脏补泻法则以及方药做了进一步补充，制定了较为系统的五脏补泻法则和药方，使五脏辨证体系理、法、方、药完备。钱乙五脏补泻法则及方药奠定了后世脏腑辨证体系的基础。虚则补其母，实则泻其子，补泻兼顾，补偏救弊，是脏腑辨证论治的重要大法。

虚则补母可加速子脏之恢复，又可避免子虚而不受补的现象。以肝病为例，"肝病秋见，肝强胜肺，肺怯不能胜肝，当补脾肺治肝，益脾者，母令子实故也。"(《小儿药证直诀・卷上・肝病胜肺》)"所治宜先补脾……，补肺恐生虚喘。"总之，肝病见秋，因肺气虚怯，肝木反侮肺金，此时治疗则补脾土以补肺金。因恐肺虚而不受补，补之反生变证，故用补脾土以生肺金之法。实则泻子，使母脏之实邪加快祛除。钱乙治疗肝热、肝风，用导赤散泻心，通过泻心火而除肝热熄肝风。

相乘或相侮、补泻同施，五脏之间相互生克乃正常生理现象。若一脏偏胜或偏衰，就要乘其所胜之脏或侮其所不胜之脏，治宜补泻兼顾。如"肺病春见，肺胜肝，当补肾肝治肺脏。"即金乘木，当补肝泻肺。又如"肝脏病见秋，木旺肝强胜肺也，宜补肺泻肝"，即木旺侮金，故"补肺泻肝"两法同施。

2. 察轻重缓急，攻补得宜

钱乙在治病求本的原则基础上，明察证之轻重缓急，灵活施用先攻后补或先补后攻之法则。

先攻后补。小儿脏腑清灵，感受外邪或内伤，反应尤为强烈。其证候以邪实为主者，若兼补虚则易敛其邪，故宜速攻之为妙，而后补其虚。在治疗段斋郎四岁子病咳嗽咯血案中，钱乙认为患儿热涎上潮是标，咯血肺虚是本，因而先下痰，后补脾肺，并指出"若先补其肺为逆耳"。

先补后攻。正虚邪实而以正虚为主，正气过于虚弱不耐攻伐，倘若兼以祛邪反更伤正气的病证，应先补虚后祛邪。在治疗黄乘务二岁子脾虚伤食泄泻案中，针对"上实下虚，脾气弱，引肺亦虚"的病机，提出"有所伤食，仍可下之"，但要注意"先下必大虚"，应该"先实脾肺，下之则不虚，而后更补之也"。

钱乙临证中根据小儿病情轻重缓急，灵活使用攻补二法，使轻重适度，攻补得宜，达到攻不伤正、补不敛邪的治疗效果。

3. 审禀赋虚实，力戒妄攻

钱乙喜用下法，善用下法。下法在儿科临床上只要使用得当，祛邪迅速，确能收到立竿见影之效，这已为古今临床所证实。《小儿药证直诀》中记载了钱乙常用的攻下方剂有20余首，应用时取得了较好的治疗效果。钱乙提出使用下法时要遵循几个准则。

中病即止，不可痛击。钱乙针对小儿“脏腑柔弱”“易寒易热，易虚易实”的生理、病变特点，在使用下法时十分慎重，严格掌握适应证，认为“有下证，当下”，而对“无下证，慎不可下也”，做到有的放矢，不致有误。如《小儿药证直诀·卷上·疮疹候》云：“若黑紫干陷者，百祥丸下之；不黑者慎勿下。”而在治疗虚实腹胀之证时，明确告诫曰：“腹胀……实者闷乱喘满，可下之……不喘者虚也，不可下。”由于小儿脏腑娇嫩，不耐攻伐，虽具下证，使用下法宜暂不宜久，过下则生他患。如《小儿药证直诀·卷上·诸疳》云：“病伤寒，五六日间有下证，以冷药下之太过，致脾胃津液少……而生热也。”所以钱乙在运用下法时，强调下法中病即止，“下一二行即止”“以微利为度”“不可痛击”。

量大小虚实而下。钱乙喜用下法，也善用下法，“量大小虚实而下之”，临证中，根据患儿病情的轻重缓急以及患儿正气强弱，有急下、缓下的区别。对于急证，钱乙用急下之法。由于病情变化迅速，下之及时，不至坐失良机，以免遗患。如《小儿药证直诀·卷上·虚羸》云：“吐乳、泻黄，伤热乳也。吐乳、泻青，伤冷乳也，皆当下。”而当疮疹“其候或寒战噤牙，或身黄肿紫，宜急以百祥丸下之”。反之，若当下不下，延误病机，则可变生他患。如“伤食甚则可下，不下则成癖也”。对于虚实夹杂、因虚致实之证，钱乙用缓下之法，先补其虚，后下其实。如“肺虚而痰实，此可下，先当益脾，后方泻肺也”。益脾，培土以生金，以充肺气，肺气充足，再行下法，泻肺中痰邪。缓下之法，亦可运用于标证较急之时，如治伤食后发搐，钱乙采用“先定搐”治其标，待“搐退”再以“白饼子下之”，此时标不解则危殆立至，故急则治标，后攻下祛邪，以治其本。

钱乙反对妄下，不仅从病证虚实着眼，而且追溯患儿的先天禀赋。他认为体“实者不以此为，……以利为度”，但“本怯而虚，……不可下，下之虚，入肺则嗽，入心则惊，入脾则泻，入肾则益虚”（《小儿药证直诀·卷中·记尝所治病二十三证》）。

禁妄攻峻下，损阳竭液。钱乙在许多病证中，都专门讨论下法的禁忌证及妄攻所致的坏证，时时以妄攻峻下、损阳竭液为禁约。如在疮疹的治疗中，反复告诫不可妄攻下及妄攻发，“妄下则内虚多归于肾”，妄下伤正，正气大亏，邪毒内陷而不治。妄下损耗津液，重者可致疳证。即所谓：“小儿易虚易实，下之即过，胃中津液耗损，渐令疳瘦”“大下必亡津液而成疳。凡有可下，量大小虚实而下之，则不至为疳也”（《小儿药证直诀·卷上·诸疳》）。

4. 辨五脏应时，因时制宜

钱乙继承了《内经》五脏应时的思想，并运用于小儿病临证中，治疗中也多处体现出钱乙因时制宜的思想。

钱乙根据《内经》关于一日中阳气在人体内的盛衰，以及一日中五脏主时之不同，对同一疾病，治法亦迥。如对小儿抽搐的治疗，早晨发搐为“肝旺，当补肾治肝也”；日午发搐为“心旺也，当补肝治心”；日晚发搐是“肺旺，当补脾治心肝”。钱乙很重视五脏应时对脏腑之气的影响，因而同一疾病发病时间不同，对应的病变脏腑不同，治疗方法也不同。

此外，钱乙因时制宜的思想还体现在对四时不同季节发病的治疗上。如吐泻一病，发于夏秋不同季节则治法亦异。《小儿药证直诀·卷上·夏秋吐泻》：“五月十五日以后，吐泻，身壮热，此热也。小儿脏腑，十分中九分热也，……玉露散主之”“八月十五日以后，吐泻，身冷无阳也，……当补脾，益黄散主之。不可下也”。五月十五日以后，进入夏季，天地之阳气盛，人体随之阳气亦盛，故钱乙曰：“小儿脏腑，十分中九分热也”，用玉露散清除邪热。八月十五日以后，进入秋季，阳气渐衰，人体阳气随之亦减，此时不可用下法，下之则更伤阳，故用益黄散补脾益气。

5. 巧立护脾法，治重后天

钱乙注重小儿脾胃的思想，在治疗中也得到充分体现。临证中，根据病情，或先调治其脾胃，使中气恢复后再治其本病；或先攻下后调治其脾胃，使中气恢复后再治其本病；或补脾以益肺、制肝、补肾等，处处以扶养中土、顾护脾胃为要。如《小儿药证直诀·卷中·记尝所治病二十三证》云：“小儿虚不能食，当补脾，使饮食如故，即泻肺经，病必愈。”又云：“实食在内，乃可下之，毕，补脾必愈。”钱乙根据小儿邪正虚实、标本缓急，确定补脾运用时机。

在《小儿药证直诀》中，钱乙使用了多种保护脾胃的方法。常用的有以下几个方法。①益气健脾法：是调理脾胃的最常用、最主要的法则之一。主要用于治疗脾胃虚弱而引起的呕吐、泄泻、疳病等疾患。②温中健脾法：适用于小儿脾胃不足，易受寒邪侵袭者。主治中阳不振所致呕吐、泄泻、下利清谷等证。③理气健脾法：脾位于中焦，喜燥恶湿，湿困脾胃，则不思饮食，湿伤为肿为黄，吐泻不止。钱乙根据这一特点，确立了理气健脾一法。④扶脾退热法：钱乙用以治疗表证误下或他证下之太过而引起的脾虚发热证。⑤泻脾清热法：用于脾胃伏热之证。

在论治方面，钱乙以清、补为主要治疗法则，攻补兼施。治疗中“以妄攻误下为禁约”“不可有泻无补，攻伐生生之气”，力求攻不伤正，补不碍邪，勿过用寒凉、辛温，保护脾胃、调治脾胃的思想贯穿于儿科疾病治疗始终。

（十）用药巧立新方，善用古方

钱乙主张小儿病治疗应补泻并施、攻补得宜，反对“痛击”“大下”“蛮补”。因而，钱乙用药摒弃滥用香燥时弊，力求中正平和，轻灵柔润，精心创制或化裁出了许多行之有效的方剂。

1. 灵活化裁古方

《小儿药证直诀》近120方，其中有些方剂为钱乙化裁古方而成。为适应小儿脏腑娇嫩、易虚易实、易寒易热的生理病理特点，钱乙变化古方药物剂量比例、变化方剂剂型或增减药物，化裁出许多有效方剂。

在钱乙化裁的古方中，为人熟知的有地黄丸。此方由金匮肾气丸去桂、附而成。小儿易寒易热，过于辛温燥热，寒凉滋腻都不相宜，故去掉温燥的桂、附，仅留六味三补三泻，三阴并治，实为治小儿肾阴不足之良方。钱乙用此方治疗小儿生长发育不良，如龟背鸡胸、行迟解颐等。后世实践证明，用地黄丸治疗小儿先天不足、囟门不闭、足软行迟、语迟夜尿、大脑发育不良等证，确有良效。

此外，钱乙化裁使用的古方还有麻黄汤、甘桔汤、异功散等。麻黄汤，此方出自张仲景《伤寒论》，钱乙易桂枝为肉桂，意在温中散寒，不取枝枝助麻黄发汗；因小儿肺气嫩弱，故减杏仁用量，不致肺气肃降太过，以治小儿伤风感冒咳嗽。甘桔汤，由《伤寒论》桔梗汤变化而来，调整甘草、桔梗用量，以桔梗用量倍于甘草，重在开泄肺气以散热。治疗“小儿肺热，手掐眉目鼻面”。异功散乃四君子汤加一味陈皮，亦即六君子汤去辛燥半夏而成。

2. 巧妙创制新方

钱乙不仅善于变裁古方，而且精心创制了一系列新方，大大丰富了儿科临床使用方剂。钱乙创制的新方主要有以下几个方面。

肺补泻方。分别为泻白散、补肺阿胶散。泻白散，泻实补虚，泻肺补脾。其中桑白皮泻肺化痰，降逆平喘，加地骨皮滋阴退热，粳米、甘草益胃和中。李时珍特别推崇此方，认为此方是泻肺诸方之祖。补肺阿胶散，补肺阴兼补脾以培土生金。其中阿胶补肺养阴，马兜铃、牛蒡子开宣肺气，杏仁降气止咳，粳米、甘草补脾益肺。

肝补泻方。分别为泻青丸、地黄丸。泻青丸，清热醒神，平肝熄风。栀子、大黄泻肝火下行，羌活、防风疏散风热，当归、白芍养血调肝熄风，龙脑散火通窍。此方泻中寓补、清中有温、寒中兼散，为泻肝之良方。

脾之补泻方。分别为泻黄散、益黄散。泻黄散，主治脾胃伏火。藿香、防风以散邪热，山栀、石膏清内热，甘草和中保护胃气。益黄散，又名补脾散。方中无补药，以调节脾胃为主。青陈皮、丁香理气燥湿、芳香化浊，诃子涩肠，甘草和中。

心之补泻方。分别为导赤散、安神丸。导赤散，清泻心热。木通清心泻热，生地清心热而凉血滋阴，竹叶清心除烦、引热下行，生甘草调和诸药。对于补心方，钱乙用安神丸，此方清肝泻热，兼补心阴，并非单纯补益之法，而是补泻兼施，泻邪热以安心神，故曰“补心”。

肾有补方，无泻方。地黄丸补肝肾之阴，此方成为后世补肝肾方之经典。

此外，钱乙对病势危重、邪热壅盛之证，另立有精专之剂，如大黄丸、玉露散、泻心汤、白饼子等。这些方剂力大效专，单刀直入，具有祛邪迅捷、去秽务尽的特点。

3. 药味少而精当

钱乙方的另一特点，即是用药少而精，配伍主次分明。《小儿药证直诀》中治疗变蒸、咳嗽、吐泻、诸疳、惊搐、痫证、疮疹、虫积诸病之方，皆少者一、二、三味，多者七、八味，即使是丸、丹、膏剂，也不过九味、十味，超过十味药的方剂为数不多。

小儿疾病变化多，传变快。钱乙针对小儿病变特点，常用药多取力宏效速者，以冀提高疗效，缩短疗程。麝香为开窍通闭、醒脑回苏要药，在《小儿药证直诀》中使用次数最多。钱乙用麝香配合清热药，创制芳化凉开之剂，治疗儿科热病惊搐神昏，屡有捷效。青黛有清热解毒之功，李时珍《本草纲目》记载青黛“孩儿百病服之安”。薄荷，李时珍称其“辛能发散，凉能清利。故头痛，头风，眼目、咽喉、口齿诸病，小儿惊热，及瘰疬，疮疥为要药”。黄连为“治目及痢为要药”。其他如用大黄清热泻下，牛黄熄风止痉、清热解毒等。以上诸药，在清·凌奂《本草害利》中多列为猛将或次将，其作用优于同类其他药，甚至有着其他药所不能取代的药用价值。

4. 喜用金石毒药

钱乙虽然一再强调儿科用药不可蛮攻妄下，但对于有当下之证则下，绝不姑息，因而钱乙一方面非常注意保护小儿娇嫩脏腑，一方面用毒药、矿物药，速祛实邪，祛邪以扶正，二者有异曲同工之妙。

同一味药在《小儿药证直诀》不同方剂中使用9次以上的，列为常用药。在钱乙用药中，使用较为频繁的药物有：麝香31次，薄荷26次，轻粉、朱砂各25次，黄连、冰片各22次，人参、炙甘草各21次，木香17次，生甘草、青黛各16次，巴豆14次，全蝎13次，牛黄12次，大黄、天南星、防风各11次，水银、胡黄连各10次，干蟾皮、天麻、牵牛子、附子、丁香、半夏、生姜各9次。

在以上26味常用药中，毒性药物就有10味，小毒药1味，常毒药7味，大毒药2味。其中巴豆，共使用14次。巴豆有大毒，药性猛烈，具有“泻下冷积、逐水退肿、祛痰、利咽、蚀疮”之功。李时珍曰：“巴豆峻用则有戡乱劫病之功，微用亦有抚缓调中之妙。”雄黄，使用12次。雄黄辛温有毒，有解毒、杀虫之效。轻粉，辛寒有毒，外用攻毒杀虫，内服通便利水。其他还有天南星、牵牛子、全蝎、附子等，均多次运用。

另外，钱乙在临证中，还大量采用了矿物类药物。据统计，全书共涉及矿物药品名42种，可分为三类：其一，含汞的水银、轻粉、腻粉、粉霜（即轻粉的精制品）朱砂，计17次；其二，含砷的有雄黄、砒霜，计13次；其三，含铅的有铅、黑铅、铅霜、黄丹、定粉、胡粉、密陀僧，计9次。可见用汞之方剂最多。

毒性药物药性猛烈，疗效亦佳，正确施用则会提高治病效果。钱乙用药可谓胆大心细，只要治疗需要，则不拘金石、草木、虫、禽、兽等各类药物，因治施用，有条不紊。当然，钱乙使用这些药物时，在炮制、剂型、服法等方面都是非常讲究的，若用大辛大热、大苦大寒、药性剧烈、有毒之品概入丸、散剂，而少入汤剂，以免中毒或招致不良反应。

5. 多为丸散剂型

综观钱乙制方，不但组方精，用药妙，尤其注重药物剂型的选择。小儿服药困难，因而，钱乙使用的药物中90%以上为丸散膏丹剂。且赋形剂、送服方法及时间等，都根据不同的病情而灵活变化。

剂型多，多丸散。钱乙根据小儿病情轻重、年龄、药物有无毒性等，制造了汤、丸、散、膏、丹等多种剂型，其中丸、散剂占90%以上。全书120方中丸剂64方，散剂38方，汤剂6方，膏剂6方，丹剂3方，外治法2方，磨汁服1方。小儿服药困难、服药量少，丸、散剂不仅便于小儿服用，而且有利于药效发挥。

制作工艺多。丸剂在钱乙所立诸方中基本上占了一半，但其加工炮制则因病因而各有不同。在丸药的制作工艺上，分为和蜜为丸、新水磨汁、蒸陈枣肉和捣为丸、甘草水为丸、面糊为丸、水丸、生姜汁丸等。如郁李仁丸，直接用方中之药和捣为丸；如百祥丸用水丸或水煮蒸饼为丸；

如消积丸、胡黄连丸、白饼子、褊银丸，用面糊、饭、糯米粉、陈米粥为丸，借之以养胃气；如香银丸、小红丸、小黄丸，用生姜汁、生姜汁面糊为丸，借以止呕吐、化痰涎；如泻青丸、葶苈丸，用蜜、枣肉为丸，借以甘缓健胃且能矫味；如粉红丸、麝香丸，用猪胆汁、牛胆汁为丸；如银砂丸，用梨汁膏为丸，借以润肺化痰止咳。

钱乙在丸剂的制作中，不仅赋形剂灵活多样，且所制药丸大小均以服用方便为前提，有小如麻子、粟米者，大如黍米、鸡头（芡实）者。

用药途径灵活。小儿服药困难，因而钱乙创造了多种便捷的服药方法。如散剂，都加工成细末或㕮咀，除了用水或酒煎煮外，也有直接调服的。如治“乳母冷热不和及心腹时痛，或水泻，或乳不好”的乌药散，平常用水煎服，心腹疼痛则入酒煎，水泻则用米饮调下。

除了口服药外，还有很多外用法，如涂抹法、浴体法。治疳疮用药粉外敷，如兰香散、白粉散；封脐法，如治百日内小儿大小便不通，用麝香丸水研封脐中；对鼻下赤烂，龈腭牙齿肉烂腐臭，鲜血常出等外科疾病，采用外贴法、外敷法；初生小儿之胎肥、胎热，服药不便，采用浴体法；小儿神昏不能进药者，采用滴鼻法。这些外用法，既扩大了用药途径，又乐于被小儿接受，对于现在的剂型改革仍很有启发。

送药方法多样。在送服方法上也因病而异。有温水送服、砂糖水送服，还有竹叶汤、薄荷汤、乳水、米饮、热水、研芝麻汤、酒、倒流水、紫苏汤、金银花汤、龙脑水、桃枝汤、麦冬汤、冷浆水等多种送服方法，病情不同，送服水亦不同。

服药时间灵活。服药时间上，皆视病情需要而定，有食前服、食后服、无时服、临卧服、乳食后服、无时或病发时服等。

钱乙对儿科用药的剂型、赋形剂、服药方法、时间等各方面，都进行了精心设计以保证更好、更快地发挥药效，避免毒副反应。钱乙重视小儿脏腑柔弱、易寒易热、易虚易实的生理、病机特点的思想，在这些细微之处得到充分体现。

6. 力求中正平和

钱乙所制之方，组方严谨，有理有法，处处照顾到小儿的生理病变特点，而以妄攻大下为禁忌，力求攻不伤正，补不碍邪，尽量使用药性平和之品或者通过变裁配伍，尽量少用温燥之品，如地黄丸中去温燥之桂附，异功散去除辛燥之半夏，或在使用辛燥药时配伍柔润养阴之品，如藿香散即以麦冬配伍半夏以制其刚。或在使用攻下、苦寒药物同时，配伍健脾和胃之品，力求方药的中正平和。

对于药品的选择，钱乙除在某些丸、丹、膏剂中用一些金、石、龙脑、麝香、轻粉、辰砂之类药物外，一般汤剂、散剂中多选用平和纯正之品，如调中的青、陈二皮，术、苓、甘草，以及丁香、木香、藿香之味；治肺的桑皮、甘、桔、阿胶、蒡、杏之类；清心的黄连、竹叶、生地、木通之属；泻肝的龙胆草、山栀、钩藤、青黛诸药，其性均属轻灵平正，用之正合小儿脏腑娇嫩、肠胃脆薄，不耐寒热及峻剂毒药的特点。

钱乙在用药时尽量以中正平和之品为主，在因病需要使用金石矿物有毒之物时也尽量入丸散，并在剂型、服药时间、服药方法上辅以保护脾胃之法，尽量祛邪不伤正。

直接配伍健脾护胃之药。如泻白散用桑白皮、地骨皮清热泻肺，伍以粳米、甘草益胃和中；安神丸在牙硝、龙脑、寒水石等寒凉清火药中，加入干山药、白茯苓、甘草顾护脾胃。

借赋形剂保护胃气。钱乙多用丸散膏剂，且常用面粉、米饭、枣肉等作为赋形剂以养胃气。如治诸热的三黄丸，乃《伤寒论》大黄黄连泻心汤化裁而来，但改汤剂为丸剂，以面糊丸，丸如绿豆大或麻子大。丸者，缓也，且丸中有面粉，以避免苦寒伤胃。又如葶苈丸用蒸陈枣肉和捣为丸，取大枣甘缓健脾以缓解牵牛子、葶苈子之峻猛。

从服药方法及服药时间上保护脾胃。为避免苦寒药及金石重坠药伤胃，钱乙多用丸散膏丹，常用陈米饮下、米饮汤下或乳汁下，且多在食后服用，充分利用服药方法和服药时间来保护脾胃。

《小儿药证直诀》全书共有近120方（不含附方），不管是丸散膏丹还是汤液外用剂，都从组方配伍、剂型、服药方法等方面处处体现钱乙重视药物选择，力求药物中正平和，旨在保护小儿脾胃，保护阴液的用药思想。

【临证经验】

疮疹、惊风、疳病及伤风感冒、咳嗽等都是小儿常见病证，钱乙在前人的基础上，对痘、惊、疳等儿科主要病证有了较为深刻的认识，特别是对惊风的认识有了明显的提高，创立了一整套诊治惊风的方法。

一、惊风

（一）惊风治疗

关于急惊、慢惊的治疗，钱乙强调二者“阴阳异证，切宜辨而治之”，二者不可混淆，还明确指出：“世间俗方，多不分别，误小儿甚多”，对当时医生不辨证妄予施治的弊病提出了直率的批评。钱乙最早明确地提出了急惊和慢惊的治疗原则。“急惊合凉泻，慢惊合温补”。急惊属阳，当凉泻。慢惊属阴，当温补。

急惊宜凉泻，选利惊丸（青黛、轻粉、牵牛末、天竺黄）。该方为祛痰清热之峻剂，适用于痰热实证的急惊。慢惊合温补，温中健脾，用益黄散或瓜蒌汤。瓜蒌汤方中多凉润清热之品，似与温补矛盾。明代李时珍对此方质疑“阳证则可”，“阴证……殊不恰当”。钱乙解释此方说：二药“用慢火炒焦黄色，研匀，每服一字，煎麝香薄荷汤调下，无时。凡药性虽冷，炒焦用之，乃温也。”用此方也说明慢惊并非单纯脾胃虚寒证，而是脾虚兼夹热痰的虚实夹杂之证。

这里需要指出的是，《小儿药证直诀》在治疗小儿急慢惊风抽搐神昏的众多方剂中，运用了金石重坠及香窜走泄之味，如水银、轻粉、辰砂、冰片、麝香、牛黄等。《素问·腹中论》说：“石药发癫，芳草发狂”，服之“恐内伤脾”。因金石之品，虽善定神智，但令人发呆；冰片香燥走窜，又最耗心液。惊风急证中用金石药旨在镇惊平肝以治标，中病即止，不适用于虚实夹杂之慢惊。

治疗急慢惊的众多方剂中，大量金石重坠药物的使用，与钱乙主张用药力求柔润中正平和以及急、慢惊应分别论治的学术观点似相矛盾。按刘跂所撰《钱仲阳传》，钱乙对慢惊疾患的治疗，每用《金匮要略》黄土汤。因此，张山雷、熊宗立等怀疑这类方剂并非出自钱乙，系时弊所混，误集于《小儿药证直诀》。

此外，钱乙还提出了“不可与巴豆及温药大下之”，把妄攻蛮补、损阳竭津作为治疗急、慢惊的禁约。

（二）惊风病案举例

《小儿药证直诀》卷中有惊风病案 6 例，记载了钱乙诊治小儿惊风的临床经验。钱乙的治疗实例，也反映了钱乙治疗惊风的思想。

案例 1

广亲宅七太尉，证见“盖预见目直视而腮赤，必肝心俱热，更坐石机子，乃欲冷，此热甚也。肌肤素肥盛，脉又急促，故必惊搐。所言语时者，自寅至午，皆心肝所用事时。治之，泻心肝补肾，自安矣”。此乃急惊风之证，患儿素体肥胖，观其两目直视，腮颊红赤，喜冷恶热，脉来急促。证属肝心俱热，热极生风。治宜泻心肝补肾。泻心肝即清心泄热、凉肝熄风。补肾，即待实热去而滋补肾阴。

案例 2

东都王氏子病“吐泻，诸医药下之，至虚，变慢惊”。其候“睡露睛，手足瘛疭而身冷”。钱乙认为此属慢惊，因为病儿吐泻误用利下大小便之药，导致脾胃虚寒而致慢惊，故治疗先用益黄散、使君子丸补脾。后小儿又不语，钱乙认为此因用清药利大小便、脾肾俱虚所致，不能温煦机体，筋脉失养，导致慢惊，故复用地黄丸补肾，使其肾气来复，脾阳振奋，则生化有源，诸证自除。

二、疳

（一）疳病治疗

在疳病治疗上，钱乙提出“依本脏补其母”“辨冷热肥瘦”的治疗法则。

1. 依本脏补其母

疳病初起，津液少者，当生胃津液，用白术散主之；肝疳，当补肝，地黄丸主之；心疳，当补心，安神丸主之；肾疳，当补肾，地黄丸主之；肺疳，当补肺，以益黄散培土以生金；脾疳，当补脾，益黄散主之；筋疳，当补肝，地黄丸主之；骨疳，当补肾，地黄丸主之。

2. 辨冷热肥瘦

对于疳证的治疗，钱乙还提出当“辨冷热肥瘦”，因“大抵疳病，当辨冷热肥瘦，其病初者，为肥热疳，久病者为瘦冷疳”。疳病属寒者用木香丸，属热者用黄连丸，若为冷热之疳，则尤宜用如圣丸。若初病津液少者，当生胃中津液，用白术散治之。总之治疗疳病，辨寒热虚实是立法用药的根本。

同时，钱乙根据小儿“脏腑柔弱，易虚易实，易寒易热”之特点，提出对小儿疳病的治疗，时时以妄攻误下为禁约。他提出：“小儿易虚易实，下之既过，胃中津液耗损，渐令疳瘦。”又说：“小儿之脏腑柔弱，不可痛击，大下必亡津液而成疳。”

小儿疳病，不仅应积极地治疗，饮食调护也是重要的方面。小儿脾胃运化功能薄弱，易生积滞，壅滞中焦，损伤脾胃，日久脾胃运化功能失调，水谷精微不能充分吸收，脏腑百骸失于滋养而成疳证；或是喂养不当，母乳不足，过早断乳，未能及时给予辅食；或是父母过度溺爱，随意妄投滋补食品，导致胃不受纳，脾失健运，形体渐瘦而成疳积。因此，钱乙强调疳证患儿应注重饮食护理，应给予充足的母乳喂养，不应过早断乳。即使断乳后也应给予软烂易消化、营养丰富饮食以补充，切不可超量给予难以消化吸收的滋补之品，致脾胃受损。

（二）疳病病案举例

案例

曹宣德子，证见“面黄，时发寒热，不欲食而饮水及乳。”此为食积成癖案。食积内停，留滞不化，久则聚而成癖，食积生热，故时发寒热，不欲食而渴饮，服牛黄丸、麝香丸之退热药不应，服止渴干葛散而使胃气上升，激而作吐。食积治疗以健脾消导化滞为主，钱乙用白饼子下之，消积丸磨之，使食积消，脾运复而癖病愈。但小儿正气未充，不耐峻攻，故消下之后仍须补脾，使邪去而正不伤。最后以消积化滞为主，以清未尽之邪。

三、疮疹

（一）疮疹治疗

小儿脏腑娇嫩，神气怯弱，传变迅速，故在治疗用药方面，必须及时、审慎。钱乙治疗小儿疮疹有其独特之处。

1. 治疗法则

钱乙认为，大热者，当利小便；小热者，宜解毒。黑陷者，宜下。小儿疮疹为五脏之毒外发所致，由内而生。故治疗疮疹，有大热者，当利小便；有小热者，宜解毒。若黑紫干陷者，则下之；不黑者，不可下。此为钱乙治疗小儿疮疹的主要法则，临证中再根据小儿具体情况灵活运用利法、清法、下法三法。其云：“身热烦渴，腹满而喘，大小便涩，面赤，闷乱，大吐，此当利小便。”方选导赤散、紫草散等使热毒从小便而解。若热毒壅盛，证见疮疹“黑紫干陷，或寒战噤牙，或身黄肿紫”，则急用百祥丸利下泻热。

2. 主张用药平和

认为小儿疮疹以出为顺，故治疗当用性味平和之品，慎用辛温燥烈发散之品以助其外发。

3. 重视饮食护理

认为小儿疮疹，不仅需要药物治疗，饮食护理也同样重要。乳儿要注重调适乳食，一是乳母应慎口，避免进食辛热之物通过乳汁传给乳儿；二是乳儿哺乳进食定时，顾护脾胃功能，使乳儿胃气无损，增强抗病能力。小儿出疹避免吹风受寒，以防疮疹内陷。此为后人护理出疹患儿留下了宝贵经验。

（二）疮疹病案举例

案例1

睦亲宫中十大王疮疹案。案中详细记录了疮疹过程中的常见证与并发证，以及钱乙论治疮疹的经验。疮疹轻者，自出至没，未见他证，不可下，只需用平和药适当护理，频与乳食，不受风冷，即可顺利度过。如疮疹三日仍不出或出而不畅，即微发之。如发后疹仍不多，即加发散药，加药后仍不出者即大发之，如发后所出不多，脉又和平而无变证，是疮疹本稀，不可再发散。有大热者当利小便，小热者当解毒，若出不快，勿发散及攻下，只用抱龙丸治之。若紫黑干陷者，用百祥丸下之，不黑者勿下。疮疹后期如余热未尽，外蒸皮中，疮疹久不结痂，则用宣风散消导，宣风散由槟榔、陈皮、甘草、牵牛组成，牵牛泻下、利尿，槟榔降气行滞，陈皮健脾理气，甘草健脾和中，四味药共同导热行滞，并用生犀角清热凉血，余热清则疮自愈。

案例2

睦亲宫十太尉病疮疹案。此案论述了疮疹的病因病机，钱乙认为疮疹乃五脏之毒外发所致，五脏毒乃胎儿在母腹中时吸食胞中秽液入胎儿五脏所致。不同脏之毒外发表现不同，呵欠顿闷属肝，时发惊悸属心，乍凉乍热而手足冷属脾，面目腮颊赤、嗽嚏属肺，惟肾无证。痘疹发出之后，水疱属肝，脓疱属肺，斑属心，疹属脾，疹痘黑陷则属肾。

四、咳嗽

（一）咳嗽治疗

小儿五脏六腑成而未全，全而未壮，病后易虚易实，易寒易热。咳嗽初起虽为实证，日久可转为虚证；咳嗽虽每因秋冬感寒引起，但多可从热化，因此咳嗽之证寒热虚实均有。据此，钱乙抓住虚实二端，提出治嗽大法为“盛即下之，久即补之，又量虚实，以意增损”。根据咳嗽的新久、患儿禀赋强弱、邪正盛衰来确定补泻。一般而言，痰热盛则泻其实，久病者多有正气不足，则用补法。

咳嗽虽寒热虚实俱见，然钱乙认为以热证、实证居多，治咳多用清法。其选八首方剂，其中只有麻黄汤一方性温，用治外感风寒之咳嗽，其余七方性皆偏凉，针对各种不同类型的肺热咳嗽而设。泻白散泻肺郁热，治肺火郁结、壅塞不降致肺盛上气喘嗽，见咳喘，面肿，欲饮水，身热者；用甘桔汤开壅塞之肺热之气，治肺气闭于上，见手掐眉目鼻面、面赤、饮水，涎热，咽喉不利及热伤肺络见嗽而咯脓血者。用葶苈丸下肺中痰热，百祥丸清热毒，褊银丸、白饼子峻泻食积痰热。阿胶散养阴清肺，用于肺阴虚咳嗽，此方是治咳八方中惟一治虚证的方剂。

咳嗽乃肺气上逆所致，因而钱乙治疗咳嗽重视使用化痰降气之品，且每于方后特注“下之”二字，以示医者。热清气降，咳嗽得愈。

（二）咳嗽病案举例

案例1

段斋郎子，证见“病嗽，身热，吐痰，数日而咯血。”此案为咳嗽咯血案。钱乙认为患儿肺经有热，故咳嗽、吐痰、身热，热灼伤肺络而咯血；若痰热实邪，化火上攻，火盛生风而痉搐。按照急则治标、缓则治本的治疗原则，故治疗时先攻邪下痰祛除痰热以救肺，否则日久易致肺痿。遂用褊银丸等以峻药攻邪为先，以祛其结聚坚固之痰饮，而甘桔汤、防己丸祛痰之力较弱，病重药轻，反而易贻误病机。但攻逐祛痰猛烈之药只可用于病急邪实、正气尚充时，而不可过量久服，尤于小儿如此。峻猛攻逐之品，多伤正气，故后补脾肺扶正调理以善其后。

案例2

东都张氏孙病肺热案。此证喘嗽闷乱，饮水不止，肺经早有蕴热，若投以泻肺清热之药，本可热退喘平，其病向愈。他医误用犀、珠、龙、麝等寒凉重坠或香窜之药，诛伐无辜，反伤脾气，形成肺实脾虚之证。脾气一虚，则输布失职，肺无所养。肺津不足，燥热更甚，欲借水自救，所以饮水不止，脾虚脾失健运，则不能食。患儿肺热未除，更添脾虚，因而钱乙采取先实脾后泻肺之法，先以使君子丸、益黄散以健脾益气，候其脾气来复，饮食既见，再以泻白散泻其肺经蕴热，因而竟获痊愈。

【后世影响】

一、历代评价

钱乙作为“幼科鼻祖”，其治学、其为人、其医术、其品行都为世人景仰。

（一）对《小儿药证直诀》的评价

钱乙之后，几乎所有的儿科著作以及一些综合医书和药物学著作中，都有介绍其学术思想和诊治经验的内容。如南宋《幼幼新书》《小儿卫生总微论方》等书，几乎将《小儿药证直诀》全文收载。清代周震《幼科指南》，陈复正《幼幼集成》等，也都采录钱乙之论。钱乙儿科对后世深远影响，因此，纪昀等在编写《四库全书总目提要》时盛赞钱乙及其书：“小儿经方，千古罕见，自乙始别为专门，而其书亦为幼科之鼻祖。后人得其绪论，往往有回生之功”“钱乙幼科冠绝一代”。《小儿要证直诀》在儿科发展史上具有举足轻重的地位，称赞钱乙为幼科之鼻祖，其书为小儿之经方，其赞、其誉实不为过。

（二）对钱乙学术的评价

《丹溪手镜》曰：“及宋钱乙、庞安常、许叔微迭兴，庞则囿于准绳尺寸之中，许则务在出奇而应变，其术皆本于仲景，惟钱深造仲景之阃奥，建为五脏之方，各随所宜用，谓肝有相火则有泻而无补，肾为真水则有补而无泻，可谓启《内经》之秘。”明·虞抟《医学或问》中也有类似记载，此二书中关于钱乙、庞安常、许叔微三人学习情形虽有出入，但对钱乙深得张仲景《伤寒杂病论》经旨的表述颇为一致。二书皆谓钱乙深造仲景之阃奥而撷其精华，创立五脏辨证，提出肝有余有泻无补、肾主虚有补无泻等，皆合《内经》旨要。《医学或问》更谓世人以“婴孺医”看待钱乙，是仅知钱乙思想之浅而尚未领略其深者。

从《小儿药证直诀》来看，此书言简意赅、条分缕析、行文流畅、毫无晦涩之言，颇有仲景行文之风，此书虽非出自钱乙之手，但已展示钱乙学术之概要。

钱乙不仅深得《伤寒论》之要旨，也尽可能吸收诸前贤学术之精华。近代名医恽铁樵云："古经方失传之后，一二存者，胥在《千金方》中，《颅囟经》失传之后，古意一二存者，胥在《药证直诀》之中"。《小儿药证直诀》一书中共有方剂120首，除去本人创制的外，其他方剂都来源于宋以前典籍，较好地保留了儿科方剂精华。钱乙创制的五脏辨证以及五脏补泻诸法，不仅是儿科辨证的准则，同样是中医内、外、妇科等遵循的轨范。

（三）对钱乙的评价

钱乙的一生充满了传奇色彩，因此，刘跂称赞道："钱乙非独其医可称也，其驾行似儒，其奇迹似侠，术盛行而身隐约，又类夫有道者"。

钱乙医术高超，屡起病于不救。钱乙年老时告病回乡，虽患痹证，手挛痛，坐卧不起，但每日登门求医者，"扶携襁负，累累满前，近自邻井，远或数百里"，足见其医术远近闻名。

钱乙医德高尚，屡入朝为皇公贵族治病，亦不居功自傲，反归功于人，颇有肝胆侠义之风。对待皇亲国戚与士庶黎民，均能一视同仁，无贵贱之分。因此，李梴称赞钱乙为德医。《医学入门》："德医，乃明医、世医中之有德者。"

钱乙治学严谨，所学必经亲自验证。其博览群书，涉猎广泛，"于气象、物理等无不通晓"。其"为方不名一师"，不"靳靳守古，独度越纵舍，卒与法合"，其博采众长，融会贯通，不拘泥于先人之一法一方，重视掌握理论和方剂的配伍法则。

二、后世发挥

钱乙儿科学术思想对后世产生了深远的影响，与钱乙同时代的董汲、阎季忠，都是钱乙学术的尊崇者。南宋以降，几乎所有的儿科著作以及一些综合医书和药物学著作中，都有介绍其学术思想和诊治经验的内容，有些书籍几乎全部将《小儿药证直诀》中医论、医案、方剂等内容全部收载。纵观后世对钱乙思想的继承与发展主要有三个方面，一是发展钱乙的五脏辨证思想，二是发挥钱乙"脾主困""脾胃虚弱，四肢不举，诸邪遂生"的思想；三是全面继承钱乙的学术思想。

（一）后世学术理论发展

1. 阎季忠

受钱乙学术思想影响最直接、最大的莫过于阎季忠。阎季忠将数年间所搜集到的有关钱乙诊治的处方和诊治记录，以及当时流传的其他抄写本等加以校勘、整理，削繁就简，重新编排次序，纠正错误，终于辑成《小儿药证直诀》一书。阎氏还在继承钱乙学术思想的基础上，结合自己临床使用的心得体会，撰成一部《阎氏小儿方论》，对钱乙学术思想多有发挥，并在此书中搜集整理前人已用、钱乙所未记录的有效方剂，对发扬光大钱乙学术思想起了重要作用。

此外，阎季忠对小儿急慢惊的病因病机、治疗方药做了进一步阐发，他重申急惊为阳病，特点是阳动而速。急惊由发热、热极生风，或因惊而发。慢惊为阴病，其特点是阴静而缓，慢惊风得于大病之余、吐泻之后，或误攻转致脾胃虚损，风邪乘之，此证已危，宜速治。

2. 刘昉

刘昉是宋代著名的儿科名家之一，其贡献是主持编撰了大型儿科方书《幼幼新书》。刘昉在编撰此书时，理、法、方、药等各方面，都受到钱乙儿科学术思想的影响。此书首次全面收集整理了宋以前儿科学术精华，不管是专著方书，还是民间秘诀，无不兼收并蓄，并一一进行分类论述，较系统地构建了儿科学术体系。《小儿药证直诀》内容被全部录用，医论、医案、方剂等一一收载，刘昉在阐述每种病证时，往往先介绍钱乙等前人论点，然后结合儿科的理论与实践、先圣的治疗经验，用精炼简短的语言将小儿疾病病因病机、临床表现、治疗法则编成歌赋，以便于记忆和流传。

此外，刘昉还发展了钱乙的疳病学说，将小儿疳病分为风疳、惊疳、食疳、气疳、急疳、疳渴、疳热、疳劳、疳泻、疳肿等35种类型，使小儿疳病证治内容更加丰富、系统全面。

3. 杨士瀛

杨士瀛是宋代另一著名医家，精通内、外、小儿诸科，临证经验丰富。杨氏极为推崇钱乙，在其理法方药中，处处体现出钱乙的论治特色。《仁斋小儿方论》全书以钱乙儿科思想为主线，直接引用钱乙之说达到24次之多，引方30多首。同时，杨氏有很多新见解与发挥，他指出："凡人以胃气为本，惟治病亦然"（《仁斋小儿方论·卷之四·脾胃》，临证诊病步步以顾护脾胃为重。杨氏顾护脾胃从三个方面着眼：一是先祛邪后和胃，二是先补脾胃后攻下，三是祛邪与和胃相结合。

杨士瀛还极为推崇钱乙"脾虚不受寒温，服寒则生冷，服温则生热"的观点，主张小儿用药以"小小分剂调而平之"，"治冷不可峻温骤补""治热不可妄表过凉""切不可过用寒凉及银、粉、巴、硝"等攻下之品（《仁斋小儿方论·卷之三·疳》）。但是对于一些"当下之病"，又主张"当攻则攻"，以免延缓病情，并提出下后调理脾胃的扶正治法。在选方用药上，杨氏不仅采用了钱乙的健脾方，而且收载了大量的历代名方和验方，如理中汤、参苓白术散、益脾散、茯苓丸、人参散、和中散、茯苓二陈汤等，丰富了儿科临证选方用药。

4. 张元素

张元素在《内经》《中藏经》《金匮要略》《诸病源候论》《备急千金要方》等脏腑病机的基础上，结合己见，撰成《脏腑寒热虚实用药式》一书，对脏腑寒热虚实标本主证、治疗、用药等做了详细论述，成为脏腑辨证体系建立的标志。其中，钱乙的五脏辨证思想对张元素脏腑辨证体系的建立影响很大。

张元素论述五脏六腑病机均以寒热虚实为纲，分别论述脏腑之实、脏腑之虚、脏腑之寒、脏腑之热，其中脏腑的虚实主要指脏腑之气的虚实。张氏又根据脏腑自身不同的生理特性，把脏腑寒热与脏腑虚实结合起来，进一步细分为脏腑实寒、虚寒、实热、虚热等不同的脏腑病机类型。此外，对脏腑寒热虚实的不同脉象进行了区分，以肝寒之证为例，肝中寒为实寒之证，脉象则为"脉实而眩，此为太过，病在外"；肝虚冷则为虚寒之证，脉象为"虚而微，则为不及，病在内"（《医学启源·卷之上·五脏六腑，除心包络十一经脉证》），肝病的临床结合肝脉便可判断肝寒之虚实。

在脏腑寒热虚实治疗上，张元素一改其"不用古方，自为家法"作风，直接引用了钱乙创制的诸多方剂，把地黄丸、泻青丸、安神丸、泻心汤、导赤散、益黄散、泻黄散、泻白散、阿胶散列为五脏补泻的代表方剂。由此可见，钱乙五脏虚实辨证、五脏补泻思想，均被张元素纳入其脏腑寒热虚实辨证体系之中。

5. 李东垣

张元素与李东垣同为易水学派，张元素受钱乙的影响，同样重视脾胃在疾病中的重要作用，并且将此思想传给了同为易水学派的李东垣。李东垣受钱乙脾胃观的影响，提出“内伤脾胃，百病由生”的观点，并创制了一系列方剂，如升阳散火汤、补中益气汤、升阳除湿汤、清胃散等。

李东垣立方之意，也深受钱乙的影响，如升阳散火汤、补中益气汤、升阳除湿汤、清胃散等，均遵泻黄丸、败毒散、白术散“风药散郁火”之意而创制。李东垣用方中，还有很多方剂也是在钱乙方的基础上创制的。如《内外伤辨惑论》治疗腹痛中气虚弱者，主张用异功散加芍药，治疗渴热伤津用白术散倍葛根，《脾胃论》治三焦积热、目赤肿痛、口舌生疮、烦躁便秘、痈疖痔疾诸病，主张用《小儿药证直诀》三黄丸，《兰室秘藏》仿地黄丸拟益阴益气丸等。

总之，易水学派重视脏腑辨证，脏腑辨证远绍《内经》《中藏经》之旨，近承钱乙，无论张元素还是李杲等，均受钱乙学术思想的直接或间接影响。

6. 鲁伯嗣

明·鲁伯嗣继承并进一步完善钱乙五脏辨证思想。《婴童百问》中，直接引用钱乙《小儿药证直诀》中“五脏所主”和“五脏病证”篇的内容。鲁氏在继承钱乙五脏虚实辨证的基础上，并有了新的创见。他指出：“肝病以疏风理气为先，心病以抑火镇惊为急，脾病当温中消导，肺病宜降气清痰，肾则补助真元。”（《婴童百问·卷首·五脏病证》）。创立了小儿五脏治疗大法，此大法不仅完善和发展了小儿的五脏辨证理论，而且对临床应用具有直接的指导作用。

在治疗方药上，也采用了《小儿药证直诀》中多首方药。如：肝病，用大黄丸清热除骨蒸；心病，用泻心散抑火清心；脾病，用益黄散温中消导；肺病，用甘桔汤理气化痰等。

7. 万全

在儿科疾病辨证方面，受钱乙影响较大的还有明代万全。万全在钱乙“五脏所主”的理论基础上，提出“五脏有余不足论”，指出小儿肝常有余，脾常不足，心常有余，肺常不足，肾常虚。惊风属肝，疳痨属脾，胎气不足属肾。

在小儿脾胃病方面，万全又有新的阐发。受钱乙“脾胃虚弱，四肢不举，诸邪遂生”观点的影响，提出“小儿之病，胃最多也”“脾胃壮实，四肢安宁”“脾胃虚弱，百病蜂起”的观点（《幼科发挥·原病论》）。另外，在脾胃与其他小儿疾病的关系认识上，也继承了钱乙的观点，脾胃受伤日久，则为疳积，“虽有五脏之不同，其实皆脾胃之病也。”另外，因病后或吐泻，脾胃虚损，还可发为慢惊。可见诸如疮、惊、吐、泻等小儿常见病、多发病，无一不与脾胃有关。在脾胃病具体调治方法上，万全有较系统的治疗方药：脾热者，用泻黄散；胃热者，用人参白虎汤；脾胃寒者，理中汤（丸）；脾胃虚者，异功散、调元汤、人参白术散、养脾丸；伤食者，积消丸、保和丸……已成疳者，集圣丸，丰富了小儿脾胃病治疗方药。

8. 薛己

《保婴撮要》由薛铠、薛己父子合著，此书卷一对肝、心、脾、肺、肾五脏证治法则分别论述，每篇首引钱乙辨证论治纲目，继陈张洁古五脏相关之阐述，对于儿科五脏虚实证候的症状、机制、治法、主方罗列详明。在急惊风、吐泻、疮证、疰夏、汗证等病证中，大抵皆宗张元素而参以李杲、朱丹溪诸家之说，旁征博引，演绎成篇。薛雪对于小儿疾病的辨治，以钱乙的五脏辨证为依据，五脏之中，尤注重脾胃。认为胃为水谷之海，五脏六腑之大源，人身气血俱由胃气而生。"小儿虽得乳食，水谷之气未全，尤重胃气。胃气一虚，则四脏俱失所养矣"（《保婴撮要·卷九·胃气虚寒》）。故每用补中益气汤、六君子汤调治小儿脾胃。

薛己特别赞赏钱乙的地黄丸，认为"凡属肝肾诸虚不足之证，宜用此滋化源，其功不可尽述"。因此在他的医案中，六味地黄丸、八味地黄丸都是习用之剂，尤其是补中益气汤与地黄丸合用，更为常见。如此脾肾并重，则又不同于李杲，而注重肾中水火，又异于钱乙。薛雪一方面调治脾胃，一方面滋补肾命，重视甘温，不尚苦寒，是薛雪在各科辨证论治中的特色。

（二）后世方剂的发展

钱乙在方剂学上也做出了重大贡献，其化裁古方或自创新方，制剂、服药方法都对其后医家乃至当今儿科临床产生了深远影响，很多方剂被广泛运用于临床各科，发挥着重要作用。以他创制的"地黄丸"为例，对后世中医滋阴理论以及方药理论的发展都有深远的影响，后世医家在钱乙"地黄丸"的基础上化裁而成"杞菊地黄丸""知柏地黄丸""左归饮""都气丸"等方剂，广泛使用于临床。钱乙治惊风发搐所制凉惊丸、抱龙丸，对儿科热病惊搐神昏的治疗提供了有效方剂，后世牛黄抱龙丸、琥珀抱龙丸等均从此方化裁而来。

其他五脏补泻诸方，如治脾胃伏火的"泻黄散"，补益脾胃的"益黄散"，治脾胃虚弱、消化不良的"异功散"，治小儿心实热的"导赤散"，治肺寒咳嗽的"百部丸"，治小儿肺虚喘促的"阿胶散"，治斑疹的"紫草散"等，都被广泛应用于临床各科，成为百世流传之名方。

综上所述，钱乙博采诸家学说，并结合自己的临床经验，在儿科学上有许多开创性的建树。名医熊宗立盛称钱乙《小儿药证直诀》一书为"活幼之筌谛，全婴之轨范"。《小儿药证直诀》体现了钱乙的学术思想，总结了他的儿科临床经验，是一部理论结合实际，突出脏腑辨证思想的儿科专著，对宋以后儿科学术的发展具有重要的影响。

首先，钱乙对小儿生理、病变特点做了精辟论述。在小儿生理方面，提出了"五脏六腑，成而未全，全而未壮"的观点；在小儿病变上，指出因脏腑娇嫩，形气未充，容易遭邪侵袭，发病时则"易虚易实，易寒易热"，病情多变而且变化迅速。对小儿生理病理的正确认识，对小儿预防保健和疾病防治具有重要意义。受钱乙的影响，后世儿科医家注重小儿生理病理特点，并进行了新的阐发，极大丰富和发展了儿科学术。明代医家万全在继承钱乙的基础上提出了小儿"五脏之中肝常有余，脾常不足，肾常虚""心常有余而肺常不足"的观点，高度概括了小儿生理病理特点，把儿科理论进一步推向成熟。

其次，钱乙在继承前人脏腑辨证思想的基础上，创造性提出了小儿五脏辨证纲领，提出心主惊、肝主风、脾主困、肺主喘、肾主虚的辨证大纲和五脏病证主要证候特点，并结合天人相应对人体五脏盛衰的影响，区分五脏的寒热虚实证候，并根据五脏实、虚，制定五脏补泻治疗法则，创制了系列五脏补泻方。钱乙的五脏辨证和五脏补泻学术思想，不仅为后世儿科奠定了辨证基础，甚至影响到整个中医学术的发展，张元素在五脏辨证的基础上进一步深化与完善，发展了脏腑寒热虚实辨证体系，钱乙五脏补泻诸方也作为张氏脏腑补泻的方剂成为其脏腑辨证体系的组成部分，从而将钱乙五脏辨证和五脏补泻学术思想影响扩展到整个中医理论体系。钱乙的五脏辨证与虚实补泻的立论立方，已成为整个中医临床学科的脏腑辨证论治基础。

重视脾胃在小儿生长、发育以及疾病中的重要作用，是钱乙脾胃学术思想的重要内容之一。小儿生长发育全靠后天脾胃化生精微之气以充养，疾病的恢复赖脾胃健运生化，先天不足的小儿也要靠后天来调补。再者，小儿脾胃功能本身柔弱，易受损伤。钱乙提出“脾胃虚弱，四肢不举，诸邪遂生”以及“脾主困”的观点，对小儿脾胃病理特点以及小儿脾胃在发病中的重要作用进行了精要概括。钱乙调治很多小儿疾病都从脾胃着手，并发明了很多脾胃并治方法，创立了许多调治脾胃寒热虚实的著名方剂，钱乙的脾胃观为后世脾胃学说的形成奠定了基础，并产生了巨大影响。

在小儿疾病诊断上，钱乙大大促进了儿科望诊理论的发展。儿科古称“哑科”，幼不能言，或虽言但不足信，给儿科疾病的诊断带来了较大的困扰。钱乙根据小儿这个特殊群体，摸索了一套系统的儿科诊治方法，在四诊合参的基础上，注重小儿望诊，小儿少为情志所扰，其神色、形态、目色、面色都是其自然流露之态，钱乙首重望诊，综合通过望面、望目、望神、形态以及二便，闻声音等信息，对小儿疾病性质、病情发展、预后等做出判断。钱乙的望诊理论，尤其是望目、望面等面部望诊的经验，仍为现今儿科临床诊断的重要方法。

在治疗上，钱乙力摒时弊，始终遵循“小儿脏腑柔弱，易虚易实，易寒易热”的生理病变特点，主张治疗攻之有时，补之得宜，用药力求中正平和，注意顾护小儿正气，注重小儿脾胃和肾脏的调养，反对“痛击”、力戒妄攻蛮补。即使有是证而用是药，也应中病即止或衰其大半而止，不可过剂，以免耗伤小儿正气。在小儿服药方法和服药剂型上，钱乙多以丸、散剂，少用汤剂，以及不同送药方法、灵活的服用时间等，都为临床儿科开发疗效好又易为小儿接受的药物剂型提供了可贵的借鉴。

钱乙对后世的另一大贡献是方剂学上的贡献。《小儿药证直诀》载方近120首，多为钱乙所创制。其中既有传统效方，又有钱乙化裁精当的古方和自创独特巧妙的新方。不管是化裁古方还是创制新方，均用药寒温适度、中正平和、补泻并用，始终以顺应“小儿脏腑柔弱，易虚易实，易寒易热”的生理病理特点为准则。钱乙所创制的儿科方剂，如五脏补泻诸方，迄今仍广泛应用于临床，取得了很好的临床疗效。

总之，钱乙学术思想的形成，是儿科学术发展史上一个重要的里程碑。《小儿药证直诀》的出现，标志着中医儿科学自隋唐时期的雏形已发展成一门专科，其学术思想为后世很多医家所推崇。其在儿科学上的创见，不仅为我国儿科学术的发展做出了卓越贡献，而且对整个中医学术的发展产生了重大影响，丰富和发展了辨证论治的理论体系，推动了方剂学的发展。

中国中医科学院中医基础理论研究所　卢红蓉

【参考文献】

［1］杨士瀛. 仁斋小儿方论［M］. 福州：福建科学技术出版社，1986.

［2］刘昉编. 幼幼新书［M］. 上海：上海古籍出版社，1996.

［3］张元素. 医学启源［M］. 北京：中国中医药出版社，2007.

［4］李杲. 脾胃论［M］. 沈阳：辽宁科学技术出版社，1997.

［5］朱震亨. 丹溪手镜［M］. 北京：人民出版社，1982.

［6］万全. 幼科发挥［M］. 北京：人民卫生出版社，1959.

［7］薛己等. 薛雪医案选［M］. 北京：人民卫生出版社，1983.

［8］鲁伯嗣. 婴童百问［M］：北京：人民卫生出版社，1961：10.

［9］李梴. 医学入门（上册）［M］. 北京：人民卫生出版社，2006：40.

［10］纪昀. 四库全书总目提要［M］. 石家庄：河北人民出版社，2000.

［11］恽铁樵. 恽铁樵医书合集（上）［M］. 天津：天津科学技术出版社，2010.

［12］刘燕君，王凤兰.《颅囟经》版本考［J］. 中医文献杂志，2012（1）：10－12.

［13］张锡元. 谈钱乙用药特点［J］. 山东中医杂志，1992（5）：7－8.

［14］王永吉，王世民. 关于《小儿药证直诀》方剂中有毒矿物药的思考［J］. 世界中西医结合杂志，2008，3（4）：231－232.

［15］王文才.《小儿药证直诀》立方用药浅析［J］. 内蒙古中医药，1990（1）：41－43.

［16］俞景茂. 钱乙在儿科方剂学上的建树及其影响［J］. 河南中医，1896（6）：15－16.

［17］吴少祯.《婴童百问》学术特点浅探［J］. 天津中医学院学报，1988（3）：28－29.

［18］潘利忠，张振尊. 万全儿科学术思想探讨［J］. 新中医杂志，2008，40（9）：14－15.

［19］袁久林，黄燕. 薛雪父子儿科学术思想探析［J］. 中华中医药学会第九届中医医史文献学术研讨会论文集萃，2006.

［20］俞景茂. 薛恺与薛己儿科学术特点探讨［J］. 浙江中医杂志，1996（1）：32.

［21］卢红蓉. 张元素脏腑病机特点研究［J］. 中华中医药杂志，2010，25（8）：1178－1179.

［22］吕凌. 钱乙五行思想研究［D］. 辽宁：辽宁中医药大学，2006：6－7.

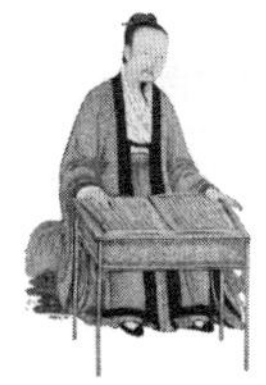

庞安时

内容提要

庞安时，字安常，生于北宋庆历二年（1042），卒于北宋元符二年（1099），蕲州蕲水（今湖北省浠水县）人；北宋著名医家，著有《伤寒总病论》《主对集》《难经辨》《本草补遗》等。《伤寒总病论》是其代表性著作。庞安时出身于医学世家，幼时即被其父授以脉诀，其医学思想，本于《内经》《难经》《针灸甲乙经》《脉经》《太素》等，尤精于《伤寒论》，临证经验十分丰富。庞安时对伤寒病，从病因、发病入手，并结合体质、地理、气候等进行临床诊治探讨，学术上有不少发挥。此外，其对脉法、痰证等也有论述。庞安时的学术成就，在伤寒学派中是显著的，对后世医家具有一定的影响。

【概述】

一、生平简介

庞安时，字安常，北宋蕲州蕲水（今湖北省浠水县）人，自号蕲水道人，生于北宋庆历二年（1042），卒于元符二年（1099）。庞安时家世业医，其父名庆，号高医，上三代均无官职。庞安时娶妻陈伯平，生有二男三女，居于蕲水县城西十五里之麻桥（今浠水县麻桥乡）。

庞安时家境富有，饶有田产，藏书万余卷，性喜读书，“闻人异书，购之若饥渴，书工日夜传录，君寒暑疾病，未尝置卷”。庞安时天资聪颖，记忆力惊人，一经目辄记，终身不忘。在其父影响下，少时即喜读医方。其父令承家学，以《脉诀》授之。庞安时读后，觉其“浅近不足为也”。遂自取黄帝、扁鹊之脉书习之，不久便能贯通，其说，而且时出新意，“辨诘不可屈”，而时年犹未冠其父对他的才能也十分惊讶。

庞安时中年耳聋，使其十分苦恼，从此便闭门研讨岐黄之典。他既精研《灵枢》《针灸甲乙经》《太素》等古典医著，又旁涉各家之说。对上述典籍均通读，且深得其要领，而于《难经》及伤寒之学，致力尤勤。庞安时曰：“世所谓医书，予皆见之，惟扁鹊之言深矣。盖所谓《难经》者，扁鹊寓术于其书，而言之不详，意者使后人求之欤！予之术盖出于此。以之视浅深，决生死，若合符节。”庞安时既长于脉学，又精于伤寒。

庞安时为医，“能启扁鹊之所秘，法元化之可法，使假其年，其所就当不在古人下”“为人治病率十愈八九”“处其生死多验”。他的主要医疗活动，除蕲水境内外，主要在江淮一带。宋神宗、哲宗年间，颇有医名，前来求治者日满其门，达官显贵，争相应聘。一日，他自金陵还乡，路过阳池（今安徽贵池等地），“谒之者见随行四五大官舟：一舟所载声乐，一舟辎重，一舟厨传，一舟诸色艺人，无所不有，行李之盛，过于朝官，其为世所钦重如此”。庞安时的医术特点是针药并用，疗效显著。

众所周知，古代民间医生多为铃医，走村串户，到患者家中为其治病。有名的医生，则由患者家属请去家中为患者看病。据史料记载，医生在自己家中设置病床为患者治疗，开始于北宋。最早设置病床的医生实为庞安时。庞氏日常接诊百数十人，从不厌倦。有远道来求医的，他为患者布置房舍，让患者安居下来，并亲自照理饮食及汤药，必待痊愈后才遣回。对治不好的患者，庞安时也会如实告之，不再收治。病家持金来谢，他也不全收（《宋史·列传第二百二十一》）。他崇高的医学品德，为广大人民所赞颂。庞氏逝世后，当地人民为了纪念他，将他的住室改建为药王庙，庙内设有他和苏轼的泥塑涂金像，每逢节日，到庙中烧香礼拜，成为浠水民间习俗。解放初此庙尚存，后因建设需要而被拆除。

庞安时体貌伟然，性情十分和蔼。不仅寻常百姓对其甚为推崇，当时的文人名士，诸如苏东坡、张耒、黄庭坚等人亦倍加推重，评价极高，还称赞庞安时“愈人之病如神”“治病几乎十全”等。庞安时与苏东坡、张耒、黄庭坚等文人交往颇密，关系甚厚，流于后世的诸多文学作品，均有所反映。庞安时最为重要的医学著作是《补仲景伤寒论》，即宋以来刊行于世的《伤寒总病论》。苏东坡寄来序文称："惠示《伤寒论》，真得古圣贤救人之意，岂独为传世不朽之资，盖已义贯幽明矣。"张耒为其作"跋庞安常伤寒论"称："淮南人谓庞安常能与伤寒说话，岂不信哉！"黄庭坚为其作"庞先生伤寒论序"云："若有意如斯者，读其书自足以揽其精微。"由此可见，他们对庞安时的著作了如指掌，评价十分贴切。

二、著作介绍

庞安时博读"皆以考医方之事"的经典，结合临床实践体会，比较、探究，大胆创新，"时出新意"，精心撰著。在史料可考的著作中，有研究《难经》的《难经解》；有研究脉学的《脉学篇》；有研究增补本草的《主对集》《本草补遗》；有总结自己临床经验的《验方书》；有研究补充《伤寒论》的《伤寒总病论》。其传世著作为《伤寒总病论》。

（一）《伤寒总病论》

《伤寒总病论》，亦称《庞安时伤寒论》《伤寒卒病论》。庞安时自称为《补仲景伤寒论》《伤寒解》《伤寒解实》。《伤寒总病论》于1082—1084年基本成书，后经不断修订，至1093年完稿，1100年始有多种传本。1113年庞安时之门人魏炳续编《音训》《修治药法》，并入后，正式刊行，定名为《伤寒总病论》。全书共有6卷。卷一，叙论及六经诸证；卷二，论汗、吐、下、和、温、灸等法；卷三，论结胸、心下痞、阳毒、阴毒、狐惑等病证；卷四，论暑病、时行寒疫、斑痘等病证；卷五，论天行温病，辟温疫，青、赤、黄、白、黑等病证，并附小儿伤寒；卷六，载冬夏伤寒、发汗杂方、妇人伤寒方、伤寒暑病通用刺法、伤寒温热病死生候、天行瘥后禁忌、解仲景脉说、解华佗内外实说等篇。

（二）《难经解》

庞安时所著《难经解》，是其参考《内经》等著作，考证《难经》并阐发其义的著作。如民国十年《湖北通志·卷八十二·艺文志·子部·医家类》记载："安时尝曰：世所谓医书，予皆见之，惟扁鹊之言深矣。扁鹊寓术于其书，而言之不详。予参以《内经》诸书，考究而得其说，又欲以术告后世，故著《难经辨》数万言。"《宋史·方技传》载庞安时所著共有4种，今见于"艺文志"者，惟有《难经解义》一书。又重出一部曰《难经解》，已佚。光绪十年《黄州府志·卷三十四·艺文志·子部·医家类》所录《难经解》1卷，即《难经解义》。《难经辨》《难经解义》《难经解》三书，实为一书，是一部研究《难经》的著作，应通称《难经解》，已佚。

（三）《主对集》

《主对集》，1卷，是讲药物性味、归经、功效、主治和应用的著作。光绪十年《黄州府志·卷三十四·艺文志·子部·医家类》记载："安时尝曰……观本草之性与五脏之宜，秩其职任，官其寒热，班其奇偶，以疗百疾，著《主对集》一卷。"此书已佚。

（四）《本草补遗》

《本草补遗》，1卷，是庞安时为前代本草补遗的著作。如清乾隆十四年《黄州府志·卷十四·人物志·方技》，民国十六年《湖北通志·卷八十二·艺文志·子部·医家类》均记载："安时尝曰……药有后出，古所未知，今不能辨，尝试有功，不可遗也，作《本草补遗》"。此书已佚。

（五）《验方书》

《验方书》，1卷，见《中国医籍考》。今《简明中医词典》《中医大辞典·医史文献分册》《中国医学百科全书·医学史》称，庞氏著有《验方集》，实为《验方书》。此书已佚。

（六）《庞氏家藏秘宝方》

《庞氏家藏秘宝方》，共计5卷。民国十年《湖北通志·卷八十二·艺文志·子部·医家类》有关于此书的记载。此书是《伤寒总病论》的另一种传本，属庞安时研究《伤寒论》的同类著作，已佚。

（七）"脉法篇"

"脉法篇"，1卷。1963年影印版明嘉靖《蕲水县志·卷二·医术》云："庞安常……著《伤寒卒病论》及《脉法》。""庞安常脉法"，又见于《庞安常墓志铭》。宋代张耒为庞安时撰《墓志》，其中有"君临终以书遗予，若托以铭其墓者"之语。其中凡涉及学术问题的讨论，以庞君"告予曰"示，"庞安常脉法"是庞安时敲定后，交由张耒记入《庞安常墓志铭》中，是庞安时的脉学著作专稿，不是独立著作，故称"脉法篇"，后世敬称为"一撮金"脉法。

庞安时晚年喜好佛学，且常有自己的心得体会。"年五十八而疾作"，时值门人弟子请他自己诊视脉象，然而他却笑着说："吾察之审矣，且出入息亦脉也，今胃气已绝，死矣。"于是摒弃药饵而拒绝服用，后数日，与客谈笑间逝于蕲水山中，时为1099年。同年，葬于蕲水龙门乡佛图村。

【学术思想】

一、学术渊源

庞安时出身于医学世家，幼时其父授以脉诀，其医学思想，本于《内经》《难经》《针灸甲乙经》《脉经》等，尤精于《伤寒论》，临证经验十分丰富。庞氏既精研《灵枢》《针灸甲乙经》《太素》等古典医著，又旁涉各家之说。对上述典籍均通读贯穿，深得要领，而且于《难经》及伤寒之学，致力尤勤，庞氏既长于脉学，又精于伤寒。由于庞安时著作多已佚失，故后世多基于《伤寒总病论》讨论其学术。

二、学术特色

庞安时尊崇张仲景、扁鹊，汇通《备急千金要方》《伤寒论》，结合自己的临床实践体会，对一些病证的病因病机和诊断治疗进行了讨论，其间多有发挥。庞安时重点论述了伤寒病的发病、分类、临床治疗等。此外，对于脉法、痰证等也有论述。

（一）提出“寒毒”致病说

庞安时根据《内经》《难经》“伤寒例”所论，结合自己的临床体会，指出外感疾病的发病，是由于人体的正气不足，冬令感受寒毒之气所引起的，并结合体质、地域、气候等进行探讨。他认为广义伤寒的病因是“寒毒”，只不过是由于感受邪气的时间、地域、个人体质不同，而表现出伤寒（狭义）、中风、风温、温病、湿病、暑病等不同的证候。如《伤寒总病论·叙论》云：“是以严寒冬令，为杀厉之气也……当阳气闭藏，反扰动之，令郁发腠理，津液强渍，为寒所搏，肤腠反密，寒毒与荣卫相浑。当是之时，勇者气行则已，怯者则着而成病矣。其即时成病者，头痛身疼，肌肤热而恶寒，名曰伤寒。其不及时成病，则寒毒藏于肌肤之间，至春夏阳气发生，则寒毒与阳气相搏于荣卫之间，其患与冬时即病候无异，因春温气而变，名曰温病也；因夏暑气而变，名曰热病也；因八节虚风而变，名曰中风也；因暑湿而变，名曰湿病也；因气运风热相搏而变，名曰风温也。其病本于冬时中寒，随时有变病之形态耳，故大医通谓之伤寒焉。”说明邪气伤人，病证常根据人体的体质不同以及病因不同而有所变化。又云：“一州之内，有山居者，为居积阴之所，盛夏冰雪，其气寒，腠理闭，难伤于邪，其人寿，其有病者多中风、中寒之疾也。有平居者，为居积阳之所，严冬生草，其气温，腠理疏，易伤于邪，其人夭，其有病者多中湿、中暑之疾也。凡人禀气各有盛衰，宿病各有寒热……假令素有寒者，多变阳虚阴盛之疾，或变阴毒也；素有热者，多变阳盛阴虚之疾，或变阳毒也。”强调了地理因素对人体质的影响。庞安时的这些论点，是根据《伤寒论》加以发挥的。

庞安时以上论述，阐发了三个重要的问题。其一，强调一切外感热病的共同病因是“毒”，虽然“毒”有阴阳寒热的不同属性，临证表现也有中风、温热、暑湿与急缓轻重等不同，但只要抓住了“毒”，就抓住了一切外感热病的共性。这在临床上有很大的实践意义，说明外感热病首重“解毒”的治法，是提高疗效的途径。其二，指出素体正气强弱在发病中的关键作用，即所谓“凡人禀气各有盛衰”“勇者气行则已，怯者则着而成病”。禀气是指人体素质，勇怯是指正气盛衰。寒毒虽已侵袭人体，但其能否发病，完全取决于正气强弱。素体强劲，正气旺盛，足以抵抗寒毒，即“气行则已”；素体衰弱，正气不足，不能抵御寒毒，则“着而成病”。由于庞安时从寒毒立论，所以他强调的正气实指阳气。庞安时在毒气“从化”的倾向上，也强调了体质的作用。其认为素体寒盛，邪则从寒化，即“多变阳虚阴盛之疾，或变阴毒也”；素体热盛，邪则从热化，即“多变阳盛阴虚之疾，或变阳毒也。”其三，指出发病与四时气候、地域居处关系密切。同是感受寒毒，冬时即发为伤寒，因春温气诱发而为温病，因夏暑气诱发而为热病，因暑湿诱发而为湿病等，皆是因四时气候变迁而发生不同的病证。不仅如此，山居者多中风、中寒之疾，平居者多中湿、中暑之疾，认识到发病与地域居处也有关系。

（二）阐发六经之分证

自宋代至今，《伤寒论》六经的实质，一直是《伤寒论》研究的核心问题，代表性学术观点有经络说、气化说、地面说等。其中尤以经络说提出最早且影响也最广。有学者认为，经络说最早是由庞安时提出的。张仲景《伤寒论》六经分证法，是在《素问·热论》六经分证的基础上充实发展起来的。庞安时从临床实际出发，把六经证候和脏腑经络有机结合，诠解《伤寒论》六经的意义。

庞安时认为，《伤寒论》六经病，系风寒之邪由皮肤肌腠而入，循经脉内传于脏腑，表现为由表入里，由阳转阴。他指出，天寒之所折，则折阳气。足太阳为诸阳主气，其经脉夹脊膂，贯五脏六腑之腧，上入脑，所以开始则太阳受病。因其经脉贯五脏六腑之腧，所以病有脏腑传变之候。阳经先受病，次第传入阴经。阳主生，所以足太阳水传足阳明土，土传足少阳木，为微邪；阴主杀，所以木传足太阴土，土传足少阴水，水传足厥阴木，至第六七日，当传足厥阴肝，肝木必移气克于脾土，脾再受贼邪，则五脏六腑皆危殆。

庞安时还认为，《伤寒论》六经病，在病变进展过程中常会累及所系的脏腑经络，从而出现脏腑经络的证候。因此，他在伤寒六经分证的条文中，首列脏腑经络的病证以为纲要。如少阳证，庞氏提出，脉尺寸俱弦，为少阳受病，当二三日发，以其脉上循胁，络于耳，所以胸胁痛而耳聋，此为少阳经脉的病证。口苦、咽干、目眩，此为少阳胆腑的病证。又如太阴证，庞安时提出，脉尺寸俱沉细，为太阴受病，当四五日发，其经布胃中，络于嗌，所以腹满而嗌干，此为太阴经脉的病证。腹满而吐，食不下，自利益甚，时腹自痛，若下之，必胸下结硬自利，不渴属太阴，其脏有寒故，此为太阴脾脏的病证。在此，庞安时是把六经证候与脏腑经络有机结合起来，使脏腑经络成为辨证的基础。

由此说明，伤寒六经证候的产生，是在风寒外邪的作用下，联系六经所属脏腑经络疾病传变的反映。他的这种认识，目前仍为多数医家所赞同。

（三）总结伤寒之治法

伤寒六经病证的治法，实质上就是汗、吐、下、和、清、温、补、消等治疗大法的运用，不同的病证施以不同的治法。在《伤寒总病论》中，庞安时特别提出汗、吐、下、和、温诸法为伤寒病的治疗大法，分列可发汗证、不可发汗证、可下证、不可下证、可吐证、不可吐证、可水证、不可水证、可灸证、不可灸证、可火证、不可火证、四逆证、和表证、可温证、火邪证等，根据病情随证施治，抓住要点，便于读者掌握，以避免误治变证的发生，其方法是可取的。

在伤寒病治法上，庞安时指出，凡发汗须如常覆腰以上，厚被覆腰以下；半身无汗，病终不解。发汗后不可再行发汗，是病情已经起了变化，如开始发热恶寒，现在不恶寒，并且加倍的发热而燥；开始脉浮大，现在洪实，或沉细数。开始安静，现在发狂语，病已转入阳明腑实，应用下法，不可拘泥于日子的深浅次第。若经下后，病仍不解，是表里邪气已衰，再根据脉证进行调理。因此不难看出，庞安时对伤寒病治法的应用，始终贯穿着表、里、寒、热、虚、实的辨证内容，有效地指导临床治疗。

此外，在伤寒的治疗中，庞安时还特别强调了地理气候、饮食起居、情志、宿疾等因素与伤寒发病及治疗的密切关系。其云："如桂枝汤，自西北二方居人，四时行之，无不应验；自江淮间地偏暖处，惟冬及春可行之；自春末及夏至以前，桂枝、麻黄、青龙内宜黄芩也；自夏至以后，桂枝内又须随证增知母、大青、石膏、升麻辈取汗也。"他还注意到一州内有山居和平居之别，而人素禀各有盛衰，宿疾各有寒热，饮食各有偏嗜，情志各有苦乐，"良工必预审问其由，先知脏腑经络受病之所，可举万全”。庞安时将《内经》中的因时、因地、因人制宜理论，应用于《伤寒论》的研究，居功甚伟。

（四）启温病治疗之门径

伤寒与温病，历来医家争论颇多。庞安时遵照《难经》“伤寒有五”之说，明确地提出，冬伤于寒，阳气被扰，其即时成病的人，头痛身疼，肌肤热而恶寒，故名伤寒。不及时成病的人，由于寒毒藏于肌肤之间，至春夏阳气发生，寒毒与阳气相搏于荣卫之间，患病与冬时即病相同，但因于春季温气而变，名温病。温病属广义伤寒范畴。《伤寒论》详于寒而略于温，庞安时有鉴于此，着意阐述温病以补《伤寒论》之未备。他在《伤寒总病论》中用了一半篇幅专论温病瘟疫，因此，可以说该书乃总“五种伤寒”于一论，而又实开后世温热派之先河。

庞安时认为，温病与伤寒病因不同、证候各异，故其治疗也大不一样。但一些医家不明于此，“通谓之伤寒”。寒邪伤人，初起可见表寒之证，治用辛温解表，而湿热邪气伤人，初起则现表热证，治用辛凉解表。二者用药一凉一温，大有差异。所以庞安时指出：“四种温病败坏之候，自王叔和后，鲜有明然详辨者，故医家一例作伤寒行汗下，伤寒有金、木、水、火四种，有可汗、可下之理，感异气复变四种温病，温病若作伤寒行汗下必死。伤寒汗下尚或错谬，又况昧于温病乎！天下枉死者过半矣，信不虚矣！”庞安时在临证治疗温病时，多用寒凉之剂。如治四种温病，风温用知母石膏汤，温疟则用白虎加桂枝汤，湿温用石膏甘草汤或白虎汤，温毒用三黄石膏汤。其温病学有论、有证、有方，已初具规模，略成系统。其对石膏的大剂应用更具特色，在庞安时论治温病的方剂中，除玄参寒水石汤、华佗赤散、麦奴丸三方外，石膏一药，每方必用，一用则至少一两，大多重至四两。重用石膏的事实，表明庞安时已发现了石膏一药在治疗温热病中的独特作用。这些方论可以说对后世温病学的形成有一定的影响。

从以上用药特点可以看出，庞安时多用寒凉药物治疗温病，已经脱离“发表不远热”的陈规旧俗，特别是在“患者素伤于寒，因复伤于热，变为温毒”中引述《深师方》曰：“伤寒已八九日，三焦生热，其脉滑数，昏愦身热，沉重拘急，或时呻吟，欲攻内则沉重拘急，由表未解。直用汗药，则毒因加剧，古方无表里兼疗者，思以三黄汤解其内，有所增加，以解其外，故用三黄石膏汤，”提出表里双解。可以认为，对热性病用寒凉药物进行表里双解，是庞安时对前人用药的进一步发挥，较之刘完素创双解散，早约100年。

时值宋代，《伤寒论》注家蜂起，伤寒方风靡之时，一些医家在实践中，从不同的角度发现伤寒方治温病之不足，已意识到“古方新病不相能”的问题。经过多数医家的努力和钻研，出现了温病学说逐渐从伤寒体系中分化出来的迹象和趋势，为金元特别是明清温病学派的形成与发展奠定了基础，庞安时就是其中的一位。庞安时穷30年之精力，在研究《伤寒论》的基础上，试图从病因病机、辨证治疗、用药等方面辨析伤寒与温病之不同，并取得了很大的成就。这在当时的历史条件下，确是难能可贵的。

（五）论天行之温疫

庞安时在《伤寒总病论·天行温病论》中指出：“辛苦之人，春夏多温热者，皆由冬时触冒寒毒所致。自春及夏至前为温病者，《素问》、仲景所谓伤寒也。有冬时伤非节之暖，名曰冬温之毒，与伤寒大异，即时发病温者，乃天行之病耳……天行之病，大则流毒天下，次则一方，次则一乡，次则偏着一家，悉由气运郁发，有胜有伏，迁正退位，或有先后。”这说明外感温病有两种不同情况，一种是在冬季感受寒邪，邪气潜伏于体内，待春季至夏至前阳气升发之时，复感邪气而引发的温病，即《素问》、仲景所说的广义伤寒之中所包含的温病，这是一般的温病。还有一种是因为冬季应寒反热，气候反常，人感受非时之气（即冬温之毒）而引发的温病，叫作“天行温病”，天行温病具有一定传染性、流行性。可见，庞安时明确指出了“天行温病”与一般温病，在概念上有所不同。

庞安时认为“异气”，也称“乖气”“疫气”“毒气”，是指引起流行性、急性传染性外感热病的病因。《伤寒总病论·天行温病论》中指出：“感异气而成温病也……更遇风热，变成风温……更遇其热，变成温毒，温毒为病最重也……更遇湿气，变为湿温……重感于寒，变为温疟。斯乃同病异名，同脉异经者也。”说明人体感受“异气”后，邪气会潜伏于体内，根据不同时节遇邪待时而发，而成各种温病，然皆属“天行温病”范畴。此说阐发了传染性温病的病因，为临床辨证论治温病奠定了强有力的理论基础。明末清初的著名医家吴有性，就是在此基础上，结合当时的温疫流行情况，总结自己辨治温疫的经验，写出《温疫论》一书。

庞安时辨治温疫的思想，主要以《诸病源候论》和《备急千金要方》为依据，《诸病源候论》详于论而略于方，《备急千金要方》详于方而又略于论。庞安时尤其是吸收了孙思邈在《备急千金要方·卷九·伤寒上》中“辟温第二”中所论的治疫方法，结合自己长期的临证经验，采用孙思邈“脏腑温病阴阳毒”的辨证方法，归纳出“温毒五大证”，分别列出各证的证候表现，并配以方药辨证论治，对后世临床辨证论治温疫产生了深刻的影响。

（1）青筋牵证

春三月发病，源自少阴、少阳，脏腑受疠而生其病。肝腑脏阴阳毒气病，证见项背牵急，先寒后热，其病相反。若腑虚为阴邪所伤者，时见腰强急，脚缩不伸，腑中欲折，眼中生花等，治宜柴胡地黄汤；若脏实则为阳毒所损，证见眼黄、腰脊强直；若欲转动，即合身回侧，治宜石膏竹叶汤。

（2）赤脉攢证

夏三月发病，源由少阴、太阳，心腑脏感受阴阳毒气，证见身热，皮肉痛起，其病相反。若脏实为阳毒所侵，口干舌破而咽塞；若腑虚则为阴邪所伤，证见战抖不定而惊动，皆宜石膏地黄汤。

（3）黄肉随证

季末各十八日发病，其源从太阴、阳明相格，节气相移，三焦寒湿不调，四时关格而起，则脏腑之疴随时而受疠，阳气外泄，阴气内伏。脾腑脏温毒病，阴阳毒气，证见头重项直，皮肉强，其病相反。脏实则阳疫所伤，蕴而结核，起于颈下，布热毒于分肉之中，上散入发际，下贯于颥，隐隐而热无休时，治宜玄参寒水石汤。

（4）白气狸证

秋三月发病，其源从太阳系于太阴，太阴受淫邪之气，则经络壅滞，毛皮坚竖，发泄邪气，则脏腑伤温，随状受疠。肺腑脏温病，阴阳毒气，其病相反。若腑虚为阴邪所伤，乍寒乍热，损肺伤气，暴嗽呕逆，宜石膏杏仁汤；若脏实则为阳毒所损，体热发斑，气喘渴饮，宜石膏葱白汤。

（5）黑骨温证

冬三月发病，其源从太阳、少阴，相搏蕴积，三焦上下壅塞，阴毒内行，脏腑受客邪之气，则病生矣。肾腑脏温病，阴阳毒气，其病相反。若腑虚则为阴毒所伤者，主证见里热外寒，意欲守火而引饮，或腰痛欲折。若脏实则为阳毒所损，胸胁切痛如刺，心腹膨胀，治宜苦参石膏汤或知母解肌汤。

庞安时在治疗用药方面，取法于前贤，大量运用清热解毒之品，如石膏、知母、大青叶、栀子、生地、丹皮、羚羊角、寒水石等，后世医家治疗热病重用寒凉药、治温疫重用清热解毒之品等学术主张，就是在此影响下发展起来的。

《伤寒总病论·辟温疫论》中记载了多种预防温疫的方法及方药。如孙思邈的屠苏酒、雄黄散、辟温粉、辟温杀鬼丸等，还有许季山的千敷散等。千百年来，这些行之有效的辟温方药，一直指导着中医对温疫的预防，直至今天仍具有重要的临床指导意义和研究价值。

在对温疫病后的护理方面，《伤寒总病论·天行差后禁忌》中，简要地阐明了温疫病后的各种禁忌。指出当禁酒，要忌食韭、蕈、鳝、莼、豆粉，及犬羊肉肠血、生果、油肥之物；当禁劳，以防病复。这些对温疫的饮食调护、疾病后期的护理及防止疾病传变的方法等，均具有重要的参考价值。

由此可知，庞安时早在宋代，就对温病从病因和防治上有了较多的认识。这对明清时期的温病学的形成产生了较大的影响。如吴有性的《温疫论》，从病因上指出温疫乃是感受了天地间的一种“异气”。其云：“疫者感天地之厉气，在岁运有多少，在方隅有轻重，在四时有盛衰，此气之来，无老少强弱，触之者即病。”这与庞氏的天行温病“异气”说完全一致。再如，另一位温病大家余霖，在治疗疫疹中强调清温败毒，尤其重视石膏的应用。他分析清瘟败毒饮时说：“此十二经泄火药也。斑疹虽出于胃，亦诸经之火有以助之。重用石膏，直入胃经，使其敷布于十二经，退其淫热。”可见其在治疗温病的具体用药上，与庞氏也如出一辙。

总之，庞安时是第一位明确提出伤寒与温病当寒温分治的医家，也是首次将温病辨为一般温病和天行温病（温疫）的医家，他在论治温疫方面的学术成就，对后世医家产生了深刻的影响。

（六）发仲景之精微

庞安时研究《伤寒论》，不拘于原文而重在阐发其精义。庞安时认为《伤寒论》的学术精华是辨证论治，《伤寒论》书中有未能阐明辨证论治精神之处，所以需要注释。如桂枝汤的运用，庞安时曰：“凡桂枝汤证，病者常自汗出，小便不数，手足温和；或手足指梢露之，则微冷，覆之则温，浑身热，微烦，而又增寒，始可行之。若病者身无汗，小便数；或手足逆冷，不恶寒，反恶热；或饮酒后，慎不可行桂枝汤也”。此处提出小便数，手足逆冷（阳虚），不恶寒，反恶热，饮酒后等情况下不可用桂枝汤，是对桂枝汤禁忌很有见解的补充和发挥。

《伤寒总病沦》不但注意初病之辨证论治，对失治之病证更加重视辨证。如《伤寒论》第46条：“太阳病，脉浮紧，无汗，发热，身疼痛，八九日不解，表证仍在，此当发其汗。服药已微除，其人发烦，目瞑，剧者必衄，衄乃解，所以然者，阳气重故也。”第56条：“伤寒不大便六七日，头痛有热者，与承气汤；其小便清者，知不在里，仍在表也，当须发汗，若头痛者，必衄，宜桂枝汤。”此二条是失治已久而致衄，历代学者注释说法不一。庞氏说：“脉浮紧无汗，服汤未中病，其人发烦，目瞑，极者必衄，小衄而脉尚浮者，宜麻黄汤，衄后脉已微者，不可再行也；凡脉浮自汗，服汤不中病，桂枝证尚在，必头痛甚而致衄，小衄而脉尚浮者，再与桂枝汤，衄后脉已微者，不可再行也。”此立足临床，注重失治疾病的辨证论治，对进一步完善仲景《伤寒论》辨证论治体系，大为有益。

《伤寒总病论》对阴阳真假之证，析义颇详。真假混淆，治法颠倒，生死立判。厥阴病之厥证，有热深厥深及阳气衰微病机之不同，前者当祛邪使厥回，后者用温阳则厥除。庞安时认为临床中阴阳真假之证除脉象、舌苔、腹诊有显著差别外，手足厥逆的状况亦有区别。尝谓：“手足逆冷，皆属厥阴，不可下，亦不可汗。有须下证者，谓手足虽逆冷，或有温时；手足虽逆冷，而手足掌心必暖，非正厥，故可消息汗下也。”此非经验丰富者，焉能道及只字。

《伤寒总病论》还从脉象阐发仲景辨证心法。庞安时认为脉动数、微弱，不可用发汗之剂。因动数之脉，邪蕴于脏腑；微弱之脉，正气不足也。所以邪在里或正气不足，均非可汗之证。脉紧之证，必无汗，惟濡而紧，病必自汗，其治法勿用桂枝汤、麻黄汤等解表之剂，只能用建中汤扶正益气。庞安时又曰：“诸脉濡弱微虚细相搏，俱不可下。”因脉濡弱微虚细之患者是阴阳两虚之体质，不能用下法治之。这种凭脉辨证法，深得仲景之心法。

“凡少阴病，四逆者，宜温之。”《伤寒论》原文中并无此条，此乃庞安时在《伤寒总病论·卷一·少阴证》中特予以补充。又如：“大法春宜发汗。”《伤寒论》原文为“大法春夏宜发汗。”庞安时特删“夏”字。这一补一删，真可谓用心良苦。因少阴病见四肢厥冷，多属虚寒厥逆，证情多较重，治宜温阳散寒，此不易之法。春季自然界阳气初升，人体阳气与之相应，亦浮盛于外，此时倘感受外邪，每在肌表，适宜发汗。但夏季暑热肆行，每多发暑病、热病，辛温发汗并不适宜。由此可见，庞安时研究《伤寒论》并非固守原文，而是结合实际提出新的见解，实发《伤寒论》之未发。

此外，庞安时还增补了《伤寒论》医方，丰富了伤寒病的治疗方法。庞氏吸取历代医家的经验，引据古书，结合自己的临床实践，增补若干具有疗效的医方，因而丰富了伤寒病的治疗方法。如桂枝石膏汤由桂枝、石膏、栀子、黄芩、葛根、升麻、甘草、生姜组成，治疗伤寒三日后，与诸汤不差，脉势如数，阳气在经络，未入脏腑，夏至后可代桂枝汤用之。并说明，凡发汗以辛甘，今热盛于表，故加苦以发之。又如太阴脾湿发黄证，《伤寒论》有证无方，启示读者“于寒湿中求之”。庞安时主张用五苓散加茵陈（原方见《金匮要略》），也是一个很好的经验。

细数之，《伤寒总病论》共载方244首，载证53类，可分为以下几类。①增补《伤寒论》中方证俱无者。庞安时增补论治20类。其中，妊娠伤寒证13方，伤寒杂证6方，小儿伤寒证7方，败坏别行证5方，伤寒感异气成温病坏后及疟证5方，黄病证3方，温病哕证5方，天行温病辟温疫方7首，青筋牵证2方，赤脉攒证1方，黄肉随证1方，白气狸证2方，黑骨温证2方，温病发斑证22方，暑病表证6方，百合证7方，狐惑证1方，阴毒证4方，阳毒证1方。②增补《伤寒论》中有证无方者。此类共4种，即时行寒疫证11方，痉证1方，湿证4方，暍证2方。③增补《伤寒论》中方证不全者。如太阴证增入五苓茵陈汤、橘皮汤；可发汗证增入麻黄青龙汤、葛根龙胆汤、麦奴丸、知母麻黄汤；不可发汗证增入竹叶汤、防风白术散、李根汤、大橘皮汤；可下证增入调中汤、茵陈丸；发汗吐下后杂病证增入槟榔散、五味子汤等40方；伤寒劳复证增入葱豉汤、葛根姜豉汤等8方；阴阳易证增入爪甲子裩灰汤、薤根鼠矢汤、伤寒口干喜唾方等3方。

总之，《伤寒总病论》除引自《伤寒论》63方外，另增补方证181个，主要源于《金匮要略》《肘后方》《备急千金要方》以及宋代医家，为伤寒病的辨治开阔了思路，至今仍有一定的实用和参考价值。

（七）补妇、儿之伤寒

张仲景论治妇、儿伤寒甚为简略。庞安时注意到小儿伤寒、妇人妊娠伤寒的特殊之处，于是博采众说并参合自己的经验加以增补，皆辟有专章讨论，而且颇有独到之处。庞安时认为，小儿伤寒，易“蒸起风热发痫，手足搐掣，不省”，而制蛇皮汤治疗。其方用石膏、寒水石、滑石、黄芩、大黄寒凉清热，通腑攻下；麻黄、桂枝辛温通阳；蛇退、龙齿、牡蛎等祛风镇惊。其用药多寒温互济，补泻相兼，与《备急千金要方》用药一脉相承。又如，小儿结胸证，庞安时认为时医多误作惊风治之，其辨证要点，虽似痫状，但啼声出，“脉浮滑，试以指按心下，则痛而啼，宜半夏黄连瓜蒌汤（即小陷胸汤）斟酌服，当下黄涎便差”。这些经验都值得后世研究。

对于妇人伤寒，庞安时则着重把握妊娠与产后两个环节。妊娠伤寒，每易伤及胎儿，以时时顾护胎元为先。庞安时制伏龙肝散水调涂脐下，含咽鸡子法和黄芩人参汤、阿胶散防患于未然。在注意护胎的同时，又注意祛邪。如用牵牛散治妊娠伤寒、腹胀、大便不通、喘急者，以利为度，此正合《内经》“有故无殒，亦无殒也”之法则。若妊娠热病胎死腹中，则又用鹿角屑汤或益母草饮子坠胎。产后恶露被热蒸断不行，或血晕欲绝则用地黄饮子、红花散或桃核承气汤等主治。庞安时增补妇、儿伤寒，注意妇、儿的体质和生理特点，给后世医家很大的启迪。

（八）重正气之作用

庞安时论养生及疾病调护的内容也十分丰富且颇具实用性。其强调阴阳相养、形健神旺、饮食得当、顺应自然等，对后世具有一定的影响。

1. 法于阴阳，病安从来

阴阳学说在养生方面的应用，正如《素问・上古天真论》中所说：“法于阴阳……故能形与神俱，而尽终其天年，度百岁乃去”。为什么大多数人达不到“终其天年”的目的呢？庞安时认为，问题的关键在于人体的阴阳失衡，而不能相互为用，认为“阴阳相养，人气和平”，则人体气血和顺通畅而可享“天年”。同时指出，由于人之正气的状态不同，且生活在大自然中，又往往难以避免各种致病因素的侵袭而导致阴阳失调，疾病便由此产生。其云：“天寒之所折，则折阳气”“勇者气行则已，怯者则着而成病矣”。“凡人禀气各有盛衰，宿病各有寒热……假令素有寒者，多变阳虚阴盛之疾……素有热者，多变阳盛阴虚之疾。”人体受到风寒暑湿、疫毒等外在因素的侵袭，导致阳阴失调，所以百病丛生。

2. 形强神旺，确保“天真”

庞安时认为，人要达到“终其天年”的目的，必须确保“天真”。“天真”主要体现在形体是否强壮，神明是否健旺等方面。因为形属阴，阴静则凝，故成形；神旺又是一种令万物显露形象和变化的巨大力量。形体以精血为主，精血又是神气的重要基础，二者有着互根、相生的密切关系。形强神旺，则体格健壮、气血旺盛，自然赋予的“天真”才能得以确保，也是健康长寿的基础和重要标志。确保“天真”，必须做到心情舒畅，神志安闲，心境安定。不正当的嗜好，不会劳其视听；淫乱的邪说，也不会诱惑其心志。没有地位高低的羡慕，对任何人、任何事物没有恐惧的心理；乐于习俗，待人朴素诚实；饮用的食物、药品对身体有益，穿的也很随便，虽常劳作，却不过分疲倦。这样养生，体内的真气就和顺，精神内守而不致耗散，阴阳才能相养，就可以活到一百多岁而行动没有衰老的现象，疾病也不易侵袭人体。庞安时云：“贵者后贱，富者乍贫，有常贵、有常富，有暴富、有暴贫、有暴乐、有暴苦，有始乐后苦，有离绝蕴结，忧恐喜怒者。夫常贵后贱，名曰脱营；常富后贫，名曰失精；暴乐暴苦，始乐后苦，精竭体沮；脱势侯王，精神内伤；情慕尊贵，妄为丧志；始富后贫，焦皮挛筋；常富恶劳，骄堕精消；离间亲爱者，魂游；绝所怀者，意丧；所虑者，神劳结怨；恨者，志苦；忧愁者，闭塞而不行；盛怒者，迷惑而不治；恐惧者，荡惮而不收；喜乐者，惮散而不藏。此皆非外邪所中，而得之于内也……令五脏六腑血气离守，迨至不救。”

3. 饮食得当，顾护中州

庞安时认为，人之体质、嗜好不同，饮食应随之而异。饮食五味调和，五脏六腑、四肢百骸精气盈满，真元方可固护，从而延年益寿。其云：“其饮食五味，禽、鱼、虫、菜、果实之属，性偏有嗜者，或金石草木药，素尝有饵者。人五脏有大小、高下、坚脆、端正偏倾，六腑亦有大小、长短、厚薄、缓急，令人终身长有一病者。”指出正确的养生方法是，应根据脏腑所需，通过适当的饮食调养，补其不足，抑其有余，才有益于阴阳平衡，气血平和。偏嗜五味中任何一味，终会发生疾病。

当疾病发生后，庞安时特别强调病中药食的调养和护理方法。其云：“伤寒将理失节，服冷药太多，伏热在脏”“病五六日以上，气结在脏腑……不可乱投汤药，虚其胃气也”“孙真人云：凡遇天行热病，多内热着黄……常须用心警候患者……不可令散漫，失候必大危矣。特忌酒、面、色欲，犯者死”“饮酒合阴阳，复病必死。生鲙煮面，酒、韭、蕈、鳝、莼、豆粉，犬羊肉、肠血、生果、油肥之类，食之皆发热黄，下利不救”“其人饮食欲温而恶冷，谓阳虚阴盛也”“有病温汗出……不能食，病名阴阳交，见三死而未见一生……诸劳动皆致复，尚可治，女劳多死”等。由此可见，庞安时十分重视饮食、药物、房事等对疾病预后转归的影响。

4. 顺应自然，邪不可干

庞安时认为，人生活于天地之间，要达到长寿的目的，必须要遵从阴根于阳，阳根于阴，阴以阳生，阳以阴长的客观规律，适应环境，顺其自然，因时、因地制宜。其云：“四时之中，有寒、暑、燥、湿、风、火相搏，喜变诸疾，须预察之……君子春夏养阳，秋冬养阴，顺天地之刚柔也。谓时当温，必将理以凉，时当暑，必将理以冷；冷冻合宜，不可太过，故能扶阴气以养阳也。时当凉，必将理以温；时当寒，必将理以热，温热合宜，不可太过，故能扶阳气以养阴气也……故君子善知摄生，当严寒之时，周密居室而不犯寒毒。”阐明春夏之季要善于保养阳气，以为秋冬之用；秋冬之季应善于保养阴气，以为春夏之用。

对于那些想长寿而不懂养生之道的人，他谆谆告诫道：“有人好摄生者，盛暑亦复衣避风，饮食必热，而成发黄脱血者多矣。盛寒之时，方宜暖，当服以凉药而成吐利，腹痛者多矣……其有奔驰、荷重、劳房之人，皆辛苦之徒也。当阳气闭藏，反扰动之，令郁发腠理、津液强渍，为寒所搏，肤腠反密，寒毒与营卫相浑。”同时，他还强调居住环境的重要性。其云：“土地温凉高下不同……一州之内，有山居者，为居积阴之所，盛夏冰雪，其气寒，腠理闭，难伤于邪，其人寿……有平居者，为居积阳之所，严冬生草，其气温，腠理疏，易伤于邪，其人夭。”说明地理环境不同，养生的方法亦应随之而异。

（九）论关格之脉象

庞安时在脉法上有独到之处。其云：“察脉之要，莫急于人迎、寸口，是二脉阴阳相应，如两引绳，阴阳均，则绳之大小等，故定阴阳于喉、手，配覆溢于尺、寸，寓九候于浮沉。”其以脉象论“关格”时，正体现了这种思想。

庞安时以《灵枢·始终》和《难经·三难》所言“人迎”“寸口”“尺”“寸”诊法论脉法。如其对“关格”之义进行论述时指出：“所谓关格者，覆溢是也。”提出了“阴生于寸动于尺”“阳生于尺动于寸”的尺寸阴阳互根理论。论述了寸口四倍于尺中，脉象自关以上溢于鱼际，而关后之脉伏行，乃阴盛乘阳，曰外关内格者，为阴拒阳而外出，此即所谓寸口倍于人迎，为关阴之脉者也；尺中四倍于寸口，脉象自关以下覆入尺泽，而关前之脉伏行，乃阳亢乘阴，曰内关外格，为阳拒阴而入内者，此即所谓人迎四倍于寸口，为格阳之脉者也。这两种脉象均主死候。庞氏对脉法颇为考究，“以之视浅深，决生死”多验。

综上所述，庞安时《伤寒总病论》对伤寒学派、河间学派、温热学派的理论都有贡献，临床实践之方剂、药物亦有创见。他论外感之疾病，阐六经之分证，擅《伤寒》之治疗，创温病之门径，论天行之温疫，发仲景之精微，补儿妇之伤寒，重正气之作用，论关格之脉法。可以说，庞安时的学术思想，对中医学的主要流派均产生了直接或间接的影响。

【临证经验】

庞安时虽为临证经验丰富的临床医家，但由于其著作多数已亡佚，《伤寒总病论》又未见病案记载，现从散在文献中截下一二，从中对其临证经验可窥一斑。

一、针刺难产案

“朱新仲，祖居桐城。时亲识间一妇人妊娠将产，七日而子不下，药饵符水，无所不用，待死而已。名医李几道偶在朱公舍，朱邀视之。李曰：此百药无可施，惟有针法。然吾艺未至此，不敢措手也。遂还。而儿道之师庞安常适过门，遂同谒朱。朱告之故，曰：其家不敢屈先生。然人命至重，能不惜一行救之否？安常许诺，相与同往，才见孕者，即连呼曰不死。令家人以汤温其腰腹间。安常以手上下拊摩之。孕者觉肠胃微痛，呻吟间生一男子。母子皆无恙。其家惊喜拜谢，敬之如神，而不知其所以然。安常曰：儿已出胞，而一手误执母肠胃，不复能脱，故虽投药而无益。适吾隔腹扪儿手所在，针其虎口，儿既痛，即缩手，所以遽生，无他术也。令取儿视之，右手虎口针痕存焉。其妙至此。”（宋·洪迈《夷坚志·甲志·卷十》）

《夷坚志》作者洪迈（1123—1202），其生年与庞安时卒年相距不过二十几年，所述之事应较为真实。特别是《黄州府志》亦载，应当说此案有一定可信性。该案非常难能可贵的是，庞氏完全诊断出了难产是由胎儿异常所造成的。胎儿异常包括胎位异常及胎儿发育异常，本案胎儿发育正常，故以理推之，本案产妇应初为横产或为头位头手复合先露，尤以第二种情况可能性为最大。分娩过程中，儿手先出，胎不能下，必得将儿手推上送回胞中，行外倒转或内倒转术，使胎位成头位乃有可能娩出。然七日不能下者，疑稳婆在转胎过程中误将儿手推至胞外，此时儿一手在胞外则不能转位而出，也只有在这样的情况下，庞安时才有可能从产妇腹壁外扪及儿手所在，针其虎口（即合谷穴），“儿既痛，即缩手”，使胎儿手缩回胞中，儿即下。故取儿视之，右手虎口针痕存焉。另庞氏为当时名医，他一见患者“即连呼曰不死”，这是从精神上安抚患者，以解除产妇思想顾虑，消除紧张情绪，这也符合现代妇产科学难产的治疗原则。最后胎儿得以娩出，当非杜撰。

二、论治疰夏案

某年夏季，庞安时与苏轼一道去会张耒，途经一百姓门前时，闻里面传出“儿呀，你醒一醒……”的哭喊声，忙进门去看。只见一小儿躺在地面的一扇门板上，脸上盖着一黄纸，作料理后事状。观患儿面色苍白，双目紧闭，气息奄奄，便上前询问。其母曰：“我儿尚不满2岁，于年前断乳，因家境贫寒，其父刚亡，无细粮精蔬喂养，以致渴而多饮，小便频数，然无钱延医。至6月朔日，竟日夜便20余次，高热无汗，夜寐不安，粥食减少，亦用单验方治疗过，不效。今日病沉，眼见生还无望，故而啼哭。”庞安时一边安慰儿母，一边给患儿诊断。患儿面色㿠白，下肢清冷，无汗，小便清长，频数无度，虚烦不安，嗜睡。问及大便，答曰正常。望舌薄苔腻，诊脉濡数，知是上盛下虚之证，又称“疰夏”，遂投“解夏饮”一剂：鲜藿香三钱，佩兰三钱，附子（先煎）三钱，小川连六钱，磁石（先煎）九钱，龙齿（先煎）九钱，破故纸三钱，菟丝子三钱，覆盆子三钱，桑螵蛸三钱，白莲须三钱，缩砂仁（包煎）四钱，水煎服，一日一剂。并告知自己住处，以便通报病情。找张耒之行暂时搁下。至三更时分，患儿家人来报，小儿服药后病情大有好转，已汗出、神安、欲食，小便次数亦明显减少。庞安时嘱效不更方，按原方再进一剂，并拿出银两资助。翌日，患儿诸恙悉瘥，其母抱着孩子登门致谢。

疰夏乃婴幼儿夏令多见疾病，其症为高烧、口渴多饮、多尿、无汗，系元阳虚于下、邪热淫于上所致，故曰“上盛下虚证”。患儿家贫，断乳后精微不得充廪，病初起时又未能及时踵医，加之今夏燠热，致使病情日益加重。此病既为上盛下虚，当以清上温下为法，方以附子温下、黄连清上为主，佐以龙齿、磁石潜阳，菟丝子、覆盆子温肾。因于久泻者，加破故纸、益智仁等固涩之味；上焦邪热盛者，加莲子心、玄参心、天花粉、蛤粉等清热止渴；初起暑湿闭汗者，参以藿香、佩兰、香薷等芳香化湿之品。因证而治，投药必效如桴鼓。

【后世影响】

庞安时从学弟子甚众，先后有“六十余人”。但至今有史料可考者为数不多。

张扩，字子充，歙（今安徽歙县）人。受业于庞安时，以医鸣于世，后传其弟张挥，挥传其子彦仁，彦仁传其子张杲。张杲著有《医说》10 卷，是张氏三代世医中惟一有著作流传至今的医家。在学术方面，张扩继承了庞安时精研伤寒、善疗奇疾的学术传统，亦以治伤寒为特长，能切脉断生死，治疾有奇效。崇宁、大观年间，征京、洛一带，盛有医名。其弟张挥、侄张彦仁、侄孙张杲均传其学。尤其是张杲撰《医说》，家声益著。故张扩是庞氏弟子中影响较大的一家。

李百全，字几道，舒州桐城（今安徽桐城县）人。他是惟一见于《宋史・庞安时传》的庞氏弟子。据《宋史・庞安时传》，庞安时在舒州桐城时，曾受李百全和朱公的邀请，“安时之弟子李百全适在其旁，邀安时往视之”，遂用针刺治疗一临产孕妇难产而获愈，此案广为流传。说明庞安时亲带弟子李百全临证。在学术方面，李百全继承了庞安时善用针刺治疾和重视起居将养、培补正气的学术传统，是当时桐城的著名医家。

王实，字仲弓，颍州（今河南）人。曾官信阳太守。宋・晁公武衢本《郡斋读书志》谓王实为颍川人，官至外郎，庞安时之高弟也。在学术方面，王实继承了庞安时的伤寒学说并有所发展，其《伤寒证治》等书虽佚，但从叶梦得书及《郡斋读书志》中所记亦可窥其梗概。《伤寒补亡论》自序说：“近世诸家伤寒书……后来者惟王仲弓监丞书颇有发明，遇前人缺则取之。”郭书中引用“王仲弓监丞曰”的内容若干条，可资研究者取用。

魏炳。庞安时《伤寒总病论》后附有《音训》1 卷、《修治药法》1 卷，其末云：“政和岁次癸巳门人布衣魏炳编”。迄今为止，魏炳的史料仅此 13 字而已。魏炳是一位民间医生，从他自署“布衣”二字，可见他淡于名利。在学术方面，魏炳继承了庞安时制药和调剂方面的学术经验，所编《修治药法》等，对学习《伤寒总病论》有所帮助。

胡洞微，江西九江人，胡洞微受庞安时之学，颇得其术，为苏轼所称许。在医德医风方面也继承了庞安时“为医不志于利”的优良传统。此外，庞安时号蕲水道人，“晚好佛学”，胡洞微乃以道士为称，可见二人除有医学的师承关系外，尚有哲学观点上的共同性。

栾某，名不详，为栾仲实之父，作为庞安时的弟子，诸书未见记载。据张耒《跋庞安常伤寒论》中说：“予将去黄（黄州），栾仲实以黄别驾后序（指黄庭坚的“庞先生伤寒论后序”）求予书，而仲实之父为医，得庞君之妙，谓予言何如也。”可见栾仲实的父亲是一位医生，深得庞安时学术的奥妙，为庞安时之弟子。栾仲实亦通医术，庞安时卒后，他为其伤寒著作的出版行世做过努力，如请人写序、跋，联系雕版等，是传播庞安时学术的有功之人。

庞安时弟子因史料所限，目前所知仅此 6 人而已。尽管如此，后人仍能从简略的史料中，大致领悟到庞安时的医术医风及其对弟子们的影响。

综上所述，庞安时系家承医学，后研读《内经》《难经》《针灸甲乙经》《脉经》《太素》等，尤精于《伤寒论》，临证经验非常丰富，为人治病十愈八九，名噪江淮一带。庞安时代表著作《伤寒总病论》，对伤寒病，从病因、发病入手，并结合体质、地理、气候等进行临床诊治探讨，学术上有不少发挥。此外，庞氏对于脉法、痰证等也有论述。且庞安时医德高尚，深得病家爱戴。庞安时显著的学术成就、丰富的临证经验以及高尚的医学品德，在后世中医学界都产生了广泛的影响。

安徽中医药大学　许霞

【参考文献】

[1] 庞安时. 伤寒总病论［M］. 北京：人民卫生出版社，2007.

[2] 湖北省卫生厅中医处，湖北中医学院. 湖北医学史稿［M］. 武汉：湖北科学技术出版社，1993.

[3] 熊传海. 鄂东四大名医［M］. 北京：中医古籍出版社，1998.

[4] 裘沛然，丁光迪. 中医各家学说［M］. 北京：人民卫生出版社，1992.

[5] 毛德华. 庞安时生卒年和籍里辨误［J］. 湖北中医杂志，1990（4）：34－35.

[6] 孙海云. 庞安时医学上的成就［J］. 新中医，1982（5）：55－56.

[7] 毛德华. 庞安时弟子考正［J］. 江苏中医药，1991（1）：43－45.

[8] 郭子光. 庞安时的学术思想与成［J］. 河南中医，1984（3）：17－19.

[9] 李旺，任启瑞. 庞安时学术思想及其影响［J］. 张家口医学院学报，1994，16（4）：19－20，26.

[10] 李隆映. 略论庞安时《伤寒总病论》的主要学术成就［J］. 湖北中医杂志，1983（6）：53－55.

[11] 叶新苗. 庞安时《伤寒总病论》对温病学的贡献［J］. 浙江中医学院学报，1988，12（3）：32－33.

[12] 张金铎. 庞安时对温病学的贡献述略［J］. 中医函授通讯，1993（2）：6－7.

[13] 周丽雅，张焱. 浅谈庞安时论治温疫的学术成就［J］. 中国中医基础医学杂志，2006，12（10）：763－764.

[14] 沈敏南. 庞安时《伤寒总病论》的学术思想［J］. 河北中医，1983（4）：1－3.

[15] 梅梦英. 庞安时阐发伤寒，开拓温病学术思想［J］. 甘肃中医学院学报，1992，9（1）：34，45.

[16] 聂广. 庞安对时《伤寒论》证治的补充和发挥［J］. 湖北中医杂志，1987（6）：39－40.

[17] 成肇仁. 略论庞安时对伤寒学的贡献［J］. 湖北中医杂志，1989（6）：27－28.

[18] 罗从来. 庞安时养生思想初探［J］. 湖北中医杂志，1994，16（4）：19－20，26.

[19] 李琳. 庞安时针刺治疗难产案考辨［J］. 中华医史杂志，1998，28（3）：135－136.

[20] 姜厚德. 庞安时治“疰夏”［J］. 家庭中医药，2009（8）：17－18.

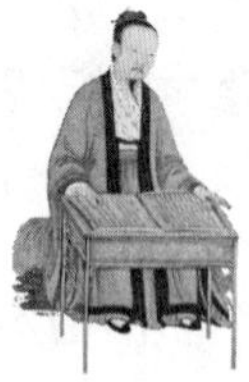

成无己

内容提要

成无己，生于北宋嘉祐八年（1063），一说治平元年（1064），卒于金正隆元年（1156），一说金正隆二年（1157）；山东聊摄（今山东省阳谷县）人，后因聊摄并于金，故多称其为金人。成无己秉承家学，深造自得，精于理论，又擅临床。其在《伤寒论》研究方面，颇具开创性且成就卓著，是伤寒学派的代表人物，著有《注解伤寒论》《伤寒明理论》。其研究《伤寒论》的主要特点有三：一是以“经”释“论”，二是类证鉴别，三是论方明理。成无己不仅是全文注解《伤寒论》的第一人，而且其所著《伤寒明理论》，首开中医症状鉴别之先河；所撰《药方论》，亦是最早的张仲景方论，对后世医家多有启迪。本书内容，包括成无己的生平概述、著作介绍、学术思想、临证经验、后世影响等。

【概述】

一、生平简介

成无己，生于北宋嘉祐八年（1063），一说治平元年（1064），卒于金正隆元年（1156），一说金正隆二年（1157）；山东聊摄（今山东省阳谷县）人，后因聊摄并于金，故多称其为金人。成无己秉承家学，深造自得，精于理论，又擅临床，特别是在《伤寒论》研究方面，颇具开创性，且独具特色，成就卓著。成无己是伤寒学派的代表人物，著有《注解伤寒论》和《伤寒明理论》。

成无己，《金史》无传。从成无己著作之序言与跋文，可了解其学术概要。

金皇统二年（1142），严器之《伤寒明理论》前序曰："聊摄成公，家世儒医，性识明敏，记问赅博，撰述伤寒，义皆前人未经道者……凡五十篇，目之曰《明理论》，所谓真得长沙公之旨趣也。"

金皇统四年（1144），严器之在《注解伤寒论》序中曰："昨者，邂逅聊摄成公，议论赅博，术业精通，而有家学，注成《伤寒》十卷，出以示仆……实前贤所未言，后学所未识，是得仲景之深意者也。"

金大定十年（1172），魏公衡《注解伤寒论》序曰："张仲景所著《伤寒论》，聊摄成无己为之注解，言意简诣，援引有据，直本仲景之旨，多所发明，非医家余书传释比。"

金大定十年（1172），王鼎《注解伤寒论》序曰："此书乃前宋国医成无己注解，四十余年方成，所谓万全之书也。后为权贵挈居临潢，时已九十岁矣。仆曩缘随访寻舍弟，亲到临潢，寄迹鲍子颙大夫书房，百有余日，目击公治病，百无一失。"由此可见，成无己还是一位高明的医生。

金大定十年（1172），王纬《注解伤寒论》序曰："金者聊摄成无己先生注解，内则明人之经络，外则合天之运气，中则说药之性味，深造运气之用，错而综之，以释其经，有是仲景之义，较然大著。"

南宋开禧元年（1205），南宋·张孝忠《伤寒明理论》跋曰："成公博极研精，深造自得，本《难》《素》《灵枢》诸书已发明其奥，因仲景方论以辨析其理，极表里虚实阴阳死生之说，究药病轻重去取加减之意，毫发了无遗恨。诚仲景之忠臣，医家之大法也。"

至于宋金以后之《名医列传》《四库全书总目》，及历代有关成无己生平事迹的记载，多出于《注解伤寒论》《伤寒明理论》上述序言和跋文所述。

总而言之，成无己之《伤寒论》研究，以经释论，类证鉴别，论方明理；他不仅"博极研精，深造自得"而著书立说，而且是治病"百无一失"的高明医生。

二、著作介绍

成无己著有《注解伤寒论》（10 卷）、《伤寒明理论》（3 卷）、《药方论》（1 卷）。此三书，有注解，有论证，有论方，相得益彰，为治伤寒必读之书。

（一）《注解伤寒论》

《注解伤寒论》，共计10卷，22篇。据严器之序中所言“甲子中秋日”，多认为该书成书于南宋绍兴十四年（1144）。另有一说认为，该书至少在1140年以前已经完成。《注解伤寒论》，是现存最早的《伤寒论》全注本。卷一辨脉法、平脉法；卷二伤寒例、辨痉湿暍脉证、辨太阳病脉证并治法上；卷三辨太阳病脉证并治法中；卷四辨太阳病脉证并治法下；卷五辨阳明病脉证并治法、辨少阳病脉证并治法；卷六辨太阴病脉证并治法、辨少阴病脉证并治法、辨厥阴病脉证并治法；卷七辨霍乱病脉证并治法、辨阴阳易差后劳复病脉证并治法、辨不可发汗病脉证并治法、辨可发汗脉证并治法；卷八辨发汗后病脉证并治法、辨不可吐、辨可吐；卷九辨不可下病脉证并治法、辨可下病脉证并治法；卷十辨发汗吐下后脉证并治法。成无已此书22篇的编次，反映了王叔和当年整理、编次的《伤寒论》之旧貌。书中把林亿校语删除，尽引《内经》《难经》，旁参《千金》《金匮要略》《本草》诸书，逐条注释，展现了《伤寒论》之理法，与《内经》《难经》是一脉相承的。

现在比较通行的《注解伤寒论》版本，是明嘉靖二十四年乙巳（1545）汪济川刻本和明万历二十七年（1599）赵开美刻《仲景全书》本。前者为单行本，后者被收录于《仲景全书》中，位于《伤寒论》之后。《注解伤寒论》的两个版本，正文内容基本一致，但存在字词及句段等差异。此外，尚有元代中期刻本《伤寒论注解》10卷，藏于北京大学图书馆，世所罕见。北京中医药大学钱超尘教授，对《伤寒论注解》元刊本有详细的考证。

（二）《伤寒明理论》

《伤寒明理论》，共计4卷，成书于南宋绍兴十二年（1142）。此书不同于《注解伤寒论》逐条注疏之体例，而是采用“辨证”与“论方”的形式，是我国第一部从“证候”与“方剂”的角度，阐述《伤寒论》辨证论治之理的著作。

《伤寒明理论》前三卷，始于发热，终于劳复之证，凡50论，就《伤寒论》中的发热、恶寒、恶风、寒热、潮热、自汗、盗汗、头汗、手足汗、无汗、头痛、项强、头眩、胸胁满、心下满、腹满、少腹满、烦热、虚烦、烦躁、懊侬、舌上苔、衄血、哕、咳、喘、呕吐、悸、渴、振、战栗、四逆、厥、郑声、谵语、短气、摇头、瘈疭、不仁、直视、郁冒、动气、自利、筋惕肉瞤、热入血室、发黄、发狂、霍乱、蓄血、劳复50个主要症状的发生机理、临床特点与辨别要点，做了精辟的分析，可谓一部“症状鉴别诊断”专著。此书在体例和内容上，均颇具开创性，具有重要的临床参考价值，在后世有一定的影响。

《伤寒明理论》第四卷，为“药方论”，对《伤寒论》中的桂枝汤、麻黄汤、大青龙汤、小青龙汤、大承气汤、大柴胡汤、小柴胡汤、栀子豉汤、瓜蒂散、大陷胸汤、半夏泻心汤、茵陈蒿汤、白虎汤、五苓散、理中丸、四逆汤、真武汤、建中汤、脾约丸、抵当汤20个方剂的组方原理、效用与针对性，以《内经》阴阳性味、君臣佐使、治法原则等进行分析。通过对方名的解释、证候的辨析、治法的阐明、组方原理的解释，使理法方药得以贯通。

《伤寒明理论》的现存主要版本有：宋代建安庆有堂新刊本（简称“宋本”），明代巴应奎校补本（简称“巴本”），明代葛澄新刊本，明代吴勉学《古今医统正脉全书》厘订本，清光绪庚辰扫叶山房刻本等。1955 年，商务印书馆据原排印的《古今医统正脉全书》中的《伤寒明理论》，参照“宋本”“巴本”等校勘发行了本书。

【学术思想】

一、学术渊源

从成无己的学术渊源来看，他有“家世儒医”的背景，自身又从事临床诊疗实践。如严器之在《伤寒明理论》前序中称其“家世儒医”，后在《注解伤寒论》序中称其“术业精通，而有家学”。由此可见，成无己出生于儒医世家。王鼎《注解伤寒论序》称“目击公治病，百无一失”，可见成无己还是一位高明的医家。关于成无己的学术渊源，因缺乏相关史料记载，故本文主要基于《注解伤寒论》和《伤寒明理论》，对其进行初步探讨和简要论述。

（一）本于经典理论

1.《注解伤寒论》引文示例

《注解伤寒论》引用“《内经》”原文 130 条，引用“《针经》”原文 26 条，引用“《难经》”原文 16 条。现举例如下。

（1）援引“《内经》”“《针经》”

《伤寒论》曰：“太阳病，发汗，遂漏不止，其人恶风，小便难，四肢微急，难以屈伸者，桂枝加附子汤主之。”成无己注曰：“太阳病，因发汗，遂漏不止而恶风者，为阳气不足，因发汗，阳气益虚而皮腠不固也。《内经》曰：膀胱者，州都之官，津液藏焉，气化则出。小便难者，汗出亡津液，阳气虚弱，不能施化。四肢者，诸阳之本也。四肢微急，难以屈伸者，亡阳而脱液也。《针经》曰：液脱者，骨属屈伸不利。与桂枝加附子汤，以温经复阳。”

《伤寒论》曰：“太阳病，发热汗出者，此为荣弱卫强，故使汗出，欲救邪风者，宜桂枝汤。”成无己注曰：“太阳中风，风并于卫，则卫实而荣虚。荣者阴也，卫者阳也。发热汗出，阴弱阳强也。《内经》曰：阴虚者阳必凑之，故少气时而热汗出，与桂枝汤解散风邪，调和荣卫。”

《伤寒论》曰：“阳明病，汗出多而渴者，不可与猪苓汤，以汗多胃中燥，猪苓汤复利其小便故也。”成无己注曰：“《针经》曰：水谷入于口，输于肠胃，其液别为五，天寒衣薄则为溺，天热衣厚则为汗，是汗溺一液也。汗多为津液外泄，胃中干燥，故不可与猪苓汤利小便也。”

《伤寒论》曰：“趺阳脉浮而涩，浮则胃气强，涩则小便数，浮涩相搏，大便则难，其脾为约，麻仁丸主之。”成无己注曰：“趺阳者，脾胃之脉，诊浮为阳，知胃气强；涩为阴，知脾为约。约者，简约之约，又约束之约。《内经》曰：饮入于胃，游溢精气，上输于脾，脾气散精，上归于肺，通调水道，下输于膀胱，水精四布，五经并行，是脾主为胃行其津液者也。今胃强脾弱，约束津液，不得四布，但输膀胱，致小便数，大便难，与脾约丸，通肠润燥。”

《伤寒论》曰：“伤寒三日，少阳脉小者，欲已也。”成无己注曰：“《内经》曰：大则邪至，小则平。伤寒三日，邪传少阳，脉当弦紧；今脉小者，邪气微而欲已也。”

《伤寒论》曰："少阴病，恶寒身踡而利，手足逆冷者，不治。"成无己注曰："《针经》曰：多热者易已，多寒者难已。此内外寒极，纯阴无阳，故曰不治。"

（2）援引"《难经》"

《伤寒论》曰："少阴病，自利清水，色纯青，心下必痛，口干燥者，急下之，宜大承气汤。"成无己注曰："少阴，肾水也。青，肝色也。自利色青，为肝邪乘肾。《难经》曰：从前来者为实邪。以肾蕴实邪，必心下痛，口干燥也，与大承气汤以下实邪。"

《伤寒论》曰："伤寒下利，日十余行，脉反实者死。"成无己注曰："下利者，里虚也。脉当微弱反实者，病胜脏也，故死。《难经》曰：脉不应病，病不应脉，是为死病。"

2.《伤寒明理论》引用情况

（1）《伤寒明理论》卷一至卷三

《伤寒明理论》一至三卷，在进行类证鉴别时，引《内经》《内经》共计 17 条，引《黄帝针经》《针经》共计 6 条，引《难经》5 条。

（2）《伤寒明理论》卷四

《伤寒明理论》卷四"药方论"中，引"《内经》"40 条，引"《黄帝针经》"2 条。

（二）参考相关典籍

《注解伤寒论》全书，引"《本草》"5 条，引"《甲乙经》"1 条，引"《脉经》"14 条，引"《脉要》"1 条，引"《正理论》"1 条，引"《圣济经》"3 条，引"《外台》"5 条，引"《病源》"1 条，引"《千金方》""《千金》"共 11 条。引"《易》"原文 1 条。此外，还引用"《论语》"1 条。兹选择其中部分典籍引文，举例如下。

1.《注解伤寒论》引文示例

（1）援引"《本草》"

引用"《本草》"之例，如：《伤寒论》曰："太阳病，项背强几几，无汗，恶风，葛根汤主之。"成无己注曰："太阳病，项背强几几，汗出恶风者，中风表虚也；项背强几几，无汗恶风者，中风表实也。表虚宜解肌，表实宜发汗，是以葛根汤发之也。"在解释葛根汤组方原理时又说："《本草》云：轻可去实，麻黄葛根之属是也。此以中风表实，故加二物于桂枝汤中也。"

（2）援引"《甲乙经》"

《伤寒论》曰："少阳之为病，口苦，咽干，目眩也。"成无己注曰："足少阳胆经也。《内经》曰：有病口苦者，名曰胆瘅。《甲乙经》曰：胆者中精之府，五脏取决于胆，咽为之使。少阳之脉，起于目锐眦。少阳受邪，故口苦，咽干，目眩。"

（3）援引"《脉经》"

《伤寒论》曰："少阴病，得之二三日以上，心中烦，不得卧，黄连阿胶汤主之。"成无己注曰："《脉经》曰：风伤阳，寒伤阴。少阴受病，则得之于寒，二三日以上，寒极变热之时，热烦于内，心中烦，不得卧也。与黄连阿胶汤，扶阴散热。"

（4）援引"《外台》"

《伤寒论》曰："病人脏无他病，时发热，自汗出，而不愈者，此卫气不和也。先其时发汗则愈，宜桂枝汤主之。”成无己注曰：“脏无他病，里和也。卫气不和，表病也。《外台》云：里和表病，汗之则愈。所谓先其时者，先其发热汗出之时，发汗则愈。”

（5）援引“《千金》”

《伤寒论》曰：“若胃中虚冷，不能食者，饮水则哕。”成无己注曰：“哕者，咳逆是也。《千金》曰：咳逆者，哕逆之名。胃中虚冷，得水则水寒相搏，胃气逆而哕。”

（6）援引“《圣济经》”

《伤寒论》曰：“伤寒脉结代，心动悸，炙甘草汤主之。”成无己注曰：“结代之脉，动而冲出能自还者，名曰结；不能自还者，名曰代。由血气虚衰，不能相续也。心中悸动，知真气内虚也，与炙甘草汤，益虚补血气而复脉。”关于炙甘草汤组方原理，成无己又曰：“补可以去弱，人参、甘草、大枣之甘，以补不足之气；桂枝、生姜之辛，以益正气。《圣济经》曰：“津液散为枯，五脏痿弱，荣卫涸流，温剂所以润之。麻仁、阿胶、麦门冬、地黄之甘，润经益血，复脉通心也。”

2.《伤寒明理论》引用情况

（1）《伤寒明理论》卷一至卷三

《伤寒明理论》卷一至三，在进行类证鉴别时，引“华佗曰”1条，引“《脉经》”3条，引“《病源》”1条，引“《千金翼》”1条，引“《千金》”1条，引“孔子曰”1条。

（2）《伤寒明理论》卷四

《伤寒明理论》卷四“药方论”中，引“《脉经》”1条，引“《千金方》”1条，引“《圣济经》”1条，引“《本草》”4条。

（三）结合《金匮要略》

1.《注解伤寒论》引文示例

《注解伤寒论》全书，引“《金匮要略》”34条。

《伤寒论》曰：“太阳病，先下之而不愈，因复发汗，以此表里俱虚，其人因致冒，冒家汗出自愈。所以然者，汗出表和故也。得里未和，然后复下之。”成无己注曰：“冒者，郁也，下之则里虚而亡血；汗之则表虚而亡阳。表里俱虚，寒气怫郁，其人因致冒。《金匮要略》曰：亡血，复汗，寒多，故令郁冒。《金匮要略》曰：冒家欲解，必大汗出。汗出表和而里未和者，然后复下之。”

《伤寒论》曰：“凡服桂枝汤吐者，其后必吐脓血也。”成无己注曰：“内热者，服桂枝汤则吐，如酒客之类也。既亡津液，又为热所搏，其后必吐脓血。吐脓血，谓之肺痿。《金匮要略》曰：热在上焦为肺痿。谓或从汗或从呕吐，重亡津液，故得之。”

《伤寒论》曰：“烧针令其汗，针处被寒，核起而赤者，必发奔豚。气从少腹上冲心者，灸其核上各一壮，与桂枝加桂汤，更加桂二两。”成无己注曰：“烧针发汗，则损阴血，而惊动心气。针处被寒，气聚而成核。心气因惊而虚，肾气乘寒气而动，发为奔豚。《金匮要略》曰：病有奔豚，从惊发得之。肾气欲上乘心，故其气从少腹上冲心也。先灸核上，以散其寒，与桂枝加桂汤，以泄奔豚之气。”

2.《伤寒明理论》引用情况

《伤寒明理论》卷一至卷三，在进行类证鉴别时，引“《金匮要略》”8条。《伤寒明理论》卷四“药方论”中，未见引用“《金匮要略》”原文。

（四）旁及相关传本

《注解伤寒论》全书，引“《金匮玉函》”7条，引“《玉函》”3条。举例如下。

《伤寒论》曰：“诸四逆厥者，不可下之，虚家亦然。”成无己注曰：“四逆者，四肢不温也。厥者，手足逆冷也。皆阳气少而阴气多，故不可下，虚家亦然。下之是为重虚。《金匮玉函》曰：虚者十补，勿一泻之。”

《伤寒论》曰：“恶寒脉微，而复利，利止，亡血也，四逆加人参汤。”成无己注曰：“恶寒脉微而利者，阳虚阴胜也，利止则津液内竭，故云亡血。《金匮玉函》曰：水竭则无血，与四逆汤温经助阳，加人参生津液益血。”

《伤寒论》曰：“伤寒发热，啬啬恶寒，肺病也。大渴欲饮水，肝气胜也。《玉函》曰：作大渴，欲饮酢浆，是知肝气胜也。伤寒欲饮水者愈，若不愈而腹满者，此肝行乘肺，水不得行也。经曰：木行乘金，名横，刺期门，以泻肝之盛气，肝肺气平，水散而津液得通，外作自汗出，内为小便利而解也。”

二、学术特色

（一）以经释论

所谓“以经释论”，主要指成无己在《注解伤寒论》《伤寒明理论》中，以“《内经》”“《针经》”“《难经》”引文，阐释《伤寒论》的理法方药。

1. 阐释病因病机

（1）太阳病

《伤寒论》曰：“太阳之为病，脉浮，头项强痛而恶寒。”《注解伤寒论》曰：“经曰：尺寸俱浮者，太阳受病，太阳受病，太阳主表，为诸阳主气。脉浮，头项强痛而恶寒者，太阳表病也。”此处，成无己所谓太阳“为诸阳主气”的提法，实出于《素问·热论》。

《伤寒论》曰：“太阳病，头痛，发热，身疼，腰痛，骨节疼痛，恶风，无汗而喘者，麻黄汤主之。”成无己注曰：“此太阳伤寒也。寒则伤荣，头痛，身疼，腰痛，以至牵连骨节疼痛者，太阳经荣血不利也。《内经》曰：风寒客于人，使人毫毛毕直。皮肤闭而为热者，寒在表也。风并于卫，卫实而荣虚者，自汗出而恶风寒也；寒并于荣，荣实而卫虚者，无汗而恶风也。以荣强卫弱，故气逆而喘，与麻黄汤以发其汗。”

《伤寒论》曰：“太阳病，发热汗出者，此为荣弱卫强，故使汗出，欲救邪风者，宜桂枝汤。”成无己注曰：“太阳中风，风并于卫，则卫实而荣虚。荣者阴也，卫者阳也。发热汗出，阴弱阳强也。《内经》曰：阴虚者阳必凑之，故少气时热汗出，与桂枝汤解散风邪，调和荣卫。”

（2）少阳病

《伤寒论》曰：“少阳之为病，口苦，咽干，目眩也。”《注解伤寒论》曰：“足少阳，胆经也。

《内经》曰：有病口苦者，名曰胆瘅。《针灸甲乙经》曰：胆者中精之府，五脏取决于胆，咽为之使。少阳之脉，起于目锐眦。少阳受邪，故口苦、咽干、目眩。”成无己在此段注释中，引用《内经》《针灸甲乙经》之论，阐明《伤寒论》之“少阳”为足少阳胆经，“病口苦”属“胆瘅”。

《伤寒论》曰：“血弱气尽，腠理开，邪气因入，与正气相搏，结于胁下，正邪分争，往来寒热，休作有时，默默不欲饮食。脏腑相连，其痛必下，邪高痛下，故使呕也。小柴胡汤主之。”成无己注曰：“人之气血随时盛衰，当月郭空之时，则为血弱气尽，腠理开疏之时也。邪气乘虚，伤人则深。《针经》曰：月郭空，则海水东盛，人血气虚，卫气去，形独居，肌肉减，皮肤缓，腠理开，毛发残，膲理薄，烟垢落。当是时遇贼风，则其入深者是矣。邪因正虚，自表之里，而结于胁下，与正分争，作往来寒热。默默不欲饮食，下为自外之内。经络与脏腑相连，气随经必传于里，故曰其痛（痛，一作病）下。邪在上焦为邪高，邪渐传里为痛下，里气与邪气相搏，逆而上行，故使呕也。与小柴胡汤，以解半表半里之邪。”

（3）阳明病

《伤寒论》曰：“三阳合病，腹满身重，难以转侧，口不仁，面垢，谵语遗尿。发汗则谵语，下之则额上生汗，手足逆冷。若自汗出者，白虎汤主之。”成无己注曰：“腹满身重，难以反侧，口不仁，谵语者，阳明也。《针经》曰：少阳病甚则面微尘。此面垢者，少阳也；遗尿者，太阳也。三者以阳明证多，故出阳明篇中。三阳合病，为表里有邪。若发汗攻表，则燥热益甚，必愈谵语；若下之攻里，表热乘虚内陷，必额上汗出，手足逆冷；其自汗出者，三阳经热甚也。《内经》曰：热则腠理开，荣卫通，汗大泄，与白虎汤，以解内外之热。”

《伤寒论》曰：“伤寒六七日，目中不了了，睛不和，无表里证，大便难，身微热者，此为实也。急下之，宜大承气汤。”成无己注曰：“《内经》曰：诸脉者，皆属于目。伤寒六七日，邪气入里之时，目中不了了，睛不和者，邪热内甚，上熏于目也。无表里证，大便难者，里实也。身大热者，表热也；身微热者，里热也。《针经》曰：热病目不明，热不已者死。此目中不了了，睛不和，则证近危恶也，须急与大承气汤下之。”

（4）少阴病

《伤寒论》曰：“少阴病，恶寒，身踡而利，手足逆冷者，不治。”成无己注曰：“《针经》曰：多热者易已，多寒者难已。此内外寒极，纯阴无阳，故云不治。”

《伤寒论》曰：“病人脉阴阳俱紧，反汗出者，亡阳也，此属少阴，法当咽痛，而复吐利。”成无己注曰：“脉阴阳俱紧，为少阴伤寒，法当无汗；反汗出者，阳虚不固也，故云亡阳。以无阳阴独，是属少阴。《内经》曰：邪客少阴之络，令人嗌痛，不可内食。少阴寒甚，是当咽痛而复吐利。”

2. 阐释治则治法

成无己基于《内经》理论，阐释《伤寒论》中的治则治法。

《伤寒论》曰：“太阳病不解，热结膀胱，其人如狂，血自下，下者愈。其外不解者，尚未可攻，当先解外。外解已，但少腹急结者，乃可攻之，宜桃核承气汤方。”成无己注曰：“太阳，膀胱经也。太阳经邪热不解，随经入腑，为热结膀胱，其人如狂者，虽未至于狂，但不宁尔。经曰：

其人如狂者，以热在下焦，太阳多热，热在膀胱，必与血相搏。若血不为蓄，为热迫之则血自下，血下则热随血出而愈。若血不下者，则血为热搏，蓄积于下，而少腹急结，乃可攻之，与桃核承气汤，下热散血。《内经》曰：从外之内而盛于内者，先治其外，后调其内。此之谓也。”

《伤寒论》曰：“伤寒医下之，续得下利清谷不止，身疼痛者，急当救里；后身疼痛，清便自调者，急当救表。救里宜四逆汤；救表宜桂枝汤。”成无己注曰：“伤寒下之，续得下利清谷不止，身疼痛者，急当救里者，以里气不足，必先救之，急与四逆汤。得清便自调，知里气已和，然后急与桂枝汤以救表，身疼者，表邪也。《内经》曰：病发而不足，标而本之，先治其标，后治其本。此以寒为卒也。”

《伤寒论》曰：“凡用栀子汤，病人旧微溏者，不可与服之。”成无已注曰：“病人旧微溏者，里虚而寒在下也。虽烦则肺蕴热，故不可与栀子汤。《内经》曰：先泄而后生他病者，治其本，必且调之，后乃治其他病。”

《伤寒论》曰：“少阴病，下利脉微者，与白通汤；利不止，厥逆无脉干呕烦者，白通加猪胆汁汤主之。服汤脉暴出者死，微续者生。”成无已注曰：“少阴病，下利，脉微，为寒极阴胜，与白通汤扶阳散寒。服汤利不止，厥逆无脉，干呕烦者，寒气大甚，内为格拒，阳气逆乱也，与白通汤加猪胆汁汤以和之。《内经》曰：逆而从之，从而逆之。又曰：逆者正治，从者反治，此之谓也。服汤脉暴出者，正气因发泄而脱也，故死；脉微续者，阳气渐复也，故生。”

3. 阐释组方原理

《伤寒明理论·卷四》的“药方论”，在论述桂枝汤、麻黄汤、大青龙汤、小青龙汤、大承气汤、大柴胡汤、小柴胡汤、栀子豉汤、瓜蒂散、大陷胸汤、半夏泻心汤、茵陈蒿汤、白虎汤、五苓散、理中丸、四逆汤、真武汤、建中汤、脾约丸、抵当汤20首常用方剂的适应证和组方原理时，引用了“《内经》”原文40条、“《黄帝针经》”原文2条。此外，《注解伤寒论》中，在阐释“药方论”中20首以外的《伤寒论》方剂，即桂枝二越婢一汤、甘草干姜汤、调胃承气汤、葛根黄芩黄连汤、干姜附子汤、麻黄杏仁甘草石膏汤、厚朴生姜半夏甘草人参汤、柴胡桂枝干姜汤、大黄黄连泻心汤、吴茱萸汤、麻黄连轺赤小豆汤、麻黄附子细辛汤、半夏散及汤、白通汤、白通加猪胆汁汤、四逆散、当归四逆汤、白头翁汤、牡蛎泽泻散、枳实栀子豉汤时，均引用了“《内经》”原文。

“桂枝二越婢一汤方”后注曰：“胃为十二经之主，脾治水谷为卑藏若婢。《内经》曰：脾主为胃行其津液。是汤所以谓之越脾者，以发越脾气，通行津液。《外台》方，一名越脾汤，即此义也。”

“甘草干姜汤方”后注曰：“《内经》曰：辛甘发散为阳，甘草干姜相合，以复阳气。”

“调胃承气汤方”后注曰：“《内经》曰：热淫于内，治以咸寒，佐以苦甘。芒硝咸寒以除热，大黄苦寒以荡实，甘草甘平，助二物推陈而缓中。”

“葛根黄芩黄连汤方”后注曰：“《内经》曰：辛甘发散为阳。表未解也，散以葛根、甘草之甘苦；以坚里气弱者，坚以黄连、黄芩之苦。”

“干姜附子汤方”后注曰：“《内经》曰：寒淫所胜，平以辛热。虚寒大甚，是以辛热剂胜之也。”

“麻黄杏仁甘草石膏汤方”后注曰：“《内经》曰：肝苦急，急食甘以缓之。风气通于肝，风邪外甚，故以纯甘之剂发之。”

“厚朴生姜甘草半夏人参汤方”后注曰：“《内经》曰：脾欲缓，急食甘以缓之，用苦泄之。厚朴之苦，以泄腹满；人参、甘草之甘，以益脾胃；半夏、生姜之辛，以散滞气。”

“柴胡桂枝干姜汤方”后注曰：“《内经》曰：热淫于内，以苦发之。柴胡、黄芩之苦，以解传里之邪；辛甘发散为阳，桂枝、甘草之辛甘，以散在表之邪；咸以软之，牡蛎之咸，以消胸胁之满；辛以润之，干姜之辛，以固阳虚之汗；津液不足而为渴，苦以坚之，瓜蒌之苦，以生津液。”

“大黄黄连泻心汤方”后注曰：“《内经》曰：火热受邪，心病生焉。苦入心，寒除热。大黄、黄连之苦寒，以导泻心下之虚热。但以麻沸汤渍服者，取其气薄而泄虚热。”

“吴茱萸汤方”后注曰：“《内经》曰：寒淫于内，治以甘热，佐以苦辛。吴茱萸、生姜之辛以温胃，人参、大枣之甘以缓脾。”

“麻黄连轺赤小豆汤方”后注曰：“《内经》曰：湿上甚而热，治以苦温，佐以甘平，以汗为故，此之谓也。又煎用潦水者，亦取其水味薄，则不助湿气。”

“麻黄附子细辛汤方”后注曰：“《内经》曰：寒淫于内，治以甘热，佐以苦辛，以辛润之。麻黄之甘，以解少阴之寒；细辛、附子之辛，以温少阴之经。”

“半夏散及汤方”后注曰：“《内经》曰：寒淫所胜，平以辛热，佐以甘苦。半夏、桂枝之辛，以散经汗；甘草之甘，以缓正气。”

“白通汤方”后注曰：“《内经》曰：肾苦燥，急食辛以润之。葱白之辛，以通阳气；姜附之辛，以散阴寒。”

“白通加猪胆汁汤方”后注曰：“《内经》曰：若调寒热之逆，冷热必行，则热物冷服，下嗌之后，冷体既消，热性便发，由是病气遂愈，呕哕皆除，情且不违，而致大益。此和人尿、猪胆汁咸苦寒物于白通汤热剂中，要其气相从，则可以去格拒之寒也。”

“四逆散方”后注曰：“《内经》曰：热淫于内，佐以甘苦，以酸收之，以苦发之。枳实、甘草之甘苦，以泄里热；芍药之酸，以收阴气；柴胡之苦，以发表热。”

“当归四逆汤方”后注曰：“《内经》曰：脉者，血之府也。诸血者，皆属心。通脉者，必先补心益血。苦先入心，当归之苦，以助心血；心苦缓，急食酸以收之，芍药之酸，以收心气；肝苦急，急食甘以缓之，大枣、甘草、通草之甘，以缓阴血。”

“白头翁汤方”后注曰：“《内经》曰：肾欲坚，急食苦以坚之。利则下焦虚，是以纯苦之剂坚之。”

“牡蛎泽泻散方”后注曰：“咸味涌泄，牡蛎、泽泻、海藻之咸以泄水气。《内经》曰：湿淫于内，平以苦，佐以酸辛，以苦泄之。蜀漆、葶苈、栝楼、商陆之酸辛与苦，以导湿肿。”

“枳实栀子豉汤方”后注曰：“枳实栀子豉汤，则应吐剂。此云覆令微似汗出者，以其热聚于上，苦则吐之；热散于表者，苦则发之。《内经》曰：火淫所胜，以苦发之。此之谓也。”

（二）辨析症状

成无己在《伤寒明理论》中，对发热、恶寒、恶风、潮热、自汗、盗汗、头汗、手足汗、无汗、头痛、项强、头眩、胸胁满、心下满、腹满、少腹满、烦热、虚烦、烦躁、懊憹、舌上苔、衄血、哕、咳、喘、呕吐、悸、渴、振、战栗、四逆、厥、郑声、谵语、短气、摇头、瘛疭、不仁、直视、郁冒、动气、自利、筋惕肉瞤、热入血室、发黄、发狂、霍乱、蓄血、劳复50种症状加以鉴别，鉴别的内容包括临床特征、病因病机、相关治法与方证、预后转归等。兹就其中20个症状的鉴别要点，简要论述如下。

1. 发热

（1）原论

伤寒发热，何以明之？发热者，谓怫怫然发于皮肤之间，熇熇然散而成热者是也；与潮热、寒热若同而异，与烦躁相类而非。烦躁者，在内者也。潮热之热，有时而热，不失其时；寒热之热，寒已而热，相继而发。至于发热，则无时而发也。有谓翕翕发热者，有谓蒸蒸发热者，此则轻重不同，表里之区别尔。所谓翕翕发热者，谓若合羽所覆，明其热在外也，故与桂枝汤发汗以散之。所谓蒸蒸发热者，谓若熏蒸之蒸，明其热在内也，故与调胃承气汤攻下以涤之。其发热属表者，即风寒客于皮肤，阳气怫郁所致也。其发热属里者，即阳气下陷入阴中所致也。观其热所从来，而汗下之证明其辨焉。

若热先自皮肤而发者，知邪气之在外也。若热先自里生而发达于表者，知邪气之在里也。举斯二者，为邪气在表在里而发热也。惟其在表、在里俱有发热，故邪在半表半里者，亦有发热之证，何者？以表证未罢，邪气传里，里未作实，是为半表半里。其发热者，或始自皮肤而渐传里热，或始自内热而外连于表。盖邪气在表发热者，则表热里不热也。邪气在里发热者，则里热甚而达于表也。其在半表半里发热者，则表里俱发热，而但热又轻于纯在表者也。经虽云：发热恶寒者，发于阳也；无热恶寒者，发于阴也。然少阴病，始得之，亦有反发热者，盖亦属其表也，特与麻黄细辛附子汤发汗者是已。发热为阳，寒之常也。一或阴阳俱虚与其下利、新汗后，又皆恶其发热也。经云：脉阴阳俱虚，热不止者，死；下利发热亦死。《内经》云：汗出辄复热，而脉躁疾，不为汗衰，狂言，不能食，此名阴阳交，交者，死也。斯亦发热也，讵可与寻常发热一概而论耶？医者更当明辨之。

（2）要点

所谓“伤寒发热”，是指“怫怫然发于皮肤之间，熇熇然散而成热者”而言。此“发热”与“潮热”“寒热”的区别是：“潮热之热，有时而热，不失其时。寒热之热，寒已而热，相继而发。至于发热，则无时而发也。”此发热，包括“翕翕发热”“蒸蒸发热”等，但此二者有表里、轻重之别。此外，“表证未罢，邪气传里；里未作实，是为半表半里”，“故邪在半表半里者，亦有发热之证”。少阴病初起，“反发热”者，亦属表证。

2. 恶寒

（1）原论

伤寒恶寒，何以明之？恶寒者，风寒客于荣卫之中也。惟其风寒客于荣卫，则洒淅然恶寒也。

惟其荣卫之受风寒，则啬啬然不欲舒也。其恶寒者，非寒热之寒也，又非恶风也。且恶风者，见风至则恶矣。得以居密室之内、帏帐之中，则坦然自舒也。至于恶寒者，则不待风而寒，虽身大热而不欲去衣者是也。寒热之热，谓寒热更作，热至则寒无矣。其恶寒，虽发热而不欲去衣也，甚则至于向火被覆，而犹不能遏其寒也。所以然者，由阴气上入阳中，或阳微，或风虚相搏之所致也。恶寒一切属表，虽里证悉具，而微恶寒者，亦是表未解也，犹当先解其外。俟不恶寒，为外解，乃可攻里也。经曰：发热而恶寒者，发于阳也。无热而恶寒者，发于阴也。谓如伤寒，或已发热，或未发热，必恶寒者，谓继之以发热，此则发于阳也。若恶寒而蜷，脉沉细而紧者，此则发于阴也。在阳者可发汗，在阴者可温里。恶寒虽悉属表，而在表者亦有虚实之别。若汗出而恶寒者，则为表虚；无汗而恶寒者，则为表实。表虚可解肌，表实可发汗。又有止称背恶寒者。背者，胸中之府，诸阳受气于胸中，而转行于背。《内经》曰：人身之阴阳者，背为阳，腹为阴。阳气不足，阴寒气盛，则背为之恶寒。若风寒在表而恶寒者，则一身尽寒矣。但背恶寒者，阴寒气盛可知也。经所谓：少阴病，一二日，口中和，而背恶寒者，当灸之，处以附子汤者是矣。又或乘阴气不足，阳气内陷入阴中，表阳新虚，有背微恶寒者。经所谓：伤寒无大热，口燥渴，心烦，背微恶寒者，白虎加人参汤主之者是也。二者，一为阴寒气盛，一为阳气内陷，又何以明之也？且阴寒气盛于内，为未耗津液，故于少阴病，则曰口中和；阳气内陷入阴，热烁津液为干，故于太阳病，则口燥舌干而渴也。二者均是背恶寒，要辨阴阳寒热不同者，亦于口中润燥可知。

（2）要点

所谓“伤寒恶寒”，是指“风寒客于荣卫之中”，所致洒淅然恶寒”，且“啬啬然不欲舒”而言。此“恶寒”与“恶风”的区别是：“恶风者，见风至则恶”，若“得以居密室之内、帏帐之中，则坦然自舒也”。此“恶寒”，“则不待风而寒，虽身大热而不欲去衣”。“恶寒”为表证的主要见证，“虽里证悉具，而微恶寒者，亦是表未解也”。至于“寒热”之“寒”，“热至则寒无矣”。此外，“背恶寒”者，有“阴寒气盛”和“阳气内陷”之别，当从口中之润燥别之。

3. 恶风

（1）原论

伤寒恶风，何以明之？《黄帝针经》曰：卫气者，所以温分肉，充皮肤，肥腠理，司开阖者也。风邪中于卫也，则必恶风，何者？以风则伤卫，寒则伤荣。为风邪所中，于分肉不温而热矣，皮毛不充而缓矣；腠理失其肥，则疏而不密；开阖失其司，则泄而不固，是以恶风也。是恶风恶寒二者，均为表证。其恶风则比之恶寒而轻也。恶寒者，啬啬然增寒也。虽不当风，而自然寒矣。恶风者，谓常居密室之中、帏帐之内，则舒缓而无所畏也。一或用扇，一或当风，淅淅然而恶者，此为恶风者也。恶寒则有属于阳者，有属于阴者。及其恶风悉属于阳，非若恶寒之有阴阳也。三阴之证，并无恶风者，以此也。恶风虽悉在表，而发散又自不同。若无汗而恶风者，则为伤寒，当发其汗。若汗出而恶风者，则为中风，当解其肌。里证虽具，而恶风未罢者，当宜先解其外也。又有发汗多亡阳，与其风湿皆有恶风之证。盖以发汗多，漏不止，则亡阳；外不固，是以恶风也。必以桂枝加附子汤温其经而固其卫。风湿相搏，骨节疼烦，湿胜自汗而皮腠不密，是以恶风也，必以甘草附子汤散其湿而实其卫。由是观之，恶风属乎卫者可知矣。

（2）要点

所谓“伤寒恶风”，是风邪中于卫分，分肉不温而热，皮毛不充而缓，腠理疏而不密所致。此“恶风”，与“恶寒”的区别是：“恶寒者，啬啬然增寒也。虽不当风，而自然寒矣。恶风者，谓常居密室之中、帏帐之内，则舒缓而无所畏也。一或用扇，一或当风，淅淅然而恶者”。伤寒恶风，“里证虽具，而恶风未罢者，尤当先解其外也”。因证有表实、表虚之别，故治有发汗和解肌之异。此外，发汗多亡阳，及风湿在表，皆有恶风之证，“恶风属乎卫者可知矣”。

4. 寒热

（1）原论

伤寒寒热，何以明之？寒热者，谓往来寒热也。经曰：邪正分争，往来寒热者。言邪气之入也，而正气不为之争，则但热而无寒也。乃有热而寒者，谓其正气与邪气分争，于是寒热作矣。争则气郁不发于外，而寒热争焉；争甚则愤然而热，故寒已而热作焉。兹乃寒热之理也。或谓寒热者，阴阳争胜也。阳胜则热，阴胜则寒，此阴阳之争也。何则？盖以寒为阴而热为阳，里为阴而表为阳。邪之客于表者为寒，邪与阳相争，则为寒矣。邪之入于里者为热，邪与阴相争，则为热矣。其邪在半表半里，外与阳争而为寒，内与阴争而为热矣。表里之不拘，内外之不定，或出或入，由是而寒热且往且来也。是以往来寒热，属半表半里之证，邪居表多则多寒，邪居里多则多热；邪气半在表半在里，则寒热亦半矣。审其寒热多少，见其邪气浅深矣。小柴胡汤，专主往来寒热，而又立成诸加减法。亦为邪气在半表半里，未有定处，往来不常。又寒热如疟，与夫发热恶寒，皆似而非也。然寒热如疟者，作止有时者也。及往来寒热，则作止无时，或往或来，日有至于三五发者，甚者十数发，其与疟状有以异也。至于发热恶寒者，为发热时恶寒并不见，恶寒时热不见也，不若此热已而寒，寒已而热者。虽然，应往来寒热，属半表半里，当和解之。又有病至十余日而结热在里，复往来寒热者，亦可与大柴胡汤下之，不可不知也。

（2）要点

所谓“伤寒寒热”，指“往来寒热”而言。此“寒热”乃“阴阳争胜”所致，“阳胜则热，阴胜则寒，此阴阳之争也”。由于“邪在半表半里，外与阳争而为寒，内与阴争而为热矣”。因此，往来寒热属半表半里之证，邪居表多则多寒，邪居里多则多热。审其寒热多少，可见其邪气之浅深。小柴胡汤“专主往来寒热，而又立成诸加减法，亦为邪气在半表半里，未有定处，往来不常”。若“病至十余日，而结热在里，复往来寒热者，亦可与大柴胡汤下之”。

5. 潮热

（1）原论

伤寒潮热，何以明之？若潮水之潮，其来不失其时也，一日一发，指时而发者，谓之潮热。若日三五发者，即是发热，非潮热也。潮热属阳明，必于日晡时发者，乃为潮热。阳明者胃，属土，应时则王于四季，应日则王于未申。经曰：阳明居中，土也，万物所归，无所复传。盖邪气入胃，谓之入腑。腑之为言聚也，若府库之府焉。邪气入于胃，而不复传。邪气郁而为实热，随王而潮，是以日晡所发潮热者，属阳明也。惟其属阳明，故潮热为可下之证。经曰：潮热者实也。又曰：潮热者，此外欲解也，可攻其里焉。又曰：其热不潮，未可与承气汤。即此观之，潮热属于胃者，昭然可见焉。虽然，潮热为里实可下之证，一或脉浮而紧，与其潮热而利，或小便难，大便溏者，皆热未全入腑，犹带表邪，当和解其外。外解已而小便利，大便硬者，乃可攻之。或谓潮热有属太阳少阳者乎？少阳王于寅卯，太阳王于巳午，若热于此时发者，为邪未入胃，岂得谓之潮热？必待日晡所发者，乃谓之潮热，见其邪在胃也。遇疾值病，详而验之，始见得真也。

（2）要点

所谓“伤寒潮热”，是指发热“若潮水之潮，其来不失其时也。一日一发，指时而发者，谓之潮热。潮热属阳明，必于日晡时发者，乃为潮热”。若“日三五发者，即是发热，非潮热也”。因“邪气入于胃，而不复传。邪气郁而为实热，随王而潮，是以日晡所发潮热者，属阳明也”。虽然，“潮热为里实可下之证，一或脉浮而紧，与其潮热而利，或小便难，大便溏者，皆热未全入腑，犹带表邪；当和解其外。外解已而小便利，大便硬者，乃可攻之”。

6. 自汗

（1）原论

伤寒自汗，何以明之？自汗者，谓不因发散而自然汗出者是也。《内经》曰：阳气卫外而为固也。卫为阳，言卫护皮肤，肥实腠理，禁固津液，不得妄泄。汗者干之而出，邪气干于卫气，气不能卫固于外，则皮肤为之缓，腠理为之疏，由是而津液妄泄，濈濈然润，漐漐然出，谓之自汗也。如发热自汗出而不愈，此卫气不和，风邪干于卫也。太阳中暍，汗出恶寒，身热而渴者，暑邪干于卫也。多汗出而濡，此其风湿甚者，湿邪干于卫者也。是知卫气固护津液，不令妄泄，必为邪气干之而出也。风寒暑湿之毒，为四时之气，中人则为伤寒。暑暍风湿之邪，皆令自汗。惟寒邪伤人，独不汗出。寒伤荣而不伤卫，卫无邪气所干，则皮腠得以密，津液得以固，是以汗不出也。及其寒渐入里，传而为热，则亦使自汗出也。盖热则荣卫通，腠理开而汗泄矣。然自汗之证，又有表里之别焉，虚实之异焉。若汗出恶风，及微恶寒者，皆表未解也，必待发散而后愈。至于漏不止而恶风，及发汗后恶寒者，又皆表之虚也，必待温经而后愈。诸如此，皆邪气在表也。若汗出不恶寒者，此为表解而里未和也。经曰：阳明发热汗出，此为越热。又曰：阳明病，发热汗多者，急下之，又非若邪气在表而汗出之可缓也。伤寒自汗之证为常也，设或汗出发润，与其出之如油，或大如贯珠着身，出而不流，皆为不治之证也。必手足俱周，遍身悉润，漐漐然一时许，烦热已而身凉和，乃为佳矣。此则阴阳气和，水升火降，荣卫通流，邪气出而解者也。《内经》曰：阳之汗，以天地之雨名之。此之谓也。

（2）要点

所谓“伤寒自汗”，谓“不因发散而自然汗出者是也”。但“自汗之证，又有表里之别焉，虚实之异焉”。就表虚而言，卫气主“卫护皮肤，肥实腠理，禁固津液，不得妄泄”；若邪干于卫气，则“皮肤为之缓，腠理为之疏，由是而津液妄泄”于体表，谓之自汗。风邪、暑邪、湿邪等“干于卫气”，往往导致“自汗”。此外，“汗出恶风或微恶寒”，或“漏不止而恶风”等，皆“表之虚也”。就里实而言，阳明病“越热”及“急下”之证，其“自汗”为里热熏蒸所致。

7. 盗汗

（1）原论

伤寒盗汗，何以明之？盗汗者，谓睡而汗出者也。自汗则不论睡与不睡，自然而出也。及盗汗者，不睡则不能汗出；方其睡也，凑凑然出焉，觉则止而不复出矣。杂病盗汗者，责其阳虚也。伤寒盗汗者，非若杂病之虚，是由邪气在半表半里使然也。何者？若邪气一切在表干于卫，则自然汗出也。此则邪气侵行于里，外连于表邪，及睡则卫气行于里，乘表中阳气不致，津液得泄，故但睡而汗出，觉则气散于表，而汗止矣。经曰：微盗汗出，反恶寒者，表未解也。又阳明病，当作里实，而脉浮者，云必盗汗，是犹有表邪故也。又三阳合病，目合自汗。是知盗汗为邪气在半表半里之间明矣。且自汗有为之虚者，有为之实者。其于盗汗之证，非若自汗有实者，悉当和表而已，不可不知也。

（2）要点

所谓“伤寒盗汗”，是指伤寒“睡而汗出”。因“邪气侵行于里，外连于表邪，及睡则卫气行于里，乘表中阳气不致，津液得泄，故但睡而汗出，觉则气散于表，而汗止矣”。盗汗与自汗的区别：自汗者“不论睡与不睡，自然而出也”。盗汗者“不睡则不能汗出，方其睡也凑凑然出焉”。且“自汗有为之虚者，有为之实者。其于盗汗之证，非若自汗有实者，悉当和表而已”。杂病盗汗者，责其阳虚也。伤寒盗汗者，非若杂病之虚，是由邪气在半表半里使然也”。

8. 头汗

（1）原论

伤寒头汗，何以明之？头者诸阳之会也，邪搏诸阳，津液上凑，则汗见于头也。邪热内蓄，蒸发腠理，遍身汗出者，谓之热越。若身无汗，则热不得越，热蒸于阳，故但头汗出也。何者？以三阴之经，皆上至颈胸中而还，不循于头，独诸阳脉上循于头尔。经曰：但头汗出，身无汗，齐颈而还，小便不利，渴饮水浆，此为瘀热在里，身必发黄，为热不得越而上达者也。又热入血室，与其虚烦，或阳明被火，及水结胸，皆但头汗出也，俱是热郁于内，而不得越者也。此数者，或吐或下，皆欲除其热也。或谓头汗之证，悉属阳明，而为里热也。而有不属阳明，属表者乎？且邪但在表者，则无头汗之证。必也寒湿相搏，与邪气半在表半在里者，乃有头汗也。伤寒五六日，已发汗而复下之，胸胁满微结，小便不利，渴而不呕，但头汗出，往来寒热，心烦。及伤寒五六日，头汗出，微恶寒，手足冷，心下满，口不欲食，大便硬，脉细者，皆邪气半在表半在里，令头汗出也。湿家但头汗出，欲得被覆向火者，寒湿相搏，令头汗出也。兹数者，皆邪气所干，令头额自然汗出，又不谓之逆。其小便不利，则恶见头汗出也。湿家下后，亦恶见头汗出也。兹二者，乃为头汗之逆者也。何则？以小便不利而成关格，若头汗出，阳脱也。经云：关格不通，不得尿，头无汗者生，有汗者死。湿家下后。若额上汗出，而微喘者，亦阳脱也。经云：湿家下之，额上汗出，小便不利者死，下利不止者亦死。《脉经》曰：阳气上出，汗见于头者，盖阳脱也。则知可治而治，知其不可治而不治，皆得十全之上者，在于明辨而审的也。

（2）要点

所谓“伤寒头汗”，是指“邪搏诸阳，津液上凑，则汗见于头也”。伤寒，“邪热内蓄，蒸发腠理，遍身汗出者，谓之热越。若身无汗，则热不得越，热蒸于阳，故但头汗出也”。伤寒湿热发黄，“又热入血室，与其虚烦，或阳明被火，及水结胸，皆但头汗出也。俱是热郁于内，而不得越者也”。此外，“寒湿相搏，与邪气半在表半在里”，也有见“头汗”者。以上或热或寒诸种病证所见“头汗”，皆邪气所干也。“伤寒头汗”，不仅有顺逆之别，而且有死生之辨。

9. 手足汗

（1）原论

伤寒手足汗出，何以明之？四肢者，诸阳之本，而胃主四肢。手足汗出者，阳明之证也。阳经邪热，传并阳明，则手足为之汗出。阳明为津液之主，病则自汗出。其有自汗出者，有但头汗出者，有手足汗出者，悉属阳明也。何以使之然也？若一身自汗出者，谓之热越，是热外达者也。但头汗出者，是热不得越，而热气上达者也。及手足汗出者，为热聚于胃，是津液之旁达也。经曰：手足濈然汗出者，此大便必硬也。手足漐漐汗出，大便难而谵语者，下之则愈。由此观之，手足汗出，为热聚于胃可知矣。或谓热聚于胃，而手足为之汗出。其寒聚于胃，而有手足汗出者乎？经曰：阳明中寒者，不能食，小便不利，手足濈然汗出，此欲作痼瘕，即是中寒者也。且热聚于胃，为可下之证；其寒聚于胃，为不可下，又何以明之？要明于此二者，必曰大便初硬后溏，以胃中冷，水谷不别故也，是以不可下者也。若大便难，谵语者，为阳明证具，则是可下之证。临病之际，宜须两审。

（2）要点

所谓“伤寒手足汗出”，为阳明病之主要见证。“阳经邪热，传并阳明，则手足为之汗出”。阳明为津液之主，“若一身自汗出者，谓之热越，是热外达者也。但头汗出者，是热不得越，而热气上达者也。及手足汗出者，为热聚于胃，是津液之旁达也”。手足汗出，主要为热聚于胃所致。此外，阳明中寒而“欲作痼瘕”证，也可见“手足濈然汗出”。“胃中冷，水谷不别故”者，为不可下之证。阳明“热聚于胃”者，为可下之证。

10. 无汗

（1）原论

伤寒无汗，何以明之？腠理者，津液凑泄之所为腠，文理缝会之中为理。津液为风暑湿气所干，外凑皮腠者，则为自汗出。若寒邪中经，腠理致密，津液内渗，则无汗。无汗之由，又有数种。如伤寒在表，及邪行于里，或水饮内蓄，与亡阳久虚，皆令无汗。其伤寒无汗，则腠理致密也。风中于卫，则腠理开而自汗。寒中于荣，则无汗，谓腠理闭也。经所谓：太阳病，恶风无汗而喘，及脉浮紧，无汗，发热，及不汗出而烦躁。阳明病反无汗而小便利，二三日呕而咳，手足厥，苦头痛，鼻干不得汗，脉浮无汗而喘，与其刚痓无汗。是数者，皆寒邪在表而无汗者也。其邪气行于里，无汗者，为邪气在表熏发腠理则汗出，邪气内传，不外熏发者则无汗。经所谓：阳明病，无汗，小便不利，心中懊侬者，身必发黄。及伤寒发热无汗，渴欲饮水，无表证者，白虎加人参汤主之。与夫三阴为病，不得有汗。是数者，皆邪行于里而无汗者也。其水饮内蓄而无汗者，为水饮散而为津液，津液布渗而为汗，既水饮内蓄而不行，则津液不足而无汗。经所谓：服桂枝汤，或下之，仍头项强痛，翕翕发热，无汗，心下满微痛，小便不利者，桂枝去桂加茯苓白术汤主之，是津液内渗而无汗者也。其阳虚无汗者，诸阳为津液之主，阳虚则津液虚少，故无汗。经所谓：脉浮而迟，迟为无阳，不能作汗，其身必痒。阳明病反无汗，其身如虫行皮中之状，此以久虚故也。皆阳虚而无汗者也。如是者，理之常也，又焉得为异哉？一或当汗而不汗，服汤一剂，病证仍在，至于服三剂而不汗者，死病也。又热病脉躁盛而不得汗者，黄帝谓阳脉之极也，死。兹二者，以无汗为真病，讵可与其余无汗者同日而语也？

（2）要点

所谓“伤寒无汗”，是“寒邪中经，腠理致密，津液内渗”所致。导致无汗之病因病机有数种：有伤寒在表而无汗者，如太阳伤寒表实证；有邪气行于里而无汗者，如阳明湿热发黄证、阳明热盛津伤证及三阴病证等；有水饮内蓄而无汗者，因“水饮散而为津液，津液布渗而为汗，既水饮内蓄而不行，则津液不足而无汗”；有阳虚津液虚少而无汗者，如“脉浮而迟，迟为无阳，不能作汗，其身必痒”，或“阳明病反无汗，其身如虫行皮中之状，此以久虚故也”。

11. 头痛

（1）原论

伤寒头痛，何以明之？头痛谓邪气外在经络，上攻于头所致也。《难经》曰：三阳经受风寒，伏留而不去，则名厥头痛。言三阳之经上于头尔。然伤寒头痛者，太阳专主也，何者？以太阳之经起于目内眦，上额交巅，上入络脑。经所谓：太阳受病者，头项痛，腰脊强。又曰：七日病衰，头痛少愈。虽然，阳明少阳亦有头痛，不若太阳之专主也。盖太阳为病属表，而头痛专为主表证，虽有风寒之不同，必待发散而后已。太阳病，头痛，发热，身疼，腰痛，骨节疼痛，恶风，无汗而喘者，伤寒也，麻黄汤主之。太阳病，头痛，发热，汗出，恶风者，中风也，桂枝汤主之。虽有伤寒六七日不大便，头痛有热者，而与调胃承气汤下之者。又云：若小便清者，知热不在里，仍在表也，当与桂枝汤。以头痛未去，虽不大便六七日，其小便清者，犹为在表。是知头痛属乎表者明矣。头痛一切属三阳经也，而阴病亦有头痛乎？太阴少阴二经之脉皆上至颈胸中而还，不上循头，则无头痛之证。惟厥阴之脉，循喉咙之后，上入颃颡，连目眦上出额，与督脉会于巅，病亦有头痛。经曰：干呕，吐涎沫者，吴茱萸汤主之者是矣。夫头者精明之府也，神明居之，小小邪气作为头痛者，必曰发散而可也。其或痛甚，入连于脑，而手足寒者，又为真病，岂能发散而已哉。呜呼！头痛为外疾，犹有不可治者，又矧脏腑之疾乎。

（2）要点

所谓“伤寒头痛”，为“邪气外在经络，上攻于头所致也”。“伤寒头痛者，太阳专主也”。即使如此，“阳明少阳亦有头痛，不若太阳之专主也”。太阳为病属表，头痛为表证之主要症状。如：太阳病，头痛，发热，身疼，腰痛，骨节疼痛，恶风，无汗而喘者，名曰伤寒。太阳病，头痛，发热，汗出，恶风者，名曰中风。又如：伤寒，头痛未去，“虽不大便六七日，其小便清者，犹为在表”。此外，“厥阴之脉，循喉咙之后，上入颃颡，连目上出额，与督脉会于巅，病亦有头痛”。

12. 项强

（1）原论

伤寒项强，何以明之？太阳脉起于目内眦，上额交巅，上入络脑，还出别下项，循肩臂内，侠脊，抵腰中。经曰：太阳之病，项背强痛而恶寒。以太阳感受风寒，则经脉不利，而项为之急，颈为之强尔。伤寒颈项强急者，太阳表证也，必发散而解之可也。太阳病，项背强几几，反汗出恶风者，桂枝加葛根汤主之。太阳病，项背强几几，无汗恶风者，葛根汤主之。是皆发散之剂也。二者均是项背强而发散，又有轻重者。盖发热，汗出，恶风者，为表虚，表虚者可解肌；无汗，恶风者，为表实，表实者可发汗，是以为治不同也。桂枝加葛根汤方，是桂枝加麻黄、葛根。又葛根汤方，亦是桂枝汤中加麻黄、葛根。深详究之，无汗恶风为表实，正可发汗，则于桂枝汤中加葛根、麻黄为当矣。汗出恶风为表虚，表虚者可解肌，恐是桂枝汤中但加葛根，而不加麻黄也。几，音殊。几，引颈之貌；几，短羽鸟也。短羽之鸟，不能飞腾，动则先伸引其头尔。项背强者，动亦如之，非若几案之几而偃屈也。太阳伤寒项背强，其或太阳中风，加之寒湿而成痉者，亦项强也。经曰：病者身热足寒，颈项强急，恶寒，时头热，面赤，目脉赤，独头面摇，卒口噤，背反张者，痉病也。《金匮要略》曰：太阳病，其证项背强，几几然，脉反沉迟者，此为痉，桂枝加瓜蒌汤主之。虽项背强，然太阳病表证，悉当发散。又有结胸病者，项亦强，如柔痉状，下之则和，宜大陷胸汤丸主之。临病之际，审其表里，可汗可下，随证投汤，则万全矣。

（2）要点

太阳脉起于目内眦，上额交巅，上入络脑，还出别下项，循肩臂内侠脊，抵腰中。所谓“伤寒项强”，为“太阳感受风寒，则经脉不利，而项为之急，颈为之强尔”。伤寒颈项强急，属太阳表证，必发散而解之。项背强几几，反汗出恶风者，为表虚，表虚者可解肌；无汗，恶风者，为表实，表实者可发汗。病者身热足寒，颈项强急，恶寒时头热，面赤目脉赤，独头面摇，卒口噤，背反张者，为痉病。此外，又有结胸病者，项亦强如柔痉状，下之则和。

13. 头眩

（1）原论

伤寒头眩，何以明之？眊非毛而见其毛，眩非玄而见其玄。眊为眼花，眩为眼黑。眩也，运也，冒也，三者形俱相近。有谓之眩运者，有谓之眩冒者，运为运转之运，世谓之头旋者是矣。冒为蒙冒之冒，世谓之昏迷者是矣。少阳之为病，口苦，咽干，目眩。以少阳居表里之间，表邪所传，渐行于里，表中阳虚，故时时目眩也。二阳并病，头项强痛，或眩运、眩冒者，以少阳与太阳并病，故眩者责其虚也。伤寒有起则头眩与眩冒者，皆发汗吐下后所致。是知其阳虚也。故《针经》有曰：上虚则眩，下虚则厥，眩虽为虚，而风家亦有眩者，盖风主运动故尔。伤寒阳明病，但头眩不恶寒，故能食而咳，其人必咽痛，为阳明中风，是风亦主头眩也。诸如此者，皆非逆也。及其诸逆，发汗剧者，言乱，目眩者死。命将难全。呜呼！病势已成，可得半愈；及病势已深，虽神医其能已之耶。

（2）要点

所谓“伤寒头眩”，有称眩运者，有称眩冒者，或谓之头旋者。伤寒头眩，为少阳病主证，如“少阳之为病，口苦，咽干，目眩”。以少阳居表里之间，表邪所传，渐行于里，表中阳虚，故时时目眩。此外，少阳与太阳并病，头项强痛，或眩运眩冒，“此眩者责其虚也”。再者，伤寒有起则头眩与眩冒者，皆发汗吐下所致，“是知其阳虚也”。伤寒阳明病，“但头眩不恶寒，故能食而咳，其人必咽痛”，为阳明中风。头眩属“逆证”者，如“发汗剧者，言乱，目眩者死”。

14. 胸胁满

（1）原论

伤寒胸胁满，何以明之？胸胁满者，谓胸膈间气塞满闷也，非心下满者也。胁满者，谓胁肋下气胀填满也，非腹满者也。邪气自表传里，必先自胸膈，已次经心胁而入胃。邪气入胃，为入腑也，是以胸满多带表证。胁满者，当半表半里证也。经曰：下后脉促胸满者，桂枝去芍药汤主之。又曰：太阳与阳明合病，喘而胸满者不可下，宜麻黄汤。是胸满属表，而须发汗者也。盖胸中至表犹近也，及胁者则更不言发汗，但和解而已。经曰：设胸满胁痛者，与小柴胡汤。又曰：胸胁满不去者，小柴胡汤主之。本太阳病不解，传入少阳者，胁下硬满，干呕不能食，往来寒热，脉沉紧者，以小柴胡汤主之。是知胁满属半表半里明矣。大抵胸胁满，以邪气初入里，未停留为实，气郁积而不行，致生满也，和解斯可矣。若邪气留于胸中，聚而为实者，非涌吐则不可已。故华佗曰：四日在胸，吐之则愈，是邪气已收敛而不散漫者，则可吐之。《内经》曰：其高者因而越之。病在胸膈之上为高，越之为吐也。经曰：病在胸中当吐之，发汗，若下之，而烦热，胸中窒者，则以栀子豉汤吐之。若胸中痞硬，气上冲咽喉不得息者，此为胸中有寒也，则以瓜蒂散吐之。二者均是吐剂，栀子豉汤吐胸中虚烦客热也，瓜蒂散吐胸中痰实宿寒也。若能审明药剂之轻重，辨别邪气之浅深，对证投汤，不为效者，未之有也。

（2）要点

所谓“伤寒胸胁满”，指“胸膈间气塞满闷”并“胁肋下气胀填满”。胸满多带表证，胁满者为半表半里证。如：下后脉促胸满者，及太阳与阳明合病，喘而胸满者，此“胸满属表，而须发汗者也”。若“本太阳病不解，传入少阳者，胁下硬满，干呕不能食，往来寒热，脉沉紧者”，此“胁满属半表半里”。大抵胸胁满，以邪气初入里，未停留为实，气郁积而不行，致生满也，可治以和解法。若胸中有“虚烦客热”与“痰实宿寒”者，当别其轻重而治以涌吐之法。

15. 心下满

（1）原论

伤寒心下满，何以明之？心下满者，谓正当心下高起满硬者是矣。不经下后而满者，则有吐下之殊。若下后心下满者，又有结胸痞气之别。经曰：病人手足厥冷，脉乍紧，邪结在胸中，心中满而烦，饥不能食者，病在胸中，当须吐之。又曰：脉浮而大，心下反硬，有热，属脏者攻之，不令发汗，属府者不令攻之。兹二者，为不经汗下而心下满者。或吐之，或下之。看其邪气之高下，高者则因而越之，下者则因而竭之，要在泄其邪也。至于阳明病，虽心下硬满，又未可攻。经曰：阳明病心下硬满者，不可攻之。攻之利遂不止者死，利止者愈。是邪气自表传里。至于心下留结为实者，则不可下，乃吐之可也。若未全为实者，则不可下，故有此戒也。又邪气在表，未应下而强下之，邪气乘虚结于心下，实者硬满而痛为结胸，虚者满而不痛为虚痞。经曰：呕而发热者，柴胡汤证具，而以他药下之，柴胡证仍在者，复与柴胡汤。此虽已下之，不为逆，必蒸蒸而振，却复发热汗出而解。若心下满而硬痛者，此为结胸也。但满而不痛者，此为虚痞。盖实邪留结，则为硬为痛；虚邪留滞，则但满而不硬痛也。结胸热实，脉沉而紧，心下痛，按之石硬者，大陷胸汤主之。明其邪实可知矣。脉浮而紧，而反下之，紧反入里则作痞。按之自濡，但气痞耳。明其邪虚可知矣。病发于阳，而反下之，热入因作结胸。病发于阴，而反下之，因作痞。表邪未罢，医反下之，胃中空虚，客气动膈，阳气内陷，心中因硬，则为结胸，须陷胸汤丸攻之可也。伤寒中风，医反下之，心下痞硬而满。医见心下痞，谓病不尽，而复下之，其痞益甚。此非结热，但以胃中空虚，客气上逆，故使硬也，须诸泻心汤散可也。二者俱是心下满硬，一为虚，一为实。凡投汤者，大须详审。结胸虽为实邪，众皆共知，当用陷胸汤丸下之。或脉浮大者，则不可下，下之则死，即是犹带表邪，未全结实，下之重虚其里，邪深结则死。设或结胸形证悉具，而加之烦躁者，又为不治之疾。药之所以能胜邪者，必待胃气施布药力，始能温、汗、吐、下之，以逐其邪气。邪气胜，胃气绝者，汤药纵下，胃气不能施布，虽神丹其能为效也？

（2）要点

所谓“伤寒心下满”，指“正当心下高起满硬者”。在治法上，或吐之，或下之，看其邪气之高下。“高者则因而越之，下者则因而竭之，要在泄其邪也”。如邪气自表传里，至于心下留结为实者，则不可下，可治以吐法。若未全为实者，则不可下。又邪气在表，未应下而强下之，邪气乘虚结于心下，实者硬满而痛为结胸，虚者满而不痛为虚痞。二者俱是心下满，一为虚，一为实，当须明辨。结胸虽为实邪，若“犹带表邪，未全结实，下之重虚其里，邪深结则死”。

16. 腹满

（1）原论

伤寒腹满，何以明之？腹满者，俗谓之肚胀是也。华佗曰：伤寒一日在皮，二日在肤，三日在肌，四日在胸，五日在腹，六日入胃，入胃谓入腑也。是在腹也，犹未全入里者，虽腹满为里证，故亦有浅深之别。经曰：表已解，而内不消，非大满，犹生寒热，则病不除。是其未全入腑。若大满大实，坚有燥屎，自可除下之，虽四五日不能为祸，谓之邪气已入腑也。伤寒邪入腹，是里证已深，故腹满乃可下之者多矣。如经曰：其热不潮，未可与承气汤。若腹大满不通者，可与小承气汤。发汗不解，腹满痛者，急下之。本太阳病，医反下之，因而腹满时痛者，属太阴也，桂枝加芍药汤主之；大实痛者，桂枝加大黄汤主之。少阴病腹胀，不大便者，急下之。诸如此者，皆为里证是也。虽曰腹中满痛者，此为实也，当下去之。然腹满不减者，则为实也。若腹满时减者，又为虚也，则不可下。经曰：腹满不减，减不足言，当下之。《金匮要略》曰：腹满时减，复如故，此虚寒从下上也，当以温药和之。盖虚气留滞，亦为之胀，但比之实者，不至坚痛也。大抵腹满属太阴证也。阳热为邪者，则腹满而咽干；阴寒为邪者，则腹满而吐，食不下，自利益甚，时腹自痛。太阴者，脾土也，治中央，故专主腹满之候。又发汗吐下之后，因而成腹满者，皆邪气乘虚内客为之，而所主又各不同。经曰：发汗后，腹胀满者，厚朴生姜甘草半夏人参汤主之。伤寒吐后，腹胀满者，调胃承气汤主之。伤寒下后，心烦腹胀满，卧起不安者，栀子厚朴汤主之。三者有当温者，有当下者，有当吐者何？邪气不一也。且发汗后腹满当温之，邪气在表，因发散则邪去。胃为津液之主，发汗亡阳，则胃气虚而不能敷布，诸气壅滞，而为胀满，是当温散可也。吐后腹满可下之。邪气在胸者，则可吐之，吐之邪去则安。若吐后邪气不去，加之腹胀满者，是胸中之邪，下传入胃，壅而为实，故生胀满，当须下之可也。下后腹满可吐者，邪气在表，未传入腑，而妄下之，邪自表乘虚而入，郁于胸中，而为虚烦。气上下不得通利者，腹为之满，故当吐之可也。凡为医者，要识邪气所起所在。审其所起，知邪气之由来；观其所在，知邪气之虚实。发汗吐下之不差，温补针艾之适当，则十全之功，自可得也。

（2）要点

所谓“伤寒腹满”，指伤寒邪气入腹而见腹胀。“伤寒邪入腹，是里证已深，故腹满乃可下之者多矣”。若“腹满不减者，则为实也。若腹满时减者，又为虚也”。腹满属实者当下之，属虚者当以温药和之。若发汗亡阳致胃气虚而不能敷布，诸气壅滞而为胀满，治当温散。邪气在表，未传入腑而妄下之，邪自表乘虚而入，郁于胸中，致气上下不得通利而腹为之满者，当治以吐法。若胸中之邪，下传入胃，壅而为实，故生胀满，当须下之。

17. 少腹满

（1）原论

伤寒少腹满者，何以明之？少腹满者，脐下满是也。少腹者，下焦所治。《难经》曰：下焦者，当膀胱上口，主分别清浊，其治在脐下。邪气自上而下，至于下焦，结而不利，故少腹满也。胸中满，心下满，皆气尔，即无物也。及腹满者，又有燥屎为之者。至于少腹满者，非止气也，必有物聚于此，而为之满尔。所以然者，身半以上，同天之阳，清阳归之；身半以下，同地之阴，浊阴归之。清者在上，而浊者在下，《内经》谓：清阳出上窍，浊阴出下窍。当出不出，积而为满。是在上而满者，气也；在下而满者，物也。所谓物者，溺与血尔。邪气聚于下焦，则津液不得通，血气不得行，或溺或血，留滞于下，是生胀满而硬痛也。若从心下至少腹，皆硬满而痛者，是邪实也，须大陷胸汤下之。若但少腹硬满而痛，小便利者，则是蓄血之证。小便不利者，则是溺涩之证。经曰：少腹满，应小便不利，今反利者，为有血也。又曰：少腹硬，小便不利者，为无血也。小便自利，其人如狂者，血证谛也。其小便利而少腹满者，为太阳随经，瘀血在里，太阳自入腑者也。经曰：太阳病不解，热结膀胱，其人如狂，血自下，下者愈。其外未解者，尚未可攻，当先解外。外解已，但少腹急结者，乃可攻之，桃仁承气汤主之。是少腹硬满，为物聚于下可知矣。渗之利之，参酌随宜，可为上工。

（2）要点

少腹，指脐下部位。少腹者，下焦所治。所谓“伤寒少腹满”，指伤寒“邪气自上而下，至于下焦，结而不利”，导致少腹满。少腹满与胸中满、心下满、腹满的区别是：“胸中满，心下满，皆气尔，即无物也。及腹满者，又有燥屎为之者。至于少腹满者，非止气也，必有物聚于此，而为之满尔。”从病因病机而言，“在上而满者气也，在下而满者物也。所谓物者，溺与血尔。邪气聚于下焦，则津液不得通，血气不得行，或溺或血，留滞于下，是生胀满，而硬痛也”。

18. 烦热

（1）原论

伤寒烦热，何以明之？烦者，热也，与发热若同而异也。发热者，怫怫然发于肌表，有时而已者是也。烦者，为烦而热，无时而歇者是也。二者均是表热，而烦热为热所烦，非若发热而时发时止也，故谓之烦热。经曰：病人烦热，汗出则解。又曰：发汗已解，半日许复烦，脉浮数者，再与桂枝汤。又曰：服桂枝汤。反烦不解者，先刺风池、风府，却与桂枝汤则愈。即此观之，烦为表热明矣。故又有烦疼，即是热疼；又有烦渴，即是热渴也。以烦为热，又何疑焉？至于胸中烦，心中烦，内虚烦，皆以烦为热。设伤寒至六七日，手足三部脉皆至，大烦而口噤不能言，其人躁扰者；与脉和大烦，目重，睑内际黄者，又皆为欲解。所以言大烦者，以肌表大热，则是邪热欲去，泄达于外也，故为欲解。《内经》曰：谨熟阴阳，以意调之。

（2）要点

所谓“伤寒烦热”，指病伤寒者，“为热所烦”，即“烦者，热也，与发热若同而异也”。“烦热”与“发热”的区别为：“二者均是表热，而烦热为热所烦，非若发热而时发时止也”。与此相类，“又有烦疼，即是热疼；又有烦渴，即是热渴”。此外，“胸中烦，心中烦，内虚烦，皆以烦为热”。烦热，有时为疾病“欲解”之征兆，如“设伤寒至六七日，手足三部脉皆至，大烦而口噤不能言，其人躁扰者；与脉和大烦，目重睑内际黄者，又皆为欲解。”

19. 虚烦

（1）原论

伤寒虚烦，何以明之？虚烦者，心中郁郁而烦也。有胸中烦，有心中烦，有虚烦，诸如此者，皆热也。若止云烦者，表热也。及其邪热传里，故有胸中烦、心中烦、虚烦之别。三者要在观其热所从来，审其虚实而治，为不同也。如不经发汗吐下而烦者，则是传经之热，不作膈实者，但多和解而已。故经曰：心烦喜呕，或胸中烦而不呕者，小柴胡汤主之。少阴病二三日，心中烦，不得卧者，黄连阿胶汤主之。少阴病，胸满心烦者，猪肤汤主之，是皆和解而彻热者也。若因吐下发汗后而烦者，则是内陷之烦，但多涌吐而已。发汗吐下后，虚烦不得眠，若剧者必反覆颠倒，心中懊侬者，栀子豉汤主之。若少气者，栀子甘草豉汤主之。若呕者，栀子生姜豉汤主之。心烦腹满，卧起不安者，栀子厚朴汤主之。丸药大下后，身热不去，微烦者，栀子干姜汤主之。是皆取其吐而涌其热者也。虚烦之状，心中温温然欲吐，愦愦然无奈，欲呕不呕，扰扰乱乱，是名烦也，非吐则不能已。经曰：下利后更烦，按之心下濡者，为虚烦也。宜栀子豉汤，脉乍结，心中满而烦，饥不能食者，病在胸中，瓜蒂散。二者证均是烦也，药均是吐也，而又轻重之不同。吐下发汗后，邪气乘虚而入为烦者，则谓之虚烦，与栀子豉汤，则是吐剂之轻者。不因吐下发汗后，邪气结于胸中，则为膈实，与瓜蒂散，则是吐剂之重者。又阳明病，不吐不下心烦者，则是烦之实者也，与调胃承气汤下之。伤寒二三日，心中悸而烦者，则是烦之虚者也，与小建中汤补之。烦为热也，悸而复烦为虚者，以悸为虚。悸甚而烦，故为虚也。少阳之邪入腑者，烦而悸，则为热也。大抵先烦而悸者，是为热也；先悸而烦者，是为虚也。《内经》曰：治病必先求其本。诚哉是言也。

（2）要点

所谓“伤寒虚烦”，指病伤寒者“心中郁郁而烦”。其“虚烦之状，心中温温然欲吐，愦愦然无奈，欲呕不呕，扰扰乱乱，是名烦也”。若“虚烦”属“传经之热”，治“多和解而已”。若因吐下发汗后而烦者，治多涌吐而已，“取其吐而涌其热者也”。若“伤寒二三日，心中悸而烦者”，则是“烦之虚者也”，故治以“建中”之法。此外，“不因吐下发汗后，邪气结于胸中，则为膈实”，或“阳明病，不吐不下心烦者，则是烦之实者也”，当治以吐下之法。

20. 烦躁

（1）原论

伤寒烦躁，何以明之？烦为扰扰而烦，躁为愤躁之躁。合而言之，烦躁为热也。析而分之，烦也，躁也，有阴阳之别焉。烦，阳也。躁，阴也。烦为热之轻者，躁为热之甚者。经有烦疼、烦满、烦渴、虚烦，皆以烦为热也。有不烦而躁者，为怫怫然便作躁闷，此为阴盛隔阳也。虽大躁欲于泥水中卧，但饮水不得入口者是矣。所谓烦躁者，谓先烦渐至躁也。所谓躁烦者，谓先发躁而迤逦复烦者也。烦躁之由，又为不同。有邪气在表而烦躁者，有邪气在里而烦躁者，有因火劫而烦躁者，有阳虚而烦躁者，有阴盛而烦躁者，皆不同也。经曰：当汗不汗，其人烦躁。太阳中风，脉浮而紧，不汗出而烦躁，大青龙汤主之者，是邪气在表而烦躁者也。病人不大便五六日，绕脐痛，烦躁，发作有时，此有燥屎也。是邪气在里而烦躁者也。太阳病，以火熏之，不得汗，其人必躁。太阳病二日反躁，火熨其背，令人大汗出，大热入胃，躁烦者，火劫令烦躁者也。阳微发汗，躁不得眠，与之下后复发汗，昼日烦躁不得眠，夜而安静，不呕不渴，无表证，脉沉微，身无大热者，干姜附子汤主之者；及发汗若下之，病仍不去，烦躁者，茯苓四逆汤主之者，阳虚烦躁者也。少阴病，吐利手足冷，烦躁欲死者，吴茱萸汤主之者，阴盛而烦躁者也。诸如此者，证之常也，非逆也。设或结胸证悉具，烦躁者死。发热下利，厥逆，躁不得卧者死；少阴病，吐利，烦躁，四逆者死。少阴病，四逆，恶寒而身蜷，脉不至，不烦而躁者死。少阴病五六日，自利，复烦躁不得卧寐者死。是数者，又皆为不治之证。呜呼！烦躁为常有之疾，复有诸不治之证，临病者之侧，又当熟审焉。

（2）要点

所谓“伤寒烦躁”，指病伤寒者，“扰扰而烦”或“愤躁之躁”。其有邪气在表而烦躁者，有邪气在里而烦躁者，有因火劫而烦躁者，有阳虚而烦躁者，有阴盛而烦躁者，皆不同也，“诸如此者，证之常也，非逆也”。若“结胸症悉具，烦躁者死；发热下利，厥逆，躁不得卧者死；少阴病，吐利，烦躁，四逆者死；少阴病，四逆恶寒，而身蜷，脉不至，不烦而躁者死；少阴病五六日，自利，复烦躁不得卧寐者死。是数者，又皆为不治之证”。

（三）论方明理

《伤寒明理论·药方论序》曰：“惟张仲景方一部，最为众方之祖。是以仲景本伊尹之法，伊尹本神农之经。医帙之中，特为枢要；参今法古，不越毫末，实乃大圣之作也。一百一十二方之内，择其医门常用者，方二十首，因以方制之法明之，庶几少发古人之用心焉。”成无己在《伤寒明理论·药方论序》中，还基于《内经》及历代前贤遣方用药的理论，对方剂理论加以扼要阐述。

1. 方剂理论述要

《伤寒明理论·药方论序》曰：“制方之体，宣、通、补、泻、轻、重、涩、滑、燥、湿，十剂是也。制方之用，大、小、缓、急、奇、耦、复，七方是也。是以制方之体欲成七方之用者，必本于气味生成，而制方成焉。其寒、热、温、凉四气者，生乎天；酸、苦、辛、咸、甘、淡六味者，成乎地。生成而阴阳造化之机存焉。是以一物之内，气味兼有；一药之中，理性具矣。主对治疗，由是而出；斟酌其宜，参合为用。君臣佐使，各以相宜；宣摄变化，不可胜量。一千四百五十三病之方，悉自此而始矣。其所谓君臣佐使者，非特谓上药一百二十种为君，中药一百二十种为臣，下药一百二十五种为佐使，三品之君臣也。制方之妙，的与病相对。有毒无毒，所治为病主，主病之谓君，佐君之谓臣，应臣之谓使。择其相须、相使，制其相畏、相恶，去其相反、相杀。君臣有序，而方道备矣。方宜一君、二臣、三佐、五使；又可一君、三臣、九佐使也；多君少臣，多臣少佐，则气力不全。君一臣二，制之小也；君一、臣三、佐五，制之中也；君一臣三佐九，制之大也；君一臣二，奇之制也；君二臣四，偶之制也；君二、臣三，奇之制也；君二、臣六，偶之制也。近者奇之，远者偶之。所谓远近者，身之远近也。在外者，身半以上，同天之阳，其气为近。在内者，身半以下，同地之阴，其气为远。心肺位膈上，其脏为近。肾肝位膈下，其脏为远。近而奇偶，制小其服；远而奇偶，制大其服。肾肝位远，数多则其气缓，不能速达于下，必剂大而数少；取其气迅急，可以走下也。心肺位近，数少则其气急，不能发散于上，必剂少而数多，取其气易散，可以补上也。所谓数者，肾一、肝三、脾五、心七、肺九，为五脏之常制，不得越者。补上治上，制以缓；补下治下，制以急。又急则气味厚，缓则气味薄，随其攸利而施之，远近得其宜矣。奇方之制，大而数少，以取迅走于下，所谓下药不以偶，偶方之制，少而数多，以取发散于上，所谓汗药不以奇。经曰：汗者不以奇，下者不以耦，处方之制无逾是也。然自古诸方，历岁浸远，难可考评。惟张仲景方一部，最为众方之祖，是以仲景本伊尹之法，伊尹本神农之经，医帙之中，特为枢要。参今法古，不越毫末，实乃大圣之所作也。一百一十二方之内，择其医门常用者，方二十首，因以方制之法明之，庶几少发古人之用心焉。”

2. 常用方之方论

成无己在《伤寒明理论·卷四·药方论》中，在《伤寒论》“一百一十二方之内，择其医门常用者”，共20首，标识药之君臣佐使，并论其组方用药原理、临床主治病证等。此20首方剂包括：桂枝汤、麻黄汤、大青龙汤、小青龙汤、大承气汤、大柴胡汤、小柴胡汤、栀子豉汤、瓜蒂散、大陷胸汤、半夏泻心汤、茵陈蒿汤、白虎汤、五苓散、理中丸、四逆汤、真武汤、建中汤、脾约丸、抵当汤。以上诸方论，如成无己所云：“若是之论，实处方之妙理，制剂之渊微，该通君子，熟明察之，乃见功焉。”兹就此20首方论及其要点概述如下。

（1）桂枝汤方

1）方论

经曰：桂枝本为解肌，若其人脉浮紧，发热汗不出者，不可与也。常须识此，勿令误也。盖桂枝汤，本专主太阳中风，其于腠理致密，荣卫邪实，津液禁固，寒邪所胜者，则桂枝汤不能发散，必也皮肤疏凑，又自汗，风邪干于卫气者，乃可投之也。仲景以解肌为轻，以发汗为重。是以发汗吐下后，身疼不休者，必与桂枝汤，而不与麻黄汤者，以麻黄汤专于发汗。其发汗吐下后，津液内耗，虽有表邪，而止可解肌，故须桂枝汤小和之也。桂枝味辛热，用以为君，必谓桂犹圭也，宣道诸药，为之先聘，是犹辛甘发散为阳之意。盖发散风邪，必以辛为主，故桂枝所以为君也。芍药味苦酸微寒，甘草味甘平，二物用以为臣佐者。《内经》所谓：风淫所胜，平以辛，佐以苦，以甘缓之，以酸收之，是以芍药为臣，而甘草为佐也。生姜味辛温，大枣味甘温，二物为使者，《内经》所谓：风淫于内，以甘缓之，以辛散之，是以姜枣为使者也。姜枣味辛甘，固能发散，而此又不特专于发散之用。以脾主为胃行其津液，姜枣之用，专行脾之津液而和荣卫者也。麻黄汤所以不用姜枣者，谓专于发汗，则不待行化，而津液得通矣。用诸方者，请熟究之。

2）要点

桂枝汤功在"解肌"而"专主太阳中风"，而不宜用于"腠理致密，荣卫邪实，津液禁固，寒邪所胜者"。张仲景以解肌为轻，以发汗为重。故"发汗吐下后，津液内耗，虽有表邪，而止可解肌，故须桂枝汤小和之也"。桂枝，味辛热，用以为君，"宣道诸药，为之先聘"，是犹辛甘发散为阳之义。芍药味苦酸微寒，甘草味甘平，二物用以为臣佐，旨在甘缓、酸收。生姜味辛温，大枣味甘温，二物为使者，"不特专于发散之用"，且有"专行脾之津液而和荣卫"之义。

（2）麻黄汤

1）方论

《本草》有曰：轻可去实，即麻黄、葛根之属是也。实为寒邪在表，皮腠坚实，荣卫胜，津液内固之表实，非腹满便难之内实也。《圣济经》曰：汗不出而腠密，邪气胜而中蕴，轻剂所以扬之，即麻黄、葛根之轻剂耳。麻黄味甘苦，用以为君者，以麻黄为轻剂，而专主发散，是以为君也。桂枝为臣者，以风邪在表又缓，而肤理疏者，则必以桂枝解其肌，是用桂枝为臣。寒邪在经，表实而腠密者，则非桂枝所能独散，必专麻黄以发汗，是当麻黄为主，故麻黄为君，而桂枝所以为臣也。《内经》曰：寒淫于内，治以甘热，佐以辛苦者，兹是类欤。甘草味甘平，杏仁味甘苦温，用以为佐使者，《内经》曰：肝苦急，急食甘以缓之。肝者，荣之主也。伤寒荣胜卫固，血脉不利，是专味甘之物以缓之，故以甘草、杏仁为之佐使。且桂枝汤主中风，风则伤卫，风邪并于卫，则卫实而荣弱。仲景所谓汗出恶风者，此为荣弱卫强者是矣。故桂枝汤佐以芍药，用和荣也。麻黄汤主伤寒，寒则伤荣，寒邪并于荣，则荣实而卫虚。《内经》所谓：气之所并为血虚，血之所并为气虚者是矣。故麻黄佐以杏仁，用利气也。若是之论，实处方之妙理，制剂之渊微。该通君子熟明察之，乃见功焉。

2）要点

寒邪在经，表实而腠密者，则非桂枝汤所能独散，必以麻黄汤专以发汗。麻黄味甘苦，用以为君者，"以麻黄为轻剂，而专主发散，是以为君也"。"寒淫于内，治以甘热，佐以辛苦"，故"桂枝所以为臣也"。伤寒荣胜卫固，血脉不利，是专味甘之物以缓之，故"以甘草、杏仁为之佐使"。风则伤卫，风邪并于卫，则卫实而荣弱。汗出恶风者，属荣弱卫强，故"佐以芍药，用和荣也"。麻黄汤主伤寒表实证，因"荣实而卫虚，故麻黄佐以杏仁，用利气也"。

（3）大青龙汤方

1）方论

青龙，东方甲乙木神也，应春而主肝，专发主之令。为敷荣之主，万物出甲开甲，则有两歧，肝有两叶，以应木叶。所以谓之青龙者，以发散荣卫两伤之邪，是应肝木之体耳。桂枝汤主中风，麻黄汤主伤寒，二者发散之纯者也。及乎大青龙汤则不然，虽为发汗之剂，而所主又不一。必也中风脉浮紧，为中风见寒脉，是风寒两伤也。伤寒脉浮缓，为伤寒见风脉，是风寒两伤也。风兼寒，寒兼风，乃大青龙汤专主之也。见兹脉证，虽欲与桂枝汤解肌以祛风，而不能已其寒，则病不去。或欲以麻黄汤发汗以散寒，而不能去其风，则病仍在。兹仲景所以特处大青龙汤，以两解之。麻黄味甘温，桂枝味辛热。寒则伤荣，必以甘缓之。风则伤卫，必以辛散之。此风寒两伤，荣卫俱病，故以甘辛相合，而为发散之剂。表虚肤缓者，则以桂枝为主，此以表实腠理密，则以麻黄为主，是先麻黄后桂枝。兹麻黄为君，桂枝为臣也。甘草味甘平，杏仁味甘苦，苦甘为助，佐麻黄以发表。大枣味甘温，生姜味辛温，辛甘相合，佐桂枝以解肌。石膏味甘辛微寒。风阳邪也，寒阴邪也。风则伤阳，寒则伤阴。荣卫阴阳，为风寒两伤，则非轻剂所能独散也，必须轻重之剂以同散之，乃得阴阳之邪俱已，荣卫之气俱和，是以石膏为使。石膏为重剂，而又专达肌表者也。大青龙汤发汗之重剂也，非桂枝汤之所同，用之稍过，则又有亡阳之失。经曰：若脉微弱，汗出恶风者，不可服，服之则厥逆，筋惕肉瞤，此为逆也。又曰：一服汗者停后服，若复服，汗多亡阳，遂虚恶风，烦躁不得眠也。即此观之，剂之轻重可见矣。其用汤者，宜详审之。

2）要点

大青龙汤为“发汗之剂”，专主“中风见寒脉”与“伤寒见风脉”之“风寒两伤”之证。方中麻黄味甘温，桂枝味辛热，以甘辛相合，而为发散之剂。表虚肤缓者，则以桂枝为主。此因表实腠理密，则以麻黄为主，是先麻黄后桂枝。以“麻黄为君，桂枝为臣也”。甘草味甘平，杏仁味甘苦，佐麻黄以发表。大枣味甘温，生姜味辛温，辛甘相合，佐桂枝以解肌。石膏味甘辛微寒，以其为使，有清里热并“达肌表”之用。大青龙汤发汗之重剂也，“用之稍过则又有亡阳之失”。

（4）小青龙汤方

1）方论

青龙象肝木之两歧，而主两伤之疾。中风见寒脉，伤寒见风脉，则为荣卫之两伤，故以青龙汤主之。伤寒表不解，则麻黄汤可以发；中风表不解，则桂枝汤可以散。惟其表且不解，而又加之心下有水气，则非麻黄汤所能发，桂枝汤所能散，乃须小青龙汤，始可祛除表里之邪气尔。麻黄味甘辛温，为发散之主。表不解，应发散之，则以麻黄为君。桂味辛热，甘草味甘平，甘辛为阳，佐麻黄表散之，用二者所以为臣。芍药味酸微寒，五味子味酸温，二者所以为佐者，寒饮伤肺。咳逆而喘，则肺气逆。《内经》曰：肺欲收，急食酸以收之。故用芍药、五味子为佐，以收逆气。干姜味辛热，细辛味辛热，半夏味辛微温，三者所以为使者，心下有水，津液不行，则肾气燥。《内经》曰：肾苦燥，急食辛以润之。是以干姜、细辛、半夏为使，以散寒水。逆气收，寒水散，津液通行，汗出而解矣。心下有水气，散行则所传不一，故又有增损之证：若渴者，去半夏，加瓜蒌根。水蓄则津液不行，气燥而渴。半夏味辛温，燥津液者也，去之则津液易复。瓜蒌根味苦微寒，润枯燥者也，加之则津液通行，是为渴所宜也。若微利，去麻黄，加芫花。水气下行，渍入肠间，则为利。下利者不可攻其表，汗出必胀满。麻黄专为表散，非下利所宜，故去之。芫花味苦寒，酸苦为涌泄之剂，水去利则止，芫花下水，故加之。若噎者去麻黄，加附子。经曰：水得寒气，冷必相搏，其人即溏。又曰：病人有寒，复发汗，胃中冷，必吐蛔。噎为胃气虚竭，麻黄发汗，非胃虚冷所宜，故去之。附子辛热，热则温其气，辛则散其寒，而噎者为当。两相佐之，是以祛散冷寒之气。若小便不利，少腹满，去麻黄，加茯苓。水蓄在下焦不行，为小便不利，少腹满。凡邪客于体者，在外者可汗之，在内者下之，在上者可涌之，在下者可泄之。水蓄下焦，渗泄可也，发汗则非所当，故去麻黄。而茯苓味甘淡，专行津液。《内经》曰：热淫于内，以淡渗之。渗溺行水，甘淡为所宜，故加茯苓。若喘者去麻黄，加杏仁。喘为气逆，麻黄发阳，去之则气易顺。杏仁味甘苦温，加之以泄逆气。《金匮要略》曰：其形肿者，故不内麻黄，乃内杏子。以麻黄发其阳，故喘逆形肿，标本之疾，加减所同，盖其类矣。

2）要点

伤寒“表且不解，而又加之心下有水气”，须用小青龙汤“始可祛除表里之邪气尔”。方中麻黄味甘辛温，“为发散之主”。表不解，应发散之，则以麻黄为君。桂枝味辛热，甘草味甘平，甘辛为阳，“佐麻黄表散之”，用二者所以为臣。寒饮伤肺，咳逆而喘，则肺气逆，故用芍药、五味子为佐，“以收逆气”。干姜味辛热，细辛味辛热，半夏味辛微温，三者所以为使者，“以散寒水”。伤寒，“心下有水气，散行则所传不一”，故此方又可因证而“增损”其药。

（5）大承气汤方

1）方论

承，顺也。伤寒邪气入胃者，谓之入腑。腑之为言聚也。胃为水谷之海，荣卫之源。水谷会聚于胃，变化而为荣卫。邪气入于胃也，胃中气郁滞，糟粕秘结，壅而为实，是正气不得舒顺也。《本草》曰：通可去滞，泄可去邪。塞而不利，闭而不通，以汤荡涤，使塞者利而闭者通，正气得以舒顺，是以承气名之。王冰曰：宜下必以苦，宜补必以酸，言酸收而苦泄也。枳实苦寒，溃坚破结，则以苦寒为之主，是以枳实为君。厚朴味苦温，《内经》曰：燥淫于内，治以苦温。泄满除燥，则以苦温为辅，是以厚朴为臣。芒硝味咸寒，《内经》曰：热淫于内，治以咸寒。人伤于寒，则为病热，热气聚于胃，则谓之实。咸寒之物，以除消热实，故芒硝为佐。大黄味苦寒，《内经》曰：燥淫所胜，以苦下之。热气内胜，则津液消而肠胃燥。苦寒之物，以荡涤燥热，故以大黄为使，是以大黄有将军之号也。承气汤，下药也，用之尤宜审焉。审知大满大实，坚有燥屎，乃可投之也。如非大满，则犹生寒热，而病不除。况无满实者，而结胸痞气之属，由是而生矣。是以《脉经》有曰：伤寒有承气之戒，古人亦特谨之。

2）要点

所谓“承气”者，“通可去滞，泄可去邪。塞而不利，闭而不通，以汤荡涤，使塞者利而闭者通，正气得以舒顺，是以承气名之”。“宜下必以苦”。枳实苦寒，溃坚破结，故以枳实为君。“燥淫于内，治以苦温”。厚朴味苦温，故以厚朴为臣。“热淫于内，治以咸寒”。芒硝味咸寒，故以芒硝为佐。“燥淫所胜，以苦下之”。大黄味苦寒，故以大黄为使。承气汤，乃泻下之方药，“审知大满大实，坚有燥屎，乃可投之也”。

（6）大柴胡汤方

1）方论

虚者补之，实者泻之，此言所共知。至如峻、缓、轻、重之剂，则又临时消息焉。大满大实，坚有燥屎，非快剂则不能泄。大小承气汤峻，所以泄坚满者也。如不至大坚满，邪热甚，而须攻下者，又非承气汤之可投，必也轻缓之剂攻之。大柴胡汤缓，用以逐邪热也。经曰：伤寒发热七八日，虽脉浮数者，可下之，宜大柴胡汤。又曰：太阳病，过经十余日，反二三下之。后四五日，柴胡证仍在者，先与小柴胡。呕不止，心下急，郁郁微烦者，为未解也，可大柴胡下之则愈。是知大柴胡为下剂之缓也。柴胡味苦平微寒。伤寒至于可下，则为热气有余，应火而归心，苦先入心，折热之剂，必以苦为主，故以柴胡为君。黄芩味苦寒。王冰曰：大热之气，寒以取之。推除邪热，必以寒为助，故以黄芩为臣。芍药味酸苦微寒，枳实味苦寒。《内经》曰：酸苦涌泄为阴。泄实折热，必以酸苦，故以枳实、芍药为佐。半夏味辛温，生姜味辛温，大枣味甘温。辛者，散也，散逆气者，必以辛；甘者，缓也，缓正气者，必以甘。故半夏、生姜、大枣为之使也。一方加大黄，以大黄有将军之号，而功专于荡涤。不加大黄，恐难攻下，必应以大黄为使也。用汤者，审而行之，则十全之功可得矣。

2）要点

伤寒未至大坚满，邪热甚而须攻下者，又非承气汤之可投，多以轻缓之剂攻之。“大柴胡汤缓，用以逐邪热也”。“折热之剂，必以苦为主”，柴胡味苦平微寒，故以之为君。“推除邪热，必以寒为助”，黄芩味苦寒，故以之为臣。“泄实折热，必以酸苦”，芍药味酸苦微寒，枳实味苦寒，故以此二药为佐。半夏、生姜味辛温，大枣味甘温，辛者散也，甘者缓也，故以此三药为之使。一方加大黄而功专于荡涤，若“不加大黄，恐难攻下”也。

（7）小柴胡汤方

1）方论

伤寒邪气在表者，必渍形以为汗。邪气在里者，必荡涤以为利。其于不外不内，半表半里，既非发汗之所宜，又非吐下之所对，是当和解则可矣。小柴胡为和解表里之剂也。柴胡味苦平微寒，黄芩味苦寒。《内经》曰：热淫于内，以苦发之。邪在半表半里，则半成热矣。热气内传，攻之不可，则迎而夺之，必先散热，是以苦寒为主，故以柴胡为君，黄芩为臣，以成彻热发表之剂。人参味甘温，甘草味甘平。邪气传里，则里气不治。甘以缓之，是以甘物为之助，故用人参、甘草为佐，以扶正气而复之也。半夏味辛微温。邪初入里，则里气逆。辛以散之，是以辛物为之助，故用半夏为佐，以顺逆气而散邪也。里气平正，则邪气不得深入，是以三味佐柴胡以和里。生姜味辛温，大枣味甘温。《内经》曰：辛甘发散为阳。表邪未已，迤逦内传，既未作实，宜当两解。其在外者必以辛甘之物发散，故生姜大枣为使，辅柴胡以和表。七物相合，两解之剂当矣。邪气自表未敛为实，乘虚而凑，则所传不一，故有增损以御之。胸中烦而不呕，去半夏、人参，加瓜蒌实。烦者，热也；呕者，气逆也；胸中烦而不呕，则热聚而气不逆，邪气欲渐成实也。人参味甘为补剂，去之使不助热也；半夏味辛为散剂，去之以无逆气也；瓜蒌实味苦寒，除热必以寒，泄热必以苦，加瓜蒌实以通胸中郁热。若渴者，去半夏，加人参、瓜蒌根。津液不足则渴，半夏味辛性燥，渗津液物也，去之则津液易复。人参味甘而润，瓜蒌根味苦而坚，坚润相合，津液生而渴自已。若腹中痛者，去黄芩，加芍药。宜通而塞为痛，邪气入里，里气不足，寒气壅之，则腹中痛。黄芩味苦寒，苦性坚而寒中，去之则中气易和。芍药味酸苦微寒，酸性泄而利中，加之则里气得通，而痛自已。若胁下痞硬，去大枣，加牡蛎。《内经》曰：甘者令人中满。大枣味甘温，去之则硬浸散。咸以软之，牡蛎味酸咸寒，加之则痞者消而硬者软。若心下悸、小便不利者，去黄芩，加茯苓。心下悸、小便不利，水蓄而不行也。《内经》曰：肾欲坚，急食苦以坚之。坚肾则水益坚。黄芩味苦寒，去之则蓄水浸行。《内经》曰：淡味渗泄为阳。茯苓味甘淡，加之则津液通流。若不渴，外有微热，去人参加桂。不渴则津液足，去人参，以人参为主内之物也。外有微热，则表证多，加桂以取汗，发散表邪也。若咳者，去人参、大枣、生姜，加五味子、干姜。肺气逆则咳，甘补中，则肺气愈逆，故去人参、大枣之甘。五味子酸温，肺欲收，急食酸以收之，气逆不收，故加五味子之酸。生姜、干姜一物也，生若温而干者热。寒气内淫，则散以辛热，盖诸咳皆本于寒，故去生姜加干姜，是相假之，以正温热之功。识诸此者，小小变通，独类而长焉。

2）要点

伤寒邪在“半表半里”，故以小柴胡“和解表里”。“彻热发表”，以苦寒为主。柴胡味苦平微寒，黄芩味苦寒，故以柴胡为君，黄芩为臣。里气不治，则甘以缓之。人参味甘温，甘草味甘平，故以此二药为佐。邪初入里而气逆，则辛以散之。半夏味辛微温，故以之为佐。其在外者必以辛甘之物发散。生姜味辛温，大枣味甘温，故以之为使，辅柴胡以和表。邪气自表未敛为实，乘虚而凑，则所传不一，故此方之后有因证“增损”之法以御之。

（8）栀子豉汤方

1）方论

《内经》曰：其高者，因而越之；其下者，引而竭之；中满者，泻之于内；其有邪者，渍形以为汗；其在皮者，汗而发之。治伤寒之妙，虽有变通，终不越此数法也。伤寒邪气自表而传里，留于胸中，为邪在高分，则可吐之，是越之之法也。所吐之证，亦自不同。如不经汗下，邪气蕴郁于膈，则谓之膈实，应以瓜蒂散吐之，瓜蒂散吐胸中实邪者也。若发汗吐下后，邪气乘虚留于胸中，则谓之虚烦，应以栀子豉汤吐之，栀子豉汤吐胸中虚烦者也。栀子味苦寒。《内经》曰：酸苦涌泄为阴。涌者，吐之也。涌吐虚烦，必以苦为主，是以栀子为君。烦为热胜也，涌热者，必以苦。胜热者，必以寒。香豉味苦寒，助栀子以吐虚烦，是以香豉为臣。《内经》曰：气有高下，病有远近，证有中外，治有轻重。适其所以为治，依而行之，所谓良矣。

2）要点

伤寒邪气自表传里，留于胸中，为“邪在高分，则可吐之，是越之之法也”。所吐之证，亦自不同。“如不经汗下，邪气蕴郁于膈，则谓之膈实，应以瓜蒂散吐之，瓜蒂散吐胸中实邪者也。若发汗吐下后，邪气乘虚留于胸中，则谓之虚烦，应以栀子豉汤吐之，栀子豉汤吐胸中虚烦者也”。若“涌吐虚烦，必以苦为主”。栀子味苦寒，故以之为君。“烦为热胜也，涌热者必以苦，胜热者必以寒”。香豉味苦寒，助栀子以吐虚烦，是以之为臣。

（9）瓜蒂散方

1）方论

华佗曰：四日在胸，则可吐之，此迎而夺之之法也。《千金方》曰：气浮上部，填塞心胸，胸中满者，吐之则愈，此随证治之之法也。大约伤寒四五日，邪气客于胸中之时也，加之胸中烦满，气上冲咽喉不得息者，则为吐证具，乃可投诸吐药，而万全之功有之矣。瓜蒂味苦寒。《内经》曰：湿气在上，以苦吐之。寒湿之气，留于胸中，以苦为主，是以瓜蒂为君。赤小豆味酸温。《内经》曰：酸苦涌泄为阴。分涌膈实，必以酸为使，是以赤小豆为臣。香豉味苦寒，苦以涌泄，寒以胜热，去上膈之热，必以苦寒为辅，是以香豉为使。酸苦相合，则胸中痰热涌吐而出矣。其于亡血虚家，所以不可与者，以瓜蒂散为驶剂，重亡津液之药。亡血虚家，补养则可，更亡津液，必不可全。用药君子，必详究焉。

2）要点

伤寒“四日在胸，则可吐之，此迎而夺之之法也”。若“气浮上部，填塞心胸，胸中满者，吐之则愈，此随证治之之法也”。伤寒四五日，“胸中烦满，气上冲咽喉不得息者，则为吐证具”，可治以涌吐之法。“湿气在上，以苦吐之”。瓜蒂味苦寒，故以之为君。《内经》曰：酸苦涌泄为阴。分涌膈实，必以酸为使。赤小豆味酸温，故以之为臣。“酸苦相合，则胸中痰热涌吐而出矣”。香豉味苦寒，是以之为使。瓜蒂散禁用于“亡血虚家”，用之必“重亡津液”。

（10）大陷胸汤方

1）方论

结胸，由邪在胸中。处身之高分，邪结于是，宜若可汗。然所谓结者，若系结之结，不能分解者也。诸阳受气于胸中，邪气与阳气相结，不能分解。气不通，壅于心下，为硬为痛，是邪正因结于胸中，非虚烦膈实之所同，是须攻下之物可理。低者举之，高者陷之，以平为正。结胸为高邪，陷下以平之，故治结胸，曰陷胸汤。甘遂味苦寒，苦性泄，寒胜热。虽曰泄热，而甘遂又若夫间之。遂直达之气，陷胸破结，非直达者不能透，是以甘遂为君。芒硝味咸寒。《内经》曰：咸味下陷为阴。又曰：咸以软之。气坚者，以咸软之；热胜者，以寒消之，是以芒硝为臣。大黄味苦寒，将军也，荡涤邪寇，除去不平，将军之功也。陷胸涤热，是以大黄为使。利药之中，此为快剂。伤寒错恶，结胸为甚，非此汤则不能通利之。剂大而数少，取其迅疾，分解结邪，此奇方之剂也。《黄帝针经》曰：结虽大，犹可解也。在伤寒之结，又不能久，非陷胸汤，孰可解之矣？

2）要点

“诸阳受气于胸中，气与阳气相结，不能分解，气不通，壅于心下，为硬为痛”，而成结胸。“结胸为高邪，陷下以平之，故治结胸，曰陷胸汤”。苦性泄，寒胜热，且“陷胸破结，非直达者不能透”。甘遂味苦寒，具“直达之气”，故以之为君。“气坚者以咸软之”“热胜者以寒消之”。芒硝味咸寒，故以之为臣。大黄味苦寒，陷胸涤热，故以之为使。利药之中，此为快剂。大结胸，“非此汤则不能通利之。剂大而数少，取其迅疾，分解结邪，此奇方之剂也”。

（11）半夏泻心汤方

1）方论

凡陷胸汤攻结也，泻心汤攻痞也。气结而不散，壅而不通为结胸，陷胸汤为直达之剂。塞而不通，否而不分为痞，泻心汤为分解之剂。所以谓之泻心者，谓泻心下之邪也。痞与结胸，有高下焉。结胸者，邪结在胸中，故治结胸曰陷胸汤。痞者，邪留在心下，故治痞曰泻心汤。黄连味苦寒，黄芩味苦寒。《内经》曰：苦先入心，以苦泄之。泻心者，必以苦为主，是以黄连为君，黄芩为臣，以降阳而升阴也。半夏味辛温，干姜味辛热，《内经》曰：辛走气，辛以散之。散痞者必以辛为助，故以半夏、干姜为佐，以分阴而行阳也。甘草味甘平，大枣味甘温，人参味甘温。阴阳不交曰痞，上下不通为满。欲通上下，交阴阳，必和其中。所谓中者，脾胃是也。脾不足者，以甘补之，故用人参、甘草、大枣为使，以补脾而和中。中气得和，上下得通，阴阳得位，水升火降，则痞消热已，而大汗解矣。

2）要点

痞者，邪留心下所致。“苦先入心，以苦泄之。泻心者，必以苦为主”。黄连、黄芩味苦寒，故以黄连为君，黄芩为臣。“辛走气，辛以散之。散痞者，必以辛为助”。半夏味辛温，干姜味辛热，故以半夏、干姜为佐。“阴阳不交曰痞，上下不通为满。欲通上下，交阴阳，必和其中。所谓中者，脾胃是也。脾不足者，以甘补之”。甘草味甘平，大枣、人参味甘温，故用之以为使。“中气得和，上下得通，阴阳得位，水升火降，则痞消热已，而大汗解矣”。

（12）茵陈蒿汤方

1）方论

王冰曰：小热之气，凉以和之；大热之气，寒以取之。发黄者，热之极也，非大寒之剂则不能彻其热。茵陈蒿味苦寒，酸苦涌泄为阴，酸以涌之，苦以泄之，泄甚热者，必以苦为主，故以茵陈蒿为君。心法南方火而主热。栀子味苦寒，苦入心而寒胜热，大热之气，必以苦寒之物胜之，故以栀子为臣。大黄味苦寒，宜补必以酸，宜下必以苦，推除邪热，必假将军攻之，故以大黄为使。苦寒相近，虽甚热，大毒必祛除，分泄前后，复得利而解矣。

2）要点

“小热之气，凉以和之；大热之气，寒以取之”。伤寒“发黄者，热之极也，非大寒之剂则不能彻其热”也。“酸苦涌泄为阴，酸以涌之，苦以泄之，泄甚热者，必以苦为主”。茵陈蒿味苦寒，故以之为君。“苦入心而寒胜热，大热之气，必以苦寒之物胜之”。栀子味苦寒，故以之为臣。“宜补必以酸，宜下必以苦，推除邪热，必假将军攻之”。大黄味苦寒，故以之为使。“苦寒相近，虽甚热，大毒必祛除，分泄前后，复得利而解矣”。

（13）白虎汤方

1）方论

白虎，西方金神也，应秋而归肺。热甚于内者，以寒下之；热甚于外者，以凉解之；其有中外俱热，内不得泄，外不得发者，非此汤则不能解之也。夏热秋凉，暑暍之气，得秋而止。秋之令曰处暑，是汤以白虎名之，谓能止热也。知母味苦寒。《内经》曰：热淫所胜，佐以苦甘。又曰：热淫于内，以苦发之。欲彻表热，必以苦为主，故以知母为君。石膏味甘微寒。热则伤气，寒以胜之，甘以缓之。热胜其气，必以甘寒为助，是以石膏甘寒为臣。甘草味甘平，粳米味甘平。脾欲缓，急食甘以缓之。热气内蕴，消燥津液，则脾气燥，必以甘平之物缓其中，故以甘草、粳米为之使。是太阳中暍，得此汤则顿除之，即热见白虎而尽矣。立秋后不可服，以秋则阴气半矣。白虎为大寒剂，秋王之时，若不能食，服之而为哕逆不能食，成虚羸者多矣。

2）要点

热甚于内者以寒下之，热甚于外者以凉解之。“其有中外俱热，内不得泄，外不得发者，非此汤则不能解之也”。“热淫所胜，佐以苦甘”“热淫于内，以苦发之。欲彻表热，必以苦为主”。知母味苦寒，故以之为君。“热则伤气，寒以胜之，甘以缓之。热胜其气，必以甘寒为助”。石膏味甘微寒，故以之为臣。“脾欲缓，急食甘以缓之。热气内余，消燥津液，则脾气燥，必以甘平之物缓其中”。甘草味甘平，粳米味甘平，故以此二药为之使。

（14）五苓散方

1）方论

苓，令也，号令之令矣。通行津液，克伐肾邪，专为号令者，苓之功也。五苓之中，茯苓为主，故曰五苓散。茯苓味甘平，猪苓味甘平，甘虽甘也，终归甘淡。《内经》曰：淡味渗泄为阳。利大便曰攻下，利小便曰渗泄。水饮内蓄，须当渗泄之，必以甘淡为主，是以茯苓为君，猪苓为臣。白术味甘温。脾恶湿，水饮内蓄，则脾气不治。益脾胜湿，必以甘为助，故以白术为佐。泽泻味咸寒。《内经》曰：咸味下泄为阴。泄饮导溺，必以咸为助，故以泽泻为使。桂味辛热。肾恶燥，水蓄不行，则肾气燥。《内经》曰：肾恶燥，急食辛以润之。散湿润燥，可以桂枝为使。多饮暖水，令汗出愈者，以辛散水气外泄，是以汗润而解也。

2）要点

茯苓，可“通行津液，克伐肾邪”，“五苓之中，茯苓为主，故曰五苓散”。“淡味渗泄为阳”，水饮内蓄，须当渗泄之，必以甘淡为主。茯苓味甘平，猪苓味甘平，是以茯苓为君，猪苓为臣。“脾恶湿，水饮内蓄，则脾气不治。益脾胜湿，必以甘为助”。白术味甘温，故以之为佐。“咸味下泄为阴”。泽泻味咸寒，故以之为使。“肾恶燥，急食辛以润之”。桂味辛热，故散湿润燥，故以之为使。多饮暖水者，“以辛散水气外泄，是以汗润而解也”。

（15）理中丸方

1）方论

心肺在膈上为阳，肾肝在膈下为阴，此上下藏也。脾胃应土，处在中州，在五脏曰孤脏，属三焦曰中焦。自三焦独治在中，一有不调，此丸专治，故名曰理中丸。人参味甘温。《内经》曰：脾欲缓，急食甘以缓之。缓中益脾，必以甘为主，是以人参为君。白术味甘温。《内经》曰：脾恶湿，甘胜湿。温中胜湿，必以甘为助，是以白术为臣。甘草味甘平。《内经》曰：五味所入，甘先入脾。脾不足者，以甘补之。补中助脾，必先甘剂，是以甘草为佐。干姜味辛热。喜温而恶寒者，胃也。胃寒则中焦不治，《内经》曰：寒淫所胜，平以辛热。散寒温胃，必先辛剂，是以干姜为使。脾胃居中，病则邪气上下左右，无病不至，故又有诸加减焉。若脐下筑者，肾气动也，去白术加桂。气壅而不泄，则筑然动。白术味甘补气，去白术则气易散。桂辛热，肾气动者，欲作奔豚也，必服辛味以散之，故加桂以散肾气。经曰：以辛入肾，能泄奔豚气故也。吐多者去白术，加生姜。气上逆者，则吐多。术甘而壅，非气逆者之所宜也。《千金方》曰：呕家多服生姜，此是呕家圣药。生姜辛散，是于吐多者加之。下多者，还用术。气泄而不收，则下多。术甘壅补，使正气收而不泄也。或曰湿胜则濡泄，术专除湿，是于下多者加之。悸者加茯苓。饮聚则悸，茯苓味甘，渗泄伏水，是所宜也。湿欲得水者加术。津液不足则渴，术甘以补津液。腹中痛者加人参，虚则痛。《本草》曰：补可去弱，即人参羊肉之属是也。寒多者加干姜，辛能散也。腹满者去白术，加附子。《内经》曰：甘者，令人中满。术甘壅补，于腹满家则去之。附子味辛热。气壅郁，腹为之满。以热胜寒，以辛散满，故加附子。《内经》曰：热者寒之，寒者热之。此之谓也。

2）要点

“胃应土，处在中州，在五脏曰孤脏，属三焦曰中焦。自三焦独治在中，一有不调，此丸专治，故名曰理中丸”。“脾欲缓，急食甘以缓之”。人参味甘温，故以之为君。“脾恶湿，甘胜湿。温中胜湿，必以甘为助”。白术味甘温，故以之为臣。“脾不足者，以甘补之。补中助脾，必先甘剂”。甘草味甘平，故以之为佐。“寒湿所胜，平以辛热。散寒温胃，必先辛剂”。干姜味辛热，故以之为使。脾胃居中，病则邪气上下左右，无病不至，此方又可随证“加减”。

（16）四逆汤方

1）方论

四逆者，四肢逆而不温也。四肢者，诸阳之本。阳气不足，阴寒加之，阳气不相顺接，是致手足不温，而成四逆也。此汤申发阳气，却散阴寒，温经暖肌，是以四逆名之。甘草味甘平。《内经》曰：寒淫于内，治以甘热。却阴扶阳，必以甘为主，是以甘草为君。干姜味辛热。《内经》曰：寒淫所胜，平以辛热。逐寒正气，必先辛热，是以干姜为臣。附子味辛大热。《内经》曰：辛以润之。开发腠理，致津液通气也，暖肌温经，必凭大热，是以附子为使。此奇制之大剂也。四逆属少阴，少阴者肾也，肾肝位远，非大剂则不能达。《内经》曰：远而奇偶，制大其服。此之谓也。

2）要点

四逆者，手足不温也。四肢者，诸阳之本。阳气不足，阴寒加之，阳气不相顺接，是致手足不温，而成四逆也。此汤“申发阳气，却散阴寒，温经暖肌，是以四逆名之”。“寒淫于内，治以甘热。却阴扶阳，必以甘为主”。甘草味甘平，故以之为君。“寒淫所胜，平以辛热。逐寒正气，必先辛热”。干姜味辛热，故以之为臣。“辛以润之，开发腠理，致津液通气也，暖肌温经，必凭大热”。附子味辛大热，故以之为使。此方为“奇制之大剂也”。

（17）真武汤方

1）方论

真武，北方水神也，而属肾，用以治水焉。水气在心下，外带表而属阳，必应发散，故治以真武汤。青龙汤主太阳病，真武汤主少阴病。少阴肾水也，此汤可以和之，真武之名得矣。茯苓味甘平，白术味甘温。脾恶湿，腹有水气，则脾不治。脾欲缓，急食甘以缓之。渗水缓脾，必以甘为主，故以茯苓为君，白术为臣。芍药味酸微寒，生姜味辛温。《内经》曰：湿淫所胜，佐以酸辛。除湿正气，是用芍药、生姜酸辛为佐也。附子味辛热。《内经》曰：寒淫所胜，平以辛热。温经散湿，是以附子为使也。水气内渍，至于散则所行不一，故有加减之方焉。若咳者加五味子、细辛、干姜。咳者，水寒射肺也。肺气逆者，以酸收之，五味子酸而收也；肺恶寒，以辛润之，细辛、干姜辛而润也。若小便利者，去茯苓。茯苓专渗泄者也。若下利者，去芍药，加干姜。酸之性泄，去芍药以酸泄也；辛之性散，加干姜以散寒也。呕者去附子，加生姜。气上逆则呕，附子补气，生姜散气，两不相损，气则顺矣。增损之功，非大智孰能贯之。

2）要点

水气在心下，外带表而属阳者，必应发散，故治以真武汤。“少阴肾水者，此汤可以和之”。脾恶湿，腹有水气，则脾不治。“脾欲缓，急食甘以缓之”“渗水缓脾，必以甘为主”。茯苓味甘平，白术味甘温，故以茯苓为君，白术为臣。“湿淫所胜，佐以酸辛”。芍药味酸微寒，生姜味辛温，“除湿正气”，故用芍药、生姜酸辛为佐。“寒淫所胜，平以辛热”。附子味辛热，“温经散湿”，故以附子为使。水气内渍，“至于散则所行不一”，故此方可随证“加减”。

（18）建中汤方

1）方论

《内经》曰：肝生于左，肺藏于右，心位在上，肾处在下。左右上下，四脏居焉。脾者土也，应中央，处四藏之中，为中州，治中焦，生育荣卫，通行津液。一有不调，则荣卫失所育，津液失所行，必以此汤温建中脏，是以建中名焉。胶饴味甘温，甘草味甘平。脾欲缓，急食甘以缓之。建脾者，必以甘为主，故以胶饴为君，甘草为臣。桂辛热。辛，散也，润也。荣卫不足，润而散之。芍药味酸微寒。酸，收也，泄也。津液不逮，收而行之。是以桂芍药为佐。生姜味辛温，大枣味甘温。胃者，卫之源；脾者，荣之本。《黄帝针经》曰：荣出中焦，卫出上焦是矣。卫为阳，不足者益之必以辛；荣为阴，不足者补之必以甘。辛甘相合，脾胃健而荣卫通，是以姜枣为使。或谓桂枝汤解表，而芍药数少；建中汤温里，而芍药数多。殊不知二者远近之制，皮肤之邪为近，则制小其服也，桂枝汤芍药佐桂枝同用散，非与建中同体尔；心腹之邪为远，则制大其服也，建中汤芍药佐胶饴以建脾，非与桂枝同用尔。《内经》曰：近而奇偶，制小其服；远而奇偶，制大其服。此之谓也。

2）要点

脾“处四脏之中，为中州，治中焦，生育荣卫，通行津液”。脾若“不调，则荣卫失所育，津液失所行，必以此汤温建中脏”。建脾者必以甘为主。胶饴味甘温，甘草味甘平，故以胶饴为君，甘草为臣。荣卫不足，润而散之，津液不逮，收而行之。桂枝，辛热，辛，散也，润也；芍药，味酸微寒，酸，收也，泄也。故以此二药为佐。胃者，卫之源；脾者，荣之本。卫为阳，不足者益之必以辛；荣为阴，不足者补之必以甘。生姜味辛温，大枣味甘温，故以此二药为使。

（19）脾约丸方

1）方论

约者，结约之约，又约束之约也。《内经》曰：饮入于胃，游溢精气，上输于脾，脾气散精，上归于肺，通调水道，下输膀胱。水精四布，五经并行，是脾主为胃行其津液者也。今胃强脾弱，约束津液，不得四布，但输膀胱，致小便数而大便硬，故曰其脾为约。麻仁味甘平，杏仁味甘温。《内经》曰：脾欲缓，急食甘以缓之。麻仁、杏仁，润物也。《本草》曰：润可去枯。脾胃干燥，必以甘润之物为之主。是以麻仁为君，杏仁为臣。枳实味苦寒，厚朴味苦温。润燥者必以甘，甘以润之；破结者必以苦，苦以泄之。枳实、厚朴为佐，以散脾之结约。芍药味酸微寒，大黄味苦寒，酸苦涌泄为阴。芍药、大黄为使，以下脾之结燥。肠润结化，津液还入胃中，则大便利，小便少而愈矣。

2）要点

因胃强脾弱，约束津液，不得四布，而但输膀胱，致“小便数而大便硬”，故言“其脾为约”。“脾胃干燥，必以甘润之物为之主”。麻仁味甘平，杏仁味甘温，且二药均“润物也”，故以麻仁为君，杏仁为臣。“润燥者必以甘，甘以润之；破结者必以苦，苦以泄之”。枳实味苦寒，厚朴味苦温，故以此二药为佐，“以散脾之结约”。“酸苦涌泄为阴”。芍药味酸微寒，大黄味苦寒，故以此二药为使，“以下脾之结燥”。服药后，肠润结化，津液还入胃中，则脾约可愈。

（20）抵当汤方

1）方论

人之所有者，气与血也。气为阳气，流而不行者，则易散，以阳病易治故也。血为阴血，蓄而不行者，则难散，以阴病难治故也。血蓄于下，非大毒峻剂，则不能抵当其甚邪，故治蓄血曰抵当汤。水蛭味咸苦微寒。《内经》曰：咸胜血。血蓄于下，胜血者，必以咸为主，故以水蛭为君。虻虫味苦微寒。苦走血。血结不行，破血者必以苦为助，是以虻虫为臣。桃仁味苦甘平。肝者，血之源，血聚则肝气燥。肝苦急，急食甘以缓之。散血缓急，是以桃仁为佐。大黄味苦寒。湿气在下，以苦泄之。血亦湿类也，荡血逐热，是以大黄为使。四物相合，而方剂成。病与药对，药与病宜，虽苛毒重疾，必获全济之功矣。

2）要点

“气为阳气，流而不行者则易散，以阳病易治故也。血为阴血，蓄而不行者则难散，以阴病难治故也”。血蓄于下，“非大毒峻剂，则不能抵当其甚邪，故治蓄血曰抵当汤”。因“胜血者必以咸为主”。水蛭，味咸苦微寒，故以之为君。“破血者必以苦为助”。虻虫味苦微寒，故以之为臣。“血聚则肝气燥”“肝苦急，急食甘以缓之”。桃仁味苦甘平，可散血缓急，故以之为佐。血属“湿类”，“湿气在下，以苦泄之”。大黄味苦寒，荡血逐热，故以之为使。

【后世影响】

一、历代评价

成无己，《金史》中无传。从成无己著作之序言与跋文可了解某些相关情况。

金皇统二年（1142），严器之《伤寒明理论》前序曰：“聊摄成公，家世儒医，性识明敏，记问赅博，譔述伤寒，义皆前人未经道者。指在定体分形析证，若同而异者明之，似是而非者辨之。释战慄有内外之诊，论烦躁有阴阳之别。谵语郑声，令虚实之灼知；四逆与厥，使浅深之类明。始于发热，终于劳复。凡五十篇，目之曰《明理论》，所谓真得长沙公之旨趣也。”

金皇统四年（1144），严器之在《注解伤寒论》序中曰：“……聊摄成公，议论赅博，术业精通，而有家学，注成伤寒十卷，出以示仆，其三百九十七法之内，分析异同，彰明隐奥，调陈脉理，区别阴阳，使表里以昭然，俾汗下而灼见，百一十二方之后，通明名号之由，彰显药性之主，十剂轻重之攸分，七情制用之斯见，别气味之所宜，明补泻之所适，又皆引内经，旁牵众说，方法之辨，莫不允当，实前贤所未言，后学所未识，是得仲景之深意者也。”

金大定十年（1172），王鼎《注解伤寒论》序曰：“此书乃前宋国医成无己注解，四十余年方成，所谓万全之书也。后为权贵挈居临潢，时已九十岁矣。仆囊缘随访寻舍弟，亲到临潢，寄迹鲍子颙大夫书房百有余日，目击公治病，百无一失。”由此可见，成无己还是一位高明的医生。

金大定十年（1172），王纬《注解伤寒论》序曰：“金者聊摄成无己先生注解，内则明人之经络，外则合天之运气，中则说药之性味，深造运气之用，错而综之，以释其经，有是仲景之义，较然大著。”

南宋开禧元年（1205），南宋·张孝忠《伤寒明理论》跋曰：“古今言伤寒者，祖述长沙，但因其证而用之，初未有发明其意义。成公博极研精，深造自得，本《难》《素》《灵枢》诸书已发明其奥，因仲景方论以辨析其理，极表里虚实阴阳死生之说，究药病轻重去取加减之意，毫发了无遗恨。诚仲景之忠臣，医家之大法也。”

清·张遂辰对成无己的论注极为伏膺，认为：“仲景之书，精入无伦，非善读，未免滞于语下，诸家论述，各有发明，而聊摄成氏，引经析义，尤称详治，虽抵牾附会，间或时有，然诸家莫能胜之，初学不能舍此索途也。故悉依旧本，不敢去取。”因此，《张卿子伤寒论》，自“辨脉”“平脉”“伤寒例”以至“六经”“霍乱”“阴阳易”“汗吐下可不可”诸篇次第，悉仍其旧，即于成无己的注解亦丝毫未动，只是在成注之后，有选择地引用了《难经》《备急千金要方》《圣济总录》《金匮玉函经》等书，同时还选摘张洁古、李东垣、朱丹溪、王安道、王海藏、王宇泰、庞安常、戴元礼等家的注解，以为诸家之说“虽不拘长沙辙迹，实深得长沙精义”（凡例），故采入以补六经未发之旨。张遂辰研究“悉依旧本，不敢去取”，这对张志聪的治学深有影响。

清·汪琥认为：“成无己注解《伤寒论》，犹王太仆之注《内经》，所难者为创始耳。后人之于其注之可疑者，虽多所发明，大半由其注而启悟。”

历代医家和伤寒学者多认为，成无己的主要成就有三：首先，全文注解《伤寒论》，开后世注解《伤寒论》之先河；其次，所著《伤寒明理论》，是中医最早的类证鉴别专著；再次，所著《药方论》，亦是最早的张仲景方论，对后世方剂学多有启迪。而且，成无己不仅“博极研精，深造自得”，还是治病“百无一失”的高明医生。

二、学派传承

“伤寒学派”，是以阐释和运用《伤寒论》理法方药为主的医学流派，自宋代开始形成。成无己最早全文注释《伤寒论》，最早进行《伤寒论》的“类证鉴别”，最早就《伤寒论》的方剂进行专门的“论方明理”。成无己的《伤寒论》研究，对“伤寒学派”医家的《伤寒论》理法方药的研究产生了广泛而深远的影响。

成无己《伤寒明理论》的“类证鉴别”，对后世医家研究《伤寒论》的辨证论治法则，阐明《伤寒论》方剂组方原理，多有启迪。其“类证鉴别”，围绕《伤寒论》的五十种证候的辨证施治，进行了比较明晰而具体的理论阐释，对后世临床各科的辨证论治，产生了深远的影响。就伤寒学派而言，如清代柯琴以方类证、钱潢以法类证，都从《伤寒明理论》中受到了一定的启发。

成无己的“药方论”，不仅是最早的经方“方论”，也是中医学现存最早的“方论”；使张仲景立方之意得以彰显，对医家学习、理解和运用经方多有启迪；在中医方剂学的历史上，突破了此前“有方无论”的局面。成无己基于《内经》理论阐释《伤寒论》的方剂组方原理，也为“伤寒学派”医家所参考和借鉴。

三、后世发挥

一般认为，成注《伤寒论》在宋金交替之时，就已经取代治平白文本《伤寒论》成为当时之通行本。因此，成注《伤寒论》之思想对后世研习伤寒者影响颇深，甚至于明代之后成为学习《伤寒论》的范本。而较为集中继承与发挥成无己伤寒学术思想的医家，大多集中于伤寒维护旧论一派。

维护旧论派是又一个重要的伤寒学术流派，这一学派的学术观点是“尊王（叔和）赞成（无己）”，认为王叔和完整地保存了张仲景的《伤寒论》，而并没有改动，且成无己注解《伤寒论》，引经析义，以经解经，实为诸家所不胜。因此，学派主张对现存的《伤寒论》三阴三阳篇的排列顺序及其字句章法不可妄加改动，并批驳错简重订派对《伤寒论》章句的肆意篡改。这一学派的主要代表医家，有张遂辰、张志聪、张锡驹、陈念祖等。

其中，张遂辰极为重视成注，其学术思想对张志聪、张锡驹等人的影响至深。在承袭成无己之思想的同时，“钱塘三张”更有新的思考，对成注中存在的问题也一一进行辨析。如“辨痉湿暍脉证并治”中“风湿相搏，一身尽疼痛……”条，成无己注曰：“风湿相搏，则风在外，而湿在内。汗大出者，其气暴，暴则外邪出，而里邪不能出，故风去而湿在。”而张遂辰注曰：“风湿相搏，法当汗出解，正如前条麻黄加术，使微微蒸发，表里气和，风湿俱去，若成注似以表言风，以里言湿则不可。”其义较成氏为平正。再如，张志聪说：“成氏谓脉缓为中风，脉紧为伤寒。夫脉缓为风，何以太阳篇云‘伤寒脉浮缓’，阳明、太阴篇云‘伤寒脉浮而缓’？脉紧为寒，何以太阳篇云‘脉紧者，必咽痛’，阳明篇云‘脉浮而紧者，必潮热’？须知阳邪伤阳，阴邪伤阴，正邪同类两不相持，其脉则缓；寒邪伤阳，热邪伤阴，邪正阴阳两相搏击，其脉则紧，不当拘执中风脉缓、伤寒脉紧。”其说较成注更为贴合经义。正是这种尊古不泥、实事求是的精神，促进了后世医家对成注《伤寒论》之思想的不断发挥与创新。

综上所述，成无己秉承家学，深造自得，精于理论，又擅临床。其在《伤寒论》研究方面，颇具开创性且成就卓著，是伤寒学派的代表人物。其研究《伤寒论》的主要特点有三：一是以“经”释“论”，阐发经义，忠实原论；二是类证鉴别，见病知源，辨证精细；三是论方明理，药病相当，垂范后世。成无己注解《伤寒论》，撰述《伤寒明理论》，使得对伤寒学说的研究由广泛研究伤寒病转为研究《伤寒论》一书，这对后世研究张仲景学说者，尤其是明清两代学者影响深刻。可以说，成无己用《内经》《难经》等基本理论阐发张仲景学说，对于中医学术的发展做出了巨大贡献。

中国中医科学院中医基础理论研究所　潘桂娟

【参考文献】

[1] 成无己. 注解伤寒论［M］. 影印本. 上海：涵芬楼，影印明嘉靖二十四年乙巳年（1545）汪济川刻本. 1919.

[2] 张仲景. 仲景全书［M］. 影印本. 北京：中医古籍出版社，1997.

[3] 张国骏. 成无己医学全书［M］. 北京：中国中医药出版社，2009.

[4] 严世芸. 中医学术发展史［M］. 上海：上海中医药大学出版社，2004.

[5] 徐荣斋. 略谈成无己《注解伤寒论》的内容和所附图解问题［J］. 伤寒中医药杂志，1958（3）：5－6.

[6] 陈大舜. 成无己治伤寒学初探［J］. 河南中医，1982（3）：13－15.

[7] 丁光迪. 成无己与《注解伤寒论》［J］. 天津中医学院学报，1983（1）：78－81.

[8] 王明杰. 略论《伤寒明理论》的学术成就［J］. 泸州医学院学报，1986，9（2）：109－111.

[9] 周春祥. 成无己学术思想探赜［J］. 江苏中医，1988（9）：44－46.

[10] 韩国辉. 明刻《注解伤寒论》版本初探［J］. 吉林中医药，1988（5）：43－44.

[11] 李茂如. 琐议成无己及其著作之初传［J］. 山西中医，1988，4（1）：16－17.

[12] 崔锡章. 论《伤寒明理论》一书词义辨析的方法及意义［J］. 北京中医杂志，1989（6）：39－41.

[13] 谭素娟. 成无己对《伤寒论》的训诂成就［J］. 吉林中医药，1991（6）：38－39.

[14] 许振华. 成无己与方剂学［J］. 1994，16（1）：53－54.

[15] 李玉清. 成无己生平及《注解伤寒论》撰注年代考［J］. 中华医史杂志，1997，27（4）：249－251.

[16] 李玉清.《注解伤寒论》所据祖本考［J］. 中华医史杂志，1999，29（2）：104－107.

[17] 田思胜，高萍. 试论成无己注释《伤寒论》的特点与方法［J］. 中医文献杂志，1999（1）：1－2.

[18] 徐晓东. 成无己对方剂学的贡献［J］. 中医函授通讯，1999，18（1）：3－4.

[19] 李玉清，程立新.《注解伤寒论》的学术特色［J］. 山东中医药大学学报，1999，23（6）：456－458.

[20] 黄春丽，陈竹友. 成无己训释《伤寒论》的特色［J］. 福建中医药，2000，31（1）：78.

[21] 李玉清，袁浩. 谈《伤寒明理论》的学术贡献及其对后世的影响［J］. 山东中医药大学学报，2001，25（2）：133－134.

[22] 董正华. 试论《伤寒明理论》的学术成就［J］. 陕西中医学院学报，2002，25（3）：1－2.

[23] 钱超尘.《伤寒论注解》元刊本及成无己考［J］. 中国医药学报，2003，18（9）：515－521.

[24] 程昭寰，王永炎. 论成无己气味配伍释方的价值［J］. 2003，9（11）：67，56.

[25] 尹桂平. 浅析成无己《注解伤寒论》学术思想对后世的影响 [J]. 2004, 20 (1): 1-2.
[26] 李玉清, 张灿玾. 成无己《注解伤寒论》府病说对后世的影响简考 [J]. 中医药学刊, 2004, 22 (8): 1470.
[27] 李玉清.《注解伤寒论》书名考 [J]. 江西中医学院学报, 2004, 16 (3): 33-34.
[28] 李玉清, 齐冬梅, 张灿玾.《注解伤寒论》首次刊刻过程考 [J]. 山东中医药大学学报, 2005, 29 (2): 138-139.
[29] 李玉清, 张灿玾. 略论《注解伤寒论》引书的文献学价值 [J]. 江西中医学院学报, 2005, 17 (2): 26-27.
[30] 席军生, 王勇. 汪本和赵本《注解伤寒论》正文比较 [J]. 中医研究, 2006, 19 (6): 60-62.
[31] 刘志龙. 成无己辨证论治思想探析 [J]. 新中医, 2006, 38 (12): 8-10.
[32] 黄作阵.《伤寒明理论》的训诂特点及成就 [J]. 北京中医药大学学报, 2009, 32 (8): 530-536.
[33] 张影, 余月娟. 成无己及《伤寒明理论》考注 [J]. 中医研究, 2012, 25 (8): 57-58.
[34] 赵东丽. 论宋代格物致知与成无己的"析字解经" [J]. 2013, 19 (6): 608-609.
[35] 长青. 成无己 [J]. 山西中医, 1991, (3): 32.
[36] 王勇. 通行《注解伤寒论》序文研究 [J]. 浙江中医杂志, 2015 (10): 415-417.

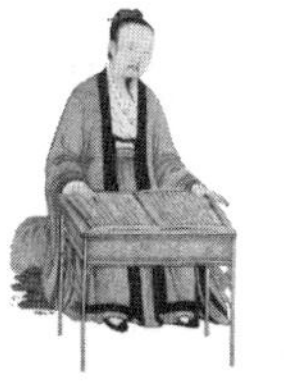

许叔微

内容提要

许叔微，字知可，号近泉，生于北宋元丰三年（1080），卒于南宋绍兴二十四年（1154），真州白沙（今江苏仪征）人；宋代著名医家，以精伤寒名于世；传世著作有《伤寒百证歌》《伤寒发微论》《伤寒九十论》《类证普济本事方》等。许叔微一生，先儒而后医，精思敏求，躬身实践；治伤寒宗仲景，于杂病取诸家；认为脾病可以补肾，肾病也可以调脾，对临床多种疾病多通过调理脾肾加以治疗；其立方遣药，通权达变；化裁古方，创制新方；不仅提出了许多新的观点，还留下了不少真实生动的案例。许叔微不仅对《伤寒论》很有研究，对临床制方用药也造诣甚高，后世不少医家深受其影响和启发。

【概述】

一、生平简介

许叔微，字知可，号近泉，生于北宋元丰三年（1080），卒于南宋绍兴二十四年（1154），真州白沙人，一说毗陵（今江苏常州）人。宋代著名医家，也是著名的伤寒学家。传世著作有《伤寒百证歌》《伤寒发微论》《伤寒九十论》《类证普济本事方》等。

许叔微初习儒学，“尝举乡荐”，但屡举进士不第。直至南宋绍兴壬子年（1132）五十三岁时方中进士，登第五名。曾任徽州、杭州教官，以及翰林集贤院学士，故后人都称他为“许学士”。

据《普济本事方》自序言：“余年十一，连遭家祸。父以时疫，母以气中，百日之间，并失怙恃，痛念里无良医，束手待尽，及长成人，刻意方书，誓欲以救物为心。”许叔微在十一岁时感于父母相继病逝，乡无良医，同时认为“医之道大矣，可以养生，可以全身，可以尽年，可以利天下与后世”，于是在习儒之余即努力钻研医学，成为宋代士人为医的代表。由于他少孤力学，于书无所不读，又发奋精研医学，故到中年便以医名著于乡里。虽举进士，然已逾“知天命”之年，又逢南宋政权苟且偏安，奸佞当道，残虐忠良，遂弃官归里，隐居于马迹山（今无锡马山镇一带），潜心岐黄，行医济人。其为人诊病，不分昼夜，不问贫富，不计报酬，救活了无数患者，为时人所称颂。许叔微与抗金名将韩世忠过往甚密。岳飞被害后，韩世忠自请解职，移居苏州，常渡太湖访许叔微，共抒忧国情怀。今位于马山镇桃坞村处的“梅梁小隐”厅堂内尚保存有韩世忠题写的“名医进士”匾额。晚年，又“漫集已试之方及所得新意”著书以传世。其云：“余既以救物为心，予而不求其报，则是方也，焉得不与众共之。”显示了其高尚的医德。山阳范应德是其高弟，深得其传。

许叔微一生多病，在《普济本事方》中屡有记述。三十九岁时曾患腰痛不可屈折；四十多岁患虫疾；六十四岁食欲不振，便血三十年左右。此外，还曾患停饮、虚损、臂痛等疾。这些痛苦的疾病经历，对他潜心研究医学也起到了一定的促进作用。

许叔微对《伤寒论》很有研究，是宋代研究《伤寒论》的大家之一，著有《伤寒百证歌》《伤寒发微论》《伤寒九十论》等书，对张仲景的辨证论治理论有进一步阐发和补充。其云：“伤寒治法，先要明表里虚实。能明此四字，则仲景三百九十七法，可坐而定也。”（《伤寒发微论·论表里虚实》）在其学术思想中，较为突出的是对脾肾关系的理解。许叔微认为，肾是一身之根柢，脾胃乃生死之所系，二者之中又当以肾为主，补脾“常须暖补肾气”。他还善于化裁古方，创制新方，至晚年将平生所应用的验方和医案整理编写而成《类证普济本事方》和《类证普济本事方续集》。另有《活法》《辨证》《翼伤寒论》《仲景脉法三十六图》《治法八十一篇》等书，可惜现已散佚。

总之，许叔微的一生，勤求博采，躬亲实践，以“救物为心”，治病不问贵贱，活人不可胜计。其治伤寒宗仲景，于杂病取诸家，并能阐释发挥，开辟新境，立方遣药，通权达变，化裁古方，创制新方，提出了许多新的理论观点，留下了大量丰富的治疗经验、真实生动的临床案例和行之有效的验方新方；不仅对《伤寒论》很有研究，对临床制方用药也造诣甚高，对后世医家多有启发。

二、著作介绍

（一）《伤寒百证歌》

《伤寒百证歌》，又名《拟伤寒歌》《伤寒歌》《张仲景注解伤寒百证歌》等。《读书敏求记校证·卷三》记载：“是书乃述张仲景之意而申言之，刻者误加‘张仲景注解’五字……知可所作各书，有《拟伤寒歌》三卷，凡百篇，当即是书，惟误五为三。”《伤寒百证歌》，共计 5 卷，卷一、卷二为伤寒辨证总纲歌诀，卷三至卷五为伤寒各种证候歌诀。许叔微在深入研究《伤寒论》的基础上撰成此书，其将伤寒全书内容融会贯通，就书中所论表里、阴阳、咽痛、霍乱、吐逆、腹满、自汗、脉象、合病、并病、治疗等主要问题，用通俗的七言歌诀形式归纳成方歌 100 首，并附以诸方治法，朗朗上口，以便学者习诵，掌握要点，对《伤寒论》的普及起到了很大作用，也成为中国医学史上最早用“按症类证”法研究《伤寒论》的著作。

许叔微在歌诀的注解中，多援引《诸病源候论》《备急千金要方》《外台秘要》，以及华佗、宋迪、孙兆、孙尚、孙用和、朱肱、庞安时、王实等人之说以补充发挥。如凡遇仲景有论无方者，采《备急千金要方》等方补之，遇仲景议论尚有不足者，以《诸病源候论》等诸说辅之，所言皆浅显晓畅，易于理解。同时许叔微还在前人研究基础上，提出伤寒“三纲鼎立”说，并把自己多年研究伤寒的体会夹叙其中，使之更切合临床实际运用。

总之，本书不仅突出地反映了许叔微研究伤寒以表里虚实辨证为纲的思想，而且对普及《伤寒论》的辨证论治法则发挥了重要作用。其将《伤寒论》以症状为目归纳成歌诀，又收集不少医家的发挥之论，在当时可谓首创。

（二）《伤寒发微论》

《伤寒发微论》，又名《张仲景注解伤寒发微论》。此书共 2 卷，22 论，是许叔微对《伤寒论》脉象、用药、治疗及病证等问题的学习心得汇编。第一论历述伤寒七十二证证治，并加以简明阐释。第二论以下，则多为零散的札记小品，无系统性。其中，有论桂枝汤用赤白芍药不同、桂枝肉桂、用大黄药、伤寒慎用丸子药、桂枝麻黄青龙用药三证、林亿疑白虎证有差互、两感伤寒、表里虚实、发热恶寒、风温证、温疟证、伤寒以真气为主、治伤寒须依次第、伤寒须早治、表证未罢未可下、阴不得有汗、仲景缓迟沉三脉、滑脉、弦动阴阳二脉不同、中风伤寒脉、中暑脉不同等内容。

以上论述中，每引前贤之语，言简意赅，探隐索微，颇具启迪。如提出《伤寒论》虽以三阴三阳分证，但是分析病情、确定治则治法、选择方药的关键，还在于明辨阴阳、表里、寒热、虚实，即八纲。八纲之中，尤以阴阳为总纲。若阴阳不辨，就不能进一步分析表里、寒热、虚实。在治疗上，认为伤寒不管是阴证还是阳证，人体的真气最为重要；并强调伤寒须早治，注意病之浅深，依次第施治方能切中病情，不致有实实虚虚之误。许叔微十分推崇仲景治法，在《伤寒发微论》的 22 论中，对治则、治法、方药等的论述就占了多半。在具体用药上，许叔微非常重视药物的选择运用，强调临证用药的细节，对《伤寒论》用药进行了很有价值的补充。

总之，本书篇幅虽然不大，但内容涉及有关伤寒的证候、脉法、治法和用药，不乏个人新见，常给人以启发，可作为《伤寒论》的辅助读物。

（三）《伤寒九十论》

《伤寒九十论》，又名《伤寒论》《伤寒治验九十论》。《铁琴铜剑楼藏书目·卷十四》记载："《伤寒治验九十论》一卷，宋许叔微撰，每证各系以论，凡九十篇。原书名《伤寒论》。群人刘大生校录，增'治验'字。大生不知何时人。"此书共 1 卷，90 论，精选医案 90 例，是许叔微治伤寒的医案集。其遵循仲景方义，辨证论治，效如桴鼓。该书所载医案，一般都是首记病例和治疗过程，再以《内经》《难经》《伤寒论》《神农本草经》等典籍为依据，间或结合个人临证心得加以剖析，详加讨论，阐发病机、治则和处方用药之旨。整个诊治过程思路清晰，论证有理有据，有些论述阐发深刻，对后世影响深远。反映了许叔微既精研张仲景的辨证论治思想，又博采众家之说，足见其学术之精湛。该书所载 90 个案例中，既有大量成功的治验，同时亦载录了一些失治或不治的实例，是现存最早的医案专著，颇具临床参考价值。本书为《伤寒论》临床运用时不可多得的重要参考书，在历代医案中也属上乘之作。

（四）《类证普济本事方》

《类证普济本事方》，又名《普济本事方》《本事方》。该书是许叔微晚年所著方书，为其生平历验有效之方、医案和理论心得的汇集之作，取名"本事"，意其所记皆为亲身体验的事实。许叔微在自序中说："谩集已试之方，及所得新意，录以传远，题为《普济本事方》，孟启有《本事诗》，杨元素有《本事典》，皆有当时事实，庶几观者见其曲折也。"本书共 10 卷，按病分为中风肝胆筋骨诸风、心小肠脾胃病、肺肾经病、补益虚劳方、头痛头晕方、风寒湿痹白虎历节走注诸病、风痰停饮痰癖咳嗽等 25 门，包括内、外、妇、儿、伤、五官、针灸各科。每门分列数证，证下系方若干，共收录 373 方。每方首列主治、方名、药味、药量，次录治法、服法。这些方来源十分广泛，除了张仲景方和许叔微自创方剂外，还收录了《备急千金要方》《太平圣惠方》《太平惠民和剂局方》（以下简称《局方》）《必用方》《活人书》《千金髓》《经效产宝》《万金方》等医书所载方剂，以及孙兆、庞安时、杨吉老、沈括、医官都君予、张医博士、蔡太师、张昌时、晁推官、郑康德、崔元亮、田滋、大智禅师、佛智和尚、湛新道人等及民间的单验方。这些方剂，都是许叔微亲自临床验证确有效验者，充分展示了许叔微融古通今、注重实效、博采众方的临证方药特色。这些方中，7/10 为丸、散、膏、酒、粥、针灸、按摩，3/10 为汤剂，其中煮散最多。书末的 70 多条"治药制度总例"，论述了有关药物的炮制方法，颇切实用。书中除了记载许叔微大量"平生已试之方"外，还有 81 则论证和论述，这些理论阐述大多后附病例，见解精辟，条理明晰，不堕流俗，启迪后世。

（五）《类证普济本事方续集》

《类证普济本事方续集》，又名《类证普济本事方后集》《续本事方》《本事方续集》。此书是许叔微晚年的著作，为《普济本事方》之续编，二者体例基本相同。书中按病分类汇编各科效验方剂，分治诸虚进食生血气并论、治诸积热等疾、治诸风等疾、治诸气冷等疾、治诸腰疼等疾、治脾胃等疾、治口舌牙齿诸疾、治诸眼目等疾、治诸喘嗽等疾、治诸瘰疬等疾、治鼻耳诸疾、治痈疖诸疾、治水肿等疾、治诸泻痢等疾（附大便秘）、治诸痔漏等疾、治打仆伤损等疾、治诸寒疟等疾、治肠风酒痢等疾、治诸寸白虫等疾、治妇人诸疾、治小儿诸疾、治诸杂病等，共22门，收录311方，每方所论包括主治、药物、剂量及用法，论述条理清晰，采方简要，有较高实用价值，其中很多方都被后人沿用。书中评述较少，未附医案，但也有一些经典阐述。如对于脾肾的论述，就为后世医家从脾肾论治疾病奠定了良好的基础。

【学术思想】

一、学术渊源

（一）自幼习医，精研经典

许叔微十一岁时，“连遭家祸，父以时疫，母以气中，百日之间，并失估恃，痛念里无良医，束手待尽”，因而发誓从医，拯救众多像父母一样的患者。其治病不取报酬，治愈患者不计其数，虽然于绍兴二年（1132）中进士，为官后仍不忘医学。许叔微多方搜求医书，“刻意方书，誓欲以救物为心”，勤修医道，钻研方书。从《内经》《难经》《神农本草经》《伤寒论》《金匮要略》等经典著作，到《诸病源候论》《太平圣惠方》《备急千金要方》《脉经》《经史政类备急本草》《苏沈良方》《小儿药证直诀》《针灸甲乙经》《阴毒形证诀》《活人书》等，皆博览而穷究，并能融会贯通。如在《伤寒百证歌》歌诀的注解中，许叔微多援引《诸病源候论》《备急千金要方》《外台秘要》，以及华佗、宋迪、孙兆、孙尚、孙用和、朱肱、庞安时、王实等人之说以补充发挥。如凡遇仲景有论无方者，采《备急千金要方》等书之方补之；遇仲景议论尚有不足者，以《诸病源候论》等诸说辅之，所言皆浅显晓畅，易于理解。同时许叔微还把自己多年研究伤寒的体会夹叙其中，使之更切合临床实际运用。在临证运用中，许叔微也多处援引《内经》《难经》《伤寒论》经文进行引证和发挥。如其在《伤寒九十论·伤寒表实证》中指出：“或问伤寒因虚，故邪得以入之。今邪在表，何以为表实也？予曰：古人称‘邪之所凑，其气必虚。’留而不去，其病则实。盖邪之入也，始因虚，及邪居中，反为实矣。”可见，许叔微在《内经》所论发病原因的基础上，在病机上提出了新的认识。他认为人体致病的内因固然多因于正虚，但是受邪致病后因邪气留滞往往而成实证。这一认识，丰富了《内经》的病机理论，并对后世祛邪学说有很大的影响。又如《伤寒九十论·妊娠伤寒脚肿证》云：“里巷一妇人，妊娠得伤寒，自腰以下肿满，医者或谓之阻，或谓之脚气，或谓之水分。予曰：‘此证受胎脉也，病名曰心实，当利小便。’医者曰：‘利小便是作水分治。莫用木通、葶苈、桑皮否？’曰：‘当刺劳宫、关元穴。’医大骇，曰：‘此出何家书？’予曰：‘仲景《玉函经》曰：妇人伤寒，妊娠及七月，腹满，腰以下如水溢之状，七月太阴当养不养，此心气实，当刺劳宫及关元，以利小便则愈。’予教令刺穴，遂差。”此即是许叔微应用张仲景《金匮玉函经》理论指导临床实践的一则验案。

（二）游学各地，大胆实践

除了精研经典，以书为师，许叔微还利用各种机会到处游学，寻师指点，提高实践能力。据载，其游学之处有徽州（今黄山市）、歙邑（今歙县）、汴京（今开封）、苏州、吴江、毗陵（今常州）等地。所到之处，许叔微都“无问贵富贱贫，虽曛夜风雨，有以疾告，辄束缊笠屐往，所治辄应手愈……始终不索酬，志在济人而已，人咸德之”。数十年如一日的勤学，兼之对张仲景学术的大胆实践，许叔微逐渐成为了远近闻名的名医。由于医德高尚，医术高超，老百姓称他为神医，文武官员、商贾僧尼、宗室显贵凡有疑难病都找其诊治。其“每遇疑难，必阐其蕴，发其微，究其源，穷其奥，以故奇症怪病，皆能疗之”。许叔微论病见解独到，引经据典，师古而不泥古，每能屡起沉疴，效如桴鼓。

许叔微用药还多亲自研制，遇到无适宜方剂可选择自制新方。很多医方都先验之于己，而后施之于人。如在《普济本事方·肺肾经病》中记载：戊戌年八月，淮南大水，城下浸灌者连月，许叔微忽脏腑不调，腹中如水吼数日，调治得愈，自此腰痛不可屈折，如是凡三月，后灸肾俞服麋茸丸而愈。《普济本事方·风痰停饮痰癖咳嗽》中记载：许叔微服用苍术健脾燥湿治疗自身膈中停饮，已成癖囊之候。这些躬亲实践的真实记录，令读者如临其境。

二、学术特色

（一）推尊仲景，阐微发挥

《伤寒论》虽成书于东汉，创立了中医辨证论治体系，奠定了中医临床医学的基础，但直到北宋治平年间，《伤寒论》才得以广泛流传，仲景之学方得以兴盛。其后，经方派名医辈出，其中许叔微尤能涵泳古义，活用经方，并有所发明，成为真正掌握了经方灵魂的人。清·徐彬曾赞誉：“古来伤寒之圣，惟张仲景，其能推尊仲景而发明者，惟许叔微为最”。许叔微认为，“论伤寒而不读仲景之书，犹为儒而不知有孔子六经也”。其治伤寒学，在《伤寒论》基础上有所发挥、有所创新。《伤寒百证歌》《伤寒发微论》《伤寒九十论》，即是其治伤寒学之结晶。从中可见许叔微独特的伤寒学术见解。

1. “按症类证”研究《伤寒论》

由于《伤寒论》的条文式论述体例，因此不便于一般医者学习和运用。此书虽经王叔和、孙思邈整理，但从晋代至唐代的七百年间并没有广泛传播。时至宋代，才对《伤寒论》的研究重视起来。朱肱研究《伤寒论》，主张守经脉以辨证；成无己以《内经》《难经》为依据注解《伤寒论》。许叔微对《伤寒论》的研究，则创造了“按症类证”法。如其所著《伤寒百证歌》，是中国医学史上最早用“按症类证”研究《伤寒论》的著作。许叔微把《伤寒论》中具有同一症状的若干个方证汇集起来，再应用六经、八纲、脏腑等学说，分析这些方证在诊断和治疗上的异同。这一方法，最能体现中医辨证论治的精神，而且也最切合临床实用，对中医辨证论治的发展起到了推动作用。

许叔微从症状的角度，来研究和整理《伤寒论》，这对后世许多医家从多种角度研究和整理

《伤寒论》是个促进，从而使伤寒学成为一个重要的学术流派，在一定程度上推动了中医学术的发展。

2. 提出“三纲鼎立”学说

“三纲鼎立”学说，包括两方面的内容：一是用“风伤卫，寒伤营，风寒两伤营卫”来解释表证的病机；二是把麻、桂、大青龙三方作为太阳病篇的三个纲领性方证。前者，早在西晋王叔和就倡导此说。其在《脉经·病可发汗证第二》中说：“寸口脉浮而紧，浮则为风，紧则为寒，风则伤卫，寒则伤荣，荣卫俱病，骨节烦疼，当发其汗也。”后者，唐代孙思邈在《千金翼方·伤寒》中提出：“夫寻方之大意，不过三种，一则桂枝，二则麻黄，三则青龙，此之三方，凡疗伤寒不出之也。其柴胡等诸方，皆是吐下发汗后不解之事，非是正对之法。”许叔微正是在此基础上提出了“三纲鼎立”说，初创“三纲鼎立”的概念。其在《伤寒百证歌·伤寒病证总论类歌》中曰：“伤寒中风与温病，热病痉暍并时疫，证候阴阳虽则同，别为调治难专一。一则桂枝二麻黄，三则青龙如鼎立，精对无差立便安，何须更数交传日。”在《伤寒发微论·论桂枝麻黄青龙用药三证》中许叔微又云：“仲景论表证，一则桂枝，二则麻黄，三则青龙。桂枝治中风，麻黄治伤寒，青龙治中风见寒脉、伤寒见风脉”，以风伤卫解释中风用桂枝汤调和解肌，以寒伤营解释伤寒用麻黄汤发汗解表，倘若中风见寒脉，伤寒见风脉，乃风寒两伤营卫，治当以青龙汤。许叔微还进一步指出了临证使用三方的要点，桂枝、麻黄、青龙，皆表证发汗药。而桂枝治汗出恶风，麻黄治无汗恶寒，青龙治无汗而烦，三者皆欲微汗解。

3. 论治伤寒重视八纲辨证

许叔微对伤寒的辨证纲领，以六经和八纲为主。其以三阳三阴为总纲，对表里、寒热、虚实做了进一步的分析，尤其对表里虚实和阴阳寒热阐发甚多。《伤寒百证歌》中概括了表虚表实、里虚里实、表热里寒、表寒里热、似里实表、似表实里、寒极似热、热极似寒、真寒假热、真热假寒的辨证施治规律，系统地总结了中医八纲辨证，为其后中医八纲辨证理论的发展和逐步完善，奠定了一定的基础。

许叔微认为，张仲景《伤寒论》辨证的关键，在于辨清表里虚实。他指出：“伤寒最要辨表里虚实为先。有表实，有表虚，有里实，有里虚，有表里俱实，有表里俱虚。先辨此六者，然后用药，无不差矣。”（《伤寒百证歌·表里虚实歌》）在八纲辨证指导下，许叔微对伤寒每个症状的分析也十分重视。如认为发热有阴阳之辨，发厥有寒热之分，烦躁有虚实之别，恶寒有表里之异，特别是对伤寒发病过程中出现的真寒假热、真热假寒、似里而实表、似表而实里、阴证似阳、阳证似阴等，都认为应该详加分辨。在具体治疗上，他指出：“伤寒治法，先要明表里虚实。能明此四字，则仲景三百九十七法，可坐而定也。”（《伤寒发微论·论表里虚实》）又说：“仲景麻黄汤类，为表实而设也。桂枝汤类，为表虚而设也。里实则承气之类。里虚则四逆、理中之类也。表里俱实，所谓阳盛阴虚，下之则愈也。表里俱虚，所谓阳虚阴盛，汗之则愈者也。”（《伤寒发微论·论表里虚实》）。可见，在繁复的伤寒辨证中，许叔微是以“阴阳表里寒热虚实”八个字，作为提纲挈领的辨证施治方法的。

由上可见，许叔微对《伤寒论》进行了深入的研究，且具有独到的心得体会。在错综复杂的病情中，许叔微脉证合参，重视八纲辨证，同时与六经辨证相结合，主张辨证时首先以表里虚实为纲，将“阴阳寒热”包含在“表里虚实”之中进行辨析，强调具体证候具体分析，进一步突出了张仲景辨证论治的特点。

4. 阐发仲景方治要旨

对伤寒的治疗，许叔微十分推崇仲景之法。其《伤寒百证歌》将仲景方论编成歌诀100首，其中对《伤寒论》中有论无方者，取《备急千金要方》等方书之方补之。《伤寒发微论》分上、下两卷，22篇，主要论述伤寒的治法、方药。虽然对伤寒多以仲景之方为本，但是并不墨守成规，而是在仲景之说基础上探赜索隐，阐奥发微，多有创新。

许叔微认为，不管伤寒是阴证还是阳证，其人体的真气最为重要。并悟出伤寒须早治，要注意病之浅深，依次第施治，以能切中病情，不致有实实虚虚之误。对于药物的运用，许叔微亦有精当的论述。如《伤寒九十论》中论大黄的运用，论桂枝汤用赤、白芍药不同，论桂枝、肉桂的区别使用等。在方剂运用上，许叔微也遵循制方法度，机动灵活地化裁仲景方。如治惊悸不寐的真珠丸，即由《金匮要略》酸枣仁汤化裁而来；治虚人伤寒的黄芪建中加当归汤，即由《金匮要略》黄芪建中汤加味而成；治妇人热入血室的小柴胡加地黄汤，即由《伤寒论》小柴胡汤加味而成；治久泄的干姜丸，即由《金匮要略》三物备急丸加味而成；治阴中伏阳的破阴丹，即从《伤寒论》白通加猪胆汁汤制方法度变化而来；治远年肠风痔漏的黄芪丸，即由《金匮要略》黄土汤制方法度变化而来等。

此外，许叔微还指出，仲景治法“合用与不合用，必心下明得谛当”，才能熟练裁用。故在《伤寒百证歌》中，把仲景运用汗、吐、下、火、水、针、灸等法的内容进行归类比较，条分缕析，示人法度。这种方法，王叔和早有发轫，而许叔微又加以发挥，使所选条文更具代表性和说服力，所立方剂也愈加丰富和切实，显示了其真知灼见。

5. 阐发仲景脉法要旨

许叔微对脉象颇为重视，体会较深，据载曾著有《仲景脉法三十六种图》，可惜已佚。但从现存有关伤寒的论著中也可以看出，他对脉象是极为重视的。如《伤寒发微论》中设“论仲景缓沉迟三脉”“论弦动阴阳二脉不同”等专篇论述脉象，又把“伤寒脉证总论歌”置于《伤寒百证歌》中的第一证，由此可见其对脉象的重视。

许叔微论脉，首先强调“故知治伤寒，当以仲景脉法为本”。在“伤寒脉证总论歌”中，其遵仲景之旨，将复杂的脉象用阴阳进行概括，来辨别病之吉凶预后，并以脉之浮沉及有力无力，来辨病之表里虚实，以脉之迟数来辨病之在腑在脏。同时，许叔微还详细地阐述了伤寒杂病脉异的机制。他强调“仲景伤寒脉不可与杂病脉同日而语”。

许叔微诊脉不仅在寸口，且对三部九候也很重视，十分强调对人迎、气口、趺阳、太溪等部位的诊察。如其云：“右手气口当主气，主血人迎主其位。气口紧甚食必伤，人迎紧甚风邪炽。”（《伤寒百证歌·伤寒脉证总论歌》）强调了根据气口、人迎变化辨别风寒外感与饮食内伤的不同，有一定的临床意义。又说：“趺阳胃脉定死生，太溪肾脉为根蒂。”这不仅突出仲景所言按手还须及足的重要性，而且强调了趺阳、太溪二脉对后天脾胃、先天肾气的诊察颇为重要，尤其对危重患者的预后，有很大的参考价值。此外，许叔微还根据脉象的盛衰变化确定治疗禁忌、判断疾病的传变及转归预后。

由上可见，许叔微对张仲景脉法研究精细，虽然上述内容大都源于仲景之论，但若不通过认真研究和临证体验，是难以获得如此深刻认识的。

（二）重视脾肾，启迪后学

许叔微在临床实践中，非常重视对先天之本和后天之本的保养，在很多疾病治疗中注重调补脾肾，同时也非常注重脾肾二者之间的关系。

1. 重视脾胃

许叔微重视调养脾元、胃气在治疗疾病中的作用。其秉承《内经》旨意而加以发挥，不仅指出“脾为中州土，主四肢一身之事”，并在《续本事方》卷一中云：“何谓须用有胃气？缘胃受谷气，谷气生则能生气血，气血壮则荣卫不衰，荣卫不衰则病自去矣。如五脏六腑表里之间，皆出自谷气而相传授，生气血而灌荫五脏，或气血不足则五脏六腑荫无所自。”明确指出人体的荣卫气血、五脏六腑的荣养全赖胃气，脾胃为维持全身脏腑气血正常生理功能的砥柱，而脾胃将护失宜则是疾病产生的重要根源。并指出：“左右手三阳、三阴，十二经脉皆须用有胃气，或加之有疾而无胃气者，不问病之轻重，不救。”相反，“不问男女老幼危急之证，但有胃气，无不获安”。所以，他在预防疾病方面，推崇“古之贤人，平居无病，亦常用方药法度，调护脾胃，使进饮食而全谷气”的方法。在临床上，更是把调补脾胃的方法灵活运用于各种疾病的治疗中，如健脾开胃进食治疗虚劳病；调理脾胃、镇惊安神治疗情志病；健脾燥湿治疗停饮之症；调理脾胃治疗肾亏之症等。在服药剂型上，许叔微喜用丸散之剂，如《普济本事方》记载的342首方剂中，丸剂为最多，为137首；散剂次之，为95首；汤剂再次之，为56首，也体现了许叔微注重顾护脾胃、缓缓图功的思想。

2. 重视肾根

许叔微在五脏中极其重视肾的作用，提出“太溪肾脉为根蒂”。其在《续本事方》卷一中又说：“肾经虚则乃五脏六腑衰极而渐至肾，则诸病生焉。”认为肾是一身之根本，肾脏衰则五脏六腑皆衰，他脏衰极终影响到肾，将肾作为五脏六腑病变发展的终点，因而许叔微在肾脏本身的病变，以及其他脏腑疾病的治疗中，都非常注重对肾的调养。在具体调肾时，许叔微强调要辨证施治。如肾阳亏虚者，其善用金石刚燥之剂，温补肾阳。肾阴不足者，则反复强调重在滋润，而滋润又当以地黄为主。他列举仲景八味丸、深师增损肾沥汤，以及当时盛行的香茸丸予以印证，指出这些方温润并用，均为“正补肾经”之方。又如对梦遗的治疗，多责之于肾，但是具体实施时，则指出应辨别虚实，或补或通。

3. 重视脾肾关系

在临证实践中，许叔微除了非常重视对肾和脾的保养外，还非常注重脾、肾二者之间的关系。认为调理脾胃可治疗肾亏之症，而反过来脾胃疾患亦需补肾。其在《续本事方·卷一》中明确指出：“凡下部肾经虚者，不必补之，至妙之法有二：一则但补脾护胃，使进饮食而全谷气；一则所谓生血气者，可每日夜半子时，乃北方正候，当此之时，肾水旺极则摄血化精，精气全则实，肾经不虚，病自去矣。”认为肾经亏虚，应通过调补后天之本脾胃促进气血化生，气血旺则肾中精气充，肾经不虚，病自去矣。接着又强调：“若谷气不全则气血不生，气血不生则当夜半子时，肾水虽旺，则血不能偿，其肾所摄无精可化，丹田不固，肾自虚矣。”并告诫医家说：“以此观之，凡肾经并五脏虚败，医者不识源流，枉用其法，初不能损于病乎？”同样，许叔微认为，脾胃疾患亦需补肾，非常重视肾对脾胃的影响。他形象地将脾胃喻为鼎釜，肾阳真火喻为柴薪之火力。其谓：“鼎釜之中，置诸米谷，下无火力，虽终日不熟，其何能化？”认为脾胃腐熟水谷的功能有赖于肾阳真火的温煦。

综上所述，许叔微在临证实践中，既注重肾和脾对人体的重要作用，同时也非常注重二者之间的关系。生理上，二者相互资助，肾如薪火，脾如鼎釜，肾火能生脾土；脾生谷气，全谷气可生精气，精气全则肾强。治疗上，脾病可以补肾，肾病也可以调脾。这种认识相当可贵。此后，李东垣重脾胃，赵献可、张介宾重肾和命门，薛己、李中梓脾肾并重，甚至有人提出“补脾不如补肾”（严用和）或“补肾不如补脾”（孙兆），都是受其影响而又有所发展。虽然这些医家在补脾或补肾方法上已大有发展，但是于脾肾关系的认识却不如许叔微全面。

（三）保养真气，祛邪为先

中医学认为，邪正交争是疾病发生的基本原理。正气虚弱是发病的内在根据，邪气是疾病形成的外在条件。疾病发生与否，主要取决于正邪之间的斗争胜负。许叔微在临证过程中，注重正邪之间的辩证关系，既注意保养真气，也强调祛邪治病。

1. 治病注重保养真气

正气不足，抗邪无力，正不胜邪即可发病。因此，许叔微在临证过程中注重保养人体真气。其在《伤寒发微论·论伤寒以真气为主》中曰：“伤寒不问阴阳证，阴毒阳毒，要之真气完壮者易医，真气虚损者难治。谚云：伤寒多死下虚人。诚哉是言也！盖患者元气不固，真阳不完，受病缠重，便有必死之道。何也？阳病宜下，真气弱则下之多脱；阴病宜温，真气弱则客热便生。故医者难于用药，非病不可治，主本无力也。”又说：“自身无病，真气完固，虽有寒邪，易于用药。”许叔微认为，不管伤寒是阴证还是阳证，其人体的真气最为重要。真气充盛，正气充足，抗邪能力强，邪不易侵袭而致病，即使得病，也多为正邪斗争剧烈的实证，病势虽急，但不易传变，病程也较短暂，容易治愈；真气虚衰，正气不足，抗邪能力弱，不但易于感邪，且易深入，病情多变，易发生重证或危证，难于治疗。强调了真气的盛衰，对于疾病的治疗与转归有着决定意义。

在杂病的治疗过程中，许叔微也注重保养人体的真气，尤其注重对先后天之本的顾护。认为“脾为中州土，主四肢一身之事”（《本事方续集》），视脾胃为维持全身脏腑气血正常生理功能之根本所在。脾胃功能失常，则是疾病发生的重要根源。因此，许叔微在很多疾病的治疗过程中，常常运用健脾益气、补脾理中、温阳化湿、温脾导积等调补脾胃的方法来治疗。在临证用药过程中，也非常重视顾护脾胃。如对于反胃引起的呕吐，许叔微治用附子散，温中健脾，降逆止呕。方中重用附子温中健脾暖肾，配以生姜温胃散寒，和中降逆止呕，更妙用粟米少许养胃护胃，对反胃呕吐有良效。对于先天之本肾，许叔微也非常重视，对饮食不进、泄泻、水饮、浮肿、遗精、消渴、眩晕等病，都强调从治肾着手。

2. 治病主张以祛邪为先

邪气侵袭，是疾病发生的重要条件。正气不足，卫外不固，邪气侵袭，留而不去，若不祛邪，反而为患，此时许叔微又多主张先去邪后议补。他在《伤寒九十论·伤寒表实证》中说：“古人称邪之所凑，其气必虚，留而不去，其病则实。盖邪之入也，始因虚，及邪居中反为实矣。”许叔微在《内经》“邪之所凑，其气必虚”的基础上，提出了“留而不去，其病则实”的论点，这是对虚实理论的一大发展。如外感伤寒初起，发热、头痛、身痛、无汗等症，即属表实，系因外感邪气留滞于人体，“留而不去”所致。若表实不解，外邪化热入里，出现壮热、烦渴、腹痛、便秘，则又成里实之证。同样，内伤杂病也多见邪留成实之证，诸如宿食不化、腹胁疼痛、痰饮水气、肿满蛊胀、肠风脏毒、痢疾泄泻、热毒痈疽以及妇人经闭血瘀、癥瘕积聚等，皆因邪气滞留人体所致，治疗只有祛除邪气，才能获效。因此许叔微主张，临床对很多疾病的治疗要先祛邪气。例如，治伤寒主张“拟欲攻之，当先解表，方可下之”（《伤寒九十论·先汗后下证》）；治遗精主张“导肾气使通”（《普济本事方》卷三）；治积聚主张“治积或以所恶者攻之，以所喜者诱之，则易愈”（《普济本事方》卷三）；治痼冷在肠胃间，连年腹痛泄泻，休作无时，主张“宜先取去，然后调治易差，不可畏虚以养病也”（《普济本事方》卷四）；治痢有沉积者，主张“不先去其积，虽安暂安，后必为害”（《普济本事方》卷四）。同时，许叔微还记载了很多相关案例加以说明。如《普济本事方·卷三》记载，治疗“歙尉宋荀甫，膀胱气作，疼不可忍，小便不通三日矣，脐下虚胀，心闷”一案时，指出“此疾因虚得之，不可以虚而骤投补药”，盖因邪留成实，“故必先涤所蓄之邪，然后补之”，施以攻积破血、逐水止痛之法祛除病邪而愈。正是由于许叔微专注邪留成实之病机，临证过程中十分推崇葛根、柴胡之解肌，大黄、巴豆之荡涤，全蝎、蜈蚣之搜络，乳香、没药之活血，乌头之宣痹，苍术之燥湿，铁粉之制肝，运用奇方猛剂、剧毒金石、通利犷悍、虫蚁搜剔之药较多。

由上可见，不论外感内伤，急病重症抑或久病痼疾，许叔微都非常重视辨别正邪之间的主次关系，或保养正气，或祛除邪气，或先补后攻，或先攻后补，灵活施治。

【临证经验】

一、宗仲景法，论治伤寒

许叔微论治伤寒，基本上忠于张仲景之法，进行六经论治，但也有他自己的一些发挥和体会。如其提出伤寒应与痈疽、伤食、风痰、疟证相鉴别。其云：“发热恶寒，近似伤寒者，有五种。脉浮而数，其人发热而恶寒者，伤寒之候也。脉浮而紧，其人发热恶寒，或有痛处，是欲为痈疽也。脉浮按之反涩，其人发热而恶寒，或膈实而呕吐，此是伤食也。脉浮而滑，其人发热而背寒，或头眩而呕吐，此是风痰之证也。脉浮而弦，其人发热而恶寒，或思饮食，此是欲作疟证也。能辨其脉，又验其证，斯无误也。”许叔微通过发热的类型、兼症、脉象等，以鉴别这五种病证，具有一定的临床意义。

许叔微治太阳证，将仲景原著中的桂枝、麻黄、大青龙三方之法升华为三纲鼎立，并用风伤卫、寒伤营、风寒两伤营卫立论。在治法上，对麻黄汤加减治疗伤寒时指出，盖“麻黄汤性热，夏月服之，有发黄斑出之失”，故“夏至后须加知母半两、石膏一两、黄芩一分”，以防夏季辛温太过而造成弊端；对风寒两伤营卫，除用大青龙汤外，还指出可用桂枝麻黄各半汤的变通轻剂，比大青龙汤更为稳妥。对于虚人伤寒，许叔微则发仲景未言之言，补仲景未备之方，指出“脉浮紧者，法当身疼痛，宜以汗解之。假令尺中迟者，不可发汗，何以知然，以荣气不足，血少故也”“脉浮数者，法当汗出而愈。若下之，身重心悸者，不可发汗，当自汗出乃解。所以然者，尺中脉微，此里虚，须表里实，津液自和，便自汗出愈”。认为此为荣气不足者而感受外邪，当用黄芪建中加当归汤，建中补虚；待尺部脉起，再投麻黄汤发汗。黄芪建中加当归汤，药用黄芪、当归各一两半，白芍三两，桂枝一两，甘草一两，为末，每用半两，生姜三片、大枣一个，煎服，日三次，夜二次。此方一出，开后学补养兼发散以治伤寒表实里虚无限法门。至于寻常小伤风，症见头痛鼻塞，项强筋急，许叔微提出，不必用麻黄汤等峻剂，用轻宣即可，方用拒风丹，祛风解表。

许叔微治阳明证，虽仍沿用白虎、承气、蜜导三法，但却补充了阳明发狂用鹊石散一法。阳明发狂，或临床表现为弃衣奔走、逾墙上屋，属里热灼盛所致，用鹊石散，直折里热。

许叔微治少阳证，宗仲景用柴胡方。

许叔微治太阴证，除用仲景理中法外，还指出可用五积散温中消积来治疗太阴证夹痰、食的治法。中寒兼夹痰食，临床表现为身热无汗、头痛身疼、腹满恶食、呕吐、腹痛、泄泻，用五积散，温中消积。

许叔微治少阴证，并不一概用四逆汤，主张分别症状轻重治疗。对里寒轻症，临床表现为自汗、咽喉肿痛、上吐下利、脉三部俱紧，用吴茱萸汤（吴萸、人参、生姜、大枣），温里补虚救逆。对里寒重症，临床表现为四肢逆冷、脐下筑痛、身疼如被杖、脉沉而滑，急用金液丹或来复丹，或破阴丹回阳破阴，还可灸气海、丹田穴百壮。

对于厥阴证，症见渴甚饮水不止、胸中热疼、气冲心下、吐蛔、脉沉而缓迟，许叔微认为此属上热下寒，治疗仍宗仲景原法，温脏安蛔，用乌梅丸治疗。

对误治变证，许叔微在仲景所治诸证的基础上，补充了呃逆、胸膈不快、衄血、协热利及余热未清的治法。

二、论治杂病，尤重脾肾

许叔微在临证实践中非常重视对肾和脾的保养，尤其在杂病治疗过程中注重健脾或者补肾。

（一）调理脾胃治百病

1. 健脾开胃，治疗虚劳病

许叔微把健脾开胃进食作为理虚大法，用以治疗各种虚劳之症，并创制七珍散、人参丸、白术散、妙香散、加料十全饮等代表方剂。以上诸方，都是在《局方》四君子汤的基础上化裁而成。如七珍散增补脾气之黄芪、益脾阴之淮山、和中之粟米，功能“开胃养气进食”；人参丸加黄芪、淮山与滋阴生津之石斛、五味子，即能“平补五脏虚羸，六腑性弱，充肌肤，进饮食”；白术散益以理气之厚朴、桔梗，温中之干姜、桂心与补血之当归，能“和气调中进食”；妙香散去白术，增黄芪、淮山、桔梗与养心镇心安神之茯神、远志、朱砂、麝香，能“补气血，安神镇心，可治诸虚”；加料十全饮增养血之四物汤与桂枝、黄芪，治疗诸虚并腹病。可见，调补脾胃，恢复正常进食，促进气血化生，是许叔微治疗虚损的一大特点。

2. 调理脾胃，镇惊安神，治疗情志病

人的情志活动，与心、肝、脾三脏关系最为密切；心、肝、脾三脏功能的失调，常常会导致情志活动的异常而为病。故许叔微临床常常采取调理脾胃法治疗情志病。如《普济本事方》中提出，运用抑肝补脾法治疗因惊恐引发的情志方面的疾病。其用当时名医王思和所治病例，从五脏相互关系上阐明此病病机。其云：“病因惊恐，肝脏为邪，邪来乘阳明之经，即胃是也。邪盛不畏胜我者，又来乘肺。肺缘久病气弱，金胜无能，受肝凌侮，其病时复头眩，瘛疭抽掣。心胞伏涎，久之则害脾气，要当平肝气使归经，则脾不受克。”此病因惊恐引发，症见头眩、自觉有气由下冲上、心悸惊恐、时发一阵热、四肢抽搐等。许叔微认为，其病机关键乃肝受邪气，乘脾侮肺所致。其治惟“中和温药，抑肝补脾”，方为治本之途。许叔微治用以下三方——山蓣丸、续断汤和独活散。三方中除用治肝之药，如龙齿、白芍、防风等品外，还配合人参、白术、淮山、茯苓等扶脾之药。又如《普济本事方》卷九记载许叔微治劳心伤神验案，有人患伤寒得汗数日，忽身热自汗，脉弦数，心不得宁。许叔微诊为劳心伤神，营卫失度。在治疗上从补脾入手，言“子继我而助我者也”，以补脾汤主之，补脾以益心神，通过“益其脾”而达到“解发其劳”的效验。补脾汤方乃朱肱所创，为《伤寒论》理中汤加陈皮、青皮而成，主治“伤寒汗后，脾胃伤冷物，胸膈不快，寻常血气不和”。许叔微以之治疗劳心之证，不但说明他在理论上能打破经典的束缚，师古而不泥古；而且也证明他在临床实践中对脾胃的重视程度。

3. 健脾燥湿，治疗停饮之症

许叔微在《普济本事方·卷三》中记录了自身患膈中停饮和服用苍术健脾燥湿治疗的过程。许叔微年少时，因久坐、久思、伏卧均偏于左，致积渐成疾。盖久坐伤肉，久思伤脾，脾虚不能散精，精反为湿，湿聚成饮，加之伏、卧均偏于左，饮入于胃，浸渍于肝，故见“胁痛，饮食殊减，十数日必呕数升酸苦水”。病在左，津液不行，是以“暑月止是右边身有汗”，前医用补火、逐饮之药皆罔效。许叔微明辨病机，认为“莫若燥脾以胜湿”，“一味服苍术，三月而疾除”，许叔微把握“脾”“湿”之因机，动用苍术健脾燥湿，连服数年，顽疾痊愈。又如，治脾元久虚，不进饮食，停饮胁痛，许叔微用曲术丸，药用神曲、白术、干姜、肉桂、吴萸、川椒等，健运暖中，温阳化饮。

4. 调理脾胃，治疗肾亏之症

许叔微在《续本事方·卷一》中明确指出：“凡下部肾经虚者，不必补之，至妙之法有二：一则但补脾护胃，使进饮食而全谷气；一则所谓生血气者，可每日夜半子时，乃北方正候，当此之时，肾水旺极则摄血化精，精气全则实，肾经不虚，病自去矣。”认为肾经亏虚，应通过调补后天之本脾胃，促进气血化生，气血旺则肾中精气充，肾经不虚，病自去矣。因此他下列“先补脾胃后调气血二方并法”，即戊己丸及卫真汤，用来治疗下部肾经虚亏之证。戊己丸药用人参、白术、甘草、香附、茴香、浮椒、朱砂、生姜汁，治禀赋怯弱、饮食无味、气血衰败证，为“护脾开胃，进饮食，长肌肉，生气血，化精益髓，全胃气”之剂，故许叔微又说：“丹田不竭，肾经不虚，是此药功也。”卫真汤，由当归、人参、石斛、茯苓、木香、肉豆蔻、山药、生地、熟地、丁香、青皮、川牛膝12味组成。方中除用当归、熟地、川牛膝养血益肾外，其他多为健脾之品，治元气衰惫、荣卫怯弱、真阳不固、上盛下虚证。而且，许叔微指出，此方能“生气血，遇夜半子时肾水旺极之际，偿肾收摄……实丹田，填五脏，诸病未萌之前皆能制治，使不复为梗”。其他如正补肾经的增损肾沥汤，治疗肾虚的地黄丸，治肝肾俱虚的五味子丸等方中，也都配用了人参、黄芪、白术、茯苓、甘草、大枣等补脾药物。因此可知，许叔微益肾补精，是以“全谷气”为前提的。脾胃不健，纵投大量补肾填精之品，亦恐难于奏效。故《本事方释义》中有曰：“（许氏）补下药中，必兼补中焦之品，以精气必生于五谷也”，十分明白地阐发了许叔微的用药真谛，可谓深得其旨。

此外，对风寒湿痹，手足麻木不仁或手足四肢不遂，痛重不能举者，许叔微用川乌粥治疗，取米粥“谷气引风湿之药，径入脾经，故四肢得安”；对连年腹痛泄泻，许叔微用温脾汤（干姜、附子、甘草、桂心、厚朴、大黄），温脾阳、通冷积治疗；对脾元虚浮，许叔微用实脾散（干姜、附子、甘草、草果、大腹皮、木瓜），温脾阳、利水湿治疗；对久伤脾胃之腹胀，许叔微用调中丸（干姜、肉桂、良姜、白术、茯苓、砂仁、木香、橘红等），调中健脾治疗。凡此等，都证明许叔微之重视脾胃的思想。

（二）保养肾根治百病

1. 刚燥之剂，温补肾阳

南宋时期，炼丹、金石、温燥之品作为补精助阳、延年益寿的方法尚很盛行，医界也不乏以散石丹剂补肾助阳者。许叔微虽反对以辛热温燥金石之品补肾延年，但也明确指出：“硫黄、附子、钟乳、炼丹之类，皆刚剂，用之人以助阳气补接真气则可”。因此临证中常大胆果断地运用金石刚燥之药扶正回阳，补接真火，治疗下元虚冷、真阳不固或阴中伏阳等重危证候。如其以养正丹（黑铅、水银、硫黄、朱砂等组方）升降阴阳，补接真气，治“虚风头眩，吐涎不已”；以破阴丹（硫黄、水银、青皮、陈皮等组成）主治“阴中伏阳，六脉沉伏之阴证”，破散阴气，导达真火，使火升水降，然后得汗而解；以黑锡丸（以黑铅、硫黄、胡芦巴、破故纸等组方）“调治荣卫，升降阴阳”，使五脏安和，回阳返阴；以硫黄十两制成丸剂的金液丹，具有固真气、暖丹田、坚筋骨、壮阳道的作用，可“除久寒痼冷，补劳伤虚损，治男子腰肾久冷，心腹积聚”等；以硝石、硫黄、五灵脂、太阴玄精石等组合而成的来复丹，可治疗“营卫不交养，心肾不升降，上实下虚，气闷痰厥，心腹冷痛，脏腑虚滑”等。而且强调，服之“不论男女老幼危急之证，但有胃气，无不获安”。许叔微认为，这些方药能起到升降阴阳、回阳返阴或破散阴气、导达真火的治疗效果，达到五脏安和的目的。这是许叔微所用补接真火以挽救重危病证的方法。

2. 滋润之剂，正补肾经

虽然许叔微在临证中常运用金石刚燥之药扶正回阳，补接真火，但面对当时医界很多人不分阴虚阳虚而长期恣服温热刚燥之剂，也明确指出了其弊端，并把补接真火与补肾填精两法进行了严格区分。其在《普济本事方·卷二》中指出，肾恶燥，补肾要分辨肾阴和肾阳。补肾阳尚可温燥，运用硫黄、附子、钟乳、炼丹之类，但也需刚柔相济；补肾阴则必须滋润，慎用刚燥之剂。故在《续本事方》卷一中又强调："如肾经衰败，则以天雄、附子之类，而言补肾，且肾本属北方壬癸水，喜湿恶燥，反用天雄、附子至燥，药岂能补乎肾耶！"反复强调益肾重在滋润，而滋润又当以地黄为主。他列举仲景八味丸、深师增损肾沥汤以及当时盛行的香茸丸予以印证，指出这些方温润并用，均为"正补肾经"之方。肾沥汤、香茸丸，都是从仲景八味地黄丸中化裁而来。增损肾沥汤，由黄芪、苁蓉、赤石脂、地骨皮、磁石、枳实、防风、龙骨、芍药、麦冬、人参、熟地、茯神、当归、甘草、远志、桂心、川芎、生姜、五味、半夏、白羊肾、大枣等23味药组成，主治下焦虚冷、胸中微有客热等证。香茸丸，由鹿茸、熟地、苁蓉、补骨脂、附子、当归、麝香、沉香8味组成，方中既有熟地、从蓉、补骨脂、当归等草木温润之药，又有鹿茸等血肉有情之品，填精补肾。

3. 梦遗治肾，辨别虚实

许叔微认为，肾脏功能正常，则"肾气藏精，肾能摄精以生育人伦者也"。若肾不封藏，常可导致遗精梦漏，故精泄一证，多责之肾。尽管如此，许叔微又指出，梦遗有数种，治疗上并非一味补肾，而是强调"不可一概用药"，即应区分虚实，辨证施治。虚者属下元虚惫，精不能禁，宜服茴香丸以温肾涩精。方中以茴香、胡芦巴、破故纸、胡桃肉、羊外肾温补下元，龙骨涩精固遗，木香行气。实者乃年壮气盛，久节淫欲，经络壅滞，宜服清心丸，方名清心，主药仅黄柏一味，以冰片为佐，浓煎麦门汤送下，实为清利下焦湿热相火之剂。此外，许叔微还特别提出用导通肾气的方法治疗肾闭精泄。其在《普济本事方·卷三》中说："经曰：肾气闭即精泄。《素问》云：肾者作强之官，伎巧出焉。又曰：肾气藏精。盖肾能摄精气以生育人伦者也，或敛或散，皆主于肾。今也肾气闭，则一身之精气无所管摄，故妄行而出不时也。猪苓丸一方，正为此设……盖半夏有利性，而猪苓导水。盖导肾气使通之意也。予药囊中尝贮此药，缓急以与人，三五服皆随手而验。"这段文字，指出了肾闭精泄的病机为：肾气闭而一身之精气无所管摄，故妄行而出不时也。治疗上，许叔微别具匠心，创制猪苓丸"导肾气使通之"，此方药仅两味，"半夏有利性，而猪苓导水"，共奏导通肾气而止遗精之功。许叔微自称"药囊中常贮此药，缓急以与之，三五服皆随手而验"，说明他治疗此证已得心应手，这也是许叔微重视肾根思想运用于临证的独到之处，但后世医家未见提及，应该引起我们的重视和研究。

4. 筋骨疾病，注重调肾

肾藏精，主骨生髓，故肾精亏虚，即可导致骨失所养而为病，治疗上多从肾入手。如治疗肾经虚，腰不能转侧，许叔微用麋茸丸，方由麋茸、茴香、菟丝子、羊肾组成，温补肾经。治疗肾气上攻项不能转侧，许叔微用椒附散，方中用附子、川椒、生姜温补肾阳。治肾虚及足膝无力，许叔微用青盐丸，方由茴香、菟丝子、山药、青盐组成，平补肾经。

虽然"大抵筋者，肝之合也"，但许叔微又提出："经言十二经络各有筋，惟足少阴之筋，自足至项。"（《普济本事方》卷一）故筋急之病，也与肾有关联。概而言之，其病为"肾气绝而肝气弱，肝肾二脏受阴气"所致，并创制木瓜煎主之。此方用药四味，木瓜柔肝，地黄益肾，乳香、没药活血疏络，属调治肝肾之方。这也是许叔微论治疾病重视肾根的一个例证。

5. 脾胃疾患，亦需补肾

许叔微非常重视后天之本脾胃，对很多疾病的治疗都从调理脾胃入手，但同时也非常重视肾对脾胃的影响。他形象地将脾胃喻为鼎釜，肾阳真火喻为柴薪之火力，认为脾胃腐熟水谷的功能，有赖于肾阳真火的温煦。其在分析消渴病的病机时又进一步指出，人体在正常状况下腰肾气盛，肾中真火上蒸脾胃，变化饮食，分流水谷，糟粕从二阴出，精气则入骨髓，合营卫，行血脉以营养周身，津液润上，不病消渴。譬如釜中有水，以火暖之，其釜若以板覆之，暖气上腾，则板能润。若腰肾既虚冷，则不能蒸于谷气，脾胃乏运化之能，肺脏失煦布之功，水谷尽下为小便，精气不生，阳气不升，肺干而渴，则病消渴。犹如釜底之薪而无火力，水气不蒸，覆板终不得润。许叔微的这一形象比喻和精辟分析，旨在说明脾胃腐熟水谷的功能必须依赖肾中“真火”的温煦。因而，若要维持脾胃功能正常，必须经常暖补肾气。所以当有人全不进食，服补脾药皆不验，许叔微认为“此病不可全作脾虚，盖因肾气怯弱，真元衰劣，自是不能消化饮食”，治疗当以补肾为主，其创制二神丸，药用补骨脂温补肾阳，肉豆蔻温脾调中，合为温养肾脾之方，为治疗脾肾亏损疾病开辟了新的途径。

综上所述，许叔微在临证实践中，非常注重从先天之本肾和后天之本脾的调理来论治疾病，同时也非常注重二者之间的关系，认为脾病可以补肾，肾病也可以调脾，为后世脾胃学说和命门学说的发展奠定了良好的基础。

三、用药制方，特色突出

（一）用药特色

在具体用药上，许叔微也有自己的特色，其所用药物除一般习用之药外，还有很多自己善用之品，特色突出，值得进一步深入挖掘探究。

1. 擅用寒热并调之品

许叔微在不少方剂中将寒药和热药并用。如治头眩晕的羚羊角散（《普济本事方》卷二），方中既有羚羊角之寒以清肝熄风，又有附子、生姜之热以温散通阳，再佐防风、白芷、川芎祛风，半夏、枳壳、甘草化痰和中，治“本因体虚风邪乘于阳经，上注于头面，遂入于脑”，或“因痰水在于胸膈之上，犯大寒使阳气不行，痰水结聚，上冲于头目”所致之头眩，效果良好。又如治疗肾厥头痛的玉真丸（《普济本事方》卷二），方中既有硫黄、硝石、半夏的温燥祛湿，又有石膏的清热辛透，寒温并用，效果亦佳。又如治伤寒阴中伏阳的破阴丹，方中既有水银之寒，又有硫黄之热，且两药药量相等。对此，许叔微云：“世人患此者多，若用热药以助之，则为阴邪隔绝，不能导引真阳，反生客热；用冷药，则所伏真火愈见消铄；须用破散阴气，导达真火之药，使火升水降，然后得汗而解。”（《普济本事方》卷八）此证脉沉伏有力，头疼身热烦躁，指末皆冷，中满恶心，故用交济水火、升降阴阳法治疗，身凉而病除。

2. 擅用补泻兼施之品

杂病之病因较外感病为多，临床表现较为复杂，证候往往虚实互见，所以许叔微在很多方剂中多予以补泻兼施。如治风虚多汗恶风的防风汤（《普济本事方》卷六），方中以白术健脾胃、温分肉、培土宁风，牡蛎固表止汗，又以防风驱风，使补中兼疏，散中寓补，实表而御风。《世医得效方》在此方基础上，以黄芪易牡蛎，名“玉屏风散”，成为治疗表虚自汗及虚人易感风邪的名方。又如治风热成历节的牛蒡子散（《普济本事方》卷三），方中以牛蒡、豆豉疏散风热，羌活祛风除湿，生地养血凉血，黄芪补气托邪。《本事方释义》云：“此治历节久而四肢四末皆病，将成疠风，疼痛不休者，气血药中兼以散邪利湿，乃古人思患预防之意也。”又如思仙续断丸治“肝肾虚风气弱，脚膝不可践地，腰脊疼痛，风毒流疰下经，行止艰难，小便余沥”（《普济本事方》卷四），由思仙木（即杜仲）、五加皮、防风、薏苡仁、羌活、续断、牛膝、萆薢、生干地黄等组成。该方既有平补肝肾、强筋健骨之药，又有祛风寒、燥湿之品。此正合《素问·评热病论》“邪之所凑，其气必虚”之理论。再如治惊乱失心的宁志膏（《普济本事方》卷二），方中以人参、枣仁补养心神，又以乳香、朱砂通络宁志，攻补兼施，因而“服之皆验”。许叔微方中常补泻兼施，一方面在于扶正祛邪，另一方面在于补而不滞、通而不泄，使全方流动调畅，相得益彰。

3. 擅用升阳祛风之品

许叔微临证用药中善用葛根、防风、独活等升阳祛风之品。如用竹茹汤治疗手足心俱热、下咽即吐（《普济本事方》卷四），方中除用竹茹、半夏、生姜、大枣、甘草和胃降逆外，又独重用升阳祛风的葛根。《本经》载葛根主“身大热、呕吐”。葛根既可升清降浊，又可生津解热，故对下咽即吐的胃热呕吐甚恰。又如治胁痛的枳壳煮散（《普济本事方》卷七），方中除以枳壳、桔梗一升一降，开胸行气外，还用防风、葛根、细辛等升阳祛风之品升散调气，再佐甘缓和中，以调畅气机。再如治疗肝经因虚而受风邪，卧则魂散而不守，状若惊悸的病证时（《普济本事方》卷一），除了用真珠丸养血镇肝治其本外，还用独活汤祛风安神治其标。独活汤中既用人参、沙参、乌梅、枣仁、五味子养阴安神，半夏曲、茯苓化痰，还用独活、羌活、防风、前胡、细辛、生姜等大量升阳祛风之品，以达祛风安神之功。两方合用，前者治本，后者治标，标本兼治，相得益彰，共奏养血镇肝、祛风安神之功，对肝经阴血虚损、内受风邪的惊悸失眠证确有一定疗效。

4. 擅用血肉有情之品

许叔微临证用药中，还善用血肉有情之品。如补肾，尝用鹿茸、麋茸、羊肾等血肉有情之品，反对刚燥之品。《普济本事方·卷二》说：“脾恶湿，肾恶燥，如硫黄、附子、钟乳、炼丹之类，皆刚剂，用之人以助阳补接真气则可，若云补肾，则正肾所恶者。古人制方益肾，皆滋润之药，故仲景八味丸，本谓之肾气丸，以地黄为主；又如肾沥汤之类，皆正补肾经也。”因此，许叔微在治“肾经虚，腰不能转侧”时用麋茸丸，方由麋茸、茴香、菟丝子、羊肾组成，暖补肾督，温肾滋养。又如《普济本事方·卷五》中的羊肝丸，药用羯羊肝与清肝明目之品相配，治疗目疾，效果极佳。《普济本事方·卷十》治疗小儿急慢惊风积痼的扁银丸，集水银、轻粉、雄黄、粉霜朱砂、巴豆等金石刚燥峻猛之品于一身，同时应用了黄明胶血肉有情之品，滋阴润燥，扶助正气，防止诸峻猛之药伤正。

5. 擅用虫蚁搜剔之品

许叔微在治疗一些杂病时，尤其擅用虫蚁搜剔通络之品。《普济本事方》中，共有白僵蚕、蛴螬、五灵脂、花蛇、全蝎、地龙、乌蛇、水蛭、虻虫、穿山甲、露蜂房、猬皮、蜈蚣、蝉蜕等共14味虫类药物出现。含虫类药方占29首，诸种虫类药共出现38次。在中风肝胆筋骨诸风、心小肠脾胃病、肺肾经病、头痛头晕方、风寒湿痹白虎历节走注诸病、积聚凝滞五噎膈气、翻胃呕吐霍乱、肾脏风及足膝腰腿脚气、肠风泻血痔漏脏毒、眼目头面口齿鼻舌唇耳、诸虫飞尸鬼疰、伤寒时疫、妇人诸疾、小儿病等篇章诸多疾病的对证方中均取用了虫类药。如治惊忧积气、心受风邪所致癫痫的惊气丸，方中以天麻、花蛇、全蝎、附子、麻黄搜风，僵蚕、南星、苏子化痰，木香、橘红理气，朱砂、麝香、冰片安神开窍。又如治白虎历节诸风疼痛的麝香丸，方中以川乌辛热散寒，全蝎、地龙、麝香通络止痛，黑豆调和补养。再如治偏头痛的白附子散，方中以白附子、麻黄、川乌、干姜祛散风寒，南星、全蝎、麝香通络止痛，朱砂镇静。在“积聚凝滞五噎膈气”证治中，强调以水蛭、虻虫为血积之要药等。正是由于这些虫蚁搜剔之品的运用，使此类方剂药效甚捷，常能一二服即瘥。

6. 擅用活血祛瘀之品

许叔微方中，常配以乳香、没药等活血祛瘀之品，这也是其用药特点之一。如治一切瘫痪风的铁弹丸，方中以乳香、没药、五灵脂活血化瘀，又佐麝香辛香走窜，使入络通瘀，直达病所。又如治风湿痹证的续断丸，方中以当归、川芎养血，乳香、没药活血，防风、天麻祛风，川断、萆薢补肾利湿。再如治梦遗羸弱虚损的八仙丹，方中以乳香、没药活血祛瘀，赤石脂、禹余粮固摄，磁石、代赭石、朱砂镇摄。许叔微对化瘀药常喜用乳香、没药两味，盖因其辛香能散之故。《医学衷中参西录》说：“乳香、没药二药并用，为宣通脏腑、流通经络之要药，故凡心胃胁腹、肢体关节诸疼痛皆能治之。”同时在应用此类药时，许叔微还非常重视患者的体质强弱。如在桃仁煎的运用上，许叔微指出：“此药治病的切，然猛烈太峻，气血虚弱者，更宜斟酌与之。”说明应用活血化瘀之法应注重患者体质。

7. 擅用金石刚燥之品

许叔微临证用药中，对于一些杂病顽症，还常常运用砒石、硫黄、水银等金石刚燥峻猛之品治之。如对积证的治疗，提出用“脑砂、水银治肉积”“雄黄、腻粉治涎积”“礞石、巴豆治食积”等。治疗小儿急慢惊风积痼的扁银丸，含水银、轻粉、雄黄、粉霜朱砂、巴豆等。治哮喘的紫金丹，用砒石与豆豉同杵为丸，冷茶吞服。《本事方释义》说：“因多年冷哮咳嗽、喘不得卧，非辛热有毒之药不能直透重关，非陈腐之物不能引药入里；再佐以苦寒冷之茶，引入病深之所”，且可减砒石之毒。治“虚风头眩，吐涎不已”的养正丹，由黑铅、水银、硫黄、朱砂等组成，升降阴阳，补接真气。主治“阴中伏阳，六脉沉伏之阴证”的破阴丹，由硫黄、水银、青皮、陈皮等组成，破散阴气，导达真火，使火生水降，然后得汗而解。“除久寒痼冷，补劳伤虚损”的金液丹，以硫黄十两制成丸剂，具有固真气、暖丹田、坚筋骨、壮阳道的作用。治疗“营卫不交养，心肾不升降，上实下虚，气闷痰厥，心腹冷痛，脏腑虚滑”的来复丹，以硝石、硫黄、五灵脂、太阴玄精石等组合而成，服之，“不论男女老幼危急之证，但有胃气，无不获安”。当然，许叔微之善用金石刚燥之品，与其所处时代的风尚有一定的关系。这些金石刚燥之品，早已不再使用。

8. 擅用荡涤峻猛之品

对于一些顽症痼疾，许叔微方中使用峻药甚多。如治小儿胎虚气弱，吐利生风，昏困嗜卧，或时潮搐的蝎梢丸，方用全蝎、白附子、通明硫黄、半夏，集虫药、石药、毒药于一方，药力峻猛，治疗小儿风厥一证效甚佳。又如治疗缠喉风及急喉痹，或猝然倒仆，失音不语，或牙关紧急，不省人事的解毒雄黄丸，方中用辛温有毒之雄黄，配伍辛热大毒之巴豆及辛苦性寒之郁金，解毒辟秽，兼行气凉血破瘀，荡涤解毒之力峻猛，故服下“吐出顽涎，立便苏醒”。但许叔微在运用荡涤峻猛之品时，往往非常注重配伍或药物制作，防止攻逐太过，损伤人体正气。如治风寒湿痹，麻木不仁的川乌粥法，即用生川乌同米煮粥，再加入姜汁、蜜解毒，凡临床手足四肢不遂、痛重不能举者，许叔微常制方以授人，服者良验。又如治积痢的灵砂丹，用巴豆重汤久煮，待巴豆呈紫色后减而去之，加入硇砂、朱砂、黄蜡同研为丸，方中以巴豆、硇砂攻积，黄蜡止泻收敛，朱砂安神。故许叔微云：“此药不动气，服之泻者止，痢者断，疼者愈，有积者内化，亦不动脏腑”。另外，在许叔微所列方剂中，丸散约占7/10，汤剂仅占3/10，亦示人以重剂缓投之意。

许叔微的上述用药经验，特别是其中的用药思路，值得研究与参考。

（二）用方特点

1. 收集效方

许叔微在《普济本事方》中，收录了大量的验方。这些验方，包含了出自《备急千金要方》《局方》《必用方》《活人书》《千金髓》《经效产宝》等医书的方剂，以及来自庞安时、孙兆、杨吉老、沈括、医官都君予、张医博士、蔡太师、张昌时、晁推官、郑康德、崔元亮、田滋、大智禅师、佛智和尚、湛新道人等的处方及民间单验方。这些方剂，约占《普济本事方》的1/3，从而充实了许叔微著作的内容。许叔微将这些单验方分隶于五脏诸病证等条下，述证列方，或写明来源，或记述其效验。如选录《备急千金要方》者，有竹沥汤、熏虫痔方、神精丹、枳壳散、桃仁煎等；选录《局方》者，有感应丸、五苓散加味、佛手散等方。来自庞安时者，有防己汤、川芎散、枳壳散等方。来自杨吉老者，有养血地黄丸、羚羊角汤等方。来自孙兆者，有急救稀涎散、竹茹汤等方。这些方剂不是比他药捷而效速，就是有饮食倍进、饮啖如故，终剂而愈或数服即愈的效果，值得临床参考。

2. 化裁古方

许叔微还善于运用前人的制方法度，机动灵活地化裁古方，反映出重视辨证、随证制宜的特点。例如，治疗惊悸不寐的真珠丸，即由《金匮要略》酸枣仁汤化裁而来，方中真珠母、龙齿二味，直入肝经，以镇飞扬浮越之神魄；枣仁、柏子仁补肝肾之阴虚，当归、地黄补血养肝，人参、茯苓培土荣木，犀角凉血清火以除烦；沉香微温，行气不伤气，温中不助火，扶脾达肾，引火归元。治疗心经热，小便涩，及治五淋的火腑丹，即《小儿药证直诀》中导赤散去甘草、竹叶，加黄芩而成，方用木通清热通淋，黄芩清肺、宣通水之上源，生地清热养阴，既可治疗淋证，又可治疗心经伏热之口渴。此外，还有治虚人伤寒的黄芪建中加当归汤，即由《金匮要略》黄芪建中汤加味而成；治妇人热入血室的小柴胡加地黄汤，即由《伤寒论》小柴胡汤加味而成；治久泄的干姜丸，即由《金匮要略》三物备急丸加味而成；治虚热风壅的清气散，即由《小儿药证直诀》

人参败毒散加减而来；治虚劳的双和散，即由《金匮要略》黄芪建中汤合《局方》四物汤而成；治阴中伏阳的破阴丹，即从《伤寒论》白通加猪胆汁汤制方法度变化而来；治远年肠风痔漏的黄芪丸，即由《金匮要略》黄土汤制方法度变化而来等。

3. 创制新方

许叔微又长于创制新方，以广临床应用。如开胃养气进食的七珍散；治脾元久虚，不进饮食，停饮胁痛的曲术丸；治肾经虚，腰不能转侧的麋茸丸；治脾肾虚弱，全不进食的二神丸；治惊忧积气，心受风邪，发则牙关紧急、涎潮昏塞，醒则精神若痴的“予家秘方”惊气丸；治肾厥头痛的玉真丸；治“痼冷在肠胃间，连年腹痛泄泻”的温脾汤；治疗“肾泄”的五味子散；治妇人头风的芎羌汤；治风毒痈肿的犀角升麻汤；治缠喉风及急喉痹的解毒雄黄丸等。在清代汪昂的《医方集解》中，就载有《本事方》的8个方剂，如治一切积聚痰饮、心胁引痛的硇砂丸，治肠风脏毒下血的槐花散，治心中烦躁、不生津液、不思饮食的黄芪汤，治产妇老人便秘的麻仁苏子粥，治妊娠中风的羚羊角散等方。这些方剂对后世临床很有影响。

（三）药物制用

许叔微非常讲究药物炮制、服药剂型、服药时间、服药方法，食前食后，热服冷服，或运用不同的引药下服等。如《普济本事方》中设有“治药制度总例”一节，专门论述药物炮制，共记载了107味药的炮制方法，另有“诸石”“诸角”“诸花”等一类药物共同的炮制方法介绍，颇有参考价值。在服药剂型上，许叔微喜用丸散之剂。如《普济本事方》记载的342首方剂中，丸剂最多，为137首；散剂次之，为95首；汤剂再次之，为56首，体现了许叔微注重顾护脾胃、缓缓图功的思想。对于服药方法、服药时间，许叔微也非常重视，如《普济本事方·卷一》中记载用真珠丸治疗肝经因虚，内受风邪，卧则魂散而不守，状若惊悸的病证时，强调此药要金银薄荷汤下，日午夜卧服，从而使不寐患者收到理想的治疗效果。

此外，许叔微在《普济本事方》中记载了大量的引药，除酒、醋、盐汤外，还有生姜汤、薄荷汤、姜枣汤、乳香汤、麦冬汤、丁香汤、生姜桂皮汤、木瓜汤、乌梅汤、陈米饮等。根据不同的病证特点，运用不同的汤药下服。如治疗风寒湿痹、络脉不通，多用温酒或醋调服，取其温通；肾虚则一般用盐汤送服，取咸味入肾之义。心经有热，小便不利，用木通汤送服火腑丹（生地、木通、黄芩），加强清热利尿的效果。若脚气疼痛，用木瓜汤下薏苡丸等。对于引药的使用，许叔微还非常重视辨证，根据不同的临床症状辨证用药。同为心悸，如心血亏虚而致心神不宁的，用薄荷汤送服宁心膏；若痰涎阻滞心络、惊悸不宁的，则用生姜煎汤送服。同用灵砂丹治疗积痢，若水泻生姜汤下，白痢艾汤下，赤白痢乌梅汤下。若治疗疟疾，则用乳香汤下。同用硇砂丸治一切积聚有饮，心疼，若年深气块，生姜汤下四五丸；食积熟水下；白痢干姜汤下；赤痢甘草汤；血痢当归汤，葱酒亦得。再如治疗惊悸的神保丸，兼证不同则服法有别，如“心膈痛，柿蒂灯心汤下；腹痛，柿蒂煨姜煎汤下；血痛，炒姜醋汤下；肺气甚者，白矾蛤粉各三分，黄丹一分同研为散，煎桑根白皮糯米饮调下三钱，小喘只用桑皮糯米饮下；肾气胁下痛，茴香酒下；大便不通，蜜汤调槟榔末一钱下；气噎，木香汤下；宿食不消，茶酒浆饮任下”（《普济本事方》卷七）。许叔微重视服药方法，辨证运用引药，条分缕析，值得参考与借鉴。

综上所述，许叔微不仅用药精炼，重视药物性味功效特点的辨析与研究，对症灵活施药，特色突出，而且注重服药和药物炮制方法，这些都为后世医家临证处方用药提供了有益的参考。

四、活用针灸，论治疾病

针灸疗法，自古以来一直是临床治疗疾病的重要方法，受到历代医家的重视。许叔微在其临证实践中虽然非常重视药物治疗，且撰有方剂学专著，但从其著作中仍可以见到其重视针灸疗法的例证。

（一）针法施治

许叔微对针刺非常重视，其师法仲景并有所发挥创新，有不少验案记录。如《伤寒九十论·妊娠伤寒脚肿证》中记载：里巷一妇人，妊娠得伤寒，自腰以下肿满。许叔微根据张仲景《金匮玉函经·妇人妊娠病脉证并治》“妇人伤胎，怀身腹满，不得小便，从腰以下重，当刺泻劳宫及关元，小便微利则愈”的理论，针刺劳宫、关元而病愈。又如《伤寒九十论·血结胸证》记载一热入血室刺期门的医案。此例伤寒患者，由于治疗延误而导致热入血室，形成结胸病证。许叔微告之，此时若单纯用小柴胡汤等药物治疗可能已不可及，必须用针刺方法，针刺期门穴方可获愈。最终患者按其方法，以针治而效。这一案例亦见于《普济本事方》，文字稍有不同，且作者自称“予不能针，请善针者针之”，可见他实事求是的态度。还有《伤寒九十论·刺阳明证》中记载一则伤寒太阳表实证欲传阳明证，用药不效，改用针刺阳明而愈的医案。这也是许叔微根据《伤寒论》刺阳明“使经不传则愈”而用的一则验案，同时还注明针刺的是阳明经商阳穴。

从以上三则医案看，虽然都不是许叔微亲自施针，但其能根据古代经典著作所论指导他人针刺而获效，显示了许叔微深厚的理论知识和丰富的临证经验，也进一步彰显了仲景学说的理论价值和实践意义。

（二）灸法施治

许叔微在理论上重视阳气，注重脾肾，在治疗上则倡用温补，不仅非常重视药物治疗，而且还非常重视运用灸法施治。其在《伤寒百证歌》中编写了“可灸不可灸歌”，歌中言“少阴吐利时加呕，手足不冷是其候，口中虽和背恶寒，脉来微涩皆须灸”“阴毒阳虚汗不止，腹胀肠鸣若雷吼，面黑更兼指甲青，速灸关元应不谬”，强调“阴证”“阴毒”“阳虚”等最宜用灸的观点，成为我国针灸史上温补法的先驱。

1. 阴证用灸

张仲景《伤寒论》三阴病篇中，不仅重视方药，而且倡导灸法，以温阳散寒、回阳救逆。许叔微师法仲景，继承了仲景灸法回阳的思想，认为“三阴病证”，阴病渐深可致“阴毒”之证，阴毒渐深可致“阴毒沉困”之证，这些病证临床治疗最宜用灸法温补回阳。如其在《伤寒百证歌·阴证阴毒歌》中就有“阴病渐深腹转痛，心胸䐜胀郑声随，虚汗不止咽不利，指甲青黑面色黧，一息七至沉细疾，速灸关元不可迟”之说，强调三阴之病渐深，阴寒偏盛，阳气衰微，宜艾灸关元穴以温壮元阳，补益虚损，回阳救逆。《普济本事方·阴毒渐深候》进一步补充了阴毒渐深的病机，为“积阴感于下，则微阳消于上”，因此渐渐表现出肢体沉重，四肢逆冷，腹痛转甚，或咽喉不利，或心下胀满，结硬燥渴，虚汗不止，或时狂言，指甲面色青黑，六脉沉细，一息七至以上等症状。对此病证，许叔微指出应“速宜于气海或关元二穴，灸二三百壮，以手足和暖为效”，强调此病的治疗以艾灸气海、关元为主。《普济本事方·阴毒沉困候》则进一步指出，阴毒重证，阳气衰竭，阴寒之气独胜于体内，此时“则药饵难为功矣。但于脐中灼艾，如半枣大，三百壮以来，手足不和暖者，不可治也”。此证类似于现代医学中的中毒性休克，这里不仅强调说明该类危重证非艾灸不能治疗，而且还表明临床可根据艾灸治疗后的反应来判断疾病转归预后。

许叔微不仅从理论上强调用灸法治疗阴证，其还在《伤寒九十论·阴病阳脉证》及《普济本事方·卷九》中，都记述了一则阴病而见阳脉，用灸法治疗而愈的医案。患者刘中道，患四肢逆冷，脐中筑痛，身疼如被杖，急投金液丹、来复丹等药，其脉转沉而滑。许叔微云：沉者阴证也，滑者阳脉也，病虽属阴而见阳脉，阳气尚存，犹有生机，于是灸脐下气海、丹田百壮，手足温，阳回体热而汗解病愈。这则医案进一步验证了灸法治疗阴证的良好效果，同时还告诉我们临床时必须注意脉证合参，阴证而见阳脉仍宜用灸，必要时应舍脉从证，力求辨证施治准确无误。

此外，许叔微还在《普济本事方·卷九》中创用隔巴豆、黄连灸法治疗阴毒伤寒结胸证。其云：“阴毒伤寒，关格不通、腹胀喘促、四肢逆冷亦依此灸之，气通可治。巴豆十四枚，黄连七寸和皮用，上捣细，用津唾和成膏，填入脐心，以艾灸其上，腹中有声，其病去矣，不拘壮数，病去为度。才灸了，便以温汤浸手帕拭之，恐生疮也。”详细阐述了隔巴豆、黄连灸法的适应证、具体操作、灸时反应、施灸壮数以及灸后处理等。并在《伤寒九十论·结胸可灸证》中记载了临证运用此法的有效案例：“城东李氏子，年十八，病伤寒结胸，状如痓，自心至脐，手不可近，短气心烦，真结胸也。医者便欲下之，……予就为诊之，自关以上浮大，表证未罢，未可下也。曰：事急矣，予以黄连饼子，灸脐中数十壮，得气下，心腹软，继以和气解肌药，数日差。”许叔微所谓“黄连饼子”，实即包括巴豆。此方后来（1165 年）为洪遵的《洪氏集验方》收录。

2. 灸补肾阳

许叔微在五脏中极其重视肾的作用，提出“太溪肾脉为根蒂”（《普济本事方》卷九），认为肾是一身之根本，因而在疾病治疗中非常注重对肾的保养。既强调正补肾经，重在滋润，又善用金石刚燥之剂温补肾阳。同时许叔微还认为，只要是肾阳不足证，均可用灸法治疗。如其在《普济本事方·卷二》中记载，治疗“肾气不足，气逆上行，头痛不可忍”之肾厥，在应用玉真丸（硫黄、硝石、半夏、石膏）温补下焦真阳、清除上焦邪热的同时，还强调要灸关元百壮，以加强温补肾阳的作用。并且许叔微还将灸法运用于自身疾患，亲身实践，体验其疗效。如《普济本事方·卷二》中记载：“戊戌年八月，淮南大水，城下浸灌者连月，予忽脏腑不调，腹中如水吼数日，调治得愈。自此腰痛不可屈折，虽颊面亦相妨，服遍药不效，如是凡三月。予后思之，此必水气阴盛，肾经感此而得，乃灸肾俞三七壮，服此药（麋茸丸）差。”许叔微因受潮湿，而导致水气内侵肾经，腰痛不可屈折。通过灸肾俞，既散外在水湿之邪，又可温补肾阳，故腰痛可愈。

3. 灸治中风

许叔微把中风分为三种类型。其云：“风中脉则口眼㖞斜，风中腑则肢体废，风中脏则性命危。”认为风痰、血瘀阻络是中风的主要病机，在治疗时强调祛除络中的风痰与瘀血，始终把握住祛风涤痰和活血化瘀两个方法。这是许叔微治疗中风的特色。同时，许叔微还推崇用灸法治中风，提出“凡中风，用续命、排风、风引、竹沥诸汤及神精丹、茵芋酒之类，更加以灸，无不愈者”（《普济本事方》卷一）。同时，许叔微列出灸中风12穴：听会、颊车、地仓、百会、肩髃、曲池、风市、足三里、绝骨、神庭、大椎、风池，并详细阐述了此12穴的取穴法、灸法及适应证等，明确指出中风口眼㖞斜、涎潮闭塞、半身不遂等，“依而用之，无不立效”。

另外，许叔微还提到了灸中风口眼㖞斜不正的家藏方，即“于耳垂下麦粒大灸三壮，左引右灸，右引左灸”。艾灸能温通经脉，祛除寒邪，扩张血管，可有效缓解中风口眼㖞斜不正。同时，许叔微还强调要“左引右灸，右引左灸”，即艾灸部位要健患交替，以平衡双侧面部肌力。

4. 灸治痔疮脱肛

脱肛的发生，往往是由于脾气不足，中气下陷，无力升举所致。临床治疗既可用药物补气升提，又可艾灸百会穴等治疗。而这一方法，许叔微书中也有记载。如《普济本事方·卷七》中记述了唐硖州王患痔脱肛用灸取效的事例：“唐硖州王及郎中充西路安抚使判官，乘骡入骆谷。及宿有痔疾，因此大作。其状如胡瓜贯于肠头，热如煻灰火。至驿僵仆，主驿吏云：此病某曾患来，须灸即差。用槐枝浓煎汤，先洗痔，便以艾炷灸其上，连灸三五壮，忽觉一道热气入肠中，因大转泻，先血后秽，一时至痛楚，泻后遂失胡瓜，登骡而驰。”此处治疗痔疮脱肛，先用槐枝煎汤外洗治疗痔疮，然后用艾灸的方法温通肠胃、升提中气，使痔疮脱肛痊愈。

5. 灸治发背

痈疽之生于脊背部位的，统称发背。对于此病的治疗，许叔微除了强调用药物之外，还推崇灸法治疗。其在《普济本事方·卷六》中，举出王蓬《发背方》序中记载的用灸法治疗发背的事例：“元祐三年，夏四月，官京师，疽发于背。召国医治之，逾月势益甚。得徐州萧县人张生，以艾火，加疮上灸之，自旦及暮，凡一百五十壮，知痛乃已。明日镊去黑痂，脓血尽溃，肤理皆红，亦不复痛，始别以药敷之，日一易焉，易时旋剪去黑烂恶肉，月许，疮乃平。是岁秋夏间，京师士大夫病疽者七人，余独生。”此处称其发背同时病者七人，仅他因用灸而独得生存的事例，进一步反证了用灸法治疗痈疽发背的疗效。

综上所述，许叔微在其临证实践中，针对“阴证”“阴毒”“阳虚”“中风”“脱肛”“发背”等疾病，都倡导用艾灸温补的方法治疗。在具体运用时，许叔微非常强调辨证施灸，根据不同的病情选用不同的穴位，或直接灸，或间接灸，或左病治右，或右病治左，或灸药兼施，方法灵活，疗效确切。许叔微用艾灸温补的这一思想，对后世窦材、王执中等医家的针灸温补观产生了较为深远的影响，成为我国针灸史上温补法的先驱，同时，也为明代温补学派的形成做出了一定的贡献。

【后世影响】

一、历代评价

许叔微一生，勤求博采，躬亲实践，其治伤寒宗仲景，于杂病取诸家，提出了许多新的理论观点，留下了大量丰富的治疗经验，得到了后世医家的高度评价。

许叔微在《伤寒论》研究方面颇有造诣。清·徐彬曾赞誉“古来伤寒之圣，惟张仲景，其能推尊仲景而发明者，惟许叔微为最”。

许叔微所著《伤寒九十论》，是现存最早的医案专著，被后人誉为“中医医案之肇端”。谢利恒《中国医学源流论》评价说：“医案之作，盖始于宋之许叔微。”清代俞震在《古今医案按·伤寒》按中，也曾赞曰：“仲景《伤寒论》，犹儒书之《大学》《中庸》也。文词古奥，理法精深。自晋迄今，善用其书者，惟许学士叔微一人而已。所存医案数十条，皆有发明，可为后学楷模。”

许叔微所著《伤寒百证歌》，对传播和普及《伤寒论》的辨证论治法则，发挥了重要作用。如何廉臣在其《增订伤寒百证歌注》绪言中评曰：“宋许叔微学士……将医经表里、阴阳、寒热、虚实，各种传变，缕析条分，编为歌括，附以诸方治法，使人头绪井然，易于记诵，岂非学者之导师乎？其书独出机杼，又能全书经文，略参经验心得，足以继往开来。”

许叔微所著《伤寒发微论》，为其研究学习《伤寒论》的心得体会，阐发奥旨，探隐索微，启迪后学。故陆心源曰，读来有“探微索赜，妙语通神”之感。汪琥《伤寒辨注》卷首也说：“首论伤寒七十二证候，次论桂枝汤用赤白芍，三论伤寒用圆子药，六论伤寒以真气为主，十论桂枝肉桂，十五论动脉阴阳不同，此皆发明仲景微奥之旨，书名‘发微’，称其实矣。”恰如其分地评价了《伤寒发微论》对《伤寒论》的学术贡献。

《普济本事方》，收集了许叔微生平历验有效之方、医案和理论心得，被称为第一部方剂学专著，清代名医叶天士奉为至宝，视同“枕中秘”，晚清张锡纯则誉之为“海上仙方”。

二、后世发挥

（一）金元四大家

金元四大家开创了中医学术流派的争鸣之风，标志着中医发展的一个新阶段，而其学术主张的形成都或多或少地受到许叔微的影响。

许叔微提出补肾阴必须滋润，慎用刚燥之剂，对金元寒凉派刘完素和滋阴派朱丹溪都产生了深刻影响。刘完素为纠《局方》燥烈时弊，创“六气皆从火化”和“五志过极皆为热病”之论，用药主张以寒凉为主，被后世尊为“寒凉派”。刘完素不仅受到许叔微反对辛温燥烈的学术思想的影响，而且还效法许叔微用苍术白虎汤治疗中暑谵妄，学习竹茹汤之法用甘寒轻剂（人参散）治疗呕吐等。

朱丹溪在其著作中曾多次引用许叔微之语。如《局方发挥·问一》说：“仲景诸方，实万世医门之规矩准绳也，后之欲为方圆平直者，必于是而取则焉。然犹设为问难，药作何应，处以何法。许学士亦曰：我善读仲景书而知其意，然未尝全用其方。”又如《格致余论·张子和攻击注论》中说：“由是又思许学士叔微论曰，予读仲景书，用仲景之法，然未尝守仲景之方，乃为得仲景之心也。”在用药上，朱丹溪继承许叔微反对滥用刚燥之剂的思想，主张用药多滋阴，创“阳有余阴不足论”“相火论”，在学术上独树一帜。朱丹溪治疗中风，即用许叔微稀涎散吐后再治其后遗瘫痪的方法。

许叔微注重攻邪的思想，对金代张子和攻邪派也不无影响。张子和认为，病由邪生，主张

“先论攻其邪，邪去而元气自复”“汗吐下三法该尽治病”等学术思想，与许叔微主张先去邪、后议补的思想是一脉相承的。

许叔微重视脾胃、论治脾胃的方法，对李杲脾胃派的形成也有一定的启发作用。如许叔微喜用葛根等升阳祛风药论治呕吐、胁痛，创制破阴丹治疗阴证等，这些学术思想和经验对李杲脾胃学派的形成和补脾阳治阴证都不无影响。

（二）清代叶天士

清代叶天士非常推崇许叔微之学，曾撰著《本事方释义》以广许叔微之思想。而其论治温病、杂病的很多思想，也是深受许叔微启发后而形成的。

叶天士创立温病卫气营血辨证论治理论体系，为近代中医治疗急性热病奠定了基础。而叶天士这一思想的产生，也受到许叔微论治伤寒思想的影响。许叔微从《伤寒论》中悟出，伤寒须早治，要注意病之浅深，“顾及表里，待其时日”，依次第施治，以能切中病情，不致有实实虚虚之误。这一观点，对清代叶天士依“卫气营血”次第施治温病的思想不无启发。

叶天士治疗杂病，在内风、虚劳、脾胃、奇经、络病等方面均有卓越的成就，其中有不少方法是汲取许叔微的长处加以发展而成。

许叔微治病，不惟重视补正，也非常注意涤邪，尤其善用活血祛瘀和虫蚁搜剔治疗一些顽证。叶天士深受启发，提出“初病胀痛无形，久则形坚似梗，是初为气结在经，久则血伤入络……气钝血滞，日渐愈滞，而延癥瘕……气血交乱，病必旋发……总之未能讲究络病工夫。考仲景于劳伤血痹诸法，其通络方法每取虫蚁迅速，飞走诸灵，俾飞者升，走者降，血无凝著，气可宣通，与攻积除坚，徒入脏腑者有间”，主张用蜣螂、䗪虫、蜂房、山甲、地龙、全蝎、当归须、桃仁、川郁金、川芎、生香附、煨木香、生牡蛎、夏枯草等搜剔通络，活血祛瘀（见《临证指南医案·积聚门》王案）。

通补奇经，也是叶天士一大成就。叶天士通过长期医疗实践，观察分析了奇经的证候和病机，在继承前人的基础上，提出了相应的治法方药。而其中有些方药即源于许叔微诸方。《临证指南医案·肩臂背痛》徐案记载：“肾气攻背，项强，溺频且多，督脉不摄，腰重头疼，难以转侧，先与通阳，宗许学士法”，药用川椒、桂枝、附子、茯苓、生白术、生远志。此方即从许叔微《普济本事方》治“肾气上攻，项背不能转侧”的椒附散加味而成。对于“妇人荣卫不通，经脉不调，腹中撮痛，气多血少，结聚为瘕”“寻常腹痛”等，许叔微采《备急千金要方》中一方，自定“交加散”来治疗。叶天士则在《内经》奇经理论基础上，援用许叔微交加散，并在其基础上加味，治疗产后络病腹痛。《临证指南医案·产后》程案记载：“冲脉为病，男子内结七疝，女子带下瘕聚。故奇脉之结实者，古人必用苦辛和芳香，以通脉络；其虚者，必辛甘温补，佐以流行脉络，务在气血调和，病必痊愈。今产后体虚，兼瘀而痛，法当益体攻病，日期已多，缓治为宜，生地、生姜、丹皮、琥珀末。”此方即由交加散加入丹皮、琥珀而成。

许叔微补肾尝用鹿茸、麋茸、羊肾等血肉有情之品，反对刚燥之剂。叶天士效法许叔微，用血肉有情之品，通补奇经。《临证指南医案·腰腿足痛》朱案记载：“脉细色夺，肝肾虚，腰痛，是络病治法”，药用生羊内肾、当归、枸杞、小茴、胡桃、茯神。又《古今医案按》曾载叶天士治一遗精案，每月遗滑五六次，兼有腹痛，触冷即痛，痛极昏晕，乃用鹿茸、人参、羊肾、茯神、龙骨、金樱膏，十剂而愈。叶天士曾撰《本事方释义》，他善用血肉有情之品通补奇经，补益肝肾，治疗杂病，确实受之于许叔微的启迪。

（三）补肾学派

在临证实践中，许叔微非常重视对肾的调理。其认为肾为先天之本，寓有真火，人体生命活动皆赖其火温煦，脾胃和其他脏腑的功能也赖肾中真火温养。由于当时很多人不分阴虚阳虚，而长期恣服温热刚燥之剂，耗损人体阴液。许叔微指出，补肾要分辨肾阴和肾阳。补肾阳尚可温燥，但也需刚柔相济。补肾阴则必须滋润，慎用刚燥之剂，而滋润又当以地黄为主。许叔微的这一观点，对后世医家影响深远。后世不少医家就是在其影响下发展了肾和命门学说，形成了补肾流派，如薛己、赵献可、孙一奎、张介宾等。其中，张介宾的发挥较为全面和突出，著有“大宝论”“真阴论”等名篇。其治疗肾命水火亏虚之证，以填补真阴、滋养精血为大法，尤以擅长运用熟地而著称，推崇此药“实精血形质中第一品纯厚之药”，并创制了左归饮、右归饮、左归丸、右归丸等方，为补肾流派奠定了基础。

许叔微十分重视脾肾之间的关系，认为肾如薪火，脾如鼎釜，肾火能生脾土；脾生谷气，全谷气可生精气，精气全则肾强。因此，临床凡遇到脾元久虚，饮食不进，泄泻不止或消渴的病证，许叔微每责之于下无火力、真元衰劣，而用附子、肉桂、补骨脂、二神丸以暖补肾气，这是发前人所未发，补前人所未逮，也是许叔微对中医学的一个突出贡献，并开后世命门学说的先河。明代王肯堂将二神丸衍变为四神丸，使益火生土的方法广泛地应用于临床，取得了良好的效果，成为中医所熟悉和常用的一种治疗久泻、肾泄的治疗原则。

（四）伤寒学术的发展

许叔微创“按症类证”研究《伤寒论》，使后世不少医家深受影响和启发，开始从各个不同角度整理和研究《伤寒论》，有的以方剂，有的以药物，有的以治法，有的以证候，使伤寒学派不断壮大和发展，历经数百年而不衰。许叔微研究《伤寒论》，有力地促进了辨证论治的发展，尤其是八纲辨证的内容，许叔微进行了系统的整理。八纲辨证虽然在《伤寒论》中已具体应用，而且许叔微也未提出“八纲辨证”的概念，但是他对八纲辨证内容的阐发，却在《伤寒百证歌》和《伤寒发微论》中占有重要的地位。明代张介宾就是在许叔微八纲辨证的基础上，在《景岳全书·传忠录上》书中对“二纲”“六变”做了系统论述。由于许叔微和张景岳对八纲辨证的阐发，从而使八纲辨证成为中医辨证论治体系中的一个重要组成部分，并大大地丰富和促进了辨证论治的发展。再如“三纲鼎立”学说的提出，使伤寒太阳“三纲鼎立”之说得以彰明，对后世方有执、喻嘉言等畅发“三纲鼎立”说产生了一定的影响。如明代方有执对太阳篇的修订，实际上就是在许叔微的基础上加以归类和扩充而成的。

（五）方剂学的发展

宋代方书流行，北宋政府曾多次组织医官和医家编撰方书。医家和文人、士大夫阶层亦喜搜集医方。但许叔微反对泛泛地集方，强调必须亲试其方有效，才收录入《普济本事方》以传人。

由于该书有理论、有验案，而且其方疗效确凿，因而刊行后影响甚大，受到历代医家的重视。如宋代严用和《济生方》、元代危亦林《世医得效方》、明代王肯堂《证治准绳》、孙一奎《医旨绪余》、龚廷贤《寿世保元》、戴元礼《秘传证治要诀及类方》、张浩《仁术便览》、陈实功《外科正宗》、清代徐灵胎《兰台轨范》、吴仪洛《成方切用》、沈金鳌《杂病源流犀烛》、林佩琴《类证治裁》等书，都辑录了《普济本事方》中的许多资料。许叔微创制的很多方剂，如真珠丸、实脾散、玉真散、旋覆花汤、防风汤、二神丸、紫金丹、紫苏饮、交加散、麝香丸、七珍散、麋茸丸等，已成为临床上必不可少的效方。如许叔微创制的实脾散（附子、草果、干姜、甘草、大腹子、大腹皮、木瓜、炮姜），用以治疗脾虚夹湿的水肿病，严用和的《济生方》中实脾饮（厚朴、白术、木瓜、木香、草果、大腹子、附子、茯苓、干姜、甘草、生姜、大枣）即是由此启悟而来，为临床医家所喜用。还有许叔微治疗“风虚多汗恶风”的防风汤，由白术、防风、牡蛎组成。元代《世医得效方》取法于许叔微，取白术、黄芪、防风，名“玉屏风散”，成为益气固表的名方。又如许叔微用真珠丸养血镇肝治疗“肝经因虚，内受风邪，卧则魂散而不守，状若惊悸”之症，广为后世医家所效法。如张山雷在《中风斠诠》中称：“近世平肝熄风之法，知有珍珠母者，实自叔微此方开其端。”后世很多医家宗此法组方治疗疾病，或在此方基础上化裁加减，均取得了较好的疗效。

此外还有许叔微创制的玉真散，经明代陈实功加味后收录于《外科正宗》之中；二陈丸和五味子散，经明代薛己合而为“四神丸”，收录在《内科摘要》等。这些方剂一直袭用至今，均有良好的疗效。

综上所述，被誉为“宋代十大名医之一”“神医”“名医进士”的许叔微，一生勤求古训，博采众方，躬身实践，著书立说，为后人留下了众多的学术思想和学术成就。其治伤寒宗仲景，开“按症类证”法研究《伤寒论》的先河，创伤寒“三纲鼎立”说，提出“伤寒治法，先要明表里虚实”，以八纲辨证阐发《伤寒论》，对张仲景辨证论治理论进一步补充，并灵活地运用于临床实践，为传播和普及《伤寒论》辨证论治法则，起了极大的推动作用。于杂病取诸家，留下了丰富的治疗经验和大量真实的临床案例，有效地促进了中医各科临床实践的发展。许叔微临证立方，博采创新，用药灵活，讲究法度，理论观点，新颖深刻。以上所述，仅是抛砖引玉，冰山一角，若要窥其全貌，还需精研原著，仔细认真品味。

陕西中医学院　李翠娟

【参考文献】

[1] 陈克正. 宋代名医许叔微 [M]. 北京：中国科学技术出版社，1989.

[2] 刘景超，李具双. 许叔微医学全书 [M]. 北京：中国中医药出版社，2006.

[3] 王富春. 灸法医鉴 [M]. 北京：北京科学技术文献出版社，2009.

[4] 朱步先.《普济本事方》发微 [M]. 北京：人民卫生出版社，2011.

[5] 赵兰才. 许叔微医案集按 [M]. 北京：华夏出版社，2012.

[6] 薛盟. 宋代方剂学家许叔微 [J]. 江苏中医杂志，1980 (5)：44－45.

[7] 严世芸. 许叔微的脾肾观 [J]. 上海中医药杂志，1982 (2)：24－26.

[8] 魏稼. 许叔微对针灸学术思想的贡献探略 [J]. 中医杂志，1983 (5)：48－49.

[9] 许占民. 许叔微的《普济本事方》及其学术思想 [J]. 河北中医，1983 (3)：13－14.

[10] 严世芸. 前师仲圣，后启来者——许叔微杂病论治探析 [J]. 上海中医药杂志，1983 (12)：33－35.

[11] 郭伟琪."三纲鼎立"学说初探 [J]. 广西中医药，1986，5 (9)：1－2，6.

[12] 陈克正. 许叔微制方用药的特色 [J]. 中医杂志，1988 (9)：12－13.

[13] 刘辉. 立足临床，濯古来新——试评许叔微的伤寒学术思想 [J]. 贵阳中医学院学报，1988 (1)：1－2，20.

[14] 袁宜勤. 许叔微温补学术思想探要 [J]. 湖南中医学院学报，1989 (3)：120－121.

[15] 沈敏南. 简述许叔微的学术成就 [J]. 安徽中医学院学报，1990，9 (1)：9－11.

[16] 虞胜清. 试论许叔微的脾肾观 [J]. 江西中医药，1993 (1)：56－57.

[17] 孙浩. 许叔微情钟苍术 [J]. 中医杂志，1995，36 (4)：247－248.

[18] 黄亚博. 许叔微学术思想探赜 [J]. 江苏中医，1997，18 (1)：33－35.

[19] 茅晓. 略论许叔微遣方用药的特点 [J]. 南京中医药大学学报，1997，13 (5)：264－266.

[20] 茅晓. 论许叔微祛邪治病学术思想 [J]. 山西中医，1998，14 (4)：6－8.

[21] 王宗江. 开其所苦，疑释病安——许叔微治惊悸失眠案评析 [J]. 海军医学杂志，1999，20 (1)：78.

[22] 时乐. 浅谈许叔微的内风证治创见 [J]. 浙江中医杂志，2003，38 (2)：71.

[23] 时乐，贾振华，蔡元培. 许叔微对后世治杂病的影响 [J]. 浙江中医杂志，2003，38 (6)：237.

[24] 徐保来. 许叔微学术思想管窥 [J]. 河南中医，2005，25 (1)：28－29.

[25] 王雅丽. 论许叔微治伤寒学术特色 [J]. 中医研究，2005，18 (3)：10－11.

[26] 陈瑜.《普济本事方》灸法探略 [J]. 安徽中医学院学报，2005，24 (6)：25－27.

[27] 刘志龙. 许叔微临证特色举要 [J]. 湖南中医药大学学报，2006，26 (6)：6－8.

[28] 刘小河，陈爱君. 许叔微对《伤寒论》的学术贡献 [J]. 浙江中西医结合杂志，2008，18 (12)：752 - 753.

[29] 王家平，安莉萍，彭艳霞. 许叔微对虫类药的运用 [J]. 河南中医，2009，29 (2)：133 - 134.

[30] 成莉. 宋以前中药炮制文献研究 [D]. 北京：中国中医科学院，2007：50.

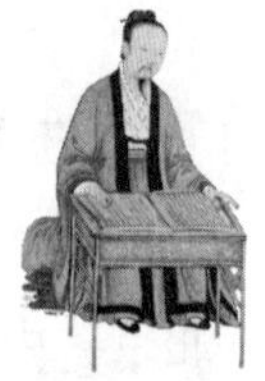

郭　雍

内容提要

郭雍，字子和，自号白云先生，生于北宋元祐六年（1091），卒于南宋淳熙十四年（1187），河南洛阳人，宋代著名医家。著有《伤寒补亡论》，旨在补《伤寒论》之缺略，于张仲景学术有独到的发挥。书中对两感证、阴阳交、阴阳易及痉、湿、暍病等的论述，发人所未发，是研究伤寒之大家。郭雍折衷诸家之间，常能发仲景未尽之旨，而补其未备之方。郭雍精析《伤寒论》，对其中很多观点有较为深入分析，使后世对仲景《伤寒论》的主旨能够有较为透彻的理解。同时，对《伤寒论》中有论无方者补以方剂。此外，郭雍在保留《伤寒论》原旨的基础上，增加了很多针灸临床处方。他对温病也有深入的研究，提出“毒气致厥”说。

【概述】

一、生平简介

郭雍，字子和，自号白云先生，生于北宋元祐六年（1091），卒于南宋淳熙十四年（1187），河南洛阳人，宋代著名医家。其父郭忠孝，为永兴军路提点刑狱，师事程颐，著有《兼山易解》，号兼山先生。其仲兄某，字子言，曾任夷陵、秭归二郡通守。其幼年因体弱多病，爱好医术，曾遍访名医，与常器之、康醇道等辈友善，彼皆深悟岐黄之道，时时向郭雍讲授。郭雍传父兄之学，通世务，隐居峡州（今湖北宜昌），浪游长阳山谷间，号白云先生。乾道年间（1165—1173）峡州太守任清任、湖帅张孝祥推荐郭雍，朝廷征召，其不就，赐号“冲晦处士”。宋孝宗熟知其贤良，时常对辅臣称道，命所在州郡岁时致礼慰问。淳熙年间（1174—1189）更封“颐正先生”，令部使者将郭雍所言上报。郭雍兼治医学，向太医常器之学习，得到常的指导传授后，诊断洞彻病情。雍因涉足岐黄之道，寄意典籍，老而不辍，终成名医。其一生淡泊名利，尊法前贤，且独具慧眼，于八旬高龄取张仲景书，深入研究，兼采《素问》《难经》《备急千金要方》《外台秘要》《活人书》以及庞安常、常器之等方论，编著《伤寒补亡论》20卷，旨在补张仲景论伤寒之缺略，于仲景之说有独到的发挥，其中对两感证、阴阳交、阴阳易，及痉、湿、暍病等的论述，尤其精当，发人所未发。朱熹特为此书作跋，以示表彰。

二、著作介绍

（一）《伤寒补亡论》

《伤寒补亡论》之“补亡”之义，郭雍在“六经证治”及“阴阳毒”“发斑”等篇中言“仲景书遗逸不详见”，故有“补亡”之作。徐锦在《凡例》中说：“仲景之书，残缺已久，其伤寒中所有之证及他证之类伤寒者，本论未备，则取《千金》、《活人》及庞氏、常氏之说合于仲景者补之，故曰补亡。”全书共有20卷，除第16卷于元时遗失外，其余均完整保留，全书分为64门类，计1400余条。第1卷以问答式开篇，共35问，可作为全书概论。卷二、三摘录王叔和《脉经》“辨脉法”“平脉法”二篇，虽叔和撰次，但均为仲景言。郭雍认为“辨脉者，辨伤寒之脉也；平脉者，平众脉也”。卷四至卷七先叙“六经统论”，继以“六经证治”，皆为仲景原论，《伤寒论》原书有论无方者，则补充庞安时、常器之之说，郭氏临证经验亦校补于后。卷八至卷十二详实记录了汗、吐、下、温、灸、刺及用水、用火等法，大都转引王叔和《脉经》及孙思邈《千金翼方》。卷十三至卷十五叙两感、阴阳易、病后劳复等20余证治。卷十七、十八叙痉暍等及似伤寒诸证。卷十九、二十详叙妇人、小儿伤寒及小儿疮疹。

（二）其他著作

《宋史·艺文志》中记载，郭雍著有《传家易说》11卷，《中庸说》1卷（卷一五五，艺文一），《冲晦郭氏兵学》7卷（卷一六〇，艺文六）。《经义考》还记载郭雍著《卦辞指要》6卷、《蓍卦辨疑》2卷。在宋代桑世昌所辑的《兰亭考》卷八中，还发现郭雍所著短文《褚兰》，记录他观看定武旧本《兰亭集序》的事情。据朱熹在郭雍《伤寒补亡论》的后跋记载，郭雍还有“历书、丛书”等著作。

【学术思想】

一、学术渊源

郭雍曾因幼年体弱多病，常年服药，久病成良医，故而涉足岐黄，多年不辍，遍读医典，尤精于伤寒。郭雍广纳《内经》《难经》《脉经》《肘后救卒方》《诸病源候论》《备急千金要方》《外台秘要》《活人书》《伤寒总病论》等著作，并遍访名医。当时名医常器之、康醇道等辈都曾向郭雍讲授。同时郭氏吸收晋代王叔和、唐代孙思邈的思想，兼采宋代朱肱、庞安时、常器之等学者的《伤寒论》研究成果，著成《伤寒补亡论》，终成一代名医。

二、学术特色

宋代对《伤寒论》之研究蔚然成风，仲景方广泛流行，掀起了探讨《伤寒论》的高潮。郭雍是继北宋庞安时、初虞世、朱肱、韩祗和等之后，研究伤寒的又一大家。其著作《伤寒补亡论》“悉以仲景本论为主”，对于仲景著作所未备者，“则取《千金》《活人》及庞氏、常氏之说，合于仲景者补之”。该书对仲景著作的文献研究以及学术思想的理解，均有重要学术价值。

（一）治学态度严谨客观

郭雍对仲景的学术观点评价很高，除引用“陶隐居称仲景之书为众方之祖”“孙真人叹其特有神功”等前人评价外，又于“张仲景、华元化五问”中称仲景之法“要在阴阳六经之证……要之仲景规矩准绳明备，足为百世之师”，并称“欲从上圣之精微，为百世之模楷，非仲景而谁欤”，认为医者欲求治伤寒之法，必须认真研读仲景著作，故其著作“皆以仲景本论为主”。

郭雍推崇仲景之作，却并不盲从，指出仲景言论亦有可商榷之处或未完备者，因其书流传日久，难免有讹误之处。其于“太阳经证治上”篇“伤寒不大便六七日”一条明确“仲景书安得无传写之误也”；又于“可发汗”篇指出“病常自汗出”一条言“本论（《伤寒论》）为后人笔削”。再如，“不可下”篇中曰：“脉浮而大，心下反硬，有热，属脏者，攻之不令发汗。属腑者，不令溲数，溲数则大便鞕，汗多则热愈，汗少则便难，脉迟尚未可攻。常氏云：可小柴胡汤。雍曰：此一证中有误字。《脉经》云：攻之不令微汗，属腑。溲数则坚，汗多则愈，汗出小便难文，皆有误，不能通。”故郭雍在研究仲景著作时参照了多个版本、传本及庞安时、常器之等各家观点，并运用版本学和校勘学方法，力求文辞严谨、准确。

郭雍还对仲景《伤寒论》中提及的某些言论及用药处方提出质疑。比如其于“少阴经证治”中指出：“少阴病，吐利，躁烦，四逆者，死。雍曰：此正仲景吴茱萸汤证，不当不治，仍灸太溪。”此认为仲景所言之“死”证“不当不治”，并提出治法方药。又如在“厥阴经证治”中有云：“伤寒本自寒下，医复吐下之，寒格，更逆吐下；若食入口即吐，干姜黄芩黄连人参汤主之。雍曰：窃疑此汤性寒，又干姜、黄连相反。若更呕吐者，当服当归四逆加茱萸生姜汤及吴茱萸汤。”在此，郭雍又对干姜黄芩黄连人参汤大胆质疑，提出自己的观点，认为当用吴茱萸汤等方。

除了仲景之方，对于庞安时、常器之之说，郭雍也是扬弃地继承。如在“少阴经证治”篇中云：“仲景曰：脉尺寸俱沉者，少阴受病也，当五六日发，以其脉贯肾，络于肺，系舌本，故口燥舌干而渴。庞安时云：宜大承气汤。雍曰：未可也，更宜详余证，可下则下之。”对于仲景未尽之方，郭雍引用了庞安时之言，但是对于庞安时用方，郭雍又进一步言“更宜详余证，可下则下之”。足见郭雍对于众方的采纳，是结合临证经验而加以分析的，可见其治学严谨。

郭雍为伤寒病证补充仲景所未备之治法。对于仲景有证无方的条文，郭雍或引用孙思邈、常器之、庞安时等论，或者提出自己看法，为其补充治法或用方，补充总计有242处。其中正文及“伤寒例”中增补了134处，在“诸可与不可”部分增补108处（与正文有重复）。例如：“病有发热恶寒者，发于阳也；无热恶寒者，发于阴也。发于阳者七日愈，发于阴者六日愈，以阳数七阴数六故也。庞安时曰：发于阳者，随证用汗药攻其表；发于阴者，用四逆辈温其内。”除了方药的补充，又补充针灸刺法，如：“脏结无阳证，不往来寒热（一云寒而不热），其人反静，舌上苔滑者，不可攻也。常器之云：可刺关元穴。雍曰：宜灸”。文中又时常可见郭雍对病证的分析以及方剂的辨别等补充内容，是对仲景学术思想的进一步完善，为后世治疗伤寒提供了更多依据、思路和方法。相对于一些盲目推崇仲景，对于伤寒条文一字不敢易者，郭雍的态度无疑是积极的、客观的。

（二）引录文献详实可信

郭雍在其著作中引录文献时尽量做到准确，引用的文献均注明出处，使后世学者阅之一目了然。如“仲景曰”“叔和曰”“《金匮要略》曰”“《素问》曰”“《灵枢》曰”等，对于自己的观点则称“雍曰”，各个条目清楚、规范。

对于引录文献的方式，郭雍也进行了详尽说明。比如在撰录“平脉”“辨脉”篇时，在篇首首先明言：“世以仲景之法止此二篇，垂百世之师范，虽王叔和撰次，一字不必妄易，仍旧次录之，其问答皆仲景本文也。”另外在录六经病证时，又于“太阳经证治”篇首述：“自此以下皆仲景本论，更不设问，恐滋繁言，第曰‘仲景曰’，继则‘又曰’而已……其次并依仲景本论先后，不复易云”。说明书中引用文字以及编排顺序均是根据其底本，并没有做任何的改动。另外郭雍对于增补仲景之论的引用条文，有疑问处也一一作了校勘。如“少阳经证治”中云：“少阴病，得之一二日，口中和，其背恶寒者，当灸之，附子汤主之。常氏云：当灸膈俞、关元穴，背俞第三行。雍曰：此有漏字，当是灸膈俞及关元穴也，膈俞是背俞第二行穴。”此处郭雍对所引常器之言论中错误之处也作了校正。由此可见，郭氏对文献的整理相当严谨，故其所引录内容是令人信服的。

（三）广备众本校勘研究

从《伤寒补亡论》中可以看出，郭雍在编著此书时对《伤寒论》以及《脉经》《备急千金要方》《千金翼方》《外台秘要》等多个传本进行了对校。仔细研读还可以发现，郭雍在《伤寒补亡论》中所引录的《伤寒论》文字与宋代林亿等人校正本（下简称“亿本”）相比较有较大的差别，由此可知郭雍并没有以林亿校本为底本。此外，从《伤寒补亡论》中的校勘内容以及校本的称谓中可以推测，郭雍应该还掌握有多个版本的《伤寒论》。

首先是官本，“官本”一词在文中出现两次。“太阳经证治”中云：“病发于阳而反下之，热入因作结胸。病发于阴而反下之（官本及《脉经》汗之皆作下之），因作痞。脉浮而紧，而复下之，紧反入里，则作痞。”“不可下”中曰：“病发于阳，而反下之（一作汗之，官本及《脉经》皆作下之），热入因作结胸；病发于阴，而反下之，因作痞。”此两条为重复条文，实为一条。详读林亿等校订本《伤寒论》确作“下之”，由此可见此处“官本”可能即指林亿等的校订本。

其次，《伤寒补亡论》中“校正者”“校正曰”“校正云”之语一共出现三次。其一为“太阳经证治下”中“伤寒脉浮滑，此表有热、里有寒，白虎汤主之。雍曰：此一证，传写之误。校正者谓：热结在里，表里俱热，此即仲景吐下后欲饮水数升，白虎加人参汤之证。又非此也。仲景别条云：‘伤寒脉浮，发热，无汗，其表不解，不可与白虎。’表不解者，尚不可服，况里有寒者乎？详此证，当作‘伤寒脉浮滑，此表里有热，白虎汤主之。’是亦仲景之言，故仲景厥阴论中脉滑而厥亦为里有热，亦用白虎也。”（附：亿本作：“臣亿等谨按。前篇云，热结在里，表里俱热者，白虎汤主之；又云，其表不解，不可与白虎汤；此云，脉浮滑，表有热，里有寒者，必表里字差矣。又阳明一证云，脉浮迟，表热里寒，四逆汤主之。又少阴一证云，里寒外热，通脉四逆汤主之。以此表里自差明矣。”）雍本及亿本均对“表有热、里有寒”提出质疑，认为此处文字有误，然而雍本所谓“校正者谓”与亿本中“臣亿等谨按”意义有差别，难以判断“校正者”是否就是指林亿等。其二，郭雍于“太阴经证治”中指出：“太阴为病，脉弱，其人续自便利，设当行大黄芍药者，宜减之，以其人胃气弱，易动故也。校正云：下利者先煎芍药二沸。”此处大字“校正云”的内容与亿本中小字注文大致相同，但是仍然有差别，雍本作先煎芍药“二沸”，而亿本则是“三沸”。其三为“汗后”篇中“若重发汗，复加烧针者，与四逆汤。雍曰：此证首尾都无四逆证，恐是字误。今详重发汗、复加烧针，恐是火劫亡阳惊狂者，则当与桂枝去芍药加蜀漆牡蛎龙骨救逆汤。若止是火逆，因烧针烦躁，则当与桂枝甘草龙骨牡蛎汤，亦救逆也。故恐四逆本是救逆汤字。校正曰：误书入四逆一方也。”此处郭雍引“校正曰”的内容，亿本中并未见。郭雍在小字校文中多次注明“一本作”“一本云”，其中有两处与“官本”同时出现；另外又有多处小字校文与亿本之正文、校文皆不同，说明除“官本”外，郭雍还掌握有其他版本。林亿等校书时亦掌握有多个版本，而亿本中多处校文雍本又未见，说明林亿等与郭雍所掌握之校本又有所不同。

由此可见，郭雍在研究《伤寒》过程中广泛运用版本学及校勘学的方法，十分重视版本，掌握了多个《伤寒论》的传本及版本，力求还原书原貌，是其严谨的一个佐证。

（四）谨慎对待仲景之方

郭雍在《伤寒补亡论》中多次强调，“仲景之方必须谨慎对待，务必以稳妥为要，仲景之方多峻，用方宜谨慎”。由此可见，郭氏的用药处方不喜峻烈之剂，较之仲景偏于温和。对于《伤寒论》的处方，郭雍在《伤寒补亡论》中提出了很多自己的理解。

郭雍于“治法大要九问”中有言：“常人才学明识不逮仲景，则有误在其中，安敢尽用其药？

遇桂枝证则必思桂枝之轻者而用之，遇麻黄证则必思麻黄之轻者而用之。盖虑脉证有误，须预为之防，得不失仲景大意可也。如因仲景之言，必尽用仲景之剂，不自量力，周思断然无疑，所谓‘愚者动作果而速也’，鲜不失矣。至如青龙、承气、十枣、陷胸等汤，学浅者尤宜绝口。”

对于下法，强调须反复详之方可用。如“阳明经证治”言：“通津液用柴胡桂枝汤尤稳。如不得已，至用承气汤。”于“太阴经证治”中言：“更当详证而后可下……未可速下。”“少阴经证治”中云：“更宜详余证，可下则下之”“更当细详其余证，方敢用（下法）”。“厥阴经证治”云：“更宜详下证中，下证全，则可下。”反复强调下法须详细辨证，待下证确备乃可下之，尽管如此，承气汤亦是“不得已”之时方可用之。

对于峻烈之方，认为可以他方代之。如“太阳经证治”中，于“十枣汤病证”下言：“十枣汤太峻，后人未易用，当以槟榔汤代之”。“可发汗”篇，对大青龙汤论述如下：“然大青龙发汗过于麻黄汤远甚，如中风见寒脉，汗不出者，尚可用，设或中风见寒脉，自汗出者，安敢更用青龙汤发表……雍又妄意：大青龙三证皆可代用。惟无汗者微加麻黄，有汗者微减麻黄，用之则尤善。虽曰药轻，其实对证，又无误用之失，不犹愈乎？”主张以桂枝麻黄各半汤稍事加减，以取代峻烈之大青龙汤。“可下”篇中主张“凡用大承气，亦宜消息用调胃承气汤代之”。

对于其他医家所用之方，郭雍亦是谨慎为之。如“太阳经证治”中有云：“仲景曰：脉浮数者，法当汗出而愈，若下之，身重心悸者，不可发汗，当自汗出乃解。所以然者，尺中脉微，此里虚，须表里实，津液自和，便自汗出愈。常器之云：汗不出者，可与小柴胡汤。雍曰……此证是下后里虚，故仲景待其气复，津液自和而汗出，不必更用药。此一证，非有证无治，其不用药，便是治法也。常氏必欲和解之，疑其用药太重，故雍以柔剂少杀其力。庶几得中要之，能少忍，待其自和，从仲景不用药法为上也。”可见，郭雍的用方态度极其谨慎，甚至未免有太过小心之嫌。不过，此亦为其性格谨慎的一个证据，与其引用文献的态度是相合的。

（五）发旨仲景，补方伤寒

郭雍于《伤寒补亡论》中，继承了《伤寒论》的学术思想，且常能发仲景未尽之旨，而补其未备之方。郭氏议论详实贴切，言多中肯，足以启发后学。

书中处处可见郭雍的精辟言论。如郭雍对太阳病之有汗无汗二证机制，分析的十分透彻。其云：“太阳一经何其或有汗或无汗？曰：系乎荣卫之气也。营行脉中，卫行脉外，亦以内外和谐而后可行也。风邪之气，中浅则中卫，中卫则卫强，卫强不与营相属，其剽悍之气随空隙而外出，则为汗矣。故有汗者，卫气遇毛孔而出者也。寒邪中深，则涉卫中营，二气俱受病，无一强一弱之证，寒邪营卫相结而不行，则卫气无自而出，必用药发其汗，然后邪去而营卫复通，故虽一经，有汗无汗二证，亦有桂枝解表麻黄发汗之治法不同也。”此描述使得《伤寒论》“卫气不共营气和谐”的理论清晰透彻。

再如，郭雍解释桂枝、麻黄解表的区别。郭氏曰：“所以用桂枝者，以桂枝能和卫而不能至营也；所以不用麻黄者，以麻黄俱入营卫，反复动已，和无疾之营气，使营卫俱虚，俱出而为汗，遂令汗漏不止，则人殆矣。”这说明桂枝、麻黄作为解表药的应用是有差异的。至于二者的具体运用，书中云：“中风、伤寒二证本以有汗、无汗而分，桂枝、麻黄二汤亦分有汗无汗而用。故汗出亦有恶寒者，亦属中风”，“汗出恶风宜桂枝汤，无汗恶寒宜麻黄汤”。这里他不只限于“恶风用桂枝，恶寒用麻黄”之说，而得出“有汗用桂枝，无汗用麻黄之法”。也正如一般所说的“麻桂二汤之用，不在脉之紧与缓，不在恶风与恶寒，而在有汗与无汗”。可见郭雍对太阳病有汗、无汗二证从机理到治疗用药都有自己的新义。

郭雍精析《伤寒论》，对其中的很多观点能够深入分析，使后世对仲景《伤寒论》的主旨能够进一步的理解。如仲景曰：“本发汗而复下之，此为逆也。若先发汗，治不为逆。本先下之，而反汗之为逆。若先下之，治不为逆。”雍曰：“此为病当先汗，而反先下之，故为逆也。若已汗而复下之者，不为逆也，或病当先下而反先汗之，故为逆也。若已下而后汗之者，不为逆也。如太阳证当汗而反下之，少阴证，当下而反汗之，皆为逆也。”郭雍指出“若已汗而复下之者，不为逆”，以及“若已下而后汗之者，不为逆”，使后世对此的理解更加透彻。

《伤寒论》主要论及外感热病，郭氏根据其自身的临床实践，深觉《伤寒论》辨证素材之不足，还需补充一些症状，才能弥补该书之憾。故补亡9种症状，即瘀血、圊血、便血、衄血、痉痓、虚烦、疮疹、瘾疹、斑疮。这些症状有些《伤寒论》虽也述及，但失之简略，郭雍进行了补充。如发斑，“温毒内外热盛，不能偏表、偏里，须两解之，以去内外热，宜白虎加人参汤、化斑汤；若内外热太甚者，依阳毒治之；常时伤寒误下、失下致斑出者，其毒已入胃，审其无表证、有下证，宜用调胃承气汤以除胃中热”。

另外，郭雍的另一大贡献，就是对《伤寒论》中有论无方者补以方剂，同时这也是《伤寒补亡论》在内容上的一大突出的特点。单就《伤寒补亡论》中“六经统论”部分统计，其中所补的方剂就有37个。而如内科杂病、温病、妇人伤寒、小儿伤寒等其他部分，所补充的方剂则更多。郭氏遣方用药，无不遵循辨证施治原则，药随证变。如书中云：“曰：太阳病二日反躁，反熨其背，而大汗出，大热入胃，胃中水竭，躁烦，必发谵语，十余日，振栗自下利者，此为欲解也。故其汗从腰以下不得汗，欲小便不得，反呕，欲失溲，足下恶风，大便硬，小便当数而反不数及不多，大便已，头卓然而痛，其人足心必热，谷气下流故也。常（器之）云：可与白虎加人参汤、五苓散、调胃承气汤。”雍曰：“常氏之意谓火气入胃，胃中枯燥，故用白虎加参汤解之，然须无表证，渴饮水者可服，有表证者不可服，以白虎解里热故也。小便不利者当用五苓散，然渴饮水者宜服。其大便硬者用调胃承气汤……振栗反汗出者，若自下利，皆不宜服。若无上诸证，而大便硬或不通，谵语仍在者然后可服。”又曰：“下利后脉绝，手足厥冷。晬时脉还，手足温者生，脉不还者死”“宜用通脉四逆汤”“少阳中风，两耳无所闻，目赤，胸中满而烦者，不可吐下，吐下则悸而惊”“此证当服柴胡加龙骨牡蛎汤”“伤寒热少厥微，指头寒，默默不欲食，烦躁数日，小便利色白者，此热除也，欲得食，其病为愈，若厥而呕，胸胁烦满者，其后必便血”“热不除而便血，可犀角地黄汤”。郭雍辨证补方每每如此。

（六）折衷诸家，贵存器之

在对于仲景《伤寒论》研究中，郭雍广纳《内经》《难经》《脉经》《肘后救卒方》《诸病源候论》《备急千金要方》《外台秘要》《活人书》《伤寒总病论》等著作，以及常器之、王仲弓等10余家注述，同时吸收晋代王叔和、唐代孙思邈的思想，采纳宋代朱肱、庞安时、常器之等学者的《伤寒论》研究成果，结合自己的临床实践经验，“穷经探微，洞彻病情”，折衷诸家之学，以补充仲景之未备。使自己对《伤寒论》条文、用药的理解更趋合理。如卷一据《内经》《难经》有关论述，以问答形式，解释了伤寒名例等问题；据《备急千金要方》补“张仲景华元化五问”，以区别二人所论伤寒证治异同。郭雍还引用《诸病源候论》脚气、湿温及发黄诸候，以与伤寒鉴别。郭雍还引用庞安时、常器之之言，讨论汗法之运用。如其云：“又曰：太阳病脉浮紧者，法当身疼痛，宜以汗解之；假令尺中迟者，不可发汗，何以知之？然。以营气不足血少故也。庞安时云：前阳明病脉迟、汗出多、微恶寒，宜桂枝汤，不责营不足，盖尺脉长大而迟，此必软紧而迟，不可汗，宜建中汤。雍曰：桂枝本为解肌不动经，故前阳明证中用之，麻黄则发汗动经也。常器之曰：可小柴胡汤。雍曰：伤寒阳脉涩，阴脉弦，法当腹中急痛先与小建中汤，不差，与小柴胡汤，二药可相须用也。”

凡三阴三阳病证有证无治、有治无方者，采庞、常二家之论补充。如《伤寒论》温病失治之变证，原论无治法方药，郭雍则据常器之《补治论》补云：“转下火熏皆为逆也，可白虎加人参、桂枝柴胡各半汤、桂枝去芍药加蜀漆龙骨牡蛎救逆汤。”原文指出少阳忌汗，误汗则谵语。郭氏依庞安时所言“多少阳者宜调胃承气汤，此属少阳阳明证；少阳宜和表，鲜有汗证，少阳和表宜小柴胡汤”。诸家之中，郭雍引用常器之的话最多。以上列举各家都有其著作保存下来，惟常器之之书始终不见。所以郭雍集存常器之之言，就显得特别珍贵了。单从本书“六经统论”部分所引常器之补入《伤寒论》的方剂就达113方。由此也可推知常器之对《伤寒论》的研究亦有一定的贡献。

“补亡”的主旨，在于阐述仲景原论的六经证治，明理于世。“补亡”的内容，从第4至20卷各条，随处可见，是不注之注的衍义性质。“补亡”的资料，辑录《内经》《难经》《脉经》《备急千金要方》以及庞、朱、常诸家之说。其中以常器之之说引述较多，且较精湛。郭雍在“自叙”最后一段说：“常器之《补治论》虽略有传，而不得善本，今有文缺者补之，伪舛者正之，疑不敢用者去之，庶不累其名。”足见他对常器之之说的取裁，是经过精心锤炼的。常器之《补治论》，宋时即不经见。其说是发挥仲景原论不发的奥义，特别是证治部分申述尤多，精切处颇能启人悟机。郭雍引述，使我们得从《伤寒补亡论》中见到常器之的《补治论》，使《伤寒论》辨证施治的应用有进一步补充。在常器之阐述与《伤寒论》原意有参差或未能探仲景之奥外，郭雍多有笺正，力求至当。在这方面，郭雍《伤寒补亡论》是优于庞安时《伤寒总病论》的。诸如“仲景曰：脉浮数者，法当汗出而愈。若下之，身重心悸者，不可发汗，当自汗出乃解。所以然者，尺中脉微，此里虚，须表里实，津液自和，便自汗出愈。常器之云：汗不出者，可与小柴胡汤。雍曰：若心下悸而烦，宜小建中汤。表里俱虚，宜桂枝麻黄各半汤。设若用柴胡和解，亦宜用柴胡，桂枝和其营卫，以通津液，此证是下后里虚，故仲景待其气复，津液自和而汗出，不必更用药。此一证非有证无治，其不用药，便是治法也。常器之必欲和解之，疑其用药太重，故雍以柔剂少杀其力，庶几得中要之，能少忍。待其自和，从仲景不用药法为上也。”再如，“仲景曰：脉尺寸俱沉者，少阴受病也。当五六日发，以其脉贯肾，络于肺系舌本，故口燥舌干而渴。庞安时云：宜大承气汤。雍曰：未可也，更宜详余证，可下则下之。”诸如此类，可见郭氏对于常氏的很多观点，也是根据自己的临床经验加以辨别的，并非盲从。

（七）阐明温病，析理厥病

郭雍对温病也有深入的研究，书中不乏其精辟的见解。庞安时曾指出瘟疫别于伤寒。郭氏深受庞安时的思想影响，又进一步将此理论加以发挥。其首先把伤寒、温病、热病加以区别，引仲景之说法认为，“冬伤于寒，中而即病者名曰伤寒。盖初感即发无蕴积之毒气，虽为伤寒其病亦轻。不即病，寒毒藏于肌肤，至春变为温病，至夏变为热病”。他指出温病较伤寒“其毒稍深”，热病较伤寒“其毒更甚”；温病重于伤寒，热病又重于温病。同时又指出，伤寒、温病、热病都为伤寒。郭雍云：“故古人谓冬伤于寒，轻者夏至以前发为温病，甚者夏至以后发为暑病也，此三者其为伤寒本一也。”进而，再把温病分为三种，云：“医家论温病多误者，盖以温为别一种病。不思冬伤于寒，至春发者谓之温病；冬不伤寒，而春自感风温之气而病者亦谓之温；及春有非节之气中人为疫者亦为之温。三者之温自不同也。”大凡前两种温病是“自感自致之病”，瘟疫为“一邦一乡一家皆同患者”。前两者系自感风寒或风温邪气所起，后者乃非节之气中人所致。前一种为冬感，后两种为春感，这显然是把温、疫同伤寒分开了。郭雍明确表明了瘟疫为“一邦一乡一家皆同患者”，此说体现了瘟疫的传染性。

郭雍大胆地提出“冬不伤寒，春自感邪”是温病的一种类型。为了说明三种温病之间的不同点，郭雍又做了进一步的错综比较，在“伤寒瘟疫记”中云：“故古人谓冬伤于寒，轻者夏至以前发为温病，甚者夏至以后发为暑病也。此三者，其为伤寒本一也。惟有即发不即发之异，随脉变动，遂大不同。又有冬不伤寒，至春感不正之气而病，其病无寒毒之气为之根，虽名温病，又比冬伤于寒，至春再感温气为病轻。然春温冬寒之病，乃由自感自致之病也，若夫一乡一邦一家皆同患者，是则温之为疫者然也。”由此可见，郭雍虽认为伏气温病与新感温病有轻重之别，但是这两者都没有流行性，因而和“一邦一乡一家皆同患者”的瘟疫是有差别的。又曰：“大抵冬伤于寒，经时而后发者，有寒毒为之根，再感四时不正之气而为病，则其病安得不重？如冬病伤寒，春病温气与夫时行瘟疫之类，皆无根本蕴积之毒，才感即发，中人浅薄，不得与寒毒蕴蓄有时而发者同论也。”此又将新感温病与时行温病划为一类，认为伏气温病之所以病重，主要是有寒毒为病根，病久根深，难以速除，不若才感即发者易治。郭雍惟恐人们忽视了新感温病，又特地强调云：“或云：春时触冒自感之温，古无其名，何也？曰：假令春时有触冒自感风寒而病，发热恶寒，头疼身体痛者，既非伤寒，又非疫气，不因春时温气而名温病当何如也？如夏月之疾，由冬感者为热病，不由冬感者为暑为暍，春时亦如此也。”郭雍将春温与暑对照，夏月感当令之热邪既可谓之暑病，春天感当令之气何不可谓之温病。

郭雍认为，伤寒有五，其证皆热。郭雍继承《难经》“伤寒有五”的学术思想，认为五种伤寒病是因为重感于四时之气，故有不同的病名。他说：“总而言之，则皆曰伤寒、曰热病。故王冰言：论其发病，皆为伤寒致之是也；谓之热病，其证皆热也。”郭雍又云：“巢元方《病源》，以伤寒、时气、温病、热病分为四种。伤寒，冬也；时气，疫也；温病，春也；热病，夏也；虽各具数十候，究其证治各不相远。”

郭雍论“伤寒有五”，旨在限制伤寒病的范围。其认为伤寒“其病皆伤于寒，其为病皆热则一也。然而有五名者，因四时之变气而言也。冬有风寒二证，故冬为中风，为伤寒；春为温病；

夏为暑病，亦曰热病；秋为湿温。此皆重感于四时之气，故异其名也。总而言之，则皆曰伤寒，曰热病”（《伤寒补亡论·伤寒名例》）。此段文字至少有两点意义。第一，提出“热病”概念在不同场合有不同的含义，便于理解《内经》《难经》《伤寒论》等经典论述。在“伤寒有五”中，热病是暑病的代称。在伤寒“其为病皆热”中，热病是伤寒的代称。实际上，病而发热是热病命名的本来含义，它还应包括伤寒之外的许多疾病，如冬温、瘟疫、内伤发热等。第二，规定伤寒病的概念。伤寒之名由何而来？是就病因而言，“其病皆伤于寒也”。所谓春温、夏暑、秋之湿温，皆有冬伤于寒，并“重感于四时之气”者。这样一来则与把“寒”字解成“邪”字，或称伤寒为外感病之总称大相径庭。而且，后两者都与《素问·热论》“两感于寒”“伤于寒也，则为病热”“病伤寒而成温者”不相符合。总之，郭雍认为温病和暑病与伤寒在概念上部分重合，而非从属关系。即广义的伤寒包括狭义的温病和暑病，广义的温病和暑病则与广义的伤寒呈并列关系，因为郭雍认为温病有三，暑病有二，暑病也包括新感和伏邪。诚然，此时郭雍还不可能把整个温病（包括瘟疫）同伤寒划清界限，还不可能使温病从伤寒之中独立出来；对瘟疫的成因，还仅在感受不时之气的范围去认识。

此外，郭雍认为瘟疫轻于伏气温病还有可商之处。郭雍既曰“触冒自感之风寒”，又曰“因春时温气而名”，含糊其辞，不如后世温病学家对此论述直截了当。但在当时的历史条件下，他能够把瘟疫同伤寒较严格地加以区别，已十分难得。

另外，对厥病的认识，郭雍之前医家所论一直停留在“阴阳气不相顺接便为厥”。郭雍在《素问·厥论》的理论基础上，独辟蹊径，创立“毒气致厥”说。他认为《内经》之厥，是阴阳偏盛，气血逆乱所致，病机重点在“气逆”；而伤寒之厥“非本阴阳偏盛，暂为毒气所苦而然”，病机重点为“毒气扰经”，厥阴为阴极阳初生之际，贵阴阳气顺接，一俟邪气侵袭，阴阳失调即形成厥证。郭氏云：“毒气并于阴，则阴盛而阳衰，阴经不能容，其毒必溢于阳，故为寒厥；毒气并于阳，阳不能容，则阳盛阴衰，其毒必溢于阴，故为热厥。”治疗应随毒气发展趋势因势利导，如“毒气随三阴经走下，不复可止”，宜用逐下法，可免“发痈脓，便脓血”之虞。

（八）病证辨析，造诣精卓

《伤寒补亡论》在“六经统论”中，将十二经脉辨证的思想，贯穿于“六经证治”各篇，几乎所有关于伤寒的受病、传变，或愈或不愈，都可找到十二经脉辨析的踪迹。对于六经辨证，强调“经络为先，证脉为次”。其于“自序”中云：“伤寒之毒，能入大经，与经气相搏，经气不能胜，反藉经隧恣意攻人，人为之拱手待毙。昔之所谓流注血气、生养人命之经，今化为寒温热毒，毒人生命之经矣。”“治法”曰：“伤寒看外证为多，未诊先问，最为有准。”又云：“传经则以脉证辨之。”再云：“伤寒之疾，其来甚暴，尚为易见，故问外证，切寸口，足以知病之所在。”如此可以看出郭氏诊查伤寒六经病，第一是辨经络，第二是审外证，第三是证脉合参。

在“六经统论”中，郭雍非常重视“传经”。由于伤寒的传经与不传经，关系到病情的轻重和治疗的难易。其对第 4 条关于按日传经的内容作了合乎经义的解释。其云：“受病皆有常变，其经与日不相应者则变也。循常则易治，既变则难通。”并指出诊察的方法是“变当从证，常可从日”。第 6、7 两条，对传经之或愈或不愈，均从症状及脉象上审察。在第 12、13 两条中，郭雍引

《伤寒论》“伤寒一日，太阳受之，脉若静者为不传，颇欲吐；若躁烦，脉数急者，为传也。”又“伤寒二三日，阳明少阳证不见者，为不传也”，用以审察三阳受病之传与不传。又引“伤寒三日，三阳为尽，三阴当受邪，其人反能食而不呕，此为三阴不受邪”，用以诊察三阴经之传与不传。其所以作为诊察之依据，着眼点俱在脉证上。还引“太阳病，十日以去，脉浮细而嗜卧者。外已解也。设胸满胁痛者，与小柴胡汤；脉但浮者，与麻黄汤”，作为审查传经与不传经的典范条文。这些条文的引述和示意，说明郭氏对传经的诊察是细致和深入的。

《伤寒补亡论》最基本的辨证施治思想，除了六经辨证，还包括“以脉证辨之”，从症状的“循常与变异”辨之，以及“受邪与不受邪”辨之。全书中其辨证最明、析理最精者，当属阐述太阳病大青龙汤证两条。其一，“太阳中风，脉浮紧，发热恶寒，身疼痛，不汗出而烦躁，大青龙汤主之。若脉微弱，汗出恶风者，不可服之；服之则厥逆，筋惕肉瞤，此为逆也。”其二，“伤寒，脉浮缓，身不疼，但重，乍有轻时，无少阴证者，大青龙汤发之。”郭雍指出：“大青龙汤惟有此二证最为难识，故世医多不能辨，用之亦多误也。前曰‘太阳中风脉浮紧’者，此即中风见寒脉也；后曰‘太阳伤寒脉浮缓’者，此则伤寒见风脉也……大青龙发汗过于麻黄远甚，如中风见寒脉汗不出者尚可用，设或中风见寒脉自汗出者，安敢更用青龙汤发表？故仲景又曰，‘若脉微弱，汗出恶风者，不可服之，服之则厥逆，筋惕肉瞤，此为逆也’。盖谓服之则汗漏不已，至于亡阳之极，不可治也。世医所以多误用者正谓此。如是，则大青龙之证，又当于中风见寒脉之中再分有汗无汗，作为两证；则大青龙当有三证。其两证无汗者可服大青龙，其一证有汗者不可服也。”郭雍的阐述，充分体现了“以脉辨证”的思想，其辨析细致，堪作示范。郭雍除了主张辨证外，还非常注重疾病之间的鉴别，《伤寒补亡论》中贯穿了疾病之间鉴别诊断的思想，如郭雍对风温与温毒的鉴别，痓、痉的比较，以及斑、疮、瘾疹之间的鉴别。除此之外，郭雍还专门在18卷中，分别论述了“伤寒相似诸证上四条”以及“伤寒相似诸证下10问”。其在“伤寒相似诸证上四条”的开篇即云：“《活人书》论痰症、食积、虚烦、脚气四者，皆与伤寒相似，而实非伤寒。医者见其发热恶寒，多作伤寒治之。因兹夭横甚多，故特立此名，使览者知其非伤寒也。雍取此论而广之。”之后又对其与伤寒不同的临床表现一一分析。郭雍引朱肱《活人书》之言：“病有憎寒发热者，恶风自汗，寸口脉浮，胸膈痞满，气上冲咽喉不得息，而头不疼项不强者，此为有痰也。虽类伤寒，但头不疼，项不强为异。”又云：“头疼脉数，发热恶寒，而身不疼痛，左手脉平和者，食积也。虽类伤寒。而左手人迎脉平和，身不疼痛者是也。《针灸甲乙经》云：人迎紧盛伤于寒，气口紧盛伤于食。盖气口主中，人迎主外，以此别之。”诸如此类，郭雍认为“皆当辨证而后用药也”。郭雍参考诸家之说，结合自己的临证经验，仔细分析比较病证之不同，而后用药。

明确辨证后，郭雍主张，传证之始，“急于用药，犹豫则差”，强调在病邪已由太阳而传入阳明，或由阳经而传入阴经之际，趁病邪尚未深入，果断用药。在8至12卷“可发汗”与“不可发汗”，“可下”与“不可下”，“可吐”与“不可吐”，“可灸”与“不可灸”，“可刺”与“不可刺”等各条阐述中，郭氏所提倡的理论以及实际运用的方药明确可见。郭氏认为，三阳实热证治疗的关键，在于汗、下的及时与否，但应用之有度，不宜太过。三阴虚寒证在于使用温里得当。其对太阴寒证多采用艾灸法、对少阴病四逆而烦躁者，主张先用吴茱萸汤；四逆而无烦躁者，先宜服四逆汤；四逆下利脉不出者，先宜服通脉四逆汤。如误汗误下或汗下太过，则借助于小建中汤。

具体而言，郭雍对使用汗下的标准，除遵照仲景“可汗”“可下”各条指征外，同时参照了庞安时所总结的临证经验。可汗脉证为“脉紧盛而按之涩，外证必发热无汗，骨节烦疼，或喘，其人但憎寒，手足指末必微厥，厥久而复温，掌心不厥，宜麻黄汤”。可下的脉证为“脉沉细数为热在里，又兼腹满咽干，或口燥舌干而渴；或六七日不大便，小便自如；或目中瞳子不明，无外证者；或汗后脉沉实者；或下利三部脉皆平，按之心下坚者；或连发汗不恶寒者；或已经下，其脉浮沉按之有力者，皆宜大承气汤”。其在可下篇最后云：“凡汗下皆不宜太过，故汗下后易将理；若汗下太过，则患者虚，难将理，易劳复。凡用大承气，亦宜消息用调胃承气代之，盖仲景自有承气之戒故也。”这完全体现了《素问·五常政大论》所谓：“大毒治病，十去其六……毋使过之，伤其正也”之旨，郭雍“自叙”中所说“机运无穷”，亦即指此，充分体现了郭雍在果断中不忘审慎。

【临证经验】

一、拓展思路，针药并重

纵观《伤寒补亡论》全书，郭雍在保留《伤寒论》原旨的基础上，在治疗方面增加了很多针灸处方。虽张仲景的《伤寒论》包含了不少针灸内容，但不少篇幅只提及灸法或针法，而并未详细说明穴位的选取，以及具体的针灸方法的操作。郭雍则广纳诸家之长，深入研究皇甫谧的《针灸甲乙经》、王叔和《脉经》等，并结合自己的临床经验灵活处方，以补充《伤寒论》之不足，增加了针灸取穴、灸法操作的内容。同时，郭雍重视针药并重，书中随处可见针药并重之例。

如《伤寒补亡论》“少阴经证治篇”云：“少阴病吐利，手足不逆冷反发热者，不死。脉不至者，灸少阴七壮。常器之云：少阴太溪穴也。庞安时云：发热者，谓其身发热也。太溪穴，在内踝后跟骨上，动脉陷中。”以上文中，郭雍引庞安时、常器之之言，明确指出实施灸法的穴位。又如“少阴病，但厥无汗，而强发之，必动其血，未知从何道出，或从口鼻，或从目出，是名下厥上竭，为难治。常器之云：可芍药地黄汤。雍曰：仍灸太溪、三阴交及涌泉穴。又曰：少阴病，恶寒，身蜷而利，手足逆冷者，不治。雍曰：灸太溪等穴。仍服四逆汤。”再如，“曰：少阴病，下利，脉微涩，呕而汗出，必数更衣，反少者当温其上，灸之。《脉经》云：灸厥阴可五十壮。常器之云：可灸大冲穴。雍曰：仍灸太溪”。此仅“少阴经证治篇”中数段内容，即可见郭雍所补充的针灸证治情况。

由上可见，郭雍在药物治疗基础上，配合针灸疗法，拓展了治疗思路。此外可以看出，郭雍注重用经络辨证指导针灸选穴，如少阴经病证，多选取少阴经穴。

二、补充伤寒，辨证精准

（一）辨痓痉

《伤寒论》原文中没有关于痓痉的论述，郭雍单独列出“痓痉”篇，共26条。文中博引各家之言，包括《内经》、张仲景、王叔和、孙思邈、庞安时、朱肱等各家论述及治法，还引述其兄子言及当时东平名医刘寅的见解，共3500余言，在《伤寒补亡论》中是非常有特色的专篇，郭雍也认为是“究源别流”之作。

郭雍认为，“痓痉二病，终缘二字差误，诸书鲜有晓然无疑者，所以近世无端确之论”。明确指出：“痓与痉有别。痓者病名，如中风伤寒之类；痉者证名，如结胸痞气之类。”其论痓病，引《伤寒论》“太阳病，脉沉而细者名曰痓”“太阳病，发热无汗，反恶寒者，名曰刚痓”“太阳病，发热汗出而不恶寒者，名曰柔痓”。进一步指出：“刚痓即与太阳伤寒证同，柔痓即与太阳中风证同。然伤寒脉浮紧，中风脉浮缓，痓病脉沉细，当以此别之。”关于痉病的症状，其引孙思邈所谓“口噤不开，背张而直，如发痫之状，摇头马鸣，腰反折，须臾数十发，气息如丝，汗出如雨”，并言“痉因他病而有，初无本病，或因中风而痉，或因伤寒而痉，或因痓而加痉”。

痓与痉的鉴别要点，在于发作情况的不同。痓不以时发，累日不知人事，微柔软；痉病以时发，时发时止，经脉与筋强直反张。郭雍指出：“痓为轻，痉为重，痓而兼痉则更重。”

至于痓痉的治法，郭雍取《活人书》治柔痓用桂枝加葛根汤，《伤寒总病论》治刚痓用葛根加麻黄汤之例，认为“二病用药不甚相远”，还点明“此复不须疑，痓痉无汗者皆用；惟大承气汤非治刚痓之药，纵是诸痓皆不可用”。

郭雍最后还论述了7个病例，细致地记录发作时的症状，同时把痓和痉作了对比，并说明预后情况，清楚地区分了痓和痉。如一家父子患痉病，“父子对坐，各用两手扳面前一横木，病发则两手俱脱，偃仆，后苏而复坐，更起更偃仆”。结果子愈父死。此病情类似于现代疾病破伤风，用事实来证实其所谓：痓痉不同，痓轻痉重。这些无疑都是从临床观察中得来。

（二）辨寒厥热厥

郭雍对伤寒厥逆的阐述，有自己独到的理解。特别对热厥的理解更别具匠心，言之成理，不囿于前人之说。首先，郭雍阐述了自己对病名的理解，言“厥者，逆也。凡逆皆为厥，《伤寒》所论，盖手足厥逆之一证”。表明厥逆所包含的范畴应较《伤寒论》更广。接着郭雍又云：“凡阴阳正气偏胜而厥者，一寒不复可热，一热不复可寒，伤寒之厥，非本阴阳偏胜，暂为毒气所苦而然。毒气并于阴，则阴盛而阳衰，阴经不能容其毒，必溢于阳，故为寒厥；毒气并于阳，则阳盛而阴衰，阳经不能容其毒，必溢于阴，故为热厥。”同时点明“伤寒厥阴止论寒厥，惟有轻重之异，无热厥也”。他还指出真正热厥“手足如烙，伤寒未之见，阳毒有此证”。他还引《灵枢·厥病篇》“风痹淫泺”之足如履冰，时如入汤中的病机是阴阳二经俱不足，来印证《伤寒论》“伤寒一二日至四五日，厥者必发热，前热者后必厥，厥深者热亦深，厥微者热亦微”之的不同。郭氏的理解是，“寒厥深重者，后发热亦深重；其寒厥轻微者，发热亦轻微”，而不作“手足寒厥深者其内蓄热亦深，寒厥微者其内蓄热亦微”来解释。郭雍阐述了两个内容，凡逆皆为厥，而厥又有寒热之分，此为其一；伤寒之厥，乃毒气并于阴经或阳经所致，与阴阳正气偏胜而厥者不同，此其二。其次，郭雍还提出，寒厥者，手足厥冷；热厥者，手足却如炭火炮烙，或如入汤中。他依据《素问》：“寒热二厥之论始于何时？曰：始于《素问》。岐伯曰：‘阳气衰于下，则为寒厥；阴气衰于下，则为热厥’”，认为“故阳气胜则足下热，阴气胜则从五指至膝上寒也。”岐伯之说，见于《素问·厥论》，历代医家多以伤寒之厥，无论为寒为热，其症都见手足厥冷，所以都不以《素问》热厥的理论解释之，惟郭雍独倡此说。对于厥逆的病机分析，颇有王安石《游褒禅山记》所谓“入之愈深，其见愈奇”之概。

（三）析两感风寒

两感伤寒，见于“伤寒例”。郭雍根据《素问·热论》阐述，对两感伤寒做了进一步的解释。其云：“两感之病，阴阳表里两经俱传，三日而六经竟。虽竟而气未绝，故经竟之后又三日，其气乃绝。是时五脏已尽伤，六腑已不通，营卫已不行，如是之后又三日，气尽乃死。”其解释“三日”“六日”两个时期，分“六经竟”与“阳明之气尽”两个病程而言，亦能自成一局，使经义豁然。同时郭氏在“三阳合并十七证”中云“合病虽亦有转属者，要之两阳俱作，两感则表里阴阳俱病矣。《难经》曰：人之有尺，犹木之有根，枝叶虽枯槁，根本将自生。两感则根叶皆将枯，无自而生矣。合病太阳、太阴，虽名一阴一阳，而实非相为表里之经，互相有生救，谓如太阳虽病，而少阴不受病。太阴虽病而阳明不受病。正类枝叶虽枯槁。根本自生之象，是以不为两感。况本非邪气传注，医误下之，移太阳之疾入于太阴，非两经俱作之证甚明。是以仲景用桂枝加芍药汤、桂枝加大黄汤也。”上文进一步解释了两感的含义，只有在阴阳表里两经俱病才为两感，一阴一阳非表里经时并非两感，经义一目了然。

至于治法，郭雍引“伤寒例”“两感病俱作，治有先后，发表攻里，本自不同”之说，依照仲景“救里用四逆汤，救表用桂枝汤”治例，更依据临时寒热多少来参订之。据其经验体会，“其治大宜速，过三日则水浆不入，虽有药不纳已”。其强调“汤药不如针灸”，理由是“汤药虽可内攻，而内攻未必至，虽至而药病方有胜负；针灸可以外泄，随其轻重，必有泄而出者”。还指出“泄三阳”“灸三阴”的具体穴位和方法。其中，最能给我们启发的是，其以扁鹊治虢太子“尸厥”之法，来印证“两感”泄三阴三阳之治，认为“扁鹊之治，亦外泄术也。方其厥气上行，绝阳破阴，有甚于‘两感’不知人之证”。郭雍指出：“两感之邪与尸厥之邪，其暴杀人一也；厥气即邪气，阴脉阳脉即阴经阳经；阳脉下坠，犹传之阳也；阴脉上争，相搏而不能受也；气闭不通，以阴阳俱邪实，故不通，不通则水浆不入矣。”他借扁鹊治虢太子尸厥的病证及病机，逐一与“两感”对比，详细分析，认为“先针后汤、先泄后养”之治，是“有所据而不谬”的。篇中洞察病情，析理透彻，精思妙悟，可以说是辨析伤寒重大病证中突出的一篇。

（四）析斑、疮、瘾疹

张仲景在《伤寒论》中不言斑、疮、瘾疹，《金匮要略·百合狐惑阴阳毒病证治第三》仅提到“阳毒之为病，面赤斑斑如锦纹”，没有明确提及斑、疮、瘾疹。郭氏根据临床所见，认为不能不进行深入阐发，遂以专篇论述。

郭雍认为，“发斑一证，仲景书遗逸不详见，故诸家之说无所统”。于是，他在《伤寒补亡论》中对此详加描述。卷十四“发斑”分13条，为专篇论述，另外在卷十八“风温温毒”论及1条，卷十九及卷二十“小儿疮疹”上下二篇共论及65条，最后又补充“斑疮瘾疹”1篇作总结。以将近两卷的篇幅对斑、疮、瘾疹的病因、症状反复辨析、议论并提出治法，可以说对斑、疮、瘾疹的总结，穷宋前医家之论，为全书中最精详、最突出的一例。现撷其要旨如下。

斑与瘾疹辨别施治方面，郭雍认为："伤寒之斑，初如朱砂细点，又如狗蚤齿痕，初甚稀有，渐加稠密；瘾疹略似风疹，皮肤发痒，搔之则瘾疹相连而出，不如风疹之高起，多起臂腿，次满腹背，皆成锦花。温毒之斑，略似赤色瘾疹，又不与伤寒斑同"。郭雍既分析了斑与瘾疹在块粒大小及分布稀密上的不同，又分析了伤寒之斑与温毒之斑稀疏与稠密的不同，还根据两者不同的病机（"伤寒之斑，烂胃之证；温毒之斑，郁发之毒"）分别明晰治法。指出："温毒发斑毒盛在表，惟可解肌，不可发汗；伤寒发斑毒气在胃，当下不当汗；若皮间暴作瘾疹，无他里热证者，不可下，当服平凉去风解肌药。"

疮疹即痘疮。郭雍指出，小儿疮疹汉魏医方无所见，至东晋王珉《伤寒身验方》始有时行热毒疮方，隋代巢元方始有疫疠疱疮论候，其言皆不甚详，因此他在"小儿疮疹"上下篇中作了大量阐述。首先指出疮疹是温毒，亦称"温毒疮"。接着将疮疹分为"脓疮""水疱""麸疮"三类，脓疮毒最甚，即豌豆疮（也称痘疮），引述《外台》《伤寒总病论》及《活人书》方论，治法则衷于朱肱，并以钱乙之说附于庞、朱之后。水疱即麻子疮（也称水痘），生数日，圆满，水出则愈；轻者为麸疮（也称瘀瘖），随出则焦，他处再出再焦，如是遍及其身，如麸片，不成疮，但退皮。全文分析极精审，叙述有主次，议论可补钱乙之未备。最后"斑疮瘾疹"一条，强调三者的辨别要点，是一篇不作"小结"的小结。

【后世影响】

清代王如恂在《伤寒补亡论·序》里，给予郭雍很高的评价。序中云："有河南郭雍者复就庞氏之本，阙者补之，晦者明之，寻源意委，远绍旁搜，撰次为二十卷。凡风寒暑湿燥火，以及妇女婴儿，无不择之精而语之详。洵庞氏之羽翼，仲景之功臣也"。评价如情如理。后学者施锡麟、潘承均亦同跋曰："医家自仲景《伤寒论》之出，批隙道窾，动言成轨，辟若六经之昭，垂而成千百世之典训矣。然而其旨深，其理奥，钩远提要世乏其人，且以岁久人湮精义全失，后人虽问津而莫由焉，于是郭氏之《补亡论》有所述矣。《补亡论》者虽曰补亡谓之，传注训诂可也，譬如易之系词，礼之二记，疏通精义，阐扬幽微。而其自序之言，虽学识疏略，无高人之见，而一言一事上必有所本，中必得于心，而后敢笔之于书，使人能手是一编，岂有歧途之叹哉。"

综上所述，郭雍"穷经探微，洞彻病情"，积累了丰富的实践经验。所著的《伤寒补亡论》，沿袭了《伤寒论》的重要思想，是研究《伤寒论》的一部较为重要的著作，发仲景未尽之旨，而补其未备之方，整理、发挥了仲景学说，而且议论恰当，言多中肯，足以启发后学。故而郭雍为伤寒学派主要医家之一。总之，郭雍在伤寒研究领域成就斐然，对后世影响深远。

安徽中医药大学　许霞

【参考文献】

[1] 郭雍. 伤寒补亡论［M］. 北京：中国书店，1992.

[2] 陈梦赉. 中国历代名医传［M］. 北京：科学普及出版社，1987.

[3] 马福荣，李云翔. 中国历代医药学家荟萃［M］. 北京：中国环境科学出版社，1989.

[4] 夏翔，王庆其. 历代名医医案精选［M］. 上海：上海人民出版社，2004.

[5] 曹东义. 中医外感热病学史［M］. 北京：中医古籍出版社，2004.

[6] 符友丰. 郭雍外感温热思想浅深［J］. 陕西中医，1986，7（12）：553－555.

[7] 徐荣斋. 心精学博　阐奥发微——郭雍《伤寒补亡论》初探［J］. 河南中医，1983（2）：23－26.

[8] 孙劲松. 郭雍易学思想述评［J］. 武汉大学学报，2007，60（1）：30－35.

[9] 张蕾. 郭雍研究伤寒方法刍议［J］. 中医文献杂志，2006（4）：27－29.

[10] 秦进修，王安邦. 郭雍的《伤寒补亡论》［J］. 河南中医，1981（3）：20－21.

[11] 沈敏南. 评述伤寒学的症状方剂研究法［J］. 中医研究，1992（3）：14－16.

[12] 王兴臣. 论郭雍的伤寒学术思想［J］. 山东中医学院学报，1991，15（5）：7－10.

[13] 聂广. 评郭雍与陆九芝论“伤寒有五”［J］. 上海中医药杂志，1987（11）：41－42.

[14] 赵国平. 南宋郭雍是新感温病的首倡者［J］. 江苏中医杂志，1986（5）：36.

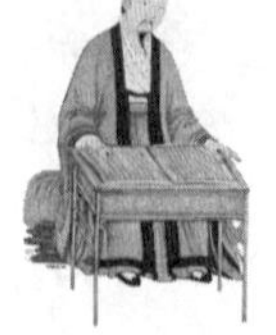

陈无择

内容提要

陈无择，名言，号鹤溪道人，生活于南宋绍兴、淳熙年间（1131—1189），处州青田（今浙江青田县）鹤溪人，宋代著名医家。其以儒治医、医儒兼通，精于临证。代表著作为《三因极一病证方论》。陈无择基于《内经》和《金匮要略》的病因理论，提出“三因学说”，认为“医事之要，无出三因”，将复杂的疾病分为内因、外因、不内外因，主张以因辨病，按因论治。其列辨证为学医“五科七事”之一，首创审因辨证，并结合运用脏腑辨证、经络辨证、六经辨证和八纲辨证，既有继承，又有创新，灵活运用，自成一格，切合临床实际。其推崇《内经》“百病皆生于气”的观点，重视情志病变，善于调畅气机；不仅擅长于内科，对妇科疾病论治亦有丰富的经验，其治妇科病证尤其重视调理冲任、补血养血。陈无择强调学习方剂应由博返约，切合临床实际，其在前人基础上化裁创制的温胆汤、控涎丹等名方，为后世医家所广泛使用。

【概述】

一、生平简介

陈无择，名言，号鹤溪道人，生活于南宋绍兴、淳熙年间（1131—1189）；另一说，约生于北宋宣和三年（1121），卒于南宋绍熙元年（1190）。处州青田（今浙江青田县）鹤溪人，宋代著名医家。代表著作为《三因极一病证方论》，简称《三因方》。关于陈言的籍贯，近有学者在其《永嘉医派研究》中，对“鹤溪”一词详加考究，得出了不同的结论，认为陈言的籍贯是今浙江省景宁县，尚需进一步考证。

陈无择于1151年之后，长期居住在温州，行医济世。他精于方脉，医德高尚，医技精良，学术造诣深邃，从事医学理论研究，并著书立说。不但求医者众，受业者更是纷至沓来。永嘉年间，有一批活跃于社会与医坛的儒医，他们以《三因极一病证方论》的作者陈无择为首，其弟子王硕、孙志宁、施发、卢祖常为骨干，以《三因极一病证方论》为理论基础，以王硕的《易简方》为学术中心，展开了有关医药学术研究与论争，学界称为“永嘉医派”。由于《三因极一病证方论》为永嘉医派奠定了学术基础，因此，陈无择也就成了永嘉医派的创始人。

二、著作介绍

《三因方》原题《三因极一病源论粹》，易名《三因极一病证方论》，简称《三因方》。撰成于淳熙甲午年（1174）。作者根据自己的临床经验，基于《内经》与《金匮要略》的病因理论，提出“医事之要，无出三因”，将复杂的疾病按病源分为外因六淫：即风、寒、暑、湿、燥、热；内因七情：即喜、怒、忧、思、悲、恐、惊；不内外因，则包括饮食饥饱、叫呼伤气及虎狼毒虫、金疮踒折、疰忤附着、畏压缢溺之类，实际上属于外因的范围。该书既是一部中医病因学专著，同时更是一部将病因学理论运用于临证实践的著作，以病因分类疾病，建立了以病因为纲，病证为目的疾病分类体系，在三因学说的统属下，系统论述了各种疾病的脉、病、证、治，根据病因辨证论治。主张以因辨病，按因施治，从脉象、病源、病候入手，通过分析疾病临床证候，探知发病原因，归纳证候，推测病机，以此作为论治依据，这在当时是一种理论上的创新，诊疗方法上的进步。

《三因方》全书18卷，分180门，载方1000余首。其证治内容涉及外感疾病及内、外、妇、儿、五官等各科疾病。其卷一至卷二的前1/3内容为总论部分，主要论述“三因”学说、脉学及病因辨证在“脉病证治”中的重要地位和作用等。卷二后2/3部分至卷七为外所因疾病，首叙《外所因论》一篇，总述六淫致病特点，各论包括“中伤风寒暑湿、瘟疫时气，皆外所因”，属外感病邪所致，故合为一大类，约占全书内容的1/3。依次讨论了中风、中寒、中暑、中湿、痹、历节、脚气、伤风、伤寒、阴毒、阳毒、结胸、胸痞、劳复、阴阳易、发斑、坏伤寒、狐惑、谵语、伤暑、伤湿、寒湿、风湿、风湿寒、风湿温、暑湿风温、时气、疫、疟、疝、厥、眩晕、痓、破伤风等34种外感疾病的脉、病、证、治。建立了较为完整系统的外感疾病诊疗体系。

卷八始论述内所因疾病之脉、病、证、治、因。首立《内所因论》《内所因治说》两篇，提出内所因疾病是“本脏十二官冷热盈虚而为病，非外感淫邪，及故为背理者之比。”文中明确指出内所因疾病是十二脏腑功能失调，表现为寒热虚实的一类疾病。究其病因，并非外感六淫邪气及有悖常理之因（不内外因）所致，而是“内所因惟属七情交错，爱恶相胜而为病”。推其病机，即所谓“五脏为阴，六腑为阳，此十二官不得相失者，正由阴阳消息盈虚。当随四序而调养之，不可使其偏胜，偏胜则偏复，偏复则偏害，胜克流变，则真病生焉。夫阴阳虚实者，乃脏腑更相胜复也。”说明七情过胜，造成脏腑之间相乘、相侮及功能失调，是导致内所因疾病的根本病因病机。对内所因疾病的治疗原则，文中指出“治伤寒有法，医杂病有方，方即义方，法即法令。外病用法令，犹奸邪外扰，非刑不除；内病用义方，犹父子兄弟不足，以礼格之而已。故内外之治，由是而分。外邪难辨，当以例明；内证易知，只叙方证”。说明外所因疾病，即外感病，病因病机较为复杂，病情变化多端，需要详加辨析，治法上当以祛邪为主；内所因疾病即内伤杂病，病因单纯，不涉外邪及他犯，治则上当以和解调理为主。在编辑体例内容上，叙论外感病多详，且方证之后多有随证加减用药及病因、病机、疾病传变转归等论述；而内所因疾病则叙论较为简明，治疗内容多为只列方证，略于分析。

至于不内外因及其所致疾病的脉、病、证、治，只是在总论，即卷二“三因论”中概述了其所涉范围。由于不内外因，均为有悖常理之事，病因较为明确，不像六淫、七情需要详加分辨，故在各论中并未设置详细的专论。从卷九开始多数疾病涉及不内外因，这些疾病包括内、外、妇、儿、五官等各科病证约160种。除卷十的劳瘵、疰忤中恶、中蛊、五绝，卷十一的檠气，卷十二的九虫，卷十三的虚损等病，为单纯的不内外因所致外，其余疾病从病因学的角度看，均较为复杂，非单纯某一类病因所致，大多涉及三因，或者三因中任何一因均可导致该病，或者三因中两因、三因相兼而导致该病。

该书汇辑方剂1000余首，内容丰富，其中有相当一部分方剂不见于宋以前的医学文献，对研究中医病因病机学和各科临床治疗都有相当的参考价值。

《四库全书总目提要》认为，陈无择的《三因极一病证方论》“每类有论有方，文词典雅而理致简赅，非他家俚鄙冗杂之比”。

除《三因极一病证方论》外，陈无择在绍兴辛巳年（1161）编撰了《依源指治》6卷，完成后寄给了当时在杭州做官的表弟叶柏材，叶柏材托人刊行。但不久叶柏材去世，鉴于当时的历史条件，《依源指治》也随之亡失。

【学术思想】

陈无择著《三因极一病证方论》，创立三因学说，列“辨证”为学医“五科七事”之一，首创审因辨证，并结合运用脏腑辨证、经络辨证、六经辨证和八纲辨证，切合临床实际。其倡导处方用药由博返约，对于丰富发展中医临床学术其功至伟。

一、学术渊源

中医对致病因素即病因的探索与研究，历史悠久，源远流长。早在远古时期，就已经有了关于病因的认识。在《内经》中，以“阴阳”为纲，对病因进行分类，这就是《内经》的“阴阳二分法”。如《素问·调经论》曰：“夫邪之生也，或生于阴，或生于阳。生于阳者，得之风雨寒暑；生于阴者，得之饮食居处，阴阳喜怒。”即凡来自于自然界气候的异常变化，且多伤人外部肌表的，归属于阳邪；凡源于饮食不节，居处失宜，起居无常，房事不节，情志过极等，多伤人体内脏腑气血的，归属于阴邪。同时，《内经》还提出了病因的“三部”分类法。如《灵枢·百病始生》曰：“夫百病之始生也，皆生于风雨寒暑，清湿喜怒。喜怒不节则伤脏，风雨则伤上，清湿则伤下。三部之气，所伤异类。”这是最早的病因三部分类法，将人体分为上、下及中部内脏三部，根据病因作用于人体的部位将两类病因，即外感淫邪与情志内伤，分属上中下三个部位，是二因三部分类法的雏形，为后世病因分类奠定了理论基础。

东汉张仲景在《内经》病因分类法的基础上，根据各种病因的致病途径、传变规律，并结合致病部位，将病因分为三类。如《金匮要略·脏腑经络先后病脉证第一》：“若五脏元真通畅，人即安和，客气邪风，中人多死，千般疢难，不越三条：一者，经络受邪入脏腑，为内所因也；二者，四肢九窍，血脉相传，壅塞不通，为外皮肤所中也；三者，房室、金刃、虫兽所伤。以此详之，病由都尽。”张仲景将病因分为三条，以客气邪风为主，以经络、脏腑分内外。认为由经络入脏腑者为深为内，从皮毛流入血脉者为浅为外；至于房室、金刃、虫兽所伤等，其发病既非客气邪风之类，也非脏腑经络之属，故列为不内外因。

梁·陶弘景对东晋·葛洪《肘后方》进行增补，并分内疾为上卷，外发为中卷，他犯为下卷，书名为《肘后百一方》。其结合疾病分科归类，提出病因“三条”。如《补辑肘后方·序》：“案病虽千种，大略只有三条而已。一则藏府经络因邪生疾；二则四肢九窍内外交媾；三则假为他物，横来伤害……”

隋·巢元方《诸病源候论》，是我国第一部病因病机及证候学专著。该书对于病因没有从性质上加以区分，而是根据病证给以类推，从内容和细节上丰富了病因学说，是对前人病因学说的一次大总结。尤其对传染病、地方流行病、寄生虫病等的病因学研究，颇有精辟的见解。如《诸病源候论·温病诸候》：“人感乖戾之气而生病，则病气皆相染易，乃至灭门。”陈无择在总结前人病因分类的基础上，在《三因极一病证方论》中首先提出“三因论”即三因学说。书中将致病因素归纳为内因、外因、不内外因，统称为“三因”。《三因极一病证方论·五科凡例》中指出：“凡治病，先须识因，不知其因，病源无目。其因有三，曰内、曰外、曰不内外。内则七情，外则六淫，不内不外，乃背经常。”《三因极一病证方论·三因论》中还具体指出：“六淫者，寒暑燥湿风热是；七情者，喜怒忧思悲恐惊是……然六淫，天之常气，冒之则先自经络流入，内合于脏腑，为外所因；七情，人之常性，动之则先自脏腑郁发，外形于肢体，为内所因；其如饮食饥饱，叫呼伤气，尽神度量，疲极筋力，阴阳违逆，乃至虎狼毒虫，金疮踒折，疰忤附着，畏压溺等，有背常理，为不内外因”。“所谓中伤寒暑风湿瘟疫时气，皆外所因；脏腑虚实，五劳六极，皆内所因；其如金疮踒折、虎狼毒虫，涉不内外”（《三因极一病证方论·五科凡例》）。其三因学说，将六淫之邪、瘟疫、时气等归为外因；将七情所伤归为内因；将非六淫、七情之致病因素，均归为第三类病因——不内外因。

综上所述，从病因学知识的萌芽积累，到病因分类学说的起源发展，再到病因学基本理论框架的形成和定型。经历了春秋战国之萌芽期；《内经》的奠基期；《金匮要略》《肘后百一方》《诸病源候论》的发展期；到陈无择《三因极一病证方论》病因学专著的问世，阐明中医病因学理论框架，并以“三因学说”予以确定。其“三因学说”为历代医家所认可并有效地指导着后世的临床实践。陈无择善于继承并多有创新。在《三因极一病证方论》中，除自拟方外，所载方剂多源自《伤寒论》《金匮要略》《备急千金要方》《外台秘要》《局方》；还对《太平圣惠方》《圣济总录》的方药进行筛选，由博返约，以求实用。

二、学术特色

（一）病因学说

1. 明确提出“三因学说”

陈无择的“三因学说”，是在《内经》《金匮要略》相关理论基础上提出的。在现存文献中，有关中医病因理论的记载，首见于《内经》，是按照疾病的性质、部位来分类的。如《素问·调经论》说：“夫邪之生也，或生于阴，或生于阳。其生于阳者，得之风雨寒暑；其生于阴者，得之饮食居处，阴阳喜怒。”前面所述“生于阴”“生于阳”之阴阳，即指部位内外而言，也就是发病部位在表在里；后面所述“阴阳喜怒”之阴阳，则指房事过度而言。风雨寒暑，指外界气候变化异常而为外邪致病。这是中医学内因、外因致病理论的雏形。其后，张仲景以邪气传入部位立论，将发病情况归纳为三条。如《金匮要略》指出：“千般疢难，不越三条。一者，经络受邪入脏腑，为内所因也；二者，四肢九窍，血脉相传，壅塞不通，为外皮肤所中也；三者，房室、金刃、虫兽所伤”。其认为经络受邪入脏腑的为内因；四肢九窍，血脉壅塞不通的为外因；饮食劳倦、房事不节、金刃虫兽所伤列为一类。这是以客气、邪气为中心，经络、脏腑分内外的病因分类法。晋代陶弘景立三因说，在《肘后百一方·三因论》中指出：“一为内疾；二为外发；三为他犯。”陶弘景的三因论，大体遵循《内经》《金匮要略》的病因理论。隋·巢元方等所撰《诸病源候论》对传染病病因又有所发挥。《诸病源候论·温病令人不相染易候》说：“人感乖戾之气而发病，则病气转相传易，乃至灭门。”指出温病由于外感戾气而生，有传染灭门之倾向。

陈无择首先明确提出“三因”的概念，并阐明“三因论”，即“三因学说”。“三因”指导致疾病的致病因素，明确为内因、外因、不内外因三类，将六淫之邪（寒暑燥湿风热）、瘟疫、时气等归为外因，将七情（喜、怒、忧、思、悲、恐、惊）所伤归为内因，将非六淫、七情之致病因素均归为第三类病因——不内外因。《三因极一病证方论·五科凡例》指出：“凡治病，先须识因，不知其因，病源无目。其因有三，曰内、曰外、曰不内外。内则七情，外则六淫，不内不外，乃背经常”。《三因极一病证方论·三因论》云：“六淫者，寒暑燥湿风热是；七情者，喜、怒、忧、思、悲、恐、惊是……然六淫，天之常气，冒之则先自经络流入，内合于脏腑，为外所因；七情，人之常性，动之则先自脏腑郁发，外形于肢体，为内所因；其如饮食饥饱，叫呼伤气，尽神度量，疲极筋力，阴阳违逆，乃至虎狼毒虫，金疮踒折，疰忤附着，畏压缢溺等，有背常理，为不内外因。”“所谓中伤寒暑风湿瘟疫时气，皆外所因；脏腑虚实，五劳六极，皆内所因；其如金疮踒折、虎狼毒虫，涉不内外。”《三因极一病证方论·五脏所属》补充说：“外因虽自经络而入，必及于脏，须识五脏部位；内因郁满于中，必应于经。”说明内外因致病在病变过程中表现可有雷同。此可谓对内外致病因素及其传变规律之精辟论述。

2. “三因学说”内涵

（1）“六淫”之说发新论

1）首提“六淫”之说，以“热”代“火”

“六淫”名称，是陈无择首次明确提出的。谈到六淫，不得不提及六气。所谓六气，是指风、寒、暑、湿、燥、火六种正常自然界气候的变化。这种正常的气候变化，是万物生长的条件，机体在生命活动过程中，通过自身的调节机制产生了一定的适应能力，从而使人体的生理活动与六气的变化相适应。所以，正常的六气一般不会使人发病。淫，有太过和浸淫之意，六淫是风、寒、暑、湿、燥、火六种外感病邪的总称。《三因极一病证方论·三因论》曰：“六淫者，寒、暑、燥、湿、风、热是”。往往因六气发生太过或不及，或非其时而有其气（如冬季当寒而反热，春天当温而反寒），以及气候变化过于急骤，超过了一定的限度，使机体不能承受的时候，成为致病的因素，就会导致疾病的发生。

《内经》中无“六淫”的概念，其六气指的是正常自然界气候的变化，具体包括寒、暑、燥、湿、风、火，六气太过则为致病因素。《三因极一病证方论·三因论》中的“六淫”指的是致病因素，具体包括寒、暑、燥、湿、风、热。所以二者的具体内容有一定差异，即陈无择以“热”代“火”，其余五淫顺序名称完全相同。然陈无择“六淫”为何不言“火”而言“热”，仔细分析就会发现是有其合理性的。一方面，从中医理论上讲，“火”与“热”的含义有所差异。“火”之一字，含义有两层。一是指人体中具有温煦长养生化作用的阳气，通常称为“少火”。如《类经·阴阳类》曰：“火，天地之阳气也。天非此火，不能生物；人非此火，不能有生。”二是指火热邪气，亦称“壮火”。因此，单言火，则须分邪正，即“火”除邪气之外，还有正气的含义。“热”，多从邪气而言。而火热并称，则是指致病邪气。“六淫”指的是致病因素，所以以“热”代“火”更为合适。另一方面，热多外盛，火自内生。火热有内外之分。所谓内指体内，外指自然环境。火热致病，有自外受者，有自内生者。热邪发病，多是感受外界的温热、暑热、风热等淫邪所致；火邪致病常自内生，《丹溪心法》称“气有余便是火”。所以《三因极一病证方论》“六淫”用“热”而不用“火”，更符合“火”与“热”的本义。

2）“四气本乎六化”，“四气”合“四时”

陈无择认为，六淫并不复杂，因暑热一气，燥湿同源，故将六淫约为“四气”；“四气”又与季节气候有关，可根据春、夏、秋、冬四季，将六淫中之暑热归于夏之气，燥湿归于秋之气，风归于春之气，寒归于冬之气，所谓“四气本乎六化”。《三因极一病证方论·外所因论》云：“夫六淫者，寒暑燥湿风热是也。以暑热一气，燥湿同源，故《上经》收而为四，即冬伤寒，春温病；春伤风，夏飧泄；夏伤暑，秋痎疟；秋伤湿，冬咳嗽。此乃因四时而序者，若其触冒，则四气皆能交结以病患。”说明六淫之变化，具有一定的季节性，根据气候的春温、夏热、秋凉、冬寒，可以将六淫约为“四气”，且引《上经》之文强调不同季节易感之邪，也有先感而不发病，伏邪而后发病之特点。即不同的季节，就有不同的易感之邪和易患之病，如春易伤风、夏易中暑、秋易伤燥、冬易病寒等，说明疾病的发生与自然气候的变化密切相关。同时指出，可能出现邪气侵犯人体而不立即发病，邪气留恋、潜伏于人体，待时而发，待机而作的情况。以上思想，都为疾病的预防和治疗提供了依据。一方面，必须重视“正气”在发病学上的主导作用，强调正气强弱是决定人体是否发病的最基本因素；只要体内正气旺盛，纵有邪气侵犯，正气也能抵御，机体就可免于生病。另一方面，可预知不同季节易感之邪，提前预防之。

3）六淫致病分“四单”“五并”“二合”等“十一变”

陈无择认为风、寒、暑、湿四气，各主四时一个季节。四气既可单独致病，即所谓“四单”；也可以两淫相兼致病，形成所谓“五并”如风寒、风温、风湿、寒湿、湿温；甚至可以多因相兼为病，即所谓风湿寒、风湿温“二合”。“四单”“五并”再加“二合”共为十一种情况，即所谓“十一变”。正如《三因极一病证方论·外所因论》曰：“所谓风寒、风温、风湿、寒湿、湿温，五者为并。风湿寒、风湿温，二者为合。乘前四单，共十一变。倘有所伤，当如是而推之。”

由上可知，陈无择所认识的外感六淫致病，总不出以上十一种类型。其“四单”所致病证为伤风证、中风证、伤寒证、中寒证、伤暑证、中暑证、伤湿证、中湿证；由“并”所致病证为寒湿证、风湿证；由“合”所致病证为风湿寒证、风湿温证、痹证、历节病、脚气病。陈无择六淫致病的“四单”“五并”与“二合”之说，言简意赅，条分缕析，切合临床实际。

4）风为百病之长

陈无择认为六气的变化，都源于风邪一气，即所谓“六化本乎一气”。风邪既能单独致病，也常常兼挟他邪一种或两种而致病。四单者风居其一，五并者风居其三，二合者均有风邪，六淫邪气的十一种致病组合（变化）中，竟有六种离不开风邪，所以“风为六淫之首”。由于风邪致病有紧暴、善行数变之特点，所以被推为百病之长。《三因极一病证方论·叙中风论》云：“盖风性紧暴，善行数变，其中人也卒，其眩人也晕，激人涎浮，昏人神乱，故推为百病长。圣人先此以示教，太医编集，所以首论中风也。”风邪善动而不居，具有升发、向上、向外的特性，故属于阳邪。其性开泄，是指易使腠理疏泄而开张。所以风邪侵袭，常伤及人体的上部（头面）、阳经和肌表，使皮毛腠理开泄，常出现头痛、汗出、恶风等症状。此外，风邪常与他邪兼挟犯人致病，寒、湿、燥、热诸邪多依附于风而侵犯人体，所以风邪常为外邪致病的先导。故陈无择认为“风”当“推为百病长”，并将“中风”列为全书各论的第一篇进行论述。

5）六淫致病有层次之分

陈无择认为，六淫所致疾病有“伤、中、渐、顿、浅、深”之分，反映六淫致病其病情的轻重、病势的缓急、病程的长短、病位的深浅是不同的。《三因极一病证方论·料简类例》曰：“人之冒风也，轻则为伤，重则为中”。说明风有伤与中之分。伤者伤于营卫，病情轻；中者中于经络脏腑，病情重。《三因极一病证方论·叙中寒论》曰："然寒性虽喜归肾，五脏皆能中之，若中于经络之表则易散，入里则不消，与伤寒脉证无异，但轻重不同。"寒是冬季的主气，寒邪袭人，有伤寒与中寒之分。凡寒邪伤于肌表，则为"伤寒"，而寒邪直中脏腑的则为"中寒"。《三因极一病证方论·叙中暑论》曰："然伤暑中暍，其实一病，但轻重不同。"所以不仅冒风，六淫致病均有"伤""中"之分，伤则病轻，多伤于肌表，中则为重，多中经络脏腑。

《三因极一病证方论·叙痹论》指出："夫风湿寒三气杂至，合而为痹……三气袭人经络，入于筋脉、皮肉、肌骨，久而不已，则入五脏……又六腑各有俞，风寒湿中其俞，而食饮应之，故循俞而入，各舍其腑。"邪气致病之轻重随侵袭人体的部位而变化，所以《三因极一病证方论·叙脚气论》又说："夫中风寒暑湿，与脚气，皆渐、顿、浅、深之不同。中风寒暑湿，得之顿而浅；脚气得之渐而深，以其随脏气虚实寒热发动，故得气名。"

综上所述，陈无择认为，外感六淫邪气致病有久暂轻重之分，将外感六淫所致病证按病情的轻重、病势的缓急、病程的长短、病位的深浅之不同划分为两个层次。即轻则为伤，伤人暂而浅，多伤于肌表，如伤风、伤寒、伤暑、伤湿；重则为中，多中经络脏腑。中者可再分：重中之轻者，中人顿而浅，如中风、中寒、中暑、中湿；重中之重者，中人渐而深，如痹、历节、脚气等。

（2）疫疠之气发病

疫疠之气较之外感六淫之邪，在发病特点上有明显不同，不可等同。因其致病力强，更不容忽视。因此，陈无择在《三因极一病证方论·卷之六》列有"叙疫论""四季疫证治""料简诸疫证治""凡例"四篇，进行了专门论述。陈无择称疫疠之气为"疫""天行"，疫疠之气致病为"疫疴""天行之病"，并详细讨论了其发病特点。

陈无择对"疫病"的强烈传染性有深刻的认识。《三因极一病证方论·叙疫论》曰："夫疫病者，四时皆有不正之气……一方之内，长幼患状，率皆相类者，谓之天行是也。"而且其已认识到疫病流行性的差别。他说："其天行之病，大则流毒天下，次则一方一乡，或偏着一家，悉由民庶同业所召。"对于如何应对疫病，陈无择指出："天地既有斯害气，还以天地所生之物而防备之。"他还提醒人们注意疫病的正确诊断和治疗，《三因极一病证方论·叙疫论·凡例》曰："与夫一方相染，长幼同病，即当作疫治"。

关于疫疠的发病与流行规律，陈无择也进行了总结。《三因极一病证方论·料简诸疫证治》说："凡春分以前，秋分以后，天气合清寒，忽有温暖之气折之，则民病温疫……每年遇有不正之气……假如冬合寒，时有温暖之气，则春必患温疫；春合温，而有清凉之气，则夏必患燥疫；夏合热，而有寒气折之，秋必病寒疫；秋合清，而反淫雨，冬必病温疫。"强调气候异常是疫疠发病与流行的重要原因。如四时不正之气，或秋分以后至春分以前，天气应寒冷，反而温暖，或春分以后至秋分以前，天气应该以湿热为主，反而寒冷，均可导致疫病的流行。另外，由于饮食因素及自然界中的一些特殊有害之气也可导致疫病的流行。如《三因极一病证方论·料简诸疫证治》指出："疫之所兴，或沟渠不泄，滀其秽恶，熏蒸而成者，或地多死气，郁发而成者。"可见，疫疠的发病与流行，与气候异常、饮食卫生、自然界中的一些特殊有害之"气"密切相关。

陈无择对"疫病"病因的认识，与《内经》及《诸病源候论》对"疫病""疫疠"的认识基本相同，即虽对“疫病”的发病特点、强烈传染性有明确的认识，也意识到与“天地既有斯害气”有关，对疫疠之气的认识尚在六淫的范畴之内，但没有明确强调此“害气”与自然气候因素如风、寒、暑、湿的区别。时至明代，吴有性对“疫疠”的致病因素提出了新的认识。如《温疫论》所言：“夫温疫之为病，非风、非寒、非暑、非湿，乃天地间别有一种异气所感。”明确指出导致疫病产生的是一种“无象可见”“无声无臭”的物质，是六淫之外的另一类致病因素，因其气各异，谓之杂气。

（3）情志之变

陈无择提出了具有一定特色的情志致病之说，明确提出“神静则宁，情动则乱”，并且指出七情致病主要是影响人体气机的运行。

1）神静则宁，情动则乱

七情即七气，是人体对外界刺激的应答性反应，系人体五脏六腑正常生理功能的七种情志表现，在心平气和，“动而中节”情况下是不会发病的。因为七情首先是生理活动，在一定限度内七情可以自行控制、自行调节的，所以，并不是所有七情活动都会导致气血失调的病变。只有在情志过极，即“情动”的情况下，即七情变化超越了人自身调节的极限，才会导致气血失调、脏腑功能紊乱而引起疾病。如《三因极一病证方论·七气叙论》说：“夫五脏六腑，阴阳升降，非气不生，神静则宁，情动则乱，故有喜、怒、忧、思、悲、恐、惊”；并指出：“七情，人之常性，动之则先自脏腑郁发，外形于肢体，为内所因。”

2）七情随其脏伤为病

七情致病各有其脏的选择性。之所以如此，主要是某一情志变化可以影响该脏气机的运行。《三因极一病证方论·七气叙论》说：“故有喜、怒、忧、思、悲、恐、惊，七者不同，各随其本脏所生所伤而为病。故喜伤心，其气散；怒伤肝，其气击；忧伤肺，其气聚；思伤脾，其气结；悲伤心胞，其气急；恐伤肾，其气怯；惊伤胆，其气乱。虽七诊自殊，无逾于气。”不仅如此，陈无择还认为，情志过极可以导致五脏过伤而出现五劳之变。如《三因极一病证方论·五劳证治》曰：“五劳者，皆用意施为，过伤五脏，使五神不宁而为病，故曰五劳。以其尽力谋虑则肝劳，曲运神机则心劳，意外致思则脾劳，预事而忧则肺劳，矜持志节则肾劳。是皆不量禀赋，临事过差，遂伤五脏。”说明情志过极可直接伤及内脏而发病。不同情志所伤及的脏器也有所不同，即“七情”“五志”伤及内脏具有明显的选择性。陈无择还认识到，过度而持久的情志过极可引起更为严重的脏器病变。陈无择推崇“百病生于气”的观点，并加以发挥，较为明确地概括出了七情学说的清晰轮廓。

（4）不内外因所伤不同

陈无择《三因极一病证方论》，在继承《内经》对病因分阴阳以及张仲景《金匮要略》“千般疢难，不越三条”的基础上，提出“三因学说”，将《内经》所论“其生于阴者，得之饮食居处，阴阳喜怒”分为两大类并加以完善。其中，将阴阳喜怒发展为“内因七情”，饮食居处发展为“不内外因”（除内伤七情、外感六淫以外的一切其他病因）。对《金匮要略》中“三者，房室、金刃、虫兽所伤”加以具体化，涵盖了内、外因以外的一切病因。如《三因极一病证方论·三因论》所言："其如饮食饥饱，叫呼伤气，尽神度量，疲极筋力，阴阳违逆，乃至虎狼毒虫，金疮踒折，疰忤附着，畏压缢溺等，有背常理，为不内外因。"

（5）痰瘀结石须究本源

痰饮、瘀血、结石等是在疾病过程中所形成的，同时又成为新的致病因素，引起新的病变。陈无择虽没有明确提出痰饮、瘀血、结石等致病因素，但《三因极一病证方论》中的"痰饮叙论""痰饮证治""失血叙论""折伤瘀血证治""病余瘀血证治""淋闭叙论""淋证论"等篇，对痰饮、瘀血、结石的成因及致病特点、临证表现及辨治方法等，都有着较为丰富的论述。

1）对痰饮的认识

陈无择认为痰饮的形成，究其病因为内所因、外所因与不内外所因，即七情泊乱、六淫侵冒、饮食过伤、嗜欲无度等，导致荣卫不清，气血败浊凝结而成。正如《三因极一病证方论·痰饮叙论》所指出："人之有痰饮病者，由荣卫不清，气血败浊，凝结而成也。内则七情泊乱，脏气不行，郁而生涎，涎结为饮，为内所因。外有六淫侵冒，玄府不通，当汗不泄，蓄而为饮，为外所因。或饮食过伤，嗜欲无度，呼叫疲极，运动失宜，津液不行，聚为痰饮，属不内外因。"

痰饮形成后，影响脏腑气机，可进一步导致多种病证。如喘、咳、呕、泄、晕眩、嘈烦、寒热、疼痛、肿满、挛癖、癃闭、痞隔、如风、如癫等，均由痰饮所致。

陈无择认识到痰饮随气上逆，是造成中风半身不遂的主要原因，其治疗或汗，或下，或利小便。《三因极一病证方论·痰饮证论》指出："治之之法，悬饮当下之，溢饮当发其汗，支饮则随证汗下，痰饮则用温药从小便去之，其间或随气上厥，伏留阳经，使人呕吐眩晕、背寒，或一臂不随，有类风状，不可不知。"

陈无择还把脏气病变分为七气，并对七气的由来进行了分析，提出了应对措施。《三因极一病证方论·七气证治》说："夫喜伤心者，自汗、不可疾行，不可久立……怒伤肝者，上气，不可忍，热来荡心，短气欲绝……七者虽不同，本乎一气。脏气不行，郁而生涎，随气积聚，坚大如块，在心腹中，或塞咽喉，如粉絮，吐不出，咽不下，时去时来，每发欲死，状如神灵所作，逆害饮食，皆七气所生所成。治之各有方。"故因脏气不行，郁而生涎，随气积聚诸证，治当理气化痰，方用七气汤、大七气汤，另据七气之不同而各选对证之方。

2）对瘀血的认识

陈无择认为瘀血的形成，主要是由于外感四气、内伤七情、饮食、劳逸、外伤等。病者因伤风寒暑湿，流传经络，阴阳相胜，故血得寒则凝冱，得热则淖溢，各随脏腑经络涌泄于清气道中，随之衄出者，皆外所因；病者或因积怒伤肝，或因积忧伤肺，或因烦思伤脾，或因失志伤肾，或因暴喜伤心，皆能动血，蓄聚不已，停留胸间，随气上溢，入清气道中，发为鼻衄，分别形成五脏之衄，此皆为内所因；病者或因饮食房劳，或因坠堕伤损，致瘀血留聚于膈间，此皆为不内外所因。更难能可贵的是，陈无择不仅认识到外感四气、内伤七情、饮食、劳逸、外伤原因可导致血流壅闭，还将上述原因导致的血不循经流注，从而出现的各种出血归于瘀血论治。

三因皆可导致瘀血的形成，同时瘀血停留于体内，又会影响脏腑气血功能，导致多种错综复杂的病证；此外，妇人的癥瘕积聚属于血病，也是由于瘀血内停，与气血互结，形成痞满结块而成。再从方剂的角度看，《三因极一病证方论》中三棱煎、当归汤、三圣丸、撞气阿魏丸、失笑散等方，均是应用三棱、莪术、川芎等活血化瘀药的方剂，主要用于癥瘕、心痛、滞下等的治疗。可见陈无择较为重视将瘀血作为继发致病因素导致的多种疾病。

3）对结石的认识

陈无择对结石的认识，主要来源于对淋证发病的深入研究。陈无择首先提出淋证的分类，并指出其病机关键。《三因极一病证方论·淋证治》说："诸淋大率有五，曰冷，曰热，曰膏，曰血，曰石，五种不同，皆以气为本，多因淫情交错，内外兼并，清浊相干，阴阳不顺，结在下焦。"对其病因，大体分为三类。《三因极一病证方论·淋闭叙论》说："古方皆云，心肾气郁，致小肠膀胱不利，复有冷淋、湿淋、热淋等，属外所因；既言心肾气郁，与夫惊忧恐思，即内所因；况饮啖冷热，房室劳逸，及乘急忍溺，多致此病，岂非不内外因。"从上述对淋证病因病机及证候表现的论述来看，凡是造成肾虚和膀胱及下焦湿热的病因，包括外感六淫、内伤七情、饮食劳逸等因素均可导致泌尿系统结石的产生。结石不去，可作为继发致病因素而为病，他说："令人小便磣痛不可忍，出沙石而后小便通"。因此，结石可以造成腰腹疼痛，小便难，小便不通，甚或癃闭等各种病证。

由此可见，陈无择将六淫之邪、瘟疫、时气等归为外因，将七情所伤归为内因，将不属于六淫、七情之致病因素均归为第三类病因——不内外因。在《内经》《金匮要略》病因理论基础上有所创新，从而使病因的分类更加明晰，指出不同病因有侵袭人体不同部位和传变趋向、规律不同的特点，为后世"三因分类法"之雏形，使中医病因学理论更加系统并趋于完善，长期以来为医界所遵从。

3. 明确三因致病条件与发病途径

（1）致病条件

人禀受天地的阴阳之气而生，天有六气，地有五行，人以三阴三阳而上奉之，人以五脏五腑而下应之，资生皮肉、筋骨、精髓、血脉、四肢、九窍、毛发、齿牙、唇舌，总而成体。《三因极一病证方论·三因论》云："六淫者，寒暑燥湿风热是；七情者，喜怒忧思悲恐惊是。若将护得宜，怡然安泰，役冒非理，百痾生焉。"说明自然界存在六种正常的气候变化，七情也是人体正常的情志活动，饮食劳逸等都是人体生命活动所不可缺少的。如陈无择所言在"将护得宜"、顺其自然的情况下，上述诸因素均不会导致疾病；否则，就会害而为病。其云："六淫，天之常气，冒之则先自经络流入，内合于腑脏，为外所因；七情，人之常性，动之则先自脏腑郁发，外形于肢体，为内所因；其如饮食饥饱，叫呼伤气，尽神度量，疲极筋力，阴阳违逆，乃至虎狼毒虫，金疮踒折，疰忤附着，畏压缢溺等，有背常理，为不内外因。"陈无择将人体总分内外，内则五脏五腑，与自然界五行相应；外则皮肉筋骨、经络血脉、四肢九窍等，为脏腑之藩篱。外则气血流注经络，易为六淫所伤；内藏精、神、魂、魄、志、意、思，易为七情所伤。外所因先自经络流入，内合于脏腑，则为"冒"；内所因先自脏腑郁发，外形于肢体，则为"动"；不内外因如饮食饥饱，叫呼伤气，尽神度量，疲极筋力，阴阳违逆，乃至虎狼毒虫，金疮踒折，疰忤附着，畏压缢溺等，"有背常理"则发病。所以强调三因致病，特别是内伤七情与外感六淫致病，是有一定的致病条件的，明确只有在“冒”“动”“有背常理”等条件下，才能成为致病因素而导致疾病的发生。

如对“风”致病的认识，《三因极一病证方论·叙中风论》曰：“夫风为天地浩荡之气，正顺则能生长万物，偏邪则伤害品类。”这里“风”均泛指风寒暑湿燥热六气，它是人类生存不可缺少的条件。但在一定的条件下，“风”可变为致病因素而侵害人体。陈无择对“风”的认识与《金匮要略》之“风气虽能生万物，亦能害万物；犹水之能浮舟，亦能覆舟”之“风”相同。所谓“正气存内，邪不可干，邪之所凑，其气必虚”，人体是否发病取决于正邪斗争的结果。正气强盛，邪不胜正则不能发病；正气虚弱或邪气过亢，正气未能战胜邪气，则会发病。所以只有体虚冒风，或风气偏邪过急，再加防护不当等，才可成为致病因素。情志致病也是如此。神魂魄意志，本是人之正常的精神意识思维活动，只有在情志过极或脏腑功能失调的情况下，才能引起疾病。

（2）发病途径

当“三因”成为致病因素时，其致病又有不同的发病途径和传变倾向。外感六淫，属于外来病邪，自然是先袭体表，即病邪先从肌肤、经络侵入，引起一系列体表病证。若病邪进一步深入，会根据脏腑的气血阴阳失衡，因感邪种类的不同，表现出相应脏腑功能失调的病证。内伤七情，属于内生病因，由“七情交错，爱恶相胜”等情志异常而引起。《三因极一病证方论·七气叙论》：“各随其本脏所生所伤而为病。故喜伤心，其气散；怒伤肝，其气击；忧伤肺，其气聚；思伤脾，其气结；悲伤心胞，其气急；恐伤肾，其气怯；惊伤胆，其气乱。”情志内伤首先引起相关的脏腑功能失调，然后再根据脏腑之间的生、克、乘、侮波及其他脏腑，此即“先从脏腑郁发”。随着疾病的发生，体内脏腑功能的失调及病变，必然在脏腑所属的十二经络、十二皮部及相应的体表部位上有所表现，即所谓“外形于肢体”。

（二）首创审因辨证，自成诊治体系

陈无择非常重视辨证施治，列辨证为学医“五科七事”之一，首创审因辨证，并综合运用脏腑辨证、经络辨证、六经辨证和八纲辨证，既有继承，又有创新、发展，灵活多样，自成一格，很切合临床实际。

1. 首创脉因辨证体系

《三因极一病证方论·五科凡例》指出：“凡学审证，须知外病自经络入，随六经所出，井荥输原经合各有穴道，起没流传，不可不别。内病自五脏郁发，证候各有部分。”并结合病因学研究，首先强调病因辨证，认为“不知其因，施治错谬，医之大患，不可不知。”

（1）依证辨因

关于治病方法的确立，《三因极一病证方论·头痛证治》提出“治之之法，当先审其三因，三因既明，则所施无不切中”。陈无择论治中风、眩晕、吐血、癫痫、心痛、惊悸、自汗、消渴、五疸、胀满、霍乱、呕吐、泄泻、秘结、淋闭、咳嗽、痰饮、腰痛、水肿、头痛以及痈疽、眼疾、鼻病等病证，都强调详辨三因，随因施治。如眩晕的论治，强调应分辨三因，既涉三因，不可专为头面风。陈无择辨证十分清楚，如中伤风寒暑湿在三阳经，皆能眩人，头重项强，但风则有汗，寒则掣痛，暑则热闷，湿则重着，吐逆眩倒，属外所因；喜怒忧思，致脏气不行，郁而生涎，涎结为饮，随气上厥，伏留阳经，亦使人眩晕呕吐，眉目疼痛，眼不得开，属内所因；或饮食饥饱，

甜腻所伤，房劳过度，下虚上实，拔牙金疮，吐衄便利，去血过多，及妇人崩伤，皆能眩晕，眼花屋转，起而眩倒，属不内外因。辨证既明，治之自各有其法。

（2）凭脉辨因

陈无择认为“学医之道，须知五科七事。五科者，脉病证治及其所因……脉为医门之先”。《三因极一病证方论》建立了以病因、脉象为纲的辨证论治体系，或曰审因论治，即病因辨证论治体系。辨别区分病因的首要方法就是脉诊，陈无择所谓“医事之要无出三因，辨因之初无逾脉息”（《三因极一病证方论·序》）。从其《三因极一病证方论》全书的编撰内容与其体例结构来看，也基本印证了陈无择自序所言。全书共 18 卷，其中总论部分为卷一与卷二部分；各论为卷三部分至卷十八。总论中脉学、脉诊内容为 15 篇，即全书第 1 卷全为脉学，占全部总论内容的 70%。各论，即每一病之脉病证治系统，仍以脉诊为审因辨证之首要任务，为辨证求因的重要依据，详加论述。

如《三因极一病证方论·叙中风论》：“然四气皆能中人，在证亦有缓纵、挛急、搐溺、痹瘁、奄忽不知人者，不可不以脉别。故论曰：寒热诸痹所有证候，皆如风状，须得脉别可也，要知脉浮则为风，紧则为寒，细则为湿，数则为热。”以浮、紧、细、数脉作为辨别“四气”中人之纲领。风邪致病，其脉象必以浮为特点；寒邪致病，其脉象必以紧为特点；湿邪致病，其脉象必以细为特点；热邪致病，其脉象必以数为特点。

在各论的诸病证治中，首先是审证求因，其次为治法方药。其中，审证求因包括两部分内容，其一是由脉象特点审病因，其二是以症状表现辨病因，而且从论述次序上看，往往是先依脉辨因，后依症状辨因。

1）脉分三类候三因

凡脉诊必须识人迎、气口，以辨内外因。三部诊之，左手关前一分为人迎，以候六淫，为外所因。如《三因极一病证方论·六经中伤病脉》说：“邪咸自脉络而入，以迎纳之，故曰人迎”。右手关前一分为气口，以候七情，为内所因。如《三因极一病证方论·五脏传变病脉》说：“内气郁发，食气入胃，淫精于脉，自胃口出，故候于气口。”如脉不与人迎、气口相应，为不内外因。就脉的寸关尺三部而言，所谓人迎即指左寸部，气口为右寸部，通过左寸、右寸的脉象变化以测知疾病的病因。《三因极一病证方论·总论脉式》中指出：“人迎浮盛则伤风，虚弱沉细为暑湿，皆外所因；喜则散，怒则激，忧涩思结，悲紧恐沉惊动，皆内所因。”指出了两手寸脉在辨别病因中的重要作用，即所谓“关前一分，人命之主”。

《脉经》首列常见 24 种脉象，宋·朱肱《活人书》将其分为阴阳表里两类，《三因极一病证方论》将其分为七表、八里、九道三类，以浮、芤、滑、实、弦、紧、洪为七表病脉，微、沉、缓、涩、迟、伏、濡、弱为八里病脉，细、数、动、虚、促、结、散、革、代为九道病脉，以七表病脉叙外感病，八里病脉叙内伤病，九道病脉叙不内外伤病。其在《三因极一病证方论·五科凡例》中指出：“凡学脉，须先识七表八里九道名体证状，了然分别，然后以关前一分应动相类，分别内外及不内外。”同时列出 24 种脉象所主病证及与之相应的二合脉、三合脉的主病。此种分类方法将相关脉象与病因结合起来，在一定程度上丰富了脉学理论。

2）提出诸脉之纲领

《三因极一病证方论·脉偶名状》中，详细论述了24种常见脉象的性状及见于人迎、气口不同部位的所应病理，并将浮沉迟数四脉置于篇首为纲。如《三因极一病证方论·五科凡例》指出："又须知二十四脉，以四脉为宗，所谓浮沉迟数，分风寒暑湿，虚实冷热，交结诸脉，随部说证，不亦约乎。"将浮沉、迟数这两组表示脉位及脉动频率的基本脉象作为依托，演变及组合出临床常见脉象，这样可以执简驭繁，故以此四者为宗来统领诸脉。

3）辨脉识常变

在前人所述脉的五脏分属、六经分属及常脉的基础上，陈无择明确提出了五脏本脉及手足阴阳六经本脉。即"春肝脉弦细而长，夏心脉浮大而洪，长夏脾脉软大而缓，秋肺脉浮涩而短，冬肾脉沉濡而滑""足厥阴肝脉，在左关上，弦细而长；足少阴肾脉，在左尺中，沉濡而滑；足太阴脾脉，在右关上，沉软而缓；足少阳胆脉，在左关上，弦大而浮；足阳明胃脉，在右关上，浮长而涩；足太阳膀胱脉，在左尺中，洪滑而长；手厥阴心主包络，在右尺中，沉弦而数；手少阴心脉，在左寸口，洪而微实；手太阴肺脉，在右寸口，涩短而浮；手少阳三焦脉，在右尺中，洪散而急；手阳明大肠脉，在右寸口，浮短而滑；手太阳小肠脉，在左寸口，洪大而紧。"将正常脉象与相关经络、脏腑的生理功能、季节气候的变化等密切联系起来，使医者明晰常脉，知常达变。在此基础上，又在"五脏传变病脉"及"六经中伤病脉"两篇中，系统论述了六淫、七情等邪气侵及相应的脏腑经络而致脉的太过、不及、乘克传变规律等，并逐一分析该脉象的病理，以达正确诊断治疗之目的。

可见陈无择所言学医行医之"四科"脉、病、证、治中，脉居首位，作为审因论治中辨别病因的首要依据。将脉置于"四科"之首，显示了脉诊在中医诊断上具有重要的地位，特别是在病因诊断方面具有举足轻重的作用，是陈无择病因辨证的一大特色。

（3）脉因辨证

有些疾病，应先从脉象上辨证求因，然后运用五行及天人相应学说分析其病因病机，即形成此脉象的脉理机制。如五脏中风，究其病因总为风邪所致，脉象均以浮为特点，但因所中脏腑不同，其脉象及临床表现均不同。风邪又常常兼夹他邪共同侵袭人体而致病的特点，所谓风寒、风热、风燥、风湿等。根据各脏腑对六淫邪气之反应不同，故风邪多中肝、风热多中心、风湿多中脾、风燥多中肺、风寒多中肾。或者从审证求因的角度看，肝中风者多表现为风，心中风者多表现为风热，脾中风者多表现为风湿，肺中风者多表现为风燥，肾中风者多表现为风寒。既然风邪致病多所兼夹，风中五脏，从病因或审证求因的病因诊断上看，有风、风热、风湿、风燥、风寒相对应与肝、心、脾、肺、肾之不同，那么在风中不同脏腑之脉象表现上也一定有所区别。即如肝中风者，脉浮而弦，在天为风，在人脏为肝。心中风者，脉洪而浮，在天为热，在人脏为心。脾中风者，脉浮而微迟，在天为湿，在人脏为脾。肺中风者，脉浮涩而短，在天为燥，在人脏为肺。肾中风者，脉浮而滑，在天为寒，在人脏为肾。五脏中风，总为风邪所伤，故脉象总为浮象，由于挟邪与中脏的不同，脉象上就有浮而弦、浮而洪、浮而微迟、浮涩而短、浮而滑的不同。

2. 倡多种辨证相结合

七情内伤，各随其本脏所生所伤而为病，故审因辨证的同时重视脏腑辨证。专立肝胆、心小肠、脾胃、肺大肠、肾膀胱、心主三焦经虚实寒热证治；对中风、五运时气民病、疫病、疟疾、五积、五劳、六极、健忘、五痿、心痛、惊悸、消渴、呕吐、哕、泄泻、滞下、咳嗽、腰痛、虚损、眼疾、鼻病、口齿以及舌病证等，都结合脏腑辨证确定治疗方法。

陈无择对经络学说亦深入研究，对于某些病证善于运用经络辨证论治。如《三因极一病证方论·叙脚气论》论治脚气病，曰："治之须寻其经络病证，所在去处，然后以脉察其虚、实、浅、深为治。假如三阳经，其诊多在足外踝及手背；三阴经，其诊多在足内踝及臂内。以此粗分阴阳，可知大概矣。"具体则分太阳经、阳明经、少阳经、太阴经、少阴经、厥阴经，以及三阳并合、三阴并合脚气证治。如太阳经脚气的表现是"病者头痛、目脱、项强、腰脊连体枢，循髀外出外踝之后，循京骨至小指外侧皆痛者，乃足太阳膀胱经为风寒暑湿流注"。为使治疗更有针对性，陈无择还分析了不同病因的发病特点作为辨证依据，太阳经脚气为风寒暑湿流注之病。《三因极一病证方论·叙太阳经脚气证》曰："自汗者为风胜，无汗疼痛为寒胜，热烦为暑胜，重着肿满为湿胜。诸经皆当如此推，凡太阳经宜随四气发散愈。"其治疗则选麻黄左经汤之类。

陈无择对多种疾病的论治，均参合运用八纲辨证。如在《三因极一病证方论·五劳证治》中，论述五劳"因其虚实而分寒热"；在《三因极一病证方论·叙厥论》中，指出厥证之"寒厥则因多欲而夺其精，故致阳衰阴盛；热厥则因醉饱入房，精虚则热入，故致阴虚阳盛"；在《三因极一病证方论·谵语证治》中指出：言语错谬者"其证有二，有虚有实。虚则郑声，实则谵语。"治疗则各选其方。再如伤寒传变之证，当以脉证分别阴阳、表里、盛衰为治，尤不可以局限于日数。可见其八纲辨证亦隐于各种病证的论治中。

陈无择对外感伤寒病则宗张仲景六经辨证。如在《三因极一病证方论·六经伤寒用药格法》中云："伤寒始自太阳，逆传阳明，至于厥阴而止，六经既别，治法不同。"对伤风、伤寒外感病，分太阳、阳明、少阳、太阴、少阴、厥阴等六经辨证论治。如治太阳伤风，脉阳浮阴弱，荣弱卫强，头痛，鼻鸣干呕、发热、自汗恶风；或烦热，汗出则解，有如疟状，脉浮洪虚大者，用桂枝汤主之。又如治太阳伤寒，脉浮紧而数，头痛身疼，发热恶寒，无汗，胸满而喘者，用麻黄汤。

从上可见陈无择辨证论治不拘一格，圆机活法，以病因辨证为纲，其他辨证为目，每相互贯穿，彼此网络，互相补充，有机融合，使复杂的病证条理分明，层次清楚，便于临证运用。

3. 三因辨病施治经验

陈无择把学医及临床诊疗疾病的全过程高度概括为四个字，即"四科"，脉、病、证、治，再加一"因"字即病因，为"五科"；将病因一分为三，即"内因""外因""不内外因"，加上"四科"合为"七事"。脉、病、证、治四科，是疾病诊治过程的四个步骤。脉即脉学、脉诊，病即审病、辨病，证即审证、辨证，治即治法、方药。四科内容繁杂，虽各有其要，如《三因极一病证方论·五科凡例》所说"脉有浮沉迟数，病有风劳气冷，证有虚实寒热，治有汗下补吐"，但仍需对其进行由博返约、提纲挈领的整理与归纳，使学者面对汗牛充栋、繁芜杂糅的医籍及纷繁复杂的疾病证候时能够执简驭繁，握其枢要，从而达到"一览无遗""病无余蕴"的学用境界。

陈无择认为这个纲领、枢要即是“三因”。如《三因极一病证方论·序》说：“医事之要无出三因”“倘识三因，病无余蕴。”又如《三因极一病证方论·五科凡例》所说：“若于三因推明，外曰寒热风湿，内曰喜怒忧思，不内外曰劳逸作强，各有证候，详而推之，若网在纲，有条不紊。”陈无择辨证求因、审因论治的经验丰富，兹举数例如下。

（1）三因辨治痰饮

陈无择以三因辨痰饮，强调按因施治。他认为，人之所以有痰饮病，是因为荣卫不清、气血败浊凝结所致。考其病因，内则七情泊乱，外有六淫侵冒，又有饮食过伤、嗜欲无度等不内外因。总的治疗思路是治以温药，从小便去之；尚需分辨病因选药，外因则用大小青龙、桂枝、防己、五苓、承气；内因则用参苓、苓术、八味、参苏；不内外因则用十枣、葶苈、大小半夏、控涎、破饮。其中特别提出治疗痰饮的良方控涎丹［甘遂（去心）、紫大戟（去皮）、白芥子（真者）各等份］，用此方不过数服，其疾如失，其效如神。

（2）三因辨治咳嗽

咳嗽一病，不论病因还是病证表现均较为复杂，如咳嗽的病位虽表现在肺，但《内经》言“五脏六腑皆令人咳，非独肺也。”世间治疗咳嗽的药虽多，但疗效往往不佳，究其原因，实为没有分析病因，即未审证求因，随因施治之故。通过考察陈无择对“咳嗽”病的脉、病、证治可知：咳嗽证候虽然复杂，要之不外内因七情、外因六淫以及不内外因饮食、起居、房劳、叫呼等。三因既可单独致咳，又可多因相兼致咳。应详审病因，随因而治，若只用止嗽止咳一法，岂能有效。在谈到咳嗽具体治法时，他又进一步指出“当推其三因，随脉证治疗，散之、下之、温之、吐之，以平为期”。强调治疗咳嗽应首先审其三因，通过辨脉辨证，采取相应的治疗方法。

外感咳嗽由六淫外邪侵袭所致，根据脉象可以辨别不同病邪，《三因极一病证方论·外因咳嗽证》言：“诊其脉，浮为风，紧为寒，数为热，细为湿，随其部位，与人迎相应，推其脏腑，则见病源也。”可见，外因所致疾病，脉位应在人迎，其脉象为浮、紧、数、细，脉浮为风邪所致，脉紧为寒邪所致，脉数为热邪所致，脉细为湿邪所致；再结合脏腑证候，则辨证自明。

内所因咳嗽由七情内伤所致，涉及五脏六腑，即经言“五脏六腑皆令人咳”。其脏腑定位，通过咳嗽的相应症状不难判断；疾病的性质（寒、热、虚、实、痰、瘀），则应根据脉象确定。《三因极一病证方论·内因咳嗽证》言：“诊其脉，随其部位，与气口相应。浮紧则虚寒，沉数则实热，弦涩则少血，洪滑则多痰，以此类推，无施不可。”陈无择认为内所因即情志内伤的咳嗽，其脉位应在气口，进一步区分其寒、热、虚、实、痰、瘀，则脉浮紧为虚寒，脉沉数为实热，脉弦而涩为血虚血瘀，脉洪而滑为痰饮。

不内外因之咳嗽多因房劳伤肾、饥饱伤脾、疲极伤肝、叫呼伤肺、劳神伤心所致。五脏所伤不同可以从脉象上加以鉴别。判断不内外因致咳应首先从脉象显现部位上排除外感、内伤情志二因，即先取人迎、气口，若不应，则可推断为不内外因所致。“但不应人迎、气口者，即是不内外因，皆可类推。”（《三因极一病证方论·不内外因咳嗽证》）再进一步根据尺脉的表现做出分别，“假如尺脉浮涩而数，则知伤肾，右关脉濡，则知饮食伤脾，左关脉弦短，则知疲极伤肝”，由此可推知病属五脏之何脏所伤。

审因辨证既明，则可根据咳嗽的不同证型，在治法所列众方中选择相应的方剂对证治疗，即所谓“随证以施治”，如伤风冷嗽，用款冬花散；外感寒邪，发热咳嗽，用太白丹；寒湿咳嗽用五味子汤；肺虚咳嗽用人参散；肾阳虚咳嗽用蛤蚧散等。

（3）三因辨治呕吐

呕吐病证虽病位在胃，但引起该病证的原因多种多样，有寒热、饮食、血气之不同。“且如气属内因，则有七种不同；寒涉外因，则六淫分异，皆作逆，但郁于胃则致呕，岂拘于忧气而已。况有宿食不消，中满溢出，五饮聚结，随气番吐，痼冷积热，及瘀血凝闭，更有三焦漏气走哺，吐利泄血，皆有此证，不可不详辨也”，故据病因分为“寒呕”“热呕”“痰呕”“食呕”“血呕”“气呕”等。陈无择以病因为纲，对呕吐病证进行辨证论治。

因伤食而损伤胃气，或因病曾经汗下，致胃气虚冷均可引起寒呕。其临床表现为病者胃中寒，心下淡淡，四肢厥冷，食即呕吐。陈无择又特别强调患者于伤寒病愈后，如果曾因发汗，导致阳气衰微、胸膈气虚、中气虚弱而吐，虽然有脉数、发热时作时止等余热在胃的表现，也应当作寒呕来治疗。对于寒呕者，陈无择喜用硫黄以温阳散寒，甚至和附子相伍，并以绿豆反佐。如用生硫黄丸（硫黄不拘多少，研细，生姜汁糊为丸，米汤下）、四逆汤（甘草、干姜、附子）治寒呕而脉弱，小便复利，身有微热者。灵液丹（硫黄、附子、绿豆，生姜汁糊为丸，米汤下）治胃中虚寒，聚积痰饮，食饮不化，噫醋停酸，大便反坚，心胸胀满，恶闻食气者；或妇人妊娠恶阻，胃中虚寒，呕吐不纳食者。其对寒呕的治疗，在使用硫黄、附子等大热药物的同时，要求患者以米汤送下，体现了顾护脾胃的思想，并指出寒呕之证见昏厥者为难治。

胃热伏暑及伤寒伏热不解、湿疸之类亦可引起热呕。患者多胃中挟热烦躁，聚结涎沫，食入即吐。对于热呕者，则以小柴胡汤进行治疗。

气郁，或因喜好饮酒、甜食、冷食等原因，均会阻碍津液的运行和输布，聚饮生痰，痰涎结于胃口，则导致痰呕。痰呕的临床表现为患者素盛今瘦，肠中沥沥有声，食入即呕，食与饮并出。痰呕的治法以化痰理气为主，方以大半夏汤（半夏、人参）治因心气弱而推动无力，气郁生涎饮，饮邪聚结不散，心下痞硬，肠中沥沥有声，食入即吐者。其辨治强调辨渴与不渴，认为“呕家先渴，今反不渴者，以心下有支饮故也，治属支饮”。即口不渴者按支饮进行治疗。

如因饮食伤脾，宿食不化，则会导致食呕。其临床表现为病者胸腹胀闷，四肢厥冷，恶闻食臭，食入即呕。朝食暮吐，暮食朝吐。另有患者兼挟中焦寒，则会兼见吞酸嗳腐、食则饱胀等症状。对于饮食伤脾所致的呕吐，陈无择着重理气养胃，以大养胃汤（厚朴、生姜、肥枣、白术、山药、人参、川芎、橘皮、当归、五味子、藿香、炙甘草、炙枇杷叶、黄芪）治疗。因饮食伤脾，宿谷不化，证见朝食暮吐、暮食朝吐、上焦热、四肢冷、三焦不调；及胃虚寒气在上，忧气在下，二气并争，但出不入，呕不得食者，以治中汤（人参、白术、炮姜、炙甘草、青皮、陈皮）治疗。若兼见大便秘结，则加入生大黄如棋子大者两枚。

患者因忧怒兼并，气攻血溢；或因热邪、酒邪损伤三焦，使血液溢出脉道，聚积于胃口，则出现血呕的症状。其临床表现为患者心下满，食入即吐，血随食出。血呕的治疗并不专用止血药，而是在辨证论治的基础上重视理气养血，并顾护脾胃，使气顺血安而呕止。以茯苓汤（半夏、茯苓、熟地黄、橘皮、细辛、人参、芍药、川芎、旋覆花、桔梗、炙甘草）治因忧怒兼并，气攻血溢，停留胃管，嗳闻血腥，呕吐食饮；及妊娠中脘宿冷，冷血侵脾，恶闻食气者。若有客热，烦渴、舌生口疮者，去橘皮、细辛，加前胡、知母；若有腹冷下利者，去地黄，加炒桂心；若胃中虚热，大便秘，小便涩者，去地黄，加大黄、黄芩。另用当归汤（当归、干姜、熟地黄、柏皮、小蓟、羚羊角、阿胶、白术、芍药、黄芩、炙甘草）治因三焦虚损，或因热损发，或因酒发，而出现呕吐病证者。亦可加入伏龙肝、头发灰、蒲黄等凉血止血。

胃经之气应随足阳明经的走向以下行为顺，如出现气逆结于胃口，则会导致气呕的发生。其临床表现为病者心膈胀满，气逆于胸间，食入即呕，呕尽却快。可见，胀满在呕出后患者觉得舒服，是气呕症状的辨证要点。用药侧重理气与补气相结合。以茱萸人参汤（吴茱萸、人参）治气呕胸满，不纳食，呕吐涎沫，头疼者；以藿香汤（藿香、人参、桂心、桔梗、木香、白术、茯苓、枇杷叶、半夏）治心下虚满，饮食不入，时时呕吐，惙惙短气，或大病将愈未愈，胃气无以养，日渐羸弱者。

（4）三因辨治水肿

水肿一病，"原其所因，则冒风寒暑湿属外；喜怒忧思属内；饮食劳逸，背于常经，属不内外，皆致此疾。治之，当究其所因，及诸禁忌而为治也"（《三因极一病证方论·水肿叙论》）。陈无择认为水肿病虽然复杂，但究其发病原因，不外外感六淫之邪，或内伤七情，或不内外因饮食劳逸所伤而致。

水肿病从证候分类上讲又有正水"十水"，即"心水""肝水""肺水""脾水""肾水""胆水""大肠水""膀胱水""胃水""小肠水"；以及外证四水，即"外有风水、皮水、石水、黄汗"等。正水"十水"各有其证候，如"以短气，不得卧，为心水。两胁疼痛，为肝水。大便鸭溏，为肺水。四肢苦重，为脾水。腰痛，足冷，为肾水。口苦、咽干，为胆水。乍虚乍实，为大肠水。腹急，肢瘦，为膀胱水。小便秘涩，为胃水。小腹急满，为小肠水。各随其经络，分其内外，审其脉证，而甄别之"。外证四水中"风合归肝，皮合归肺，黄汗归脾，石合归肾。"不同的水肿证候，多由不同的病因所致，临床上又需依据脉证辨别。《三因极一病证方论·水肿证治脉例》谓："风水，脉浮，必恶风。皮水，（脉）亦浮，按之没指，（但）不恶风。石水，脉沉，腹满不喘。黄汗，脉沉迟，发热，多涎，久而不愈，必致痈脓。正水，寸口脉浮而迟，浮则热，迟则潜，热潜相搏，名曰沉；趺阳脉浮而数，浮则热，数则止，止热相搏，名曰伏。沉伏相搏，名曰水。沉则络脉虚，伏则小便难，虚难相搏，水走皮肤，即为水矣。""所以用寸口趺阳二脉者，盖水气不在一经也，大抵浮脉带数，即是虚寒潜止于其间，久必沉伏，沉伏则阳虚阴实，为水必矣，要知水脉必沉。"此节文字，详述了"正水"（内脏十水）的脉象特点、形成机制及外证四水的脉证鉴别要点，外证四水脉象表现为两类，即风水、皮水脉象均显浮脉，石水、黄汗脉象均显沉脉。那么又如何区别风水与皮水或石水与黄汗呢？除了脉诊尚需结合临床主证，加以详细区别。如风水、皮水虽脉象均显浮脉，但风水必兼恶风，皮水则按之没指，（且）不恶风。正水脉象均显沉或沉伏的特点，临证必须结合其不同主证以进一步区分十种内脏水肿。

辨病辨证既明则随病证施治。以外证四水为例，病有风水、皮水、石水、黄汗。大豆汤治风水，通身肿，骨节疼，恶风自汗，眼合不得，短气欲绝，其脉浮；五皮饮治皮水，四肢头面悉肿，按之没指，不恶风，其腹如故，不喘，不渴，脉亦浮；泽漆汤治石水，四肢瘦，腹肿，不喘，其脉沉；黄汗，依五疸法治之，用黄芪酒。

4. 完善脏腑辨治体系

在论内所因病证治中，陈无择系统阐述了肝胆、心小肠、脾胃、肺大肠、肾膀胱、心主三焦经虚实寒热证治，对脏腑辨证进行整理，使脏腑学说更加充实、完善，且有某些创见。其提出“肝虚寒证治”“胆虚寒证治”“肺虚寒证治”“肾实热证治”，补充完善了脏腑辨证论治体系。

（1）肝虚寒证治

陈无择在“肝胆经虚实寒热证治”中云：“补肝汤治肝虚寒，两胁满，筋急，不得太息，寒热腹满，不欲饮食，悒悒不乐，四肢冷，发抢……口面青。”又“五脏中寒证”云：“肝中寒之状，其人洒洒恶寒……胁下挛急。”肝虚寒的病因病机，多因寒伤日久或他脏阳虚转化而来。因阳虚其气亦虚，其病变可在其脏腑本身和经络所循行的部位上表现出来。肝气虚则疏泄失职，所以腹满痛、胁下挛急；肝主筋，开窍于目，肝阳不足失于温养，故筋急，视物模糊；虚寒则面色㿠白，畏寒等。治以补肝汤，方由山茱萸、炙甘草、桂心、细辛、茯苓、桃仁、柏子仁、防风、炮川乌、大枣、生姜等组成。强调用桂心、细辛、生姜、甘草、川乌来温补肝阳。

（2）胆虚寒证治

陈无择在“肝胆经虚实寒热证治”中云：“温胆汤治胆虚寒，眩厥足痿，指不能摇，躄不能起，僵仆，目黄失精，虚劳烦扰，因惊胆慑，奔气在胸，喘满浮肿，不睡。”归纳本证，见眩晕、足软无力、僵仆、目黄、失精、心惊胆怯、气上冲胸、喘满、失眠等，治以温胆汤，方由半夏、麦门冬、茯苓、酸枣仁、炙甘草、桂心、炙远志、黄芩、萆薢、人参等组成。

有关胆实寒的记载甚少，陈无择论述也不够详尽。其在“虚烦证治”中云：“治大病后，虚烦不得眠，此胆寒故也，此药主之。又治惊悸。”也用温胆汤治疗，方由半夏、竹茹、枳实、陈皮、甘草、茯苓、姜、枣组成。此处“胆寒”应是指实证，症状可归纳为胆怯，噩梦较多，善惊醒，头晕等。

陈无择在该书中用了两个温胆汤，而且说明前者是“胆虚寒”，方中有人参、桂心；后者是“胆寒”，无人参、桂心之类，故为治疗胆实寒之方。

（3）肺虚寒证治

陈无择在“肺大肠经虚实寒热证治”中云：“补肺汤治肺虚寒，逆满上气，咽中闷塞，寒从背起，口中如含冰雪，语无音声，舌本干燥，吐沫唾血，不能饮食。”肺虚寒多是在肺气虚的基础上发展而来的。归纳陈无择对肺虚寒的论述，肺虚寒的症状是：咳喘无力，甚则喘促，动则甚，面色㿠白，畏寒，背寒冷，失音或语声低怯，舌干，咳血或唾血，食欲不振等。因肺气虚所以呼吸气短，咳喘无力，声低气怯，面色㿠白或声音嘶哑；动则伤气，所以动则病重；肺气虚则气不化津故口干；肺气虚久则子病及母，伤及脾土故食欲不振；咳伤肺络可出现咳血或唾血；肺气虚久可导致肺阳虚，故畏寒肢冷或背寒冷。陈无择治以补肺汤，方由冬花、桂心、桑白皮、人参、紫菀茸、白石英、五味子、钟乳粉、麦门冬、生姜、大枣、粳米等组成。尤其是在补肺汤中用了桂心、人参、五味子等来温补收敛肺气。

（4）肾实热证治

陈无择在“肾膀胱经虚实寒热证治”中云：“清源汤治肾实热，小腹胀满，四肢正黑，耳聋，骨热，小便赤黄，腰脊离解，及伏水等。”归纳本证，可见少腹胀满、肢体黑、耳聋、骨热、小便赤、腰脊部不适等，治以清源汤，方由茯苓、黄芩、菖蒲、玄参、细辛、大黄、炙甘草、煅磁石组成。方中的药物，既能清热又能利湿。同时，陈无择还指出肾实热和膀胱实热是不同的。关于肾实证的记载，汉代《金匮要略》中的肾著汤证也可说是寒湿犯肾所致的肾实证，有证有因，有方有药。一般认为，肾藏精，多虚证，不认为肾有实证，是不符合临床实际的。

以上四证，临证宜详辨之，对深入研究脏腑学说颇有启发。

综观《三因极一病证方论》的病因辨证论治体系，可以看出陈无择以病因分类疾病，将复杂的疾病分为外所因病证、内所因病证及不内外所因病证三大类，建立了以病因为纲、病证治为目的疾病分类体系。每述一病证，均有论有治。首列叙论，审其病因，依脉、证以识病，因病以辨证，随证以施治，确立了审证求因，以病因提挈脉、病、证、治的中医病因辨证论治体系。另外，陈无择论及三因致病时，并非三因并重，而是根据外因、内因、不内外因三因辨证的难易程度，及结合临证辨证施治的实际而有所侧重，有详有略。即详于外所因疾病的论述，略于内所因疾病的论述。至于不内外因，并没有以专卷的形式列出，也没有“不内外因论”总论出现。只是在卷九以后，间有部分不内外因所致疾病的论述，而且大多数情况是将不内外因作为某些复杂疾病的三因之一加以介绍而已。

（三）调气治疗情志病

陈无择虽然列七情为三因之一，但他十分推崇“百病皆生于气”的观点，认为七情致病每以气机变化为主。如《三因极一病证方论·七气叙论》说：“五脏六腑，阴阳升降，非气不生。神静则宁，情动则乱，故有喜、怒、忧、思、悲、恐、惊，七者不同，各随其本脏所生所伤而为病。故喜伤心，其气散；怒伤肝，其气击；忧伤肺，其气聚；思伤脾，其气结；悲伤心肺，其气急；恐伤肾，其气怯；惊伤胆，其气乱。虽七诊自殊，无逾于气”。七情内伤，喜伤心，怒伤肝，忧伤肺，思伤脾，悲伤心包，恐伤肾，惊伤胆，看似伤及脏腑，归根结底是因为影响了气的运行，导致脏腑功能紊乱。

在这种学术思想指导下，陈无择对于情志病证着重于调畅气机。其用药具有以下两个特点。一是重视恢复中焦气机升降之性。中焦脾胃为气机升降之枢，《素问·平人气象论》指出：“平人之常气禀于胃，五脏四时之脉，皆以胃气为本。”故陈无择调理气机尤其注重恢复中焦气机升降之性，制七气汤（半夏、人参、桂心、炙甘草）、大七气汤（半夏、白茯苓、厚朴、紫苏、生姜）治疗七气病证。其他治七情病证的方剂，如薯蓣丸、温胆汤、菖蒲益智丸、大半夏汤、千金温胃汤、茯苓汤等，各方所治有异，但组成却有共同之处，即人参、茯苓、半夏、厚朴、橘皮为最常用。此类药物有健脾和胃、通畅气机、调和中焦升降之功。如治霍乱用七气汤，《三因极一病证方论·霍乱内因证治》谓“治喜怒忧思悲恐惊七气郁发，致五脏互相刑克，阴阳反戾，挥霍变乱，吐利交作，寒热眩晕，痞满咽塞”，取半夏、姜厚朴、桂心、茯苓、白芍药、紫苏叶、橘皮、人参、生姜、大枣，即是其例。又如治血呕之茯苓汤，取半夏、茯苓、橘皮、芍药、川芎、旋覆花、桔梗等解情志之郁，调畅气机，则不专止血而血自止。二是用药平和，久用无耗气伤血之弊。因为七情内伤常虚实夹杂，单纯开郁或补虚难以取效。对此，陈无择调理气机之药大多较为平和，久用无耗气伤血之弊。如治眩晕的薯蓣丸，取薯蓣、人参、前胡、枳壳、白茯苓、茯神、半夏、炙甘草、炙黄芪等亦莫不如此。

在七情气机调治中，陈无择注意分辨虚实。他所创立的七气汤和大七气汤，是分别为虚实而设的代表方剂。七气汤治脏腑神气不守正位，为喜怒忧思悲恐惊作郁不行。此汤主治气虚，或由长期心境不佳造成郁积，脏腑虚损，或惊恐气失散乱。故用人参、炙草以益气，佐以半夏、桂心行气。至于实证，因系喜怒震惊、脏气不平所致，陈无择用大七气汤治疗，方用厚朴、紫苏行气除满、疏肝宽胸，重用半夏降逆下气，佐以茯苓等除湿行水。又如在《三因极一病证方论·五劳证治》的“引气汤”主气实不行者，而人参厚朴汤则兼治虚实夹杂之气满。

（四）补血养血，调治冲任

陈无择不仅擅长内科病诊治，对妇科疾病论治亦有丰富的经验。他治妇科病证尤其重视调理冲任。如《三因极一病证方论·妇人女子众病论证治法》指出：“治妇人久冷无子，及数经堕胎。皆因冲任之脉虚损”，治以“调补冲任，温暖血海”。对于妇人病证，如月经失调、脐腹绞痛、胎动不安等，亦多从冲任论治。由于女子以血为本，故陈无择调治冲任注重补血养血。其调治冲任之法，可概括为温经化瘀调冲任、滋养气血调冲任和固经涩血调冲任等三法。

1. 温经化瘀调治冲任

用于冲任之脉虚寒，血行不畅，血瘀络阻者。若偏于冲任之脉虚冷者，主以济阴丹（木香、茯苓、京墨、桃仁、秦艽、炙甘草、人参、炒桔梗、石斛、蚕布、藁本、当归、桂心、干姜、细辛、牡丹皮、川芎、炒川椒、山药、泽兰、熟地黄、香附、苍术、大豆卷、糯米）；若偏于胞络伤损者，治以皱血丸（当归、酒牛膝、炒延胡索、芍药、茴香、炒蒲黄、制香附、煨蓬术、菊花、熟地黄、桂心、乌豆）；若偏于冲任虚损者，宜用温经汤（半夏、酒当归、川芎、人参、白芍药、牡丹皮、桂心、阿胶、炙甘草、吴茱萸、麦门冬、生姜）。

2. 滋养气血调治冲任

用于“女人禀受怯弱，血气虚损”者。若偏于气虚，则用人参养血丸（人参、赤芍药、川芎、菖蒲、当归、熟地黄、乌梅肉）补冲任，调血脉；若偏于血虚者，则用四物汤（熟地、当归、川芎、白芍药）调益荣卫，滋养气血。

3. 固经涩血调补冲任

用于“气血劳伤，冲任脉虚，经血非时，忽然崩下”者。治以伏龙肝散（伏龙肝、煅赤石脂、煅牡蛎、乌贼骨粉、煅禹余粮、桂心）固经涩血。

从以上陈无择调治冲任的6首方剂来看，除伏龙肝散急则治标外，各方组成均以当归、熟地、川芎、赤芍药、白芍药、人参为主，其补血养血，寓调补冲任以养血治本之意昭然可见。陈无择的这些治疗方法对后世从血论治、调补冲任的理论产生了很大的影响。

【临证经验】

陈无择强调方剂的由博返约，以求方剂实用、普及，更切合临床实际，方便临床应用，因而“削繁知要”成为其应用方剂的特色。

一、由博返约重实效

经过唐宋医学经验的积累，医学界陆续出现大部头方书，如《太平圣惠方》《圣济总录》都收方逾万，但方多药众，浩如烟海，反而使临床医生无所适从，仍需通过实践重新检验，以致一般医生无法把握。因此，对众多方药进行筛选鉴别，确认疗效，使漫无边际的方书由博返约，以求实用、普及，则成为医学发展的必然趋势。在《三因极一病证方论》自序中陈无择指出：“俗书无经，性理乖误”“不削繁芜，罔知枢要”。因而，削繁知要成为其著作中方剂应用的特色。

陈无择根据三因来辨病施治，对方剂按三因进行分类，将方剂由博返约，使其更加切合临床实际，方便临床应用。《三因极一病证方论》主张以因辨病，按因施治，从脉象、病源、病候入手，使方药简约而有章可循，体现了其由博返约的方剂研究应用思路。

尽管如此，《三因极一病证方论》未能避免同名异方的现象，如温胆汤先后在卷九“虚烦证治”和卷八“肝胆经虚实寒热证治”中出现，附子汤曾出现在卷二“四气兼中治法”和“不内外因中风凡例”中，清脾汤曾出现在卷六“疟病不内外因证治”和卷八“脾胃经虚实寒热证治”。

二、重视胃气用香燥

陈无择领悟到胃气是人身的根本，“正正气，却邪气”是医疗第一要义。他汲取前辈的临床经验，在藿香正气散、不换金正气散的基础上增添药物，创制了“温胃消痰，进食下气”的“养胃汤”，药由厚朴（姜制炒）、藿香（去梗）、半夏（汤洗7次）、茯苓各1两，人参、炙甘草、附子（炮，去皮脐）、橘皮各3分，草果（去皮）、白术各半两组成。此方一出，即广泛流传，风行一时。

陈无择用药以辛香温燥为主。这种用药特点的产生，既有历史渊源又有地土之宜。一个重要因素，是受当时官修方书《局方》的影响，《局方》中多数的医方都以“辛香温燥”为主要组成部分；另一个重要因素是受环境条件的影响，当时陈无择长期侨居温州，温州依山傍海，冬无严寒，夏少酷暑，四季湿润，属海洋性气候，湿之为患尤多，故不畏其燥而适于应用除湿理气的平胃散、正气散和养胃汤之类，故用药偏于辛温燥热。在《三因极一病证方论·脾胃经虚实寒热证治》中共列清脾汤、平胃汤、补脾汤、养胃汤四方，在这四方中多含有草果、人参、桂心或干姜、附子等温热香燥类药品。温州医生至今在临床上仍习用平胃散、藿香正气散和养胃汤之类芳香化湿、理气和胃的方剂，自有其地土之宜和历史渊源；又如陈无择在“痈疽证治”中用治一切恶核、瘰疬、痈疽、恶肿等病的五香连翘汤中含有丁香、沉香、桑寄生、木香等温热药物。

三、师古不泥制新方

陈无择善于继承，更善于创新，因其制方强调从临床实际出发，故一些方剂现在仍具有较高的临床价值。如他在孙思邈《备急千金要方》温胆汤基础上加茯苓，减少生姜用量，并增大竹茹在方中的用量，使药性偏温，将能散寒祛痰的温胆汤变为偏于清痰热的温胆汤。关键是药量的变化使方中药物的君臣关系发生变化，方剂主治发生方向性改变，实际上已然变成功效不同的两个方子。由于目前临床疗病以痰热者居多，故陈无择的温胆汤应用更为广泛。

该方由半夏、竹茹、枳实、陈皮、茯苓、甘草、生姜、大枣组成，以“和”为“温”。胆为清净之府，喜宁谧，恶烦扰，喜柔和，忌壅郁，喜温而主升发，以温为候，以不寒不热为宜。“胆者，中精之府”，肝之精气化生胆汁，汇集于胆，泄于小肠，以助运化食物。当各种致病因素失其常，致木郁不达，肝郁乘脾，胃气亦因之失和，进而化热生痰，痰热干扰胆腑，使之欲清而不得清，欲静而不得静，以致胆怯易惊、虚烦不眠、胃气上逆、呕吐呃逆等。方中以半夏降逆和胃，燥湿化痰；竹茹清热化痰，止呕除烦；枳实行气消痰，陈皮理气燥湿，茯苓健脾渗湿；佐以姜、枣益脾和胃，甘草调诸药。全方以化痰为主，略兼清热，能复胆之清净温和之性，胆气温和，始能条达，即达“温胆”之目的。

四、剂型简便而有效

方剂的剂型通常在方剂的名称中即有标识，通过研究《三因极一病证方论》所列方剂就会发现：其中散剂和丸剂应用较多，这可能与散剂、丸剂比较容易保存及携带有关。另外值得我们关注的是，陈无择所用方剂，其方名所示为汤剂的剂型，实际制成后仅有 14 例为传统汤剂，而绝大多数为按照既定要求制成粗末或细末，再加水煎煮或沸水点服。前者实为煮散，虽始创于张仲景，但《伤寒论》中仅半夏汤一方用此法，至《局方》则颇为常见；后者则类似现在的冲剂。这是《三因极一病证方论》用药的特点。如此煎服，有节省药材的优点。如《伤寒论》中大陷胸汤原方用量为大黄六两、芒硝一升、甘遂一钱匕，而《三因极一病证方论》中用量为大黄半两、芒硝四钱、甘遂半钱，用法为“上各为末，水三盏，先煮大黄至一盏，入硝煮溶，下甘遂末，煮一沸，分二服，得利止”。现代研究也表明，煮散较之饮片汤剂既方便实用、节省药材，又可提高疗效，值得推广应用。

综上所述，陈无择在《内经》《金匮要略》等前贤理论基础上提出了“三因学说”，阐明导致疾病的致病因素为内因、外因、不内外因三类。将六淫之邪（寒暑燥湿风热）、瘟疫、时气等归为外因；七情（喜怒忧思悲恐惊）所伤归为内因；非六淫、七情之致病因素均归为第三类病因——不内外因。陈无择列辨证为学医“五科七事”之一，首创审因辨证，并结合运用脏腑辨证、经络辨证、六经辨证和八纲辨证，既有创新，又有继承、发展，灵活多样，自成一格。推崇《内经》“百病皆生于气”的观点，重视情志病变，善于调畅气机。陈无择不仅擅长于内科，对妇科疾病论治亦有丰富的经验，他治妇科病证尤其重视调理冲任，补血养血。强调方剂的由博返约，以求方剂规范化、实用化、普及化，更切合临床实际，方便临床应用，因而“削繁知要”成为其方剂研究应用的特色。

【后世影响】

一、历代评价

陈无择为永嘉医派的骨干，其精于方脉，医德高尚，医技精良，学术造诣深邃。永嘉医派的重要成员卢祖常对陈无择十分敬仰，他在《易简方纠谬》中评价陈无择："先生轻财重人，笃志师古，穷理尽性，立论著方。其持脉也，有若卢扁饮上池水而洞察三因；其施救也，不假华佗剖腹刳肠而彻分四治。"这充分显示了陈无择是一位精究岐黄的大方家。宋代之后的医学界，也非常重视《三因极一病证方论》的病因学理论。如：朱震亨在《格致余论》中以"通敏"评论陈无择；《四库全书总目提要》认为，陈无择的《三因极一病证方论》"每类有论有方，文词典雅而理致简赅，非他家俚鄙冗杂之比"；贾得道在《中国医学史略》中云："宋代，就更有许多医生，想从实际上纠正这种倾向，使漫无边际的方书，向系统和简约方面发展，如陈言的《三因极一病证方论》企图把各种疾病都归入三因，然后按因施治……想从理论上的系统化而使治病方法纳入有理可循的途径，从而达到简约的目的。"

二、学派传承

永嘉年间，有一批活跃于社会与医坛的儒医，他们以陈无择为首，其弟子王硕、孙志宁、施发、卢祖常为骨干，以《三因极一病证方论》为理论基础，围绕王硕的《易简方》为学术中心，展开了有关医药学术研究与论争，学者称为"永嘉医派"。由于《三因极一病证方论》为永嘉医派奠定了学术基础，因此，陈无择也就成了永嘉医派的创始人。

三、后世发挥

陈无择继承了《内经》《金匮要略》等的病因学理论，穷究病源，明晰病因，开创了以病因分类法为主，结合发病途径与所涉部位系统总结和阐明中医病因理论之先河。陈无择"三因学说"首次明确地将病因概括为外因、内因和不内外因，对内外致病因素及其传变规律进行了精辟的总结与论述，从而使病因的分类更加具体、更趋合理，明确指出不同病因侵犯人体不同部位以及具有不同传变趋向与传变规律的特点。使中医病因理论更加系统化，不仅便于理解，也增强了实用性，长期以来为后世所遵从和效法。

陈无择根据三因来辨病施治，对方剂按三因进行分类。三因分类只是形式，其主要目的在于强调方剂的由博返约，使其更加切合临床实际，方便临床应用。其在前人基础上化裁创制的温胆汤、控涎丹等名方，后世以至现代临床仍广泛使用。

陈无择所创温胆汤，是在孙思邈《备急千金要方》温胆汤基础上化裁而成的。方由半夏、竹茹、枳实、陈皮、茯苓、甘草、生姜、大枣组成。以"和"为"温"。胆为清净之府，喜宁谧，恶烦扰，喜柔和，忌壅郁，喜温而主升发，以温为候，以不寒不热为宜。全方以化痰为主，略兼清热，能复胆之清净温和之性，胆气温和，始能条达，即达“温胆”之目的，此方为后世医家所广泛应用。从现代报道来看，多种现代疾病的治疗都辨证使用此方，取得了很好的疗效。

控涎丹出自陈无择《三因极一病证方论》，又名子片丸、妙应丸。由甘遂、大戟、白芥子各等份组成，功能祛痰逐饮。主治痰饮伏在心膈上下，忽然颈项、胸背、腰胯隐痛不可忍，筋骨牵引作痛，走而不定，或手足冷痹，或头痛不可忍，或神志昏倦多睡，或饮食无味，痰唾稠黏，夜间喉中痰鸣，多流涎唾等证，被历代医家广泛应用。

综上所述，陈无择在继承《内经》和张仲景的《金匮要略》基础上，认为“医事之要，无出三因”，将复杂的疾病分为“内因”“外因”“不内外因”，主张以因辨病，按因论治，成为中医病因学说奠基者；重视情志病变，善于调畅气机；治妇科病证尤其重视调理冲任，补血养血；强调方剂的由博返约，在前人基础上化裁创制的温胆汤、控涎丹等名方，后世以至现代临床仍广泛使用。

山东中医药大学　江涛

【参考文献】

[1] 陈言. 三因极一病证方论［M］. 北京. 人民卫生出版社，2007.

[2] 刘时觉. 陈无择的里籍和医事活动［J］. 中医药信息，1956（6）：40.

[3] 穆达浩. 三因学说辨［J］. 辽宁中医杂志，1982（7）：33.

[4] 孙晓波. 陈无择医学心理学思想初探［J］. 成都中医学院学报，1984（3）：46－47.

[5] 孙祝岳. 陈无择的三因学说之我见［J］. 福建中医药，1984（4）：48.

[6] 张耀民. 陈言的“三因论”不是发病之作［J］. 陕西中医，1984（8）：48.

[7] 王殿凯. 从《三因极一病证方论》看脏腑辨证中的几个问题［J］. 河北中医，1986（1）：5－6.

[8] 长青. 陈言［J］. 山西中医，1991（4）：42.

[9] 庄奕周. 陈无择对病因学的贡献［J］. 福建中医药，1992，23（3）：3－4.

[10] 李洪涛.《三因方》外感病观浅析［J］. 安徽中医学院学报，1994，13（4）：2－4.

[11] 孟繁洁. 陈无择学术思想阐微［J］. 天津中医学院学报，1997，16（2）：2－3.

[12] 王海燕. 三因学说与人类健康长寿［J］. 中医杂志，1998，39（6）：380－381.

[13] 刘时觉. 陈无择是永嘉医派的创始人［J］. 浙江中医杂志，2000（1）：38－39.

[14] 刘时觉，陈克平，刘尚平. 辟方剂研究蹊径，开永嘉医派先河——陈无择学术思想及其在温州地区医事活动评述［J］. 医古文知识，2000（3）：3－5.

[15] 朱廷魁. 大七气汤治疗卵巢囊肿36例［J］. 中医杂志，2000，41（11）：698.

[16] 毛伟松. 陈言对儿科学的贡献［J］. 中医文献杂志，2004（3）：22－23.

[17] 舒莹.《三因极一病证方论》温胆汤之源流考［J］. 中医药通报，2004，3（6）：42－44.

[18] 王雨秾.《三因方》对中医临床辨证的贡献［J］. 中医药临床杂志，2004，16（3）：195－196.

[19] 吴晓丹，马伯艳，李然，等.《三因极一病证方论》温胆汤改善睡眠的实验研究［J］. 中医药信息，2004，21（5）：31－32.

[20] 陈友芝，何晓. 南宋医家陈无择身世考［J］. 浙江中医药大学学报，2007，31（1）：31－32.

[21] 雷有元. 大七气汤治疗妇女盆腔肿块36例［J］. 陕西中医，2008，29（11）：1513－1514.

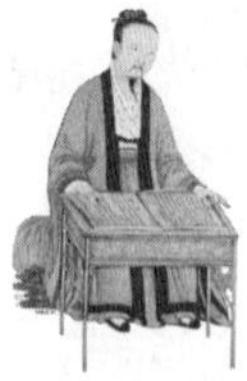

刘完素

内容提要

刘完素，字守真，自号通玄处士，生于北宋宣和二年（1120），卒于金章宗承安五年（1200），金之河间（今河北省河间市）人，金元四大家之一。其一生苦读钻研、勤于实践，继承《内经》理论，重视火热病证，在运气、伤寒、藏象、病机、治则治法等方面创立新说；著有《素问玄机原病式》《黄帝素问宣明论方》（以下简称《宣明论方》）《素问病机气宜保命集》《伤寒标本心法类萃》《三消论》等，开创了金元时期中医学“新学肇兴”的局面。具体而言，他详论运气格局推演模式，取小运主气阐发医理，发展亢害承制论，从而阐发了运气学说；认为伤寒为热病，伤寒病机为阳气怫郁，阴阳训表里不训寒热，进一步发展了伤寒学说。他在藏象理论方面，创新性的提出玄府气液通畅论、脏腑内生六气说、脾胃为一身之本论，发展了心肾相交、脾肾互济理论；在病机理论方面，阐发五运主病，六气为病、阳气怫郁论、燥气论等；在临证诊疗方面，对内、妇、儿、五官、老年病等疾病诊疗多有学术创新，为后世医家所推崇。其创制的方剂，如防风通圣散、芍药汤等，沿用至今。刘完素的学术思想对河间学派、易水学派、攻邪学派、丹溪学派、温病学派、温补学派均产生了较大的影响，促进了中医基础理论与临床医学的长足发展与进步。

【概述】

一、生平简介

刘完素，字守真，自号通玄处士，金章宗（完颜璟）赐号“高尚先生”，金之河间（今河北省河间市）人，世人称其刘河间或河间先生，金元四大家之一。

刘完素生于北宋宣和二年（1120），卒于金章宗承安五年（1200）。据传，刘完素的原籍是河北省肃宁县杨边村（现肃宁县师素村），幼年家境贫寒，在其3岁时，家乡水灾泛滥，举家遂迁移至河间城南十八里营（现河北省河间市西九吉乡刘守村）。刘完素自幼聪明好学，6岁即从父学习诗文。但是，当时的河间地区正是金人进攻中原的主要战场之一，天灾横行，疫病蔓延。其母患病，家贫求医三次而不得至，终因延误治疗时机而身亡。自此，他含悲立志，刻苦学习医术。他从25岁时开始学医，主要研究《内经》，至60岁从未间断。他边行医，边钻研，夜以继日，废寝忘食，终有所悟。据程道济《素问玄机原病式·序》记载：刘守真“夙有聪慧，自幼年耽嗜医书。千经百论，往往过目无所取，皆谓非至道造化之用，因披玩《素问》一经，朝勤夕思，手不释卷。三十五年间，废寝忘食，参详其理。至于意义深远，研精覃思，斯于必通。”

在刘完素生活的时代，崇尚宋代《局方》，凡诊病均不离《局方》，而《局方》之药又多偏温燥，故温燥药应用十分广泛。而刘完素不拘于此，据《内经》理论，结合北方环境气候特点，及民众饮食醇厚、体质强悍的特性，强调火热病机，治疗主张寒凉，为金元时期的医学争鸣开了先河。朱抙在《心印绀珠经》序言中盛赞刘完素说：“轩岐之法，惟长沙太守一人焉，仲景没后，其法讹矣。寥寥千载之下，能续儒之道统者，程、朱二先生而已；能继医之源流者，刘、张二先生而已。程、朱既出，则周、孔之道焕然而明；刘、张既出，则轩岐之法截然而归正……术医而不宗刘、张，非正之术也”，足可见刘完素在当时的医学界影响之大。

关于刘完素成为一代名医，还有一个传奇故事。《金史·刘完素传》载：“刘完素，字守真，河间人。尝遇异人陈先生，以酒饮守真，大醉，及寤，洞达医术，若有授之者”。刘完素医术高超，济世扶弱，不慕功名利禄。明·李汤卿《心印绀珠经》中载：“章宗皇帝三聘不起，御赐高尚先生”。《河间府志》把他比做扁鹊，谓“郑之有扁鹊，河间之有刘守真………皆精于岐黄者”。

刘完素既勤于实践，亦善于总结经验，著书立说。《四库全书提要》说：“其作是书，亦因地、因时，各明一义，补前人所未及”。他深知百姓疾苦，用药量简价廉，著书通俗易懂，在《素问病机气宜保命集》中写到：“在农夫、工贩、缁衣、黄冠、儒宗，人人家置一本可也”。

河间一带的民众，感念刘完素的恩德，在他去世后为其立碑修庙，彩塑金身，岁岁祭祀，年年举行庙会。至今在刘完素出生的河间市刘守村畔，还保存有其瓮葬坟墓。

二、著作介绍

刘完素一生精勤于医学研究，创立新说，著述较多。主要有：《素问玄机原病式》《宣明论方》《素问病机气宜保命集》《素问要旨论》《伤寒直格》《伤寒标本心法类萃》《三消论》《素问药注》（已佚）、《治病心印》（已佚）、《灵秘十八方》（已佚）、《保童秘要》。另有托名刘完素的著作《伤寒医鉴》《伤寒心要》《伤寒心镜》《刘河间医案》《河间刘先生十八剂》（已佚）。后人多把刘完素的主要著作编成综合性著作，如《刘河间伤寒三书》《刘河间伤寒六书》《刘河间医学六书》《河间医集》等。

（一）《内经运气要旨论》

《内经运气要旨论》，又名《素问要旨论》《图解素问要旨论》《素问要旨》《新刊图解素问要旨论》等。此书原3卷，现存8卷，乃刘完素之徒马宗素重编。

该书为刘完素深研运气学说，阐发运气精义之力作，也是他的第一部理论著作。此书基于《素问》七篇大论，阐发了运气学说的概念、原理、推演方法、变化规律及其与疾病发生发展的关系等。全书分彰释元机、五行司化、六化变用等，共9篇，对《素问》及《天元玉册》运气之说阐发颇精。此书贵在设图彰显运气学说之蕴奥，共载有五行生成数图、五运主图、五运客图、太少宫图等运气推算图以及十余幅人体外形部位说明图、人体经气运行图等，共36幅图。此书尚存大运、客气之说，然而传世极少，薛时平注释说，“运气要旨一书，乃守真存而不废之意耳”。

（二）《黄帝素问宣明论方》

《黄帝素问宣明论方》，简称《宣明论方》，又名《医方精要宣明论》《素问精要宣明论方》《精要宣明论》《宣明方论》。该书现存15卷，另有7卷说、15卷说。但据刘完素《原病式》自序及《四库全书总目提要》记载来看，该书原为3卷，7卷与15卷俱为后人的增校本。该书成书于《素问要旨论》之后、《原病式》之前。其具体成书年代，清·吴骞《拜经楼藏书题跋记》中言：“《宣明论方》七卷。每叶二十八行，行二十五字。有大定十二年守真自序。”大定十二年，即公元1172年，此守真自序现已无从得见，若其说可信，则《宣明论方》成书大体为1172年。

该书是发挥《内经》杂病理论最早的一部著作，后世有学者据此视刘完素为发挥《内经》杂病之第一人。该书内容论述伤寒、杂病、妇儿、眼目等疾病证治，补充了《素问》仅记病候、缺乏方药之不足，突出了寒凉治法的特点。现存《宣明论方》，全书分15卷，皆记载对证之处方。卷一至卷二列诸证门，所记煎厥、薄厥、飧泄、风消及诸脾心病等61证都源于《内经》，每证后都有主治方；卷三至卷十五分列风门、热门、伤寒门、积聚门等15门，每门分总论、各论，阐发五运六气之理和诸家方论，熔理、法、方、药于一炉，共为361方。该书所论对张从正、李杲、朱震亨及后世医家皆产生了深刻影响。《四库全书总目提要》认为，该书“于轩岐奥旨实多阐发，而多用凉剂。偏主其说者不无流弊，在善用者消息之耳”。

（三）《伤寒直格》

《伤寒直格》，亦名《伤寒直格方》《伤寒直格论方》《刘河间直格论方》《刘河间伤寒直格论方》，共三卷，约成书于金大定二十六年（1186）。该书主论伤寒，上卷叙干支配脏腑、经络病证、五运六气主病、脉诊等统论内容；中卷讨论伤寒总评，并分析伤寒表证、伤风表证、俱中风寒、诸可下证、瘀血下证、发黄、结胸、痞等一些病证及其治法；下卷集录仲景麻黄汤、桂枝汤等方，复载益元散、凉膈散、黄连解毒汤等共34方，泛论伤寒机转及伤寒传染论；卷终有“伤寒传染论”一则，明确提出“秽气”“秽毒”致病的观点。本书有关热病诊治的论述，对后世的温病学说的形成有一定的启发。书中把五运六气学说和脏腑经络学说结合在一起，用以解释伤寒的病变规律，有别于以往论伤寒者。故清代医家汪琥《伤寒论辨证广注》曰：“是书之作，实为大变仲景之法者也。”

关于该书作者，据《四库全书总目提要》载，为依托之作。其云：“《伤寒直格》三卷，《伤寒标本心法类萃》二卷……二书恐出于依托”，认为《伤寒直格》所述与《原病式》的见解有不合之处，且《宣明论方》中已有关于伤寒的论述，故不能确定其为刘完素所作。然而“已在宣明论中，不别为书，二书恐出依托”之说，只不过是推论，仅凭此论不足为证。如《保命集》杨威序曰：“言幼年已有《直格》《宣明》《原病式》三书，虽义精悫，犹有不尽圣理处，今是书也复出，与前三书相为表里。”此说与刘完素《保命集》自序一致：“刊行于世者，已有《宣明》等三书。”虽前有论，而后还可著论，使之互相弥补、相互表里，正是刘完素的著述观点。所以，先有《宣明论方》，后有《伤寒直格》也在情理之中。

（四）《伤寒标本心法类萃》

《伤寒标本心法类萃》简称《伤寒标本》，是刘完素论述伤寒病证方治的专著，与《伤寒直格》互为羽翼、互相发明。全书2卷，上卷叙述病证，自伤风、伤寒、中暑、中湿、风寒俱中、内外伤寒至食复、劳复共46则，主要叙述病状之证候、治法，对其表里缓急、标本虚实，进行了细致入微的分析；下卷完全记载药方，计麻黄、桂枝等五十二方，又载无忧丸等135方，后附伤寒加减赋1篇，将病证及方药写成韵语。该书的处方特点，是将解热药和泻下药制成复方，如通圣散中加大黄、芒硝，外加麻黄、黄芩以发汗。在传染一条中用双解散、益元散等方以补充仲景治法之未备。

关于该书原作者，《四库全书总目提要》认为出于托名：“《伤寒标本心法类萃》……其中传染一条，称双解散、益元散皆为神方，二方即刘完素所制，不应自誉至此”。《中国医籍考》引汪琥曰：“此亦刘守真编集也……其言实超出乎朱奉议之上，然亦大变仲景之法者也”。古代书籍在历代传习与刊刻过程中，往往会出现文字讹误和内容增减。如该书中出现的“双解散、益元散，皆为神方”之类的语句，有可能是后世传习者的批注混入。当然，也不能完全排除该书为“传其学者所作”的可能。但如《提要》这样，单纯地依据某一句话来推断该书出于依托恐不足为凭。此外，“刘完素治伤寒法，已在《宣明论》中，不别为书”之说亦不能成立（前已辨明）。所以，将该书归入刘完素的著述中。

（五）《三消论》

《三消论》1卷，成书于金大定、承安年间（1180—1200）。书成未刊，后由麻九畴于汴梁访得刘氏后裔，求获其遗书，并附刊于《儒门事亲》第十三卷，得以广为流传。《中国医籍考》引线溪野老跋曰：“三消之论，刘河间之所作也。因麻徵君寓汴梁，暇日访先生后裔，或举教医学者，即其人矣。徵君亲诣其家，求先生平昔所著遗书，乃出《三消论》……于卷首增写六位藏象三图，其余未遑润色，即付友人穆子昭”。

此书广征博引《内经》及先贤之论，对消渴病之病因、辨证、治疗论述甚详，为论述消渴之专著。该书强调消渴诸证皆由燥热之阳气太甚所致。书末载有治疗消渴的7首方剂，体现出刘完素偏重于寒凉宣通的证治特色。

（六）《素问玄机原病式》

《素问玄机原病式》，简称《原病式》，成书于1172—1186年间，刊于金大定二十六年（1186）。该书晚出于《宣明论方》《内经运气要旨论》、《伤寒直格》，专言病证病机气化之理，少涉方药，是刘完素“主火论”思想之所在，亦是他主要的代表著作之一。

该书共1卷，分为序言、五运主病、六气为病三部分，对《素问·至真要大论》病机十九条以运气学说加以分析阐发，将病机十九条原文176字，演化为277字，并发挥达2万余字；将病机十九条中六气病机的内容，由原来的五条20证，扩大为82证，并以“火热病机”立论。另外，增加“诸涩枯涸，干劲皴揭，皆属于燥”之燥气病机以补其缺。该书将运气学说与临床相结合，“以病气归于五运六气之化”，通过取类比象，推演归纳，建立了“五运主病”“六气为病”这一套认识病证特性的分类模式，并从“火热论”予以系统阐发，发挥了“亢害承制”之理。

该书问世后，影响日益扩大，成为金元医学创新理论兴起的重要开端，并为后世医家肯定。惟张介宾曰：“继自《原病式》出，而丹溪得之定城，遂目为至宝……此后如王节斋、戴原礼辈，则祖述相传，遍及海内。凡今之医流，则无非刘朱之徒，动辄言火，莫可解救，多致伐人生气，败人元阳。”（《景岳全书·辨河间》）。张氏之言，《四库全书提要》辨之曰：“介宾愤疾力排，尽归其罪于刘完素，然则参桂误用，亦可杀人，又将以是而废介宾书哉。张机《伤寒论》有曰，桂枝下咽，阳盛乃毙，承气入胃，阴盛以亡，明药务审证，不执一也，故今仍录刘完素之书，并著偏主之弊，以持其平焉。”

（七）《素问病机气宜保命集》

《素问病机气宜保命集》，简称《保命集》，由杨威初刊于蒙古宪宗元年（1251），卷首题金·刘完素著，复有完素自序，称其为晚年集毕生经验而成此书，作于金世宗大定二十六年（1186）。该书共三卷，是刘完素论述运气病机和杂病证治的又一力作。上卷论养生、诊法、运气病机及本草等，分原道、原脉、摄生等，共9篇。中、下两卷述临证各科疾病证治，分中风、癫痫、厉风等23篇。诸篇均先剖辨病源，据证立法，随法出方，或间附针灸之法，详述其方药加减治例。全书共载刘氏自拟方及诸家经验方250余首。

关于此书著者，历代学者多有争议。一部分认为该书乃张元素所著，代表人物首推明·李时珍，其云：“张元素《病机气宜保命集》四卷，一名《活法机要》，后人误作河间刘完素所著。”此后，《四库全书总目提要》《补辽金元艺文志》并从李说。对此观点，《中国医籍考》明确辩驳，曰：“按线溪野老刘守真《三消论》跋云：麻徵君寓汴梁日，访先生后裔，就其家，得《三消论》《气宜病机》之书。又杜思敬《济生拔萃》，称东垣《活法机要》与《洁古家珍》及刘守真《保命》，大同小异……杜思敬编书，在于元延祐二年，时八十一岁，其生距守真之时，未为辽阔，则是书之出自守真，断可知矣”。据此可见，李时珍所论无所凭，《保命集》应为刘完素所著。

（八）《保童秘要》

《保童秘要》2 卷，早佚，不见有传世本。《中国医籍考》著录：“刘氏（完素），保童秘要二卷存”；《宋以前医籍考》引《跻寿馆医籍备考》：“保童秘要。二卷二册。金刘完素撰。医方类聚採辑本”。目前所见《保童秘要》版本为高文铸等辑校本，1996 年由上海中医药大学出版社出版，还收于 1999 年天津科技版社出版的《金元四大家医学全书》上册、2006 年中国中医药出版社出版的《刘完素医学全书》。

本书为儿科专著，分为初生、脐病、口舌、头面、耳、鼻、咽喉、龟背（附龟胸）、手脚、语迟、心腹痛、霍乱、吐衄、咳嗽（附痰饮，喘急）、疟、黄疸、宿食、积聚、腹胀、痈疽（附癣疮等）、丹毒、瘾疹、大小便、诸淋、颓疝、诸虫、诸痔、惊痫、夜啼、骨节风、伤寒、诸热、杂病等三十余个部分，分别收录了相应病证的方药。

（九）其他

1.《河间刘先生十八剂》

《河间刘先生十八剂》1 卷，佚。《补辽金元艺文志》记载：“河间刘先生十八剂一卷”。《补元史艺文志》《千顷堂书目》同。

2.《素问药注》

已佚。《中国医籍通考》引熊均《医学源流论》曰：“刘完素，字守真，大金河间人。因号河间居士。作《伤寒直格》《素问玄机原病式》及《医方精要》《素问药注》《宣明论》等。”

3.《治病心印》

《治病心印》1 卷，佚。《补辽金元艺文志》《补元史艺文志》《万卷堂书目》《千顷堂书目》，均提及刘完素《治病心印》一卷。

4.《刘河间医学》

《刘河间医学》佚。《宋以前医籍考》引《浙江藏书楼甲编书目》提及：“刘河间医学。口卷。金刘完素。明刻本。”

总之，刘完素的著作，可分为三大类：第一类为发挥《素问》原旨者，有《素问玄机原病式》《宣明论方》《素问病机气宜保命集》《素问要旨论》《素问药注》（已佚）；第二类为阐述《伤寒论》精要者，有《伤寒直格》《伤寒标本心法类萃》等；第三类为其他，如《三消论》《保童秘要》《医方精要》等。

【学术思想】

一、学术渊源

（一）师承《内经》

刘完素十分强调，医之“法之与术，悉出《内经》之玄机”。他认为《内经》“奥藏金丹宝典，深隐生化玄文。为修行之径路，作达道之天梯。得其理者，用如神圣；失其理者，似隔水山。其法玄妙，其功深固，非小智所能窥测也”刘完素殚精竭虑致力于《内经》研究35年，达到“目至心灵，大有开悟，衍其功疗，左右逢源，百发百中”（《保命集·自序》）。从刘完素所著的《素问要旨论》《素问玄机原病式》《素问病机气宜保命集》等书的名称来看，他研究《内经》，主要是以《素问》为主。对《素问·至真要大论》病机十九条的发挥，成为他学术思想的主导。他将病机十九条中的五脏诸病，如："诸风掉眩，皆属于肝；诸痛痒疮疡，皆属于心；诸湿肿满，皆属于脾；诸气膹郁病痿，皆属于肺；诸寒收引，皆属于肾"，归纳为五运主病；余下病机，增入“诸涩枯涸，干劲皴揭，皆属于燥”一条，归结为风、寒、热、湿、燥、火六气为病。这样，他创造性地以五运主病、六气为病作为疾病分类的纲领，不但有其系统性，便于临证掌握，而且通过病机的提示，对诊断和治疗也有很大启发。其对火热论的阐发，独秀于医林。火热病证，起病急骤、证情凶险、传变迅速、预后不良，所以在“病机十九条”中有1/2的篇幅是描述火热病机的。刘完素对《内经》火热病机深得其奥，他“撮其枢要，自成一家”，撰述《素问玄机原病式》，奠定了火热论的理论基础。故张景岳云：“刘河间《原病式》所列病机，原出自《内经·至真要大论》”。后人由是推测，刘完素所以名“刘完素”，字“守真”。守真，乃守至真要大论之旨之意。

刘完素十分推崇《内经》中的运气学说。他以六十甲子周期为特色，以大运、小运、客气、主气纵横胜复为主要内容的“运气学说”，至北宋时已很盛行，如刘温舒撰《素问入式运气论奥》，主要论述五运六气枢要、六十年纪运，寇宗奭《本草衍义》，则以运气学说研究本草。但当时主要的运气书籍，却多为“歌颂钤图”一类初浅的东西，而且还有墨守成规、按图索骥的倾向，致使患者深受其害。所以刘完素说：“夫别医之得失者，但以类推运气造化之理，而明可知矣。观夫世传运气之书多矣。盖举大纲，乃学之门户，皆歌颂钤图而已，终未备其体用，及互有得失，而惑人志者也”。他对运气学说从大运、小运之处做了详尽的考证与阐发。《素问要旨论》主要体现其对大运的认识，而其主要学术贡献还是以五运六气来概括病机十九条，并倡“六气皆能化火”说。他经过长期的临床观察，提出“天以常火，人以常动，动则属阳，静则属阴，内外皆扰”，人常处于一种阳热火旺的状态。

刘完素还根据自己多年的临床体会，汇集了《素问》及《灵枢》22篇中的62个病证，运用中医理论分别进行辨证分析，予以遣方用药，从而将《内经》杂病理论与临床实践紧密结合起来。

（二）崇尚《伤寒论》

刘完素对张仲景推崇备至，认为《伤寒论》是继《内经》之后惟一对医疗实践有指导意义的重要典籍，誉之为“大圣之教”，并把仲景奉为亚圣。其云：“仲景者，亚圣也。虽仲景之书，未备圣人之教，亦几于圣人，文亦玄奥，以致今之学者，尚为难焉”。虽然其高度评价仲景之学，但仍以严谨的态度学习和研究。他说：“况仲景之书，复经大医王叔和撰次遗方，唐开宝中，节度使高继冲编集进上。虽二公操心用智，自出心意，广其法术，杂于旧说，亦有可取；其间或失仲景本意，未符古圣之经，愈令后人学之难也。”他认为朱肱的《活人书》也未尽仲景本意，仅相肖而已。“惟近世朱奉议多得其意，遂以本仲景之论，而兼诸书之说，编集作《活人书》二十卷……然而其间亦有未合圣人之意者。”

刘完素主张，读圣贤书，应“以意推之”，即按照先圣的治学思路去推求研究，才能解决新问题，探索新领域，而不是被经文约束，裹足不前。《内经》，认为一切发热性疾病均是伤寒，并将热证分系于六经之上，创六经辨证纲领。其云：“伤寒一日，巨阳受之，故头项痛，腰脊强……六日厥阴受之，厥阴脉循阴器，而络于肝，故烦满而囊缩。”刘完素上承《内经》之旨，云：“伤寒汗病，经直言热病，而不言其有寒。”认为仲景《伤寒论》中四逆、姜、附之热药，是用来治本，如表热里寒，下利清谷，急以四逆汤治里，里和再解表。所以，寒病只为杂病，不是伤寒。他把《素问·热论》所论的六经作为伤寒主疗之大法，写于《伤寒直格·伤寒六经传受篇》，在治疗上亦承《内经》前三日汗之、后三日下之之说。此不仅是他立足于火热辨证伤寒的理论渊源，而且，直接影响了他的伤寒学术思想体系的形成。任应秋先生说：“河间所用的三阳三阴辨证，正是‘热论’的旨意，仅用以分辨表里而已，不能与《伤寒论》强合，但是在河间仍然叫作伤寒，不透过这一关，亦是学不好河间书的”。刘完素深研《伤寒论》，用外感热病说丰富了仲景伤寒学说。

（三）天人相应的宇宙观

刘完素的著作，体现了天人相应的宇宙观，并对《内经》中人与自然相统一的整体观有所发挥。他说：“万物之生也，人之最灵；四时有变兮，百疾兆生。欲辨阴阳之证，必明天地之情。”认为人与自然界是一个统一的整体，人的生命过程与宇宙万物的生化之理相对应。比如，五脏与其五行的自然属性保持一致，“胃属土，土为万物之母，故胃为一身之本”。即使人体小小的汗孔，作为升降出入的通路，也与自然界的普遍规律相对应，是万物所共具的结构。其云：“然皮肤之汗孔者……一名玄府者……无物不有，人之藏府，皮毛、肌肉、筋膜、骨髓、爪牙，至于世之万物，尽皆有之，乃气出入升降之道路门户也”。至于疾病的产生，刘完素指出：“一身之气，皆随四时五运六气兴衰，而无相反矣”“凡受诸病者，皆归于五运六气胜复盛衰之道矣”。认为人体的正气随着自然界的规律发生相应变化，疾病亦由此而发。比如，人患水肿，“如六月湿热太甚，而庶物隆盛，水肿之象，明可见矣”。夏天气候炎热，多生热疾。“夏月心火生而热，则其脉滑数洪大而长，烦热多渴”。据“天人相应”理论，自然界有风、寒、暑、湿、燥、火六种不同的气候变化，分治于四时，是自然界一切生物生长壮老已的条件。若六气太过或不及，均可影响人体的生理功能（但不一定发病），在其致人发病时，即为“六淫”。同理，人身中当有正常的六气与之相符。刘完素依据“天人相应”说，提出人体内不但有正常的六气，而且同自然界六气一样有着很重要的生理功能。其在病理情况下，成为化生“内风、内火、内湿、内燥、内寒”的基础，可产生“内生五邪”的病变。因此，刘完素强调把握天人相应的整体观，顺应自然规律，适合四时变更，“必先岁气，无伐天和……化不可代，时不可违”。

（四）“水善火恶”的自然观

刘完素提出的“六气化火”，除渊源于天人同构、天人合一宇宙观外，还有一个思想渊源，就是他的“水善火恶”的自然观。刘完素在《素问玄机原病式·骂詈》中明确指出：“夫水数一，道近而善；火数二，道远而恶……水生于金而复润母燥，火生于木而反害母形，故易曰：润万物者莫润乎水。又言，离火为戈兵，故火上有水制之，则为既济；水在火下不能制火，为未济也。

是知水善火恶”。古人又把自然万物在其发展过程中所表现出来的对立倾向，用水、火来概括。“水数一”“火数二”源于《尚书·洪范》。古人认为，水火是万物生成的起始，水生成在先，其次为火，所以说“水数一”，“火数二”。《道德经》云：“上善若水，水善利万物而不争，处众人之所恶，故几于道。”刘完素引用《道德经》的“上善若水”，以及周易的“既济”“未济”，并且结合医理说明了水之“上善”、火之“下愚”，明确指出“水善火恶”。

刘完素对火的认识，主要继承了周敦颐、张载及二程的一些观点。张载在《正蒙·参两》中论火，谓“火者亦阴质，为阳萃焉”。朱熹在《太极图说注》中论火，谓“火质阳而性本阴……火外明而内暗，以基根于阴也”。刘完素把凡是符合常规，利于事自身有序发展的过程称为“水”；而把违背常规、使事物自身的有序性遭到破坏的过程称为“火”。如其云：“水者，内清明而外不彰，器之方圆，物之气味，五臭五色，从而不违，静顺信平，润下而利万物，洗涤浊秽，以为清静”“火者，外明烁而内烦浊，燔烦万物，为赤为热，为苦为焦，以从其己，燥乱参差，炎上而烈，害万物，熏燎鲜明，以为昏昧”。又如：在“狂越”一症中，也有“夫外清而内浊，动乱参差，火之体也；静顺清朗，准则信平，水之体也”的论述。刘完素又根据理学家论述动静的观点来阐述其火热论的基本观点。如周敦颐说“太极动而生阳”，二程说“动极则阳形也，是故钻木戛竹皆可以得火。夫二物者，未尝有火也，以动而取之故也”。刘完素强调“动”是主要病机，“诸所动乱劳伤，乃为阳火之化，神狂气乱而为热病者多矣”。他认为，火的征象是外部明亮而内部混浊，动乱参差而没有规律；水的征象是安静柔顺，清澈明朗，稳定持平。这里的“水”“火”，不应该理解为具体的物质，而应该看作是抽象为“善”“恶”性质不同的两个过程。

可认为，“水”代表人体正常的生命活动，即健康状态；“火”代表邪气侵犯人体的过程，即疾病状态。在解释疾病时，往往把这一带有哲学意义的“火”与六淫之“火”相提并论，认为凡是与正常生命活动相冲突的病态过程皆与“火”有关。由于火有“燥乱参差，炎上而烈，害万物”的特点，又不顺应机体固有的规律性，而“以从其己”，致使人体失去常态，而出现一系列以“火”为特征的疾病状态。这就是河间“水善火恶”自然观在医学理论上的反映。如上所述，他把医学上“火”的概念，除了可以作为一类疾病过程的抽象以外，还是风、寒、暑，湿、燥、火六气之一，较之自然哲学中“火”的概念要窄得多。但无论其内涵抽象还是具体，通过他对火热为病的广泛性及火热病证特点的论述来看，刘完素在病机学上的惟火论是与其“水善火恶”的自然观一脉相承的。

二、学术特色

（一）阐发运气学说

运气学说最早见于唐·王冰注释《素问》时补入的七篇大论。刘完素行医的时期，运气学说虽很盛行，但对其认识并不完全一致，以致有些人不能掌握其精神实质。刘完素认为：“世传运气之书多矣，盖举大纲乃学之门户，皆歌诵《钤图》而已，终未备其体用……俾圣经妙典，日远日疏，而习之者鲜矣”（《原病式·自序》）。于是，他发奋于运气学说的研究，撰写了多部著作。其相关著作按内容可划分为如下三类：一是全面发挥运气精义，以《图解素问运气要旨论》为代表；

二是以“比物立象”之法，发挥运气亢害承制论，论述识病六气阴阳虚实之理，以《原病式》《宣明论方》《伤寒直格》为代表；三是依据宋人理学言五运六气，以《保命集》为代表。

1. 详论运气格局推演模式

《新刊图解素问要旨论》（以下简称《素问要旨论》），以歌诀解说和“假令”举例的形式，详细阐述了五运六气格局的推演模式，在尊《内经》运气七篇之旨的同时，对其他发明亦予记载。

《素问要旨论·彰释玄机》释夫运、客运、主运。夫运，即太过之运，尊“甲己土运，乙庚金运，丁壬木运，丙辛水运，戊癸火运”经旨，如甲子年土运承天，各主一年。“随乎一岁主一运而太少相次也”。另举甲己为土运，“上半年为甲土运，下半年己土运”，余仿此。其交司之日在大寒前后，太过先至十三日，不及后至十三日。后世亦称“大运”“岁运”“中运”，但甲己各主半年之说较少见于其他书籍，“夫运”是否为“大运”之误文，亦未得考。岁中五运，各有主客。客运，甲子年为太宫土运，自大寒前十三日交初之运，则太宫土为初运，余依少商金、太羽水、少角木、太徵火次第。主运，逐年自大寒交司日，初木、二火、三土、四金、五水，相生而行。客运、主运各主七十三日五刻，与大运主治一年相区别，亦称为“小运”。

五运成岁，所以占天望气，察天运所至，确定灾变。阳干合阳支，用事疾速，太过而盛；阴干合阴支，用事徐迟，不及而衰。非太过、非不及者为平气运。《素问要旨论》对平气运解释颇详，总以“随运之经言病之寒热温凉，以运气推移上下，加临参合而取盛衰，则可以言其病之形势也。”或以上下干支加临推之，或以脉气及天气时位为判。

《素问要旨论》阐释的六气司天司地及主气客气之法，与《内经》相同，但以“司地”言“在泉”。书中强调甲子为天地阴阳之气之始，“甲应土运，故为五运之君主”，子为阳气之首，午为阴气之初，“子午之上，少阴火为六气之主，而为元气之标矣”。

书中亦阐明：“凡天地淫胜，不必皆然。随气胜衰，变生其病……推其至理，命其所在而可征矣”，格局推演仅为推算模式，具预测提示功用，重在透彻阴阳变化之理、观察天地与人体的变化征象，知其常而御其变。

2. 取小运主气阐发医理

论及运气，五运有大有小，六气有主有客。大运统治一年，小运各治七十二日。刘完素早期著作中多言大运，在晚年著作中多言小运，并以此阐发医理。他论证发病，未采取干支纪年与运气相配的方法，而是有取舍地汲取运气学说。其云：“所谓四时天气者，皆随运气之兴衰也。然岁中五运之气者，风、暑、燥、湿、寒，各主七十三日五刻，合为期岁也。岁中六部之主位者，自大寒至春分属木，故温和而多风也；春分至小满属君火，故喧暖也；小满至大暑属相火，故炎热也；大暑至秋分属土，故多湿阴云雨也；秋分至小雪属金，故凉而物燥也；小雪至大寒属水，故寒冷也”。这种一岁之内按季节或节气论说发病规律的特征，正是《素问》除七篇大论之外的各篇中的主体思想。所以元·薛时平在《注释素问病机原病式》说：“五运有大小，六气有主客……主气有定位之常，客气有加临之变。为民病者小运主气，断然可凭，不中亦不远，其人受客气，经虽有言，难于准用。守真所以独取小运主气，而不及大运客气者，诚有见乎此也”。

刘完素的晚期著作中，虽然大量引用《素问》七篇大论的文字，强调“医教要乎五运六气……不知运气而求医无失者鲜矣”，但实际上他在论述疾病属性时，已经完脱离了与时间座标的固定联系，仅仅是将临床所见的千变万化的症状，归于五运（肝木、心火、脾土、肺金、肾水）与六气（风、寒、暑、湿、燥、火）。就是说，五运与六气都不过是各种症候群的抽象名词而已，其实质是中医学的病因、病理学，运用五运六气是取名舍实。因此，一般学者言刘完素不依《要旨论》大运为说，而以《原病式》小运言。

3. 发挥亢害承制论

《素问·六微旨大论》曰：“亢则害，承乃制，制则生化，外列盛衰，害则败乱，生化大病”，即运气过亢失制则害物，相互承制则生物。刘完素将这一观点，推广到病机范畴，来认识和说明病理现象的本质与标象的内在联系，对亢害承制论有所发挥。

刘完素认为，五运六气间的相互承制，是维持自然界各种事物正常运动的必要条件。由于承制关系的存在，运气才能正常行令，气候才不致太过或不及，万物才能生化不息。对人体来说，脏气之间的相互关系亦是如此。如心火过胜时可以影响肺金，而作为肺金之子的肾水，又能制约心火的偏胜以助肺金，这样互相依存、互相承制，才能维持脏腑之间的协调统一，从而维持正常的生理活动。若这种关系一旦遭到破坏，亦即一气偏亢，而他气不能制约时，就将发生病变。因此，他在解释病机时，往往运用亢害承制的理论加以分析，如其论吐酸云：“酸者，肝木之味也，由火盛制金，不能平木，则肝木自甚，故为酸也”。

在病变过程中，会出现本质与现象不一致的情况，刘完素亦依据亢害承制理论加以解释，指出这是因五运之气偏亢过度，出现的“胜己之化”的假象，亦即“兼化”之象。如病湿过极则为痓，是反兼风化制之；病风过极则反燥，筋脉劲急，是反兼金化制之；病燥过极则烦渴，是反兼火化制之；病热过极而反出五液，或为战慄恶寒，是反兼水化制之；病寒过极则血脉凝冱，坚痞腹满，是反兼土化制之。这些“兼化”之象，不同于相兼同病，而是一种“假象”：“所谓木极似金，金极似火，火极似水，水极似土，土极似木者也。故经曰：亢则害，承乃制，谓己亢过极，则反似胜己之化也。俗未之知，认似作是，以阳为阴，失其意也”。因此，临证时必须透过现象认识本质，治疗才不会发生错误：“其为治者，但当泻其过甚之气以为病本，不可反误治其兼化也”。否则，就会危及生命。即所谓：“不治已极，反攻王气，是不明标本，但随兼化之虚象妄为治，反助其病而害于生命多矣”。

可见，刘氏对亢害承制，具有独特的见解。其不仅对病理现象及病候的真假疑似作了深刻的论证，而且在诊断学和治疗学上给予重要的启示。

（二）发挥伤寒学说

刘完素尊重张仲景和《伤寒论》，但其发展《内经》伤寒学说，在继承中又发扬，形成了自己的特色。其专论伤寒，见于《宣明论方》伤寒门、《素问病机气宜保命集》卷上伤寒论篇、《保童秘要》伤寒篇、《伤寒直格》《伤寒标本心法类萃》。

1. 伤寒为热病

刘完素依据《内经》所言“夫热病者，皆伤寒之类也”，认为“伤寒”是指热病，“伤寒”与“热病”名不同而实同，打破了以往“伤寒”是外感寒邪之病的认识。即便从现代来看，“伤寒”之含义也易被理解为“伤于寒”“寒证”。刘完素明确指出，之所以将热病称之为“伤寒”，在于“其寒邪为害至大，故一切内外所伤，俱为受汗之热病者，通谓之伤寒也。一名大病者，皆以为害之大也”。他很尊重张仲景和《伤寒论》，分别称为“亚圣”“要道”，但认为仲景所论“伤寒”是指“外伤于寒邪”之病，为了与其他邪气致病相区分，仲景命此为“伤寒”。他说：“以至仲景直言伤寒者，言外伤之寒邪也，以分风、寒、暑、湿之所伤，主疗不同，故只言伤寒，而不通言热病也”。由此可知，刘完素所论伤寒与仲景所论之伤寒在疾病范畴上完全不同。

2. 伤寒病机为阳气怫郁

刘完素依据《内经》指出：“夫热病者，皆伤寒之类也。《内经》既直言热病者，言一身为病之热气也”，热气为伤寒之本，故“本热非病寒”，“六经传授，自浅至深，皆是热证，非有阴寒之病”，并称为“热病”。

刘完素论广义伤寒，但阐释伤寒为“热证”时，主要针对外感寒邪之热证进行阐发。外伤于寒邪，为何会“病热气”？刘完素从“阳气怫郁”角度说：“寒主闭藏而腠理闭密，阳气怫郁不能通畅，怫然内作，故身热燥而无汗”，寒邪袭表，导致腠理闭塞，阳气被郁不能外达，郁而化热。刘完素认为伤寒病热的来源，主要由郁而致。他以自然界为喻，说：“水本寒，寒极则水冰如地，而冰下之水反不寒也，冰厚则水温，即闭藏之道也。或大雪加冰，闭藏之甚，则水大温而鱼乃死也。”寒邪侵袭人体而病热亦是这个道理，“盖寒伤皮毛，阳气怫郁不能通畅，则为热也”。

3. 阴阳训表里，不训寒热

宋·朱肱《活人书》论伤寒宗《内经》，指“伤寒”为热病，但从寒证（阴证）、热证（阳证）解释三阴三阳之证，并认为三阴三阳为足之三阴、三阳经络为病。刘完素以《内经》为据予以驳斥，他说：“且《素问》伤寒直云热病，诚非寒也，其三篇名曰“热论”“刺热篇”“评热病篇”及诸篇明言为热，竞无寒理，兼《素问》及《灵枢》诸篇运气造化之理推之，则明为热，诚非寒也”，说明伤寒无寒病。那么，三阴病如何解释？刘完素指出划分阴阳不能以寒热属性而分，当以表里部位而分。他说：“辨伤寒阴阳之异证者是以邪热在表，腑病为阳，邪热在里，而脏病为阴也”“古圣训阴阳为表里，惟仲景深得其旨，厥后朱肱奉议作《活人书》，尚失仲景本意，将阴阳字释作寒热，此差之毫厘，失之千里”。这样一来，一反朱肱以寒热分阴阳，而以表里分阴阳，火热在表为阳，火热在里为阴，为确立“伤寒六经病机均为热”，在理论上奠定了基础。

4. 阐发传染性伤寒

仲景之时，虽有疫气流行，然《伤寒论》未提及疫气。《伤寒例》中有“时行之气”的论述。隋唐时提出“乖戾之气”，人感之则多相染易，在传染途径上，提出“食注”说。刘完素在此基础上，明确指出：“夫伤寒传染之由者，因闻大汗秽毒，以致神狂气乱，邪热暴甚于内，作发于外而为病也，则如《西山记》曰近秽气而触真气”，将传染说向推进了一步。他指出传染因子为“秽毒”，传染途径上包括呼吸道传染和接触传染两途，前者主要是“因闻大汗秽毒”，后者为“多染亲属、忧戚、侍奉之人”，对接触传染有了比较确切的认识。他还十分注意传染的内在因素，即“劳役者，由其神气怯弱，易为变乱故也”。此论既发仲景未言之旨，又启吴有性戾气为病、传自口鼻之说，更强了“邪之所凑，其气必虚”。

（三）发展藏象理论

刘完素发挥了玄府气液理论，阐发了脾胃、脾肾、心肾的生理功能及其相互关系，丰富了藏象理论。

1. 玄府气液通畅论

“玄府”一词，《内经》多处提及，原指汗孔。《素问·水热穴论》曰：“所谓玄府者，汗空也”。王冰注曰：“汗液色玄，从空而出，以汗聚于里，故谓之玄府。”刘完素借用“玄府”旧名，发展《金匮要略》“腠理”（“腠者，是三焦通会元真之处，为血气所注；理者，是皮肤脏腑之文理也”）说，以无物不具的“玄府”作为无处不到的气机升降出入活动的结构基础。其《原病式》谓：“玄府者，谓玄微府也，然玄府者，无物不有，人之脏腑、皮毛、肌肉、筋膜、骨髓、爪牙，至于世之万物，尽皆有之，乃气出入升降之道路门户也。”

至于“气液”一词，在《素问》中未见，杨上善的《太素》有“脏腑气液”一篇，根据其内容，气液应涵盖气血、精气、津液等营养物质，刘完素创造性地将“玄府”与“气液”联系在一起，认为玄府为人体“气液出行之腠道纹理”，玄府通畅，则气血津液等在人体宣行无阻，脏腑、经络、四肢、肌肉、骨髓、皮毛、爪甲皆得其滋养而发挥正常生理功能，这种生理过程即“气液宣通”。

《素问·六微旨大论》云：“出入废则神机化灭，升降息则气立孤危……故器者，生化之宇，器散则分之，生化息矣。”刘完素据此认为，玄府闭密，则气血不能宣通，神无所用，把玄府的病变延伸到很多方面。他说：“目无所见，耳无所闻，鼻不闻臭，舌不知味，筋痿骨痹，齿腐，毛发脱落，皮肤不仁，肠不能渗泄者，悉由热气怫郁，玄府闭塞而致，气液血脉，营卫精神，不能升降出入故也。”因此，玄府通利，则器之气血阴阳化生有序，体阴用阳，运化不息。玄府闭密，“气液”不能流通，“神气”不能通利，则产生多种病证。其在《素问玄机原病式》中，列举了由玄府郁闭导致的二十余种病证，说明“玄府郁闭”是具有普遍意义的病机学概念。

2. 脏腑六气说

刘完素云：“寒、暑、燥、湿、风、火之气，应于十二经络脏腑也”“一身之内寒、暑、燥、湿、风、火六气，浑而为一”。他在此强调一个“内”字，具有重大理论意义。他认为“人与天地造化五行，同一炉韦庸，知彼则知此也”，人体是一个小天地，内部也存在着类似天地五运六气的兴衰变化。人体“全备五行之理，递相济养是谓和平，交互兴衰，变乱失常，灾害由生”。他把五脏之病归于五运，独具灼见地提出“脏腑六气”的观点，将人体脏腑虚实与脏腑六气的变化相联系，把研究的重点放在人体六气之间兴衰变化的相互关系上。

刘完素根据《内经》有关理论，参照王冰之说，指出脏腑的本气是：肺气清、肝气温、心气热、脾气湿、肾气寒。王冰的学说认为，肺气清凉、肝气温和、心气暑热、肾气寒溯，而脾气则寒热温凉之行兼有之。然而，刘完素却主张“脾气湿”，这样就更切于“太阴湿土”的实际，可以说是一个重要的阐发。他认为，如果脏腑一有虚实，则其相应的本气亦随之而变，本气虚表现为相反之属性，本气实表现为过甚的属性。其谓：“盖肺本清，虚则温；心本热，虚则寒；肝本温，虚则湿；脾本湿，虚则燥；肾本寒，虚则热。”值得注意的是，他所说的温、清、寒、热、燥、湿之六气，不是外感六淫之邪气，而是指与脏腑虚实密切相关的人体脏腑之气。他进一步指出人体脏腑六气，可在一定范围内兴衰而不发病。其谓：“惟脏腑之气，各随五行休囚旺相死之时位，而微有虚实不一也，此之虚实乃自然之道，而不为病也。”至于“夫一身之气，皆随四时五运之兴衰，而无相反矣”，乃是“天下一气”与“同气相求”的问题，确有至理存矣。

刘完素认为脏腑六气是诸脏腑本身的属性，决定了脏腑病变的证候反映。如刘完素在分析脾胃病机时指出：“脾胃土本湿也，湿气自甚，则为积饮、痞隔或为肿满，以燥药去其湿，是谓泻其脾胃之本也；或病燥热太甚，而脾胃干涸，或消渴者，土湿之气衰也。”说明润湿之气为脾土本气，实则湿邪甚，虚则津液枯，从而产生上述诸证。

脏腑本气的兴衰，除引起本脏的病变之外，同时也可以因脏腑六气之间的相干，影响他脏产生病变。刘完素指出“脏腑不必本气兴衰而能为病，六气互相干而病也”。如分析中风时说：“中风偏枯者，由心火暴甚，而水衰不能制之，则火能克金，金不能克木，则肝木自甚，而兼于火热，则卒暴僵仆。”

刘完素在《保命集·病机论》中说：“治病不求其本，无以去深藏之大患，故掉眩收引，膹郁肿胀，诸痛痒疮，皆根于内。”刘完素脏腑六气说说明了每一脏腑各有其特殊性，同时也是刘完素疾病之本“皆根于内”思想的理论延伸。

3. 脾胃为一身之本论

刘完素认为，脾胃是一身之本，对脾胃的功能、病机进行了阐发，并在治法、方剂上也有发明。

在脾胃的生理方面，《原病式·火类》云：“土为万物之母，水为万物之元。”刘完素之所以把脾胃看得如此重要，是因为“五脏六腑，四肢百骸，受气皆在于脾胃，土湿润而已”之故。他还进一步指出：“经言：动物神机为根在于中。故食入于胃，而脾为变磨，布化五味，以养五脏之气。而养荣百骸，固其根本，则胃中水谷润泽而已。”由于脾胃是运化水谷，化生精微，荣养百骸，滋养五脏的，所以成为万物之母，一身之本，所以“动物神机根在于中”。因此，他说：“若无土气，何以生长收藏；若气无土，何以养化万物，是无生灭也。”

在脾胃的病机方面，《原病式》云：“固其根本则胃中水谷润泽而已，亦不可水湿过与不及，犹地之旱涝也。”指出脾胃病的两个方面：不是湿之有余，就是湿之衰少，即太过与不及。湿之有余，在五运主病开篇就指出：“诸湿肿满，皆属脾土”。湿之衰少，在论消渴病时提到：“或病燥热太甚，而脾胃干涸成消渴者，土湿之气衰也”。

在脾胃病的治疗方面，他指出“夫补泻脾胃之本者，燥其湿则为泻，润其燥则为补”的治疗原则，主张用温燥以治过盛之湿，寒润以治燥热、干涸。同时，在临证用药中注重保护胃气，尤其将胃中润泽置于重要地位。根据土应湿润的道理，在临证治疗时，对外感热病，则师仲景清热保津、急下存阴诸法，根据病证的表里轻重缓急，分别选用防风通圣散、凉膈散、白虎汤泻热以存津；用大、小、调胃三承气汤攻下积热，使肠胃郁结开通，津液宣行而“得其润泽”。这对后世胃阴学说的形成产生很大影响，得到明、清温病学家，特别是叶天士的继承、发挥。

4. 心肾相交说

刘完素将升降理论用于临床，以水火升降阐发心肾之关系。在《保命集·原道论》中说："观天之道，执天之行，尽矣。盖天一而地二，北辨而南交，人精神之运以行矣。拟之于象，则水火也；画之于卦，则坎离也。两者相须，弥满六合，物物得之，况于人乎！"意思是说，人与天地体同，主要在乎水火升降之间。刘完素论水火升降的实质，主要在强调心肾两者的重要性。他说："心为君主之官，得所养，则血脉之气旺而不衰，生之本无得而摇也，神之变天得而测也。肾为作强之官，得所养，则骨髓之气荣而不枯，蛰封藏之中无得而倾也，精之处无得而夺也。夫一身之间，心居上而守正，肾居下而立始，精神之居。此宫不可太劳，亦不可太竭。"因此水升火降，坎离相交，是身体健康的根本，反之，坎离不交，水火未济，是百病丛生的根源。刘完素认为，人体中火总是处于亢盛状态，水总是处于不足状态，即"水亏火旺"，肾精或肾水衰少，心火旺盛，甚至"一水不胜五火"，除心火外，其余四脏之疾皆可化火；心火暴甚，肾水虚衰不能制之，则阴虚阳实而热气怫郁。故对多种疾病从水亏火旺来立论。治疗上认为心火宜泻，肾水宜补，用药多取寒凉。

5. 脾肾互济论

刘完素从"人身之根本"的角度，阐述了脾肾互济。其在《原病式·火类》指出："心肺象天，脾肾象地……土为万物之母，水为万物之元，故水土同在于下，而为万物之根本也。"认为只有水土合德，脾肾互济，才能化生万物。他根据肾与脾"以阴居阴，同处于下"的特征，结合四时五行和五运六气之理，进而强调了肾脏属阴，其气本寒的生理特性。根据《素问·气厥论》"肾气衰则阳气独盛"之说，他得出"肾本寒，虚则热"的结论，提出寒凉养肾之说。

对脾肾互济失常病证的治疗方面，刘完素重在阐发火热病证治，善用寒凉。他用滑石、甘草组成益元散"补益五脏，大养脾肾之气"，被其称为"热证之仙药"；若脾肾真元虚损，用密补固真丹、防风当归饮子；若脾肾不足，用愈风汤、大补丸及肾气丸治疗。脾肾互济思想被后世医家所继承，特别是明代李中梓在论述脾与肾的关系时，明确提出"肾为先天之本，脾为后天之本"的著名观点。

（四）详释病机理论

病机之说，发端于《素问》。而病机之要义、析理之方法，至刘完素始得系统全面地阐发。他非常强调诊治疾病中对病机的认识。其云："病机者，寒、暑、燥、湿、风、金、木、水、火、土，万物悉自此而生矣。故谨察病机之本，得治之要者，乃能愈疾。"他创造性地运用运气学说，赋予其新意，丰富和发展了中医病机学说，将其总结成如下三个方面。其一，"比物立象、评论天地运气造化自然之理"，并以此推论人体发病原因和机理。其二，强调"医者惟以别阴阳虚实最为枢要"，而识别阴阳虚实的方法，则应"以其病气归于五运六气之化"。其三，补充《内经》病机内容之不足，增设"燥"气的病机条文，扩大"十九条"中症状的分析范围。

1. 五运主病，六气为病

刘完素认为，不但自然界的运气变化依五行的生克制化规律发生演变，而且人体的一身之气，也随四时五运六气兴衰，而无相反。于是，他以五运六气作为纲领，以比物立象的方法、天人相应的观念，对人体各种常见病证进行了系统的归纳，将其分为五运主病与六气为病两大类，并借五运六气的属性及其变化学说，深入分析了病象之间的内在联系。

刘完素析理，具体运用以小运为主，与二十四节气相合而论。其依小运的主运、客运分别代表春、夏、秋、冬的固定与非固定的气候特征，将《素问》病机十九条的五脏病证与五运相联系，归纳为“五运主病”。如诸风掉眩，皆属肝木；诸痛痒疡，皆属心火；诸湿肿满，皆属脾土；诸气愤郁病疥，皆属肺金；诸寒收引，皆属肾水。虽较病机十九条原文，仅加入木火土金水诸字样，但这形成了风木－肝，暑火－心，湿土－脾，燥金－肺，寒水－肾等五个单元的对应关系，使其能够论述五脏发病的表现及特点、五脏病的相互关系，并说明五脏发病与五运（小运）代表的不同气候有关。

六气，乃指厥阴风木、少阴君火（热）、少阳相火（火）、太阴湿土、阳明燥金、太阳寒水六种气化归类。《素问》病机十九条之中，原有风、热、湿、火、寒邪为病，刘完素归纳、补充，并增列了“诸涩枯涸，干劲皴揭，皆属于燥”一条，以成“六气为病”一类，使之与运气学说之六气相合。刘完素以六气为主，分别论述了相应的证候及其形成机理。“六气互化”是刘完素关于病机的主要观点。这里所言并非指自然界的六气或六淫可以互化，而是指六气作用于人体，引起机体内部脏腑经络一系列的变化，最终这些变化表现出火热或与火热相关的症状。六气在脏腑病变过程中，存在双向转化的关系，即转化的结果也可以成为进一步转化的原因。如木能生火，风邪为病以热为本，风为标，而火旺乘金，使金更衰，木失金克则风木之气更旺，风火相辅相成，互为因果。这种以五行学说为基础的六气互化观所带来的重要成果，就是所谓六气，已不单是一个病因的概念，而是更深入一层，由五行进行归属后，具有了脏腑病机和病变的含义，有力地推动了从六气病因学说到六气病机学说的转变，促使了“湿证”“火证”“风证”等辨证术语及“寒邪化火”“热极生风”等病机概念的形成。

2. 火热论

刘完素认为“天以常火，人以常动，动则属阳，静则属阴，内外皆扰”（《保命集·伤寒论》），尤其重视火热病机。他的火热论，主要体现在以下几点。

（1）火热为病，其症广泛

刘完素受《素问》病机十九条中火热居其九的启示，认识到火热病证的广泛存在，于是在《素问玄机原病式》里对十九条中的火热病机加以发挥，将其所属的病证范围予以扩大，将火的病证由 10 种扩大为 23 种，将热的病证由 7 种扩大为 34 种。此外，他还将十九条中属于风、湿、寒三条病机的 6 种病证，推演为 23 种，且又补充了十九条中所缺的燥邪病机 1 条，所属病证 2 种，并认为这 25 种病证大多可以从火热推论，充分说明了火热为病的广泛性。

（2）六气皆能化火

为了说明火热为病的广泛性，刘完素创新性地提出“六气不必一气独为病”。因为“脏腑经络不必本气兴衰而能为其病，六气互相干而为病也”，亦即六气有同化、兼化的关系，从而说明了风、湿、燥、寒诸气在变化过程中，皆能化热生火，而火热也往往可产生风、湿、燥、寒。后世医家将刘氏这一理论归纳为“六气皆能化火”或“六气皆从火化”说。

风与火热。刘完素认为风属木，而木能生火，故“火本不燔，遇风冽乃焰”，即风可以化火。反之，风又往往因火热过甚而生。其谓：“风本生于热，以热为本，以风为标，凡言风者，热也……热则风动”。不仅如此，“风火皆属阳，多为兼化”。例如头目眩晕，“所谓风气甚而头目眩晕者，由风木旺，必是金衰不能制木，而木复生火，风火皆属阳，阳主乎动，两动相搏，则为之旋转”。

湿与火热。刘完素认为湿邪郁滞，不得布化，营卫受阻，容易化热生火，即所谓“积湿成热”。反之，火热也能化生土湿。其谓：“湿为土气，火热能生土湿也，故夏热则万物湿润，秋凉则湿物燥干也。湿病本不自生，因于火热怫郁，水液不能宣通，即停滞而生水湿也。”湿之与火热，又可相兼为病，临床上常见的水肿、痢疾、带下等即属此种情况。

燥与火热。刘完素认为燥病的形成，或由于寒凉收敛，气血不通所致；或由于中寒吐泻，津液亡失所致；但风能胜湿，热能耗液所致更为多见。如火热耗损血液，不得滑泽通利，则皮肤燥裂，肢体麻木不仁。如“大便干涩，乃大肠受热，化成燥涩”。反之，燥邪亦可以化热生火，此乃“燥胜则干”，易伤津液，阴虚热盛之故也。因此，“金燥虽属秋阴，而其性异于寒湿，反同于风火热”。燥与火热之间还可兼化，诚如其言：“燥渴之为病也，多兼于热。”

寒与火热。刘完素认为“寒能收敛”，若感冒寒邪，或内伤生冷，“冷热相并”，均能使阳气怫郁，不能宣散，而化热生火。反之，火热亦可生寒，若热甚而成阳厥者，乃因“阳气怫郁，阴阳偏倾而不能宣行，则阳气蓄聚于内，而不能营运于四肢”所致，实为假寒之象，不可反以为病寒。寒之与火热之间虽有互化的关系，但无相兼同病的关系。

（3）五志过极化火

刘完素重视内伤火热病机，提出“五志过极皆为热甚”的观点。其在《原病式·热类》云：“五脏之志者，怒、喜、悲、思、恐也……若志过度则劳，劳则伤本脏。凡五志所伤皆热也。”指出五志化火，各伤本脏，各有主病。但又强调五志化火更易影响心，而心火热甚又与肾水虚衰有关，这从其论中风偏枯中便可看出。如：“中风偏枯者，由心火暴甚而水衰不能制之，则火能克金，金不能克木，则肝木自甚而兼于火热。则卒暴僵仆，多因五志七情过度，而卒病也。”反之，心火热甚亦可导致情志异常。其云：“惊惑、悲笑、谵妄歌唱、骂詈癫狂，皆为热也。”如惊者，因为“火主乎动，故心火热甚则心卒动而不宁”；惑者，因为“心火实而肾水衰，则神志焕散而迷惑多疑、思想紊乱”等。在治疗上，刘完素主张以泻心火为主。此正如张从正所说：“金代刘河间治五志，独得言外之意，谓五志所发，皆从心造，故凡见喜、怒、悲、惊、思之证，皆以平心火为主”。

（4）六经传受皆为热证

《伤寒论》详于外感风寒，略于外感温热。刘完素本于《素问·热论》，在《宣明论方·热门》中提出：“夫热病者，伤寒之类也。人之伤于寒，则为病热。寒毒藏于肌肤，阳气不行散发，而内为怫结，故伤寒者，反病为热，热虽甚不死。”《宣明论方·论风热湿燥寒》谓：“伤寒身热，为热在表；引饮，或小便黄赤，热在里。身热渴，或小便黄赤，为表里俱有热。”其门人马宗素说：“守真曰：人之伤寒则为热病，古今一同，通谓之伤寒……六经传受，由浅至深，皆是热证，非阴寒之证，古圣训阴阳为表里，惟仲景深得其意，厥后朱肱编《活人书》，特失仲景本意，将阴阳二字，释作寒热，此差之毫厘，失之千里矣。”说明了刘完素认为伤寒三阴三阳是热传表里之别，而非寒热之异。

3. 阳气怫郁论

“阳气怫郁论”是刘完素论述火热病机的重要理论依据。他在继承《内经》“皮肤闭而为热”、《伤寒论》“阳气怫郁在表”的基础上，把“阳气怫郁”，这一本来用以解释寒气在表、郁而化热的病机词汇，泛用于六气之变的解释，甚至“上下中外，一切怫热郁结”，扩展了其内涵和应用范畴。

对于“怫郁”，刘完素明确指出：“怫郁也，结滞壅塞，而气不通畅”，而“结者，怫郁而气液不能宣通也，非谓大便之结硬也”，并对此进行了前所未有的阐发。他认为人身的一切活动，都由气主宰，而气的升降出入的通道则是“玄府”。玄府的通利与否，关系到气的升降出入，进而影响到机体的健康。假如玄府失于通利，则导致气不通畅，即阳气怫郁。而玄府不通利，必然会伴有津液的不流畅，即“结”，所以“郁”和“结”往往同在。而气液郁结之后，首先就会导致郁火、郁热的发生。凡属热病，无不与阳气怫郁有关。所以刘完素把郁、热密切联系成为一个不可分割的整体，并形象地比喻说，“如炼物然，热极则相合而不能离，故热郁则闭塞而不通也”。这是刘完素论述诸气化热化火的一个重要机制。六气都会影响玄府的通利程度，而玄府不畅就会阳气怫郁，阳气怫郁就会导致郁火、郁热，这是刘完素解释疾病病机的一种模式。这种病机解释模式，恰好也可以解释为什么《内经》病机十九条中火、热为病较多。

对于玄府郁闭的治疗，刘完素主张开发郁结，宣通气液。“所谓结者，怫郁而气液不能宣通也”“以辛散结”“令郁结开通，气液宣行”。刘完素明确提出辛味药可开通玄府郁结。具体到病证治疗，刘完素主张辛、苦、寒合用，“若以辛苦寒药，按法治之，使微者甚者，皆得郁结开通，湿去燥除，热散气和而愈，无不中其病而免加其害”“盖辛热能发散开通郁结，苦能燥湿，寒能胜热，使气宣平而已”。值得一提的是，对表热证的治疗，刘完素提出了寒凉药亦可发汗解表、开郁散结，确有其独到之处。如其云：“一切怫热郁结者，不必止以辛甘热药能开发也，如石膏、滑石之类寒药，皆能开发郁结，以其本热，故得寒则散也。”正如王好古《此事难知》所说：“刘完素用药务在推陈致新，不使少有怫郁，正造化新新不停之义，医而不知也，是无术也。”

4. 燥气论

《素问·至真要大论》病机十九条五气兼备，惟独无“燥”的条文。刘完素结合临床，并依据《素问》“燥胜则干”的论述，补充了“诸涩枯涸，干劲皴揭，皆属于燥”的病机，发展了《内经》的病机学说。

燥的病机，主要涵盖病机及症状两大内容，其病机以血枯、津亏为主，症状以内在脏腑组织干燥，及外在皮肤干燥的紧敛燥涩之象为特征。临床常见症状为肌肉干瘪，中风偏枯，面容憔悴黄黑，毛发焦枯，肢体麻木，大便干结，皮肤粗糙、僵硬不柔，甚则开裂，口干舌燥，脉涩等。刘完素在《原病式·热类》总结燥邪的特性说：“风热火同阳也，寒燥湿同阴也，又燥湿小异也。然燥金虽属秋阴，而异于寒湿，故反同其风热也。故火热胜，金衰而风生，则风能胜湿，热能耗液而反燥，阳实阴虚，则风热胜于水湿为燥也。”除此之外，寒邪亦可致燥，因寒主收引，致腠理闭塞，汗液不能外达滋润体表，故见无汗而干燥的表现。

刘完素从多途径、多角度治燥。单独致病的“遍身中外涩滞”的血枯津亏证，强调养血润燥生津。因风、热、燥均易伤阴，故多相兼为病，临床以风燥证、燥热证、风热燥证、湿热燥证为常见类型，强调应遵《内经》“燥者润之”“燥者濡之”的原则，使用宣通气血、养阴退阳、凉药调之的法则进行针对性的治疗。风燥证，退风散热，养液润燥，以甘草、滑石、葱、豉等辛甘微寒之品治之；燥热证，用寒润之品，除热润燥，或以生地汁、藕汁、牛乳汁等甘寒之品；风热燥证，用辛热药与寒凉药配合治疗；湿热燥证，以辛开郁，苦燥湿，寒泻热，共同奏效。

（五）创辛凉苦寒法

1. 辛凉解表法

早在唐代孙思邈的《备急千金要方》中，就曾在辛温药中加入辛凉之品，创葳蕤汤。刘完素认为，外感表证，出现身热、怕冷、头痛、身痛等症，即使是寒邪致病，但证属表热，不应泛用辛温发汗之品，而应在发散药中加入甘寒辛凉之品，或直接以辛凉药物宣郁散热，则表解热除，斯是正治。他说：“且如一切怫热郁结者，不必止以辛甘热药能开发也。如石膏、滑石、甘草、葱、豉之类寒药，皆能开发郁结，以其本热，故得寒则散也”。他认为“伤寒即热病”，由此对张仲景用麻黄汤治疗外感风寒表实证的机理做了如下全新的解释：其一，辛温发汗发散的不是表寒而是表热，“身热恶寒，麻黄汤汗之，汗泄热去，身凉即愈，然则岂有寒者欤？”其二，辛温热药有疏通腠理、宣散阳气的作用，故取其辛散，可治疗较轻的病证或暂时使病情缓解。但由于没有从根本上进行治疗，故药力尽则病会加重。他说：“假令或因热药以使怫热稍散而少愈者，药力尽则病反甚也。”于此，刘完素突破《伤寒论》温药发表的成规，另辟辛凉解表以治热病的新路，开后世温病学派之先河。

2. 表里双解法

张仲景《伤寒论》治表里同病的原则，是先解表而后清里热。刘完素则主张表里同治。因为“表虽未罢而里证已甚，若不下之，则表热更入于里，而里热危极”，强调切不可再以辛甘热药复发其表，也不可但下里热，必须采用表里双解的方法，宣通表里郁热，“宜以大柴胡、小承气下之，双除表里之热，则免使但下里热，而下后表热乘虚又入于里，而生结胸及痞诸病之类也”。表里双解的理论依据是：郁热在表，宜辛凉以解之；郁热在里，“复得开通，则热蒸而作汗也”。这里所说的“开通”，就是通散郁结在里的热邪，而并非指汗法。用寒凉药物亦能使人发汗，其机理是郁热结滞得以开通，热气蒸腾外散，汗随热出。

刘完素还创制了多种表里双解的方剂，若汗后热退不尽，可用天水散、黄连解毒汤、凉膈散等，以调顺阴阳，涤除脏腑余热；若汗后不解，而下证又未全者，可用白虎汤清之。

3. 下法

下法主攻里实热盛，刘完素在具体应用时，分三种情况。其一，凡表邪已解，下证悉备，均可使用下法。如用大承气汤、三一承气汤等。其二，热邪进一步深入，而见遍身清冷疼痛，心腹痛满，闷乱喘急，咽干或痛，脉来沉细等阳厥阴伤的情况。此热邪深入血分，单纯使用承气攻下，恐药力难达病所，必须与黄连解毒汤配合使用。其三，大下之后，热势尚盛；或大下后湿热犹甚，下利不止而热不退，脉弱气虚；或诸湿热内余，小便赤涩，便溏、频并，少而急痛者，可用黄连解毒汤继续泻其余热，必要时佐以养阴药物。在汗法与下法临证选择上，刘完素对伤寒由表传里，当下之证，不失时机地采用下法，下后不解，仍主张据热之多少，调制多种寒凉下剂因证而异地继续攻下。他说："虽然古人皆云三下热不退即死矣，亦有按法以下四五次、利一二十行热方退而救活者。"正因他对火热病机有深入透彻的体验，才敢坚定地用下法救厄扶危。

4. 养阴退阳法

基于"水善火恶"的观念，刘完素在前人基础上进一步发挥了养阴的方法，创立了养阴退阳法。当热邪深入于里，失下而热极，"以致身冷脉微，而昏冒将死者，若急下之则残阴暴绝，阳气后竭而立死，不下亦死，当以凉膈散或黄连解毒汤养阴退阳，蓄热渐以消散，则心胸复暖，脉渐以生，至阳脉复有力者方可以三一承气汤微下之"。此时虽里热炽盛，但决不能冒然攻下。因为热为阳邪，易伤阴精，当里热失下，蓄久而炼阴灼液，势必导致热深厥深、亡阴亡阳的危证。其病机是：阳胜伐阴，阴气将亡，若阴绝，阳亦随之竭绝，若攻下，阴气更伤，从而导致阴阳两竭而亡。但也不能不下，不下则热邪灼阴不止，也会出现阴绝阳竭之势。所以此时防止阴阳俱竭，是疾病能否出现转机的关键。故刘完素提出养阴退阳的治疗法则，用凉膈散或黄连解毒汤护阴液，清热邪，待阴回阳复之时，方可用缓下之剂微微下之。这一治法，对后世温病学派于清热中处处顾护阴液无疑是有启示的。

5. 养肾水泻心火

对热病后期阴虚火旺，或内伤杂病引起的水衰火实，刘完素主张养肾水、泻心火的治疗法则。因为肾为水脏，虚则热，实则寒；心为火脏、靠肾水制约，水火不济，则心火独亢而为病。他论述火热病机，在心肾关系上的主要论点之一就是肾水常亏，心火易旺，所以治疗这类疾病，养肾水是治本，泻心火是治标，标本兼治，方能"泻实补衰，平而已矣。"对于肾水衰弱的虚热证，他提出使用寒凉药物，反对庸医用热药滋水退热。"抑不知养水泻火，则宜以寒，反以热药欲养肾水，而令胜退心火，因而成祸不为少矣"。

【临证经验】

一、内科病诊疗特色

刘完素论述内科疾病广泛，发明亦多，为中医内科学的发展做出了不可磨灭的贡献。本文仅概述中风病、消渴病、呕吐、咳嗽证治，以管窥其诊疗特点。

（一）中风

1. 以热为本，以风为标

关于中风病因，刘完素在"正气亏虚，风邪入中"基础上，指出中风是以热为本，以风为标。他将五志过极、"火性急速"与中风卒暴相联系。其云："中风瘫痪者，非为肝木之风实甚而卒中之也，亦非外中于风尔；由于将息失宜而心火暴甚，肾水虚衰不能制之，则阴虚阳实而热气怫郁，心神昏冒，筋骨不用而卒倒无所知也。因喜、怒、思、悲、恐之五志有所过极皆为热甚故也。”发病急骤，是中风病的特点，而暴病暴死说明“火性疾速”，故中风属火热为患。五志过极，火热之成，因而中风发病，多由内起，而非外中风邪。刘完素之论，划清了内风、外风的界限，是中风病机认识由外向内的重要转折点。

2. 中腑中脏，分而论治

刘完素明确提出中风诊疗思路。其云：“中风外有六经之形证，先以加减续命汤随证治之，内有便溺阻隔，复以三化汤主之。”即根据有无表里证，分为中腑、中脏，分别采取“汗”或“下”法，祛风除热。

中腑者，“其面加五色，有表证，脉浮而恶风恶寒，拘急不仁……皆曰中腑也”“大抵中腑者多著四肢”。治疗上采用“汗”法，方药用加减续命汤，随症发表。小续命汤（麻黄、人参、黄芩、防己、桂枝、川芎、甘草、防风、生姜）为刘完素《保命集·中风论》第一首方，较原方少附子、杏仁两味。他强调“凡觉中风，必先审六经之候”“不审六经之加减，虽治不能去其邪”，对于中腑者分六经论治，并列麻黄续命汤等 6 个续命汤加减方。太阳经中风，根据无汗、有汗分别用麻黄续命汤、桂枝续命汤；阳明经中风，根据无汗、有汗分别用白虎续命汤、葛根续命汤；太阴经中风，用附子续命汤；少阴经中风，用桂枝续命汤。

对于中脏，刘完素认为，“中脏者，唇吻不收，舌不转而失言，鼻不闻香臭，耳聋而眼瞀，大小便秘结，皆曰中脏也，其治多难”“中脏者多滞九窍”。临床上主要根据是否大便秘结判断。治用“下”法，方药选用三化汤（厚朴、大黄、枳实、羌活）加减，通化导滞，去除热邪。该方类似小承气汤，实则三化汤中厚朴、枳实、大黄三味药量相等，故重在调理气机。

3. 初证既定，大药养之

“表里证已定，别无他变”者，刘完素强调用“大药养之”，日久使阴阳、营卫自和而愈。其中，中风外无六经形证（即口开、手撒、眼合、鼻干、吐沫、遗尿、直视、头摇诸症），大便通畅，手足不能运动，舌强不能言者，用大秦艽汤治疗。刘完素还创制了愈风汤，作为中风患者常服之药，并立四时加减法，认为“中风证内邪已除，外邪已尽者，当服此药，以行导诸经。久服大风悉去”。即便内外邪已尽，中风终究因气血不通，故用大药调和，亦须保证汗、便之通利。刘完素强调指出：“治病之法，不可失其通塞，或一气之微汗，或一旬之通利，如此为常治之法也”。

4. 滋养肾阴，清降心火

《原病式·火类》云：“心火暴甚，肾水虚衰不能制之，则阴虚阳实而热气怫郁，心神昏冒，筋骨不用而卒倒无所知。”指出心火有余、肾水不足为中风病机，但其书未列相应治方。《宣明论方》地黄饮子主肾虚，主治“内夺而厥，舌瘖不能言，二足废不为用，肾脉虚弱，气厥不至，舌不仁”，成为后世医家常用的中风滋阴降火方。

5. 先期预防，治其萌芽

刘完素指出中风发病有先兆，“凡人如觉大拇指及次指麻木不仁，或手足不用，或肌肉蠕动者，三年内必有大风之至”（《保命集·中风论》）。因此，其主张早期发现，早期服用八风散（藿香、白芷、前胡、黄芪、甘草、人参、羌活、防风）、愈风汤（用于初觉风动欲倒仆）、天麻丸各一料，以防中风发生。

（二）消渴

消渴一病，名称繁多，治疗方法上也是见仁见智，颇难掌握。刘完素《三消论》中，首次明确使用“三消”归纳消渴病证，讨论消渴病机，分辨消渴病位，确定消渴治法，从而确立了比较系统的用三焦分证辨治消渴的理法。

1. 消渴分三，燥热为本

刘完素认为消渴病证有三：“若饮水多而小便多者，名曰消渴；若饮食多而不甚饥，小便数而渐瘦者，名曰消中；若渴而饮水不绝，腿消瘦而小便脂液者，名曰肾消”，这一论述成为后世分消渴为上、中、下消之宗本。

消渴之病，刘完素提出燥热为本之说。指出：“三消者，其燥热一也”。燥热致渴的病机，主要是燥热怫郁，壅遏腠理，致玄府闭密，气液运行道路不通，致使肠胃之内水液不能渗泄（输布）于外，荣养全身所致。他基于这一全新认识，解释了消渴的多饮和多尿症。指出：“肠胃之外，燥热太甚，虽复多饮于中，终不能浸润于外，故渴不止。小便多出者，如其多饮，不能渗泄于肠胃之外，故数溲也”。他还指出消渴与过食肥甘、嗜酒过度、情志失调、久服金石和久病阴亏有关。上述见解，多切于临床实践，为后世学者开拓了消渴治疗的新思路。

2. 治疗上消，流湿润燥

上消又称“膈消”，为燥在上焦，治宜“流湿润燥”。刘完素主要以麦门冬饮子（麦冬、瓜蒌实、知母、炙甘草、生地黄、人参、葛根、茯神、竹叶）甘寒苦寒，清滋并用，治疗心移热于肺，津液亏虚所致的胸满烦心、短气，久则引饮为消渴者。此法取之于《备急千金要方》，有助于脾气散精上归于肺（人参、甘草、粉葛），通调水道，下输膀胱（麦冬、知母、茯苓），实寓有养胃存津之旨。若消渴饮水无度，小便数者，以绛雪散（汉防己、瓜蒌实、黄芩、黄丹）辛寒苦寒，清肺润燥以止渴。

3. 治疗中消，凉下存阴

中消证见消谷善饥，形体消瘦者，以猪肚丸（猪肚、黄连、瓜蒌、麦门冬、知母）泻火养阴，使火清津生而病除。若中消胃热能食，大便干燥，小便赤黄者，用顺气散（厚朴、大黄、枳实）微利之为效。尚有一方：用黄连末一斤，生地黄自然汁、白莲花藕汁、牛乳汁各一斤熬成膏，调连末为丸。此法源于《备急千金要方》，原方由黄连、生瓜蒌汁、生地黄、羊乳汁（或牛乳、人乳）组成，刘完素用藕节易瓜蒌汁，将其用于胃热津枯，多食多饮之中消证。明清温病学家所强调的甘寒生津养胃之法，所制五汁饮诸方，实源起于刘完素此法。

4. 治疗下消，养血清热

下消证见善饮而食后数小便溺，饮一溲二者，方用《宣明论方》人参散（人参、白术、泽泻、瓜蒌、桔梗、栀子、连翘、葛根、黄芩、大黄、薄荷、白茯苓、甘草、石膏、滑石、寒水石、砂仁）。若肾消而白淫梦泄、遗精及滑出而不收者，用珍珠粉丸（黄柏、真蛤粉）滋肾降火固涩。若肾消日久，阴阳俱虚者，可服八味丸倍加山药。桂、附的用量应根据四时加减，“假令方内，桂附一两，春各用三钱，夏用一钱，秋用五钱，冬用一两”。

清·顾松园曰：“河间论治三消大法，当泻心火，除胃热，补肾水”，可谓是对刘完素三消治法的高度概括。

（三）呕吐

刘完素在《保命集·吐论》中指出：“论曰吐有三，气、积、寒也，皆从三焦论之。”明确提出呕吐分三焦论治。

1. 吐分三焦，责气、积、寒

刘完素指出三焦部位：“上焦在胃口……中焦在中脘……下焦在脐下”（《保命集·吐论》）。继而，指出三焦呕吐之病因与证候说。其云：“上焦吐者，皆从于气，气者天之阳也，其脉浮而洪，其证食已暴吐，渴欲饮水，大便燥结，气上冲而胸发痛……中焦吐者，皆从于积，有阴有阳，食与气相假为积而痛，其脉浮而弱，其证或先痛而后吐，或先吐而后痛……下焦吐者，皆从于寒，地道也，其脉沉而迟，其证朝食暮吐，暮食朝吐，小便清利，大便秘而不通。”可知，上焦呕吐责之于气，中焦呕吐责之于积，下焦呕吐责之于寒。

2. 上焦呕吐，降气和中

“诸呕吐酸，暴迫下注，皆属于火”，上焦呕吐多为气热上冲所致，故治以降气和中。证见食已暴吐，脉浮而洪者，先和中，用桔梗汤（桔梗、半夏曲、陈皮、枳实、茯苓、白术、厚朴）调木香散（木香、槟榔），隔夜空腹食前服之。若大便燥结，不能食，则以大承气汤去硝微下之，少利为度，再服前药补之；脉浮而洪者，用荆黄汤（荆芥穗、人参、甘草、大黄）调以槟榔散（槟榔、木香、轻粉）；治上焦吐，头发痛有汗脉弦者，以青黛丸（柴胡、黄芩、甘草、半夏、青黛、人参）。

3. 中焦呕吐，去积行气

治中焦呕吐，总以“毒药去其积，槟榔、木香行其气”。因胃中虚损有痰而吐者，用白术汤（半夏曲、白术、槟榔、木香、甘草、茯苓）；肝盛脾虚，右脉弦者，宜治风安脾之药，以金花丸（半夏、槟榔、雄黄）主之；因食积、寒邪夹杂致呕吐腹痛者，用紫沉丸（半夏曲、乌梅、代赭石、杏仁、丁香、缩砂仁、沉香、槟榔、木香、陈皮、白豆蔻、白术、巴豆霜）；呕吐腹中痛者，是有积，又有胃强脾强之区别，其中胃强者表现为干呕，有声无物；脾强者则吐食，治疗上以芍药生姜汤调服木香白术散（木香、白术、半夏曲、槟榔、茯苓、甘草）。

4. 下焦呕吐，温寒通闭

治下焦呕吐，“治法当以毒药通其闭塞，温其寒气，大便渐通，复以中焦药和之，不令大便秘结，则自愈”。朝食暮吐，暮食朝吐，大便不通者，则先服附子丸（炮附子、巴豆霜、砒霜），后服紫沉丸。

呕吐从三焦论治，得到后世医家的认可与发展。如明·李梴《医学入门》以歌诀形式概括了三焦呕吐的病因病机治法；明·王肯堂《证治准绳》、清·冯兆张《冯氏锦囊秘录》亦对三焦呕吐进行了发挥。

（四）咳嗽

1. 肺伤动脾，生痰咳嗽

刘完素认为，咳嗽有咯痰的症状，而痰是凝湿而成，所以咳嗽与内伤脾胃有关。其云：“脾湿动而为痰也。咳嗽谓有痰而有声，盖因伤于肺气，动于脾湿，咳而为嗽也。”关于痰湿咳嗽的病机，其云：“湿病痰饮入胃，留之而不行，上入于肺，则为咳嗽。”

2. 治痰为先，下气为上

刘完素提出，治咳以治痰为先，而治痰者，宜以下气为上的原则。具体步骤是：先消胸中气，后去膈上痰，再服枳术丸，尽消其气，令痰不复作。至于咳而无痰者，则当以辛甘润其肺。关于咳嗽的临证用药，指出：天南星、半夏胜其痰而咳嗽自愈；枳壳、陈皮利其气而痰自下。其中，陈皮味辛，理上气，去痰气滞塞；青皮味苦，理下气，两味俱用，散三焦之气。

3. 祛痰化湿，五脏分治

湿之所伤不同，痰嗽性质各异，如湿在心经，谓之热痰；湿在肝经，谓之风痰；湿在肺经，谓之气痰；湿在肾经，谓之寒痰。由此，刘完素提出了很具体的治疗措施：以大人参半夏丸化痰坠涎、止嗽定喘、调和脏腑为治痰嗽的基本方。若热痰而嗽者，与石膏散、小黄丸；气痰而嗽者，与玉粉丸；风痰而嗽者，与水煮金花丸；寒痰而嗽者，与寒嗽方（麻黄、肉桂）。此外，尚列肺气虚咳、吐血咳嗽、远年劳嗽、小儿肺壅痰实咳、小儿咳嗽痰喘、肺痿喘嗽之方。

刘完素对于咳嗽的论述，从病因病机到辨证处方用药，无不完备。刘完素论其他疾病证治，亦一如其例。

二、妇科病诊疗特色

刘完素在《宣明论方·妇人门》中，讨论了经带病机和经带产后及妇科杂病治疗，载方22首；在《保命集·妇人胎产论》中，提出了妇科病诊治的基本原则、胎产病诊治经验，载方40余首。刘完素妇科病诊疗特点归纳起来有以下几个方面。

（一）提倡火热病机，反对滥用温补

宋代依旧沿袭隋唐妇人风冷之邪致病说，医者多用辛温药治疗妇科疾病，造成诸多弊端。为纠正妇科病滥用温补的风气，刘完素尤其强调论述了妇科疾病的火热病机，并提出对应的治疗方法。现举例说明如下。

《宣明论方·妇人门》论述月经病时说：“妇人月水……其不来则风热伤于经血”，治疗上则主张“女子不月，先泻心火，血自下也”，用药多以四物汤加芩、连以清火凉血。

刘完素认为，带下是湿热结于任脉所致。其谓：“赤者，热入小肠，白者，热入大肠。原其本，皆湿热结于任脉，故津液涌溢是为赤白带下。”又云：“举世皆言白带下为寒者，误矣。”他批评“俗医治白带下者，但依近世方论而用辛热之药，病之微者，虽或误中……其或势甚而郁结不能开通者，旧病转加，热证新起，以至于死”。他主张“以辛苦寒药，按法治之，使微者甚者，皆得郁结开通，湿去燥除，热散气和而愈”，方用十枣汤先下之，次用苦楝丸，以大玄胡汤调下。

产妇胎死不下，他认为是由风热燥涩紧敛，致产户不得自然开通所致，宜滑胎催生，不可温补而反生燥热，以益元散（滑石、甘草）合三一承气汤（大承气汤加甘草）治疗。认为产后病，由于产时血损、神慌气乱，亦生燥热。指出："俗未知产后亡液损血，疼痛怖惧，以致神狂气乱，则阴气损虚，邪热太甚，而为诸热证。"

刘完素论述多种妇科疾病虽多从火热病机，但其并非一味偏执于寒凉，而在于贬庸医不识证候阴阳，滥用热药之举。

（二）三期分治，重肾肝脾

刘完素在《保命集·妇人胎产论》中曰："妇人童幼天癸未行之间，皆属少阴，天癸既行，皆从厥阴论之，天癸已绝，乃属太阴经也"，提出少年治肾、中年治肝、老年治脾三大法则。

少年时期，相当"二七"之年，正是青春发育期，虽生机勃勃，阴阳皆生发不遏，但毕竟肾气尚未全盛，机体发育，尤其是生殖机能发育未臻完善，更或有由于先天禀赋不足者，一旦受病邪侵袭，或他脏病变皆极易伤及肾气而影响冲任二脉的通畅与盛衰，引发妇科疾病。而肾气的盛衰是人体生长发育的根本，所以少年女子应以治肾为要。此即"皆属少阴"之意。

中年妇女相当于"三七"至"五七"之间，癸水充沛，五脏皆盛，任脉、冲脉气血充足、畅通，则月事应时，孕育能力旺盛。但由于持家处事，内外应付，若操劳过度，环境不适，则易情志过激。又由于"五脏皆盛"，而肝性属木则更易升易动，一旦情志过激，易使肝失疏泄，发生气结、气滞、气逆、气乱等病变；且壮年又为胎产哺乳之期，数伤于血，肝又为藏血之脏，血伤则肝失所养，肝气横逆，甚则肝火偏旺。故中年期妇科应以调肝为要。此即"皆属厥阴论之"之意。

韶华即逝，老年将至，相当"六七""七七"前后，肾中精气衰减，天癸即将耗尽，月经因而紊乱，直致癸水涸竭则"地道不通"，也丧失了生育能力。五脏功能亦随之渐衰，此时全赖后天水谷滋养。此时若脾胃气虚，则气血生化乏源，极易为内外之邪所凑而发病。故老年妇女应调补后天之脾胃为主，以滋气血之化源，此即"乃属太阴经"之意。

（三）活用四物，养血清热

四物汤出自《仙授理伤续断秘方》一书，载于《局方》。刘完素在《保命集·妇人胎产论》中，对四物汤中四味药的功效进行了详尽的解释。他认为：熟地黄补血，如脐下痛，非熟地黄不能除，此通肾经之药也；川芎治风，泻肝木，如血虚头痛，非芎不能除，此通肝经之药也；芍药和血理脾，治腹痛非芍药不能除，此通脾经药也；当归和血，如血瘀刺痛，非当归不能除，加血气之壮，此通心经之药也。

依据《世医得效方》四物汤四时增损之法，刘完素将四物汤进行了化裁：春防风四物（加防风，倍川芎）；夏黄芩四物（加黄芩，倍芍药）；秋天门冬四物（加天门冬，倍地黄）；冬桂枝四物（加桂枝，倍当归）。还根据主证与兼证的不同，创立了诸六合汤方，如血虚而腹痛，微汗而恶风，四物加芍、桂，谓之腹痛六合；如风虚眩晕，加秦艽、羌活，谓之风六合；如气虚弱，起则无力，匡然而倒，加厚朴、陈皮，谓之气六合；如发热而烦，不能安卧者，加黄连、栀子，谓之热六合；如虚寒脉微，气难布息，不渴，乏力，身凉微汗，加白术、茯苓，谓之湿六合等，扩大了四物汤在妇科的应用范围。

（四）汗下利法，胎产三禁

刘完素提出，治疗胎产之病的三个禁忌，即汗、下、利小便。他认为“妇人以血脏为基本”，孕时养胎耗血，产后亡液损血，妇人易血虚不足，致燥热发生。他说：“发汗者，同伤寒下早之证；利大便，则脉数而已动于脾；利小便，则内亡津液，胃中枯燥”，指出汗、下、利小便可导致妇人阴血不足，故“不犯三禁，则荣卫自和，荣卫和而寒热止矣”。他提出以“外则和于荣卫，内则调于清便”的原则治疗胎产病，外感病以增损柴胡汤为主治疗，杂病以加减四物汤为主治疗。产后病同坏证伤寒，应当加以缓治，禁汗下利，但产后暴病，可以不拘泥于禁犯，如产后热入血室者，用桃仁承气、抵当汤之类；大便秘结者，用大承气汤。

三、针灸学术特色

《保命集》《原病式》中载述的刘完素针灸学说和临床经验，多为后世针灸著作所引载，影响深远。其针灸学术特点有如下几方面。

（一）刺分经络，辨证选穴

刘完素对经络辨证颇有研究并有所发挥，对中风、疟疾、疮疡、瘰疬等十余种病证，都强调用经络理论进行辨证施治，“灸刺须分经络”说便是具体的体现。如《保命集·疮疡论》曰：“凡疮疡可灸刺者，须分经络部分，血气多少，腧穴远近。”主张根据病变部位，确定属何经，用何穴。如疮疡生于背部者，是太阳经虚，当取太阳经五输穴治疗；生于口面部者，是阳明经虚，取阳明经五输穴治疗；生于鬓发处者，是少阳经虚，取少阳经五输穴治疗；生于后脑者，是督脉经虚，取髓会绝骨穴治疗。

（二）清热泻火，大刺泻血

刘完素以针刺泻血疗法，清热泻火见长，提出了“八关大刺”“热宜砭射”说。所谓“八关”，即手背指缝上的八个穴位。如《保命集·药略》所云：“大烦热昼夜不息，刺十指间出血，谓之八关大刺”“目疾睛痛欲出，亦大刺八关”等。《保命集·疮疡论》曰：“邪气内蓄则肿热，宜砭射之也……气盛血聚者，宜石而泄之也。”可见八关大刺、砭射放血，具有泻热祛火的作用。刘氏放血治疗适应证有五：一是高热不退；二是目疾口唇痛，此证多为风热上攻、玄府闭塞所致；三是疮疡、红丝疔一类皮肤病，表现为皮肤红肿热痛；四是太阳伤寒证，表现为身热无汗恶寒，针太阳、至阴出血，至阴穴是足太阳膀胱经井穴，中风无汗，刺之出血，可泻太阳之邪郁而发汗；五是对邪阻血脉、经气不通引起的腰痛及百节疼痛等病证，砭射放血疗效显著。

（三）擅用五输，灵用原穴

从《保命集》记载的20多种病证的针灸治验来看，用穴只有30余个，除少数采用风府、百会、承浆等任、督脉穴外，多数采用三阳经的五输穴。如《保命集·疮疡论》中说：“诸经各有井荥输经合，井主心下满及疮色青，荥主身热及疮色赤……或宜灸宜针，以泻邪气”“青水灸肝井，赤水灸心荥，黄水灸脾俞，白水灸肺经，黑水灸肾合”。其中，对井穴更为重视。井穴多位于手足之端，是经气所出的部位，针刺井穴有较强的清热泻火作用，从而使经络及其所属脏腑热降火熄。如《保命集·药略》记载："眼大眦痛，刺手太阳井穴少泽；小眦痛，刺少阳井穴关冲。"此外，还将原穴灵活地运用于临床。原穴是脏腑元气所留止之处，针刺原穴能使三焦元气通达，以泻三焦火热之邪。如《保命集·药略》曰："心痛脉沉，肾经原穴；弦，肝经原穴；涩，肺经原穴；浮，心经原穴；缓，脾经原穴。"

（四）热证用灸，灸引其热

刘完素不囿于仲景热证忌灸之说，主张热证用灸，提出"灸引其热"说。其具体方法有引热外出、引热下行、泻督脉法等。

引热外出法，一般用于实热证。如疮疡证，"凡疮疡已觉微漫肿硬，皮肉不变色，脉沉不痛者，当外灸之，引邪气出而方止"。这里虽未确指何种"邪气"，但从"疮疡论"首先提到"疮疡者，火之属"来看，似指火热之邪而言。

引热下行法，用于寒热格拒证。如《保命集·心痛论》云："热厥心痛，身热足寒，痛甚则烦躁而吐，额自汗出，知为热也，其脉洪大，当灸太溪及昆仑……引热下行。"对此上有阳热，下有阴寒，阳热上扰的病证，用足部穴位治疗，灸之可引阳热下移，以去阴寒，使阴阳交通，格拒解除。

泻督脉法，如《保命集·泻痢论》所云"假令渴引饮者，是热在膈上。水入多，则下膈入胃中，胃经本无热，不胜其水，名曰水恣，故使米谷一时下，此证当灸大椎三五壮，立已，此泻督也"。热为阳邪，督脉为阳脉之海，泻督即所以泻热，胃居中焦，大椎于项后，灸大椎亦可理解为引热上行。

刘完素对灸法的应用，也是有一定适应范围的。如《保命集·疮疡论》云："如已有脓水者，不可灸，当刺之；浅者亦不灸，经曰：'陷（下）者灸之'。如外觉木硬而不痛者，当急灸之，是邪气深陷也。"

（五）通经接气，畅通气血

"通经接气法"又名"接经法""大接经法"，即针刺十二经井穴、表里经腧穴、相克之经腧穴或本经腧穴，使经脉气血交接运行。此法虽见于《灵枢·厥病》，但刘完素在《保命集》中首冠以"接经三法"之名，后人从此有所转载。《保命集·心痛论》中的"接经三法"，是指："心痛与背相接，善恐，如从后然其心伛偻者，肾心痛也，先刺京骨、昆仑，不已，刺合谷。心痛，腹胀胸满，心尤痛者，胃心痛也，刺大都、太白二穴。心痛如锥刺，乃脾心痛也，刺然谷、太溪。心痛苍苍如死状，终日不得太息，乃肝心痛也，取行间、太冲。"在治疗上，他多以脏腑辨证为依据，其取穴原则有表里经取穴（肾心痛取足太阳经穴）、相克之经取穴（如心痛取肾经经穴）及本经经穴（如肝心痛取行间、太冲）。这种取穴方法是后世针灸配方学的依据之一。

四、方药应用特色

刘完素临证根据阴阳表里寒热虚实，辨证立法，灵活用药，创制三化汤、防风通圣散、芍药汤、地黄饮子等名方，药善寒凉，不废温补，同时还重视药引的重要作用，且剂型多样，药尽其用。

（一）药善寒凉，不废温补

刘完素善治火热，但其临证不囿于寒凉。《宣明论方》所载352方，全部用寒凉药物者，或绝大部分为寒凉药物者，或寒热药物并用，但总体属寒者总计141方。全部用温热药物者，或绝大部分为温热药物者，或寒热药物并用，但总体属温者总计161方。全部用性平药物者，或寒热药物并用，既不偏寒，又不偏温者总计50方。《伤寒直格》载方35首，有27首来自《伤寒论》，其中麻黄散，即麻黄汤改变剂型，茯苓半夏汤即小半夏加茯苓汤，半夏橘皮汤、桂苓甘露饮为寒热并用，白术散偏于甘温。《伤寒标本心法类萃》收载方剂68首，其中有《伤寒论》方27首，本书与《宣明论方》均采用麻黄汤、桂枝汤等辛温解表剂，四逆汤等回阳救逆剂。可见，刘完素根据病证用药，有攻有补，寒热并用。

（二）运用成方，加减活用

宋代《局方》盛行，运用成药便成为当时的风尚，刘完素临证处方不可避免地带有这一时代的特色。然而，成药剂型固定，无法灵活加减，影响疗效。鉴于此，刘完素于多数成方后均附加减之法，打破了成方不便灵活加减之限制，大大拓宽了成方的治疗范围。如凉膈散，方用连翘、山栀子、大黄、薄荷叶、黄芩、甘草、朴硝等治伤寒表不解，半入于里。咽喉痛，涎嗽，加桔梗一两，荆芥穗半两；嗽而呕者，加半夏半两，每服生姜三片同煎；血衄呕血，加当归半两，芍药半两，生地黄一两；淋者，加滑石四两，茯苓一两，去皮；风眩，加芎半两，石膏三两，防风半两；酒毒，加葛根一两，荆芥穗半两，赤芍药半两，芎半两，防风半两，桔梗半两，三岁儿可服七八钱……刘完素对此方加减用药叙述如此详尽，在当时实为少见，其目的在于灵活适应病情之变化。

（三）剂型多样，药尽其用

刘完素在用药过程中，剂型选择多样，极大地方便了临证应用。据统计，《宣明论方》一书中，称散者126方，称汤者87方，且其中只有18首是汤剂，其余都似煮散；称丸者116方（其中3方称圆），称饮子者8方，丹剂15方，膏剂9方，饼子2方，散子2方，铤子1方。他依据患者年龄、体质及病情变化情况，灵活选择剂型，利用各种剂型的长处，充分发掘其在临床治疗过程中的作用，提高疗效。如抵当汤与抵当丸，两方皆选用桃仁、大黄、水蛭、虻虫四药，但前方选用汤剂，治伤寒日深，表证乃甚者；而后者则选用丸剂，治伤寒有热，小腹满，小便利者。两证中前者急重，故用汤剂发挥其吸收快，药效迅速的特点；后者轻缓，则选用丸剂，利用其药效持久的特点徐徐图之。两方剂型之灵活选择，彰显刘完素对方药剂型意义的深刻认识。

（四）运用药引，协同成方

刘完素知晓"药无引使，则不通病所"（《医学书记》）之理，临证过程中广泛运用药引。在《宣明论方》中运用药引50余种，涉及249方，作用涵盖了顾护脾胃、引药直达病所、增强疗效、令邪有出路、防阴阳格拒、减毒、调和诸药、矫味等多方面，充分体现了重视药引并灵活运用药引的学术思想。比如五积丹，方用皂荚、巴豆，治疗心腹痞满，则用盐汤送服，即取其咸专入肾经且可软坚散结，使诸药协同发挥疗效。再如珍珠丸，方用巴豆霜、腻粉、滑石、天南星等治疗小儿积热惊厥，用荆芥煎汤作引调之服下，其用意是为防止其服药即吐之阴阳格拒之现象发生。

（五）创制新方，沿用至今

刘完素创制了很多适合临床急需的方剂，如防风通圣散、芍药汤、黄连解毒汤、地黄饮子、三一承气汤，沿用至今。

1. 防风通圣散

刘完素基于风能化热的理论，创制防风通圣散，治疗外感风热表证，打破了“发表不远热，攻里不远寒”的传统观念。本方的配伍法为表里双解，方中以防风、麻黄疏风解表；荆芥、薄荷疏散风热；黄芩、石膏、桔梗、连翘清解肺卫；大黄、芒硝、栀子、滑石泻热通便、清热利湿；当归、芍药、川芎和血祛风；白术、甘草和胃健脾防散泻太过。

2. 芍药汤

刘完素总结出“行血则便脓自愈，调气则后重自除”理论，针对湿热痢泻下赤白，里急后重，创制下血调气的芍药汤。方中芍药“止下痢腹痛后重为君，伍当归调和营血，配甘草缓急止痛；木香、槟榔行气导滞以除后重；黄芩、黄连苦寒燥湿，导热下行；再加肉桂，起反佐之意，成为后世治痢名方。

3. 黄连解毒汤

黄连解毒汤，乃黄连、黄柏、黄芩、黄栀子各半两。剉如麻豆大，每服五钱，水一盏煎至四分绞去渣，温服。刘完素指出本方的适应证：伤寒杂病，烦燥热毒，烦闷干呕，口燥舌干，喘满，阳厥极深，蓄热内甚，俗妄传为‘阴毒’者，及汗、吐、下后，寒凉诸药不能退热势，两感证同法（参考《宣明论方·伤寒》）。

4. 地黄饮子

地黄饮子滋肾阴、补肾阳、安神开窍，用以治疗肾虚弱厥逆、语音不出、足软不用的喑痱证。后世“治中风失音”之正舌散、转舌膏，治中风舌强不语用薄荷，皆受刘完素此方之启迪。研究发现，以补肾为主的地黄饮子还有延年益寿作用，这为理解“肾命相关”理论提供了有力证据。

5. 三一承气汤

刘完素于大承气汤加甘草，名三一承气汤（一说合大、小、调胃承气为一方），祛除肠胃的热结壅滞。三一承气汤重用甘草，急药缓投，峻剂化为平剂，使承气汤应用范围随之扩大。刘氏用以治伤寒杂病，内外所伤，日数远近，腹满，咽干，烦渴，谵妄，心下按之鞭痛，小便赤涩，大便结滞等三十二证，是在仲景大承气汤二十五证基础上的拓展。此药虽较平和，但证候上仍须具备痞、满、燥、实或热结旁流，其脉沉实或沉，滑数有力，或阳热内蓄，反见肢冷，而脉沉细欲绝（脉厥）。

五、养生学术特色

刘完素认为“主命者在乎人”“修短寿夭，皆人自为”，强调个体应主动调养生命，延年益寿。

（一）顺应自然，运气流精

“寒、暑、燥、湿、风、火之气，应于十二脏腑经络也”，刘氏认为，人体是一个小天地，在体内亦存在类似五运六气的兴衰变化，并且这些变化与自然界的阴阳变化息息相关。因而，刘完素提出：“把握万象，仰观日月，呼吸元气，运气流精，脱骨换形，执天机而行六气，分地纪而运五行”“顺生长收藏之道，春夏养阳，秋冬养阴，顺四时起居法，所以调其神也”。倡导顺应自然、运气流精的养生原则。

（二）神气结合，顺神养精

精、气、神三者，被古代养生家誉为人身之“三宝”，是养生的关键。刘完素在养生方面，强调神气结合，顺神养精。其云：“形者，生之舍也；气者，生之元也；神者，生之制也”，强调神与气紧密相关，“神依气往，气纳神存”，提出“持满御神，专气抱一，以神为本，以气为马，神气相合，可以长生”的著名养生论点，指出调息、导引、内视、咽津等养生法。其机理在于调气、定气、守气、交气，起到溉五脏、炼阴阳、安神志的作用。

刘完素认为，人体气、神、形三者以精为本，极为重视精的作用。其云：“是以精中生气，气中生神，神能御其形也。由是精为神气之本，形体之充固则众邪难伤，衰则诸疾易染。”心主神明，“神明之出，皆在于心”，心得所养，则血脉之气旺而不衰。人体之元气，根于肾脏，肾藏精，为作强之官，肾精化生元气，肾得所养，则“骨髓之气，营而不枯”。所以“全生之术，形气贵乎安，安则有伦而不乱，精神贵乎保，保则有要而不耗”心神不可过用，宜静以养之，即使精神安和，“忍怒以全阴，抑喜以全阳”。刘完素虽只举喜怒之制，实则概括了喜、怒、忧、思、悲、恐、惊七情。肾精宜闭藏、主“专啬”，则“精之处无得而夺也”，人体之元气才能畅旺。

（三）少年即养，综合益寿

根据《内经》对人体生长壮老的论述，刘完素强调养生当从少年起，提出少年宜养、中年宜治、老年宜保、耄年宜延的综合益寿法。

1. 少年宜养

6 岁至 16 岁的少年，“和气如春，日渐滋长”。七情方面，因其思想纯朴，内无思想之患，外无爱慕之劳，则少有所伤。但由于“少年血气未成，不胜寒暑……肤腠疏薄，易为感冒……父母爱之，食欲过伤”。所以，刘完素认为“其治之之道，节饮食，适寒暑，宜防微杜渐，用养性之药，以全其真”。

2. 中年宜治

对于二十岁至五十岁的青壮年，刘完素认为“和气如夏，精神鼎盛”，脏腑功能活动处于较高的水平，但易喜怒无节、劳累过度、不避外邪、肆意饮酒、醉以入房，从而损精耗气，导致早衰。为此，他提出：“其治之道，辨八邪，分劳逸……宜治病之药，当减其毒，以全其真”，应注意身体的治理，外避八邪，内调精神，劳逸有度，饮食有节，惜精爱气，以防疾病发生。若不慎患病，用药治病须顾及真气，不宜过用峻烈有毒之品，如此可达到祛疾全真、保命益寿的目的。

3. 老年宜保

五十岁至七十岁的老年人，“和气如秋，精耗血衰，血气凝泣”，人体脏腑功能下降，机体开始衰退，“思虑无穷，形体伤惫……百骸疏漏，风邪易乘……风雨晦明，饮食迟进”，以致气血运行受阻，精、气、神都呈现出衰弱现象。为此，刘完素提出：“其治之道，顺神养精，调腑和脏，行内恤外护，宜保命之药，以全其真”，即要在饮食起居方面注意内养精、气、神，以抚恤衰惫之躯体；外护皮、肤、骨，以避免风雨晦明之邪的侵袭。对于疾病的治疗，更应慎用攻伐之品，宜用养真保命之药，以求全真益寿。

4. 耄年宜延

七十岁至百岁的耄耋之人，“和气如冬，五脏空洞，犹蜕之蝉，精神浮荡，筋骨沮弛”，呈现出一派风烛残年、噤若寒蝉之生机衰退象。由于脏腑空虚，精神浮散，机体对内外环境的适应能力明显下降，易致“触物易伤……大寒振栗，大暑煎燔”。刘完素提出：“餐精华，处奥庭，燮理阴阳，周流和气，宜延年之药，以全其真”，即饮食少而精，居处应幽静而不宜嘈杂，并运用气功、导引等方法，以调理阴阳，和畅全身气血。药物调养，宜延年益寿之补益药。

（四）主观调摄，药物辅助

在养生的具体方法方面，刘完素强调以饮食、起居、劳逸等主观调摄为主，以服食药物为辅。

刘完素认为，饮食是补养精气的最好方法。即所谓：“饮食者养其精”“精不足者，补之以味……补之以味者，是补之以肾……故经所谓阴之所生，本在五味……五谷、五畜、五菜、五果、甘苦酸辛咸，此为补养之要也”。而起居是影响神的主要因素，即所谓“起居者调其神”。他推崇《内经》所云春三月夜卧早起，以使志生；夏三月夜卧早起，使志无怒；秋三月早卧早起，使志安宁；冬三月早卧晚起，使志若伏若匿的理念，反复强调饮食起居，认为不能知节是养生之大害，并指出：“失四时之气，所以伤其神也。智者顺四时，不逆阴阳之道，而不失五味损益之理，故形与神俱久矣，乃尽其天年而去。”

刘完素指出，善于摄生者，性情应该如水一样柔静，尽量避免情志刺激；喜怒无度，性情暴躁之人，无疑是自毁其躯。刘完素还提出“省约俭育”之说，指出：“食乳饮血，省约俭育，日夜流光，独立守神，肌肉若一，故能寿敝天地，无有终时。此其道生之要也。”所谓“省约俭育”，在现代称为节制生育。多生多育会耗伤人体精气，精气亏损是人衰老的主要原因，要抗老健体就得爱护精气。

此外，刘完素主张动静结合，认为调息、导引、内视、咽津、按摩等养生方法可以起到灌溉五脏、燮理阴阳的作用。他在《保命集·原道论》中指出：“吹嘘呼吸，吐故纳新，熊径鸟伸，导引按蹻，所以调其气也；平气定息，握固凝想……所以守其气也；法则天地，顺理阴阳，交媾坎离，济用水火，所以交其气也（指心肾之互相资助）。神水华池，含虚鼓漱，通行荣卫，入于无宫，溉五脏也（指漱口咽津）。”

刘完素认为，古代服丹养生不可从，所谓“非其人不可也”，主张以饮食、起居、劳逸的主观调摄为主，把药物作为辅助，即使服药，也应该选择气味平和之品，不使脏腑出现偏倾，更不可乱服热性药。

可以说，《保命集·原道论》中所论："以至起居适晏，出处协时令，忍怒以全阴，抑喜以全阳，泥丸欲多栉，天鼓欲常鸣，形欲常鉴，津欲常咽，食欲常少"，概括了刘完素的养生方法。

六、其他

（一）小儿热多，降火益阴

刘完素在其专著《保童秘要》中，介绍了他在儿科方面的学术经验。此外，《宣明论方·小儿门》《素问病机气宜保命集》中，也阐述了多种儿科常见疾病的诊断和治疗。

刘完素治疗儿科病，用药偏重寒凉，治疗大法以降火益阴为主。他强调小儿病多风火，认为小儿感冒、惊风、脾疳、泻痢、疹痘斑疮等都是风火之故。儿科热病较多的原因，主要与内、外因素有关。其外因是六气兼化因素。六气皆能从火热而化，而火热也是产生风、湿、燥、寒的原因之一。其云："风本生于热，以热为本，以风为标。凡言风者，热也，热则风动。"阐发了火热是生风的根本原因。风、火、热，多相兼为病。并认为"积湿生热"，火热亦能生湿；"热能耗液火能燥物"；"风热胜湿为燥"。即使寒邪入里，亦可因"阳气怫郁，不得散"而生热。其内因，《宣明论方·小儿门》云："大概小儿病纯阳，热多冷少。"从体质角度看，小儿脏气娇弱，受邪后机体稳定性极差每致邪气嚣张。又因"纯阳"之体，发病急，变化速，邪气内陷，极易化热化火，而出现壮热、神昏、惊厥。这正是小儿热病较成人为多的主要原因。

在小儿热病的治疗上，他遣方用药灵活变通。对阳热郁于表者，敢废桂、麻之辛温，而立辛凉之解表，补仲景之未备。兼内热者，自制"双解、通圣"表里分消。对多种里热实邪蕴结者，善用承气攻逐；若热毒深重者，更合黄连解毒汤胜之；或兼阴液损伤者，又与白虎共伍。另外，刘完素在多种小儿疾病中，喜用凉膈散，并极力推崇以该方治疗疹痘诸疾。

（二）热伤耳目，宣通玄府

在耳目疾病的诊疗方面，运用玄府理论阐发病机是刘完素的特点。《内经》曰："肝开窍于目"，隋唐以来，各医家多宗此，从脏腑立论诊治眼病。刘完素则独树一帜，在《原病式·火类》中提出："目昧不明，目赤肿痛，翳膜眦疡，皆为热也。"又云："目瞑，俗谓之眼黑，亦为热""目昏而见黑花者，由热气甚，而发之于目"等，得出"目病属火"之论断。他认为"玄府闭塞"是目昧不明的主要病机。其云："故知热郁于目，无所见也。故目微昏者，至近则转难辨物，由目之玄府闭小也，隔缣视物之象也。或视如蝇翼者，玄府有所闭合者也。"基于热郁于目的认识，在治疗上主以清热散火加以治疗，如散热饮子（防风、羌活、黄连、黄芩）治疗眼赤暴发肿；主以槐花散（槐子、黄芩、木贼、苍术）和泻青丸治疗眼生翳膜；主以救苦丸（黄连、当归、甘草）治疗眼暴赤发嗔痛不可忍者等。（以上各方均载《素问病机气宜保命集》）

耳病方面，刘完素认为"聋者，由水衰火实，热郁于上，而使听户玄府壅塞，神气不能通泄也"，耳聋亦由玄府闭塞所致，治疗主张宣通之法。其云："聋既为热，或服干蝎、生姜、附子、醇酒之类辛热之物而或愈者何也？答曰：欲以开发玄府，而令耳中郁滞通泄也。"或以发表诸方，佐以黄芩、石膏、柴胡、地黄、芍药、栀子、茵陈、葱白、豆豉之类，寒药消息用之，则玄府郁结宣通，而郁热无由再作。

（三）老年阴虚，填精保阴

刘完素借用“千年之木，其中自焚”之说，说明了高龄患者多呈上盛下虚、阴虚阳实之证。指出：“老人之气衰，多病头目昏眩，耳鸣或聋，上气喘咳，涎唾稠黏，口苦舌干，咽嗌不利，肢体焦痿，筋脉拘倦，中外燥涩，便尿闭结，此皆阴虚阳实之热证也。”这里所讲的老人之气衰，明显是肾气衰，尤其是阴精的虚衰。这在《伤寒直格》中有更确切的论述：“凡人已衰老，则肾水真阴损虚”。因此，“阴虚阳亢热证”，也就是阴精衰于下，而虚阳浮于上，孔窍形体、津液气血受其煎熬，形成的上盛下虚的局面。

在治疗大法上，《原病式・火类》指出：“但须临时识其阴虚阳实……慎不可以热药养其真气，则真气何由生也。”他不主张用温补之药，而强调养真气，使体内阴阳平衡，主张以饮食、起居、劳逸、调摄为主，把药物作为辅助。其云：“夫养真气之法，饮食有节，起居有常，不妄作劳，无令损害，阴阳和平，自有益矣。”在《保命集》更有交媾坎离，济用水火，合调阴阳的一整套方法，能使老者复壮，长生久视。

【后世影响】

一、历代评价

刘完素创立新说并系统阐发其理论，其学术思想受历代医家所推崇。如：《四库全书总目提要》云：“其作是书，亦因时因地各明一义，补前人所未及耳。”李中梓《删补微颐生论》说：“刘完素撰述《六书》，发明亢制之理，洞如观火。”杨栗山《寒温条辨卷五・跋》曰：“河间以伤寒为杂病，温病为大病，特制双解、凉膈、三黄、石膏表里两解，诚得治温病郁热之要诀”。总之，后世对其称颂之论颇多，不一而足。

亦有一些批评之论，具有代表性的是张景岳。在其著作《景岳全书》《类经》中有颇多批评之论。如其言：“河间不能通察本经通旨，遂单采十九条中176字，演为277字，不辨虚实，不察盛衰，悉以实火言病，著为《原病式》，以迄于今。夫实火为病，固为可畏，而虚火为病，尤为可畏。实火固宜凉去之，本不难也。虚火最忌寒凉，若妄用之，无不致死。矧今人之虚火者多，实火者少，岂皆属有余之病?”主要是批评刘完素强调了实火而遗漏虚火。另外，吴又可云：“刘河间作《原病式》盖祖五运六气，百病皆原于风、寒、暑、湿、燥、火，无出此六气为病者。实不知杂气为病，更多于六气。六气有限，现在可测；杂气无穷，茫然不可测。专务风、寒、暑、湿、燥、火，不言杂气，岂能包括天下之病欤。”批评刘完素以五运六气为纲来归纳疾病，尽管概括性、条理性强，但难以认识全面，不能用来解释人体所有的疾病。

但是，相对于刘完素学术思想的重要贡献而言，这些不足之处是瑕不掩瑜的，正如《四库全书总目提要》所言：“医者拘泥成法，不察虚实，概以攻伐戕生气，譬诸检谱角抵，宜其致败，其过实不在谱也。介宾愤疾力排，尽归其罪于完素，然则参桂误用，亦可杀人，又将以是而废介宾书哉。张机《伤寒论》有曰：桂枝下咽，阳盛乃毙，承气入胃，阴盛以亡，明药务审证，不执一也。故今仍录完素之书，并著偏主之弊，以持其平焉。”所谓“善学者学其全，不善学者学其偏”，在学习的过程中，应批判地继承、辩证地学习，这样才能更好地继承前人宝贵的经验。

二、学派传承

刘完素标新立异，敢于创新，理论联系实践，发展了《内经》学说，独创一家之言，并形成“河间学说”。由于刘完素之学对医疗实践具有普遍的指导意义，所以其在世时就颇有名气，服膺者遍及南北，刘完素火热论竟风靡一时，逐渐形成以刘完素为代表的“河间学派”，又称“寒凉学派”。

后世承其说者不乏其人，直接师承刘完素，见于著录中的弟子有穆大黄、董系、马宗素、荆山浮屠等人。

穆大黄，姓穆，人以大黄名之，其为善用寒凉者无疑，名字里籍及著作俱无从考。惟锦溪野叟跋《三消论》云：“麻征君止取《三消论》即付友人穆子昭，子昭乃河间门人穆大黄之后也。”

董系，医术高超，宗河间之法善用寒凉，他曾治程道济腰腿痛之疾。程氏在《原病式・序》中盛赞董系能使“病者生，危者安”。

马宗素，平阳洪洞（山西洪洞）人，是亲炙刘完素的及门弟子，曾于大定十九年（1179）为刘完素《宣明方论》作序，并将刘完素的《素问要旨》由3卷扩充为8卷。

荆山浮屠，姓氏里籍与著作亦无从考。《明史・方技・戴思恭传》云：“震亨……学医于宋内侍钱塘罗知悌，知悌得之荆山浮屠，浮屠则河间刘守真门人也。”知其学一传于罗知悌，再传于朱震亨，使河间之说由北方而传到南方。

刘完素的私淑弟子有葛雍、镏洪、张从正及其弟子麻九畴、常德等。

葛雍，字仲穆，号华盖山樵，临川人。《中国医籍考》云：“编《河间刘守真伤寒直格》三卷，亦为传河间之学者。”

镏洪，号瑞泉野叟，元都梁（安徽盱眙）人，著《伤寒心要》一卷。《中国医籍考》云：“其论伤寒，大率以热病为主……此得河间之一偏。”

张从正，字子和，金代睢州考城人。《金史》载：“其法宗刘守真，用药多寒凉”，阐发河间六气病机之旨，认为风、火、湿、燥，皆为邪气，邪留正伤，邪去正安，故治法一以攻邪为宗，遂成为攻邪派的师祖。张从正的入室弟子有麻九畴、常德。私淑从正之学的有李子范。

刘完素门人中，穆、马、董的师承关系已不见经传，惟荆山浮屠一支，授受不绝，代有记载。荆山浮屠传罗知悌，再传朱震亨。朱氏将理学思想引入中医学，提出“阳有余阴不足论”与“相火论”，主张滋阴降火治疗火热证。从其学者有赵道震、赵良仁、戴壶、戴思恭、王履、刘叔渊、刘纯等。

三、后世发挥

（一）对易水学派的影响

易水张元素（1161—1189）是与刘完素属于同时期的医家。两人皆今之河北人，人地相接，所学皆不出《内经》、仲景诸书，但刘完素主火，擅用苦寒攻下之法，张元素主火，喜用“温补养正”之方。张元素成名在刘完素之后，深受刘完素学术思想的影响，其在著作《医学启源》中坦诚说明，他的学术思想中吸收了刘河间的成就。张元素阐发脏腑证候病机，并以其盛衰变化阐发病机和治疗方法，进一步完善了刘完素的“五运六气”病机学说。据任应秋教授考证：“刘完素医学的成就较元素为早，因而刘完素运用五运六气分析六淫病机的思想方法对元素是有影响的，所以他不仅全部吸收了刘完素《素问玄机原病式》的内容，同时更把五运六气的理论扩大到遣方用药方面去了。”《医学启源》中有很大一部分是引用刘完素之论。如中卷的“内经主治备要”，其中五运主病、六气为病、五运病解、六气病解，几乎全部是刘完素的《原病式》之文，而且提纲挈领，眉目更为清楚。又如“六气方治”，其中列方叙证，亦大半取材于刘完素的《宣明论方》。此外，张元素《脏腑虚实标本用药式》中的命门相火说，并与三焦为表里，亦是类同于《原病式》所论，而又加以发挥的。

（二）对攻下学派的影响

“攻下派”的代表人物张子和（1156—1228），是刘完素最有成就的私淑门人。他受刘完素的影响很大，是河间学说最忠实的继承者和实践者。他自述用刘氏辛凉之剂治疾四十余年，60 岁时著《儒门事亲》，总结一生治疗经验。如《儒门事亲·立诸时气解利禁忌式》中说：“及天下多故之时……火化大扰，内火又侵，医者不达时变，犹用辛温，兹不近人情也。止可用河间辛凉之剂，三日以里之证，十痊八、九。予用此药四十余年，解利伤寒、温热、中暑、伏热、莫知其数。”其对刘完素高度赞扬说：“千古之下，得仲景之旨者，刘河间一人而已。”他认为，病由外而生，本气不自为病，凡所受病，皆因外来邪气所伤，客邪之中尤以火热居多。他的外因论和客邪为病的病机观，把刘完素的“火热”概念加以扩大。张从正运用“邪气”这一更带普遍意义的名词，概括以“火热”为主的致病过程，治疗上吸取了刘完素的用药特点，多以寒凉组方，并对刘氏诸法中攻下一端，著意发挥，认为“先攻其邪，邪去而元气自复”。他还把刘完素未经刊行的遗著《三消论》加以辑录，作为《儒门事亲》的第十三卷收入。此时刘完素已辞世 44 年，张子和考虑到“因在前此书未传于世，恐为沉没，故刊而行之”。此论能保存至今，张子和功不可没。可以说，张子和是刘完素理论的实践家，寒凉派和攻下派同出一辙，有着直接的亲缘关系。

（三）对滋阴学派的影响

“滋阴派”的代表人物朱震亨（1281—1358），师承刘完素再传弟子罗知悌，承刘完素“凡病多从火化”“五志过极皆可化火”的理论，旁及张从正、李杲之学，对内伤发热病独有发挥。“阳有余而阴不足”和“相火论”是朱丹溪学术思想的主线。他认为，人体“阴气之成，止供得三十年之视听言动”，阴气难成而易亏。这和刘完素肾水易亏、心火独亢的观点相一致。在病机方面，朱丹溪亦主火热，但却偏重于发挥人体内生之相火，认为“相火元气之贼”，并说“五脏各有火，五志激之，其火随起”，而相火妄动是由于人不制情欲所制，从而发扬了“五志过极皆可化火”。在治疗方面，朱丹溪倡用知母、黄柏、黄芩、黄连、童便等苦寒清火之品以滋阴，这显然受刘完素降火益水法则的影响，与其苦寒清热即所以养阴、甘寒滋阴即所以清热异曲同工。

由此可知，朱丹溪所创立的滋阴学派，其理论主体也是建立在刘完素“火热论”的基础之上，并在内伤虚损方面推陈致新，自成家言。

（四）对温热学派的影响

温热学派的鼎盛时期，距刘完素已有五、六百年历史，但追溯其理论渊源，与刘完素的伤寒学术思想密切相关。刘完素认为伤寒六经皆是热证，倡“热病只能作热治，不能从寒医”，总结出辛凉解表、表里双解、清热解毒、攻下里热、养阴退阳、和解表里等治疗外感温热病的大法。广义伤寒和狭义伤寒概念的不同，在刘完素理论中终未得以澄清，所以其说与张仲景所论伤寒有寒有热相矛盾，在医学界造成思想上的一定混乱，客观上要求有正确的理论来澄清这一问题。元·王履考察张仲景伤寒立法之本意，提出“仲景专为即病之伤寒设，不兼为不即病之温暑设也”，并从发病、症状、治疗等诸方面努力辨明伤寒温病。此说一出，后世医家竞从者甚众，如吴又可、杨栗山、叶天士等。吴又可大倡“疫证表里上下皆热，始终从无寒证者”，创用达原饮及三消饮治疗温疫。因此，可以说刘完素从理论上变革伤寒性质，突破千古藩篱，为温病理论奠定了基础。尽管其论是伤寒，而实开温病学之先河。闭、郁、热的病机层次及显示伤寒由浅入深的病理过程，给后世叶天士、吴鞠通以启迪，从而创立了卫气营血、三焦辨证纲领。在治疗方面，温病学派继承了刘完素辛凉解表、养阴清热、滋肾泻火、固护胃阴等寒凉为主的治疗法则，创银翘散、桑菊饮、清瘟败毒饮等治温名方，从而使温病彻底从伤寒中独立出来，形成具有完善的理法方药的辨证体系。

（五）对温补学派的影响

刘完素阐发“火热论”，但并不是惟寒凉攻邪论者，他非常强调辨证施治。对虚寒病证，刘完素亦常用温补之剂。如《宣明论方·补养方》中，就有如内固丹、大补丸、水中金丹、丁香附子散等。可见，刘完素对杂病的治疗还是不拘“火热论”的观点的。然而，继刘完素、朱丹溪之学说广为传播之后，明代部分医者用药偏执于苦寒，常致损人脾胃，克伐真阳，形成苦寒时弊，温补学派则在批判这种不良的治疗风气中崛起，以薛己为代表的温补派，则脾肾并重，以擅用补中益气、地黄丸著称后世。

综上所述，刘完素继承《内经》理论，重视火热病证，在运气、伤寒、藏象、病机、治则治法等方面创立新说，开创了金元时期中医学“新学肇兴”局面。在临证诊疗方面，对内、妇、儿、五官、老年病等疾病诊疗多有学术创新，为后世医家所推崇。其创制的方剂，如防风通圣散、芍药汤等，沿用至今。其学术思想对河间学派、易水学派、攻邪学派、丹溪学派、温病学派、温补学派均产生了较大的影响，促进了中医基础理论与临床医学的长足发展与进步。

中国中医科学院中医基础理论研究所　李海玉

【参考文献】

[1] 楼英. 医学纲目 [M]. 上海：上海古籍出版社，1953.
[2] 刘完素. 素问玄机原病式 [M]. 北京：人民卫生出版社，1956.
[3]（日）丹波元胤. 中国医籍考 [M]. 北京：人民卫生出版社，1956.
[4] 张锡纯. 医学衷中参西录 [M]. 石家庄：河北人民出版社，1957.
[5] 张子和. 儒门事亲 [M]. 上海：上海卫生出版社，1958.
[6]（日）冈西为人. 宋以前医籍考 [M]. 北京：人民卫生出版社，1958.
[7] 喻嘉言. 寓意草 [M]. 上海：上海科学技术出版社，1959.
[8] 俞震纂. 古今医案按 [M]. 上海：上海科学技术出版社，1959.
[9] 顾松园. 顾松园医镜（下）[M]. 郑州：河南人民出版社，1961.
[10] 陈梦雷. 古今图书集成医部全录 [M]（第12册 总论 卷501－502）. 北京：人民卫生出版社，1962.
[11] 黄帝内经素问 [M]. 北京：人民卫生出版社，1963.
[12] 张聿青. 张聿青医案 [M]. 上海：上海科学技术出版社，1963.
[13]（日）丹波元坚. 杂病广要 [M]. 北京：人民卫生出版社，1965.
[14] 蒲辅周. 蒲辅周医案 [M]. 北京：人民卫生出版社，1972.
[15] 脱脱. 金史 [M]. 北京：中华书局，1975.
[16] 李时珍. 本草纲目 [M]. 北京：人民卫生出版社，1977.
[17] 杨家骆. 中国目录学名著第3集辽金元艺文志上 [M]. 台北：世界书局，1976.
[18] 陈达夫. 中医眼科六经法要 [M]. 成都：四川人民出版社，1978.
[19] 郭霭春，李紫溪. 河北医籍考 [M]. 石家庄：河北人民出版社，1979.
[20] 朱震亨. 金匮钩玄 [M]. 北京：人民卫生出版社，1980.
[21] 杨文儒，李宝华. 中国历代名医评介 [M]. 西安：陕西科学技术出版社，1980.
[22] 权依经. 古方新用 [M]. 兰州：甘肃人民出版社，1981.
[23] 刘完素. 伤寒直格　伤寒标本心法类萃 [M]. 北京：人民卫生出版社，1982.
[24] 李聪甫，刘炳凡，湖南省中医药研究所. 金元四大医家学术思想之研究 [M]. 北京：人民卫生出版社，1983.
[25] 尤怡. 医学读书记 [M]. 南京：江苏科学技术出版社，1983.
[26] 郭霭春. 中国分省医籍考（上）[M]. 天津：天津科学技术出版社，1984.
[27] 任应秋. 任应秋论医集 [M]. 北京：人民卫生出版社，1984.
[28] 聂尚恒. 奇效医述 [M]. 北京：中医古籍出版社，1984.
[29] 徐灵胎. 慎疾刍言 [M]. 南京：江苏科学技术出版社，1984.

［30］李汤卿．心印绀珠经［M］．北京：中医古籍出版社，1985.
［31］王纶．明医杂著［M］．南京：江苏科学技术出版社，1985.
［32］韩祇和．伤寒微旨论［M］．北京：中华书局，1985.
［33］张载．正蒙会稿（一、二册）［M］．北京：中华书局，1985.
［34］陈梦雷．古今图书集成第 8 册方舆汇编职方典［M］．北京：中华书局，1985.
［35］王履．医经溯洄集［M］．南京：江苏科学技术出版社，1985.
［36］唐由之．中国医学百科全书・中医眼科学［M］．上海：上海科学技术出版社，1985.
［37］薛己．内科摘要［M］．南京：江苏科学技术出版社．1985.
［38］任应秋．中医各家学说［M］．上海：上海科学技术出版社，1986.
［39］浙江省中医药研究所，浙江省兰溪县医科所．近代名医学术经验选编—范文甫专辑［M］．北京：人民卫生出版社，1986.
［40］范行准．中国医学史略［M］．北京：中医古籍出版社，1986.
［41］中国中医研究院中国医史文献研究所．中医人物词典［M］．上海：上海辞书出版社，1988.
［42］黄庭镜．目经大成［M］．北京：中医古籍出版社，1987.
［43］庞安时．伤寒总病论［M］．北京：人民卫生出版社，1989.
［44］徐岩春，傅景华．倡火热论的刘完素［M］．北京：中国科学技术出版社，1989.
［45］董仲舒．春秋繁露［M］．上海：上海古籍出版社，1989.
［46］王士雄．王孟英医案［M］．上海：上海科学技术出版社，1989.
［47］张金吾．金文最［M］．北京：中华书局，1990.
［48］董建华．中国现代名中医医案精华 1［M］．北京：北京出版社，1990.
［49］陈士铎．石室秘录［M］．北京：中国中医药出版社，1991.
［50］王士雄．随息居重订霍乱论［M］．北京：人民卫生出版社，1993.
［51］章真如．章真如中医临床经验集［M］．北京：科学普及出版社，1993.
［52］张介宾．景岳全书［M］．北京：中国中医药出版社，1994.
［53］李茂如．历代史志书目著录医籍汇考［M］．北京：人民卫生出版社，1994.
［54］叶天士．临证指南医案［M］．北京：华夏出版社．1995.
［55］葛洪著；顾久译注．抱朴子内篇全译［M］．贵阳：贵州人民出版社，1995.
［56］张璐．张氏医通［M］．北京：中国中医药出版社，1995.
［57］李经纬．中医大辞典［M］．北京：人民卫生出版社，1995.
［58］张廷玉．明史（卷二七八至卷三三二）［M］．长春：吉林人民出版社，1995.
［59］唐由之，肖国士．中医眼科全书［M］．北京：人民卫生出版社，1996.
［60］陆以湉．冷庐医话［M］．北京：中国中医药出版社，1996.
［61］秦越人．难经［M］．北京：科学技术文献出版社，1996.
［62］刘完素．保童秘要［M］．上海：上海中医药大学出版社，1996.
［63］孙一奎．赤水玄珠（附《医旨绪余》《孙氏医案》）［M］．北京：中国中医药出版社，1996.

[64] 骆安邦. 骆安邦论医集 [M]. 福州：福建科学技术出版社，1996.
[65] 刘渡舟. 刘渡舟临证验案精选 [M]. 北京：学苑出版社，1996.
[66] 张仲景. 金匮要略 [M]. 北京：中医古籍出版社，1997.
[67] 巢元方. 诸病源候论 [M]. 沈阳：辽宁科学技术出版社，1997.
[68] 张介宾. 类经 [M]. 北京：中国中医药出版社，1997.
[69] 吴有性. 温疫论 [M]. 沈阳：辽宁科学技术出版社. 1997.
[70] 王士雄. 温热经纬 [M] 沈阳：辽宁科学技术出版社，1997.
[71] 朱震亨. 丹溪心法 [M]. 沈阳：辽宁科学技术出版社，1997.
[72] 灵枢经 [M]. 沈阳：辽宁科学技术出版社，1997.
[73] 魏之琇. 续名医类案 [M]. 北京：人民卫生出版社，1997.
[74] 程爵棠. 中国当代中医专家临床经验荟萃 1 [M]. 北京：学苑出版社，1997.
[75] 林佩琴. 类证治裁 [M]. 北京：中国中医药出版社，1997.
[76] 朱震亨. 格致余论 [M]. 沈阳：辽宁科学技术出版社，1997.
[77] 李中梓. 删补颐生微论. 北京：中国中医药出版社，1998.
[78] 王新华，潘秋翔. 中医历代医话精选 [M]. 南京：江苏科学技术出版社，1998.
[79] 永瑢、纪昀. 四库全书总目提要 [M]. 海口：海南出版社，1999.
[80] 丁光迪. 金元医学评析 [M]. 北京：人民卫生出版社，1999.
[81] 王肯堂. 证治准绳（上）[M]. 北京：人民卫生出版社，2001.
[82] 鲁兆麟. 中国古今医案类编 伤寒病类. 北京：中国建材工业出版社，2001.
[83] 鲁兆麟. 中国古今医案类编 经络肢体及杂病类. 北京：中国建材工业出版社，2001.
[84] 朱震亨. 局方发挥 [M]. 天津：天津科学技术出版社，2003.
[85] 李杲. 内外伤辨惑论 [M]. 天津：天津科学技术出版社，2003.
[86] 谢观. 中国医学源流论 [M]. 福州：福建科学技术出版社，2003.
[87] 肖林榕. 中医临床思维 [M]. 北京：中国医药科技出版社，2004.
[88] 严世芸. 中医医家学说及学术思想史 [M]. 北京：中国中医药出版社，2004.
[89] 冉雪峰. 冉雪峰医著全集 方药 [M]. 北京：京华出版社，2004.
[90] 王好古. 王好古医学全书 [M]. 北京：中国中医药出版社，2004.
[91] 秦昌遇. 幼科医验 [M]. 上海：上海科学技术出版社，2004.
[92] 朱世扬. 诚求集 [M]. 北京：人民卫生出版社，2005.
[93] 江瓘原. 名医类案. 北京：人民卫生出版社，2005.
[94] 张三锡. 医学六要. 上海：上海科学技术出版社，2005.
[95] 宋乃光. 刘完素医学全书 [M]. 北京：中国中医药出版社，2006.
[96] 张璐. 张氏医通 [M]. 北京：人民卫生出版社，2006.
[97] 薛己. 口齿类要 [M]. 北京：人民卫生出版社，2006.
[98] 春秋・李耳. 道德经 [M]. 北京：中国纺织出版社，2007.

[99] 秦伯未. 清代名医医话精华［M］. 北京：人民卫生出版社，2007.
[100] 鲁兆麟. 中医各家学说专论［M］. 人民卫生出版社，2009.
[101] 张子和. 儒门事亲［M］. 北京：人民卫生出版社，2005.
[102] 江瓘. 名医类案. 北京：人民卫生出版社，2005.
[103] 朱熹，吕祖谦. 近思录集释（上）［M］. 长沙：岳麓书社，2010.
[104] 姜春华. 历代中医学家评析［M］. 上海：上海科学技术出版社，2010.
[105] 谢映庐. 谢映庐医案. 上海：上海科学技术出版社，2010.
[106] 高会霞. 理学与社会［M］. 长春：长春出版社，2011.
[107] 杨威，白卫国. 五运六气研究［M］. 北京：中国中医药出版社，2011.
[108] 成无己. 注解伤寒论［M］. 北京：中国医药科技出版社，2011.
[109] 陆养愚，陆肖愚，陆祖愚. 陆氏三世医验［M］. 北京：中国中医药出版社，2011.
[110] 徐大椿. 徐大椿洄溪医案（附医学源流论）［M］. 北京：人民军医出版社，2011.
[111] 何廉臣. 全国名医验案类编［M］. 太原：山西科学技术出版社，2011.
[112] 郭奇远. 全国名医验案类编（续编）卷 5 - 6［M］. 大东书局，中华民国二十五年七月初版.
[113] 宜同飞. 刘完素重要著作考证述略［J］. 中医函授通讯，1993（1）：44 - 46.
[114] 刘树农. 刘河间学说管窥［J］. 上海中医药杂志，1963（2）：34 - 37.
[115] 廖育群. 金元四大医家刘完素、张从正、李杲、朱震亨［J］. 科学学研究，1988，8（2）：93 - 96.
[116] 刘树农. 刘河间学说管窥［J］. 上海中医药杂志，1963（2）：34 - 37.
[117] 王卫群，杨惠琴. 对刘完素“亢害承制论”的认识［J］. 新疆中医药，2001，19（4）：1 - 2.
[118] 郑国庆，王艳，王小同. 玄府理论的建立与发展［J］. 中华医史杂志，2005，35（4）：209.
[119] 孟繁洁. 刘完素燥论阐微［J］. 中国医药学报，2004，19（4）：200 - 202.
[120] 郭瑞华. 刘完素妇科学术思想特色［J］. 吉林中医药，1995（1）：1 - 2.
[121] 周叔平. 浅谈刘河间的妇科病三期分治法［J］. 中医杂志 2006（12）：950.
[122] 秦玉龙. 刘完素对杂病学的贡献［J］. 天津中医药. 2005（6）：483 - 486.
[123] 许扬. 刘完素养生学术思想探讨［J］. 成都中医学院学报，1987，10（4）：35 - 36.

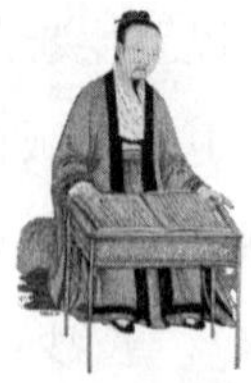

张元素

内容提要

张元素，字洁古，约生于1130年，卒年不详，河北易州（易水）人，宋金时期著名医学家，“易水学派”的开创者，补土派李杲（东垣）、王好古（海藏）之恩师。张元素发扬脏腑病机辨证理论，规范脏腑虚实标本用药式，重视运气病机证治，解析六气药类法象，首创中药引经报使理论，阐发气味厚薄与制方法度等，为中医理论体系的发展做出了重大贡献；临证治疗心法独具特色，创立调补脾胃及分经论治等新方传于后世。其代表著作有《医学启源》《脏腑标本寒热虚实用药式》《洁古老人珍珠囊》等。

【概述】

一、生平简介

张元素，字洁古，宋金时河北易州人，约生于1130年，卒年不详，大约与刘完素同时而年辈略晚。据《金史·张元素传》记载："张元素，字洁古，易州人。八岁试童子举。二十七试经义进士，犯庙讳下第。乃去学医，无所知名。夜梦有人用大斧长凿，凿心开窍，纳书数卷于其中，自是洞彻其术。河间刘完素病伤寒八日，头痛脉紧，呕逆不食，不知所为。元素往候，完素面壁不顾。元素曰：何见待之卑如此哉？既为诊脉，谓之脉病云云。初服某药，用某味乎？曰：然。元素曰：子误矣。某药性寒，下降走太阴，阳亡，汗不能出。今脉如此，当服某药则效矣。完素大服，如其言遂愈。元素自此显明。张元素治病不用古方，其说曰：运气不齐，古今异轨，古方新病不相能也。自为家法云。"

如上所述，张元素8岁考童生，27岁考进士，因错用已故皇帝之"庙讳"，科举不利而落第，乃潜心医学。张元素记诵广博，精勤不倦，以致梦寐以求，自是医术洞彻。刘完素病伤寒，门人请张元素诊之，完素见之面壁不顾，但闻元素辨析医理，竟大服其能，如其所治而愈，从此名噪天下。

二、著作介绍

（一）现存的医学著作和主要版本

1.《医学启源》

《医学启源》，初刊于金大定二十六年（1186）。全书3卷，卷之上重点论述脏腑虚实寒热脉证、病因病机、主治心法等；卷之中论述《内经》主治备要及六气方治；卷之下为用药备旨。任应秋"点校叙言"称："张元素曾编写过一本《医学启源》来教李杲，杲的医学竟得大成。"以此书为学医入门之善本书，足以完全反映出张元素毕生的学术思想。

《医学启源》，现存最早刊本为元刻本，藏于上海图书馆。另有明成化八年刊本，藏于国家图书馆、中国中医科学院图书馆等。通行本为任应秋点校铅印本（1978），人民卫生出版社出版。

2.《脏腑标本寒热虚实用药式》

《脏腑标本寒热虚实用药式》，又名《脏腑标本药式》。首见于明代李时珍著《本草纲目·序例》，题为《脏腑虚实标本用药式》。其后，收录于清代赵术堂著《医学指归·本草脏腑虚实标本用药式》以及清代周学海刻本《周氏医学丛书·脏腑标本药式》、陈侠君编《中西医学群书·脏腑标本药式》。是书系统阐述五脏六腑（包括命门）的本病标病、虚实寒热的用药及其机制，言简意赅，可为范式。

3.《洁古老人珍珠囊》

《洁古老人珍珠囊》，又名《洁古珍珠囊》，约成书于金天兴三年（1234），辑入元代杜思敬《济生拔萃·洁古老人珍珠囊》；并为明代李时珍著《本草纲目·序例》收录，题为《洁古珍珠囊》。李时珍赞曰："书凡一卷，金易州明医张元素所著……辨药性之气味、阴阳、厚薄、升降、浮沉、补泻、六气、十二经，及随证用药之法，立为主治、秘诀、心法、要旨，谓之《珍珠囊》，大扬医理。"

（二）残存书目的医学著作和主要版本

1.《黄帝八十一药注难经》

又名《药注难经》，原题战国秦越人（号扁鹊）撰、金·张元素（字洁古）注。本书为《难经》之注本，现仅见抄本，残存一难至七十四难，藏于中国中医科学院图书馆。

2.《洁古家珍》

撰年不详。原传本已佚，其辑本见于元代杜思敬《济生拔萃》。

（三）仅存书目的医学著作

《产育保生方》《洁古本草》《洁古云岐针法》等著作，据裘沛然主编《中国医籍大辞典》记载，现仅存书目，成书年代和内容未详。

（四）张元素父子的医学著作

据薛清录主编《中国中医古籍总目》，尚有张元素父子著作：《洁古老人注王叔和脉诀》10卷，张璧（云岐子）述，张元素（洁古）注，藏于中国中医科学院图书馆；《云岐子七表八里九道脉诀论并治法》，张璧（云岐子）述，张元素（洁古）注，见《济生拔萃》。

【学术思想】

一、学术渊源

张元素的学术思想渊源于《内经》《伤寒杂病论》，远承三国时期华佗的《中藏经》、唐代王冰的《重广补注黄帝内经素问》，近援宋代钱乙《小儿药证直诀》，成就一家之言。

（一）理论体系渊源于《内经》

《内经》是中医学理论体系形成的标志性经典著作，以精气、阴阳、五行学说为代表的中医学思维方式，以整体观念为代表的理论体系特征，以藏象、经络、精气神为代表的理论体系核心内容，对后世中医学术的发展起到奠基的作用。当然，也深刻影响着张元素学术思想的形成和创新。《医学启源》卷首，兰泉老人张吉的题序云："洁古治病，不用古方，当时目之曰神医。暇日辑《素问》五运六气、《内经》治要、《本草》药性，名曰《医学启源》，以教门生，及有《医方》三十卷传于世。"明确说明张元素学术思想之渊源所在。

1. 辨析脏腑病机

张元素关于脏腑病机的辨析，源于《内经》。《素问》《灵枢》对脏腑病机的论述，多散见于各篇之中。《医学启源》根据立论内容，多有整理综合。

例如，《医学启源·五脏六腑除心包络十一经脉证法》关于肝脏病机论，“凡肝实则两胁下引痛，喜怒，虚则如人将捕之。其气逆则头痛、耳聋、颊赤”“肝病旦慧、晚甚、夜静”，出自《素问·脏气法时论》；“脉急甚主恶言，微急气在胸胁下。缓甚则呕逆，微缓水痹。大甚内痈吐血，微大筋痹。小甚多饮，微小痹。滑甚癞疝，微滑遗尿。涩甚流饮，微涩疭挛”，出自《灵枢·邪气脏腑病形》；“虚梦花草茸茸，实梦山林茂盛”，出自《灵枢·淫邪发梦》；“《主治备要》云：是动则病腰痛，甚则不可俯仰，丈夫癞疝，妇人少腹肿，甚则嗌干，面尘脱色，是主肝所生病者，胸中呕逆，飧泄狐疝，遗溺闭癃病”，出自《灵枢·经脉》，如此等等。

可见，《医学启源》多处文字出于《内经》，学术思想一脉相承，理论表述也几乎同出一辙。

2. 药物气味升降浮沉

张元素对于药物气味厚薄寒热、阴阳升降，既有传承，又有发挥。学术渊源于《内经》，个人多有创见。

《医学启源·卷之下》“气味厚薄寒热阴阳升降之图”，以《素问·阴阳应象大论》“阴味出下窍，阳气出上窍。味厚者为阴，薄为阴之阳；气厚者为阳，薄为阳之阴。味厚则泄，薄则通；气薄则发泄，厚则发热……气味，辛甘发散为阳，酸苦涌泄为阴”所论，加以具体药物茯苓、麻黄、附子、大黄以及竹、茶详细阐释：“升降者，天地之气交也，茯苓淡，为天之阳，阳也，阳当上行，何谓利水而泄下？经云：气之薄者，阳中之阴，所以茯苓利水而泄下，亦不离乎阳之体，故入手太阳也。麻黄苦，为地之阴，阴也，阴当下行，何谓发汗而升上？经曰：味之薄者，阴中之阳，所以麻黄发汗而升上，亦不离乎阴之体，故入手太阴也。附子，气之厚者，乃阳中之阳，故经云发热；大黄，味之厚者，乃阴中之阴，故经云泄下。竹淡，为阳中之阴，所以利小便也；茶苦，为阴中之阳，所以清头目也。”如此简明扼要又形象生动，前无古人。

3. 运气学说及病机方治

《内经》七篇大论为运气学说的纲领与核心，医家多有质疑其是否为《内经》本来的内容，认为唐前医典未见，可能由唐代王冰依据“张公秘本”内容补入。但是，历代医家以“七篇大论”为基础，逐渐发展成系统的运气学说，毋庸置疑。宋代因官府科考、医家重视等，为运气学说发展创新的鼎盛时期。张元素对运气学说颇多创见，突出体现在病机阐述和药类法象等方面。

（1）以运气学说阐述病机

1）四因之病

见于《医学启源》卷之上，源出王冰注《素问·至真要大论》：“夫病生之类，其有四焉：一者始因气动而内有所成，二者不因气动而外有所成，三者始因气动而病生于内，四者不因气动而病生于外。”张元素以《内经》运气学说为宗旨，整理王冰注释，在《医学启源》专论“四因之病”：“注云：外有风寒暑湿，天之四令，无形者也；内有饥饱劳逸，亦人之四令，有形者也。一者，始因气动而内有所成者，谓积聚癥瘕，瘤气、瘿气、结核，狂瞀癫痫。二者，始因气动而外有所成者，谓痈肿疮疡，疥癞疽痔，掉瘛浮肿，目赤熛胗，胕肿痛痒。三者，不因气动而病生于内者，谓留饮癖食，饥饱劳逸，宿食霍乱，悲恐喜怒，想慕忧结。四者，不因气动而病生于外者，谓瘴气魅贼，虫蛇蛊毒，蜚尸鬼击，冲薄坠堕，风寒暑湿，斫射刺割等。”张元素关于“四因之病”的论述，与王冰注释基本相同。此段文字依据运气变动即“始因气动”或“不因气动”作为病因分类的依据。引起脏腑、气血的病变，则病生于内，而内有所成；引起经络、形体、官窍的病变，则病生于外，而外有所成。以运气变动与否进行病因分类，是王冰的创造，不同于以往《内经》阴阳分类法、“三部之气”病因分类法以及《金匮要略》“千般疢难，不越三条”的三因分类法。

2）五郁之病

见于《医学启源》卷之上，源出《素问·六元正纪大论》：“木郁达之，火郁发之，土郁夺之，金郁泄之，水郁折之。”五行气运如有乖和，则生五郁之病。《素问·六元正纪大论》认为，五运之气，郁极乃发，待时而作。并概括为“土郁之发、金郁之发、水郁之发、木郁之发、火郁之发”，分别阐述了季节气候的异常变化、疾病发生规律特征等。张元素根据《内经》相关理论，总结归纳为“五郁之病”。即“木郁之病，肝酸木风”“火郁之病，心苦火暑”“土郁之病，脾甘土湿”“金郁之病，肺辛金燥”“水郁之病，肾咸水寒”。考之《素问·六元正纪大论》，张元素“五郁之病”各段下“注云”以后大部分论述与《素问·六元正纪大论》“土郁之发、金郁之发、水郁之发、木郁之发、火郁之发”发病规律特征的记载基本相同，皆出于王冰注释。

（2）以运气学说论述治法、处方、用药

《内经》运气学说所论六气，从大寒至春分，为初之气，属厥阴风木所主；从春分至小满，为二之气，属少阴君火所主；从小满至大暑，为三之气，因君火相火同气相随，故属少阳相火所主；从大暑至秋分，为四之气，属太阴湿土所主；从秋分至小雪，为五之气，属阳明燥金所主；从小雪至大寒，为六之气，属太阳寒水所主。六气各有正常与异常气候变化，以及影响人体所致病证。但《内经》未有处方、用药记载。

张元素继承《内经》运气学说中所论六气变化规律以及对人体的影响，创造性地提出以六气分类治疗处方：风病治疗处方 12 首，暑热治疗处方 10 首，湿土治疗处方 9 首、火病治疗处方 10 首，燥病治疗处方 10 首，寒水治疗处方 11 首。并且，归纳总结以六气分类治疗用药，结合气味阴阳、升降浮沉、生长化收藏为纲领，即药类法象：属风升生类药物 20 味，属热浮长类药物 20 味，属湿化成类药物 21 味，属燥降收类药物 21 味，属寒沉藏类药物 23 味。张氏的运气处方、用药分类为运气学说的应用开拓新的途径。

（二）遣方用药宗法于《伤寒杂病论》

《伤寒杂病论》是中医学辨证论治的第一部专著，经后世王叔和、林亿等人的重新整理、校订，分为《伤寒论》《金匮要略》，将重复药方合并，两本书共载药方 269 首，使用药物 214 味，基本概括了临床各科的常用方剂，因此被称为“众方之祖”。并且，《伤寒论》六经辨证体系，是以太阳、阳明、少阳、太阴、少阴、厥阴六经辨证，对处方及其方药归类，以及对后世药物归经均起到重要的启迪作用。

1.《伤寒杂病论》经方的影响

《伤寒杂病论》的处方，对张元素著作中的立法处方具有重要的指导作用。以《医学启源·六气方治》为例，所载处方共 62 首，其中白虎汤、竹叶石膏汤、五苓散、小柴胡汤、调胃承气汤、大承气汤、桃仁承气汤、脾约丸、四逆汤、白通汤、理中丸等著名方剂，构成“六气方治”的骨干。《医学启源·六气病解》多处直接引用仲景之言，举例如下。

“身热恶寒” 注云：此热在表也。邪热在表而浅，邪畏其正，故病热而反恶寒也。仲景云：无阳不可发汗。又云：身热恶寒，麻黄汤汗之。汗泄热去，身凉即愈。

“霍乱吐下” 注云：湿为留饮，为痞隔，而传化失常，故甚则霍乱吐泻也。大法曰：若利色青者，肝木之色，由火甚制金，使金不能平木，则肝自甚，故色青也。或言利色青为寒者，误也。则如仲景曰：少阴病，下利清水，色纯青者，热在里也，大承气汤下之。

“屈伸不便，厥逆禁固” 仲景曰：热深则厥亦深；热微则厥亦微。又曰：厥当下之，下后厥愈。当以凉药养阴退阳，凉膈散、调胃承气汤下之是也。

2.《伤寒论》对药物归经的影响

《伤寒论》创立了六经辨证体系。六经辨证，是以太阳、阳明、少阳、太阴、少阴、厥阴，划分疾病深浅及邪正盛衰，揭示外感病邪侵袭人体所引起的病机变化及传变规律，从而为施治提供依据的辨证方法。

张元素宗《伤寒论》处方用药之法，并结合历代医家的研究成果，加以补充完善，成就药物归经、引经报使理论。药物归经理论，见于《医学启源》《脏腑标本寒热虚实用药式》《洁古老人珍珠囊》中。

以《医学启源·各经引用》为例，说明引经报使药物的应用如下。

太阳经，羌活；在下者黄柏。小肠、膀胱也。

少阳经，柴胡；在下者青皮。胆、三焦也。

阳明经，升麻、白芷；在下者，石膏。胃、大肠也。

太阴经，白芍药，脾、肺也。

少阴经，知母，心、肾也。

厥阴经，青皮；在下者，柴胡。肝、包络也。

以上十二经之的药也。

李东垣赞曰：“宗《内经》法，学仲景心，可以为师矣！”综上所述，足见张仲景《伤寒杂病论》辨证论治的理论及处方用药，对张元素学术思想的指导作用和深刻影响。

（三）历代医家学术思想之传承

1.《中藏经》之引用

《中藏经》，又名《华氏中藏经》，传说为三国时期华佗所作，但《隋书》及新旧《唐书》均未著录，《中藏经》的书名首见于《宋志》。清代孙星衍认为，“此书文义古奥，似是六朝人所撰”。本书医论部分中，对脏腑辨证的论述，几乎全部内容为张元素所著录。

经考证，《医学启源》卷之上“五脏六腑除心包络十一经脉证法”，与《中藏经》“论五脏六腑虚实寒热生死逆顺之法”，文字重复率相当高，甚至表述大多雷同，在此仅举例说明如下。

《中藏经·论五脏六腑虚实寒热生死逆顺之法第二十一》云：“夫人有五脏六腑，虚实寒热，生死逆顺，皆见于形证脉气。若非诊察，无由识也。虚则补之，实则泻之；寒则温之，热则凉之；不虚不实，以经调之。此乃良医之大法也。其于脉证，具如篇末。”

《医学启源·五脏六腑除心包络十一经脉证法》云：“夫人有五脏六腑，虚实寒热，生死逆顺，皆见形证脉气，若非诊切，无由识也。虚则补之，实则泻之，寒则温之，热则凉之，不虚不实，以经调之，此乃良医之大法也。”

确切地说，《中藏经》“论五脏六腑虚实寒热生死逆顺之法”，是在系统整理《内经》相关理论基础上形成的；而《医学启源》卷之上“五脏六腑除心包络十一经脉证法”，则大半来自《中藏经》“论五脏六腑虚实寒热生死逆顺之法”，张元素加以整理化裁，列为书中开篇之作。这种学术思想的传承，常见于历代医家著作之中。正是由于历代相传，中医学理论体系得以保留、光大。

2.《小儿药证直诀》之影响

《小儿药证直诀》，又名《小儿药证真诀》。宋代著名医家钱乙的传世之作，成书于1119年。该书为我国现存的第一部儿科专著，理法方药兼备，虽重点在于儿科脉证治法的阐述，但其对脏腑病机证治的研究，对临床实践有极其重要的指导意义和推广应用价值。

张元素《医学启源·五脏六腑除心包络十一经脉证法》对于各脏腑病机进行详细阐述，各脏腑之后皆有虚实补泻处方，其大半来自钱乙《小儿药证直诀》，可见其影响之深。

任应秋《医学启源》“点校叙言”说：“元素一向是以‘不用古方，自为家法’自诩的，但于钱乙的地黄丸、泻青丸、安神丸、泻心汤、导赤散、益黄散、泻黄散、泻白散、阿胶散等，竟列为五脏补泻的标准方剂，则元素于钱乙的临证治法，可谓取法独多。”观《医学启源》五脏虚实补泻处方，足见此言不虚。

（四）与同时代医家刘完素的相互影响

刘完素（1110—1200），字守真，自号通玄处士，河北河间人，故后人尊称刘河间。刘完素力倡火热论，主张“六气皆从火化”，六气化热化火是外感病的主要病机，而内伤病中“五志过极皆能生火”，故在治疗中多用寒凉药，后人称其为“寒凉派”。代表作有《素问玄机原病式》《宣明论方》等。

张元素与刘完素为同时代人，刘完素略年长于张元素，皆居于河北，张元素所居易水与刘完素所居河间，两地距离约180公里。据《金史·张元素传》记载，张元素曾为刘完素诊疗疾病。关于两位医家在学术方面的联系，史书、医书未见记载。

张元素《医学启源》卷之中，关于运气学说阐述病机的文字，自题为“《内经》主治备要”，至于“《内经》主治备要”的来源，则有较为神奇的色彩。据《医学启源·张序》，张元素夜梦有人将“《内经》主治备要”纳入心窍之中，从此深悟医道，豁然开朗。如此，推测“《内经》主治备要”为前人所著，但未注明作者。“《内经》主治备要”所载“五运主病”“六气为病”文字，与刘完素《素问玄机原病式》的相关内容几乎相同；后文“五运病解”“六气病解”文字也大同小异。很多学者认为，张元素主要是受到刘完素的学术影响。如任应秋说：“刘完素医学的成就，较元素为早，因而刘完素运用五运六气分析六淫病机的思想方法，对元素是很有影响的，所以他不仅全部吸收了刘完素《素问玄机原病式》的内容，同时更把五运六气的理论扩大到制方遣药方面去了。”那么，“《内经》主治备要”与《素问玄机原病式》是否为同一著作，还是另有别著？存疑待考。

二、学术特色

（一）脏腑辨证论治体系

脏腑辨证论治思想源于《内经》。张仲景《伤寒杂病论》为辨证论治第一部专著，而《金匮要略》对内伤杂病多采用脏腑辨证论治，但均散在于各篇之中。华氏《中藏经》分辨脏腑虚实寒热，钱乙《小儿药证直诀》则更使脏腑辨证论治形成系统。张元素钻研《内经》，探微索隐，甚至夜梦有人把“《内经》主治备要”填进胸窍，可见其刻意研精。张氏发扬诸家学术思想，全面系统地完善了内伤疾病中脏腑辨证理论，主要体现在《医学启源》的“天地六位藏象图”“五脏六腑除心包络十一经脉证法”以及《脏腑标本寒热虚实用药式》之中。

1. 脏腑虚实寒热辨证要点

张元素重点以虚实寒热为纲，讨论脏腑功能及其辨证。详见于《医学启源·五脏六腑除心包络十一经脉证法》，原书重点论及五脏六腑及其所属经脉，故篇章题目将心包络除外，为五脏六腑十一经脉。

本节以五脏病虚实寒热辨证要点为例，重新归纳综合，并以张元素所谓“形证”合为“症状”，“脉气”合为“脉象”，进行阐述。

（1）肝病的虚实寒热辨证要点

1）肝虚

症状：虚则如人将捕之。虚梦花草茸茸。

脉象：虚而微，则为不及，病在内，令人胸胁胀满。

2）肝实

症状：肝实则两胁下引痛，喜怒；气逆则头痛、耳聋、颊赤。实梦山林茂盛。

肝之积气在左胁下，久而不去，发为咳逆，或为痎疟。

脉象：脉沉而急，浮之亦然，主胁支满，小便难，头痛。脉实而弦，此为太过，病在外，令人忘忽眩运，眼眩。脉急甚主恶言，微急气在胸胁下。缓甚则呕逆，微缓水痹。大甚内痈吐血，微大筋痹。小甚多饮，微小痹。滑甚癞疝，微滑遗尿。涩甚流饮，微涩疭挛。

3）肝寒

症状：肝中寒，则两臂不举，舌燥，多太息，胸中痛，不能转侧。

脉象：左关上迟而涩。

4）肝热

症状：肝中热，则喘满多嗔，目痛，腹胀不嗜食，所作不定，梦中惊悸，眼赤，视物不明。

脉象：左关阳实。

5）肝虚寒

症状：胁下坚痛，目盲臂痛，发寒热如疟状，不欲食，妇人则月水不来，气急。

脉象：左关上沉而弱。

6）肝病预后

肝病旦慧、晚甚、夜静。

肝病头痛目眩，胁满囊缩，小便不通，十日死。

身热恶寒，四肢不举，其脉当弦而急，反短涩者，乃金克木也，死不治。

（2）心病的虚实寒热辨证要点

1）心虚

症状：躁烦，上为咳唾，下为气泄。思虑过多则怵惕，怵惕则伤心，心伤则神失，神失则恐惧。虚则多惊悸惕惕然无眠，胸腹及腰背引痛，喜悲。心虚甚，则畏人，瞑目欲眠，精神不守，魂魄妄行。心虚则恐悸多惊，忧思不乐，胸腹中苦痛，言语战栗，恶寒恍惚，面赤目黄，喜血衄。

脉象：来衰去亦衰，为不足，病在内。左寸口虚而微。心脉沉之小而紧，浮之不喘，苦心下气坚，食不下，喜咽唾，手热烦满，多忘，太息，此得之思虑太过。其脉急甚，瘈疭；微急则心中痛，引前后胸背，不下食。缓甚则痛引背，善泪。小甚则哕，微小则消瘅。涩甚谙不语。

2）心实

症状：身热而骨痛，口疮而舌焦引水。心气盛则梦喜笑及恐畏。邪气客于心，则梦烟火，心胀气短，夜卧不宁，懊侬，气逆往来，腹中热，喜水涎出。心气实而大便不利，腹满身热而重，温温欲吐，吐而不出，喘息急，不安卧。

心有水气，身肿不得卧，烦躁。实则笑不休，梦火发。

心积气久不去，则苦烦，心中痛。

脉象：来盛去亦盛，为太过，病在外。左寸口与人迎皆实大。左手脉大，手热腋肿；大甚，胸中满而烦，澹澹大动，面赤目黄。滑甚则为渴，微滑则心疝，引脐腹鸣。心脉坚搏而长，主舌强不能言；软而散，当慑怯不食。

3）心寒

症状：心病狂言，汗出如珠，身厥冷。

脉象：浮而大。

4）心热

症状：心中风，则翕翕发热，不能行立，饥而不能食，食则呕吐胸满悸，腹中热，面颊赤，咽干，躁烦掌热，甚则吐血。

脉象：沉之空空，上下往来无常处。急甚则心疝，脐下有病形，烦闷少气，大热上煎。

5）心疟

症状：先烦而后渴，翕翕发热。

脉象：浮紧而大。

6）心病预后

心病，日中慧，夜半甚，平旦静。

心病，先心痛，时刻不止，关格不通，身重不已，三日死。心病狂言，汗出如珠，身厥冷，其脉当浮而大，反沉濡而滑，其色当赤，而反黑者，水克火，不治，十死。忧恚思虑太过，心气内去，其色反和而盛者，不出十日死。

心绝一日死，色见凶多，人虽健敏，号曰行尸，一年之中，祸必至矣。

其人语声前宽后急，后声不接前声，其声浊恶，其口不正，冒昧善笑，此风入心也。又心伤则心损，手足不遂，骨节离解，舒缓不自由，利下无休，此病急宜治之，不过十日而亡。

其人唇口赤色可治，青黑色即死。赤黑色入口必死也。面目赤色亦死，赤如衃血亦死。

脉如循琅玕，如连珠，曰平；来而啄啄连属，其中微曲，曰病；脉来前曲后倨，如操带钩，曰死。

脉沉而滑者，水来克火，十死不治。长而弦者，木来归子，不治自愈。缓而大者，土来入火，为微邪相干，无所害。

真心痛，手足寒而过节，则旦占夕死。

心积，沉之空空，上下往来无常处，病胸满悸，腹中热，面颊赤，咽干，躁烦掌热，甚则吐血，夏差冬甚，宜急疗之，止于旬日。

（3）脾病的虚实寒热辨证要点

1）脾虚

症状：虚则多澼喜吞，注痢不已。脾虚，则精不胜，元气乏力，手足缓弱，不能自持。中满，不食乏力，手足缓弱不遂，涎引口中，四肢肿胀，溏泄不时，梦中饮食。脾气虚，则大便滑，小便利，汗出不止，五液注下，为五色注痢下也。虚则梦饮食不足。

脉象：如鸟距，曰不及，病在内。脉急甚，则瘈疭；微急，则膈中不利，食不下而还出。缓甚，则痿厥；微缓，则风痿，四肢不收。小甚，则寒热作；微小，则消瘅。

2）脾实

症状：实则舌强直，不嗜食，呕逆，四肢缓。四肢沉重，言语謇涩。脾实则时梦筑墙垣盖屋，厥邪客于脾，则梦大泽丘陵，风雨坏屋。盛则梦歌乐。

脾胀则善哕，四肢急，体重，不食善噫。

脾中风，翕翕发热，状如醉人，腹中烦满，皮肉而起。

脉象：脉来似流水，曰太过，病在外。大甚，则暴仆；微大，则痹疝，气裹大脓血在肠胃之外。滑甚，则癞疝；微滑，则虫毒，肠鸣中热。涩甚，则肠癞；微涩，则内溃下脓血。脾脉至，大而虚，则有积。

3）脾寒

症状：寒则吐涎沫而不食，四肢痛，滑泄不已，手足厥，甚则战栗如疟。

4）脾热

症状：脾土热，则面黄目赤，季胁痛满。

5）脾病预后

脾病日昳慧，平旦甚，日中持，下晡静。

脉微涩而短者，肺乘于脾，不治自愈；又沉而滑者，肾来乘脾，亦为不妨；又浮而洪，心来生脾，不为疾耳。

脾病，面黄目赤者，可治；青黑色入口，半年死；色如枳实者，一日死。脾病，其色黄，饮食不消，心腹胀满，体重节痛，大便硬，小便不利，其脉微缓而长者，可治。

口噤唇青，四肢重如山，不能自持，大小便利无休歇，饮食不入，七日死。又唇虽痿黄，语声啭啭者，尚可治。

脾病，水气久不去，腹中痛鸣，徐徐热汗出，其人本意宽缓，今反急，怒语而鼻笑，不能答人，此不过一日，祸必至矣。

脾中寒热，则使人腹中痛，不下食，病甚舌强语涩，转筋卵缩，阴股腹中引痛，身重，不思食，膨胀，变则水泄不能卧者，十死不治。

脾病色黄体重，失便，目直视，唇反张，爪甲青，四肢沉，吐食，百节疼痛不能举，其脉当浮大而缓，今反弦急，其色青，死不治。

脾脉来而和柔者，如鸡践地，曰平；来实而满，稍数，如鸡举足，曰病；又如鸟之啄，如鸟之距，如屋之漏，曰死。

脾气绝，则十日死。唇焦枯无纹理，面青黑者，脾先死。

（4）肺病的虚实寒热辨证要点

1）肺虚

症状：虚则寒热喘息，利下，少气力，多悲感，王于秋。喘呼而咳，上气见血。虚则不能息，身重。咳而遗小便者，上虚不能制其下故也。虚则力乏喘促，右胁胀，言语气短。

脉象：脉沉涩者，病在内；浮滑者，病在外。

2）肺实

症状：实则梦刀兵恐惧，肩息，胸中满。气逆，胸满背痛。实则咽嗌干，喘嗽上气，肩背痛。有积，则胁下胀满痛。肺病实，则上气喘闷，咳嗽身热。

肺胀则其人喘咳而目如脱。

脉象：脉来毛而中央坚，两头虚，曰太过。脉浮大。脉大。

3）肺寒

症状：肺病喘咳身寒。

脉象：脉迟微。

4）肺热

症状：中热则唾血。阳气上而不降，燔于肺，肺自结邪，胀满喘急，狂言瞑目，非当所说，而口鼻张，大小便俱胀，饮水无度，此因热伤于肺，肺化为血。肺病，吐衄血，皮热，颊赤。久咳而见血，身热，而短气。

脉象：脉细紧浮数芤，主失血，躁扰嗔怒劳伤得之，气壅结所为。脉数。

5）肺疟

症状：心寒，寒甚则发热，寒热往来，休作不定，多惊，咳喘如有所见。

脉象：脉浮而紧，又滑而数，又迟而涩小，皆为肺疟之脉。

6）肺病预后

肺病喘咳身寒，脉迟微者，可治。

肺病，吐衄血，皮热脉数，颊赤者死。

久咳而见血身热，而短气，脉当涩，而今反浮大，色当白，而今反赤者，火克金，十死不治。

中风则口燥而喘，身运而重，形似冒而肿，其脉按之虚弱如葱叶，下无根者死。

肺痿则吐涎沫，而咽干欲饮者，欲愈，不饮者，未差。

肺死则鼻孔开而黑枯，喘而目直视。

肺绝则十二日死，其状腹满，泄利不觉出，面白目青，此为乱经，虽天命亦不可治。

饮酒当风，中于肺。咳嗽喘闷，见血者，不可治也；面黄目白，亦不可治。

言谵，喘急短气，好唾，此为真鬼相害，十死十，百死百，大逆之兆也。又阳气上而不降，燔于肺，肺自结邪，胀满喘急，狂言瞑目，非当所说，而口鼻张，大小便俱胀，饮水无度，此因热伤于肺，肺化为血，半年死。

其人素声清而雄者，暴不响亮，噎而气短，用力言语难出，视不转睛，虽未为病，其人不久。

秋王于肺，其脉多浮涩而短，曰平，反此为病。又反洪大而长，是火刑金，亦不可治；反得沉而软滑者，肾乘于肺，不治自愈；反浮大而缓者，是脾来生肺，不治自差；反弦而长者，是肺被肝横，为微邪，虽病不妨。

肺脉来厌厌聂聂，如循榆荚，曰平；来如循鸡羽，曰病；来如物之浮，如风吹鸟背上毛者，死。

真肺脉至，大而虚，如以毛羽中人皮肤，其色白赤不泽，其毛折者，死。

（5）肾病的虚实寒热辨证要点

1）肾虚

症状：不及则令人心悬，小腹满，小便滑，变黄色。虚则胸中痛。虚则梦舟舡溺人，得其时，梦伏水中，若有所畏。

脉象：去如解索，谓之不及，病在内。其脉急甚，则病痿；微急则沉厥奔豚，足不收。缓甚则虚损；微缓则洞泄，食不下，入咽还出。小甚则亦洞泄；微小则消瘅。微滑则骨痿，坐不能起，目视见花；微涩则不月痔疾。

2）肾实

症状：解㑊脊痛，而少气不欲言。实则烦闷，脐下重。实则梦临深投水中。

肾胀则腹痛满，引脊腰痹痛。

脉象：脉来如弹石，名曰太过，病在外。滑甚则癃㿉。其脉之至，坚而大，有积气在阴中及腹内也，名曰肾痹，得之浴清水，卧湿地来。沉而大坚，浮之而紧，手足肿厥，阴痿不起，腰背痛，小腹肿，心下有水气，时胀满而洞泄，此因浴水未干，而房事得之。

3）肾寒

症状：寒则阴中与腰背俱肿疼，面黑耳聋，干呕而不食，或呕血。阴邪入肾，则骨痿腰痛，上引背脊痛。

肾有水，则腹胀脐肿，腰重痛，不得溺，阴下湿，如同牛鼻头汗出，足为逆寒，大便难。

脉象：涩甚则寒瘥塞。

4）肾热

症状：热则口舌焦而小便涩黄。肾生病，口热舌干，咽肿，上气，嗌干及痛，烦心而痛，黄疸，肠澼，痿厥，腰脊背急痛，嗜卧，足心热而痛。胻酸。

5）肾虚寒

症状：喉鸣，坐而喘咳，唾血出，气欲绝。

6）肾病预后

肾病夜半平，四季甚，下晡静。

肾病，手足冷，面赤目黄，小便不禁，骨节烦疼，小腹结瘀热，气上冲心，脉当沉细而滑，今反浮大，其色当黑，今反黄，其人吸吸少气，两耳若聋，精自出，饮食少，便下清谷，脉迟可治。

肾病久不愈，而膂筋疼，小便闭，而两胁胀满，目盲者死。

肾之积，苦腰脊相引而痛，饥见饱减，此肾中寒结在脐下也。积脉来细而软，附于骨者是也，面白目黑，肾已内伤，八日死。

阴缩，小便不出，出而不止者，亦死。又其色青黄连耳，其人年三十许，百日死；若偏在一边，一年死。

肾脉来喘喘累累如钩，按之紧曰平；又来如引葛，按之益坚曰病；来如转索，辟辟如弹石曰死。肾脉但石无胃气亦死。冬则脉沉而滑曰平，反浮大而缓，是土来克水，大逆，十死不治；反浮涩而短，是肺来乘肾，虽病易治；反弦细而长者，肝来乘肾，不治自愈；反浮大而洪，心来乘肾，不妨，肾病腹大胫肿，喘咳身重，寝汗出，憎风。

脉大甚则阴痿；微大则水气起脐下，其肿埵埵然而上至胸者，死不治。肾气绝，则不尽天命而死。

2. 脏腑标本病变辨证要点

张元素对脏腑辨证重在虚实寒热，又分为本病、标病。《医学启源・内经主治备要》说：“大凡治病者，必先明其标本。标者末，本者根源也。”标本相对而言，有多重含义，如六气为本，三阴三阳为标；先病为本，后病为标；病气为本，受病经络、脏腑为标等。

脏腑辨证分为本病、标病，详见于《脏腑标本寒热虚实用药式》。清代周学海解释“本病”为脏腑之病，“标病”为经络之病，可为参考。

《脏腑标本寒热虚实用药式》的特点如下。其一，基本按十二经脉气血流注之先后，分别阐述脏腑本病、标病的症状表现，但对寒、热、虚、实仅列举用药法式。对本病、标病脏腑辨证排列顺序，似乎是按十二经脉气血流注次序之先后，开始于肺、大肠、胃、脾，但之后与流注次序有差异，依次为小肠、膀胱、肾、命门、心、三焦、胆、肝，后三个脏腑排列顺序，又归于流注次序。其二，脏腑之中，除外心包络。此点与《医学启源・五脏六腑除心包络十一经脉证法》论述脏腑虚实寒热辨证相同。其三，张元素重视命门理论，特增加命门本病，由于命门无经脉直接络属，故而不言标病。

本节以五脏之本病、标病辨证要点为例，举而陈之。

（1）肝之本病、标病辨证要点

本病：诸风眩运，僵卧强直惊痫，两胁肿痛，胸胁满痛，呕血，小腹疝痛，癥瘕，女人经病。

标病：寒热疟，头痛吐涎，目赤面青多怒，耳闭颊肿，筋挛卵缩，丈夫癞疝，女人少腹肿痛阴病。

（2）心之本病、标病辨证要点

本病：诸热瞀瘛，惊惑谵妄烦乱，啼笑詈骂，怔忡健忘，自汗，诸痛痒疮疡。

标病：肌热，畏寒战栗，舌不能言，面赤目黄，手心烦热，胸胁满，痛引腰背肩胛肘臂。

（3）脾之本病、标病辨证要点

本病：诸湿肿胀痞满，噫气大小便闭，黄疸痰饮，吐泻霍乱，心腹痛，饮食不化。

标病：身体胕肿，重困嗜卧，四肢不举，舌本强痛，足大指不用，九窍不通，诸痉项强。

（4）肺之本病、标病辨证要点

本病：诸气膹郁，诸痿，喘呕，气短，咳嗽，上逆，咳唾脓血，不得卧，小便数而欠，遗矢不禁。

标病：洒淅寒热，伤风自汗，肩背痛冷，臑臂前廉痛。

（5）肾之本病、标病辨证要点

本病：诸寒厥逆，骨痿腰痛，腰冷如冰，足胻肿寒，少腹满急疝瘕，大便闭泄，吐利腥秽，水液澄澈清冷不禁，消渴引饮。

标病：发热不恶热，头眩头痛，咽痛舌燥，脊股后廉痛。

3. 脏腑“是动”“所生病”辨证要点

《灵枢・经脉》首见“是动”“所生病”的有关记载。《医学启源・五脏六腑除心包络十一经脉证法》中，各脏均引“内经主治备要”所云各脏腑“是动”“所生病”，其文字与《灵枢・经脉》大致相同。

关于“是动”“所生病”的理解，历代医家的认识有所不同，综合起来大致有三种阐释。其一，是动在气，所生病在血说。据《难经・二十二难》所云：“经言脉有是动，有所生病。一脉辄变为二病者，何也？然经言是动者，气也；所生病者，血也。邪在气，气为是动；邪在血，血为所生病。气主煦之，血主濡之。气留而不行者，为气先病也；血壅而不濡者，为血后病也。故先为是动，后为所生病也。”其二，是动在经络，所生病在脏腑说。此说以张介宾为代表，认为是动，“动言变也，变则变常而为病也”；所生病，即脏腑所生之病。后世医家尊此说者较多。其三，是动因于外，所生病因于内说。张隐庵以病因不同区别，病因于外者为是动，病因于内者为所生病。但同时提出，治病者，当随其所见之证，以别内外之因，不必先为是动，后及所生病。

笔者通过解析《灵枢·经脉》以及张元素所论，认为是动、所生病总属脏腑、经络、筋骨、气血津液的病变，不必细分在气在血、在脏腑在经络等。

此外，《医学启源·五脏六腑除心包络十一经脉证法》论及脏腑虚实寒热辨证，除外心包络；但引证“内经主治备要”的是动、所生病脏腑辨证时，则心包络并未除外，而是独立一节进行阐述。

本文根据《医学启源·五脏六腑除心包络十一经脉证法》中所引“内经主治备要”，以五脏是动、所生病为例，论述如下。

（1）肝病是动、所生病辨证要点

是动：腰痛，甚则不可俯仰，丈夫㿗疝，妇人小腹肿，甚则嗌干，面尘脱色。

所生病：胸中呕逆，飧泄狐疝，遗溺闭癃病。

（2）心病是动、所生病辨证要点

是动：嗌干心痛，渴而欲饮，是为臂厥。

所生病：目黄，心胁痛，臑臂内后廉痛厥，掌中热痛。

（3）脾病是动、所生病辨证要点

是动：舌本强，食则呕，胃脘痛，腹胀善噫，得后与气，则快然如衰，身体皆重。

所生病：舌本痛，体不能动摇，食不下，烦心，心下急痛，寒疟，溏瘕泄，水闭黄疸，不能卧，强立，股膝内肿厥，足大指不用。

（4）肺病是动、所生病辨证要点

是动：肺胀满，膨膨而喘咳，缺盆中痛甚，则交两手而瞀，此为臂厥。

所生病：咳嗽上气，喘渴烦心，胸满，臑臂内前廉痛厥，掌中热，气盛有余，则肩背痛，风寒，汗出中风，小便数而欠；气虚则肩背痛寒，少气不足以息，溺色变，遗矢无度。

（5）肾病是动、所生病辨证要点

是动：饥不欲食，面如漆柴，咳唾则有血，喝喝而喘，坐而欲起，目䀮䀮如无所见，心如悬若饥状，气不足则善恐，心惕惕然如人将捕之，是为骨厥。

所生病：口热，舌干，咽肿，上气，嗌干及痛，烦心，心痛，黄疸，肠澼，脊股内后廉痛，痿厥，嗜卧，足下热而痛也。

4. 脏腑苦欲补泻论治

中医临床以辨证为前提，而论治为目的，故历代医家莫不证治结合，以正医理，以论医术。张元素的《医学启源》《脏腑标本寒热虚实用药式》是脏腑辨证论治结合的典范。

脏腑苦欲补泻理论，源自《素问·脏气法时论》，所谓“苦、欲”，与脏腑之生理特性、气机升降有关，逆之为苦，顺之为欲。所谓“补、泻”，不同于虚补、实泻之补泻，乃顺脏腑之生理特性、气机升降者为补，反之则为泻。其后，很少有研究者。张元素不仅论及脏腑苦欲喜恶，并阐述论治之法，相应地配合中药以调治。

本文根据《医学启源·五脏六腑除心包络十一经脉证法》《医学启源·用药升降浮沉补泻》《医学启源·脏气法时补泻法》《脏腑标本药式》，综合分析脏腑辨证的苦欲补泻理论。

（1）肝的生理特性与苦欲补泻

1）肝的生理特性

肝，王于春，乃万物之始生，其气软而弱。肝藏血，胆火寄于中，主血，主目，主筋，主呼。

肝在五行属木，五味主酸，五气主风，五化主生。木性曲直，故肝气“软而弱”，即具有柔和与伸展条达之性，喜舒畅而恶抑郁，通于春气，阳气始发，内孕生升之机。内寄相火，主升主动。肝气疏泄，畅达气机，藏血而摄血，故称“体阴而用阳”。

2）肝的苦欲补泻

纲要：肝胆，味辛补，酸泻；气温补，凉泻。

肝之苦欲：肝苦急，急食甘以缓之，甘草。肝欲散者，急食辛以散之，川芎。

肝之补泻：补以细辛之辛，泻以白芍药之酸。

肝虚，以陈皮、生姜之类补之。经曰：虚则补其母。水能生木，水乃肝之母。苦以补肾，熟地黄、黄柏是也。如无他证，惟不足，钱氏地黄丸补之。

肝实，则芍药泻之，如无他证，钱氏泻青丸主之，实则泻其子，心乃肝之子，以甘草泻之。

（2）心的生理特性与苦欲补泻

1）心的生理特性

心者，五脏之尊，号帝王之称。与小肠通为表里，神之所舍，又主于血，属火，王于夏。心藏神，为君火，包络为相火，代君行令，主血，主言，主汗，主笑。

心在五行属火，五味为苦，五气为暑，五化主长，为阳中之阳，称为“阳脏”或“君火”，通于夏气，阳气充盛。故心以阴血为体，以阳气为用，推动心脏搏动，温通全身血脉，兴奋精神情志。但心火升中有降，普照全身，下降于肾，以水火既济，心肾相交。心属火，但恶火热太过损伤。

2）心的苦欲补泻

纲要：心小肠，味咸补，甘泻；气热补，寒泻。

心之苦欲：心苦缓，以五味子之酸收之。心欲软，软以芒硝之咸。

心之补泻：补以泽泻之咸，泻以人参、甘草、黄芪之甘。

心虚，以炒盐补之。虚则补其母，木能生火，肝乃心之母，肝母生心火。以生姜补肝，如无他证，以钱氏安神丸治之。

心实，则甘草泻之，如无他证，钱氏方中，重则泻心汤，轻则导赤散是也。

（3）脾的生理特性与苦欲补泻

1）脾的生理特性

脾者，土也，谏议之官，主意与智，消磨五谷，寄在腹中，养于四旁，王于四季，正主长夏，与胃为表里。脾藏意，为万物之母，主营卫，主味，主肌肉，主四肢。

脾在五行属土，五味为甘，五气为湿，五化主化。土为万物之母，“土爰稼穑”，具生化、承载、受纳之性，与长夏（夏至至处暑）相通应，蕴酿生化，万物华实，合于土生万物之象。故脾主运化，化生营卫之气及精、气、血、津、液，以奉生身，以主意智。长夏主湿，脾为阴土，运化水湿而又恶湿喜燥。胃为阳土，受纳水谷而又喜润恶燥。

又，土居中央，主四时，如《素问·太阴阳明论》云："脾者土也，治中央，常以四时长四脏，各十八日寄治。"人体生命活动的维持，依赖脾胃所化生的水谷精微的充养，心、肺、肝、肾的生理功能，赖脾气及其化生的精微物质的支持。脾气健运，则四脏得养，功能正常发挥，人体康健，正气充足，不易得病，既病也易于康复，即仲景所谓"四季脾旺不受邪"。

2）脾的苦欲补泻

纲要：脾胃，味甘补，苦泻；气温热补，寒凉泻。

脾之苦欲：脾苦湿，急食苦以燥之，白术。脾欲缓，急食甘以缓之，甘草。

脾之补泻：以甘补之，人参；以苦泻之，黄连。

脾虚，以甘草、大枣之类补之，实则以枳壳泻之。如无他证，虚则以钱氏益黄散。

脾实，则以泻黄散。心乃脾之母，炒盐补之；肺乃脾之子，桑白皮泻之。

（4）肺的生理特性与苦欲补泻

1）肺的生理特性

肺者，魄之舍，生气之源，号为相傅，乃五脏之华盖。外养皮毛，内荣肠胃，与大肠为表里……王于秋。其脉浮而毛，曰平；又浮而短涩者，为肺脉。肺藏魄，总摄一身元气，主闻，主哭，主皮毛。

肺在五行属金，五味为辛，五气为燥，五化主收。通于秋气，具有清洁、收敛之性，故肺体清虚，不容异物，不耐寒热，号为"娇脏"。肺属燥金，但性喜濡润，喜润而恶燥。《灵枢·九针论》说："肺者，五脏六腑之盖也。"肺位于胸腔，覆盖五脏六腑，位置最高，因而有"华盖"之称。肺主呼吸与一身之气，肺气向上向外宣发与向下向内肃降，治理调节全身气血津液的代谢，故为"相傅之官"。

2）肺的苦欲补泻

纲要：肺大肠，味酸补，辛泻；气凉补，温泻。

肺之苦欲：肺苦气上逆，黄芩。肺欲收以酸，白芍药。

肺之补泻：补以五味子之酸，泻以桑白皮之辛。

肺虚，则五味子补之。实则桑白皮泻之。如无他证，钱氏泻白散，虚则用阿胶散。虚则补其母，则以甘草补土。

肺实，则泻其子，以泽泻泻肾水。

（5）肾的生理特性与苦欲补泻

1）肾的生理特性

肾者，精神之舍，性命之根，外通于耳，男子以藏精，女子以系胞，与膀胱为表里，王于冬，其脉沉滑曰平。肾藏志，为天一之源，主听，主骨，主二阴。

肾在五行属水，五味为咸，五气为寒，五化主藏。通于冬气，具有蛰藏之性，故肾主藏精、主纳气、主生殖等功能，都是肾主蛰藏生理特性的具体体现。肾之精气，分为肾阴（真水）、肾阳（真火），肾水降中有升，以济心阴，使心火不亢，从而水火既济，心肾阴阳水火和谐平衡。同时，肾阴（真水）、肾阳（真火）又为“性命之根”，肾阴具有凉润、宁静、抑制等作用，肾阳具有温煦、推动、兴奋等作用。肾阳为一身阳气之本，“五脏之阳气，非此不能发”，肾阴为一身阴气之本，“五脏之阴气，非此不能滋”，对调节全身阴阳和谐平衡具有重要生理意义。

2）肾的苦欲补泻

纲要：肾膀胱，味苦补，咸泻；气寒补，热泻。

肾之苦欲：肾苦燥，则以辛润之，知母、黄柏。肾欲坚，坚以知母之苦。

肾之补泻：补以黄柏之苦，泻以泽泻之咸。

肾虚，则以熟地黄、黄柏补之。

肾本无实，不可泻，钱氏只有补肾地黄丸，无泻肾之药。肺乃肾之母，金生水，补母故也，又以五味子补之。

5. 脏腑标本寒热虚实论治

张元素的《脏腑标本寒热虚实用药式》，根据脏腑虚实寒热辨证要点、脏腑生理特性以及脏腑之间的五行生克制化关系，分别虚补、实泻、寒温、热清之治法，兼以标本，辨证论治，可为用药范式。

现依据原文次第，以五脏为例，论述如下。

（1）肝病寒热虚实用药式

肝体阴而用阳，藏血而主疏泄，五行属木，性喜条达舒畅而恶抑郁。

1）有余泻之

肝病实证，邪气有余，多由于肝气疏泄失常，肝气郁滞；进而及血，血瘀运行不畅；或及津液代谢，水湿停聚成痰；或外风侵袭所致。分而治之，以行气、行血、镇惊、搜风等法。根据五行生克制化理论，心为肝之子，“实则泻其子”，故泻心火即泻肝。

泻子：心为肝之子，泻心火，所以泻子。可用甘草。

行气：肝主血，而气者所以行乎血，气滞则血凝，行血中之气正以行血。可用香附、川芎、瞿麦、牵牛、青橘皮。

行血：血凝滞不行则为实，旧血不去则新血不流，破血乃所以行血。可用红花、鳖甲、桃仁、莪术、京三棱、大黄、水蛭、虻虫、苏木、牡丹皮。

镇惊：邪入肝经则魂不安而善惊，逐风热，坠痰涎，皆所以镇之。可用雄黄、金箔、铁落、珍珠、代赭石、夜明砂、胡粉、银箔、铅丹、龙骨、石决明。

搜风：肝主风木，故诸风属肝，搜风之法，于肝经独详。可用羌活、荆芥、薄荷、槐子、蔓荆子、白花蛇、独活、皂荚、乌头、防风、白附子、僵蚕、蝉蜕。

2）不足补之

肝病虚证，则为不足，常见于肝气、肝血不足。补肝气，当注重畅肝条达之性，可用辛味以散；补肝血，当注重肝血贵在流行，可兼活血以补。根据五行生克制化理论，肾为肝之母，“虚则补其母”，故治以补肾即所以补肝之法。

补母：肾为肝之母，故云肝无补法，补肾即所以补肝。可用枸杞、杜仲、狗脊、熟地黄、苦参、萆薢、阿胶、菟丝子。

补血：血宜流通，而恶壅滞。补血之中，兼以活血，乃善用补者。可用当归、牛膝、续断、白芍药、血竭、没药、川芎。

补气：木性条达，郁遏之则其气不扬，辛以补之，所以达其气。

可用天麻、柏子仁、苍术、菊花、细辛、密蒙花、决明子、谷精草、生姜。

3）热者寒之

肝病热证，分为标本：本热为肝之本脏有热，治宜“酸以泻木，咸以泻火”；标热为邪热侵入厥阴之表少阳，治以和解少阳，或发表解肌之法。

本热寒之

泻木：木中有火，泻木亦不外泻火，但酸以泻木，咸以泻火，泻中有补，于下泻火攻里，有虚实之分，于上补母补气血，又有寒温之辨。可用芍药、乌梅、泽泻。

泻火：苦寒泻火，亦是泻其有余，但不用攻伐，只用寒凉，亦是和解之法。可用黄连、龙胆草、黄芩、苦荼、猪胆。

攻里：行血亦用大黄，是行血亦攻里，但攻里不必行血，故另立攻里一条，皆所以泻实火。可用大黄。

标热发之

肝主筋，在肌肉之内，邪入肝经，寒变为热，故不言标寒。

和解：肝之表，属少阳，故用少阳和解之法。可用柴胡、半夏。

解肌：邪入筋而用解肌法，解肌而用太阳发表药，盖邪已深入，引之从肌肉而皮毛。可用桂枝、麻黄。

（2）心病寒热虚实用药式

1）火实泻之

心为阳脏，藏神而主血脉，属火而恶火热。心火炽盛，多由于火热之邪内侵，情志抑郁化火，或其他脏腑火盛传心所致。心火炽盛，常伤及气血、上扰神明、下移小肠，治以导赤泻火、凉血清热、镇惊泻心等法。根据五行生克制化理论，脾为心之子，“实则泻其子”，故有心火炽盛，常以泻脾清心之法。

泻子：土为火之子，泻脾胃之热，而心火自清。可用黄连、大黄。

泻火：火入上焦，则肺气受伤，甘温以益元气，而热自退，虽以补气，亦谓之泻火，火入下焦，则小肠与膀胱气化不行，通水道，泻肾火，正以导赤。可用甘草、人参、赤茯苓、木通、黄柏。

凉血：火入血分，则血热，凉血所以泻火。可用丹参、牡丹皮、生地黄、玄参。

镇惊：心藏神，邪入心包，则神不安，化痰清热，兼以重坠，亦镇惊之义。可用朱砂、牛黄、紫石英。

2）神虚补之

心主神明，依赖气血以提供物质基础。心病虚证，多见心之阳气不足、心之阴血亏虚、心神失于滋养等病机证候，治以益气补心、养血宁心之法。根据五行生克制化理论，肝为心之母，“虚则补其母”，故常以补肝养心之法。

补母：木为火之母，肝虚则无以生火，故补心必先补肝。可用细辛、乌梅、酸枣仁、生姜、陈皮。

补气：膻中为气海，膻中清阳之气不足，当温以补之，即降浊升清，亦所以为补。可用桂心、泽泻、白茯苓、茯神、远志、石菖蒲。

补血：心主血，补心必先补血，生新去滞，皆所以为补。可用当归、熟地黄、乳香、没药。

3）热者寒之

心病热证，标本有别，本热为心之本脏实热炽盛，或虚热内扰，以本热寒之治法，分为泻火、凉血两端；标热为邪气入于心之经脉，以标热发之治法，火郁而用发散之药。不言本寒者，心虚则寒，上补虚条中已载。

本热寒之

泻火：虚用甘寒，实用苦寒，泻火之法不外二端。可用黄芩、竹叶、麦门冬、芒硝、炒盐。

凉血：凉血亦不外泻火，但泻血中之火，则为凉血。可用生地黄、栀子、天竺黄。

标热发之

散火：火郁则发之，升散之药，所以顺其性而发之，与解表发表之义不同。可用甘草、独活、麻黄、柴胡、龙脑。

（3）脾病寒热虚实用药式

1）土实泻之

脾病实证，多见痰血食积阻滞中焦、中央枢机不利的病机证候，根据邪气性质、部位不同，治以吐、下之法。根据五行生克制化理论，肺为脾之子，“实则泻其子”，故有脾气盛实，运化失常，治以泻肺下气之法。

泻子：金为土之子，土满则肺气壅遏，泻肺气，所以消满。可用诃子、防风、桑白皮、葶苈。

涌吐：经云“在上者因而越之”，痰血食积，壅塞上焦，涌而去之，其势最便，故用吐法，胃实不言吐者，胃主容受，脾主消化，积虽在胃，而病生于脾。可用豆豉、栀子、萝卜子、常山、瓜蒂、郁金、齑汁、藜芦、苦参、赤小豆、盐汤、苦茶。

攻下之法不只去结除热，凡驱逐痰水皆是，盖脾恶湿，脾病则湿胜，土不足以制水，每生积饮之证，故与脾胃三焦下热结之法稍异。可用大黄、芒硝、青礞石、大戟、续随子、芫花、甘遂。

2）土虚补之

脾为万物之母、后天之本，乃气血生化之源。脾病虚证，多见气血不足、健运失常、土虚则诸脏无所禀承的病机证候，根据气虚、血虚之不同，治以补气健脾、养血补脾之法。根据五行生克制化理论，心为脾之母，“虚则补其母”，故治以益心火、生脾土之法。

补母：土生于火，益心火，所以生脾土。可用桂心、茯苓。

补气：气属阳，阳气旺，则湿不停，而脾能健运。可用人参、黄芪、升麻、葛根、甘草、陈橘皮、藿香、葳蕤、缩砂仁、木香、扁豆。

养血：脾统血，喜温而恶寒，寒湿伤脾，则气病而血亦病，甘温益脾，则阳能生阴，所以和血而补血也，与他脏养血之法不同。可用白术、苍术、白芍药、胶饴、大枣、干姜、木瓜、乌梅、蜂蜜。

3）湿则祛之

脾主运化水湿，为津液代谢之枢。脾病运化功能失调则水湿内停中焦，外湿困脾则健运功能失常，故湿有内外之别、标本不同。

本湿除之

本湿为脾虚生湿，治以健脾燥湿或利尿除湿之法。

燥中宫：脾恶湿，燥湿所以健脾，脾喜温，故只言寒湿，不言湿热，且湿去而热自除。可用白术、苍术、橘皮、半夏、吴茱萸、南星、草豆蔻、白芥子。

洁净府：水乃湿之源，行水乃以除湿，故治湿必利小便。木通、赤茯苓、猪苓、藿香。

标湿渗之

标湿则湿在肌肉经络，治以发汗除湿之法。脾之经络，受伤者，不止于湿，外感之湿中人，不止脾之一经，脾专言湿，举一以概其余也，以湿属脾，从其类也。

开鬼门：湿从汗解，风能燥湿。可用葛根、苍术、麻黄、独活。

（4）肺病寒热虚实用药式

1）气实泻之

肺气实，多见痰湿阻肺、肺火炽盛、肺气壅滞等病机证候，治以祛痰除湿、清肺泻火、理气通滞之法。根据五行生克制化理论，肾（膀胱）为肺之子，“实则泻其子”，故有肺气盛实，宣降失常，通调水道失司，治以泻膀胱利水之法。

泻子：水为金之子，泻膀胱之水，则水气下降，肺气乃得通调。可用泽泻、葶苈、桑皮、地骨皮。

除湿：肺气起于中焦，胃中湿痰凝聚，其气上注于肺，去胃中湿痰，正以清肺。可用半夏、白矾、白茯苓、薏苡仁、木瓜、橘皮。

泻火：肺属金，畏火，火有君相之别，君火宜清，相火有从逆两治，气实只宜逆治。可用粳米、石膏、寒水石、知母、诃子。

通滞：邪气有余，壅滞不通，去其滞气，则正气自行。可用枳壳、薄荷、干生姜、木香、厚朴、杏仁、皂荚、桔梗、紫苏梗。

2）气虚补之

肺气虚，多见肺气虚损而不敛、肺气阴两虚而生燥等病机证候，治以补气敛肺、滋肺润燥等法。根据五行生克制化理论，脾为肺之母，“虚则补其母”，故有肺气虚损，常以“培土生金”，治以补脾益气之法。

补母：土为金母，补脾胃，正以益肺气。可用甘草、人参、升麻、黄芪、山药。

润燥：补母是益肺中之气，润燥是补肺中之阴，金为火刑则燥，润燥不外泻火，泻实火则用苦寒，泻虚火则用甘寒。可用蛤蚧、阿胶、麦门冬、贝母、百合、天花粉、天门冬。

敛肺：久咳伤肺，其气散漫，或收而补之，或敛而降之，宜于内伤，外感禁用。可用乌梅、粟壳、五味子、白芍、五倍子。

3）热者清之

肺为娇脏，不耐寒热。肺火（肺热）炽盛，多见于外邪犯肺化热，或痰湿蕴热，或肝火犯肺等所致，火热炽盛，又恐伤及肺津。故治以清肺润燥之法。

本热清之

清热不外泻火润燥，前分虚实，此分标本寒热，意各有注，故药味亦多重出。

清金：清金不外滋阴降火，甘寒苦寒，随虚实而用。可用黄芩、知母、麦门冬、栀子、沙参、紫菀、天门冬。

4）寒者温之

肺寒则温之，有标本之异，分为本寒温之和标寒散之。

本寒温之

肺为清虚之脏，外感寒邪入里犯肺，或寒邪及寒饮食直中于里，或过用寒凉伤肺则肺寒，“温肺必先温脾胃，亦补母之义”，故治以温肺补母之法。原书注：“金固畏火，而性本寒冷，过用清润，肺气反伤，故曰形寒饮冷则伤肺。”

温肺：土为金母，金恶燥而土恶湿，清肺太过，脾气先伤，则土不能生金，故温肺必先温脾胃，亦补母之义。可用丁香、藿香、款冬花、檀香、白豆蔻、益智仁、缩砂仁、糯米、百部。

标寒散之

肺外合皮毛，易为寒热所侵。外感寒邪，伤及皮毛肌腠，则卫气被遏，开合失常，故治以辛温发散解表之法。原书注：“不言标热者，肺主皮毛，邪气初入，则寒尤未变为热也。”

解表：表指皮毛，属太阳，入肌肤则属阳明，入筋骨则属少阳，此解表解肌和解，有浅深之不同。可用麻黄、葱白、紫苏。

（5）肾病寒热虚实用药式

1）水强泻之

肾藏精，主纳气，主水。肾病多虚，所谓水强，原书注：“真水无所谓强也，膀胱之邪气旺，则为水强。”故“泻膀胱乃以泻水”治之，并且，根据五行生克制化理论，肝为肾之子，“实则泻其子”，又可治以疏肝泄水之法。

泻子：木为水之子，水湿壅滞，得风火以助之，结为痰涎，控去痰涎，正所以疏肝而泄水。可用牵牛、大戟。

泻腑：膀胱为肾之腑，泻腑则脏自不实。可用泽泻、猪苓、车前子、防己、茯苓。

2）水弱补之

肾病多虚，所谓水弱，包括精气阴阳之虚。无论补精、补气、滋阴、壮阳，皆当补水，即原书所谓：“肾为水脏，而真阳居于其中，水亏则真阳失其窟宅，无所依附，故固阳必先补水。”精血同源，即精能生血，血能化精，且血之源头在于肾，故益精滋阴，可补血之不足。气属阳，阳气不足，总在命门火衰，故温肾益火，可补阳气虚弱。并且，根据五行生克制化理论，肺为肾之母，“虚则补其母”，又可治以“金水相生”之法。

补母：肺为肾之母，补肺金，所以生肾水。可用人参、山药。

补气：火强则气热，火弱则气寒，寒热皆能伤气，补气之法，亦不外泻火补火二端，《内经》肾脏不分左右，本草虽分，究竟命门治法，已赅左肾中。可用知母、玄参、破故纸、砂仁、苦参。

益精：血属阴，阴与阳相配，阳强则阴亏，无阳亦无以生阴，故滋阴温肾，皆所以益精而补血也，亦兼命门治法在内。可用黄柏、枸杞、熟地黄、锁阳、肉苁蓉、萸肉、阿胶、五味子。

3）热者寒之

肾病热证，标本有别，本热为肾之本脏邪热炽盛，以本热攻之治法，急下存阴；标热为热自内出，邪气在表，以标热凉之治法，不可发汗。

本热攻之

邪热入里，直攻肾脏，非如前补气条中，用清热之法，可以缓图者也，惟有急攻一法。伤寒少阴证，口燥咽干，大承气汤。热入肾脏，真水已亏，岂可攻下，而伤寒少阴条中，有用大承气汤下之者，以有口燥咽干之证，故属之少阴，其实乃少阴阳明也。热结于足阳明，则土燥耗水，热结于手阳明，则金燥不能生水。攻阳明之热，正所以救肾水。况肾主二阴，泻腑所以通小便，攻下所以通大便。此亦泻实之法，补前条所未备。

标热凉之

寒邪入于骨髓，久之变而为热，以邪尤在表，故为标热。热自内出，发热而不恶寒，不可发汗，故用清热之法。可用玄参、连翘、甘草、猪肤。

4）寒者热之

肾病寒证，标本有别。本寒为肾之本脏寒邪伤阳，以本寒温之治法，温里益阳；标寒为寒邪直中少阴，以标寒解之治法，不可过汗。

本寒温之

北方水脏，加以寒邪，恐真阳易至消亡，故有急温一法。温里亦不外下条益阳之法，但本非真阳不足，以寒邪犯本，急用温法，故所用皆猛烈之药，与下文补火法大同小异。可用附子、干姜、官桂、白术、蜀椒。

标寒解之

寒邪直入阴分，然尚在经络，未入脏腑，故曰标寒。寒邪入于少阴，经络虽在表，未入于里，已与太阳之表不同，第可引之从太阳而出，不可过汗以泄肾经，故不言发表而言解表。可用麻黄、细辛、独活、桂枝。

6. 脏腑辨证论治重视“胃气”

（1）重视“胃气”源于古代哲学思维模式

张元素对于脏腑辨证，尤其重视脾胃之气。究其思想根源，则与古代哲学思维模式密切相关。见于《脏腑标本寒热虚实用药式》所云：“脾藏意，属土，为万物之母。”

自古以来，人类就认为万物生于土地，土地是万物之承载，故“土为万物之母”。这种思维模式最早出自《管子·水地》：“地者，万物之本原，诸生之根菀也。”突出“土地”为万物根本之旨。

万物之中的基本元素水、火、木、金、土，皆赖土以生。古代哲学以此抽象、演绎为象数之学。如《类经图翼·五行生成数解》云：“五行之理，原出自然，天地生成，莫不有数，圣人察河图而推定之。”《河图》《洛书》皆以“五”居中央，“五”即土之数。

《河图》《洛书》生成数是以五为基数。所谓生数，是指由于天象随五星运转而变化，致万物皆随五气推移而生长，由此把一、二、三、四、五命名为生数。所谓成数，是在土之数“五”生数基础上，递加五之后的数。以此推衍，六、七、八、九、十则为成数。例如，“天一生水，地六成之”，水之生数为一，加土之数“五”，而得成数六。

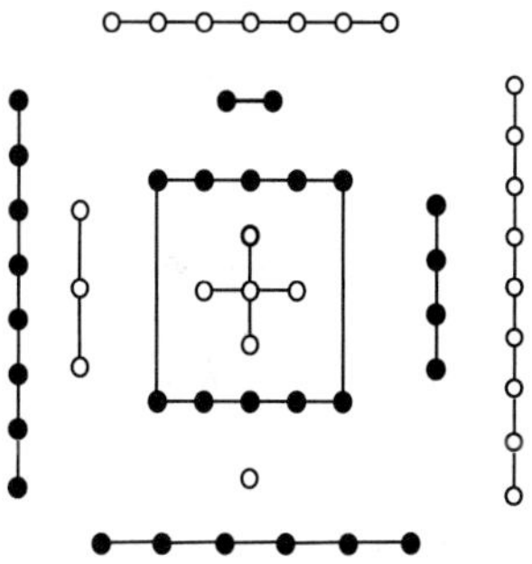
河图

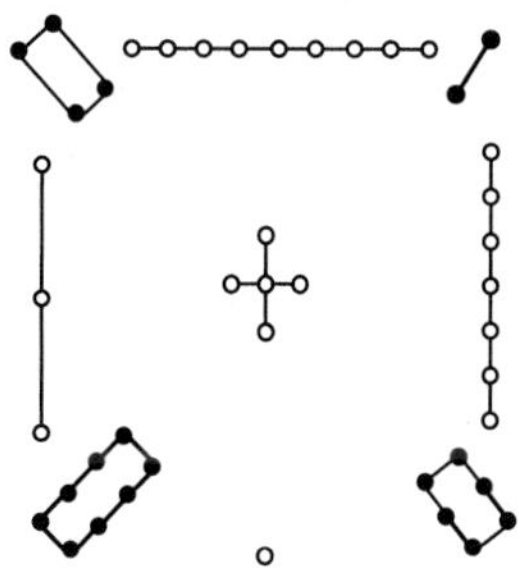
洛书

由《河图》《洛书》模式形成“土居中央，而生万物”的观点。中医学应用于解释脾胃与其他四脏的关系。《素问·太阴阳明论》云：“脾者，土也，治中央，常以四时长四脏，各十八日寄治，不得独主于时也。脾脏者，常著胃土之精也。土者生万物而法天地，故上下至头足，不得主时也。”从“脾不主时”说明脾胃之土的重要性。这种论点与《河图》《洛书》的影响不无关系，于是，就有脾土寄旺于四时而调控其他四脏的中央地位。

张仲景《金匮要略·脏腑经络先后病脉证》用以发挥“四季脾旺不受邪”，强调脾气健旺，抵抗病邪能力增强，不易为外邪所侵。

中医学对“土”的重视，包括具有中国传统文化深厚底蕴的内涵，又具有生命科学对“土生万物”的理解，尤其中医学的脾胃学说在人体生理、病因病机，乃至养生、防治中都具有重要作用。

（2）重视“胃气”源于中医理论与实践体系

张元素重视脾胃之气既与中国传统文化的思维模式密切相关，同时也继承了《内经》《中藏经》的理论体系，并来源于临床实践经验的积累。如《医学启源·五脏六腑除心包络十一经脉证法》云：“胃者，人之根本，胃气壮，则五脏六腑皆壮也，足阳明是其经也。胃气绝，五日死。”

在中医学理论体系内，土生万物的思想，主要应用于阐释生命活动现象。例如，人类生命活动依赖于土地所惠及的五谷、五果、五菜、五畜的营养，《素问·脏气法时论》说："五谷为养，五果为助，五畜为益，五菜为充，气味合而服之，以补精益气。"源于土地的营养物质，为人体的生存、生长、繁衍提供了保证。《灵枢·平人绝谷》论及饮食水谷的重要性，谓之"故平人不食饮七日而死者，水谷精气津液皆尽故也"。饮食为人不可须臾或缺，而在生命活动中，脾胃对其运化尤为关键。《灵枢·决气》将人体生命活动必需物质，分为精、气、津、液、血、脉六种，称为"六气"，进而论述"六气者，各有部主也，其贵贱善恶，可为常主，然五谷与胃为大海也"。突出说明生命活动所依赖者，从物质而言，为水谷；从功能而言，乃脾胃，脾胃所运化的水谷精微是生命活动的源泉。

饮食入口，由胃接受并容纳于其中，故胃有"太仓""水谷之海"之称。由于机体精、气、血、津、液的化生，都依赖于饮食水谷，故胃又有"水谷气血之海"之称。容纳于胃的饮食物，经胃的腐熟消化作用，精微物质被吸收，并由脾气转输至全身；而食糜则下传于小肠进一步消化。胃气的受纳、腐熟水谷功能，必须与脾气运化相互配合，惟有纳运协调，才能将水谷化为精微，进而化生精、气、血、津、液，供养全身。

脾主运化水谷，其一是将饮食物化为水谷精微。饮食入胃，经胃的受纳和腐熟作用，初步消化并下达于小肠，经小肠受盛化物作用，进一步消化，分解成水谷精微和糟粕两部分。但胃和小肠的作用必须依赖于脾气的气化和脾阳的温煦作用，才能将水谷化为精微。其二是将水谷精微吸收并向全身转输。在脾气的升清作用下，一方面将水谷精微向上输送至心肺，成为气血等生命物质化生的来源；另一方面"散精"至全身，供机体需要。饮食物在体内的消化吸收，水谷精微的转输主要由脾的运化功能来完成；而水谷精微又是人体出生之后生长、发育和维持生命活动所必须的营养物质的主要来源，也是生成气血的主要物质基础。所以说脾胃为"后天之本""气血生化之源。"

脾与胃互为根本，胃主受纳腐熟而脾主运化水谷，胃主降浊而脾主升清，胃为阳土喜润恶燥而脾为阴土喜燥恶湿，两者纳运协调、升降相因、燥湿相济，共同完成饮食水谷的受纳腐熟、吸收转输和营养全身的作用。脾胃运化功能常以"胃气"概括之。

（3）重视"胃气"的辨证论治

张元素重视"胃气"辨证论治的思想，散见于《医学启源》《脏腑标本寒热虚实用药式》。笔者从中撷取一例，窥豹一斑。

《脏腑标本寒热虚实用药式》"土虚补之"条下云："土为万物之母，而寄旺于四时，土虚则诸脏无所禀承，故用补。"补气药物，注明："气属阳，阳气旺，则湿不停，而脾能健运。"用药列举：人参、黄芪、升麻、葛根、甘草、陈橘皮、藿香、葳蕤、缩砂仁、木香、扁豆，共11味。

再看李东垣《脾胃论》所创"补中益气汤"处方组成：黄芪、人参、白术、炙甘草、当归、橘皮、升麻、柴胡，共8味。其中，黄芪、人参、升麻、橘皮、甘草5味药相同，占62.5%，且为处方主要药物。并且，原书有注："甘温益脾"。可知，补中益气汤"甘温除热"，乃张元素据《内经》"损者温之""劳者温之"发挥，传之弟子，独树一帜。

由此可见，张元素作为易水学派的开山，对后世医家的启示，功莫大焉。张氏之学传之于李东垣发扬光大，才有脾胃学派的创立，从而流传后世。

7. 脏腑辨证论治重视“命门”

张元素丰富完善中医脏腑辨证论治理论，尤其重视胃气，并首次提出“命门”辨证论治理论，对于中医脏腑辨证论治理论起到承前启后、继往开来的重要作用。

（1）命门属肾

命门一词首见于《灵枢·根结》：“太阳根于至阴，结于命门。命门者，目也。”隋·杨上善《太素·经脉标本》解析位置：“肾为命门，上通太阳于目，故目为命门。”

命门与肾的关系，首见于《难经·三十六难》：“左者为肾，右者为命门。命门者，诸神精之所舍，元气之所系也，故男子以藏精，女子以系胞。”《难经》以左右分肾与命门，强调命门为藏精之所，元气所系，而未明确言明其实质的区别。

其后，晋·王叔和《脉经·两手六脉所主五脏六腑阴阳逆顺》提出：“肝、心出左，脾、肺出右，肾与命门，俱出尺部。”奠定寸口脉诊脏腑分部的基础。隋·杨上善认为左肾藏志，右肾命门藏精，如《太素·虚实补泻》云：“肾有二枚，在左为肾，在右为命门。肾以藏志，命门藏精，故曰肾藏精者也。”说明肾与命门具有密切关系，名二实一。

宋金时期，医家延续右肾命门学说，但将肾与命门的水火阴阳属性加以发挥。

张元素将命门与肾相提并论，其主要观点如下。

其一，命门属肾。《医学启源·五脏六腑除心包络十一经脉证法》论及“肾之经，命门，肾脉本部在足少阴，寒，癸水……”，该篇开门见山：“肾者，精神之舍，性命之根，外通于耳，男子以藏精，女子以系胞，与膀胱为表里，足少阴太阳是其经也。”直接以肾替换《难经·三十六难》之论，则命门属肾理论昭然。

其二，命门水火即肾中阴阳。《脏腑标本寒热虚实用药式·命门》论及：“肾火与水并处”“火居水内，即坎中一画之阳，先天之本是也。”

命门标本寒热虚实用药式，一为“火强泻之”。其病机治法：“水不足，火乃有余，滋阴即以泻火，所谓壮水之主以制阳光，是也。”一为“火弱补之”。其病机治法：“肾中元阳不足，无以藏精而生血，故补火而不失之燥，则阳能配阴，而火不耗水，即用燥药，亦必以滋肾之药佐之，益阳与温里，所以不同，所谓‘益火之原，以消阴翳’是也。”可知命门之水火，即肾中水火，所谓肾阴肾阳是也。

其三，命门与肾脉诊相同。《医学启源·五脏六腑除心包络十一经脉证法》论及诊脉之法，旁引《脉诀》，提出：“命门与肾脉循骨而行，持脉指法，按至骨上得之为沉；又重手按之，脉道无力者，为濡；举手来疾流利者为滑。此乃沉濡而滑，命门与肾脉不病之状也。命门与肾部近骨，若出于骨上，见于皮肤血脉筋骨之间，是其浮也；入而至骨，是其沉也。”

其四，命门与肾同治。《脏腑标本寒热虚实用药式·肾》论及肾中气、血治法，明言：“补气之法，亦不外泻火补火二端，《内经》肾脏不分左右，本草虽分，究竟命门治法，已该左肾中。”“滋阴温肾，皆所以益精而补血也，亦兼命门治法在内。”可知命门与肾既可分而言之，又合而为一，其理、其诊、其治皆同。

（2）命门合于三焦

《内经》并无命门与三焦关系的论述。《灵枢·本脏》提到："肾合三焦膀胱"，可能为后世阐释命门与三焦关系之肇端。《难经·二十五难》："心主与三焦为表里"之论，由于手厥阴心包经属心包而历络三焦，手少阳三焦经历属三焦而络于心包，故将心包络合于三焦，互为表里。

晋·王叔和首先提出命门与三焦为表里，《脉经·平人迎神门气口前后脉·肾膀胱俱虚》云："肾有左右，而膀胱无二。今用当以左肾合膀胱，右肾合三焦。"唐·孙思邈认为，三焦形同膀胱，如《备急千金要方·三焦脉论》云："其三焦形相浓薄大小，并同膀胱之形云。"因而以肾合于三焦膀胱。见于《备急千金要方·膀胱腑脉论》："膀胱为腑，有二处，肾亦二形，应左肾合膀胱，右肾合三焦。"

张元素的著作中散在多处论述三焦与命门的关系，较之前人有所发挥。

其一，命门与三焦为表里。《医学启源·五脏六腑除心包络十一经脉证法》云"三焦，手少阳，为父气"，下引"《脉诀》云：右尺三焦、命门脉之所出。先以轻手得之，是三焦，属表；后以重手得之，是命门，属里也"。清楚表述命门与三焦的表里关系，可征之于脉诊。

其二，三焦分布命门元气。《医学启源·五脏六腑除心包络十一经脉证法》云"三焦，手少阳，为父气"，明确三焦为元气运行道路，主于三元之气。论曰："三焦者，人之三元之气也，号曰中清之腑。总领五脏六腑，荣卫经络，内外左右上下之气也。三焦通，则上下内外左右皆通也。其于灌体周身，和内调外，荣养左右，宣通上下，莫大于此也。"

命门为元气之根，性命之本。元气通过三焦而分布全身。《脏腑标本寒热虚实用药式》谓："命门，为相火之原，天地之始，藏精生血，降则为漏，升则为铅，主三焦元气。"同时，论及"三焦，为相火之用，分布命门元气，主升降出入，游行天地之间，总领五脏六腑营卫经络内外上下左右之气，号中清之腑。上主纳，中主化，下主出"。命门主三焦元气，三焦分布命门元气，清晰明了。

其三，三焦命门补泻同。见于《医学启源·用药升降浮沉补泻法》，谓："三焦命门补泻同。"张元素对于脏腑用药升降浮沉补泻独有创见，该篇以心小肠、肺大肠、肝胆、脾胃、肾膀胱为主题，明确药物气味升降浮沉与各脏腑气机升降的相关性及其补泻治法，并有"三焦命门"之论，用药升降浮沉补泻法相同，以证二者密切相关。

（3）命门标本寒热虚实用药式之创见

张元素学术思想渊源于《内经》《伤寒杂病论》，传承晋·王叔和《脉经》脏腑各部及其脉证、三国·华佗《中藏经·论五脏六腑虚实寒热生死逆顺之法》以及宋·钱乙《小儿药证直诀》脏腑病机辨证论治，著成《医学启源》《脏腑标本寒热虚实用药式》等著作。例如，《医学启源·五脏六腑除心包络十一经脉证法》与《中藏经·论五脏六腑虚实寒热生死逆顺之法》文字大多雷同。

经查证，《内经》论命门凡5见，皆谓之"目为命门"；《伤寒杂病论》未见命门之论；《脉经》论命门凡4见，论及命门脉诊及其病候；《中藏经》《小儿药证直诀》无命门之论。而张元素《脏腑标本寒热虚实用药式》分列"命门"，提出命门本病（因其无经络所属，故不言标病）、命门寒热虚实用药治法及其用药，已如前文所述，实乃创见。

研读张元素医学论著，可以领悟张元素对于命门标本寒热虚实用药式的独到见解，充实了肾命理论与实践，对于易水学派及其明清之际重视脾肾之论，起到开先河之作用。

（二）五运六气病机证治

张元素对“五运六气”研究具有独到之处，便是对六气理论的系统论述。六气是自然界的气候变化，其常其变对人体影响极大。张元素《医学启源》中即有“天地六位藏象图”，将天地六气与人体脏腑相参相应；“六气为病”“六气病解”专篇对六气病机进行阐发；“六气主治要法”提出六气病证及其治疗大法；“六气方治”分列治疗处方；“药类法象”则是以六气为纲论析药物。在“六气”学说研究中，可谓最全面、最系统、理法方药一线贯穿，对临床具有重要的指导作用。

1. 以五运六气学说阐释藏象

张元素精心绘制天地六位藏象图，简明扼要地说明人与天地相参相应的密切关系。

天　地　六　位　藏　象　之　图					
属　上二位天	太虚	金 金火合德	燥金主清	肺　上焦　象天	下络大肠
属	天面	火	君火主热	心包络	下络小肠
属　中二位人	风云之路	木 木火合德	风木主温	肝　中焦　象人	下络胆经
属	万物之路	火	相火主极热	胆	
属　下二位地	地面	土 土水合德	湿土主凉	脾　下焦　象地	下络胃
属	黄泉	水	寒水主寒	肾	旁络膀胱

该图第1列，首先依上、中、下位置不同，分为天、地、人，天、地、人又各有二位，是为六位。

第2列，属天之位者，对应太虚（宇宙）、天面；属人之位者，对应风云之路、万物之路，万物与人同类；属地之位者，对应地面、黄泉（地下）。

第3、4列，天之位者，五行金、火（金火合德），六气燥、火，燥金主清、君火主热；人之位者，五行木、火（木火合德），六气风、火，风木主温、相火主极热；地之位者，五行土、水（土水合德），六气湿、水，湿土主凉、寒水主寒。

第5、6列，天之位者，在脏为肺、心包络，属上焦，其气象天，下络大肠、小肠以表里相合；人之位者，在脏为肝、胆（奇恒之腑），属中焦，其气象人，下络胆经；地之位者，在脏为脾、肾，属下焦，其气象地，下络胃、膀胱以表里相合。

如此，天、地、人合于六气，与藏象相应，则整体观念贯穿其中，自然与人体合一。天地六气和可以生化万物，养育人类；六气乖戾则摧残万物，贼害人体。

需要说明的是，肝居中焦，早有论述，见于王叔和《脉经》等。由于肝藏血而属阴，其经脉环阴器、循少腹，明清时期医家又将肝归属下焦。但是，由于天地六位之配合，张元素将脾胃归属下焦，这在古代医籍中鲜见。

2. 阐发六气病机

《素问·至真要大论》首载病机十九条，后世将其归纳为五运或五脏病机、六气病机两类。

《医学启源·内经主治备要》，据该书张吉序言，乃张元素梦中所得书卷。详考该篇文字，大部分与《素问玄机原病式》相同。《金史·刘完素传》称刘完素“又著《素问玄机原病式》，特举二百八十八字，注二万余言”。原创似乎应出于刘完素。张元素将此篇编入《医学启源》卷中，可见其重视程度。

六气为病，乃风、热、湿、火、燥、寒病机所致病证纲要，对于研究以外感病邪为主的疾病发生、发展及传变过程具有重要价值。

张元素运用五行“亢害承制”理论解释病机，亦为特色之一。

（1）风邪致病

纲要：诸暴强直，支痛软戾，里急筋缩，皆属于风。

病机特点：“风甚皆兼于燥”，风木之邪致病，风能胜湿，伤津耗液，故多兼燥。“筋缩者，燥之甚也”，筋脉挛缩拘急乃燥甚之征。

依据“亢则害，承乃制”学说，“风木为病，反见燥金之化”，则风木之邪致病，亢害生物；其承者（所不胜）燥金之气制之，“燥金主为紧敛、短缩、劲切”，故其症状可见突然筋挛劲强，筋缩里急，乖戾失常，如角弓反张、抽搐、牙关紧闭等。

（2）热邪致病

纲要：诸病喘呕吐酸，暴注下迫，转筋，小便浑浊，腹胀大而鼓之有声如鼓，痈疽疡疹，瘤气结核，吐下霍乱，瞀郁肿胀，鼻窒鼽衄，血溢血泄，淋秘身热，恶寒战栗，惊惑悲笑，谵妄，衄蔑血污，皆属于热。

病机特点：热邪致病的病机特点比较复杂，有在表、在里、在气、在血、在液等不同。

1）热邪在表在里

邪热在表而浅，邪畏其正，故身热恶寒。热在肌肤，浅而大、热胜血者为痈，深而恶者为疽，有头小疮为疡，浮而小为瘾疹，热胜气为赤瘤丹，郁结坚硬为结核。热气燥烁于筋则挛瘛而痛。

邪热在里而深，肺热则息数气粗而为喘；心火热甚则瞀、惊、惑、谵、妄，或为笑、悲，若亢极而战，反兼水化制之，则战栗；胃膈热甚则为呕；肝木怫热则吐酸；肠胃热甚而传化失常则卒暴注泄、后重里急、窘迫急痛；膀胱客热郁结则淋、小便浑浊；大肠热耗其液则便秘；三焦热甚则吐下霍乱。

2）热邪在气在血

热邪在气：气为阳，阳为热，气甚则腹胀大，而鼓之有声如鼓；阳热气甚则肿胀；气不通畅而怫热结滞则郁。

热邪在血：血为阴，得寒则凝，得温则行，热甚则溢。热邪在血则血妄行为鼻衄；血有余而热气上甚则为血溢；热在下焦则血泄而大小便血；以血出污浊为热势亢极之象。

3）热邪在液

热邪在液，肝热甚则出泣，心热甚则出汗，脾热甚则出涎，肺热甚则出涕，肾热甚则出唾。

依据“亢则害，承乃制”学说，“火热亢甚，则反兼水化制之”，火热之邪致病，亢害生物；其承者（所不胜）寒水之气制之，故可见泪、汗、涎、涕、唾等五液失常症状；“心火热甚，亢极而战，反兼水化制之”，故可加壮热、恶寒寒栗等阳盛格阴、真热假寒之症状；“热极于里，乃火极而似水，则喜惊，反兼肾之恐者，亢则害，承乃制故也”，惊为心志，恐为肾志，心火热甚，善惊恐，则与承者（所不胜）寒水之气制之密切相关。

（3）湿邪致病

纲要：诸痉强直，积饮痞隔中满，霍乱吐下，体重胕肿，肉如泥，按之不起，皆属于湿。

病机特点：湿邪之性“阻滞、重浊、痞隔”，湿邪流注停滞人体，在肌肤、肠胃、胸膈，则阻滞气机，影响脏腑功能，可见积饮、痞隔中满，霍乱吐下，体重，胕肿，肌肤水肿按之凹陷不起等病候。

依据“亢则害，承乃制”学说，“湿过极，则反兼风化制之”，湿土之邪致病，亢害生物；其承者（所不胜）风木之气制之，“土主安静”，而风善动数变，故善“痉强直”，筋劲强直而不柔和，兼发热汗出、不恶寒者为阴痉，又曰柔痉；兼发热无汗、反恶寒者为阳痉，又曰刚痉。

（4）火邪致病

纲要：诸热瞀瘛，暴喑冒昧，躁扰狂越，骂詈惊骇，胕肿疼酸，气逆冲上，禁栗如丧神守，嚏呕，疮疡喉痹，耳鸣或聋，呕涌溢，食不下，目昧不明，暴注瞤瘛，暴病卒死，是皆属于火。

病机特点：火邪致病的病机特点总在脏腑，有虚有实，火热多实，亦有水衰火旺者。

1）脏腑火盛

心火热甚，类火之体，则神昧瞀昏，惕跳动瘛，躁动烦热，扰乱不宁；心火邪热，干于阳明，鼻痒则嚏；君火化同，则为疮疡；火实制金，不能平木，则木旺兼化，而为酸疼；火气炎上，则气逆冲上；胃膈热甚，则呕涌溢食不下；火极似水，则战栗禁冷；热甚怫郁，则目昧不明；火性速疾，则暴病卒死。

2）水衰火旺

由肾水虚衰而心火热甚，为本虚标实，则见失志狂越，懊侬烦心，耳鸣耳聋，中风僵仆等；阳实阴虚，水弱火强，制金而不能平木，而善言恶发，骂詈不避亲疏。

依据“亢则害，承乃制”学说，“心火暴甚，而肾水衰弱”，所承之气（所不胜）不能制之，热气怫郁，心神昏冒，则筋骨不用，猝倒而无所知，发为僵仆。甚则水化制火，热甚而生涎，至极即死。

（5）燥邪致病

纲要：诸涩枯涸，干劲皴揭，皆属于燥。世人皆谓刘完素补充《内经》病机十九条“诸涩枯涸，干劲皴揭，皆属于燥”，亦见本篇。

病机特点：燥邪致病的病机特点为“干燥、涩滞、紧敛”，故见津液枯涸，肌肤干涩，孔窍失润，便燥尿少，皮肤皴揭脱屑等。

（6）寒邪致病

纲要：诸病上下所出水液，澄澈清冷，癥瘕㿗疝，痞坚，腹满急痛，下利清白，食已不饥，吐利腥秽，屈伸不便，厥逆禁固，皆属于寒。

病机特点：寒邪致病的病机特点为“凝冱、拘急、清净”，血脉凝涩，则癥瘕、坚痞、腹满急痛、月事不行等；筋脉、经脉拘急短缩，则疝痛、脉紧、屈伸不便、厥逆禁固；寒水不化而清净，则吐利清冷腥秽、所出水液澄澈清冷。

依据“亢则害，承乃制”学说，“寒极则水凝如地，乃土化制其水。”故症状可见腹中坚硬之癥积；或血不流而寒薄、血行凝涩不畅而成瘕聚；或腹满坚痞急痛，或小腹连睾肿急绞痛之㿗疝等。

3. 六气主治要法

（1）初之气

时令阴阳：自大寒至春分，厥阴风木之位，一阳用事，阳气尚微。多发风邪致病。

常见病证：多发咳嗽，风痰，风厥，涎潮，痹塞口㖞，半身不遂，失音，风癫，风中妇人，胃中留饮，脐腹微痛，呕逆恶心，旋运惊悸，阳狂心风，搐搦颤掉。

治法：在上者宜吐，在下者宜下。

（2）二之气

时令阴阳：春分至小满，少阴君火之位，阳气动于清明之间，有阳明之位。多发风湿风热致病。

常见病证：风伤于阳，湿伤于阴，微则头痛身热，发作风湿之候；风伤于血，湿伤于胃气，是以风湿为病，阴阳俱虚，而脉浮，汗出，身重，眠多鼻息，语言难出。

治法：宜汗，不宜热药，下之必死。

（3）三之气

时令阴阳：小满至大暑，少阳相火之位，阳气发万物俱盛，太阳旺。多发热邪致病。

常见病证：多发热，皆传足经者多矣，太阳、阳明、少阳、太阴、厥阴、少阴。太阳者，发热恶寒，头项痛，腰背强。阳明者，肌痛目痛，鼻干不得卧。少阳胸胁痛，耳聋，口苦，寒热往来而呕。此三阳属热。太阴者，腹满咽干，手足自温，自利不渴，或腹满时痛。少阴者，口燥舌干而渴。厥阴者，烦满，舌卷囊缩，喘热闷乱，四肢厥冷，爪甲青色。

治法：宜下清上凉及温养，不宜用热药下之。

（4）四之气

时令阴阳：大暑至秋分，太阴湿土之位，阳气发散之后，阴已用事，太阴旺。多发暑湿致病。

常见病证：多发暑气，头痛身热，发渴；次发脾泄，胃泄，大肠泄，小肠泄，大瘕泄，霍乱吐泻，白痢及赤白相杂，米谷不消，肠鸣切痛，面浮足肿，目黄口干，胀满气痞，手足无力。小儿亦如之。

治法：宜渗泄，不宜作热病治。

（5）五之气

时令阴阳：秋分至小雪，阳明燥金之位，阳衰阴盛，金气旺。

常见病证：多发喘咳，呕逆咳嗽，及妇人寒热往来，痎疟痹痔，消渴中满，小儿斑疹痘疮。

治法：宜表里兼治。

（6）终之气

时令阴阳：小雪至大寒，太阳寒水之位，阴极而尽，天气所收，厥阴旺。多发风寒致病。

常见病证：多见水湿积聚，风痰湿痹，四肢不收。水湿相搏，肺气又衰，冬寒甚，故发则收引，病厥痿弱无以运用。水液澄澈清冷，大寒之疾，积滞瘕块，寒疝血瘕。

治法：宜破积发汗。

4. 六气治疗处方

风病治疗处方 12 首，如防风通圣散、灵砂丹、不换金丹、花蛇续命汤、祛风丸、至宝丹等。

暑热治疗处方 10 首，如白虎汤、桂苓甘露饮、益元散、竹叶石膏汤等。

湿土治疗处方 9 首，如葶苈木香散、白术木香散、大橘皮汤、桂苓白术丸、六一散、五苓散等。

火病治疗处方 10 首，如凉膈散、黄连解毒汤、三一承气汤等。

燥病治疗处方 10 首，如脾约丸、润燥丸、当归润燥丸、橘杏丸、麻仁丸等。

寒水治疗处方 11 首，如大已寒丸、四逆汤、附子理中丸等。

5. 六气治疗药类法象

张元素归纳药物性能特点，针对六气病机，制定主治要法，概括治疗处方；六气之中，火热归一，“药类法象”，分为五类，以气味阴阳、升降浮沉、生长化收藏为纲领总结治疗用药。依此分类中药者，在中医籍中比较少见。

（1）风升生类中药

属风升生类药物 20 味，为味之薄者，阴中之阳，酸、苦、咸、平之类，诸如防风、羌活、升麻、柴胡、葛根、威灵仙、细辛、独活、白芷、鼠粘子、桔梗、藁本、川芎、蔓荆子、秦艽、天麻、麻黄、荆芥、薄荷、前胡皆属此类。

（2）热浮长类中药

属热浮长类药物 20 味，为气之厚者，阳中之阳，辛、甘、温、热之类，诸如黑附子、干姜、干生姜、川乌头、良姜、肉桂、桂皮、草豆蔻、丁香、厚朴、益智仁、木香、白豆蔻、川椒、吴茱萸、茴香、延胡索、缩砂仁、红蓝花、神曲皆属此类。

（3）湿化成类中药

属湿化成类药物 21 味，为气之平、味之淡者，而兼寒热温凉、辛甘咸苦之类，诸如黄芪、人参、甘草、当归、熟地黄、半夏、白术、苍术、橘皮、青皮、藿香、槟榔、广茂、京三棱、阿胶、诃子、桃仁、杏仁、大麦蘖、紫草、苏木皆属此类。

（4）燥降收类中药

属燥降收类药物21味，为气之薄者，阳中之阴，辛、甘、淡、平、寒、凉之类，诸如茯苓、泽泻、猪苓、滑石、瞿麦、车前子、木通、灯草、五味子、白芍药、桑白皮、天门冬、麦门冬、犀角、乌梅、牡丹皮、地骨皮、枳壳、琥珀、连翘、枳实皆属此类。

（5）寒沉藏类中药

属寒沉藏类药物23味，为味之厚者，阴中之阴，酸、苦、咸、寒之类，诸如大黄、黄柏、黄芩、黄连、石膏、草龙胆、生地黄、知母、汉防己、茵陈蒿、朴硝、瓜蒌根、牡蛎、玄参、苦参、川楝子、香豉、地榆、栀子皆属此类。

（三）中药升降浮沉、归经报使理论

1. 阐发中药药性升降浮沉理论

中药升降浮沉理论首见于《内经》，体现中药作用的定向概念，是中药药性的重要理论基础。

张元素《医学启源》继承《内经》中药药性升降浮沉理论，并着重阐发，光大其旨。

（1）首创"气味厚薄寒热阴阳升降图说"

《医学启源》引证《素问·阴阳应象大论》关于中药气味厚薄升降的要点，加以论述发扬，并举例说明之。

《医学启源·卷之下》"气味厚薄寒热阴阳升降之图"诠释："升降者，天地之气交也，茯苓淡，为天之阳，阳也，阳当上行，何谓利水而泄下？经云：气之薄者，阳中之阴，所以茯苓利水而泄下，亦不离乎阳之体，故入手太阳也。麻黄苦，为地之阴，阴也，阴当下行，何谓发汗而升上？经曰：味之薄者，阴中之阳，所以麻黄发汗而升上，亦不离乎阴之体，故入手太阴也。附子，气之厚者，乃阳中之阳，故经云发热；大黄，味之厚者，乃阴中之阴，故经云泄下。竹淡，为阳中之阴，所以利小便也；茶苦，为阴中之阳，所以清头目也。清阳发腠理，清之清者也；清阳实四肢，清之浊者也；浊阴归六腑，浊之浊者也；浊阴走五脏，浊之清者也。"文中以茯苓、麻黄气味之薄和附子、大黄气味之厚，以及竹、茶阳升阴降之性，详尽论述中药气味厚薄、阴阳升降之理，对于临床具有重要指导意义。

（2）归纳药性气味升降浮沉补泻

《医学启源·卷之下》系统归纳药性气味升降浮沉补泻理论，言简意赅，触类旁通。

治法纲要：张元素效法天地五运六气、四时阴阳之理，阐明治法纲要与药性气味升降浮沉补泻的相关性。如《医学启源·治法纲要》："凡治病，必求其所在，病在上者治上，在下者治下，故中外脏腑经络皆然。"并举例，病热除热、病寒退寒、泻实补虚、除邪养正、承气热服等，以五行相制相兼、生化制承之体，发扬医理，启发后学。

药性要旨：药性气味之中，分为升降：升者，"苦药平升，微寒平亦升"；降者，"甘辛药平降，甘寒泻火，苦寒泻湿热，甘苦寒泻血热"，以此作为区别药性之法。

脏腑用药：《医学启源·脏腑用药升降浮沉补泻法》论述脏腑用药，依据脏腑气机升降之性顺逆而为补泻，顺脏腑气机升降之性则为补，逆之为泻，其内涵较“虚则补之，实则泻之”完全不同。

肝胆——味辛补，酸泻；气温补，凉泻。

心小肠——味咸补，甘泻；气热补，寒泻。

脾胃——味甘补，苦泻；气温热补，寒凉泻。

肺大肠——味酸补，辛泻；气凉补，温泻。

肾膀胱——味苦补，咸泻；气寒补，热泻。

用药用方：药物处方君、臣、佐、使配伍不同，则功效、主治差异很大。例如，桂枝汤方与小建中汤方，用药相同，而君药不同，主治迥异。桂枝汤方，桂枝为君，芍药、甘草佐之，桂枝味辛热，发散、助阳、体轻，本乎天者亲上；小建中汤方，芍药为君，桂枝、甘草佐之，法当治疗阳脉涩、阴脉弦之腹中急痛。一则治其表虚，一则治其里虚。

药性生熟：中药经过炮制，药性升降则可能有所不同。一般而论，“熟升生降”，用法有别。例如，“黄连、黄芩、知母、黄柏，治病在头面及手梢皮肤者，须酒炒之，借酒力上升也。咽之下，脐之上者，须酒洗之；在下者，生用。”

药用根梢：中药用药部位不同，药性升降则可有异。同一中药，“根升梢降”，药用不同。例如，“凡根之在上者，中半已上，气脉上行，以生苗者为根。中半已下，气脉下行，入土者为梢。当知病在中焦用身，上焦用根，下焦用梢。”药用根梢，自有阴阳升降之理，现代医者足以明鉴。

如此，张元素列举中药药性气味厚薄阴阳升降之理法，以及具体制方用药，并以为则，名之“药类法象”，归纳众药，诚为可师可法。

2. 创新中药归经报使理论

张元素临证用药，尤其重视药物归经，首创中药归经报使理论。

（1）首创中药归经理论

张元素倡导药物归经，然其著作中并无“归经”二字。归经理论的表述，一是在各药条目下注明其所属经脉；二是在同类药物的区别应用则与所属经脉有关。

各药所属经脉：洁古老人《珍珠囊》记载常用药物 114 种，各药下分别有性味、阴阳属性、功能、所属经脉，或有炮制方法、用药禁忌等。举例如下。

防风：甘，纯阳，太阳经本药。身去上风，梢去下风。与干姜、藜芦、白蔹、芫花相反。

柴胡：苦，阴中之阳。去往来寒热，胆痹非柴胡梢子不能除。与皂荚、藜芦相反。少阳、厥阴行经药也。

肉桂：甘辛，纯阳，太阳经本药。去卫中风邪，秋冬下部腹痛非桂不能除。《汤液》发汗用桂枝，补肾用肉桂。忌生葱。

同类药物的区别应用：由于药物归经不同，故虽为同类药物但却功效各异。《医学启源·去脏腑之火》明确指出：“黄连泻心火，黄芩泻肺火，白芍药泻肝火，知母泻肾火，木通泻小肠火，黄芩泻大肠火，石膏泻胃火。柴胡泻三焦火，须用黄芩佐之；柴胡泻肝火，须用黄连佐之，胆经亦然。黄柏泻膀胱火，又曰龙火，膀胱乃水之腑，故曰龙火也。以上诸药，各泻各经之火，不惟止能如此，更有治病，合为君臣，处详其宜而用之，不可执而言也。”

（2）首创中药引经报使理论

张元素将引经药称为“的药”，即现在所谓具有“靶向”“导向”作用的药物，突出见于《医学启源·各经引用》所云：“太阳经，羌活，在下者黄柏，小肠、膀胱也。少阳经，柴胡，在下者青皮，胆、三焦也。阳明经，升麻、白芷，在下者石膏，胃、大肠也。太阴经，白芍药，脾、肺也。少阴经，知母，心、肾也。厥阴经，青皮，在下者柴胡，肝、包络也。以上十二经之的药也。”

《医学启源》《珍珠囊》其他篇章亦多有记述。如《医学启源·随证治病用药》云：“头痛须用川芎，如不愈，各加引经药。太阳蔓荆，阳明白芷，少阳柴胡，太阴苍术，少阴细辛，厥阴吴茱萸。……看何经，分以引经药导之。”《珍珠囊》云：“通经以为使，手之三阳，手走头而头走足；足之三阴，足走脏而腹走手。足太阳膀胱经：羌活、藁本。足阳明胃经：升麻、葛根、白芷。足太阴脾经：芍药，白者补，赤破经。足少阴肾经：独活、桂。足厥阴肝经：柴胡。手太阳小肠经：羌活、藁本。手少阳三焦经：柴胡。手阳明大肠经：白芷。手太阴肺经：白芷、升麻，加葱白亦能走经。手少阴心经：独活。手厥阴心包经：柴胡。”张氏中药引经报使理论对后世影响极大，至今仍在临床实践中广泛应用。

3. 特色立法制方遣药

张元素对立法制方遣药研究很有特色，其理论主要来源于《内经》，又结合自己的医疗实践，因此对后世临证立法处方用药具有指导和启迪作用。

（1）三感之病与三才治法

张元素《医学启源·三感之病》根据《灵枢·百病始生》经义，提出“天之邪气感，则害人五脏，肝、心、脾、肺、肾，实而不满，可下之而已。水谷之寒热感，则害人六腑，胆、胃、三焦、膀胱、大肠、小肠，满而不实，可吐之而已。地之湿气感，则害人肌肤，从外而入，可汗而已。”从病邪侵害人体的部位，分析病邪在五脏，当用下法；病邪在六腑，当用吐法；病邪在肌肤，当用汗法。

另篇《医学启源·三才治法》又引证华氏《石函经》之论，进一步说明应用汗、吐、下祛邪三法时，“可下而不下，则使人心腹胀满，烦乱鼓胀；可汗而不汗，则使人毛孔闭塞，闷绝而终；可吐而不吐，则使人结胸上喘，水食不入而死”。据此，张元素发明汗、吐、下祛邪三法，先于张从正。其后，才有张从正“汗、吐、下三法该尽治病诠”之论。至于张从正“汗、吐、下攻邪”理论是否受到张元素的启示，则无从查考。

（2）气味厚薄与制方法度

张元素在《素问·阴阳应象大论》气味厚薄与升降浮沉理论的基础上，提出独具特色的制方法度。

《医学启源·制方法》曰：“夫药有寒、热、温、凉之性，有酸、苦、辛、咸、甘、淡之味，各有所能，不可不通也。夫药之气味不必同，同气之物，其味皆咸，其气皆寒之类是也。凡同气之物，必有诸味，同味之物，必有诸气，互相气味，各有厚薄，性用不等，制方者，必须明其用矣。”张元素根据药物气味厚薄、升降浮沉补泻之法，并结合升长化收成之理，把药物分为五类，详细记录于《医学启源·药类法象》之中。

【临证经验】

据《医学启源·张序》载，张元素“名满天下。洁古治病，不用古方，但云：古方新病，甚不相宜，反以害人。每自从病处方，刻期见效，药下如攫，当时目之曰神医”。由此可知，张元素的临床实践疗效卓著，经验丰富。故李东垣以千金求师，竟得大成。

一、临证主治心法

（一）内科病主治心法

1. 外感病主治心法

（1）伤风

凡解利伤风，以防风为君，甘草、白术为佐。经曰：辛甘发散为阳。风宜辛散，防风味辛，乃治风通用，故防风为君，甘草、白术为佐。

凡诸风，以防风为君，随证加药为佐。

恶风者，用防风二钱，麻黄一钱，甘草一钱。如头痛，加川芎一钱；项下脊旁至腰痛者，羌活一钱；体沉重，制苍术一钱；肢节痛，羌活一钱；目痛鼻干及痛，升麻一钱；或干呕、或寒热、或胁下痛者，俱加柴胡一钱。

（2）伤寒

凡解利伤寒，以甘草为君，防风、白术为佐，是其寒宜甘发散也。或有别证，于前随证治病药内选用，其分两以君臣论。

恶寒者，麻黄二钱，防风一钱，炙甘草一钱；头沉闷者，羌活一钱。

伤寒表热，服石膏、知母、甘草、滑石、葱、豉之类寒药，汗出即解。

如热病半在表、半在里，服小柴胡汤能令汗出而愈。

热甚，服大柴胡汤下之；更甚者，小承气汤下之；里热大甚者，调胃承气汤下之，或大承气汤下之。

发黄者，茵陈汤下之；结胸中，陷胸汤下之。

2. 内伤病主治心法

（1）头痛用药

头痛须用川芎，如不愈，各加引经药，太阳蔓荆，阳明白芷，少阳柴胡，太阴苍术，少阴细辛，厥阴吴茱萸。顶巅痛，用藁本，去川芎。

（2）诸痛随证治病用药

肢节痛，用羌活，风湿亦用之。

小腹痛，用青皮、桂、茴香。

腹痛用芍药，恶寒而痛加桂；恶热而痛加黄柏。

腹中窄狭，用苍术、麦芽。

下部腹痛用川楝子。

胁下痛，往来寒热，用柴胡。

胃脘痛，用草豆蔻。

气刺痛，用枳壳，看何经，分以引经药导之。

眼痛不可忍者，用黄连、当归根，以酒浸煎。

茎中痛，用甘草梢。

（3）咳嗽

凡嗽，以五味子为君，有痰者半夏为佐；喘者阿胶为佐；有热无热，俱用黄芩为佐，但分多寡不同耳。

嗽用五味、杏仁、贝母。

咳嗽有声无痰者，生姜、杏仁、升麻、五味子、防风、桔梗、甘草。

无声有痰者，半夏、白术、五味子、防风、枳壳、甘草，冬月须加麻黄、陈皮少许。

有声有痰者，白术与半夏、五味子、防风。

久不愈者，枳壳、阿胶。喘用阿胶。

（4）骨蒸潮热

骨蒸者，肺，气，石膏辛；血，黄芩苦。肾，气，知母；血，黄柏。

地骨皮，泻肾火，总治热在外（地为阴，骨为里，皮为表）。牡丹皮，治包火，无汗而骨蒸。知母，泻肾火，有汗而骨蒸。四物内加上地骨皮、牡丹皮，治妇人骨蒸。

潮热者，黄连、黄芩、生甘草。辰戌时发，加羌活；午间发，黄连；未间发，石膏；申时发，柴胡；酉时，升麻；夜间，当归根。

若有寒者，加黄芪、人参、白术。

（5）发热

肌热去痰，用黄芩；肌热亦用黄芪。

虚热，用黄芪，亦止虚汗。

（6）三焦湿热

去上焦湿及热，须用黄芩，泻肺火故也。

去中焦湿与痛，用黄连，泻心火故也。

脾胃受湿，沉困无力，怠惰嗜卧，去痰，用白术、枳实、半夏、防风、苦参、泽泻、苍术。

去下焦湿肿及痛，并膀胱火，必用汉防己、草龙胆、黄柏、知母。

凡下焦有湿，草龙胆、汉防己为君，黄柏、甘草为佐。

（7）腹胀

腹胀用姜制厚朴、紫草。腹中实热，用大黄、芒硝。

心下痞，用枳实、黄连。

破滞气，用枳壳（高者用之，能损胸中至高之气，三二服而已）、陈皮、韭白、木香、白豆蔻、茯苓。去滞气用青皮，多则泻元气。

调气用木香、香附子、丁香、檀香、沉香。

补气用人参、粳米。

（8）血证

破滞血用桃仁、苏木、红花、茜根、玄胡索、郁李仁。

补血不足，用甘草、当归、阿胶。

和血用当归，凡血受病皆用。

血刺痛用当归，详上下用根梢。

上部血，防风使，牡丹皮、剪草、天麦二门冬。中部血，黄连使。下部血，地榆使。

新血红色，生地黄；陈血瘀色，熟地黄。

（9）泄泻

凡水泻，茯苓、白术为君，芍药、甘草佐之。

完谷不化，而色不变，吐利腥秽，澄澈清冷，小便清白不涩，身凉不渴，脉细而微者，寒证也。谷虽不化，而色变非白，烦渴，小便赤黄而或涩者，热证也。凡谷消化，无问他证及色变，便为热也。寒泄而谷消化者，未之有也。

水泻，用白术、茯苓、芍药。水泻，米谷不化，防风；伤食微加大黄；腹胀，厚朴；渴者，白茯苓；腹痛，白芍药、甘草为主；冬月，白芍药一半，白术一半，夏月制黄芩。

（10）痢疾

凡痢疾腹痛，以白芍药、甘草为君，当归、白术为佐，见血先后，分三焦热论。

凡泻痢小便白，不涩为寒，赤涩为热。

又法曰：泻痢，白术、甘草；先见脓血，后见大便者，黄柏为君，地榆佐之；脓血相杂而下者，制大黄；先大便而后脓血者，黄芩二制，皆以当归根梢，详其上下而用之；腹不痛，白芍药半之。身体困倦，目不欲开，口不欲言，黄芪、人参；沉重者，制苍术。不思饮食者，木香、藿香叶。里急，大黄、芒硝、甘草下之。后重者，木香、藿香、槟榔和之。

（11）中风

手足不遂者，中腑，病在表。当先发汗，羌活、防风、升麻、柴胡、甘草各二钱，作一服，取发汗，然后行经养血，当归、秦艽、甘草、独活各一两，行经者，随经用之。

耳聋目瞀及口偏，邪中脏，病在里。当先疏大便，然后行经。白芷、柴胡、防风、独活各一两，又川芎半两，薄荷半两。上为末，炼蜜丸弹子大，每服一丸，细嚼，温酒下，茶清亦可。

（12）其他内科杂症

凡小便不利，黄柏、知母为君，茯苓、泽泻为使。

小便黄用黄柏，涩者加泽泻，余沥者杜仲。

凡疟疾，以柴胡为君，随所发之时，所属之经，分用引经药佐之。

去痰用半夏，热痰加黄芩，风痰加南星。

胸中寒邪痞塞，用陈皮、白术。然，多则泻脾胃。

渴者用干葛、茯苓、天花粉、乌梅，禁半夏。

心烦，用栀子仁、牛黄、朱砂、犀角、茯苓。

饮水多致伤脾，用白术、茯苓、猪苓。

宿水不消，用黄连、枳壳。

肾燥，香豉。

惊悸恍惚，用茯神、金虎睛珠。凡春加防风、升麻；夏加黄芩、知母、白芍药；秋加泽泻、茯苓；冬加桂、桂枝。

凡用纯寒纯热药，必用甘草，以缓其力；寒热相杂，亦用甘草，调和其性。中满者禁用，经曰：中满勿食甘。

（二）妇人病主治心法

1. 妊娠病

产妇临月未诞者，凡有病，先以黄芩、白术安胎，然后用治病药。发热及肌热者，黄连、黄芩、黄芪、人参。腹痛者，白芍药、甘草。感冒者，依前解利。

2. 产后病

产后诸病，忌用白芍药、黄芩、柴胡。内恶物上冲，胸胁痛者，大黄、桃仁。血刺痛者，当归。内伤发热，黄连。渴者，白茯苓。一切诸病，各依前法，惟渴去半夏，喘嗽去人参，腹胀忌甘草。

3. 带下病

妇人带下，举世皆曰寒，误之甚矣。所谓带下者，任脉之病也。经曰：任脉者，起于中极之下，以上毛际，循腹里，上关元，至于咽喉，上颐循面入目。注言：任脉自胞上，过带脉，贯络而上，然其病所发，正在带脉之分，而淋漓以下，故曰带下。其赤白说者，与痢义同，而无独寒者。

（三）小儿病主治心法

小儿但见上窜及摇头咬牙，即是心热，黄连、甘草。目连闪，肝热，柴胡、防风、甘草。若左腮红，是肝风，与钱氏泻青丸。右腮红，肺热，与泻白散。额上红者，是心热，与黄连一味。鼻上红，是脾热，与钱氏泻黄散。颏上红者，肾热，知母、黄柏皆二制，甘草炙。

凡治小儿病，药味与大人同，只剂料等差少。

如见腮、目胞赤，呵欠，嚏喷，惊悸，耳尖、手足梢冷，即是疮疹。三日后其证不减，亦不见疮苗，即以柴胡、升麻、甘草，加生姜煎，慎不可投以寒凉利脏腑之剂，使疮不能出，其祸不可测。

凡养小儿，酒肉油腻、生硬冷物及生水等，不可食，自无痞癖二证。惊风搐者，与破伤风同。

（四）疮疡主治心法

治疮疡，苦寒为君：黄芩、黄柏、黄连、知母、生地黄酒洗。甘温为佐：黄芪、人参、甘草。

大辛解结为臣（结者散之）：连翘、当归、藁本。通经以为使：手之三阳，手走头而头走足；足之三阴，足走脏而腹走手。

凡诸疮，以黄连为君，甘草、黄芩为佐。

辛温活血去瘀：当归梢、苏木、红花、牡丹皮（专治胃流血、凝血）。

脉浮者为在表，宜行经：黄连、黄芩、连翘、当归、人参、木香、槟榔、黄柏、泽泻。

在腰以上至头者，枳壳仍作引药，引至疮所。

伤皮：王瓜根、三棱、莪术、黄药子。

疮痛甚者：加用黄芩、黄连、黄柏、知母。痛者，以当归、黄芪止之。

脉沉者在里，当疏利脏腑，利后，用前药中加大黄，取利为度，随虚实定分两。

必先岁气，无伐天和：春防风、升麻；夏黄芩、知母、白芍药；秋泽泻、茯苓；冬桂、桂枝。

补胃实胃进饮食：橘皮、人参、甘草。

内实内热者：黄连、黄柏、知母。

表虚表寒者：黄芪、人参、桂枝。

气虚气弱者：陈皮、黄芪、人参入脾。

气实气结者：青皮、厚朴、木香、沉香。

血虚者：生地黄、当归身。

血实，恶血积聚者：当归梢、苏木、红花。

散阴疮之结聚排脓者：肉桂，入心，引血化汗化脓。

出疮毒消疮肿：鼠粘子，用半生半熟，解表里，一名大力子、牛蒡子、恶实子。

疮出膈以上，须用防风上节、羌活。桔梗，此一味为舟楫，使诸药不能下沉。

疮出身中以下，须用酒水中半盏。

疮坚而不溃者：昆布、王瓜根、广茂、京三棱。

十二经中但有疮，皆血结气聚，必用连翘。

疮发而渴者：加葛根。

疮出而呕吐者：半夏、姜屑。

疮出而渴闷者：黄连。

疮出而饮水者：泽泻、茯苓。

疮出而大便不通者：煨大黄。

大便结燥而难得者：桃仁、麻子仁、郁李仁。

上焦有疮者：须用黄芩酒洗。

中焦有疮者：须用黄连酒洗。

下焦有疮者：须用黄柏、知母、防己，俱酒洗。

先有燥热而病疮者：盖胃火受邪，当补肾水之不足，黄柏、知母。

因酒过多疮出者：当除膀胱留热，用泽泻、防尾。

泻肾火，补下焦元气：生甘草梢。

补三焦元气，调和诸药，共力成功者：炙甘草。

马刀、挟瘿须用：昆布、王瓜根、草龙胆。

马刀未破而坚者须用：广茂、京三棱。

凡痔漏，以苍术、防风为君，甘草、芍药为佐，详别证加减。

二、创立新方传世

（一）调补脾胃之名方——枳术丸

枳术丸，出自李东垣《内外伤辨惑论·辨内伤饮食用药所宜所禁》：“易水张先生枳术丸”。《脾胃论》亦有记载，但未明确说明出自张元素。李东垣从师于张元素，是中国医学史上“金元四大家”之一，属易水学派，是中医“补土派”的创始人。李东垣的脾胃学说，与其师张元素的学术思想密切相关。

主治：脾胃虚弱，饮食停滞，脘腹胀满，不思饮食。

药物组成：白术二两，枳实（麸炒黄色，去穰）一两，荷叶裹烧饭为丸。

制备方法及用法：两药同为极细末，荷叶裹烧饭为丸，如梧桐子大。每服五十丸，多用白汤下，无时。白术者，本意不取其食速化，但令人胃气强实，不复伤。

处方特点：枳术丸为治痞、消食、强胃之要方。主要应用于内科消化系统疾病。处方特点为消补兼施，升降相济。白术健脾益气，枳实消痞除满；寓消于补，不为峻利；补不碍滞，消不伤正。荷叶升清以养胃，枳实下气以消痞，脾得升清，胃得消食，对于脾胃失于健运、饮食消化异常等证，确有疗效。该方为张元素从《金匮要略》枳术汤改变剂型而来。枳术汤为水饮蓄胃所设，重用枳实，以消为主；枳术丸为强胃消食所设，倍用白术，以补为主。

方剂变化：该方加减化裁，变方颇多。

（1）橘皮枳术丸

出处：《内外伤辨惑论·辨内伤饮食用药所宜所禁》《脾胃论·论饮酒过伤》。

处方：橘皮、枳实（麸炒，去穰）各一两，白术二两。上为细末，荷叶裹烧饭为丸，如梧桐子大。每服五十丸，熟水送下，食远。

主治：老幼元气虚弱，饮食不消，或脏腑不调，心下痞闷。

（2）曲蘖枳术丸

出处：《内外伤辨惑论·辨内伤饮食用药所宜所禁》。

处方：枳实（麸炒，去穰）、大麦蘖（面炒）、神曲（炒）各一两，白术二两。上为细末，荷叶裹烧饭为丸，如梧桐子大。每服五十丸，温水送下，食远。

主治：为人所勉劝强食之，致心腹满闷不快。

（3）木香枳术丸

出处：《内外伤辨惑论·辨内伤饮食用药所宜所禁》。

处方：木香、枳实（麸炒，去穰）各一两，白术二两。上为细末，荷叶裹烧饭为丸，如梧桐子大。每服五十丸，温水送下，食远。

主治：破滞气、消饮食、开胃进食。

（4）半夏枳术丸

出处：《内外伤辨惑论·辨内伤饮食用药所宜所禁》《脾胃论·论饮酒过伤》。

处方：半夏（汤洗七次，焙干）、枳实（麸炒）各一两，白术二两。上为极细末，荷叶裹烧饭为丸，如绿豆大。每服五十丸，温水送下，添服不妨。热汤浸蒸饼为丸亦可。

主治：因冷食内伤。

（5）三黄枳术丸

出处：《内外伤辨惑论·辨内伤饮食用药所宜所禁》。

处方：黄芩二两，黄连（酒洗）、大黄（湿纸裹煨）、神曲（炒）、橘皮各一两，枳术（麸炒）五钱。上为细末，汤浸蒸饼为丸，如绿豆大一倍。每服五十丸，白汤送下，量所伤服之。

主治：伤于肉食湿面辛辣厚味之物，填塞闷乱不快。

（6）白术丸

出处：《内外伤辨惑论·辨内伤饮食用药所宜所禁》。

处方：枳术（炒黄）一两一钱，白术、半夏（汤浸）、神曲（炒黄）各一两，橘皮（去穰）七钱，黄芩五钱，白矾（枯）三分。上为极细末，汤浸蒸饼为丸，如绿豆大一倍。每服五十丸，白汤送下，量所伤加减服之。素食多用干姜，故加黄芩以泻之。

主治：伤于豆粉湿面油腻之物。

（7）木香干姜枳术丸

出处：《脾胃论·论饮酒过伤》。

处方：木香三钱，干姜（炮）五钱，枳实（炒）一两，白术一两五钱。上为极细末，荷叶裹烧饭为丸，如梧桐子大。每服三五十丸，温水送下，食前。

主治：破除寒滞气、消寒饮食。

（8）木香人参生姜枳术丸

出处：《脾胃论·论饮酒过伤》。

处方：干生姜二钱五分，木香三钱，人参三钱五分，陈皮四钱，枳实（炒黄）一两，白术一两五钱。上为细末，荷叶裹烧饭为丸，如梧桐子大。每服三五十丸，温水送下，食前。忌饱食。

主治：开胃进食。

此方加减化裁，变方颇多。如曲麦枳术丸（《医学正传·内伤》）：枳术丸加神曲、麦芽，具健脾消食之功效，治疗饮食太过，致心腹满闷不快。橘半枳术丸（《医学入门·拾遗》）：枳术丸加半夏、橘皮，具顺气宽中、消食化痰之功效，治疗饮食伤脾，停积痰饮，心胸痞闷。香砂枳术丸（《摄生秘剖》）：枳术丸加砂仁、木香，具健脾开胃、行气消胀之功效，以破滞气、消宿食、开胃进食。消饮丸（《深师方》）：枳实、白术、茯苓、炮姜，治疗停饮胸满呕逆、不思饮食等。

（二）分经论治之代表——九味羌活汤

九味羌活汤，出自王好古《此事难知·太阳证》，其人为张元素弟子，是书明确说明：该方为易老即张元素由《伤寒论》大青龙汤等改方而成，口传心授于弟子。依据原书，整理归纳如下。

主治：太阳证，头痛发热，自汗恶风，脉当缓而反紧，伤风得伤寒脉也。或太阳证，头痛发热，无汗恶寒，脉当急而反缓，伤寒得伤风脉也。九味羌活汤，不独解利伤寒，治杂病有神。

药物组成：羌活、防风、苍术、细辛、川芎、香白芷、生地黄、黄芩、甘草。以上九味，虽为一方，然亦不可执，执中无权，犹执一也，当视其经络前后左右之不同，从其多少大小轻重之不一，增损用之，其效如神。

制备方法及用法：㕮咀，水煎服，若急汗热服，以羹粥投之；若缓汗温服，而不用汤投之也。中风行经者，加附子。中风秘涩者，加大黄。中风并三气合而成痹等证，各随十二经上下内外，寒热温凉，四时六气，加减补泻用之。炼蜜作丸尤妙。

处方特点：九味羌活汤是治疗外感风寒湿邪而兼有里热证的方剂，广泛应用于治疗内科、皮肤科、神经科等疾病。此方特点，一是体现张元素"药物归经""分经论治"。主治太阳证，君药羌活入太阳经而治肢节疼痛；臣药防风入太阳经而治一身尽痛，并以苍术除湿而下安太阴，又以细辛治少阴头痛，以白芷治阳明头痛，以川芎治厥阴头痛，以生地黄治少阴心热在内，以黄芩治太阴肺热在胸，强调"视其经络前后左右之不同，从其多少大小轻重之不一，增损用之"。二是"升散"和"清热"结合。正如《顾松园医镜》所云："以升散诸药而臣以寒凉，则升者不峻；以寒凉之药而君以升散，则寒者不滞。"

（三）湿热疼痛之圣方——当归拈痛汤

当归拈痛汤，出自张元素《医学启源·五行制方生克法》，为指导后学立法处方的示例。依据原方，说明如下。

主治：湿热为病，肢节烦痛，肩背沉重，胸膈不利，遍身疼，下注于胫，肿痛不可忍。

药物组成：羌活半两　防风三钱，二味为君　升麻一钱　葛根二钱　白术一钱　苍术三钱　当归身三钱　人参二钱　甘草五钱　苦参酒浸，二钱　黄芩一钱，炒　知母三钱，酒洗　茵陈五钱，酒炒　猪苓三钱　泽泻三钱

制备方法与用法：上，锉如麻豆大，每服一两，水二盏半，先以水拌湿，候少时，煎至一盏，去滓温服，待少时，美膳压之。

处方特点：当归拈痛汤为清热利湿之剂，广泛应用于内科、外科、皮肤科等疑难病证。清代汪昂《医方集解》总结历代医家对本方的主治范围：东垣治湿热相搏，肢节烦痛，肩背沉重，或偏身疼痛；或脚气肿痛，脚膝生疮，脓水不绝；及湿热发黄，脉沉实紧数动滑者。湿则肿，热则痛，足膝疮肿，湿热下注也；发黄，湿热熏蒸脾胃也；脚气，多主水湿，亦有夹风、夹寒之异；湿热胜而为病，或成水疮，或成赤肿丹毒，或如疝气攻上引下，均可用此汤损益为治。此方特点是祛风、清热、利湿、扶正四法并用，解表清里、上下分消，使湿气得以宣通。故清代张石顽称此方为治"湿热疼痛之圣方"。

【后世影响】

张元素的学术思想及其著述，对中医药学发展具有深远的影响，更有开创易水学派之卓著功绩，对中医理论体系有所突破和创新。

一、历代评价

张元素为《金史》入传之医家，历代医家对其评价甚高，众口皆赞。

明代李时珍对张元素推崇备至，给予高度重视和极力褒奖，不仅将其著作《脏腑虚实标本用药式》《洁古珍珠囊》等收入《本草纲目》之中，并为《洁古珍珠囊》作序："时珍曰：书凡一卷，金易州明医张元素所著。元素字洁古，举进士不第，去学医，深阐轩岐秘奥，参悟天人幽微。言古方新病不相能，自称家法。辨药性之气味、阴阳、厚薄、升降、浮沉、补泻、六气、十二经，及随证用药之法，立为主治、秘诀、心法、要旨，谓之《珍珠囊》，大扬医理。《灵》《素》之下，一人而已。"

明代永乐年间太医院院判蒋用文为元代罗天益《卫生宝鉴》序文："天愍斯民，嗣生豪杰，而刘河间、张洁古、李东垣诸公者，挺然复出，启前圣不传之秘，焕然为后学之模范。"

清代范锴《华笑庼杂笔》引《王祎忠文集》："张洁古、刘守真、张子和、李明之四人者作，医道于是乎中兴。"

清乾隆年间，柯怀祖为明代汪绮石《理虚元鉴》作序，其云："医学祖《灵》《素》《难经》，而方不传。制方首推仲景，嗣后各立一说。仲景治冬寒，而河间明温暑，洁古理脾胃，东垣讲内伤，子和攻痰饮，丹溪究阴虚，六家为医学之宗主。"

如此，自金元之后，历代医家著书，赞赏者众，印证张元素之论之方之药，又不胜枚举。张元素创新医理，医术高明，自成一家之言，从而载誉史册，永世流芳。

二、学派传承

张元素阐发《内经》《中藏经》等关于脏腑病机及其辨证论治的理论，自成学术体系，因其所居河北易州，故称"易水学派"。

（一）张璧

张璧，张元素之子，号云岐子，见于《古今医统大全·历世圣贤名医姓氏》。张璧子继父业，以《内经》《脉经》为本，参以仲景及后世诸家脉论，并薪火相传，阐以己见，对脉学、针法研究较为深入。代表著作有《云岐子保命集论类要》《云岐子七表八里九道脉诀论并治法》《洁古老人注王叔和脉诀》《云岐子论经络迎随补泻法》等。

（二）李杲

李杲，张元素之门下高弟，字明之，晚年自号东垣老人，真定（今河北省正定）人，生于

1180年，卒于1251年。张元素以《医学启源》传授李杲，其脏腑辨证论治、气机升降出入等学术思想，杲尽得其传而又独有发挥，通过长期的临床实践，提出“内伤脾胃，百病由生”的观点，形成了独具一格的脾胃学说，另辟“补土派”，为金元四大家之一。代表著作有《脾胃论》《内外伤辨惑论》《兰室秘藏》《活法机要》《医学发明》《东垣试效方》等。

（三）王好古

王好古，张元素之入门弟子，字进之，号海藏，赵州（今河北省赵县）人，生于1200年，卒于1264年。王好古曾经与李杲一起学医于张元素，后又师事李杲。张元素强调脏腑辨证，李杲阐发脾胃理论，王好古传易水学派之说，师承张、李之学，又独创内伤阴证理论，主张温补脾肾。代表著作有《阴证略例》《汤液本草》《医垒元戎》《此事难知》《斑论萃英》等。

（四）罗天益

罗天益，李杲之入门弟子，字谦甫，号容斋，河北真定（正定）人，生于1220年，卒于1290年。从师于李杲晚年（1244年以后），学医凡十数年，尽得其术。罗天益的学术思想，遥承于洁古，授受于东垣，突出脏腑辨证、脾胃理论、药性药理的运用，承前启后，为促进易水学派发展的重要医家。代表著作有《卫生宝鉴》等。

（五）对明清医家的影响

易水学派倡脏腑病机证治，经李杲、王好古、罗天益等名家的继承发展，以脾胃学说、温补脾肾等方面研究尤其见长，对明清温补学派医家如薛己、李中梓、张介宾、赵献可、张璐、沈朗仲、尤在泾等医家很有影响，并在此基础上有所发展，皆为中国医学史中杰出人物。

三、后世发挥

易水学派学术体系的核心，即脏腑病机证治，尤其以脾胃学说见长，兼及于肾，实乃补土派、温补学派之发源；张氏中药分类、药性、归经理论，对后世本草学的发展创新具有重要贡献。

（一）补土派之创新

李东垣继承张氏之学，发扬脏腑病机辨证，以脾胃学说立论，为“补土派”的创始人。李东垣主张脾胃为元气之根本，为血气阴阳之根蒂；脾主升清、胃主降浊，脾胃为气机升降之枢纽；内伤脾胃，百病由生。内伤之病，“始病热中”，由于脾胃气机升降失常，运化失职，而元气不足，气火失调，阴火内生，而成内伤热中证，故治以甘温之剂补益脾胃，升其阳气；并有内伤、外感之辨，以辨阴证阳证、辨脉、辨寒热、辨手心手背、辨口鼻、辨头痛、辨筋骨四肢、辨渴等，以为辨证论治之发挥。

王好古传承易水学派理论，重视对伤寒阴证之探索，补其师李东垣先生之不逮，独创内伤阴证理论，发挥“洁古老人内伤三阴例”（《阴证略例》），完善东垣内伤病之“末传寒中”，言伤在太阴、伤在少阴，重在内伤脾、肾，故以温补脾肾为法。并以《阴证略例·论元阳中脱有内外》为题，论及阳从内消、阳从外走之元阳脱失，治以斡旋中气，回阳救逆，在临床应用方面很有意义。

罗天益发展易水学派理论，多采李东垣之脾胃学说，参以已见，更有创新，故谓“李氏之学得罗氏而益明”。强调脾胃伤须分饮食，作“食伤脾胃论”“饮伤脾胃论”，使脾胃病的病因病机更加完善；阐发劳倦伤当辨寒热，论言“劳倦所伤虚中有热”“劳倦所伤虚中有寒”，遣方用药重视甘温，善以调气；并分辨三焦气血以泻热除寒，启发后世温病学派，真乃青出于蓝而胜于蓝。

（二）温补脾肾学派之演变

明清时期，易水学派重视脾胃、兼及肾命的理论，有进一步发展和演变，私淑张元素、李东垣者，有薛立斋、赵献可、张介宾、李中梓等医家，并形成温补脾肾理论及其学派。

薛立斋，字新甫，名己，明代吴县（江苏苏州）人。自幼继承家学，通晓各科，尤其儿科、外科颇有造就。鉴于明代初中期河间、丹溪之学盛行，用药多寒凉，以成时弊。故薛雪以张元素、李东垣脾胃学说为渊源，又注重肾中水火，以温补脾肾著称。代表著作《内科摘要》载 202 例薛雪医案，脾胃亏损 43 例，饮食劳倦 13 例，元气亏损 25 例，命门火衰 8 例，肾虚火动 7 例，脾肾亏损 29 例，脾肺肾亏损 39 例，脾肺亏损 20 例，肝肾亏损 4 例，脾肝肾亏损 14 例。脾胃亏损者，多以东垣补中益气汤为主；肾中水火不足者，又以张元素所倡仲景八味地黄丸以益火之源，以钱乙六味地黄丸壮水之主。脾肾并重，温补为主，源于易水，而又加以发挥，故为开温补脾肾先河之大家。

赵献可，字养葵，自号医巫闾子，明代鄞县人。赵氏善易精医，遵从李东垣、薛己，重视肾水命火，对命门学说尤有贡献。自此，易水学派学术思想，由研究后天脾胃转向先天肾命，为之一变。代表著作《医贯》以命门为人身之大主，位居两肾之间，内具相火，为十二脏腑之根，为性命之原。脾肾关系，则以肾命总赅脾胃，论曰：“焉知坤土是离火所生，而艮土又属坎水所生耶？明乎此，不特医学之渊源有自，而圣贤道统之传，亦自此不昧，而所谓一贯也。”赵氏强调命门，撰“先天要论”，亦重于脾胃，立“后天要论”，并列专篇“补中益气汤论”，谓之：“今称补中益气汤，为万世无穷之利，其义云何？曰此发前人之所未发，继仲景、河间而立，意义深远也。”

张介宾，字会卿，号景岳，别号通一子，明代医学家，原籍四川绵竹，后徙居浙江会稽（今绍兴）。从名医金英（梦石）学医，尽得其传。代表著作有《类经》《类经图翼》《类经附翼》《景岳全书》《质疑录》等。其年轻时较为崇信朱丹溪，中年之后转而精研张元素、李东垣之学。在命门学说的启示下，提出肾中命门为藏精之所，著“命门余义”，谓之“命门有火候，即元阳之谓也，即生物之火”“命门有生气，即乾元不息之机也，无生则息”“命门有门户，为一身巩固之关”“命门有阴虚，以邪火之偏胜也。邪火之偏胜，缘真水之不足”。并著“大宝论”“真阴论”等，重视温补真阴真阳，又创立左右归丸、左右归饮诸方剂，方中喜用熟地，后世又称其“张熟地”。

李中梓，字士材，号念莪，明代华亭（江苏松江）人。以“先后天根本论”，发扬张元素、赵献可之学，提出“先天之本在肾”；又受李东垣、薛己等的影响，提出“后天之本在脾”。并立“水火阴阳论”，主张“人身之水火，即阴阳也，即气血也”“气血俱要，而补气在补血之先；阴阳并需，而养阳在滋阴之上”。至此，明代重视脾肾，已臻成熟。

清代，又有高鼓峰、吕留良、董废翁取法赵献可之论；沈朗仲、马元仪、尤在泾传承李中梓之学，使易水学派发扬光大，由明至清，源远流长。

（三）本草学之拓展

张元素开拓中药学的分类、药性及归经报使的理论和实践，为中药学研究做出重大贡献。明代李时珍给予高度重视和极力褒奖，不仅将其著作《脏腑虚实标本用药式》《洁古珍珠囊》等收入《本草纲目》之中，并为《洁古珍珠囊》作序，对张元素“辨药性之气味、阴阳、厚薄、升降、浮沉、补泻、六气、十二经，及随证用药之法，立为主治、秘诀、心法、要旨”大加赞扬。

1. 中药分类之启发与示范

张元素常用脏腑经络分类法以归纳药物，指导临床应用，尤嫌不足，合运气学说，另著“药类法象”，以生、长、化、收、藏分类本草；并且，以《脏腑标本寒热虚实用药式》为典范，辨别气、血、寒、热、虚、实分别用药，对后世中药学分类很有启发。

张元素之弟子王好古，著《汤液本草》，尽传其学，收入“药类法象”诸篇以阐述之，取法自然界风升生、热浮长、湿化成、燥降收、寒沉藏之五行、五气、五化等升降浮沉机制，归纳药物性能和功用。《四库全书总目提要》称“好古受业于洁古，而讲肄于东垣，故于二家用药尤多征引焉。”“此书所列，皆从名医试验而来，虽为数无多，而条例分明，简而有要，亦适于实用之书矣。”

清代凌奂《本草害利》自序言及，得其师吴古年《本草分队》，谓之“盖脏腑，即地理也，处方如布阵也，用药如用兵将也。病本在于何经，即以君药主将标于何经。为臣使之药，即所以添兵弁。识得地理，布成阵势，一鼓而战，即能殄灭贼氛，即所谓病退也。”故将药物按脏腑分队，为心部分队、肝部分队、脾部分队等，在每部分队之后，再以补泻温凉陈述，并论利害得失。其实，此正张元素《脏腑标本寒热虚实用药式》之中药分类模式，后人加以补充而已。

2. 中药气味厚薄、升降浮沉药性之发展

张元素《医学启源》卷之下“用药备旨”，以“气味厚薄寒热阴阳升降之图”作为开篇，其后分别从药性要旨、用药升降浮沉补泻法、脏气法时补泻法、治法纲要、用药用方辨、药性生熟用法、药用根梢法等，系统讨论中药气味厚薄、升降浮沉药性，并以此为中药分类方法，以传后学。

明代李时珍《本草纲目·序例》立“气味阴阳”“升降浮沉”专篇对中药气味厚薄药性的学术传承有明确记述，略述如下。

（1）气味阴阳

“《阴阳应象论》曰：……味厚者为阴，薄者为阴中之阳；气厚者为阳，薄者为阳中之阴。味厚则泄，薄则通；气薄则发泄，厚则发热。

元素曰：……凡同气之物必有诸味，同味之物必有诸气。气味各有厚薄，故性用不同。

杲曰：味之薄者则通，酸、苦、咸、平是也。味之厚者则泄，咸、苦、酸、寒是也。气之厚者发热，辛、甘、温、热是也。气之薄者渗泄，甘、淡、平、凉是也。渗谓小汗，泄谓利小便也。”

（2）升降浮沉

李杲曰："药有升、降、浮、沉、化，生、长、收、藏、成，以配四时。……是以味薄者，升而生；气薄者，降而收；气厚者，浮而长；味厚者，沉而藏；气味平者，化而成。但言补之以辛、甘、温、热及气味之薄者，即助春夏之升浮，便是泻秋冬收藏之药也。在人之身，肝心是矣。但言补之以酸、苦、咸、寒及气味之厚者，即助秋冬之降沉，便是泻春夏生长之药也。在人之身，肺肾是矣。淡味之药，渗即为升，泄即为降，佐使诸药者也。"

王好古曰："味薄者升：甘平、辛平、辛微温、微苦平之药是也。气薄者降：甘寒、甘凉、甘淡寒凉、酸温、酸平、咸平之药是也。气厚者浮：甘热、辛热之药是也。味厚者沉：苦寒、咸寒之药是也。气味平者，兼四气四味：甘平、甘温、甘凉、甘辛平、甘微苦平之药是也。"

李时珍曰："酸咸无升，甘辛无降，寒无浮，热无沉，其性然也。而升者引之以咸寒，则沉而直达下焦；沉者引之以酒，则浮而上至颠顶。此非窥天地之奥而达造化之权者，不能至此。一物之中，有根升、梢降，生升、熟降，是升降在物亦在人也。"

李东垣、王好古、李时珍、汪昂等医家宗经典之理，传元素之学，使中药气味厚薄、升降浮沉药性得以完善。

现代《临床中药学》（《中药学》）教科书的总论药性部分，大多以四气、五味、升降浮沉、归经作为章节阐述。虽中药升降浮沉、归经理论源自《内经》《伤寒论》《神农本草经》等经典著作，但全面系统发扬升降浮沉之药性、正式明确提出药物归经、引经报使之理论，乃张元素之重大贡献。

3. 中药归经、引经报使理论之成熟

中药归经理论发端于《内经》，其五味所入五脏等论述，对食物、药物的脏腑亲和性、趋向性具有启示作用。

《伤寒论》则以六经辨证、分经论治为药物归经奠定基础，作为经方之祖，其分经用药规律无疑对张元素所创药物归经理论，具有指导作用和深刻影响。

张元素首创中药归经、引经报使理论，与其首创中药进行脏腑经络分类法一脉相承。虽尚未明确药物"归经"二字，但中药归经、引经报使理论在洁古老人《珍珠囊》《医学启源》皆有专题记载。

王好古《汤液本草》，集张元素、李东垣关于药物归经理论之大成，并有所补充完善。各药下分别有性味、阴阳属性、功能、所属经脉，或有炮制方法、用药禁忌等；并专论引经报使之药。

明代徐彦纯《本草发挥·卷四》，著录张元素《医学启源》卷之下原文，"校刻叙论"则阐述中药学发展历史，张元素在中药学研究方面的贡献昭然纸上。该篇如是说："后世言方药，祖《神农本草》。阐其义者，洁古张氏，东垣李氏，海藏王氏诸家。"

明代李时珍《本草纲目·序例》给予高度评价，列出"引经报使"，直接引用洁古《珍珠囊》。

其后，明代刘文泰《本草品汇精要》、贾如力《药品化义》等皆将中药"行某经、入某经"作为药性陈述。至清代沈金鳌《要药分剂》明确"归经"二字，且将"归经"作为专项列于"主治”项下，使中药归经理论从此进入中药药性的研究领域，并进一步丰富完善，日趋成熟。

综上所述，在中医药学发展的历史长河中，张元素作为易水学派的创始人，继承轩岐、仲景经典，参悟华佗、钱乙医术，发扬脏腑病机证治，首创中药归经与引经报使理论，以六气法象作为中药分类依据，重视脾胃、命门理论指导临床，宋金时期自成一家，名满天下，又有李东垣、王好古、罗天益等传承其学，私淑者众，贡献卓著，故青史留名，为中医药学立德、立功、立言，以成千古不朽，永世传颂！

辽宁中医药大学　郑洪新　李敬林

【参考文献】

[1] 张元素. 医学启源 [M]. 北京：人民卫生出版社，1978.

[2] 郑洪新. 张元素医学全书 [M]. 北京：中国中医药出版社，2006.

[3] 李志强，杜鹃，孙仕润. 归经学说与辨证理论的关系探讨 [J]. 世界中西医结合杂志，2013，8 (6)：544 -546.

[4] 俞仲毅，韩翠翠. 中药升降浮沉研究相关问题探讨 [J]. 上海中医药大学学报，2013，27 (3)：7 -12.

[5] 杨昆蓉，褚贵保. 张元素遣方用药特色探析 [J]. 云南中医学院学报，2013，30 (1)：78 -79.

[6] 王斌，马运涛. 吴深涛运用当归拈痛汤治疗湿热型消渴病痹证举隅 [J]. 实用中医内科杂志，2012，26 (10)：14 -15.

[7] 张再康，张紫微. 河间学派和易水学派形成发展过程中的异同比较 [J]. 中医杂志，2012，53 (15)：1339 -1340.

[8] 杨丽莎，王彤. 张元素医学思想及临证经验探析 [J]. 北京中医药大学学报（中医临床版），2011，18 (2)：32 -34.

[9] 陈焉然，龙慧珍. 张元素论治脾胃病经验探讨 [J]. 现代中西医结合杂志，2011，20 (9)：1119 -1120.

[10] 王浩，田佳星，廖江铨，等. 当归拈痛汤在湿热痹证中的配伍组方思想浅析 [J]. 中国中医基础医学杂志，2010，16 (10)：925 -926.

[11] 卢红蓉. 张元素脏腑病机特点研究 [J]. 中华中医药杂志，2010，25 (8)：1178 -1179.

[12] 彭天忠，刘锐. 张元素药性调节观探析 [J]. 中医文献杂志，2010，28 (3)：14.

[13] 金香兰，王左原. 试论张元素对五运六气的继承与发展 [J]. 中国中医基础医学杂志，2009，15 (8)：561 -562.

[14] 黄田镔，黄晓朋. 《医学启源》学术成就析要 [J]. 福建中医学院学报，2009，19 (1)：58 -59.

[15] 安莉萍，辛小红，陈利欣. 由当归拈痛汤管窥张元素遣方用药的思想 [J]. 中华中医药学刊，2008，26 (7)：1407 -1409.

[16] 袁艳丽，和中浚. 金元医家学术流派产生的社会文化因素 [J]. 南京中医药大学学报（社会科学版），2007，8 (3)：143 -146.

[17] 程昭寰，王永炎. 张元素气味配伍理论述要 [J]. 浙江中医杂志，2003，38 (10)：3 -4.

[18] 王和天，董子亮，赵荣莱. 《脏腑标本虚实寒热用药式》对中药学的贡献 [J]. 北京中医，2000，19 (3)：42 -43.

[19] 高磊，李岩. 九味羌活汤加减治疗风湿型头痛28例 [J]. 四川中医，1999，17 (8)：35.
[20] 符友丰. 刘河间、张洁古生年考 [J]. 中医文献杂志，1995 (2)：21-22，27.
[21] 鲍晓东.《洁古家珍》问世原委窥测 [J]. 浙江中医学院学报，1994，18 (3)：40-41.
[22] 任翼. 张元素生年小考 [J]. 辽宁中医杂志，1993，20 (2)：23-24.
[23] 朱中骥. 当归拈痛汤临证心得 [J]. 湖南中医杂志，1992，8 (5)：16-17.
[24] 杨天荣. 张元素对脾胃学说的两大贡献 [J]. 北京中医，1992，11 (4)：34-36.
[25] 孙志芳. 试论易水学派的发展及其对后世医学的影响 [J]. 河北中医，1986，8 (4)：6-8.
[26] 张述峰. 刘完素与张洁古 [J]. 云南中医学院学报，1981，4 (4)：29.
[27] 余瀛鳌. 枳术丸源流及其变方 [J]. 中医杂志，1980，21 (5)：68.
[28] 盛励. 金代医家张元素组方思想的研究 [D]. 北京：北京中医药大学，2011.

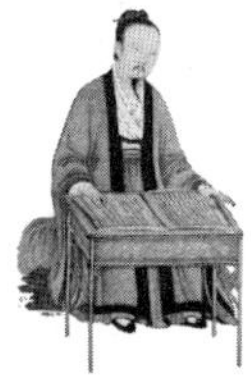

张子和

内容提要

张子和，名从正，号戴人，约生于金贞元四年（1156），卒于金正大五年（1228），金代睢州考城人，“金元四大家”之一。《儒门事亲》是其医学代表作，集中体现了张子和的学术思想与医疗经验。该书提出“病由邪生，攻邪已病”的疾病生成观和治疗观，以汗、吐、下为治疗大法，用药力主寒凉；强调“寓补于攻，养生当论食补”；以“刺血攻邪”法，丰富了针灸治疗理论；“药邪致病论”指出，补药若使用不当则同样可以成为病邪；创造性地提出了“三法六门”的分类辨证方法，并据此创制了多首方剂，如禹功散、导水丸、浮萍散、桂苓汤等；对于七情致病，提出了“九气感惑论”，强调情志因素对疾病发生和预后的影响。张子和的学术思想和临床经验，对后世产生了非常深远的影响，至今仍有效地指导着临床实践，值得认真学习和深入研究。

【概述】

一、生平简介

张子和，名从正，号戴人，约生于南宋绍兴二十六年，即金贞元四年（1156），卒于至南宋绍定元年，即金正大五年（1228），金睢州考城人（今河南省民权县）。金元时代著名医家，也是后世所称“金元四大家”之一。

张从正私淑河间刘完素，对《内经》《难经》《伤寒论》等典籍颇有研究。《归潜志·卷六》记载：“‘从正’二字，为其初名，后更名子和。家事业医，晚年师从眼科名医姜仲云，终年73岁，金元四大医家之一，崇奉刘完素学说，认为‘病由邪生，攻邪已病’。在治法上专主攻邪，疗疾遣方擅用汗、吐、下三法，处方亦以寒凉药物为主，后人称之为攻下派。”

张子和10余岁从父学医，20余岁悬壶应诊。他久居河南陈州，即今河南周口市一带，医案中有“陈州张戴人”的记载。其医疗足迹遍及河南省，还包括今之江苏、安徽、湖北、山东等地。其代表著作《儒门事亲》于1228年刊行。张子和学宗《内经》《难经》及张仲景，私淑刘河间，兼采诸家之长；所诊治的疾病，涉及内、外、妇、儿、咽喉、五官等各科；用药力主寒凉，独特地运用汗、吐、下三法，在中医学发展史上产生了深远的影响。

关于张子和的故里及侨居地，《儒门事亲》“胶瘤”案载：“郜城，戴人之乡也。”郜城，即考城，是张子和里籍。清·康熙年间《考城县志·卷一·沿革》记载：“金初属曹州，又改属睢州”。民国《考城县志·卷十》记载：“今曹之考城东南有北郜城路史。”1928年建置民权县时，旧考城地域从睢县划归民权县。据考，金代考城遗址即今民权县林七乡西南二里旧县集处。史料所言“睢州”“考城”均应指今河南民权县，而非现之睢县或兰考县。其地应在今山东省曹县以南，河南省民权县以东约20公里处。《儒门事亲》颐斋引云“宛丘张子和”，《归潜志》言子和“久居陈”，“伏瘕”案谓“除得陈州张戴人方愈”，“腰胯痛”案亦说“闻得陈郡有张戴人，精于医”。因此，宛丘、陈州都是指张子和侨居地而非故里。古宛丘，为春秋时陈国国都，地在今河南淮阳县境。《河南通志》记载其“与麻知几辈，日游，㶏水之上”，㶏水一称殷水，即今沙河，又称殷河，源于许昌，流经郾城等地，入颖水。

二、著作介绍

（一）《儒门事亲》

《儒门事亲》15卷，约20万言，具体成书年代，现多认为是1228年（南宋绍定元年，即金正大五年）。此书集中反映和体现了张子和的学术思想和独特的治疗经验，是其代表性著作。书中收入论文30篇，病例250则，内容涉及内、外、妇、儿、五官各科，其中属内科范围者多于3/4，书名取“惟儒者能明其理”“而事亲者当知医也”之意。本书并非张子和一人独撰，其中张子和

"儒门事亲三卷"，为张子和亲自撰写的内容，集中反映了其学术思想和医疗经验；"刘河间先生三消论"，是麻知几搜求遗书所得；其他临床病案，所用方剂，汇集的古人经验方，是由其学术传承人所编撰。如书中"治法心要一卷"，李濂曰："盖子和草创之，知几润色之，而仲明又摭其遗，为治法心要。"此书是与麻知几、常仲明三人合作完成，载方400余首。《四库全书总目提要》记载其书"有说、有辨、有记、有解、有诫、有笺、有诠、有式、有断、有论、有疏、有述、有衍、有决"。

目前通行的《儒门事亲》15卷本，由儒门事亲三卷、治病百法二卷、十形三疗三卷、杂记九门一卷、撮要图一卷、治病杂论一卷、三法六门一卷、刘河间先生三消论一卷、治法心要一卷及世传神效名方一卷组成。其中儒门事亲前三卷包括张子和医论30篇，是张子和主要学术观点的表述，为张子和亲自撰写的内容，其著名的汗、吐、下三法及力倡的攻邪理论均在其中。金·张颐斋《儒门事亲》引中提及"一法一论，其大义皆子和发之"。

"治病百法二卷"，即现通行本第四、五卷。"治法杂论一卷"，即现通行本第十一卷，二者内容相似。"治病百法"辑录内、外、妇、儿、五官、皮肤诸病证治100条，分类罗列，以例论证，详细阐述了各种疾病的治则治法、选方用药，同时对饮食、生活禁忌等亦详加阐释。具体内容不仅论述了汗、吐、下三法的运用，亦有对导引、针灸、心理、按摩、食疗等法的综合应用，是张子和力主攻邪、兼顾调补思想的充分展示。"治法杂论"按诸病、妇、儿三大类，分别以风、寒、火、内伤、外伤等门排列，计15门，每门列条分段论治诸病，论述的文字内容与"治病百法"基本相似。

"十形三疗"为现通行本第六、七、八三卷，十形，即风、暑、火、湿、燥、寒、内伤、外伤、内积、外积；三疗者，即治疗中主要应用的汗、吐、下三法。其中共收病证139种，录病案162例，是张子和医案集录。这些医案绝大部分是记录子和运用攻邪三法的临床治验，还附录了少量张子和友人麻知几、赵君玉及门人常德、栾企依张子和治法施用的案例。

"杂记九门"即现通行本第九卷，是常德、栾企等人记录张子和医论医事之汇编，是以医话的形式写成的，其中记载了张子和门人和弟子们的学习心得与体会。

"撮要图"即现通行本第十卷。是流行于宋、金之际的医学启蒙教材。因这些内容简约扼要，又为学习中医必修的基本常识，构成图表既直观又利于记诵理解，故名"撮要图"。

"三法六门"为现通行本第十二卷，三法，是谓汗、吐、下三种治疗方法；六门，是指风、寒、暑、湿、燥、火六种致病因素，并附有内外兼治、调治之方，共录方172首。是张子和学术思想运用于临床的集中体现，适用于各类相关疾病的治疗。

"刘河间先生三消论"为通行本第十三卷。辑录的是刘河间先生未经刊行的遗著，经张子和的门人麻知几编辑后收入。书中不仅记载了刘河间对消渴病因、病机及治法理论的认识，还列举了刘河间治疗消渴病的临床经验方。

"治法心要"一名"扁华生死诀"，即现通行本第十四卷。以歌诀形式记载了"十八反歌""运气歌"等，是张子和弟子整理而成。

"世传神效名方"为现通行本第十五卷，收录有张子和家传方、世传验方、秘方及张子和所创专病专治方共273首，是张子和临床经验的总结。

（二）已佚的其他医书

张子和遗著可考者尚有：《三复指迷》1卷（见《中国医籍考》），《子和心法》（见《文渊阁书目》等），《子和经验方》2卷（见《国史经籍志》，《郑堂读书记》作张子和《心镜别集》，金常德编），《秘录奇方》2卷（见《中国医学史》，倪氏《补辽金元艺文志》作《秘传奇方》），《治病撮要》1卷（见《千顷堂数目》），《汗吐下方》（见《补三史艺文志》等）。

【学术思想】

一、学术渊源

（一）学宗《内经》，强调邪气重要性

张子和认为，所有疾病的发生都是由各种不同的病邪从内、外伤人而致。《儒门事亲·汗下吐三法该尽治病诠》云："夫病之一物，非人身素有之也，或自外而入，或由内而生，皆邪气也。""邪气加诸身，速攻之可也，速去之可也……先论攻其邪，邪去而元气自复也。""天之六气，风、暑、火、湿、燥、寒；地之六气，雾、露、雨、雹、冰、泥；人之六味，酸、苦、甘、辛、咸、淡。故天邪发病，多在乎上；地邪发病，多在乎下；人邪发病，多在乎中。此为发病之三也。处之者三，出之者亦三也。"

病因邪生，证由邪定，邪去正安，是张子和的病因发病学观点，这也符合《内经》的病因发病理论。如《灵枢·口问》云："夫百病之始生也，皆生于风雨寒暑，阴阳喜怒，饮食居处，大惊卒恐，则血气分离，阴阳破败，经络决绝，脉道不通，阴阳相逆，卫气稽留，经脉空虚，血气不次，乃失其常。"这些引起疾病的因素，皆属于因邪而致气血、阴阳、经络、脉道、卫气等异常而导致疾病的发生。在这种观点的支配下，张子和确立了"论病首重邪气，治病先论攻邪"的诊治疾病总原则，提出"病由邪生，攻邪已病"的理论。

张子和攻邪，主张运用汗、下、吐三法，是根据病邪所在的处所，因势利导，祛邪外出。其云："诸风寒之邪，结搏于皮肤之间，藏于经络之内，留而不去，或发疼痛走注，麻痹不仁，及四肢肿痒拘挛，可汗而出之；风痰宿食，在膈或上脘，可涌而出之；寒湿痼冷，热客下焦，在下之病，可泄而出之。"（《儒门事亲·汗下吐三法该尽治病诠》）

张子和主张，病证在表者皆用汗法，在下者皆用下法，在上者皆用吐法。其用药宜"辛、甘发散，淡渗泄，酸、苦、咸涌泄。发散者归于汗，涌泄者归于吐，泄者归于下。渗为解表归于汗，泄为利小便归于下"。符合《素问·阴阳应象大论》中"因其轻而扬之，因其重而减之，其高者因而越之，其下者引而竭之，中满者泻之于内，渍形以为汗，其在皮者，汗而发之，其实者散而泻之"之论。此外，《素问·六微旨大论》指出，"升降出入，无器不有……无不出入，无不升降""出入废则神机化灭，升降息则气立孤危"。《素问·至真要大论》云："五味入胃，各归其所喜……久而增气，物之常也；气增而久，夭之由也。”张子和倡导攻邪存正，反对滥用滋补，主张用药“中病即止”，与《内经》上述理论在学术思想上也可以说是一脉相承的。

（二）临证擅用《伤寒论》攻邪三法

张子和主张运用汗、吐、下三法以攻邪，其立论依据源自张仲景。《伤寒论》的桂麻汤、承气汤、瓜蒂散等方的治法，是张子和运用三法治方的由来。正如张子和所说：“余尝用张长沙汗、吐、下三法。”明·吕复在其《诸医论》中评张子和曰：“张子和医，如老将对敌，或陈兵背水，或济河焚舟，置之死地而后生。不善效之，非溃则北矣。其六门三法，盖长沙之绪余也”。可见，张子和受张仲景影响之深。其攻邪三法，在应用范围和具体方法上对张仲景之学加以扩展，认为“所谓三法可兼众法者，如引涎漉涎、嚏气追泪，凡上行者，皆吐法也；灸、蒸、熏、渫、洗、熨、烙、针刺、砭射、导引、按摩，凡解表者，皆汗法也；催生下乳、磨积逐水、破经泄气，凡下行者，皆下法也”。按其受邪部位的不同，提出汗而出之、涌而出之、泄而出之的治法，主张在尽可能的条件下诸法联用。

（三）私淑刘河间，治法以寒凉立论

河间刘完素阐发火热病机，以善治火热病证而名噪一时，被称为河间学派的开山。张子和私淑河间之学，采用“以通为用”观点指导攻邪三法，与刘完素“主火论”学术思想有关。《金史·列传》中有载：“张从正字子和，精于医，贯穿《难》《素》之学，其法宗刘守真，用药多寒凉，然起疾救死多取效。”刘完素深研《内经》病机理论，阐发“病机十九条”，提出“六气皆从火化”，认为火与热邪，为病多实，治法以寒凉立论。张子和的生活环境类似于刘河间，所涉病种实证居多，对河间“火热论”的学术思想领会颇深，且宗其说，提出“风从火化，湿与燥兼”及“三消当从火断”之说。河间创立了双解法，张子和法宗刘河间，病机从火热，法以寒凉立。所用方剂多取自刘河间，如河间所创的表里两解之双解散和防风通圣散，涌吐痰食的独圣散，攻下热结的三一承气汤等，都是张子和常用的方剂。张子和主张将河间理论用于临床实践，并进一步发展提高，提出了攻邪理论，并积累了丰富的临床资料。

二、学术特色

（一）提出“病由邪生，攻邪已病”

1. 治病首重邪气

张子和认为不论是自外侵入人体的病邪，或是由体内变化而产生的致病因素，都是邪气，是一切病证之所由，故而提出“夫病之一物，非人身素有之也，或自外而入，或由内而生，皆邪气也”（《儒门事亲·汗吐下三法该尽治病诠》）。强调人之发病，乃是邪气侵犯的结果，无论外感之邪，还是内伤之邪，均可导致疾病的发生。

他还明确提出邪之犯人，在表里，关气血，本虚实。其云：“人身不过表里，气血不过虚实。表实者，里必虚；里实者，表必虚；经实者，络必虚；络实者，经必虚，病之常也。”所谓实，即指邪实；所谓虚，即是正虚。可见病邪侵袭人身，必有正虚之处。疾病过程中，邪轻正盛，疾病向痊愈方向发展；正邪相搏，则病情迁延缠绵；邪盛正衰，则病情加重甚至致死。即“邪之中人，轻则传久自尽，颇甚则传久而难已，更甚则暴死。若先论固其元气，以补剂补之，真气未胜，而邪气已交驰横骛而不可制矣”。

因此，张子和强调人体之所以发病，乃因邪气入侵，邪犯人体，留则伤正，去则正安。若不迅速祛除病邪或病理产物，势必招致病邪蔓延，使疾病迁延难愈。所以，治病应首先攻邪。据此提出汗、吐、下三法，认为“先论攻其邪，邪去而元气自复也”。他辩证地揭示了寓补于攻的道理，把祛邪与扶正置于一个事物的两个方面，强调治病当以攻下逐邪为补，而养生当以饮食调养为补，由此总结出张子和祛邪理论有因邪致病、论病重邪、祛邪安正三个要点。

2. 提出三邪发病说

张子和祛邪理论取法于《内经》《伤寒论》，并在此基础上提出三邪致病说。如《灵枢·百病始生》云：“夫百病之始生也，皆生于风雨寒暑，清湿喜怒。喜怒不节则伤脏，风雨则伤上，清湿则伤下。三部之气所伤异类。喜怒不节则伤脏，脏伤则病起于阴也；清湿袭虚，则病起于下；风雨袭虚，则病起于上，是谓三部。”《金匮要略·脏腑经络先后病脉证》中有“清邪居上，浊邪居下；大邪中表，小邪中里”之说。

张子和继承了前人对邪气的认识，在《儒门事亲·汗吐下三法该尽治病诠》中明确提出了天邪、地邪、人邪的概念：“天之六气，风、暑、火、湿、燥、寒；地之六气，雾、露、雨、雹、冰、泥；人之六味，酸、苦、甘、辛、咸、淡。故天邪发病，多在乎上；地邪发病，多在乎下；人邪发病，多在乎中。此为发病之三也。”由于三邪发病的部位和症状各不相同，治疗上采用汗、吐、下三法分而治之。正所谓“处之者三，出之者亦三也”。

3. 首次提出“药邪”致病论

张子和认为“药邪”为致病因素的思想源于《内经》。《素问·五常政大论》云：“病有久新，方有大小，有毒无毒，固宜常制矣。大毒治病，十去其六；常毒治病，十去其七；小毒治病，十去其八；无毒治病，十去其九；谷肉果菜，食养尽之，无使过之，伤其正也。”《内经》中已强调药物作用的两个方面，而且将药物毒性分为大毒、常毒、小毒。所谓毒性大小，即已经说明了药物本身是有毒性的，需要严格控制用量，即使无毒药物也不必尽剂，谷肉果菜等食养之品，也要控制使用时间及剂量，否则用之过久会伤及人体正气而致病。

（1）药邪的形成原因

对于药邪的形成，张子和认为大致可分为两种情况。其一，为药物自身的毒邪。包括久服过量使用所造成的药邪，还包括毒性药物炮制不当形成药邪。如某些含有毒性的药物经过适当的炮制可减轻毒性，若对这类药物炮制不如法，则易致人中毒。张子和认为，用药剂量过大，特别是含有毒性的药物过量服用，会导致毒邪蓄积而中毒。其二，为误用药物造成的药邪。如一些病者不遵医嘱，迷信秘方、验方、补方，或医者没有正确掌握药物的用法，也会造成药邪。另外，误用燥热之品、滥用补法都会造成药邪。张子和认为，各种药物（包括补药）均具有一定的毒性，久服之后，一些细微之毒亦能蓄聚而成为“药邪”，从而损伤人体正气，据此提出“养生当论食补，治病当论药攻”。认为即使补药，久服之，也必有偏胜，易致人生病。如其所述：“凡药有毒也，非止大毒、小毒谓之毒，虽甘草、人参（一作苦参）不可不谓之毒，久服必有偏胜，‘气增而久，夭之由也’。”

（2）药邪致病的原因

张子和剖析了当时“药邪”致病的具体情况，认为导致药邪致病的原因有三。其一，滥用补药，即病者妄进热药为补。当时医界盲目滥用温热燥药，病家喜温恶寒，喜补恶泻。凡呕吐、泄泻、痢疾、疟疾、咳嗽、虚劳、妇女生产，都用补药。长此以往导致变症频出，甚则出现病情危重乃至死亡的严重后果。其二，医生妄用补涩法治病，或者患者误用燥热之品，滥用补法或使用不当都会造成药邪，会导致新的难治病证。如其在治疗疟证时曾记载，由于患者误用温而辛燥之药则变症频出，难以治疗甚至危及生命。其三，平常药物经常服用或者过量使用，都会导致新的“药邪”，从而致病。张子和认为，各种药物（包括补药）无不具有一定的毒性，久服之后，一些细微之毒亦能蓄聚而成为“药邪”，从而损伤人体正气。

张子和在“药邪论”中，揭露了当时滥服补药之害。其所言药物之“毒”，确切地讲是泛指药物的弊端而言。任何药物都有利、弊两重性，即使以大补元气的甘缓之品人参来说也未尝没有“毒”，如久服、误服、补之失当，亦足以致害。并提出在运用汗、吐、下三法攻邪时，需注意防止药邪致病，指出“药不能久服，中病即止，攻后调养，以复元气”，应严格掌握宜忌。

4. 强调气血流通

张子和提出：“《内经》一书，惟以血气流通为贵。”认为人体之血气本是流通的，邪气阻滞是影响血气流通的根本原因。在治疗时强调以祛邪为首要，病邪如得祛除，可以达到恢复血气流通的目的。即其所谓的“陈莝去而肠胃洁，癥瘕尽而荣卫昌”，使上下无碍，气血宣通而无壅滞。如以寒邪而言，认为“寒去则血行，血行则气和，气和则愈矣”（《儒门事亲·湿形·湿痹》）。因此，张子和强调人体血气贵在通畅。血气流行失畅可产生内生之邪，或招致外来之邪。邪既内踞，会加剧血气的壅滞，从而形成恶性循环。故治病应以祛邪为要，借祛邪的手段，达到恢复人体血气流通的目的。

5. 攻邪治法特点

（1）攻邪用寒凉

张子和治法以寒凉立论。他把疾病原因分为外来客邪所伤（外因）和五志所伤（内因）。他认为，不仅客邪所伤以“火热”独多，五志所伤更以心火为主。如他在《儒门事亲·九气感疾更相为治衍》中说：“五志所发，皆从心造。故凡见喜、怒、悲、惊、思之证，皆以平心火为主。”又说：“劳者伤于动，动便属阳；惊者骇于心，心便属火，二者亦以平心火为主。”张子和临床所用之方剂，多取自河间。如汗法用防风通圣散、双解散（益元散加姜、葱、豉）；吐法用瓜蒂散、茶调散（独圣散化裁）、三圣散；下法用舟车丸、浚川散（神芎丸化裁）、通经散、禹攻散等。

（2）祛邪要扶正

张子和之攻邪论，并非主张一味攻伐，而是攻要兼补。其云：“若见证为阳有余而阴不足，热证迭见，当损阳而补阴，用寒凉之品，若见证为阳有余而阴不足，寒证从生，当损阴而补阳，用温热之药。”他批评当时的温补之偏，根据《内经》的阴阳理论，基于阴阳不足与有余之相对关系，提出阴阳损益并进的补益法则，体现出其以攻邪论为基础的补法特点。

总之，张子和攻邪具有以下特点。其一，攻中求巧，法中寓法，力求邪去而正不伤。其二，运用三法采用多种剂型，但以丸、散剂最多。其三，继承发挥河间学说，遣方用药忌投温燥，力主寒凉。其四，以刺为攻，通导祛邪。其五，不弃补法，知常达变。其六，倡“药邪致病”说，主张治病先祛其药邪。

（二）提出“三法六门”辨证方法

张子和以张仲景汗、吐、下三法为宗，结合刘河间所讲的风、寒、暑、湿、燥、火六气，提出“三法”“六门”。他采用了刘河间按照病理变化分类疾病的方法，把各种疾病分为风、寒、暑、湿、燥、火六大门类，并将无论属于内因或是外因引起的各种疾病表现出来的证候，都归纳于六气之内。并以六气加内伤、外伤、内积、外积称为“十形”，分别归纳为十类病证，又列叙病证一百种，结合主旨之方，称为“治病百法”。

1. 疾病的六气分类

张子和对六气导致人体疾病的病因病机、证候表现及所用方剂均进行了详细阐释，具体内容如下。

（1）风（厥阴风木）

证候表现：诸风掉眩，风痰风厥，涎潮不利，半身不遂，失音不语，留饮飧泄，痰实呕逆，眩晕，口㖞，搐搦，僵仆，目眩，小儿惊悸，狂妄，胃脘当心而痛，上支两胁，咽膈不通，偏正头痛，首风沐风，手足挛急。

所用方剂：防风通圣散、防风天麻汤、防风汤、祛风丸、排风汤、小续命汤、消风散。

（2）暑（少阴君火）

证候表现：诸痛痒疮，痈疽肿毒，及胃烦热，嗌干咳喘，唾血泄血，胕肿，肩胛内痛，心痛，肺胀，腹胀，郁闷。风温病，表热入里，出现谵语、口干、发疹、潮热，直视、失溲，及小儿疮疹、丹熛。

所用方剂：白虎汤、桂苓甘露散、化痰玉壶丸、益元散、玉露散、石膏散。

（3）湿（太阴湿土）

证候表现：诸湿肿满，霍乱泄注，胕肿，骨痛，及腰、膝、头、项痛，风痹，痿厥，唾有血，心悬如饥。

所用方剂：五苓散、葶苈木香散、白术木香散、益元散、大橘皮汤、神助散、桂苓白术丸。

（4）火（少阳相火）

证候表现：诸暴死，发热恶寒，痛病大作，传为水肿，面黄身痿，泄注脓血，赤白为利，痈肿疽毒，丹熛疡疹，小儿疳泻，腹胀，暴下如水，心胸中热；甚则衄衊，胸胁皆痛，耳聋，口苦，舌干，与脏毒下血，米谷不化，肠鸣切痛，消渴上喘。

所用方剂：凉膈散、黄连解毒汤、泻心散、神芎丸、八正散、调胃散、调胃承气汤。

（5）燥（阳明燥金）

证候表现：诸气膹郁，肠胃干涸，皮肤皴揭，胁痛，寒疟，喘咳，腹中鸣，注泄骛溏，胁肋暴痛，不可反侧，嗌干面尘，肉脱色恶；丈夫癞疝，妇人少腹痛，带下赤白，疮疡痤愈，喘咳潮热，大便涩燥，及马刀挟瘿之疮。

所用方剂：神功丸、脾约丸、麻仁丸、润体丸、四生丸。

（6）寒（太阳寒水）

证候表现：诸寒冷湿痹，肘臂挛急，秋湿既多，寒咳为嗽，痰厥心痛，心中澹澹大动，胸、胁、胃脘痛，不可食，食已不饥，吐利腥秽，屈伸不便，上下所出不禁，目盲，坚痞，色炱，渴而饮冷，积水，足浮肿，囊缩，四肢冷，爪甲青。

所用方剂：姜附汤、四逆汤、二姜汤、术附汤、大已寒丸、理中汤。

2. 方剂的“三法六门”分类

张子和按照“三法六门”分类法列“三法六门”方剂专篇一卷。纵观张子和《儒门事亲》全书，计400余首方，其中卷十二“三法六门”方有172首，是张子和阐发其“天邪”“地邪”“人邪”病机理论及攻邪三法学术观，在方剂组方构建运用方面的体现，属于疾病的通治方。具体包括三法中吐剂9首、汗剂6首、下剂33首；六门中风门16首、暑门9首、湿门15首、火门12首、燥门4首、寒门8首；兼治于内者5首、兼治于外者5首、独治于内者17首、独治于外者20首、调治方13首。

（三）对“七方十剂”的认识与发挥

张子和以病情缓急、病位上下等作为制方的主要依据，其思想来源于《内经》。《内经》虽仅仅载方13首，但已提出了“方制”的概念，是对处方法则的最早概括。后世医家张景岳解释为“处方之制”，实为“处方方法”之始。《素问·至真要大论》提出：“气有高下，病有远近，证有中外，治有轻重，适其至所为故也。”《内经》还提出了“大、小、缓、急、奇、偶、重（复）”，即“七方”的概念。《素问·至真要大论》曰：“治有缓急，方有大小。”“补上治上制以缓，补下治下制以急。”又说：“君一臣二，奇之制也；君二臣四，偶之制也。”“奇之不去，则偶之，是谓重方。”由此可见，早在《内经》时期就已经以病情的缓急、病位的上下等作为制方的主要依据了。

1. “七方”的内涵

张子和对于“七方”的认识，来源于《内经》大、小、缓、急、奇、偶、复的认识，并补充了一些他自己的见解。

对大方的认识有三：①制方结构方面，指的是君一臣三佐九；②针对肝、肾等下焦之病及病有兼证，感邪非一种；③需分量大而顿服的大方。

对小方的认识有二：①制方结构方面，指的是君一臣二；②针对心、肺等上焦之病，宜分量小而需少服、频服的处方。

对缓方的认识有五：①指药物药性而言，具有甘味，能有缓急作用的药物，如糖、蜜、枣、葵、甘草；②指药物剂型而言，如丸剂，即所谓“汤者荡也，丸者缓也”，尤其针对体质虚弱患者，让其在体内慢慢产生药性；③药味多处方选用丸剂；④药物性平无偏性，功效舒缓，适于慢性病；⑤取气味薄之药物采用补法治疗上焦疾病，缓方不适用于急性病治疗。

对急方的认识有四：均为药性猛烈之方，主要用于外邪客于人体所引起的疾病。由于外邪发病急，来势猛，病情重，故必须用药性峻猛、取效迅速的方剂治疗。①适用于急病治疗，如心腹暴痛、大小便不通、中风；②采用药性有毒之药组方以治疗急症；③以药性峻猛者制方，用于攻逐邪气，破积聚结，适用于痼疾、重病、急性病的治疗；④选用气雄味厚质重的药物配伍，如以厚味滋填下元之剂组方，用于峻补下元，救羸固脱。

对奇方的认识有二：以君臣品数分别为奇，亦成为奇方。①只用单味药物，病证在上焦者宜用奇方；②制方药味数目为单数者，称之为奇方，如一、三、五、七、九药味数。宜选用下法，不宜采用汗法治疗。

对偶方的认识有三：①两味药相配伍使用，治疗病位在下焦的疾病；②以制方药味数目为偶数的为偶方，如二、四、六、八、十药味数，宜使用汗法，不宜使用下法治疗；③二方相合为偶，实际上这种偶方即是后世所谓复方。

对复方的认识有二：①由两个以上的方剂复合而成的处方，包括在其基础上增加药物都属于复方；②一般由多方相合或单方加药组成，多用于两证或数证相杂，病情比较复杂之病证。

2.“十剂”的分类

张子和认为，“十剂”即宣剂、通剂、补剂、泻剂、轻剂、重剂、滑剂、涩剂、燥剂、湿剂。其分类思想，来源于宋·赵佶所著《圣济经》及金·成无己《伤寒明理论》。

宣剂：①具有上升作用，能够产生祛除壅塞阻滞的作用，治疗病在上焦，包括头部疾病的方剂，属于宣剂的范围，如引邪上越、涌吐壅塞的瓜蒂散，疏理郁结、宣散壅塞的越鞠丸等；②张子和根据“宣可祛壅”的作用特点，扩大了宣剂的应用范围，将风痫中风、胸中痰饮、寒结胸中、热郁化火等出现嗽喘、满胀、水肿等症者扩入宣剂的应用范围。他认为宣剂即涌剂，其云：“所谓宣剂者，俚人皆以宣为泻剂，抑不知十剂之中，已有泻剂。又有言宣为通者，抑不知十剂之中，已有通剂。举世皆曰：春宜宣，以为下夺之药，抑不知仲景曰，大法春宜吐，以春则人病在头故也。况十剂之中，独不见涌剂，岂非宣剂即所谓涌剂者乎！”（《儒门事亲·七方十剂绳墨订》）

通剂：提出通与泻相类，通为轻，而泻为重。包括利尿、通便及通因通用之法，治疗小便不通，里急后重大便不利之病证。

补剂：①补其不足，用于治疗虚证，包括表虚、里虚、上虚、下虚、阴虚、阳虚之证。补阳用干姜、附子；补阴用大黄、硝石。无邪时，直补其不足；有邪时，泻实即是补虚。②强调正确使用药物辛、热、寒、凉，及酸、苦、甘、辛、咸之性味，各补其脏，不局限于大温大热之药以行补法。

泻剂：即采用泄泻之法治疗中满之实证、痛证。

轻剂：①治疗风寒之邪，始客皮肤，出现头痛身热之证，因轻剂有清扬消风之性，故都采用汗法以解表；②疥癣痈疮发于肢体，宜从外解，采用轻剂“轻而扬之”。

重剂：①选用具有重镇安神静心之性的矿物药、树脂类药物，如朱砂、水银、沉香、水石、黄丹组方；②具有平涎坠痰作用，治疗久病咳嗽、痰涎壅盛、咽喉不利等症。

滑剂：滑可祛着，用以养窍。滑剂，取其滑润养燥之性，用以治疗大便燥结、小便淋涩之证。

涩剂：涩可固脱。涩剂，取其收涩、收敛之性，用以治疗睡眠时汗出不禁、大便滑泄不止、喘嗽不止之证。使用中应注意先祛邪，后用涩剂，以防关门留寇。

燥剂：①适用于体内积寒久冷，出现吐利腥秽、关节屈伸不利之症状；②大温大热之药不可久服，久服后易出现出血、大小便癃闭等症状；③燥可去湿，若感受湿邪或内伤湿邪，均可用苦寒之物以燥湿，不宜使用大热辛温之药。

湿剂：具有润湿作用的方剂。①药味辛可化液。②药味咸可濡润。用于治疗枯涸皴揭（肌肤起皴成褶）之病证。

【临证经验】

一、运用汗、吐、下三法的特色

张子和认为，人体发病皆由邪气侵袭所致。要治愈疾病，必须攻其邪气。邪气得以祛除，正气方能得以恢复，这是他的发病学的基本内容。他认为邪气侵入人体有三个途径，分别来自于“天”“地”“人”，并称之为“天邪”“地邪”“人邪”。其云：“故天邪发病，多在乎上；地邪发病，多在乎下；人邪发病，多在乎中。”因而提出汗、吐、下三法。发汗、催吐、泻下是子和攻邪祛病的三个主要方法，并对三法的应用形式有所发挥。

张子和攻邪所用汗、吐、下三法，其实质是根据病邪所在的处所，因势利导，驱邪外出。即所谓：“邪气加诸身，速攻之可也，速去之可也……先论攻其邪，邪去而元气自复也。”他说：“处之者三，出之者亦三也。诸风寒之邪，结搏于皮肤之间，藏于经络之内，留而不去，或发疼痛走注，麻痹不仁，及四肢肿痒拘挛，可汗而出之；风痰宿食，在膈或上脘，可涌而出之；寒湿痼冷，热客下焦，在下之病，可泄而出之。”

（一）汗法

1. 汗以发之

关于汗法，早在《内经》时期即有相关记载。《素问·阴阳应象大论》提出：“其有邪者，渍形以为汗”“其病在皮者，汗而发之”，是为汗法理论之始。《素问·阴阳应象大论》还提出了“因其轻而扬之”的治则，此“扬之”即所谓解表也。金元时期刘河间在其所著《三消论》中记载：“玄府者，无物不有，人之脏腑、皮毛、肌肉、筋膜、骨髓、爪牙，至于世之万物，尽皆有之，乃气出入升降之道路门户也。”玄府通利，则出入升降有序，脏腑、皮毛、肌肉、四肢百骸、五官七窍的生理功能如常，人体健康；闭塞者，则气机不能升降出入，而导致诸病生焉。张子和认为风、寒、暑、湿之气，入于皮肤之间而邪气未深，应“速去之”“莫如发汗”。又云：“凡在表者，属阳分，宜以辛温之剂发之，汗之”“地之湿气，感则害人，皮肉筋脉，邪从外入，可汗而已。”

《儒门事亲》记载：“灸、蒸、熏、渫、洗、熨、烙、针刺、砭射（砭石）、导引、按摩，凡解表者，皆汗法也”。所用发汗药40味，载方18首，分别为：防风通圣散、双解散、浮萍散、升麻汤、麻黄汤、桂枝汤、桂枝麻黄各半汤、五积散、葛根汤、解肌汤、逼毒散、大柴胡汤、小柴胡汤、柴胡饮子、当归散、防风汤、葱醋酸辣汤、酸醋白汤。在《儒门事亲》卷四、五、六、七、八论病230余种，其中采用汗法的达24种之多，且方药亦较多。

2. 汗法的适应证

关于汗法的适应证，张子和指出："诸风寒之邪，结搏于皮肤之间，藏于经络之内，留而不去，或发疼痛走注，麻痹不仁，及四肢肿痒拘挛，可汗而出之"。又云："风寒湿暑之气，入于皮肤之间而未深，欲速去之，莫如发汗。"还有飧泄不止，脉浮大而长，身表微热者，破伤风、惊风、狂、酒病、痹证等，皆可酌用汗法。具体适应证包括：伤寒冒风，头痛身热等症；某些瘟疫证、湿热病证；某些飧泄、肠风、惊风、破伤风、鼻塞、风痰、风水水肿、风痹痿厥等触冒风邪之疾。可用汗法治疗的还有一些杂病、疑难病证，如痫病、狂证、癞疾、面肿风、六腑聚证、中暑。因此，凡风寒暑湿之邪，入于皮肤之间而未深，欲速去之者，都是汗法的适应证。

3. 汗法所用的方法

张子和论汗法，凡具有发表、发散治疗特点之方法，均谓之汗法，确属创见。他除用口服发散药物以外，认为灸、蒸、熏、渫、洗、熨、烙、针刺、砭射（砭石）、导引、按摩，凡解表者，皆汗法也，并广泛应用于临床。如熏渍法，"烧地布桃叶蒸之，大汗立愈""作防风汤数斛，置于床下，气如烟雾，如其言，遂愈能言。此皆前人用之有验者"。又如导引法，也作为汗法之一。其云："华元化之虎、鹿、熊、猴、鸟五禽之戏，使汗出如敷粉，百疾皆愈""于一闲处用之，先教患者盘脚而坐，次用两手交十指，攀脑后风池、风府，二穴乃是风门也；向前叩首，几至于地，如此连点一百二十数；急以葱醋粥辛辣汤投之，汗出立解"。

4. 汗法所用方药

张子和认为，不惟辛温之药可以发汗，辛凉之品同样具备这样的功效。其常用的发汗方，在《儒门事亲》"三法六门"中列有6首，具体方药组成如下。

①以解表通里为主的防风通圣散：防风、川芎、当归、芍药、大黄、薄荷、麻黄、连翘、芒硝、石膏、黄芩、桔梗、滑石、甘草、荆芥、白术、山栀子。②表里双解的双解散：通圣散、益元散、生姜、豆豉、葱白。③治疗癞风的浮萍散：浮萍、荆芥、川芎、甘草、麻黄、当归、芍药。④解肌发表透疹的升麻汤：升麻、葛根、芍药、甘草。⑤发汗解表的麻黄汤：麻黄、官桂、甘草、杏仁。⑥发表解肌的桂枝汤：桂枝、茯苓、芍药、甘草。除上述6首汗剂外，张子和还认为当归散子、大柴胡汤、小柴胡汤、柴胡饮子，辛凉、苦寒之药辨证施用亦可发汗。

张子和汗法使用的中药有40味，在《儒门事亲·凡在表者可汗式》中有相关记载，具体有以下几类。

辛而温者：荆芥、香白芷、陈皮、半夏、细辛、苍术；辛而大热者：蜀椒、胡椒、茱萸、大蒜；辛而微温者：生姜；辛而平者：天麻、葱白；辛、苦、温药：青皮、薄荷；甘、温者：麻黄、人参、大枣；甘而平者：葛根、赤茯苓；甘而寒者：桑白皮；甘辛而温者：防风、当归；甘辛而大热者：附子、官桂、桂枝；苦而温者：厚朴；苦而微温者：桔梗；苦而寒者：黄芩、知母、枳实、地骨皮；苦而微寒者：前胡、柴胡；苦辛而微温者：羌活；苦甘且平者：升麻；酸而微寒者：

芍药；辛酸而寒者：浮萍；辛而且苦者：防己、秦艽。

5. 汗法注意事项

使用汗法的注意事项有以下两项。其一，当注意不要发汗太过。张子和认为，“凡发汗欲周身然，不欲如水淋漓，欲令手足俱周遍，汗出一二时为佳”。其二，要掌握发汗的时间。因春夏阳气在外，人气也在外，适宜使用汗法散邪，而秋冬之际使用汗法则不易驱邪外出。“大法春夏宜汗”，因为春夏阳气在外，人气亦在外，邪气亦在外，故宜发汗。但张子和认为，“设若秋冬得春夏之病”亦当发汗，提出“但春夏易汗而秋冬难耳”。

6. 汗法禁忌事项

汗法禁忌有以下四项。①暴汗重发防亡阳。张子和指出，“若汗暴出，邪气多不出”，此时则当“重发汗”，如此则易“使人亡阳”，所以发汗当“中病则止，不必尽剂”。②当汗之时，宜详时之寒暑，用衾衣之厚薄，禁沐浴之火炕重被、热粥燔针。③当汗之时，宜详解脉之迟数，用辛凉之剂，禁妄用热药。④大汗之后，禁杂食嗜欲，忧思作劳。

总之，张子和强调，使用汗法时应辨证施治，辨别表里虚实。指出：“发汗之法，辨阴阳，别表里，定虚实，然后汗之，随治随应。”如伤寒麻黄之类，治疗表实之证；桂枝汤之类，为表虚证而设。表里俱虚者，所谓阴盛阳虚，汗之则愈也。所谓阳为表而阴为里也，如表虚亡阳，发汗则死。

附：刺血疗法

刺血疗法，又称刺络放血疗法、放血疗法。此法源于《内经》，古称刺血络。它是用三棱针、皮肤针等器具点刺人体的浅表血管，放出一定量的血液，以治疗疾病的一种疗法。张子和遵从《内经》气血流通思想，“血实宜决之。决者，破其血也”（《素问·阴阳应象大论》），“菀陈则除之者，去血脉也”（《灵枢·小针解》），认为无论是血实有余，抑或是经络瘀血、血分郁邪，都属于邪，刺血则可攻除病邪。因此，对于气血运行不畅导致的病证，擅用针刺出血治疗。张子和刺血疗法适应证广泛，认为一切实证、热证均可使用，主要包括目暴赤肿，咽肿喉痹，重舌木舌，头风，头痛，腰脊强，年少头发早白、脱落或白屑。另外，阴囊燥痒、湿癣由肝经血热壅滞所致者，亦可使用出血疗法。此外，雷头风、面肿风、小儿赤瘤丹肿等，治疗时也配合发汗、敷药等方法。张子和刺血疗法涉及内科、外科、妇科、眼科、耳鼻喉科、皮肤科、儿科等，其特色主要有以下四点。

1. 出血与发汗名虽异而实同

张子和刺血疗法，包含在攻邪三法（汗、吐、下）的汗法之中。其在《儒门事亲·目疾头风出血最急说》中提出：“出血之与发汗，名虽异而实同”。认为“出血”亦为“汗法”。二者名虽异而实同，认为出血较发汗收效更捷，且能治发汗不能治的疾病。发汗可以散邪，针刺出血可令邪随血出而驱邪，明确指出刺血是一种类似发汗的攻邪方法，将刺络放血疗法归属于汗法的范畴。他把刺血包容在“针刺”“砭射”（砭石）的范围之内，创立刺血攻邪学说，主张对经络瘀血、邪郁血分或血实有余之证针刺泻血，初步确立了刺血的应用原则，把一切病因归咎于邪，不论是血实有余，抑或是经络瘀血、血分郁，都属于邪，刺血即祛邪，必使其尽出，则邪去而正安。

2. 明确经络气血多少以放血

张子和对经络的认识十分精到，尤其在使用刺血疗法时尤为重视经络，故提出“治病当先识其经络”。在本法使用时，更是强调要掌握十二经气血的多少。因此，在放血原则上明确提出宜取阳经。其云：“故血出者宜太阳、阳明，盖此二经血多故也。少阳一经，不宜出血，血少故也。”血多之经刺之，能祛邪而不伤血，血少之经刺之，则使血受伤而正气不足，则反而助长邪气。另外十分强调放血的“三多”，即运用铍针多、出血量多、所刺部位和数量多。

3. 强调出血以养血，切忌伤血

张子和明确提出出血可以养血的观点。首先，认为针刺放血可祛除瘀血，瘀血去而新血生，则可达到出血养血之目的。其次，刺血可泻血之有余壅实，祛除血中火热之邪，使血液发挥正常的濡养功能，亦达到出血养血之目的。其三，强调对于目疾，宜在多血的太阳、阳明经上刺血、放血，则祛邪而不伤正；若在少血的少阳经上刺血、放血，则伤血且助邪。因此，临床应用时切忌在少阳经刺血，否则会导致不良后果。

4. 发挥针刺放血疗法

针刺放血，属于针灸疗法的一种，是通过针刺人体一定部泣，使之出血而达到祛除疾病的目的。张子和对针刺放血疗法做了很多发挥。其《儒门事亲》一书中记载适宜刺络放血的病证共有35种，共载有病案19个，涉及内科、外科、眼科、耳鼻喉科、皮肤科、儿科疾病，并且明确指出五官科、外科及急诊病证，宜首选刺络放血。

案例

一女子，年十五，两股间湿癣，长三四寸，下至膝，发痒，时爬搔，汤火俱不解，痒定，黄赤水流，痛不可忍。灸焫熏渫……皆不效……戴人以铍针磨，令尖快，当以痒时，于癣上各刺百余针，其血出尽，煎盐汤洗之。如此四次，大病方除。

（《儒门事亲·湿癣》）

按语：本病湿癣长于两股之间，是由于湿热所致；出现痒的症状，说明还有风邪侵入；痒后出现黄赤水流，说明该患者湿热蕴结。张子和采用刺络放血疗法，即以铍针磨，令尖快，当以痒时，于癣上各刺百余针，其血出尽，使湿热之邪从瘀血出，从而达到祛邪扶正的目的。另外，为防止刺络出血后可能会造成新的感染，用盐汤清洗消毒，从而治愈。

（二）吐法

伤寒杂病，凡邪气在上皆宜吐之。张子和用吐法，方药众多。如瓜蒂散治疗外感头痛；葱白豆豉汤，治疗杂病头痛；瓜蒂加茶末少许吐痰滞宿食；瓜蒂加全蝎梢吐，治两胁肋刺痛，濯濯水声者。以药物而言，又有栀子、黄连、苦参、大黄、黄芩、郁金、常山、远志等36味。其中“惟常山、胆矾、瓜蒂有小毒；藜芦、芫花、轻粉、乌附尖有大毒，外二十六味，皆吐药之无毒者”，均可审证择用。吐前，彼此相信，不听浮言，标本相得，审明经络，脏腑气血，病邪体质，分清主次。

《儒门事亲》载吐法方9首，分别为：三圣散、瓜蒂散、稀涎散、蔚金散、茶调散、独圣散、碧云散、常山散、青黛散。在《儒门事亲》卷四、五、六、七、八论病230余种，其中采用吐法的达 90 种之多，相关方药亦较多。

1. 吐法除壅塞

吐法亦名撩痰，早在《内经》中即有相关论述。《素问·阴阳应象大论》云：“其高者，因而越之”，即指吐法而言。张仲景《伤寒论》中以葱白豆豉汤，治疗头痛；栀子厚朴汤，以吐治懊侬；瓜蒂散，以吐治伤寒六七日，因下后腹满无汗而喘者。上述《伤寒论》的治法，是张子和运用吐法治方的由来。唐代《备急千金要方》中以三圣散治发狂。据宋代《圣济总录》记载，可采用吐法治疗宿食、痰疟、食毒忤气、肺痈酒疸等上焦壅滞邪实之证。“病在胸中，上焦气壅，必因其高而越之。所以去邪实而导正气也。况上脘之病，上而未下，务在速去。不涌而出之，则深入肠胃，播传诸经，可胜治哉。故若宿食有可吐者，未入于肠胃者也；痰疟有可吐者，停蓄于胸膈者也；食毒忤气可吐者，恐其邪久而滋甚也；肺痈酒疸可吐者，为其胸满而心闷也。大抵胸中邪实，攻之不能散，达之不能通，必以酸苦之药涌之，故得胃气不伤而病易以愈。”张子和认为：“自胸以上，大满大实，痰如胶粥，微丸微散，皆儿戏也，非吐，病安能出？仲景之言曰，大法春宜吐。盖春时阳气在上，人气与邪气亦在上，故宜吐也。”

吐法的作用机制在于宣发气机，通过宣发而促进肃降，气机升降出入得以正常，病邪可随之排出体外。另外，吐法兼有发汗的作用，是因涌吐可使上焦气机宣畅，玄府得以开通。“上涌而表汗自出”“吐法兼汗，良以此夫”。可见，张子和推崇吐法，对伤寒温病表证、黄疸、风寒湿痹、膏淋、石淋、郁证等，均先使用吐法，然后才用汗、下法。

2. 吐法的适应证

“凡在上者，皆宜吐之”。张子和认为，凡在上焦之病变，皆可采用吐法。其采用引吐方法，治疗宿食在上脘及中暍、酒疸等证。凡病位在胸脘或上脘以上，如痰涎，内、外伤头痛，停食，水饮，瘀血，酒积，以及风、热邪浊为病，皆因势利导，使之从上涌出。他在临床采用吐法治疗 40 余种病证，凡胸膈以上的病证都有所用。其中既有外感，又有内伤，还有中风、痰厥等急症。

除用口服催吐药物外，张子和还发明了引涎、漉涎、嚏气、追泪等法，并用于临床。如引涎，用药物或物理性刺激使之吐，往往先给患者酸盐水喝，然后用头发或鸡羽在咽部探吐，使邪从口中吐出；漉涎，即鼻饲法，使药物从鼻进入胃肠，然后使邪从口中吐出，如多以三圣散治中风、不省人事；嚏气，不论物理性或药物性刺激，如以鸡羽等物探入鼻窍，使患者取嚏法，以驱邪外出；追泪，即是催泪，如以烟熏等法，促其流泪，使邪从泪解。追泪法，多用于目疾，常用锭子药（栓剂），对风热壅塞、暴发火眼往往骤效。

3. 吐法所用方药

张子和常用的涌吐方，在《儒门事亲》“三法六门”中列有 9 首，具体方药组成如下。

以涌吐风痰为主的三圣散：防风、瓜蒂、藜芦，广泛用于风、痰、厥诸证及邪实体壮需涌越者。涌吐力平和的瓜蒂散：瓜蒂、赤小豆、人参、甘草。用于引涎开窍通关的稀涎散：猪牙皂角、绿矾、藜芦。涌吐作用最小的蔚金散：蔚金、滑石、川芎，用时配合撩痰法。常用于风寒痹痛且手足麻木不仁者，此方开启玄府，疏风除湿。茶调散：瓜蒂、好茶，多用于头目诸疾及内有郁热者，治疗黄疸、口臭、酒食等病。独圣散又名苦丁香散：瓜蒂一味，多用于体质较弱需涌吐者。

碧云散：胆矾、铜青、粉霜、轻粉，专用于小儿惊搐。常山散：常山、甘草，治疗胸膈痰厥气上冲的厥头痛。青黛散：猪牙皂角、玄胡索、青黛，用法为灌鼻取涎，属于漉涎方。

张子和吐法使用的中药有 36 味，具体包括：具有苦寒之性的药物有豆豉、瓜蒂、茶末、栀子、黄连、苦参、大黄、黄芩；辛苦而寒的药物有郁金、常山、藜芦；甘苦而寒的药物有地黄汁；苦而温的药物有木香、远志、厚朴；辛苦而温的药物有薄荷、芫花；辛而温的药物有谷精草、葱根须；辛而寒的药物有轻粉；辛甘而温的药物有乌头、附子尖；酸而寒的药物有晋矾、绿矾、齑汁；酸而平者，有铜碌；甘酸而平者，有赤小豆；酸而温者，有饭浆；酸辛而寒者，有胆矾；酸而寒者，有青盐、白米饮；辛咸而温者，有皂角；甚咸而寒者，有沧盐；甘而寒者，有牙硝；甘而微温且寒者，有参芦头；甘辛而热者，有蝎梢。其中常山、胆矾、瓜蒂有小毒，藜芦、芫花、轻粉、乌附尖有大毒，其余皆吐药之无毒者。

4. 吐法采用的服药方法

张子和采用涌吐药的原则，主要体现在以下三点。一是药物要少量多次服用，使胃中药量逐渐增多，防止过量，以邪尽为度。“先宜少进，不涌旋加”“中病则止，不必尽剂，过则伤人”。二是服用涌吐药前，可先“以齑汁投之”，然后服药，再行探吐，能产生较好的催吐效果。三是要因人制宜，根据患者体质的强弱采用不同的催吐强度。“强者可一吐而安，弱者可作三次吐之，庶无损也。”

5. 吐法采用的探吐方法

张子和采用吐法，必辅以探吐的手段和方法，多用钗股、鸡羽等探引，因势利导。若探吐不出，则“以齑汁投之，投之不吐，再投之，且投且探，无不出者。”此法至得吐为止。

6. 吐后反应及处理方法

张子和指出：“涌后有顿快者，有徐快者，有反闭闷者，病未尽也，有反热者，不可不下也。大抵三日后无不快者。”若吐后自觉昏眩者，应静卧休息，观其变化；昏眩甚者，可饮冰水或新汲水立解。吐后如感觉口渴，可饮冰水、新水、瓜、梨、柿及凉品。若服药后吐不止，可服他药以解之。如服瓜蒂吐者用麝香汤以解之；服藜芦吐者用葱白汤以解之；服石药吐者用甘草、贯众以解之；服诸草木吐者用麝香以解之。

7. 吐法的使用禁忌

张子和认为，吐法是有使用禁忌的，以下三种情况应禁止使用吐法。一是禁用吐法的患者：性行刚暴、好怒喜淫之人；左右多嘈杂之言；患者颇读医书，实非深解者；主病者不能辨邪正之说；患者无正性，妄言妄从，反复不定者。二是禁用吐法的病证：病势危急，老弱气衰者；自吐不止，亡阳血虚者；诸种血证，如吐血、呕血、咯血、嗽血、崩血失血者。三是使用吐法的禁忌：其一，涌吐之后，禁贪食过饱硬物、干脯难化之物；其二，禁房劳、大忧、悲思。

（三）下法

《儒门事亲》中，下法所用中药 30 味，载方 33 首。其中，方剂有导水丸、禹功散、通经散、神佑丸、琥珀丸、益胃散、大承气汤、小承气汤、调胃承气汤、桃仁承气汤、玉井散、水煮桃红丸、无忧散、泄水丸、牛黄通膈丸、四生丸、内托散、藏用丸、神芎丸、进食丸、牛黄白术丸、玉烛散、三和汤、丁香化癖散、抵当汤、抵当丸、十枣汤、除湿丹、利膈丸、三一承气汤、大陷胸汤、小陷胸汤、握宣丸等。《儒门事亲》卷四至卷八中论病近230种，其中采用下法的达80种之多，且方药亦较多。近代采用下法治疗危重病证及疑难杂症临床应用较多，说明了下法有广阔的应用前景。但临床应用时应根据实际情况灵活运用，严格掌握使用剂量与时间，还要根据患者的不同情况及病情缓急控制使用，中病即止，不能下之太过，以免导致病情加重。

1. 以疏泄为下法

下法最早见于《内经》。《素问·阴阳应象大论》云："其下者，引而竭之；中满者，泻之于内；其实者，散而泻之。"病在下者，采用疏泄的方法以竭其邪气。中满，指气阻滞于内而胸腹胀满；泻，是指调利其气，使胀闷消失。即谓病位在中下焦之有形者，可以因势利导，逐引邪气从前后二阴出之。《素问·热论》云："其满三日者，可泄而已。"《内经》亦认为"下法"包括中满里热等。汉代《伤寒论》中不仅从理论上对下法做了阐述，而且有了具体方剂，如大承气汤、小承气汤、调味承气汤攻下治疗阳明腑实证。

张子和下法不是单纯的泻下，而是较《内经》与《伤寒论》有了更广泛的范围、含义及内容。他把催生下乳、磨积逐水、破经泄气也归纳为下法。即"凡下行者，皆下法也"。并提出"寒湿痼冷，热客下焦"皆可用下法。他认为下法对于胃肠之病，尤其是脾胃方面的实邪用之最宜，指出："《内经》曰：脾为之使，胃为之市。人之食饮酸咸甘苦百种之味，杂凑于此，壅而不行，荡其旧而新之，亦脾胃之所望也。"脾主运化，胃主消磨，总以通畅为贵。在积滞药的选用方面，寒药泻下首选调胃承气汤，称之为"泄热之上药"，以及大小桃仁承气汤、大陷胸汤、大柴胡汤。又如："八正散泄热兼利小溲，洗心散抽热兼治头目，黄连解毒散，治内外上下蓄热而不泄者。"

2. 下法的适应证

张子和认为，凡宿食在胃脘，皆可下之。"大人、小儿，一切所伤之物在胃脘。如两手脉迟而滑者，内实也，宜下之。"提出下法的适应证主要有以下七种：①伤寒大汗后，重复劳发，热气不尽者，可下；②杂病腹中满痛不止者，此为内实，可下；③伤寒大汗之后，发热、脉沉实，及寒热往来，时时有涎嗽者，可下；④目黄、酒疸、食劳，腰脚胯痛；⑤瘴气贼魅、虫毒、蜚尸鬼击、冲薄坠堕、风寒暑湿，斫射剥割、撞扑之类；⑥落马坠井、打扑闪肭损折、汤沃火烧、车碾大伤、肿发焮痛、日夜号泣不止者；⑦杖疮发作肿痛，焮及上下，语言错乱，时时呕吐者。

3. 下法具体使用的方药

张子和所载攻下之方33首，分别采用寒下、凉下、温下、热下、调中攻下之剂，其中寒凉之剂占多数。从方剂的功效角度可分为具备"通便、逐水、泻实、下积"等不同功效的方剂，总以辨证其或为热实，或为水实，或为痰实，或为湿积，或为血瘀等之不同，而分别施用。如非实证，则不能任意妄攻。

寒下之剂包括：大承气汤（大黄、芒硝、枳实、厚朴），小承气汤（大黄、厚朴、枳实），调味承气汤（大黄、炙甘草、朴硝），大小桃仁承气汤（桃仁、官桂、甘草、芒硝），大陷胸汤（大黄、芒硝、甘遂末），小陷胸汤（半夏、黄连、瓜蒌实），大柴胡汤（柴胡、黄芩、赤芍药、半夏、枳实、大黄）加味，泄水丸（大黄、黄芩、滑石、黑牵牛、芒硝、商陆、大戟、芫花、甘遂、海带、海藻、郁李仁、续随子、樟柳根、大枣），牛黄通膈丸（黑牵牛、大黄、木通），三一承气汤（大黄、芒硝、枳实、厚朴、甘草、生姜）。

凉下之剂包括：八正散（大黄、瞿麦、木通、萹蓄、车前子、甘草、山栀子、滑石、木香）泄热兼利小溲，十枣汤（紫芫花、大戟、甘遂）泻下逐水，黄连解毒汤（黄连、黄柏、黄芩、大栀子），泻心散泄热兼治头目及治内外上下蓄热而不泄者，四物汤（川芎、当归、熟地黄、芍药）凉血行经，神芎丸（大黄、黄芩、滑石、黑牵牛、黄连、薄荷、川芎）解上下蓄热而泄者，导水丸（大黄、黄芩、滑石、黑牵牛、甘遂、白芥子、朴硝、郁李仁、樟柳根），四生丸（黑牵牛、大黄、朴硝、皂角），内托散（大黄、牡蛎、甘草、瓜蒌），藏用丸（大黄、黄芩、滑石、黑牵牛），玉烛散（当归、生地、川芎、白芍、大黄、芒硝、枳实、厚朴、朴硝），三和汤（当归、生地、川芎、白芍、大黄、朴硝、甘草、山栀子仁、薄荷叶、黄芩、连翘）。

温下之剂包括：无忧散（黄芪、木通、桑白皮、陈皮、胡椒、白术、木香、牵牛头末、生姜）泻诸积，益胃散（甘遂、猪猪腰子、盐椒、荷叶），牛黄白术丸（黑牵牛末、大黄、白术、生姜），丁香化癖散（白丁香、密陀僧、舶上硫黄、硇砂、轻粉），利膈丸（牵牛、槐角子、木香、青皮、皂角、半夏、生姜）。

热下之剂包括：煮黄丸，缠金丸，进食丸（牵牛、巴豆），握宣丸（槟榔、肉桂、干姜、附子、甘遂、良姜、韭子、巴豆、硫黄）。

4. 下法常用的中药

张子和下法常用的中药有30味：其中寒凉药21味，温热药5味，辛凉药2味，平性药2味。其中，寒性的药物有戎盐、犀角、沧盐、泽泻、枳实、腻粉、泽漆、杏仁；微寒的药物有猪胆；大寒的药物有牙硝、大黄、瓜蒂、牵牛、苦瓠子、兰汁、牛胆、羊蹄根苗、大戟、甘遂、朴硝、芒硝；辛凉的药物有猪、羊血；温性药物有槟榔、芫花、石蜜、皂角；热性药物有巴豆；平性药物有郁李仁、桃花萼。其中牵牛、大戟、芫花、皂角、羊蹄根、苦瓠子、瓜蒂有小毒，巴豆、甘遂、腻粉、杏仁有大毒，其余均无毒。

5. 下法的禁忌事项

下法禁忌有以下七项：①洞泄寒中者，俗谓休息痢也，不可下；②伤寒脉浮者，不可下；③表里俱虚者，不宜下；④《内经》中云五痞心证，不宜下；⑤厥而唇青，手足冷，寒者，不宜下；⑥小儿内泻，转生慢惊及两目直视，鱼口出气者，不宜下；⑦十二经败甚，不宜下。

6. 下法的注意事项

张子和在运用下法时，善于根据实际情况灵活运用，即因时、因地、因人制宜。①因时、因人制宜：张子和在论述下法的运用时，特别强调用何药、何剂型、何剂量，皆需根据患者虚实的状况来决定。不同社会地位的人，其体质、发病有异，如备急丸只可用于辛苦劳力、贫食粗辣之人，不可施于富贵城郭之人，泻五七行以救急。“急则用汤，缓则用丸，或以汤送丸，量病之微甚，中病即止，不必尽剂，过则生愆”“至如沉积多年羸劣者，不可便服陡攻之药，可服缠积丹、三棱丸之类。《内经》曰：重者，因而减之。若人年老衰弱，有虚中积聚者，止可五日一服万病无忧散。故凡积年之患，岂可一药而愈？即可减而去之”（《儒门事亲·凡在下者皆可下式》）。②因地制宜：居住在不同地域的人，其发病与其所处地域有着密不可分的关系。正如《儒门事亲·凡在下者皆可下式》所说：“况中州之人食杂而不劳者乎！中州土也，兼载四象，木金水火，皆聚此中。故脾胃之病，奈何中州之医，不善扫除仓廪，使陈莝积而不能去也。”

二、补法运用特色

（一）以通为补

张子和补法理论源于《内经》。《素问·阴阳应象大论》云：“形不足者，温之以气；精不足者，补之以味。”即阳气不足者，宜采用甘温益气、甘热壮阳的药物以补气温阳；阴精不足者，应采用酸、甘、咸味的药物以滋阴养血填精。《难经》亦云：“不能治其虚，安问其余”。以上论述都充分说明，凡是一切虚、不足的疾病，在治疗原则上都应“补之”“益之”。张子和发挥《内经》《难经》的补法理论，强调补法不应局限于温补。明确提出：“言补之法，大抵有余者损之，不足者补之，是则补之义也。”（《儒门事亲·补论》）认为补法应是补其不足，补偏救弊，达到人体阴阳气血、脏腑经络平衡的目的。

张子和认为补法有以下六种：“平补、峻补、温补、寒补、筋力之补、房室之补”。药物以人参、黄芪之类为平补，以附子、硫黄之类为峻补，以豆蔻、官桂之类为温补，以天门冬、五加皮之类为寒补，以巴戟天、肉苁蓉之类为筋力之补，以石燕、海马、起石、丹砂之类为房室之补。强调补法使用是要在邪去后，机体处于相对平衡稳定的基础上才予以应用。明确提出补法选择不当则变证遂生，邪未去而言补则闭门留寇。疾病蠲除之后，才可投补药以养正。

针对当时社会上“上而仕宦豪富之家，微而农商市庶之辈，呕而补，吐而补，泄而补，痢而补，疟而补，咳而补，劳而补，产而补”，即过用甘温益气、甘热壮阳药物的温补之风，对以温补之法立论的补法思想进行批驳，明确提出应力戒过补、强补、偏补，防止造成机体阴阳失衡。并根据《内经》“实则泻之，虚则补之”理论，提出“阳有余而阴不足，则当损阳而补阴；阴有余而阳不足，则当损阴而补阳”，从而达到“因其盛而减之，因其衰而彰之”的目的。即出现热证，就用芒硝、大黄一类的寒药，为了“损阳而补阴”；出现寒证，就用干姜附子一类的热药而“损阴而补阳”。

（二）补法的特点

1. 提倡食补，主张病愈后“五补”

张子和提出“养生当论食补”的观点，主张常以谷、肉、果、菜补益养生，尤其重视患者的胃气，补虚调养首重食补。认为“善用药者，使病者而进五谷者，真得补之道也”“故病蠲之后，莫若以五谷养之，五果助之，五畜益之，五菜充之，相五脏所宜，毋使偏倾可也”。另外，他反对药补，对于药攻后未尽之邪，则提倡进食米粥之类素净之品，助正气以尽邪，亦即《内经》“食养尽之”之谓。

强调食物对补养正气的重要性，提出“精血不足，当补之以食”，主张以谷、肉、果、菜补益养生，把药物与食物结合起来治疗虚证。食物无药物偏胜之弊，又能护胃气，和血脉，以应五脏之需，达到补益精气、调和脏腑的目的。但食补不可滥用，因此明确提出："相五脏所宜，毋使偏颇可也""五味调和，则可补精益气也……五味贵和，不可偏胜"。

食养之品主要包括以下五类。①谷类：白米、小麦、陈粟米、大麦、荞面、粳米、大豆、赤小豆、糯米、黑豆、白扁豆、绿豆、酸浆水，以及制品。②果类：西瓜、甜瓜、柿、梨、桃、杏、核桃、桑椹、栗、枣、芝麻，以及干果。③畜类：猪、羊的各种血肉食品，鸡卵、咸鱼、牛乳、蚕茧等。④菜类：葵菜、藕汁、菠菜、冬瓜、海带、马齿苋、姜、大蒜、胡荽、芥末、葱、椒等。⑤日常调味之品：醋、酒、茶、盐、蜜等。另外，尚有河水、新水、冰雪水等。

2. 运用补法，先攻后补或攻补兼施

张子和主张，治病应"先论攻其邪，邪去而元气自复也"。明确提出："良工之治病者，先治其实，后治其虚。"（《儒门事亲·汗下吐三法该尽治病诠》）强调通过祛邪而达到扶正的目的，攻邪之中蕴含补虚之意，所谓"医之道，损有余，乃所以补其不足也"。《儒门事亲·推原补法利害非轻说》中说："余用补法则不然，取其气之偏胜者，其不胜者自平矣。"在其应用下法时明确提出"大积大聚、大病大秘、大涸大坚，下药乃补药也"，明确了寓补于攻的学术思想。例如，对于那些积聚陈莝于中，留结寒热于内的邪实在身之人，认为逐邪祛积，即相当于扶助正气。

（三）补法常用方药

张子和创立的攻补兼施的代表方"玉烛散"，具有养血清热、泻积通便的作用。该方由当归、川芎、熟地、白芍、大黄、芒硝、甘草组成，是将具有补血养血作用的四物汤和具有攻下热结作用的大承气汤合方而成，体现了他寓补于攻的思想。张子和反对滥用补法，提倡针对具体病情适当地运用补法。如有关著名补益方"无比山药丸"，《儒门事亲》记载说："夫患者多日，虚损无力，补之。以无比山药丸则愈矣。"（《儒门事亲·虚损》）该方由干山药、肉苁蓉、五味子、菟丝子、杜仲、牛膝、泽泻、熟地黄、山茱萸、茯苓、巴戟天、赤石脂组成，功能补肾益脾，补而不燥。

常用的补益方剂还有：胃风汤（人参、茯苓、川芎、官桂、当归、芍药、白术、粟米），四逆汤（甘草、干姜、附子），理中丸（人参、白术、干姜、炙甘草、炮附子），养脾丸（炮干姜、缩砂仁、茯苓、人参、麦芽、白术、炒甘草），四物汤（川芎、当归、熟地黄、芍药），当归散（当归、白芍、炒香附），当归丸（当归、香附子、杜蒺藜、白芍），定志丸（柏子仁、人参、茯苓、远志、茯神、酸枣仁），三分散（白术、茯苓、黄芪、川芎、芍药、当归、熟地黄、干地黄、柴胡、人参、黄芩、半夏、炙甘草），不老丹（苍术、何首乌、地骨皮、桑椹汁），四仙丹（杞，春甲乙采杞叶，夏丙丁采花，秋庚辛采子，冬壬癸采根皮），天真丸（威灵仙、当归、缩砂、莲子肉、干地黄、广茂、甘草、牡丹皮、牛膝、木香、白术、白茯苓），辟谷方（大豆、大麻子、糯米、白茯苓），保命丹（人参、麻子仁、干地黄、瓜蒌子、菟丝子、生地黄、干大枣、大豆黄、黑附子、白茯苓、茯神、地骨皮、蔓荆子、杏仁、麦门冬、地肤子、黍米、粳米、白糯米、天门冬、车前子、侧柏叶），茯苓饼子（白茯苓、头白面）等。张子和的学术思想还受到刘完素的影响，其补法常用方剂还包括人参白术散（人参、白术、当归、芍药、大黄、山栀子、泽泻、连翘、瓜蒌根、干葛、茯苓、官桂、木香、藿香、寒水石、甘草、石膏、滑石、盆硝、生姜），以及治疗邪热变化、真阴损虚的人参散（石膏、寒水石、滑石、甘草、人参）等。

总之，张子和的“补法”理论，强调以平为期，气血流通为要，注重辨证施补。在《内经》的基础上，根据其寓补于攻——“不补之中有真补存焉”的学术思想，提出了与《内经》不同的“五补”，即“辛补肝，咸补心，甘补肾，酸补脾，苦补肺，若此之补，乃所以发腠理，致津液，通血气”，认为“补法”应顺应脏腑之性。按照同气相求之理，咸入肾为补，而此用甘味以畅其用，其理论丰富了此前“补法”的内涵。

当今，随着生活水平的提高，饮食多膏粱厚味，人们多以补药为恃，此流弊与张子和所处时代极为相似。正如其所言：“予考诸经，检诸方，试为天下好补者言之。夫人之好补，则有无病而补者，有有病而补者。”张子和由此提出应适应五脏特性而灵活使用补剂，反对滥用温补之药。如反对将适宜“衰老下脱之人”的“山药丸、鹿茸丸之补剂”用于“少年之人”。提出以攻为补的思想，如“阴虚则补以大黄、硝石”指的是阴实所致的津液亏损者。重视中焦脾胃功能，认为补中焦脾胃为真补之道。由此可见，张子和以攻为补，以通为补，以平为补，寓补于攻的思想，在现代疾病治疗中具有十分重要的意义。其提倡食补的思想，对现代养生实践也具有重要的指导意义，值得深入挖掘与研究。

（四）病案举例

案例

昔维阳府判赵显之，病虚羸，泄泻褐色，乃洞泄寒中证也。每闻大黄气味即注泄。余诊之，两手脉沉而软，令灸水分穴一百余壮，次服桂苓甘露散、胃风汤、白术丸等药，不数月而愈。

（《儒门事亲·推原补法利害非轻说》）

按语：本案是由于患者素体虚弱，感受寒邪出现脾肾阳虚之证，出现洞泄寒中，脉沉而软。张子和推崇“良工”治病，“先治其实，后治其虚”，反对不斟酌病情滥用补药。认为补中有通，补而不滞，把保养胃气作为第一要务。因而本案采用水分穴灸一百余壮以分流水湿、调和气血、健运脾胃，使寒湿之邪得散。再服用清暑利湿、益气和中之桂苓甘露散；补血活血、益胃气之胃风汤及补脾、益胃、燥湿、和中的白术丸等药以健脾祛湿则愈。

三、情志病疗法特色

张子和认为，除了自然界六淫邪气使人生病，情志也是导致人体发病的重要因素。他提出了“九气感惑论”，强调情志因素对疾病诊断和预后的影响。在“九气”及“七情”的病因、病机、诊断及治疗上有独特见解。

（一）提出“九气”概念

《内经》认为不同情志所致的气机变化不同，“怒则气上，喜则气缓，恐则气下，悲则气消，思则气结，惊则气乱”（《素问·举痛论》）。张子和亦认为，情志变化有怒、喜、悲、忧、思、恐、惊之不同，尤其喜、怒、思、悲、恐五者，分属于火、木、土、金、水，是人体正常的反应。人的情志变化，如能合理调节，则有助于人体的健康。他深受《内经》相关理论的影响，在《儒门事亲·九气感疾更相为治衍》中，明确提出了“九气”的概念。如其云：“所谓九者，怒、喜、悲、恐、寒、暑、惊、思、劳也。”进而针对怒气、喜气致病说道：“余以是推而广之。怒气所至，为呕血，为飧泄，为煎厥，为薄厥，为阳厥，为胸满胁痛；食则气逆而不下，为喘渴烦心，为消瘅，为肥气，为目暴盲，耳暴闭，筋解，发于外为痈疽；喜气所至，为笑不休，为毛发焦，为内病，为阳气不收，甚则为狂。”以上是对《素问·举痛论》怒喜之气所致病证、病机的总结。

（二）阐明“九气感惑”特点

张子和根据《内经》七情致病的认识，对“九气感惑”的病因、病机、致病特点进行了详细的阐释与发挥。明确指出，情志不调导致气机紊乱，可变生多种病证。认为七情因素致病常内伤五脏，耗伤精、气、神。他在《儒门事亲·九气感疾更相为治衍》中说：如喜乐者则“神惮散而不藏”，盛怒者则“神迷惑而不治”，愁虑者则“气闭塞而不行”，恐惧者则“神荡惮而不收”，是故“怵惕思虑则伤神”。如果病情进一步发展，伤及五脏之精，“五脏藏精者也，不可伤，伤则失守而阴虚，虚则无力，无气则死矣”。

（三）强调情志因素对疾病的影响

在《儒门事亲》中，张子和根据其临床经验，总结出情志因素所致疾病60余种，皆属于“悲哀动中者，竭绝而失生；喜乐者，神惮散而不藏；愁虑者，气闭塞而不行；盛怒者，神迷惑而不治；恐惧者，神荡惮而不收”所致。而对于这些因情志所致之病，却非单以药石所能解之，必假制以情，方可缓解。

（四）擅用“以情胜情”疗法

张子和注重七情在发病中的作用，认为七情交战于人体，导致气机紊乱，可变生多种病证，在治疗中擅于运用七情相胜的原则。《儒门事亲》载此类案例有10例（男6例，女4例），除2例是引用庄、杨先生所治案例外，张子和本人治疗8例。《奇症汇》等书中，还记载有张子和治疗的其他类似医案。

（五）病案举例

案例

一富家妇人，伤思虑过甚，二年余不寐，无药可疗，其夫求戴人治之，戴人曰：两手脉俱缓，此脾受之也，脾主思故也。乃与其夫怒而激之，多取其财，饮酒数日，不处一法而去。其人大怒，汗出，是夜困眠，如此者，八九日不寤，自是而食进，脉得其平。

（《儒门事亲·内伤形·不寐》）

按语：《素问·举痛论》云：“百病皆生于气，怒则气上……思则气结”“思则心有所存，神有所归，正气留存而不行，故气结”。此案是因思虑过度所导致的行为和精神活动异常，正气不行而气结，出现阴阳失调而不寐，脾气呆滞而食少或不食。治疗时张子和认为“怒可以治思，以污辱欺罔之言触之”，“与其夫怒而激之”。因怒则气上，采用“激怒法”使气上逆以解胸中郁结，亢盛之阳气因汗出而泄，达到阴阳调和，则阳加于阴而眠，不眠自愈，脉象和缓，饮食正常。

四、攻邪三法在临床的具体应用

张子和临床擅用汗、吐、下三法，且取效甚捷。依赖其长期的医疗观察与实践，使此三法得以广泛应用于临床各科。

（一） 内科

1. 内科疾病方面

（1）广泛使用攻邪三法

张子和治疗内科疾病，如痹证、痿证、厥证、疟疾、中风、消渴、黄疸、疝病、噎膈、咳嗽、痰饮等，常常使用汗、吐、下三法。如其治疗痹病力主祛邪，因“痹病以湿热为源，风寒为兼，三气杂合而为痹”，故治疗痹病善用此三法，为后世治痹重在攻邪提供了依据。

他还将汗法用于伤寒冒风、头痛身热，以及温、湿热病，以双解散、通圣散治疗。认为肠风、飧泄，“以风为根”，遵《内经》“春伤于风，夏必飧泄”之旨，明言“风非汗不出”，以桂枝麻黄汤、姜枣煎汤治疗。对于某些风痰之疾，用双解散发汗，兼用吐法。对于风寒湿痹、痿厥等四肢不利的疾患，张子和亦从发汗入手治疗。他认为，六腑聚证在阳分亦当发汗。水肿在表者，亦“汗”之。张子和还运用吐法治疗哮喘，以除去胸膈之痰，使在肌表的外感之邪得解，营卫调和，肺气宣通。另外，治疗眩晕，从痰实致眩入手，采用吐法治疗。

（2）病案举例

案例

棠溪李十八郎，病腰脚大，不伸，伛偻蹩躄而行，已数年矣。服药无效，止药却愈。因秋暮涉水，病复作。医氏使服四斤丸。其父李仲安乃乞药于戴人。戴人曰：近日服何药？仲安曰：四斤丸。曰：目昏赤未？其父惊曰：目正暴发。戴人曰：宜速来，不来则丧明。既来则策杖而行，目肿无所见。戴人先令涌之。药忽下走，去二十行，两目顿明。策已弃矣。比再涌泄，能读官历日。调至一月，令服当归丸，健步而归家矣。

（《儒门事亲·湿形·湿痹》）

按语：本案患者曾数年病腰脚肿大，屈伸不利，甚则行走困难。感受寒湿之邪后病发作。医生误用四斤丸（肉苁蓉、天麻、牛膝、木瓜）温燥之药补之，结果导致患者出现目肿暴发失明。张子和急用涌吐法以祛其药邪，继以补血活血、调经止痛的当归丸，以祛其病邪，乃令痊愈。

2. 疑难杂症方面

（1）强调驱邪的重要性

张子和治疗破伤风、抽搐等，在运用吐法的同时巧妙地配以“汗法”，常以桂枝、麻黄或通圣散之类祛病除邪。如治疗惊痫、狂证，在运用下法的同时配以桂枝、麻黄之属透邪痊疾。治疗“癞疾”更“大发汗”，使患者汗出周身，如浴水中。以浮萍散为主方治疗癞风，使其“汗出即解”。“风痰宿食，在膈或上脘，涌而出之”或“寒湿痼冷，热客下焦，在下之病，可泄而出之”。常根据邪气性质、病变部位及具体症状的不同，以吐、下之法治之。“不可畏攻而养病”，强调了祛邪的重要性。

对于“噎膈”之证，根据《内经》“三阳结谓之膈”之论，认为此病乃大肠、小肠、膀胱三阳热结所致。“大肠热结则后不圊，小肠热结则血脉燥，膀胱热结则津液涸……故噎食不下。”在治疗上主张用舟车丸攻之，再以瓜蒂散扬之。对“癥瘕积聚”之症，张子和认为邪自外来，喜用汗、吐、下三法。先祛实邪外出，方能保留正气而不再被伤。这一思想，至今在肿瘤治疗方面也有着重要的意义。另外，他还明确了七情因素与肿瘤发病的密切关系，提出“积之成之，或因暴怒喜悲思恐”。

（2）病案举例

案例

刘子平妻，腹中有块如瓢，十八年矣。经水断绝，诸法无措。戴人令一月之内，涌四次，下六次，所去痰约一二桶，其中不化之物，有如葵菜者，烂鱼肠之状，涌时以木如意揃之。觉病积如刮，渐渐而平。及积之既尽，块痕反洼如臼，略少无损。至是而面有童色，经水既行。

（《儒门事亲·内积形·积块》）

按语：本案为采用吐、下法治疗腹中肿物（积块）的典型病例。此患者腹中积块已经十八年之久，月经停止。张子和认为本病为气机阻滞导致血瘀之实证，因而将吐法与下法相结合，反复使用，至吐痰一二桶后，面色红润，气行则血行，至月经正常来复。

（二）妇科

1. 痰湿瘀热为主要病因

张子和强调痰湿瘀热为妇科经、带、胎、产的主要病因，因此注重从痰湿治疗带下，从痰瘀治疗血崩、不孕。带下病，唐宋以前多从风冷论治，张子和对妇科疾病以寒凉立论，反对滥用温补。如从湿热论治带下病，从风热论治乳痈，在用药上力主寒凉泻火。

对于产后之病，张子和认为皆是败血恶物，应以四物汤与凉膈散泻热凉血止血，恶物除尽方可。张子和指出，当时的医生见到产后疾病“便用温热之剂，养血补虚，止作寒治，举世皆然。……若此误死者，不可计之”。总之，强调痰湿瘀热致病，倡导结合寒凉之法治疗妇科疾病，是张子和诊治妇科疾病的学术特色。

2. 强调吐泻二法的应用

张子和主张在治疗妇产科疾病时，强调吐法与下法的应用。他常用吐法治疗妇科带下病、闭经、不孕等证，认为不孕为胸中有痰阻隔，胃气不通，则阴阳升降失常，主张先涌后泻去其痰实结滞，降心火，益肾水。另外，其采用下法治疗妇产科主要病证，包括经、带、孕、产、乳，如治疗白带方剂，有导水丸、禹功散，或单用无忧散等。但是，对于胎孕重身的妇人，提出慎用吐、下之法。

3. 病案举例

案例

一妇年三十四岁，经水不行，寒热往来，面色萎黄，唇焦颊赤，时咳三两声，向者所服之药，黑神散、乌金丸、四物汤、烧肝散、鳖甲散、建中汤、宁肺散，针艾百千，病转剧。家人意倦，不欲求治。戴人悯之，先涌痰五六升。午前涌毕，午后食进，余证悉除。不数日，又下通经散，泻讫一二升。后数日，去死皮数重，小者如麸片，大者如苇膜，不一月，经水行，神气大康矣。

（《儒门事亲·热形·月闭寒热》）

按语：本案患者因月经延期而服用黑神散、乌金丸等温燥之药，又加上艾灸多次导致病情加重，出现闭经。对于闭经的治疗，张子和主张吐泻结合，使“湿水上下皆去，血气自行周流，月事不为水湿所隔，自依期限而至矣”。先采用吐法以涌吐痰涎，通过此法以宣畅气机，通降心气。心气既降，再选用活血化瘀通经之通经散以开胞脉之滞，则病愈。

（三）儿科

1. 擅用攻邪三法治疗儿科疾病

张子和采用汗、吐、下三法治疗儿科疾病，在《儒门事亲》所录儿科 24 例医案中达 13 例，占一半以上。其中，对于小儿外感疾病，往往可以一汗而解。对于小儿内伤饮食，积滞于上，则探而吐之；小儿积滞于中，可消而化之；小儿若积滞不消，大便燥结者，则可下之而愈。此外，张子和还运用吐法治疗小儿砂淋、湿癣、目疾、膝肭跛行诸疾。

但在临床用药上，张子和首重脾胃，反对以峻剂妄投。他崇尚钱仲阳学说，认为“疗小儿，惟钱仲阳书中可采者最多”。在运用三法时，特别强调与成人不能等同，“其药剂之刚强，剂量之多少，次数之几何”，总宜视邪气的微甚及脾胃的盛衰而定。

2. 强调小儿用药应少量频服

张子和基于小儿的生理、病理特点，用药极为谨慎，以少量频服为原则。一般汤剂，“时时灌之”“不拘时服”“多煎少少服”，丸剂也用量极微。主要原因有二：一是考虑到小儿肠胃绵脆，应予以保护；二是少量频服可维持药效，并防止多服呕吐。另外，对于吃奶的乳婴儿，则提倡母子同时服药。

关于小儿用药剂量问题，其云：“大人小儿，虽年壮不同，其五脏六腑，岂复殊耶？大人服多，小儿服少，其实一也。”（《儒门事亲·过爱小儿反害小儿说》）认为成人与小儿，中药用量应有区别，小儿用药剂量应比成人少，用量要适合病情，如用量过重，则易造成对小儿机体的损伤。

3. 主张以外治疗法疗小儿病证

张子和在外治法方面也有独到之处。其所著《儒门事亲》“治病百法”中列儿科病证 20 种，用外治法约占 33.3%。鉴于小儿服药困难，对一些小儿赤瘤丹肿、疮疥风癣等皮科、外科病证，大都采用外用药敷涂。此外，对于小儿湿疹、疮疡肿毒等表皮病变，或用铍针，或以瓷片，同时也指出小儿病之禁忌。

4. 提出“鞠养以慎其疾”

张子和结合小儿的特点，强调内因，注重调养，反对滥用药石。提出“调护得当，不药之药”。尤其对于无病之小儿，主张不宜妄用药石，提出“鞠养以慎其疾”的保育方法。“若未病之前，从予奉养之法，亦复不生病。纵有微疾，虽不服药可也。”（《儒门事亲·过爱小儿反害小儿说》）认为平素加强锻炼，使小儿能适应外界环境的变化，即是“不药而药”，强调小儿预防为主的治疗法则，同时指出小儿奉养之法，应薄衣淡食、少欲寡怒。

张子和虽然擅用寒凉，但并非一概如是。其对于邪实重证或本虚标实之小儿，本于《内经》“大积大聚，衰其大半而止”之旨，祛邪扶正，分寸谨严。

5. 病案举例

案例

予家其亲属故旧，小儿有患疮疱黑陷腹内喘者，余以白虎汤加人参，凉膈散加当归、桔梗，连进数服，上灌下泄，昼夜不止。又使睡卧于寒凉之处，以新水灌其面目手足，脓水尽去。

（《儒门事亲·小儿疮疱丹熛瘾疹旧蔽记》）

按语：本案是出疹性热病。张子和指出："凡小儿疮疱、丹熛、瘾疹，皆少阳相火客气胜也""蕴蓄浊恶热毒之气……为此证时，与伤寒相兼而行"。认为其病因有别于六淫，性质有别于伤寒，是具有流行性、传染性的一类热病。强调出疹性热病出现疮疱黑陷腹内喘者，属病情危重，为邪热入里，应用辛凉疏泄白虎汤加人参扶正祛邪，凉膈散加当归、桔梗治疗。为防止高热神昏，辅以物理降温法，让患儿"睡卧于寒凉之处，以新水灌其面目手足"。张子和称此法对热病"亦是开昏破郁之端"。他总结本病的治则治法，首先辛凉宣解，次用辛凉疏泄，里热炽盛即清泻攻下，对于那些"疮疱黑陷，腹内喘，垂危须死"的患儿，都收到了很好的疗效。

【后世影响】

一、历代评价

后世医家对张子和给予高度评价，特别是其"攻邪已病"的学术特色，获得了历代诸多医家的充分肯定，并为后世医家临证参考借鉴。

朱丹溪在《格致余论》中称赞张子和"驰名中土"。明·孙一奎曾明确指出："张戴人，医亦奇杰也。人之受病，如寇入国，不先逐寇而行拊循，适足以养寇而扰黎元也，戴人有见于是，故以攻疾为急，疾去而后调养，是得靖寇安民之法矣。"清代名医何梦瑶云："子和治病，无论何证皆以汗、吐、下三法取效，此有至理存焉。盖万病非热则寒，寒者气不运而滞，热者气亦壅而不运，气不运则热郁痰生、血停食滞种种阻塞于中矣。人身气血贵通而不贵塞，非三法何由通乎？"程杏轩《医述》中有云："张戴人，医之奇杰也。"凡此，均是对张子和及其"攻邪已病"思想的充分肯定。

历史学家及不少医家将张子和与刘完素、李东垣、朱丹溪等并列，认为其对金元时代"医道中兴"做出了杰出的贡献，誉之为"金元四大家"之一，并对其学术成就和学术特点予以了高度的提炼和概括。

元末明初的大史学家宋濂为朱丹溪《格致余论》题词时说："金元以善医名凡三家，曰刘守真氏、曰张子和氏、曰李明之氏……皆以《内经》为宗，而莫之有异也。"明·王伟《青岩丛录》载："张洁古、刘守真、张子和、李明之四人者作，医道于是乎中兴……子和以吐汗下三法，风寒暑湿火燥六门，为医之关键。"可见张子和在金元医学史上的地位。元·脱脱《金史·列传》："世传黄帝，岐伯所为书也，从正用之最精。"《心印绀珠经》朱伪序中言："能继医之源流者，刘、张二先生而已。"由此可知，张子和的学术对世人影响之深。张颐斋在《儒门事亲》序中，讲到张子和“专探历圣之心，阐发千载之秘，辨实于虚，识燠于寒，以至阴阳之造化，运气之所胜复，风土之异宜，形神之殊禀，无一不穷其极。凡所治疗，如取如携，识者谓长沙、河间复生于斯世矣”。王孟英也盛赞到：“亘古以来，善治病者，莫如戴人。”（《续名医类案》）以上评价，并非过誉之词。

二、后世发挥

历代不少医家从张子和“攻邪已病”的大法中获得启示，在医学理论和临床实践中有所创新，有所建树。

（一）对内科杂病诊治的影响

1. 李东垣

以“内伤脾胃学说”立论，被后世尊为补土派巨擘的李东垣，亦受到张子和学说的影响而十分重视邪气致病。其著名观点“火与元气不两立，一胜则一负”，即明确地提出了火与元气、邪与正之间的密切关系，认为两者都不可忽视。其著名方剂“泻阴火升阳汤”，以黄柏、知母为主药，正是体现了这种祛邪除病的学术思想。

2. 朱丹溪

金元四大家之一的朱丹溪，受张子和以邪入致“火”“湿”郁怫、气血滞留的病机学说影响很深，对其基于“气血痰郁”病机诊治杂病以很大的启发。基于张子和的吐法，发明了“倒仓法”，吐不伤正，补中达邪，治愈多种疑难杂症，在其医案中充分体现了他对张子和吐法的继承与发扬。张子和的“吐法兼汗”“泻法兼补”“君子贵流不贵滞，贵平不贵强”的独到见解，在朱丹溪的临床诊治实践中都有体现。

案例 1

丹溪治族叔祖，夏末患泄利至深秋，百方不应。视之病虽久而神不悴，小便涩少而不赤。按其两手脉俱涩而颇弦。知其必多年沉积，僻在胃肠。治以澄源清流方法，用茱萸、陈皮、青葱、蔍苜根、生姜煎浓汤，和以砂糖，饮一碗许，自以指探喉中，至半时辰，吐痰半升许如胶，是夜减半，次早又饮又吐半升，而利止。又与平胃散加白术、黄连，旬日而安。

（《格致余论·治病必求其本论》）

按语：此例治法与《儒门事亲·卷六》湿形泄泻古郾一讲僧案，先吐痰，再泄积，后以胃药收攻，几乎是同出一辙。

案例 2

丹溪之师许文懿，始病心痛，用燥热香辛药而足挛痛，且恶寒多呕，杂治数年而痛甚，几如废人，众工技穷。丹溪因其烦渴恶食者一月，以通圣散与半月余，下积滞如五色烂锦者，如柏烛油凝者，近半月而病似退，但尚两足难移，又与“倒仓法”，节节如应，因得为全人。

（《格致余论·倒仓论》）

按语：此例为吐下法合用的典型案例，与张子和攻邪治法相似。

案例3

某女子，性躁味厚，暑月因大怒而吃作，每作则举身跳动，神昏不知人，问之乃知暴病，视其形气俱实，遂以人参芦头煎汤，饮一碗，大吐顽痰数碗，大汗，昏睡，一日而安。

（《格致余论·呃逆论》）

按语：此例采用涌吐法祛邪实，也与张子和吐法相类似。

案例4

据《丹溪翁传》记载："某女子病不食，面北卧者且半载，医告术穷。翁诊之，肝脉弦出左口。曰：此思男子不得，气结于脾故耳。叩之，则许嫁夫人广且五年。翁谓其父曰：是病惟怒可解。盖怒之气击而属木，故能冲其土之结。今第触之使怒耳。父以为然。翁入而掌其面者三，责之以不当有外思。女子号泣大怒。怒已，进食。翁复潜谓其父曰：思气虽解，然必得喜，则庶不再结。乃诈以夫有书，旦夕且归。后三月，夫果归而病不作。"此案类似于张子和治九气病的独到经验。

3. 王珪

后世医家将张子和的攻邪法称为"医之霸道"，善用霸道而成大家者颇不乏人。元末明初医家王珪的"败痰既下，诸病悉愈"的主张，就是秉承张子和攻邪学说，其对诸痰、积食、瘀血、挟火为患者有殊多发挥。他自制的礞石滚痰丸"活人无数"。王珪治病之法，与张子和相似之处颇多，其所制方药从张子和方化裁而来者，如治水气癥瘕的大戟丸，出自三花神佑丸；治水臌的桃溪气宝丸，缘自槟榔丸；治积食陈痰的神效五食丸，化裁自四生丸等。

4. 吕复

明初医学大家吕复，亦深受张子和影响。他认为："张子和医如老将对敌，或陈兵背水，或济河焚舟，置之死地而后生，不善效之，非溃则北矣。其六门三法，盖长沙之绪余矣。"吕复医案，赖戴良采数十则收入《九灵山房文集》，观其治验，得吐、下而愈者十之八九。对急证、热证、怪证皆能抓住时机背水一战而祛邪外去。如以藜芦瓜蒂散涌吐治愈视觉异常证，以小承气攻下治愈惊骇吐血，以硝黄乳香散治愈肠痈、睾丸肿痛等，皆深得张子和心法。

5. 王三尊

康熙年间名医王三尊，善以痰火实热立论，喜用张子和攻邪之法，提出"用霸全王"之说。尝谓："文字之医用药多补，经历之医见功速。"又云："今世之谈医者，皆云贱霸而贵王，殊不知王道不当，流之为迂；用霸得当，正所以全王也。"用霸全王，正是他深得张子和攻邪学说精髓之明证。王氏临证，除喜用张子和诸方及滚痰丸之外，更巧创一味熟军下法，得心应手，每建殊功。对大黄之功效，颇有独到见解。其云："攻积导滞去肠胃之积；凉血泻火清血分之实热；逐瘀通经引败血下行，推陈致新，调中化食；酒蒸数次能将巅顶之火驱之从二便出。"可见王三尊从理论到临床，均属善学张子和而有翻新者。

（二）对温热病诊治的影响

温病学说肇始于《内经》。张子和将火热论、寒凉学说发展为攻邪论，对于伤寒、时疫、温毒、中暑、伏热、风症等病，阐述尤多，为明清温病诸家提供了理论依据，总结了实践经验。

1. 吴又可

明代吴又可提出，温病是由一种具有“传染性、流行性、多样性、偏中性、特适性”的特殊物质所导致，认为“邪自口鼻而入”完全出自张子和的外邪致病观。在整个治温过程中吴氏注重使用下法，可以“一下再下以至三下”。其诊治思路，与张子和所言“温疫、时气”等证“妄用辛温发散之剂，热反增剧，以致发狂谵语，衄血泄血”，同出一辙。论病机，吴又可云：“热不能自成其热，皆由热在胃家，阻碍正气，郁而不通，积火成热。”这与张子和所言“气血壅滞，肠胃不法”极相吻合。其治疗善用下法，与张子和“知者必投承气，逐去其邪，气行火泄而热自已”毫无二致。

2. 王孟英

在外感热病病程中，每见“内水涸竭，烦躁转生，前后皆闭，口鼻俱干，遍身无汗”之症，张子和主张“听其所欲，冰雪凉水连进数杯”，以救其胃津，他指出：“若禁饮水，必内竭，内竭则燥热生焉。”主张攻邪之后，西瓜蜜雪冰水时时饮服，使“水入于经，其血乃生”。温病大家叶天士对温邪气分留连，创益胃透汗之说，王孟英释述其治疗机制为“益胃者，在疏瀹其枢机，灌溉汤水，俾邪气松达与汗偕行”，而命名西瓜为“天生白虎汤”，梨汁为“天生甘露饮”，甘蔗为“天生复脉汤”，以之甘濡养胃，应是张子和之法的发展。王孟英对张子和推崇备至，认为：“自古以来善治病者莫如戴人，不仅以汗、吐、下三法见长也。”其著《随息居饮食谱》一书，更是张子和食疗治病补虚之薪传。

（三）对走方医的影响

中医学植根于民间，离不开实践。尽管张子和治病之法曾被视为“霸道”，却因其见效迅速、简便价廉，而被众多医家所习用，甚至于渐成绝技，世代相传。清·赵学敏曾对其广采博收，将走方医的经验总结为《串雅》。走方医治病之宗旨为“贱、验、速”，其主要治法为“顶、串、截”。“药上行者曰顶，下行者曰串，故顶者多吐，串药多泻。顶串而外则曰截，截，绝也，使其病截然而止。此即古汗、吐、下三法也”。《串雅》顶药门载方12首，所用之药全在张子和习用的36种催吐药之内；串药门载方18首，亦皆张子和所制之禹功散、牵牛散、三花神佑丸之属。截药门分总治、内治、外治和杂治四节，所选单方重剂仍以汗、吐、下三法为主。由此可见，张子和的攻邪学说对民间走方医的发展也有着直接的影响，走方医的顶、串、截三法，实源于张子和的汗、吐、下三法而又有所发展。

（四）对方剂分类的影响

张子和在《儒门事亲·七方十剂绳墨订》中，对“十剂”的内容提出了自己独特的见解。他指出“十剂”中的“宣剂”应为“涌剂”。还对方剂分类的“十剂”做了很大的扩充。在《儒门事亲》中，可见到除“十剂”外，方剂分类的名称已经远远突破“十”这一数目。其以方剂整体偏性及作用特点对方剂进行分类的思想，已深入张子和之临证实践之中，并已超出其最初所论宣、通、补、泻、轻、重、滑、涩、燥、湿的范围，这对方剂分类是一个很大的发展。张子和是较早用“十剂”对方剂进行分类的医家，并扩充至20多种，这也对后世方剂分类产生了较大的影响。其对《内经》方剂理论有所创新，对后世方剂学的发展有一定的推动作用。如明代医家张景岳所创“新方八阵”“古方八阵”，即受其一定影响。张景岳认为，“大都方宜从简”，因此他又在“十剂”的启发下，按照功效另外提出了补、和、攻、散、寒、热、固、因等“八阵”方剂分类法，体现了“按法类方”的思想。明代李时珍《本草纲目》，也将张子和的认识作为“七方十剂”的主要文献而收录。总之，张子和有关方剂的理论造诣，对后世方剂理论的发展产生了一定的影响。

（五）学术传人

1. 麻知几

麻知几，名九畴。金代刘祁《归潜志》载：“麻九畴知几，初名文纯，易州人。幼颖悟，善草书，能诗，号神童。既长，入太学，刻苦自励……知几为人耿介清苦，虽居贫，不妄于求，卓然以道自守。”因为曾经受诏聘官，所以人们称他为“征君”。金正大三年（1226）结识张子和以后，很是信服，家人、亲属有病便请张子和。“十形三疗”，载有其妻“代指痛”“滑泄干呕”，其兄“太阳胫肿”案。“十形三疗・疱后呕吐”是他试用张子和治法的验案，生动可信。在张子和去世之后，他根据其医论写成《儒门事亲》中刘河间“三消论”的内容。

2. 常仲明

常用晦（1178—1251），字仲明，先世为山西雁门都崞县（今山西浑源县西）人，曾祖移居今河北平山县。其与张子和初遇于“瀗水之南乡”，此正是张子和侨居地。其为张子和弟子，并无疑义。从“风痰”案分析，张子和治愈仲明之子风痰疾时，其子方15岁，仲明当在35岁左右。此后张子和治愈了常氏“因风鼻塞”“二阳病”“湿痹”及其妻“遇寒手热”。元好问《遗山先生文集・正定府学教授常君墓铭》云：“元光癸未，予过郾城见麻征君知几，问所与周旋者，知几以镇人常仲明、中山赵君玉对……君讳用晦，姓常氏，仲明其字也……自少日有声场屋间，游梁之后，交文士益众，赋业外，他书亦能研究，国医宛丘张子和推明岐黄之学，为说累数十万言，求知几为之润文，君颇能探微旨。亲识间有谒医者，助发药，多所全济，病家赖焉。……不幸遭疾，临终二三日，执笔纪先世事迹垂示来裔，饮酒谈笑，与家人诀，怡然而逝，春秋七十有四，实辛亥九月十九日也。”“十形三疗”载有张子和为常仲明及其妻、子治病的多例医案，《儒门事亲》中“补论”为他所作。常仲明等人还记录整理了张子和医案部分，即“十形三疗”；医话部分，即“杂记九门”。张子和、麻知几相继逝世后，还将写作《儒门事亲》后剩余的医学资料及医学启蒙教材汇撰为“治法心要”，参与了张子和医论医案的整理与保存，成为张子和撰写《儒门事亲》的主要助手。

3. 常德

自清以降，一些颇有学术地位的论著多称仲明即是常德。如熊氏种德堂本《张子和心镜》一卷，题为“门人镇阳常德仲明编”。张一群考《常君墓铭》述德即常德，乃仲明之子。笔者同意张一群所考，认为常德应为常仲明之子。

常德年少时，聆听过张子和的教诲，通晓医学。元好问《遗山先生文集・正定府学教授常君墓铭》亦载：“常仲明，子德，彰德府宣课使。”曾作元代彰德府（今河南安阳）宣课使和漕司。常德亲自历验了汗、吐、下三法的独特功效，使之诚心对张子和执弟子礼，遂以张子和门人自居。常德颇得子和心传，著有《伤寒心镜》，被《河间六书》收录，刊于1217年，又名《张子和心镜别集》。

4. 栾企

栾企，字景先，是张子和晚年所收的门人，也是张子和的患者。“十形三疗”言张子和门人，或曰“栾企”，或曰“栾景先”。《儒门事亲·十形三疗·肠澼下血》记述了栾企拜张子和为师之原由：“棠溪栾彦刚，病下血，医者以药下之，默默而死。其子企，见戴人而问之曰：吾父之死竟无人知是何证。戴人曰：病锉其心也。心主行血，故被锉则血不禁，若血温身热者死。火数七，死必七日。治不当下，若下之，不满数。企曰：四日死，何谓病锉心？戴人曰：智不足而强谋，力不足而强与，心安得不锉也？栾初与邢争屋不胜，遂得此病。企由是大服，拜而学医。”“十形三疗”记有栾景先用张子和经验为人治牙病的效案。栾氏学医较常德晚，学医前无医学基础，其学医时间似在张子和晚年，故《儒门事亲》现通行本中收集的一系列医学基础资料，如“治法心要”“撮要图”等，极可能是为栾景先学医而撰辑。

5. 阎瑀

阎瑀（1204—1286），字润夫。元·姚燧云：“阎氏，曹之漆园人，后徙陈之西华……长由其外舅申琏与张子和同侍疾英邸，故尽得其术，业医事亲……故施验于外者，疾辄已……求药其门者日以滋众……年五十，饬其子曰：吾从学良医，又勤心奇书古方……”史书及《儒门事亲》中虽未见载，其亦当是张子和门人。

6. 赵君玉

赵君玉，“十形三疗”称他“安喜”人，前引元好问文称他“中山”人，实为同一地域，即今河北定州一带。赵曾当过省椽（官名），因张子和的高超医术，自谦为张子和的门人，非以医为业。“十形三疗”载有张子和为其妻子治病的医案，也有他自己用张子和经验治自身之病的医案，如“十形三疗·热形”赤目案载：“安喜赵君玉，目暴赤肿，点洗不退。偶思戴人语曰：病在上者皆宜吐。乃以茶调散涌之，一涌，赤肿消散。”

7. 张仲杰

张仲杰，“补论”篇云：“得遇太医张子和先生，诲仲杰以医，而及于游公君宝及不肖”。张为郾城县令，曾主持开设该县道学，元·王若虚《滹南遗老集》有“答张仲杰书”，谈道学事。张仲杰亦为地方官吏，非以医为业者，与张子和之谊兼师友。

三、国外流传

唐代以后，中医对日本产生了巨大影响。有学者研究，小岛宝素的《河清寓记》记述了板坂卜斋（1578—1655）浅草文库收藏的古写本《儒门事亲》。以此为线索，通过对卜斋家世、师承、浅草文库建立的考察，发现卜斋的恩师吉田宗询1575年注解《医方大成论钞》时引用的“子和曰”，均出自《儒门事亲》的前三卷。从而认定古写本《儒门事亲》，是抄自吉田氏引用的三卷本《儒门事亲》。该书则是由两渡（1539年、1547年）中国的吉田宗桂等医家于公元1575年之前带回日本的，成为《儒门事亲》一书传日的最早证据。

张子和的攻邪理论传入日本后，对日本汉医产生了一定的影响。如中琴神溪就是一位卓有成就的代表医家。中琴神溪（1734—1833）学宗吉益东洞，倡用古医方，业医京都，名震远近，有“龙韬豹略”之誉，尤擅用张子和的汗、吐、下三法及刺血、放血法。他胆大心细，辨证灵活，常人认为不可吐下者，他独以吐下取胜。喜用药有张子和的导水丸、禹功散、泻水丸及古方十枣丸、三圣散、瓜蒂散等方。但最娴熟的莫过龙门丸（即张子和三花神佑丸加槟榔），常以此方治痈疽、目翳、癫痫、狂、疥癣、痿痹、尿血、下疳、黄疸、肺痈、肠痈、梅毒等病证，皆能显效。他也擅于习用张子和刺血疗法，如耳垂放血治耳聋、耳痛；刺曲池出血治臂肿痈疮，刺委中出血治鹤膝风；刀割膏肓出血治梅毒、肺痈、痧痘等。这些，足以证明中琴神溪对于张子和攻邪学说体会深刻，运用娴熟，不愧为私淑张子和并取得卓越成就、深具影响的医家。

总之，金元四大家之一的张子和，上宗《内经》《难经》《伤寒论》之学，融汇《备急千金要方》《本事方》之论，近继刘完素火热之说，总结了11世纪以前中医攻邪疗法之成就，自成攻邪学派一大家。他是继刘完素之后，具有革新精神的医学家，其独特的学术见解和精湛奇妙的医疗技术，在中医学发展史上占有重要的学术地位。他的学术思想，对于丰富和发展中医理论做出了卓越的贡献，对后世医学发展产生了极其深远的影响，为丰富中医理论及推动中医学术的发展做出了卓越的贡献。其不可不谓为医学史上“一代大家”，至今仍值得我们认真学习与深入研究。

中国中医科学院中医基础理论研究所　赵红霞

【参考文献】

[1] 刘祁. 归潜志 [M]. 北京：中华书局，1983.

[2] 丹波元胤. 医籍考 [M]. 北京：学苑出版社，2007.

[3] 陈梦赉. 中医历代名医传 [M]. 北京：科学普及出版社，1987.

[4] 萧国钢. 儒门事亲研究 [M]. 北京：中医古籍出版社，1998.

[5] 脱脱. 金史 [M]. 辽宁：吉林人民出版社，1995.

[6] 赵佶. 圣济总录（上册）[M]. 北京：人民卫生出版社. 1962.

[7] 孙一奎. 医旨绪余 [M]. 南京：江苏科学技术出版社，1983.

[8] 陈梦雷. 古今图书集成医部全录（第十二册）[M]. 北京：人民卫生出版社，1988.

[9] 段逸山. 医古文 [M]. 北京：中国中医药出版社，2007.

[10] 元好问. 遗山先生文集 [M]. 北京：商务印书馆，1937.

[11] 徐江雁. 张子和医学全书 [M]. 北京：中国中医药出版社，2006.

[12] 姚燧. 牧庵集 [M] //丛书集成初编. 上海：商务印书馆，1936.

[13] 张正华. 张从正故里考 [J]. 河南中医杂志，1986，4：24.

[14] 赵留记，杨建宇，杨剑民. 略论张子和对扁鹊学派的继承 [J]. 中医研究，2001，14 (2)：22－23.

[15] 陆文彬. 张戴人学术思想探讨 [J]. 河南中医，1981 (3)：15－17.

[16] 刘树农. 一正辟三邪 [J]. 上海中医药杂志，1981 (7)：18.

[17] 罗和平，陈大舜，帅学忠. 浅论张从正的刺血学说 [J]. 浙江中医学院学报，1992，16 (5)：42－43.

[18] 许又新. 两晋南北朝及隋唐时代我国精神病学简介 [J]. 中华神经精神科杂志，1965，11 (1)：15－17.

[19] 孙晓波. 陈无择的医学心理学探讨 [J]. 成都中医学院学报，1984，26 (3)：46－38.

[20] 李伟，刘中勇，王有洪. 金元大家对痹病的贡献 [J]. 实用中西医结合临床，2006，6 (1)：79.

[21] 王文才. 张从正儿科学术思想探讨 [J]. 国医论坛，1989 (2)：23.

[22] 高春媛. 张从正攻邪学说对医学发展的影响 [J]. 中国医药学报，1998，13 (5)：16－18.

[23] 杜桂英.《历代名人并称辞典》补正 [J]. 西南民族大学学报（人文社会科学版），2010 (9)：271－273.

[24] 丁光迪.《张子和攻击注论》质疑 [J]. 黑龙江中医药，1984 (4)：7－8，23.

[25] 肖国钢. 试论张子和学术思想对其他医学流派的渗透与影响 [J]. 中医文献杂志，2007 (1)：26－29.

[26] 岳旭东. 张从正攻邪学说对医学发展的影响 [J]. 山西中医学院学报, 2001, 2 (4): 12 - 14.
[27] 张一群. 中医大辞典若干历史人物考辨 [J]. 上海中医药杂志, 1985 (10): 42.
[28] 王铁策, 苏春梅.《儒门事亲》在日本的流传新证 [J]. 中医文献杂志, 2010 (1): 8 - 10.
[29] 高春媛. 浅说善学从正诸家 [J]. 国医论坛, 1987 (1): 45 - 46.

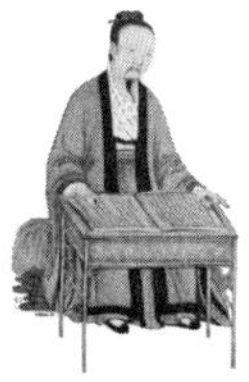

李　杲

内容提要

李杲，字明之，晚号东垣，以医行世，约生于金世宗大定二十年（1180），卒于元宪宗元年（1251），真定（今河北正定）人，“金元四大家”之一，代表作有《脾胃论》《内外伤辨惑论》《兰室秘藏》《医学发明》等。李杲之学术本于《内经》和张仲景，师承易水张元素且尽得其学；注重脏腑辨证和升降浮沉的药物理论，尤其强调顾护脾胃。《内外伤辨惑论》和《脾胃论》是集中体现李杲学术特色的著作，他提出的脾胃内伤热病学说，将中医对内伤病的辨治理论提升到了较高的水平。李杲学术特点鲜明，尤擅治疗内伤热病，特别提出了内伤所致热病和外感热病在病因、病机、辨证和治疗等方面的区别，特别提出了“阴火”的概念，并以之贯穿其内伤热病诊疗的学术思想之中。本文深入挖掘了李杲内伤热病诊疗思想，着重探讨“阴火”学说的核心观点，并对其极具特色的“元气论”“升降浮沉观”“甘温除热法”等学术观点，从“阴火”的角度逐一进行诠释，深入挖掘李杲内伤热病诊疗思路，明确“阴火”是内伤热病病机的辨证特色，并整理出了李杲阐释的内伤热病发病规律及其传变的主要步骤。

【概述】

一、生平简介

李杲，字明之，晚号东垣，以医行世，约生于金世宗大定二十年（1180），卒于元宪宗元年（1251），真定（今河北正定）人，“金元四大家”之一，代表作为《脾胃论》《内外伤辨惑论》《兰室秘藏》《医学发明》等。

李杲生活于南宋北金对峙的混战时期。其所居住和流寓的河北、河南、山西、陕西一带，由于汉、满、蒙三大政权的冲突，战乱频仍。战乱之后，由精神、饮食、劳役等因素而导致的疾病大规模流行。李杲在被围困于河南及逃难过程中，悬壶为医，为其医学学术观点的提出打下了坚实的临床基础。宋代具有宽松的学术氛围，这种学风也开启了医学家敢于创立新说自成一家的意识。金元时代继刘完素创河间学派、张元素创易水学派之后，张子和创攻邪学派，李杲创脾胃学派，朱丹溪创滋阴学派。

李杲自幼沉静内敛，酷爱读书，年少时聪慧过人，博学强记，在儒学方面有很深的造诣，为他后来成为中国历史上儒医的代表人物奠定了基础。李杲喜欢延待儒士，不但另建书院专门接待，且尽力周济。金代泰定中岁饥荒时，李杲家极力赈救，全活者甚众。李时珍称李杲“通《春秋》《书》《易》，衷信有守，富而好施”，对其十分推崇和赞赏。

李杲的家庭为富商兼地主，世为东垣盛族，其自幼敏达，受儒家思想教育。少年开始先后拜其舅父王从之和冯叔献为师，其后，又拜范仲淹之后、东平正一宫的范炼为师，至22岁已成为知名儒生，以广交名士而闻名乡里，并曾建书院。虽广为结交，却又多而不滥，谨慎选择，只以“名士”为友，不与纨绔子弟为伍。李杲二十多岁时，其母患病，里中数名医生前来诊治，寒热温凉，施治各异，因治疗无效，郁郁而终，莫知究系何病。这件事对李杲触动极大，深自痛悼，极为自责，从此立志学医。其听闻易水张元素在燕赵（今河北、山西）一带很有名望，便携重金前往易州，拜师学医。因儒学功底深厚，又忠信刻苦，不数年而尽得其学。史上有学者认为，其成就远在其师之上。

李杲家境富厚，学医之后并未行医，而是到济源（今河南济源市）做了监税官。后因战争爆发，北方大乱，李杲避难于大梁（今河南开封），此时方专事于医。因其医学功底深厚，因此疗效显著，很快就声名大振。而后大梁也难逃兵难，李杲于金正大九年（1232）又北渡黄河到了东平（今山东东平地区），直至南宋淳祐三年（1243）方重返家乡。

李杲在济源任职时，当地疫疠流行，俗称大头天行，亡于此疾者甚多。李杲为此心中难过，寝食不安，便循流探源，考据经典，结合时疫，创制了著名的“普济消毒饮”，活人无数。时人称之为仙方，刻于石碑，广为流传，传为医林佳话。

宋濂在《元史·李杲传》中记载：“李杲，字明之，镇人也，世以赀雄乡里。杲幼岁好医药，时易人张元素以医名燕赵间，杲捐千金从之学，不数年尽传其业。家既富厚，无事于技，操有余以自重，人不敢以医名之。士大夫或病其资性高謇，少所降屈，非危急之疾，不敢谒也。其学于伤寒、痈疽、眼目病为尤长。”当时之人，皆以神医目之。李杲为人忠义，视天下忧患为己任，看到当时的医生医术欠佳，又不读医书，临床治疗难以奏效，医术无以升华，于是著书立说，阐扬医理，以纠时弊。其所著《内外伤辨惑论》《脾胃论》等，都是在此后的岁月中成书的。

1244 年以后，政局日渐稳定，李杲返回家乡，时年 64 岁。由于他素体脾胃虚弱，加之连年流离颠沛，所以身体状况很差。在其师范炼的鼓励下，他将在流寓期间写出的有关《内外伤辨惑论》的文稿进行整理，终于完成。其论述重点在于内外伤在病因、病机、诊断、治疗等方面的鉴别。其后，继续著述，先后著成了《医学发明》《脾胃论》《兰室秘藏》等书，其余部分医论及临床病例资料，后经其弟子整理为《东垣试效方》等书。他在《内外伤辨惑论·序》中说：“仆自幼受《难》《素》于易水张元素先生，讲诵既久，稍有所得。中年以来，更事颇多，诸所诊治，坦然不惑。曾撰《内外伤辨惑论》一篇，以证世人用药之误。陵谷变迁，忽成老境，神志既惰，懒于语言，此论束之高阁十六年矣。昆仑范尊师曲相奖借，屡以活人为言，谓此书果行，使天下之人不致夭折，是亦仁人君子济人利物之事，就令著述不已，精力衰耗，书成而死，不愈于无益而生乎！予敬受其言，仅力疾成之，虽未完备，聊答尊师慈悯之志。

元好问在《脾胃论·序》中说：“往者，遭壬辰之变，五六十日之间，为饮食劳倦所伤而殁者，将百万人，皆谓由伤寒而殁，后见明之辨内外伤及饮食劳倦伤一论，而后知世医之误。学术不明，误人乃如此，可不大哀耶！明之既著论矣，且惧俗蔽不可以猝悟也，故又著《脾胃论》叮咛之。上发二书之微，下祛千载之惑。此书果行，壬辰药祸，当无从而作。”可见，李杲著《内外伤辨惑论》及《脾胃论》，旨在纠世医之偏，发经典深意，以益后世。

李杲一生，传承并发扬了其师张元素的学术特色，注重脏腑辨证和升降浮沉的药物理论，尤其强调顾护脾胃后天之本。其所提出脾胃内伤热病学说，将不同于外感热病辨治的内伤热病辨治理论提升到了较高的水平，确立了内伤辨证的临床思路，在完善辨证论治方法方面做出了重要贡献。

二、著作介绍

历史上署名李杲的著作很多，如《脉诀指掌》《东垣脉诀》《食物本草》《珍珠囊指掌补遗药性赋》《东垣试效方》《内外伤辨惑论》《脾胃论》《医学发明》《兰室秘藏》《活法机要》《伤寒会要》（已佚）等。很多学者说法不一，目前比较公认出自李杲的著作有《内外伤辨惑论》《脾胃论》《医学发明》《兰室秘藏》《活法机要》和《东垣试效方》。集中体现李杲学术思想的有四部，即《内外伤辨惑论》《脾胃论》《兰室秘藏》与《医学发明》，前二部由李杲亲自完成，后二部则经罗天益整理成书。《内外伤辨惑论》和《脾胃论》侧重于理论上的阐释，《兰室秘藏》与《医学发明》侧重于临床运用。因此，本文以《内外伤辨惑论》《脾胃论》《兰室秘藏》《医学发明》四部著作为主要参考，重点介绍。

（一）《内外伤辨惑论》

《内外伤辨惑论》，共 3 卷，凡 26 论。此书刊于 1247 年，是李杲生前定稿并作自序的著作。

书中主要讨论内伤和外感两大病类的病因、病状、脉象、治法等问题。卷上有辨阴证阳证、辨脉、辨寒热、辨外感八风之邪、辨手心手背、辨口鼻、辨气少气盛、辨头痛、辨筋骨四肢、辨外伤不恶食、辨渴与不渴、辨劳役受病表虚不作表实治之、辨劳役受病颇相似等，共13论；卷中，为饮食劳倦、四时用药加减、暑伤胃气等论，以及肺之脾胃虚方、肾之脾胃虚方等5个方面；卷下，为辨内伤饮食用药所宜所禁、饮食自倍肠胃乃伤分而治之、论酒客病、临病制方、随时用药、吐法宜用辨上部有脉下部无脉、重明木郁达之之理、说形气有余不足当补当泻之理等，共8论。全书围绕饮食劳倦所伤而致脾胃病的诊察及治疗用药等理论进行了系统的阐述，突出了脾胃盛衰在内伤病的发生、发展、变化中的重要地位，并由此在内伤诸疾的治疗中加以充分体现。

（二）《脾胃论》

《脾胃论》，分上、中、下3卷，载医论39篇，方论63篇，撰于1249年。本书是李杲脾胃理论的代表作，其中各卷的主要内容如下。

卷上，有8篇专论，以“明理”为主，讲述其内伤病辨治理论、阴火的概念、方药用法心得等。具体而言，卷上前3篇，分别为“脾胃虚实传变论”“脏气法时升降浮沉补泻之图”“脾胃胜衰论”，文中对脾胃虚弱所涉及的病因、病机、病证、治则、治法等内容进行了详尽描述；在第4篇中，以第3篇“脾胃胜衰论”提到的“五脏之脾胃病”当中的“肺之脾胃病”为例，具体讲述治疗这一特征性疾病的理法方药；其后3篇，论“君臣佐使法”“分经随病制方”“用药宜禁论”，主要记载了李杲的用药法则和治疗经验；最后1篇为“仲景引《内经》所说脾胃”，引《内经》及《伤寒论》当中的条文，对上述理论求本溯源。

卷中，共载论12篇，以“论病”和“调治”为主要内容。其中涉及多种内伤病的病因、病机及治法、方药等，对于卷上内容是十分重要的补充，完善了理法方药的论述结构。“气运衰旺图说”，主要说明了运气与五行五脏，以及与疾病的密切联系。其后的五篇专论，即“饮食劳倦所伤始为热中论”“脾胃虚弱随时为病随病制方”“长夏湿热胃困尤甚用清暑益气汤论”“随时加减用药法”“肠澼下血论”等，以论“病”为主线，介绍了多种由于脾胃内伤所引发病证的病因、病机和治疗方法，包括热中证、寒中证、痿证、厥证、肠澼下血证等。而后的“脾胃虚不可妄用吐药论”“安养心神调治脾胃论”“凡治病当问其所便”“胃气下溜五脏气皆乱其为病互相出见论”“阴病治阳阳病治阴”和“三焦元气衰旺”等6篇，主要强调脾胃病在调养和治疗等方面特别需要注意的事项。

卷下，有论19篇，以“医话”和“养生”为主要内容。其中，前面的9篇，即“大肠小肠五脏皆属于胃，胃虚则俱病论”“脾胃虚则九窍不通论”“胃虚脏腑经络皆无所受气而俱病论”“胃虚元气不足诸病所生论”“忽肥忽瘦论”“天地阴阳生杀之理在升降浮沉之间论”“阴阳寿夭论”“五脏之气交变论”“阴阳升降论”等，皆为医话类，从各个角度加以论述。其内容，或阐发《内经》之旨，对经文进行演绎和发挥；或摘引经典章句强调和补充自己的学术观点。其内容精炼，记载了李杲在临床理法方药各方面的独到见解。其后，“调理脾胃治验治法用药若不明升降浮沉差互反损论”“阳明病湿胜自汗论”“湿热成痿肺金受邪论”“饮食伤脾论”“论饮酒过伤”5篇，主要记载了一些临证验案和李杲对几种疾病的诊治方法。从内容上看，大部分是对前文的补充，并着重记载了一些经验方。最后的“脾胃损在调饮食适寒温”“脾胃将理法”“摄养”“远欲”“省言箴”等5篇，主要介绍李杲在调治、养生等方面的观点。

综上所述，《脾胃论》的39篇专论，从内容上来看，第1篇“脾胃虚实传变论”为全书的提要，主要讲述了脾胃病的发生机制；第2篇“脏气法时升降浮沉补泻之图”，是对《素问·脏气法时论》所阐述的升降浮沉理论加以诠释；第3篇“脾胃胜衰论”，则是全书的核心，其中囊括了上文谈到的李杲对于“脾胃内伤”疾病的全部观点，论述精详，环环紧扣。以全书前3篇为论述的核心，此后的36篇都是围绕前3篇所阐述的病因、病机、病性、治则、治法、用药法等展开论述。各篇之间，相对独立又互为补充，对于“脾胃内伤热病”这一学术命题进行了完整而精辟的阐述。

综观《脾胃论》全文，其内容以“脾胃内伤”为讨论的核心，结合李杲丰富的临床经验，从理、法、方、药各方面详细地论述了脾胃内伤热病的发生和发展过程，以及治疗原则和方法，阐明了李杲的“脾胃内伤”学说，也使得内伤与外感之辨，在“理”“法”层面得到了诠释。

“脾胃内伤”，是李杲所描述的大部分发热性疾病的根源。李杲在文中引经据典，对内伤发热究其病因、病机，透彻地剖析了因饮食劳倦、心神失养而造成的内伤病，阐释了“脾胃内伤热病”在里属虚，却在表现上会发生类似表实证的发热征象的根源。这些内容在《脾胃论》中得到了完整、深入的阐释。因此，详细地论述“脾胃内伤”所致发热，创建“脾胃内伤热病”的学术观点和辨证体系，正是《脾胃论》的突出学术特色。

（三）《兰室秘藏》

李杲的临床经验主要体现在其晚年所撰《兰室秘藏》之中。该书名称，取《素问·灵兰秘典论》之“藏灵兰之室”之意，表明其所记述内容的重要性和宝贵价值。该书初刊于1276年，是其弟子罗天益在李杲去世25年后刊行的。据《四库全书总目提要》记载，该书为李杲临终时将其未竟之著作交付给罗天益，并由罗天益进一步整理后刊行。

全书共3卷，包括21门（21论），阐明李杲独到的病因病机和治则治法理论，并详载处方。其中，上卷主要讨论饮食劳倦、中满腹胀、心腹痞、胃脘病等中焦病证，以及消渴、眼耳鼻病；中卷主要讨论头痛、口齿咽喉、衄血吐血等上焦病，以及呕吐、腰痛、妇人病；下卷主要讨论大便燥结、小便淋涩、痔瘘、阴痿阴汗、泻痢等下焦病证，以及疮疡、杂病、自汗、小儿科诸病。从这一分类方法可以看出，李杲对其临床经验的总结，是以上、中、下三焦病证为分类依据，并结合外、妇、儿、杂病之类内容进行讨论的。

（四）《医学发明》

《医学发明》，刊于1315年。此书以医论与方论相结合的形式，阐发内科杂病的治疗方法。医论，包括“膈咽不通并四时换气用药法”“本草十剂”“中风同从高坠下”“四时用药加减法”“诸腹胀大皆属于热”“脚气论”等19篇，主要论述病因病机及用药法则。方论，涉及方剂72首，明其功用、主治及服法，并结合具体病证详述加减。书中多以《内经》《伤寒杂病论》为据，参之以个人临证经验加以发挥。其“饮食劳倦论”“百病在气在血”等论，亦能体现出李杲重视脾胃的学术思想。如在病因问题上，着重于“饮食所伤”；在论用药原则时，主张“温补脾胃”。因而，书中列方以温补为多，医论以补脾为主。

【学术思想】

一、学术渊源

（一）继承《内经》《伤寒论》

李杲的内伤病诊治理论，以《内经》为理论依据，全面运用《伤寒论》所确立的辨证论治原则，创立了相对于外感热病辨治方法的一套内伤热病辨治方法。李杲的内伤病理论，成为了继承《内经》、发扬《伤寒论》的经典理论。

李杲在内伤病方面的主要理论，包括元气论、阴火观、内伤热病辨证方法以及升降浮沉的治疗原则等。这些观点，都是对《内经》思想的全面继承，且其《内外伤辨惑论》《脾胃论》《兰室秘藏》等重要著作中，每论必引用《内经》原文进行分析和阐发，从而引出自己的学术观点。从上述著作内容可以看出，李杲对经典理论的掌握已经达到了运用自如、熟稔于心的程度。尤其是对《内经》中的脏腑辨证理论、气化理论及治则治法等理论的理解和运用，可谓炉火纯青。这也是李杲内伤病理论的基本元素。

《伤寒论》确立了中医辨证论治的基本原则，阐明了中医理论在临床诊疗中的具体运用。《伤寒论》以外感热病为例，展示了中医学辨证论治、随证治之的思维方法。李杲的内伤病辨治方法，正是在掌握中医辨证论治基本原则的基础上，效仿张仲景的外感热病辨治方法而创立的。可以说，李杲的内伤热病辨证方法，是对《伤寒论》学术的高度理解和诠释，是对《伤寒论》的继承和发扬。

（二）师承张元素

张元素重视运气学说的影响，提出古今运气不同，在不同运气影响下所发生的疾病也有所不同，故古方不能治今病。同时，将运气与脏腑疾病加以联系，并深入研究药物的阴阳、升降、浮沉、补泻等各种性能，注重创新方剂，在治疗思想上强调“扶护元气”的意义，从而对其传人李杲的学术特点产生了巨大的影响。从另一角度而言，李杲的学术思想，也是对张元素学术主张的深化和细化。

张元素在《医学启源》中，详述各脏腑天人相应关系、表里关系，并按“不及”“太过”“实”“虚”“寒”“热”等证，描述各脏腑疾病的主要症状、脉象，提出五脏用药原则或寒热补泻方药。李杲的内伤病辨治理论，正是基于太过、不及的生克制化关系而形成的。其对运气学说十分重视，并能灵活地将其运用于临床辨证论治的过程中，这与张元素学术主张的影响是密切相关的。此外，张元素重视脏腑辨证治疗，在杂病治疗中总结出脏腑标本寒热虚实用药式，脏腑辨证是其指导用药的主要依据，而李杲的内伤病辨治理论，更是与此学术特色相映成辉。李杲内伤病辨治理论的形成，在很大程度上继承和发扬了张元素的学术主张。

张元素主张“四时以胃气为本”，体现了重视扶养胃气的思想，“养正积自除”是他的重要观点。张元素“重视胃气”的学术思想，在李杲的脾胃内伤理论中有着充分的体现，对李杲脾胃内伤理论的形成影响很大。

张元素的另一重要贡献，是其所创立的药学理论。张元素对药物的性味归经、阴阳厚薄、升降浮沉等进行了深入探讨，全面阐释药物的临床特性，并将药学理论与临床应用紧密地联系起来。张元素的药学理论，为李杲的升降浮沉用药理论奠定了深厚的理论基础，成为李杲治疗脾胃内伤热病处方用药的基本原则。

总之，李杲师承于张元素，以张元素的学术为基础，结合自身临床实践感悟提出系统的内伤病辨治理论，在中医学术发展史上做出了开创性的贡献。

二、学术特色

李杲的学术特色，集中体现在对脾胃内伤热病的诊疗方面，特别是其理法方药和辨证方法等方面的成就最为突出。李杲基于元气论、阴火观、升降浮沉论等，对脾胃内伤热病的病因、病机、辨证、治则治法、方药等进行阐述，从而阐明了比较完整而翔实的诊疗理论，丰富了脾胃内伤热病的诊治思路和临床诊治方法，形成了颇具特色的学术思想，对后世医家产生了重要的影响。

（一）元气论

元气论，是李杲脾胃内伤热病学说的重要组成部分，也是其对脾胃内伤热病病因病机进行分析的切入点。李杲在《脾胃论》中用了一定的篇幅，对元气的概念和受损的途径等内容进行描述。总的来说，李杲所强调的元气就是指人身的正气，既包括卫外之阳气，又包括内守之阴精，元气依赖胃气的充盈而滋养。

李杲认为，脾胃内伤热病的发病，主要是由于胃气受损、元气不足，导致阴火内生，诸病乃成。造成胃气受损的致病因素，主要有饮食失节、劳役过度、七情损伤三个方面。其云：“故夫饮食失节，寒温不适，脾胃乃伤。喜、怒、忧、恐，损耗元气，资助心火。火与元气不两立，火胜则乘其土位，此所以病也。”（《脾胃论·脾胃虚实传变论》）元气的损伤，是其脾胃内伤热病的发病根源。李杲重视元气，对于元气的概念、元气受损的途径等进行了详尽的论述。

1. 元气的概念

李杲指出：“历观诸篇而参考之，则元气之充足，皆由脾胃之气无所伤，而后能滋养元气。若胃气之本弱，饮食自倍，则脾胃之气既伤，而元气亦不能充，而诸病之所由生也。”（《脾胃论·脾胃虚实传变论》）即人之元气充足，是在脾胃健运的条件下，经过胃纳脾运，变化精微以滋养元气。倘若脾胃虚弱，又不节制饮食，脾胃更伤，元气不充，所以各种疾病从此发生。

“元气论”，可以说是李杲对于一切“不足之证”病因学方面的基本认识，这是李杲在《脾胃论》中所表述的非常有创造性的见解。由此可见，“脾胃受伤则元气受损”，是李东垣所定义的脾胃内伤热病的发病原因。

李杲在《脾胃论》中，不但没有明确给出“元气”的概念，而且在不同段落中有着不同的表述方法，令医家们对其所论“元气”持有不同的观点。而综合分析李杲对“元气”的文字描述，可以看出其所论之“元气”，实际上就是人身之气的总合，是总领一身之气的“正气”。

李杲在《内外伤辨惑论》中，首先阐述了“元气”是“胃气”的观点。其云：“遍观《内经》中所说，变化百病，其源皆由喜怒过度，饮食失节，寒温不适，劳役所伤而然。夫元气、谷气、荣气、清气、卫气、生发诸阳上升之气，此六者，皆饮食入胃，谷气上行，胃气之异名，其实一也。”（《内外伤辨惑论·论阴证阳证》）李杲认为，元气与谷气、荣气、清气、卫气及生发诸阳上升之气，皆名异实同，都是“胃气”的别名，是水谷入胃、脾胃运化所生的精微之气，是后天之本。而在《脾胃论·脾胃虚则九窍不通论》中却说：“真气又名元气，乃先身生之精气也，非胃气不能滋之。胃气者，谷气也，荣气也，运气也，生气也，清气也，卫气也，阳气也，又天气、人气、地气，乃三焦之气，分而言之则异，其实一也，不当作异名异论而观之。”这里，又言元气是先天之精气，而非胃气，尚赖胃气之滋养，才能充足。

那么，李杲所表述的“元气”究竟为何？一言后天之气，一言先天之精，合而言之，“元气”就是“正气”。而“正气存内，邪不可干”的重要医学观点，就是李杲元气观的精髓所在。

李杲对此有一段十分精彩的论述：“《易》曰，两仪生四象，乃天地气交，八卦是也。在人则清浊之气皆从脾胃出，荣气荣养周身，乃水谷之气味化之也。清阳为天（积阳成天。地气上为云，天气下为雨。水谷之精气也，气海也，七神也，元气也，父也）”（《脾胃论·阴阳升降论》）。此论认为，人体的清阳之气和浊阴之气，都源自脾胃运化的“荣气”；“荣气”中的清阳之气是“气海”，是人身之气的重要来源；是“七神”，是滋养心脉、化生神明的重要基础；是“父”，是人身的根本。因此，此“元气”，所指既非胃气，又非肾气，乃是一身清阳之气的总和，“正气”之谓也。

其在《脾胃论·三焦元气衰旺》所论，也证实了这个观点。其云：“《黄帝针经》云：上气不足，脑为之不满，耳为之苦鸣，头为之苦倾，目为之眩。中气不足，溲便为之变，肠为之苦鸣。下气不足，则为痿厥心悗。补足外踝下留之。此三元真气衰惫，皆由脾胃先虚，而气不上行之所致也。加之以喜怒悲忧恐，危亡速矣。”其文曰“元气”乃“三元真气”，一身之气也。

由是而反观前文所述，其在《内外伤辨惑论》中所谓“元气”乃“胃气”之异名的说法，亦非自相矛盾，在李东垣的医学观点中，脾胃乃一身之根本，他尤其强调胃气乃人身正气的根本，胃气损则元气伤。百病所生，皆由饮食劳役及喜怒忧恐损伤胃气，胃气损而“元气、谷气、荣气、清气、卫气、生发诸阳上升之气”皆不足，此六者与胃气有一损俱损的密切关系。因此他说“胃气之异名，其实一也”，意为此六气皆由胃气所生，其荣损衰旺之本皆相同。

2. 元气受损的途径

上文谈到，脾胃内伤热病的致病因素是饮食、劳倦和七情过极，李杲在《脾胃论》中也详细地分析了这些致病因素导致脾胃受损的机制所在。那么，为什么脾胃受伤则元气不充？“元气受损”的病变又是什么样的过程？李杲同样在其著作中进行了描述。“正气存内，邪不可干”，正气受损则诸病由生。等同于“正气”的“元气”，又是如何受到损伤的呢？李杲强调了“元气之充足，皆由脾胃之气无所伤，而后能滋养元气”的看法。也就是说，“元气”，即抵御人身各种疾病的“正气”的充足，是以脾胃安和作为基本条件的。所以，“脾胃之气无所伤”，为“正气存内、邪不可干”的前提。因此，这一段内容所阐发的观点，仍是李杲结合《内经》的养生观、正气观，对于“胃气”重要性的特别强调。在《脾胃论·脾胃虚实传变论》中，李杲提取了《内经》中与“病从脾胃所生”相关的条文，借此阐述了其所创立的“脾胃内伤则元气受损”理论的根源。其云：“今举经中言病从脾胃所生，及养生当实元气者，条陈之。”

（1）烦劳而致阳气受损

李杲强调了“阳气恶烦劳”的观念，从经文中引申出烦劳则阳气受损、脾胃内伤的道理。其云：“《素问·生气通天论》云：苍天之气，清净则志意治，顺之则阳气固，虽有贼邪，弗能害也。……阳气者，烦劳则张，精绝，辟积于夏，使人煎厥。目盲耳闭，溃溃乎若坏都。故苍天之气贵清净，阳气恶烦劳，病从脾胃生者一也。”（《脾胃论·脾胃虚实传变论》）这是对于脾胃内伤之致病因素的诠释。饮食不节、劳役过度引起的过汗，便是使得“阳气者，烦劳则张”的重要因素。另外，七情过极，使心火亢盛，阳气炽盛，同样会产生“阳气烦张”的病变。因此，李杲认为病从脾胃生，首先明确了“阳气恶烦劳”的观点。

不仅如此，从病生脾胃虚损，却显大热之象的“脾胃内伤热病”的病状表现来看，“阳气者，烦劳则张”又是重要的病变基础。不难看出，受烦劳之害而沸腾的“阳气”，正是内生的“热邪”，是阳陷阴中的“阴火”，成为了内伤热病的主要病机。

（2）脾胃损伤则阳气病

李杲强调了“阴精”的敷布有赖于脾胃之气充足而运枢如常，而脾胃不足则正气无以化生，损人寿命的道理。其云：“‘五常政大论’云：阴精所奉其人寿，阳精所降其人夭。阴精所奉，谓脾胃既和，谷气上升，春夏令行，故其人寿。阳精所降，谓脾胃不和，谷气下流，收藏令行，故其人夭。病从脾胃生者二也。”（《脾胃论·脾胃虚实传变论》）

李杲在这段经文中加入了自己的理解。“阴精所奉其人寿，阳精所降其人夭”，原本讨论的是生活在寒冷地方的人，寿命普遍比生活在炎热之地的人更长一些。是由于毛孔闭塞，不易汗出，更加易于保护阴精。而李杲运用天地升降与人身精气敷布相类的理论解释这一段文字，可谓独具特色。他认为，脾胃既和，阳气升浮，健康而无病；脾胃不和，升浮之令不行，使得阳气不能敷布，反而沉降，阳陷阴中，不能升腾，就会使人产生疾病，这也正是“阴火”的产生机制。因此，李杲在这里强调了脾胃在阳气的升发敷布上，具有极为重要的作用，故而脾胃损伤则阳气病，阳气即元气，故元气乃病。

（3）胆气不升致脾胃病

李杲继而强调“胆气”，亦即升浮之气在人体的重要作用，为其“升降浮沉”的观点奠定了基础。其云：“‘六节藏象论’云：脾、胃、大肠、小肠、三焦、膀胱者，仓廪之本，荣之居也，名曰器，能化糟粕转味而入出者也。其华在唇四白，其充在肌，其味甘，其色黄，此至阴之类，通于土气。凡十一脏皆取决于胆也。胆者，少阳春升之气，春气升则万化安。故胆气春升，则余脏从之。胆气不升，则飧泄、肠澼不一而起矣。病从脾胃生者三也。”（《脾胃论·脾胃虚实传变论》）

(4) 上焦心肺无以生发

李杲还指出上焦心肺的生发和敷布功能及中焦脾胃的纳化功能，在人身中的重要作用，也为其后文所论及的“脾胃内伤辨证”奠定了理论基础。其云：“‘经’云：天食人以五气，地食人以五味。五气入鼻，藏于心肺，上使五色修明，音声能彰。五味入口，藏于肠胃，味有所藏，以养五气，气和而生，津液相成，神乃自生。此谓之气者，上焦升发，宣五谷味，熏肤、充身、泽毛，若雾露之溉。气或乖错，人何以生？病从脾胃生者四也。”（《脾胃论·脾胃虚实传变论》）水谷精微的运化，生成了津液、宗气和糟粕。中焦的化生充足，才能在上焦通过心肺起到“宣五谷味，熏肤、充身、泽毛”的作用。但是，一旦脾胃受损，化源不足，则上焦心肺无以宣，因此，此非心肺之病，乃脾胃之病也。

总之，李杲对于元气在人身的重要作用颇为重视，特引《内经》诸论以阐明其说，而其著名的阴火学说及其所创之内伤病辨证方法，也与其元气观关联密切。脾胃内伤则元气病，正气不足，诸病由生，是李杲主要的病因学观点。其云：“至于经论天地之邪气，感则害人五脏六腑，及形气俱虚，乃受外邪。不因虚邪，贼邪不能独伤人。诸病从脾胃而生明矣。”（《脾胃论·脾胃虚实传变论》）可见，其认为“不因虚邪，贼邪不能独伤人”，正气是以脾胃充足为其根本的。“正气不足”，在脾胃内伤热病的发病当中，是以脾胃内伤为标志的。

（二）阴火观

“阴火”，在李杲的著作中频繁出现。如“阴火者，心火也”（《脾胃论·饮食劳倦所伤始为热中论》），或“肾间阴火沸腾”（《内外伤辨惑论·辨劳役受病表虚不作表实治之》）等。阴火在脾胃内伤热病的发病过程中，起着举足轻重的作用。换言之，脾胃内伤所致的热病，其“热”生于内，这个内生的火热邪气，正是“阴火”所致。阴火的出现，是脾胃内伤热病的标志，也是脾胃内伤热病病机之关键所在，是这一疾病发生的主要病变过程。

1. 阴火的产生过程——阳陷阴中

《脾胃论·脾胃盛衰论》，对“阴火”形成过程的描述十分简练，字不过百，却已将“阴火”的含义、致病特点和形成过程尽数阐明。其云：“夫脾胃不足，皆为血病。是阳气不足，阴气有余，故九窍不通，诸阳气根于阴血中，阴血受火邪则阴盛，阴盛则上乘阳分，而阳道不行，无生发升腾之气也。夫阳气走空窍者也，阴气附形质者也。如阴气附于土，阳气升于天，则各安其分也。”（《脾胃论·脾胃盛衰论》）这一段文字，阐述了“阴火”形成的过程，确定了“阴火”的概念，同时也暗示了“升降浮沉”的治疗法则与“阴火”的对应关系，是李杲阐发脾胃内伤热病学说的文字中相当关键的核心内容。以下就此段内容进行分析，解决何谓李杲所言“阴火”的问题。

(1) 脾胃受损，气血两虚

李杲首先通过援引《内经》中对于脾胃化生水谷精微的描述，阐述了“脾胃内伤则气血两虚”的道理。

血液来自水谷精微之“浊气”，水谷精微物质由胃气所生。因此，脾胃受伤，则无以化生精微物质。“五谷入于胃也，其糟粕、津液、宗气分为三隧。故宗气积于胃中，出于喉咙，以贯心肺而行呼吸焉。荣气者，泌其津液，注之于脉，化而为血，以荣四末，内注五脏六腑，以应刻数焉。卫者出其悍气之慓疾，而行于四末分肉皮肤之间而不休者也”（《脾胃论·脾胃虚实传变论》）。李杲援引《灵枢·邪客》的这一段经文，以佐证其“脾胃乃血所生病”的观点。“胃气”生“宗气”，而后化为“荣气”与“卫气”，二者乃是同一过程的两个阶段，尤其是“荣气”一支，行于血脉，由此奠定了“胃气”与“阴血”的必然联系，“卫气”即阳气，行于皮肤分肉。

由上所述，可以比较清晰地了解“夫脾胃不足，皆为血病”的含义，并可以从中得出脾胃受损，则气血之化源不足，而出现气血俱损、气血两虚的结论。

（2）阳气不足，阴气有余

在论及“夫脾胃不足，皆为血病”之后，李杲由此而产生了“阳气不足，阴气有余，故九窍不通”的推论。

从字义上解析，此“阳气不足”之“阳气”，并非“阳热”之气，而是充盈在清窍之中的“清阳”；同样，此“阴气”亦非彼“阴寒”之气，而是“浊阴”之所谓。“阳气不足，阴气有余”的发生，是由于脾胃虚弱，无以化生精微，因而“元气”不足，中焦之所出不足。于是宗气出上焦，在心与肺的作用下所化生的阳气与阴血皆不足。“宗气”出喉咙、贯心肺之后，化分为“荣气”与“卫气”两种存在形式，分别行于血和行于四末。“胃气”生“宗气”，而后化为“荣气”与“卫气”，是一个过程。“荣气”一支行于血脉，“卫气”一支行于皮肤分肉之间。胃气与元气，与“清阳”之气，一荣俱荣，一损俱损。由此，便奠定了“胃气”与“阳气”“阴血”之间的必然联系。

（3）阳陷阴中，阴血伏火

脾胃不足的出现，首先无可争议地形成了以上两种病变状态。通过这两个条件，李杲进一步得出了以下结论：“诸阳气根于阴血中，阴血受火邪则阴盛，阴盛则上乘阳分，而阳道不行，无生发升腾之气也。夫阳气走空窍者也，阴气附形质者也。”阐述了“阴火”发生的基本原理，也进一步解释了“是阳气不足，阴气有余，故九窍不通”的道理。

阳气与阴血同根而生，血载气行，所以“诸阳气根于阴血中”。而“阴血受火邪则阴盛”这一句，最易令人费解。阴血既受火邪，自当是火邪令血煎熬沸腾，又如何“阴盛”呢？此“阴盛”之“盛”，并非“阴胜其阳而寒”的“胜”，不是胜出、超过的意思，这里的“盛”是兴盛、盛大、繁茂之义，所以，这一句应该理解为：阴血受火邪的煎熬而沸腾。

值得注意的是，“阴血受火邪”，便是“阴火”的发生机制。“火邪”指的是因脾胃虚弱而相对亢盛的“心火”，心火生脾土，土虚则火旺，是为“火邪”亢盛。心火的亢盛又是如何侵扰阴血受病，而产生“阴火”的呢？理解这个问题，仍要提到水谷精微物质由中焦上达心肺而生气化血的过程。“五谷入于胃也，其糟粕、津液、宗气分为三隧。故宗气积于胃中，出于喉咙，以贯心肺而行呼吸焉。荣气者，泌其津液，注之于脉，化而为血，以荣四末，内注五脏六腑，以应刻数焉。卫者出其悍气之慓疾，而行于四末分肉皮肤之间而不休者也”（《灵枢·邪客》）。宗气“贯心肺而行呼吸”，因此，宗气化生为“气”，是心肺共同作用的结果；而津液化生血液，“荣气者，泌其津液，注之于脉，化而为血”，血液的化生也是在心的作用下完成的。由此可见，气与血的生成，都离不开“心”的作用。可以得出的结论是，心火亢盛，便可以使得“阴血受火邪”。脾胃虚弱而化源不足，气血两虚，那么相对于生成较少而失去平衡的阴血来说，心火便成为了亢盛的火邪。故而，“阴血受火邪则阴盛”，阴血受火邪侵扰而躁扰不安，相对于因脾胃不足而所生不足的“清阳”之气来说，则阴气有余。

由此，形成了“阳气不足，阴气有余”，这时便出现了“阴盛则上乘阳分，而阳道不行，无生发升腾之气”的病变。阳气不足以充盈九窍皮毛，因而下陷，又因为“阳气根于阴血中”，阳气下陷，至于阴血。原本阳气行于脉外，阴血流行脉中，二者各行其道，互不相扰，如今阳气下陷阴血之中，则诸窍不利。血既属阴，自然无法与“阳热”之气和平共处，因此“阴血受火邪则阴盛”，血液煎熬沸腾，便出现了“阴火”。至此，“阴火”的概念呼之欲出，就是“阴中之火”，是“血中伏火”。今阴火旺，阴血中火热沸腾，阳热的火邪伏于血分，阳气黏附在阴血之中，无法行使其“轻清上扬”之性，阳气不能外达，而阳道失其清利之性，所以“阳道不行”。正是由于“无生发升腾之气”，阳气不得升腾，阳道不升，九窍不通，实为“阴火”之害。

其后，李杲言“夫阳气走空窍者也，阴气附形质者也。如阴气附于土，阳气升于天，则各安其分也”。这里从阴阳各安其分的角度，指出了正常的生理状态，应当是“阳在天、阴附地”；其病也，是阳不升、阴不降。那么，其治非“升阳”“降阴”而不行，由此引出下文对于“升降浮沉”治疗大法的论述。

至此，阴火的形成过程已经基本明确了，正是由于阳陷阴中，阴血伏火，而在脾胃虚弱的人体内出现了“阴火”。就是这种在人体阴分存在的阳热邪气，导致了脾胃内伤热病的发生。

2. 阴火的概念——阴中之火

由以上分析可以看出，“阴火”的含义为“阴中之火”“阴血伏火”，它虽然产生于上焦，由心火亢盛而发生，但是它并不归属于某一脏腑，阴火是存在于阴血之中，随全身气血流动而弥漫于周身的“阴中之火”。《脾胃论·饮食劳倦所伤始为热中论》云：“若饮食失节，寒温不适，则脾胃乃伤，喜、怒、忧、恐，损耗元气。既脾胃气衰，元气不足，而心火独盛。心火者，阴火也，起于下焦，其系系于心，心不主令，相火代之。相火，下焦包络之火，元气之贼也。火与元气不两立，一胜则一负。脾胃气虚，则下流于肾，阴火得以乘其土位，故脾胃之证始得。”这一段文字，进一步阐述了阴火的发生和传变规律。

很多人将“心火者，阴火也”理解为心火就是阴火。也有人从“心不主令，相火代之。相火，下焦包络之火，元气之贼也”这一句当中，得出阴火就是“相火”“下焦包络之火”的结论。这些说法都不全面，亦不确切。因为文中这一段文字的出现比较突兀，并且与卷上的“脾胃盛衰论”当中描述阴火的文字相隔较远，所以容易产生歧义。那么，应该如何理解心火、相火、下焦包络之火与阴火的关系呢?

“心火者，阴火也，起于下焦，其系系于心”，从上文的分析所得出的结论中不难看出，这一句话的主语是“心火”，而不是“阴火”，应理解为：心火是阴火的重要部分，心与小肠相表里，小肠经起于下焦，系于心。在“甲者，乙也”的句式中，其中的“甲”与“乙”并不一定是概念性的一一对应关系。例如，“《内经》者，医典也”这一句式中，可以解释为“《内经》是医典”，但是反过来说，“医典是《内经》”就不成立了。同样，对于“心火者，阴火也”，也应理解为心火是阴火产生过程中不可缺少的一部分，而不能得出“阴火就是心火”的结论。

“心不主令，相火代之”，是指心火亢盛，不能安住，心肾相交，下焦肝肾之火即为相火，相火代君火主令，是下焦肝肾之火随心火之妄动而亢盛之义。这里并没有提及“相火”与“阴火”的关系，并不能由此产生“阴火”就是相火的说法。但是，由于“阴火”乃阳陷阴中，火邪侵扰阴血，所以阴火随血液流行，而弥漫周身。阴火扰于某脏，就会引动该脏发生热象表现，某脏就会产生“火邪”所致病象。然而，由于脾胃气虚，谷气下流，脾胃在五脏之中，最为虚衰，所以“阴火得以乘其土位，故脾胃之证始得”。这是针对内伤热中证产生的病机而言，解释为何在五脏之中，脾胃内伤病的发病始见“热中证”的发病原因。

3. 李杲论“阴火”的不同形式

《脾胃论》中虽然多次出现“阴火”这一名词，但也常有一些但言其义、未见其名的地方。虽然没有直接出现“阴火”的名词，但是使用了可以说明“阴火”之意的名词代替。这些段落对于进一步深入理解阴火的概念很有帮助。

如清暑益气汤加减法中，提到了“心火乘脾，乃血受火邪，而不能升发阳气复于地中，地者人之脾也，必用当归和血，少用黄柏以益真阴”（《脾胃论·长夏湿热胃困尤甚用清暑益气汤论》）。其中“血受火邪”者，即为“阴火由生”之意。并以“不能升发阳气复于地中，地者人之脾也”，取类比象人体的脾脏和自然中的“地”，强调“火伏阴中”即为“阳陷地中”之意。因此，这里虽然未见“阴火”之名，却以“血受火邪”的用法代言“阴火”了。

又如，“经云：阳本根于阴，惟泻阴中之火，味薄风药，升发以伸阳气，则阴气不病，阳气生矣。”（《脾胃论·脾胃盛衰论》）文中以“阴中之火”代言阴火。

再如，“若阴中火旺，上腾于天，致六阳反不衰而上充者，先去五脏之血络，引而下行。”（《脾胃论·阴病治阳阳病治阴》）此“阴中火旺”者，言阴火也。李杲再一次明言“阴火”的概念——“阴中之火”。

4. 阴火的传变和治疗

阴火的出现，成为了脾胃内伤热病的基本病机。而其产生的过程，涉及脾、胃、心、肺诸脏腑，而在其他各脏的蔓延和影响也并不等同。其传变以“至而不至，是为不及，所胜妄行，所生受病，所不胜乘之”（《脾胃论·脾胃盛衰论》）的规律发展。以脾土为本气之脏，则不及为心，所胜为肝，所生为肺，所不胜为肾。其火属阴，阴盛阳伤，故阳脏之心、肝首先受病，既而阴脏受邪，至于肺、肾，其主要病状也从初起的热性诸症（热中），逐渐显露不足之象。至于肾病之时，便表现为诸液出、足不任身等虚弱之象了。在治疗上，由于阴火的出现根源于“阴不降、阳不升”的升降失常，因此，李杲又由此而创立了“补脾胃、升阳气、降阴火”三位一体的治疗大法。

李杲总结出的这一内伤病的传变和发展的规律，并非只适用于脾胃内伤之热性疾病，而可以推而广之地运用于诸多内伤病的诊断与治疗过程中。这一辨证规律的确立，标志着具有历史意义的内伤病辨证方法的确立，是中医辨证思想史上的又一个里程碑，而“阴火”作为内伤病的基本病机，成为了这一辨证方法确立的重要标志。“阴火”病机和治疗法则的确立，为后世数百年间内伤病辨治的学术发展点亮了一盏明灯。

（三）脾胃内伤热病辨证方法

《脾胃论》是一部集中体现李杲“脾胃内伤热病”学术思想的重要著作。李杲治疗脾胃内伤热病的学术观点，是对《内经》中阴阳五行、气血津液、脏腑经络等理论的继承与发展。其创新所在，便是将“内伤热病”从“外感热病”中彻底分离出来，从“脾胃内伤”的角度详述脾胃因何而伤、如何而伤、如何致病、如何传变、伤及何脏，以及如何辨证、如何立法、如何治疗等。其论条分缕析，层层展开，形成了发挥《内经》中内伤病证治、补充和完善中医辨证理论的重要学说。李杲“脾胃内伤热病”理论的形成，对中医学术的发展极为重要，是中医学辨证理论发展过程中一座重要里程碑。

1. 脾胃内伤热病的病因

李杲认为，脾胃内伤热病的发病原因，主要是由于胃气受损，元气不足，而导致阴火内生，诸病乃成。而造成胃气受损的致病因素，主要有饮食失节、劳役过度、七情损伤三个方面。其云：“故夫饮食失节，寒温不适，脾胃乃伤。喜、怒、忧、恐，损耗元气，资助心火。火与元气不两立，火胜则乘其土位，此所以病也。”（《脾胃论・脾胃虚实传变论》）

2. 脾胃内伤热病的病机

脾胃受损则阳气不足，是阴火内生的主要原因。对于阴火的描述，较为集中地出现在《脾胃论・脾胃盛衰论》中。其云：“阴血受火邪则阴盛，阴盛则上乘阳分，而阳道不行，无生发升腾之气也。”这段文字阐明了“阴火”是由于脾胃不足，气血虚弱，阳气不足，阴气有余，加之心火亢盛，阴血受火邪而沸腾，阳陷阴中，阳气不能生发升腾，乃至导致“阴血伏火”的状态。阴火的出现，是脾胃内伤热病的基本病机，是脾胃虚弱性疾病的基本病变状态。

3. 脾胃内伤热病的辨证

李杲在临证过程中，发现对一些脏腑疾病进行常规用药时，会出现药证虽然相符，但效果不理想或者愈后容易复发的问题。其云：“予平昔调理脾胃虚弱，于此五药中加减，如五脏证中互显一二证，各对证加药无不验。然终不能使人完复，后或有因而再至者，亦由督、任、冲三脉为邪，皆胃气虚弱之所致也。法虽依证加减，执方疗病，不依《素问》法度耳。”（《脾胃论・脾胃盛衰论》）通过深入思考这一“药证不符”问题发生的究竟所在，李杲最终将“胃气虚弱”归结为问题的症结所在，提出脾胃内伤、诸病由生的观点，在《内经》升降浮沉和五行生克的理论基础上，形成了独特的“脾胃内伤辨证”。这一创新性理论的出现，是对《内经》和张仲景学术的极大发挥，提供了治疗内伤病的理论依据。

由于脾胃内伤，元气不充，出现了以发热为主要症状表现的脾胃内伤热病。但是，其病本属虚，临床上却表现出大寒热、大渴、喘喝等热证的征象，究竟是什么原因造成的呢？李杲针对其特有的病变特征，并结合经典理论进行整理和分析之后，总结出了一套适用于脾胃内伤热病的辨证方法，今据其特点拟名为“脾胃内伤辨证法”，以便叙述。

脾胃内伤辨证法，适用于脾胃内伤所引起的热证和杂病，是结合了脏腑辨证、阴阳五行、升降浮沉、气血津液以及五运六气等理论，而形成的一种综合的辨证体系。它以五行生克为基础讨论病邪的脏腑传变，而以气血津液的升降变化为主要病机，是适于脾胃内伤病证的辨证体系。

李杲对于“运气”理论中的“生克制化”十分重视，并将其灵活生动地融会于其所创立的辨证体系当中。“脾胃内伤辨证法”中，“五行生克制化”的特点尤为突出，强调内伤疾病具有一脏病则诸脏受累的制化特点；脏腑之间生克制化的精神，成为了这一辨证法的主导思想。李杲以《素问·六节藏象论》之“至而不至，是为不及，所胜妄行，所生受病，所不胜乘之也”（《脾胃论·脾胃盛衰论》）的生克变化规律，描述脾胃内伤病的辨证规律。春温、夏热、秋凉、冬寒的气候，当至而不至时，就叫不及。因为母子俱病，同时所胜和所不胜的两脏又相对亢盛，导致阴阳失调，气机逆乱，破坏了相对的平衡而发生各种病证。脾胃内伤病的病变规律，主要分为脾胃内伤与心火亢盛、肝木妄行、肺金受病、邪干肾水四个阶段。

（1）脾胃内伤与心火亢盛

首先，脾胃内伤是内伤病的根源所在。脾胃内伤病的“病因”，是饮食、劳倦与七情，导致脾胃受损、元气不足。继而，“从后来者为虚邪，心与小肠来乘脾胃也”（《脾胃论·脾胃盛衰论》）。火生土，脾土受邪，脾气减弱，而心火偏亢，形成了土虚火旺的病态，并因此而出现了各种“火邪内生”的症状表现，诸如“脾胃脉中见浮大而弦，其病或烦躁闷乱，或四肢发热，或口苦、舌干、咽干”（《脾胃论·脾胃盛衰论》）等。这一系列表现的根源，是“心火乘脾”。李杲曰：“盖心主火，小肠主热，火热来乘土位，乃湿热相合，故烦躁闷乱也。”（《脾胃论·脾胃盛衰论》）。在“土虚火旺”的病变状态之下，出现了“心火乘脾”的病机，显然，这就是“阴火”的基本病变表现。

李杲所言之“阴火”，是在土虚火旺的病态之下，阴血之化源不足而所生成者减少，而心火相对亢盛，故而阴血在心肺的共同作用下生成，受心火邪气所侵而躁动，由此而产生了阳陷阴中、阴血伏火的“阴火”。李杲谓之曰：“诸阳气根于阴血中，阴血受火邪则阴盛，阴盛则上乘阳分，而阳道不行，无生发升腾之气也。”（《脾胃论·脾胃盛衰论》）

由以上分析可以看出，脾胃内伤热病首发的诸多征象，正是“阴火”内生的发病过程。土虚火旺，心火乘脾，火邪亢盛，“阴火”的产生就是在这一阶段的病变过程中产生诸多发热性征象的根本原因。

因此，脾胃内伤与心火亢盛的病变，是脾胃内伤热病形成的标志。其后的几个步骤，主要发生在五行生克关系的引导之下，由阴火的蔓延侵扰其他脏器而出现的病变。

（2）肝木妄行

肝木克脾土，因此肝为“所胜”。阴火内生所影响的脏腑，以肝木为先，而成“肝木挟火势无所畏惧而妄行”（《脾胃论·脾胃盛衰论》）。李杲描述说：“所胜妄行者，言心火旺，能令母实。母者，肝木也。肝木旺，则挟火势无所畏惧而妄行也。……皆风热不得升长，而木火遏于有形中也。”（《脾胃论·脾胃盛衰论》）肝气升浮，所以肝木感受火热邪气则妄行无制，出现诸多风性与热性为主的病变表现。“阴火”延及肝木，与肝木之“风”性相结合，形成了以“风热”为主的病证特点。或为目疾，或作痿、痹、厥证，或中风，或生疮，或扰动心神，或肢满转筋，皆与肝风主病有所关联，这正是由于“阴火”之“阳陷阴中、不得升浮”的病邪特点，导致肝之升发浮动的性质被遏所致。

（3）肺金受邪

脾土生肺金，故肺受病曰“所生受病”。肺受病，肝木妄行反侮其所胜的肺金，心火又侵侮其所不胜的肺金，这就是肺受脾土、肝木、心火三方面病邪的伤害。肺主清肃，主诸气，“阴火”生于内，阳道不行。肺受到阴火的侵扰，阳气不足，肺无所主，所以出现肺金受邪的表现，发生恶寒、发热和咳嗽等症。李杲曰：“所生受病者，言肺受土、火、木之邪，而清肃之气伤，或胸满，少气、短气者，肺主诸气，五脏之气皆不足，而阳道不行也。或咳嗽寒热者，湿热乘其内也。”（《脾胃论·脾胃盛衰论》）值得强调的是，阴火扰及心、肝二脏时，由于“心主火”，及“肝木旺，则挟火势无所畏惧而妄行”的缘故，大多表现为以热象为主的各种征象；而自肺金受邪之后，虽然也有咳嗽寒热，但是虚弱之象已见，“或胸满，少气、短气”。

（4）邪干肾水

脾土克肾水，故肾水为其所不胜者。“所不胜乘之者，水乘木之妄行，而反来侮土。”（《脾胃论·脾胃盛衰论》）脾虚不能制水，肾水借木旺之妄行而反侮脾土。“故肾入心为汗，入肝为泣，入脾为涎，入肺为痰、为嗽、为涕、为嚏、为水出鼻也”（《脾胃论·脾胃盛衰论》）。妄行的肾水反挟所生的肝木上升之势侵侮脾土。疾病发展的最终阶段为邪干肾水，阴火干肾。这一阶段，“阴火”弥漫周身，肾主一身之阴，阴不能守，受火邪煎熬则水液妄行，肾主水，主寒，所以可以见到阴寒湿邪的表现。

脾胃内伤热病在体内的发生和传变，主要经历了以上四个阶段。在这一传变过程中，心、肝、脾、肺、肾诸脏皆可受病，且由于受到脏腑间生克制化规律的制约，一脏受病而诸脏受累，各以本脏的盛衰虚实而论。从传变顺序来看，“阴火”生于脾胃与心，次扰于肝，再干于肺，末侵及肾。从“脾胃内伤热病”这一疾病发生的特点来看，阴中伏火、阳气不布为主要病机，是升降浮沉之令不行，阳气不升、阴气不降。从四脏的四时属性上分析，肝心属阳，行春夏之令，主升主浮；肺肾属阴，行秋冬之令，主降主沉。所以，阳气不升之病，是主升浮之脏先受其病，故而心肝二脏皆主升主动而先受其扰，而肺肾主沉主降而后受病。因此，“阴火”的出现使得火邪亢盛，升浮之令不行，而心肝二脏受邪，不得升浮，郁而生热。后传至肺肾，虽然仍可见热象，却逐渐出现了阴寒之征，此乃沉降之气主令，乃至终传寒中之证。

4. 脾胃内伤辨证法的运用

李杲在阐述“脾胃内伤辨证”时，虽然将疾病的发展变化过程分为四个阶段，但在实际临床应用中，该辨证方法的运用可以扩展到所有的内伤性疾病范围中，其发病也不受心、肝、肺、肾这一次序的限制。该次序，只是李杲在描述脾胃内伤辨证规律时，以阴火内生最为典型的“热中证”为例而方便讨论。而在临床内伤病证的诊疗过程中，人之体质不同，脏腑强弱厚薄各有差异，阴火病邪在人体发病的主要症状也因人而异。因此，阴火所致的内伤病发病时，并不一定都是按照这一规律而传变，受邪后之病患的主要病状表现均有不同。例如，《脾胃论》中、下二卷中，讨论了多种内伤杂病，如痿证、厥证、痹证、重强、肠澼下血、满证、津液涸竭证、寒中证等，皆可从阴火的角度进行讨论，可基于脾胃内伤辨证进行诊断和治疗。对此，李杲也在文中阐发了总结性的观点："五脏外有所主，内无所受。谓无所受盛，而外主皮毛、血脉、肌肉、筋骨及各空窍是也。若胃气一虚，脾无所禀受，则四脏及经络皆病。况脾全借胃土平和，则有所受而生荣，周身四脏皆旺，十二神守职，皮毛固密，筋骨柔和，九窍通利，外邪不能侮也。"（《脾胃论·胃虚脏腑经络皆无所受气而俱病论》）

脾胃内伤辨证，是李杲治疗"脾胃内伤热病"过程中创立的内伤病辨证体系。之所以称之为"辨证体系"，是因为这一辨证方法是对脏腑理论、气血津液理论、运气学说等中医基础理论的综合运用，从而形成了一套较为完整的理法方药，可以独立地运用于内伤热病以及内伤杂病的诊断与治疗当中。在这里，值得注意的是，"阴火"学说的出现，以及"升降浮沉"治疗法则的灵活运用，在这一辨证体系当中占有极为重要的地位。该辨证方法以"阴火"为主要病机，由于阴火内生而产生各种病变和脏腑传变。其治疗原则是"升降浮沉"，具体用药应该遵从"甘温与风药以升阳气，甘苦寒药泻阴火"的原则。

（四）脾胃内伤热病的治则和治法

李杲对脾胃内伤热病的治疗，给出了升降浮沉的治疗大法，并制定了十分确切的治疗方案。其以风药升阳，甘苦寒药泻阴火，辛甘温药健运中焦，是治疗阴火导致的脾胃内伤热病的具体用药方法。

1. 升降浮沉的治疗法则

明确脾胃内伤热病的病因病机后，李杲就脾胃内伤热病的治疗提出了几个重要的观点："今所立方中，有辛甘温药者，非独用也。复有甘苦大寒之剂，亦非独用也。以火酒二制为之使，引苦甘寒药至顶，而复入于肾肝之下，此所谓升降浮沉之道，自偶而奇、奇而至偶者也。阳分奇，阴分偶。泻阴火，以诸风药，升发阳气，以滋肝胆之用，是令阳气生，上出于阴分，末用辛甘温药接其升药，使大发散于阳分，而令走九窍也。"李杲以这一段文字，言简意赅地阐释了"阴火"的治疗大法以及用药规律：第一，强调了辛甘温药与甘苦大寒之剂皆不可独用的用药禁忌；第二，甘苦寒药以降火，辛甘温药并风药共升阳气，是治疗脾胃内伤热病的具体用药方法；第三，升降浮沉之道乃基本治则。

（1）用药禁忌

李杲强调了"今所立方中，有辛甘温药者，非独用也。复有甘苦大寒之剂，亦非独用也"的用药禁忌。明确了其所用"辛甘温药"的升阳，与"甘苦大寒"药的降阴，是"升降浮沉"用药法则的两个相互依存、不可或缺的重要部分。"辛甘温药"只是升降浮沉之中关乎"升阳"的方面，而非全部。只不过在传统的治疗当中，对于"热性"疾病的治疗，将使用"寒凉药"视为常法，而对于"辛甘温药"的使用较为罕见，所以李杲在文中更加强调"以诸风药，升发阳气，以滋肝胆之用，是令阳气生，上出于阴分，末用辛甘温药接其升药，使大发散于阳分"，对于苦寒药的使用只是随笔带过了一句"泻阴火"而已。令后之医者所论纷纭。对于"升降浮沉"法的运用，体现在药性当中，必为"辛甘温药者，非独用也""甘苦大寒之剂，亦非独用也"之说，应当引起重视。

（2）用药方法

李杲确立了脾胃内伤热病的具体治疗措施，指出了“甘苦寒药以降火，辛甘温药并风药共升阳气”，是治疗脾胃内伤热病的具体用药方法。

对于“升阳法”，他首先强调了运用“风药”的重要性。肝胆主春生之气，主升主浮，主风主动，风可胜湿。而在疾病发展过程中，肝木挟火势妄行，与湿热相搏，而“风热下陷于地中”。所以，这里所言的“以诸风药，升发阳气，以滋肝胆之用，是令阳气生，上出于阴分”，便是“升浮”法当中的一个重要环节，也是应用风药的原因之一。

其后，“末用辛甘温药接其升药，使大发散于阳分，而令走九窍也”。此既为“接其升药”，一个“接”字，便表明了二者缺一不可，当用“辛甘温药”与“风药”共凑“升阳”之功。所以，李杲对于“升降浮沉法”当中的“升浮”法的阐释，既非单纯的“甘温除热”，亦非简单的“风药升阳”，而应该理解为“辛甘温热药并风药共升阳气”。

纵观全文，李杲对“脾胃内伤”之“阴火”所导致的诸多病证，绝非只言“升浮”，讳言“降火”，相反，他在方药当中对于“甘苦寒药”的运用十分精巧。如“土生于火，兼于脾胃中泻火之亢甚，是先治其标，后治其本也”，便是将“升阳”与“泻火”二者区别对待，既治其表，又治其本。不难看出，其所立诸方中，皆不离沉降寒凉之药。其对于“阴火”的治疗，不离寒凉、沉降的原则不容忽视。

可见，李杲只是将“甘苦寒药泻火”之法视为常度，略文而已。正是由于此内伤病不同于世人常见的表现为阴寒、虚弱特征的病证，反而出现了类似温热的“阳证”表现，极易被认作是“阳热”证，而用苦寒之剂进行常规治疗。所以，在这里重点提出讨论的，令医者特别注意的，是在使用“甘苦寒药”以降火热病邪的同时，应当特别重视“升阳”法的运用，明确了“脾胃内伤”所表现出的“温热性”的病变，应当在使用甘苦寒药沉降的基础上加以“升阳”。

（3）升降浮沉的阴阳之道

李杲对于“升降浮沉”用药法的解释，言“此所谓升降浮沉之道，自偶而奇、奇而至偶者也。阳分奇，阴分偶”。自偶而奇、奇而至偶，便是自阴而阳、自阳而阴，从阴引阳、从阳引阴，使阴火自降、阳道乃生，从而阴平阳秘，精神乃治。确立了升降浮沉的基本原则，就实现了“甘苦寒药以降火，辛甘温药并风药共升阳气”的具体治疗方法。

另一个例证，便是“以火酒二制为之使，引苦甘寒药至顶，而复入于肾肝之下”。此言使用甘苦寒类的药物时，除了可以配合“辛甘温药”作为升降浮沉的一种结合法外，还可以在药物的炮制方法上入细入微地斟酌使用。“火酒之制”无疑是祛阴存阳的炮制方法，加强了药物升浮、走窜的能力，又有着变静为动、易守为攻的作用，这同样是一种体现“升降浮沉”的方法。

所以，针对“阴火”这一特殊的病态，所采用的治疗大法是“升降浮沉”，而其基本的用药法当为“甘苦寒以降火，辛甘温药并风药共升阳气”。

2. 随证加减的权衡之道

李杲指出：“此初受热中，常治之法也，非权也。权者，临病制宜之谓也。常道，病则反常矣。春、夏，乃天之用也，是地之体也。秋、冬，乃天之体也，是地之用也。此天地之常道，既病，反常也。春、夏天之用，人亦应之。食罢，四肢矫健，精、气、神皆出，九窍通利是也。口、鼻气息自不闻其音，语声清响如钟。春、夏地之体，人亦应之。食罢，皮肉筋骨血脉皆滑利，屈伸柔和，而骨刚力盛，用力不乏。”（《脾胃论·气运衰旺图说》）上文结尾的一段，阐述了天地体用与人体阴阳升降的关系，人体常道应天地常道，人体受病则应天地之反常。而人身之气，应当对应天地的“春夏升浮之道”，顺应“天之用”，人体以精气神皆出、九窍通利以对应；顺应“天之体”，人体则以皮肉筋骨血脉皆滑利以应之。李杲的这一段文字，非常精炼，也非常重要，是其对于“升降浮沉”内伤病治疗原则的重要诠释。

特别应该强调的是，李杲所谓“权者，临病制宜之谓也”，是一个非常重要的医学理念。他认为，临病制方必须懂得权衡之道。也正是因为这个重要的制方原则，使得他在用药时可以十分自如地将甘温药、发散药、甘寒药、苦寒药，以及解表、温里、行气、除湿等药进行加减搭配。其在很多方药及加减法当中，常常注明此“从权”之法。如对于著名的“清暑益气汤”，他在文中指出：“此正方已是从权而立之，若于无时病湿热脾旺之证，或小便已数，肝肾不受邪者误用之，必大泻真阴，竭绝肾水，先损其两目也，复立变证加减法于后。”（《脾胃论·长夏湿热胃困尤甚用清暑益气汤论》）由此可见其用方之谨慎。其下又云：“经云：急者缓之。若从权，必加升麻以引之，恐左迁之邪坚盛，卒不肯退，反致项上及臀尻肉消而反行阴道，故使引之以行阳道，使清气之出地右迁而上行，以和阴阳之气也。”（《脾胃论·长夏湿热胃困尤甚用清暑益气汤论》）此言加减用药时必须符合权衡之法。

何为“权衡之法”？《脾胃论·脾胃盛衰论》云：“酌中以用药，如权之在衡，在两则有在两之中，在斤则有在斤之中也。”李杲首次提出了“权衡用药”的概念。他十分重视药物的属性、用药的分量，以及“中病即止”的用药法则。同时，在“补脾胃泻阴火升阳汤”方解中，对这一原则的具体运用进行了说明。其云：“大抵此法此药，欲令阳气升浮耳。若渗泄淡味，皆为滋阴之味，为大禁也。虽然，亦有从权而用之者。如见肾火旺及督、任、冲三脉盛，则用黄柏、知母酒洗讫，火炒制加之。若分两则临病斟酌，不可久服，恐助阴气而为害也。小便赤或涩当利之，大便涩当行之，此亦从权也，得利则勿再服。此虽立食禁法，若可食之物一切禁之，则胃气失所养也，亦当从权而食之，以滋胃也。”可见，李杲不但在用药的选择以及药物的炮制法上颇下功夫，对于饮食的调养也本着“权衡”的原则。这在李杲的制方用药中十分常见，是其重要的辨治原则。

由此可见，李杲对于“脾胃内伤热病”的治疗原则是升降浮沉法，具体采用的用药法，是甘温药与风药升阳，甘苦寒药以泻阴火，二者相合，共同起到升阳气、泻阴火的作用。在具体的处方用药当中，他强调“权衡之法”，主张随证用药，随证加减，当谨慎斟酌，权衡选药。

【临证经验】

李杲是一位理论和临床都很出色的医家，其所著《脾胃论》详尽地论述了脾胃内伤热病的病因、病机、辨证、方药，全面覆盖了其理、法、方、药各层次的内容。《脾胃论》的成书，是基于当时疫病流行的社会背景，在大量总结归纳临床病例的基础上对时疫病诊治进行理论探讨，形成的一部关于诊疗脾胃内伤所致高热为主要表现的一类疾病的著作。而其另一部著作《兰室秘藏》，则将李杲独到的临证经验汇编成册，以各种疾病、症状、证候、病因等不同角度的内容立论，阐明李杲独到的病因病机和治则治法理论，又详载处方。总结李杲的临证经验，主要从内伤热病临证经验、杂病临证经验两个方面阐述。

一、脾胃内伤热病临证经验

《脾胃论·卷中》共载文12篇，主要记述了几种脾胃内伤病的特点及临床表现。其中的"饮食劳倦所伤始为热中论""脾胃虚弱随时为病随病制方""长夏湿热胃困尤甚用清暑益气汤论""随时加减用药法"等，都是以论"病"为主线，介绍了多种由于脾胃内伤所引发的病证的病因、病机和治疗方法，包括热中证、大汗泄、寒中证、痿证、厥证、肠澼下血证等。现以热中证、大汗泄、痿证为例，解析李杲脾胃内伤热病的临证经验。

（一）热中证

"热中证"是"脾胃内伤热病"最具代表性的一个证候，它是对内伤热病初起时的一系列表现的概括。"热中"一词，首先出现在《脾胃论·气运衰旺图说》一文之中。其曰："此初受热中，常治之法也，非权也。权者，临病制宜之谓也。""气运衰旺图说"是一篇描述升降浮沉补泻法的重要文章，其行文言简意赅，对于升降浮沉补泻用药观，进行了非常精辟的描述。所谓"此初受热中，常治之法也"，指的是下文即将进行分析的，按四时升降浮沉规律以及脏腑寒热属性进行补泻的用药方法，是李杲升降浮沉大法中的重要内容。所谓"初受热中"，就是脾胃内伤病的发病首见之证为"热中证"之义。

1. 热中证病因

"若饮食失节，寒温不适，则脾胃乃伤，喜、怒、忧、恐，损耗元气"，此言热中证的病因。李杲所说的热中证，就是脾胃内伤病初始阶段的证候表现，是非常典型的内伤热病。所以，这一病证的病因就是脾胃内伤，是由饮食、劳倦以及七情损伤脾胃元气而产生的。

热中证，可见"气高而喘，身热而烦，其脉洪大而头痛，或渴不止，皮肤不任风寒而生寒热"（《脾胃论·饮食劳倦所伤始为热中论》）。高热，是热中证的主要证候表现。李杲特别重视热中证，在文中以大量篇幅描述这一疾病，就是因为其症状表现十分类似外感伤寒的"寒热"特点。但病发于内，虽与外感发热症状相似，但与其病机迥异。因此，热中证的主要症状表现比较具有代表性，是内伤病非常显著的特征之一。

2. 热中证病机

李杲着重描述了热中证的病机。其云："盖阴火上冲，则气高而喘，身烦热，为头痛，为渴，而脉洪大。脾胃之气下流，使谷气不得升浮，是生长之令不行，则无阳以护其荣卫，不任风寒，乃生寒热，皆脾胃之气不足所致也。"（《脾胃论·饮食劳倦所伤始为热中论》）这一段文字描述了热中证的主要病机。李杲认为，热中证的表现虽然与外感热病极为相似，而发病的过程截然不同。其发生的根本原因，就是"阴火"的出现。显然，正是内生的"阴火"造成了诸多热性症状的出现，而颇似外感的寒热症状。由于阳气不足，不得升浮，"阴火"内生，火为阳，阳气本当在外以护其荣卫，但此时阳在阴中，“无阳以护其荣卫，不任风寒，乃生寒热”，造成了这种严重的寒热症状。简言之，热中病的病机是“阴火”，阴火产生的过程与热中证的出现有着直接的关系。而热中证就是“阴火”内生的初期阶段，也是“阴火”出现的重要标志，是脾胃内伤热病的典型表现。

3. 热中证治法

热中证，既然其发病机制与“阴火”并无二致，很显然，其治疗方法亦当取自阴火的治疗大法——升降浮沉法。代表方剂是著名的“补中益气汤”。李杲指出：“然而与外感风寒所得之证颇同而理异。内伤脾胃，乃伤其气，外感风寒，乃伤其形。伤其外为有余，有余者泻之，伤其内为不足，不足者补之。汗之、下之、吐之、克之，皆泻也；温之、和之、调之、养之，皆补也。内伤不足之病，苟误认作外感有余之病而反泻之，则虚其虚也。《难经》云：实实虚虚，损不足而益有余，如此死者，医杀之耳。”对于内伤热病使用补中益气汤，李杲一再说明何以病“热”而用其补，实乃详辨寒热证之虚实而使然也。

（二）大汗泄

严格地说，“大汗泄”是“脾胃内伤热病”发展过程中出现的一个重要的病变过程。但在行文当中，李杲则将其作为一个病证进行讨论，这是为了强调“汗”是脾胃内伤热病由热性症状转向寒性症状过程的一个重要的病变反应。而李杲也在文中强调了出现“大汗泄”的条件。其指出：“若虚损脾胃、有宿疾之人，遇此天暑，将理失所，违时伐化，必困乏无力，懒语气短，气弱气促，似喘非喘，骨乏无力，其形如梦寐，朦朦如烟雾中，不知身所有也，必大汗泄。”（《脾胃论·脾胃虚弱随时为病随病制方》）也就是说，“大汗泄”在这里指的是虚人中暑而大汗泄的证候。

1. 大汗泄的病因

大汗泄证的出现，有两个重要的因素：一是“虚损脾胃，有宿疾之人”；二是“遇此天暑，将理失所，违时伐化”。也就是说，内因是“虚损脾胃”之宿疾；外因是暑热邪气。

2. 大汗泄的表现

大汗泄的主要表现，即“困乏无力，懒语气短，气弱气促，似喘非喘，骨乏无力，其形如梦寐，朦朦如烟雾中，不知身所有也，必大汗泄”。为了强调大汗泄的病证特点，李杲在行文当中特别提出了“虚人中暑”和一般的“中暑”与“中热”之间的区别。其云：“当此之时，无病之人，亦或有二证，或避暑热纳凉于深堂大厦得之者，名曰中暑。其病必头痛恶寒，身形拘急，肢节疼痛而烦心，肌肤大热无汗，为房屋之阴寒所遏，使周身阳气不得伸越，世多以大顺散主之是也。若行人或农夫于日中劳役得之者，名曰中热。其病必苦头痛，发燥热，恶热，扪之肌肤大热，必大渴引饮，汗大泄，无气以动，乃为天热外伤肺气，苍术白虎汤主之。洁古云：动而得之为中热，静而得之为中暑。中暑者阴证，当发散也；中热者阳证，为热伤元气，非形体受病也。”不论是阴证的中暑，还是阳证的中热，都没有虚弱性的症状表现，与大汗泄虽然皆有汗出的症状，但兼证的差异较大。由此可见，李杲所描述的大汗泄，实为夏季暑热天气时，虚人外感暑热之邪所致的证候。

3. 大汗泄的病机

在《脾胃论·阳明病湿胜自汗论》中，李杲对于大汗泄的病机有如下描述：“《内经》曰：气虚则外寒。虽见热中蒸蒸为汗，终传大寒，知始为热中表虚亡阳，不任外寒，终传寒中，多成痹寒矣。”实际上，热胜则汗出，汗出亡阳，阳去则生寒，这就是大汗泄的主要病机。但是对于元气本虚的人来说，大汗泄会导致阳随汗脱，“阳去则阴胜也，甚为寒中”的病变，这也是“脾胃内伤，始为热中，终传寒中”的机制所在。

4. 大汗泄的传变

李杲对于“汗”的重点描述，有其较为深刻的含义。由于内伤病的始见证候为热中证，其症状表现与外感伤寒发热极为相似。但是，一个重要问题是，伤寒之证得汗则愈，此因邪随汗出，邪去则正安；而内伤热病则恰恰相反，阳气本虚，病从阴中伏火而见热象。因此，阳气不足，卫外不固，反而汗泄，此病得汗，非但不得向愈，反而发生传变。因此，脾胃内伤而生寒热之人，必须避免汗出过多，否则阳随汗泄，疾病必将传变，难以控制。

《脾胃论·阳明病湿胜自汗论》言可传寒中。不仅如此，李杲在《脾胃论·脾胃虚弱随时为病随病制方》中还说：“若风犯汗眼，皮肤必搐，项筋、皮枯、毛焦，身体皆重，肢节时有烦疼；或一身尽痛，或渴，或不渴，或小便黄涩，此风湿相搏也。头痛或头重，上热壅盛，口鼻气短、气促，身心烦乱，有不乐生之意，情思惨凄，此阴盛阳之极也。”风犯汗眼，是汗泄之时毛孔大张，腠理疏松，又遇风邪所致；而且，更严重的是“病甚则传肾肝为痿厥”。大汗泄不仅是一种常见内伤热病，同时还是很多内伤病之间相互转化的重要病机。

（三）痿厥

《脾胃论·脾胃虚弱随时为病随病制方》文中，讲述了“痿证”“厥证”以及“痿厥”合而为病的机制，探讨了“痿厥”的主要特点和治疗方法。

上文已谈到，大汗泄证的传变，“病甚则传肾肝为痿厥”。痿厥是“热中”向“寒中”转化过程中的一种状态。“厥者，四肢如在火中为热厥，四肢寒冷者为寒厥。寒厥则腹中有寒，热厥则腹中有热，为脾主四肢故也。若肌肉濡溃，痹而不仁，传为肉痿证，证中皆有肺疾，用药之人当以此调之。气上冲胸，皆厥证也。痿者，四肢痿软而无力也，其心烦冤不止。厥者，气逆也，甚则大逆，故曰厥逆。其厥、痿多相须也。”这是“痿厥”的主要特点，其与肝、脾、肺、肾诸脏皆关系密切。

李杲在讨论痿厥证的时候，设定了不同的气候环境。一为“夏天气热盛”的暑热夏季，一为“六七月间河涨霖雨，诸物皆润”的长夏湿热季节，并对两种情况下可能发生的痿厥分别进行了讨论，进而说明在这两种不同的情况之下，其表现和治疗有一定的区别，并借此说明了“脾胃虚弱随时为病随病制方”的灵活性。另外，还在文中专门讨论了有关秋冬受邪而成厥逆的“厥逆证”。

1. 暑热痿厥

关于夏季的暑热痿厥，李杲曰：“夫脾胃虚弱，必上焦之气不足，遇夏天气热盛，损伤元气，怠惰嗜卧，四肢不收，精神不足，两脚痿软，遇早晚寒厥，日高之后，阳气将旺，复热如火。乃阴阳气血俱不足，故或热厥而阴虚，或寒厥而气虚。”（《脾胃论·脾胃虚弱随时为病随病制方》）

这是在暑热夏季，痿厥证的发病特点。

其症状表现为："口不知味，目中溜火，而视物𥇦𥇦无所见，小便频数，大便难而结秘，胃脘当心而痛，两胁痛或急缩，脐下周围如绳束之急，甚则如刀刺，腹难舒伸，胸中闭塞，时显呕哕，或有痰嗽，口沃白沫，舌强，腰、背、胛、眼皆痛，头痛时作，食不下，或食入即饱，全不思食，自汗甚。若阴气覆在皮毛之上，皆天气之热助本病也，乃庚大肠、辛肺金为热所乘而作。"故治疗"当先助元气，理治庚辛之不足，黄芪人参汤主之"。

2. 湿热痿厥

当长夏季节，其发病又具有湿令亢甚的特点，"下焦元气竭尽而成软瘫，必腰下不能动，心烦冤而不止也。若身重减，气不短，小便如常，及湿热之令退时，或所增之病气退者，不用五味子、泽泻、茯苓、猪苓、黄柏、知母、苍术、白术之药，只依本病中证候加减"，治疗当用羌活胜湿汤。

另外，还有秋冬季节受病者，"如秋冬之月，胃脉四道为冲脉所逆，并胁下少阳脉二道而反上行，病名曰厥逆。《内经》曰：逆气上行，满脉去形。明七神昏绝，离去其形而死矣。其证气上冲咽不得息，而喘息有音不得卧，加吴茱萸五分或一钱五分，汤洗去苦，观厥气多少而用之"。《脾胃论·湿热成痿肺金受邪论》中说："燥金受湿热之邪，绝寒水生化之源，源绝则肾亏，痿厥之病大作，腰以下痿软瘫痪不能动，行走不正，两足欹侧，以清燥汤主之。"秋季为病，既要清除体内之余湿，又应清肃秋金之燥，使用清燥汤。

3. 痿厥的病机

痿厥之为病，亦为阴火所致。《脾胃论·胃气下溜五脏气皆乱其为病互相出见论》，以厥逆证为例进行了讨论。其云："黄帝曰：何谓逆而乱？岐伯曰：清气在阴，浊气在阳，荣气顺脉，卫气逆行；清浊相干，乱于胸中，是为大悗。"此证也具备清气在阴、浊气在阳，故而阴火内生、升降不行的特点，因此在治疗时，李杲主张用针刺法，"视其足、臂之血络尽取之，后治其痿厥，皆不补不泻，从阴深取，而引上之。上之者，出也，去也。皆阴火有余，阳气不足，伏匿于地中者，血、荣也，当从阴引阳，先于地中升举阳气，次泻阴火，乃导气同精之法"。正是因为"阴火"之阳伏阴中，火邪扰阴的缘故，厥逆始作，因此，治疗应当遵循"引上之"的原则，采用引阳出阴、升举阳气的方法。再一次强调了"阴火"在脾胃内伤病中的重大影响。

总之，脾胃内伤所致的热病，以热中证为代表。其病发于脾胃虚损，由于阴火内生，阳气不布，而导致卫阳不足，不任风寒，乃生寒热。热中证的治疗必须秉承升降浮沉的法则，阳气升、阴火降，而诸病自除。大汗泄是脾胃内伤之人值遇暑热天候，寒温失宜时常见的病证。同时，它不同于外感寒热得汗则愈的特点，却是愈汗愈虚，导致疾病继续传变，而致寒中之证。因此，大汗泄也成为了一个重要的病变过程，可以传变为痿厥之证，终为寒中。痿厥证，是阴火在致病过程中延及下焦，导致下焦肝肾之阳气不升、阴中伏火所致的病证。

李东垣在《脾胃论》中，尤其是在《脾胃论·卷中》，对脾胃内伤所致的热病及其传变过程，进行了系统且详尽的描述，梳理了病证的概念，明确了病证的特点，对于《脾胃论·卷上》加以进一步的补充。了解脾胃内伤热证所导致的常见疾病，有助于进一步理解脾胃内伤热病的发病机制。

二、杂病临证经验

李杲治疗各科杂病的临证经验，主要收录在其晚年的著作《兰室秘藏》一书中。该书介绍了数十种临床常见病证，汇集了李杲的临证特色理论和特效方药，尤其突出了李杲在内伤病治疗上，特别强调脾胃内伤、阴火内炽的病机，故而注重升阳气、泄阴火、和脾胃的治疗法则，具有十分鲜明的内伤辨证论治特点。因此，《兰室秘藏》中收录的杂病诊疗内容，是对其脾胃内伤病理论的重要补充，是学习其内伤病理论的重要内容。

（一）以脾胃内伤辨证为基础

1. 消渴病

李杲论治消渴病，首先对古人论述消渴的经验加以总结，并将消渴病分为上、中、下三消分别讨论。其云："高消者舌上赤裂，大渴引饮，"逆调论"云："心移热于肺，传于膈消者是也，以白虎加人参汤治之；中消者善食而瘦，自汗，大便硬，小便数，叔和云口干饮水，多食亦饥，虚瘅成消中者是也，以调胃承气、三黄丸治之；下消者，烦躁引饮，耳轮焦干，小便如膏，叔和云焦烦水易亏，此肾消也，以六味地黄丸治之。"

其后，又对消渴病继发"疮疽"的病机进行了描述。这一病机分析来自李杲的内伤病理论，以阴火为主要病因。其云："或曰，未传疮疽者，何也？此火邪胜也。"此"火邪"，并非阳盛火热之邪气，是其所谓"阴火"之邪。消渴之久病而元阳虚损，津液亏耗，故而阴火沸腾。因此，李杲确立如下治疗原则："急攻其阳，无攻其阴，治在下焦，元气得强者生，失强者死"。

李杲指出继发"中满"的病因，是由于治疗消渴病多用寒凉，且用药太过则药过病所而致过犹不及之患。其云："脏腑有远近，心肺位近，宜制小其服；肾肝位远，宜制大其服，皆适其至所为故。如过与不及，皆诛罚无过之地也。如高消、中消，制之太急，速过病所，久而成中满之病。正谓上热未除，中寒复生者也。"

对于消渴病的治疗，李杲所列处方中，仍坚持其升阳气、降阴火、和脾胃的治方原则，体现了其注重脾胃运化、升降浮沉的特点。如和血益气汤，治口干舌干，小便数，舌上赤脉，此药生津液，除干燥，生肌肉。

柴胡　炙甘草　生甘草（此味治口干舌干也）　麻黄根（各三分）　酒当归梢（四分）　酒知母　酒汉防己　羌活（各五分）　酒生地黄（七分）　升麻（一钱）　杏仁　桃仁（各六个）　红花（少许）　酒黄连（八分，治舌上赤脉也）　石膏（六分，治小便赤色）　酒黄柏（一钱）

上㕮咀，都作一服，水二大盏，煎至一盏，去渣，温服忌热湿面酒醋等物。

方中以柴胡、麻黄根、升麻等升提发散之物升阳气，炙甘草、汉防己等和脾胃，酒黄连、酒知母、酒生地黄、酒黄柏、石膏等散热泻火，并配合杏仁、桃仁、红花等活血行气。从制方结构上看，充分体现了李杲所论升降浮沉的思路，同时也能根据疾病特点对药物剂量斟酌权衡。从该方中能看出其苦寒、甘寒除热之品药味较多，剂量较大，辅以和中及升阳之品，是针对消渴病的主要方药。

2. 眼病

李东垣是治疗眼科疾病的专家，《兰室秘藏》中也有眼病和内障眼病的专论，而其眼病专论中也生动体现了其内伤病注重阴火辨治的学术特色。

李东垣谓“诸脉者皆属于目论”，对目疾理论进行了考证，并对其发病的过程进行了阐释。“因心事烦冗，饮食失节，劳役过度，致脾胃虚弱，心火大盛，则百脉沸腾，血脉逆行，邪害空窍，天明则日月不明矣”。明确指出了情绪、饮食、劳倦之所伤造成的脾胃内伤，引发了阴火妄行，而目疾的发生正是“天明则日月不明”的确切体现。

其从医理上分析说：“夫五脏六腑之精气皆禀受于脾，上贯于目。脾者，诸阴之首也，目者，血脉之宗也，故脾虚则五脏之精气皆失所司，不能归明于目矣。”李杲认为，脾虚则血脉不充，目乃血脉之宗，脾虚则目不明。而从病机上看，“心者，君火也，主人之神，宜静而安，相火化行其令；相火者，包络也，主百脉，皆荣于目。既劳役运动，势乃妄行，又因邪气所并而损血脉，故诸病生焉。凡医者不理脾胃及养血安神，治标不治本，是不明正理也”。可见，李杲明确了“脾胃内伤”是眼科病证的主要病因，脾胃内伤，阴火内生，从而“邪气所并而损血脉”，因此，若不能“理脾胃”并“养血安神”，则不能治其本。可见李杲治目疾的思路也非常清晰，这正是其脾胃内伤辨证和阴火理论的临床应用。

在处方用药上，李杲的制方原则仍不离其升阳气、降阴火、和脾胃的基本原则。如选奇汤、助阳和血汤、吹云膏等方剂，皆能体现出这一制方原则。

选奇汤，治眉骨痛不可忍。炙甘草（夏月生用）、羌活、防风以上各三钱，酒黄芩一钱。上㕮咀，每服五钱，水二盏，煎至一盏，去渣，食后服之。

助阳和血汤，治眼发之后，微有上热，白睛红，隐涩难开，睡多眵泪。蔓荆子二分，香白芷三分，柴胡、黄芪、炙甘草、当归身（酒洗）、防风各五分，升麻七分。上㕮咀，都作一服，水一盏半，煎至八分，去渣，稍热服，临卧避风寒处睡。

吹云膏，治目中泪及迎风寒泣，羞明畏日，常欲闭目，喜在暗室，塞其户牖，翳膜岁久遮睛，此药多点神验。药用细辛一分，升麻、蕤仁各三分，青皮、连翘、防风各四分，柴胡五分，生甘草、当归身各六分，生地黄一钱五分，楝黄连三钱，荆芥穗一钱，微取浓汁。上㕮咀，除连翘外，用澄清净水二碗，先熬余药至半碗，入连翘同熬，至一大盏许，去渣，入银石器内，文武火熬，滴入水成珠，不散为度，入炼去沫，熟蜜少许，熬匀用之。

3. 自汗诸症

李杲在其《脾胃论》中，讨论了“大汗泄”是“热中证”传为“寒中证”的重要病变过程，是脾胃内伤热病病机转换过程中十分重要的一个环节，也是脾胃内伤热病中必须十分重视的病变表现。因此，《兰室秘藏》中特别在“自汗门”中讨论自汗病证，并列举治疗诸方。

李杲云：“汗多则亡阳，阳去则阴胜也，甚为寒中……气虚则外寒，虽见热中，蒸蒸为汗，终传大寒，知始为热中，表虚亡阳，不任外寒，终传寒中，多成痹寒矣。”自汗证的病机主要源于热中证之脾胃虚损而中气不固，阳热蒸腾，蒸蒸为汗，因此在治疗上特别注重升阳气、泻阴火、和脾胃的方法，如调卫汤。

调卫汤，治湿胜自汗，补卫气虚弱，表虚不任风寒。药用黄芪、麻黄根各一钱，羌活七分，生甘草、当归梢、生黄芩、半夏（姜制）各五分，麦门冬、生地黄各三分，猪苓二分，苏木、红花各一分，五味子七个。上锉如麻豆大，都作一服，水二盏，煎至一盏，去渣稍热服。

（二）升阳气、泻阴火、和脾胃为基本治则

《兰室秘藏》中记载了李杲治疗各类杂病和常见病的临床经验，其所论二十一个门类的疾病中，全部包括他自创的方剂，前后一致地贯穿了对于脾胃内伤热病“升阳气、泻阴火、和脾胃”的治疗理念，这是《兰室秘藏》最为与众不同的特色。即各类疾病的治疗都不离“升阳气、泻阴火、和脾胃”这一基本思路。如饮食劳倦病中，用调中益气汤、交泰丸等；中满腹胀门中的中满分消汤；心腹痞门中的消痞丸；胃脘痛门中的草豆蔻丸；消渴门中的和血益气汤；眼耳鼻门中的选奇汤、助阳和血汤等；头痛论门中的养神汤等；口齿咽喉门中的神功丸；呕吐门中的丁香茱萸汤；衄血吐血门中的人参饮子；腰痛门中的苍术汤；妇人门中的黄芪当归人参汤、益胃升阳汤、补经固真汤等；大便燥结门中的麻黄白术汤；小便淋闭门中的通关丸；痔漏门中的秦艽防风汤；阴痿阴汗门中的补肝汤；泻痢门中的升阳和血汤；溃疡门中的散肿溃坚汤；杂病门中的参归汤；自汗门中的调卫汤；小儿门中的麻黄柴胡升麻汤等。

从李杲在《兰室秘藏》中记载的诸论诸方中，都能看出其脾胃内伤热病的诊疗思路贯穿其中，这一原则成为了李杲临床诊治的主要特色，也是其治疗内伤病以及妇科、儿科、外科等诸科杂病的基本辨证论治方法。

可见，《兰室秘藏》虽不足以体现李杲多年的临床经验，但基本涵盖了其临床上最能体现其特色和优长之处的主要内容，其所载之医论医话以及方药，是李杲别具匠心地选择了临床上其所擅长的常见病、难治病、疑难病、危重病等内容汇集而成的，具有极高的临床参考价值和文献研究价值。

（三）李杲创制的方剂

李杲的著作中，记载了数百首与主治病证相应的方剂，如《内外伤辨惑论》载方46首，《脾胃论》载方63首，《兰室秘藏》载方281首，《医学发明》载方81首等。这些方剂具有非常重要的实用价值，其中有不少方剂是沿用至今的名方。李杲有自制的方剂，如补中益气汤、半夏天麻白术汤、清阳汤、清暑益气汤、升阳散火汤、厚朴温中汤、枳实导滞丸、枳术丸、葛花解酲汤、中满分消丸、升阳除湿汤、通幽汤、朱砂安神丸、当归六黄汤、凉血地黄汤、全生活血汤、立效散、复元活血汤等，后世多有医家运用且颇有效验。

【后世影响】

一、历代评价

李杲为易水学派的中流砥柱，他学医于张元素，但对后世的影响可谓在其之上。朱丹溪虽为河间学派的三传弟子，但其学说在某些方面也受李杲学说的启示。明代以后，薛立斋、张景岳、李中梓、叶天士等医家都曾对李杲的学说景仰、研习，并在此基础上有所发展而自成一家。此外，龚廷贤、龚居中、张志聪等均受李杲学说很大影响。近现代的很多著名医家，也对李杲的学术思想推崇备至，将其理论运用于临证治疗中，颇见成效。

二、学派传承

李杲的脾胃内伤学说，对后世的影响很大，不仅为许多名家所继承，而且在临床上不断发展，已经成为一个重要的学术流派。其主要继承人有王好古、罗天益、朱丹溪等，明代的薛立斋、李中梓、张景岳、王肯堂等医家，也对李杲之学术有所继承和发扬。

（一）王好古、罗天益

王好古，年龄比李杲稍幼，早年共同师事于张元素，之后王好古又从李杲学习，是继承张元素、李杲而又有所发展的医家。王好古除重视内因在病变中的作用外，又认为无论内伤或外感之发病，都是由于人体本虚所致，其发挥《内经》“邪之所凑，其气必虚”的理论，补充了李杲之说。王好古在治疗阴证方面独有建树。罗天益是李杲精心培育的传承人，他在脏腑辨证的启示下又类集名方，成就遍及临床各科，对张元素、李杲学说有所继承和发展。以上二家也成为易水学说影响元代医学的重要人物。

（二）朱丹溪

朱丹溪是刘完素的三传弟子，其继承刘完素的学术思想当无疑义，但也汲取了李杲、王好古的学术成就，特别是对于李杲的内伤学说推崇备至。认为李杲的内伤病学说与张仲景的外感病学说都是医者不可或缺的必读书目，并且其云：“夫假说问答，仲景之书也，而详于外感；明著性味，东垣之书也，而详于内伤。医之为书，至是始备，医之为道，至是始明。”因此，朱丹溪调治杂病也很注重胃气，提出“胃气者，清纯冲和之气也，惟与谷菽菜果相宜”。其发挥李杲的胃气论，继承其阴火论，发挥其相火论，对其学术有所发展。由于李东垣和朱丹溪在学术上有这样密切的关系，所以日本汉医界有“李朱医学”之称，而且此二人的学术对日本汉医影响很大。

（三）薛己、李中梓、张景岳

薛己兼擅钱乙和李杲二家之长，形成其从脾肾论病的主张，善用补中益气汤治脾，六味丸、八味丸治肾。李中梓亦继承薛己的学术思想，主张兼顾脾肾之说，谓先天之本在肾，后天之本在脾，脾有阴阳，肾分水火，宜平不宜偏，宜交不宜分。张景岳出入于李杲、薛己之间，于命门水火、元精元阳最有研究，但亦赞赏李杲之内伤脾胃学说。张景岳的《景岳全书》和王肯堂的《证治准绳》一样，都专辟内伤病门，全面推广李杲学说。

（四）杨栗山

杨栗山著《伤寒温病条辨》，其治疫方药非常著名，不仅用于疫病治疗，后世治温病也常参考他的方药。最为著名的当属升降散，该方就完整而清晰地体现了“升降浮沉”的治疗大法。方中使用白僵蚕主升，祛风止痉；用蝉蜕之甘寒发散主浮，外达皮毛，透邪治表；姜黄性苦温入血分，行肝、脾二经，通经活血，主沉；大黄苦寒，降内外火热邪气。一方四药，却齐集升降浮沉、甘温升阳和苦寒泻火，令人折服。

（五）叶天士

清代名医叶天士，不仅善于运用李杲内伤治法，还创立了胃阴学说。其云："纳食主胃，运化主脾；脾宜升则健，胃宜降则和""脾喜刚燥，胃喜柔润"。其甘凉濡润之养胃阴法，虽与李杲主旨不尽同，却使脾胃学说更趋于完备。

（六）薛雪

薛雪的《湿热病篇》专论外感湿热证，其在第 38 条中阐述了李杲清暑益气汤治疗湿热证的用法，他认为早期的外感湿热证，脉大热重，调治失宜，湿热伤气，而出现了元气大伤的诸多见证，如四肢困倦、精神不佳、身热气高、心烦溺黄、口渴自汗、脉虚等，便可用清暑益气汤治疗。清暑益气汤处方源自补中益气汤，治疗暑热天气下常见的湿热病证。由此可见，李杲的阴火理论不仅适用于内伤诸病，亦适用于外感病之兼有内伤见证者。薛雪以善治湿热病证著称，对湿热病证的理解和临床治疗，也是对李杲内伤病证的进一步发展。

三、后世发挥

（一）蒲辅周

现代中医名家蒲辅周擅长治疗温病，尤其善用杨栗山的治疫方治疗温病，他认为，温病来路有二，呼吸与皮毛；去路有三，汗、吐、利；治法总以透表宣膈，疏通里气，而清小肠，不使热邪内陷或郁闭为要点，推崇杨栗山《伤寒温疫条辨》中治疗杂气瘟疫的十五方。蒲辅周治温病，非常重视"升降浮沉"的方法，他认为"升降不灵，诸窍闭滞"正是病机所在，确与李杲的观点非常吻合。

而蒲辅周治疗"低烧"的经验也不离李杲之法。其云："内伤低烧病，我本着肝为罢极之本，阳气者烦劳则张这个理论指导临床实践，取得满意的疗效……烦劳则张，是为阳虚，这个阳是指中焦脾胃之阳，亦谓之中气，中阳虚则不内敛而外越，以致低烧。这样的低烧，用青蒿鳖甲汤多不见效，这是治疗阴虚发热的方。阴虚发热每至夜晚烦热，盗汗、热退无汗，有时微恶寒。久患内伤低烧有气虚、血虚之分，属气分者多，而属血分者少……用药大体上是甘温除热法，轻则用补中益气汤，重则用当归补血汤合甘麦大枣汤加党参。"其所言之内伤热病，是气虚所致之低热，使用甘温之剂补气升阳，有良好的疗效。这体现了李杲临证制方随证加减的"权衡"法。此病例并没有出现"阴火"燔盛的大热证候，因此，甘温除热恰为对证施治之法。这一病例提示我们，辨证论治、临病制方是临床的灵魂所在。

（二）王伯岳

现代儿科名家王伯岳被誉为"小儿王"，他在"谈脾胃学说在儿科临床上的应用"一文中指出，脾胃学说在中医儿科临床诊治方面是十分重要的。他认为"脾胃为后天之本"，小儿脏腑娇嫩，发育未全，主要是脾胃运化功能尚未充足，一旦失调，体质受到影响，则表现为易虚易实，在病情则表现易寒易热。除消化系统本身的疾病外，其他很多疾病也与脾胃有关。因此，调理脾胃在治疗其他疾病方面，也是一个重要的方法。另外，脾胃的健全与否，不仅是消化系统本身的问题，其与其他各个脏腑的关系也是十分密切的。所以，治疗其他系统的疾病，如呼吸系统、泌尿系统等方面的疾病，也需要注意调理脾胃，说明中医脾胃学说在儿科临床上的应用是比较广泛的。他注重李杲“脾胃元气”的观点，并将其运用到儿科的临床治疗当中。

（三）刘渡舟

北京中医药大学刘渡舟教授，在“我对甘温除大热的体会”一文中谈到，补中益气汤是“温能除大热”的代表方剂。方中以黄芪、人参、炙甘草（名保元汤）作为全方的主体，取其性味甘温，大补脾胃元气，使脾胃元气充足而恢复其升清降浊的作用，是“甘温除大热”的基本治疗方针，并列举出了两例内伤发热的临床病案。一则是 37 岁男性，素体虚弱，肝胃不和，突发吐血，咳嗽，初用“加味救肺汤”，服二剂后咯血虽止，转增腹痛，辨为虚劳腹痛，用小建中汤建中气，缓里急，服药后腹痛愈，但仍发热不退。刘渡舟认为，此乃“阴火上乘土位”，清浊失调之变，用李杲补中益气汤，另加生甘草 6 克以泻心包之热。服一剂即觉轻减，略事加减，三剂后体温正常，腹泻止，食欲逐渐增加。改用归脾汤进退而愈。另一则病案是 35 岁女性，病已数月，心烦口干，气弱食衰，周身发热如同火灼。刘渡舟从内伤脾胃论治，认为其清阳下陷，阴火乘于心胸，补中益气汤加减取效。其兼收并蓄，灵活运用补中益气汤，取得显著的疗效，在临床上强调李杲补益元气、升清降浊的学术思想，值得我们深入研究。

（四）邓铁涛

广州中医药大学邓铁涛教授，在“李东垣学说的临证体会”一文中提出，李杲的“内因脾胃为主论”，源于张仲景的“四季脾旺不受邪”，是对张仲景学术的发展。运用李杲从脾胃论治的理论，治疗的范围比较广泛。就现代疾病而言，不仅可治消化系统疾病，对循环、呼吸、泌尿、血液、内分泌及神经系统的多种疾病，都有采用治脾胃而收到良好疗效的例子。邓铁涛在诊治冠心病、慢性肾盂肾炎、重症肌无力、血小板减少性紫癜、闭经等多种疾病时，借鉴李杲脾胃内伤学说，取得显著疗效。如对冠心病的治疗，邓铁涛受到李杲脾胃学说的影响，认为心气之所以虚，与脾虚有很大关系，而提出痰瘀相关之说。认为冠心病是本虚标实之证，治心阳虚，宜益气除痰。其指出，张仲景治胸痹的瓜蒌薤白白酒汤以下七方都以祛痰湿为主，其中人参汤即理中汤，乃治脾胃病之名方，所以治冠心病常用方为温胆汤合四君子汤。标实在于痰与瘀，痰瘀相关，而以痰为主，脾为生痰之源，治痰亦须治脾也。另外，邓铁涛灵活运用李杲的“升发脾阳”法，为治疗不少疑难病证找到了办法，如对子宫脱垂、胃下垂、腹股沟疝、阳痿等，用补中益气汤加减，往往取得满意的效果。

（五）顾植山

安徽中医药大学顾植山教授，在 2003 年 10 月出版的《疫病钩沉——从运气学说论疫病的发生规律》一书中，强调了内伤热中理论在“非典”治疗当中的重要启示作用。他认为李杲的《内外伤辨惑论》，首先提出了脾胃元气受损与疫病发生的关系问题。其从脾胃内伤角度来看 2003 年的“非典”，提出以下观点。

患者出现临床症状不久，肺部病变就已严重，表明机体明显内在正气不足，抗邪不力，病邪内陷。“非典”病程中，患者均是感到怕冷，十分疲劳，这是机体卫阳之气受损害的客观反映；胃口很差，全身无力，肌肉酸痛，还常伴随呕吐、腹泻等胃肠道症状，则与《脾胃论》中所述的脾胃内伤证候特点相似，可见该病的发生与人体脾胃元气的损伤关系密切。

采用甘温除热法的关键，在于抓住气虚或阳虚这一本质。其发热程度可随阳气虚衰、虚阳亢奋的程度不同而有别，亢奋程度重的则发高热，否则发低热。在“非典”的治疗方面，邓铁涛教授所治广州邓姓病例，1 月 25 日初诊和 27 日二诊均用清热解毒、透热达邪为主中药，服后热势不但未能控制，反有上升趋势。至 28 日按邓铁涛教授意见加服西洋参 10 克，热势很快消退，故邓老主张可“早期应用人参扶助正气”。周仲瑛教授提出应当扶正祛邪，建议使用西洋参。天津崔乃杰教授指出，“非典”病毒攻击免疫系统，造成淋巴细胞绝对值明显下降，建议使用大量黄芪以提高免疫力。天津报道一女性护士病例加用冬虫夏草 10 克、西洋参 5 克、黄芪 10 克后，“喘憋症状明显改善，精神也有好转，食欲增强”，取得很好效果。在“非典”预防方面，《脾胃论》也十分重要。李东垣说：“胃土平和，则有所受而生荣，周身四脏皆旺，十二神守职，皮毛固密，筋骨柔和，九窍通利，外邪不能侮也”。现代药理研究表明，大多数健脾药有不同程度提高免疫功能的作用，验证了李杲“脾旺不易受邪”的学说。可见，李杲的方药强调了“元气”的重要作用，“阴火”为造成“脾胃内伤热病”的邪热本质，“非典”的症状十分符合其“脾胃内伤热病”的表征，因此，用李杲方治“非典”取得了良好的效果。

综上所述，古今医者十分重视李杲的脾胃内伤理论，他们在对其理解和应用上各有所长，各取所需，并且有所发挥，使得李杲之理法方药的临床使用范围得到了进一步的扩展。上述实践经验，留给了我们更多的学习和思考的空间，认真地继承李杲的学术，全面了解临床大家对于李杲脾胃内伤学说的认识和应用，可以使我们的学习和理解达到事半功倍的效果。

四、国外流传

明清时期，随着李杲、朱丹溪之学术在日本的广泛传播，后世派医学流派逐渐形成并昌盛起来。其中田代三喜、曲直濑道三、曲直濑玄朔、冈本玄治、长泽道寿、古林见宜、北尾春圃、香月牛山等都是这一学派的著名医家。

田代三喜，是日本传播“李朱医学”的先驱，他主张把病因归为风湿两种邪气，认为寒、暑、燥、火是由于风湿之消长而引起的现象。主张依据二便的情况来察知气血的寒热和顺滞，认为根据大便的性状与通塞情况可判断血之寒热、顺滞；依据小便的形状与通塞，可以查知气的寒热、顺滞。其所创治疗气、血、痰病的三张主要处方通气汤、补荣汤、和中汤，皆贯穿着和脾胃、祛湿邪的原则，是对李杲“脾胃内伤则诸病由生”观点的继承和发扬。

曲直濑道三宗“李朱医学”，旁参各家医说，创立了日本汉医察证辨治的基本原则。其学术代表著作《启迪集》，就是以类证辨异为纲要，以 64 部中国医书内容为基础，结合 30 年的临床实践而写成的第一部日本汉医察证辨治的专书。此书可谓日本汉医集“李朱医学”大成之作，为后世医家提供了临证施治的基本准则。

与诸多继承“李朱医学”的医家不同的是，香月牛山在学术上崇尚李杲而反对朱丹溪。他在《牛山活套》中说：“眼目之方治宜本东垣。非独眼病，诸病均应据东垣方治之。《辨惑论》《脾胃论》《兰室秘藏》宜常诵读。世医多只知东垣得医中之王道，专用补药，除补中益气汤外不知有他方，以为东垣治病不及血脉，诚可笑也。予信东垣，口授心传，多秘之。”他还指出，朱丹溪的阳常有余、阴常不足之说，皆非自然之常；张介宾出而驳之，未免矫枉过正；李梴《医学入门》指出其错误，是有识之论。香月牛山在病因病机方面，创“一气流行说”，认为外感、内伤之邪皆为元气之贼，疾病的发生主要由于元气不足，他还强调了疾病因古今时异，治疗当以先人之论与当今经验来对照分析。香月牛山在临床上除使用李杲之方和《局方》《万病回春》的处方外，还使用自创的方剂，其处方亦多以健脾和中、祛湿清热法为核心原则，充分体现了李杲的学术特色。

综上所述，李杲以不足万言的《脾胃论》和《内外伤辨惑论》等著作成为内伤病大家而名垂后世，足见其学术观点的重要影响。李杲继承了《内经》中阴阳五行、气血津液、脏腑经络等内容，并在“脾胃内伤”病证方面有所发挥。从“脾胃内伤证”因何而伤、如何而伤、伤及何脏、如何传变，以及如何立法、如何治疗等方面细致地阐述了“脾胃内伤”病的发展过程，提出了元气论、阴火说、甘温除热法、风药升阳观、升降浮沉法等观点，发挥了《内经》中“内伤”这一重要病理概念，形成了独特的理论体系。李杲创制了一种更适合脾胃内伤热病的思辨方法，由此，与外感热病相对应的脾胃内伤热病的确立，再一次完善了中医学的热病学体系，丰富了临床。脾胃内伤这一辨证类别的形成，对医学的发展极为重要，是中医辨治体系完善过程中重要的里程碑。

中国中医科学院中医基础理论研究所　李菲

【参考文献】

[1] 李杲. 脾胃论 [M]. 北京：人民卫生出版社，2005.

[2] 李杲. 内外伤辨惑论 [M]. 北京：人民卫生出版社，2007.

[3] 李杲. 兰室秘藏 [M]. 北京：人民卫生出版社，2006.

[4] 朱震亨. 格致余论 [M]. 北京：人民卫生出版社，2005.

[5] 宋濂. 元史 [M]. 北京：中华书局，1976.

[6] 李经纬，李振吉. 本草纲目校注 [M]. 沈阳：辽海出版社，2001.

[7] 胡国臣. 朱丹溪医学全书 [M]. 北京：中国中医药出版社，2006.

[8] 顾植山. 疫病钩沉——从运气学说论疫病的发生规律 [M]. 北京：中国中医药报社，2003.

[9] 潘桂娟，樊正伦. 日本汉方医学 [M]. 北京：中国中医药出版社，1994.

[10] 周晓波，徐景藩. 李东垣气虚血瘀的学术思想浅探 [J]. 南京中医药大学学报，1998，14 (2)，72-73.

[11] 吴志明，李杲与补中益气汤 [J]. 浙江中医学院学报，1995 (4)：41.

[12] 何永明，高原. 李东垣论治心下痞之学术思想 [J]. 中国中医基础理论杂志，2001，7 (7)：72-74.

[13] 朱鹰，侯俊玲. 试析李东垣对枳术丸的发挥 [J]. 山西中医，2000，16 (2)：48-49.

[14] 唐卫华. 李东垣治疗头痛探析 [J]. 光明中医，2000，15 (89)：20-21.

[15] 唐卫华. 李东垣治疗麻木探析 [J]. 中医药学报，1999 (6)：7-9.

[16] 何建平，严婉英. 李东垣"补脾胃泻阴火升阳汤"治疗胃癌术后吻合口炎52例 [J]. 上海中医药杂志，1996 (3)：22.

[17] 任浩瑞. 李东垣学术思想浅析 [J]. 河北中医，1995，17 (2)：3-4.

[18] 任建华. 李东垣脾胃学说述评 [J]. 江苏中医，1996，17 (5)：36-37.

[19] 邓铁涛. 李东垣学说的临证体会 [J]. 新中医，1999，31 (7)：9-10.

[20] 刘语高. 李东垣学术思想探讨 [J]. 甘肃中医学院学报，1999，16 (3)：6-8.

[21] 张世英. 李东垣脾胃学说的核心重视元气 [J]. 中医药信息，1996 (1)：3.

[22] 张丽梅. 试析李杲脾胃与元气理论及其临床意义 [J]. 云南中医学院学报，2002，25 (1)：33-34.

[23] 苗连绪，李必旭. 也谈李杲之"甘温除热" [J]. 新疆中医药，2002，20 (6)：4-5.

[24] 刘杰，张志立，张玉红. 李东垣"内伤脾胃"学说管窥 [J]. 河南中医药学刊，1998，13 (3)：4.

[25] 张安玲，李东垣调理脾胃浅谈 [J]. 河南中医，1998，18 (3)：147-148.

[26] 李永堂，金元四大家学术思想摭拾 [J]. 中医函授通讯，2000，19 (2)：20-23.

[27] 辛效毅，姜国峰. 浅谈李东垣“阴火”理论 [J]. 新疆中医药，1994（3）：11 -13.
[28] 赵德利，张关生. 李东垣阴火之我见 [J]. 中国中医药现代远程教育，2004，2（3）：35 -36.
[29] 冯文才. 李东垣“阴火”学说发微 [J]. 广州中医药大学学报，2003，20（2）：171 -172.
[30] 张奇，丁建国. 李东垣“阴火论”探微 [J]. 内蒙古中医药，2002（5）：30 -31.
[31] 关孝红. 李东垣“阴火”之我见 [J]. 甘肃中医学院学报，2002，19（1）：7 -8.
[32] 杨福民，黄玉梅，杨晓慧. “甘温除大热法”刍议 [J]. 长春中医学院学报，1998，14（69）：5 -6.
[33] 郑红斌. 李东垣阴火解析 [J]. 河南中医药学刊，2001，16（3）：4 -6.
[34] 王宁. 李东垣阴火论浅析 [J]. 江西中医药，2002，33（5）：8.
[35] 丁世芹，刘善锁. 补气升阳是补土派的主要治法——李杲学术思想探讨 [J]. 中国中西医结合脾胃杂志，2000，8（2）：101 -102.
[36] 刘宜云，郭新华. 浅论李东垣补气升阳法的临床应用 [J]. 中医研究，1998，11（16）：29 -31.
[37] 封银曼，任小巧. 李东垣升阳益胃法临床运用 [J]. 中国医药学报，2003，18（8）：483 -484.
[38] 张俐敏，陈文莉. 李东垣善用升散药探讨 [J]. 中医文献杂志，2003（3）：28 -29.
[39] 周国琪，崔一丽. 浅析李东垣之“升降浮沉论” [J]. 上海中医药杂志，1999（10）：25 -27.
[40] 蒲辅周. 蒲辅周老中医介绍治疗低烧的经验（记录稿） [J]. 新医药学杂志，1973（2）：34.
[41] 王伯岳. 谈脾胃学说在儿科临床上的应用 [J]. 中医药研究，1987（1）：7 -10.
[42] 刘渡舟. 我对甘温除大热的体会 [J]. 北京中医学院学报，1960（1）：59，14.
[43] 邓铁涛. 李东垣学说的临证体会 [J]. 新中医，1999（31）：9 -10.

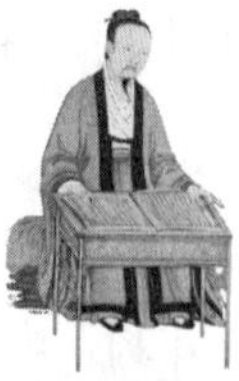

陈自明

内容提要

陈自明，字良甫，又作良父，晚年自号“药隐老人”，生于南宋绍兴元年（1190），卒于咸淳七年（1271）以后。宋代临川（今江西抚州）人，陈自明出生于世医之家，除继承家传医疗技艺和良方外，还广泛搜集方书，善于吸收众家之长，最终成为通晓内、外、妇、儿各科的名家，尤其擅长妇科和外科。他的传世著作有3部，分别为《妇人大全良方》《外科精要》《管见大全良方》。在妇科方面，提出了“妇人以血为本”的体质说；阐释了发病重气血冲任的思想；治疗妇科病重脾胃、调气血、固冲任；妇科用药偏温，喜用风性药；喜用酒剂；重视药材质量；胎教方面提出“外象内感”说；妇人经孕产乳等特殊时期需谨慎调护；强调“逐月养胎”。在外科方面，主要论述了痈疽发病、诊断和治疗的独特经验；提出了毒邪致病、气血壅滞、热毒内发的发病观点；明确了“五善七恶”对痈疽预后的影响；阐述了治疗痈疽的原则：整体论治，内外兼顾；重视脾胃，兼调气血；保护心气，预防危证。陈自明的学术思想对后世影响较大。妇科方面，受其影响最大的是明朝医家薛己，专门对其《妇人大全良方》进行校注，并参以己见有所发挥，著有《校注妇人良方》；其次是明代医家王肯堂的《女科准绳》、武之望的《济阴纲目》。在外科方面受陈自明影响较深的是汪机及其《外科理例》。除此之外，陈自明“治风先治血，血行风自灭”的医学理论被后世所推崇，并沿用至今。所创方剂，如佛手散、四妙散、天仙藤散、三痹汤、牡丹散等，至今仍为临床常用方。陈自明的医理与所创方剂对现代临床仍具有重要意义。

【概述】

一、生平简介

陈自明，字良甫，又作良父，晚年自号“药隐老人”，宋代临川（今江西抚州）人，约生于南宋绍兴元年（1190），卒于咸淳七年（1271）以后。陈自明出生在江西省临川县一个世医之家。祖父、父亲均为当地的名医。他继承家传医疗技艺和良方外，又广泛搜集方书，细细研读。他善于吸收众家之长，最终成为通晓内、外、妇、儿各科的名家，尤其擅长妇科和外科。于嘉熙元年（1237）任建康府明道书院医谕（教授）；景定癸亥时（1263）任宝唐刁医。他既是一位学识渊博的书院教授，又是一位游历甚广的临床大家。

陈自明三世业医，家藏医书甚多。在家庭的熏陶下，他自幼喜爱医学，且勤奋好学，初问世时，即才华毕露。据《续名医类案》记载，郑虎卿的妻子妊娠四五个月时，每到中午就“惨戚悲伤，泪下数次”，延请诸医治疗，总是无效。郑虎卿也“惶惶无计”，不知如何是好。年仅14岁的陈自明听到后，便托人转告郑虎卿说：“先人曾说此证，名曰脏躁悲伤，非大枣汤不愈。”郑虎卿借阅了方书，一点不假，结果“对证施药，一投而愈”。陈自明47岁时，曾任建康明道书院医谕（医学教授），对妇产科和外科进行了专门研究，医术大大超过了他的先辈。尤其是妇科疾病，经他治疗无不奇效。如毗陵有一贵宦妻，患小便不通，经众医按淋病治之不效，陈自明诊后谓之血瘕，投以桃仁煎，二便下血而愈。又如一妇人患腹内结块，久治不消，陈自明诊后投与神仙追毒丸一粒即愈。又有族子妇患腹内结块如杯，遍请京中名医均未奏效，陈自明诊后亦谓之血瘕，投黑神丸三粒，结块尽消，终身不复发。可见他的医术之精。

陈自明认为“医之术难，医妇人尤难”，特别是“医产中数证，则又险而难”（见《妇人良方大全·自序》，下同）。尽管前代对妇产科研究者代不乏人，但他们的书大都内容简略，“纲领散漫而无统，节目详略而未备”，加之药品不全，常使医生临证时“无方可据”。陈自明认为“世无难治之病，有不善治之医，药无难代之品，有不善代之人”。而出现这种情况正是缺乏系统的妇产科全书的缘故。因此，他决心编纂一部书，来“补其偏而会其全，聚于散而敛于约”。他反复钻研《内经》和《诸病源候论》诸书，寻求立论的依据，同时走遍东南各地，“所至必尽索方书以观”。闲暇时，则“闭关静室”，反复研究，“采摭诸家之善”，补家学之不足。他总共参阅了30多种妇产科医书，并“附以家传经验方”，再结合自己的临证体会，于南宋嘉熙元年（1237）著成《妇人良方大全》一书。

陈自明晚年又专于外科，并于景定四年（1263）著《外科精要》3卷。他在该书自序中写道：“庶几览者，如指诸掌……使临病之际，便有所主。”可见其编书的目的是为了满足广大外科医生临床的实际需要。

陈自明所著《妇人大全良方》是我国现存最早、最有条理的妇产科专著，它使我国古代的妇产科成为一门独立、系统的专科，陈自明实为我国妇产科的主要奠基人之一。《外科精要》把辨证论治首先运用到外科临床；内治用药不专于寒凉攻伐；外用针法泄毒气；灸法治疗阳热证等多为后世外科临床所宗，推动了中医外科学的发展，其学术贡献不可埋没。

二、著作介绍

目前据考证，陈自明的传世著作有3部，按成书顺序分别为《妇人大全良方》《外科精要》《管见大全良方》。

（一）《妇人大全良方》

成书于南宋嘉熙元年（1237）。全书共24卷，原分8门，共272论。该书引述了多种医书，分别对妇人月经病、妇人杂病、胎儿发育状态、妊娠诊断、孕期卫生、孕妇用药禁忌、妊娠期特有疾病、各种难产、产褥期护理及产后病证做了详细的论述。该书是对前人成就及作者临床经验的总结，内容丰富，在理论上和实践上都形成了完整的体系，学术价值和实用价值很高，可以说是中国第一部系统完整的妇产科专著，它的流传为促进中医妇科学的发展做出了重要贡献。

（二）《外科精要》

该书刊于南宋景定癸亥年（1263）。全书共3卷，60篇，是在李嗣立、伍起予及曾孚先等人的外科学著作基础上进一步补充整理而成的，重点叙述痈疽发背的诊断、鉴别及灸法、用药等，内容简要而切于实际。陈自明认为外科用药，应根据脏腑经络虚实，因证施治，不可拘泥于热毒内攻而专用寒凉克伐之剂。

（三）《管见大全良方》

该书刊于咸淳辛未年间（1271），全书共10卷，另有诊脉要诀1卷，涉及各种内伤外感和妇人儿科疾病。其在自序中言及“盖念医书繁多，非行李所得尽载，逆旅仓遽，与医药或不相孚见知者传录之”。于是“就《局方》撮要”编撰而成，因此，该书可以作为一部简明实用的临床手册式方书。另外，该书对于探讨陈自明晚年学术思想有着极为宝贵的文献价值，而其简便实用的选方特点对于现代中医临床也颇有参考意义。

【学术思想】

陈自明的学术思想，主要集中于《妇人大全良方》和《外科精要》中，其学术贡献也主要体现在妇科和外科方面。

一、学术渊源

（一）幼承家学

陈自明出身于中医世家，从小随父学医。《外科精要》自序中说：“仆三世学医，家藏医书若干卷，既又遍行东南，所至必尽索方书以观，暇时闭关静室，翻阅涵泳，究及末合。”可见，陈自明除继承家学外，还勤奋刻苦学习诸家之学。

（二）勤求古训

陈自明在其《妇人大全良方》自序中提到：他深感宋以前医书“纲领散漫而无统，节目疏略而未备”，于是怀着“盖亦补其偏而会其全，聚于散而敛于约，期更无憾”的目标编写此书。陈自明出身医学世家，家中藏书众多。加之他游历于东南各地，每到一地都尽可能采阅当地有名方书，并将所采集诸方于临床实践中加以检验，取其有效之方，再加上一些家传的经验之方编写成书。据不完全统计，在《妇人大全良方》中所出现的方书达60多种。在当时交通极不便利和书籍印刷较少的社会环境下，能收集到如此众多的方书实属不易。并且他在编书集方的过程中并非漫无原则地收录，而是始终把方药的临床疗效放在首位，就如其在自序中所说：“药不惟其贵贱，惟其效……庶几病者随索随见，随试随愈。”由此可知陈自明的这种治学方法严格遵循了仲景“勤求古训，博采众方”的古训。

（三）博采众方

陈自明14岁时即已通晓《内经》《神农本草经》《伤寒杂病论》等经典著作，并将名家医论与祖传经验相结合，在临床实践中加以应用。

陈自明的学术思想，主要来源于《内经》《诸病源候论》《备急千金要方》《局方》和《太平圣惠方》。在《妇人大全良方》诸篇开头之论中，约有1/5的内容源自《诸病源候论》。有学者通过对比发现：《妇人大全良方》272论中，有56论与《诸病源候论》所述观点相同，但其论述更为简明。王肯堂在评价陈自明著作时也指出“其论多采巢氏《病源》”。此外，陈自明在其著作中所引《内经》原文较多，其处方用药多遵从《局方》和《太平圣惠方》。由于这两部都是官修方书，由政府颁布天下，作为教科书使用，因此在宋代影响巨大。陈自明就生活在这个时代，并且他曾在建康府的明道书院任医学教谕（教授），因此可以推测他的处方用药思路也深受这两部方书的影响，这在他的著作中都有体现。陈自明在选择方药时十分推崇《局方》，正如其在《管见大全良方》自序中所说：“处药之妙盖莫如《和剂》者。朝廷行用此方，上而近御，下而拯救生民，其剂量斟酌、轻重多少之节，不知经几有学识前辈投辩商订，然后试之而辄效，用之而无弊。仆早岁膝下至于革发，读海内古今医书殆遍，踪迹落东南半天下，讲论玩阅汗漫繁多。盖学反复参验，此方包罗撰叙，所谓博而论诸约者。”

二、学术特色

（一）妇科学术特色

《妇人大全良方》在中医学历史上产生了重要的影响，下面就陈自明妇科学术思想择其要者概论如下。

1. 妇人以血为本的体质说

体质学说是中医基本理论的一个重要组成部分，不仅有助于指导疾病的预防，而且对于治疗疾病也有很大的指导作用。

妇人属阴，其先天因素和特殊的生理特点决定了其特殊的体质，也就是陈自明所说的“妇人以血为基本”的体质。

先天因素：人之成形，来自于父母之精，父母体质强壮则子女体质也强壮，因此子女的体质禀受于父母，陈自明曰：“父少母老，产女必羸；母壮父衰，生男必弱。”（《妇人大全良方·胎教门受形篇》）由此可知，女性的体质与母亲关系密切，如《肘后方》云：“男从父气，女从母气。”而母亲同样也为女性，所以女性的体质具有显著的阴性特点。“阳精先入，阴血后参，精开裹血，血入居本，而女形成矣。”（《妇人大全良方·胎教门受形篇》）由此可以看出，妇人在先天就禀赋于母血，血为妇人形成之根基，所以陈自明提出了妇人体质以血为基本。

后天因素：妇女后天的经、孕、产、乳皆以阴血为基础，经孕产乳不断消耗精血，因此，精血易亏是妇人的生理特点，妇人需要不断化生精血以荣养脏腑经络，故形成了“妇人以血为本”的体质特点。

（1）妇人体质与生理

月经期：妇女“二七而天癸至，任脉通，太冲脉盛，月事以时下”，在这期间，精血按时而下，导致这一时期的女性机体处于潜在血虚的状态。

妊娠期：妇女怀孕之后，精血下以养胎，则女性机体精血相对亏虚，其他脏腑组织的供养相对减少，而处于相对血虚的状态。

产后期：在妇女生产过程中，伤气耗血，因此女性产后期机体就处于相对阴血亏虚的状态；生产过后，体内瘀血不能及时地排出体外，也易导致妇人“瘀血不去，新血不生”。

哺乳期：由于女性乳汁是由气血所化生，“心主于血，上为乳汁，下为月水”（《妇人大全良方·调经门室女月水不通方论》）。因此，妇女在哺乳期间，对阴血的需求也较高。

综上所述，女性特有的生理特点决定其“以血为基本”的体质特点，先天因素的影响多是一成不变的，所谓“体有刚柔，脉有强弱，气有多寡，血有盛衰，皆一定而不易也”（《妇人大全良方·胎教门凝形殊禀章篇》）。因此，女性属阴、属血的体质特点由此决定，而后天因素常造成妇人阴血易亏的体质。

（2）妇人体质与情志

妇人情志因素与妇人以血为本的体质特点也存在着密切的关系。妇女特有的生理特点，使其阴血相对不足，而阴血亏虚不能涵养肝体，肝失所养则肝气易动，故妇人易怒，恼怒则肝气、肝阳亢盛，从而导致气滞血凝、阴虚阳亢的体质状态。妇人忧愁思虑过度则伤心脾，心主血，脾统血，且脾脏又为气血生化之源，心脾伤，则血的生成减少，因此妇人之血得不到正常补充而产生血虚体质，如陈自明所说“世有室女、童男，积想在心，思虑过当，多致劳损”（《妇人大全良方·调经门室女经闭成劳方论》）。

（3）妇人体质与发病

陈自明认为，气血亏虚、体质虚弱是妇人发病的基础。“夫人之生，以气血为本。人之病，未有不伤其气血者也”（《妇人大全良方·调经门室女经闭成劳方论》），这种病变基础在妇人尤其明显，如每次月经对机体的阴血都是一次消耗。如果是健康妇人，每次月经过后经过自身的调整，阴血都能得到恢复。但素体禀赋较弱、机体修复能力较差或者月经过多的妇人，其本身阴血恢复功能较差，再加上妇人妊娠、生产、哺乳和内伤情志等因素影响，就产生了妇人众多以血亏为基础的疾病。

综观《妇人大全良方》，大部分疾病的发生都与劳伤阴血有密切的关系，例如在“调经门”中月水不调、月水不通、月水行或不行、心腹刺痛、月水不断、暴崩下血不止等，都是由于劳伤气血所导致。“月者，以月至，经者，有常也。其来不可过与不及、多与少，反此皆谓之病。不行尤甚，百疾生焉。”（《妇人大全良方·〈养生必用〉论经病》）由此可知，经血化生正常则妇人机体的功能状态正常；反之，则疾病丛生。在“众疾门”中妇人中风、妇人体痛、妇人头眩等疾病，以及“产后门”和“妊娠门”中的众多疾病亦与劳伤阴血关系密切。由此可知，阴血亏虚、体质虚弱是妇人产生疾病的基础。

（4）妇人体质与治疗

陈自明认为妇人体质“以血为基本”，所以他在治疗众多妇人病时也多从调血的角度立法和处方用药，正所谓：“大率治病，先论其所主。男子调其气，女子调其血。气血，人之神也，不可不谨调护。然妇人以血为基本，气血宣行，其神自清。”（《妇人大全良方·〈产宝方〉序论》）

1）调血为基础

陈自明在调护身体和治疗疾病时，始终重视养血和调血。他认为：“夫人将摄顺理，则血气调和，风寒暑湿不能为害。若劳伤气血，则风冷乘虚而干之”（《妇人大全良方·众疾门》）。陈自明在“众疾门通用方序论”中所列处方全是以调血为主的方剂。其中比较著名的是加减四物汤与佛手散。陈自明在运用加减四物汤时说：“自皇朝以来，名医于此四物中增损品味随意，虚实寒燠，无不得其效者，然亦非止妇人之疾可用而已。”（《妇人大全良方·众疾门通用方序论》）例如治疗血虚寒凝的疾病，陈自明喜去地黄加干姜。由于地黄具有阴柔之性，故宜以温性的干姜促进血液的运行，血得寒则凝，瘀得温则消。治疗瘀血导致的痛经，常加用一些活血化瘀药和温性药物，妇人血瘀的产生多是由于血虚寒凝所致，因此加用温性药物以散寒、活血。陈自明常用的温性药物是桂心，常选用的活血药物是延胡索与蒲黄。综观《妇人大全良方》，运用加减化裁四物汤治疗众多妇人疾病疗效显著，这些有效病案均体现了“妇人以血为基本”的生理特点。

2）补脾胃生血

脾胃的运化功能正常才能化生充足的阴血，因此，陈自明对于阴血不足之病证，常通过健运脾胃达到补益阴血的目的。由于“胃气虚，不能消化水谷，使津液不生血气”（《妇人大全良方·调经门月水不通方论》），因此他在多种疾病的治疗过程中都加入了健脾和胃益气的药物。例如陈自明选用磁石丸（磁石、白茯苓、炮附子、干地黄、人参、当归）治疗阴气衰弱、血枯不荣而致的月事不来，陈自明在方中用人参、白茯苓以补脾胃，配伍当归、地黄以滋阴养血。由此可见，陈自明重视补脾胃以生血的治疗思想。

3）固冲任养血

陈自明认为，冲为血海，任主胞胎，肾气强盛时冲任二脉气血调和，月经按时而来，妊娠期间有充足的气血滋养胞胎；一旦冲任受到损伤，精血失养，则产生众多疾病。诸如月水不通、月水不利、月水不断、崩中漏下、胎动不安、妊娠胎漏下血等，都是由于劳伤冲任而产生的。因此陈自明治疗上述疾病时强调要固护冲任以养精血，经常选用固护冲任养精血的药物，如阿胶、熟地、乌贼骨，这三味药都是善于补血养阴、固护冲任的药物。《珍珠囊》中论熟地曰：“大补血虚不足，通血脉，益气力。”《本草纲目》论阿胶曰：“和血滋阴。”《本草纲目》论乌贼骨曰：“故诸血病皆治之。”陈自明通过固护冲任以养血，以顺应“妇人以血为基本”的体质特点。

总之，陈自明“妇人以血为基本”的体质学说体现在妇人的整个生理过程中和疾病的治疗过程中。也正是由于陈自明抓住了妇人体质的根本，所以他释理通达、疗效突出，对后世妇人疾病的预防和调护有重要的指导意义。

2. 发病关键在气血冲任

（1）外感风寒，凝滞气血

陈自明认为，在外感六淫邪气中风邪和寒邪最易导致妇人疾病。这种认识与陈自明所处历史时代的气候特点有很大的关系。据我国著名气象学家竺可桢先生所著《中国近五千年来气候变迁的初步研究》报道：在12世纪初期，中国气候加剧转寒。1111年太湖全部结冰，冰上还可以通车。太湖和洞庭山出了名的柑橘全部冻死。杭州落雪频繁，而且延到暮春。根据南宋的历史记载，从1131—1260年，每10年降雪平均最迟日期是4月9日，比12世纪以前10年的最晚春雪约推迟1个月。1153—1155年，苏州附近的南运河冬天结冰。1170年公历10月，北京西山遍地皆雪。陈所生活的年代就在这一历史时期，因此他接触的遭遇风邪和寒邪侵袭的患者也较多，形成了他在外感邪气中重视风邪和寒邪的学术观点。由于外界大自然的剧烈变化，人体自身的调节能力不能适应这种变化，就容易受到外邪的侵袭。在《妇人大全良方》所论述的疾病中，90%以上都提到与风邪、寒邪有密切关系。例如：在“调经门”中，他指出：“风冷之邪伤其经血，血性得温则宣流，得寒则涩闭。既为风冷所搏，血结于内，故令月水不通也。”风冷之邪侵袭机体后，由于寒邪具有凝滞的特点，易阻滞气血的运行，气血运行不畅就会产生众多疾病。

（2）劳损过度，损伤气血

陈自明认为，在妇人的内伤病因中，劳伤气血是关键的致病因素。由于妇人的生理特点决定了经血应按时而来，孕期精血下聚荣养胎儿，生产过程气血损耗，产后精血化生乳汁哺育婴幼，上述因素均可劳伤气血，导致阴血亏虚，诸疾丛生。

（3）内伤气血，损及冲任

陈自明认识到，由于劳伤气血导致机体虚弱、气血亏虚，冲任二脉失于荣养，妇人的一些相关疾病也会随之出现。冲脉为总领诸经气血之要冲，能调节十二经之气血，任脉具有妊育胎儿的作用。冲任二脉气血不足，就会出现月经不调、经闭或不孕等证。

综上所述，陈自明认为妇人的疾病都与气血的损伤密切相关，尤其与阴血损伤的关系更加密切。他认为“气血，人之神也，不可不谨调护。然妇人以血为基本，气血宣行，其神自清”（《妇人大全良方·调经门〈产宝方〉序论第三》）。这种认识与《内经》中的观点是一致的，如《灵枢·五音五味》曰：“妇人之生，有余于气，不足于血，以其数脱血故也。”

3. “外象内感”说胎教

陈自明在“胎教门”中，基于“外象内感”的思想阐述了胎教的重要性。“外象内感”意为孩子在母腹中能够感应到外界的变化，外界的事物反映给胎儿，对其产生影响。也就是陈自明所谓“子在腹中，随母听闻”（《妇人大全良方·胎教门娠子论第二》）。因此孕妇的身心状态及环境状况，对胎儿成长有很大影响。所以妊娠期妇人应该保持心情舒畅愉悦，尽可能待在安静洁净的环境中，一定要做到非礼勿视，非礼勿听。“耳不闻非言，目不观恶事，如此则生男女福寿敦厚，忠孝贤明。不然则男女既生，则多鄙贱不寿而愚，此所谓因外象而内感也”（《妇人大全良方·胎教门娠子论第二》）。他这种胎教思想，对现代优生优育也有很大影响。现代研究证明，胎教对婴儿的智力、听力和性格的发育有很大影响。良好的胎教对孩子将来的健康成长起到了十分关键的作用，“故古人立胎教，能令子生良善、长寿、忠孝、仁义、聪明、无疾，盖须十月之内常见好景象。毋近邪僻，真良教也”（《妇人大全良方·胎教门转女为男法第八》）。

4. 特殊时期慎调护

陈自明认为，月经期、坐月期、产后期都是妇人相对体虚的时期，同时也是外邪易于侵袭机体的时候，因此届时应当谨慎调理，适寒温，节喜怒，注意饮食卫生。

妇女行经期，体内气血相对亏虚，如此时调护失宜，感受风邪则病风，感受寒邪则胞宫受寒，如得不到及时治疗，邪气积留于体内，就会产生各种病证。陈自明说：“若遇经脉行时，最宜谨于将理。将理失宜，似产后一般受病，轻为宿疾，重可死矣”（《妇人大全良方·调经门月经绪论第一》）。在此期间，陈自明认为妇人应该节喜怒，注意休息，避免受到惊吓。如果此时受到惊吓或恼怒，就会产生气血逆乱。过于劳累则产生虚热，成为疼痛的发病诱因。过怒则伤肝，会产生眼晕、胁痛等病证。因此妇人在月经期一定要谨慎调养，否则后患无穷。“所谓犯时微若秋毫，感病重如山岳，可不畏哉”（《妇人大全良方·调经门月经绪论第一》）。

在妊娠期，妇人之血入胞宫养胎，脏腑气血壅滞，关节多有不利。此时，妇人应注意以下几点。①妇人不可多睡，应当经常走动，在体力允许的情况下，多锻炼身体，使气血运行舒畅，但不可负重劳动或者登高涉险，以免损伤胎儿。②饮食应易于消化且营养丰富，“不宜食黏硬难化之物，不可多饮酒……勿令饥渴”（《妇人大全良方·坐月门将护孕妇论第二》）。③应舒缓神志，减少思虑，若过度思虑而耗伤心脾气血，则不能滋养胎儿，而生病变。④产妇房间应安静卫生、保暖避寒，生产时应当顺应自然规律，“不可强服催生、滑胎等药”（《妇人大全良方·坐月门将护孕妇论第二》）。如果强行服食这种催生药物，对胎儿和妇人都是一种损伤，“恐变生他疾”（《妇人大全良方·坐月门将护孕妇论第二》）。⑤不可乱服药物，也不可乱行针灸。若有胎动不安或者腰痛者可以服用一些安胎药物，病去药止，不可多服。

在产后期，产妇气血损伤较为严重，且体内有瘀血留滞，陈自明认为产妇应当注意以下几点。①妇人产后，应当饮童子小便一盏，古人认为童便味咸，性寒，能滋阴降火、凉血散瘀，对于产后妇人极其适合。②应闭目而坐，采取仰卧位，立起膝盖，便于产道瘀血下行。另外，应当使人从心推至脐下，促进瘀血排出体外。③产妇卧室内应当避风，以免感受风邪形成风劳。“脱衣洗浴或冷水洗濯”（《妇人大全良方·产后将护法第一》）在此时都应禁止。因为此时产妇体虚，风寒邪气更易侵袭人体，而且一旦有邪气残留在体内便很难祛除。正如陈自明所说："当时虽未觉大损，满月之后即成蓐劳。手脚及腰腿酸重冷痛，骨髓间飕飕如冷风吹，继有名医亦不能疗"（《妇人大全良方・产后将护法第一》）。因此产后妇人最忌感受风寒。④不可食用"生冷、黏硬果菜、肥腻鱼肉之物"，此时产妇脾胃较弱，运化乏力，容易产生积滞。⑤不可过于喜怒、惊恐、忧思，妇人在满月之前不可多说话，此时情志不调容易造成气血失调，产生众多疾病。总之，妇人在产后应当十分注意调护，不然留下病根便很难痊愈。"产后大须将理，慎不得恃身体和平取次为之，乃纵心恣意，无所不为。若有触伤，便难整理"（《妇人大全良方・产后将护法第一》）。

5. 强调"逐月养胎"法

陈自明继承了前人的养胎思想，在"妊娠门"强调了"逐月养胎"法。妊娠期间每一个月份都有各自的经脉涵养胞胎，因此在每一个月份都有不同的方法保养经脉，从而达到保养胎儿的目的。妊娠第一月是足厥阴脉养，此时应当保养肝经，不可伤及肝经气血；妊娠二月是足少阳脉养，此时应当谨护保养胎儿，不可受到惊恐动胎；三月是手少阴心脉养，此时不应悲哀、忧思和惊动；四月是手少阳三焦经养胎，此时应当静养形体，调和心情，并且饮食应有节制；五月是足太阴脾经养，此时应当保暖，避风寒，适度饮食，不可过于劳倦；六月是足阳明胃经养，此时应当保养胃气，不可饮食过饱；七月是手太阴肺经养，此时居处应当干燥洁净，妇人不应悲伤忧思，忌食寒凉；八月是手阳明大肠经养，此时妇人应当平心静气，"无食燥物"（《妇人大全良方・妊娠门妇人随月数服药及将息法》）；九月是足少阴肾经养，此时胎儿形体已成，妇人应当饮食有节，休息有度，居处寒温适宜；十月时胎儿五脏六腑已经完全形成，妇人此时应当安心待产。另外，在妊娠期间不可针灸，因为针灸易动气动血，也易耗伤气血，不利于养护胎儿。陈自明的这种"逐月养胎"法，对于现代提倡的优生优育有很好的启发意义。

（二）外科学术特色

1. 对痈疽发病学的贡献

（1）提出毒邪致病说

关于痈疽的发病，陈自明继承了陈无择《三因极一病证方论》的观点，把痈疽的发病原因分为三类。其一，情志所伤：患者喜怒忧思太过，导致气血郁结而成。此为内因。其二，外邪侵袭：热邪被风、寒、湿等邪气郁结，不得宣发而成，热气郁结在里，热盛肉腐，郁结成痈，化结成疽。这是外因。其三，饮食不节，房劳过度。常服食丹药、肥甘厚腻及饮酒过度，复因长期处于温室之中，运动较少，内生之热壅结在里，热盛肉腐化成痈疽；另外，房事不节，耗损肾精，肾精亏虚，产生内热，亦可致病。这是痈疽的不内外因。

陈自明除了继承以上发病观点外还有所创新。古人认为痈疽的发病，多由于气，或多由于热。而陈自明认为，除气和热外，还可由于饮食不节，食物积毒而成。其云："以仆之管见，虽是因于气，因于热，然多因食物积毒而得之"（《妇人大全良方・推贵宿日法》）。陈自明认为长期服食膏粱厚味之人，体内食物积毒较深，加之房劳过度，长期服用补药，体内郁毒更深。在宋朝，很多人服丹石成风，而这些丹药大多燥烈，因此，长期服用此种补药，体内热毒之气必盛，五脏六腑受此煎熬，热盛则肉腐，易生痈疽。陈自明遍寻方论，发现很少有人提到"毒"邪为痈疽的发病原因，因此提出毒邪致病说。

陈自明认为毒邪乃痈疽发病的主要原因，但具体发病原因也有细微的差别，必须详察。如背疽原因有五：天行时气侵袭；体质瘦弱，气滞于内；怒气较大，气滞血瘀；肾气虚弱；饮酒过度，恣食肥甘厚味之品，服食丹药，热毒内盛。

（2）气血壅滞，热毒内发

陈自明对痈疽病机的认识，继承了华佗和马益卿的观点。华佗认为："夫痈疽疮肿之作者，皆五脏六腑，蓄毒不流，则皆有矣，非独因荣卫壅塞而发者也。"（《外科精要・华佗论痈疮第二十一》）马益卿认为经络滞涩，气血不畅则形成痈疽，"五脏不和，则九窍不通，六气不和，则留结为痈，皆经络涩滞，气血不流畅，风毒乘之而致然也。"（《外科精要・马益卿先生痈疽论第十二》）综合以上两者的观点，陈自明认为痈疽的病机是脏腑不和，气血壅滞，热毒内发。五脏主里，属阴，疽也属阴，当五脏气血不调，毒气内蓄时就会产生疽。即所谓"疽则属五脏蓄于里，发之深而为阴也。"（《外科精要・辨痈疽发背阴阳浅深缓急治法第二十五》）六腑主外，属阳，痈疖也属阳。当六腑气血失调，蕴毒内结时就会产生痈疖。其云："痈疖则属六腑发于外，而为阳。"（《外科精要・辨痈疽发背阴阳浅深缓急治法第二十五》）

2. 总结痈疽诊断方法

（1）大小深浅辨痈疽

《外科精要・卷中》提出了痈疽的诊断依据和方法，即根据其在体表的大小和位置的浅深来划分痈疽。"疖者节也，痈者痈也，疽者沮也"（《外科精要・痈疽发背分表里论第二十三》）。一寸到两寸大小的为疖，二寸至五寸大小的是痈。同时由于六腑之气不和所生的痈疖，陈自明认为："大者为痈，小者为疖。"（《外科精要・痈疽发背分表里论第二十三》）五寸至一尺的是疽，一尺至两尺的是竟体疽。根据位置的浅深也可以划分痈疽，痈多由六腑之气血壅滞所致，因此位置较为表浅；而疽多由五脏的气血运行不畅所致，因此位置较深。

（2）需分清轻重缓急

陈自明认为，虽然痈疽的发病病机是一样的，但是其对人体的危害却不一样，因此在辨别和治疗上应该分清轻重缓急。凡是初起肿胀比较明显，突然发病者，大多都是由于六腑不和，气血散越于表而形成，其病势看起来较急迫，但是毒气不深，病情较轻浅，如果治疗得当很快就可恢复。所谓"痈疖则属腑，故发之浮而浅，其势虽急而缓"（《外科精要・辨痈疽发背阴阳浅深缓急治法第二十五》）。而对于初起基本没有什么肿胀的表现，外形看起来比较窄小，经常感觉周围皮肤发痒作痛，这种情况多半是由于五脏不和，气血深蓄于内，毒气郁留较深而形成的，病情较重较急，治疗应该迅速准确，否则就容易出现危险之变。所谓"疽则属脏，毒气内蓄之深，势虽缓而反急"（《外科精要・辨痈疽发背阴阳浅深缓急治法第二十五》）。

（3）掌握"五善七恶"说

痈疽发病较快，且变化较为迅速，因此要求医生迅速判断出疾病发展的趋势和预后的状况。陈自明提出了"五善七恶"说。

"善"是指疾病的发展趋势较好，预后也较好。"五善"分别是运动灵活，饮食正常；实热而大小便涩；内证和外部表现一致；所发痈疽部位的肌肉颜色好坏分明；对证用药后，机体的反应和药物的作用相一致。其中，“五善”能见到三个，说明病情比较轻浅，易治而且易愈。一般用常规的方法就可治愈。

“恶”是指疾病的发展趋势不好，预后也较差，如果治疗不及时就会发生危险的变化。“七恶”是指口渴、喘息，精明眼角向鼻，大小便失禁；气息绵绵无力，脉濡，与疾病的表现相反；目中不了了，精明内陷；痈疽还未溃破，肌肉就已经发黑而且还内陷；痈疽溃破后，肌肉出现青黑色，筋脉腐烂，骨骼也出现黑色；痰多；呕吐。如果“七恶”中出现了其中的四种症状，则表明疾病的发展趋势较差，预后也较差，治疗起来也相对困难，陈自明认为只有用骑竹马法灸之才可挽回性命。陈自明曰：“恶证既备，百家方论，皆莫能救，惟有骑竹马法灸之，可以夺人之危于将死之际”（《外科精要·辨痈疽发背阴阳浅深缓急治法第二十五》）。

陈自明曾多次论及“五善七恶”，虽然在言语措辞上有所不同，但表达的含义基本一致，都是为了说明疾病的轻重、预后的好坏和治疗的难易。此外，他还指出了痈疽患者的生死形证，凡是痈疽发背透膜者，痈疽还未溃破，肌肉已经内陷，且颜色出现青黑色；嘴唇发黑，大小便秽浊难闻者；喉咙溃破，疽入腹入囊者，皆是不能治疗的形证。医生应当十分谨慎对待这类患者。

（4）辨别阴阳与脏腑

1）辨别阴阳

从整体来说，痈疖属阳，疽属阴。痈的特点是脉浮数而洪紧，发热，心烦，口渴，饮食正常，它主要是由于六腑不调，气血壅滞而成，发病位置较为轻浅，因此痈属阳；而疽的特点是脉沉细而伏或者沉紧而数，不发热，但觉烦躁，身体沉重疼痛，情绪不佳，胸膈痞闷，饮食欠佳，它主要是由于五脏不和所致，发病位置较深，因此疽属阴。

2）辨别脏腑

陈自明继承了华佗关于脏腑痈疽定位的经验。他认为凡是发于咽喉或者舌上的痈疽都属于心的郁毒，心开窍于舌，因此在舌上的病变属于心；凡是发于皮肤上的痈疽都属于肺的蓄毒，肺其华在皮，因此皮肤的病变属于肺所主；发于肌肉上的痈疽都属于脾的蓄毒，脾主四肢肌肉，因此肌肉的病变都归属于脾；发于骨髓上的痈疽是肾的蓄毒，肾主骨生髓，因此骨髓的病变都归肾所主。陈自明通过这样的定位方法，把身体每一部分的痈疽都与脏腑联系起来，一是有利于准确辨证，二是有利于精确用药。

【临证经验】

一、妇科临证经验

（一）治疗特点

基于以上对妇人疾病病因、病机和妇人体质学说的认识，陈自明形成了治疗妇科疾病的指导思想和原则：重视脾胃、气血同调、固护冲任。

1. 重视脾胃

脾胃的运化功能正常才能生成充足的气血，因此对于气血不足之病证，通过健运脾胃就可达到补益气血的作用。“胃气虚，不能消化水谷，使津液不生血气”（《妇人大全良方·调经门月水不通方论第六》），因此他治疗许多疾病都加入健脾益气的药物。如在“室女经闭成劳方论”中，陈自明治疗“心肾俱虚，劳二三声嗽，无疾。遇夜发热，热过即冷，时有盗汗，四肢倦怠，体劣黄瘦，饮食减少，夜卧恍惚，神气不宁，睡多异梦”者，选用劫劳散（白芍药、绵黄芪、甘草、人参、当归、半夏、白茯苓、熟地、五味子、阿胶）。此方虽是治疗心肾俱虚之证，但在方中加入了黄芪、人参、茯苓、甘草等健脾益气的药物，可见，陈自明在治病过程中十分重视健脾益气。在“妇人臂痛方论”中，陈自明认为“脾气滞而气不下，上攻于臂，故痛”。脾主四肢肌肉，脾气虚，不能荣养四肢，不荣则痛。陈自明选茯苓丸（茯苓、半夏、枳壳、风化朴硝）、控涎丹（甘遂、大戟、炒白芥子）治疗。其中，茯苓丸中茯苓、半夏、枳壳皆入脾经，为健脾化痰行气的药物。如果是由于脾虚生痰浊，痰浊阻滞经络导致的疾病则加用控涎丹。在“妇人骨蒸方论”中，陈自明提到服食冷物或者药物过度，导致脾胃受到损伤，脾胃受伤则运化功能不足，就会导致肾、心、肺、肝受损，五脏受损则产生骨蒸。因此他治疗骨蒸时，常在养阴清热基础上加用一些健脾益气的药物，如人参、黄芪等。在“产后门产后调理法”中，选用的地黄酒（地黄汁、好曲、好净秫米）可治产后百病。由于妇人产后体质较弱，如若单纯用地黄汁，恐其机体不能很好地吸收，因此加用健脾胃的神曲和秫米，增强脾胃的运化功能。由上可知，陈自明在治疗疾病时重视健脾、运脾的方法，常选用的药物如人参、黄芪、白术、藿香等，很少使用泻脾清热的方法。

陈自明除了重视脾胃外，还十分注重肝脾、脾肾之间的关系。他在“妇人伤寒伤风方论”中指出：“五行相克以生，相扶以出。平居之日，水常养于木，水木相生，则荣养血室，血室不蓄，则脾无蕴积，脾无蕴积，则刚燥不生。”由此可知，陈自明通过五行之间的相互关系阐述了肝脾肾之间的联系。他认为在妇人病中，肝肾精血充足，则血室功能正常，血室的调节功能正常，则脾的气血调畅，人则无病。同样，脾胃功能正常也可以为肝肾提供更多的精血来源。

（1）肝脾同调

脾生血，肝藏血，肝脾之间的功能协调，则血液生化有源，血足则可下养血海，充养冲任二脉，则月经正常，胎儿可以正常发育。因此陈自明在治疗由于郁怒伤肝、忧思伤脾导致的月经异常时，多从柔肝健脾出发。如针对肝脾不和所致的经闭与劳热，选用茅香饮子（厚朴、牡丹皮、茅香、藿香、甘草、陈皮、生半夏、麦芽、当归、苍术、赤芍药。热甚者加柴胡）。在“妇人天癸过期经脉不调方论”中，治疗肝脾不调的血虚腰痛，选用当归散（当归、川芎、白芍、黄芩、白术、山萸肉）。方中选用当归、川芎、白芍养血，山萸肉补敛肝气，白术健脾益气可止腰痛。全方以补血为主，兼以敛肝健脾。陈自明在治疗肝脾不和的疾病时，常选用芍药、乌梅、五味子、山萸肉等酸味药，取其酸收之性以敛肝，阴柔之性以柔肝。很少选用诸如柴胡、川楝子之类的疏肝药物，而经常选用青皮、乌药、菊花、薄荷这些药性相对平和的药物。即使选用柴胡，也多与白芍、五味子等养阴药物配伍。陈自明的这种用药特点，与其“妇人以血为基本”的观点是一致的。

如果经常使用诸如柴胡等疏肝行气作用较为猛烈的药物，容易耗伤肝阴。肝阴不足，则血亦不足，加重病情。

（2）脾肾同调

中医认为脾胃和肾之间的关系是土与火的关系，肾阳充足则能助脾运化；反之，火不生土，则脾胃虚弱，运化无力，气血生成减弱，导致气血亏虚，则产生诸如月经量少、月经延迟等疾病。因此陈自明在治疗这些疾病选方用药时，除了注重健脾益气外，还兼温阳补肾。如他治疗妇人月水不利选用白薇丸（白薇、柏子仁、白芍药、当归、桂心、附子、萆薢、白术、吴茱萸、木香、细辛、川芎、槟榔、熟地、牡丹皮、紫石英、人参、石斛、白茯苓、泽兰叶、川牛膝）；治疗月水不断选用续断丸（川续断、当归、乌贼骨、黄芪、牛角鰓、五味子、甘草、煅龙骨、赤石脂、熟地黄、地榆、艾叶、附子、干姜、川芎）。由上述两方选药得知，陈自明在用白术、干姜、人参、黄芪补脾益气的同时，还加用了附子、熟地、紫石英、续断等温补肾阳，这些药物可以助脾化生气血、补充精血，从而起到脾肾同调的作用。

2. 调和气血

陈自明认为“妇人以血为基本”，而血的生成和运行又与气有密切的关系，因此他多从调和气血的角度治疗相关疾病。由于气能生血、气能摄血、气能行血，因此他调和气血的方法有益气养血、养血活血等。陈自明的这种治疗思路，对于临床治疗一些妇科疾病有重要的启迪意义。现在临床上一些中医师在治疗妇科疾病时，多从疏肝补肾、滋补肝肾的角度进行考虑，因此多用熟地、枸杞、菟丝子、山萸肉、柴胡等，而陈自明在选方用药时多从调和气血的角度进行考虑，用药多为当归、川芎、白芍、黄芪、人参、桂心等。如在“产后不语方论”中，陈自明针对产后血虚，致使停积败血闭于心窍，神志不能明了者，选用七珍散，在此方中有人参、石菖蒲、生地、川芎等，此四味药物可以起到益气活血、开窍醒神的作用。在治疗“产后乍寒乍热方论”中选用增损四物汤方（人参、当归、芍药、川芎、干姜、甘草），用于产后气血损伤，阴阳不和，败血留积体内，入于阳则热，入于阴则寒之证，以此方补益气血、调和阴阳，则寒热自除。在“产后风虚劳冷方论”中，治疗产后风虚，羸瘦劳弱，不生肌肉，选方组成为黄芪、当归、芍药、人参、桂心、甘草、川芎、生姜、大枣；治疗妇科杂病，陈自明选择通用方补中丸（川芎、白芍药、黄芪、当归、人参、陈皮、白术、地黄）。由上可知，调和气血是陈自明治疗妇科疾病最常用的方法。

通过分析《妇人大全良方》中的方药得知，他在治疗血虚性疾病时常选用益气养血的药物组合有：人参、当归、川芎；当归、白芍、桂心；当归、黄芪；当归、川芎、白术。陈自明补血养血并不是单纯呆补，而是补中有攻，静中有动，在补血养血时适当加入行气药、活血药，这也是他在治疗疾病时经常使用当归的原因。当归不但能补血，还能活血，一药而兼二性，静中有动。《景岳全书·本草正上·芳草部》曰：“当归……其味甘而重，故专能补血，其气轻而辛，故又能行血，补中有动，行中有补，诚血中之气药，亦血中之圣药也……大约佐之以补则补，故能养营养血，补气生精，安五脏，强形体，益神志，凡有形虚损之病，无所不宜。”《汤液本草》曰：“当归……入手少阴，以其心主血也；入足太阴，以其脾裹血也；入足厥阴，以其肝藏血也。”另外，陈自明说：“妇人之病，皆见手少阴、太阳之经而候之”（《妇人大全良方·众疾门·〈博济方〉论第三》)。因此他所选择的药物也多入手少阴心经，而当归归心经，因此也很适合妇人疾病。

陈自明运用养血活血方法的常用药物配伍是：当归、川芎；当归、赤芍；（延胡索散）当归、延胡索、桂心；（香桂散）当归、川芎、桂心；当归、赤芍、丹皮。除此之外，陈自明常选用的活血药物还有桃仁、红花、泽兰、丹参、没药等。如在“产后血晕方论”中，陈自明认为产后血晕是由于败血流入肝经，致肝经气血运行不畅，因此产生头晕目眩、眼见黑花、不能起坐、甚则不省人事的症状。陈自明选方为清魂散（泽兰叶、人参、荆芥、川芎）用温酒调下，独行散（五灵脂）用温酒调下，红蓝花酒（红花）。在产后通用方中，陈自明选用桃仁煎（仅桃仁一味药）治疗万病，妇人产后百病诸气。还有四味汤（当归、延胡索、血竭、没药）治疗产后一切诸疾。

综上可知，陈自明选用的活血药物药性相对比较平和，很少有过于峻猛的破血药。因为“妇人以血为基本”，活血力量过于峻猛也容易耗血伤血伤气，对妇人机体也是一种潜在的损伤。另外，他在运用养血活血药物时还常用一些行气药，比较常用的药物是枳壳、桔梗、木香、陈皮、枳实、厚朴等。从这些常用行气药物可以看出，陈自明选用的行气药多是作用于中焦脾胃。中焦是人体气机升降之枢纽，中焦气机调畅则全身气机调畅，气血运行正常，人体就处于气血调和、阴平阳秘的状态。如在“崩中漏下生死脉方论”中，治疗血海久虚经候不利、多发刺痛、四肢困烦之证，选用沉香牡丹丸（丹皮、赤芍、当归、川芎、桂心、黄芪、人参、木香、枳壳、制厚朴等）。此方在益气养血的基础上加用了行气的木香、枳壳、厚朴，使全方补而不滞，气血调畅，从而达到养血益气止痛的目的。

3. 固护冲任

冲脉是人体奇经八脉之一，能调节十二经气血，故称为十二经脉之海。其与生殖功能关系密切，冲脉盛月经才能正常，故又称血海。任脉是奇经八脉之一，总任一身之阴经，调节阴经气血，故称为“阴脉之海”。任脉循行于腹部正中，腹为阴，说明任脉对一身阴经脉气具有总揽、总任的作用。另外，足三阴经在小腹与任脉相交，手三阴经借足三阴经与任脉相通，因此任脉对阴经气血有调节作用，故有“总任诸阴”之说。另外，任脉还有调节月经、妊养胎儿的作用。任脉起于胞中，具有调节月经，促进女子生殖功能的作用，故有“任主胞胎”之说。由上可知，冲任二脉与女性的生理功能密切相关。陈自明在论述很多疾病时，都提到了冲任损伤是发病的原因，例如月水不通、月水不利、月水不断、崩中漏下、胎动不安、妊娠胎漏下血等。冲为血海，任主胞胎，肾气强盛时，冲任二脉气血调和，月经按时而来，妊娠期间有充足的气血滋养胞胎。

陈自明治疗疾病时强调要固护冲任，他经常采用补养气血以固护冲任。冲为血海，陈自明认为只要气血充盛，冲任二脉就不会损伤，正如《素问·刺法论》中所说“正气存内，邪不可干”。他最常选用的固护冲任的药物是阿胶、熟地，两味药都是重在补血养阴的药物。《神农本草经》论“阿胶”云：“主心腹内崩，劳极洒洒如疟状，腰腹痛，四肢酸疼，女子下血。安胎。久服轻身益气。”《本草纲目》曰：“疗吐血、衄血、血淋、尿血，肠风，下痢。女人血痛、血枯、经水不调，无子，崩中，带下，胎前产后诸疾……和血滋阴，除风润燥，化痰清肺，利小便，调大肠。”《汤液本草》说：“阿胶入手太阴、足少阴、厥阴经。”熟地在历代本草著作中论述也很多，熟地入肝肾经，《珍珠囊》说："大补血虚不足，通血脉，益气力。"《医学启源》说："虚损血衰之人须用，善黑须发。"《主治秘要》云："其用有五：益肾水真阴一也，和产后气血二也，去脐腹急痛三也，养阴退阳四也，壮水之源五也。"《本草纲目》说："填骨髓，长肌肉，生精血。补五脏内伤不足，通血脉，利耳目，黑须发，男子五劳七伤，女子伤中胞漏，经候不调，胎产百病。"《本草从新》指出："滋肾水，封填骨髓，利血脉，补益真阴，聪耳明目，黑发乌须。又能补脾阴，止久泻。治劳伤风痹，阴亏发热，干咳痰嗽，气短喘促，胃中空虚觉馁，痘证心虚无脓，病后胫股酸痛，产后脐腹急疼，感证阴亏，无汗便闭，诸种动血，一切肝肾阴亏，虚损百病，为壮水之主药。"从这些本草著作中提到的阿胶和熟地归经与主治来看，这两味药十分适用于冲任虚损性疾病。

（二）用药特色

陈自明在治疗妇科病方面形成了突出的用药特色，主要有以下几点：用药偏温，喜用风性药；多用酒剂；重视药材质量。

1. 用药偏温，喜风性药

综观全书，陈自明用药组方偏温。其原因有二。一是陈自明的用药组方思路受宋朝《局方》《太平圣惠方》的影响很深，这两部方书集中反映了宋朝组方用药的特色。据研究报道，这两部方书组方用药都偏于温燥。二是陈自明认为多数妇科疾病的外因是风、寒邪气。例如妇人臂痛，陈自明认为是肝虚，风寒邪气侵袭血脉所致；月水不行、心腹刺痛是由于体虚，风冷之气侵袭胞络，损伤冲任二脉形成的。根据"寒者热之"的治疗原则，陈自明在用药组方的过程中就形成了偏于温的特色。且在其组方中可以发现陈自明选药多以温散和温补相结合。如在"妇人劳嗽方论"中，治疗五嗽（气嗽、饮嗽、燥嗽、冷嗽、邪嗽），陈自明选用四满丸（干姜、桂心、踯躅花、川芎、紫菀、芫花根皮、蜈蚣、细辛、甘草、鬼督邮、人参、半夏）。此方中干姜、桂心、人参偏于温补，而细辛、川芎偏于温散，温补与温散相结合，治疗由于肺虚感寒的咳嗽十分适宜。在书中温补与温散的药物相互配伍组方较多，在此不一一叙述。

通过研究陈自明常用方药发现，在使用温性药的过程中，喜用风性药。风性药是指能够祛风行气的药物。按照金·张元素对药类法象的认识，风性药具有"风升生"的特点，他把防风、羌活、升麻、柴胡、葛根、威灵仙、细辛、独活、白芷、桔梗、藁本、川芎、蔓荆子、秦艽、天麻、麻黄、荆芥、薄荷、前胡都归为风性药。陈自明在治疗妇科疾病中也经常使用这些具有"风升生"特点的药物。

（1）体虚邪侵，风药祛邪

他在"妇人偏枯方论"中引用王子亨的话说："风能养体而亦能害体"，就如同"水能载舟，亦能覆舟"。人体气血亏虚之后，风邪就会伤及人体。风邪为阳邪，为百病之长，侵袭人体，无孔不入，表里内外均可受邪，并且可以侵袭人体的各个脏腑，引起多种疾病。陈自明在论述妇科疾病时多次提到了风邪致病，因此他治疗妇科疾病喜用风性药是根据疾病的病机需要而选择使用的。如加减吴茱萸汤中所选的桔梗、北细辛、防风；资血汤中的荆芥穗；在"众疾门"陈自明所选通用方中的胜金丸（藁本、川芎、白芷）、金钗煎（秦艽、羌活、北细辛、白芷）、玉露通真丸（蝉蜕、羌活、防风、藁本、桔梗、白芷）；治疗妇人风虚，大便后时时下血的防风如神汤（防风、枳壳）。在“月经门”“妇人中风篇”“妊娠门”和“产后门”中，对风性药的应用也有丰富经验，兹不赘述。

（2）风性主动，助气活血

风性药多具辛味，辛能行能散，可以助气活血，促进血的运行，对于气滞血瘀性疾病或者中风性疾病效果较好。如在“妇人中风自汗方论”中陈自明选用的独活汤（川独活、羌活、人参、防风、当归、北细辛、茯神、半夏、桂心、白薇、远志、菖蒲、川芎、甘草），治疗风虚昏愦，手足瘛纵，坐卧不能，或发寒热。此方中独活、羌活、防风、细辛、川芎，配伍当归、桂心、人参，既能祛除外邪，又可助气活血，养血之中寓攻邪之意。在“妇人风痹手足不遂方论”中，陈自明用三痹汤（川续断、杜仲、防风、桂心、华阴细辛、人参、白茯苓、当归、白芍、甘草、秦艽、生地黄、川芎、川独活、黄芪、牛膝）治疗血气凝滞，手足拘挛、风痹、气痹等疾病。此方中防风、细辛、秦艽、独活、川芎，既可祛除寒湿之气，又可助人参、当归、生地、黄芪活血益气，治疗痹证效果显著。

（3）祛除病邪，固崩止漏

陈自明治疗崩漏也喜用风性药，其中最为精妙的是在“崩暴下血不止方论”中所选的三个方剂：五灵脂散（五灵脂）、荆芥散（荆芥）、独圣散（防风）。此三方专门治疗妇人崩中不止，而且仅有一味药。陈自明在方后解释说：这三个方虽然看起来不是止血的方剂，但却是治本的方，因为五灵脂、荆芥、防风皆是祛风药物，风性主动，由于风邪伤及冲任二脉，导致崩漏不止，因此祛除风邪就可达到止血目的。由此可知，陈自明对于风性药物的运用相当娴熟，而且针对病机用药，味专力宏。

2. 喜用酒剂

陈自明在治疗疾病时，常用酒来煎煮药物或者直接用酒来冲服药物。选择的酒有清酒、黄酒、热酒等。酒本身就是一味中药，是世界上最古老的药品之一，中医用酒治病，历史悠久。酒乃水谷之气所化，味辛、甘，性大热，气味香醇，可以入心、肝二经，具有上升和发散的特性，可以通血脉、散瘀血、行药势、御寒气、消冷积，有矫臭矫味之功。用酒送服或用酒浸泡中药可借助酒的辛热之性，缓和药物的寒性，以调整中药的性味，并且酒具有升提之性，可以引药上行，使药力迅速到达全身经脉，以增强活血通络、祛风散寒作用，所以自古以来就有“酒为百药之长”的说法。陈自明治疗的妇科疾病大多是由于风冷之邪伤及人体，导致气血凝滞而成，因此，用酒剂更加符合病情需要。

3. 重视药材质量

陈自明在《妇人大全良方》中开篇即论“辨识修制药物法度”。陈自明对如何选药、炮制都做了详细说明。由此可知，他对于药材质量的要求十分严格。这对于临床医生重视药物质量以提高疗效具有重要的启发意义。

（1）重视药材品种和产地

药物功效的高低受产地和品种的影响很大，所以有道地药材之说。陈自明十分重视道地药材。如他认为苍术取茅山者为上；白姜出大通州池中者为佳；乌药取洪州者为上；黄连“宜拣大而似鹰爪者佳”；葛根当用家葛根，不可用野葛根，因为野葛根有大毒，能动胎气。

（2）重视药物炮制

药物炮制是中药的一大特色，这种做法有以下几个优点：①降低或者消除药物的毒副反应，保证用药安全；②增强药物的作用，提高临床疗效；③改变药物的性能或功效，使之更能适应病情需要；④改变药物的某些性状，便于贮存和制剂。陈自明对需要进行炮制的药物，一律详细记载其炮制方法。例如：肉豆蔻要用“三味面裹炮，令面黄为度”（《妇人大全良方·识别修制药物法度》）；艾叶应该“先去梗……只留黄，用糯米粉打糊捏成饼子，炙黄用，或以酒炒亦可”（《妇人大全良方·识别修制药物法度》）。

（三）诊疗经验

《妇人大全良方》收录了很多治疗妇人月经病、杂病、妊娠病和产后病的方药，其中蕴含了陈自明治疗疾病的实践经验。现举两种疾病以见其一斑。

1. 妇人中风病论治

此处所提到的中风是广义上的中风，包括中风、中气、中寒、中痰、中暍、风痹、血风等。常见症状有角弓反张、手足不遂，偏瘫偏枯、口眼㖞斜、口噤不语，头晕头痛，心神惊悸、癫狂，全身疼痛等。

（1）体虚与热积应分清

陈自明认为妇人中风发病有两种情形。一种是妇人体虚风中，妇人以血为基本，其生理特点决定了妇人血易亏，而血为气之母，血虚则导致气虚，如果长期得不到有效的调护，就容易造成妇人体虚，这是妇人产生中风的内因。“妇人血气虚损，故令中风也”（《妇人大全良方·妇人中风方论第一》）。妇人体虚抵抗力下降，当外界气候因素产生变化时，机体不能适应，六淫邪气乘虚而入，就会导致中风，这是妇人中风的外因。在六淫邪气中，最易致中风的是风邪。风为百病之长，无孔不入，可以侵袭机体的任何部位而发病，因此风邪导致的疾病也多种多样，表现复杂。如中风角弓反张，是由于体虚受风，风邪侵袭诸阳经所致。腹为阴，背为阳，当风邪乘虚侵袭诸阳经，致使背部筋脉痉挛拘急，产生角弓反张的症状；妇人偏枯，陈自明认为是由于机体偏虚受风所导致的。气血劳伤，半边身体偏虚，风邪乘虚而入，气血不能濡养本部组织器官，而产生偏枯。陈自明还认为，风邪侵袭人体可暂不发病，稽留体内，当机体更加虚弱或者再有外邪来犯时才能发作，而且风邪侵袭人体脏腑多通过脏腑在背部的腧穴而进入人体，所谓“俞皆在背，中风多从俞入，随所中之俞而乃发病”（《妇人大全良方·妇人中风方论第一》）。

第二种是热积中风，陈自明对这种中风没有详细论述，只是偶尔提到。由于风邪侵袭人体而不立即发病，稽留体内，郁而化热，热助风力，风助热势，从而导致中风。

此两种情况出现的中风病因虽然不同，但有一个共同的病机，即是阴阳不调，脏腑气偏，荣卫失度，气血错乱。

（2）口眼开合别轻重

陈自明认为，在治疗中风之前应当首先辨明病证的轻重，他以口眼开合为标准。凡是眼开口闭，手足不开，流涎沫而不出声者病情较轻，容易治疗；凡是眼闭口开，神志不清，声如打鼾，手撒遗尿者病情较重，不易治疗，容易死亡。

（3）四脏之风各不同

人体脏腑的生理功能不同，因此遭受邪气所出现的中风病证也各有特点，其治法方药须有区别。陈自明明确区分了四脏之风的症状，以为后人论治之参考。头目眩晕的属于肝风；面色发红，阵阵发热，容易悲伤的属于心风；身体麻木不仁，行走不便，梦与前夫相随的属于脾风；手足不随，腰痛不能俯仰转侧，手足关节冷痛的属于肾风。

（4）治重顺气与祛风

陈自明调治妇人中风，主张顺气和血，祛风通络。他说："今之治法，先宜顺气，然后治风，万不失一"（《妇人大全良方·卷三》）。由于妇人有其自身的生理特点，所以在顺气的同时还应照顾到和血。如果行气过度，也会损伤血的生成与运行。由于风邪侵袭是中风发病的重要原因，因此在治疗时还应该注意祛风通络。在此治法的基础上，尚需据兼证分别治之，如兼有中寒的，加用温中驱寒药；兼有中痰的，加用豁痰开窍药；兼有中暍的，加用清热养阴药。此外，陈自明对中风不语强调从心脾论治。他引用巢元方之论阐述其理说："脾脉络胃夹咽，连舌本，散舌下；心之别脉系舌本。今心脾二脏受风邪，故舌强不得语也"（《妇人大全良方·妇人中风不语方论第四》）。因此，陈自明多选用健脾祛痰、通络开窍之药以治之。

（5）组方遣药重治风

根据上述认识，陈自明在治疗妇人中风时常选用如下方剂：续命汤系列、排风汤、三生饮、参苏饮、木香煮散、大小风引汤、千金竹沥汤、麻桂剂、白僵蚕散、乌蛇散、大八风汤等。以下是陈自明治疗中风常用方剂，可从中见其用药特色。

加减小续命汤（治卒暴中风，不省人事，渐觉半身不遂，口眼㖞斜，语言不利，肢体麻痹，骨节烦疼等）：麻黄、防己、人参、黄芩、桂心、甘草、白芍、川芎、杏仁、炮附子、防风、姜枣。

续命煮散（治中风自汗，四肢无力，亡失津液，渴欲引饮）：防风、独活、当归、人参、细辛、葛根、芍药、川芎、甘草、熟地、半夏、远志、荆芥、生姜。

深师续命汤（治中风口僻，卒死不知人）：人参、防己、麻黄、芍药、川芎、甘草、黄芩、白术、桂心、炮附子、防风。

排风汤（治疗男子、妇人风虚湿冷，邪气入脏，狂言妄语，精神错乱，以及风入五脏等）：白鲜皮、白术、白芍、桂心、川芎、当归、防风、杏仁、甘草、白茯苓、麻黄、独活、生姜。

三生饮（治卒中，昏不知人，口眼㖞斜，半身不遂等）：生南星、生乌头、生附子、木香、生姜。

参苏饮（治痰饮停积胸中，中脘闭塞，呕吐痰涎；痰气中人，停留关节，口眼㖞斜，半身不遂等）：人参、紫苏叶、半夏、茯苓、干葛、前胡、甘草、木香、陈皮、枳壳、苦桔梗、姜枣。

木香煮散（治左瘫右痪，并素有风湿）：羌活、麻黄、防风、白术、陈皮、炮附子、木香、槟榔、牛膝、炮川乌、草豆蔻、杏仁、人参、白茯苓、川芎、当归、甘草、桂心、生姜。

小风引汤（治中风半身不遂，全身乏力，身疼痛等）：防风、独活、细辛、川芎、北五味子、白茯苓、人参、白芍、白术、甘草、杏仁、生姜。

大风引汤（治中风半身不遂，全身乏力，身疼痛，高热等）：小风引汤加麻黄、肉苁蓉、附子、当归、羚羊角。

葛根汤（治刚痓，无汗恶风）：葛根、麻黄、姜皮、桂枝、甘草、芍药、大枣。

桂枝加葛根汤（治柔痓，有汗不恶寒）：桂枝、芍药、甘草、干葛、生姜、枣。

白僵蚕散（治妇人中风，角弓反张，口噤不能言，皮肤顽痹，筋脉抽掣）：僵蚕、乌蛇肉、天麻、独活、炮南星、炮川乌、防风、蝉蜕、炮白附子、犀角屑、朱砂、桑螵蛸、麝香。

乌蛇散（治妇人中风，牙关紧急，手足顽麻，心膈痰涎壅滞）：乌蛇肉、炒全蝎、天麻、炮南星、炒僵蚕、腻粉。

大八风汤（治中风偏枯，失语，半身不遂，时复恍惚）：当归、杏仁、甘草、桂心、炮干姜、五味子、升麻、炮川乌、黄芩、芍药、独活、防风、川芎、麻黄、秦艽、石斛、人参、茯神、黄芪、紫菀、大豆。

陈自明根据不同病情列举了众多的方剂，虽然看起来杂乱无章，但通过仔细研究可以发现其组方配伍有很多规律可循。

1）祛风发表，以风制风

上述方剂都重视应用祛风发表的辛温之品，其中以续命汤系列方剂最为典型。陈自明常用的辛温药物有麻黄、桂心、防风、葛根、独活、细辛、干姜等。此类药物除发表散寒外，更以其辛味宣通表里，疏畅经络，行血破瘀。如《神农本草经》谓麻黄“破癥坚积聚”，谓细辛治“百节拘挛，风湿痹痛……利九窍”。由此可见，此类药物可同时作用于人体表里，外可解表散寒，祛风外出；内则可借其辛温之性深入经络，破瘀通脉，调畅气机，以其自身风性调整机体状态，制约外风的影响。

2）补益气血，养血祛风

陈自明认为，中风的基本病机是荣卫失度，气血错乱，因此在治疗上也主要从调理气血的角度组方用药。如在排风汤中，选用了白术、白芍、桂心、当归、川芎、白茯苓共同补养气血，所谓“排风汤所用之药有十全大补汤料，亦有平补之意”（《妇人大全良方·妇人中风方论第一》）。另外陈自明在补益气血的基础上常加一味杏仁调畅全身气机，《本草纲目》曰：“杏仁能散能降，故解肌、散风、降气、润燥、消积，治伤损药中用之。”加用杏仁后全身气机调畅、气血运行通畅，即可排风外出。故有“治风先治血，血行风自灭”之说。

3）疏通经络，调畅气机

由于风邪侵袭人体多从脏腑俞穴循经而入，且在初期正气亏虚不严重时并不发病，而是稽留体内待时而发，即“此疾积袭之久，非一日所能致”。因风邪侵害经络较久，所以陈自明在处方用药时常选用一些虫类药疏通经络、调畅气机，如全蝎、僵蚕、乌蛇之类。这些虫类药可以搜风入骨，排出深藏于体内的风邪。《开宝本草》谓全蝎“疗诸风瘾疹，及中风半身不遂，口眼㖞斜，语涩，手足抽掣。”《玉楸药解》认为全蝎“穿筋透骨，逐湿除风。”《本草求真》说：“僵蚕，祛风散寒，燥湿化痰，温行血脉之品。”由此可知，虫类药物祛除深入体内的风邪效果显著。

4）温阳散寒，扶正祛邪

由于妇人气血亏虚，长期得不到有效的调理，渐及阳气亏虚。因此，陈自明还常选用一些温阳散寒、扶正祛邪的药物，如附子、川乌、肉苁蓉等，这类温阳散寒之药又可外助辛温之药发表，内外兼顾，无所不到，则风邪无处可藏。

另外，陈自明认为中风病不是一朝一夕形成的，因此在治疗疾病时也不能图速效，应慢慢缓治。他说“然此疾积袭之久，非一日能所致。今人服药，三五服便责无效，其责医者亦速矣。正宜大剂，久服方有其效。孟子曰：‘七年之病，求三年之艾也’”（《妇人大全良方·卷三》）。陈自明就告诫患者在接受治疗时一定要有耐心，配合医生的正确治疗，最后方可获愈。

2. 不孕症治疗经验

不孕症是指有正常性生活、未采取避孕措施两年未妊娠者。近年来其发病率呈明显上升趋势，因此挖掘古代医家的治疗经验对现代治疗不孕症有较大的现实意义。陈自明在《妇人大全良方》中专列一“求嗣门”论治不孕症，有较好的临床经验，值得认真学习研究。

（1）劳伤气血，寒凝胞宫

陈自明认为，妇人不孕主要有两方面的原因，一是由于夫妇二人本命五行相克，故令无子，这种原因在现代看来缺乏科学依据；二是由于丈夫有病未愈，或者妇人有病未愈，或者二者皆有疾病，对于此种原因所致者，可以通过药物调理而治愈。他说：“夫病妇，须将药饵，故得有效”（《妇人大全良方·妇人无子论第三》）“凡欲求子，当先察夫妇有无劳伤痼害之属。依方调治，使内外和平，则妇人乐有子矣”（《妇人大全良方·陈无择求子论第一》）。由此可知，只要夫妇身体健康，心情舒畅，即可有子。陈自明认为，以下几种疾病皆可以导致妇人不孕：妇人劳伤气血，气血不能充养胞胎，子宫失养则无子；月经闭涩或者崩漏带下，导致阴阳之气不和，经血不能按时而来，无法受孕；肾中阳气浮越于外，不能温养胞宫则导致无子；肾中有积寒则无子；妇人饮食不节及居处环境较差导致妇人无子。所谓“将摄失宜，饮食不节，乘风取冷，或劳伤过度，致风冷之气乘其经血，结于子脏，子脏得冷，故令无子也”（《妇人大全良方·妇人无子论第三》）。综合以上几种情况得知：导致妇人不孕的病变关键是劳伤气血，寒凝胞宫。

（2）不孕症应男女同治

陈自明认为，治疗不孕症时男女应同治，应当严格按照服药顺序来服药，且男女所服之方药不同。男子应服七子散，女子服荡胞汤及坐导药，并且服用紫石门冬丸（《妇人大全良方·推贵宿日法》）。

（3）遣药组方，调养为主

陈自明治疗妇人不孕的方剂有内服和外用两种，内服药又分为男子服用药和女子服用药。

常用内服方药为：男子服用药为七子散、庆云散；女子服用药为紫石英丸、秦桂丸、养真丸、白薇丸、地黄汤、续嗣降生丹等。

七子散（治男子风虚目暗，精气衰少，无子）：牡荆子、五味子、菟丝子、车前子、菥蓂子、山药、石斛、熟地、杜仲、鹿茸、远志、附子、蛇床子、川芎、山萸肉、天雄、桂心、白茯苓、川牛膝、人参、黄芪、巴戟天、肉苁蓉、钟乳粉。

庆云散（治男子阳气不足，不能施化，施化无成）：覆盆子、五味子、菟丝子、炒白术、石斛、麦冬、天雄、紫石英、桑寄生。

紫石英丸（治女子宫寒不孕）：紫石英、天冬、紫薇、牡蒙、甘草、桂心、川芎、黄柏、炮乌头、熟地、辛夷仁、煅禹余粮、当归、石斛、乌贼骨、川牛膝、薯蓣、桑寄生、人参、牡丹皮、干姜、厚朴、续断、吴茱萸、细辛、柏子仁。

秦桂丸（治妇人无子）：秦艽、桂心、杜仲、防风、厚朴、附子、白茯苓、白薇、干姜、沙参、牛膝、半夏、人参、细辛。

养真丸（治妇人血虚气惫，阴阳不升降，久不成妊娠者）：鹿茸、当归、肉苁蓉、禹余粮、菟丝子、覆盆子、熟地、紫石英、桑螵蛸、五味子、琥珀、白芍、川芎、桑寄生、卷柏、艾叶、川姜、白茯苓、人参、牡蛎、酸枣仁、钟乳粉。

白薇丸（治妇人久无子）：白薇、牡蒙、藁本、姜黄、当归、熟地、川芎、人参、柏子仁、石斛、桂心、附子、五味子、防风、甘草、川牛膝、吴茱萸、桑寄生、秦椒、禹余粮。

地黄汤（治妇人久无子，小腹冷疼，气不调）：熟地、川牛膝、当归、卷柏、川芎、防风、牵牛子、桂心。

续嗣降生丹（治妇人禀受气弱，胎脏虚损，子宫冷惫，血寒痼冷，难成子息）：当归、桂心、龙齿、乌药、益智仁、杜仲、石菖蒲、吴茱萸、茯神、川牛膝、秦艽、细辛、桔梗、半夏、防风、白芍、干姜、附子、川椒、牡蛎。

由上可知，陈自明组方重视补益肝肾，调养气血。陈自明认为，补益肝肾可以填补冲任二脉，“冲为血海”“任主胞胎”，冲任二脉气血充足则能有孕。陈自明常用的药物多为熟地、五味子、菟丝子、巴戟天等。阴阳和才能有子，陈自明在使用补益肝肾阴血药物的同时，还常配伍一些温阳药，如附子、天雄、鹿茸、紫石英等。其中紫石英味甘、辛，性温，主治女子宫寒不孕，历代本草多有述及。《神农本草经》曰：“补不足，女子风寒在子宫，绝孕十年无子。”《药性论》说：“女人服之有子。”《本草纲目》中提到：“紫石英上能镇心，重以去怯也。下能益肝，湿以去枯也。心主血，肝藏血，其性暖而补，故心神不安，肝血不足及女子血海虚寒不孕者宜之。”可见紫石英治疗血寒宫冷的不孕症效果显著。此外，陈自明认为，妇人不孕症多是由于劳伤气血所致，在选方用药时十分注意调养气血，他常用的药物组合是：当归、川芎、桂心；当归、川芎、人参。气血调和则月经按期而至，阴阳和则有子。

（4）外用坐导药

坐导药（治妇人全不产，及断续服荡胞汤恶物不尽）：皂角、吴茱萸、当归、大黄、晋矾、戎盐、川椒、五味子、细辛、干姜。其次，可用蛇床子、芫花（治妇人子脏偏僻，冷结无子），或用内炙丸（治妇人无子，令子宫暖）：麝香、皂荚、川椒。

由以上方药可知，陈自明的外用药侧重于辛温散寒。妇人不孕大多是由于胞宫受寒所致，因此陈自明在选药组方时多用一些辛温发散之药，如川椒、细辛、干姜、麝香等。此辛温之药擅于宣通气血，祛除寒邪，又可以行血破瘀，对于胞宫受寒、寒凝血瘀所致不孕症效果显著。

陈自明通过内服和外用药物治疗不孕症取得了显著的疗效，他这种内外合治法的经验很值得我们认真学习借鉴。

二、外科临证经验

（一）治疗重脾保心调整体

陈自明治疗痈疽的特点，主要有以下三个方面：整体论治，内外兼顾；重视脾胃，兼调气血；保护心气，预防危证。

1. 整体论治，内外兼顾

痈疽虽然发生于局部，但它受五脏六腑整体气血阴阳的影响很大。因此治疗痈疽时应重视从整体论治，而不是仅仅局限于局部病变。这也是对中医整体观的一种诠释。在治疗痈疽时还应该秉持辨证论治的思想。初起毒热之邪亢盛时，应当外用灸法宣热拔毒；痈疽溃破之后，应当内服药物排脓止痛；后期脓尽痛止后，再内服药物生肌敛疮，补养气血。他认为虽然有很多方法治疗痈疽，但这种先外用灸法排毒、后用药物调理的次序不应改变。另外，还需根据患者病情的变化不断调整用药方案。他认为，"既得其因，又须观病浅深，与证候吉凶，寒者温之，热则清之，虚则补之，实则泻之，导之以针石，灼之以艾炷，破毒溃坚，以平为期，各有成法"。可以看出，陈自明十分重视审证求因，然后根据其整体变化辨证论治。

（1）慎用针刀

在陈自明使用的外治法中，对于针刀的运用十分谨慎小心。他认为对于痈疽成脓要溃破的时候，用替针丸刺破疮头就可以，让脓自行流出，而不必妄用针刀。使用针刀割破肌肉是对机体气血的一种严重损伤，何况痈疽所形成的脓液外流本身对气血有所损伤，而气血亏损严重对后期的愈合也有很大的影响，因此陈自明不主张使用针刀。他说："痈疽能杀生人，若医疗合法，脓溃肿消，不用针刀，肌肉不坏则生死人，倘不候熟溃，而妄以针刀破之，谓之生杀人，诚实如此，切宜谨守。"（《外科精要·详审候熟溃戒用针刀说第四十三》）

（2）重视灸法

陈自明十分重视灸法。《外科精要》卷上有 90% 的篇幅都涉及灸法的应用，可见陈自明对外科病使用灸法的重视程度。

陈自明认为灸法的运用能宣泄痈疽的毒气，给毒气以出路且不伤正气，这样既保护了正气，又祛除了毒气，使毒气不至于内攻脏腑，引起其他严重的变证。正如陈自明所说："法当自外以火艾引泻毒气，使之散越于外"（《外科精要·痈疽备论第二》）"外用火毒，以宣内毒"（《外科精要·灸法论要引证辨惑论第八》）。使用灸法还可以宣通气血，气血调和则痈疽也易治愈。陈自明指出，痈疽未溃、已溃，灸法均很适用。"未溃则拔引郁毒，已溃则补接阳气"（《外科精要·论隔蒜灸得效第五》）。陈自明还认为在疾病较轻浅时，单用药物就可以消除，当疾病较重时，单纯使用药物就很难起效，此时使用灸法可以起到药物所不能起到的作用，且比药物的作用要好。另外，陈自明还指出，灸法对于四肢末端的痈疽效果较好，"患于肢末之处，毒愈凝滞，药难导达，艾灸之功为大"（《外科精要·痈疽灼艾痛痒论第九》）。但头面部的痈疽就不宜使用灸法，因为头部为诸阳之会，使用艾灸法有可能会引动体内阳气积聚于头部，加重痈疽的症状，另外对灸法的运用不当还容易烫伤皮肤，影响患者的容颜，因此陈自明不主张在头面部使用灸法。

陈自明记载了很多灸法，但他认为最重要也最常用的灸法是骑竹马灸法和隔蒜灸法。陈自明认为骑竹马灸法适应证十分广泛，如痈疽、发背、发脑、发腰、发腿或者发于四肢等都可以使用。陈自明曰："不问男女，一见有此疾者，皆可即便用此法灸之，无不安愈。"（《外科精要·骑竹马灸法第四》）骑竹马灸的具体操作方法如下：首先取穴，先量取患者肘横纹至中指尖的距离，男取左臂女取右臂，然后令人骑上竹杠，从其骶尾骨尖上再量取患者先前的肘横纹至指尖的距离，在此处做记号，这个记号处两边各一寸的位置就是所取穴位，在两穴行灸法就可以治疗痈疽疾病。此外，还规定了所灸的壮数："两穴各灸五壮或七壮止，不可多灸，不问痈生何处，并用此法灸之，无不愈者……可以起死救危，有非常之效，屡试屡验矣"（《外科精要·骑竹马灸法第四》）。陈自明探讨其机制为：此穴是心脉所过，而痈疽的发生与心的关系密切，皆是心火留滞而成，《素问·至真要大论》曾曰"诸痛痒疮，皆属于心"。在此处行灸法可以使瘀滞的心火流通，气血通畅，因此就可以治疗痈疽。

对于疽证，陈自明认为隔蒜灸的效果比较明显，因此他治疗疽证常用隔蒜灸。疽属于阴，而蒜味辛温，辛能散之，再加艾灸的热力，能使毒邪快速消散，因此陈自明认为使用此法就可以消散恶肿。"大抵用葫（蒜）善法，若有赤肿紫黑，或有恶肿，葫法施治，可谓至妙"（《外科精要·蒜饼施用分其轻重第七》）。

他还对隔蒜灸的使用做了详细的说明，他说："以蒜钱贴于疽顶尖上，以艾炷安于蒜钱上灸之，三壮一易蒜钱。若灸时疼痛，要灸至不痛，初灸时不痛，要灸至痛，然后止，大概以百壮为准"（《外科精要·论隔蒜灸得效须先知庶使预前有备第五》）。使用灸法应该掌握的度，即在不痛处灸至痛，在痛处灸至不痛，或者灸至痒。

陈自明还常灸足三里穴，在足三里穴位上施灸，可以引热下行，再配合局部的痈疽施灸，上下相通，使毒气有发散的出路。如在脑疽灸法中提及："用此灸法（足三里灸），引毒气归下，其理颇长。"（《外科精要·脑疽灸法第十》）在足三里穴上施灸，除了引热下行外，还具有固护正气、保护脾胃的作用。足三里是足阳明胃经的重要穴位，是全身的保健要穴，古人常在此施灸以强壮身体，提高机体抵抗外邪的能力。痈疽是由于机体的正气虚弱，加之外邪侵袭导致脏腑不和、气血壅滞而产生的。故灸足三里可以激发胃气，补养正气，驱邪外出，从而达到治疗痈疽的目的。

2. 重视脾胃，兼调气血

陈自明治疗痈疽，十分重视脾胃的作用，如前述灸足三里的方法。陈自明许多治法中均体现了重视脾胃的思想。

脾胃为后天之本，气血生化之源，人体后天的生命活动能够正常进行与脾胃有着密切的关系。《素问·灵兰秘典论》说："脾胃者，仓廪之官，五味出焉。"所以脾胃功能正常，则饮食正常，气血化生有源；如脾胃功能损伤，则气血的生化不足，不能濡养机体。脾主四肢肌肉，所以四肢肌肉的病变多是由于脾胃功能异常引起的。而痈疽的病变多发于四肢肌肉上，因此痈疽的治疗也多从脾胃进行论治。

陈自明在《外科精要·卷下》专列“调节饮食兼平胃气论”，在此论中他系统地阐明了重视脾胃的学术思想。他认为：“大抵病疮毒后，焮热痛楚，心气烦壅，胸膈妨闷，不能饮食，所以患疮毒之人，须借饮食滋味，以养其精，以助其真，不日可补安全。”由此可见，陈自明治疗痈疽对脾胃的重视程度。痈疽疮毒的形成和发展皆可损耗精气，精气亏损可通过补益脾胃得到补充。《素问》曰：“形不足者，温之以气，精不足者，补之以味。”精气充足则正气旺盛，正气足则能祛除痈疽毒气，所谓“脾为仓廪之官，胃为水谷之海，主养四旁，须用调理，进食为上”。如果脾胃虚弱，就不足以运化饮食水谷，扶养正气，正气不足，无以抗邪，恶毒之气内攻脏腑而积重难返，因此陈自明主张在痈疽疮毒发展的任何阶段都要固护脾胃。

痈疽初起时，使用李氏五香连翘汤（乳香、木香、沉香、丁香、连翘、射干、木通、桑寄生、独活、真麝香、黄芪、升麻、甘草）。从方中所用药物可知，陈自明使用黄芪、升麻、甘草健脾益气、升阳举陷。又如，由五香连翘汤加减变化的五香汤去大黄加人参、黄芪、犀角屑，在清热的基础上加入人参，再配伍黄芪，则健脾补气的力量更强。再如，治疗痈疽热盛，焮中作渴疼痛的神秘陷脉散（黄芪、人参、川当归、川芎、赤芍药、粉草、地骨皮、五加皮、忍冬叶、橘红、乳香、没药），方中黄芪与人参配伍，健补中气；清心内固金粉散（辰砂、白茯苓、人参、绿豆粉、雄黄、甘草、朴硝、白豆蔻仁、脑子、麝香），方中人参、白茯苓、甘草、白豆蔻仁配伍，健脾益气、醒脾化湿；清膻竹叶汤（生地黄、黄芩、芍药、人参、知母、粉草、白茯苓、川升麻、黄芪、瓜蒌根、麦门冬），方中的人参、白茯苓、升麻、黄芪、甘草都是从保护脾胃的角度出发而使用。对于痈疽后期脾胃之气虚弱，饮食欠佳，气逆于上者，陈自明选用益气健脾、疏肝行气的参苓顺气散（乌药、白茯苓、真紫苏子、人参、青皮、白术、白芷、炙甘草）和茯苓开胃散（白茯苓、枳壳、炙甘草）。服用上述两方后，患者能进饮食，有利于疾病痊愈。

从以上方药来看，陈自明健脾益气的常用药物组合有：黄芪、人参；黄芪、炙甘草。陈自明创制的黄芪六一汤（绵黄芪六两、粉草一两）对于补益脾胃效果较好。他说：“常服此药，终身可免痈疽之疾。”（《外科精要·论疽疾向安忽然发渴第四十八》）可见黄芪配甘草是治疗痈疽的有效组合，而黄芪是治疗痈疽必不可少之药。

痈疽产生的根本原因，还是由于气血瘀滞或者气血虚损。因此，陈自明还十分注意选择补益气血的药物。如“疽疾将安及七八分，便当服加料十全大补汤，以补气血，每日当与排脓内补十宣散相间服”。特别是痈疽脓溃破流出后，强调要补益气血。一旦痈疽溃破后，脓液流出体外，对机体气血就是一种损耗。因此，陈自明选择了四个方剂补益气血，分别是：加味十全汤（黄芪、地黄、当归、川芎、人参、白茯苓、白芍药、炙甘草、桂心、乌药、白术、橘红、五味子）、人参内补散（芍药、黄芩、茯苓、炙甘草、桂心、人参、麦冬、当归、熟地、木香）、神效托里散（黄芪、忍冬叶、当归、炙甘草）、排脓内补十宣散（人参、当归、生甘草、川芎、黄芪、防风、厚朴、桔梗、白芷、薄桂）。从其用药可以看出，后期治疗痈疽不但注意固护脾胃，还兼顾补益气血。

3. 保护心气，预防危证

陈自明认为，痈疽是由于蓄毒内壅引起的，如果调治得当，蓄毒排出体外，则病愈；如果调治不当，蓄毒内攻脏腑，就可形成变证，在传变的过程中，陈自明认为蓄毒最易传心。《素问·至真要大论》病机十九条中说："诸痛痒疮，皆属于心。"一旦痈疽之毒传心，则病情严重，危重证较多，不易治疗。"无药宣得内毒，致令热毒冲心经，咽喉口舌生疮，甚至生红黑菌，变证甚速，难于医疗"（《外科精要·论疽疾变证咽喉口舌生疮甚者生红黑菌第四十二》）。

陈自明治疗痈疽时，主张提前截断毒邪传变路径。他有以下几种方法。

一是使用灸法。骑竹马灸法所选穴位是心经所过，在此穴位施灸可以使心火流通，心火流通则可使痈疽之毒外出，痈疽即可治愈；而且，如果使用此灸法得当还可起死救危。"灸此穴，使心火调畅，血脉流通，愈于服药多矣"（《外科精要·骑竹马灸法第四》）。

二是使用药物内服。陈自明选择了很多防止痈疽传变至心经的方药。如内托散又名护心散（绿豆粉、乳香，用浓煎生甘草汤调下），凡是痈疽一到三日之内者，都可服用此方，连续服用十多付，就可以免除变证。生甘草具有清热解毒之功，用浓生甘草水调服绿豆和乳香可以使毒气外出，防止毒邪传入脏腑。如果痈疽发病在四五日以上则不宜服用此药。还有一方是五香汤去大黄加人参、黄芪、犀角屑（木香、沉香、乳香、丁香、人参、黄芪、犀角屑、麝香、甘草），方中犀角屑咸寒，归心、肝、胃经，具有清热、凉血、解毒的作用。方中加入此味药，对于祛除心经毒邪有较好的作用。陈自明认为此方可以多服，因方中有五味香药可以行气散血，祛除毒邪，再配伍犀角屑就可以保护心经气血不受损伤。

另外，保护心经气血对机体的康复也能起到很好的促进作用。他说："盖心志内定，精神不散，饮食如常，毒不内攻，其疮易溃，不妄针药，自不害人。"（《外科精要·辨痈疽发背阴阳浅深缓急治法第二十五》）心为君主之官，主明则下安，心神不受毒气侵袭，则能驾驭其他脏腑发挥正常的功能，其他脏腑功能正常则能调畅气血、祛除毒邪。

（二）处方用药特色

陈自明治疗痈疽的方药，具有以下突出的特点：初起攻邪，后期补虚；擅用香药调气祛邪；外治剂型多样。

1. 初起攻邪，后期补虚

陈自明认为，痈疽初起主要是由于热毒内发，郁于体表，因此在痈疽初起时应该宣散蓄毒、清解郁热。宣散蓄毒用骑竹马灸和隔蒜灸即可。清解郁热则选择寒凉药物和辛味药物配合使用。如痈疽初起服用的五香连翘汤、秘传连翘汤、漏芦汤、千金漏芦汤、清膻竹叶汤等。方中诸如辰砂、黄芩、连翘、射干、大黄等清热解毒的药物居多，另外再加用一些辛味药，升散蓄毒。蓄毒外出，内热得清，则气血通畅，痈疽不易传变。到了痈疽后期，毒邪已去，脏腑气血均有所不足，因此，后期调治多偏于补虚。如陈自明在痈疽后期所选用的方剂有加减八味丸方、五味子汤、加味十全汤、人参内补散、排脓内补十宣散、参苓顺气散。综观这些方药，或补脾胃以生气血，或直接补益气血。综上所述，陈自明在痈疽初起偏于攻邪，用药多寒凉；后期偏于补虚，用药多温补。

2. 擅用香药，调气祛邪

陈自明治疗痈疽用药的显著特点是擅用香药。在唐朝时香药大量传入我国，香药有促进气血运行的作用，因此陈自明广泛地运用在痈疽治疗上，他认为“凡痈疽皆缘气滞血凝而致，宜服诸香，盖香能行气通血也”（《外科精要·痈疽杂方》）。陈自明认为气血闻香味则运行流利而不瘀滞，闻臭味则气血逆行。而痈疽这种疾病多是由于气血失和，荣气不行，积聚在腠理肌肉之间，然后再受外界邪气侵袭或者体内郁毒外发而成疮化脓。因此应用香味药可以疏通气血，消除凝滞，达到治疗痈疽的目的。除此之外，香味药还具有醒脾悦脾的作用，可达标本兼治的效果。“饮食之中，调令香美，益其脾土，养其真元，可保无虞”（《外科精要·古人用香药调治有理论第三十六》）。陈自明经常选用的香药有木香、沉香、乳香、丁香、麝香、藿香。

3. 外治剂型多样

在治疗痈疽时，陈自明常用多种外治剂型，分别是膏剂、洗剂、散剂。在膏剂中，他常用麦饭石膏方（现在药材已经不易得到，故不列出）。另如，神异膏方（露蜂房、全蛇蜕、玄参、绵黄芪、黄丹、麻油、杏仁、男子乱发）。此方治疗发背痈疽，诸般恶毒疮疖，效验如神。还有家传治疗痈疽效果较好的血竭膏方（当归、白芷、大黄、黄连、黄柏、木鳖子、皂角、汉椒、苦参、杏仁、露蜂房、乳香、没药、血竭、虢丹、男子乱发），治疗发背痈疽，诸般恶毒疮疖。陈自明对上述两方的制作要求极为严格，特别是对熬制神异膏方的火候要求更高，称“熬制此膏极难于火候，须耐烦看火紧慢”（《外科精要·论麦饭石膏治效辽绝第三十九》）。

陈自明常用的洗剂，有治疗一切痈疽肿痛坏死、消除毒气、祛除恶肉的猪蹄汤（香白芷、生甘草、羌活、露蜂房、黄芩、赤芍药、当归），还有洗药猪蹄汤、洗药神硝散。应用洗药主要是为了祛除毒气，配合膏药消除死肌。陈自明常用的散剂，有圣效散（黄柏、穿山甲、槟榔、木香、鸡肶胵）和蚣蝎散（赤足蜈蚣、生全蝎、木香）。用散剂的主要目的是为了配合膏药祛除毒气、生肌收口。

此外，他认为外科膏丹丸散剂型，在选药和熬制的过程中也一定要仔细，否则其疗效较差或者没有疗效。如他说：“俾精制修合，尽取十全之功……若能精择药材，精用修制，胜用他药，收功多矣”（《外科精要·论麦饭石膏治效辽绝第三十九》）。由上可知，陈自明在使用外用药时，药物剂型多样，由此实现综合治疗而收佳效。

（三）重视饮食和调护

陈自明认为痈疽虽属外证，但其发病原因却与机体自身的阴阳盛衰和饮食习惯息息相关。因此在治疗痈疽期间和日常生活中都应注意饮食习惯、居处环境和日常调护。他建议患者平时应保持良好的心态，不可过劳也不可过怒，过劳则损耗机体气血，过怒则机体气血逆乱。治疗痈疽期间还应注意饮食生活习惯，腌制品、油炸品、煎炙品、酒类和牛肉、羊肉、鸡肉、鹅肉、鱼肉等都不可食用，因其容易生热，加重痈疽的症状。可以常用具有香味的食物，香能醒脾悦脾，促进脾胃的运化功能，利于痈疽的治疗，如豆蔻仁等。在居处环境上，患者房间应当干净整洁。屋内应常点一些香类的物质，如艾叶等。因为香类物质一可以起到祛除秽浊之气的作用，二是痈疽患者闻香可以促进体内气血的运行，“香则气顺”。另外医生应当尽心调护，勤心体察患者，对其多加爱护，增加患者治愈的信心。

【后世影响】

一、历代评价

陈自明所著《妇人大全良方》是一部列证广、论述详、内容丰富而实用的妇科专书，也是我国第一部较系统、完整的妇科专书，为后世妇产科学的发展奠定了基础。后世医家称赞该书是"采摭诸家，提纲挈领，于妇科证治，详悉无遗"（《四库全书总目提要》）。

陈自明倡导外科临证不能只拘泥于热毒内攻而专用寒凉克伐之剂，这对于后世外科临床的发展，具有切实的指导意义。明·薛己评价此书说："虽以疡科名其书，而其治法，固多合外内之道，如作渴、泄泻、灸法等论，诚以有发《内经》之微旨，殆亘古今所未尝道及者，可传之万世而无弊也。"

二、后世发挥

明朝医家薛己专门对其《妇人大全良方》进行校注，并参以己见有所发挥。王肯堂的《女科准绳》、武之望的《济阴纲目》也深受其影响。

（一）妇科方面

1. 对薛己的影响

薛己对《妇人大全良方》做了全面的校注而为《校注妇人大全良方》，由此可见陈自明对其在妇科方面的影响是全面的。薛己在继承了陈自明关于妇人"以血为基本"思想的同时，又重点阐释了脾肾在妇科的重要性。在选方用药时，对陈自明的选方有删减，突出了自己的用药思路。例如他经常选用补中益气汤、四君子汤、六君子汤、六味丸、八味丸治疗妇科疾病，由此可以看出其重视气血又强调脾肾的特点。如在"月水不调论"中，陈自明认为月水不调是由于"劳伤血气，致令体虚而受风冷，客于胞内，损伤冲任之脉，手太阳、少阴之精"（《妇人大全良方·月水不利方论第十一》）而导致的，薛己则更加细致分类，他认为"先期而至者，有因脾经血燥，有因脾经郁火，有因肝经怒火，有因血分有热，有因劳役火动。过期而至者，有因脾经血虚，有因肝经血少，有因气虚血弱"（《校注妇人大全良方·月水不调方论第五》），突出了脾胃对气血的影响。所以他在选方用药上也多以调理脾胃为主，"盖血生于脾土，故云脾统血，凡血病当用苦甘之剂，以助阳气而生阴血也"（《校注妇人大全良方·月水不调方论第五》）。

2. 对王肯堂的影响

王肯堂在《女科准绳》序中说："《良方》出而闺阃之调将大备矣。然其论多采巢氏《病源》，什九归诸风冷，药偏犷热，未有条分缕析其宜不者。近代薛己新甫，始取《良方》增注，其立论酌寒热之中，大抵根据于养脾胃、补气血，不以去病为事，可谓救时之良医也已。第陈自明所葺多上古专科禁方，具有源流本末，不可昧也……余重惜之。故于是编，务存陈氏之旧，而删其偏驳者，然亦存什之六七而已。”可见，王肯堂既继承了陈自明的学术思想，又有所发展。

《女科准绳·治法通论》中所选择的方药和治法，皆是从调理气血的角度而确定。①养血：选方为四物汤、芎归汤。王肯堂使用四物汤加减变化方治疗妇科疾病，比陈自明使用更为广泛。②调气：选方为蒲黄黑神散、异香四神散（又名四神汤）。其中，四神汤可以调理妇人室女血气不调，胎前产后诸疾。盖女人以气血为主，殊不知因气先不调，然后血脉不顺，即生诸证，故以此方调气而调血。③调气养血：选方莪术散、玉仙散。④理气活血消积：选方济阴丹。⑤理气行血：选方皱血丸。⑥理气和血：选方加味五积散。⑦养血润燥：选方卷柏丸。⑧温经涩脱：选方小白薇丸、白垩丹。⑨温经养血：选方琥珀泽兰煎。⑩温经理气和血：选方内灸散。⑪和血温经：选方胜金丸。⑫温经理气：选方沉香煎丸。以上十二法，是王肯堂治疗妇人疾病的通法。而他所选择的这些方药，大多也出自《妇人大全良方》。由此可知，陈自明气血理论对王肯堂的影响较大。

3. 对武之望的影响

《济阴纲目》以《内经》《难经》《金匮要略》《脉经》等经典著作为“纲”，以宋、元、明诸医家著作为“目”，广征博引编撰而成，其中《妇人大全良方》的诸多论述也被收录其中，由此可知陈自明的学术思想对武之望有重要的影响。

《济阴纲目》在论述妇人疾病时，先引《妇人大全良方》对此疾病的认识，再列述后世医家对此病的见解。武之望治疗疾病也多是从调理气血、健脾益气的角度选药组方。例如在崩漏门中论述崩中时，先引《妇人大全良方》对妇人崩中的论述：“《良方》论曰：妇人崩中，由脏腑伤损冲任，血气俱虚故也。冲任为经脉之海，血气之行，外循经络，内荣脏腑，若无伤损，则阴阳和平，而气血调适；若劳动过多，致脏腑俱虚，而冲任之气亦虚，不能约制其经血，故忽然暴下。或由阴阳相搏，为热所乘，攻伤冲任，血得热则流散，甚者至于昏闷。其脉数疾，小为顺，洪大为逆，大法当调补脾胃为主。”由此论可知，武之望确定了治疗崩漏的大法为补益气血、调补脾胃，选用荆芩四物汤、解毒四物汤、大补芪归汤、升阳止血汤和益胃升阳汤等。

综上所述，陈自明调和气血、补益脾胃的学术思想，对武之望治疗妇科疾病的影响较大。

（二）外科方面

在外科方面受陈自明影响较深的是汪机。汪机在论述外科疾病时常引用《外科精要》中的论述。如：“《精要》曰：灸法有回生之功，信矣。大凡蒸灸，若未溃则拔引郁毒，已溃则补接阳气，祛散寒邪疮口自合，其功甚大。尝治四肢疮疡气血不足者，只以前法灸之皆愈。疔毒甚者，痛则灸至不痛，不痛则灸至痛，亦无不愈。”（《外科理例·灸法总论四十八》）由此可知，陈自明的外科治疗思想对汪机的影响较深。

1. 重视灸法

汪机继承了陈自明治疗外科疾病重视灸法的思想，特别是对骑竹马灸和隔蒜灸十分重视。汪氏在论述隔蒜灸法时说：“治毒者必用隔蒜灸……大概蒜用大者，取其散毒有力。”（《外科理例·灸法总论四十八》）汪机应用骑竹马灸的取穴方法和陈自明完全一致，并且认为“诸项灸法皆好，惟骑竹马灸法尤为切要。”（《外科理例·竹马灸四十九》）

2. 擅用香药

《外科理例》继承了陈自明治疗外科疾病重视运用香药的思想。他在卷一“论气血喜香恶臭”里明确指出：“凡血气闻香则行，闻臭则逆，饮食调令香美，益脾土，养真气，疮疡或为秽气所触，可用香药熏之。”汪机在治疗外科疾病时也常用香药，如乳香、白胶香、藿香、木香等。

综上所述，陈自明幼承家学，刻苦钻研中医经典，博采众长，形成自己独特的理论体系，最终成为一代名医。他提出了“妇人以血为基本”的体质说；胎教方面提出“外象内感”说；强调“逐月养胎”等。外科方面详细论述了痈疽发病、诊断和治疗的独特经验；提出了毒邪致病、气血壅滞、热毒内发的发病观点；明确了“五善七恶”对痈疽预后的影响；阐述了治疗痈疽的原则以及介绍了使用灸法的独特经验。陈自明在妇科和外科疾病的论治上取得了很大的成就，对后世医家具有重要影响。尤其是在妇科方面，他所著的《妇人大全良方》是一部不朽巨著，使妇产科从此在祖国医学领域中成为一门独立的学科，得以不断地向前发展，有效地保障了我国妇女的健康。我们要珍视这份宝贵遗产，并加以整理提高，使能进一步发扬光大。

山东省千佛山医院　相宏杰

【参考文献】

［1］陈自明. 妇人大全良方［M］. 北京：人民卫生出版社，2006.

［2］陈自明. 外科精要［M］. 北京：中国中医药出版社，2007.

［3］王大鹏.《妇人大全良方》对中医妇产科的贡献［J］. 黑龙江中医药，1983（4）：45－46.

［4］谢兴生. 陈自明的针灸学术思想探析［J］. 江西中医药，1988（3）：42－43.

［5］尹国有. 略论陈自明在痈疽证治上的成就［J］. 河南中医，1995，15（2）：80－81.

［6］谢德聪. 陈自明《妇人大全良方》论治崩漏的特色［J］. 福建中医学院学报，1998，8（3）：40－42.

［7］杨昆蓉. 陈自明外科治疗特色之简析［J］. 中国自然医学杂志，2000，2（1）：41－42.

［8］刘青林，吴积华，刘天骥. 浅析《外科精要》的学术贡献［J］. 中医文献杂志，2001（4）：19－20.

［9］谭抗美.《妇人大全良方》临床应用体会［J］. 新中医，2003，35（7）：68.

［10］罗英.《妇人大全良方》的胎教思想浅析［J］. 黑龙江中医药，2003（4）：4－5.

［11］陈丽云.《妇人大全良方》妇科疾病诊治特色［J］. 上海中医药大学学报，2005，19（3）：11－13.

［12］王光辉，王琦. 谈《妇人大全良方》的主要学术成就［J］. 长春中医学院学报，2005，21（3）：4－5.

［13］喻国华，陈建章，邹来勇. 盱江医家陈自明《外科精要》的学术特点探析［J］. 中医文献杂志，2010（6）：35－36.

［14］杨明，王波.《妇人大全良方》中陈自明妊娠护理思想探析［J］. 环球中医药，2010，3（3）：222－223.

［15］李永健，邸若虹.《外科精要》学术特点［J］. 河北中医，2011，33（1）：117－118.

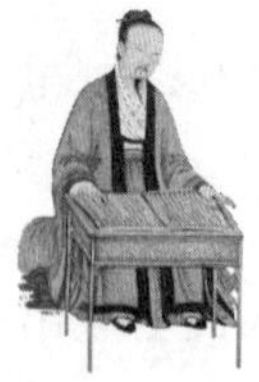

严用和

内容提要

严用和，字子礼，生于南宋庆元五年（1199）左右，卒于南宋咸淳三年（1267）之后，江西南康人（一说为江西庐山人），南宋著名医家，著有《济生方》10卷、《济生续方》8卷。严用和于临床论治、制方遣药方面均有建树，理论见解对后世亦影响深远。其深入地钻研中医经典，同时汲取王叔和、朱肱、陈无择等各家学术之长。其学术特点，主要表现在对脏腑辨证进行归纳和总结；从病因、病机、病变性质、治法、方药等方面，对疾病辨治进行深入探讨和系统论述；重视凭脉辨证并判断疾病预后；强调脾胃冲和为用，肾命真火温化；在治疗中重视脾、肾两脏及其相互协调的生理功能。其强调“人之气道贵乎顺”，主张应“顺气为先”，在痰饮、便秘、胀满、中风、妇人病等处方用药中，多配伍味辛性温、能透达气机的理气调气药物以增强疗效。尤其是“人之气道贵乎顺，顺则津液流通，决无痰饮之患”的观点，对后世朱丹溪治痰产生了深刻的影响。此外，严用和根据人体阴阳盛衰和具体病情，善于化裁古方，创制新方，制方刚柔相济，动静结合。其中对后世影响最大的，当属济生肾气丸、归脾汤、小蓟饮子、实脾散、橘皮竹茹汤、导痰汤等名方，广为后世医家所习用。

【概述】

一、生平简介

严用和，字子礼，江西南康人（一说江西庐山人），生于南宋庆元五年（1199）左右，卒于南宋咸淳三年（1267）之后，南宋著名医家，著有《济生方》10卷、《济生续方》8卷。其著作不仅理法方药俱备，而且切合临床实际，是严用和学术思想和临床经验的结晶。严用和行医，十分谨慎，临证重视脉象，辨证施治，处方遣药，平正有效，行医50余年，活人无数，声名卓著，是一位精于临床实践的医家。

严用和自幼喜爱读书，经、史、子、集、诗、词、歌、赋无不涉猎，目睹家人常受病痛之苦和庸医之害，少年时代便立志学医，12岁起师从同乡医家刘开。《南康府志》记载："刘开，字立之，习释老学，常游庐山，遇异人，授以《太素脉》行世，元帝召赴阙，赐号复真先生，卒，葬于西古山。"著有《方脉举要》一书。刘氏之学颇受崔紫虚的影响。崔又名嘉彦，字隐君，宋徽宗时道士，南康人，精医术，封"紫虚真人"，著有《崔真人脉诀》一卷，以《难经》于"六难"专言浮沉，"九难"专言迟数，故用为宗，以统七表八里，而总万病，即此书也。由于严用和"心思挺出，顿悟捷得"（《济生方·江万序》），加上刘开"独荷予进，面命心传"（《济生方·自序》），历经5年，严用和尽得其传；"既十七，四方士夫，曾不以少年浅学，而邀问者踵至"（《济生方·自序》），"众谓严殆过其师也"（《济生方·江万序》），可见其医术已超越其师。

严用和治学善采诸家之长，不拘泥于一家之言。同时又能自出机杼，推陈致新。其论以《内经》《难经》为宗，同时汲取王叔和、巢元方、孙思邈、庞安常、朱肱等诸家之说。严用和在选方上主要参考和借鉴《伤寒论》《金匮要略》《诸病源候论》《备急千金要方》《局方》《三因极一病证方论》等，其中尤以宋代医籍《局方》《三因极一病证方论》对严用和影响最大。此外，严用和还广泛搜集一些民间流传的疗效可靠的单验方。

二、著作介绍

严用和本着"备卫生家缓急之需，示平日师传济生之实意"的精神，将前人的理论与自己三十年的临床体验结合，"裒所学已试之效"，写成《济生方》10卷，15年之后又写出《济生续方》8卷。其谓："续此方即所以续此意，续此意即所以续此生。"

《济生方》又名《严氏济生方》，成书于宋宝祐元年（1253）。严用和在《济生方·序》中云："辄因臆见，乃度时宜，采古人可用之方，裒所学已试之效，疏其论治，犂为条类，名曰《济生方》。"全书共10卷，每卷均先述论治，后出方药，有论治80篇，方约400首。由于严用和原著自明代以后就逐渐散失，今已无原著可考。清乾隆年间，纪晓岚等从《永乐大典》中辑出的八卷本《济生方》，有医论56篇，收方240余首，内容或缺论，或缺方，或少药，或论不对题，残缺较甚，其中还包括《济生续方》的内容，1956年由人民卫生出版社出版。现在仍无法弄清严氏原著的卷目及每卷的具体内容。

《济生方》是一部医论、方剂合二为一的著作。全书以杂病各门为纲，涉及病因、五脏、病证、器官、妇产等内容，如“中寒论治”“肾膀胱虚实论治”“眩晕论治”“咽喉论治”“妇人论治”“产后杂病论治”等。每篇以医论为纲，详叙其理论渊源，脉病证治，再以方为目，围绕医论的内容列出处方，每方详述主证、组方、炮制、服法等。如“肝胆虚实论治”篇，首先论述肝胆之生理，其次详细论述肝胆虚实寒热之脉证论治，最后列出治疗肝气虚寒的柏子仁汤，治疗肝气实热的柴胡散，治疗胆气虚冷的茯神汤，治疗胆气实热的酸枣仁汤。可谓条分缕析，纲目清晰，方论结合，议论丰富。

《济生方》是严用和学术思想和临床经验的结晶，不仅理法方药俱备，而且切合临床实际。其涉猎范围广，包含了内伤、外感、五官、妇科等内容。该书与当时医学界盛行的方书相比，内容相对简明。无论是对医理的阐述，还是处方的加减应用，均一目了然，方便实用。书中收方广泛，汉、唐、宋以来诸家名方及民间验方均有采录，其中尤重《局方》《三因极一病证方论》二书方论，对所摭常用古方善于化裁，如将张仲景治疗肾虚的肾气丸，变化为济生肾气丸。严用和创制新方，讲究刚柔相济，佐使合宜，用药平正稳妥。如归脾汤、小蓟饮子等，由于其制方既切实用，又不峻猛，柔中有刚，因此备受后世医家推崇。

《济生续方》成书于南宋咸淳三年（1267），于《济生方》完成 15 年之后写成，共 8 卷。在编次上基本同于《济生方》，亦是先论后方，只是称“论治”为“评治”，收前书未备之医论 24 篇，方 90 首。

《济生续方》，是严用和在完成《济生方》之后的 15 年中，不断实践、探索、总结的成果。严用和在《济生续方·自序》曰：“余夙嗜名书，早即师授，以医道行世五十余年，此因暇日，论治凡八十，制方凡四百，总为十卷，号《济生方》，总而用之，十有五年，收效甚多。然间有前书所未备而不可尽索者，因著《续方》，为方又九十，为评二十四，用锓诸梓，以广其传，或谓古者处剂不过数种，针灸不过数处，君之方奚以多为？余应之曰：医者，意也。意在天地间一息不可间断，续此方所以续此意，续此意所以续此生。”书中补充了《济生方》中不完备的部分，如“自汗论治”中原无针对阳虚自汗的方剂，《济生续方》补充了“芪附汤”专治阳虚自汗，现仍为临床治疗自汗的常用方。两书前后呼应，不可分割。

《济生方》《济生续方》原刻本已佚，现存版本为辑复本：一是四库馆臣从《永乐大典》辑出部分内容，分为 8 卷，有正论 56 篇，处方 240 余首；另是根据《医方类聚》《普济方》等多种医书，并参照日刊本《济生方》等重新整理，将《济生方》与《续方》合二为一的辑复本，有医论 85 篇，方 520 首，内容较前一版本充实完整，基本接近原貌。该辑复本 1980 年由人民卫生出版社出版，名《重辑严氏济生方》。

【学术思想】

严用和善于勤求古训，博采众长。其不仅深入地钻研《内经》《难经》《伤寒论》《金匮要略》《诸病源候论》《备急千金要方》《外台秘要》等古典医籍，而且还广采王叔和、朱肱、陈无择等各家之长。严用和善于继承前人经验并勇于创新，突出表现在对脏腑辨证进行了归纳和总结，在治疗中重视脾肾，重视凭脉辨证并判断疾病预后，重视调气疗疾，并善于化裁古方创制新方。

一、学术渊源

严用和学宗《内经》《难经》，且能博采众家之长。其代表作《济生方》《济生续方》，以《内经》《难经》为本，或直引原文，或发挥主旨。如“咳嗽论治”，即直引《素问·咳论》所言“五脏六腑皆令人咳，非独肺也”。而于五脏六腑之咳状，亦与《内经》所论相同，如谓“喉中介介如梗状，甚者咽肿喉痹，谓之心咳……两胁下痛，甚则两胠下满，谓之肝咳”；并谓“心咳不已则小肠受之，咳与气俱失；肝咳不愈胆受之，咳呕胆汁”。其“惊悸论治”，亦是根据《内经》所论：“夫惊悸者，心虚胆怯之所致也。且心者，君主之官，神明出焉；胆者，中正之官，决断出焉。”“宿食论治”则直引《难经·三十七难》所云：“脾气通于口，口和则知谷味矣；心气通于舌，舌和则知五味矣。”除依据《内经》《难经》外，严用和还兼蓄晋·王叔和、隋·巢元方、唐·孙思邈、宋·庞安时、宋·朱肱等众家之说。如“心痛论治”中论脉诊，乃取王叔和之说：“心腹痛，脉沉细瘥；浮大弦长命必殂。”“脚气论治”中的病因之说，如孙思邈《备急千金要方》所言：“脚气皆由感风毒所致。”“白虎历节论治”中，介绍巢元方所论：“饮酒当风，汗出入水，遂成斯疾，久而不愈，令人骨节蹉跌为癫病者。”“中湿论治”中，引用朱肱《活人书》所云：“风雨袭虚，山泽蒸气，令人中湿，湿流关节，身体烦痛，其脉沉缓为中湿。”“痰饮论治”中，受庞安时之“人身无倒上之痰，天下无逆流之水”启发，提出治痰饮之法“顺气为先……气顺则津液流通”。以《素问·举痛论》“百病皆生于气”为理论基础，严用和临证十分重视调气，将调气作为痰饮、秘结、中风等多种病证的治疗原则。其论劳瘵灸法，悉取王焘《外台秘要》所论。严用和对脏腑辨证的论述，也是在《内经》理论指导下，本于《金匮要略》《中藏经》的脏腑病机学说，结合临证心得加以发挥。

严用和所撰《济生方》之方剂，堪称集宋以前方剂之精要，所选方剂，出自《伤寒论》《金匮要略》《备急千金要方》《外台秘要》《太平圣惠方》《局方》《三因极一病证方论》等各家著作。如张仲景之桂枝汤、五苓散、当归芍药散、脾约麻仁丸等，《备急千金要方》之独活寄生汤、温胆汤、白蔹丸等，《太平圣惠方》之人参半夏汤、磁石丸、排脓散等，《局方》之四物汤、六君子汤、香苏散、十神汤、治中汤等，《三因极一病证方论》之三五七散、黑龙丹、五香连翘饮等。但严用和并非拘经泥古而不化，而是在传承基础上多有发挥和创新。其尝云：“概念世变有古今之殊，风土有燥湿之异，故人禀有厚薄之不齐。若概执古方以疗今之病，往往枘凿之不相入者。”故所撰《济生方》中不少方剂，是在前人名方基础上结合临证灵活化裁所成。如治疗肾虚水肿的加减肾气丸，即是由《金匮要略》肾气丸加牛膝、车前子而成；治疗脾阳虚之阴水证的实脾散，则是由许叔微《普济本事方》之实脾散加厚朴、白术、茯苓、木香而成；橘皮竹茹汤，是由《金匮要略》生姜橘皮竹茹汤加赤茯苓、枇杷叶、麦冬、半夏、大枣而成；导赤散、泻白散、泻黄散，是由《小儿药证直诀》之导赤散、泻白散、泻黄散化裁而成。

二、学术特色

（一）总结脏腑虚实寒热辨治体系

严用和对于脏腑虚、实、寒、热的辨证论治，进行了总结和归纳。其于《济生方》中辟“五脏门”，论述了肾膀胱虚实论治、肝胆虚实论治、心小肠虚实论治、脾胃虚实论治、肺大肠虚实论治。严用和受华佗《中藏经》和孙思邈《备急千金要方》的启发，从脏腑的生理功能出发，阐其常而识其变，首先提出脏腑的正常生理，次言病变之因，其次叙述脏腑虚实寒热的发生、发展和证候，最后指出脏腑虚实之生脉、病脉与死脉，并分别配以治疗脏腑虚实的各种方剂。严用和《济生方》开卷便论脏腑虚实寒热证治，体现了其对脏腑功能的重视及脏腑辨证的精通，亦为后世医家临床诊治提供了理论参考。

1. 肾膀胱虚实论治

在《重辑严氏济生方·肾膀胱虚实论治》中，首先论述了肾膀胱的功能。其云：“左为肾，右为命门，与足太阳膀胱之经相为表里。肾精贵乎专涩，膀胱常欲气化者也。”其次，论及肾膀胱病变的原因有快情纵欲，失志伤肾，或过投丹药，导致肾的虚实病证。此外，叙述肾膀胱的虚实寒热的发生、发展和证候。如肾虚者，肾阳虚损，精血不足，失于温煦荣养，故临床可见面色黧黑，足冷足肿，耳鸣耳聋，肢体羸瘦，足膝软弱，小便不利。命门火衰，不能温煦可致腰脊疼痛，脘腹胀满，脐腹结痛。若诊其脉浮细而数者，也是肾虚之候。肾实则生热，邪热上扰心神，则心胸烦闷；邪热耗精，则腰背俯仰强痛，体重骨热，耳听无声；邪热伤津，则咽干舌燥咽肿，喘嗽汗出，小便赤黄；筋失所养，则四肢拘急，足下热痛。若诊其脉浮紧者，也是肾实之候。最后指出肾膀胱虚实之生脉、病脉与死脉。其云：“脉沉濡而滑者，不病之脉也；脉来如引葛，按之益坚者，肾病；至坚而沉，如弹石辟辟然者，死。”治疗时，分别配以治疗肾膀胱虚实的各种方剂。如治肾脏虚弱可用十补丸、鹿茸丸、阳起石丸等，肾水燥少者用冷补丸，肾脏实热则用玄参汤；治膀胱虚冷用韭子丸，治膀胱实热用葵子汤。

（1）十补丸

主治肾阳虚损，精血不足所致的面色黧黑，足冷足肿，耳鸣耳聋，肢体羸瘦，足膝软弱，小便不利，腰脊疼痛者，但是肾虚之证，皆可服之。方用鹿茸温壮肾阳，生精益血，强筋健骨，附子、肉桂补火助阳。用五味子酸涩收敛，滋肾涩精；熟地滋阴补肾，补髓填精；山茱萸补肾固精，三者可收补而不失之功。山药、茯苓健脾益肾，助后天之本，使肾精有生化之源；又用泽泻、丹皮泻阴中之火，既制虚阳之浮动，又兼制桂、附、茸之燥烈，诸药配伍，有补有泻，有开有合，阴阳并补。诸药合用，温而不燥，滋而不腻，肾阳振奋，精血得充，诸证自除。本方是由金匮肾气丸加鹿茸和五味子而成，附子用量增大，熟地减半，肉桂加量，“三泻”加量。这样可使补壮肾阳与填精补血力量相近，加用五味子，则补火而防涸水之弊。

（2）鹿茸丸

主治肾阳不足，命门火衰，不能温煦所致腹胀腰痛，小腹急痛，手足逆冷，饮食减少，面色黧黑，百节疼痛，日渐无力者。方用鹿茸补督脉生精补髓，而强筋健骨；用阳起石、附子、官桂、巴戟天助鹿茸温肾壮阳；又以牛膝滋补肝肾，通利血脉关节而强筋骨；杜仲、菟丝子补益肝肾；复以五味子收摄肾经耗散之精；磁石养肾益阴，镇定浮阳；棘刺、山药、石斛可养阴生津；而沉香行气止痛；川楝子理气疏肝；泽泻利肾浊。全方用药配合得宜，或寒热交错，或补中寓泻，或开合相济，或随佐使，种种各具其理。

（3）冷补丸

治肾燥水少，不受峻补，口干多渴，耳痒耳聋，腰痛腿弱，小便赤涩，大便或难者。方中用熟地滋肾益精，以填真阴；配生地滋阴生津，益精髓；二药相伍，共奏滋阴补肾、益精填髓之功。又以天门冬、麦门冬、石斛之生津润燥，清退虚火之能以强生、熟二地之力；以玄参、地骨皮清肾之虚火；以白芍药敛阴，磁石滋肾水固下元以聪耳；牛膝补肝肾强筋骨；又以白蒺藜、沉香辛散温通防滋阴之滞。诸药合用，则肾水充足，虚火得清，其证自解。严用和不采用黄柏、知母苦寒之药去无形之火，认为火之有余缘真水之不足，毫不敢去火，而只补水以配火，壮水之主以制阳光，以无形之水沃无形之火，则滋其阴而火自降，肾中水火升降既宜，而成既济。

（4）阳起石丸

治肾阳虚乏之证，故用金石之剽悍而温壮肾阳。阳起石可补火逐寒，宣瘀起阳；石钟乳可镇阳归阴，两者可令阳气充盛；又配鹿茸、蚕蛾、韭子、菟丝子、肉苁蓉等补肾助精之品，以助金石补命火之力；又用桑螵蛸、山药、山茱萸之涩精固肾以防火旺炼精；并以沉香降气归肾之功而防阳气峻升；以青盐性寒抑火之力以保阳充而不伤阴。诸药配伍，共奏温壮肾阳、宣阳助精之功，全方配伍严谨，升敛相参。

（5）玄参汤

治肾脏实热之证。证见邪热上扰心神，心胸烦闷；邪热耗精，腰背俯仰强痛，耳听无声；邪热伤津，筋失所养，四肢拘急。方用生地黄养阴培补肾水；玄参滋阴降火；麦门冬养胃阴、清心火、抑肾火，此三味滋阴降火，壮水之主，以制阳光。羚羊角清肝火，实则泻肾子；黄芩清泻上焦之热；赤茯苓、通草渗利湿热，分利下焦热邪；菖蒲聪耳益智；五加皮补肝肾强筋骨。全方清热渗利，壮水制火，使邪热无羁留之弊。治疗肾脏实热之证，严用和不似《备急千金要方》中偏于除热邪治标为主，而是养阴与清泻渗利并进，故功效卓著。

（6）韭子丸

治膀胱虚冷，小便白浊滑数，日夜无度。膀胱虚冷，气化失司者。方用鹿茸、韭子、附子、苁蓉温补肾阳以治本；用煅龙骨、牡蛎咸涩及赤石脂酸涩以收敛固涩；以覆盆子、桑螵蛸、鸡膍胵以固精缩尿止遗；又加沉香、牛膝温走下行补肾。全方标本兼顾，温肾固精，甚为恰当。

（7）葵子汤

治膀胱实热者。方用冬葵子、滑石甘寒清热，通淋滑利通窍；又用瞿麦、木通苦寒清降利水通淋，逐膀胱邪热；以赤茯苓、木猪苓、车前子之甘淡利水渗湿；枳实降气，开气机壅结除胀；黄芩清上焦之实热。诸药合用，则小便通利，热邪随出，而膀胱自清。

2. 肝胆虚实论治

《重辑严氏济生方·肝胆虚实论治》中，首先论述了肝胆的功能。其云：“藏魂养筋者也，与足少阳胆经相为表里。”其次，指出肝胆病变的原因是“谋虑过制，喜怒不节，疲劳之极，扰乱其经”。此外，叙述肝胆虚实寒热的发生、发展和证候。如胁下坚胀，时作寒热，胀满不食；悒悒不乐，如人将捕；眼生黑花，视物不明；口苦头痛，关节不利，筋脉挛缩，爪甲干枯，喜怒悲恐，不得太息。诊其脉沉细而滑，皆虚寒之候。若心下坚满，两胁下痛，痛引小腹，令人喜怒气逆，头晕眦赤，悒悒先寒后热，颈直背强，筋急不得屈伸，诊其脉浮大而数，皆实热之候。最后，指出肝胆虚实之生脉、病脉与死脉。如肝之不病之脉是脉来弦而长。如果“脉来弦而涩，或急而益劲如新张弓弦，或脉至中外急，急如循刀刃，啧啧然如按琴瑟弦者，此皆肝死矣。”治疗时，分别配以治疗肝胆虚实的各种方剂。肝气虚寒，治以柏子仁汤；肝气实热，治以柴胡散；胆气虚冷，治以茯神汤；胆气实热，治以酸枣仁丸。

（1）柏子仁汤

治肝气虚寒，两胁胀满，筋脉拘急，腰、膝、小腹痛，面青口噤者。肝气虚寒，筋脉失于濡养则拘急疼痛，肝失疏泄则两胁胀满。方用附子、细辛、桂心、防风温阳散寒，疏肝理气；柏子仁、白芍药、茯神、当归、川芎则养血柔肝，安神活血。

（2）柴胡散

治肝气实热，头痛目眩，眼目赤痛，胸中烦闷，梦寐惊恐，肢节不利者。肝气郁滞，郁而化火，肝火上乘清窍，则头痛目眩，眼目赤痛；肝火内扰则胸中烦闷，梦寐惊恐。方中柴胡疏肝理气，黄芩、羚羊角清肝泻火；地骨皮、玄参、甘菊花、赤芍药养阴清肝。本方最妙之处在于柴胡为君，因肝主疏泄，一旦肝气郁滞，最易郁而化火，从而出现上述症状，所以严氏治疗肝气实热，头痛目眩，眼目赤痛，胸中烦闷，梦寐惊恐，肢节不利者，并不是一味清肝泻火，而是在此基础上加以疏肝理气，气顺则不郁，无从化火，实乃治本之举。

（3）茯神汤

治胆气虚冷，头痛目眩，心神恐畏不能独处，胸中满闷者。方用茯神、酸枣仁、黄芪、白芍药、五味子、柏子仁、桂心、熟地黄、人参、甘草。

（4）酸枣仁丸

治胆气实热不得睡，神思不安者。方用茯神、酸枣仁、远志、柏子仁、防风、生地黄、枳壳、青竹茹。

3. 心小肠虚实论治

《重辑严氏济生方·心小肠虚实论治》中，首先论述了心与小肠的功能。其云：“夫心者……为形之君，外应于舌，主宰一身，统摄诸脏血脉，灌溉溪谷，内润五脏，外卫腠理，与手太阳小肠之经相为表里。”其次，论述导致心虚实病证的主要原因是“忧愁思虑”。因其虚实，而见寒热，即“方其虚也，虚则生寒，寒则血脉虚少，时多恐畏，情绪不乐，心腹暴痛，时唾清涎，心膈胀满，好忘多惊，梦寐飞扬，精神离散，其脉浮而虚者，是虚寒之候也；及其实也，实则生热，热则心神烦乱，面赤身热，口舌生疮，咽燥头痛，喜笑恐悸，手心烦热，汗出衄血，其脉洪实者，是实热之候也”。明确指出心的不病之脉是“浮大而散”“反得浮涩而短，或前曲后据，如操带钩，此皆心死矣”，并分别配以治疗心小肠虚实的各种方剂。如治心血虚寒用补心丸；治心实热用导赤散；治小肠虚冷用椒附丸；治小肠实热用赤茯苓汤。

（1）补心丸

治忧愁思虑过度，心血虚寒，悸恐不乐，舌强语謇，恍惚喜忘，愁恚，面黄，多汗，不进饮食。方用附子、黄芪、桂心、人参温阳益气；熟地黄、当归、川芎滋阴养血；紫石英、菖蒲、茯神、龙齿均为安神之品。补心丸治疗因忧愁思虑过度导致的心血虚寒诸证，故其重视气血阴阳并补，心脾并重，标本兼顾。

（2）导赤散

治心脏实热，口干烦渴，或口舌生疮，惊怖不安者。方用黄连、黄芩、赤芍药清心泻火凉血；木通导心经之热随小便而出；麦门冬、地骨皮、生地黄滋阴清热除烦；茯神安神。全方清心泻火，从小便导热而出。

（3）椒附丸

治小肠虚冷，小便频多者。方用椒红、桑螵蛸、龙骨、山茱萸、附子、鹿茸。

（4）赤茯苓汤

治小肠实热，面赤多汗，小便不利者。方用木通、赤茯苓、生地黄、黄芩、赤芍药、甘草、麦门冬。

4. 脾胃虚实论治

《重辑严氏济生方·脾胃虚实论治》指出，脾“主于中州，候身肌肉，与足阳明胃之经相为表里。表里温和，水谷易于腐熟，运化精微，灌溉诸经”。其指出引起脾胃病变的主要原因有饮食不节，或伤生冷，或思虑过度，冲和失布。论述脾胃虚实寒热病证的发生、发展和证候。“方其虚也，虚则生寒，寒则四肢不举，饮食不化，喜噫吞酸，或食即呕吐，或卒食不下，腹痛肠鸣，时自溏泄，四肢沉重，常多思虑，不欲闻人声，梦见饮食不足，脉来沉细软弱者，皆虚寒之候也；及其实也，实则生热，热则心胸烦闷，唇焦口干，身热颊痛，体重腹胀，善饥善瘛，甚则舌根肿强，口内生疮，梦见歌乐，四肢怠堕，脉来紧实者，是实热之候也。”还述及脾胃虚实寒热病证之生脉、病脉与死脉。脾的不病脉是“脉来常欲中缓而短”，若“如乌之喙，鸟之啄，如屋之漏，如水之溜，此皆脾死矣。”在治疗时，治脾胃虚寒，用进食散；治脾气虚寒，用附子建中汤；若大抵不进饮食，以脾胃之药治之多不效者，用补真丸；治脾胃壅实，用泻黄散；治脾实，用枳壳丸；治胃热多渴，用橘皮竹茹汤。

（1）进食散

治脾胃虚寒，或食生冷，或饮食不节，或因思虑伤动冲和之气，胸膈痞塞，腹胀怠堕，全不进食，痰逆恶心，大便溏泄者。方用半夏曲、肉豆蔻、草果仁、高良姜、麦蘖、附子、丁香、厚朴、陈皮、人参、青皮、甘草。脾宜升则健，胃宜降则和。脾胃虚寒，失于运化和降则出现胸膈痞塞，腹胀怠堕，全不进食，痰逆恶心，大便溏泄等。方用肉豆蔻、高良姜、附子、人参温中健脾；半夏曲、草果仁、麦蘖祛痰消食；厚朴、丁香、陈皮、青皮、甘草调畅气机，助脾升胃降，以恢复气机。

（2）附子建中汤

治脾气虚寒，腹胁胀满，身体沉重，面色萎黄，呕吐不食，水谷不化，大腑自利者。方用肉豆蔻、白豆蔻仁、附子、厚朴、白术、干姜、红豆、神曲、丁香、胡椒、木香、甘草。

（3）补真丸

治不进饮食，以脾胃之药治之多不效者。人之有生，不善摄养，房劳过度，真阳衰虚，坎火不温，不能上蒸脾土，冲和失布，中州不运，以致饮食不进，胸膈痞塞；或不食而胀满，或已食而不消，大腑溏泄。此皆真火衰虚，不能蒸蕴脾土而然。方用胡芦巴、附子、阳起石、川乌、菟丝子、沉香、肉豆蔻、肉苁蓉、五味子、鹿茸、川巴戟、钟乳粉。

（4）泻黄散

治脾胃壅实，口内生疮，烦闷多渴，颊痛心烦，唇口干燥，壅滞不食者。方用藿香叶、石膏、缩砂仁、山栀子仁、甘草、防风，由《小儿药证直诀》所载泻黄散加一味缩砂仁所得。本方之证由脾胃伏火熏蒸于上所致。方中石膏辛寒以治其热，山栀苦寒以泻其火，共成清上彻下之功。脾火与胃中实火不同，仅用清降，难彻此中伏火积热，故方中重用防风，取其升散脾中伏火，也属"火郁发之"的治则；更与石膏、山栀同用，是清降与升散并进，使能清降不伤脾胃之阳，升散能解伏积之火。藿香芳香醒脾，一以振复脾胃气机，一以助防风升散脾胃伏火；缩砂仁气味芬芳，健脾、化滞、消食，既配藿香以开脾胃，又能除中焦壅滞；甘草泻火和中，用蜜、酒调服，皆有缓调中上，泻脾而不伤脾之意。

（5）枳壳丸

治脾实，心腹壅滞，四肢疼闷，两胁胀满，大小便不利。方用皂角、枳壳、川大黄、羌活、木香、橘红、桑白皮、香白芷。

（6）橘皮竹茹汤

治胃热多渴，呕哕不食者。方用赤茯苓、橘皮、枇杷叶、麦门冬、青竹茹、半夏、人参、甘草。

5. 肺大肠虚实论治

《重辑严氏济生方·肺大肠虚实论治》中指出：肺"为五脏之华盖，其气象天，其候胸中之气，布清气于皮肤，其政凉，其令肃，其主魄，是肺之司化也，与手阳明大肠之经相为表里。"又云："（肺）贵无偏胜之患"，或因叫呼，或过食煎煿，或饮酒过度，或饥饱失宜，遂导致虚实病变。对肺大肠虚实寒热病证的病机则指出："方其虚也，虚则生寒，寒则声嘶，语言用力，颤掉缓弱，少气不足，咽中干无津液，虚寒乏气，恐怖不乐，咳嗽及喘，鼻有清涕，皮毛焦枯，诊其脉沉缓者，是肺虚之候也；及其实也，实则生热，热则胸膈满，鼻赤口张，饮水无度，上气咳逆，咽中不利，肩背生疮，尻、阴、股、膝、髀、腨、肘、足皆痛。"其生脉、病脉及死脉，如"脉来浮涩而短者，是不病之脉也"；如果"脉来不上不下，如循鸡羽，曰病；按之消索如风吹毛，曰死"。在治疗时，肺气虚弱用白石英汤，肺脏实热用泻白散；大肠虚冷用诃黎勒丸，大肠实热则用槟榔丸。

（1）白石英汤

治肺气虚弱，恶寒咳嗽，鼻流清涕，喘息气微者。方用白石英、细辛、五味子、陈皮、钟乳粉、阿胶、桂心、人参、甘草、紫菀。

（2）泻白散

治肺脏实热，心胸壅闷，咳嗽烦喘，大便不利者。方用桑白皮、桔梗、地骨皮、半夏、瓜蒌子、升麻、杏仁、甘草等。本方亦是由《小儿药证直诀》所载泻白散（桑白皮、地骨皮、甘草）加味所得。

（3）诃黎勒丸

治大肠虚冷，肠鸣泄泻，腹胁气痛，饮食不化者。方用诃黎勒、附子、肉豆蔻、木香、吴茱萸、龙骨、白茯苓、荜茇。

（4）槟榔丸

治大肠实热，气壅不通，心腹胀满，大便秘实者。方用槟榔、大黄、麻子仁、枳实、羌活、牵牛、杏仁、白芷、黄芩、人参。

严用和对脏腑虚实寒热辨证论治的归纳，精辟扼要，提纲挈领，使人一目了然。其书所载，不仅使脏腑理论大为充实，且将脉因证治有机结合起来，更加切合临床辨证施治。

（二）探索疾病辨治体系

严用和对疾病的认识和辨治，从病因、病机、病变性质、治法、方药等方面，进行了深入探讨和论述，力求形成比较系统的辨证论治体系。严用和的辨治体系以“脉病证治”为主线，针对病因、症状、脉象、治则展开深入讨论，讨论过程以《内经》《难经》作为基础，并参以他家之说。兹以胀满、眩晕、痰饮等的辨治为例。

1. 胀满辨治

严用和在“胀满论治”中说：“大抵人之脾胃，主于中州，大腹小腹是其候也。若阳气外强，阴气内正，则脏气得其平，病由何生……如是阴气当升而不升，阳气当降而不降，中焦痞结，必成胀满。胀满不已，变证多端。”继之论症状，再述脉象，最后据证列出方剂，以论带方，以方统论。

（1）平肝饮子

治胀满之喜怒不节，肝气不平，邪乘脾胃，心腹两胁闷胀，头晕呕逆，脉来浮弦者。方用防风、桂枝、枳壳、赤芍药、桔梗、木香、人参、槟榔、当归、川芎、橘红、甘草。

（2）紫苏子汤

治胀满之忧思过度，邪伤脾肺，心腹膨胀，喘促胸满，肠鸣气走，辘辘有声，大小便不利，脉虚紧而涩者。方用紫苏子、大腹皮、草果仁、半夏、厚朴、木香、橘红、木通、白术、枳实、人参、甘草。

（3）枳实汤

治腹胀发热，大便秘实，脉多洪数之热胀者。方用枳实、厚朴、大黄、甘草、桂心。

（4）朴附汤

治老人虚人中寒下虚，心腹膨胀，不喜饮食，脉来浮迟而弱之寒胀者。方用附子、厚朴。

（5）强中汤

治脾胃不和，食啖生冷，过饮寒浆，多致腹胀，心下痞满，有妨饮食，甚则腹痛者。方用干姜、白术、青皮、橘红、人参、附子、厚朴、甘草。

（6）桂香丸

治大人小儿过食杂果，腹胀气急者。方用肉桂、麝香。

（7）独圣汤

治脾胃不足，过食瓜果，心腹胀坚，痛闷不安者。方用盐五合。

（8）大正气散

治脾胃怯弱，风寒湿气伤动冲和，心腹胀满，有妨饮食者。方用厚朴、藿香叶、半夏、橘红、白术、甘草、槟榔、桂枝、枳壳、干姜。

综上所述，严用和对胀满，思其成因，虑其病机，审其变证，而后用药。证繁者，攻补兼施；证简者，或攻或补，药简功专。

2. 眩晕辨治

严用和在“眩晕论治”中说：“《素问》云：诸风掉眩，皆属于肝。则知肝风上攻，必致眩晕。所谓眩晕者，眼花屋转，起则眩倒是也。”而且六淫外感，七情内伤，皆能导致眩晕。临证时当结合脉证仔细辨证。因风而起者则脉浮有汗，项强不仁；因寒而起者则脉紧，无汗，筋挛掣痛；因暑而起者则脉虚，烦闷；因湿而起者则脉细，沉重，吐逆。若为七情所感，遂使脏气不平，郁而生涎，结而为饮，随气上逆，令人眩晕，眼不可开，寸脉多沉。另疲劳过度，下虚上实，金疮吐衄便利，及妇人崩中去血，皆令人眩晕。治疗也当随其所因治之。

（1）羌附汤

治中风头眩，恶风自汗，或身体不仁者。方用羌活、附子、白术、甘草。

（2）三五七散

治阳虚，风寒入脑，头痛，目眩晕转，如在舟车之上，耳内蝉鸣，或如风雨之声，应风寒湿痹，脚气缓弱等疾者。方用天雄、细辛、干姜、山茱萸、防风、山药。

（3）加味香薷饮

治中暑眩晕，烦闷不苏者。方用香薷、扁豆、厚朴、槟榔、黄连。

（4）芎术汤

治冒雨中湿，眩晕呕逆，头重不食者。方用川芎、半夏、白术、甘草。

（5）玉液汤

治七情伤感，气郁生涎，随气上逆，头目眩晕，心嘈忪悸，眉棱骨痛者。方用大半夏。

（6）芎归汤

治一切失血过多，眩晕不苏者。方用川芎、当归。

（7）沉香磁石丸

治上盛下虚，头目眩晕，耳鸣耳聋者。方用沉香、磁石、胡芦巴、川巴戟、阳起石、附子、椒红、山茱萸、山药、青盐、甘菊花、蔓荆子。

3. 痰饮辨治

《济生方·咳喘痰饮门》讨论痰饮的辨治，将痰饮分为六类，即悬饮、溢饮、支饮、痰饮、留饮、伏饮。

关于痰饮的病因病机，严用和指出："人之气道贵乎顺，顺则津液流通，决无痰饮之患。调摄失宜，气道闭塞，水饮停于胸膈，结而成痰。"此处强调无论何种原因，一旦影响了气机的通畅，则津液不能流通，停滞于机体，结而成痰。痰饮为病，因其停留的部位不同，故而症状不一，或为喘，或为咳，或为呕，或为泄，或为眩晕，或心嘈怔忡，或为愪憹寒热疼痛，或为肿满挛癖，或为癃闭痞隔，未有不由痰饮之所致者，充分说明了痰饮致病的广泛性。关于痰饮之脉，指出偏弦为饮，浮而滑亦为饮。

关于痰饮的治疗，指出当以顺气为先，分导次之，阐明气顺则津液流通，痰饮运下，可自小便中出，对后世产生了一定的影响。在《济生方·痰饮论治》中说："观夫治饮之法，或下，或汗，或温，或利，此固定法。愚者之见，温利之差，可以无害；汗下之错，为病不浅矣。不若顺气为先，分导次之。气顺则津液流通，痰饮运下，自小便中出。有病喜吐痰唾，服八味丸而作效者，亦有意焉。王叔和云：肾寒多唾。盖肾为水之官，肾能摄水，肾气温和则水液运下，肾气虚寒则邪水溢上。其间用山茱萸、山药辈取其补，附子、肉桂取其温，茯苓、泽泻取其利，理亦当矣。临病之际，又加详审焉。"总结常用方药如下。

（1）导痰汤

治一切痰厥，头目眩晕，或痰饮留积不散，胸膈痞塞，胁肋胀满，头痛吐逆，喘急痰嗽，涕唾稠黏，坐卧不安，饮食可思者。方用半夏、天南星、橘红、枳实、赤茯苓、甘草。

（2）槟榔散

治胸膈痰饮，腹中虚鸣，食不消化，或加呕逆，或臂痛项疼者。方用槟榔、半夏、杏仁、桔梗、橘红、旋覆花、干姜、白术、人参、甘草。

（3）枳术汤

治饮癖气分，心下坚硬如杯，水饮不下者。方用肉桂、附子、细辛、白术、桔梗、槟榔、甘草、枳实。

（4）赤石脂散

治引饮过多，遂成痰饮，吐水无时，服诸痰药不效者。方用赤石脂。

（5）五套丸

治胃气虚弱，三焦痞塞，不能宣行水谷，故为痰饮。或结聚胸臆之间，令人头目昏眩，胸膈胀满，咳嗽气急，呕逆腹痛；或伏于中脘，亦令臂疼不举，腰脚沉重；或久而不散，流入于脾，脾恶湿，得水则胀，胀则不能消化水谷，又令腹中虚满而不食者。方用半夏、天南星、干姜、高良姜、白茯苓、白术、木香、丁香、青皮、陈皮。

（6）二生汤

专治痰。方用附子、半夏。

总之，严用和对诸病证治进行了系统总结与论述，不仅阐明病因，而且还明确地指出病变的性质，并将各种症状根据病机的不同，分为虚实寒热不同类型进行辨证论治。整部《重辑严氏济生方》的内容也是如此，列"诸风门""诸寒门""诸暑门""诸虚门""血病门""宿食门""胀满门”“水肿门”“大便门”“消渴门”“诸疝门”“眼门”“耳门”“鼻门”“妇人门”“痈疽疔肿门”等四十门，对中风、中寒、伤寒、中暑、虚损、失血、宿食、胀满、水肿、泄泻、痢疾、秘结、消渴、诸疝、眼病、耳病、鼻病、崩漏、带下、恶阻、痈疽等内科、五官科、妇科、外科病证都系统地记述了各自症状，并同病变的寒热性质联系起来，以“证”加以概括，并且确立治法，列出方药。

（三）精研脉学，重视脉诊

严用和精研脉学，临证时重视凭脉辨证。如《重辑严氏济生方·序》说：“夫微妙在脉，不可不察；察之有理，乃知受病之因；得病之因，乃识其证；既识其证，则可详其所治。”其以察脉为先，通过察脉而断病证。如其通过察脉诊断积聚并判断积聚的部位，“凡诊其脉快而紧者，积聚也；脉浮而牢者，积聚也；脉横者，胁下有积聚也；脉来小沉实者，胃中有积聚也”（《重辑严氏济生方·癥瘕积聚门》）。通过察脉诊断痈疽，“诊其脉弦洪相搏，外急内热，欲发痈疽。脉来沉细，时直者，身有痈肿。肺肝俱数，即发痈疽。四肢沉重，肺脉大即死”（《重辑严氏济生方·痈疽疔肿门》）。

如通过察脉判断病因。《重辑严氏济生方·腰痛门》曰：“大抵腰痛之脉，脉皆沉弦。沉弦而紧者，寒腰痛；沉弦而浮者，风腰痛；沉弦而濡细者，湿腰痛。堕坠闪肭以致气凝血滞而痛者，脉多沉弦而实也。”严用和认为不同病因导致的腰痛脉象不同，临证时可以根据脉象判断病因。又如在《重辑严氏济生方·脚气门》中说：“若论其脉浮而弦者，起于风；濡而弱者，起于湿；洪而数者，起于热；迟而涩者，起于寒。”

再如通过脉象变化判断病证预后。如《重辑严氏济生方·大便门》论治痢疾时曰：“下痢脉微小者生，脉浮洪者难治。肠澼频下脓血者，诊脉宜滑大也，若弦急者必死。”又如《重辑严氏济生方·痈疽疔肿门》提出：“凡病肺痈，脉来短涩者顺，浮大者死。”又如，《重辑严氏济生方·咳嗽痰饮门》说“咳嗽之脉，浮大者生，沉小伏匿者死。”《重辑严氏济生方·血病门》中提出“如诊心腹积聚，其脉牢强急者生，虚弱急者死”“诸失血之脉，沉细者易治，脉数浮大者难治”“凡痈疽脉洪大者难治，脉微涩者易愈”。诸如此类，不胜枚举。

（四）脾胃冲和，肾命温化

1. 脾胃以冲和为用

脾胃乃“仓廪之官，五味出焉”，为人体一身气血津液生化之源。严用和极为重视脾胃在人体的生理病理作用，更总结了“阴气升，阳气降”的理论，在治疗中时时注意健运脾胃，这在《重辑严氏济生方》的许多篇章中均能反映出来。

《重辑严氏济生方·脾胃虚实论治》曰：“夫脾胃者，足太阴之经，位居中央，属乎戊己土，主于中州，候身肌肉，与足阳明胃之经相为表里。表里温和，水谷易于腐熟，运化精微，灌溉诸经。若饮食不节，或伤生冷，或思虑过度，冲和失布，因其虚实，由是寒热见焉。”又《重辑严氏济生方·呕吐翻胃噎膈门》指出：“夫人受天地之中以生，莫不以胃为主。盖胃受水谷，脾主运化，生血生气，以充四体者也。”《重辑严氏济生方·胀满门》说：“大抵人之脾胃，主于中州，大腹小腹是其候也。若阳气外强，阴气内正，则脏气得其平，病由何生……如是阴气当升而不升，阳气当降而不降，中焦痞结，必成胀满。胀满不已，变证多端。”《重辑严氏济生方·癥瘕积聚门》明确提出：“人之脏腑，皆因触冒以成疾病，惟脾胃最易受触。”联系起来看，严用和的脾胃观点主要是以“胃纳脾运”“脾升胃降”为理论依据。胃腐水谷，化精微，脾为胃行其津液，滋生气血，从而使人体的五脏六腑、四肢百骸皆有所养，机能旺盛。“若饮食失节，或伤生冷，或思虑过度”就会伤动脾胃“冲和之气”，导致“冲和失布”，产生人体的一系列病理变化。严用和多次指出：“冲和失布”，会导致“中州虚寒”“中州不运”。这里严用和反复强调的“冲和”，当是对脾胃生理功能的高度概括，脾气主升则健，胃气宜降则和，脾升胃降即谓“冲和”。脾胃功能失其常度，“阴气当升而不升，阳气当降而不降”，此乃“冲和失布”。脾胃内伤，“冲和失布”，所致病变多端，呕吐泄泻，纳呆宿食，神疲体重，口舌唇病，无不与此有关。

针对诸多病证，在确立治疗脾胃病的用药法则方面，严用和很注意脾胃的阴阳寒热虚实变化。虚寒者用进食散、荜澄茄丸、附子建中汤、壮脾丸等，实热者用泻黄散、枳壳丸、橘皮竹茹汤之类。具体方药应用如下。

（1）进食散

治脾胃虚寒，或食生冷，或饮食不节，或因思虑伤动冲和之气引起的胸膈痞塞，腹胀怠堕，全不进食，痰逆恶心，大便溏泄者。

（2）泻黄散

治脾胃壅实，内生伏火而口内生疮，烦闷多渴，颊痛心烦，唇口干燥，壅滞不食者。该方有清泻脾胃伏火之功用。方中以石膏、栀子清泻脾胃伏火，并未选用黄连、黄芩、黄柏等苦寒之品，防止过用苦寒伤脾败胃。

（3）六君子汤

治脾脏不和，不进饮食，上燥下寒，服热药不得者，以此方调补脾胃，协调阴阳。

（4）荜澄茄丸

治脾胃虚弱，胸膈不快，不进饮食者。此方可温暖脾肾，健胃消食。

（5）壮脾丸

治脾胃虚寒，出现饮食不进，心腹胀满，四肢无力，吐逆，食不消，或手足浮肿，脏腑溏泄者。此方可温中健脾和胃。

（6）橘皮竹茹汤加味方

对胃热多渴，呕哕不食者，则用《金匮》橘皮竹茹汤加赤茯苓、枇杷叶、麦门冬以清热养阴，降逆止呕。

（7）太仓丸等

治胃气先逆，饮酒过伤，或积风寒，或因忧思悒怏，或因蓄怒抑郁，宿滞痼癖，积聚冷痰，动扰脾胃，不能消磨谷食，遂致反胃者。可服入药灵砂（灵砂末、丁香末、木香末、胡椒末）或太仓丸（陈仓米、白豆蔻、丁香、缩砂仁）以降逆止呕。

严用和用药时多投丸剂，屡用米饮，顾护胃气，以防克伐。值得一提的是，严用和注重脾阳，喜用温补之品，如荜澄茄、干姜、肉桂、丁香、高良姜、胡椒等。对于脾胃病证的治疗，无论虚实寒热，严用和均酌情应用陈皮、青皮、丁香、砂仁等理气药，体现了对恢复脾胃“冲和”之性的重视。

2. 肾命藏真火

严用和既强调脾胃对人体的重要作用，也重视肾命在人体生命中的意义。严用和认为“肾者，精之所藏，肾气实则精气上通，闻五音而聪矣。”人之一身之强健，有赖于肾命之封藏。“若快情纵欲，失志伤肾，过投丹石，因其虚实，由是寒热见焉”，产生诸如腰痛肢冷、耳鸣喘嗽、齿痛舌燥、小便不利等。滋补肾命，当分阴阳水火，补肾阳多取鹿茸、苁蓉、菟丝子、肉桂、阳起石、附子、补骨脂等药，滋肾阴则取熟地、山药、山茱萸、枸杞子之属。

在确立治疗肾膀胱诸多病证的用药法则方面，严氏很注意肾膀胱的阴阳寒热虚实变化。其认为治肾脏虚弱可用十补丸、鹿茸丸、阳起石丸等，肾水燥少者用冷补丸，肾脏实热则用玄参汤；治膀胱虚冷用韭子丸，治膀胱实热用葵子汤。

严用和强调肾命藏“真阳”“坎火”，具有温中焦、暖四肢、充阳气的作用，尤为关键的是肾中“真阳”“真火”，对于维持脾胃正常功能有重要作用。在此基础上，严用和明确提出“补脾不若补肾”。正如许叔微在《普济本事方》中所提出：“有人全不进食，服补脾药皆不验，此病不可全作脾虚，盖因肾气怯弱，真元衰劣，自是不能消化饮食。”

严用和的“补脾不若补肾”一语，见于《重辑严氏济生方·脾胃虚实论治》中的“补真丸”条下。其在分析“补真丸”的方义时论述道：“人之有生，不善摄养，房劳过度，真阳衰虚，坎火不温，不能上蒸脾土，冲和失布，中州不运，是致饮食不进，胸膈痞塞，或不食而胀满，或已食而不消，大腑溏泄，此皆真火衰虚，不能蒸蕴脾土而然。古人云：补肾不如补脾。余谓：补脾不若补肾，肾气若壮，丹田火经上蒸脾土，脾土温和，中焦自治，膈开能食矣。”说明一些脾胃虚寒之证，实由“火不生土”所致，而真阳虚衰、坎火不温的原因，则往往因房室过劳所致。严用和还列举了“真阳”“坎火”在人体的重要性。《重辑严氏济生方·痼冷积热门》说：“一阴一阳之谓道，偏阴偏阳之谓疾。夫人一身，不外乎阴阳气血相与流通焉耳。如阴阳得其平，则疾不生，阴阳偏胜，则为痼冷积热之患也。”关于沉寒痼冷之疾，严用和认为，真阳亏损、脾胃虚寒多为其内因，而“坎火”不温则最为主要，正如其所说：“所谓痼冷者，阴毒沉涸而不解也……大抵真阳既弱，胃气不温，复啖生冷、冰雪，以益其寒，阴冱于内，阳不能胜，遂致呕吐涎沫，畏冷憎寒，手足厥逆，饮食不化，大腑洞泄，小便频数，此皆阴偏胜而为痼冷之证也。”

自此以后，薛己、张介宾、赵献可、李中梓等著名医家在论述脾肾和命门时，无不依许、严之论而立说。严用和关于脾肾的见解，对明代命门学说的完善和温补学派的形成，具有积极重要的推动作用。

3. 脾肾并重而无偏主

因严用和提出了“补脾不若补肾”的观点，后世不少医家认为严用和是一位侧重补肾的医家，其实不然，其强调脾肾并重而无偏主，在治疗中重视脾肾并治。

脾肾两脏，关系密切，生理上互根互用。肾为先天之本，主藏精，主水，纳气，主生殖，主骨生髓；脾为后天之本，主运化，主升清，主统血，主四肢肌肉。真精密藏在肾，肾是五脏六腑生成之本，但是肾必须赖脾胃后天之水谷精微的不断充养；营血化生在脾，脾是五脏六腑供养之本，但是脾必须藉肾命先天之真阳的温煦滋补。脾与肾，先后天互根，精气血互生，两者交济，先天助后天，后天济先天，方可各司其正常功能。

脾之为病，多为虚证，尤其多为阳虚。脾胃为仓廪之官，气血生化之源。若脾胃一虚，则脏腑皆无以受其气而诸病遂生。脾的病变主要以运化、升清功能失职，致使水谷、水湿不运，消化功能减退，水湿潴留，化源不足，以脾不统血、清阳不升为主要特征。因此，临床以口味不和，食欲异常，恶心、呕吐，嗳气、吞酸、嘈杂，腹胀或痛，消瘦或肥胖，疲乏困倦，出血，大便异常，面色不华，舌质淡胖或边有齿印，脉缓弱无力等为常见症状。肾之为病，亦以虚证为多。肾为水火之宅，肾阴肾阳为人体一身阴阳之根本，因此，全身各脏腑组织之功能活动均与肾关系密切。其病变主要以人体生长、发育和生殖功能障碍、水液代谢失常、呼吸功能减退和脑、髓、骨、发、耳及二便异常为主要特征。所以，临床以腰膝酸软或痛，齿摇发脱，五心烦热，阳痿、早泄、精冷，耳鸣、耳聋，女子经少、经闭不孕，健忘痴呆，小便异常，舌淡苔白或舌红少苔，脉沉无力、尺部尤甚等为常见症状。脾肾为病常相互传变，如脾虚不运之久泻，日久可致命门火衰，五更泄泻。脾肾间的密切关系远胜他脏，既有生理上的相互资助，又有病理上的相互影响，互为因果。其中任何一脏发生病理改变，都势必影响到另一脏正常生理功能的充分发挥。

鉴于上述，可知严氏强调脾肾并重而无偏主，在治疗中重视脾肾并治。如严用和在治脾肾亏虚，不进饮食之证时，不以补脾之剂治之，却以补真丸暖补肾气，严用和透过现象看本质，找出引起脾虚的根本原因，施以补真丸以暖补肾气，使“丹田火经上蒸脾土，脾土温和，中焦自治”。如此治疗，颇为恰当，表明了严用和重视脾肾两脏的内在联系，善能治病求本。

再如在《重辑严氏济生方·水肿门》说：“肾能摄水，脾能舍水。肾水不流，脾舍堙塞，是以上为喘呼咳嗽，下为足膝肤肿。”明确指出了脾肾两脏在人体水液代谢中的配合作用。故“治疗之法，先实脾土，脾实则能舍水，土得其政，面色纯黄，江河通流，肾水行矣，肿满自消。次温肾水，骨髓坚固，气血乃从”。明确脾肾亏虚所致的“阴水”治疗方案，当“先实脾土”“次温肾水”，以实脾散治之。这又是严用和重视脾肾两脏的内在联系，善能治病求本的很好例证。

严用和不仅重视脾肾两脏的各自作用，而且更突出脾肾两脏相互协调的共同生理功能，补真丸、实脾散的应用即可以充分证明。因此，在治疗用药上，严用和常常熔健脾胃与补肾填精于一炉，在补脾方中加入温肾之品，如白术汤、强中汤、实脾散等方中不乏附子、肉豆蔻等；补肾之剂中，又往往配伍健补脾胃之品，如在豆附丸、四柱散中加入茯苓，人参等。此外，一些专补脾肾的方剂，如枣肉丸（破故纸、木香、肉豆蔻）、术附汤（白术、附子、甘草）、芪附汤（黄芪、附子）、白术附子汤（白术、附子、茯苓）、参附汤（人参、附子）、沉附汤（附子、沉香）等，均充分体现了严用和的脾肾并重、脾肾并治的治疗特点。

（五）“顺气为先”的治疗思想

人体精、气、血、津液的新陈代谢及其相互转化，以及脏腑经络的功能活动都是通过“气”的运动而产生的。严用和认为：“夫人一身，不外乎阴阳气血相与流通焉耳。”（《重辑严氏济生方·痼冷积热门》）流通之道，谓之气道，气道宣通，血气乃行，从而维持了元气充沛、生机旺盛和人体健康。位有高下，则高者下降，下者上升；气有盈虚，则盈者溢出，虚者纳入，故有高下盈虚的阴阳对立，就必然产生气的升降出入运动。古人以“升、降、出、入”四字来说明物质气的运动规律和具体表现形式。人类生活在宇宙之中，人体的气化运动也必须遵循这一规律。所以在生命过程中，“非出入则无以生长壮老已，非升降则无以生长化收藏”。没有升降出入就没有生命活动，故曰“出入废，则神机化灭；升降息，则气立孤危。”可见，升降出入是万物变化的根本，是气化运动的规律，是生命活动的体现。从整个机体生理活动来看，气的升降出入之间必须协调平衡，才能发挥其正常的功能。一旦升降出入失去协调平衡，就会出现各种病理变化；而升降出入止息，则生命活动也就终止了。严用和充分认识到气升降出入的这一重要特性和作用，其在《重辑严氏济生方·大便门》中说：“五脏之气，贵乎平顺；阴阳二气，贵乎不偏，然后津液流通，肠胃益润，则传送如经矣。”特别强调“人之气道贵乎顺，顺则津液流通。”又指出：“六腑属于三阳，太阳利清气，阳明泄浊气，少阳化精气，有如都会之腑，主转输以为常也。”（《重辑严氏济生方·癥瘕积聚门》）说明气道随气的阴阳变化而不同，但应以平为期，保持平顺不偏。所谓人体气机运动的“平顺不偏”，强调的是气的升、降、出、入运动之间必须协调平衡，这是生命活动的根本，也是治疗的最终目的。

严用和还认为，五脏六腑，脾胃居中，“主于中州”，在气机运动中起着十分重要的枢纽作用。这是因为脾胃为机体“冲和”之脏，“盖胃受水谷，脾主运化，生血生气，以充四体者也”。在气机升降过程中，脾气主升，胃气宜降，若失其常度，“阴气当升而不升，阳气当降而不降”（脾属阴，阴气指脾气；胃属阳，阳气指胃气），则“扰动冲和”，导致气道不顺，气机不利，即“冲和失布”，是以脾胃“通乎荣卫，合乎阴阳，周流一身，无过不及，然后权衡得其平矣。”

由于人体之内外上下无不存在着气的运动，故疾病的发生发展，很大程度上决定于气的运动情况。若气郁而不顺，道壅而不通，气血津液失宣，则诸疾蜂起。故而严用和指出六气不伤，七情不郁，营卫调平，则无壅决之虞。如果七情内郁，六淫外伤，饮食劳役，则一身气血不得宣调，气道壅塞，即可为病。严用和在重视人体气机调畅的基础上，提出了“顺气为先”的治疗思想。《济生方》治病重视理气调气，处方用药多配伍味辛性温、能透达气机的理气调气药物以增强疗效。如在涤痰汤中用橘红、枳实、菖蒲；五套丸中用木香、丁香、青皮、陈皮等，均在化痰药中配伍理气药。再如严用和治阴水的名方实脾散，方中以温阳利水药配伍厚朴、木香、槟榔、草果行气导滞之药；治疗阳水为患的疏凿饮子，在泻下逐水、疏风发表药中配伍槟榔、大腹皮行气之药，以起到气行则水行、气顺则津液流通的作用。即使补益心脾的名方归脾汤也在滋补药的基础上，再佐以理气醒脾之木香，使其补而不滞，润而不腻。

（六）从气血论治妇人病

严用和论治妇人病的学术思想，建立在其对妇女生理特性的认识基础上，女性属阴，以血为基本，而女性又多因情志之变而出现“气”的变化，常因气机异常而导致血病，故其治疗不离气血。

严用和强调妇人以“血盛”为贵，以“气盛”为逆。其在《重辑严氏济生方·妇人门》中说：妇人“贵乎血盛气衰者也。血盛气衰是谓从，从则百疾不生；血衰气盛是谓逆，逆则灾害至矣。”《内经》有百病生于气之说，气的升降出入，无所不到，如有不调，则无所不病。或为虚实，或为寒热，变态多端。气有不调之处，亦即病根所在之处。因此，严用和说：“气之为病，男子妇人皆有之，惟妇人血气为患尤甚。盖人身血随气行，气一壅滞，则血与气并，或月事不调，心腹作痛；或月事将行，预先作痛；或月事已行，淋漓不断，心胀作痛；或连腰胁，或引背膂，上下攻刺，吐逆不食，甚则手足搐搦，状类惊痫；或作寒热；或为癥瘕，肌肉消瘦”。可见，气病在先，而气为血帅，故气病则血病，且变化多端。因此，严用和治疗妇人病重视调气为先，如其以抑气散（香附、橘红、茯神、甘草）治疗妇人气盛于血而变生之证，方中香附能散郁气，橘红能调诸气，茯神能安心气，甘草能缓逆气，气得其平，则无亢害之患；用玄胡索汤（当归、玄胡索、蒲黄、赤芍药、官桂、片子姜黄、乳香、没药、木香、甘草）治妇人室女，七情伤感，遂使血与气并，心腹作痛，或连腰胁，或引背膂，上下攻刺，甚作搐搦，经候不调，一切血气疼痛者；用琥珀散（牡丹皮、赤芍药、蓬莪术，荆三棱、刘寄奴、熟地黄、玄胡索、当归、乌药、官桂）治妇人、室女月水凝滞，胁肋胀刺，脐腹疞痛不可忍，及恶露不下，血上攻心，迷闷不省，凡有血气腹痛者。

对带下论治，严用和认为，妇人平居之时，血欲常多，气欲常少，方谓主气有原，百疾不生。倘若气血失调，或气倍于血，气倍生寒，血不化赤，遂成白带；若气平血少，血少生热，血不化经，遂成赤带；寒热交并，则赤白俱下。这是对妇人带下从气血论治的一种解释。“有室女或产后虚损而有此疾者，皆令孕育不成，以致绝嗣。凡有是证，速宜治之。”此亦属经验之谈。

另外，严用和认为：“恶阻者，世谚所谓恶食是也。此由妇人本虚……受妊经血既闭，饮血相搏，气不宣通，遂致心下愦闷，头晕眼花，四肢沉重懈怠，恶闻食气，喜食咸酸，多卧少起，甚则吐逆不自胜持。”并提出了顺气理血、豁痰导水的治疗大法，颇有见地。

综上所述，严用和治疗妇人病尤其重视气血，且善于遣用调气药物。鉴于人身血随气行，气一壅滞，则血与气并，故在治疗中强调以顺气为先。另外，在药物服用方法上，主张芳香理气之剂当以醋煎、面糊或蜜炙为丸，以图药缓又不伤阴。

（七）论情志疾病诊治

严用和对许多情志疾病有比较精辟的论述，对后世产生了积极的影响。其中对健忘的论治对后世影响最大。其认为脾虚是健忘产生的根本原因，而脾虚又往往子病及母，使心气血不足，同时指出导致脾虚的原因是七情过度。脾主意与思，心亦主思。思虑过度，损伤心脾，二脏受损，不能发挥正常功能，则脾虚意舍不精，心虚神宫不职，致人健忘。并创立了治疗思虑过度，劳伤心脾所致健忘、怔忡的名方——归脾汤，广为后世医家应用。心主神明，针对心之气血不足引起的健忘用补心丸、远志饮子、心丹治疗。严用和还总结了治中风后精神如痴的二香三建汤和治疗中风后多忘的排风汤等。

严用和首先提出了怔忡的病名，认为怔忡为心血不足所致，多因汲汲富贵，戚戚贫贱，又思所爱，触事不意，真血虚耗，心帝失辅，渐成怔忡。怔忡不已，变生诸证。治疗当随其证，施以治法。常以益荣汤、龙齿丹治疗。

综上所述，严用和善于勤求古训，博采众长，不仅深入钻研医学经典，而且还广采各家之长，善于继承，勇于创新，在前人基础上有所发展。严用和对脏腑实热虚寒的辨证论治，进行了新的归纳和总结，先提出脏腑正常生理，次言病变之因，其次叙述脏腑的虚实寒热的发生、发展和证候，最后指出脏腑虚实之生脉、病脉与死脉，并分别提出治疗脏腑虚实的各种方剂。严用和对疾病的认识，从病因、病机、病变性质、治法、方药进行了探讨，对疾病的认识更加系统完整。严用和精研脉学，临证以察脉为先，通过察脉而断病证，最后定出治疗之法，还注意观察脉象的变化，判断病证的预后。在重视脾胃功能的同时，强调肾中命门真火的作用。严用和极为重视脾胃在人体生命活动中的作用，总结了“阴气升，阳气降”的理论，提出脾胃当“冲和”，治疗时注意保护和扶持脾胃。严用和也重视肾命在人体中的作用，指出肾命藏“真阳”“坎火”，具有温中焦、暖四肢、充阳气的作用，关键是肾中“真阳”“真火”对于维持脾胃正常功能有重要作用。在此基点上，严用和强调“补脾不若补肾”。严用和重视调气疗疾，提出“人之气道贵乎顺”，突出了调畅气机在痰饮、便秘、胀满、中风、妇人病治疗中的重要作用，主张应“顺气为先”。

【临证经验】

一、治病以“顺气为先”

（一）痰饮

《金匮》将痰饮分为六种，后人皆宗之。严用和受庞安常的启示，对痰饮的病因病机、辨证论治提出了新的认识。

严用和在《重辑严氏济生方·咳喘痰饮门》中说：“庞安常云：人身无倒上之痰，天下无逆流之水。诚哉斯言，以此思之，人之气道贵乎顺，顺则津液流通，决无痰饮之患。调摄失宜，气道闭塞，水饮停于胸膈，结而成痰。”这是严用和对痰饮立论的要点，它明确阐述了津、气、液三者之间的相互关系，简要概括了痰饮的病机实质。究其“气道闭塞”之因，六淫外侵，先伤于肺；七情内郁，殃及五脏；饮食劳倦，累及脾胃。总之，六淫七情之所伤，五脏之气冲逆，均可导致血气受阻，三焦气道闭塞，变生痰饮。

人若调摄失宜，气道闭塞，水饮停于胸膈，则成痰饮。严用和在《重辑严氏济生方·咳喘痰饮门》中明确提出：“其为病也，症状非一，为喘、为咳、为呕、为泄、为眩晕、心嘈怔忡、为惧慢寒热疼痛、为肿满挛癖、为癃闭痞隔，未有不由痰饮之所致也。”

前人对痰饮的治法，或下，或汗，或温，或利，而固定不变。严用和强调“治痰先治气”，形成“顺气化痰”的大法。提倡顺气为先，分导次之，气顺则津液流通，痰饮运下，自小便中出。严用和论病机未分痰与饮，但在治疗上，以“导痰汤”“二生丸”等治痰，以“赤石脂散”“枳术汤”等治饮。在“痰饮证治”中，载有导痰汤、槟榔散、枳术汤、赤石脂散、五套丸、二生汤等6首方剂的主治及用法。

导痰汤药用半夏（汤泡七次）四两，天南星（炮，去皮）、橘红、枳实（去瓤，麸炒）、赤茯苓（去皮）各一两，甘草（炙）半两。治疗一切痰厥，头目眩晕，或痰饮留积不散，胸膈痞塞，胁肋胀满，头痛吐逆，喘急痰嗽，涕唾稠黏，坐卧不安，饮食可思。方中半夏、天南星辛温性燥，善能燥湿化痰，且又和胃降逆，共为君药；橘红、枳实共为臣药，既可理气行滞，又能燥湿化痰，君臣相配，不仅相辅相成，增强燥湿化痰之力，而且体现治痰先理气，气顺则痰消之意；佐以赤茯苓健脾渗湿，渗湿以助化痰之力，健脾以绝生痰之源；以甘草为佐使，健脾和中，调和诸药。综合本方，散收相合，标本兼顾，燥湿理气祛已生之痰，健脾渗湿绝生痰之源，共奏燥湿祛痰、行气开郁之功。

五套丸药用半夏（一两，切破）、天南星（一两，每个切作十数块，二味洗，水浸三日，每日易水，次用白矾三两，研碎调入内，再浸三日，洗净，焙）、干姜（炮）、高良姜（锉，炒）、白茯苓（去皮）、白术各一两，木香（不见火）、丁香（不见火）、青皮（去白）、陈皮（去白）各半两。治疗胃气虚弱，三焦痞塞，不能宣行水谷，成为痰饮。结聚胸膈之间，令人头目昏眩，胸膈胀满，咳嗽气急，呕逆腹痛。伏于中脘，亦令臂疼不举，腰腿沉重。久而不散，流入于脾，脾恶湿，得水则胀，胀则不能消化水谷，又令腹中虚满而不食也。方中半夏、南星相须为用，善能燥湿化痰，且又和胃降逆；陈皮功在理气健脾，燥湿化痰；干姜、高良姜能温肺化饮；茯苓健脾渗湿；白术补气健脾而燥湿利水；木香行气调中止痛；而丁香温中散寒以止痛；青皮能消积化滞，治痰滞。全方用药配合得宜，各具其理。

严用和注重气机畅达，擅投诸种顺气理气药品治疗痰饮。严用和运用的理气顺气药物，多是芳香之品，如丁香、木香、沉香、檀香、香附等，此类药物性温味辛，盖辛温能行，能宣，能通，可使气机调达，气道通畅，一则使既成之痰饮自然消散，再则津液流通，自无停聚成痰之弊，还可醒胃悦脾。通过分析发现，严用和喜用半夏、陈皮。半夏，《神农本草经》载："主伤寒寒热，心下坚，下气，喉咽肿痛，头眩胸胀，咳逆，肠鸣，止汗。"《药性论》论半夏曰："消痰涎，开胃健脾，止呕吐，去胸中痰满，下肺气，主咳结。"《本草经疏》论述陈皮云："辛能散，苦能泻，温能通行，则逆气下，呕嗽止，胸中瘕热消矣。脾为运动磨物之脏，气滞则不能消化水谷，为吐逆、霍乱、泄泻等证，苦温能凿脾家之湿，使滞气运行，诸证自疗矣。"可见这二味为温燥之品，均能燥湿化痰以治标，又能健脾和中以治本。在配伍上，严用和擅于随机变通，权宜从事，偏寒配厚朴、附子，偏热配牛蒡子、瓜蒌、黄芩，呕吐选用旋覆花、生姜、竹茹，喘咳加用细辛、五味子、杏仁，气滞用木香，气壅用枳壳，气结用三棱、莪术，药随证变，但究其旨意，仍不离顺气。

（二）便秘

大便秘结，《伤寒论》中有"阴结""阳结""脾约"之分，《三因极一病证方论》中按内因、外因、不内外因进行论治。严用和在前人的启发下，首次提出"五秘"之说，并总结了其辨证治疗的方法及经验。

《重辑严氏济生方·大便门》指出："平居之人，五脏之气，贵乎平顺，阴阳二气，贵乎不偏，然后津液流通，肠胃益润，则传送如经矣。摄养乖理，三焦气涩，运掉不行，于是乎壅结于肠胃之间，遂成五秘之患。"其所谓五秘，即风秘、气秘、湿秘、冷秘、热秘。究其原因，"多因肠胃不足，风寒湿热乘之，使脏气壅滞，津液不能流通，所以秘结也"，也有"妇人新产亡血，走耗津液，往往皆令人秘结”。

对于秘结的治法，严用和在《重辑严氏济生方·大便门》总结了4个治则和10首方剂。治则为“燥则润之，湿则滑之，秘则通之，寒则温利之，此一定之法也”。

其选方用药，若肠胃气壅风盛，大便秘实，用枳壳丸治之；如尊年之人大肠有风，大便秘结，可用皂角丸治之。对于气秘，包括老人、虚弱人都可用橘杏丸；还可用顺气、滑大便的紫苏麻仁粥。如肠胃有湿，大便秘涩，用槟榔散。对于肠胃不调，热结秘涩者，用麻仁丸。年高冷秘，及痃癖冷气，以半硫丸治之。严用和还总结了治疗年高之人秘结的经验，说：“年高之人以致秘结者，非少壮比，多服大黄，恐伤真气……有威灵仙丸最佳。”威灵仙丸用威灵仙，主诸风，宣通五脏，去腹内冷气滞气；用黄芪补气，使气充得以运掉，蜜炙取以滑润之义；枳实下气宽肠。药用三品，专而不杂，用于老人诸秘结最为合适。

此外，《重辑严氏济生方·胀满门》论道：“如阴气当升而不升，阳气当降而不降，中焦痞结，必成胀满。胀满不已，变证多端……或大小便为之不利。”进一步阐明了中焦气机升降对胃肠降浊传导功能的影响，所以强调秘结要从脾胃入手，多选择性味为辛、苦、温，具有补益、理气和泻利作用的药物，突出调畅气机在便秘治疗中的重要作用，提出治疗便秘的规律是：顺气为先，重视温补，通利大肠以治标。而且多选入脾胃和肺与大肠经的药物，说明了便秘的病位虽在大肠，系大肠传导失常所致，但又与脾、肺等脏腑的协同作用密切相关。

（三）胀满

严用和提出胀满的病名源于《内经》中之“鼓胀”，其病位在脾胃，“大抵人之脾胃，主于中州，大腹小腹是其候也。若阳气外强，阴气内正，则脏气得其平，病何由生。”胀满病机多由脾胃素虚，内外之邪乘而袭之，使脾之清阳不升，胃之浊阴不降所致。如果“将理失宜，风寒暑湿得以外袭，喜怒忧思得以内伤，食啖生冷，过饮寒浆，扰动冲和，如是阴气当升而不升，阳气当降而不降，中焦痞结，必成胀满。”又论及胀满变证，“胀满不已，变证多端，或肠鸣气走，辘辘有声，或两胁腰背痛连上下，或头痛呕逆，或胸闷不食，或大小便为之不利，未有不因胀满而使焉。更有五疸、水气、脚气及妇人血膨，令人胀满。”最后说明可治与难治之脉，“脉浮者可治，脉虚小者为难治。”

严用和治胀满共8方，均由脾胃冲和失布所致。其病机为冲和被扰，阴气当升而不升，阳气当降而不降。故严用和对证处方，以理气调气药为主。如由七情内伤所致胀满，设平肝饮子与紫苏子汤，两方中或用枳壳、木香、槟榔等理气药疏肝降气，或用紫苏子、厚朴导滞宽胸利气；由食啖生冷，过饮寒浆所致胀满，设强中汤、桂香丸；由风寒暑湿外邪所致胀满者，设大正气散。以上3方中，或用青皮、厚朴，或用麝香，或用藿香、半夏等药以破积下气，逐滞通窍，温中行气。故严用和治疗胀满强调顺气为先，重气机调畅。

（四）中风

严用和对中风的认识，是建立在《内经》及《备急千金要方》的基础上。《重辑严氏济生方·诸风门》中提出：“大抵人之有生，以元气为根，荣卫为本，根气强壮，荣卫和平，腠理致密，外邪客气，焉能为害？或因喜怒，或因忧思，或因惊恐，或饮食不节，或劳役过伤，遂致真气先虚，荣卫失度，腠理空疏，邪气乘虚而入。”不难看出，严用和认为中风的产生为真气先虚，荣卫失度，腠理空疏，邪气乘虚而入所致。中风患者可出现半身不遂，肌肉疼痛，为痰涎壅塞，口眼㖞斜，偏废不仁，神智昏乱，舌强不语，顽痹不知，精神恍惚，惊惕恐怖，或自汗恶风，筋脉挛急等。总之，其变证多端。中风治疗之法，“当推其所自，若内因七情而得之者，法当调气，不当治风，外因六淫而得之者，亦先当调气，然后依所感六气，随证治之，此良法也”。严用和治疗无论外因还是内因所引起的中风均以调气为先。内因往往为七情内伤，故当调畅情志，法当调气；外因六淫所感者仍重先调气次驱邪。常用方药如治诸风服之皆验的八味顺气散（白术、白茯苓、青皮、香白芷、陈皮、天台乌药、人参、甘草）；治卒中风欲仆，身体缓急，口目不正，舌强不语，奄奄忽忽，神情闷乱的小续命汤（防己、麻黄、人参、桂心、黄芩、甘草、白芍药、杏仁、川芎、附子、防风）；治因虚中风，痰涎壅塞，不省人事，脉来沉伏，服凉药不得者之星附丸（附子、天南星、木香）。

二、制方严谨，简便验廉

严用和治学严谨，注重实践。鉴于唐宋时期方书盛行，出现方多药众、成方滥用的情况，严用和在吸取前人的宝贵经验的基础上，结合自己的医疗实践经验，从病源、病候、脉象等理论探讨入手，使治法简约而有理可循，不仅切合实用，而且又便于掌握，这对当时方书庞杂的倾向，无疑起到了由博返约的积极作用。

严用和既擅于继承，又擅于创新，尤其在组方用药上有独到之处。其认为，组方用药应“柔有不僭，专而不杂，间有药用群队，必使刚柔相济，佐使合宜”，如果欲用一刚剂专而易效，须当用一柔剂以制其刚，则庶几刚柔相济，不但取效迅速，亦可使无后患，用药在乎稳重。

（一）化裁古方，创制新方

严用和擅于勤求古训，博采众长，更勇于创新，对古方能通变化裁。如温补肾阳、化气利水的“加味肾气丸”（炮附子、白茯苓、泽泻、山萸肉、炒山药、车前子、牡丹皮、官桂、川牛膝、熟地黄，共为细末，炼蜜为丸，如梧桐子大），治疗肾虚腰重脚重、小便不利。该方系《金匮要略》肾气丸重用附子再加车前子、川牛膝而成。《金匮》肾气丸主要治疗肾阳不足引起的腰痛脚软，下半身常有冷感，舌淡而胖，脉沉微等。本方重用附子以加强温肾阳之功效，同时加入具有利水渗湿、活血利尿功效的车前子和川牛膝，重在治疗肾阳不足引起的腰重脚重、小便不利。又如温肾补虚的“十补丸”（附子、五味子、山茱萸、山药、牡丹皮、鹿茸、熟地黄、肉桂、白茯苓、泽泻，共为细末，炼蜜为丸，如梧桐子大），也是在《金匮要略》肾气丸的基础上加味而成的，用以治疗肾脏虚弱，面色黧黑，足冷足肿，耳鸣耳聋，肢体羸瘦，足膝软弱，小便不利，腰脊疼痛。方中熟地黄、山药、山茱萸、丹皮、茯苓、泽泻滋补肾阴；肉桂、附子温壮肾阳；更加鹿茸补督脉，壮元阳，生精髓，强筋骨；五味子滋肾涩精纳气，诸药合用，共奏温肾补虚之功。严用和从阴阳互根的角度，补阴不忘补阳，补阳不忘补阴，盖无阴则阳无以化，无阳则阴无以生也。其制方十分巧妙，配伍极为严密。其他如治疗呃逆的“橘皮竹茹汤”（橘皮、青竹茹、赤茯苓、枇杷叶、麦冬、半夏、人参、甘草），也是源于《金匮要略》的“橘皮竹茹汤”；健脾利湿的

“实脾散”（厚朴、白术、木瓜、木香、草果仁、大腹子、附子、白茯苓、干姜、甘草），是从许叔微《本事方》的“实脾散”化裁而成的；利湿消肿的“七皮散”（大腹皮、陈皮、茯苓皮、生姜皮、青皮、地骨皮、甘草皮），是从华佗《中藏经》的“五皮饮”加减而成的。

严用和又能自出机杼，创制新方，给中医方剂增添了不少珍贵内容。如治疗下焦结热血淋的“小蓟饮子”（生地、小蓟根、滑石、通草、蒲黄、淡竹叶、藕节、当归、山栀子仁、甘草）。方中小蓟凉血止血，祛瘀生新；大量生地黄清热凉血，止血消瘀，二味共为君药。臣以炒蒲黄凉血止血，且利水道；藕节收涩止血，兼能化瘀，君臣相配，使血止不留瘀。《素问·阴阳应象大论》说：“其下者，引而竭之。”热在下焦，宜因势利导，故佐以滑石、通草、淡竹叶清热利水通淋，栀子清泄下焦结热，从小便而出；又有当归祛瘀生新，引血归经，配伍生地，使清热利水而不伤阴血。使以炙甘草缓急止痛，调和诸药，共奏凉血止血、利水通淋之效。本方是由导赤散加小蓟、藕节、蒲黄、滑石、栀子、当归而成，由清心养阴、利水通淋之方变为凉血止血、利水通淋之剂。其配伍特点是止血之中寓以化瘀，使血止不留瘀；清利之中寓以养阴，使利水而不伤正。

治疗肺虚，风寒湿热之气加之鼻内壅塞，气息不通，或不闻香臭的“辛夷散”（辛夷、细辛、蒿本、升麻、川芎、木通、防风、羌活、白芷、甘草），方中防风、白芷、藁本辛散风寒、芳香通窍；辛夷散风寒通鼻窍；升麻发表升阳，两药皆能引胃中清阳之气上升，而能轻宣通窍；细辛祛风散寒止痛，辛香通窍；川芎祛风止痛；甘草调和诸药。诸药合用，可疏风散寒，宣发肺气，通窍利鼻，胜湿止痛。

治疗鼻渊，鼻流浊涕不止的“苍耳散”（苍耳子、辛夷、白芷、薄荷叶），方中白芷主手足阳明，上行头面，通窍表汗，除湿散风；辛夷通九窍，散风热，能助胃中清阳上行头脑；苍耳子祛风散湿，上通脑顶，外达皮肤；薄荷泄肺平肝，清利头目，全方可使清升浊降，风热散而脑液自固。

治疗四种㿗病，卵核肿胀，偏有大小，硬肾如石的“橘核丸”（橘核、海藻、昆布、海带、川楝子、桃仁、厚朴、木通、木香、枳实、延胡索、桂心），具有行气软坚、散寒止痛功效。现用于疝气偏坠，睾丸胀痛的治疗。

治疗疟疾、热多寒少、口苦咽干、小便短赤等的“清脾饮”（青皮、厚朴、白术、草果仁、柴胡、茯苓、半夏、黄芩、甘草）。治疗肺痈，咳嗽脓血的“桔梗汤”（桔梗、贝母、当归、瓜蒌子、枳壳、薏苡仁、桑白皮、防己、杏仁、百合、黄芪、甘草）。治疗一切痰厥的“导痰汤”（半夏、天南星、橘红、枳实、赤茯苓、甘草）等。

严用和的很多方剂，自宋以来，历代医家著作和方剂书中多有引录，为后世医家所广泛应用。

（二）论治健忘，创益智方

严用和创立了许多益智之方，这些方剂主要用来治疗健忘。通过归纳分析，可以看出这些方剂或从脾虚论治，或从心肾不交论治，或从心虚论治，且都有很好的疗效，对当世医家利用益智方剂有借鉴意义。

1. 从脾虚论治

严用和认为健忘的发生与脾关系密切。《重辑严氏济生方·健忘论治》中指出：“夫健忘者，常常喜忘是也。盖脾主意与思，心亦主思，思虑过度，意舍不精，神宫不职，使人健忘。治之之法，当理心脾，使神意清宁，思则得之矣。”治思虑过度，劳伤心脾，健忘怔忡用归脾汤（黄芪、人参、白术、茯苓、酸枣仁、木香、龙眼肉、甘草）。归脾汤从心脾两脏治疗，方中以黄芪、人参、白术、甘草之甘温补脾益气；以枣仁、茯苓宁心安神，龙眼肉补血养心；用木香行气舒脾，以使补气血之药补而不滞，得以流通，更能发挥其补益之功。本方虽是心脾同治，但重点在治脾，因为脾是气血化生之源，补脾即可以养心，且脾气得补，则血行得到统摄，方能引血归脾，其方名为“归脾”寓意可知。全方紧扣健忘病机，疗效可靠。从脾论治健忘，也反映严氏重视脾胃功能的思路。

2. 从心肾不交论治

从心肾不交论治的益智方应首推茯实丸，茯实丸主治因思虑伤心，疲劳伤肾，心肾不交，精元不固而引起的面色少华、健忘、惊悸、梦寐不安、耳聋目昏、遗精白浊等。方由茯实、莲花须、茯神、山茱萸、龙骨、五味子、枸杞子、熟地黄、韭子、肉苁蓉、川牛膝、紫石英组成。该方以补益为主，但“药性平补，柔而不僭，专而不杂，间有药用群队，必使刚柔相济，佐使合宜，可以取效”。本方以茯实为君，宁心固肾。茯神、莲花须、龙骨宁心安神，五味子、枸杞子养心生液。山茱萸、熟地黄滋补肝肾，韭子、肉苁蓉温补肝肾。以上均为臣，以交通心肾。川牛膝入肾益精，紫石英镇心安神，共为佐使。全方补心补肾，交通心肾，体现严氏制方平补有序、刚柔相济、佐使合宜的特点。

3. 从心虚论治

严用和从心虚论治健忘所创的益智方主要有补心丸、远志饮子和心丹。补心丸治心血虚寒之喜忘，药物组成有紫石英、熟地黄、菖蒲、茯神、当归、附子、黄芪、远志、川芎、桂心、龙齿各一两，人参半两。主治忧愁思虑过度，心血虚寒，悸恐不乐，舌强话难，恍惚，喜忘，愁恚，面黄多汗，不进饮食。严用和认为心“主宰一身，统摄诸脏血脉，灌溉溪谷，内润五脏，外卫腠理”，是人体生命活动中占有支配地位的脏器，功能广泛。但心血虚寒，神失所养，可以引起健忘。方中附子、桂心温阳散寒，人参、黄芪、当归益气生血，熟地黄、川芎补阴养血，紫石英、龙齿温敛镇心，菖蒲、茯神、远志宁神益智。诸药相伍，共奏温养心血、宁神强记之功。

远志饮子治心气虚寒之多忘不安，由远志、茯神、桂心、人参、酸枣仁、黄芪、当归、甘草组成，“治心劳虚寒，惊悸恍惚，多忘不安，梦寐惊魇”。严用和指出：“曲运神机成心劳，应乎脉极。”思维过度，劳伤心志，心气虚寒，而见惊悸多忘诸证，治拟温养心气。故在远志饮子中，桂心温心阳；人参补心气；酸枣仁宁心神；黄芪、当归益气养血，以滋心血，益神志；甘草也能补养心之气血。《本草纲目》云：“远志入足少阴肾经，非心经药也。其功专于强志益精，治善忘。”

心丹，又名法丹，治心气不足之差错健忘，药物组成为：朱砂、人参、远志、熟地黄、白术、石菖蒲、当归、麦门冬、黄芪、茯苓、茯神、柏子仁、木鳖仁、石莲肉、益智仁。方中人参、白术、黄芪、茯苓补气健脾，使气血生化有源，以长养心气；熟地黄、当归、麦门冬滋阴补血；石莲肉、益智仁温补脾肾；朱砂、远志、石菖蒲、茯神、柏子仁宁心安神，诸药共奏补气血、养心神、增智慧之功。应当注意的是，方中木鳖仁为葫芦科苦瓜属植物木鳖子的种仁，性温味苦、微甘，具有解毒消肿止痛功效，但毒性较强，一般以外用为主。通过数道工序研制而成的心丹，可能会降低木鳖仁的毒性。

（三）刚柔相济，动静结合

严用和临证，多能根据病情需要和阴阳盛衰情况而组方用药，使药物配伍体现柔中寄刚，或刚中寄柔；在药物作用上实现寓动于静、寓静于动之效果。这种刚柔相济、动静结合的思路，为《济生方》制方用药的一大特点。

如严用和创制的“归脾汤”，方以参、芪、术、草、姜、枣甘温补脾益气；当归、龙眼肉、茯神、枣仁、远志养心安神，并在此滋补静药的基础上，再佐以动药木香理气醒脾，以防益气补血药滋腻滞气，有碍脾胃运化功能，使本方补而不滞，滋而不腻。张璐评述说：“此方滋养心脾，鼓动少火，妙以木香调畅诸气。”

如治肾虚腰重脚肿、小便不利的“济生肾气丸”，用地黄、山药、丹皮以养阴中之真水，山茱萸、官桂、附子以化阴中之阳，茯苓、泽泻、车前子、牛膝以利阴中之滞，体现了刚柔相济、阴阳相须、补泻兼施的特点，所以此方配伍“能使气化于精，即所以治肺也；补火生土，即所以治脾也；壮水利窍，即所以治肾也。补而不滞，利而不伐，治虚水方，更无有出其右者”。

又如治疗肾阳虚损、精血不足的“十补丸”，在《金匮》肾气丸基础上，药量稍事增减，并加鹿茸、五味子两味，则可阴阳并补。是方以鹿茸、附子、肉桂等温补肾阳之动，配伍五味子、熟地、山萸、山药等滋阴之静，动静结合，阴阳互根，精气互生，则肾宅自安。鹿茸配五味，刚柔相济，用药得宜。严氏喜用纯阳之鹿茸补督脉以壮阳；大辛大热之附子补命门之火；辛温之沉香行气降气温肾；阳虚甚者，配阳起石温壮肾阳；筋骨不健，配用牛膝，如此等等。在配伍上突出动静结合，刚柔相济，寒热并用。

又如治七情伤感，上气喘息、烦闷不食的“四磨汤”，用槟榔、沉香、天台乌药三味行气降逆、顺气破结的刚药为主，佐以益气扶正的柔药人参以制其刚，为刚中寄柔，使郁结之气散而正气不伤。这种刚柔相济、动静结合、佐使合宜的组方用药特点，在《济生方》一书中随处可见。

（四）稳妥简验，讲究炮制

严用和临证遣方用药，不仅严守制方法则，更是主张方不在繁而在精，药不在多而在效，突出实用，强调疗效，广纳民间有效之单方验方。如治疗脏毒下血之蒜连丸，以黄连配独头蒜；治疗肠风下血之椿根皮丸，仅仅椿根白皮一药施治；治疗小便频数之萆薢丸，也仅仅只有萆薢一味药物；治疗肾虚便频之破故纸丸，由破故纸、小茴香二药配伍；治疗吐血呕血之大蓟汁饮，用大蓟汁、生地汁、姜汁和蜜冷服，方仅四味。如此简便廉验之方，不胜枚举。《重辑严氏济生方》中所列各药，也是当简则简，当严则严，务求实效，并详注药量、炮制方法、煎法、服法。如治时气鼻衄的“龙骨散”，仅一味药龙骨；治舌忽然肿硬或血出如涌的“蒲黄散”（乌贼骨、蒲黄）仅二味药。“四磨汤”用法则强调四味药物“各浓磨水，和作七分盏，煎三五沸，放温服”，使气味齐到，效如鼓桴，可谓用药严谨。

严用和于药物炮制方面也很讲究。《重辑严氏济生方》中所列之药，但有所炮制，不论繁简，皆于药后言及。如对杜仲要求炒去丝断；磁石煅、醋淬；肉苁蓉酒浸、切片，焙；菟丝子淘净、酒浸、蒸焙；厚朴、姜汁炒制；麦门冬去心；海藻水洗；生南星去土、薄切。此外，主张芳香理气之剂当以醋煎、面糊或蜜炙为丸，借以图药缓又不伤阴，如此不胜枚举。

在方药服法方面，严用和指出，汤剂多温服，以防冷热伤及脾胃，且能更好发挥药效。丸剂服法则依据病情、病位，或用盐汤、淡醋汤、盐酒汤送下；或用生姜汤或酒调服；或用陈米饮送下等。

（五）用药治本，兼顾其标

严用和根据临床经验提出，用药当重在治本，反对单纯治标而置本于不顾。如严用和于《重辑严氏济生方·大便门·痢疾论治》中，驳斥世人治疗初感痢疾，动则使用罂粟壳、石榴皮、诃子肉、豆蔻辈以止涩之的做法。严用和指出，痢疾多因饮食停滞于肠胃所致，每遇此证，必“先导涤肠胃，次正根本，然后辨其风冷暑湿而为之治法”。如此标本兼顾，方是妙手，正如严用和所云“苟临病之际，由此验治，万不失一矣”。又如《重辑严氏济生方·咳喘痰饮门》中对咳嗽的治疗，亦力戒早投乌梅、罂粟壳之类收敛止咳药单治其标，提出“当推其所自而调之”这一重在治本的原则。由此可见，严用和用药强调治本，反对单纯治标，故而能无不效者，正如元代吴澄赞道“用之辄有功”。

【后世影响】

一、历代评价

对于严用和的学术成就，后世曾给予很高的评价。如吴澄在《古今通变仁寿方·序》中评严氏之著说：“世之医科不一，惟有所传授得之尝试者多验。予最嘉严氏《济生方》之药，不泛不繁，用之辄有功。盖严师于刘，其方乃平日所尝试而验者也。”《四库全书》更是高度评价道：“书中议论平正，条分缕析，往往深中肯綮，如论补益云，药惟补柔而不僭，专而不杂，间有药用群队，必使刚柔相济，佐使合宜。又云，用药在乎稳重。论咳嗽云，今人治嗽，喜用伤脾之剂，服之未见其效，谷气先有所损。论吐衄云，寒凉之剂，不宜过进。诸方备列，参而用之，盖其用药，主于小心畏慎。虽不善学之，亦可以模棱贻误。然用意谨严，固可与张从正、刘完素诸家，互相调剂云。”

二、后世发挥

严用和是一位治学严谨，博采诸家，持论公允的医家。其于临床论治、制方遣药方面均有建树，他的许多理论对后世影响深远。

严用和所阐发的脾肾学说，阐明了脾肾的相互关系及其在人体中的重要作用。倡导脾肾并重的医家，在严用和之前有许叔微，其后有薛己、李中梓。在脾肾理论的发展中，严用和可谓承前启后，继往开来。其强调脾胃的“冲和”，肾命的“真火”，处方用药上擅长温补。其重视脾肾的思想，对后世命门学说的完善和温补学派的形成具有启迪作用。

严用和提出“人之气道贵乎顺”，主张应“顺气为先”，处方用药多配伍味辛性温，能透达气机的理气调气药物以增强疗效。尤其是严用和的“人之气道贵乎顺，顺则津液流通，决无痰饮之患”观点，对以后痰证的治疗产生了深刻的影响。而且严氏在二陈汤的基础上加味而成的导痰汤，也成为治痰效方，被历代医家所运用。

严用和对许多情志疾病多有精辟的论述，对后世具有一定的影响。其认为脾虚是健忘产生的根本原因，创立了治疗思虑过度，劳伤心脾所致健忘、怔忡的名方——归脾汤，广为后世医家应用。另外严氏首先提出了怔忡的病名，并选用温胆汤、远志丸作为治疗方剂。

对于脏腑之间的关系，除重视脾与肾之外，还提到心与肾的关系，为后世心肾交融、水火既济这一理论的发展提供了思路。

严用和善于化裁古方，创制新方，制方刚柔相济，动静结合，以符合病情需要和阴阳盛衰情况。其中对后世影响最大的当属济生肾气丸、归脾汤、小蓟饮子、实脾散、橘皮竹茹汤、导痰汤等名方，广为后世医家所习用。严用和之著虽于明清之际散佚，但其方剂大多被收录于众多医籍之中，如元代危亦林《世医得效方》、孙允贤《医方集成》，明代朱橚《普济方》、陈子靖《医方大成》，清代汪昂《医方集解》、吴仪洛《成方切用》等，可见其影响之深远。

综上所述，严用和善于继承前人经验并勇于创新，其总结和归纳了脏腑辨证；强调脾胃以冲和为用，肾命藏真火，脾肾并重而无偏主；提出了“顺气为先”的治疗思想，在痰饮、便秘、胀满、中风、妇人病等的治疗中多配伍味辛性温、能透达气机的理气调气药物以增强疗效；严氏制方刚柔相济，动静结合，济生肾气丸、归脾汤、小蓟饮子、实脾散、橘皮竹茹汤、导痰汤等名方广为后世医家所习用。对于后世中医学术的发展产生了重要和深远的影响。

山东中医药大学　江涛

【参考文献】

[1] 严用和. 重订严氏济生方 [M]. 北京：人民卫生出版社，1980.

[2] 沈仲圭.《重订严氏济生方》评介 [J]. 安徽中医学院学报，1982 (3)：48-49.

[3] 沈仲圭.《重订严氏济生方》评述 [J]. 四川中医，1984 (4)：10-11.

[4] 龚健冰. 从《济生方》谈严用和的学术思想及其组方用药特点 [J]. 中医临床与保健，1989，1 (4)：43-45.

[5] 张颗颗. 归脾汤出处探源 [J]. 四川中医，2009，27 (1)：125-126.

[6] 张宁兴.《济生方》研究初探 [J]. 中医药研究，1997，13 (3)：61-62.

[7] 王兴远.《济生方》重脾肾学术思想初探 [J]. 泸州医学院学报，1997，20 (4)：286-287.

[8] 王振国，谢锁法. 略论宋代名家集方成就 [J]. 山东中医药大学学报，2002，26 (1)：253-255.

[9] 刘晓庄，秦小珑. 略述江西四大医学群体 [J]. 江西中医药，1995，26 (3)：2-4.

[10] 陈永灿. 略述严用和研制益智方的贡献 [J]. 中医研究，2005，18 (1)：62-63.

[11] 程昭寰，杨岩岭. 南康医学刍议 [J]. 中国中医基础医学杂志，1999，5 (3)：54-55.

[12] 庄奕周. 评严用和补肾论 [J]. 福建中医药，1993，24 (3)：9-11.

[13] 黎忠民. 浅论治痰须治气 [J]. 四川中医，1996，14 (1)：17-18.

[14] 潘桂娟，柳亚平. 宋金元时期中医诊治痰病的学术思想研讨 [J]. 中华中医药杂志，2009，24 (2)：189-192.

[15] 长青. 严用和 [J]. 陕西中医，1993，9 (3)：35.

[16] 刘晓庄. 严用和辨治痢疾经验探析 [J]. 甘肃中医，1988 (1)：23-25.

[17] 傅幼荣. 严用和籍贯的再推究 [J]. 中医杂志，1983 (5)：79-80.

[18] 谢学安. 严用和籍贯质疑 [J]. 江苏中医药，1982 (1)：53.

[19] 施仁潮. 严用和论治痰饮述评 [J]. 浙江中医学院学报，1983 (4)：16-18.

[20] 刘晓庄. 严用和气机理论及调气思想初探 [J]. 中医杂志，1993，34 (1)：11-14.

[21] 马艳春，孙士红，倪项根，等. 严用和学术观点管窥 [J]. 中医药学刊，2006，24 (9)：1677-1678.

[22] 胡素敏，冷皓凡. 严用和学术思想辨析 [J]. 江西中医学院学报，2008，20 (4)：15-16.

[23] 徐兴国. 严用和运用附子经验小议 [J]. 陕西中医，1990 (12)：566.

[24] 马艳春，王红. 严用和胀满论治浅释 [J]. 中医药学报，2006，34 (1)：4-5.

[25] 高常柏，付滨. 严用和治疗水肿学术思想探讨 [J]. 江西中医药，2006，37 (5)：18-19.

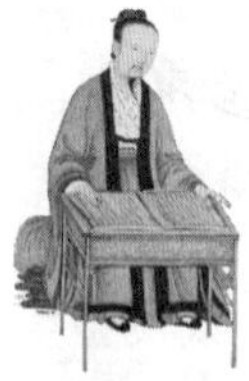

王好古

内容提要

王好古，字进之，号海藏，晚号海藏老人，约生于金章宗承安五年（1200），卒于元惠宗至元元年（1264），赵州（今石家庄市赵县）人，元代著名医家，易水学派的代表人物之一。著有《阴证略例》1卷、《医垒元戎》12卷、《此事难知》2卷、《汤液本草》3卷、《海藏癍论萃英》1卷。王好古曾与李东垣同受业于张元素，后又师从于李东垣，在张元素脏腑辨证及李东垣脾胃学说的影响下，结合个人临证经验，把伤寒学说与脾胃内伤学说有机地结合起来，对阴证的发病原因、诊断、鉴别和治疗等都做了详细的分析，创立了阴证学说。大胆提出伤寒、杂病分经统一论治的观点，并从理法方药全面论述，扩大了仲景六经辨证的范围，将治疗杂病的方药也用治于伤寒。在针灸方面，王好古认为原穴可以拔源，主张辨时选用五输穴，据外邪阴阳属性及疾病传变规律配五输穴，并用灸法治疗伤寒热病及阴证。归纳阐发药性理论，将药物功效与药物的性味、形色、质地和脏腑经络以及四时等相互联系起来，形成了更为完善的药物学理论，对后世影响颇大。

【概述】

一、生平简介

王好古，字进之，号海藏，晚号海藏老人，约生于金章宗承安五年（1200），卒于元惠宗至元元年（1264），赵州（今石家庄市赵县）人。

王好古家世不详，据《古今医统大全·历世圣贤名医姓氏·元》记载，“性明敏，通经史，好医方”，以进士官本州教授，兼提举管内医学。据其友人麻信之在《阴证略例·序》中所云：“海藏先生王君进之，家世赵人，早以通经举进士，晚独喜言医，始从东垣李明之，尽传其所学，后乃精研极思轩岐以来诸家书，驰骋上下数千载间，如指诸掌。”

王好古少时曾与李东垣一同受业于张元素，而年辈较晚，张元素殁后，又师从师兄李东垣继续学医。他博览群书，擅取各家之长，又不囿门户之见，把伤寒学说与脾胃内伤学说有机地结合起来，其所创的阴证学说引起后世医家的重视，丰富了中医学的内容，成为金元时期著名医家，也是易水学派的中坚力量。

二、著作介绍

王好古一生勤于著述，据《汤液本草·序一》所载，有《医垒元戎》《阴证略例》《癍论萃英》《钱氏补遗》等书。清·钱大昕《补元史·艺文志》记载，王好古著作有《汤液本草》《汤液大法》《医垒元戎》《阴证略例》《癍论萃英》《钱氏补遗》《此事难知》等。根据丹波元胤《中国医籍考》卷三十方论引熊均说，王好古还著有《活人节要歌括》《三备集》《癍疹论》《光明论》《标本论》《小儿吊论》《伤寒辨惑论》《辨守真论》《十二经药图解》《仲景一集》等。据陈邦贤《中国医学史》（1957 年商务版），王好古尚著有《疗痈疽耳目眼本草要钞》。现存的王好古著作，有《阴证略例》《医垒元戎》《此事难知》《汤液本草》《海藏癍论萃英》等，其余均已散佚。王好古的代表著作有以下几种。

（一）《阴证略例》

王好古撰写此书，积思十余年，曾三易其稿，历经五载，于宋端平三年（1236）始成，凡 1 卷。该书专论阴证，旨在阐明伤寒阴证的危害性及其证治。清·汪日桢在《阴证略例·后序》中说：“以伤寒阴证较阳证尤难辨，故作专书以发明之。”说明该书是王好古因伤寒病有阴阳之分，阳证易辨而易治，阴证难辨而难治而著。书中收集古人论阴证之文献，首列岐伯的阴阳脉例，次叙张元素及王好古自己的内伤三阴例，并举伊尹、扁鹊、张仲景、许叔微、韩祇和诸例凡 42 条，各证之后间附方药，并加入作者评述，有证有方，有论有辨，详尽说明了伤寒阴证的危害性及其证治。书末还附治验 8 则，都是作者亲历验证，颇有实际应用价值。

（二）《汤液本草》

该书是类集性的本草书籍，凡 3 卷。其名“汤液”者，取《汉书·艺文志》中“汤液经方”

之义。汤液即煎剂的意思，由于中医治疗疾病大多采用内服煎剂，故称《汤液本草》。李时珍在《本草纲目·序·历代诸家本草》中曾评价此书："取本草及张仲景、成无己、张元素、李东垣之书，间附己意，集而为此。"该书有王好古自序3篇，其落款年代分别为戊戌（1238）、丙午（1246）、戊申（1248），说明王好古曾3次修订书稿，历时10年，初撰于1238年，完稿于1248年。是书专论药物，分上、中、下三卷。上卷为总论，首列"五脏苦欲补泻药味""脏腑泻火药"，次叙李东垣关于药物学的论说"药类法象""用药心法"，最后附他自己所论"五宜""五伤""五走""服药可慎""论药所生""天地生物有厚薄堪用不堪用""气味生成流布""七方""十剂"。中、下卷分别收载具有代表性的药物241种。中卷收载草部药物108种，下卷收载木部药55种、果部药9种、菜部药12种、米谷部药10种、玉石部药20种、禽部药1种、兽部药10种、虫部药18种。王好古对药物性味、归经等有深入的研究，对五味补虚泻实法、制方相宜及饮食调养等也有独到见解，有些药物还附有单验方，颇切实用。该书对研究古代本草学有一定的参考价值。

本书在编排上打破了传统的分类方法，根据临床用药的需要，依据六经分治的原则，以仲景方中主病之药为首，再依次论述臣、佐、使药。"如太阳经当用桂枝汤、麻黄汤，必以桂枝、麻黄为主，本方中余药后附之；如阳明经当用白虎汤，必以石膏为主，本方中余药后附之；如少阳经当用三禁汤，必以柴胡为主，本方中余药后附之。如太阴、少阴、厥阴之经所用热药，皆仿诸此。"在具体内容上，王好古沿袭张元素、李东垣之例。其云："汤液要药，最为的当，其余方论，所著杂例，比之汤液稍异。何哉？盖伊尹、仲景取其治之长也。其所长者，神农之所著也。何以知之？本草云：一物主十病。取其偏长为本，又当取张元素《珍珠囊》断例为准，则其中药之所主不必多言，只一两句，多则不过三四句，非务简也，亦取所主之偏长，故不为多也。"《四库全书总目提要》对其评价亦很高，认为"好古此书所列，皆从名医试验而来，虽为数无多，而条例分明，简而在要，亦可云适乎实用之书矣"。

（三）《医垒元戎》

王好古自谓该书初撰于金正大八年辛卯（1231），后原稿散佚，以追忆"十得七八"，重撰于蒙古太宗九年丁酉（1237），凡12卷。是书以十二经为纲，首述伤寒，附以杂病。学术上以张仲景为本，参酌补充张元素、李东垣等法。选方则多用《局方》等，并附有自订验方。该书特点是打破了伤寒与杂病的界限，既把六经辨证原则用于杂病，又把杂病方药用于六经诸证，将伤寒与杂病的治疗统一起来。王好古扩大了仲景《伤寒论》六经分证的应用范围，把许多杂病分别归纳在六经中进行辨证治疗，经其发挥，使内伤和外感的疾病都可以按六经辨证施治，对后人影响很大。此外，该书在选方用药上提倡加减化裁，灵活变通。如理中汤在《伤寒论》中仅有8个加减法，在临床运用中尚嫌不足，而该书则补充了20余个加减法。其他如四物汤的加减法有60种，平胃散的加减法有30种，扩大了方剂的应用范围，体现了辨证论治的灵活性，对临床实践有重要的参考价值。

（四）《此事难知》

据王好古自序，该书撰写年代为"至大改元秋七月"，按此王好古已年逾百岁，显属有误。清代汪日桢谓之："《医垒元戎》成于丁酉岁，在此书后一年，惟《此事难知》自序题至大元年，则上距金亡已七十余年，岂海藏享上寿，至武宗时犹存耶？抑至大当是至元，刊本之讹耶？并书以俟考。"有关该书作者，曾一度被误传为李东垣所作，如荆南一人在明成化甲辰（1484）所作跋云："东垣先生医书一帙，予府已锓梓传于世矣。今又得一书，亦东垣治疾之法，名曰《此事难知》。"《四库全书·此事难知》"提要"则断言此书为"元王好古撰"，并称"今本《东垣十书》竟属之杲，则非矣"。是书分上、下两卷，载医论106篇，书名前冠以"东垣先生"字样，说明该书系王好古裒集李东垣之议论而成书的。据王好古自序说："予读医书几十载矣，所仰慕者，仲景一书为尤焉。然读之未易洞达其趣，欲得一师指之，遍国中无有能知者。寤而思，寐而思，天其勤恤，俾我李公明之，授予及所不传之妙。旬储月积，浸就编帙，一语一言，美无可状，始而终之，即无端之圜璧也。"该书内容包括经络、脏腑、病理、病源以及有关临床、治法等，其中对伤寒六经证治的叙述尤详，论述颇有见地，对帮助学习《伤寒论》有重要参考价值。该书与《医垒元戎》，保存了已失传的李东垣《伤寒会要》论治伤寒的精华部分，是研究李东垣学说的重要参考书。

（五）《海藏瘢论萃英》

该书1卷，撰写年代不详，最早见于元·杜思敬所编的《济生拔萃》中。此书虽以斑名，内容系泛论痘疹、麻疹，并有少数属于温病之"发斑"。全书分疮疹标本、洁古老人斑论、海藏老人斑论，斑证（未显或已显）用药，疮疹轻重候等，收集了钱乙、李东杲、张元素等医家有关斑疹的论述，提出斑疹多热证，治从六经的方法。

【学术思想】

一、学术渊源

王好古为易水学派代表人物之一。王好古少时曾与李东垣一同受业于张元素，而年辈较晚，张元素殁后，又师从师兄李东垣继续学医。他博览群书，擅取各家之长，又不囿于门户之见，把伤寒学说与脾胃内伤学说有机地结合起来，其所创的阴证学说引起后世医家的重视，丰富了祖国医学的内容，终成为金元时期著名医家，也是易水学派的中坚力量。

王好古所处的金元时代，我国北方地区战争极为频繁，由于连年战乱，老百姓挣扎在水深火热之中，一方面外感热病广为流行，另一方面因饥饿、劳役、惊恐、寒温失调等，导致内伤虚损病亦不少见。在当时的历史条件下，原有的医学理论和临床经验均不能满足客观需要。所以有不少医家根据自己的不同实践体会，各自发挥新的见解，各张其说，各树一帜，形成各个不同的学派，出现了盛况空前的"新学肇兴"局面。王好古的两位老师张元素和李东垣就是在这样的背景下创立了易水学派。王好古亦成为易水学派的重要人物。易水学派的学术特点，是以阐发脏腑病机及辨证治疗为中心，其理论渊源有三。其一，本源于《内经》。易水学派从张元素到李东垣、王好古对脏腑病机的探讨以及制方遣药，无不本于《素问》《灵枢》之所言，而自能化裁于其中。

如言脏腑病机，汇集了《素问·玉机真脏论》篇，以及《灵枢》中的《邪气脏腑病形》《经筋》《本脏》等篇有关内容。其言药性理论，也是根据《素问·阴阳应象大论》篇的气味厚薄、寒热升降的理论，以及《素问·至真要大论》篇“五味与五脏苦欲”之旨而发挥之。其二，受《难经》《华氏中藏经》及《伤寒杂病论》的影响。如《难经》有“论脏病腑病治疗难易”专论，《伤寒杂病论》有《脏腑经络先后病脉证》专篇，《华氏中藏经》更系统地叙述了脏腑的虚实寒热病证，对易水学派的影响尤大。其三，受唐、宋各大家的启示。其所倡导的脏腑辨证说，明显受到唐代孙思邈《备急千金要方》所列脏腑虚实病证、宋代钱乙《小儿药证直诀》所叙小儿五脏病证及五脏补泻诸方的启示。另外，唐代王冰《素问释文》及对七篇大论的某些见解，刘完素的运气理论，对易水学派分析病机、指导制方遣药也有一定影响。

王好古作为易水学派的中坚人物，其学术间接受到上述因素的影响，直接师承易水学派开山鼻祖张元素及“补土派”的代表人物李东垣。在其论著中多征引二师之说。如所撰《汤液本草》上卷，载李东垣“药类法象用药心法”，中卷及下卷却仿元素《珍珠囊引经佐使》《脏腑标本用药式》等之例，继承其药物归经学说。其以本草诸药配合三阳三阴及十二经络，以主病者为君，臣、佐、使应之，每药之下先气次味，次之某经。在医理上，张元素阐发养胃之理，李东垣师承而犹有发展，创脾胃之说。王好古在此基础上，又发明温补脾肾的观点，从实践中充实张元素的“命门”理论和李东垣的“脾胃学说”。之后明代的张景岳、赵献可，清代高鼓峰、吕留良等均从不断实践中予以发明，使日臻完善，形成温补学派。

二、学术特色

王好古学术思想的重点是阐发伤寒阴证理论，在阴证辨证论治方面有独到建树。另外，王好古对药物学、伤寒学亦有较大贡献，在针灸五输穴的运用方面也积累了很多经验。

（一）创立阴证学说

王好古以论述阴证著称于世，特别注重伤寒阴证的研究，并且其论不限于伤寒外感之说，而是熔外感、内伤于一炉。王好古推崇仲景学说，吸取了张仲景、王叔和、朱肱、许叔微、韩祇和等医家有关阴证的观点，从而奠定了阴证学说的基础。王好古认为“伤寒古今为一大病，阴证一节害人为尤速”，故特撰《阴证略例》。对阴证的发病原因、证候、诊断和治疗，都做了详尽阐述，因其见解独特，自成一家，后世评价甚高，影响深远。

王好古创立的阴证学说，虽然源于《素问·调经论》所说的“阳虚则外寒”“阴盛则内寒”等理论，但最主要的还是受师承的影响。他在张元素脏腑辨证学说和李东垣脾胃内伤理论的启发和影响下，注重脏腑虚损和伤寒三阴虚证。王好古认为张元素既有三阴可下之法，必有三阴可补之法，而李东垣着重阐发了“饮食失节、劳倦伤脾”所引起的阴火炽盛病变，即所谓热中，而对内伤冷物遂成阴证的病变却论述不够全面。所以，王好古特别重视三阴阳虚的研究，从而奠定了“阴证学说”的思想基础。

王好古创立的阴证学说，一方面受师承的影响；另一方面，他考虑到一般研究《伤寒论》者都详于外感而略于内伤、详于实证而略于虚证、详于三阳而略于三阴，但在临床上阴证危害甚大而较阳证尤为难辨难治。即其所谓“伤寒人之大疾也，其候最急，而阴证毒为尤甚，阳证则易辨而易治，阴证则难辨而难治”。而在他以前的刘完素以火热立论，力倡“热病只能作热治，不能从寒医”之说，用药力主寒凉。受其“火热论”影响，其弟子马宗素、镏洪、常德及当时医界许多医家也大阐其说，虽然纠正了当时滥用《局方》温燥的流弊，但寒凉过甚亦成弊端，所以王好古着意阐发阴证，提倡温补，也是对河间之后医家过用寒凉的纠正。

因此，王好古“积思十余年”，收集了《内经》以及张仲景、王叔和、朱肱、许叔微、韩祇和、成无己、张元素等前代医家有关阴证的论述，在此基础上进一步对阴证加以阐发，对阴证的发病原因、诊断、鉴别和治疗等都做了详细的分析，创立了自己的阴证学说。

王好古确立阴证的范畴，是指“伤寒内伤三阴经”，即太阴、少阴、厥阴三经的证候。他在仲景《伤寒论》三阴证的基础上，重点放在内伤方面。如他在《阴证略例》“内伤三阴证例”及“举古人论阴证例”篇中谓“若饮冷内伤，虽先损胃”，但其病变则有三阴经不同的症状表现。“若面青或黑，俱见脉浮沉不一，弦而弱，伤在厥阴肝之经也”，并可见四肢厥逆、爪甲青，或自汗不止等证；“或面红或赤，或红赤，俱见脉浮沉不一，细而微者，伤在少阴肾之经也”，并可见默默不语、但欲寐，或四肢厥逆，或身表冷如冰石等证；“若面黄或洁，或黄洁俱见，脉浮沉不一，缓而迟者，伤在太阴脾之经也”，并可见手足自温、自利不渴等证。从王好古强调“三阴可补之法”和治疗用药主张温养来看，其主要论述的是三阴阳虚证。此外，内伤阴证也可兼有外感，如内伤饮冷有兼外感风寒的，雾露雨湿也可同时侵其内外，诚如王好古所谓“有单衣而感于外者，有空腹而感于内者，有单衣空腹而内外俱感者”，至于“虚人内已伏阴，外又感寒，则内外俱病”。王好古在风寒侵袭肌表而导致的阴寒病证之外，又补充了饮食冷物、误服凉药以及口鼻吸入雾湿之气所造成的内伤阴证，从而大大扩展了阴证的范畴。

1. 阴证的病因病机

阴证的发病原因，有内因、外因和不内外因三个方面。

阴证的外因，一是过食冷物，二是误服凉药，三是感受霜露、山岚、雨湿、雾露之气。他认为此三者均可通过口鼻入腹，损伤脾胃阳气而成阴证。并独具创见地阐述雾露雨湿不仅可袭人之肌表而致病，又因它与饮冷同为浊邪，病邪性质相同，都可以口鼻为侵入途径，所引起的阴证脉证又极为相似。故说：“雾露入腹，虽不饮冷，与饮冷同；内伤饮冷，虽非雾露，与雾露同。”（《阴证略例·论雾露饮冷同为浊邪》）实际上是对“寒邪直中三阴”说的发挥，亦是对《内经》“天之邪气，感则害人五脏”的阐释。

阴证的内因，是人体“本气虚”。在阴证的发病中，王好古更重视人体“本气虚”在发病中的作用。明确指出“少阴得藏于内，腠理以闭拒之，虽有大风疴毒，莫之能害”。腠理的开合与卫气有密切的关系，而卫气虽开发于上焦，却根源于下焦。所以，肾气盛衰与否，与阴证发生密切相关。

阴证的不内外因是房事过度，耗伤真元精气，导致阴证。

王好古认为，阴证的发病无论内伤或是外感，都不过是条件，而“人本气虚”和“内已伏阴”才是阴证发病的关键因素。他认为“重而不可治者，以其虚人，内已伏阴，外又感寒，内外俱病，所以不可治也”。说明外感寒、内饮冷都只是外在的条件，而人本气的虚实才是内在根据。如人本气实，虽感寒饮冷，均不足以使人致病；人本气虚，感寒饮冷虽不甚，或者既未感寒，又未饮冷，也可能患阴证。

王好古所指的“人本气虚”，主要与少阴肾虚或太阴脾虚有关。所以他援引宋·朱肱《活人书》中“大抵阴毒本因肾气虚寒，或因冷物伤脾，外感风寒，内既伏阴，外又感寒，或先外寒而伏阴，内外皆阴，则阳气不守”的论述，来说明这一论点。而两者之中，他又特别重视肾虚的作用。他认为，“人之阳气俱藏于一肾之中”，肾为全身之本；肾阳充盛之人，即使有冷物伤脾，或风寒外伤，也能使阴寒之邪逐渐消失而不致发病；只有肾阳素虚者，一旦感受外寒或冷物，则内阴与外寒相合，形成阴寒过盛的阴证。

王好古在对仲景伤寒三阴证治进行研究的基础上，论述了阴证的病机。认为“内伤三阴”的病机，实际上就是“元阳中脱”。他在《阴证略例》中着重从病机上说明“元阳中脱”的两种形式，即“阳从内消”和“阳从外走”。他说：“或有人饮冷内伤，一身之阳便从内消，身表凉，四肢冷，脉沉细，是谓阴证，则易知之。若从外走，身表热，四肢温，头重不欲举，脉浮弦，按之全无力。”但具体病机则有三阴经之不同，如“伤在厥阴”，是属肝阳虚损，血因缺乏升发之气，而不能正常萦回于经脉之中所致；“伤在少阴”，是属肾阳虚损，虚阳上泛所致；“伤在太阴”，是属脾胃虚损，津气不营于肌肤所致。说明“内伤三阴”的病机所在，实为肝阳虚损、肾阳虚损、脾阳虚损。其中，又以脾阳虚损为病机之重点和受病之源。

2. 阴证的临床表现

王好古在搜集前人有关阴证记载的基础上，结合自己的临床经验，提出了“内伤三阴”的具体临床表现：“若病在少阴，则有面赤，默默不欲语，但欲寐，或四肢厥逆，或身表凉如冰石，脉沉细。若病在厥阴，则四肢厥逆，爪甲青，面目黧黑色，或自汗不止，脉沉弦无力。若病阴毒证，身表如冰石，四肢厥逆，体如被杖，脉沉细而微，或六至以至八至、九至、十至而不可数”“惟太阴一证，手足自温、自利不渴，尺寸脉俱沉而弱”。但阴证的临床表现有时十分复杂，往往不是局限于某一经，而是二经或三经症状并见，其变化更是复杂多样，即王好古所谓“阴证始终形状杂举”。故又把面赤、手足振摇、腰腿沉重作为阴证的早期症状。其云：“若患者面赤者，下虚也。手足振摇者，为元气无主持也。腰腿沉重者，三阴经受寒湿也。或恐或悸者，知阴寒之邪在手足少阴也……以上初病时，多有形状如此等类。”另外，身如被杖、色青黑、手足蜷而卧、恶闻人语、昏昏欲寐、目睛白而赤等，也是阴证的晚期症状。应该说，临床上的阴证复杂多变，经过王好古的整理，既条理分明，又切合实际。

3. 阴证的诊断及鉴别

王好古对于阴证的诊断非常重视，主要从色、脉两个方面来辨别三阴证。就色诊来说，伤在厥阴肝经则面青黑，伤在少阴肾经则面红赤，伤在太阴脾经则面黄洁。就脉诊来讲，阴证初起以沉细而疾为主脉；阴证渐深，则六脉沉细，一息七至；阴证危时，六脉附骨取之方有，按之即无，一息八至以上，或不可数。王好古论述阴证脉象，对《伤寒论》仅以脉迟定为寒者又有补充。而且，王好古对脉象尤为重视，认为脉象可以反映疾病的本质，“大抵前后证变之不同，以脉别之，最为有准，不必求诸外证也”，并以“《活人》辨证不取诸他，而独取诸脉”为例，指出脉象“最为验”，甚至在判断转归和预后时也是如此。如他引《洁古老人内伤三阴例》时曰：“气口紧盛而伤者，有多少轻重焉：如气口一盛，脉得六至，则伤于厥阴，乃伤之经也，槟榔丸主之；气口二盛，脉得七至，则伤于少阴，乃伤之重也，煮黄丸主之；气口三盛，脉得八九至，则伤于太阴，乃伤之尤重也，故填塞闷乱，心胸大痛，兀兀欲吐，得吐则已，俗呼为食迷风是也。”他在《阴证略例》中，单独论述脉象的就有“岐伯阴阳脉例”“叔和阴脉例”“辨少阴脉紧证”“仲景评辨二章脉歌”“论脉次第”等篇，这是因为脉象不因患者的主观意志为转移，更不受患者的表述能力等不稳定因素的影响。尤其是当阴证病情重笃时，患者往往神志不清，言语含混，也只能借助于脉象来准确诊断病情。如他治疗一患者，表现为语言狂乱，且兼有肩背胸胁斑出十数点、肌表热等证，很容易误认为阳热发狂。王好古从其脉极沉细而断为阴证，再细辨肌表虽热，以手按之须臾冷透如冰，进一步证实非阳热而是浮阳而已，是寒凝血滞而见斑微出。若不能抓住脉之虚实这一诊断要点，则差之毫厘，谬之千里。故王好古告诫说：“学者当审独取诸脉，不凭外证可也。”

王好古对阴证的鉴别极为细致，他深入分析了阴证在某些情况下所表现的变证及假象，并阐明其病机，指出明辨疑似的要点，以避免误诊。他在《阴证略例》中共计有“论谵言妄语有阴阳”“论下血如豚肝”“论阴阳二络”“论自汗分阴阳”等近二十篇，对阴证的狂言、小便赤、小便不通、大便秘、发热、咳逆、发渴、发厥、遍身青黑、四肢振摇、手足自汗、阴阳易、霍乱等病证，均一一做了鉴别论述。如“阴证发热篇”云：“发热恶寒者，太阳也；身热汗出濈濈然者，阳明也；脉细，头痛，呕而发热者，少阳也。太阴、厥阴皆不发热，只少阴有发热二条，仲景谓之反发热也。断云：大抵阴证发热，终是不同，须脉沉细或下利，手足厥。”将六经出现的发热做了鉴别。又如“论自汗分阴阳篇”云：“伤风自汗，汗出恶风寒者，有表也；汗出不恶风寒者，表解里未和也；汗出身凉不热者，阴证也；汗出身热得阴脉者，亦阴证也。”可见，自汗的表现不同，其发病病机也需临证详辨。总之，王好古以证见恶寒怕冷、欲近衣被、不思饮食、下利清谷、四肢厥冷、气怯喜静、舌质淡或青、脉沉迟而微者属阴证。如此一目了然，而不至于阴阳颠倒，贻误病情。再如，一般医家多以谵语属阳证，所谓“实则谵语”是也。但王好古却独具慧眼，提出“谵言妄语有阴阳”，认为若发汗过多，会出现“亡阳谵语”，而“内伤感冷，语言错乱，世疑作谵语者”，此乃“神不守舍也”，并皆属阴证。提出鉴别的关键在于辨脉，“脉洪大而实，或滑或促”为阳证，“脉虚而不实”为阴证。

王好古还特别重视从阴证似阳证及阴证疑似证两个方面进行仔细鉴别，并且突出了色诊、脉诊。其云：“或有人饮冷内伤，一身之阳便从内消，身表凉，四肢冷，脉沉细，是谓阴证，则易知之；若从外走，身表热，四肢温，头重不欲举，脉浮弦，按之全无力。医者不察，便与表药双解等，复使汗出，三焦之气绝，以此杀人者多矣。”这就从病机上说明“元阳中脱”有内消与外走二途，阳从内消的纯阴寒证易辨，但阳从外走的所谓“内阴外阳”证则难明。他重点指出身表热、四肢温只是元阳外脱的表象，而脉按之全无力则是阳已脱失的表现，应透过现象看本质，否则会犯乱用解热药而致使三焦气绝的严重错误。对于阴证似阳证的鉴别，他在《阴证略例·活人阴脉例》中云：“假令身体微热，烦躁，面赤，其脉沉而微者，皆阴证也。身微热者，里寒故也；烦躁者，阴虚故也；面戴阳者，下虚故也。”指明要从阴证所出现的“身热面赤”等现象中，认识“脉沉而微”的本质，并分析了微热、烦躁等假象的原因是因为阴盛里寒、虚阳外越之故。总之，阴证阳从外走，出现阴证似阳的现象，往往证候比较复杂，阴阳交错。所谓内阴外阳证，既有“内阴”证，每三阴证候同见；又有“外阳”的假热症状，其共同点是身不冷、四肢温。

对疑似证，王好古采用比较方法进行鉴别，运用色诊、脉诊分析疑似证的本质。如发渴一证，《阴证略例·论阴证发渴》提出：“然欲饮，则饮汤而不饮水……及得饮汤，胸中快然，其渴即解。”王好古认为“及得饮汤，胸中快然”即是阴证的表现。若“渴而引饮”，则为《内经》所谓“口燥舌干而渴，尺寸脉俱沉，则知肾受热邪”，是阳证的表现。又如小便赤一证，《阴证略例·论阴证小便赤》云：“赤如灰汁，色虽如此，但溺时成剂，茎中不涩而快利也”，是阴证的表现；若“大便燥，小便赤而涩少”，则是阳证。再如咳逆，阴证咳逆“从呕哕而生，胃寒呕哕不已，咳逆继之，其声快快连续不已，声末而作咳逆，古人云烦冤是也”，“阴证咳逆，呕从内出，或先作去声，或与去声相并而至喉中”；而阳证咳逆“内热与上热相接，渴逆止在喉中”。

总之，尽管证候阴阳错杂，但脉象总是沉、涩、弱、弦、微等阴脉，这是鉴别阴证的关键，在临床上须仔细分辨，明鉴如镜，以免误诊。

4. 阴证的预后及转归

对于阴证的预后及转归，王好古从病变发展来分析。他认为：“外感者，先太阳，次阳明，次少阳，次太阴，次少阴，次厥阴；内感者，先三阴而无定，次少阳，次阳明，次太阳，为极高之分。”认为《伤寒论》所阐述的外感阴证，是按先太阳、次阳明、次少阳、次太阴、次少阴、次厥阴的顺序由表入里，而内感阴证则首犯三阴，而其病变情况则因人而异，并不固定在三阴的某一经，次少阳，次阳明，次太阳，或里证已罢而病情向愈，或六经同病，或表里同病，元阳中脱而转危。一般来说，内感阴证的病机转归与伤寒外感一样，有不传经、顺传经、逆传经等区别。王好古认为，如由三阴转向少阳、阳明、太阳则为顺传，其预后良好；相反，如太阴向少阴、厥阴发展，则为逆传，病多危重。至于阴证好转趋势，也有各种临床表现，如不传经则无汗而解，顺经传则汗而解。也有服温热药后，多见下气而病解的。

此外，王好古还善于根据服药后的反应来判断阴证转归及预后。如始病不躁，服药反躁，若脉浮取实大，手足温和者生；若脉浮取损小，手足厥逆者死。又如始病躁，服药不躁，若脉沉取实大，手足温和者生；若沉取损小，手足厥逆者死。其关键在于阳气是否能回复。王好古还发现，患者服药后有两种不同向愈形式：一为渐愈，阳气渐复，阴寒徐除，不伴有大量出汗；另为速愈，多伴有大量出汗。诚如王好古所说：“阴证阳从内消，服温热药，烦躁极甚，发渴欲饮是将汗也”“人若识此，续汤不已，愈矣。一则始病不躁，药而躁，脉当浮之实大，阳气充也，手足温和则生，若浮之损小，阳气走也，手足厥逆则死；. 一则始病躁，药而不躁，脉沉之实大，阳气回也，手足温和则生，沉之损小，阳气消也，手足厥逆则死”。指明了欲汗之兆和汗后的两种转归，并说明阴证本属阳气虚惫，服温热药后，阳气初复，与邪交争，往往出现烦躁口渴的假热症状，这是阳气外达、将要出汗的现象，提醒人们不要被服药后所出现的假象所迷惑而误认为热。只有密切观察，正确认识服药后的反应，才可能进行正确的治疗，否则将会带来不良后果。王好古的这些见解，皆发明古人所不言处，很有实用价值。他有关“汗出速愈”之规律的总结，对后世温病学派影响极大。

综观王好古对阴证的论述，重点在于把三阴界定为肝、脾、肾三经，而且对内感阴证的论述和辨证论治包括了手足三阴的内容，说明仲景《伤寒论》不仅可以治疗伤寒外感，还适宜于内伤杂病，从而把许多内伤杂病也分别归属在六经辨证中进行辨证论治，从而扩大了《伤寒论》六经的应用范围。

王好古深得元素、东垣之心传，其阴证学说也反映出脾胃内伤学说对他的深刻影响。尤其应当强调指出，李东垣论脾胃内伤重点是阐发内伤热中证，王好古则重点论述了寒中证。这正是他的可贵之处，并由此引起了后世医家的重视。

总之，王好古关于阴证的理论与实践，既补充了张仲景之论，又发挥了易水学派之说；他论治阴证的临床经验，至今仍具有一定的实用价值。现代研究表明，其阴证辨证施治的方法和运用温补方药的经验，对于治疗某些由阴邪导致的心血管以及消化系统的急慢性疾患有参考和借鉴意义。

（二）对药物学的贡献

王好古对药物学的研究，重视以《内经》作为研究药性理论的指导，还强调从“汤液”着手。指出：“世皆知《素问》为医之祖，而不知轩岐之书实出于神农本草也。殷伊尹用本草为汤液，汉仲景广汤液为大法，此医家之正学，虽后世之明哲有作，皆不越此。”他所著《汤液本草》一书，其名“汤液”者，即取《汉书·艺文志》中“汤液经方”之义。该书上溯《神农本草经》及《内经》《伤寒论》等经典奥旨，下逮陶弘景、张元素、李东垣等诸家之论说，在系统总结金元以前药物学经验的基础上，归纳和阐发了药性理论，将药物功效与药物的性味、形色、质地和脏腑经络以及四时等相互联系起来，形成了更为完善的药物学理论，极大地促进了中药学的发展，对后世影响颇大，至今仍有较大指导意义。

1. 阐明药物气味阴阳

药物的气味阴阳，是药物具有各种功能的基础。《汤液本草》对《内经》有关气味的理论，进行了比较全面的归纳阐述。如《汤液本草·东垣先生药类法象·用药法象》云：“天有阴阳，风寒暑湿燥火，三阴三阳上奉之。温凉寒热，四气是也。温热者，天之阳也；寒凉者，天之阴也。此乃天之阴阳也。地有阴阳，金木水火土，生长化收藏下应之。辛甘淡酸苦咸，五味是也，皆象于地。辛甘淡者，地之阳也；酸苦咸者，地之阴也。此乃地之阴阳。”说明药物的气味阴阳与天地阴阳是相应的，药物秉受天地阴阳之气不同，其所具之性味亦各异。气味有厚薄，阴阳有清浊，禀质不同，其功亦异，“味薄则通”“味厚则泄”“气厚则发热”“气薄则发泄”“清阳发腠理，清之清者也；清阳实四肢，清之浊者也。浊阴归六腑，浊之浊者也；浊阴走五脏，浊之清者也”。然而就具体药物而言，认为气味阴阳并非孤立，必须合而视之。故《汤液本草·东垣先生用药心法·制方之法》说：“凡同气之物必有诸味，同味之物必有诸气，互相气味，各有厚薄，性用不等。”王好古论述药性，重视气味合参。这样，既阐述了《内经》精义，又丰富了《神农本草经》所论四气五味理论。《汤液本草》探讨药性，尤重《内经》五味之论，对其五味宜忌偏胜之说皆予全面总结。

2. 详述苦欲补泻，总结用药法则

药物的补泻作用，是用药的依据之一。《汤液本草》总结补泻作用，以《素问·脏气法时论》中“五脏苦欲”之说为依据，采四时五行生克之法，概括药物五味对五脏的补泻作用。王好古认为，五脏发生病变，就按补虚泻实的方法进行治疗，选择适宜五味对相应五脏进行补泻，并结合临床实践，辅以药例说明。如谓“肝苦急，急食甘以缓之，甘草；欲散，急食辛以散之，川芎；以辛补之，细辛；以酸泻之，芍药”。肝为何以辛补酸泻？因肝木主春升之气，辛味性主生长，能助春升之气故谓之补；而酸味则性主收降，与春升之气正相反，故谓之泻。

王好古还根据《内经》中药物有五味、五脏有苦欲的理论及张元素的药物五味特征，对人体的五脏能产生不同的亲和力、随脏器喜恶不同使药物五味产生不同补泻作用的理论又有所发挥。在此基础上总结出如下用药法则：“肝苦急，急食甘以缓之，甘草；欲散，急食辛以散之，川芎；以辛补之，细辛；以酸泻之，芍药；虚以生姜、陈皮之类补之。心苦缓，急食酸以收之，五味子；欲软，急食咸以软之，芒硝；以咸补之，泽泻；以甘泻之，人参、黄芪、甘草；虚以炒盐补之。虚则补其母，木能生火，肝乃心之母，肝木也以生姜补之，如无他证，钱氏安神丸主之；实则甘草泻之，如无他证，钱氏方中重则泻心汤，轻则导赤散。脾苦湿，急食苦以燥之，白术；欲缓，急食甘以缓之，甘草；虚则以甘草、大枣之类补之。肺苦气上逆，急食苦以泻之，桑白皮；以酸补之，五味子；虚则五味子补之。如无他证，钱氏阿胶散补之。脾乃肺之母，以甘草补脾。实则桑白皮泻之。肾苦燥，急食辛以润之，知母、黄柏；欲坚，急食苦以坚之，知母；以苦补之，黄柏；以咸泻之，泽泻；虚则熟地、黄柏补之。肾本无实可泻，钱氏有补肾地黄丸。”由此可见，同一酸味的五味子，既可收心，又能补肺；同是味辛的药，有细辛的辛散，有知母、黄柏的苦泄。所以药物的五味补泻作用，必须结合五脏的喜恶、病变的性质，才能收到良好效果。

《汤液本草》言补泻，虽以五脏对五味苦欲为主，但在药性中亦提及“四气”的补泻，对机体方面也论及六腑的补泻，并未超出四时五行生克之法。这种补泻理论，虽与后世单指扶正与祛邪的补泻作用有所不同，但把补泻性能作为药性基本理论概括，无疑具有进步意义，且后世不少治则制方均以此立法。

3. 阐发药类法象

药性讲法象，首创于五代·韩保升《蜀本草》。但其以药物五色配五脏之法，则失于机械。《汤液本草》之药类法象旨承《内经》，以药物气味法天地四时之象。即以气味之厚薄，法天地阴阳之象；以气味性能，法四时万物变化之象；参合气味厚薄与天地阴阳，而研得药性之要旨，是谓之“升降”。王好古认为药物具有升降之能，实由其气味参合而定。所谓“升降者，天地之气交”是也。

《汤液本草》中并举茯苓、附子、麻黄、大黄为例，演以图形，以示其象，释以经文，以详其义，深发“升降”学说之蕴义。其在“药类法象”一节中，据药物气味厚薄阴阳的不同，以四时六气为纲，配以药性的升生、浮长、化成、降收、沉藏等特点，将102种药物归纳成5类，形成了以“升降浮沉”为中心的“药类法象”理论。此药性理论一经创立，即得到医家普遍重视和广泛应用，后世一些治则、处方，亦多以此为据。王好古在其师张元素的理论基础上，所总结的“升降浮沉”之说，对发展药性理论是一大贡献。

4. 丰富药物归经学说

药物作用的发挥，除与本身所具气味阴阳等特性有关外，与机体脏腑经络之生理、病理状况亦有密切联系。《内经》概括药性，重视性味与脏腑的关系。如“五脏苦欲”之说便是一例，其他如“五宜”“五走”“五入”之论，亦说明此种关系。汉、唐以来，六经辨证与脏腑辨证进一步发展完善，各种病证与脏腑经络之间的关系进一步明确，通过辨证治疗，认识到药物作用的发挥与脏腑经络有内在联系。药物的归经理论，是将药物的作用与脏腑经络的关系结合起来，说明某药对某些脏腑经络的病变起特定治疗作用，充分体现了药物的专属性，即某药对人体某部分的选择性作用。认识了药物的这种选择性作用，就能更好地支配药物发挥治疗作用。

刘完素在《素问病机气宜保命集》中，就有关于药物归经的记载，但尚未形成体系。张元素、李杲根据《内经》理论将药物性味与脏腑、六经辨证的治验结合起来，以阐明药物作用与脏腑经络的关系，初步形成了归经学说。王好古在继承师学的基础上，在药物归经方面也进行了深入研究，推动了这一理论的发展。他在《汤液本草》中专列“脏腑泻火药”一篇，总结了脏腑泻火药，说明同是泻火药，但“黄连泻心火”“黄芩泻肺火”“白芍泻脾火”“柴胡泻肝火、胆火”“知母泻肾火”“木通泻小肠火”“黄芩泻大肠火”“黄柏泻膀胱火”“柴胡泻三焦火”“石膏泻胃火”等。他还录入“东垣报使”“诸经向导”等，丰富了归经内容。在各药论述中，把许多药物专列归经一项，而且同气味、阴阳等药性并列，还应用归经理论辨析药物功能。王好古在《汤液本草》中明确把药物归经作为论述药物的重要内容之一而单独提出，是对药性理论发展的一大贡献，成为后世编写本草著作的范例。现代临床也证实了药物归经的重要实践意义，如治疗脑血管病变而引起的头痛、眩晕常用藁本、蔓荆子引药入巅顶，病毒性肝炎、肝硬化常用柴胡引药入肝等，临床证实确能提高疗效。

5. 简化用药法式

两宋金元之际，运气学说盛行。因此“六化分治”“五运六淫”等用药法受到医家重视。王好古特将《素问·至真要大论》中有关六气“司岁”“司天”“在泉”及主、客、胜、复等论述作为指导，结合应用药物的思想和方法，归纳为十幅简表，概括成用药法式。这种方法引起了后世不少医家的重视，尤其在温热病的治疗中，许多立法制方都以这些用药法式为依据，如温病名方银翘散，就是据“风淫于内，治以辛凉，佐以苦甘；热淫于内，治以咸寒，佐以甘苦”的原则制定的。

6. 讲究服药方法

王好古还十分讲究药物的服用时间及服药方法，注意观察患者服药后的反应。对于服药时间，他根据《内经》所提出的“平旦人气生，日中而阳气隆，日西而阳气已虚，气门乃闭”的人体阳气运行的昼夜节律及一日之中的阴阳消长规律，探索了择时服药方法。王好古认为阴证病机主要是阴盛阳衰，所以主张昼进阳药、夜服阴药，治疗阴证用阳药应在夜半之后服药，“所以却类化之阴而接身与子所生之阳”，使药之温热得自然界阳气之助而发挥更大的效用，如夜半之后服用附子则易于收功。并在《阴证略例·阴阳寒热各从类生服药同象》中指出："假令附子与大黄合而服之，昼服则阳药成功多于阴药，夜服则阴药成功多于阳药，是从其类也。况人之疾，独不然乎？若病阳证，昼则增剧，夜则少宁；若病阴证，昼则少宁，夜则增剧。是人之阴阳寒热，从天地之行阴行阳也，寒热之化，以此随之。"

对于服药方法，王好古认为"热药冷服，内有浮阳则可。若脉已虚，按之全无力，或患者素无所养"，用热药不可冷服而只宜温服，"不然阴气必不能酝酿回阳，利害非轻"。"患者因下之太过，两手脉沉迟细而无力，或遍身及四肢逆冷，烦躁而渴，或引饮不休，好泥水中卧者，须用性热药治之。凡投性热药，皆须冷服，何故如是？今谓病患腹中阴气太盛，若投汤济，即阴阳相击，药下即吐，须候汤剂极冷即投之。投之不吐者，盖腹中阴气与冷饮相逢，即同气相从尔，故药下不吐也。"这是王好古长期临床经验之结晶。

王好古还提出了许多特殊服药方法，如主张午前进汗剂，午后服下剂，此法实为"昼服阳药，夜服阴药"之法引申的结果。他认为汗法因主要是疏解在表的无形阴邪，故当选择人体阳气正处于旺盛阶段的午前服用，以利其邪达表且不伤阳；下法因主要是荡涤在里的有形阳邪，故又当选择人体阳气渐衰而阴气逐生的日巳后进服，以助其邪下走且不伤阴。此外，他还提出"凡投性热药，皆须冷服"的热药冷服方法，认为"内有伏阳则可，若脉已虚，按之全无力，或患者素无所养，只可温服，不然阴气必不能酝酿回阳，利害非轻"。再如汤沐法（外接法），即患者服药欲汗时，以葱白煎浆作汤，沐四肢以接阳气尤佳。

（三）对伤寒学的贡献

王好古研究仲景学术，不同于一般医家的逐条注释，而是立足实践阐发其学术精华并弥补不足，颇多卓见，为弘扬伤寒学做出了多方面的贡献。

1. 六经论治伤寒与杂病

王好古大胆提出伤寒、杂病分经统一论治的学术观点，并从理法方药角度加以论述，这不仅扩大了仲景六经辨证的范围，而且把治疗杂病的方药也用于伤寒，对后世医学的发展有巨大影响。

王好古认为伤寒、杂病虽有外感、内伤之别，但均因伤及脏腑、经络、气血，阴阳失调而发病，"伤寒之内，不离乎里""杂病之外，不离乎表"。伤寒、杂病的传变，均不离经络，故伤寒与杂病均可按六经治疗，故云："要当全识部分、经络、表里、脏腑，岂有二哉！"

由于伤寒与杂病的病因不同，传变途径不同，人体的禀赋也不相同，表现于外的症状也必然有所不同。但内伤与外感也相互传变、相互影响、紧密联系，故不能决然划分，亦不必强分。王好古强调外感可导致内伤，或内外同病；内伤可导致外感，或外内同病，而治疗伤寒和杂病的方药亦是活法在人，相互贯通。据外感与内伤主次矛盾之不同，采用标本缓急之法，或内主而兼外、或外主而兼内。伤寒从外而之内者，法当先治外而后治内；杂病从内而之外者，法当先治内而后治外；至于中外不相及，则治主病的方法一致，何必分之为二？由于大抵杂病之外不离表，伤寒之内不离里，因此，"表则汗，里则下，中则和，不易之法也，剂之寒热温凉在其中矣"。

王好古伤寒、杂病分六经论治的学说，不仅扩大了《伤寒论》六经分证的治疗范围，而且从病机、辨证、治则、方药等各方面，都有新的阐发，对后世医学的发展具有深远的影响。

2. 本《内经》探伤寒之源

王好古对伤寒的病因进行了有益的探讨，在《医垒元戎》和《此事难知》二书中，均设立“伤寒之源”专篇予以讨论。他依据《内经》“冬伤于寒，春必病温”之旨，认为“内伤”（人本气虚）是伤寒发病的关键所在，并云：“冬伤于寒，春必温病。盖因房室劳伤与辛苦之人，腠理开泄，少阴不藏，肾水涸竭而得之。无水则春木无以发生，故为温病。至长夏之时，时强木长，因绝水之源，无以滋化，故为大热病也。伤寒之源如此”，说明肾虚在伤寒发病中所起的重要作用。

王好古师承李东垣，又认为脾胃内伤也是伤寒发病的重要原因，云：“饮食不节，或饥或饱，或冷或硬。居处不时，或塞或通，或劳或逸。阴阳太过者，隐相易之，形状或一或二。喜怒不常者，须心腹之逆满，或隔或痞，此皆伤于阴者也。旧有冬伏之寒邪在经，春夏之复伤而作，伤于阳者则邪气外并，伤于阴者则邪气内并，新伤引出旧伤也。”并因此提出“此伤寒之源，非天之伤人，乃人自伤也”，突出了内因在伤寒发病中的重要性。在论述伤寒的病因时，王好古还十分重视属于外邪中的雾露雨湿，认为雾露雨湿属浊邪，可通过口鼻侵入人体，损伤脾胃阳气而成伤寒。他认为：“霜降已后，春分已前，中雾露者皆为伤寒也。”其中，王好古所谓的外邪可通过口鼻侵入的途径，对后世温病学派提出“温邪从口鼻而入”的启示颇大。

3. 重禁忌以彰仲景之义

王好古在《医垒元戎》开篇即论“伤寒不可汗、不可下、不可吐诸证”，冠于六经分证之前，足见其对伤寒治疗禁忌之重视，且以大篇幅详细列举《伤寒论》诸不可汗、下、吐之证，并做了深入的剖析。最后指出何以如此强调不可汗、下、吐之由：“不可汗吐一条三法，利害非轻，前人多列经后。大抵医之失，只在先药，药之错则变生。”自王叔和列不可汗、不可下、不可吐诸证于六经之后，历代伤寒诸家及世医大都重视六经证候的研究，而对禁忌重视不够，渐至忽略。为强调其重要性，王好古在《医垒元戎》中单独设立“不可汗不可吐不可下”专篇，并将《伤寒论》中有关不可汗、不可吐、不可下的“禁忌”条文罗列起来，冠于《医垒元戎》卷首，置于六经分证之前，使人阅读时易于见到而不忘。提出正治与禁忌同等重要，它们是研究伤寒之学的两个方面，不可偏废。王好古这一伤寒学观点至为恳切，且直指时弊，在当时研究伤寒之学是一首创。同时，王好古还提出时忌、药忌、病忌的所谓“三忌”之说，认为时忌即“春夏不宜桂枝，秋冬不宜麻黄”；药忌即“已汗者不得再发，已利者不得再泄”；病忌即“虚人不宜用凉，实人不宜用热，其所犯之剂，当从缓而轻”。王好古认为，世医研习《伤寒论》，必须首先明了不可汗、吐、下诸禁。医者临证用药当详辨其证，谨慎处方，切忌妄用汗、吐、下法，否则变证丛生，贻害众生。王好古所论均为经验之谈，在临床上确有其实用价值。

仲景著作中有些条文较为深奥，读者往往一时难以通晓，为使读者洞达其旨，王好古特在《此事难知》中用问答的形式来加以阐发。该书载有王好古研究《伤寒论》的读书心得数十则，如“两感之邪从何道而入”“辨伤寒言足经不言手经”“六经传足传手经则愈”等。王好古认为两感是太阳与少阴俱病，太阳属腑，邪自背腧而入；少阴属脏，邪自鼻息而入。鼻气通于天，故寒邪无形之气从鼻而入。又如发汗用桂枝汤，王好古指出桂枝非发汗之剂，是荣卫和而自然汗出，“发”字当作“出”字理解。又如烦躁一证，虽懊侬不得眠，但有气血心肾之分。阳明病“胃中有燥屎五六枚”，“胃中”二字讲错了，经言谷消水去形亡，是燥屎在大肠而不在胃。这些论点都颇有见地。如“寻衣撮空”是误治后的危证，王好古认为是肝热风淫末疾，故手为之寻衣撮空，如上焦有疾，心肺受热，亦能寻衣撮空，从心、肺、肝三脏解析，对外感病和杂病辨证均有借鉴之处。再如脘腹痛为三阴经的共同症状，王好古认为，中脘痛为太阴，脐腹部痛为少阴，少腹痛及小腹痛则为厥阴，这是从部位解析症状，对临床辨证有一定的指导作用。

（四）治学态度及特点

王好古之所以能取得如此高的学术成就，成为易水学派的中坚人物，与其勤奋刻苦、务简求实、继承师学而又灵活变通的治学态度和治学特点密切相关。

1. 继承师学，创立新论

王好古先与李东垣同师于张元素，而王好古年辈较晚，张元素逝世后又习业于李东垣。因此，王好古的学术思想虽然渊于《内经》《伤寒杂病论》等经典，但主要是受张、李二人的影响。他敷陈张元素的脏腑议病，重视脏腑虚损的辨治；继承李杲的脾胃学说，重视三阴证阳虚的一面，从而奠定了其阴证学说的基础。此外，王好古所著的《汤液本草》，总结了李东垣的用药法则，所著的《此事难知》和《医垒元戎》阐述了李东垣的伤寒辨证及治疗大法。但王好古在继承师说的同时更能发扬光大，补充不足。他认为李东垣虽系统阐述了脾胃学说，但只阐发了“饮食不节”“劳役过度”“精神刺激”所造成的“阴火炽盛”的热中证，而对内伤冷物遂成“阴证”的论述不够。王好古提出的阴证论，从伤寒阴证立法，指明阴证源于内伤冷物，这就补充了李杲“辨阴证阳证”理论之不足。

王好古认为“人本气虚”是决定“阴证”是否发病的主要原因。人本气虚也包括人的脾胃之气本虚在内，而且感寒饮冷又常易损伤或加重脾胃之（阳）气虚，故王好古这一论点对发展李东垣的脾胃学说有重要意义。王好古又说：“洁古既有三阴可下之法，亦必有三阴可补之法”，并列举仲景当归四逆汤等以补充张元素之说。

在药物运用上，王好古也略变师法。如张、李二师或用寒热，或用补泻，随证化裁而施，王好古则侧重于温胃并转向温补脾肾。如张元素治内伤三阴证用下法，而王好古则用补法，同病异治。对师承的家法中不尽合理之处，王好古也敢于提出不同的观点。如张元素谓白术生津，又说非白术不能去湿，王好古则提出异议，认为“白术除湿利水道，如何是益津液”？张元素谓：“沙参可以代人参，取其味甘可也。”王好古则说：“人参补五脏之阳，沙参苦微寒，补五脏之阴，安得不异乎？”王好古在继承师说的基础上，又能实事求是订正其误，这种治学精神诚令人钦佩。

2. 勤奋刻苦，虚心认真

王好古根基扎实，学识渊博，主要得益于他的勤奋刻苦，虚心治学。如王好古撰写《阴证略例》一书，积思十余年，曾三易其稿，历经五载；编写《汤液本草》亦曾三次修订书稿，历时十年。正如他在《阴证略例·自序》中所言：“予作《阴证论》一书，其本有三，有多寡之异焉，非固如是之不同也。大抵圣贤之言，非一读而能尽，故每有所得，不敢以前说为已定、为已足，而不为之增益也，故初本在河南，傅梦臣辈所录，则简而少，次本在吾乡（赵州），寄北京时，颇增三二论，自壬辰至丙申几五载，而复增随条，并药后断例。前人所言本意，与其所从来，或为之是，或为之小异，或又有言外不尽之机，一一具陈之。欲质之明者，则求之诸郡而不可得。但读之既笑且嬉，长叹而已。不知何是复得吾东垣李先生一问之，吾之心始可以少安矣。吾之所以书此者，犹恐其未尽前人之意耳！”

3. 论治灵活，知常达变

王好古治学强调灵活，如阴证的辨证论治很复杂，王好古主张治疗时采用常法与特殊治法相结合。如以阴阳易为例，王好古认为：“或阴阳易证，果得阴脉，当随证用之。或脉在厥阴，当归四逆汤送下烧裈散；若脉在少阴，通脉四逆汤送下烧裈散；若脉在太阴，四逆理中汤送下烧裈散。”这里的当归四逆汤、通脉四逆汤、四逆理中汤为三阴经一般用药，而烧裈散为阴阳易的特殊用药，是常法与特殊治法相结合的具体体现。同样，在三阴证中，当归四逆汤、通脉四逆汤、四逆理中汤也是因内伤饮冷造成三阴虚寒的常规治法。而对于饮食过量、脾胃受伤造成的内伤三阴实证，则“伤于厥阴，槟榔丸主之；伤于少阴，煮黄丸主之；伤于太阴，当吐之，瓜蒂散主之”。这是灵活辨证的具体运用，值得效法。

4. 由博返约，务简求实

王好古非常重视由博返约，务简求实，以突出临床的实用性。如其本草专著《汤液本草》，与以往的《证类本草》等类编性本草著作不同，虽非大部著作，却能反映易水学派本草学的成就。他在书中不去广搜博采药物品种资料，也没有考订药物的基原，而只是罗列临床常用药物品种，仅简要地阐述其性味、归经、功效、应用范围等，却又均有独特的发挥。

【临证经验】

一、阴证辨治特色

（一）阴证的辨证

王好古对阴证的辨证着重三阴阳虚证，他参照仲景三阴经辨证方法，首先将阴证分为三类：即伤在厥阴肝经、少阴肾经及太阴脾经。如伤在厥阴肝经，可见四肢厥逆、爪甲发青、面黧黑，出汗不止，或见消渴，气上冲心，心中疼热，饥不欲食，食则吐蛔，下之则利不止，或干呕吐涎沫，以及头痛等症状。伤在少阴肾经，可见面赤心烦，但欲寐，默默不语，四肢厥逆，身表如冰石，或自利而渴等症状。伤在太阴脾经，可见手足自温，自利不渴，或恶心呕吐，饮食减少，短气羸瘦，或胸膈满，唇青，手足冷，少情绪，或腹痛下为飧泄，久为肠澼等症状。在此基础上，他再以方类证。如“伤在厥阴肝经”，又有当归四逆汤、当归四逆加吴茱萸生姜汤及吴茱萸汤方证的不同“伤在少阴肾经”，又有真武汤、四逆汤、通脉四逆汤方证的不同；“伤在太阴脾经”，又有小建中汤、理中丸方证的不同。

（二）阴证的治疗

由于王好古对阴证的辨证着重于三阴阳虚证，故治疗亦偏重于温补。其师张元素对三阴实证曾有“三阴可下”之法，而对三阴虚证的治法却有所忽略。鉴于此，他特别强调“三阴可补之法”。他说：“洁古既有三阴可下之法，亦必有三阴可补之法也。”王好古在仲景三阴证治的启发下，在《阴证略例·海藏老人内伤三阴例》中曰：“伤在厥阴用当归四逆汤；若其人病内有久寒者，宜当归四逆汤内加吴茱萸、生姜主之；伤在少阴用通脉四逆汤；伤在太阴用理中丸。”对于内伤三阴阳虚之证，分别以理中丸、通脉四逆汤和当归四逆汤作为治疗伤在太阴、少阴和厥阴的主方。

1. 善用附子、干姜

对于阴证的治疗，王好古虽分三阴用药，但从《阴证略例》收载的近50首方剂来看，他更主张温养脾肾，这是由于他对发病重视“肾气虚寒”的缘故。如霹雳散、正阳散、火焰散、回阳丹、返阴丹等，都是以附子为主药的温肾方剂。另如附子散、肉桂散、白术散等，则为脾肾双补之剂。由于王好古重视温肾，故善用附子、干姜。他在不少方剂中用到附子、干姜、肉桂、硫黄等温肾散寒之品，充分体现了其治法特点。他对附子、干姜的运用亦别有心得，认为附子味辛性热，“能行诸经而不止”，故病虽里寒，但身表与四肢俱热，未至于身凉或厥逆，若便用附子，每可转生昏冒，故宜用“能止而不行”的干姜温中。只有在身热变凉、内外俱寒的情况下，才以姜、附合而并进，温中行经以生内外之阳气。此即“干姜守而不走，附子走而不守”的深刻领会和灵活应用。正如他在《阴证略例·用附子法》中所说：“古人用附子，不得已也，皆为身凉脉沉细而用之。若里寒身表大热者不宜用，以其附子味辛性热，能行诸经而不止，但用干姜之类，以其味苦，能止而不行，只是温中一法。若身热消而变凉，内外俱寒，姜、附合而并进，温中行经，阳气俱生，内外而得，可保康宁，此之谓也。若身热便用附子，窃恐转生他证，昏冒不止，可慎！可慎！”

2. 化古方，创新方

王好古善于总结、整理和使用前辈医家（如朱肱、许叔微、韩祗和等）治疗阴证的方药，在继承前人经验的基础上，制方遣药每能自成机杼，对古方加减化裁，运用自如，如治内伤饮冷兼外感寒邪用神术汤，如中雾露则用神术加藁本汤、神术加木香汤，内伤冷物兼外感风邪则用白术汤。对于朱肱《活人书》中的阴毒甘草汤、附子散、白术散、正阳散、肉桂散、回阳丹、返阴丹等，认为只适宜于阴证病急者；而霹雳散、火焰散则宜治疗阴盛格阳证，均当随证选用，不可混同。

此外，王好古还在《阴证略例》中创立了附子汤、正阳散、回阳丹、返阴丹、霹雳散、神术汤、白术汤、黄芪汤、调中丸等13首治阴证之方，并附临床加减法，颇为实用。如神术汤治疗内伤饮冷、外感寒邪无汗者。其方下注明：“太阳寒水司天加桂枝、羌活；阳明燥金司天加白芷、升麻；少阳相火司天加黄芩、生地黄；太阴湿土司天加白术、藁本；少阴君火司天加细辛、独活；厥阴风木司天加川芎、防风。”此虽据运气而设，但还应根据季节和临床见证加以变通为是，充分体现了王好古对阴证治疗的辨证特点。另如治阴证唇青面黑、身背强、四肢冷之附子汤，本方用附子、桂心、干姜大辛大热，温阳祛寒，当归、白术辛甘而温，益气养血，半夏辛温以利湿醒胃，助受药之能。该方用药简洁，配伍得当，效果可靠，为后世医家所喜用。王好古创制的治阴证方剂颇具特色，一是对阳气内消之阴证善用温通，如正阳散，取附子之辛热，配伍麝香之辛热通窍，治疗阴毒伤寒、头汗面青、神志昏沉欲睡之证。又如回阳丹，用硫黄大辛大热，配伍全蝎以通络走窜，治疗面青、手足逆冷、心腹气胀之证。二是对阳气外越之阴证善用反佐，如霹雳散中用蜜水，火焰散中用腊茶，返阴丹用硝石，正元散用大黄等。

二、伤寒、杂病辨治特色

王好古治疗伤寒、杂病，既能扼守规矩方圆，不悖仲景之义，又能承师意而重视阴阳、脏腑、虚实、寒热辨证。临证独出机杼，他既用《伤寒论》方治疗杂病，也用杂病方治疗伤寒。此外，他还将伤寒方与杂病方合并化裁以治伤寒及多种疾病。他认为，加减变化活法在人，"惟知活法者择之"。

（一）伤寒方用治杂病

王好古常常将伤寒方化裁用治杂病。如他用小柴胡汤加减治疗妇女肝郁之月经不调，用桂枝汤加减治疗风寒湿痹，用理中汤加枳实治疗胃寒吐逆，用通脉四逆汤治虚寒痢，用承气汤治疗下痢脉滑或下痢愈后复发等病。而且王好古对于仲景方多有加减化裁，如在《医垒元戎·太阴证》中对理中汤在仲景 8 个加减法的基础上又补充了 20 个加减法：寒气湿气所中，加附子一两，名附子理中汤；霍乱吐泻，加橘红、青橘各一两，名治中汤；干霍乱心腹作痛，先以盐汤少许顿服，候吐出，即进此药；呕吐，于治中汤内加丁香、半夏一两，每服生姜十片煎；泄泻，加橘红、茯苓各一两，名补中汤；溏泄不已，于补中汤内更加附子二两；不喜饮，水谷不化，再加缩砂仁一两，共成八味；霍乱吐下，心腹作痛，手足逆冷，于本方中去白术加熟附子，名四顺汤；伤寒结胸，先以桔梗、枳壳等份煎服，不愈者及诸吐利后胸痞欲绝，心膈高起，急痛手不可近，加枳实、茯苓各一两，名枳实理中汤；口渴，再于枳实理中汤内加瓜蒌根一两；一法霍乱后转筋，理中汤加火煅膏一两；脐上筑，肾气动，去术加官桂一两半，肾恶燥，故去术，恐作奔豚，故加官桂；心悸，加茯苓一两；渴欲饮水，添加术半两；有寒，添加干姜半两；腹满去术加附子一两；一法治饮酒过多及啖炙爆热食，发为鼻衄，加川芎一两；一法专治伤胃吐血，以此药能理中脘，分利阴阳，安定血脉，只用本方；中附子毒，亦用本方；或止用甘草、干姜等份煎服，仍以乌豆煎汤解之。用平胃散有 30 个加减法：泻脾湿，加茯苓、丁香、白术为调胃散，一法加藿香、半夏；加干姜为厚朴汤；温疫时气温毒伤寒头痛壮热，加连须葱白五寸、豆豉三十粒煎，三二服，微汗出愈；五劳七伤，脚手心热，烦躁不安，肢节酸痛，加柴胡；痰嗽疟疾，加干姜、制半夏；本脏气痛，加茴香；水气肿满，加桑白皮；若妇人赤白带下，加黄芪；酒伤加丁香；饮冷伤食，加高良姜；滑脱泄泻，加肉豆蔻；风痰四肢沉困，加荆芥；腿膝冷痛，加牛膝；浑身虚壅拘急，加地骨皮；腿膝湿痹，加菟丝子；白痢，加吴茱萸；赤痢，加黄连；头风，加藁本；转筋霍乱，加楠木皮；不问老幼，胎前产后，若五劳七伤，六极八邪，耳鸣眼昏，梦泄盗汗，四肢浮肿，腿膝酸疼，妇人宫脏久冷，月水不调，加官桂；去厚朴加防风，疗四时伤寒极有神效；胃寒呕吐，多加生姜，一法加茯苓、丁香各三两共成六味；气不舒快，中脘痞塞，加缩砂仁、香附子各三两，生姜煎服；去苍术，治酒食所伤，眼睛头面遍身黄色，服之神效；加草果、乌头各一枚，治脾寒痞疟；与五苓散相合，名对金散；与六一散相合，为黄白散；与钱氏异功散相合，为调胃散；欲进饮食，加神曲、麦芽、吴茱萸、蜀椒、干姜、桂为吴茱萸汤；加藁本、桔梗为和解散，加藿香、半夏为金不换正气散，二药通治伤寒吐利；肠滑，加肉豆蔻；若疟疾寒热，加柴胡；小肠气痛，加苦楝、茴香。

在《医垒元戎·卷十一·厥阴证》中，四物汤亦有诸多加减法用治妇产科等疾病。例如，加地骨皮、牡丹皮，治妇人骨蒸；加艾叶、阿胶，治妊娠胎动不安，下血不止；加瓜蒌、麦门冬，治热与血相搏，口舌干渴饮水；加当归、芍药，治腹中刺痛，恶血不下；加地黄、蒲黄、黄芩，治血崩；加柴胡、黄芩，治头昏项强；加川芎、柴胡、防风，治因热生风；脏秘涩者，加大黄、杏仁；滑泄，加官桂、附子；呕，加白术、人参、生姜；大渴，加知母、石膏；发寒热，加姜、牡丹皮、芍药、柴胡；水停心下，微吐逆，加猪苓、茯苓、防己；虚寒似伤寒，加人参、柴胡、防己。

类似以上加减化裁，以治疗杂病者甚多，大大扩展了仲景方的治疗范围，并强调“内有治伤寒数方，仲景用治杂病，今全录之，使后人知云治伤寒有法，治杂病有方者非也，伤寒、杂病同一治法矣。”

（二）杂病方用治伤寒

王好古亦大量应用治杂病之方加减化裁治疗伤寒。如在《医垒元戎·太阳证》中用易简杏子汤治疗伤寒咳嗽，认为无论外感风寒，内伤生冷，及虚劳咯血，痰饮停积，悉皆治疗。具体加减法：感冒得之，加麻黄等份；脾胃素实者，用罂粟壳，去筋膜，碎，锉，以醋腌炒，等份加之，每服加乌梅一枚煮服，其效尤验；呕逆恶心者，不可用此法。在卷二“太阳证”中用治疗伤食发热的紫霜丸治疗伤寒温壮，内夹冷实，或已得汗，身热不除，及变蒸发热，日久不解，因食成痫，俗呼为食迷风者。王好古还继承张元素之经验，将《局方》所载之凉膈散，去硝、黄，加桔梗，以退伤寒六经之热；据《伤寒论》第16、88条中无汗不得服桂枝、有汗不得服麻黄的禁忌，引张元素治痹证之九味羌活汤，并治以上二证。王好古谓：“无问有汗、无汗悉皆治之，使喜温者，去五积之变热，好凉者，除双解之变寒，虽市夫、农子，用而无失。”并云：“九味羌活汤不独解利伤寒，治杂病有神。”

他还把许多治疗杂病的方药列入六经证之条下。如将治虚劳里急、诸虚不足的黄芪建中汤和十全大补散，列入太阳证条下；将治老弱虚人大渴的门冬饮子和治痰饮内溢的五饮汤，列入阳明证条下；将治感冒发热头痛与因痰饮凝积，发而为热的易简参苏饮，列入少阳证条下；将加减理中汤和平胃散，列入太阴证条下；将补益心神的八物定志丸，列入少阴证条下；将益营卫、滋气血的四物汤和八物汤，列入厥阴证条下。这样既将仲景六经辨证应用于杂病治疗，又选用了治杂病的方药治疗六经证之变证，将伤寒与杂病的治疗有机统一起来。杂病若出现六经中某一经的证候，即可投以相应经方。伤寒若出现六经之外的某些变证，亦可辨证选用治疗杂病的方药。

（三）伤寒方与杂病方合并化裁

王好古常将治伤寒方与治杂病方合并化裁应用，使其治疗表里同病及其他病证。如将麻黄桂枝各半汤与平胃散、桔梗半夏汤、川芎当归汤、厚朴散相合并用，具有解表温中、泄热消痞、调经等功能，用治伤寒、时疾、疫气、痞满、冷积、癥瘕、月经不调、胃反、呕吐、泄利等十几种病证。诚如王好古所云："此数药相合，为解表温中泄热之剂，去疾消痞调经之方，虽为内寒外感表里之分所制，实非仲景表里麻黄桂枝姜附之方也。至于冷积、呕吐、泄痢……始知用之非一途也。"不难看出，经过化裁后的方剂，不仅应用范围增大，而且其功能亦与仲景原方有明显差别。

总之，王好古遵仲景之义，参用易水之法，当补则补，当泻则泻，或用伤寒之方治杂病，或用杂病之方治伤寒，或伤寒方与杂病方并用，加减化裁，灵活变通，往往出新义于原方之中，取奇效于意料之外。

三、针灸应用经验

王好古临床虽以方药为主，但现存著作中，涉及针灸内容者也有数十条之多，尤其是在《此事难知》一书中比较系统地记载其运用五输穴方面的经验，书中亦提到了五输穴和原穴的使用、伤寒热病针灸法及阴证灸法等问题。

（一）原穴"拔源"说

王好古认为原穴可以拔源。其在《此事难知·拔源例》中云："假令针本经病，又于本经原穴亦针一针。如补肝经，亦于肝原穴上补一针；如泻肝经，亦于肝经原穴上泻一针。如余经有补、泻，针皆仿此例，亦补泻各经原穴。"并举例："心痛，脉沉，肾原穴；脉弦，肝原穴；涩脉，肺原穴；缓脉，脾原穴。身之前，足阳明原穴；身之后，足太阳原穴；身之侧，足少阳原穴。"分析此段原文，其主证为心痛，当脉沉时，取肾之原穴；脉弦时，取肝之原穴；涩脉时，取肺之原穴；脉缓时，取脾之原穴。身之前的症状，取足阳明经原穴；身之后的症状，取足太阳经原穴；身之侧的症状，取足少阳经原穴。此例突出体现王好古辨证取"原"的思想，既有脉诊，又有辨证，同时还有根据经脉循行部位来取原穴。王好古用原穴，是有自己独特想法的。《内经》及前世医家，未明确提出原穴"拔源"说。王好古认为，原穴对本脏腑、本经脉的急、慢、虚、实证又有较好的调治作用，如辨证准确，用补或泻法针刺原穴，对于治疗疾病及巩固治疗效果均有积极作用。

（二）辨时选用五输穴

《难经·六十八难》曰："井主心下满，荥主身热，输主体重节痛，经主喘咳寒热，合主逆气而泄。此五脏六腑井荥输经合所主病也。"从原文分析，《难经》这段话是对井、荥、输、经、合五类腧穴共性的概括，含有各经井穴皆可主治心下满，各经荥穴皆可主治身热等意义。后世医家亦多根据井、荥、输、经、合与五行的配属关系，从广义上去理解五输穴的功效，然而这种方法验之临床却往往有失牵强。因为各经的生理功效，往往与各经的生理病理特点有关，难以一概而论。例如，"合主逆气而泄"，"逆气而泄"多与胃肠功能失调有关，若病在胃肠，用足三里、曲池自然适宜，而用他经之合穴，恐未尽善。有鉴于此，王好古提出，必须先根据患者的临床表现，判断病在何脏何腑，明确经脉之所属，然后根据特征症状，决定使用哪一个五输穴。若病在肝，且见"心下满"，则取肝之井穴大敦；若病虽在肝，但病"身热"，则刺肝经之荥穴行间，余类推。这样便使各经五输穴的使用与各经的病候有机地结合在一起，做到辨证选穴有的放矢。

在处理五输穴与四时的关系方面，《难经·七十四难》说："春刺井者，邪在肝；夏刺荥者，邪在心；季夏刺输者，邪在脾；秋刺经者，邪在肺；冬刺合者，邪在肾。”主张肝病可选用各经井穴，但时间应在春季；心病可选用各经荥穴，但应在夏季等。这种使用形式，不但存在前述五输穴的使用与病证所属的脏腑经脉分离的缺陷，同时因为有季节的限定，实际应用亦有诸多不便。因此，王好古在《此事难知》中采用先辨证确定疾病所在的脏腑，然后根据季节选用五输穴，即由《难经》的以病变脏腑决定腧穴类别和针刺时机（季节）发展为以病变的脏腑决定经脉，再根据季节决定具体的腧穴。如病在肝选用肝经，春季刺该经井穴大敦，夏季刺荥穴行间，长夏刺输穴太冲，秋季刺经穴中封，冬季刺合穴曲泉，既兼顾了季节与五输穴的关系，又避免了上述不足，更具实用价值。

（三）据五化叠元法选五输穴

《内经》《难经》都详细记载了人体的五脏与五色、五臭、五味、五声、五液之间的关系，这是我们对疾病做出诊断的重要依据。《难经·四十难》还有“肝主色，心主臭，脾主味，肺主声，肾主液”的记载，说明五脏与五色、五臭、五味、五声、五液之间存在着错综复杂的关系。在病理状态下，各种具体的色、臭、味、声、液的变化，可以反映出具体脏腑的病变。而正常生理状态下，色、臭、味、声、液的形成和运转又由另一脏器所主。例如，五味中的苦味反映了心的病变，而各种味觉的正常形成又由脾所主，有赖于脾之健运。因此，每种色、臭、味、声、液的异常，皆与“所病”和“所主”两脏有关，治疗时必须两者兼顾。王好古根据《内经》《难经》关于五脏与色、臭、味、声、液选用五输穴的方法，称之为五化叠元法，确有其合理的内涵。

（四）据外邪阴阳属性配五输穴

《此事难知·阴阳例》中还记载了一种阴阳配穴法，这是根据外邪的阴阳属性配用五输穴的方法。书中举例曰：“假令胆病善洁，面青，善怒，脉得浮之实大，沉之损小，是感得父气为阳中之阳，当于本经中泻火补水；却得浮之损小，沉之实大，是感母气为阴中之阳，当于本经中泻水补火。”王好古以脉象来判断患者所感邪气之阴阳属性，若脉象表浅，洪大有力，为阳热亢盛，若热邪内结，则脉象沉细，属阳中之阳，可泻本经之火穴（经穴），补本经之水穴（荥穴）；若脉象浮而迟细无力，为寒邪外束，若寒邪入里，则沉而有力，属阴中之阳，当泻本经水穴（荥穴），补本经火穴。王好古在书中仅举胆经一例，未及阴经，从上下文分析，本法着眼点在外邪的属性，阳邪泻火穴，阴邪泻水穴，且水火补泻相反。据此，可推知本法用于阴经时，若感受阴邪，为阳中之阴，当泻火补水；若感受阳邪，为阴中之阴，当泻水补火。本法立论的依据是，补火穴可温经散寒，泻火穴可清泄邪热，补水穴可清热益阴，泻水穴可驱散寒邪。此法简明扼要，寓意深刻，有较好的临床使用价值。

（五）据疾病传变规律配五输穴

《难经·七十七难》曰：“见肝之病，则知肝当传之与脾，故先实其脾气，无令得受肝之邪，故曰治未病焉。”据此，王好古在《此事难知·配合例》中记载了防传变的五输配穴法，即先确定患者病变脏腑，再根据五行乘侮关系确定可能被传变之脏，选穴时取两经的本穴（即五输穴中五行属性与该经五行属性相同者）和母穴（即五输穴中五行属性与该经五行属性有相生关系者）。

病经之穴用泻法，传变之经用补法。若系母子关系的传变，《此事难知·母子例》中采用针刺先病的母脏之本穴和子穴治疗。若为表里关系的传变，导致表里同病，《此事难知·兄妹例》采用针刺两经的本穴和子穴的方法治疗。这些方法根据疾病的发展规律灵活配穴，针对性强，在临床得到广泛的应用。

（六）倡伤寒热病针灸

“针”“刺”二字，屡见于王好古的医书中。如《医垒元戎·阳明证》中记载：“有热入血室谵语，阳明病下血谵语者，热入血室，但头汗出，刺期门。又妇人中风，经水适来，谵语，为热入血室，小柴胡汤，刺期门穴；有肝乘脾谵语，伤寒腹满谵语，寸口脉浮而紧，此肝乘脾也，名曰横，刺期门穴。”上文是将《伤寒论》“热入血室”的神昏谵语可刺理论做进一步发挥，一向为历代医家所认同。

（七）阴证多“重灸”

阴证病机本质在于“大抵阴毒本因肾气虚寒，或因冷物伤脾，外伤风寒，内即伏阴，外又感寒；或先外寒而内伏阴，内外皆阴，则阳气不守”。故而，主张阴证多用灸法。其代表著作《阴证略例·三阴论》记载：“若阴气毒盛，阳气暴厥，则为阴毒……当急救，可灸脐下，服以辛热之药，令阳气复而大汗解矣！”并记为：“阴毒，若能速灸脐轮下，六日看过见喜深，灸脐下六穴（即神阙、阴交、气海、石门、关元、中极）。”又谓：“阴毒已深……但于脐中用葱熨法，或灼艾三五百壮已来，手足不温者，不可治也。”在《阴证略例·阴毒三候》中载：“阴毒渐深候……其候沉重，四肢逆冷，腹痛转甚，或咽喉不利，可心下胀满，结硬燥渴，虚汗不止，或时狂言，爪甲面色青黑，六脉沉细，一息七至以来。有此证者，速灸关元或气海二穴三二百壮，以手足和暖为效，仍服金液丹之类，随证选用。”

王好古对针灸疗法的临床应用，丰富和发展了《内经》《难经》的针灸学理论，为后世针灸临床提供了宝贵经验，为针灸医学的传承做出了贡献。

四、重视食养，补益精气

王好古遵循《内经》“谷肉果菜，食养尽之，无使过之，伤其正也”之旨，精辟论述了药疗与食疗的关系，说明药物是用于攻邪，使用药物要适度，药力太过反而伤害身体，食物是用以补益精气的。因为凡是药物都有一定的偏性，只有在人体因阴阳偏颇时生病，药物才能以偏治偏，起到祛邪治病的作用；如果邪气基本上已去，需要调理时就不必要用药物，而应当依靠谷肉果菜等气味平正的饮食来补益精气。为此，他在《汤液本草》一书中专列“五宜”“五伤”“五走”等篇，来讨论饮食的宜忌问题。其中的“五宜”，是饮食五味与五脏相宜的论述。如“肝色青，宜食甘，粳米、牛肉、枣、葵皆甘；心色赤，宜食酸，犬肉、麻、李、韭皆酸；肺色白，宜食苦，小麦、羊肉、杏、薤皆苦；脾色黄，宜食咸，大豆、豕肉、栗、藿皆咸；肾色黑，宜食辛，黄黍、鸡肉、桃、葱皆辛”。

王好古的食疗与五脏相宜的理论，源于《内经》中的“五味五色所生”“五脏所宜”之说，表明饮食五味与五脏之间的密切联系。不过，这种需要是有限度的。若超过限度，则会出现“五伤”和“五走”。如“多食咸，则脉凝涩而变色”，这是因为“咸走血，血病毋多食咸”，指明心主血，其华在面，多食咸则伤心，心气衰弱，血行障碍，血液凝涩，脉道不通，血不荣于面，而面无华色，故饮食要适度。王好古所论的食疗，也是治病过程中不可缺少的重要环节，确有道理。

【后世影响】

一、历代评价

王好古全面传承了易水学说。论述本草，综合了洁古、东垣所倡导的药物归经理论，发展成为颇具易水学派特点的用药理论体系。其本草著作《汤液本草》虽非大部著作，却能反映易水学派本草学的成就，《四库全书总目提要》对其评价亦很高：“好古此书所列，皆从名医试验而来，虽为数无多，而条例分明，简而有要，亦可云适乎实用之书矣。”王好古在前人基础上阐发了阴证学说，补充了仲景方药与东垣理论之不足，为加强后人对阴证的认识做出了重大贡献。此外，王好古还在临证实践中扩大了六经病的治疗范围，打破了伤寒与杂病的界限，既把六经辨证的原则用于杂病，又把杂病方药用于六经诸证，将伤寒与杂病的治疗统一起来，此亦为王好古的一大贡献。

至于王好古学术的不足之处，一则在于有人认为其“阴证论”偏重了温肾阳，而略于滋肾阴，这与李东垣重脾阳而略脾胃之阴似有相仿之处，后世叶天士倡养胃阴对此有所补充。二则或有訾其用药过于温热者，盖《阴证略例》为专论阴证之书，故未杂入阳证治法，后人领悟不必偏执。“阴证”之论的现实意义在于，“阴证”现今大多表现为现代传染病后期寒性衰竭性病证，王好古对传染病后期衰竭之阴阳辨析论治，在当今临床上仍有重要意义。现代研究表明，其阴证辨证施治的方法和运用温补方药，治疗某些由阴邪导致的心血管病以及消化系统的急慢性疾患有较好疗效。

二、学派传承

王好古早年与李东垣同受业于张元素，元素殁，以年幼于师兄李东垣二十岁，复师事之，尽传其学，亦是易水学派的中坚人物。据《阴证略例》麻信之序，王好古的门人有皇甫黻、张沌、宋廷圭、张可、弋彀英五人。其温补脾肾的思想和方法，影响了后世温补诸家。

三、后世发挥

王好古扩大了《伤寒论》六经分证的应用范围，把许多杂病分别归纳在六经中进行辨证治疗。如将虚劳里急、营卫不和的黄芪建中汤证和大补十全散证都归纳于太阳经，将痰饮内溢或津液内伤的五饮汤证和增损理中丸证都归纳于阳明经，将痰饮凝结而发热的参苏饮证归纳于少阳证，将理中汤加减证和平胃散加减证归纳于太阴经，将八物定志丸证和天麻丸证归纳于少阴经，将四物汤和八物汤证归纳于厥阴经。经其发挥，使内伤和外感疾病都可以按六经辨证施治，对后人影响很大。清代柯韵伯在《伤寒论翼·全论大法第一》所谓“仲景约法，能合百病，兼赅于六经，而不能逃于六经之外，只在六经上求根本，不在诸病名目上寻枝叶”的“伤寒六经统治百病”的观点，就是受王好古观点的影响。

王好古对阴证的辨证，着重三阴阳虚证。他参照仲景三阴经辨证方法，首先将阴证分为三类：即伤在厥阴肝经、少阴肾经及太阴脾经。在此基础上，他再以方类证，如“伤在厥阴肝经”又有当归四逆汤、当归四逆汤加吴茱萸生姜汤及吴茱萸汤方证的不同，“伤在少阴肾经”又有真武汤、四逆汤、通脉四逆汤方证的不同，“伤在太阴脾经”又有小建中汤、理中丸方证的不同。王好古采用的这种以方类证的形式，虽然沿用的仍是宋人编撰方书的形式，但这样能使阴证复杂的临床证候变得有条理而更加清晰，易于医者辨证，对后来伤寒学派中“以方类证”的医家柯琴、徐大椿等不无影响。

王好古在补养脾胃的基础上，发明温补脾肾的学说。他在某些方面，已略有变其师法。其不同点是，张元素、李东垣在药物的运用上，或用寒热，或用补泻，随证化裁而施，王好古则侧重于温而转向温补脾肾。如张元素治内伤三阴证用下法，而王好古则用补法，同病异治。至明代的温补学说，为易水学派的发展，但主要是受王好古的影响。

王好古结合运气学说将《素问·至真要大论》中有关六气“司岁”“司天”“在泉”及主、客、胜、复等形成的用药法，归纳为十幅简表，概括成用药法式。此说经王好古总结推广，引起了后世不少医家重视，尤其在温热病的治疗中，许多立法制方都以这些用药法式为依据，如温病名方银翘散，就是据“风淫于内，治以辛凉，佐以苦甘；热淫于内，治以咸寒，佐以甘苦”的法则制定的。

王好古在《汤液本草》中明确把药物归经作为论述药物的重要内容之一而单独提出，是对药性理论发展的一大贡献，成为后世编写本草著作的范例。现代临床也证实了药物归经的重要实践意义。如治疗脑血管病变而引起的头痛、眩晕常用藁本、蔓荆子引药入巅顶；病毒性肝炎、肝硬化常用柴胡引药入肝等，临床证实确能提高疗效。

综上所述，王好古博览群书，临证擅取各家之长，不囿于门户之见，将伤寒学说与脾胃内伤学说有机结合起来，创立了阴证学说。大胆提出伤寒、杂病分经统一论治的学术观点，并从理法方药全面加以论述，扩大了仲景六经辨证的范围，将治疗杂病的方药也用治伤寒。应用针灸疗法时，认为原穴可以拔源，主张辨时选用五输穴，据外邪阴阳属性及疾病传变规律配五输穴，并用灸法治疗伤寒热病及阴证。归纳阐发药性理论，将药物功效与药物的性味、形色、质地和脏腑经络以及四时等相互联系起来，形成了更为完善的药物学理论，引起后世医家的重视，丰富了中医学的内容，成为金元时期著名医家，也是易水学派的中坚力量。

山东中医药大学　李文华

【参考文献】

[1] 王好古. 阴证略例 [M]. 北京：中国中医药出版社，1997.

[2] 王好古. 医垒元戎 [M]. 北京：中医古籍出版社，1986.

[3] 王好古. 此事难知 [M]. 北京：中医古籍出版社，1986.

[4] 王好古. 汤液本草 [M]. 北京：中医古籍出版社，1986.

[5] 王好古. 海藏瘢论萃英 [M]. 北京：中国中医药出版社，2004.

[6] 郑丰杰.《医垒元戎》仲景学术思想探讨 [J]. 辽宁中医杂志，2006，33 (7)：801 - 802.

[7] 沈敏南. 从《阴证略例》看王好古的学术思想 [J]. 天津中医，1987 (6)：34 - 35.

[8] 程宝书. 浅谈王好古对中医学的贡献 [J]. 杏林学刊，1985 (2)：12 - 15.

[9] 李凯，郑丰杰. 浅析王好古对易水学派的贡献 [J]. 辽宁中医药大学学报，2006，8 (6)：50 - 51.

[10] 杨天荣. 王好古"阴证论"与脾胃学说 [J]. 北京中医杂志，1992 (6)：46 - 47.

[11] 丁光迪. 王好古的学术成就 [J]. 南京中医学院学报，1987 (2)：36 - 38.

[12] 一帆. 王好古的学术见解及其辨证特点 [J]. 福建中医药，1963 (1)：36 - 37.

[13] 张铁甲. 王好古的学术思想——阴证学说探讨 [J]. 江西中医药，2009，50 (5)：8 - 9.

[14] 陆帆，黄建军. 王好古对五输穴理论的贡献 [J]. 陕西中医，1996，17 (4)：186 - 187.

[15] 阎俊杰. 王好古对阴证的认识与治疗 [J]. 山西中医，1991，7 (5)：6 - 7.

[16] 李凯，郑丰杰，洪原淑，等. 王好古三焦分证对温病学的影响 [J]. 中华中医药学刊，2007，25 (6)：1242 - 1243.

[17] 沈敏南. 王好古之"阴证学说"探讨 [J]. 安徽中医学院学报，1982 (4)：5 - 6.

[18] 胡丽华. 小议王好古昼夜择时服药方法 [J]. 江西中医药，1993，24 (2)：58.

[19] 胡不群. 阴证误治分析 [J]. 山西中医，1990，6 (6)：45 - 46.

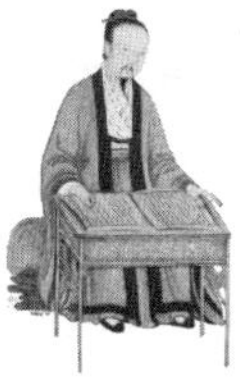

杨士瀛

内容提要

杨士瀛，字登父，号仁斋，约生活于13世纪，三山（今福建福州）人；南宋著名医家，存世著作有《仁斋直指方论》《仁斋小儿方论》《仁斋伤寒类书》《医脉真经》四部。他将众家学说冶于一炉，融会贯通，并结合个人临床心得，独树一家之言。在气血学说、脾胃学说、儿科治病经验、眼科及《伤寒论》研究等方面具有较突出的学术成就。在气血学说方面，提出气血调畅则邪不可侵，气血失调则百病由生；在论治气血病方面，主张辨证重视脉诊、调气必先豁痰；调气为上，调血次之；重视脾胃，兼调五脏等。论治妇科病十分重视调理气血，提出月经病须调气血、妊娠病宜调气血、产前调气产后调血。杨士瀛认为脾胃健旺乃脏腑根本、脾胃亏虚为百病根源，论治杂病重视脾胃。论治儿科疾病，除重视脾胃外，详论惊风，首提“四证八候”，并总结了惊风的治疗原则。研究伤寒重视脉证合参，鉴别类证经验丰富；善用经方，灵活化裁。他首次明确了眼睛的五脏配属关系，为中医五轮学说奠定了基础；以风、热、气三邪为纲，五脏为目辨治眼病。这些思想和经验均值得后人学习、研究和借鉴。

【概述】

一、生平简介

杨士瀛，字登父，号仁斋，南宋著名医家，约生活于13世纪，具体生卒年代不详，三山（今福建福州）人。后世称杨士瀛、陈修园、苏颂、宋慈为“福建四大名医”。这四位医家，在福建医学史乃至中医学发展史上，都是产生过重要影响的人物。杨士瀛出身于中医世家，自幼习医，对《内经》《难经》《伤寒论》等医学经典及历代医学名著研究颇深，其学上溯汉魏，下逮晋唐及宋代名医。杨士瀛将众家学说冶于一炉，融会贯通，并结合个人临床心得，独树一家之言，在内科、儿科及伤寒、脉学等方面有一定成就。

杨士瀛在《仁斋直指方论·序》中提到，“天将寓其济人利物之心，故资我以心通意晓之学”“既得于天，还以事之”；故其“剖前哲未言之蕴，摘诸家已效之方，济以家传，参之《肘后》”，编著成书，目的在于“使读者心目了然，对病识证，因证得药，犹绳墨诚陈之不可欺，庶几仁意周流，亹亹相续，非深愿欤!”可见，杨士瀛治医，济人利世，清廉高洁，言行一致。

杨士瀛不仅学识渊博，医术高明，而且在医学理论方面多有创新。杨士瀛继承并完善了《内经》气血理论，提出气血调畅则邪不可侵，气血失调则百病由生；在论治方面，主张调气必先豁痰；调气为上，调血次之。杨士瀛进一步完善了脾胃学说，其认为脾胃健旺乃脏腑根本、脾胃亏虚为百病根源，主张调理脾胃为医中王道，论治杂病应重视脾胃。杨士瀛论治儿科疾病经验丰富，详论惊风，首提“四证八候”，并明确了惊风的治疗原则。在眼科方面，杨士瀛首次明确了五脏配属关系，为中医五轮学说奠定了基础；并提出了以风、热、气三邪为纲，五脏为目的眼疾辨治方法等。杨士瀛实为一代名医，在中医学发展史上具有重要地位。

二、著作介绍

杨士瀛撰有医学著作多种，但多亡佚，现存的主要有以下四部。

（一）《仁斋直指方论》

《仁斋直指方论》，又名《仁斋直指》《仁斋直指方》，撰于宋景定五年（1264）。该书共26卷，卷一为总论，阐述阴阳、气血、五脏等中医基本理论；卷二为辨证论治提纲，论述病因、治则及多种病证的诊断治疗；卷三至卷十九论述诸风、诸气、痰涎、虚劳、消渴等30多个临床常见内科病证及治疗；卷二十为眼目诸证证治；卷二十一为耳、鼻、唇舌、咽喉、齿诸证证治；卷二十二至卷二十五为外科病证治疗；卷二十六为妇人病治疗及血论。每门之下，先列“方论”，述生理病理、证候表现及治疗概要，次列“证治”，条陈效方，各明其主治药物组成及服用方法。其每条之后题曰附遗者，则为明嘉靖年间朱崇正所续。

此书为杨士瀛代表作。杨士瀛在《仁斋直指方论·序》中云：“明白易晓之谓直，发踪以示之谓指。”书中以方论形式，叙述内科杂病及妇外等科病证治疗，所选病证治方，既引载诸家名方，又参以家传经验方及个人临证心得。此书据证释方，对内科杂病证治加以综合论述，示读者以规矩准绳，颇具临床参考意义。

杨士瀛在论述具体病证时，于理、法、方、药各方面，都充分体现了“气血为人身之根本”“气为血之帅”“人以脾胃为本”的观点，揭示了其重视气血、重视脾胃的学术思想。

（二）《仁斋小儿方论》

《仁斋小儿方论》，又名《仁斋直指小儿方论》《婴儿指要》，成书于宋景定元年（公元1260）。全书共5卷，分初生、变蒸、惊、中风、疳、热、伤寒、痰嗽、脾胃、丹毒、杂证、疮疹等12门，载医论110余篇，附图、歌诀、证共54则。

全书阐述详备，颇多创见。如治胎毒，不用水银、朱砂等；治痘疹，忌泻下药，倡温热之品，且重调护；详论惊风，四证八候，提出治搐先予截风，治风先予利惊，治惊先予豁痰，治痰先予解热。若其四证俱有，又当兼施并理；论治疳证，先辨冷热，五脏分调；疮疹之治，从里出表，阶段分明。

（三）《仁斋伤寒类书》

《仁斋伤寒类书》，又名《仁斋伤寒类书活人总括》，共7卷，成书于宋景定元年（公元1260）。卷一为活人证治赋，主要论述外感风、寒、暑、湿、热诸种脉证治法，区分病证表里及脏腑受病深浅；卷二为伤寒总括，主要论述伤寒六经病证的辨证用药；卷三为伤寒证治，论述表里汗下二证，汗、下、温等法的运用，以及春温、夏热、风温、湿温、风湿、中湿、中暑、温疫等病的证治；卷四至卷六分述发热、恶风、风逆、发黄、吐血等多种病证的治疗；卷七论述小柴胡汤加减法，以及伤寒诸证、伤寒戒忌、产妇伤寒、小儿伤寒等。杨士瀛以总括《伤寒论》《活人书》两书内容为主，并参合己见而成此书，每条都冠以歌诀，便于后学记诵。

（四）《医脉真经》

《医脉真经》，又名《医学真经》，共2卷，约成书于宋景定二年（1261）。首载察脉总括及脉诀，论述“七表、八里、九道”及杂证诸脉机制及脉象，附“五脏脉候虚实冷热引经用药证治图”，后论五脏病虚实证、论祟脉及绝脉。此书以《脉诀》为本，参合宋以前诸家之言，去其谬误，撷其精华。末别附“药象门”一卷，为朱崇正新增，多为李东垣著作内容。

【学术思想】

杨士瀛毕生从事临床实践，治学严谨，经验丰富，在气血学说、脾胃学说、儿科治病经验、眼科论治、伤寒论研究等方面皆有成就。

一、学术渊源

南宋末期，福建社会经济文化进步，官方重视医药，医学得到了快速的发展，这对杨士瀛的成才有着十分重要的作用。杨家“世业医学，至登父尤精”。杨士瀛出生于医学世家，自幼习医，深得家传。对《伤寒论》的研究尤深，著有《仁斋伤寒类书》传世。杨士瀛对晋唐以降医家名著，亦多博览，且能融会贯通，而成一家之言。

（一）遵崇经旨，继承家学

杨士瀛自幼熟读经典，对《内经》《难经》《伤寒论》等深有研究，对经典理论多有发挥，如其气血理论即源于《内经》。《灵枢经》曰：“人之血气精神者，所以奉生而周于性命者也”，杨士瀛亦遵《内经》之旨，重视人身气血的重要作用，对《内经》气血理论做了补充和完善。其指出“人之一身，所以保全其性命者，气与血也”“血气者，其人身之根本乎”。杨士瀛认为气血充盈协调，营卫周流不息，则气血发挥正常功能，身体健康，“血荣气卫常相流通，则于人何证之有?”如果气血不足或运行窒碍，则百病由此而生。由此可见，杨士瀛的气血理论是《内经》中气血关系的进一步阐释和补充。

另外，杨士瀛在其著作中总结了自己遣方用药心得和家传临证经验，其内容颇切实际，对后世具有启发意义。如治发热证，杨士瀛指出，若是壮热烦躁，可用柴胡、黄芩、大黄解利之；如果外感后期低热不退，采用黄芩、川芎、乌梅、甘草合方治之，或用黄芩、生地、赤茯苓、灯心草主之，其效甚捷。杨士瀛认为方中“川芎、生地皆能调血，心血一调，其热自退”“柴胡退热不及黄芩”“退热而热不去者，须用黄芩”。临床用药之考究，确属经验之得。再如杨士瀛以验方清肺饮治“肺气上热咳嗽”，方中荆芥、紫苏、薄荷疏风散邪；杏仁、桔梗宣肺止咳；知母、桑白皮、贝母、前胡、赤茯苓清热祛痰下气；配阿胶、天冬滋阴润燥。方中杨士瀛又注重使用枳壳一药，认为“咳嗽喘壅之烦，须用枳壳为佐，枳壳不惟宽中，又能行其气，气下痰下，他证自平”。此法别出心裁，止咳重视理肺气，给人以启迪。

（二）善用经方，博采众长

杨士瀛医学理论的形成受其前辈医家的启发和影响。在其著作中提到的医家有：扁鹊、仓公、张仲景、孙思邈、王焘、钱乙、刘昉、朱肱、董汲、张涣、初虞世、苏澄、陈文中等近 20 个，其中杨士瀛最为推崇并深受其影响的著名医家有：张仲景、孙思邈、朱肱、钱乙等。

杨士瀛论治临床各科病证，多选用仲景的方药作为施治准则，如书中 46 种内科病证，有 37 种运用经方，尤其临证能知常达变，灵活化裁，又不拘泥于原方。例如，杨士瀛应用《伤寒论》中的小柴胡汤治疗热证之呕吐；再如杨士瀛对理中汤的运用，既崇仲景而又有新意，用理中汤治疗因脾胃虚寒所致的多种病证，如“胃脘停痰，冷气刺痛”“寒湿眩运”“肺寒之咳嗽”“中寒之口禁失音”等，其宗古人之意，又不越其轨迹，值得后辈效法。

杨士瀛在《仁斋小儿方论》中引仲景《伤寒论》原文 3 次，朱肱《活人书》2 次，所用经方中原方达 17 个之多；直接引用《千金》原文共 6 次，所引方 9 个。

钱乙《小儿要证直决》与朱肱《活人书》中关于小儿伤寒和疮疹的内容对杨士瀛儿科思想颇有启发，正如杨士瀛在“疮疹备论”中所言，“然则破诸家似是之非，开后世未明之惑，惟钱氏《直诀》、朱氏《活人书》，其说甚正”。《仁斋直指方论》选载《备急千金要方》的五套丸（南星、半夏、茯苓、橘红、青皮、白术、良姜、干姜、丁香、木香）治疗痰浊中阻的眩晕；选录

《局方》中的八正散治热淋，收载《小儿药证直诀》的导赤散加上黄芩、车前子、山栀、川芎、赤芍药称增味导赤散治血淋。综合上述，杨士瀛临证理论方药遵经旨、采众长，可见一斑。

二、学术特色

（一）重视气血的思想

杨士瀛系统论述了气血为人身之根本、气为血之帅等观点，并对气血失调的常见临床证候及其治疗规律、用药特点等加以详细论述，形成了完整的气血理论。而且杨士瀛在内、外、妇、儿各科病证治疗中，都充分运用气血理论进行辨证用药，对中医气血理论的发展做出了重要贡献。

1. 气血调畅则邪不可侵

（1）气血为人身之根本：杨士瀛在理论上重视人身气血，多遵经旨，认为气血在人体至关重要。其云："人生之初，具此阴阳则亦具此血气，血气者，其人身之根本乎？"（《仁斋直指方论·卷一·血荣气卫论》）指出人之始成，源于妇人之血，"合精而为胞胎"。强调"阴阳者，万物之能始也"（《素问·阴阳应象大论》），气血为人身之阴阳，是产生和维持人体生命活动的物质基础。杨士瀛提出"人之一身不离乎气血"，气血为脏腑功能活动的物质基础，人的生长壮老已，无一不是气血阴阳消长变化的体现。

人体气血皆由胃气化生而来，气中之清者为荣，血为荣，行于脉中，主滋润荣养；气中之浊者为卫，气为卫，行于脉外，主护卫。"气取诸阳，血取诸阴"（《仁斋直指方论·血荣气卫论》），阴阳互根互用，营卫周流不息，二者"常相随而不相离"（《仁斋直指方论·诸气论》），"阴阳相贯，如环之无端"（《仁斋直指方论·血荣气卫论》），气血调畅，共同"灌溉经络，长养百骸"（《仁斋直指方论·血荣气卫论》），抵御内外邪气，维持人体的正常活动。

（2）气为血之帅：关于气血的关系，杨士瀛秉承《内经》"血之与气，异名同类"之说，指出气血同源于水谷精气，二者在生理方面，互根互用，不可分离；在病理方面，彼此影响，互为消长。杨士瀛在《内经》基础上，对气血理论进行了更加深入地阐发和创新。杨士瀛首次提出："气者，血之帅也。"（《仁斋直指方论·血荣气卫论》）认为气血之间虽相互依存，相互化生，而是以气为主导，强调了气对血的统帅作用，"气行则血行，气止则血止，气温则血滑，气寒则血凝，气有一息之不运，则血有一息之不行"（《仁斋直指方论·血荣气卫论》）。

杨士瀛认为人以气为主导，"阴阳之所以升降者""血脉之所以流行者""营卫之所以运转者"，都依赖于气的推动作用而保持正常的运行秩序；如果气虚不运或气机不畅，气"一息不运则机缄穷，一毫不续则穹壤判"（《仁斋直指方论·血荣气卫论》），清阳不升、浊阴不降，气滞血瘀、脏腑相互克伐而变生疾病。由此可见，气对人体生命活动至关重要。

2. 气血失调则百病由生

气血共为人体生命活动的物质基础，二者"常相随而不相离也"。因此，在发病时，二者也常相互影响。杨士瀛认为，所有疾病的产生，都根源于气血的失调，"夫惟血荣气卫常相流通，则于人何病之有？一窒碍焉，百病由此而生矣"（《仁斋直指方论·血荣气卫论》），其提出百病皆生于气血窒碍。

气血在生理上相互依存，“气为血之帅”，血为气之母，气行则血行；气血失调时，气滞则血凝，气虚则血无以生，血虚则气无以化，二者亦相互影响，互为因果。但是，气血性质毕竟不同，故在病因病机、临床表现、治法用药方面，气病与血病又有所不同。现分述于下。

（1）气病多端

1）气病病因

杨士瀛指出，“人有七情，病生七气”（《仁斋直指方论·血荣气卫论》），认为气病的发生多由七情所致。七情过极，引起气机升降逆乱，则出现七气之变，即“寒、热、怒、恚、喜、忧、愁”（《仁斋直指方论·血荣气卫论》），或“喜、怒、忧、思、悲、惊、恐”（《仁斋直指方论·男女气血则一论》）。寒则气收，热则气泄，怒则气上，恚则气逆，喜则气缓，忧思则气结，悲则气消，惊则气乱，恐则气下，气随其所感而变生百病。

冷则生气病，杨士瀛认为饮食生冷、感受风冷、阳虚内寒亦是气病的重要原因。“气得寒则凝”，遇冷则升降失常，清阳不升则生飧泄，浊阴不降则生䐜胀；气机郁滞，则津液运化失常，聚湿生痰，导致痰结、中满、气隔等病证。

总之，气病的病因包括情志、外感、饮食、体质等诸方面。

2）气病表现

气为维持阴阳升降、气血流行、营卫运转的动力。气机失调，则气血紊乱，表现为中满、气隔、痞满等；或气滞血瘀，或血随气逆，表现为气滞、气秘、气疾等；或气郁化热、迫血妄行，则表现为出血性疾患；气机失调，则津液不归正化，聚而为湿，炼液为痰，“气结则生痰，痰盛则气愈结”（《仁斋直指方论·男女气血则一论》）。痰气交结，互为因果，凝结于脏则谓之积，凝结于腑则谓之聚；挟水为癖，挟血为癥，气血水饮皆能结块，故积、痞、疝、瘕、癥、痃、癖，皆为气病。

另外，杨士瀛还认识到气病部位的不同，其临床表现亦各有特点。如“上为头旋，中为五膈，下为脐间动气，或喘促，或咳噫。聚则中满，逆则足寒”（《仁斋直指方论·男女气血则一论》）。

可见，气机不畅可导致各种病证，故气机失调为百病之源。

（2）血生百病

杨士瀛虽然重视气的主导作用，但认为气血不相离。在认识疾病时，杨士瀛认为亦不能忽略血的致病作用。在当时医学界，“人之有病皆知调气，而血之一字念不到焉”（《仁斋直指方论·男女气血则一论》）。针对这种只重于气而略于血的弊病，其提出了“血为百病之胎”（《仁斋直指方论·血论》）的发病理论。杨士瀛认为“血犹水也，水行乎地中百川，理则无壅遏之患”，若人之血脉失常，凝滞于经络或肠胃之间，则以此为根，变生百病。

杨士瀛对血证做了详细描述，血运凝滞，一则阻滞气机，气滞又可加重血瘀，出现漏崩、吐衄、咳唾、瘀块、疼痛、发黄发斑等病证；二则血亏气无以化，气随之虚，瘀血不去，新血不生，血亦不足，故出现经闭、虚劳等病证。

杨士瀛在临证过程中，发现一些疑难杂证亦属于血证范畴，如乍寒乍热、谵妄惊狂、痫痰、自汗、烘热等，认为这些病证都属血瘀于内而导致的血瘀气滞证。另外，杨士瀛还认识到因瘀血部位不同，其临床表现多样，如蓄之在上，其人忘；蓄之在下，其人狂；在小便者，为淋痛；在大便者，为肠风等。

杨士瀛对瘀血致病的认识相当全面，因相关病变十分广泛，故曰“血为百病之胎”。

（3）气血病特点

1）气血失调乃病机根本

气为血之帅，血为气之母，气血调畅，互根互用，为人体健康之关键。若气失调畅，则血随气行，气滞则血瘀，气逆则血乱；若血运瘀滞，则阻滞气机，气滞血停，加重血瘀。气血失调，百病由生。

2）气血常相兼为病

气行则血行，气逆则血逆，气血不相离，故二者常相兼为病。一方面，气病则血病，气滞必有血瘀；气虚则血无以生，必致血虚；气虚亦可致血失统摄而不循常道，血溢脉外则为瘀血；瘀血不去，新血难生，必致气血两虚。另一方面，血病则气病。血停必阻滞气行，则血瘀气滞；血瘀、血虚则气无以化，则气亦虚，必致血气同病。正因为这一特点，在辨治气病时应兼顾血分，辨治血病时亦须辅以调气。

3）血证多兼寒热

“血得寒则闭涩”（《仁斋直指方论·血论》），如遇风、冷邪气侵袭，或阳虚血寒，则易致血停成瘀，而发虚劳、月闭之证。血“得热则宣流”，若宣流太过，则溢出脉外发为出血，故出血证多因蓄热所致。血之为病，或因于寒，或因于热，所以辨治血病时，要首辨寒热。

4）久病多瘀

杨士瀛指出“凡病经多日疗治不痊”（《仁斋直指方论·证治提纲·血滞》），即久治不愈之证，用药时必须加入川芎、蓬术、桃仁、五灵脂、生地黄、北大黄等活血药以调其血，由此可见，杨士瀛已经认识到了“久病多瘀”的病机特点。

（二）重视脾胃的思想

历史上有许多医家，对脾胃理论的形成和发展做出了贡献，杨士瀛即是其中之一。杨士瀛在《仁斋直指方论·病机赋》中指出：“胃气弱则百病生，脾阴足而万邪息”“调理脾胃为医中之王道，节戒饮食乃却病之良方”。可见，脾胃在人体的生理、病变和治疗方面都具有重要意义。

1. 脾胃健旺则脏腑有源

杨士瀛继承《内经》之说，认为人以胃气为本，即所谓：“饮食入胃，游溢精气，上输于脾，脾气散精，上归于肺，通调水道，下输膀胱，水精四布，五经并行，合于四时五脏阴阳，揆度以为常也。”可见，脾胃居中州，胃主受纳，脾主运化，二者共同完成水谷精微的运化输布以维持正常的生理活动。杨士瀛还指出，“胃乃六腑之本，能纳受水谷方可化气液；脾为五脏之源，能运化气液方可充荣卫”（《仁斋直指方论·总论·病机赋》）。杨士瀛还进一步强调脾胃健运，才能保证气血化源不绝。

人受水谷之气以生，所谓清气、营气、卫气、春升之气，皆是脾胃之气的别称；营气、津液及肺吸入的清气合而为血，即“中焦受气取汁，变化而赤是为血”（《灵枢·决气》）。气血皆来源于胃气，故有“谷入于胃，脉道以通，血气乃行”（《灵枢·经脉》）之说。脾胃将水谷精微转输于五脏六腑，成为脏腑之精。脏腑之精充盛，除供应本身生理活动所需外，其剩余部分则贮藏于肾，称为肾精，即“先天靠后天以养”。而脏腑的生理功能又依赖肾阳肾阴的温煦和濡润，即“后天赖先天以生”。肾精的盛衰，直接影响各脏腑的功能。“血气已和，营卫已通，五脏已成，神气舍心，魂魄毕具，乃成为人。”（《灵枢·天年》）精血脉气充足，是人体健康之前提。杨士瀛禀承《内经》之旨，认为心肺在上主脉气，肝肾在下藏精血，而脾胃居中州为“精血脉气之养”（《仁斋直指方论·五脏所主论》），突出强调了脾胃的重要性。

脾土为季脉，“每季之月寄旺一十八日”。所以，脾胃之气充足，四季之脉才能各旺于其时，表现为“有胃”之脉，即“春弦、夏钩、秋毛、冬石”，此为诸脏受脾胃之气充养而发挥正常功能的反应。

脾胃之脉平和温厚，运行于脏腑之间，则使心之脉“浮大而散”，肝之脉“弦细而长”，肾之脉“沉濡而滑”，肺之脉“短涩而浮”，脾之脉“和缓而大”，此皆为五脏本然之正脉。

2. 脾胃亏虚为百病根源

脾胃为后天之本，脾胃化生的水谷精微转输至脏腑，则转化为五脏六腑之精，以作为其活动的物质基础，而脾胃一亏，精血脉气乏源，脏腑失养，则“百病根源发轫于此矣”。

杨士瀛认为“五脏各有所主”（《仁斋直指方论·五脏病证虚实论》），“心主血，所藏者神，上应舌，外应诸掌，其声言，其色赤，其臭焦，其味苦，其液汗”（《仁斋直指方论·五脏病证虚实论》）；“肝主筋，所藏者魂，上应眼，外应爪甲，其声呼，其色青，其臭燥，其味酸，其液泣”（《仁斋直指方论·五脏病证虚实论》）；“肾主骨，所藏者精与志，上应耳，外应腰背，其声呻，其色黑，其臭腐，其味咸，其液唾”（《仁斋直指方论·五脏病证虚实论》）；“肺主气，所藏者魄，上应鼻，外应皮毛，其声哭，其色白，其臭腥，其味辛，其液涕”（《仁斋直指方论·五脏病证虚实论》）；“脾主肌肉，所藏者意与智，上应口，外应四肢，其声歌，其色黄，其臭香，其味甘，其液涎”（《仁斋直指方论·五脏病证虚实论》）。心肺在上主脉气，肝肾在下藏精血，而脾胃居中州为“精血脉气之养”，故脾虚则五脏失养，发为百病，表现多端，每脏病证都随其所主而不同。心病则“面赤喜笑，舌破口干，烦躁掌热，心痛而啘，脐上有动气”；肝病则“面青多怒，胁下痛硬，咳逆目眩，肢节挛急，转筋溲难，脐左有动气”；肾病则“面黑而恐，呵欠呻吟，齿痛骨痿，耳鸣精泄，足胫寒，腰脊痛，小腹急疼，瘕泄而里急后重，脐下有动气”；肺病则“面白善嚏，忧愁欲哭，喘嗽气逆，咽喉不利，洒淅恶寒，时作寒热，脐右有动气”；脾病则“面黄善思，善噫、善嗜，中脘胀满，饮食不消，身体肿重，肢节酸疼，怠惰嗜卧，四肢不收，当脐动气”。由此可见，脾胃病则五脏皆病。

五脏病各有虚实，当详辨其虚实，杨士瀛重点介绍了脾病的虚实之辨。

“脏气有余谓之实”，脾喜燥恶湿，湿邪最易伤脾，脾为湿邪所困，必至肢体重着而不举，腹胀，尿秘，饥不欲食；湿气滞于上，则为喘嗽、胸痹、心悸，影响心肺功能；渍于中则为纳差、呕吐；渗于下则为泄泻、尿浊、腰痛等，影响肾之气化及“肾主骨”的功能；溢于皮肤则为浮肿，湿瘀化热则发黄，湿浊遍体则重着，湿入关节则一身尽痛，湿聚痰涎则昏不知人。由上述症状可见，脾胃被邪气困阻，心肝肺肾均受影响。

“脏气不足谓之虚”，脾气虚则无力运化，可见吐逆泄利、饮食不消、腹胀肠鸣、大便自利、四肢无力；脾虚则气机升降失常，出现身热、鼻塞、小便难；神失所养，则直视、郑声；脾虚生湿，为脚气；踞而不去，则见腹中胀、脐下坚。由上述症状可见，脾胃虚则心肝肺肾皆虚。

综上所述，脾胃亏虚则五脏失养，五脏失养则百病丛生，可见，脾胃亏虚为百病之源。

正因为杨士瀛对脾胃的生理和病变认识深刻，所以其在分析疾病病机时，多从脾胃入手。如杨士瀛从脾胃角度分析风缓、痿证的病机，认为“脾主肌肉、四肢，胃为水谷之海，所以流布水谷之气，周养一身”（《仁斋直指方论·风缓》）。脾胃既虚，肢体失其所养，正虚邪侵，则导致“风邪袭虚，由腠理而入肌肉，由肌肉而入脾胃”（《仁斋直指方论·风缓》），故为缓废之疾。

另外，杨士瀛在分析暑病时，亦着眼于脾胃虚弱，其认为“胃气稍虚”（《仁斋直指方论·暑》）或“因饥冒暑”（《仁斋直指方论·风缓》），则“暑气从口鼻而入”（《仁斋直指方论·暑》），发为中暑，证见呕吐、中满、泄泻、下痢、焦渴、发疟、腹痛、下血、诸热等。无论从病因病机还是临床表现看，暑病的发生都与中焦脾胃虚弱密不可分。

3. 调理脾胃为医中王道

脾胃为后天之本，生化气血，为脏腑精气之源；脾胃居中州，为气机升降的枢纽，脏腑协调、气流血畅，则百病不生。故脏腑功能失调、气血紊乱，总能归咎于脾胃。如对风缓、痿证的治疗，杨士瀛遵《内经》“治痿独取阳明”之旨，从脾胃入手，治疗风入四体筋骨，缓弱不仁之证，用陈皮、厚朴、苍术、甘草等以健脾祛湿，加川芎、官桂以温阳行气；又如中暑之治，其认为“虽贵于祛暑，尤贵于和中”（《仁斋直指方论·脾胃》），故治暑病多用健脾渗湿药，即用白扁豆、厚朴、白茯苓、甘草等祛湿、健脾、醒脾之药以祛暑和中。

因此，杨士瀛提出“调理脾胃为医中之王道，节戒饮食乃却病之良方”（《仁斋直指方论·总论·病机赋》）。脾旺则气旺，气旺则血生，气血调畅，则“正气存内，邪不可干”。

脾胃病之原因众多，气、血、水、湿、痰、虚、食积、风冷均可致病。而脾喜燥恶湿，脾易为湿邪所伤，脾虚亦能生湿，湿滞中焦则脾胃不和，脾胃病变多虚实夹杂。因此，辨病性、辨病邪是治疗脾胃病的前提，即首先明确病变的虚实，邪气的性质，再据此确定治法。

调理脾胃应遵循《内经》之旨，“大抵实者泻之，虚者补之，无过不及，以平为期”（《仁斋直指方论·五脏病证虚实论》）。在治疗虚实夹杂证时，杨士瀛认为应先祛邪后扶正，即所谓的“疗病如濯衣，必去其垢污，而后可以加浆饰”（《仁斋直指方论·脾胃》）。故脾胃之病先去湿，而“治湿之法，通利小便为上，益脾顺气次之”（《仁斋直指方论·湿》），故脾胃病的治疗喜用茯苓以利水渗，以半夏、苍术、白术等以健脾燥湿，人参、甘草、大枣等以健脾益气，木香、橘红、砂仁、丁香之类以醒脾燥湿、行气和胃。可见，脾胃之治，杨士瀛注重利湿健脾、益气行气。

针对世俗多认为“脾家疼痛出于胃虚，大率用养脾之剂”（《仁斋直指方论·总论·病机赋》）的弊端，杨士瀛反复强调，不明病因，不辨虚实，即用补益，则容易掩盖病邪，使邪气留着难去，“非徒无益而又害之”（《仁斋直指方论·总论·病机赋》）。故治病必须先明确病因，祛除有形之邪，然后用和养之剂调理，体现了“祛邪以扶正”“邪去则正安”的治病思想。

（三）五轮学说及论治纲目

杨士瀛首次明确提出了五脏配属关系，为中医五轮学说奠定了基础；以风、热、气三邪为纲，五脏为目，对眼病进行辨治，为后世眼病的治疗提供了借鉴，为眼科的发展做出了重要贡献。

1. 眼睛的五脏配属

（1）肝主乌睛

《内经》中早已提到“肝，开窍于目”（《金匮真言论》），肝与目关系最为密切，认为“肝受血则能视”（《素问·五脏生成》），“肝气通于目，肝和则目能辨五色矣”（《灵枢·脉度》）等。杨士瀛在此基础上进一步明确了肝与眼睛结构的配属关系，指出“其乌睛圆大属肝”，即肝主乌睛。肝的病变多表现在乌睛，如肝热则“乌轮赤晕，刺痛浮浆”，肝虚则“胆生清泪，枯黄绕睛”。

（2）肾主瞳仁

杨士瀛认为，“中间黑瞳一点如漆者”（《仁斋直指方论·眼目》）为瞳仁，为眼睛最重要的组成部分，为肾所主。在五脏之中，肝肾与目的关系尤为重要。目为肝之外候，肝取木，肾取水，水能生木，子肝母肾。因此，肾与肝的精血充盛与否，直接影响眼睛的功能，“肝肾之气充，则精彩光明；肝肾之气乏，则昏蒙晕眩”。肾主瞳仁，故肾之病变多表现在瞳仁，肾虚则“瞳仁开大，淡白偏斜”；肾热则“瞳仁焦小，或带微黄”。

（3）心主目眦

“首尾赤眦属心”（《仁斋直指方论·眼目》），故心主目眦。心藏神，心为目之府，神通于心而外应于目，故曰“目者，心使也”。“志与心精共奏于目也”，故心主血脉、心主神志的功能是否正常，都可以通过观察目眦的色、形来判断，如“两眦呈露，生胬肉者”，为心热血旺所致；同样，目眦的病变可以通过调理心气、心血达到治疗目的，故杨士瀛提出“心为肝肾之副”，可见心对眼目疾病的诊断与治疗具有重要价值。

（4）肺主白睛

“满眼白睛属肺”（《仁斋直指方论·眼目》），肺在目主白睛，肺的寒热虚实在白睛均有所反应。肺主气，主宣发肃降，故水火升降，营卫流转，都依赖于肺气的宣降。白睛带赤或红筋者，为肺热；白睛红膜如纸伞者，为气滞血凝。

（5）脾主肉胞

“其上下肉胞属脾”（《仁斋直指方论·眼目》），脾在目主肉胞。脾主肌肉，为气血生化之源，故脾之功能正常与否，反映于上、下目胞，气血充足，则目胞柔润，开合自如。脾有郁热，则表现为肉胞红肿，“上胞、下胞或目唇间如疥点”。

2. 眼病证治

“眼者，五脏六腑之精华，如日月丽天，着明而不可揜者也”，杨士瀛认为眼能反映五脏的功能状态，故其根据五脏、五行的特点，明确眼目与五脏的配属关系，并以风、热、气三邪为纲，五脏为目，对眼病进行论治。

（1）病因病机

杨士瀛把眼病的病因分四类，一为情志因素，如“喜怒无节”“嗜欲无度”“泣涕过伤”等，七情过极，气血不畅，眼目失其所养，则枯萎、干涩；若气滞血凝，则肿胀、疼痛。二为饮食因素，寒热失宜，如饮食过寒则损伤脾阳，运化失职，升降失常，水液停聚，水湿痰浊凝滞，气血不能上荣于眼目，而致昏涩、肿胀、胞垂等；饮食过热，则易化热化火，熏蒸痰浊上蒙于目，形成翳膜，或耗气伤阴，目失所养，目暗昏蒙。三为外感因素，如“凌寒冲风”“当暑冒日”，风寒暑湿影响气血调畅，或气滞而胀，或湿阻而疼，或津伤而干涩，或风动而拘急；“不避烟火”，烟熏火灼，则损伤眼目之精血。四为劳逸失调，如“穷役眼力”，用眼过度则会损耗气血，气血亏少，不能及时化生，眼失所养，则不能辨色视物。

可见，以上诸因素均通过影响眼目、脏腑气血运行，导致气血失调，升降失常而发为眼病。气血精津不能上承，或风热气郁滞于目，导致目睛失于濡润，“目不能视”。

（2）分类辨证

“眼者，五脏六腑之精华”，眼的各部结构与五脏互相配属，眼为标，脏为本，眼之病变，实为脏腑失调的外在表现，故眼部表现可以作为判断脏腑病变的依据。

杨士瀛在辨治眼病时，先辨邪气性质，属风、属热、属气；再根据病位，辨邪气所在的脏腑，在肝、在肾、在心、在脾、在肺。

1）风

风性轻扬开泄，主动，善行而数变，多袭阳位，风邪致病则表现为拘急牵飕，瞳青胞白，痒而清泪，不赤不疼，目肿而软，谓之风眼。

风有内外之分，外来之风，多表现为搐掣、拘急、流泪等实证；内生之风包括虚极生风、热极生风，多兼有虚、热之象，如涩痒、红肿等。

据病变部位，可判断邪气所犯脏腑，如以目胞瘙痒为主者，则风邪在脾；或以目眦拘急、搐动为主者，则风邪在心，依此类推。

2）热

火热之性炎上，郁于眼睛则表现为红、肿、热、痛，乌轮突起，胞硬肿红，眵泪湿浆，里热刺痛等，谓之热眼。

据病位可判断热邪所在脏腑，如以乌睛突起为主者，则热在肝；胞肿质硬、色红、赤烂者，热在脾，依此类推。

热分虚实，据颜色可辨，则淡紫而隐红者为虚热，鲜红而妒赤者为实热。

3）气

气之为病，表现为气滞、气虚。气虚则气血精津不能上通九窍，眼昏花不明；气滞则升降失调，清气不能上承以滋养眼目，浊邪不能下降以排出体外，郁而化热。表现在目则为眼浑而多泪，胞肿而软，上壅朦胧，酸涩微赤，均谓之气眼。

临床所见，风、热、气三邪常相兼为病，风与热并，则痒而浮赤，风与气搏，则痒涩昏沉。血热交并，故生淫肤粟肉，红缕偷针；气血不至，故有眇视胞垂，雀眼盲障之形。气滞血凝则白睛红膜如纸伞。

风、热、气三者可互相转化，风、气之邪均可郁而化热，而热极生风，热气拂郁，但“眼之为患，多生于热”。

（3）治疗原则

眼病多生于热，且“心主血，肝藏血，血能生热”，故治疗“大抵以清心凉肝，调血顺气为先”（《仁斋直指方论·眼目》），然后再据病情加减应用。

杨士瀛根据眼病多热的特点，指出凡表现为“热冲发于眼”者，皆宜清心凉肝，不能拘泥于“水生木之说”，而用滋水涵木之法。

（4）用药特点

杨士瀛治疗眼病，多宗“风、热、气”理论，治病必究其源，“因风者则散之”，以蝉蜕、白蒺藜、羌活、防风、甘菊以疏散风热、清心凉肝；“热则清凉之”，以夏枯草、石膏、知母、石决明、钩藤等清热泻火；“气结则调顺之”，以当归、川芎、防风等行气活血以解气结；因燥而发者，则以杏仁滋润肝肺，以当归、生地、菟丝子、茺蔚子等益肾填精。

治疗眼病，用药宜清凉柔润，忌温燥。即使有肾虚之证，亦不能轻易用温热药以温补，而应以当归、地黄之类以滋肾润燥。

（5）证治举例

翳膜之病，多因热而起。如肺家受热，轻则朦胧，重则生翳；肝热生翳；肝受风毒，经久不愈，渐生翳膜；肝虚，风热攻眼，赤肿羞明，渐形翳膜；肝受风毒，眼目昏蒙，渐生翳膜；风毒气眼，蒙涩障膜等，均体现了翳膜的产生与热邪密不可分。热邪熏蒸痰浊津液上腾，蒙蔽于肝窍，则形成翳膜，故治疗翳膜之病，应以退翳清热、祛风凉肝为基本方法。

杨士瀛用以治疗翳膜的方剂共22首，统计其用药频率，由高到低依次有：蝉蜕（13次）、甘草（12次）、白蒺藜（11次）、川芎（11次）、羌活（10次）、防风（9次）、木贼草（9次）、荆芥（7次）、苍术（7次）、细辛（7次）、蛇皮（6次）、甘菊（5次）、石膏（5次）等。

通过分析其用药频率及方药组成，可以看出，杨士瀛治疗翳膜病常先以蝉蜕、白蒺藜、羌活、木贼等辛凉发散之药疏散风热，取其轻清退翳之义，以苍术、细辛等辛窜之药以开郁闭。热势太盛者，再以栀子仁、黄连之类苦寒泻热。

杨士瀛认为，虽然翳多因热而生，但治疗时万不可早用清热凉血之药，因血性属水，过早应用寒凉药，则“冰其血，凝而不流”，翳膜难去。故治翳之药忌过寒凉。

（四）结合临证研究《伤寒论》

杨士瀛研究伤寒，以《伤寒论》和《活人书》为参考，参以己见，多有发挥，形成了自己的特点。

1. 脉证合参，辨证论治

杨士瀛在朱肱强调脉证合参以辨病性的基础上，更加深入细致地研究、完善了脉证结合的辨证思想。杨士瀛认为，“脉以证别，证因脉寻”，“脉之与证相依而行。脉者，所以剖其证之未明；证者，所以索其脉之犹隐”（《仁斋直指方论·问病论》）。“据脉以验证，问证而对脉，证如此脉亦如此，一依条例用药，证与脉略同，则加减其间，证与脉大异则消息揣量”（《仁斋伤寒类书·卷一》）。

在“伤风伤寒脉证”篇中，多通过脉证结合来判断寒热偏颇。如伤风伤寒的鉴别，提到伤风证，“脉浮而缓”，表现为“自汗恶风，头疼，面光发热，烦躁，手足不寒”，为热多于寒证；伤寒证，“脉浮而紧”，表现为“无汗恶寒，头疼面惨，发热拘急，手足微寒”，为寒胜于热证。杨士瀛以此为据，选择治法用药。

杨士瀛在治疗伤寒之寒胜于热证时，以发汗为基本治法，常选用麻黄汤、麻黄葛根汤、人参顺气散。虽然“寒伤荣气”，伤寒致病都表现为浮紧脉，“表实无汗”，但认为由于个体差异亦会出现不同兼证。如“头痛甚”者，寒邪在上，以葱白汤辛温发散；“热多寒少，脉弱无阳”，则用桂枝二越婢一汤以助阳散寒；“喘急者”，寒邪郁闭肺气，可与麻黄汤宣肺散寒；“尺脉迟而血少者”，则予黄芪建中汤益气以温阳散寒。由此可见，杨士瀛在临证中，无时无刻不关注脉与证的变化，并时刻把脉证作为辨证用药的依据，脉证结合，细致入微。

杨士瀛在应用经方治病时，强调脉证必须完全符合才能选用。如其在应用大青龙汤时，提出“伤风见寒脉，伤寒见风脉，为荣卫俱受邪，用大青龙汤”。因大青龙汤发汗作用强，为防误治出现变证，又提出大青龙汤“不可轻用”，除了满足上述脉象的要求外，必须有“烦躁”一证，“方可与之”。由此可见，其强调脉证相符对选方用药具有决定作用。

脉证合参，不仅是选方用药的依据，还可以作为鉴别诊断的依据。如中暑与夏月热病，都具有湿困肢体的症状。杨士瀛指出其二者的区别在于，“中暑脉虚弱，肢节不疼”，而“热病脉洪盛，肢体病重”，并解释中暑脉虚的原因在于“暑伤气而不伤形，热则气散也”（《仁斋伤寒类书·调理伤寒论》）。由此可见，脉证合参辨清病因病性，是杨士瀛确立治法、选方用药的依据。

2. 类证疑似，鉴别有据

杨士瀛注重辨病与辨证相结合，在书中分别从病因病机、脉象、症状、治法、用药等方面详论了春温、夏热、风湿、中湿、温毒、中暑、痉病、温疟、疫病及痰证伤食、虚烦脚气等病，并明确其鉴别要点。

如风湿与中湿的鉴别，杨士瀛认为风湿之病因为先伤湿而后伤风。故见脉浮，肢体肿痛，不能转侧，额上微汗，怯寒而不欲去衣，大便难，小便利，热至日晡而剧等症状。治疗宜发汗、“微解肌”、祛风湿以调畅气机，用麻黄、杏子、薏苡、甘草、白术，防己黄芪汤等。如不呕不渴、脉虚浮涩者，为阳虚所致，故用桂枝附子汤以温阳解肌。

而中湿则为风雨袭虚，正虚而为湿邪所伤，故见脉沉而缓。表现为一身尽痛重着，发黄，关节烦疼，发热鼻塞，时或胀满，大便利，小便难。治疗宜温中健脾，“利小便”，给邪以出路，同时可以利小便以实大便。用甘草附子汤、五苓散或除湿汤加茯苓。大小便皆自利者，为阳虚不摄，用术附汤以助阳化湿。身体痛或鼻塞者，为营卫不和，用黄芪建中汤、小建中汤以益气健脾、调和营卫。寒湿交攻，疼痛重着，予渗湿汤；甚者，予理中汤加熟附子，温肾以利水。

“风寒湿气合而为痹”，杨士瀛对于痹证的治疗，多据风寒湿邪的多少辨证论治。如“寒多则为疼痛”，当用官桂、干姜、附子等温阳散寒；“风多则为走注”，当用麻黄、干姜、薏苡仁等辛温发散风湿；“中湿则为重着”，治疗用茯苓、苍术、干姜等健脾渗湿。

3. 伤寒证治，切勿“太过”

杨士瀛在辨治伤寒时非常谨慎，其认为“伤寒汗下温之法，最不可轻拘脉以验证”（《仁斋伤寒类书·调理伤寒论》），必须脉证结合，“问证而对脉”。治疗时，“表有邪则为阳虚阴盛，而发表之药温；里有邪则阴虚阳盛，而攻里之药寒；阴经受邪则为脏病，而温阳之药热”，必须根据脉证进行辨证论治。但在具体诊病时，对于“证与脉大同而小异，名与证似异而实同”者，则难以准确辨证选药。此时，杨士瀛提出，在治疗时“则宁不及亦不可太过”。

杨士瀛把治疗结果分为上、次、下三等，即“得中者上也，不及者次也，夫苟太过则斯为下矣”。“得中者”是指汗、下、温方法选择得当，药性的寒热温凉、药量紧微深合法度；“不及者”是指病重药轻，当用五分而只用了三分，或者当用纯温之品而选择了略温之药，当汗下之病而用和解之剂等。此类效果不佳时，“则增减于其间，细细而加消详，徐徐而就条理，虽未遽安，亦无传变”；“太过者”是指医者未辨明脉证、阴阳，或汗下太早，或“当汗而反下”或“当下而反汗”，导致病情迅速传变。如“不问阴阳，当汗而反下，则为痞，为结胸，为懊侬；当下而反汗，则为谵语，为无阳动经，为下厥上竭”。

4. 善用经方，灵活化裁

杨士瀛应用经方善于灵活化裁，又不失原方法度。例如，《伤寒论》治疗外感风寒表实证的麻黄汤，因原方能宣肺平喘，杨士瀛即加紫苏、陈皮、半夏三药，称“加减麻黄汤”，用于治疗“肺感寒邪咳嗽”。又如，真武汤治肾阳虚衰、水气内停证，杨士瀛加上温肺化饮敛气的干姜、细辛、五味子，用于治疗年高气弱久嗽证。杨士瀛灵活化裁经方，于此可见一斑。

【临证经验】

一、气血病治疗特色

（一）调气为上，调血次之

杨士瀛在病机上重视气血失调，在诊治上亦重视气血辨证、调理气血。其强调气血犹如阴阳，“阴阳两虚，惟补其阳，阳生而阴长”（《仁斋直指方论·总论·病机赋》）；“气血俱病，只调其气，气行而血随”（《仁斋直指方论·总论·病机赋》）；故治疗气血失调，提出“调气为上，调血次之”（《仁斋直指方论·血荣气卫论》）的原则，取“先阳后阴”之义。

杨士瀛把血比作水，气喻为风，气之推动血行犹如风行水上，“气行则血行，气止则血止，气温则血滑，气寒则血凝”（《仁斋直指方论·血荣气卫论》）。故治疗血证时，以人参、桂枝等甘温补气、辛温行气药来调血，则可达到调畅气血的目的，即所谓“调其气犹可以导达病原”之义。反之，单纯以熟地黄、阿胶等补血、生血之品来调气，则难以取效，甚至壅滞气机，加重病情。故杨士瀛尤其重视调气的作用，治疗气血病时，先调其气，后调其血，或气血同调。

（二）气血病变的诊治

1. 重视脉诊

《仁斋直指方论·脉病逆顺论》是讨论脉与证的专篇，该篇详细论述了脉与证的密切关系，尤其重视脉证结合，据脉辨证，杨士瀛认为脉象对疾病的诊断、治疗及判断预后均有重要意义。

首先，杨士瀛继承岐伯之说，“形气相得者，生；参伍不调者，病”（《仁斋直指方论·总论·脉病逆顺论》），从形与脉的关系来判断疾病的预后；“盖人有强弱盛衰之不等，而脉实应焉；脉有阴阳虚实之不同，而病实应焉”。正因为脉可以反映病邪的阴阳属性和邪正之间的虚实对比关系，所以，必须早辨脉病的逆顺，以明确病变的预后。

其次，杨士瀛反复强调“脉证相应”的重要性，认为“脉病形证相应而不相反，每万举而万全”（《仁斋直指方论·总论·脉病逆顺论》），反之，脉与证不相符，则“良工不能施其巧矣”（《仁斋直指方论·总论·脉病逆顺论》）。可见，脉证相应对临床治疗非常重要。

杨士瀛论治咳嗽一证时，根据肺脉的浮、实、濡、散，判断是风邪犯肺证，还是肺气虚弱证。在讨论血之为病时，杨士瀛亦据脉辨证，认为“脉来乍涩乍数，闪烁明灭，或沉细而隐伏”（《仁斋直指方论·总论·脉病逆顺论》）者，为“挟血”证，若血与热结，则表现为“左手寸关按之洪盛”（《仁斋直指方论·总论·脉病逆顺论》）。可见，杨士瀛积累了丰富的据脉辨证经验。

杨士瀛结合自己的临床经验，在该篇中分析了近百种症状或疾病的脉象变化，其中不乏对气血病脉象顺逆的探讨。如“凡人形盛脉细，少气不足以息者，危”（《仁斋直指方论·总论·脉病逆顺论》）；“形虚脉大，而胸中多气者，死”（《仁斋直指方论·总论·脉病逆顺论》），又如“击坠瘀血，顺则脉坚强，反则脉小弱”“中恶吐血，反则脉沉细，顺则脉浮洪”（《仁斋直指方论·总论·脉病逆顺论》）等。杨士瀛认为“疝、瘕、积、聚，可坚急实强，不可沉小而虚弱”“水气之诊，贵乎浮而洪大，不贵乎虚细、沉微”“产后出血，可沉小，而不可疾浮”“脓血诸疾，活以滑细，殂以坚强”（《仁斋直指方论·总论·脉病逆顺论》）。由此可见，脉证结合对中医临床判断气血病的性质及预后具有重要价值。

2. 气病证治

从杨士瀛对气病的认识看，重视中焦脾胃功能的失调，而脾胃功能失调则易产生气滞、痰浊等病理产物。故其治疗气病，首先豁痰，清除有形之邪；然后再根据病变部位、兼见病证，辅以宣肺降气、疏肝理气、温肾纳气等方法。

（1）调气必先豁痰

气滞易生痰浊，痰浊阻滞气机。因而杨士瀛提出“调气必先豁痰”（《仁斋直指方论·诸气论》），治法以理气豁痰为主。因脾为生痰之源，故豁痰必佐以健脾温中之品。治疗多以二陈汤加减以理气豁痰。

气机阻滞，则升降失常，痞塞于中，易导致痞满、气秘等。若痞满不食，水气肿胀，面目俱浮，杨士瀛选和剂流气饮以半夏、橘红、茯苓等燥湿豁痰，用人参、白术等益气健脾，佐以辣桂、白芷辛温发散、宣流气血。诸药合用，共奏祛痰浊、调营卫、行痞滞、消肿胀之效。

若气逆于上，气不归原，则发为气中、气厥等，状如中风，仆倒昏迷，牙关紧急。虽症状与中风相似，但病机不同，故治疗时不得误用风药及通关利膝之药。杨士瀛主张先以姜汁泡汤，调苏合香丸，以温中行气、豁痰开窍。如不效，可用半夏、茯苓、厚朴为主组成的七气汤、大流气饮以化痰行气，加石菖蒲以祛痰开窍，如此则痰去气行，结散郁解，继之则气顺而苏，再以治中汤（人参、白术、干姜、橘红、青皮、甘草）加木香，以和其中，使气归常道。

由此可见，调气必以豁痰开窍为先，调理脾胃善后，如此才能气顺血行，脏腑协调；反之，则有可能出现气厥、气脱等变证。

又如梅核气的治疗，杨士瀛认为该病是由过怒伤肝，气机郁滞，痰浊内生，郁久化热，痰热阻于咽喉而成。故治疗应“导痰开郁，清热顺气”（《仁斋直指方论·梅核气》），选用半夏、陈皮、香附、川芎等祛痰行气、燥湿健脾，并配合山栀仁、黄芩之类以散郁热。梅核气的治疗亦体现了“调气必先豁痰”。

积聚为气滞、痰凝、血瘀而成，故杨士瀛确立“调其气而破其血，消其食而豁其痰”（《仁斋直指方论·积聚癥瘕痞块》）为治疗大法，并根据积滞性质的不同作为选择药物的依据。如木香、槟榔去气积，三棱、莪术去血积，麦芽、神曲去酒积，香附子、枳实去食积，牵牛、甘遂去水积，山楂、阿魏去肉积，海粉、礞石去痰积，雄黄、白矾去涎积，干姜、巴豆去寒积，黄连、大黄去热积等。

以上病证的治疗，体现了杨士瀛调气必先去除积滞，或化痰，或活血，积去则气顺的思想；并益气健脾以善其后，祛邪扶正并用，以奏气调血畅之功。

（2）宣肺降气

气机升降失常，肺气不降则逆行而上，呼吸喘促，治疗则以化痰行气为基础，佐以宣肺降气之品以恢复气之调畅，用药多选半夏、陈皮等温中、行气、化痰，佐以桑白皮、桔梗、苏子、前胡等宣肺降气之药，选方如分气紫苏汤、苏子降气汤，或嚼苏合香丸以秘传降气汤送下。

（3）疏肝理气

气之郁滞，无处不到，“滞于胸膈则胀满”（《仁斋直指方论·诸气论》）。胸膈胀满，责之于肝，肝失疏泄则郁滞于中，故胀满则宜疏肝健脾、温中行气。方用异香散、调气散、沉香降气散等，药用木香、丁香、青皮、陈皮、三棱、莪术等疏肝活血行气。

（4）温肾纳气

冷则气滞，气“滞于腰间则坠痛”（《仁斋直指方论·诸气论》）。腰为肾之府，腰痛则宜温肾散寒、行气止痛，宜选用人参、附子、五加皮、羌活等，选方俞山人降气汤、局方七气汤加橘核或辣桂煎汤。肾精不足者，可佐以破故纸、胡桃、杜仲等益肾填精，兼温肾阳。

杨士瀛在治疗气病时，既重视痰浊、瘀血等病理产物的祛除，并调理脾胃以善后，又不忘调理五脏，使气血调畅。

3．血病证治

杨士瀛提出“血为百病之胎”，血之为病可以概括为血瘀证和出血证两大类，在治病过程中非常重视调血药物的应用。

(1) 血瘀证治

祛瘀活血。治疗血瘀证时，谨遵《内经》之旨，“先去其血，然后调之”（《仁斋直指方论·血论》），以祛除有形之瘀血为调血的前提。若瘀血阻滞脉络，气无路可行，单用行气药，徒劳无功，甚至加重瘀滞，恶化病情。所以应先祛除瘀血，清理道路，气机自然调畅。

血属阴，有形者也，血积则作痛。而根据“血得温则流”“气温则血滑”之理，治疗瘀血时，“和血必须辛热”（《仁斋直指方论·诸血》），多选辛热、辛温之药以开之，如桂枝、干姜、细辛、川芎等。杨士瀛认为“当归、川芎，血中上药也”（《仁斋直指方论·总论·病机赋》）。当归，性温，味甘辛，有养血行血活血之功；川芎，辛温，行气活血止痛。二者同用，则活血不伤血，养血不留瘀，故为血证之上药。

调气行血。“气为血之帅”，气行则血行。故治疗血瘀证，必须佐以黄芪、人参、木香、细辛、香附、乌药、莪术、三棱等调气之品，气血同治，益气行血或行气活血。只有气血兼顾，才能起到事半功倍的效果。

(2) 出血证治

虚实分治。对于出血证的治疗，杨士瀛强调应“审其虚实调治之”（《仁斋直指方论·诸血》）。实证多属血热迫血妄行，虚证则属气虚不能固摄，故治疗宜先辨其虚实。

实证出血多与热有关，“人生之血，赖气升降”（《仁斋直指方论·诸血》），出血之证“皆由气浊遇热妄行之所致也”（《仁斋直指方论·诸血》）。故“治血莫先清热，气清则血和，气浊则血乱”（《仁斋直指方论·诸血》），选药多以清热凉血药为主，如生地黄、丹皮、黄芩等。

虚证出血多与气虚失摄有关，如思虑伤脾，脾虚不能统血，以致吐血下血者，则用归脾汤健脾养心。如饮食伤胃，胃虚不能传化，其气逆上，令吐衄，则用理中汤、甘草干姜汤通用，体现了脾统血在治疗出血证中的重要作用。但心主血，肝藏血，尚需病情予以疏肝健脾养心，待脏腑功能正常、协调，才能使气血各行其道，无瘀血、出血之患。

调气和血。血之升降赖气机的推动，出血证常与气机失调有关，因“气升则升，气降则降，气逆则逆，气和则和”（《仁斋直指方论·产妇伤寒方论》），血随气行。故治疗血证时，杨士瀛除采用益气固摄外，亦非常重视调节气机的方向。如常用木香理中汤、枳壳散夹和米汤，或真方四君子汤夹和小乌沉汤等，均在调理脾胃的基础上配合应用木香、枳壳、沉香等降气、行气药，以推动血循正道而行。可见，杨士瀛重视调节气机以调血，使气顺则血和，各归其所。

另外，气属阳，血属阴，二者相伴而行，不可分离。若一方极盛或极衰，则出现阴阳格拒，亦会导致出血。如气虚夹冷，阴阳不相为守，营气虚散之出血证，治疗当回阳救逆，“使血自归于经络”，方用理中汤加南木香，或局方七气汤加川芎，或甘草干姜汤。

上述气血证治，体现了杨士瀛重视人身气血的用药理论和临床经验，为后世气血辨证提供了重要的参考资料。如杨士瀛提出血“蓄之在上”为健忘之病因，给后世从瘀论治健忘以启迪。

(三) 妇科疾病调气血

《仁斋直指方论》最后一卷为妇人篇，其中经、孕、胎、产理论及证治都体现了杨士瀛重视气血的思想。

1. 月经病须调气血

杨士瀛在《内经》理论的基础上，进一步阐发了“妇人以血为主”（《仁斋直指方论·卷二十六·产妇伤寒方论》）的内涵，妇人“血藏于肝，流注子脏，而主其血者在心，上为乳汁，下为月水，合精而为胞胎”（《仁斋直指方论·妇人论》），所以妇人的经、乳、胎、产都离不开血。

（1）气血和平则月经正常

在生理方面，“血为气之配，因气而行”，杨士瀛既重视“妇人以血为本”，亦重视气对血的推动作用，“气为血之帅”，故只有“气实”才能保证血“流畅于经络”，只有“气血和平，阴阳调顺”，才能“月事以时下”“精血聚而胞胎成”，足见气血对妇人月经的重要性。

（2）血气不和则月经不调

在病变方面，“血气不调，阴阳愆伏”（《仁斋直指方论·妇人论》），经脉不畅，则月事或前期而来，或后期而至，或乍多乍少，甚则崩漏、闭经。

（3）外感内伤致经脉不畅

经脉不畅，月经不调的原因有三：一是血气盛实，经络遏闭，即气血不虚，邪实阻滞经脉，脉络不通，表现为脉滑实。二是形体憔悴，经络涸竭，即气血亏虚，不足以充盈脉道，亦可致脉道不通，表现为脉虚弱。三是风冷内伤，七情内贼，即正虚邪实，致经络痹滞，表现为脉浮涩。

（4）滋养气血以四物汤为主

气血为月事之基，故调治月经病首应滋养气血为主，组方多以四物汤为基础加减应用，对四物汤的理解，杨士瀛有独到之处。其云：“川芎，血中气药也，通肝经，性味辛散，能行血滞于气也”“地黄，血中之血药也，通肾经，性味甘寒，能生真阴之虚也”“当归，治血中主药也，通肝经，性味辛温，全用能活血，各归其经也”“芍药，阴分药也，通脾经，性味酸寒，能和血，治虚腹痛也”（《仁斋直指方论·诸血》）。四药合用，共奏滋阴养血之效。气为血之帅，气能生血，故杨士瀛在滋阴养血的同时，多配伍人参、黄芪、白术、甘草等益气之品，以达气旺血生之目的。

在具体治疗时，应先分虚实，根据病情需要，随证加减。对血气盛实所致的闭经，以增损四物汤治疗，药用四物汤加三棱、莪术、干漆等药行气活血化瘀以通经；对瘀血闭阻经络所致的月水不调，以桃仁散治疗，药用四物汤合桃仁、蒲黄、牛膝等活血化瘀，用人参以取其“气行则血行”之义；瘀久化热者，则加牡丹皮、赤芍以清血分郁热，兼行血活血；或寒邪凝滞者，则加肉桂、吴茱萸、干姜、附子、艾叶以温经散寒；若兼气虚者，合用四君子汤以益气生血。总之，妇人月经病必须调理气血。

2. 妊娠病宜调气血

杨士瀛认为，妇人易为七情所伤，尤其妊娠期间，气血失调，易生百病，病证表现与“积聚”相似。如胸臆气填，呕恶，全不入食，入食则吐痰涎；或一块如核，窒塞胸喉而痛；或一块如卵，筑触心下而疼；或腹中块物，动而作痛，攻刺腰背等，严重者类似“虚劳”。如时发烘热，四肢乏力，脚不能行，小便白浊浮油，带下淋漓，日渐瘦弱等。

杨士瀛据其丰富的临证经验，明确指出妊娠病与积聚的不同之处在于，孕妇“谷虽不入，果子杂物常喜食之”（《仁斋直指方论·诸气》），即从饮食特点上，对妊娠与积聚做出鉴别。

妊娠病是因胞胎阻滞气机，升降失常，痰浊内生所致，治疗宜健脾化痰、益气养血、理气安胎，选用半夏、陈皮、茯苓、缩砂、桔梗、姜、枣、乌梅等；若郁久化热者，则宜佐黄芩以清热安胎，或用竹叶、通草、滑石等引热从下而出。

杨士瀛认为，妊娠呕吐、头痛眩晕为脾虚生痰，气机逆乱，虚热上扰所致；治疗用四君子汤以健脾益气，橘红、厚朴以行气化痰，麦冬、竹茹以清虚热、降逆气，共同起到补虚泻实、调畅气机的作用。

杨士瀛治疗妊娠病，常半夏、缩砂、桔梗三药配伍应用。杨士瀛认为，“半夏理气消痰，缩砂安胎顺气，北梗以开胸喉之隔”（《仁斋直指方论·产妇伤寒方论》），三药并用，痰消则气顺，气顺则胎安。由此可见，妊娠病的治疗亦遵循“调气必先豁痰”（《仁斋直指方论·产妇伤寒方论》）的原则。

妊娠有其特殊的生理特点，杨士瀛认为妊娠期间的用药亦有独特之处。用药宜平和，如小便白浊者，宜二陈汤加白茯苓以下白丸子以理气化痰。切勿燥涩太过，如过多使用“刚剂温胃”（《仁斋直指方论·产妇伤寒方论》）之品，则“胎气必烦”（《仁斋直指方论·产妇伤寒方论》），病难痊愈。

3. 产前调气，产后调血

“妇人以血为主”（《仁斋直指方论·产妇伤寒方论》），月事往来，产前产后为妇人特有的生理现象，故发病、治疗亦有其特点。妇人易为七情所伤出现气血失调，尤其在产前产后，产前胞胎阻滞气机，气血不畅，产后则耗伤阴血，易导致血虚、血瘀，气随血脱而见气虚，故杨士瀛提出产前产后的治疗应遵循“产前安胎，产后消瘀”的原则。

杨士瀛认为，产前“安胎不可不调气”，产前诸病以顺气安胎为主，杨士瀛多用枳壳、香附、陈皮等以顺气，用桑寄生、阿胶等滋阴养血以安胎。若胎动下血者，用炒阿胶、熟艾以养血温经止血；胎妇喘咳者，则用缩砂、川芎、炒阿胶以行气养血润肺，加生姜、乌梅、紫苏梗效果更佳。胎妇食欲差，则用调气散（白豆蔻、丁香、檀香、木香、藿香叶、甘草、缩砂仁）、枳壳散以行气化浊、醒脾和胃。杨士瀛还告诫学者，桂枝、半夏、桃仁、大黄等堕胎、燥热之品产前不可轻用，以免触动胎气。

产后“消瘀不可不扶虚”，产后诸病多为阴虚血少所致，故产后病的治疗以益气养血活血为主。杨士瀛多以川芎、蒲黄、赤芍药等为消瘀要药，用当归、川芎、黄芪、人参益气养血以扶虚。治疗妇人产后恶露不尽，胎衣不下，血气攻心，眩晕等证时，杨士瀛多用黑神散，方中以熟地黄、当归、芍药、黑豆滋阴养血，以肉桂、干姜、蒲黄辛温行气、活血消瘀，甘草益气扶虚，诸药合用，攻补兼施，既能扶虚，又可消瘀。又如杨士瀛治疗津液涸燥，滞血停留所致的产后大便秘结，以枳壳散加炒桃仁，用蜜水同煎，加醋煮沸治疗，既能行气活血、润肠通便，甘草、蜜又能益气扶虚。杨士瀛亦指出，产后虽以扶虚为主，但四物汤、建中汤之类补虚药不能用之太早，应待“腹中略无疼痛”时使用，以免使败血留而不去。

由此可见，产前产后诸病的治疗亦必须从调理气血入手。

二、重视脾胃，兼调五脏

气血来源于脏腑，而且气血的升降出入有赖于脏腑气机的调畅。故杨士瀛调理气血，多从调理脏腑功能入手。因脾胃为升降枢纽，故治疗上，以调理脾胃为主，五脏同调。

（一）首重脾胃

“人受谷气于胃，胃为水谷之海”，脾为胃行其津液，输送水谷精微至全身各处，以化生为荣卫之气、五脏六腑之气；且脾胃居于中焦，为气机升降的枢纽，故调治气血时，应首先调理脾胃。

纵观杨士瀛调理气血诸方，“人以胃气为本”的思想贯穿始终，处处不忘调理脾胃。杨士瀛认为脾胃之气为气机调畅之动力。若脾胃亏虚，则“五脏六腑之气亦馁矣”，则气机必乱。故杨士瀛在调理气血时，或配参、苓、术、草等以甘温补益脾胃，或辅白扁豆、陈皮、陈仓米、枳壳、厚朴等辛温之品以醒脾和胃。总之，杨士瀛在调理气血的方剂中必佐以理脾调胃之药，可见其对脾胃与气血内在关系的深刻理解及灵活应用。

如《仁斋直指方论·诸气证治》第一首方“和剂七气汤”，治七气所伤，痰涎结聚，心腹刺痛，不能饮食者，证属气滞痰凝血瘀之证，常法大多应用行气化痰、活血化瘀之药治疗，但杨士瀛所选方剂以燥湿健脾、温阳行气为原则，由半夏、人参、辣桂、甘草和姜枣组成。其意在于，首先健脾以助中焦之运化，杜生痰之源；其次，燥湿化痰以除已生之痰；最后，辛甘化阳以助行气，三管齐下，以达到气畅血行之目的。

另外，在出血证的治疗中，杨士瀛“每每以胃药收功”（《仁斋直指方论·血论》）。其认为五脏之气皆来源于脾胃，而气为血之帅，脾胃又能化生气血，能统摄血液运行于脉中，“使真气归原”，故能起到止血的作用。所以，杨士瀛在治疗出血证时，多用人参、干姜、甘草等健脾温胃之药，使气旺而引血归原。《仁斋直指方论·血疾证治》中记载了用单味人参慢火煎服治疗吐血、咯血的验案，即取补中气以使气血归原之义。由此可见，杨士瀛在调治气血时，时刻不忘脾胃的重要性。

（二）五脏同调

针对当时学者“苟知血之出于心，而不知血之纳于肝”的弊病，杨士瀛一再强调“心为血之主，肝为血之脏”（《仁斋直指方论·血论》），心主血脉，推动血行，“人卧则血归于肝”，肝为储血之脏，二者共同维持血的正常出入。故血之为病，亦应责之于心、肝。杨士瀛认为调治血病宜行其心，养其肝。杨士瀛的治疗原则充分体现在其组方用药当中。如血痢作恙，以五苓散、麦门冬汤等行其心，以巴豆、大黄等逐其积；而其痛独存者，血之所藏无以养也，必佐以川芎或芎归汤等，以养其肝，则其痛止。可见，调血不能忽略养肝。

针对当时学者“苟知气之出于肺，而不知气之纳于肾”（《仁斋直指方论·血荣气卫论》）的弊病，杨士瀛强调“肺为气之主，肾为气之脏”（《仁斋直指方论·血荣气卫论》）。肺主气，司呼吸，主宣发肃降；肾主纳气，二者共同维持气的正常升降。故气之为病时，应责之肺、肾。且肾气为五脏六腑之根，久病则损及于肾。故治疗气病，调其气，豁其痰，益肾使气归原，肺肾兼顾。如喘咳气鸣，以橘皮、枳壳、桔梗、紫苏、桂枝调其气，以南星、半夏、细辛豁其痰；而终不下降者，为气之所藏无以收所致，治疗时必佐以补骨脂或安肾丸之类，使肾气充足，逆气归原，则喘咳止。可见，调气不能忽略益肾。

由此可见，脾胃为气血生化之源，为气机升降枢纽，其作用至关重要，但要保持气血的调畅，升降出入有条不紊，任何一脏的功能都不能忽略，必须心肝脾肺肾五脏协调，以调理脾胃为主，五脏同调。

（三）论治杂病重视脾胃

1. 虚实分治，润燥得宜

杨士瀛认为痰病的产生，是由外感六淫、内伤七情、饮食不节等因素导致机体气血失调，从而出现“生火生湿，湿而生热，火而生痰”（《仁斋直指方论·总论·虚实分治论》）等病理产物。故辨证时，要明辨邪气的性质，确定不同的治疗原则，如湿邪则燥之，火邪则泻之，因湿而生热，则燥湿而兼清热，因火而生痰，则泻火而兼豁痰。

杨士瀛在论治过程中，不仅重视辨病邪性质，而且认为祛邪时一定要兼顾正气的调养，必须结合患者体质和病程，选择具体治法和用药，并提出“少壮新病攻邪为主，老衰久疾补虚为先”（《仁斋直指方论·论崩中带下》）。如属于“老衰久病”，则宜“半攻半补”；如气虚而有湿热痰火，则以四君子汤补气而兼燥湿清热、豁痰泻火；如血虚而有痰火湿热，则以四物汤补血而兼泻火豁痰、清热燥湿。

另外，杨士瀛对脾喜燥而恶湿，肾喜润而恶燥有新的理解。杨士瀛认为脾胃属土，虽喜燥但不宜太燥，“太燥则草木枯槁”（《仁斋直指方论·论崩中带下》）；肾属水，水虽喜润，但不能太润，“太润则草木湿烂”（《仁斋直指方论·论崩中带下》）。所以在补脾胃、益肾时，用药必须“润燥得宜”（《仁斋直指方论·论崩中带下》），随证加减。

2. 崩中带下，固卫厚脾

崩中失血之病，当时多认为由于冲任虚损、经络失养所致，故治疗多用当归、川芎、香附等以养血行气活血。如此，虽能暂时止住，但不能根除，容易复发。冷带杂下之病，多认为是下焦不固、内挟风冷所致，所以治疗多用熟艾、禹余粮、牡蛎、海螵蛸之类以温暖下元、固涩止带。如此，虽能一时止住，但不能长久。

杨士瀛认为，崩中带下的根本病因，在于卫气与胃气的不足。其认为卫气充足，才能“温分肉，充皮肤，肥腠理，司开阖”（《灵枢·本藏》）；“胃为血海”，水液会聚之处，只有胃气充足，才能“主肌肉而约血水也”（《仁斋直指方论·论崩中带下》）。所以，卫气与胃气虚弱，则“肌弱而肌空，血之与水不能约制”，而发为崩中漏下，休作无时。

所以，治疗崩中带下之证，必须以固卫厚脾为原则，固卫以桂枝附子汤，厚脾以四君子汤之类，二者相兼为用。

3. 痢疾之治，补脾导滞

杨士瀛详细论述了痢疾的病因病机，在治法、用药方面有其独到之处。

（1）病因病机

杨士瀛认为，痢疾与泄泻，虽名目不同，但病因无异，“感受之源一也”。杨士瀛把痢疾病因概括为三类，感之于外者，即外感邪气，包括“风、寒、暑、湿，冷热不调”等；伤于内以成积滞者，即内伤饮食，包括“大嚼伤饱，宿酒浆醯醢”等；伤于内以耗伤精血者，即过劳，包括“房闼纵情，奔走劳役”等。以上诸因素，影响脾胃之运化、气血之调畅，导致气滞、痰浊、瘀血阻滞于肠道，“物积欲出，气滞而不与之出”（《仁斋直指方论·治痢要诀》），则发为腹痛里急后重、下痢赤白脓血等。

（2）论治思路

痢疾病机，不外脾虚、积滞二端。杨士瀛治痢疾，多扶正祛邪兼顾，祛邪以化湿行气导滞，“以散风邪，行滞气，开胃脘为先”（《仁斋直指方论·泻痢》），含有“六腑以通为用”之义；扶正以益胃健脾为主，或佐以补肾涩肠。处方用药多以病程新久、邪正盛衰为据，判断攻、补药量的比例。

新病邪实者，以祛邪为主。祛邪必须根据症状表现，明确其病因之所在，“究其受病之源”（《仁斋直指方论·泻痢》），以选择其治疗方法，“决之对病之剂”（《仁斋直指方论·泻痢》）。如兼有“鼻壅恶风，腰背强痛”者，为感风邪所致；“面惨恶寒，肢体拘挛”者，为寒邪所伤；“肚热缠痛”者，为有形之积滞；腹胀“状如蟹渤（蟹渤，福州方言，指蟹口中吹出的泡泡。这里借指泻下大便带泡沫）”者，为无形之气滞。痢之赤者，为“热乘于血，血渗大肠”；痢之白者，“冷搏肠间，津液凝滞”；赤白相半，则“冷热交并”。内挟风邪，则“清血流注”；湿毒乘虚入肠胃之间，则“下如豆汁”，或下瘀血。并结合“手足寒为冷，手足温为热”，判断病邪之冷热。

杨士瀛认为，痢疾之治必须以祛湿、行气、导滞为前提，然后据病因、病性之不同，佐以散寒、养血、活血、熄风之法。

久病正虚者，以扶正为主，健脾益肾，兼以行气除湿。

（3）遣方用药

杨士瀛根据上述辨证治法，临证遣方用药灵活。健脾祛湿导滞以人参、白茯苓、白术、甘草、干姜、半夏、苍术、陈皮、厚朴等为常用药，再据病情加减应用。兼风寒者，加藿香叶、官桂、木香以发散风寒，温阳行气；兼风热者，加羌活、独活、前胡、柴胡等发散风热；湿邪重者，加木香、厚朴以燥湿行气；兼风冷客入肠胃，泄下鲜血、豆汁或下瘀血者，加用当归、川芎、芍药、辣桂以养血熄风，温经通络；寒热不调，乍涩乍溏者，用吴茱萸、黄连以辛开苦降，祛除积滞，调其寒热。有形之积滞，用巴豆、大黄之类以通腑导滞；无形之气滞，以枳壳、青皮、桔梗、莪术等以行气导滞。

脏腑相关理论在杨士瀛治痢过程中亦有所体现。如肺与大肠相表里，肺为脏，肠为腑，脏腑相通，故大肠有热，下痢壮热时，宜兼顾其脏。故杨士瀛治疗该病时，用败毒散以散风邪，行滞气，用五苓散以渗湿浊，并用黄连阿胶丸兼清肺热以利大肠，体现了脏腑同调的思路。

风热血痢，里急而疼痛较甚者，用疏通荡涤之法。其疼痛不减者，考虑营血亏少，脉道不行所致的“不通则痛”，故治疗时佐以川芎、当归等活血化瘀之药，营血调畅，脉道疏通，则疼痛自止。

久病之痢，从虚论治，用人参、白术、茯苓等以健脾益胃。效果不显者，兼以肉豆蔻、附子等补肾之品，以收温肾固涩之功；久痢滑泄不止，无瘀滞之象者，加用诃子、罂粟壳、乌梅之类以收敛固涩。

对于痢疾的治疗，杨士瀛提出两条注意事项以警示后人，即“不可遽用肉豆蔻、诃子、白术辈”（《仁斋直指方论·噤口痢》），以免补住寒邪，使邪不能由外而散；“不可遽用罂粟壳、龙骨、牡蛎辈”（《仁斋直指方论·噤口痢》），以闭涩肠胃，使邪不能由下而出。

另外，杨士瀛认为，阿胶能“和血脉，益气止痢”（《医脉真经·药象气味主治法度》），善治大肠疾病。因为痢疾多为伤暑、伏热、酒面、炙煿等酝酿而成，而阿胶“有热毒留滞则能疏导，无热毒留滞则能安平”（《医脉真经·药象气味主治法度》）之功，所以将阿胶作为治痢之要药，在治痢过程中常用到阿胶。

（4）治噤口痢，健脾开窍

杨士瀛对噤口痢的认识有其独到之处。认为下痢噤口不食之证，其根本病机在于脾虚，但亦兼有“闭隔心胸”之郁热实邪，属于虚实夹杂之证，故治疗上必须攻补兼施，用祛湿健脾以扶其正，化痰开窍以祛其邪。用药忌温燥、收涩之品。杨士瀛认为用木香则“失之温”，用山药则“失之闭”，必须用参苓白术散之类平补脾胃，兼用石菖蒲末以祛痰开胸膈，攻补兼施，“胸次一开，自然思食”（《仁斋直指方论·噤口痢》）。为防止胸膈之热邪拒药于上而作呕，杨士瀛建议该药“以道地粳米饮乘热调下”。如此虚实同治，与临床实际非常符合，多为后世医家所借鉴，李时珍即将噤口痢的这一治法载于《本草纲目》“菖蒲”条下。

（四）儿科疾病重脾胃

杨士瀛对儿科病证亦颇有研究，博采众长，钻研前贤儿科学术观点，结合自己的临证体会，著成《仁斋小儿方论》。该书是其儿科学术思想的集中体现。从书中可以看出，杨士瀛受钱乙影响较大，其儿科辨治思想，如“小儿脏腑柔嫩”“易寒易热、易虚易实”等，多是在钱乙儿科思想的基础上发展而来。但杨士瀛亦有自己的特点，如论治儿科，重视脾胃；详论惊风，首提“四证八候”，并明确提出惊风的治疗原则。这些都为后世医家所借鉴，具有深远的指导意义。

1. 儿科发病特点

杨士瀛虽无专篇论述小儿生理病变特征，但在对各种病证的论治中都涉及了小儿病变特点的内容，具有较高的临床价值。

（1）易受邪侵

在讨论小儿中风时，提出小儿“血气未定”（《仁斋小儿方论·中风》），肺虚卫外不固，则易为风、寒、暑等外邪所伤；在论述疳证时，提出“小儿脏腑娇嫩，饱则易伤”（《仁斋小儿方论·疳》），认为小儿脾胃虚弱，易为饮食所伤。故小儿之体具有正气虚弱、易感邪致病的特点。

（2）病变迅速

杨士瀛认为“小儿脏腑柔嫩”，一旦患病，则邪气易实，正气易虚，如感受外邪可迅速转化为实证，“稍缓则证候转深”。若治疗不及时，邪气深入，损伤正气，可迅速转化为虚证或虚实夹杂，变化迅速。如小儿泄泻，初起因内伤乳食或邪气郁滞，可见脘腹胀满、泄下酸腐、小便短赤、舌红苔腻、脉滑有力之实热证。若治疗不当，泄泻不止则迅速出现液脱伤阴或阴竭阳脱之阴阳两虚证，甚至出现神昏肢厥，脉微欲绝之危重绝证。这种虚实变化是由小儿生理特点所决定的。

（3）多兼他邪

小儿初生，生长迅速，具有肝木升生之性。感邪之后，或邪踞于内而“盛热蕴蓄”，导致热极生风之证；或邪浮于外而“腠理虚开”，导致风邪乘虚而入之证。故小儿之病，风证多见，如惊风、痓痉、发痫、卒中、天瘹、撮口等。

（4）多属热证

小儿稚阴稚阳，感邪后易化火化热，且有“变蒸”之生理现象。“阴阳水火蒸于血气”（《仁斋小儿方论·变蒸》），“变则上气，蒸则体热”。故杨士瀛认为，“小儿有病，惟热居多”（《仁斋小儿方论·热》）。

2. 儿科病证的治疗

儿科病证有易治者，有难治者。平庸之医遇难治之病，每每束手，以致患儿不救。杨士瀛根据其丰富的临床经验，在《仁斋小儿方论》第一卷即提出“小儿病证，惟惊、疳、泻、痢四者难治”，以警世医，并在以后篇章中对惊、疳、疮证的病因病机、辨证、鉴别诊断、治疗及用药等方面做了精详的论述，为后世儿科惊风、疳证、疮疹的辨证论治提供了依据，其治儿科疾病重视调理脾胃，对儿科临床具有重要的指导意义。

（1）重视脾胃的治疗观

基于小儿正气虚弱、易感邪致病的生理病变特点，杨士瀛重视益气扶正，尤其重视顾护脾胃。在治疗儿科各种病证时，或先祛邪，后和胃气；或以和胃健脾为主；或祛邪与和胃相结合，时时不忘顾护脾胃，充分体现了“人以胃气为本”的思想，体现了其顾护脾胃，以防内虚的儿科治疗原则。

杨士瀛顾护脾胃的思想，在相关病证的治疗中都有充分的体现。在治疗实证时，调理脾胃不仅可以防止攻邪时损伤脾胃正气，还可使正气充足，鼓邪外出，做到祛邪不伤正，扶正以逐邪。如治疗急惊风时，“通关以后且与截风定搐”（《仁斋小儿方论·惊》），下痰热以祛邪实，“又须急与和胃定心之剂”和胃助气、定志宁神，防其复发。治疗慢惊风时，杨士瀛指出，慢惊虽属阴证，亦不可纯用温药及燥烈太热之剂，“惟于生胃气中加截风定搐”，即体现了扶正与祛邪并重的治疗原则。其论治疳证提出“消积和胃，滋血调气，随顺药饵以扶之，淡薄饮食以养之，荣卫调和，脏腑自然充实”（《仁斋小儿方论·疳》）的观点。在论治疮疹时，主张“调顺血气，温和脾胃”，治疗慢脾风时，以“生胃回阳”为法。这些都是杨士瀛治病重视顾护脾胃的实例。

杨士瀛认为，“凡人以胃气为本，惟治病亦然”。故其治疗“肺受风邪客热”，解时行疮疹痘毒、咽痛烦渴等，用清肺饮重加人参半两，即体现了其顾护脾胃，益气以祛邪的用药特点。这一点在惊、疳的治疗中，也得到了充分体现。

杨士瀛论治儿科疾病，理、法、方、药详备，每有过人之处，对后世儿科学产生一定的影响，具有较高的理论研究价值和实际指导意义。

（2）儿科病治疗特点

在生理上，小儿脏腑娇嫩，气血未充，易虚易实，易寒易热，与成人不同。在治疗方面，小儿亦与成人有别，主要表现在三个方面：①小儿用药，剂量宜小，宜“小小分剂”，不宜过量；②小儿治病，疗程宜短，中病即止，勿致“以药胜病”；③小儿选方，宜缓勿猛，“调而平之”。

（3）详论惊风四证八候

惊风为小儿四大难证之一，杨士瀛在钱乙论治惊风的基础上，结合自己临床经验，系统论述了惊风的分类、辨证论治、演变预后，并首次提出“四证八候”的概念，对后世惊风的治疗产生了深远影响。

1）分类

惊风之病，即古所谓的“阴阳痫”，根据其发病特点，分为急风、慢风、慢脾风三类。阳盛而阴亏，阳动而躁疾，急者属阳，为急惊风；阳亏而阴盛，阴静而迟缓，慢者属阴，为慢惊风；慢惊风中较难治疗的一类，属于慢脾风。

2）四证八候

惊风的发病与脏腑功能失调有关，所谓“皆因脏腑虚而得之”“虚则发热，热则生风”，主要与肝、脾、心、肺四脏相关。

杨士瀛在论述惊风病机时，着重阐发了不同脏腑病变的特点。即“风生于肝，痰生于脾，惊出于心，热出于肺，而心亦主热”。其中，“惊、风、痰、热，合为四证”，而四证已具则八候生焉，即“搐、搦、掣、颤、反、引、窜、视曰八候”。杨士瀛首次提出了小儿惊风“四证八候”的概念，并将之作为惊风的论病之纲。四证八候，内容简明精要，又切于实用，为后世医家所效法。

3）临床表现

杨士瀛对惊风共有的临床表现做了详细描述：“凡搭眼摇头，张目出舌，唇红脸赤，面青，眼青，泻青，太阳、发际、印堂青筋，三关虎口纹红紫或青者，皆惊风之状也。”除此之外，急惊、慢惊、慢脾风各有其特点。

4）论治原则

对于惊风的论治，遵循“热论虚实，证别逆顺，治有后先”（《仁斋小儿方论·惊》）的基本原则。

热论虚实。急惊为实热证，属阳，用药宜寒凉；慢惊为虚寒证，属阴，用药宜温热。所以，惊风辨证时要首辨寒热虚实。慢惊虽为阴证，但亦会兼有热象，如汗出、烦躁等，但其热为虚热，故辨热证时要细辨虚实。

证别逆顺。在辨证时要明辨证候的逆顺。杨士瀛据性别总结了逆顺之证，如“男搐左视左，女搐右视右；男眼上窜，女眼下窜；男握拇指出外，女握拇指入里；男引手挽左直右曲，女引手挽右直左曲”。上述皆为顺证，反之则为逆证。这些虽是杨士瀛临证经验的总结，但不必拘泥于此，应结合患者全身表现来判断惊风的顺逆。

治有先后。首次提出痰、热、惊、风四证。四证产生的机制、出现的顺序不同，其治疗亦有先后。即“治搐先于截风，治风先于利惊，治惊先于豁痰，治痰先于解热”（《仁斋小儿方论·惊》）。若四证同时存在，则需兼施并理，不能顾此失彼。

5）急惊的病因病机及治疗

内热外风致病。急惊多由“内有实热，外挟风邪”所致，其性属阳。小儿“心肝常有余”，心易受热邪，肝易受风邪，肝风、心火互相交争，则血乱气并，痰涎壅塞，随气而动，最终导致百脉凝滞，关窍不通，风气燔盛而无所宣泄。故其发病暴烈，表现为牙关紧急，壮热涎潮，窜视反张，搐搦颤动，唇口眉眼，眨引频并，口中热气，颊赤唇红，大小便黄赤，脉浮数洪紧，出现一派风热痰内壅之象。

开窍截风定搐。急惊因“诸风搐搦，关窍不通，皆由痰塞中脘，留滞百节”（《仁斋小儿方论·惊》）所致。故急则治其标，首先通关开窍，用苏合香丸入朱砂少许，“以姜汁浸薄荷汤调和与之”（《仁斋小儿方论·惊》），再与南星、半夏、全蝎等治风痰之药，以祛痰开窍。

关窍开通后，再与“截风定搐”之药，根据病情选择人参羌活散、截风丸、一字散、阳痫散、擒风汤、定搐散、泻青丸、木通散、清宁散、阿胶散等，用羌活、独活、麻黄、防风、天麻等散风邪，除风热；用僵蚕、全蝎、蜈蚣、南星、白附子等祛风痰以定搐；用龙胆草、栀子仁、芦荟等泻肝炎；用黄芩、桑白皮、葶苈子等降心肺之火；用大黄、牙硝、木通、车前子等通腑以泻热；用朱砂、金箔、铁粉等镇惊定痫。

若应用“通关开窍，截风定搐”之法后，痰热仍作者，则适当选用下法。根据药物作用的强弱，把下剂分为三类：轻下、稍重下和重下。如风热痰壅者，用轻粉、青黛、芦荟、大黄、枳实、牙硝等下痰、清热，此为轻下法；如惊风痰热俱盛者，则加用牵牛、大黄、槟榔等利下痰热，此为稍重下法；如热盛涎潮、痰热惊积者，则加用巴豆霜（即巴豆去油，净尽如霜者）、使君子、硬石膏、寒水石、牛黄等泻下痰热惊积，此为重下法。

缓则治其本，痰热一去，则须急与和胃定心之剂，以顾护正气。用茯苓二陈汤、异功散、参苓白术散等健脾和胃，祛痰行气；以定志丸、定心丸、温胆汤等化痰定志，养心宁神。

杨士瀛认为急惊虽有当下之处，但不可过用寒凉及轻粉、巴豆、牙硝之类荡涤太骤。使用下法应中病即止，不当用而用或当用而过用，都会出现变证，转化成慢惊。

由此可见，杨士瀛治疗急惊的用药有一定顺序，即先予通关开窍，“通关以后，且与截风定搐；痰热尚作，乃下之；痰热一泄，又须急与和胃定心之剂”。急惊风的治疗，既体现了“急则治其标，缓则治其本”的治疗原则；同时也体现了脾胃为后天之本，治病必求于本的辨治思路。

6）慢惊的病因病机及治疗

脾虚痰湿为病。慢惊或由急惊过用寒凉转化而来，或由汗吐下太过成虚所致，或由伤寒传变阴证而成，其性属阴。由寒凉、汗吐下损伤脾胃，阳虚阴盛，痰湿壅盛，阻滞经络，蒙闭清窍所致。临床表现为或吐或泻，涎鸣微喘，眼开神缓，睡则露睛，惊跳搐搦，乍发乍静，或身热，或身冷，或四肢热，或口鼻冷气，面色淡白淡青，眉间唇间或青或黯，其脉沉迟散缓。

慢惊初传，尚有阳证表现，如汗出、烦躁引饮、丹瘤肿毒、龙带缠腰、走马急疳等，需与急惊风相鉴别。

健脾截风定搐。杨士瀛根据慢惊的病因病机，确立健脾益胃，佐以截风定搐为基本治法。除此之外，慢惊风的病因多样，治疗时须根据病因不同而区别治疗。

若因吐泻太过而得者，则以温中健脾、利水渗湿为主，用理中汤加木香合五苓散治疗；若因脏寒洞泄而得者，则以温补脾肾为主，用术附汤；若外感寒邪得之，则先予桂枝汤、解肌汤之类以疏散外邪。其他可依此类推。

依据病因确定治法后，必须详辨阴阳之多少，病邪之浅深，以此为据，把握用药尺度。慢惊虽属阴证，尚夹搐掣、反引等阳证者，用药时不可纯用温药及燥烈太热之剂，以免助阳化热化风。对此类慢惊先予全蝎、僵蚕、蝉壳、防风等药以截风定搐，以胆南星等清热化痰、熄风定惊，选方如太乙保生丹、聚宝丹、蝉蝎散等，先祛除痰热邪气，再予调理脾胃、回阳益气之剂。

若证属阳亏阴盛，为纯慢惊者，则表现为眼开神缓、昏沉欲睡者，治疗则必以健脾化痰、益胃回阳为先，用药宜人参、半夏、陈皮、茯苓、白术、莲子肉等益气健脾化痰，佐以南星、川乌、全蝎、僵蚕化痰熄风通络，兼清余热。选方如星香全蝎散、定命饮、四圣散等。

若阳气极虚，手足冰冷者，则必须加用硫黄、附子等回阳救逆之品。

杨士瀛还指出，慢惊由“吐泻积痢”所致者，病情变化迅速，辨证要准确，治疗必须及时，否则，将传为慢脾风，或转变为阴盛格阳之危证。

7）慢脾风的病因病机及治疗

阳衰痰阻致病。慢脾风属于惊风中较难治疗的一类，多“由慢性之后，吐泻损脾”（《仁斋小儿方论·惊》）所致，脾虚则痰涎凝滞，阻塞诸窍，属“阴气极盛，胃气极虚”之证，表现为脾困气乏，神志沉迷，面青额汗，舌短头低，眼合不开，困睡中摇头吐舌，频呕腥臭，噤口咬牙，手足微搐而不收，或身冷，或身温而四肢冷，其脉沉微。预后较差，能救者十之一二。

生胃回阳调中。慢脾风为“胃气极虚”之证，急则“生胃回阳”，待胃气渐复之后，再以温平之剂调理脾胃以善其后。

杨士瀛严格制定回阳法的应用指征，其认为只有在“胃气极虚”的情况下才能用回阳药，如果胃气逐渐恢复，则应选用异功散之类温平之剂调理脾胃；如果患者眼睛半开半合，手足不冷，或者“阳气未甚脱者”，均不能用硫黄、附子等回阳药，而应选用平和之剂如醒脾散等平补脾胃。

从对小儿惊风的治疗可以看出，杨士瀛时刻强调“脾胃为后天之本”“气血生化之源”，用药不忘顾护脾胃。

（4）五脏分调，论治疳证

杨士瀛认为，疳证与虚劳为同一疾病，只因发病年龄不同，“同出而异名”；二十岁以下发病者称为疳证，二十岁以上发病者称为虚劳。

1）病因病机

杨士瀛总结疳证的病因，大致概括为以下两类。

第一类，是病家调适失宜所致的“积滞内停”，“疳皆乳食不调，甘肥无节而作也”（《仁斋小儿方论·疳》）。包括婴幼缺乳，粥饭太早，耗伤形气，则“疳之根生”；两三岁后，乳食稍多，过饱无度，则“疳之伤得”；恣食甘肥黏腻，生冷咸酸，以滞中脘，则“疳因积成”；乳母寒暄失理、饮食乖常、喜怒房劳、哺乳婴幼，则“疳因母患传气而入”。

第二类，是医家用药失当所致的“脾胃受伤”，脾胃损伤，不能运化水谷精微，则津液化生乏源，不能濡养脏腑，诸脏失养则发为疳证。如病儿吐泻之后，医家再施吐下，致“津液虚竭”者；潮热大下，利无禁约，致“胃中焦燥”者；伤寒里证，冷快太过，渴饮水浆，变生热邪，热气未散，复于他邪得之者；峻下导致“津液暴伤”者。

由此可见，脾胃受损，积滞内生为疳证的病机关键。或饮食所伤，或药物所伤，均导致脾胃虚；脾胃虚则运化失常，产生食积、痰浊、瘀血等积滞；积滞阻塞于中焦，则精微不归正化，气血乏源，进一步加重正气虚，从而形成恶性循环。故疳证属四大难治证之一。

2）论治原则

杨士瀛提出治疳当先辨冷热，一般疳证之初，脾失运化，积滞内生，郁而化热，故多为肥热疳，热者宜凉之；久病及肾，病邪深入，损及肝肾，阳损及阴，阴阳两虚，多表现为瘦冷疳，冷者宜温之；邪实与正虚并存，冷热相兼者，宜温凉同用，调之以平。

但是，小儿脏腑柔嫩，感邪患病，具有易实易虚、易冷易热的特点，故小儿疳证常寒热并见、虚实夹杂，辨治疳证当别寒热虚实。疳证之作，因虚所致，“热者虚中之热”，治热不可过用发表散热之凉药，以免重伤阳气，转为阴证；“冷者虚中之冷”，治冷不可用峻温骤补，以免助阳化热伤阴，转为风证、阴虚证。

“积者，疳之母”，治疗疳证应消积导滞。小儿气血未定、脏腑柔嫩，“取积之法又当权衡”。若积滞兼见正气虚甚者，则先扶脾益胃，使中气充足，然后再消积导滞；消积药多为疏利之品，应用时必须配伍白豆蔻、砂仁等行气健脾之药。由此可见，疳证之治，必先健脾益胃，再予消积导滞。

另外，杨士瀛认为疳证的治疗，不仅要依靠药物“消积和胃，滋血调气”，因脾胃损伤是疳证的病机关键，与饮食不节密切相关。所以，纠正不良的饮食习惯，祛除病因也非常重要。所以，杨士瀛提出“淡薄饮食以养之”“随顺药饵以扶之”，如此药物治疗、饮食调理两方面共同作用，方可气血调和，荣卫调畅，精血充盛，疳证渐除。

综上所述，疳证之治应先别寒热虚实，药物治疗以健脾益胃、消积导滞为主，还需配合饮食调理。

3）五脏分调

杨士瀛认为，疳证为脾虚所致，但与五脏密切相关。故在论治疳证时，“以脏别之”，分为五疳，即心疳、肝疳、肾疳、肺疳、脾疳。此理论继承并发挥了钱乙的学术思想。

心疳，即惊疳。由乳食不调，心脏受热所致。小儿血气未定，乳食伤脾胃，则内生积滞，郁则化热，气血不得疏通，心神内郁而见惊疳之候。表现为身体壮热、面赤唇红、口舌生疮、胸膈烦闷、小便赤涩、五心皆热、盗汗发渴、啮齿虚惊；治疗宜消积清热、镇惊养心安神，用芦荟、川黄连、赤茯苓、菖蒲以消积清热，茯神、远志以养心安神，琥珀、钩藤以镇惊安神。

肝疳，即风疳、疳眼。由乳食不调，肝脏受热所致。若乳母外感风寒、内伤饮食或急躁易怒，气机郁滞，则可通过哺乳而使婴儿感邪致病，形成风疳。表现为摇头揉目，白膜遮睛，眼青泪多，头焦发直，筋青脑热，甲痒筋挛，燥渴汗多，下痢疮癣。肝为眼之候，伏热、痰涎郁滞于内，以致肝风入眼，赤肿翳生，眵泪烂眩，痛痒揉擦，昏暗雀盲，甚者经月眼合，即为疳眼。肝疳治疗宜清肝泻热、祛风定惊、滋阴明目，药用生熟地黄汤、地骨皮滋阴清肝，以青黛、黄连、天麻、芦荟、蝉蜕、全蝎清肝泻热、祛风定惊；以五灵脂、夜明砂、川芎等行气活血。

肾疳，即急疳。由乳食不调，脏腑伏热所致。齿属肾，肾主虚，伏热内郁，发为肾疳。表现为脑热肌削，手足如冰，寒热时来，滑泄肚痛，口臭干渴，齿龈生疮，爪黑面黧，身多疮疥。疳气直奔上焦，发为走马疳。走马疳初发，口气臭秽，病邪深入则齿黑，热邪盛实则牙龈溃烂，热迫血行则牙宣出血，甚则牙根腐烂，牙齿脱落。治疗宜滋肾养血，消积杀虫，通腑泻热。用地黄丸以滋肾养血，用使君子、川楝子等消积杀虫，用黄连、胡黄连、芦荟、青黛、猪胆等清泻郁热。

肺疳，即气疳。由乳食不调，壅热伤肺所致。表现为咳嗽喘逆，壮热恶寒，皮肤粟生，鼻痒流涕，咽喉不利，颐烂唾红，气胀毛焦，泄利频作。肺主气，通窍于鼻，其气不和，则风湿乘虚而入，客于皮毛，入于血脉，则见鼻下两旁，赤痒疮湿，故名鼻疳。其疮不痛，随汁所流处而生疮，故又名疳䘌。治疗宜清热泻肺，药用桑白皮、紫苏、前胡、黄芩、当归、连翘、生地黄等。

脾疳，即食疳。由乳食不节，脾胃受伤所致。表现为脾虚不能化生气血则面目萎黄；脾主运化，运化失常，水谷不消，痰湿内阻，瘀积于中，则见肚大脚细，吐逆中满，乏力哭啼，泄下酸臭，合面困睡，减食吃泥。乳母恣食生冷肥腻，或喂乳过多，饮食不节、乳积内积，导致升降失常，气逆于上则吐乳，痰浊蒙蔽清窍、清阳不升则多睡，久则变为乳癖，表现为腹胁结块，又名奶疳。治疗宜醒脾和胃、行气消积，药用缩砂仁、白豆蔻仁、橘红、青皮、蓬术、使君子等。

杨士瀛对疳证的辨析，不仅以五脏分证论治，而且根据兼证的不同，举宏摄要。如论五疳出虫，分为蛔疳、脊疳、干疳、疳渴、疳泻、疳痢、疳肿胀、疳劳、无辜疳、丁奚、哺露。并指出五疳出虫"虽起于乳哺不调，然脏腑停积已大，莫不化而为虫"，是较早指出疳证与肠道寄生虫密切相关的医家，并描写了寄生虫的形态"其虫或如丝发，或如马尾"（《仁斋小儿方论·疳》）。对五疳出虫的治疗，杨士瀛积累了丰富的经验。杨士瀛认为，疳证初起，"多出于头项腹背之间""黄白或赤者"，即病变在脾肺心三脏者，病位尚浅，可予健脾、清肺、养心、消积等方法治疗。若病邪深入，侵及肝肾，其色转为青、黑，病即难疗，虽"卢扁复生"，亦难以治愈。

杨士瀛结合临床所见，将五疳中因失治误治而导致的不治者称为"五疳恶证"。即：心疳，"饮水不已，食则惊啼，耳边纹多，舌上黯黑者"（《仁斋小儿方论·疮疹》）；肝疳，"左胁结硬，频数吐涎，目睛青筋，眼角黑气者"（《仁斋小儿方论·疮疹》）；肾疳，"饮水好咸，小便如乳，耳焦肩耸，牙黑骨枯者"（《仁斋小儿方论·疮疹》）；肺疳，"咳逆气促，频泻白沫，身上粟生，其色斑黑者"（《仁斋小儿方论·疮疹》）；脾疳，"吃泥泻痢，水谷不消，唇口腹高，人中平满者"（《仁斋小儿方论·疮疹》）。杨士瀛论及此类恶证，意在强调疳证及时治疗的重要性。

（5）论治疮疹，阶段分明

疮疹属于小儿的常见、多发病。疮疹的症状表现虽然与伤寒类似，但"伤寒所传从表入里，疮疹所发从里出表"（《仁斋小儿方论·疮疹》），二者病机不同。杨士瀛在疮疹的病因、治疗、预后调理等方面，都有独到体会。

1）三因致病，从里出表

杨士瀛总结疮疹发生的原因，将其大体概括为三类：一为外感所致，如"有因伤风伤寒而得者”“有因时气传染而得者”，外邪犯表，卫气郁闭，气郁于内而不能宣发肃降，郁而化热，热极而发为疮疹；二为内伤所致，如“有因伤食呕吐而得者”，脾胃气虚，清气不升，浊气不降，则气郁于中焦，郁久化热，热自内发，则为疮疹；三为不内外因，如“有因跌仆惊怒蓄血而得者”，血蓄于内，阻滞气机，气滞则血瘀更甚，发为疮疹。

杨士瀛明确指出“疮疹属阳”，与伤寒不同之处在于“伤寒所传从表入里，疮疹所发从里出表”，故疮疹属于内伤范畴。

2）临床表现与诊断

疮疹临证表现多端，杨士瀛结合自己的经验，做了如下总结：“面色燥，脸唇赤，眼睛黄，目胞赤，四肢亦赤，手足冷，耳尖冷，尻冷，鼻冷，身热，或乍凉乍热，头痛，腰脊痛，咳嗽，喷嚏呵欠，烦闷，搐跳惊悸，昏昏多睡，小便赤少，大便不通，不恶寒惟恶热，方其身热，未及发疮，迨其身凉，然后发出。”（《仁斋小儿方论·疮疹》）

疮疹发病，五脏不同。杨士瀛认为，“疮随五脏”，未发之时则“五脏之证悉具”，已发之后则“归于一脏，受毒多者见之”。肝受毒多者，则表现为肝脏水疱，泪出如水，小而色青；肺受毒多者，则表现为肺脏脓疱，其涕稠浊，色白而大；诸热归于心者，则发斑，血疱色赤而小；热发于脾而发疹者，“色黄微赤，又小斑疮”；热毒之邪深入于肾，煎熬真阴，则表现为疮疹变黑、青紫干陷。

疮疹属阳证、热证，但在方论所载中多“以耳冷、尻冷、足冷验之”，“耳与尻足俱属于肾”，故这些表现容易与肾阳虚证混淆。杨士瀛提出该病的鉴别要点在于，“视其耳后有红脉赤缕为真”。另外，疮疹脉象多表现为“三部脉洪数往来，大小不应指而疾”。足见其临床经验之丰富、病证观察之细致。

3）分阶段论治

疮疹发病具有自身病性特点及时间的阶段性，杨士瀛据此提出了其治疗主张。

治分冷热。杨士瀛认为，“疮疹症状，虽与伤寒相似，而疮疹治法，实与伤寒不同”。另外指出，疮疹虽属里证、热证，但小儿之病易寒易热、易虚易实，变化迅速，故疮疹之治禁用汗、下之法，治疗应以平为期，“调顺血气，温和脾胃，均平冷热”，使疮易出为原则。

杨士瀛指出，“疮疹所发从里出表”，毒根于里，如误治则易出现恶证。若妄汗，则“荣卫既开，转增疮烂”；如妄下，则“正气内脱，变而归肾，身体振寒，耳尻反热，眼合肚胀，其疮黑坏，十无一生”。

因此，杨士瀛总结其治疗经验为“活血调气，安表和中，轻清消毒，温凉之剂，二者得兼而已”。至于用药，温则当归、黄芪、川芎、芍药、木香、甘草等益气行血，凉则前胡、桔梗、羌活、干葛、升麻等疏表、升清、散邪，佐以枳壳、木通、紫草等降浊、解毒，体现了杨士瀛平和的治疗思想。

分段治疗。疮疹的发病有阶段性，治疗因阶段不同而有所区别。

第一阶段，疮疹未出时，小儿自觉发热，类似伤寒者，先与惺惺散（人参、茯苓、木香、天麻、白扁豆、陈米、全蝎）、参苏饮，或人参羌活散等以调理荣卫，行气活血，使邪有出路，疮疹透发顺畅。热甚者，用升麻葛根汤、人参败毒散。

第二阶段，疮疹已出，即用化毒汤（紫草、升麻、甘草、蝉蜕、地骨皮、黄芩、木通各等份）以清热凉血，透疹发表。

如疮疹透出不快或变陷者，则在清热凉血解毒的基础上，加人参、黄芪、白术、甘草、糯米等益气升阳，托毒生肌，如加味四圣散（紫草茸、木通、南木香、炒黄芪、川芎、甘草、人参、蝉蜕）、紫草饮子（紫草、人参、枳壳、山楂、木通、穿山甲、蝉蜕）、紫草木香汤（紫草、木香、茯苓、白术、人参、甘草、糯米）、紫草木通汤（紫草、人参、木通、茯苓、糯米），以扶正祛邪，加速疮疹透发，引邪出表。或辅以外治之法，以胡荽酒薄敷其身，厚敷其足，喷其衣服，并以厚绵盖之。

如疮出太盛者，表明热毒太旺，应选人参败毒散、犀角地黄汤等以清热凉血解毒。

如小便赤涩者，用大连翘汤、甘露饮、麦冬汤、五苓散等以清利湿热，使热邪从小便而出。

如大便秘结、内烦外热者，用小柴胡加枳壳汤或小少四顺清凉饮以行气导滞，使邪从大肠而出；若咽喉痛者，治以大如圣汤、鼠粘子汤；喘满气壅者，治以麻黄黄芩汤；胸腹胀满者，治以枳壳桔梗汤、二陈加枳壳汤；烦渴者，治以甘草散、乌梅汤；下利呕逆者，治以木香理中汤、甘草干姜汤。

若上述治疗仍不见效，则用独圣散入麝香、老酒调剂，或不用酒，则以木香煎汤。若其疮已黑，可用钱氏宣风散加青皮治疗。

可见，杨士瀛治疗疮疹，方法详备经验丰富。

预后判断。杨士瀛多根据患儿病情变化及对药物的反应，对疮疹的顺逆做出判断。

若小儿先发搐而后发疮，或者生疮已瘥之后出现风证，或者患儿生疮之后吐泻时作，泻血而完谷不化，表明脾胃虚弱，或为肝土乘克，或阳虚不能运化，其预后不良。疮疹已发而后泄利不止，或者泻血而疮坏无脓者，表明脾肾阳虚，邪毒内陷，属于逆证，不可救治。故在诊治疮疹时，必须密切观察病情变化，预防逆证的出现。

若小儿先发热自利而后疮出者，表明正气奋起抗邪，使邪从表发；若疮疹色黑而忽泻脓血痂皮者，亦表明邪有出路。以上两种情况均属于顺证，但治疗要及时，防其传变。

三、乳香用于惊悸虚证治疗

杨士瀛论治惊悸，共收载13首方剂，其中有3首方剂用到乳香，分别为宁志丸，治疗心虚血虚多惊；参乳丸，治疗心气不足，怔忡自汗；宁志膏，治疗因惊失心。

现代多认为乳香能行气、活血、止痛，用于治疗气滞血瘀之实证。而杨士瀛用乳香以治疗惊悸之虚证，其用法与现代不同，其原因在于其对惊悸病机和药物作用的不同理解。

乳香，最早见于《名医别录》。其云："微温。疗风水毒肿，去恶气。疗风瘾疹痒毒。"可见，当时认为乳香的功用，主要在于其能祛风、行气、解毒以祛邪。后世医家不断地总结和丰富了乳香的功用。如《本草求真》已经认识到乳香"专入心"，能"入心行气，活血止痛"。《本草分经》认识到乳香"善窜入心，通行十二经，调气活血，去风舒筋，托里护心"。后世张锡纯认为：

"二药（乳香、没药）共用为宣通脏腑流通经络之要药。"（《医学衷中参西录·第四期·乳香没药解》）

对于惊悸的病机，杨士瀛认为"心之所养者血，心血一虚，神气不守，此惊悸之所肇端也"（《仁斋直指方论·惊悸》）。所以，治疗惊悸，"不过调养心血，和平心气而已"。杨士瀛多次用到乳香，正是取其调气活血之功，气行则血行，瘀血去则新血生。此如清代杨时泰指出，"此味乃纯阳而无阴，以入人身血分，是专行化化之机以活血，即以致血分无穷之用者也"。

可见，杨士瀛用乳香治疗惊悸虚证，利用了乳香能活血以生新血的作用。体现了气血致病的发病学观点，及善于应用气血相生理论治疗疾病的思想。

四、妇人调经多用肉桂

《仁斋直指方论·妇人篇》共记载调经方 22 首，其中用到肉桂或者桂心的方剂有 14 首。杨士瀛的这一用法，体现了治血病多用辛热药的特点。

杨士瀛认为，妇人月候不调，或先期而来，或后期而至，其来乍多乍少，其根本原因在于"血气不调，阴阳愆伏"；或者血虚脉络不充，或血瘀脉道不通，或风寒痰浊阻滞经脉。所以治以养血活血、平调阴阳之法，多以四物汤加减。杨士瀛认识到"气为血之帅""气行则血行"，故在调经时，多佐以行气之品。"血得温则流""气温则血滑"，肉桂辛热入血分，故在调经方中，多次用到肉桂或桂心。

据《新修本草》记载，桂心"主上气咳逆……温筋通脉，止烦出汗，利关节，补中益气"，可以调畅气机、散结开郁、通利关节、通脉止痛、益气，故肉桂在调经方中用药频数较高。《医学衷中参西录》记载其"味辛而甘，气香而窜，性大热纯阳……其色紫赤，又善补助君火，温通血脉，治周身血脉因寒而痹"。可见，桂心可以温阳、温通筋脉、活血通经，标本兼顾，扶正祛邪。

五、服药方法灵活

杨士瀛在《仁斋直指方论》序中云："明白易晓之谓直，发踪以示之谓指。"该书不仅体现了杨士瀛的学术思想，而且体现了其遣方用药特点。杨士瀛用药思路独具特色，方剂的服用方法亦灵活。

（一）善用汤剂冲药

杨士瀛在运用丹、散、丸剂时，有独特的服药方法，即多以单味中药水煎液冲服。在《仁斋直指方论》中，涉及数十种冲药汤剂，如姜汤、陈米饮、人参汤、橘皮汤、薄荷汤、木瓜汤、南木香汤、防风汤等。这些汤剂的选择，都有其特定的依据，现按其作用特点分述如下。

1. 顾护脾胃

杨士瀛在治病处方时，常常用到健脾和胃的药物，或以主药参与方中，或以佐药见于服用方法中，体现了其时刻不忘顾护脾胃的思想。在应用毒性药物，或者难消化的药物时，杨士瀛选择姜汤、陈米饮、枣汤、人参汤、橘皮汤等汤剂送服药物，正是利用了这些药物具保护脾胃的功效。如杨士瀛在应用三棱煎丸治疗中脘气痞，心腹坚胀，胸中痞塞，喘满短气，大便不调，或泄或秘时，因方中有干漆、硇砂等毒性药物，故在服法中要求用"温米饮下"，以保护脾胃之气不受损伤。

2. 辅助药效

在治疗某些疑难病证时，杨士瀛以自拟丸、丹剂为主药，再根据兼夹病证辅以汤剂送服丸、丹、散剂。如茴香酒、防风汤、姜汤、蜜汤、醋、酒等，都能起到辅助药效的作用。如杨士瀛以自拟麝香丸"治停宿积聚，能寻诸处痛"者，认为"凡膀胱气，胁下痛最难治"，故针对病情以此主之，再根据不同病机选择送服汤剂。如"心腹痛"，研煨姜泡汤下；"血痛"，炒姜醋泡汤下；"肾气胁疼"，茴香酒下；"大便秘"，蜜汤下等。再如，杨士瀛在治疗妇人血瘀证时，多在服药时加醋，"血结者，汤剂中入醋为佐"，醋可以加强药物活血化瘀的作用，起辅助药效的作用。

3. 治疗兼证

用单味药煎汤冲服丸、丹、散剂，从而起到治疗兼证的作用，常用的有薄荷、木瓜汤、陈皮汤等。在治疗小儿慢惊风的丹丸散剂中，多用薄荷汤送服，即利用薄荷之疏散、清利、透发的作用。如用太一保生丹治疗慢惊尚有阳证者，方用全蝎、白附子、直僵蚕、牛胆南星、蝉蜕、琥珀、防风等祛风、化痰、定搐，用薄荷汤调下以发散郁热。

总之，杨士瀛运用汤剂冲服药物，既能顾护脾胃、增加药效，又能治疗兼证，既能保证方剂组成的固定，便于学者掌握，又能有的放矢，保证最佳疗效。杨士瀛用药之灵活，可见一斑。

（二）重视用药时间

杨士瀛治学严谨，不仅重视理、法、方、药的运用，而且对服药方法、服药时间等细节同样重视，《仁斋直指方论》中即体现了其注重服药时间的思想。杨士瀛确定服药时间有以下依据。

1. 据病位

根据病位不同，选择不同的服药时间，病在上者，食后服；病在下者，食前服。如运用神效活络丹治疗"风湿诸痹"时，明确提出"随证上下，食前、后服"，即治疗肩臂疼痛者，病在上，宜食后服；治疗腰膝、筋骨疼痛者，病在下，宜食前服。如用大辰砂丸治疗"感冒风寒，声重，头目昏眩，项背拘急，皮肤瘙痒"时，因病位在上焦，故药宜食后服，且建议用生姜汤或茶汤冲服，以增强疗效。

另外，对于脾胃自身的病变，在用药时宜"空心服"，使药物与胃壁充分接触，以起到局部治疗和整体调节的双重作用。如杨士瀛用补脾汤"治脾胃虚寒，泄泻腹满，气逆呕吐，饮食不消"时，明确指出"空心温服"。

2. 据药性

对于药性苦寒峻烈或含有难消化药物（如磁石、朱砂等）的方剂，杨士瀛建议"食后服"，以减轻药物对胃气的损伤，体现了其顾护脾胃的思想。另外，杨士瀛根据病情的需要，在确定服药时间的同时，结合冲服方法，如"食后枣汤下""食后茶汤下"等，以达到最佳治疗效果。如用蠲饮枳实丸以"逐饮消痰，导滞清膈"时，因枳实、牵牛等能破气逐饮，所以要求该药应"食后""姜汤下"，充分体现了杨士瀛重视保护胃气的思想。杨士瀛认为"小儿脏腑柔嫩、易实易虚"，故尤其重视保护小儿胃气，专门论述小儿的服药方法，如《仁斋小儿方论》专篇列出"灌药服药法"，指出"药性温热，乳食前服；药性寒凉，乳食后少顷服；和平之剂，随意无拘"。

3. 据病情

病情急者，瞬息万变，所以药宜“不拘时服”，以尽快祛除病邪，此多见于急性病的服药方法中。如对破伤风的治疗，杨士瀛运用羌活防风汤“治破伤风，邪初传在表”者，即规定“不拘时服”且“量紧慢加减用之”，即根据病情随时调整药物，热甚则加“大黄二两”以通腑泻热；大便秘结则加“大黄一两”，泻下通便。

由此可见，杨士瀛选择服药时间，既能保证药到病所，兼顾胃气，又能针对病情缓急合理用药，如急证则“不拘时服”，随时调整药物；缓证则“随意无拘”，食前食后均可。总之，杨士瀛合理安排患者用药时间，故能提高临床疗效。

【后世影响】

杨士瀛是集内、外、妇、儿各科于一身的医学大家，其许多著作虽已失传，但其在中医学发展史上的贡献得到了充分肯定，并对后世产生了积极影响。

杨士瀛的气血学说，不仅对后世产生了一定影响，如明代龚廷贤在《寿世保元》中即继承并发挥了杨士瀛的血气论，对今天的临床实践仍具有重要的指导意义。

在脏腑中，杨士瀛首重脾胃，提出“调理脾胃为医中之王道，节戒饮食乃却病之良方”的观点，杨士瀛对脾胃生理、病变的论述及其遣方用药特点，都对脾胃理论的丰富和完善做出了贡献，对后世脾胃学说的发展具有重要指导意义。

杨士瀛在儿科惊风证中，首先提出“四证八候”的概念，并将之作为惊风的论病之纲。四证八候，内容简明精要，又切于实用，为后世医家所推崇。

杨士瀛明确了五脏与眼部的配属关系，其说得到后世医家的认同。杨士瀛以风、热、气三邪为纲，以脏腑为目，形成了眼病辨证论治的体系，对眼科五轮学说的形成和发展产生积极的推动作用。明代《银海精微》继承并发挥了杨士瀛的五脏配属理论，并明确提出了五轮学说，即“肝属木曰风轮，在眼为乌睛；心属火曰血轮，在眼为二眦；脾属土曰肉轮，在眼为上下胞睑；肺属金曰气轮，在眼为白仁；肾属水曰水轮，在眼为瞳仁”。至此，五轮学说才真正完善起来。

综上所述，杨士瀛自幼习医，深得家传、博采众长，结合个人临床心得，融会贯通，在内科、伤寒、儿科及脉学方面取得较大成就。杨士瀛重视气血，提出气血调畅则邪不可侵，气血失调则百病由生；在论治方面，主张辨证重视脉诊、调气必先豁痰；调气为上，调血次之等。在脾胃学说方面，提出脾胃健旺乃脏腑根本、脾胃亏虚为百病根源，论治杂病重视脾胃。杨士瀛论治小儿惊风，首提“四证八候”。在眼科方面，杨士瀛首次明确了五脏配属关系，为中医五轮学说奠定了基础；以风、热、气三邪为纲，五脏为目，对眼病进行辨治。由此可见，杨士瀛不但医术高超，而且在医学理论上多有创新，对中医理论的发展产生了重要的学术影响。

山东省千佛山医院　相宏杰

【参考文献】

[1] 黄帝内经素问［M］. 北京：人民卫生出版社，2005.

[2] 灵枢经［M］. 北京：人民卫生出版社，2006.

[3] 杨士瀛. 仁斋直指方［M］. 北京：第二军医大学出版社，2006.

[4] 杨士瀛. 仁斋小儿方论［M］. 福建：福建科学技术出版社，1986.

[5] 杨士瀛. 新刊仁斋直指方论 小儿方论 医脉真经 伤寒类书活人总括［M］. 北京：国家图书馆出版社，2005.

[6] 方超，陈文中. 从《仁斋直指方论》探讨杨士瀛的临证特点［J］. 福建中医药，1992，23（2）：6－7.

[7] 刘德荣，黄玉良. 杨士瀛《仁斋直指方论》的学术成就［J］. 福建中医药，1999，9（4）：39－41.

[8] 宿佩勇. 杨士瀛学术思想研究进展［J］. 江西中医学院学报，2005，17（1）：29－30.

[9] 王健. 论杨士瀛儿科脾胃思想［J］. 江西中医学院学报，2005，17（2）：28－28.

[10] 温建恩，丁春. 杨士瀛儿科脾胃学术思想研究［J］. 福建中医学院学报，2006，16（5）：46－48.

[11] 王玉凤，李雪琴，纵横，等. 杨士瀛《仁斋直指方论》的用药规律与特点［J］. 北京中医药，2008，27（4）：271－272.

[12] 魏华，陈文杰. 杨士瀛《仁斋直指方论》之气血理论浅谈［J］. 中医临床研究，2009，1（2）：83－84.

[13] 王静. 杨士瀛学术成就研究［D］. 福建：福建中医学院，2001.

[14] 王国为. 基于《仁斋直指方论》的杨士瀛学术思想研究［D］. 北京：中国中医科学院，2012.

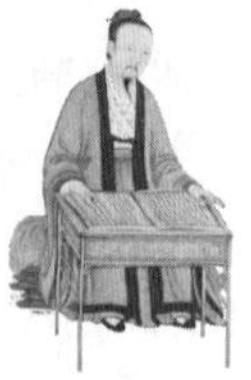

罗天益

内容提要

罗天益，字谦甫，号容斋，约生于金兴定四年（1220），卒于元至元二十七年（1290），真定藁城（今河北藁城县）人，元代著名医家，易水学派代表人物之一。著作有《卫生宝鉴》24卷，以及在李东垣去世20年后整理其平生临证诊疗记录而成的《兰室秘藏》3卷。罗天益是一位治学严谨、重视理论联系实际的医学家。作为李东垣的嫡传弟子，完善了脾胃内伤病的病机理论与诊疗方法；提出饮食所伤须分食与饮，劳倦所伤当辨寒与热，完善了脾胃病的病因病机理论；在重视脾胃的同时，亦非常重视其他各脏器对脾胃的影响，通过调理其他脏腑而治疗脾胃之病；善用甘辛温补，健脾消滞并施，慎用苦寒，反对滥用下法。首倡三焦寒热辨治，对后世研究三焦病机有重要的启发意义。主张针、灸、药并用取佳效，开创灸补脾胃三穴，刺血以疗阳热肿痛，倡导大接经针法。论治中风，继承汉唐至北宋从外风立论的遗风，又顺应金元改革创新思潮，师从李东垣重视内风，临证注重外风与内风并举，区分中脏、中腑。其学术思想和临证经验对后世产生了深远影响。

【概述】

一、生平简介

罗天益，字谦甫，号容斋，元代真定藁城（今河北藁城县）人。约生于金兴定四年（1220），卒于元至元二十七年（1290）。

罗天益幼承父训，有志于读书，因青年时期正值金末乱世，乃投身于方技，潜心于岐黄之道。罗天益潜心苦学，但自认为所业未精，“恐贻人之讥，长切求师之志”。后来听说李东垣晚年还乡后欲招关门弟子传道于后世，经友人周德甫推荐，拜李东垣为师，从此师徒相亲如父子。罗天益受业10余年，虽酷暑严寒不敢稍怠，苦学不辍，潜心钻研，得李东垣之真传，“发言造诣，酷类其师”，成为当时颇负盛名的医学家。

约于元宪宗二年（1252），罗天益被征召为军医，一再随军征战，往来于中原与幽燕各地。每到一处，访求师友，虚心好学，医术不断提高。后升至太医之职，奉召应请，为丞相及长官等治病，故其晚年所治患者多为上层人物及蒙古王公，这些在他的医案中都有较详细的记载。

罗天益在《卫生宝鉴》中收录的一则“自启”，实际上是他写给李东垣的拜师信。信中既有对李东垣精湛医术的倾慕，“驱驰药物，如孙吴之用兵；条派病源，若神禹之行水。是以问病而证莫不识，投药而疾靡不瘳。有元化涤胃之神功，得卢扁起人之手段”，也有对李东垣为人的敬仰，称其“谦以接物”“忠于教人”，更反映了他对拜师的热切向往，其言“伏望怜鄙夫之问，为之竭焉；见互乡之童，与其进也。使得常常之风，得闻昧昧之思”。后来罗天益如愿以偿，在李东垣门下学习十余年，将脾胃学说推而行之，这也可说是医学传承中的一段美谈。

罗天益也堪称医界尊师之楷模，李东垣去世后，罗天益事师母王氏如嫡母，供养十余年并葬之以礼。李东垣谢世30余年，他仍“祠而事之如平生”，寄托哀思，足见师徒情谊之深，展现了罗天益尊师美德，在杏林中传为美谈。

李东垣曾想把自己平生对《内经》的研究加以总结，结合临床运用，分类整理，使其系统易学。但因年迈，就把这一工作交给罗天益。李东垣说：“夫古虽有方，而方则有所自出也……子为我分经辨证而类之，则庶知方之所自出矣。”罗天益受命撰写，在李东垣的指导下，“凡三脱稿而先师三毁之，研磨订定三年而后成”，名之曰《内经类编》。此书虽已散佚不存，但该书的编纂成集，说明罗天益对《内经》的研究功底是很深的。

罗天益性行淳朴，谦虚诚挚。其学术以《内经》为宗，上承于张元素、李东垣，重视脏腑辨证、脾胃理论、药性药理的运用，具有明显的“易水学派”特色，成为易水学理论形成和发展过程中承前启后的一位重要医家。

二、著作介绍

罗天益著有《卫生宝鉴》24卷。李东垣去世20年后，罗天益整理其平生临证诊疗记录而成

《兰室秘藏》。此外，还著有《药象图》《经方验》《医经辨惑》；协助李东垣编纂的《内经类编》，又名《内经类编试效方》，可惜均已亡佚。

（一）《卫生宝鉴》

《卫生宝鉴》刊行于元世祖至元辛巳年（1281），为罗天益的代表著作。全书共24卷，可分为四大部分，另有补遗1卷。

前3卷为“药误永鉴”。“药误永鉴者，知前车之覆，恐后人之蹈之也”。主要以病案形式，结合临床上某些值得注意的问题加以讨论，对误治进行辨析，以警示后学者及同行不要犯误治之错，并介绍制方遣药的原则和注意事项。这部分内容共讨论了三个问题。一是围绕患者而言，告诫人们养生当以食养为主，以药求补，有弊而无益。提出养生之道须饮食有节，起居有常，少思寡欲。二是针对医生而言，指出医生必须深明医理，详于辨证，熟悉寒热虚实之别，掌握方药四气五味、君臣佐使大小奇偶之异与用药法度，切戒实实虚虚，损不足而益有余。诊疗疾病须视其证而用其药。指出若不明其证，妄用药物，则会导致正常人生病，患者病情加重或死亡。三是强调制方必须“有约”，即处方要恰当，要考虑到药物与不良反应而有所制约，用药既要精当，药量又必须适中。如果用药无所顾忌，盲目追求速效则易耗气伤神，造成病情加重或死亡。

卷四至卷二十为“名方类集”，是本书的主要内容，为罗天益采集诸家之说并结合自己的临床经验整理而成。对“古今之方，择之已精，详而录之，使后人有所依据”，共精选古今效方766首，分为28门类。每门之下先论述病证，后列方药，以证系方，理法具备，论述临证各科疾病的诊治，其中有不少是罗天益的自制方。反映了罗天益的主要学术观点：一是继承李杲脾胃内伤的观点，并补充脾胃内伤分饮与食，劳倦内伤分寒与热；二是认为三焦总管五脏六腑，把心肝肺脾肾归为三焦，提出了三焦寒热辨治。另外，罗天益还分门别类汇集诸家学说与验方，方药按内、外、妇、儿、五官科分别收集。内科按中风、诸风、头面诸病、咳嗽、烦躁、心胃痛及腹中痛、腹中积聚、腹中诸虫、诸湿肿满、食劳疳黄、泄痢、肠风痔漏、大便、胞痹、淋痛等分门设方；妇科按调经顺气、肠蕈、石瘕、崩漏带下列方；小儿按时气温疫外伤风寒、五脏热及肌热、喘促胸痹、急惊、慢惊、癖积疳瘦、咳嗽、吐泻痢疾、杂证处方；外科以疮肿、打仆损伤从高坠下、疣瘤疥癣皴揭附分类立方；五官科按眼目、鼻、耳、咽喉口齿分类选方。针灸科，记载针灸有关内容并转载流注指要赋。

卷二十一为“药类法象”，主要继承张元素、李东垣的药学理论。药物分寒热温凉四气，辛酸甘苦咸五味。气为阳，味为阴；阳气主上升，阴味主下降；气味中又分厚薄，即阴阳中又分阴阳。其按药物的气味厚薄，以及升降浮沉的作用，把109种药物分为风升生、热浮长、湿化成、燥降收、寒沉藏五类，并对各药的药性、功用、主治、配伍及炮制等加以说明。

卷二十二至卷二十四为“医验纪述”，主要记载罗天益长期从事临床诊治的经验与验案，并附以短论。“补遗”1卷，为元代以后他人所补充内容，主要收载诊治伤寒诸证的有效方剂，选辑张仲景以下诸家有关外感、中暑等病证的验方。

该书元刻本因战乱而散失，现存最早版本见于元代杜思敬所编丛书《济生拔粹》之中，但内容不完整。1417年，杨荣、韩公达曾校刊此书，后世流传不多。主要版本有1846年李锡龄校刊

《惜阴轩丛书》本、商务印书馆1959年铅印本等。

（二）《兰室秘藏》

《兰室秘藏》是罗天益在李东垣去世20年后，整理其平生临证诊疗记录而成。全书共3卷，分为21门。卷上，首列饮食劳倦、中腹胀满、心腹痞、胃脘痛四门以突出李东垣倡导的脾胃学说；卷中，自头痛门至妇人门；卷下，大便燥结门到小儿门。每门之下先有总论，以证候为主，详论各证候的病源、治疗，后附列处方。《兰室秘藏》虽是李东垣的临证诊疗记录，但罗天益整理之功实不可没。正如明代蒋用文为《卫生宝鉴》作序所说："李氏之学得罗天益而益明"。

【学术思想】

一、学术渊源

罗天益性情淳朴，谦虚诚挚。作为李东垣的嫡传弟子，罗天益不仅全面继承了张元素、李东垣的学术思想，并且在钻研《内经》《难经》的基础上，博采诸家之说，而又有进一步的发挥。其重视脏腑辨证、脾胃理论、药性药理的运用，具有明显的"易水学派"特色，成为易水学派形成和发展过程中承前启后的一位重要医家。罗天益之所以能取得突出的学术成就，成为易水学派的中坚人物，与其勤奋、严谨、明理而知变、重视实践的治学态度和治学特点密切相关。其学术思想和临证经验对后世产生了深远影响。

二、学术特色

纵观罗天益一生的学术成就，主要有以下三点：一是继承并发展李东垣的脾胃学说；二是创三焦寒热辨治理论；三是重视针灸药物并用。另外，罗天益对中风的诊治也有自己的独特经验。兹就其学术特色简述如下。

（一）完善脾胃理论

罗天益对《内经》有过深刻的研究，后来在李东垣的指导下，曾历时三年数易其稿，编纂成《内经类编》，对《内经》有比较深入的研究。因此，罗天益的脾胃理论，不仅是对李东垣学说全面而系统的继承，而且在《内经》理论指导下又有所发挥。李东垣强调饮食劳倦，脾胃受损，元气不足，百病由生。罗天益则加以发挥，明确提出脾胃伤须分饮伤、食伤，劳倦伤当辨虚中有寒和虚中有热。

1. 对脾胃生理功能的阐发

罗天益对脾胃生理功能的论述，是以《内经》理论为依据，在继承李东垣脾胃学说的基础上又有所发挥。具体有以下几点。

（1）脾胃为本

李东垣认为，脾胃为元气之本，元气为五脏之本，脾胃伤则元气衰，元气衰则疾病所由生，同时认为脾胃为人身精气升降运动之枢纽。罗天益则吸收了李东垣上述思想，并依据《内经》理论有所发挥，对脾胃功能的阐述更为全面。

《卫生宝鉴·劳倦所伤虚中有寒》中，论述脾胃的生理功能时说："《内经》曰：肝生于左，肺藏于右，心位在上，肾处在下，左右上下，四脏居焉。脾者，土也，应中为中央，处四脏之中州，治中焦，生育荣卫，通行津液，一有不调，则荣卫失所育，津液失所行……胃者卫之源，脾者荣之本……脾胃健而荣卫通。"精辟地阐发了脾胃在脏腑中的地位及其与营卫津液的关系，指出营卫、津液为人体脏腑、经络的物质基础，而营卫、津液的化生则依赖于脾胃。

《卫生宝鉴·泻火伤胃》说："土，脾胃也。脾胃，人之所以为本者。"在卷十四的"胃气为本"篇中又曰："营运之气，出自中焦。中焦者，胃也。胃气弱不能布散水谷之气，荣养脏腑经络皮毛，气行而涩为浮肿，大便溏多而腹胁肠鸣，皆湿气胜也。四时五脏，皆以胃气为本。五脏有胃气，则和平而身安，若胃气虚弱，不能运动，滋养五脏，则五脏脉不和平。"提出"五脏有胃气，则和平而身安"观点。罗天益所论和李杲"人以胃气为本"的思想是一致的，对于正确理解脾胃内伤诸证病机颇有裨益。

（2）重视升发

罗天益十分重视脾气的升发。他在《卫生宝鉴·春服宣药辨》中，针对时人立春之后妄服牵牛、大黄之类所谓"宣药"，以应春主宣泄之说提出批评。其云："当少阳用事，万物向荣生发之时，惟当先养脾胃之气，助阳退阴，应乎天道，以使之平。今反以北方寒水所化，气味俱厚，苦寒之剂投之，是行肃杀之令于奉生之月，当升反降，伐脾胃而走津液，使营运之气减削，其不能输精皮毛经络必矣。奉长之气，从何而生？脏腑何所以禀受？脾胃一衰，何病不起？"明确指出只有顺应自然界的变化，时刻注意培养脾胃生发之气，脏腑才能有所禀受，人体才能维持健康，反之则脾胃受损而气衰，五脏六腑无所禀受，百病丛生。强调了脾气升发的重要性。

2. 论脾胃内伤之病因病机

罗天益虽与其师李东垣同处金元战乱时期，但李东垣为民间医生，因此特别强调脾胃内伤为饥饿、惊恐、劳役所致。而罗天益身为太医，尤其晚年所诊治对象多为王公权贵，其脾胃内伤多为饮食自倍、饮酒无度或醉饱入房所致，从而提出饮食所伤须分食与饮，劳倦所伤当辨寒与热，完善了脾胃病的病因病机理论。

（1）饮食所伤须分食与饮

李东垣在《脾胃论·脾胃虚实传变论》中，论述脾胃为饮食所伤的病因病机时指出："故夫饮食失节，寒温不适，脾胃乃伤。"在该书下卷的"饮食伤脾论"篇中又把饮、食分开，提出："大抵伤饮伤食，其治不同。伤饮者，无形之气也。宜发汗，利小便，以导其湿。伤食者，有形之物也。轻则消化，或损其谷，此最为妙也，重则方可吐下。"认为饮与食在性质上有别，所以饮伤与食伤所致病证亦必不同，治疗也应不同。

罗天益从临床实践出发，对脾胃内伤病因病机的分析，比其师李东垣更为细致且有条理，在《卫生宝鉴》中分别提出"食伤脾胃论"和"饮伤脾胃论"两篇，进一步探讨这个问题。其明确指出脾胃内伤须分食伤和饮伤，而且列出了不同的治法方药和验案加以说明。

1）食伤脾胃

罗天益指出，五谷乃人体赖以生存的物质，食物入胃经脾胃运化而为营养，灌溉脏腑百骸，机体赖之而生存；而食物过量，则能损害脾胃，有损于人体健康而易导致疾病，其致病的病机为贪多过饱，肠胃不胜，脾胃运化腐熟不及。因此他告诫人们“食物无务于多，贵在能节”。也就是说如果能节满意之食，省爽口之味，顿顿无伤，那么物物均有益于身体健康，只有这样才能保冲和而遂颐养。若食物饱甚，则会引起诸多症状，或食不下而上涌呕吐，大便频数而泄，溲便滑利而浊，精清冷而下漏，汗淋漓而外泄，造成耗灵源、耗谷气之化生、耗源泉之浸润的严重后果。

食伤脾胃者，主要表现是气口脉紧甚，胃脘满闷而口无味。对其论治，罗天益主张首辨虚实，并于不足之中辨其有余，有余之中辨其不足。然后按病情之轻重、部位在上在下之殊，以及其兼夹证之不同，如气滞、痰郁、寒湿、湿热、燥实等而分别立论。若“气口一盛，脉得六至”是伤之轻者，可用枳术丸之类以行消导，罗天益基本沿用了李东垣的治疗思路及方法。

枳术丸，源于《金匮要略·水气病脉证并治》中的枳术汤，由张元素衍化而成为枳术丸，但不见于本人著作，而是由其弟子李东垣予以录存。初名“易水张先生枳术丸”，见于《内外伤辨惑论·辨内伤饮食用药所宜所禁》，后在《脾胃论》中改名为枳术丸。枳术汤，由枳实七枚、白术二两组成。枳术丸，为白术二两，枳实一两。枳术汤方，枳实用量倍于白术，消大于补，意在以消为主，适用于气滞水停心下时满之证。用于主治“心下坚，大如盘，边如旋杯，水饮所作”之证，其证治当行气消痞，故重用枳实，以消为主，方用白术之意主要在于使攻不伤正。枳术丸方，白术用量倍于枳实，补大于消，意在以补为主。白术味苦甘温，入脾胃经，善于补气健脾。《内外伤辨惑论》谓“白术苦甘温，其甘温补脾胃之元气，其苦味除胃中之湿热，利腰脐间血，故先补脾胃之弱，过于枳实克化之药一倍。”方中以其益气健脾为君，诚如李东垣所说：“白术者，本意不取其食速化，但令人胃气强实，不复伤也。”脾胃气壮，运化职健，则能使积滞渐去。为加强其消痞散滞之功，方中用半量枳实为臣药。枳实味苦性寒，能行气化滞，消痞除满，用之治疗痞积之标。二药参合，一消一补，一走一守，一急一缓，相互制约，相互为用，共成消补兼施、标本兼顾之方，助其升清降浊之枢机，以达补而不滞、消不伤正、健脾强胃、消食化积、消痞除满之功。

橘皮枳术丸，为枳术丸加橘皮一两而成，橘皮为脾胃气滞之要药，助枳、术二药理气健脾，治老幼元气虚弱、饮食不消或脏腑不调、心下痞闷者。罗天益在此借鉴李东垣的观点，即内伤用药之大法，用药贵在使患者服之强胃气。本方健脾厚胃、消食除痞。老幼元气不足，脾胃气弱，进食后饮食不消，则清气不能上升，而脾湿下流，升降之机失常，而心下痞闷。故以枳术丸加橘皮，贵在增强脾胃的功能，行脾胃滞气，消食开胃，服后使脾胃之气旺盛，消化能力加强，“虽猛食、多食、重食而不伤，此能用食药者也”。该方专为健脾胃、助消化而设，因此“此药久久益胃气，令不复致伤”，体现了消食当先益脾胃的内伤用药大法。

半夏枳术丸，为枳术丸加半夏一两而成，主治冷食内伤脾胃者。脾胃为食物所伤，或呕吐，或痞满，或下痢。应当分清寒热，分而治之。伤寒物者，半夏、神曲、干姜之类主之。因此，临床所见脾胃为冷食所伤，在枳术丸的基础上加姜制半夏，以温中散寒，内消除积。若“气口二盛，脉得七至”是伤之重者，可用雄黄圣饼子、木香槟榔丸、枳壳丸之类消导兼以攻下。

罗天益所用之木香槟榔丸，由木香、槟榔、青皮、陈皮、枳壳、莪术、黄连、黄柏、香附、大黄、黑牵牛组成。所针对的病证是饮食停滞胃肠，气机壅塞，蕴生湿热，从而形成食积和湿热互结的证候。这种证候，也可以是肠胃先有湿热内停，气机运行不畅，又加之饮食积滞而成。前者可见于内伤杂病，后者既可见于内伤杂病，也可见于外感湿热的热病。这种食积与湿热兼夹的证候，在临床的主要症状是：脘腹胀痛，大便秘结或稀薄，黏滞不爽，色黄如酱，气味臭秽；或赤白痢疾，里急后重。其他症状可有发热，口中热臭气重，小便短赤，舌红苔黄腻，脉沉滑有力等。由于本证是由食积与湿热互结、气机壅滞而成，因此食积、湿热、气滞三者并存，故表现为脘腹胀满疼痛的主要症状。食积阻塞肠道，则致大便秘结不通；如湿热下趋肠道，则致大便溏薄，但因肠道气机阻滞，传导不畅，故有大便结滞不快利之感。在治疗上就需采用行气导滞、泻热通便的治法。方中用木香、槟榔行气导滞为君药，以消脘腹胀满，除里急后重。大黄、牵牛攻积导滞、泻热通便；青皮、香附行气化积，而助君药理气导滞，共为臣药。由于本证有湿热内阻，故以陈皮理气和胃燥湿；黄连、黄柏苦寒清热燥湿；莪术破血中之气滞，诸药用为佐使。综观全方，以行气导滞为主，配以清热、攻下、燥湿、活血之品，可使积滞通，湿热去，诸证自愈。本方对小儿消化不良、消化疳积，也都有一定的治疗效果。

若“气口三盛，脉得八至九至”，并出现填塞闷乱、心胃大痛、兀兀欲吐等证，是为食伤之再重者，应急行攻下、发越，其用备急丸、神保丸、消积丸、瓜蒂散等，取《内经》“其高者因而越之，在下者引而竭之”之意。

2）饮伤脾胃

饮伤脾胃，是指因饮酒过度或饮水、乳等损伤脾胃，其中尤以酒为甚。罗天益明确指出“酒者大热有毒，气味俱阳，乃无形之物也”“若耽嗜过度，其酷烈之性，挠扰于外，沉注之体，淹滞于中，百脉沸腾，七神迷乱。过伤之毒一发，耗真之病百生”。如果酒醉入房，气聚脾中不得散，酒气与谷气相搏，热盛于中，则会导致热遍于身，内热而溺赤，名为热厥。假如酿酒时配马兰、芫花、乌头、巴豆之类辛烈之味以增气味，则更易伤冲和，损精神，涸荣卫，竭天癸，夭人寿。并指出常见病如中风、虚劳、消狂、疮疡、癖积、衄衊、脏毒、下血等病，多为朝醉夕醒、耽乐为常所致。

饮伤脾胃的临床表现，因所饮的种类不同而各有侧重。酒伤多见有吐逆恶心，头目昏眩，神困多睡，志意不清，泄利等。治疗上，罗天益主张宜发汗，利小便，使上下分消其湿。对酒伤，罗天益反对用牵牛、大黄等峻下之品。认为本为无形元气受病，反下有形阴血，实属乖误。因酒性大热，已伤元气，再泻则更伤正气，亦损肾水，致“肾之真阴”及“有形阴血”俱为不足，如此则阴血愈虚，真水愈弱，阳毒之热大旺，反增其阴火，甚则导致元气消亡，七神无依，折人寿命。主张首选汗法，次择利小便，使上下分消其湿，方用葛花解酲汤、法制生姜散等，并劝戒酒。他说：“凡饮酒之际，切宜慎之戒之也。”

饮水、乳所伤与酒伤不同，水、乳无酒辛热之性，故所伤趋于下，治疗以淡渗为主，兼用辛散或攻下。水伤，则多见胸膈痞闷、呕吐痰水、噫醋吞酸、呃逆恶心、头目昏眩等，用法制生姜散、藿香散、枳术汤等利其水；冷水或乳酪所伤，多见有腹痛肠鸣、米谷不化等，用神应丸治之，以上下分消其湿。

（2）劳倦所伤当辨寒与热

劳倦耗伤元气，是脾胃内伤的又一个重要因素，并有中阳亏损、寒从内生之“虚中有寒”，及元气下流、阴火上冲之“虚中有热”的不同病变转归。李东垣《脾胃论》中，就有“饮食劳倦，喜怒不节，始病热中……若末始为寒中”之说。罗天益承李东垣之说并加以发挥，把劳倦所伤分“虚中有寒”“虚中有热”两类进行论治，使之更加详尽。

1）虚中有寒

虚中有寒，皆因劳倦过度，损伤脾胃，中气不调，失于升降，复受寒邪，脾阳不振，营卫失养，津液不行所致。如罗天益在《卫生宝鉴·劳倦所伤虚中有寒》中所说：“脾者，土也，应中为中央，处四脏之中州，治中焦，生育营卫，通行津液，一有不调，则营卫失所育，津液失所行。”临床表现主要是脾胃虚冷，心腹疼痛，呕吐恶心，不喜饮食，头目昏眩，嗜卧懒言，足胫发冷，肢体倦怠等。治疗宜温中益气，散寒健脾。《素问·至真要大论》曰：“寒淫所胜，平以辛热”，又曰“五味入胃……甘先入脾。”因此，补中助脾必以甘剂，散寒温胃必以辛剂，甘辛结合则脾胃健而营卫通，故用经方理中丸、建中汤等治疗。

理中丸出自《伤寒论》，由人参、炮干姜、炙甘草、白术组成。因心肺在膈上属阳，肾肝在膈下属阴，脾胃属土，处在中州，脾在五脏为孤脏，在三焦则为中焦。此方专治中焦脾胃不调，故名理中丸。依据《素问·脏气法时论》之“脾欲缓，急食甘以缓之”，方中采用味甘温之人参，缓中益脾，为君；“脾恶湿，甘胜湿”，则温中胜湿，必以甘味为助，因此以白术为臣；依据《素问·至真要大论》之“五味入胃，各归所喜……甘先入脾”，脾不足者，以甘补之，故以甘草补中助脾为佐；《素问·至真要大论》曰：“寒淫所胜，平以辛热”，所以用味辛热之干姜散寒温胃，为使。此外，罗天益还根据具体病证的变化论述了本方的加减。若肾气动而至脐下筑者，为气壅而不泻。肾气动而欲作奔豚，去白术加肉桂。因白术味甘补气，去白术则气易散，肾气动必服辛热散之，故加辛热之肉桂以散肾气，即以辛入肾，能泄奔豚气故也。呕吐者，去白术加生姜，因气上逆则多吐，而白术味甘而壅，非气逆者所适宜。《备急千金要方·胃腑方·呕吐哕逆第五》中有“凡呕者多食生姜，此是呕家圣药”的论述，所以加辛散之生姜。若有大便泄泻者还用白术，因气泄而不收则下多，白术甘壅补气，能使正气收而不下泄。湿胜则濡泄，而白术专能健脾除湿，所以下多者加白术。若因津液不足而渴欲饮水者，白术加倍，因其味甘而能补津液。腹中痛者，加人参，因虚则痛，而补可以去弱。寒多者，加辛热散寒之干姜。腹满者，去甘壅令人中满之白术，加辛热之附子，以热胜寒，以辛散满。

建中汤，即《伤寒论》之小建中汤，由芍药、桂枝、炙甘草、大枣、生姜、胶饴组成。因脾土为中央，处四脏之中州，治中焦，生育荣卫，通行津液，一有不调，则荣卫失所育，津液失所行，必以此方温中益脾，所以取名建中汤。脾欲缓，急食甘以缓之，建脾者必以甘为主，故以甘温质润之胶饴入脾为君，益脾气并养脾阴，温中焦而缓急止痛；甘草甘平为臣；荣卫不足，润而散之，桂枝辛热，温阳而祛虚寒，芍药味酸微寒，与甘草合用酸甘化阴，柔肝益脾和营，二药共为佐；生姜味辛温胃，大枣味甘补脾，合用以升腾中焦生发之气而调营卫，脾胃健而荣卫通，二药共为使。罗天益认为，建中汤虽与芍药汤在药味上仅胶饴之差，药量上桂枝汤芍药少而建中汤芍药多，但二者有远近之制的区别。即皮肤之邪为近，心腹之邪为远。因此桂枝汤中以桂枝为君，芍药相佐以发散；而建中汤中以胶饴为君，芍药佐胶饴以健脾。这也正符合《素问·至真要大论》之“近而奇偶，制小其服”“远而奇偶，制大其服”的理论。

2）虚中有热

虚中有热的病机为劳倦伤脾，损耗元气，气火失调，元气不足，阴火上乘。主要临床表现是虚劳寒热、形瘦纳呆，骨蒸潮热，四肢困倦，胸闷气短，五心烦热、咽干颊赤，怔忡盗汗，或有泄泻，脉重按无力等。《素问·至真要大论》曰：“劳者温之……损者益之。”罗天益认为，“脏中积冷荣中热，欲得生精要补虚”，因此主张治宜甘温除热，补气升阳，所谓“火位之主，其泻以甘”，以甘药补气泄热，以酸收耗散之气。具体来说，属气虚者以补中益气汤甘温除热；属阴虚者以秦艽鳖甲散滋阴养血，清热除蒸；属气阴两虚者以甘寒之剂除热养阴，并佐以甘温之剂以养其中气，方用人参黄芪散主之。

另外，值得指出的是，罗天益遣用甘温之剂，已不局限于李东垣的益气升阳诸方，而扩大使用了不少历代医家名方，如建中汤、理中汤、四君子汤、枳术丸等，并在此基础上进行化裁，创制新方。

据《卫生宝鉴·过汗亡阳变证治验》所述，罗天益治一夏日伤湿而过用汗下，以致津气大伤亡阳的瘛疭抽搐证，其所拟人参益气汤方就是在补中益气汤中加生甘草、白芍、黄柏三味药而组成。以甘温之人参、黄芪为君，补其不足之气而缓其急搐；以微寒之生甘草、苦辛寒之黄柏为臣，救肾水而生津液。因肾恶燥，急食辛以润之，当归辛温和血脉，橘皮苦辛，白术苦甘，炙甘草甘温，益脾胃，进饮食；白芍味酸性微寒，用以收耗散之气，而补肺金，五药共为佐。升麻、柴胡苦平，可上升生发不足之气，从阴引阳，故以为使。

又如，《卫生宝鉴·诸风门·气虚头痛治验》中所载治杨名德之春季气虚头痛，汗后头更痛、不能安卧、恶风寒而不喜饮食、气短而促、自语而懒之证，所拟顺气和中汤之方也是在补中益气汤方中加入白芍、川芎、蔓荆子、细辛四味药物而组成。罗天益依据《素问·金匮真言论》之“春气者病在头”，认为患者年高气弱，清气不能上升头面，故头昏闷。此病本无表邪，因误治发汗过多，致使清阳之气受损，不能上荣，亦不得外固，所以头苦痛而恶风寒，气短弱而不欲饮食，所以用顺气和中汤治之。方中以黄芪为君，甘温补卫实表；人参甘温，当归辛温，补血气，白芍酸寒收卫气，三药共为臣；白术、陈皮、炙甘草，苦甘温，养胃气，生发阳气，上实皮毛，肥腠理，共为佐；柴胡、升麻苦平，引少阳、阳明之气上升，通百脉灌溉周身，川芎、蔓荆子、细辛皆为辛味药，清利空窍而为使。诸药合用，升阳补气，头痛自愈。

3. 重视五脏生克

罗天益在重视脾胃的同时，亦非常重视其他各脏器对脾胃的影响。他依据五脏之间的生克制化关系，认为各个脏腑的偏强偏弱，均能直接或间接影响脾胃而发生病变，影响的情况和程度不同，所导致的病变也不同。如他在《卫生宝鉴·泄痢门》中说：“夏至则火盛而金去，独火木旺而脾土损矣。轻则飧泄，身热脉洪，谷不能化，重则下痢，脓血稠黏，里急后重。”此论分析了飧泄和痢疾都是肝胆火旺而损伤脾胃的结果，影响轻则为飧泄而谷不能化，影响重则下痢脓血黏稠而里急后重。他分析由饮食劳倦、脾胃虚弱引起的心胃病时，认为这是由于脾胃气弱不能滋养心肺，上焦元气不足，因遇冬冷，肾与膀胱之寒水之气乘机而克心乘脾，所以“胃脘当心而痛”。这说明他对某些疾病的认识，不是孤立地从受病脏器的本身去考虑，而是进一步从与其有联系的其他脏器去加以分析，通过调理其他脏腑而治疗脾胃之病，体现了罗天益在治疗上的整体观念。

如《卫生宝鉴·肝胜乘脾》中，记载治疗真定路总管刘仲美之病。患者年逾六旬，宿有脾胃虚寒之证，在秋季天气阴寒之时，因劳累，渴而饮冷，而致夜半自利，伴有四肢冷，手心寒，唇舌皆有青色，腹微痛，气短不思饮食。罗天益依据《内经》理论分析认为，肝色青，肝属木；脾开窍于口，其华在唇，脾属土。木来克土，故青色现于唇；心开窍于舌，水挟木势，制火凌脾，故舌色也发青。《难经》有云：“见肝之病，则知肝当传之与脾，故先实其脾气。”而患者之脾已经受肝之邪，罗天益根据张元素之“假令五脏胜，各刑己胜，补不胜而泻其胜，重实其不胜，微泻其胜”，用黄芪建中汤加芍药、附子治之。方中之芍药味酸，可泻其肝木，为“微泻其胜”；黄芪、甘草甘温，可补其脾土，是为“重实其不胜”；桂、附辛热，可泻其寒水，又能助阳退阴；饴糖甘温，可补脾之不足，另有“肝苦急，急食甘以缓之”之意；生姜、大枣，辛甘大温，可生发脾胃升腾之气，行其营卫，缓急止痛。

4. 脾胃内伤病治疗特点

罗天益继承李东垣治疗脾胃内伤病的益气升阳用药法，但又不局限于其益气升阳诸方，而是精选历代名方，经精心化裁成为新方，大大地丰富和发展了脾胃病的治法和方药。罗天益立法用药的特点是，重在甘辛温补，健脾消滞并施，慎用苦寒，反对滥用下法。

（1）善用甘辛温补

罗天益认为，脾胃的生理特点是喜温而恶冷。如他在《卫生宝鉴·轻易服药戒》中指出：“凡人之脾胃，喜温而恶冷。”所以他治疗脾胃病用药多以甘温为主，佐以辛热之品。他在《卫生宝鉴·劳倦所伤虚中有寒》中说：“胃者卫之源，脾者荣之本……卫为阳，不足者益之，必以辛；荣为阴，不足者补之，必以甘。甘辛相合，脾胃健而荣卫通。”可见罗天益对于脾胃病虚中有寒证善用温补，补中健脾，必以甘剂，散寒温胃，必以辛剂。而对脾胃病虚中有热证，罗天益则以甘寒之剂泻热，亦佐以甘温，养其中气，反对滥用苦寒，并认为泻热补气非甘寒不可，若以苦寒以泻其土，易使脾土愈虚，火邪愈盛。为支持其观点，他还引用《内经》条文为佐证，在理中丸释义中引《内经》“脾欲缓，急食甘以缓之”，缓中健脾，必以甘为主；“脾恶湿，甘胜湿”，温中胜湿，必以甘为助；“五味所入，甘先入脾”，脾不足者以甘补之。从其选方来看，多选用补中益气汤、理中丸、建中汤，并创参术调中汤、养胃进食丸等温补脾胃之剂。

参术调中汤，见于《卫生宝鉴·温中益气治验》，化裁于李东垣的调中益气汤与草豆蔻汤，由人参、黄芪、当归、厚朴、益智仁、草豆蔻、木香、白术、甘草、神曲、麦蘖面、橘皮、生姜组成，用以治疗中气不调、滞于升降、内伤自利、脐腹痛之证。罗天益认为，患者素不饮酒，肢体本瘦，又因内伤自利，又复获汗，是重竭津液，脾胃愈虚，不能滋荣周身百脉，故表现为自利，腹中疼痛，肢体沉重，足胫冷，嗜卧懒言，头目昏眩，舌不知味，不思饮食，六脉沉细而微弦。非甘辛大温之剂，则不能温养其气。故以黄芪、人参之甘，补脾缓中，为君药，取《内经》之“脾欲缓，急食甘以缓之”及“脾不足者，以甘补之”之意；形不足者，温之以气，以辛温之当归和血润燥，木香升降滞气为臣；生姜、益智仁、草豆蔻辛甘大热，以荡中寒，理其正气；白术、甘草、橘皮甘苦温以厚肠胃，麦蘖面宽脾胃以和中；神曲辛热，导滞消食而为佐使。

养胃进食丸，见于《卫生宝鉴·温中有寒治验》，由苍术、神曲、白茯苓、厚朴、大麦蘖、陈皮、白术、人参、炙甘草组成，用以治疗脾胃虚弱、心腹胀满、面色萎黄、肌肉消瘦、怠惰嗜卧、全不思食之证。常服可滋养脾胃，增进饮食，消痰逐饮，避风寒湿冷邪气。

（2）健脾消滞兼施

由于罗天益曾任太医，所诊治对象多为王公权贵，患者脾胃内伤的病因多为饮食自倍、饮酒过度、醉饱入房等。因此罗天益治疗此类病证的方法，在李杲益气升阳、甘温除热的基础上又有所发展，在创立新方、化裁古方时尤其重视健脾消滞方药的应用。如他治疗食伤脾胃，轻者用枳术丸之类消食强胃治痞，重者选用木香槟榔丸、枳壳丸之类荡涤积滞。

木香槟榔丸用木香、槟榔行气导滞为君药，以消脘腹胀满，除里急后重。大黄、牵牛攻积导滞、泻热通便；青皮、香附行气化积，而助君药理气导滞，共为臣药。以陈皮理气和胃燥湿；黄连、黄柏苦寒清热燥湿；莪术破血中之气滞，诸药用为佐使。全方以行气导滞为主，配以清热、攻下、燥湿、活血之品，可使积滞通，湿热去，诸证自愈。

（3）反对滥用苦寒

罗天益上承师说，重视脾胃，在临床用药上时时注意护养中土，反对孟浪用药、滥投苦寒。否则，若用苦寒太过重伤脾胃，则易致百脉失养，元气虚惫而后患无穷。罗天益主张慎用苦寒，反对滥用下法，目的在于纠正动辄使用下法的时弊，《卫生宝鉴·药误永鉴》中对此做了深入全面的阐发。针对时医妄用苦寒攻下，他在“药误永鉴”中，列出“无病服药辨”“下多亡阴”“泻火伤胃”“方成弗约之失”“戒妄下”“轻易服药戒”“妄投药戒”等篇，以实际例证说明妄用苦寒攻下损伤脾胃，会使常人更易生病，使有病者加剧病情，甚至死亡。

如他在“方成弗约之失”中所分析的案例：伶人李人爱之子“因劳役渴饮凉茶，及食冷饭，觉心下痞”，却被庸医误用攻下法致死。罗天益认为，患者“以俳优杂剧为戏，劳神损气”，已经使脾胃受损；当时为暑热天气，因口渴而饮凉茶，脾胃气弱，不能运化而导致痞满。而庸医误以为实邪阻滞，用攻下药治疗，虽然患者暂时感觉痞满缓和，但攻下已经重伤脾胃，再加上患者自己不慎又伤冷物，导致心腹痞满；庸医不识其病之虚实，又再次攻下，导致“虚而复伤，伤而复下，阴争于内，阳扰于外，魄汗未藏，四逆而起”。这也正是张仲景所谓“一逆尚引日，再逆促命期”。

又如他在“妄投药戒”中所列举的病案：一新产妇人因食生冷硬物而腹中痛，被误用攻法导致死亡。罗天益说：“人以血气为本。今新产血气皆损，胃气虚弱，不能腐熟生硬物，故满而痛也。复以寒剂攻之，又况夏月阴气在内，重寒相合，是大寒气入腹，使阴盛阳绝，其死何疑?”

再如他在“泻火伤胃”中所讨论的病案：晋才卿因贪食膏粱而病衄，却误服苦寒泻下药，以致衄未除而变证又起。罗天益指出："彼惟知见血为热，而以苦寒攻之，抑不知苦泻土。土，脾胃也。脾胃，人之所以为本者。今火为病而泻其土，火固未尝除而土已病矣。"可见，罗天益善承师说，重视脾胃，治病时强调时时顾护脾土，反对孟浪用药而克伐生气。

虽然罗天益慎用寒凉而反对滥用下法，但是他并不拘泥，而是遇有可下之证，亦断然下之。如在治一青年因过食烧肉、过饮乳汁而致腹胀如鼓、疼痛闷乱、坐卧不安之病时，他明确指出应用峻急之药攻之。此法虽是其平日所戒，但是"烧肉干燥，因而多食则致渴饮，干肉得之乳之湿，是以滂满于肠胃，肠胃乃伤，非峻急之剂则不能去"。于是投以攻下涌吐之剂，待患者"腹中空快，渐渐气调"之后，与少量薄粥调养三日，再以参术之药调其中气，以善其后。

总之，罗天益作为脾胃大家李东垣的入室弟子，不仅全面继承了老师的学术思想，更形成了自己的脾胃观，在所列"食伤脾胃论"和"饮伤脾胃论"中指出，"食伤"和"饮伤"二者在病机及治疗上有不同，而且劳倦所伤又分"虚中有寒"和"虚中有热"两种病机，前者以理中丸、建中汤等以温中散寒，后者则以调中益气汤、黄芪建中汤益气建中、潜降阴火。

（二）首倡三焦寒热辨治

三焦辨证之说，散见于《内经》《难经》《伤寒杂病论》。至后汉《中藏经》谓三焦总领五脏六腑、荣卫经络、内外左右上下之气；并根据其生理特点、病机变化，首次对上、中、下三焦实热、虚寒之病证做了归纳辨析。尔后，张元素著《脏腑标本寒热虚实用药式》，对其做了补充和发挥，并归纳了三焦虚实标本用药式。但两家均只字未提三焦寒热证的治疗。

罗天益秉承张元素、李东垣之学，在脏腑辨证的启示下，不仅对三焦寒热辨证有所发挥，而且首倡三焦寒热论治模式。他认为三焦为"元气之别使"，是元气布散之所，三焦总领五脏六腑，并涵盖五脏六腑。他在《卫生宝鉴·劳倦所伤虚中有寒》中说："心肺在膈上为阳，肾肝在膈下为阴，此上下脏也。脾胃属土，处在中州，在五脏曰孤脏，在三焦曰中焦。"较明确地指出了脏腑的三焦分属。他还认为，三焦具有荣灌周身、和调内外、宣上导下的作用，三焦气机条达通泰是脏腑安和的必要条件。特别是"中焦独治在中"，乃气机升降之枢纽，若饮食不节，脾胃受伤，则能造成三焦气机变乱而致病。他在《卫生宝鉴·饮食自倍肠胃乃伤》中说："《内经》曰：水谷入口，则胃实而肠虚，食下则肠实而胃虚。更虚更实，此脾胃传化之理也。今饮食过节，肠胃俱实，胃气不能腐熟，脾气不能运化，三焦之气不能升降，故成伤也。"

由于罗天益重视三焦气机，因此他在临证中也常用三焦气机的变化来分析疾病。如《卫生宝鉴·病有远近治有缓急》中，分析一患者腹泻后胸中闭塞作痛时说："予思《灵枢》有云：上焦如雾，宣五谷味，熏肤充身泽毛，若雾露之溉，是为气也。今相公年高气弱，自利无度，致胃中生发之气，不能滋养心肺，故闭塞而痛。"于此即可窥见一斑。

在审证用药方面，罗天益有辨治上、中、下三焦之分。罗天益认为，在生理上三焦"气化"与其他脏腑有关，在发生病变时又彼此累及，故他所辨治的上焦病包括了心肺的病变，中焦病包括了脾胃的病变，下焦病包括了肝肾的病变。他在《卫生宝鉴》"泻热门"和"除寒门"两篇中，论述了"上焦热""中焦热""下焦热""上焦寒""下焦寒"的区别，并在此基础上进一步阐明了"气分寒热"和"血分寒热"的异同，较完整地提出了三焦审证用药模式。具体归纳如下。

1. 三焦热证辨治

（1）上焦热

临床表现为积热烦躁、多渴、面热唇焦、咽燥舌肿、喉闭、目赤、鼻衄、颔颊结硬、口舌生疮、谵语狂妄者，用凉膈散；因胸中郁热，导致肺热咳嗽吐血者，用龙脑鸡苏丸；因心肺积热，风壅上攻，而表现为头目昏痛、肩背拘急、肢节烦疼、口苦唇焦、咽喉肿痛、痰涎壅滞、涕唾稠黏者，用洗心散。

（2）中焦热

胃中实热而不满者，用调胃承气汤咸寒除热，苦寒荡实，推陈致新；脾热目黄，口不能吮乳者，用泻脾散；中食毒、酒毒、药毒等诸热毒，用贯众散。

（3）下焦热

痞满燥实，地道不通，而致大便秘结者，用大承气汤苦寒下夺，清热泻火；肾水不足，而致虚火上浮者，用三才封髓丹降心火益肾水，滋阴养血，润补下燥；下焦阴虚，表现为脚膝软而无力、阴汗阴痿、足热不能履地、不渴而小便闭者，用滋肾丸泻热补水，滋阴润燥。

此外，罗天益还用三黄丸、黄连解毒汤通治三焦盛热之气，总括三焦实热之治。

2. 三焦寒证辨治

（1）上焦寒

对于因积寒痰饮而导致的呕吐不止、胸膈不快、不下饮食，用铁刷汤治疗；对因风邪冷气入乘心络，而致脏腑暴感风寒，上乘于心，令人猝然心痛，或痛引背脊，时作时息，经久不愈，用桂附丸治疗。

（2）中焦寒

肺胃虚寒，咳嗽喘急，呕吐痰水者，用胡椒理中丸；用附子理中丸治疗脾胃冷弱、心腹急痛、呕吐泻利、霍乱转筋、体冷微汗、手足厥冷、心下逆冷、满闷、腹中雷鸣、饮食不进，以及一切沉寒痼冷；用二气丹助阳退阴，正气和中，治疗内虚里寒、冷气攻击、心胁腹满刺痛、泄利无度、呕吐不止、自汗时出、小便不禁、阳气渐微、手足厥冷，以及伤寒阴证、霍乱转筋、久下冷痢、少气羸困等一切虚寒痼冷之证；用大建中汤补中益气，治疗内虚里急少气、手足厥冷、小腹挛急，或腹满弦痛、不能食、起即微汗、阴缩，或腹中寒痛、不堪劳、唇口干、精自出，或手足乍寒乍热而烦躁酸疼、不能久立、多梦寐等证。

（3）下焦寒

用八味丸补肾气不足；用还少丹大补心肾脾胃，治一切虚损、神志俱耗、筋力顿衰、腰脚沉重、肢体倦怠、血气羸乏、小便浑浊等证；用天真丹治疗下焦阳虚。

此外，罗天益还用大已寒丸、四逆汤等通治三焦盛寒之证。大已寒丸主要治疗脏腑虚寒、心腹急痛、泄泻肠鸣、自利自汗、米谷不化、手足厥冷等证；四逆汤则用治伤寒自利不渴、呕哕不止，或吐利俱发，小便或涩或利，或汗出过多，脉微欲绝，腹痛胀满，手足逆冷，以及一切虚寒逆冷之证。

罗天益根据三焦理论，把寒热疾病用三焦、气、血条分缕析，辨证论治，实是独得之见，尽管其理论和方药尚不十分完备，但对后世研究三焦病机有重要的启发意义。吴瑭创立温病的三焦病机学说，似受罗天益启迪。因此，罗天益对后世温病学派的论点也是很有影响的。

（三）对针灸学的贡献

1. 针灸学术渊源

罗天益继承和发展了金元四大家的针灸学术思想，重视灸法和放血法的应用。这从《卫生宝鉴》有关针灸医案中可充分反映出来。罗天益之所以在针灸方面卓然成家，与其谦虚好学、遍从名师、博采众长、善于理论结合实际是分不开的。

首先，他精研《内经》，时时处处以《内经》为指导。他的医案所引述之《黄帝针经》（应当是指《灵枢》）之处比比皆是，不胜枚举。如第九卷“惊痫治验”，即引述经文论证了惊痫的病机，然后又按《灵枢・寒热病》篇取天柱等穴针刺而愈。又如“阴阳皆虚，灸之所宜”一案，引“阴阳皆虚，针所不宜，灸之所宜”及“损者益之，劳者温之”等经文，用灸而效。再如“病风刺法并治验”，是依据《灵枢・四时气》篇刺肿上出血法治疗。第十三卷“打仆损伤，从高坠下”，按《素问・缪刺论》之“刺然骨之前，出血”施治。这些实例都说明，罗天益临床上时时处处以《内经》古训为指导来实施治疗。

其次是师承“洁古云岐针法”。云岐为张元素之子，父子均精于针法。罗天益作为张元素的再传弟子，引述其名言不少。如他在《卫生宝鉴》第七卷专列“中风刺法”，并说明是出于云岐子《学医新说》，内容主要是论述用“大接经”即针刺十二井穴以接通经络之意治法，对中风医案多用此法取效，如第八卷“风中脏治验”治一风中脏患者“刺十二经之井穴，以接经络”，翌日即能步行。

此外，罗天益还广泛吸取前人学术经验，以丰富自己的学识。如第八卷“中风灸法”，即源于《备急千金要方》《外台秘要》；第十九卷小儿疾病的灸法处方，即出于《圣济总录》；第十八卷热入血室刺期门一案，即引自许叔微的《普济本事方》；第十六卷滑泄溢饮灸大椎、第七卷的中寒湿用针灸治疗、第八卷的中风分经论治、第九卷的疠风灸承浆等，均见诸刘河间的《素问病机气宜保命集》。特别是他向同时代针灸大师窦汉卿谦恭求教、虚怀若谷的精神更值得称道。《卫生宝鉴》第二十卷，不仅转载和注解了窦氏的《窦太师流注指要赋》，而且还提到他怎样向窦汉卿请教，及转载此赋的缘由。第二卷“灸之不发”一案中，也提到“学针于窦子声先生，因询穴腧，曰凡用针者，气不至而不效，灸之亦不发”。还有第七卷转载了窦氏《气元归类》中的“中风针法”，对中风各证的取穴等做了详述，有些内容为罗天益采用。至于忽太必烈，名公泰，字古甫，也是当时著名针灸学者，在第八卷的“中风治验”中，就提及他曾推荐“医学提举忽君吉甫专科针灸”为之治疗，“灸之不发”一节亦称他曾与忽君谈及窦氏针刺得气之说，忽氏深表赞同，反映了罗天益对二人的崇敬之情。

2. 开创灸补脾胃三穴

因罗天益为李东垣之徒，于脾胃之学颇有所得，故治疗时亦着重调补后天以扶正气。临床医家多重药调，罗天益则善用灸法补中益气，弥补李东垣之不足。他以中脘、气海、足三里三穴组方，随证加减，着重灸补，开创灸补脾胃三穴。他认为中脘为胃之募穴，能引胃气上行，有助胃气的作用；气海为任脉要穴，灸之可生发元气，滋荣百脉，长养肌肉，扶正固表；足三里为胃经之合穴，可壮脾温胃，且能引阳气下交阴分。三穴配合，共奏温养脾胃、强壮补虚、升提中气、调和阴阳之功。

他在许多病例中，都施用了灸补脾胃三穴。如第十三卷“胃脘当心而痛治验”，记述了治疗一例因砒霜治疟不当引起的脾胃受伤患者，中气愈虚而呕吐，即用此方先灸中脘三七壮，以助胃气，次灸气海百余壮，生发元气，滋荣百脉，后又灸三里二七壮，助胃气，引气下行，一年治愈。又如第五卷“虚中有热治验”记述一发热肌瘦、四肢困倦、懒言、嗜卧、盗汗、大便溏多、不思食、脉浮数无力的患者，亦灸上述三穴佐以甘温之品而获效。至于加减，其治一妇人病“心腹胀满”中取中脘一穴灸之，再以木香顺气汤助之而治愈；治一久患疟疾的患者，除灸脾胃三穴外，再加阳辅穴以“接续阳气，令足胫温暖，散清湿之邪”；治一自利完谷不化患者，针对足胫寒症状施用灸法时，去中脘，加三阴交穴，以达到接续阳气下行、驱散足胫寒湿之邪的目的，次年再发，加灸阳辅穴，以增散寒祛湿之力。可见，这个处方不仅能治中焦不足的虚寒证，且可治疗气阴两伤的虚热证，并可根据病情随证加减。

3. 刺血以疗阳热肿痛

李东垣临床常用放血疗法，以治胃火、湿热、上热下寒诸证。罗天益踵而效之，把放血用于红、肿、热、痛诸证，也取得了不少经验。对于阳热病，罗天益常在红肿热痛处用燔针、三棱针、砭刺等，在阳热病位上进行针刺以放血排脓，开泄邪气，针对不同的病因与部位，分别采用不同的开泄方法。如《卫生宝鉴》第二十二卷“北方脚气治验”中记载，治疗一患者的“脚气忽作”、遍身肢体微肿、其痛手不能近、足胫尤甚、履不任穿一证。认为《内经》有“饮发于中，胕肿于上”“诸痛为实”及“血实者宜决之”的说法，遂以三棱针数刺其肿痛部位以放血开泄邪气，刺血之初血突出高二尺余，后渐渐如线流于地，约半升许，其色紫黑，放血之后肿消痛减。“风痰治验”一节记载，治疗参政杨公七旬的风痰之疾，患者表现为忽病头旋眼黑，目不见物，心神烦乱，兀兀欲吐，复不吐，心中如懊憹之状，头偏痛，微肿而赤色，腮颊亦赤色，足胫冷。罗天益诊断认为是患者少壮之时喜饮酒而致久积湿热于内，风痰内作，上扰清府，郁而化热，上热下寒之证。但认为参政已经七旬有二，年高气弱，上焦虽盛，却不敢用寒凉之剂损其脾胃，于是据《内经》的“热者疾之”“高巅之上，射而取之”，用三棱针在头上刺出颜色紫黑之血二十余处，如露珠之状，少顷头目便觉清利，诸证悉减。

可见，人体许多部位的红肿热痛诸证，均可采用局部放血法以顿挫病势，迅速取效。但放血疗法也并非万能，这从《卫生宝鉴》第十三卷“汗之则疮已”一案便可知晓。该患者虽有头面赤肿诸证，但由于是寒覆皮毛，郁遏经络，热不得升，聚而赤肿，再加上当时正值冬季，所以其他疡医虽用此法在赤肿部位上砭刺四五百针，肿赤不减，其痛益甚。罗天益则同时借助灸法、用药以配合治疗。如第二十三卷“上热下寒治验”中，患者既有头面赤肿而痛等上热证，又有身半以下皆寒、足胫尤甚的下寒证，罗天益治疗时除于肿上刺紫黑如露珠状之血五十余处以泄热外，又于气海中火艾炷灸百壮，以助下焦阳虚，退其阴寒，于足三里二穴各灸三七壮，以治足胫冷，亦能引导热气下行，另外还配合既济解毒汤，热者寒之，如此放血、灸法与药物治疗相结合，很快就收到了肿消痛减、大便利、疾病愈的效果。这与《名医类案·面赤》中所记载的李东垣治一上热下寒证的治疗方法近似。不过，此例下寒证较重，故加用灸法，是罗天益对李东垣针法的发展。

4. 倡导大接经针法

所谓“接经针法”，主要是针刺井穴以疏经接气，是专治中风偏枯的一种特殊配穴法。人体十二经各有一“井穴”，十二井穴为各经起点穴或终点穴，也是十二经之间的交接处，故称针刺井穴为“大接经针法”。罗天益在《卫生宝鉴》第七卷的“中风门”中引云岐子《学医新说》，详细记载了大接经从阳引阴、从阴引阳治中风偏枯的十二井穴名称及针刺部位。从阳引阴法，是从足太阳井穴至阴开始，依次取足少阴涌泉、手厥阴中冲、手少阳关冲、足少阳窍阴、足厥阴大敦、手太阴少商、手阳明商阳、足阳明厉兑、足太阴隐白、手少阴少冲、手太阳少泽，刺完十二经。从阴引阳法，从手太阴井穴少商开始，依次取手阳明商阳、足阳明厉兑、足太阴隐白、手少阴少冲、手太阳少泽、足太阳至阴、足少阴涌泉、手厥阴中冲、手少阳关冲、足少阳窍阴、足厥阴大敦，刺完十二经。罗天益倡导大接经针法。他在《卫生宝鉴》第二卷的“用药无据反为气贼”一节中记载：“曹通甫外郎妻萧氏，六旬有余，孤寒无依，春月忽患风疾，半身不遂，语言謇涩，精神昏愦，口眼㖞斜，与李仲宽证同。予刺十二经井穴，接其经络不通。又灸肩井、曲池。曰：不须服药，病将自愈。明年春，于张子敬郎中家见行步如故。”可见使十二经经气相通，左右环周则疾病能愈。

5. 针、灸、药并用取佳效

罗天益重视疾病的综合治疗，药物、针法、灸法、温熨等疗法互相配合使用。他认为，医药之大，关乎性命，择善从之，勿得过人。故此他十分注重学习前人经验，同时结合临床实践，根据病情需要，择良法施治。罗天益论治疾病，疗效肯定，除了因为他辨证准确外，还与他治疗疾病的手段多样有关。

在与针灸有关的医案中，大多数是针药或灸药合用，各取其长，互相配合，以求速效。如他在《卫生宝鉴》第二十三卷的“上热下寒治验”中，对在上之热，以针砭刺法在肿痛处开泄放血，对在下之寒，灸气海、足三里以治足胫冷，亦能引导热气下行，并同时用既济解毒汤泻其上热，并驱热而下，如此放血、灸法与药物治疗相结合，很快将疾病治愈。此不失为后世治疗之则，依病位病性而针、灸、药合用。另外在第十六卷的“葱熨法治验”记述治疗真定一秀士，机体本弱，左胁下有积气，不敢食冷物。得寒则痛，或呕吐清水，眩晕欲倒，目不敢开，恶人烦冗，静卧一二日，及服辛热之剂，则病情稍缓。后来因劳役及食冷物，其病大作，腹痛不止，冷汗自出，四肢厥冷，口鼻气亦冷，面色青黄不泽，全不得卧，扶几而坐，又兼咳嗽，咽膈不利，罗天益给他服药，但药不得入，见药则吐。根据这种情况，罗天益在患者腹部铺白纸一张，在纸上均匀摊以熟艾约半斤，又用葱数根，劈为两半，铺在熟艾上，再盖上白纸一张，然后用慢火熨斗熨之，初熨时得暖则痛减，大暖则痛止，至夜得睡，第二天再用对证药服之，良愈。如此取长补短，协同作用，以求速效。罗天益在治疗时先针灸后药物或先药物后针灸，或针或灸，变化多样，但其要旨则在于处方立论不偏于一，既能发挥针灸法的治疗作用，又能发挥药物的效能，从而提高临床疗效。

（四）中风论治经验

中风是临床常见病和多发病，罗天益在《卫生宝鉴》中专列“中风门”论治中风。罗天益论治中风，继承汉唐至北宋从外风立论的遗风，顺应金元改革创新思潮，师从李杲重视内风，临证注重外风与内风并举，区分中脏、中腑。

1. 外风与内风并举

罗天益在论治中风时，深受其师李东垣的影响，治疗中风从“内风”着手。如其用的三化汤在李东垣的《医学发明》中也用于治疗中风，风自内起。但他身处元朝，正是治疗中风从外风向内风转化的阶段，因此在他的治疗中可以体现出不局限于其师的内风治疗方法，还注重对外风的治疗，如小续命汤、天麻丸、大秦艽汤、羌活愈风汤多注重对外风的治疗。罗天益在用药方面，与其前辈的经典方药相比可以看出，注重遵从前人原方，一般不对方药的组成及用量加以改变，治疗上也注重借鉴前人的治疗方法。

罗天益从内风和外风两方面着手治疗，形成了内风、外风并举的特点，在中风病的治疗中形成了独具特色的治疗和预防方法，在当时来说是一个创新。

2. 中风分三类

罗天益认为，根据中风的临床表现可分为中腑、中脏及中脉三种类型。他在《卫生宝鉴·中风灸法》中说：“风中脉则口眼㖞斜，中腑则肢体废，中脏则性命危。”中腑的症状主要表现为面显五色，伴有表证而脉浮，恶风恶寒，拘急不仁，或中身之后，或中身之前，或中身之侧，认为“大抵中腑者多著四肢”“其病多易治”。中脏的症状主要表现为唇吻不收，舌不能转而失音，鼻不知香臭，耳聋而眼瞀，大小便秘结，认为“中脏者多滞九窍”“其病则难治”。中脉则主要表现为口眼㖞斜，恶寒，四肢拘急。

3. 关注六经兼证

罗天益治疗中风，常根据中风合并六经形证加减用药，以治兼证。他说：“凡治疗中风，不审六经之形加减，虽治与不治无异也。”若中风兼有汗恶风或无汗恶寒则为太阳经中风，前者用桂枝续命汤（小续命汤加桂枝，倍芍药、杏仁），后者用麻黄续命汤（小续命汤加麻黄，倍芍药、杏仁）。若中风兼无汗、身热不恶寒或有汗、身热不恶风则为阳明经中风，前者用白虎续命汤（小续命汤加石膏、知母、甘草），后者用葛根续命汤（小续命汤加葛根，倍桂枝、黄芩）。若中风兼无汗身凉则为太阴经中风，方用附子续命汤（小续命汤加附子一倍、干姜、甘草）。若中风兼有汗无热则为少阴经中风，方用桂枝附子续命汤（小续命汤加桂枝、附子、甘草各一倍）。凡中风无此四经六证混淆，系于少阴厥阴，或肢节挛痛，或麻木不仁，宜羌活连翘续命汤（小续命汤加羌活、连翘）。这就是依据六经之形证对小续命汤的加减。

4. 依四时用药

罗天益根据四时变化之不同，在药味加减上也有不同的变化。现以羌活愈风汤为例，本方由羌活、甘草、防风、防己、黄芪、蔓荆子、川芎、独活、细辛、枳壳、麻黄、地骨皮、人参、知母、甘菊、薄荷、白芷、枸杞子、当归、杜仲、秦艽、柴胡、半夏、厚朴、前胡、熟地黄、白茯苓、黄芩、生地黄、苍术、石膏、芍药、桂枝组成。原方谓：“上方诸药如假令一气之微汗，用愈风汤三两，加麻黄一两，得微汗为佳；如一旬之通利，用愈风汤三两，加大黄一两，得利为度。”罗天益则根据四时变化之不同，在原方基础上有不同的加减。如望春大寒之后，本方中加半夏、人参、柴胡各二两，木通四两，谓迎而夺少阳之气；望夏谷雨之后，本方中加石膏、黄芩、知母各二两，谓夺阳明之气；季夏之月，本方中加防己、白术、茯苓各二两，谓胜脾土之湿；初秋大暑之后，本方中加厚朴一两、藿香一两、桂枝一两，谓迎而夺太阴之气；望冬霜降之后，本方中加附子、官桂各一两，当归二两，谓胜少阴之气；得春气候，减冬所加药。

5. 重风药血药

罗天益治疗中风重视风药和血药的应用，如小续命汤中用防风、防己；大秦艽汤中用羌活、秦艽、防风、独活；三化汤中用羌活；羌活愈风汤中用羌活、防风、防己、独活、秦艽；天麻丸中用羌活。其中羌活、防风使用频率最高，可见罗天益对风药的重视程度。

罗天益在用祛风药的同时也注重养血以荣筋，所以在他的方中对血药的应用也是颇多，如羌活愈风汤中应用熟地黄、生地黄、川芎、当归；大秦艽汤中应用川芎、当归、生地黄、熟地黄；天麻丸中应用当归、生地黄，小续命汤中应用川芎等。

罗天益师从李东垣，治疗中风区分脏腑，善从内风立论，同时又受当时学术思想变革的影响而不废弃外风，从而创立了内风、外风并举的治疗方法。临床施药喜好遵从前人的经典原方，在《卫生宝鉴》中多用孙思邈、刘完素的成方，并善于同时用风药和血药，使祛风和养血并举。

6. 汗下需慎用

罗天益论治中风注重汗、下之戒，根据中脏、中腑不同又有所分。中脏者宜下之，但下多则亡阴而损其荣，亡阴则损形；中腑者宜汗之，汗多则亡阳而虚其卫，亡阳则损气。故认为不可过汗、过下，宜少汗、少下。

7. 用药防中风

对于中风的预防，《卫生宝鉴》提出：“凡人之初觉大指次指麻木不仁或不用者”，宜先服愈风汤、天麻丸，以治未病，不治已病，否则三年内必有中风之疾也。天麻丸出自《素问·病机气宜保命集》，组成为附子、天麻、牛膝、萆薢、玄参、杜仲、当归、羌活、生地黄、独活，养血行荣，疏风清热。方中以牛膝、萆薢强壮筋骨；杜仲补肝肾强筋骨，羌活、防风为治风之要药；当归、地黄能养血和荣卫，玄参主用，附子佐之以行经。诸药合用，以达养血祛风、活血通络、舒筋止痛、预防中风的目的。

（五）治学态度及特点

罗天益之所以能取得突出的学术成就，成为易水学派的中坚人物，与其勤奋、严谨、明理而知变、重视实践的治学态度和治学特点密切相关。

1. 勤学而笃诚

王恽在为《卫生宝鉴》所做的序言中写到了罗天益拜师的真诚及求学的刻苦：“初受简席下，东垣先生曰：汝将为为人之学欤？闻道之士乎？请曰：愚虽不敏，幸蒙先生与教理之深诣，乃所愿也。故十数年间，虽祁寒盛暑，亲炙不少辍，真积力久，尽传其私淑不传之妙。”从中可看出罗天益勤奋的一面。在其一生中，勤学还表现在以下几个方面。

首先表现在学习中医理论上。罗天益认为学医必须掌握中医理论，学习中医经典著作，同时还要博涉其他学科知识，如阴阳五行、周易等。他在《卫生宝鉴》的“福医治病”和“执方用药辨”中两次引用孙思邈之言，“凡为太医，必须谙《甲乙》《素问》《黄帝针经》、明堂流注、十二经、三部九候、五脏六腑、表里孔穴、本草、药对，仲景、叔和诸部经方。又须妙解五行阴阳，精熟《周易》，如此方可为太医。不尔，则无目夜游，动致颠损”。罗天益有丰富的理论和知识，所以《卫生宝鉴》一书“论病则本于《素》《难》，必求其因。其为说也详也明，制方则随机应变，动不虚发。其法也简也当，大抵采摭李氏平日之精确者，而间概括以己意，旁及诸家者也”。

其次表现为向名家学习。罗天益向李东垣学习，从“苟生于方技”“性实颛蒙”“长切求师之志”“亲炙不少辍”到“尽传其私淑不传之妙”，可以看出罗天益向李东垣学习之诚恳。罗天益生活的年代正值蒙古帝国鼎盛时期，元兵不断东征西伐，南侵北进。罗天益亦被召为军医，一再随军征战，往来于幽燕之间。罗天益利用在军中行医之便，四处访求师友，以提高医术。壬子年（1253），在瓜忽都跟刘禅师学治疮疡瘰疬之法。次年（1254），又随王府驻屯于瓜忽都地面过冬，同时随军有太医大使颜飞卿和窦子声等，罗天益虚心求教，从颜飞卿处学得治外科病方四则，使用有效；又从窦子声处学针法、《流注指要》和补泻法。丁巳年（1257）八月，他随军经过河南邓县（今河南省邓州市），时值阴雨，民多疾，乃于高仲宽处得白术安胃散、圣饼子等方。此外，罗天益又在济南刘太医处学得眼科名方金阵膏，在真定惠民司张君处得积聚效方硇砂煎丸等，并把诸方运用于临床，疗效肯定才予记载。罗天益虚心好学，博采众方，推广施用，疗效卓著，于《卫生宝鉴》中可以见考者很多。

2. 明理而知变

罗天益既强调要明晰医理，掌握中医诊治疾患的基本规律，又强调要知变，即尊古而不泥古。他认为病有虚实、浅深、在经在脏之别，药有君臣佐使、大小、奇偶之制，治有缓急、因用引用、返正之则，若不明医理，即不识经络，不明病源及用药法度，就会导致病情加重或死亡。李东垣经常教导罗天益，治疗疾病要尊古而不泥古。罗天益认为，人有个体差异，地有南北之分，病有虚实缓急，因此治疗时要针对不同病情而运用不同方法。并举“脚气”为例，认为同为脚气病，而有南北之差异，南方脚气因其地卑湿，雾露所聚，其病属清湿袭虚伤于下；而北方无卑湿之地，北方人腠理致密，外邪难侵，之所以也会患脚气，是因为多饮乳酪醇酒，水湿之属奉养过度，水饮下流所致。因此治疗时当察地势之高下，详其饮食居处，一则治地之湿气，一则治饮食之下流。若不能根据病情变化，只知沿用古方而不察细微差异，就会导致治疗失败。以此教导罗天益治疗疾病要因时、因地、因人制宜，而不可拘泥于古方。在李东垣的教导之下，罗天益亦强调治病应“随其气宜，用药施治”，尊古而不泥古。他说：“守常者众人之见，知变者知者之事，知常而不知变，细事因而取败者亦多矣。况医乎哉！守常知变，岂可同日而语乎哉！”

3. 重视临床实践

罗天益还非常重视临床实践，他说：“看方三年，无病可医，疗病三年，无药可用。”认为理论方药熟读容易，但运用到临床还有一定距离，只有不断地理论与临床相结合，方能最终提高疗效。罗天益不断把理论运用于实践，在实践中发现、提高、升华，最终形成自己的理论，其理论突出表现在以下两个方面。①继承李东垣脾胃学说。李东垣所处时代正值金元混战，人们疲于奔命，故认为恐惧忧伤、饥苦劳役、寒温失养是导致脾胃损伤的原因。而罗天益所诊治对象多为王公权贵，平时饮食过多，饮酒过度，醉饱入房，从而提出饮食所伤须分食与饮，劳倦所伤当辨寒与热，进一步完善了脾胃病病机理论。他治疗脾胃病也并不局限于李氏益气升阳诸方，而是广选历代名方，丰富了治疗脾胃病之方药。②在《内经》《难经》《中藏经》的基础上，在张元素《脏腑标本寒热用药式》的启示下，继承了东垣脾胃为气机之枢纽、脾胃气机影响其他脏腑的思想，并进一步深化、升华。如《卫生宝鉴》“饮食自倍肠胃乃伤治验”中说：“今饮食过节，肠胃俱实。胃气不能腐熟，脾气不能运化，三焦之气不能升降，故成伤也。”认为三焦总管五脏六腑，生理上三焦“气化”与其他脏腑有关，病理上彼此累及，上焦病包括心肺病变，中焦病包括脾胃病变，下焦病包括肝肾病变，综合升华创造了三焦寒热辨治。另外，他还在针灸临床上创温补脾胃方，即灸中脘、三里、气海穴。

罗天益的治学精神，以临证实践为主，不空谈理论。为此，其理论主张往往贯穿在他阐述临证治验的各种论说之中。如上所述，其强调脾胃为饮食所伤有饮伤和食伤之分及强调脾胃为劳倦所伤有虚寒与虚热之辨的主张，其论病注重三焦气机的主张，其慎用寒凉而反对滥用下法的主张，都是通过实践来阐述的。在《卫生宝鉴》全书的四个部分中，几乎无一不是通过实践来验证理论，或以理论来指导实践的。

【临证经验】

一、详辨证，知药性

罗天益作为临床大家，深知诊病求效之难。因此，他在临床上强调细审病源，详于辨证，明确经络，熟知药性，认为只有这样才能取得满意的疗效。对于病源，他认为“医者不可不审其病源，而主家不可不说其病源”，并引用孙思邈的“未诊先问，最为有准”来说明问诊的重要性，同时还引用苏东坡的“只图愈疾，不图困医”来说明患者应对医者告之以病源，而不应仅以医者诊脉为惟一手段。他在《卫生宝鉴》第一卷的“下多亡阴”中记载一庸医治疗痞满证，不审其脉，不究其源，惟见痞满，就以枳壳丸下之，结果导致患者病添喘满，利下不禁而死。又在第三卷的“轻易服药戒”中记载治何秀才女儿的腹痛病案。何秀才之女十三岁时因伤冷粉而腹痛，他没有让医生诊治，而是自行在药铺中买了神芎丸给其女服用，结果导致脐腹渐加冷痛，时发时止，七八年不愈。以此来说明不知病源而妄投药物，轻则不愈，重则使疾病加重甚至导致患者死亡。

罗天益临床治病疗效较好与其能正确辨证有关。如他在《卫生宝鉴》第二十四卷的“阴证阳证辨”中，治疗静江府提刑李君长子之伤寒案。一医作阴证论治，而与附子理中丸数服，患者服用后病情加剧。罗天益认为阳证患者多表现为身热而手足不厥，卧则坦然，起则有力，不恶寒，反恶热，不呕不泻，渴而饮水，烦躁不得眠，能食而多语，脉浮大而数；阴证患者则多表现为身不热而手足厥冷，恶寒蜷卧，面向壁卧，恶闻人声，或自引衣盖覆，不烦渴，不欲食，小便自利，大便反快，脉沉细而微迟。并依据患者脉沉数有力，夜不得卧，叫呼不绝，又喜冰水且三日不见大便，认为该患者为阳证，并以酒煨大黄、炙甘草、芒硝急下之，到夜间下燥粪二十余块，大汗出，第二天身凉脉静而愈。又如他在此卷的“执方用药辨”中记载：一患者三月初病伤寒八九日，自利腹痛，目不欲开，四肢厥冷，两手常抱腋下，昏昏嗜卧，口舌干燥，脉沉细而微。一医以患者有“口舌干燥”而误辨为阳证欲用白虎加人参汤治疗。而罗天益认为不妥，患者应为阴证，并以四逆汤及理中汤治疗而愈。

同时罗天益也强调要明经络，知药性。如他在《卫生宝鉴》第八卷“风中血脉治验”中说：“夫病有标本经络之别，药有气味厚薄之殊，察病之源，用药之宜，其效如桴鼓之应。不明经络所过，不知药性所在，徒执一方，不惟无益，而又害之者多矣，学者宜精思之。”突出了医者明经络、知药性的重要性。

二、法东垣，慎苦寒

罗天益师从李东垣，临证诊病制方多采摭李东垣精义，在用药上时时注意护养中土，益气升清，调补脾胃，善用辛热温药扶补阳气，并能随机应变。反对孟浪用药，滥投苦寒，认为若苦寒太过，重伤脾胃，易致百脉失养，元气虚惫而后患无穷。因此蒋用文评价说：“李氏之学得罗天益而益明。”

罗天益临证常将附子、干姜、人参、肉桂等辛热甘温扶补阳气的药物组合应用，是对李东垣用术、参、芪升发脾阳的进一步开拓，表明其虽是继承李东垣之学，但却不囿于李东垣益气升阳等法。如他以炙甘草汤治“中气本弱”“中病伤寒”；以四逆汤温救四肢逆冷、口鼻气冷、时发昏愦之重证伤寒；以黄芪建中汤加附子、芍药温阳健脾治脾胃虚寒腹痛；以托里温经汤治“寒覆皮毛，郁遏经络，热不得升聚而赤肿”之外疡重证等，均反映出罗天益在李东垣用方的基础上温扶阳气、善用热药的证治特色。

历史上擅长治疗脾胃内伤病的医家，都曾论及寒凉峻利攻下的危害。对此，罗天益在临床实践中亦有同感，关于慎用寒凉、反对滥用下法的主张，见于“药误永鉴”的“无病服药辨”“下多亡阴”“泻火伤胃”“戒妄下”“妄投药戒”等文中，并以具体病例来说明妄用苦寒攻下，损伤脾胃易使常人生病，或使病加剧、甚至死亡的严重后果，其目的在于纠正不辨虚实、轻易使用下法的时弊。

三、内外合治，针、灸、药并用

针灸外治和汤药内服多重组合应用是罗天益治病的又一大特色。他认为医药之大关乎性命，应择善从之。因此，他十分重视疾病的综合治疗，将药物、针法、灸法、温熨等疗法互相配合，根据病情需要择良法施治。这在罗天益的医案中随处可见。

如《名医类案·卷六》中记载罗天益治疗赵运使夫人的腹痛病案，患者表现为脐腹冷痛，相引胁下，痛不可忍，反复闷乱，不得安卧。罗天益灸药并用，先施灸法，取任脉之中庭穴，艾灸五壮，任脉气所发，后用当归四逆汤温经散寒、通脉止痛，数服而愈。另治一七旬翁，病自利完谷不化，脐腹冷痛，足胫寒，罗天益诊断为寒湿合病，认为治疗当急退寒湿之邪，峻补其阳，并认为必须要用灸法，先以大艾壮，于气海灸百壮，以补下焦阳虚，次灸足三里各三七壮，以治胫寒而逆，且接引阳气，下又灸三阴交，散足所受寒湿之邪，然后再用辛热之附子、干姜、肉桂温经散寒，人参、草豆蔻、甘草温中益气，白术、半夏辛温燥湿，并以大剂服之，如此灸药并用，不数服泻止痛减，十日平复。

四、重视剂型及给药方法

中药剂型与服药方法也是决定临床疗效的重要一环，直接影响药物疗效的发挥。罗天益斟酌古方而参以已意，对剂型与服药方法进行了深入细致的研究，并灵活运用。

（一）据病确定剂型

病有缓急，证有表里，临证须因病施治，对证下药。罗天益主张急性病宜用汤剂，可使药效迅速发挥；或用散剂，因散剂易分散，奏效迅速，并对脾胃有一定的保护作用，故罗天益对食伤脾胃、饮伤脾胃的治疗多采用散剂。如治疗食伤的瓜蒂散，治饮伤的藿香散、五苓散等。另外，罗天益还应用散剂治疗耳部疾患，如治耵耳出脓的红棉散、治耳内有恶疮的黄连散等，皆是“棉裹纳耳中”。罗天益常用丸剂来治疗慢性疾病。慢性疾病需要持久服药，丸剂在胃肠道中缓慢崩解，逐渐地释放药物，作用持久，对毒性、刺激性药物还可延缓其吸收，减少毒性和不良反应。

（二）重视药物炮制

罗天益还根据临床实际需要，将部分中药进行必要的炮制与加工。如“法制陈皮”是用茴香、青盐、炙甘草、干姜、乌梅肉、白檀炮制，能消食化气，宽利胸膈，促进食欲。“醋煮三棱丸”所用的川芎、三棱、大黄均用醋炮制而成，用以治疗一切积聚。

总之，罗天益的医学思想主要是承袭了李东垣的脾胃理论，参以《内经》《伤寒》，兼及诸家，并结合自己的长期医疗经验，进一步加以发挥而成。罗天益的治学精神以临证实践为主，不尚空谈，专门阐发理论的著述较少，但是罗天益的理论，仍分别贯穿在他探讨实际经验的各种论说之中。在易水学派诸家之中，他是一位从理论到实践，尤能以临床反证理论的医学家，在医学史上是有卓越成就的。

【后世影响】

一、历代评价

罗天益性情淳朴，谦虚诚挚。在学术上不仅全面继承了张元素、李东垣的学术思想，并且在钻研《内经》《难经》的基础上，博采诸家之说，而又有进一步的发挥。其重视脏腑辨证、脾胃理论、药性药理的运用，具有明显的“易水学派”特色，成为易水学派形成和发展过程中承前启后的一位重要医家。罗天益之所以能取得突出的学术成就，成为易水学派的中坚人物，与其勤奋、严谨、明理而知变、重视实践的治学态度和治学特点密切相关。

二、学派传承

罗天益为李东垣的嫡传弟子，居东垣门下数十年，尽得其传。其学本于《素问》《难经》，制方则随机应变，大抵皆采摭东垣之精义，而参以己意，旁及各家，故清·蒋用文称“李氏之学得罗氏而益明”。可见罗天益是易水学派的中坚人物，是其形成和发展过程中承前启后的一位重要医家。其学术贡献对后世易水学派的发展，温补学派的形成发挥了重要作用。

三、后世发挥

（一）对后世脾胃学说的影响

罗天益关于脾胃的学术思想，在全面继承李东垣学说的基础上颇有发挥，其对脾胃的论述，比起李东垣之说，则更全面而有条理。脾胃学说不仅为后世医家所推崇，而且为后世医家进行更广泛、深入的研究奠定了基础。

脾胃学说在明清时期有了更为长足的发展，主要包括在四个方面。其一，李中梓在《医宗必读》中提出了著名的“脾胃为后天之本”论点，并且完整地总结出对泄泻的治疗九法，即淡渗、升提、清凉、疏利、甘缓、酸收、燥脾、温肾、固涩。这些方法至今仍有效地指导着临床实践。其二，重视脾阴之说。如王纶提出脾胃阴阳分治，以人参、白芍、甘草等作为补脾阴的药物；而吴澄在《不居集》中论述了脾阴虚证治的概念，为以后医家的脾阴研究打下了基础。其三，创立胃阴学说。叶天士在《临证指南医案》中创立了胃阴学说，提出胃阴虚的具体证治，制定了养胃生津的益胃汤，为后世所推崇。其四，强调脾肾并重，重视肾阳对脾土的温煦作用，完善了脾胃虚证的治疗体系，进一步推进了脾胃学说的发展。罗天益建立了以温养补虚为临床特色的辨治虚损病证的系列方法，理论上发展成为以先天阴阳水火为核心的肾命学说。虽被后人习惯称为温补学派，实则为“补土派”学术思想的延续。在这一进程中，沿着发展的轴线，不断有医家从不同角度补充、完善这一学说，几乎涉及整个脾胃系统的各个层面，包括从方剂学、药物学角度，讨论单方、复方、单味药、药对对脾胃系统的作用等，这些是对脾胃学说的继承发展。

薛己的脾胃之说，渊源于《内经》，深受李东垣、罗天益脾胃学说的影响。薛己认为，脾胃为气血之本，脾又是统血之脏，所以生血必以调补脾胃阳气为先，这样又使他的脾胃论与肾及命门联系起来，认为“人之胃气受伤，则虚证蜂起”，不论内因外感皆可由脾胃虚弱引起，对“脾胃内伤学说”做了进一步的阐发。薛己重视脾胃，虽本于李东垣、罗天益，但又不尽相同，因此，能别开生面、独树一帜。

明代温补大家张介宾，推崇张元素、李东垣、罗天益之益气补脾学说。认为物生于阳而成于阴，阴阳二气不能有所偏，不偏则气和而生，偏则气乖而死。从治疗上讲，阳既非有余，则应注意慎用寒凉；阴既常不足，则应注意慎用攻伐。所以，张景岳在治疗阴阳虚损时，主要观察命门水火的虚损所在，从而左右化裁温补的方剂。对具体疾病的辨证施治，能兼采各家所长而灵活运用。

李中梓在李杲、罗天益、薛己、张介宾诸家的影响下，在诸家蜂起、众说纷纭的晚明时期，提出“肾为先天之本，脾为后天之本”的学术观点，对前人的脾肾学说做了高度概括和总结。他认为，人身根本有二：先天本在肾，后天本在脾。治先天本当分水火，治后天本当分饮食劳倦。中梓之学，一传沈朗仲，再传马元仪，三传尤在泾，使易水学派阵容逐渐壮大。

至现代，脾胃学说的外延得以进一步的拓展，极大地丰富了脾胃学说，推动了当今脾胃病的研究与发展，值得整理、总结与研究。

（二）对三焦辨治的影响

罗天益独详于三焦病证的论述。他认为三焦既可包括五脏六腑，又为“元气之别使”，如元气能充则脾胃自能健运不息。其指出，饮食不节虽是伤及脾胃，但与三焦气机升降失常密切相关。由于罗天益治病注重三焦病机，故其审证用药，也有辨治上、中、下三焦之分，并在此基础上进一步阐明了“气分寒热”和“血分寒热”的异同，分别精选了前人的一些有效名方加以变通使用。如将三黄汤改成丸剂，通治三焦盛热之气；四逆汤通治三焦盛寒之气；铁刷汤治上焦寒；龙脑鸡苏丸治上焦热等。虽然尚不完备，但对后世研究三焦病变是有一定启发的。罗天益关于三焦辨治的学说，说明了他在张元素脏腑辨证理论和李东垣《脾胃论》的启示下，已善于运用两家的理论，又有发展和演变，并自成一说。

（三）对针灸学的影响

罗天益针灸医学的精深造诣，不仅在当时上层统治者中间享有较高声望，而且对学术界影响甚大。特别是他重视灸、砭两法的应用，广为后世医家所效法。如明代薛己在外科疾病方面广泛采用了灸、砭两法，取得了较大的成效。在《薛立斋医案全集》一书中，有关针灸医案数以百计，显示了他用灸、砭治外科病的丰富经验。又如龚廷贤、龚居中、张景岳重视灸法应用，清代郭右陶、夏春农重视放血法，莫不与罗天益的学术影响有关。清末著名学者林佩琴著《类证治裁》一书，其中有一首民谚对治毒放血疗法概括说：“疔疮先刺血，内毒宜汗泄，禁灸不禁针，怕绵不怕铁”，并详述放血操作方法等，显然也是受到罗天益学术思想的影响。

综上所述，罗天益是一位治学严谨、重视理论联系实际的医学家。作为李东垣的嫡传弟子，上承东垣之学，完善了脾胃内伤病的病机理论与诊疗方法。提出饮食所伤须分食与饮，劳倦所伤当辨寒与热，完善了脾胃病的病因病机理论；在重视脾胃的同时，亦非常重视其他各脏器对脾胃的影响，通过调理其他脏腑而治疗脾胃之病；善用甘辛温补，健脾消滞并施，慎用苦寒，反对滥用下法。首倡三焦寒热辨治，对后世研究三焦病机有重要的启发意义。主张针、灸、药并用取佳效，开创灸补脾胃三穴，刺血以疗阳热肿痛，倡导大接经针法。论治中风，继承汉唐至北宋从外风立论的遗风，顺应金元改革创新思潮，师从李杲重视内风，临证注重外风与内风并举，区分中脏、中腑。其学术思想和临证经验对后世产生了深远影响。

山东中医药大学　李文华

【参考文献】

[1] 罗天益. 卫生宝鉴 [M]. 北京：人民卫生出版社，1987.

[2] 李杲. 兰室秘藏 [M]. 北京：人民卫生出版社，2005.

[3] 严善馀.《卫生宝鉴》的针灸学术特色博录 [J]. 中医药学刊，2004，22（9）：1744－1745.

[4] 张弘.《卫生宝鉴》“汗下”治法的应用 [J]. 吉林中医药，2007，27（5）：61.

[5] 殷振瑾，郭长青. 从《卫生宝鉴》一书探讨罗天益的针药并用思想 [J]. 云南中医中药杂志，2008，29（4）：2－4.

[6] 张晔. 九仙散探源析义 [J]. 上海中医药杂志，1987（6）：35.

[7] 李萌. 九仙散治久咳验案三则 [J]. 广西中医药，1995，18（2）：38.

[8] 沈一山，卢俊明. 橘皮枳术丸（汤）治疗功能性消化不良 34 例 [J]. 江西中医药，2008，39（11）：33－34.

[9] 茅晓. 罗谦甫临证学术经验论析 [J]. 安徽中医学院学报，2002，21（2）：9－12.

[10] 周晓红. 罗天益的脾胃观 [J]. 中国中西医结合脾胃杂志，1995，3（2）：105－106.

[11] 魏稼. 罗天益的针灸学成就述评 [J]. 广西中医药，1983，6（6）：7－9.

[12] 张弘. 罗天益灸药并用治验 [J]. 江西中医药，2009，40（5）：19－20.

[13] 陈淑英，李玉林. 罗天益临证药误思想探析 [J]. 佳木斯医学院学报，1996，16（3）：62.

[14] 姜达歧，江一平. 罗天益针灸临床经验简介 [J]. 中医杂志，1981（12）：44－45.

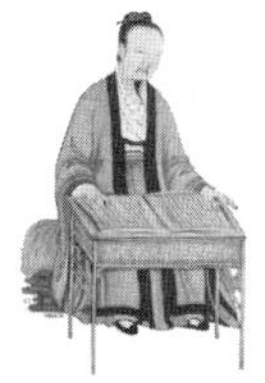

王　珪

内容提要

王珪，字君璋，号中阳，道号洞虚子，晚年自号逸人、中阳老人，后人尊称王隐君；生于元至元元年（1264），卒于元至正十四年（1354），平江府常熟县（今江苏常熟）人。王珪为元代著名医家、养生学家，传世著作为《泰定养生主论》，其于养生学及痰证诊治均有卓越建树。王珪之“养生主论”，融会佛家、道家、儒家思想及《内经》理论，强调“养生贵在养心”，“心为身中君主之官，神明出焉，以此养生则寿，没齿不殆”。此外，具体总结了人生自幼及壮到老不同阶段的养生法则。王珪还在《泰定养生主论》中，比较系统地阐述了痰证的成因、病机、证候、诊治、预后等，为后世诊治痰证开阔了思路，阐明了理论，完善了方法，创制了方药，总结了经验。王珪治痰的基本原则是，“因痰而致病者，先治其痰，后调余病；因病而致痰者，先调其病，后逐其痰”。但其强调指出，痰可是病之标，又可成为病之本，痰不去则病难除。王珪的痰证论及滚痰丸，在后世产生了极为深远的影响。

【概述】

一、生平简介

王珪，字君璋，号中阳，道号洞虚子，晚年自号逸人、中阳老人，后人尊称王隐君；生于元至元元年（1264），卒于元至正十四年（1354），平江府常熟县（今江苏常熟）人。王珪为元代著名医家、养生学家，于养生学及痰证诊治均有卓越建树；传世著作为《泰定养生主论》，还著有《还原奥旨》《山居幽兴集》《原道集》《道德经注》等，均不传。

王珪自幼天禀聪慧，博览群书，喜好医术，精于养生之道，又善鼓琴绘画。23岁时，被元世祖忽必烈以“才异”征辟为辰州路（今湖南阮陵一带）同知，深得同时在朝为官的元代著名画家赵孟頫赏识。王珪大约在38岁时（1301）弃官归里，屏绝世累，筑室于虞山南麓，澄心观道，益有所得，题其居名“中阳丹房”。此即后人尊称其为“王隐君”之由来。同时，王珪亦攻岐黄之道，于养生学及痰证诊治多有感悟且颇具独到之处。

王珪在其所著《泰定养生主论·卷十四》论“痰证”时提到，“余自幼多病，……余自思父母俱有痰疾，我禀此疾，则与生俱生也，当自为之计”。因而，其在青年时代，就已涉猎《内经》《伤寒论》等典籍，经过刻苦钻研，潜心体会，不久就深有所得，悟出己所患疾实为痰祟，由此研制滚痰丸并治愈自身所患痼疾，继而试之他人亦多获效。从此远近闻名，求治者众，被誉之为“神仙”。

元泰定元年（1324），王珪约61岁，积练日久，根基已厚，开始把自身的养生体会、疗病心得、治学所悟加以总结，成书16卷。因始作于泰定改元，又取《庄子》“宇泰定者发乎天光”及“养生主”之语，故定书名为“泰定养生主论”。该书原版今佚，现有明正德六年（1511）重刻本。此书之主要内容和学术特色，体现在养生论和痰证论两个方面。

在两宋以后，金元时代的道教呈兴旺态势。由金之吏员王重阳创立的全真道，在元代文人中有较大的影响。全真道教义重修行，由修行之需推衍，元代文人十分重视自身的清净内养。据有关学者调研，元代文人高寿者较为多见，这与元代养生学的盛行是密切相关的。王珪晚年，一心学医，潜心修道，在养生学方面有相当高的造诣。其养生思想，集中体现在《泰定养生主论》之中。王珪之“养生主论”，融会佛家、道家、儒家思想及《内经》理论，强调“养生贵在养心”，“以心为身中君主之官，神明出焉，以此养生则寿，没齿不殆。主不明则道闭塞而不通，形乃大伤，以此养生则殃”。此外，王珪还在书中具体阐述了人生自幼及壮到老不同阶段的养生法则。正如王珪在自序中所云：“首以原心，为发明之始；次序婚合、孕育、婴幼、童壮、衰老宣摄避忌，以御未然之病”。

王珪在《泰定养生主论》中，还“备述痰证一条，以为方书补阙拾遗之式”。他系统而全面地论述了痰证的成因、病机、证候、诊治、预后等，为后世诊治痰证开阔了思路，阐明了理论，完善了方法，创制了方药，总结了经验。关于痰证的成因，王珪提出“素禀痰疾”和“随机感应”之说，对后世诊治痰证颇多启示。如其所云：“父母俱有痰疾，我禀此疾，则与生俱生也。”他还以“婴儿出腹，啼声初出，已有痰涎；又有大善知识，忘形忘骸，无思无虑者，顿抱痰疾”为据，进一步论证禀赋有痰的观点。

王珪对痰证病候的观察非常细致，涉及人体多方面的病变，尤其对神志异常的描述更为详尽。其云：“七情之方，原本多门，原其标本，半因痰病”“病者不能喻其状，方书未尝载其疾，医者不能别其证”。因此，他将这些病证称作“怪证”。王珪治痰的基本原则是，“因痰而致病者，先治其痰，后调余病；因病而致痰者，先调其病，后逐其痰”。其论治虽分先后，但主张必须祛痰，强调痰可是病之标，又可成为病之本，痰不去则病难除。

据《常熟县志》记载，王珪“年九十余而卒，其弟子高敬斋亦知名”。由此推断，元至正十四年（1354）或稍后，王珪卒，享年90余。王珪之传世著作，虽然仅有《泰定养生主论》一部，但其养生论及痰证论，在后世产生了极为深远的影响。特别是，后世医家凡诊治和论述痰证者，几乎没有不知晓王珪痰证论及礞石滚痰丸者，至今仍运用于中医临床且颇多效验。

二、著作介绍

王珪的传世著作，为《泰定养生主论》，共计16卷。从各卷所论内容来看，卷之一，为养生主论，论婚合，论孕育；卷之二，论婴幼，论童壮，论衰老；卷之三，为《素问》节要叙论，论病家，论医家；卷之四，为正讹、公论；卷之五，论运气，论标本；卷之六，论阴阳，论虚实，论脉，论病；卷之七，包括论证，论治，病机司属六气本标证治通例；卷之八，为类方叙略、婚合门、孕育门；卷之九至卷之十，为婴幼门；卷之十一，为童壮门、衰老门；卷之十二，为伤寒门；卷之十三，为五运时行民病证治、六气时行民病证治；卷之十四，论痰证、痰证叙引、滚痰丸歌括、滚痰丸服法、痰论、痰形、痰味、痰证或问、痰忌、药无所忌；卷之十五，论杂治活法；卷之十六，为历用得效方。

王珪在《泰定养生主论》中所论，主要有以下6个方面的内容。

第一，基于道家、佛家、儒家思想及《内经》理论，结合自身对人体生命过程及其规律性的认识，阐述人在不同生命阶段应遵循的养生法则，以防未然之病。其中，尤其强调心为君主之官，养生贵在“养心”。还论及婚合、孕育、产后病证，婴幼、童壮、衰老等不同阶段的病证及主治方药，临床经验方等。

第二，基于其自身与生俱生之痰证及得以治愈的经历，具体地阐述了痰的形成原因及致病特点、痰证的临床表现及诊治法则，滚痰丸的适应证及具体服药方法，还论及豁痰汤、龙脑膏等祛痰方剂及治疗痰证的经验。

第三，基于《内经》所论，阐述运气、标本、阴阳、虚实、病证、治法等中医基本理论。基于《素问》运气七篇，结合陈无择《三因极一病证方论》，阐述“五运时行民病证治”“六气时行民病证治”等。

第四，基于《伤寒论》所论，参考相关著作，结合自身认识，阐述六经证形定例、六经类证治法、三阳合病证、三阳合病下利、少阴证七法、厥阴证六法、阴证阳证阴毒阳毒阴阳二厥辨、小柴胡汤、五积散等。

第五，其“论病家”，将人生百病分为五种：禀受之病、果报之病、六淫之病、七情之病、金疮颠扑外伤之病，并阐述诸病根源以警醒世人。

第六，其“论医家”，基于儒家仁义之说及佛家因果之论，阐述做人之准则及从医之道德，以告诫医者做人、从医之规矩与准绳。

《泰定养生主论》版本流传情况如下。该书初刻于元惠宗至正四年（1338），原刻本已佚。现存最早版本为明正德六年辛未（1511）刻本，现藏于北京国家图书馆。该本前有明正德四年己巳（1509）徐繁序、元至元四年段天佑序、王珪自序；后有明正德六年杨易跋文及同年冒鸾“书泰定养生主论后”等诸篇文字。此为国内所藏该书之珍本，其后清代有该书之抄本，皆以此为底本。另，近年台湾新文丰出版公司，影印日本天宝六年影抄明正德六年本。此本所藏序跋文字及目录、正文行格款式均依正德六年本，此本文字清晰，抄录工整，堪称善本。

【学术思想】

一、学术渊源

（一）经典为本

《泰定养生主论·〈素问〉节要叙论》云：“坟素之书，圣圣相传，历代所尚，辅教济生，其道大明于天下。”王珪有鉴于当时“医之为道，斯风下矣”的现状，“故推管见以陈其略”。其言“诚非专门之学，是必行不由迳，复取《难》《素》照对，或有未尽之义。各入全文一段，譬如偃草之风，虽不能使万籁俱鸣，或可荡涤乖秽，而道达清氛耳。倘能阶粗以入细，则岐黄之奥，期日可待也”。从《泰定养生主论》全书内容来看，王珪之学术与经典理论可谓一脉相承。不仅其“养生主论”，本于《内经》“心主神明”之说；其论运气、标本、阴阳、虚实、脉、病、证、治等，亦多本于《内经》及《伤寒论》等。

关于运气、标本、阴阳、虚实、脉、病、证、治及经典理论的重要性，王珪释曰：“盖六气，如医者之司属也。标本，如事之先后也。阴阳，如事之彼此也。虚实，如事之可否也。诊脉，乃医者之审委也。故百病所属之气，如网之在纲。对病处方，则如纲之在网。而理明证定，治乃无误矣。不然，则如东坡跋《楞伽经》云：‘譬如里俗医师，不由经论，直授方药以疗病，非不或中。至于遇病辄应，悬断死生，则与知经学古者，不同日而语也。’其是之谓欤！”（《泰定养生主论·〈素问〉节要叙论》）

王珪在《泰定养生主论》卷之五、卷之六、卷之七，就运气、标本、阴阳、虚实、脉、病、证、治及“病机司属六气本标证治”等，分别阐述如下。

1. 论运气

王珪在《泰定养生主论·论运气》中，引《素问·气交变大论》《素问·六微旨大论》及《素问·天元纪大论》中黄帝与岐伯之论，并结合临床实际，阐述五运六气之原理；强调“运气之道，医工日用，不可须臾离也”；指出“粗工不得其传，患家莫识所误”，因而“并入此卷，用晓后昆”。

2. 论标本

王珪在《泰定养生主论·论标本》中，引《素问·标本病传论》所述，阐明医者治病当辨识标本，以明逆从、缓急、先后之治。其云：“余故言标本者，如长短轻重之权衡尺度也。读医书而不明此，则义无以通也。治百病而不明此，则无以识先后也。”

3. 论阴阳

王珪在《泰定养生主论·论阴阳》中指出：“阴阳之义，其说有三：有阴毒阳毒之阴阳，有阴盛阳盛之阴阳，有六经表里之阴阳。病在腑者为表，三阳经也。病在脏者为里，三阴经也。阴盛阳盛者，谓邪在表而恶寒，谓之阴盛；邪在里而发热者，谓之阳盛。”此外，还论及阴毒阳毒、阴中之阴、阳中之阳，以及药性之阴阳，人体上下、腹背、寸尺、气血之阴阳等。

4. 论虚实

王珪在《泰定养生主论·论虚实》中云：“故虚实之义，为医工之关键，系病者之死生。”指出明辨虚实，对于医者来说至关重要。首先，结合《伤寒论》，指出误用汗、下之法的不良后果。其次，还论及《内经》之“五虚”“五实”。王珪指出：“其为沉疴痼疾杂病，人壮病重者可攻，人壮病轻者易散；人弱病轻者易调平，人弱病深者，先轻后重而取之，标本不相得者已之。”

5. 论脉

王珪在《泰定养生主论·论脉》中云：“脉者，元和之气象，荣卫之安危也。其道具于《素问》，而其诀明于《脉经》。前圣后贤，推论详悉，无非楷式。”又云：“盖脉之于病，不能掩其恶；得之于手，应之于心；得之于心，发言为辞。脉病相应，标本相得，病气无不服。”具体论述了诸脉主病及诊脉方法。

6. 论病

王珪在《泰定养生主论·论病》中云：“病之为言，犹言并也。邪正并行于荣卫之间，则为病矣。”又云：“病者，百疾之总名也。”还指出，“欲识其病，先诊六经，察其表里，外六内七，则风火暑湿燥寒之本定矣”。强调人之七情状态直接关乎病之多少与轻重。如其所云：“惟智者制之，而病常少而轻；愚者纵之，而病常多且重。”王珪还对“已病”“未病”及“治未病”等加以阐释。其云：“已病者，六淫外感，七情内侵，六淫司天之时气，七情百病之所作，气本无形，各有经证。未病者，望闻问切，知其病之将作，则迎而夺之也。”

7. 论证

王珪在《泰定养生主论·论证》中云：“证者，正也，百病之名也。”此为中医文献中对“证”的较早定义。王珪又云：“故古人有云：不怕不会医，只怕不识证。今所谓证，何也？乃《素问》六气，百病之机是也。不识此者，虽汗牛充栋之方，不足以供一朝之用。”王珪在此又言“证”为“百病之机”，指出“是故明六气，推标本者，临病观色，听声切脉，三五同参，则五运太过不及，六气司天民病，仲景三百九十七法，风火暑湿燥寒之标本杂证得矣”。

8. 论治

王珪在《泰定养生主论·论治》中云："既明运气标本，阴阳虚实，脉病与证，则治在其中矣。"关于病之"治"与"不治"，王珪引《素问·五脏别论》之论曰："拘于鬼神者，不可与言至德；惑于针石者，不可与言至巧。"指出："是必六淫不侵，七情顿已，听信无惑，针砭药饵适宜，而可以言治也。"王珪在此节中，基于《内经》阐述了正治反治、标本互施等治疗法则的运用。

（二）实践感悟

王珪在《泰定养生主论·痰证叙引》中，详细记述了自身所患痰证及治愈经过，并为后世历代医家广为转载和借鉴。其云："余自幼多病，莫识其原，或偏头风、雷头风、太阳疼，自襁褓以来，遍尝头风药，其病转增。直至出幼，诸证顿除。则为头眩目运，如坐舟车，精神恍惚；或口眼瞤动，眉棱耳轮俱痒；或腮颔、四肢游风肿硬而似疼非疼；或浑身燥痒，搔之则瘾疹随生，皮毛烘热，色如锦斑，用尽风药而无效。或齿颊似痒似疼而痛无定所；或满口牙浮而痛痒不一，累谒齿科，未能奏效。或噎气吞酸，鼻闻焦臭，喉间豆腥，心烦鼻塞，咽嗌不利，咯之不出，咽之不下；或因喷嚏而出，或因举动而唾，其痰似墨，有如破絮，或似桃胶，或若蚬肉，服四七汤则如水投石。其聚也，心下如停冰铁，闭滞妨闷，嗳逆连声，状如膈气，久服秘方降气汤，下丁香五套丸之属，则其病自若。寝寐则常梦刑戮众囚，兵刃剑戟；或梦入人家，四壁围绕，暂得一窦，百计透出，则失记何所；或适然梦在烧人地上，四面枯骨，烟之焦气扑鼻，不得其路而出；或不因触发，忿忿而怒，悲啼两泪而寤。或骑马郊行，则忽见天边两月交曜；或见金光数道，急急回顾，元无所自。……或膝或足腕忽然酸软倒地，或腰肾骨节卒痛，呼吸难任；或四肢肌骨之间痛如击戮，即痛即止，痛无常所，乃至不时手疼臂麻，状若风湿，百药不效。秋夏夜卧光滑竹簟，但觉遍身刁刁不安，如卧麦芒之中，间有数处刺然如被虫毛所螫；或时四肢自臂已下，手足重腿，虽无痛苦，亦不能熟寐。每遇四、五、七、八月之间，眼如姜螫，黏湿痒涩，开阖皆难。或逢阴晴交变，则胸痞气结，闭而不发，则齿痒咽疼，口糜舌烂。及其奋然而发，则喷嚏连声，始则涕唾稠黏，次则清水如注，眼前昏暗，脑后风声，耳内蝉鸣，眼瞤肉惕。"据王珪所云，曾就其所患病证，遍问诸医而服用诸药，"并无一说对证"。

王珪"自思父母俱有痰疾，我禀此疾则与生俱生也，当自为之计，故于静室默坐，熟察病势之来，则于胸腹间如有二气交纽，遂噎塞烦郁，有如烟火奋然上冲，头面烘热，眼花耳鸣，痰涎涕泪并从肺胃沸然涌起，凛然毛竖，喷嚏千百连声，然后遍身烦躁。大寒之时，即尽去衣衾，裸体一冻，则稍止片时。或春秋乍凉之时，则多加衣衾，亦暂小缓。或顿饮冰水而势定，或不得已痛饮一醉而颇宁。可谓辛甘发散，以寒治热，暗合方法，而终不能逐去病根。故精心内观，反复思虑，似睡非睡，若闻不闻，如有人言曰云云，余即解此意，遂取前所服一药，以汤为散，变散为丸，因获大效"。其后，王珪善治痰证，"渐为人所知，故求治者众"，"十数年间得大效者动以万计，其余泛泛瘳疾，则不可胜数矣"。其所用治痰丸药，"盖一时为人所需，设以滚痰丸名之"（《泰定养生主论·卷之十四》）。

由上可知，王珪在痰证诊治方面的学术创见和临床经验，是以其自身患有痰证并自行治愈之后的感悟，以及长期为人诊治痰证的实践为基础而形成的。

二、学术特色

（一）倡导“养生主论”

1. 阐明人之养生贵在“养心”

《泰定养生主论·养生主论》曰：“甚哉，坟素之书，以心为身中君主之官，神明出焉，以此养生则寿，没齿不殆。主不明则道闭塞而不通，形乃大伤，以此养生则殃。故《庄子》有‘养生主篇’”。王珪在“养生主论”中，阐明了以下与“养心”有关的理论。

（1）物欲蔽心，则神明无主

关于“人心之病”的产生，王珪云：“盖有心者，必有身，故人我交相胜，而物欲蔽其明也。”又云：“人心之病，如面不同，浑厚之辞，难为通治。故述方内之道，以正其心；方外之道，以广其志；百氏之言，以返其流；游谈之论，以攻其蔽。或因激怒而愤悱，或因随喜而投机，使其各有所入，则庶不溺于常见也。”

（2）心不妄用，则精充气住

王珪提出的养心之法，源于道家之“抱一守中”之法。如王珪引黄帝《阴符经》之论曰：“以身为国，以心为君，精气为民，抱一守中，心不妄用，故精充气住，则如物阜民繁，然后阴虎阳龙，烹炼三尸，而战退百邪。丹田有宝，四大轻安。修之不已，内功外行，乃证真仙。”

2. 提出人生各阶段养生法则

（1）论婚合

王珪主张“男子三十而婚，女子二十而嫁”。如《泰定养生主论·论婚合》中云：“上古之俗，淳淳全全，妙合自然。男子三十而婚，女子二十而嫁，故精满血盈，纯乎本始，是为父禀母受而有天命之初也。故孕育成人，而安且寿。”其文中还引用褚澄有关“婚合”之论说：“夫合男女，必当其年。男虽十六而精通，必三十而娶；女虽十四而天癸至，必二十而嫁。皆俟其阴阳充实，而交合则孕，孕而育，育而为子坚壮强寿。”王珪还指出：“病蛾无能茧之蚕，破蕊无结实之果”“病男羸女”或“病新瘥者结婚”“不惟有劳瘵之疾，而又恐遗累世之患矣”。同时，王珪还比较详细地论述了孙思邈“交合之法”，认为此法中的时间因素对健康胎儿的孕育极为重要。

（2）论孕育

王珪在《泰定养生主论·论孕育》中，就妇女妊娠期间及分娩时应注意的事项和摄养的方法，指出以下几点。

1）夫妇异寝，始终无犯

妇女妊娠之后，为保证胎壮而安，必须遵守相关禁忌。其云：“精血既凝之时，月经不至之后，子宫已闭，血已荣胎，则当异寝，始终无犯，则胎壮而安。”还指出：“临月交合，则令子头戴白被而出，则为奶痞、肥疮、白秃、异证怪疾。”

2）起居运动，不失其常

妇女在妊娠期间，应保持正常起居和适当的运动，有利于顺产并可避免各种疾病的发生。即所谓“起居运动，不失其常，则易产而少病”。

3）怡情养性，勿使过劳

妇女在妊娠期间，当怡情养性，避免劳累。若“孕妇嫉妒叫号，过喜过怒，久行久立久劳，则有胎漏下、血上冲等证。轻则病苦之忧，重则性命之危。若久坐久卧，及矮女怀妊，胎不能转侧，临蓐难产，甚至胎死腹中，或胎衣不下”。

4）饮食有节，严守胎禁

王珪强调《胎禁》所述孕妇饮食禁忌，并指出违反禁忌的严重后果。其云：“但食煎煿烧炙，辛酸厚味，醪醴过多，则令子胎毒恶疾，风热搐搦，疮疽焮肿，丹瘭瘰疬等病。”因此，孕妇当饮食有节，严守胎禁。

5）奉行胎教，以吉合吉

按照王珪所提倡的“文王胎教之法”，孕妇应常观“良金美玉”“山川名画”，“听讲诵经史传集，使秀气入胎”。此外，特别强调“毋闻恶声，毋见恶事，如持满执盈，以吉合吉为善”。

6）产时调护，重在气血

王珪指出，少妇临产之时，切毋“告之以利害，恐之以异端，使其致期畏忍搐缩，开阖参差，而气血乖张”，而应“使其妥帖无忧”。王珪还指出：“既产毕，不可即使仰卧，且半靠高枕，使其气顺血尽，方可翻覆偃卧。频进疏通温平活血之药，荡涤清利为妙。庶无败物停留，日后为患。”

（3）论婴幼

王珪在《泰定养生主论·论婴幼》中，强调对于婴幼儿当依法调护。包括拭舌、拭口、断脐、包裹、护脐、漱口、浴儿、教儿、服药等法。

1）新生儿护理及急救方法

新生儿窒息急救。“如下地少顷，不能出声者，急以温水一口许灌之，即能啼也。久不出声者，以其脐带倒捋，元气入腹，仍以口频频进气于儿口中，则自能啼也。”

为新生儿断脐。“先洗后断脐，则不伤水生病。脐带留长一寸，长则伤肌，短则伤脏，捋汁不尽，则寒湿入腹，仍作脐风”“衣勿新绵，暖则生风。其敛脐之法，宽急则中，常于无风处，解开看觑，未愈，烧绛帛灰敷之。一月外，脐上有汁，并肿者，轻则当归末，同韶粉和傅，灸絮熨之，重则灸数壮”。

去除新生儿口中恶物。“大概初下地时，勿待其出生，急以帛裹指，展去舌上青泥恶血。用手一迟，啼声一出，即入腹中，斯为患矣。”“儿初落地，浴罢，脐带了毕，即看口中舌下并腭上两颊，但有白泡相连去处，即便用指摘出恶汁，无令咽下为病，则无重舌语病。”

去除新生儿胸中恶物。“初断脐了绷毕，用甘草一小寸，煮汁一合许，用帛蘸与儿吮，约服一蚬壳许，得吐出去胸中恶物，妙。未则再与吮之，半日内三五次，服尽药汁一合，得吐出恶水，则儿神气爽无病。一合服尽不吐，则胸中无恶物也。当先以菜叶包明净生朱于饭内，蒸菜熟为度，研极细末，当以一豆许蜜和，令抹入口服之，日一次，三日止，服多则伤也。”

为新生儿洗浴。“凡冬夏浴儿久，易伤寒热痫病等证。不浴亦不可。但初浴时，以猪胆汁一个入汤，温浴之，则不生疮疥。次用桃、李、梅根或枝各二两许,㕮咀，煎汤浴之，则去不祥。富室能以金一斤，虎头骨一个，煎汤浴之，则压惊辟恶，妙。”

2）婴幼儿培育与教养方法

有识之初，当诱其正性。“凡婴儿六十日后，瞳仁将成，而能应和人情，自此为有识之初，便当诱其正性。父母尊长，渐渐令其别之。母勿令其侧目视父，父勿教其指抵其母。亲族长幼、邻里侍妾，皆不可训其手舞足蹈，无礼骂人。时间聊发一笑，则为日后不禁之端。”

杜绝惊吓，免惊气入心。指出“高举放手，闪避猛出，扶起放倒，儿虽强笑，而面无人色。乖张恶性，自此万端，惊气入心，触机而发”，故当避免。

饮食有节，免惊疳吐泻。“乳母嗜啖厚味酒醪，烧炙煎煿，儿亦爱食甘酸果菰异味，是以有惊疳积癖吐泻之疾”。故为人之母者，当饮食有节。

调治有方，忌投其所好。对于小儿，绝不可投其所好，任其所以。如其云：“惟恐儿啼，恣其所以。及其成病，又不忍忌其所好，犹不忍饵以辛苦之药。借使病危，则针刺火灸，莫甚于此。况或不料，爱亦徒然。”

授以科业，教纲常大体。指出“幼习之义，善恶之种也”。又云：“大抵庠序之教，礼仪节文之诲，幼稚初学，道字未真，须自《千文》《蒙求》，调其句读。俟其舌便语通，始可学《孝经》，令其熟知孝行。然后学《论语》，必试其日课，使其备晓纲常大体。外则师友教授，内则父兄训习，令其耳闻心解。观其资质强弱利钝，然后授以科业，抑扬其性，纵不成才，则不至失身于分外也。”

此外，《泰定养生主论·婴幼门》中，还论及“养子十法”“保养婴幼法”“不宜服凉药七证”“不宜服热药七证”，亦颇具参考价值。

（4）论童壮

二十岁为“弱冠”，三十岁为“而立”。未弱冠为“童”，过三十为“壮”。王珪在《泰定养生主论·论童壮》时，指出其摄养之道如下。

1）摄养之要，去邪就正

王珪“论童壮”摄养之道，首言“邪正”之去就。其云：“夫寿夭贫富，天也。去邪就正，人也。”并指出：“共叔段以母偏爱，而失身于不法。孟母三迁，而孟子终为亚圣。”以此说明“不法”与“亚圣”之别，异在其母之家教不同。

2）道圆德方，摄养合宜

王珪引道家称之为“无上真人”的关尹子之论曰：“圆尔道，方尔德，平尔行，锐尔事。”又引孔子之论曰：“志于道，据于德，依于仁，游于艺。”其诠释“二圣”之论曰：“盖艺为应世之术，故能锐利乃事；仁为泛爱之常，故曰平而行；德方则不移，其有所得于心，有所据于事；道圆则通而不执，故无所不容，而德行广大，志无不在也。何尝尽废诸事，而然后谓之摄养哉。”

至于“摄养”之义，王珪诠释曰：“特消息否泰而行之藏之，量其才能而负之荷之。以不流于物，故谓之摄。以安其分，故谓之养。”此言凡事应量力而行，进退有度，为摄养之要。否则，会有种种“过伤”之患。如王珪曰：“抱朴子云：若才不逮而强思，力不胜而强举，深忧重恚，悲哀憔悴，喜乐过度，汲汲所欲，戚戚所患，谈笑不节，兴寝失时，挽弓引弩，沉醉呕吐，饱食即卧，跳走喘乏，欢呼哭泣，皆为过伤”。王珪告诫世人，摄养必“志于道，据于德”。

3）随遇而安，知止知足

王珪认为，人生“虽有贫富之异，而荣卫冲融，四时若春，比之抱病而富且贵，则已为霄壤之间矣”。其强调指出：“于名利场中，得失任命，知止知足，则渐入道乡也。”又云：“道者，非特寂寥枯槁之谓也，如所谓素富贵则行此道于富贵，素贫贱则行此道于贫贱耳。”

4）学问之道，在于静心

王珪强调，学问之道在于静心。指出少壮之时要“收其放心”，务使“心神守舍”。其云：“孟子曰：学问之道无他，在乎收其放心而已。心神守舍，则饥渴寒温之外，自不多事也。”

5）年少之人，戒之在色

王珪指出：“孔子曰：人之少也，血气未定，戒之在色。古法以男三十而婚，女二十而嫁。又当观其血色强弱而抑扬之，察其禀性淳漓而权变之，则无旷夫怨女过时之瘵也。”

6）及至壮年，戒之在斗

王珪云：“孔子曰：及其壮也，血气方刚，戒之在斗”“大抵血气盛旺之时，难以制抑，凡事当先知心是吾之灵明主人，一切好欲欺侮，凌夺肆恣，皆是血气所使”。同时，又言此所谓“斗”，不仅仅是指“相持为斗”，也包括争强好胜之心。此外，“学未明而傲，养未成而骄，志不行则郁”，或“自暴自弃，言不及义”等，均是心失“灵明”所致。

7）房事有度，却疾延年

指出房事有节，可却疾延年。其云：“年二十者，必不得已，则四日一施泄；三十者，八日一施泄；四十者，十六日一施泄。其人弱者，更宜慎之。毋恣生乐，以贻父母之忧，而自取枉夭之祸，而雷同众人也。能保始终者，却疾延年，老当益壮，则名曰地行仙。”

8）沐浴得法，保全真气

关于沐浴之法，认为并非多多益善。其云：“凡除夏日之外，五日一沐，十日一浴。若频浴，则外觉调畅，而内实散气泄真也。”

（5）论衰老

王珪在《泰定养生主论·论衰老》中，强调年老之时，血气既衰，戒之在得；应克制欲望，谨慎进补；当降伏自心，固护元神。

1）血气既衰，戒之在得

王珪在“论衰老”时，首先申明孔子之论，强调“戒之在得”，主张老年人应避免患得患失，视此为老年摄养之关键。其云：“孔子曰：及其老也，血气既衰，戒之在得。”同时，历数老年人患得患失对身心造成的种种危害，并指出“集神”必“敛念”，否则也是徒劳无功。其云：“盖因马念车，因车念盖，未得之，虑得之；既得之，虑失之。趑趄嗫嚅而未决，寤寐惊悸而不安”“由是神随物化，气逐神消，荣卫告衰，七窍反常”，以致“真阴妄行，脉络疏滞”。此时，“若叩齿集神，而不能敛念，一曝十寒，而徒延岁月”而已。

2）降伏自心，固护元神

王珪基于儒、释、道三家之论及名家养生之说，论述老年摄养之道，重在降伏其心。其云："盖年老养生之道，不贵求奇，先当以前贤破幻之诗，洗涤胸中郁结，而名利不苟求，喜怒不妄发，声色不因循，滋味不耽嗜，神虑不邪思，无益之书莫读，不急之务莫劳。三纲五常，现成规模；贫富安危，且据见定。"强调"但愿空诸所有，慎勿实诸所无""一切顺逆生死事，莫令厌恋作心王"。认为，只有内心清净，元神内守，方能福寿绵长。"夫业障之心，以酒为浆，以妄为常，念念迁谢。昼夜呼吸，共一万三千五百息，一息脉行三寸，元气周身，脉行八百一十丈。寒来暑往，知诱物迷，神明流之远矣。养生之士，以此为主，则是认贼为子，岂不谬哉。故岐伯曰：出入废，则神机化灭，升降息，则气立孤危。"

3）克制欲望，慎重进补

王珪认为，老年人当节制房事。其云："人年五十者，精力将衰，大法当二十日一次施泄，六十者，当闭固勿泄也。如不能持者，一月一次施泄，过此皆常情也，不足为法。"此外，王珪以老子所谓"以其厚生，所以伤生"为据，强调老年人饮食宜清淡，并具体列举了老年饮食宜忌。其云："凡肥盛强密者，自壮至老，衣食与药，并用疏爽。肉虽多，不使胜食气。果宜枣柿藕，菜宜韭与萝菔。饮食饥时先进热物，然后并宜温凉，及时勿恣食黏滑烧炙煎煿辛辣燥热之味，防有内郁风痰、外发痈疽之证。虽清瘦而素禀强实，兼有痰证者，与此同法。清癯虚弱者，自壮至老，衣服与药，皆宜温厚。性寒伤胃，腥膻鲙炙、生冷油腻，并宜少食。如肥而素禀滑泄虚寒易感者，与此同法。"

以上所论"婚合、孕育、婴幼、童壮、衰老"等人生各阶段之"宜摄避忌"之理法，旨在"御未然之病"，具有极为重要的参考价值。

（二）首创"痰证论"

王珪基于诊治自身所患痰证的感悟及临床诊治痰证的经验和体会，在《泰定养生主论·卷之十四》所述"痰证""滚痰丸歌括""滚痰丸服法""痰论""痰形""痰味""痰证或问""痰忌"中，具体论述了痰证的临床表现、治疗法则及逐痰方药、有效案例等，对后世医家诊治痰证多有启迪。

1. 痰之生成与致病

（1）痰乃败津结实之恶物

何谓痰？正如王珪所言，"痰乃败津结实之形"。从其相关论述，可知王珪所论之痰，是精、气、血、津液等气化失常而生成的、在体内久积乃至凝结而成的、质地黏滞甚至坚硬的、可以导致多种疾病发生的秽浊之物。如王珪云："医书以脾为中州，合胃为表里，胃为水谷之海，变化糟粕，灌溉四脏，其气熏蒸上朝。肺为华盖，主司皮毛，周流内外，充润百骸，氤氲为荣卫之气，会合为津液之源，随经变化，在肝为津，在肺名液，在心为血，在肾为精，在胃为涎，元和纯粹，谷气相资，升降无穷，髓脑涕唾洟，精津气血液，同出一源，而随机感应，故凝之则为败痰。"又云："津既为痰，不复合气氤氲，停留肺胃之间，自为恶物。"（《泰定养生主论·卷之十四》）

(2) 痰可奔溃四逸而致病

王珪对于痰之“奔溃四逸”而“随其所寓”“而为诸病”的特性，在“痰证或问”中以问答形式，加以明确的解析。如其云：“或问曰：痰留肺中，人皆晓之，今言在胃入肠，尚或可信。所谓筋骨、四肢、五脏、顶门、脚心，卒暴迟久之疾，其义何在？答曰：元气氤氲，荣卫之间，不容发间，上焦停痰，周流不利，气阻其中，奔溃四逸，随其所寓，缓急而为诸病也。”（《泰定养生主论·痰证或问》）由此提醒人们，痰不仅仅“留肺”“在胃入肠”而致病，还能“奔溃四逸，随其所寓”，而为“筋骨、四肢、五脏等周身病变”。

(3) 痰证多属“与生俱生”

关于痰证的发生，王珪不仅强调自身所患痰疾为“与生俱生”，而且指出方书所言患“五痰”之人，“皆素抱痰疾者”。从王珪对前贤“五痰”之说的重申，可以看出其对情志、饮食、天时因素致痰也有所认识，但不认为这是发生痰证的根本原因。如其云：“味痰者，因饮食酒醪厚味而唾痰也。气痰者，因事逆意而然也。热痰者，因饮食辛辣、烧炙煎煿，重裀厚褥及天时郁勃而然也。寒痰者，因冲冒风凉不节之气而然也。风痰者，因感风而发，或风热怫郁而然也。此皆素抱痰疾者，因风、寒、气、热、味，而喘咯咳唾，非别有此五种之痰，故一以滚痰丸治之。”（《泰定养生主论·卷之十四》）

(4) 痰证不尽咳嗽吐痰

从王珪所述，痰证是主要由败痰所导致的一切病变，多数情况下为“素禀痰疾”为后天因素所引发所致。病情复杂，病状怪异，以失心丧志癫狂、肢体痛痒肿硬、心下嘈杂反胃、久新痰气喘嗽、中风瘫痪痰壅等为主要临床表现，同时可见色形气味怪异之败痰咯吐而出。王珪特别指出，未见咳嗽吐痰，未必不是痰证。对其中之原理，其在“痰证或问”中以问答形式加以阐明。其云：“或问曰：有痰而服痰药，众所共信。今令无痰者服痰药，世所未闻。答曰：隔山见烟，便知是火。既是逐动败痰，方觉痰盛。殊不知积痰日久，结实不泛，但能关格致病，并不咳嗽吐痰。既已逐动败痰根，始能随气上下。再进一次，无不奏功。”（《泰定养生主论·卷之十四》）正所谓久病得药，逐下败痰，痰下顿安。

2. 痰证的主要表现

(1) 失心丧志癫狂

王珪明确指出，痰浊具有蒙蔽神明的致病特点，神志异常为痰证的主要特征之一。王珪对自身所患痰证的描述中，呈现出种种怪异的神志病状。如其所云：“头风眩运，如坐舟车，精神恍惚”“寝寐常梦刑戮众囚，兵刃剑戟，或梦入人家，四壁围绕，暂得一窦，百计透出，则失记何所；或适然梦在烧人地上，四面枯骨，烟之焦气扑鼻，不得其路而出；或不因触发，忿忿而怒，悲啼两泪而寤。或骑马郊行，则忽见天边两月交曜；或见金光数道，急急回顾，元无所自”等。上证在服用滚痰丸后随之而愈。王珪在总结“滚痰丸服法”时，首言该药主治“失心丧志，或癫或狂”“心下怔忪，如畏人捕，怵惕不安”“夸大自高，妄诞，渐至癫狂歌笑，逾垣上树”“终日兀兀定视，或只言语谬错；或饮食酒醪，健啖自若，喜睡痴憨”“心烦多怒”“心烦志乱”等。此为后世医家提供了重要启示。

(2) 肢体痛痒肿硬

周身痛痒肿硬，也是王珪所述痰证的常见症状。如其所患“眉棱耳轮俱痒；或腮颌、四肢游风肿硬而似疼非疼；或浑身燥痒，搔之则瘾疹随生，皮毛烘热，色如锦斑，用尽风药而无效。或齿颊似痒似疼而痛无定所；或满口牙浮而痛痒不一，累谒齿科，未能奏效”“或腰肾骨节卒痛，呼吸难任；或四肢肌骨之间痛如击戮，即痛即止，痛无场所，乃至不时手疼臂麻，状若风湿，百药不效。秋夏夜卧光滑竹簟，但觉遍身刁刁不安，如卧麦芒之中，间有数处刺然如被毛虫所螫；或时四肢自臂已下，手足重腿，虽无痛苦，亦不能熟寐。每遇四、五、七、八月之间，眼如姜螯，黏湿痒涩，开阖皆难。或逢阴晴交变，则胸痞气结，闭而不发，则齿痒咽疼，口糜舌烂”等。王珪以上痛痒不适诸证，最终以滚痰丸治愈。

王珪在“滚痰丸服法”中，也多处提到该方所治身体痛痒不适之证，如“一切阳证风毒、脚气，遍身游走疼痛”“一切走刺气痛”“一切无病之人，遍身筋骨等处平白疼痛，不能名状”“一切头疼，非头风证；牙疼或浮或痒，非风蛀牙证”“一切遍身无故游走疼痛，或肿或挛或如常，痛无定所；或俗名寒湿，不肿在一处，酸软沉滞”“一切男子妇人，大小虚实，久患心疼，下连小腹，面黄羸瘦，痛阵日发，必呕绿水黑汁冷涎，乃至气绝”“一切心冷气疼，如停冰块，或动身散入腹中绞痛，上攻头面肿硬，遍身四肢去处肿起软浮，或痛或痒，或穿或不穿，或穿而复闭，或此消彼长”“或腹胀胁疼，劳痛，耳聩，鼻骨节酸痛”等，均可以滚痰丸治之而获效。

(3) 心下嘈杂反胃

心下嘈杂反胃，古今医书中，鲜有从攻逐痰浊入手者。王珪对此病证则从痰论治，如其在“滚痰丸服法”中记载：“一切噎气吞酸，至于嗳逆漏气及胸闭，或从腹中气块冲上，呕吐痰涎，状如翻胃者，每服七八十丸，未效再服。”又云：“一切失饥伤饱，忧思过虑，至于心下嘈杂或哕，昼夜饮食无度，或只虚饱，腹中稍饥，并不喜食，每服七八十丸至九十丸。”

(4) 久新痰气喘嗽

咳嗽哮喘，勿论新久虚实，多属痰证，历代医家也多结合运用祛痰法治疗。但王珪主张以逐痰法主治该病证，是其特色。如“滚痰丸服法”记载：“一切久新痰气喘嗽，或呕吐涎沫，或痰结实热，或头晕目眩，每服八十丸；虚劳羸瘦者，五六十丸，未效加十丸。”可见其具体用药时，因人之虚实而制宜。

(5) 中风瘫痪痰壅

中风瘫痪多见痰证，古今多从痰诊治。但王珪用滚痰丸加以治疗，又有其自身特色。如其“滚痰丸服法”记载：“一切中风瘫痪，痰涎壅塞，大便或通或结者，每服八九十丸，人壮气盛者，一百丸。常服二三十丸，无不大便之患，自然上清下润而妙。”从中可以看出，王珪十分注重通便逐痰，强调“无不大便之患”，方能“上清下润而妙”。

3. 痰之色形气味

王珪对痰之颜色、形状及气味的观察，是十分详尽的，也是颇具特色的。这对于痰证的诊治，特别是准确地把握滚痰丸的适应证，是不可忽视的。

（1）痰之颜色

痰之颜色，不仅关乎热势轻重，还可据此判断是否属血败成痰。如其云：“始则清白，久则黄浊稠结凝于下，清白稀薄浮于上。嗽而易出者，清而白者也。咳而不能出，则黄浊结滞也。甫及咯吐尽为稠黄者，乃日久湿热郁沸，上下凝结，皆无清白者也。”又云：“黄稠浊结，甚至带血，血败成黑痰，横于肺胃之间者，为关格异证，人所不识。”此为痰瘀互结、血败成痰之象。

（2）痰之形状

痰之形状，足以证明其为体内之恶物，不可不及时逐下。如癫狂患者服滚痰丸后，“逐下恶物曝干，击之则如金石之声，得雨湿润，其状如先”。此外，也有“痰形若清白稀薄，泡沫黏腻，与气击搏，吹嘘胀大，状若鱼胞者，粘喉着肺，朦膜气息，澎湃喘急，吐咯不尽，下连败浊臭痰”“或转输失常，滑脱溏泻，状若擂烂山药、芋头，水洗不散。或色如红柿，或即焦黄，或葑沫糟粕，生熟兼并”等，不一而足。

（3）痰之气味

痰之气味，可以说明其性秽浊之甚。“一切痰涎，各有气味。清白者味淡，日久渐成恶味。口舌有如嚼椒，如蚬肉、破絮、米粒之类者，其味咸；能使人味咯咽痒，如熟糯、桃胶者，其味咸、酸、麻、苦、辣、涩、腥臊恶气，往往不一。”（《泰定养生主论·卷之十四》）

4. 痰证的治疗法则

关于痰证的治疗，王珪提出“盖因痰而致病者，先治其痰，后调余病；因病而致痰者，先调其病，后逐其痰”（《泰定养生主论·卷之十四》）。但王珪对某些医家所持“治痰必先理气”之说不以为然，主张痰证必首重逐痰。其云：“一切气急喘嗽，咯痰吐涎，世人皆知为痰病，方书备载于痰门。又曰：治痰必先理气。气顺痰消，于理甚明。盖曰忧思损志，气郁痰涎，气治则痰散也。然而痰因气结，气因痰滞，理气则其如痰何？余故用滚痰丸逐去滞碍恶物，如用兵讨叛新民也。况有禀赋痰证者，婴儿出腹，啼声初出，已有痰涎；又有大善知识，忘形忘骸，无思无虑者，顿抱痰疾。此岂惟因气而然乎？故学者不可因执一端而不通。”可见，王珪主张凡痰证，均当以“祛痰”为首要。

王珪还指出，无痰不嗽不喽之痰证，往往难为世人所识，往往将其混同于杂证，其所用方药功效多端，也不无祛痰之效。但其强调，大凡痰证，其用滚痰丸获效则万无一失。如其所云：“一切无痰不嗽不喽者，世人莫知为痰，方书散入杂证。是以大小七气汤、治中、二陈、半夏茯苓汤，细辛、白术、薄荷、石膏、白矾、皂角、南星、贝母、常山，以至青州白丸子、寿星散种种，消酒化气、去风、宽膈、止恶，但方显仁藏用于其间。古人治痰，莫不在斯乎？余用滚痰丸获效，万无一失者。盖泛应曲酬，精心入思，于理不乖，济利年远，稳审绝伦也。”

王珪同时还指出逐痰法的禁忌和适应证。其云“脱形不食，及水泻并孕妇”不适于用滚痰丸逐痰。同时强调“自数岁以上，至八旬有病，皆可量度前法饵之；更有病者，或则常人，大便频去，或稍腹痛，或微觉后重，但看其色焦黄稠黏者，并是痰泻，正宜服之，逐去顽痰，脏腑清利，自然不泻也”。

王珪还提出患有痰证之人的饮食禁忌。其在“痰忌”中云：“胡椒、干姜辛辣，烧炙煎煿性热等物，发痰助壅。合锅热面，大发风痰，必须过水离汤，还汁令热，食之无毒。芋头、山药、鱼腥、油腻、黏滑等物，惹痰不利肠胃。熟鸡、鸭蛋、熟栗子，但是酥腻之物，滞膈闭气生痰。素有痰者，宜食清凉果木，饱上多食无妨。暴感风寒痰病者，皆宜禁之。”（《泰定养生主论·卷之十四》）

总而言之，王珪认为，痰乃败津结实之恶物，痰可奔溃四逸而致病，痰证多属“与生俱生”，痰证不尽咳嗽吐痰；痰证的主要表现，为失心丧志癫狂、肢体痛痒肿硬、心下嘈杂反胃、久新痰气喘嗽、中风瘫痪痰壅等；辨析痰之色、形、气味，对于祛痰法及祛痰方药的运用至关重要。关于痰证的治疗法则，王珪有“因痰而致病者，先治其痰，后调余病；因病而致痰者，先调其病，后逐其痰”之论，但其特别强调痰证必首重逐痰。此外，王珪所论逐痰法的禁忌证和适应证，以及患有痰证之人的饮食禁忌，也具有重要的临床参考意义。

（三）“病家论”与“医家论”

1. 论病家

（1）人之百病，其义有五

《泰定养生主论·论病家》时，开篇即云：“原夫天地之灵，为阴阳之神。而人心之灵，为血肉之神也。其体不同，而其神不异。故人之心也，与天地合其德，与日月合其明。以口体所累，则或劳心，或劳力，而为治人事人之所役也。故昧其德与明也，血肉之躯，安得无病。”王珪认为，“人之百病，其义有五。一曰禀受之病，与生俱生者是也。二曰果报之病，伯牛之癞，袁盎之疮者是也。三曰六淫之病，风寒暑湿燥火，外邪所侵者是也。四曰七情之病，喜怒哀乐忧恐思者是也。五曰金疮颠扑，外伤者是也”。

（2）七情致病，过在自心

王珪认为，五类疾病之中，惟七情之病，过在患者自身，六淫之病亦以此而召之。而且，七情之病多起于名闻利养，蒙蔽心神。因此而致病者，如王珪所云：“倾天下之色，不足止其欲；遍天下之财，不足愈其贪；名缰利锁，曲蘖轻肥，富贵者过之，贫贱者不及，其情可胜言哉。及其病也，嗜好不能瘳其疾，情虑不能使其安。”七情之病的治疗，惟如王珪所云：“迁善改过，息业返神，则药饵易效，重病即轻，而轻病即愈也”。

（3）俭啬多寿，过食早夭

王珪据嵇康“穰岁多病，饥岁少疾”之论，指出人之寿命及疾病之发生，与地域因素，特别是饮食习惯有关，即俭啬往往多寿，过食易致早夭。如其云：“是以关中土地，俗好俭啬，厨膳肴馐，不过菹酱而已，其人少病而寿。江南岭表，其处饶足，海陆鲑肴，无所不备，土俗多病，而人早夭。”此外，某些所谓“水土不服”之病，往往是因进入异地而改变生活习惯所致。如其云：“北方士子游宦至彼，遇其丰赡，以为福祐所臻，是以尊卑长幼，恣口食啖；夜长醉饱，四体热闷，赤露眠卧，宿食不消。未逾期月，大小皆病。或患霍乱、脚气、胀满，或寒热疟痢、恶核丁肿，或痈疽、痔漏，或偏风、猥退。不知医疗，以至于死。凡如此者，比肩皆是。惟云不习水土，都不知得病之由。”

（4）求医之道，事关生死

王珪还指出，富贵之人，病常难治。其云："富贵之人，从生至长，无敢逆其意者，及其病也亦然，故曰难治。况夫闾阎之家，不谙服饵，投药未几，或证当传变，或药病相攻，便言有隔，即从事乎异端不根之说，而中道而废，明明易治之病，翻成不救之危。"有鉴于此，王珪又指出病家求医之道。其云："大抵暴病不可荏苒，沉疴不可速瘳，欲速则更医必骤，医众其论必繁。荏苒则邪气入深，用药未必即差。故可以急则急，可以缓则缓。至诚待士，则贤者进，而不肖者退也。至乏医之处，必也择其谨愿者，从其所长而用之。"

2. 论医家

（1）圣人之道，赞成化育

王珪指出，医乃圣人之道，旨在赞成化育，医生是肩负神圣使命的职业。其云："故当临病用药，则度吾所长而为之。难明之证，则退而思之。幸而得之，则当勇于义，不可冒昧强为，网罗世利。圣人之道，赞成化育，岂为区区细人作无厌之计哉。"由此可知，王珪认为医道神圣，赞成化育乃医者之使命。

（2）人之司命，任大责重

王珪认为，医者关乎人之生死，责任重大，必须具备高尚的情操和品德。如其所云："医者，人之司命，任大责重之职也。凡当临病之际，不见其贵贱亲疏，但自知脉病证治""一怀利心，则进退惑乱也。求医之急，如解倒悬，一时轻诺，未免寡信，孰若正吾之心术，专吾之定见。其道之大行也，则心亦如是；其道之不行也，则心亦如是。荣枯得失，定以天缘"。

（3）明理学医，明心行医

作为医生，如何学习，如何行医？王珪则强调医者应"明理学医"与"明心行医"。其云：孔子曰："学也，禄在其中矣。人之托身从事，业虽不同，贵贱温饱，皆可谓之禄。未有求禄而不学者也。况医者之学，艺兼九流，其学岂有穷极哉！"王珪还以古之医者"学医废人命"之说，形容学医之难。同时指出，作为医者，当如孔子所言，"知之为知之，不知为不知，是知也"。指出："智者之举措也，常审以慎，愚者之动作也，必果而速，安危之变，岂可诡哉。此古人之告诫至切者，学者甚勿忽之"。又云："盖天下纷纷之事，理一而已。明诸理而学医，则思过半矣。天下昏昏之情，因果而已。明诸心而行医，则其过盖鲜矣。"

【临证经验】

一、创制治痰证方

王珪在《泰定养生主论·卷之十四》中，论及其所创制的滚痰丸、豁痰汤、龙脑膏等祛痰方剂。其中，滚痰丸更为其后历代医家所广泛应用。

（一）滚痰丸方证及验案

滚痰丸方，见载于《泰定养生主论·滚痰丸歌括》，具有泻热逐痰之功效。其作用特点如王珪所言，此药“并不洞泄、刮肠大泻，但能取痰积恶物自肠胃次第穿凿而下”。其药物组成、主治之证、煎服方法及验案如下。

1. 药物组成

《泰定养生主论·滚痰丸歌括》云：“甑里翻身甲挂金，于今头戴草堂深，相逢二八求斤正，硝煅青礞倍若沉。十七两中令半两，水丸桐子意常斟。千般怪证如神效，水泻双身却不任。”据“滚痰丸歌括”所述“滚痰丸”方，由大黄、黄芩、青礞石、沉香组成。其中，大黄苦寒，利痰顺气，荡涤腹中痰热，走而不守，开下行之路；黄芩微寒，利痰清肺，除上焦痰热；礞石甘咸重坠，善攻陈积伏匿之老痰；配沉香芳香辛温，行气调中，使气行则痰行。

2. 主治之证

一切久新失心丧志，或癫或狂等证；人壮气盛，能饮食，狂甚者；一切中风瘫痪，痰涎壅塞，大便或通或结者；一切阳证风毒、脚气，遍身游走疼痛者；一切走刺气痛者；一切无病之人，遍身筋骨等处平白疼痛，不能名状者；一切头疼，非头风证；牙齿或浮或痒，非风蛀牙证者；一切因风因寒，鼻塞身重等证，身体不痛，非伤寒证者或痰盛人实者；一切嗳气吞酸，至于嗳逆漏气及胸闭，或从腹中气块冲上，呕吐涎饮，状如翻胃者；一切心下怔忪，如畏人捕，怵惕不安，阴阳关格，变生乖证者；一切失饥伤饱，忧思过虑，至于心下嘈杂或哕，昼夜饮食无度，或只虚饱，腹中稍饥，并不喜食者；一切久新痰气喘嗽，或呕吐涎沫，或痰结实热，或头晕目眩，或并见虚老羸瘦者；一切急慢喉闭，赤眼者；腮颔肿硬，绕项热核，上若瘰疬者；口糜舌烂熳，咽喉生疮者；一切遍身无故游走疼痛，或肿或挛或如常，痛无定所。或俗名寒湿，不肿在一处，酸软沉滞者；一切心气冷疼，如停冰块，或动身散入腹中绞痛，上攻头面肿硬，遍身四肢去处肿起软浮，或痛或痒，或穿或不穿，或穿而复闭，或此消彼长，渐成笃疾者；一切男子妇人、大小虚实、久患心疼，下连小腹，面黄羸瘦，痛阵日发，必呕绿水黑汁冷涎，乃至气绝者；一切荏苒之疾日久，男子妇人之患，非伤寒内外之证，或酒色吐血，或月水衍期，心烦志乱，或腹胀胁疼，劳痛、耳聩，鼻骨节酸痛，干呕恶心，诸般内外疼痛，百药无效，病者不能喻其状，方书未尝载其疾，医者不能别其证，皆可依法服之。关于以上诸证所用药量及其增减变化与注意事项，王珪亦分别备述其详，均见载于各证之下，在此不一一赘述。

3. 服用方法

服药必须临睡就床，用熟水一口许，只送过咽，即便仰卧，令药在咽膈间徐徐而下。如日间病出不测，疼不可忍，干呕恶心，依照临睡服法，多半日不可饮食汤水及不可起身坐行言语，直候药丸除逐上焦痰滞，恶物过膈入腹，然后动作，方能中病。每次须连进两夜，先夜所服，次日痰物既下三五次者，次夜减十丸；下一两次者，仍服前数；下五七次者，或只二三次而病势顿已者，次夜减二十丸。头夜所服并不下恶物者，次夜加十丸。壮人病实者，多至百丸，惟狂疾劲实及暴卒恶候，多服无妨。服药后须仰卧，若咽喉稠涎壅塞不利，为痰气泛上，药病相攻所致，待药力胜于病邪则自然缓解。同时，王珪在“药无所忌”中指出：“服滚痰丸后，次日饮食汤药，俱无妨碍”。

4. 有效案例

案例1

“又有富家子弟，因忧畏官事，忽患恶闻响声，鞋履作声，亦即惊怖，有事则彼此而已，饮食自若，举动无措”。王珪“令服滚痰丸二次，即能起坐应酬。再以豁痰汤，并童壮门分心气饮，相间服之而愈”。

（《泰定养生主论·卷之十五》）

案例2

“又有一相识官员，为事卒为公吏部集邻里直入其室搜索，此人因而惊死，其妻须臾苏省，失志颠倒，弃衣摸空，亲疏围绕，悲忧嗟叹。”王珪“令服滚痰丸二次，下咽即睡，醒则势定矣。次夜又一服，仍用豁痰汤加枳实，服数日即安”。

（《泰定养生主论·卷之十五》）

案例3

“尝有宦家妇人，忽患心腹冷痛，遂呕吐去尽宿汁不已，而又吐清涎如鸡子清之状，一呕一二升许，少顷再呕，百药不纳，咽唾亦不能顺下，已经二三日，但聪明不寐，一一吩咐家事，已备周身之具，将欲就木。”王珪“诊其脉，六部弦细而长，令服滚痰丸三十丸，并不转逆，须臾坐寐，移时，索粥食之。次日再进三十丸，只服《局方》茯苓半夏汤，次日服《小儿方》白术散。下四五日，饮食入故”。

（《泰定养生主论·卷之十五》）

案例4

“燕人杨其姓者，久患冷气，满腹上攻下注，大痛不堪任。痛阵壅上，即吐冷涎半升而止。每日一作，饮食不进，遂成骨立。”王珪诊之，“其脉六部弦长劲急，两畔别有细脉，沸然而作，状如烂绵”。问曰：“不审足下所苦何证，但以脉言之，则有以胸膈臭痰在内。”患者鼓手曰：“然也。众医皆作冷气，因补治下元日久，并无少效。某自觉胸中痞闷，但不会比方，今闻此说，令我大快。”王珪闻此，遂令其临睡服滚痰丸五十丸。次日得知，其“半夜后吐黑绿冷涎败水一铜盆，今早大便略通，已见败痰”。患人于其后又服七十丸，第三日则“动履轻安，嬉笑自若”，连年痼疾，不三二日顿安。王珪嘱其再服一次丸药，再服《局方》橘皮半夏汤、四君子汤而愈。

（《泰定养生主论·卷之十五》）

案例5

“散药李媪，年八十余岁，卧病日久……媪病心烦，喜怒改常，胸闭不能进食，迷闷发作，辗转不安，并无寒热别证。”王珪令其试服滚痰丸十丸。“既而逐下败痰三五片，一如水浸阿胶，顿然安好”。其家人又“再求三十丸，作三服，后只再进一服，余二十服置于佛前”。后举室欢趋而来曰：“母氏复生矣。近已备后事，只俟其瞑目，今得二十丸药，顿得痊安。”王珪又“制龙脑膏一剂，令其每夜噙睡”，无恙五载，中风而终。

（《泰定养生主论·卷之十五》）

案例6

“忽有妇娇弱丰颐，不言何证，求余诊视，六脉疾数劲急，上大下小，三焦一部，搏指之甚。”患人言曾作冷证治，疑其证愈加。问其故，则曰：“上壅痰盛，胸闭胁疼，头不能举，口苦舌干，精神烦乱，梦寐恍惚，两颔结核，饮食不美，凡百不佳。”王珪“令服滚痰丸八十丸，随时清利，相继三次”。“服之五七日间，精神喜悦，谈笑异常，故五七日一次服九十丸至百丸，每夜噙服龙脑膏”。病势日久，王珪“兼闻其禀赋夙昔之疾，遂令服黄连解毒丸，一年方愈”。

（《泰定养生主论·卷之十五》）

案例7

“有妇人疑其夫有外好，因病失心狂惑，昼夜言语相续不歇，举家围绕，捉拿不定。”王珪“令服滚痰丸八十丸，即便佯睡，是夜不语，众人皆得休歇”。“次夜再进一服。前后两次逐下恶物。患人已知羞耻，遂须饮食，起坐皆如常。不五七日能针指，终是为意不快。”王珪虑其复作，令人设法解其“心结”，而后“失心”之证痊愈。

（《泰定养生主论·卷之十五》）

（二）豁痰汤方证及验案

豁痰汤方，见载于《泰定养生主论·豁痰汤治法》，多与滚痰丸方配合使用。患者服滚痰丸后病势趋缓者，常继服豁痰汤方善后。其药物组成、主治之证、煎服方法、有效案例如下。

1. 药物组成

柴胡洗去土并苗，四两；半夏洗去滑，四两；黄芩去内外腐，三两；人参去芦，风壅者不用，赤甘草各二两；带梗紫苏、陈皮去白、厚朴去粗皮，姜汁制，南星去脐，各二两；薄荷叶一两半；羌活去芦，一两，无怒气者不用；枳壳去穰，麸炒。

2. 主治之证

关于豁痰汤主治证，王珪谓：“治一切痰疾。余制此剂，为滚痰丸相副。”此方以小柴胡汤为主，合前胡半夏汤。以南星、紫苏、橘皮、厚朴之类出入加减。素抱痰及肺气壅塞者，以柴胡为主，余者并去柴胡，以前胡为主。

3. 煎服方法

“已上一十二味，中风者去陈皮，入独活。胸膈不利者，去陈皮，加枳实去穰麸炒，更加赤茯苓去皮。内外无热者，去黄芩。虚弱有内热者，勿去黄芩，加南木香。”王珪谓此方因“清疏温利性平”而有效，“一切滚痰气之药，无有出其右者”。

4. 有效案例

“江东有一富商，自奉颇厚，忽患一疾，心惊如畏人捕，才闻脂粉气，即便遗泄，昼夜坐卧，常欲三五人拥护，方始放心，甫及交睫，即阳气不固。遍身红晕紫斑，两腿连足，淫湿损烂，脓下不绝。饮食倍常，酬应不倦。所在求医，皆无少效。”王珪诊见其“六脉俱长，三部九候，来往有力，两手尺寸特盛，至数不迟不数”，嘱其“只服滚痰丸”“逐去痰毒，然后调理”。该患者遂服滚痰丸二次，三日后再来求诊，脉气稍平，再令服之。遂再服三次，五天后再来求诊时，其脉渐和，患者已不齿及惊悸之苦，但求治遗泄之药。王珪以豁痰丸本方加白茯苓煎服。月余日再诊，诸证顿减，精神爽利。后该患以腿脚湿癞求治，王珪遂以豁痰方加瘿幼门之泥金膏，用新汲水和之敷两腿，复加杖毒活血之剂治之而愈。

（《泰定养生主论·卷之十五》）

（三）龙脑膏方证及验案

龙脑膏方，见载于《泰定养生主论·龙脑膏治法》，其药物组成、主治之证、煎服方法、有效案例如下。

1. 药物组成

薄荷一斤；赤甘草二两；防风去杈，二钱半；苦桔梗去芦，二钱半；川芎洗去尘土，二钱半；缩砂五粒；白豆蔻三十粒。

2. 主治之证

王珪谓："余撰此药，随身自用，及济年高不任逐利者。但是上焦风痰热壅，咽膈不利等证，并宜服之。"

3. 煎服方法

"上七味，匀为细末，入焰硝研细二两，梅花片脑半钱，和匀，生白沙蜜调搜成膏。每以一蛋子大，噙化咽津。如年老枯衰，痰热喘满者，以一弹大略噙润，顿作一咽，遂觉胸中清凉，痰涎立转，或吐或散。大小强弱之人，并如此法。"

4. 有效案例

"昔有故旧富长者，强健威武，忽患喘满，不咳不吐，痰病日久，腿脚阴囊，尽为水肿，倚卧肩息，困极之至。余深闵之，谓其人曰：非水证也。但有以胸膈败痰，宜服滚痰丸，患者曰：非四五人扶持不能等溷，遂已之。至于用医针刺放水，备受诸苦，年余渐瘥，忽吐臭痰。患人抚床大声曰：果中前言。吾不智，以至久患，今则痰败，必成肺痈，急请余谢过求治。遂合龙脑膏一剂，服未竭而愈。"

（《泰定养生主论·卷之十五》）

二、临床历用得效方

1. 驱疟汤

此方为王珪治疟疾经验方。药物组成为草果（煨）、知母（去毛）、贝母（去心），治一切久新疟疾。王珪曾以此方治疟及午后发热之妇人而取效。其谓："盖疟者，痰疾也。"煎服法："以上等分。每服四钱，虚弱及老人小儿，只需三钱，酒一盏，略煎八分，不可过熟，熟则不效。发日天明后，去滓热服。滓以酒浸，至将发前，再煎热服。奇效如神。"（《泰定养生主论·历用得效方》）

2. 通神丸

此方为王珪家传"秘宝方"，主治疟疾。药物组成：树上自死干桃子二七个，为末；黑豆末一两；巴豆七枚，去皮细研入药。煎服法："上一处用新汲水为丸，如梧桐子大，朱砂为衣。患者发日……新汲井花水吞下一丸，立效。每日发者连服两日。小儿服者别丸大小不等者，量与之……

服者除生冷、鱼腥、油腻、黏滑外，于药百无所忌。”王珪谓此方“治一切疟疾神效”（《泰定养生主论·卷之十六·历用得效方》）。

3. 金黄散

此方为王珪家传“秘宝方”，主治尿血。药物组成：槐花（拣净，炒）、川郁金（湿纸裹煨热）各一两。煎服法：“上为细末。每服二钱，煎淡豉汤调下，无时。立效。”（《泰定养生主论·历用得效方》）

4. 桃仁法

此方为王珪家传“秘宝方”，主治“炎瘴气”。药物组成：好新桃仁二升，去尖；好阿魏二两。煎服法：“上用老酒一斗同煮，酒尽焙干，于绢袋内盛。”王珪谓：“如入炎瘴之地，即每日空心烂嚼七枚，酒下。大妙。”（《泰定养生主论·历用得效方》）

5. 通关散

此方为王珪家传“秘宝方”，主治“一切口眼㖞斜”。药物组成：川乌头生用半两，青头矾半两。煎服法：“上二味，为细末。每用一字，入苇管吹入鼻内，出涕吐涎立效。须令患人噙水满口，闭住鼻息。庶得药不落患人之口，亦不逆于吹药入口也。”王珪称此方“神效无比”（《泰定养生主论·历用得效方》）。

6. 愈风散

此方为王珪家传“秘宝方”，主治“大风恶疾”。药物组成：淡豉为末、真水银轻粉、枳壳末。煎服法：“上三味，各抄小钱上二钱，五更初煎糯米饮调下……逐下恶物后，次服丸子药。”王珪谓：“治一切大风恶疾，除鼻梁塌者不治，其余久新见患，服之无不愈者”（《泰定养生主论·历用得效方》）。

7. 鹤虱丸

此方为王珪家传“秘宝方”，主治“大风”之疾。药物组成：鹤虱二两，微炒，须自采者为良；防风去杈，一两；地榆半两；麻黄去节，半两；雄黄透明者，半两，别研；天麻半两。煎服法：“上为细末，以醋糊为丸，如梧桐子大。每服三十五丸。温酒下三服。忌鸡猪鱼蒜、黏滑油腻、烧炙煎煿、胡椒热物、房事财气。如能苦行三年者，十治八九。不然，则虽效亦成中缀。”服此方，不拘岁月，以效为度（《泰定养生主论·历用得效方》）。

8. 大戟丸

此方为王珪家传“秘宝方”，主治“一切水气疾蛊、癥瘕、食积”。药物组成：大戟红芽者，半两；巴豆一百个，去皮，水三升煮干，去心膜，出油；芫花拣净一两；甘遂；干姜；真陈皮去白；硇砂；姜黄；肉桂去皮。以上各等份。煎服法：“上为细末，于小铛内慢火炒令极热，不可焦。炼蜜为丸，如梧桐子大。常服生姜汤下一丸。如欲取转，量脏腑虚实，加至七五丸。兼治妇人诸般血气。”王珪谓：“余累用奏功，虽积年之疾，亦遂平复。但当忌甘草汤药为稳便。”（《泰定养生主论·历用得效方》）

9. 桃溪方气宝丸

此方主治腰胁俱病，如抱一瓮，肌肤坚硬，按之如鼓，两脚肿满，曲膝仰卧，不能屈伸，自头至膻中，瘦瘠露骨，中脘寒溢，四肢无力，饮食无味。气积食积，或通身浮肿，并皆治之。王珪云："一切气血凝滞，风毒炽盛，或脚气走注作肿疼痛，大便秘涩，或脚气入腹，心胸满闷，寒热往来，状类伤寒，并宜服。"药物组成：黑牵牛头末二两；大黄一两半；槟榔、青皮去白，各一两；川芎、当归、真陈皮、茴香微炒、南木香各半两。煎服法："上为细末。熬皂角膏搜丸，如桐子大。每服五七十丸。如前方不效，病实者加至一百丸，生姜灯心汤下。取泻方效，不拘日数，泻三五行，见水为效。未则再加数丸。如不忍泻者，不可治也。"（《泰定养生主论·历用得效方》）

10. 《局方》小七香丸

此方出自《局方》，主治大人小儿停滞面食之毒，或因疮疥遍身浮肿。服用方法："并用陈真萝卜子，拣净炒熟，与药对停，一处细嚼一帖，小儿量与。服毕，呷白汤一两口。未效，连日服之。大便秘者，煎服《局方》青木香丸。"（《泰定养生主论·历用得效方》）

11. 神效五食汤丸

王珪称此方出于民间。主治水鼓疾，遍身肿满，按之如泥。兼积块年深癥癖。药物组成：大戟去皮半两；猪牙皂角去皮土，两，生用；甘遂生称半两；芫花好酒浸一宿，控出，炒黄色，一两；胡椒、巴豆去皮心膜，醋煎三十沸，半两，出油。煎服法："上件除巴豆先研外，并为细末，入巴豆霜再同研匀。用水粘丸，如绿豆大。每服五七丸至十丸。夜卧时，水一盏，入白米、白面、黑豆、生菜、猪肉各少许，煎至半盏，去滓。温送药，取去病根，止服。未效者，加丸数。……忌油腻、鱼腥、黏滑，妇人有胎，不可服。水肿泄泻不止，小便不利者，谓之洪水横流，不可用之。"（《泰定养生主论·历用得效方》）

12. 葶苈木香散

此方出刘完素所著《宣明论方》，主治湿热内外郁甚，水肿胀满，小便赤涩，大便滑泄。药物组成：葶苈、赤茯苓去皮、猪苓去皮、白术去芦、肉桂各一分；木香五分；泽泻、川木通去节、甘草各半两；滑石香腻细白者，研细，水飞，三两。煎服法："上为细末，每服三钱，白汤调下服。小便不多，大便仍泻者难治，常用有效。"（《泰定养生主论·历用得效方》）

13. 朝贵秘授神妙紫金丸

此方为王珪少年时于湖广所得民间验方，主治诸般寒湿冷痹，筋骨疼痛。药物组成：紫金皮卷个外内如紫铁色者，头末，半斤；光浮草乌去皮尖，三两，末；木鳖子用肉三两，细切，米醋浸透，研如泥。煎服法："上件用木鳖子膏搜和前二味，以醋和丸，如桐子大。臂痛临卧服，腿痛夜深腹空服。每服三四十丸，加至五十丸，煎木瓜酒冷送下。服后忌食热物。"王珪谓："此方神效无比"（《泰定养生主论·历用得效方》）。

14. 茴香练实丸(出《宣明论》)

此方出刘完素所著《宣明论方》，主治小肠病结于腰上而不痛，冲心肺邪所系，兼一切寒热疝气所作。药物组成：茴香拣净炒，川练子去皮核，麸炒，吴茱萸去仁，马蔺花去蒂梗，醋炒，真陈皮去白，各二两；芫花醋炒，半两。煎服法："上为末。醋糊丸，如梧桐子大。每服二十丸，未效加至三五十丸，空心食前盐酒、盐汤任下。须一日前后不可食甘草物。"王珪谓："累用神效，

种种异方，无出其右者。”（《泰定养生主论·历用得效方》）

除以上所述王珪所称“历用得效方”外，《泰定养生主论·卷之十六》还记载“治外肾肿大三法”，以及麒麟竭膏、寿星散、宋理宗长生小金丹、九似丸、驱邪散等有效方药。

三、所列人生各阶段可用方

《泰定养生主论》卷之八、卷之十、卷之十一，“自婚合、孕育、婴幼、童壮、衰老，次第类方”，作为人生各个阶段养生、治病之参考。所列方剂，均阐述药物组成、主治证、煎服法等。

《泰定养生主论·婚合门》所列方剂，有戊己丸、肾气丸、如圣丹、当归散、蚕沙散、双和散、鳖甲地骨皮饮、孕灵丸、坐宣散、增损四物汤、三分汤、滋血汤、分心气饮等。

《泰定养生主论·孕育门》所列方剂，有安胎饮、胶艾汤、榆白皮散、滑胎枳壳散、黄芩白术散、枳壳槟榔丸、三物汤、百花散、独胜散、护胎法、灵根汤、小柴胡汤、佛手散、治横生方、蒲醋膏、敛阴法、乌金散等。

《泰定养生主论·婴幼门》所列方剂，有土黄散、葛根白术散、长生丸、五和汤、惺芎散、养酥煎膏、韶粉散、雄黄散、绵茧散、升麻葛根汤、十一味木香散、十二味异功散、七味肉豆蔻丸、人参麦门冬散、柴胡麦门冬散、消毒散、射干鼠粘子汤、桔梗甘草防风汤、人参清膈散、前胡枳壳汤、人参白术散、谷精草散、葛根麦门冬散、生地黄散、惺惺散、乌豆麦门冬汤、延寿丹、桃花散、天竺黄散、秦艽散、芦荟丸、五灵散、消肿丸、苏白丸、雄黄丸、消毒散、泥金膏等。

《泰定养生主论·童壮门》所列方剂，有分气补心汤、分心气饮、白子散、款冬花饮、青蒿煎丸、地骨皮散、酸枣仁汤、孔子大圣枕中方、益智散、北平太守八味散、鳖甲汤、别离散、土瓜丸等。

《泰定养生主论·衰老门》所列方剂，有熟地黄丸、治肝虚明目方、治风毒眼翳方、七气丸、七气汤、麻豆散、五子散、消食断下丸、干姜散、百效丸、拈化散、家菊散、荆芥散、竹叶黄芩汤、丹参丸、腰痛方、不换金摩娑囊、赤茯苓丸、白龙骨丸、琥珀丸、治转胞方、实肠散等。

四、治四时瘟疫方

王珪治四时瘟疫痰涎风壅热烦证，用败毒散为主治方；根据病机及证候变化，并用滚痰丸、清气散、小柴胡汤等。其治疗痢疾兼有寒热痰涎证，以败毒散或仓廪汤治疗；或以滚痰丸先逐去秽浊毒物，再以斗门散止痢。其治疗三阳脚气上壅痰涎风毒热烦证，使用败毒散加味方，或选用清气散。

（一）治四时瘟疫痰涎风壅热烦证方

王珪以“败毒散”主治四时头疼项强，壮热恶寒，身体烦痛，寒热交壅，咳嗽，鼻塞声重，风痰头痛，呕哕寒热。大凡四时疫疠，使人痰涎风壅，热烦头疼身痛等证，或饮食如常，起居如旧，甚至声哑；或咳声不响，续续相连，俨如蛙鸣；或赤眼口疮，痄腮喉闭，风痰喷嚏，涕唾稠黏，里域皆同者，王珪皆以此方并治之，并提出加减化裁之法。其云：“数服未效者，须服滚痰丸，逐去败痰，然后再服，以效为度。药中去赤茯苓、桔梗，加青皮、白术者，名清气散，治法并同。但以荆芥穗为引子，不用生姜、薄荷。败毒散中须加干葛为妙。多服未效而有寒热往来不常者，必用小柴胡汤，不拘服数，并无过失。此三法，治痰涎风壅热烦，滚痰丸之次，煎药中之精粹也。”（《泰定养生主论·卷之十五》）

（二）治痢疾兼有寒热痰涎证方

对于痢疾兼有寒热痰涎之证，同以败毒散治疗。方中加入陈仓米三百粒、姜燥、枣同煎服。此药方，王珪称“古方名仓廪汤，不拘赤白杂色任用，惟无热烦者少与之，仍服丸散止痢之剂”。对于一切痢疾轻重杂色，或带血块、恶物之证，王珪主张先服滚痰丸逐去秽浊毒物，待病势退者继服止痢方斗门散。王珪认为，痢毒之气停滞肠中，胃气不行则不能食，属湿毒郁蒸所致。故先以滚痰丸逐去肠中黏缀毒物，因“恶物与痰涕冻脓一体也”，故导开胃气则肠渐利，再服斗门散止利（《泰定养生主论·卷之十五》）。

（三）治三阳脚气上壅痰涎风毒热烦证方

王珪对于“三阳脚气上壅，痰涎风毒热烦”之证，同样使用败毒散治疗。对大便秘并口鼻出血痰涕者，加黄芩、大黄，同法煎服。或用清气散治之（《泰定养生主论·卷之十五》）。

【后世影响】

一、历代评价

《古今图书集成·医部全录》评价王珪及痰证论时，称其“论证有旨，于诸痰诸饮挟火为患，悉究精详，制有滚痰丸最神效”。明清以降迄今，大凡论“怪病生痰”或痰证诊治之医家，多引王隐君之痰证论及滚痰丸方论。古今医家，对王珪在痰证理法方药方面的学术创见和诊疗经验，均予以高度的认可并传承和应用至今。《古今图书集成·医部全录》的上述评价，堪称古今医家的基本共识。王珪的“养生主论”，深得儒、释、道三家及《内经》养生思想之精髓。其对于人生各阶段之养生与调治法则及方药的提炼和总结，也颇具独到之处及临床实用价值，对此古今也有医家及学者予以积极评价和阐释。但由于种种因素，王珪之养生论，不及其痰证论及创制的滚痰丸方影响深远。

二、后世发挥

明清医家基于王珪之痰证论，运用其治痰方剂诊治痰证的记载较多。特别是现代期刊相关论文及报道中，有关滚痰丸及其临床运用者，约占论文总数的70%。由痰热壅盛所致神志异常病证，以滚痰丸治疗多效如桴鼓，此类报道相对较多。例如，以滚痰丸治疗痰热所致癫痫、癔病昏迷、夜游症、肺性脑病、反应性精神障碍、精神分裂症、更年期抑郁症、脑外伤并发躁狂型精神障碍、失眠症等，均取得较好的临床效果。除此之外，现代医家著作中，特别是有关名老中医学术经验总结的著作中，也多有此类医案记载。

综上所述，王珪“清净幽居，将二十载；以静待动，备见正邪。其为枉病枉死，盲医瞎灸，莫知所由。故澄心适兴，信笔而书……中间论不避嫌，语其害生者；方不贵多，载其必效者”，而成《泰定养生主论》一书。观此书中所论，“首以原心，为发明之始；次序婚合、孕育、婴幼、童壮、衰老宣摄避忌，以御未然之病；次论运气标本、阴阳虚实、脉病证治，以为全生去病之法；然后类方对证，以为规矩之用；备述痰证一条，以为方书补阙拾遗之式；更类杂治活法，常验之方，并无毫发苟简穿凿之妄。仓卒乏医之处，虽不能明脉问疾，用药井井有条。外选《肘后》秘宝，诸家备急数门；续抄古今明训二道，自省一篇，以为闲邪存诚之要”（《泰定养生主论·自序》）。王珪之养生论与痰证论，堪称振聋发聩、全生去病之大道，值得深入研究并运用于养生防治之实践。

中国中医科学院中医基础理论研究所　潘桂娟

【参考文献】

［1］王珪．泰定养生主论［M］．据北京图书馆藏明正德六年冒鸾刻本影印．

［2］王珪．泰定养生主论［M］．北京：学苑出版社，2003．

［3］王珪．泰定养生主论［M］．上海：上海科学技术出版社，2014．

［4］邹云翔，俞荣青．礞石滚痰丸治愈癫痫一例［J］．中医杂志，1958（8）：533．

［5］褚玄仁．礞石滚痰丸方证分析和临床运用［J］．中医杂志，1980（4）：45－46．

［6］泰鸿．滚痰丸加减治疗癫痫［J］．四川中医，1983（6）：39．

［7］潘远根，赵尚久．论“怪病”祛痰法［J］．湖南中医学院学报，1983（4）：1－7，28．

［8］胡扬名．礞石滚痰丸的临床应用［J］．江西中医药，1984（2）：32．

［9］褚玄仁，孙伟．礞石滚痰丸治疗久泄验案二例［J］．江苏中医杂志，1985（9）：21－22．

［10］孙会文．礞石滚痰丸治验4例［J］．河北中医，1986（6）：30．

［11］金国樑．礞石滚痰丸加味治癔病昏迷一则［J］．新中医，1988（7）：22．

［12］杨尧森．礞石滚痰丸为主治愈夜游症、下肢敲动症［J］．四川中医，1988（11）：30－31．

［13］冯祯钰．礞石滚痰丸治疗肺性脑病举隅［J］．南京中医学院学报，1990（2）：43．

［14］褚玄仁，戴祖铭．王珪生平及其痰证学说［J］．中医杂志，1990（5）：9－11．

［15］赵治邦．礞石滚痰丸临床应用举隅［J］．实用中医内科杂志，1991，5（2）：31－32．

［16］滕盛斌．礞石滚痰丸加味治愈持久性心房纤颤［J］．江苏中医，1992：16．

［17］李顺保，褚玄仁，朱卫．滚痰丸证治规律初探［J］．甘肃中医，1992，5（2）：20－22．

［18］李德益．礞石滚痰丸应用二则［J］．湖北中医杂志，1993，15（6）：32．

［19］王来香．礞石滚痰丸治疗胆囊炎、胆石症之体会［J］．中医临床与保健，1993，5（3）：38．

［20］王水潮，党合群，彭勇．礞石滚痰丸君药存疑问题商榷［J］．青海医药杂志，1993（1）：47－48．

［21］毕焕春，汪李勇．《药典》礞石滚痰丸所用礞石的两点看法［J］．中成药，1994（9）：42．

［22］褚玄仁．滚痰丸治验介绍［J］．中医杂志，1994，35（3）：144－145．

［23］仲玉英．礞石滚痰丸合承气汤治疗中风24例［J］．四川中医，1995（2）：20－22．

［24］褚玄仁，李顺保．王珪生平年表［J］．江苏中医，1995，16（1）：43－45．

［25］王红，张黎临，衣蕾．礞石滚痰丸治疗反应性精神障碍1例［J］．中国中医急症，1996，5（5）：237．

［26］潘桂娟，杨威．滚痰丸考述［J］．内蒙古中医药，1996（1）：37－38．

［27］赵盈，武建华．礞石滚痰丸治疗顽固性便秘［J］．山西中医，1997，13（3）：27．

［28］谭庆刚．滚痰丸临证应用［J］．恩施医专学报，1997，14（3，4）：18－19．

[29] 孔德荣. 滚痰丸治疗精神分裂症80例临床研究 [J]. 中原医刊，1998，25（8）：45－46.
[30] 陆家骏，沈阳. 潘舜海运用礞石滚痰丸经验 [J]. 浙江中医杂志，1999（2）：53.
[31] 王璞，齐成华. 论礞石滚痰丸中火硝煅青礞石的方剂学意义 [J]. 云南中医药杂志，1999，20（4）：30－31.
[32] 秦冰亭，贾怀远，张铮. 滚痰丸治疗单纯性肥胖病胃热湿阻证65例 [J]. 中国中医药科技，2001，8（4）：263－264.
[33] 王钦忠. 滚痰丸治疗癫狂的体会 [J]. 福建中医药，2001，32（6）：31.
[34] 谭庆刚. 滚痰丸的临证应用 [J]. 陕西中医，2002，23（8）：750－751.
[35] 黎氏水，谈勇. 礞石滚痰丸加减治疗更年期抑郁症举隅 [J]. 甘肃中医，2005，18（5）：11－12.
[36] 王占华. 礞石滚痰丸治疗疑难病验案举例 [J]. 中医药信息，2006，23（1）：33－34.
[37] 马宏. 礞石滚痰丸服法浅探 [J]. 中国中医急症，2007，16（1）：110－111.
[38] 李清，潘桂娟. 王珪痰证诊疗之研讨 [J]. 江西中医学院学报，2007，19（2）：11－12.
[39] 杜亚青，艾华. 王珪痰证学术思想之探讨 [J]. 辽宁中医药大学学报，2009，11（6）：205－206.
[40] 吴雪彪. 王珪痰证学说探析 [J]. 河北中医，2009，31（1）：128－129.
[41] 田伟，刘治中，刘理想，等. 王珪痰证学术思想研究 [J]. 江西中医药，2010，41（6）：20－21.
[42] 屈建峰，王莹莹，杨金生.《泰定养生主论》学术思想初探 [J]. 中国中医基础医学杂志，2010，16（2）：109－110，115.
[43] 李珊丽，沈澍农. 元代医家王珪生平及医学贡献 [J]. 辽宁中医药大学学报，2010，12（11）：105－106.
[44] 彭璠，陈泽奇，罗杰坤. 礞石滚痰丸治疗脑外伤并发躁狂型精神障碍疗效观察 [J]. 中国中医药信息杂志，2010，17（6）：79－80.
[45] 柳亚平. 礞石滚痰丸方证探讨 [J]. 中国中医基础医学杂志，2011，17（6）：642－643.
[46] 李珊丽，沈澍农.《泰定养生主论》难字小考 [J]. 南京中医药大学学报，2011，12（1）：43－45.
[47] 方亚利.《泰定养生主论》滚痰丸详析 [J]. 陕西中医学院学报，2011，34（6）：13－15.
[48] 刘迪加. 礞石滚痰丸归脾汤治疗癫痫38例 [J]. 陕西中医，2011，32（10）：1350.
[49] 程志立，宋歌，刘理想，等.《泰定养生主论》养生思想发凡 [J]. 中医基础医学杂志，2012，18（11）：1195－1196.
[50] 田财军.《泰定养生主论》老年尿便障碍证治分析 [J]. 现代中医药，2012，32（3）：77－78.
[51] 张明锐，德学惠，额尔德木图，等. 论礞石滚痰丸的服法 [J]. 内蒙古医学院学报，2012，34（4）：312－315.

［52］刘汉鹏，朱默里，胡志强．胡志强教授运用礞石滚痰丸加减治疗痰热郁结型抑郁症临证经验［J］．现代中医药，2013，33（4）：10－11．
［53］梁正辉．礞石滚痰丸加减治疗失眠验案一则［J］．中国民间疗法，2013，21（4）：41．
［54］张宏玲．滚痰丸合二陈汤治疗小儿肺炎脾虚痰湿型咳嗽28例［J］．中医儿科杂志，2013，9（1）：30－31．

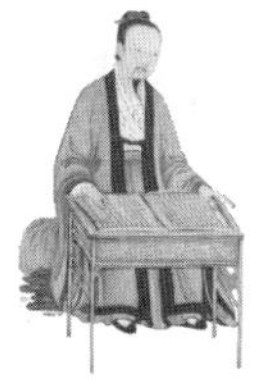

危亦林

内容提要

危亦林，字达斋，生于元至元二年（1277），卒于元至正七年（1347），江西南丰（今江西省南丰县）人，元代著名医家，在骨伤科方面尤为后人称道。虽然只有《世医得效方》一部方书传世，但此书不仅是危亦林精心筛选的方剂之书，也是危亦林对其骨科、内科、妇科、儿科、五官科珍贵诊治经验的总结。危亦林学术功底扎实深厚，学宗经典，博览群书，既能继承先贤临证精粹，又屡有创新。其在骨伤病、眼病、口齿咽喉病、疮肿病治疗上承前启后，临证经验价值极高，在妇科、儿科方面也多有发挥。所著《世医得效方》，对元代以前大量方剂精挑细选，因病勒方，保留了许多民间验方，公布了一些家传秘方，极大地提高了方剂运用的有效性。

【概述】

一、生平简介

危亦林，字达斋，生于元至元二年（1277），卒于元至正七年（1347），江西南丰（今江西省南丰县）人，元代著名医家，在骨伤科方面尤为后人称道。虽然只有《世医得效方》一部方书传世，但此书不仅是危亦林精心筛选的方剂之书，也是其骨科、内科、妇科、儿科、五官科珍贵诊治经验的总结。

危亦林出生于医学世家，其高祖危云仙专大方脉（内科），伯祖危子美专妇科、正骨兼金镞科，祖父危碧崖专小方脉（儿科），伯父专眼科并疗瘵疾。危亦林自幼习儒，受家庭熏陶，稍长开始学习医学，最初跟随伯父等学习诊病按脉，潜心学练，继承了世代家传的医学知识。后来又先后师从本州江东山，学习疮疡科；从师临川范淑清，学习咽喉口齿科。在系统总结师传各科医疗经验基础上，广泛研究古方及其他医家方剂，精心研究临床内、外、妇、儿、骨伤等科疾病诊治，特别是在骨伤科诊治方面尤为擅长，对疮肿、咽喉、口齿等科疾病的治疗亦有独到的见解。危亦林一生治学与临证，有以下几方面值得学习和称颂。

（一）治学精神昭示后人

1. 学而不厌，持之以恒

危亦林在《世医得效方》的“自序”中，开篇第一句话即引用《论语·卫灵公》中的名句，“工欲善其事，必先利其器”，表明其治学从医的思想主张。告诫人们，医学乃至精至微之事，如果没有高超的技术，很难救治百姓之疾。危亦林“幼而好学，弱冠而业医”，“儒学渊源，医书博览，弱冠而业医”，一生学而不倦。

危亦林自十一二岁起，就随伯父学医，日间从伯父侍诊，早晚攻读医书，“凡《素问》诸书，靡不穷究”。他虚心求教，敏而好学，在系统总结前人医疗经验基础上，结合自身长期医疗实践，善于“对病而知证，因证而得药”，形成了有自身特色的辨证论治理论。

2. 注重实践，务求实效

金元时期是中医理论体系发展史上的重要时期，形成了百家争鸣的新局面，创立了许多新学派，提出了众多新理论。危亦林作为元代精通医学各科、五世家传的临床大家，形成了自身特色，在临床上力求实用与“得效”，一心致力于临床验方、秘方和效方的运用和研究，始终坚持“方虽传之古人，药必出于己手”的原则。认为医生运用古方、成方，必须根据临床实践，量裁适当，才能做到辨证施治，提高疗效。从《世医得效方》收集的方剂可以看出，有的经危氏斟酌加减，有的随功效化裁。所收录的方剂，均与病证相连，列举脉因证治、理法方药及服药禁忌，条理清晰，立论精当，讲究实效，这不仅对临床有重要的参考价值，而且也为后世撰写方书树立了典范。

3. 打破传统，奉献秘方

传统中医学有秘方之说，有不肯公开授人、密而不传的习俗，从某一方面制约了中医学的发展。据《史记·扁鹊仓公列传》记载，扁鹊的老师长桑君向扁鹊传授秘方时说：“我有禁方，年老，欲传于公，公勿泄。”危亦林在他的医学实践中，大胆冲破保守思想的束缚，毫无保留地公开危氏家传的秘方。如治疗五色痢的秘方、治疗臁疮的秘方、治疗水肿的秘传八方、治疗痈疽的秘传十方等。他以一个医学家的宽广胸怀，无私地将秘方奉献给民众，这种高风亮节实在令人钦佩。

4. 注重创新，启示后人

（1）改进骨伤整复

危亦林在继承前人经验的基础上，吸取阿拉伯的正骨术，在骨折的整复技术、麻醉方法及选方用药等方面，较前人有极大的进步。如在骨折脱臼的治疗方面，他详细地描述了“手六出臼四折骨”“脚六出臼四折骨”的整复、固定方法，并在脊柱骨折的治疗上，创用“悬吊复位法”。后世骨折脱位的治疗方法多在此基础上发展而来，为后世临床奠定了基础。

（2）创新麻醉方药

危亦林在实施金疮和正骨手术时，先行麻醉，“先用麻药与服，使不知痛，然后可用手”。所用麻醉药方草乌散（曼陀罗、川乌、草乌、皂角、木鳖子、当归、川芎）等，现代研究证实此麻醉处方是可行的。

危亦林还专列“用麻药法”一节，阐述麻醉药的应用方法，如果服了草乌散，麻醉深度不够，可以再加曼陀罗花及草乌各五钱，用好酒调服，须逐渐加量。已经达到麻醉效果者，应立即停止给药。另外，还根据病情、年龄、体质掌握麻药剂量。以“麻倒”为度，适可而止，不能过量。他告诫人们：“被伤有老有幼，有无力，有血出甚者，此药逐时相度人用，不可过多……若见麻不倒者，又旋添些；更未倒，又添酒调服少许。已倒便住药，切不可过多。”“若其人如酒醉，即不可加药。”手术完毕，应即用“盐汤或盐水与服，立醒”。这些观点与见解，曾对我国麻醉法的进一步发展和完善起了促进作用。

（二）精湛医术惠及杏林

1. 精于辨证论治

辨证论治是中医临床诊疗的基本特点。危亦林临证重视辨证论治，审证求因，治病用方，深思熟虑。治病先识病，病名之下，据因辨证，按证遣方。善于在继承前人的基础之上做到有所发挥和创造。后世认为，《世医得效方》不仅是一部方剂学著作，更是指导中医临床辨证论治的临证指南。如心痛一病，前代医家多按其病机类别分为气滞血瘀、胸阳闭阻、痰热壅肺等证型，危氏在继承前人的基础上，据因辨证，具体分为风证、寒证、七情、食伤、热证、虚证、卒痛、虫痛等不同种类，按照不同的病因、不同的证型，再熟练地运用理法方药有机结合的原则，分别处以蜜附汤、加味麻黄汤、七气汤、香苏散、却痛散、鸡舌香散、芫荑散等 40 余方治疗。又如呕吐一病，危氏也是根据风、寒、暑、湿、七情、痰、食、血、气、热、冷等致呕之因辨为 11 个证型，然后随因设证，按证立法，循法处方，依方遣药，分别用藿香散、理中汤、加味香薷散、加味治中汤、大藿香散、大半夏汤、二陈汤、茯苓汤、茱萸人参汤、竹茹汤、四逆汤等 30 余方治之。眩晕一病，风证用川芎散，感寒用三五七散，伤暑用消暑丸，中湿用芎术散，七情所致用茯神汤，痰证用加味二陈汤，失血用芎归汤，下虚用增损黑锡丹。又如臂痛，风证用乌药顺气散，寒证用五积散，湿证用活络汤，七情用白芥子散，痰证用茯苓丸，气滞用神保丸，血气滞用舒经汤，热证用防风通圣散。危氏善于从审因识病入手，通过析“因”进行精确辨证，以求得因、证、理、法、方、药的一线贯通。

2. 方剂实用有效

《世医得效方》共载有方剂3300余首，其中既有危亦林五代家传的经验方、单方和秘方，又收集了《伤寒论》《金匮要略》等典籍中的大部分方剂，还搜集了很多行之有效的民间单方。《世医得效方》中所收的古方，都经危亦林斟酌损益，并阐述本人的运用和体会，这对后世研究方剂具有极为重要的参考价值，也是危亦林对中医学做出的不朽贡献。

危亦林公开家传秘方。如治疗五色痢的养脏汤：陈皮、枳壳、黄连、南木香、乌梅、罂粟壳、厚朴、杏仁、甘草，共为散，五色久不效，加龙骨、赤石脂、人参、芍药各一两，为末蜜丸，乌梅甘草汤下，粟米饮亦可，立效。治疗水肿的秘传八方：芫花丸、牵牛汤、苁蓉散、乌鲤鱼汤、郁李仁散、川活散、红豆散、紫金丸。治疗痈疽的十个秘方：前锋正将、引兵先锋、四面楚歌、水师晶明、替针丁香丸、固垒元帅、护壁都尉、生肉神异膏、止痛拔毒膏、敛疮口黄丹散等，都是危氏五代家传，在丰富的临床经验基础上，根据各个方剂在临床中的疗效总结出来的有效方剂。对咽喉科18种喉风证，在药物治疗上除了列举一般通用方以外，还创制了不少外用有效方。例如，用于口内灌漱的破毒妙方，以治疗双蛾风；用于口内噙化的开喉关方，以润喉开闭。在喉风一证中，他提出了一系列理法俱全的内服方药，具有独到之处。

《世医得效方》所录的各科疾病治疗方剂，绝大多数是临床常用、屡用屡验之方，故以“世医得效”题之。如痹病，风寒湿合痹用附子汤，寒证麻痹用五积散，痰饮用茯苓汤，血气滞用三痹汤，筋痹用羚羊角汤，热证用升麻汤。五积病，肝积用肥气丸，心积用伏梁丸，脾积用痞气丸，肺积用息贲丸，肾积用奔豚汤等。以上所举均属于同病异治。至于异病同治，如五积散一方，功效为调中顺气，除风冷，化痰饮。在伤寒阴证、食积、时疫、腰痛、臂痛、腹痛、诸痹、诸积、下痢各门中，凡出现风寒痰湿证，均可用此方治疗。

危亦林秉承世代家传之学，再加上自身广博的学识和医术，50岁时曾任南丰州医学教授，随后又任官医副提领之职，是当时一位很有影响的医学大家。

二、著作介绍

《世医得效方》是危亦林传世的惟一著作。在长期的临床实践中，危亦林有感于“方书浩若沧海，卒由所索，目不能周”，遂“依按古方，参之家传”（《世医得效方·自序》），将历代名方和先世五代积累的经验良方，参考《圣济总录》所定医学十三科目分门别类，进行编纂。从1328年开始，前后历时10年，于1337年编成《世医得效方》一书，经太医院审阅后，1345年正式刊印。

《世医得效方》共20卷。卷一为大方脉杂医科；卷二为外感六淫、时疫、痧证；卷三为诸气、身疼、疝、痹、噎膈；卷四为诸积、呕逆、霍乱、痰饮；卷五为脾胃、喘急、泄泻；卷六为下痢、秘涩、胀满；卷七为消渴、遗溺、失血、痔疮；卷八为诸淋、虚损、惊悸；卷九为健忘、自汗、宿食、痨瘵、脚气、肿满；卷十为头痛、耳、鼻、诸虫、急救；卷十一、十二为小方脉科，初生、噤风、变蒸、诸疳、解颅；卷十三为风科；卷十四、十五为产科兼杂病科；卷十六为眼科；卷十七为口齿兼咽喉科；卷十八为正骨、金镞科；卷十九为疮肿科。卷末附录“孙真人养生法”节文。此书对中医内科、儿科、眼科、骨伤科等临床各科及方剂学的发展均有较大影响，正如《四库全书总目提要》所云：“是编集其高祖以下五世所集医方，合而成书……所载古方至多，皆可以资考据。”

《世医得效方》共载方剂3300余首。其中，既有危亦林五代家传的经验方、单方和秘方，又收集了《伤寒论》《金匮要略》《备急千金要方》《肘后方》以及《局方》等医籍中的方剂，还吸纳了大量民间有效的单方、验方，为后世方书提供了许多翔实的考据资料，对方剂学做出了重要的贡献。

【学术思想】

一、学术渊源

唐宋以降，刊刻了大量方书，累积了浩如烟海的方剂。但是临床如何应用这些方剂，牵涉到脉、证、方、药相应的问题。从《世医得效方》王充耘“序言”可以看出，危亦林写作此书的初衷，是有感于“古方之行于世者何算，一证而百方具，将为所适从哉”的局面，因此仿照《圣济总录》按十三科编次，将家族五世秘方及古代方书中的有效验方进行了分类汇总，编成《世医得效方》。

该书卷帙宏博，编次清楚，按科别分大方脉、小方脉、风科、妇科、眼科、口齿咽喉科、正骨金镞科、疮肿科、养生科九大类，每一科别下又细分病证，并以病证类方。虽然危亦林对各种病证治疗的理论阐述大多篇幅不长，但可以看出他精读《内经》《伤寒论》等经典，对历代各科医家的理论娴熟于心，因此在各科疾病的“总说”部分能博采众长，病因、病机、辨证、治要的论述皆简明扼要，堪称集大成之论。

危亦林学宗经典，又能有所创新。其医理皆溯源《内经》《难经》《伤寒论》等，并融汇各代医家之长。在第一卷大方脉杂医科卷首，列“集脉说”“集病说”“集证说”“集治说”四篇，直接启发了金元时期从脉、因、证、治分析疾病的诊治思路。其对脉理的阐述，紧扣《脉经》《伤寒论》等医书，尤其注意脉象的阴阳分类，其次是七表、八里、风寒暑湿等中伤之脉，特别是详细地列举了情志病的脉象。《内经》中虽然重视情志致病，但辨脉、辨证和治法较为模糊。至金元四大家，有情志扰乱气机致病说。危亦林则将情志病脉象逐一细加分辨，做出创新性的总结。在“集病说”中，危亦林指出，治病要辨明病因，精于四诊，了解预后。他认为辨病因要从熟悉六经病、六淫致病、七情致病的特点开始，特别指出中气病与中风病相类似，尤需细别。这在当时都是具有创新性的思想。“集治说”中的论述，尤能体现危亦林善于继承创新的学术特点。其临证虽亦遵七方十剂之理，外感病重视张子和汗、下、吐三法，但是辨证以阴阳为大纲，临病处治有自己独到的思路。如中风昏闷，先用通关散，探鼻令嚏，次以苏合香丸行气，再辨冷热为治。

对伤寒病的治疗，危亦林也在《伤寒论》基础上有所补充，甚至有创新之处。如伤寒病治法，除了传统的发汗法、攻下法、取吐法，危亦林还特别提到了水渍法、葱熨法、蒸法。这些治法，既参照了张仲景治疗伤寒的基本原则，也有自己的创新之处。如发汗法中危亦林指出，汗出以“一时许为佳，不欲如水淋漓”，特别提到“发汗须如常覆腰以上，厚衣覆腰以下”，即温覆发汗时应该上半身薄覆，下半身厚覆，因为“腰以上淋漓，而腰以下至足心微润，病终不解”，发汗必须“腰脚间周遍为度”（《世医得效方·卷一》）。这确实是来自临床实践观察的经验总结。在介绍吐法要点时，危亦林补充指出，吐少而病不除时，可以稍增药量，或是再三吐之，不吐者可服用热汤一升以助药力，但虚人宜少吐。水渍法，是其治疗伤寒热证时的方法，类似于今天的冷敷降温法，不过敷的部位在胸部。葱熨法，是用葱白三寸火烤热后敷脐下，属于发汗法的变法。蒸法，也是发汗法的变法，将地面火薪烧热，除灰放蚕沙、柏叶、桃叶、糠麸等，将患者连席放上，温敷候汗，等患者汗出遍体则扑上汗粉止汗，移至床上。这些方法在民间多有保留，是对药物发汗法的有效补充。对小柴胡汤的功用，危亦林结合自己的经验指出，历代医家都认为小柴胡汤为半表半里和解之剂，但小柴胡汤并非只为表里和解而设，在解血热、消恶血方面也有很大功效，因为柴胡、黄芩最行血热。小柴胡汤加大黄、桂枝等，可分别治疗表里俱热、发热在表等热证。

危亦林的高祖专于大方脉科（内科），伯祖专妇科、正骨兼金镞科，祖父专小方脉（儿科），伯父专眼科并疗瘵疾。危亦林自幼习医，继承了世代祖先的医学知识。又先后师从本州江东山，学习疮疡科；从师临川范淑清，学习咽喉口齿科。因此他精研内、外、妇、儿、骨伤等科，特别是在骨伤科诊治方面尤为擅长，对疮肿科、咽喉、口齿科等疾病的治疗亦有独到的心得和见解。

二、学术特色

（一）医善全科，尤精骨伤与疮肿

宋代设立了太医局，有三大分科，主治外伤的“疡科”即其中之一。后来又扩充为九科，“疡科”更名为“疮肿兼折疡科”，骨伤科正式出现。金代仿照宋制，太医局改称太医院，元代太医院设有十三科，“正骨兼金镞科”和“疮肿科”成为骨伤科的代称。两宋金元时期，大量的骨伤科专著出现，如陈梦符的《外科灸法论粹新书》《卫济宝书》，陈自明的《外科精要》，齐德之的《外科精义》，李仲南的《永类钤方》等，标志着中医骨伤科诊治体系的建立。特别是金元时期战争频繁，金镞科显然就是因能疗治战伤而受到重视的。在此背景下，危亦林在骨伤科方面也取得了突出的成就。

危亦林进一步发展了唐代以来的骨伤科治疗手法，并吸取阿拉伯的正骨术，在骨折的整复技术、麻醉方法及选方用药等方面，积累了丰富的经验。危亦林首次将力学中的重力知识运用于正骨手法，使正骨科成为独立的学科。例如，在骨折整复手法中，对于“肩胛上出臼”，危亦林继唐代蔺道人“靠背椅复位法”之后又发明了两种方法，即“杵撑作凳法”和“架梯坠下法”。对屈曲型脊椎骨折，危亦林发明了悬吊法进行整复，这不仅在我国医学史上是先例，在世界医学史上也是创举。一直到现代，仍有人利用上述原理制成腰椎自动牵引机，治疗腰椎间盘突出症。

在疮肿科“总说”中，危亦林将疮肿病治疗的要点进行了精辟的总结，细辨疖、痈、疽、癌、瘤的不同表现，分虚实论治；在传统的宣热拔毒、排脓止痛、生肌敷痂治法基础上，列出五善、七恶证以及不治证和难治证，注意疮疡病的脏腑辨证和治疗要点；特别列举了“秘传十方”，将家族世代传承的疮肿病有效验方公之于众，从汤药、敷药到洗方，从初起消散方到破溃敛口方，再到溃发补益方，无一不有。还对民间单方、验方也进行了有效收集，如马齿苋、赤小豆、绿豆粉、猪牙皂角治痈疮等。在总结历代治疗疮肿病文献的基础上，危亦林辨证之全、选方之精都值得称道。

（二）外感与内伤并重

金元以来，论病已经注意区分外感和内伤。在《世医得效方》的“集病说”中，危亦林强调了辨病的重要性。其云：“名不正则言不顺，病之名状，其类至多，原其所由，似是而非者尤多。若体认之，明辨其所因之的，则何患其多也。”从总体上说，危亦林认为按病因的不同，可以将疾病分为外感病、七情病、虚损病等几类，其中外感病有伤寒、时疫、六邪致病等，七情和虚损属于内伤病。从《世医得效方》的编次纲目中可以看出，危亦林对疾病的论治都首先注意外感和内伤之分。如大方脉科对眩晕病的分型，就分风证、感寒、伤暑、中湿、七情、痰证、失血、下虚8种，前4种为外感，后4种为内伤。

（三）疾病分类与辨证分型

危亦林自十一二岁起，就随伯父学医，日间从伯父侍诊，早晚攻读医书。其对《内经》等经典靡不穷究，不但把自己家中世代珍藏的医书逐一读过，还步行几十里到南丰县城等地，向藏书人家借阅各种书籍，仔细研读。他不满足于祖先的医学诊疗经验，还孜孜不倦地虚心向他人学习；发现自己在疮肿科、咽喉口齿科方面有欠缺，就恭恭敬敬向高人请教。虽然其家传的方剂已颇具效验，但仍虚心地向民间医生问药求方，收集大量民间方剂。在系统总结前人医疗经验基础上，结合自身长期医疗实践，善于对病而知证，因证而得药，形成了有自身特色的辨证论治理论。

危亦林撰写《世医得效方》的根本目的，是告诉世人如何有效地利用各种方剂。因此他以病证类方，将各科常见病病因条分缕析，详细阐述证候性质，然后与方剂一一对应。危亦林熟练运用六经辨证、八纲辨证、脏腑辨证、气血辨证等辨证方法，每一种病证的分类都极为详细，临证重视辨证论治，审证求因，治病用方，深思熟虑。危亦林认为，治病当先识病，病名之下，据因辨证，按证遣方。后世认为，《世医得效方》不仅是一部方剂学著作，更是指导中医临床辨证论治的指南。例如，将疟疾分风证、寒证、暑证、食证、七情、痰疟、瘴疟、劳疟、疟母、热疟、虚疟、久疟等，比前代论述详细得多。危亦林善于从审因识病入手，通过析“因”进行精确辨证，以求得因、证、理、法、方、药的一线贯通，于此便可窥见一斑。

（四）临证重视从气论治

危亦林重视从气论治疾病，在《世医得效方》卷三专列“诸气门”，阐明气不升降或是气郁、气滞可导致多种疾病。从危亦林所选列的方剂看，有调理中气的缩砂香附汤，治疗气不升降的沉香降气汤，治疗三焦气阻、痰饮停留的木香槟榔丸，调顺荣卫、流通血脉的木香流气饮，治疗脾肾虚损、上热下虚、气不升降的秘传降气汤，治疗中脘不快、心腹胀满的苏子降气汤，治疗诸气刺痛的神保丸，治疗痰饮积滞的三棱煎丸，治疗男子妇人一切气不和的分心气饮，治疗脏腑虚弱、咳喘吐泻的参附正气散，治疗中气病的苏合香丸，用于中风后调理气血的八味顺气散等。其中，调理中焦气机的方药最为多见，体现了脾胃为气之枢纽的思想。

危亦林对各种内伤疾病的论治，都注意从气机的郁滞考虑。如臂痛有气滞证、血气滞证，胁痛有气滞证，腹痛有气证，诸痹有血气滞证，诸积有气积证，呕吐有气呕证，痰饮有气痰证，下痢有气痢证，大便不通有气秘证，诸淋有气淋证等。虽然病种和症状不一，但气机阻滞为根本，因此可将诸气门方剂灵活变化使用。

（五）善用香药与动物药

金元时期流行香药，动物药也开始受到重视。《世医得效方》中的方剂，很多来源于《局方》等书，因此香药多见。常见有木香、苏合香、沉香、降香、丁香、麝香、乳香等。如升降诸气、宣利三焦的五香散（木香、丁香、沉香、乳香、藿香），治疗热证、肿痛、痈疖等病证。危亦林在多种病证中使用苏合香丸，如中风、理气、妇科产后等。危亦林尤其重视香白芷的运用，不仅在外感头痛病中使用，在麻醉剂中也用，甚至疮肿科瘰疬的洗敷方也用白芷煎汤。动物药中，危亦林多用全蝎、僵蚕、地龙、斑蝥、麝香、犀角等。如治疗疮发溃烂的止痛拔毒膏（斑蝥、柳根、木鳖子、乳香、没药、麝香、松脂），治疗白虎历节风的麝香丸（川乌、全蝎、黑豆、地龙），治疗中风手足挛急的乌蝎丸（乳香、没药、地龙、全蝎、草乌、麝香、蜈蚣），治半身不遂、手足顽麻的蝎麝白丸子（半夏、川乌、白附子、天南星、天麻、全蝎、生麝香、防风）等。

对于芳香类的药物，危亦林主要取其理气、通窍、止痛的作用。危亦林非常重视气病的辨治，沉香降气汤、木香槟榔丸、神保丸、五香连翘汤、苏合香丸等方剂多用香药，能疏通阴阳壅滞，畅通气机，在气滞、积证、七情郁滞证、心卒痛证、咳逆证、小儿客忤等多种病证中使用。芳香药物辛而微温，能活血理气止痛，从魏晋六朝时期开始就不断运用到治疗创伤或溃疡的方药中。如葛洪治疗恶肉及风结气血的五香连翘饮，就选用了木香、沉香、丁香、乳香等芳香理气药；《刘涓子鬼遗方》中的五黄膏，也用丁香、青木香等药。宋代以来医家，对气及相关病变愈加重视。如张元素认为各种疾病都和“气动”有关；刘完素认为六气皆可化火，主张甘凉通气活血；李杲认为脾胃之气主升降沉浮。因而，调理气机的方药受到较多的重视和运用。危亦林正是在此背景下，灵活地运用芳香理气药来治疗各种病证。

危亦林对动物类的药物，以全蝎、蝎尾的使用最多，其次为白僵蚕、地龙、斑蝥、穿山甲、蜈蚣等，主要取其熄风止痛作用。最具代表性的，为治疗诸风挛急、遍体疼痛游走的妙应丸（穿山甲、全蝎、蜈蚣、麝香、草乌、地龙、没药、乳香、松脂、斑蝥、白僵蚕、五灵脂）。动物药不仅在眩晕、中风等病证中使用，治疗舌强难转、语音不正的正舌散中也用到蝎梢，疮肿类疾病的治疗中也多用动物药除风止痛，如治臁疮的槟榔散（全蝎、斑蝥、巴豆、槟榔）。其他动物药则各取所长，如麝香取其芳香通窍、犀角取其凉血、地龙取其通络等作用。

（六）公开家传秘方，重视民间单方

危亦林将自家五世从医的有效方剂，悉数整理在《世医得效方》中，毫无吝惜秘方之念。他公开的家传秘方中，有治疗五色痢的秘方、治疗水肿的秘传八方、治疗痈疽的十个秘方等。特别是治疗痈疽的十个秘方，都是危氏家族在丰富的临床实践基础上，根据各个方剂在临床中的疗效总结出来的有效方剂。对咽喉科十八种喉风证，在药物治疗上，除了列举一般通用方以外，还创制了不少外用有效方。

我国历史悠久，幅员辽阔，广大劳动人民在长期与疾病做斗争的过程中，积累了丰富的医疗经验，发现了大量行之有效的单方、验方，而且大部分流传在民间，所以称之为“民间单方”。它具有简（药味简单）、便（取材方便）、验（疗效好）、廉（不花钱或少花钱）等四大特点，深受群众欢迎。危亦林继承家学，勤求博采，对民间单方、验方极为重视，在《世医得效方》各科门中都有介绍。

例如，危亦林在“大方脉杂医科痰厥门”，介绍了治疗暴患痰厥、不省人事的单方（用生清油一盏，灌入喉中，须臾，逐出风痰，立愈）。在“诸疸门”介绍了治疗黄疸身眼黄如金色的单方（用东引桃根一握，水煎，适温空腹顿服）。《世医得效方》卷一“集治说”提到路途中暑之人，无药可急救，可以用路上热土敷脐中，或置患者于热土窝中代替汤淋，接着用解暑药，并急嚼生姜一大块，冷水送下；如果迷闷，则嚼大蒜一二瓣冷水送下。“秘涩门”介绍了治疗小便难、小腹胀的单方，用葱白三斤，细锉，炒令熟，以帕子裹，分作两处，更替熨脐下即通。“漩多门”介绍了治疗夜多小便的单方，取纯糯米糍一片，临卧，炙令软熟啖之……多啖愈佳，行坐良久，待心间空便睡，一夜十余行者，当夜便止。“失血门”介绍了治疗鼻衄不止的单方，用萝卜汁、藕汁滴入鼻中。“肿满门”介绍了治疗腮肿的单方，以赤小豆为末，敷之立效。“头痛门”介绍了治疗偏头痛的单方，莱菔汁一蚬壳，仰卧，左痛注右鼻孔，右痛注左鼻孔，或两鼻皆注亦可。在官方医学一统天下的局面下，这些民间单验方的收集，保存了百姓中流传的珍贵医疗资料。

（七）精选古方，方剂实用有效

《世医得效方》共载方剂3300余首，其中既有危亦林五代家传的经验方、单方和秘方，又收集了《伤寒论》《金匮要略》《备急千金要方》《肘后方》以及《局方》《重订严氏济生方》等经典医籍中的部分方剂，还搜集了很多行之有效的民间单方。正是由于危亦林注意吸纳新知，收集和挖掘民间单方、验方，临证加以运用，并收集在《世医得效方》中，从而保存了许多濒于失传的古代单方、验方，使其得以流传后世，为后世方书提供了许多翔实的资料。《世医得效方》中所收的古方，都经危亦林斟酌损益，并阐述本人的运用和体会，这对后世研究方剂具有极为重要的参考价值，也是危亦林对中医学做出的不朽贡献。

【临证经验】

一、骨伤整复理论的创新

危亦林继承了唐宋医学理论，并吸取阿拉伯的正骨术，在骨折的整复技术、麻醉方法及选方用药等方面，积累了大量经验。此书记载的正骨手法，有些是对前人正骨手法的发展，有些是危亦林首创，对后世骨伤科正骨手法的发展具有重大影响。尤其是，危亦林在本书中首次将力学中的重力知识运用于正骨手法，此举有着重要的意义，使正骨科成为独立的学科，为正骨科学打下了牢固的基础。危亦林骨伤整复理论，见于《世医得效方》卷十八的“正骨兼金镞科”一文中，文中细分“秘论”“正骨金疮脉候”“十不治证”“肠肚伤治法”“用麻药法”“用掺药法”“去恶血法”等篇目。

（一）注重骨折整复

对于“肩胛上出臼”，危亦林继蔺道人“靠背椅复位法”之后，又发明了两种方法，即“杵撑作凳法”和“架梯坠下法”。“杵撑作凳法”，是“用舂杵一枚，小凳一个，令患者立凳上，用杵撑在下出臼之处……令一人把住手尾，拽去凳，一人把住舂杵，令一人助患人放身从上坐落，骨节已归窠矣”（《世医得效方·正骨兼金镞科秘论》）。此法是利用自身的重力与助手的相对牵引力，沿伤肢纵轴方向，有力地牵引，再利用舂杵上端为支点的杠杆作用，将肱骨头顶入关节盂内。“架梯坠下法”，是用“两小梯相对，木棒从两梯股中过，用手把住木棒，正棱在出臼腋下骨节蹉跌之处，放身从上坠下，骨节自然归臼矣”。此法的原理，是利用自身重力与助手相反牵引力，沿伤肢纵轴方向进行牵引，再利用木棒为支点的杠杆作用，将肱骨头复位。现在中医骨伤科教材上介绍的“立位杠杆整复法”，即是由此法发展而来。以上两法的复位原理都是正确的，但是“杵撑作凳法”用力较大，易致肱骨颈骨折或腋神经损伤，一般不采用。

《世医得效方》对“手臂出臼”的论述和复位方法，与肱骨髁上骨折很相似，而并非肘关节脱臼。由于当时没有 X 光技术，将关节骨折误认为脱臼是有可能的。危亦林已认识到“手臂出臼”容易挫损筋脉，这一点与肱骨髁上骨折易合并血管神经损伤的病理认识相吻合。因此，《世医得效方》的“手臂肘出臼”，即是肱骨髁上骨折。他的复位方法是：“须拽手直，一人拽，须用手把定此间骨，搦教归窠。”现在使用的“卧位牵引复位法”与此法有相似之处。危亦林还非常重视复位固定后的功能锻炼，他说：“才服药后，不可放定。或时又用拽屈拽直，此处筋多，吃药后若不屈直，则恐成疾，日后屈直不得。”已认识到此种损伤易遗留关节强直的后遗症，加强功能锻炼确有必要，与现代的认识有相似之处。

《世医得效方》载有“手掌根出臼”，其实是桡骨下端骨折。他的复位方法是：“须锁骨下归窠；或出外则须搦入内，或出内则须搦入外，方入窠臼。”他还指出：“只用手拽，断难入窠，十有八九成痼疾也。”因为桡骨下端骨折，多向桡侧、背侧或掌侧移动，只用牵引，不用端提是很难矫正的。这是一种端提挤按的反向复位法，复位原理是正确的，对后世骨伤科临床有一定的指导意义。

对髋关节前脱位的复位，唐代蔺道人曾发明“手牵足蹬法”整复髋关节后脱位，对前脱位，没有复位方法。危亦林创造性地提出髋关节前脱位复位法，具体方法是：“脚大腿根出臼……或出前，或出后，须用一人把住患者身，一人拽脚，用手尽力搦归窠”，“用软绵绳从脚缚倒吊起，用手整骨节，从上坠下，自然归窠。”这是利用自身重力沿肢体纵轴进行牵引的复位法。这种用牵引力复位的原理，对后人有所启发。如现代临床使用的髋关节前脱位复位方法，即单独采用牵引法复位。

膝关节是比较稳定的关节，正像《世医得效方》所言，“此处筋脉最多”，脱位很少见。但是在强大暴力或特殊的扭转暴力作用下，亦可发生脱位。危亦林认为，膝关节脱位“与手臂肘出臼同”，特别强调脱位后的功能锻炼。复位后，要经常活动，不加固定，但必须防止再脱位。

对踝部骨折脱位，危亦林称作“脚板上交叉处出臼”，已认识到有内翻和外翻两种类型，并用“牵引反向复位法”进行整复。其方法是，“或骨突出在内，用手正从此骨头拽归外；或骨突向外，须用力拽归内，则归窠”。现代临床上使用的踝部骨折脱位复位法，即是由此法发展而来。

对于髌骨骨折后，关节内形成血肿，治疗“需用针刀去血”，以免碎骨在有血肿的关节囊内浮动，贴药后用“竹箍箍住”。

脊椎骨折，分屈曲型和伸直型两种类型。屈曲型占脊椎骨折的90%以上，其中70%以上发生在胸腰段，而以胸11椎、胸12椎、腰1椎、腰2椎为最多。危亦林发明悬吊法进行整复，悬吊法就是针对胸腰段的屈曲型脊椎骨折而设。治疗方法是，“用软绳从脚吊起，坠下身直，其骨使自归窠，未直则未归窠，须要坠下，待其骨直归窠”。此法也是利用自身重力，再加背伸（身直），将屈曲型骨折处牵开伸直而复位。其中“未直则未归窠”，蕴含着过伸复位法的原理。危亦林悬吊复位法不仅在我国医学史上是先例，在世界医学史上也是创举。现在，有人利用上述原理制成腰椎自动牵引机，治疗腰椎间盘突出症。

（二）提出“十不治症”，首论骨伤科创伤预后

危亦林在《世医得效方》卷十八中提出十不治症：“颠扑损伤，或被伤入于肺者，纵未即死，二七难过。左胁下伤透内者，肠伤断一半可医，全断不可治。小腹下伤内者，证候繁多者，脉不实重者，老人左股压碎者，伤破阴子者，血出尽者，肩内耳后伤透于内者，皆不必用药。”以上所言“不治症”，随着当今医学技术的发展已并非不治之症，但作为一种预后判断，对当今的骨伤科临床仍然具有启发思维的作用。危亦林所论“十不治症”，在预后判断方面有以下特点。

1. 强调脉候、脉症相符

“十不治症”之一的“脉不实重者”，在“正骨金疮脉候”所述较为明确。其云：“正骨金疮，须看脉候。如伤脏腑致命处，一观其脉虚促，危矣。伤处浅，命脉虚促，亦为后虑。伤至重，命脉和缓，永无虑也……或血出甚者，脉不要洪大，只要平正重实。”由此可见，脉搏虚实及脉搏与伤情是否相符，直接与患者的预后有关。不管伤情轻重，都以脉搏不虚促、不浮洪为佳。

2. 重视脏腑组织器官损伤

“十不治症”中有四个不治，直接提及脏腑、组织器官受到损伤。①“颠扑损伤，或被伤入于肺者，纵未即死，二七难过”。此所谓“伤入于肺”，相当于现代医学的肺创伤、气血胸之类，为临床重证。所说“二七”应视为一个大概数字。②“肠伤断一半可医，全断不可治”。当时，肠吻合术尚未出现，肠全断属难治之证。该书中仅有“肠及肚皮破者，用花蕊石散敷线上，轻用手从上缝之，莫待粪出”的记载。③“老人左股压碎者”，从临床角度看，为股骨粉碎性骨折，出血量一般都较大，加之为“老人”，预后相对要差些，至于左右之分不必拘泥。④“伤破阴子者”，这里“阴子”指男子睾丸。在当时医疗条件下，睾丸破裂确系难治。另外，“十不治症”中有三个“不治”间接提及脏腑，“左胁下伤透内者”“小腹下伤内者”“肩内耳后伤透于内者”，以上三条均明确提出了“伤透内”或“伤内”，这些部位之内皆为重要的组织器官，位居左胁下

有脾脏，小腹下有盆腔脏器，肩内为胸腔，而耳后处为颅底部，该处骨折极易伤损脑干。

3. 重视复合创伤及并发症

“十不治症”中，提到了“证候繁多者”。由于创伤的病因繁多，临床上往往表现复杂，复合性损伤及并发症也较为常见，处理起来比较棘手，有的可直接危及生命。由此可见，危亦林判断预后重视复合创伤及并发症。他还提到“血出尽者”，血液丢失过多可导致创伤性、失血性休克，是导致创伤患者死亡的最常见、最主要的原因之一。

（三）倡导多种方法并用治疗骨折

1. 手术治疗

对于一些复杂的骨伤疾病，如开放性骨折、粉碎性骨折、肚肠皮肉破损等，危亦林主张进行手术治疗。他制作了各式各样的刀、剪、钳、凿、针等手术器械，以麻缕或桑白皮线作为外伤科缝合线。提出施行手术应该遵守指征，谨慎小心，“须要详细审视，当行则行，尤宜仔细”。在“正骨兼金镞科”中，具体记载了一些外伤疾病的手术方法、步骤和过程，今天看来，这些记载还是比较科学、合理的。例如，治“脚手骨被压碎”的粉碎性骨折，“须用麻药与服，或用刀割开，甚者用剪剪去骨锋，使不冲破肉，或有粉碎者，与去细骨，免脓血之祸，然后用大片桑白皮，以二十五味药和调糊药，糊在桑白皮上，夹在骨肉上，莫令差错”。再如，治“肠及肚皮破者”，“用花蕊石散敷线上，轻用手从上缝之，莫待粪出，用清油捻活，放入肚内”；“肚皮裂开者，用麻缕为线，或捶桑白皮为线，亦用花蕊石散敷线上，须用从里重缝肚皮，不可缝外重皮”。危亦林的外伤手术法，已经达到当时的最高水平。

危亦林还清楚地认识到预防感染在外伤手术的重要作用。他指出，手术之后，必须“三日一洗，莫令臭秽”。伤口须“用糊药封角，切不可使风入之浮肿”；缝合线应以“花蕊石散敷之”以止血消炎；在“缝合肚皮”之后，“并不得封裹疮口，恐生脓血”。

2. 药物治疗

除手术治疗外，危亦林对骨伤科疾病的药物治疗颇有心得。他根据骨伤疾病筋断骨损、气滞血瘀、内外俱伤的病机特点，采用内服外敷相结合的方法，取得了很好的临床效果。他还巧妙地将活血养血、行气止痛、祛瘀退肿、接筋续骨之药有机搭配，治疗效果显著。

《世医得效方》中骨伤科方剂共有数十首，其中二十五味方和清心药方两方为基本方。其药物组成、功效、主治证及用法如下。

二十五味方：香白芷、紫金皮、刘寄奴、川当归、赤芍药、白芍药、黑牵牛、生地黄、川芎、川牛膝、乳香、没药、破故纸、木通、自然铜、木香、藿香、木贼、官桂、羌活、独活、半夏、骨碎补、草乌、川乌。功效以调理气血为主。本方“治颠扑损伤，骨碎骨折，筋断刺痛，不问轻重，悉能治之，大效”。用法：先择出自然铜、官桂、没药、乳香不炒者，其余药或炒或火焙，或晒干皆可，然后入不炒四味，同研为末，用蜜糊丸如弹子大，用黄丹为衣。

若伤及脏腑者，则用具有清热解毒、活血行气、凉血消肿、清心除烦功效的清心药方治疗。清心药方：降真香、香白芷、苏木、枳壳、藿香、牡丹皮、紫金皮、木香、丁香、木通、山栀子、大黄、莲子肉、沉香、人参、当归、川芎、羌活、独活、花蕊石、乌豆、灯心、赤芍药。相比二十五味方，此方中生地黄、赤芍、牡丹皮，具有凉血活血的功效；降真香、苏木、枳壳、木香、丁香、沉香，可以增强行气活血之功；另有凉血解毒的栀子、攻下逐瘀的大黄、化瘀止血的花蕊石、大补元气的人参等。凡外伤疾病所致“大小肠不通”“或恶血污心，或烦闷暴死”，均可服用。

危亦林还创造了具有行气活血、接骨续筋作用的自然铜散方，适用于气滞血瘀、肿痛较重者。药物组成：乳香、没药、苏木、降真香、川乌、松明节、自然铜、地龙、真血竭、龙骨、土狗。用法是“为末，每服五钱，用无灰酒调下。如病在上，食后服，病在下，空心服”。此方虽然也是在二十五味方基础上化裁，但由于药简效专，“治打颠折骨损断，正骨科中经验方也”，故为后世骨伤医家所喜用。

另外，危亦林创制的大紫金皮散，具有攻下逐瘀功效，适用于跌打重症，特别是胸腹内伤者。如损及肝肺，呕血不止，或瘀血停积于内，心腹胀闷者。药物组成是：降真香、紫金皮、续断、琥珀、无名异、蒲黄、牛膝、当归、补骨脂、桃仁各一两，大黄、朴硝各一两半。用法：为末，每服二钱，浓煎苏木、当归，酒调，并进三服，利即安。危亦林还创立了骨伤科外敷方剂，如木香匀气散。药物组成：木香、檀香、丁香、砂仁、豆蔻、沉香、藿香、甘草。方中重用行气活血、消肿止痛药。

危亦林还创制了以下止痛方剂。乳香散，治打扑伤损，痛不可忍者。药物组成：白术（炒）、当归（炒）、粉草、川白芷、没药（另研）、交趾桂、明乳香（另研）。用法：为末，每服二钱，酒调，痛时服。应痛丸，治折伤后，为血气所侵，手足疼痛。药物组成：生苍术（半斤）、补骨脂（半斤，半生半炒）、茴香（六两，炒）、骨碎补（半斤，去毛）、穿山甲（去腹，桑灰炒胀为度，柴灰亦可）、生草乌（半斤，锉如麦大）。用法：用草乌半斤、生葱一斤、生姜一斤，捣烂，将草乌一处淹两宿，焙干。连同前药焙为末，酒煮面糊丸，梧桐子大，每服十五丸。酒或米饮下。寻痛丸，具有止痛清心、行气活血作用。药物组成：草乌（去皮尖，生用）、乳香（火熨）、没药（火熨）、五灵脂各三两，生麝香（少许）。用法：为末，酒糊丸如指头大，朱砂五钱研为衣。每服一丸，薄荷、生姜研汁磨化。

在临床实践中，危亦林十分注重药物加减。他指出，“伤有深浅”，体有强弱，因此应“随其吉凶用药”，不能机械地固守一方。其阐发的骨伤用药加减方法切合实际，仍为今日所采撷。比如，“折骨者，则用后二十五味接骨方治之，再加自然铜、白芷、乳香、没药、川芎各五钱，立效”“若伤脏腑，用清心药加川芎、当归、赤芍药各三钱”“或被伤浮肿不退，用清心药加皂角、黄柏皮半两，入紫金皮散内敷之”“或筋断接筋者，用二十五味加续断半两”“或恶血污心不下，用后清心药加大黄、枳壳五钱”“凡损若不折骨不碎骨，则不可用自然铜，于药内除去，无痰则不用半夏”“老人有伤者，骨脉冷，每用加当归、川芎、川乌、木香、丁香、人参各五钱，去白芍药、生地黄，此亦是二十五味内加减”等。对于伴有内损脏腑的折伤，提出用大紫金皮散和没药丸治疗内伤。

除内服方药外，骨伤疾病还可用掺药、敷药。掺药，就是将药物研成粉末，直接撒入疮（创）口之内以助新肉生长、疮（创）口收敛。危亦林指出，如疮孔大者，可用药物洗净消毒，然后

“用降真香、龙骨、没药掺之，肉即生上”“疮孔上须用油单贴，待脓血汁出，莫待蔽塞。如夏月用药，以薄荷叶贴疮孔，一日一度汤洗；又用药掺，如肉上满疮口，用手搦不痛，如好肉一般，即用收疮口药敷上”。敷药，就是将药物制膏、研末、捣泥或炒热外敷、外贴于伤处。敷药因其药力直接作用于伤处，故往往“敷之大效”。危亦林运用敷药，独具匠心。治打扑损伤，臂臼脱出及一切痈肿未破者，“用生地黄研如膏，木香为末，以地黄摊纸上，掺木香末一层，又再摊地黄贴上，明日痛即止”；治刀伤血出不止，“用葱白一大握，炒熟捣烂，乘热敷定，痛与血随止，葱冷再易，立效”；疮口不合者，可“用黄丹、白滑石研细敷之”等。危亦林的敷药与掺药，弥补了骨伤科内服药之不足，内外用药，更能提高疗效。

3. 功能锻炼

危亦林强调对骨折复位整复后要经常进行关节功能锻炼，以防关节强直，功能丧失，尤其是膝关节损伤更容易发生关节僵硬，应引起注意。例如，治疗“破伤后筋挛缩不能伸”，“用大竹管，长尺余，钻一窍，系以绳，挂于腰间，每坐则举足搓滚之，勿计工程，久当有效”。又如，肘关节脱位整复之后，当于“服药后时时用屈立，不可定放”“若不屈直，则恐成疾，日后屈直不得”。这些重视锻炼以利肢体功能活动恢复的方法，不但丰富了我国古代骨伤科治疗的内容，而且为后来骨伤科学的全面发展开创了一条新路。

二、眼病诊治的理论创新

危亦林眼病诊疗理论，主要集中在《世医得效方》卷十六“眼科”篇，他在继承葆光道人八廓学说基础上，结合自己的临床实践经验，对八廓学说做了多方面的改进。

（一）对五轮学说加以发挥

危亦林阐明了眼睛各部位与气、风、肉、血、水五轮的配属关系。即“白属肺，气之精，气轮；黑属肝，筋之精，风轮；上下眼睑属脾胃，肉之精，肉轮；大小眦属心，血之精，血轮；瞳仁属肾，骨之精，水轮”。并对五轮各自病证的病因病机、临床表现以及常用治疗药物加以补充说明。其云：“风轮病，因喜怒不常，作劳用心，昼凝视远物，夜勤读细书，眼力既劳，风轮内损。其候眦头尤涩，睛内偏痛，视物不明，胞眩紧急，宜去风药。”“血轮病，因忧愁思虑，悲喜烦恼，内动于心，外攻于目。其候赤筋缠眦，白障侵睛，胞瞳难开，昏暮多涩，日久不治，失明愈深，宜清心凉血药。”“肉轮病，因多餐热物，好吃五辛，远道奔驰，驻睛骤骑，食饱耽眠，积风痰壅。其候胞眩赤肿，暴赤昏蒙，眼泪常盈，倒睫涩痛，瘀血侵睛，宜服醒脾药。”“气轮病，因凌寒冒暑，爱饮寒浆，肌体虚疏，寒邪入内。或痛或昏，传在白睛，筋多肿赤，视日如隔雾，观物似生烟，日久不治，变成白膜，黑暗难开。”“水轮病，因劳役不止，嗜欲无厌，大惊伤神，大怒伤志，加之多食酒面，好啖咸辛，因动肾经，通于黑水，冷泪镇流于睑上，飞蝇相趁于睛前，积聚风虚，或涩或痒，结成翳障，多暗多昏，宜补肾药。”

（二）绘八廓之图，将八廓与八卦加以联系

葆光道人对八廓学说有较详细的说明，但其书中没有定位图，无法确定八廓所指的具体部位及当时定位的情况。危亦林应用八廓学说对常见眼病做了病因病机的发挥，在治疗上使病位更趋

于明确和具体，并将八廓与八卦联系在一起。雷廓在腑属命门，如《内经》所述“太阳结于命门，命门者目也”，实属太阳经脉之命门。若雷廓血畿较粗，浮而易见，为太阳伤风；赤脉浮而色红为风热为患；赤脉浮而色淡红，兼鼻塞流涕，为风寒为患。乾廓在腑属大肠，坤廓在腑属胃，其病变与大肠和胃有关。若白睛血丝细碎，或乾、坤二廓血丝较多，色红者，为风热为患。若乾、坤两廓血丝虬曲色红而紫暗，兼大便干结者，多为肠胃热郁血瘀。此外，危亦林还论述其他各廓的病证，并在每一廓上配上天、水、山、雷、风、火、地、泽八卦的副名，来阐述病证，这是危亦林的论治特色之一。危亦林对八廓不仅首次配上天、地、火、水、风、雷、山、泽八卦副名，而且还将每一廓配属眼位，如“天廓传道肺、大肠，地廓水谷脾、胃，火廓抱阳心、命门，水廓会阴肾，风廓养化肝，雷廓关泉小肠，山廓清净胆，泽廓津液膀胱”。使人们能更具体、详尽地了解和掌握八廓学说的理论，从而更好地运用于眼科临床疾病的诊断与治疗。

（三）补充病因病机及临床表现

危亦林在葆光道人有关八廓眼疾的病因病机认识基础上，对八廓眼疾做了进一步补充说明，有利于定位辨病和辨证论治。如天廓（传送）之病，多为“云中射雁，月下看书，多食腥膻，侵冒寒暑”所致，症见“视物生烟，眦疼难开，不能辨认”；地廓（水谷）之病，多为“湿渍头上，冷灌睛眸”所致，症见“眼弦紧急，瘀血生疮”；火廓（胞阳）之病，多为“心神恐怖，赤脉侵眦，血灌瞳仁，热泪如倾”所致，症见“睑头红肿，睛内偏疼，热泪难开”；水廓（会阴）之病，多为“大劳，努力争斗，击棒开弓，骤骑强力”而致，症见“常多暗昏，睛弦泪多”；风廓（养化）之病，多为“枕边窗穴有风，不能遮闭，坐卧当之，脑中邪风，攻于风廓”所致，症见“黑睛多痒，两睑常烂，或昏多泪”；雷廓（关泉）之病，多为“失枕睡卧，酒后行房，血脉溢满，精宣闭滞，风虚内聚上攻”所致，症见“眦头赤肿，睑内生疮，倒睫拳毛，遮眼睛胬肉”；山廓（清净）之病，多为“因撞刺磕损，致令肉生两睑，翳闭双睛，若不早治，永沉昏暗，瘀血侵睛”；泽廓（津液）之病，因“春不宣解，冬聚阳毒，多吃脂肥，过飧热物”所致，症见“脑脂凝聚，血泪攻潮，有如雾笼，复见飞蜂缭绕，黑花常满，难于瞻视”。危亦林对八廓眼疾的论述比以前诸家都要详细，并选用了许多新的方药进行治疗，推动了八廓学说的发展和临床运用。

（四）倡导治眼疾以调理脏腑为要

在眼病的分类上，《世医得效方》采用了内障、外障归纳方法。危亦林对眼病辨证论治提出了新的见解，尤其从内施治外障眼病方面具有明显特色。如“倒睫拳毛”多发生于椒疮后期，睑内结瘢，内急外弛所致，因拳毛触刺黑睛，遂见“泪出涓涓，翳膜渐生”。危亦林认为“此乃脾受风热”，予以“五退散”清脾祛风散热；而“黑睛生翳”，宜先服“泻肝散”。认为本病病变在胞睑、黑睛，与脾肝两脏密切相关。而《秘传眼科龙木论》只言“肝家受热，膈内风虚”，以“细辛散”直攻其翳，更立“补肾丸”一方，与本病相去甚远。再如“漏睛”，《秘传眼科龙木论》谓其为“五脏多积风气壅毒，致令疮出眼中”，强调“切宜补治”。危亦林则认为，“此因心气不宁，并风热停留睑中”所致，予以疏风清热解毒之法，方用“白薇丸”。本病病位在两眦，与心相关，常惧风热，到了晚期，可用补法。危亦林在继承前人分类辨证基础上，不墨守成规，加以发挥创新，丰富了从内辨治眼病的方法体系。

在用药方面，《秘传眼科龙木论》总结了前人的用药经验，虽在组方用药上有一定特色，但与临床实际有不符之处。危亦林重视病因病机，再处方药，使药证相合，其突出特点在于从调理脏腑入手。指出："凡治病之道，要须药病相应，效同神圣，仍在泻实补虚，调治脏腑，方得痊愈。"如在论治眼病虚证时指出："眼目昏花，或生眵泪，久视无力"，为"肝血不足"，以"养肝丸"（当归、车前子、防风、白芍药、蕤仁、熟地黄、川芎、代赭石）治之；而肾气不足，可致眼目昏暗，瞳仁开缩，渐成内障，取"大补肾丸"（磁石、菟丝子、五味子、熟地黄、枸杞子、楮实、覆盆子、苁蓉、车前子、石斛、沉香、青盐）治之。危亦林还强调，肝肾常同时为病，"肝肾俱虚"则有"眼常黑暗，多见黑花，或生障翳，视物不明"，用"驻景丸"（菟丝子、熟地黄、车前子）治之。纵观危亦林描述的症状，多为内障眼病之征象，但用滋补肝肾之法，为后世治疗内障眼病开辟了道路。

眼病之虚证，责之脏腑，而眼病热、风、气之证，危亦林辨证，亦不离脏腑。其云："赤肿涩痛，热泪羞明"，为"心热上冲"所成，治以"分心气饮"。方中木通、赤茯苓等导心热下行。而"眼目昏蒙，渐生翳膜"是"肝受风毒"所致，治以祛风清热，方用"菊花散"。方中菊花、蝉蜕、木贼草、白蒺藜等入肝经。若怒气伤肝，肝气不疏，或食热物，饮酒伤脾，脾气不运，可致"目赤，眼胞紫，内生赤脉"，治以"木香流气饮"，方中有青皮、陈皮、香附、厚朴等调理脾胃之药。总之，危亦林将眼病的治疗与调理脏腑结合起来，体现了中医整体观念和辨证论治的特色。

另外，危亦林还总结了包括贴药、搐鼻药、洗药、点药、针法、灸法等治疗眼病方法的七十二症方和通治方，更加方便于临床运用。

三、针灸疗法的特色

《世医得效方》中，所载采用刺灸法治疗的56个病证中，灸法约占4/5。综观危亦林在针灸方面的医疗实践经验，其学术观点和灸治疗法有着鲜明的特色。

（一）阳证宜针，阴证宜灸

危亦林对阴证如阴毒、痼冷等虚寒之证，大多以灸治为主。在伤寒病诊治中，认为"阳毒之为病，乃阳气独盛，阴气暴绝。阴毒之为病，本因肾气虚寒，或因冷物伤脾胃，内伏既阴，外又感寒所致""阴毒疾势困重，面黑，四肢厥冷，则理中汤、四逆汤投之，未效则灼艾法惟良，复以葱熨法佐之，厥阴同此法治之"（《世医得效方·序》）。凡此虚寒诸证，大多取用气海、关元、神阙、百会、肾俞、膏肓俞等振奋阳气，祛寒、提升以挽阴回阳，乃宗"针所不为，灸之所宜，阴阳皆虚，火自当之"之经旨。

（二）灸补针泻，虚实相应

针灸之补泻，其作用在于调理机体之阴阳。《内经》中已有火温治虚寒而灸补针泻之概念。危亦林宗《内经》《备急千金要方》有关针灸的理论，主张"治颊肿及缠喉风等，又气急者，实热针足三里，虚热灸足三里"。其他如疟疾、腰痛、脚气等湿热邪实之症，亦用针法或刺络泻血法。在施灸方式上，除了艾炷直接灸外，还应用隔盐灸、隔蒜灸和隔药灸。

（三）针灸取穴少而精

《世医得效方》应用针灸治疗的56个病证，用穴104个。其中，经外奇穴6个，随症用阿是穴27个。每个病证大多仅用1～2个穴位，每一穴名后附述其位置和取穴法。随症1～2个加减穴，且配伍精当。在施灸取穴方面，视病证、病因部位而用竹箸大、麦粒大、绿豆大、雀粪大艾炷，或灵活地“大小以意斟量”，以定艾炷之大小。且多数用七壮、二七壮、三五壮等。

（四）灸治疗法有特色

《世医得效方》是一部论治灸法较多的方书。全书共有50多种病证选用灸法，涉及内、外、妇、儿及五官等各科。

该书所载灸法不仅用于虚证、寒证的慢性疾患，也用于实热性病证，为“灸有补泻，实证可灸”提供了宝贵经验。如“治胃中热病，灸三里三十壮，穴在膝下三寸”“治肺痈正作，吐脓血不已，肺俞灸二七壮”。“凡灸疟，必先问其病所发之处，先寻穴灸之亦可”，治取“大椎在第一椎下陷中宛宛中，灸三七壮至四十九，不止，或灸第三骨节亦可”“大陵穴在掌后两骨间，灸三壮立效”。此外，还记载有灸治脏腑实热所致的五毒疰、衄血、呕吐吞酸；因热毒蕴结而生的痈疽；由重阳发狂的狂痫不识人；上盛下虚的卒中等症。以上灸治经验，对现代针灸临床仍有很好的借鉴意义。

具体实施灸治疗法时，讲究灸治先后，灸疗壮数视病情而定。并且特别强调施灸先后程序的重要性。如灸治“中风失音，不能言语，缓纵不随，先灸天仓二穴五十壮……息火仍移灸百会穴五十壮……灸毕还灸天仓五十壮。始发先灸百会，则风气不得泄，内攻五脏，喜闭伏，仍失音也。所以先灸天仓，次百会佳。一灸五十壮，悉泄火势。复灸之，视病轻重，重者一处三百壮大效。凡中风服药剧者，但是风穴，悉皆灸之三壮，无不愈者，勿疑惑，不至心者，勿浪尽灸”。有时还需数个灸点同时起火，如灸治“石痈”之痈疽发肿坚硬不破，言“诸痈疽毒开阔不止，疼楚殊甚，以灸炷四枚围著所作处，同时下火，各灸七壮，多至十一壮佳”。

所灸壮数，也以病情轻重缓急而定。重病多灸，轻病少灸；虚证慢灸以补，实证猛灸以泻。对于重病、慢性病倡用小艾炷、多壮数治之，艾炷以麦粒大为标准，或如“小箸头大”“绿豆大”“雀粪大”。如“风翳患右目，灸右手中指本节头骨上五壮，如小麦大，左手亦如之”，壮数从数壮到数百壮不等。对病患初起，病证较轻的则用大艾炷（如小指头大）以猛火攻之，如“治伤寒初得一二日，但烈火灸心下三处……各灸五十壮”。

对于灸后护理，“以温汤浸手帕试之”“以柳枝煎汤洗后灸之”，以防感染，都是值得学习的经验。

为增强疗效，对某些疾病提出了“先外治，后施灸”的方法。如灸法“治痔疾大如胡瓜，贯于肠头，热如塘灰火，发则僵仆，以柳枝浓煎汤，洗后以艾炷灸其上三五壮。若觉一道热气入肠中，大泻鲜红血秽恶，一时至甚痛楚，泻后其疾如失”。治奔豚气，“先急作汤，以浸两手足，频频易之，后灸气海百壮……又灸关元百壮……又灸期门百壮”。奔豚气病是一种发作性疾患，因其发作时气从小腹上冲胸咽，故本法先用汤浸手足，有引气下归、温经通阳之作用，再予艾灸，功效更佳，显示了本病灸疗的一大特色。

本书介绍了施灸奇穴。全书所述施灸部位115处，列穴名70多个，并记载了“臣觉”穴（背上夹内侧，反手所不及者，骨芒穴上捻之，痛者是也）、“手逆”穴（在手腕后六寸），二穴均治狂痫；“天凭”穴（颈大筋前、曲颊下扶突穴后，动应手）治狂痫及卒中等，为他书所不载，临床可参考应用。

（五）各种治疗手段灵活运用

危亦林灵活运用针灸治疗，包括针法治疗、灸法治疗、针灸合用、针药合用、灸药合用。

1. 针法治疗

如针刺肩髃治疗热证肩痛；针刺承泣治疗目不明，泪出，瞳子痒，昏夜无见，口不能言等病证。

2. 灸法治疗

治阴证伤寒，灸气海、丹田、关元等穴；灸囟会穴治虚性头痛；灸胞门穴治疗妇人妊子不成，流产等。

3. 针灸合用

针刺入唇上端的兑端穴，再在上施灸；针刺上星穴治疗颊肿及缠喉风，伴气急者，实热证针刺足三里，虚热证灸足三里。

4. 针药并用

治虚性头痛，内服“天香散”，若“满头有块子者，切宜麻油针逐个针之”；治疗疔疮，在外用“蟾蜍膏”时，可先用“针破患处”，以便于用药。

四、时疫证治心得

（一）提出时疫病因

危亦林认为，“时疫流行，则当审其春当暖而寒，夏当热而冷，秋当凉而热，冬当寒而暖，是皆六气愆和，而生斯疾”（《世医得效方·集病说》）。显然，危氏的这种时疫病因学说源于王叔和“非其时而有其气”的观点，但仔细推敲，却又未必尽然。因为，在危氏的学说中，“六气愆和”，气候异常，只是“时疫流行”的外部条件，结合危氏论述的“痎疟”病因，“未有不由隔季所感风寒暑湿及饮食劳役瘴疠之气为之”（《世医得效方·集病说》），我们便可以发现时疫流行，尚有一个关键的因素，那就是“饮食劳役瘴疠之气”。并进而告诉人们，“六气愆和”“饮食劳役”“瘴疠之气”之间存在着密切的关系，共同构成时疫的流行条件。这对后世吴又可“戾气”学说的产生具有直接的启发意义。

（二）认识时疫具有流行性和传染性

对于疫病的传染性和流行性，危氏的认识早于吴又可300多年。他说，时疫“大则流毒天下，小则蔓延一乡一家，必辨其各季所因，不可以寻常微病目之。故重则祸至灭门，轻则病至危笃”（《世医得效方·集证说》）。危氏还认识到，时疫多是经空气由呼吸道传染所致，故当净化空气，并于鼻窍之中涂抹散疫消毒之品以预防感染，如瘟疫家宜用“大锅盛水二斗于堂中心”，以苏合香丸二十丸煎汤，“其香能散疫气”；“雄黄研细水调，以笔浓蘸，涂鼻窍中，与患者同床，亦不相染”（《世医得效方·集证说》）。这些见解中，将伤寒病与瘟疫病严格区分开来，已经达到了较高的科学水平，对瘟疫学说的发展产生重要影响。

（三）辨治时疫，强调时令

现代流行病学告诉我们，每一种传染病的流行，都有其特定的时间，即好发期。对此危亦林也有比较明确的认识，其根据疫病的不同症状表现和发病季节，将时疫区分为温疫、燥疫、寒疫、湿疫等不同类型。“发热腰痛强急，脚缩不伸，胻中欲折，目中生花，或啬啬憎寒复热，名曰温疫”“身体颤掉，不能自禁，或肉热口干舌破，咽塞声嘶，名曰燥疫”“头重颈直，皮肉强痹，或蕴而结核，起于咽喉颈项之侧，布热毒于皮肤分肉中，名曰寒疫”“乍寒乍热，损伤肺气，暴嗽呕逆，或体热发斑，喘咳引气，名曰湿疫”（《世医得效方·集证说》）。其证虽然百端，但辨证时，当抓住主症，参照季节，“因其时而详辨则得之”。在治疗方面，危氏善用人参养胃汤、十神汤、不换金正气散、柴胡石膏散、败毒散、大柴胡汤、五苓散、五积散等方剂。方中灵活地运用藿香、草果、厚朴、苍术、半夏、陈皮、黄芩、柴胡、茯苓等芳香化浊、辟秽祛邪、清热解毒药物，在瘟疫病的治疗史上有着里程碑的意义。

五、辨治内伤杂病的特色

（一）治眩晕，风、痰、虚诸证并举

眩晕是一种头晕眼花并见的临床常见疾病，对于眩晕发生的原因及其治疗，历代医家皆有论述。早在《内经》中，就有“诸风掉眩，皆属于肝”和“髓海不足”“上气不足”等记载。危氏根据自己长期的临床观察，在《内经》眩晕病机理论的基础上提出了治疗方药，并在朱丹溪“无痰不作眩”“治痰为先”及张景岳“无虚不作眩”“当以治虚为主”等理论问世之前，就提出了“痰虚作眩”说。

危亦林认为，致眩晕者，不外乎风、寒、暑、湿、七情、痰、虚等诸种因素的相互作用。这种观点无所偏倚，比较全面，也更符合临床实际。内外风并作者，“眩晕恶风自汗，或身体不仁，气上冲胸，战摇如在舟船之上”，治以川芎散（川芎、细辛、茯苓、白术、甘草、桂枝、生姜）；阳虚感寒者，“眩晕头痛，恶寒，耳鸣或耳聋”，治以三五七散（人参、附子、细辛、甘草、干姜、山茱萸、防风、山药）或姜附汤（干姜、附子）；伤暑者，“眩晕，烦闷不苏，用香薷散生姜煎吞下”（香薷、厚朴、白扁豆、生姜）；“冒雨中湿，眩晕，呕吐涎沫，头重不食，经久不瘥者”，治以芎术散（川芎、半夏、白术、甘草）；七情所伤，“脏气不行，郁而生涎，结为饮，随气上厥，伏留阳经。心中忪悸，四肢缓弱，翕然面热，头目眩冒，如欲摇动”，治以茯神汤（人参、麦冬、山药、前胡、熟地、枳壳、远志、茯苓、茯神、半夏、黄芪、甘草）；痰证眩晕或因冷食损伤脾胃，治以加味二陈汤（陈皮、半夏、茯苓、甘草、丁香、胡椒）；体虚痰甚者宜用顺元散（川乌、天南星、附子、木香）治之；失血过多，气血亏虚者，“头重目昏，眩晕不省，举头欲倒”，治以芎归汤（大川芎、当归）；下元虚弱，阴阳不得升降者，“上热下冷，头目眩晕”，其病至为危笃，当用人参茯苓姜枣煎吞服增损黑锡丹（黑锡丹头、川楝子、阳起石、木香、沉香、青皮、肉豆蔻、茴香、官桂、胡芦巴，香附、破故纸、乌药、磁石）。

（二）治消渴，肺、脾、肾三脏并重

消渴，《金匮要略》曾立专篇论述，提出消渴的病因病机主要是胃热、肾虚及肺胃津虚等。刘完素《三消论》对消渴一病加以阐发，言“若饮水多而小便多者，名曰消渴；若饮食多而不甚饥，小便数而渐瘦者，名曰消中；若渴而饮水不绝，腿消瘦而小便有脂液者，名曰肾消”，遂成为后来将消渴区分为上、中、下三消之宗本。危氏结合临床，融历代诸说，将消渴一病与三焦之脏对应汇交，分为肺消、脾消、肾消三类。在对消渴的辨证治疗方面，兼顾肺、脾、肾三脏，具有以下两个特点。

1. 用药不宜偏热偏凉

消渴多得之“饮啖炙爆”“酣饮过多”，或“思虑劳心，忧愁抑郁”，或“不自谨惜，恣情纵欲”，致体内“发积为酷热，熏蒸五脏，津液枯燥，血涩”“日就羸瘦，咽喉唇口焦燥，吸吸少气，不能多语，两脚酸，食倍于常，不为气力”“引饮无度”“小便频数”（《世医得效方·消渴》）。本病虚实夹杂，寒热互见，治疗上肺、脾、肾三消均应从滋润着眼，从平淡之品救阴助阳，而不应见热即寒凉下之，见虚即温热补之，此为大忌。故危氏指出，消渴“用热药则热愈甚，用凉药则愈见虚羸”。具体用药方面，他多选择天花粉、麦冬、天冬、石斛、干葛、扁豆、生干地黄、茯神、知母、小麦等甘润清灵、微寒微温之品，以清热泻火、养阴生津，滋涵肺、脾、肾三脏。即使如肾命火衰之消渴者，危氏也是多用肉苁蓉、破故纸、菟丝子、杜仲等平补药物。必用附子者，也佐以龙胆草之类苦以制其辛热，虑其损伤阴津，耗竭肾阴，加剧病情。消渴多患中焦，脾胃之生机须时时顾护，故慎用寒凉之品。如指出“丹石毒及热渴”而非用三黄丸之苦寒泻火药物者，当炼蜜为丸，“以意测度，须大实者方用”，并据四季变化，将黄芩、大黄、黄连三药分为大小不等之四种用药剂量。如在阳气初升之春天或阳气蛰伏之冬季，拟选小剂，恐苦寒太过而败脾胃，大凉之后而戮伤中阳。

2. 视病情上下同治

尽管可以按照病机之侧重，区分为肺、脾、肾三消，但由于脏腑的整体联系，经络的上下沟通，各脏之间又往往相互影响，使消渴出现较为复杂的临床病情。如肺燥阴虚，津液失于敷布，则中焦失运，肾失滋源；脾胃热炽，则又灼伤肺津，耗损肾阴；而肾阴不足，水火不济，则使肺脾受累，终致肺、脾、肾数脏俱损，上、中、下三焦之症同时并见。因此，辨证治疗时根据消渴的标本轻重，在判别主次的基础上，应兼顾上下而灵活施药，不能偏治一脏，不顾其余。

对于消渴的治疗用药，贯彻消渴上下同治的思想，注重协调肺、脾、肾三脏之关系，药物配伍极为恰当。譬如，在治疗肺消的真珠丸中，即以麦冬、天花粉、栝楼根汁为主药滋肺养阴，生津止渴。另配白扁豆健脾助运，知母、苦参、玄参益肾除热。脾消证用“茯神丸治消中烦热，消谷，小便数”。方中除运用人参、茯神、莲肉、黄芪等健脾养胃药物之外，还配伍生干地黄、麦冬、知母等滋养肺肾，分治上下。同样，其用双补丸治“肾虚水涸、燥渴劳倦”之肾消，熟地、肉苁蓉、菟丝子、鹿角胶等平补肾中阴阳之药为君臣，再分别佐以黄芪、薏苡仁、五味子、石斛等药同治肺、脾。危氏对消渴上下同治，肺、脾、肾并重的用药方法及其见解确有实际意义。

（三）治漩浊，注重安神志、收敛心气

漩浊，即尿浊。在危亦林所论“漩浊”中，还包括部分遗精和淋证内容。对于漩浊的发生，一般认为与脾肾两脏关系最为密切，因此，治疗多从脾肾入手，辨证用药不外补益脾肾、清利湿热、分清别浊几个方面。然而，危氏却在“脾浊”“肾浊”之外，独具匠心，深刻认识到漩浊与心神情志的关系，用较大的篇幅，附以较多的方剂，从心神方面治疗，从而开拓了漩浊治疗的新途径。

危氏认为，尿中之“浊”乃精血所化，为心神所固。若“七情不安”“思虑太过”，致心脏亏虚，神志不守，“心气不足”；或“触冒暑热”，致“心虚泛热”，终使“心脾失养，元阳气衰，脾精不禁”；或“水火不交”“肾精虚损，真阳不固”等。从而出现“漩有遗沥，小便经岁白浊，或淡赤，或如膏”，并兼有“惊悸怔忡”“身体拘倦”“举动力乏”“虚劳羸瘦”诸症。很显然，漩浊虽与心、脾、肾有关，但其根本却在于心，故处方用药应以心经为关键。养心神，敛心气，随证加减配伍。

在《世医得效方》中，危氏列述了数个养心安神、收敛心气的方剂治疗漩浊，充分反映了关于漩浊从心治疗的学术特点。例如，宁志膏（人参、酸枣仁、辰砂、乳香），“治心脏亏虚，神志不守，恐怖，赤浊，常多恍惚，易于健忘，唾卧不宁，梦涉危险”；远志丸（远志、茯神、益智仁），“治小便赤浊如神”；小温金散（人参、石莲肉、川巴戟、益智仁、黄芪、萆薢、麦冬、赤茯苓、甘草），“治心虚泛热，或触冒暑热，漩下或赤或白，或淋涩不行，时发烦郁，自汗”；瑞莲丸（白茯苓、石莲肉、龙骨、天冬、远志、柏子仁、紫石英、当归、酸枣仁、龙齿、乳香），“治思虑伤心，便下赤浊”。危氏紧扣心神病机治疗漩浊的学术思想和临床用药经验，精辟独到，讲求实际效果，具有进一步研究的价值。

【后世影响】

危亦林是元代医疗经验丰富的名医，在骨伤、疮肿、口齿、眼科等方面的理论建树颇多，发展了中医理论，是古代较有影响的医家。《四库全书总目提要》称赞危亦林的《世医得效方》“所载古方至多，皆可以资考据”。危亦林所选的方剂，都是家族五代常用的有效验方或是危亦林自创的验方。元代之前中国的正骨科记载很少，缺乏完整的理论。危亦林在《世医得效方》中专列“正骨兼金镞科”，又吸取了阿拉伯的正骨术，使正骨科成为独立的学科，功劳卓著，影响深远。

综上所述，危亦林家学渊源深厚，且精研医经，深究医理，疗效卓著；《世医得效方》不仅具有较高的临床指导价值，也是内容极为丰富的方剂学巨著；危亦林在骨伤科方面的成就可谓承前启后，其骨折复位手法的创新、麻醉剂的大胆革新，对后世都产生了较为深远的影响；其在眼科、疮肿等科的建树，也极大地丰富了中医临床诊疗理论。危亦林的医学成就与他高尚的医德、严谨的治学精神是分不开的，他悉心研究医学，毫不啬术自贵，公开家传秘方，都体现了一代名医的深厚学识和广阔胸怀。作为史上盱江名医的代表之一，危亦林在中医发展史上的贡献值得深入挖掘。

湖南中医药大学　罗尧岳　葛晓舒

【参考文献】

[1] 许敬生. 危亦林医学全书 [M]. 北京：中国中医药出版社，2006.
[2] 刘时觉. 四库及续修四库医书总目 [M]. 北京：中国中医药出版社，2005.
[3] 韦以宗. 中医骨科技术史 [M]. 北京：科学技术文献出版社，2009.
[4] 阙再忠. 中医骨伤科古医籍选 [M]. 北京：人民卫生出版社，1989.
[5] 蔺道人. 仙授理伤续断秘方 [M]. 北京：华夏出版社，2008.
[6] 陈自明. 妇人大全良方 [M]. 北京：人民卫生出版社，2006.
[7] 罗颂平. 中医妇科名家医著医案导读 [M]. 北京：人民军医出版社，2006.
[8] 徐荣斋. 妇科知要 [M]. 北京：人民卫生出版社，2006.
[9] 中华中医药学会. 中医必读百部名著：妇科卷 [M]. 北京：华夏出版社，2008.
[10] 宋乃光. 刘完素医学全书 [M]. 北京：中国中医药出版社，2006.
[11] 许洪. 增广太平惠民和剂局方 [M]. 海口：海南出版社，2002.
[12] 宋大仁. 伟大的正骨科学家危亦林 [J]. 江西中医药，1956 (8)：44.
[13] 危北海. 危亦林与《世医得效方》[J]. 江苏中医杂志，1982 (5)：46 -47.
[14] 王育学.《世医得效方》在骨科学术上的贡献 [J]. 北京中医学院学报，1983 (3)：47.
[15] 盛燮荪，方凡. 危亦林刺灸经验述要 [J]. 江西中医药，1985 (5)：36 -37.
[16] 危北海. 对危亦林《世医得效方》的学术探讨 [J]. 云南中医杂志，1987 (8)：29 - 31，47.
[17] 黄世福，蔡国弘. 谈《世医得效方》的灸疗特色 [J]. 江苏中医杂志，1987 (4)：42 -44.
[18] 常敏毅.《世医得效方》中十九畏药物并用的探讨 [J]. 中国药学杂志，1988，23 (9)：560 -562.
[19] 黄俊卿.《世医得效方》对骨伤科正骨手法的贡献 [J]. 广西中医药，1990，13 (5)：33 -35.
[20] 肖家翔.《世医得效方》眼科学术成就举要 [J]. 黑龙江中医药，1991 (3)：50 -51.
[21] 刘晓庄. 危亦林《世医得效方》骨伤科学术内容探讨 [J]. 江西中医药，1993，24 (2)：15 -17.
[22] 胡立敏. 危亦林创伤"十不治症"刍议 [J]. 江西中医学院学报，1995，7 (4)：8.
[23] 刘晓庄. 危亦林杂病治疗经验举隅 [J]. 江西中医药，1996，27 (2)：2 -3.
[24] 王保锁. 中医眼科八廓学说探讨 [J]. 卫生职业教育，2001，19 (6)：92 -93.
[25] 黎建. 浅谈危亦林学术思想 [J]. 实用中西医结合临床，2004，4 (6)：77 -78.
[26] 齐秀娟，陈建国，沈霖.《世医得效方》的骨伤科成就 [J]. 中国中医骨伤科杂志，2005，13 (5)：66 -68.
[27] 付笑萍.《世医得效方》校注"血崩"辨 [J]. 中医文献杂志，2008 (4)：25 -26.

[28] 邹来勇，涂国卿，汤群珍.《世医得效方》伤科证治特色［J］. 上海中医药杂志，2010，44（3）：56－57.
[29] 李强.《世医得效方》对古代日本接骨术的影响［J］. 中国中医骨伤科杂志，2010，18（4）：58－61.
[30] 罗尧岳，刘锐. 浅论危亦林学术思想对后世的影响［J］. 中国中医药现代远程教育，2011，9（3）：1－2.
[31] 徐春娟，陈荣，陈建章，等. 对元代名著《世医得效方》的研究［J］. 中国实验方剂学杂志，2012，18（14）：317－319.
[32] 邹来勇，何忠锅. 浅析盱江医家危亦林之《世医得效方》敷药特色［J］. 中医文献杂志，2012（4）：30－31.
[33] 相鲁闽. 危亦林及《世医得效方》［J］. 河南中医，2012，32（5）：590.
[34] 吴海霞，杨宗保，魏稼. 危亦林针灸学术思想探讨［J］. 江西中医学院学报，2012，24（5）：3－5.
[35] 徐春娟，裴丽. 浅析盱江医学的国际影响［J］. 中医杂志，2013，54（4）：273－276.
[36] 张佳丽，刘密，刘金芝.《世医得效方》灸法浅议［J］. 福建中医药，2013（3）：48－49.
[37] 卢娜环，谢强. 盱江名医危亦林喉科学术特点初探［J］. 江西中医学院学报，2014，26（2）：8－11.

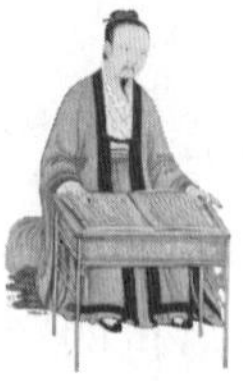

朱丹溪

内容提要

朱丹溪，名震亨，字彦修，号丹溪，生于元世祖至元十八年（1281），卒于元惠宗至正十八年（1358），浙江义乌人；金元四大家之一，撰有《格致余论》《局方发挥》及《伤寒论辨》《外科精要发挥》《丹溪心法》《金匮钩玄》《素问纠略》《本草衍义补遗》等10余部著作。朱丹溪先从名师学习理学；后师从刘河间之再传弟子罗知悌，尽得真传。其援理入医，提出“阳有余阴不足论”和“相火论”，对中医理论创新起到了重要的推动作用。他倡导辨证论治，将“气、血、痰、郁”作为辨证纲领，同时偏重“滋阴降火”，后世尊其为“滋阴派”的创始人。朱丹溪之后，受众者甚广并形成丹溪学派。其医学理论、临床经验，历经300年而不衰。其颇具创新性、实用性的学术思想和诊疗经验，对明清乃至近现代的中医学术发展，以及日本汉医后世派的形成与进步，产生了极为深远的影响。

【概述】

一、生平简介

朱丹溪，名震亨，字彦修，号丹溪，生于元世祖至元十八年（公元1281年），卒于元惠宗至正十八年（公元1358年）。义乌（今浙江义乌市）赤岸镇人。明代学者宋濂在《故丹溪先生朱公石表辞》中说："先生所居曰丹溪，学者尊之而不敢字，故因其地称之曰丹溪先生云。"朱丹溪著有《格致余论》《局方发挥》《伤寒论辨》《外科精要发挥》《丹溪心法》《金匮钩玄》《素问纠略》《本草衍义补遗》等10余部著作。朱丹溪是元代四大名医之一，后世将其与刘完素、张从正、李杲并称"金元四大家"。朱丹溪先从师名儒许谦学习理学，后师从河间之再传弟子罗知悌，尽得真传。其援理入医，提出"阳有余阴不足论"和"相火论"，倡导辨证论治，将"气、血、痰、郁"作为临床辨证的纲领。与此同时，偏重"滋阴降火"，开辟了中医临床辨证论治的新途径。后世尊其为"滋阴派"的创始人。朱丹溪为金元四大家中最晚出者，故其学术也受到刘河间、李东垣、张从正的影响。如其好友戴九灵在《丹溪翁传》中所说："乃以三家（刘、李、张）之论，去其短而用其长。"朱丹溪之后，受众者甚广并形成了丹溪学派。其医学理论、临床经验，历经300年而不衰。其颇具创新性、实用性的学术思想和诊疗经验，对明清乃至近现代的中医学术发展，以及日本汉医后世派的形成与进步，产生了极为深远的影响。

二、著作介绍

与朱丹溪有关的著述颇多，据有关文献记载，具名朱丹溪所撰医籍达20余种。但由于年代久远，部分著作佚已散佚。现存著作情况亦十分复杂，有朱丹溪本人所撰医书，也有其弟子整理编纂的医书，有的则是托名之伪作。现将相关著作成书情况及主要内容简介如下。

（一）现存著作

1. 本人所撰写的著作

（1）《格致余论》1卷

本书成书于1347年。书名含义，如其自序所言"古人以医为吾儒格物致知之一事"，故其名曰《格致余论》。全书共1卷，共载医学论文43篇，对医学理论、临床各科，以及摄生养老等均有独到的阐发。内容涉及内、外、妇、儿各科，所论相当广泛。全书收载"饮食色欲箴""阳有余阴不足论""治病必求其本论""养老论""慈幼论""倒仓论""相火论""房中补益论""张子和攻击论注"等40余篇。其中，"阳有余阴不足论""相火论"集中反映了朱丹溪的基本医学观点，对人体阴阳及相火理论加以深入阐发。如其分析人体之阴阳盈虚，认为阴气难成易亏，指出人体"阳常有余，阴常不足"；由于情志过极、色欲无度、饮食厚味等原因，易引起相火妄动、阴精耗损，则出现相应病变；在摄生养老方面，有"饮食色欲箴""养老论"等。朱丹溪认为，人体阴气不足，精血俱耗，是导致疾病与衰老的原因，主张去欲主静、饮食茹淡、戒色欲、养心收心、不使相火妄动，把养阴抑阳作为贯穿于人生自幼到老全过程的主要摄生原则。此外，在诊治方面，著有“涩脉论”“治病先观形色然后察脉问证论”“治病必求其本论”“大病不守禁忌论”等。在具体病证诊治方面，有“痛风论”“疟论”等；具体方药者，有“脾约丸论”“石膏论”等。在病因病机方面，朱丹溪重视湿热、相火，特撰“相火论”，指出正常相火虽为人身动气，但若因物欲妄动，则可成为贼邪；在治疗上，注重滋阴、养血、清热，反对滥用温补和盲目攻邪。书中论医儒结合之理，对后世医学发展产生了一定的影响。著名医家戴原礼、王履等皆列其门墙，后人私淑者尤众，皆以“阳有余，阴不足”为中心，弘扬师说，使养阴学说日益发展，甚至远播日本。

（2）《局方发挥》1 卷

全书凡 1 卷，属于医论著作。内容为《局方》一书之书评。成书于 1347 年。朱丹溪认为，宋代官修《局方》只列各方主治证候不载病原，立法虽简便而未能变通，遂以问答体例予以评论。全书针对《局方》配伍原则与辨证论治等共论述 31 条。每条均先设“或问”，提出问题，而后阐发个人见解，分析利害，阐明医理，引经据典，答疑解惑。着重阐发滋阴降火治疗法则。其指出《局方》常以温补辛香燥热之剂治病，死守成方、不求病源，偏向主张戒用温补燥热之法，力主追根溯源，尊《内经》及仲景之书，以复医学因病制方、辨证论治之旨。

（3）《本草衍义补遗》1 卷

《本草衍义补遗》，1 卷。成书于 1347 年。《本草衍义补遗》是对宋代寇宗奭《本草衍义》加以发挥之作。书中载药 189 种，皆根据个人临床心得体会进行论述。内容包括五行归属、气味归经、产地炮制、功能主治、禁忌鉴别等，但多针对《本草衍义》而言。补遗内容有二：一是纠正舛误，补充各药的功用主治、鉴别禁忌等内容。书中除 9 种药物的内容与原著相仿，其余均有不同程度的增补。二是新增了败龟板、御米壳等 36 种药物。该书还介绍了某些药物的使用要点与宜忌，尤其反对服食金石药，增补用药经验，多为临证心得。这些实践经验的直接总结是极其珍贵的，对丰富本草学的内涵多有发明。李时珍说：“此书盖因寇氏《衍义》之义而推衍之，近二百种，多所发明，而以诸药分配五行，失之牵强。”

2. 经门人整理的著作

（1）《丹溪心法》

《丹溪心法》为综合性医书，共 5 卷（一作 3 卷），由朱丹溪著述，明·程充校订，刊于 1481 年。此书并非朱氏自撰，由其弟子根据其学术经验和平素所述纂辑而成。《丹溪心法》书中，有程充《丹溪先生心法序》云：“景泰中，杨楚玉集其心法，刊于陕右；成化初，王季瓛附方重梓于西蜀，志欲广布海内，使家传人诵，不罹夭枉，其用心仁矣。而杨之集，篇目或有重出，而亦有遗，附以他论，使玉石不分。王因之附添诸方，多失本旨。充江左一愚，夙志于此，每阅是书，实切病焉。辄不自揆妄意，窃取《平治荟萃》经验等方，及《玉机微义》《卫生宝鉴》《济生拔萃》、东垣、河间诸书校之。究尾会首，因证求方，积日既久，复得今中书乌伤王允达先生，以丹溪曾孙朱贤家藏的本寄示，合而参考。”可见，明初的两种刻本（其一，景泰年间杨楚玉收集本书流行之遗稿予以刊行；其二，成化初王季瓛增加一些附方，重刊于西蜀），均有后世医家增附的内容。程氏为了尽可能恢复原著面貌，予以删订校正，即当前的流传本。

此书体例清晰，卷首有“十二经见证”“不治已病治未病”等6篇医论；而后5卷，分列以内科杂病为主的各科病证100篇，兼及其他各科。其论述病证，先引朱氏原论，次则记述朱氏门人戴原礼有关辨证的论述，并介绍治疗方剂。其中各病证的附录部分，对于病名的解释，对病因、证候、治疗等方面有相当深入的分析。全书比较集中和全面地反映了朱氏“阳常有余，阴常不足”的学说，以及气、血、痰、郁诸病治疗见解和丰富经验。其临床治疗虽重视补阴，但不拘泥专方，治法也比较灵活多变。该书是一部研究内科杂病和朱氏学说的重要著作。程氏称誉朱氏的学术经验“集先贤之大成”，确实并不为过。书中“别阴阳于疑似，辨标本于隐微，审察血气虚实，探究真邪强弱，一循活法，无泥专方”（程序），每被后人奉为圭臬而有“杂病宗丹溪”之誉。末附《故丹溪先生朱公石表辞》《丹溪翁传》两篇。

（2）《金匮钩玄》

《金匮钩玄》，3卷，由元·朱震亨述，门人戴原礼（一作戴元礼，名思恭，号复庵）辑补，约成书于元至正十八年（1358）。明吴馆刻《薛雪医案》（24种）辑录本书，并更名《平治荟萃》。本书原系朱丹溪课徒口述之笔录，后经戴原礼整理补述而成，不仅反映了朱丹溪学术思想与诊疗经验，而且也寓涵戴原礼学术之精粹。全书共3卷，并附医论6篇。卷一、卷二为内科、喉科和外科病证，包括中风、六郁、伤寒、内伤等98种病证。卷三有妇人经带胎产十六证、小儿吐泻黄疸、急慢惊风等二十二证主治方法。医论均属戴氏为阐扬师门心法而补述者。有关本书作者存在争议，但根据其内容和《四库全书总目提要》记载，本书应为“元·朱震亨撰，明·戴原礼校补”。书中有很多类似门人在老师授课或侍诊时的记录，多种病证残缺不全。但本书刊行之后素为历代医家所推崇，并成为研究丹溪学派重要参考文献。

（3）《丹溪手镜》

《丹溪手镜》，3卷。有学者认为，《丹溪手镜》亦系朱丹溪手笔，为朱丹溪毕生治学经验之结晶。如陈乾阳“刻丹溪先生手镜序”中曰：“独《手镜》一帙，为丹溪所秘，左右行游，常挟与俱，不轻以示人。”据明·吴尚默序，此书系朱丹溪亲撰，授其后裔，秘而不传，一直到朱丹溪逝世200余年之后，由其裔孙朱文英交出藏稿，1621年付梓问诸于世。从《丹溪手镜》可以进一步了解到朱丹溪的学术及其特点。该书内容言简意赅，不是为著书所作，而是记录心得和秘旨所成。是书分上、中、下3卷，共160篇。卷上论诊法、辨证、治法、经穴等，卷中论伤寒和杂病的治法、方药，卷下论内外妇儿各科的辨证、治疗。计有医论13篇，病证148种。较为系统、全面地体现了朱氏“阳常有余，阴常不足”的学术思想，以及临证善以气血痰郁诊治杂病的证治特色。其论诸病，大要以五脏为中心，以虚实为纲要，侧重剖辨其脉因证治之异，理、法、方、药一以贯之，是其毕生学验之总结，与朱氏其他著作互为表里，可资临证参考借鉴。陈乾阳评点是书，称“其文简质而旨奥衍，其洞人之脏腑阴阳而为之剂，往往于单辞片语辄能奇中，然大要渊源于黄帝语，非《素问》弗道也”。

(4)《丹溪医按》

《丹溪医按》，2卷，由元·朱震亨撰，戴原礼编辑，成书于1377年。后戴原礼授与广东王立方，经后人反复转抄校订。本书载风痫、风寒、寒热、痰饮、疟疾、痢疾、咳嗽、咳血、喘逆、泄泻、心痛、痛风、项背痛、胁痛等38类证治医案366则。医案简明扼要，治法精当，用药中和。

(5)《脉因证治》

《脉因证治》，旧题元·朱震亨著，清·汤望久校辑，初刊于清乾隆四十年（1775）。一般认为，本书非朱丹溪原著，系后人辑集朱丹溪诸书方论编成。全书分4卷，共70篇。卷一、卷二列卒尸、痹、痉、厥、伤寒、大头肿痛等内科病证27种；卷三、卷四除分载宿食、留饮、嗳气、吞酸、嘈杂、积聚、消渴诸内科病证外，还列述外科、五官、妇人、小儿等病证36种；附有杂证、杂治、脏证、七情证、杂脉、察视、汗等7篇医论。每述一病，首述脉诊，次审因辨证，最后论治法。脉、因、证、治一以贯之。既严守辨证求因，又有审因论治原则。四诊之中，强调首察脉象。是书历来被视为学医津梁。

（二）亡佚著作

1.《外科精要发挥》

《外科精要发挥》，是对陈自明所著《外科精要》之发挥。据《中国医籍考》记载，已佚。宋代医家陈自明（1190—1270）不仅擅长妇科，著有《妇人大全良方》一书，而且精通外科，他所著《外科精要》（1263）是中国医学史上最早以外科命名的外科专著。《外科精要》是一部很有价值的外科专书。该书刊出后不少医家如朱丹溪、熊宗立等人都给以校注或补遗。但据《中国医籍考》记载，此书已亡佚，详见宋濂“丹溪朱公石表”。

2.《伤寒论辨》

据《浙江医籍考》记载，已佚。

3.《宋论》

成书于1356年，应属朱丹溪之理学著作，未见。

4.《风水问答》

成书于1354年，应属朱丹溪之理学著作，未见。

其他著作，如：《丹溪本草》（见《菉竹堂书目》），《丹溪发明》（见清乾隆二十二年《婺源县志》），《丹溪医论》（见《菉竹堂书目》），《朱氏传方》（见《菉竹堂书目》），《丹溪治法语录》（见《医籍考》），《丹溪药要》（见《苏州府志》），《丹溪脉诀》（今存清代刘吉人选录《丹溪脉诀指掌》，收入《三三医书》中），《丹溪脉法》（见《古今医统大全》），《丹溪秘传方诀》（见《医籍考》），《丹溪随身略用经验良方》（见《述古堂书目》），《伤寒发挥》（见《续文献通考》），《治痘要法》（见《国史经籍志》），《素问纠略》（见《医籍考》）。已佚，成书年代及内容不详。

（三）托名朱丹溪的著作

1.《脉诀指掌图》

《脉诀指掌图》，1卷。一说李杲撰。成书于1248年。又名《脉诀指掌病式图说》。以指掌图说明脉象及其主病，对三部九候、五运六气、十二经脉、常脉病脉及其治法等予以解说。

2. 《胎产秘书》

《胎产秘书》，3 卷。旧署元·朱震亨撰，系后人托名之作。初刊于清乾隆七年（1742）。共载方近 150 首。书中对妇人胎前产后、饮食起居之宜忌及育儿须知多有论述。

3. 《怪疴单》

1 卷。约成书于元至正十八年（1358）。该本辑集医案，有称丹溪治者，有称李东垣、子和治者，故或为丹溪搜采，或为后人依托丹溪之名而题署。书中共载疑难怪证 71 例。各案先详言其症状，次明治验之方药，余如病因、病机、立法、治则等均略。全书用药以单方验方居多，其中颇不乏有临床参考价值者。

（四）与朱丹溪相关的著作

1. 《脉诀指掌》

旧题丹溪先生撰著，清·刘恒瑞选校。约成书于清末。又名《丹溪脉诀指掌》。本书系刘氏取《脉诀指掌图》选辑校录而成，后刊入《三三医书》。

2. 《产宝百问》

5 卷。旧题元·朱震亨编辑，明·王肯堂（字宇泰，号损庵、念西居士）订正。刊行于明嘉靖三十八年（1559）。是书设问百端，叙述妇人杂证、经、带、胎、产诸疾之证治。书中选方约 244 首，每证有一方或数方。

【学术思想】

一、学术渊源

（一）师从理学名家

朱丹溪为元代著名医家，《元史·方技传》无专载，附见于许谦传《宋元学案》，列朱丹溪于“北山四先生学案”，亦附载于许谦门人传中，反映了他与许派传人的密切关系。朱丹溪 36 岁时从师许谦，学习理学。许谦承朱熹四传之学，为当时的名儒大家之一。许谦及其上三代宗师：何基、王柏、金履祥，在金华地区递相授受朱熹理学。理学始创于北宋，发展于南宋、金元直至明清。代表人物有周敦颐、张载、程颢、程颐、朱熹等。理学在漫长的发展历程中，逐渐确立了其在思想界的主导地位。朱熹为宋儒理学之集大成者，他提出“天下未有无理之气，亦未有无气之理”，即理与气是同时存在的，且是密切结合而不可分的。理学对中医学，尤其是对金元时期的中医学发展，影响非常深远。其通过对中医学的渗透，促进了中医学术思想的活跃、学派间的争鸣，促进了中医学术的创新发展。而毋庸置疑的是，朱丹溪本人所处的时代背景和个人经历，促使朱丹溪改儒学医，成为将理学引入医学的第一人。理学思想对其医学思想的形成产生了重要的影响，促进了其医学思想的形成。朱丹溪的学术思想中，带有浓厚的儒家理学色彩，其将理学引入医学，集金元各家之长，被后世誉为“中国医学史上一位医理并通的医学巨匠”。

在朱丹溪的著作中，不但渗透了理学家的观点和哲理，而且多处直引其文。如《格致余论》“相火论”云：“太极，动而生阳，静而生阴。阳动而变，阴静而合，而生水、火、木、金、土，各一其性”“周子曰：神发知矣，五性感物而万事出，有知之后，五者之性为物所感，不能不动”；“周子又曰：圣人定之以中正仁义而主静。朱子曰：必使道心常为一身之主，而人心每听命焉”等。朱丹溪还将程颢的“天地阴阳之运，升降盈虚未尝暂息，阳常盈，阴常亏”的哲学思想引入医学领域，成为“阳有余阴不足论”的思想基础。此外，《格致余论》之书名，亦取自理学家所言“格物致知”，书中观点也多以理学思想为中心。《丹溪心法》之“心法”，亦本《大学》“诚意正心”之义。总之，朱丹溪医学思想的形成深受宋明理学影响。

朱丹溪接受了理学家“气生万物”的宇宙生成观，认为天地为万物之母，人之有形也是由“气”聚而成，“天地以一元之气化生万物……万物同此一气”。所以，人体之动也是绝对的、主要的。朱丹溪的宇宙动静观的思想基础，来自周敦颐的《太极图说》，即“无极而太极，太极动而生阳，动极而静，静而生阴，静极复动，一动一静，互为其根”。理学家主张“慎动”，这种动静观，对朱丹溪“相火论”的形成颇有影响。朱丹溪认为，“动”在人体就是“相火”，“其所以恒动，皆相火之为也”。相火有常、异之分，相火之常是人体生命活动的动力，而“相火妄动”则为贼邪，可导致一系列疾病的发生。此外，理学家认为“人欲”是万恶之源，倡导“存天理，灭人欲”。如朱熹曰：“饮食者，天理也；要求美味，人欲也”。朱丹溪也认为：“男女之欲所关甚大，饮食之欲于身尤切。”指出“徇情纵欲”之祸害。由此可见，朱丹溪把“存天理，灭人欲”的理学修养论引入医学，强调用“道心”控制“人欲”，以理智调控人之情志。

总之，朱丹溪深厚的理学素养，决定了其理论学说的独特之处。朱丹溪的“相火论”“阳有余阴不足论”等，正是基于其理学思想的创造性成果。理学家用“阳常盈而阴常亏”来说明天地阴阳运动的规律，朱丹溪则用“阳有余阴不足”来说明人体的生命状态和疾病状态；理学家用人欲去说明人性善恶，朱丹溪则用饮食色欲去说明病因病机，进而提出饮食养生和节欲的方法。理学家认为天下人欲横流，所以灾难层出不穷，朱丹溪则认为人之情欲无涯，所以阴易乏而阳易亢。朱丹溪以理学为宗，认识问题的角度及学习方法都以理学为出发点，其“阳有余阴不足论”“相火论”及其病因病机学说，均是以理学逻辑为基础而建立和发展起来的，具有浓厚的理学色彩。可以说，理学的思想，贯穿于朱丹溪的学术体系之中。

（二）研读中医经典

朱丹溪中年学医，始终有志于岐黄之道。其医学思想渊源于中医经典，可以在《格致余论》自序中得到印证。其云：“震亨三十岁时……遂取《素问》读之，三年似有所得……至四十岁复取而读之，顾以质钝，遂朝夕钻研，缺其所可疑，通其所可通”“知医之为书，非《素问》无以立论，非《本草》无以立方”。可见中医经典，特别是《内经》《伤寒论》等，在朱丹溪学医道路上所产生的重要影响。朱丹溪的诸多医学观点，都是在《内经》基础上发挥而来，如其倡导的相火论，其本源也来自于《内经》中的“君火以明，相火以位”的观点；再如《格致余论·治病先观形色然后察脉问证论》中有关诊法的论述，也是在《内经》诊法理论的基础上有所发挥；再如其养生理论中，强调顾护阴精为核心，探索养生的方法宜忌，注重饮食有节，反对滥用辛燥之剂，主张节制色欲等，都源自《内经》所论。《局方发挥》31 条中，就引证《素问》23 段、《难经》5 段，引经据典，以正其误。他晚年深有体会地说：“《素问》载道之书也”。可以说，朱丹溪深受《内经》的影响，而通过自己对《内经》的理解和发挥，逐步形成了独具特色的朱丹溪医学思想。

除《内经》以外，朱丹溪对于《伤寒论》和本草学方面也有深入的研读。如《慎斋遗书·吴序》所说，金元四家“各得仲景之一体”。朱丹溪为金元四家中最晚出的医家，对张仲景学术十分重视。如《局方发挥》曰：“仲景诸方，实万世医门之规矩准绳也，后之欲为方圆平直者，必于是而取则焉。”又说：“天之气化无穷，人身之病亦无穷，仲景之书，载道者也，医之良者，引例推类，可谓无穷之应用。”他对仲景学说，精究深研，多有发挥。

此外，本草学方面，朱丹溪基于对历代本草著作的理解和研读，对宋代寇宗奭《本草衍义》进行了补充和发挥，著成《本草衍义补遗》，将本草理论和临床实践密切结合起来，是对本草学的一大贡献。

总之，朱丹溪以岐黄之道为宗，发挥张仲景学术，并精研本草学，使之在理论、临床、药学等诸方面融会贯通，颇多建树，取得了卓越的学术成就。

（三）集金元医家之长

根据朱丹溪的习医经历和主要学术思想，可以说，其既属于河间学派，也属于易水学派，同时又是丹溪学派的创始人。宋濂说：“刘元素授之荆山浮屠师（俗称和尚），师来江南，始传太无罗知悌于杭。”罗知悌为江南高僧荆山浮屠的学生，得刘完素之再传，旁通张从正、李杲二家之学。罗知悌医术很高，且医德高尚，其“能词章、善挥翰。贫病无告，予之药，无不愈者，仍赡以调理之资”。朱丹溪是罗知悌高足，于理论、实践尽得其悉心指导。在朱丹溪的著作里，也可看出罗知悌曾“口授用某药治某病，以某药监某药，某药为引经”等。因此，朱丹溪之学术渊源与刘完素相关。如戴九灵《丹溪翁传》云：“乃以三家（刘、李、张）之论，去其短而用其长。”而且，从生存年代上来看，朱丹溪是金元四大家中最晚出的一家，在罗氏去世以后，朱丹溪仍继续研读刘完素、张从正、李杲、王好古等人的著作，得以汲取了金元各家之长，熔三家学术于一炉而集其大成。

综上所述，朱丹溪在理学背景下，研读中医经典，近承刘完素，旁通张子和、李东垣，通过融会贯通而形成了其独具特色的学术思想及临证经验。

二、学术特色

（一）阳有余阴不足论

从哲学角度来说，“阳常有余，阴常不足”的观点，最早源于北宋程颢、程颐。其云：“天地阴阳之运，升降盈虚，未尝暂息，阳常盈，阴常亏。一盈一虚，参差不齐，而万变生焉。”朱丹溪将此种观点引入医学，专门撰写“阳有余阴不足论”，认为无论从生理特点还是疾病表现、养生防治各个方面，均是“阳常有余，阴常不足”。他说：“人受天地之气以生，天之阳气为气，地之阴气为血”，故“气常有余，血常不足”。并阐明诸病多由“阳有余，阴不足”所致，主张以“滋阴降火”法治疗。“阳有余阴不足论”，是朱丹溪对人体阴阳盛衰的基本认识。朱丹溪学说的很多内容，都是这一观点的具体体现。

1. 倡导“阳常有余而阴常不足”

朱丹溪论及，古人之所以主张男近30岁、女近20岁时始议嫁娶，是因为此时“阴精”始成。但同时又指出，在现实中，往往由于饮食不节，色欲过度，生活起居失常，引动相火、耗伤阴精，这样很难保持人体的阴平阳秘。所以就人体来说，经常处于“阳常有余，阴常不足”的状态。他还从“天人合一”的角度分析说：“人受天地之气以生，天之阳气为气，地之阴气为血”；“天，大也，为阳，而运于地之外；地居天之中，为阴，而天之大气举之。”所谓“大气举之”，即天大而包地，阳多而阴少之义。又曰：“日，实也，属阳，而运于月之外；月，缺也，属阴，而禀日之光以为明者也。”日实月缺，又有阳多而阴少之义。追其本源，朱丹溪也受到《素问·太阴阳明论》所论“阳道实，阴道虚”的启发。其以日常满、月常缺的自然现象，比喻人体气血阴阳的变化规律，阐发“阳有余阴不足论”，指出人体之气血阴阳的状态为“阳有余而阴不足，气有余而血不足”。

2. 提出“阴精难成而易亏耗”

朱丹溪认为，人体受自然界阴阳二气的影响，发育过程也呈现阴阳消长的状态。朱丹溪注意到男女在14~16岁以前，阴气未充；而到中年之后，“年四十，而阴气自半”，又“男不过尽八八，女不过尽七七，而天地之精气皆竭矣”。由此而计，朱丹溪认为，“夫以阴气之成，止供给仅三十年之视听言动”。故从人的整个生命阶段而言，亦是“阳有余，阴不足”。此外，还从饮食、心理、房事等，分析阴精难成易亏之理。认为过度酗酒可以竭精，过激情欲亦可伤阴。指出：“人之情欲无涯，此难成易亏之阴气，若知何而可以供给也。”从人体动静的角度来看，认为：“心，君火也，为物所感则易动，心动则相火亦动，动则精自走，相火翕然而起，虽不交会，亦暗流而疏泄矣！”在《格致余论·饮食色欲箴》序中，特别提出色欲伤阴之理。其云：“眷彼昧者，徇情纵欲，惟恐不及，济以燥毒。”指出阴亏之体，应滋阴以和阳。若采用辛香刚燥之剂，非豆蔻、干姜，即丁香、肉桂，便会“积温成热，渐至郁火”，非但不能达到阴平阳秘之目的，反而使“阳亢于上，阴微于下”。他引用《素问·至真要大论》“久而增气，物化之常；气增而久，夭之由也”之论，明确指出滥用温燥之剂的害处，而且从阴阳学说角度，为“阳有余阴不足论”提供了理论依据。

3. 治疗提倡“滋阴”但不限于此

朱丹溪以天喻人，以物喻人，根据自然界阴阳的盛衰，如日月盈亏、水火胜负，强调人身中阳常有余而阴常不足，而湿热相火为病甚多，若发病则阳易亢、阴常乏。基于这种认识，其力倡“滋阴降火，清热燥湿”。临床证治本此而辨证、立法、用方、遣药，形成了较为成熟的保养阴精的学术思想。在治法上，朱丹溪也非常重视养阴法的运用，《丹溪心法》论火中，除“实火”外，提到“虚火可补”，他说，虽“气有余便是火”，但“不足者是气虚”，若“人虚火盛狂者，不应以苦寒之药正治”，而应该“有补阴即火自降，炒黄柏、生地黄之类，……阴虚证本难治，用四物汤加炒黄柏，降火补阴。龟板补阴，乃阴中之至阴也”。其对火热之证病机的认识和分析非常深刻。同时其根据对湿热相火的认识，创制了“大补阴丸”“虎潜丸”等，至今仍被沿用。另外，不难发现，朱丹溪用方中，很多都是以四物汤加减的，四物汤补血，其意血属阴，养血即所以养阴。“阳有余阴不足论”中，言“气常有余，血常不足”，其实也是阴常不足的另一种解释。所以养血和养阴实际目的是一致的。朱丹溪说的四物汤加炒柏，是降火补阴妙剂，其中黄柏降火，补阴则特指四物。此种治法几乎遍及朱丹溪的临床经验之中，不胜枚举。尽管后世医家对此褒贬不一，但是朱丹溪此说在辛燥滥用的年代里，还是另辟了一条清新的路径，为中医学的发展起到了至关重要的“纠偏”作用。

朱丹溪作为“滋阴派”的创立者和倡导者，因其理学背景的影响，认为“阳常有余，阴常不足”“阴难成而易耗”，并倡导滋阴保精养血，创立“大补阴丸”，善用四物汤类方剂，以其鲜明的学术特色在历代医家中卓尔不群。但应该注意的是，在朱丹溪的学术思想中，无论是对杂病的论治，对诊法的认识，以及养生、防病等各个方面，重视“滋阴”只是其中的一个方面。而后世评论朱丹溪为“滋阴派”，可以说在某种程度上夸大了朱丹溪“滋阴”的学术思想。这种倾向，不利于全面地认识和理解朱丹溪的学术思想和临床实践。有鉴于此，本文就朱丹溪的学术思想和临床诊疗特点，做如下综合分析。

（1）朱丹溪的生命观和疾病观

后世很多研究者认为，朱丹溪之“阳有余阴不足论”以及“相火论”等，仅仅是其对于人体生理特点的一种认识，这种认识是朱丹溪“援儒入医”的结果。并且朱丹溪认为，“阴常不足”本来就是人体的正常生理状态，而在对人体病变特点的认识等方面，朱丹溪认为人体的病变并不是以单纯的“阴常不足”为主。比如他对于多种内科疾病，均是根据疾病的具体特点，从不同角度多方面去考虑其病机所在。《丹溪心法》中，系统地诠释了《素问·至真要大论》所提出的“审察病机，无失气宜”，强调“必别阴阳于疑似之间，辨标本于隐微之际”，提出诊治疾病的模式应为：审病机－求病本－定治则，同时兼顾运气。因此，说朱丹溪就是滋阴派是不全面的，其临床辨证论治的法则，是值得后世学者重视和学习的。

（2）朱丹溪的诊疗观

在诊疗方面，朱丹溪重视“治病必求于本”。《丹溪心法》强调，“将以施其疗疾之法，当以穷其受病之源”。在重视保养阴精的同时，强调要顾护胃气。后世说“杂病宗丹溪”，说明朱丹溪在杂病辨证论治中倡导的“气病用四君子，血病用四物，痰者二陈汤，郁用越鞠丸”，对后世医家所产生的深远影响。《局方发挥》中，开篇强调“古人以神圣工巧言医”“医者，意也”，当“临机应变，如对敌之将，操舟之工”，而讽刺墨守成规者无异于“刻舟求剑、按图索骥”。朱丹溪批判《局方》，但并非完全否定。他批评的仅仅是当时医者滥用辛燥的用药习惯和不探求医理的诊病态度，从《局方发挥》中可以看出朱丹溪诊病辨证论治的精神所在。纵观朱丹溪的诊疗经验，我们可以看出其诊病并不完全是以“滋阴”为主，补虚、养血、化痰、散郁都是其常用的治疗方法。所以说，与其说朱丹溪是“滋阴派”，不如更加强调他诊病时所遵循的辨证论治精神。后世评论说朱丹溪一味偏重滋阴，强调滋阴降火，其实是有失偏颇的。

因此，认为朱丹溪属“滋阴派”，其学术观点过于狭隘，或认为朱丹溪根本不属于“滋阴派”，都是后人对其学术思想的误解，这两种观点都有失公允。事实上，朱丹溪宗理学，其学术观点中有偏于“滋阴”的一面，但更应该看到朱丹溪对疾病的诊疗是治病求本、辨证施治的。如此学习和研究朱丹溪学术，才能更加全面地掌握朱丹溪学术之精髓。

（二）相火论

朱丹溪的相火论，是其受宋代周敦颐《太极图说》的启发，在结合《内经》“少火”“壮火”之论，吸取李东垣之阴火说，探讨刘河间之“火热论”的基础上，总结人体生命活动及其病变的规律而提出的。相火，最早见于《素问·天元纪大论》。其曰：“君火以明，相火以位”。其含义是简单而朴素的，是与君火相对而言，指寄居于肝肾二脏的阳火，是人体生命活动的动力。朱丹溪的相火论，源于“阳有余阴不足论”，因而与理学相关学说的影响有着内在的联系。理学家周敦颐在《太极图说》中指出，宇宙万物的本源由“无极—太极—阴阳—五行—万物”。朱熹认为，宇宙万物是“理—气—万物”的模式。朱丹溪受此启发，论证五行之火产生于先天太极，认为人身有君火、相火之分。其云：“惟火有二，曰君火，人火也；曰相火，天火也”“形气相生，配于五行，故谓之君”“生于虚无，守位禀命，因其动而可见，故谓之相”。相火是人身动气，为生命之动力。人之生亦恒于动，这全是由于相火的关系。相火寄于肝肾二脏，肝主木，肾主水。人之情志、饮食不节，常易引动相火，煎熬真阴，此时相火便“为元气之贼”。

朱丹溪认为，相火并非存在于虚无缥缈之间。在自然界，火生于“木之气”或“水之气”。以人体而言，相火寄于肝肾两脏，故言“肝肾之阴，悉具相火”，即相火的基础是肝肾之精血，相火妄动必然过度消耗精血。其引用《易传》“吉凶晦吝，皆生乎动”，来说明“动”的二重性。一方面，他认识到：“天主生物故恒于动，人有此生亦恒于动。其所以恒于动，皆相火之为也”“天非此火，不能生物，人非此火，不能有生”。另一方面，朱丹溪又强调过动则“煎熬真阴”。他指出，肝肾两脏皆有相火，“其系上属于心，心，君火也，为物所感则易动，心动则相火亦动，动则精自走，相火翕然而起，虽不交会，亦暗流而疏泄矣”。他认为，相火是天火，如无物欲之累，就是生命动力；而心火则是人火，“为物所感则易动”，心动则相火随之而动。这种妄动的相火，就不再是生命之火，而是煎熬真阴的邪火了。朱丹溪称此火为厥阳之火。他提出：“相火者，此经所谓一水不胜二火之火，出于天造；厥阳者，此经所谓一水不胜五火之火，出于人欲。”朱丹溪对心火、相火、厥阳之火的认识，均受到理学思想的影响。

在朱丹溪的学说中，相火妄动、阴虚阳亢是病机的核心。因此，在防治相火妄动方面，朱丹溪一方面补水泻火；另一方面，则参照理学思想制定治疗原则。如朱丹溪指出：“儒者立教，曰正心、收心、养心，皆所以防此火之动于妄也；医者立教，恬淡虚无，精神内守，亦所以遏此火之动于妄也。”可见，朱丹溪将理学的心性修养方法，引入医学之中，使之成为防病治病的指导原则和有效方法。

（三）“气血痰郁”学说

朱丹溪以治杂病著称于世。朱丹溪弟子方广曰：“求其可为万世法者，张长沙外感，李东垣内伤，刘河间热证，朱丹溪杂病，数者而已。”明·王纶将其杂病治疗心法归纳为“气血痰郁”四个方面。朱丹溪认为，一切杂病不外乎气、血、痰、郁，在治法上，以气、血、痰、郁为纲，以六气致病为目，从而分辨标本先后、地土方宜以审病求因。其所用方剂，气用四君子汤，血用四物汤，痰用二陈汤，郁用越鞠丸，随证加减。朱丹溪在杂病辨证施治方面的影响，在某种程度上远远超出了“滋阴学说”，在中医学术发展中也占有非常重要的地位。

1. 气血

气血论治，是朱丹溪学术思想的重要组成部分，是其“攻邪宜详审，正气须保护”治疗思想在临床上的重要体现。在气血论治中，常用的四君子汤和四物汤以补气养血为主，说明朱丹溪出于保护正气的观点而独重其虚损不足，把有关气病、血病的实证基本归结于怫郁不畅而从郁论治。

《格致余论》在论述气血之间的关系及致病特点时提到：“血气者，身之神也，神既衰之，邪因而入，理或有之。若夫血气两亏，痰客中焦，妨碍升降，不得运用，以致十二官各失其职，视听言动皆有虚妄”。《局方发挥》气病门指出有冷气、滞气、逆气、上气等，“气之为病，或痞或痛，或不思食，或噫腐气，或吞酸，或嘈杂，或膨满。自气成积，自积成痰”。朱丹溪认为，气病可以导致血病，可以产生痰证，可以出现其他脏腑的多种病变。

在以气血为纲领辨证论治时，朱丹溪重在补虚，《格致余论》广泛强调重视气血，保护正气。但在治疗当中，也并非机械地搬用四君子汤成方，而是以参、术为补气要药；治疗血虚之病，朱丹溪则善用四物汤加减，而并不局限于专治女科诸病。朱丹溪医案中，记载其应用四物汤加减，治疗阴虚咳嗽、暑伤血分之疟疾、咳血、便血，血虚湿热所致的腿痛等，每获良效。

2. 痰证

朱丹溪对因痰致病尤为重视，在气、血、痰、郁四伤学说中，对痰证的论证颇为翔实。《丹溪心法》云：“凡痰之为患，为喘为咳，为呕为利，为眩为晕，心嘈杂、怔忡惊悸，为寒热肿痛，为痞隔，为壅塞，或胸胁间漉漉有声，或背心一片常为冰冷，或四肢麻痹不仁，皆痰饮所致。”又说：“百病中多有兼痰者”。朱丹溪将痰证分为湿痰、热痰、食积痰、风痰、老痰等，列出主治药物并阐明痰之部位。可以说，朱丹溪对痰证的临床表现、病机转变、诊法方药均有精辟的论述，极大地促进了痰证理论发展与诊治进步。

3. 郁证

朱丹溪论治杂病以“气血痰郁”为其辨证纲领，在气血痰郁之中尤为重视“郁”证，以论治“郁证”更有特色。《内经》提出木郁、火郁、土郁、金郁、水郁之“五郁”理论，朱丹溪在此基础上，综合了六淫、七情等致病因素，结合临床实践创立了“气郁、湿郁、痰郁、火郁、血郁、食郁”之六郁学说。

（1）六郁的病因病机

朱丹溪在《丹溪心法》中说：“气血冲和，万病不生，一有怫郁，诸病生焉。故人身诸病，多生于郁。”其强调情志变化在疾病发病中的作用，认为情志不畅会导致人体气机郁结，进而引起其他郁滞相因为病。因此，气血的郁滞是导致发病的重要因素。其弟子戴原礼评论说：“郁者，结聚而不能发越者”，属于“升者不得升，降者不得降，变化者不得变化”，传化失常，则会出现六郁之病。而六郁之中，以气郁最为关键，由于气机郁滞，影响脾胃正常运化水谷和水湿功能，可导致食郁和湿郁；影响水液代谢和津液的正常输布，则导致湿郁和痰郁；影响血液运行则导致血郁；诸郁久而化火生热，则可导致火郁。因此，六郁可单独为病，但一般情况下，多相因为病或转化兼夹为病。其中以气郁、痰郁、血郁三者为最常见，可引起多种疾病的发生。

（2）六郁的辨证论治

鉴于对六郁的认识，朱丹溪创越鞠丸治疗诸郁（气、血、痰、火、食、湿），以苍术、川芎为总解诸郁之药，随证再加入诸药。清·费伯雄《医方论》评述："岂一时而六郁并集者乎？须知古人立方不过昭示大法，气郁者香附为君，湿郁者苍术为君，血郁者川芎为君，食郁者神曲为君，火郁者栀子为君。"对后世学习和应用朱丹溪的临证经验有很大启发。

总之，朱丹溪认为体内之病患皆由气、血、痰、郁所致，其气、血、痰、郁理论一直指导着后世杂病诊治。正如程国彭《医学心悟》所说："杂证主治四字者，气、血、痰、郁也。丹溪治法，气用四君子汤，血用四物汤，痰用二陈汤，郁用越鞠丸，参差互用，各尽其妙。薛立斋从而广之，……务在平时，将此气、血、痰、郁四字，反复讨论，曲尽其情，辨明虚实寒热，轻重缓急，一毫不爽，则临证灼然，而于治疗杂证之法，思过半矣。"可见朱丹溪所提出的气、血、痰、郁之辨证论治体系，足为后人所效法。

（四）养生贵在养阴抑阳、去欲主静

朱丹溪不仅是著名的医学家，同时也是非常著名的养生学家。其滋阴养生、茹淡、房中摄养等独特的养生思想，在中医养生学中也具有相当的影响。朱丹溪提出："与其求疗于有病之后，不若摄养于无疾之先……未病而先治，所以明摄生之理。"由此可见其对养生保健的重视程度。其养生理论中，以养阴抑阳、去欲主静为基本主张。朱丹溪的"阳有余阴不足论"，强调人体在正常情况下，即存在阳易亢、阴易亏的趋势。此论提出的目的在于教人注意顾护阴精，使得"阴平阳秘"，才能达到身体健康、颐养天年愿望。而朱丹溪的养生理论，即是其"阳有余阴不足论"在养生方面的具体运用。理学之"存天理，灭人欲"的思想影响到医学，可以说是朱丹溪开风气之先。因而提出"主静"原则，把养阴抑阳作为贯穿于生命过程的主要摄生原则。其所著《格致余论》中的许多篇章，如"饮食色欲箴""茹淡论""房中补益论""养老论""慈幼论"等，都述及了养阴与摄生的密切关系，并谆谆告诫人们对阴气要"善于摄养"，要时时以保护人体阴精为要。其养生理论与方法有以下特色。

1. 茹淡饮食，使味不偏

朱丹溪本人善于摄养。据史料记载，朱丹溪70多岁时，仍形体矫健，精力充沛，面色红润而光泽。他概括的养生之法为"惟滋阴摄养、茹淡、恒动也"。所谓茹淡，主要表现在饮食方面。《格致余论》中的"茹淡论"，充分体现了他主张以清淡食品养阴护胃，反对肥腻厚味以伤阴的食养思想。同时，劝告人们"饮食尤当谨节"。他认为淡薄之食有益于健康，言"山野贫贱，淡薄是谙，动作不衰，此身亦安"。可以说，人之饮食五味分为两类，一类出于天赋，一类成于人为。谷菽果菜乃天之所赋，为自然冲和之味，人食之有补阴之功；人为之味则是由烹饪调和所添加的，可致残伐命。朱丹溪认为，各种食物有其味之偏性，守之茹淡可以收心降火，对养生有益；如过用偏厚之味，则会纵欲而火自内生。主张多食粳米、蔬菜而少吃肥鲜，否则会助阴火而致毒。

2. 推崇“倒仓”，清除郁积

《丹溪心法》中的“倒仓法”，也反映了朱丹溪养生思想的特点。朱丹溪认为，倒仓法可以“推陈致新，扶虚补损，可吐可下”。仓，乃“积谷之室”。倒，则是指“倾去积旧，使之洁净”。具体方法是，用黄色肥牯牛腿精肉 10kg 或 7.5kg，长流水于大锅内煮，以肉烂成渣为度，滤去渣，用肉汤再熬如琥珀色。令人隔宿不吃晚饭，于五更时分，密室不通风处，温服一盅，隔一会，再续服七八盅，饮时须慢饮，稍后则见吐、下，会出现身体皮毛皆痛。朱丹溪还介绍了在不同情况下使用“倒仓法”的注意事项。并且强调“上下积俱出尽”，必须达到大便中见胡桃肉状无臭气则止。之后睡一二日，如果觉得饿可以喝一点粥。三日后，可以进食少许菜羹。半月后，则觉精神焕发，形体轻健。朱丹溪介绍这一方法可以“沉疴悉安”“却疾养寿”。但后世对此方法争议颇多，主张慎用。

3. 房中养生，注重节欲

受理学思想影响，朱丹溪认为“人之情欲无涯”，要保护阴精，延年益寿，须“远彼帷薄，放心乃收”。为此，《格致余论》“色欲箴”中，提出“远帏法”和“收心法”。朱丹溪房中养生思想的根本是注重节欲，即从保护阴精的观念出发，倡导晚婚节欲，顾护精气。朱丹溪认为，人体阳常有余而阴精难成，所以时时告诫幼年时不宜过于饱暖，以护阴气；青年当晚婚，以待阴气成长；婚后当节制房事，摄护阴精。总之，朱丹溪处处以摄养阴精为要。

在“阳有余阴不足论”中，朱丹溪提出节欲的具体措施是：即逢三虚之时不可同房。三虚即一年之虚、一月之虚和一日之虚。四、五、六、十、十一月是一年之虚之时；上弦前、下弦后、月廓空，为一月之虚；大风大雾、虹霓飞电、暴寒暴热、日月薄蚀、忧愁忿怒、惊恐悲哀、醉饱劳倦、谋虑勤动，皆为一日之虚。逢此之时，则人身阴气消乏。古人认为，天地阴阳造化之机，日为阳，月为阴，人与天地相应，人身之阳气随着日落日升而消长，人身的阴气随着月圆月亏而盛衰。一月当中，上弦前至下弦后这一段时间，人体阴气最低，故当节欲以保阴精。再论一日之虚，凡大风大雾、虹霓飞电、暴寒暴热、日月薄蚀、忧愁忿怒、惊恐悲哀、醉饱劳倦、谋虑勤动，凡此种种皆为一日之虚。逢此之时，皆不可交接，犯之则伤精，于身为害。其他如病患初愈、疮痍正作，非一日之虚所能概括，当属病体之虚，其阴亏可知，更当分居以自保。若不注意养护阴精，则壮年即有老态。

基于朱丹溪的观点，成年男女时逢三虚便当节欲。然人之情欲无涯，相火易动，晓之以理固易，临事实施却难。朱丹溪深知此情，所谓“温柔之盛于体，声音之盛于耳，颜之盛于目，馨香之盛于鼻，谁是铁汉心不为之动也”。于是提出善摄生者，当于一年之虚的五个月，外出独居；如一月之虚，“亦宜暂远帏幕，各自珍重，保全天和”。

4. 正心收心，养性为要

朱丹溪同时吸收儒家观点，主张以儒家教义正其心为先，重视养性。提出人应该正心、收心、养心，使心不乱，以防止相火妄动。如同医家之“恬淡虚无，精神内守”一样，乃养生家之要诀。针对动易静难，朱丹溪特别重视养性，强调“主之以静”，提倡通过高尚的道德修养，来克服各种私欲妄念，也就是所谓“人心听命乎道心”。很显然，这种主张是渗透着程朱理学思想的。以儒家之理参悟医家养生之道，既效法北宋周敦颐倡导的“圣人是之以中正仁义而主静”，又推崇南宋朱熹的主张，“必使道心常为一身之主，而人心每听命焉”。夫人心有形，生而即有；道心无形，修炼始备。朱丹溪所倡导的以养阴为中心的养生方法，就是一个以静为核心的修炼道心的过程。即达到“使人心听命于道心而又主之于静”的境界。不但能抑制情欲的放纵，而且能控制自己的喜、怒、忧、思、悲、恐、惊的七情活动。但在主静的同时，朱丹溪还是倡导“动静结合”。他在“相火论”中，首先提出生命之所以能够延续，皆由于动。其云：“天主生物，故恒于动；人有此生，亦恒于动。”

此外，关于老年人养生，朱丹溪指出：“夫老人内虚脾弱，阴亏性急，胃热则易饥而思食，脾弱难化则食已而饱，阴虚难降则气郁而成痰。”因此，宜多食“谷菽菜果，自然冲和之味，有食人补阴之功”。朱丹溪还创制了“延寿丹”“还少丹”和“补天丸”之类的补药，专供老年人服用，以利于健脾温肾、益寿延年。

（五）批评《局方》之学

从两晋南北朝到隋唐，医学发展的总体特点是，在医疗实践方面积累了丰富的经验，其标志是大批方书的出现。这些名方，经过反复试验，确实疗效确切，并经官方医疗机构以标准处方的形式颁布，因此具有极大的权威性和一定的实践基础。如北宋时官方成立的“太平惠民局”和“和剂局”，经过一段时间对诸多方药的筛选和鉴别，选择出临床行之有效的方剂汇编成册。当时无论是民间还是医生，如遇疾病常以该书据证检方。这些名方的普及，固然对医生提供了重要参考。但由于当时某些医家墨守成规，对临床诊疗规律缺乏深刻的理论认识，导致当时《局方》盛行，方多药众，临床无所适从。

朱丹溪受其师罗知悌的影响，力纠时方之弊，特著《局方发挥》一书。书中指出：“医之视病问证，已得病之情矣。然病者一身血气有浅深，体段有上下，脏腑有内外，时月有久近，形志有苦乐，肌肤有厚薄。”所以主张要考虑“标本有先后，年有老弱，治有五方，令有四时；某药治某病，某经用某药；孰为正治反治，孰为君臣佐使”，强调医生治疗时要“贵乎其中”。因当时有些医生对《局方》常常过于拘泥，乃至“按图索骥”。朱丹溪虽身处《局方》盛行的时代，但其依然重视辨证论治。《局方发挥》虽然篇幅不大，但论证比较严谨，说理比较透彻，给后世医家以很大启示，使中医辨证论治的法则得到发扬。他反对滥用香燥之药，提倡苦寒补阴之法，对后世产生了很广泛的影响。

【临证经验】

一、诊疗思想与原则

（一）诊法

望诊方面，《丹溪心法》中有“能合色脉可以万全论”，《格致余论》中有“治病先观形色然后察脉问证论”，对诊法的认识非常独到。其临证重视形色之变，然后参合脉证，综合分析，辨证治病。如《格致余论》的“治病先观形色然后察脉问证论”，指出“形色既殊，脏腑亦异，外证虽同，治法迥别”。其在继承《内经》望诊理论和面部色诊的同时，指出“欲知其内者，当以观乎外；诊于外者，斯以知其内。盖有诸内者形诸外”“经曰：诊脉之道，观人勇怯、肌肉、皮肤，能知其情，以为诊法也”。由上亦可知，其以“形、色”统称望诊。

问诊方面，其临证必定询问病史、生活起居、饮食习惯、体质、习性等。《格致余论·治病必求其本论》载有病案两则，同为积食。朱丹溪反复询问患者，了解饮食嗜好。如案例1记载：“喜食鲤鱼，三年无一日缺”；案例2记载：“每日必早饮点剁酒两三盏”。将饮食之特殊嗜好，作为辨证论治的重要参考。

脉诊方面，提出诊脉注意事项：①“肥人责脉浮，瘦人责脉沉，躁人疑脉缓，缓人疑脉躁”。认为诊脉当因人而异，需考虑人之肥、瘦、躁、缓，不能盲目地取无过之脉。②列举《脉经》二十四部脉，认为诸脉大多相兼，不能只是单取一脉。③归类诊脉纲领，提倡以浮、沉、迟、数为纲，以候寒、热、虚、实。④诊脉必重取至骨，察看脉象有力或者无力，以辨病机之真假和虚实。在“涩脉论”中还提出，重按至骨以后当“以意参之，于证验之”，尤其强调取脉应因人而异。“治病先观形色然后察脉问证论”则提醒医者，临证宜先看形色，再察脉问证。

（二）治则

1. 治病求本，重在审因

朱丹溪特别强调“治病必求于本”，在《格致余论》中列有专篇论述。其云：“病之有本，犹草之有根也。去叶不去根，草犹在也。治病犹去草。病在脏而治腑，病在表而攻里，非惟戕贼胃气，抑且资助病邪”。他认为治病求本的基本方法是重在审因，找到疾病的根本问题所在。还举例说：“彼三人者，俱是涩脉，或弦或不弦，而治法迥别，不求其本，何以议药！”总之，朱丹溪诊病，重在求本，这个“本”就指的是“审因”，通过“因”而论“证”，寻根问源，方知疾病之根本所在，才能遣方用药。

2. 顾护胃气，不可妄攻

朱丹溪认为，“夫胃气者，清纯冲和之气，人之所赖以为生者也”。又说：“大凡攻击之药，有病则病受之。病邪虽轻而药力重，则胃气受伤，胃气者……惟与谷、肉、菜、果相宜。盖药石皆是偏胜之气，虽参、芪辈为性亦偏，况攻击之药乎。”认为虽病邪属实，但胃气伤者，不可妄攻。又云：“饮食失宜，药饵违法，皆能致伤。既伤之后，须用调补……恣意犯禁，旧染之证，尚未消退，方生之证，与日俱积……而伤败之胃气，无复完全之望，去死近矣”。认为病后当节食，不可嗜欲无节而伤胃气。

3. 主张王道，反对攻邪

朱丹溪治病，主张王道，反对张子和的攻邪疗法。他在《格致余论·张子和攻击论注》中分析说：“惟务攻击，其意以为正气不能自病，因为邪所客，所以为病也，邪去正气自安。因病有在上、在中、在下深浅之不同，立为汗、吐、下三法以攻之。”朱丹溪又云：“因思《内经》有谓之虚者，精气虚也；谓之实者，邪气实也。夫邪所客，必因正气之虚，然后邪得而客之，苟正气实，邪无自入之理”。其质疑张子和汗、吐、下三法，认为其法与《内经》、张仲景之意相悖。并且以自己从师伺诊的经历告诫后人，行医当“用某药治某病，以某药监某药，以某药为引经……并无一定之方”“自有攻补兼用者，亦有先攻后补者，有先补后攻者”，应当“随时取中”。并进一步强调说：“攻邪宜详审，正气须保护”。

二、内科杂病诊治举隅

朱丹溪对多种内科杂病的因、机、证、治都有独到认识和诊治经验。现以痰证、中风、鼓胀、脾胃病、痿证、咳嗽等为例，概述其诊治特点如下。

（一）痰证

朱丹溪治痰颇具特色。程充注《丹溪心法》谓：“丹溪治病，以痰为重，诸病多因痰而生”。因此，探讨朱丹溪治痰思想，是研究其内科杂病诊治经验的重要方面。

1. 指出“百病多兼有痰”

《内经》对“痰”没有明确的记载，自张仲景始有痰饮之说。隋代《诸病源候论》中有热痰、冷痰、诸痰等病候，开始对痰进行专门讨论。朱丹溪基于自身临床实践，在前人基础上加以总结与发挥，着重在痰的病因病机及致病特点上立论。其云：“痰之为物，在人身随气升降，无处不到。”认为痰之为病，来去无定，聚散无常，或停于五脏六腑，或客于经络四肢，会导致多种病变，因此提出“百病多有兼痰”。在其书中，不仅言及头晕、头痛、气逆、带下等病“多主于痰”，而且对中风、淋、浊、疝、痿、腹痛、胁痛、麻木等病证亦多从痰论治。在他所论述的百余种内科病证中，病因与痰相关者占半数以上，如“凡人身结核不红、不痛、不作脓，皆痰注也”“肥白人多痰湿”“眼胞、眼下如烟熏者，亦痰也”“患者诸药不效，关脉伏而大者，痰也”“（翻胃）有痰者，脉滑数”“痰郁者，动则气喘，寸口脉沉滑”等。由此可见，其从形体、色诊、脉诊等诊断痰证具有独到的经验。朱丹溪不仅看到痰证的临床表现十分复杂，而且指出痰之为病，“病似邪鬼……导去痰滞，痛乃可安”“风痰多见奇证”。说明朱丹溪已认识到有些“奇证”“怪病”乃因痰而致。

2. 治痰以顺气为先，治脾为本

气属阳，津液属阴。气血流畅则痰无以生，气滞而津液停聚，则变而为痰。朱丹溪提出，治痰以“顺气为先，分导次之”的创见，即所谓“善治痰者，不治痰而治气，气顺则一身之津液亦随气而顺矣”。同时还告诫说，如果治痰用利药过多，致脾气下虚，则痰不易祛除。在其所制祛痰诸方中，多配伍辛温行气之品。配伍的规律是，气滞轻者用陈皮、香附、木香，重者用青皮、莪术、枳实等。但顺气为先，并不等于顺气为主，更不等于治痰之剂一定要以行气药为君，因为痰浊亦可阻滞气机，尤其是痰浊壅盛者，痰不祛除，气亦无由而通。所以在朱丹溪所创制的治痰方剂中，大都使用逐痰化痰之品。

朱丹溪治气，不惟顺气一途。因为气之为患，不惟气滞，尚有气寒、气热、气虚之变。气之为患，易促生痰涎：气寒则水湿津液不得温化敷布，泛而为痰；气热则煎熬津液，结而为痰；气虚则津液无以化生，聚而为痰。其病因病机不同，治亦有别。朱丹溪一般是在辨证主方中，加入

相应的药物。如气热者加黄芩、黄柏、青黛；气寒者酌加附子、桂枝；气虚者加参、术。脾为生痰之源，若脾运不健，则津液不化，聚湿成痰；若脾健恒常，气顺津畅，湿弗能聚，则无痰以生。朱丹溪认为，治痰不求其本，滥用峻猛之剂，虽取效甚捷，但易伤脾气。如此之治，非但难以祛痰，反而后患无穷。“大凡治痰用利药过多，致脾气虚，则痰易生而多”。提出治痰“实脾土，燥脾湿，是治其本也”。主张以二陈汤为基本方，统治一身之痰证。

3. 倡“窠囊”之说，痰瘀并治

痰和瘀，均为阴邪，同气相求，相互影响，痰瘀同病，颇为常见。朱丹溪对痰、瘀相关较前人更为注重，首先提出“自气成积，自积成痰，痰挟瘀血，遂成窠囊”，主张痰、瘀同治。如论中风诊治，其云：“中风大率主血虚有痰，治痰为先，次养血治血”“若先不顺气化痰，遽用乌、附，又不活血，徒用防风、天麻、羌活辈，吾未见能治也”。尤其对中风出现半身不遂时，他主张“以四物汤加桃仁、红花、竹沥、姜汁”治之。这一认识，对后世医家治疗中风影响很大。再如，论治痰瘀肺胀，朱丹溪又用四物汤加桃仁、诃子、青皮、竹沥、姜汁之类。治痰瘀身痛胁痛，用控涎丹加桃仁泥丸，并认为凡人体内外所生包块，皆是痰浊死血积聚而成。指出：“气不能作块成聚，块乃有形之物，痰与食积死血而成也”。其所制血块丸，即用海石、三棱、莪术、桃仁、红花、五灵脂等破血化痰散结，治疗积聚成块，择其痰瘀多寡而治，开创了痰瘀致病之说。可见朱丹溪痰瘀同治的经验颇为丰富，很能启迪后人。

4. 以二陈汤为“治痰要药”，辨证加减

朱丹溪治痰极力推崇二陈汤，认为此方为“治痰要药”，以其为治痰基本方。在辨证用药上，则针对痰的不同性质，病变的不同部位，并结合体质状况精心选择，如“湿痰，用苍术、白术；热痰，用青黛、黄连、芩；食积痰，用神曲、麦芽、山楂；风痰，用南星；老痰，用海石、半夏、瓜蒌、香附、五倍子”。痰所在部位不同，用药亦有区别，如“痰在胁下，非白芥子不能达；痰在皮里膜外，非姜汁、竹沥不可导达；痰在四肢，非竹沥不开；痰结核在咽喉中，燥不能出入，用化痰药和咸药软坚之味。”他还总结了不少有特殊治痰功效的药物，如“鸡子能去风痰也”“枳实泻痰，能冲墙倒壁”“黄芩能治热痰，以易降火”“天花粉大治膈上痰热”“五倍子佐他药，大治顽痰”“瓜蒌、滑石大治食积痰，洗涤脏腑”“海石粉热痰能降，温痰能燥，结痰能软，顽痰能消，可入丸内，勿入煎药”等。朱丹溪的这些治痰经验，常为后世医家所取法。总之，朱丹溪治痰巧思妙悟，匠心独具，思路独特。其倡“百病多兼有痰”，并创“窠囊”之说，痰瘀并治，为后世取法者殊多。

（二）中风

朱丹溪对疾病的认识，既强调邪实的一面，也注重正虚的一面。对中风的认识尤其如此。关于中风的病因病机，认为“痰”是中风发生发展及转归的关键。《丹溪心法》云：“案《内经》已下，皆谓外中风邪，然地有南北之殊，不可一途而论，惟刘守真作将息失宜，水不能制火，极是。由今言之，西北二方，亦有真为风所中者，但极少尔。东南之人，多是湿土生痰，痰生热，热生风也。邪之所凑，其气必虚。”明确指出“中风大率主血虚有痰”。

他治疗中风的基本原则是“治痰为先，次养血行血”。治疗采用二陈汤和胃化痰。如无急证，则往往二陈汤与四物汤同用，标本兼治，使化痰不致伤阴，养血不致滋腻。如有痰涎壅盛者，口眼㖞斜、不能言者，皆当用吐法，如瓜蒂，或稀涎散，或虾汁、藜芦等。如虚者则不可吐，应用参芪补之。并强调血虚所用的四物汤俱用姜汁炒，恐“泥痰”。朱丹溪还从多年的临床实践中认识到，中风一般病程较长，病久必然入络，形成瘀血。因此治疗中风“及日久即当活血”。常常用四物汤吞活络丹，这一方法治疗中风后遗证确实疗效较好。同时，朱丹溪还告诫人们治疗中风不宜轻易使用汗下之法，“多汗则虚其卫，多下则损其营”。

（三）痛风

朱丹溪在《格致余论》中专门论述痛风的因、机、证、治。提到痛风的主要临床表现为“上肢百节走痛”“血受热已自沸腾；其后或涉冷水，或立湿地，或扇取凉，或卧当风，寒凉外搏，热血得寒，污浊凝涩，所以作痛”。而这种痛的性质属阴，所以入夜痛作较甚。“以辛热之剂，流散寒湿，开发腠理，其血得行，与气相合，其病自安”。关于痛风的主要症状，朱丹溪描述为“痛有常处，赤肿灼热”“浑身壮热”“夜痛为甚”等，类似于现代医学对痛风的症状描述。其病因除“内伤于七情，外伤于六气”外，还与“食味甚厚、涉冷感寒、久居湿地、嗜酒成性、年老体虚、情绪躁急”等密切相关。同时朱丹溪指出，病轻浅者应用性热燥湿药，“湿痰得燥即开，热痰得热则行”。但若病情严重，血少而属于虚证者，断不可以应用此类药物，以防劫阴。由此可见，朱丹溪的“养阴”思想贯穿于其临证治疗之中。

（四）噎膈

《丹溪心法·翻胃》云：“翻胃即膈噎，膈噎乃翻胃之渐。《发挥》备言：年高者不治，粪如羊屎者，断不可治，大肠无血故也。”此言在《金匮钩玄》中也有记载。朱丹溪认为，噎膈（翻胃）的主要病机为血虚、气虚、有热、有痰兼病，治疗应当选用童便、韭汁、竹沥、牛羊乳、生姜汁等。《医方集解》中引《丹溪心法》治噎膈方，有用韭菜汁二两、牛乳一盏、生姜汁半两和匀温服，主治翻胃噎膈者。戴原礼补充本病的辨证要点及预后说：“翻胃血虚者，脉必数而无力；气虚者，脉必缓而无力；气血俱虚者，则口中多出沫，但见沫大出者必死。有热者，脉数而有力；有痰者，脉滑数，二者可治。”同时朱丹溪治疗本病时，气虚者，在童便、韭汁、竹沥、牛羊乳、生姜汁的基础上，加四君子汤或参苓白术散或入驳驴尿；血虚者，则选用四物汤加童便；有痰则以二陈汤为主。同时，也列举了如烧针丸、枣肉平胃散等治疗方剂。后世《医学正传》中引丹溪方法 11 条，说明朱丹溪对本病的治疗，对后世影响深远。同时，朱丹溪指出本病切不可用香燥之药，而“宜薄滋味”。对此，清·汪昂在《医方集解》中解释到：“膈噎不通，服香燥药取快一时，破气而燥血，是速其死也。不如少服药，饮牛乳，加韭汁或姜汁，或陈酒为佳。丹溪禁用香燥药，所言补血、益阴、润燥、和胃、调中，却无其方，可以意会。治膈噎诸药，韭汁散瘀，竹沥、姜汁消痰，童便降火，人乳、牛乳润燥补血，芦根汁止呕，茅根汁凉血，甘蔗汁和胃，荸荠消食，驴尿杀虫，或加烧酒、米醋、白蜜，和诸汁顿服，亦佳。”

（五）鼓胀

朱丹溪对鼓胀定义为：“以其外虽坚满，中空无物，有似于鼓，其病胶固，难以治疗，又名曰蛊，若虫侵蚀，有蛊之义。”并且从《内经》理论出发，精辟地分析鼓胀病机。他认为，由于“脾具坤静之德，而有乾健之运”，所以脾具有能使“心肺之阳降，肾肝之阴升”的作用。如果脾能够正常发挥其生理功能，则人体不病。若“七情内伤，六淫外侵，饮食不节，房劳致虚，脾土之阴受伤，转输之官失职，胃虽受谷，不能运化，故阳自升，阴自降，而成天地不交之否。于斯时也，清浊相混，隧道壅塞，气化浊血，瘀郁而为热。热留而久，气化成湿，湿热相生，遂成胀满，经曰鼓胀是也”。指出鼓胀主病在脾，由于七情内伤、六淫外侵、饮食不节和房劳，导致脾虚失运，以致气机升降失常，继而形成气血痰郁等病变。郁久则化热，热壅则气化不利而生湿，最终湿热相合，壅滞于腹，胶结难化，而成鼓胀。针对这种病机，朱丹溪云：“以气之为病，痞闷壅塞似难于补，恐增病势。不思正气虚者不能运行，邪滞所著而不出，所以为病。经曰：壮者气行而愈，怯者著而成病，苟成气怯不用补法，气何由行？”进一步提出鼓胀的治疗大法“理宜补脾”“又须养肺金以制木”，同时“滋肾水以制火”。偏于虚者，腹部按诊不坚不痛，宜“温之，升之，以补为要”；偏于实者，腹部按诊坚而痛，宜“下之，消之，次补之”。其针对气虚、血虚、痰湿、瘀血等诸证病机的不同分别选方治之。同时，还注意利水并列举了相应方剂，如禹余粮丸、木香槟榔丸、温中丸、中满分消丸、紫苏子汤、人参芎归汤、抵当丸等。摄养调护方面，告诫“必须远音乐，断厚味”，对后世治疗鼓胀有一定启示。

（六）吐酸吞酸

朱丹溪在《局方发挥》中提到，《内经》认为吐酸之病机为热，而李东垣则认为属寒。朱丹溪则认为，吐酸与吞酸不同，其发病与热和寒均无直接关联。吐酸是吐出酸水如醋，由于平时津液随上升之气郁积而成。而郁积之久，会生湿热，故从火化，所以产生酸味。郁积日久，伏于肺胃之间，若肌表得风寒则会加重内热之郁积；若肌表得温暖，腠理开发，或进食温暖之汤水，津液得行，则症状会稍缓解。朱丹溪指出：“《素问》言热者，言其本也；东垣言寒者，言其末也。”认为本病是由于“热湿郁积”，加上肌表感受风寒，肺气失于肃降所致。故创寒热反佐、苦辛并用、开泄中焦湿热一法。

对于吞酸，《丹溪心法》也有记载。认为吞酸为“湿热郁积于肝而出，伏于肺胃之间”所致。治疗用炒吴茱萸反佐，必以炒黄连为君。二陈汤加茱萸、黄连各炒，随时令迭其位，使苍术、茯苓为辅佐，冬月倍吴萸，夏月倍黄连”。朱丹溪所创制的左金丸，为后世治胃病吐酸的常用方剂。《脉因证治》中，将嗳气、吞酸、嘈杂一并讨论，认为均属“胃中有火，有痰”。《金匮钩玄》也记载，嗳气属“胃中有火有痰”，而嘈杂则属“痰因火动”所致，并分列方药。

（七）咳嗽

朱丹溪对咳嗽的辨证论治也别具特色。《丹溪心法·咳嗽》中，将咳嗽分为风寒、痰饮、火郁、劳嗽、肺胀5种。《金匮钩玄》中，分为风寒、火、劳、肺胀、痰5种。朱丹溪对于不同类型的咳嗽，分别描述其症状，示人以方药。并结合四季变化和一日之中咳嗽的时间，分析病机，进行论治。其云：“春是春升之气，用清凉药，二陈加薄荷、荆芥之类。夏是火气炎上，最重，用芩连。秋是湿热伤肺，冬是风寒外来，以药发散之后，用半夏逐痰，必不再来”。其根据一日之中咳嗽的发作时间不同而辨证。“上半日多嗽者，此属胃中有火，用贝母、石膏降胃火。午后嗽多者，属阴虚，必用四物汤加炒柏、知母降火。黄昏嗽者，是火气浮于肺，不宜用凉药，宜五味子、五倍子敛而降之。五更嗽多者，此胃中有食积，至此时火气流入肺，以知母、地骨皮降肺火”。

此外，朱丹溪还提出对咳嗽各种兼证的治法。如兼胁下痛者，宜疏肝气；干咳嗽系火郁之证，乃痰郁其火邪，治疗应用桔梗开之，下用补阴降火之剂；肺虚者，人参膏、阿胶为主；阴不足者，六味地黄丸为要药，或知母茯苓汤为妙。并论述了肺痿的治疗，提出应分别其虚实寒热，养肺气，养血清金等。

三、妇科病证诊治

医家在临床上的某些诊疗特色，往往与其倡导的学术思想密切相关。朱丹溪对妇人生理特点的认识及其对妇科病的诊治即是如此。由于朱丹溪倡导“阳常有余，阴常不足”，亦将此说运用于认识妇人生理特点，指导经、带、胎、产等病诊治。

（一）妇人生理特点

朱丹溪认为，人体“阳常有余，阴常不足”，妇人也是如此。其云：“女子十四岁而经行。是有形之后，犹有待于乳哺水谷以养，阴气始成……女子四十九岁而经断。夫以阴气之成，止供给得三十年之视听言动，已先亏矣。”认为妇人阴血难成而易亏，指出妇人“气余血亏”的特点。因妇人以血为本，经、孕、产、乳皆以血为用，故机体常常处于阴血易亏的状态。

（二）妇人病的诊疗

朱丹溪认为，妇人“气余血亏”“以血为用”。《局方发挥》指出：“妇人以血为主，血属阴，易于亏欠，非善调摄者不能保全也”。《丹溪心法》又云：“经候不调，当以四物为主治”“凡妇人胎前诸疾，只须以四物汤为主，看证加减调治”“产后无得令虚，当大补气血为主，虽有杂证，以末治之。一切病多是血虚，皆不可发表”。以上所述，均体现了朱丹溪“阳常有余，阴常不足”的学术思想在妇科临床上的指导作用。其对于妇人病，大体分为月经病、产前调治、妊娠病、产后调治以及带下病等进行诊治，其诊疗理论和临床经验在后世有一定影响。

1. 月经病诊治

朱丹溪首次将月经不调的病因病机，概括为气血虚实几个方面，治法以气血虚实为纲，方选四物汤加味，养血调经为主，如其认为月经先期属血热或是气血俱热，月经后期属血少，后期如紫黑有块者亦属血热，后期色淡者属痰多等。对痛经诊治也有详细的记载，如经后而痛者，为虚中有热；经水将来而痛者，为血实（一说为气滞）；临行时痛，乃是郁滞有瘀血所致。治疗均选用四物汤加减。同时，其根据妇人体质辨证，认为“肥胖饮食过度之人，而经水不调者，乃是湿痰”，在诊治肥人经水不调时应注意“痰”的因素。治疗方面，治血虚所致经来后期，用四物汤加参、术；血枯而致经闭，治以四物汤加桃仁、红花；气滞血实而致的经来作痛，治用四物汤加桃仁、黄连、香附；血瘀而致的经行量少、或胀或痛、四肢疼痛，治用四物汤加延胡，没药、白芷等。此外，还创制了交加地黄丸、当归散、通经丸、红花当归散等方剂。朱丹溪对于月经病的治疗，以气血虚实为纲进行辨证，对后世诊治月经病亦有启示。

此外，《丹溪心法》还介绍了崩漏的诊治。其云：“夫妇人崩中者，由脏腑伤损，冲任二脉，血气俱虚故也。”对于李东垣所说的“崩漏”主于寒，朱丹溪不以为然，认为“崩之为病，乃血之大下，岂可为寒”？强调血去后其人必虚，应“大补气血”。并且提出“急则治其标”，以白芷汤调百草霜，或甚者可用棕榈皮灰来止血，而后再根据其气虚、血虚、寒热等不同情况，以四物汤加减治疗。

2. 产前调治

关于产前调治，提出产前当清热养血。《丹溪心法》论金匮当归散时说：“妇人有孕则碍脾运，运化迟而生湿，湿而生热则碍脾运。”故认为，胎前血虚挟热为重要病机之一，治疗应以“养血清热”为主。同时强调，“产前安胎，白术、黄芩为妙药也”“条芩，安胎圣药也。俗人不知，以为寒而不用，反谓湿热之药可养胎，殊不知产前宜清热，令血循经而不妄行，故能养胎”。由此可见，其强调白术、黄芩健脾养血清热安胎之功，奉其为安胎圣药，此经验一直沿用至今。此外，朱丹溪认为，胎堕的发生与“血气虚损，不足荣养；或劳怒伤情，内火便动”有关。究其本源，皆因为热，故主张采用健脾清热之法，并强调治疗时“曰热曰虚，当分轻重”。

朱丹溪在《格致余论》中，还详细记载了对转胞（妊娠尿闭）的诊疗方法。经过临床观察，指出孕妇禀赋较弱，兼有忧闷或急躁，或食味厚者多发转胞，并总结了一套行之有效的治疗方法。其以服药探吐的方法治疗妊娠小便不通，可谓颇具特色。如若尿闭病情危急，朱氏则采用阴道内托胎减压的方法，与服补药配合使用，体现了标本兼顾、内外结合的治疗原则。

同时，朱丹溪还对不孕症的治疗提出了自己的看法，他认为治疗不孕妇女当区分不同体质。如肥盛妇人不能孕育，是由于身中脂膜闭塞子宫，应用导痰汤治疗；而瘦怯妇人不能孕育，是由于子宫无血，精气不聚所致，当用四物汤等养血养阴之药，对后世诊治不孕症有一定启发。此外，其对于胎漏、恶阻、子肿、难产等，也均有其独到的认识和临床诊疗经验。

3. 产后病

关于产后调治和产后常见病，《丹溪心法》中列有“产后”专论。其主张“产后无得令虚，当大补气血为先，虽有杂证，以末治之”“产后有病，宜先顾正气”的原则，如产后血晕，因虚火载血上行，用鹿角烧灰与好酒及童便送下。产后中风，应大补气血，不可作风治，并要兼顾“痰”的因素。产后水肿，必用大补气血为主，少佐苍术、茯苓，使水自利。产后大发热，必用干姜。关于产后发热恶寒，认为皆非有余之热，属阴虚生内热，故以补阴药大剂服之。如恶寒发热腹痛者，当去恶血。对产后乳汁不行，则以“通草、木通、猪蹄煎服”，采用了通络与补血并用之法。若产后无子食乳，乳房胀痛结块，提出“无子当消，用麦蘖二两，炒研细末，清汤调下”，简便验廉，至今为乳妇回乳的首选方剂。

朱丹溪认为，瘀血滞留是新产致病的重要病机之一。其对产后瘀血留滞者，首重活血消瘀，方用血竭、没药、滑石，或用血竭、五灵脂为末。另有五灵脂、香附为末，以治产后恶露不尽、少腹作痛。还以单味五灵脂为末，酒或姜汤送服，以治产后血晕、昏迷不醒、冲心闷绝者，皆取其理血消瘀之功。

《格致余论》中有“难产胞损淋漓论”，其中有验案记载如下：“曾见因收生者不谨，损破产妇尿脬（膀胱），致病淋漓，遂成废疾。一日有徐妇，年壮得此，因思肌肉破损，在外者可补完，胞虽在腹，恐亦可治。遂诊其脉，虚甚。余曰难产之由，多是气虚，难产之后气血尤虚。试与峻补，因以参、芪为君，芎、归为臣，桃仁、陈皮、茯苓为佐，煎以猪、羊胞中汤，极饥时饮之，至一月而安。盖令气血骤长，其胞自完，恐稍迟缓，亦难成功。”这一精辟见解和宝贵经验，为后世治疗本病提供了借鉴。但其同时告诫，产后不可过于滋补，妄用热药。

4. 带下病

关于带下病的诊疗，认为赤属血，白属气，治疗应以燥湿为先。同时指出，漏与带皆属于胃中痰积流下，渗入膀胱；治可上取——用吐法及升提中气法，下用二陈汤，加苍术、白术等。其治法别出心裁、独具一格。此外，指出带下病的诊治要分别体质，肥人多是湿痰，而瘦人多为热，治应各有侧重。

四、儿科病证诊治

（一）小儿生理特点及其喂养

《格致余论·慈幼论》说：“人生十六岁以前，血气俱盛，如日方升，如月将圆，惟阴常不足，肠胃尚脆而窄，养之之道，不可不谨。”他认为小儿的生理特点，为“肝只有余，肾尚不足”“脾常不足”。基于此论述小儿喂养方法的重要性，其中涉及小儿日常穿衣、饮食、起居、乳母等诸多方面。而且朱丹溪强调，小儿不仅生活习惯与其健康关系密切，更应该注意到对其德性的培养，这是关系到小儿身心健康的大事。如《格致余论》中指出：“乳母禀受之厚薄，情性之缓急，骨相之坚脆，德性之善恶，儿能速肖，尤为关系。”

（二）小儿发病与母体相关

朱丹溪认为，小儿发病与母体环境密切相关。“儿之在胎，与母同体，得热则俱热，得寒则俱寒，病则俱病，安则俱安。”并且首次明确提出“胎毒”之说。其云：“凡一岁以下有病者，多是胎毒，并宜解毒为急。”认为儿科疾病中，尤其是传染病的发生，与“胎毒”有着密切的关系。其指出：“疹痘皆胎毒所发”。又言：“凡小儿有病皆热”。《格致余论》记载朱丹溪诊治其次女的病案：因母体有热，孕时又恰逢夏季暑热天气，没有及时遵医嘱服用四物加黄芩、陈皮、生甘草、木通以养血清热，后其子两岁生疮，后患痎疟。朱丹溪感慨说，若于孕时确守前方，何病之有？书中还记载两例：一例头疮，系其母孕时喜食辛辣热物；一例 8 岁得痫病，系胎中受惊。以上提示母体对于胎儿生长和小儿发育的重要性。

（三）儿科诸病候诊治

朱丹溪基于“阳常有余，阴常不足”的思想，认为小儿发病特点为“肝常有余，肾常不足”。指出小儿诸病也应注重养阴，并指出六味地黄丸立意极好。朱丹溪对儿科阴虚体质及热病伤阴者，采用滋阴方法治疗，具有一定的学术影响。

对于儿科诸病候的诊治，朱丹溪均有较为精辟的论述。如小儿急慢惊风，认为可用涌吐法治之，使用重剂瓜蒂散；轻者可用苦参、赤小豆末等。但其具体指出，急惊风属热痰，当吐泻之；慢惊风为脾虚，应先实脾土，后散风邪，可用朱砂安神丸。如小儿食积，认为多属湿热食积，痰热伤乳，病在肝与脾。同时，介绍了一种小儿预防疾病的方法，新生儿可在初次喂乳之前，给予火上炙熟的甘草熬水，用新棉蘸滴于新生儿口中，片刻则吐痰及瘀血，再给予正常喂养，长大后则健康无病。此外，还介绍了小儿患疳病者所使用的五积丸、肥儿丸、集胜丸、大芦荟丸等，有些方剂沿用至今。对于小儿夜啼，认为属邪热乘心，用钩藤散治疗。小儿痢疾，应用黄连、黄芩、陈皮、甘草治疗，认为此病多与食积有关，用木香槟榔丸之类。朱丹溪对钱乙的临床经验十分推崇，在论及夏月小儿吐泻时，其云："用益元散，钱氏五补、五泻之药俱可用。"对于小儿腹痛，认为多因邪正交争，与脏气相击所致，主要根据望诊所见辨证施治。指出如挟热作痛者，临床应表现为面赤、壮热、四肢烦、手足心热，用四顺清凉饮加青皮、枳壳；挟冷作痛者，可见面色白或青，冷甚则面色黯黑，唇爪甲皆青，可用指迷七气汤；冷热不调者，用桔梗枳壳汤加青皮、陈皮、木香、当归。

五、外科病证诊治

朱丹溪不仅熟谙内伤杂病，而且对疮疡、痈疽等外科疾病亦有很深的研究，故有"杂病宗丹溪"之誉。他曾著有《外科精要发挥》，基于丰富的理论与实践，对宋代陈自明编撰的《外科精要》进行评述，畅发外科义理，发挥治疡心得。虽然此书已经散佚，但朱丹溪其他著作中，仍记载有疮疡诊治的丰富经验。

《丹溪心法》中，记载了他对痈疽的看法。其云："痈疽因阴阳相滞而生。盖气阳也，血阴也，血行脉内，气行脉外，相并周流。寒与湿搏之，则凝滞而行迟，为不及；热与火搏之，则沸腾而行速，为太过。气得邪而郁，津液稠黏，为痰为饮，积久渗入脉中，血为之浊，此阴滞于阳也。血得邪而郁，隧道阻隔，或溢或结，积久渗出脉外，气为之乱，此阳滞于阴也。百病皆由于此，又不止于痈疽而已""阳滞于阴，脉浮洪弦数；阴滞于阳，脉沉细弱涩，阳滞以寒治之，阴滞以热治之"。明确提出，痈疽的病机为阴阳相滞、气血为乱，并且提出痈疽的临床特点和诊疗法则，并区分痈疽的阴阳属性等。

【后世影响】

朱丹溪是金元四大家中最晚出的一家，从其个人经历、师承关系等方面看，朱丹溪之医学思想，集理学和金元医学之大成，并吸收刘完素、张从正、李东垣的学术思想和临证经验以为己所用。朱丹溪弟子众多，通过师徒授受，学派传承，其学术思想及临证经验经久而不衰，不仅对后世中医学术发展产生了非常深远的影响，在日本及古代朝鲜也得到广泛的传播与运用。

一、历代评价

朱丹溪善于博采众长，融汇新知，以临床实践作为根基，创立"丹溪学派"，得到了后世医家高度的赞誉和评价。如明代医家方广说："求其可以为万世法者，张长沙外感，李东垣内伤，刘河间热证，朱丹溪杂病，数者而已。然而丹溪实又贯通乎诸君子，尤号集医道之大成者也。"（《丹溪心法附余》序）所谓朱丹溪“贯通诸君子”，是因为其“阳有余阴不足论”，是对刘完素之火热论、李东垣之脾胃论的发挥；而其强调既不可妄攻，又不能蛮补，又是对张从正、李东垣学说的补充。历代对于朱丹溪的评价，褒贬不一；对于他提出的“阳常有余，阴常不足”论，后人也有持不同看法。如张介宾就认为，朱丹溪之说有失偏颇，指出其临床诊疗过于偏执滋阴降火。其云：“丹溪之言火多者，谓热药能杀人。而余察其为寒多者，则但见寒药之杀人耳。”但纵观历代医家对朱丹溪之评价，仍以肯定和褒奖为主。

历代医家中，除朱丹溪弟子外，新安学派医家也对朱丹溪学术推崇备至，奉为经典。如明·程充重订《丹溪心法》，对丹溪学说进行一次大整理。明代汪渭认为，“病当滋润，治法当从丹溪”，此说对其子汪机亦有影响。明·徐春甫在北京建立我国最早医学组织“一体堂宅仁医会”，在医会《规鉴》中提出“杂病规朱彦修”。明代孙一奎盛赞朱丹溪，认为其“认病最真，投剂最确”。明末程敬通攻读医书10年，对朱丹溪治杂病甚为折服。程国彭也说：“于阴虚之内伤，朱丹溪从而广之”。清·汪文绮也推崇“阳有余阴不足论”，渊源于丹溪。吴澄主张“用丹溪法莫缓……”可见后世医家对丹溪学术是极为推崇的，并将其不断地发扬光大。

历代中反对朱丹溪之说者，以明·张景岳最为突出。张景岳提倡“阳常不足，阴本无余”论。其云：“金元以来，为当世之所总范者，无如河间、丹溪矣，而且各执偏见，左说盛行，遂致医道失中者，迄今四百余年矣。”不仅张景岳，明代以来也有很多医家，对其理论提出质疑。如近代姜春华认为，朱丹溪所指的阴，实指人体生殖之精，而非指人整体阴阳之阴。事实上在“阳有余阴不足论”中，除了以天地、日月来说明人体阴阳盛衰以外，其中大部分内容是告诫人们应该节欲。其“养阴之论”似为“节欲之论”。所以也可以认为朱丹溪此说，并不是刻意指人体之阴阳而言，后世对其理解似有偏颇。至于朱丹溪与张景岳之争，从理论角度来讲，朱丹溪似乎忽略了阴阳之间互根互用的关系，将阴与阳过于割裂开来。正如张景岳评价道：“丹溪但知精血皆属阴，故曰阴常不足。而不知所以生精血者，先由此阳气。倘精血之不足，又安能阳气之有余？由此虑之，何不曰难成易亏之阳气，而反曰难成易亏之阴气，是何异但知有母而不知有父者乎？”两者其实是从不同角度对人体阴阳状态进行阐发，其说各有千秋。而后世对朱丹溪的质疑，一方面与后世对朱丹溪学说的误解有关，另一方面和当时朱丹溪力纠《局方》之弊有关。其实，朱丹溪在临床诊疗中，也并非一味地强调滋阴降火，而是寒热虚实、气血痰郁综合考虑的。在理解朱丹溪此说的同时，应考虑到朱丹溪学说是在其理学思想基础上产生的，并不意味着人体的阴阳状态确实如此。

而且，张景岳在《景岳全书》中，对于《局方发挥》也提出了不同意见。他认为《局方》之中也有以寒治热的方剂，而朱丹溪倡导寒凉药物亦能杀人。《四库全书总目提要》则说：“明以来沿其波者往往用黄柏戕伤元气，介宾鉴其末流，故惟以益火为宗，掊击刘朱不遗余力。”此说较为公允。其实从朱丹溪著作中，可以看到对其诊疗经验的记载，完全看不出其偏颇之处，所有病证各按病机采用相应方剂，温热辛燥药亦皆采用，对某些病证且力戒寒凉。由此可见，朱丹溪的历史作用之一，就是强调了中医辨证论治的原则，为明清时期中医学的繁荣开辟了道路。正如《四库全书总目提要》所说的：“震亨《局方发挥》出而医学始一变也”。

二、学派传承

朱丹溪学承前贤，取诸家之长并创新发展。其医学思想和诊疗经验，对明代医家影响最为卓著，因而多有投其门下习医者。朱丹溪影响了诸多医家并吸引了不少学者，最终形成了一个学术流派——丹溪学派。丹溪学派的特点如下：一是传人大都出身世家大族，具有良好的文化素养，多是“儒而兼医”者，所以有能力将朱丹溪学术进一步发扬光大；二是弟子众多，影响力巨大。据考，丹溪入室弟子有姓名可考者近二十人，再传、三传、四传弟子更为众多，而私淑其学者不可胜数，遍布全国。代表性的传人有赵道震、赵以德、戴思恭、王履、刘纯等。他们不仅全面地继承了朱丹溪的医学思想与临证经验，而且在总结和传播朱丹溪学术方面有所贡献。特别是在养阴、清火、治痰、解郁等方面的学术成就，与受朱丹溪学术的启迪是分不开的。此外，虞抟、王纶、汪机、徐彦纯等医家，也深受其学术影响。从元泰定间丹溪学成归乡，诸医相率愿为弟子，开始形成丹溪学派；直至明代中后期，尊崇丹溪推行其说者不绝于世，学派活动绵延300年，在医学史上产生久远的影响，开创了一个新的时代。

三、后世发挥

明代是朱丹溪学术传播和传承的高潮时期，不少医家秉承其学术思想和诊疗经验并将其发扬光大。如戴原礼、王履、虞抟、刘纯、汪机、王纶等。

1. 戴原礼

戴原礼最得师传，为朱丹溪最得意的弟子之一。其叔父元末诗人戴良为朱丹溪挚友，亲撰《丹溪翁传》。戴氏为朱丹溪弟子中医术最精者，明代洪武年间曾任御医。戴氏致力于发扬朱丹溪学术，著有《证治要诀》12卷，论述内外各科杂病，理趣深远。他还校补《金匮钩玄》1卷，手稿为明代医家汪机所见，阐发各种杂病证治，大体均以清热滋阴为宗，对朱丹溪学术思想颇多发挥。此外，还由其门人陈桷校刊，著成《推求师意》（1519）2卷。现存戴思恭1443年编《丹溪医按》抄本。戴原礼的学术思想中，尤为强调“火”的危害，且认为人身之火，除君相之火之外，各脏皆有。其对朱丹溪“人身诸病，多生于郁”的观点加以发挥，对气郁、湿郁、痰郁、血郁、热郁、食郁等“六郁”的辨证治疗阐述和体会较多，反对滥用燥热、温补之药，倡用滋阴降火治法。可以说，戴原礼作为朱丹溪的嫡传弟子，系丹溪学派之中坚，其弟子汪机等也对朱丹溪学术有所发展。

2. 王履

王履是明代颇具影响力的丹溪学派代表医家。据《昆山县志》记载，王履著有《百病钩玄》《医韵统》等，均佚。现仅存《医经溯洄集》。王履重视中医经典，亦尊朱丹溪学术，在“亢害承制”“阴阳虚实补泻”等方面有独特的见解。在辨析伤寒和温病时，提出湿热病以清里热为主，对后世温病学派有一定的影响。王履的学说和观点，体现了朱丹溪的学术影响，并在其基础上有所补充和发挥。

3. 虞抟

虞抟为明代中期著名医家，自号华溪恒德老人。《金华府志》记载：“义乌以医名者，代不乏人，丹溪之后，惟抟为最。”其曾祖父虞诚斋，受业于朱丹溪门下，得师尊亲诲良多，医术甚精。虞抟继承发挥朱丹溪学说，其学术上以朱丹溪为宗，集张仲景、孙思邈、钱乙、李杲诸家之精华，融会贯通。虞抟一生著述甚丰，著有《医学正传》8卷、《方脉发蒙》6卷，还著有《证治真铨》《苍生司命真复方》《百字吟》《半斋稿》等医书。《医学正传》中，诸病总论皆采《内经》要旨，脉法取王叔和，伤寒宗张仲景，内伤宗李东垣，小儿尊钱乙。余病均以朱丹溪为主，为弘扬朱丹溪之说发挥了重要作用。

四、国外流传

金元医家的成就，不仅影响了中国医学的发展，而且在明代东传日本、朝鲜，在日本和朝鲜的汉医中得到了广泛的传播。率先在日本传播朱丹溪学说者，是日本汉医“后世派”的创始人——田代三喜。1487年，他作为日本僧人来到中国。跟随当时在杭州钱塘的日本僧医月湖学习医学。月湖是虞天明（丹溪私淑弟子）的弟子，所承正是朱丹溪学术。田代三喜在华12年，潜心研习医术，博采金元诸家学说，专攻李东垣、朱丹溪学术，尤其崇尚朱丹溪学说。

1498年，田代三喜学成归国后，便大力倡导金元医学，特别崇尚朱丹溪学术。其回国后成立“丹溪学社”，奉丹溪翁为医中之圣，促进日本汉医有了长足的发展。田代三喜深受朱丹溪气血痰郁学说的影响，后传其学术至弟子曲直濑道三、再传弟子曲直濑玄朔等。日本汉医“后世派”，在辨治杂病方面承袭了朱丹溪论治气血痰的独到之处，明确地将体内致病因素归纳为气、血、痰，并且相应确立了一套处方用药的思路与方法，并“随方土而异”进行临床实践，使之更趋于日本化。曲直濑玄朔非常重视朱丹溪的学说，其所著《十五指南篇》告诫后人说：“辨治诸证以丹溪为主。”强调“杂病法于丹溪”。

朱丹溪学术，对以田代三喜为首的日本汉医后世派医家产生了深刻的影响。后世派医家在辨治杂病方面，承袭了朱丹溪论治气血痰的独到之处，明确地将体内致病因素归纳为气、血、痰，并且相应地确立了一套处方用药方法，且“随方土而异”进行临床实践，使之更趋日本化。总之，日本汉医“后世派”医家，在传播与实践金元诸家学术，尤其在传播和运用朱丹溪学术方面功不可没。同时，也促成了江户时代日本汉医流派纷呈、学术争鸣的繁荣局面。

综上所述，朱丹溪援理入医，提出“阳有余阴不足论”和“相火论”，以养阴为特色，强调保存阴气对人体健康的意义；同时擅长治疗气、血、痰、郁等内伤杂病而疗效卓著，提出独具特色的养生理论与方法，其学术成就为古今众多医家大加赞许和高度认可。朱丹溪坚持医学实践，勇于探索，锐意创新，敢于针砭时弊，堪称医林之典范。其颇具创新性、实用性的学术思想和诊疗经验，历经300年而不衰，对明清乃至近现代中医学术发展，及日本汉医后世派的形成，产生了极为深远的影响。

中国中医科学院中医基础理论研究所　杜松

【参考文献】

[1] 江瓘. 名医类案［M］. 北京：人民卫生出版社，1957.

[2] 义乌县志编撰委员会. 义乌县志［M］. 杭州：浙江人民出版社，1987.

[3] 姜春华. 历代中医学家评析［M］. 上海：上海科学技术出版社，1989.

[4] 章真如. 朱丹溪学术考论［M］. 北京：中国中医药出版社，1994.

[5] 朱丹溪. 格致余论［M］. 北京：人民卫生出版社，2005.

[6] 朱丹溪. 丹溪心法［M］. 北京：人民卫生出版社，2005.

[7] 朱丹溪. 金匮钩玄［M］. 北京：人民卫生出版社，2006.

[8] 朱丹溪. 脉因证治［M］//田思胜. 朱丹溪医学全书. 北京：中国中医药出版社，2006.

[9] 朱丹溪. 丹溪手镜［M］//田思胜. 朱丹溪医学全书. 北京：中国中医药出版社，2006.

[10] 任应秋. 任应秋中医各家学说讲稿［M］. 北京：人民卫生出版社，2008.

[11] 钱穆. 宋明理学概述［M］. 北京：九州出版社，2010.

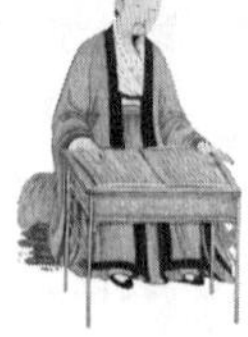

倪维德

内容提要

倪维德，字仲贤，晚年自号敕山老人，生于元大德七年（1303），卒于明洪武十年（1377），敕山吴人（今江苏吴县人），元代著名眼科医家，著有眼科名著《原机启微》，并校订刊行《东垣试效方》。其眼科临证思想、病因病机学说、眼科方剂在眼科学术史上具有重要的意义。倪维德受金元四大家之一李东垣的“脾胃学说”影响较深，因此尤其重视眼科疾病与脾胃病机的关系。所论“十八病”，不仅是眼科病证的辨证纲领，同样对临床各科的辨治也能起到提纲性的作用，在病因病机学上有很高的学术价值；创制了大量眼科名方，很多一直沿用至今，对中医眼科的发展影响深远，其著名的眼科方剂有明目地黄丸、羌活胜风汤、竹叶泻经汤、石斛夜光丸等。本文着重讨论“原机十八病”在眼科病因病机、方剂学等方面的贡献。

【概述】

一、生平简介

倪维德，字仲贤，晚年自号敕山老人，敕山吴人（今江苏吴县人），生于元大德七年（1303），卒于明洪武十年（1377），元代著名眼科医家，著有眼科名著《原机启微》，并校订刊行《东垣试效方》。

关于倪维德的生平，根据《苏州府志·倪维德传》《吴县志·倪维德传》等史志记载，倪维德先祖原是宋代大梁（河南开封）人氏，曾祖倪昌嗣曾任宋和州防御史。南宋末年，祖父倪秀文以医术游历至长江以南，并在吴县定居。其父倪鼎亨继承家学，以医术闻名于当时。至倪维德，其家族已在吴县三世业医，名噪一时。《明史·列传第一百八十七·方伎》亦有“倪维德传”：“倪维德，字仲贤，吴县人。祖、父皆以医显。维德幼嗜学，已乃业医，以《内经》为宗。病大观以来，医者率用裴宗元、陈师文《局方》，故方新病多不合。乃求金人刘完素、张从正、李杲三家书读之，出而治疾，无不立效。”可见，倪维德在医学一途突破了《局方》，以金元革新医家刘完素、张从正、李杲等人为宗，将三家之学引入了眼科范畴。倪维德曾云：“刘、张二氏多主攻，李氏惟调护中气主补，盖随时推移，不得不然。”《明史》因此评价他“主方不执一说”，善于取长补短，采众家之长。

《明史》记载有倪维德医案五则。如诊周万户八岁的儿子，病“昏眊，不识饥饱寒暑，以土炭自塞其口”。倪维德诊之曰：“慢脾风也。脾藏智，脾慢则智短。”遂以疏风助脾药剂投之，即愈。又如诊顾显卿，病“右耳下生瘿，大与首同，痛不可忍”，倪维德诊之为手足少阳经受邪，予饮药逾月愈。又诊刘子正妻，病“气厥，或哭或笑”，人或以为有邪祟，倪维德诊为“两手脉俱沉，胃脘必有所积，积则痛”，以生熟水导之，吐痰涎数升而愈。又诊盛架阁妻左右肩臂奇痒，延及头面，不可禁，以艾灼之，则暂止。倪维德诊之为“左脉沉，右脉浮且盛，此滋味过盛所致也”，投以剂旋愈。又诊林仲实，“以劳得热疾，热随日出入为进退，暄盛则增剧，夜凉及雨则否，如是者二年”，倪维德诊之为“七情内伤，阳气不升，阴火渐炽。故温则进，凉则退”，投以东垣内伤之剂，亦立愈。从以上几则医案可见，倪维德受李东垣等人学术思想的影响甚深，临证治疗重视脾胃内伤。

倪维德生活之际，正值元末之时。一方面，《局方》温燥治法方药的影响较为深远，大多数医家墨守《局方》，滥用温燥方药的现象甚为普遍。另一方面，刘完素、张元素、张从正、李杲等医家已蔚然兴起，学术创新方兴未艾。与倪维德同时，亦有名医朱震亨发扬刘完素、张从正、李杲三家之说，反对滥用《局方》。当此之季，倪维德亦发扬刘、李、张三家之学，且将三家学说扩大到眼科专科范畴，其学术贡献，实不减丹溪。

元末明初之季，倪维德便是与朱丹溪齐名的医学大家，号称三吴名医。明代宋濂“倪维德墓碣铭”云：“浙河之东，有朱君彦修（朱丹溪），以斯学为己任，而三家之说益明。浙河之西，则府君（倪维德）奋然而起。盖与彦修不约而同，使泥《局方》者，逡巡退缩，不敢鼓吻相是非，而生民免夭阏之患者，二公之功盖多。彦修之殁，予已铭其墓。今府君之子，亦复惓惓为请。予安得固辞耶！因历序其行事而铭之。”明代翰林院两位著名编修朱右和宋濂，分别为倪维德作传和墓碣铭。明代焦竑编《国朝献征录》卷七十八收载了33位明代医家事迹，其中在太医院有官职的医家20位，另附有13位民间著名医家，其中就有倪维德，可见倪维德在当时影响之大。明代南京太医院院判薛己，还曾到敕山祭奠过倪维德。薛己在《原机启微·附录》中说：“予将葬亲，卜地于敕山之麓。怀贤吊古，庐墓丘墟，无复得见斯人矣。”

倪维德受金元四大家之一李东垣的“脾胃学说”影响较深，因此尤其重视眼科疾病与脾胃病机的关系。所论“原机十八病”不仅是眼科病证的辨证纲领，同样对临床各科的辨治也能起到提纲性的作用，在病因病机学上有很高的学术价值。倪维德对于眼科方剂学的发展贡献颇大，他创制了大量眼科名方，很多一直沿用至今。

二、著作介绍

倪维德所著《原机启微》共2卷，该书上卷载“眼科十八病”，论疾病之原；下卷载眼科46方及“君臣佐使”等制方原则。书中方药对后世影响很大，如著名的羌活胜风汤、石斛夜光丸等均出自该书。同样，所论“十八病”，在病因病机学上，亦有很高的学术价值。明代著名医家薛己著《薛雪医案》，收录前贤医书，其中便收录有《原机启微》，作为眼科医书之代表。明末清初傅仁宇著眼科名著《审视瑶函》，亦将《原机启微》全文收录，并列入卷首。另《古今医统大全》等后世医著，也都收录倪维德《原机启微》一书，以之作为中医眼科代表性医著。

【学术思想】

一、学术渊源

倪维德眼科思想从学术渊源方面，上则继承《内经》，中则发扬《秘传眼科龙木论》等唐宋眼科医著，下则吸纳了易水学派李杲的脾胃学说和临证经验。倪维德以《内经》为宗，在阐述眼科病因病机时，多以《内经》经文为准则，作为其立论依据。

对前代眼科专著，倪维德则是批判地继承。在《原机启微》之前，成书于宋代的《秘传眼科龙木论》将眼科杂病分为72证，而倪维德却独辟蹊径，认为眼科病证愈分愈繁，惟从眼科病因病机出发，将眼科病证分为18种。在眼科方药的配伍、治法的运用方面，倪维德对前代眼科专著《秘传眼科龙木论》有所继承，多以清肝明目、疏风清热、清热凉血诸法治疗眼科杂病。

在此基础上，倪维德又将李杲升阳治法、脾胃思想引入了眼科，形成了眼科一些新的理法方药思路。具体体现在：重视脾胃与眼的密切关系，从脾胃论述眼科病证病机，宗东垣补中、升阳诸法论治眼病等。倪维德认为，脾胃为戊己二土，主生化万物，为生生之原。目窍光明生于五脏，五脏中脾胃主生化，为五脏核心，脾胃生化若绝，则五脏皆亏，从而导致光明不充，神光失用，发为目病。另外，忧思恐怒、劳役饥饱皆可伤及脾胃，脾胃受伤，则阳气下陷，五脏六腑阳气皆衰，阳不制阴，发为“阳衰不能抗阴”之病，治当以“镇阴升阳”。

二、学术特色

（一）“眼科十八病”说

历代眼科著作，大多将眼科病证概括为72证，或81证，如《秘传眼科龙木论》《银海精微》等。而《原机启微》则独树一帜，以病因病机为病名，将传统的眼科杂证概括为18证，包括“淫热反克之病”“风热不制之病”“阴弱不能配阳之病”等。实际上是眼科的十多种证候，所论述的病因病机内容极其深透，不仅是眼科病证的辨证纲领，同样对临床各科的辨治也能起到提纲性的作用。

1. 淫热反克之病

倪维德所说的“淫热反克之病”，“淫”为太过与浸淫之意，“淫热”即是火热太过，或热邪浸淫。木生火，肝木受火热所迫，故曰“反克”，是火反克木，淫热太甚，内扰于肝。“淫热反克之病”，意为火热太盛，客于肝经，致生热性目病。首先，倪维德认为引起火热太过、热邪内盛的原因有四：第一，过食肥甘厚味、辛辣醇酒，膏粱滋味蕴湿生热，变生火热，从内而生，所谓“膏粱之变，滋味过也”；第二，素体阳盛，气血俱盛，气有余便是火，此为体质使然，“禀受厚也”；第三，素体阴亏，阴不济阳，阳无所制，亢阳上炎，常见肝火上扰、肝阳上亢或阴虚火旺；第四，阴阳不和，正气不足，失于防御，热邪外犯，客于经络，此为“邪入经络，内无御也”。由于上述四点因素，化生火热，伤及于肝。足厥阴肝为木，木生火，“祸发反克”，火邪盛于肝经。《黄帝阴符经》有云“火生于木，祸发必克”，倪维德即是引用《阴符经》之义。火热既盛于肝经，又因火性炎上，肝开窍于目，火热必易于循肝经上灼于目，致生目经火热之病，故“肝受克而目亦受病也”。

2. 风热不制之病

倪维德指出，风有外风、有内风，善行而数变，有运动动转之性，动转太过而易于生火，风便是气，气有余便是火，故风太甚则生火，所谓“风火同源”。倪维德说：“风动而生热，譬犹烈火焰而必吹，此物类感召，而不能违间者也。”“物类感召”是自然界不能违背相反的规律。用风与火焰譬喻风与热的关系，认为火盛动转流动而必吹，从而亦产生风，风热又有外来，有内生。外来是“因热而招”，内热而招引外风，以致风热外犯。内发是因体内久热不散，同类相感，热盛生风，故云“感而自生”。倪维德又说：“内外之邪，为病则一。”认为内生的风火与外来的风热虽然来源有异，而实际致病机制是相似的。热盛于内，损于肝经，上炎目病，正如“淫热反客之病”。若在火热为患的基础上，再益以风之动，则为祸更甚，病情更为严重。所以倪维德说：“淫热之祸，条例如前，益以风邪，害岂纤止?”

3. 七情五贼劳役饥饱之病

倪维德首先基于《内经》所论，阐述情志、邪气、饥饱失宜伤及五脏的病因病机，主要强调“寒暑燥湿风”“喜怒忧悲恐”等诸多因素。从中可以看出，倪维德受金元四大家之一李东垣的

“脾胃学说”影响较深。他认为上述情志、邪气、饥饱失宜均可伤及人体的“生机”，若“生机”受伤，则“生机”转为“死机”。倪维德所引用的《内经》经文，目的都在于阐发这种“生机”的重要性。如“生于四时，死于四时”“生于五脏，死于五脏”等。在阐述了这种“生机”的重要性以后，倪维德接着说：“足阳明胃之脉，足太阴脾之脉，为戊己二土，生生之原也。”因戊己脾胃主生化，故脾胃的功能受到倪维德的高度重视。他认为七情五贼伤及生机，以脾胃为中心，生生之体不能为生生之用，则病生焉，以成七情五贼劳役饥饱之病。九窍皆生于五脏，死于五脏，五脏功能正常与否，决定九窍的病与不病，九窍之一的目窍也是如此。目窍“光明视见，纳山川之大，及毫芒之细，悉云霄之高，尽泉沙之深，是皆光明之所及”，而此目窍光明生于五脏，脾胃生化若绝，则光明不充，神光失用，发为目病。

4. 血为邪盛凝而不行之病

倪维德认为人体之血与气相比，血属阴，其性本静，但血犹如地表的水泉，性虽静属阴，但流动运行是其趋势，流动运行为阳之用，故阴血之中暗含属阳的运动，符合《易》之“坎中有火”的规律，是阴中有阳。如果血液的流动运行受阻，则凝聚经络，导致经络不通。接着，又引《内经》经文，阐述了容易出现阴血凝滞不行的脏腑经络，包括多血多气的足阳明胃之脉与多血少气的足太阳小肠之脉、足太阳膀胱之脉，气为血帅，推动血行，故气少而血多易凝。与之相关的脏腑有脾胃、小肠、膀胱，具体的致病因素有“阳明胃为五味淫（五味太过）”“太阳小肠遇寒”“太阳膀胱遇风”。由于五味太过及风、寒外伤，则邪盛而血病不行，血行为邪气所阻，凝滞经络。足阳明胃之脉、足太阳小肠之脉、足太阳膀胱之脉等皆上络于目系，经络血液凝滞亦会导致目病，引起瘀血目病，成“血为邪盛凝而不行之病”。表现为“环目青黤，如被物伤状。重者白睛亦黤，轻者或成斑点，然不痛不痒，无泪眵眊矂羞涩之证”。由此可以看出，瘀血致病是眼科疾病中的重要因素。邪气影响血液运行，阻滞经络，往往导致目系经络受阻，玄府闭塞不通，气血受阻，神光郁闭等病理演变。

5. 气为怒伤散而不聚之病

倪维德认为，气为阳，其性主动，但气又犹如天空中的云雾，聚为形体，有聚合而相对静的一方面，故为阳中有阴，符合《易》之“离中有水”之象。正常状态下，气现阳于外而动，含阴于内而静。如果气为纯阳，动而不聚而耗散，气散则不能操控动转经络，经络不收。七情内伤，包括七情之一的“怒”，影响人体都是首先伤及脾胃。由于足阳明胃生气生血、多气多血，脾胃伤则气亦伤，气伤则不聚。肝在志为怒，怒盛则伤肝，由于神水为真气所聚，怒伤肝，气不聚而神水散，发为目病。此类目病为气不聚、神水散，所以症状为“无眵泪痛痒羞明紧涩之证，初但昏如雾露中行，渐空中有黑花，又渐睹物成二体”。日久神水散尽，“则光不收，遂为废疾”。这里着重阐述了怒伤气散、神水亏耗以致目病的病因病机。将其与“血为邪盛凝而不行之病”相比较，前为血凝，此为气散。一为阴中阳病，一为阳中阴病。

6. 血气不分混而遂结之病

倪维德首先以天、地、云、水做譬喻，阐述了人体阴阳气血调和、流通无碍重要性的观点。引述《内经》之理，宗《易》学取象之法，以“人身者小天地”的观点为出发点，认为头首象天，足部象地，以应天圆地方之理，气像飘腾往来的云，血像流动循环的水，气血调和即如云腾水流。在自然界，只有天降地升、云腾水流，万物才能生化无穷；在人体，只有阴平阳秘、气行血随、相互调和，才能“百骸理而有余”。这是天地之性，也是人体之性。调和之性是自然界普遍的法则，同样也是人体生理的法则。若违背了调和之性，在自然界则天地不升降、云水不腾流，在人体则阴阳不平秘、气血不行随，失去调和之性，陷入“死机”。故而，气血的调和对于人体有十分重要的生理意义。倪维德以天地取象论人体阴阳气血关系之后，开始进一步深入论述了气血的生理病理。《难经》以血为荣，气为卫，荣行脉中，卫行脉外。倪维德则顺此而进行解释：血与气当分而不混，流通才能无阻碍，如果气血相混，杂而不分，那么就会出现气血阻滞，结而不去，留阻于皮肤经络间，致生疣病。根据气血阻结部位的不同，疣病也会在不同部位出现。如出现在上眼睑的疣病，是手少阴心脉与足厥阴肝脉血气的混结。

以上所述，充分表现了其重视气血调和的学术观点，认为天地万物、人体百骸的常态最重要的就是要适宜调和之性。气与血之间，一为阳，一为阴，气行血随，贵在分而不混，行而不阻，通畅无碍。气血相互调和，生理上两者的有条不紊，才能维持人体的平秘之态。

7. 热积必溃之病

倪维德认为，“积”即是重叠不解之貌。又热属阳，阳平为常，阳热太过太盛则为热邪。人体内有热邪，如果热邪畅行无阻，则容易立即发病，外在的症状迅速而明显易见，容易早期发现则容易及时治疗，此即是“淫热反克之病”所论。如果热邪深重，阻滞不行，伏于体内，日积月累，形成热积，积久则溃，症状才明显表现出来。但热积外溃之时，溃犹败也，已为难治。“热极必溃”，在眼科最常见于漏睛一证。其临床表现是“隐涩不自在，稍觉眊矂，视物微昏，内眦开窍如针，目按之则沁沁脓出。有两目俱病者，有一目独病者”。由于目属肝，漏睛发生的部位内眦属膀胱，因此漏睛为足厥阴肝经、足太阳膀胱经热邪积溃所致。从此论可知倪氏十分重视疏通一法，不仅重视气血的流通，还重视在感受邪气后邪气的流通。气血流通的重要性毋庸置疑，邪气流通也有利于邪气的疏散。若邪不流通，积而内伏，则病邪深重。故人体以流通为顺，流通为“生机”，不通则成“死机”。在眼科方药治法中，这种贵于疏通的思想处处可见，活血、行气、疏散、开通玄府等法，成为眼科方药治法最主要的特点。综观全篇，本段所论热极必溃的病因病机学说，不仅适宜于眼科病证，同时对许多热性的肺痈、胃脘痈、肠痈、皮肤疮疡、疔疽、妇科带下病等内、外、妇科疾病也有着重要的认识意义与治疗指导意义。如肺痈溃脓期，不仅使用清热解毒法，亦同时运用活血疏散排脓法，以促进伏积而溃的热邪消散。又如治疗肠痈的大黄牡丹汤，在使用大黄、芒硝泄热的同时，亦使用丹皮、桃仁、冬瓜仁以活血排脓，促进邪气的疏散流通。所以在大多数“热极必溃”的病证治疗中，清泄热邪辅以疏散开导，促进邪气流通的治法，具有十分重要的意义。

8. 阳衰不能抗阴之病

倪维德开篇即设问，引出对白昼能见、入夜虽有火光月色而不能见的病证机制的探讨，然后明确本证的病名为雀目，其根本原因是阳衰不能抗阴。论中引用《素问·生气通天论》《素问·灵兰秘典论》经文论证自己的观点。所引用这些经文的核心思想是重视阳气的重要性。阳气贯通天地六合九州与人体九窍五脏十二节，人体的阳气与天地自然界的阳气相通相应。自然界的阳气在一日之间是平旦生、日中隆、日西虚，人体的阳气也符合这一规律。若阳衰不能胜阴，则五脏气虚，九窍不通。脾胃在五行属土，主生化万物，脾胃亦主生化，为人体阳气之源，因此阳气虚衰以脾胃损伤为核心。而忧思恐怒、劳役饥饱皆可伤及脾胃，脾胃受伤则阳气下陷，阳气下陷则五脏六腑阳气皆衰，阳不制阴，由此五脏六腑之阴皆盛。五脏中，肝开窍于目，神水属肾，肝肾阳气不足，目无所生。于白昼时，人体阳气虽衰，但因与天之阳相应而升，故昼视明。于夜间，天阴盛，机体阳气不得不与之相应而伏，故夜间虽有月色火光而不见。根据阳不抗阴的病机特点，还提出了“镇阴升阳”的治法。

9. 阴弱不能配阳之病

倪维德开篇便提出了阴弱不能配阳的“五脏无偏胜”“虚阳无补法”“六腑有调候”“弱阴有强理”四个因素，然后由此出发进行阐释。“五脏无偏盛”的理由是：心肝脾肺肾是一个整体的系统，相生相克，五脏相关，如果一脏有余，则四脏俱不足，整体皆病。倪维德还引《素问·解精微论》进行了论述：心为五脏之专精，目为其窍，而目同时又为肝之窍。肾生骨，目中神水为骨之精所生。若肝气盛，木生火，挟心火妄行，上炎于目，灼伤目中神水，煎迫为内障。所以，倪氏所谓“五脏无偏盛”，实质上是指五脏是一个整体，发病则相传，不是单一因素为患，常为五脏间相互影响传变。“虚阳无补法”的理由是：阳气或浮或散，不守其根位，如果误为阳虚，欲以补益之法而充实虚阳，那么反而使浮火更盛，不能禁制。这种情况可见于劳役过多，耗伤心神。“君火以明，相火以位”，此时心君不行导引相火之事，不能为心包络相火向导，相火便不守其位。心包络主百脉，包括目中脉络。故相火盛则百脉沸腾，上炎目则发为内障。此相火便是虚阳，非指阳虚，实际上是指脏阴不足，心包络相火之气有余，气有余便是火。“六腑有调候”是指膀胱、大肠、小肠、三焦、胆、心包络等六腑，如果与其各自的主脏（肝、心、脾、肺、肾）相互平秘协调，则不为病。膀胱、小肠、三焦、胆四腑经络都上循于目，精气亦皆上注。四腑一衰，目中精气不足，邪火上乘，亦发为内障。“弱阴有强理”是指脏腑衰弱，阴阳不能调济，阴不制阳，则阳无所御，为弱阴强阳之病。在目部，则神水黑珠属阴，白眼赤脉属阳，阴阳平秘相等平衡而能视。如果阴弱，阳有余太过即为盛。倪氏指出，壮火散气引起的内障就是弱阴病。虚阳上浮是五脏之病，病位在脏；弱阴不能制火为六腑之病，病位在腑。阴弱不能配阳之病，实际包括脏阴不足、阴虚火炎的虚火与“气有余便是火”、脏气有余的实火。需要说明的是，倪维德所论六腑中无有胃，又将心包络作为腑，其原因是将胃与脾合论，而心包络相火与心君火相对，故在此处作为腑论之。

10. 心火乘金水衰反制之病

倪维德认为七情失调，招致风寒暑湿燥火等六淫邪气外犯，这是根本的原因。此外，总结了心火乘金水衰反制之病的主要特点与鉴别要点。认为本病的主要症状是目赤，但是以目赤为表现的病尚多，互有区别，各不相同，应予鉴别。白睛纯赤、灼热如火，是实热为患，为淫热反克之病，以清泄实火为治。白睛赤肿、外睫虚浮，是风热为患，为风热不制之病，以疏风清热为治。白睛淡红，赤脉纵横交错，为脾胃不足，乃七情五贼饥饱劳役之病，治以补脾益气为主。白睛不肿、忽如血贯，乃血为邪胜凝而不行之病，治以活血化瘀为主。而心火乘金水衰反制之病的症状特点是：白睛微青，黑睛稍带白色，抱轮红赤，白睛黑睛之间赤环如带，视物昏蒙，甚或睛珠高低不平，其色如死，失去光泽。本病相当于“白睛青蓝”。文中认为病因病机为心火亢盛，火克肺金，反制肾水，损伤白睛黑睛所致。内因是七情失调，心火内盛，而招外邪。

11. 内急外弛之病

倪维德所说的“内急外弛之病”即倒睫拳毛。阴阳以和为本，阴阳不和，太过与不及皆病。本病的主要表现是，眼睫部内面紧缩不解，外面松弛不收，导致眼睫毛倒刺向里，损伤目珠，甚至扫伤黑睛，而生翳障，出现羞明流泪、痒涩痛烂等症状。睫内侧面紧缩属阳，睫外侧面松弛属阴，阴阳不合，以致内急外弛。病机主要与心、肝、小肠、肺有关。肺主皮毛，眼部上下睫皮毛也为其所主。若肺经有热，肺阴亏损，火迫肺金阴气外行，则目上下睫外面松弛不收。在天干，心为丁火，小肠为丙火，互为表里，心主上睫内面，小肠主下睫内面。肝为乙木，木生火，肝与心合，且肝脉循行上睫内面。因此，若心、肝、小肠三经有热，阳火内盛，则上下睫呈紧缩状。四脏合病，内急外弛，而见倒睫拳毛。所以病机的根本在于心、肝、肺、小肠有热，治疗除外治以外，当清心、肝、肺、小肠之火。本段虽主要论眼科倒睫拳毛，但其对病因病机的精辟论述，亦可为他科他病参看。如内科痿证一病，若肺金燥热，灼伤肺津，炼津成浊，炼液成沫，肺中阴气为燥热外迫皮毛，浊沫外行，皮肉松弛不收，弛软无力，而致痿证。此为外弛之病，与倒睫拳毛外弛同理，当可互参。又如小儿急惊风，心主脉，肝主筋，若心肝有热，内为紧缩，则发为抽搐掣动。

12. 奇经客邪之病

“奇经客邪之病”即“胬肉攀睛”，倪维德认为胬肉攀睛的发病原因主要是奇经客邪，故名。文中以人体脏腑经络类比天地江海，说五脏有如五岳，六腑有如江水、河水、淮水、济水四条东入大海的川流（即四渎），奇经则有如四渎之外的其他江河。奇经不属十二正经，因此别有治法。又引证《内经》及经注，认为阳跷脉、阴跷脉皆连属目内眦，故二脉受邪，瘀热阻滞，而生胬肉。证见生脉如缕，缕根生胬肉如黄赤脂油，从内眦横侵黑睛。另手太阳小肠经过目外眦，若小肠有热，亦可见从目外眦攀睛者，但比发自内眦者少。可以看出其对奇经病证的重视，于十二正经之外，别有奇经，其病证亦不可忽略。胬肉攀睛之证便是由于奇经瘀热、经脉不通所致。

13. 为物所伤之病

倪维德从《内经》之理出发，认为外邪中人，必乘人身之虚。引用《内经》经文讨论说：“《生气通天论》曰：风者百病之始也，清净则肉腠闭拒，虽有大风苛毒，莫之能害。《阴阳应象大论》曰：邪风之至，疾如风雨，故善治者治皮毛。夫肉腠固，皮毛密，所以为害者，安从来也？今为物之所伤，则皮毛肉腠之间，为隙必甚。所伤之际，岂无七情内移，而为卫气衰惫之原？二者俱召，风安不从？”若人身腠理密闭，正气存内，虽有大风苛毒，弗之能害。目受外伤，皮毛腠理必有虚隙，加之受伤时七情内移，卫气受损，风邪从外侵入，中人则病。从此可知，外伤之病，除损血耗气之外，风邪亦是一个主要的致病因素。风邪从伤口而入，或可挟火邪，或可挟毒邪，为害非轻。往往引起人体气血阴阳的紊乱，风邪数变，火毒煎迫，风邪数变而牵引反张，火毒煎迫而酿腐成脓，甚则内扰神明，毒邪内陷，导致变证。外伤所致破伤风，即是此理，乃为物所伤之重证，当以疏风散邪为主，随证治之。挟火毒者，予以清热解毒；内陷者，予以凉营解毒；伤血者，予以益气养血。

14. 伤寒愈后之病

“伤寒愈后之病”，指出伤寒之后，由于感于四时之气，五脏六腑受伤，脏腑升清降浊功能不行。故伤寒虽愈之后，脏腑功能未复，而浊阴不降、清阳不升，余邪尚炽。视受邪之深浅，或在太阳，或在阳明，或在少阳，或在太阴，或在少阴，或在厥阴。清阳不能出上窍，浊阴在上，邪害空窍，而为目病。证见眼部痒涩红肿，羞明胀痛，或生翳，或头部胀痛。此为伤寒后余邪未清，清阳未复，治当升举清阳。此论实则来源于李东垣。东垣先生倡升阳之论，伤寒愈后目病，可参其心法治之，升阳散火汤诸方皆可灵活选用。制方原则为选用人参、白术、茯苓、黄芪、甘草等补中益气之品，再选用羌活、独活、荆芥、防风、升麻、柴胡、蔓荆子、葛根、薄荷等升散之品，引清阳上行，上散浊阴之气。

15. 强阳搏实阴之病

“强阳搏实阴之病”，从症状上看，“其病神水紧小，渐小而又小，积渐之至瞳仁竟如菜子许”，相当于瞳神紧小；“又有神水外围，相类虫蚀者”，相当于瞳神干缺。对本病的病因病机，倪维德认为神水属肾，手厥阴心包络为相火，若相火亢旺，则阳强而阴实，火强搏水，水实而自收，发为瞳神紧小，日久为瞳神干缺。“火强搏水”实际为虚火上扰神水，或湿热相搏、蕴结瞳神，强阳为热，实阴为湿，湿热盛则阳气盛而阴气实，故称强阳搏实阴。治当抑阳缓阴，清热利湿，或清退虚火，方选清热除湿的抑阳酒连散。

16. 亡血过多之病

论“亡血过多之病”，引用《内经》经文为据。其云：“《六节藏象论》曰：肝受血而能视。《宣明五气》曰：久视伤血。《气厥论》曰：胆移热于脑，则辛頞鼻渊，传为衄蔑瞑目。《缪刺论》曰：冬刺经脉，血气皆脱，令人目不明。由此推之，目之为血所养，明矣。”目在生理上，与血及心、肝两脏的关系至为密切。肝开窍于目，藏血而能视，目需要血的濡养，才能保持正常的视觉生理功能。心主血，合血脉，血皆属心，心运血于目，荣于目。若衄血、便血、妇人产后、女子崩漏，血亡过多，血不养目，发为目病。治之当补血养血，血充而目明。

17. 斑疹余毒之病

从其所述“七日齐，七日盛，七日谢，三七二十一日而愈”“愈后或有疸病疮”的临床特点及所论病机来看，“斑疹余毒之病”之斑疹应为痘疹。古代医家多认为，痘疮为“子在母胎受三秽液毒，停蓄脏腑，皆太阴湿土壅滞，君、相二火之所作”（《明医指掌》）。倪维德认为乃因胎儿降生时，胎中“恶血”，下归僻伏玄关，“或因乳食内伤，或因湿热下溜，营气不从，逆于肉理，所僻伏者，乃为所发”。在古代，痘疮一病为害甚烈，常致损目失明。这一经常引起失明的痘疹目病的病机为寒水逆流，火毒炽盛，斑疹余毒上损于目。

18. 深疳为害之病

“深疳为害之病”即疳积上目。倪维德认为疳积所发病因，为父母养护小儿不当，“深冬不为裳”“盛夏不解衣”“乳后强食更饮”“寒而不为暖，暑而不能凉，饮而不至渴，食而不及饥”。以致饮食内伤元气，脾胃受损，卫气虚衰而寒气乘之，日久酿生疳积。疳积既成，气血不足，上不荣目，遂为目病。

（二）眼科病因病机论

《原机启微》“十八病”，以病因病机为病名，将传统的眼科杂证概括为十八证，包含了倪维德对眼科病因病机学说的高度概括。总结起来，主要包括以下几个方面。

1. 阴与阳

倪维德探讨病机，多从阴阳立论，常以阴阳之间的相互关系深究病机。他认为阴阳两者的偏盛偏衰是致病的根本因素，阴阳两者应居于平衡状态。倪维德着重讨论了阳衰、阴弱、强阳实阴的阴阳三大病机。倪维德十分重视阳气于人体的重要性，认为，阳气贯通天地，人体的阳气与天地自然界的阳气相通应。自然界的阳气在一日之间是平旦生、日中隆、日西虚，人体的阳气也符合这一规律。若阳衰不能胜阴，则五脏气虚，九窍不通。《原机启微·阳衰不能抗阴之病》说：“脾胃受伤，则阳气下陷，阳气下陷，则于四时一日五脏六腑之中，阳气皆衰，阳气既衰，则于四时一日五脏六腑之中，阴气独盛，阴气既盛，故阳不能抗也。”十分明确地指出了阳衰阴盛的病机原理，也体现了倪维德重视脾胃阳气的学术思想。脾胃阳气为生化之源，阳气既衰，则目无所生。于白昼时，人体阳气虽衰，但因与天之阳相应而升，故昼视明。于夜间，天阴盛，机体阳气不得不与之相应而伏，则夜间虽有月色火光而不见，由此而生雀目，即为阳衰不能抗阴之病。与“阳衰不能抗阴”相对，倪维德还论述了阴弱不能配阳的机制。劳役过多，耗伤心神，“君火以明，相火以位”，心神耗伤则心君不能导引心包络相火，相火便不守其位。心包络主百脉，包括目中脉络，故相火盛则百脉沸腾，阴阳不能调济，阴不制阳，阳无所御，邪火上乘，发为内障。对于阴阳俱盛，倪维德也有阐述。在“强阳搏实阴”之病中，认为瞳神紧小的病因病机为：神水属肾，手厥阴心包络为相火。若相火亢旺，则阳强而阴实，火强搏水，水实而自收，发为瞳神紧小。“火强搏水”实际为虚火上扰神水，或湿热相搏、蕴结瞳神，强阳为热，实阴为湿，湿热盛则阳气盛而阴气实，阴阳俱盛，故称强阳搏实阴。

2. 气与血

倪维德极为重视气与血在人体生命活动中的作用和意义，论述病机常以气血立论。认为血属阴，其性本静，但血犹如地表的水泉，性虽静属阴，但流动运行是其趋势，流动运行为阳之用，故阴血之中暗含属阳的运动，符合《易》之“坎中有火”的规律，是阴中有阳。如果五味太过，风、寒外伤，血液流动为邪气所阻，则凝聚经络，导致经络不通，引起瘀血所致目病，成“血为邪盛凝而不行之病”。倪维德论气病机，则认为气为阳，其性主动，但气又犹如天空中的云雾，聚为形体，有聚合而相对静的一方面，故是为阳中有阴，符合《易》之“离中有水”之象。正常状态下，气现阳于外而动，含阴于内而静。如果气为纯阳，则动而不聚而耗散。由于目中神水为真气所聚，若气不聚而神水散，即发为目病。此类目病为气不聚、神水散，所以症状为“无眵泪痛痒羞明紧涩之证，初但昏如雾露中行，渐空中有黑花，又渐睹物成二体”。日久神水散尽，则光不收，遂为废疾。除气病、血病之外，还有气血合病。倪维德以天、地、云、水做譬喻，阐述了人体阴阳气血调和，流通无碍重要性的观点。他认为气像飘腾往来的云，血像流动循环的水，气血调和即如云腾水流。在自然界，只有天降地升、云腾水流，万物才能生化无穷；在人体，只有阴平阳秘、气行血随、相互调和，才能“百骸理而有余”。这是天地之性，也是人体之性。调和之性是自然界普遍的法则，同样也是人体生理的法则。若违背了调和之性，在自然界则天地不升降、云水不腾流，在人体则阴阳不平秘、气血不行随，失去调和之性，陷入“死机”。故而气血的调和，对人体有十分重要的生理意义。血为荣，气为卫，荣行脉中，卫行脉外，血与气当分而不混，流通才能无阻碍。如果气血相混，杂而不分，那么就会出现气血阻滞，结而不去，留阻于皮肤经络间，致生“血气不分混而遂结之病”（疣病）。倪维德充分展示了其重视气血调和的学术观点，认为天地万物、人体百骸的常态最重要的就是要适宜调和之性，气与血之间，一为阳，一为阴，气行血随，贵在分而不混，行而不阻，通畅无碍。气血相互调和，生理上两者的有条不紊，才能维持人体的阴平阳秘之态。

3. 风与火

风邪、火邪（热邪），是倪维德重视的一组致病因素。在眼科疾病之中，风热为患极其常见。风性轻扬，易损高巅处之目；火性炎上，易与风邪相合，上犯清窍目珠。倪维德认为，风有外风、有内风，善行而数变，有运动动转之性，动转太过，而易于生火，风便是气，气有余便是火，故风太甚则生火，所谓“风火同源”。故《原机启微》说：“风动而生热，譬犹烈火焰而必吹，此物类感召，而不能违间者也。”风热有外来，有内生。外来是“因热而招”，内热而招引外风，以致风热外犯。内发是因体内久热不散，同类相感，热盛生风，故云“感而自生”。内生的风火与外来的风热虽然来源有异，而实际致病机制是相似的。风热合邪，则为“风热不制之病”。对于热邪犯目，倪维德尤为重视。《原机启微·淫热反客之病》云：“因生而化，因化而热。热为火，火性炎上。足厥阴肝为木，木生火，母妊子，子以淫胜，祸发反克。”“淫热”即是火热太过，或热邪浸淫。木生火，肝木受火热所迫，故曰“反克”，是火反克木，淫热太甚，内扰于肝。“淫热反客之病”意为火热太盛，客于肝经。火性炎上，肝开窍于目，火热必易于循肝经上灼于目，致生目经火热之病。足厥阴肝为木，木生火，“祸发反克”，则火邪盛于肝经，正如《黄帝阴符经》云“火生于木，祸发必克”，《原机启微》即是引用《阴符经》之义。若热邪盛极，则为“热积必溃”。热属阳，阳平为常，阳热太过太盛则为热邪。人体内有热邪，如果热邪畅行无阻，则容易立即发病，外在的症状迅速而明显易见，容易早期发现则容易及时治疗。如果热邪深重，阻滞不行，伏于体内，日积月累，形成热积，积久则溃，症状才明显表现出来。但热积外溃之时，溃犹败也，已为难治。“热极必溃”在眼科最常见于漏睛一证，其临床表现是：“隐涩不自在，稍觉眊矂，视物微昏，内眦开窍如针，目按之则沁沁脓出。有两目俱病者，有一目独病者。”对“热积必溃之病”，倪维德十分重视疏通一法，不仅重视气血的流通，还重视在感受邪气后，邪气的流通。气血流通的重要性毋庸置疑，邪气流通也有利于邪气的疏散，如果邪不流通，积而内伏，易导致病邪深重。

4. 重视脾胃病机

倪维德受金元四大家之一李东垣的“脾胃学说”影响较深，他将东垣脾胃学说全面引进了眼科，这一特点在《原机启微》中较为明显地反映了出来。具体体现在：重视脾胃与眼的密切关系，从脾胃论述眼科病证病机，宗东垣补中、升阳诸法论治眼病等。倪维德认为，脾胃为戊己二土，主生化万物，为生生之原也。故七情五贼伤及人身“生机”，以脾胃为中心，以致生生之体不能为生生之用，则成七情五贼劳役饥饱之病。人身九窍皆生于五脏，五脏功能正常与否决定九窍的病与不病，九窍之一的目窍也是如此。目窍“光明视见，纳山川之大，及毫芒之细，悉云霄之高，尽泉沙之深，至于鉴无穷为有穷……是皆生生自然之道也”。而此目窍光明生于五脏，五脏中脾胃主生化，为五脏核心，脾胃生化若绝，则五脏皆亏，从而导致光明不充，神光失用，发为目病。另外，因脾胃主生化，故为人体阳气之源，因此阳气虚衰以脾胃损伤为核心。而忧思恐怒、劳役饥饱皆可伤及脾胃，脾胃受伤，则阳气下陷，阳气下陷，则五脏六腑阳气皆衰，阳不制阴，由此五脏六腑之阴皆盛，发为“阳衰不能抗阴”之病，治当以“镇阴升阳”。在“伤寒愈后之病”中，倪维德认为伤寒之后，由于感于四时之气，五脏六腑受伤，脏腑升清降浊功能不行。故伤寒虽愈之后，脏腑功能未复，而浊阴不降、清阳不升，余邪尚炽。清阳不能出上窍，浊阴在上，邪害空窍，而为目病。清阳未复，治当宗东垣先生之法，升举脾胃清阳。

三、眼科方药经验

倪维德另外一个突出贡献在于创制了一定数量的眼科方剂，而且所创制的这些眼科方剂大多后来都成为眼科名方，并一直沿用至今，不少被当代《中医眼科学》教材所收录。《原机启微》眼科方剂集中载于卷二中，有眼科内服外用方剂46首，其中有倪维德采撷的前贤名方，尤以李东垣方为多，如冲和养胃汤、益气聪明汤等，也有大量倪维德自创的方剂。从这些方剂组方用药思想来看，倪维德眼科多重视从脾胃着手，用药受李东垣影响较大，喜用疏风清热、甘温益气、升阳散火等法。

（一）羌活胜风汤

组成：白术五分，枳壳、羌活、川芎、白芷、独活、防风、前胡、桔梗、薄荷各四分，荆芥、甘草各三分，柴胡七分，黄芩五分。

服法：作一服，水二盏，煎一盏，去滓热服。

功用：疏风清热。

主治：治眵多眊矂，紧涩羞明，赤脉贯睛，头痛鼻塞，肿胀涕泪，脑巅沉重，眉骨酸疼，外翳如云雾、丝缕、秤星、螺盖。

解析：本方所治之证乃风热外犯三阳，上攻头目所致。风热外犯，入于太阳、阳明、少阳三经，太阳不利，则双目紧涩羞明，头痛，鼻塞，涕泪；阳明不利，则眉骨酸疼；少阳有热，则邪热随胆经上犯，侵犯厥阴肝经，灼伤黑睛，黑睛受损生翳，故可见外翳如云雾、丝缕、秤星、螺盖；风热上攻胞睑，则眵多流泪，胞睑肿胀；损伤白睛血络，则见白睛红赤，赤脉灌睛。治宜疏风散邪，清利头目。方中柴胡行少阳厥阴经，清解透泄少阳之邪，合枳壳能疏泄少阳郁滞气机。黄芩苦寒清热，清泄少阳，与柴胡相配则可和解少阳。羌活、独活、防风、前胡疏散太阳风热之邪。白芷疏阳明之风邪，善治阳明经眉棱骨痛。川芎入血分，合黄芩清热凉血行血，则灌睛赤脉可散。苏薄荷、荆芥穗清利上焦头目。桔梗除寒热，且可载药上行。白术调治胃气而扶正以驱邪。甘草调和诸药，兼合白术以和中。诸药合用，则兼顾三阳，清疏并行，风热可散。本方用于风热外犯头目之证。以眵多流泪，紧涩羞明，头痛鼻塞，黑睛生翳为证治要点。针眼、睑弦赤烂、暴风客热、天行赤眼、黑睛翳障等属风热外犯者，皆可运用本方加减治疗。原书附有加减法：生翳者，随翳所见经络加药。翳凡自内眦而出者，加蔓荆子治太阳经，加苍术小肠、膀胱之湿，内眦者，手太阳、足太阳之属也。自锐眦而入，客主人（“客主人”为“上关穴”之别名）斜下者，皆用龙胆草，为胆草味苦，与胆味合；少加人参益三焦之气，加藁本，乃太阳经风药；锐眦客主人者，足少阳、手少阳、手太阳之属也。凡自目系而下者，倍加柴胡行肝气，加黄连泻心火，目系者，足厥阴手少阴之属也。自抵过而上者，加木通导小肠之热，五味子酸以收敛，抵过者，手太阳之属也。

临床上，羌活胜风汤的应用极其广泛，以风热为患的多种眼部、头部疾患皆可加减用之。本方的配伍及加减法，充分体现了分经用药的特色。如羌活、独活、蔓荆子疏利太阳；白芷疏散阳明风热，以治眉棱骨痛；柴胡、黄芩、龙胆草以治少阳等。看似复杂的一张方剂，实际上层次分明，法度严谨。近代中医眼科名家陈达夫先生便善于运用六经辨证诊治眼科疾病，这实际上是对眼科分经证治的重大发展，为集大成者。以六经（太阳、阳明、少阳、太阴、少阴、厥阴）为纲，可以起到执简驭繁的纲领性作用，从羌活胜风汤的配伍加减中也可略见一斑。

（二）竹叶泻经汤

组成：柴胡、栀子、羌活、升麻、炙草各五分，赤芍药、草决明、茯苓、车前子各四分，黄芩六分，黄连、大黄各五分，青竹叶一十片，泽泻四分。

服法：作一服，水二盏，煎至一盏，食后，稍热服。

功用：清热泻火，利湿排脓。

主治：治眼目瘾涩，稍觉眊矂，视物微昏，内眦开窍如针，目痛，按之浸浸脓出。

解析：本方所治之证乃心脾湿热，上攻泪窍，腐泪成脓而成。心经有热，脾火内蕴，湿热聚结，上灼泪窍，腐而成脓，蕴聚泪窍，则眼目瘾涩，内眦开窍如针，目痛，按之脓出。治当清泻心脾，清利湿热而排脓解毒。目内眦为血轮，在脏属心，故以栀子仁、黄连、赤芍、青竹叶清泄心经实火，凉血解毒。黄芩、大黄泻脾经湿热，黄连兼清心脾两经。白茯苓、泽泻、车前子利湿，栀子仁、青竹叶、大黄亦兼此功，上数品共用则清热利湿，使湿热之邪从膀胱下窍小便而出，则湿热脓腐易除。草决明清肝明目。柴胡、羌活、升麻为风药升散，引诸药上达，并升散湿热郁结之火，又有“火郁发之”之意。原书云：“破其积热者，必攻必开，必利必除。”本方诸药配伍，清、利、攻、散兼施，清心脾，利湿热，脓腐自除。本方可用于心脾湿热，上攻泪窍，腐泪成脓之证。以内眦开窍如针，目痛，按之脓浸出为证治要点。主要用于漏睛见心脾湿热者，其余如针眼、风赤疮痍、睑弦赤烂、漏睛疮等病见心脾湿热证者皆可加减用之。

（三）还阴救苦汤

组成：升麻、苍术、炙甘草、柴胡、防风、羌活各半两，细辛二钱，藁本四钱，川芎一两，桔梗半两，红花一钱，归尾七钱，黄连、黄芩、黄柏、知母、生地黄、连翘各半两，龙胆草三钱。

服法：每服七钱，水二盏，煎至一盏，去滓，热服。

功用：清热燥湿解毒，祛风活血散结。

主治：治目久病，白睛微变青色，黑睛稍带白色，黑白之间，赤环如带，谓之抱轮红，视物不明，昏如雾露中，睛白高低不平，其色如死，甚不光泽，口干舌苦，眵多羞涩，上焦应有热邪。

解析：本方所治之证乃风湿火毒瘀结，热邪上攻所致。湿热挟风外犯，热邪酿生火毒，蕴结白睛，损伤血络，白睛受损，甚至邪热攻伤黑睛，则白睛微变青色，黑睛稍带白色，抱轮红赤，视物不明；火郁不得宣泄，上逼白睛，可见睛珠高低不平，其色如死，甚不光泽；口干口苦，眵多羞涩，亦是湿热内蕴、风火上攻之征。治当清热燥湿解毒，祛风活血散结。方中以黄芩、黄连、黄柏、龙胆草大苦大寒之品清热燥湿解毒，直泻三焦火邪；知母清热泻火，连翘清热解毒兼能散结，助三黄、龙胆草直折火势，共除热邪，为“客者除之”之意；柴胡、防风、升麻、羌活、细辛、藁本疏风散邪，升阳化滞，为“结者散之”之意；且羌活、藁本、细辛又能辛温胜湿、祛风止痛；川芎、红花、桔梗、归尾通行血脉，合连翘活血散结，消散热毒瘀结，为“留者行之”之意；苍术辛温燥湿，合三黄清热除湿；甘草调和药性，又可调中防苦寒伤阴。本方升散药与清热药合用，相辅相成，清热燥湿解毒，祛风活血散结，则热者可清，湿者可除，结者可散。本方用于风湿火毒瘀结，热邪上攻之证。以抱轮红赤，睛珠高低不平，白睛结节隆起，目痛，口干舌苦，眵多羞涩为证治要点。火疳、抱轮红赤、瞳神紧小、目痛、头痛、羞明畏光见风湿火毒瘀结者，皆可运用。

（四）栀子胜奇散

组成：蝉蜕、草决明、川芎、荆芥穗、炒蒺藜、谷精草、菊花、防风、羌活　密蒙花、炙甘草、蔓荆子、木贼草、山栀子、黄芩各等份。

服法：为细末。每服二钱，食后临睡，热茶清调下。

功用：疏风清热祛瘀，消退胬肉。

主治：胬肉攀睛，赤脉缕睛，风热痛痒，眵多泪涩，羞明怕热难睁。

解析：本方所治之证乃心肺蕴热，风热外犯所致。素有心肺蕴热，加之风热外犯，则风热痛痒，眵多泪涩，羞明怕热难开，热邪壅滞，脉络瘀滞而赤脉缕睛，渐生胬肉。治当疏风清热，祛瘀退胬。方中以蝉蜕、草决明为君。蝉蜕祛风明目，善去赤膜；草决明清热泻火明目，《本经》主“肤赤白膜，眼赤痛泪出”；谷精草疏散风热、养肝明目；菊花清热祛风、清肝明目；白蒺藜平肝退翳明目，川芎活血祛瘀，防风、荆芥穗疏散风邪、升阳化滞，六味共为臣药。羌活祛风升阳，蔓荆子、木贼草辛凉祛风、退翳明目；密蒙花清肝退翳明目，山栀、黄芩清心肝之热，攻泄壅滞之邪，以上为佐药。甘草禀调和之性，为使药。诸药合用，辛凉、辛温同用，疏风散邪，清热明目，消散瘀滞，则胬肉可退。本方用于心肺蕴热，风热外犯，壅滞生胬之证。以胬肉攀睛，赤脉缕睛，痛痒羞明流泪为证治要点。主要用于胬肉攀睛见心肺风热者，亦可用于黑睛翳障见风热证者。

（五）加减地黄丸

组成：生地黄、熟地黄各半斤，牛膝、当归各三两，枳壳二两，杏仁、羌活、防风各一两。

服法：为细末，炼蜜为丸，如桐子大。每服三十丸，空心食前，温酒送下，淡盐汤亦可。

功用：补肝益肾，养血祛风。

主治：肝肾两虚，风邪所乘，目昏目痒，眼目干涩，并治暴赤热眼，肝虚热疾，上攻头目，翳膜遮睛，羞涩多泪。

解析：本方所治之证乃因肝肾两虚，阴血不足，风邪外犯所致。肝肾同源，肾水滋养肝木，肾水真阴不足，相火必胜，肝木亦不得濡养，肝藏血，体阴而用阳，则肝中阴血亦为不足；肝开窍于目，肝气通于目，目受肝血而能视，泪又为肝之液，故肝肾不足而目失养，易受外邪，若风邪外犯，乘阴血不足之机，则可见目昏目痒，眼目干涩，暴赤热眼，肝虚热疾，上攻头目，翳膜遮睛，羞涩多泪。本证以虚为本，以实为标，治宜补肝益肾、养血祛风。方中以生地、熟地补肾水真阴，退相火，为君药；牛膝逐败血，当归益新血。二药与生熟地合用则补肝益肾、滋阴养血，为臣药。枳壳和胃气，胃气和而能生血，是补其生血之源；杏仁润肺、散血、降气，二药为佐。羌活、防风祛风邪，和滋阴养血诸药则升发清利，以治标实，共为使药。本方正邪标本兼顾，以滋养肝肾阴血为主，兼散风邪。睛痛者，与当归养血汤兼服。伤寒愈后之病，及血少血虚血亡之病，俱宜服。

（六）石斛夜光丸

组成：天门冬（焙）、人参、茯苓各二两，五味（炒）半两，干菊花七钱，麦门冬、熟地黄各一两，菟丝子（酒浸）、干山药、枸杞各七钱，牛膝（浸）、杏仁（去皮尖）各七钱半，生地黄一两，蒺藜、石斛、苁蓉、川芎、炙草、枳壳（麸炒）、青葙子、防风、黄连各半两，草决明八钱，乌犀（镑）、羚羊角（镑）各半两。

服法：为细末，炼蜜丸，桐子大。每服三五十丸，温酒盐汤任下。

功用：养阴清热，补肾填精，益血明目。

主治：治内障初起，视觉微昏，空中有黑花，神水变淡绿色，次则睹物成二，神水变淡白色，久则不睹，神水变纯白色，及有眵泪眊燥等。

解析：本证为肾水不足，阴精亏虚，血虚有热所致。肾精不足，阴血亏虚，不能濡养目窍，且阴虚生内热，上犯于目，则目窍不利，神水瘀滞，日久则视觉微昏，妄见黑花，神水变色，次则睹物成二，久则不睹。治当养阴清热，益肾填精，凉血补血，以清神水。方中以天冬、人参、菟丝子养阴补肾，填精安神，共为君药。生熟地、五味子、麦冬、杏仁、茯苓、枸杞、牛膝凉血补血，养阴补肾，收敛肾精，共为臣药。佐以菊花、蒺藜、石斛、苁蓉、川芎、甘草、枳壳、山药、青葙子疗风治虚，益气祛毒，并行神水之虚热瘀滞。使以防风、黄连、草决明、羚羊角、犀角散滞泻热，解结明目。诸药合用，肾阴得补，虚热可清，凉血益血，明目而清神水。本方用于肾水不足，阴精亏虚，血虚有热之证。以目昏，妄见黑花，神水变色，甚则不能见物为证治要点。目昏、内障、神水浑浊、近视、远视等属阴精不足、血虚有热者皆可运用本方加减治疗。原书云："阴弱不能配阳之病，并宜服之，此从则顺治之法也。"

（七）抑阳酒连散

组成：生地黄、独活、黄柏、防风、知母各三分，蔓荆子、前胡、羌活、白芷、生草各四分，黄芩（酒制）、寒水石、栀子、黄连（酒制）各五分，防己三分。

服法：作一服，水二盏，煎至一盏，去滓，大热服。

功用：清热祛风除湿。

主治：治神水紧小，渐如菜籽许，及神水外围，相类虫蚀者，然皆能睹物不昏，微有眊矂羞涩之证。

解析：本方所治之证系由风湿蕴热所致。风湿外犯，或挟湿热之邪，或郁而化热，致风湿热邪蕴聚体内，上犯目珠，则目珠胀痛，头痛，流泪，羞明，兼见抱轮红赤或白睛混赤，神水、神膏浑浊；湿热熏灼黄仁，黄仁肿胀，展缩失灵而见瞳神紧小，热邪煎灼日久，则黄仁萎缩而见瞳神干缺。治当清热祛风除湿。方中羌活、独活祛风湿，为君药。知母、黄柏苦寒坚阴、清热除湿，合二活善除风湿热邪，为臣药。黄芩、黄连清热燥湿，栀子、寒水石清热利湿，防己祛风湿利水，白芷、蔓荆子、前胡皆可辛散风邪，白芷又可燥湿，生地补肾水真阴，并可使除湿而不伤阴，以上为佐药。甘草调和药性，调中防苦寒伤阴，为使药。另“凡用酒制者，为之引导耳”。诸药合用，清热祛风除湿，以为对治。本方用于风湿蕴热，熏灼黄仁之证。以瞳神紧小或瞳神干缺，目珠胀痛，头痛，神水浑浊，黄仁肿胀，舌红苔黄腻为证治要点。主要用于瞳神紧小或瞳神干缺见风湿热证者。

（八）菊花决明散

组成：草决明、石决明（东流水煮一伏时，另研极细入药）、木贼草、防风、羌活、蔓荆子、甘菊花、炙甘草、川芎、石膏（另研极细入药）、黄芩各半两。

服法：为细末。每服二钱，水盏半，煎八分，连末服，食后。

功用：退翳明目，疏风清热。

主治：黑睛生翳，星翳点点，抱轮红赤，眵多羞涩，头目疼痛，畏光流泪，视物昏蒙不清。

解析：本方所治之证乃风热火邪上犯，黑睛生翳所致。风热火邪上攻头目，损伤黑睛，黑睛受损而生翳障，故见黑睛星翳点点；风热客目，头目不能清利，故见眵多羞涩，头目疼痛，畏光流泪，视物昏蒙；损伤血络而见抱轮红赤。治当退翳明目，疏风清热。方中以石决明咸平，善治风热入肝，平肝而退翳明目，为磨翳消障之专药；决明子苦甘微寒，清肝明目而退翳；木贼草甘微苦性凉，疏风清热而明目退翳，专主眼目风热暴翳。以上三药明目除翳，共为君药。防风、羌活、蔓荆子、甘菊花疏散风邪，为臣药。川芎、甘草和气顺血，为佐药。《本草汇言》认为川芎“上行头目……虽入血分，又能去一切风，调一切气”，故川芎除活血外，又寓祛风之意。黄芩、石膏清除热邪，合血分之川芎又能凉血活血，为使药。诸药合用，疏风清热而明目退翳，黑睛翳障可除。本方用于风热火邪上犯，黑睛生翳之证。以黑睛生翳，抱轮红赤，畏光流泪，视物昏蒙为证治要点。黑睛翳障，诸如聚星障、凝脂翳、混睛障、天行赤眼暴翳等见风热之证生翳者皆可加减用之。

【后世影响】

《原机启微》自元末问世以后，对后世眼科影响很大。一方面，不光眼科专著、包括一些中医临证各科通用书，都对《原机启微》多有引述，甚至收录全书。如明代医学名家薛己所著的《薛雪医案》，对前贤医书多有收录，其中便有《原机启微》全篇，并以《原机启微》作为眼科医书代表。另外还有《古今医统大全》，也全篇收录了倪维德的《原机启微》。明末清初傅仁宇著眼科名著《审视瑶函》，亦将《原机启微》全文收录，并列入《审视瑶函》卷首。其余引述《原机启微》的眼科专著则不胜枚举。可见倪维德眼科对后世影响之深远。另一方面，倪维德所创制的眼科方剂对后世影响也很大，如著名的羌活胜风汤、石斛夜光丸等均出自该书，这些眼科方剂大多后来都成为眼科名方，为后世眼科沿用至今，不少被当代《中医眼科学》教材所收录。

倪维德所著《原机启微》，对清代集大成的眼科名著、黄庭镜所撰著的《目经大成》也有很深的影响。但黄庭镜对《原机启微》是批判地继承。如黄庭镜对《原机启微》“十八病”并不完全认同，认为“十八病”太过简略，并对《原机启微》一些病因病机的阐述提出了看法。如“胬肉攀睛”一病，《原机启微》中作“奇经客邪之病”，黄庭镜则不同意倪维德的观点：“（胬肉攀睛）病由《原机》为奇经客热，其言曰：奇经客邪非十二经之比，十二经之外，别有治奇经之法，而所用药亦曰胜奇散。却只是芎、归、连、草等物，无稽之谈，人谁从同!”并据《内经》指出本病与小肠、心、脾有关，是火炎土燥，水木不能制，祸罹于金所致。又如“瞳神缩小”一病，《原机启微》名“强阳抟实阴之病”，认为本病乃因手厥阴心包络相火所致，故治疗上选用抑阳酒连散、还阴救苦汤等苦寒剂清泻相火。黄庭镜反对倪维德的看法：“倪氏《原机》为强阳抟实阴之病，抄书奴皆从之。庭镜特辟其谬，可谓反古，窃亦有所见而云然。”认为本病病机乃“劳伤精血，阳火散乱，火衰不能鼓荡山泽之气生水滋木”，治疗上当“大补气血，略带开郁镇邪，使无形之火得以下降，有形之水因而上升，其血归元，而真气不损”。可见，黄庭镜对《原机启微》的态度，与《审视瑶函》等不一样，并非全盘接受，而是批判地继承。其在《原机启微》的基础上，对眼科一些问题进行了深入探讨。

综上所述，倪维德是中医眼科学术史上具有重要地位的一位医家，所著《原机启微》不仅对后世中医眼科的发展影响巨大，对中医病因病机学亦有极大贡献。《原机启微》的病因病机学说，不仅是眼科病证的辨证纲领，同样对临床各科的辨治也能起到提纲性的作用，具有极高的研究价值。倪维德眼科方剂对后世的影响同样深远，许多方剂流传至今，成为中医眼科方剂的典范。因此，研究倪维德眼科学术思想，对于中医眼科的继承和发展有着重要的意义。

云南中医学院　汪剑

【参考文献】

[1] 倪维德. 原机启微 [M]. 上海：上海卫生出版社，1958.

[2] 黄庭镜. 目经大成 [M]. 北京：人民卫生出版社，2006.

[3] 曾庆华. 中医眼科学 [M]. 北京：中国中医药出版社，2003.

[4] 傅仁宇. 审视瑶函 [M]. 上海：上海科学技术出版社，1959.

[5] 和中浚. 带您走进《审视瑶函》[M]. 北京：人民军医出版社，2008.

[6] 祁宝玉. 试论《原机启微》的学术思想渊源及影响 [J]. 中国中医眼科杂志，1992 (3)：53-55.

[7] 汪剑.《原机启微》病因病机学说阐微 [J]. 中华中医药学刊，2007，25 (12)：2495-2497.

[8] 周维梧.《原机启微》及其学术成就评析 [J]. 中医文献杂志，1997 (1)：3-5.

[9] 庄曾源，张津京.《原机启微》的辨证和用药特色 [J]. 北京中医药，2008，27 (3)：184-187.

[10] 任旭. 明代医家倪维德故里考 [C] //全国医史文献学科建设发展创新研讨会论文集，2010.

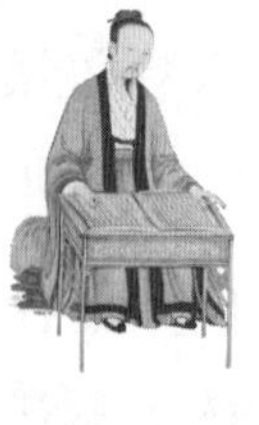

滑　寿

内容提要

滑寿（1304—1386），字伯仁，晚号撄宁生，元末明初著名医家。他自幼习儒，善诗文，通经史诸家；后弃儒学医，研读《素问》《难经》，颇有心得，又精心研究张仲景、刘完素、李杲诸家之说，融会贯通；又随东平高洞阳学习针法，习得开阖流注、方圆补泻之道，对针灸、经络理论研究颇深。其辨证论治独具卓识，处方用药不拘一格，疗效卓著，被称为神医。滑寿著作丰富，然而大多著作已佚，现仅存《读素问钞》《难经本义》《十四经发挥》《诊家枢要》，以至于其临床医案不多见，故难以反映其精湛的医术。故其影响主要体现在注释经典方面，其学术思想同样对后世医家产生了深远影响。滑寿开节略类编《素问》之先河，并简要注释，创造性地把疾病划分为四类，尤重病因病机分析，颇具启发性；以《灵枢》《素问》注《难经》，七节分类《难经》，并用图释经旨；详论经络循行、腧穴位置及归属，为针灸学的基本理论奠定了基础；完善了十四经理论，明确了任、督二脉的特殊性与重要性；详细论述了诊脉操作，提出六纲脉，详论三十脉，独立系统论述了妇人、小儿脉象；阐发了五郁治疗理论，对反治之理与法有独到见解，以经典理论指导诊治等，均堪后世师法。

【概述】

一、生平简介

滑寿，字伯仁，晚号撄宁生，生活于元大德八年至明洪武十九年（1304—1386），祖籍襄城（今河南襄城县），出生于仪真（今江苏仪征市），后迁至余姚（今浙江余姚市）。元末明初著名医家。

据《明史》载，滑寿自幼聪明好学，曾跟随韩说先生学儒，善诗文，通经史诸家。后弃儒，跟随京口（今江苏镇江市）名医王居中学医。研读《素问》《难经》，颇有心得。继之精心研究张仲景、刘守真、李杲诸家之说，融会贯通，深有造诣。后又随东平（今山东东平县）高洞阳学习针法，习得开阖流注、方圆补泻之道，对针灸、经络理论研究颇深。

滑寿行医于江、浙一带，其辨证论治独具卓识，处方用药不拘一格，治愈很多患者，被称为神医。因此，所到之处人们争相求治，以得其一言判定生死为无憾。朱右在《撄宁生传》中盛赞滑寿高超医术，其云："襄城撄宁生寿，能活人反掌间，而奇验若此，时人为之语曰：世以人试术，生以术活人，其相去奚啻千万。"

滑寿治病，针药并用，尤擅于杂病和妇科病。不但医术高超，医德也很高尚。不分穷人富人，只要请其诊治，无论是风雪烈日，还是深更半夜，都会即刻前去，而且从不计较报酬。遇到清贫患者，不但不收丝毫诊费，还奉送药物，替人解难，颇具大医之仁。滑寿一生行医，活人无数，德艺双馨，声名远扬，故范行准先生赞曰："元明之间，滑寿则最有名。"

滑寿卒于明洪武年间，名儒宋濂为表纪念，撰《滑伯仁先生像赞》曰："知时违而忘机，弃功业而隐居。谁为龙虎榜，掷地如敝履。谁曰鸥鹭盟，秦越人所惧。披发入山，饮水著书，此之谓山泽之癯，列仙之儒。"

二、著作介绍

滑寿由儒及医，文学功底深厚，著述甚丰。据《明史》《撄宁生传》《中国医籍考》《医藏书目》《澹生堂书目》《测海楼书目》《千顷堂书目》《浙江通志》等文献记载，计有《读素问钞》《难经本义》《十四经发挥》《本草韵合》《读伤寒论钞》《诊家枢要》《滑氏脉诀》《脉理存真》《撄宁生要方》《医学引彀》《撄宁生补泻心要》《医学蠡子书》《滑氏方脉》《滑寿医韵》《痔瘘篇》《滑伯仁正人明堂图》等。但大多著作已佚，现存于世的仅《读素问钞》《难经本义》《十四经发挥》《诊家枢要》。

《读素问钞》最早见于《澹生堂书目》，作《素问注解》3卷。滑寿认为《素问》虽是医家必读之书，但因年代久远，文字古奥难明，多有错简，学习理解困难。便将《素问》原文选录精要者，分藏象、经度、脉候、病能、摄生、论治、色诊、针刺、阴阳、标本、运气、汇萃十二类重新编排，另附补遗。该书3卷，卷上为藏象、经度、脉候、病能；卷中为摄生、论治、色诊、针刺；卷下为阴阳、标本、运气、汇萃和补遗。明・汪机在《续素问钞自序》中称赞该书曰："删于繁芜，撮其枢要，且所编次，各以类从，秩然有序，非深于岐黄之学者不能也。"

《难经本义》成书于元至正元年（1341）。《难经》为习医必读之经典，然而学习理解也是不易，滑寿便先引《灵枢》《素问》经文论证，再博引张仲景、王叔和、孙思邈、王焘等诸医家之说阐释，又附自己简单注释，是为《难经本义》。该书2卷，首列汇考一篇，论书之名义源流，次列难经图释，有经脉始从中焦流注图、关格覆溢之图、五行子母相生图、男女生于寅申图、荣卫清浊升降图、肝肺色象浮沉图、五脏声色臭味液之图、五邪举心为例图、七传间脏之图、手足阴阳图、荥输刚柔图等13图。正文为八十一难，一难至三十难为上卷，三十一难至八十一难为下卷，都是先列经文，次为注释。该书为注释《难经》的经典之作，备受后世学者的推崇和赞赏。

《十四经发挥》成书于元至正元年（1341）。《明史》载："（滑寿）既学针法于东平高洞阳，尝言：人身六脉，虽皆有系属，惟督任二经，则苞乎腹背，有专穴。诸经满而溢者，此则受之，宜与十二经并论。乃取《内经・骨空》诸论及《灵枢篇》所述经脉，著《十四经发挥》三卷，通考隧穴六百四十有七。"该书卷上为手足阴阳流注篇，统论经脉循行的规律。卷中为十四经脉气所发篇，附图详论十四经循行路线、腧穴位置和所生病。卷下为奇经八脉篇，论述奇经八脉循行部位及生理、病理的联系。该书循经考穴，倡十四经之说，对针灸学的发展有重大贡献，是滑寿医学成就最大的著作。

《诊家枢要》成书于元至正十九年（1359）。该书内容较少，仅论脉诊，附于明・丁瓒《素问钞补正》之后，亦被丛书《名医指掌》收录。清・周学海对本书校注后，收于《周氏医学丛书》。滑寿在该书自序中言："百家者流，莫大于医，医莫先于脉。"强调脉诊的重要性，故而著此书详论脉诊。该书1卷，为滑寿脉学专著，主要内容有枢要玄言、左右手配脏腑部位、五脏平脉、四时平脉、呼吸浮沉定五脏脉、因指下轻重以定五脏、三部所主、持脉手法、脉阴阳类成、兼见脉类、诸脉宜忌类、验诸死证脉类、死绝脉类、五脏动止脉、妇人脉法、小儿脉、诊家宗法、脉象歌。全书类分条析，言简意赅，方便初学者学习。

【学术思想】

一、学术渊源

（一）学术背景

元灭南宋后，在政治、经济上进行了一系列行之有效的改革，思想文化观念兼容，为中国文化的发展提供了良好的环境，中医学也得以发展。

宋代理学在二程和朱熹等人的传播和发展下逐渐成为占统治地位的思想，格物致知的方法影响着一代代的读书人。滑寿本就聪明，又拜韩说学习儒学，其学识、思维水平都得到很大提升。这对他后来学习医学以及研究医学理论，奠定了扎实的文学和哲学基础。金元时期，诸多医家开始对基础理论和治疗方法进行新的探讨，提出自己独到的见解，再加上文化氛围格外宽松，使得中医界出现了百家争鸣的新局面。金元四大家中，刘完素、李杲对滑寿产生了重大影响。《明史》载："寿又参会张仲景、刘守真、李明之三家而会通之，所治疾无不中。"在《撄宁生传》中，也载有滑寿用刘、李之学治病的医案。由此可知，滑寿医学思想受金元医家的影响很大，与之颇有渊源。

（二）治学经历

回顾滑寿的杏林历程，可知其治学是很严谨的，归纳其治学经历，有以下特点。其一，儒学为基础。中医与儒学的关系一向密切，正是由于滑寿具备了坚实的儒学基础，才使得他对医籍中晦涩偏僻的内容学习起来较为简单，理解更为准确，为他以后著书立说打下坚固基础。其二，钻研经典，心有所得。滑寿初学医时，其师王居中就常常指点，要学习医术就要从根本学习，首先就应学习《素问》《难经》。于是，滑寿便刻苦钻研《素问》《难经》。后来终有大成，把这两本中医经典熟稔到可类编、能注释的程度。后来滑寿跟随高洞阳学习针灸时，著《十四经发挥》，而这本书也是在《素问》《灵枢》的基础上发挥而成，与其熟读经典有密切关系。其三，博采众家，择善而从。滑寿在著《难经本义》时，其所引医家之言多达 20 家，不可不谓之广博。但这 20 家的注释并非来者不拒，全盘引用，而是深思精审，择善而从。比如纪齐卿为避国讳或家讳，将《难经》经文中的"盛"字多改作"甚"字，滑寿不从；杨玄操将《难经》分为 13 卷，滑寿据"隋、唐书《经籍》《艺文志》俱云二卷"，仍将《难经》分 2 卷。诸如此类，举不胜举。滑寿广参博引，但是没有盲从，而是详细辨别真伪，择善而从。其所著《难经本义》，不但为学习者造福，而且博采众家之说，亦体现了重要的文献价值。

（三）师传承受

滑寿幼时拜学省韩说为师，学习儒学及诸子百家之书，后弃儒学医。据《明史·列传·方伎》记载，滑寿曾从王居中学医。王居中认为，医学源于岐黄，故应深入钻研《素问》《灵枢》，并以此二书授予滑寿。滑寿学完之后，求教于王居中，得到王居中的赞许。随后滑寿将《素问》进行分类和注释，著成《读素问钞》，后又将《难经》加以注释，成《难经本义》。滑寿曾学针灸于东平高洞阳，深得其传，后著《十四经发挥》。

滑寿还私淑参会张仲景、刘完素、李杲等医家之学，博采众长，融会贯通，而成一代名家。其后裔中，只有其孙志庸继续其业，其余继承滑寿之学的弟子有骆则诚、周原启、吴温夫。

二、学术特色

（一）寻本究义，传承经典

滑寿在其师王居中的影响下，重视经典，又能寻本究义。在对经典学习、研究过程中，能够取其精华，亦能发现问题，提出自己的见解，既做了相关整理，又做了精准注释，对经典的传承与发扬做出了重大贡献。

1. 类编《素问》

《素问》是我国现存最早的中医经典著作，创立了中医药学的理论体系，奠定了中医学发展的基础。后世不少医家都对其进行了类编、注释，但变化不大，多墨守于原体例，流传不广。滑寿在学习《素问》中亦认识到其内容虽然详备，但是繁杂不成系统，不利于学习，于是重新分门别类，有所选择地抄而读之，著《读素问钞》，为《素问》的学习提供了便利。

（1）节略类编《素问》

历代对《内经》进行类编整理者，滑寿之前有晋·皇甫谧《针灸甲乙经》、唐·杨上善的《太素》等，滑寿之后有张介宾的《类经》、李中梓的《内经知要》、清·汪昂的《素问灵枢类纂约注》等，皆为《内经》的整理与传承做出贡献，但滑寿的《读素问钞》乃是首创节略类编者。

《读素问钞》将《素问》原文删其繁芜，选取精要，重新编排，以类相从，分为藏象、经度、脉候、病能、摄生、论治、色诊、针刺、阴阳、标本、运气、汇萃12篇，篇名之后附以具体说明，另在12篇后附补遗1篇，共13篇，皆作简要注释。每一篇都是节取《素问》各篇相关内容整合而成，比如“藏象”篇，篇名之后附以“五脏以位，六府以配，五行攸属，职司攸分，具藏象钞”的说明，是从“六节藏象论”“阴阳应象大论”“金匮真言论”“灵兰秘典论”“五脏生成”“宣明五气”“五脏别论”等篇章中选摘而成。又如“经度”篇，篇名之后附以“周身乎惟经度，荣卫注焉，吉凶寓焉。其注其寓，其审察之，具经度钞”的说明，则是从“血气形志论”“阴阳离合论”“皮部论”“骨空论”“经脉”等篇章中选摘而成。而“经脉”篇出自《灵枢》，可见，滑寿类编时为使其内容更系统完整，亦从《灵枢》中补选部分内容。将《读素问钞》与现行本《素问》对比可知，《素问》整篇入编《读素问钞》的并不多，仅有“风论”“痹论”“痿论”“厥论”“咳论”“阳明脉解”及“异法方宜”7篇，除有19篇未入编外，其他皆是节选。其中“病能”篇共引《素问》21篇，篇幅约占全书的1/4，由此可知滑寿对于认识疾病及其治疗方法的重视程度。

（2）扼要阐发《素问》

滑寿先儒后医，其坚实的儒学基础使之对医学典籍中文字的古音古义有更深刻的理解和更恰当的把握，故而类编《素问》时还进行了简明扼要的注释。滑寿对《素问》的注释包括解词、注音、释文句、阐医理等方面。

在解词、注音方面，如注释《素问·五脏生成》中的“徇蒙招尤”时解道：“眴蒙，谓目瞬，动而蒙昧，下文目冥是也；招摇谓头振掉而不定也。徇、眴音相近，摇、䍃古通用，故误眴为徇，摇为尤也。”（《读素问钞·病能》）

又如卷中“针刺”篇中，对于“泻实者气盛则内针，针与气俱内，以开其门如”中的“如”字注曰：“‘如’读曰‘而’”。按如、而二字古通用，如《盐铁论·世务》：“见利如前，乘便而起。”

再如释“膻中”，谓：“膻中在胸中两乳之间，为气之海。膻，徒旱切，上声，浊字。《说文》云：肉膻也，音同袒裼之袒，云膻中者，岂以袒裼之袒而取义耶？”（《读素问钞·藏象》）袒通襢，襢又与膻形近，故滑寿有此推论。

在释文句、阐医理方面，如注释《素问·金匮真言论》中的“北方黑色，入通于肾，开窍于二阴，藏精于肾，故病在溪”。唐·王冰曾注“病在溪”曰：“溪，谓肉之小会也。《气穴论》曰：肉之大会曰谷，肉之小会曰溪。”滑寿认为此注虽精，仍有所欠缺，于是补注曰：“溪犹溪谷，言深外也，故病在深外。冬气居肉，故病在深处。”相较而言，滑寿之注揭示了肾病发于溪的病位和机制，更能使读者明朗。

又如释“八风”，谓：“东方来曰婴儿风，伤人外在筋络，内舍于肝。南方来曰大弱风，伤人外在脉，内舍于心。东南曰弱风，伤人外在肌，内舍于胃。西南曰谋风，伤人外在肉，内舍于脾。西方来曰别风，伤人外在皮，内舍于肺。西北曰折风，伤人外在手太阳脉，内舍于小肠。北方来曰大刚风，伤人外在骨，内舍于肾。东北方曰凶风，伤人外在腋胁内，舍于大肠。”（《读素问钞·论治》）滑寿医学知识之广博，由此可见一斑。

滑寿由儒及医，深厚的儒学基础使滑寿在注解《素问》时高人一筹，能较为恰当地阐述经旨，为后世读者登堂入室铺就了道路。

（3）类分诸病

滑寿在“论治”篇中立足于“气”，创造性地按疾病是否因气动而生将疾病划分为四类。首先，滑寿提出“病生之类有四”的观点，即四种病因：一者始因气动而内有所成；二者因气动而外有所成；三者不因气动而病生于内；四者不因气动而病生于外。然后，滑寿依据这四种病因，对诸病进行了分类：因气动而内成者，诸如积聚、癥瘕、瘿瘤、结核、癫痫之类；因气动而外成者，诸如痈肿、疮疡、痂疥、疽痔、掉瘛、浮肿、目赤、瘭疹、胕肿、痛痒之类；不因气动而病生于内者，诸如留饮、辟食、饥饱、劳损、宿食、霍乱、悲、恐、喜、想、慕、忧结之类；不因气动而病生于外者，诸如瘴气、贼魅、虫蛇、蛊毒、飞尸、鬼击、冲薄、坠堕、风寒暑湿、斫射、刺割、捶仆之类。

此分类方法强调了“气”在疾病生成中的重要作用以及病位的“内”“外”之别，对指导临床治疗有重要启迪意义。此正如滑寿所谓，依据此四类而分别治疗，有独治内而愈者，有兼治内而愈者，有独治外而愈者，有兼治外而愈者，有先治内而后治外而愈者，有先治外而后治内而愈者，有的须毒剂攻击，有的须无毒调引。诸如此类，所选择的方法各有不同，或重或轻，或缓或急，或收或散，或润或燥，或软或坚等，全在于医者之准确辨证与灵巧运用。

（4）重病因病机

《读素问钞》之“病能”篇内容是从《素问》21篇中节选的，占《素问》篇幅的1/4。而且该篇内容为《读素问钞》内容最多的一篇，可见滑寿对于病因病机的重视程度。

“病能”篇主要节选了风、痹、痿、厥、热病、温病、疟、咳、痛等多发病，以及肾风、肠澼、鼓胀、血枯、伏梁、酒风、息积、厥逆、脾瘅、胆瘅等杂病的病因病机和治疗。滑寿对某些疾病的病机还有所阐释，不仅方便了后人对《素问》经文的理解，而且对临床有一定的指导意义。如其阐释“泄风之状，多汗，汗出泄衣上，口中干，上渍，其风不能劳事，身体尽痛则寒”（《素问·风论》）的医理，认为上渍谓皮上湿如水渍，汗多则津液涸，故口中干，形劳则汗出甚，故不能劳。身体尽痛，以其汗多，汗多亡阳，故易于感寒所致。

又如其阐释“消瘅仆击，偏枯痿厥，气满发逆，甘肥贵人，则膏粱之疾也。隔则闭绝，上下不通，则暴忧之病也。暴厥而聋，偏闭塞不通，内气暴薄也。不从内外中风之病，故瘦留著也”（《素问·通评虚实论》）的医理为：膏粱之疾，暴忧之病，内气暴薄，此三者不从内外中风之病，谓非外伤。非外伤，则为病留瘦住著，不若风家之善行数变。肥则令人热中，甘则令人中满，故热气内搏，发为消渴、偏枯。气满而逆，逆即违背常候，因而与平人不同。忧愁，则气闭塞而不行，故膈塞否闭，气脉断绝而上下不通。脏腑之气不化，禁锢于内，不得宣散，故大小便道偏不通泄。

（5）重运气学说而不泥

滑寿在“运气”篇中谓：“五运六气，天地之纪用也。生物芸芸，介乎两间，同纪用者斯人尔，具运气钞”（《读素问钞·运气》）。他用大量篇幅论述了运气学说，可见滑寿对于运气学说的重视。

滑寿重视运气学说，是重视运气学说中对于临床有应用价值的内容。其在“运气”篇中所选的内容皆与临床密切相关。比如节选自《素问·六微旨大论》的“亢则害，承乃制，制则生化，外列盛衰，害则败乱，生化大病”，是对疾病基本发病机制的论述。又如节选自《素问·至真要大论》的“厥阴之至，其脉弦。少阴之至，其脉钩。太阴之至，其脉沉”，是运气学说在三阴病脉象中的应用。

滑寿应用运气学说对其所选内容进行训释更是基于临床，务实而论。如其节选自《素问·五运行大论》的“帝曰：天地之气何以候之？岐伯曰：天地之气，胜复之作，不形于诊也。（滑寿注曰：言平气及胜复，皆以形证观察，不以诊知也。）《脉法》曰：天地之变，无以脉诊，此之谓也。（滑寿注曰：天地以气不以位，故不当以脉知）”观滑寿所注，皆归于临床，并未脱离临证诊治而空谈。

滑寿虽重视运气学说，但并不拘泥于其中，而是辩证地看待。如其在“运气”篇末引丹溪之说：“丹溪曰：学医之初，宜须识病机之变化，论人形而处治。若便攻于气运，恐流于马宗素之徒，而云其生人于某日病属其经，用某药治之之类也。”（《读素问钞·运气》）此外，滑寿认为运气七篇大论并非《素问》原文，其在“病能”篇中就指出：“运气七篇与《素问》诸篇自是两书，作于二人之手，其立意各有所主，不可混言。王冰以为七篇参入《素问》之中，本非《素问》原文也。”在“运气”篇末云：“又运气之说，褚澄尝议之矣，曰：大桡作甲子纪岁年耳，非言病也。夫天地五行，寒暑风雨，仓卒而变，人婴斯气，作疾于身，气难预期。故疾难预定，气非人为；故疾难人测，推验多乖，拯救易误。俞扁弗议，淳华弗稽，运气之书，岂非后人托名于圣哲耶！”可见滑寿对于运气学说的认识是在临床的基础上有守有否，客观对待，并非盲目接受。

2. 注释《难经》

《难经》问世后，历代注释者不乏其人，也出现了众多整理研究的专著。滑寿的《难经本义》是其中影响最大的一部。《难经本义》本于《灵枢》《素问》，广征博引张仲景、王叔和以及唐宋金元20余家之说，参以己见，对《难经》字词、名物、病因病机进行了全面注释，成为注释《难经》的经典之作。《四库全书总目提要》赞曰：“辨论精确，考证亦极详审。”

(1) 以《内经》注《难经》

滑寿认为《难经》是秦越人取《内经》之言，设为问答之作，其在《难经本义·凡例》中云：“《难经》八十一篇，盖越人取《素问》《灵枢》之言，设为问答。”因此滑寿在注释《难经》之时，先溯本求源，引《内经》之文，一一考之，以经注经，从而使理有源而论有据，一引一证，相得益彰。

例如“一难”正文云：“十二经皆有动脉，独取寸口，以决五脏六腑死生吉凶之法。然，寸口者，脉之大会，手太阴之脉动也。”“独取寸口”理论虽是《难经》中首先明确提出的，但其源在《素问》中关于寸口诊的论述。故滑寿注曰：“《五脏别论》，帝曰：气口何以独为五脏主？岐伯曰：胃者，水谷之海，六腑之大源也。五味入口，藏于胃以养五脏气，而变见于气口也。《灵枢》第一篇云：脉会太渊。《玉版论》云：行奇恒之法自太阴始。”

又如“十一难”曰：“经言脉不满五十动而一止，一脏无气者，何脏也？然，人吸者随阴入，呼者因阳出。今吸不能至肾，至肝而还，故一脏无气者，肾气先尽也。”滑寿认为其内容出自《灵枢·根结》，故在注释时先引述了有关内容，注曰：“《灵枢》第五篇曰：人一日一夜五十营，以营五脏之精。所谓五十营者，五脏皆受气，持其脉口，数其至也。五十动而不一代者，五脏皆受气；四十动一代者，一脏无气；三十动一代者，二脏无气；二十动一代者，三脏无气；十动一代者，四脏无气；不满十动一代者，五脏无气，予之短期。”接着又进行了分析：“按五脏肾最在下，吸气最远，若五十动不满而一止者，知肾无所资，气当先尽，尽犹衰竭也，衰竭则不能随诸脏气而上矣。”滑寿注释《难经》，可谓既探其源又析其理。

滑寿在溯本求源时，亦认识到《难经》中有些“经曰”之文，并非出自《内经》之中，在“七难”注中指出：“篇首称‘经言’二字，考之《枢》《素》无所见，‘平人气象论’虽略有其说而不详。岂越人之时，别有所谓上古文字耶？将《内经》有之，而后世脱简耶？是不可知也。后凡言《经》言而无所考者，义皆仿此。”与滑寿同时的名医吕复亦注意到了这个问题，在其所著《音岩丛说》中指出：“《难经》所引经言，多非《灵》《素》本文，盖古有其书，今已亡佚而已。”

(2) 七节分类《难经》

《难经》八十一难并非互为独立，各篇内容之间关系密切。故分类研究《难经》，对于表达其内容的系统性是非常必要的。历代研究《难经》的医家对其多有分类，如杨玄操《难经注释》的十三节分类，吴澄的六节分类，诸分类各不相同，莫衷一是，且有种种不当之处，不尽合理。

在《难经本义·汇考》中，滑寿为反映《难经》内容的系统性，提出了七节分类的方案，即：“一难”至“二十一难”为第一节，皆言脉；“二十二难”至“二十九难”为第二节，论经络流注始终、长短度数、奇经之行及病之吉凶；“三十难”至“四十三难”为第三节，言营卫、三焦、脏腑、肠胃之详；“四十四难”至“四十五难”为第四节，言七冲门乃人身资生之用，八会为热病在内之气穴；“四十六难”至“四十七难”为第五节，言老幼寐寤，以明气血之盛衰，言人面耐寒，以见阴阳之走会；“四十八难”至“六十一难”为第六节，言诊候病能，脏腑积聚、泄利，伤寒、杂病之别，而继之以望、闻、问、切，医之能事毕矣；“六十二难”至“八十一难”为第七节，言脏腑荥输，用针补泻之法。结合《难经》的内容审视滑寿的七节分类法，其分类是合理的，又能提纲挈领，足以垂师后世。

（3）图释经旨

《难经本义》卷首列“经脉始从中焦流注图”“关格覆溢之图”“色脉相胜相生图”等13幅图，是对《难经》相关内容的形象阐释。滑寿在注释《难经》相关内容时，结合卷首附图讲解经旨，使之简明易懂。

如滑寿在注释“三难”之“脉有太过，有不及，有阴阳相乘，有覆有溢，有关有格，何谓也……”时，开门见山点明图示，即卷首之“关格覆溢之图”。图像展现了太过、不及、阴阳相乘、覆、溢、关、格诸脉在寸口之寸、关、尺三部的定位。接着结合图像对其进行注释，指出“今越人乃以关前关后言者，以寸为阳而尺为阴也”（《难经本义·卷三·三难》）。有图有注，直观明晰。

又如对“九难”之“何以别知脏腑之病耶……”注释时，亦结合卷首的“脏腑阴阳寒热图”，直观展现了如何依据脉象区别脏腑之病，并进一步注释：凡人脉，一呼一吸为一息。一息之间脉四至，闰以太息，脉五至，命曰平人。所谓平人，就是无病之脉。平人之脉有增减，则为病脉。一息三至曰迟，不足之脉；一息六至曰数，太过之脉。脏为阴，腑为阳。脉数属腑，为阳为热；脉迟属脏，为阴为寒。最后总结为诸阳脉皆为热，诸阴脉皆为寒，脏腑之病，由此得以区别。滑寿结合图像注释经文，方便了人们对经义的理解。

再如注释“三十难”之“荣气之行，常与卫气相随……”时，为了论证“荣卫相随”的观点，结合了“荣卫清浊升降图”进行论证。滑寿还对此图解说：“经云：地气上为云，天气下为雨。清者，体之上也，阳也，火也。离中之一阴降，故午后一阴生，即心之生血也。故曰清气为荣。（天之清不降，天之浊能降，为六阴驱而使之下也。云清气者，总离之体而言之。）浊者，体之下也，阴也，水也。坎中之一阳升，故子后一阳生，即肾之生气也。故曰浊气为卫。（地之浊不升，地之清能升，为六阳举使之上也。浊气者，总坎之体而言之。）”（《难经本义·卷上·三十难》）由此可知，此图是对“三十难”内容的扩展说明，从另一个方面对荣卫进行了解释，亦方便了对经文的领会。

（4）博采众家

《难经本义》为明经旨，释本义，广征博引诸家之言，卷首即列所引诸名医所论竟多达20家。滑寿在《难经本义·汇考》中对各家注释的特点评曰：“诸家经解，冯氏、丁氏伤于凿，虞氏伤于巧，李氏、周氏伤于任，王、吕晦而舛，杨氏、纪氏大醇而小疵。惟近世谢氏说，殊有理致原委。及袁氏者，阐古益人，著《难经本旨》，佳处甚多。然其因袭处，未免踵前人之非，且失之冗尔。”可见滑寿对各家注释内容及其特点已非常熟稔，这样即便诸家各抒己见，分歧颇多，滑寿亦能辨别真伪，择其精华，不至于混淆视听。如“二十五难”注释中为了阐明“三焦无两配”的观点，有选择地引用了多家之说。如：谢氏已将《难经》中有关心主与三焦的内容做了全面的汇总，故滑寿先引其说证明三焦与心包相表里。其云：“谢氏曰：《难经》言手少阴心主与三焦者，凡八篇。‘三十一难’分豁三焦经脉，所始所终。‘三十六难’言肾之有两；左曰肾，右曰命门。初不以左右肾分两手尺脉。‘三十八难’言三焦者，元气之别，主持诸气，复申言其有名无形。‘三十九难’言命门者，精神之所舍，男子藏精，女子系胞，其气与肾通。又云：六腑正有五脏，三焦亦是一腑。‘八难’‘六十二难’‘六十六难’，言肾间动气者，人之生命，十二经之根本也，其名曰原，三焦则元气之别使也。可见三焦列为六腑之义，惟其有名无形，故得与心主合。”（《难经本义·卷上·二十五难》）之后又引虞庶之论否定“三焦与命门配”之说：“虞庶云：诸家言命门为相火，与三焦相表里。按《难经》止言手心主与三焦为表里，无命门、三焦表里之说。夫左寸火，右寸金；左关木，右关土；左尺水，右尺火。职之部位，其义灼然。”最后对诸家所以提出“命门与三焦相表里”的缘由做了分析：“诸家所以纷纷不决者，盖有惑于《金匮真言篇》王注，引《正理论》谓：三焦者有名无形，上合手心主，下合右肾，遂有命门、三焦表里之说。”可见，其论证有立有破，有理有据，逻辑缜密，不仅说明滑寿注释所引之说的广博，更说明其所引之论的准确，阐发了经义。

滑寿在博采的同时，对于不易甄别、存有分歧的问题并陈其说，不妄决断是非，或待来者考证。如“十二难”中“五脏脉已绝于内，用针者反实其外；五脏脉已绝于外，用针者反实其内。”对于“内外”的解释，《难经》以肾肝气为内，以心肺气为外言之；《内经》则以脉口气内外言之。滑寿汇结之曰：“此《灵枢》以脉口内外言阴阳也。越人以心肺肾肝内外别阴阳，其理亦由是也。”两说并存。对于“十二难”的归类，滑寿注曰：“纪氏谓此篇言针法，冯氏谓此篇合入用针补泻之类，当在六十难之后，以例相从也。”（《难经本义·十二难》）。亦是两说并存。

另外，许多《难经》注释之作已佚，如吕广所著《难经注释》、虞庶所著《难经注》、周权所著《难经辨正释疑》、王宗正所著《难经注义》、纪天锡所著《难经注》、张元素所著《药注难经》、谢缙孙所著《难经说》等，滑寿博引诸家之言，使许多注家之说由此得以保存。

（5）顺文释义

滑寿对《难经》的注释注重疏通文理。《难经本义》正文之前列有“阙误总类”，记脱字、误字以疏通文理。如“十四难‘反此者至于收病也’，当作‘至脉之病也’，‘于收’二字误。”又如“二十九难‘阳维为病苦寒热，阴维为病苦心痛’，诸本皆在‘腰溶溶若坐水中’下，谢氏移置‘溶溶不能自收持’下，文理顺从，必有所考而然，今从之。”

滑寿在讲句义之前往往先训释字词，以利于经文的理解。如对“二十二难”之“气主呴之，血主濡之”注曰：“呴，香句反。濡，平声。呴，煦也。气主呴之，谓气煦嘘往来，熏蒸于皮肤分肉也。血主濡之，谓血濡润筋骨，滑利关节，荣养脏腑也。”（《难经·二十二难》）又如“七十八难”之“当刺之时，先以左手厌按所针荥俞之处，弹而努之，爪而下之，其气之来，如动脉之状，顺针而刺之，得气，因推而内之是谓补，动而伸之是谓泻。”注曰：“弹而努之，鼓勇之也。努，读若怒。爪而下之，掐之稍重。皆欲致其气之至也。气至指下，如动脉之状，乃乘其至而刺之。顺，犹循也，乘也。停针待气，气至针动，是得气也。因推针而内之，是谓补，动针而伸之，是谓泻。此越人心法。”（《难经本义·七十八难》）

滑寿不仅注重疏通文理，更注重对经义的解读。他通过串讲经文，使《难经》医理前后贯通。如对“十四难”中“上部有脉，下部无脉，其人当吐，不吐者死。上部无脉，下部有脉，虽困无能为害。”注曰：“‘一难’言寸口以决脏腑死生吉凶，谓气口为五脏主也。‘四难’言脾受谷味，其脉在中，是五脏皆以胃为主，其脉则主关上也。此难言人之有尺，譬如树之有根，脉有根本，人有元气，故知不死，则以尺为主也。此越人所以错综其义，散见诸篇，以见寸、关、尺各有所归重云。”（《难经本义·十四难》）

滑寿还对医理发表了自己的见解，内容包括阐述病机、辨析病证、阐发治则治法等方面。

其阐述病机恰当，如“五十九难”对于癫狂病机的发挥，曰：“狂疾发于阳，故其状皆自有余而主动；癫疾发于阴，故其状皆不足而主静。其脉三部阴阳俱盛者，谓发于阳为狂，则阳脉俱盛；发于阴为癫，则阴脉俱盛也。”（《难经本义·五十九难》）滑寿明确指出“狂发于阳，癫发于阴”的病机特点。

其辨析病证精确，如“二十四难”中有“三阴气俱绝者，则目眩转目瞑，目瞑者为失志，失志者则志先死，死则目瞑也”，滑寿注曰：“目眩转、目瞑者，即所谓脱阴者目盲，此又其甚者也。”（《难经本义·二十四难》）指出目眩转、目瞑与脱阴目盲相似但病情更重。

其阐发治法明晰，如对“七十三难”中“当刺井者，以荥泻之”发挥说：“越人此说专为泻井者言也。若当补井，则必补其合。”（《难经本义·七十三难》）

（二）注经参诸家之说

朱右《撄宁生传》载：“自是寿学日进，益参考张仲景、刘守真、李明之三家而大同之！摅其所得，投之所向，莫不中肯綮。”张仲景为一代医圣，所著《伤寒杂病论》为中医经典著作；刘完素、李杲皆为金元四大家之一，一为“寒凉派”，一为“补土派”。滑寿之说，受张、刘、李三位医家影响颇大。在其著作中，滑寿常常引此三家之说论证其观点。

1. 参仲景之说

滑寿参仲景之说主要体现在两个方面。

一方面是在著作中引仲景之说注释某些内容。如在《读素问钞·补遗篇》中注释“诸气在泉，风淫于内，治以辛凉，佐以苦，以甘缓之，以辛散之”时，则用仲景桂枝汤对此治疗原则进行了论证。其先注曰：“风性喜温恶清，故治以凉，是以胜气治之也。佐以苦，随其所利也。肝木苦急，则以甘缓之。又肝散，若抑，则以辛散之。”（《读素问钞·论治》）对这一治疗原则做透彻分析，将其应用于肝木。接着论道：“如仲景桂枝汤是也。”引出具体运用这一治疗原则的名方桂枝汤。然后又对桂枝汤进行详细分析，充分论证了这一治疗原则：“盖发散风邪，以辛为主，故桂枝三两为君，芍药味苦酸微寒，三两为臣，甘草味甘平，二两为佐者，《内经》所谓平以辛、佐以辛、以甘缓、以酸收也。生姜味辛温，三两，大枣味甘温，十二枚为使者，《内经》所谓风淫于内，以甘缓以辛散之意也。”

又《难经本义》中对于“五十八难”之“伤寒有几？其脉有变否？然，伤寒有五，有中风，有伤寒，有湿温，有热病，有温病”的注释中，亦对照仲景的伤寒学说，对该条经文进行了详细的分析：“今按仲景例，风温与《难经》中风脉同，而无湿温之说。又曰：《难经》言温病，即仲景伤寒例中所言温疟、风温、温毒、温疫四温病也。越人言其概而未详，仲景则发其秘而条其脉，可谓详矣。”

《诊家枢要》中亦有引仲景之说处，如“脉阴阳类成”篇中论述促脉、结脉的脉象、主病后，

又以仲景之论做总结曰："故张长沙谓结、促皆病脉。"（《诊家枢要·脉阴阳类成》）

另一方面，滑寿亦引仲景之说驳斥某些观点，从而更具说服力和权威性。如在驳运气七篇大论为《素问》原文的观点时，引用了仲景的观点："运气之说，仲景三百九十七法无一言及之者，非略之也，盖有所不取也。"（《读素问钞·运气》）又如在斥《脉诀》的七表八里九道之非时，亦引用了仲景之说，谓："诸脉亦统之有宗欤，盖以相为对待者，以见曰阴曰阳，为表为里，不必断断然七表、八里、九道，如昔人云云也。观《素问》、仲景书中论脉处，尤可见取象之义。"可见滑寿受仲景影响之深。

2. 参刘李之说

滑寿在其著作中亦有参考刘完素之说而注经者，如《读素问钞·运气》中，其在论证运气七篇大论并非《素问》原文的观点时指出，五运六气转移图以及图说出自刘完素的《素问玄机原病式》，可见滑寿对于刘氏著作的熟稔，亦反映出刘氏之学对滑寿的深刻影响。

《难经本义·刘仁本序》云："（滑寿）学仿于东垣李先生。"《难经本义·张翥序》亦云："故家许，许去东垣近，早为李氏之学，遂名于医。"可知，李杲的学术思想对滑寿影响之深。如《诊家枢要·持脉手法》中引李氏之说，对"脉贵有神"进行了详细论说。其云："东垣云：不病之脉，不求其神，而神无不在也；有病之脉，则当求其神之有无。谓如六数七极，热也，脉中（此'中'字，浮、中、沉之中）有力（言有胃气），即有神矣，为泄其热；三迟二败，寒也，脉中有力（说并如上），即有神矣，为去其寒。若数、极、迟、败中，不复有力，为无神也，将何所恃邪？苟不知此，而遽泄之、去之，人将何以依而主邪？故经曰：脉者气血之先，气血者人之神也。善夫！"由滑寿评论此说"善夫"可见其对李氏之说的重视。

又如《读素问钞·论治》中，滑寿对"木郁达之"的治疗理论进行发挥时，对王安道的以"吐"训释"达"提出了质疑与反驳。其云："王氏以'吐'训'达'，不能使人无疑。以为肺金盛而抑制肝木欤，则泻肺气举肝气可矣，不必吐也；以为脾胃浊气下流而少阳清气不升欤，则益胃升阳可矣，不必吐也。虽然木郁固有吐之之理，今以'吐'字总该'达'字，则凡木郁皆当用吐矣，其可乎哉！"他又针对李氏治疗木郁用吐法进行了解释。其云："至于东垣所谓食塞肺分，为金与土旺于上而克木。夫金之克木，五行之常道，固不待夫物伤而后能也；且为物所伤，岂有反旺之理？若曰吐去其物以伸木气，乃是反为木郁而施治，非为食伤而施治矣。夫食塞胸中而用吐，正《内经》所谓'其高者，因而越之'之义耳，不劳引木郁之说以汩之也。"由此可见滑寿对于李杲之说的精通，亦反映出李杲对滑寿的深刻影响。

（三）发挥治疗学思想

滑寿在类编《素问》、注释《难经》时，不但对这两部经典中的治疗理论进行了恰当阐释，而且结合自己的临床经验，对一些治疗思想和理论也有所发挥。其论深刻，对临床有重要的指导意义。

1. 阐发五郁治疗理论

滑寿在《读素问钞》的"论治"篇中，对"木郁达之，火郁发之，土郁夺之，金郁泄之，水郁折之"的五郁治疗理论进行了详细阐释。

对于“木郁达之”，谓：“且夫达者，通畅之也，如肝性急怒，气逆胠胁，或肝火上炎，治以苦寒辛散而不愈者，则用升发之药加以厥阴报使药而从治之。又如久风入中为飧泄，及不因外风之入，而清气在下为飧泄，则以轻扬之剂举而散之。凡此之类，皆达之之法也。”（《读素问钞·论治》）由此可知，达法在临床具体应用中，多体现在对气机的“升”与“出”的调节方面。

对于“火郁发之”，滑寿认为发即汗之，升举之。如腠理外闭，邪热怫郁，则解表取汗以散之。又如龙火郁甚于内，若用苦寒降沉之剂治之不愈，则用升浮之药佐以甘温，顺其性而从治之，使势衰则止，如李杲升阳散火汤即是。

对于“土郁夺之”，滑寿认为夺法即攻下，劫而衰之。如邪热入胃，用咸寒之剂以攻去。又如中满腹胀，湿热内甚，其人壮气实，则攻下；若势盛不能顿除，则劫夺其势而使之衰。又如湿热为痢，如果力轻之剂治之不愈，则或攻或劫以致其平。诸如此类，皆是夺法。

对于“金郁泄之”，滑寿认为泄法即渗泄而利小便、疏通其气。如肺金为肾水上源，金受火烁，其令不行，源郁而渗道闭，宜清金化滋以利之。又如肺气膹满，以凭仰息，则用利肺气之剂以疏通。凡此之类，皆为泄法。

对于“水郁折之”，滑寿则认为折法即制御，伐而挫之，渐杀其盛。如肿胀之病，水气淫溢而渗道以塞。按五行相克论，水之所不胜者乃是土。土气衰弱不能制水，因此反受其侮，病发肿胀。治当实其脾土，资其运化，可以治水而不敢犯，则渗道达而后愈。若病势较急，非上法所能遽制，则用泄水之剂伐而挫之，或去菀陈莝、开鬼门、洁净府三法备举，迭用以渐平之。诸如此类，皆为折法。

2. 探讨反治之理法

“热因寒用，寒因热用，塞因塞用，通因通用”是《素问》中的反治理论，滑寿结合自己的临床实践对其进行了详细阐发。

对于“热因寒用，寒因热用”，滑寿谓：“夫大寒郁结，蓄聚疝瘕，以热攻除，寒格热反纵，反纵之则痛发尤甚，攻之则热不得，前方以蜜煎乌头佐之，以热蜜多，其药服已便消，此谓热因寒用也。有火气动，服冷已过，热为寒格而身冷呕哕、嗌干、口苦、恶热、好寒，众议为热，冷治则甚，其如之何？则热物冷服，下嗌之后，冷体既消，热性便发，由是病气随愈，呕哕皆除，醇酒冷饮，则其类矣。此谓热因寒用也。又病热者，寒攻之则不入，以豆豉诸冷药酒渍，或温而服之，酒热气同，固无违忤，酒热既尽，寒药已行，从其服食，热便消散，此则寒因热用也。或以诸冷物热剂和之，如热食猪肉及粉葵乳，以椒姜橘热剂和之，是亦寒因热用也。”（《读素问钞·论治》）反佐是一种反治法，有两种情况：其一是汤药内服的反佐，即热药冷服，寒药温服，以免出现服用药物时的格拒现象；其二是处方中药物组成的反佐，即寒药中佐以热药，热药中佐以寒药，以从其病性。滑寿结合自己的临床经验，举例阐释反佐之理，使学者深悟其理，明了其用。

对于“塞因塞用，通因通用”，滑寿亦举例阐发其理。其云：“如下气虚乏，中焦气壅，胠胁满甚，食已转增，今欲散满则恐虚其下，补下则满甚于中，或谓不救其虚，且恐其满，药入则减，药过依然。故中满下虚，其病常在，乃不知疏启其中，峻补于下，少服则资壅，多服则宣通，由是而疗，中满自除，下虚斯实，此则塞因塞用也。又大热内结，注泄不止，热宜寒疗，结复不除，

绵历数年，以热下之，寒去利止，亦其类也。投寒以热，凉而行之；投热以寒，温而行之。”（《读素问钞·论治》）

3. 发挥泻南补北之论

《难经》“七十五难”中，“东方实，西方虚，泻南方，补北方”的治疗理论为历代医家所重视，各个注家皆对其有所发挥，其中亦有对其质疑者。滑寿《难经本义》，对这一治疗方法从两个方面进行了详细的阐释。

首先，滑寿肯定了这一治法的合理性，认为东方为肝，西方为肺，按五行相乘相侮理论推知东方实则会导致西方虚，则其治应以抑制过盛、救济不足，损过就中为原则。五行中水能胜火，子能令母实，母能令子虚。泻南方火，夺子之气，使食母之有余；补北方水，益子之气，使不食于母。如此则过者退而抑者进，金得平其木，而东西二方，无复偏盛偏亏之患，收到不治之治的效果。

其次，滑寿对某些被质疑的观点进行解释。如有观点提出子能令母实，母能令子虚，当泻火补土。泻南方火，夺子之气，使食母之有余；补中央土，则益母之气，使得以荫其气。为何要泻火补水？滑寿解释为：“此越人之妙，一举而两得之者也。且泻火，一则以夺木之气，一则以去金之克。补水，一则以益金之气，一则以制火之光。若补土，则一于助金而已，不可施与两用。”（《难经本义·卷一·补泻》）又有观点提出五行之道为母能令子实，子能令母虚，为何越人却说是子能令母实，母能令子虚？滑寿解释为此乃各有其说。母能令子实，子能令母虚是五行之生化；子能令母实，母能令子虚是针家之予夺，故而并无不妥。滑寿解释铿锵有力，言之有理。

（四）脉学专著重脉诊

滑寿的《诊家枢要》为脉学专著，篇幅虽小，但语言平实，内容丰富，为脉学的发展起到了承上启下的作用。

1. 首述持脉法

中医常用的脉诊是寸口诊法，就是用食指、中指、无名指切按在寸口体察脉象以了解身体状况。寸口诊法的操作非常简单，故历代脉学专著多不记载，如李时珍《濒湖脉学》，开篇即论27种脉象，整书未言持脉之法。而滑寿的《诊家枢要》，不但论述了脉诊原理、正常脉象、病理脉象，更难能可贵的是还用大量篇幅详细论述诊脉的操作，其在《诊家枢要·诊脉手法》中云：“凡诊脉之道，必须调平自己气息，男左女右，先以中指定得关位，却齐下前后二指，初轻按以消息之，次中按消息之，再重按消息之，然后自寸、关至尺，逐部寻究。”又云：“持脉之要有三：曰举，曰按，曰寻。轻手循之曰举，重手取之曰按，不轻不重，委曲求之曰寻。”其传道之用心，令人敬佩。

滑寿专篇论述诊脉的具体操作，使得该书堪称脉诊教科书，对于初学者大为有益。不仅如此，滑寿恐传道未精，还论述了诊臂长者、臂短者之脉的操作方法，谓：“诊脉之际，人臂长则疏下指，臂短则密下指。三部之内，大小浮沉迟数同等。”（《诊家枢要·诊脉之道》）

2. 提出六纲脉

脉象有多种，单凭指头察知、识别着实不易。滑寿有感于此，提出以浮、沉、迟、数、滑、涩六脉为纲，提纲挈领，鉴别脉象。其云："大抵提纲之要，不出浮、沉、迟、数、滑、涩之六脉也。浮、沉之脉，轻手重手得之也；迟、数之脉，以己之呼吸而取；滑、涩之脉，则察夫往来之形也。"（《诊家枢要·持脉手法》）并且，滑寿以这六脉统领诸脉象，执简驭繁，以方便学习。他认为：浮脉为轻手而得，而芤、洪、散、大、长、濡、弦七种脉象亦轻手而得，故归为一类；沉脉为重手而得，而伏、石、短、细、牢、实六种脉象皆重手而得，故归为一类；迟者一息脉三至，而缓、微、弱三种脉象皆有迟象，故与迟脉归为一类；数者一息脉六至，而疾、促二种脉象皆有数象，故与数脉归为一类；滑、涩二脉类似数、迟二脉，只不过不是用呼吸次数区分，而是用脉的往来形状区分。

至于为何以浮、沉、迟、数、滑、涩六脉为纲，滑寿还给出了解释。其云："所谓脉之提纲，不出乎六字者，盖以其足以统夫表、里、阴、阳、冷、热、虚、实、风、寒、燥、湿、脏、腑、血、气也。浮为阳、为表，诊为风、为虚；沉为阴、为里，诊为湿、为实；迟为在脏，为寒、为冷；数为在腑，为热、为燥。滑为血有余；涩为气独滞也。人一身之变，不越乎此，能于是六脉之中以求之，则疢疾之在人者，莫能逃焉。"（《诊家枢要·持脉手法》）由此可知，六脉足以对各种疾病的病机做出概括，故而滑寿以之为纲。

3. 总结三十脉

自古以来，脉象种种，说法不一。王叔和《脉经》定脉象24种，分别为：浮、沉、迟、数、滑、涩、虚、实、洪、微、紧、缓、芤、弦、革、濡、弱、散、细、伏、动、促、结、代。其后盛行于宋元时期的《脉诀》亦载脉象24种，较《脉经》增长、短而去数、散。滑寿《诊家枢要》共论脉象30种，较《脉经》增长、短、大、小、牢、疾六脉。除了大、小脉外，皆是近代临床常见的脉象，且更为全面。

《诊家枢要》之三十脉，先述脉象，次列主病，再结合两手寸、关、尺六部位详论主病。偶有相兼脉象所主病，并列于后。如论浮脉，先述指下感觉，界定脉象，谓："按之不足，轻举有余，满指浮上，曰浮。"接着指出其所主病，谓："为风虚动之候，为胀，为风，为痞，为满不食，为表热，为喘。"然后详论各部位浮脉所主病及种种相兼脉象所主病，谓："浮大伤风鼻塞，浮滑疾为宿食，浮滑为饮。左寸浮，主伤风，发热、头疼、目眩及风痰；浮而虚迟，心气不足，心神不安；浮散，心气耗，虚烦；浮而洪数，心经热。关浮，腹胀；浮而数，风热入肝经；浮而促，怒气伤肝，心胸逆满。尺浮，膀胱风热，小便赤涩……"（《诊家枢要·脉阴阳类成》）

滑寿不仅在书中论述了30种脉象，还将相似脉象进行了比较鉴别，其在《诊家枢要·诊家宗法》中讲到：浮脉、沉脉，以举按轻重区分，浮甚为散脉，沉甚为伏脉。迟脉、数脉，以呼吸次数区分，数甚为疾脉，数且偶有停止为促脉。虚脉、实脉、微脉、洪脉，以脉形盈亏而言，芤脉、濡脉都虚，牢脉、革脉都实。弦脉、紧脉、滑脉、涩脉，是以脉势强弱、流畅度而言，弦甚为紧脉，缓且偶有停止为结脉，结甚为代脉，滑脉统领动脉。滑寿用短短几句话，将各脉之间的联系区别娓娓道来，颇有画龙点睛之妙，纵然脉象繁杂，亦能有章可循。

4. 述危重脉证

滑寿在《诊家枢要·验诸死证类》中，论述了一些危重疾病的脉象与症状。如其指出温病攘攘大热，脉细小者死；头目痛，卒视无所见者死；温病汗不出，出不至足死；病疟久，腰脊强急、瘛疭者不可治；热病已得治，脉安静者生，脉躁者危，及大热不去者亦危；咳嗽脱形发热，脉坚急者死，皮肉着骨者死；热病七八日，当汗反不得汗，脉绝者死；形瘦脉大，胸中多气者死；真脏脉见者死；黑色起于耳、目、鼻，渐入口者死；张口如鱼出气，不反者死；循衣摸床者死；妄语错乱以及不语者死，但热病不在此例；面无光，牙龈黑者死；发直如麻，遗尿不知者死，舌卷卵缩者死，面肿色苍黑者死；五脏内绝，神气不守，其声嘶者死，目直视者死，汗出身体不凉加喘泻者死。这些危重脉证的描述，反映了滑寿临床经验的丰富以及对后世的警示，颇有意义。

5. 重脉势辨病情

滑寿在《诊家枢要·持脉手法》中，强调诊脉时须注重脉势，谓：“察脉须识上、下、来、去、至、止六字，不明此六字，则阴阳虚实不别也。”并对这六字解释道：“上者为阳，来者为阳，至者为阳，下者为阴，去者为阴，止者为阴也。上者，自尺部上于寸口，阳生于阴也；下者，自寸口下于尺部，阴生于阳也；来者，自骨肉之分，而出于皮肤之际，气之升也；去者，自皮肤之际而还于骨肉之分，气之降也；应曰至；息曰止也。”这六个字简练而精准，是对脉势的高度概括，“上下”指脉搏上下波动，可以察知表里虚实之分；“来去”指前后往来，要以察知腑脏气机通塞盛衰；“至止”指脉势的快慢缓急，可以察知阴阳寒热之分。故清·周学海对此六字盛赞道：“滑寿之六字，则脉之妙蕴几于无遗，而讲脉学者，可得所宗主矣。”

6. 详论妇孺脉

历代医家著书专论妇科者素不乏人，如宋·陈自明《妇人大全良方》、清·傅山《傅青主女科》；专论儿科者亦有之，如钱乙《小儿药证直诀》、刘昉《幼幼新书》。专著虽多，但多是论生理、病变特点及治疗方法，少有系统论述妇人、小儿脉象者。脉学专著亦多不专述，只是在脉象的内容中有所涉及。《诊家枢要》篇幅虽小，但结合妇人、小儿独特的生理、病理特点，独立系统论述了妇人、小儿脉象。

其论述妇人生理常脉，谓：“妇人女子，尺脉常盛，而右手脉大，皆其常也。”其论述妇人妊娠脉，谓之：“妇人脉，三部浮沉正等，无他病而不月者，妊也，又尺数而旺者亦然。又左手尺脉洪大为男，右手沉实为女。”其论述妇人病变之脉，如论述经闭之脉，谓：“若肾脉微涩，或左手关后尺内脉浮，或肝脉沉而急，或尺脉滑而断绝不匀者，皆经闭不调之候也。”另外，还指出一些针对妇人所要询问的情况，如“凡妇人室女病寒，及诸寒热气滞，须问经事若何。凡产后，须问恶露有无、多少。”（《诊家枢要·妇人脉法》）

对于小儿脉象，滑寿论述更细，指出 3 岁以下小儿，看虎口三关纹色：“紫，热；红，伤寒；青，惊风；白，疳病。惟黄色隐隐，或淡红隐隐，为常候也。至见黑色，则危矣。其他纹色，在风关为轻，气关渐重，命关尤重也。”而 3 岁以上，则一指定三关：“常以六、七至为率，添则为热，减则为寒。若脉浮数，为乳痫、风热，或五脏壅；虚濡为惊风；紧实为风痫；紧弦为腹痛；弦急为气不和；牢实为便秘；沉细为冷；大小不匀为祟脉；或小或缓，或沉或短，皆为宿食不消。”并论述了变蒸、疳劳的脉象，谓：“脉乱身热，汗出不食，食即吐，为变蒸也。浮为风，伏结为物聚，革细为疳劳。”还指出一些针对小儿所要询问的情况，如：“小儿但见憎寒壮热，即须

问曾发斑疹否，此大法也。”（《诊家枢要·小儿脉》）

7. 驳《脉诀》分类

高阳生《脉诀》，乃盛行于宋元时期的一本脉学专著。其词义浅显，易读易懂，极受推崇，渐渐有替代《脉经》的趋势。《脉诀》将诸脉分为七表、八里、九道三类，倡七表、八里、九道之说。滑寿认为此说太过牵强，有较大的局限性，不如《脉经》精粹，故而为正本清源，专论七表八里九道之非，其在《诊家枢要·撄宁生自序》中云：“医之要，莫先于脉。浮沉之不同，迟数之异类，曰阴曰阳，曰表曰里，抑亦以对待而为名象焉，有名象斯有统会矣。高阳生之七表、八里、九道，盖凿凿也。求脉之明，为脉之晦，识者无取焉。”又于《诊家枢要》卷末云：“诸脉亦统之有宗欤，盖以相为对待者，以见曰阴曰阳，为表为里，不必断断然七表、八里、九道，如昔人云云也。”后世医家多宗滑寿之论，渐渐舍弃七表八里九道说。

（五）考经络腧穴扬针道

滑寿在针灸学方面的重大贡献，主要体现在其著作《十四经发挥》中。该书是一本考订经络腧穴、宣扬针灸之道的著作。由该书序可知，滑寿所处时代方药之说肆行，经络之学晦而不明，针灸之道遂寝不讲，然而滑寿认为学习医术，必须明白经络理论，懂得针灸之道，况且在经典著作《内经》中，记载用方治病的方法很少，大多应用针灸。可见经络针灸之重要，故著此书以发扬之。

1. 任督二脉与十二经并论

在元代以前的经络学说中，都是以十二正经为主，奇经八脉为次，任、督二脉的重要地位并未得到体现。比如杨上善的《黄帝内经明堂类成》13 卷，十二经脉各 1 卷，奇经八脉合 1 卷。直至宋元时期，随着经络与针灸临床的进一步发展，人们才逐渐认识到任、督二脉的重要性。但是还没有将任、督二脉与十二经并重。元代忽泰必烈秉承当时重视任、督二脉的学术思想，著《金兰循经》一书，将十二经发展成为十四经体系，是十四经理论的雏形。滑寿则在《金兰循经》的基础上，著《十四经发挥》，提出“十四经”的概念，完善了十四经理论。其在书中明确论述了任、督二脉的特殊性与重要性。

滑寿论述任、督二脉的特殊性，谓：“任、督二脉之直行者，为腹背中行诸穴所系，今特取之，以附十二经之后，如《骨空论》所载者，兹不与焉。其余如冲、带、维、跷所经之穴，实则寄会于诸经之间尔。诚难与督、任二脉之灼然行腹背者比”“任与督，一源而二歧，督则由会阴而行背，任则由会阴而行腹。夫人身之有任督，犹天地之有子午也。人身之任督以腹背言，天地之子午以南北言，可以分，可以合者也。分之于以见阴阳之不杂，合之于以见浑沦之无间。一而二，二而一者也”（《十四经发挥·十四经脉气所发篇·任脉经穴歌》）。任、督二脉的重要性，主要体现在与十二经脉气血运行的密切关系上，即督脉为阳脉之海，任脉为阴脉之海。对此，滑寿论述道：“云阳脉之海者，以人之脉络，周流于诸阳之分，譬犹水也，而督脉则为之都纲，故曰阳脉之海”“云阴脉之海者，亦以人之脉络，周流于诸阴之分，譬犹水也，而任脉则为之总任焉，故曰阴脉之海”（《十四经发挥·十四经脉气所发篇·督脉经穴歌》）。

滑寿《十四经发挥》论述了任、督二脉与十二经脉气血运行的重要关系，把任、督二脉与其他奇经六脉区别开来，将地位提至十二正经的高度，首次提出“十四经”的命名，对经络学说的发展做出了重大贡献。

2. 论经脉流注

滑寿在《十四经发挥·卷上·手足阴阳流注篇》主要从流注方向、流注顺序以及流注状态论述了十二经脉的流注，使得初学者对于经络知识更容易领会。

其论经脉流注方向，即手三阴从脏走至手：谓手太阴起中焦，至出大指之端；手少阴起心中，至出小指之端；手厥阴起胸中，至出中指之端。手三阳从手走至头：谓手阳明起大指次指之端，至上挟鼻孔；手太阳起小指之端，至目内眦；手少阳起小指次指之端，至目锐眦。足三阳从头走至足：谓足阳明起于鼻，至入中趾内间；足太阳起目内眦，至小趾外侧端；足少阳起目锐眦，至入小趾次趾间。足三阴从足走入腹：谓足太阴起大趾之端，至属脾络胃；足少阴起足心，至属肾络膀胱；足厥阴起大趾聚毛，至属肝络胆。足三阴虽曰从足入腹，然太阴乃复上膈挟咽，散舌下；少阴乃复从肾上，挟舌本；厥阴乃复上出额，与督脉会于巅，兼手太阴从肺系横出腋下；手少阴从心系上肺出腋下；手厥阴循胸出胁，上抵腋下。诸阴脉，皆至颈胸而还。

其论经脉流注顺序，云：“其始从中焦，注手太阴阳明，阳明注足阳明太阴，太阴注手少阴太阳，太阳注足太阳少阴，少阴注手心主少阳，少阳注足少阳厥阴，厥阴复还注手太阴。始于中焦，注手太阴，终于注足厥阴，是经脉之行一周身也。”（《十四经发挥·凡例》）即十二经脉流注，始于手太阴肺经，然后按手阳明大肠经、足阳明胃经、足太阴脾经、手少阴心经、手太阳小肠经、足太阳膀胱经、足少阴肾经、手厥阴心包经、手少阳三焦经、足少阳胆经、足厥阴肝经的顺序流注，最后又至手太阴肺经，循环流注。

此外又云：“谓之经者，以血气流行，经常不息者而言。谓之脉者，以血理分衺行体者言也”“经脉之流行不息者，所以运行血气，流通阴阳，以荣养于人身者也”“其气常以平旦为纪，以漏水下百刻，昼夜流行，与天同度，终而复始也”（《十四经发挥·卷上·手足阳明流注篇》）。简明的几句话，表述了经络运行气血的功能以及经络周流不息的运行状态，加深了人们对于经络的认识和理解。

3. 条分诠释经脉循行

关于经络的循行，《灵枢·经脉》《素问·骨空论》中早有详细论述。滑寿《十四经发挥》是在此基础上著成，其对《灵枢·经脉》《素问·骨空论》中有关十四经循行的论述进行条分缕析，将经脉循行路线直观展现出来，方便人们学习领会。

如对于手少阴心经的循行，滑寿将《灵枢·经脉》中关于手少阴心经循行的论述，条分为“手少阴之脉，起于心中，出属心系，下膈，络小肠”，“其支者，从心系，上挟咽，系目”，“其直者，复从心系，却上肺，出腋下”，“下循臑内后廉，行太阴、心主之后，下肘内廉”，“循臂内后廉，抵掌后锐骨之端，入掌内廉，循小指之内，出其端”。

滑寿将经文分条之后，又逐条进行诠释。如其对“手少阴之脉，起于心中，出属心系，下膈，络小肠”，注曰：“手少阴心经起于心，循任脉之外属心系，下膈，当脐上二寸之分，络小肠。”对“其支者，从心系，上挟咽，系目”，注曰：“支者，从心系出任脉之外，上行而挟咽系目也。”

对“其直者，复从心系，却上肺，出腋下”，注曰：“直者，复从心系，直上至肺脏之分。出循腋下，抵极泉也。”对“下循臑内后廉，行太阴、心主之后，下肘内廉”，注曰：“自极泉下循臑内后廉，行太阴、心主两经之后，历青灵穴，下肘内廉，抵少海。”其中，“自极泉下……”接应上一条末的“抵极泉也”。对“循臂内后廉，抵掌后锐骨之端，入掌内廉，循小指之内，出其端”，注曰：“自少海而下循臂内后廉，历灵道、通里，至掌后锐骨之端，经阴郄、神门，入掌内廉。至少府，循小指端之少冲而终，以交于手太阳也。”其中，“自少海而下……”接应上一条末的“抵少海”（《十四经发挥·十四经脉气所发篇·手少阴心经穴歌》）。分析滑寿的诠释可知，其所注内容环环相扣，连贯性很强。

其他十三经亦是如此，先条分相关内容，又依条进行相应诠释，诠释时前后融会贯通，将经脉的循行路线进行有条理的描述，这对于初学者而言突出了形象性，大大方便了学习。

4. 循经图注考穴

关于腧穴的考订，历代医籍也有这方面的记载。比如《针灸甲乙经》《备急千金要方·明堂经》《铜人腧穴针灸图经》《针灸资生经》等。但这些著作对腧穴的考订方法不尽相同，或按部位，或循经脉。《十四经发挥》是循经考穴的，但滑寿是在前人著作的基础上，将《铜人腧穴针灸图经》所载的周身354腧穴，连接成与十四经循行相应的十四条连线，进行循经考穴。并且绘制出经络循行及穴位分布的路线图，图中标注穴名和经脉络属，使人一目了然，学习起来非常方便。如考手太阴肺经，先明示手太阴肺经之图，再考订该经穴位，依次为：中府、云门、天府、侠白、尺泽、孔最、列缺、经渠、太渊、鱼际、少商。左右各11穴，共22穴。滑寿依此循经考穴，得手阳明大肠经左右各20穴，共40穴；足阳明胃经左右各45穴，共90穴；足太阴脾经左右各21穴，共42穴；手少阴心经左右各9穴，共18穴；手太阳小肠经左右各19穴，共38穴；足太阳膀胱经左右各63穴，共126穴；足少阴肾经左右各27穴，共54穴；手厥阴心包经左右各9穴，共18穴；手少阳三焦经左右各23穴，共46穴；足少阳胆经左右各43穴，共86穴，足厥阴肝经左右各13穴，共26穴；督脉中行27穴；任脉中行24穴，共考订十四经647穴。

另外，出于对考订穴位的需要，滑寿还参会前人之说，并结合理论研究和临床实践，对足少阳胆经在头面部的循行进行了完善。关于足少阳胆经在头面部的循行，《灵枢·经脉》仅述为："足少阳之脉，起于目内眦，上抵头角，下耳后。”滑寿在此基础上发挥道：“此经，头部自瞳子髎至风池，凡二十穴，作三折，向外而行。始瞳子髎，至完骨是一折。又自完骨外折，上至阳白，会睛明是一折。又自睛明上行，循临泣、风池是一折。”（《十四经发挥·十四经脉气所发篇·足少阳胆经穴歌》）滑寿的这一认识，使足少阳胆经的循行路线更加完善，并使头部的20穴有所安顿，意义重大。

5. 重视络脉与交会穴

络脉是经脉的分支，具有加强经脉之间联系的重要作用。正如滑寿《十四经发挥·卷上·手足阴阳流注篇》中所言：“络脉者，本经之旁支，而别出以联络于经者也。”正因为此，滑寿很重视络脉，认为十二经脉有络脉，犹如江河有分流，络脉传注于他经，犹如分流旁导于他水。故而滑寿对十二经的络脉进行了详细论述。比如论述手太阴肺经的络脉，谓：“手太阴之支者，从腕后出次指端，而交于手阳明。”表明了手太阴肺经的络脉于食指端交会手阳明大肠经。又如论述足厥阴肝经的络脉，谓：“足厥阴之支者，从肝别贯膈，上注肺，而交于手太阴也。”表明了足厥阴肝经最后靠其络脉交会于手太阴肺经。如此十二经脉连在一起，如环无端，周流不息，运行着全身气血。

交会穴是指两经或数经相交会合的腧穴。交会穴的记载首见于《针灸甲乙经》。交会穴不但能治本经病，还能兼治所交经脉的病证，具有独特的临床价值，受到历代针灸医家的重视。滑寿《十四经发挥》亦很重视对交会穴描述，其在循经考穴时对于交会穴都专门说明为何经脉所交会，以方便学习者临床应用。比如考大椎穴，谓：“大椎，见督脉，手足三阳、督脉之会。”即大椎穴本经为督脉，是督脉与手三阳经、足三阳经的交会穴。又如考风门穴，谓：“风门，见足太阳，乃督脉、足太阳之会。”即风门穴本经为足太阳膀胱经，是足太阳膀胱经与督脉的交会穴。又如考章门穴，谓：“章门，足厥阴穴，足少阳、厥阴之会。”即章门穴本经为足厥阴肝经，是足厥阴肝经与足少阳胆经的交会穴。

6. 兼取奇经八脉

滑寿于《十四经发挥·十四经脉气所发篇》末云：“其余如冲、带、维、蹻所经之穴，实则寄会于诸经之间尔，诚难与督、任二脉之灼然行腹背者比，故此得以略之。虽然，因略以致详，亦不害兼取也，故其八脉全篇，仍别出于下方云。”故而继“十四经脉气所发篇”后，“杂取《素问》《难经》《针灸甲乙经》《圣济总录》中，参合为篇”，是为“奇经八脉篇”，对奇经八脉的循行、主病、腧穴等进行了简单论述。

比如其论阳蹻脉，“阳蹻脉者，起于跟中，循外踝上行，入风池”，是论其循行；“其为病也，令人阴缓而阳急。两足蹻脉，本太阳之别，合于太阳，其气上行，气并相还，则为濡目，气不营则目不合；男子数其阳，女子数其阴，当数者为经，不当数者为络也”，是论其主病；“所发之穴：生于申脉（外踝下，属足太阳经），以辅阳为郄（外踝上），本于仆参（跟骨下），与足少阴会于居髎（章门下），又与手阳明会于肩髃及巨骨（并在肩端），又与手足太阳、阳维会于臑俞（在肩髎后胛骨上廉），与手足阳明会于地仓（口吻两旁），又与手足阳明会于巨髎（鼻两旁），又与任脉、足阳明会于承泣（目下七分）。以上为阳蹻脉之所发，凡二十穴，阳蹻脉病者宜刺之”（《十四经发挥·奇经八脉篇·阳蹻脉》），是论其腧穴，而“阳蹻脉病者宜刺之”则是对阳蹻脉病治疗方法的论述。

由于该篇内容并非都节选自《素问》，故而对于节选自其他著作的内容都点明出处，不至于混淆。比如论述冲脉的内容中，写道“《难经》则曰，并足阳明之经”，点明此内容出自《难经》。

7. 考证名物

《十四经发挥》的一个重要内容，是对名物的考证训释。其在卷首凡例云：“注者，所以释经也。其训释之义，凡有三焉：训字，一义也；释身体、腑脏名物，一义也；解经，一义也。”指出本书的一个特点就是对腧穴、身体、腑脏、经文等名物进行训释。

其训释腧穴，详说部位。比如“中府穴，在云门下一寸，乳上三肋间，动脉应手陷中。云门，在巨骨下，挟气户旁二寸陷中，动脉应手，举臂取之”，又如“小海，在肘内大骨外，去肘端五分陷中。肩贞，在肩曲胛下，两骨解间，肩髃后陷中”。

其训释身体部位，生动形象。比如“头茎为颈，耳以下曲处为颊，口前小者为齿”，又如“膂内曰胛，夹脊肉也”“腨，腓肠也”。

其训释脏腑名物，粗考解剖。比如其训释肺，谓之：“肺之为脏，六叶两耳，四垂如盖。附著于脊之第三椎中，有二十四空，行列分布诸脏清浊之气，为五脏华盖云”（《十四经发挥·十四经脉气所发篇·手太阴肺经穴歌》）。又如其训释心包，谓之：“心包，一名手心主，以藏象校之，在心下横膜之上，竖膜之下，与横膜相黏，而黄脂漫裹者心也，其漫脂之外，有细筋膜如丝，与心肺相连者，心包也”（《十四经发挥·十四经脉气所发篇·手厥阴心包经穴歌》）。可见滑寿之论是建立在一定的解剖基础上的。

其训释经文，言简意赅。比如“手太阴之脉，起于中焦，下络大肠，还循胃口，上膈属肺”，滑寿注曰：“起，发也。络，绕也。还，复也。循，巡也，又依也，沿也。属，会也。”

滑寿对腧穴、身体、腑脏、经文等名物的训释，方便了人们的理解学习，为经络腧穴知识的普及做出了贡献。

8. 编写经穴韵语

滑寿循经考穴，共考十四经647穴，嫌其内容繁杂，难以记忆，故把每一经的腧穴之名联成韵语，编成歌诀，列于各经之前，方便学习者诵记。如手太阴肺经穴歌：“手太阴肺十一穴，中府云门天府列，侠白尺泽孔最存，列缺经渠太渊涉，鱼际少商如韭叶。”概括了手太阴肺经的十一个经穴分别为中府、云门、天府、侠白、尺泽、孔最、列缺、经渠、太渊、鱼际、少商。这五句歌诀句末的字都押韵，读起来朗朗上口，有利于初学者学习记忆。其他如手阳明大肠经穴歌、足阳明胃经穴歌、足太阴脾经穴歌、手少阴心经穴歌……督脉经穴歌、任脉经穴歌，所编歌诀皆是如此，句末押韵，方便诵读。

9. 弘扬针灸之学

中医形成初期，针灸的应用相对方药的应用更为广泛，这明显体现于中医经典著作《灵枢》中，本书亦称《针经》，实乃一部针灸学专著。然而针灸发展到宋以后，逐步被方药所取代。至元末明初，针灸之道更是日渐衰微。滑寿在《十四经发挥》自序中云：“观《内经》所载服饵之法才一二，为灸者四三，其他则明针刺，无虑十八九。针之功，其大矣！厥后方药之说肆行，针道遂寝而不讲，灸法亦仅而获存。”可知滑寿深深忧虑于当时的医学风气，立志要把针灸之道发扬光大。针灸学的灵魂是经络腧穴，正确掌握经络腧穴的知识对于指导针灸临床有着重要意义。有感于此，滑寿发奋著书立说，普及经络腧穴知识，宣扬针灸治病的作用，使针灸学在明朝日益兴盛起来，为针灸学的振兴做出了贡献。

【临证经验】

滑寿重视经典，博闻强记，又善于吸收他人经验，行医数十年，勤勤恳恳，积累了丰富的临床经验。从相关文献可知滑寿的医疗水平非常高超，现将其临证经验特色总结如下。

一、以经典论证治

滑寿由儒及医，精研《内经》《难经》，有深厚的理论基础，临床每多引经据典指导证治，故能言之有理，治之灵验。如治一僧病发狂谵语，视人为鬼。滑寿诊其脉，累累如薏苡子，且有喘及搏的症状，谓："此得之阳明胃实，《素问》所谓'阳明主肉，其经血气并盛，甚则弃衣升高，逾垣妄詈'者是也。"遂以三化汤三四下，复进以黄连解毒汤乃愈。此案中滑寿引述《素问》之旨，指导临证，运用自如，足可见其坚实的经典根基和丰富的应用经验。

又一妇人体肥而气盛，自以为无子，尝多服暖宫药，积久火盛，迫血上行为衄血，衄必数升余，兼有面赤，脉躁疾，神恍恍如痴。医者犹以上盛下虚，以丹药镇坠之。滑寿诊后曰："经不云乎'上者下之'，今血气俱盛，溢而上行，法当下导，奈何实之耶！"（《古今医案按·衄血》）即与桃仁承气汤，三四下，积瘀既去，继服既济汤二十剂而安。滑寿细辨病证，依据经言"上者下之"之论，一反庸医之说，言之有理，持之有据，先以桃仁承气汤折其逆势，再以既济汤升降水火，自然火降瘀行，复于正常。

又一妇人，妊娠五月，病嗽，痰气上逆，恶寒，咽膈不利，不嗜食，已经旬日。诊其脉尚浮弦，形体清癯。滑寿认为，此病属于上受风寒，按照越人之旨"形寒饮冷则伤肺"（《难经·四十九难》），当"投以温剂"，致津液而开腠理，解散风寒，其嗽果愈。细思此案，滑寿投方用药完全不拘于"温药碍胎"之说，其胆大心细反映出对经典理论的精准把握，不得不令人佩服。

此外，刘仁本在《难经本义·序》中云："余坐足疾，人人治而弗痊。有言伯仁善治法，余致之。听其议论，皆自《难经》而来，迥异于世之言医者。"由此可知，滑寿治则治法皆源于经典，其术乃有源之水，故能应手而愈，疗效显著。

二、精审脉象，断病准确

滑寿诊病，虽四诊合参，但格外重视脉诊。其诊断疾病，常以脉诊定论，不但表现了其对脉诊的重视，更表现了其对脉诊的精通和准确把握。如一妇人年五十余，患疟，寒热涌呕，中满而痛，下利不食，神情困顿。滑寿诊其脉沉而迟，谓："是积暑与食、伏痰在中，当下之。"（《古今医案按·疟痢》）而有的医生反问："妇人患病之后，如此疲倦困顿，无能为也，且下利不食，怎可再下。"拟进参、附之药。滑寿对此表示反对，谓："脉虽沉迟，然按之有力，虽利而后重下迫，不下则积不能去，而病不能已。"乃以消导丸药，微得通利，即觉少快。第二天再加数服之，宿积肠垢尽去，近中午即思饮食。随后以姜、橘、参、苓淡渗和平饮子调之，十余天痊愈。滑寿据脉沉有力断定此疟当下之，独具慧眼，非比常人，可见其脉学造诣之深。

又一患者暑天病呕血，或满杯，或盈盆盂，兼有胸剧痛，体热，头眩，越来越严重，有的医生认为是劳心焦思所致，与茯苓补心汤。而滑寿则根据其脉洪而滑，诊为大醉饱食，胃血壅遏，暑迫上行。先与犀角地黄汤，继以桃仁承气汤，去瘀血宿积后，治暑而愈。

此外，滑寿还将脉诊作为探知疾病发展和预后的依据。如治二婢子，七八月间，同患滞下，诊视一婢"脉鼓急，大热，喘闷"，曰"此必死"；另一婢"脉洪大而虚软，虚热，而小便利"，曰："此可治"，即下之，已而调以苦温苦坚之剂，后来果如其言，一死一愈。

三、针、灸、药综合治疗

滑寿治病，针药并用，既用针灸治其外，又用方药治其内，因而效如桴鼓。如一妇人病寒疝，自脐下上至心，皆胀满攻痛，而胁痛尤甚。兼有呕吐，烦闷不进饮食。滑寿诊其脉两手沉结不调，曰："此由寒在下焦，宜亟攻其下，无攻其上。"乃灸章门、气海、中脘以温经散寒，继服玄胡、桂椒，佐以茴香、木香、茯苓、青皮等，十日一服温利丸药，果得桴鼓之效。章门为足厥阴肝经的腧穴，位于季肋端，而由足厥阴肝经"循股，入阴中，环阴器，抵小腹"可知，灸章门穴治疗寒疝效果显著。气海位于肚脐下一寸五分，灸之可散寒。中脘为肚脐直上四寸，为足阳明胃经之募穴，灸之可温中止呕。滑寿选穴十分精准。另外，其所用之药亦是对证，如此施治，故而疗效立竿见影。

《读素问钞·补遗》中载："（尸厥）其卒冒闷而如死尸，身脉独如常人而动也。然阴气盛于上，则下气重上而邪气逆，邪气逆则阳气乱，阳气乱则五络闭结而不通，故其状若尸。刺隐白、厉兑、涌泉，于少商、中冲、神门各一痏。"论述了尸厥这一急性病的针灸治疗选穴，反映了滑寿治疗急重病擅用针灸且疗效显著。

四、融会诸家治法

《明史·列传·方伎》载："寿又参会张仲景、刘守真、李明之三家而会通之，所治疾无不中。"可知滑寿精研《内经》《难经》之外，又吸收了张仲景、刘完素、李杲三家精华，融会贯通于临床之中。如一人患感冒，已汗而愈，数日之后又发热，且恶寒头痛，眩晕呕吐，却食烦满，咳而多汗。滑寿诊之，脉两手三部皆浮而紧，认为："在仲景法劳复证，浮以汗解，沉以下解。今脉浮紧且证在表，当汗。"（《名医类案·伤寒》）众医以为是虚惫，想用温补之法。滑寿力排众议，坚持汗法，作麻黄葛根汤，三进更汗，旋调数日，乃愈。由该案可知滑寿对疾病的准确诊断，已深得仲景之义。

又一人自汗如雨下不止，面赤身热，口燥心烦，虽当盛暑，然以帷幕密密围住，以为是至虚亡阳，于是服术、附等回阳救逆之药数剂。滑寿诊其脉虚而洪数，舌上苔黄，说："前药误矣……《素问》曰：必先岁气，毋伐天和。术附之热，岂可轻用，以犯时令耶！"又说："脉虚身热，得之伤暑。"（《古今医案按·暑》）暑家本已多汗，又治以刚剂，脉洪数则病益甚。于是令撤幔开窗，少顷，渐觉清爽，又令服黄连、人参、白虎等汤，三进而汗止大半，诸证亦减，又兼以既济汤，渴则用冰水调天水散服，七日而愈。庸医不识伤暑，竟用术附，从而导致疾病加重。滑寿察知其中得失，径用清暑益气方法，深谙仲景之意，并汲取了刘完素之长治其渴，可谓是学有渊源。

又一人患消渴病，诸医皆以为肾虚消渴，津液不能上承，于是以温补肾阳的药物大附子丸与之服，服药后病情反加重，口渴更甚，旧有目疾亦因此发作。其人平日肥胖，服药后顿然消瘦，乃急请滑寿诊治。滑寿诊脉后叹道："水不足应济之以水，始未闻水不足而以火济之者，不焦则枯。"于是令其摒弃前药，改用寒凉之剂下之，以去火毒，再用苦寒清润之品治疗，月余而愈。此案体现了滑寿善于以刘河间之水火升降理论来指导临证用药的思路。

又一妇始病疟，当六七月，他医以为脾寒胃弱，故给患者久服桂、附等药，后病疟虽退，而积火燔炽，致消谷善饥，日食数十餐而犹不足，终日端坐如常人，但目昏而不能视，足弱而不能履，腰胯困软，肌肉虚肥。至初冬，请滑寿诊视，其脉洪大而虚濡，诊为痿证，是由长夏过服热药所致。由于夏令湿热当权，刚剂太过，火湿俱甚，肺热叶焦，导致两足痿废不用。寿曰："东垣有长夏湿热成痿之法，当以此治之。"（《古今医案按·痿》）日食益减，目渐能视，至冬末乃可下榻，行走如初。由此可知，滑寿对李杲之说已相当熟稔，故能信手拈来，运用自如。

五、善治妇科杂病

滑寿治疗妇科杂病颇有心得，其治灵活权变，不拘于法，无不立效。如其曾治二妇人之病，一妇人小便艰涩，中满喘渴，他医投以瞿、麦、苓、栀诸滑利药，而尿闭益甚。滑寿诊其脉，三部皆弦而涩，弦为阴邪，涩则气滞，谓："水出高源者，膻中之气不化，则水液不行。病因于气机不化，徒行其水无益，法当治上焦。"与朱雀汤倍加枳桔，煎以长流水，果一饮而溲，再饮气平，数服病已。另一妇人，年六十余，病小便闭，若淋状，小腹胀，口渴，诊其脉，沉且涩。沉为在里在下，下焦属血分，涩则血不足。谓："此病在下焦血分，阴火盛而水不足，法当治血。血与水同，血有形而气无形，有形之疾，当以有形之法治之。"（《杂病广要·小便不通》）即与滋肾丸，服之而愈。

以上两案同病异治，滑寿治杂病之灵活权变可见一斑。

妇人在经、带、胎、产方面生理上的特殊性，致使妇科病病机相对独特，诊治起来较为不易，故须精审其证，明辨其病。滑寿长于妇科病的治疗，且疗效颇好。在其现存医案中，有很多是关于妇科疾病诊治的。如一妇人暑月患病，月经不潮，身寒热，自汗，咳嗽有痰，体瘦憔悴，腹脐刺痛。滑寿诊视其脉弦数六至有余，曰："此二阳病也。《素问》云二阳之病发心脾，女子得之则不月。二阳，阳明也。阳明为金，为燥化。今其所以不月者，因其所遭也。阳明本为燥金，适遭于暑。暑，火也，以火烁金，则愈燥矣。血者水类，金为化源，宜月事沉滞不来也。"他医为制归茸桂附丸以温经，药尚未进，滑寿劝止曰："夫血得寒则止，得温则行，得热则搏，搏则燥，复加燥剂，血益干，则病必甚亟。"（《名医类案·卷二十三·经水》）乃以当归、柴胡饮之，为之清阳泻火，流湿润燥，三五进，而经事已通，余病悉除。滑寿先论病机，再辨误治，言之有理有据，足资后人师法。

【后世影响】

滑寿作为元末明初的著名医家，一生行医济世，著作颇丰，其学术思想对后世医家产生了深远影响。因其临床医案大多不见载，故其影响主要体现在注释经典方面。现就其著作所产生的深远影响分述如下。

一、历代评价

（一）对其人的评价

戴良曾于《九灵山房集·怀书撄宁诗》中描绘了滑寿一生的追求："海曰苍凉两发丝，异乡漂泊已多时。欲为散水留官道，故托长桑说上池。蜀客著书人岂识，韩公卖药世偏知。道途同是伤心者，只合相关赋黍离。"关于滑寿的形貌特征以及其治学和医术，戴良《九灵山房集》题滑寿像赞曰："貌不加丰，体不加长，英英奕奕，其学也昌。早啄诗礼之精华，晚探《素》《难》之窈茫，推其有，足以防世而范俗。出其余，可以涤脏而湔肠。"同时，滑寿善于养生，《明史》曾称："年七十余，容色如童孺，行步矫捷，饮酒无算。"

滑寿医理贯通古今，辨证详而精审，施治效如桴鼓。一生活人无数，所到之处人们争相求治，以得其一言，定生死而无憾。时江南医生之声望没有超过他的。如宋濂赞其"江南诸医，未能位之先也。"（《十四经发挥·序》）《难经本义》的序作者之一刘仁本称："许昌滑君伯仁甫，挟岐黄之术，精于诊而审于剂者也，愈疴起痼，活人居多。"《明史·列传·方伎》称滑寿"晚自号樱宁生，江浙间无不知樱宁生者"。《明外史·本传》也载："（滑寿）所至人争迎致，以得其一言定死生为无憾。晚自号撄宁生，江南北、浙东西，无不知撄宁生者。"其不仅医术高明，医德也十分高尚，一生淡泊名利，以行医济世为乐，所以《仪真县志》说："（滑寿）多治验，所至人争延致，以得撄宁生一决生死为无憾。生无问贫富，皆往治不责报，遂知名吴楚间，在淮南曰滑寿，在吴曰伯仁氏，在鄞越曰撄宁生。"

（二）对其书的评价

1. 对《读素问钞》的评价

明代程文杰对此书评价甚高："医之有《素问》，犹吾儒之有《四书》。不读《素问》，不知病源，不读《四书》，不知道理。时医只知检方疗疾，不知病源，误人多矣。许昌滑伯仁氏《读素问钞》九卷，其删取之精，编辑之审，其功犹程、朱二夫子之于《四书》也。"

张介宾在《类经》序文中曾提到滑寿对其研究《内经》的影响，其谓："粤稽往古，则周有扁鹊之摘难，晋有玄晏先生之类分，唐有王太仆之补削，元有滑撄宁之撮钞；鉴此四君子而后意决。"《慈云楼藏书志》亦称，张介宾《类经》亦仿伯仁之体例。

明·汪机为本书作了续注。在汪氏《续素问钞自序》中指出："予读滑伯仁氏所集《素问钞》，喜其删于繁芜，撮其枢要，且所编次，各以类从，秩然有序，非深于岐黄之学者不能也。"

2. 对《难经本义》的评价

《四库全书总目提要》评价说："辨论精确，考证亦极详审。"

二、后世发挥

（一）关于《内经》分类的发挥

《读素问钞》开节略类编《素问》之先河，其分类方法影响了后世众多医家，如徐春甫《内经要旨》、李中梓《内经知要》、张介宾《类经》、汪昂《素问灵枢类纂约注》等，而这些医家之中，尤对张介宾著《类经》的影响最大。

《类经》是明代末年医学家张介宾继杨上善《太素》之后全面对《内经》进行分类研究的又一著作。张介宾在《类经》序文中述及扁鹊、皇甫谧、王冰、滑撄宁等人对其研究《内经》的影响，其谓："粤稽往古，则周有扁鹊之摘难，晋有玄晏先生之类分，唐有王太仆之补削，元有滑撄宁之撮钞；鉴此四君子而后意决。"可知《读素问钞》对《类经》影响颇大。其影响主要体现在对《内经》的分类上，两书共性有以下两点。其一，《读素问钞》分十二类，《类经》亦分为摄生、阴阳、藏象、脉色、经络、标本、气味、论治、疾病、针刺、运气、汇通十二类。其中藏象、摄生、论治、针刺、阴阳、标本、运气七类，与《读素问钞》相同；经络、脉色、疾病、汇通四类，与《读素问钞》中的经度、脉候、色诊、病能、汇萃五类基本一致。所不同的是，《读素问钞》中的"脉候"和"色诊"两类，在《类经》中合为"脉色"一类，《类经》中又多出"气味"一类。其二，《读素问钞》各类中收录的《素问》经文，也多被收录于《类经》相同或相近的类别中，而且两书皆对所引录的经文标明出处。由以上两点共性可知，张介宾在著《类经》时，借鉴了滑寿《读素问钞》对《内经》的分类方式。正如《慈云楼藏书志》谓："后来景岳介宾《类经》亦仿伯仁为之也。"

李中梓《内经知要》亦参考了滑寿的分类体例，节选《素问》《灵枢》，分为道生、阴阳、色诊、脉诊、藏象、经络、治则、病能七类。汪昂《素问灵枢类纂约注》分为藏象、经络、病机、脉要、诊候、运气、审治、生死、杂论等九篇，开篇论述藏象、经络，亦多效仿滑寿。

明代程文杰对滑寿《读素问钞》高度评价道："许昌滑伯仁氏《读素问钞》九卷，其删取之精，编辑之审，其功犹程朱二夫子之于《四书》也。"

（二）关于《难经》注释的发挥

《难经本义》作为注释《难经》的经典之作，承传了诸多注释《难经》的文献，方便人们的学习、理解。明太医院将其列为教科书进行推广。后世医家在学习《难经》时也多参考此书，以求理解经旨。如清·周学海在《增辑难经本义·序》中云："自宋以来注《难经》者二十余家，滑寿以前多不可见，仅见明·王九思所辑。今读其词，多繁拙而少所发明。至滑寿始能晓畅。"

（三）关于经穴理论的发挥

本书为滑寿贡献最大的一部著作，对后世影响较为巨大。其详论经络循行、腧穴位置及归属，为针灸基本理论的推广奠定了理论基础。此正如吕复所说："观其图章训释，纲举目张，足以为学者出入方向，实医门之司南。"宋濂亦赞曰："滑君此书，岂非医途之舆梁也。"（《十四经发挥·序》）因此，后世许多医家著书立说多有借鉴。如张景岳著《类经》，其中"经脉"篇多采滑寿之说；高武《针灸聚英》、杨继洲《针灸大成》将经穴按十四经的顺序排列。总之，此书对于经络理论的发展，对于针灸学基本理论的普及均有重要意义，使得针灸日渐兴盛起来，正如承澹盦所云："针灸得盛于元代，滑寿之功也。"

（四）关于脉学理论的发挥

《诊家枢要》为滑寿的脉学专著，滑寿继承前人脉学的精华，对脉法进行了精当透彻的解释，撰文条理清晰，文字短少明白，是明代医家喜爱的脉学著作。如王纶、皇甫中、薛己、汪机、张介宾等医家，在他们自己的著作中以各种方式引述《诊家枢要》的内容，以彰显其来源。此书见载于《明史·列传·方伎传》；被收录于明·丁瓒《素问钞补正》之后，并为丛书《明医指掌》收录；此后，清·周学海对此书进行校注，并刊入《周氏医学全书》中。

受其影响最大的莫过于李时珍《濒湖脉学》。比较两书，不难发现滑寿的许多观点被李时珍传承发扬。

《诊家枢要》否定了《脉诀》七表、八里、九道之说，认为七表、八里、九道之说局限性较大，不利于疾病病因病机的审察。此观点被李时珍所认可，并在《濒湖脉学》中传承。其在《濒湖脉学·自序》中指出："宋有俗子，杜撰《脉诀》，鄙陋纰缪，医学习诵，以为权舆，逮臻颁白，脉理竟昧。"由此可见，李时珍继承了滑寿的这一思想，亦反对七表、八里、九道之说。

《诊家枢要》分类对比诸脉象的方法，亦被李时珍《濒湖脉学》继承和发展。其对相类脉象，从脉搏的深浅部位、次数快慢、形态特点、气势强弱、节律变化以及脉象机制等方面进行反复比较，继"体状诗"后设"相类诗"，突出相类脉象中各脉的主要鉴别点。此较之滑寿，内容更为具体和丰富。

《诊家枢要》论30脉，其排列顺序为：浮、沉、迟、数、虚、实、洪、微、弦、缓、滑、涩、长、短、大、小、紧、弱、动、伏、促、结、芤、革、濡、牢、疾、细、代、散脉；李时珍《濒湖脉学》论27脉，其排列顺序为：浮、沉、迟、数、滑、涩、虚、实、长、短、洪、微、紧、缓、芤、弦、革、牢、儒、弱、散、细、伏、动、促、结、代脉。经比较可知，两者都是按脉之"阴阳"两两相应而列的，而且两者皆是首列浮、沉、迟、数四脉为纲。由此不难看出，滑寿对李时珍著《濒湖脉学》的影响较大。

三、国外流传

《难经本义》于日本庆长十二年（1607）传入日本，在日本多次刊印，对日本医界影响颇深。许多日本医家对《难经本义》作了注释。如医家德阉玄由作《难经本义钞》，医家冈本一抱作《难经本义谚解》。又因其言简意赅，语言明白晓畅，在日本江户时期的大多数医学院校中被当作讲解《难经》的参考书，为日本的医学教育做出了重大贡献。

《十四经发挥》曾流传日本、朝鲜等国家，受到普遍重视。在李朝时代，本书曾被朝廷指定为医士考试的必读书。明代传入日本，曾屡经辗转翻刻，其注解分为汉文注解和日文注解两种，汉文注解有谷村玄仙的《十四经络发挥钞》，日文注解则有冈本一抱的《十四经发挥和解》，冈本一抱曾说："《十四经发挥》者，许昌滑寿伯仁父所著也，医学之渊薮，百家之囊，所以启后世为生民虑者至深切也。"滑寿的学术思想成为当时日本正统的经穴学说，对日本的针灸学发展影响甚大，称其为"习医之根本"。此书在日本的医学教育中起到了重要作用，如日本最早的医学学校之一跻寿馆，将《十四经发挥》列为针科必修课。秋田藩的明德馆亦将《十四经发挥》列为必学课，经考试合格后方能行医。直到江户末期，《十四经发挥》仍是日本民间医学教育的重要教材。近人承澹盦在日本觅得该书之古本而详为校注辑成《校注十四经发挥》。此作保存了原书的本来面目。

综上所述，滑寿在注释经典方面形成了独到的学术特色和成就：开节略类编《素问》之先河，并简要注释，创造性地把疾病划分为四类，尤重病因病机分析，颇具启发性；以《灵枢》《素问》注《难经》，七节分类《难经》，并用图释经旨；详论经络循行、腧穴位置及归属，为针灸学的基本理论奠定了基础；完善了十四经理论，明确了任、督二脉的特殊性与重要性；详细论述了诊脉操作，提出六纲脉，详论三十脉，独立系统论述了妇人、小儿脉象；阐发了五郁治疗理论，对反治之理与法有独到见解，以经典理论指导诊治等，均堪后世师法。

山东中医药大学　刘桂荣

【参考文献】

[1] 滑寿. 十四经发挥 [M]. 上海：上海科学技术出版社，1986.

[2] 张志聪. 黄帝内经素问集注 [M]. 北京：学苑出版社，2002.

[3] 滑寿. 诊家枢要 [M]. 北京：人民卫生出版社，2007.

[4] 滑寿. 难经本义 [M]. 北京：中国中医药出版社，2009.

[5] 滑寿. 读素问钞 [M]. 北京：中国古籍出版社，2010.

[6] 沈敎之. 滑寿及其《诊家枢要》[J]. 江苏中医杂志，1982（6）：7－9.

[7] 丁光迪. 探讨滑寿的学术思想 [J]. 浙江中医学院学报，1984，8（6）：37－39.

[8] 张志远. 滑寿生平小考 [J]. 中医函授通讯，1990（5）：22－23.

[9] 牛亚华. 滑寿医学著作在日本的流播 [J]. 中华医史杂志，1998，28（3）：184－189.

[10] 刘景超，王单一. 滑寿学术思想管窥 [J]. 河南中医，2003，23（1）：22－24.

[11] 茅晓. 论元末名医滑寿临证治验特色 [J]. 上海中医药杂志，2003，37（3）：52－53.

[12] 陈婷. 滑寿生平与著述考略 [J]. 北京中医，2004，23（4）：242－244.

[13] 陈婷，李淑杰. 析滑寿注释《难经》的特色 [J]. 天津中医药，2006，23（6）：473－476.

[14] 赵寿毛. 试析滑寿对经络学说的贡献 [J]. 中国中医基础医学杂志，2007，13（12）：945，959.

[15] 李玉清. 试论滑寿类编《素问》的成就及其对后世的影响 [J]. 山东中医药大学学报，2007，31（2）：143－144.

[16] 李玉清，李淑梅. 谈滑寿《诊家枢要》对脉诊的贡献 [J]. 中国中医基础医学杂志，2009，15（9）：641，648.

[17] 孙现鹏.《难经本义》的特色与贡献 [J]. 中医研究，2010，23（8）：77－79.

[18] 许敬生，孙现鹏. 论滑寿对《内经》《难经》研究的贡献 [J]. 中医学报，2010，25（1）：161－165.

明代醫家

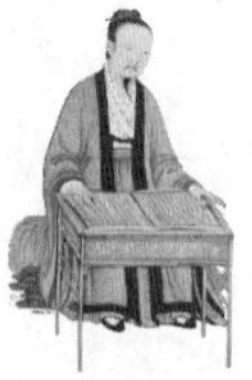

楼　英

内容提要

楼英，字全善，一名公爽，号全斋，生于元至顺三年（1332），卒于明建文三年（1401），浙江萧山人，明代著名医家。因治病有神奇效验，民间尊称楼英为“神仙太公”。在学术思想方面，楼英重视阴阳五行学说，推崇《内经》思想，学宗朱丹溪，师从戴元礼；其以阴阳脏腑为纲，采辑《内经》《难经》《伤寒论》《金匮要略》《针灸甲乙经》之论，参以历代各家著述，汇集宋金元各家之论，师古而不泥古，结合自身临床经验并辅以己见，历经三十余年编成《医学纲目》这部大型医学类书。近代曹炳章盛赞此书“实为医学类书中之最有法度者”。楼英的医术在当时也深孚众望，其临床诊治亦颇具特色。

【概述】

一、生平简介

楼英，字全善，一名公爽，号全斋，生于元至顺三年（1332），卒于明建文三年（1401），浙江萧山人，明代著名医家。编著有《医学纲目》《内经运气类注》等。因治病有神奇效验，民间尊称楼英为“神仙太公”。

楼英生于医学世家，曾祖楼文隽，精通经史、天文、历算、阴阳、医道，为一代名医；祖父楼寿高，通经史医卜之学；父亲楼友贤，善诗文，于医药学研究很有造诣。故楼英自幼秉承家学，夙习儒书，潜心医道，以医为业。

楼英自幼好学。4岁时开始随母习字，7岁时禀承母训，诵读《内经》，12岁时已经能够讲论《四书》，于经史、天文、地理亦无所不知。青年时期好读《周易》，通晓阴阳消息之宜。他曾用《周易》的卦象及阴阳五行、天干地支之理，论述人体与自然界的统一；作《周易参同契药物火候图说》一书，并绘制了药物图和火候图。

楼英13岁时因为母亲患病，请浦江名医戴元礼（思恭）来治疗。楼英非常感激戴元礼，并借此机会开始随其学医。师徒一起辩论医道，互相切磋，共同探索《内经》深奥的经旨，结下了深厚的友谊。戴元礼称赞楼英“敏而好学，后必有成”。

戴元礼是朱丹溪的弟子，曾得到朱丹溪的真传。因而，楼英非常崇拜朱丹溪，推崇朱丹溪的医学思想，他称自己是“私淑丹溪之学者”。楼英的父亲楼友贤与戴元礼的父亲戴士尧是连襟，戴士尧与朱丹溪是挚友，戴士尧的儿子戴元礼拜师朱丹溪。由于这层关系，楼友贤与朱丹溪成了师友之交。朱丹溪去世时，楼英曾奉父命奔赴义乌吊唁。楼英之学，颇受朱丹溪学说的影响。

楼英博览《内经》《难经》及历代名医方论，昼读夜思，废寝忘食，编撰而成《医学纲目》40卷。该书是楼英三十余年学习和研究的成果。他以阴阳脏腑为纲，采辑《内经》《难经》《针灸甲乙经》《伤寒论》《金匮要略》之论，参以历代各家著述，尤汇集宋金元各家之论，辅以己见，编成这部大型类书。此外，他还著有《内经运气类注》《周易参同契药物火候图说》《仙岩文集》及《江潮论》《守分说》《仙岩日录杂效》《正传录》等。

在萧山，楼英济世救人、著书立说的故事，流传了一代又一代。这些故事不仅反映了民众对楼英的崇敬，也证实楼英的医术在当时已深孚众望。在民间流传甚广的是“药引子与朱元璋”的故事。民间传说，朱元璋在位时，马皇后得了重病，众御医束手无策，人参、灵芝等名贵药物吃了不少，病情不见好转，朱元璋颁旨遍请天下名医进京为皇后治病。经人举荐，朱元璋传旨宣楼英入宫。楼英随太监来到马皇后的病榻前，通过望闻问切，仔细观察，发现马皇后患的不过是饮食不节引起的脾胃不和、痰浊阻滞之食积而已，用莱菔子等普通消食行滞药就可以治愈。但若用如此低廉之药，皇后未必肯服用，若有闪失，则性命不保。于是，楼英用莱菔子五钱，巧用皇上玉佩做药引，治愈马皇后的疾病。如此神验的医案，在楼英的行医生涯中，比比皆是。明洪武年间，楼英被朱元璋召至南京，拟任为太医，楼英因年迈力辞之，以老赐归。

楼英去世后，墓葬在今楼塔镇乌珠荡山脚，至今保存完整。1989年，当地百姓自发筹款，重修楼英墓。楼英家乡民众为了纪念这位伟大的医家，修建了楼英祠（楼英纪念馆），又称楼英下祠堂。1986年5月当地村民又集资修缮，楼氏祠堂改名为楼英纪念馆。如今，在楼英纪念馆和楼英墓地，每天仍然有虔诚者来点烛焚香，纪念这位伟大的医家。

楼英作为跨元、明两朝的著名医家，其事迹得到了后世学者的广为传颂。由于所据史料不同，楼英生卒年的时间，记载略有差异。自楼英后至20世纪初，五六百年间，楼塔本村业医者接续不绝，多数业医者是从楼英的《医学纲目》中取用验方应用于临床的，他们一代又一代地传承着楼英济世活人的精神。

二、著作介绍

（一）《医学纲目》

《医学纲目》，共计40卷，分10部论述。卷一至九为阴阳脏腑部，属总论，广泛阐述虚实、寒热、诊脉、察病、方药、疗法、刺灸、调摄、宜禁等内容；卷十至二十九分肝胆部，论述中风、癫痫、痉厥等病；心小肠部，论述心痛、胸痛、谵妄等病；脾胃部，论述内伤饮食、诸痰、诸痞等；肺大肠部，论述咳嗽、喘急等病；肾膀胱部，论述耳鸣、耳聋、骨病、牙痛等；卷三十至三十三为伤寒部，以伤寒病证为主，兼述温病、暑病、温疫等；卷三十四至三十五为妇人部，叙述妇人通治、经、带、胎前、产后等内容；卷三十六至三十九为小儿部，介绍小儿通治，五脏所主各种病证；卷四十为运气部，论《内经》运气论治，运气占候补遗等。以上各部，按病分门，每门之下列举不同病证、治法和方药。凡治法皆以正门为主，支门为辅。如心痛为正门，卒心痛为支门，而每门又以病证之阴阳表里、虚实寒热加以分类；且门分上下，其上者为《内经》原法，下者为后世医家之续法。

《医学纲目》为集《内经》以后历代文献及楼英本人几十年临床经验之大成，全书前后耗时30年，资料丰富，纲目清晰，选论治方讲求实效，对指导临床辨证论治具有深远意义。故近贤曹炳章盛赞此书“实为医学类书中之最有法度者”。该书是《本草纲目》《证治准绳》《古今图书集成·医部全录》等书的重要参考文献。《医学纲目》刊行于明嘉靖四十四年（1565），明《天一阁书目》最早收录。现存主要版本有：明嘉靖四十四年（1565）曹灼刊本；明万历二十一年（1593）宝翰楼重校刊本；钱世杰抄本；1937年世界书局铅印本；1987年人民卫生出版社出版高登瀛、鲁兆麟点校本。

（二）《气运类注》

《气运类注》，又名《内经运气类注》。本书是楼英钻研《内经》有关“运气”内容的心得体会。该书取《素问》运气之说，挈其宏纲，撷其要旨，类编集注，对前贤注释未备者，间附己意，阐明运气学说的基本理论及主要内容。楼英于洪武甲子二月初一（1384年2月22日）写该文之序。此文未见独立行世的记载，可能就是《医学纲目》的最后一卷，即四十卷，名“内经运气类注”。

除上述著作以外，楼英还著有《仙岩文集》，以及《周易参同契药物火候图说》《江潮论》

《守分说》《仙岩日录》《仙岩漫录》《仙岩文集等》等著作。其中，《仙岩日录》《仙岩漫录》《仙岩文集》三种文卷已佚，因其大多是诗文日记之类的作品，或许民间还有残存的抄本。如能发现，弥足珍贵。

【学术思想】

一、学术渊源

（一）时代背景

楼英在医学领域所获得的成就，除了因为他上自《内经》，下至历代名医著作，昼读夜思，废寝忘食地学习，勤于实践，勇于创新外，与当时的社会历史背景也是分不开的。楼英所处的时代，跨越元、明两代。金元时期战争频繁，疫病流行。一些医家认为，既往的病因病机理论和曾经盛行的经方、《局方》等，已不能适应临床需要，产生了"古方不能治今病"的思想。刘完素、张元素、张从正、李东垣、王好古、朱震亨等医家相继基于实践对医学理论进行新的探讨，阐发了各自不同认识，创立了各具特色的学说，并展开学术争鸣。这一风气延续至明清两代，开拓了中医学术发展的新局面。明代，官方尊崇儒学，倡导孝悌，医学被视为履行孝悌的重要手段，"不为良相，便为良医"。在这样的环境中，大批知识分子由儒入医，改善了医生群体的文化素质和知识结构，使医生的社会地位相应提高。金元各医学流派的形成，以及明代科技的发展，对楼英医学思想的形成产生了极大的影响。

（二）家庭影响

楼英之曾祖楼文隽，字元英，号澄斋，聪明好学，凡经传、子史、天文、地理、历律、阴阳、医药之属，靡不精研而穷其蕴意。宋开庆中，秘书少监洪公荐于朝，授登仕郎行在院检阅，不久，因父病辞官，回到家乡业医。楼英之祖父楼寿高，字云齐，号云斋、南山，隐德弗耀，隐居楼塔，嗜学业医。楼英之父楼友贤，后更名泳，字信可，号仙岩耕耘叟，习儒而善医，尝谓贫欲资身，贱欲救世，莫如行医。他的连襟戴士尧与名医朱丹溪是挚友，戴士尧之子戴思恭拜朱丹溪为师。因此，楼友贤与朱丹溪成了师友之交。

（三）师传熏陶

1. 师事戴思恭

戴思恭（1324—1405），字原礼，一作元礼，婺州浦江（今浙江诸暨）人。

戴思恭的祖父戴暄是浦江望族，习儒，其父亲戴士尧亦以儒学相承。戴思恭自幼好学，天资聪敏，博览群书，涉及星象、堪舆、风鉴之术，尤嗜医书，志在济世活人。当时，邻县义乌朱丹溪在当地医名大振，少年戴思恭随父亲来到义乌，拜朱丹溪为师，朱丹溪"尽以医术授之"。戴思恭刻苦钻研，深得先生医术之精髓，遂以医鸣世。当时大学士宋濂称其医术之妙，非一时诸人可及。楼英的父亲与戴思恭的父亲因联姻的关系，交往密切。楼英也非常佩服戴思恭"才思敏捷，好学能文”。在戴思恭为楼母治病时，楼英曾向戴思恭请教医术，与其辩论医道，互相切磋，结下了深厚的友谊。楼英对戴思恭“以兄事之，亦以师礼之也”。戴思恭谓之可教，后必有成。

2. 私淑朱丹溪

楼英的父亲楼友贤与朱丹溪为师友之交。戴思恭传承朱丹溪的学说，成为明初名医。朱丹溪、楼友贤、戴思恭三人均以《内经》为依据，探究古代经典，验证于临床。三人密切交往多年，朱丹溪对楼友贤、戴思恭的影响，对日后楼英医学理论的形成产生了巨大的影响，这一点从《医学纲目》编引资料中可见一斑。楼英也称自己是“私淑丹溪之学者”。

史料中记载：朱丹溪暮年，特别思念老友楼友贤，曾给他写信，信里有诗云：“一卧丹溪相见稀，小园日日掩荆扉；晚来不惜尘双屐，扫榻殷勤话夕晖。”以表达其思念心切，希望楼友贤不惜路远，能到义乌丹溪来，两人谈个痛快。1358 年，朱丹溪因病去世，楼英奉父命冒着战乱赶去义乌吊唁。

楼英一家，世代业医。在文献资料中，没有明确记载他拜谁为师，故也可以称他为自学成才的著名医家，但由于父亲的关系，他多次拜访朱丹溪和戴思恭，与两位大师切磋医技，对其医学思想的形成有了很大的影响。因此，我们从其他散在的文献资料中，寻找着楼英的学术渊源，师承的足迹，以供后学参考。

二、学术特色

（一）重视阴阳五行学说，推崇《内经》思想

1. 阴阳五行是其医学思想的框架

阴阳五行是楼英观察和分析事理的思维方法。《医学纲目》自序说：“医之为学，其道博，其义深，其书浩瀚，其要不过阴阳五行而已。盖天以阴阳五行化生万物，其禀于人身者，阴阳之气，以为血气、表里、上下之体；五行之气，以为五脏六腑之质，由是人身具足而有生焉。”指出人体之气血、肌肤、五脏六腑，均由阴阳五行之气所禀赋，然禀赋于人体并不人均一致，其间有多寡厚薄的不同。如果遇到阴阳失调，五行克乘，就会导致人体患病。因此他说：“阴阳错综，五行迭运，不能无厚薄多少之殊。故禀阴阳五行之气厚者，血气脏腑壮而无病，薄者血气脏腑怯而有病。阳多者，火多性急而形瘦；阴多者，湿多性缓而形肥。阳少者，气虚、表虚、上虚而易于外感；阴少者，血虚、里虚、下虚而易于内伤。”楼英运用阴阳五行哲理，联系人体体质、气血、表里、上下以阐明人体受病的病因病理机制，强调在诊治上，“必先分别血气、表里、上下、脏腑之分野，以知受病之所在，次察所病虚实寒热之邪以治之。务在阴阳不偏倾，脏腑不胜负，补泻随宜，适其病所，使之痊安而已”。楼英认为，天地万物都归属于阴阳五行之中；人体的五脏六腑，心肝脾肺肾，疾病的症状，血气、上下、表里、虚实、寒热，施治的方针，滞导、补泻、盈亏、温凉、甘辛等，都以“阴阳五行”一以统之。

2.《内经》是其医学思想的基础

《内经》是其医学思想的基础。《素问·阴阳应象大论》曰：“阴阳者，天地之道也，万物之纲纪，变化之父母，生杀之本始，神明之府也。”这是《内经》对阴阳重要性的高度概括。楼英

遵从《内经》学说，并在《内经》论述的基础上，结合临床实践予以发挥。提出“千变万化之病态，皆不出阴阳五行”，将阴阳五行与病证、治则联系在一起加以分析。

《医学纲目·序例》中指出：“凡门分上下者，其上皆《内经》之元法，其下皆后贤之续法，如穴法门上、穴法门下是也。标之上下亦然。如针灸上皆《内经》元法，针灸下皆后贤续法是也。”可见《内经》是其理论基础，尤其是《医学纲目》卷四十，专门对《内经》运气内容进行了考证。此外，在每个病证之后，设有运气内容，引《内经》运气理论以证之。

（二）创医书类书之纲目，为后世医家所借鉴

《医学纲目》规模恢弘，集明代以前医学典籍精华之大成。上起《内经》，下到朱丹溪的《格致余论》《局方发挥》，无不搜罗穷尽。楼英对前人的著作，不是简单机械地辑录，而是经过深思校验，提出自己的分析。其在各部每病的治法上，设正门和支门，每门又分“上”“下”，上为《内经》之法，下为后人之法。以八纲之阴、阳、表、里、寒、热、虚、实，分析正误得失。因此，后人评论《医学纲目》“为医学类书中最有法度者”。

楼英在《医学纲目》编纂体例上独辟蹊径，全书以脏腑分类为纲，分阴阳脏腑部9卷，为全书的总论，阐述阴阳、虚实、寒热之理，诊脉、察病之法，以及方药、疗法、刺灸、调摄、宜禁之总述。以下则有肝胆部、心小肠部、脾胃部、肺大肠部、肾膀胱部，以五脏分证，下则分别论述各脏之病证，各部按病分门，每门之下则又列举不同的病证、治法和方药。凡治法皆以正门为主，支门为辅。如心痛为正门，卒心痛为支门，而每门则又以病证之阴阳、表里、虚实、寒热加以分类，且门有上下，其上者为《内经》元法，下者为后世医家之续法。有纲有目，条分缕析，简而有要，繁而有条。由于张仲景《伤寒论》辨证论治有独到之处，所以在《医学纲目》中另立伤寒部4卷，对《伤寒论》中内容进行专门整理与研究。由于妇科、儿科病证的特殊性，楼英专门设立了妇人部2卷、小儿部4卷。楼英非常重视运气学说，专门对《内经》五运六气理论进行了补注，为《医学纲目》第40卷，此外，在各病后设有运气内容。这种编辑方法，在历代医药古籍中是很少见的。李时珍在《本草纲目》中多次引用《医学纲目》，足见《医学纲目》对李时珍编写《本草纲目》的影响。

（三）重视阴阳五行学说，确立脏腑辨证论治纲领

楼英在历经三十多年的临证揣摩之后，在阴阳五行研究上总结出“盖血气也、表里也、上下也、虚实也、寒热也，皆一阴阳也；五脏也、六腑也、十二经也、五运六气也，皆一五行也”的学术观点，并提出“千变万化之病态，皆不出阴阳五行”的精辟见解。他把阴阳五行与病证治则连结于一起的学术思想，在《医学纲目》中比比皆是。楼英运用阴阳哲理，联系人体气血、表里、上下以阐明人体受邪为病的机制，具有重要的临床意义。

阴、阳、表、里、寒、热、虚、实八者，为中医辨证的总纲。《医学纲目》所载“故诊病者必先分别气血、表里、上下、脏腑之分，以知受病之所在”，反映了楼英以燮理阴阳，调和脏腑作为临床治病的诊治法则；“次察所病虚实寒热之邪以治之，务在阴阳不偏倾，脏腑不胜负，补泻随宜，适其所病”的论点，正是八纲辨证的体现；在“诸诊脉诊病杂法”中所述浮、沉、迟、数、虚、实、洪、细、滑、涩等脉象，也用八纲为纲领。

（四）汇粹历代各家学说与方药，尤以金元医家为重

楼英为了编写《医学纲目》，参考了历代医家的大量著作。其在《医学纲目·自序》中提到："英爰自髫年，潜心斯道，上自《内经》，下至历代圣贤书传，及诸家名方，昼读夜思，废餐忘寝者三十余载，始悟千变万化之病态，皆不出乎阴阳五行。"据统计，书中直接引用文献达一百四十余种。此外，还收录了历代名方验方2919条。可以说，《医学纲目》总结了明代以前的各家文献，是对金元时代中医典籍的一次大汇集、大归纳。楼英有目的地节录筛选了古代文献资料，并根据个人理解，进行了校订，尤以朱丹溪、李东垣、刘河间等金元医家的学说为重。

（五）师古而不泥古，指出前贤之不足

楼英每于临证选方，悉以撷采前贤诸家名方为主。其云："自轩岐而下，仲景详外感于表里阴阳，丹溪独内伤于血气虚实，东垣扶护中气，河间推陈致新，钱氏分明五脏，戴人熟施三法。凡历代方书甚众，皆各有所长耳。"

在临证运用上，楼英则强调应辨证施治，随证加减，而不泥前人之说。如刘河间《素问玄机原病式》一书，用《内经》病机十九条立言，但遗漏了"有者求之，无者求之，盛者责之，虚者责之"16字。对此楼英指出："河间《原病式》但用病机一十九条立言，而遗此一十六字，犹有舟无操舟之工；有兵无将兵之帅，不免临病之际，汤剂误投，致人夭折。今负僭逾，引经传之旨，证其得失，其补大矣。"故楼英引经传以证河间之误。

楼英在伤寒辨治中，取法于张仲景之说并有所发挥。如他在《医学纲目·伤寒部·续伤寒通论》中引王好古之论如下。

大承气汤：治大实大满，满则胸腹胀满，状若合瓦，大实则不大便也。痞、满、燥、实四证俱备则用之，杂病则进退用之。大黄（治大实）、芒硝（治燥粪，此二味治有形血药也）、厚朴（治大满）、枳实（治痞，此二味治无形气药也）。

小承气汤：治痞实而微满，状如饥人食饱饭，腹中无转矢气。即大承气汤，只去芒硝。心下痞，大便或通，热甚，须可下，宜此方。

调胃承气汤：治实而不满者，腹如仰瓦，腹中有转矢气，有燥粪，不大便而谵语，坚实之证宜用之。

楼英指出："以上三法不可差，差则无者生之，有者遗之。假令调胃承气证，用大承气下之，则愈后元气不复，以其气药犯之也。若大承气证，用调胃承气下之，则愈后神痴不清，以其无气药也。小承气证，若用芒硝下之，则或利不止，变而成虚矣。"强调遵循经典的重要性。

楼英深入钻研《内经》《伤寒论》等经典，强调遵经的重要性，但并不拘泥于经文。如其云："治中风自汗，用桂枝汤；治伤寒无汗，用麻黄汤。此仲景表散之法，百世不易者也。若元气暴亏者，以参、芪与桂枝、麻黄等药表散，此丹溪补仲景之法，亦百世不易者也。"此言仲景书中没有的内容，只要在实践中行之有效，亦可与仲景法并垂百世。他还就伤寒有无虚烦提出看法："《活人》云：虚烦似伤寒，非伤寒也。成无己云：伤寒有虚烦，有心中烦，有胸中烦。二说不同，考之于书，成无己之言，实出仲景，《活人》无据。然往往有非因伤寒而虚烦者，今故两存之。立虚烦一门于此心部，立伤寒烦一门于伤寒部。"楼英在对病证研究中，虽无经言可据，而临床确实如

此者，在《医学纲目》中常常两存，这些都反映了楼英师古而不泥古的治学态度。

（六）辨证论治，谨守病机

楼英对于杂病治疗，尤其注重脏腑病机。例如：对于癃闭，其指出："闭癃者，溺闭不通而淋沥滴点也。惟肝与督脉、三焦、膀胱主之……合而言之，一病也。分而言之，有暴久之殊。盖闭者暴病，为溺闭，点滴不出，俗名小便不通是也。癃者久病，为溺癃，淋沥点滴而出，一日数十次或百次，名淋病是也。"楼英从脏腑病机进行认真分析，治法各异。对于咳嗽一病，其云："夫咳之为病，有一咳即出痰者，脾胜湿而痰滑也，有连咳十数不能出痰者，肺燥胜痰湿也。滑者，宜南星、半夏、皂角灰之属燥其脾，若利气之剂，所当忌也。涩者，宜枳壳、紫苏、杏仁之属利其肺，若燥肺之剂，所当忌也。"可见楼英辨证论治，谨守病机。

（七）运气理论研究

楼英非常重视运气理论研究，在《医学纲目》中，除各病证后设有运气内容外，又专设运气部一卷，以阐发五运六气之奥。《内经运气类注》是楼英钻研《内经》运气理论的体会。其云："夫运气之道，上古圣人所以参天地赞化育者也。盖气流行于天地间，有化有变，其化也，在人为生育；其变也，在人为疾死。故赞其化育以济其生者，必先制其疾以拯其死，此则医道之所由设，使有生者无夭折、享寿考，而其德业可与天地参矣。"

1. 阐明运气理论之旨

现存中医书籍中，最先论述运气学说的，见于《素问》之"天元纪大论""五运行大论""六微旨大论""气交变大论""五常政大论""六元正纪大论""至真要大论"7 篇。楼英年轻时就开始留意于《素问》运气七篇，研习既久，似有所得，于是提纲挈领，类编了《内经运气类注》，阐明《内经》之旨，弥补前贤注释之不足，并附己意，对《内经》运气研究做出了重要的贡献。举例如下。

楼英在《医学纲目·卷之四十》，阐述说明《素问·天元纪大论》之旨，指出运气相合而有盛虚损益之变。其云："凡此五运六气，所谓变化盛虚，《经》后篇千言万语，皆所以反复发明，此四者学者当潜心以究之也。"其次论阴阳相错，上下相召，而合之为周纪之数，指出："气有多少，形有盛衰，上下相召之义。"此外，还对《素问》中的"五运行大论""六微旨大论""六元正纪大论""至真要大论"等篇加以发挥，对后世运气理论研究产生了一定的影响。

2. 研讨诸家之得失

楼英在对《素问》运气七篇进行注释时，指出前代医家，诸如王冰、刘河间、张从正等，对《内经》原文理解之误，并提出自己的观点。

（1）论王冰之得失

五运六气学说始于《内经》中的运气七篇大论。然而，虽然其形成年代较早，但是在唐代以前却鲜为人知。直到唐代王冰次注《素问》时，才将"天元纪大论""五运行大论""六微旨大论""气交变大论""五常政大论""六元正纪大论""至真要大论"这 7 篇专门探讨运气学说的大论补入其中。此后运气学说才被世人广为周知，逐渐得到了医家们的重视。楼英认为，王冰对《内经》理论研究颇深，并对其进行了大量的注释，阐明了《内经》的深奥旨意，对《内经》运气研究贡献是巨大的。但是智者千虑亦有一失，在王冰的注释中也有一些未尽善之处。如①不分常变，释六气胜复无定纪之变为有定纪之常；不分盛虚，释左右乘虚之相胜为司天之淫胜，导致后世业医者对《内经》运气之理更加迷惑。②《素问·六微旨大论》云：“亢则害，承乃制，制则生化，外列盛衰，害则败乱，生化大病。”指出六气变化过程中出现太过时，所表现的一种内在的调节机制。《素问·六微旨大论》从运气学说的角度，对六气相承的自然现象做了论述，指出：“相火之下，水气承之；水位之下，土气承之；土位之下，风气承之；风位之下，金气承之；金位之下，火气承之；君火之下，阴精承之。”历代医家对其进行了注释与发挥。王冰借用自然现象解释亢害承制，对“水承火下”做了注释。王冰指出：“水承火下者，热甚则润溢象水也；土承水下者，寒甚则冰坚象土也；风承土下者，雨为疾风吹零也；金承风下者，风动气清，万物皆燥也；火承金下者，火煅金流也。”楼英认为王冰注文尚欠全面。在《医学纲目·卷之四十·五运六气总论》中指出：“王氏所释下承之义，乃下承生化之盛衰，非其位则邪者也。误用旦夕暴作非位之邪，释经当位之正也。然其非位之兼化胜复，又有太过不及之殊。”

（2）论刘河间之得失

楼英认为，刘河间对运气七篇关于病机的注释，有发前人之未发之妙。《医学纲目·内经运气类注序文》曰：“至于河间所注病机，其形容病化之情状，推究火热之众多，真有发前人未发之妙。”但是刘河间的注释也有不尽人意之处。①不分虚实，释兼化为盛，是不思之过也。《医学纲目·内经运气类注序文》曰：“奈何又以运气之所属皆为盛，而不察其所属各有盛虚，以盛虚所兼非位之化皆为似，而不察其所兼之盛者似虚者是为重失矣。”②关于五运六气为病之治法，《内经》提出了病机十九条。其中“有者求之，无者求之，盛者责之，虚者责之”16个字，楼英认为是阐述“盛者泻之，虚者补之”的主要含义，也是对病机十九条的总结，是最为重要的内容，但是在刘河间《素问病机原病式》中，以病机十九条立言，却遗漏了“有者求之，无者求之，盛者责之，虚者责之”16字。楼英认为如果缺此16字，临证治疗就好像“有舟无操舟之工，有兵无将兵之帅，不免临病之际，汤剂误投，致人夭折。”同时他指出：“今河间损此一十六字，但以病化有者为盛，无者为虚，而不复究其假者虚者为未备，此实智者之一失也。”直言不讳地阐述了刘河间在《内经》运气理论研究中的得失。

（3）论张从正之得失

张从正对《内经》运气理论也颇有研究，楼英对张从正的研究得失有其独到看法。他在《医学纲目》中援引了张从正的一段歌诀，“病如不是当年气，看与何年气运同；便向某年求活法，方知都在至真中。”楼英认为，张从正的歌诀好像破解了世人对运气理论的迷惑，但却“引而不发”。此点的确是张从正对《内经》运气理论阐发之不足。

3. 基于运气论病因病机

楼英在《医学纲目》中，于每种病证（总计约百种）诊治之后，设有运气内容。援引《内经》关于运气所致诸病的条文，分析其病因病机，使散在的《内经》运气理论，系统地应用到临床各类病证的病因病机分析之中，楼英的运气病因发病观，对后世的运气病因学研究产生了极大影响。

（八）养生理论研究

楼英在养生学研究方面，集中了历代先贤的主要经验。他以《内经》养生理论为本，借鉴了朱丹溪之“茹淡论”“醇酒宜冷饮论”“慈幼论”“养老论”“房中补益论”“大病不守禁忌论”“春宣论”等章节中的养生理论和方法。

1. 倡导顺应四时

楼英遵循《内经》，倡导顺应四时而养生。其引用《素问·生气通天论》：“凡阴阳之要，阳密乃固。两者不和，若春无秋，若冬无夏，因而和之，是谓圣度。故阳强不能密，阴气乃绝，阴平阳秘，精神乃治；阴阳离决，精气乃绝。”《素问·四气调神论》：“春夏养阳，秋冬养阴，以从其根。故与万物沉浮于生长之门，逆其根则伐其本，坏其真矣。”

2. 提出养阴为主

“阳常有余，阴常不足”，是朱丹溪对人体阴阳的基本观点，即在正常生理状态下，人体就存在着“阳常有余，阴常不足”的情况。楼英参考朱丹溪之论，提出养阴以延缓衰老的养生方法。

（1）静心养性，节制色欲

朱丹溪认为，肾中所藏之精难成易亏。其在“阳有余阴不足论”中指出：“人之生也，男子十六而精通，女子十四岁而经行，是有形之后，犹有待于乳哺水谷以养，阴气始成，而可与阳气为配，以能成人，而为人之父母。古人必近三十、二十而后嫁娶，可见阴气之难于成。”又言《内经》有“年四十阴气自半而起居衰矣”。又曰：“男子六十四岁而精绝，女子四十九岁而经断。夫以阴气之成，止供得三十年之视听言动”，而“人之情欲无涯，此难成易亏之阴气”就更加不能满足人体活动的需求。所以，想要保持阴精的充足，就要静心养性，节制色欲。

（2）调和饮食，味淡养阴

楼英引朱丹溪“茹淡论”，提出茹淡饮食有养阴之功。《格致余论·茹淡论》云：“或问《内经》精不足者，补之以味。又曰：地食人以五味。古者人年五十而食肉，子今年迈七十矣，尽却盐醯，岂中道乎？何子之神茂而色泽也？曰：味有出于天赋者，有成于人为者。天之所赋者，若谷菽果菜，自然冲和之味。有养神补阴之功，此《内经》所谓味也。人之所为者，皆烹饪调和偏厚之味，有致病伐命之毒，此吾子所疑之味也。”怎样才算茹淡饮食呢？朱丹溪曰：“子以为淡乎？安于冲和之味者，心之收，火之降也”“夫麦与粟之咸，粳米、山药之甘，葱、薤之辛之类，皆味也”。其中，以粳米最有补阴之功。“彼梗米之甘而淡者，土之德也，物之为阴而最补者也。惟可与菜同进，经以菜为充者，恐于饥时顿食，或虑过多，因致胃损，故以菜助其充足，取其疏通而易化，此天地生物之仁也。”因此，楼英主张每日节制饮食，以免伤身。引朱丹溪论述曰：“为口伤身，滔滔皆是……因纵口味，五味之过。疾病蜂起，病之生也。其机甚微，馋涎所牵，忽而不思，病之成也。”

（3）禁用辛燥，戕杀根本

楼英强调辛燥伤阴，戕杀根本，主张禁用辛燥。《医学纲目》引朱丹溪“醇酒宜冷饮论”，指出：“醇酒之性大热，有大毒，清香美味，即适于口，行气和血，亦宜于体，由是饮者不自觉其过于多也。不思肺属金，惟畏火，又畏寒，其体脆，其位高，为气之主，为肾之母，木之夫。”提出辛燥伤阴，养阴禁用辛燥。朱丹溪的禁用辛燥以养阴的观点，得到了楼英的认可，并在《医学纲目》中类编了相关条文。《医学纲目》所引《格致余论》的内容，反映出楼英有关醇酒冷饮、阴虚忌肉、大病守忌，反对滥用辛燥之剂的养生方法。

3. 安心养神，保养脾胃

楼英主张“安养心神，调治脾胃”的养生方法。楼英“安心养神”的养生理论基于《素问·灵兰秘典论》。《素问·灵兰秘典论》曰：“心者，君主之官，神明出焉。”因此，精神心理的过度活动会对人的身体造成伤害。养生重在安心养神。《医学纲目·调摄宜禁》曰：“凡喜、怒、忿、悲、忧、思、恐、惧，皆损元气。夫阴火之炽盛，由心生凝滞，七情不安故也。心者神之舍，心君不守，化而为火。夫火者七神之贼也，故曰阴火太盛。经营之气，不能颐善于神，乃脉病也。神无所养，津液不行，不能生血脉也。人心之神，真气之别名也，得血则生，血生则脉旺。脉者神之舍，若心生凝滞，七神离形，而脉中惟有火矣。善治斯病者，惟在调和脾胃，使心无凝滞，或生欢欣，或逢喜事，或天气暄和，居温和处，或食滋味，或见可欲事，则慧然如无病矣，盖胃中元气得舒伸故也。”

关于脾胃将理法，楼英提出“或方怒不可食，不可大饱大饥。饮食欲相接而温和，宜谷食多而肉食少，不宜食肉汁，忌寒湿物，令肌肉不生。勿困中饮食，虽饥渴当先卧，至不困乃食，食后少动作”等脾胃调理之法。

4. 起居有常，八风宜避

楼英基于《素问·灵兰秘典论》，提出了“起居有常，八风宜避”的养生思想。他在《医学纲目·卷之九·调摄宜禁》指出：“诸所谓风者，发屋折木，扬沙起石，开发腠理者也。其从太乙所居之方来者为实风，主生长万物。其从冲后来者为虚风，主杀害伤人。故圣人谨侯虚风而避之，邪弗能害。今言风从南方来者，夏至为实风，太乙所居之方故也。冬至为虚风者，以其冲太乙者故也。余方虚风、实风同义……八风皆从其虚之乡来，乃能患者。故圣人避风如避矢石焉。”

【临证经验】

一、对仲景学说的临证发挥

（一）外感伤寒诊治

1. 辨治推崇六经，同时兼及杂病

楼英《医学纲目》之编次与整理伤寒，列六经正病于前，而次合病、并病、汗吐下诸坏病于后，又次以四时感异气而变者与妇婴诸疾而终。每条之中，备列仲景法，然后以后贤续法附之。既赅括百家，又不相淆杂义。辨证论治推崇六经，同时兼及杂病。

2. 伤寒多由内伤，治疗强调补气

在《医学纲目·伤寒部》，楼英以朱丹溪“伤寒属内伤者十居八九，当以补元气为主”的观点为根据，指出后人治伤寒之误。楼英认为，世人往往对张仲景的立法不完全了解，又不明白伤寒为病的根本在于内伤虚损，只是简单采用汗下等法，这就常常容易导致坏病。因此在《医学纲目》中，补充了后世医家的补养治法。楼英主张宁可多护养元气，不可孟浪地随便汗下，这样就可能会少些失误。

3. 临证强调尊经，师古而不泥古

楼英在伤寒辨治中，取法于仲景之说并有所发挥。临证强调尊经，但师古而不泥古。

在《医学纲目》“太阳病辨治”中，楼英指出后人不懂仲景辨证，故不敢用仲景之方。如《医学纲目·太阳病》桂枝汤方，楼英指出：“许学士云：有人病发热恶寒，自汗，脉微弱而浮，三服汤而愈。此方在仲景一百十三方内独冠其首，今人全不用，何也？仲景云：太阳中风，阳浮而阴弱，阳浮者云云至翕翕发热，宜桂枝汤。此脉与证，仲景说得甚明，后人看不透，所以不敢用也。”楼英此论强调临证尊经。在《医学纲目·伤寒通论》中，楼英引王海藏三承气汤用法，并进一步发挥。楼英指出：“以上三法不可差，差则无者生之，有者遗之。假令调胃承气证，用大承气下之，则愈后元气不复，以其气药犯之也。若大承气证，用调胃承气下之，则愈后神痴不清，以其无气药也。小承气证，若用芒硝下之，则或利不止，变而成虚矣。”

楼英深入钻研《伤寒论》等经典医著，但并不拘泥于经文。如楼英在《医学纲目·伤寒拾遗》中指出：“治中风自汗用桂枝汤，治伤寒无汗用麻黄汤，此仲景表散之法，百世不易者也。若元气暴亏，以参、芪与桂枝、麻黄等药表散，此丹溪补仲景之法，亦百世不易者也。”楼英认为对于仲景书中没有涉及的治法，只要在实践中行之有效，亦可与仲景法并垂百世。

楼英还就伤寒有无虚烦提出自己的看法。其云：“《活人》云：虚烦似伤寒，非伤寒也。成无己云：伤寒有虚烦，有心中烦，有胸中烦。二说不同，考之于书，成无己之言，实出仲景，《活人》无据。然往往有非因伤寒而虚烦者，今故两存之。”虽无经言可据而临床如此者，亦可与经言两存之。这些都反映了楼英师古而不泥古的治学态度。

4. 另立各证续法，发挥仲景之说

楼英论伤寒宗仲景之法，又增续法，以进一步发挥仲景之说。如其在《医学纲目》“伤寒通论”后增“续伤寒通论”；“太阳病表里发热”后增“太阳病发热续法；“恶寒”后增“恶寒续法”；“头痛”后增“头痛续法”等。最后增“伤寒拾遗”，以补仲景之说之不足。

（二）楼英伤寒病诊治特点

楼英在《医学纲目·伤寒部》中，记录了伤寒医案 50 例。其中包括：朱丹溪医案 22 例、许叔微医案 13 例、罗谦甫医案 6 例、孙兆医案 4 例、李东垣医案 2 例、王海藏医案 1 例、赵良仁医案 1 例、楼英医案 1 例。从这些医案中，可见各家对伤寒病的诊疗特点。所收医案，以朱丹溪、许叔微等医家的案例为主，结合作者自身的诊疗经验，阐发机制和用药心得，后附按语说明。医案中所用之方，既有仲景原方，也有前代医家根据仲景制方之义灵活变通之方。在 50 例病案中，既有成功的经验，亦有误治不效的案例。这些辨治伤寒的医案，是楼英对前人丰富的伤寒证治经验的总结，对后世医家的临床实践大有裨益。

1. 阳明热解在里，非大柴胡、承气汤不可案

许学士云：记一乡人伤寒身热，大便不通，烦渴郁冒。医者用巴豆下之，顷得溏利，宛然如

旧。予观之，阳明结热在里，非大柴胡、承气不可，巴豆止去积，不能荡涤邪热蕴毒，亟进大柴胡等三服得汗而解。尝谓仲景一百一十三方，为丸者有五，理中、陷胸、抵当、乌梅、麻仁。是以理中、陷胸、抵当，皆大如弹子，煮化而服，与汤散无异。至于麻仁治脾约，乌梅治湿䘌，皆用小丸以达下部。其他逐邪毒，破坚癖，导瘀血，润燥粪之类，皆凭汤剂，未闻用巴豆小丸药以下邪气也。既下而病不除，不免重以大黄、芒硝下之，安能无损也哉。

（《医学纲目·伤寒通论》）

按语：该案原载于《普济本事方·卷第八·伤寒时疫》，是南宋医家许叔微化裁古方，治疗阳明热解在里的典型医案，亦载于《名医类案》。本案中患者症见“伤寒身热，大便不通，烦渴郁冒”，是伤寒表邪未解，热入于阳明，太阳阳明合病。许叔微辨证，以大柴胡汤解表清里、和解枢机，使表邪解、里热清而病自愈。

2. 阴证阳证辨案

罗谦甫治静江府提刑李君长子，年 19 岁，四月病伤寒九日，医者作阴证治之，与附子理中丸数服，其症增剧。别易一医，又作阳证，议论差互，不敢服药。李君邀予往视，坐间有数人，予不欲直言其症，但细为分解，令自忖度之。凡阳证者，身大热而手足不厥，卧则怛然，起则有力，不恶寒，反恶热，不呕不泻，泻而饮水，烦躁不得眠，能食而多语，其脉浮大而数者，阳证也。凡阴证者，身不热而手足厥冷，恶寒蜷卧，恶闻人声，或自引衣盖覆，不烦渴，不饮食，小便自利，大便反快，其脉沉细而微迟者，阴证也。今诊其脉数得六七至。其母云：夜来叫呼不绝，全不睡。又喜饮冰水。予闻其言，知阳证悉具，且三日不见大便，宜急下之。予遂以酒煨大黄六钱，甘草炙二钱，芒硝五钱煎服，至夕下数行，燥粪二十余块，是夜汗大出，明日又往视之，身凉脉静矣。

（《医学纲目·续伤寒通论》）

按语：该案亦载于《名医类案》《古今图书集成·医部全录》等医籍，为元代医家罗天益（字谦甫）治疗伤寒辨案。罗谦甫曰：“予思《素问·热论》云：‘治之各通其脏腑’。故仲景述《伤寒论》云：‘六经各异，传变不同’。《活人》亦云：‘凡治伤寒，先须明经络’其义一也。昧者不学经络，不问病源，按寸握尺，妄意病证，不知邪气之所在，动致颠覆，真盲医哉。”因此，在治疗时应多加思考，明经络，知病源，方能辨明真假。楼英指出，“阴证似阳，阳证似阴，并见阴阳脏腑部发寒热反治条。”此证为阳证似阴之证，用反治法，治当从寒。

3. 阳明里证，胃实不大便案

许学士治有一士人家病二人，皆旬日矣，一则身热无汗，大便不通，小便如涩，神昏而睡，诊其脉长大而实，予用承气下之而愈。一则阳明自汗，大便不通，小便利，津液少，口干燥，其脉亦大而虚，作蜜煎三易之，下燥粪得溏利而解。其家曰：皆阳明不通，何以治之异？予曰：二证虽相似，然自汗小便利者，不可荡涤五脏，为无津液也。然则伤寒大症相似，两症稍有不同，宜仔细斟酌。正如格局看命，虽年月日时皆同，而贵贱穷通不相侔者，于一时之中有浅深，故知不可不谨。

（《医学纲目·阳明病》）

按语：该案亦载于《普济本事方·卷第八·伤寒时疫》《古今图书集成·医部全录》等医籍，为许叔微治阳明里证，胃实不大便案。本案中两位患者伤寒“大症”相似，“两症”稍有不同，在治疗时要注重虚实，胃实脉实者宜下，脉虚者宜导。

4. 妇人伤寒案

有一妇人，温病已十二日，诊之，其脉六七至而涩，寸稍大，尺稍小，发寒热，颊赤口干，不了了，耳聋。问之，病数日经水乃行，此属少阳热入血室也。若治不对病，则必死。乃按其证与小柴胡汤，服之二日，又与小柴胡汤加桂、干姜一日，寒热遂止。又云：我脐下急痛。又与抵当丸微利，脐下痛痊，身渐凉，脉渐匀，尚不了了。仍复与小柴胡汤。次日又云：我但胸中热躁，口鼻干。又少与调胃承气汤，不得利。次日又云：心下痛。又与大陷胸丸半服，利三行。次日，虚烦不乐，时亦有所见，时复狂言。虽知其尚有燥屎，以其极虚，不敢攻之。遂与竹叶汤，去其烦热。其夜大便自通，至晓两次，中有燥屎数枚，而狂言虚烦尽解。但咳嗽唾，此肺虚也，恐乘虚而成肺痿。遂与小柴胡去人参、大枣、生姜，加干姜、五味子汤。一日咳减，二日而病悉愈。以上皆用张仲景方。

（《医学纲目·妇人伤寒》）

按语：该案为妇人伤寒，热入血室之案，辨证用药，多用仲景原方，收到神奇的效果。

5. 许叔微治伤寒案

许学士云：一乡人丘生者，病伤寒发热，头疼，烦渴，脉虽浮数无力，尺以下迟而弱。予曰：此虽麻黄证，而尺迟弱。仲景云：尺中迟者，荣气不足，血气微少，未可发汗。予于建中汤加当归、黄芪令饮，翌日脉尚尔，其家煎迫，日夜督发汗药，几不逊矣。予忍之，但只用建中调荣而已。至五日，尺部方应，遂投麻黄汤，啜二服，发狂，须臾稍定，略睡，已中汗矣。信知此事诚难，仲景虽云不避晨夜，即宜便治，医者亦须顾其表里虚实，待其时日，若不循次第，暂时得安，损亏五脏，以促寿限，何足贵哉。昔《南史》载范云伤寒，恐不得预武帝九锡之庆，召徐文伯诊视，以实恳之曰：可便得愈乎？文伯曰：便瘥甚易，只恐二年后不复起耳。云曰：朝闻道夕死犹可，况二年乎。文伯以火烧地，布桃叶，设席，置云于其上，顷刻汗解，扑以温粉，翌日果愈。云甚喜。文伯曰：不足喜也。后二年果卒。夫取汗先期，尚促寿限，况不顾表里，不待时日，便欲速效乎。每见病家不奈，病未三四昼夜，促汗，医者随情顺意，鲜不败事。予故书此为戒。

（《医学纲目·伤寒通论》）

按语：该案亦载于《普济本事方·卷第八·伤寒时疫》《证治准绳·伤寒》等医籍。以上两则案例，从正反两面对治疗方案进行了讨论，是许叔微在临证中的经验总结，提示后人在治疗伤寒时，“若不循次第，暂时得安，亏损五脏，以促寿限，何足贵也”。第一则病案中先描述乡人丘生病伤寒发热，头痛烦渴而“脉虽浮数而无力，尺以下迟而弱”。“未可发汗”是许叔微对本病的认识。伤寒太阳病，无汗用麻黄，有汗用桂枝，张仲景早已明确指明。但应用麻黄时的主脉应该是“脉阴阳俱紧”。但本案“尺以下迟而弱”，是内里不足，虽有外邪犯境，而不能直接使用麻黄以强行发汗。故《伤寒论》第五十条指出：“假令尺中迟者，不可发汗，何以知然？以营气不足，血少故也”仲景给后人以治疗原则，并未给出具体方药。许叔微用小建中汤加当归、黄芪的治疗方法为我们提供了一个典型范例。第二则病案强调伤寒病的治疗须“循次第”，顾及病证的表里虚实，充分反映了许叔微研究《伤寒论》的深厚功底和其尊古不泥古的施治特点，为后学者灵活变通地运用古方，做出了示范。楼英辑录许氏此两例医案，足见其宗仲景之说，解玄发微；尊古不泥古，灵活变通的诊疗特点。

6. 朱丹溪治男子素嗜酒案

朱丹溪治一男子素嗜酒，因暴风寒衣薄，遂觉倦怠，不思饮食半日，至睡后，大发遍身疼痛如被杖，微恶寒。天明诊之，六脉浮大，按之豁然，左为甚。予作极虚受风寒治之，人参为君，黄芪、白术、归身为臣，苍术、甘草、木通、干葛为佐，使大剂与之，至五帖后，通身汗如雨，凡三易被得睡，觉来诸证悉除。

白术、陈皮、干葛、苍术各三钱，人参、川芎各钱半，黄芪、归身、木通各一钱，甘草五分。

上分三帖，水煎服。

（《医学纲目·太阳病发热续法》）

按语：该案亦载于《丹溪治法心要》《古今医案按》等医籍。伤寒多由内伤，朱丹溪诸贤兼补发散。世人都认为伤寒无补法，在《医学纲目》一书中，楼英集诸家之论认为伤寒主乎温散，力倡补养兼发散之法。本案患者素体虚弱已极，故以人参、白术、黄芪、当归、甘草双补气血。嗜酒则湿聚，故复以苍术、陈皮理气燥湿，通草利湿通络，葛根疏表解醒。服至五剂后，气血渐充，汗出而解。凡湿郁而欲发汗，必用苍术，此为朱丹溪用药常法也。

二、内伤杂病诊治

（一）中风

中风，历代病名、症状、辨证、治疗争议很大。楼英汲取前人经验，师承有自，遵古不泥，抒发了自己独到的见解。

关于中风之名，楼英认为：“中风之病名是世俗之称也。其症卒然仆倒，口眼㖞斜，半身不遂，或舌强不言，唇吻不收是也。”根据邪之浅深及中风时间不同，又有“击仆”“卒中”“偏枯”“左瘫右痪”“腲腿风”“痱病”“风懿风气”之不同。楼英指出：“然各有不同，其卒然仆倒者，《经》称为击仆，世又称为卒中，乃初中风时如此也。其口眼㖞斜，半身不遂者，《经》称为偏枯，世又称为左瘫右痪，及腲腿风，乃中倒后之证，邪之浅者如此也。其舌强不言，唇吻不收者，《经》称为痱病，世又称为风懿风气，亦中倒后之证，邪之深者如此也。”其进一步考证世俗对其名的误解，指出：“后世迷失经意，以偏枯痱病之旨，一以中风名之，遂指偏枯为枯细之枯，而非左瘫右痪之证，习俗之弊，至于如此也。”

关于风痱与痿病的区别，楼英在《医学纲目·中风》中指出：“丹溪诸论，盖因《局方》治中风，孟浪用发表行湿之药，戕贼血气，诛伐根本，不知补养之法，故引痿病以救《局方》之失，而其言如此。然《局方》所述中风，手足不随，起便须人，神魂恍惚，不语，语涩等证，即《内经》热病相同。至于异处，不得不察。《针经·刺节真邪》云：真气去，邪独留，发为偏枯。《痿论》云：阳明虚则宗筋纵，带脉不引，而足痿不用。由是知手足不随者在偏枯，手足为邪气阻塞脉道而然。在痿病，则阳明虚，宗筋纵，带脉不引而然也。痱病有言变志乱之症，痿病则无之也。痱病又名风痱，而内伤外感兼备，痿病独得于内伤也。痱病发于击仆之暴，痿病发于怠惰之渐也。凡此皆明痱与痿，明是两疾也。”楼英对风痱与痿的区别分析得细致入微。

关于中腑与中脏之区别，楼英在《医学纲目·中风》中指出：“《内经》论中风之浅深也。其偏枯身偏痛，而言不变，志不乱者，邪在分腠之间，即仲景、东垣所谓邪中腑是也。痱病无痛，手足不收而言喑志乱者，邪入于里，即仲景、东垣所谓邪中脏是也。”

案例

安抚初病时，右肩臂膊痛无主持，不能举动，多汗出，肌肉瘦，不能正卧，卧则痛甚。《经》云：汗出偏沮，使人偏枯。余思《针经》云：虚与实邻，决而通之。又云：留瘦不移，节而刺之，使经络通和，血气乃复。又云：陷下者灸之，为阴气下陷入阴中。肩膊时痛不能运动，以火导之，火引而上，补之温之，以上症皆宜灸刺。为此先刺十二经之井穴，于四月十二日，右肩臂上肩井穴内，先针后灸二七壮，及至灸疮发，于枯瘦处渐添肌肉，汗出少，肩臂微有力。至五月初八日再灸左肩井，次于尺泽穴各灸二十八壮。引气下行，与正气相接。次日臂膊又添气力，自能摇动矣。时值仲夏，暑热渐盛，以清肺饮子补肺气，养脾胃，定心气。白芍药五分，人参、升麻、柴胡各四分，天门冬、麦门冬各三分，陈皮二分半，甘草（生）、甘草（炙）、黄芩、黄柏各三分。上㕮咀。作一服，水三盏，煎至一盏，去渣温服。食后汗多，加黄芪五分，后以润肠丸。

（《医学纲目·中风》）

按语：本案“右肩臂膊痛无主持，不能举动，多汗出，肌肉瘦，不能正卧，卧则痛甚。”是气阻血滞，阳陷入阴，虚中夹实之证。楼英先刺井穴通经泄热，是治病必求其本，后灸臂穴引气下行，最后用清肺饮子补肺气，养脾胃，定心气。

（二）癫痫

关于癫痫之名，楼英在《医学纲目·癫痫》中指出：“癫痫，即头眩也。痰在膈间，则眩微不仆。痰溢膈上，则眩甚仆倒于地，而不知人，名之曰癫痫。徐嗣伯云：大人曰癫，小儿曰痫，其实一疾也。”

癫痫与中风、中寒、中暑、尸厥的区别，楼英在《医学纲目·癫痫》中指出：“凡癫痫仆时，口中作声，将省时，吐涎沫，省后又复发，时作时止，而不休息。中风、中寒、中暑、尸厥之类，则仆时无声，省时无涎沫者，后不复再发，间有发者，亦如癫痫之常法也。”

关于癫痫的病因病机，楼英在《医学纲目·癫痫》中指出：“凡癫痫，及中风、中寒、中暑、中湿、气厥、尸厥而昏眩倒仆，不省人事者，皆由邪气逆上阳分，而乱于头中也。癫痫者，痰邪逆上也。中风、寒、暑、湿及气厥、尸厥者，亦风、寒、暑、湿等邪气逆上也。邪气逆上，则头中气乱，头中气乱，则脉道闭塞，孔窍不通，故耳不闻声，目不识人，而昏眩无知，仆倒于地也。以其病在头巅，故曰癫疾。”

癫痫的治疗，或吐痰而就高越之，或镇坠痰而从高抑之，或内消痰使气不逆，或随风寒暑湿之法用轻剂发散上焦，或针灸头之脉络而导其气，皆可使头巅脉道流通，孔窍开发，而不致昏眩也。楼英进一步指出：“是知癫痫之癫，与厥成癫疾，眩冒癫疾之巅，一疾也。王太仆误分癫为二疾，独孙真人始能一之。”

（三）痹证

《素问·痹论》对诸痹的成因、病理、分类，作了系统的论述。其云：“风、寒、湿三气杂至，合而为痹也。其风气胜者为行痹，寒气胜者为痛痹，湿气胜者为着痹也。”楼英在《内经》基础上，做了进一步阐述。他在《医学纲目·诸痹》中指出：“行痹者，行而不定也，称为走注疼痛及历节之类是也。痛痹者，疼痛苦楚，世称为痛风及白虎飞尸之类是也。着痹者，着而不移，世称为麻木不仁之类是也。凡风、寒、湿所为行痹、痛痹、着痹之病，冬遇此者为骨痹，春遇此者为筋痹，夏遇此者为脉痹，长夏遇此者为肌痹，秋遇此者为皮痹，皆以所遇之时，所客之处命名。非此行痹、痛痹、着痹之外，又别有骨痹、筋痹、脉痹、肌痹、皮痹也。”澄清了世人对痹证分类的错误理解。

对于痛痹（痛风）的治疗，楼英推崇朱丹溪、李东垣的治法，并给予高度评价，且有所发挥。《医学纲目·诸痹》指出：“丹溪治痛风法，主于血热、血虚、血污，或挟痰，皆不离四物、潜行、黄柏、牛膝、生甘草、桃仁、陈皮、苍术、生姜汁，而随证加减，发前人之所未发，医世俗之所不医，其有功于世也大矣。”楼英详细研究东垣治臂痛之治法，认为其主要是究其所属经络，以行本经药行其气血。《医学纲目·诸痹》指出：“臂痛有六道经络，以行本经药行其气血者，盖以两手伸直，其臂贴身垂下，大指居前，小指居后而定之。则其臂臑之前廉痛者，属阳明经，以升麻、白芷、干葛行之。后廉痛者，属太阳经，以藁本、羌活行之。外廉痛者，属少阳，以柴胡行之。内廉痛者，属厥阴，以柴胡、青皮行之。内前廉痛者，属太阴，以升麻、白芷、葱白行之。内后廉痛者，属少阴，以细辛、独活行之。并用针灸法，视其何经而取之也。”

（四）内障

刘完素的“玄府学说”，对中医眼科内障眼病诊治有重要的启示意义。楼英在《医学纲目》中表达了对刘完素“玄府学说”的推崇，其评价道：“诚哉！河间斯言也。目盲，耳聋，鼻不闻臭，舌不知味，手足不能运用者，皆由其玄府闭塞，而神气出入升降之道路不通利。”同时总结了先贤治目昏花，选用相应药物解郁结的治疗经验。如羊肝丸中，用羊肝引黄连等药入肝，解肝中诸郁。肝主目，肝中郁解，则目之玄府通利而明。故黄连之类解郁热；椒目之类，解湿热；茺蔚之类，解气郁；芎、归之类，解血郁；木贼之类，解积郁；羌活之类，解经郁；磁石之类，解头目郁坠，邪气使下降。此外，楼英也赞同李东垣、朱丹溪治目昏用参、芪补气血之法。他认为，参、芪补气血之法使气血盛则玄府得利，出入升降而明，并对先贤常用方剂羚羊角饮子、补肝散、羚羊角散、羚羊角汤有所发挥。楼英在《医学纲目·卷之十三·内障》中指出：“上四方，皆羚羊角、玄参、细辛、羌活、防风、车前子为君，盖羚羊角厥阴经药也。丹溪云：羚羊角入厥阴经甚捷是也。玄参、细辛，行少阴经药也。海藏云：玄参治空中氤氲之气，无根之火，为圣药也。羌活、防风、车前子，行太阳经药也。如筋脉枯涩者，诸方中更加夏枯草，能散结气，有补养厥阴血脉之功，尝试之有验。然此诸方，又当悟邪之所在。若气脱者，必与参膏相半服之。气虚者，必与东垣补胃人参汤、益气聪明汤之类相半服之。血虚者，必与熟地黄丸之类相兼服之，更能内观静守，不干尘累，使阴气平伏，方许作效。”

（五）诸疝

楼英认为，疝痛，属足厥阴肝经也。小腹，亦属肝经也。故疝痛与小腹痛同一治法。在治疗上，楼英在《医学纲目·卷之十四·诸疝》中指出：“凡疝气带下，皆属于风。全蝎，治风之圣药也。川楝、茴香，皆入小腹经。当归、玄胡索，和血止痛。疝气带下，皆积寒邪于小肠之间，故以附子佐之，丁香、木香为引导也。”

案例

漆匠韩提控，疝气每发，痛不可忍，则于榻两末各置一枕，往来伏之以受，如是三年不已，服此药（丁香楝实丸）三剂良愈。

（《医学纲目·诸疝》）

按语：凡疝气带下，皆属于风，本案以丁香楝实丸治愈了患者久治不愈的疝气。

（六）小便不通

楼英在临床上重视脏腑辨证和气血辨证，他认为，小便不通有在气在血之异。治疗应以调理气血为主。并依据王冰注《素问·四气调神大论》“无阳则阴无以生，无阴则阳无以化”和《素问·灵兰秘典论》“膀胱州都之官，津液藏焉，气化则能出矣”的理论，在临床中治疗小便不通一病，收到了神奇的效验。

案例

昔长安有大贾王善夫，病小便不通，渐成中满，腹大坚硬如石，壅塞之极，腿脚肿胀，破裂出黄水，双睛凸出，昼夜不得眠，饮食不下，苦痛不可名状。求予治之，因问受病之始，知病不渴，近苦呕哕。众医皆用治中满利小便渗淡之药，急难措手，乃辞归。从夜至旦，耿耿不寝，穷究其理，忽记《素问》有云，无阳则阴无以生，无阴则阳无以化。又云，膀胱州都之官，津液藏焉，气化则能出矣。此病小便癃闭，是无阴而阳气不化者也。凡利小便之药，皆淡味渗泄为阳，止是气药阳中之阴，非北方寒水，阴中之阴所化者，此乃奉养太过，膏粱积热，损北方之阴，肾水不足，故膀胱肾之室，久而干涸，小便不化，火又逆上而为呕哕，非膈上所生也，独为关，非格病也。洁古老人曰：热在下焦，填塞不便，是治关格之法。今病者内关外格之病悉具，死在旦夕，但治下焦可愈。随处以禀北方寒水所化，大苦寒气味俱阴者，黄柏、知母，桂为引用，丸如桐子大，沸汤下二百丸。服药少时，须臾前阴如刀刺火烧之痛，溺出如瀑泉涌出，卧具皆湿，床下成流，顾盼之间，肿胀消散。予惊喜曰：大哉圣人之言，岂可不遍览而执一者也。其证小便闭塞而不渴，时见躁者是也。凡诸病居下焦皆不渴也。二者之病，在气在血，最易分别。

（《医学纲目·小便不通》）

按语：本案楼英用知柏解干涸之机、泻三焦之火，复入肉桂引火归元，使肾水充足，枢机得运，营卫通达，阴阳调和。前医之误在于不细察病机，不辨阴阳生化之理。

（七）遗溺

楼英认为，遗溺之因乃热甚廷孔郁结，神无所用，不能收禁。

案例

尝治一男子，遗溺不觉，脉洪大盛，以黄柏、知母、杜牛膝为君，青皮、甘草为臣，木香为佐，桂些少反佐，服数帖，大效。

（《医学纲目·遗溺》）

按语：此法与《千金翼》白薇散，都是用来治疗热甚廷孔郁结，神无所用，不能收禁之证。

（八）喉痹

关于喉痹的诊断与病机，楼英认为："凡经云喉痹者，谓喉中呼吸不通，言语不出，而天气闭塞也。云咽痛云嗌痛者，谓咽喉不能纳唾与食，而地气闭塞也。云喉痹咽嗌痛者，谓咽喉俱病，天地之气并闭塞也。盖病喉痹者，必兼咽嗌痛，病咽嗌痛者，不能兼喉痹也。"楼英在治疗喉痹恶寒时强调"切忌胆矾酸寒等剂点喉""又忌硝黄等寒剂下之"。他在《医学纲目·喉痹》中指出："喉痹恶寒者，皆是寒折热，寒闭于外，热郁于内，姜汁散其外寒，则内热得伸而愈矣。切忌胆矾酸寒等剂点喉，反使其阳郁结不伸；又忌硝黄等寒剂下之，反使其阳下陷入里，则祸不旋踵矣。"

案例

洪武戊辰春，乡村病喉痹者甚众，盖前年终之气，及当年初之气，二火之邪也。予累用甘桔汤，加黄连、半夏、僵蚕、鼠黏子根等剂发之。挟虚者，加参、芪、归辈。水浆不入者，先用解毒雄黄丸，醋磨化之灌喉；痰出，更用生姜汁灌之，却用上项药无不神验。若用胆矾等酸寒之剂点过者，皆不治，盖邪郁不出故也。

（《医学纲目·喉痹》）

按语：此案亦载于《证治准绳·杂病》。喉痹为咽喉疼痛或梗阻不利或声音嘶哑之证，虚、实、寒、热、外感、内伤皆可使咽喉机窍不利，阻痹为肿、为痛、为嘶哑。临床上属火者居多，寒者百中难得一二。

（九）烦躁

楼英总结了前代诸贤对烦躁病机的认识，提出"烦"有属"热"与"虚寒"的不同，"躁"亦有"热"与"虚寒"之异。其在《医学纲目·烦躁》中指出："先贤治烦躁俱作，有属热者，有属寒者。治独烦不躁者多属热，惟悸而烦者为虚寒。治独躁不烦者多属寒，惟火邪者为热，盖烦者心中烦，胸中烦，为内热也。躁者身体手足躁扰，或裸体不欲近衣，或欲在井中，为外热也。内热者，有本之热，故多属热。外热者，多是无根之火，故属寒也。"

楼英概括总结了前人治疗"热烦"的经验。《医学纲目·烦躁》："烦热怔忡，知热在心肺也，故用竹叶、石膏、辰砂镇坠其热，使下行也。烦而下利，知热在上也，故用栀豉汤吐之。烦而汗出不解，知表里有邪也，故用表里饮汤。脉沉，口渴，手心热，知热不在表也，故用妙香丸下之。温胆、酸枣，治不得眠也。"

（十）肿疡

楼英推崇李东垣、罗谦甫、朱丹溪"随痈疽所发分野制之"的治疗方法，并总结了他们的用药规律"以发表为先"。楼英在《医学纲目·痈疽》中指出："如痈疽发在太阳经分野，必用防风、羌活；阳明经分野，必用香白芷、升麻；少阳经分野，必用柴胡；太阴经分野，必用芍药、升麻；少阴经分野，必用独活；厥阴经分野，必用青皮、柴胡；皆以桂佐之。身半以下者，必用酒水多，熟煎之，空心服，使药下行。身半以上者，必用酒水少，带生煎之，临卧服，使药上行。脉细小无力，必于本经药中加辛热剂；脉洪大有力，必于本经药中加苦寒剂。”

（十一）滞下

关于滞下病的治疗，楼英指出历代习用之调气下积法之谬，盛赞朱丹溪活死血之论说出了前人从未说过的道理。《医学纲目·滞下》：“自古治里急后重，但用槟榔、木香调气，及大黄下积。至丹溪，始用桃仁、滑石活死血，如鼓应桴，实发前人之所未发也。”

（十二）水肿

关于水肿的治疗，楼英推崇朱丹溪的治疗方法。他概括总结了朱丹溪治疗水肿十五条，值得借鉴。楼英在《医学纲目·水肿》中指出：“丹溪治水肿之法十五条，其法大率皆以甘草佐白术、参、陈等剂，补中气为君；木通、滑石、郁李仁、海金沙行水为臣；厚朴、大腹皮、苏梗，通滞气为佐使。如气不升浮，恶寒，脉沉者，探吐以提之；头面先肿，加麻黄微汗之；挟积气者，佐以保和、温中、抑青等丸磨之；挟热者，佐以黄芩之类清之；挟疮痈者，佐以连翘、犀角散之，而随证加减也。”

（十三）喘

哮喘与痰是不可分的，楼英主张对于哮喘发作时的治疗要兼顾豁痰，治哮喘发作时的方剂，多以豁痰为主，因痰出而气顺降，哮喘就会停发。喘停之后，再进一步调理“生痰之源”。《医学纲目·喘》云：“凡治喘，正发时无痰，将愈时却吐痰者，乃痰于正发之时，闭塞不通而喘甚，当于其时开其痰路，则易安也。宜此方桔梗之类，及枳壳、栝楼实、杏仁、苏叶、前胡等，引出其痰。候痰出喘退，却调其虚实。虚者补以参、芪、归、术，实者泻以沉香滚痰丸之类是也。”同时，楼英还强调下痰定喘方剂的宜忌。《医学纲目·喘》云：“凡下痰定喘诸方，施之形实有痰者，神效。若阴虚而脉浮大按之涩者，不可下，下之必反剧而死也。”

（十四）梦遗

楼英认为，梦遗属郁滞者居多，而庸医不知病因，妄用涩剂固脱，反增其病。《医学纲目·梦遗》云：“治梦遗方属郁滞者居大半，庸医不知其郁，但用龙骨、牡蛎等涩剂固脱，殊不知愈涩愈郁，其病反甚。”

案例

尝治一壮年男子，梦遗白浊，少腹有气冲上，每日腰热，卯作酉凉，腰热作则手足冷，前阴无气，腰热退则前阴气耕，手足温。又旦多下气，暮多噫，时振，隔一旬二旬必遗，脉旦弦滑而大，午洪大。予知其有郁滞也，先用沉香和中丸大下之，次用加减八物汤吞滋肾丸百粒。若稍与蛤粉等涩药，则遗与浊反甚，或一夜二遗。遂改用导赤散大剂煎汤服之，遗浊皆止渐安。又一中年男子皆梦遗，医或与涩药，反甚，连遗数夜。愚先与神芎丸大下之，却制此猪苓丸服之，皆得痊安。

（《医学纲目·梦遗》）

按语：此案亦载于《证治准绳·杂病》。以上两则医案，均为楼英临证从郁治梦遗的验案。其分别采用沉香和中丸、神芎丸大下之，使患者梦遗得以痊愈。沉香和中丸为治疗实热老痰之峻剂，楼英以此下湿热郁积。峻下之后，用加减八珍汤以益气养血，滋肾丸以清下焦湿热，助膀胱气化。如果患者使用蛤粉等涩药，反会使郁滞加重。最后，改用导赤散，以清利源流而愈。

三、妇人病诊治

（一）妇科病三期分治

楼英在《医学纲目》妇人治法通论中，辑录了刘完素的妇科理论。刘完素提出："妇人童幼天癸未行之间，皆属少阴；天癸既行，皆属厥阴；天癸既绝，乃属太阴经也。"刘完素的这一理论，阐释了妇女生理变化整个过程并提出的相应的治疗原则，是妇科学的一种崭新的理论认识，受到楼英的推崇。楼英总结提炼刘河间妇科病三期分治法并进一步发挥，妇人病根据妇人生理不同阶段，分别从肾、肝、脾来进行论治。

童幼时期，相当于幼女至青春发育期，也就是《内经》所谓"二七"。这一时期肾气尚未全盛，机体发育，尤其是生殖机能发育未达到完善，因肾气是人体生长发育的根本，所以刘完素指出童幼女子应以治肾为要。也就是"皆属少阴"之意。

天癸既行时期，相当于《内经》所谓"三七"至"五七"之间。此时，肾气全盛，癸水充沛，五脏皆盛，冲任通盛，则月事应时，孕育能力旺盛。这一时期的妇女，由于容易出现情志过激，肝性属木则更易升易动，失于疏泄，易发生气结、气滞、气逆、气乱等病变。所以，刘完素指出天癸既行时期，妇人病应以调肝为要。也就是"皆属厥阴"之意。

天癸既绝，老年将至，相当于《内经》所谓"六七""七七"前后。此时肾中精气衰减，天癸即将耗尽，月经因而紊乱，直致癸水涸竭，"地道不通"，丧失了生育能力，五脏功能也随之渐衰。此时人体完全依赖后天水谷滋养，若脾胃气虚，则气血生化乏源，极易患病。所以刘完素指出天癸既绝妇女以健脾为主，也就是"乃属太阴经"之意。

（二）胎产病治疗三禁

楼英认为，治胎产之病从厥阴者，是祖（元）气生化之原也。厥阴与少阳相表里，故治法无犯胃气及上二焦，为三禁，不可汗，不可下，不可利小便。若发汗者，同伤寒下早之症；利大便，则脉数而已动于脾；利小便，则内亡津液，胃中枯燥。

（三）四物汤适时加减

四物汤被称作女科第一方，前人以四物汤加减治妇人杂病、胎前病和产后病，并且，应用要顺应四时气候，春倍川芎，夏倍芍药，秋倍地黄，冬倍当归。楼英在此基础上，进一步补充，春见脉弦、头痛，倍川芎；夏见脉洪、泄泻，倍芍药；秋见脉涩，血虚，倍地黄；冬见脉沉，寒而不食，倍当归。

（四）月经病诊治

楼英强调月经病的诊断应细察症状，鉴别异同。如经色紫黑为热，经水淡为虚，经多为虚热，将行时痛为滞，经后痛为虚，经成块为滞，经不及期者为血热，经过期者为血少等。

1. 月经病以调整气血为先

楼英认为治疗月经病，以调整气血为先，其尤推朱丹溪《格致余论·经水或紫或黑论》。如朱丹溪指出："经水者，阴血也。阴必从阳，故其色红，禀火色也。"然而气与血相互为用，密不可分。朱丹溪进一步阐述"血为气之配，气热则热，气寒则寒，气升则升，气降则降，气凝则凝，气滞则滞，气清则清，气浊则浊。"因此，月经病常常反映为气血的寒、热、虚、实、瘀滞。朱丹溪具体对其进行了分类："往往见有成块者，气之凝也。将行而痛者，气之滞也。来后作痛者，气血俱虚也。色淡者，亦虚也，而有水混之也。错经妄行者，气之乱也。紫者，气之热也。黑者，热之甚也。"

2. 月经病属热者为多

楼英力图纠正世人对经色紫黑辨证的错误认识，他引述朱丹溪《格致余论·经水或紫或黑论》云："今人但见其紫者，黑者，作痛者，成块者，率指为风冷，而行温热之剂，则祸不旋踵矣。"提出月经病属热者为多。

3. 经水或前或后属阴阳相乘

楼英引《普济本事方》认为，经水或前或后属阴阳相乘。《普济本事方》曰："治妇人病，多是月经乍多乍少，或前或后，时发疼痛，医者一例呼为经病，不曾说是阴胜阳，是阳胜阴，所以服药少效。盖阴气乘阳，则胞寒气冷，血不运行，经所谓天寒地冻，水凝成冰，故令乍少而在月后。若阳气乘阴，则血流散溢，经所谓天暑地热，经水沸溢，故令乍多而在月前。当别其阴阳，调其血气，使不相乘，以平为期。宜紫石英丸。"

4. 天癸过期，宜当归散

楼英认为，治妇人天癸已过期，经脉不匀，或三四月不行，或一月再至，腰腹疼痛。宜用当归散。《医学纲目·调经》："《素问》云：七损八益。谓女子七数尽，而经不依时者，血有余也。不可止之，但令得依时不腰痛为善。宜此当归散。"

5. 经闭不行属三焦热结

关于经闭，楼英辑录李东垣"经闭不行有三"之论，言李东垣补前人之缺。楼英在《医学纲目·调经》阐明此三者为："中焦胃热结也；下焦胞脉热结也；上焦心肝肺热结也。东垣、洁古治血枯之法，皆主于补血泻火也。补血者，四物之类。泻火者，东垣分上中下，故火在中则善食消渴，治以调胃承气之类；火在下则大小秘涩，治以玉烛之类，玉烛者，四物与调胃承气等分也；火在上则得于劳心，治以芩、连及三和之类，三和者，四物、凉膈、当归等分也。洁古先服降心火之剂者，盖亦芩、连、三和、玉烛之类，后服五补、卫生者，亦补气之剂也。"

案例 1

杨村妇人，年二十余，两年经闭，食少，乏力。

黄连二两，白术一钱半，陈皮、滑石各一钱，黄芩半两，木通三分，桃仁十二个，甘草炙些。

（《医学纲目·调经》）

按语：楼英认为："丹溪治痰结胸腹而经闭之法，皆用轻剂导痰降火也。"《素问·评热病论》

云："气上迫肺，则心气不得下通，故月事不来。"今用连、朴之类导痰降火，使不上迫于肺，故心气下通而月事来也。

案例2

予尝体丹溪之意，治陈伯平妇，二十余岁，形肥痞塞不食，每日卧至未牌，吃一盏薄粥，吃粥后必吐水半碗，仍复卧，经不通三月矣。前番曾暗通黑色，脉之辰时寸关滑，皆有力，午后关滑寸不滑。询之因乘怒饮食而然。遂以白术一两半，厚朴、黄连、枳实各一两，半夏、茯苓、陈皮、山楂、人参、滑石各八钱，缩砂、香附、桃仁各半两，红花二钱，分作十帖，每日服一帖，各入姜汁二蚬壳。间三日以神佑丸、神秘沉香丸微下之，至十二日吐止，食渐进，四十日平复如故。

汪氏妇，五十余，形瘦，亦痞不食，吐水，经不通，以前药方加参、术、归为君，煎熟，入竹沥半盏，姜汁服之，但不用神佑丸下，亦平复。

（《医学纲目·调经》）

按语：以上两则治疗经闭案例，皆为楼英临证施用朱丹溪导痰降火之法治疗经闭有效的案例。

（五）血崩诊治

血崩责之气与痰。朱丹溪认为，血崩之证，痰气污血宜行之，即宜开痰、行滞气、消污血。李东垣认为，脾胃虚者补之，气陷者升举之。楼英指出："大举大升之剂治崩，脉沉弦而洪，或沉细而数者，皆胃气下陷也。或崩而又久泻者，亦胃气下陷也。故举之升之，其病愈也。虚挟积滞者补中去积也。"

（六）带下病诊治

楼英治带下，善从痰治，以燥湿为先。妇人因七情内伤，或下元虚惫，使气血不能冲和，进而影响脾的运化功能，致水液停聚，"脾湿动而生痰""痰湿下注则成带下"。他的这一观点与朱丹溪治带下病之论述吻合。朱丹溪云："带下，赤属血、白属气……漏与带俱是胃中痰积流下，渗入膀胱。"又痰与气每互相影响，气结则生痰，痰凝又阻气，因此朱丹溪治痰必理气，用二陈汤统治一身之痰。然而"治痰法，实脾土，燥脾湿，是治其本"，故朱丹溪又言"带下……主治燥湿为先"。临证多以二陈汤加苍术、白术为主治之。二陈汤理气化痰，苍白术健脾燥湿。

（七）胎前诸证调经为先

胎前诸证调经为先。肥人多痰宜燥，瘦人无血摄精宜润。楼英在《医学纲目·胎前症》中指出："胎前之道，始于求子。求子之法，莫先调经。每见妇人之无子者，其经必或前或后，或多或少，或将行作痛，或行后作痛，或紫，或黑，或淡，或凝而不调，不调则血气乖争，不能成孕矣。详夫不调之由，其或前或后，及行后作痛者，虚也。其少而淡者，血虚也。多者，气虚也。其将行作痛，及凝块不散者，滞也。紫黑色者，滞而挟热也。治法：血虚者四物，气虚者四物加参、芪，滞者香附、缩砂、木香、槟榔、桃仁、玄胡，滞久而沉痼者吐之下之，脉证热者四物加芩、连，脉证寒者四物加桂、附及紫石英之类是也。直至积去、滞行、虚回，然后血气和平，能孕子也。予每治经不调者，只一味香附末，醋为丸服之，亦百发百中也。"

（八）肥人无子治以秦桂丸

楼英在妇人不孕的诊断治疗方面，推崇朱丹溪之说。在《医学纲目·胎前症》引朱丹溪《格致余论·秦桂丸论》说：“无子之因，多起于妇人，医者不求其因起于何处，遍阅古方，惟秦桂丸其辞确，其意专，用温热药近乎人情，欣然授之，锐然服之，甘受燔灼之祸，犹懵然不悔。何者？阳精之施，阴血能摄之，精成其子，血成其胞，胎孕乃成。今妇人之无子者，率由血少不足以摄精也。血之少也，固非一端。然欲得子者，必须调补阴血，使无亏欠，乃可推其有余，以成胎孕。何乃轻用热剂，煎熬脏腑，血气沸腾，祸不旋踵矣。或曰：春气温和，则万物发生，冬气寒凛，则万物消陨。非秦桂丸之温热，何以得子脏温暖而成胎耶？予曰：诗曰妇人和平，则乐有子。和则血气均平，则阴阳不争，今得此药，经血必转紫黑，渐成衰少，或先或后，始则饮食骤进，久则口苦而干，阴阳不平，血气不和，疾病蜂起，焉能成胎。纵然成胎，生子亦多病而不寿，以秦桂丸耗损天真之阴也，戒之慎之。”在此基础上楼英进一步阐述，指出秦桂丸的使用，应根据不同体质、辨证而论，他说：“秦桂丸施于肥人，而少其丸数，兼服调理补药，亦无妨。但忌施于瘦人火多者也。”

（九）恶阻治疗用绝之之法

《医学纲目·恶阻》引张仲景《金匮要略》曰：“妇人得平脉，阴脉小弱，其人渴不能食，无寒热，名妊娠，桂枝汤主之。于法六十日当有此证，设有医治逆者，却一月。加吐下者，则绝之。”可以看出，张仲景对轻证的恶阻，采用药物调理，达到抑止的效果，从而令孕妇口味正常。如果治疗得当的话，停药后孕妇就可恢复正常饮食，防止恶阻病进一步发展。楼英在此基础上，提出了他对先贤“绝之”的理解，认为：“以上绝之者，谓绝止医治，候其自安也。予常治一二妇阻病吐，愈治愈逆，因思此仲景绝之之旨，遂停药，月余自安，真大哉圣贤之言也。”

（十）临产发挥杨子建《十产论》

宋代杨子建著《十产论》一书，详细叙述了横产、倒产、坐产、碍产等各种难产形式和助产方法。“十产”曰：“一曰正产，二曰伤产，三曰催产，四曰冻产，五曰热产，六曰横产，七曰倒产，八曰偏产，九曰碍产，十曰盘肠产。”《十产论》除叙明正产外，还较详细地论述了各种难产（异常分娩）的病因、症状和助产方法。《十产论》对各种难产的论述，既切合实际，且具有较高科学水平。楼英在此基础上，对伤产、碍产进行了发挥。

1. 论杨子建伤产法

楼英对《十产论》中提到的“伤产”极为重视。《医学纲目·临产坐草法》谓：“伤产一法，最为切要，慎勿轻忽也。”楼英指出“弄痛”不是分娩的证候，应予安胎，候其足月，方能转危为安。《医学纲目·临产坐草法》谓：“凡十月未足，临产腹痛，或作或止，或痛不甚者，名曰弄痛，非正产之候。或腹虽痛甚而腰不甚者，非正产之候。胎高未陷下者，非正产之候。谷道未挺进者，非正产之候。水浆未破血未出者，非正产之候。浆血虽出而腹不痛者，非正产之候。凡未有正产候，且令扶行熟忍，如行不得，或凭物坐之，或安卧之，或服安胎药一二服得安即止，慎勿妄服催生药饵。怆惶致令产母忧恐而挫其志，务要产母宽心存养调停，亦令坐婆先说解谕之。

如觉心中烦闷，可取白蜜一匙，新汲水调下，切勿妄乱用力，先困其母。直待子逼门户，腰重痛极，眼中如火，谷道挺迸时，是正产候，方可用力，并服催生药也。予男妇于未产一月以前，腰腹俱痛，全似将产，其痛至甚，但遇巳牌稍止。如此者将十余日，计无所出，因阅此条遂与安胎药，加参、术数服，间与肉味养之，由是平复不痛。又二十余日，始产一男。是时若妄动乱用力，并服催生等药，立见危亡矣。”

2. 论杨子建横产、倒产、偏产、碍产四法

楼英对《十产论》中提到的难产的治疗手法，提出了独到的见解。他指出，如果不是妙手高人，在临床上不能依据《十产论》之手法来处理妇人难产。《医学纲目·临产坐草法》谓：“横产、倒产、偏产、碍产四法，若看生之人非精良妙手，不可依用此法，恐恣其愚以伤人命也。按倒产者，今世往往随其倒足生下，并无后患，子母双全，不必依推足上之法亦可。又碍产者，往往肚带有缠在儿顶上，而儿头自出在产门外，看生之人，以手拨其肚带，从儿头顶过而下之者，又有肚带缠在顶上一匝，而儿与胞衣自然同下者，皆无妨。不必以此碍产法入产门里拨下之也。”

四、小儿病诊治

（一）继承钱乙五脏辨证思想

钱乙在历代典籍脏腑分证的基础上，把五脏辨证的思想运用于儿科临床，列“五脏所主”，即五脏的主证，并辨别其虚实。楼英在《医学纲目·小儿部》，首先论述的小儿通治，继承了钱氏五脏所主，虚实为纲的医学思想。

（二）继承朱丹溪“慈幼论”的思想

楼英对于小儿护理极其重视，尤其推崇朱丹溪的护理思想。朱丹溪在《格致余论·慈幼论》一文中，根据小儿的生理特点，说明了小儿护理的方法和意义。《格致余论·慈幼论》说：“人生十六岁以前，血气俱盛，如日方升，如月将圆。惟阴长不足，肠胃尚脆而窄，养之之道不可不谨。”

1. 薄衣护养

楼英继承了朱丹溪“慈幼论”的观点，提倡薄衣护养的方法。《格致余论·慈幼论》说：“童子不衣裘帛”，尤其是下体之服，不能过于保暖。《格致余论·慈幼论》说：“裳，下体之服。帛，温暖甚于布者也。盖下体主阴，得寒凉则阴易长，得温暖则阴暗消。是以下体不与帛绢夹厚温暖之服，恐妨阴气。”强调小儿薄衣护养的护理方法。

2. 淡熟饮食

在小儿饮食方面，因为小儿“血气俱盛，食物易消”，所以吃东西没有固定时间，随时想吃，但由于同时“肠胃尚脆而窄”，这样容易造成小儿肠胃损伤，所以不可食肥甘厚味等“发热难化之物”，应该吃清淡的白粥、熟菜等食物。

3. 勿娇惯纵

楼英在小儿心理调护方面也很重视。其引用《格致余论·慈幼论》之说，强调儿童身心护理的重要性。《格致余论·慈幼论》曰：“富贵骄养，有子多病，迨至成人，筋骨柔弱，有食则不能

忌口以自养，居丧则不能食素以尽礼，小节不谨，大义亦亏，可不慎欤?”

五、针灸经验

楼英关于针灸学的研究，主要集中在《医学纲目》卷七之“刺灸通论”“刺虚实”“刺寒热”“治寒热”，卷八之“穴法上”“穴法下”，卷九之“刺禁”“灸禁”。此外，在论述各种病证时，楼英先归纳总结前人各证之方药治法，后附历代针灸治法，同时，阐述自己的见解。

（一）“候气”之说

1. 区分“邪气”与“谷气”

在针刺治疗过程中，楼英坚持“补虚泻实”的原则，且对“邪气”与“谷气”加以区分。实者当泻其邪气，虚者当辅助正气。《医学纲目·刺灸通论》候气有二：“一曰邪气，二曰谷气。凡刺气至则候邪气尽，尽则谷气至，至则止针矣。所谓邪气者，曰紧而疾，曰补而未实，泻而未虚也。所谓谷气者，曰徐而和，曰补而已实，泻而已虚也。”

2. 候邪气新客经脉而取之之法

楼英在“刺灸通论”中，提出了“候邪气新客经脉而取之之法”。《医学纲目·刺灸通论》：“言邪之初客经脉，其寒温未相搏，如涌波之起也，时来时去，故不常在。欲取之者，必于三部九候之间，诊察以待之。傥于一部一候，见其如涌波之来，则按而止之，然后取之，不可逢其冲来便泻之，故曰：其来不可逢。其或候气不审，至于涌波之大气已过去而泻之，则真气脱，邪气复至，而病益蓄，故曰：其往不可追也。凡诊三部九候而待邪至之机以发刺者，必专心致意，故曰：知机道者，不可挂以发也。所谓涌波者，脉浮大也。三部九候，非寸关尺，乃面有三部，手有三部，足有三部，合三部为九部也。”楼英认为“邪之初客经脉，其寒温未相搏”在人体尚无定处，“时来时去，故不常在”，诊察时需专心致志，把握时机，方能全面了解和治疗疾病。

3. 候邪客已久，真邪已合而取之之法

楼英在“刺灸通论”中，提出了“候邪客已久，真邪已合”实施针刺的治疗方法。《医学纲目·刺灸通论》云：“言取邪之新容者，但候波陇之脉来处取之。今其邪已合，波陇不起，而不知邪客之处也，故又必当扪循三部九候之盛虚，视其盛处泻之，虚处补之。左右相失，而左大右细者，泻左补右。上下相失，而上大下小者，泻上部补下部。上小下大者，补上部泻下部。左右上下皆相减而细者，审其何脏之减，以其减脏日时之衰者补其所减经，减脏日时之盛者泻其所胜经，候邪去真复而止。故曰：刺不知三部九候病脉之处，则诛罚无过，反乱大经，用实为虚，以邪为真，真气已失，邪独内着，绝人长命也。”

（二）“补泻”之法

楼英认为，阴阳五行造化万物，对脏腑经络气血的影响有盛衰、寒热、虚实之不同，“五脏之虚实，皆生于血气之离并耳”。邪气初袭肌肤体表，“五脏之血气未并为实，未离为虚者”，五脏六腑功能处在阴阳平衡的健康状态，此时应把握治疗时机，“一邪初客之时，故当即治”。邪气久留，渐至脏腑经络气血虚实偏颇，疾病而来，错综复杂。此时医者在诊断时应“知受病之所在”，在治疗时“补泻随宜，适其病所”，才能达到理想的疗效。

1. 以患者气之呼吸，医人针之出纳，分补泻

《医学纲目·刺虚实》云："令患者吸气而入针，气与针同入为补。令呼气出针，针与气同出为泻。呼气气出而入针为泻，吸气气入而出针为补也。"

2. 以针之推内动伸分补泻

《医学纲目·刺虚实》云："从卫取气者，谓浅内针，待卫气至，渐渐推内进至深也。从荣置气者，谓深内针，待荣气至，却渐动伸退至浅也。盖补者针入腠理，得气后渐渐作三次推内，进至分寸，《经》所谓徐内疾出，世所谓一退三飞，热气荣荣者是也。泻者直针入分寸，得气后渐渐作三次动伸，退出腠理，《经》所谓疾内徐出，世所谓一飞三退，冷气沉沉者是也。"

3. 以迎随分补泻

《医学纲目·刺虚实》云："然迎随之法有三，此法以针头迎随经脉之往来，一也。又泻子为迎而夺之，补母为随而济之，二也。又随前法呼吸出纳针，亦名迎随，三也。又针头之随者，调荣卫之流行，经脉之往来，手之三阴从胸走手，手之三阳从手走头，足之三阳从头走足，足之三阴从足走腹也。迎者以针头斜迎三阴三阳之来处针去也，随者以针头斜随三阴三阳之往处针去也。"

4. 以浅深分补泻

《医学纲目·刺虚实》云："浅为补，深为泻也。"

（三）刺禁

依据《内经》，楼英提出了针刺的脏腑禁、穴禁、时禁、日辰禁、刺法浅深及杂禁。

（四）纠正诸贤对针灸经络的理解之误

楼英在《医学纲目·阴阳》中，列举了滑寿《十四经发挥》的不合理之处。楼英认为："许昌滑寿著《十四经发挥》，释经脉为曲，络脉为直。经为荣气，络为卫气。乃所以惑乱来学也。"在论及滑氏排穴法时说："又按《经》云：足少阳之脉，起于目锐眦，上抵头角，下耳后。未尝言其脉有曲折也。今《发挥》谓足少阳脉起目锐眦，作三折，从目锐眦至完骨是一折，又自完骨至睛明是一折，自睛明至风池是一折。则是《内经》以经脉之曲折朦胧者，为直行也。"汪机在注《读素问钞》时，重申了楼英的观点。其实，腧穴并不都位于体表经脉循行线上，并不一定非得按经脉的体表循行次序规定腧穴的排列次序。经穴连线与经脉循行线本不相同，但滑氏于经穴连线上又标以经脉循行的文字，将二者合而为一，很容易使人误解。

【后世影响】

《医学纲目》是中医著作运用纲目分类法的典范。宋代朱熹据司马光《资治通鉴》撰成的《资治通鉴纲目》一书，采用的就是纲目分类方法，纲目分类法产生之后，受到了学术界的重视。在医学上，自宋以后仿纲目体而撰写的医学著作相继出现，有《医学纲目》《本草纲目》《济阴纲目》《伤寒论纲目》等。其中影响最大的，是明代楼英的《医学纲目》和明李时珍的《本草纲

目》，这两部著作代表了明以前中医临证和本草领域的成就。《医学纲目》鉴于以往医书分类欠要，按人体脏腑表里关系及分科进行分类，其纲举目张，井然有序。《中国医学大成总目提要》中称《医学纲目》为医学类书中“最有法度”的典籍。纲目分类法对中医学的影响较为深远，纲目分类法不仅可以用于医学著作的编撰之中，还可以用于医学理论的创新和研究之中。

《医学纲目》为后世研究经典医著提供了丰富资料。楼英潜心钻研，历数十载，采辑《内经》《难经》《针灸甲乙经》《伤寒论》《金匮要略》之原文，参以诸贤之论，并加上个人的见解，编撰成了继《备急千金要方》之后，又一部集大成的类书。由于他在采辑上述文献时，使用的是宋代的版本，为后人研究《内经》《难经》《针灸甲乙经》《伤寒论》《金匮要略》提供了较好旁校本。

后世医家载录《医学纲目》内容以阐述医理。王肯堂对楼英的《医学纲目》颇为赏识，他在《伤寒证治准绳·凡例》中提到：“楼英《纲目》，列六经正病于前，而次合病、并病、汗吐下后诸坏病于后；又次之以四时感异气而变者与妇、婴终焉。而每条之中，备列仲景法，然后以后贤续法附之。既概括百家，又不相淆杂，义例之善无出其右。此书篇目，大抵因之。”因此，王肯堂《伤寒证治准绳》的编撰体例、篇目等大都参照《医学纲目》的形式。此外，王肯堂《幼科证治准绳》按病证所属，用《医学纲目》的分类法，以五脏为系统，分门别类加以详细地叙述，从中可见楼英《医学纲目》对王肯堂及其医著的影响。

另外，李时珍《本草纲目》将《医学纲目》作为重要参考文献，多次引用，足见其在医学研究上的地位。吴道源《女科切要》载楼英《医学纲目》产科“十产论”。郭佩兰《本草汇》卷五、六载临床各科病机，也主要根据楼英《医学纲目》辑成。

综上所述，楼英在学术思想方面，重视阴阳五行学说，推崇《内经》学术思想，博采众家之说；学宗朱丹溪，师从戴元礼；以阴阳脏腑为纲，采辑《内经》《难经》《针灸甲乙经》《伤寒论》《金匮要略》之论，参以历代各家著述，汇集宋金元各家之论，师古而不泥古，结合自身临床经验并辅以己见，历经30余年编成《医学纲目》这部大型医学类书。不仅传承和发展了历代医学家的学术思想，而且对于中医理论和临床诊疗规律的系统化、体系化做出了历史性的贡献。

长春中医药大学　王姝琛

【参考文献】

[1] 周明道. 楼英研究 [M]. 浙江：中华全国中医学会浙江省绍兴分会，1986.

[2] 楼英. 医学纲目 [M]. 北京：人民卫生出版社，1987.

[3] 楼岳中. 楼塔往事 [M]. 杭州：浙江人民出版社，2008.

[4] 方春阳. 中国历代名医碑传考 [M]. 北京：人民卫生出版社，2009.

[5] 张平. 浙江中医药文化博览 [M]. 北京：中国中医药出版社，2009.

[6] 谢仲墨，楼廷丞. 明代医学家楼英事略 [J]. 中医杂志，1962 (9)：30.

[7] 周明道. 楼英与《医学纲目》[J]. 浙江中医学院学报，1986，10 (5)：32-33.

[8] 陈克正. 《中医大辞典》若干浙江医史人物条目考补 [J]. 浙江中医学院学报，1987，11 (2)：35-36.

[9] 长青. 楼英 [J]. 山西中医，1994，10 (5)：37.

[10] 李敏. 明代医学家楼英的学术渊源与治学方法 [J]. 广州中医学院学报，1995，12 (4)：54-56.

[11] 汪珊. 试述《医学纲目》的编辑方法和学术特色 [J]. 实用中医药杂志，2002，18 (11)：50-51.

[12] 郑国庆，王艳. 玄府理论的建立与发展 [J]. 中华医史杂志，2005，35 (4)：209-212.

[13] 俞昌德，俞兰英. 楼英的针灸学说 [J]. 福建中医学院学报，2006，16 (4)：62-63.

[14] 老豆. 楼英传说——药引子与朱元璋 [J]. 医药与保健，2006，14 (3)：64.

[15] 朱定华. 楼英《医学纲目》学术特点探微 [J]. 中医杂志，2007，48 (8)：88-89.

[16] 张双红，和中浚. 医著中纲目分类法的由来及特点和影响 [J]. 江西中医学院学报，2008 (1)：30-32.

[17] 胡献国. 药引子与朱元璋 [J]. 养生月刊，2010，31 (7)：86-87.

[18] 朱定华. 楼英与《医学纲目》[A] //中医药发展与人类健康——庆祝中国中医研究院成立50周年论文集（上册）[C]. 北京：中国中医科学院，2005：393-398.

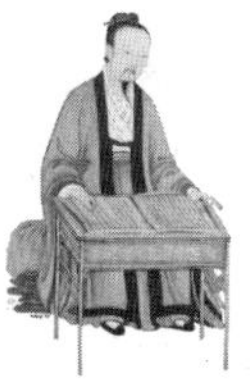

虞　抟

内容提要

虞抟，字天民，自号花溪恒德老人，生于明正统三年（1438），卒于明正德十二年（1517），与朱丹溪同为浙江义乌人，明代著名医家。其传世著作中，《医学正传》为虞氏晚年力作，《苍生司命》为其去世后刊行之作。虞抟之学术，以朱震亨为宗，参以张仲景、孙思邈、李杲诸家学说，于理论、临床皆有所建树。在学术思想方面，提出“两肾总号命门”“造化天一生水”“两肾为五脏之根源”等学说，对命门部位及功用的认识都有所发挥，为明代命门学说的发展提供了较为重要的理论基础。其在《难经》三焦“有名无形说”的基础上，提出了“三焦有名有形说”，为后世诸多医家所推崇。在临床经验方面，针对当时临证偏重脉诊的现象，强调形、声、色、脉四诊合参；临证注重鉴别相似或相关病证，善于把握其病因、病机、脉证特点之区别。《医学正传》所载医案，叙述简明生动，阐发医理，颇为精彩；所载祖传之效验方96首，内容涉及外感、内伤及妇科疾病。治疗上注重以扶正为本，以气血为要，常援用张仲景、朱丹溪、李东垣之法。虞抟深得家传，又能贯通历代名贤之说而申明其大意。其所倡导的“正传”医学，有助于系统研究中医学术发展源流脉络，颇具启迪和借鉴意义。

【概述】

一、生平简介

虞抟，字天民，自号花溪恒德老人，明代著名医家。生于明正统三年（1438），卒于明正德十二年（1517），与朱丹溪同为浙江义乌人。

虞抟出身医学世家，其曾叔父虞诚斋与朱丹溪同世，并受丹溪之亲授，世代为医，以丹溪为宗。虞抟自幼聪慧好学，攻举子业，后弃而习医，其家学源于“祖父口传心授”，因而深得丹溪之学。《金华府志》载虞抟“字天民，义乌人。因母病攻医，道大行，求疗者不责报，尤精于脉，数年前诊之决生死无不验。义乌以医名者，代不乏人，丹溪之后，惟抟为最。自号花溪恒德老人。所著有《医学正传》《方脉发挥》《百字吟》《半斋稿》等书行世”。《义乌县志》载：“因母病攻医，遂擅其术。尤精于脉理，经其诊者，数年生死无不验，求疗不责其酬。韩方伯某，闻其名，聘令驿送。往见，甚加礼敬。治病余，叩问医道。抟以节嗜欲、戒性气，慎言语、谨服食，乃摄养之要。益钦服焉。义乌以医名者，代不乏人，丹溪之后，惟抟为最。”

虞抟著作颇丰，惜多亡佚。流传于世的《医学正传》一书，乃其晚年之力作，亦为其代表著作。该书共8卷，属全书类著作，内容丰富精彩，是虞氏一生学术思想和临证经验的结晶，具有重要的学术价值。虞抟深得家传，崇尚丹溪，又能贯通历代名贤之说，而申明其大意，对于命门学说、运气学说、亢害承制论、元气论、伤寒传变及临床各科疾病治疗，都有自己独到的见解和经验。其所倡导的“正传”医学，有助于系统研究中医学术发展的源流脉络。总之，虞抟无论是理论造诣，还是临证水准，皆谓不凡，对后世中医学术发展具有一定的影响。

二、著作介绍

（一）《医学正传》

据史料记载，虞抟著作有《医学正传》《方脉发挥》《百字吟》《半斋稿》和《域外奇观》等行于当世，惜多亡佚。《医学正传》成书于1515年，乃花溪老人于“七十有八”之年完成。《中国人名大辞典》记载：“其学以朱震亨为宗，而参以张机、孙思邈、李杲诸家说，各选其方之精粹者，复为或问以申明之”。现代学者何时希评按此句为“《医学正传》之大旨”。

虞抟最具代表性且影响较大的著作，也是《医学正传》。该书集虞抟毕生精力，根据《素问》《难经》之经旨，参以历代诸贤之说，融入己意，于明正德乙亥年（1515）写成。该书共8卷，首列“医学或问”51则，其后论述包括内、外、五官、妇、儿等科病证90余个，病证之下列有论、脉法、方法、丹溪活套、医案、祖传方等，共载方926首，附医案44例（包括丹溪医案1例），祖传方96首。

该书属全书类著作，首列“医学或问”51则，系以问答形式细述中医学重要的理论或历代医家有不同诠释的医学理论、临床用药原则等问题。其旁征博引，上承轩岐，下至金元，详尽解析，明确自己的独到见解。次以病证分论，每病证设论、脉法、方法，其后或附丹溪活套，或附祖传方，或附医案。其“论”以《内经》要旨为提纲，继以历代名医之论，间附己意，对病证做简明论述，多有发挥；“脉法”则采叔和之《脉经》，参以历代医家的脉理论述，巧妙运用于临床；“方法”则以丹溪之法冠于其首，以“伤寒宗仲景，内伤宗东垣，儿科本钱乙”原则，列诸家名医有理妙方于其后，每一方药后有辨证要点、治疗法则、药物组成及临证加减、服用方法等详细论述；又以“丹溪活套”备录于各条之后；“祖父口传心授”及自己临证效验之医案，附于各条之末。明代吉莆田在《医学正传》序言中说：“惟其参之诸家之秘，而断之以聪明之真，则所以握气机、佐阴阳、疏脉络者，皆有所受，而立言垂后，可与诸经并传无疑也。”将其著作与经典齐名。总之，《医学正传》无论是在理论上，还是在临床上，都有着重要的学术价值。

《医学正传》主要版本有：明嘉靖十年辛卯（1531）刻本，万历五年丁丑（1577）金陵三山书舍吴江刻本，万历六年（1578）有重刊本；民国时期有上海会文堂石印本；海外则有日本辛卯1604年刊本，1622年平乐寺刻本和1659年吉野屋权兵卫本等。新中国成立后，人民卫生出版社于1965、1981年先后两次刊印，但涉及所谓“封建迷信”的句段被删节；2002年中医古籍出版社、2011年中国医药科技出版社亦有点校本刊行。

（二）《苍生司命》

《苍生司命》8卷，首刻于清康熙丁巳年（1667），内容多与《医学正传》相同。该书将经论总抄、四言举要、内景图等收录为首卷，以下分元、亨、利、贞四集，详述病证，以内科杂病为主，兼及五官、外科等病证75个，载方772首。

首卷设“经论总抄”，于简短的章节中“总揭天地阴阳、人身造化、脉病治法、五脏六腑”；继之附明代李言闻增补南宋崔嘉彦《脉诀》之“四言举要”，以四言歌诀形式阐述脉学义理，指导临证；又附“内景图”及图解明示人体之生理；并将明·皇甫中《明医指掌》中的“药性歌”收入其后，易于医者掌握。之后的每一病证中，将论、脉法、方法合而为一，更为简洁，所述病证论治选方，多与《医学正传》相同。其学术价值，正如康熙丁巳年李锦给该书作序时的评价：“晰理简要，方法详明”，实为“指下之航梯，肘后之鸿宝也”。

《苍生司命》主要版本有：清·康熙丁巳年（1667）还读斋刻本，清·乾隆丙辰年（1736）怀德堂刻本，清同德堂刻本、清文堂刻本等；1987年中医古籍出版社一函十册刊印，2004年中国中医药出版社刊印。

【学术思想】

一、学术渊源

虞抟博学广识，实有渊源。其曾叔父虞诚斋与朱丹溪同世，曾受丹溪之亲授，故而世代为医以丹溪为宗。虞抟聪敏好学，幼承庭训，“承祖父之家学，私淑丹溪之遗风”（《医学正传·序》），对丹溪之学推崇备至，颇得其要。朱丹溪为元代著名医学家，金元四大医学家之一。丹溪从学于罗知悌，而罗知悌是刘完素的再传弟子。河间学派自刘完素始，传于荆山浮屠，荆山浮屠传于罗知悌，罗知悌再传于朱丹溪。丹溪师古而不泥古，集金元诸家之长，又有创新，在河间主火热的基础上开创了滋阴学派，使得河间之学为之一变，其学识深合虞抟不执偏门、力倡正传的治学之道。正如其所言，丹溪之学“皆所以折衷前哲，尤足以救偏门之弊，伟然百世之宗师也”。在《医学正传》一书中，其病证论治多以“丹溪要语”“丹溪方法”“丹溪活套”为规范，尽显丹溪心法之妙用，可见其确得丹溪之真传，为丹溪学派传人中的佼佼者。

虽然，虞抟对丹溪之学颇为推崇，但并不拘于一家之言。其认为“丹溪之书，不过发前人所未发，补前人所未备耳，若不参以诸贤所著，而互合为一，岂医之大成哉”。他认为《内经》是先秦时代的作品，历代奉为圭臬，是医者必读必遵循之书，“其言深而奥，其旨邃以弘，其考辨信而有征，是当为之宗”；《难经》则阐发《内经》的学术思想，“举《内经》之要而推明者也”；《伤寒论》《金匮要略》确立了论治疾病的体系，为“千古不刊之妙典”；《脉经》对中医脉学做出了重要贡献；以后巢元方、孙思邈、王焘、钱乙、庞安常、许叔微、张元素、刘完素、张从正、李东垣、朱佐、滑寿等名医，皆对医学都有较深的造诣，堪为后世之师。因而他力戒门户之见，精研《素问》《难经》，广涉精取，博采众长。在他的著作中，凡诸病总论，皆先采摭《内经》要旨，继之以历代名医可法之语；凡脉法，多引王叔和《脉经》要语；治法上，除伤寒宗仲景，内伤法东垣，小儿本钱乙外，其余诸病多以丹溪论方冠于其首，次附刘河间、张子和、李东垣之方，又选其余名家名方附于其末，融会各家之说，端本澄源，力倡正传医学。

二、学术特色

虞抟无论是在理论造诣上，还是临证水准上，皆谓不凡，其学术思想对后世医学在理论及临床方面均具有一定的影响，其学术特色大致可归结为以下九个方面。

（一）溯源流授受以倡医学正道

虞抟将集其毕生精力之作，取名为《医学正传》，可见其对“正传”医学的重视。其于正文之首，开宗明义，简明扼要地勾勒出中医学自轩岐至金元的发展脉络。论述了自轩岐以来，以医术鸣世并著书立言者的医学源流授受及理论与临床的创新发展。其首先强调了《内经》为医学之祖，随后言及秦越人《难经》，淳于意、华佗，张机《金匮玉函经》及《伤寒论》，王叔和《脉经》，巢元方《诸病源候论》，王冰《天元玉册》，孙思邈《备急千金要方》《千金翼方》，王焘《外台秘要》，钱乙、庞安常、许叔微、张元素、刘完素、张从正、李杲、罗天益、吕复、滑寿等。认为以上诸家皆是以医术鸣世，可为后人效法之人。其简述诸家源流授受之学术特点，梳理了中医学理论及临床发展的大体脉络，论述简洁而精炼，为初学之人指引了正确的方向，不失为中医正统学习之典范。

（二）立阴阳一体以论气血虚实

朱丹溪认为，相火易妄动而耗伤阴精，阴精难成而易亏，提出“阳常有余，阴常不足”之说。其在《格致余论·阳有余阴不足论》曰：“人受天地之气生，天之阳气为气，地之阴气为血，故气常有余、血常不足。”后世诸家对此多有阐发。如戴思恭独尊丹溪之学，从气血角度对丹溪的学术观点进行了诠释。其明确指出，阴即言血，阳即言气，阳有余、阴不足即是言气常有余、血常不足，以气易化火、血易耗伤来阐释丹溪之阳有余阴不足论。而虞抟则认为，丹溪之阴阳非直指气为阳而血为阴也，其所言“气常有余，血常不足”，是从人身阴阳一体，以及《内经》之阳中有阴、阴中有阳观点而论，即机体内气有阴阳，血有阴阳。气虚为气中之阴虚也，血虚为血中之阴虚也，论证了阴在气血中的重要性及易损性，指出气虚治法可用四君子汤以补气中之阴，血虚治法可用四物汤以补血中之阴。虞抟认为，后世医家对气血阴阳概念有不正确的理解。如王纶在《明医杂著》曰：“是谓血病治气，则血愈虚耗，甚而至于气血俱虚。”虞抟指出，王纶的论点与李东垣、朱丹溪俱不合。虞抟依据阴阳一体论，援引李东垣之说“阳旺则能生阴血”，又曰“血脱益气，古圣人之法也。血虚者须以参芪补之，阳生阴长之理也”，又引丹溪之言“产后当以大补气血为主”，认为王纶等医家“阳无所依而浮散于外，非参芪等药何以收救其散失之气乎?”所以血虚当用参芪等补气之药补之，即是阳生阴长之理。虞抟强调气血阴阳一体论，是遥承《内经》之旨，阐发丹溪之本义。

（三）两肾总号命门说

命门一词最早见于《内经》。《灵枢·卫气》云：“足太阳之本，在根以上五寸中，标在两络命门，命门者目也。”这里的命门是指足太阳膀胱经的精明穴，与后世命门学说关系甚微。而对于两肾，《内经》未有左右之分，至《难经》始有左肾右命门之说，且认为命门为人体精神所舍，元气所附之处。《难经·三十六难》言：“肾两者，非皆肾也，其左者为肾，右者为命门。命门者，诸神精之所舍，元气之所系也。”而在《难经·八难》中又提出了“诸十二经脉者，皆系于生气之原。所谓生气之原者，谓十二经之根本也，谓肾间动气也”的观点，虽未直言命门，却与“元气之所系”有相似之处，为后世命门学说的形成和发展奠定了理论基础。晋代王叔和则在《脉经》中提出命门的诊脉部位：“肾与命门，俱出尺部”。金元时期，出现了以刘完素为首的命门相火论，认为右肾命门属相火，为手厥阴心包经之脏，与三焦相表里，张元素亦有类似观点。继之李东垣则更为重视命门藏精、系胞的生理功能。而朱丹溪则对命门用药特点进行了发挥，《丹溪心法·补损》曰：“诸补命门药，须入血药则能补精，阳生阴长故也。”认为命门用药不仅要重视阳气，还要补血填精，滋阴以育阳。虞抟推崇金元四大家，但并不囿于金元时期的肾命门相火论，而是遥承《难经》的命门为“肾间动气”“元气所系”的理论，认识到“胚胎未成之际，先生二肾，即造化天一生水之义”；亦不拘于《难经》“左肾右命门”，明确提出“两肾总号为命门”之说。其云：“夫两肾固为真元之根本，性命之所关，虽为水脏，而实有相火寓乎其中，象水中之龙火，因其动而发也。愚意当以两肾总号命门，其命门穴正象门中之枨闑，司开阖之象也。”同时指出，肾为五脏之一，属作强之官，五行配属为水。而从两肾之形有二象论，“得以左右分阴阳刚柔而命为五脏之根元也”。并就肾命门与五脏关系说：“于是左肾之阴水生肝木，肝木生心火，右肾之阳火生脾土，脾土生肺金，其四脏之于肾，犹枝叶之出于根也……虽然，但不可独指右肾为命门耳。”虞抟阐明“两肾总号命门”“造化天一生水”“两肾为五脏之根源”之说，指出了命门在人体中的重要作用，对命门的部位和功用都有所发挥，促进了明代命门学说的发展和成熟。

（四）人体寿夭之因论

虞抟首先肯定了人体寿夭取决于先天元气的盛衰。在《医学正传·医学或问》中云："夫人有生之初，先生二肾，号曰命门，元气之所司，性命之所系焉""所谓天命者，天地父母之元气也……其有生之初，受气之两盛者（父母元气皆壮盛也，余仿此），当得上中之寿；受气之偏盛者，当得中下之寿；受气之两衰者，能保养仅得下寿"。同时，虞氏又强调了影响人体寿夭的后天因素，提出外感内伤及地理气候因素影响人体之寿夭。其云："或风寒暑湿之感于外，饥饱劳役之伤于内……故上古神农氏尝百草、制医药，乃欲扶植乎生民，各得尽乎天年也。"此言疾病会缩减人之寿命，强调医药可以在祛病的同时延年益寿。

虞抟在其著作中，着重阐释了地理气候因素对人体寿夭的影响。《素问·五常政大论》论述了寿夭与地理气候的关系："阴阳之气，高下之理，太少之异也。东南方，阳也，阳者其精降于下，故右热而左温。西北方，阴也，阴者其精奉于上，故左寒而右凉……阴精所奉其人寿，阳精所降其人夭。"对此，虞抟引王冰之注释说："阴精所奉，高之地也。阳精所降，下之地也。阴方之地，阳不妄泄，寒气外持，邪不数中而正气坚守，故寿延。阳方之地，阳气耗散，发泄无度，风湿数中，真气倾竭，故夭折"。同时又对《难经·七十五难》中所谓东方实、西方虚，泻南方、补北方之本义进行阐发。其在《医学正传·医学或问》中云："西北二方，在人为肾水肺金所居之地，二脏常恐其不足；东南二方，在人为肝木心火所处之位，二脏常恐其有余……夫肾水既实，则阴精时上，奉于心肺，故东方之木气不实，而西方之金气不虚，此子能令母实，使金得以平木也，是故水日以盛而火日以亏，此阴精所奉于上而令人寿延也。若夫肾水虚弱，则无以制南方之心火，故东方实而西方虚，其命门与胞络之相火，皆挟心火之势而来，侮所不胜之水，使水日亏而火日盛，此阳精所降于下，故令人夭折也。"虞抟以王冰主天地之四方言，越人主人身之五脏论，详释《内经》关于"阴精所奉其人寿，阳精所降其人夭"的理论，指出了地理环境对人体寿夭的影响。

（五）形声色脉四诊合参论

关于中医诊法，《史记·扁鹊仓公列传》曾记载扁鹊擅长"切脉、望色、听声、写形，言病之所在"。《素问·阴阳应象大论》则提出："善诊者，察色按脉，先别阴阳；审清浊，而知部分；视喘息，听音声，而知所苦；观权衡规矩，而知病所主。按尺寸，观浮沉滑涩，而知病所生以治；无过以诊，则不失矣。"可见中医诊法历来是提倡四诊合参的。自晋代王叔和撰《脉经》，对脉学理论及应用进行了系统全面的总结，并在编次整理仲景《伤寒杂病论》时将"辨脉法""平脉法"编入其中后，历代医家对四诊中的脉诊更为重视。加之脉诊的"脉理精微，其体难辨"的特点，更促进大量有关脉诊的著作问世，脉学运用研究不断兴盛，而对其他诊法则有所忽视。正如虞抟在《医学正传·医学或问》中所言："今人惟效脉法，但知其一而遗其三焉。"

虞抟着重从形、声、色、脉四诊合参以阐释病证。特别是在《内经》基础上，参以诸贤之论，对形、声、色诊加以详细的理论及临床总结。如："形诊者，观其形以知其病也"，是从形气与病邪有余不足论，详细论述病机及治则治法；"声诊者，听其声以验其病也"，是从声音之高厉微弱、音色音质辨所病为何。"色诊者，视其面之五色，以察其病也。"是从青、黄、黑、赤、白五色的色泽辨生死，辨四时之令色，观五脏之五邪。虞抟在精于脉学，重视脉诊基础上，提出形、声、色、脉四诊合参，实为中医诊法之要旨。

（六）亢害承制元气为本论

亢害承制理论，首见于《素问·六微旨大论》。论中云：“亢则害，承乃制也。制则生化，外列盛衰。害则败乱，生化大病。”王冰注解《黄帝内经素问》，以自然界六气间的承接制约关系来阐释亢害承制理论，认为“诸以所胜之气乘于下者，皆其标盛，此天地造化之大体尔”，认为自然界的诸多现象，都是通过其内部进行自我制约调节的结果，而且具有规律性可循。历代不少医家对“亢则害承乃制论”亦加以不同阐释。

金元时期的刘完素在王冰注释的基础上，提出了反兼胜己之化的理论，把“亢害承制”理论和人体脏腑病变联系在一起，认为病理变化中，会出现本质与现象不一致的情况，即五运之气偏亢过度，会出现“胜己之化”的假象。王履则认为“亢害承制”是人体“造化之枢纽”。虞抟以元气为本论，发王履之未发，在《医学正传·医学或问》中，其阐明亢害承制乃“制者，制其气之太过也；害者，害承者之元气也”，强调元气在亢害承制中的重要性，并对元气加以解释。其云：“夫所谓元气者，总而言之，谓之一元；分而言之，谓之六元。一元者，天一生水，水生木，木生火，火生土，土生金，金复生水，循环无端，生生不息。六元者，水为木之化元，木为火之化元，火为土之化元，土为金之化元，金为水之化元，亦运化而无穷也。”（《医学正传·医学或问》）此言元气为本源，化生五行；五行间递相资生，化生六元之气。无制之承，即是对其承者元气的损害。虞氏还以子来救母，阐发亢害承制论。如其所云：“假如火不亢，则所承之水随之而已；一有亢极，则其水起而平之。盖恐害吾金元之气，子来救母之意也，六气皆然。”对于“承”字的解释，王履言“承犹随也……有防之之义存焉”（《医经溯洄集·亢则害承乃制论》）。虞抟进一步解释说：“以下奉上故曰承。其五行之道，不亢则随之而已。一有所亢，则起而克胜之也。”认为《内经》所谓“外列盛衰者”，是指“所承者力衰，而所亢者极盛，制之不尽耳，在天地则为六淫，在人身则为六疾。害则败乱者，言无制之变也，所承者衰甚而无气，故所亢者其势纵横而不可遏也，在天地则大块绝灭，在人身则病真而死矣”。说明亢而有制则生化不息；亢而极盛，制之不尽则产生危害，在自然界表现为六淫邪气，在人身则产生各种疾病；亢盛无制则危害无穷。

此外，《素问·阴阳应象大论》云：“壮火之气衰，少火之气壮。壮火食气，气食少火。壮火散气，少火生气。”历代医家对此多有不同阐释。虞抟则依亢害承制、元气为本之理，从造化胜复的角度对此进行阐释：“少而壮，壮而衰，衰而复生，循环无端，生生不息。经虽不言衰而复生，其理实在其中矣。”指出人身之火宜少而不宜壮，少火是生生之气，是生理之火；壮火则是衰败之气，是病变之火。少火能滋养真阴，壮火则烧烁元气。“壮火食气者”是指元气见食于壮火；“气食少火者”，是指元气见助于少火；“壮火散气”是指壮火耗散元气；“少火生气”是指少火滋生元气。火壮而亢极，则兼水化以制之，乃为《内经》亢则害、承乃制之意。并进一步解释朱丹溪所谓以人身动气而论的相火，即言生气之少火，人非此火不能生；而李东垣之“火与元气不两立”，一胜则一负，言其不可亢也，即言壮火耗散元气之意，虞抟对前贤妙论予以了更为明晰的阐发。

（七）三焦脂膜相火论

《素问·灵兰秘典论》曰："三焦者，决渎之官，水道出焉。"《难经·三十八难》云："所以腑有六者，谓三焦也。有元气之别焉，主持诸气，有名而无形，其经属手少阳。此外腑也，故言腑有六焉。"其后之历代医家，对三焦有名无实，或位胸膈之中，或为胸中之脂膜，论说不一。

虞抟则提出三焦有名有形说。其在《医学正传·医学或问》中，以"凡万物之有形质著乎地者，必有象以应乎天"立论，指出："在地有木火土金水之五行，在天则有风热湿燥寒火之六气，盖人肖天地，其五脏六腑之具于身者，与天地造化生成之理若合符节"。六气中惟相火游行于天地上下气交之中，故"人身之相火，亦游行于腔子之内，上下肓膜之间，命名三焦，亦合于五脏六腑"。虞抟基于五运六气理论，诠释三焦与相火的关系，以脂膜腔子相火之说论三焦，并从六腑在体内具有盛贮诸物的特性，提出三焦为"包涵乎肠胃之总司也。胸中肓膜之上，曰上焦；肓膜之下，脐之上，曰中焦；脐之下，曰下焦，总名曰三焦，其可谓之无攸受乎。其体有脂膜在腔子之内，包罗乎六脏五腑之外也"，对三焦的生理特性和三焦分布进行了精当的诠释。

关于相火，刘河间以肾论相火，李东垣以下焦包络之火、元气之贼论相火，张子和以胆论相火；虞抟则承朱丹溪之说以肝肾论相火，并言相火分属于心包络、胆、膀胱和三焦诸腑，而非皆寄于胸中。在《医学正传·医学或问》中指出："相火固无定体，在上则寄于肝胆胞络之间，发则如龙火飞跃于霄汉而为雷霆也；在下则寓于两肾之内，发则如龙火鼓舞于湖海而为波涛也。"认为三焦为相火恒动的通行之所。

（八）论运气之用

王冰将运气七篇大论补入《素问》，由此提升了运气学说在医学中的地位。北宋及金元时期是运气学说发展的鼎盛时期。北宋年间，运气学说得以大力提倡，刘温舒的《素问入式运气论奥》，对运气概念、理论做了详尽阐释。但由于运气学说深奥难明，加之其时运气学说多被人用以占卜，或不经问证察脉直接用以推算疾病，故而引发异议。有鉴于此，虞抟于论著中明确反对元代马宗素《伤寒钤法》所述："以病者之所生年月日时，合得病之日期，推算五运六气，与伤寒六经证候无不吻合，谓某日当得某经，某经当用某药，而以张仲景一百一十有三方按法施治，如太阳无汗麻黄汤、有汗桂枝汤之类，使后学能推此法，不须问证察脉，但推算病在此经，即用此经之药，实为医家之快捷方式妙诀也。"认为"此马宗素无稽之术，而以世之生灵为戏玩耳"。虞氏认为，对运气学说应深究精通并正确运用，方能应验临床。即所谓"上古圣人，仰观天文，俯察地理，以十干配而为五运，以十二支合而为六气，天以六方寓之，岁以六气纪之，以天之六气，加临于岁之六节，五行胜复盈亏之理，无有不验"。虞抟强调"以人之年命，合病日而为运气钤法，取仲景之方以治之，是盖士师移情而就法也，杀人多矣"，并告诫后人"幸勿蹈其覆辙"。

（九）论伤寒传经

关于伤寒为何只传足经而不传手经，历代医家对此观点毁誉不一。虞抟引刘草窗之说："足六经属水土木，盖水得寒则冰，土得寒则坼，木得寒则叶落枝枯；手之六经惟属金与火，盖火胜水而能敌寒，金得寒而愈坚刚。"虞抟认为此说"言似近理而实不然"。其从身体所处位置及相应感受升浮之风热与沉降之寒湿，对伤寒只传足六经提出如下认识："盖人有身，顶天履地，身半以上天气主之，身半以下地气主之，是以上体多受风热，下体多感寒湿。"又从六气主气角度进一步指出："六节之气，前三气时值春夏，其气升浮，万物生长，故人之身半以上应之；后三气时值秋冬，其气降沉，故人之身半以下应之。自十月小雪之后，为六气之终，太阳寒水用事。房劳辛苦之人，其太阳寒水之气，乘虚而客入于足太阳膀胱之经，同气相求故也"。说明秋冬之时太阳寒水主气，足太阳膀胱经易感受寒邪为病。还指出："热先于首而寒先于足""寒邪郁积既久，次第而传于阳明少阳，以及三阴之经，皆从足经传始"。指出感受伤寒之后的传变亦是从足而传，但并没有否定之后传手之六经，即"渐及于手之六经而已矣"。其认为伤寒之传变，是先传足六经而后及手六经。

【临证经验】

一、病证鉴别

鉴别相似或相关联病证，准确把握其病因、病机、脉证特点和区别，对于中医临床诊疗具有重要的指导作用。虞抟针对临床常见的几个相似病证，加以详细的鉴别，颇有特色，兹择其要者述之如下。

（一）外感挟内伤与内伤挟外邪

如何区分外感挟内伤与内伤挟外邪所致病证，虞抟从病因病机、临床表现、治则治法方面做了详细的论述。首先是外感与内伤，在时间上先后有别。假如先因劳役过度，饮食失节，而其体已解㑊，又为感冒风寒而作，为内伤挟外邪，此内伤重而外感轻；若先因秋冬之月触冒风寒，郁积已久欲发未发之间，而加之饮食劳倦触动而发，为外感挟内伤，此外感重而内伤轻。内伤挟外感，临床主要表现为：恶寒发热，头身俱痛，右手气口及关脉大于左手人迎及关脉两倍，而两手阳脉俱有紧盛之势。治法必以李东垣补中益气汤为主，加以防风、羌活、柴胡之类。外感挟内伤，临床主要表现为：大恶风寒，头身大痛而大发热，左手人迎及关脉则大于右手气口及关脉一两倍，而两手阳脉亦各有紧盛之势。治法以仲景《伤寒论》六经见证之药为主治，少加以补中健脾之剂。若内伤饮食劳倦与外感热证皆重，补中恐碍脾，消导恐伤元气。虞抟引王履《医经溯洄集·内伤余议》之意说："当观夫东垣李氏所著《内外伤辨》，有曰：外伤风寒客邪有余之病，当泻，不当补；内伤饮食劳役不足之病，当补，不当泻。"指出治法"宜攻补兼施，以补中益气汤，间与丹溪导痰补脾饮，加神曲、麦芽之属；甚者以东垣枳实导滞丸之类，与补中益气汤间而服之，食去而虚证亦除，是亦攻补兼施之法也"。

（二）燥热与湿热

燥热与湿热，属发热病证的两个不同证型。"病有燥热，有湿热，夫热一也。"虞抟在此所论的燥热与湿热，特指病位在胃肠的肠腑燥结之证及胃肠湿热之证。

刘完素《素问玄机原病式·火类》云："中风瘫痪者……由于将息失宜，而心火暴甚，肾水虚衰不能制之……五志过极皆为热甚故也。"据此，虞抟提出："暴盛之后，虽或眩仆，而暴盛之势横行，肠胃津液消亡，遂成秘结"，其病"多心火而成"。故对燥热之症，以"燥者润之，譬火燔盛而有水以制之也"为治疗原则，用药除润燥通便，而非芩连栀柏苦寒清热之属，更应以养血为本，并言"血液流行，肠胃滋润，何燥结之有哉"。

湿热一证，虞抟认为是"热在肠胃之外，湿在肠胃之中"，与肠胃燥热秘结之不同，症见"大便稀溏，而后重下迫"。其病"多属脾湿而致"，故以"湿者燥之，譬水濡渗而有土以制之"为治疗原则，用药除燥湿利湿外，更应以健脾为本。其言"健脾则宗气日举，荣卫流通，热化为汗，湿化为溺，有何湿热之有哉。"

（三）中暑与中热

暑邪与热邪皆属阳邪，其性为热，症状表现多有相似。在《医学正传·中暑》篇中，虞抟对中暑和中热进行了辨析。他先引洁古之言："静而得之为中暑，动而得之为中热。中暑者，阴证；中热者，阳证"。又引李东垣《脾胃论·黄芪人参汤》所云："避暑热于深堂大厦得之者，名曰中暑，其病必头痛恶寒，身形拘急……若行人或农夫于日中劳役得之者，名曰中热，其病必苦头痛，发燥热，恶热，扪之肌肤大热，必大渴而引饮"。以上两位医家皆从动、静所得来区分中暑与中热证。接着他又引用了王履的观点："暑热之气一也，皆夏月中伤其邪而为病焉，岂以一暑热分为阴阳二证而名之耶？其避暑于深堂大厦，乃恣食藏冰瓜果寒凉之物，正经所谓口得寒物，身犯寒气之病耳，自当同秋冬即病阴证伤寒处治，不可名中暑也。"王履认为不能以动静所得分中暑、中热；静中所得多为寒邪所伤，不能与中暑相混，但并没有将中暑与中热区分开。而虞抟认为，前人对"中暑、中热二义尚欠明悉"，故远溯《素问·刺志论》"气虚身热，得之伤暑"之论，参以朱肱《活人书》所言"脉盛壮热，谓之中热；脉虚身热，谓之中暑"之意，明确指出中暑与中热之不同。其阐明中暑是因人体劳役体虚，暑气乘虚而入心脾二经所致，即《伤寒论》所谓中暍证，症见脉虚而微弱，烦渴引饮，身热自汗，背恶寒，小便秘涩等，以清暑益气汤、清燥汤、人参白虎汤等补虚清暑；中热则是得之冬日感寒邪未清，郁积至夏而发，挟暑而成大热之候，症见脉洪而紧，壮热头痛，肢节重痛，口燥心烦，则当以白虎汤等清凉之剂治之。

在中暑病证后，虞抟附有救治中暑急症祖传方如下："凡人夏月冲斥道途，或于田野中务农作劳，或肥白气虚之人，不能抵挡暑热，忽然昏闷运仆，其气将绝。如在日中，即当移病者于阴处，徐徐以温汤水灌之。如未苏，急灸气海穴，以复其元气。醒后，以大剂滋补之药补之。切不可灌以凉水，即死。"简洁描述了治疗中暑急症的要点和禁忌，其以热灸补益元气之气海穴，强调中暑病证以元气亏虚为本的特征。

（四）肿胀与蛊胀

《备急千金要方·水肿》记载："蛊胀，但腹满不肿，水胀四肢，面目俱肿，医者不善诊候，治蛊以水药，治水以蛊药，或但胀满，皆以水药"。指出蛊胀、水肿证候与治疗的不同，且蛊胀是中蛊毒而致，常具有流传性，属于鼓胀范畴。虞抟在《苍生司命》对蛊胀做了进一步论述，并对肿胀与蛊胀进行了鉴别。首先明确："肿蛊二证，本不相同，至于用药，亦甚悬绝。"并从病因病机、治则治法方面加以阐释。认为肿胀是脾胃元气犹未衰惫，元气犹能旁通四达。治疗时只要内邪一行，外肿随散。而蛊胀则是先因脾气损伤，久则出现衰惫，兼有积热留注脾胃，所谓正者衰、邪者旺，清浊不分，遂成蛊胀。治疗当以大补之剂培其根本，少加消导以去其积。

（五）痞满与积聚

现代临床一般认为，痞满是一种自觉症状，以胸腹部痞塞不通、胀满不适，但不能触及有形肿块为特征。而积聚之证，包含癥瘕、痃癖等，都是见于胸腹部而有结块可以手触知的疾患，名虽不同，大要不出痰、食与瘀血所形成，多属于太阴湿土之气所致。对于痞满与积聚之证的病因、部位、病证特征、预后及治疗原则，历代医家多有论述，但因其症状相似，常以混淆。在《医学正传》中，虞抟对痞满、痃癖、积聚、癥瘕等病证加以阐释，并强调此类病证在临床上应早治，否则易成恶候。

虞抟认为“痞者否也”，并以《易经》所谓天地不交之否加以解释。指出痞乃“内柔外刚，万物不通之义也。物不可以终否，故痞久则成胀满而莫能疗焉”，说明痞证为气机阻滞不畅所致，此时病情尚易治，应及早治疗，以免生变。对积聚证，虞抟提出：“积者迹也，挟痰血以成形迹，亦郁积至久之谓尔。聚者绪也，根据元气以为端绪，亦聚散不常之意云。”进一步说明积主要为有形之痰血郁积之久而成；聚则是机体元气虚损，气失调达所致。

而对痃癖之证，正如《太平圣惠方·治痃癖诸方》所言：“夫痃癖者，本因邪冷之气积聚而生也。痃者，在腹内近脐左右，各有一条筋脉急痛，大者如臂，次者如指，因气而成，如弦之状，名曰痃气也；癖者，侧在两胁之间，有时而僻，故曰癖”。痃癖之病因病机与痞满、积聚又有所区别，多为邪冷之气积聚而生，表现为急痛且时而寻摸不见。故虞抟总结说：“痃癖者，悬绝隐僻，又玄妙莫测之名也。”强调其多变不定的特性。

癥瘕一证，早在《诸病源候论》中就有相关描述。癥，多为聚结日久，包块明显不可动，病多危重；瘕则虽亦结聚成块，但推之可动、按之而走。虞抟在此亦认为：“癥者征也，又精也。以其有所征验，及久而成精粹也。”注重癥的结块坚硬日久的特点。“瘕者假也，又遐也。以其假借气血成形，及历年遐远之谓也。”强调此病病程虽长，但不同于癥之有坚硬结块，而是假借气血而形成的可以推之而动、按之而走的结块。

（六）五脏气绝与受热痢疾

《金匮要略·呕吐哕下利病脉证治》曰：“五脏气绝于内者，利不禁；下甚者，手足不仁”。在《苍生司命》中，虞抟论述五脏气绝是因火邪燔炽，五脏齐枯，阴气已绝所致，在劳病则肠垢虚脱，在恶利则洞泄不收，血气虚陷则手足不仁，此症极危。而受热痢疾与五脏气绝症状相似，其云：“痢疾每下百度，昼夜无休，完谷不化，下体麻木”，与五脏气绝证“虽相似而实殊者也”。其言此证为“春夏受热，藏于脏腑，复出肠胃，火性暴烈，奔迫后重”所致，与脏气绝不同。其下体虽麻木，但还不至于手足不仁；病势虽急，亦还未至不禁程度。而五脏气绝洞泄不收之利，“则上无胀闷，中无疼痛，下无奔迫，但孔如竹筒，漫无约束，直流不休，诃子、粟壳咸无功矣”。可见五脏气绝病证之危重。

（七）六腑气绝与邪火阴寒

《金匮要略·呕吐哕下利病脉证治》曰："夫六腑气绝于外者，手足寒，上气脚缩。"虞抟指出，六腑气绝的病因病机，为病久损深，六腑之气渐绝；或为暴病虚脱，六腑之气断绝。由于内阳已绝，胃气无所禀受，气逆上无阳养筋，故见手足寒，脚挛缩而不伸，为极危之证。六腑气绝与常见的手足寒、气逆上、脚拘挛症"相似而实殊也"。因阳明之脉逆，或肺之络脉逆，或湿热不攘，出现手足寒、大筋緛短、小筋弛长、脚挛缩等症，为暴病有余之证，邪火阴寒所致，而非六腑气绝之证。二者鉴别还当以脉辨之，如其所言"阳绝之脉漫如滴水，浮如蛛丝，或散或微或绝，岂若三证有余之脉，神气犹存者"。

五脏气绝与六腑气绝皆为危重之证。两证虽有相似症状，但病因病机、虚实死生却不相同，故虞抟予以明确辨别。

二、证治发挥

（一）详论火证

虞抟认为江南之人多有火热，临床常见此证，故在《苍生司命·火证详论》中，对火的形成、分类、为病症状、治疗法则加以论述。

关于火的形成，虞抟指出："一经之气失其常度，故有冲逆搏击乖隔成滞，此火之所由以起也"。从火的类别来看，有虚火、相火、实火、燥火、湿火、郁火、猛烈之火、无名之火。以火在诸经而分，则有一经之自火、别经之见克、二经之遗病、数经之合病。另以五脏火而分，有肝火、肺火、心火、脾火、肾火。忿懥生肝火，忧虑生肺火，焦思生心火，劳倦生脾火，思想无穷生肾火。

五脏火皆本经自病，治在本经，尤防别经之相克；二经遗病，则为五脏之火日久则遗热于其相表里之腑，治则在脏，腑病自愈；数经合病，则"端绪难寻，攻伐未易"，治则"择其尤重者，审其先发者而专攻之"。实火为心火燔灼，胃火助之，而元气未损，真精未亏，或因醇醪之蕴热，或因暴热之外侵所致，宜正治之即清热泻火。虚火为饮食劳倦所伤，治以甘温补中兼甘寒泻火，"立补中益气汤以补之，调中益气汤以调之，当归活血汤以养之"。相火"原无定位，寄于肝肾，为下焦包络之火，元气之贼。相火一动，便上肝膈，入肺中循喉咙，燥舌本"。治以养血益阴、滋阴降火。燥火为血衰所致，故此时不能以芩、连、栀、柏清实热，治应急则治其标，"通幽汤等润下为先，四物汤等润下为后"。湿火则为湿生热，热由于湿，湿热相生所致，治当湿热兼治。猛烈之火，为火盛之极，治疗上不可骤用寒凉之品，须以生甘草兼泻兼缓。郁火多因血虚或胃虚过食冷物，抑遏阳气于脾土所致，火郁则发之，以东垣升阳散火汤。但若真元虚、真阴惫，虞抟特别强调治"不可发"；无名之火发病迅速，一发即出现神志不清，或出现脱证，或卧枕而逝，既无经络可寻，又无脉症可据。

（二）细辨伤寒

《伤寒论》六经辨证，以阴阳为总纲，太阳、阳明、少阳、太阴、少阴、厥阴作为辨证纲领，对外感病进行辨证分类。虞抟在《苍生司命》中将风寒感冒以六经表里为纲，另为一门。足太阳膀胱经、足阳明胃经、足少阳胆经、足太阴脾经、足少阴肾经、足厥阴肝经六经，皆分表证、里证。表证即经病，里证为传经入腑之热证，并且在足太阳膀胱经中另设桂枝汤主之的伤风证，在三阴经中另设寒中三阴经证。其辨证分类简洁明晰，便于临床掌握运用。

（三）阐发眩晕

眩晕一证，早在《内经》中就有论述。《素问·至真要大论》云："诸风掉眩，皆属于肝。"《素问·气交变大论》亦谓："岁木太过，风气流行，脾土受邪。民病飧泄食减，体重烦冤，肠鸣腹支满，上应岁星。甚则忽忽善怒，眩冒巅疾。"提出眩晕与肝的关系密切。朱丹溪力倡气虚痰火致眩论，在《丹溪心法·头眩》曰："头眩，痰挟气虚并火。治痰为主，挟补气药及降火药。无痰则不作眩，痰因火动。又有湿痰者，有火痰者。湿痰者多宜二陈汤，火者加酒芩，挟气虚者相火也，治痰为先，挟气药降火，如东垣半夏白术天麻汤之类。"在此基础上，虞抟提出眩晕的血瘀病因论及体质因素论，对眩晕之病因病机进行阐发，总结眩晕有因气虚、血虚挟痰所致者，有伤风、伤寒挟痰所致者，有痰厥而眩晕者，有因呕吐、衄衊、崩漏、便血、产后失血过多而眩晕者，有火动其痰而眩晕者等。此外，根据《内经》"诸风掉眩，皆属于肝"之论，提出治眩晕应加制肝之药为佐使。

虞抟还论述到："气虚肥白之人，湿痰滞于上，阴火起于下，是以痰挟虚火，上冲头目，正气不能胜敌，故忽然眼黑生花，若坐舟车而旋运也，甚而至于卒倒无所知者有之，丹溪所谓无痰不能作眩者，正谓此也。若夫黑瘦之人，躯体薄弱，真水亏欠，或劳役过度，相火上炎，亦有时时眩运，何湿痰之有哉。"朱丹溪提出肥人痰火致眩，虞抟又提出瘦人相火致眩。治法方面，"肥白而作眩者，治宜清痰降火为先，而兼补气之药。人黑瘦而作眩者，治宜滋阴降火为要，而带抑肝之剂"。虞抟对肥人、瘦人眩晕的论述，强调了眩晕的体质因素。另外还指出："外有因呕血而眩冒者，胸中有死血迷闭心窍而然，是宜行血清心自安。"虞抟提出的血瘀致眩，是对眩晕病因病机的进一步完善。

（四）分论哮喘

对哮喘一证，《素问·逆调论》曰："不得卧而息有音者，是阳明之逆也……夫起居如故而息有音者，此肺之络脉逆也，络脉不得随经上下，故留经而不行，络脉之病患也微，故起居如故而息有音也。夫不得卧，卧则喘者，是水气之客也。夫水者，循津液而流也。肾者水脏，主津液，主卧与喘也。"提出喘证与胃肺之气上逆、肾水泛上有关。刘河间《素问玄机原病式·喘》曰："火气甚为夏热，衰为冬寒，故病寒则气衰而息微，病热则气盛而息粗。又寒水为阴，主乎迟缓，热火为阳，主乎急数，是以寒则息迟气微，热则息数气粗而为喘也。"指出喘证也可因病热气盛而致。《丹溪心法·哮喘》提出哮喘病证，且哮喘多由痰所致，故"哮喘必用薄滋味，专主于痰"。

金元以前，哮证和喘证多统属于喘促门或哮喘门，而虞抟则首将哮与喘分论，提出："大抵哮以声响名，喘以气息言。夫喘促喉中如水鸡声者，谓之哮；气促而连属不能以息者，谓之喘。"哮与喘多同时出现，虞抟从声响和气息论哮与喘。指出喘证病因病机为痰火内郁、风寒外束。并言："有阴虚发喘，气从脐下起，直冲清道而上者。又有气虚发喘，而短气不能以接续者。"对哮喘的病因病机有了更清晰的认识，为后世医家所赞同，亦沿用至今。

（五）呃逆虚实论

对呃逆一症，《素问·至真要大论》云："诸逆冲上，皆属于火"。《丹溪心法·咳逆》指出："古谓之哕，近谓之呃，乃胃寒所生，寒气自逆而呃上，此证最危。亦有热呃"，多从火热或胃寒实邪论治。虞抟则着重提出胃阴虚弱、土败木贼所致呃逆。其在《医学正传·呃逆》篇云："人之阴气依胃为养，胃土损伤则木来侮之矣。谓之土败木贼也。阴为火所乘不得内守，木挟相火之势，故其气直冲清道而上。"虞抟指出，此为危重之证，如其所言："言胃弱者，阴弱也，虚之甚也，病者见此似为危证。"同时提出有属于实证的呃逆，如："或因饮食太过，填塞胸中，而气不得升降者。或有痰闭于上，火起于下，而气不得伸越者。有为伤寒热病，阳明内实，过期而失下，清气不得升，浊气不得降，以致气不宣通而发呃逆者。"以虚实详尽阐释呃逆病因病机，发展了对呃逆的理论认识。由于有危候的胃弱虚甚，故虞抟特别强调："察审虚实而调治之，不可妄为处治，以夭人之天年也。"

（六）便秘因地论

对便秘一症，虞抟强调肾、脾胃与秘结的关系。李东垣《兰室秘藏·大便结燥门》曰："夫肾主五液，津液盛则大便如常，若饥饱失节、劳役过度，损伤胃气，及食辛热味浓之物，而助火邪伏于血中，耗散真阴，津液亏少，故大便结燥。"说明秘结与胃气受损、肾阴亏耗有关，对此虞抟颇赞同，在《医学正传·秘结》中亦言："房劳过度，饮食失节，或恣饮酒浆，过食辛热，饮食之火起于脾胃，淫欲之火起于命门，以致火盛水亏，津液不生，故传道失常，渐成结燥之证。"提出饮食之火与淫欲之火，导致结燥便秘之实证，治则为辛以润之，以苦泄之。同时又引朱丹溪《格致余论·脾约丸论》说："约者结约之约，胃强脾弱，约束津液，不得四布，但输膀胱，故小便数而大便硬，故曰脾约……既曰约，脾弱不能运也。脾弱则土亏矣，必脾气之散，脾血之耗也。原其所由，久病大下大汗之后，阴血枯槁，内火燔灼，热伤元气，又伤于脾，而成此证。"指出以脾虚血枯为因的秘结证，治宜滋养阴血，使孤阳之火不炽。同时，虞抟指出地理因素对秘结证的影响："西北地气高浓，人禀壮实，多实证，而东南多血气不实。"故治疗上强调说："在西北以开结为主，在东南以润燥为主，慎勿胶柱而调瑟。"

（七）虚劳七传死

《难经·五十三难》曰："经言七传者死，间脏者生……七传者，传其所胜也。间脏者，传其子也。何以言之？假令心病传肺，肺传肝，肝传脾，脾传肾，肾传心，一脏不再伤，故言七传者死也。假令心病传脾，脾传肺，肺传肾，肾传肝，肝传心，是子母相传，竟而复始，如环无端，故曰生也"。关于七传与间脏，历代医家对此解释不一。虞抟认为，此条应是指虚劳的病传模式，心病上必脱肾病传心一句，且其中的"一脏不再伤"是"三脏不再伤"的误写。故此条实际上是说：虚劳之证，始于肾经，以五脏从相克而逆传，肾病传心，心传肺，肺传肝，肝传脾，脾传肾，又复传于肾与心，肾再虚火盛，则肾水绝灭而火大旺，故死而不复再传肺、肝、脾三脏。此即为虚劳之七传死。而间脏者生之意，则是"相生而顺传者，为肾水欲传心火，却被肝木乘间而遂传肝木，然后传心火，次第由顺行而及于彼之三脏，而有生生不息之义，故曰间脏者生”。“七传者死，间脏者生”，是以阐释虚劳证善恶传变。

（八）药毒解析

中医学对药物的毒性历来十分重视。《素问·移精变气论》言：“病生于内，其治宜毒药”，表明用于治疗疾病的药物首先是具有偏性、毒性的。《素问·五常政大论》根据毒性程度，将药物分为大毒、常毒、小毒，即“大毒治病，十去其六；常毒治病，十去其七；小毒治病，十去其八；无毒治病，十去其九。谷肉果菜，食养尽之，无使过之，伤其正也。”此言毒性大的药，疾病治疗六分即不再用，改用毒性更小的药；即使是具有养生作用的食物也不能过量、长期食用，否则同样可以损伤人体正气。

鉴于此，虞抟对世俗例用《局方》十全大补汤补虚损之疾提出质疑，认为补气补血用于治疗疾病，同样具有毒性；虽然是补益药，亦不可滥用。有病之人可借药的毒性治病，而没病的人服用药物，只是独取其毒而增病。其曰：“心、脾二经虚损，当以茯苓补之，虚而无汗及小水短少者，服之有功；虚而小便数者，多服则令人目盲；虚而多汗者，久服损真气，夭人天年，以其味淡而利窍也。又如肺气弱及元阳虚者，当以黄芪补之，然肥白人及气虚而多汗者，服之有功；若苍黑人肾气有余而未甚虚者，服之必满闷不安，以其性塞而闭气也。甘草为健脾补中及泻火除烦之良剂，然呕吐与中满及嗜酒之人，多服必敛膈不行而呕满增剧，以其气味之甘缓也。川芎为补血行血、清利头目之圣药，然骨蒸多汗及气弱人，久服则真气走散而阴愈虚甚，以其气味之辛散也。生地黄能生血脉，然胃气弱者，服之恐损胃不食。熟地黄补血养血，然痰火盛者，恐泥膈不行。人参为润肺健脾之药，若元气虚损者，不可缺也。然久嗽、劳嗽、咯血，郁火在肺分者，服之必加嗽增喘不宁，以其气味之甘温滞气然也。白芍药为凉血益血之剂，若血虚腹痛者，岂可缺欤。然形瘦气弱、禀赋素虚寒者，服之恐伐发生之气，以其气味之酸寒也。”通过分析具体药物的毒副作用，告诫人们要正确、合理地运用药物。

（九）水之功用解析

虞抟将煎煮药物所用之水，详细分类并论述其功用。首先根据水的不同功用，把水分为长流水、急流水、顺流水、逆流水、千里水、半天河水、春雨水、秋露水、雪花水、井花水、新汲水、无根水、菊英水、潦水、甘澜水、月窟水，并逐一论述每种水的含义及功用。其云：“谓长流水者，即千里水也，但当取其流长而来远耳，不可泥于千里者，以其性远而通达，历科坎已多，故取以煎煮手足四末之病，道路远之药，及通利大小便之用也。曰急流水者，湍上峻急之流水也，以其性速急而达下，故特取以煎熬通利二便及足胫以下之风药也。曰顺流水者，其性顺而下流，故亦取以治下焦腰膝之证，及通利二便之用也。曰逆流水者，漫流洄澜之水也，以其性逆而倒流，故取以调和发吐痰饮之剂也。曰半天河水者，即长桑君授扁鹊饮以上池之水，乃竹篱藩头管内之积水耳，取其清洁自天而降，未受下流污浊之气，故可以为炼还丹、调仙药之用也。曰春雨水者，立春日空中以器盛接之水也，其性始得春升生发之气，故可以煮中气不足、清气不升之药也。曰秋露水者，其性禀收敛肃杀之气，故可取以烹煎杀祟之药，及调敷杀癞虫疥癣诸虫之剂也。曰井花水者，清晨井中第一汲者，其天一真精之气浮结于水面，故可取以烹煎补阴之剂，及修炼还丹之用。今好清之士，每日取以烹春茗，而谓清利头目最佳，其性味同于雪水也。曰菊英水者，蜀中有长寿源，其源多菊花，而流水四季皆菊花香，居人饮其水者，寿皆二三百岁，故陶靖节之流好植菊花，日采其花英浸水烹茶，期延寿也。曰新汲水者，井中新汲水未入缸瓮者，取其清洁无混杂之剂，故用以烹煮药剂也。曰甘澜水者，器盛水，以物扬跃，使水珠沫液盈于水面，其水与月窟水性同，取其味甘温而性柔，故可以烹伤寒阴证等药也。曰潦水者，又名无根水，山谷中无人迹去处，新土科凹中之水也，取其性不动摇而有土气内存，故可以煎熬调脾进食以补益中气之剂也。"以上所述，详尽之至，颇具特色。

三、临证病案选析

《医学正传》载虞抟诊治医案43个，效验之祖传方96首，涉及外感、内伤及妇科等疾病，治疗以扶正为本，临证以气血为要。治疗多援用朱丹溪、李东垣之法，擅施四物汤滋阴养血；补中益气汤补益脾胃、升阳降火；二陈汤等化痰和胃；大承气汤等泻下实邪、降浊气。从其临证医案、病证论治中，可领会其承张仲景、李东垣、朱丹溪的诊治特点。

（一）中风案

案例

予长嫂何氏，年五十七，身肥白，春初得中风，暴仆不省人事，身僵直，口噤不语，喉如拽锯，水饮不能入，六脉浮大弦滑，右甚于左。以藜芦末一钱，加麝香少许，灌入鼻窍，吐痰一升许，始知人事，身体略能举动。急煎小续命汤倍麻黄，连进二服，覆以衣被，得汗，渐苏省，能转侧，但右手足不遂，语言謇涩。后以二陈汤加芎、归、芍药、防风、羌活等药，合竹沥、姜汁，日进二三服。若三四日大便不去，则不能言语，即以东垣导滞丸或润肠丸微利之，则语言复正。如此调理，至六十四岁，得他病而卒。

按语：中风一证，金元之前多以外中风邪立法立方，金元河间之后提出内风说。刘完素《素问玄机原病式》中指出："由于将息失宜而心火暴甚；肾水虚衰不能制之，则阴虚阳实，而热气怫郁，心神昏冒，筋骨不用，而卒倒无所知也。"心火暴甚是中风的主要病因，提出了中风证的内因说。朱丹溪《丹溪心法・中风》认为："中风大率主血虚有痰，治痰为先，次养血行血"。进一步提出中风血虚、有痰为主要病因。王履《医经溯洄集・中风辨》说："因于风者，真中风也；因于火，因于气，因于湿者，类中风，而非中风也。"对中风一病的认识日渐完善。

《素问・异法方宜论》："其血黑以浊，其气涩以迟。"在此基础上刘完素《素问玄机原病式・六气为病》提出："所谓肥人多中风者，盖人之肥瘦，由血气虚实使之然也。"将内生痰湿与中风联系起来。至朱丹溪则明确提出中风以痰湿为主的病因学说。《丹溪心法・中风》说："中风大率主血虚有痰……治痰为先，次养血行血。"并指出"肥人属痰"，方药"多宜二陈汤"加减。本案为肥白多痰之妇人中风，故虞抟循朱丹溪之法，治痰为先，以二陈汤加养血行血、祛风之品立方。

（二）伤寒案

案例

东阳戚，十八岁，四月间得伤寒证，恶寒发大热而渴，舌上白胎。三日前，身脊百节俱痛。

至第四日，惟胁痛而呕，自利。六日来召予治，诊其脉左右手皆弦长而沉实，且数甚。予曰：此本三阳合病，今太阳已罢，而少阳与阳明仍在。与小柴胡合黄连解毒，服三服，胁痛呕逆皆除，惟热犹甚。九日后，渐加气筑痰响，声如拽锯，出大汗退后而身复热愈甚，法当死。看其面上有红色，洁净而无贼邪之气，言语清亮，间有谵语而不甚含糊。予故不辞去，而复与治，用凉膈散倍大黄，服二服，视其所下仍如前，自利清水，其痰气亦不息。与大承气汤合黄连解毒汤，二服，其所下亦如前。予曰：此盖热结不开而燥屎不来耳。后以二方相间，日三四服，每药又各服至五帖，始得结粪如肥皂子大者十数枚，痰气渐平，热渐减，至十五日热退气和而愈。一知医者问曰：《伤寒论》谓下后不可再下，连日用此峻剂而获安者，何也？曰：燥屎未下而脉尚实，胡为不可再下。是故为医者，不可胶柱而鼓瑟也。

按语：此案为感受寒邪，入里化热，热结肠腑，伤津耗液至燥屎不下。因热势较重，发展较快，且已出现热痰内陷之症，故初以小柴胡合黄连解毒汤清解少阳阳明之热，而热势不减；又以凉膈散倍大黄针对脏腑积热仍乏效，即改用大承气合黄连解毒汤依然未见通腑，知其正气尚足而燥屎仍结，故两方交替攻下之，而不拘于“下后不可再下”之说，随证施治，燥屎下则热痰随之而泻，热退气和而愈。

寒邪中于太阳后有热证、寒证之不同。究其机制，虞抟认为邪中太阳，若表现为汗证，则是因为未及郁热而即发，首尾只在本经而不传变者；或有从太阳未及郁热，不从阳明少阳过，而遂入于三阴之经者，亦有初不曾入于阳经而直伤于三阴之经而即病者，因其未曾郁热，是以一切为寒证。若表现为热证，则是因为从太阳郁热，以次而传至于阳明、少阳，次第传变于三阴之经者，则为传经之热证。此时的太阳郁热与否是决定热证、寒证的关键。治疗上虞抟强调若为郁热内传，阳盛阴虚，下之即愈，汗之即死；若无郁热，或寒邪内伤，阴盛阳虚，则汗之即愈，下之即死。“承气入胃，阴盛乃亡”，故告诫医者不容轻视。

（三）瘟疫案

案例

东阳李文会内子陈伯平，年二十九，三月间得瘟疫证，病三日经水适来，发热愈甚，至七八日病剧，胸中气筑作痛，莫能卧。众医技穷辞去，黑夜来迎予延医。病者以绵花袋盛托背而坐于床，令婢磨胸不息，手六脉俱微，数极而无伦次，又若虾游状。予问曰：恐下早成结胸耳？主人曰：未曾下。予再思之，三日而经水适来，致中气虚，与下同。用黄龙汤、四物汤、小陷胸汤共合一剂，加姜、枣煎服。主人曰：此药何名？予曰：三合汤也。一服而诸病悉减，遂能卧。再服，热退而病全安。愈后，又因食粥太多而病复热，又作内伤处治，而用补中益气汤出入加减调理而愈。

按语：小陷胸汤源自仲景《伤寒论》，主治痰热互结。朱肱《活人书》言：“妇人中风七八日，续来寒热，发作有时，经水适断，此为热入血室，其血必结，故使如疟状，宜以小柴胡汤服之”，而黄龙汤在《活人书》中为治妇人伤寒之方，小柴胡去半夏名黄龙汤（柴胡、黄芩、人参、甘草）。此案时值患者经水适来，虞抟认为此与伤寒早下同理，热与血结，故以小陷胸汤清热宽胸，黄龙汤清解余热，再以“妇人众疾之总司”四物汤滋养阴血，三方合用，治疗妇人瘟疫。患者“六脉俱微”，正气损伤，温热病初愈，因诱因而复发，故又以补中益气汤加减调理热病瘥后食复发热。

（四）燥证案

案例

予仲兄怀德处士，年四十五，平生体瘦弱血少，值庚子年岁金太过，至秋深燥金用事，久晴不雨，得燥证，皮肤拆裂，手足枯燥，搔之屑起血出痛楚，十指甲厚，反而莫能搔痒。予制一方，名生血润肤饮，服数十帖，其病如脱，后治十数人皆验。

按语：此案中所言“生血润肤饮”乃虞抟祖传方，其药物组成：川归身（酒洗）、生地黄、熟地黄（酒洗）、黄芪（蜜炙）各一钱，天门冬一钱五分，麦门冬（去心）一钱，五味子九粒，片芩（去朽，酒洗）五分，瓜蒌仁五分，桃仁泥五分，酒红花一分，升麻二分。

刘完素《素问玄机原病式·六气为病·燥类》补充《内经》病机十九条曰：“诸涩枯涸，干劲皴揭，皆属于燥”。并进一步论述说：“风、热、火同，阳也；寒、燥、湿同，阴也；又燥、湿少异也。然燥金虽属秋阴，而异乎寒湿，故反同其风热也。故火热胜，则金衰而风生，缘风能胜湿，热能耗液而反寒，阳实阴虚，则风热胜于水湿而为燥也。凡人风病多因热甚，而风燥者为其兼化，以热为其主也。”指出风燥乃为热甚之兼化，燥证皆以热甚而生。虞抟之论燥，将风热燥为病的诸多病证归为燥证，同时认为“燥之为病者，血液衰少，不能荣养百骸，故若是也”。提出秋季燥甚，人体会出现燥证，如阴血不足，易感受燥邪为病，故应以养血为主治。

此案患者平素身体瘦弱，阴血不足，加之正值秋季，感受燥邪，发为燥证。虞抟以生血润肤饮活血补血、滋阴润燥而获良效。

（五）发热案

1. 阴虚发热案

案例

骆氏妇，年四十余，夜间发热，早晨退，五心烦热，无休止时，半年后求予治。六脉皆数，伏而且牢，浮取全不应。予与东垣升阳散火汤，四帖而热减大半，胸中觉清快胜前。再与二帖，热悉退。后以四物汤加知母、黄柏，少佐以炒干姜，服二十余帖全安。

按语：李东垣《脾胃论·升阳散火汤》指出：升阳散火汤“治男子妇人四肢发热，肌热，筋痹热，骨髓中热，发困，热如燎，扪之烙手，此病多因血虚而得之。或胃虚过食冷物，抑遏阳气于脾土，火郁则发之。生甘草二钱，防风二钱五分，炙甘草三钱，升麻、葛根、独活、白芍药、羌活、人参各五钱，柴胡八钱”。《丹溪心法·火》曰：“阴虚证本难治，用四物汤加炒黄柏，降火补阴，龟板补阴，乃阴中之至阴也。”虞抟认为，四物汤加炒黄柏、知母，乃降火补阴之妙剂。此案为妇人阴（血）虚发热之火热病证，本李东垣、朱丹溪之法，虞抟先以升阳散火汤散发郁热，再以四物汤加黄柏、知母滋阴降火，少予炒干姜苦温从治，收其浮散，使归根于阴，疾病向愈。

2. 内伤发热案

案例1

上湖吕氏子，年三十余，九月间因劳倦发热。医作外感治，用小柴胡、黄连解毒、白虎等汤，反加痰气上壅，狂言不识人，目赤上视，身热如火，众医技穷。八日后召予诊视，六脉数疾七八至，又三部豁大无力，左略弦而芤。予曰：此病先因中气不足，又内伤寒凉之物，致内虚发热，因与苦寒药太多，为阴盛格阳之证，幸元气稍充，未死耳。以补中益气汤，加制附子二钱，干姜一钱，又加大枣、生姜煎服。众医笑曰：此促其死也。黄昏时服一剂，痰气遂平而熟寐。伊父报曰：自病不寐，今安卧，鼾声如平时。至半夜方醒，始识人，而诸病皆减。又如前再与一剂，至天明时，得微汗气和而愈。

案例2

东阳卢廉夫，善推明丹溪之医学人也，自病亦误治。年四十五，时正月间，因往永康，路途跋涉，劳倦发热，身体略痛而头不痛。自以为外感而用九味羌活汤，三帖汗出热不退，前后又服小柴胡汤五六帖，热愈甚，经八日召予诊视。至卧榻前，见煎成汤饮一盏在案，问之，乃大承气汤，将欲饮。诊其脉，右三部浮洪略弦而无力，左三部略小，而亦浮软不足。予曰：汝儿自杀矣，此内伤虚证，服此药大下必死。伊曰：我平生元气颇实，素无虚损证，明是外感无疑也。予曰：将欲作阳明内实治而下之欤？脉既不沉实，而又无目疼鼻干、潮热谵语等证。将欲作太阳表实治而汗之欤？脉虽浮洪而且虚，又无头痛脊强等证。今经八日，不应仍在其表，汝欲作何经而处治之乎？伊则惟惟不语。以补中益气汤加附子三分，作大剂与之，是夜连进二服，天明往诊，脉略平和。伊言尚未服，仍谓前药无效，欲易外感退热之药。予曰：再饮前药二服，不效当罪我。又如前二服，脉证俱减半。伊始曰：我儿误矣。去附子，再煎二服与之，得热退气和而愈。予则告曰：其热虽退，体犹困倦。伊如前自合二十余帖，服后方得强健复元而安。

按语：《素问·至真要大论》曰：“劳者温之”，脾胃气虚，清阳下陷，一方面当温养脾胃，另一方面需升阳举陷。此两案皆为劳倦内伤而致的脾胃气虚发热，脉皆大而无力，为正气损伤，非外感表散之证，虽经误治，病情加重，但虞抟颇有卓识，亦有魄力，能力排众议，纠患者之偏，拟李东垣之补中益气汤加附子、干姜等温补之剂，益气升阳泻火，甘温除热而病告愈，可谓是胆大心细，智圆行方。仅观此两案，即可奉其为医之楷模也。

（六）噎膈案

案例1

梅林骆氏妇，予妻姊也，年四十九，身材略瘦小，勤于女工，得膈噎证半年矣，饮食绝不进，而大便结燥不行者十数日，小腹隐隐然疼痛，求予治。诊之，六脉皆沉伏。予以生桃仁七个令细嚼，杵生韭汁一盏送下。片时许，病者云：胸中略见宽舒。以四物汤六钱，加瓜蒌仁一钱，桃仁泥半钱，酒蒸大黄一钱，酒红花一分，煎成正药一盏，取新温羊乳汁一盏，合而服之。半日后，下宿粪若干。明日腹中痛渐止，渐可进稀粥而少安。后以四物汤出入加减，合羊乳汁，服五六十帖而安。

案例2

苏溪金贤九里，年五十三，夏秋间得噎证，胃脘痛，食不下，或食下良久复出，大便燥结，人黑瘦殊甚，求予治。诊其脉，右手关前弦滑而洪，关后略沉小，左三部俱沉弦，尺带芤。予曰：此中气不足，木来侮土，上焦湿热郁结成痰，下焦血少，故大便燥结。阴火上冲吸门，故食不下。

用四物汤以生血，用四君子以补气，用二陈以祛痰，三合成剂，加姜炒黄连、炒枳实、瓜蒌仁，少加砂仁。又间服润肠丸，或服丹溪坠痰丸。半年，服前药百余帖，病全安。

按语：噎膈的辨治，虞抟遵丹溪所论，提出噎膈为气之为病。气病之初多不明显，常因饮食不谨，或外冒风雨，或性急易怒，相火上炎，以致津液不行，清浊相干，而起病，表现为或痞或痛，或不思食，或噫腐吞酸，或嘈杂痞闷等。若不能及时祛除病因，反而失治误治，则可能挟痰挟瘀，发展为噎膈之病。上两案，患者均为瘦弱体质，阴血本不足，相火易上炎。前一病案患者为四十九岁妇女，气血已渐亏虚，加之发病日久，出现血瘀燥结，故以四物汤加瓜蒌仁、桃仁、酒大黄、酒红花，滋补阴血兼活血润下。后一病案其脉“右手关前弦滑而洪，关后略沉小，左三部俱沉弦”，病有虚、有痰、有燥结，虞抟施四物汤以滋补阴血，四君子健脾益气，二陈汤祛痰，兼清热润燥之品。杂病从气、血、痰论治，实乃遵朱丹溪之法。

（七）呃逆案

案例1

东阳李氏子，病伤寒阳明内实，医与补药治而成发呃，十日后召予。诊其脉长而实大，与大承气汤大下之，热退而呃亦止。

案例2

盘松周氏子，得伤寒证，七日热退而呃连声不绝。举家彷徨，召予诊其脉，六脉皆沉细无力，人倦甚。以补中益气汤作大剂，加炮附子一钱，一日三帖，兼与灸乳根、气海三处，当日呃止，脉亦充而平安。

按语：此二案，皆为呃逆之证，但治法却完全不同。前案因医误治以补药，加之病日较长，致伤寒阳明热积炽盛，诊其脉长而实，为阳明内实，清气不得升，浊气不得降，致气不宣通而发呃逆，故以大承气汤泻下热积，浊气以降，清气得升而呃愈。后案亦由伤寒传变而来，但与前案不同之处在于此患者六脉皆沉细无力，故辨为脾胃虚弱，中气不足，胃气运行不利反而上逆而致，故以补中益气汤加炮附子温健脾气，使胃气得运、得降而安。

（八）腹痛案

案例

杜门傅氏妇，予族侄女也，年三十岁，因劳倦伤食，致腹痛膜胀面黄，十数日后求予治。诊得右手气口脉洪盛而滑，右关脉浮诊虚大而滑，重按则沉实，左寸关亦弦滑而无力，两尺皆虚而伏。予曰：此中气不足，脾气弱而不磨，当补泻兼施而治。初与补中益气汤二服，次日与枳实导滞丸八十丸，大便去二次，次日又与补中益气汤。如此补一日，泻一日，二十日服补药十数帖，导滞丸千数丸，腹胀渐退而安。

按语：此案为劳倦复伤食，脾胃虚弱兼有食积，虚实夹杂。虞抟以补中益气汤合枳实导滞丸，一日服补中益气汤，一日服枳实导滞丸，交替服用，以实现补泻兼施之法，可谓在服药方法上匠心独运。

对于补中益气汤“以升阳益胃目之，而悉以升麻柴胡之类佐之”的运用，虞抟在《医学正传·医学或问》中有这样阐释：“夫天地四时之令，春夏之气，温而升浮，则万物发生，……人肖天地，常欲使胃气温而升浮，而行春夏生发之令。又升麻能令清气从右而上达，柴胡能令清气从左而上达……又参芪等补剂，皆味浓而气滞者，若不以升柴等药提之，何以得行于经络肌表而滋补哉。”同时，虞抟还指出虽东垣为北方之人，创补中益气、升阳举陷之法，而东南之地土气下陷，脾胃之气不升而作内伤之病，故强调“是以此法，尤利于东南方也”。在虞抟的医案中，补中益气汤的运用很常见。虞抟以补中益气汤治疗内伤劳倦发热、瘟疫热病食复、腹痛、呃逆、腹痛等证，每获良效。

（九）胃脘痛案

案例

一男子，年三十五，胃脘作痛久矣，人形黄瘦，食少而胸中常若食饱。来求治，与加味枳术丸，服不效，而日渐大痛，叫号声闻四邻，别父母妻子，嘱咐后事，欲自杀。予以桃仁承气汤作大剂与之，连二服，大下瘀血四五碗许，困倦不能言语者三日，教以稀粥少食，渐渐将理，病全安，复壮如旧。

按语：此案胃脘痛日久，瘀血阻滞，非寻常食积作痛，故用加味枳术丸者乏效，其又大痛难忍者，为瘀阻之实证显矣，故以大剂桃仁承气汤速下胃肠瘀滞，急治其标。虞抟在治疗本案急腹症后，知其大下之后正气衰疲，恐日久气血耗伤又发新疾，故教以稀粥少食，缓缓充养胃气，渐渐调理，以治其本。

（十）胁痛案

案例

金氏子，年四十余，因骑马跌仆，次年左胁胀痛。医与小柴胡汤加草龙胆、青皮等药，不效，来求治。诊其脉左手寸尺皆弦数而涩，关脉芤而急数，右三部惟数而虚。予曰：明是死血证。用抵当丸一剂，下黑血二升许，后以四物汤加减调理而安。

按语：本案患者因外伤瘀血阻滞致左胁胀痛，诊脉有瘀滞兼虚象，故以抵当丸一剂泻下逐瘀，下黑血后即改用四物汤调理气血。虞抟善用下法，以大承气汤、枳实导滞丸、桃仁承气汤、抵当丸等泻下积热燥结、消导积食、逐瘀，急下存阴。在下法的使用过程中，注重疾病的标本缓急，急则治其标，速下后即予补益调理治其本。虞抟注重疾病的虚实，多以脉诊做出虚实判断，常用的大承气汤、枳实导滞丸，只有在脉长而实大，有阳明里实证时方可使用，如伤寒阳明内实证、热积之呃逆证、燥结证等，每获良效。

（十一）便秘案

案例1

予族侄百一通判之子，因出痘大便闭结不通。儿医云：便实为佳兆。自病至痘疮愈后，不入厕者凡二十五日，肛门连大肠不胜其痛，叫号声达四邻外。医及予二三人议药调治，用皂角末及蜜煎导法，服以大小承气汤及枳实导滞丸、备急丸皆不效，计无所出。予曰：此痘疮余毒郁热，结滞于大小肠之间而然。以香油一大盏令饮，自朝至暮亦不效。予画一计，令侍婢口含香油，以小竹筒一个套入肛门，以油吹入肛内。过半时许，病者自云：其油入肠内，如蚯蚓渐渐上行。再过片时许，下黑粪一二升止，困睡而安。

案例2

本邑赵德秀才之母，年五十余，身材瘦小，得大便燥结不通，饮食少进，小腹作痛，召予延医，六脉皆沉伏而结涩。予作血虚治，用四物汤加桃仁、麻仁、煨大黄等药，数服不通，反加满闷。与东垣枳实导滞丸及备急大黄丸等药，下咽片时即吐出。盖胃气虚而不能久留性速之药耳。遂以备急大黄丸外以黄蜡包之，又以细针穿一窍，令服三丸。盖以蜡匮者，制其不犯胃气，故得出幽门达大小肠取效也。明日，下燥屎一升许。继以四物汤加减作汤，使吞润肠丸。如此调理月余，得大便如常，饮食进而平安。

按语：此二案，在药物剂型上，虞抟皆有所创新。前一病案为小儿痘疮愈后便秘腹痛，由于口服泻下导滞药不效，虞抟遂令侍婢口含香油，以小竹筒一个套入患儿肛门，以油吹入肛内。对便秘的治疗，虞抟施用器械灌肠，丰富了中医的治疗方法。后一病案由于患者胃气虚而不能久留性速之药，药咽时即吐出，遂以备急大黄丸外以黄蜡包之，制其不犯胃气，药物达大小肠溶解取效，此乃开中药肠溶剂型之先河。

（十二）便血案

案例

一男子年四十余，素饮酒无度，得大便下血证，一日入厕二三次，每次便血一升许，予以四物汤加条芩、防风、荆芥、白芷、槐花等药，连日与服，不效，后用橡斗烧灰二钱七分，调入前药汁内服之，又与灸脊中对脐一穴，血遂止而平安，其病自此不发。

按语：四物汤方出自唐·蔺道人《仙授理伤续断秘方》，功能补血调血。朱丹溪倡“阳有余阴不足论”，并提出“气常有余，血常不足”，故丹溪治病多以四物汤滋补阴血，“补阴则火自降”。承丹溪之学，虞抟在临证治疗阴血不足为病时，善施四物汤。妇人以血为本，尤经、带、胎、产无不耗伤阴血，因此对于妇人疾病，虞抟首以四物汤滋补阴血，强调四物汤“乃妇人众疾之总司”。另外，还从体质因素角度对四物汤证加以阐发，对素体体瘦多阴血亏虚之人，多以四物汤加减论治其病。

（十三）崩漏案

案例

一老妇人年五十三，血崩久不止，诸药不效。予以橡斗、苍耳草根二物烧存性，用四物汤加白芷、茅花、干姜煎汤调服，其经血自此而止，再不行矣。

按语：患者为年五十三妇人，气血渐虚，故以止血治标，四物汤加干姜调养气血，收其浮散。治疗妇科疾病，虞抟多遵丹溪之法，认为四物汤“乃妇人众疾之总司”，故临证多施四物汤加味治疗。虞抟认为，崩漏“有虚有热”，“多因气所使而下”，治疗上强调急则治标，缓者治本。以百草霜等止血，继之四物汤调补治其标，以四物汤加味治其本。若崩漏是因气所使而下，在治以行气补血之时，虞抟强调清气宜升。清气得升，浊气便降，气机条达，血行通畅则病向愈。鉴于此，虞抟指出，妇人带下病是由于胃中痰积流下，渗入膀胱所致，治疗上强调“升之”，除二陈汤加苍术外，特别提出以升麻、柴胡“提其气”，此观点对于临证有一定的指导意义。虞抟还指出：“大抵经闭不行，与夫经漏不止，其初皆由心事不足，以致月经不调，早不调治，直至危笃求医，虽妙手莫能为矣”。提示在治疗妇科病同时调节情志、及早就医也很重要。

（十四）肿胀案

案例1

予族八一兄，素能饮酒，年五十，得肿胀病，通身水肿，腹胀尤甚，小便涩而不利，大便滑泄，召予治。予曰：若戒酒色盐酱，此病可保无危，不然去生渐远。兄曰：自今日戒起。予以丹溪之法，而以参术为君，加利水道、制肝木、清肺金等药。十帖而小水长，大便实，肿退而安。又半月，有二从弟平日同饮酒者曰：天民弟素不饮酒，山中之鹿耳。我与兄，水中之鱼也。鹿可无水，鱼亦可无水乎。三人遂痛饮，沉醉而止。次日病作甚于前，复来求治。予曰：不可为矣。挨过一月而逝。

案例2

梅林妻侄孙骆智二，得肿胀证，亦令戒前四事，用前法服药四五十帖而愈，颇安五年。一日叹曰：人不吃盐酱，与死何异。遂开盐，十数日后，旧病大作，再来求治，不许。又告欲行倒仓法，予曰：脾虚之甚，此法不可行于今日也。逾月，膨胀而死。予用丹溪之法治肿胀，愈者多矣，不能尽述，特书此二人不守禁忌者，以为后人病此者之戒云。

按语：《丹溪手镜·肿胀》曰：“治水肿先使补，脾气实能健运”，“治胀满宜大补脾气，行湿散气”。《丹溪心法·水肿》曰：“水肿，因脾虚不能制水，水渍妄行，当以参术补脾，使脾气得实”。《丹溪心法·鼓胀》曰：“宜大补中气行湿，此乃脾虚之甚，必须远音乐，断浓味，大剂人参、白术，佐以陈皮、茯苓、苍术之类”。上二案，虞抟除以丹溪之法治疗肿胀，还着重指出了需戒酒色盐酱，防治水肿。依据《素问·至真要大论》所述，“诸湿肿满，皆属于脾”“诸腹胀大，皆属于热”，虞抟指出肿胀分为水肿和胀满两个病证，“夫脾虚不能制水，水渍妄行，故通身面目手足皆浮而肿，名曰水肿。或腹大如鼓，而面目四肢不肿者，名曰胀满，又名鼓胀”。肿胀的病因皆为脾土湿热，肿轻而胀重。并强调日常饮食起居对肿胀的防治作用，“却盐味以防助邪，断妄想以保母气，远音乐，戒暴怒，无有不安”。

【后世影响】

在中医学发展史上，明代可以说是集大成时代，各种注释校刊全书类书的刊行，使得医学在整理研究基础上更为系统化、理论化。虞抟之医学承上启下，在体现东垣丹溪学说、匡正医学的同时，于理论、临床皆有所建树。其著作流传至今，后世学者多予肯定。史梧曾言：“天下之病，率不能出其范围之内，而世之习其书，传奇方者，未有不收十全之功矣，则是书可以传矣”（《医学正传后再叙》）。

在中医学术流派发展史上，金元四大家具有鲜明的特点，而虞抟深得家传，崇尚丹溪，是丹溪学派传承人中的佼佼者。在此基础上，他又能纵贯历代名贤之说，而申明其大意，特别留心于中医杂病证治，对中医杂病学派的发展有着重要的影响。中医历代研究杂病的著作颇多，汉代有张仲景的《金匮要略》，晋唐有《诸病源候论》《备急千金要方》《外台秘要》，宋有《三因极一病证方论》和《圣济总录》等，可谓集杂病研究之大成。而后，金元四大家崛起，他们多注重于对杂病诊疗的探讨。虞抟研究杂病的特点则在于他能汲取各家之长，不执偏门之见，重在对每一病证的证治研究。在《医学正传》中所列的 76 个病证中，他依《内经》之旨，融各家之言，对每一病证的病因病机、临床表现、诊治方药及预后等均论述得较为详细。他这种研究杂病的方法，使中医杂病学的研究由博返约，系统而简洁，对继承和发扬中医杂病学具有深远的意义。

虞抟的学术思想和临证经验亦受到了后世诸多医家的重视，并常有发挥。如在命门学说方面，他提出了“两肾总号命门”“造化天一生水”“两肾为五脏之根源”等学说，对明代命门学说的发展有着重要的影响。其提出的中风标本论，早在明代就被孙一奎所重视和引用，而在今天的临床上仍不失其现实意义。又如，基于历来临证重视脉诊的现象，虞氏强调形、声、色、脉四诊合参，亦为之后四诊合参在临床上的全面推行起着重要的影响作用。而对三焦之名形的阐释，从《难经》三焦的有名无形说，到虞抟的三焦有名有形说，明代张介宾以此提出“脏腑之外，躯体之内，包罗诸脏，一腔之大腑也”的观点，再到清代唐容川结合西医解剖生理学的记载，创立油膜三焦说，认为本腔内连网油膜为三焦，亦是中医基础理论的一大发展。其代表著作《医学正传》更是多次重刊，广受推崇，明代张景岳的《景岳全书》、孙一奎的《赤水玄珠》、清代张石顽的《张氏医通》、喻嘉言的《医门法律》、沈金鳌的《杂病源流犀烛》和林珮琴的《类证治裁》等，在编次方法、论述形式上都大致与《医学正传》相类似。

而在日本，虞抟的学术思想也很受重视。16 世纪中叶，日本名医曲直濑道三在日本京都创设了“启迪院”，传播中国医学，其中主要传播丹溪学派的学术思想，所以，虞抟的《医学正传》也在日本广泛流传，其在日版本有公元 1604 年日本复刻的明嘉靖辛卯（1531）本、1622 年平乐寺刊本和 1659 年吉野屋权兵卫本，这些都是日本重视虞氏学术思想的明证。

综上所述，虞抟学宗朱丹溪，又能纵贯历代名贤之说而申明其大意。正如《中国人名大辞典》所述：“其学以朱震亨为宗，而参以张机、孙思邈、李杲诸家说，各选其方之精粹者，复为或问以申明之”。其所倡导的“正传医学”为后世医家所推崇，对梳理中医学的源流脉络，促进中医学的发展，均具有重要参考意义。

中国中医科学院中医基础理论研究所　徐世杰　王左原

【参考文献】

[1] 黄帝内经素问［M］. 北京：人民卫生出版社，2005.

[2] 灵枢经［M］. 北京：人民卫生出版社，2007.

[3] 秦越人. 黄帝八十一难经［M］. 北京：学苑出版社，2007.

[4] 张仲景. 伤寒论［M］. 北京：人民卫生出版社，2005.

[5] 张仲景. 金匮要略［M］. 北京：人民卫生出版社，2005.

[6] 王叔和. 脉经［M］. 北京：人民卫生出版社，2007.

[7] 巢元方. 诸病源候论［M］. 北京：人民军医出版社，2006.

[8] 孙思邈. 备急千金要方［M］. 沈阳：辽宁科学技术出版社，1997.

[9] 王怀隐. 太平圣惠方［M］. 北京：人民卫生出版社，1958.

[10] 钱乙. 小儿药证直诀［M］. 北京：人民卫生出版社，2006.

[11] 朱肱. 类证活人书［M］. 天津：天津科学技术出版社，2003.

[12] 刘完素. 素问病机气宜保命集［M］. 北京：人民卫生出版社，1959.

[13] 刘完素. 素问玄机原病式［M］. 北京：人民卫生出版社，1983.

[14] 李杲. 脾胃论［M］. 北京：人民卫生出版社，2005.

[15] 李杲. 兰室秘藏［M］. 北京：中国书店，1986.

[16] 严用和. 济生方［M］. 北京：人民卫生出版社，1956.

[17] 朱震亨. 丹溪手镜［M］. 北京：人民出版社，1982.

[18] 朱震亨. 丹溪心法［M］. 沈阳：辽宁科学技术出版社，1997.

[19] 朱震亨. 格致余论［M］. 北京：人民卫生出版社，2005.

[20] 王履. 医经溯洄集［M］. 北京：人民卫生出版社，1956.

[21] 虞抟. 医学正传［M］. 北京：人民卫生出版社，1965.

[22] 虞抟. 苍生司命［M］. 北京：中国中医药出版社，2004.

[23] 张介宾. 类经［M］. 北京：人民卫生出版社，1965.

[24] 王懋德修；陆凤仪编. 金华府志［M］. 台北：成文出版社，1983.

[25] 诸自穀修；程瑜纂. 义乌县志［M］. 台北：成文出版社，1970.

[26] 臧励龢. 中国人名大辞典［M］. 北京：商务印书馆，1998.

[27] 裘沛然，丁光迪. 中医各家学说［M］. 北京：人民卫生出版社，2008.

[28] 严世芸. 中医各家学说［M］. 北京：中国中医药出版社，2005.

[29] 朱建贵. 正传医学的虞抟［M］. 北京：中国科学技术出版社，1988.

[30] 张成博，赵延坤. 虞抟及其学术思想探析［J］. 山东中医学院学报，1996，20（5）：345－347.

[31] 李仁述. 虞抟传略及其对丹溪学说发挥［J］. 浙江中医学院学报，1987，11（4）：35－37.
[32] 李富汉，邢丰国，张曼林. 试论《医学正传》的学术思想及成就［J］. 江苏中医，1991（3）：32－34.
[33] 唐伟. 浅谈《医学正传》诊治黄疸特点［J］. 中医文献杂志，2006（1）：18－19.
[34] 张爱焕.《医学正传》便秘证治特色述要［J］. 中国中医急症，2006，15（3）：297.
[35] 徐重明，汪自源.《医学正传》治月经病宗四物汤评析［J］. 国医论坛，2006，21（2）：17－18.
[36] 盛军，朱虹.《医学正传》对中医五官科学的认识［J］. 2000（3）：11.
[37] 张成博，赵延坤. 虞抟及其学术思想探析［J］. 山东中医学院学报，1996，20（5）：345－347.
[38] 张成博. 虞抟《苍生司命》及其治学思想探析［J］. 北京中医药大学学报，1997，20（3）：21－22.
[39] 邱立新.《苍生司命》中二陈汤的应用［J］. 中国中医急症，2009，18（12）：2036－2037.
[40] 茅晓. 论明代医家虞抟临证治验特色［J］. 中医杂志，1997，38（8）：457－459.
[41] 严忠. 虞花溪妇科病外治八法［J］. 浙江中医杂志，1998（1）：9－10.
[42] 张觉人. 虞抟防治老年病特点简论［J］. 辽宁中医杂志，1982（3）：21－22.
[43] 陈琮. 虞抟辨治急症的特点［J］. 中国中医急症，1994，3（2）：89.
[44] 张士玉，艾相乾. 虞抟痹证论治浅析［J］. 中国中医急症，2008，17（4）：525.
[45] 李艳. 论虞抟治疗肿胀［J］. 实用中医药杂志，2011，222（7）：473.
[46] 戴永生，刘慕松. 试析虞抟对补中益气汤的发微［J］. 贵阳中医学院学报，1995，17（4）：7－8.
[47] 赵雪莹. 虞抟治学思想浅析［C］//中华中医药学会第四次中医学术流派交流会论文集. 2012：152－154.

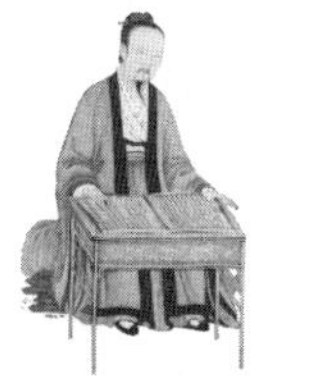

汪　机

内容提要

汪机，字省之，号石山居士，生于明天顺七年（1463），卒于明嘉靖十八年（1539），安徽祁门人。因其居于祁门石山，故亦称其为汪石山。汪机一生注重临床实践，勤于著书立说，堪称儒医典范，为明代中后期的著名医家。其著述，属于汪机原创者为《石山医案》；属于对他人著作加以点评发挥者，有《脉诀刊误》《重集读素问抄》《运气易览》《痘治理辨》《推求师意》《外科理例》《伤寒选录》《医读》；属于汪机编著者，有《针灸问对》《医学原理》《本草会编》，合计12部。汪机在中医经典理论的词语注释、医理解释等方面颇见功力，尤其是对《素问》病机十九条的再认识独具特色。其阐述“营卫虚实论”，并在此理论指导下提倡“参芪双补说”，对明代初期医者虚证不能温补只能滋阴的流弊，起到了一定的纠正作用。其在外科学方面，首先定义外科概念，在疮疡脉象、病因病机、证候表现、鉴别诊断、治则、治法、方药及预后等方面多有发挥。在针灸学方面，他主张针药并用，强调诊脉对于针灸的重要性，特别强调辨证施针。在脉学方面，他也曾开展比较深入的研究并有所建树。《石山医案》充分体现了汪机的临床诊疗特色。汪机的部分著作曾流传到日本和朝鲜，并对当地的医学发展产生了一定的影响。

【概述】

一、生平简介

汪机，字省之，号石山居士，生于明天顺七年（1463），卒于明嘉靖十八年（1539），安徽祁门人。因其居于祁门石山，故亦称其为汪石山。汪机一生注重临床实践，勤于著书立说，堪称儒医典范，是明代中后期的著名医家。

据镜山散人李汛的《石山居士传》记载，汪机祖籍不详，大约在南宋之时，其先辈才迁徙至古黟赤山镇，也就是后来的祁门石山。到了元代时，其先人又迁至石山南边一个叫朴墅的地方。汪机在此出生，也在此成长和行医，所以也就有了“石山居士”的雅号。

汪机的父亲，名渭，字以望，也是当地的名医。汪机之所以最终走上行医之路，与其父之言传身教不无关系。汪机自幼也和其他读书人家子弟一样，习儒读书必以四书五经为主，以便将来能够考得一个功名，好光宗耀祖。汪机年纪稍长时，得“补邑庠弟子员”名分，类似于秀才。但自此以往，其屡试不利，未能考取功名。此时，其子业已岁数不小。于是，其父汪渭以宋代范仲淹“不为良相，当为良医”之辞，来开导和安慰汪机，做官不一定就是读书的惟一归途，也还可以利用自己所学的文化知识，继而转向学医，行医同样可以达到济世惠民的目的。汪机经其父如此开导，心中豁然开朗。于是摒弃科举浮文，全身心地阅读医学诸书，再结合其原先所学儒学知识，将两者融会贯通。加之其父的亲自点化，汪机在对医学理论的理解和医技的掌握方面，有了长足的进步。汪机的母亲曾患有头痛病，发作时则呕吐不止。虽经汪机的父亲诊治，但总不能根治，头痛时发时止，达10余年之久。令其父母没有想到的是，汪机居然能设法治愈其母的头痛病。这一亲身经历，使汪机信心大增，学医的劲头更大。此后，其父三次患病，都是汪机治愈的。在欣喜其取得成绩的同时，父亲鼓励他从医以服务社会。汪机此时也真正理解了父亲的教诲，更加刻苦勤奋地读书与实践，医技日益长进。随着临证实践技能的日渐成熟，经其所治者效果显著，因而声名鹊起。汪机在行医生涯中，始终注意自身医德修养，对普通百姓以诚相待，凡不能治的病则如实告诉患者，从不欺世盗名；若是能治的病，必定竭尽全力，废寝忘食也在所不辞。面对达官显贵从不卑躬屈膝，如果这些人态度稍有傲慢，甚至无礼，汪机则坚决予以回绝。其曾在《石山先生像赞》中做过自我评价：“睹兹厥像，藐焉寒微。其容和粹，其貌清癯。心存仁术，志好儒书。颠已垂白，手不停披。平居不敢干名而犯义，交际不敢口是而心违。事求免于流俗，礼求合于先儒。谦约节俭，乐易疏愚，不求闻达，甘守穷庐。宁为礼屈，勿为势拘。不知我者谓我狂妄，其知我者谓我坦夷。噫！顾我所行，未必尽合于道也，然造次克念，惟求于无愧于心欤。”这是汪机对自己的真实写照与评价。正因为他为人正直，医德高尚，所以越来越多的普通百姓愿意找他治病。后世的史志中，对汪机也有很高的评价。如《明史·列传第一百八十七·方伎》曰：“吴县张颐，祁门汪机，杞县李可大，常熟缪希雍，皆精通医术，治病多奇中。”

二、著作介绍

汪机一生勤于著述，先后编著、抄录了12种医书。这其中，属于汪机原创著作者为《石山医案》；属于抄录他人著作内容并加以点评发挥者为《脉诀刊误》《重集读素问抄》《运气易览》《痘治理辨》《推求师意》《外科理例》《伤寒选录》《医读》；属于汪机编著者为《针灸问对》《医学原理》《本草会编》。现对其著作简要介绍如下。

（一）《脉诀刊误》

《脉诀刊误》，又名《脉诀刊误补注》《补订脉诀刊误》《脉诀刊误集解》。初刊于1522年。此书原为元代戴起宗（同父）有感于《脉诀》较之《脉经》错讹遗漏较为严重，乃集先贤诸书之论于《脉诀》中，撰成《脉诀刊误》。徽州休宁人朱升偶见是书，节抄其要。汪机听闻之后，便前往朱处，费重赀抄录带回研读。此书因传写日久，脱误之处难免，故汪机又取诸家脉书要语及其自撰《矫世惑脉论》附录于书后，以扩《脉诀刊误》未尽之旨。又因刊印乏赀，成书后束之高阁。其弟子许忠将这一情况告与休宁程师鲁先生，程氏又通告其亲家吴子用，于是吴氏将该书刊刻出版。

该书正文二卷，为朱升节抄戴起宗原著部分。戴起宗采用夹叙夹议方式，针对《脉诀》内容采撷先贤诸论及己见于后，补充完善《脉诀》内容，力图纠正《脉诀》错讹之处。汪机对这两卷内容基本上是照抄不改。附录部分为汪机针对一些特殊问题进行的讨论，包括汪机辑诸家脉书要语以及自己的观点，还有其自撰的《矫世惑脉论》。

（二）《重集读素问抄》

《重集读素问抄》，又名《读素问钞》《素问秘抄》，3卷，初刊于1526年。是书是对元·滑寿所辑《素问钞》的增注。关于该书书名，顾植山教授曾于《明清名医全书大成·汪石山医学全书》中有过较详细的表述，兹录于后以供参考。其云："为有利于与滑寿原著区别，汪氏补注本可依汪氏自序定名为《重集读素问抄》，署为'滑寿原辑，汪机补辑'，有称汪氏补注本为《续素问抄》者，但易被理解成滑寿原著以外的续辑，故不若上名为好。而《读素问抄》宜指滑寿原著。《读素问抄》又常简称为《素问钞》，但与何镇的《素问钞》同名，故不如用《读素问抄》正式而专指。另外，黄虞稷《千顷堂书目》载有汪机《内经补注》一卷，未见有传本。其实，所谓《内经补注》，当是《重集读素问抄》的别称。例如《石山居士传》称汪机有《内经补注》若干卷，显然是指《重集读素问抄》而言；程曾所作《石山医案刻序》称汪机'于素问则有补注'，所指也是《重集读素问抄》。至于程鐍跋《运气易览》时所说已梓行的《素问补注》，则是指《重集读素问抄》的'补遗'部分了"。

从汪机自序中可以看出，汪机所抄之滑寿的《素问钞》原文中并未将王冰原注全部收录，仅是在一些滑寿以为较难明白的地方引用王冰原注。即"王氏所注多略不取"，仅仅只在"经文最难晓处，附其一二"。但汪机以为，滑寿可以明晓之处未必其他人也能如其知晓，故在重抄《素问钞》时，又将王冰的原注补入其中，为了与滑寿之注及其本人之注加以区别，汪机采取凡引用王冰之注前均以"续"字开头，引用滑寿之注则以"今按"开头，自己的注释则以"愚谓""愚按”开头。使读者既知滑寿原书之貌，又能区别地知晓王冰与汪机进一步注释的内容。这对更好地学习与理解《素问》原义起到很好的作用。至于汪机在正文中有用“愚谓”，有用“愚按”，经过比较，“愚谓”多是汪机对原文的自我理解之语，而“愚按”则多是汪机引述别人或别著之语的阐述。因此“愚谓”之语当是最能体现汪机学术思想之处。

考究滑寿《素问钞》所据本子，当为北宋“校正医书局”林亿、高保衡等人据王冰《次注黄帝内经素问》本校注的“新校正”本删节抄录补注而成。

从全书来看，前面的上、中、下三卷，基本上是以“原文”“王注”“滑注”和“汪注”体例形成，而“读素问抄补遗”一篇并不是这种体例。汪机自序中并未交代此篇是其本人补入，据顾植山先生所考，此篇为汪机所补。

（三）《石山医案》

《石山医案》3卷，附录1卷，初刊于1531年。本书系汪机门人为汪机编录的专集。此书虽以医案为主而名《石山医案》，然其中编入了汪机的部分医论、书信、笔记及由汪机友人李汛所写的《石山居士传》和汪机门人程鐈撰写的《病用参芪论》，汪机的名作《营卫论》即冠于本书之首。就所载医案而言，全书卷上记载57个，卷中记载55个，卷下记载23个，附录记载48个，总共载有183个案例。其中转抄《韩氏医通》中案例（包括医论）者有3条，集中在卷下，分别为“脉”“补阴”和“惊”3条；他人诊治案例有9个，分布在卷上的“鼓胀”“茎中虫出”2条，卷中的“杨梅疮”3条，卷下的“喜”“舌出”“忧”“气结”4条；其余属汪机亲诊者171个。其中处处体现汪机主张人参、黄芪补气补阴的学术思想和临证体验。后世通常把此书视作汪机学术思想及临证经验的代表作。

（四）《运气易览》

《运气易览》3卷，初刊于1533年。本书以北宋刘温舒《素问入式运气论奥》为蓝本，兼收他家运气见解和己按，较系统地介绍了运气常识，配以歌括和图解，简明扼要，并注重临床应用，编有五运主方治例、六气主病治例等。个别地方还引据病案论证。

（五）《针灸问对》

《针灸问对》，又名《针灸问答》，3卷，初刊于1532年。本书取《内经》《难经》及诸家针灸之书，“穷搜博览，遇有论及针灸者，日逐笔录，积之盈箧”“复序次其说，设为问难以著明之”。上卷60问，讨论针灸基本理论问题；中卷15问，论针法；下卷10问，为灸法和经穴。答问的内容大都摘自针灸典籍，亦有汪机自己的一些发挥。

（六）《外科理例》

《外科理例》7卷，附方1卷，初刊于1531年。自序谓“古人所论治无非理也”，欲“学者诚仿其例而推广之”，故名“理例”。自序中汪机第一次对“外科”概念进行了定义，“外科者，以其痈疽疮疡皆见于外，故以外科名之”。并且再一次强调《内经》“有诸外，必形诸内”的整体观念，告诫后人“外科必本于内”，若“治外遗内，所谓不揣其本而齐其末”，则遗留后患。书中内容主要辑自其他外科著作，主要包括薛己的《外科心法》（1525）和《外科发挥》（1528）（两书又摘录有南宋陈自明的《外科精要》、金代李东垣的《东垣试效方》、元代齐德之的《外科精义》以及明初徐彦纯、刘宗厚的《玉机微义》等内容)。除此之外，书中有引用丹溪《外科精要发挥》中的内容，日本丹波元胤《医籍考》(1826)注明此书已佚，目前确也未再见此书流传，这说明在汪机编辑《外科理例》时，此书尚存于世。《外科理例》中所举案例，大多数取自上述几本书中的案例，内容文字有所改动，但原意保留。汪机在有的案例后略加点评，如“此症凭脉论治”“此症凭因论治”“此症为未凭脉误治”等，使读者受益颇多。全书分154门(包括《补遗》)、附方265首。补遗附于第7卷末，亦有单作一卷者。

(七)《痘治理辨》

《痘治理辨》，又名《痘疹理辨》1卷，附方1卷，初刊于1531年。因“嘉靖庚寅(1530)冬，有非时之暖，痘灾盛行，而死者过半”“遂探索群书，见有论治痘疮者，纂为一编”。书以诸家所论列之于前，引魏直《博爱心鉴》之说辨之于后，卷末附痘治方153首。

(八)《推求师意》

《推求师意》2卷，初刊于1534年。此书原为朱丹溪的门人戴思恭所撰，汪机于歙县名家处获见戴氏之本，录之以归。因“观其中之所语，皆本丹溪先生之意，门人弟子推求其意而发其所未发者”；又嘉许协助整理刻印的陈桷、项恬“能善推予之所欲推”。故题其名曰“推求师意”。汪机在抄校此书的过程中多有发挥。

(九)《医读》

《医读》7卷，初刊于1669年。此书自本草、脉诀以至病机，皆四言为句，缀以韵语，辞义贯通，便于诵读，似为课徒之作。虽内容浅显，但“极力于源头径路上求其清，求其正”。又“汇诸家所有而折衷之，网罗虽多，旨归颇一”，不失为入门式教育中之佳作。

(十)《医学原理》

《医学原理》13卷，初刊年代不详，应在汪机去世之后。是书为汪机晚年最后完成的临床综合性著作。汪机感到自己虽已著书多种，但内容较为分散，“患吾子孙有志于是者，非二十年之功弗能究竟其理”，于是复著此书。自谓“朝究暮绎，废寝忘食，经历八春，而始克就”。书中卷一以经络图主论十二经脉，列各经腧穴数量以及“穴法歌括”；卷二论奇经八脉，其中任、督二脉体例如论十二经脉，其余只有一般性文字论述；其余十一卷均为各证临床内容，包括某证之论、治疗大法、丹溪治某证的临证处方和加减、治某证的常用方剂。汪机在该书中所列治某证之方中，均包括某方主治证候、病因病机以及方解等内容。我们知道，医史上全面详析方剂的专著是吴崑的《医方考》，但在汪机的《医学原理》中，无论是方解内容、体例，还是注解方剂的数量，均可称之为“全面详析方剂”之作。并且汪机该书要早于吴崑的《医方考》。本书主要是汪机总结前人，尤其是丹溪临床经验之作。

(十一)《伤寒选录》

《伤寒选录》8卷，定稿于1536年。本书是汪机壮年读《伤寒论》时对经文及各家论注做的分类选编。自序云，“尝辑诸说，少加隐括，分条备注，祖仲景者书之以墨，附诸家者别之以朱”，以“备临证参考之用”。当时并没有准备刻印，“稿几废弃如故纸”。晚年交付门人陈桷和程鐍，由两人“逐条补辑，反复数过”，“爰及三载，始克告成”，时已嘉靖丙申（1536）3月。此书刊出后曾传至日本，丹波元胤《中国医籍考》（现称《医籍考》）有著录。国内近世仅有目录著录而未见此书流传。1999年，中国古籍孤本大全委员会据日本所藏明万历三年（1575）敬贤堂刻本复制归国，并于2002年7月，由中医古籍出版社影印出版了该书，此书才得行于国内。

（十二）《本草汇编》

《本草汇编》，又名《本草会编》，20卷，佚，刊印不晚于1533年。该书依据王纶《本草集要》体例，不收草木形状，李时珍曾评价该书“其书撮约，似乎简便，而混同反难检阅；冠之以荠，识陋可知；掩去诸家，更觉零碎；臆度疑似，殊无实见，仅有数条自得可取尔”。这也许即是该书亡佚不传的原因之一。

后世多将其《脉诀刊误补注》《石山医案》《重集读素问抄》《运气易览》《针灸问对》《外科理例》《痘治理辨》以及《推求师意》等8种书，合编成《汪石山医书八种》（30卷）行世。

【学术思想】

一、学术渊源

汪机的“营卫虚实论”和“参芪双补说”，是其学术思想的突出体现。上述学术思想的形成，是有其时代背景与学术渊源的。

明代初期，离李东垣所处时代，尤其是离朱丹溪所处的元代末期，在时间上比较接近，受两位医学大家的学术思想影响较大。明代有些医家较为盲目地、片面地理解和遵循金元医家的学术思想。不仅在明代初期，从整个明代医学历史的发展来看，这种现象始终存在。从汪机所述当时的情况来看，对这一现象推波助澜者当属王纶《明医杂著》（1505）的刊刻行世，使得丹溪“阳有余阴不足”之滋阴用药之风更加盛行。薛己的《内科摘要·饮食劳倦亏损元气等证》（1529）也可以得到佐证。其云：“世以脾虚误为肾虚，辄用黄柏、知母之类，反伤胃中生气，害人多矣。”因而，在临床上因为过分使用苦寒滋阴之品，而导致脾胃正气受损的案例比比皆是，以至于来找汪机看病的患者，非但原有疾病没有去除，还平添了脾胃正气受损等服药所致的病证。此现象较为普遍，于是促使汪机认真思考这些问题，才有了上述“营卫虚实论”和“参芪双补说”的形成。

汪机“营卫虚实论”和“参芪双补说”的学术渊源，主要有以下几个方面。

一是《内经》所论卫气的剽悍特性以及营阴（气）的阴阳双重性的“营卫观”，为汪机“营卫虚实论”的新观点提供了理论依据。而“气不足者，温之以气；形不足者，补之以味”的治疗原则，又成为其“参芪双补说”的指导思想。

二是李东垣的脾胃虚损观，为参芪在固护脾胃生气、调元固本方面的应用形成了范式。尽管朱丹溪“阳有余阴不足”论，在汪机看来是针对常态之人的，但其却无意去否定朱丹溪的学说，而是以此为前提，提出“营卫虚实论”来加以佐证和附会丹溪的学说，从客观上来说不一定妥当，但也正反映了汪机“营卫虚实论”的形成与丹溪学说的渊源关系。

三是与之同时代的医家学术观点的间接验证。汪机在《石山医案》中曾经提到韩懋的《韩氏医通》内容，其引用了韩懋“脉”“补阴”及“惊”等医论医案，并称“予尝熟谙，以其暗与己合，故录之不忘”。薛己比汪机年轻 14 岁，但其《内科摘要》（1529）却比汪机《石山医案》（1533）早 4 年出版。汪机在此书中并未直接提到薛己的书和思想，但在其《外科理例·自序》（1531）中曾经提到“辑已成编，复得新甫薛先生《心法》《发挥》（即《外科心法》和《外科发挥》，1528 年刊行）读之，观其论治，亦皆一本于理，而予窃喜暗与之合”。从时间上推测，《石山医案》成书于 1531 年，刊行于 1533 年，《外科理例》刊行于 1531 年，汪机极有可能看到了薛己的《内科摘要》内容，可能是两者所论不尽相同，因为薛己的《内科摘要》主要传承的是李东垣思想，注重脾胃虚损的调补，但也注重肾和命门的温补，这些与汪机要阐述的观点还是有着一定差别的，可能是这个原因故而他没有明提薛己的学术观点与自己的观点“暗合”。但无论是韩懋还是薛己，抑或是汪机，他们都有一个共同之处，就是反对苦寒滋阴药物的滥用而致脾胃受损，主张固护脾胃生气。

汪机因医疗时弊所形成的“营卫虚实论”和“参芪双补说”，既具有其个人的特色，同时又具有时代特色。其据此而强调临证顾护脾胃后天之本元气，在后世具有一定影响。

二、学术特色

（一）创立“营卫虚实论”

汪机为了纠正明代初期医家们关于朱丹溪“阳有余阴不足”观点的误解，特在其《石山医案》开篇中专列“营卫论”篇，论述朱丹溪这一著名论点的真正内涵，并依此引出其“营卫论”的学说。

首先，汪机认为朱丹溪这一论断是基于常人所论，强调的是人之生理常态。指出“丹溪揭出而特论之，无非戒人保守阴气，不可妄耗损”的意思；倘若人处于疾病状态下，则还需气虚补气、血虚补血，并非一味地专从滋阴着手，两者应该加以区别而不能混为一谈。为此，汪机还列举出朱丹溪治疗产后阴虚之证的例子，说明朱丹溪也不是专滋阴，而是根据脉象辨证结果之不同，调整补气补血药的使用比例，即若“右脉不足”则“补气药多于补血药”；若“左脉不足”，则应“补血药多于补气药”。

其次，对于世人以为气病补血无害、血病补气有害的观点，汪机认为，血病补气有害是因为使用了过于刚烈的补气药所致；补血药即使柔和，错用在气病时也同样有害。其主张只有建立在正确辨证的基础上，方可避害趋利。

第三，针对世人对于朱丹溪“阳有余阴不足”理解的困惑，汪机从卫气和营血的关系出发，来解释丹溪的阳有余阴不足论。他认为，营卫的关系，即是朱丹溪“阳有余阴不足”观点的最好佐证。在营卫之中，阳有余之阳，指的是《内经》中所定义的“水谷之悍气，慓疾不受诸邪”的卫气；阴不足之阴，指的是《内经》中所定义的“水谷之精气，入于脉内，与息数呼吸应”的营阴。营与卫是相互依存的关系，营阴依靠卫阳才能营昼夜、利关节，卫阳依附于营阴才能固护于外，两者在各经中的分布，又有气多血少和血多气少之别，也即古人所谓“阴中有阳，阳中有阴”的关系。朱丹溪所谓“阴先虚而阳暴绝”的观点，就是强调阳赖阴而有所依附的意思。据此，汪机进一步认为，若以气质来论，卫气为阳，形质为阴；以内外来论，卫气护卫于外为阳，营气营养于内为阴。若要细分，则营中自有阴阳，即阴阳互根。营阴中的营气即是阴中之阳，营阴依靠其化生、推动而发挥功能，此中阳气可虚可补。而补气即是补营中之气，补营中之气也即补营，补营也即补阴，从这个意义上来理解，人体的虚证皆是阴虚证，也正是朱丹溪拳拳于滋阴的依据所在。至此，汪机将朱丹溪的阴阳有余与不足论统归为营卫阴阳的观点上，这为临床上如何看待“阳有余，阴不足”，以及气虚补气、血虚补气、血虚补血等治则的确立，从理论根本上给予了新的解释，为其进一步确立其“参芪说”奠定了理论基础。

（二）倡“参芪双补说”

汪机在上述营卫阴阳关系理解的基础上，进一步地阐释人参和黄芪在补气（补阳）和补血（补阴）方面的双重作用。其以为，《内经》中所谓“阴不足者，补之以味”和“阳不足者，温之以气”的观点，恰恰是人参和黄芪所能兼顾的。其云：“参芪味甘，甘能生血，非补阴而何？”又“参芪气温，又能补阳，故仲景曰气虚血弱，以人参补之，可见参芪不惟补阳，而亦补阴。东垣曰血脱益气，仲景曰阳生阴长，义本诸此”。从而说明参芪不但具有补气的功用，而且还可以通过补气来达到补血的目的，并认为后一种作用是人们没有细致考究而形成的一种误判，导致世人以为阴虚之证只能一味地使用滋阴药物，不能使用像参芪这些气温之品，出现了因为过用滋阴苦寒之品而损害脾胃之气，从而影响正气的恢复，适得其反的现象。

汪机在阐释了参芪所具有的阴阳双补功能之后，又在“辨《明医杂著·忌用参芪论》”一篇中，进一步驳斥王纶强调的阴虚火旺所致系列病证中忌用参芪的错误观点。认为这是王纶对朱丹溪“阳有余阴不足”观点的片面理解，并举出朱丹溪针对这种情况也不是一味地滋阴而不用参芪的病案来一一批驳。其核心思想还是归结在辨证施治上，即“有是病用是药”，认为有些病即使阴虚重于阳虚或已成阴虚火旺之势，参芪的使用也不是不可以，关键是在于如何根据病证的主次去进行配伍和变通。其以为，“参芪性虽温，而用芩、连以监之，则温亦从而轻减矣。功虽补气，而用枳、朴以制之，则补性亦从而降杀矣。虑其滞闷也，佐之以辛散；虑其助气也，辅之以消导，则参芪亦莫能纵恣而逞其恶矣”。

其实，“参芪双补说”严格来说并不能算是汪机的独创，只是在当时所处的医疗背景下，汪机的阐释无非是要警醒人们回到正确的辨证论治轨道上来。正如其弟子程鐈在“病用参芪论”中所云：“予幸受业于石山汪先生，见其所治之病，多用参、芪，盖以其病已遍试诸医，历尝诸药，非发散之过，则降泄之多，非伤于刚燥，则损于柔润，胃气之存也几希矣。而先生后至，不得不用参、芪以救其胃气，实出于不得已也，非性偏也。”这是促使汪机思考和实践“参芪双补说”的真正原因。而其在具体临证实践中，又非一味地拘泥于药性，而是将参芪之药性与病证结合起来，用其补气之性而节监其过之用，灵活而变通地发挥参芪的作用。程鐈怕后人误解其师的意思，接着又说，“其调元固本之机，节宣监佐之妙，又非庸辈可以测识。是以往往得收奇效全功，而人获更生者，率多以此。或者乃谓其不问何病，而专以参、芪为剂，是不知先生也”。

（三）运气学说

运气学说，自王冰注释《素问》补入七篇大论始，后代医家间有论述与发挥，对于临证诊治疾病，尤其是在瘟疫辨证施治等方面均有着指导性的意义。到了汪机所处的年代，人们对于这一学说的理解与认识，产生了一定偏差，机械地理解和运用运气学说的现象也较为普遍。汪机即是在此背景下撰写了《运气易览》一书。其在自序中说道：“圣人详著于经，盖将使人知有所谨，而勿为其所中也。纵使或为所中，亦知其病因。”说明古人创立运气学说的目的，是要人们能够认识自然规律，从而能够顺应自然，防病治病。又说：“虽然运气一书，古人启其端倪而已，圆机之士，岂可徒泥其法，而不求其法外之遗耶……务须随机达变，因时识宜，庶得古人未发之旨，而能尽其不言之妙也。”要求人们于无字处去揣摩古人运气学说的真谛，不能拘泥于书面之言，更要理论结合实际，因时因地去运用此说，才能不枉古人的初衷。汪机此书成书已久，经过多年的反复斟酌推敲，欲使此书既能浅显易懂，又能反映古人运气学说的真谛，确是煞费苦心。该书刊刻行世之后，备受后人推崇。除此之外，运气学说的思想在汪机撰写的其他医籍中也间有涉及，如《脉学刊误》《石山医案》等。由此可见，汪机对运气学说的重视。

《运气易览》多以刘温舒《素问入式运气论奥》为蓝本，兼取他书内容并结合自己的观点以补充和完善刘温舒所论之不足。

汪机在全面录用前人文献的基础上，对一些理论深奥难于理解的内容进行了阐释与发挥，力求明了易懂，并根据自我的理解与感悟，创立了一些方剂。

1. 汪机对“南北政”的理解

自《内经》提出“南北政”的概念，后世医家对于这一概念的理解与解释不尽相同，以致“南北政”成为运气学说中困扰历代医家的一个难题。

“南北政”，出自《素问·至真要大论》。原文是：“夫子言察阴阳所在而调之，论言人迎与寸口相应，若引绳大小齐等，命曰平，阴之所在寸口何如？岐伯曰：视岁南北可知之矣。帝曰：愿卒闻之。岐伯曰：北政之岁，少阴在泉，则寸口不应；厥阴在泉，则右不应；太阴在泉，则左不应。南政之岁，少阴司天，则寸口不应；厥阴司天，则右不应；太阴司天，则左不应。诸不应者，反其诊则见矣。帝曰：尺候何如？岐伯曰：北政之岁，三阴在下则寸不应；三阴在上则尺不应。南政之岁，三阴在天，则寸不应；三阴在泉，则尺不应。左右同。”

那么，何为“北政”“南政”？唐·王冰注释道：“木火金水运，面北受气”“土运之岁，面南行令”。托名启玄子所著《素问六气玄珠密语》也认为，六十甲子中，土运之岁为南政计十二年，其余四十八年为北政。王冰对《素问》原文的这一理解与解释，为后世多数医家所采纳，其中即包括刘温舒以及汪机。但就“南北政”与脉象的应与不应关系的理解，汪机有其不同于王冰的理解与注释。王冰在注释“厥阴在泉，则右不应”时，认为是“少阴在右故”；“太阴在泉，则左不应”则是因为“少阴在左故”。汪机解释说：“经论阴之所在脉不应，兼三阴而言，非独指少阴。王太仆于太阴、厥阴下注以少阴，近其位致然，反遗本气，左右不以位取，人所向义亦牵合”“按脉不应，专指三阴言，然少阴君主也，故主两寸两尺，所以少阴司天，两寸不应。少阴在泉，两尺不应，子之左丑属太阴，故太阴司天，左寸不应；太阴司地，左尺不应。子之右亥属厥阴，故厥阴司天，右寸不应；厥阴在泉，右尺不应。但看三阴所在，司天主寸，在泉主尺，不论南政北政，此要法也”。汪机对王冰及诸家的脉象不应诸说，进行了高度的概括。强调“但看三阴所在，司天主寸，在泉主尺，不论南政北政”，具有极大的启发意义。

2. 创制运气“复气”方

在《运气易览》中，汪机还收录了陈无择《三因极一病证方论》书中“五运时气民病证治”和“六气时行民病证治”的内容。这些内容是针对六气时行民病的一般情况而言，但对于异常气候变化所致“复气”的情况并未涉及。复者，报复之义。“复气”即为抑之太过，必起反应。汪机云：“《玄珠》论六气有正化、对化之司，若正气化令之实甚，则胜而不复；对司化令之虚微，则胜而有复。胜甚则复甚，胜微则复微，所谓邪气化日也。言六气胜甚复甚，胜微复微，如是气不相得，则邪气中人而疾病矣。然天地之气，亦行胜复。故经曰：初气终三气，天气主之，胜之常也；四气尽终气，地气主之，复之常也。盖胜至则复，复已而胜，故无常其乃止，复而不胜则是生气已绝，故曰伤生也。又岁气太过。”汪机由此根据临证经验，在《运气易览》中列“六气主病治例”一节，专论“复气”的生克制化关系，并创立了六首生克复气之方。

（1）风胜燥制火并汤

此方为汪机根据“复气说”理论，在风木之气偏胜，须用金克木的生克原理对其抑制，但又要防止其子之火克金的出现所立的方剂。以天南星、北桔梗、小栀子等助金克木制肝风，“助燥化制其风”；又以黄连泻心之君火，“泻火抑母之甚”；防风、薄荷散木之风；青皮“引诸药至风胜之地”，从而发挥各药的作用。

（2）水胜湿制风并汤

太阳寒水之气偏胜，须用太阴湿土制水，同时又要防止水之子厥阴风木之气克土。用苍术、白术、甘草“助土制水甚”，吴茱萸、干姜泻风木之气，以达到母实泻子的目的。附子一味“引诸药至水甚之地”以发挥各自的药用。

（3）火胜寒制湿并汤

少阴君火气化太过，当用苦寒少阴经药以助太阳寒水制克君火，又防君火之子太阴湿土反制太阳寒水。故用黄柏、知母“助寒化以制火甚”，用黄芩、栀子仁入太阴脾经，“助湿化抑母甚”，达到母实泻子的目的。黄连一味既“引诸药至火胜之地”，又同时泻少阴君火。

（4）土胜风制燥并汤

太阴湿土之气偏胜，则应以厥阴风木制之，须防湿土之子燥金反克风木。用川芎、当归入厥阴风木，“助风化，以制其温”；又以南星、桑白皮泻太阴湿土之子燥金之气，以防复气；以大枣一味“引诸药至湿胜之地”，又以萆薢开散脾土之湿，共奏土胜风木制之、泻燥金以防反克之效。

（5）热制寒并汤

此方名，依据其他五方名称和内涵，当为“燥胜热制寒并汤”。阳明燥金之气胜，当以少阴君火之气制之，又防燥金之子太阳寒水之气反克，故须泻寒水之气。用肉桂助少阴心经热化以制金甚，以当归“助木生火以制燥甚”；泽泻、独活泻少阴肾经寒水之气，以抑母燥金之甚；用桔梗一味“引诸药至燥胜之地”，共行燥胜热制泻寒之效。

（6）火胜阴精制雾沤渍并汤

少阳相火之气偏胜，助太阳寒水以制火，防太阴湿土之气反克寒水。以天门冬、生地黄“入阴经助水化以制热甚”；柴胡、连翘、黄芩“入雾沤渍抑甚”，即泻湿土之复气；以地骨皮、黄柏“引诸药至热胜之地”。

（四）脉学思想

汪机脉学思想，主要体现在《脉诀刊误补注》一书“附录”之中。在此篇中，其针对“诊脉早晏法”“寸关尺”“五脏六腑所出”等十二个专题予以评按，最后对于当时脉学方面的一些错误认识和思潮做了总结性的阐述，也即“矫世惑脉论”一篇。兹将其具有代表性的观点叙述点评如下。

1. 诊脉不拘于平旦

汪机在肯定《内经》“诊脉早晏法”临床价值的同时，提出了“若遇有病，则随时皆可以诊，不必以平旦为拘”的新观念。与此同时，汪机还以为，诊病也不能仅仅拘泥于诊脉一项，还应结合“察色观形，以此相参伍”，方可决死生之分，体现了中医在诊治疾病的过程中四诊合参的整体观念。这对当时的世俗医生“专尚诊脉，而不复问其余”的流弊，起到了警示的作用。

2. 独取寸口的再认识

汪机在此既阐明了古人强调“独取寸口”的重要性，即寸口为脉之大会，为手太阴之动脉，为五脏六腑之终始之处，为决五脏六腑死生吉凶之候，又指出古人还论述了寸口在关之处为胃气所主，在尺之处为元气之根，也均可判断人之生死。告诫人们应全面综合地理解古人对于“独取寸口”脉法的重要性以及寸关尺三部各自具有的诊断意义。

3. 古人“寸关尺”认识各有侧重

汪机在举出了《脉经》及《难经》关于寸关尺三部在寸口的分布位置后，着重阐述了两书中所论脉位的差异，指出《难经》所言“寸口”为脉之大要会，是特指手太阴肺经朝百脉而言，而《脉经》所言“尺寸”为脉之大要会，是特指阴阳相对而言，两者所指各有侧重，表述有所差异，但实为一个道理。汪机还纠正了认为“寸部占九分，关尺部各占一寸，三部共二寸九分”的说法。其指出，若按此种说法，在为那些臂短之人取脉时，第一指当落在了正常的关部，第二指即落在了尺部，那么第三指即落在了间处，这样是无法获得诊病结果的。因此，汪机以为人们不必拘泥于寸关尺三部各占多少尺寸，只需将中指寻按在寸口部高骨之处以定关部，其余两指自然落在寸部和尺部。从而简化了寸关尺三部取脉的标准，有利于初学者学习。

4. 脏腑诊脉以轻重论之惑

汪机认为《刊误》中脏腑脉象取脉的原则和标准是诊脏在沉取，诊腑在轻取。但是汪机在查阅先前文献时却发现，并没有提及五脏六腑之脉在诊脉中的具体方法，甚至仅谈及五脏之脉而间谈六腑之脉，把六腑之脉放到了相对次要的位置。古人这种重视五脏之脉而轻视六腑之脉的做法，令汪机“莫解其意”。对于《刊误》中的五脏六腑之脉的取脉以轻重为准则的说法，也觉得因无充分的依据而不能理解。故而其将问题提出，“以俟明者”回答。汪机在其书中，有多处提出一些脉学方面不理解的问题，提示后人注意，并希望后人能够给予解答。这种实事求是的态度值得肯定。

5. 矫世惑脉论

汪机在其“附录”中，载有名为“矫世惑脉论”的医论。主要阐述其对当时医学界一些错误认识和观念的看法。首先，其批评当时某些医家只知《脉诀》之法而不知《脉经》之理，提倡应该深入理解脉学之理，然后才能真正运用好脉诊之法。其次，对当时医患均以脉诊为惟一诊病手段的现象提出批评。其云：“若只凭脉而不问症，未免以寒为热，以表为里，以阴为阳，颠倒错乱，而夭人长寿者有矣。是以古人治病，不专于脉，而必兼于审症……古人以切居望闻问之后，则是望闻问之间，已得其病情矣，不过再诊其脉，看病应与不应也……故专以切脉言病，必不能不至于无误也，安得为医之良?”其提倡四诊合参而不能独以脉诊之技炫耀自我，以致酿成误诊大错。第三，是对人们迷信通过脉象可以预知人之“贵贱穷通”的想法的抨击。指出：“贵贱穷通，身外之事，与身之血气了不相干，安得以脉而知之乎……以脉察病，尚不知病之的，而犹待于望闻问切，况能知人之贵贱穷通乎!”这一进步的观点和认识，在其后面抄录的李东垣、朱丹溪有关脉诊方面论述中也有涉及。

(五) 外科学思想

汪机外科学思想，主要反映在《外科理例》中。首先，其在自序中界定了外科的概念，言“外科者，以其痈疽疮疡皆见于外，故以外科名之”。中医外科名称，自《周礼·天官》载有“疡医”以来，至宋代陈自明《外科精要》、齐德之《外科精义》，再至明代陈实功《外科正宗》等，均有其名而无定义。一直以来中医外科还是较多地沿用“疡科”或“疮疡科”之名。汪机的这一说法，可谓是中医学史上第一次将中医外科内涵进行定义。第二，强调自《内经》以来形成的外科认识观，即“有形诸外，必形诸内”的整体观。指出：“外科必本于内。知乎内，以求乎外……有诸中，然后形诸外。”主张外病结合内治，也就是标本兼治的思想。

(六) 针灸学思想

汪机所著《针灸问对》，是反映其针灸学思想的代表作。在书中，汪机引经据典、汇集诸家注释观点来阐释针灸经络腧穴的原理。其在书序中曰：“余因有感，乃取《灵枢》《素》《难》及诸家针灸之书，穷搜博览，遇有论及针灸者，日逐笔录，积之盈箧。”汪机有关针灸的学术思想，有以下特点。

1. 反对无论何病皆用针灸治疗的风气

汪机在《针灸问对》“三问”中，先就人们关心的古人所制九针的用法和适应证，指出九针各有所用，虽用途广泛，但主要是以治疗“外邪薄凑”之病，对此类疾病“用针施泻，深中病情”。至于一些“病邪大甚，元气已伤”之病，却断不可以针治疗。批判了当时社会上一些专司针灸的针士，不按照古人所定九针的不同用途和治疗疾病的范围施治，除了锋针、铍针之外，皆用毫针施治；在不识脉察形等辨证的情况下即轻而下针。虽然时有疗效，但终究不会有持久的治疗效果，甚至会因为误针而使疾病成为顽固之疾。汪机在开篇即首先指出社会上背离九针用法的原意，而擅自篡改的危害性，这对当今临床用针不无启示。

2. 强调针灸治病须重视诊脉

在《针灸问对》“四十七问”中，汪机首先举出《内经》中一段关于针家不诊脉而施针治病带来不良治疗后果的例子，强调诊脉对于针家施针治疗的重要性。汪机又从脉口、人迎等脉象出发，阐述经络气血盛衰与针刺治疗效果的关系，指出“察脉盛衰，以知病在何经，乃可随病以施针刺”的道理；强调如果针家不诊视脉象，“则经脉之虚实，补泻之多寡，病证之死生，懵然皆无所知”而妄施针，除了效果不能肯定之外，也会受到一般医生的耻笑。之后，汪机从脉之缓急、大小、滑涩等几个方面，阐述脉象与阴阳盛衰的关系以及对应的针刺之法。如果“脉实而疾，则深刺以泻；脉虚而徐，则浅刺以补”。只有懂得脉象与阴阳盛衰的关系，才能“临病施针，庶免妄治之失”。此告诫人们要重视诊脉。

3. 对“迎随补泻”的阐发

在《针灸问对》“六十一问”中，汪机对古今所论“迎随补泻”的观点进行了阐发，指出“迎随补泻”在古代不同文献中的含义与用法也不尽相同，如《素问》是“通各经受病言”，而《难经》则是“主一经受病言”。其指出，病若“合于《素问》者，宜依《素问》各经补泻之法治之”；若“合于《难经》者，宜从《难经》子母迎随之法治之”，各随其适，不必拘泥，均是合乎“迎随补泻”宗旨的。

此外，汪机还对宋代何若愚的《指微赋》中的迎随补泻观进行了评判。如《指微赋》中曰：“捻针逆其经为迎，顺其经为随。”汪机认为：“经曰迎者，迎其气之方来而未盛也，泻之以遏其冲，何尝以逆其经为迎？随者，随其气之方往而将虚也，补之以助其行，何尝以顺其经为随？”

对于《指微赋》中所说“迎接犹提也，随送犹按也。……迎随即提按”之说，汪机评论说：“经言提针为泻，按针为补。是知提按只可以言补泻，不可以释迎随之义”。认为古人所说的提按只适用于补泻，不适用于迎随。

汪机又对《指微赋》中所说的“吸而捻针，左转为泻、为迎；呼而捻针，右转为补、为随”的观点进行了评判，认为“古人用针，但曰转、曰动而已，并无所谓左转为泻，右转为补”之说，即使是说到呼吸与针刺的作用，也只能说明呼吸“可以言补泻，不可释迎随”。告诫人们要有所区别。此节反映了汪机在针灸“迎随补泻”技法方面的尊古思想。

4. 对后世多种用针方法的评判

汪机在《针灸问对》中介绍了后世各种用针方法，如十四法、青龙摆尾、白虎摇头、赤凤迎源、烧山火、透天凉等。在介绍完这些名目繁多的用针方法之后，汪机基于经典用针观念对这些用针方法进行了评判。其云：“古人用针，于气未至，惟静以久留，待之而已。待之气至，泻则但令吸以转针；补则但令呼以转针。如气已至，则慎守勿失，适而自护也。何其简而明，切而当哉！舍此之外，别无所谓法也。”认为后世所谓的那些用针方法，“不出乎提按、疾徐、左捻右捻之外，或以彼而参此，或移前而挪后，无非将此提按、徐疾、左捻右捻六法，交错而用之耳”，实为“巧立名目，聋瞽人之耳目”。汪机在此建议，不要被这些名词所迷惑，要抓住用针的精髓所在，精心领会经典用针实质，方是用针的正道。这些论述反映了汪机的尊古思想，但他又并非盲目迷恋古法，而是善于去伪存真地去取舍古今的用针之道与用针方法。

5. 赞同朱丹溪“针法只泻不补”的观点

汪机在《针灸问对》“七十五问”中，对朱丹溪“针法，浑是泻而无补”的观点大加赞同，并以《内经》中的观点予以佐证。其指出：“经曰：阳不足者，温之以气；阴不足者，补之以味。针乃砭石所制，既无气，又无味，破皮损肉，发窍于身，气皆从窍出矣，何得为补?”其据药物能以气味补阴阳的观点，否定针法具有直接补虚的作用。另一方面，他又从张从正的“祛邪扶正”观点出发，认为即使针法具有补的作用，也是在针法具有祛实邪以护卫正气的基础上的间接体现。虽然汪机补充了这点，但是其基本观点还是认为针法只泻不补，起码是不能直接作为补法来应用。可见，汪机的这些观点受金元医家观点的影响较大。现代针灸学认为，通过针刺的不同手法能够产生不同强度的刺激，从而达到调理气血、鼓舞正气的针补目的。从这点可以看出，汪机确实忽略了针法可以通过调理气血以达到补虚目的的作用，反映其局限性的一面。

6. 批驳直接灸烙穴位的做法

汪机在《针灸问对》“七十九问”中，对“人言无病而灸，以防生病”的观点进行了批驳。其认为“无病而灸，如破船添钉……一穴受灸，则一处肌肉为之坚硬，果如船之有钉，血气到此则涩滞不能行”。汪机批驳这种做法，有其可取之处。就针灸经络的医理上来说，腧穴瘢痕的形成，确有阻滞经络气血循行的弊端。但从预防疾病角度上来看，灸某个穴位以调理气血、预防疾病的目的还是正确的。现代人也意识到直接灸的弊端所在，已经以艾炷非瘢痕灸、温针灸和艾条温和灸等方法，来取代艾炷直接灸的做法。从而，既能达到灸腧穴以治未病的目的，又能避免因直接灸烙在身体皮表留下瘢痕的弊端。

7. 强调临证辨证施针的重要性

汪机从辨脉辨色、辨形气病气、辨经病络病、辨气病血病等方面，逐一阐述辨证施针的内容。并指出临床上不要拘泥于某穴治某病的机械做法，要从真正理解针灸治病的原理出发，临床上灵活运用针灸之法，才能达到治愈疾病的目的。

（七）经典著作解读

汪机在抄录和编写《读素问钞》时，鉴于滑寿注释较少的情况，便将王冰所注的语句添加进去，并结合自己的理解和认识对一些重要的经文附上自己的按语。从这些按语中，不难看出汪机的学术思想，其中最具代表性的是汪机对病机十九条的理解和认识。他指出“病机十九条，实察病之要旨，而‘有者求之，无者求之，盛者责之，虚者补之’十六字，乃答篇首‘盛者泻之，虚者补之’之旨，而总结病机一十九条之义，又要旨中之要旨也”。其认为病机十九条在诊治疾病上固然重要，然而病机十九条只是疾病病机的具象阐述，其后的“有者求之，无者求之，盛者责之，虚者补之”十六字，才是对上述十九条的最终总结，是临证最为重要的指导思想。其进一步指出刘河间在《素问玄机原病式》中只提病机十九条而忽略这后面的十六个字，是“似以病化，有者为盛，无者为虚，不复究其假者虚者，实为未备”，使得医生“不免临病误投汤剂，致人夭折”，认为这是河间“智者之一失也”。为此，汪机还举例阐述自己的上述观点，证明这十六字对于全面理解病机十九条真正含义的重要性。汪机的这一有别于前人理解与认识病机十九条的观点确有独到之处，对后世医家启发较大。

（八）汪机为“新感温病”说首倡者质疑

在汪机编著的《伤寒选录》一书中，能够引起后世重视并产生争鸣的内容当属该书中“温毒”篇中的评按了。以下，对该篇评按所引起的争议问题做一剖析与阐述。

温病学的发展，经历了由《内经》“伏气”温病认识，再到“新感”温病认识的过程。关于现代大多数学者认为汪机是“新感温病”说的首倡者的问题，我们通过对现代学者有关汪机首倡“新感温病”说的文献以及汪机本人相关文献进行梳理、考证、比较，得出了一个新的结论，现阐述如下。

1. 学界认定汪机是“新感温病”说首倡者

最早指出汪机著作中有“新感温病”字样的医家是何廉臣。1911 年，何廉臣在陆懋修（九芝）校订的戴天章（北山）《广温热论》基础上，重新补注撰写了《重订广温热论》，书中说道“汪机《证治要诀》云：温与热有轻重之分。故仲景云：若遇温气，则为温病，更遇温热，则为温毒。热比温为尤重故也。苟但冬伤于寒，至春而发，不感异气，名曰温病，病稍轻。温病未已，更遇温气，变为温毒，亦可名曰温病。如冬之伤寒，秋之伤湿，夏之伤暑相同。此新感之温病也。以此观之，是春之病温有三种不同：有冬伤于寒，至春发于温病者；有温病未已，更遇湿气则为温病与重感温气，相杂而为温病者；有不应冬伤于寒，不因更遇温气，只于春时感春温之气而病者，若此三者皆可名曰温病，不必各立名目，只要辨其病源之不同而已。此石山之论温热也”（《重订广温热论·温热总论·论温热本症疗法》）。

其后，学者多认定汪机是“新感温病”首倡者。如浙江省中医研究所编著的《温疫论评注》说：“汪机首创新感温病之说”。南京中医学院主编的第 4 版统编教材《温病学·绪论》说道：“直至金元以后，才有新感温病之说的产生，代表性的论述见于明代汪石山的《证治要诀》。他说：‘有不因于冬伤于寒而病温者，此特春温之气，可名曰春温。如冬之伤寒，秋之伤湿，夏之伤暑相同，此新感之温病也’。自此之后，温病便分成了新感温病与伏邪温病两大类。”吴越人指出：“正式提出新感温病的名称似始于明代汪石山”。张德超认为：“至明代汪石山始明确提出新感温病之名称。他谓‘苟但伤于寒，至春而发，不感异气，名曰温病，病稍重，此伏气之温病也；亦有不因冬月伤寒而病温者，此特春温之气，可名曰春温……此新感之温病也’”。郝恩恩说：“汪机首先指出，‘有不因冬伤于寒而病温者，此特春温之气，可名曰春温。如冬之伤寒，秋之伤湿，夏之伤暑相同，此新感之温病也’……这是一种有创造性的见解”。董锡玑说：“明代汪石山在此基础上更有发挥，并明确提出‘新感温病’之名称”。周永学说：“明代汪石山，进一步明确提出了新感温病一词”。孙浩说：“至明代汪石山氏提出新的论点‘有不同于冬伤寒而病温者，此特春温之气，可名曰春温……此新感温病也’”。

2. 对汪机原文的引述之误

论及“新感温病”首倡者的近现代文献，绝大多数没有交代所引汪机的文字源于何种医籍，仅有何廉臣的《重订广温热论》以及南京中医学院主编的《温病学》教材提到此说源于汪机的《证治要诀》。而遍考汪机医著，并没有书名为《证治要诀》的著述，也没有卷篇章节有此名称的，不知何氏之书中文献所据何来？李洪涛考证认为，“《证治要诀》乃明戴元礼撰”，并且指出《证治要诀》中并“无相应记述”。由此可见，所谓出自汪机《证治要诀》一说，疑系《重订广温热论》之张冠李戴，而《温病学》一书，也有未经考证、盲目引用之疏漏。

既然是对汪机观点的引述，那么所引文字是否出自汪机的著作中呢？笔者遍览汪机 12 种存世著作，在《伤寒选录·温毒》中发现了这段文字。

“愚谓温与热有轻重之分。故仲景云：更遇温气则为温病，若遇湿（疑为‘温’）气则为温毒，热比温为尤重故也。苟但冬伤于寒，至春而发，不感异气，名曰温病，此病之稍轻者也。温病未已，更遇温气，变为温病，亦可名曰温病，此病之稍重者也。‘伤寒例’以再遇温气名曰温疫。又有不应冬月伤寒，至春而病温者，此特感春温之气，可名曰春温，如冬之伤寒，秋之伤湿，夏之中暑相同也（《重订广温热论》此处有“此新感之温病也”7 个字）。以此观之，是春之病温有三种不同：“有冬伤于寒，至春发于温病者；有温病未已，更遇湿（疑为‘温’）气则为温病，与重感温气，相杂而为温病者；有不因冬伤于寒，不因更遇温气，只于春时感春温之气而病者。若此三者，皆可名为温病，不必各立名色，只要知其病源之不同也（《重订广温热论》此处有“此石山之论温热也”8 个字）。”

汪机《伤寒选录》的这段文字，被吴有性《温疫论·诸家温疫正误》（郑重光《温疫论补注》）所引述。具体论述如下。

“汪云：愚谓温与热有轻重之分。故仲景云：若遇温气则为温病，更遇温热气即为温毒，热比温尤重故也。但冬伤于寒，至春而发，不感异气，名曰温病，此病之稍轻者也。温病未已，更遇温气，变为温病，此病之稍重者也。‘伤寒例’以再遇温气名曰温疫。又有不因冬伤于寒，至春而病温者，此特感春温之气，可名春温。如冬之伤寒，秋之伤湿，夏之中暑相同也。以此观之，是春之温病有三种不同：有冬伤于寒，至春变为温病者；有温病未已，再遇温气而为温病者，有重感温气相杂而为温病者；有不因冬伤于寒，不因更遇温气，只于春时感春温之气而病者。若此三者皆可名为温病，不必各立名目，只要知其病源之不同也。”不同版本的《温疫论》，均引述了以上内容。

吴有性所引内容与汪机原文的内容，两者基本相同，只是“仲景云”后一句的用词有细微差异：汪机原文为“更遇温气则为温病，若遇湿气则为温毒，热比温为尤重故也”；而吴有性所引为“若遇温气则为温病，更遇温热气即为温毒，热比温尤重故也”。从“热比温尤重故也”来分析，汪机原文表述的意思，不如吴有性表述得更加清晰和准确。可能是吴有性在抄录时觉得汪机此句是要表达热比温要更高一个程度，显然，“湿气”不能准确地表达“热比温尤重”的意思，故而进行了修改，这是有可能的，也是可以理解的，其他文字差异不大。

但将何廉臣书中所引之文与汪机原文比较，则可以看出两者的不同之处较多，具有重要意义的差异在于，何廉臣引文中除缺少“伤寒例”的内容外，在“如冬之伤寒，秋之伤湿，夏之中暑”后，多出了“此新感之温病也”一句；全文最后多出了“此石山之论温热也”一句。汪机《伤寒选录》及诸多版本的《温疫论》中均无此两句。显然，“此新感之温病也”是对汪机所述内容的一个评按；“此石山之论温热也”，则是对上面所引述的汪机观点内容的总体评判，是一个总结语。正是由于何廉臣并未按照常规以适当的形式将按语与汪机原文截然区分开来，加之《温病学》教材疏于考证，轻率地据此得出汪机为“新感温病”说提出者的结论，从而更加影响了后世学者的判断。

至此可以明了，仅凭“此新感之温病也”一句按语即断定汪机是“新感温病”的首倡者显然是错误的。那么，会不会是《伤寒选录》原文论述了“新感温病”的思想而成为这一论断的依据呢？我们再对汪机的原文进行剖析。

汪机《伤寒选录》的原文内容可以分为以下几个方面。一是讨论温病温与热之轻重不同。即“愚谓温与热有轻重之分，故仲景云：更遇温气则为温病，若遇湿（温）热则为温毒，热比温为尤重故也。苟但冬伤于寒，至春而发，不感异气，名曰温病，此病之稍轻者也；温病未已，更遇温气，变为温病（毒），亦可名曰温病，此病之稍重者也”。二是定义“春温”。即“又有不应冬月伤寒，至春而病温者，此特感春温之气，可名曰春温，如冬之伤寒，秋之伤湿，夏之中暑相同也”。三是归纳春温的种类。即“以此观之，是春之病温有三种不同：有冬伤于寒，至春发于温病者；有温病未已，更遇湿（温）气则为温病，与重感温气，相杂而为温病者；有不应冬伤于寒，不因更遇温气，只于春时感春温之气而病者”。四是提出对三种春温病命名的处理原则。即“若此三者，皆可名为温病，不必各立名色，只要知其病源之不同也”。

从内容上看，我们不能否认，这段文字中确实包含了“新感温病”的内涵。但是，从汪机所叙述的四个方面内容来看，并没有看出明显的主次和刻意突出的表达，惟一能够体现强调意思的地方，是最后那句带有原则性含义的话。而在对春温病的归纳分类上，汪机基本上是在罗列春温的类型。因而，无论是从行文上还是从思想内涵上来理解，并不存在支持其为“新感温病”说首创者的有力依据。

3. 郭雍是“新感温病”说首倡者

纵观整个外感病的演变历史可以看出，早在北宋时期，研究伤寒病的医家们就已经注意到伤寒与温病的关系问题。庞安时在其《伤寒总病论·叙论》中说道：“当阳气闭藏，反扰动之，令郁发腠理，津液强渍，为寒所搏，肤腠反密，寒毒与荣卫相浑。当是之时，勇者气行则已，怯者则著而成病矣。其即时成病者，头痛身疼，肌肤热而恶寒，名曰伤寒。其不即时成病，则寒毒藏于肌肤之间，至春夏阳气发生，则寒毒与阳气相搏于荣卫之间，其患与冬时即病候无异。因春温气而变，名曰温病也。”这些观点与“伤寒例”是一致的。《伤寒总病论》又列出“热病”“中风”“湿温”“风温”等病因病机特点，并认为“其病本因冬时中寒，随时有变病之形态尔，故大医通谓之伤寒焉”。这里虽然并没有跳出《内经》“冬伤于寒，春必病温”以及《难经》“伤寒有五”之广义伤寒的窠臼，但是在肯定前人的基础上，已经进一步探讨了“伏气温病”的几种不同病因病机的温病类型，也认识到治疗上各有差异。如其云：“其暑病、湿温、风温死生不同，形状各异，治别有法”。朱肱的《活人书》中的相关论述观点也基本如此。至南宋时期，这种观点又向前进了一步。郭雍在其《伤寒补亡论·温病六条》（1181）中就较为明确地提出了“新感温病”的概念。其云：“冬伤于寒，至春而发者谓之温病；冬不伤寒，而春自感风寒温气而病者，亦谓之温病；及春有非节之气中人为疫者，亦谓之温。三者之温自不同也。”紧接着又进一步阐述说：

“或有冬不伤寒，至春自伤风寒而病者，初无寒毒为之根源，不得谓之伤寒，第可名曰温病也。”这里就明确地将“冬不伤寒，至春自感风寒温气而病者，初无寒毒为之根源”之“新感温病”，与“冬伤于寒，至春而发”之“伏气温病”区别开来。不仅如此，郭雍还指出此种温病与“及春有非节之气中人为疫”之温疫，也有着本质的区别。郭雍“新感温病”说的提出要早汪机300余年。也就是说，南宋的郭雍应是“新感温病”首倡者。

【临证经验】

汪机临证实践代表著作，为其弟子整理编写的《石山医案》，其主要的临证思想与经验均包含其中。在其《外科理例》中虽然也有一些医案，但汪机本人在其序言中曾提到，在编辑该书时见到薛己所著的《外科心法》和《外科发挥》两部书，将其中的一些医案编入书中。经过比对可以看出，《外科理例》中的一些医案确实摘自薛雪两本著作。此处仅以《石山医案》为例来阐述汪机的临证经验和学术特点。

一、汪机医案概述

（一）医案的数量

《石山医案》为汪机的弟子及友人选编。其中，除了汪机自己亲自诊治的医案医论以外，尚有摘录其他医家的医案以及弟子总结汪机学术思想和友人撰写的汪机生平、传记等内容。就医案而言，全书卷上记载57个，卷中记载55个，卷下记载23个，附录记载48个，总共载有183个案例。其中转载《韩氏医通》中案例（包括医论）者3条，集中在卷下，分别为“脉”“补阴”和“惊”；他人诊治案例9个，分布在卷上的“鼓胀”“茎中虫出”2条，卷中的“杨梅疮”3条，卷下的“喜”“舌出”“忧”“气结”4条；其余属汪机亲诊者171个。

（二）医案涉及的病种

汪机诊治的病种，涉及内科、外科、妇科、儿科及五官科，病种数量不下40种。尤以外感和内伤杂病为最。该书可以反映汪机在临床诊疗方面的经验与特色。

（三）医案诊治情况

1. 医案比例

在171个汪机亲诊医案中，大多数为经过他人诊治未愈或误治之后，再经汪机复诊的案例。此种案例为108个，占总数的63.16%。之所以经他人初治而再经汪机复诊的例子占多数，其原因可在其弟子所撰“病用参芪说”中找到答案。其曰：“以其病已遍试诸医，历尝诸药，非发散之过，则降泄之多，非伤于刚燥，则损于柔润，胃气之存也几希矣。而先生后至，不得不用参芪以救其胃气。”汪机初诊案例计63个，占总数的36.84%。所有案例中，还包括记录汪机所遇异常脉象的3个案例；还有记录他人诊治后，汪机仅给予诊断预后和注意事项而未进行药物治疗的，如“胁痛”和“鼓胀”病中的几个案例。

2. 连案情况

一位医生诊疗技术的高低，不能简单地以其诊治医案连案的多少来断定。因为一位医生诊治疾病技术的高低，要受到患者所患疾病的轻重程度，所遇疾病是常见多发病，还是罕见病，患者的配合与否，经他人诊治后疾病变化情况是简单还是复杂等因素的影响。经汪机初诊连案的多少，也是受到上述几个因素的影响。从医案总体情况来看，汪机初诊连案的数量较之经他人诊治之后再经汪机复诊的连案数量要少。初诊连案最多为 3 次，一般为 2 次。经他人初治后经汪机复诊的连案最多为 12 次，如《石山医案・卷下》“腹痛”条，汪机在复诊他人诊治后对该病的早期认识也存在着“以药试病”的情况，其并不避讳，如实记载，也实属难得。后在细致观察和揣摩病证之后调整方药，才使病势峰回路转，得以治愈。一般复诊连案情况不超过 4 次。总体上还是能够反映出汪机无论是在诊治疾病的病种数量上，还是在诊疗技术上，抑或是理论阐发认识上，均有超出当时一般医生的地方。

（四）加注按语

汪机诊治的案例，绝大多数加注按语。从按语内容来看，有在治疗过程中对病家或他医提出疑惑的解释语，有在治疗以后对治疗该病的理论分析与认识。按语所述，多数是关于疾病病因病机的分析与判断。常引用《内经》《脉经》《脉诀》所论，以及张仲景、李东垣、朱丹溪之观点和经验等，作为其判断的依据。按语长短不等，多数仅寥寥数句，言简意赅地解释病因病机和用药原则。也有发挥较多者，如治疗一妇人血崩之证时，按语中援引《内经》、朱丹溪、李东垣等论述，对血证中气血之间关系的阐述发挥以及个人认识等文字，达到约 300 言。

从医案加注的按语中，能够更加清晰地看到汪机在诊治疾病时的临证特点，以及与他医诊治认识的不同点，进而从中得到启发和受益。

（五）用方注解

汪机在医案中对一些用方进行注解，以使理法方药内容完整。如治疗劳倦伤暑证案例中，对方剂各药功效的注解：“宜黄芪五钱以固表，人参五钱以养内，白术三钱、茯苓钱半渗湿散肿，陈皮七分、吴茱萸四分消痰下气，再加甘草五分以和之，门冬一钱以救肺。”再如，治疗腹痛案例的方解：“以人参、白芍补脾为君，熟地、归身滋肾为臣，黄柏、知母、麦门冬清心为佐，山楂、陈皮行滞为使。”

（六）剂型、制法和服法

1. 剂型

在全书中，为了便于调整药物组成及剂量，方药的剂型多以汤剂为主，也有根据病证实际，单独使用膏、丸、散剂的；或在服用汤剂的同时，配合服用膏、丸、散剂；或在以汤剂治疗疾病的后期，作为调理而改用膏、丸、散剂。对于需长期服药或体弱不宜使用汤剂速治者，多改用膏剂、丸剂或散剂。

2. 制法

汪机在其案例中，对汤剂所使用的水并没有特别的强调，对煎煮药物的时间以及药物的煎法上，也没有明确的交代。纵观其病案，只在膏、丸、散剂的制备中采用了不同的方法，其特色尤其表现在制备丸药方面。如为兼顾人体正气而用粥或饭糊丸，此为汪机制备丸药时最常使用的方法，体现出其顾护脾胃正气的思想。此外，还有为增强脾胃消化功能用神曲糊丸的例子。

3. 服法

方药服法也体现了其灵活治病的特点。主要有以下几种常用服药方法。

（1）随时煎药服用

如根据疟证脾气极虚病情的治疗需要，要求患者服人参、橘红补脾之剂需“时时煎汤呷之”；在护理方面，要求患者“旦暮食粥，以回胃气”。类似案例，如治疗一老年患者患背痈，在服药和护理上也有特殊做法，“先令以被盖暖，药热服，令微汗”。

（2）以“清米饮”调服

治疗因泻利太过而致肠胃气虚的痢疾，先将补气升提之方药做成散末，在服用时要求以“清米饮调下”，以补充水谷正气。

（3）以枣汤调服

对于吐血证愈后因伤食而复发者，考虑到再服用汤剂恐伤肠胃，故提出服用参苓白术散加肉豆蔻，以“枣汤调下”。此既有利于服用散剂，又有利于补血。

（4）分时服用

对于因气虚又病咯血和梦遗者，正常使用补气补血之品外，还要求患者“朝服六味地黄丸加黄柏、椿根皮，夜服安神丸”。

（5）随时小剂量服用

对于因怒又冒雨饥寒，出现发热恶食、上吐下泻、昏闷烦躁、头痛身痛等症，又经他人发汗而汗出不止者，汪机所处方剂，以人参救里，黄芪救表，白术、干姜、甘草和中安胃，茯苓、陈皮清神理气。服法采用“不时温服一酒杯”的方法，以观察其治疗效果。

（6）空腹服药

对于因血热而月经失调者，以酒煮黄连、香附、归身尾、五灵脂等药为末，以粥糊丸，“空腹吞之”。综观汪机此类病案，在治疗服药时均主张“空腹”服药。这点值得关注。

（7）以茶为药引

对于颈项患有痈肿者，汪机认为其病在少阳经，根据少阳经多气少血的特点，主张以补为主，反对使用驱热败毒之品。在服用以人参、黄芪、当归、白术为主而制成的膏剂时，“用茶调服无时”，之所以以茶调服，是因为“茶能引至少阳故也”。

（七）成方运用

1. 清暑益气汤

清暑益气汤（黄芪、苍术、升麻、人参、白术、橘皮、神曲、泽泻、甘草、黄柏、当归身、麦门冬、青皮、葛根、五味子），为李东垣针对长夏之时，湿热大胜，人感之后四肢困倦，精神短少，胸满气促，肢节沉疼；或气高而喘，身热而烦，心下膨痞，小便黄而少，大便溏而频；或痢出黄糜，或如泔色；或渴或不渴，不思饮食，自汗体重；或汗少者，血先病而气不病等证候而创立的清燥之剂，用于元气本虚，又伤于暑湿之证。汪机以此方加减治疗疫证、疟证和过劳伤酒证。①疫证。寒少热多，头痛燥渴，痞闷呕食，自汗，大便或泻或结，脉皆濡小而数，脾部兼弦。以清暑益气汤减苍术、升麻，加柴胡、知母、厚朴、川芎，人参加作二钱，黄芪钱半，白术、当归各一钱。②疟证。一人年近三十，形瘦淡紫，八月间病疟。诊之，左脉颇和而驶，右脉弱而无力，令用清暑益气汤加减。③过劳伤酒证。形肥色紫，年逾三十。秋间病恶寒发热，头痛，自汗，恶心，咯痰，恶食，脉浮濡而缓，右寸略弦。此必过劳伤酒所致，饮以清暑益气汤。

2. 参苓白术散

参苓白术散（莲子肉、薏苡仁、砂仁、桔梗、白扁豆、茯苓、人参、甘草、白术、山药），出于《局方》。主治脾胃虚弱，食少，便溏，或泻，或吐，四肢乏力，形体消瘦，胸脘闷胀，面色萎黄，舌苔白，质淡红，脉细缓或虚缓之证。汪机以此方加减治疗吐血、月经不调、产后滑泄、血崩。①吐血愈后复伤食，吐血又作，以参苓白术散加肉豆蔻，枣汤调下。②经行，腹泻三日，然后行，脉皆濡弱，脾虚证，参苓白术散，每服二钱，一日米饮调下二三匙，月余经行不泻。③产后滑泄，勺水粒米弗能容，即时泄下，半月有余。此为产中劳力，以伤其胃，以参苓白术散除砂仁，加陈皮、肉豆蔻，煎姜枣汤调服。④血崩，形色苍紫，脉皆沉濡而缓，按之无力，为气病非血病，以补中益气汤兼服参苓白术散。

3. 补中益气汤

补中益气汤（黄芪、甘草、人参、当归、橘皮、升麻、柴胡、白术），出于李东垣《脾胃论》，用于治疗脾胃气虚、气虚下陷之证。汪机医案中，此方主要用于治疗疟证、腹痛。①八月因劳病疟，寒少热多，自汗体倦，头痛胸痞，略咳而渴，恶食，大便或秘或溏，发于寅申巳亥夜，属气血两虚，疟已深入厥阴，以补中益气汤加川芎、黄柏、枳实、神曲、麦门冬，倍用参、芪、术。②秋间，滞下，腹痛后重，脉皆濡细稍滑，属内郁热欲下，先以小承气汤利两三行；腹痛稍除，后重未退，再以补中益气汤加枳壳、黄芩、芍药，仍以醋烧热砖布裹，坐之。

4. 四物汤

四物汤（当归、川芎、白芍、熟地黄），出自《局方》，具有补血调血之功效，主治冲任虚损、月经不调、脐腹疼痛、崩中漏下等证。汪机医案中以四物汤加减治疗咳嗽咯血、妊娠腰痛便秘、水肿、腹痛。①一人形色苍白，年三十余，咳嗽，咯血，声哑，夜热自汗，脉皆细濡近数。此得之色欲。以四物汤加麦门冬、紫菀、阿胶、黄柏、知母。②一妇怀妊八月，尝病腰痛不能转侧，大便燥结，脉稍洪近数。血热血滞也。宜用四物加木香、乳、没、黄柏、火麻仁。煎服四五帖，痛稍减，燥结润，复加发热面赤，或时恶寒。仍用前方去乳、没、黄柏，加柴胡、黄芩。服二帖，而寒热除，又背心觉寒，腰痛复作。于前方加人参一钱，服之获安。③一人病水肿，面光如胞，腹大如箕，脚肿如槌，饮食减少，脉浮缓而濡，两尺尤弱。遂令空腹服六味地黄丸，再以四物汤加黄柏、木通、厚朴、陈皮、参、术。煎服十余帖，肿遂减半，三十帖痊愈。④一人形瘦，年三十余，忽病腹痛，磊块起落如波浪然，昼轻夜重，脉浮缓弦小，重按似涩，此血病也。用四物汤加三棱、蓬术、乳香、没药。

5. 四君子汤

四君子汤（人参、白术、茯苓、甘草），出自《局方》，有益气健脾之功，主治脾胃气虚之证。汪机医案中，以此方加减治疗脾胃气虚妊娠咳嗽、肺痈后期胃气虚证、肝气犯胃脾虚之证、妊娠头痛腹泻之证。①一妇有孕，嗽尚不宁，咳干痰少，或时呕出顽痰盅许方止，夜亦如是，常觉热盛，胸膈壅满，背心亦胀，夜半如厕，身忽寒战厚覆，少顷乃愈。越二日，夜半又发，寒热如疟，肢节痛，上身微汗，口中觉吐冷气，胸喉如有物碍，心前虚肿，按之即痛，头痛气喘，坐卧不宁，脉皆濡而近滑。曰：胃虚血热也。先以四君子汤加黄芩、枳壳、麦门冬，煎服二三帖，以保胃气。②一妇年近三十，形色瘦白，素时或咳嗽，夏月取凉，遂嗽甚，不能伏枕者月余，痰中或带血，或兼脓，嗽紧则吐食。教用薏苡仁、白术、茯苓、麦门冬、黄芩、阿胶煎服。月余，复为诊脉，皆稍缓而浮。热已减，但吐红太多，未免伤胃，教用四君子加陈皮、黄芩、枳壳煎服调理。③一人瘦长而色青白，性急刚果，年三十余，病反胃每食入良久复出，又嚼又咽，但不吐耳。君面青性急，肝木甚也，脉缓而弱，脾土虚也。遂用四君子汤加陈皮、神曲，少佐姜炒黄连，以泄气逆。服月余而愈。④一妇，年逾三十，久疟，疟止有妊五月，忽病腹痛，泄泻，头痛，发渴，右脉浮滑，左侧细滑。以四君子汤加石膏、黄芩，煎服二帖，头痛、泄泻虽除，又加肛门胀急。以四物汤加酒大黄、槟榔，利三四行，胀急稍宽，再服枳术丸加黄芩、归身，一料病去，而胎亦无损。

6. 枳术丸

枳术丸（枳实、白术），为李东垣《脾胃论》引张元素方，能健脾消痞，主治脾虚气滞、饮食停聚、胸脘痞满、不思饮食之证。汪机往往以此方加减治疗诸病后期脾虚气滞痞满之证。①一人年三十余，形瘦淡紫，素劳久疟，三日一发，于夜呕吐，热多寒少，不进饮食，小便频数，气喘咳嗽，日夜打坐，不能伏枕几月，头身骨节皆痛。以参、术加陈皮、黄柏、枳实、知母、麦门冬、北五味，煎服三帖病退。越二日复病。令用四物加童便服之，则嗽除喘止，始能就卧。再用八物汤除茯苓加枳实、香附，又用枳术丸加人参、砂仁、归身、黄芩，吞服调理。②治咳嗽兼疟疾之后，仍有滞下后重，虚坐努责，怠倦不食，时或昏闷乱叫，食则胀，不食饥，四肢痛，脚肿之胃虚证。令合枳术丸加人参、当归、黄芩，服月余，诸证悉除。③一人酒色不谨，腹胀如鼓，脉皆浮濡近驶。以枳术丸加厚朴、黄连、当归、人参，荷叶烧饭丸服，一月果安。④治久疟头痛、腹痛泄泻之症后仍有气滞脾虚之证。服枳术丸加黄芩、归身，一料病去。

7. 独参汤

独参汤，以人参一味煎煮，往往用来治疗气血亏虚至极之证。汪机以独参汤治疗小儿惊痫、小儿泄泻、腿痛。①新生儿感受风寒，不乳，时发惊搐，煎独参汤，初灌二三匙，啼声稍缓。再灌三五匙，惊搐稍定。再灌半酒杯，则吮乳渐有生意。②一孩孟秋泄泻，昼夜十数度，形色娇嫩，精神怠倦，令浓煎人参汤饮之。初服三四匙，精神稍回。再服半酒杯，泄泻稍减。由是节次服之，则乳进而病脱。③一人色黄白，季春感冒，发汗过多，遂患左脚微肿而痛，不能转动，脉初皆细软而缓。惟精神尚好，大便固秘，夜卧安静，独参汤一两，一剂与之，其效甚速。

二、汪机参芪应用案例分析

（一）用人参、黄芪案例

经统计，171 个医案中，用人参的案例有 156 个，占案例总数的 91. 23%；用黄芪的案例有 85 个，占案例总数的 49. 71%。

（二）主治证临床表现

从其医案所涉及的病种分析，所治诸证多兼有呕吐泄泻、痞满食少、怠倦嗜卧、口淡无味、自汗体重、精神不足、懒于言语、恶风恶寒等脾胃有伤之证。

（三）脉象及病机

适应证的脉象多为沉细、细弱而数、浮濡无力、过于缓等。据此又将主要病机归纳为脾胃虚弱、气血虚少、肝木乘土等。

（四）剂量及煎服方法

人参、黄芪的剂量，从半钱、五钱至一两不等。人参的煎服法，有随诸药同煎而服的；有不拘时候而单独服用的，如独参汤例；有先小剂量，后渐次加量而服的。

（五）常用方剂及加减配伍

常用方剂有四君子汤、八珍汤、大补汤、参苓白术散、归脾汤、独参汤、补中益气汤、清暑益气汤、人参白虎汤等，在实际案例中进行配伍并加减使用。配伍上，多以补血（如当归）、增液（如麦冬、生地）、清热（如黄芩、黄连、黄柏）、消导（如厚朴、枳实）等。其中，配伍黄芩、黄连，主要是用以监制参、芪温补阳气太过而致积温成热，以免气旺血衰之弊；配伍厚朴、枳实（壳），以防参、芪补气太过而致气滞痞闷之虞。在配伍原则上，汪机主张“佐使分两不可过多于主药”。

对于人们在临床上因怕出错而不用参芪的现象，汪机明确地给予了指正。其云：“病宜参芪，有用之而反害者，非参芪之过，乃用者之过也。如病宜一两，只用一钱，而佐使分两又过于参芪，则参芪夺于群众之势，弗得以专其功矣……或者病危，有用参芪无益者，经曰：神不使也。夫药气赖神气而为助，病坏神离，虽参芪亦无如之何矣。”正因为其医理高深和临证经验丰富，临证治疗各种疾病时能够出神入化般地使用人参、黄芪。正如其弟子程鐈所说：“其调元固本之机，节宣监佐之妙，又非庸辈可以测识。是以往往得收奇效全功，而人获更生者，率多以此。”

（六）典型案例分析

1. 腹痛运用参芪案例

（1）阴虚火动腹痛

大凡阴虚火动之证，医家多不用甘温之品，更不用说是阴虚火动之腹痛。但汪机在治疗此证时，却另有理解和主张。其曰：“所谓诸痛禁用参芪者，以暴病形实者言耳。若年高气血衰弱，不用补法，气何由行，痛何由止？”故主张阴虚火动之腹痛，应根据患者的脉证来辨证用药。恐参芪气温，则可加些凉润之品以缓之。具体案例如下。

罗汝声，年五十余，形瘦而黑，理疏而涩，忽病腹痛，午后愈甚。医曰：此气痛也。治以快气之药，痛亦加。又曰：午后血行阴分，加痛者血滞于阴也。煎以四物汤加乳、没，服之亦不减。诣居士诊之，脉浮细而结，或五七至一止，或十四五至一止。经论止脉渐退者生，渐进者死。今止脉频则反轻，疏则反重，与《脉经》实相矛盾。居士熟思少顷，曰得之矣。止脉疏而痛甚者，以热动而脉速，频而反轻者，以热退而脉迟故耳，病属阴虚火动无疑。且察其病，起于劳欲。劳则伤心而火动，欲则伤肾而水亏。以人参、白芍补脾为君，熟地、归身滋肾为臣，黄柏、知母、麦门冬清心为佐，山楂、陈皮行滞为使，人乳、童便或出或入，惟人参渐加至四钱或五钱，遇痛进之即愈。

或曰：诸痛与黑瘦人及阴虚火动，参芪并在所禁，今用之顾效，谓何？居士曰：药无常性，以血药引之则从血，以气药引之则从气，佐之以热则热，佐之以寒则寒，在人善用之耳。况人参不特补气，亦能补血。故曰气弱，当从长沙而用人参是也。

（2）郁热腹痛

气虚郁热伴腹痛之证，本属有热不可使用甘温药物之例。但汪机以为，病久必虚，气虚则卫气不固，外邪易侵，入内而激其内郁，致痛大作。又因病久而郁，郁则生热。必用甘温之品以固表，寒酸之品以清郁热，如此则表固而邪不侵，痛自除。具体案例如下。

居士之甥汪宦，体弱色脆，常病腹痛，恶寒发热，呕泄倦卧，时或吐虫，至三五日或十数日而止。或用丁、沉作气治，或用姜、附作寒治，或用消克作积治，或用燥烈作痰治，罔有效者。居士诊视，脉皆濡小近数，曰：察脉观形，乃气虚兼郁热也。遂用参、芪、归、术、川芎、茯苓、甘草、香附、陈皮、黄芩、芍药，服之而安。

或曰：诸痛不可用参、芪并酸寒之剂，今犯之何也？曰：病久属郁，郁则生热。又气属阳，为表之卫，气虚则表失所卫，而贼邪易入，外感激其内郁，故痛大作。今用甘温以固表，则外邪莫袭，酸寒以清内，则郁热日消，病由是愈。

（3）阳虚腹痛

汪机认为，阳虚腹痛多因阳虚不能健运所致，“脾胃乃多气之经也，气能生血，气不足血亦不足”。并以张仲景“血虚气弱，以人参补之”的理论为依据，主张阳虚腹痛以独参汤加陈皮理气之品，以行脾胃健运之气，从而通过改善脾胃阳虚，进而达到止腹痛的目的。具体案例如下。

一孺人年近五十，病腹痛。初从右手指冷起，渐上至头，则头如冷水浇灌，而腹痛大作，痛则遍身大热，热退则痛亦止，或过食或不食皆痛。每常一年一发，近来二三日一发，远不过六七日。医用四物加柴胡、香附不应，更医用四君加木香、槟榔亦不效，又医用二陈加紫苏、豆蔻，又用七气汤等剂皆不效。予诊，脉皆微弱，似有似无，或一二至一止，或三五至一止，乃阳气大虚也。以独参五钱，陈皮七分，煎服十余帖而愈。

夫四肢者，诸阳之末；头者，诸阳之会。经曰阳虚则寒，又曰一胜则一负。阳虚阴往，乘之则发寒；阴虚阳往，乘之则发热。今指稍逆冷上至于头，则阳负阴胜可知矣。阳负则不能健运，而痛大作。痛作而复热者，物极则反也。及其阴阳气衰，两不相争，则热歇而痛亦息矣。况脾胃多气多血经也。气能生血，气不足则血亦不足。仲景曰血虚气弱，以人参补之。故用独参汤，服而数年之痛遂愈矣。

2. 热病运用参芪案例

（1）发热吐泻

一人年逾四十，不肥不瘦，形色苍白，季秋久疟，医用丹剂一丸止之，呕吐不休，粒米不入，大便或泻，面赤，妄语，身热。予诊脉皆浮而欲绝。仲景云阳病得阴脉者死。今面赤、身热、妄语，其症属阳；而脉微欲绝，则阴脉矣，此一危也。经曰得谷者昌，失谷者亡。今粒米不入，此二危也。又曰泄而热不去者死。今数泄泻，而面赤、身热不除，此三危也。以理论之，法在不治。古人云治而不愈者有也，未有不治而愈者也。令用人参五钱，白术二钱，御米一钱，橘红八分，煎服四帖，渐有生意。

（2）疫热腹痛

一人年弱冠时，房劳后忽洒洒恶寒，自汗发热，头背胃脘皆痛，唇赤、舌强、呕吐，眼胞青色。医投补中益气，午后谵语，恶热，小便长。初日脉皆细弱而数，次日脉则浮弦而数，医以手按脐下痛。议欲下之，遣书来问。

予曰：疫也。疫兼两感，内伤重，外感轻耳。脐下痛者，肾水亏也。若用利药，是杀之也。古人云疫有补、有降、有散，兹宜合补降二法以治。别清暑益气汤，除苍术、泽泻、五味，加生地、黄芩、石膏，服十余帖而安。

此例中，汪机所用成方“清暑益气汤”乃东垣“清暑益气汤”，为“劳逸失节，脾胃气虚”之人感受暑温之邪，耗气伤津所设，非后世王孟英之“清暑益气汤”。本案“内伤重”，故以参、芪补气，归身、地黄补血，首护气血；再以石膏、黄芩降火泄热。一补一降，补为主，降为辅，补降结合，遂即奏效。

（3）阳越阴虚

一人形短苍白，平素善饮。五月间忽发寒热，医作疟治，躁渴益甚，时常啖梨，呕吐痰多，每次或至碗许，饮食少进，头晕昏闷，大便不通，小便如常或赤，夜梦不安，或一日连发二次，或二日、三日一发，或连发二日，平素两关脉亦浮洪。邀予适以事阻，令服独参汤二三帖，呕吐少止，寒热暂住。三日，他医曰：渴甚脉洪，热之极矣，复用独参以助其热，非杀之而何？及予往视，脉皆浮洪近数。

予曰：此非疟而亦非热也。脉洪者，阴虚阳无所附，孤阳将欲飞越，故脉见此，其病属虚，非属热也。渴甚者，胃虚津少，不能上朝于口，亦非热也。盖年逾六十，血气已衰，加以疟药性皆燥烈，又当壮火食气之时，老人何以堪比？然则邪重剂轻，非参所能独活。遂以参、芪各七钱，归身、麦门冬各一钱，陈皮七分，甘草五分，水煎。每次温服一酒杯，服至六七帖，痰止病除食进。大便旬余不通，导之以蜜，仍令服三十余帖以断病根，续后脉亦收敛而缓，非复向之鼓击而驶也。

汪机未泥呕吐、痰多、纳少、头晕、便秘、失眠诸证，脉证合参，认定此证“非疟、亦非热”，乃“阴虚阳无所附，孤阳将欲飞越”之证。其未采用滋阴潜阳之法，而是以补益中焦脾胃气血为主的原则，培补元气。这种从补益中焦气血着手治疗阴虚阳越之证的思路和治法，值得借鉴与思考。

（4）暑热胃虚

一孩孟秋泄泻，昼夜十数度，医用五苓散、香薷饮、胃苓汤加肉豆蔻，罔有效者。予曰：此儿形色娇嫩，外邪易入，且精神怠倦，明是胃气不足，而为暑热所中，胃虚挟暑，安能分别水谷？今专治暑而不补胃，则胃愈虚，邪亦着而不出。经曰“壮者气行则愈，怯者着而成病”是也。令浓煎人参汤饮之。初服三四匙，精神稍回。再服半酒杯，泄泻稍减。由是节次服之，则乳进而病脱。

汪机以望诊诊断该患者是因胃气不足而受暑热之邪侵入，他医仅见暑热而未察其胃虚，妄用清暑热之品，而使胃虚更甚。汪机从补益胃气着手，以一味人参浓煎少量频服的方式，以鼓舞患儿胃气，胃气生则诸证皆退，值得效仿。

3. 益气活血运用参芪案例

（1）阳虚血瘀

一人年十五，色黄悴。十二月间，忽呕瘀血一二碗，随止。当请小儿科丁氏调治，肌体尚弱，常觉头晕。近乎三月间，天热行路，出汗逾日，又少费力颇倦，日仄顿然昏晕，不省人事，手足扰乱，颠倒错乱，将一时久方定。次日亦然。续后每日午时前后，如期发一次。近来渐早，自辰至午，连发二次，渐至三、四次，此前稍轻。发时自下焦热，上至胸壅塞，则昏晕良久方苏，始疑是疟和痫。医云火动，又云痰证，用牛黄丸以竹沥、姜汁磨服二次，共四丸，又与煎药多清痰火之剂。服后，每日只发一次。止则汗多，口干，食少，身热时多，凉时少。予脉之，皆浮虚洪数，不任寻按，坐起则觉略小，亦不甚数。脉书曰数脉所主为热，其证为虚。三日后再诊，左脉小而滑，右脉大而滑，独肺部浮软，按之似蛰蛰有声。与昨脉不同者，虚之故也。

夫阳气者，清纯冲和之气也。或劳动过度，或酒食过伤，则扰动其阳，变而为邪热矣。然脾胃以阳气为主，阳变为热，血必沸腾而越出于上矣。昏晕者，由热熏灼，故神昏运倒而类风也。风之旋转运动，与火相类。每觉下焦热上，胸膈壅塞而即发者，脾脉从足入腹至胸，今下焦热上，乃脾火也。然胸膈，心肺之分，为阳之位。清阳居上，今邪热扰之，则阳不得畅达，而心肺之神魄不免为之而昏乱矣。况五脏皆赖胃气以培养，胃受火邪则五脏皆无所禀，而所藏之神亦无所依，故肺之魄，心之神，肝之魂，脾之意，肾之志，安得不随之溃乱躁扰而昏瞀耶？多发于午前后者，乃阳气所主之时。阳为邪扰，不能用事，故每至其时而辄发也。且汗多津液泄，口干津液少，医用牛黄、朱砂、琥珀、南星、半夏等而复燥之，是愈益其燥，故暂止而复发，不能拔去其病根也。

因取参、芪各二钱半，远志、山楂、川芎、黄芩各七分，天麻、茯神、麦门冬各一钱，甘草、陈皮各五分，归身八分，白术一钱半，煎服十余帖，而病不复发矣。

此为阳气虚则失去推动血液运行的动力而致瘀血。气虚血瘀又致不能输布津液。究其根本，则为劳动过度或酒食过伤，扰动阳气，变而为邪热。邪热又扰乱五脏之神，出现昏晕之证。他医虽作痰热治之，但能止一时而不能除根。汪机以为应以补气安神敛阳为主，气足则血行，血行则津液得以输布，五脏得以安定。

（2）气虚血涩

一妇或时遍身麻痹，则懵不省人事，良久乃苏。医作风治，用乌药顺气散，又用小续命汤，病益甚。邀余诊之，脉皆浮濡缓弱。曰：此气虚也。麻者，气馁行迟，不能接续也。如人久坐膝屈，气道不利，故伸足起立而麻者是也。心之所养者血，所藏者神。气运不利，血亦罕来，由心失所养而昏懵也。遂用参、芪各二钱，归身、茯苓、门冬各一钱，黄芩、陈皮各七分，甘草五分，煎服而愈。

汪机从脉象皆浮濡缓弱，诊断此病乃气虚之证。气虚致心血不足，心失所养则昏懵麻痹。不同于他医以为风邪所致的诊疗思路。以参、芪为补气主药，配以当归补血活血之品，以黄芩兼制参、芪温阳之过，陈皮、茯苓行气健运，以达补心气养心血之目的。心气心血运行正常则麻痹昏懵之证尽释。

（3）血少涩滞

一人年近六十，面色苍白，病左耳聋三十年矣。近年来或头左边及耳皆肿溃脓，脓从耳出甚多，时或又肿复脓。今则右耳亦聋，屡服祛风去热逐痰之药不效。予诊，左手心脉浮小而驶、肝肾沉小而驶，右脉皆虚散而数，此恐乘舆远来，脉未定耳。来早脉皆稍敛不及五至，非比日前之甚数也。

夫头之左边及耳前后，皆属于少阳也。经曰少阳多气少血。今用风药、痰药类皆燥剂。少血之经，又以燥剂燥之，则血愈虚少矣。血少则涩滞，涩滞则壅肿，且血逢冷则凝，今复以寒剂凝之，愈助其壅肿，久则郁而为热，腐肉成脓，从耳中出矣。渐至右耳亦聋者，脉络相贯，血气相依，未有血病而气不病也，是以始则左病而终至于右亦病矣。况病久气血已虚耳，人年六十，血气日涸；而又出久，劳伤气血，又多服燥剂以损其气血，脓又大泄，已竭其气血，则虚而又虚可知矣。以理论之，当以滋养气血，气血健旺，则运行有常，而病自去矣。否则不惟病且不除，而脑痈耳疽抑亦有不免矣。

以人参二钱，黄芪二钱，归身、白术、生姜各一钱，鼠粘子、连翘、柴胡、陈皮各六分，川芎、片芩、白芍各七分，甘草五分，煎服数十帖而安。

血的正常运行除了有气的推动之外，还必须具备充足的血量。气血健旺则运行正常，血少气弱，则气无所附，必致涩滞。此例汪机以为病在少阳经，而少阳乃多气少血之经，宜以补气。而今医用祛风痰之燥剂使在经之血愈少，加重气血涩滞之证。出现的耳聋溃脓，甚及右耳亦聋的结果，均是他医不辨证候病机所致。故而汪机以参、芪、归身等补气血，以鼠粘子、连翘、黄芩等清热解毒，柴胡、川芎等清热活血。气血旺则气血涩滞之根本除。

【后世影响】

一、历代评价

《明史·列传第一百八十七·方伎》曰："吴县张颐，祁门汪机，杞县李可大，常熟缪希雍，皆精通医术，治病多奇中。”

《石山医案·病用参芪论》曰：“其调元固本之机，节宣监佐之妙，又非庸辈可以测识。是以往往得收奇效全功，而人获更生者，率多以此。”

《赤水玄珠·虚怯虚损痨瘵门》曰：“汪石山‘病用参芪论’及‘营卫论’云：丹溪言，阳有余而阴不足者，乃对待之言，是大概之论。阴虚乃营中之阴气虚，非特言肾阴也。此言发前人之所未发，深有功于丹溪者。”

《祁门县志》曰：“汪机……殊证奇疾，发无不中，名高难致，病者有听謦咳，顿喜遂瘳，所全活甚众。”

二、学派传承

关于汪机善用参芪，因此被后世称为“温补调元”或“温补培元”派的开山鼻祖之说，在近世学者的学术研究中多有提及。但是经过对汪机学术的深入研究与分析，我们发现用参芪以调补脾胃元气的观点，在汪机所处的明代中后期中，也是许多有识之士的明智认识与选择。同一时期的薛己，也有类似认识与实践。因此时恰是明代初期，朱丹溪相火说、滋阴论盛行，弊端集中出现的时期，人多滥用寒凉清相火之药，视参芪为助阳气之虎狼之药而避之不用，致使脾胃元气大伤等医源性疾病的出现。汪机为纠正时弊，创立“营卫虚实论”以正视听，为以参芪调补脾胃元气奠定理论基础，这是汪机的主要贡献。但后世所谓的温补培元之说，温补的多是指薛己认为的肾阳之气，而非脾胃之气。后世又发展为温补命门之气，所用之药多为附、桂、熟地，代表者如张景岳、赵献可、孙一奎等。单就汪机之“营卫虚实论”和“参芪双补说”，由于其弟子陈桷、程鐈、汪副护和黄古潭等并没有留下医籍医案著作，有者也都亡佚，而再传弟子孙一奎之温补却注重命门之火，故难以看出其学术思想在其后世弟子中有何传承，流派之说可谓是有名无实。

三、后世发挥

明代初期，有对朱丹溪相火论和滋阴说盲目崇拜和效法者。明代中后期，医家之中的有识之士发现了这一弊端，代表者如汪机、薛己等，则重申温补脾胃与肾命。因而，汪机提出“营卫虚实论”和“参芪双补说”，既是对朱丹溪“阳有余阴不足”论的另一种解读，更是为其应用人参、黄芪等温补脾胃寻找理论依据。这就决定了其以参芪温补脾胃的学说和实践，必然归于对李东垣脾胃学术思想的继承与发挥之中。

四、国外流传

汪机著作曾流传于日本及朝鲜，也有当地学者据此重刻，有的重刻本又传回中国。现就可见目录书记载的情况予以介绍。

（一）汪机医籍由中国传入日本的情况

1.《（中国）医籍考》载录汪机医籍传入日本的情况

日本学者丹波元胤所编《（中国）医籍考》（1826）中，记载传入日本的部分汪机医籍，可确定者有《续（读）素问钞》《（补订）脉诀刊误》《伤寒选录》《医学原理》《石山医案》《外科理例》《痘治理辨》等7部（无版本信息著录，下同）。其他，如《针灸问对》《运气易览》《本草会编》等3部，虽有介绍文字，但引自其他文献，并没有原书的序跋内容。故而认为，丹波氏并没有亲见汪机著作。另外两部，即《医读》和《推求师意》，未见著录。

2.《日藏汉籍善本书录》著录汪机医籍传入日本的情况

中国学者严绍璗编著的《日藏汉籍善本书录》，载有传入日本的汪机医籍版本情况。

（1）《读素问钞》

著录版本包括：①明嘉靖三年（1524）刊本；②明万历四十年（1612）乔木山房刊本，又名《（新刻）黄帝内经素问钞》。

（2）《运气易览》

明嘉靖年间（1522—1566）程鐈刊本。

（3）《推求师意》

著录版本为明嘉靖年间（1522—1566）刊本。

（4）《医学原理》

著录版本为明广仁堂刊本，又名《（新刻）汪先生家藏医学原理》。

（5）《汪石山医案》

著录版本包括：①明刊本；②明嘉靖年间（1522—1566）陈伯平刊本，名《石山医案》。

（6）汪石山医书七种

著录版本为明嘉靖元年（1522）序刊本（包括《读素问钞》《运气易览》《痘治理辨》《针灸问对》《外科理例》《石山医案》《推求师意》）。

（7）《伤寒选录》

著录版本为明万历三年（1575）敬贤堂刊本。

（8）《痘治理辨》

著录版本包括：①明嘉靖十年（1531）序刊本；②明刊本。

（9）《针灸问对》

著录版本为明嘉靖年间（1522—1566）刊本。

3.《日本见藏中国丛书目初编》著录汪机医籍传入日本的情况

由中国学者李锐清编撰的《日本见藏中国丛书目初编》，载有传入日本的汪机医籍情况。其中有《石山医案》（别名《汪石山医案》《汪石山医书八种》《石山八种》），著录版本包括：①明嘉靖年间刊本；②明刊本。

汪机著作流传到日本，对于提高日本汉医的学术水平与经验，均有一定的意义。特别值得一提的是，《伤寒选录》一书，国内自明代末期后并未见流传。直至1999年，郑金生将该书从日本复制回国，后在2002年影印出版，国内才得以目睹该书的绝大部分内容。这部书在国内的再出现，对于准确理解汪机的伤寒温病观，具有重要参考价值。

（二）日本学者重刻汪机医籍的情况

1.《石山医案》

现有日本元禄九年丙子（1696），大阪涩川清右卫门刻本（题《石山居士医按八卷》），《中国中医古籍总目》《日藏汉籍善本书录》《中国馆藏和刻本汉籍书目》均有著录。

2.《脉诀刊误》

现有：①日本宽永十九年壬午（1642）刻本，《中国中医古籍总目》有著录；②日本刻本（题《脉诀刊误抄》），《中国中医古籍总目》有著录。

3.《外科理例》

现有日本嘉永一年戊申（1848）鹿仓格直抄本，《中国中医古籍总目》《中国馆藏和刻本汉籍书目》均有著录。

4.《针灸问对》

现有日本抄本，《中国中医古籍总目》《中国馆藏和刻本汉籍书目》均有著录。

以上由日本学者重刻汪机传入日本的医籍，可以证明汪机的医学成就在日本的影响。

（三）汪机医籍传入朝鲜的情况

中国学者崔秀汉编撰的《朝鲜医籍通考》，载朝鲜国丁若镛曾在其所撰的《麻科会通》（1798）七卷中，收录了汪机的《痘治理辨》一书。

综上所述，汪机一生注重临床实践，勤于著书立说，堪称儒医典范，为明代中后期的著名医家。其著述，属于汪机原创者为《石山医案》；属于对他人著作加以点评发挥者，有《脉诀刊误》《重集读素问抄》《运气易览》《痘治理辨》《推求师意》《外科理例》《伤寒选录》《医读》等；属于汪机编著者，有《针灸问对》《医学原理》《本草会编》等，合计12部。汪机在中医经典理论的词语注释、医理解释等方面颇见功力，尤其是对《素问》病机十九条的再认识独具特色。其阐述“营卫虚实论”，并在此理论指导下提倡“参芪双补说”，这是其主要的学术观点，对明代初期虚证不能温补只能滋阴的流弊，起到了一定的纠正作用。其在外科学方面，首先定义外科概念，在疮疡脉象、病因病机、证候表现、鉴别诊断、治则、治法、方药及预后等方面多有发挥。在针灸学方面，他主张针药并用，强调诊脉对于针灸的重要性，特别强调辨证施针。在脉学方面，其也曾开展比较深入的研究并有所建树。《石山医案》充分体现了汪机的临床诊疗特色。汪机的部分著作曾流传到日本和朝鲜，并对当地的医学发展产生了一定的影响。

安徽中医药大学　陆翔　赵黎　王旭光

【参考文献】

［1］高尔鑫．汪石山医学全书［M］．北京：中国中医药出版社，1999.

［2］郑重光．温疫论补注［M］．北京：人民卫生出版社，1955.

［3］郭雍．仲景伤寒补亡论［M］．上海：上海科学技术出版社，1959.

［4］何廉臣．重订广温热论［M］．北京：人民卫生出版社，1960.

［5］张廷玉．明史［M］．北京：中华书局，1974.

［6］浙江省中医研究所．温疫论评注［M］．北京：人民卫生出版社，1977.

［7］南京中医学院．温病学［M］．上海：上海科学技术出版社，1978.

［8］（日）丹波元胤．中国医籍考［M］．北京：人民卫生出版社，1983.

［9］王宝平．中国馆藏和刻本汉籍书目［M］．杭州：杭州大学出版社，1995.

［10］崔秀汉．朝鲜医籍通考［M］．北京：中国中医药出版社，1996.

［11］李锐清．日本见藏中国丛书目初编［M］．杭州：杭州大学出版社，1999.

［12］韩学杰，张印生．孙一奎医学全书［M］．北京：中国中医药出版社，1999.

［13］盛维忠．薛己医学全书［M］．北京：中国中医药出版社，1999.

［14］田思胜．朱肱、庞安时医学全书［M］．北京：中国中医药出版社，2006.

［15］严绍璗．日藏汉籍善本书录［M］．北京：中华书局，2007.

［16］薛清录．中国中医古籍总目［M］．上海：上海辞书出版社，2007.

［17］吴又可．温疫论［M］．北京：中国医药科技出版社，2011.

［18］吴越人．伏气温病和新感温病［J］．上海中医药杂志，1983（7）：36.

［19］张德超．关于温病新感伏邪学说的初步探讨［J］．南京中医学院学报，1984（2）：4－6.

［20］赵国平．南宋郭雍是新感温病的首倡者［J］．江苏中医杂志，1986（5）：36.

［21］郝恩恩．新安医家对温病学的影响与贡献［J］．安徽中医学院学报，1991，10（4）：23－24.

［22］徐涛，管延寿．汪机热病治验赏析［J］．安徽中医临床杂志，1994，6（4）：52－53.

［23］董锡玑，韦大文．温病之新感与伏邪探源——兼对《温病学》教材（五版）中的一点商榷［J］．河南中医，1996，16（1）：7－8.

［24］付佑宝．汪机益气活血的经验与现代研究［J］．吉林中医药，2000（3）：9－10.

［25］周永学．伏邪温病与新感温病的浅析［J］．陕西中医函授，2000（6）：4－5.

［26］付佑宝，张秀梅．汪机运用人参、黄芪治疗腹痛的学术初探［J］．河北中医，2000，22（8）：633－634.

［27］李洪涛．新感温病与伏气温病考辩［J］．安徽中医学院学报，2005，24（4）：1－3.

［28］孙浩．温病新感和伏气学说的讨论［J］．江西中医学院学报，2006，18（3）：13－14.

［29］陈曦．汪机《运气易览》对于运气学说的继承、发挥和临床运用［D］．合肥：安徽中医学院，2006.

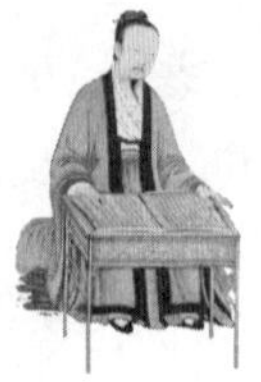

薛　己

内容提要

薛己，字新甫，号立斋，生活于明成化二十三年至嘉靖三十七年间（1487—1558），吴郡（今江苏苏州）人，明代著名医家。出身于医学世家，自幼勤奋好学，初习儒业，后转习医，承袭父业，精研医术，各科皆通，尤擅疡科。为纠寒凉时弊，发挥东垣之学，主张温补，而成一家之言。著有《内科摘要》《外科发挥》《外科枢要》《外科心法》《外科经验方》《疠疡机要》《口齿类要》《女科撮要》《保婴粹要》《正体类要》《过秦新录》等；评注医书有其父薛铠的《保婴撮要》、钱乙的《小儿药证直诀》、王纶的《明医杂著》、陈文中的《小儿痘疹方论》、陈自明的《妇人大全良方》、倪维德的《原机启微》。后人将其著作及评注之书，汇编成《薛氏医案》，共24种。薛己在《内经》脾胃理论和李杲脾胃学说的影响下，又继承王冰、钱乙之说形成了自己独到的学术思想，重视脾胃、肾命，而以脾胃为主。学术成就无论在“脾胃元气论”“胃气为治病之本”“补益脾胃滋补化源”“阴阳水火分治肾命虚损”“脏腑辨证体系”等各方面，均有建树，对后世产生了深远影响；在临床各科治疗上着重调理脾胃，兼顾滋补肾命。其于各科论治经验丰富，医案众多而真实，其医案说理甚明，受到后世医家的欢迎；其治法方药均可师可法，治疗思路颇具启发性。

【概述】

一、生平简介

薛己，字新甫，号立斋，生活于明成化二十三年至明嘉靖三十七年间（1487—1558），明吴郡（今江苏苏州）人。明代著名医家。他出身于医学世家，其父薛铠，字良武，精医术，治病多奇中，尤以儿科及外科见长，弘治中被征为太医院医士，著有《保婴撮要》传世。薛己自幼勤奋好学，初习儒业，后转而习医，承袭父业，精研医术，各科皆通，尤擅长疡科。谓十三科要旨皆一理，主张内外合一之道，以内科方药辨证施治外科病证，效如桴鼓。正德元年（1506）补为太医院院士；于正德六年（1511）升任吏目；正德九年（1514），擢升御医；正德十四年（1519）授太医院院判；嘉靖九年（1530）以奉政大夫、南京太医院院使致仕归里，不久辞职还乡，著书立说，继续在家乡为民众诊病。鉴于明代初中期，河间、丹溪之学盛行，多用寒凉，故薛己为纠时弊，主张温补，发挥东垣之学，而成一家之言。

二、著作介绍

薛己著述涉及内、外、妇、儿、针灸、口齿、眼、伤科等诸多方面。著有《内科摘要》《外科发挥》《外科枢要》《外科心法》《外科经验方》《疠疡机要》《口齿类要》《女科撮要》《保婴粹要》《正体类要》《过秦新录》等；评注医书有其父薛铠的《保婴撮要》、钱乙的《小儿药证直诀》、王纶的《明医杂著》、陈文中的《小儿痘疹方论》、陈自明的《妇人大全良方》、倪维德的《原机启微》。后人将其著作及评注之书，汇编成《薛氏医案》，共24种。

（一）《内科摘要》

《内科摘要》，2卷。是我国第一次以内科命名学科及书名者。此书是薛己内科杂病医案，卷上为11种病证，卷下为10种病证。书中以虚损病证为重，几乎每一种病证均以“××亏损”为名。其中又以脾肾亏损病证为主，兼及其他脏腑病证，附有薛己所治200余例医案，每案均论述病因、病机、治法、方药及预后或误治等。

（二）《外科发挥》

《外科发挥》刊于1528年，是一部载有大量外科医案的临床专著。共8卷。以肿疡、溃疡、瘰疬、杨梅疮等31种病证为纲，每一病证先简述脉证治则，次列病案，详记患者性别、年龄、患病时间、症状、治疗过程、病情分析、诊断及治疗方药，全书附方约200首。本书特点：①诊断注重望诊和切诊，辨证准确。②治疗以内治为主，长于温补。全书方剂，除10余首为外用方外，其余均为内治方。③医案均为薛己亲自诊疗的案例，可信度高。全书叙述简明，医案真实，层次清晰，实用性强。《外科心法》与《外科经验方》，大约均刊于1528年。前书7卷，是以外科医论和医案为主的著作，卷一至二集录各家外科诊治大法；卷三至六多系作者治疗多种外科病证的医案；卷七总列以前各卷所用方剂并附经验方。后者为外科方书，一卷，分述肿疡、溃疡、疔疮、乳痈、瘿瘤、咽喉口齿、囊痈、下疳、痔疮、便毒、悬痈、臁疮、汤火疮、小儿丹毒诸病的一些外科验方，其内容与《外科心法》《外科发挥》两书的内容互有参差。《外科枢要》，4卷，刊于1571年。前三卷为医论，卷一主要论述疮疡的脉证、治法、方药及针法，共21论，卷二、卷三以病证为纲，论述32种常见全身各部疮疡病证。卷四论述疮疡各证的方剂和加减用药。《疠疡机要》为麻风病专著。三卷。约刊于1529年，本书首论疠疡（麻风病）的病因、病机、病位、治则，其次论疠疡各类证候治法，本书对疠疡（麻风病）的本证、变证、兼证与类证的辨证治疗等予以全面阐论和辨析。尤其可贵的是本书收载疠疡（麻风病）治疗验案较多，对治疗方药分别作了介绍，论述病候条目比较清晰。

（三）《女科撮要》及《校注妇人良方》

《女科撮要》及《校注妇人良方》。前书分为上下2卷，为薛己的妇产科专著，刊于1548年，其内容重点讨论妇产科临床诸病的病因病机、诊断与治疗。论述精详，施治恰当，疗效明显。特别是所附医案，均为临床治疗行之有效的典型治验，有的病证所附医案多达10余例。实可谓“述其病源，详其脉候，著其方，验有所得”。上卷所论多是妇科临床常见病的证治，一般先论病源，引经据典，结合自己所掌握的医学理论，较为详细地阐述其病因、发病机制、临床表现、证候类型、治疗原则，以及一些选方用药。每一病后均附有治验病例，强调理论与实践的结合。所论病证有经候不调、经漏不止、经闭不行、带下、血分水分、小便出血、热入血室、师尼寡妇寒热、历节痛风即白虎历节风、流注、瘰疬、乳痈乳岩、血风疮、臁疮、阴疮、交接出血、阴挺、阴痒、阴虫，共载治方34首，附方并注2法。下卷所论多是产前、产后诸疾的证治，其内容包括保胎、小产、保产、子死腹中、胎衣不下、交骨不开、阴门不闭、子宫不收、产后腹痛、产后血晕并失血、产后发痉、产后便血、产后大便不通、产后寒热、产后咳嗽、产后疟疾、产后泻痢二证证治兼呕吐，附方并注81方。后书为薛己对宋·陈自明《妇人大全良方》的校注，《良方》成书于南宋嘉熙元年（1237），到明代本书已有佚篇，于嘉靖年间薛己校对补注，再版刊行，改名为《校注妇人良方》，增加候胎、疮疡两门，补入大量的注文，附有个人治验医案和方剂。书中所加按语不局限于对陈所著文字的考订，而是着重发挥薛己自己的学术主张，并增入大量薛己个人的临床验案（原书附有医案48例，薛己增至530余例）。治方部分删去原书600余方，增入260余方。薛己在每门都附入治验，并加按语。使《校注》成为流传很广的版本。

（四）《正体类要》

《正体类要》，伤科专著，刊于1529年。全书2卷，上卷论述伤科的治疗大法19条，载跌扑损伤、金疮、火烫伤医案65则；下卷收入伤科用方71首。此书对伤科治疗十分重视脏腑气血辨证论治，对后世影响较大，清代《医宗金鉴·正骨心法要诀》即以本书为蓝本。

（五）《口齿类要》

《口齿类要》，口腔及五官科专著，刊行于1528年，主要论述茧唇、口疮、齿痛、舌证等四种口齿疾患，喉痹、喉痛、骨鲠等喉科疾患，并有附方69首及治疗验案，是现存最早的该专科著作。

（六）《保婴撮要》

《保婴撮要》刊于1555年，是薛铠、薛己父子同著的儿科专著，凡20卷。前10卷正文部分由薛铠原作，主要论述初生儿护养法，儿科疾病的诊断方法，五脏主病及小儿内科杂病证治。其中所有的临床医案均由薛己补入。后10卷论述的是小儿外科、伤科、皮肤科及痘疹等的证治及有关医案，均由薛己本人所作。

【学术思想】

一、学术渊源

（一）学术背景

我国明朝初期取得了辉煌的发展成就，无论在政治、经济方面，还是在科学、文化方面，都雄踞世界先进之首，为万国所瞩目。

在经济文化全面发展的江南，人口的密集，加速疾病的发生与传播，加大了对医疗卫生服务的需求，这就大大促进了医学的发展。同时教育的普及也方便了医学知识的传播，提高了医生的文化素养。所以江南成为此时期医学发展的基地。

薛己出生于历史文化名城——千年古城苏州，素有“吴中医学甲天下”之称。吴中历代医家千余，其中医官、御医百余人，苏州因此以状元多，御医多著称。吴中医派多世代为医，苏州吴门医派在明朝出现了诸多有影响的御医，如，戴思恭，王宾，盛寅，薛己父子等名医圣手。

（二）幼承家学

薛己幼承家学，得父薛铠之传。他的父亲薛铠，字良武，庠生，精医术，治病多奇中。学宗张元素，“本五行生克”，弘治时征召为太医院医士，私淑钱乙，长于儿科，著有《保婴撮要》，后世习儿科者，莫不将此书奉为圭臬。言小儿如芽，似草之萌，襁褓期常随母而病，提倡由母服药，令“药从乳传，其效自捷”。调治其母，盖因母病而子病，母安则子安。因怀才不遇，殁于京师，卒后迁槥还乡，葬于敕山之麓，缘于薛己加封，追赠院使。

在父亲的影响下，勤学深思的薛己，很快就具备了超出一般医生的理论水平。父子相濡以沫，共同研究，薛己在医药学上进步很快，22岁就进入太医院工作。薛己阅读了许多著名的医学著作，上自《内经》《伤寒论》，下至金元四大家的名著，靡不涉猎，并进一步加以整理、充实，对推动医学理论的发展做出了贡献。

（三）经典及诸家影响

薛己在其父影响下，早年即以外科闻名，后通擅各科，在学术上能旁通诸家。

薛己受《素问·阴阳应象大论》“治病必求于本”的影响，临证主张治病必求其本。受《素问·六元正纪大论》“先资其化源”的影响，提出了“滋补化源”的理论，强调补脾土以资化源，补真阴真阳以资化源。

薛己既继承了张元素的脏腑辨证、李东垣的脾胃理论，又在王冰、钱乙的肾命水火学说的启发下，形成了脾胃与肾命并重的学术观点。从而开创了温补学派的先河。

（四）工作环境影响

薛己作为太医院院使，有机会博览群书，继承前贤学术经验。这些都是他取得成就的有利条件。从事学术研究的学者，或多或少受到当时社会意识形态的影响。薛己又是长期在皇权周围，受当时的思想影响很深。明王朝极力推行理学，提倡王守仁（阳明）所宣扬的“心学”。医学界产生了尊经复古思潮，加之“医不通儒，不可以言医”，于是，许多学者以“儒医”自命。明代医学，各个方面都有比较显著的发展，也必然对薛己产生影响。薛己“以岐黄世业，旁通诸家，微词颐旨，靡不究竟”，“雅近于儒，其以医名世也”。他既受尊经复古主义和儒家惟心主义的影响，又比较重视客观实际，通过长期临床实践，总结经验，形成了自己的学术风格，成为一位有成就的医学家。

二、学术特色

（一）阐发脾胃元气论

自李杲提出脾胃元气论后，脾胃与元气的关系就成为脾胃学说的一个核心内容。薛己受其影响，对脾胃与元气的关系也有深刻体会，做了进一步发挥。

1. 脾胃元气之论

元气是人体生命活动的原动力，是生命之本。只有元气充沛，脏腑功能才能健旺，身体健康。可见，元气在人体中的重要性。元气由先天之精所化，又依赖水谷精气之补充而旺盛，更主要的是水谷精微滋养和补充。水谷精微的产生，依靠脾胃运化，由此可见脾胃的重要性。

（1）李杲肇其端

关于脾胃与元气的关系，李杲已有发明在先，论之亦详，名之曰“脾胃元气论”，此乃脾胃学说的一个中心内容。李杲从脾胃立论，反复强调脾胃是元气生发输布的根本。如《脾胃论·脾胃虚实传变论》说：“元气之充足，皆由脾胃之气无所伤，而后能滋养元气。”《脾胃论·脾胃虚则九窍不通论》也说：“真气又名元气，乃先身生之精气也，非胃气不能滋之。”人体各自不同的诸气，发挥各种各样的生理功能，而归根到底，都是出于脾胃元气。如果脾胃受伤，元气就失去来源而产生疾病，正如《脾胃论·脾胃虚实传变论》所云：“脾胃之气既伤，而元气亦不能充，而诸病之所由生也。”李杲明确提出，脾胃是元气之根，元气为健康之本，内伤脾胃，就会百病由生。因此，其治疗概从健脾升发元气着手。薛己继承这一思想，并加以发扬光大。

（2）薛己张其说

薛己认为人体后天生化之源，当属脾胃，土为万物之母，故自然界非土不能长养万物，人体脾胃五行属土，中土以灌四傍，只有脾胃昌盛，人身之五脏六腑、四肢百骸、五官九窍才能得到滋养。他说：“人以脾胃为本，纳五谷，化精液。其清者入荣，浊者入胃，阴阳得此，是谓之橐籥，故阳则发于四肢，阴则行于五脏。土旺于四时，善载乎万物，人得土以养百骸，身失土以枯四肢。”（薛注《明医杂著·医论·丹溪治病不出乎气血痰郁》）在论述疾病之病机时，十分强调从脾胃之虚分析。他曾说：“内因之证，属脾胃虚弱。”又说：“设或六淫外侵而见诸证，亦因其气内虚而外邪乘袭。”（《校注妇人良方·卷一·精血篇论》）说明不论内伤外感引起的疾病，都与脾胃虚损有关。可见，脾胃虚损造成元气不足，实乃百病之源，此论发展了李杲学说。

另外，薛己还指出，就虚证而言，虽与肝、脾、肾有关，但与脾土受损关系尤为密切。他说：“大凡足三阴虚，多因饮食劳役，以致胃不能生肝，肝不能生火，而害脾土，不能滋化。”（《内科摘要·卷上·饮食劳倦亏损元气等证》）扩展了李杲所论的范围。

2. 补脾胃化元气

薛己不仅突出了脾胃盛衰在生理与病理上的重要性，而且，在此基础上，强调了不论内伤或外感都存有补法。薛己在治疗方面特别重视调理脾胃、补益中气，以化生元气。他指出，“若脾胃先损者，当以补中益气为主”（薛注《明医杂著·卷一·劳瘵》），又说：“若人元气不足……宜补中益气汤主之。”（薛注《明医杂著·卷一·备用要方》）不仅如此，由元气损伤而致的各种病证，也可用补中益气法，但补脾胃阳气即可愈病，即薛己所谓“审系劳伤元气，虽有百证，但用补中益气汤，其病自愈”（《内科摘要·脾胃亏损疟疾寒热等证》）。

（1）补可用于常

虽然《素问·至真要大论》有“坚者削之，客者除之”的治疗原则，但若病久虚羸，或元气素弱者，也“当固本为主”。根据李杲经验，饮食自伤，医多妄下，导致清气下陷，浊气不降，可产生胀满之病，其关键是胃脘之阳不能升举，其气陷入中焦，当用补中益气，按李杲观点，只要浊气得降，则不治自安。薛己推论说，有饱食导致崩漏者，是“因伤脾气，下陷于肾，与相火协合，湿热下迫而致”，因此，应该用甘温之剂调补脾气，则“血自归经而止矣”（薛注《明医杂著·卷一·医论·丹溪治病不出乎气血痰郁》）。即使是在伤寒时气病等大病后，因谷消水去，精散卫亡，多导致便利枯竭，此时应当补中益气为要。“盖脾为中州，浇灌四傍，为胃行其津液者也。况大肠主津，小肠主液，亦皆禀气于胃，胃气一充，津液自行矣”（薛注《明医杂著·卷一·医论·伤寒时气病后调养》）。

薛己还秉承李杲之论，认为内伤发热，是因饮食失节，劳役过度，而损耗元气，阴火得以乘其土位，故翕翕然而发热，所以宜用补中益气汤以升其阳。

（2）养正邪自除

薛己认为，元气之充盛在疾病恢复过程中具有重要作用，因此，若病程已久，就须大补脾胃为主，“盖养正邪自除也”（薛注《明医杂著·卷二·疟疾》）；即便是食积痞块，也不可贸然攻击，他说：“大凡食积痞块证为有形，所谓邪气胜则实，真气夺则虚，惟当养正则邪积自除矣。虽云坚者削之，客者除之，若胃气未虚，元气尚实，乃可用也。或病久虚羸，或元气素弱者，亦当固本为主，而佐用前法，不然反致痞满不食、而益其病矣。”（薛注《明医杂著·卷一·枳术丸论》）。可见，薛己受张元素等医家的影响甚深。他还体会到，“若人脾胃充实，营气健旺，经隧流行，而邪自无所容”（薛注《明医杂著·卷四·风证》）。所以，治病的目的就是健运脾胃，恢复元气。

(3) 重补不拘泥

1) 审因论治

薛己虽然强调外感内伤都与脾胃虚损有关，并且重视补益中气，但非惟补论者。他也十分重视审因论治。如其论述咳嗽的治疗方法，"若风寒外感，形气病气俱实者，宜用麻黄之类，所谓从表而入自表而出；若形气病气俱虚者，宜补其元气，而佐以解表之药，若专于解表，则肺气益虚，腠理益疏，外邪乘虚易入，而其病愈难治矣。若病日久，或误服表散之剂，以致元气虚而邪气实者，急宜补脾土为主，则肺金有所养而诸病自愈"（薛注《明医杂著·卷二·咳嗽》），确系经验之谈。

2) 据证用药

在补脾胃化元气的治疗中，薛己不单纯使用补中益气汤，也强调用药的灵活性，如疟疾属饮食所伤，用六君子汤为主；劳伤元气引起者，应用补中益气汤为主；若劳伤元气，又伤饮食，则用补中益气加半夏、茯苓以升补脾胃；若因怒伤又兼伤食，则用二陈、参、术、木香、香附、山栀以补脾平肝。

薛己善于应用补中益气汤，也常据情选用四君、六君，并加减变化，总以强壮脾胃为本。薛己的论说不仅发展了李杲的"脾胃元气论""脾胃内伤学说"，而且对促使后世更加重视脾胃，产生了很大影响。

(二) 胃气为治病之本

治病求本是中医治病的显著特色，《素问·阴阳应象大论》说："阴阳者，天地之道也，万物之纲纪，变化之父母，生杀之本始，神明之府也，治病必求于本。"就是要求医者应于错综复杂的临床表现中探求疾病发生的根本，采取针对致病原因的治本方法。这一思想传承至今。

薛己十分重视这一特色，他说："经云治病必求其本。"但他是将治病求本的思想和理论突出反映在其所谓的"本于四时五脏之根"的观点，以及对这个"根"的把握上。薛己对"治病求本"的理解，是从重视人体正气的角度出发的。他非常重视外感邪气、饥饱不调、劳倦过度等损伤脾胃，导致元气不足而引起各种疾病的发病环节，认为疾病产生的关键是脾胃虚损，故而特别阐发脾胃的重要性，强调"胃气为治病之本"。

1. 胃气为人身根本

薛己认为，"《内经》千言万语，只在人有胃气则生，又曰四时皆以胃气为本"（薛注《明医杂著·卷五·拟治诸方》），还在其多种著作中反复强调李杲的观点"胃为五脏之根本""胃为五脏之本源，人身之根蒂""胃乃生发之源，为人身之本"，并说："脾胃为之表里，藉饮食以滋养百脉者也。"（《妇人大全良方·卷六·妇人血风攻脾不能食方论第七》）由于脾胃是后天之本，人体生理功能的正常运行、机体的健康，均赖脾胃为之主持，否则，疾病由生。所以，薛己说："人之一身，以脾胃为主。脾胃气实，则肺得其所养，肺气既盛，水自生焉；水升则火降，水火既济，而成天地交泰之令矣。脾胃一虚，四脏俱无生气。"并再次强调，"东垣先生著《脾胃》《内外伤》等论，谆谆然皆以固脾胃为本。"（《内科摘要·卷上·饮食劳倦亏损元气等证》）

2. 胃气一虚百病生

由于“胃为五脏之根本，胃气一虚，诸证悉至”（《外科枢要·卷三·论足跟疮》），“胃气一虚，五脏失所，百病生焉”（《女科撮要·卷下·产后咳嗽》），胃气虚衰是发病的关键。如前所述，人之元气虽禀受于先天，而需要后天脾胃水谷精气之充养，才能盛而不衰，成为维持人体生命活动的根本动力。若脾胃之气既衰，元气得不到水谷之气的充养，亦随之而衰。由此，则五脏六腑，四肢百骸，五官九窍，十二经脉皆失于滋养而发生各种病变。脾胃虚，则元气衰，则疾病所由生，这是人体疾病发生的关键。

3. 助胃壮气固根本

综上可知，脾胃为人体后天之本，水谷之运化全赖于此，精微气血之化生全在于此，五脏六腑之营养全依赖脾胃之气的强盛，所谓“中土以灌四傍”。以人身之正气而言，虽根于先天之肾命，然不断充养全在脾胃，而正气之盛衰于人体抗御外邪，祛除疾病，维护健康是至关重要的，只有正气充盛，才能祛邪于外，维持人身之健康。以此言之，治病之根本即在于恢复正气，补养脾胃就成为治病之根本，所谓“助胃壮气为主，使根本坚固”。这一思想贯穿于薛己治疗的各科疾病中，正如沈启原序其《疠疡机要》所说：“内外殊科，其揆一也。故其视病不问大小，必以治本为第一义。”因此，治疗之法当以胃气为本，调理脾胃就是治本之法。

当然，薛己也很重视五脏一体的整体观念，他认为，五脏之中，任何一脏的病变，除与本身有关外，还受诸脏之间存在着生克乘侮、子母相生等多种关系的影响，再加上邪气与正气的交争，更应仔细辨析，方不致误治。他举心病为例，认为肝之疏泄对心气的通达旺盛十分重要，“肝气通则心气和，肝气滞则心气乏”，因此，“心病先求于肝”，是为清其源头；而肾邪也由于心肾的所胜关系影响及心，所谓“水能胜火，则肾之受邪，必传于心”，故而应“先治其肾逐其邪”，说明治病从整体着眼的重要性。但毕竟脾胃为其他四脏的生化之源，“脾胃一虚，四脏俱无生气”，所以，薛己论治诸病，时时强调“治者毋伤脾胃，毋损气血，但当固根本为主”（《外科枢要·卷三·论臀痈》）。

薛己重视整体、强调辨证论治，实则其治疗疾病是在注重人体脏腑之间的关系基础上，强调通过调节脏腑关系、脏腑功能，实现调节机体自身的愈病能力，而非“头痛医头、脚痛医脚”的治病思路。

薛己主张“胃气为治病之本”，是从正气的重要性出发的。平心而论，由于疾病的产生是正邪交争的结果，因此，凡是疾病的形成，均有正气的虚弱，正如《素问遗篇·刺法论》所说“正气存内，邪不可干”，及《素问·评热病论》所说：“邪之所凑，其气必虚。”正气不足是内在因素，是发病的根本，而邪气的侵入是外部因素，是发病的条件，正所谓“脾胃之气既伤，元气亦不能充，而诸病之由生。”此理论可以说是中医发病学的重要内容之一，至今仍指导着中医临床。元气的来源离不开脾胃，因此，薛己认为，调理脾胃即是治病之本，其临床治病多从脾胃入手获得满意疗效；而且，这一理论反映了治未病的思想，正如李时珍所说：“土者万物之母。母得其养，则火水既济，木金交合，而诸邪自去，百病不生矣。”（《本草纲目·草部第十二卷·黄精·发明》）其理论和经验确实值得后人加以认真研究。

（三）补益脾肾滋其化源

薛己在脾胃为人身之根蒂的认识基础上，又结合其临床所见杂病中以虚损为多的实际情况，发挥《内经》“化源”之论，总结了补益脾肾、滋其化源的治疗原则和经验，为后世治疗虚损之证开辟了蹊径，并丰富和发展了“扶正达邪”的治疗思想。

1. 发挥“化源”之说

化源即生化之源。“化源”之说，首见于《素问·六元正纪大论》，本篇中曾反复提到此说，如，“必折其郁气，先资其化源”“必折其郁气，先取化源”等，是从运气的角度讨论五运为六气之化源。薛己的滋其化源，是指疾病的治疗要滋养人身气血精液化生之源。

（1）补脾土滋化源

薛己认为人体后天生化之源，当属脾胃元气，土为万物之母，故自然界非土不能长养万物，人体脾胃五行属土，中土以灌四傍，只有脾胃昌盛，人身之脏腑四肢百骸才能得到滋养；脾胃为气血之本，脾又是统血行气之经，脾胃与气血密不可分，气血生化又以中焦脾胃为源。所以治病必以调补脾胃为主，他说：“补中益气以滋化源。”（《内科摘要·脾肺肾亏损遗精吐血便血等证》）凡病属脾胃衰弱所致虚损之证，都可用补脾胃滋化源之法：“证属形气病气俱不足，脾胃虚弱，津血枯涸而大便难耳，法当滋化源。”（薛注《明医杂著·卷一·枳术丸论》）如其治脾肺亏损的咳嗽、痰喘等证，强调“当补脾土，滋化源，使金水自能相生”（《内科摘要·脾肺亏损咳嗽痰喘等证》）；又如，其治疗妇人脾胃久虚而致气血俱衰，月经停闭之证，用“补其胃气，滋其化源”之法。可见，薛己的滋化源实为培补脾胃。

（2）补肾命滋化源

人体生化之源不仅限于后天脾胃，担负精血化生的肾命同样是重要的生化之源，正如薛己所说：“益气补肺，益精滋肾，皆资其化源也。”（《校注妇人良方·第四十九章·妇人劳瘵各症方论》）人体精血本常不足，再加之生活中各种因素消散劫夺其元真，导致资化失常，则胃气不固，精气滑脱，不能上接阳气，而元气下陷等元气不足之证，非单纯补益脾胃所能取效，应求本于其母，即采取虚则补其母的方法，把治疗范围扩展到肾与命门。因而，薛己把六味丸、八味丸也作为滋化源的方剂。他在《明医杂著注·续医论》中云：“所以致病者，皆由气血方长而劳心亏损，或精血未满而纵情恣欲，根本不固，火不归经，致见证难名，虽宜常补其阴以制其火，然而二尺各有阴阳，水火互相生化，当于二脏中各分阴阳虚实，求其所属而平之。若左尺脉虚弱而细数者，是左肾之真阴不足也，用六味丸；右尺脉迟软，或沉细而数欲绝者，是命门之相火不足也，用八味丸。至于两尺微弱，是阴阳俱虚，用十补丸，此皆资其化源也。”可见，薛己滋化源的另一含义是补肾与命门的真阴真阳，如《四库全书总目·医家类》所说：“然己治病务求本源，用八味丸、六味丸有补真阳真阴，以滋化源。”

上述可知，薛己滋化源之论重在实脾胃，但他对滋化源的具体治疗方法并不局限于脾胃。脾胃为其他四脏的生化之源，脾为后天之本，肾为先天之本，所以脾胃与肾命皆为化源。在治疗方面，可以虚者补其母，以滋化源。

2. 重视脾肾互济

脾与肾在生理上互济资生的关系，早在《内经》即有较深刻的认识。如《素问·五脏生成》云："肾之合骨也……其主脾也。"《素问·上古天真论》也说："肾者主水，受五脏六腑之精而藏之，故五脏盛，乃能泻。"后世医家对此多有研究，如，许叔微认为脾胃的消化须有肾气的鼓动；严用和认为脾土需要肾气的熏蒸；刘完素指出，水土相合才能化生万物；李杲以为脾肾俱主生化而为人身之根本；如此等等，使这一理论有了长足的发展。

秉承上述，对于脾肾二脏，薛己尤有研究，也非常重视二者的关系。他说："真精合而人生……是人之身亦借脾土以生。"(《保婴撮要·序》) 究其原因，土为万物之母，在人体则脾胃为中土、为气血生化之源，是气机升降之枢纽，后天之本。肾主骨，藏精，生髓，为先天之本。肾寓真阴真阳为元气之根、先天之本，人身脏腑气血皆赖肾气之温煦，才得以长养发育生生不已。脾主运化水谷精微，须肾中阳气的温煦，方能生化无穷；而肾精亦有赖于水谷精微的不断补充与化生。脾与肾，相互资生，互相促进，息息相关。在发病上亦相互影响，共同致病，甚至存在一定的因果关系，尤其脾病传肾则是产生疾病的重要原因。

薛己滋其化源，对于补益脾胃、肾命，并非单独应用，而是认为二者之间有着互为因果的密切关系，而且在临床上脾肾兼亏的病证更为多见。因此，他根据肾、命门与脾胃的关系，常常脾胃、肾命并治，故常用补中益气汤、十全大补汤、六味丸、八味丸等综合调理。如他在论述"劳瘵"的治疗时说："大抵此证属足三阴亏损，虚热无火之证，故昼发夜止，夜发昼止，不时而作，当用六味地黄丸为主，以补中益气汤调补脾胃。若脾胃先损者，当以补中益气汤为主，以六味地黄丸温存肝肾，多有得生者。"表现出薛己先后二天并重的思想，这对后世李中梓的先后天论，有很大影响。

五脏六腑在生理上息息相关，在发病中相互影响，故治疗亦可相互调节，达到不治之治的目的。薛己注重先后二天，就是运用五行生克之理，根据脏腑之间的生化关系，确立治则治法，充分体现了其治病求本的思想。

（四）分治阴阳水火

《难经·三十六难》指出："肾两者，非皆肾也，其左者为肾，右者为命门。"自此以后，医家对肾和命门的认识代有发挥，但见解各有不同。薛己兼取《难经》、王冰和钱乙之说而进一步发挥，形成了较为合理的肾命观。

1. 肾命分主阴阳水火

虽然王冰在注释《素问·至真要大论》时，提出了"大寒而甚，热之不热，是无火也；大热而甚，寒之不寒，是无水也。倏忽往来，时动时止，是无水也"的认识，并且指出其治疗原则是"益火之源，以消阴翳；壮水之主，以制阳光"，但仍显笼统。薛己结合临床实际，将脉诊中的左右尺脉分主肾和命门，并以此来阐发肾和命门之病证及其治疗思路。薛己受王冰的影响，认为两尺所主的肾和命门各有阴阳水火，临证必须分辨清楚，他说："二尺各有阴阳，水火互相生化，当于二脏中各分阴阳虚实，求其所属而平之。"因此，对于无水无火的治疗方药六味丸、八味丸，他认为应根据患者的具体脉象而选用，即所谓："左尺脉虚弱而细数者，是左肾之真阴不足也，用六味丸；右尺脉迟软，或沉细而数欲绝者，是命门之相火不足也，用八味丸。”（薛注《明医杂著·卷一·补阴丸论》）其说较前人更具实用价值。

2. 壮水益火

肾命水火不足，是薛己所治病证中最为常见的情况。因此，在其著作中以调补肾命水火的病案居多。

（1）水亏火衰之因

为突出以调补为治疗肾命诸证主要方法，薛己就造成肾、命门虚衰的原因做了总结。他说："其所以致疾者，皆由气血方长，而劳心亏损，或精血未满，而纵情恣欲，根本不固，火不归经。"（薛注《明医杂著·卷三·续医论》）因此，肾命之病多为不足。薛己还强调，由此导致的肾命虚损之病，其见证多端，且常难以名状，但总以尺脉为主要诊断依据。

（2）调补阴阳水火

对肾命虚损诸证的治疗，薛己重视阴阳水火的调补，他对《金匮要略》的八味丸与《小儿药证直诀》的六味丸运用裕如，广泛用于治疗杂病，对后世有很大影响。对肾水不足，阳无所化，而致虚火妄动者，用六味地黄丸补之，使阴旺阳化；若命火不足，阳不生阴，阴亏而致虚火内动者，用八味地黄丸补之，使阳旺阴生。

1）命火虚衰之治

薛己认为，命门火衰总以右尺脉虚为突出特点，此为诊断指标之一。命门火衰的临床表现虽有不同，但总宜益火之源，应用八味丸为主。

薛己所论，常常以命门火衰，火不生土，脾胃虚寒之病论治为主，故其所举病案多为此类病证。如其论八味丸的主治病证是："命门火衰，不能生土，以致脾胃虚寒，饮食少思，大便不实"（薛注《明医杂著·卷六·附方》），以此来补火生土，实现治病目的。所以他认为此乃"益火之源，以消阴翳"之药，广泛运用于各科杂病治疗中，诸如咳嗽痰喘、风证、痢疾、泄泻、骨蒸、经候不调、疠疡及变证、口舌生疮等，均取得了显著效果。至于命门火衰，脾土虚寒之发热（假热），薛己同样使用八味丸调治，突出体现了其重视脾与肾命关系的思想。

对于命火虚衰，下元冷惫，阳事不举，夜多小便，或脐腹疼痛之证，更是应用八味地黄丸益火之主以消阴翳。

2）肾水不足之治

肾水不足可致许多病证，临床表现不一，如肾水不足而心火炽盛者，肾水亏损不能生肝血者等，薛己抓住肾水不足这一病机关键，主要予六味丸治疗。当然，薛己亦注重病证之兼夹病机而间有用加减八味丸、六味丸加味者。

有单用六味地黄丸为壮水者，如：肾水亏涸不胜心火，而喜笑不休者，用六味地黄丸壮水之主；痨瘵之病，午、未时潮热者，乃肾水不足、心经虚热，用六味丸壮水之主，以制阳光。

有单用六味地黄丸壮水以生肝血者，如痨瘵之病，寅、卯、辰时潮热者，属肾水不足、肝经燥热，用六味丸补肾水以生肝血。

有单用六味地黄丸壮水以滋五脏化源者，如，"大凡潮热、发热、晡热者，五脏齐损也，须用六味丸”（薛注《明医杂著·卷一·痨瘵》）。

有用加减八味丸（即六味丸加肉桂一两，五味子四两）者，治疗肾水不足，虚火上炎，发热作渴，口舌生疮，或牙龈溃蚀，咽喉作痛，或形体憔悴，寝汗，发热，五脏齐损等证。

有用六味丸加味者，如肾水亏损，虚火燔灼所致之咳嗽吐血，热渴痰盛，盗汗，遗精等证，用地黄丸加麦门、五味。

此外，亦有以六味丸配合他方标本并治者，如禀赋肾水不足，又遇误治，以致肝木失养，血燥火炽，导致左胁下流注，左尺脉数而无力，左关脉弦而短者，用六味地黄丸以滋肾水，配合九味芦荟丸清肝火。

可见，薛己断病准确，用药精当，不愧为行家里手。

综合上述，薛己有关肾命的观点未能超越《难经》的左肾、右命门之说，但他常以六味、八味调治肾命阴阳、水火，治肾水不足的方法与金元时期迥然相异。在临床实践中又主张力避知、柏的苦寒泻火，强调肾命中阴阳的互相生化，用药以温补为主。

（五）虚损责于足三阴

薛己论虚损之证，必求责于足三阴虚，所谓足三阴虚是其概括肝、脾、肾之虚而言。薛己虽常提及阴虚，其所谓阴虚，则是指脾虚，他说：“阴虚乃脾虚也，脾为至阴。”（《内科摘要·饮食劳倦亏损元气等证》）可见，薛己之阴虚并非指津液、精血不足之谓。因此，其论治虚损之证，常从调补脾、肾、肝入手。

1. 足三阴虚之病因

关于三阴虚之病因，薛己指出：“大凡足三阴虚，多因饮食劳役，以致肾不能生肝，肝不能生火而害脾，土不能滋化，但补脾土，则金旺水生，木得平而自相生矣。”（《内科摘要·卷上·饮食劳倦亏损元气等证》）除后天因素外，先天禀赋不足亦为重要病因，这一点在儿科病证中尤为明显，薛己认为，多骨疽“乃禀赋足三阴虚羸之证也，当滋补元气”（《保婴撮要卷十四·多骨疽》），他如小儿吐血、咽痛、臀痈等，均可求责于禀赋不足。另外还强调，房事不节是导致三阴虚的重要因素，如，“酒色过度，亏损足三阴”（薛注《明医杂著·续医论·喘胀》）；又如，“感于房劳过度，亏损三阴，治法又当以固本为主”；等。

上述致病因素均可导致足三阴之阴阳气血的不足，出现以病气形气俱不足为特点的病证，即所谓“大凡杂证属内因，乃形气病气俱不足”的虚损之病。

2. 足三阴虚之病证

虽然足三阴虚之病的核心是阴阳气血不足，病变以虚损为多，但由于肝脾肾三阴经涉及脏腑组织器官较多，病机变化复杂，因此，体现在临床上病种不一、症状繁杂，就其著作所列病案来看，属于内科的病证主要有：咳嗽、喘胀、耳鸣、头眩、小便不禁、大便秘结、劳瘵等；外科病证主要有：脱疽、脚发、臁疮、痔疮、足跟疮、悬痈、痈疽等；妇科的病证主要有：月水不调、妇人骨蒸、血风劳气、足跟疮肿等；儿科病证主要有：臀痈、多骨疽、囊痈、盗汗、吐血、头面疮等；还有口腔科的齿痛；疠疡（麻风病）等。可见，薛己所认识的足三阴虚损病证广泛，涉及内、外、妇、儿、口齿各科，且表现复杂。因此，需要在临证时把握根本，结合各科特点，根据患者实际情况，制定恰当的方法实施治疗。

3. 足三阴虚之辨治

薛己在调治足三阴虚损病证时，不为其复杂多样的病证表现所惑，能从繁杂的病变中抓住根本，常能收到满意疗效。关于虚损的治疗原则，薛己指出："大凡杂证属内因，乃形气病气俱不足，当补不当泻。"（《内科摘要·卷下·脾肾亏损头眩痰气等证》）又说："凡人饮食劳役起居失宜……此乃形气病气俱属不足，法当纯补元气为善。"（《内科摘要·卷上·饮食劳倦亏损元气等证》）由此可见其对调补足三阴思想的重视。薛己总结其治疗思路时说："余谓足三阴亏损，用补中益气加麦门、五味及加减八味丸而愈。若人少有老态，不耐寒暑，不胜劳役，四时迭病，皆因少时气血方长，而劳心亏损；或精血未满，而御女过伤，故其见证难以悉状，此精气不足，但滋化源，其病自痊。又若饮食劳役、七情失宜，以致诸证，亦当治以前法。"（《内科摘要·卷下·脾肾亏损头眩痰气等证》）说明薛己虽然明确区分了导致虚损的病因，但治疗时却从致病的关键病机出发，重在补益，且其用方较为集中。

（1）脾为调三阴虚之关键

对于虚损之证，薛己十分强调肝、脾、肾三脏的调治，而三者间尤以脾土为关键环节。在足三阴虚中，他尤为重视足太阴之虚。他说："禀赋肝脾肾三经之证，此形气病气俱虚者，当先调脾胃为主。"（《保婴撮要·卷十三·鹤膝风》）薛己一再强调，人以脾胃为本，"五行之中，土能生物，是人之身亦借脾土以生"（《保婴撮要·序》），"气血筋骨皆资脾土以生"（《保婴撮要·卷二·发搐》）。因此，一旦脾虚，则气血不能化生，五脏六腑、四肢百骸、五官九窍无以滋养，所谓"脾虚则五脏之精气皆为失所"（《内科摘要·卷下·肝脾肾亏损头目耳鼻等证》），诸虚百损随之而出，可见脾土虚弱乃虚损的病机关键。所以，薛己在治疗上多用补中益气汤、四君子汤、六君子汤、八珍汤、十全大补汤等加减，以补中益气汤应用最为频繁。

（2）三阴虚分气血阴阳

薛己认为，虚损之病虽可统之以足三阴虚，但其中又有分辨，临证需分气血阴阳虚损之别而施治。

1）足三阴气虚之治

病见发热、吐血，属足三阴虚所致，以太阴脾土不足为主者，用补中益气法以滋化源。此乃脾气虚，阴火上冲，气不摄血之故，用补中益气汤可使元气充足而阴火敛降，亦能摄血归经。否则，若用寒凉降火，则前证愈甚。

2）足三阴血虚之治

妇人过于劳倦，出现足跟热痛，薛己认为足三阴血虚所致，故选用圣愈汤治疗。劳倦伤脾，气血化源不足，导致肝肾阴血虚不制阳而见足跟热痛，因此，薛己用圣愈汤养阴血，其中以参芪补脾益气以资化源，亦取阳中求阴之义。

3）足三阴气血俱虚之治

患者形体消瘦，伴有发热，其热无规律，不分昼夜，薛己认为属足三阴气血俱虚所致，故先用八珍加麦门、五味，继用补中益气加麦门、五味，及六味丸治疗而获效。此实寓滋其化源之义。

4）足三阴阴精虚之治

足三阴精血亏损，常不能制阳，导致阴火内动，出现内热、晡热，口渴，小便频数等证，故选用六味地黄丸滋补肝肾精血，即所谓壮水之主以制阳光。

5）足三阴阳气虚之治

若足三阴阳气虚败，可出现恶寒发热，手足俱冷，吐痰，不能食，二便滑数等证，宜用八味地黄丸。脾肾肝之阳气俱虚，不能卫外，肢体无以温煦，津液不化，脾运不健，故可见诸证。因此，选用八味丸益火之源以消阴翳。薛己还明确指出，足三阴虚寒之证，应用金匮肾气丸，皆属此义。

6）足三阴气阴两虚之治

根据薛己经验，临床还常见气虚并有阴虚之证，此为足三阴虚所致，故以补中益气、六味地黄合用，滋化元气，则气阴自足而诸证渐退。

7）足三阴气阳两虚之治

临证常可见另一类病情，患者形体丰腴，但劳神善怒，面带红色，口渴吐痰，或头目眩晕，或热从腹起，左三脉洪而有力，右三脉洪而无力，根据薛己经验，此为足三阴亏损，属于气虚、阳虚，虚阳外浮之证，故用补中益气加麦门、五味及加减八味丸，温补脾肾阳气，收摄浮阳。

8）足三阴虚兼夹证之治

患者发生足三阴虚损之病变，还常兼夹邪气为病，因此，其治疗就不仅局限于补益一法，而是酌情加减，以扶正祛邪。如既有足三阴虚，又兼怒气所致之病，需用八珍汤加柴、栀、丹皮；继而用清肝解郁汤以清肝邪；肝家血虚火盛而生风者，以天竺、胆星为丸，再用四物、麦门、五味、芩、连、炙草、山栀、柴胡，煎汤送下；如此等等。

9）分时段服药经验

耳如蝉鸣，服四物汤耳鸣更甚者，虽为足三阴虚之病，但当属气虚，精血不足不能上承所致。其治疗虽可补气养阴，但需将补气与养阴之药分时而服，以免养阴与补气互相掣肘。故采用五更服六味地黄丸，食前服补中益气汤之法。又如，患者素不慎起居，出现内热引饮，肢体倦怠，两足发热，用清热除湿之剂出现晡热者，此为足三阴亏损之病，属于气虚、阳虚而阳气虚浮之变，而非湿热蕴结。薛己根据一日之中阴阳气变化规律而分时用药，朝服十全大补汤，夕服加减八味丸，取得良好效果。薛己真乃通天人之际的医中巨匠。

综上所述，薛己临证治疗，常以调理脾胃、滋养肝血、温补肾命为主而药尚甘温。即使是养阴之法，亦以温化为要，强调阳旺而生阴之理，这对明代以后诸家治杂病虚证多用温补方法有一定的影响。

（六）温补思想与特色

由上述可知，薛己在调治脾胃、肾命等虚弱所致虚损病证方面，突出了其药尚甘温的特点，形成了温补的学术特色，对确立虚损的治疗思想和方法起到了承前启后的作用。

1. 温补思想来源

薛己在《内经》、王冰、钱乙、李杲等建立的有关理论影响下，特别重视人体“先天之本”

和“后天之本”，这又构成了《内科摘要》的理论基础；在大量的临床实践中，薛己善于运用《内经》“虚则补之”“劳则温之”“形不足者温之以气”“精不足者补之以味”，以及东垣“甘温除热”等理论为其治疗内伤杂证的理论依据，总结了“大凡杂病属内因，乃形气病气俱不足，当补不当泻”的观点，认为杂病以虚为多，法当温补。他认为脾肾虚衰多为疾病的内因，治病注重从脾肾论治。薛己精于辨证，治病特别重视元气，尤其注重脾、肾。如：他结合具体病例阐述其治疗思想：“中满者，脾气亏损也；痰盛者，脾气不能运也；头晕者，脾气不能升也；指麻者，脾气不能周也。遂以补中益气加茯苓、半夏以补脾土，用八味地黄丸以补土母而愈”（《内科摘要·卷上·元气亏损内伤外感等证》）。薛己还能灵活运用藏象、气血、阴阳及五行生克等理论，将补脾与补肾命结合起来，或补火生土，或补土生金，或虚则补其母，以治疗内伤虚损各证，其运用古方及加减非常精当，至今在临床上仍有重要指导意义。

2. 应用温补特色

自金元刘河间、朱丹溪之学广泛传播之后，时至明代，部分不善学者偏执滋阴降火之说而滥用寒凉，损伤脾胃、克伐真阳，形成了苦寒时弊，使很多虚损患者深受其害。以薛己为代表的温补学派就是为了满足临床需要，在批判这种不良治疗风气中产生的。温补学派的主要学术特点是强调脾胃和肾命阳气对生命的主宰作用，治病善用甘温之味。

薛己注重人体阳气，治法大多以调补为主，用药大多偏温而力避寒凉，以免损伤脾肾，经常选用东垣补中益气汤等方剂以温补脾胃，选用张仲景的肾气丸及钱乙的六味地黄丸以补养肾命。脾肾同治也是他经常使用的方法。由于薛己注重先后二天，重视脾与肾命，因此在具体治疗时，温补脾肾成为其临床治疗特色。

（1）温养补虚三法

薛己将温补之法用于内、外、妇、儿、骨伤等各科，综合起来，其温养补虚之法主要有三类：

1）朝夕补法

薛己用药治病，非常重视服药时间。他认为必须根据人体一天之中阳气消长进退，以及自然界昼夜晨昏阳气的变化规律，来决定补法的选用方药。不同的病机变化，其朝暮气血阴阳偏盛偏衰不同，因而对于不同虚证的治疗，应当采用不同的朝夕用药配合，以实现气血阴阳协调的目的。如：阳虚者，朝用六君子汤，夕用加减肾气丸；阴虚者，朝用四物汤加参、术，夕用加减肾气丸；真阴虚者，朝用八味地黄丸，夕用补中益气汤；气阴两虚者，朝用补中益气汤和十全大补汤以培补脾胃元气，夕用六味丸或八味丸以调补肾命水火；气血俱虚者，朝用补中益气汤，夕用六君子汤加当归以图气血双补。

其医案有很多应用补中益气汤者，多是在午前服用，而午后则合其他成方，如归脾汤、六味地黄丸、逍遥散等。他认为补中益气汤乃补中升阳之剂，午前乃人身阳气升发之时，对于中气不足，气虚之阳气下陷诸证，午前服用能助人身阳气之升发，起到正向作用。

2）急证治法

薛己临证常遇危急虚损重证，他根据前人经验，结合自己的体会，总结了较成熟的急救方法。此类急证，必须立即采用作用强、见效快的方药进行急救。其急救的常用方有八味丸、独参汤及参附汤。八味丸用于肾元不固之危证：或因无根虚火上炎而见发热夜重，热从脚起，口干舌燥，小便频数，淋漓作痛，用八味丸引火归源，以固根本；或因火衰寒盛而见胸腹虚痞，小便不利，脘腹膨胀，手足逆冷，急用八味丸以回阳救逆；或因火不生土而五更泄泻，急用八味丸以补肾纳气。独参汤用于气血津液脱失之危重证：如疮疡病久，气虚不摄，汗出不止，急用之以补气止汗；如失血过多，不论其脉证如何，均可急用独参汤以补气固脱。参附汤用于阳虚气脱之危重证：如疮疡病过用寒凉之剂，或犯房事，或因吐泻，损伤阳气，出现发热头痛，恶寒憎寒，扬手掷足，汗出如水，腰背反张，郑声不绝等虚阳外越之假热证，须急以参附汤温阳救脱；又如见到畏寒头痛，耳聩目蒙，玉茎短缩，冷汗时出，或厥冷身痛，或咬舌啮齿，舌根强硬等阳气虚脱之真寒证，则不论其脉其疮，均当急以参附汤回阳救逆。

3）虚则纯补

临床上出现比较单纯的阴虚、阳虚、气虚或血虚时，须区别论治，根据虚损之不同，采用纯补阴、阳、气、血。如发热昼夜俱重之重阳无阴证，用四物汤或六味丸纯补其阴；如见疮疡微肿，色黯不痛，脉大无力之纯阴无阳证，用回阳汤纯补阳气；如发热面赤而脉大虚弱之阴血不足证，用当归补血汤纯补其血；如疮疡脓多而清，或瘀肉不腐，溃而不敛，脉大无力之气血两虚证，用八珍汤双补气血。

从以上三种治法中可以看出，薛己所用的补法实际以温补脾肾阳气为主，可以说这是薛己最重要的学术特点。

（2）应用补中益气汤经验

1）重视升举

薛己曾说："愚谓人之一身，以脾胃为主。脾胃一虚，四脏俱无生气。故东垣先生著脾胃、内外伤等论，谆谆然皆以固脾胃为本；所制补中益气汤，又冠诸方之首。"（《明医杂著注·卷之六·附方》）因此，举凡脾胃虚弱、元气不足所致之证，皆可以补中益气汤升补阳气、滋益脾肺之气。他说："若病气形气俱不足而不能愈，宜补中益气汤滋养诸脏自愈。"（《明医杂著注·卷之二·拟治岭南诸病》）如：阳气下陷于阴中而发热者，日晡倦怠者，面白喘嗽、倦怠者，疮疡不溃或溃后脓清不敛，或溃后发热者，胃虚津液不足而渴者等。"不可认作有余之火，而用黄柏、知母之类也"（《明医杂著注·卷之一·医论·劳热》）。

2）升补有序

薛己治病极重脾胃阳气，但能据病情需要确定升补阳气的顺序，并以此来选择方药。如：先用六味地黄丸以补肾水；又用补中益气汤以补肺金，治疗小儿解囟不言，其形属肾虚而兼疳证者；先用六君子汤，治疗小儿每停食辄服峻利之药，后肚腹膨胀，呕吐泄泻，取效即用补中益气汤善后；先用四君、升麻、柴胡，治疗小儿伤食发热，作渴，饮食渐进后，再用补中益气汤；齿动作渴，属脾胃虚弱，阴火炽甚者，先用补中益气加酒炒黑黄柏治疗，又服加减八味丸，再用补中益气汤收功等。

3）朝夕用药

与朝用补中益气汤相对应使用补益剂的经验是：夕用五味异功散加木香，治因惊久泻，面色青黄者；夕用六君子汤，治疗朝寒暮热，或时发寒热，则倦怠殊甚等证；夕用六君子加木香，治疗伤食，腹胀作痛者；夕用六君、柴胡、升麻，治脾虚下陷腹满作呕，饮食少思者；夕用加味归脾汤，治肝脾虚羸，面青善怒，体瘦作渴，天癸未至，不时寒热之证；朝用补中益气汤、蔓荆子，夕用十全大补汤，治疗用功劳役，前证复作，更加头痛者；朝服补中益气加桔梗、贝母、知母，夕用归脾汤送地黄丸，治疗吐血咳嗽，发热盗汗，经水不行之证；夕用四神丸，治疗脾胃损伤大便洞泻，小便频数者；夕用金匮肾气丸治疗疟后肚腹膨胀，小便不利者，如此等等。

朝用补肾剂，夕用补中益气汤的经验是：朝用地黄丸加五味子，夕用补中益气汤，治疗小儿言迟泄泻，声音不亮，杂用分利清热等剂，喉音如哑，饮食少思之证；朝用加减金匮肾气丸，夕用补中益气汤，治疗小儿伤食膨胀，服克伐、渗利之剂，小便涩滞闭塞之证。

与朝用补中益气汤对应使用疏肝、清泄剂的经验是：夕用加味逍遥散，治疗发作时面赤勇力，发后面黄体倦之证；夕与龙胆泻肝汤分利湿热，治疗脾胃气虚、肝胆湿热之阴挺。

尚有一日三时不同用药的经验：朝间用补中益气汤，午间用五味异功散，晚间用六味地黄丸，治疗小儿肿胀，小便赤频，盗汗发热者。

4）审机加减

薛己应用补中益气汤，最常用的配伍是：补中益气汤加五味子、麦门冬，以益气升阳、清敛浮热，主治元气虚浮之证，如溃疡发热，溃后口干、遇劳益甚，热渴头痛、倦怠少食，或因劳而耳鸣、头痛体倦等。其次是：补中益气汤加茯苓、半夏，以益气升阳、祛痰散结，主治元气不足，痰湿阻滞之证，如唇疮、齿痛、发背等。当然，薛己善于据情灵活加减，如，肝经有火，不能藏血，脾经气虚，不能摄血，用补中益气加炒黑山栀、芍药、丹皮；咽痛，遇劳愈甚，以补中益气汤加芩、连；齿痛，脉浮无力，以补中益气汤，加黄连、生地黄、石膏；疮疡脓水淋漓，体倦食少，内热口干者，属脾虚，用补中益气加茯苓、酒炒白芍药等。

5）合方灵巧脾肾并重

薛己临床善于辨证用药，常以补中益气汤为基础，两方或数方合用，以获取最佳疗效。如：用六君子、补中益气二汤治疗脾虚不能摄涎者；以补中益气汤兼逍遥散治乳痈发热，怠惰嗜卧，至夜热甚者；用加减八味丸、补中益气汤、六味地黄丸，治疗瘰疬面赤作渴，属肝肾虚热者；用补中益气汤，八味、四神二丸，治疗唾痰口干，头晕久泻，忽然失音者；用补中益气汤、六味地黄丸培补元气以滋肾水，治疗脾肺虚不能生肾，阴阳俱虚而致劳瘵咳嗽、咯血、吐血者等。

薛己脾肾并重，更强调升补阳气和滋益肾阴并举。如：用六味地黄丸、补中益气汤，治疗饮食劳倦，月经不行，晡热内热，自汗盗汗之证；用补中益气汤、六味地黄丸，治疗肺痈，鼻流清涕，咳吐脓血，胸膈作胀，属脾土不能生肺金，肺金不能生肾水之证；用补中益气汤加麦门、五味，兼六味丸，治疗脾胃素弱，或因劳倦，或因入房，脱肛，肿闷痛甚之证等。

6）择时服药助脾增效

薛己临证洞察病情，其用药亦切中病机。如：空心服补中益气汤，食远服异功散，治疗小儿伤食呕吐，服克伐之药，脾土亏损，肝木所乘，唇色白或青者，能令涎血各归其源；五更服六味地黄丸，食前服补中益气汤，治疗耳如蝉鸣，服四物汤，耳鸣益甚，属元气亏损之证。临证之时，薛己还常用间服补中益气汤之法，以增疗效，如：睡中切牙，属脾胃积热者，先用清胃散及二陈、黄连、山楂、犀角，间服补中益气汤；脾肺虚，肝木胜，吞酸，食稍多则泻或腹胀，面色黄或青白者，用六君、干姜、柴胡、升麻，间佐以补中益气汤等。

7）治疗顽证经验可鉴

薛己临证积累了丰富的经验，不仅有系统的治疗思想和方法，亦有可供借鉴的治疗顽证应用补中益气汤的经验。如：手汗者，小儿自汗恶风，用补中益气汤加炒浮麦。大便去而不了，或大便了而不了，脾气下陷也；面白，鼻流清涕，不闻香臭，数年者，为肺气虚，用补中益气加麦门冬、山栀。风斑因风邪收敛腠理，或浴出见风而患者，宜用补中益气汤以补元气，加川芎、白芷、羌活以散风邪等。

（七）精准的辨证方法

薛己对中医学的各种辨证方法如八纲辨证、脏腑辨证、经络辨证、六经辨证、气血津液辨证均能娴熟的应用，其中应用最多也是最精当的辨证方法是脏腑辨证、八纲辨证、气血辨证等，并形成了自己的脏腑辨证体系和应用方法。

1. 重视脏腑生克制化

正确利用脏腑之间的关系，在针对主病脏腑的同时，兼治相关脏腑，可以提高整体疗效。薛己深得此理，曾说："治病而不本诸五行之生克，其盲其聋，其愦愦者欤。兹吾所惧而弗敢也。"（《保婴撮要·薛己序》）他以生克制化理解脏腑间的关系，指导其各科的临床实践，获得了巨大成功。如薛己在论述小儿偏风口噤的治疗时，即显示了其应用脏腑生克制化关系的娴熟程度：如果因脾胃虚而动风，则用异功散加柴胡、钩藤；如果为脾肺虚而外邪所乘而动风，就用钩藤饮；属于肝火血燥者，用六味地黄丸；属于津液不足者，用白术散。若兼有目紧上视，寒热往来，小便淋沥，面色青洁，两胁胀痛之类，则皆属于肝经之本病；如果见到唇口㖞斜，腹痛少食，目胞浮肿，面色青黄，肢体倦怠之类，皆属于肝木乘脾之证，当审五脏相胜而采用不同的主治方药。并告诫说："设执其见证概投风药，反成坏证者有矣。"（《保婴撮要·卷二·偏风口噤》）

2. 准确选方用药

薛己以其深厚的中医理论素养和丰富的应用经验，在诊治疾病时显示了超群的脏腑辨证用药水准，为后世启发了新路。

薛己在其许多医案中都有关于病证病机的深入分析，阐述脏腑病变的特点，既明确用药指征，亦昭示来者。如：其诊治孙都宪一案的经验：孙都宪形体丰厚，劳神善怒，面带阳色，口渴吐痰，有时头目眩晕，有时热从腹起，左三脉洪而有力，右三脉洪而无力，认为属足三阴亏损，而用补中益气加麦门、五味及加减八味丸治愈。由此可知，凡是表现少有老态，不耐寒暑，不胜劳役，四时迭病者，都是因少时气血方长，而劳心亏损；或精血未满，而房事过度，因而见证繁杂，难以悉状。这都是精气不足所致，用滋化源之法，其病自痊；饮食劳役、七情失宜所致诸证，也当治以前法；六淫所侵而致诸证，也是素有真气内虚，易招外邪乘袭，尤当以固胃气为主。因胃为五脏之根本，所以不宜轻用黄柏、知母，恐复伤胃气。由此可知，"大凡杂证属内因，乃形气病气俱不足，当补不当泻，伤寒虽属外因，亦宜分其表、里、虚、实，治当审之"（《内科摘要·卷下

·脾肾亏损头眩痰气等证一》)。详细分析了此类病变的来龙去脉，揭示了本类病证的治疗大法及注意事项，示人以规矩准绳，可谓用心良苦。

3. 复杂病证善察本质

薛己常于纷纭错杂的病证中理清脏腑病变的关系，寻出根本，药方一出，即获桴鼓之效。如《内科摘要·卷上·脾胃亏损吞酸嗳腐等证七》记录一病案：陆仙之母，心腹疼痛已久。发作时必胸满，呕吐，厥逆，面赤唇麻，咽干舌燥，寒热不时，脉洪大。众医作痰火治疗，屡止屡作。在嘉靖乙巳年（1545）春天，发热频繁且重，用药反而加剧。朱存默认为是服寒凉药所致，欲用参、术等治疗，而陆氏以为痛无补法，于是请薛己诊治。薛己诊后感叹说，这是寒凉损真之故，属于内真寒而外假热之证，而且患者脉弦洪而有怪状，是脾气亏损，肝脉乘之所致。惟当温补其胃，遂与补中益气汤加半夏、茯苓、吴茱萸、木香，一服见效，可谓神奇。

4. 多脏兼病辨得清

薛己善于运用各种知识和方法，提高脏腑辨证的准确性，抓住主要病变脏腑，随证施治。

根据疾病表现随时辰而异的变化特点，定位病变的脏腑及其性质。如其论述有关痨瘵发热的辨证经验：寅、卯、辰时潮热，为肝经燥热，用六味丸补肾水以生肝血；午、未时潮者，是心经虚热，用六味丸壮水之主，以制阳光；申、酉、戌时潮热，属肺经虚热，用补中益气汤培脾土以生肺金；亥、子、丑时潮热，乃肾涸虚热，用六味丸；兼手足逆冷，是肾经虚败，用六味丸。大凡表现为潮热、发热、晡热者，属于五脏亏损，须用六味丸；属于气血亏损者，须用十全大补汤（薛注《明医杂著·痨瘵》)。即以潮热发生于不同时辰为依据，断定相应脏腑的病变，并随证用药，为后人大开方便之门。

根据疾病在面部表现的部位，确定病变脏腑及其性质。如薛己诊一小儿，患囊痈久不愈，面色皎白，左颊为甚。薛己分析说，囊痈属肝木，而面白属肺金，左颊又属肝经，此乃金来克木为贼邪；患者小便如淋，乃肝肾二经之气将绝，故辞不治。后小儿果然殁于金旺之日。薛己还预设到："盖肝为肾之子，肾为肝之母，设预为调补肾水，必不致危也。"(《保婴撮要·卷十四·囊痈》) 只是为时已晚了。

5. 辨证以脏腑虚损为主

薛己脏腑辨证着眼于每一脏的虚损。《内科摘要》上下卷二十一条，每一条是"xxx 亏损"。例如心腹作痛，吞酸嗳腐、痢疾、疟疾等，病因病机复杂，临床表现多端，而薛己都是从脾胃亏损角度去分析辨证和类集病案的。又如泄泻、头眩、小便不利、肚腹胀等，每一病证临床上都会出现多种证候，而薛己多从脾肾亏损方面辨证论治。说明薛己对内科杂病虚证体会较深，辨证得心应手。

6. 脏腑辨证结合气血辨证

气是脏腑组织的机能活动，血行脉中，运行全身，起滋养濡润全身脏腑组织的作用。由于气血既是脏腑功能活动的物质基础，又是脏腑功能活动的产物，脏腑病变与气血病变常常相伴出现，互相影响，因而气血病变与脏腑病变密切相关，气血辨证与脏腑辨证常需结合运用。脏腑辨证、气血辨证主要用于内伤杂病，而薛己临证最常见的就是内伤病，因此，其特别擅长于将这两种辨证方法应用诊疗实践中。如：

薛己在讨论小儿热毒疮疥时，曾指出："因乳哺过早，或嗜甘肥，脏腑积热，或母食膏粱浓味，或七情内火所致。当分脏腑所属之因，病之虚实，调其血气，平其所胜。"（《保婴撮要·卷十一·热毒疮疥》）为我们临证提供了借鉴。

7. 脏腑辨证结合八纲辨证

其他各种辨证方法在辨明病机和病位时常需结合脏腑辨证、经络辨证和气血辨证。

通过脏腑辨证，可以把握疾病的具体部位，使临床用药能够"有的放矢"。通过八纲辨证，可以分辨疾病的阴阳、表里、寒热、虚实性质，为临床拟定治法提供依据。

薛己深知此理，临证时必综合应用八纲辨证和脏腑辨证，以期准确诊断病证，为恰当用药提供依据。

如对疮疡病证，薛己认为，应当察经之传受，病之表里，人之虚实，然后使用攻法或补法。假如肿痛热渴，大便秘结，为邪在内，宜疏通；如果肿焮作痛，寒热头疼，为邪在表，应发散；如果焮肿痛甚，乃邪在经络，需要和解；表现为微肿微痛而不作脓者，属于气血虚，宜用补托法；如果漫肿不痛，或不作脓，或脓成而不溃，是气血虚甚，应当峻补；如果色黯而微肿痛，或脓成不出，或腐肉不溃，为阳气虚寒，应用温补法（《外科枢要·卷一·论疮疡未溃用败毒之药》），纯属经验之谈。

（八）补阳生阴的女科证治特色

薛己在其妇产科医著中精辟论述了经、带、胎、产及妇科杂证的证治，也反映了其丰富的妇产科临床经验。薛己十分尊崇女科大师陈自明的"气血"理论，并受著名医家朱震亨"重阴"思想的深刻影响，在妇科证治方面常流露出前人认识的痕迹；同时，薛己在其医学思想上重视脾胃的特点和阐发的足三阴理论也突出表现在妇产科疾病的治疗中。

1. 气血俱要，血为女本

薛己非常推崇陈自明的观点，几乎全盘接受了其有关气血理论和"女子以血为基本"的思想。他完全同意陈自明所论："大率治病，先论其所主，男子调其气，女子调其血。气血者，人之神也，然妇人以血为基本，苟能谨于调护，则血气宜行，其神自清，月水如期，血凝成孕。"（《校注妇人良方·卷一·产宝方序论》）亦赞成其所引用寇宗奭的论点："夫人之生，以气血为本。人之病，未有不先伤其气血者。"（《校注妇人良方·卷一·室女经闭成劳方论》）不过，薛己在此基础上，根据自己的经验和体会，又做了进一步发挥，形成了更具特色的理论和治疗思想。

（1）调补气血可祛百病

由于气血对维持人体生命活动具有至关重要的作用，因此，一旦气血虚衰而致失调，则疾病丛生；气血衰败，则生命止息。因而，薛己非常关注妇人的气血状况，虽然气血失调应含有气血郁滞，但薛己更注重气血不足所引起的病变。不仅经带胎产病发于此，如"气血素虚，经行不调"（《女科撮要·卷上·经候不调》），"产后寒热，因气血虚弱"（《女科撮要·卷下·产后寒热》），"夫乳汁乃气血所化，在上为乳，在下为经，若冲任之脉盛，脾胃之气壮，则乳汁多而浓，衰则淡而少，所乳之子，亦弱而多病"（《女科撮要·卷上·乳痈乳岩》），等；杂病亦发于此，如流注之病，“若气血充实，经络通畅，决无患者”（《女科撮要·卷上·流注》）；又如肿满之病，“或因饮食起居失养，或因六淫七情失宜，以致脾胃虚损，不能生发统摄，气血乖违，行失常道”（《女科撮要·卷上·血分水分》）等。鉴于上述，对于妇人疾病的预防和治疗，当从调理和补益气血入手。

首先，薛己同意陈自明之论，妇人平素应善加调养，以保证气血协调，预防疾病产生。陈自明曾强调，“夫人将摄顺理，则气血调和，六淫不能为害”，薛己予以高度评价：“前论精密，学者宜从此类推之。”（《校注妇人良方·卷二·博济方论》）并从饮食、情志等方面提出了要求：“凡经行之际，禁用苦寒辛散之药，饮食亦然。诗云：妇人和平，则乐有子。和则阴阳不乖，平则气血不争，故经云：三旬一见可不慎欤！”（《校注妇人良方·卷一·月经序论》）此外，薛己提出了用药预防疾病发生的方法，如“若脾胃不实，气血不充，宜预调补，不然临产必有患难”（《女科撮要·卷下·保产》）。

其次，薛己善于调治脏腑以补益气血而治诸病。如前所述，气血虚弱可引发经带胎产病及妇人杂病，因此，调补气血就成为治疗的法宝。如，他引朱震亨之论：“产后当大补气血为先，虽有杂证，从末治之。”（《女科撮要·卷下·产后腹痛》）

由于人体脏腑与气血的化生及运行具有密切关系，因此，薛己十分重视调治脏腑而补益气血的方法。在薛己所论治的大多数病证中，都有从脏腑辨治的思路和详细治疗措施。如：他治疗经漏不止之病，以其发病有脾胃虚损，不能摄血归源；或肝经有火，血得热而下行；或肝经有风，血得风而妄行；或怒动肝火，血热而沸腾；或脾经郁结，血伤而不归经；或悲哀太过，胞络伤而下崩之异，故所用治疗之法不同。根据脏腑所伤的情况，脾胃虚弱，则用六君子汤加当归、川芎、柴胡；脾胃虚陷，则用补中益气汤加酒炒芍药、山栀；肝经血热，则用四物汤加柴胡、山栀、苓、术；肝经怒火，则用小柴胡汤加山栀、芍药、丹皮；脾经郁火，则用归脾汤加山栀、柴胡、丹皮；哀伤胞络，则用四君子汤加柴胡、升麻、山栀。薛己还总结说：“故东垣、丹溪诸先生云：凡下血证，须用四君子以收功。斯言厥有旨哉……此等证候，无不由脾胃先损而患，故脉洪大，察其中有胃气受补可救。设用寒凉之药，复伤脾胃生气，使血反不归源也。”（《女科撮要·卷上·经漏不止》）

（2）养血调血可治其本

薛己在重视气血的基础上，又特别强调“血”在妇人生理和发病中的重要性。在生理上，“血者，水谷之精气也，和调五脏，洒陈六腑。在男子则化为精，在妇人则上为乳汁，下为血海”（《校注妇人良方·卷一·月经序论》）。在发病上，血之为病多种多样，如经闭之病，原因虽多，但总是血伤为患。“夫经水阴血也，属冲任二脉主，上为乳汁，下为月水，其为患有因脾虚而不能生血者；有因脾郁伤而血耗损者；有因胃火而血消烁者；有因脾胃损而血少者；有因劳伤心而血少者；有因怒伤肝而血少者；有因肾水不能生肝而血少者；有因肺气虚不能行血而闭者”。既然经闭是由诸脏腑伤损而致血少为病，因此，可参考《难经》治疗之法，“损其肺者益其气，损其心者调其荣卫，损其脾者调其饮食，适其寒温，损其肝者缓其中，损其肾者益其精”。审而治之，“脾虚而不行者，调而补之；脾郁而不行者，解而补之；胃火而不行者，清而补之；脾胃损而不行者，调而补之；劳伤心血而不行者，静而补之；怒伤肝而不行者，和而补之；肺气虚而不行者，补脾胃；肾虚而不行者，补脾肺”（《女科撮要·卷上·经闭不行》）。其他诸种血伤造成的妇人疾病，均可参照此论施治。

2. 济阴抑火，保护阴血

薛己在发挥陈自明妇人“以血为基本”的理论时，又受朱震亨之论的启发，朱震亨无分男女，均以“阴常不足”来看待人的身体和疾病。薛己在《校注妇人良方·精血篇论》说：“丹溪先生云：‘人受天地之气以生，天之阳气为气，地之阴气为血，故气常有余，血常不足。夫人之生也，男子十六岁而精通，女子十四岁而经行，故古人必待三十、二十而后嫁娶，可见阴气之难成，而养之必欲其固也。’《经》曰：‘年至四十，阴气自半，而起居衰矣。’夫阴气之成，止供给得三十年之运用。”可见，薛己将其“阴常不足”作为女性阴血不足的内在原因。只是薛己在讨论“阴气”时，常常是指“阴血”。如：他引用刘宗厚之说以强调阴气（血）的重要性。其云：“荣者，水谷之精，和调于五脏，洒陈于六腑，乃能入于脉也。源源而来，化生于脾，总统于心，藏受于肝，宣布于肺，施泄于肾，灌溉一身，目得之而能视，耳得之而能听，手得之而能握，足得之而能步，脏得之而能液，腑得之而能气，注之于脉，少则涩，充则实，常以饮食滋养，则阳生阴长，变化而为血。诸经恃此，则百脉长养，耗竭则百脉空虚，可不慎哉？若阴气一伤，变证百出”。一旦阴血不足，既可形成阴血亏虚之证，又可化热化火，形成火热之证。此即所谓“妄行于上则吐衄；衰涸于下则癃闭；血渗肠间，则为肠风；阴虚阳搏，则为崩中；湿蒸热瘀，则为带下；热极腐化，则为脓血；火极似水则血紫黑，热胜于阴，发为疡。湿滞于血，则为痛痒瘾疹。蓄之在上则善忘，蓄之在下则善狂”（《校注妇人良方·卷一·〈养生必用〉论病》）。

导致相火亢盛的原因，常是女性七情过度，盖因妇女感情丰富，对周围环境中事物变化较为敏感，一旦受到精神刺激时，或沉思多忧，耿耿于怀；或容易冲动，触辄发怒。据统计，《校注妇人良方》一书中所治验案属于因怒发病者达百余例之多，因思忧者亦有四十例左右。其于《卷二·产宝方论》曰：“古人治妇人，别着方论者，以其胎妊生产崩伤之异，况郁怒倍于男子，若不审其虚实而治之，多致夭枉。”有鉴于此，薛己据朱震亨之论以醒世人：“夫肾乃阴中之阴也，主闭藏者；肝乃阴中之阳也，主疏泄者，然而二脏皆有相火，其系上属于心，心火一动，则相火翕然而从之，所以丹溪先生只是教人收心养性，其旨深矣。”尤其在教育妇人修养心性以保阴血。

关于阴血损伤之病的治疗，重视脏腑分证是其特点。薛己认为，素禀阴血不足，或因相火妄动而伤血，或因脾虚无以生血，均可致阴虚，是为足三阴之病。此种疾病以情志病变影响肝脾为主，故薛己在从三阴入手治疗时，重视补土培元，济阴养阴，兼制火邪，保护阴血。如薛己在《校注妇人良方·卷二·〈通用方〉序论》总结血虚证的治疗经验时指出：“若肝脾血燥，用加味逍遥散；肝火血燥，用八珍汤加山栀、牡丹皮；肝经风热血燥，用六味地黄丸；肝脾血燥血虚，用四物、柴胡、山栀；肝经气血虚弱，用四君、芎归、熟地；肾水涸而肝血虚，用六味地黄丸；金克木而肝血虚，与心火亢而肝血虚，亦用前丸；若气虚而血弱，用补心汤；胃气陷而血虚，用补中益气汤；脾气弱而血虚，用六君子汤；脾气郁而血虚，用加味归脾汤。”足以反映薛己治疗阴血虚证的特点。

3. 补脾益气，助阳生阴

如前所述，薛己治疗妇人病，既重视调理气血，更注重调补阴血，然而，无论治气治血，皆需从其生化之源入手。所以，薛己治疗妇女阴血虚证，虽然重视足三阴之虚，倡导济阴制火，但在根本上主张补土培元，补气生血。他认为，“虽心主血，肝藏血，亦皆统括于脾。补脾和胃，血自生矣”（《校注妇人良方·卷一·月经序论》），又说：“血生于脾土，故云脾统血，血病当用苦甘之剂，以助阳气而生阴血也。”（《校注妇人良方·卷一·月水不调方论》）此其论治阴血虚证的基本思路。他还进一步明确指出：“大凡血虚之证，或气虚血弱，或阳气脱陷，或大失血，以致发热烦渴等证，必用四君、归、芎，或独参甘温之剂，使阳旺则阴生，其病自愈，若用寒凉降火，乃速其危也。”（《校注妇人良方·卷二·〈通用方〉序论》）在治疗阴血不足证方面，给世人提出了慎用寒凉的忠告。我们还可从其对东垣益胃升阳汤作用机理的分析，看出其对通过补胃气而阳生阴长的深刻理解：“治血脱当益其气，盖先补胃气，以助生发之气，故曰阳生阴长，诸甘药为之先务，举世皆以为补气，殊不知甘能生血，此阳生阴长之理，故先理胃气，则血归于脾矣，故曰脾统血。”（《校注妇人良方·卷一·崩中漏血生死脉方论》）可见，薛己既精通医理，又知药善用。

这种治疗思想和方法不仅适应于经带胎产之病，也适应于杂病的治疗。如治疗带下之病，薛己提出了“皆当壮脾胃，升阳气为主”，然后加以各经见证之药。兹不赘述。

由上可知，薛己治疗阴血虚，并非单纯补血，而是从气补血，补脾胃之气以生血，所谓阳生阴长之义，此乃薛己论治阴血虚证的重要特点。正因于此，薛己在治疗经带胎产诸疾及杂病时，常用补中益气汤为基本方，据统计，仅《女科撮要》就收录妇科医案183个，其中使用补中益气汤者达62例，既反映了薛己在妇科临床应用补中益气汤的纯熟程度，又充分反映了其诊疗妇科疾病重视脾胃的思想。

（九）创立伤科内治大法

我国骨伤科的形成和发展历史源远流长，明代以前，医家们多重外治、突出手法操作，缺乏理论上的系统阐发。迨至明朝，医家们继承前人经验的同时，在理论和实践上均有发挥，推动了骨伤科学的发展。其中薛己于外科尤有建树，随着其《正体类要》的问世，创立了伤科治疗大法，其突出整体治伤思想，强调辨证论治，而独称一派——整体派（正体派），后世医家多宗之。其构建的有关内治法的基本原则和遣方用药思路，明清以后的伤科名著几乎皆沿袭之。

1. 辨证论治，整体疗伤

所谓整体疗伤，是强调伤科疾病的局部与整体的辩证关系，通过辨证治疗损伤疾患。薛己以八纲辨证论治为主，重视内治，而不主张用单纯手法外治，形成了辨证论治的整体治伤思想。正如《正体类要·序》中所说：“肢体损于外，则气血伤于内，营卫有所不贯，脉腑由之不和。岂可纯任手法，而不求之脉理，审其虚实，以施补泻哉！”

（1）重视局部与整体的关系

骨伤科疾患，常由皮肉筋骨病损而引起经络阻塞、气血凝滞、精津亏耗，或瘀血邪毒由表入里，导致脏腑病变，并可发生脏病传腑、腑病传脏、脏病及脏、腑病及腑等多种传变及转归；反之，亦可由于脏腑不和，由里及表，引起经络、气血、精津的病变，导致肉筋骨病损，出现相应的证候。

基于此，薛己的伤科治疗特点，突出表现在其重视中医的整体观念和辨证论治。薛己对伤科疾病的辨证，主要采取整体观念指导下的八纲辨证和脏腑气血辨证。他认为，外伤疾病虽损伤于外，而实则影响于内，人身以脏腑气血为本，外伤亦影响脏腑气血而为病，表现为阴阳、表里、寒热、虚实之证，故应从脏腑气血分析，辨别阴阳、表里、寒热、虚实之异。所以，他主张用整体观念来指导伤科病证的诊断，从脏腑损伤的程度来判断局部创伤的性质。这种强调创伤局部与脏腑气血相关联的认识，是中医伤科辨证治疗思想的一大进步。

（2）伤科辨证重视脏腑气血

薛己论治伤科，重视把握人体的整体状况，强调分辨阴阳、表里、寒热、虚实，并从气血内伤与脏腑内伤立论，阐发了损伤内证的证候和分类论治法。

1）八纲辨证为诊断基础

八纲辨证是中医辨证方法体系中的基础，也是临证准确诊断疾病的基础。薛己虽未明确其内涵和方法，亦未系统总结其应用经验，但在《正体类要》中很好地运用了这一纲领，以其准确的诊断，精当的用药，取得了显著效果。

《正体类要》上卷，体现了薛己运用八纲辨证的经验。当然，其应用八纲辨证，并非每纲孤立，互不联系，而是密切结合，更强调与脏腑气血结合进行辨证。如其对寒证、热证的辨别，寒证有外伤寒凝不溃，热证则有阴虚发热、气血虚热、气虚血热等虚热证，亦有肝火、胃火、肺火等实热证；其辨虚实，则有阴虚、阳虚、气虚、血虚之别，如气虚不溃证、气虚血滞证，血虚作痛证、血虚烦躁证，阴虚发热证、阴虚作喘证；关于表里之证，列有破伤风表证、破伤风里证。可见，薛己已将八纲辨证很好地与脏腑气血辨证融合于一体，故能诊断准确。

2）脏腑气血辨证为准绳

气血之化生源于脾胃，肾藏精生髓而充骨，既为人身先、后天之本，则气血、筋骨损伤，每能导致脏腑功能失调。因此，从内在脏腑气血病变表现于外的症状，可以诊断外伤的病情及病变趋势等。薛己强调运用全面诊察、以内识外的方法，对脏腑气血状况作出全面分析，从而对外伤病变做出准确诊断，进而确立恰当的方法，选择合适的方药予以施治。

薛己于《正体类要》上卷，总结了气血内伤、脏腑内伤的辨证经验。如前所述，薛己进行脏腑气血辨证，亦是密切结合了八纲辨证等方法，以提高诊断的准确率。薛己常遇到的气血内伤病证主要有：血脱烦躁、血虚发躁、气虚血热、气虚不溃、气血虚热、气血俱虚、气虚壅肿、气虚血滞、血虚作痛、血虚筋挛、瘀血泛注、瘀血作痛、瘀血肿痛、血不归经等病证；脏腑内伤病证主要是：肝火作痛、肝火愤怒、肝火胁胀、肝经郁火、肝火出血、湿热乘肝肝胆虚证、胆经血少、脾虚不敛、脾伤腹痛、胃火作呕、痛伤胃呕、药伤胃呕、肾虚气逆、肾经虚怯、肺火衄血、火毒刑肺金等病证。辨证既出，治法可立，循此用药，自可获得预期疗效。

2. 脏腑气血，虚实异治

薛己在《正体类要》中阐明了外伤影响气血、连及脏腑的特点。由上述辨证可知，薛己将外伤所致脏腑气血病变主要分为虚实两大类。因此，临证时他强调虚实分治。薛己创立的内治法，以气血为立论基础。他认为，气血是内伤的总纲，补气养血活血是其主要指导思想。辨证过程主要强调“求之脉理，审其虚实，以施补泻”，以及“极变析微”“贯而通之”。因此，在其治验中，不拘一方一法，常随病情变化而施治。

（1）化瘀血为先

关于气血内伤的治疗，虽然遵从“气为血帅，血为气府”之说，但薛己认为，气血内伤，瘀阻络道，则应化瘀血为先。薛己所用代表方有复原通气散、复原活血汤及当归导滞散。

复原通气散，主要功效是行气止痛，用于打扑伤损，气滞作痛。方中以木香调诸气，茴香开胃下气，青皮疏肝理气，贝母肃肺降气，陈皮和胃畅中，配白芷辛香行气，山甲走窜活血，漏芦疗伤调经脉，甘草缓中和诸药，共成通气活血止痛之功。

复原活血汤，主要作用为活血化瘀，用于跌仆伤损，瘀血停留在外而作痛。方中当归、桃仁、红花、瓜蒌根活血化瘀止痛，山甲、大黄行窜破瘀通腑，柴胡入肝为引，以疏肝开郁，顺条达之机，甘草缓急止痛和药，故为疏导瘀滞，活血止痛之剂。

当归导滞散，主要用于破瘀通下，主治跌扑伤损，瘀血停滞在内而胸腹胀痛，大便不通。方中大黄破积通腑，当归活血化瘀，温酒助其活血通络之力，而获活血化瘀，导滞通腑之效。

（2）虚实宜分治

除前述辨证经验外，薛己在诊断上更强调详审病证的虚实，此乃正确用药的根本。如胸为肺所属，胸部受伤必及于肺，然有虚实之别。“若咳血、衄血者，乃气逆血蕴于肺也”“喘咳，若出血过多，面黑而发喘者，乃气虚血乘于肺也”（《正体类要·上卷·正体主治大法》）。前者属实，后者属虚。其辨证要点在于出血的多少以及面黑与否。如辨证不确，补泻错用，则危殆立至。此外，薛己常据五行规律，从脏腑生克之理进行辨证，以获得对发病脏腑的正确认识和对疾病的准确诊断，如“胁肋胀痛，若大便通和，喘咳吐痰者，肝火侮肺也”，若不明此理，则难于做出正确诊断，更无从下手施治。

薛己在对外伤做出明确辨证诊断后，即遵照“虚则补之，实则泻之”的原则按病证虚实论治。有关气血虚实病证的分治，此不赘述。

薛己对伤科造成的肺、脾胃、肝、肾等脏腑内伤病证也区分虚实而治。他认为伤肝有虚实两类，实则肝火炽盛、清窍出血或肝经血滞、胁腹痛而拒按；虚则见肝血伤之胁痛，日晡瘀热等证。胸为肺所属，内伤必及肺气，虚则有出血过多，气虚血乘于肺而有喘咳、面黑，胸胀膈痛等证；实则气逆，血壅于肺而有咳血、衄血之证。脾胃居于腹部，外伤致胃受损则多出现呕吐，损于脾则多见腹痛，脾胃受伤之实证，可见瘀血腹痛，便秘或胃火上逆而呕吐；虚则脾伤腹痛、喜按或胃虚不纳，泛恶呕吐，亦有脾不统血之便血虚证。腰为肾之府，转腰不能，则为肾虚，外伤虽可致腰痛，但其根本是因肾经虚弱，腰络不固，这表明腰痛的治疗要分虚实，不可因外伤而只治其实，不顾其虚。

（3）重调补脏腑

薛己于伤科创立内治法，强调补元气、调脾胃、治肝肾。如：他把肿痛不消，肌肉坏死，新肉不生，损伤后瘀血作痛及出血等损伤症状，都归因于元气不足，脾胃气虚，因此主张用补气调脾胃方法治伤。他据“肝主筋，肾主骨”的理论，常把骨伤科病证与肝肾联系起来分析，认为，“筋骨作痛，肝肾之气伤也。若骨骱接而复脱，肝肾虚也，用六味地黄丸”（《正体类要·上卷·正体主治大法》）。明确指出骨折愈后不坚固或不愈合等，乃肝肾虚之故，而力主补肾之法。其调治的具体经验分述于下。

1）理肝化瘀

理肝化瘀的理论基础是肝藏血，人静则血归于肝脏，人动则血运于诸经。凡跌打损伤，恶血败瘀留于体内，则不分所伤何经，皆以肝为主。肝气舒，肝血足，则诸瘀易祛，恶血易清。若体壮有瘀，标本俱实者，宜清宜下宜通；若体虚有瘀，虚实夹杂者，宜缓则治其本。补肝血为主，急则治其标，攻补兼施。同时必须注意肝木克土，肝火既炽，脾气必虚，故清肝之时，不可忘记补血健脾。

2）壮脾健胃

壮脾健胃的理论基础是脾胃为气血化生之源，内而灌注五脏六腑，外而滋养皮肉筋骨，故只有脾胃健壮，气血日旺，其伤易康。若素有脾虚，气血不足，痼疾而夹杂新癖者，宜补脾健胃、益气补血；若损伤中后期出现脾胃气虚或气血不足者，宜壮脾健胃，使瘀血易溃，新肉易生；若损伤后过服行气下血药伤伐脾胃者，亦可壮脾健胃，务使损伤的脾胃得以修复。薛己十分重视伤科治疗中的脾胃功能，故提出了治伤当“预补脾胃”的观点。

3）温补肾命

温补肾命的理论基础是肾为先天之本，元阳之所在，人体生机之根本，必肾气充足，则人体生机旺盛，损伤也能得以较快的修复。若损伤中后期，证见肾气虚弱，如头目眩晕，发热作渴，饮食不思，杖痕肿痒，实质是肾经不足，不能摄气归源，宜用八味丸温补肾命；若筋骨腰部劳伤日久，伤及肾气，腰膝酸痛，绵绵不已，此为肾精不足，宜以六味丸滋补肾精；若习惯性关节脱位，属肝肾亏损，血不荣筋，韧带松弛所致，当用六味丸补益肝肾之精，开创了用补益法治疗关节脱位的先河。

以上三大治法在实际应用中，薛己常互相配合。如“正体主治大法”第一条治胁肋胀痛，就提出了如下治法的配合：“盖肝属木，生火侮土。肝火既炽，肝血必伤，脾气必虚，宜先清肝养血，则瘀血不至凝滞，肌肉不至遍溃。次壮脾健胃，则瘀血易溃，新肉易生”（《正体类要·上卷·正体主治大法》）。这也是他治骨伤病的基本原则。

薛己治疗外伤，重视调理脏腑、补血行气、攻补兼施，更注重使用平补，把四物汤、补中益气汤、八珍汤作为常用方剂主治伤损。他以大量的验案证明，患者元气充沛，伤损自愈；以补为攻，积瘀可去；壮补元气，推陈出新。其“平补法”成为治伤的重要经验。同时，薛己还明确反对滥用寒凉；注重采取针药并用、砭托补相结合的治疗原则，从而成就了其治伤的卓越疗效。

此外，薛己对于伤科重证的急救也很有独到之处。昏聩证是伤科的危重证，相当于现代医学中的颅脑损伤、创伤性休克等证，需及时抢救。薛己强调对急危重证的抢救必须根据伤情及病因病机进行。如伤后阳气暴脱之昏聩而汗出不止，“急用大剂参附汤”以回阳救逆；如大出血而汗不止，为血脱之证，用独参汤以益气固脱；如“重伤昏聩，急灌以独参汤”固本醒神；如属于“瘀血内阻所致，急用花蕊石散，内化之”（《正体类要·上卷·正体主治大法》）。薛己的这些急救措施在当时的医疗条件下，是很先进的。故被后人所重视和继承，甚至一直沿用至今。

（十）灸疗外科病的思想

灸法具有悠久的历史，至少在春秋战国时期，中国人就开始使用了。如：《庄子》中有“越人熏之以艾”，《孟子》中有“七年之病求三年之艾”的记载。马王堆汉墓出土的医学帛书—《足臂十一脉灸经》和《阴阳十一脉灸经》说明灸法已经较为系统化。《素问·异法方宜论》认为灸法来源于北方，其最初的产生与北方寒冷的气候条件有关。其云：“北方者，天地所闭藏之域也……其治宜灸焫。故灸焫者，亦从北方来。”此外，此论中还介绍了灸法的适应证、施灸顺序、剂量、补泻等。后世医家在此基础上不断实践，总结经验，使之发扬光大。作为明代以前应用灸法具有丰富实践经验的代表，如：公元3世纪的《曹氏灸方》，唐代的《骨蒸病灸方》《外台秘要》，宋代的《黄帝明堂灸经》《备急灸法》，元代的《痈疽神秘灸经》等医学著作，对其后灸法的应用和发展产生了重要影响。医家们之所以重视灸法，不仅是因为灸法具有良好的保健养生作用，更重要的是因为其具有特殊的治疗作用和良好的效果。正如明代著名医家李梴在《医学入门》中所说：“凡药之不及，针之不到，必须灸之。”灸法疗病的优势受到了薛己的推崇。

薛己于其诸种外科著作中虽强调外病内治，但却在外治法的运用上具有独到之处，他继承前人理论和经验，将灸法广泛应用于外科疾病的治疗中，取得了显著效果，并有深刻体会。如《保婴撮要·卷十二·疔疮》说：“其在偏僻之处，药难导达者，惟灸法有回生之功。”薛己有关灸法的操作方法明确，用灸形式多样，并以案例为佐证，颇具实用价值。

1. 倡用灸法的思想渊源

薛己之所以用灸法治疗疮疡为主的外科疾病，与其所处的医学环境有密切关系。当时医界继金元刘完素、朱震亨之后，部分医家沿袭二家之说，用药偏于寒凉，对疮疡的治疗更是拘泥《素问·至真要大论》“诸痛痒疮，皆属于心”之论，以疮疡皆为实为热，用药则大苦大寒，以致伤脾败胃，克伐真阳，误治甚多。针对时弊，薛己主张遵循张元素、李杲之说，大力倡导治病求本，务滋化源，重视脾胃肾命的思想，形成了以“温养疗虚”见长的临证特点。这一思想和特色也体现于其治疗外科疮疡等疾病中。

2. 灸法治疗疮疡的依据

一般认为，灸法具有温补阳气，回阳救逆，温通气血之功。关于灸疗疮疡的作用，薛己借用这种认识，提出自己的看法。其于《外科发挥·卷二》指出：“常治一日至五日……若灸而不痛或麻木者，明灸之，毒气自然随火而散；肿硬不作脓，焮痛或不痛或微痛，或疮头如黍者，灸之尤效。亦有数日色尚微赤，肿尚不起，痛不甚，脓不作者，尤宜多灸，勿拘日期。更服甘温托里药，切忌寒凉之剂。或瘀血不腐，亦用桑木灸之……大抵发背、脑疽、大疔、悬痈、脱疽、脚发之类，皆由膏粱厚味，尽力房劳、七情六淫或丹石补药，精气虚怯所致，非独因荣卫凝滞而生也。必灸之，以拔其毒。”薛己将此法直接用于疮疡局部，功专力宏，壮阳扶正，驱散寒邪，阴凝得消，阳气渐复，气血充足，血脉流通。气血充足，血脉畅通，则可促使疮疡迅即成脓，脓成速溃，脓溃腐去，生肌收口，疮可速愈。所以，通过灸法振奋机体阳气，抗邪有力，则疮疡治疗较易。从上文也可看出，薛己用灸法治疗疮疡，并不局限于对扶阳促脓、去腐生肌的认识，他通过实践和研究发现，灸法能温散瘀结，直接通行气血，宣泻邪气，而使毒邪随火而散，疮疡得消。可见，灸法治疗疮疡有良效，理当如此。

3. 灸疗须详辨虚实

人的正气有盛衰不同，疾病有虚实之异。因此，治疗疮疡须区别对待，而不能概用寒凉之药，否则必致误事。

薛己强调治疗疮疡必须分清虚实，并于《外科发挥·卷一·肿疡》首先指出疮疡的辨证要点："肿高焮痛，脉浮者，邪在表也……肿硬痛深，脉沉者，邪在内也……大痛或不作痛，邪气实也……不作脓，或熟而不溃者，虚也……"

由于薛己诊治虚损经验丰富且有独到之处，因此，在外科疾病治疗中，他也特别重视虚证的治疗。他总结自己的经验，突出疮疡虚证的特点以示来者，如"脓熟不溃""瘀肉不腐""脓清或不敛""脓后食少""疮口不敛或陷下不敛""脉大无力"等，皆是中气不足、气血俱虚或亡阳之表现。

根据薛己的临床经验，要明确区分疮疡的虚实，必须把握辨脓这一关键要点。历代外科专家都将脓看作气血与邪气相争的产物，气血的充盛与否决定着脓的形成，脓的质和量。薛己也认为，患者正气充足，气血旺盛，则疮疡容易迅速成脓，脓稠量多，此时患处红肿热痛，发病较为急剧，为实为热，是为阳证，看似急重，但只要脓成一溃，"毒即解，痛即止，诸证悉退"（《外科发挥·卷二·发背》），较为易治；如果患者气血虚弱，阳气不足，则不能快速成脓，或不成脓，或脓水稀薄，或脓成不溃，或溃后不敛，此时疮疽漫肿，根深蒂硬，属虚属寒，是为阴肿，病情虽不如前者急重，但往往迁延数月乃至数载，较为难治。

【临证经验】

一、滋化源的用药经验

薛己将调补脾胃、肾命，滋补化源的治疗方法广泛应用于虚损病证的治疗，积累了丰富的经验，堪为后世师法。兹将其著作中明确为"滋化源"字样者，略举数例如下。

（一）补中益气滋化源

薛己认为，病由脾胃虚弱所引发者，均可用补中益气以滋其化源之法。

1. 补中益气汤滋补化源

如老弱之人，脾胃虚弱而致津血枯涸，大便困难，当补中益气以生阴血；肝木克制脾土，导致脾土不能生肺金之咳嗽，需补中益气以资化源；即便是肾经亏损之久咳，以午后为甚者，亦用补脾土、滋化源之法；发热吐血者，宜补中益气以滋化源；脾胃久虚，气血不足之闭经，需补益脾胃以化生气血，其经自行；小儿骨脉不强，肢体痿弱，总归脾胃虚弱，必先以脾胃为主，俱用补中益气汤，以滋化源；如此等等。

2. 补中益气汤加味滋化源

既有脾胃虚弱，又兼有他证，则需在补中益气汤基础上进行灵活变化，方能取得最佳疗效。如，脾胃亏损，元气下陷，与相火湿热所致之崩漏，用补中益气加防风、芍药、炒黑黄柏，间以归脾汤，调补化源，则血自归经；脾气虚弱而不能生肺之带下，因误用祛风方药，损伤诸经，补中益气加茯苓、半夏、炮姜以滋化源；疮疡兼见小便短而色黄者，用补中益气汤加山药、麦门、五味，以滋化源，取其阳能生阴之义。

（二）补真阴真阳滋化源

薛己认为，病有属于真阴、命火不足，或阴阳俱虚所致者，则需求本于肾和命门。凡是左肾真阴不足，出现左尺脉虚弱，或细数者，用六味丸；凡是命门相火不足，出现右尺脉迟软，或沉细而数欲绝者，用八味丸；凡是真阴真阳俱虚，出现两尺微弱者，用十补丸。需要指出的是，此类病证，俱不可轻用黄柏知母类，足见薛己十分重视肾命真元。

（三）脾肾同补滋化源

虽然肾与脾二脏，一为先天之本，一为后天之本，但是，后天赖先天为之主，先天赖后天为之资，二者互根互济，共同成为脏腑气血化生之源。因此，一旦出现脏腑气血化生不足的病证，则应求之于脾肾二脏。而且，由于先天生后天，后天生先天，所以，薛己常于治疗虚损病证时采用脾肾同补的方法，以资其匮乏的化源。

1. 补中益气汤与六味丸并用

此为薛己应用最多之法。盖因脏腑虚损之病多由脾肾化源不足所致。如，痨瘵由足三阴亏损，虚火内动所引发，而非外因所致者，皆宜六味丸、补中益气汤，“滋其化源，是治本也”（《内科摘要・劳瘵》）；肾开窍于二阴，故大小二便正常与否与肾有密切关系，肾之精血不足，可致大便秘塞不通，薛己认为，此种便秘与脾肾二脏化源不足有关系，因此，选用六味地黄丸、补中益气汤以滋化源；由于脾肾俱虚所致的中风之病，薛己亦用滋化源法，选用补中益气合六味地黄丸并补脾肾；妇女之月经不调，常由脾土不能生肺金，肺金不能生肾水，肾水不能生肝木所致，故当滋其化源，以补中益气汤与六味地黄丸同用；对于妇女因肝经气血亏损所致的瘰疬，薛己认为也是脾肾化源不足引起，故当滋化源，用六味地黄丸、补中益气汤；肾气不足导致的下窜等证，有因脾肺虚而不能生肾水引起者，薛己用补中益气汤、六味地黄丸以滋化源。可知薛己洞见病源，治法精当，故疗效卓著。

2. 补中益气汤与六味丸加味

由于脏腑虚损之病常兼夹邪气或伴见其他病机，必需兼治才能取效，故需在原方基础上加味。如，肾经阴火上炎而刑克肺金所致的咳嗽，薛己以六味丸加麦门、五味子、炒山栀及补中益气汤，既能滋肾水清火邪，又能培土生金、养阴敛肺，以收滋其化源之效；由于脾肺虚弱，不能化生肾水所致的小便赤短不利之证，薛己用补中益气、六味丸加五味子以滋化源；如此等等。均反映了薛己重视脾肾并补以滋化源的特色。

薛己还将补脾胃和益肾水分别不同时间用药，以更好地实现滋其化源之治。如，薛己治疗脾土虚弱而不能生肺金，又有阴火刑克肺金的咳嗽，即采取朝服补中益气加山茱萸、麦门冬、五味子，夕服六味地黄加五味子的方法，以滋其化源。

二、内科杂病论治经验

薛己内科学术思想与其医学的基本思想一致，突出表现在重视脾胃和肾命，尤重脾胃，在治则上，讲究求本，滋其化源，因而他在处方用药时重视温补，不尚苦寒，成为温补学派的倡导者。

（一）虚损病的治法特点

《内科摘要》中的医案多以脾虚、肾虚为主，依据“虚则补之”的原则，故其治法为补脾、益肾。

对于脾胃气虚阳虚者，主张以温补之法补益脾胃阳气，多投以补中益气汤；对于肾阴亏虚者，主张以滋补之法滋阴补肾，多投以六味地黄丸；对于肾阳亏虚者，主张以阴中求阳之法补益命门，多投以八味丸。对于脾肾两虚者，单脏治疗难以奏效时多培补元气，滋其化源，脾肾双补，诸方合用。经统计，《内科摘要》中薛己应用较多的方剂为补中益气汤、六味地黄丸、六君子汤、八味丸以及十全大补汤，俱为补益之剂。其重温补脾肾的特点，由诸方剂可见一斑。

（二）内科疾病论治举例——咳嗽论治经验

咳嗽，或为六淫外邪侵袭肺系，或为脏腑功能失调，内邪干肺，导致肺失宣肃，肺气上逆作咳，临床治疗或祛邪利肺，或扶正补虚，多从肺论治。薛己关于咳嗽的论治，散见于《内科摘要·脾肺亏损咳嗽痰喘等证》《保婴撮要·咳嗽》，《校注妇人良方·卷六》之“妇人咳论方论”“咳嗽用温药方论”“老嗽方论”，《校注妇人良方·妊娠咳嗽方论第七》《校注妇人良方·卷二十二·产后咳嗽方论第三》《校注明医杂著·咳嗽》等篇。

1. 病因病机

薛己认为，咳嗽为邪气犯肺所致，无论外感、内伤，“邪之所凑，其气必虚”，故肺脏多虚。肺虚当补，亦可根据“虚则补其母”的原则补益脾胃达到补肺的目的。薛己从脾胃论治，是基于患者“本虚”这一条件的。脾胃为后天之本，气血生化之源，与“本虚”有着密切关系。脾气不足，运化功能失职，则人体气血化生乏源，正气虚弱，易受邪气侵袭。因此“本虚”情况下患者咳嗽的病机有其特殊性，正如李东垣《脾胃论·脾胃胜衰论》中云：“肺金受邪，由脾胃虚弱，不能生肺，乃所生受病也”。

2. 证治特色

（1）从脾胃论治

薛己根据脾肺之间的生化关系，多从脾胃进行论治，通过补益脾胃，资其化源，以生肺金，使得肺气充足，驱邪外出，同时腠理密实，不易被外邪侵袭。此外，补益脾胃还可改善患者“本虚”的身体情况，使得正气充足，同样不易被外邪侵袭，即《金匮要略·脏腑经络先后病脉证》中所谓“四季脾旺不受邪”。《校注妇人良方·卷二十二·产后咳嗽方论第三》明确指出：“所患悉因胃气不足，盖胃为五脏之根本，胃气一虚，五脏失所，百病生焉。经云：肺属辛金，生于己土，脾土既虚，不能生金，则腠理不密，外邪易感矣。”《内科摘要》中“脾肺亏损咳嗽痰喘等证”篇记录了26例咳嗽医案，有外感咳嗽，有内伤咳嗽，多从脾论治。

案例

鸿胪苏龙溪咳嗽气喘，鼻塞流涕，余用参苏饮一剂，以散寒邪，更用补中益气汤以实腠理而愈。

（《内科摘要·卷上·脾肺亏损咳嗽痰喘等证》）

（2）从体质论治

患者体质的不同，往往决定其对某些邪气的易感性及产生病证类型的倾向性。因此，认清患者的体质特点有助于分析其发病规律，为诊断和治疗疾病提供依据。

薛己论治咳嗽，重视患者的体质，并以此作为选择治法和方药的依据。《内经》云“正气存内，邪不可干”，“邪之所凑，其气必虚”，薛己对此颇有体会，咳嗽患者多有正气虚弱这一基础，或偏于阴虚，或偏于阳虚，或偏于气虚，或偏于血虚，影响脏腑功能，脏腑失调，尤其脾胃升降失调，内而产生痰湿，外而招致邪气，影响肺气的宣肃，发为咳嗽，并有偏热偏寒之殊。正如《素问·宣明五气》所说：“五气所病……肺为咳。”以及《素问·咳论》所说：“五脏六腑皆令人咳，非独肺也。”因此临证治病必须结合患者平素体质而论。

薛己经过长期研究认为，素禀虚弱，或因饮食起居不调，房事不节，或长期为疾病所困，均可导致患者体质虚弱，表现出或偏于阴虚，或偏于阳虚；或偏于脾虚，或偏于肾虚，或偏于脾肺两虚，或足三阴虚；或偏于痰湿等常见的咳嗽病证特点。这也正是薛己辨治的重要依据。下面举一例以明之。

案例

一儒者失于调养，饮食难化，胸膈不利。或用行气消导药，咳嗽喘促，服行气化痰药，肚腹渐胀；服行气分利药，睡卧不能，两足浮肿，小便不利，大便不实，脉浮大按之微细，两寸皆短。此脾肾亏损，朝用补中益气加姜、附；夕用金匮肾气加骨脂、肉果，各数剂，诸证渐愈；再佐以八味丸，两月乃能步履；却服补中（指补中益气汤）、八味，半载而康。

（《内科摘要·卷下·脾肾亏损小便不利肚腹膨胀等证》）

（3）四时论治

在《明医杂著·咳嗽》，王纶以四时为纲，根据春暖、夏热、秋燥、冬寒四季不同特点分时论治，顺时用药，颇具特色。薛己注解时，亦按四时论治，又不拘于王氏所论。

春季多因风寒所伤，咳嗽声重、头痛，用金沸草散；咳嗽声重、身热，头痛，用《局方》消风散。盖肺主皮毛，肺气虚则腠理不密，风邪易入，治法当解表兼实肺气；肺有火则腠理不闭，风邪外乘，治宜解表兼清肺火。邪退即止，若数行解散，则重亡津液，邪蕴而为肺疽、肺痿矣。故凡肺受邪不能输化，则小便短少，皮肤渐肿，咳嗽日增，宜用六君子汤以补脾肺，六味丸以滋肾水。

夏季喘急而嗽，面赤潮热，脉洪大，用黄连解毒汤；热燥而咳，用栀子仁汤；咳唾有血，用麦门冬汤。薛己还认为，各型咳嗽俱兼用六味丸，夏月尤当用此，壮肾水以保肺金。

秋季多咳而身热，口干，便赤，脉虚而洪，用白虎汤；身热而烦，气高而短，心下痞满，四肢倦怠，精神短少，用香薷饮；若病邪已去，宜用补中益气汤加干山药、五味子以养元气，柴胡、升麻各二分以升气。

冬季若外感风寒，形气病气俱实者，宜用麻黄之类，即所谓从表而入之病，还应自表而出。若形气病气俱虚者，宜补其元气，而佐以解表之药。若专于解表，则肺气亦虚，腠理益疏，外邪乘虚而入，其病更难治。若病日久，或误服表散之剂，以致元气虚而邪气实，急宜补脾土为主，则肺金得养，诸病自愈。若人老弱，或劳伤元气，而患前证，误用麻黄、枳壳、紫苏之类，致汗出亡阳，易多患肺痈、肺痿，治失其宜，多致不起。

由上可知，薛己治疗四时咳嗽，并非单从时邪入手只用解表法，而是从整体出发，顾护正气为主。

薛己特别注重肺、脾、肾三脏的功能状态。咳嗽是肺的宣降失常所致，故治疗咳嗽当使肺的宣降复常。但是不可专注于肺，应考虑五行相生关系。肺阳虚则注重土中生金，肺阴虚注重壮肾水保肺金。

薛己慎用解表的方法。若有外感，正气旺盛，则可用汗法而解；若正气不足，不可单用汗法，当补其元气，兼以解表，并且当邪退即止。

（4）分时辰论治

薛己经过长期临床观察发现，许多咳嗽患者发病有时辰规律。因而，特别注重按时辰用药治疗，并依据《内经》的有关认识总结了自己的经验。《素问·金匮真言论》云：“平旦至日中，天之阳，阳中之阳也；日中至黄昏，天之阳，阳中之阴也；合夜至鸡鸣，天之阴，阴中之阴也；鸡鸣至平旦，天之阴，阴中之阳也。”这是天人相应观在一日中分时论治的理论基础，也是临床用药的依据。

薛己的经验如下。

上半日为阳中之阳，薛己认为王纶所言的“胃中有火”应分虚实，实者当用竹叶石膏汤清之，虚者当用补中益气汤补之。因咳嗽与痰饮密切相关，故薛己补充说，无论虚实，“皆少佐以治痰之剂”。

午后为阳中之阴，多阴虚劳咳，王氏提出“补阴降火之法”，薛己反对用清气化痰、四物、知柏，认为“肾气亏损，火炎水涸，或津液涌而为痰者，乃真脏为患也，须以六味地黄丸壮肾水滋化源为主，以补中益气汤养脾土生肺肾为佐。”

五更咳：此概念由王纶提出，薛己认为“当作脾虚宿食为痰治之”。

黄昏咳：也是王纶提出的，王纶认为是“火浮于肺”，不可正用寒凉药，宜加五味子、五倍子、诃子皮敛而降之。薛己认为“属脾肺气虚，以致肾经阳虚阴弱，而虚火上炎，或房劳太过，亏损真阴为患。法当补脾肺、生肾水。”

（5）内伤咳嗽用药特色

薛己对于咳嗽治疗颇有经验，尤以治疗内伤咳嗽最具心得，以扶正为主，时或兼以祛邪，临证重视脾肾，喜用成方，常选补中益气汤、六味地黄丸、金匮肾气丸、六君子汤、八珍汤、二陈汤、参苏饮、桔梗汤等，或单用，或联合，其灵活自如，神思机巧耐人寻味。

（6）补中益气汤治咳经验

薛己深受李杲脾胃内伤理论的影响，临证注重甘温以升发脾胃之阳气，应用补中益气汤治疗各科咳嗽的经验，颇有参考价值。

用补中益气汤治疗咳嗽体现了升因升用的治疗思想。陷者举之，为升法之常，升因升用，当属升法之变。

补中益气汤补脾胃之气，气能化精，则有精借升举之力上归于肺，肺得濡养，能正常发挥宣发肃降的功能，则咳嗽自止。薛己用于气虚外感咳嗽、病后脾肺气虚致咳、他病误治脾肺气虚而咳等。

薛己共记录以补中益气汤灵活加减治疗咳嗽的验案 51 个，涉及内、妇、儿等科，大大拓展了其治疗咳嗽的范围，积累了丰富的经验，足以开悟后学。

三、外科瘰疬论治经验

瘰疬，好发于颈部、耳后，也有的缠绕颈项，延及锁骨上窝、胸部和腋下。在颈部皮肉间可扪及大小不等的核块，互相串连，其中小者称瘰，大者称疬，统称瘰疬。俗称疬子颈或老鼠疮。薛己在继承前人理论和经验的基础上，对其认识又有进一步发展。

1. 病因病机

薛己认为：瘰疬“属三焦肝、胆二经怒火风热血燥；或肝肾二经精血亏损，虚火内动；或恚怒气逆，忧思过甚，风热邪气，内搏于肝。盖怒伤肝，肝主筋，肝受病，则筋累累然如贯珠也。其候多生于耳前后项腋间，结聚成核”。相关论述见于《外科发挥·瘰疬》《外科心法·瘰疬》《外科枢要·论瘰疬》《外科经验方·瘰疬》篇。

2. 发病部位

薛己提出瘰疬多发于耳前后、项侧、胸胁间三个部位。

3. 治则治法

瘰疬非膏粱丹毒火热之实证，是因虚劳气郁所致，宜补形气，调经脉，则自消散。

若不审虚实，而犯病禁经禁，鲜有不误。治疗先以调经解郁，更以隔蒜灸，多自消。如不消，贴琥珀膏；俟有脓，即用针，否则变生他处。兼痰兼阴虚等证，只宜加兼证之剂，不可干扰余经。气血已复而核不消，服散坚之剂。至月许不应，气血亦不损，服必效散，或遇仙无比丸，再服益气养荣汤数剂以调理。疮口不敛，用豆豉饼灸，琥珀膏贴。气血俱虚，或不慎饮食起居七情者，俱不治。气血壮实，不用追蚀之剂，亦能自腐；腐去，便易于收敛。若气血虚，不先用补剂，而数用追蚀药，必败。若发寒热，眼内有赤脉贯瞳仁者，不治。

4. 辨证论治

薛己根据瘰疬的形态、病变阶段及其伴随症状进行辨证论治。

对于初觉憎寒恶热，咽项强痛，寒热焮痛，证属肝火风热而气病者，用小柴胡汤，以清肝火；并服加味四物汤，以养肝血。对于寒热既止，而核不消散，证属肝经火燥而血病者，用加味逍遥散以清肝火，六味地黄丸以生肾水。对于肿高而稍软，面色萎黄，皮肤壮热，脓已成者，用针以决之，及服托里之剂。对于经久不愈，或愈而复发，脓水淋漓，肌体羸瘦者，薛己认为必用纯补之剂，庶可收敛，否则变为九瘘。外用豆豉饼、琥珀膏，以驱散寒邪，补接阳气；内服补中益气汤、六味丸，以滋肾水、培肝木、健脾土，亦有可愈者。肝胆部分结核，不问大小，其脉左关弦紧，左尺洪数者，乃肾水不能生肝木，以致肝火燥而筋挛，须用补中益气汤、六味丸以滋化源，以治其本也。对于初生如豆粒，附着于筋，肉色不变，内热口干，精神倦怠，久不消溃，证属肝脾亏损者，用逍遥散、归脾汤、六味丸健脾土，培肝木，切不可轻用散坚追毒之剂。若脉洪大，元气虚败，为不治。若面皖白，为金克木，也不治。若其人患瘰疬兼见赤脉贯瞳子，有几条赤脉则几年死。

5. 医案举例

在《外科发挥·瘰疬》《外科心法·瘰疬》《外科枢要·论瘰疬》《外科经验方·瘰疬》篇中，薛己共附医案 56 例，其中死亡病例 10 个。大多数医案中，均采用了益气养荣汤、八珍汤、十全大补汤、补中益气汤、六味地黄丸等补益之剂。如：一男子耳下患五枚如贯珠，年许尚硬，面色萎黄，饮食不甘，劳而发热，脉数软而涩。以益气养荣汤六十余剂，元气已复，患处已消。一核尚存，以必效散二服而平（《外科发挥·瘰疬》）。

6. 治疗特色

薛己治疗瘰疬有其独特的思路，其治疗多从肝气、肝血、肝脾三方面入手。

（1）从肝论治

薛己治疗瘰疬从肝论治时，特别注重调和肝的体用关系，往往清肝火与养肝血同时进行。另外，薛己清肝火与养肝血并用，也是秉持着治未病的原则。

（2）肝脾同治

因瘰疬多因怒后而得，肝火多旺，医者见肝火旺就用大量峻猛之剂以伐肝火，或不管瘰疬已溃、未溃而不恰当地用大量清热解毒等苦寒之品，结果往往导致克伐肝阴或者留邪于内。故薛己提出治疗瘰疬“切不可轻用散坚追毒之剂”。证属风木旺而自病者，用泻青丸。肝木旺之瘰疬，日久制约脾土，故薛己在治疗瘰疬时常兼用壮脾土之品，与《金匮要略》“见肝之病，知肝传脾，当先实脾”之说一致。另外，清肝伐肝之品，用之脾胃先伤，木反来克土，所以薛己提出“大凡风木之病，但壮脾土则木自不能克矣”。

（3）补益气血

瘰疬“若气血俱虚，或不慎饮食七情者，不治”。在瘰疬即将破溃阶段，气血亏虚则不可妄加追溃之剂。若气血壮实，不加追蚀之剂，瘰疬亦能自腐。若本身气血亏虚而用破溃之剂，反而溃后难敛，适得其反。故薛己针对气血亏虚之患者，多让其服益气养荣汤，调其气血则证自愈。

7. 常用方药

薛己常用益气养荣汤、散肿溃坚丸、必效散、荆防败毒散、小柴胡汤、逍遥散、加味逍遥散、归脾汤、六味地黄丸、八珍汤等。

四、善于应用峻猛攻药

薛己脾肾并重，临证最常用六君子汤、补中益气汤、八珍汤、十全大补汤、六味丸、八味丸等方剂。但是，薛己并不排斥用峻剂猛药，所谓有是证用是药，薛己也有少数用峻剂猛药获效的医案，这同样反映了其丰富的学识和治疗经验。举例如下。

三生饮治疗卒中。三生饮出自《简易方》，由生南星一两，生川乌、生附子各半两，木香二钱组成，薛己认为“乃行经络治寒痰之药，有斩关夺旗之功，每服必用人参两许，驾驱其邪而补助真气，否则不惟无益，适足以取败矣”。

案例

车驾王用之，卒中昏溃，口眼㖞斜，痰气上涌，咽喉有声，六脉沉伏。此真气虚而风邪所乘，以三生饮一两，加人参一两，煎服即苏。

（《内科摘要·元气亏损内伤外感等证》）

此案是薛己少有的覆杯即愈的医案之一。薛己遭后世多位医家贬斥，然此案此法却被多人称颂，连讥讽薛己为“果子药先生”的陈修园，也在《医学从众录·真中风证》引用了薛己对三生饮加人参之认识的言论。柯琴给予高度评价：“此取三物之大辛大热者，且不炮不制更佐以木香，乘其至刚至锐之气而用之，非专以治风，兼以治寒也。然邪之所凑，其气必虚，但知勇于攻邪，若正气虚而不支，能无倒戈之患乎？必用人参两许以驾驭其邪，此薛己真知确见，立于不败之地，而收万全之效者也。今之畏事者，用乌、附分数，必制熟而后敢用，更以芩、连监制之，乌能挽回如是之危证哉？”（《删补名医方论·三生饮》）

五、灸疗疮疡方法及应用

由薛己的经验可知，灸法既可治虚，亦可治实，但不是一概单用艾灸。薛己通过对施灸材料及隔物材料的调整，实现或补或泻的治疗目的。

（一）虚实分灸

薛己治疗虚证，补阳促脓以桑木灸，隔豆豉饼灸，隔附子饼灸。其治实证，泻毒则主要用隔蒜灸，如“一男子风犬所伤，牙关紧急，不省人事，急针患处出毒血，更隔蒜灸，良久而醒”（《外科发挥·卷八·杖疮》）；又如一男子患脱疽“足趾患之，大痛，色赤而肿，令隔蒜灸至痛止”（《外科发挥·卷四·脱疽》）。

（二）隔物灸法

隔物灸又称间接灸，是指在艾炷与皮肤之间隔上某种材料而施灸的一种方法。此法首载于晋·葛洪的《肘后方》，经过后世的发展，历代医籍中所载述的间接灸约有 40 种，广泛应用于治疗多种疾病。隔物灸法既可避免直接烧灼之不便，又可借所用隔垫药物的透达之力增强对疮疡局部解毒消肿、祛瘀生肌之效，可谓一举两得。

薛己在前人经验基础上，大量研究与实践了隔物灸法在外科疮疡治疗中的应用，取得了显著成效。

1. 隔蒜灸

适用于蝎、蛇、蜈蚣、狂犬咬伤的患者。用大蒜头去皮，切成三文钱厚，安放在疮口上，置艾炷灸之，三壮换蒜。如果疮大头多，将蒜搗烂摊患处，艾铺其上燃烧，蒜败再换。此法可治一切疮毒邪盛正实之证，尤以剧痛或不痛而麻木者为宜。

2. 隔豆豉饼灸

以江西豆豉为末，唾津调和作饼子，如钱大，厚如三文，置患处；以艾壮于饼上灸之。饼若干，再用唾津和作。如果疮口大，则以漱口水调作饼，覆患处，以艾铺饼上灸之。如脓未成，用之即消；脓已成者，虽不全消，邪毒顿减。适于治疗疮疡肿硬不痛及溃而不敛等，适于气虚证。

3. 隔附子饼灸

用炮附子去皮、脐，研末，以唾沫和为饼，如三文钱厚，置疮口处，将艾壮于饼上灸之。每日灸数次，但令微热勿令痛。如饼干，再用唾津和作，以疮口活润为度。治疗溃疡气血虚不能收敛，或风邪侵袭致气血不通不能收敛，或体虚而疮陷之证。其运用指征一般是疮口紫陷，久而不愈，脓水清稀，或肿下软漫，恶寒，或手足逆冷，脉细如丝、脉沉弱等阳虚表现者。

4. 隔香附饼灸

以香附研末，酒调和作饼，覆患处，上置艾炷作灸法。香附味辛，微苦，理气活血，酒调后又以艾灸熏之，可促使气血通达。用以治疗瘰疬流注肿痛，或风寒袭于经络，结肿作痛，属气血壅滞之证。

5. 隔木香饼灸

木香五钱，生地黄一两。木香为末，地黄杵膏和匀，置患处大小作饼置肿处，以热熨斗熨之，或置艾火施灸。主治乳中结核，或因气滞，或因风寒、挫闪而致气血瘀滞疼痛。

（三）直接灸法

1. 桑枝灸

首载于明·李梴《医学入门》。以桑木点燃火焰，吹熄焰，以灸患处。该法可以治虚补阳促脓，拔毒止痛。李时珍曾说："桑木能利关节，养津液，得火则拔引毒气而祛风寒，所以能祛腐生新。"（《本草纲目·火部·第六卷·桑柴火》）

2. 骑竹马灸

是一种操作较为特殊的艾灸法，主要用于治疗各类痈疽。首载于宋代《卫济宝书》。后世医家在实践中对其具体操作之法有所改进。

其操作方法是：令患者骑于竹竿上，杆由二人抬起，使足离地，然后以患者肘横纹至中指端的长度，从尾骨尖上贴脊向上量，尽处作一记号；再以患者中指同身寸作一寸，于记号处向两旁各开一寸是穴，用艾灸各五七壮，主治一切疮疡，可使心火流通而毒邪得散。此衡量所取之穴在膀胱经膈俞穴附近，血会膈俞，心主血脉，故可泻心火、理血分，而"诸痛痒疮，皆属于心"，故可治一切疮疡。

3. 明艾灸法

用于因隔物灸而无效者，用艾直置于皮肤之上灸之，适用于元气不足，积毒炽盛者。

综上所述，薛己灸法治疗疮疡的经验丰富，并在理论上多有发挥，对灸法的发展做出了贡献。当然，薛己并非单纯以灸法治疗外科疾病，而是根据实际情况，常常配合内服汤药的方法，内外合治，以收桴鼓之效。这些经验，均值得深入研究和应用。

【后世影响】

一、历代评价

（一）对其人的评价

薛己以其丰富的学识和经验，对医学做出的突出贡献，获得了后人的高度赞扬，《古今医统大全》中这样评价他："薛己，字新甫，号立斋，吴郡人。性质敏颖，见识聪明，于医极精……诚明时名医之冠，而有功于先哲后昆者也。"李士材也有相似的看法，在其《删补颐生方论·医宗论》中说："（立斋）敏而多学，诚为迩来名医之冠，有功于先哲后昆。"

但是，历史上亦出现过不同声音，有医家对其颇多微词，如徐灵胎言其为"庸医之首，邪医之宗"，陈修园则言其为"语多骑墙"，王孟英言其"自相矛盾，纪律毫无"，未能公正对待。

（二）对其学的评价

薛己发挥了中医理论，并验之于临床，取得了卓越疗效，因此，《四库全书总目提要》曰："己治病，务求本原，用八味、六味丸直补真阴真阳，以滋化源，实自己发之。其治病多用古方，而出入加减，具有至理，多在一两味间见神妙变化之巧。"

《古今医统大全》也称其"谓十三科要皆一理，因见外科之医，固执《局方》，不循表里虚实经络之宜，而误人者众。遂大发所蕴，皆以内外合一之道，对证处方，随手而愈"。

二、学派传承

薛己在《内经》脾胃理论和李杲脾胃学说的影响下，又继承王冰、钱乙之说形成了自己独到的学术思想，注重先后二天，在具体治疗时，温补脾肾成为其临床治疗特色，成为温补派的先驱。其学术对后世的张介宾、赵献可、李中梓诸家均有较深的影响。

如《景岳全书》中直接引用其医论医案多达一百四十多处，其他如王肯堂的《证治准绳》，李士材的《医宗必读》等医学名著都有较多的引述。清代，推崇其学说的著名医家也很多，如张石顽、陈士铎、高鼓峰、吕留良等，陈修远描绘其时情景云"无如医友及病家，心服薛己、景岳诸法，以六味、八味、左归、右归、补中、逍遥、六君、四君、大补元煎之类，谓不寒不燥之品，先入为主，至死不悔"。

三、后世发挥

（一）温补思想的影响

薛己为温补派之先驱，其脾肾并重，以擅用补中益气丸、六味丸、八味丸著称于世。用药偏于甘温，慎用寒凉，重视脾胃不亚于东垣，重视肾命有异于丹溪。他的温补脾胃，滋补肾命，脾肾并治之学，对后来医家如孙一奎、赵献可、张介宾、李中梓等人影响很深。诸位医家皆各承其余绪，并有所发挥，从而汇成温补一派。如：

张介宾服膺薛己之学，受其治病求本，脾肾并重，阴不足求于阳，阴阳互化，以及擅于固本培元思想的深刻影响，结合自身临床治验，提出治病重辨八纲，探病求源，其于治疗虚损，提出从阴引阳，从阳引阴，阴阳互济的著名论点；通过填补精血以养阴治形；力主温补，擅用温补而不偏执，创制了许多著名的补肾方剂。

清初医家张璐尊崇薛己、张介宾之说，所著《张氏医通》记载的方药主治，多本《薛氏医案》和《景岳全书》，而以己意参定之。宗赵献可之学的，在清代有高鼓峰、吕留良、董废翁等人，他们都不同程度地禀承薛己之说。

温补学派诸家发展了易水学派的脏腑病机学说，既重视调理脾胃以治疗内伤杂病，又深入探讨了肾命学说，从真阴元阳两个方面阐明了人体阴阳平秘的调节机制及其重要意义。对于命门的部位及其生理作用，提出了不少学术见解，有利地推动了中医学理论的发展。

（二）整体疗伤思想的影响

薛己的整体疗伤特色，对后世骨伤科的影响巨大。《正体类要》可称为伤科学中第一部内治专著，书中反映的整体疗伤观，对提高伤科诊疗水平具有重要意义。薛己在治疗损伤时，以调肝肾、补气血为主，他偏于温补，慎用寒凉，在伤科疾病的治疗中，以治本为第一要义，创立伤科内治大法，阐明和强调伤科疾病局部与整体的辩证关系，论述了损伤内证的证候和分类论治法。在薛己的影响下，形成了重内治的伤科流派，重视内治，强调补血行气，脏腑调理的重点在于肝脾肾。薛己的《正体类要》问世后，多数医家宗之，继承并且发挥了薛己的治伤思想、整体疗伤特色，对后世骨伤科产生了深远的影响。

明清及以后的伤科名著，有关内治法的基本原则几乎皆沿袭于此。如清代吴谦著《医宗金鉴·正骨心法要诀》即以本书为蓝本，其中关于伤损内证的论治，多系引自《正体类要》的论述。可见薛己伤科学术思想在明清时期占有重要的学术地位。

（三）妇科学术思想的影响

陈自明的《妇人大全良方》因为薛己校注，而有了完善的版本《校注妇人良方》。实际上，薛己已经在陈自明所代表的宋代女科学术思想基础上，建立起了新的学术体系。作为女科医学承上启下之关键人物，当《校注妇人良方》在明清两代大量刊行时，薛己的学术价值在医学史上得以真正的体现，以至于此书至今不衰。

十七世纪初刊行的《济阴纲目》不仅弘扬了薛己女科重视阴血的思想，薛己有关女科的认识和治疗思想也常常被引用和讨论，尤其是薛己“补土培元”以“济阴”或“养阴”的观念在女科医学的影响一直在延续着。

综上所述，薛己在《内经》脾胃理论和李杲脾胃学说的影响下，又继承王冰、钱乙之说形成了自己独到的学术思想，重视脾胃、肾命，而以脾胃为主。学术成就无论在“脾胃元气论”“胃气为治病之本”“补益脾胃滋补化源”“阴阳水火分治肾命虚损”“脏腑辨证体系”等各方面，均有建树，对后世产生了深远影响；在临床各科治疗上着重调理脾胃，兼顾滋补肾命。其于各科论治经验丰富，医案众多而真实，其医案说理甚明，其选方用药精当，受到后世医家的好评；其治法方药均可师可法，治疗思路颇具启发性。

山东中医药大学　刘桂荣

【参考文献】

[1] 薛己. 薛雪医案 [M]. 北京：中医古籍出版社，1989.

[2] 薛己. 内科摘要 [M]. 南京：江苏科技出版社，1985.

[3] 薛己. 明医杂著（注）[M]. 北京：人民卫生出版社，2007.

[4] 薛己. 外科发挥 [M]. 北京：人民卫生出版社，2006.

[5] 薛己. 口齿类要 [M]. 北京：人民卫生出版社，2006.

[6] 李玉玲. 薛己对儿科学的贡献 [J]. 北京中医杂志，1987（3）：15－16.

[7] 李玉玲. 薛己温补方法探析 [J]. 中医杂志，1987（9）：57－58.

[8] 谭国俊. 薛己对外科发展之贡献 [J]. 浙江中医学院学报，1988，12（1）：34－36.

[9] 朱炳林. 薛己用补中益气的经验 [J]. 中医药学报，1989（3）：26－28.

[10] 曾琼清，韦以宗.《正体类要》对骨伤科的贡献 [J]. 中国中医骨伤科杂志，1989，5（4）：38－39.

[11] 唐学游. 浅谈《校注妇人良方》的情志致病 [J]. 江西中医学院学报，1992，4（1）：21－23.

[12] 董兴武，刘惠.《内科摘要》学术思想浅析 [J]. 陕西函授中医，1992（5）：43－45.

[13] 陈照甫. 阴阳之橐籥生化之本源－薛己滋化源论治探析 [J]. 上海中医药杂志，1993（2）：42－44.

[14] 刘炜宏.《薛雪医案》中的灸与熨法 [J]. 中国针灸，1993（4）：43－45.

[15] 杨友发.《正体类要》脏腑内治特色探讨 [J]. 中医正骨，1994，6（4）：40.

[16] 杨继军，董进洲. 薛立斋灸治疮疡的学术特色 [J]. 上海针灸杂志，1994，13（1）：36－37.

[17] 龚金莲.《口齿类要》辨证论治精华浅探 [J]. 湖南中医学院学报，1995，15（1）：9－10.

[18] 俞景茂. 薛铠与薛己儿科学术特点探讨 [J]. 浙江中医杂志，1996（1）：32.

[19] 张云杰，刘淑娟. 薛己诊治疮疡病浅析 [J]，四川中医，1996，14（3）：6.

[20] 张达才. 浅谈《外科发挥》中的托法 [J]. 江苏中医药，2002，23（1）：3－4.

[21] 王新智. 薛己妇科学术特点探析 [J]. 中国中医基础医学杂志，2005，11（2）：156－157.

[22] 胡菊英. 浅议明代医家薛己调治妇科病临床特色 [J]. 山西中医学院学报，2006，7（2）：3－4.

[23] 黄晓红，许文忠. 薛立斋治疗"足三阴虚损"的组方思想初探 [J]. 北京中医药大学学报，2006，29（8）：523－524.

[24] 姜燕.《女科撮要》运用补中益气汤评析 [J]. 山西中医，2008，24（1）：43－44.

[25] 王哲，杨晓娜，刘瑞芬.《校注妇人良方》相关不孕症的论述与理解 [J]. 天津中医药，

2010，27（1）：30－31.

［26］郝福明，李元奎. 薛己外科托法学术特色分析［J］. 中华中医药学刊，2010，28（6）：1283－1284.

［27］张慧. 薛己对足三阴虚损认识浅析［D］. 福州：福建中医学院，2009.

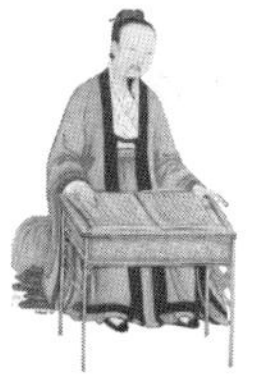

万密斋

内容提要

万密斋，名全，号密斋，湖北罗田人，明代著名医家，生于明弘治十二年（1499），卒于明万历十年（1582），著有《养生四要》《万氏女科》《幼科发挥》等10部著作。在养生方面，提出“寡欲”“慎动”“法时”“却疾”的养生法则及相关方药。在优生优育方面，认为应根据受孕、妊娠、分娩、育婴等不同阶段因时制宜、精心调养。儿科方面，提出小儿内科、小儿五官科以及小儿传染病的辨治思路，指出诊断时应四诊合参、突出望诊，并结合小儿“肝有余，脾常不足，肾常虚，心常有余，肺常不足。有余为实，不足为虚”的特点，突出五脏统病、法随脏立；治疗以固护脾胃、滋养阴津为主。妇科方面，对月经病、胎前病以及产后病有一定的认识，指出月经病以行气活血、调经养血为核心；胎前病以健脾疏肝、安胎养胎为关键；产后病以养血活血、补虚化瘀为要旨。在伤寒学研究方面，梳理了太阳、阳明、少阳、太阴、厥阴以及少阴经相应疾病的脉证及治法，根据自己的临证体会另行归类了相关条文，使相关经脉证治条理更为清晰。万密斋的学术思想，对后世医家产生了比较广泛的影响。

【概述】

一、生平简介

万密斋，名全，号密斋，湖北罗田人，生于1499年，卒于1582年，明代著名医学家。世医出身，祖、父均为儿科医生。祖父万杏坡，豫章（今江西南昌）人，为万氏家传幼科第一世，早卒。父亲万筐，号菊轩，1480年因兵荒而迁居罗田大河岸。数年后，医名大噪，树立了“万氏小儿科”声望，为二世。至万密斋更以儿科驰名，为三世。万密斋业医勤于临证、贯于思考，医学造诣极深，以擅长治疗儿科、妇科、痘疹病证著称于世；其治学严谨务实、笔耕不辍，著述颇丰，计有《养生四要》《万氏女科》《幼科发挥》等10部著作流传于世，学术思想对后世医学具有较高的参考价值。

万密斋生平可概括为五个阶段。一是19岁以前万密斋进入儒学之前的童生阶段。二是从19岁进学为诸生到嘉靖十年33岁，在县学里的生活阶段。19岁通过童生入学考试进入儒学，在儒学方面，攻读儒书是他的本业。在医学方面，他自修医药，研习方书，随父学医，代父出诊，为学中师长治病，并逐渐有了一定的声誉，为他后来走上医学道路奠定了良好的基础。三是嘉靖十年，33岁弃举从医至嘉靖二十八年51岁，万密斋在医学上取得巨大成功，著成《痘疹心法》等。四是嘉靖二十八年至隆庆二年70岁时，为医学学术继续发展的阶段。五是隆庆二年至万历十年是其晚年著书立说的阶段。70岁以后，他医术高超，声闻卓著，主观上要求将自己平生的学术进行一次全面的总结，以流传后世。客观上自《痘疹心要》刊刻后，不数年便又有人重刊；《育婴家秘》刊刻后，不数年就已经传布于荆、襄、闽等地。医学著作迅速而广泛的传播，反映了当时社会上的强烈需求，也激发了他重新修订和撰著医书的热情，以至于著书不倦，直至终老。他的传世著作几乎全部都是在这一阶段内完成的。

万密斋潜心《灵枢》《难经》，传承家学，荟萃众长，业医50余年，学验俱丰。他通晓各科，尤精于养生学、儿科及妇科。在养生方面他提出“养生四要”，即“寡欲”“慎动”“法时”“却疾”的养生法则及养生方药，丰富了中医养生学的内容。在儿科方面，他就儿童养育的不同阶段，提出儿科疾病防治的全面认识，包括预养以培元、胎养以保真、蓐养以防变、鞠养以慎疾，形成了中医儿童保健学的系统思想；提出小儿阳常有余、阴常不足、肝常有余、脾常不足、心常有余、肺常不足、肾常不足，即“三有余，四不足”的小儿生理及病机学说；在辨证上强调观形色、审面部、辨脉纹，突出从五脏辨证治疗；在传染病治疗方面，认为对痘疹、麻疹等儿科传染病应顺应病势治疗。在妇科方面，他注重调理肝脾，并结合女性体质用药，治疗月经病、胎前病以及产后病。同时，他对《伤寒论》的研究，注重整体分析，融脏腑、经络、气化于一体，阐述六经病证。

总之，万密斋的学术特色可概括为：以“注重护养，预防疾病”的思想为统揽，以“五脏统病，随脏论治”的五脏辨证论治原则为核心，以“节戒饮食，调理脾胃”的脾胃理论为主线。

二、著作介绍

万密斋治学严谨，一生著述颇丰，著有《养生四要》《育婴家秘》《万氏女科》等10部著作，现据成书年代为序，介绍如下。

（一）《痘疹心法》

《痘疹心法》，又名《痘疹世医心法》，共23卷，约成书于明嘉靖二十八年（1549）。该书较详尽地阐述了痘疹的病因病机，辨痘疹之形色疏密、轻重顺逆、虚实荣枯，包括痘疹发热、出见、起发、成实、收靥、落痂、痘后余毒等不同阶段之治法，以及病势转归、兼加病证、饮食宜忌、常用药物药性与制法等，并附载相应的歌诀及万密斋个人的一些临床验案，便于记忆学习。

（二）《伤寒摘锦》

《伤寒摘锦》，全称《万氏家传伤寒摘锦》，共2卷，成书于明隆庆二年至三年（1568—1569）。该书为万密斋研究《伤寒论》的心得，重点选摘《伤寒论》中有关六经病脉证治法，同时记述了伤寒两感、瘥后劳复、阴阳易、痉湿暍、霍乱等脉证治法，兼述温病、时行疫病。

（三）《保命歌括》

《保命歌括》，又名《万氏家传保命歌括》，共35卷，约成书于明隆庆四年（1570）后。该书前33卷，介绍中风、中寒、内伤、瘟疫、气病、血病、虚损、痿痹、咳嗽、哮喘、泄泻、痢疾、疟疾等内科杂病为主的多种病证，并涉及外感六淫之邪导致的相应疾病。后2卷，为摄生经验方及万氏在嘉靖、隆庆年间（1552—1570）的一些医案。

（四）《广嗣纪要》

《广嗣纪要》，亦称《万氏家传广嗣纪要》，共16卷，约成书于明隆庆六年（1572）。该书是一部有关生育问题的专著，主要论述有关广嗣、妊娠及婴儿疾病的病因、证候及治疗方药，归纳了影响生育的男女生殖器畸形、损伤等因素，并附儿科医案18例。

（五）《万氏女科》

《万氏女科》，共3卷，成书于明隆庆年间（1567—1572）。卷一为总论及妇科杂病，卷二为胎前诸病，卷三为产后诸病。该书是万密斋系统阐述妇科病证诊治的著作，结合相应的女性体质，以四物汤为主加减，调理肝、肾、脾，治疗月经病、妊娠期疾病以及产后相关疾病。

（六）《养生四要》

《养生四要》，共5卷，成书于明万历三年至四年（1575—1576）。该书为万密斋在广泛搜集前人养生学资料的基础上，荟萃诸家之长，参以己见，并亲自实践而著成的养生医书。前4卷论述了“寡欲”“慎动”“法时”“却疾”四要，末卷为养生总论。

（七）《育婴家秘》

《育婴家秘》，共3卷，约成书于明嘉靖二十八年（1549）至万历七年（1579）。该书是万密斋早期较为详细的儿科著作，内容涉及如何养育幼儿、儿科疾病的诊断与治疗方法，初步论述了从五脏论治儿科疾病，并对儿科常见病如惊风、发热、咳嗽、泄泻等提出了具体的治疗方药。

（八）《幼科发挥》

《幼科发挥》，共2卷，约成书于明万历七年（1579）。该书为万密斋在历代医家的理论基础上，结合自己的临床经验，对小儿生理及病机特点、病证诊法及五脏辨证理论体系的认识进一步完善和提高，着重于儿科诸多疾病的分类、病因病机、治则治法、主症兼症，并附载典型医案。

（九）《片玉痘疹》

《片玉痘疹》，共13卷，成书于明万历七年至十年（1579—1582），又名《万氏秘传片玉痘疹》。该书为万密斋晚年有关痘疹的著作，主要以歌括的形式讲述痘疹的治疗要略，包括痘疹的病因、治疗、调理以及预后，并强调针对痘疹的特点分阶段论治。其中卷一、卷二为痘疹碎金赋及痘疹西江月，以词赋的形式论述痘疹的证治，精要而易记；卷三、卷四为痘疹始终验方及歌方；卷五至卷十二为痘疹总论及发热、见形、起发、成实、收靥、落痂及余毒证治；卷十三为麻疹骨髓赋及麻疹西江月。

（十）《片玉心书》

《片玉心书》，共5卷，成书于明万历七年至十年（1579—1582）。该书主要介绍了儿科疾病总的治疗方法，以及一些儿科常见病的具体治疗，并附载一些小儿脉法及以面部诊病的歌括。卷一至卷三，总论儿科病证的诊断、治法，及歌括和望诊图；卷四、卷五，记述胎毒、变蒸、惊风等32类疾病的证治。

【学术思想】

一、学术渊源

万密斋出身于中医世家，自幼习儒，兼继家学，饱读诗书，熟谙岐黄之学，尤精于养生、儿科、妇科，曾屡试未中，遂弃举从医。其学术思想渊源明晰，除秉承家学外，还本之《素问》《难经》，求之《脉经》，考之《神农本草经》，参之张仲景、刘河间、李东垣、朱丹溪诸家之说，探玄钩隐。

（一）汲取古代哲学思想

1. 精研《易经》，抽关启钥

中华思想文化肇始于《周易》，其内涵丰富，外延深广，博大精深。万密斋常研《易经》，深受易理启发。养生第一要义“寡欲”核心在于“节欲”。他说：“予尝读《易》，泽上有水曰节。满而不溢，中虽悦慕，若险在前，心常恐，陷节之时义大矣哉！若或反之，水在泽下，则以渐渗，泄其涸也，可立而待矣。困于坎中，犹有悦心，困而又困，虽有卢扁，不可治也。”（《养生四要·寡欲第一》）养生第二要义“慎动”之关键在于“动以礼”。他说：“《易经》曰：‘吉凶悔吝生乎动。’动以礼则吉，动不以礼则凶。君子修之吉，小人悖之凶也。”万密斋强调养生应动中求静，动静结合。他说："震艮者，动静之反也。震有虩虩之象，慎也；笑言哑哑，不丧匕鬯，损之，效也。艮，其背，不获，其身，行其庭，不见其人。动亦静也，所以能无咎也。""慎动主静之用，主静慎动之体。动静不失其常，艮之义也。"（《养生四要·慎动第二》）

2. 儒家思想，贯穿始终

万密斋作为一名儒医，深受儒家仁爱思想影响，提出医生应视疾若己，见利勿贪。其言"病者详于择术，医者务于救痊。视疾若己，见利勿贪"（《片玉心书·慈幼儆心赋》）。他强调："人之受病者，有富贵贫贱之殊，自天地视之，皆其所生者也，无一人不养焉，则无一人不爱矣。医者，仁术也，博爱之心也，以天地之心为心，视人之子犹己之子，勿以势利之心易之。如使救人之疾，而有所得，此一时之利也；苟能活人之多，则一世之功也；一时之利小，一世之功大，与其积利，不若积功。"（《育婴家秘·十三科·鞠养以慎其疾四》）"良工当以爱其己子之心，而爱人之子，怜惜之，抚摩之，未可轻治，为儿作祸……其病可治，视人之子如己子，调护保养，无所不至。"（《育婴家秘·辨小儿脉证治》）

儒家认为："诚者天之道，诚之者人之道。"万密斋铭记儒家教诲，执医讲求诚信，重视医患间的信任关系，提出"用药如用兵，师不内御者胜"（《养生四要·却疾第四》）。如知其医之良，即以其病付之，用而不疑，苟不相信，莫若不用。"只要专信我、用我，使我治好了，不在谢之多少"（《幼科发挥·肺脏主病》）。他特别告诫个别自称懂医患者，见医生欲用药就说某药何用，无以异于教玉人雕琢玉者，若病治好了就说是自己治愈的，若治不好就将罪愆归咎于医生，这样的患者"安望其医者之用心，而致其病之痊乎"。

无论是养生方面，还是治病用药方面，处处都体现了万密斋的中和思想。在养生方面，他要求人们无论是情绪控制还是思维活动都要做到中和。他说："独者，人所不知，而己所独知之处也。方其静也，即喜怒哀乐未发时，所谓中也。与天地合其德，与日月合其明，与四时合其序，与鬼神合其吉凶。君子于此，戒慎乎其所不睹，恐惧乎其所不闻，不使离于须臾之顷，而违天地日月四时鬼神也。及其动也，正是莫见莫显之时，如喜怒哀乐，发开中节，这便是和。和者，与中无所乖戾之谓也。略有不和，便是不中，期违于天地日月四时鬼神远矣。"（《养生四要·慎动第二》）在治法方面，他提出药必对证，中病即已。他说："治寒以热，治热以寒，中病则止，勿过其剂也"（《养生四要·却疾第四》）。在遣方用药方面，他提出应"阴阳相济"。无阳则阴无以长，无阴则阳无以化，阴阳互用，如五色成文而不乱，五味相济而得和。"凡养生祛邪之剂，必热无偏热，寒无偏寒。温无聚温，温多成热；凉无聚凉，凉多成寒。阴则奇之，阳则偶之。得其中和，此制方之大旨也。"（《养生四要·却疾第四》）针对脾喜温而恶寒，胃喜清凉而恶热的特点，在调理脾胃方面他更加推崇五味相济之论。脾喜温而恶寒，胃喜清凉而恶热，喜恶不同，故难拘于一法。脾胃属土，居中以应四旁。其立法，必四气俱备，五味调和而后可。四气者，谓寒、热、温、凉。五味者，谓酸、苦、甘、辛、咸。辛甘温热为阳，酸苦咸寒为阴，气味合而服之，谓之阴阳相济，得其中和之法。如偏热则伤胃，偏寒则伤脾，非中道。"盖调理脾胃，必资于药。五气属天，五味属地，味气之中，惟甘平者，土之性。古人立法，必四气浑合，五味相济，所以合于四时五脏阴阳，揆度以为常。"（《育婴家秘·调理脾胃》）

3. 参悟道义，寓道于养

道家全面继承发展了中华传统诸家的各种炼养方法，并吸收了外来佛教、印度教炼养学的精华，形成了道家独特的养生体系。道家崇尚自然，以养生健身、延年益寿为宗旨，以调阴阳、和气血、保精神为原则，主张通过守一、导引、胎息、存神、内丹等多种方法，调和阴阳、疏通气血、培补精气、锻炼筋骨、颐养脏腑、调理肌肤，达到性命双修、身心和谐健康的目的。万密斋汲取道家养生精髓，特别提倡清心静心的养生方法。他说：“广成子曰：‘必清必静，无劳汝形，无摇汝精，乃可长生。’庄子曰：‘夫失性有五，一曰五色乱目，使目不明；二曰五声乱耳，使耳不聪；三曰五臭熏鼻，困惚中颡；四曰五味浊口，使口厉爽；五曰趣心滑心，使心飞扬。’此五者皆性之害也。人之性常静，动处是情，人之性未有不善，乃若其情，则有不善矣。心纯性情，吾儒存心养性，老氏修心炼性，佛氏明心见性，正养此心，使之常清常静，常为性情之主。”（《养生四要·慎动第二》）

（二）本诸中医经典理论

1. 尊崇《内经》，精求经旨

《内经》为医学之宗，历代医家均将其奉为圭臬。万密斋亦尊崇《内经》，精求经旨，始终以《内经》理论指导其医学实践。

在养生方面，万密斋继承了《内经》“治未病”思想及“法时”养生观，并以“法时”“却疾”为卷名进行专章专论。如针对“治未病”，他说：“吾闻上工治未病，中工治将病，下工治已病。治未病者十痊八九，治将病者十痊二三，治已病者十不救一”“善治者治皮毛，不善治者治骨髓。盖病在皮毛，其邪浅，正气未伤，可攻可刺。病至骨髓，则邪入益深，正气将惫，针药无所施其巧矣”“邵子曰：与其病后才服药，孰若病前能自防，即圣人所谓不治已病治未病之谓也。夫病已成而后药之，乱已成而后治之，譬犹渴而穿井，斗而铸锥，不亦晚乎?”（《养生四要·却疾第四》）。针对“法时”，他说：“按《内经》曰：圣人春夏养阳，秋冬养阴，以从其根。故与万物沉浮于生长之门……阴阳和则气平，偏胜则乖，乖便不和，故春夏养阳也，济之以阴，使阳气不至于偏胜也；秋冬养阴也，济之以阳，使阴气不至于偏胜也。”（《养生四要·法时第三》）

在辨证论治方面，万密斋亦继承《内经》的思想。如关于妇女月经不调的病因病机，万密斋指出：“妇人经候不调有三：一曰脾虚，二曰冲任损伤，三曰脂痰凝塞。”（《万氏女科·调经章》）关于小儿辨证，万密斋继承《内经》色脉合参的观点。他说：“《内经》曰：能合色脉，可以万全。盖上医之治小儿也，以色合脉，以脉合色，实则泻之，虚则补之，不违其制，万全之道也。”（《育婴家秘·辨小儿脉证治》）在小儿疾病治法上，万密斋谨按《内经》经旨，要求中病即止。诚如他所说：“《内经》曰：‘大毒治病，十去其三；小毒治病，十去其五；无毒治病，十去其七。’制为定数者，恐伤正气也。”（《养生四要·却疾第四》）

2. 熟谙《难经》，发皇古义

《难经》亦是万密斋学术思想渊薮之一。其熟谙《难经》，并对其内涵多加发挥。如对五邪之论的发挥，他说：“五邪者出‘四十九难’，云：有中风，有伤暑，有饮食劳倦，有伤寒，有中湿。此之谓五邪也。五邪之感，则害人脏腑，必作泄泻”（《保命歌括·泄泻》）。“按《难经》有五邪之论，论本脏自病者为正邪，自前来者为实邪，自后来者为虚邪，自所胜来者为微邪，自所不胜来者为贼邪，此以五行生克之理论之也。”（《育婴家秘·肾脏证治》）又如对五泄的发挥，他说：“按‘五十七难’云：泄凡有五，其名不同。胃泄者，饮食不化，色黄；脾泄者，腹胀满泄注，食即吐，呕逆；大肠泄者，食已窘迫，大便色白，肠鸣切痛；小肠泄者，溲而便脓血少腹痛；大瘕泄者，里急后重，数至圊而不能便，茎中痛。此五泄之法也。其五泄者之病，胃、小肠、大瘕之证属热；脾、大肠之证属寒。其名有五，其因每起于脾胃之湿。故胃、小肠、大瘕三泄者，为热温，并宜大承气汤下之。惟大瘕泄，再加甘草，以有茎中痛也。脾、大肠二泄者，为寒温，并宜理中汤温之。惟脾泄再加陈、青皮，以腹胀满也。此五泄者，统论泄病之证。”（《保命歌括·泄泻》）

3. 潜心《伤寒论》，阐发六经

《伤寒论》集汉代以前医学之大成，系统总结了前人的医学成就和实践经验，创立了六经辨证体系，为辨证论治奠定了基础。万密斋崇尚《伤寒论》之论，闲暇之余，潜心钻研，著《伤寒摘锦》两卷，重点选摘《伤寒论》中有关六经脉证治法，同时阐述了伤寒两感、瘥后劳复、阴阳易、痓湿暍、霍乱等脉证治法，兼述温病、时行疫病。

万密斋对张仲景用药特别推崇，认为：“长沙著论治伤寒，汗用辛甘下苦咸，此法古今终不变，莫将羌活杂真诠”。他说：“辛甘发散为阳，桂枝之辛，麻黄之甘，所以开发腠理，驱逐风寒。咸苦下泄为阴，芒硝之咸，大黄之苦，所以攻坚泻实，荡涤肠胃。仲景著《伤寒论》，于太阳病，因有恶风恶寒之症，知其在表，故用桂枝汤治中风有汗者，此风淫所胜，以辛散之。麻黄汤治伤寒无汗者，此寒淫所胜，治以甘热。若无恶风寒之症，则不轻用矣。于阳明经，因有胃实痞、满、燥、实、坚之症，知其在里，故用承气汤。枳实以泻痞，厚朴以泻满，大黄以泻实，芒硝以润燥软坚。若无胃实之症，则不敢用矣。”（《保命歌括·伤寒》）

（三）发挥前贤各家之说

1. 法从张仲景、王叔和

万密斋在许多疾病的治疗上多取法张仲景与王叔和。如针对泄泻，他说：“治有三法者，按仲景《伤寒论》云：下利不止者，宜理中丸。理中者，理中气也。治泻，不利小便非其治也，五苓散主之。不止者，利在下焦也，宜赤石脂禹余粮汤止之。故初则温中，理其胃气也；次则分利，使阴阳和畅，水谷分别也；末则止涩，涩可去脱，恐肠胃滑而谷气不收也。此三者治泻之大法也。故予家传心法，初用理中汤，中用五苓散，末用七味豆蔻丸，或一粒白玉丹，即是仲景之法”。（《育婴家秘·泄泻证治》）针对妇女崩漏，他说：“叔和《脉诀》云：崩中日久为白带，漏下时多肾水枯也。治有三法，初止血，次清热，后补其虚，未有不痊者也。”（《万氏女科·崩漏章》）

2. 遥承钱乙、陈文中

钱乙，北宋著名儿科专家，后世尊称为“儿科之圣”“幼科鼻祖”，其撰写的《小儿药证直诀》，第一次系统地总结了小儿辨证施治方法，使儿科自此发展成为一门独立的学科。其儿科五脏辨证论治，为万密斋的小儿五脏证治思想提供了理论依据。《小儿药证直诀·脉证治法·五脏所主》载：“心主惊，实则叫哭，发热，饮水而搐；虚则卧而悸动不安。肝主风，实则目直，大叫，呵欠，项急，顿闷；虚则咬牙，多欠，气热则外生，气温则内生。脾主困，实则困睡，身热，饮水；虚则吐泻，生风。肺主喘，实则闷乱喘促，有饮水者，有不饮水者；虚则哽气，长出气。肾主虚，无实也。惟疮疹，肾实则令黑陷。”此外，万密斋基于钱乙“小儿五脏六腑，成而未全，全而未壮”之论，提出小儿“肝有余，脾常不足，肾常虚，心常有余，肺常不足。有余为实，不足为虚”的特点。

陈文中，宋代医家，精通内科、儿科，著《小儿病源痘疹方论》5卷。万密斋继承了陈文中的养子之法，提出小儿不可久浴、频浴。他说：“陈伯平养子十法云：一要背暖，二要肚暖，三要足暖，四要头凉，五要胸凉，六勿令忽见非常之人，七脾胃要温，八儿哭未定勿使饮乳，九勿服轻粉、朱砂，十宜少洗浴。大凡小儿冬不可久洗，浴则伤冷；夏不可久浴，浴则伤热。频浴则背冷而发惊。若遇热时，以软绢蘸汤拭之可也。”（《育婴家秘·十三科·鞠养以慎其疾四》）

3. 近采李东垣、朱丹溪

李东垣，金代医学家，名杲，字明之，号东垣老人，金元四大家之一，中医“脾胃学说”创始人，著作有《内外伤辨惑论》《脾胃论》《兰室秘藏》和《用药法象》等。他十分重视脾胃在人体的作用，在治病立法上注重调理脾胃和培补元气，扶正以驱邪。万密斋对李东垣《脾胃论》十分赞赏，诚如他所说：“胃为戊土，以司受纳；脾为己土，以司传化。胃阳主气，脾阴主血，荣卫乎一身者也。故脾胃实，则糟粕变化，津液流通，神安而性静，气盛而命立，则无病矣。脾胃若伤，则水谷入少，荣卫气衰，形敝而性命无所依附矣。此东垣《脾胃论》，诚发千古不传之秘也”“人读东垣书，用补中益气汤，只说内伤是不足之病，不知其有余之为内伤也。盖不足者，脾胃之正气不足也；有余者，水谷之邪气有余也。故诸补中益气方者，皆治其不足之病；诸导滞消积方者，皆治其有余之病也”（《养生四要·却疾第四》）。因此，他指出小儿“调理之法，不专在医，惟调乳母，节饮食，慎医药，使脾胃无伤，则根本常固矣”（《幼科发挥·调理脾胃》）。

朱丹溪，元代医学家，名震亨，字彦修，金元四大家之一，养阴派代表人物，著有《局方发挥》《格致余论》《伤寒论辨》等。在小儿护理方面，万密斋基于朱丹溪“阳有余阴不足论”的观点，提出小儿应薄衣节食。他说：“丹溪曰：人生十六岁以前，气血俱盛，如日方升，如月将圆，惟阴常不足，故童子裳不裘帛。盖下体主阴，得寒则阴易长，得温暖则阴暗消，是以下体不与绢帛夹厚温暖之服，恐阴气受伤，是为确论。”“丹溪曰：小儿气血俱盛，食物易消，故食无时。然肠胃尚脆而薄，若稠黏干硬，酸咸辣甜，一切鱼肉瓜果酒面，烧炙煨炒，但是发热难化之物，皆宜禁绝。”“丹溪曰：乳子之母，尤宜谨节，饮食下咽，乳汁便通；情欲动中，乳脉便应；病气到乳，汁必凝滞。儿得此乳，疾病立至，不吐则泄，不疮则热，或为口糜，或为惊搐，或为夜啼，或为腹胀。”（《育婴家秘·十三科·鞠养以慎其疾四》）此外，在方药运用上，万密斋对丹溪方药亦多有采纳。如丹溪滋阴大补丸，万密斋认为：“夫肾者，生之本，为阴阳之枢纽，荣卫之根柢，所以有补无泻也。丹溪滋阴大补丸最佳……方中以五味子补肺，滋其水之化源；山茱萸补肝；山药、红枣补肾脾；石菖蒲补心；熟地、苁蓉、山茱萸、枸杞、牛膝、杜仲补元精、固精；山药、红枣、五味子、小茴补元气调气；巴戟、远志、石菖蒲、白茯苓补神安神。其性味清而不寒，温而不热，温凉相济，阴阳适调，滋补之巧，岂金石所能及也？丹溪云：非深达造化之精微者，未

足以议此也。”（《养生四要·卷之四·却疾第四》）

（四）秉承家传岐黄之学

万密斋三代业医，考虑到其家学无人继承，无法彰显于后世，在其父去世后始弃儒业医，搜集家学，著述立说。他说：“在粤自先祖杏坡翁，豫章人，以幼科鸣，第一世，蚤卒。先考菊轩翁，孤，继其志而述之。成化庚子客于罗，娶先妣陈伯平，生不肖，乃家焉，其术大行，远近闻而诵之万氏小儿科云，为二世……翁卒矣，顾其幼科之不明不行也。前无作者，虽美弗彰；后无述者，虽盛弗传，不肖之责也。故予暇日，自求家世相传之绪，散失者集之，缺略者补之，繁芜者删之，错误者订之。书成，名《育婴家秘》，以遗子孙，为三世。”（《幼科发挥·叙万氏幼科源流》）“惟痘疹一科，钱氏用凉泻，陈伯平用温补，立法不同，执偏门之说者无以白二先生之心，先子为吾剖析发明：仲阳之用凉泻因其烦躁、大小便不通也；文中之用温补，因其泻渴、手足冷也。虚则补之，实则泻之，所谓无伐天和，无翼其胜也。吾谨识之，但遇斑疹，如教施治，多所全活，乃叹古人立法之善，先子用法之精，非滞隅之能及。如是搜辑家教，汇成歌括，命曰世医心法，用寿诸梓与天下后世共之，庶先子之仁术，与钱陈二家同芳，不徒泯泯已焉耳。”（《痘疹心法·痘疹世医心法自序》）

万密斋在妇科、儿科疾病的治疗及用药方面多有家传。如治疗妊娠伤寒，万密斋指出：“妊娠伤寒，专以清热和胎为主，各随六经所见表里之证治之。务宜谨慎，不可与常病伤寒同治，以致损胎，误其母子性命也。此予家传之秘，宜珍重之”（《万氏女科·胎前章》）。在方药运用上，他说：“治痫用琥珀抱龙丸，治疳用肥儿丸，治胎禀不足，用补肾地黄丸。此三方者祖训相传，子孙敬守”（《育婴家秘·十三科·鞠养以慎其疾四》）。“祖训钱氏诸方，法当遵守，惟脾胃一条，吾于脾热者，泻黄散；胃热者，人参白虎汤；脾胃寒者，理中汤丸；脾胃虚者，异功散、调元汤、人参白术散、养脾丸；伤食者，清积丸、保和丸；食宿成积者，枳朴大黄丸；湿胜者，胃苓丸；欲成疳者，肥儿丸；已成疳者，集圣丸。此吾家秘之法也，不可轻泄。”（《育婴家秘·脾脏证治》）

二、学术特色

（一）提出养生四要

1. 寡欲

万密斋指出：“寡欲能坚忍其性而不坏其根。”（《养生四要·寡欲第一》）寡欲在于固护人体的精微物质，包括生殖之精、水谷之精，以保证生命物质不过多损耗。寡欲是养生的关键和核心，节是关键，守是核心。人要达到养生之目的，就应从节制欲望做起。只有节欲少食，注重调养，固守先天之精、善存后天之本，才能保证身体健康、延年益寿。万密斋认为饮食、男女这些欲望是人之本性与常情，也是人类繁衍生息的基础，对维持生命与延续生命至关重要。“夫食色，性也。故饮食、男女，人之大欲存焉”“口腹之养，躯命所关”“媾精者，所以续纲常也”（《养生四要·寡欲第一》），但是饮食、男女这些欲望不可过度，因为对美色、膏粱厚味等追求太过，会损伤人体精气，导致精太用则竭，对机体造成危害，故“欲不可纵，纵欲成灾”，即人应当“寡欲”。所以万密斋在《养生四要》中首提“寡欲”，告诫人们在欲望方面一定要谨慎而有节制，以固护生命精微物质；同时认为寡欲是节欲、少欲，而并非禁欲或无欲，不是弃人伦、灭生理，如果强行压制，禁欲或者无欲，反而会导致心火亢盛，引发疾病。

2. 慎动

万密斋指出：“慎动能保定其气而不疲其枝。”（《养生四要·慎动第二》）人应常处于清静的状态，包括形体上的安静，但更应注重精神层面的养生，通过静心养气来养生。万密斋强调慎动是精神层面的养生，重在精神上的心静神安，其核心在于养气，进而调理五脏气机，五脏和则性命安。欲望除了性欲、食欲这些生理、物质层面的欲望之外，还有心理、精神层面的欲望。心理、精神层面的欲望太强则伤神，故人们应抑制、消除心理、精神层面的欲望以养神。万密斋认为，人之性常静，动处是情。人之好动者，多起于意，遂于必，留于固，成于我，意之初犹可慎，至于必则无所忌惮矣，故人们应慎动，使心常清静。只有慎动才能保持精神平和、身心健康。慎动，即慎独也。“独者，人所不知，而己所独知之处也。”（《养生四要·慎动第二》）人的精神、意念要常处于清静状态，才能“与天地合其德，与日月合其明，与四时合其序，与鬼神合其吉凶”。

同时，心乃一身之主，心主神明，心常清静则神安，神安则七神皆安，以此养生则寿，殁世不殆。心劳则神不安，神不安则精神皆危，便闭塞而不通，形乃大伤。以此养生则殃。当然，心静只是心不妄动，并非心如止水，没有精神活动，“君子非不思也，思无邪，思无斁，故能至于睿”（《养生四要·慎动第二》）。故只有动静结合，才能处于最好的心静状态，并提出慎动主静之用、静主慎动之体。

3. 法时

万密斋指出：“法时能和于阴阳而不犯其邪。”（《养生四要·法时第三》）法时，即从人与自然的整体性出发，强调饮食、起居应顺应自然，遵循自然发展变化规律；疾病发生后，顺应自然之势予以调理、治疗。人是阴阳平衡的整体，人只有阴阳调和，才能筋脉和顺，骨髓坚固，气血顺从，邪气不能侵害，耳聪目明，正气运行如常。若阴阳失和，则将罹患疾病。人生活在自然之中，则必然受自然环境的影响。只有顺乎自然，提挈天地，把握阴阳，保持机体内环境的稳定，主动地使人体与自然和谐统一，才能健康长寿。若违背四时规律，就会起疴疾。万密斋指出，四时之气，如春风、夏暑、秋温、冬寒，皆能伤人成病，君子应慎之。若起居有节，食色不伤，虽有贼风苛毒，不能伤害。顺四时而适寒暑、和喜怒而安居处、节阴阳而调刚柔，遵循春生、夏长、秋收、冬藏之规律，春夏养阳，济之以阴，使阳气不至于偏胜。秋冬养阴，济之以阳，使阴气不至于偏胜，故善养生者，在饮食、起居、精神等方面应采用相应济阴济阳的方法予以调理，维护机体阴阳的动态平衡，延年益寿。

4. 却疾

万密斋指出：“却疾能慎于医药而不遇其毒。”（《养生四要·却疾第四》）却疾，是指防治疾病，慎于医药，未病先防，已病防变，预后防复，以达到治未病之目的。万密斋特别重视治未病，他说：“吾闻上工治未病，中工治将病，下工治已病。治未病者十痊八九，治将病者十痊二三，治已病者十不救一。”“善治者治皮毛，不善治者治骨髓。”（《养生四要·却疾第四》）盖病在皮毛，其邪浅，正气未伤，可攻可刺；病深入到骨髓，则邪入益深，正气将惫，针药无所施其巧矣。如果“病已成而后药之，乱已成而后治之，譬犹渴而穿井、乱而铸兵，不亦晚乎?”同时他强调药乃攻邪之物，而并非朝夕常用之物，在服用时应当小心谨慎，无病时不可服用，且方药配伍应阴阳互用、五味相济。若阳剂刚胜，病起则天癸竭而荣涸；阴剂柔胜，病起则真火微而卫微。一味偏胜，则一脏偏伤，病成矣。凡养生祛邪之剂，一定要热无偏热、寒无偏寒。温无聚温，温多成热；凉无聚凉，凉多成寒。阴则奇之，阳则偶之，得其中和。治寒以热，治热以寒，中病则止，勿过其剂。

总之，养生之道，须不思声色，不思胜负，不思得失，不思荣辱，心无烦恼，形无劳倦，而兼之以导引，助之以服饵，未有不长生者。

（二）倡导优生优育

万密斋认为，优生优育应根据受孕、妊娠、分娩、育婴等不同阶段因时制宜、精心调养，受孕前男女双方应调理元气，在精血充盈情况下怀孕；孕妇在妊娠期间应调理饮食、精神和平；分娩时应谨小慎微、注重护理方法；婴幼成长当中应从身心两方面精心呵护、细心培育，为孩子健康成长奠定坚实基础。他说：“有志求嗣者笃信而守之，则桂子森森，厥后其昌矣。”

1. 受孕时应精血充盈，预养培元

“预养者，调元之意也。”调元即调理元气。预养以培其元，关键在于加强男女双方的身心调养，以调理精血，保证父精母血的充沛以孕育健康的胎儿。

万密斋认为，调理元气是孕育健康胎儿的前提。胎儿来源于父精母血，故调元之意在于调理父精母血，男女应节制欲望、平调气血以益精养血，为正常孕育胎儿做准备。孕育胎儿必须以男女双方精血充沛为前提，任何一方不足都有可能导致不能孕育胎儿。如男子精盛，女子阴血不足；男子精不足，女子血盛，都可致终身无子。若要保证正常受孕，男女双方在调理元气的基础上，还应加强德行的培养，多做善事，以利于子孙传承；节制欲望以养生，才能固护元气；选择合适的、身心健康的配偶，为孕育健康的胎儿奠定基础。

2. 妊娠期应精神和平，胎养保真

万密斋认为，妊娠期间胎养至关重要。“胎养者，即保胎之道也”“胎养以保其真”。子在母腹中，依赖孕妇营养，随母听闻。孕妇只有加强品行修养、调理好饮食起居、谨记药物禁忌，精神和平，才能生出身心健康的婴儿。首先，孕妇应重视行为修养，给予胎儿良好的胎教。在行为上应行坐端严，耳不闻非言，目不观恶事；在性情上应保持随和愉悦，常处静室，多听美言，并通过多读诗书、多听礼乐以陶冶性情；体态端庄，多见贵人，不见丑恶之人，以使胎儿向好的方向成长。胎教应尽可能根据孕妇先天禀赋的不同进行相应调理，以满足胎儿的成长需要。其次，孕妇应注意调理好饮食起居，保证身体强健，正常孕育胎儿。孕妇应“调喜怒，节嗜欲，作劳不妄”，慎四时起居，谨防风、热、寒、湿四气伤及相应的脏腑，导致机体难以为胎儿提供气血；和五味、节饮食，为胎儿提供全面的营养；畅情志，谨防怒、喜、思、忧、恐等情志太过而影响机体气血流通；勿登高、临险、独处暗室、入庙社等，以保证身心安宁，固护胎气。再次，孕妇应注意用药禁忌，尽量少服用其他药物以防动胎气。孕妇若有疾病，也应以和胎为主，中病即止，勿过用，宜柴胡和胎饮（由柴胡、黄芩、白术、当归、白芍、陈皮、甘草、紫苏组成）调理。全方疏肝行气，养血和血，并根据伤风、伤热、伤食、胸满、腹满等不同见症配伍相应药物。

3. 分娩时应顺势而为，蓐养防变

“蓐养者，护产之法也。”万密斋指出护产应该顺势而为。“蓐养之时，顺而易辙，无苦也。”而一旦逆产、难产则“惯熟、谨慎、轻便者，辅翼调护之”《育婴家秘·蓐养以防其变三》，并应根据不同情况分别采取回气法、拭口法、浴儿法、断脐法、哺儿法、刮泡法、通便法、贴囟法等相应方法。

万密斋强调，在儿初生时应仔细“拭口、洗浴、断脐”，时时注意不可伤风寒之气；仔细观察大小便以及呼吸，保证其气机通畅，以防呛、防伤胃气。

4. 育婴期应精心培育，鞠养慎疾

万密斋认为，婴儿的培育应“鞠养以慎其疾”。“鞠养者，即育婴之教也。”即通过对婴幼儿精心照料与培育以预防疾病发生，使其健康成长。他指出婴幼儿的照料、培育多集中在衣、食两方面，并应对其特有的言行进行相应的合理引导，以有利于幼儿身心健康发展。衣着方面，婴幼儿应以能耐受的薄衣为主，但应注意背部的保暖，且宜频见风日，使肌肤坚实，耐风寒，不致疾病；饮食方面，婴幼儿应以易消化的食物为主，合理节食；洗浴方面，婴幼儿宜少洗浴，且洗浴时间亦不宜太长，尤其在孩子脐带未落时不可频洗浴，恐水入脐中，引发脐风等证；精神方面，小儿不可突然见非常之物或未识之人、听鸡鸣犬吠等异常之音，恐其受惊而成客忤惊痫之病；与小儿嬉戏，也不可妄指他物；小儿啼哭也不可装扮欺诈，恐使其神志昏乱，心小胆怯而成客忤之病；言行方面，父母应有所教导，能言则言必正，能立则体态恭敬，能坐能行则小心扶持，礼貌待人，并应指导其辨认物品、数目、方位、时日等，使其身心发展，不但无疾，也可促其智力发育。

综上所述，婴幼儿的培养应从父母做起，受孕之时应男女精血充盈；妊娠期孕妇应精神和平、注重胎教；分娩时应顺势而为、注重方法、灵活运用；育婴过程中父母宜精心照料，尽心培育婴幼儿，给予孩子精神、情志、言行等方面的关爱，以促进孩子的身心发展，为孩子健康成长奠定坚实基础。

（三）儿科学术特色

万密斋不仅是著名的养生专家，而且是学验丰富的临证医家，在儿科疾病诊疗方面积累了丰富的经验，其著作中有关儿科学方面的内容详尽、全面、系统。其儿科学术思想，集中体现在《片玉心书》《广嗣纪要》《育婴家秘》及《幼科发挥》等著作之中。其中，《广嗣纪要》《育婴家秘》是其早期有关儿科的著作。《广嗣纪要》主要阐发了生育问题，并阐述了部分儿科疾病形成的原因、相关治疗及一些疾病的典型医案。《育婴家秘》在《广嗣纪要》的基础上，进一步阐发了如何孕育胎儿以及儿科常见疾病的治疗。《幼科发挥》则是在上述诸著作，尤其是《育婴家秘》的基础上加以发挥、完善而成。《片玉心书》则是儿科疾病诊治体系的系统总结。《幼科发挥·叙万氏幼科源流》载：“自求家世相传之绪，散失者集之，缺略者补之，繁芜者删之，错误者订之。书成，名《育婴家秘》，其书已流传于荆、襄，莫不曰此万氏家传小儿科也，余切念之。治病者，法也，主治者，意也。择法而不精，徒法也；语意而不详，无意也。法愈烦而意无补于世，不如无书。又著《幼科发挥》以明之者，发明《育婴家秘》之遗意也。”可见，《幼科发挥》更为成熟、全面，故我们以《幼科发挥》为纲，结合其他著作对万密斋儿科学术特色阐述如下。

1. 四诊合参，突出望诊

望闻问切为医家诊断疾病的重要方法，儿科疾病的诊断也不例外。万密斋说：“儿有大小之不同，病有浅深之各异，观形察色之殊，望闻问切之间，若能详究于斯，可竭神圣工巧者矣。”“盖上医之治小儿也，以色合脉，以脉合色，实则泻之，虚则补之，不违其制，万全之道也。”

基于小儿生理、病变的特殊性，万密斋认为望诊在儿科疾病诊断中起关键作用，故他特别注重望诊。他说：“吾常治病，以色为先，问次之”“小儿方术，号曰哑科，口不能言，脉无所视，惟形色以为凭，竭心思而施治”“观父母，知其气禀之厚薄，观形色，知脏腑之虚实”。此即基于小儿“血气未充，脉无可诊；神识未开，口不能言”的特殊性，儿科疾病诊断关键在于望诊，尤其是观察面部气色。通过观察小儿形色，从幼儿形气以辨别五脏之气血盛衰，进而判断疾病的盛衰转归，并结合观察其父母，以辨识其禀赋强弱，进而把握其寿夭；审视面部具体部位颜色、形态变化辨知疾病的性质、发病部位、病因病机；察看小儿虎口及寸口脉象，尤其3岁以下小儿的虎口第二指脉纹的形色，确诊相关脏腑病变，并判断疾病的预后及转归。

2. 五脏统病，法随脏立

万密斋在钱乙小儿五脏六腑“成而未全，全而未壮”观点和朱丹溪“阳有余阴不足”思想的基础上，结合其长期临床实践经验，提出了小儿五脏不足有余虚实之说，并指出儿科疾病的病因病机与五脏息息相关，故其诊断、治疗以五脏为核心而展开，“色脉证治，本诸五脏”。故他在诊治儿科疾病时总以五脏为纲，病证为目，用五脏各自主病、兼证、所生病分别统领具体病证。

（1）小儿五脏不足有余论

万密斋遵循经旨，博采众长，勤于临证，善于思考，发前贤之未发，喻后学之谬迷，对小儿五脏生理、病变特点进行了归纳和总结，提出小儿五脏不足有余虚实之说，内容丰富翔实，它是对小儿生理特征的高度概括，进一步充实了小儿“易虚易实，易寒易热”的学说，完善了小儿的生理与病机理论，为儿科临床实践提供了系统的理论依据。所谓“小儿五脏不足有余”，是指小儿五脏之中“肝有余，脾常不足，肾常虚，心常有余，肺常不足。有余为实，不足为虚”。并结合五行之四季旺衰、小儿之生理特点与饮食构成、先天禀赋诸因素对此进行了进一步论证。小儿五脏不足有余虚实之说，也指明了小儿疾病发展的趋向。如小儿生长发育迅速，如草木萌芽，生机勃勃，全赖肝主生发之气的旺盛。若肝生发之气太过，则阴阳之气未及调和，易造成肝气横逆、肝阳上亢、肝火上炎等病变，临床多见头痛、眩晕、眼痛、耳鸣、失眠、易怒、呕血、衄血等证。又小儿生长发育迅速，对精微物质需求比成人更加迫切，而其脾主运化功能尚未健全，为适应不断生长的需要，脾胃需不断完善运化精微的功能，若小儿饮食不节、寒温失调等则易引起脾胃运化失常而致脾胃病。

（2）小儿五脏失和致病论

万密斋针对小儿的特性，结合自己临床经验，认为引起小儿疾病的原因主要是寒暑违和、饮食失节而致五脏失和。他说："五脏平和则病不生，倘若寒暑违和、饮食失节，则风伤肝，暑伤心，寒伤肺，湿伤肾，饮食伤脾，而病生矣。"即小儿肠胃脆薄，饮食易伤，若失于节制，风寒易袭，五脏平和则病不生。小儿脏腑娇嫩，形气未充，机体生理功能还不健全，易受自然界外邪的侵袭，一旦受到侵袭则终将伤及五脏，如感受风邪则伤肝，感受暑邪则伤心，感受寒邪则伤肺，感受湿邪则伤肾，或饮食失节则伤脾胃。

（3）小儿疾病五脏证治论

基于小儿五脏不足有余的生理特点，万密斋指出，治疗儿科疾病当随脏施治。如胎弱"当随其脏气求之"。肝肾之气不足，头破颅解，神慢气少，项软头倾，手足痿弱，齿生不齐，发生不黑，行走坐立要人扶掖者，治宜六味地黄丸；脾肺之气不足者，宜参苓白术散调治。且乳母亦应根据相应的脏腑进行调理，使乳汁营养全面，增强幼儿体质。又如，基于幼儿"肝常有余，脾常不足，肾常虚，心常有余，肺常不足，阳常有余，阴常不足"特点，他提出心、肺、脾三脏有补有泻，肝有泻无补，肾有补无泻的临证治疗方法。

3. 固护脾胃，滋养阴津

万密斋在育婴及治疗儿科疾病时，特别注重固护脾胃，滋养阴津。他指出小儿肠胃脆薄，饮食易伤，若失于节制，徒败脾而损胃；小儿久病，只以补脾胃为主，补其正气，则病自愈。

首先，他指出五脏以胃气为本，赖其滋养，五脏若有病，或泻或补，慎勿犯其胃气。乳儿不可过饥过饱，饥则伤胃，饱则伤脾。胃气若伤，胃阴阳平衡遭到破坏，五脏因得不到后天水谷精微的濡养致使气血不足，久而久之则形体消瘦、身体羸弱，"疳病成矣，不可治"。

其次，他强调小儿调理之法，不专在医，惟调乳母，节饮食，慎医药，使脾胃无伤，则根本常固矣。饱则伤胃，饥则伤脾，热则伤胃，寒则伤脾。故调理脾胃，宜节饮食、适寒温。今之调理脾胃者，不知中和之道，偏之为害，喜补而恶攻。苟能饮食有节，寒温适宜，则脾胃强实，外邪不能侵，内邪无由起，何病之有哉？若饮食无节，寒暑不适，则脾胃虚弱，百病生矣。况小儿脾常不足，幼小无知，口腹是贪，父母娇爱，纵其所欲，是以脾胃之病犹多。

再次，他指出为小儿配伍用药，应尽量使用气味平和、无毒之品以调理脾胃，固守阴津。他说："盖调理脾胃，必资于药。五气属天，五味属地，味气之中，惟甘平者，土之性也。古人立法，必四气浑合，五味相济，所以合于四时五脏阴阳，揆度以为常也。""大抵小儿易为虚实，调理但取其平，补泻无过其剂。尤忌巴牛，勿多金石，辛热走气以耗阴，苦寒败脾而损胃。"他极力反对使用猛峻蚀利、瞑眩之药而伤及脾胃。他说："今幼科方中，多用丁香、豆蔻、益智仁、砂仁之例，一切辛燥者，集群成剂，温养脾胃，耗散阳气，熬煎阴血，甚非所宜。"

4. 用药平和，立方精专

万密斋指出，初生小儿内外脆薄，相对稚弱，药石针灸，必不能耐，故在遣方时应当选用良药而绝不能选用毒药。所谓良药，就是气味平和、无毒之药；毒药就是猛峻蚀利、瞑眩之药。他说："小儿之病，实则泻之，如泻青、导赤、泻白、泻黄之类；虚则补之，如安神、异功、阿胶、地黄之类。如凉惊治热，理中治寒，抱龙治痫，肥儿治疳之类，皆和平无毒之剂。如巴豆、牵牛，虽未尝不用，亦不敢专用。"并对时医不顾小儿生理特征而妄施毒药的做法予以中肯的批评。他说："予见今之行幼科者，以硇砂治积，轻粉治痰，以砒治疟，以硫治寒，皆是大毒之药，小儿之肠胃娇脆，安能当此毒。"

万密斋指出，论病之证已明，立治之法尤简，诸如平胃燥湿，五苓利水，二药合而吐泻兼调；泻青疏风，导赤泻火，两方并而惊风可蠲；金花凉惊而退热，玉液宁嗽以化痰；保和消积，同香连又治痢疾；异功补脾，助集圣可救痨疳；理中止吐泻而寒热通用，抱龙主惊风而平痰火，惺惺解变蒸而散风寒；养脾平疟，疟久有母者消癖；豆蔻止泄，泄久生风者调元；五色泄脏中之热，三圣除膈上之痰；口舌生疮者洗心，胸胁急痛者控涎；参苓肥儿，虚羸甚者勿弃；地黄补肾，禀气怯弱者有验。

（四）妇科学术特色

万密斋妇科学术思想，集中体现在《万氏女科》《广嗣纪要》中。因《万氏女科》可能著于《广嗣纪要》之前，且《广嗣纪要》恐为其弟子或后人所写，故本研究以《万氏女科》为主，并参照《广嗣纪要》。

1. 月经病以行气活血、调经养血为核心

万密斋强调，月经的调畅以冲任气血充盈为前提，而冲任气血充盈取决于气血的充沛与气机的调畅。气血来源于后天脾胃及先天肾精，而气机调畅来源于肝气的正常疏泄。故月经的正常来潮，依赖于肝气疏泄、脾气健运、肾精充沛，其中又以肝脾功能正常为主；故他强调疏肝行气、养血活血、益气健脾以化生气血为调经的关键，方以四物汤、四君子汤为主调理。其中，四物汤中当归、川芎归肝经，以行气活血；白芍养血柔肝，补肝体促肝用；生地、熟地归肝、肾经以补血填精。全方药物皆归肝经，以养血柔肝，行气活血疏肝，补而不滞，促进冲任气血充盈与调畅，为调理月经基础。四君子汤以人参、甘草益气健脾，茯苓、白术健脾利湿，既补益脾气，又祛除困厄脾气的湿浊以促进脾气健运，进而化生气血，促进冲任气血充盈，保证月经正常来潮。对于禀赋不足，机体虚衰的患者，可常结合使用地黄丸补肾填精益髓。

2. 胎前病以健脾疏肝、安胎养胎为关键

万密斋强调，胎前病以安胎为关键，而胎安须依赖冲任之血充盈。因冲任之血，在孕期濡养胎儿，若冲任气血亏虚或调畅失宜，难以正常滋养胎儿，则出现胎漏或胎动不安之疾。而冲任气血调畅源于母体脏腑功能协调，尤其是肝脾功能的协调，而胎儿以血为养，故用四君子汤以益气健脾为主以化生气血；脾气不运，津液易停而成痰湿进一步困厄脾气，故常加砂仁以芳香醒脾，化湿行气，加紫苏等性味平和之品以疏肝行气；若肝气郁结，郁而化火，容易扰动胎气，引起胎动不安，故多用黄芩清泄肝热，此为安胎大法。万氏指出，胎前病应以安胎为治疗总纲，再结合邪气在表里六经脏腑的不同，随证分析。他认为引起胎动不安的原因有脾胃虚弱、房事过度、七情触动以及跌扑损伤，并针对不同原因提出了具体的治疗方法，分别以安胎饮、四物汤以及安胎和气饮调治；漏胎多因气虚不摄、血虚不养、胞宫有热迫血妄行以及下元不固，以增损八物汤治疗。他认为，难产的常见原因有孕妇常多坐卧、房事过度、精神紧张、弄产、少妇初产等。提出催产之法：初生一两日难产，以五苓散加枳壳、槟榔等行气利水；过两三日难产，以加味四物汤行气活血，不能食者，则以四君子汤加当归、川芎行气活血。

3. 产后病以养血活血、补虚化瘀为要旨

万密斋认为，产后病，包括与子宫有关的疾病、与津液失常有关的疾病及与母体本身有关疾病，以养血活血为治疗大法。针对母体本身的疾病，亦以五脏为中心调理相应的外感、内伤疾病。产妇失血过多，以虚为主，以四君子汤和四物汤，甚至十全大补汤，以补益气血；但气血虚弱，运行无力，旧血不去，淤积体内，引起不同部位功能失常，故常用活血化瘀之品，如以桃红四物汤为主，并根据不同部位配伍相应的药物。可见，万密斋对于产后病病机强调虚实夹杂，以虚为主，若瘀血阻滞较重，也可先祛邪，但后期仍以调理脾胃为主以益气生血，扶助正气。

（五）研究《伤寒论》学术特色

万密斋研究《伤寒论》的学术思想，集中体现在其著作《伤寒摘锦》中。全书共分3卷，主要讲述了太阳、阳明、少阳、太阴、厥阴以及少阴经相应的脉证及治法，其内容仍忠实于《伤寒论》原文；但针对具体经脉论述时则根据自己的临证体会另行归类了相关条文，使相关经脉证治条理更为清晰，使后学能更清楚地认识疾病的发生、治疗，以及失治以后的转归，并对伤寒的相关病证、变证以及其他外感病证有所涉及。尤其对三阳经病证认识较有特点。

1. 太阳经脉病证

万密斋在《伤寒摘锦》中，着重归纳分析了太阳经脉证的相关内容，但强调其病因病机为标热本寒，标为经病，以发汗为常法；而本在膀胱，为腑病，宜用温补，此谓变法。发汗是太阳经脉证治法的核心，诸多的内容围绕发汗而展开。

（1）太阳病宜汗，汗应彻底

万密斋提出，太阳病始得，其病在经，可根据有汗无汗、体质强弱、有无烦躁等分列五种发汗之法，并附代表性的方剂。如针对太阳中风有汗用桂枝汤，针对太阳伤寒无汗用麻黄汤，针对太阳经气不利项背强而无汗用葛根汤，针对太阳经气不利项背强而有汗用桂枝加葛根汤，伤寒病证而见烦躁则治以大青龙汤。同时，万密斋强调太阳经证发汗宜及时、彻底。如《伤寒摘锦·论六经脉证治法之太阳经脉证治法》言“凡可汗证，欲作汤药，不可逾时”，否则寒邪郁而化热，可引发出血、发狂、黄疸、少腹急结以及小便不利等症，并指出出血须治以犀角地黄汤凉血活血，小便不利则以五苓散化气利水，发狂则以大承气汤急下热结，少腹硬结则以抵当汤或抵当丸活血散结，黄疸则以茵陈蒿汤清热退黄。

（2）太阳病兼里证，慎用汗法，以防变证

万密斋强调太阳经病证宜发汗而解，若其人同时有里证则慎用汗法，以防变证。太阳病又见里热证，如咽干、口渴等，不可发汗；见脉虚弱、沉迟，或脉尺中迟，则为阳气虚弱之证，治宜温里，常选四逆汤治疗；见脚挛急，此为阳虚津液不足，机体失养所致，治以酸甘生津之芍药甘草汤；见小便难，此为阳虚难以化气利水所致，治以桂枝加附子汤。若见太阳里证，却强行发汗，则会耗气伤津，引发变证，如痉证、漏汗、恶风、小便难、头眩、心悸、身瞤动等，治以桂枝加附子汤温中降逆，真武汤温阳化气。

（3）太阳病宜汗，误用下法，变证丛生

太阳经病为寒邪束表所致，症见恶寒、发热，治宜发汗，若误为里实热证，反用下法，则将因苦寒泻下而伤阳气，致气虚推动无力，引起机体不同部位气机阻滞。邪结于胸中，症见心下或至少腹硬满而痛，形成结胸，根据部位不同分别选用大小陷胸汤清热散结；邪结心下，气机阻滞，症见痞满不舒，以泻心汤类方。其中半夏泻心汤为寒热虚实错杂的痞证而设；若以正气不虚，邪气实为主，则用大黄黄连泻心汤清热消痞；胃气虚，症见心下痞闷，干噫食逆，以生姜泻心汤和胃消痞；胃气虚，下利为完谷不化，以甘草泻心汤补虚消痞；心下痞，恶寒、发热，以桂枝加人参汤益气解表。邪结肠道，症见下利，治以葛根芩连汤清热止利。

（4）太阳经病，发汗之后，注意调理

万密斋强调，太阳经病以发汗为常法，根据相应的病证选用发汗五法，使邪从外解。但发汗易伤及正气，故万密斋结合仲景之法总结汗后消息治法，以巩固疗效，根据汗后见证的不同分别调理。因为发汗易伤津，汗后常见口渴，兼见背微恶寒，则以白虎加人参汤益气生津；表未解，口渴，则以五苓散化气利水；邪停半表半里，则以小柴胡汤减半夏加瓜蒌根和解生津；祛邪易伤胃气，症见干呕等，以栀子生姜豉汤和胃止呕；少气，则以栀子甘草豉汤益气和胃；发汗祛邪，耗伤正气，症见心烦，以栀子豉汤除虚烦。

2. 阳明经脉病证

万密斋从阳明经脉主病、兼病、合病、变证等，系统地总结分析了阳明病证的相关内容，并总结了相应的治疗方药。同时他强调阳明病变是脾胃肠功能失常的反映，虽然阳明病证有经证、腑证的不同，但只是病邪所犯部位在表或在里的差别。机体是以五脏为核心的整体，故阳明经脉病证无论在表在里，都是与其相关的脏腑功能失常的结果，总以调理脾胃功能、恢复胃气为核心；而脾胃功能以脾升胃降的功能协调为主。外感之邪从外入里，仍以实邪为主，应以影响胃气通降功能为主，故治疗以恢复胃气通降为主，多用泻下之法，故阳明经脉病变以下法为主。而泻下之法，以承气类方为主。若邪热弥漫三焦，以大承气汤峻下热结；邪在中焦，治以调胃承气汤和胃气；邪在上焦，治以小承气汤调畅气机。

同时，万密斋强调阳明病证虽以下法为主，但应辨证分析。如阳明病，若脉象沉迟，症见腹满，为热未实，不可下；干呕，热在上焦，未入于腑，不可下，治以吴茱萸汤、小柴胡汤；大便硬又见自汗，则不可用峻下之法，宜以蜜煎导法。

3. 少阴经脉病证

万密斋指出，少阴病证的主症、愈解之症以及不可治之症，其症虽有在经、在脏的不同，但皆围绕其核心病机——阳虚，即以阳气虚为主，治疗总以温法为主。在经即兼有表证，以温而兼发散，治宜麻黄附子细辛汤。在脏即以里虚寒引起诸症为主，治宜温而兼补，多以四逆汤治疗。但也应结合具体病证辨证分析，针对虚寒下利，则以桃花汤涩肠止泻；手足厥逆，则以吴茱萸汤温中散寒；水饮内停，则以真武汤温阳化气利水；热甚、腹胀、便秘，则以大承气汤峻下热结。

【临证经验】

一、养生用药特色

万密斋在前贤养生理论基础上，将养生方法凝炼为“寡欲、慎动、法时、却疾”，言简意赅，简单实用。同时，为了达到“治未病”之目的，他还整理、创设了许多价廉效显的养生方药。现就这些方药的配伍特色阐述如下。

（一）调脾补肾，固本摄精

万密斋谨遵古训，以“治未病”为宗旨，以调脾补肾、固本摄精为核心，强调养生首先要养脾肾以固精微，使水谷与生殖之精充沛。“肾为元气之根，脾为谷气之主，二者当交相养也。”故建议人们平素宜常服滋阴大补丸及天王补心丹等方药，养元气以固护先天，为机体提供精微滋养，滋补心肾以调和阴阳水火，促进心肾相交以蒸腾津液，濡养全身，并经常服用参苓白术丸，协调五脏补益脾胃，以固护脾胃。脾胃虚弱，或饮食过量超过其腐熟运化之功，则运化失职，津液停而成水湿痰浊，甚至形成积滞，久之，郁而化火，形成疮毒，宜服枳壳化痰丸。尤其脾胃素弱食少之人，因过食而加重脾胃负担，致水谷停聚而成水湿，应以补气健脾为主，并佐以淡渗利湿之法，宜常服健脾散，尤其是脾泄者更应久服健脾散，助中和之气。

（二）因人制宜，顺势而为

万密斋指出养生不要囿于古制，应因人制宜，药不执方，方随证立，通权达变，顺势而为。

人之年龄不同，则生理状况和气血盈亏亦不同。人年四十，肾始衰竭，肾精日益减少，故宜常服永寿丸。此方大补元阳，益脾胃，调顺气血，填补精髓。人年五十，肝叶焦，胆汁减，目始不明。人年四十肾气始衰，精少液干，故至五十肝叶焦，胆汁减者，皆肾气不足所致也，虚则补其母，宜服育神夜光丸。人年六十，常苦大便艰涩秘结，多缘于气不调、血不润矣，宜服地黄四仁丸。

男女生理及病变特点各异。在生理方面，男子以精气为主，以肾为先天；女子以血为本，以肝为先天。男子形乐则气盈，志乐神必荡，不知安调则神易散，不知全形则盈易亏，其精常不足，不能至于溢而泻也，故男子应补其气以固其精，不益之则精涸而成疾矣，宜常服八益丸补气固精。女子性偏急而难容，情媚悦而易感，难容则多怒而气逆，易感则易伤津血，气逆不行，血少不荣，则月事不以时下，故女子应耗其气以调其血，不损之则经闭成病矣，宜服七损丸抑气调血。在病变方面，女子有经、带、胎、产诸疾及乳房、胞宫之病；男子因精气易亏而有精室疾患及男性性功能障碍等特有病证，如阳痿、早泄、遗精、滑精等，宜在调肾基础上结合具体病机施治。鉴于男女病变上的这些差异，万密斋创立了许多专门针对男女病证的方药，诸如调治月经失调之调经丸、治疗阳痿之壮阳丹、治疗早泄之金锁秘精丹。

此外，人之先天禀赋和后天调养不同，个体素质不但有强弱，而且还有偏寒偏热之差异，因此在治疗时应根据体质强弱、体型肥瘦采取适宜的方法。如治伤食积食，脾胃素强能食之人，多食而易伤脾，形成水湿浊邪，困厄脾气，故治疗应以宣通为主，通过益气健脾、行气化湿，使中焦健运，避免伤食，常服枳术平胃丸；平日食少而成积者，应以补益脾胃为主，方选补中益气汤加曲蘖以消导之；体健伤食者，见胸腹痞胀，烦躁不安，应服用保和丸消宿食、助脾胃。

（三）平和五脏，调养整体

万密斋指出，色脉证治，本诸五脏，五脏平和则病不生，或寒暑之违和，或饮食之失节，则风伤肝，暑伤心，寒伤肺，湿伤肾，饮食伤脾，而病生矣。故他在养生方药中特别注重五脏的调理，从五脏入手，辨证审因，求本溯源，以平和五脏，调养整体。如万氏认为男子阳痿、不育、遗精、梦泄等证皆与五脏之气有关，故皆应从五脏入手辨证论治，以生精固精为核心，用药如熟地、苁蓉、杜仲之类，并各随其脏气不足而补之。如肝气不足则益肝，多选用当归、牛膝、续断、巴戟之类；心气不足，则选用如五味子、菟丝子、柏子仁。

（四）顺应四时，调畅气机

万密斋认为，养生应结合时令，否则易致相应病证。他指出："春应温而反寒，夏应热而反凉，秋应凉而反热，冬应寒而反温，此天地杀气，非正令也，尤宜慎之，以免瘟疫之病。"并针对这些病证提出顺应四时、调畅气机的治疗方法。

春之疮疥，以祛风解肌、养血和营为大法，方选加减升麻和气饮，以葛根、升麻、防风、白蒺藜解肌祛风，赤芍、当归、川芎、生地、何首乌养血和营生精。夏之恶寒、发热，又见腹痛、泄泻，水谷不化者，多因春季受风，寒湿困脾，治以良方神术散。秋之病疟者，缘于夏伤元气，正气亏虚，此为久病，不可轻易用截疟之法，宜以补中益气汤升发脾气。冬之咳嗽，此因秋伤于湿，至冬阴气加重，加重湿邪困厄肺气，肺失宣发，症见咳嗽，治以宣肺化痰、健脾除湿之法，方选参苏饮，以半夏、陈皮、茯苓化痰除湿，苏叶、前胡宣肺化痰，桔梗、枳壳宣上畅下、调畅气机，防诸药辛散之性耗散肺气，加乌梅敛肺止咳，人参、甘草、生姜、大枣益气健脾和胃以培土生金。

二、儿科病证辨治经验

万密斋继承其父辈对儿科疾病的诊疗思想，并对胎疾有了全面的认识，在儿科疾病诊治方面积累了丰富的经验，特别强调优生优育是一个孩子健康的基础，认为调养失当则会引起相应的儿科疾病。为了更好地继承其儿科病证辨治经验，下面从儿科病证辨证、儿科病证治法两个方面予以阐述。

（一）儿科病证辨证

万密斋指出："医道至博，儿科最难。……血气未充，脉无可诊；神识未开兮，口不能言。"（《育婴家秘·儿科发微赋》）基于小儿的这些特殊性，他指出儿科疾病诊断应"诚求于心，详察乎面"。只有这样，才能真正领会诊断儿科疾病的要领。因此，其对儿科疾病的诊断重在望诊，尤其是应观察面部气色。现结合万密斋《育婴家秘》《片玉心书》的相关内容予以阐述。

1. 察形色，知寿夭

万密斋认为，小儿的寿夭常通过其形态气色表现出来，故可通过观察小儿形色辨其寿夭。小儿禀赋多秉承于父母，父母俱强，则形气有余为寿相；父母俱弱，则形气不足为夭相；父强母弱则气有余，父弱母强则气不足而形有余。若精神爽健、眼睛黑白分明、阴囊小而黑与身体相等者为寿相；精神昏瘁，黑珠少、白珠多，面色㿠白，阴大而白者为夭相。脑为髓海，肾主骨髓，头圆则肾气足；背者，五脏所附，背厚则五脏安；腹者，水谷之海，腹大则水谷盈；脾主肉，肉实则脾气足；肝主筋，筋强则肝气足；目者肝之窍，耳者肾之窍，鼻者肺之窍，口者脾之窍，七窍无缺则形全。

2. 审面部，辨病证

心主神志。心，其华在面，面部可以反映幼儿的精神状况和五脏的气血盛衰，许多疾病在面部都有明显反映。诸如额，色红主大热、烦躁，与心有关；色青主肝风内动。印堂，色青主受惊吓；色红主有火。山根，色青主受惊吓；色赤主燥火。年寿，微黄为正常颜色，平陷则为危象；黑色主痢疾；黄色主霍乱吐泻。鼻准，色微黄、赤、白则平安；色深黄、燥黑则为危象。人中，短缩主吐痢。唇，色黑主有蛔。口，色常红为正常；燥干为脾有热；色白主失血。承浆，色青主食时受惊；黄主吐痢。眉，色红主久病，多为死证；色青主烦躁、夜啼。眼，白睛色青主肝风，色黄主积滞；黑睛色黄主伤寒。风池、气池，色黄主吐逆；鲜红主烦躁啼哭。颐，色黄主积滞；色赤主肺热；色青主吐虫。金匮，色青主惊狂。太阳穴，色青主惊风；红赤为危候。风门，色黑主疝气；色青主惊。两脸，色黄主痰盛；色青、红主风热。此外，肝属木，主东方，与左颊有关；心与火相关，主南方，与额部相关；脾属土，主中方，与鼻部相关；肺属金，主西方，与右颊相关；肾属水，主北方，与颏相关。故整个面部表现出青、红、黄、白、黑不同之五色，则是相关脏腑病变在面部的反映：以青色为主，与肝有关，主惊积不散，欲发惊风；以红色为主，与心有关，主痰积壅盛，惊悸不宁；以黄色为主，主食积、疳候、痞痢，与脾有关；以白色为主，主滑泄吐痢，与肺有关；以黑色为主，主危恶之候，与肾有关，也预示脏腑欲绝。

3. 辨脉纹，断疾病

小儿，尤其是初生至3岁的幼儿，气血较弱，单凭寸口脉难以确定疾病。万密斋认为，应结合虎口切脉法，通过分辨虎口第二指脉情况来诊断小儿疾病。男左女右，第二指从下至上，第一节名风关，脉现则为初病；第二节名气关，脉现则难治；第三节名命关，脉现则死。风、气、命三关的脉象可反映疾病的轻重。因幼儿虎口脉搏动不是很明显，一般采用脉纹断病法，通过分析脉纹的色和形来诊断疾病。若三关脉纹同时见青色主受动物惊，见赤色主受水惊，见黑色主受人惊，见黄色主受雷惊，见紫色主泄痢。如有黄红之色，红盛作紫；红紫之色，紫盛作青；紫青之色，青盛作黑；青黑之色，至于纯黑之色不可治。脉纹形态为长珠形，主夹积滞腹痛、寒热并见、饮食不化；来蛇形，主中脘不和、积气、脏腑不宁、干呕；去蛇形，主脾虚冷积之泄泻、神困多睡；弓反里形，主感受寒热邪气、头目昏重，心神惊悸、倦怠、四肢冷、小便赤；弓反外形，主痰热、心神恍惚、发热、夹惊夹食、风痫；枪形，主热、痰盛生风、发搐惊风；鱼骨形，主惊及痰热；水字形，主惊、积热烦躁、心神迷闷、夜啼痰盛、口噤抽搐；针形，主心肺受热、热极生风、惊悸烦闷、神困不食、痰盛抽搐。透关射指，主惊风恶候，受惊传入经络，风热发生，难治。且在观察脉纹形态之后还应注意感觉手指冷热，如五指梢冷，主受惊；仅中指热，则为伤寒；仅中指冷，多为麻痘证。

孩子较大，则可在辨虎口脉基础上结合寸口脉象来诊断其疾病。如禀赋有余可见脉大滑，一息六至，脉来有力，皆为气血充实之象；禀赋不足可见脉细涩，一息三至，脉来无力，皆为气血亏虚之象。小儿脉，一呼三至，一吸三至，一息六至，为平和无病之脉；若一息四至为离经之脉；一息三至以下，为损脉，主虚冷疳痨之病；一息八至为离经，九至以上为至脉，主实热惊风之病。

4. 审脏腑，辨病证

万密斋指出："儿有大小之不同，病有浅深之各异，观形察色之殊，望闻问切之间，若能详究于斯，可竭神圣工巧者矣""望闻问切，医家之大法也"。然"小儿方术，号曰哑科。口不能言，脉无所视，惟形色以为凭，竭心思而施治"。小儿脏腑辨证重在望诊，主要通过辨小儿形色来判断脏腑之病变。而五脏若一脏发生病变必将影响其他脏腑功能的发挥而兼见他证，所有这些兼证在临床实践中不容忽视，应主证、兼证并治。

（1）肝病辨证

肝属木，木生风，故肝主风。诸风搐搦，牵引㖞斜，皆肝之病。其临床辨证方法如下。①候目：肝之窍在目，如肝有风，则目连劄，肝有热，则目直视，肝疳则白膜遮睛。②查看肢体关节状况：肝主筋，肝病则筋急，为项强，为搐搦牵引。③询问情志状况：肝主怒，病则性急大叫。④询问大小便情况：肝在下焦，热则大小便难。⑤观察精神状况：肝藏魂，肝热，手寻衣领及乱捻物，甚则撮空摸床。⑥辨析兼证：诸如兼见心证，则发热而搐；兼见脾证，轻则昏睡，不嗜饮食；兼见肺证，喘急闷乱，痰涎壅塞。

（2）心病辨证

心者，君主之官，神明出焉。儿之初生，知觉未开，见闻易动，神怯而易生惊，故心主惊。诸热惊悸，不安多啼，此心之本病，其临床辨证主要有：察形色，诊脉象，辨虚实。①心主血脉：色者，血之萃；脉者，心之合。如色见红润，脉来大数者，此心气有余之象，其儿易养；如色见昏暗，脉来沉细者，此为不足，其儿多病难养。候舌，舌者，心之苗，热则舌破成疮。②询问卧姿情况：心藏神，热则神乱而卧不安，心气热者喜合面睡卧；心气实者，气上下行涩，合面则气不通，喜仰卧；心热上窜者，则努其身而直伸。③询问饮水、发搐情况：心属火，火盛则津液干而病渴；心恶热，与风相搏则发搐，故肝生风，得心热则搐。④诊断兼证：如兼见肝证，则发热面搐；兼见脾证，则嗜卧，梦中咬牙，多惊；兼见肺证，则发热作搐而喘；兼见肾证，为惊痫，发则忽然卧扑，咬牙搐搦，手足逆冷，发过即醒，精神恍惚。

（3）脾病辨证

脾属土，其体静，脾病则喜困，故脾主困。诸困睡，不嗜食，吐泻，皆脾脏之本病。其临床辨证方法如下。①候口唇：脾之窍在口唇，脾有风则口㖞唇动，热则口臭唇疮，寒则口角流涎，谓之滞颐，气不和则口频撮。查是否吐舌弄舌，脾主舌本，热则吐舌弄舌。②看肌肉是否壮实：脾主肉，脾虚则瘦，大肉折。③询问饮食状况：脾主味，脾虚则不喜食，伤食则成积，积久则成癖。④判断津液运行状况：脾主津液，脾热则口干饮水，虚则津液不生而成疳。⑤辨兼证：如兼见肝证，初伤风吐泻，恶风发热，烦急顿闷；兼见心证，发热昏睡，梦寐惊悸；兼见肺证，发热昏睡，气促而喘；兼见肾证，羸瘦痿弱，嗜卧。

（4）肺病辨证

肺最居上，为脏腑之华盖，口鼻相通，息之出入，气之升降，必由之路。若寒热伤肺则气逆，为喘，为咳，故肺主喘。诸气喘促，上气咳嗽，面肿，皆肺之本病。其临床辨证方法如下。①候鼻：鼻者，肺之窍，肺受风，则喷嚏，鼻流清涕；受寒则鼻塞，呼吸不利；受热则鼻干，或为衄血；肺疳则鼻下赤烂。②察体表：肺主皮毛，肺虚则皮干毛焦，病喘咳者，喘不止则面肿，咳不止则胸骨高，谓之龟胸。③询问是否口渴：肺属金，其体燥，病则渴不止，好饮水，谓之膈消。④检查是否还有其他兼证：如兼见肝证，由中风得之，鼻流清涕，恶风喘嗽；兼见心证，发热饮水，喘嗽闷乱；兼见脾证，咳则吐。

（5）肾病辨证

肾主虚，诸虚不足，胎禀怯弱者，皆肾之本脏病，其临床辨证方法如下。①候尺脉：肾脉在尺，肾之虚实，以尺脉候之。②看身体形态：命门在肾之间，为元气聚会之处，主实无虚，肾气不足则下窜，盖骨重惟欲下坠而缩身。③询问眼睛是否怕见光：肾主水，肾虚则目畏明。④查五软：肾主骨，肾虚则骨髓不满，儿必畏寒，多为五软之病。尻骨不成，则坐迟；胯骨弱则不能立；膝骨弱则不能行；齿者骨之余，肾气不足则齿生迟；发者血之余，肾主血，血不足则发不生。⑤查耳：肾之窍在耳，肾虚则耳薄，热则耳中出脓。⑥查是否患走马疳：肾主齿，热则生疳。⑦询问大小便情况：肾开窍于二阴，肾热则大小便不通，肾冷则小便下如米泔。⑧分析兼证：如兼见肝证则惊风及手足生痫，兼见心证则惊风及失音不语，兼见脾证则吐泻及患痢疾，兼见肺证则咳嗽痰中有血。

（二）儿科病证治法

万密斋认为，初生儿只是一团血肉，“虽有形而无所用，虽有五脏而无其神，犹空脏也”。只有在变蒸之后，“皮肉筋骨以渐而坚，声色臭味以渐而加，志意智慧以渐而发，知觉运动而始成童”，才能成长为真正意义上的人。因此他根据婴幼儿生理发育特征，将儿科疾病分为胎疾和幼疾两类，强调在治疗上应根据幼婴儿出生年龄详加判断。小儿初生至周岁有疾者，皆为胎疾；1～7岁幼儿，变蒸已足，形神俱全，脉虽难诊，口则能言，病多伤食之证；8岁以后，有脉可诊，证与大人同，只是应注意药剂用量。

在儿科病证治则方面，基于小儿五脏不足有余的生理特点，万密斋提出“先攻后补，急标缓本”的治疗原则，即在治疗儿科疾病时，初宜用猛法，以攻病之药去之，不可恶攻，反助其邪，为儿之害；病情缓解后改用宽猛相将之法，因病久不除，乳食必少，脾胃失养，故于补脾药中加攻病药，看儿强弱加减；最后用宽法，因儿病既久，久则成虚，只以补脾胃为主，正气完则邪气自尽。而小儿主病又兼见他证者，他指出“当视标本之缓急而治之”。本是指先见病，标则指后见病；急是指大小便不通，或吐泻不止，或咽喉肿病，饮食不入，或心腹急痛之类，缓则指无急证，故只从先得之病治之，以后病之药，随其证而治之。

在儿科病证治法方面，万密斋沿袭了中医泻实补虚之法，但同时也指出补泻不可太过，否则反害于患儿。“盖上医之治小儿也，以色合脉，以脉合色，实则泻之，虚则补之，不违其制，万全之道也。”“以寒治热，以热治寒，实则泻之，虚则补之，皆对病之方药也。”服药之后，中病即已，勿过其制，病衰其半，即止其药，以待其真气之发生，又以乳食之养，助其发生之气。倘若补泻违其制，“攻寒令热，寒未退而内热已生；制热令寒，热未除而中寒又起，欲求其适，安可得乎”（《育婴家秘·辨小儿脉证治》）。“虚则补之”是指“补其真气”；“实则泻之”是指“泻其邪气”。“如真气实则为无病儿矣，岂有泻之者乎。”（《幼科发挥·五脏虚实补泻之法》）

1. 胎疾应未病先防，以调养保全

基于胎疾多缘于禀赋与后天失养的特殊病因，万密斋将其分为可治、不可治、不必治三类。诸如“巅疾”“红丝瘤”等多缘于父母者，则不必治疗。小儿出生八天见之“脐风”，一月见之“丹瘤”，未三月见之“惊搐”，百日见之“痰咳”，以及母娠时因惊悸，气传于子，子受之，生后频发惊之胎瘤等皆不可治，治之无功。

胎疾治法应辨证审因、临机应变，对证施治，兼调母乳。胎毒者，宜解其毒；胎寒宜温补；胎热宜清热；胎惊则不治。外因者，发散之；内因者，消导之；不内外因者，各从其证治之。如结核用家秘内消丸，虫疖用苦参丸，丹瘤用砭法；惊用安神丸，驱虫用安虫丸，癖用消癖丸；伤风用泻青丸，防风用惺惺散，伤寒用理中丸、藿香正气散，伤暑用凉惊丸、黄连香薷饮，伤湿用胃苓散、天水五苓散。伤乳食之属，初伤则以胃苓丸和之；和之不去，则以保和丸消之；消之不去，以脾积丸取之，且应根据孩子的体质、虚实用药，不可损伤胃气。因初生儿“变蒸未定，肠胃脆弱，恐不胜药，则立调治乳母之法”。即治疗胎疾除对小儿调理外，还应根据相应的脏腑注意对乳母的调理，使乳汁营养全面，以增强幼儿体质。为了预防胎疾的发生，促进胎疾向良好的方向发展，对母亲的禀赋及饮食起居进行相应的调理也不失为良策。

（1）胎弱宜调理脏腑，从脏论治

万密斋指出，胎儿之五体受气于父母之五脏，若父母先天诸脏不足，则会影响胎儿，甚至初生婴儿会出现相应脏腑功能的不足。如胎儿受肺之气为皮毛，肺气不足，则皮脆薄怯寒，毛发不生；受心之气为血脉，心气不足，则血不华色，面无光采；受脾之气为肌肉，脾气不足，则肌肉不生，手足如削；受肝之气为筋，肝气不足，则筋不束骨，机关不利；受肾之气为骨，肾气不足，则骨软。这类胎禀不足而致的胎弱疾病的治疗，当随其脏气求之，针对症状先辨别是哪个脏腑之脏气不足，然后再进行调理。如肝肾之气不足者，宜六味地黄丸治疗；脾肺不足者，宜参苓白术散调治。又如见儿头破颅解，神慢气少，项软头倾，手足痿弱，齿生不齐，发生不黑，行走坐立，要人扶掖者，皆胎禀不足，多以六味地黄丸治疗。

案例

一儿解颅，未一岁认字念书，父母甚爱之。予曰：此儿胎禀不足，肾虚颅解，真阳弱矣；聪慧早发，真阳泄矣，恐遗父母忧。未一岁而发搐死。

（《幼科发挥·胎疾》）

按语：本案为胎禀不足而致的胎弱病证，万密斋强调此类疾病应从相应的脏腑分析、治疗。

此患儿解颅，责之于肾精亏虚，应及时填精益髓，促其成长，却未加调补，过早学习耗伤精气，加重肾精亏虚，机体失养，终致死亡。

（2）胎毒宜扶正解毒，兼调乳母

万密斋认为，胎毒是母亲平素情志不畅，饮食失调，气郁化火成毒。如妄思生心火，恚怒生肝火，过悲生肺火，厌食生脾火，纵欲生肾火，再授受给胎儿。其言“男女交媾，精气凝结，毒亦附焉，此胎毒之原也”（《幼科发挥·胎疾》）。他指出胎毒有胎寒、胎热、胎惊之异，故在治疗上应先辨别病证，分析病机病因，针对不同胎毒选用不同治疗方法，胎寒宜温补，胎热宜清热，胎惊则不治。

（3）脐风宜未病先防，已病防变

脐风是一种比较危重的胎疾。万密斋指出脐风多因分娩断脐时护理不当所致，“或剪脐带太短，或结缚不紧，致外风侵于脐中；或用铁器断脐，为冷所侵；浴儿时，或牵动脐带，水入生疮，客风乘虚而入，内伤于肾，肾传肝，肝传心，心传脾，脾传肺，肺蕴蓄其毒，发为脐风之病”（《育婴家秘·脐风证治》）。故脐风的治疗重在预防，未病先防、已病防变，包括“治未病”“治初病”及“治已病”。“治未病”是指断脐、护脐时应注意方法、小心谨慎，避免客风侵入；“治初病”是指对“脐风”欲发之初的调理；“治已病”是指不知保护于未病之先，不知调护于初病之日，成“脐风”之病。

案例

一儿生八日，喷嚏多啼，请予视。予曰：此脐风也。视其腭上果有泡，色变黄，乃取银挖耳刮去之。其父惨然，爱惜之心，见于形色，故去之未尽。有老妪闻之，急使婢女告其父，应急去之！其言迫切父益惧，自取银挖耳刮之不惜也。遣人告予，予回书云：旬日当发惊风。后果病，迎予治之……予曰：无伤！投以至圣保命丹而愈。

（《幼科发挥·脐风》）

按语：本案为脐风病的典型，对于此类病证，万密斋强调预防更重要，包括未病先防与已病防变。此案患儿出生八日，见喷嚏多啼，此为脐风欲发之兆，其腭上之泡为病根，应急去除干净以防脐风发作，但因未及时、彻底去除，终致脐风发作。从脐风治疗之“治初病”发展到“治已病”，终以至圣保命丹调治痊愈。

（4）变蒸发热宜因势利导，兼顾他证

万密斋指出，变蒸是小儿生长发育过程中因生理变化而致发热脉乱的一种生理现象，而非疾病。“变者，变易也，谓儿之知觉运动以渐而发；蒸者，蒸然发热，形神变易之时，真阳发舒之象。”（《育婴家秘·变蒸证治》）“变蒸者，此小儿正病也。”（《片玉心书·变蒸门》）变蒸时间与形之强弱、气之清浊有关，并无定数，先贤所谓的“三十二日一小变，六十四日一大变，三百八十四日则形神俱全”，只是一个大概数字。如形壮气清者，其变常速；形弱气浊者，其变常迟。故在临床中不要墨守成规，针对小儿疾病是发热、变蒸还是他疾应认真分析，仔细甄别。

变蒸的治疗应兼顾他证、因势利导。变蒸轻则发热微汗，其状似伤寒；重则壮热，脉乱而数，或汗或烦，啼哭燥渴。因变蒸之热，生于其中，发于其外，自有微汗而解，应顺势而为以促进发汗。见昏睡不乳者，无须治，待其自退。变蒸已足，则形神俱全。凡一变之后，筋骨手足渐坚，知觉运动渐发，是成长需要。有些小儿变蒸后则形体渐长，知识渐增，反为无病之儿，不必治疗。禀赋强者，虽有此病，也不觉察，更不会影响正常行为动作，也不用治疗。未至变蒸而发热者，或变蒸后热不除者，可能另有他疾，当详细审查，调理乳母或根据相应疾病治疗。变蒸后受病，应以治病为主，但不可损伤胃气，影响幼儿饮食，导致下次变蒸不利；受病后又变蒸者，则以养正补脾为主。

总之，万密斋强调变蒸是婴幼儿成长过程中的一种正常现象，对于变蒸应结合幼儿体质与发热情况给予合理引导，不必误以为疾病而用药伤害胃气，影响幼儿正常发育；即使有其他疾病也应结合分析是否在变蒸之时，或其先后，以选用是治病为主还是调理脾胃促进变蒸为主之方法。

案例

湖广按察司宪长，有子九月发热，恐是痘疹，差人来取全，往视之，非痘，是变蒸也。公曰：何以辨之？全曰：以日计之，有当变蒸之期；以证察之，亦无痘疹之证。公问：痘何证也？全曰：痘者，五脏之液毒也，故五脏各见一证。呵欠、惊悸，心也；项急、顿闷，肝也；咳嗽、喷嚏，肺也；吐泻、昏睡，脾也；耳骫皆凉，肾也。今公子无之，知非痘，乃变蒸，将退也。次日果安。

（《幼科发挥·变蒸》）

按语：本案突出胎儿变蒸与痘疹的鉴别。两者皆可能发热，万密斋认为痘疹不是单纯的皮肤表面出疹、结痂等表现，其为内在脏腑功能失调的反应，故痘疹之发热必然伴随相应的脏腑见证。而此案小儿在发热之余并未有相应的脏腑病证，而符合小儿生长发育正常的周期，故胎儿之发热应为变蒸，随着正常的成长则热退。

2. 幼疾应固护脾胃，以和调五脏

万密斋认为，1~7 岁幼儿，变蒸已足，形神俱全，脉虽难诊，口则能言，病多伤食之证；8 岁以后，有脉可诊，证与大人同，只是注意药剂用量。“五脏平和则病不生，或寒暑之违和，或饮食之失节，则风伤肝，暑伤心，寒伤肺，湿伤肾，饮食伤脾，而病生。”“色脉证治，本诸五脏。”（《育婴家秘·卷之一·五脏证治总论》）一切儿科疾病皆因五脏失调所致，故治疗儿科疾病应以五脏为纲，对证裁方。小儿五脏具有“肝常有余，脾常不足，肾常虚，心常有余，肺常不足，阳常有余，阴常不足”的特点，故治疗儿科疾病只可采用心肺脾三脏有补有泻，肝则有泻无补，肾则有补无泻的临证方法。

（1）小儿内科病证

1）肝脏病证宜疏肝补脾、泻心补肾

万密斋认为，小儿肝经主病，或因本脏自病，或兼加他脏发病，引起肝功能失常，导致筋脉拘挛抽搐等症。其治疗核心在于清泄肝热、补益脾气，同时要给邪以出路，也可酌情辅以泻心火之法。此热多为内热，只能通过通利大小便来泄热，在临证用药时应在清泄肝经之热（如用龙胆草、栀子等）基础上，根据相应的病证选用通利大小便之品，而不局限于是否有大小便不利之症，即以辛甘之药，合而用之，火郁则发之，此治肝病之大略。肝无病不可妄加补泻，“泻则伐其生气，补则助其长也”。

肝主筋，筋主机关滑利。肝主风，实则目直视，哈欠，大叫哭，项急顿闷；虚则咬牙、呵欠等。万密斋指出，机体运动失常表现出筋脉拘挛之状态，皆应从肝论治。肝经热盛引起急惊搐搦者，以泻青丸为主，其中以山栀子、龙胆草清泻肝热，当归、川芎行气补血，大黄以泻代清，促进热邪从下而去。以上药各等份，蜜丸芡实大，每服半丸至一丸，煎竹叶汤，砂糖化下。肝肾阴虚，风热蕴结所致惊悸、搐搦躁扰患者，治以当归龙荟丸，当归养血，龙胆草、栀子、黄芩、青黛清泄肝热，加用黄连、黄柏、大黄清热，木香行气，麝香芳香醒神。小儿胎禀不足证或肝疳、白膜遮睛等则可用六味地黄丸治疗。

案例

一儿痰壅而发搐，气促而喘，予用礞石滚痰丸，桑白皮煎汤，碾碎调服之，喘定痰下，搐亦止矣。

（《幼科发挥·肝脏主病》）

按语：本案抽搐伴见痰壅气促而喘，万密斋强调整体分析、从肝论治，以礞石滚痰丸化痰，祛除引起抽搐的原因，兼以泻肺。

2）心脏病证宜泻火清心、养心安神

万密斋指出，心为火脏，常苦缓散而不收，孙真人立生脉散，以五味子之酸，收耗散之气，治儿心病者，可扩而充之。心为阳脏，属火主动，具有炎上之性，伤于暑，暑为阳热之邪，性开泄而能耗气伤津，令人脉虚汗泄。

心主惊，实则叫哭、发热、饮水而搐，皆由心热所致。心主神志，神志失常则惊悸不安，故心经主病以惊为主，热扰心神是其主要病机，治疗以导赤散、泻心汤为主；虚则困卧、悸动不安，皆由虚火妄动所致，治疗多选钱氏安神丸结合东垣安神丸，以养心阴之麦冬、生地、山药，补心血之当归，泻心火之黄连，安神之朱砂等组方，除虚火、养心阴、安心神。心藏神，心病则惊悸不安。心虚则生寒，寒则阴气盛，阴盛则血脉虚少而易惊，梦寐飞扬，精神离散；心实则生热，热则阳气盛，阳盛则卫气不行，荣气不通，遂令热毒滞留，心神烦乱不安，故心病的治疗多以泻心火为主，并辅以安神之法。

案例

一儿发热，至日晡尤甚，其医作疟治，不效。又作潮热治，亦无效。予曰：此胃虚有宿食也。谓疟疾则寒热，有发有止；谓潮热，则发有时，如水之潮过即退，次日依时复发。此儿身尝温热，至申酉时则甚，故知是宿食发热也。……潮热者，实也，宜下之。以三化丸下之愈。

（《幼科发挥·心脏主病》）

按语：发热是小儿常见病证，但因引起发热的原因很多，而治疗迥异，故对其诊断尤为重要。本案患儿发热既未见寒热时发时止，也未见发作有时、次日复发，而以申酉时为甚，故排除因疟或潮热所致，责之于脾胃尚虚，腐熟运化无力，宿食停滞，壅而发热，故以枳实（麸炒）、厚朴（姜汁炒）、大黄各等份急下宿食，并注意顾护患儿脾胃之气，虽用下法，却炮制得当，使峻下而不伤正，如枳实麸炒，而厚朴姜汁炒。此案再次体现了万密斋对儿科疾病诊断的准确，以及处处照顾小儿脾胃之气的学术思想。

3）脾脏病证宜甄别虚实、健脾和胃

万密斋指出，胃受谷，脾消谷。饱则伤胃，饥则伤脾；热则伤胃，寒则伤脾。脾喜温而恶寒，胃喜清凉而恶热，喜恶不同，难拘于一法，故脾病立法应当四气俱备，五味调和，阴阳相济，勿失中和。辛甘温热为阳，酸苦咸寒为阴，气味合而服之，谓之阴阳相济，得其中和之法。

脾主困，实证因于浊邪阻滞导致气血郁滞，症见日晡身热、口渴等，其治疗以祛除浊邪、发散郁滞为主，方多选泻黄散、三黄丸，其中泻黄散针对脾热弄舌之症；虚证则因中气不足导致气血亏虚，症见吐泻等，其治疗则以补脾和中益气为主，方选益黄散、异功散、小建中汤、调元汤、肥儿丸。

脾胃为后天之本，脾胃功能失常，影响其他脏腑功能发挥，故常有其他兼证，如兼肝证，可见伤风吐泻，恶风发热，烦急顿闷，应发散，以惺惺散治疗，此方以四君子汤加桔梗、细辛、瓜蒌根、防风，发散风寒、益气健脾。兼见心证，症见发热昏睡，梦寐惊悸，以东垣安神丸治疗，重用黄连清心火、甘草益气健脾，辅以生地养阴清热、当归补血；渴饮水者，用辰砂五苓散。兼见肺证，发热昏睡，气促而喘，宜葶苈丸去黑牵牛，加用炒萝卜子、苏子，以增强健脾消食、宣肺平喘之功。兼见肾证，羸瘦痿弱，嗜卧不起，宜脾肾兼补，补肾用地黄丸，补脾用养脾丸，方以四君子汤加白芍、黄芪、陈皮、当归、山药、莲肉、神曲、肉桂，以荷叶水煮粳米糊丸，如麻子大，用米饮下。全方气血并补，同时行气、消食并用使全方补而不滞。

案例

一女嗜卧，发热项软，头倾倒不能举。诸医作风治，而迟疑不决。予至见之，谓诸医曰：此阳虚病也。盖头者诸阳之首，胃者诸阳之会，此女必乳食伤胃，胃气不足，故清阳不升，而项软不能任元也。可服调元汤，一剂而安。

（《幼科发挥·脾脏主病》）

按语：此案患儿虽见项软甚至头倾不能举，类似惊风证，但患儿无抽搐，且嗜卧，万密斋认为此为乳食伤胃，清阳不升，气血不足，机体失养，故方选调元汤，以黄芪、当归、人参大补气血。此案提示小儿高热易伴惊风，但也应结合患儿具体病情综合分析，而调理脾胃是其中的关键。

4）肺脏病证宜宣发肃降、化痰止咳

肺司呼吸，调畅全身气机，故肺所主病以气机失常为主要病机。临证或通过祛除病邪以恢复肺调畅气机之功，或通过补益气血以促进其功能的恢复。喘促、咳嗽者皆为肺所主病，实证则见闷乱、喘促、好饮水，治宜泻白散，以桑白皮、地骨皮清泄肺热；虚证则见长出气等，用阿胶散、生脉散和甘桔汤治疗，以阿胶、麦冬、五味子等养肺阴，桔梗等开宣肺气，甘草补益脾气以培土生金。因肺病也常累及他脏，出现相应的兼加病证。兼见肝证，多因中风得之，症见鼻流清涕，恶风喘嗽，治宜发散，以加减参苏饮治疗。若见有筋脉拘挛之症，如项背不舒等，则可从肝论治。兼见心证，因于心火盛，症见发热饮水，喘嗽闷乱，治宜凉膈散加知母、石膏，以泻心肺之热。兼见脾证，因于伤乳食而喘嗽，且呕吐，宜葶苈丸、小陷胸汤加大黄，以清热化痰宣肺，并通过通利大小便以祛邪。

肺病则喘咳。万密斋认为痰咳是因脾不升清、荣卫不畅所致，故治痰咳重在理气化痰。“凡咳嗽有痰有气，痰出于脾，气出于肝，皆饮食之所化，脾总司之也。饮食入胃，脾为传化，水谷之精气为荣，悍气为卫，周流一身，昼夜不息，脾胃虚则不能运化精悍之气以成荣卫。其糟粕之清者为饮，浊者为痰，留于胸中，滞于咽嗌，其气相搏，浮涩作痒，吩吩作声，而发为咳嗽也。故治痰咳，先化其痰，欲化其痰者，先理其气。陈皮、枳壳以理肺中之气，半夏、茯苓以理脾中之痰，此治咳之大略也。若夫虚则补之阿胶散，实则泻之葶苈丸、祖传玉液丸。”（《幼科发挥·肺脏主病》）

总之，肺脏疾病可由于多种原因导致肺失其宣发肃降之性，并影响及通调水道失常，形成痰浊堆积于肺，加重气机逆乱之势，引起咳嗽、咯痰或喘等。故治疗大法在于祛除引发疾病的原因（如感受风寒之邪、饮食所伤、他脏累及等），化痰止咳，宣降肺气，这三法常结合使用。

案例

一女，素有喘病，发则多痰，予用补肾地黄丸服之。或怪而问曰：喘者，肺腑也。今补肾何也？予曰：肺主气，肾则纳而藏之。痰涎者，肾之津液所生也，哮喘吐涎，乃气不归元，津液无所受也。果服此丸而安。

（《幼科发挥·肺脏主病》）

按语：喘而多痰，多从肺论治，但素有喘病，则多责之于肾，肾主纳气，肾气不固则喘；肾气虚津液难以蒸腾，则凝而成痰，故以补肾地黄丸调理而安。

5）肾脏病证宜滋阴补肾、填精益血

万密斋认为，肾病主虚无实，诸虚不足、胎禀怯弱者皆为肾之本病，治以六味地黄丸。五脏病后致肾虚者，仍用地黄丸随证加减。兼肝证，见惊风及手足搐，宜地黄丸加牛膝、当归、续断各二两，肉桂一两，以滋补肝肾，活血舒筋；兼心证，见惊风及失音不语，以地黄丸加石菖蒲、柏子仁、远志，交通心肾，化痰开窍安神；兼脾证，吐泻又变痢疾，宜地黄丸加黄连、黄柏、干姜、车前子、肉豆蔻，滋肾温脾，燥湿止痢；兼肺证，咳嗽痰中有血，宜地黄丸加天门冬、麦门冬、知母、黄柏、阿胶，补肾润肺，燥湿止咳。

（2）儿科五官病证

1）小儿目病

万密斋特别重视目与肝肾的关系。目为肝之窍，瞳仁为肾所主，肝肾之气实，则精采光明；气衰，则昏愦晕眩。乌轮赤，晕痛，泪浆流，此为肝热；眼生清泪，粘睑遮睛，为肝虚；瞳仁散大，色淡白偏斜，此肾虚；瞳仁焦小，或带微黄，为肾热。同时心为神之舍，又为肾之主；心主血，目得血而能视；心主热，目因热而昏聩，故应以四物汤补血、地黄丸滋阴清热，以补肾水、制心火、养肝血。

2）小儿鼻病

鼻为肺之窍，为清气出入之道路。若外感风寒，内伤元气，伤于乳食，则清浊不分，诸症叠起。鼻衄多因脏腑积热，乘于气血，热气逼血妄行，自鼻孔出，谓之衄血，治宜清热凉血止血，方以东垣凉膈散加生地、阿胶、黄连、茅花治疗；胸中郁热，血不止者，宜服鸡苏丸治疗，方中以苏叶、木香、柴胡行气宽胸，蒲黄、阿胶、生地凉血止血，人参、黄芪、麦冬、甘草益气养阴。

鼻流清涕，或因于外伤风，以东垣凉膈散加防风、荆芥穗治疗；或因于脑热，鼻流浊涕不止，名曰鼻渊，以凉膈散加羌活、川芎、白芷以清热活血，宣通鼻窍；或因胃中食积，热痰流注，宜消食化痰、宣通鼻窍，方以南星、半夏化痰，藁本、白芷、辛夷、荆芥宣通鼻窍，黄芩清热，并外以辛夷膏贴囟门，以少许搽鼻中。

3）小儿头病

解颅为幼科重证，可分两种情况：其一，初生后，症见头骨渐开，此胎气弱，肾不足；其二，闭而后开，自囟至印堂，有破痕可开一分或头四破成缝，此因病后肾虚，水不胜火，火气上熏其髓则热，髓热则解，症见头骨复分开。肾虚，治疗以补肾为主，宜服地黄丸，以补肾之不足；同时母子并服调元汤、十全大补汤，以补脾胃，使气血充实，其颅自合。髓热，宜通圣散去硝为丸服用，外用封囟法，防风、南星、白蔹、白及等份，为末，猪脊髓捣和，封囟上，一日三易之。

脑疳，或因湿热火毒郁结头部，头部失养，症见头皮光急，发结如穗，满头饼疮，脑热如火，以行气活血、清热燥湿为主，辅以益气养血之法，方用酒洗川芎、酒炒片芩、白芍、陈皮去白各半两，酒白术、酒洗当归各一两，水煎，日服四五次，服后睡片时，乳母宜服溯源解毒汤。或因禀受父母热毒之气，藏于肾中，上熏于脑，症见头大渐红，头皮赤光，眼小，此儿难养。

白秃，又名癞头，多因于父母之传，或兄弟姐妹相授，为遗毒之气。初期可治，宜服消风通圣散除大黄，另研，酒蒸，炒末，再酒拌晒干，每一钱，水煎热服。外用炭烧红，以长流水淬之，趁热炭擦头皮，以松皮散敷之。待皮毛光则不可治。

囟填，多为寒邪束表，腠理闭塞，寒热不得出所致，症见囟门肿起，其肿坚实，治宜发散为主，方选升阳散火汤；如摸之其肿虚浮，此为积热在里，熏蒸于上，治宜清泄火毒为主，常以酒制神曲丸为主治疗，方中以大黄、黄芩、黄连泄热从大便而去，以滑石、牵牛利水以泄热，川芎、薄荷行气活血以助泄热。

囟陷，或因大病之后，津液不足，元气下陷成坑，宜大补元气，以调元汤加升麻主之；或因小儿脾胃素弱，饮食减少，肉去皮薄，囟门露现，宜服肥儿丸、参苓白术散，补益脾胃，则能饮食，肌肉自平，囟则不露。

4）面部诸证

万密斋认为，面部疾病应根据面部形态的改变及色泽的变化来判明原因，对证施治。面浮肿，多因受风之后，津液运行失常，停滞于面而成肿，治宜利水消肿为主，辅以祛风之品，方以五皮汤加防风、苏叶为主。头面红肿，多因于风热之邪壅盛于面部，治宜清热泻火之法，方以通圣散去大黄，另用酒蒸入药，同末，酒拌湿晒干，如此三拌三晒，淡竹沥调，细细服之，连进三五次，立止。或以忍冬藤煎汤洗之。面皮黄中有白隐者，此为伤食所致，治宜消食化痰、行气活血、益气健脾之法，方选三棱散治疗，人参七钱半，炮三棱、香附一两半，青皮、益智仁、陈皮（去白）、枳壳、炒神曲、炒麦芽、炮半夏、莪术、山楂肉、苏叶各五分，白茯苓、粉草（半生半炙），各一两，为末，服一钱，小者五分，陈仓米百粒，姜引，或加大黄（半生半煨）五钱，粳米糊丸，陈米饮下。面上生疮如火烧，此为内有热，以黄蜡米粉，蜜水调敷，或鸡子清和敷。小儿疳疮不愈，多生于面部两耳，乳母可嚼白米成膏治之，且乳母应禁食鸡、鱼。

（3）儿科传染病

1）痘疹

痘疹属于时疫，万密斋认为其病因多缘于父母胎传之胎毒，结合不正之时气，成为热毒而引发痘疹。然痘疹虽为胎毒，但必待感时令不正之气而发，况痘疹之毒藏于至阴之下，发于太阳之经，当其时而动其气，毒乃发作。

万密斋对于痘疹辨证以望诊为主。因痘疹之毒，本于五脏之液，各随经络部位，直犯荣卫而出，气血从之，故要明确痘疹具体病因可察验患者面部、身体或审视饮食起居情况等。诸如验面部、验耳目鼻、验唇口牙齿、验喉舌、验颈项、验胸腹、验手足、验寝卧、验饮食。察验内容为：一是观形色；二是观疏密；三是观轻重；四是观顺逆；五是观痛痒；六是观老嫩与荣枯；七是观怪症。此外，痘疹辨证还应结合具体脉象及气血、阴阳盛衰予以分析，掌握疾病的标本缓急，危害程度。

痘疹因于热毒与正气的抗争而发，对其治疗应清热解毒与扶助正气并举。如，万密斋指出："夫治痘者，必先视其人之勇怯，次审其邪之盛衰，又参以时之寒暖，逐日浅深，临时消息而施方治，无不效矣"（《痘疹心法·治痘要略》）。即在临证当中应结合患者体质、邪气之盛衰、时令等要素依法施治。治痘之法莫要于解毒，或攻，或补，务使毒气得解。如其气血和畅，荣卫流通，表里无邪，其出则尽，其发则透，其收则时，非但不可汗下，虽温补亦不可用。若外感风寒，约束皮肤，闭塞腠理，疮出不快，此当汗之，令阴阳和，荣卫通，疮易出，毒得解散，苟不汗之，则毒无从得出，留伏于内，未免闭门留寇之祸；若大热不退，烦渴转增，谵妄昏沉，便溺阻塞，此毒蓄于肠胃之间，与谷气并，宜急下之，使脏腑疏通。

同时，正因为痘疹的出现，是热毒壅盛于机体与正气抗争的结果，故常会经历发热、出红点、成血疱、起发渐长大、成水疱、转为脓疱、成实结痂、收靥脱落等过程，故在临证治疗时应根据其不同的发病阶段顺期而治。万密斋强调在痘疹施治时宜谨守病机，各司其属，有者求之，无者求之，盛者责之，虚者责之，疏其血气，令其条达，而致和平。攻补之法，应以促进机体营卫流通、血气充养为原则，结合具体症状灵活使用。观其裹束坚厚，窠囊充长者气足；根牙红活，形色润泽者血足；气血既足，则痘易发易靥，无须施治，以蹈实实之戒。平陷嫩薄者，属气之病，干枯紫黑者，乃血之病，责而治之，不可因循守旧。卫气虚则疮不起发，其毒乘气之虚而入于脉，肺受之则为陷伏而归于肾。脾纳水谷，其精气注于心而为血，心舍于肝而为荣，以走九窍，注六经，朝百脉。荣血虚则疮不光泽，其毒乘血之虚而入于肝，肝受之，则为痒疮而归于心。

在以上结合痘疹发病阶段治疗的基础上，万密斋强调在痘疹治疗过程中还应注意节食慎动，节饮食、慎起居、勿妄动以防疫气加重病情。在饮食方面应少吃煎炒、肥甘、辛酸等品，多吃糜粥淡菜、精肉等使肠胃充实，气血充盈，促进痘疹发展成熟；居室宜安静、明亮、洁净，避风寒、远人物，悉心调护，防止自然界不正之气、乖戾之气乘虚而入。

2）麻疹

麻疹是儿科又一特殊传染性疾病，万密斋认为麻疹的形成原因主要为胎毒蕴结于内，外受不合时令之气，其病位在脾，涉及心肺。

麻疹的治疗以发散表邪为主，在审视疹之形色基础上，结合观察身体状况施治。若其人腠理闭塞，则加强发散之力；其人便秘，则宜疏通；饮水不止，宜生津养血；饮食减少，宜和胃气；便血、衄血，则为邪欲外解之势；症见咽喉肿痛，为邪毒入里，则预后差。

麻疹有其自然发展之势，初期以发热、流泪、流涕、咳嗽、烦躁等类似伤寒症为主要表现，同时可见出没不定、隐约若见之疹，其形如疥，其色如丹。若疹之根窠肿胀，为疹兼隐；若疹色赤，为疹夹斑；疹色晦暗，则为难治；若全身凉而微汗，二便调和，疹色明亮，则预后较好。在表证过后当按时出疹，若未按期而出，则应结合时令分析使用发表或解毒之法。如风和日暖，则以荆防败毒散发散；若时行疫疠，则以芩连化毒汤等散火解毒。必要时可结合病情施以温补或寒凉之法，但温补勿助邪，寒凉勿犯胃，应以平和为主。常用药物有解表、清里、解毒、益气、养阴、消食之不同，常用方剂包括荆防败毒散、化斑汤、凉膈散、芩连化毒汤、知母石膏汤、甘桔汤、射干鼠粘子汤。麻疹后期，疹子消退，但仍应注意预防发热、咳嗽、齿疳、痢疾等变证，防止邪毒留存体内。

总之，万密斋强调麻疹以热毒为主，治疗初期以发散表邪为主；出疹期发表与解毒并用，并注意预防变证；后期应预防发热、咳嗽、齿疳、痢疾等证。且无论何期，多用清凉解毒之法，慎用甘温之剂。

三、妇科疾病辨治经验

（一）月经失常

万密斋指出，导致月经不调的原因包括三个方面。一是脾胃虚弱。月经源于天癸，天癸为机体精血所化，依赖先天之精及后天血气充养。脾胃虚弱，饮食减少，气日渐耗，血日渐少，斯有血枯、经闭及血少、色淡、过期始行、数月一行之病。二是冲任损伤。冲为血海、任主胞脉，其气血充盈则月经按期而至，但冲任的气血调畅多取决于肝气调达。肝为血海冲任之系，肝主藏血，肝脏功能的盛衰直接影响血海之盈亏。肝喜条达，而女子性情多执拗偏急，忿怒妒忌，久之肝气郁结，郁而化火，扰动血室，冲任失守，血气妄行。同时冲任二脉起于胞中，根植于肾，胞脉系于肾，肾气盛则冲任通盛，方能月事以时下。三是痰脂凝塞。月经按期而至、适期而止是因机体气血运行和畅，而身体肥硕之人，膏脂充满，气血运行不利，形成痰浊水湿等浊邪，浊邪堆积体内，阻滞气血运行，进而形成诸如月经过期始行，或数月而经行一次，带下、闭经等病证。可见，月经失常多为精血不足或浊邪阻滞气血运行所致，包括月经周期病变，或颜色、月经量多少的改变。

万密斋临证调经，总是依据患者体质、性情，以理气补心脾为核心，调理阴阳、和畅血气为原则，审因辨证，对证施治，以平为期。“调经专以理气补心脾为主……大抵调治之法，热则清之，冷则温之，虚则补之，滞则行之，滑则固之，下陷则举之，对证施治，以平为期。如芩、连、栀、柏，清经之药也；丁、桂、姜、附，温经之药也；参、术、归、茯，补虚之药也；川芎、香附、青皮、玄胡，行滞之药也；牡蛎、赤石脂、棕榈炭、侧柏叶，固精之药也；升麻、柴胡、荆芥、白芷，升举之药也。随其证而用之，鲜有不效者矣。”（《万氏女科·调经章》）

关于月经失调兼证，万密斋指出，月经病在经水本身的周期、颜色、量多少有异常之外，还可能兼有其他病证。如经行腹痛，即经期或经行前后腰胀腹痛，此多因于气滞血瘀所致，以桃红四物汤治疗；如形瘦者，多因于有火，或湿热交结，阻滞气血运行，则在上方基础上加黄连、黄芩，在行气活血的基础上清热除湿，促进气血流通；如肥胖者，多因于痰湿阻滞气血所致，则上方加枳壳、苍术行气化痰燥湿；若经水过后腹痛，则因于气血虚弱，推动无力，则成气机阻滞之机，故以加减八物汤治疗，以八物汤益气补血，加木香、青皮、香附行气。

关于月经失调变证，万密斋指出，临证对于一些特殊病证或失治、误治的变证，须综合分析治疗。如长期郁怒忧思所致闭经，且未及时治疗形成痨瘵之疾，则以四制香附丸、参术大补丸，疏肝行气、健脾益气调经，攻补兼施；闭经又见潮热、脉虚，则以八物汤去活血之川芎，加养阴清热之麦冬、知母、柴胡；若闭经又见发热、咽干唇燥、脉实，则为实火内扰，以四物汤和凉膈散调经清热。

（二）胎前病

万密斋强调，妇人妊娠期间应注重养胎，慎起居、节饮食、畅情志，尤其是应常活动，保证血气流动，以促进正常顺利分娩；切不可有登高、越险、负重等危险动作，防止堕胎。同时妇人亦可服用一些养胎药，如用黄芩以清热，白术以补脾，若腹痛则加用砂仁等品；至妊娠七个月后，需用枳壳、大腹皮行气，以促进正常分娩。因此，妊娠期间妇人疾病的治疗应以清热养血、和胎安胎为主。

1. 外感病证宜安胎为本，审因论治

外感病证指妊娠期感受六淫之气发病，包括伤寒、中风、中暑、中湿等。

（1）妊娠伤寒

万密斋强调妊娠伤寒的治疗以清热安胎为主，且随六经所见之证论治，不可轻用大汗之品，以免损伤胎气，且根据病邪所在部位不同加以辨别，在表以恶寒为主，在里以发热为主。

（2）妊娠中风

妊娠妇女中风应结合部位论治。若风中皮毛经络，则见恶寒、发热，头项身体皆痛，或肌肉顽痹；若风中筋骨，则拘挛僵直；风中脏腑，则卒倒昏闷，口眼㖞斜，手足瘫痪，口噤不语。其治疗以补虚安胎为主，兼用祛风之品。

（3）妊娠中暑

妊娠期中暑热之毒，症见发热而渴，自汗，精神昏愦，四肢倦怠，其治疗以清暑和胎为主，方用四君子汤去茯苓，加黄芪以益气健脾生津，知母、麦冬养阴清热生津；因暑多夹湿，湿热交结，进一步阻滞气机，影响气血津液的输布，故用黄芩、黄连清热除湿安胎。

（4）妊娠中湿

万密斋将妊娠中湿分为外湿、内湿两类。外湿，症见发热、骨节疼痛、身体重着、头痛、鼻塞等，以黄芩白术汤治疗，方以苏叶与生姜配伍疏风散寒，且可行气，促进津液运行以利水湿浊邪排出，并以白术健脾除湿安胎，黄芩清热除湿安胎。内湿，即水湿停滞，妊娠期水湿之邪泛溢机体，形成浮肿，或阻滞气机形成胀满等病证，包括“子肿”“子气”“子满”“子淋”等。

案例

密斋师在郧阳时，值郧阳知县一婢，临月患此病，口眼㖞斜，腰背反张，手足挛曲，不省人事，请师治之。用黄连解毒汤方，加朱砂末，斡开口灌之，稍定，其夜生一男。主谢曰：以一剂之药，活二人之命，其功大矣。产后病，尤昏迷不醒，以七珍汤与之，即安。

（《广嗣纪要·妊娠风痉》）

按语：无论感受何种外邪，其治疗均以养胎、调理气血为主，分经论治。感受寒邪则以疏风散寒为主，加用麻黄、紫苏等品；感受风邪，则加疏风止痉之品，如防风、秦艽；感受暑湿，则加用黄连、麦冬等清热养阴之品等。

2. 内伤病证当调理脏腑，重在脾胃

无论是小儿或妊娠期的内伤病证，万密斋总强调人是以五脏为中心的整体，故内伤疾病也应以五脏为中心展开，其中又以脾胃为核心。

（1）脾脏病证宜益气健脾、和胎安胎

妊娠恶阻，是指妇人妊娠后见恶心，不思饮食。其人颜色如故，脉息平和，但觉肢体沉重，头目昏眩，喜择食，恶闻食气，好食酸或咸味，甚见恶寒发热，心中愦闷，呕吐痰水，胸膈烦满，恍惚不能支持。轻者不需服药，此为妊娠期常见证；重者需稍稍调理，以行痰为主，痰湿去，则脾胃运化功能恢复，气血得以布散以养机体。

案例1

徽州商人吴俨妻汪氏，年三十余，末子二岁，正食乳，经水未行。一日因与夫争言激怒，得呕逆病，食入随吐，凡所食物，鼻中即作其食臭。请过二医，俱用反胃之药，不效，请予治之。其脉左三部沉实搏手，右三部脉平。予曰：此有孕脉也，当生二男。汪曰：我生过三子，皆三岁而后娠，今小儿方二岁，经又未动，不是娠也。只因与我官人讲口，便有此病。予曰：身自有娠，且不知之，况医人乎，宜其服药而不效。盖怒伤肝，肝传心，诸臭皆属于心，心传脾，故随所食之物，即作其物气出也。呕逆食臭，皆肝心二脏之火炎上之象也。以黄芩一两，黄连、白术、陈皮、香附（童便炒黑）、白茯苓各五钱，砂仁（炒）二钱。共为末，神曲糊丸，绿豆大，每五十白汤下。未五日而安，后生双男。

（《广嗣纪要·妊娠恶阻》）

按语：本案妇人右脉平，与心肝肾有关的左三部反见沉实搏手，诊其病，有肝气郁结之象，故此呕逆且有食臭为肝心之火上炎，上伤脾胃之象，而非胃气上逆，且未行经水，此为有娠。故以疏肝（香附）清心（黄连）、益气健脾（白术、茯苓、砂仁等）之法而愈。

妊娠疟疾。万密斋强调不可轻易使用截疟之药，防其损伤胎气，可以柴胡知母汤治疗，方以柴胡、黄芩清热除邪，人参、当归益气养阴，白术益气健脾除湿。若疟久不退转甚，可用截疟之药，以七圣散治疗，在以柴胡、黄芩清热除邪的基础上，加用常山、草果等截疟之品。疟疾为邪实之病，应以祛邪为主，但妊娠期应照顾到胎气，故其治疗应祛邪与安胎并举。

妊娠霍乱。妊娠期而见心腹绞痛、上吐下泻之症，用四味紫苏和胎饮加藿香叶、陈皮、砂仁以行气除湿。

妊娠泄泻。万密斋强调治疗以补中安胎为主，方以四君子汤加白芍为主治疗，并结合寒热的不同调整用药。

妊娠痢疾。万密斋强调治疗应以清热和胎、行气养血为主，若见虚坐努力以当归黄芩芍药汤主之，方以白术、甘草益气健脾以生气血，当归、白芍养血活血，黄芩、黄连清热燥湿安胎，枳壳、木香行气，陈皮、茯苓祛邪除湿。

案例2

罗田典史熊镜妻有娠，先于五月病热，请女医朱廷和治之，变疟；又请万元献壬子举人治之，加痢；至八月疟痢并作，请师调治。诊其脉，左手沉实有力，右脉浮大而虚，此乃男娠内伤病也。用补中益气汤加条芩，倍白术，连进十余服，疟痢俱止，后以胡连丸调理而安，次年春果生一男。

（《广嗣纪要·妊娠痢疾》）

按语：本案孕妇，虽疟痢并作，其左脉沉实有力，此为男娠；右脉浮大而虚，此为中气不足，故见疟痢。治以补中益气为主，佐以安胎之黄芩，病愈而顺产。

妊娠腹胀。又称“妊娠子悬”，指孕妇妊娠五六个月后，胎气不和，阻滞中焦之气，中焦气机升降失常，症见胀满疼痛，以宽胸理气、养血活血、益气健脾为主，方选紫苏饮，以紫苏、陈皮、大腹皮行气消胀安胎，川芎、当归、白芍养血活血，人参、甘草益气健脾升清，则清气升、浊气降，中焦气机通畅，腹胀缓解。

妊娠伤食。万密斋强调孕妇伤食为脾胃虚弱难以运化腐熟水谷所致，症见腹满吞酸，恶心不喜食，治疗以益气健脾除湿为主，辅以消食和胃之品，方以四君子汤加枳实、神曲、砂仁以消食导滞、芳香醒脾。

（2）心脏病证宜养心安神、固胎保胎

妊娠子烦。此病万密斋强调孕妇因气血亏虚，难以濡养心神，而见心虚胆怯；且血虚则热，热扰心神，症见烦闷不安。治疗以益气养血、安神清热为主，方选人参麦冬散治疗，其中人参、甘草益气健脾生血，生地、知母养阴清热，麦冬养阴安神，竹茹清热除烦，黄芩清热除烦安胎。

妊娠子痫。孕妇气血亏虚，脾胃运化无力，津液停而成痰，痰湿阻滞蕴而化热，痰热蒙蔽心窍，症见眩晕猝倒，口噤不能言，状若中风，须臾即醒，醒后复发。治以益气健脾为主，结合养血安神之品，以清神汤治疗，方用四君子汤加黄芪益气健脾生血，白芍、麦冬、当归养血安神，并兼服祛风化痰之寿星丸以化痰开窍。

（3）肺脏病证宜健脾宣肺、养阴安胎

孕妇若初感受风寒后咳嗽，伴见恶风寒、发热、鼻塞声重，或流清涕，宜发散，用加减参苏饮治疗，以微汗为度；若久咳不已，则称为“子嗽”，恐其咳嗽引动胎气，导致堕胎，应益气健脾以培土生金，并结合使用宣肺养肺之品，治方以人参阿胶散，以四君子汤益气健脾，苏叶、桔梗宣肺止咳，阿胶养阴润肺。

3. 相关杂证

（1）妊娠目鼻咽喉唇口诸病

万密斋指出，妊娠期五官科疾病多以热邪壅盛为主，多用东垣凉膈散为主治疗，再根据不同部位配以相应的药物，以黄芩、黄连、连翘、薄荷清泻三焦热毒，以栀子清泻三焦之火，又有利水之功，促进热邪从小便而去。如目赤痛，多为邪热郁结于肝所致，其治疗以归肝经为主药物组成，即在上方基础上，配伍当归、川芎行气活血，羌活、防风祛风止痛，菊花清泻肝热；咽喉痛，则在上方基础上加用牛蒡子以清热利咽；若口舌生疮，多与脾胃伏火有关，故加用生姜以和胃气；若鼻出血不止，则在原方基础上加生地、茅花以清热凉血止血。

（2）妊娠头痛

万密斋指出，妊娠期头痛多为气血亏虚、脑失所养所致。气血亏虚，运行不利，久之郁而化热，热邪瘀血胶结，进一步阻滞气血，脑窍血流不畅，加重头痛。其治疗以养血活血清热为主，以白术益气健脾安胎，当归、川芎养血活血，黄芩清热安胎。

（3）妊娠疮毒

万密斋指出，孕妇多因气血虚弱引起气血运行不利，久之则蕴而成热毒，阻滞于一定部位。如病乳痈，则以清热解毒、行气活血为主，方选托里解毒汤为主治疗，以川芎、当归、青皮行气活血，黄芩、连翘、金银花清热解毒消痈，白芷、天花粉、皂刺散结。

（4）妊娠脏躁

孕妇忽然无故悲惨哭泣，此为脏躁证，因于气血亏虚，不能濡养心神所致。以益气养血安神为主，方选枣麦汤治疗。

（5）妊娠暴喑不语

孕妇妊娠八九个月，忽然暴喑不语，万密斋认为此为少阴之脉下养于胎，不能上荣于舌，于十月生子之后自能言，不是疾病，不必服药。

（6）胎动不安

妊娠期间也可能出现胎动不安。万密斋认为，引起胎动不安的原因主要有七个方面。一是脾胃虚弱，气血亏虚，不能濡养胎元，故常堕胎。其治疗以调理脾胃、补益气血为主，方选安胎饮，也可兼服杜仲丸、胡连丸以固肾健脾，增强安胎的功效。二是因房事过度引起胎动不安，以四物汤去活血行气的川芎，加砂仁、阿胶以养血醒脾安胎。三是因七情触动，导致胎动不安，当从肝调理，治以四物汤为主，疏肝养血，使气机调畅，血液充沛，以固护胎气。四是因忧愁悲伤伤肺，肺气耗散，上元不敛，母病及子，则肾气不固，引起胎动不安，治以四物汤加阿胶、五味子养阴润肺、收敛肺气，甘草培土生金，黄芩、苏叶清热宣肺疏肝，调畅气机以安胎。五是因思虑久而伤脾，脾气运化失常，则气血亏虚不能濡养胎儿引起胎动不安，治以四君子汤去茯苓益气健脾，加陈皮、香附行气化湿。六是因过喜伤心，心神浮越于上，难以下潜于肾，引起心肾不交、下元不固，导致胎动不安，治以黄芩、黄连清泄心火以安神，麦冬滋养心肾以安神固胎，白术、甘草益气健脾、化生气血以养胎元。七是因跌扑触动引起胎动不安，跌扑则可能损伤气血，甚至气血阻滞，郁而化热，加重胎动不安，治以益气养血、行气化湿清热为主，方用安胎和气饮，以当归、白芍养血，白术、甘草益气健脾，苏叶行气安胎，黄芩清热安胎，砂仁化湿安胎。

（7）妊娠漏胎

“漏胎者，谓既有孕而复血下也。”万密斋指出，女子之血，在上为乳汁，在下为经。一旦有孕，而乳汁、经水俱不行，聚于子宫以养胎。故孕期若见漏下，多因于气虚不摄、血虚不养、胞宫有热迫血妄行、下元不固等，以四君子汤补气，四物汤补血，黄芩、黄柏清热，艾叶、阿胶止血养血，杜仲、续断固肾安胎。

4. 临产须知

（1）预防难产

万密斋指出，孕妇妊娠至八九个月时，形盛胎肥腹大，应注意预防难产，宜多服瘦胎丸，以枳壳行气，白术、当归益气养血活血，促进分娩。胎气弱，不可服上药，以达生散调理，即在上方基础上加人参益气，加大腹皮、紫苏、陈皮行气，促进正常生产。临产数日前，胎必坠下，小便频数，此欲产，应准备临产用品，保持居室安静、明亮，寒热适中。

万密斋认为，难产原因有五点。一是常多坐卧，使气滞血瘀，胎不转动，临产困难，甚至闷绝，治以达生散去人参、白芍之酸敛、甘温，加用香附、乌药行气。二是孕妇妊娠至六七个月，恣情交合，败精瘀血聚于胞中，阻滞气血，临产必难，宜服瘦胎丸。三是临产之际家人紧张，使孕妇多惊吓、精神紧张，气机不畅，引起难产，应以言语宽慰，使孕妇保持安静。四是临产之时，儿身未转，胞浆未破，腹中阵痛，或作或止，不可太过用力，否则至产时，无力转运，以致难产。五是少妇初产，身体纤涉，子宫紧窄，多难产；中年妇女生育多，气弱血少多难产。

（2）催生之法

临产之时，胎在腹中应头朝下、脚在上，护理人员应注意使胎儿保持正常胎位。若见儿肩、额露出，用手渐渐扶正；或儿脐带缠绕，应仔细审视，以手轻轻取脱，扶起用力一送，儿即下。初生一两日难产，以五苓散加行气之枳壳、槟榔，利水渗湿之木通、车前子、滑石促进生产，以子生为度。过两三日仍难产，但孕妇体质强壮、饮食能进，此多因胞浆干涩，治以行气活血为主，方选加味四物汤，即四物汤加用香附、枳壳、槟榔等行气之品，加用元胡以增强活血。

（三）产后病

万密斋根据产妇的特点，指出产后病的治疗宜以补气养血、行气活血为主。

1. 胎衣不下宜泄浊化瘀、行气利水

万密斋认为，正常产后胎衣应不久自下，若久不下，多因产妇耗伤气血，气虚无力推动，血虚产道不润及子宫空虚所致，治宜行气利水，方选加味五苓散。

2. 子宫脱出宜补益中气、防范病侵

万密斋认为，此病因其人素虚，产时用力太过致使子宫脱出，自不能收，治以补益中气为主，方选补中益气汤，并外用荆芥穗、藿香叶、椿根皮锉碎煎水洗。

3. 玉户不敛宜补益气血、收敛生肌

女子初产，胞户窄小，子出不快，乃致撕裂，渐成溃烂，日久不敛，治宜大补气血，方选十全大补汤，用白及、龙骨、诃子、黄柏等药为细末外敷。

4. 产后血晕

新产妇突然晕倒，不省人事，口噤气冷。万密斋认为此多为危候，不可误作暗风治疗，当根据病情分别论治，若出血太多，猝然昏仆，为气血两虚，急用韭醋嗅法，醒后以清魂散治疗，以人参、甘草益气健脾生血，当归、川芎养血活血，气血亏虚，运行不利则形成瘀血，故以泽兰活血利水，荆芥穗止血；若出血较少，恶露未尽，腹中痛而昏眩，则为血虚血瘀所致，仍以上法促其苏醒，再用黑神散治疗，以黑豆、熟地、白芍、当归养血，桂枝、干姜温经活血，生蒲黄活血止血。

5. 恶露不止宜大补气血、谨用固涩

万密斋认为，产后冲任损伤，气血亏虚，旧血未尽，新血不敛，相并而下，日久不止，渐成虚劳，当大补气血，使旧血行，新血生，而不可轻用固涩之剂，使败血凝滞，变为癥瘕，当以十全大补汤气血双补。若小腹刺痛甚，此为瘀血阻滞，以四物汤加玄胡索、蒲黄、干姜养血活血温经。若变为癥瘕，则以行气养血活血之品组成丸药，以渐消缓散。

6. 恶露不下宜益气养血、行气活血

万密斋认为此证当分别论治，若子宫素寒，使恶露停滞不行，症见小腹胀满疼痛，以黑神散养血活血；若脾胃素虚，气不行血，症见腹痛时发时止，则以益气养血、行气活血立法，方选八珍汤加香附、玄胡。

7. 乳汁不通宜活血通脉、化热解郁

万密斋认为此证原因有二，初产妇，乳方长，乳脉未行，或产多之妇，气血虚弱，乳汁短少，则以益气养血、活血通脉为主，方选四物汤加人参、甘草益气健脾生血，麦冬、白芷养阴通脉，桔梗宣畅肺气促进上焦气血调畅。如乳汁不行，郁而化热，症见身体壮热、胸膈胀满等，在上方中加木通、滑石以清热利水，并煮猪蹄汤食之，则乳汁自通。

8. 产后诸痛

（1）遍身疼痛

万密斋认为，新产妇生产时骨节张开，血脉流散，元气衰弱，使经络肉分之间血多凝滞，骨节不利，筋脉不舒，故腰背不能转侧，手足不能屈伸而痛，不可以感受风寒论治，轻用发汗之剂，宜以益气养血活血、祛湿止痛立法，方选趁痛散，以黄芪、白术、甘草、当归益气健脾行血，薤白行气止痛，独活、牛膝、桂枝活血通经、除湿止痛。新产妇气虚，症见头目昏眩，四肢疼痛，寒热如疟，自汗，此为蓐劳，不可作伤寒治，应以益气养血填精为主，方选白茯苓散治疗，以茯苓、黄芪、人参益气健脾生血，四物汤加猪腰子养血活血、填精益髓，桂枝温经止痛；并常服十全大补丸以益气养血，濡养周身，缓解疼痛；晨起服用地黄丸加牛膝、当归、肉苁蓉以补肾填精，活血祛湿止痛；日用人参白术散益气健脾生血。

（2）产后腹痛

万密斋认为，产后腹痛原因有三：一是新产妇气血亏虚，运行无力，则败血不去，阻滞腹中，不通则痛，以前方黑神散养血活血止痛；二是产后血虚，又外受风寒之气，内伤寒冷之物，凝滞于腹，腹气不通以致腹痛，按摩或热物熨之则略止，以当归建中汤温中缓急止痛；三是产时寒气客于子门，入于小腹，或坐卧不慎，风冷乘虚而入，此为寒疝，以金铃子散行气止痛。

（3）儿枕痛证

产前瘀血，产后气虚，恶露不尽，则新血与旧血阻滞，形成积块，上下时动，痛不可忍，俗称“儿枕痛”，以活血化瘀止痛为主，方选当归玄胡索汤，由当归、赤芍、玄胡索、五灵脂、蒲黄、红花等组成，活血化瘀，并常服羊肉汤。

（4）产后头痛

产后气血亏虚，阳气失守，而头为诸阳之会，则头失所养，症见头痛；阳气虚行血无力，导致血行不畅成瘀血，阻滞头部血脉，加重头痛，治疗以养血活血为主，方选芎归汤，以当归、川芎养血活血，葱白宣通脉络。若因败血阻滞于子宫，循厥阴之脉上贯巅顶，引起头顶痛，则以前方黑神散治疗。

9. 产后津液失常诸症

女子以血为养，而产妇多伤气血，成气血亏虚之证，症见津液不足之口渴，血虚有热之发热，气不敛津之出汗等；气血虚衰，脏腑功能减退，脏腑气机不畅，气血津液运行失常，形成水湿痰饮停滞体内，或泛溢肌体，而成水肿等证。

（1）产后发热

万密斋指出，产后血亏则阴虚，阴虚则生内热，症见心胸烦满，呼吸短气，头痛闷乱，与大病后虚烦相似，治宜益气生津、养阴清热，方选人参当归散，以人参、粳米益气健脾、和胃生津，当归、熟地、白芍、麦冬养血滋阴清热，淡竹叶生津除烦，桂枝温通经脉，以促进津液布散，濡养机体。

（2）产后口渴

万密斋认为，胃为津液之腑，产后失血，津液亏耗，胃津不足，难以上乘口舌，症见口渴、发热等，治宜益气养胃生津，方选人参麦冬散，以人参、甘草、粳米益气健脾、和胃生津，麦冬、生地、瓜蒌根养阴生津清热，淡竹叶除烦生津止渴。

（3）产后汗出

产后失血过多，营血不足，卫气失守，不能敛皮毛、固腠理，症见多汗，应急敛之，防风寒之邪乘虚而入，变生他证，以麻黄根汤治疗，方以麻黄根、牡蛎敛津止汗，黄芪益气固表止汗，当归、人参、甘草益气养血以资汗源。汗出眩晕，此为冒汗，为虚极之象，急用黄芪、人参、甘草益气生津止汗；汗出太过，耗伤阳气，急以附子回阳救逆；汗出不止，风邪乘虚而入，忽然昏倒，口眼㖞斜，手足挛曲，似角弓反张，此为大汗之后，气血亏虚不能濡养筋脉，导致筋脉拘挛，并且风寒凝滞筋脉气血，筋脉气血不畅，加重拘挛，故急用葛根、桂枝解肌通脉，附子温经散寒，黄芪、甘草、人参益气生津止汗，白芍、当归养血活血养筋。

（4）产后水肿

万密斋指出，产后水肿分两种情况。一是新产之后，瘀血不去，阻滞气血津液运行，停而成水湿浊邪，泛溢肌体，症见水肿，乍寒乍热，此因瘀血阻滞而成，故治疗以祛除瘀血阻滞为主，辅以利水之品，不可作水气治疗，慎用渗利之剂，防耗伤津液。治以调经汤，赤芍、牡丹皮活血清热，当归、桂枝、细辛活血通经，茯苓、陈皮行气利水，甘草调和诸药。二是产后虚弱，腠理不密，调理失宜，外受风湿，湿邪凝滞体表肌腠，症见面目虚浮，四肢水肿，急利水渗湿以除邪，方选加味五皮汤。

10. 产后中风

产后中风分为三种。一是产后正气虚衰，风邪乘虚而入，症见不省人事，口自蠕动，手足挛曲，治以疏风散寒、益气养血为主，方选愈风汤，以羌活、防风疏风散寒，天麻、秦艽祛风止痉，当归、川芎、白芍、黄芪益气养血活血。二是肝藏血，产后失血过多，肝血虚，内不能养神，外不能养筋，症见神昏气少，汗出肤冷，眩晕猝倒，手足瘛疭，此为肝虚生风，治以益气养血为主，方选当归建中汤加黄芪、人参、附子。三是痰迷心窍，神气不清，恍惚昏眩，以化痰开窍为主，辅以益气生血，方选琥珀寿星丸。

11. 产后伤寒

万密斋指出，产后气血亏虚，营卫失调，易感风寒，但只以补虚为主，并随证加减。补虚以五物汤治疗，以四物汤去太过滋腻的熟地，加人参、甘草、生姜益气健脾和卫，并以葱白为引辅助散寒。若症兼出汗，此为伤风，加用桂枝、防风疏风；无汗则为伤寒，加用麻黄、苏叶散寒；寒热往来，此邪在少阳，加柴胡以和解少阳；头痛以项背痛为主，此邪在少阴、太阳，加藁本、细辛散寒止痛；遍身痛，此为寒湿之邪凝滞肌体，加羌活、苍术以散寒除湿止痛；发热不恶寒，此为邪已入少阳、阳明，加柴胡和解少阳，葛根疏散阳明邪热；发热而渴，此邪热入里伤津，加知母、麦冬养阴清热，淡竹叶除烦生津止渴。

12. 产后相关脏腑病变

（1）心脏病证

心主血脉，以养神志，产后失血过多，血脉空虚，心神失养，常见一些神志失常疾病；或气血亏虚，多致气滞血瘀于心，不通则痛，多见心痛等。

产后乍见鬼神。心主血，主神志，产后失血过多，心神失养，症见心神恍惚，睡梦不安，言语失度，如见鬼神。治宜益气养血安神，方选茯苓散，以人参、当归、生地、甘草益气养血，茯神、远志、柏子仁安神。

产后心痛。万密斋强调此病多因其人素有寒邪内伏，产后虚寒，凝滞血脉，故心痛。以散寒活血为主，药以吴茱萸、细辛、桂枝、干姜温经散寒，当归、白芍、生地养血活血，独活散寒止痛。

产后不语。产后瘀血停滞，痹阻心窍，心开窍于舌，故见舌强不语。其治疗以益气养血、活血开窍为主，方选七珍散，以人参、生地、川芎益气养血活血，菖蒲、辰砂开窍安神，细辛、防风散寒活血。

（2）肝脏病证

产后气血亏虚，肝血不足，肝体失养，则肝失调畅之功，气机不畅，形成气滞血瘀之机，瘀血阻滞于肝所主部位，出现相应的功能失调。

产后眼见黑花昏眩。产后瘀血阻滞于肝经，肝开窍于目，目失所养，症见昏花；肝风内动，故见昏眩，以前方清魂散治疗，加牡丹皮清热活血祛瘀。

产后胁痛。产后瘀血阻滞肝经，肝脉循行胸胁，故见胁痛。胁下胀，手不可按，此为瘀血，以行气活血为主，方选芎归泻肝汤，以当归、川芎、桃仁、红花活血化瘀，香附、青皮、枳壳行气；胁下痛，喜按，此失血太多，肝血虚不能养胁，以益气养血为主，辅以行气之品，治以当归地黄汤，以人参、甘草益气健脾生血，当归、白芍、熟地养血活血，陈皮行气，桂枝温通经脉。

（3）脾脏病证

产后气血亏虚或瘀血阻滞，脾胃失养，升清降浊功能失常，引起诸多病证。

产后腹胀满闷、呕吐恶心。症见腹胀、呃逆，治以益气健脾、和胃降逆为主，辅以活血之品，方选抵圣汤，以人参、甘草益气健脾，半夏和胃降逆，陈皮行气燥湿、健脾和胃，赤芍、泽兰活血化瘀。

产后口干痞闷。症见痞闷、口渴，治以人参益气健脾，陈皮燥湿健脾和胃，良姜、荜澄茄温中行气消痞。产后气血亏虚，风寒乘虚而入，寒邪凝滞于中焦，加之其人平素中焦虚寒，则寒邪凝滞中焦气机，症见痞闷，治宜温中散寒，辅以行气之品，常用吴茱萸汤。

产后疟疾。治以补虚扶正为主，正气盛则邪自退，不可轻用截疟之药，方选增损柴胡四物汤，以小柴胡汤去清热燥湿的黄芩，四物汤去滋阴的熟地、白芍，加黄芪益气健脾。

产后霍乱吐泻。治以益气健脾、芳香化湿、行气和胃为主，方选加味理中汤，即以理中汤温中散寒，加藿香化湿醒脾，陈皮、厚朴行气燥湿，脾气健、湿邪除则泄泻止，并以生姜和胃止呕。产后泄泻不止多因于脾胃虚寒所致，治以理中汤温中散寒，加肉豆蔻温中止泻。

产后痢疾。症见腹中胀痛，里急窘迫，身热口渴，脉数实，急以行气导滞，治以加味小承气汤，后以四君子汤调理。

产后大便闭塞不通。不可用泻下之剂，治以益气养血、行气润肠为主，方选润燥汤，以人参、甘草益气健脾，当归、生地养血，火麻仁、桃仁润肠通便，枳壳、槟榔行气导滞。

（4）肺脏病证

产后气血亏虚，腠理不固，易受邪袭；肺主皮毛，常因体表受邪，宣发肃降功能失常，引发咳喘等症；或瘀血不去，阻滞于肺，肺功能失常，引发诸多病证。

产后咳嗽。症见咳嗽，发热、恶寒，鼻塞声重，或多喷嚏，鼻流清涕，以疏风散寒、化痰止咳为主，方选旋覆花汤，以麻黄、荆芥穗疏风散寒；前胡、杏仁宣肺止咳；旋覆花、半夏、茯苓化痰止咳、利水渗湿，给邪以出路；五味子收敛肺气，防诸辛燥之品耗散肺气，加重咳嗽；甘草益气健脾，培土生金，并调和诸药。

产后喉中气急喘促。症见喘促面赤，急以回阳救逆，方选夺命丹。附子回阳救逆，牡丹皮、干漆活血清热。

（5）肾脏病证

产后气血亏虚，下元不固，肾无所养，症见腰痛等；或恶露不尽，阻滞下焦，肾与膀胱功能失常，引发诸多病证。

产后腰痛。症见腰部隐痛，以填精益髓、固肾强腰为主，方选利肾地黄汤。以熟地、当归益精养血，杜仲、续断益肾强腰壮骨，独活祛湿止痛，生姜、大枣调和脾胃、化生气血，补益先天之精。

产后小便不通或短少。轻用渗利之药，则耗伤其气，加重病情，治以益气为主，辅以养阴渗利之法，方选四君子汤益气健脾、化生气血，加肉桂温补下元，车前子利水，麦冬养阴生津。

产后淋证。肾主水道，产后失血，水道失养而干涩；血虚有热，灼伤津液，症见小便淋而涩痛。治以养阴清热利水为主，方选导赤散养阴利水，加麦冬养阴生津，黄柏、知母清热养阴，灯心草清热利水通淋，并调服益元散以益气生津。

产后尿血。症见尿血，治以清热利水、活血止血为主，方选小蓟汤，以小蓟子清热利水、凉血止血，木通、滑石清热利水，淡竹叶清热利水生津，生地、赤芍、蒲黄清热养阴、活血止血，甘草调和诸药、益气生津。

产后小便数及遗尿不禁。症见小便数甚至遗尿，以益气升阳为主，辅以涩精止遗之药，方选升阳调元汤，以人参、黄芪、甘草、升麻益气健脾、升举脾气，补益先天之气；益智仁固肾止遗，并调服桑螵蛸散以增强固精止遗之力。

【后世影响】

一、历代评价

万密斋为医探妙钩玄，发皇古义，其医著自明清以降，在考订授梓、剞劂刊行过程中，得到了很高的评价。万密斋医著，对后世医家亦产生了深远影响。如明末医家武之望，清代医家陈复正、叶霖等，均对万密斋之学术予以肯定。

明·武之望在《济阴纲目》胎前门下伤寒与霍乱章节引用万密斋有关论述，并对其有高度评价："万密斋云：妊娠伤寒，专以清热安胎为主，或汗或下，各宜随其五脏表里所见脉证主治……则发前人所未发矣，妙甚。如古方六合汤，虽分治详明，犹不及此切当。"（《济阴纲目·胎前门·伤寒》）

清·陈复正《幼幼集成》指出："痘科之书，如冯氏、陈伯平、聂氏、翟氏、万氏，虽皆不为无见，而实繁简不侔。又惟万氏明显，可以济急。"（《幼幼集成·凡例》）

清·叶霖在《痧疹辑要》中对万密斋有关痘疹的认识予以肯定。他指出："痧疹，古经方不载，宋元以来，诸贤著述率多拉杂，前明罗田万密斋，始将治法阐明。"（《痧疹辑要·述原》）

二、学派传承

万密斋为明代著名的医家，师承于其父万筐，在养生、儿科、妇科领域颇有建树，尤其在儿科方面造诣较深，曾编写《片玉心书》《片玉痘疹》等著作教习儿子及其门徒。如其在《痘疹碎金赋题跋》写道："嘉靖丙午年（1546），余尝手作小儿及痘疹赋、西江月，以教豚犬。"而其学术思想的进一步传承，则得益于其门徒以及后世子孙。如万密斋曾在《痘疹格致要论·自序》中说："胡子三溪、萧子楚梧、万子宾兰，见面说之，强予梓刻，命曰《痘疹格致要论》"。胡三溪是万密斋的门徒，萧楚梧和万宾兰是万密斋的信徒，他们说服万密斋梓刻《痘疹格致要论》；在万历四十年（1612）或稍前，万机将其祖父《片玉痘疹》抄本重新修订，增补两卷，后又将《片玉心书》和修改的《片玉痘疹》加以整合，编成《幼科指南》；万密斋的五世孙万达，把家传的万密斋著作刊刻公世，再经社会贤达鼎力相助，使得万密斋的学术思想与诊疗经验广为传承，影响至今，使万密斋成为中医儿科发展史中具有重要地位的医家。

三、后世发挥

万密斋医著立论之精，治工之巧，诚为后世医家武之望、陈复正、萧埙、凌德、张振鋆、程文囿所引证，并加以发挥。

清·萧埙《女科经纶》（1684）在卷三与卷四之胎前证大量引用万密斋有关胎前的论述，如《女科经纶·妊娠子淋须分二证》载："万密斋曰：子淋之病……大抵热则清之，燥则润之，壅则通之，塞则行之，此治之之法也。"《女科经纶·妊娠霍乱吐利邪气易伤胎元》载："万密斋曰：霍乱者……慎斋按：上二条，序胎前有霍乱证也。妊娠霍乱，吐痢绞痛，最易伤胎。故胎前霍乱，宜辨饮食生冷，暑湿风寒四气之感，随其邪之所凑治之，而以保胎为主也。"

清·陈复正《幼幼集成》（1750）摘录万氏的医论医案，约占全书1/3，并对万密斋有关痫证提出异议。其云："密斋之说，不为无见，乃私心窃喜，赖有斯人为之砥柱。及考其断痫之方，则皆寒凉攻伐，镇坠毒劣之药，予又以为不尽然焉。夫痫者痼疾也，非暴病之谓。亦由于初病时，误作惊治，轻施镇坠，以致蔽固其邪，不能外散，所以留连于膈膜之间，一遇风寒冷饮，引动其痰，倏然而起，堵塞脾之大络，绝其升降之隧，致阴阳不相顺接，故卒然而倒。"

清·沈金鳌在《妇科玉尺》（1773）大量引用万密斋相关论述，如《妇科玉尺·月经》载："万全曰：经不调有三，一脾虚；二冲任损伤；三痰脂凝塞。惟忧愁思虑，心气受伤，则脾气失养，郁结不通，腐化不行，饮食减少，斯有血枯血闭，及血少色淡。"

清·程文囿《医述》（1826）对于万密斋有关女科、痘疹等论述大量引用，如《医述·卷十三·霍乱》载："霍乱者，阳明胃经病。良由妊娠平日五味肥甘，腐积成痰，七情郁结，气盛为火，停胃中。乍因寒热之感，阴阳相混，故令心腹绞痛，吐利并作，挥霍变乱。吐多伤气，利多伤血，气血受伤，不能养胎。邪气鼓击，而母未有不殒者，不可不亟治也。香苏散加藿香主之"。

清·张振鋆《鬻婴提要说》（1889）对于万密斋《育婴家秘》有关如何抚养小儿的论述进行肯定。如其云："乳母当择无病妇人，肌肉丰肥，性情和平者为之。如病寒者乳寒，病疮者乳毒，贪口腹则味不纯，喜淫欲则气不清。凡儿吮乳，初则乳汁渐行，其来尚缓而少，久则如泉涌急而多，则以二指捺住乳头两边，来自缓矣。惟恐儿气弱吞咽不及，有伤胃气也。小儿能言，必教之以正言，如鄙俚之言勿语也。能食，则教之恭敬，如亵慢之习勿作也。能坐能行，则扶持之，勿使倾跌也……如此则不但无疾，而知识亦早矣。"（《育婴家秘》）

清·凌德在《女科折衷纂要》（1892）杂证门之小便不通与霍乱章节引用万密斋有关论述。如《女科折衷纂要·杂证门·霍乱》载："万密斋曰：霍乱者，阳明胃经之病名也……此危恶之证，不可不亟治也，宜香苏散加藿香主之。"

当然，后世医家也有对万密斋观点提出异议的。如清·闵纯玺对万密斋有关胎产提出异议。《胎产心法·胞衣不下论》（1730）载："有因气血虚弱，产母力乏，气不转运，不能传送而停阁不下。其证但见无力，腹中不痛胀，治当补气助血，速煎生化汤大剂，速进二三盅，或兼进益母丸，使血旺气和而衣自下，或用保生无忧散以固元气。至于万密斋用五苓散，予恐无助血之能，不敢遵而用之。”

清·叶霖《痧疹辑要》（1890）则对万密斋“凡出疹，热起至收完，但看右手一指，脉洪大有力，虽有别证，亦不为害。此定存亡之要诀”予以发挥说：“霖按：此即阳证得阳脉之义。若细软无力，则阳证得阴脉也。景岳以诊得阴脉，宜速救元神，用温补托法，参酌治之，是矣。然有热毒深伏于内，不能透发于外，假寒真热之证，肢冷面青，六脉沉伏细数，若误用温补，祸不旋踵。痧疹阳邪，热证俱多，安危之机，须细心体认。”

四、国外流传

万密斋医书自问世之后，先后流传到日本、朝鲜和东南亚一带。如朝鲜许浚的《东医宝鉴》、日本汤本求真的《皇汉医学》、日本丹波元坚的《杂病广要》等书均有引证。日本还于1692年、1728年，先后刊行过《痘疹世医心法》《痘疹格致要论》，且于1696年刊行《幼科发挥》，并给予高度评价。如日本医官池田柔行说：“尝读万密斋《痘疹世医心法》，而见其立论之精，知其治疗之工。”日本人市郁专阁指出：“幼科之为书，固多矣，而求其详者，有刘氏之《幼幼新书》，寇氏之《全幼心鉴》，薛雪之《保婴全书》，王氏之《幼科准绳》，世既取于此者亦不为少矣，如万氏之《幼科发挥》，举其论也不烦，立其方也不繁，而发前哲之未发，以喻后学之谬迷，且悉其所经验，而始不舔古人之涎者也，溯诸古而无不合者，试诸今而无不效者，实小方脉家之秘宝。”日本人柳川了长指出：“《幼科发挥》者，罗田万氏所著，而实哑科者流之珍珠囊也。”

综上所述，万密斋对后世的影响和贡献主要有五个方面：一是提出“寡欲、慎动、法时、却疾”的养生原则；二是总结“预养、胎养、蓐养、鞠养”之养护方法，在优生优育方面具有重要参考价值；三是结合五脏分治儿科疾病，丰富了中医儿科学的诊治理论；四是从情志、体质与痰湿调经的思想，对当今妇科具有现实指导意义；五是有关痘疹的诊治，为后世传染病学提供了启示。总之，万密斋的学术思想和临床诊疗经验，至今仍具有重要的理论价值与临床实用性。

陕西中医药大学　文颖娟

【参考文献】

［1］（日）丹波元胤．中国医籍考［M］．北京：人民卫生出版社，1956.

［2］陈言．三因极一病证方论［M］．北京：人民卫生出版社，1983.

［3］张介宾．景岳全书［M］．北京：人民卫生出版社，1991.

［4］鲁兆麟，陈大舜．中医各家学说［M］．北京：北京医科大学中国协和医科大学联合出版社，1996.

［5］樊友平，石志超，陈子华，等．中华性学观止［M］．广州：广东人民出版社，1997.

［6］毛德华．万全生平著述考［M］．武汉：华中师范大学出版社，1997.

［7］黄帝内经素问［M］．沈阳：辽宁科学技术出版社，1997.

［8］灵枢经［M］．沈阳：辽宁科学技术出版社，1997.

［9］武之望．济阴纲目［M］．沈阳：辽宁科学技术出版社，1997.

［10］陈复正．幼幼集成［M］．沈阳：辽宁科学技术出版社，1997.

［11］萧埙．女科经纶［M］．北京：中医古籍出版社，1998.

［12］贾得道．中国医学史略［M］．太原：山西科学技术出版社，1999.

［13］田思胜．明清名医全书大成·沈金鳌医学全书［M］．北京：中国中医药出版社，1999.

［14］傅沛藩，姚昌绶，王晓萍．万密斋医学全书［M］．北京：中国中医药出版社，1999.

［15］王洪图．内经［M］．北京：人民卫生出版社，2000.

［16］钱乙．小儿药证直诀［M］．天津：天津科学技术出版社，2000.

［17］朱文锋．中医诊断学［M］．北京：中国中医药出版社，2002.

［18］常存库．中国医学史［M］．北京：中国中医药出版社，2003.

［19］陈潮祖．中医治法与方剂［M］．北京：人民卫生出版社，2003.

［20］汪受传．中医儿科学［M］．北京：中国中医药出版社，2004.

［21］陈文中．两宋名家方书精选·陈伯平小儿病源　痘疹方论［M］．上海：上海科学技术出版社，2003.

［22］张仲景．金匮要略［M］．北京：人民卫生出版社，2005.

［23］胡荣希．医圣万密斋传［M］．武汉：华中科技大学出版社，2012.

［24］江淑安，叶琼花．《万氏妇人科》痰证述略［J］．湖南中医学院学报，1984，1：27.

［25］贾宁．简述万全《妇人科》［J］．陕西中医，1986，7（9）：427.

［26］秦建国．万密斋及其著作评介［J］．湖北中医杂志，1986，4：44－45.

［27］玉振熹．浅谈万全对中医儿科学术的贡献［J］．广西中医药，1989，12（4）：28－29.

［28］郭锦章，马新超．试论万全对幼科之发挥［J］．中医临床与保健，1992，4（3）：54－56.

［29］傅沛藩，姚昌绶，王晓萍．万全儿科妇科学术思想初探［J］．湖北中医学院学报，1999，1

(2)：6－7.
[30] 邵金阶，邵迎新. 万全妇科学术思想浅析 [J]. 湖北中医杂志，2001，23 (5)：5.
[31] 李成年. 略论万全养生观的现代意义 [J]. 河南中医，2006，26 (7)：29－30，33.
[32] 唐彦，李宜瑞. 万全对小儿心身医学的论述和贡献 [J]. 北京中医，2007，26 (6)：344－355.
[33] 胡真，邱幸凡.《周易》哲学思想与中医养生理论 [J]. 湖北中医杂志，2008，30 (10)：25－26.
[34] 潘利忠，张振尊，孙淑华. 万全的学术思想对现代中医儿科学的指导意义 [J]. 中华中医药学刊，2009，27 (1)：184.
[35] 郁晓维. 万全《幼科发挥》调理脾胃思想探析 [J]. 陕西中医学院学报，2009，32 (4)：11－12.
[36] 袁华娣，潘金波. 万全对儿科中医护理的贡献 [J]. 福建中医药，2011，42 (3)：50－51.
[37] 张玉辉，杜松，蔡秋杰，等. 万全养生学术思想探析 [J]. 中国中医基础医学杂志，2012，18 (11)：1198－1200.
[38] 郑庆海. 中医儿科历史文献研究 [D]. 哈尔滨：黑龙江中医药大学，2008.

源流，即對歷代中醫學文獻進行研究，闡明文獻間的學術源流關系，對比相互間的异同，相對合理準確地闡釋其學術內涵；二是辨章各家學術，即對中醫經典及歷代醫家著作中所展現的理論思維、學術觀點和臨床經驗，以及由此提出的諸多概念、命題，進行系統分析，明確每部經典和代表性醫家的學術思想和實踐特色，并由此促進中醫理論與實踐的不斷創新與發展。二者緊密關聯，相得益彰，對于今人汲取歷史積澱、提煉理論內涵、啓發臨證思路，尤以後者更爲實用和切要。

在以《黃帝內經》爲代表的中醫經典奠定了中醫理論體系之後，後世醫家在繼承研究與探索過程中不斷有新的闡發和創見，使得這一理論體系不斷充實、提高，并向縱深方向發展。中醫歷代醫家，薪火承襲，結合自身的思考與實踐，創造性地回答了當時中醫養生防治過程中的新問題，在不同時代裏開辟了中醫理論發展的新境界。歷代醫家本身就是「活」的學術載體，他們刻意研精，探微索隱，華葉遞榮，日新其用。因此，中醫藥學術發展的歷史進程，始終呈現出一派繼承不泥古、發揚不離宗的繁榮景象。系統研究中醫歷代醫家的學術思想與診療經驗，能够在很大程度上拓展我們的理論視野，開拓臨證思路，豐富治療手段，并最終將推動中醫理論體系的不斷豐富與發展。因此，對中醫歷代醫家學術思想的整理與繼承研究，具有重要的現實意義。

中國中醫科學院中醫基礎理論研究所自2005年起，先後承擔國家973計劃課題「中醫學理論體系框架結構與內涵研究」（2005—2010）、科技部基礎性工作專項重點項目「中醫藥古籍與方志的文獻整理」之子課題「古代醫家學術思想與診療經驗研究」（2009—2014）、國家973計劃項目「中醫理論體系框架結構研究」（2013—2017），以及國家中醫藥管理局重點研究室「中醫學理論體系結構與內涵研究室」建設規劃等項目，聯合全國十幾所高等院校及科研機構的七十餘位專家、學者，共同開展中醫歷代名家學術整理與研究。已歷時十餘年。所選醫家範圍，自漢末張仲景始，至民國惲鐵樵止，共102人，皆爲歷代具有代表性或學術特色突出的醫家。對于每位醫家的研究，術思想、臨床經驗、後世影響等多方面，力求準確、深入地把握醫家的學術精髓。現將階段性成果凝練精要，總結成册，以資行業內外專家、學者以及在校師生研習中醫理論參考之用。

本書編委會由來自中國中醫科學院及全國高等中醫院校、科研機構和臨床單位的學者構成，有中醫基礎、臨床學科的資深專家，有國家及行業重點學科帶頭人，也有中青年骨幹教師、科研人員和臨床醫師等。編委會多次組織編寫工作會議和繼續教育項目培訓，邀請多位國内相關領域知名專家對所有稿件進行審訂，最終由主編、副主編逐篇統稿、審定。全體作者以對中醫藥事業的拳拳之心，共同努力和無私奉獻，完成了這份艱巨的工作，以實際行動切實履行了繼承好、發展好、利用好中醫藥學術的重大使命。由于種種原因，本書難免有疏漏之處，敬請讀者不吝批評指正，以利于本書的不斷修訂和完善。

在本書即將付梓之際，全體作者感慨萬千！希望廣大讀者透過本書，能够概要縱覽中醫藥學術發展之脉絡，擷取中醫理論之精華，傳承千載臨床之經驗，促進中醫藥學術在發展中完善、臨床水平在實踐中提高、中醫藥事業在創新中繁榮。

在此衷心感謝中國中醫科學院中醫基礎理論研究所、中醫藥信息研究所和研究生院以及山東中醫藥大學、安徽中醫藥大學、雲南中醫學院、湖南中醫藥大學、成都中醫藥大學、陝西中醫藥大學、北京中醫藥大學、浙江中醫藥大學、遼寧中醫藥大學、長春中醫藥大學、黑龍江中醫藥大學等單位，對此項工作的大力支持！衷心感謝所有參考文獻的作者及參與本書審定的各位專家！衷心感謝北京科學技術出版社章健總編、侍偉主任及編校人員的大力支持！

研究中醫理論的歷史發展，可以從兩個方面着手：一是考鏡源流，即對歷代中醫藥文獻進行研究，闡明文獻間的學術源流關系，對比相互間的异同，相對合理準確地闡釋其學術内涵；二是辨章各家學術，即對中醫經典及歷代醫家著作中所展現的理論思維、學術觀點和臨床經驗，以及由此提出的諸多概念、命題，進行系統分析，明確每部經典和代表性醫家的學術思想源流，即對歷代中醫藥文獻進行研究，闡明文獻間的學術源流關系，對比相互間的异同，相對合理準確地闡釋其學術內涵；二是辨章各家學術，即對中醫經典及歷代醫家著作中所展現的理論思維、學術觀點和臨床經驗，以及由此提出的諸多概念、命題，進行系統分析，明確每部經典和代表性醫家的學術思想和實踐特色，并由此促進中醫理論與實踐的不斷創新與發展。二者緊密關聯，相得益彰，對于今人汲取歷史積澱、提煉理論內涵、啓發臨證思路，尤以後者更爲實用和切要。

在以《黃帝內經》爲代表的中醫經典奠定了中醫理論體系之後，後世醫家在繼承研究與探索過程中不斷有新的闡發和創見，使得這一理論體系不斷充實、提高，并向縱深方向發展。中醫歷代醫家，薪火承襲，結合自身的思考與實踐，創造性地回答了當時中醫養生防治過程中的新問題，在不同時代裏開辟了中醫理論發展的新境界，歷代醫家本身就是「活」的學術載體，他們刻意研精，探微索隱，華葉遞榮，日新其用。因此，中醫藥學術發展的歷史進程，始終呈現出一派繼承不泥古、發揚不離宗的繁榮景象。系統研究中醫歷代醫家的學術思想與診療經驗，能够在很大程度上拓展我們的理論視野，開拓臨證思路，豐富治療手段，并最終將推動中醫理論體系的不斷豐富與發展。因此，對中醫歷代醫家學術思想的整理與繼承研究，具有重要的現實意義。

中國中醫科學院中醫基礎理論研究所自2005年起，先後承擔國家973計劃課題「中醫學理論體系框架結構與內涵研究」（2005—2010）、科技部基礎性工作專項重點項目「中醫藥古籍與方志的文獻整理」之子課題「古代醫家學術思想與診療經驗研究」（2009—2014）、國家973計劃項目「中醫理論體系框架結構研究」（2013—2017），以及國家中醫藥管理局重點研究室「中醫學理論體系結構與內涵研究室」建設規劃等項目，聯合全國十幾所高等院校及科研機構的七十餘位專家、學者，共同開展中醫歷代名家學術整理與研究，已歷時十餘年。所選醫家範圍，自漢末張仲景始，至民國惲鐵樵止，共102人，皆爲歷代具有代表性或學術特色突

究，闡明文獻間的學術源流關系，對比相互間的异同，相對合理準確地闡釋其學術內涵；二是辨章各家學術，即對中醫經典及歷代醫家著作中所展現的理論思維、學術觀點和臨床經驗，以及由此提出的諸多概念、命題，進行系統分析，明確每部經典和代表性醫家的學術思想和實踐特色，并由此促進中醫理論與實踐的不斷創新與發展。二者緊密關聯，相得益彰，對于今人汲取歷史積澱、提煉理論內涵、啓發臨證思路，尤以後者更爲實用和切要。

在以《黄帝内經》爲代表的中醫經典奠定了中醫理論體系之後，後世醫家在繼承研究與探索過程中不斷有新的闡發和創見，使得這一理論體系不斷充實、提高，并向縱深方向發展。中醫歷代醫家，薪火承襲，結合自身的思考與實踐，創造性地回答了當時中醫養生防治過程中的新問題，在不同時代裏開辟了中醫理論發展的新境界。歷代醫家本身就是一「活」的學術載體，他們刻意研精，探微索隱，華葉遞榮，日新其用。因此，中醫藥學術發展的歷史進程，始終呈現出一派繼承不泥古、發揚不離宗的繁榮景象。系統研究中醫歷代醫家的學術思想與診療經驗，能够在很大程度上拓展我們的理論視野，開拓臨證思路，豐富治療手段，并最終將推動中醫理論體系的不斷豐富與發展。因此，對中醫歷代醫家學術思想的整理與繼承研究，具有重要的現實意義。

中國中醫科學院中醫基礎理論研究所自2005年起，先後承擔國家973計劃課題「中醫學理論體系框架結構與內涵研究」（2005—2010）、科技部基礎性工作專項重點項目「中醫藥古籍與方志的文獻整理」之子課題「古代醫家學術思想與診療經驗研究」（2009—2014）、國家973計劃項目「中醫理論體系框架結構研究」（2013—2017），以及國家中醫藥管理局重點研究室——中醫學理論體系結構與內涵研究室——建設規劃等項目，聯合全國十幾所高等院校及科研機構的七十餘位專家、學者，共同開展中醫歷代名家學術整理與研究，已歷時十餘年。所選醫家範圍，自漢末張仲景始，至民國惲鐵樵止，共102人，皆爲歷代具有代表性或學術特色突出的醫家。對于每位醫家的研究，

中医历代名家学术研究集成

中册

主编 潘桂娟

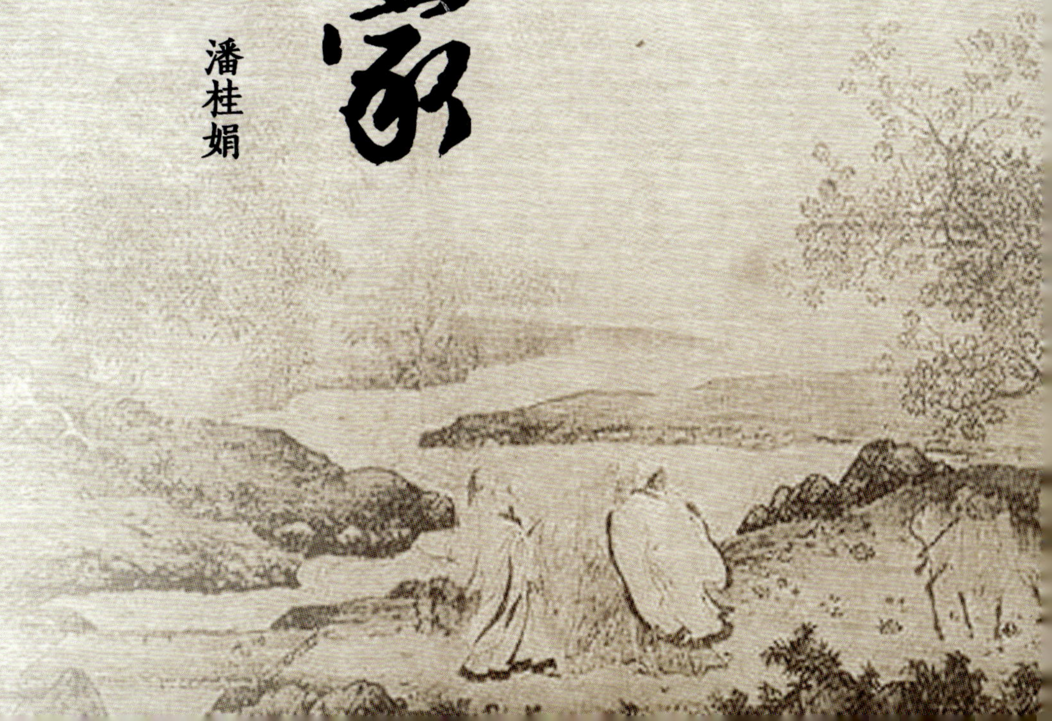

北京科学技术出版社

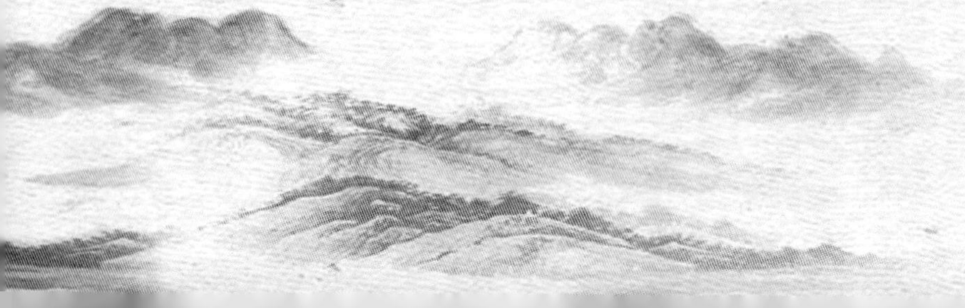

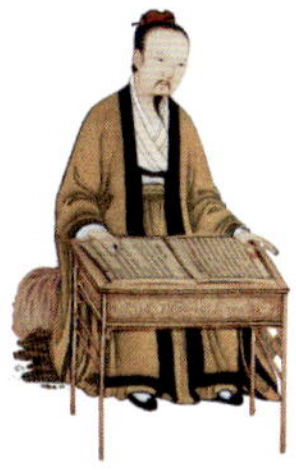

目 录

中 册

明代医家

清代医家

明代醫家

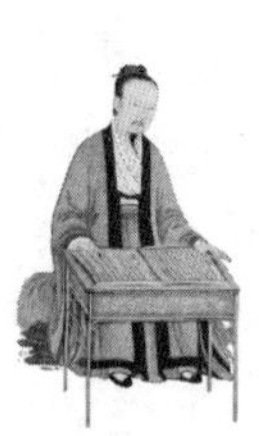

周慎斋

内容提要

周慎斋，名之干，约生于明正德三年（1508），卒于明万历十四年（1586），宛陵（今安徽宣城）人，明代著名医家。周慎斋生前忙于诊务，无暇著述。今所存著作皆为后人整理，现存《慎斋遗书》《医家秘奥》两种。周慎斋自中年起因病自习医学，潜心研习《内经》，私淑张元素、李东垣，参以刘河间，后又就正于薛己之门，问难数月，豁然贯通。周慎斋以经典为本，融汇各家，谙熟医理；以脉论治，提纲挈领，通达实用。周慎斋对脉象的缜密分析，对脾胃内伤的阐述发挥，以及医案中的精辟辨治，均超越一般。其将治疗经验归纳为理、固、润、涩、通、塞、清、扬、逆、从、求、责、缓、峻、探、兼、候、夺、寒、热、补、泻、提、越、应、验26字元机，指导临床辨证用药，可谓独具理论特色。其对常见方剂，如补中益气汤、六味地黄丸等，更具精湛妙用。因其擅长内伤病诊治，并具有独到的学术见解和多方面的理论建树，在明代江南医界产生了较大的影响。

【概述】

一、生平简介

周慎斋，名之干，约生于明正德三年（1508），卒于明万历十四年（1586），宛陵（今安徽宣城）人，明代著名医家。周慎斋生前忙于诊务，无暇著述。今所存著作皆为后人整理，现存《慎斋遗书》《医家秘奥》两种。

周慎斋自中年起因病自习医学，潜心研习《内经》，私淑张元素、李东垣，参以刘河间，后又就正于薛己之门，问难数月，豁然贯通。其以经典为本，融汇各家，谙熟医理；以脉论治，提纲挈领，通达实用。其对脉象的缜密分析，对脾胃内伤的阐述发挥，以及医案中的精辟辨治，均超越一般。周慎斋曾对明代江南医界产生过较大的影响，因此尝有“自明以来，江南言医者，类宗周慎斋”（《本草述钩元》）之说。

周慎斋生平好学勤思，深研轩岐之精髓，阐发病源及病机，每能独出心裁。有一则周慎斋赏月启悟的故事流传甚广。周慎斋中年患中满之证，遍访名医乏效，广搜药方又不敢试用。某晚，其强打精神坐在院中赏月。突然，乌云遮月，他立感心胸憋闷。少顷，清风徐来，云散月朗，胸部随之亦舒。慎斋恍然有悟：云属阴，风属阳，阳气通畅，则阴云消散，“吾病亦如是乎”？于是自拟和中丸，温中通阳，方取肉桂、炮姜、川椒、白术、薏苡仁、砂仁、车前子、陈皮等组成，服之一月而愈。在这个故事中，周慎斋通过观察风云变化而悟出阴阳之理，并治愈自身病证，可谓观物识机、格物致知，对后世医家颇有启发。

二、著作介绍

（一）《慎斋遗书》

《慎斋遗书》为综合性医书，共计 10 卷，成书于明万历元年（1573）。此书由周慎斋口授，门人记录，又经后人整理而成，初刊于清乾隆三十九年（1774）。书中除论述脏腑阴阳、亢害承制、气运经络、望色切脉、辨证施治外，对方药炮制、古经古方亦分别予以阐述，并介绍了 98 种病证证治，证治后附有医案或方剂。其学术特色，系将平生之治疗经验归纳为理、固、润、涩、通、塞、清、扬、逆、从、求、责、缓、峻、探、兼、候、夺、寒、热、补、泻、提、越、应、验 26 字元机，以指导临床辨证用药。现存清刻本及石印本，现代有排印本。

（二）《医家秘奥》

周慎斋精通脉学，擅长于内伤证治，著有《脉法》2 卷、《慎斋三书》3 卷，收入《医家秘奥》。《医家秘奥》亦称《医家萃精》，是周慎斋学派传学之秘本。方鸣谦影明抄本，系方家家传藏本，为其父方伯屏据自家收藏的《医家秘奥》世珍明抄本，并附明·查了吾《正阳篇选录》1 卷、明·胡慎柔《五书要语》1 卷，以及清·陈嘉璴《笔谈摘录》一卷，亲自鉴订，刊于 1749

年，于1930年由北京翰文斋影印。现存4种清刻本及上海萃英书局石印本。兹《医家秘奥》中所收抄本内容，具体介绍如下。

《脉法》，亦称《脉法解》，分2卷，共78条，以脉论治，提纲挈领，言简意赅，通达实用。脉法虽详于内伤，而对于外感各证，正体变局，皆论述明白透彻，备极变化之妙。

《慎斋三书》，包括《慎斋师口授记录》《内伤杂语》及《医案》3卷。是书详论内伤、虚损之病机，论述理明，议理精透，虽病有千变万化，既得其主宰，自能把握治法，做到药到病除，此诚千秋之奥，非他人能道。

《医案》3卷，约成书于明万历元年（1573）。初刊于清乾隆三十九年（1774）。现存清刻本及石印本，现存抄本，新中国成立后有排印本。书名"医案"，实为周氏医论及验案汇编。本书分列脉法、用药、汤论、辨证、伤寒及杂病等39篇医论，并载周慎斋之验案111则，较为集中地反映了周慎斋的学术思想及临床经验。

综上所述，《医家秘奥》全书文字不多，但确属师家之经验秘谈，值得研习。特别是其对脉象的缜密分析，对内伤病诊治的阐述发挥，医案中的精辟辨治，超越一般所知所得。对常见方剂的论述，如补中益气汤、六味地黄丸等，更具精湛妙用。

【学术思想】

一、学术渊源

周慎斋之学术思想，源于《内经》《难经》《伤寒论》，并受到金元医家刘完素、李杲、朱震亨及明代医家薛己的很大影响。周慎斋书中，亦可见到其"私淑张元素、李东垣，参以刘河间，后又就正于薛己之门"的记载。

明代医学继承和发展了金元四大家的学术，出现了不同学术流派及学术争鸣。主要是以薛己、张介宾、赵献可等医家为代表的"温补派"，与持刘完素、朱丹溪医学主张者之间展开的学术论争。这种学术争鸣对中医的学术发展起到了极大的促进作用，同时对周慎斋的影响也极为深刻。周慎斋临证善用温补，后世多认可其当属温补派。其不仅师从薛己，还继承和发挥了温补派的证治特色。分析其与温补派医家的临证异同，即可见其温补用药之特色所在。

周慎斋主张学术上兼蓄各家各派所长，《医家秘奥》中就记载了周慎斋对各家观点以及对当时学术时弊的态度。如其在《医家秘奥·笔谈摘要·一卷》中所言："医理精微神妙，古大家尚有一偏之学，如东垣喜升阳，丹溪喜滋阴，河间专降火，子和惟汗下。世人习一家之言，执而不通往往误事。如三十年前遍尚滋阴，近又多有矫丹溪之弊，而开手即用桂、附者。不知寒热补泻，各从其病，岂可一例施之，物而不化耶。"因此，治疗宜"外感法仲景，内伤法东垣，热病用河间，杂病用丹溪"（《明医杂著·医论》）。总体上来看，周慎斋主张辨证施治，立法用方因证而定，不拘泥于一家一派之说。

二、学术特色

（一）辨证施治

周慎斋倡导辨证施治。《慎斋遗书》中有“辨证施治”篇，深刻地阐明了“辨证”乃治病求本之要着，辨证施治乃治病之精髓。自《内经》《伤寒杂病论》之后，医家重视辨证者代不乏人，但将其精神实质提炼为“辨证施治”者，则当推周慎斋。

作为中医学术核心和诊治要则的“辨证施治”或“辨证论治”，其基本内涵，早在《内经》中已有一定程度的体现，在《伤寒杂病论》中得到进一步阐述发挥和普遍应用。但专门术语“辨证施治”“辨证论治”，从现存古代中医文献看，在明清时期的医籍中才有记载。据笔者初步考察，“辨证施治”术语的最早记载，见于《慎斋遗书》卷二。

《慎斋遗书》中，有对某些病证辨证施治的论述。例如：“诸病有吐泻见证，莫忘脾胃。虽有杂证，以末治之。气短脉有力属实，无力属虚。气脉俱长者易治，虚损气促者难调。久病不宜脱形，若内伤虚损不足之证，不拘药之多少，宜久服有效。如药力未至，必不能成功。补中益气汤加附子，无汗加羌活；若自汗发热，保元汤加白术、桂、附、归、芍、二陈必愈。”（《慎斋遗书·卷之二·辨证施治》）

《慎斋遗书·卷之二·辨证施治》中，载有数则验案。兹就其中三例介绍如下。

案例 1

一人左手寸脉中候微数，重按无力不清，关脉中候沉候皆有力，尺脉沉细有力。右寸中候涩，重按不见脉，关脉中候若有力，下微不清，尺脉沉数无力。此内伤不足之证，脾肺二经受病也。治以补中益气汤，使阳得生而阴得长，加盐水炒黄柏二分以救肾，加枣仁一钱以安心神，小水或热或不利，加远志、莲须各五分以达之。

案例 2

一妇人年三十，左寸浮大，左关大，左尺洪大；右寸浮大，右关尺俱沉细无力。治方用山茱萸、白茯苓、生地黄各一钱，泽泻、陈皮各五分，川附子、生甘草各二分，姜枣煎。盖浮与洪大属火，故壮水以制火，泽泻、白茯苓引火下行。关尺沉细无力，真火不足，故加附子以温之。

案例 3

一妇人六脉纯阴，或二三至，或四五至见歇。此血中之气虚也。四君子加白芍、肉桂，理脾和肝，山药糊丸。血中之气脾为主，脾土旺则上焦肺气亦足。盖脾为太阴，肺亦太阴，二阴皆赖阳以生。用桂则土温而金不寒，气血自然生发也。

由诸上案例，皆可见周慎斋临床诊治细致入微，将“辨证施治”贯彻于临证始终。

（二）精于脉诊

周慎斋有关脉理的论述，见载于《慎斋遗书·卷之二·望色切脉》。此外，《医家秘奥》中也有“脉法”专论。两部分内容略有重叠，但均是其学术思想精华之所在。

1. 脉法解析

《医家秘奥·脉法》分 2 卷，共 78 条，以脉论治，提纲挈领，通达实用。脉法虽详于内伤，而对于外感各证，正体变局，皆论述得明白透彻，备极变化之妙。内容涉及脉、证、法、方、药；相兼脉、证、法、方、药；脉位、证、法、方、药等，是脉诊临证经验的总结，极具参考价值。现就其脉诊特色解析如下。

（1）脉证方药相应

《医家秘奥·脉法》中，探讨了脉诊与理法方药的关系，结合临证，剖析详尽，从不同层面分别对脉理、脉法、脉方、脉药、脉证方药、脉证预后等进行说明。例如，对脉理的阐述，其云："凡脉左手血中之气，右手气中之血""左手寸心脉旺，右手尺命门脉亦旺"。对脉象及其治法的阐述，其云："寸脉微细者，温补""尺脉微细者，温暖"。对脉方、脉药的阐述，其云："左尺旺，六味地黄汤。左右尺俱旺，亦六味地黄汤""右尺微细，八味地黄丸。左右尺皆微细，亦八味地黄丸""两寸脉浮而无力，宜补上焦，用补中益气。上焦元气足，其火下降""两尺脉浮而无力，宜补下焦，用六味地黄丸。下焦元气足，其气上升"。周慎斋对脉位、脉象、方药乃至医理之间关系的阐释直截了当，从中可见其对诊治方药把握的精准。特别是其中所论的脉药经验，非常值得后世借鉴。如其云："下部见数，不得用干姜，宜附子升起；上部见数，宜用干姜，以其温中达下也。"

《医家秘奥·脉法》中，全面地揭示了脉诊与病证及遣方用药的内在联系，探讨脉、证、方、药规律。如其云："左手寸心脉旺，右手尺命门脉亦旺，是心君不主令，而命门相火代之矣。宜六味地黄丸主之。如单左寸旺，为肝盛生心火，生脉散加茯神、远志、酸枣仁。相火上入心部，宜壮水制火。心火旺，清而敛之；心火盛，敛而下之；相火盛，养而平之。"如"脉法"第四十二条云："如脾脉顿数，肾脉重按无力不清，外无表症，宜补中益气。尺脉大于寸脉，阴盛阳虚，宜汗。寸脉大于尺脉，阳盛阴虚，宜下。尺脉浮而有力宜表，无力补中；沉而有力滋阴降火，无力地黄丸之类。"

对于疾病的预后，周慎斋在"脉法"中也给予了说明。如第二十五条云："右尺浮而有力，系邪脉，后必喘促泄泻而亡。浮而虚，补中益气汤；沉而迟弱无力，命门无火，宜大补阳气；数为虚损，难治之症。"第二十八条云："左尺微细不起，右尺带数或浮大，病名虚损，调理二三年方愈。"第三十三条云："凡杂病伤寒老人，见歇止脉者，俱将愈之兆。惟吐而见歇止脉者死。"以上各条，不仅对疾病轻重、难治易治进行阐述，甚至对疾病疗程及预后也做出了判断。

周慎斋发挥了脾胃学说，明确提出脾阴证治，在"脉法"中对脾阴不足的脉证方药做了详细的说明。如其云："右脉弦数无力，补中益气汤。或补脾阴不足，四君子加山药以主之。""肝脉弦长，脾脉短，是为脾阴不足，宜山药、莲子、五味子之类；带数，中气不足，宜补中益气汤。"自此，弥补了脾阴有理而无药的不足。

（2）脉方特色鲜明

《医家秘奥·脉法》仅列78条，但所用方却达到31方，出现频率高者可见10余次，如补中益气汤、六味地黄丸、八味丸等。从其用方规律来看，有以下两大特点。

第一，说理简明。如第八条："两寸脉浮而无力，宜补上焦，用补中益气。上焦元气足，其火下降。"第二十条云："寸脉细微，阳不足，阴往乘之，补中益气汤加羌活防风。"第二十一条云：

“两尺洪大，阴不足，阳往乘之，补中益气汤加黄柏。”第二十三条云：“右脉弦数无力，补中益气汤。或补脾阴不足，四君子加山药以主之。左病右取，右病左取，上病下求，下病上求。”以上条文字数虽不多，但说理透达，运用方剂明确，变裁药味简洁，值得推敲研读。

第二，规律突出。“脉法”中阐释了六味地黄丸脉证、六味地黄丸与八味地黄丸脉证比较、六味地黄丸与补中益气汤脉证比较等，所总结的脉证更具规律性。临证上，两尺旺，用六味地黄丸；两尺微细，用八味地黄丸。如“脉法”第五条云：“左尺旺，六味地黄汤。左右尺俱旺，亦六味地黄汤。”第六条云：“右尺微细，八味地黄丸。左右尺皆微细，亦八味地黄丸。”寸旺，两尺微细，用六味地黄丸。如“脉法”第七条云：“寸脉旺，两尺微细，六味地黄丸。阴水不升，阳火不降。”两尺沉细，用八味地黄丸；两尺沉细数，用六味地黄丸；脉浮大有力，尺沉有力，用六味地黄丸。如“脉法”第二十六条云：“右尺洪而有力，六味地黄丸；无力十全大补汤；沉细八味地黄汤。”第三十二条云：“凡脉沉而带数，阴中伏火也，宜泻阴中伏火，六味地黄丸之类；豁大无力，阴气犹未绝也；倘豁大无力，三月后必亡不治，泄泻见此脉者，亦不治。”

综上所述，依据“脉法”的说明，凡尺脉沉细或微，用八味地黄丸；但见旺、数或有力方可用六味地黄丸。周慎斋对于六味地黄丸与八味地黄丸脉证的比较与运用经验弥足珍贵。

2. 望色切脉

《慎斋遗书·卷之二·望色切脉》，强调“治病在看脉辨证”，并详述脉证要理。

(1) 脉诊只在神与力

周慎斋指出，看脉之法，只在有神无神、有力无力。言治病在看脉辨证，识得神之有无，则其人之死生可辨；识得力之有无，则其证之虚实可知。通过看脉辨证，以证合脉，判断虚实死生、内伤外感，且有规律可循。在具体应用上，则强调灵活性。如证虚而脉无力者可补，证实而脉无力者亦可补；证实脉有力者可泻，证虚脉有力者亦可泻。

(2) 看脉首重胃阳

周慎斋强调，“看脉须先识五脏平脉，金短、木长、火浮、水沉，土则持重，各象五行之体也”。同时，还特别强调胃气须重胃阳。对胃阳的正常与异常脉象进行了细致的描述，阐述了胃阳病变对五脏的影响。胃阳的正常脉象是，脉要和缓中有充实圆满；胃阳的异常脉象是，“如有一处硬馁”，即别于正常脉象。“脉有敦阜之清之象者，真元之气也；脉有生动弦长而无亢厉之象者，少阳生气也。此数者皆胃气也，少一则胃气不足也。”

胃阳与五脏相关。倘胃阳不足，则可致五脏病变。周慎斋指出，胃阳不足可致“心邪入则脉兼洪，洪则为木火俱焚之证……肺邪入则脉兼浮毛，其证多郁闷，盖肺主气，郁乎中而不下行也。脾邪入则脉兼缓，其证多痰郁胸满之候，盖湿入而成热也，多气塞于咽喉。肾邪入则脉兼沉石，其证多腰重胁痛，盖肾主水，水入而成寒郁也。”

周慎斋在脉诊上亦重视脾，指出“缓为脾之本脉”，缓而有力为太过，缓而无力为不足。脾病可影响他脏。

（3）三部九候要法

周慎斋借鉴前人的理论，结合临证经验，对于三部九候提出了个人见解。其指出肾与尺脉的关系，“先天元阳，足与不足，别之于右肾右尺；先天元阴，足与不足，别之于左肾左尺。”这一观点与后来温补派的代表医家赵献可的观点，形成了鲜明的对比。

周慎斋在探讨脉诊之三部九候时，还将阴阳、气血、脏腑以及脏腑关系结合起来进行理论说明。如其对寸脉的说明，“后天之元阳，气也。气之主脉，则右寸肺也。后天之元阴，血也。血之主脉，则左寸心也”。阴阳、气血、脏腑不仅生理相关，病变上亦有规律可循。如“左寸之脉，多微弱，是后天之元阴不足也”。相应的临证表现，可见“其人必多火炽之患，盖君不主令，而相火代之故也。不能多用心，不能多耐事，营养多不足，血脉多滞迟”。对此，周慎斋主张药宜用当归、芍药、生地、麦冬、枣仁，以养心为主。

周慎斋认为，脾胃统属右关，为先后天之至要脉。因为“脾不运，则胃不升；脾胃之气，不升不运，则阴不生而阳不舒，血不长而气不旺”。而肝胆在左关，为脾胃生发收藏之要脉。关脉联通寸尺，因此关脉之诊为三部九候要法。如其所言：“左关不利，则右关不安；两关不利，则尺寸之脉，亦必不得其平。此则诊三部九候之要法也。”

对于三候的分析，指出每部均有三候，上、中、下三部中，仍分浮、中、沉三候。如上之上，心也，浮，心有通经处；则脾与胃，上之中也，浮而稍沉；肾肝，上之下，此脉最沉。

（4）脉辨气血精神

周慎斋强调脉诊对于详辨气血精神的重要性，其辨查气血的具体方法为“三部全按，察其通身气血。一指独按，察其各经旺衰”。在三部中，尺脉沉微难辨，为脉之根；两寸，一主气，一主血，统领一身诸经络营卫。而气血之上，辨神最为重要，辨神可断疾病的转归及预后。周慎斋总结脉诊辨神的规律是：若外无疾病，脉见枯寂，为因病而神少，可救；若内伤疾病，脉见枯寂，不救；若七情所伤，为思虑伤神，则需调神可生。

（5）脉辨病因虚实

周慎斋深入研读《内经》，指出“辨人迎气口，为千古心传”。凡看病外辨六气，内辨七情，内外只看人迎气口，“欲知其风虚，只辨人迎气口二处，大小软润便知”。如肝脉浮，当病风，而人迎不浮，非风证；脾脉沉，当病湿，而气口不沉，非湿证。

丰富的脉证经验，是周慎斋临证的一大特色，其归纳总结的脉诊纲要值得借鉴。其云：“浮沉迟数为纲领，表里阴阳仔细分；缓脾滑大洪为火，木性弦长短涩金；革散濡微芤没里，伏牢细弱外无形；紧弦虚实无难辨，结促休将代等伦；动脉有胎还足喜，虚人豁大亦堪惊”“和缓有神方是胃，力来亢厉客邪侵；总详胃气论生死，审力须知内外因。”

《慎斋遗书》《医家秘奥》为医论性著作，此二书对脉理、内伤证治的论述，不仅丰富了中医的基础理论，同时也为临床诊疗提供了极为重要的参考。

（三）重视脾肾

1. 发挥脾胃学说

《慎斋遗书》中关于脾胃的论述颇多，无疑与李东垣、薛己的学术思想影响密不可分。周慎斋在前人的基础上，对脾胃学说又有所发挥。

（1）脾胃为本，尤重胃阳

周慎斋强调脾胃的重要性，重视脾胃气机升降与气血的化生。根据《内经》“清阳发腠理，浊明走五脏”，及“地气上为云，天气下为雨”之说，认为人体如天地一样，只有脾胃之气升发，才能化生气血；气血之化生，有赖于脾胃生化之源。

《慎斋遗书·卷之一·阴阳脏腑》中，指出脾胃为五脏之本，强调胃中阳气对五脏的影响。其云：“胃中阳气，贯于五脏之内。假令胃中阳气不到于肺，即是肺之脾胃虚也。余可类推。”脾胃生气不足，可直接病及五脏。周慎斋指出，脾胃之病“其不到有五，心之脾胃，肝之脾胃，肺之脾胃，肾之脾胃，脾胃之脾胃。不到者，由先后天不能相生故也。盖肾为先天五脏之始，天一生水也。脾胃为后天五脏之成，成数五，五，土数也，乃天生地成之义也”。

可见，周慎斋很重视脾胃，深受李东垣脾胃学说的影响。李东垣论脾胃气机升降，根据一年四季天地阴阳升降浮沉之理，重点论述脾胃在人体气机升降中的枢纽作用，及脾胃升降失调和清浊失司而引起人体气火关系的对立。周慎斋则很重视脾胃气机升降、气血、阴火三者的内在联系。

（2）重视脾阴，甘淡平补

李东垣的脾胃学说，详于脾阳而略于脾阴，其后自明代始有医家论及脾阴。如王纶提出，胃火旺可致脾阴伤之说，用人参、白芍、甘草等补脾阴。缪希雍以甘凉滋润、酸甘化阴补脾阴而有养胃阴之意。周慎斋则独辟蹊径，以甘淡之品补脾阴，认为胃阳有赖于脾阴，强调脾阴的重要性，运用救阴治法顾护脾阴。其云：“火盛脾阴不足，血枯之症，滋阴不宜，救阴可也。阴从阳生，阳从阴长之义。”周慎斋还分析了脾阴不足，为久病虚损、五火交织所致。他明确指出：“凡虚损之病，命门火旺，肾水不足，阳明化燥火，肝气即胃火，故肝火亦旺。火燥土干，心火炎上，金无养，水无生，五火交炽之时，若用黄柏、知母滋阴降火，是犹干锅炼红，倾一杯之水，激动火势，立地碎裂矣……若脉带缓，是胃气未绝，犹可调治，用四君子汤加山药引入脾经，专补脾阴，再随所兼之症而治之，候脾气旺，土生金，金壮而木自平，金生水，水生而火自降。”因此认为脾虚则不宜用黄柏、知母之苦寒，不宜用地黄之滋腻，血枯则不宜用燥剂，故用甘淡平补之品补脾阴而生阴血。

2. 命门为枢，脏腑所系

《难经》记载：“脏各有一耳，肾独有二者何也？然肾二者非皆肾也，其左为肾，右者为命门，命门者诸神精之所舍，元气之所系也。男子以藏精，女子以系胞，故知肾有一也。”（《难经·三十六难》）后世医家由此展开争论，至明代争鸣更盛，张景岳将命门学说发展至极致。而周慎斋生活的年代早于张景岳，《慎斋遗书·卷之一·阴阳脏腑》中，指出“人身之枢”为命门。从中可以看出，其受到薛己学术思想的深刻影响。

首先，周慎斋明确指出：“两肾中间一阳藏处，命门是也。命门三焦之本，呼吸之原，犹天之北辰，而人身之枢也。”其次，指出枢机之利，重在阳气，强调命火，指出“欲其枢之利，非温暖之不可”，而脏腑之阳气可助命火。因此，周慎斋重视脾胃阳气，特别强调脾胃阳气对命火的影响，言“清气在下，能助命门之火”。再者，周慎斋强调命门与脏腑的关系，此与张景岳的理论主张有所不同。张景岳更重视命门对五脏的影响，而周慎斋则是关注脏腑与命门的相互影响，而非独重命门。因此，周慎斋运用命门之说于临证更显灵活，命门与其他脏腑的生理及病机相关，病机阐释更为复杂。如其言“命门之火与心包络，一脉相通”“命门火旺，心火亦旺”等，都证明命门不可孤立。

命门与肾关系密切。周慎斋阐释了命为气枢、肾以气纳为贵的观点。如其所言，“人之生死关乎气，气纳则为宝。气纳则归肾，气不纳则不归肾；气不归肾者，谓脾胃之气不得到肾也”。因此，在临证治疗上总结出“下焦阳气不能收藏，须求肾纳气”的证治规律。

周慎斋重视脾胃，一再强调脾胃与肾及命门的关系。一方面，指出脾胃之气可助命门。其云：“清气在下，能助命门之火。若阴气绝，浊气在上，则填实肺气；肺气不能行降下之令，则大便闭。心肺为阳，阳中有阴，故上行极而下。肝肾为阴，阴中有阳，故下行极而上。中气上升于肺则为气，从肺回下则化为血，人身胃气升降，而气血自然生生不已。”另一方面，指出命火可助脾胃。调理脾胃，有治理、调和、养补之不同。用山楂、神曲、麦冬等药谓之治。以消克之药攻其病，是治贼邪也，故云治。用四君子汤谓之理，是清理之也，故云理。用参苓白术散加益智谓之调，此药能上能下能中，故云调。用四君子汤，寒加干姜，热加川连，谓之和，有热去热，有寒去寒，故云和。四君子汤等分用之谓之养，等分均平，不攻不入，故云养。补者不必正治，但补肾令脾土自湿，谓之补。补者，补其母也。土之母命门火是也。

论及命门诊法，周慎斋主张，命门诊于右尺。《医家秘奥》之“脉法”中，列举了右尺辨命门的诸多条文。如“脉法”第二条云：“左手寸心脉旺，右手尺命门脉亦旺，是心君不主令，而命门相火代之矣。宜六味地黄丸主之。如单左寸旺，为肝盛生心火，生脉散加茯神、远志、酸枣仁。相火上入心部，宜壮水制火。心火旺，清而敛之；心火盛，敛而下之；相火盛，养而平之。”“脉法”第四条云：“两尺脉肾与命门俱旺，生脉散加当归，滋木以及水也，兼六味以养之。”“脉法”第二十五条云：“右尺浮而有力，系邪脉，后必喘促泄泻而亡。浮而虚，补中益气汤；沉而迟弱无力，命门无火，宜大补阳气；数为虚损，难治之症。”

3. 心肾相交，理法完备

《伤寒论》少阴病篇，开心肾同治之先河。如“少阴病，得之二三日以上，心中烦，不得卧，黄连阿胶汤主之”。唐·孙思邈提出：“心者，火也；肾者，水也，水火相济”（《备急千金要方》）。宋·严用和《济生方》云：“思虑伤心，疲劳伤肾；心肾不交，精元不固，面少颜色，惊悸健忘，小便赤涩，遗精白浊。”不仅丰富和发展了“心肾相交”的理论，而且对人们认识梦寐不安、遗精白浊等疾病的病机及辨证论治，有着重要的指导作用。金元四大家对“心肾相交”理论的发展，都有不同程度的贡献。贡献最大的当属朱丹溪，他指出心肾相交对于维持整个机体生命活动的重要性，并在机制的阐述中强调脾的枢纽作用，为“心肾相交”机制的探索迈出了重要一步。《慎斋遗书·卷之一·阴阳脏腑》中，对心肾相交的机制及心肾不交的治法，做了更准确而具体的阐释。

（1）心肾之重，关乎生死

周慎斋着重阐发了心与肾的重要性，指出心、肾乃人之性命之所系。其云：“人之生死本乎神，神居于心，心为火，故火者，生命之原也。戊癸化火，戊为土，癸为水，水为先天，土为后天，二天化火之原，人之所赖以生者也。神气者，人之性命也。神者，心也；气者，肾也。心肾二脏，人之性命所寄也，顾不重哉！”

（2）水火之性，升降之机

周慎斋强调指出，心肾相交，全凭升降。其云：“心肾相交，全凭升降，而心气之降，由于肾气之升；肾气之升，又因心气之降。夫肾属水，水性润下，如何而升？盖因水中有真阳，故水亦随阳而升至心，则生心中之火。心属火，火性炎上，如何而降？盖因火中有真阴，故火亦随阴而降至于肾，则生肾中之水。升降者水火，其所以使之升降者，水火中之真阴真阳也。真阴真阳者，心肾中之真气也。故肾之后天，心之先天也。心之后天，肾之先天也。”

（3）心肾相交，医之有法

周慎斋还明确提出了交心肾之法。其云：“欲补心者须实肾，使肾得升；欲补肾者须宁心，使心得降。六味丸丹皮、茯苓，所以宁心也；地黄、山药，所以实肾也，乃交心肾之法也。”

《慎斋遗书》中，明确提出了“心肾相交”一词。心肾相交之机制，经周慎斋阐释后愈加明了。至此，“心肾相交”之论得以确立。

【临证经验】

周慎斋是江南著名的临床医家，因其临证效验而名闻天下。《慎斋遗书》卷七至卷十，记载了多种疾病的证治及验案。《医家秘奥》所载病证繁多，涉及各科。然而，周慎斋最为擅长的还是内伤杂病，在理论上多有独到见解，临证中亦常独出新意。

一、提出“二十六字元机”

《慎斋遗书·卷之三·二十六字元机》，提出“理、固、润、涩、通、塞、清、扬、逆、从、求、责、缓、峻、探、兼、候、夺、寒、热、补、泻、提、越、应、验”等二十六字元机，是针对脏腑的不同生理及病变特点而制定的治疗原则，对后世医家有较大的影响。

周慎斋重视调理后天脾胃及顾护先天元阳，故立“理”及“固”为首。二十六字元机大致含义为：理，调理脾胃；固，温固下元；润，润燥养肺；涩，温涩脾胃；通，通因通用；塞，塞因塞用；清，甘寒清金；扬，轻扬发散；逆，逆者正治；从，从者反治；求，求心火有余；责，责肾水不足，滋补肾元之法；缓，久病宜缓治，调以轻剂；峻，新病宜峻治，施以重剂；探，据既往服药史，以探求病机；兼，攻补兼施候，论发汗时机之法；夺，夺血者无汗，精气夺则虚，治宜静守，脾郁夺之，毋令壅窒；寒，真热假寒须辨明；热，真寒假热须辨明；补，提倡甘温补脾胃；泻，汗吐下泻实邪；提，升提气陷；越，吐法；应，汗温吐下应不失机宜；验，察色听声，诊脉验舌，相互参验，以求其是。

“二十六字元机”中，每一字均有口诀。口诀之下，具体阐述哲理、医理、脏腑特性及用药规律。以“理”为例，口诀云：“资生万物位坤宫，忌湿宜温益理中；血气源头从此化，先天化育赖为宗。”口诀之后，具体阐释说：“土为万物之母，在人身则属脾胃，喜温恶湿。地黄湿滞之物，非其所宜，惟与参、苓、芪、术、甘、姜、豆蔻、陈皮、山药之类相投，深有补益。先天后天所生气血，由此而化。凡治百病，先观胃气之有无，次察生死之变化。所至重者，惟中气耳，可不谨乎！”由此可见，“理”字为脾胃而立，指明“理”为调理脾胃。细述脾胃喜温恶湿的特性，又为气血生化之源，强调中气至重，用药当有所宜及所不宜。

此“二十六字元机”，可谓是大法绳墨，亦为临床证治之法轨，有重要参考价值。其在内容上体现了以下几方面的特点。

（一）辨证施治

周慎斋强调辨证施治的精神，充分反映在“二十六字元机”中。“二十六字元机”，强调四诊合参。如“验”字机指出：“医家临证要分明，察色观神视死生；腹痛按知虚与实，还凭验舌听声音。”其治疗总则，基本上与“八法”一致，外感“扬”之，在上者“越”之，实者以“峻”药攻之，虚者“补”之，虚实夹杂则攻补“兼”之。对于一些或似证，一时难以明确诊断，可用试探性疗法以“探”之。应该指出的是，有时并非有意试探，而是根据患者服药后的反应，或对转诊患者原治疗方药和疗效的分析，以便明确诊断。正常情况下，药性是与症状表现相反的，如寒证用热药，热证用寒药，此谓“逆”之。在疾病重笃阶段，症状往往是假象，即所谓“真寒假热”和“真热假寒”。“热”字机和“寒”字机，专门论述了这一问题，指出治疗上应采取甚者“从”之，亦即反治的方法。

（二）理固脏腑

依据脏腑的生理特点，应有相应的治疗方法。因此立“理、固、润、清”之玄机，以理中焦脾胃，益其后天；固下元真阳，壮其先天，并滋阴润其肺燥，甘寒清其肺金。脾胃生痰，肾虚不禁，则立“涩”字玄机，言“涩治之法，其理不出温补、健脾行湿”，而并非一味固涩之谓。又从先、后天相互生成之理，立“提”字玄机，言升举下陷之中气并温补肾阳，补中兼提，使脾肾“二气相接，周流运行，升降不息”。以“理”字为例，脾为后天之本，久病常可累及，故治疗尤当注意。书中多处指出，调理脾胃以参苓白术散为上。脾虚生痰，滑泄，亦立“涩”字机为治，其义也在温中健脾行湿。食积泄泻，痢疾，治当“通”之。

（三）责求虚实

周慎斋在王冰“有无求之，虚盛责之”的启迪下，阐述虚实有无之理，提出“求、责”之玄机。“求者，求心火之有余”“责者，责肾水之虚也”。在“寒、热”之玄机中，着重于寒热的虚实真假之辨，虚实两途必须分清，故创“从、逆”之玄机，并据“通因通用，塞因塞用”之论，提出“通、塞”二字玄机。通，乃适于痢疾泄痛、后重逼急及“所有不通旁流之物”之积证、热证、实证；塞，乃适用于下气虚乏，以致中焦滞实而喘胀者，当“疏启于中，峻补于下”，此则用“塞”不用“通”。如此种种，其要在于辨证之虚实，以作求本之治。此外还有“夺、越”玄机，亦强调虚实之辨证。

（四）灵活适度

“二十六字玄机”充分反映出诊治及时、适度、灵活等特点。如周慎斋强调治病用药必须及时对证，提出“汗温吐下应无失，失却相应命不存”的“应”字玄机；对内伤久病，提出“久则势缓，宜调以轻剂”“药宜间服”“当以饮食调之”的“缓”字玄机；对急病、新病，“势急难施缓治”，治当以“峻”，提出“峻”字玄机。其所谓“峻”，并非一味莽撞，必须在准确辨证前提下始能用之。因“峻”治之法，死生所系，应若发机，胸中无一定之见，不能用也。在“虚实两途，犹豫未决”之时，当灵活变通，用意调和，以药探之，药中则气和之“探”字玄机。周氏尝谓：“初验难分真伪，欲施攻补狐疑，全凭一探实和虚，此是医家妙计。”在“补、泻”玄机中，指出补泻之际当有尺度，用“补”宜先轻后重，不及可加，太过反剧；施“泻”须先缓后急，不及可攻，太过恐难复旧。于虚实夹杂，内外兼伤者，用“兼”字玄机，攻补并行，气血两调，而以调理脾胃后天为先；内伤而兼外感，则当轻剂兼风药，引而“扬”之；若热极恶寒者，用寒药时当“佐以温热”，所谓“寒因热用”之法；而于真寒假热者，用热药时“佐以寒凉”，即“热因寒用”之法等。最后提出“验”字玄机，“验”即验察之意，即察色、切脉、按腹、听音、验舌、观神等四诊合参，以辨明阴阳虚实，察胃气之有无，判定其“生死”之预后。在“验”字玄机中，对辨证手段与方法、辨明虚实阴阳之要点、判断生死预后之关键，均做了简要归纳，为后世辨证引为准绳。

二、总结用药经验与心得

周慎斋用药精当，随证而变。《慎斋遗书·卷之四·用药权衡》中，既有理论阐释，更是经验总结。四季时令用药思想，也可见于周慎斋及其弟子释住想的著作中。

（一）药随证变

1. 辨证用药

周慎斋在临证用药上有颇多经验。例如，运用补中益气汤时，外感加羌活、防风，头痛加川芎、蔓荆子，使邪从汗散；若自汗表虚，邪因虚入，补中正法，最宜缓治，或补中，或保元，加桂枝、白芍；正气未虚，邪气独盛，当祛邪存正，作伤寒论治。若病久则不可用此法。

2. 气味用药

诸药方有用气留味者，有用味留气者。周慎斋辨气味用药，依据药物气与味的差异，总结出一系列用药经验。如应用补中益气汤时，用以入阳分补气，黄芪、当归气浓，宜重用；人参、白术味浓，次之；升麻、柴胡升散，陈皮破滞，俱于气不利，用之宜少。称之为“味先而气后，后至者成功，是为用味留气”。若用以入阴分补血，人参、白术味浓，宜重用；黄芪、当归气浓，次之；升麻、柴胡提气，陈皮行气，于血有益，用之宜多。概括为“气先味后，后至者成功，是为用气留味”。

3. 辨脉用药

周慎斋长于脉诊，其辨脉用药的经验记载颇多，在此简单列举其寒热用药的原则，以及面对复杂病证时，辨脉用药的经验。如在应用补中益气汤时，“其人素见阳脉”，似乎不可服热药，但其脉见“阳中之阴虚”，脉见数，或为弦数，宜补阳中之阴，用补中益气汤。

4. 辨病位用药

辨病位，或辨脏腑，或辨表里，或辨三焦，或辨经络等，均总结有丰富的用药经验。以五苓散用肉桂辨表里用药为例。五苓散为散表之里药，用肉桂，温热之药，能行表里，热饮通表，水调达下，用于烦渴饮水过多，水入则吐，心中痰湿等证。五苓散用肉桂，亦如补中益气汤用升麻，均引使通达之用。再如，辨其脏腑、三焦病位施治：病在上焦，宜表；病在中焦，宜理；病在下焦，宜升不宜降，宜缓不宜急。上焦血虚，当归、肉桂多用，白术少用。中焦白术多用，血燥则与归身并用。下焦血虚，用熟地、肉桂，涌泉火起用黄柏。四君子汤加用木香，治滞气在胸中。四物汤加用沉香，治动气在脐下。若气虚不用木香，用黄芪，血虚不用沉香，用肉桂。

5. 药治经验

周慎斋在药效、药量、禁忌、配伍等方面，总结出丰富的用药经验。

对于脏腑用药，总结要点如下。其一，药必不可用。如肝病之于白术，脾病之于当归，肺病之于生地，肾病之于桔梗，心病之于桂附。其二，药必需应用。如纳气用地黄，脾病用茯苓，肺病用参，肝病用白芍，肺火用门冬，心火用川连，胆火用黄芩，肾火用泽泻，小肠用木通，大肠用萆薢，膀胱用羌活。同时，指出用药必须遵从辨证施治，有其证，用其药，如果有不宜，也可以用他药制之，如藏附于术，藏附于乌药，藏桂于芍等。（《周慎斋医学全书·卷之四·用药权衡》）对于药量斟酌，描述得极为细致。如升麻的应用：升麻升气，用三分气可升至胸，用五分可升至顶，过此不可再增矣。黄连的应用：黄连去心肝之火，引入心用一分，引入肝用三分，俱不宜制。若酒炒入肺，则能引热入胃肠，慎之。对于禁忌用药，《慎斋遗书》中记载颇多个人经验。如：凡用温暖药，细辛切忌用之，以其引阳气上升故也。另外，还有燥渴大泻，干姜必用，咽喉痛禁之；山楂破滞，虚人少用；附子，尺脉迟弱，大便溏者可用；若尺脉洪大，便闭者忌之等。

对于配伍用药，周慎斋在药效或是药量等方面都总结有丰富经验。如：大便坚实，脉沉有力的是热证。宜用皮硝，助以大黄。大黄可用五钱，皮硝用七钱。巴豆用一粒，大戟酒泡为末，只用三四厘，斑蝥用一枚，丁香用三分，细辛用三分，此五味，根据数用之，再多伤人。人参钱五分，黄芪三钱，可配柴胡一钱。

“用药权衡”，是周慎斋的重要成就。以上所论在周慎斋的用药经验中，微乎其微。

（二）四时用药

所谓四时用药，强调依据不同季节时令对疾病进行诊治，见于周慎斋及其弟子释住想的著作中，对临床用药极具参考价值，也是其辨证施治思想的具体体现。周慎斋指出，脾当夏月湿热为患，自受之则作泻痢，入于肝则寒热似疟，入于肺则为痰嗽。分析脾病因夏日感受湿热，不仅可见脾湿泻痢，也可影响他脏。治疗上力主辨证施治，随证用药；即使同一病证，因其发病季节不同，加减化裁也有所不同。

三、临证鉴别

周慎斋临证，颇多效验，与其精准辨证关系密切。《慎斋遗书》中阐释理法方药，有诸多比较。如“脉法”中，对脉象、脉位、脉方、脉药的比较；“辨证施治”中，对证候、方证、药证的比较；“用药权衡”中，对方药运用的比较等，直接地揭示了中医理、法、方、药的规律。研读周慎斋的验案，亦可见其对病证的鉴别论述详细，规律突出。现就劳伤与虚损、外感与内伤、伤暑与中暑，以及中热、燥热与燥甚的鉴别等，简要介绍如下。

（一）劳病与虚损

劳病有似虚损，然虚损起于脾，劳病起于肾。劳病与虚损的区别：见证各异，治法迥别。从病因病机来看，虚损多起于内伤，伤脾；劳病多起于伤风，阴虚火动，伤肺。从脉证来看，虚损蒸蒸发热，自汗，其热按皮肤间即甚热，不能饮食而肥，脉豁大，重按无力不清；劳病骨蒸，按皮肤不热，按至筋骨乃热，食多而瘦，脉紧数。从方药及预后来看，虚损潮热，宜补中益气汤、十全大补汤、四君子汤、八珍汤、参苓白术散、理中汤之类，丸药亦以此等方调理，大忌补阴药，故虚损而转泄泻，脉短数者不治矣；劳病有似疟状，宜六味汤、八珍汤加黄柏、知母，痰嗽加麦冬、天冬、贝母、紫菀，随证加减，切忌香燥药，故劳病阴虚火动而转喉痛，脉细数者不治。

（二）外感与内伤

从所伤脏腑而言，外感伤肺，伤风鼻气出粗，合口不开，肺气通于天；内伤伤脾，伤食口无味，涎不纳，鼻息气匀，脾气通于地。从寒热表现而言，外伤一身尽热，知先太阳也，从外而之内者，先无形也；内伤手足不和，两胁俱热，知先少阳也，从内而之外者，先有形也。内外俱伤，人迎、气口俱盛，或举按皆实大，表发热而恶寒，腹不和而口无津液，此内外两伤。凡诊必扪手心、手背，手心热是内伤，手背热是外伤。从病机而言，外伤寒热往来，积邪在半表半里；内伤寒热，系气血两虚。盖气虚则寒，血虚则热。一云脾虚则热，胃虚则寒。脾胃者，气血之原也。对于外感、内伤病治疗，周慎斋指出，外感病治疗详于张仲景，内伤病治疗详于李东垣。至于内伤夹外感，周慎斋有颇多经验之谈。

（三）伤暑与中暑

周慎斋认为，暑邪为病，当辨伤暑与中暑。“暑病有二：曰中，曰伤”。从病因病机而言，中暑者，动而得之，因天时亢热，致伤肺气，非形体受病也；伤暑者，当暑之时，为房屋阴寒所迫，周身阳气不得发越，静而得之，非阴证也。从脉证而言，中暑脉沉洪大，大渴引饮，身热心烦；伤暑脉沉实，身形拘急，肢节疼痛，心烦，肌热无汗。从方药而言，中暑用人参白虎汤；伤暑用调中益气汤加附子，退后以清暑益气汤调之，初病微恶寒，可表之。

（四）中热、燥热与燥甚

病因病机而言，中热，中者，暑证也，行人劳碌得之，热伤肺气；燥热，胃气不行，内无津液而干涸；燥甚，血枯之证。从脉证而言，中热见恶热，肌肤大热，大渴引饮，汗泄无气以动；燥热之病有似热证，求汤饮以自救，非渴也，乃口干，舌虽干而舌根多润，欲饮而饮汤不多，脉豁大无力；燥甚，亦郑声而不谵语。从方药而言，中热用白虎汤加生脉散；燥甚宜黄芪当归汤，服白虎汤、五苓散则死矣。

案例

一人年十七，初秋病身热如火，至六日郑语不止，寻衣撮空，昏不识人，泻利日三四十次，目开不眠。用甘草四钱、归身三钱、麦冬五钱饮之，目稍合，脉之豁大者稍敛；重用生地黄、白芍、归身、麦冬、五味子、甘草，然后神清泻止，调理而愈。此真象白虎汤之燥病也。其泄泻者，肾燥也。故以生地黄涩之。

【后世影响】

一、历代评价

《本草述钩元·武进阳湖合志》记载：杨时泰，字穆如，嘉庆己卯举人，工医事。自明以来，江南言医者类宗周慎斋。慎斋善以五行制化，阴阳升降，推人脏气而为剂量准。雍正以后，变而宗张路玉，则主于随病立方，遇病辄历试以方，迨试遍，则束手。时泰于医，深得慎斋阃奥，尤善以脉之并见变见，揣测人脏腑寒热虚实。其用药一准刘若金，备得金元四家补泻开合精理。凡值错杂难明病，每每敛数味成方，一若抉而去者，人咸推服焉。以道光丙戌大挑一等，署山东莘县知县卒。著有《本草述钩元》。即约刘若金之书而剃其繁芜者也。《本草述钩元·武进阳湖合志》中，给予周慎斋高度的评价，且与张路玉做了比较。可见周慎斋不仅贯通医理，其临证诊断用药精准，在当时亦有相当的影响。

《存存斋医话稿·卷二》言："薛立斋、赵养葵数先生，专以六味八味补中益气等数方，统治诸病，则失之执滞呆板，无怪为徐灵胎、陈修园诸先哲所诋论。周慎斋先生书中，亦每以六味八味补中益气数方治病，盖先生尝就正于立斋先生之门，犹不能脱薛雪窠臼。然三书言'补中益气汤若欲下达，去升柴，加杜仲牛膝'。又言'六味丸肾虚火动之药，丹皮凉心火，萸肉敛肝火，泽泻利肾经之火，从前阴而出。若火不甚炽者，只用山药、茯苓、熟地，单滋肾水而补脾阴'。乃知慎斋先生能变通用药，不执死方以治活病。"周慎斋善于临证，古有定论。他受立斋真传，确为发挥其证治所长。"慎斋先生传曰，问难数日，证其初悟，豁然贯通。出谓人曰：立斋真名师也。理道甚明，惜其稍泥。"徐灵胎著《医贯砭》谓"医道之坏，坏于明之薛立斋，而吕氏刻《赵氏医贯》专以六味、八味两方治天下之病，贻害无穷也"。比较周慎斋所悟，徐灵胎对薛己的评价亦有所片面。

另外，曹炳章在《中国医学大成》一书中，曾评价周慎斋"其阐发病源病理，真能独出心裁，不拾前人牙秽"。又慎斋尝从薛立斋学，故有人评其颇近温补派。

二、学派传承

周慎斋的学术思想，源于《内经》、法宗张仲景，深受张元素、刘完素、朱丹溪、薛己等医家的影响。就学派传承而言，集中体现在温补派及其弟子之临证所长。

（一）对"温补派"的传承与发挥

1. 对薛己学术的传承与发挥

周慎斋师从薛己，深受薛己的学术影响，同时也对薛己的学术主张有所发挥。薛己重视脾胃与肾命，主张人以脾胃为本，临证多用甘温益中、补土培元等法。《慎斋遗书》中，可见周慎斋的学术思想与薛己几乎如出一辙，其理论主张亦如薛己。如在重脾胃基础上提出脾阴概念；重脏腑关系，强调心肾相交。尤为突出的是，辨证施治及遣方用药更为精细。周慎斋善用补中益气汤和六味地黄丸方，其脉证方药的灵活运用极具特色。以补中益气汤的应用为例，与薛己相比较，可见二者临证的异同。

（1）薛己应用补中益气汤的特点

1）理论阐释详尽

薛己论补中益气汤，先论述医理，阐明理、法、证、方、药规律。如王纶在《明医杂著注·卷之二》“拟治岭南诸病”中云：“举凡脾胃虚弱、元气不足所致之证，皆可以补中益气汤升补阳气、滋益脾肺之气……若病气形气俱不足而不能愈，宜补中益气汤滋养诸脏自愈。”

2）善用补中益气合方

临床应用分主次先后。如：先用六味地黄丸以补肾水，再用补中益气汤以补肺金，治疗小儿解囟不言，其形属肾虚而兼疳证者；治疗小儿每停食辄服峻利之药，后肚腹膨胀，呕吐泄泻者，先用六君子汤，取效即用补中益气汤善后。

辨治合方应用。如：以六君子汤、补中益气汤，治疗脾虚不能摄涎者；以补中益气汤兼逍遥散，治疗乳痈发热，怠惰嗜卧，至夜热甚者。

脾肾并重应用。如：以六味地黄丸、补中益气汤，治疗饮食劳倦，月经不行，晡热内热，自汗盗汗之证；以补中益气汤、六味地黄丸，治疗肺痈，鼻流清涕，咳吐脓血，胸膈作胀，属脾土不能生肺金，肺金不能生肾水之证。

3）长于补中益气加减化裁

薛己在应用补中益气汤时，审证用药，灵活加减化裁。最常用的配伍为：补中益气汤加五味子、麦门冬，以益气升阳、清敛浮热，主治元气虚浮之证，如溃疡发热，溃后口干，遇劳益甚，热渴头痛，倦怠少食，或因劳而耳鸣、头痛体倦等；补中益气汤加茯苓、半夏，以益气升阳、祛痰散结，主治元气不足，痰湿阻滞之证，如唇疮、齿痛、发背等。

4）择时、择法合方用药

朝用补中益气汤：夕用五味异功散加木香，治因惊久泻，面色青黄者；夕用六君子汤，治疗朝寒暮热，或时发寒热，倦怠殊甚等症。

朝用补中益气加味：朝用补中益气汤、蔓荆子，夕用十全大补汤，治疗用功劳役，前症复作，更加头痛者；朝服补中益气加桔梗、贝母、知母，夕用归脾汤送地黄丸，治疗吐血咳嗽，发热盗汗，经水不行之证；夕用四神丸，治疗脾胃损伤大便洞泻，小便频数者；夕用金匮肾气丸治疗疟后肚腹膨胀，小便不利者等。

夕用补中益气汤：朝用六味地黄丸加五味子，夕用补中益气汤，治疗小儿言迟、泄泻，声音不亮，杂用分利清热等剂，喉音如哑，饮食少思之证；朝用加减金匮肾气丸，夕用补中益气汤，治疗小儿伤食膨胀，服克伐、渗利之剂，小便涩滞闭塞之证。

辨证择时择法服药，如：朝用补中益气汤，午用五味异功散，晚用六味地黄丸，治疗小儿肿胀，小便赤频，盗汗发热者；空心服补中益气汤，食后服异功散，治疗小儿伤食呕吐，服克伐之药，脾土亏损，肝木所乘，唇色白而或青者，能令涎血各归其源。

（2）周慎斋应用补中益气汤的特点

周慎斋善用补中益气汤，《慎斋遗书》及《医家秘奥》之“脉法”先后提及补中法、补中益气方有83处，可见周慎斋运用补中益气汤得心应手，心得颇多。与薛己相比，理论阐述在条理及章法上不及薛己，但临证特色鲜明；薛己用方较为繁琐，而周慎斋处方较为简洁，更易把握规律。其对补中益气汤的运用，有如下特点。

1）注重脉象

依据脉象，探讨补中益气的应用规律。如《医家秘奥》之“脉法”中记述：“两寸脉浮而无力，宜补上焦，用补中益气。上焦元气足，其火下降。”“寸脉细微，阳不足，阴往乘之，补中益气汤加羌活防风。”“两尺洪大，阴不足，阳往乘之，补中益气汤加黄柏。”“右脉弦数无力，补中益气汤。或补脾阴不足，四君子加山药以主之。左病右取，右病左取，上病下求，下病上求。”

言明医理，言简意赅。其云：“东垣论饮食劳倦为不足之证，治用补中益气汤。”“不但内伤，凡病皆宜理脾胃，此第一义也。”

2）辨治周详

《慎斋遗书·卷之六》详细阐述了内伤辨证。

辨证时，审证、辨因、因时结合。如：“内伤证，口不知味，用寒固不可多，热药亦不可久，但宜温补，以邪从虚至也。病愈后，参苓白术散、八珍散调理。一月后痰火不退者，不必理痰，宜求治脾胃，方保无虞。身热不必理热，保元汤、生脉饮，补中益气汤加桂、附，甘温除大热，先圣之言也。”

用药不愈再辨。如：“左脉沉细虚，右脉浮大数，服补中益气汤不愈，余热不退，泄泻烦躁，保元汤加白术、陈皮、姜、枣煎服，正气足而邪气自退。”

辨预后。如：“内伤病证，日久不愈，浑身热甚，大便燥结，脉洪大有力，六味汤加肉桂，如小水不利内伤用补中益气汤，三五帖而汗不至足者难治，或五六帖后遍身疼痛者亦难治。”

此外，从补中益气汤的运用，也可以看出其辨证施治之周详。如：补中益气汤用于内伤虚损证时，内伤证大便闭者，补中益气汤加苏梗、杏仁，小便不利加牛膝，汗多加白芍，有汗减升麻、加白芍，口干加葛根、五味；用于内伤夹外感等证时，补发兼施；用于内伤夹外感者，于补中益气汤中，春加川芎、防风、荆芥、柴胡、紫苏；夏加干葛、石膏、薄荷、甘草、升麻、柴胡之类，秋加苍术、防风、荆芥之类，冬加麻黄、桂枝、炮姜、附子之类；用于元阴衰弱，火乘营血，为漏崩、便血、溺血，以补中益气汤加醋炒地榆、续断、阿胶之属以涩之。

与薛己相比，周慎斋应用补中益气汤以临证见长，尤其脉证上更有规律可循，简洁明了，易于把握。可以说周慎斋对薛己的学术思想有所发挥和补充，在临证上更具借鉴价值。

2. 与赵献可学术思想的比较

赵献可，明代医家，字养葵，自号医巫闾子，鄞县（今浙江宁波）人，善易精医，好学淹贯，医德高尚，往来民间，人称逸士、游仙，温补派代表。著《医贯》六卷，《邯郸遗稿》《内经抄》

《素问注》《经络考》《二体一例》等。其命门学说，以及善用六味丸、八味丸等方治疗诸病的经验，对后世产生了重大影响。

赵献可在理论上造诣极深，周慎斋与之无法相比。例如：围绕六味丸、八味丸二方，说理深刻。更有六味丸方、八味丸方、张仲景八味丸用泽泻论等诸篇，详尽解读方药的应用。然而，周慎斋的生活年代早于赵献可，且二者均受薛己的直接影响，故对二人应用六味丸及八味丸方做比较，对于澄清温补派的发展脉络，分析学术主张的优劣，无疑具有重要意义。

（1）赵献可应用六味丸和八味丸方的特点

1）系统阐述八味丸方和六味丸方

如《医贯·卷之四》“先天要论（上）”对八味丸方记载如下：“八味丸，治命门火衰，不能生土，以致脾胃虚寒，饮食少思，大便不实，或下元衰惫，脐腹疼痛，夜多溲溺等证。”《医贯·卷之四》在“水火论”中对六味丸方记载如下：“六味丸（一名地黄丸），治肾虚作渴，小便淋秘，气壅痰涎，头目眩晕，眼花耳聋，咽燥舌痛齿痛，腰腿痿软等证。及肾虚发热，自汗盗汗，便血诸血，失音水泛。为痰之圣药，血虚发热之神剂。又治肾阴虚弱。”

2）对水火论、滋阴降火论的阐发

《医贯》立水火论、滋阴降火论，并从理论上做了极致的发挥。其说虽有一定之理，但使理论背离了临床客观实际，最终把六味丸和八味丸推为“神剂”。

3）以六味丸、八味丸方通治诸病的偏颇

赵献可发挥薛己之说，以命门真火、真水为主，以六味丸、八味丸二方通治诸病。最终在理论上导致偏颇，故后世很多医家对此予以批评。其中最具代表性的是徐灵胎。

（2）周慎斋应用六味丸和八味丸方的特点

六味丸（汤）和八味丸（汤）方的应用，是《慎斋遗书》中临证的重要特色。《医家秘奥》之“脉法”更是将脉、证、方、药运用得十分精妙。八味丸方在《慎斋遗书》《医家秘奥》之“脉法”中共出现了130余处。六味丸（汤）方出现近百处，与补中益气汤相似。周慎斋有关二方的理论阐述不多，大多为临证心得。其特点可归纳为以下几点。

1）以六味丸（汤）方为核心

围绕临证经验解读其方药，此与《医贯》不同。赵献可所述八味丸与六味丸是以仲景八味丸为核心加以阐释；而周慎斋则非常注重六味丸（汤）的运用，如《慎斋遗书》卷五，分析方药是以六味丸（汤）为核心的。同时可见其着重于药物的灵活运用，以临证为前提来感悟医学理论。六味加五味子，名都气丸；六味加肉桂，名七味汤、丸；六味加肉桂、附子，名八味汤、丸。再如，《慎斋遗书》云：“先哲用六味以桂附而成其功，所以补其阴中之阳也。”此耐人寻味，重六味之义一目了然。此外，与六味丸（汤）比较，运用八味丸（汤），包括阴阳之别、初病久病、虚实之辨及脉证比较。如：若初病而本原未伤者，竟以凉纳之，六味加知母、黄柏者也。若病久而本原致伤者，以凉纳之必死，则当补元而导之，七味、八味、十味皆可纳也；命门脉实，六味丸；脉弱，八味丸。

2）精于临证，经验丰富

用于下焦病证，如：凡下焦有病，六味丸可通用。用于内伤虚损，如：久病虚损，补中益气汤加苏梗、杏仁，或芎归汤加二陈，或六味地黄丸以润下之。用于兼顾他脏，如：六味丸丹皮、茯苓，所以宁心也，地黄、山药，所以实肾也，乃交心肾之法也。

3）总结脉证，阐明规律

《医家秘奥》之“脉法”阐释了六味脉证、六味与八味脉证比较、六味与补中益气脉证比较等。所总结的脉证更具规律性。如第5条云：“左尺旺，六味地黄汤。左右尺俱旺，亦六味地黄汤。”第6条云：“右尺微细，八味地黄丸。左右尺皆微细，亦八味地黄丸。寸旺，两尺微细，用六味地黄丸。”第7条云：“寸脉旺，两尺微细，六味地黄丸。阴水不升，阳火不降。两尺沉细，用八味地黄丸。两尺沉细数，用六味地黄丸。脉浮大有力，尺沉有力，用六味地黄丸。”第26条云：“右尺洪而有力，六味地黄丸；无力十全大补汤；沉细八味地黄汤。”第32条云：“凡脉沉而带数，阴中伏火也，宜泻阴中伏火，六味地黄丸之类；豁大无力，阴气犹未绝也；倘豁大无力，三月后必亡不治，泄泻见此脉者，亦不治。”

周慎斋重临证，二方虽应用广泛，但脉证明确。赵献可则有二方通治之弊，为医之大讳。周慎斋生活年代早于赵献可，且为江南名医，因其医术精湛而名誉四方，其学术思想虽承于薛己，但更注重临证实践，因此其验案、验方广为流传。从某种意义而言，赵献可极力推崇六味丸、八味丸二方，在一定程度上也受到周慎斋的影响。

3. 与张景岳学术思想比较

（1）张景岳之命门学说的特点

张景岳为温补学派的代表人物，将命门学说发展至极致，学术思想对后世影响很大。其命门学说的特点如下。

1）两肾皆属于命门

张景岳云：“肾脏者，主先天真一之气，北门锁钥之司也。而其所以为锁钥者，正赖命门之闭固……为一身化生之源也。此命门与肾本同一气……是命门原属于肾，非有别为一脏也。”（《类经附翼·求正录·三焦包络命门辨》）。

2）生命本于命门

张景岳认为，命门是人一生之主宰，人的生长、发育、衰老及疾病均与命门密切相关，生命本于命门。如《类经附翼·求正录·三焦包络命门辨》所云：“命门者，为水火之府，阴阳之宅，为精气之海，为生死之窦。”张景岳还指出五脏本于命门。如《类经附翼·求正录·真阴论》云：“心主赖之则君火以明，肺赖之则治节以行，脾胃赖之则三焦气化，大小肠赖之则传导自分。”

3）命门衰则病迭出

水亏阴虚，火衰阳虚。张景岳认为，元阴和元阳平衡失调是产生疾病的根源，精辟地概述了肾命虚衰的致病规律。《类经附翼·求正录·真阴论》指出：“水亏其源，则阴虚之病迭出；火衰其本，则阳虚之病迭出。”治疗当阴中求阳，阳中求阴。如其所述：“善补阳者，必于阴中求阳，则阳得阴助而生化无穷。善补阴者，必于阳中求阴，阴得阳升则源泉不竭。”

4）命门脉诊勿偏于右尺

张景岳认为，人生有两肾，两肾并诊于左右尺，而命门则居两肾之中。所谓命门之火，即两肾中之元气。元气生于命门，而不偏于右。命门脉诊主张诊之于两尺，“以两尺之强弱，验命门之火之衰旺为得耳。若以右尺之肾论命门，而遗乎左尺之肾，是习俗之弊，不可不亟正者也。”(《质疑录·论命门之火不可偏诊于右尺》)

(2) 周慎斋之命门学说的特点

周慎斋生活的年代早于张景岳。在脏腑理论上强调命门，重视肾阳。其中也可窥见周慎斋之学受薛己学术思想的深刻影响。其命门学说的特点如下。

1) 命门为人身之枢

周慎斋融合了《内经》《难经》的观点，认为人身枢机为命门，既是两肾之间藏阳之处，又是少阴少阳，人身阴阳之枢；同时指出人体枢机之利，重在阳气。

2) 强调阳气和命火

周慎斋认为，枢机之利，重在阳气，故“欲其枢之利，非温暖之不可”。指出脏腑阳气可助命火，因为“清气在下，能助命门之火”。

3) 重视命门与脏腑的关系

周慎斋强调命门与脏腑的关系，与张景岳的理论主张有所不同。张景岳更重视命门对五脏的影响，而周慎斋则是关注脏腑与命门的相互影响，而非独重命门。因此，周慎斋运用命门之说于临证，更显灵活。其主要观点如下。其一，命门与脏腑相关。如：命门之火与心包络，一脉相通；命门火旺，心火亦旺；凡虚损之病，命门火旺，肾水不足，阳明化燥火，肝气即胃火，故肝火亦旺。其二，肾之气纳与命门相关。如：命为气枢，而肾之气纳为贵；气纳则归肾，气不纳则不归肾，气不归肾者，谓脾胃之气不得到肾也。在临证治疗上主张“下焦阳气不能收藏，须求肾纳气”。其三，脾胃之气与命门相关。重视脾胃，同时又特别强调脾胃与肾及命门的关系。指出：“人之生死关乎气，气纳则为贵。气纳则归肾，气不纳则不归肾，气不归肾者，谓脾胃之气不得到肾也。”(《慎斋遗书·卷之一·阴阳脏腑》)

4) 命门当诊于右尺

周慎斋强调，命门当诊于右尺。如《医家秘奥》之“脉法”第 2 条：“左手寸心脉旺，右手尺命门脉亦旺，是心君不主令，而命门相火代之矣，宜六味地黄丸主之。”第 4 条：“两尺脉肾与命门俱旺，生脉散加当归，滋木以及水也，兼六味以养之。”

5) 用方特点与用药规律

周慎斋在理论上，对肾与命门有概念之别，然而从遗方用药分析，肾与命门没有本质区分，只是更强调命门的火热之性。因此，临证遣方用药重点是阴阳差别。

其一，用方特点。无肾命之分，重阴阳之辨。临证多用六味丸、生脉散兼六味丸、补中益气汤等。如见命门脉实，用六味丸；脉弱用八味丸。

其二，用药规律。命门温肾，阴阳兼顾。用益智、鹿茸、肉苁蓉、肉桂、巴戟天等药，然指出“命门乃阳中之阴，用之于所不当用，恐动大便”。锁阳、菟丝子、鹿角胶、鹿角霜、破故纸、小茴香、枸杞子，以上数味，俱少阴肾药。肾乃阴中之阳，用之于所不当用，恐其火起。

总之，周慎斋的命门学说，主张命门与脏腑相关，并体现了在临床实际中恰当运用。

综合分析周慎斋的学术主张与温补学派的关系，不难发现，周慎斋的诸多观点均受到薛己学术思想的深刻影响，但周慎斋更加擅长的是，将薛己的学术主张回归临床实践，发挥了薛己的临证优势，摒弃其方药应用繁琐之弊。与之相比较，张景岳、赵献可则是将薛己的理论发挥极致，更注重理论的全面、系统阐述，而这种理论的极致发挥又与临证相脱节，而最终导致理论的偏颇。

（二）对“火神派”的学术影响

1. 火神派的学术特点

所谓火神派，是指以郑钦安为开山宗师，理论上推崇阳气，临床上强调温扶阳气，以擅用附子、姜（生姜、干姜、炮姜）、桂（肉桂、桂枝）等辛热药著称的医学流派。

任何一个医学流派的创立和发展，都必须提出新的理论和观点。以郑钦安为代表的火神派学术思想最主要的是：推重阳气，善用扶阳方法治病，擅用大剂干姜、附子等辛热药物，对阳虚阴盛病证即阴证的辨识全面而深刻。这些观点十分突出甚或超越前人，颇具影响。

有些学者将该派称为“温阳派”或“扶阳派”，自有道理。而且从理论概念上讲，这两种称法似乎更规范些。郑钦安学派可以称作“温阳派”“扶阳派”，也可以称作“火神派”，显然，火神派更通俗，更具特色，自然也流传更广，在民间尤其如此。

2. 周慎斋扶阳的理论主张

火神派理论与周慎斋之扶阳观念甚有渊源，可以归纳总结为以下几个方面。

（1）重视阳气的理论主张

火神派之学术主张，开篇即强调周慎斋“重阳”的观点，可见其影响之大。从《慎斋遗书·卷之一·阴阳脏腑》所论，可见周慎斋的阴阳理论有如下特点。

1）阴阳并重，以阳为要

周慎斋认为，必先明阴阳，方可行医；在强调阴阳并重的前提下，指出阳气的主导作用。言“阳气生发，阴气皆化为血；阳气不足，阴气皆化为火”。故“凡人生病处，皆为阴为火，总因阳气不到。阳气所到之处，断无生病之理也”。阳气健旺，脾气健运，即便阴已有所凝，亦常可温经而消之。在疾病的危重阶段，阳气尤显重要。“人身以阳气为主，用药以扶阳为先。”

2）久病要扶阳补元

指出“五火者，龙火、雷火、心火、阳明燥火、三焦壮火也。斯时须察其本原，若初病而本原未伤者，竟以凉纳之，六味加知母黄柏者也。若病久而本原致伤者，以凉纳之必死，则当补元而导之，七味、八味、十味皆可纳也。”

（2）临证中附子的精妙应用

周慎斋在临证中善于运用附子，仅《慎斋遗书》和《医家秘奥》之“脉法”中有关附子的记载，据不完全统计有70余处，且辨证施治，广泛用于各类病证中。

首先，关于附子的炮制，介绍得非常详细。附子煎汁炒，则走表助阳，能退表虚之热。附子，或童便浸煮，或面裹煨熟，或黄连甘草汤煮。面煨者，走而不守，其势上行，可以壮阳于表。童便制者，守而不走，其势下行，可以回阳于里。

其次，《慎斋遗书》摘录含附子的 5 首方剂：理中汤丸、参附汤、四逆汤、小续命汤和六味丸方。六味丸方加肉桂、附子，名八味丸方。

再次，周慎斋积累了极其丰富的应用附子的脉证经验。如：脉沉细，寒邪所伤，甘热之剂皆可用，理中丸汤、四逆汤。寒甚，理中加附子。右尺微细，八味地黄丸。左右尺皆微细，亦八味地黄丸。右尺洪而有力，六味地黄丸；无力十全大补汤；沉细八味地黄汤。

周慎斋辨证应用附子，用于治疗多种内伤杂病中。如：腹中胀满，加附子、姜、桂、吴茱萸、青皮、神曲之类；自汗虚寒加附子，腹胀恐成中满加附子、炮姜、肉桂、吴茱萸、青皮、枳壳之类。

《医家秘奥》包括五种著作：《脉法》《慎斋三书》《查了吾正阳篇选录》《慎柔五书》《医家秘奥笔谈摘要》，为周慎斋思想精华之作，可谓火神之肇基（任启松注释《医家秘奥 · 慎柔五书》）。“人身以阳气为主，用药以扶阳为先。”（《慎斋遗书 · 卷之一 · 阴阳脏腑》）明确阐释人之阳气，若天与日，用药应以阳气为主，则人可长生。“凡内伤发热，口干，乃下焦虚寒，火不归原，阳气在上故尔，须温下焦，使阳气下降，则口干自愈。”（《慎柔五书 · 卷一》）言明君相之火不降，相火发露，出现发热；相火熏烁出现口干；君相不能敛收归于癸水，则下元虚寒。此时须温下元，暖水燥土，同时敛收君相之火归于癸水。君相之火下降，则上不热，故口干自愈。由此已可见火神派引火归原的纲领。“凡病久而不愈者，多有用附子获效，附子回下焦之阳。盖万物生于土，火者土之母也，命门火旺则脾土温暖，胃气升发，五脏皆有所禀，此提纲挈领之治也。”在此指出，凡病久不愈，在需要温阳之时，直接使用附子温阳。但同时也强调：“内伤，寸脉大于尺脉，此阳脉盛也，宜用保元汤加归芍引下，则大脉去，而阳气亦内收矣”。表明引火归原，并非只有用附子一法。由此可见，周慎斋理论上重阳气，法用扶阳，善用附子，其丰富的辨治经验，无疑对后世火神派学术思想的形成及诊疗实践提供了有益的借鉴。

三、后世发挥

（一）从者众多，影响深远

周慎斋医术高超，名满海内，无论在医学理论方面，还是内科杂病治疗，均是明代医家的杰出代表。从游者众多，其中有查了吾、胡慎柔等优秀弟子，足可见其学术思想影响深远。

查了吾是安徽泾县人，明代名医，是周慎斋的高足。著有《查了吾正阳篇选录》一卷附于《医家秘奥》。释住想（1572—1638），明末著名医僧，俗姓胡，明代毗陵（今江苏武进）人，本为儒家子弟，天性敏慧。因幼年寄育僧舍，长大落发为僧。法名住想，字慎柔。曾因心血耗疲，得瘵疾（即肺结核病），几乎不起。当时查了吾在荆溪（今江苏宜兴南）行医，住想前往求治，一年多才痊愈。住想师事于查了吾 18 年。查了吾令他转从周慎斋学习，住想留心摘录周氏临证经验。住想著《慎柔五书》5 卷，《胡慎柔五书要语》1 卷附于《医家秘奥》。因有悟性及对治疗痨病虚损的深刻体会，《慎柔五书》卷三谈到治疗虚损的秘诀第三关时指出：“前保元、四君等剂，皆投之不应，须用四君加黄芪、山药、莲肉、白芍、五味子、麦冬，煎去头煎不用，止服第二煎、第三煎，此为养脾阴秘法也。服十余日，发热渐退，口疮渐好，方用丸剂，如参苓白术散，亦去头煎，晒干为末，陈米锅焦打糊为丸，如绿豆大，每日服二钱，或上午一钱，百沸汤下。盖煮去头煎，则燥气尽，遂成甘淡之味。淡养胃气，微甘养脾阴。师师相授之语，毋轻忽焉。”这种特殊的不用头煎只用二三煎的煎法实属罕见。

俞震在编纂《古今医案按》指出：“慎柔所著《五书》，专治虚劳。其论有第二关第三关之说，其药有去头煎服二煎三煎之法，其辨阴阳寒热与人不同，而专主于温补，亦自成一家而已。观此案即可见其立异鸣高也。”

（二）医案医话，后世流芳

1.《存存斋医话稿》之记载

《存存斋医话稿》五集，清代赵晴初著，周慎斋启悟，观物识机的故事见于此书。其中，对周慎斋及其弟子胡慎柔医案多有记载和分析，一定程度上反映了周慎斋的学术思想。兹选录一则，略做分析。

案例

病患大肉已落，为不可救药，盖以周身肌肉瘦削殆尽也。余每以两手大指次指后，验大肉之落与不落，以断病之生死，百不失一。病患虽骨瘦如柴，验其大指次指之后，有肉隆起者，病纵重可医。若他处肌肉尚丰，验其大指次指之后，无肉隆起，而见平陷者，病不可治。周慎斋先生三书云：“久病形瘦，若长肌肉，须从内眼下胞长起。以此处属阳明胃，胃主肌肉故也。”此言久瘦渐复之机，又不可不知。

（《存存斋医话稿》）

2.《古今医案按》之记载

清·俞震（东扶）著《古今医案按》（1778）10卷。选录古今名医60余家验案，加按语530余条。此书发挥医案的义理较为深入，选择颇严，多系辨证详明，论治卓越，足以示范者。《古今医案按》中，记载了大量周慎斋的医案，兹选录数篇。

案例1

周慎斋治一女，吐血发热，热甚而喘。用生脉散，热更甚。脉或大或小，或紧或数，或浮或涩，改变不常。知其脾阴虚而脉失信也。脉者血之府，脾统血，血枯故改变不常耳。用保元汤，加北味、山药、枸杞、白茯；人参重用至五钱。二帖效。二十帖愈。

（《古今医案按·卷四》虚损案）

案例2

周慎斋治一人患肠风，血大下不止，头晕倒地，三四年不愈。皆曰不可治。周诊脉，左手沉细，右手豁大。此因内伤寒凉太过，致阳不鼓，故右脉沉细，血不归络；火浮于中，故尺脉豁大。用补中益气汤十帖，再用荆芥四两、川乌一两，醋面糊丸，空心服愈。震按：此丸名乌荆丸，恰与脏连丸为对待之方，一热一寒，判如裘葛，用得其宜，神应无比。

（《古今医案按·卷四》下血案）

综上所述，周慎斋以《内经》为本，学宗薛立斋等诸家。其医理究阴阳水火升降，用五行生克制化，发挥脾胃学说，详述肾与命门，阐释心肾相交。其治法以脉法见长，对脉证的缜密分析有颇多心得；调治脾胃，于育养脾阴多见阐发；法用扶阳，善用附子治疗杂病。其临证倡辨证施治，对医案的精辟辨治，远超一般所知；善治内伤病证，以四君子汤、六味丸、八味丸、补中益气汤加减灵变；运用附子而多效，所谓“藏附子于白术之中，能止里虚之泻；藏附子于黄芪之中，能止表虚之汗。一则守中以止泻，一则走表以助阳”。论及学术影响，周慎斋传承和发展了温补派，其理论重阳气，善用附子的丰富辨治经验对后世火神派学术思想的形成及临证亦提供了有益的借鉴。周慎斋的从游者众多，有查了吾、胡慎柔等优秀弟子，其学术思想影响深远。周慎斋、查了吾、胡慎柔师徒三人，一生“医者仁心”，被后世视为慎斋学派的代表。周慎斋医德高尚，疗效卓著，其在中国医学史上的卓越贡献，值得深入研究。

江西中医药大学　刘锐

【参考文献】

[1] 周之干. 周慎斋医学全书 [M]. 海口：海南出版社，2010.
[2] 曹炳章. 中国医学大成·周慎斋遗书 [M]. 上海：上海科学技术出版社，1990.
[3] 周之干. 医家秘奥 [M]. 北京：中国中医药出版社，2011.
[4] 周之干. 慎柔五书 [M]. 北京：中国中医药出版社，2011.
[5] 周之干. 周慎斋医家秘奥 [M]. 北京：翰文斋影印，1930.
[6] 常存库. 中国医学史 [M]. 北京：中国中医药出版社，2003.
[7] 李经纬，蔡景峰. 中医人物词典 [M]. 上海：上海辞书出版社，1988.
[8] 李经纬. 林昭庚. 中国医学通史 [M]. 北京：人民卫生出版社，2000.
[9] 何时希. 中国历代医家传录 [M]. 北京：人民卫生出版社，1991.
[10] 杨时泰. 本草述钩元 [M]. 北京：科技卫生出版社，1958.
[11] 赵献可. 医贯 [M]. 北京：人民卫生出版社，2005.
[12] 盛维忠. 薛立斋医学全书 [M]. 北京：中国中医药出版社，2012.
[13] 傅维康. "辨证施治"术语的最早见载 [J]. 中医药文化，2003 (2)：25.
[14] 于晓艳. "心肾相交"刍议 [J]. 福建中医药，2003，34 (1)：47 -48.
[15] 张春光. "诸病不愈当治脾胃"的临床体会 [J]. 新疆中医药，2006，24 (3)：93 -94.
[16] 成肇智.《内经》主体诊疗模式及其对中医学的影响 [J]. 北京中医药大学学报，1999，22 (6)：13 -15.
[17] 马林儒. 腹针对脑卒中患者的康复作用 [J]. 中国临床康复，2003，7 (1)：56 -57.
[18] 徐佩，辛琳. "心肾相交"浅析 [J]. 四川中医，2008，26 (10)：48 -49.
[19] 段延萍，周杰，高连印. 论脾胃与美容的关系 [J]. 陕西中医，2001，22 (9)：544 -545.
[20] 陈本川. 脾阴虚的文献研究及临床运用 [J]. 江西中医药，2007，38 (11)：15 -16.
[21] 陈爱萍，陈自强. 脾阴虚的学术源流及研究发展 [J]. 黑龙江中医药，2009，5：53 -54.
[22] 李琼玉. 脾阴虚及其类证鉴别浅析 [J]. 辽宁中医药大学学报，2007，9 (3)：18 -19.
[23] 郑国庆，王小同，胡臻. 脾阴学说的建立和发展 [J]. 浙江中医杂志，2006，41 (12)：683 -685.
[24] 高艳霞，韩桂仙. 浅析心肾相交 [J]. 山西中医，1998，14 (10)：6 -7.
[25] 胡依平. 试论"心肾相交" [J]. 广西中医药，1990，13 (4)：23 -26.
[26] 杜金行，李春岩，贺琳. 试论心肾相交、水火既济 [J]. 中华中医药杂志，2007，22 (2)：77 -80.
[27] 吴同玉. 心肾相交理论依据及内涵探微 [J]. 中医函授通讯，2000，19 (6)：15 -16.
[28] 李成文，葛燕萍. 心肾相交理论质疑 [J]. 中医杂志，2005，46 (7)：492 -493.

[29] 张卫国. 心肾相交探微 [J]. 中医杂志, 2007, 48 (11): 1037-1039.

[30] 何绪屏. 周慎斋对脾胃内伤学说的发挥 [J]. 广州中医学院学报, 1993, 10 (2): 104-106.

[31] 修成奎, 林晓峰. 周慎斋学术思想浅谈 [J]. 黑龙江中医药, 2013 (1): 3-4.

[32] 胡泉林. 行医须识气　治法方有据——《慎斋遗书》探微 [J]. 上海中医药杂志, 1992 (6): 1-4.

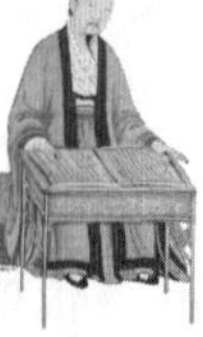

徐春甫

内容提要

徐春甫，字汝元，号东皋，又号思敏、思鹤。生于明正德十五年（1520），卒于明万历二十四年（1596），南直隶省徽州府祁门县（今安徽省黄山市祁门县）人。明代著名医家，新安医学奠基人之一。其建树主要体现在两个方面：一是开创性地编撰了《古今医统大全》100卷，现已被列为我国十大医学全书之首，又由博返约地编有《医学捷径六书》；二是广召客居京师的46位名医，于明隆庆二年（1568）正月前发起并创办了第一个全国性医学学术团体“一体堂宅仁医会”。徐春甫在学术上推崇健脾保元的脾胃观，注重顾护“脾胃元气”，明确提出“调和脾胃为医中之王道”“治病不察脾胃之虚实，不足以为太医”等观点，并提出调治“五脏脾胃病”“养脾阴”等治疗思路，临证善用人参、白术。还发明“脏腑之郁”说，提出五郁、六郁、七情之郁等“无往而不郁”的观点，强调“久病当兼解郁”。诊断上强调“脉为医之关键”，辨顺逆、辨证情须“总切脉于寸口”，脉学不精就是庸医。治疗上擅用方药治病，提出“二十四剂”，创制特色制剂“三十六方”。养生上提出了“慎疾慎医”等命题。其著述系统总结了《内经》以降尤其金元以来的学术成就，在继承基础上丰富和发展了中医学理论体系。

【概述】

一、生平简介

徐春甫，字汝元，号东皋，又号思敏、思鹤。生于明正德十五年（1520），卒于明万历二十四年（1596），另有考证指其生卒年当为1513年至1596年，南直隶省徽州府祁门县（今安徽省黄山市祁门县）人。编撰有医学全书《古今医统大全》。徐春甫自叙出身于诗书之家，“家世业儒”。《古今医统大全·卷八十四·螽斯广育》“汪序”载，其父名徐鹤山，为“襄府典膳”（明代藩王襄阳王府掌管膳食的官吏），然暴病早逝，时妻已身孕，徐春甫乃其“遗腹子”。祖居县城东皋，故号东皋，晚年被尊称为东皋翁。徐春甫出生于朱子桑梓之邦，幼年即勤攻儒学，从名儒国子监太学生叶光山攻举子业，资性颖敏，勤奋刻苦，少而通儒，但因苦学失养，体弱多病，遂以儒学医。明代尊医重孝，王公缙绅多热衷于医学，在“学而仁则医”的儒风影响下，体弱多病的徐春甫放弃了读书求仕的科举之途，拜邑里名医、太医院吏目汪宦为师，钻研医术。在汪宦的精心调教下，有儒学根基的徐春甫长年攻读《内经》等医学典籍，悉心钻研和探索医学深奥幽隐的原理，播下了“宗《内经》，以《内经》律诸家”的思想种子，并且广泛涉猎各家医学著作，汲取历代医案经验。其由儒入医，学业猛进，医术精通。

徐春甫一生酷爱藏书，学医后则嗜读医书，“于医书无所不窥”。时翰林王家屏为《古今医统大全》作序谈到，徐春甫自言少年时遍历肆间书坊、遍访藏书大家，凡古今方书均采辑汇录，以求完备。翰林沈一贯亦为之作证“始徐君行四方，挟书多”。据《古今医统大全·卷一·采摭诸书》所录，上溯秦汉、下至于明，采撷了明嘉靖以前历代医籍史料280余部。徐春甫除嗜书外，还在《一体堂宅仁医会会录》（以下简称《会录》）中自言，初学医时立志广交天下朋友，曾经游历过江浙吴越地域和长江湘江流域，经过四大理学家（宋代周敦颐，程颐、程颢兄弟，张载，朱熹）生活讲学之地濂溪、洛阳、关中、闽南，东抵扬州、徐州，北达河北、燕京等地，拜会各地学识高明之士，虚心求学，从不自我炫耀。读万卷书，行万里路，为徐春甫搜录历代医书及诸家医药资料、日后汇编百卷《古今医统大全》奠定了坚实的基础。

徐春甫医事活动，主要在明嘉靖、隆庆、万历年间。除《会录》谈及初学医时“尝游吴越江湘，历濂洛关闽，抵扬徐燕冀”外，其在《古今医统大全》两则医案中也谈到早年游学、行医的时间和地域。《古今医统大全·卷五十八·腰痛门》云：“自壬子以来，多游江湖间”（壬子指明代嘉靖壬子年，为1552年），《古今医统大全·卷四十九·邪祟门》有载“戊午秋，甫在杭城”（戊午指嘉靖戊午年，为1558年）。徐春甫自1552年起游学行医，早年主要在江南地区。宋室南迁临安（今杭州），明开国建都南京，加快了江南地区经济文化的全面发展，医疗卫生需求急速增长。虽其后明成祖于永乐十九年（1421）迁都顺天府（今北京），政治中心北移，但朝廷重视发展地方医学，江南地区各州、府、县医学一直比较发达。在江南这个医学发达地区，徐春甫如饥似渴地钻研学习，医术日精，逐渐以医鸣世，成为远近闻名的医家。壮年以后，徐春甫寓居直隶省顺天府，所著《医学捷径六书》（以下简称《医学捷径》）载其设“保元堂”居药应需，业医诊病。据《古今医统大全·沈序》“此长安所以名徐君哉”的记载，“保元堂”当设在长安街上[长安街是明朝永乐四年至十八年（1406—1420）与皇城同时建造的，是明代兴建北京城总体规划的重要组成部分]。他临床各科无不精通，内、妇、儿科造诣尤深，精于诊治，以治病“随试而辄效”“鲜有误”著称。

明代是资本主义萌芽时期，以医术谋生获利为社会所普遍接受。徐春甫在《医学捷径·卷六·评秘济世三十六方》（以下简称《三十六方》）中谈到，京师有名吴柳泉者，自制黄连紫金膏一药，点热眼极有效，海内寓居京师人士需要时没有不向他求购的，因此“日获数金，辄成富室”；徐氏家族前辈中有名徐第者，病泻痢很久，诸药罔效，他人传给一方香连丸加肉豆蔻，服数剂后“病愈如割”，后来自制以出售，“凡病脾胃湿热，腹痛泻痢者，一二剂即愈，自此著名”，其子孙世代凭借此方“以供衣食”。由此可见，其赞佩以医为生、以方致富之情溢于言表。在《三十六方·补遗经验方》中又记载，一位来自湖广，名李当该的人士，在京城以秘传仙方点白还玄丹为计，每传一人，获取酬金数十金。由此可见，当时凭借疗效好的方药而谋生计、获厚利，是一件令人羡慕、值得骄傲和炫耀的事情。为了方便患者使用，徐氏保元堂就制备有各种剂型的成药出售，主要经营以丸、散、丹、膏等剂型为代表的自制成药，如大健脾养胃丸、脾泻丸、琥珀安神丸、宁嗽琼玉散、外敷神应万灵膏、定痛太乙膏、明目紫金膏等，都是临床上确有奇效的良药。据《三十六方》所载，其36方每一方都有一广告式的牌记，如“新安徐氏保元堂制香连丸：和脾胃，除湿热，止泻痢，解宿醒，吐酸嘈杂腹痛，并治男子淋浊，女人带下。空心白水吞八十丸”。功用、主治、用法简练易识，其“品牌”概念、“知识产权”意识十分明显。并且他十分留心验方，广泛征求，如其仙方点白还玄丹，乃“此其原师方士至京传予，仅酬以五金，制之果效”；甚至不惜以重金赎买秘方，如《三十六方》之秘验血崩丸，“京师一女医，专用此药著名”，他用高价买得，一用果然效果良好。这一切都说明徐春甫是一个善于经营谋生的医家。他在《三十六方》第一方大健脾养胃丸中就曾自豪地说：“余寓京师，惟藉此方以著名，海内咸知，罔不求赎，缘治未病养生之要药也。”与一般医工有所不同的是，他自幼接受了良好的“仁心仁术”教育，有很高的儒学素养，绝非是凭借奇方追名逐利、满足于“尺寸之利”的庸碌之辈，而是一位以儒通医、见贤思齐的儒医、仁医，有明显的“良相良医”情结和“寿国寿民”志向，反对保密医方，认为“医家秘方不肯示人，诚非仁人之心也”（《医学捷径·序》）。在《三十六方》中就曾循循诱导说，为医者不必保守秘方，而且“方药贵精不贵多”，只要能身体力行于仁爱，精心研制出一个效验的好方，以此闻名便可，子孙凭此而衣食无忧，“救贫于世世，胜如积金以遗子孙”。他是这样说的，也是这样做的，在中年编撰《古今医统大全》时，就曾将大健脾养胃丸、八珍益母丸、秘验斑龙二至百补丸等保元堂特色成药的组方、功用与制备方法均刊刻其中，包括先辈族人徐第所得、其子孙“藉以供衣食”的祁门加味香连丸；卷九十三还专门附有从四面八方搜集到的“经验秘方”68方（法）。晚年正式出版的《医学捷径》，更是将其效验方36首和补遗的秘验方4首，包括组成、功用、服法、制备方法等，悉数刊行公布于世。40首验方中，出自保元堂者就有12首，包括重金赎买的秘方。这40首验方，是他由此起家的看家本领，有其74岁时所著《医学捷径》自序为证。其序云："评定二十四方、三十六方，乃日用秘验，应手取效，济急扶倾，夺奇奏捷之家兵也。计以遗厥子孙，无心就梓，不佞老矣，以此起家矣。复思先圣贤制方发秘，期以寿国寿民。不佞何人也，敢以此自秘而逆先圣贤？庸是付之梓人，公诸天下，俾医业者，体慈仁心，济度无量，则人己兼成，物我两利。不佞一念恻隐，藉此以不朽云。"由于他治病以救人为先，以存心济人为务，医技高超，疗效卓著，求治者盈门，患者络绎不绝，常常排队坐候应诊，声名渐重，即使达官显贵也不能随叫随到。时翰林赵志皋为《古今医统大全》作序说："今居药京师，里中凡几何年，活人已莫可计，户外履常满。即人不持钱来，病而有疑且难，众人莫可谁何，又有亟且殆，医师过而却走，君以次应之，鲜有误。"因其医术超凡、见识超群，后被授予太医院吏目之职，列为"太医之官"（从六品），由是医名大噪，名闻遐迩，以医术赢得了人们的长久信任。《一体堂宅仁医会会录》明确记载徐春甫为太医院吏目。明朝吏目有从六品、从九品和不入流三类官制，根据《古今医统大全·翼医通考·大明会典医政官制》所提供的资料，从明洪武十四年（1382）起至徐春甫著书之时，衙门"设太医院令（院使）、丞（院判）、吏目及御医"，吏目排序位列于御医（正八品）之前且以"及"字相区别，说明其地位远高于御医，当为院使（正五品）、院判（正六品）之下的从六品医官；结合《古今医统大全·卷九十六·救荒本草序》落款署"太医院臣徐春甫拜手谨序"来看，选编明代藩王朱橚（朱元璋之子）著作，且于一奉议大夫（正五品）之后为之作序，明确自称太医院臣，当属高级官员，可为佐证。《古今医统大全》徐春甫画像所穿官服中的补服亦为直接证据。古代传统知识分子为人处世比较内敛自谦，从其编撰《古今医统大全》全书和组织"宅仁医会"的作为，以及《古今医统大全·卷二十三·脾胃门》自言"超脱凡俗，极登万仞""治病不察脾胃之虚实，不足以为太医（引者注：指医术高明且社会地位高的医生）"等行文语气来看，徐春甫也应当是一位有身份、有地位的医官。

在京师这个国家政治、经济、文化中心，他以医济人，如鱼得水，接触范围广、交友甚多，与同道探讨医理，切磋医术，脉理、病机、治法及各家诸说从容条析，"随问随对，略无凝滞"，无所不通，名重京师。翰林沈一贯为其《古今医统大全》作序曰："太师成国朱公客之，公卿皆名其术。"翰林王家屏作序云其"行游京师，诸贵人饬舆马迎君者，踵相属也"，成为世袭成国公的座上客，一到京师达官显贵们都争相认真地备好车马来迎接，足以见其医术之高超，社会影响之大。"医有名实之异"，宋明时期医有明医、时医等之分，时运而侥幸获效者为时医，精于医、医而儒者为明医也，《会录》更要求明医通达天人合一之妙、视富贵浑若浮云。徐春甫由儒而医，不追求名利，完全可以配得上"明医"这一称呼，故乡贤名流汪衢在《螽斯广育·汪序》中云"汝元以之""诚为鸣世之士"。徐春甫潜心医学几十年，"活人不可以千万计"，称之为"明医"当之无愧。

嘉靖后期，进入中年以后的徐春甫迎来了学术生涯的高峰期。他在平素攻读医学、整理医籍的基础上，编撰了《古今医统大全》百卷。其人性格豪爽、随和健谈，广交朋友，《古今医统大全》各卷就是靠当时的官宦绅士"捐俸助梓"的。据卷一《助梓缙绅诸公氏号》的记载统计，上至一品的太师太保、下至六部各品级的官吏计有38人，足见其结交之广、人缘之好、声名之重，按现代的话来说，是一个"智商"和"情商"均高人一筹的通达能士。其言谈著述娓娓道来，诲人不倦，很能打动人心，而且清高脱俗，不贪慕虚名利禄，有古代逸士的风范。明隆庆二年（1568）正月前，性格高迈豪爽、能说会道的徐春甫又发起组织了我国第一个全国性医学学术团体——“一体堂宅仁医会”。《古今医统大全》百卷的编撰为中医学的传承发展做出了重大贡献，组织“宅仁医会”更是我国医学史乃至科技史上的一大创举，由此奠定了徐春甫在中医学史上的特殊地位。

二、著作介绍

徐春甫一生精勤笃学，孜孜不倦，学问赅博，著述甚丰。已知其著有《古今医统大全》《医学捷径六书》两部大作，以百卷《古今医统大全》影响最大。

（一）《古今医统大全》

《古今医统大全》，成书于明嘉靖三十五年（1556）至明隆庆四年（1570）间[①]，全书100卷。卷一有“后世圣贤名医姓氏”“助梓缙绅诸公氏号”“采摭诸书”目录，卷二为《内经要旨》，卷三为《翼医通考》，卷四为《内经脉候》，卷五为《运气易览门》，卷六为《经穴发明》，卷七为《针灸直指》。卷八至卷九十二分述临床各科病证辨治，包括内科杂症、伤寒，皮肤科、骨伤科、外科病证，眼、耳、口、鼻、舌、齿、咽喉五官科病证，妇产科、幼科病证和奇病及老年保健；各科病证分属于160余个“子目”，约归纳为400种病。卷九十三为经验秘方。卷九十四至卷九十八为《本草集要》《本草御荒》《制法备录》《通用诸方》，分述本草性能、功用及制法，通用诸方等，卷九十九至卷一百为《养生余录》。全书卷帙浩繁，内容极为丰富，概括了明代以前中医学的主要成就，所谓“会百家之异同，接轩岐之正脉”“笼挫韬略，抡算无遗”，并非虚言也。

1. 基础知识，论述与辨析相参

全书以《内经》为统领，卷一至卷三为“历代圣贤名医姓氏”、《内经要旨》、《翼医通考》，可谓是医之“经史子集”；卷四至卷七论述脉候、运气、经穴、针灸基础知识，乃中医基本理论内容。

（1）具有史料价值的“历代圣贤名医姓氏”

书按五帝、三代、秦、汉、魏、吴、蜀、晋、南北朝、隋、唐、五代、宋、金、元、皇明的历史序列，分别介绍了270多名医家传略，是研究医史的重要文献资料。

（2）类编《内经要旨》以为全书纲领

徐春甫以太医院吏目的身份，得读皇室秘藏《黄帝内经素问》，乃“因滑氏之钞目，而益以诸贤之勾玄”，以类编的方式，将《内经》分编为阴阳、摄生、病能、论治、脉候、色诊、藏象、经度、运气、标本、针刺、骨空等12篇，著成《内经要旨》2卷。书中或以经注经，或释义质疑，或校注发明，或分析归纳，“提注详明，辨释条达”，集中体现了《内经》精义，是研究《内经》的良好读本。书成之后又列入《古今医统大全》卷二，实际是冠于全书百卷之首，以为宏纲大法。

（3）《翼医通考》博赅各家医论以羽翼医疗

所谓“翼医通考”，《古今医统大全·凡例》说得很清楚。其云：“先哲立论，切于证治可法

---

① 《古今医统大全》全书自序落款为“嘉靖丙辰”（1556），其中“内经要旨”自序和“经穴发明”开篇均署“嘉靖丁巳”（1557），卷五十八“腰痛门”作者云“至辛酉之后集成此书”（嘉靖辛酉年为1561年），卷九十六“救荒本草序”署“嘉靖甲子”（1564），翰林王家屏为《古今医统大全》作序署“隆庆庚午”（1570），由此可知全书编撰于1556—1570年。

者，广博兼赅”“凡可以翼医者，通考附前”。是书分上、下两卷，上卷录有“大明会典医政官制”等24篇；下卷有医道、病证、治疗、药剂、补遗4节。其中，医道分“古医十四科”等27篇，病证分“病之所由”等14篇，治疗分“治疗须法《素问》”等7篇，药剂分“百药自神农始”等15篇，补遗“慎疾慎医”一文。作为医论，《翼医通考》内容包罗万象，医学观、疾病观、病因病机、医理药性、本草方药、诊治养生、医药典籍、为医之道、医事制度无所不包。书中对各家成就之评论质朴少文，切中肯綮，没有更多的腴词，如《医书》论及《内经》《难经》等7家仅2000余字，评价《伤寒论》时仅说：“盖一证一药，万选万中，千载之下，如合符节，前修指为群方之祖，信矣。”但论为医之道、行医之理，则不厌其烦，如医道之论洋洋7000余言；而于临床诊治之论更是不吝其辞，其病证、治疗、药剂之论更达11000余言，陈其利害，示人以方法以供效仿，充分体现了“证治可法、羽翼医疗”的编撰思路。

（4）辨误纠偏而作《内经脉候》

针对世医言脉多以五代高阳生《脉诀》七表八里九道为名、部位错乱诊候不准的情况，徐春甫辨明《脉诀》之错误，取《内经》诊候脉法为宗，辨王叔和《脉经》之论，而作《内经脉候》。除《内经》脉学外，还包括后世诸家脉学精论及诸多临床实用脉学。诸家脉论主要采自《脉经》，也包括徐春甫的老师汪宦、宋代庞安常和元代滑寿等脉论。书分“脉诀辨妄”等46篇，并附有“五脏六腑气口成寸图”等6幅图。少有自己的心得，其观点主要体现在“脉诀辨妄”“神门命门人迎辨”两篇及“脉大病进说”按语中。

（5）收录汪机《运气易览》以为全书之用

徐春甫系汪机再传弟子，卷五“运气易览门”就录用了汪机著作《运气易览》。书分“五运六气纲领”等79篇，附有大量的图解和歌诀，便于记忆和理解。运气学说具有“天人相应”的合理内核，四时常令可以应验，久远之变难以推演，掌握运气学说对分析气候、观察病情、提高诊疗水平、合理选方用药有重要的参考价值。

（6）《经穴发明》图说经穴尺寸以为准绳

卷六《经穴发明》分“取穴尺寸图说”等86篇，系针对当时取穴无准而集。当时之医“惟取中指中节，谓之同身寸”。徐春甫指出，以中指一寸通身取穴，当称“同指”而非“同身”，“简而行简，讹而愈讹”，故以大量的经穴图解和歌诀说明，便于学习、理解和掌握。

（7）《针灸直指》引述前贤针灸治论述而不作

卷七《针灸直指》系引录元代滑寿《十四经发挥》、明代高武《针灸节要》《针灸聚英》和明代汪机《针灸问对》等著作内容而成。分“素问针灸方宜始论”等72篇。其中，“诸证针灸经穴”篇对中风、伤寒证、杂病、妇人诸病、小儿诸病等78种病证的经穴和针法做了介绍，详细记述了针刺补泻、意外处理、灸疗法等方法，证治明确，取穴简捷。书中最有价值的部分是附录引自《针灸问对》《针灸聚英·附辨》的“或问十五条”篇，仿黄帝、岐伯问对形式答疑解惑，阐述针灸治疗的原理、方法、适应证和注意事项等，直抒己见，颇有见地。

2. 临床各科，主体内容详明

《古今医统大全》卷八至卷九十三为临床各科病证诊治内容，100卷之中占86卷之多，为全书的主体内容。其中，卷八至卷七十九为临床内科杂证诊治内容，占72卷，尤为重中之重。

（1）内科杂证诊治系统全面

卷八至卷七十九所述病证，有中风门、伤风门、破伤风门、厉风门（附癜风门）、风痫门、痹证门、历节风门（附鹤膝风）、伤寒门（后附伤寒补遗、伤寒药方）、中寒门、恶寒候、暑证门、湿证门、身重候、疸证门、黄肿病、燥证门、火证门、积热门、痼冷门、脾胃门、倦怠嗜卧门、内伤门、呕吐哕门、吞酸门（附吐清水证）、嘈杂门、恶心证、嗳气证、馨气证、腹中窄狭证、善悲证、善太息证、瘟疫门、郁证门、咳逆门、梅核气证、膈噎门、翻胃门、痞满门、胀满门、水肿门（附阴肿门）、蛊证门、积聚门（附癥瘕痃癖）、痞块门、泻泄门、滞下门、疟证门、霍乱门、痉证门、厥证门、瘛疭候、颤振候、痿证门、麻木证、诸气门、血证门（附下血候，并肠风、脏毒）、痰饮门、咳嗽门、喘证门、肺痿证、肺痈证、痨瘵门、声音门、虚烦门、虚损门、癫狂门、心风门、邪祟门、卒中暴死、飞尸鬼疰、惊悸门、健忘门、恐候、怒候、喜笑不休候、自汗门、盗汗门、消渴门、头痛门、眩运门、颈项强痛、身体痛、肩背痛、拘急候；皮肤候、皮风瘙痒门、风痹瘾疹门、斑丹火毒门、风癣门（附汗斑证）、心痛门、脾痛候、胃脘痛、腹痛门、胁痛门、腰痛门、腰软候、肾着候、脚气门、脚跟痛、疝气门、前阴十证；眼科（附眉棱骨痛候）、鼻证门、耳证门、口病门（附唇病门）、舌证门、齿候门、咽候门、诸物哽喉；面部候、髭发门、瘿瘤候、结核门，关格候，秘结候，梦遗精滑门、释梦门、不寐候，淋证门，便浊门、白淫，便癃门、遗溺证（附小便不禁）、附转脬病、交肠病，痔漏门、脱肛候，腋气证、腋漏，瘴气门，中蛊门、解毒门，诸虫门，伤损门、金疮证、汤火伤、竹木签刺、杖疮诸篇，共计161门。

以上所述每一病证，一般均设有病机、脉候、治法、药方等项，间或备有易简诸方、灸法、导引法、治案治验等。方药则注明药物、剂量、功效、炮制、制备、说明等。用灸及用针，则标注穴位、功用、方法等。其中卷十三、十四“伤寒门”除设有病机、脉候、治法、证候外，又分有《杜学士三十六般辨视舌色法》《伤寒补遗》（以及伤寒十劝、伤寒禁忌、陶氏伤寒十四法、伤寒死候、伤寒刺灸、伤寒诸证所属）、《伤寒药方》（伤寒诸方评、药方、六法方钞、伤寒药制煎煮法）。书中论述较系统全面，除引录文献外，亦间附个人见解。

需要特别一提的是，卷二十三“内伤门”开篇客观地分析了外感、内伤有相似之处，有内伤易误为外感的情况，强调了区别内伤、外感的重要性，指出李东垣《脾胃论》乃专为内伤不足之证而立，与胃气下陷及饮食有余之伤不同，道明了“内伤门”而外别立“脾胃门”的缘由。

（2）《外科理例》集薛己、汪机两著之要领

卷八十、八十一所述外科病证，虽名《外科理例》，但其编次和内容均不同于新安汪机所撰之同名著作，而是集明代薛己《心法发挥》和汪机《外科理例》两部外科著作之要领编成。书分外科引、病机、药方（诸方论、外科附方）等节，病机实则包含病证、治法、方药等，计有“痈疽叙论”等101篇，内容庞杂。“诸方论”论及11首方药，“外科附方”附181首。书中重视元气、重视内治，强调“治外必本诸内”的整体观念，以消为贵、以托为畏，善用砭灸法、隔蒜灸法治疗外科疾病。这些治法，以及化脓性感染脓已成者应尽早切开引流的主张，以水银治疗杨梅疮的方法，对麻风病的描述和认识等，都是很先进的。

(3)《妇科》《胎产》《螽斯》求嗣，孕胎生育颇周全

妇科方面，徐春甫悉尊宋代陈自明《妇人大全良方》之要旨，备选唐代昝殷《经效产宝》和程氏等书之奇效方附之，编著成《妇科心镜》一书，列入卷八十二、八十三。书分“妇人病机叙论”等45篇，其中“妇人病机叙论”又分4篇，各证候均分病机、药方两部分内容。妇人之疾，又以调经、胎产为至要，故卷八十五专集《胎产须知》一卷，分“胎养古说”等17篇及其胎产诸方论说。

徐春甫以嗣续为重，又著有《螽斯广育》一书。螽斯乃虫名，生育力强。是书有原始要终论、阴虚论、药方等论，录有男子别类经验诸方、妇人别类经验方、广嗣方法及调经论、调经方法诸方各法。全书阐述了男女生育的生理机制及不育不孕症的病机所在，论不育不孕责乎男女双方，理法方药不离其宗，论述较为全面，其“生生不息之功多矣”。

(4)《幼幼汇集》《痘疹泄密》，养护诊治甚仔细

小儿病机方面，徐春甫悉尊宋代钱乙《小儿药证直诀》、陈文中《小儿病原方论》与《小儿痘疹方论》，编有《幼幼汇集》一书，列入《古今医统大全》卷八十八至卷九十。书分为“形肖天地论”等130篇，对小儿的保养和发育论述详尽精到。其中小儿指纹望治、面部形色望治、颅囟望诊颇有特色；各证候篇均按病机、脉候、治法和药方叙述，条理清晰；治疗上重视脾胃温补，惊风及痘疹证治特色鲜明。该书无论在认识上还是在方法上都有一定的实践基础，反映了明代的育儿经验和儿科疾病的诊治水平。

痘疹（天花）是古代儿科难以治愈的危急病证，徐春甫又采录了“诸名家辨论病源，经验奇方”，编为《痘疹泄密》，详细记载了痘疹诊治的各种方法，为我们提供了一份珍贵的明代痘疹诊治史料。

(5)《奇病续抄》治有验，《经验秘方》出奇效

卷九十二《奇病续抄》分“太乙散之功”等130篇，所列述的百数十种奇病证治，也属于临床各科内容，但又难以分列入确切之归属。书中所列奇病怪证论治方法切合实用，非常有效。

卷九十三《经验秘方》吸纳采录了“四方之说”，“凡出奇治法并秘验药方，及平日闻见于四方之说，而可以为规鉴者”均收入，计68方（法），附于临床卷后，以裕其用。可以说是临床各科疑难杂病治疗的奇法秘方、单方验方集锦。

3. 编集《本草》《制法》《通用方》而为备要

卷九十四、九十五，取明代礼部郎中王纶所撰《本草集要》附于全书之中，论及本草性能、功用及服药宜忌。书分总论和各论两部分，总论论述了本草大意、用药之法等内容；各论载药545种，按草部、木部、菜部、果部、谷部、石部、兽部、禽部、虫鱼部、人部分类。

卷九十六，系采辑摘录明代周定王朱橚所著之《救荒本草》，选编为《本草御荒》，分为草、果、谷、木、菜五部，收药食同用植物216种，依产地、生态、形状、食用调制方法等项分别论述，以为“资生之一助”。

卷九十七，为《制法备录》，分“药剂丸散汤膏各有所宜不得违制”等68篇，诸药制法涉及药物120多种，附有制图。

卷九十八，为《通用诸方》，记载了与日常生活密切相关的一些验方以及生活常识，分为药品

类等10篇，其中饮食类又分金汤（茶）、酒醋、菜蔬、脯鲜、酪酥、果煎各项。

4.《老老余编》《养生余录》倡言养生延寿

自宋代陈直撰写出我国第一部老年养生专著《养老奉亲书》之后，先后有张子和《儒门事亲》，朱丹溪《格致余论·养老论》，陈直撰、邹铉增补《寿亲养老新书》，王隐君《泰定养生主论》，李鹏飞《三元参赞延寿书》等老年医学专著问世。《古今医统大全》卷八十六、八十七，对前人老年养生思想以及验案、验方予以系统收集和整理，选辑精要编为《老老余编》上、下卷，对养生寿老、防病治病等做了较详尽的论述。上卷分"保养论"等17篇，内容包括老年养生保健、祛病强身、延缓衰老以及养性、食治、补益等方面。下篇载186首养生调理的药膳食疗方，可分为扶正与祛邪两大类，扶正类又分7类，祛邪类又分8类，简要记述了各方适用证候、组方配料、制备和食用方法，方便实用。

卷九十九、一百为《养生余录》两卷，乃徐春甫选《内经》《老子》《庄子》《淮南子》《养生延命录》，古圣贤名士乃至本草等修真"道藏"（犹言真经）之可法者而辑成。全书分"总论养生篇"等7篇，从诸家之言到饮食起居，分门别类引述古今养生之道，格言警句俯拾皆是，方式方法简要而明，篇幅短小，内容精当。

《古今医统大全》以《内经》理论为宗旨，首次对明中叶以前文献进行了全面系统的整理、评介、删节、保留等，但也存在一些明显不足。如征引文献未严谨校正，未标明出处，且存在擅自改易之处，自撰与采摭也不分明。但瑕不掩瑜，全书概括了自古以来尤其是金元以来中医学的学术成就，卷帙浩繁，包罗万象，名副其实地成为"远稽古哲，近述名流，宗旨必存，小技兼录"的医学全书。

《古今医统大全》通行本是由项长生校点的新安医籍丛刊校本，是以明"嘉靖三十六年丁巳（1557）"古吴陈长卿刻本为主本，兼取明"隆庆四年庚午（1570）"刻本之残本，参照日本明历三年丁酉（1657）翻刻金陵唐氏刻本而校点出版的。

（二）《医学捷径六书》

除编撰《古今医统大全》百卷外，徐春甫又由博返约，将医学基础知识和临床实用方剂编集成书，名曰《医学捷径六书》，以便于初学。因此，也可以说此书是徐春甫私授弟子的秘验家书。一般认为，《医学捷径》系其晚年之作。但笔者认为，《古今医统大全》和《六书》是一前一后同时编撰、相继问世的。《古今医统大全·妇科心镜（下）》之"妇人赤白带下候"和"崩漏方论"篇中均有"见《捷径六书·明集》"的记载，说明《医学捷径》编撰成书应在《古今医统大全》百卷全书全部编撰出版完毕之前，《医学捷径·序》说得也很清楚："先时裒集《医统》百卷，梓行海内，稍为全书；又集《捷径六书》，便于初学。"是书六集，按"阴阳风雨晦明"六字命名，每集分别独立成书，计有《内经正脉》《雷公四要纲领发微》《病机药性歌赋》《诸症要方歌诀》《二十四方》《评秘济世三十六方》。此书最能反映其平生临床实际经验，尤其最后两集可视为其一生精要的总结。

1. 阴集：《内经正脉》

卷一阴集，名曰《内经正脉》，乃表明其脉论是以《内经》为本的正统脉学，内容同《医统·卷之四·内经脉候》，但有少数修改和补充，表达更为精确。

2. 阳集：《雷公四要纲领发微》

卷二阳集，名曰《雷公四要纲领发微》，为中医基础入门知识，内容简要，歌诀甚多，浅近易诵，但新见解不多。强调学医先要熟谙人身阴阳、表里、荣卫、三焦、五脏、六腑、十二经络、奇经八穴、十二官等基本知识；临证则重在掌握四要纲领，即诊脉、审证、治要、处方。又于五运六气、药品方剂内容之后，设“《内经》《灵枢》纂要”一节，摘取其中关于诊脉、藏象等原文。其后，则为临证审表里以及各种常见的药性歌诀等。本集分为46节，其中“病机略”一节，为方便童蒙而采用四言歌诀体裁，讲述诸病病机及治法，很少见于他书。

3. 风集：《病机药性歌赋》

卷三风集，名曰《病机药性歌赋》，为歌诀体裁，主要内容为“病机歌”“药性赋”。“病机歌”将中风等75种病证的病机、辨证、治法编为七言歌诀，实为“病机证治歌”，简明扼要，便于记诵。通过比较不难发现，实际与《古今医统大全》卷八至卷九十一临床各科病证辨治内容相契合，依《古今医统大全》之序介绍了诸证临床诊治的紧要之处。内容基本反映了徐春甫的学术观点，其中脾胃证歌、血崩证歌，还将徐氏保元堂秘验“三十六方”制剂健脾丸、秘验血崩丸等编入歌诀，证明是其本人编创，有较为重要的参考价值。“药性赋”分寒药性治（72味药）、平药性治（41味药）、温药性治（45味药）、热药性治（24味药）4类，共介绍182味药物的主要功用。这些歌诀看似简单，但却非常实用，尤其适合初学医者。

4. 雨集：《诸症要方歌括》

卷四雨集，名曰《诸症要方歌括》，也是歌诀体裁，同样也是按《古今医统大全》卷八至卷九十一临床各科病证依序分门编成方歌。计分中风门等43门，每门列举要方若干首，从2首到35首不等，共计276方。每方歌诀长短不一，以四句七言为多见。该集只列方歌，大多不谈辨证，要与前集“病机歌”结合起来学习或诵读。

5. 晦集：《二十四方》

卷五晦集，名曰《二十四方》，是将方剂由博返约加以归类的入门书。二十四方，实际上就是按功效分类的二十四剂的代表方，除宣剂有3个代表方外，基本上是一剂一方。二十四剂的来源主要有三：北齐徐之才《药对》、唐代陈藏器《本草拾遗》所创“十剂”，托名金元刘完素的十八方，元末明初徐用诚十三方。徐春甫“合三家而约之”，即“宣、通、补、泻、轻、重、滑、涩、燥、湿、调、和、解、利、寒、温、暑、火、平、夺、安、缓、淡、清”，其中前十剂即古之十剂，后十六剂则是综合各家做出的新归纳。这二十四剂与一年四季二十四节气对应起来，其中以参苏饮、五苓散、正气散、十神汤四方为纲，分别调理春、夏、秋、冬四时之“违和”，符合“四时大意”。二十四剂26方，分别详细列出其功效、证候、组方、加减、剂量及煎服方法，其加减运用变化可以达到治疗不同疾病的目的，认为“学者由此而扩充之，或有以胜其用也”。卷后将二十四剂主方编为歌诀，以便记诵。从徐春甫对二十四剂主方先详后约的表述方式，可以窥知徐春甫对掌握临床主方的重视。作为私授弟子的教本，《二十四方》乃徐春甫日常治病应手取效的秘验家法，是其未打算公之于人的精华内容之一。

6. 明集：《评秘济世三十六方》

卷六明集，名曰《评秘济世三十六方》，是六书中最后一集也是最重要的一集，是徐氏保元堂自制自用、凭此起家的秘方成药专集，包括36首常用验方以及4首补遗秘传验方。《三十六方》中，有保元堂特制或化裁的成药方12首、秘传方7首、《局方》5首、经验方3首以及其他诸家经验良方，每一方按方名、出处、组方、制法与剂型、服用法与剂量、徐春甫评语、保元堂广告牌记的体例记述。徐氏评语说明适应证、方解、加减及注意事项等，评述透彻细致；保元堂广告功用、主治、用药简要明了，"简而易知，易而易从"（《三十六方》），对于今日临床运用仍有重要的指导作用。

《医学捷径》原是徐春甫私密之本，根据其自序，晚年他对其"业医五十余年，积久频验"的行医历练加以肯定，并"付之梓人"，可以说即是他50多年临床经验的集中体现，也是他朴素的物我两利思想和寿国寿民情怀的集中体现，最值得后学珍重。

《医学捷径六书》所依据的海外回归中医善本古籍丛书版《医学指南捷径六书》，更有赖于从日本大阪崎岖文库藏版6卷（结合北京中医药大学藏残本2册）之底本，即以明万历二十五年丁酉（1597）秋月书林刘双松刻本《医学指南捷径六书》6卷为底本，以安徽省图书馆所藏明万历十四年丙戌（1586）金陵顾氏、新都黄氏同刊刻本《医学入门捷径六书》残本2册（合订有《一体堂宅仁医会会录》）为参校本而校点出版的。

三、组织成立"一体堂宅仁医会"

《医学捷径》入门本2卷，还合订有《一体堂宅仁医会会录》1卷，详细记录了他本人发起并创办"宅仁医会"的事迹。明隆庆二年（1568）正月之前，"性高迈爽恺，言论亹亹不倦，有古逸士风"的徐春甫，效仿当时孔门"文会"的形式，与志同道合的医界同仁一起，在顺天府组织成立了"一体堂宅仁医会"。《会录》序文明言"此某（引者注：指徐春甫本人）集天下之医客都下者，立成宅仁之会，是以有此录也"，时间署"隆庆二年正月"，明确隆庆二年正月之前徐春甫组织成立了"宅仁医会"。所谓文会，本是我国古代文人雅士吟诗作赋、"会文谈艺"的集体活动方式。明初鼓励从文，洪武八年（1357）明帝诏书天下立社学，设会馆、订会藉、制会规，文会之风盛行，古徽州作为新安理学发源地，文会繁盛。明嘉靖二十二年（1543）十月，徽府儒医余傅山邀集各县名医汪宦（徐春甫老师）、吴篁池、汪烈釆、黄刚等9人，在歙县城内乌聊山馆集体为门人余渥及汪、吴三子讲学授课，开展学术讨论，内容有理论探讨、读书心得、论脉、论伤寒、临床经验、医案和单验方介绍等，切中实用而且卓有创见，后将当时讲稿及经验交流记录整理编成《论医汇粹》。该书被誉为中国医学第一部讲学实录，也是新安医学首次学术交流和讲座的记载。祖籍新安的徐春甫，在文会组织和故里"乌聊论医"的启发下，充分利用自己任太医院医官的机会，广泛联络全国各地的医界同仁，共召集客居京师游学、肄业或供职的同道46人，仿"以文会友，以友辅仁"之例成立医会。一在本土、一在京师，一前一后，遥相呼应，可谓引领一时之风尚。

据《会录》记载，客居京师的名医会友共46人，其身份分别是太医院院使、院判、吏目、御医、冠带医士、医士及户部郎中、吏部郎中、儒士、廪生等，分别来自今日区划版图之苏、浙、皖、闽、广、湘、鄂、川、冀等地。其中新安医家最多，达21人，有徐春甫的老师汪宦（著有《医学质疑》《统属诊法》等），伤寒名家巴应奎（撰《伤寒明理补论》），校阅《医学捷径》的徐春甫家人门生10人等。其次，有吴中医家6人（当时江苏与徽州同属南直隶省），有院使钱增、蔡文亨，儿科专家支秉中（撰《痘疹玄机》等书）以及徐伟、韩世贤、顾培，学术地位相当高。这些资料证明，太医院的医官，江南尤其新安医家是“宅仁医会”的中坚力量，而徐春甫更是其中的核心人物。

所谓“宅仁”，宅者保存，仁者爱人，“宅仁以为会，取善以辅仁”，在徐春甫起草的《一体堂宅仁医会会录》中，申明医会以“宅心仁慈”为宗旨，共设有诚意、力学、明理、讲习、格致、辨脉、审证、处方、规鉴、存心、恒德、体仁、忘利、恤贫、自重、自得、法天、知人、医学之大、医箴、戒贪鄙、避晦疾等22项会款，对会友的医德、学术、医术、义务等都做出了明确要求和规定。重点强调“医为仁术”，要求为医者以仁为本，加强医德修养，深戒徇私谋利之弊，克己行仁，存济世之心，关心患者疾苦；会友之间要“善相劝，过相规，患难相济”，真诚相待，存善去过，团结互助，共勉互济；学术上以穷探《内经》精义、研究四大医家（张仲景、刘河间、李东垣、王好古或朱丹溪）学说为己任，“心集众思”，以广智识，共磋医理、公开医术，交流医疗技能，“精而益求其精”，不断提高医疗水平，为病者解除痛苦。《医学捷径》序有言：“夫医，仁术也，生死托焉。精则活人，弗精则毙人，故贵专贵讲。贵专，然后心手相应，百发百利，术斯精而仁斯溥。晚近学者不务讲修，专以奇方搏名寓内，稍侥尺寸之利，遂自满足，嗟嗟！先圣仁术果若是乎？”阐述了提倡讲学以提高医术水平的思路，实际也补充说明了成立医会的目的。

除会友姓氏、会款内容外，《会录》还有医有名实之异、传心要语、投辞式、会约条款、书籍记、富贵贫贱箴评解等内容。“医有名实之异”中，陈述了当时社会存在着良医、明医、隐医、时医、庸医、巫医六种医生的现实状态，生动形象地刻画了良医、明医仁智神通的特征及时医、庸医、巫医种种卑劣的形迹。“传心要语”是徐春甫本人谈论习医历程、心得体会，内容涉及学术观、道德观、名利观；“投辞式”是拜师学医的格式化投书；“会约条款”是会友恭行业务的约规，现仅存两条；“书籍记”则几乎残缺殆尽；“富贵贫贱箴评解”集中阐述了对富贵的理解，谈及人的精神风貌和道德观念。这些内容，反映了当时社会医事活动的现状和主流观点，具有一定的史料价值。

宅仁医会有健全的组织形式和结会宗旨，对会员的医德、医术、义务均有明确要求，从治学内容、方法、态度到思想素质、道德品质、处世接物方法、对待患者态度等都有明文规定。其“医会会款”“会约条款”，类似于现今学术组织的章程、入会誓言和条例，这在中华医学史乃至科技史上都是史无前例的，当之无愧是我国有史可考的最早的学会组织和科技团体，也是东方最早的学会组织和科技团体。

会者，合也、聚也，从社会大环境来看，医学会的成立是在特定历史时期医学发展的必然结果，是社会进步、经济发展和整个社会对医学需求的必然结果，是政治、经济、文化、科技共同作用的必然结果。可以说，宅仁医会是我国医学科技力量的第一次展现和宣示，是医学之作用、地位的具体体现，具有里程碑的标志性意义。

【学术思想】

编撰《古今医统大全》、组织成立“宅仁医会”，这两项彪炳史册的学术成就，并不是在政府组织下完成的，而是徐春甫凭借自己的个人魅力，在门人及同仁的协助下完成的，尤其《古今医统大全》百卷，上自轩岐《灵》《素》，下至于明，对秦汉以来传世医书及有关医药的典籍进行校选整理，条贯归属，博采众长，叙述井然，条理清晰，层次分明，多而不杂，足以见其学识功力确实非凡。

一、学术渊源

徐春甫自幼攻儒，深受程朱理学浸润，播下了尊儒崇经的种子；后从汪宦学医，汪宦嘱其攻习《内经》，又为其奠定了遵从《内经》的基础。汪宦，字子良，号心穀，幼从兄习举子业，后弃儒学医，拜明代嘉靖年间全国四大名医之一、新安医学固本培元派开创者汪机（1463—1539）为师，汪机授医汪宦时已年届衰晚，然宦性颖悟，博闻强记，逐渐成为一方名医，“从游者甚多”，潜心于《内经》，著有《医学质疑》《统属诊法》《证治要略》等书，系针对唐代王冰所注《素问》而作。徐春甫对恩师甚为推崇，在《古今医统大全》一书中评价说：“证王氏之谬注，如分鳞介于深泉净潆之中，诚有功于轩岐，启迪天下后世医学，如瞽复明，《质疑》《尺寸》等论可见矣。”师从这样一位名师，自然“医有所本，业有师承”。汪宦临证善用人参、黄芪救治气衰诸证，培元兼温补，适当配伍肉桂、附子、干姜。徐春甫受其影响，在《古今医统大全·痼冷门》有云：“阳虚则恶寒，用参芪之类，甚者，加附子以行参芪之功。”痼冷者“惟贵乎温补，不可太刚，养气血之剂佐以姜、桂，甚者加附子，为愈。”一脉相承，可见一斑。

作为汪机再传弟子，徐春甫除了在《古今医统大全》中收录和引用了多部汪机的著作外，还继其衣钵着力纠正苦寒伤阳、损人脾胃的时弊。如《古今医统大全·血证门》针对王纶血证不可用人参、黄芪之言，指出“此亦一隅之说，非天下之通论”，并举朱丹溪本人用参芪等药治一“年五十的劳嗽吐血”患者等病例加以佐证，反问“何甘温之必不可用哉?”在“脾胃门”中更明确地批驳道：“何今世之医不识元气之旨！惟见王纶《杂著》戒用人参之谬说，执泥不移，乐用苦寒攻泄病之标，以致误苍生，死于非命，抑何限耶?”此与汪机引丹溪本人“虚火可补，参、术、生甘草之类”的言论，及其使用人参、黄芪治案，用以辩驳王纶“忌用参芪论”的方式方法，如出一辙。由于徐春甫又私淑李东垣，更加重视后天脾胃的作用，其培补“脾胃元气”之治用，较之先师又有过之而无不及，成为温补培元学派的中坚。

徐春甫对李东垣《脾胃论》可谓推崇备至。他在《古今医统大全·脾胃门》中称：“春甫读东垣诸论，详明《内经》论百病皆由上、中、下三焦元气虚惫及形气两虚，则百病变生。东垣发挥脾胃不足而不能充实三焦，百病之所由生也，故著《脾胃论》《内外伤辨》，叮咛恳切，以祛千载之惑，诚有功于生民，发《内经》之秘，开世医之盲也。”并声称：“春甫所以克己用力，私淑老人之旨，超脱凡俗，极登万仞，探本穷源，深得脾胃元气之妙，故投之所向，无不如意。”这段心得之语、肺腑之言，明白无误地透露出他的学术渊源。但徐春甫也吸收朱丹溪养阴理论之精华，如在《古今医统大全·卷四十八·虚损门》中，既有“虚为劳伤中气”“此阳气之虚也，从东垣补法”，又有“虚为阴气不足”“此阴血之虚也，从丹溪补法”，可谓熔李东垣、朱丹溪于一炉。

二、学术特色

（一）《古今医统大全》的编撰思路

《古今医统大全》百卷的编撰思路，是徐春甫学术思想的重要体现之一。古今医书繁多，到明代已汗牛充栋，要把林林总总的不同文献所涉及的医学内容编撰成全书，显然是一项浩大工程。如何取舍布局，如何分门别类地重新归纳整理，并逻辑地组织成一个整体，没有广博的见识、深厚的学术素养和高度的概括能力是难以做到的。归纳其编撰思路及特色如下。

一是以《内经》为宗，总统百家，合者采之，悖者斥之。其书首列《内经要旨》，以“明《内经》之旨，正炎黄之统，使轩岐问答千古如存”，“总统百家，以归《内经》”。凡荒诞异说、理法之外、叛经悖理、悖乱经旨以及穿凿附会、生搬硬套者均不收录，甚至王冰、王叔和等有失经旨者也不相从。其以《内经》为宗，示学有所本，古已有之，但以《内经》立言立法为标准，以律古今医论，彰显诸贤发明之功，荟萃百家，河济诸派，并结合临床，取舍方药，结束了医界“辞说丛衍”的混乱局面，将中医学各门各科整理为完整系统的体系，徐春甫无疑是一位开创者。

二是聚众之长，诸贤羽翼，取精用宏，兼收并蓄。他为全书的取舍厘定了一条基本原则——《内经》为宗，诸贤羽翼。“学本《内经》，方法醇正者，录之无阙”“立论切于证治之可法者，广博兼该”“凡有一节之所长，可以羽冀医学者，悉采而附之”，而以《内经》化解歧见，随论折中。“上自黄帝、岐伯、俞跗、和、缓、仓、扁、华佗、叔和、仲景之书，下逮曲巷小师之技，裒欲尽。”尽管认为王冰注《内经》“得失相半”，但仍多兼引其论以注解经旨；尽管对《难经》多有责难，但也不废其言，多有引注；尽管认为王叔和《脉经》“以己论混经，未免穿凿附会”“尚复抵牾大段古书，难尽信也”，但卷四《内经脉候》诸家脉论仍主要采自《脉经》，且临床各病证之“脉候”中尚多“较以王氏《脉经》”；尽管认为朱丹溪滋阴之说“特一端耳”，但在指其所偏后又有保留地大量引用了朱丹溪之说、治法方药及医案。当然，遵从经典、推崇脾胃元气说的徐春甫，引用更多的是《内经》、李东垣及其新安先师汪机、汪宦等的医论。对一些以讹传讹、荒诞不经之说，则辨误厘正而存之，从反面批判的角度保留历史信息；对当时难以判断是非真伪或者“无关紧要”之处，则存而不论，录之无阙，以成全书。由于他博览群书，医学知识通达透彻，指正了不少世俗之误。这样的编撰既有取舍判断，又十分注重方式方法，最大限度地保存了世俗的各种已成之法，并没有完全以己之见全盘抹杀，给后世留下了重新审视和判断的空间。

三是分门别类，统一体例，条分缕析，有章有法。“其书首《内经要旨》，次羽冀《内经》者，次脉候，次运气，次经穴，次针灸，然后及内外诸证治，妇女老弱、奇病秘方，为说甚具，而以本草集略及养生家言终焉。”类聚群分，条理清晰。无论基础还是临床，均引经据典，以经注经，间有发明，论证说理紧扣要领，一丝不乱，充分体现出作者博古通今的学识学养和高超自如的述作功夫。尤其临床各卷有一定的编辑体例，每一病证一般均载有病机、脉候、治法、药方等项，间或备有易简诸方、灸法、导引法、治案治验等，论述明了。但也并非一律拘泥于一个模式，诸如具体病证之熨法、蒸法、洗药、敷药、点眼、吹鼻药、合用药味、制法、不治证之种种列项，则根据具体情况裁撤，既有规矩方圆，又有一定的灵活性。

四是临床为主，病机为纲，提挈证候，以类方药。《古今医统大全》100 卷中临床各科占 86 卷之多。而在临床内容的编撰上，一个突出的创新点就是以病机为核心，“谨守病机，各司其属”，贯穿始终。每篇、每门或每证之中，先列病机，再以病机为纲，提挈证候，以类方药。书中 140 余证中均先论病机，对照病机引述各家医论以发挥其旨，间或加以自己的评论，俟疑虑冰释后，方才论脉候、列方药，使中医理法方药四个环节一体化。如卷八“中风门”，首先引述“中风《内经》始论”，然后据各家之论将中风之病机分为“中腑中脏”与“气中”，再将此病机与“湿病似中风”“证类风”相鉴别，并兼论证候之异同，随机参照病机总论治法，如“汗吐下之法治风”“中风先调其气”“治风宜先逐痰”“治中风不可下”“治风不可利小便”等。自汉至明，能明白道出中医辨证论治思维过程的论著难得一见，张仲景《伤寒论》以六经开示于人，虽肇辨证论治之始，而病机之说不著于论；王叔和仅能以脉测证，思考未入辨证论治之域；金元刘完素《素问玄机病原式》以五运六气为纲，虽论及病机，却无方无式，临床上难以效法。徐春甫起而匡正之，较彻底地改变了前人病机与证候分离的状况。美中不足的是，方剂散列于后，与病机衔接不紧。

五是解说经文，阐发医理，汇通百家，探究精微。凡引录经文古说，每每以“此言什么”“当作什么”等随文附注的方式，或解释病因，串解病机；或以经注经，解说经旨；或结合临床，列举病案，补充具体治法用药；或结合现实，针砭时弊，补其不足。对经文的解说详细具体，便于理解，多有阐发和创见。仅《内经要旨》随文注释中，就“正谬误者六千余字，增注义者二千余条”。《翼医通考》则采录自古以来影响深远的医论，考核而评价之，或辨其渊源，明其旨归，或发其奥义，解其惑懵，各家之论难辨、莫之谁适者，则验之于临床，借以进退百家。全书通过校注、考证、点评、引言、按语等方式，进行归纳、总结和阐明。由此可见，《古今医统大全》不是一部以单纯纂辑手法的鸿篇，而是编与撰相结合的巨著。

（二）学术思想特点

在编撰《医统》和《六书》以及组织成立“一体堂宅仁医会”、开展学术交流活动中，徐春甫勤于思考，勇于探索，引古人之说并结合临床加以推衍阐发，提出了很多富有价值的学术观点和命题。

1. 尊经与通变相统一

徐春甫的尊经崇古思想十分突出，一以《内经》为权衡，反对迷信巫术和惑人妄说。《一体堂宅仁医会会录・医有名实之异》指出：“圣人坟典之书，以援民命，安可与巫觋之流同日而语也?”《医学捷径・雷公四要纲领发微序》又强调“医学之大，讵可与卜筮小道同日语哉?”《古今医统大全》中明确指出“人神附体”“人死三年，神魂著人”之类皆为谬说；《会录》在阐述医德要求时，也是从儒家仁心仁术来明示，不苟同于因果报应、积阴德的习俗流弊来论述。其尊经崇古、反对迷信的观点，符合朝廷的官方意识，代表着一个时代医学的主流思想。

徐春甫尊经而不泥于经，“用法而不胶于法”，能合百家之言而统领之，诊疗上强调灵活通变，认为“不可偏执古方”“宜活泼增减用之，所谓变而裁之”，尤其反对“执成方指病用药”。针对当时一味批判《局方》香燥之风，能客观地分析说：“有云古方不可以治今病。噫！亦过也。”根本原因在于“用之者不得宜”，指出拘泥于古方，或凿于一家之法而不用古法，都是不正确的，关键在于根据病性的不同和病情的轻重缓急，随症加减、灵活变通使用。这一认识不偏不倚，充分体现了尊经与综合百家相结合、通变运用的思想。所编《古今医统大全》百卷，“一病而状百变，一药而效百试。此之一法，而又有彼之一法者存，使天下之治方术者，就资而就给，精思而慎发。”

2. 脉为医之关键

脉诊是中医独创的特色诊疗方法，徐春甫对脉诊尤为重视。他在《古今医统大全·凡例》中就申明“医道以脉为先”，全书除卷二《内经要旨》列有脉候篇外，后又于卷四单列《内经脉候》一卷，《医学捷径》又重出《内经正脉》并列为首卷，卷二《雷公四要纲领发微》首曰诊脉，《〈内经〉〈灵枢〉纂要》中首录“脉要精微篇”，明确指出：“脉为医之关键，医不查脉则无以别证，证不别则无以措治。医惟明脉则诚良医，诊候不明则为庸妄。”又在《古今医统大全·翼医通考》中首加按语“望闻问切订”，除强调四诊合参的重要性外，特别指出：“殊不知四者之要，则又在乎切之之功也，其望其闻其问之三者，先以得其病情之端，而后总切脉于寸口，确乎知始病之源。”以望、闻、问为先，以了解疾病之大概，后以切诊最终测知疾病之根源。故全书卷八至卷九十二分述临床各科辨治，每病证均设有病机、脉候、治法、方药诸项，实质上是以“脉候”来代表诊断与辨证，作为疾病诊断、病情顺逆及预后之裁决，并提出按脉对证调治，充分体现了“总切脉于寸口”的思想。

由于脉诊临床难辨，当时有医家避难趋易，只言辨证不言辨脉。徐春甫强调凭脉辨证，据脉分析病情，凭脉用药。如《古今医统大全·卷二十三·脾胃门》脉候中提出按脉对证调治，结合临床实际而有具体的治法用药内容，如：脾胃脉弦而紧者，是木邪刑土，脾胃有积，或痛或胀，宜保和丸中加柴胡、川芎、地骨皮之类，以制肝木；洪大者胃中有火，治宜泻黄散、承气汤之类；滑大者是痰饮，宜二陈橘半枳术丸之类，气不利上急者可吐；涩者气血两虚，宜八珍汤或异功散加当归、生地黄之类。短涩之脉，若在前短为外，以候胃，主胃弱病，不思食、恶心呕吐或恶闻食气者皆是；在后短为内，以候脾，主脾病，胸膈作胀、食下不化反泄泻之类皆是。平脉辨证要善于抓住浮、沉、迟、数、有力、无力等明确无误的脉象，徐春甫执简驭繁，列出“脉法部位表里虚实主病提纲”，以两手六部脉“浮而无力”“浮而有力”“沉而无力”“沉而有力”，来确定“表虚主病”“表实主病”“里虚主病”“里实主病”等，这些见解确有启发后人的作用。

诊脉辨证，首辨顺逆。徐春甫根据脉与形证相从主病顺、相逆主病凶的思想，认为脉证相符，无论虚实寒热皆为顺证，即便邪气尚盛，只要正气尚存，也易于治疗，预后尚好；脉证不符，多为正虚邪盛，正虚衰败，邪气亢盛，正不胜邪，或正气衰竭，症状假象出现，故预后险恶。因而得出结论：“阳病得阴脉，阴病得阳脉，皆死。”附列“死脉总类”、言明不治之症也是其一大特色，认为“凡不可治证，医所当知。病有一脏之气绝者，药必不能以强生”，表面上似乎惊世骇俗，仔细深思则令人无惑也。所以《会录·医会条款·辨脉》中强调说：“脉为元气之苗，死生吉凶之先见。”可谓深谙《内经》“气口成寸，以决死生”之道。

徐春甫论脉本乎《内经》，对《难经》不合经旨、《脉经》“尚复抵牾……难尽信”之误均有纠正，尤其辨纠六朝高阳生《王叔和脉诀》之谬甚详。如发现《难经》等书拘泥外经表里，指出“以左寸候心小肠，右寸候肺大肠”是错误的，明确《难经》所引经文大多不是《素问》《灵枢》的原文。认为《脉经》所谓“左手关前一分为人迎”“两手尺前为神门”皆有误，他解释说：“《内经》人迎诊候，乃是阳明胃脉，位在结喉两旁动脉是也。”“神门为手少阴心经之动脉，穴在掌后侧寸之分，与太渊相对。”至于《脉诀》，有所谓“左心小肠肝胆肾，右肺大肠脾胃命”之说，又立七表（浮、芤、滑、实、弦、紧、洪）、八里（微、沉、缓、涩、迟、伏、濡、弱）、九道（长、短、虚、促、结、代、牢、动、细）之名目，以七表八里九道为纲对二十四脉进行分类，由于内容简要，浅显通俗，习诵极便，流毒甚广，甚至出现了“《脉诀》出而《脉经》隐”的现象，徐春甫言“失其真也”。元代戴同父作《脉诀刊误》考核辨妄、详为订正，但徐春甫认为“辨之未尽辨也”，又特作“脉诀辨妄”一篇，从四个方面详细辨其谬误如下：一是“右尺命门、三焦并无经脏可候之理”，七表八里九道语意不明，立异偏异，“以表言之则实脉非表也，以里言之则迟脉非里也，而道更不知为何道也”；二是脉象并非如《脉诀》那样可以用图示表现出来；三是“大小肠配位两寸”既不合经旨又不合理，并分析其因可能是从手少阴心经与手太阳小肠经互为表里、手太阴肺经与手阳明大肠经互为表里的关系，误推误配到寸口脉候上；四是男女脉象差异“不过气血之少异，尺寸之强弱”而已，并非如《脉诀》所言那样“女人与男子脉相反悖”。逻辑推理环环紧扣，很有说服力。

晋代王叔和《脉经》问世后，独取寸口的脉诊逐渐发展成为一门独立的学问。其实上古尚有《内经》全身遍诊法、人迎寸口参诊法、《难经》独取寸口法三法，又《伤寒杂病论》有人迎、寸口、趺阳遍诊法，至王叔和倡导独取寸口脉法以后，前两法逐渐淡出。徐春甫对此深感痛惜，他在《古今医统大全·卷四·内经脉候》一书中，既编有“《内经》三部九候脉法”篇加以辨析，又录有“庞安常脉论”篇，论人迎、寸口“两脉相应，如两引绳”的参诊法，一再强调“诊候有三”。他在《古今医统大全》之内伤门、咽喉门、关格候及《外科理例》《幼幼汇集·积滞门》中一些病证的脉论，不仅仅局限于气口脉，也往往会论及人迎脉，以帮助诊断；而在伤寒门、痘证门、呕吐哕门、嗳气证、水肿门、膈噎门、翻胃门、惊悸门、消渴门、疝气门和《妇科心镜》各卷，其“脉候”等项还保留有趺阳脉的诊候内容。尤其内伤门中，他借李东垣之言介绍了人迎寸口参诊法辨内外伤的方法，即“人迎脉大于气口为外伤，气口脉大于人迎为内伤”，并加按语解释说：“人迎为胃之动脉，当主内伤；气口为肺之动脉，当主外伤。外伤风寒，风寒伤皮，皮腠司于肺，故气口主之。内伤脾胃，脾胃主乎中气，故人迎主之。”这里，徐春甫对人迎寸口参诊法的重视，还与其重视脾胃的学术思想相关。

3.“治病不察脾胃之虚实”不足为太医

徐春甫重视脾胃的思想源自李东垣，认为《脾胃论》的问世“是诚医道之大幸也”，在《古今医统大全·脾胃门》中盛赞其“解千载之惑，诚有功于生民”，认为世医不知脾胃本源，攻病欲速而不达，反伤元气而误人性命，并直截了当地提出“脾胃元气”这一组合性名词，寥寥四字，精确传神地表达出了《脾胃论》的核心观点，可谓深得“有胃气则生”之经旨和李东垣学说之秘笈。而对“古医十四科中有脾胃科，而今亡之矣”十分痛惜，针对时医不重视脾胃的种种弊端，他在《翼医通考·医道》中大发论议，认为疾病“不足者十常八九”，指出身体强壮偶有外感而病者，确实可以攻邪一法治愈，但这仅仅只是少数，一般医生治疗也易成功；但脾胃一虚而遇外邪侵袭，一般医生再仅用攻邪治疗就大不同了，束手无策之时推诿称“难医”，这样的情况数不胜数。其在脾胃门中进一步指出“百病皆脾胃衰而生，主虚则客邪不退”，胃气虚则“主气不能行药力”，故病不愈；“胃气实者，虽有病，不攻自愈”，只要正气有自愈能力，不同的医生从不同的角度去调整脾胃功能，虽诊断、用药不同，一般疾病皆有自愈的可能，并由此明确提出“治病不察脾胃之虚实，不足以为太医”。《古今医统大全·翼医通考》论“医道”中，又重申：“调和脾胃，为医中之王道；节谨饮食，为却病之良方。”《医学捷径·明集》中又反复指出说：“人之有生，以脾胃为主，脾胃健盛，则恒无病，苟有六气七情，少可侵籍，则亦不药而自愈矣。脾胃虚者，谷气少资，元气浸弱，稍有微劳，则不能胜而病矣。”在《古今医统大全》和《医学捷径》两书中，对脾胃在各病证中的生理、病机多有大篇幅阐述。

在临床各科诊疗上，徐春甫多从顾脾胃、培元气上考量，选方用药以不克伐脾胃为原则，或直以脾胃论治，或先调护脾胃、未渐先防，或愈后补土复元、善后防变，不急于求速效而称奇，沉疴痼疾反能逐渐效验。如《古今医统大全·卷二十二·痼冷门》载，沉寒痼冷之症，若脾阳亏损、脏腑失养、寒自内生而致者，则用温补脾阳、祛除内寒法治之，“方用大建中汤加黄芪、白术、附子、肉桂以治之”。卷二十三“倦怠嗜卧门”曰：久久补脾胃、滋化源以治倦怠，脾胃一健则精神充足；若食饱过伤而嗜卧，则补脾胃而兼消导。卷三十一“水肿门”在分析“诸湿肿满，皆属脾土”时，形象地比喻说：“积饮留饮伤脾，若土之于雨中则为泥矣”“若泥土之得和风暖日，水湿去而阳化，自然万物生长”。水肿本因脾虚不能制水，故不仅在于开鬼门、洁净府，也要从脾而治，当以参术补中宫为大法，大抵只宜补中行湿，脾气健运则水自行，水肿方愈。“用二陈汤加人参、苍白术为主，佐以黄芩、麦冬、炒栀子制肝木”，并随证加减，“切不可下”。再如卷四十三“痰饮门”认为，痰饮为病乃因于太阴湿土，脾弱而不能营运，气道壅滞，中焦不能腐谷，“遂停滞为痰、为饮，变则为寒、为热、为喘、为嗽、为呕吐、为反胃、为肿满、为眩运、为风痫、为嗳气、为吞酸嘈杂、为嗝噎、为怔忡、为疼痛之类。”卷七十一“淋证门”指出，水道通调虽有赖肺金清肃，“然肺金又藉脾土健旺”。卷四十二“血证门”、卷四十八“虚损门”和卷八十四《螽斯广育》，则在指出四物汤的适应证后，指明不察脾胃虚实滥用四物汤之误，强调说：“凡用四物治血，须审其人脾胃。虚者必先用六君子、补中益气之类以养胃，然后合四物而用之，万无一失。”妇科如治崩漏，则以“养脾、升胃、固血”为大法，认为带下一证多由脾胃湿热所致，用“秘验带下丸最妙”，并强调“愈后多服大健脾丸”。儿科列有奇效肥儿方专治儿童脾弱疳积。又如痘疹之患，“凡觉出疹，略见虚弱，当先补养脾胃”。老年患者强调“以养元气、健脾为主”，善用秘传六和丸，视之为“益老扶羸，助脾活血，进饮食，第一平和之剂”。甚至外科疾病，也“大旨主于调补元气，先固根柢，不轻用寒凉攻利之剂”。

在方药运用上，徐春甫力推“王道之方”。他认为“李东垣著《脾胃论》补中益气等方，为王道之本，而实为医家之宗主。”李东垣从师于张元素，张元素为防“用峻利之药”损伤脾胃、

"促人之寿"，特制一方"枳术丸"，白术剂量是枳实二倍，且用"荷叶包烧饭为丸"，但徐春甫犹认为不足，强调"枳术二味亦平剂耳"，须得补中益气之剂，方能奏功。为保护脾胃功能，徐春甫对枳术丸的传统制剂进行改革，改大粒糊丸为易于消化的"汤滴小丸"，"荷叶煮老米饮滴为丸"堪称是方药运用的一项发明。其在京师设有"保元堂"，以创制脾胃王道之剂起家，显见其推重健脾保元之治。其临床立足于"脾胃元气"，用药多偏于温补，善用白术、茯苓、人参、黄芪。《会录·医会条款》举例说，治脾胃虚弱证以人参、白术甘温为君，专精而效速。《医学捷径·三十六方》理脾胃之治方达8首，以重用、倍用白术创制大健脾养胃丸取效而引以为豪，并推荐为"医家之主药，人生之根本，不可须臾离也。"从张元素枳术丸，李东垣补中益气汤，到徐春甫大健脾养胃丸，均体现了扶养脾胃、顾护中州之旨，徐春甫则有过之而无不及。所编《养生余录》中186首食疗养生方中，脾胃治方69首、占39%，投人参、黄芪、白术者无计。堪称一绝的还有他的药饼疗法，主要宜于脾胃虚弱、纳谷不馨、不耐汤丸又不宜丹散之人。

在理论上，徐春甫还以"东垣论五脏六腑皆主于脾胃"为依据，提出肝、心、肺、肾四脏皆需脾胃化生营养，脾胃病变可以影响诸脏，五脏皆有脾胃之气、脾胃之病，皆可从脾胃调治。《古今医统大全·脾胃门》结合脉诊分析了五脏脾胃病的证治和用药，指出"脾胃既虚，十二经之邪不一而出"，假如不能饮食、肌肉瘦削，乃脾胃本部之病，其右关脉缓而弱，是脾胃本脉之证；而本部本证脉中兼见弦脉，或见四脉满闭、淋溲便难、转筋一二证，此肝之脾胃病，当于本经药中加风药以泻之；本部本证脉中兼见洪大，或见肌热、烦热、面赤而不能食、肌肉消一二证，此心之脾胃病，当于本经药中加泻心火之药；本部本证脉中兼见浮涩，或见气短、气上、喘咳、痰盛皮涩一二证，此肺之脾胃病，当于本经药中兼泻肺之体及补气之药；本部本证脉中兼见沉细，或见善恐、欠之证，此肾之脾胃病，当于本经药中加泻肾水之浮，乃泻阴火伏积之药。并引有《脾胃论》"脾胃不足而四脏乘侮、母病及子"的理法方治论述，也多有兼顾脾胃之意。李东垣《脾胃论》特列有一章节论"肺之脾胃虚"，所用方药为升阳益气汤，也有心、肾及肝之脾胃病的类似论述，但徐春甫明确地提出肝、心、肺、肾"五脏之脾胃病"，系统地论述"调理脾胃以安和五脏"的治疗思路，还是第一次。

李东垣著《脾胃论》，详于脾阳而略于脾阴，徐春甫又吸收了朱丹溪养阴说之精华，论述了脾阴的生理、病机、临床表现及治疗大法。在《古今医统大全·翼医通考》论"医道"中认为，胃为脾之刚，脾为胃之柔，互为表里；胃阳主气司纳受，阳常有余；脾阴主血司运化，阴常不足；胃乃六腑之本，脾为五脏之源，明确指出"胃气弱则百病生，脾阴足则万邪息"。而在卷二十三"脾胃门"论枳术丸时提到"能食者但食后饱闷难化，此胃火旺、脾阴虚也"，明确提到了"脾阴虚"一词；并把脾阴虚的病因归纳总结为忧思抑郁、七情内伤，劳逸过度、起居不时，饮食不节、饥饱失宜，外感六淫、寒温不适等，其中最主要的是忧思伤脾。卷四《内经脉候·内经三部九候脉法》中曰："右关后之下至浮涩主四肢恶寒，沉涩主饮食难化，此候脾阴，以司运化者也。"提纲挈领地论述了脾阴虚的脉候。

徐春甫提出"治病不察脾胃之虚实，不足以为太医"等的学术观点，"脾胃元气""脾阴虚""五脏之脾胃病"等名词概念，以及"调理脾胃，以安五脏"、养脾阴等新的治疗思路，临证善用白术、茯苓、人参、黄芪，改进枳术丸制剂剂型，创制大健脾养胃丸，明显形成了调理脾胃的用药风格和特色制剂，为新安医学调理脾胃的特色治法奠定了基础，也为丰富和完善脾胃学说做出了重要贡献。

4. 五郁六郁七情之郁，无往而不郁

郁者，滞结不通也。《内经》有“木郁达之，火郁发之，土郁夺之，金郁泄之，水郁折之”之说，朱丹溪有气、湿、痰、热、血、食为病的“六郁”之说。前者为五运乖和、外来六气之郁，后者为“气血失和”之六郁。徐春甫尊引《内经》之说，治以通畅为则，临床上更强调要辨别朱丹溪六郁，《古今医统大全·郁证门》指出了六郁的常见症状，又提出“郁为七情之病，故病郁者十有八九”的新观点，认为情志所伤是造成郁证的重要原因。卷二十七“膈噎门”认为，“五膈五噎总是七情之气郁于胃口而成”，忧膈、气膈、恚膈、寒膈、热膈五膈和气噎、忧噎、食噎、劳噎、思噎五噎，不外乎忧愁、思虑、愤怒等情志失调及饮食因素造成。《古今医统大全·王序》就记载了徐春甫诊断一例左臂不和、时作眩状的官员，辨为烦懑不宣致郁，并以清痰发郁之剂治愈，后经核实，此与其丧子且含悲贮恸之实情十分吻合，众人惊奇不已。

从五郁六郁到七情之郁，郁的本意发生了本质的变化。在此基础上，徐春甫还提出了“脏腑之郁”说。所谓“脏腑之郁”，以五脏郁和胆郁为主。“郁证门”还指出了脏腑之郁的症状表现和治疗方药，如心郁者，神气昏昧，心胸微闷，主事健忘，治当加黄连、石菖蒲、香连丸之类；肝郁者，两胁微膨，或时刺痛，嗳气连连有声，宜用青皮、川芎、吴茱萸、左金丸之属；脾郁者，中脘微满，生涎少食，倦怠嗜卧，四肢无力，宜用苍术、半夏、砂仁、神曲、陈皮、越鞠丸之属；肺郁者，毛皮枯涩，燥而不润，欲嗽而无痰，治用桔梗、瓜蒌、杏仁之类；肾郁者，小腹微硬，腰腿重胀，精髓亏少，淋浊时作，不能久立，治宜用苍术、茯苓、肉桂、小茴香、青娥丸之类；胆郁者，口苦，身微潮热往来，惕惕然如人将捕之，宜用竹茹、生姜、温胆汤之类。还有肺金之气郁在大肠之间而致腹痛者，以苦桔梗宣发肺气，后用治痢药。显然，“脏腑之郁”是从病变的脏腑部位而言，而不是从病因角度出发。至于“脏腑之郁”的病因，则有内外因之别，徐春甫更强调七情之变。“郁证门”举一病案说：“一室女因忤意，郁结在脾，半年不食。”辨证上既辨脏腑又辨五郁、六郁、七情之郁，治疗上，在六淫之病汗、下、吐、利等诸法和朱丹溪解郁开郁之外，强调郁为七情之病，使郁证和解郁之法更具有实际运用价值。

郁证七情内伤，新病者有之，久病者更多。故徐春甫强调“病郁者十有八九”，凡久病多有气血郁结，必须参以解郁之法，久治不愈者当兼解郁。“郁证门”曰：“诸病久，则气滞血凝而成郁结。治之虽各因其证，当兼之以解郁，固不可不知也。郁滞一开，则气血通畅，而各病各自以其方所能愈也。”认为时人病久，每用治本病之药而不奏效者，皆是郁证之故，也是时医不悟治之不效、愈治愈重的原因所在。强调诸病有郁“治之可开”，对那些久治不愈的病证，必须适当兼之以解郁之药，以条畅气血。《古今医统大全·卷二十四·腹中窄狭证》自言：“用开郁之药多效，惟痰与火被郁则窄”，可谓经验之谈。现代认为郁有广义、狭义之分，情志致郁为狭义概念，而广义之郁泛指外感六淫、内伤七情所引起的脏腑功能失调，气、血、痰、火、食、湿等瘀塞、郁滞而引起的疾病总称。必须说明的是，徐春甫“久病当兼解郁”的含义，是广义、狭义两者兼而有之，而侧重七情之郁，所以临床上又必须各求其属，求其所因。

对于外因导致的郁证，论治上既要分新久又要辨虚实。卷二十四“吞酸门”载脾郁吐酸有新久之别、寒热之治，久病火郁吐酸宜辛温发散。其云：“夫久患者脾胃虚弱，属郁者多，此吐酸宜从东垣安胃之治（引者注：方有安胃散，组成为人参、藿香、丁香、陈皮），是则热因热用之法也。”而新病吐酸当从寒味论治，其引用朱丹溪之语曰：“凡吞酸、吐酸皆属于热，必用吴茱萸顺其性而折之，黄连、炒栀子为必用之药。”同是吐酸，而新久寒热不同，用药各异。不过徐春甫认为，临床解郁之药（除治热郁药外）多辛温香燥，而有耗气伤阴之弊，气虚、阴虚者犹当注意。如“膈噎门”指出：“治膈噎勿用燥热药”“兹因气虚而郁热，若用辛热耗气，则是虚者益虚，热者益热，其何以为救治之道哉!”

从“天气”之郁转变为七情之郁，徐春甫吸收前辈医家的认识，结合自己的临床经验，推崇“七情之郁”，阐发“脏腑之郁”，更强调“久病当兼解郁”。在此基础上，他还进一步提出了五郁六郁七情之郁“无往而不郁”的观点，其“郁证门”明确指出：“大抵七情六淫，五脏六腑，气血痰湿，饮食寒热，无往而不郁也。治之宜各求其属而施之，则无不愈者。”并分析说：“或七情之邪结，或寒热之交侵，故为九气怫郁之候；或雨湿之侵凌，或酒浆之积聚，故为留饮湿郁之候；又如热郁而成痰，痰郁而成癖，血郁而成癥，食郁而成痞满，此自然之理也。”《医学捷径·郁证歌》则对五郁、六郁、七情之郁做了全面归纳、概括和总结，对郁证的辨证论治有着重要的指导意义。

5. 济世惠民，养生保健治未病

徐春甫在其著述中，将养生思想贯穿于疾病的预防、诊断、治疗、调养的全过程，各科病证治疗也注重先补后攻以防病变和瘥后补养以促进康复，防、调、治、固基本涵盖了医学的全部。《古今医统大全》中还单列有《老老余编》《养生余录》两篇四卷，选录古籍之精要实用、致意深远的养生内容，从节饮食、摄起居、保元气、养神体、护持惜精、节欲保精、怡情悦志、堤疾节宣等方面推衍阐发，内容十分丰富。

（1）慎疾慎医，防微杜渐

儒家经典《论语》有“子之所慎，斋、战、疾”的论述，又有“康子馈药，丘不敢尝”的记载，《古今医统大全·卷三·翼医通考》在引述了这两个典故后，得出了“可见圣人慎疾慎医之心至且尽矣”的结论，由此引出“慎疾慎医”的命题。所谓“慎疾”，也就是治未病。徐春甫解释说：“圣人治未病不治已病，非谓已病而不治，亦非谓已病而不能治也，”而是在得病前谨慎小心地预防，趁病情轻微时抓紧治疗，成功的把握大而受害的程度小。其《养生余录·总论养生篇》又提到“堤疾”的概念，“堤疾”顾名思义就是提防疾病，“饮食适时，温凉合度，出处无犯于八邪，寝寐不可以勉强，则身自安矣”。这里着重强调的是治未病之先，防患于未然。“慎医”就是指生命至贵，医药人人所必用，亦当留心，要认真谨慎地对待，一旦患疾，就医有备无患。他批评世人“平日慢不究心于医”，不明白治未病的道理，疾病隐而未显的时候不谨慎防范，由轻微小病到病势危重，“酿成大患，方急而求医”；或者平时不注意，有病乱投医，风闻遥传，“委之狂愚”，终至病情发展、难以为治。他还具体阐述治未病的方法，认为“圣人”起居活动，无不摄精养气，自有法度，即使偶然有细微隐晦的病情，一定十分在意地加以预防，及时用药物去医治。

徐春甫的治未病，又是与其脾胃观结合在一起的。他在《医学捷径·三十六方》中就谈到，脾胃健则恒无病，即使六气七情少侵而有微恙，也可不用药而愈。其“保元堂”即凭借大健脾养胃丸成药起家，何以闻名海内，“缘治未病养生之要药也”，可见该药在未病、微病、小病时服用，能起到未病先防、防微杜渐的作用。重视后天脾胃的作用，必然要把饮食养生放在突出的位置。《养生余录》就有“百病横夭，多由饮食”“五味入口，不宜偏多”“养老之道，食必忌杂”“常学淡食”“食后要将息”等种种告诫。其中“食后将息”包括食后缓行，常以手摩腹，“调身按摩，摇动肢节，导引行气”。说到老年养生，《老老余编》还归纳出了“养老四无”，即“耳无妄听，口无妄言，身无妄动，心无妄念”；又有“真人七法”“养老三字经”“六戒”“二十一不可”等禁忌，无非是要求老年人学会自戒和调养，爱惜精气神。老年人生病与青壮年生病自有不同，徐春甫提出“治年高之人疾患，不能将同年少”“凡老人有患，宜先以食治，食治未愈，然后命药。此养老人大要之法也”。而且，要顺势用平和之药扶持治疗，切忌乱投虎狼之药、妄行针灸，调治愈后还要再行食疗善后，药食并举。其《老老余编》186 首方中，药饵食疗方达 100 首，占 60%，其中有粥方 44 首，药饼方 8 首。

导引，是中医传统的呼吸运动和躯体运动相结合的保健方法，《养生余录》归为 16 条，对其方法做了详细介绍；《老老余编》则专门介绍了“六字气诀”的功法。两书中还有“右手掌擦左手心、左手掌擦右手心”之类简便易行的自我按摩保健方法。相较于导引养形而言，徐春甫更重精、气、神。神者，《养生余录》有养神、爱神、啬神等说法，他解释说，养神就是使自己的身体与情绪处于平静状态，少私寡欲、心胸坦荡，抑目静耳、闲情逸致，和畅情态、调摄七情、顺应四时，以保持精神和体力，“形与神俱，而尽终其天年”。气者，即惜气、爱气、保元气、护元气。他解释说，养生以养护元气为重点，以使体内正气充沛、气机条畅，做到“正气存内，邪不可干”，避免“神疲心易役，气弱病来侵”。精者，《养生余录》明确提出了节欲保精的五项原则，即“性欲不必禁、房事不宜早、性欲不可纵、春药切勿用、行房有忌避”。“食色，性也”，适度则有益，过度则有害。虽美色在前，也不过悦目畅志而已，决不可恣其情欲，以伐性命。

（2）提炼、阐发养生命题

徐春甫养生之论散在于《老老余编》《养生余录》等卷中，他于“养生万计”之中，精选出“养神、惜气、堤疾”的保养三术；“啬神、爱气、养形、导引、言语、饮食、房室、反俗、医药、禁忌”十大养生要点；“体欲常劳，食欲常少。劳无过极，少无过虚，去肥浓，节咸酸，减思虑，损怒气，除驰逐，慎房室”之武氏养生法；将养生延命的原则概括为莫伤、顺之、守中、养内，并着力阐发了“五难”说和“养生以不伤为本”的观点；提出了“愚智贵贱则别，养生惜命则同”的观点。

养生延年是每个人的期盼，但并不是人人都能做到的。汉魏时期“竹林七贤”的精神领袖嵇康就发出了“养生五难”的感叹。其云：“名利不灭，此一难也；喜怒不除，此二难也；声色不去，此三难也；滋味不绝，此四难也；神虑精散，此五难也。”徐春甫十分赞同，认为“五难”不除，虽口诵至言，如果口惠心不诚，不论是吃药进补还是采用其他养生方法，都难以避免疾病。在“五难”基础上，他进而提出了“将收情欲，先敛五关”之说。这里的“欲”和“关”，包括了伐性之斧（色）、攻心之鼓（声）、腐脏之药（味）、熏喉之烟（芳馨）、召蹶之机（舆驷）。欲是人的本能，“此五者所以养生，亦以伤生”，过度欲望损人身心健康，导致行为越轨。徐氏比喻说：“身之有欲，如树之有蝎。树抱蝎则还自凿，人抱欲而反自害。故蝎盛则木枯，欲炽而身亡。”强调了欲望过度的危害性及控制自身欲望的重要性。提出这一命题的目的就是要预防“抱欲自害”，节欲养生。

“养生以不伤为本”，出自晋代医学家葛洪。徐春甫解释说，这里“伤”指的是人们衣、食、行、住、坐、卧等不按自然运行和人体生命规律进行，“伤”在不知不觉中积累，到了一定程度便会引起疾病。养生必须去“伤”。“不伤”就是要顺应自然，和谐适度，保持旺盛生机。指出“才所不逮而困思之，力所不胜而强举之”，必为所伤，不应强求自己过度作为，主张人的言行举止、存思计虑都不应超出正常的限度。当然，“养生以不伤为本”，也并非是消极不作为。《养生余录》就引用了道家《仙经》“我命在我，不在于天”的观点，强调命运自主，延生有术，养生之道完全掌握在自己手中。这一观点体现出了三个基本价值理念，即以人为贵、“生为第一”的乐观精神，“性命由己，操之在我”的命运自主意识，超越生命、延生有术的生命实践思想。（《新安医学医论医话精华》）而徐春甫本人所提出的“愚智贵贱则别，养生惜命则同”，更体现出了生命平等的意识和医者仁心仁术的价值观念。

《古今医统大全》全书分福、寿、康、宁4集40帙，以“富贵荣华客，清闲自在仙；鹏程九万里，鹤算八千年；玉质成飞步，朱颜永驻延；平安无量劫，静默有真玄”一诗之40字，分为全书40帙之序号，突显了他推重治未病的思想。而各科病证治疗，更注重先补后攻以防病变和瘥后补养以促进康复，防、调、治、固基本涵盖了医学的全部。

【临证经验】

目前还没有发现有徐春甫的医案专著，《古今医统大全》仅在“王序”、卷四十三“痰饮门”、卷四十九“心风门”、卷五十三“眩运门”，留有数则疑难急诊病案，着墨不多，难以反映其诊疗上的学术经验，有待新的考证发现。所幸的是，百卷《古今医统大全》记载和保留了大量前人及本人在临床各科的创新实践，尤其徐氏“保元堂”积久频验的成药制剂，由他编入《医学捷径·评秘济世三十六方》中并刊行，从而被保存流传下来，一定程度上代表了徐春甫的临床学术水平。

一、各科创新发明举例

徐春甫在临床各科也多有创新发明。譬如《古今医统大全·卷二十一·积热门》描述积热口疮“一时感触热毒之气”、伴见“非伤寒伤风之热证”，从现代医学观点来看，实质基本描述了手足口病口腔症状的特征。卷五十三“眩运门”以大黄为主通下法上病下取治疗眩晕（相当于现代的耳眩晕），具有病因病机、治疗法则和药物使用三大创新的特点。卷六十二“鼻证门”中“地龙散治息肉”载，洗净鼻腔以利于外治药物吸收，是洗鼻法最早的文献记载。卷七十四“痔漏门”收载了同郡程复斋治论，详细描写了挂线治疗肛瘘的方法和过程，这是挂线疗法的首次记载。

随着文献整理和现代研究的不断深入，会发现诸如此类的发明在《医统》中不胜枚举。

二、特色诊疗制剂举隅

《三十六方》中，虽然只有区区40方（包括补遗的4方），但广泛涉及临床各科病证，且绝大多数用药平和，方简力宏，临床疗效确切。其中，和脾胃、补脾肾、从脾肾论治之剂多达18方，而专治内科脾胃者有8首之多，并将大健脾养胃丸推为“医家之主药”，体现了他重视脾胃的一贯主张。其选方不拘药味多少，但更推崇药味少而能取奇效的小方，多为8～15味，并列举其先族徐第所得之治泻痢方——香连丸加肉豆蔻来说明。徐春甫认为，“药味简而取效愈速，药品多则气味不纯，鲜有效验”。最有意思的，是其“秘传”及“经验”方。徐春甫介绍了各方的来历或得方过程，如徐第香连丸、黄连紫金膏、秘验血崩丸、仙方点白还玄丹等。徐春甫将切于实用、屡用屡验的药方公开，可见其心胸之豁达。

徐春甫认为，“方药贵精不贵多”，故今从其自创的40首成方制剂中选出6首，结合《古今医统大全》的论述，按别名、来源、组方、制备、功用、服法（用法）、禁忌、徐评（徐春甫原评述）、按语的体例，重新进行统一整理和归纳，以便于临床学习、使用和参考。

1. 大健脾养胃丸(《三十六方》第一方)

别名：大健脾丸、百谷丸。

来源：徐氏保元堂制剂。

组方：白术净三斤（饭上蒸），人参十两（清河者佳），白茯苓一斤，广陈皮一斤（温水洗），枳实八两（饭上蒸），川黄连八两（姜汁炒），神曲八两（炒），谷芽八两（炒去壳），吴茱萸三两（汤泡去苦水），当归身六两（酒洗），青皮五两（醋炒），白豆蔻三两（炒仁），南木香二两。

制备：上为末，老粳米煮荷叶汤滴丸，绿豆大。

功用：健脾养胃，滋谷气，除湿热，宽胸膈，去痞满。日常治未病，饮食积滞消后以及病愈后脾胃调养。保元堂广告：诸人服此丸，脾胃大壮，饮食多进，元气畅充，五脏六腑、四肢百骸皆得所养，诸病不生，百邪不入，寿考长龄，此其基本。

服法：食远服，白开水吞下二钱，小儿一钱。

徐评：人之有生，以脾胃为主。脾胃健盛，恒无病；苟有六气七情，少可侵籍，则亦不药而自愈矣。脾胃虚者，谷气少资，元气寖弱，稍有微劳，则不能胜而病矣。至于六气七情，少有所伤，则病甚而危矣。医不察其虚，顿加攻击之药，鲜有不伤正命而殒生也。余固首集大健脾丸为医家之主药，人生之根本，不可须臾离也。余寓京师，惟借此方以著名，海内咸知，罔不求赎，缘治未病养生之要药也。

按语：《古今医统大全・卷二十三・脾胃门》载有小料方，组方和用药比例大同小异，《三十六方》略有改进。食远服是服药法之一，离正常进食时间较远时服药，主要用于脾胃药和泻下药的服用，下同。后世有名方健脾养胃丸，用药虽大同小异，但各药剂量较为均衡，补脾胃元气之力远不及此方。徐春甫还每每于疾病治愈后，予该方善后巩固。歌诀曰：大健脾丸参术苓，香连橘半谷芽仁；青皮枳实山楂肉，百壳丸名益笑龄。

2. 香砂枳术丸(《三十六方》第三方)

来源：徐氏保元堂制剂。

组方：白术二斤（饭上蒸），广陈皮八两（洗），枳实五两（麸炒），神曲二两五钱（炒），山楂肉三两（蒸），砂仁一两二钱（炒），半夏曲二两五钱（炒），广木香六钱五分。

制备：上为末，老粳米煮荷叶汤滴丸，绿豆大。

功用：消食快气，宽膈利中，除痞满，祛痰饮，解宿酲，健脾助胃消食。用治脾胃虚弱，内伤饮食，呕吐、嘈杂、痞满，食积腹痛、腹胀。

服法：食远半饥时服，白开水吞下百丸，小儿五十丸。

徐评：香砂快脾胃以舒气，枳壳消宿食以保安，但又不必多用，以脾胃畅通则已，乃急则治标，不得不用。快后可用大健脾丸，自无郁滞之患也。

按语：本方系李东垣枳术丸（李东垣《内外伤辨惑论》载引张元素方）加味。枳术丸本源于仲景枳术汤，但功用全然不同。《古今医统大全·卷二十三·脾胃门》云：内伤饮食不可用峻利食药，用白术之意，不求速效，消导令其胃气强，而后食化不复伤也。今有伤食类常用中成药香砂枳术丸，由木香、枳实、砂仁、白术四味精简组方，源自张介宾《景岳全书》。

3. 香连方(《三十六方》第五方)

来源：徐氏保元堂制剂。

组方：川黄连净一斤（切豆大，吴茱萸汤泡良久，去汤，以湿吴茱萸同黄连焖过，炒黄连赤色，去吴茱萸），广木香四两，白芍药四两（醋炒），平胃散四两。

制备：上为末，醋糊丸，梧桐子大。

功用：和脾胃，除湿热，止泻痢，解宿酲、吐酸嘈杂、腹痛，并治男子淋浊，女人带下。

服法：空心米汤或白开水吞下八十至百丸。

徐评：黄连去湿热，有厚肠胃之功。脾胃受饮食，为水谷之海，每每湿热所伤，致有腹痛泻痢，胀闷之证作矣。惟黄连、木香之苦辛，佐以芍药、平胃散调中和气，则腹痛泻痢自愈。故不嫌加味以宜方，有加肉蔻者，只宜久痢之人，收涩之效也。

按语：《古今医统大全·滞下门》另载有祁门加味香连丸。从其评述和两方组成、制法来看，有一定的内在联系。其先辈族人徐第，曾病泻痢日久，诸药罔效，后有人让他用《局方》香连丸加肉豆蔻，数服病愈。从此徐第就自制此药出售，对治疗脾胃湿热腹痛泻痢者非常有效，其子孙就靠这个方子“以供衣食”。徐春甫在《医学捷径·三十六方》中说：“余只以本方精制而效极神，间加平胃芍药为佐，则又神而化，化而不可以知测者也。”显然他是受该方的启发，以治痢名方香连丸为基础，加调和脾胃之平胃散和芍药组成保元堂香连方。今有成方香连平胃散。

4. 斑龙百补方(《三十六方》第六方)

来源：徐氏保元堂制剂。

组方：鹿角霜十两，鹿角胶四两，白茯苓四两，干山药四两（炒），人参四两，川牛膝四两（酒洗），川杜仲三两（姜汁拌炒），甘枸杞三两，黄芪四两（酒炒），五味子二两，川当归三两（酒洗），怀生地四两（酒洗），芡实粉四两，知母四两（盐水炒），夏月加黄柏四两。

制备：上药为末，炼蜜和胶丸，梧桐子大。

功用：固本保元，生精养血，培复天真，大补虚损，壮元阳而多子嗣，益五内而壮精神，强健筋骸，充血脉，美颜色，补百损，祛骨蒸，除百病，延年益寿，聪明耳目，玄润髭须，久服通玄。

服法：空心盐汤服下百余丸。

徐评：斑龙，鹿也，属阳，属乾，跃走最捷。其角与胶，为气血之精华，性温平，不寒不热，实为补养之圣药。丹书云：尾闾不禁沧海竭，九转金丹都漫说，惟有斑龙顶上珠，能补玉堂关下穴。

按语：徐春甫认为，补弱实虚，老人、虚人常服，增延龄算，大有奇效，真乃王道奇品之方，并将其列为《医学捷径·二十四方》中第三剂补剂之代表方。《古今医统大全·虚损门》载有《青囊书》仙传斑龙丸、斑龙二至丸、斑龙二至百补丸。除主药外，方药出入较大，但功用相近。从主药和功用来看，保元堂方是在此三方基础上改进化裁而成。

5. 琥珀安神丸(《三十六方》第十一方)

来源：徐氏保元堂制剂。

组方：川黄连八两（酒炒），当归身三两（酒洗），生地黄三两（酒洗），生甘草一两，玄参四两（酒洗），酸枣仁一两（纸捶），白茯神四两，远志二两（甘草汤泡，去心），琥珀一两，犀角一两（镑），辰砂一两（为衣）。

制备：上药为末，莲子灯心汤滴丸，绿豆大，辰砂为衣。

功用：镇养心神。治一切心虚神短，烦躁不宁，夜卧不安，惊悸怔忡，恍惚健忘。

服法：食远或夜前，灯心汤吞服五十丸。

徐评：辰砂、琥珀，宁神镇心之圣药。神不守舍，用之如响之应声。当归、生地以养血；犀角、远志以养神。日夜不寐，急病所需，以药不容以缓修也。天王补心丹用之于平时，此药用之即病者，其神乎！

按语：此方系取李东垣朱砂安神丸（朱砂减量）加琥珀、犀角、玄参、酸枣仁、茯神、远志而成。今为常用中成药，组方有出入。

6. 宁嗽琼玉散(《三十六方》第二十六方)

来源：徐氏保元堂制剂。

组方：诃子肉一两（煨去核），白桔梗一两，百药煎五钱，五倍子一两（炒），罂粟壳五钱（蜜水泡去筋），生甘草五钱，乌梅肉五钱（炕）。

制备：上药为细末，蜜糖调。

功用：收敛止咳。治一切久嗽而诸药罔效者。

服法：食后临卧时，蜜糖调服方寸匕，或一钱蜜汤调服，白开水漱口，仰卧片时。

禁忌：忌油腻荤腥、酒、醋、盐、酱、炙、煿之物七日。

徐评：嗽最难医，古今通语。凡风寒咳嗽，发散则痊。又复感而作者，甚难取效。咳之既久，肺气上浮，而寻常之药罔能遏止，必得收涩之剂。肺气敛而嗽方宁。因地制宜，此之谓也。

按语：所谓“因地制宜”，乃云其药取用方便易得。诃子肉、乌梅肉为可食用的果实，桔梗、罂粟为古代家园可种植的植物，治病而不费也。另《医学捷径·卷四雨集·诸证要方歌诀》载有琼玉散，云其“久嗽虚喘、诸药不效者一服则止”，组方有相似之处。而《古今医统大全·咳嗽门》载有朱丹溪方琼玉膏，系由人参、茯苓、琥珀、沉香、生地黄等组方炼蜜制成的膏方，治虚劳干咳、血虚肺热之燥咳、消渴等病；《诸证要方歌诀》也载有琼玉膏治干咳劳嗽，应区别使用。“方寸匕”为剂量单位，唐《备急千金要方》卷一注曰：“方寸匕者，作匕正方一寸抄散，取不落为度。”约等于2.74毫升，盛金石药末约为2克，草木药末为1克左右。

【后世影响】

徐春甫的医学成就和非凡作为，对后世产生了广泛而深远的影响，其中以《医统》百卷的影响最大，它的编撰和刊行是载入中国医学史上的一件大事，现代已被列为我国十大医学全书之首。

一、历代评价

明·万历《祁门县志·卷三·艺术》对徐春甫评价说：“医家书无所不窥，著有《古今医统》《医学捷径》。居京邸，求医甚众，即贵显者不能旦夕致。”①

清·同治《祁门县志》卷三十三曰：“徐春甫居城东，幼师汪宦，医家书无所不窥，官太医院，居京邸，全活甚众，著有《古今医统》《医学捷径》。”

2000年，徐春甫被评为30位“千年徽州杰出历史人物”之一。

《新安医籍丛刊》在校注《古今医统大全》提要中评其书说：“此书综博千古，总统百家，巨纤毕举，条分缕析。是编属意甚微，穷力甚久，融古通今，赅博群集，搜罗广而取舍精，后世医家多所推重。”在《医学未然金鉴》中评曰：“徐春甫所创二十四字治法，源于《内经》，本乎十剂，兼采众家，有独特见解，但似嫌繁杂。所评之方，剖析细腻，清楚明了，尤其方后药物加减，因人、因时、因证，随机应变，严谨灵活，有较高的实用价值。”

二、学派传承

在学术观点上，徐春甫重脉诊、重脾胃、重解郁、重养生和方药上的发明等，都为后世提供了有益的借鉴。清初新安医家吴谦主编的《医宗金鉴·四诊心法要诀》，所确定的寸口六部脉脏腑配位，就基本符合徐春甫对王叔和寸口脉脏腑分候的改定，至今仍被高等中医药院校教材《中医诊断学》所遵循；作为固本培元派的中坚，其培补脾胃元气的思想不仅对新安后学继往开来产生了重大影响，而且对稍后的赵献可、张景岳、缪希雍、李中梓等江浙医家产生了直接的影响。如《景岳全书·传忠录·论治篇》“甘温有益寒无补”之言，实与徐春甫力主人参、白术、黄芪甘温培元同出一辙；其《本草正》称附子“善助参芪成功，尤赞术地建效”“气虚甚者，非姜附之佐必不能追散失之元阳”，与徐春甫所言“附子以行参芪之功”理无二致。徐春甫倡言的七情之郁、久病当兼解郁之说，对后世医家也有直接的启发。晚于徐春甫近半个世纪的张景岳，历数《内经》

① 明·万历《祁门县志》未觅见，文字内容转引自《中国医籍考》《中国历代医家传录（中册）》《新安医籍考》。

七情为病之论，又创怒、思、忧“情志三郁”之说，立“当各求其属分微甚而开之”的治疗法则，皆与“久病当兼解郁”的认识有相关性。现代中医内科学，更是将郁证定义为情志不舒、气机郁滞所引起的一类病证（狭义）。其《医学捷径》所创的二十四剂法，对方剂的治法分类做了补充和完善，为后世明代张景岳《景岳全书》提出“新方八阵”分类法，汪昂《医方集解》开创二十一类综合分类法，程钟龄《医学心悟》提出“八法”，奠定了坚实和广泛的基础，起到承上启下的作用。

《古今医统大全》首次以病机为脉络，将证候、处方、用药系统化，对于明中叶以后医学著作的编撰乃至现代中医学文献的写作编撰，都起到了很大的引导作用，后世如明代王肯堂《证治准绳》、清代吴谦《医宗金鉴》仿此以病机入说，但引证太繁，反不如《古今医统大全》明白简捷。全书的取舍原则和编撰方法，直接影响到明代的医学著作。如杨继洲仿此而整理编撰《针灸大成》，张景岳在《内经要旨》分类编辑《内经》的启发下编撰《类经》，王肯堂采集古今方论加以评述而编著《证治准绳》，武之望广搜博采妇科病精华而成《济阴纲目》，陈实功博取外科病内容，编成《外科正宗》等，在崇经及汇通各派方面的方法手段上，都可以看到《古今医统大全》的影子。

三、国外流传

《古今医统大全》及《医学捷径六书》刻本繁多并东传日本等国，影响深远。

《古今医统大全》100 卷，有明隆庆年间刊本、明万历年间刊本。《古今医学捷要六书》6 卷，明万历二十五年丁酉（1597）秋月书林刘双松刻本（据《日藏汉籍善本书录·中册·子部·医家类》和张志斌报道）。日本学者丹波元胤《中国医籍考》（1826）记载，传入日本的徐春甫医籍有《古今医统》100 卷、《内经要旨》2 卷、《妇科心镜》3 卷、《螽斯广育》1 卷、《幼幼汇集》3 卷、《痘疹泄秘》1 卷和《医学入门捷要六书》6 卷。

《古今医统大全》，有日本明历三年丁酉（1657）立野据金陵唐氏刻本重刻本（《日藏汉籍善本书录·中册·子部·医家类》）；日本万治三年庚子（1660）刻本金陵唐氏本全套改扉再印本；日本半半堂抄本（18 卷）[《中国中医古籍总目》（第 10 册）和《新安医籍考》]。《中国馆藏和刻本汉籍书目》也记载有日本刻本。

综上所述，徐春甫的医学建树主要体现在两个方面。一是开创性地编撰了《古今医统大全》100 卷，现已被列为我国十大医学全书之首，又由博返约编著《医学捷径六书》。二是广召客居京师的 46 位名医（其中新安医家 21 人），于隆庆二年（1568）正月前发起并创办了第一个全国性医学学术团体“一体堂宅仁医会”。学术上推崇健脾保元的脾胃观，注重顾护“脾胃元气”，明确提出了“调和脾胃为医中之王道”“治病不察脾胃之虚实，不足以为太医”等观点和调治“五脏脾胃病”“养脾阴”等治疗思路，临证善用人参、白术。又发明“脏腑之郁”说，提出了五郁、六郁、七情之郁“无往而不郁”的观点，强调“久病当兼解郁”。诊断上强调“脉为医之关键”，辨顺逆、辨证情须“总切脉于寸口”，认为脉学不精就是庸医。治疗上擅用方药治病，提出“二十四剂”，创制特色制剂“三十六方”。养生上提出了“慎疾慎医”等命题。其著述系统总结了《内经》以降尤其金元以来的学术成就，在继承基础上丰富和发展了中医学理论体系。

安徽中医药大学　黄辉

【参考文献】

［1］徐春甫.古今医统大全［M］//余瀛鳌，王乐匋，李济仁．新安医籍丛刊．合肥：安徽科学技术出版社，1995.

［2］徐春甫.一体堂宅仁医会会录［M］//余瀛鳌，王乐匋，李济仁．新安医籍丛刊・古今医统大全（下）．合肥：安徽科学技术出版社，1995.

［3］徐春甫.医学未然金鉴［M］//余瀛鳌，王乐匋，李济仁．新安医籍丛刊・杂著类．合肥：安徽科学技术出版社，1995.

［4］徐春甫.医学指南捷径六书［M］//曹洪欣．海外回归中医善本古籍丛书（续）［M］．北京：人民卫生出版社，2010.

［5］（日）丹波元胤．中国医籍考［M］．第2版．北京：人民卫生出版社，1983.

［6］何时希．中国历代医家传录（中册）［M］．北京：人民卫生出版社，1991.

［7］王宝平．中国馆藏和刻本汉籍书目［M］．杭州：杭州大学出版社，1995.

［8］周溶修，汪韵珊．同治祁门县志［M］//中国地方志集成——安徽府县志辑（55册）．南京：江苏古籍出版社，1998.

［9］王乐匋．新安医籍考［M］．合肥：安徽科学技术出版社，1999.

［10］严绍璗．日藏汉籍善本书录・中册・子部・医家类［M］．北京：中华书局，2007.

［11］薛清录．中国中医古籍总目（第10册）［M］．上海：上海辞书出版社，2007.

［12］牛淑平．新安医学医论医话精华［M］．北京：中国中医药出版社，2009.

［13］郑日新．新安医学五官科精华［M］．北京：中国中医药出版社，2009.

［14］周文泉，刘建华．从《老老余编》略论徐春甫的养生寿老学术特点［J］．天津中医，1986（1）：44－46.

［15］项长生．我国最早的医学团体——一体堂“宅仁医会”［J］．中国科技史料，1991，12（3）：61－69.

［16］黄兆强，刘家华，黄孝周．新安医家的一次讲学实录——评介《论医汇粹》［J］．安徽中医学院学报，1992，11（2）：14－17.

［17］《徽州社会科学》编辑部．千年徽州杰出历史人物评选揭晓［J］．徽州社会科学，2000（1）：4.

［18］汪珊．试述《古今医统大全》在中医学术史上的学术地位［J］．实用中医药杂志，2002，18（5）：52.

［19］吴婧．徐春甫编纂《古今医统大全》采摭参考书的启发［J］．江西中医学院学报，2003，15（3）：71－73.

［20］徽州文化小资料栏目．被列为全国十大医学全书的新安医著［J］．黄山学院学报，2006

(3)：179.

[21] 赵黎.《医学未然金鉴》方剂学术思想初探 [J]. 中医研究，2007，20 (5)：57 - 59.

[22] 张志斌.《医学指南捷径六书》文献学考察 [J]. 安徽中医学院学报，2010，29 (5)：13 - 15.

[23] 郝秀艳，文丽娟，谢祥锟. 肛漏古籍挂线疗法探析 [J]. 山东中医药大学学报，2011，35 (1)：56 - 57.

[24] 万四妹，魏超宇，张玉才，等. 基于文献分析的新安医学关于手足口病的辨治特色 [J]. 中医药临床杂志，2013，25 (7)：643 - 645.

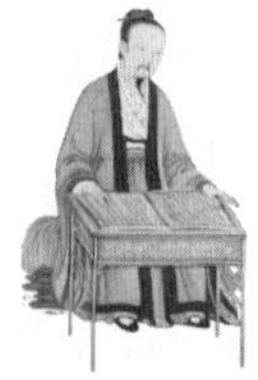

李　梴

内容提要

李梴，字健斋，生活于明代嘉靖至万历年间，为江西历史上十大名医之一。其医学理论深厚，知识渊博，医德高尚，临床经验丰富，行医于江西、福建两省各地，疗效卓著。所著《医学入门》，为一部较好的医学门径书。首重养生防病，并将养生之道归于平易，突出保养之道存乎心、饮食起居须有节的重要意义。重视研究脏腑理论，在脏腑属性规律、“五脏穿凿”之说等方面深有体会，提出五脏互涵、邪自互入的看法，总结了脏腑证治规律；临床诊疗尤重脉诊，崇尚上古诊法，专立妇人脉法；重视针灸治病，提倡针道之说，总结子午八法和神针大要；无论外感、内伤，均全面把握，结合临床总结了杂病提纲；对本草亦有研究，参考张元素之学，突出药性，强调配伍，并较好地类分本草。《医学入门》因其内容全面，说理甚明，故受到后世医家的欢迎，其诸多主张对后世产生了深刻影响。

【概述】

一、生平简介

李梴，字健斋，南丰（今江西南丰）人。生活于明代嘉靖至万历年间。与陈自明、崔嘉彦、严用和、危亦林、龚廷贤、龚居中、喻昌、黄宫绣、谢星焕并列为江西历史上10大名医。

其兄李桥，为明代进士，历任要职。李梴少习儒，为邑庠生，负奇才。青年时期因病学医，不慕荣利，超然物外，致力于研究医学，博览群书。医学理论渊博，临床经验丰富，行医于江西、福建两省各地，疗效卓著。李梴医德高尚，曾曰："（对患者）不可过取重索，但当听其所酬。如病家赤贫，一毫不取，尤见其仁且廉也（《医学入门·习医规格》）。"赢得了患者的高度赞誉。李梴治学善于勤求古训，博采众长参以己见，常以儒理释医理，尝谓："学者不深入易，则于死生之故不达，利济人物，终无把握。"

李梴晚年因感初学者苦于无门径可寻，乃收集医书数十家，立志于门径书之编纂，历经4年，著成《医学入门》一书行于世。他不仅对初学医者必备的道德修养提出了严格而具体的规范，而且要求医者必须有扎实的理论基础和广泛的专科知识，并忠诚于自己的职守。他指出医生要"读书明理"，才不致"庸俗昏昧"，要养成每天读书的习惯，做到熟读深思，如果"稍有疑难"，则"检阅古今名家方书，以广见闻；或就有德高明之士，委曲请问"；要做到一专多能，临证时要"从头至足……逐一详问……必须仔细察脉""诊后对病家言必以实，或虚或实，可治、易治、难治。如有察未及者，直令说明，不可牵强文饰"；对待患者要谦虚谨慎，严肃认真，处方用药，"依古成法，参酌时宜年纪与所处顺逆，及曾服某药否""用药之际，尤宜仔细"。李梴承前启后，从事医学启蒙教育，倡明"习医规格"，可谓德艺双馨的医学教育家。其学术思想对后世产生了深远的影响。

二、著作介绍

李梴认为王叔和、李东垣等医家的著作虽内容甚好，但"各自成帙，有所不便"，《伤寒论》《类证活人书》等虽内容甚佳，但"非幼读不能成诵"。刘纯的《医经小学》法全辞略，真可以入门，而《局方》又"有所未备，且意太简古，学者亦难了悟"。于是"闭户四祀，寓目古今方论，论其要，括其词，发其隐而类编之，分注之，令人可读而悟于心，临证应手而不苦于折肱"。以此著成《医学入门》，并于万历三年（1575）刊行于世。全书分内外集，自谓"医能知此内外门户，而后可以设法治病，不致徇象执方，夭枉人命"（《医学入门·卷首·集例》），故题之曰《医学入门》。医文并茂，富医理于诗词歌赋之中，极大地方便了初学，为一部较好的医学门径书。

该书共8卷。卷首1卷，正文7卷。卷首载有集例、先天图、天地人物相应说及图、明堂仰伏脏腑图、释方、历代医家姓氏、原道统说、阴骘、保养、运气。卷一列有经络、脏腑、诊法、针灸；卷二为本草学内容，包括本草引、本草总括、本草分类，主要有六气为病、疮门和食治门的用药，并附有食治方；卷三阐述外感和内伤病机及治法，对刘完素温暑、张仲景伤寒及李杲内伤理论做了简要分析；卷四介绍朱震亨的杂病证治经验，包括杂病提纲、杂病分类；卷五设妇人门、小儿门和外科疾病证治；卷六为内科杂病用药歌赋，分为六气、内伤、气、血、痰、虚；卷七分为妇儿外科用药歌赋、杂病妇人小儿外科总方、通用古方诗括、急救诸方、怪疾、治法，卷末附有习医规格，示人以规矩。

全书内容广博，分类详明，取材切要，除概要介绍了古今200余医家传记外，也涉及五运六气、摄生、生理、诊断、方药及临床各科的内容。所述各部分内容，皆先以歌赋为正文，然后加注文补充说明。注文部分除引录各家之说外，并附以己见。书中所论，均有所本。如论经络以《明堂孔穴》为本；论脏腑则遵《素问》《难经》；伤寒以陶华《伤寒六书》为据；杂病按危亦林《世医得效方》及朱震亨治杂病之法；外科以《外科枢要》为主；女科以《妇人良方》为本。使所论言之有据，据之可信。在经脉篇中，不仅详细记述了经脉的起止及循行、主病、诊治及针灸禁忌，而且着重强调了经络的重要性，指出："医而不知经络，犹人夜行无灯，业者不可不熟。"(《医学入门·经络》)

总之，李梴能融诸家之说于一书，且以歌赋形式表达出来，通俗易懂，便于记诵，不失为一部医学入门的参考书。

该书问世后，受到国内外医家的高度重视和赞扬。如日本曾掀起近百年的"《医学入门》热"，朝鲜许浚的《东医宝鉴》则引用了本书的大量内容。《潜德录》云："其论以不欺为本，养性为功，行仁为要，博极群书为究竟。"对该书做了公允的评价。

【学术思想】

一、学术渊源

（一）盱江流域文化与医学的影响

盱江流域素有"才子之乡"之称，而且具有崇尚医学、尊重医生的风俗，医学被尊为"至高无上"的职业；同时，盱江流域因其源远流长的历史文化底蕴，自古以来一直享有"文化之邦"的美誉。李梴生长生活在这个地方，为其医学成就奠定了坚实基础。李梴在学术上继承了宋元以来医家们援理入医的研究学风，常以道家及理学思想探讨阐释医学，形成了许多富有新意的思想观点。也形成了其尊崇经典著作，博采众家之长；师古而不泥古，创新发明；精晓临床各科，治学严谨；践行仁心仁术，救死扶伤的特点。

（二）本于经典及诸家之说

李梴之学及其所著《医学入门》，皆有所本。正如李梴所说，是"博采诸家之说于前，而附以己意断之于后"。如论运气，据《素问》《灵枢》及各家名言；论脏腑，则遵《素问》《难经》，兼采华佗《内照法》等书；论形色脉诀，则从《素问》《难经》《医经小学》《脉经》《脉图》之说；论伤寒，以陶华《伤寒六书》为主，参考《伤寒论注》及《伤寒活人书》等；论治温暑以刘完素为宗；论治内伤疾病，以东垣为法，论治杂病按危亦林《世医得效方》及丹溪治杂病之法，论治女科疾病以《妇人良方》为本等。李梴融合诸家之说，并提出了自己的见解。

（三）《医经小学》为依据

李梴著《医学入门》，以《医经小学》为蓝本，并加以充实发展而成。《医经小学》是明代初年吴陵人刘纯所撰著。刘纯是朱丹溪的再传弟子，其父叔渊，乃金元四大家之一朱丹溪的高徒。故其家学渊源多本于丹溪，其《医经小学》是为适合初学之用而作。李梴在此书的基础上补充各家之说，内容较之《医经小学》更为丰富、充实，适合初学医者入门之用。书中引文、议论多以朱丹溪及金元医家之说为据，反映了李梴学术思想的来源。

二、学术特色

（一）首重养生防患于未然

自古以来，医界先贤就非常重视养生防病，并总结了系统的理论和众多的方法。《内经》更是注重治未病之说，于《素问》首篇即列养生专篇，谓之《上古天真论》，谆谆告诫人们养生的重要性，希望人人皆登寿域。后世医家多重视养生，并不断教化世人以此防病延年。李梴十分强调养生的意义，在其学术思想中首重养生，节选《内经》之论，兼采朱震亨之说，并发明自己的见解，以便世人养生防病有所本。

李梴指出，应将全面的措施、综合的方法实践于日常生活中，才能实现养生目的："避风寒以保其皮肤、六腑""节劳逸以保其筋骨五脏""戒色欲以养精，正思虑以养神""薄滋味以养血，寡言语以养气"（《医学入门·保养说》）。从上述各不同方面，对机体进行全面调理保养，使机体内外协调，适应自然变化，增强防病抗病能力，方能健康长寿。

1. 养生之道即是阴阳之道

李梴认为，养生之道即阴阳之道，因为阴阳乃万物之终始，是死生之本，逆之则灾害生，从之则苛疾不起。《素问·上古天真论》所言"和于术数"，即是法阴阳，因术是阴阳所发，数是阴阳之节限。所以，饮食起居要随时安分而不纵欲。正所谓"大道至简"，李梴将《素问·上古天真论》玄妙之论归于平易，使人人皆知养生之道，皆能奉行养生之道而获益。

2. 饮食起居须有节

李梴引用朱震亨的"茹淡论"和"相火论"，强调节制欲望之重要性，认为养生的具体要求亦体现在饮食起居诸方面。他还做了进一步发挥，如提出"能甘淡薄，则五味之本自足以补五脏，养老慈幼皆然"（《医学入门·保养说》），对一般人来说，节饮食很难，但若要身体健康，就须做到"非惟酒肉，必以礼义撙节而不可过，虽饭粥亦不可饱，恒言吃得三碗，只吃两碗"（《医学入门·保养说》），如若持之以恒，终必受益。节制色欲亦是养生之重要环节，他说："节色非惟眼招口挑，纵欲宣淫，乱匹配之常经，反交感之正理，得罪天地鬼神；虽自己妻妾，亦不可以妄合。"具体做法是"惟静中养见端倪，自然变易其心，一切秽亵之事厌之矣"（《医学入门·保养说》），如此，则能保养真气而尽终其天年。

3. 保养之道存乎心

李梴为正视听而另立“保养说”，以畅发养生之义。他首先辨明“保养”与“修养”的内涵，认为二者无大异，但“修养”偏于“方外玄远”，不是“恒言恒道”，常人难以修持；“保养”不外“日用食息”，人们“易知易行”。其次，他指出，《素问》所谓“饮食有节，起居有常，不妄作劳，精神内守”，便是保养之正宗。后世之所以夭者多而寿者少，就是因为名利欲望太重，将“易知易行”之事抛于脑后所致，即所谓“今人之不如古人重其身耳”。另外，李梴认为“养生之道，存乎一心”。世上有不识“尽天年，度百岁”机括之徒，虽“终日闭目”，也只是“一团私意”，难成正果，可谓一语中的，给世人以棒喝。只有“识透天年、百岁之有分限”，方能“事事循理”，而“不贪、不躁、不妄”，最终实现“却未病而尽天年”。

此外，李梴还将“导引法”附于论后。因导引法也属“保养中一事也”。世人往往久坐、久卧而致病，故而选择部分最重要的导引法，其中有虚损导引法、开关法、起脾法、开郁法，以及治腰痛、治积聚、治遗精泄泻、治痰壅的导引法，用以调理血脉，疏通关节，强壮身体，祛邪治病，以供养生防病者选择。可见，李梴所选取的导引法既可养生防病，又可调治已病，全面体现了养生的意义。

（二）畅论脏腑证治之基

脏腑理论作为中医学术体系的核心，从医者必须了然于胸中，否则无以为本、无以为言、无以致远。正如李梴所言：“先儒叹世人务穷天地万物之理，不知一身五脏六腑毛发筋骨之所在，况医者乎？”（《医学入门·脏腑总论》）李梴以“脏腑总论”概论脏腑之属性和证治之基，以“脏腑条分”分论各脏腑生理、病变及治疗要点，以期初学者掌握。其于脏腑理论的主要贡献如下。

1. 总论脏腑属性规律

五脏六腑属性、功能虽各不同，但并非杂乱无章，而是有规律可循的。李梴认为，初学者应首先认识五脏六腑属性特点，功能与证治相通，具有共性的部分，掌握其规律。

（1）脏腑属性特点

1）脏腑同气异形

从总体来看，脏与腑结构不同，其功能特点不同。“脏者，藏乎也，藏诸神而精气流通也；腑者，府库也，出纳转输之谓也。”（《医学入门·脏腑总论》）然而，脏腑之间同质，具有相通性。李梴认为，“脏腑，兄弟也，同气而异形耳”。此确属高见。

2）气血多少有别

李梴认为，脏腑毕竟构形不同，故其气血分布不同，体用上下各别，阴阳升降有异。为方便初学者学习，他将脏腑气血多少分布情况以诗句括之：“多气多血经须记，手经大肠足经胃；多气少血有六经，三焦胆肾心脾肺；多血少气心胞络，膀胱小肠肝所异。”（《医学入门·脏腑总论》）及其发病，则主张遵循“气血少者补之，多者损之”的原则。

正是由于气血多少的差别，其阴阳属性及体用也就不同，产生了升降的不同形式。李梴引用《此事难知》之论，“天六腑气表，其体在上，其用在下。地五脏血里，其体在下，其用在上”。虽然有阴阳气血升降之不同，但脏腑同居一体，阴阳气血同归一气，总须和谐条达，机体方能安康。故而李梃总结说："言阴阳互相为用，则天气左旋而降下，地气右旋而上升，气血和，表里静，上下通，如天地之泰然，人身其小天地乎?"（《医学入门·脏腑总论》）并进一步解释道，气属阳，象天左旋；血属阴，象地右旋。血从气行，其体静而不动，故气血如磨形，上转而西，下安不动。虽云不动，自有东行之意，因上动下静，不得不如此。

3）声色臭味常变

根据五脏五行相关之理，五脏皆有其相应的声色臭味。然而，正如五行各具特点、五行之间又密不可分，五脏亦分主声色臭味，且五脏对应的声色臭味间也具有密切关系。李梃认为，声色臭味为五脏所主乃其常，分属于五脏乃其变，故有"声色臭味常变"之说。

就五脏与五色而言，"肝主色，自入为青，入心为赤，入脾为黄，入肺为白，入肾为黑"（《难经》）。五色皆是肝的变化，但又分属于五脏，且互相影响，因此，临床医生可据五色诊断病变的脏腑所在，如中风之病，虽然有风病属肝之说，但他脏之病同样可致中风。若患者面色赤，则知病变为心邪所致，所谓"肝为心邪，则知色当赤也"。

五脏与五臭的关系是"心主臭，应夏，自入为焦臭，入肝为臊臭，入脾为香臭，入肺为腥臭，入肾为腐臭"（《难经》）。心应夏，火能焦物，故而有关"臭"的病变多责于心。如心经伤暑，则"知其证当恶臭也"。

五脏皆有味，但为脾所主。李梃认为，"脾主味，自入为甘，入肝为酸，入心为苦，入肺为辛，入肾为咸"（《医学入门·脏腑总论》）。因脾应季夏，而味自土生，脾能化生五味以养五脏，故五味为脾所主。然五脏各有相应之味，受邪之后，必会出现不同之味，这也是判断病变所在的依据，因此，李梃举例说，"假如饮食劳倦，以致脾邪入心，则知当喜苦味也"。

五声与五脏相应，然皆为肺所主，而五脏间的制化关系决定了五声之各自特点，所以李梃据此做了简要分析。其云："肺主声（应秋，金之有声也，五声皆肺所发），自入为悲（即哭也，金气肃杀凄惨），入肝为呼（金胜肝，故发为呼），入心为言（火克金，故述为言），入脾为歌（母见子则乐而歌），入肾为呻（子见母则娇而呻吟）。"（《医学入门·脏腑总论》）其说颇有见地。正因如此，临证可以把握病变特点，做出正确诊断，如"伤寒肺邪入心，则知当谵言妄语也"。

五脏与五液相关，但皆主于肾，故有"肾主液，自入为唾，入肝为泣，入心为汗，入脾为涎，入肺为涕"（《难经》）之说。以肾应冬，其性属水，而水性濡润，故五液来自于肾，分灌于五脏。所以据此可推断病源及病变性质，进而做出正确处理，如"中湿，为肾邪入心，则知当汗出不可止也"（《医学入门·脏腑总论》）。

（2）脏腑主病要略

1）主九窍不通、痈疽之病

由于脏腑阴阳属性不同，气血分布有异，升降出入各有所归。若能保持"三阴之脉荣于脏，三阳之脉荣于腑"（《医学入门·脏腑总论》），升降出入协调，阴阳和谐，则机体健康无病。若气血失调，阴阳不和，则五脏不和、六腑不和之病丛生。"五脏不和，则气滞而为九窍不通；六腑不和，则荣聚而为痈疽"。因五脏通九窍，五脏不和，则荣卫不通，邪气不得外泄，故九窍壅滞；九窍既滞，则六腑阳气亦不得通和于内，内外不通，故留结为痈疽疮疖。

2）主是动所生之病

六腑属阳，气亦属阳，若邪袭六腑，可致阳脉不和，则气留在内，使阳气太盛，阴气不得降，则阴气不荣于下，出现下窍不通利的病变，此为关。所以李梴认为，“凡外感是动气病，而下窍不利者，皆关之类也”（《医学入门·脏腑总论》）。五脏属阴，血亦属阴，如邪袭五脏，可致阴脉不和，而血留在内，则阴气太盛，使阳气不得上升，而阳气不荣于上，出现上窍不利的病变，此为格。李梴指出，“凡杂病由血所生，而上窍不利者，皆格之类也”（《医学入门·脏腑总论》）。此论实乃《难经·二十二难》“是动者气也，所生病者血也。邪在气，气为是动；邪在血，血为所生病”说之延伸。而且《难经》气血先后病之说亦为李梴所认同，他解释说：“盖气先中于邪，则留止不行，而为邪所动，气既受邪，必传于血，则血壅不行，而不能润泽经络，病所由生，是知气先病而血后病也。”并认为“外感从气而入，杂病从血而出”，又是李梴独得之见，颇为钦佩。

此外，李梴秉承《难经》所论，将积聚分属脏腑，因在血在气不同，而有阴阳二气之异；将《难经》脏病和腑病难治、易治之理，结合《内经》之论加以分析，突出了掌握五行生克、脏气运行规律对于习医者认识疾病变化特点的重要性。

3）脏腑虚实补泻

治病之法，需随脏腑病变之虚实而定。因“邪气盛则实，精气夺则虚”，故需“实则泻之，虚则补之”。然而，邪气有内伤外感之不同，五脏之间又有相生相克之异，因此，治疗脏腑虚实病变之法，还需具体分析才能确定。

五邪所伤

李梴以《难经·五十难》“从后来者为虚邪，从前来者为实邪，从所不胜来者为贼邪，从所胜来者为微邪，自病者为正邪”之说为据，结合后世医家之论，认为外感内伤，病有虚、实、贼、微、正五邪之分，之所以有如此变化，是因五脏五行之间的生克失常所致。以心病为例，伤暑得之为正邪，中风得之为虚邪，饮食劳倦得之为实邪，伤寒得之为微邪，中湿得之为贼邪，这就是心病的五邪。正如《太素·人迎脉口诊》所说：“假令心痛，中风得之，肝来乘心，从后而来，名为虚邪。饮食劳倦，脾来乘心，从前来者，名为实邪。”

正经自病

《难经·四十九难》曰：“忧愁思虑则伤心，形寒饮冷则伤肺，怒气逆上而不下则伤肝，饮食劳倦则伤脾，久坐湿地、强力入水则伤肾，是正经自病也。”

五补五泻为方之祖

李梴认为，治疗疾病既要遵循“实则泻之，虚则补之”的原则，也要掌握“虚则补其母，实则泻其子”的精髓。如肝乃心之母，心虚则当补肝；脾乃心之子，心实则当泻脾，其他诸脏例皆仿此。李梴参考钱乙及张元素诸家经验，根据五脏生克关系，提出五补五泻之方祖：心虚，朱砂安神丸；肝肾虚，肾气丸；脾虚，益黄散；肺虚，阿胶散；心热，泻心汤、导赤散；肝热，泻青丸；脾热，泻黄散；肺热，泻白散；肾热，泻肾汤。其他补泻之方，以此类推。

2. 力倡“五脏穿凿”之说

人体是以五脏为核心构成的一个极为复杂的统一体。它以五脏为主，配合六腑，以经络作为网络，联系躯体组织器官，形成一个有机整体。由此可见，五脏六腑之间密不可分。但对于脏腑之间的联系，一般认为脏腑之间有互为表里的关系，一脏配一腑，脏属阴为里，腑属阳为表，阴经属脏而络腑，阳经属腑而络脏。如心与小肠相表里，肝与胆相表里，脾与胃相表里等。脏腑在经脉上相互衔接，彼此经气相通，互相作用，在病变上互为影响，互相传变。

李梴通过研究认为，五脏六腑不仅脏与脏、腑与腑密切相关，脏腑之间具有表里关系，每一脏还与相表里之外的其他腑相关，气化相通，病变相连。这是人体脏腑功能内在联系的重要组成部分，在协调生理功能与维持人体健康方面起着重要作用，在疾病治疗方面亦具有重要价值。他受“五脏穿凿”论“心与胆相通，肝与大肠相通，脾与小肠相通，肺与膀胱相通，肾与三焦相通”之论的启发，认为“此合一之妙”，得脏腑别通论之真谛，于是提出了“心病怔忡宜温胆，胆病战栗癫狂宜补心；肝病宜疏通大肠，大肠病宜平肝；脾病宜泻小肠火，小肠病宜泻脾土；肺病宜清利膀胱，膀胱病宜清肺；肾病宜调和三焦，三焦病宜补肾”（《医学入门·脏腑条分》）的具体治法，开后世一大法门。后人在疗肝病时注重疏通大肠，治大肠病如痢疾、泄泻、便秘等皆平肝和血；遇水道不利时治肺以利水的“提壶揭盖”法；针刺内关治胃病；温胆汤治心病等，均是受李梴启发。

李梴此论应是孙思邈“五脏旁通”说的进一步发展。“五脏旁通”是脏与腑的另一种对应关系。“五脏旁通”说，始见于《孙氏思邈五脏旁通明鉴图》，日人丹波元胤《中国医籍考》记载唐宋时期已有“五脏旁通”的著述，但均亡佚。至明代李梴提出“五脏穿凿”论解释五脏旁通说。李梴此说发展了脏与腑之间气化相通理论，总结了脏腑在生理功能、病机传变等多因素间的关系，丰富了藏象学说的内容，对后世五脏为核心的五大功能系统研究具有重要的启发意义。

3. 五脏互涵，邪自互入

五脏相通互涵、五脏相关，是中医学整体观念的重要组成部分。由于五脏之间具有生克制化关系，气化相通互涵，因此，五脏之间不仅在生理功能上互相联系，互相依赖，互相制约，而且在受邪发病时也按一定规律互相传变，互相影响。早在《素问·玉机真脏论》就指出：“五脏相通，移皆有次。”这一思想为李梴所发挥，他认为五脏互涵，每脏又各具五脏气化之机而互通，因此，五脏受邪皆可入某一脏，而某脏之邪亦可传入他脏，临证必须分辨清楚，方不致误治而为害。

李梴解释“非本脏病而兼见”本脏病证的原因时指出，此乃“五脏病邪自相互入”（《医学入门·脏腑条分》）所致。此时不可自乱方寸，应以主要见证为准，他还整合华佗《内照法》之论加以说明，如“心风证”，以痫为主要表现者，是肝风入心；头重、呕吐为主者，是脾风入心；见有咳嗽咯血、衄血者，是肺风入心；出现眼旋生花者，是肾风入心。又如“心热证”，表现为舌干少唾者，是肝热入心；出现目黄恶心者，是脾热入心；见有咳逆喘气生疮者，是肺热入心；癫狂骨烦者，是肾热入心。其他如“心冷证”“心气证”“心虚证”皆作如是观。不仅辨别心病如此，辨别其他脏病亦如此。

4. 脏腑条分证治规律

人体是一个有机的整体，五脏六腑虽然气同，气化相通，具有密切关系，但是脏腑之间毕竟属性不同、功能各异，其联属的组织器官自成体系。因此，五脏六腑在生理上各具特色，在病变时各有自己的发病特点、病机特点和临床表现，治疗上就有相应的治法方药。当然，李梴并没有孤立地讨论五脏六腑，而是十分重视脏腑互通。以下举李梴论述的心脏为例，总结其脏腑条分的思想。

（1）心脏的结构及联系

李梴引用《难经·四十二难》“心重十二两，中有七孔三毛，七窍三毛，星应荧惑台斗”之说，并加以解释：荧惑是指南岳火星；七孔以应北斗七星，三毛以应三台，故此心至诚，则帝宰无所不应。心重十二两，是指以同身寸法称量的结果，不论身体大小皆为此数。

秉承前述思想，李梴认为，五脏系通于心，心通五脏系，心之系与五脏之系相连，输其血气，渗灌骨髓。其系上系于肺，其别者自肺两叶之中，向后通脊入肾，自肾到达膀胱，与膀胱膜络并行直至尿道，乃关元、下极部分。心为一身之大主，若五脏有病，往往心先受病。

心在内主血，其外应在舌，心血盛则荣发华面；人体运动时则血行于诸经，人体静止时则血藏于肝脏，故肝为血海；但血的运营乃心所控制，故曰心主血。舌者心之苗，故心的状况反应于舌，心和则舌和，舌和就能辨别五味。发者血之苗，血盛则发润。心血足则能滋荣于面而面色红润，故曰其华在面。

（2）心脏的功能和特性

1）肉心与神心有别

李梴曾将解剖之心和主神明之心加以区别，将中医学体系中的心分为肉心和神心。此举实则为了突出主神明之心的重要性。他说：“有血肉之心，形如未开莲花，居肺下肝上是也。有神明之心，神者，气血所化，生之本也，万物由之盛长，不着色象，谓有何有？谓无复存，主宰万事万物，虚灵不昧者是也。”（《医学入门·脏腑条分》）

然而，李梴未能真正将二者区分开来，因二者具有统一性，故说“形神亦恒相同”。

2）心为君脏，主神明

李梴根据《内经》等的论述，认为心为一身之主，是君主之官，主神明。体现了心在机体中的重要地位。

李梴非常重视体质与心脏发育的关系及对病变规律的把握。如面色赤、皮肤纹理细者心小，心小则处处谨慎，一般不会遭受邪气侵袭，但却因过于小心而易遭忧虑的伤害；皮肤纹理粗者心大，心大则心胸宽阔，一般不会出现忧虑之害，但却因疏于躲避邪气而受伤。

另外，李梴借鉴前人经验，善于用诊骨法推测患者的体质和情志状态。如无蔽心骨者，其心居高位，而满于肺中，悗而善忘（迫肺而作满闷，心常满闷，故又善忘），难开以言（语言难出）；蔽心骨小短者，心位偏下，则易为外寒损伤，易恐以言（言语则心摇不定，故善恐）；蔽心骨长者，心坚，心坚则脏安守固；蔽心骨弱小以薄者，心脆，心脆则善病消瘅、热中；蔽心骨直下不举者，心端正，心端正则和利难伤；蔽心骨偏于一方者，心偏倾，心偏倾则操持不一。

正是由于心为君主之官，主宰万事万物，因此，凡是神的变化、情志的改变，都会影响到心而发生病变。所以说：“凡心之病，皆因忧愁思虑，而后邪得以入之。”（《医学入门·脏腑条分》）

而善于养神养生的圣人就不会轻易发病，由此提出养生防病的方法，“心静则安，心动则躁，延年不老，心静而已”（《医学入门·脏腑条分》）。

（3）心脏病因病机特点

心属火，若是丙丁伤风，则易发为癫痫、嗜卧、脉痿。丙丁日伤风，同气相求，故为心风。因风性开泄，火热伤阴，故表现为多汗恶风，唇焦赤，剥皮，甚则言不可快，嗜卧而为癫痫神乱，善怒吓人。可见，心脏易为火热风邪所伤。

心为风邪所袭虽可发为行痹，但若皮、肉、筋、骨、脉五痹在夏天发病，则为脉痹，因邪热损伤所致，可表现为膝腕枢纽如折，胫筋纵缓，不能行走。如果以下体为肝肾所主而求责于肝肾，则会造成失误，病机是“心火内燔，阴上隔阳，下不守位，肝肾亦随火炎而筋脉上逆也”（《医学入门·脏腑条分》）。如发为心痹则表现为脉不通利，心下鼓满，喜噫之以出其气，上气喘急，嗌干气逆，则生恐惧。可知，脉痹、心痹为心脏的多发病，且以火热所伤为多。

心脏还常易遭受来自肾病邪气的侵袭而发病。所谓“肾病传心，心当传肺，肺秋旺，旺者不受邪，心复欲还肾，肾不肯受，故留结为积”（《医学入门·脏腑条分》），而且此类疾病常发于秋季庚辛日。其表现是积形有似手臂，病位在脐周，伏而不动，如屋之栋梁，故曰“伏梁”。若此病久久不愈，则令人心烦闷，或夜眠不安。

（4）心脏的病变特点

1）心热证

由于心脏病变多与火热有关，而热则火炎，故常见喜笑而口糜，目黄、咽疮，甚则狂渴无汗流衄之证。李梴阐释了其病变机制，如“笑者，火之象也。心实则笑”（《医学入门·脏腑条分》）；又如“咽疮者，手少阴之正，别入于渊腋两筋之间，属于心，上走咽咙，出于面，合目内，此为四合也”（《医学入门·脏腑条分》）。李梴还指出了发生心热病证的先兆，“凡热者颐必先赤”（《医学入门·脏腑条分》），提醒人们及早采取措施，预防发病。

2）心虚证

心主血脉，故临床常见心血虚的病证。李梴认为，心血虚则“神昏，梦飞而健忘，惊悸不乐”（《医学入门·脏腑条分》）；甚则胸腹腰胁相引痛，因“手心主厥阴之脉，从胸中出，属心包，下膈历络三焦；其支别者，循胸出胁，心系下膈络小肠”（《医学入门·脏腑条分》），故而出现如此病证。

3）经闭证

李梴认为，如妇女经闭不行，可调其心气。此乃传承《圣济总录》之说而来。他说：“女子不月，多因劳极惊悸，暴忧思虑，以致心气不足，而后血滞不行，不治其血，而通其心可也。”（《医学入门·脏腑条分》）

4）冷痰证

李梴明确指出，“冷痰真痛难援”。此冷痰即真心痛，以其病情严重，故为难治。其表现为手足俱冷，痰浊壅闭心脉所致。李梴认为“乃水克火，必死”。

（三）四诊合参，尤重脉诊

中医诊病，历来重视四诊合参。李梴亦对初学者重申这一原则，他明确指出四诊不能偏废，“决无一诊而能悉知其病情也”。他首先分别介绍了望、闻、问三诊经验，并在问诊中就其内容做了详细要求和分析，非常有利于初学者学习和掌握。当然，李梴更注重脉诊，“脉乃医之首务”，并单列“诊脉”一篇，不惜笔墨，详加论述。本篇所论，独取寸口的“寸关尺定位”“脏腑定位”，以及“七表八里九道脉名”“诸脉体状”“诸脉相类”“诸脉主病”“诸脉相兼主病”等内容，多取前人之说，稍加阐发；其于上古脉法、妇人脉法等多有发挥，择其要者述于下。

1. 脉及脉诊的意义

李梴认为，脉对于生命具有重要意义，对于医家诊治疾病具有不可替代性，脉诊可以辨虚实、定生死，故为医家之首务。

（1）“脉”考及其意义

为弄清脉之意义，李梴首先进行了文字考证。他说：“古衇字，从血从𠂢，所以使气血各依分派，而行经络也。”由此可知脉对于生命的重要性，故而又说：“从月从永，谓得此可永岁月也。”

荣气行于脉中，属阴，卫气行于脉外，属阳。所以，荣卫俱依附于脉而运行，二者由此散布全身，内外相贯，运行不已，对人体起着滋养和保卫作用。可见，脉对于生命具有十分重要的意义。因此，李梴强调说：“脉者，所以主宰荣卫，而不可须臾失也。”（《医学入门·诊脉》）

（2）脉诊的意义

由于荣行脉中，卫行脉外，荣卫布散周身，内外相贯，因此，通过诊脉可以了解气血的虚实、阴阳的盛衰、脏腑功能的强弱以及邪正力量的消长，为治疗指出方向。即李梴谓医家可以“由脉以识经络虚实”（《医学入门·诊脉》），进而“由经络虚实以定药之君臣佐使及针灸穴法”（《医学入门·诊脉》）。可见，脉诊对于医家诊治疾病具有不可替代的重要意义。

李梴还给初学脉学者提出了忠告，他认为，世俗偏向于读《脉诀》，而不知《脉经》，这是不全面的，因前者“注重单看，而不知总看”。此外，上古脉诊法有三：脏腑六脉诊法、气口人迎诊法、独取寸口法，学者应正确对待，既要了解全面，又要掌握重点。李梴认同独取寸口的诊脉法，此法“以内外分脏腑，以高下定身形，以生克定荣枯，以清浊论穷通”，可以“决五脏六腑之生死吉凶”。李梴在叙述脉法时“以《素》《难》为主，兼采仲景及《脉图》《脉经》《脉诀》《正传》《权舆》而补之”（《医学入门·诊脉》），间有发明，以便初学者习读。

2. 分论上古诊法

李梴认为，随着历史的发展，脉诊法发生了变迁，医家们结合长期的诊脉经验，总结创立了方便实用的“独取寸口”诊法。但人们并没有因此废弃其他诊脉法，而是相互借鉴，使诊脉法趋于全面而不致出现偏差。李梴之论正是突出了这一思想。不过，李梴所论三种上古诊法不完全等同于一般所认可的三法（一取三部九候，以诊通身之脉；一取太阴、阳明，以诊阴阳之本；一取左右气口，以诊脏腑之气），而是独辟蹊径，博采众长，其具体内容如下。

（1）脏腑六脉诊法

李梴认为，上古诊法之一的脏腑六脉诊法，在临证诊治疾病中具有重要的应用价值。可见，李梴更重视脏腑脉诊，因此，将其作为重要的诊脉法加以介绍和阐释。

1）脏腑定位需活看

李梴首先指出，此脏腑六脉诊法中并无六腑诊脉法。考其原因在于“脏腑同气”，即脏腑之气同其他营卫之气、经络之气一样，皆为真气所在部位不同的表现形式，以其功能各异，而有不同命名，“所以古人不立六腑脉诀”。因此，脏腑气化相互影响产生的病变，其表现可能相互兼见，脉象会发生交叉，临证之时，虽有“浮取候腑，沉取候脏，数为腑病，迟为脏病”（《医学入门·诊脉·脏腑六脉诊法》）之分，但要明白“浮中有沉，沉中有浮，阴中有阳，阳中有阴”（《医学入门·诊脉·脏腑六脉诊法》）之理，否则，难以获得准确判断。又如古人所说“上竟上者，胸头中事；下竟下者，小腹腰股膝胫中事”（《医学入门·诊脉·脏腑六脉诊法》），亦需灵活看待，“寸脉亦有主下病者，尺脉亦有主上病者”（《医学入门·诊脉·脏腑六脉诊法》）。

2）脏腑病脉及脉理

李梴根据前人经验和自己的体会，将机体病变产生的脉象分为五脏病脉及命门病脉进行详细探讨。其主要内容是，先述每一脏的本脉，即平脉；继而提出与本脏相表里的腑之平脉；再以浮沉为纲，最后以脏腑俱虚讨论某一脏腑的病脉及脉理。李梴将核心内容以歌诀进行总括，再加以阐释，有利于初学者诵习、理解和掌握。此以脾胃病及其病脉为例略述如下。

歌曰：“脾脉本缓善不见。”李梴认为，脾之本脉为缓脉，脾脉“隐隐和缓不可见者为善”。否则，若脉如水之流，即是太过，昭示病在外，患者表现为四肢不举；若脉如鸟之喙，则为不及，说明病在内，患者出现九窍壅塞之变。胃的平脉当是微缓，此脉说明胃气平和。

临床上脾胃之病表现多样，变化种种，但其脉象总有规律可循，明乎此，则病变了然于胸中。李梴以浮沉为脉象之纲领，以虚实寒热阐发脾胃病之病机，详细探讨了脾胃病病脉及其机制。此举数例于下。

浮脉类，显示病位主要在胃，兼有数脉的胃病脉是“浮数胃火或误下”。虽然同属浮数脉，但有力、无力却反映了不同的病机，李梴解释说：“浮数有力，乃胃中有火，吞酸吐逆，齿肿出血，中消善食，夜多盗汗；如浮数无力，乃医误下，损伤脾胃所致。”（《医学入门·诊脉·脏腑六脉诊法》）

兼有迟脉的胃病脉是“浮迟胃冷气膨膨”。胃腑虚寒，脏寒生满病，故李梴分析说：“脾胃气虚冷作呕，肚腹膨胀。”（《医学入门·诊脉·脏腑六脉诊法》）

兼有实脉的胃病脉是“浮实消渴因劳成”。脉来有力为实脉，此脉为邪实，又兼火热熏蒸。因此，李梴发挥道：“脉浮而实，原因劳倦伤脾，以致心火乘土，善消水谷为糟粕，而不化为精血营养五脏。故口干发渴，涤荡肠胃，小便数而血肉耗散，故名消中也。”（《医学入门·诊脉·脏腑六脉诊法》）

沉脉类，显示病位主要在脾，兼有数脉的脾病脉是“沉数中消好嗜卧”。脉沉数属脾胃虚火，故李梴引用歌诀加以解释：“脾数中消好嗜眠，胃翻口臭及牙宣。”（《医学入门·诊脉·脏腑六脉诊法》）

兼有迟脉的脾病脉是“沉迟中满积滞凝”。沉迟脉为脾经寒邪凝滞，李梴阐释说：“沉迟中

寒，因伤冷物成积，以致腹中胀满，少食，痰饮气促，癖，鼓胀，急痛。”（《医学入门·诊脉·脏腑六脉诊法》）

兼有实脉的脾病脉是“沉实虚火蒸脾土”。沉实脉为脾经虚火内郁所致，故李梴说：“实乃隐伏，阳火在内，炎蒸脾土，致脾气虚，胃气壅，所以不能食，须要温和脾胃。”（《医学入门·诊脉·脏腑六脉诊法》）

临床上亦常见脾胃俱虚或俱实的病脉，如“俱虚四逆泻不已”，脾胃俱虚，寒气内生，李梴解释说：“少气不足以息，四肢逆冷，寒泻不已。”又如“俱实身热胀喘惊”，脾胃皆为热邪侵袭，气机壅滞，所以李梴说：“脾胃俱实，身热腹胀，胁痛作喘多惊。”（《医学入门·诊脉·脏腑六脉诊法》）

李梴论述脾胃病之病脉及脉理大约如此，但并非立下教条，而是示人以思路，其间亦多有活妙处，尤其是脏腑病脉相兼交叉者，需细心体察，方不致误。

（2）气口人迎脉诀

李梴此处所谓上古诊法非为真正的上古脉法。真正的上古脉法之人迎气口脉诊法以《内经》为准：以手太阴肺经太渊即寸口为气口脉，以结喉两旁足阳明胃经之脉动为人迎。李梴所论上古诊法之一的气口人迎脉诀，当属后世脉法中《脉经》收集的《脉法赞》之脉法：人迎气口脉位定为左右寸脉。《脉法赞》曰：“关前一分人命之主，左为人迎，右为气口。”至唐·孙思邈之《备急千金要方·脉法》则曰：“左为人迎，右为气口。”后经李杲发扬之，《内外伤辨惑论·辨脉》说：“人迎脉大于气口为外伤，气口脉大于人迎为内伤。”可见，此诊脉法是临床医生用以判断内伤不足之证和外感有余之证的有效方法。李梴亦极为重视。

1）首辨气口人迎之义

气口位于右手关前一分，以候七情、房劳以及辛勤劳苦与饮食无节所致内伤不足之证。至于气口之名称，李梴解释说：“五脏之气，必因胃气而升于手太阴故也。”（《医学入门·诊脉》）人迎位于左手关前一分，以候六淫及起居失宜，感冒时行不正之气所致外感有余之证。其所以命名人迎，李梴分析道：“外邪必因虚而入故也。若脏气平者，邪自难犯，故先气口而后人迎也。”（《医学入门·诊脉》）

2）活论气口人迎主病

李梴认为，昔人之论人迎气口主病，应当活看，如“人迎紧盛伤于寒，气口紧盛伤于食”（《医学入门·诊脉》）之说，亦不不尽然。他说：“七情蕴郁，正由宿食助发。若专伤食而无七情，则不应气口。”（《医学入门·诊脉》）古人论及“伤寒皆自太阳始”，这是不全面的，所以经云“风喜伤肝，寒喜伤肾，暑喜伤心胞，湿喜伤脾，热喜伤心，燥喜伤肺，以类推之”；但是，人体发病亦未必完全如此，所以朱震亨提出“风当自少阳，湿当自阳明，暑当自三焦，寒当自太阳”之说，完善了仲景理论。由此可知，学习气口人迎主病之论，尚需结合人体实际情况，灵活看待。况且还有其外非六淫、内非七情而病的不内外因之病，属于本经自病的范围，病情变化不遵循气口人迎传变乘克规律，故不能机械推论。但也不是毫无规律可循，李梴指出，内因、外因、不内外因所致之病，皆以胃气为主。正如《素问·五脏别论》所说：“胃为水谷之海，六腑之大源也，五味入口，藏入胃以养五脏气，气口亦太阴也。是以五脏六腑之气味，皆出于胃，变见于气口。”《素问·病能论》亦云：“人迎者胃脉也。”因此，李梴认为气口反映脾胃之气的状况。这也正是《脉法赞》“关前一分人命之主”的意义所在。

3）阐述三因主病之脉

李梴将前人论述三因主病脉象之说进行深入研究，结合自己的体会加以总结。在撰论中，他撷取元·李仲南《三因歌括》有关三因主病之脉的内容于前，参考朱震亨《图说》内容注解于后，使初学者有所本。

首先，李梴讨论了内因七情所伤之病脉及其脉理，并明确阐述了七情变化与脉象的密切关系。如“喜则伤心脉必虚”，李梴解释说：“喜则气缓，脉散而虚。甚则神庭融溢，而心脉反沉。盖喜甚则火盛侮金，肾水复母仇而克心。暴喜暴怒，多有暴中之患，亦此意也。”（《医学入门·诊脉》）他由此推论阐发了暴中的机制。又如“恐伤于肾脉沉是”，李梴分析说，“恐则气下，怯而脉沉”，但在严重时可出现志室不遂，而“肾脉反濡”，以常理而论，濡属土，若以神庭、志室等穴皆属太阳则不妥，因“五脏系背，诸穴于五脏则为有形之经络，于太阳则为无形之经络，特其过脉耳。”李梴还根据自己的体会告诫初学者，“凡七情伤之浅者，惟气口紧盛而已。伤之深者，必审何部相应，何脏传次，何脏相克”（《医学入门·诊脉》），必须明确其生克关系做出准确的判断，方不致贻误良机；同时也告诫患者，不可轻视纵意于情志之变，否则可招致严重后果，“克脉胜而本脏脉脱者，死”。“七情为患如此”，不可不防，因而郑重提出：“和乐以养中和，实养德养身急务也。”（《医学入门·诊脉》）

其次，李梴论述了外感六淫所伤之病脉及其脉理，依据“风喜伤肝，寒喜伤肾，暑喜伤心胞，湿喜伤脾，热喜伤心，燥喜伤肺，以类推之”的理论，探讨了脉象与脏腑之病及疾病传变的关系。如“紧则伤寒肾不移”，寒邪易伤肾，寒主收引，故曰“寒伤肾，脉沉而紧”。若是寒邪初自足太阳而入，则“其脉浮盛而紧”，浮指病位，在足太阳；紧指病邪，为伤寒；脉盛则反映了病情进一步发展。又如“弱缘伤热察心知”，热邪易伤心包络，其病在里，故脉沉弱而缓，若是邪气初自三焦而入，病变在表，故脉浮而弱。所以李梴说：“沉者，心包络；弱者，伤热；缓者，病倦也。”（《医学入门·诊脉》）因暑与热同气，心不受邪，而每归于心包络，但应将此与暑伤心互相参看。此外，李梴还介绍了自己的经验，人迎脉虽可反映患者病情轻重，但不能拘泥于此，临证必须与其他脉参看，或与伤寒脉互参：“凡外感轻者，惟人迎紧盛，或各部单见而已。重则各部与人迎相应，其传变与伤寒参看。”（《医学入门·诊脉》）

另外，李梴论述了不内外因所伤之病脉及其脉理。如“劳神役虑爱伤心，虚涩之中仔细寻”（《医学入门·诊脉》），思虑劳神则伤心，其脉象主要表现为虚涩，其机制是“血虚神耗”。又如“饥则缓弦脾受伤”，饥饿过度，损伤脾胃，脉缓而弦，故曰“胃气虚也”。关于不内外因损伤之脉的脉位，李梴不主张局限于气口人迎之脉。其云：“不内外因乃如是，气口人迎皆无与。”因各脉不与气口人迎脉相应。如果遇到气口人迎俱紧的情况，则“夹食伤寒兼理治”，亦即内伤外感，应分别孰多孰少而治之。李梴还指出，“气口人迎若过盛，内关外格详经义”，他介绍了气口人迎脉过盛的处理经验，认为应该参考《灵枢》之论，分别气口、人迎脉的大小，判断病变部位所在；

若是气口人迎俱盛，则应参照朱震亨有关“关格”之论。据《内经》之说，李梴还进一步推论道，“尺脉一盛病在手足厥阴，二盛病在手足太阴，三盛病在手足少阴”，并引用《正传》之经验，“尺部一盛，泻足少阳，补足厥阴；二盛泻足太阳，补足少阴；三盛泻足阳明，补足太阴；四盛则三阴已极，当峻补其阴”，的确是推广了《内经》经义。此外，李梴再次强调脉法不可拘泥，应当活看。如“伤寒紧不在肾，伤怒濡不在肝”者，是病有传变，故应“取各部中见脉”；若其脉与人迎气口相应，则可据以分别内外二因。因此，二十七脉在相应部位出现，且与人迎脉相应者，即属外感；若与气口相应者，即是内伤。但须知“其病证则异，诸脉主病同”。

（3）总看三部脉法

李梴认为，此为上古诊法中的第三法。前述两法侧重于单部脉的诊察，而此法则强调综合察看，综合分析，因此更合理，更具有实用价值。他说：“决虚实，断死生，全在总看。”

1）寸关尺具阴阳情

李梴认为，《难经》所说寸口为脉之大会，即是指寸关尺乃五脏六腑之所始终也。因此，绝非专应乎胃的冲阳脉、应乎肝的太冲脉、应乎肾的太溪脉可比，以其不能通十二经之故。

李梴指出，就寸关尺的属性而言，“脉本生于阴阳，但阳生于尺而动于寸，阴生于寸而动于尺，关则阴阳相半，界二者之中”（《医学入门·诊脉》）。与之相应的脏腑组织器官病变也就有不同的阴阳特性，因此就有了阴阳脉的不同主病部位，“阳脉常浮而数，病在头目胸膈；阴脉常沉而迟，病在脐腹腰脚；中脉随时浮沉，病在腹胁胃脘”（《医学入门·诊脉》）。

“阴阳恒宜相济，不宜偏胜”，此乃其常。若阴阳发生太过不及的变化，必能反映于脉象。如太过之脉，“阳一于上而高过鱼际，名曰溢；阴一于下而深入尺泽，名曰覆”（《医学入门·诊脉》）；不及之脉，“寸脉下不至关为阳绝，尺脉上不至关为阴绝，乃真脏之脉而无中气往来以和之也”（《医学入门·诊脉》）。因此，初学者应当明白，由寸关尺脉可以察知周身阴阳太过不及的状态，而且理解“凡脉从阴阳易已，脉逆阴阳难已”之理。

2）逆顺虚实应五行

同为浮沉之脉，其在三部却各有不同意义。正常情况下，各部脉应是浮沉相得，阴阳相应，方不至于出现病变，即便发生疾病，也是顺脉。因此，医者首先须知常脉：“初持脉见于皮肤之间者曰浮。浮而大散者心，浮而短涩者肺。见于肌肉之下者曰沉。沉而弦长者肝，沉而濡滑者肾。不轻不重与肌肉相得者脾。”（《医学入门·诊脉》）其次，要掌握病脉之顺脉：“兼乎四脏之邪，则和缓之中，亦必兼乎浮沉滑涩长短弦大，各脉皆然。”（《医学入门·诊脉》）如沉滑脉见于左尺为顺，见于左寸为逆；浮涩脉见于右寸为顺，见于左关为逆。第三，需明晓病脉机制，如“寸口宜浮而反损小”，是阳虚而阴入乘之；若“时浮滑而长”，则为阴中伏阳。又如“尺部宜沉而反实大”，是阴虚而阳入乘之；若“时沉濡而短”，则为阳中伏阴。再如“尺本沉而又沉”，属于重阴；“寸本浮而又浮”，则是重阳；若“寸尺俱微甚”，即是脱阳脱阴。

总之，学者需通晓五行生克偏全、四时五脏相应之理，从具体脉象推测其与各部各脏腑是否相应，判断病情的逆顺虚实。

3）九候十变脏腑病

关于脉诊，古有三部九候之说。李梴认为，此为初学者之基础，必须了然于胸。他还详细介绍了九候的内容以示来者。从寸关尺三部脉总体来看，上部天地人，分别为足少阳胆以候头角、足阳明胃以候口齿、手少阳三焦以候耳目；中部天地人，分别候肺、候胸中之气、候心；下部天地人，分别候肝、候肾、候脾胃之气。其间左右脉又有差异，如左尺，外候肾，内候腹中；左关，外候肝，内候膈中；右关，外候脾，内候胃脘；右寸，外候肺，内候胸中；左寸，外候心，内候膻中。此外，还需了解脉象诊候的大体规律：前以候前，后以候后；上以候上，候胸喉之病，下以候下，候小腹腰股膝胫足之病。

临证诊脉分三部九候，但脏腑气化相通，病邪交互干犯，以致脉有相应不相应之变，所以有"三部九候皆相失者死；九候虽调，肌肉已脱者死"之说。由于阴阳有交错之妙，脏腑发病有虚、实、微、贼、正五邪之分，侵犯脏腑，交互为病，因而有种种病脉表现，李梴总结为十变，如"心脉急甚者，肝邪干心也；微急者，胆邪干小肠也，为从后来者为虚邪。心脉大甚者，心邪自干心也；微大者，小肠邪自干小肠也，为正邪。心脉缓甚者，脾邪干心也；微缓者，胃邪干小肠也，为从前来者为实邪。心脉涩甚者，肺邪干心也；微涩者，大肠邪干小肠也，从其所胜者为微邪。心脉沉甚者，肾邪干心也；微沉者，膀胱邪干小肠也，是从所不胜者为贼邪"（《医学入门·诊脉》）。

上述内容，有九候，有十变，看似烦琐，难得要领，但李梴指出，此论似繁而简，重在学者通"阴阳交错，脏腑同气"之理，善于抓住规律，即脉诊不外浮沉迟数而已，明乎此，则脏腑之病可别。

4）通看三部脉可凭

李梴强调，临证之时，须"三部通度，六脉俱全"，方能全面了解患者的整体状况，做出准确的判断。但是，其间又有难有易，不可一概而论。

若三部脉浮沉迟数相等，则脉易识而病也易愈。李梴引歌诀以为例："三部俱浮肺脏风，恶风发热鼻流涕；三部沉迟冷积成，皮肤枯槁真元惫……"（《医学入门·诊脉》）又有六部同脉者，临证更易分别，如"双弦之脉土易亏，双浮之脉水易亏。余以类推"（《医学入门·诊脉》）。

然而，临床所遇之病多是病机复杂、病变多样者。因此，其三部脉象常变化多端，各具特点，或至或不至更难为凭，给诊治造成困难。当此之时，更应三部通看，全面分析，方不致误诊。李梴详细介绍其临证经验，以供后人参考："寸口壮大而尺中无者，此为阴盛于阳，苦腰背痛足胫寒；尺脉浮大而寸口无者，此为阳盛于阴，其人虚而损多汗，或小腹满痛不能溺，溺即阴中痛，大便亦然。尺寸脉牢而长关中无者，此为阴阳相干。尺寸俱无而关中有者，此为阴阳气归于中。左关以验风寒，或风与火之盛衰；右关以验七情，或劳与饮食之内伤。三部或至或不至者，冷气在脾，故令脉不通也。上部有脉，下部无脉，宿食填胸也，其人当吐，不吐者死。"（《医学入门·诊脉》）若临证精于钻研，必能获得上乘诊治功夫，如诊得上部无脉而下部有脉，患者虽病情深重，也能转危为安，因其根本尚在。

善诊脉者，应在脉象的上下来去之间体悟其中阴阳消长的消息。如上盛则气高，下盛则气胀；

脉来疾去徐，上实下虚，主厥癫病，来徐去疾，上虚下实，则为恶风。左右之间亦有差别，如左脉不和，病在表，主四肢；右脉不和，病在里，主腹脏。

5）四时胃气脉之本

人以胃气为本，脉亦以胃气为本，有胃气则生，少胃气则病，无胃气则死。因此，诊察脉象有无胃气，对于推断疾病的预后具有重要的意义。李梴认为，胃气即是中气，中气充盛，生机旺盛，则脉来正常。因此，有胃气之脉应是“不大不细，不长不短，不浮不沉，不滑不涩，应手中和”（《医学入门·诊脉》）。

但是，人之气血春升夏浮、秋降冬沉，与天气相应，随四时而变化，因此，反应气血变化的脉象亦同样发生变化。但其变化不能太过，必须有胃气以和之，所谓“四时以胃气为本”。此为方脉之常体。李梴详细解析说：“以各部言之，肝弦、心洪、肺涩、肾沉、脾缓者，本脏脉也；以时令言之，春时六部中俱带弦，夏俱带洪，秋俱带涩，冬俱带沉，长夏四季俱带和缓。凡人得应时之脉者，无病也。然必微弦，微洪，微毛，微石，为有胃气。”（《医学入门·诊脉》）否则，若纯见弦、洪、毛、石之象，谓之真脏脉。

李梴进一步发挥道，“有胃气则脉有力有神，无胃气则脉无力无神，神即胃气也”（《医学入门·诊脉》）。在男性和女性来说，男子左手重而气口脉和，女子右手重而人迎脉和，均为有胃气的脉象。

由于脏腑同气，气即神之内守，因此，诊脉之时应取其神，而不可拘泥于脉形。他说：“今人泥以浮取腑，沉取脏，中取胃气，而不知中固中也，浮之中亦有中也，沉之中亦有中也。不当泥其形，而当求其神也。神即有力也。”（《医学入门·诊脉》）确实体悟到了脉诊的真谛。

3. 专立妇人脉法

李梴专设“妇人脉法”《医学入门·妇人脉法》一篇，于论中分为经、带、胎、产详细分辨各种病脉特点，兼及妇科杂病，且分析了妇人病变机制、疾病预后等，以供初学者习用。

（1）月经病脉

李梴首先指出，妇人脉较濡弱者为常脉。他说：“凡妇人脉比男子更濡弱者，常也。”（《医学入门·妇人脉法》）以此标准诊脉，只要脉为常脉，则不论其月经或前或后，或多或少，或一月不来，都不算月经病。否则，即为病脉。如患者寸关脉如常，而尺绝不至，或至亦弱小，则是小腹肠胃有积，出现痛上抢心，月水不利；若脉沉而缓，属下虚，肾气不固，当病月经过多。

李梴认为，经闭不通之病有在水、在血之别，其治疗有难易之分，临证需辨别清楚。病在水分易治，他说：“少阳脉卑，少阴脉细，经水不利，血化为水，瘀水闭塞胞门，名曰水分，先病水而后经断，故病易治。”（《医学入门·妇人脉法》）病在血分则难治，他说：“少阴脉沉而滑，沉为在里，滑则为实，沉滑相搏，血结胞门，经络不通，名曰血分，先断经而后病水，故病难治。”（《医学入门·妇人脉法》）

李梴还就血枯致月经不调的病因病机做了分析，原因心事不足，思虑伤脾，以致脾不消化饮食，水谷之气不能上输，故肺金失养，而气滞不行；肾水无以滋养，致肾水不旺，而经血日枯，初时或前或后，没有规律，淋沥无时。若脾胃衰甚，水谷无以运化，就会演变为溏泄、水肿。

(2）妊娠之脉

欲诊妊娠时期之病脉，先须明确正常之孕脉。李梴认为，初孕之时，脉象平而虚，寸脉稍小，一息五至，不浮不沉，用力按下仍有，无病而经停。至于孕脉以尺数为准之说，则是指在怀孕三个月之后。如果寸关脉调和而尺脉不至，则是月经之病。

李梴分析妊脉的机制，是依据《素问》“阳搏阴别，谓之有子”之说。此是指尺寸少阴脉动明显，似别有阳脉搏手的感觉，这是“心主血脉，肾为胞门”之故。李梴进一步解释说，血属阴，气属阳，血旺气衰，也是阴搏阳之义。因此得出“血衰气旺定无娠，血旺气衰应有体”（《医学入门·妇人脉法》）的结论。其具体脉象则是：“寸微关滑尺带数，流利往来并雀啄”（《医学入门·妇人脉法》）。李梴引用王叔和之说阐释了妊脉的脉理：左肝右肺分气血衰旺，寸尺主气主血不同，则寸微为气衰，尺数为血旺；至于关滑，滑为血多气少的表现。但是，临证可见尺脉滑疾带散、带代，如雀啄稍停之象，李梴认为，这是胎气盛、气血闭塞造成的。

李梴还继承前人之说，总结了生男生女的脉象，如“凡妊孕四月，形质已具。左手滑疾实大为男，右手滑疾实大为女，左右俱滑疾实大者双胎。又诸阳脉为男，诸阴脉为女”（《医学入门·妇人脉法》）。甚至有生几男几女脉象之说。另外介绍了据脉象判断胎孕时间的经验，如“关上一动一止者一月，二动一止者二月，三四动一止者三四月也。盖中冲应足阳明胃，主三四月。少冲应手太阳小肠，主五六月。太冲应手阳明大肠，主七八月。”（《医学入门·妇人脉法》）

妇女怀孕之后由于各种原因，会对胎儿造成影响，出现漏胎、堕胎、水肿、死胎等异常情况，这些均可反映到脉象上。如怀孕三四月，若此时口渴脉迟，将出现水肿，而后腹痛，则有堕胎之虞。妊娠五月，脉喜疾而不散，“但太急为紧为数者必漏胎”；反之，“大缓为迟者必腹胀而喘，为浮者必患水肿”（《医学入门·妇人脉法》）。妊娠六七月，脉实大牢强弦紧为正常，若沉细而涩，当防堕胎，但又当仔细分辨：丹田气暖有胎动，可救；胎冷似水，难治。如果出现胎气损伤，不论因倒仆，或因惊恐，或因劳力，或因食热，或因房室，轻则出现少量漏血，重则下血量多如同月水，终至血干胎死。更有甚者，气无血制，而致上冲心腹闷痛，并见面目唇舌色青，可能子母俱死。因此，李梴谆谆告诫，孕妇应当在十个月内皆宜处处谨慎养胎，以确保母子平安。

（四）针灸祛疾之理

李梴指出，自古以来，明医必须通晓《黄帝针灸》《神农本草》《岐伯脉诀》。因此三世之学分别代表了中医学体系中的重要组成部分，“脉诀察证，本草辨药，针灸祛疾”，若不能精通此三者，不足以言医。可见，李梴非常重视针灸在治病中的作用。

1. 提倡针道之说

一般人常把针刺称为“针法”，甚至当作一种简单的技术，这是不准确的。早在《内经》即明确界定为“针道”，在论述针刺时常冠以“道”，如《素问·宝命全形论》指出：“针石，道也。”《灵枢·九针十二原》明确提出“针道”之说：“迎之随之，以意和之，针道毕矣。”后世医家论及针刺时亦多称针道。

李梴十分赞同《内经》之论，并做了阐释。他说，之所以称为“针道”，是强调“针当顺气血往来之道也”。实则用针之要，在于调气；调气之方，必在阴阳；调应阴阳，使气和谐，则神内藏。此与老子“道生一，一生二，二生三，三生万物”相通，顺应自然之性，故为用针之道。李梃由此指出：“凡刺者，必别阴阳。”这是针刺在人与天地相应、“天人合一”中的要求和体现。所以，李梃以男女用针的区别进一步阐述“针道”之所在：“盖左为阳，为升，为呼，为出，为提，为午前，为男子之背；右为阴，为降，为吸，为入，为插，为午后，为男子之腹。所以女子反此者，女属阴，男属阳，女子背阴腹阳，男子背阳腹阴，天地男女阴阳之妙自然如此。”（《医学入门·针灸·杂病穴法》）

2. 重视子午八法

针法问世之后，随着医家经验的不断积累与理论发展，形成了众多的方法，颇有难以抉择之感。但李梃认为，其法虽多，总应以《素问》《难经》为主，结合子午流注和奇经八穴而为“子午八法”。

盖因天地大宇宙，人体小宇宙，人禀天地之气化生，时时刻刻与天地交流沟通，与天地运化同步，故《素问·气交变大论》说：“天地之纪，人神之通应。”所以李梃也据此阐述了自己的观点：“子者，阳也；午者，阴也。不曰阴阳，而曰子午者，正以见人身任督，与天地子午相为流通，故地理南针不离子午，乃阴阳自然之妙用也。”（《医学入门·针灸·子午八法》）在此理论指导下，结合奇经八脉中的八穴（“正经”与“奇经”相通的八个穴位，就是八脉的交会穴）相应针法，提出了子午八法：“八法者，奇经八穴为要，乃十二经之大会也。言子午八法者，子午流注兼奇经八法也。”（《医学入门·针灸·子午八法》）

关于子午八法，李梃先介绍了窦材八法交会八穴歌诀，“公孙冲脉胃心胸，内关阴维下总同，临泣胆经连带脉，阳维目锐外关逢，后溪督脉内眦颈，申脉阳跷络亦通，列缺任脉行肺系，阴跷照海膈喉咙”（《医宗金鉴·外科卷下·刺灸心法要诀》）；继而介绍了奇经主病要诀，“阳跷阳维并督脉（三脉属阳），主肩背腰腿在表之病；阴跷阴维任冲带（五脉属阴），去心腹胁肋在里之疴”（《针经指南·针经标幽赋》）；随后列举八脉交会穴的主治病证，如“头部须逢寻列缺，痰涎壅塞及咽干，噤口喉风针照海，三棱出血刻时安”（《医学入门·针灸·子午八法》），并阐释了八脉交会穴配属关系及相合的部位，“公孙配内关为子母，合于心胸胃冲脉；临泣配外关为妻夫，合于目锐耳后、颊车肩颈缺盆胸；后溪配申脉为夫妻，合于小肠膀胱内、背颈耳肩膊属，列缺配照海为母子，合于肺及肺系喉咙胸膈，此八脉交会也”（《医学入门·针灸·子午八法》）。

最后，提出了八穴配后天八卦及其与天干地支的配属关系，用以指导临床应用。但李梃还指出，治疗杂病时不必受此限制，应灵活取穴。其云：“治杂病而散用某穴，因病之所宜而针之，初不拘于流注也。若夫折伤跌仆、损逆走痛，因其病之所在而针之，虽穴亦罔顾其得与否也。”（《医学入门·针灸·子午八法》）

（五）外感内伤宜详审

人类的疾病，不外内伤外感两端，治病之际，须全面把握，又须分辨清楚，不可混淆。李梃于此深有体会，他认为，古圣先贤已有确论，“仲景伤寒立论，万世典也；河间温暑补方，三时用耳；至于传经直中，分别阴阳杂证，乃丹溪之独见，伤寒大义如此”（《医学入门·伤寒序》）；但地域有南北之分，天气有寒热之别，因此，发病常有不同，而分外感内伤，于是又有李杲的内外伤辨。学者应当全面掌握，方不致出偏。李梴还对医界时弊大加痛斥：“奈何今之医者，或读伤寒一二，而不理会杂病内伤，或窃内伤杂病一二，而不理会伤寒！主伤寒者，专一发散；主内伤者，专一温补，内外莫辨，杀人惯矣。”并给初学者指明出路，医者不仅要时时读伤寒，以活心源；还要读三子之书，以活心源。他说：“三世四家之书，缺一不可。”（《医学入门·伤寒序》）

1. 宗古说论温暑

李梴于《医学入门》中，上承《素问·至真要大论》病机十九条之说，参考刘完素阐释之论，附以己见，进一步解析了五运主病、六气为病的病变机制，并将温暑病变的治疗方药分为十八剂随证选用，使初学者有所本。

李梴论温暑，实际是揭示了《素问·至真要大论》病机十九条及刘完素“燥邪为病”的内涵。如《素问》“诸气膹郁，皆属于肺”之说，《素问玄机原病式》归纳为“诸气郁病痿，皆属肺金”，李梴引《医经小学》歌括为“气膹郁痿肺金伏”，并解释说：“膹，谓满也；郁，谓奔迫也；痿，谓手足痿弱无力以运动也。大抵肺主气，病则其气满奔迫，不能上升。至于手足痿弱，不能运动，由肺金本燥，燥之为病，血衰不能荣养百骸，秋金旺则雾气蒙郁，而草木萎落，病之象也。萎，犹痿也。”

又如《素问》“诸热瞀瘛，皆属于火”之说，《素问玄机原病式》将“火”类疾病扩充为“诸热瞀瘛、暴喑冒昧、躁扰狂越、骂詈惊骇，胕肿疼酸、气逆冲上、禁栗如丧神守、嚏呕、疮疡喉痹、耳鸣及聋、呕涌、嗌食不下、目昧不明、暴注瞤瘛、暴病暴死，皆属于火”，李梴引《医经小学》歌括为“诸热瞀瘛筋惕惕，悸动搐搦极（诸热瞀瘈筋惕惕，悸动搐搦瘛疭极）；暴喑冒昧躁扰狂，骂詈惊骇气上逆；肿疼酸嚏呕疮（胕肿疼酸嚏呕疮），喉痹耳鸣聋欲闭；呕涌溢食下不能，目昧不明瞤瘛翳；或禁栗之如丧神，暴病暴死暴注利；少阳相火手二经，心胞络与三焦气”（《医学入门·外集卷三·外感·温暑》）。他阐述了各证产生的机制：“瞀，神昏而气浊也。热令肌肉跳动。暴喑，卒哑也，火盛克金，不能发声。冒昧，昏愦也。躁扰，热盛于外，手足不宁也。狂，谓乖越礼法而失常也，或登高弃衣，热极故也。骂詈，言之恶也，心火热极，则发恶言也。惊骇，君火化同，气逆冲上，火气炎也。肿，热胜于内也。疼酸，火盛制金，不能平木。嚏，鼻中因痒而喷作声，人以纸捻扰鼻而嚏作，扰动属火，鼻属肺金故也。喉痹，热客上焦。耳鸣，热冲听户。聋，水衰火盛，气道闭塞。呕涌不下，热盛火炎之象。目昧，热极则昏。瞤瘛，肉跳也。禁，冷也。栗，战栗也。如丧神守，火极而似水化也。暴病死，火性速也。”（《医学入门·外集卷三·外感·温暑》）其解释平易而合理。

2. 融诸家说探伤寒证治

李梴非常推崇仲景之说，他明确指出：“仲景伤寒立论，万世典也。”因仲景所论之治法方药突出体现了法与病机合、方与病证合、药与病证合的思想，故为万世之法，李梴总结为：“病皆起于伤寒，治莫精于仲景。一百一十三方，如水有源（不过汗吐下渗和解温补，总方以变化以也）；三百九十七法，如衣有领。”（《医学入门·伤寒》）李梴根据自身临床实践，于《医学入门·伤寒》中，在参考诸伤寒大家之论基础上，对仲景理法又做了进一步的补充。

（1）六经正病兼辨标本

李梴赞同仲景六经辨证之法，故其论伤寒首以六经正病（即具备仲景伤寒六经发病特点的病变）为纲，阐述六经发病规律，此与仲景所论同。但李梴还强调脏腑在发病中的作用，并要求明辨标本缓急，以便更好地把握其病机，做出正确的诊疗。

病变标本的辨别和把握，对于正确治疗疾病具有重要意义。因此，李梴对脏腑与经络的标本关系进行了专门讨论，并提出了治疗方剂。他说："以主言之，各经络为标，各腑脏为本，如太阳经为标，膀胱为本。余仿此。以客邪言之，先受病为本，次受病为标。"（《医学入门·伤寒》）根据急治其标的原则，先治其标，如"小肠为标，与心为表里，故发热，冬月麻黄、桂枝，余月九味羌活汤"（《医学入门·伤寒》），此乃与仲景不同处。又如"阳明大肠为标，与肺为表里，故微恶寒发热为经病，葛根解肌汤；渴而有汗不解者，白虎汤；胃为本，目痛鼻干，潮汗闭涩，满渴狂谵为腑病，调胃承气汤"（《医学入门·伤寒》），此为知仲景之心者。

关于同名经脏腑之病，李梴亦分标本而用药。如少阳三焦、胆的病变，"三焦相火为本，游行一身，故微热；胆为标，耳聋、胁痛，寒热、呕而口苦"（《医学入门·伤寒》），但因三焦属于无形，胆自身没有出入道路，故均从中治，无论标本，俱用小柴胡汤治疗。又如太阴肺、脾的病变，"太阴肺为标，咽干身目黄；脾为本，腹满痛，谓之腑热"（《医学入门·伤寒》），如果见咽干、腹满、手中温，就用桂枝加大黄汤，或大柴胡汤；见目黄，茵陈汤；患者胸满，瓜蒂散；如为自利不渴，或呕吐，属脏病，理中汤、理中丸。

但是，临证之际标本常难截然分开。李梴认为，"人之情欲，天之淫邪，自然不齐，故病多标本兼见"（《医学入门·伤寒》），因此，需据患者实际情况，辨其病变所在，如患者出现脉弦、面青、目痛、筋急、善怒、心下满，是兼肝风；见到脉洪、面赤、口干、善笑、身热，是兼心热；表现为脉缓、面黄、身重、肢疼、嗜卧，兼脾湿；脉涩、面白带忧、喘嗽、下衄，兼肺燥；脉微、面黑、善恐、耳闭、气逆而泄，兼肾寒。邪气从外出，则为腑、为表，入于内，则为脏、为里。李梴还强调，不论病在何脏何腑，"表证必同归于太阳，里证必同归于阳明"（《医学入门·伤寒》）。此为发展了仲景学说。

（2）各类伤寒治须分别

1）表里阴阳治分五法

仲景关于伤寒之治法，一般认为包含了汗、吐、下、和、温、清、补、消八法。但李梴认为，仲景治法可以概括为表里阴阳辨证指导下的汗、吐、下、温、解五法。邪在表可用汗法，邪在里可用下法，邪在半表半里可用吐法与和解，下后伤阳或阳气衰亡则需温热法救治。

李梴还在"表里阴阳汗吐下温解五法"篇中强调，"法以得中为贵，不及愈于太过"。法，即是指汗、吐、下、温、解五法，此五法又各有不同。如汗有大汗发表、微汗解肌之别。下有急下、少与、微和、渗利，以厘清浊。温有兼补者。吐有宣涌、探引，或只宽利而不敢吐者。得中即是无太过，无不及，凡伤寒汗下药，一服中病即止，不必尽剂，与杂病不同。可见，李梴于仲景治法研究之精细、应用经验之丰富。

关于上述五法的应用，李梴除了于篇中详细介绍外，还专门列有"汗吐下渗和解温补总方"

一篇，以明确诸法之代表方剂的应用方法。汗吐下渗和解诸法适宜于阳证，温补适宜于阴证。

汗法又分大汗、解肌两种。大汗法适宜于寒伤荣之证。应用此法时除仲景之禁忌外，李梴指出，宜在午前发汗；如难汗，将药渣再服；丸散亦可发汗，但不如汤药为验。其代表方有麻黄汤、陶氏麻黄汤、追魂汤、三拗汤、五拗汤、麻黄附子细辛汤、麻黄附子甘草汤。解肌法即微汗法，适宜于风伤卫之证，不可大汗伤血。其代表方剂是桂枝汤、陶氏桂枝汤，李梴还附录六经伤风方（前文已述）。另列葛根汤、葛根解肌汤、陶氏解肌汤、升麻葛根汤、柴胡升麻汤、九味羌活汤、羌活冲和汤、防风冲和汤、川芎汤，以应对各种伤风病证。

吐法主治：胸中痰实热郁；寒结胸中，郁而痛不能食，欲按之，而反有涎唾；下利，寸口脉滑；宿食在上；客气在胸，脉结，心下烦满而不能食。其用法是，先用布系腰腹，在无风处，空腹或半空腹时，天气清朗为佳。如风痰急病及伤食者不拘于此，以吐为度。通用防风、山栀、川芎、桔梗芦、人参芦、茶芽、生姜、韭汁之类，加入二陈汤中吐之。代表方剂是瓜蒂散、栀豉汤，适于不同病证。

下法主治：积聚、癫狂，伤寒潮热、不纳饮食，前者须五鼓或平旦空心服药，后者巳时以后服药尤佳。代表方剂是大承气汤、小承气汤、调胃承气汤、三一承气汤、陶氏六一顺气汤，各相其宜而用。

渗法主治：热邪近里，不可用通利之证。伤寒表证忌渗。代表方剂是猪苓汤、五苓散、陶氏五苓散，各按证用药。

和解法主治：和其内热，解其外邪。为伤寒方之王道。其代表方剂是小柴胡汤、陶氏小柴胡汤、和解散、火邪汤、大柴胡汤、白虎汤、陶氏白虎汤，分别不同情况而用。

温补法主治：素体虚里寒，及汗吐下后，暴虚寒证。代表方剂是理中汤、陶氏理中汤、治中汤、小建中汤、玄武汤、四逆汤、陶氏四逆汤、当归四逆汤、三味参萸汤、十全大补汤、炙甘草汤，均可据情选用。

此外，李梴还指出，在伤寒病情不明确，又不清楚有无风湿、劳役、痰食等相兼为病时，最宜详辨，否则，不可盲目施治。反映了李梴严谨的治学态度和求是精神。

2）正伤寒名义及证治

李梴将《伤寒论》所论之病证范围与后世诸家之发挥进行整合，参以己见，提出了正伤寒之说，并将多种疾病归类其中，扩展了张仲景论伤寒的范围，包括以下内容。伤寒、伤风、伤风见寒、伤寒见风、合病、并病、两感、中雾露、中暑、热病、晚发、痉；五种湿病，即风湿、湿温、寒湿、中湿、湿痹；五种温病，即春温、风温、温疫、温疟、温毒发斑；水证、黄证，共二十四种。李梴指出此为伤寒之大关键，其中湿温类就占一半。其论湿热为病最多，治疗方法较张仲景有明显不同。

如伤风恶风症状，是自汗而手足微烦。伤风初期与伤寒具有相同的表现，即头痛、口和、不恶食。然而，其病变规律则不同，因而其治疗就有自己的特点。

为了方便初学者学习，李梴首先区分了伤寒与伤风的症状及其机制。寒属阴邪，风属阳邪，所以伤寒郁而后能发热，伤风即能发热；伤寒手足微厥，伤风手足背皆热；伤寒鼻无涕，伤风鼻流涕，其声如自瓮中出；伤寒面色惨白、身痛，伤风面有光泽、身重；伤寒无汗、恶寒不恶风，伤风有汗、恶风不恶寒，甚者自汗出不止，洒洒恶风，复啬啬恶寒。然后，李梴介绍了伤风的治疗经验：冬季，用桂枝汤；自汗、小便数，用芍药甘草汤；自汗、小便利、脚蜷急，用桂枝汤加参、附；症状轻者，柴胡桂枝汤；自汗、口渴、小便难，为邪渐传里，选用五苓散；自汗、不渴，为邪在表，用茯苓桂甘汤。其他三季，可选用防风冲和汤、柴胡桂枝汤，或败毒散去茯苓；鼻塞，可用通关散；通用方为柴胡半夏汤。

此外，李梴还列举了前人治疗六经伤风方剂以示初学者：太阳伤风用桂枝汤；少阳伤风用柴胡桂枝汤；太阴伤风用桂枝加芍药汤；足阳明伤风用杏子汤；足少阴伤风用九味桂附汤；足厥阴伤风用八物散（《医学入门·汗吐下渗和解温补总方》）。

3）类伤寒名义及证治

除上述正伤寒外，李梴将痰饮、虚烦、脚气、食积、疮毒、瘀血、劳发、痘疹八证大类伤寒，添加感冒、劳伤，共成十证，以为类伤寒。他还指出，“要之，百病皆类伤寒，不可不知”（《医学入门·伤寒》）。李梴之所以将此类病变归属类伤寒，是因为此类病变的外证表现均有发热恶寒。李梴对类伤寒之证，常先述其病因病机，继之分辨具体病证，再述每种病证的治疗。

如李梴对瘀血之证的论治经验：关于血的生理特点，李梴秉承前人之说，认为血在人体应是运行畅通，方不致为病，所谓“血乃人身河渠，贵流通而不贵凝滞”（《医学入门·伤寒》）。因此，若遇某些因素影响血脉运行，则会发生瘀血之变。其病因病机主要是：当汗而不汗出，津液内渗；不当汗而汗出，津液内竭；利小便过多，以致血热化为恶瘀；其人素有跌仆闪挫、善思善郁、过食煎炒，以致血热瘀滞。至于瘀血的表现，因其部位不同而各具特点：蓄于上焦，则为衄血、善忘，甚则昏迷，良久乃苏，或胸胁腹皆满痛，谵语昏愦，而为血结胸证；蓄于中焦，则为头汗、口渴、发黄；蓄于下焦，则为如狂、便黑，小腹急结，按之疼痛，脉芤涩。因其外证表现为恶寒发热，与伤寒类似，故为类伤寒。因而瘀血所在之经不同，表现也不同，瘀血在太阳则如狂，在阳明则善忘，在少阳则寒热似疟。关于瘀血的治疗，在上用犀角地黄汤；在中用桃仁承气汤；在下用抵当汤、抵当丸。瘀血在下的治疗又有分辨，证重脉数的，可用抵当汤、抵当丸攻逐；证轻脉微的，则通用犀角地黄汤，加青皮、黄芩、黄连、大黄，或小柴胡汤加桃仁、生地、栀子、茵陈。李梴认为，“一切血证，皆此治法不易”。此外，他还介绍了辨别瘀血病证经验：伤寒证用承气大下不解，反而大便坚硬、多食者，是瘀血所致；凡病情日轻夜重的，便是瘀血。所以打仆伤损，其外证表现亦类伤寒。

【临证经验】

一、心病的治法与用药

李梴根据前人经验并结合自己的体会，总结心病的用药大法是分风、气、热、冷、虚用药：“风宜凉药为主，兼以温泻；气宜温泻并用；热则纯用泻药；冷则纯用热药；虚则纯用补药。”并认为其他各脏也需遵循这一原则。

一般选用药物：凉性药，犀角、生地、牛黄；温性药，当归、芍药、吴萸、桂枝、苍术、白术。泻药，黄连、苦参、秦艽；补药，远志、菖蒲、菟丝子、天冬、麦冬。

李梴又根据《编注药性》加以补充，补用酸枣仁、天竺黄、金银屑、麦冬、远志、山药、红花、川芎、羚羊角、当归；泻用枳实、葶苈、苦参、贝母、半夏、杏仁、郁金、玄胡索、前胡、黄连、木香；温用石菖蒲、藿香、苏子；凉用竹叶、丹砂、矾石、玄明粉、牛黄、珍珠、麦冬、郁金、黄连、知母、贝母、连翘、芦根、柴胡。

二、心病的保养措施

李梴认为，心脏的保养、心脏病变的康复，不仅仅依靠药物，还需恰当运用饮食养护的方法。他依据《内经》"毒药攻邪""五谷为养""五畜为益"之说，结合五脏五行的配属关系（五脏分别与五味、五谷、五畜等相应）指出，"黍羊韭李，每食宜设"（《医学入门・脏腑条分》），因心脏对应的谷是黍，畜是羊，故应适当调配此类食物；"心病宜食酸"，故可选用小豆、犬肉、李、韭等酸性食物以养心。

由于天人相应、天人合一，季节变换则阴阳亦发生消长，会对人体脏腑产生深刻影响。因此，人们须知顺时养生之道。心通夏气，夏天的特点为阳气盛，两者为同气相求，故而人们应于夏天长养阳气，尤其是心脏病变患者，应当顺时增加心的阳气，使之尽快康复。所以李梴强调"夏三月，天地气交，夜卧早起，无厌于日，使志无怒，长养之道也"之说。

三、十八剂治温暑

为了把握治疗温暑的规律，让初学者能更好地理解治疗的思路，李梴将临床常用方剂进行了归类，分为十八剂（实际为十九剂），使之方与证合，产生最佳疗效。正如他言："轻、调、缓、淡、清，暑、湿、解、和、平，火、夺、寒并补，甘、温、涩与荣，随证选用，真有古人不传之妙。"（《医学入门・外集卷三・外感・温暑》）

轻剂：防风通圣散，再合益元散，则为双解散。病在表当汗解，俱宜连进数剂，可愈；如果不解，说明病已传变。

调剂：调胃承气汤。适于热在里而无胀满者。

缓剂：大柴胡汤。在里有微热者可用，也可合用解毒汤。

淡剂：五苓散。中暑用白虎解之后多服此方，或者合用天水散。

清剂：凉膈散。适应于汗吐下后，没有发生变证者。如果过早用下法以致结胸虚痞，可以配合天水、小柴胡。

暑剂：白虎汤。主治中暑自汗之证，半表半里之证可用，也可加苍术。发汗热不退，脉仍浮，用此方解热。

湿剂：三花神佑丸。

解剂：小柴胡汤。适合于半表半里之证，热重可合凉膈散。

和剂：平胃散。

平剂：四君子汤。

火剂：黄连解毒汤。

夺剂：三黄丸。

寒剂：大承气汤。里有大热者需用。如果表里均有大热，则应合用大柴胡汤。如果里热重而表热逐渐轻微者，应合用解毒汤。

补剂：防风当归饮。

甘剂：天水益元散。用于调治伤寒余热未尽。

温剂：理中汤。

涩剂：胃风汤。

荣剂：四物汤。

吐剂：瓜蒂散。

另外，李梴还举出其他常用方剂。如治结胸之剂，大、小陷胸汤、丸；治发斑之剂，凉膈散加当归，胸紧加枳壳、桔梗；治心烦不眠之剂，栀豉汤；治发黄之剂，茵陈汤，合用五苓散；治烦渴之剂，凉膈散，可合去桂五苓散、益元散；治痉之剂，承气汤，以之合解毒汤则宜于谵语发狂者。

以上共列举24方，内含44味药，调治温暑初证、杂证、余证及杂病痰火、湿热。曲尽其妙，男妇皆可选用。

四、伤寒传变及其证治经验

正伤寒、类伤寒已如前述，但临证之时还有许多变证难以概括其中，亦难以把握。因此，为初学者计，又总结了传变伤寒的证治规律。

李梴认为，邪气侵犯人体，因体质不同而有传阳传阴的变化，表现复杂多样，诸如“传阳则潮（热自）汗（便）闭（溺）涩（腹）满，（口）渴（发）狂谵（语），甚则（发）斑呕（血）喘急，能升墙屋；变阴则厥冷呕吐利，不渴静蜷，甚则咽痛郑声，欲坐井地”（《医学入门·伤寒》），初学者难以把握，因此，他提出了学习捷径，先弄清伤寒初证，继而掌握变证、杂证。

（一）伤寒初病论治经验

以咳嗽一病为例，其病因有寒热水气之多端，而咳嗽多属肺金的病变，为何归属太阳病变？李梴解释说，“肺为五脏华盖，内通膀胱，外主皮毛，而为气之主，气逆而不下则咳。风寒乘之，气冷则滞；热邪乘之，气燥则郁；水饮乘之，与气相搏。寒热水气，皆能生痰，又咳之所从始也”（《医学入门·伤寒》）。李梴以感受风寒之邪为例，详细论述了属于伤寒初证病变的治疗：“太阳证身热呕喘者，麻黄杏仁饮；咳喘者，三拗汤。少阳证寒热胸满，或挟泻者，小柴胡去参、枣加五味子、干姜。少阴证厥逆，腹痛下利者，四逆汤加五味子、干姜。少阴咳而呕渴，心烦不得眠，下利者，猪苓汤。春冬伤风寒，夏秋伤湿冷，鼻塞喉鸣，气不得下而咳者，橘皮竹茹汤。”（《医学入门·伤寒》）他如热咳、水咳之治，皆有成法可循。

不仅如此，李梴还总结了伤寒初证的规律以帮助初学者。其云：“论伤寒初证，未有不自头痛项强身痛，发热恶寒，有汗无汗，或咳嗽，或渴而始者。”（《医学入门·伤寒》）即是说，凡是见到此种表现者，均可认为是伤寒初证的病变，再根据各不同而分别选方用药治疗。但是，还须掌握疾病传变规律，不可拘泥于此，所谓“过七日不愈者，皆杂证也”（《医学入门·伤寒》）。

（二）伤寒杂证论治经验

李梴指出，“常病常法易知，变病变法难详”（《医学入门·伤寒》）。因此，他结合自己经验提出了关于伤寒杂证的诊断程序：问诊应从头面至腿足，以及睡眠诸项，逐一详审，全面把握，以便正确辨证。

李梴辨证精细，析理清楚，论治恰当，体现了其学验俱富。如“不眠”的辨治，不眠的表现主要有两端，或终夜烦扰，或昼夜惺惺不眠，如患者未经汗下而不眠，属于阳明初证，则用葛根解肌汤；邪气入里而心神不清，用大承气汤。患者经汗下而不眠，津液不足，热盛阴虚，而胃不和。由于太阳病发汗过多，津液不足，躁不得眠，欲饮水者，得饮即愈；若患者脉浮而口渴，小便困难，宜用五苓散。汗吐下后，懊侬不得眠，用栀豉汤；若伤及阴血，昼夜不能眠，用酸枣仁汤。患者言语错乱、干呕而不眠，是热毒壅盛，宜用解毒汤。患者出现谵语，小便淋涩，烦躁少睡，是热盛所致，宜用白虎汤加山栀；若热盛兼有瘀血，宜用犀角地黄汤。病在少阴，下利而口渴，或因下后阴虚水停而不得眠，用猪苓汤；少阴病二三日，阴虚有热，心烦不眠，用黄连鸡子汤。攻下后致阳虚，脉沉，表证已解，夜静昼烦不得眠，宜用姜附汤，或四逆汤加茯苓；若损伤阳气，卫表不固，多汗，用小建中汤。伤寒瘥愈后不眠，是阴气未复，用栀子乌梅汤，或温胆汤加竹茹；气血俱虚，选用十味温胆汤。

其他如“传阳变阴”“痉证”“危证”“死证”及“妇人伤寒”等，李梴亦积累了丰富的论治经验。正如李梴所言“变病变法，推究融会以尽其妙”。此不赘述。

五、伤寒方药宜变通

古往今来，医学中不可改变的，是表里虚实之辨证，寒热温凉之药性。因此，读仲景书须守仲景法；仲景伤寒之论虽为万世法，但疾病种种，变化多端，故读仲景书得仲景心，不拘泥于仲景方。所以，李梴主张“证自我识，方自我立”，在“伤寒用药赋”一篇中除载录了仲景之方外，还选取了陶氏所立36方，以及后世常用效验之方。

例如，李梴既强调太阳伤寒用麻黄汤，太阳中风用桂枝汤，所谓“太阳无汗寒伤荣，腊月麻黄（汤）为最；太阳有汗风伤卫，腊月桂枝（汤）可先”（《医学入门·伤寒》），又重视后世治疗外感之良方的应用，指出“易老冲和汤（即九味羌活汤）治风寒而发于三季，陶氏冲和汤分阴阳以救乎双传（注：阴阳俱病曰两感，又曰双传）”（《医学入门·外集卷三·病机外感·伤寒用药赋》）。

此外，李梴还归纳了伤寒、伤风轻证，以及诸种不同病变情况的治疗方法和药物加减经验。

伤寒轻证，用麻黄杏仁饮（麻黄、桔梗、前胡、黄芩、陈皮、半夏、杏仁、细辛、防风、甘草、生姜），主治太阳发热恶寒，头痛无汗，脉浮紧而咳嗽。夏月则去麻黄加苏叶，自汗去麻黄加桂枝、芍药，表热换柴胡，口渴加天花粉，胸满加枳壳，喘急加瓜蒌仁。

伤风轻证，用柴胡半夏汤（柴胡、半夏、黄芩、白术、陈皮、麦冬、甘草、姜、枣），主治伤风发热恶寒，头痛无汗而咳嗽，或协热自利；兼治一切痰证，状似伤寒。小便不利加茯苓，冬月无汗加麻黄，三时无汗加苏叶，冬月有汗加桂枝，三时有汗加防风，咽痛加桔梗，喘嗽去白术加杏仁、桑白皮，酒热加黄连，食积加山楂、神曲，痰伏胁下作痛加白芥子，痰盛喉中如曳锯加竹沥、姜汁，痰稠如胶加金沸草、前胡，胸膈痞闷加枳壳。

又如因劳力内伤气血、外感风寒，证见头痛，身热恶寒，微渴自汗，身腿酸软无力者，李梴选用陶氏补中益气汤（人参、黄芪、当归、生地、川芎、柴胡、陈皮、甘草、细辛、羌活、防风、白术、生姜、大枣、葱）。元气不足，加升麻少许以升之；喘嗽加杏仁；汗不止，去细辛加芍药；胸中烦热，加山栀、竹茹；干呕加姜汁炒半夏；胸中饱闷，去生地、甘草、芪、术，加枳壳、桔梗；痰盛，去防风、细辛，加瓜蒌、贝母；腹痛去芪、术，加芍药、干姜；因血郁内伤有痛处，或大便黑，去羌、防、芪、术、细辛，加桃仁、红花，甚者加大黄，下尽瘀血自愈，愈后去大黄调理。日久下证具者，亦量加酒制大黄。体厚者，大柴胡下之。

由上述可见，李梴既遵仲景之法，临证又善于对证遣方用药，真正是“神明变化存乎心”，实现了“方自我立”。李梴通过亲身体会，谆谆告诫后学者：“固有读医书而不知医者，未有不读医书而知医者。”因此，学医者既需善于读书，亦需博览群书。

六、宗李杲说论内伤证治

内伤与外感之病截然不同，但二者的临床表现常有类似之处，以至于临证常易将其混淆，而出现误诊误治。鉴于此，李杲曾专著《内外伤辨惑论》，从各方面讨论内伤与外感的区别，目的在于避免医者出现“实实虚虚”之误。李梴深有同感，继承李杲之说，详论“内外伤辨”，并进一步阐发了内伤病之证治。既为初学者开辟了门径，又为后世留下了宝贵经验。

（一）内外伤辨需明澈

李梴遵李杲之说，重视脾胃的升降作用，脾胃一伤，中气不足，而致在上之心肺、在下之肝肾受病。由此而有内外伤之不同，他说，“心肺者，天之气，是无形之气受病，故饮食劳役失节，为内伤不足之证。肝肾者，地之气，是有形之质受病，故风寒邪侵筋骨（风伤肝筋，寒伤肾骨），为外伤有余之证。”（《医学入门·内伤》）

李梴引用《内经》之论并提出自己的见解，以帮助初学者正确理解。《素问·阴阳应象大论》说：“天之邪气感则害人五脏，水谷寒热感则害人六腑。”而《素问·太阴阳明论》又说：“犯贼风虚邪者阳受之，饮食不节起居不时者阴受之。阳受之则入六腑，阴受之则入五脏。”李梴指出，此两说看似相反，实际上是一致的。因为“内外之伤，脏腑皆尝受之，但随其所从所发之处而为病耳”。《内经》中亦有多处论及天之邪气伤六腑、水谷寒热伤五脏的情形，只是“以邪气无形，脏主藏精气，故以类相从而多伤脏；水谷有形，腑主传化物，故因其所由而多伤腑”罢了。李梴还举例进行解说：“湿气浸润，其性缓慢，故从下而上，从浅而深，而多伤于皮肉筋脉耳，孰谓湿气全无及于脏腑之理哉！”（《医学入门·内伤》）由此则知，伤寒、温暑、内伤、杂病，阴阳虚实之理是一致的；仲景、东垣、丹溪、河间，他们之间并无优劣之分。

但毕竟内外伤之病不同，李梴参照李杲经验，较为详细地做了分辨。此不赘述。

（二）内伤之辨需更详

李梴认为，内伤之证，虽有李杲饮食伤与劳倦伤之说，但临证病因多样，以其病因不同，故为病不一，需详加辨析，治方中的，故对此予以补充。

1. 劳倦伤与饮食伤

劳倦伤则耗气。《素问·调经论》曰："有所劳倦，形气衰少，谷气不盛，上焦不行，下脘不通，胃气热熏胸中，故内热。"李梴解释说，劳倦太过则气化为火，属阴的水谷之味少进，则阳愈盛，阴愈衰。

劳倦又有两种情况，劳力太过则伤气，无汗出，应用补中益气之法治疗；劳心太过则兼伤血，有汗出，以黄芪建中之法治疗。心力俱劳太过，致气血俱伤，用双和散治疗。

饮食伤又分为食伤与饮伤。《素问·生气通天论》说："因而大饮则气逆，因而饱食，筋脉横解，则肠澼为痔。"饮属无形之气，饮伤则宜发汗、利小便，使上下分消其湿，解醒汤、五苓散一类方剂。另外，为酒所伤，不可以大热大寒之药下之，因酒之气味俱阳，是由无形之气受伤，而反下泻有形阴血，真水受损，则阳毒太旺，愈使阴火冲上，进而元气消亡，七神无所依附，虽不即死，也成虚损之病。所以酒疸不许下，下之久而变成黑疸。食属有形之物，食伤则宜损其谷，其次莫若消导，用丁香烂饭丸、枳术丸之类主治；食伤稍重则用攻化，三棱消积丸、木香见晛丸之类主治；食伤更重者，或用吐或用下，瓜蒂散、备急丸之类主治。其间又有区分：大饥伤饱而无停滞，或饮食不调后劳力太过，或劳力过度之后饮食不调，皆为不足，应当补益；因进食过多而停滞，为有余，应当消导；又有生冷硬物所伤，辛辣热物所伤，热物多而寒物少所伤，寒物多而热物少所伤，先食热物而后食冷物所伤等，不可执一法一方而治。更何况患者气禀盛衰，常有相反，若物滞气伤，则需补益消导兼行；物暂滞而气伤不甚，宜独行消导、无须补益；若停滞而自化，则无须消导，但当补益，或亦无须补益。因此，张洁古、李东垣的枳术丸之类，虽曰消导，实则有补益存乎其间。

2. 七情伤与房劳伤

内伤七情则易动气，故其脉象与饮食所伤一致。李梴解释说，饮食七情，俱能闭塞三焦，熏蒸肺胃，而清道肺为气所主，因饮食七情闭塞而失其宣化之常，所以气口独紧且盛，症状表现为呕泄、痞满、腹痛，与饮食伤症状十分相似。但伤食恶食，七情虽有饱胀而不恶食，仍有不同，需要临证时详细诊察，仔细辨别，以免误治。

因房劳伤肾，其症状与劳倦伤相似，均可出现内伤发热。但劳倦所伤是因阳气下陷所致，故宜补其气以升提；房劳所伤是因阳火之上升，宜滋其阴以降下。其间一升一降，迥然不同。

3. 内伤须分气与血

李梴认为，劳倦饮食损伤气分，其间有阴气阳气之分；同理，思虑色欲损伤血分，其间也有阴血阳血之异。以血阴气阳，而见分阴分阳之义。气血各自有阴阳，这是阴阳互为其根之理。损伤之后，其治疗各有不同，阳气虚者，宜桂、附，兼参、附峻补；阴气虚者，参、术、甘草缓而益之；阴分血虚者，生地、玄参、龟版、知母、黄柏补之；阳分血虚者，茯苓、参、归、远志之类补之。可见李梴临证辨治之精细。

（三）赅饥饱劳倦总方

李梴依据李杲治疗饥饱劳倦所致内伤疾病的理论和方法，选取其常用方剂以及其他名家的类方，纂为总方，点出其应用要领，并做重点发明，以示来者。

1. 总方分类及用法

李梴将汇集之方按其主要作用进行分类，计有补益、调理、升散、分消、妇人、小儿、外科7类。所选方剂多为补气升阳药物，明显受到李杲制方思想的影响。

例如，补益类包括补中益气汤、加味黄芪汤、升阳顺气汤、黄芪人参汤、清暑益气汤、升阳补胃汤、升阳益胃汤、神圣复气汤、沉香温胃丸。此类方剂以补中益气升阳为主。升阳补胃汤为李梴补充之方。李梴论方多为点睛之说，并能结合实际予以发挥。如说补中益气汤乃“益气之大法”，常服时，需去升、柴，加黄柏三分以滋肾水，红花二分入心养血；升阳补胃汤为治疗肺之脾胃虚之方，李梴探讨了其治病机制，“何故秋旺反用参、术、芍药之类补之？脾胃虚则肺俱受邪，故因时而补易为力也”（《医学入门·内伤》），为心得之见。

又如调理类包括参术调中汤、调中益气汤、节斋补气方、节斋补血方、双和散、朱砂安神丸。其中节斋补气方、节斋补血方、双和散为李梴选取前人方补充于此。此类方剂，以调理中气升降、调和补益气血为主。其论节斋补气方，为预防劳倦用力过度而发热之变而设；若劳倦甚，加附子四五分，洵属经验之谈。

2. 发补中益气之法

补中益气汤可用于痈疽病证。李梴于“外科”中仅列补中益气汤一方，认为其“乃痈疽托里排脓，扶脾胃之圣药”，具体应用要据病情灵活加减。内伤所致火热之证均可应用，“火则补而降之，热则微汗以散之”（《医学入门·内伤》），切不可因为火热而用攻下，否则恐生危证。

补中益气汤通治伤寒、杂病。李梴说：“补中益气一方，六经见证详伤寒，百病相兼见杂病，春夏秋冬无不可通，男女内外无所不治。”（《医学入门·内伤》）关键在于灵活加减变化，升而浮之，羌活、独活、葛根、防风不为发散；降而沉之，木香、槟榔、猪苓、泽泻、知母、黄柏不为疏渗；热之，可用干姜、肉桂，寒甚则加附子；寒之，黄芩、黄连、滑石，热甚则用大黄。

伤寒与内伤用药之理相似。东垣用药之法，即是仲景处方之法，悟透东垣，即能效仲景，反之亦然，因二公方药，俱自《汤液》而来，其理意同，只是品味多寡不同，正与病相宜。李梴认为，即便是李杲的清暑益气汤，也是仲景之法。治疗杂病诸方，所谓“百般加减由人”，皆是神明变化，存乎一心。

关于补中益气汤加减之法，李梴认为，后世之诸益气之方皆自补中益气汤变化而来：或以补中益气为主，而加散邪之药；或以辛凉解散之药为君，而以参、术等药为臣。这都是随着时令主客、盛衰变化、内外感伤的轻重而进行加减出入的结果。

关于补中益气汤通治疾病之理，本方通治饮食劳役，或无力动作，懒言少语；或饭后反倦；或当春口淡；或遇夏恶寒者，至秋季热令稍退，肺病洒淅，抑郁不乐；或饥常如饱；或便后见些脓血。这都是脾湿下流，以致内热变生的诸病，均是补中益气汤的主治范围。

关于补中益气汤之禁忌，本方于初病热中可用之，若末传寒中，则不可用。因甘酸之品正可以增益其病。如黄芪、人参、甘草、芍药、五味子之类皆是。由此可见，升阳益气之剂也难用，甚至难于桂枝、麻黄汤。就如头痛加川芎、白芷，这是活套，然而临证之时须知太阳头痛用川芎，阳明头痛用白芷，不可概加川芎、白芷。

李梴论之有据，言之成理，不愧为经验家之言。

七、总结神针大要

针道玄奥，针刺之法繁杂，初学者常常难以把握，甚至畏难而退。有鉴于此，李梴通过深入研究古人经验，结合自己的体会，总结出“神针大要有四”：穴法、开阖、迎随、飞经走气。

（一）取穴精而不杂——穴法

李梴于“杂病穴法”中郑重告诫初学者，临证时切忌取穴不分主次，乱取杂凑，否则，必然治难取效。他明确指出：“百病一针为率，多则四针，满身针者可恶。”其于穴法的研究主要有以下几个方面。

1. 重点穴位

于“子午八法”一文中总结了临证最常用的重点穴位，他认为“周身三百六十穴，统于手足六十六穴，六十六穴又统于八穴”（《医学入门·针灸·子午八法》）。治疗杂病虽然要随证选取杂穴，但仍然以“兼原合与八法”为最佳，因八穴治证广泛，具有总纲的作用，而且十二原穴与八会穴都是经络气血交会之处。

2. 取穴心法

李梴宣发《内经》之奥义，示人以取穴心法：“《灵枢》杂证论某病取某经，而不言穴者，正欲人随经取用。大概上部病，多取手阳明经，中部足太阴，下部足厥阴，前膺足阳明，后背足太阳。因各经之病，而取各经之穴者，最为要诀。”（《医学入门·针灸·子午八法》）可见，读经典不仅要掌握条文中的内容，更要学习其思路，领会其精神，悟出灵机活法。

3. 强调安全

李梴提出初学针刺的安全性原则。李梴云“脏腑俞募当谨始”（《医学入门·针灸·杂病穴法》），因五脏六腑的俞穴都在背部脊柱两侧，五脏的募穴俱在腹部，虽然脏腑杂病应当刺俞募之穴，但《素问》明言如果不慎刺中脏腑，即便不会致死，也为害不轻。故而特提出要求，初学需谨慎，先习用针刺四肢部位的穴位，且以能针此处穴位治愈疾病者为妙手。

4. 掌握标本

要求学者掌握“根结标本”之理。十二经脉的“根”与“本”、“结”与“标”位置相近或相同，它们的意义也相似。根者，本者，部位在下，皆经气始生始发之地，为经气之所出；结者，标者，部位在上，皆为经气归结之所。四肢末端位置较低、在下，其部位为“本”，为“根”；头、面、胸、背位置较高、在上，其部位为“标”，为“结”。这一理论不仅说明了人体四肢与头身的密切联系，而且更强调四肢为经气的根与本。临床上，针刺这些部位的腧穴易于激发经气、调节脏腑经络的功能，所以四肢肘膝关节以下的腧穴主治病证的范围较远、较广，不仅能治局部病，而且能治远离腧穴部位的脏腑病、头面五官病等。因此，初学者需明了其深刻含义。关于根结的关系，“《经》云：足太阴根于隐白，结于中脘；足少阴根于涌泉，结于廉泉；足厥阴根于大敦，结于玉堂；足太阳根于至阴，结于目也……”（《医学入门·针灸·杂病穴法》）如能深究根结之理，然后根据标本施以针刺，则“疾无不愈”。至于标本的关系，则是“足太阳之本在足跟上五寸，标在目也；足少阳之本在窍阴，标在耳也；足阳明之本在厉兑，标在人迎颊挟颃颡也；足太阴之本在中封前上四寸，标在胃俞与舌本也……”（《医学入门·针灸·杂病穴法》）不过，临证治疗又有不同，需灵活掌握，“有在标而取本者，有在本而取标者，有先治其标者，有先治其本者”（《医学入门·针灸·杂病穴法》），但总是要调燮阴阳，使其相应。

5. 把握关键

强调初学者掌握四关三部之所在。所谓“四关”，是指合谷、太冲穴，其所以重要，是因为十二经皆出于四关。所谓“三部”，是指大包为上部、天枢为中部、地机为下部。另外，还须知三才之说：百会穴在头应天，璇玑穴在胸应人，涌泉穴在足应地，是谓三才。当然，熟悉这些穴位，以及前面曾强调的原、合八法诸穴，不是每病都要取穴针刺，但是必须掌握其所在部位。

6. 取穴精简

李梴主张治病用穴宜精简。在“杂病穴法”列举的 88 则处方中，用 1 穴的有 39 方，用 2 穴的有 38 方，用 3 穴和 4 穴的分别为 7 方和 6 方，充分体现了取穴精要的原则。如“一切风寒暑湿邪，头痛发热外关起”，并强调只用此一穴，“头面耳目口鼻（咽牙）病，曲池合谷为之主”（《医学入门·针灸·杂病穴法》），此两穴还能治疗肩背肘膊疼痛以及疟疾；“口噤㖞斜流涎多，地仓颊车仍可举”，口噤不开、歪斜、流涎，用针从颊车沿皮向下刺至地仓，左歪泻右，右歪泻左，即使透针也无害，病情轻者，只需针合谷、颊车即可；如此等等，皆反映了李梴针刺治病的丰富经验和精湛医术。

除上述心得外，李梴还专门列出“治病要穴”与“治病奇穴”，简明扼要地介绍了常用穴位的主要作用及主治病证，重点突出，便于掌握和应用。

（二）相机而用开穴——开阖

子午流注针法是依据因时制宜的原则，用天干地支计时，推演气血在十二经脉中流注规律和穴位开阖时间。临床上严格遵守按时开穴、“病穴相应”的原则，运用手法针刺，疏通经络、调和气血。在某个具体的时辰，有哪个或者哪几个穴位正处于“开”的状态，选择在与疾病相关的穴位处于“开”时针刺常常可以见到良好的效果。因此，李梴亦十分推崇“开阖”这一机制的应用。李梴说：“燕避戊己，蝠伏庚辛，物性且然，况人身一小地乎？故缓病必俟开阖，犹瘟病必依运气；急病不拘开阖，犹杂病舍天时而从人之病也。”（《医学入门·针灸·杂病穴法》）故而治病时，亦需遵从这一规律。当然，李梴持有灵活态度，遇到急病则不必拘泥此法。

1. 子午流注之本

李梴引用《难经·七十四难》之说，以为子午流注之本。一年之中，春、夏、长夏、秋、冬分刺十二经井荥输经合五输穴，以治相应脏腑之病。然而，疾病众多，选穴用针的方法自然需要灵活变化，因此，李梴说："针之要妙，在于秋毫者也。"取穴应当根据日、时之春夏秋冬的变化而变化，尤其应当掌握十二脏腑、十二经气分旺于十二时辰，脏腑之间又有相生之机。李梴认为，"一气不合，则不生化"，因此，古代先圣"立子午流注之法，以全元生成之数"。关于流注的推衍方法，李梴编成歌诀以助记忆："甲己还加甲，乙庚丙作初，丙辛从戊起，丁壬庚子居，戊癸何方是，壬子是真徒。"

2. 开阖与配伍规律

李梴总结了掌握开阖、选择穴位的规律。根据十二经与十二时辰的生克关系，提出"相生相合者为开，则刺之；相克者为阖，则不刺"（《医学入门·针灸·杂病穴法》）的原则。其中机制是：凡是遇到生我、我生及相合的，就是气血生旺之时，可以根据虚实针刺；凡是克我、我克及阖闭之时的穴位，其气血正在衰绝之时，或气行未至，或气行已过，皆不宜针刺。否则，妄引邪气，败乱真气，必遭其祸。以胆经病变及选穴为例，解释开穴的选择和穴位的配伍规律：本经自病，不中他邪，不是因子母虚实所致，当自取其经，故以窍阴井穴为主，而配之以心井、胃井；也可以取俞穴为主，再配以心、胃俞穴，荥经合，主穴、应穴皆如此。如由他经有邪，因子母虚实而为病，则应遵循"虚则补其母，实则泻其子"的原则，补则刺肾之涌泉（井），或膀胱之至阴（井）；泻则刺心之中冲（井），或小肠之少泽（井）；但在制土之甲乙日，制金之丙丁日，制水之戊己日，都不可针。这种思想可以用于指导治未病中，如见肝之病，先实其脾之类。

3. 开穴时辰与生克

李梴推演六甲、六乙、六丙、六丁、六戊、六己、六庚、六辛、六壬、六癸之日开穴的时辰，相生相克的穴位等以示来者。如"六甲日，甲戌时开穴，胆井窍阴，或合脾井隐白。相生，膀胱井至阴，肾井涌泉，小肠井少泽，心井中冲；相克，肺、大肠、脾胃井及阖穴……"（《医学入门·针灸·杂病穴法》）

4. 归纳辅助开穴法

李梴归纳辅助开穴之大要。按照子午流注常规开穴法在遇到闭穴时，就无法取穴治疗。如按时开穴法，则需阳日阳时开阳穴，甲、丙、戊、庚、壬日开阳经，日干重现是开穴时，阳时甲、丙、戊、庚、壬时开阳经的输穴；阴日阴时开阴穴，乙、丁、己、辛、癸日开阴经，日干重现是开穴时，阴时乙、丁、己、辛、癸时开阴经的输穴。在遇阳日阴时、阴日阳时患病就无法治疗。因此，需要根据实际情况，灵活取穴，于是就有了辅助开穴法。

一是"甲己同宗开穴法"。针对上述问题，李梴提出了解决办法："闭则以本时天干，与某穴相合者针之，故又曰开合。阳日遇阴时，阴日遇阳时，则前穴已闭，取其合穴针之，合者，甲与己合化土，乙与庚合化金，丙与辛合化水，丁与壬合化木，戊与癸合化火。"（《医学入门·针灸·杂病穴法》）天干有十相合化为土、金、水、木、火，其同宗的方法以十天干而言，则为对折成半而合之，如甲 1 与己 6 相合，中间相隔为 5，乙 2 与庚 7 相合，中间又相隔为 5。李梴还阐述了这种开穴的机制："其所以然者，阳日注腑，则气先至而血后行；阴日注脏，则血先至而气后行。顺阴阳者，所以顺气血也。阳日，六腑值日者，引气；阴日，六脏值日者，引血。"（《医学入门·针灸·杂病穴法》）既完善了传统的治疗方法，又有助于初学者理解和掌握。

二是“夫妻开穴法”。如遇到阳日阳时已过，或阴日阴时已过，而又发生了急病时，该如何处理？李梴提出了“夫妻开穴法”，可以夫妻子母互用，以适合其病情为贵。他说：“妻闭则针其夫，夫闭则针其妻，子闭针其母，母闭针其子，必穴与病相宜，乃可针也。”（《医学入门·针灸·子午八法》）他还介绍了开穴经验，用穴则先主而后客，用时则弃主而从宾。

此外，李梴还教导初学者学习穴法必须灵活，如他说：“按日起时，循经寻穴，时上有穴，穴上有时，分明实落，不必数上衍数。”（《医学入门·针灸·子午八法》）当然，这也与其偏重于子午流注有关，所谓“子午法自上古，其理易明”。

（三）综合诸法补泻——迎随

针刺手法与疗效直接相关，尤其是“迎随”与“飞经走气”，乃“神针”的两大纲要。不过，李梴认为“飞经走气，亦不外于子午迎随”，若针法不明，就会出现“迎随一差，气血错乱”的不良后果。因此，他在“杂病穴法”中着重讨论了迎随补泻之法。

“迎随”之说始见于《内经》。《灵枢·九针十二原》指出：“往者为逆，来者为顺，明知逆顺，正行无问。迎而夺之，恶得无虚？追（随）而济之，恶得无实？迎之随之，以意和之，针道毕矣。”《灵枢·小针解》解释说：“迎而夺之者，泻也；追而济之者，补也。”《灵枢·终始》也说：“泻者迎之，补者随之，知迎知随，气可令和。”由此可知，人体的气血往来有逆有顺，不同病候、男左女右、子前午后气血升降之异，因此，可以根据具体情况选择不同的针法，针刺时可逆其经气以泻其邪，顺其经气以补其正，从而实现泻实补虚的作用。李梴又说：“迎者，迎其气之方盛而夺之，为泻；随者，随其气之方虚而济之，为补。”（《医学入门·针灸·杂病穴法》）不过，广义的迎随是各种补泻法的概称，为补泻法总则；狭义的迎随指某一种具体的补泻方法。李梴创立了以针芒方向为主的综合运用诸种补泻的针法。

1. 针芒方向定补泻

李梴在前人气血经脉运行规律，特别是十二经运行规律认识基础上，提出了针芒方向定补泻的原则：手三阳经从手走头，即手三阳经穴皆起于手，故针芒从外往上为随，针芒从内往下为迎；足三阳经从头至足，即足三阳经穴皆起于头，故针芒从内往下为随，针芒从外往上为迎；足三阴经从足至腹，即足三阴经穴皆起于足，故针芒从外往上为随，针芒从内往下为迎；手三阴经从胸走手，即手三阴经穴皆起于胸，故针芒从内往下为随，针芒从外往上为迎。

2. 多法补泻和阴阳

李梴非常重视《内经》的呼吸补泻法，他认为，“呼尽内针，候吸引针，命曰补；吸则内针，候呼引针，命曰泻。此万世不易法也”（《医学入门·针灸·杂病穴法》）。但他不仅停留于此，而是结合临床实践经验做了进一步发展。

由于人身左为阳，右为阴，手为阳，足为阴，左右手、足的阳经、阴经又有阴阳之别，所以，针刺之法又有“手上阳进阴退，足上阳退阴进”之分，随针刺手法而产生截然不同的效果：“左外右内，令气上行；右外左内，令气下行”（《医学入门·针灸·杂病穴法》）。李梴还认为，针刺捻转的左右，手足的上下、左右、经脉、呼吸、男女、午前午后、数序奇偶等具有不同的阴阳属性，针刺时与经脉循行和针刺方向相结合就会发生不同的补泻作用。例如，以患者的手、足经脉、左右侧的阴阳综合属性，与医生捻针左右、呼气吸气的阴阳属性相对照，阳与阳相顺则为随为补，阳与阴相逆则为迎为泻；阴与阴相顺则为随为补，阴与阳相逆则为迎为泻。

此外，李梴根据《素向》标本根结理论，提出了“上补下泻”法，他说：“又有一言真秘诀，上补下泻值千金。”（《医学入门·针灸·杂病穴法》）标部、结部在头面胸腹，穴位在上；本部、根部在四肢肘膝以远，穴位在下。而上下是经脉运行、经气活动的两极，与内外相应，针刺这些穴位，可以“上下通接，立时见功”（《医学入门·针灸·杂病穴法》）。在“杂病穴法歌”载述的88个处方中，涉及穴位81个，其中头面胸腹的腧穴仅7个，大多数是本部、根部穴，下合穴和六十六穴。明确注明远道下部穴用泻法的有18方，用上泻下补的有12方，如治鼻渊取合谷、太冲，均用泻法；治小便不通，取阴陵泉、足三里，俱泻；治腰腿疼，补腕骨，泻足三里等，均反映了李梴“上补下泻”刺法经验。

【后世影响】

《医学入门》内容广博，分类明晰，通俗易懂，便于习诵，简明实用，成为初学中医者的最佳读本之一。该书以其内容全面、说理甚明，故受到后世医家的普遍欢迎。

一、后世发挥

李梴的脏腑相通之说，尤其是引用的“五脏穿凿”论，补充发展了前人有关脏腑关系的理论，也为后世所认可和应用。脏腑在气化上密切相关，在功能上息息相通，这种关系同样可以应用在疾病治疗中。尤其是其“心与胆相通”之说，治心病“宜先温胆，胆通则心自安”，至今仍有效地指导临床；又如，现代针灸临床将脏腑相通之说用于解释、扩展穴位功用和治疗范围，为配穴提供新的思路，有助于奇穴的发现与归经研究。

李梴在杂病的认识和治疗方面，有许多见解影响及后世，为中医学术研究和临床诊治做出了积极的贡献。如他在仲景肾气丸治疗消渴病的基础上，提出：“治消渴初宜养肺降火，久则滋肾养脾，盖本在肾，标在肺，肾暖则气上而肺润，肾冷则气不升而肺焦，故肾气丸为消渴良方也。”这种温法治疗消渴的思路得以进一步发扬，为后世不少医家所重视和应用。又如，李梴论治咳嗽时，提出以外感、内伤为纲，咳嗽须分辨痰与声，先审肺脉虚实，“肺气动则咳，脾湿动则嗽，脾肺俱动则咳嗽俱作，然以肺为主”，这种认识影响到张介宾，甚至对今天的《中医内科学》教材论治咳嗽也有影响。今人陈达理主编的《肺系病证妙谛》，将李梴论治咳嗽的辨证、分类、治则全盘收入。

现代针灸临床应用八脉交会穴十分广泛，实得益于李梴的提倡和推动，及其后医家的不断发展。李梴说：“八法者，奇经八穴为要，乃十二经之大会也，周身三百六十穴，统于手足六十六穴，六十六穴又统于八穴。”（《医学入门·针灸·子午八法》）由于奇经与正经的经气以此八穴相通，所以八穴既能治奇经病，又能治正经病，当然，李梴倡导八法的原因，还在于要求医生用针要专且精。中医数千年的治疗实践证明，针法以及药物不能治愈的疾病，往往灸法治疗可以取得神奇的疗效。李梃在《灵枢·官能》之说的基础上提出："药之不及、针之不到，必须灸之。"因灸法具有广泛的治疗作用："虚者灸之，使火气以助元阳也；实者灸之，使实邪随火气而发散也；寒者灸之，使其气复温也；热者灸之，引郁热之气外发，火就燥之义也。"现代研究证明，灸法有很广的治疗作用，可治疗的疾病达百种之多。由于灸疗产生作用快，直接作用于病表，因此常见的疾病、传染病都可以使用，慢性病使用疗效更好，特别是对不宜或不便服用药物的幼儿或昏迷等证，作用更加明显，更具有推广价值。

二、国外流传

《医学入门》曾流传日本、朝鲜及越南等国，也为诸多医家所宗。

本书于江户时期传入日本，受到道三学派古林见宜的重视。其在日本流传甚广，评价很高。据今人中泉信行统计，江户时期至少翻刻有16种版本。在日本曾持续了近百年的"《医学入门》热"。

《东医宝鉴》为朝鲜医学家许浚编撰，全书主要纂辑自中国明万历以前流传到朝鲜的医药书籍，包括《医学入门》等80多种，是朝鲜的综合性传统医籍。《东医宝鉴》中基础理论部分引用频率最多的就有《医学入门》。

综上所述，李梃医学理论渊博，医德高尚，临床经验丰富，收集前人之精华，并注释而成《医学入门》，为一部较好的医学门径书。其首重养生防病，并将养生之道归于平易，突出保养之道存乎心、饮食起居须有节的重要意义。其重视研究脏腑理论，在脏腑属性规律、"五脏穿凿"之说等方面深有体会，提出五脏互涵、邪自互入的看法，总结了脏腑证治规律；临床诊疗尤重脉诊，崇尚上古诊法，专立妇人脉法；重视针灸治病，提倡针道之说，总结子午八法和神针大要；无论外感、内伤，均全面把握，结合临床总结了杂病提纲；其对本草亦有研究，参考张元素之学，突出药性，强调配伍，并较好地类分本草。

山东中医药大学　刘桂荣

【参考文献】

[1] 李梴. 医学入门 [M]. 北京：人民卫生出版社，2006.

[2] 盛燮荪，陈峰，朱勇. 略论李梴“上补下泻”针刺法 [J]. 中医杂志，1989 (4)：15 - 16.

[3] 蒋燕. 浅谈李梴的脏腑相通论 [J]. 辽宁中医杂志，1990 (5)：1 - 3.

[4] 濮正琪. 李梴《医学入门》初探 [J]. 江西中医药，1995，26 (1)：2 - 5.

[5] 翟双庆. 论李梴《医学入门》脏腑论 [J]. 北京中医药大学学报，2001，24 (3)：6 - 10.

[6] 俞伟，闫记灵. 李梴针灸学说的特点 [J]. 中国针灸，2003，23 (1)：61 - 62.

[7] 郑旭锐，文颖娟.《医学入门》本草论探析 [J]. 长春中医药大学学报，2012，28 (5)：760 - 761.

[8] 徐春娟，陈荣，裴丽明，等. 明代医学家李梴及其《医学入门》的现代研究 [J]. 湖南中医杂志，2012，28 (6)：86 - 88.

[9] 沈启刚，谭春雨. 明代名医李梴论治癥积病证的学术思想研究 [J]. 中华中医药学刊，2012，30 (5)，1098 - 1099.

[10] 王桂玲，李柳骥，郭静.《医学入门》点评 [J]. 北京中医药，2012，31 (4)：287 - 289.

[11] 郑旭锐，文颖娟. 明代医家李梴养生学术思想探析 [J]. 河南中医，2012，32 (8)：973 - 974.

[12] 张佳丽，刘密，娄必丹，等.《医学入门》论灸法 [J]. 国医论坛，2013，28 (2)：20 - 21.

[13] 靳士英，靳朴. 明代六部综合性医书的传自及其影响 [J]. 中华医史杂志，1999，29 (3)：131 - 134.

[14] 申东原，权东烈.《东医宝鉴》针灸学特色探析 [J]. 上海中医药杂志，2009，43 (11)：63 - 65.

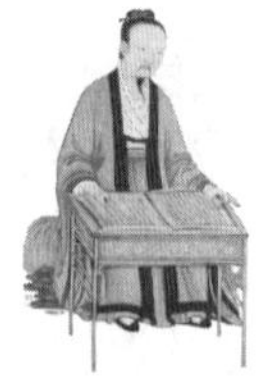

马　莳

内容提要

马莳，字仲化，别号玄台，生卒年不详，会稽（今浙江绍兴）人，明代著名医家。著有《黄帝内经素问注证发微》《黄帝内经灵枢注证发微》。此外，尚有《难经正义》《脉诀正义》两部著作，惜未流传于世。《黄帝内经素问注证发微》共9卷，为《素问》主要注本之一，该书在阐发经文精微、补苴唐人王冰注释罅漏诸方面，贡献颇大。《黄帝内经灵枢注证发微》共9卷，补遗1卷，为《灵枢》第一个全注本，由于马莳擅长针灸，故其对《灵枢》的注释水平高于《素问》，见解独到。总览马莳的注文，其卷篇九分且小结大义，重视文字训诂且音义通释，还强调考据，言必有出，更多结合临床实证加以阐发。这种注释方法，令其文章节清晰、文理通顺、医义详明，习医之人读之无晦涩艰难，却有豁然冰释之感，入门尤易。马莳对于《内经》研究和中医学术的传承，做出了非常重要的贡献。因此，康熙版《浙江通志》赞马莳为“医家之津梁”，称其启蒙之功功不可没。同时，其著作也为日本汉方医学界学习《内经》提供了入门的捷径。

【概述】

一、生平简介

马莳，字仲化，别号玄台，生卒年不详，会稽（今浙江绍兴）人，明代著名医家。著有《黄帝内经素问注证发微》《黄帝内经灵枢注证发微》。此外，尚有《难经正义》《脉诀正义》等著作，惜未能流传于世。

关于马莳的字号，有两种不同的说法。一说马莳字玄台。如清代康熙版《浙江通志·方伎》云：“马莳，字元台。”（元字，乃为避清圣祖玄烨讳而改）另一种说法认为其字仲化，号玄台子。如《四库全书总目·医家类存目》云：“莳字仲化。”又如，清代王宏翰所著《古今医史》中“马莳”条下云：“马莳，字仲化，号玄台子。”纵观明末及清代的文献，以马仲化称马莳者不在少数。如明末湖州人闵芝庆著《伤寒阐要编》云：“马仲化曰：自太阳以至厥阴，犹人由户登堂入室，厥阴复出而传于太阳，奈有少阴、太阴、少阳、阳明以隔之，岂有遽出而传于太阳之理！”其所引乃马莳注《素问·热论》篇中关于伤寒传经的文句，可见马仲化即指马莳。又如，清人张璐《张氏医通·诸呕逆门》中，引用马莳“胃为水谷之海”的观点时亦径谓“马仲化云”。此外，诸如张、马合注本《黄帝内经灵枢集注》、清人程文囿《伤寒提钩》、日人丹波元坚《杂病广要》，均以马仲化代称马莳。可见，仲化乃马莳之字是有据可循的。那么，《浙江通志》中马莳字“元台”显然是一个错误。以号为字，这样的错误在史志中并不少见。如《清史稿·汪辉祖传》中即有“汪辉祖，字龙庄”的记载。考诸相关文献，如《清代七百名人传》等则多言“汪辉祖，字焕曾，号龙庄”。号，又称“别号”“别字”，是与名、字相当的个人标志或符号代码，古人的字、号均可以作为对其的尊称，甚至有些名人之别号较其表字更加耳熟能详。如苏轼号东坡居士，李白号青莲居士，白居易号香山居士，陆游号放翁等。反观为马莳作序的冯可行或章宪文，均称其为“马君玄台”或“玄台马君”，可见马莳之别号元台较其本字仲化更为出名，故误以玄台作马莳之字亦可以理解了。

马莳的生卒年，至今仍是无从知晓。绝大部分史志、医家传均认为其大约生活于 15—16 世纪，相应于明代的嘉靖、隆庆、万历年间。但据笔者推测，其生活于 16 世纪则更为合理。依据有二：一是从为马莳撰序者的生卒年代进行考证。一般来说，为人作序者，多年长而有盛名。如《黄帝内经素问注证发微》中有时任南京兵部右侍郎的王元敬的序言，其云：“《内经素问注证发微》者，吾甥马子所撰也”。据明代过庭训著《本朝分省人物考》记载：“王元敬，字廷臣，号古林，浙江山阴县（今浙江绍兴）人，嘉靖三十八年进士，历许州知州、刑部员外郎、郎中、荆州知府、副使、参政、按察使、广东布政使、应天府尹，进右副都御史，巡抚应天，再升为南京兵部右侍郎。”不久被落职闲住。后经奏辨，官复原职。未几，于万历三十一年十二月二十四日卒于官，年八十七。明万历三十一年是 1603 年，当时王元敬年寿 87 岁，说明其生卒年代为 1516 年至 1603 年。而王氏称马莳为“吾甥”，故马莳在年龄上不大可能高于王元敬。另一个佐证是，同为马莳《黄帝内经素问注证发微》作序的“华亭林下人冯行可”，华亭是上海莘庄的旧称，据《明史》记载，冯行可之父冯恩乃明代著名的口、膝、胆、骨四铁御史，因直言谏君而招致杀身之祸，“长子行可年十三，伏阙讼冤。日夜匍匐长安街，见冠盖者过，辄攀舆号呼乞求”。1533 年，行可上书请求代父就死，不准；又用刀刺臂，以血上书，自缚于宫门前，冯恩始得免死。可见，冯行可所生活的年代亦大约在 16 世纪。故马莳出生年月的上限，不可能早于冯行可或王元敬，也就是不可能早于 16 世纪。二是基于《黄帝内经素问注证发微》与《黄帝内经灵枢注证发微》成书时马莳已步入晚年的推理结论。两书初刻本均为明万历十四年天宝堂本，明万历十四年即公元 1586 年，时任尚书虞部郎的章宪文为《黄帝内经灵枢注证发微》作序中称：“《素问注》成，已又闻马君注《难经》……不三年，《难经注》成……马君虽名闻诸，俟垂老而志不衰，欲再注《灵枢》以垂不朽……不三年而《灵枢注》复成。”从章氏的序文中可以看出，马莳完成《黄帝内经灵枢注证发微》时已是垂垂老朽，且距离 16 世纪结束尚有至少 15 年的时间。因此，笔者大胆推测马莳的生卒年代上下限均在 16 世纪。

历代关于马莳生平的记载不多，这可能与马莳一生默默耕耘，勤求医理，不闻政事，未能“闻达于诸侯”有关。仅有的记录大多来自于其现存的两部著作《黄帝内经素问注证发微》与《黄帝内经灵枢注证发微》的序文之中。如王元敬谓：“吾甥马子少游诸生间，又蹶场屋，患弱疾，从季父刺史白峰命更医，医更精也，名盖籍籍闻诸侯矣”。章宪文序云：“马君初为于越诸生有声，一旦弃诸生工医，其志岂鲜小哉？环诵则缃为之漶，覃思则鬊为之枯，含毫则研为之穴，杀青则囊为之涩，传写则纸为之贵，彼其志则鲜小哉？盖十年而经注成，经注成而名日益广，业日益精。”又曰：“马君固名医，经注成，名益彰，海内人士慕上池之术者，即穷山深谷，靡不奔走马君矣。”据上文可以看出，在“万般皆下品，惟有读书高”的儒家正统思想的影响下，马莳年少时亦曾致力于孺子业以求取功名，但因科场失利，心情郁闷，兼患虚劳不足之证，使其听从叔父刺史白峰的建议弃儒学医。由于自身的勤奋刻苦，又兼习儒时打下的深厚的中国传统文、史、哲功底，令他对于中医经典著作有着更深层次的理解和独到的观点，医术日益高超，成为当时名闻遐迩的医学家，并被当时的太医院所选中，任太医院正文一职。

马莳的两部著作，在阐发经文精微、补苴前人注释罅漏方面，贡献颇大。《黄帝内经灵枢注证发微》更是《灵枢》第一个全注本，注释水平亦高于《黄帝内经灵枢注证发微》。其卷篇九分、小结大义，其文音义通释、强调考据、结合临床的注释方法令章节清晰、文理通顺、医义详明，习医之人读之无晦涩艰难却有豁然冰释之感，于入门尤易，对于中医经典的传承和中医药文化的普及有着突出的贡献。

二、著作介绍

马莳一生所著之书，除广为流传的《黄帝内经素问注证发微》与《黄帝内经灵枢注证发微》之外，据日人丹波元胤所著《中国医籍考》记载，在当时还有《难经正义》9 卷（即章宪文序文中所称的《难经注》）与《脉诀正义》3 卷流传于世。其乡邻刘裕德亦在其著作《脉学三书》中称：“所著有《素问发微》《灵枢发微》《难经正义》《脉诀正义》，俱已镌行。”

（一）《黄帝内经素问注证发微》与《黄帝内经灵枢注证发微》

《黄帝内经素问注证发微》（9卷）与《黄帝内经灵枢注证发微》（9卷），于明万历十四年（1586）由天宝堂首刻，是马莳的代表性著作。

《内经》历来是习医者必读之书，但由于篇幅巨大，内容庞杂，文辞古朴，语义艰深，更兼年代久远，书缺简脱，文句衍倒，鲁鱼之误，在所难免；传习者不明其要，舛讹百出。有鉴于此，历代为之整理作注者不乏其人。马莳指出，越人为“晦经之始”，滑伯仁则“类有未尽”，王冰虽分合增删，整理次注，但其“随句解释，逢疑则默，章节不分，前后混淆”，林亿则“校正深有裨于王氏”，但“仍分二十四卷，甚失神圣之义”。故其据《汉书·艺文志》所载，力排《内经》24卷之误，立《素问》《灵枢》各9卷之说。其云：“夫《九针》九篇，夫子乃因而九之，九九八十一篇，以起黄钟数焉。大都神圣经典以九为数，而九九重之，各有八十一篇。愚今析为九卷者，一本之神圣遗意耳。”他反对割裂、墨守经文，殚精研虑，寒暑屡更，经过十多年的努力，终于著成《黄帝内经素问注证发微》与《黄帝内经灵枢注证发微》各9卷，成为依篇全注《内经》的第一家。

对于《黄帝内经素问注证发微》，后世多认为其未能超越王冰的注解水平，汪昂直斥之“舛谬颇多”“随文敷衍”“逢疑则默”“有注犹之无注”。《四库全书总目提要》云：“其注无所发明”。但该书也并非一无是处，其首创注解篇名，用言简意赅的寥寥数语，对本篇主旨进行提纲挈领地提示。又一改王氏注文在字词或句下加双行小注的方式，先录原文段落，后述之“发微”，令其注文自成一体，而又处处与原文环环相扣，读起来一气呵成，条理清楚，义理分明。注文发明虽少，但在训释词语时多用平易近人的语言，学者读之毫无艰难晦涩之感，亦结合临床阐明医理，补充了王氏注本的不足，这也是“明人注《素问》，马氏最为流传”的原因。

至于《黄帝内经灵枢注证发微》，世人则多持肯定的态度。正如汪昂评价云：“《灵枢》从前无注，其文字古奥，名数繁多，观者蹙额颦眉，医家率废而不读。至明始有马元台之注，其疏经络穴道，颇为详明，可谓有功后学。”（《汪昂医学全书·凡例》）马莳本人素娴经脉腧穴针灸之术，故其对《灵枢》条文的注释在剖析医理和申明字义等方面均有过人发挥。对于《灵枢》经脉、腧穴、证治等条文的注解，更是切合临床实际。马莳还在《黄帝内经灵枢注证发微》中突出强调：“但针经二字，止见于本经首篇，其余所论营卫腧穴、关格脉体、经络病证、三才万象，靡不森具。虽每篇各病必用其针，自后世易《灵枢》以《针经》之名，遂使后之学者视此书止为用针，弃而不习，以故医无入门，术难精诣，无以疗疾起危，深可痛惜。”马莳认为，此书虽有以《针经》为名，其中多论针灸治病之道，令习医之人误以为所载乃用针之一法，显然是不正确的。提示研读《素问》亦要与《灵枢》相互参照，方可语义明晰。

（二）《难经正义》

据《续修四库全书提要》记载，《难经正义》刊行于万历八年（1580），较《黄帝内经素问注证发微》及《黄帝内经灵枢注证发微》早6年。但马莳以注证上二书彰名，又“以此得忌，因瑕疵之”，于古语发明甚少，随文敷衍，以及过多訾议前人论述的注证特点，令《难经正义》未能引起世人的重视。该书流传不广、传世甚少。如明代殷仲春《医藏书目》、清代黄虞稷《千顷堂书目》，以及日本丹波元胤《中国医籍考》等均只存其书目，皆注曰“未见”。经各方求索，现已有明万历宝命堂刻本残本藏于中国科学院图书馆，但缺第6~9卷及附图，不得不说是一大遗憾。

《难经正义》仍取“九九八十一篇，以起黄钟数焉”之意，将八十一难析为9卷。以八十一难各篇之主旨大意为标题，注文仿秦越人的口气，每节下先列自注，次列考证，“凡引《内经》，皆具原文，必书《素问》某篇、《灵枢》某篇”，令研习之人“对证之详而领略之易”，又可时时记诵经典条文，可谓用意精深。其中，引自《内经》条文的以大字书写，引自各家注解或本人发挥的则以小字书写。书末又根据八十一难的本意，配图89幅，辅以主题目录，颇为实用。

（三）《脉诀正义》

《脉诀正义》是马莳系列注本中最后一个面世的，也并未产生很大影响，这一点从后世各类官刻私修书目的记载中可以看出端倪。在明代之后的各种书目中，仅刊行于1644年的明代殷仲春《医藏书目》中存有该书条目。此书作者殷氏晚年隐居于秀水（今浙江嘉兴）永乐南屯，与马莳晚年归老著书所居之地会稽（今浙江绍兴）相距不远，且《医藏书目》成书年代与马莳著书年代相近，故考虑在当时尚可见到此书原本，此后便流于湮灭了。但是在遥远的西方，却传来残本尚存的喜讯。向达在1936年10月《国立北平图书馆馆刊》中发表“记牛津所藏的中文书”，描述了牛津巴德里图书馆内从东方获取的数量庞大的中文图书，其中就有《脉诀正义》的书名。另据F. Madan和H. H. Cruster合编的《巴德里图书馆简目》（*Summary Catalogue of Western Mss. In the Bodleian Library*）中描述，《脉诀正义》残卷一册是在1607年被该馆所收藏的。更令人振奋的是，有报道表明，在1990年12月巴黎召开的第二届世界针灸学会联合会大会上，来自法国的Serge Franzini教授作了题为“巴黎、牛津大学及Wolfenbüttel所藏的一部17世纪后在中国消失的著作——马莳的《脉诀正义》”的专题报告，报道了除牛津大学以外，法国巴黎国家图书馆以及德国Wolfenbüttel图书馆均有残卷收藏。专家对这三处残卷进行了比对，发现在多处相同部位具有同样断版及个别版面模糊的现象，证明可能均为同一雕版所翻印。

此外，《中医药文献论丛》报道，马莳尚有部分著作未能及时刊刻发行，包括《内经类旨》《伤寒论大全》《产科大全》《针灸正门》《古案原意》《医旨释义》《医门观海集》《疑证辄效录》《本草髓论》等。据笔者考证，以上著作均存目于明代殷仲春的《医藏书目·声闻函》。所谓“声闻”即“声闻者，非谓辟支之谓也，目未经览，但世有秘册奇书，或禁方奇咳，或医书引用，未观全帙”。说明殷仲春也未能见到此类原书真貌，而仅因其他书中有所提及，便记录书名以供后人参详。故虽有殷氏小字注文，言“以上九种见玄台《脉诀正义》”，但称这些书为马莳所著则未必可信，倒更类似于马莳在引用其他人观点的同时所列举的书名，即相当于现代的参考文献。当代王瑞祥所著的《中国古医籍书目提要》称此9种图书“著者佚名”，则更为中肯客观。

【学术思想】

一、学术渊源

马莳因《黄帝内经素问注证发微》与《黄帝内经灵枢注证发微》两部著作而彰名，但其师承授受关系却无从考证，这可能与马莳一生默默耕耘，勤求医理，不闻政事，未能“闻达于诸侯”有关。但回顾马莳当时所处的特定的社会文化背景，却可以反证马莳热衷于注解经典及其回归古制、卷篇九分的初衷。

马莳生活的绍兴地区，医学文化源远流长，“悬壶济世”成为该地区大量儒生科场失意后的最佳谋生途径。儒理与医理本来就有许多相通之处，加之习儒者大多有较好的文学功底与传统史学及哲学基础，使得读书人的“弃文从医”更为简单易从，越地向来有“秀才学医，笼里捉鸡”的俗谚，正是儒生习医之易的生动写照。马莳“少游诸生间，又蹶场屋，患弱疾，从季父刺史白峰命更医”的生活轨迹亦是符合这一杭绍地区的文化特质。

如果说马莳由儒更医的改变是社会风气使然的话，那么其在注证《灵枢》《素问》的过程中厚古薄今的理念，更是来源于其深厚的儒学思想背景。马莳恢复《灵枢》《素问》各九卷九篇的形制，“以起黄钟之数焉”，“一本之神圣遗意耳”，完全是为了恢复传说中古代医籍的样貌，一如儒家文化的精神——尊经尚古。对于医学经典著作《内经》《伤寒论》的推崇，使得江浙习医之人多以研读医经为首要任务，而研究医学之士亦无不以注解医经为归宿。明清时期浙江籍医家的著作，以医经注释类著作最多，“钱塘医派”就是这方面的代表，他们主张学岐黄术必潜心研读医经，而除《内经》与仲景之书外，其他都可不读，甚至认为《难经》也是后人伪作而不足信。一时间，他们以经典的注解作为研究医学、表达思想的方式，关于《内经》《伤寒论》《金匮要略》等经典的考订、校正、注疏层出不穷，除马莳的《黄帝内经素问注证发微》与《黄帝内经灵枢注证发微》外，还有张介宾的《类经》，张志聪的《金匮要略注》、沈好问的《素问集解》等，共百余种。

影响马莳学术思想的另一方面，是晚明的经世实学思潮。台湾学者林庆彰研究发现，晚明经世实学思潮使各个研究领域学者对于本学科经典著作的前人注释进行重新审视。其一，开始怀疑或批评宋人注解的可靠性。其二，为确立经书的权威地位，开始对先儒的疑经、改经行为，作较激烈的批评。其三，对各经的真伪也都有考辨。其四，以通经学古必须从字学入手，开始研究小学，以便从其研究中达到通经的目的。其五，为全面了解经书的内容，辑佚工作也随之产生。其六，以实事求是的考证方法来研究经书，收集证据、归纳证据，然后再得出结论。马莳注证《内经》的许多特点与之相符，这显然不是简单地巧合。如马莳认为王冰之注文“随句解释，遇疑则默”。自己作注时多用以经解经、《灵》《素》互证之法，颇合当时注解经文多采汉儒之说的研究风气。他擅长小学之道，于文字学、音韵学、训诂学方面有较高的水平。他强调理论联系临床，从临床实际中求证经典理论的正确性，如注《素问·生气通天论》“劳汗当风，寒薄为皶，郁乃痤”句，马莳在平时的诊疗实践中发现，“皶”即俗称的粉刺，主要由于劳动汗出后，当风乘凉，寒气侵入毛孔玄府之中所致。若是寒郁日久，则发为痤疮，其较皶病有外形大小的区别。若是没有平日临证时周密细致的临床观察，又怎能做出如此生动形象的区分。

二、学术特色

（一）诠注《内经》的特点

1. 卷篇九分，意法上古神圣

在东汉班固的著作《汉书·艺文志》中，其据西汉刘歆《七略·方剂略》中所载，言“黄帝内经十八卷”。晋代皇甫谧在《针灸甲乙经》自序中云：“按《七略·艺文志》，《内经》十八卷，今有《针经》九卷、《素问》九卷，二九十八卷，即《内经》也。”此后的一些注本，如全元起的《素问训解》，也都是9卷之数。但自隋代杨上善《太素》，类取《素问》《灵枢》的内容重新整理编次为30卷后，根据作者的编写意图，或注解，或类编，或校勘补注，各种卷次本纷至沓来。其中影响最大者，属唐代王冰的《素问》24卷本与南宋史崧的《灵枢》24卷本。

虽然马莳所处的明代末期距离《内经》的成书年代已是年深岁久，其本人能看到的《内经》传本为王冰《素问》次注、史崧整理的《灵枢》，但在“尊经崇古”思想的驱动下，其怀疑后人的注文难免有语意未明、前后混淆甚至歪曲先贤之意，私自修改的原书编次也不符合古人神圣经典的原旨。如其谓：“秦越人发为《难经》，误难三焦、营卫、关格，晦经之始。晋皇甫谧次《甲乙经》，多出《灵枢》，义未阐明。唐宝应年间，启玄子王冰有注，随句解释，逢疑则默，章节不分，前后混淆。元滑伯仁《读素问钞》，类有未尽，所因皆王注。惟宋嘉祐年间，敕高保衡等校正，深有裨于王氏，但仍分为二十四卷，甚失神圣之义。”因此，他极力坚持恢复《素问》《灵枢》各9卷的编次，并引用《素问·离合真邪论》中黄帝所述：“余闻《九针》九篇，夫子乃因而九之，九九八十一篇，余尽通其意矣”。其极力主张《素问》与《灵枢》当如其他神圣经典著作，取法于神圣遗意，以九九为规制，共81篇的体例。

2. 注解篇名，总括诸节大义

马莳按《内经》原文的先后次序，逐句加以诠解，为了使学习者能快速领会各个篇章、各个段落的核心内容，其创造性地以提纲挈领、言简意赅的寥寥数语加以小结，点明主旨大义。

首先，马莳首创注解篇名，开《内经》注释之先河。如关于《素问·五脏生成》之篇名，其云：“按篇内以五脏之所主所伤所合，五色之见死见生，五脏所生之外荣，五色当五脏之味，五色当五脏之合，及后半篇能合色脉之义推之，皆本于天地生成。如《易》之所谓天一生水，而地以六成之；地二生火，而天以七成之；天三生木，而地以八成之；地四生金，而天以九成之；天五生土，而地以十成之。故五脏之义有如本篇者如此，即名之曰五脏生成篇。”指出该篇的主要内容是论述五脏与五色、五味以及脉象上的相互关系，这种关系与天地五行总的规律相同。掌握了这种规律，既可以作为五脏所生、所荣、所伤、所死的判断依据，又可以指导医生临床用药的思路，还可凭色脉合参“以图完全”，突出体现了五行学说对于中医学理论建构的重要作用。又如，关于《素问·阴阳应象大论》之篇名，其云：“此篇以天地之阴阳，万物之阴阳合于人身之阴阳，其象相应，故名篇”。深刻揭示该篇的主旨是阐发阴阳五行的理论，并将其运用在天地人各方面，借以说明其对实践的指导意义。在马莳的影响下，此后的一大批《内经》注家，如张志聪、高士宗等，都采用了这种注解篇名的方法，以展现自身对于《内经》各篇的总的学术观点。

另一方面，马莳还善于总结各节的核心思想，在逐句详解之前先阐明自己的观点。如《素问·四气调神大论》各节的注文，马莳在按照自己的理解分为八节的基础上，首先指出：“此以下四节，言当随时善养也”，在前四节分别探讨了春、夏、秋、冬四时养生之法。其又在后三节，就前文所提及的四时养生原则，指出圣人能寿永而今人多早夭的原因在于“人当顺四时之气，此言天地有升降之妙，惟圣人能从之，故病却而寿永也”“四时之气不可以有逆者，正以其当时而病，不必奉气而病也”“圣人尽善养之道，彼不善养者，失之也”。其在此认识的基础上，突出最后一节“圣人不治已病治未病，不治已乱治未乱，此正所谓圣人预养生长收藏之气，不待寒变、痎疟、飧泄、痿厥等病已生而始治之也”的观点。原本繁杂深奥的《内经》养生思想，经马莳如此阐述，变得简单明了，条理清晰，令学习者在阅读时犹如抽丝剥茧，逐渐深入，更容易掌握神圣经典的奥意。

3.《灵》《素》互注，擅长以经解经

根据原书多个章节中对同一观点的不同论述，加以整理归纳，从而探求原文大义，是马莳所擅长的“以经解经”之法。其“以经解经”的方式如下。

（1）以比事见义

通过联属前后之文辞，以比类观看相同或相反之例子。由于文脉贯穿，因彼此相形，而见其详。如《素问·阴阳应象大论》有“阳生阴长，阳杀阴藏”句，马莳认为此“杀者，肃杀之杀，非杀戮之谓也。“天元纪大论”曰：天以阳生阴长，地以阳杀阴藏，与此同。故当以天地分之”。又如，《素问·脉要精微论》有“阴盛则梦涉大水恐惧，阳盛则梦大火燔灼”句，马莳引《素问·阴阳应象大论》中“水为阴，火为阳”的论述，强调“梦必各从其类”，由于五脏属阴，故阴邪偏盛则梦涉大水恐惧；而六腑属阳，故阳邪偏盛则梦大火燔灼。

（2）以同名存义

通过综合《内经》各个篇章的不同记载，有些词句其名虽相同，而其实则各异。如《内经》中的“神”，马莳总结了8种不同的情况：“有指人身之血气言者”“有指人身自有神气而言者”“有指医工之针法言者”“有自医工本身神气言者”“有自患者神气言者”“有自赞扬医工言者”“自道之神妙而言” “亦可以指赞扬神圣而言”。其引用的经文覆盖了《素问·八正神明论》《素问·上古天真论》《素问·调经论》《素问·宝命全形论》《素问·针解》《素问·天元纪大论》《灵枢·九针十二原》《灵枢·邪气脏腑病形》《灵枢·本神》等一系列篇章，考据不可谓不详尽。

（3）以常变观义

《内经》各篇对于人体脏腑、经络、诊断、治疗等的记载，通常是有常有变、有正有反。马莳经常以这种常变互证、正反互言的方法进行说理，从而达到生动而鲜明地阐发经义的程度。如《素问·阴阳别论》有“有不得隐曲，女子不月”的论述，马莳引《灵枢·营卫生会》中焦以

"泌糟粕，蒸津液，化其精微，上注于肺脉，乃化而为血，以奉生身"为常，以女子因不得隐曲之事，郁之于心，心不能生血，血不能养脾，脾不运化，胃失纳受，水谷衰少，更致水谷精微无以化生，而令血脉枯涸，月事不能时下为变，前后对应，具有较强的说理效果。

4. 旁征博引，择其善者而从

马莳在注解《内经》的过程中，不但以《灵枢》《素问》经文互证，还广泛援引各家之说，旁征博引，择其善者而从之。除大量引用王冰注释与新校正补注之外，还涉猎各类医学典籍，凡与经文相关又立意鲜明者，一概兼收并蓄。据不完全统计，仅《黄帝内经素问注证发微》就参考医籍三十余种，包括《难经》《伤寒论》《金匮要略》《脉经》《针灸甲乙经》《诸病源候论》《备急千金要方》《三因极一病证方论》《脉诀》《袖珍方》《医学纲目》《汤液本草》等一系列具有代表性的医学著作。马莳能参考各家之说而为己所用，如注文集李东垣、刘河间、陈无择、张洁古、朱丹溪、滑伯仁等名家观点于一炉，辨其真谬，明其正误，既融各家之长，避免了一家之言的偏执，又有褒有贬，令后学之士开阔了视野。其中肯客观的评价，对于《内经》学术思想的传承，具有重要的促进作用。如《素问·生气通天论》曰："因于暑，汗，烦则喘喝，静则多言，体若燔炭，汗出而散。"马莳援引张洁古、李东垣关于"动而得之为中热，静而得之为中暑"的观点，但认为"中暑证亦有于劳役动而得者，中热证亦有于违暑中静而得者"，其主要原因在于人之元气虚实有所不同，故治疗时亦不能拘泥于苍术白虎汤或清暑益气汤。"所变亦异，治之者，岂得无变法哉!"强调应根据病因灵活应对。此外，马莳还积极引用非医学类典籍相关记载。如《尚书》《礼记》《诗经》《易经》《白虎通》《史记》《汉书》《三国志》《阴阳书》《仙经》《山海经》等，均在其征引之列。马莳求索此类古代文、史、哲学著作甚至是野史稗传，目的大多是为中医学的一些基本理论、治疗方法的起源寻找依据。如马莳引《山海经》"高氏之山，有石如玉，可以为针"的记载，佐证了《素问·异法方宜论》中"砭石者，亦从东方来"的判断。

5. 大胆批驳，敢于直抒己见

马莳虽然尊经崇古，但是对于先贤注释及临床应用的错误之处，则勇于批驳，大胆斧正。如在《黄帝内经灵枢注证发微·卷一》注中云："至于后世医籍有讹者，则以经旨正之于分注之下。"尤其是对于唐代王冰的注文，马莳在《黄帝内经素问注证发微》的序言中，批评其"随句解释，逢疑则默，章节不分，前后混淆"。因此，马莳在注疏《内经》时，对王冰注释中的错误之处进行了大胆的校勘与驳正。如《素问·上古天真论》描述了"天癸"在人生、长、壮、老、已的过程中所扮演的重要角色，但"天癸"究竟为何物，一直是中医学术界试图明确界定的对象。王冰认为，天癸乃"肾气全盛，冲任流通，经血渐盈，应时而下，天真之气降，与之从事，故云天癸也"（王冰注《黄帝内经素问》）。即以天癸为女子之月事，此说法明显不妥，因为男子也有"天癸至"的一系列表现。马莳直斥其非，云："以女子之天癸为血，则男子之天癸亦为血耶?《易》曰：男女媾精，万物化生。故交媾之时各有其精，而行经之际方有其血，未闻交媾之时可以血言。"其他，诸如"《广嗣要语》诸书，皆谓精开裹血、血开裹精者，亦非"。他认为，"天癸者，阴精也。盖肾属水，癸亦属水，由先天之气蓄极而生，故谓阴精为天癸也"。从字面理解，"癸"属于十天干之一，与壬五行同属于水，壬为阳水，癸为阴水。先天精气藏蓄于肾，待充盈到一定程度后，方转化为能促进与维持人体生殖机能的物质——天癸。这种物质男女皆有，也并不局限于男精女血的表象。这一观点，与现代中医所言“天癸是肾精及肾气充盛到一定程度而产生的一种精微物质，具有促进人体生殖器官的发育成熟和维持人体生殖机能的作用”（孙广仁《中医基础理论》）暗合。

6. 联系临床，注经不尚空谈

马莳对于《内经》的注释，主要依托于本人深厚的理论功底和丰富的临床经验，尤其在针灸经络方面，马莳将其独到的临床感悟、精准的取穴定位、多样的针刺手法，用生动形象的语言表现得淋漓尽致，令学习之人研习时仿若有医者执手而教之感。如《素问·刺志论》云：“夫实者，气入也，虚者，气出也。气实者，热也，气虚者，寒也。入实者，左手开针空也，入虚者左手闭针空也。”马莳认为，此句乃为说明针刺泻实补虚之法而设。所谓实者，乃“邪气之入而实也，非真实也”。所谓虚者，乃“正气之出而虚也，乃真虚也”。故应采用相应的针刺手法以达到补虚泻实的目的，操作时当以“右手持针，左手掐穴。方其入针泻实之时，则左手掐穴，开针空以泻之；及其去针补虚之时，则左手闭穴，闭针空以补之。先治伪实，而后补真虚，此要法也”。同理类推，即便是使用汤药进行治疗，亦需遵守泻实补虚的临床思路，既要祛邪务尽，又要处处顾护正气。

又如，在《素问·水热穴论》中，马莳在讨论风水证的治疗时，谈及了自己诊疗该证的临床体会，认为“后世止知水肿，不知有风水之义，但知利水而并不用风药”，其原因主要在于，朱丹溪曲解经文之故，以至于“治水肿法诚有未全，后世循法用之，致人夭枉者不知几千万人也”。他认为风水证的证候特点，当为周身浮肿，色黑或白，不黄，目下肿亮，肤如脂泽。治疗时若填风药作引经报使之用，则疗效更加显著。如用羌活入膀胱经，独活入肾经，防风行四肢，苍术发表胜湿，干葛、白芷入阳明经，柴胡和解表里等。他还提出了风水证需要与鼓胀病进行鉴别，区别对待。若仅腹中坚胀者，则以鼓胀治之。

从以上注文可以看出，马莳对于《内经》原文的注证是有着充分的临床依据的。他一方面注重阐发经文所蕴含的深刻的医学理论，另一方面又积极补充经文未载却切实可行的诊疗方法，这种崇尚理论联系实际的治学之风以及求真务实的治学精神，直至今天还有相当重要的现实意义。

7. 阐发经旨，辅以图表诗文

由于《内经》经文文义深奥，医理难明，又兼篇帙宏大，内容繁芜，令研习之人难以总其纲领，把握要旨。马莳在注文的过程中，十分注意将相关的内容进行总结性的归类。如关于十二经“井、荥、输（原）、经、合”诸穴的论述，分散于《灵枢·本输》各节之中，为了能给学习者一个整体印象，马莳专设“五脏六腑井、荥、输（原）、经、合总图”加以概括。又如，马莳不仅为《灵枢·经脉》中关于各经循行路径，绘制了14幅经络循行图，并逐一注明各经腧穴的大体位置，还总结出十二经脉及任、督二脉“诸穴歌”及“分寸歌”共28首。此外，他还尝试着根据《难经》各个篇章中关于脏腑实体考证的相关记载，手绘脏腑形态图，这在《内经》注释上，还是史无先例的首创。又如，《素问》七篇大论中关于运气学说的注释，马莳不仅通考了明代及明代以前的所有相关著作，做出了丰富而详尽的解说，而且为了更形象地说明该学说的理论内涵，马莳专门绘制了76幅图表来阐释运气学说，如《天道六六之节盛衰图》《地理应天六节气位左转图》《天道六气与地理五行相错图》等，以明了直观的方法，以提纲挈领的表述，极大地帮助了学习者理解掌握运气学说。

（二）经络腧穴学说

1. 以腧穴定位阐发经络循行

马莳注解《内经》十二经脉及奇经八脉循行部位的特点之一，便是以腧穴定位来阐发经络循行，强调“惟先熟穴名，而经脉自然了然矣”。如其描述手太阴肺经循行，“由胸部第四行之中府、云门以出腋下，下循臑内，历天府、侠白，下入肘中，抵尺泽穴。既下肘中，乃循臂内上骨之下廉，历孔最、列缺，入寸口之经渠、太渊，以上鱼，又循鱼际，出大指之端，至少商穴而止也”。这样以腧穴进行连线，经脉的循行便可一目了然。但这种注释方法，首先要求有精确的腧穴体表定位。因此，马莳仿照元代滑寿《十四经发挥》及明代徐凤《针灸大全》的腧穴歌诀方式，“阴经照滑氏，阳经照徐氏”，在各经条文下附以“诸穴歌”“分寸歌”，详细记录了各经腧穴穴名及定位方法。尤其对于各经起穴的位置，马莳采用了“挨穴之法”，即通过明显的体表标志进行上下左右的纵横联属。如其描述云门穴的定位，言“云门，巨骨下，侠气户旁二寸陷中，去中行任脉六寸。气户，巨骨下，俞府两旁各二寸陷中，去中行任脉四寸，去膺窗四寸八分。俞府，巨骨下，璇玑旁二寸陷中。璇玑，天突下一寸。天突，结喉下四寸宛中”。我们可以看出其中的规律是：

$$\text{结喉}\xrightarrow{\text{下四寸}}\text{天突}\xrightarrow{\text{下一寸}}\text{璇玑}\xrightarrow{\text{旁二寸陷中}}\text{俞府}\xrightarrow{\text{旁二寸陷中}}\text{气户}\xrightarrow{\text{旁二寸陷中}}\text{云门}$$

马莳认为，这种挨穴之法，“由天突起至璇玑，由璇玑至云门，其法甚简”。再结合其他穴名与定位歌诀，研习者可前后相参，既掌握了经络的循行，又加深了对腧穴定位的认识，可以说，这种简单易行、定位准确的经络腧穴注释方法，对于《内经》经络理论的普及具有积极的意义。

2. 以腧穴搏动解释经脉“是动”病候

《内经》关于经络病候的记载，主要见于《灵枢·经脉》中“是动病”“所生病”的相关内容。《难经·二十二难》云：“经言是动者，气也；所生病者，血也。邪在气，气为是动；邪在血，血为所生病。气主呴之，血主濡之。气留而不行者，为气先病也；血壅而不濡者，为血后病也。故先为是动，后所生病也。”这种“气血先后说”的理论，主要依于对“气为血之帅”“气行血自行”的认识，得到了隋代杨上善及明代张世贤的极力推崇。但马莳认为此说属《难经》臆造，不足为信。一方面，他主张《灵枢·经脉》关于十二经脉“所生病”并非皆因于血病引起，如“肺经则言肺所生病，大肠则言津液所生病，胃则言血所生病，脾则言脾所生病，心则言心所生病，小肠则言液所生病，膀胱则言筋所生病，肾则言肾所生病，心主则言脉所生病，三焦则言气所生病，胆则言骨所生病，肝则言肝所生病，何尝以所生之病皆定为血也”。另一方面，他又主张“是动病”中之“动”字乃穴动之义，其引《素问·至真要大论》“所谓动气，知其脏也”句，强调指出：“凡知太冲、冲阳、尺泽等穴气绝，为死不治。正以其动，则可以验病，不动则气绝耳。此篇是动之义，正言各经之穴动则知其病耳。”

应该说，马莳从脉诊角度解释“是动病”，是符合《内经》本义的。关于这一点，考古学发现给出了最直接的证据。1972年，在长沙马王堆汉墓发现帛书《阴阳十一脉灸经》中厥阴脉条文，可与《史记·扁鹊仓公列传》中相关记载相互参照，为“是动病”的解释提供了契机。《阴阳十一脉灸经》谓：“是动则病……妇人少腹肿……是厥阴脉主治”，与仓公医案中“厥阴……脉……动则腹肿，臣意灸其厥阴之脉”，主旨大致相仿，可见，其中的“动”字，不是经脉气血变化，而是脉诊指下感觉的异常搏动，故当取治于相应的经脉。又如，20 世纪 80 年代张家山汉墓发现的《脉书·相脉之道》云：“它脉盈，此独虚，则主病；它脉滑，此独涩，则主病；它脉静，此独动，则生病。”此处记载的脉象之盈虚、滑涩、动静等，都是秦汉时期医家在切脉过程中对动脉搏动的实际感受，是对各经脉诊察的客观反映，“相脉之道”属早期的脉诊法。许多当代学者已清楚地认识到，“‘是动’与‘所生’病，不是疾病种类的划分”“‘是动病’即指某条经脉的动脉搏动异常而该脉出现的疾病”。

马莳还结合经文，借脉动强弱的对比，对“是动病”的虚实加以判断。关于各经盛虚，《灵枢·经脉》以及《灵枢·禁服》，皆有以人迎寸口脉象对比的方法进行解释的情况。其规律是，阴经病寸口大于人迎为盛，人迎大于寸口为虚，阳经患者迎大于寸口为盛，寸口大于人迎为虚。如《灵枢·经脉》对肺经“是动病”给出的实证与虚证的区别方法是，“为此诸病……盛者寸口大三倍于人迎，虚者则寸口反小于人迎也”。马莳继承了这一方法，但为区别在手经与足经的差异，他结合《灵枢·终始》中“脉口三盛，病在足太阴，三盛而躁，在手太阴”条文，强调“寸口较人迎之脉三倍而躁，则肺经为实”，其注文中所添之“躁”字，为特异性定位手太阴肺经病提供明确的指征，可谓画龙点睛。他根据《灵枢·终始》中“脉口三盛，泻足太阴而补足阳明”的原则，故推测“脉口三盛而躁，病在手太阴，当泻手太阴肺经，而补手阳明大肠经矣”。与之相反，对于手太阴经之虚，《灵枢·经脉》仅云：“虚者则寸口反小于人迎也”，并未给出人迎寸口脉势对比的定量参考。马莳结合《灵枢·终始》中“人迎三盛，病在足阳明，三盛而躁，在手阳明”条文，采用了反证的方法，认为手阳明经实乃“人迎三盛而躁”，故推测手太阴虚当有“寸口较人迎之脉三倍而小”的表现，其所设之“小”字，与“躁”字对举，说明治疗时当泻手阳明大肠经，而补手太阴肺经。

3. 提出十六络之说

十二经脉在四肢各分出一条络脉，以加强表里经之间的沟通，再加上任脉之络鸠尾、督脉之络长强以及脾之大络大包，共同组成十五络脉。值得注意的是，其中脾既有足太阴之络公孙，又另有一条脾之大络大包。为何独以脾有二络，而他脏无第二条“大络”？这与脾脏自身的功能密切相关。在五行中，脾属土，土位居中央，四方兼顾，化生万物，灌溉五脏，洒陈六腑，濡养百骸，必须依赖于其健运功能的正常发挥，脾之大络就是“土旺四旁”思想在经络理论体系构建过程中强调脾为后天之本的具体体现。

但不能忽视的是，脾与胃，一阴一阳，互为表里，共同参与饮食的受纳运化。《素问·灵兰秘典论》云：“脾胃者，仓廪之官，五味出焉。”此将脾胃比作仓廪，可以摄入食物，并输出精微营养物质以供全身之用。人以水谷为本，胃主受纳水谷，脾主运化精微营养物质，可见胃与脾一样，在人体有极为重要的作用，共为后天之本。故在马莳看来，仅以脾独具二络，显然是不合理的，其云：“五脏皆以胃气为本，故胃有大络……人但知十二经及督、任二经共十五络穴，以脾有公孙、大包二络故也。然脾以大包为大络，而不知胃络丰隆之外，亦有大络曰虚里者，则不止于十五络，而当谓之十六络矣。”

4. 阐发《素问·刺腰痛》之脉名

（1）解脉

马莳云：“解脉者，膀胱经之脉也。足太阳之脉起于目内眦，上额交巅上，循肩髆挟脊抵腰中，入循膂，络肾属膀胱，下入腘中；又其支别者，从髆内别下贯胛，循髀外后廉，而下合于腘中。”其承王冰所注，认为此乃足太阳膀胱经在背部别行的二支，即背部第一侧线和第二侧线，“两脉如绳之解腰，故名解脉”。“解者，散行意也，言不合而别行也”。其自按曰：“此节虽言解脉，其实是膀胱经腰痛也”。明确了此乃借“解脉”之名，言膀胱经腰痛之意。

因足太阳膀胱经本经循肩髆挟脊抵腰中，络肾属膀胱。故解脉令人腰痛，痛必引肩，目䀮䀮然不明，时遗溲。治疗时刺在“膝后筋肉相分之间，正郄中外廉之横脉，有血络横见，迢然紫黑而盛满者，乃刺之，当见黑血，必候其血色变赤乃止针也”。治疗时针刺委中外侧横脉，即委阳部位点刺出血，待血色由黑转赤则止。又因其支脉自肩下循背脊至腰，而横入髀外后缘，故解脉腰痛，又可表现为痛如折腰，其人又善惊恐，此因膀胱与肾为表里，而肾虚则多恐之故。治疗时则“在郄中……结络如黍米处刺之，其血射必黑，刺之见赤血而止针”。即针刺委中部的结络出血，待血色由黑转赤则止。

（2）同阴之脉

马莳云：“同阴之脉者，谓胆经之脉同于足厥阴肝经也。”此处“同”当作“通”解，足少阳胆经之别，别跗上，入大指岐骨间，通于足厥阴。其所致腰痛多痛如针刺，又伴见疼痛局部突然肿胀之状。治疗时当取刺外踝上绝骨之端之阳辅穴。

（3）阳维之脉

《难经·二十八难》云：“阳维起于诸阳会也。”阳维所发，别于金门，以阳交为郄，与手足太阳及跷脉会于臑俞，与手少阳会于天窌及肩井，与足少阳会于阳白，与督脉会于风府、哑门。马莳认为，阳维脉之脉气始于足太阳经，故取刺该经之承山穴。

（4）衡络之脉

马莳云：“衡者，横也。”其承王冰“足太阳外络”之说，言衡络之脉“自腰中横入髀外后廉，而下合于腘中”。即过环跳、经浮郄、委阳而合入委中的一支。前者“解脉”，乃指足太阳经整体而言，此处则指横行的部分。多因举重伤腰等外伤而致横络之脉气阻绝，恶血不得行，表现出腰痛不可以俯仰的特点。其治法则“刺在郄阳筋之间，上郄数寸衡居”，具体分为两处腧穴，“郄阳筋之间”即委中外侧、筋之内侧，应是委阳穴，而“上郄数寸”即委中上方数寸，应为殷门穴。较王冰“郄阳谓浮郄穴上侧委阳穴也”阐释更为精准。

（5）会阴之脉、直阳之脉

马莳宗王冰所注“足太阳之中经也，其脉循腰下，会于后阴，故曰后阴之脉”，认为会阴乃任脉之穴，督脉由会阴而行于背，则会阴之脉自腰下会于后阴。其令人腰痛“痛上漯漯然汗出，汗干令人欲饮，饮已欲走”，乃因于疼痛，汗出不断，则令人“肾燥阴虚”，故汗干后“欲饮水以救肾”，但水一入腹，“阴气复至，故欲走”。所刺部位直阳之脉，应当是足太阳膀胱经过外踝之后，直而行者的部分，而穴在“跷上郄下五寸横居”，马莳指出“跷”当为申脉穴，“郄”为当为委中穴，今穴在跷之上、郄之下，约有五寸，则应是承筋穴。即会阴之脉腰痛，取刺于承筋穴。

（6）飞阳之脉

马莳云：“飞阳本足太阳经穴名也，此穴为足太阳之络，别走少阴。”因足少阴之脉从肾上贯膈，入肺中，循喉咙，夹舌本，其支别者从肺出络心，注胸中，故其腰痛“甚则悲以恐也”。乃恐生于肾，悲生于心之故。治疗时当刺内踝上五寸的筑宾穴，因其系足少阴肾经也，在少阴之前与阴维为合，所以此穴治疗飞阳腰痛。

（7）昌阳之脉

马莳云：“昌阳，系足少阴肾经穴名，又名复溜。”此直言昌阳之脉即足少阴肾经。其腰痛症状与足少阴肾经循行相符。腰为肾之府，其经有病，故为腰痛。足少阴脉直行的分支，从肾上贯肝膈，入肺中，循喉咙，挟舌本，故引起舌部卷缩，不能言语。别出的分支，从肺出络心，注胸中，故引起胸膺部疼痛。此外，马莳亦承王冰所注“阴跷为足少阴之别”，但将其归属为足少阴肾经之别，因其脉入頄内廉，属目内眦，所以亦可见目䀮䀮然不明之状。合于太阳，而足太阳脉行于脊背，故腰痛甚则反折。治疗时取刺复溜穴。

（8）散脉

历代学者对散脉有多种不同的见解。杨上善认为散脉乃足厥阴、足少阳之别名，王冰认为是足太阴之别络，张志聪认为是冲脉，吴昆认为乃阳明之别络。马莳虽承王冰之注，因足太阴之别循股内，入腹中，与足少阴少阳结于髋部，“故痛则腰下如有横木居其中，其乃遗溲也”，但同时指出“何王注便以为足太阴之地机？遍考他处又无散脉之说”，只因“地机穴亦治腰痛不可俯仰”，故“且从王注耳”，并希冀“高明者正之”。此尤彰显其严谨的学术态度。刺散脉之处，除王冰所指地机穴外，亦有高士宗提出的犊鼻、三里、上廉，张志聪则取刺上下巨虚，楼英认为“当在三里、阳陵泉二穴之骨上与膝分间是穴”，众说纷纭、莫衷一是，在此陈列，以供读者参考。

（9）肉里之脉

关于肉里之脉亦多有争论。杨上善《太素》云：“太阳外，绝骨后，当是少阴为肉里脉也。”即以足少阴经为肉里之脉。但该部位乃足少阳经循行所过，与足少阴无涉，故后世学者多怀疑“少阴”乃“少阳”之误。而王冰则认为“肉里之脉……则阳维之脉气所发也”，即以阳维脉为肉里之脉。马莳以足少阳胆经为肉里之脉，虽王冰“以肉里为分肉亦可疑”，但考虑到肉里之脉腰痛可见痛则不可以咳，咳则筋缩急的症状，因筋缩急是由胆经所主，正如阳陵泉为“筋会”，又根据《针灸甲乙经·肾小肠受病发腹胀腰痛引背少腹控睾第八》中“腰痛……不可以咳，咳则筋缩急……阳辅主之”的记载，径云其治在足少阳胆经之阳辅穴。

（三）脉诊学说

1. 辨脉合于阴阳五行、五运六气

（1）阴阳脉分析法

马莳强调“脉体分阴阳，亦诊脉者所当知也”。即诊脉者需首先根据脉象来去之势、动静之

态、迟速之貌以区别阴阳属性，明确这种属性之后方能判断疾病的新久、病因病机、症状特点。如马莳云："脉来小弱而又且涩，是皆阴脉来见，乃血气之虚也，谓之久病。脉来滑浮而且又疾，是皆阳脉来见，乃邪气盛也，谓之新病"。按营为阴，卫为阳的判断，涩脉、弱脉、小脉均属阴，出现阴脉是营气不足的表现，故证属血气不足，乃久病的表现；滑脉、浮脉、数脉均属阳，出现阳脉是卫气奋起抗邪的表现，故证属邪气有余，乃新病之征。又如，"寸口之脉沉而且弱，沉为阴盛，弱为阳虚，阴阳相搏，故为寒热往来也"，以寸口脉出现沉脉及弱脉的表现进行分析，沉候始见，举之则无，阴阳相互搏结，所以表现出寒热往来的症状。

马莳亦常借助阴阳脉分析法推测疾病预后。一是藉疾病所现部位的阴阳属性与脉象的阴阳属性进行对比说理。如其谓："人有阳病，或外感，或内伤，皆当见阳脉。人有阴病，外感则阴病当见阳脉，内伤则阴病当见阴脉也。故脉顺阴阳则病易已。有等脉逆阴阳，则病外感者，阳病见阴脉，阴病见阳脉；内伤者，阳病见阴脉，阴病见阳脉，皆病之难已者也。"所谓阳病，即人体上部或浅表部位以及属手足阳经的脏腑受病，不论是外感还是内伤，均应表现出属阳的脉象。若是出现属阴的脉象，则病为难愈。反之，若是人体下部或深层部位以及属手足阴经的脏腑受病而出现属阳的脉象，则亦是脉逆阴阳，为预后不良的表现。二是藉疾病所现症状的阴阳属性，与脉象的阴阳属性对比。如马莳分析癫狂证脉现搏大而滑或小而坚急所示预后的不同，其云："阳证得阳脉，所以病久自已。若脉小坚急，则得阴脉，故死不治"。癫狂证因其多表现为语言错乱，喧扰打骂，狂躁不宁的症状，故属阳证，脉搏大而滑属阳脉，阳脉与阳证同步出现，是顺证，预后良好。脉小而坚急是阴脉，阳证得阴脉则为逆证，预后不良。

（2）五行脉分析法

马莳以五行学说指导脉诊临床实践，主要有三。

一是基于对"尺之外侧所以候肾，左关之外所以候肝，右关之内所以候脾"等寸口脉诊法脏腑分布定位的认识，以脏腑之五行属性与脉象五行属性对举，可以用于判断疾病预后。如其谓："五行之克我者，为所不胜也。行所不胜者是为逆，逆则死。如木部见金脉，金部见火脉，火部见水脉，水部见土脉，土部见木脉之类。五行之我克者，曰所胜，行所胜者是为从，从则活。如木部见土脉，土部见水脉，水部见火脉，火部见金脉，金部见木脉之类是也。"

二是将五色与五脏的对应关系，结合到色脉合参诊法之中，强调色脉相生，是平人无病或者病轻的表现；而色脉相克或乘侮，是疾病的征象。如其谓："假如肝之脉弦，肾之脉沉，则肝与肾脉并至，宜乎肝之色苍，肾之色黑，其二色当并见也。今则见其苍，不见其黑，而见其赤，有心血之义参焉者，何也？须知肝脉而见肝色，必曾有恚怒，当病毁伤之疾，然见肾之沉脉，则色虽见赤，而必不见血也。若赤色不为徒见，而已曾见血，或口有所吐，或伤处亦有所出，则肾脉亦必不徒见，而中水、而湿必有之也，正以沉脉属水故耳。否则，色与脉反，宁无诸经之病互见于其中乎？"

三是应用五行生数与成数对病者命绝之时日进行推断。如《素问·阴阳别论》云："三阴俱搏，二十日夜半死。二阴俱搏，十三日夕时死。一阴俱搏，十日死。三阳俱搏且鼓，三日死。三阴三阳俱搏，心腹满，发尽，不得隐曲，五日死。二阳俱搏，其病温，死不治，不过十日死。"大部分医家对此从阴阳衰旺角度加以解释，如清代黄元御《素问悬解》云：“三阴俱搏，二十日夜半死，手足太阴俱搏，脾肺阴旺，脏气四周，死于夜半阴旺之时也。二阴俱搏，十三日夕时死，手足少阴俱搏，水胜火负，脏气不及三周，夕时火衰而死也”。对上述原文，惟独马莳的解释独辟蹊径。其指出，“三阴”是代指手太阴肺经与足太阴脾经，此二脉出现异常脉象，其人以二十日为死期，是由于脾属土，天五生土，而地以十成之，其成数为十；肺属金，地四生金，而天以九成之，其成数为九，以二经五行之成数之和乃十九，故约二十日。“二阴”是指手少阴心经与足少阴肾经，此二脉出现异常脉象，其人以十三日为死期，是由于心属火，地二生火，而天以七成之，其成数为七，肾属水，天一生水，而地以六成之，其成数为六，七与六之和为十三之故。“一阴”是指手厥阴心包络经与足厥阴肝经，此二脉出现异常脉象，其人以十日为死期，是由于肝属木，天三生木，而地以八成之，心包络为心之宫墙，代心受过，亦属火，地二生火，而天以七成之，以肝之生数与心包之成数之和为十，故死于第十日。“三阳”是指手太阳小肠经与足太阳膀胱经。此二脉出现异常脉象，其人以三日为死期，是因为小肠与心相表里，故亦属火；膀胱与肾相表里，故亦属水，天一生水，地二生火，以生数相加为三之故。“三阴”是指手太阴肺经、足太阴脾经，而“三阳”是指手太阳小肠经与足太阳膀胱经。此二脉出现异常脉象，同时伴见心腹膜满，大小便不利等症状。由于土居中央，灌溉四旁，受病之经脉多，病情恶化迅速，而土之生数为五，故以五日为其死期。“二阳”是指手阳明大肠经与足阳明胃经，此二脉出现异常脉象，临床常伴见高热等症状。由于大肠与肺相表里，五行属金，而地四生金，脾胃互为表里，故胃亦属土，而天五生土，四与五之和为九，近似于十日之死期。值得指出的是，马莳的这种解释十分牵强，亦不十分切合临床实际，切不可拿来生搬硬套，但马莳强调的“各经之脉异于常者”，与各脉象所具有的五行属性，作为一种疾病的征象与预后的推断，还是具有一定诊断意义的。

（3）运气脉分析法

在马莳看来，脉象亦可借助五运六气学说进行分析，即脉不合于天地之气，即是逆变的表现，可断人之生死，病之逆顺。这种判断主要是基于《素问·五运行大论》中“先立其年，以知其气，左右应见，然后乃可以言死生之顺逆”的观点。马莳云：“惟间气偏治一位，故可随其所在，期之于尺寸之左右也。”这里所谓的间气，即是在确立某年司天在泉之气后，所进一步明确的“左间”“右间”之气。马莳指出：“五运以甲己土运为尊，六气以少阴君火为尊。故以甲己土运为南政，乃南面而行令，其余四运为北政，以臣事之，则面北而受令者也。又以少阴为君主，凡脉之司天在泉而尺寸不应者，皆以少阴而论之，其脉主于沉也，是以期之之法，阳之所在其脉应，阴之所在其脉不应”。即除甲己年人气面南以外，其余年份均是人气面北，由于人气朝向的不同，尺寸之所居也有南北的区别，再以三阴脉沉，三阳脉不沉为常，从而确立出脉合五运六气之常与变。

脉合五运六气，马莳认为应分为如下几种情况：第一大类是“北政之岁”，即人气面北，此时寸在北而尺在南，而“北政皆以在泉行运”，故“地左间之气在右寸，右间之气在左寸；天左间之气在左尺，右间之气在右尺”。其中又分为以下几种常态：①少阴在泉，其左间为太阴，右间为厥阴，俱为阴脉，因“阴之所在其脉不应”，故左右寸脉俱沉而不应，如《素问·至真要大论》云：“北政之岁，少阴在泉，则寸口不应”；②厥阴在泉，则左间少阴，右间太阳，左间阴脉，右间阳脉，故右寸脉沉而不应，如《素问·至真要大论》云："厥阴在泉，则右不应"；③太阴在泉，则左间少阳，右间少阴，左间阳脉，右间阴脉，当左寸沉而不应，如《素问·至真要大论》云："太阴在泉，则左不应"；④少阴司天，则左间太阴，右间厥阴，俱为阴脉，故左右尺脉均沉而不应；⑤厥阴司天，其左间少阴，右间太阳，左间阴脉，右间阳脉，故左尺当沉而不应；⑥太阴司天，其左间少阳，右间少阴，左间阳脉，右间阴脉，故右尺当沉而不应。另外一种情况是"南政之岁"，因人气面南，故寸南尺北，恰与"北政之岁"之寸北尺南相反，"天左间之气在右寸，右间之气在左寸；地左间之气在左尺，右间之气在右尺"。其具体亦可分成如下几种情况：①少阴司天，则左间太阴，右间厥阴，俱为阴脉，故左右手寸口脉皆当沉；②厥阴司天，则左间少阴，右间太阳，左间阴脉，右间阳脉，故当左寸脉沉；③太阴司天，则左间少阳，右间少阴，左间阳脉，右间阴脉，故当右寸脉沉；④少阴在泉，则左间太阴，右间厥阴，俱为阴脉，故左右手尺脉俱应沉；⑤厥阴在泉，则左间少阴，右间太阳，左间阴脉，右间阳脉，故当左尺脉沉；⑥太阴在泉，则左间少阳，右间少阴，左间阳脉，右间阴脉，故当右尺脉沉。以上皆马莳所谓"从其气则和者，阴阳各当尺寸本位也"。

但若脉证与司天在泉之气不相应，出现"迭移其位""失守其位""阴阳交""尺寸反"的情况时，则属脉象反常为病之征象。所谓"迭移其位"，马莳认为"乃阴阳迭皆移转一位也"，如南政少阴司天，本当左右手寸口脉皆为沉不应手的阴脉，而尺部现应手不沉的阳脉，却出现了左手尺寸皆阴脉、右手尺寸皆阳脉的表现，这是阴阳之气迭相左转的缘故，若是左手尺寸皆阳脉，右手尺寸皆阴脉，则是阴阳之气迭相右转的表现。所谓"失守其位"，马莳认为乃"本位他位皆失守不见也"，如阴失守则左右尺寸皆是阳脉，阳失守则左右尺寸皆是阴脉。所谓"尺寸反"，在马莳看来则为尺寸脉当沉却浮、当浮却沉之象，仅指南北二政少阴司天在泉立论。其谓："盖少阴司天，则司天之左右皆阴；在泉，则在泉之左右皆阴。"马莳还自创口诀归纳了这一现象，诀云："子午南少北卯酉，两手沉寸口；子午北少南卯酉，两手尺欠有。今寸该沉而不沉，则反应；尺该应而不应，则反沉，是谓尺寸反者死。"所谓"阴阳交"，则是着眼于尺寸浮沉左右相反，如北政太阴司天，当为左手阳脉、右手阴脉，却反现左手阴脉、右手阳脉之义。此外还有厥阴司天或在泉，出现左右手阴阳脉反，亦属于"阴阳交"的范畴。

2. 关格为脉体而非病名说

关格之名，始见于《内经》，后世张仲景、朱丹溪、李东垣等均提出了自己的解释，但都有所偏颇。马莳认为，从症状上讲，朱丹溪言格证表现为吐逆，关证表现为小便不利，其实质同于《内经》中的膈证与癃闭证，从概念的准确性考虑，一证二名不可取；从脉象上讲，李东垣所谓"人迎之脉大四倍于气口，此浊气反行清道也，故曰关""气口之脉大四倍于人迎，此清气反行浊道也，故曰格"，与《内经》所载不同，《灵枢·终始》云："人迎四盛，且大且数，名曰溢阳，溢阳为外格……脉口四盛，且大且数者，名曰溢阴，溢阴为内关"。李东垣此说显然是受到了《难经》理论的影响，《难经·三十七难》云："阴气太盛，则阳气不得相营也，故曰格；阳气太盛，则阴气不得相营也，故曰关"。关于李东垣的这个观点，历代注家大多持否定意见。如徐大椿《难经经释》中对此句按语曰："此篇自首至此，皆《灵枢·脉度》原文，而止易数字，既无发明，又将关格二字阴阳倒置，开千古之疑案，不知传写之误，抑真越人之擅易经文也。”从《灵枢》可以看出，一方面，人迎四倍大于寸口应当为外格，寸口四倍大于人迎应当为内关，恰与李东垣所论相反；另一方面，该篇下还有“人迎与太阴脉口俱盛四倍以上，命曰关格，关格者与之短期”句，强调关格乃人迎寸口同时出现隆盛的状态，是阴阳离决的危象，患者命不久矣，其预后之不良绝非小溲不利、食则吐逆之病情可比。《丹溪纂要》则以关格为病名，又曰“脉两寸俱盛四倍以上”，马莳认为乃“其病名之误同于仲景，而脉以四倍以上之说，则又欲正东垣之误，而不得《内经》诸篇之精绪也”。

基于上述情况，马莳强调人迎、脉口俱盛皆三倍以上者，此为“关格”，若不早刺以开通内外，就会令血气闭塞，脉气不行，邪气流淫于中，使五脏内伤。时若采取灸法极易变生他病，行刺法亦应图早，否则气血不行，而病必至危。他感慨道：“秦张王李朱诸贤，后世业医者所宗，尚与《内经》渺然如此，况能使后世下工复知关格为脉体而非病名也哉？又焉能决关格脉之死生，治关格脉之病证，及治膈证、闭癃证而无缪也哉？噫！夭人多矣。”

至于人迎、脉口俱盛皆三倍以上者，马莳认为此即为“关格”之脉，若不早刺以开通内外，就会令血气闭塞，脉气不行，邪气流淫于中，致使五脏内伤。此时治疗若采取灸法，则极易变生他病，而行刺法亦应图早，否则血气不行，而病必至危。

（四）刺灸学说

1. 阐发针灸治疗原则

（1）先诊脉

马莳尤其重视脉诊，强调“用针之要，必先诊脉”。针灸治病，有别于汤药，其关键在于“调气”。“调气”必先了解脏腑经脉气血的变化，然而“经脉者常不可见也”，五脏六腑深藏于体腔之内，如何得知经气的虚实多少？马莳谓：“经脉之虚实，当诊气口脉以知之。”又言“持寸口、人迎之脉，可以别平人与患者”。当根据脉象的不同，采取相应的刺法。

马莳阐发《灵枢·邪气脏腑病形》中的“六变”理论，认为“六变者，以病因脉而变也”。因致病之邪气有寒热及气血多少各异，脉有缓急、大小、滑涩之不同，故在经脉搏动失常处施以针刺治疗时，亦应有行针疾、缓、深、浅的区别。刺急脉，必深纳其针而久留之；刺缓脉，必浅纳其针而疾发之；刺滑脉，必疾发其针刺而浅纳；刺涩脉，必中其脉，随其逆顺而久留；刺大脉，则微泻其气，无出其血；至于各部脉小，由于血气皆少，阴阳形气俱不足，故勿用针，而当调以甘和之药。

此外，《灵枢·九针十二原》还有“逆厥”者，即“五脏之气已绝于外，而用针者反实其内，是谓逆厥”。马莳认为，寸口轻举而其脉不至，是五脏之气在体表部虚绝之象，属于阳虚，当实其外。若是反实其内，取刺四肢末端井、荥、输、经、合诸脏穴之本，并留针以致其阴气，助阴则令阳气愈竭，阴阳气不相顺接，最终导致“阳气入则厥逆，厥逆则必死……阴气为阳搏而有余，故躁”。

（2）分虚实

虚实是辨别人体正气强弱和邪气盛衰的两个纲领。马莳认为“虚实二字，实为用针之要”，是否能在针灸疗法的临床运用中坚持这一原则，是上工、中工、下工的惟一区别。其云：“故用针之要，在于知调阴阳，自然精气生光，形气相合，而神气内藏，此乃上工平气之法。彼中工、下工，则乱脉与绝气耳。”

1）脉分虚实

马莳首先参照气口脉的脉动强弱确定针刺补泻。其云：“凡用针者，其气口虚则当补之，故曰虚则实之也。其气口盛则当泻之，故曰满则泄之也。”此外，即使同样出现脉不至的虚象，也可根据举按轻重的不同，探知阴虚与阳虚之异，明针刺之法。当阴虚时，气口脉当有重按之而脉不至之象，当阳虚时，气口脉则有轻举之而脉不至之貌，但如果误施补泻，阴虚反取其外之病处与阳经之合穴，又留针以致阳气；阳虚反实其内，取其四末之井、荥、输、经、合诸脏穴之本，均可令阴阳之气内外重竭厥逆，导致患者死亡。

基于这种认识，马莳发前人之未发，就不同的人迎寸口脉象对比情况加以描述，进一步说明其病位、病机、补泻法、取穴及针刺频率，具体见下表。

<table>
<tr><th>脉象</th><th>病位</th><th>病机</th><th>补泻法</th><th>取穴</th><th>针刺频率</th></tr>
<tr><td>人迎一盛</td><td>足少阳胆经</td><td>胆实肝虚</td><td>泻足少阳胆经，补足厥阴肝经</td><td rowspan="2">泻者二穴，补者一穴</td><td rowspan="2">一日一刺</td></tr>
<tr><td>人迎一盛而躁</td><td>手少阳三焦经</td><td>三焦实心包虚</td><td>泻手少阳三焦经，补手厥阴心包经</td></tr>
<tr><td>人迎二盛</td><td>足太阳膀胱经</td><td>膀胱实肾虚</td><td>泻足太阳膀胱经，补足少阴肾经</td><td rowspan="2">泻者二穴，补者一穴</td><td rowspan="2">间日一刺</td></tr>
<tr><td>人迎二盛而躁</td><td>手太阳小肠经</td><td>小肠实心虚</td><td>泻手太阳小肠经，补手少阴心经</td></tr>
<tr><td>人迎三盛</td><td>足阳明胃经</td><td>胃实脾虚</td><td>泻足阳明胃经，补足太阴脾经</td><td rowspan="2">泻者二穴，补者一穴</td><td rowspan="2">一日二刺</td></tr>
<tr><td>人迎三盛而躁</td><td>手阳明大肠经</td><td>大肠实肺虚</td><td>泻手阳明大肠经，补手太阴肺经</td></tr>
<tr><td>脉口一盛</td><td>足厥阴肝经</td><td>肝实胆虚</td><td>泻足厥阴肝经，补足少阳胆经</td><td rowspan="2">补者二穴，泻者一穴</td><td rowspan="2">一日一刺</td></tr>
<tr><td>脉口一盛而躁</td><td>手厥阴心包经</td><td>心包实三焦虚</td><td>泻手厥阴心包经，补手少阳三焦经</td></tr>
<tr><td>脉口二盛</td><td>足少阴肾经</td><td>肾实膀胱虚</td><td>泻足少阴肾经，补足太阳膀胱经</td><td rowspan="2">补者二穴，泻者一穴</td><td rowspan="2">二日一刺</td></tr>
<tr><td>脉口二盛而躁</td><td>手少阴心经</td><td>心实小肠虚</td><td>泻手少阴心经，补手太阳小肠经</td></tr>
<tr><td>脉口三盛</td><td>足太阴脾经</td><td>脾实胃虚</td><td>泻足太阴脾经，补足阳明胃经</td><td rowspan="2">补者二穴，泻者一穴</td><td rowspan="2">一日二刺</td></tr>
<tr><td>脉口三盛而躁</td><td>手太阴肺经</td><td>肺实大肠虚</td><td>泻手太阴肺经，补手阳明大肠经</td></tr>
</table>

2）以得气与否别虚实

马莳进一步解释《内经》所论，指出虚实亦可通过下针后“得气”与否以及前后顺序加以判断。其云：“盖实者止于有气，虚者止于无气，气本无形，似在有无之间耳。察后与先，真若存而若亡者，盖实者先虚而后实，若亡而又若存也。虚者先实而后虚，若存而又若亡也。亦以虚实本于一气，似在存亡之间耳。”气的来去，迅速慓疾，若有若无，必须细心体验。在得气与否的细微差别之间，以时间的先后顺序前后对照，若先无气而后有气，则属脉先虚而后实，可判断为实证；若先有气而后无气，则属脉先实而后虚，即可判断为虚证。

（3）明气血

关于六经气血多少的论述，在《内经》中共有三处记载，其区别主要集中于三阴经气血多少的描述。如《灵枢·九针论》有"太阴多血少气，厥阴多血少气，少阴多气少血"，《灵枢·五音五味》中又有"厥阴常多气少血，少阴常多气少血，太阴常多血少气"。马莳显然发现了这一分歧，但遗憾的是他没有深入剖析其产生的原因，仅以一句"须知《灵枢》多误，当以此节为正"，草草地下了一个结论，不由得令后人唏嘘。但马莳对于六经针刺的不同，却有着独到的深刻体会，言"凡多者则出之，少者则恶出之也"。尤其是他对"恶血""恶气"中"恶"字的理解尤为精当，"恶"应发音为厌恶的恶，是毋、莫的意思，即血少则不应出血，气少则不应出气之意。较杨上善《太素·知形气所宜》中所注"写去恶血""写去恶气"准确许多。

（4）重体质

《素问·异法方宜论》中，记载了东、南、西、北、中五方不同地域人群体质的区别。此外，心理状态、疾病损害、药物治疗等也可令个体体质发生较大的转变。如《素问·疏五过论》中就有"尝贵后贱""尝富后贫"等影响个体的体质与适应能力的记载。鉴于个体体质之间存在的差别，马莳对于针刺深浅、留针时间、针刺痏数及针具的使用颇为讲究。

1）据人之肥瘦壮幼确定刺法

《内经》认为，人的体型有胖有瘦，肤色有黑有白，年龄有长有幼，在针刺之时，各有一定的法度。马莳对此有进一步的解释，如对于肥壮之人，由于"人之肥者，其病必深"，当"深入其针而久留之"，宜采用深刺和留针。尤其是《灵枢·逆顺肥瘦》所载"广肩腋，项肉薄，厚皮而黑色，唇临临然，其血黑以浊，其气涩以迟，其为人也，贪于取与"者，针刺时"其数又加益也"。强调由于其体质特别盛壮，不但要刺得深，留针的时间也要相应加长，并且还要增加行针的次数。对于瘦弱之人，由于"人之瘦者，其病乃浅"，应采用浅刺而迅速出针的方法，若是采取针刺肥壮之人同样的方法"深而留之"，则由于瘦弱之人血行轻浅，气道滑利，容易导致气脱而血损之害。对于不胖不瘦的常人来说，则视其具体体貌特征而分别施针。若其肤色白，当调以瘦人之数；若其肤色黑，则用肥人之数；若是端正敦厚之人，其血气必和调，不涩不滑，针刺时固不如肥人之久以留之，亦不如瘦人之浅以疾之，而是以常法行针。对于骨骼强壮、肌肉丰满、关节舒缓的青壮年，则要关注其活动举止。身体沉重而不好运动的，属于气涩血浊之类，针刺时当深其针而久留之，若是行动轻捷有力的，则属气滑血清之流，针刺时当浅其针而疾去之。幼儿由于肌肉脆薄，血少气弱，故施针宜浅，起针宜速，宁可一日之内重复多次针刺，也不可久留其针，惟恐深刺、久刺伤其气血。

2）因人之贵贱确定刺法

马莳云："布衣匹夫之士，其骨节有小大，肉有坚脆，皮有厚薄，血有清浊，气有滑涩，脉有长短，血有多少，此皆经络之数，大抵相类。至于王公丈人，血食之君，身体肌肉软弱，血气慓悍滑利，必非贱者之可同也。"其解释说，刺富贵之人，针下感觉滑利慓悍，多用小针浅刺且徐缓刺入；刺贫贱之人，针下感觉涩滞，多用大针深刺且多留针。

3）以人之阴阳五态确定补泻法

由于人的体质不同，阴阳之气也各有盛衰，《灵枢·通天》中太阴人、少阴人、太阳人、少阳人及阴阳气平和之人的划分，即是以人体中阴阳之气的偏盛为依据。其言太阴人通常多阴缺阳，少阴人通常多阴少阳，太阳人通常多阳缺阴，少阳人通常多阳少阴。阴阳多少决定了阴阳五态人的体质，其针下得气的反应也不尽相同，针刺补泻方法各是迥异。

如针刺补泻太阳人，“惟多阳，故当以泻其阳”，因其阴气绝少而阳气固多，仅可泻其阳而不可泻其阴。但也应注意泻其阳气的程度，“若阳气大泻，则阳至重脱，其病为狂。若阴阳皆泻而至于脱，则当暴死不知人也”。而针刺补泻少阳人时，当“独泻其络脉”，但亦应注意尺度，否则“若泻之太过，以致气脱而出速，则中气不足，病不能起也”。

（5）合四时

关于四时针刺腧穴，马莳认同《灵枢·顺气一时分四时》的选穴方法。如：色主于春，故凡病在于色者，必取五脏之荥穴，如肝取行间、心取少府之类；时主于夏，故凡病时绵长者，必取五脏之输穴，如肝取太冲、心取神门之类；音主于长夏，故凡病在于音者，必取五脏之经穴，如肝取中封、心取灵道之类；味主于秋，故凡病在于味及得之饮食不节者，必取五脏之合穴，如肝取曲泉、心取少海之类；五脏主于冬，故凡病在于脏者，必取五脏之井穴，如肝取大敦、心取少冲之类。即春取荥穴、夏取输穴、长夏取经穴、秋取合穴、冬取井穴之义。

关于四时针刺部位，马莳认为春当取络穴之血脉分肉间，如手太阴肺经列缺穴之类。而且，应当根据病情的轻重，刺法浅深各异，重者深刺，轻者浅刺。夏当取盛经孙络处分间，如手阳明大肠经阳溪穴之类。马时强调盛经乃阳经之意，故仅可取手足六阳经之经穴施行针刺治疗，而且由于邪气所居位置甚浅，故针刺深度仅限于皮肤，绝不可以深刺。秋当取各经之输穴，如手太阴肺经太渊穴之类。若邪气在腑，则取六阳经之合穴，如手阳明大肠经曲池穴之类。冬季由于冬气入深，必须深刺且较长时间留针。另一方面，寒冬之时天地之间阴多阳少，故需泻阴气而实阳气，故穴选井穴与荥穴。取井以泻阴逆，如手太阴肺经少商穴之类。取荥以实阳气，如手阳明大肠经二间穴之类。

对于某些疾病，马莳强调由于四时的变化，刺法亦当有针刺深度及取穴的不同。如针刺治疗转筋、痿病和厥病，春季当取络脉诸荥大经分肉，如手太阴肺经列缺、手阳明大肠经偏历等络穴之类，或肺经鱼际、大肠经二间等荥穴之类，还可取肺经经渠、大肠经阳溪等经穴之类；夏季当取输穴，如肺经太渊、大肠经三间之类，以及孙络、皮肤之上肌肉；长夏取肌肉，秋季取诸合穴，如肺经尺泽、大肠经曲池之类。冬季取诸井穴，如肺经少商、大肠经商阳之类，另可取输穴如太渊等。但冬日取刺此诸井穴及输穴，由于冬气深入脏腑，需较其他三时刺入更深，留针时间亦应适当加长，方可达中病的效果。

2. 针刺之法

（1）刺络放血法

马莳继承并发挥了《内经》中刺络放血的方法及适应证，并对应用刺络放血法时出现的各种情况加以总结，具有一定的理论和实用价值。他认为刺络放血法的适应证有二：一是郁血阻络，二是部分五脏疾患。郁血阻络，多表现为络脉坚盛胀满，上下不定，大小不一。五脏病中，如心病之胸中痛、脾病之腹满肠鸣、肝病两胁下痛引少腹、肺病之耳聋咽干及肾病之汗出身重等，可以此方法加以治疗。针具多采用《灵枢·九针论》中第四针——锋针，“侧其针以迎而泻之”。

刺络放血法多用于实证。如马莳谓："神有余者病也，过犹不及也，当泻小络之脉出血。"这里的"神有余"，可以理解为人身之血气充盛。对于元气衰少的患者，则属于禁刺之列，否则气随血脱，"泻之则必闷，闷甚则必仆"。如马莳讨论《素问·脏气法时论》中心、肝、脾病证时，列举了自己治疗上述病证的常用刺血腧穴。如：心病取舌下廉泉穴及手少阴经之阴郄穴，脾病取足太阴之经穴商丘、足阳明之经穴解溪、足少阴之经穴复溜。肝病虽未明其具体取穴，但"亦是上文之经穴耳"。

对部分虚证，也可以刺络放血的方法治疗。如《素问·血气形志》就有"凡治病先去其血……然后泻有余补不足"的观点。马莳认为："凡此病者，皆必有邪，必先去其脉中之结血，以去其邪，而后调其虚实，以行补泻，且无问其病之何如，惟补之泻之，而以平为期可也。"在治疗肺、肾二脏疾病时，不论虚实，总以刺络放血为先，再以补泻法调之。如其治疗肺脏病患时，穴取手太阴之经穴经渠及足少阴之经穴复溜；治疗肾脏疾患时，则穴取足少阴经穴复溜及足太阳经穴昆仑，先出其血，而后进行调理。

此外，由于络脉循行于经脉所不到之处，作为经脉传注的纽带，一旦为瘀血所结聚，则极易成为闭塞不通的痹证。因此，马莳强调"当急取之，以泻其邪，而出其血"，以恢复气机畅通，化生新血，从而达到气血和调、百病以消的目的。对于鱼际部络脉现青、赤、黑相兼出现之象，病属"寒热气"证者，马莳认为也可以刺络放血的方法加以治疗。其方法是"必间日而一取之，候其血尽而止针，随即调其虚实，虚则补而实则泻也"。即刺浅表的血络，隔日一刺，直至将瘀积的恶血完全泻除，再根据患者病情的虚实加以补虚泻实地调理。

马莳还对《内经》所载刺络放血时可能出现的各种情况加以总结，并且逐一分析了这些情况出现的原因。如有人会因刺络放血而昏仆倒地，这是因为其"脉有气盛而血虚"，脉气虽盛而血不足，刺络放血就会使其元气随血外脱而至昏仆，属于禁之刺血之类，正确的治疗方法应当是补其血而泻其气；有人在刺络时血会喷射而出，这是因为其"血气俱盛，而内焉阴气多"，此类人经脉内外阴阳气血皆十分充盛，而脉中阴气尤甚，血行滑利，因此在刺络之时就会血射如注；有人在刺络时出血不多且色黑而浊，这是因为其"阳气蓄积，久留不泻"，此类人阳气蓄积于皮肤，久未得泻，血行因之郁结；有人出血时还可见清澈的液体，这是由于其"新饮之际，而液渗血络，未得合和于血"，水液尚未与血合而为赤；有人在出针后出现肿胀的现象，这是因为"身中有水……阴气积于阳分，其气聚于血络之中"，水气积聚于皮肤阳分，气行先于出血，而聚于经络；有人刺血后面色苍白，是因为"营卫二气暂时相得，尚未和合，因而泻之，则阴阳俱脱，表里相离"；有人出血过多，面色不变却感到胸中烦闷，是因为刺络导致经虚，血属阴，"阴脱，故烦悗也"；有人即使出血较多，但不至动摇其形，此属痹病，邪气"内溢于经，外注于络，则阴阳俱以邪气而有余，虽血多出而弗能虚，所以不至动摇也"。

（2）缪刺、巨刺

1）别缪刺与巨刺

"巨刺"与"缪刺"，出自《素问·缪刺论》及《素问·调经论》。其共同的特点是，均为左病取右、右病取左。马莳认为，这两者之间的差别，"特有经穴、络穴不同耳"。

首先，络病与经病的成因不同。邪气害人，初起时客舍于形体表浅部位，如果未能及时治疗，则逐渐由孙络、十五络脉、十二经脉向里深入，最终内连五脏，散于肠胃，阴阳诸经与五脏均被邪气所伤，这是导致经病发生的原因。因此治疗经病当取其经穴施针，“夫是之谓正刺也”。而络病乃因邪气客于皮毛，入舍孙络，留而不去，孙络闭塞不通，因不得内入于十二经脉，故流溢于十五大络之中，致生奇邪之病，惟其邪客大络，左右互注却不得入于正经，“当以左病者而取其右络，右病者而取其左络，是缪刺之法也”。其次，邪中于经或络所造成的疼痛亦不相同。经病虽亦可表现为左病盛而右亦痛，右病盛而左亦痛，且有相互移易的情况，但总不离其经脉，而络病则多痛处与经脉循行部位相异。由此可见，缪刺与巨刺虽同样是左病取右、右病取左，但缪刺是刺络穴，其病变在络脉，巨刺是刺经穴，是病变在经脉，故马莳云“缪刺者，以邪客于络，而左痛取右，右痛取左也。巨刺者，以邪客于经，而必刺其经也”。

2）详缪刺之法

马莳凭借其丰富的临床经验，对于各种络病的缪刺取穴逐一加以说明。如出现卒心痛，暴胀，胸胁支满，食欲不振，善怒，气上走奔上，属肾络病时，“左病而刺其右之然谷，右病而刺其左之然谷也”。如出现喉痹舌卷、口干心烦、臂外廉痛，属三焦络病时，当刺第四指关冲穴，“左病则取右之关冲，右病则取左之关冲”。如出现卒疝暴痛，属肝络病时，当刺足大趾之大敦穴，“左痛者取右足之大敦，右痛者取左足之大敦”。如出现头项肩痛，属膀胱络脉病时，当刺外踝下金门穴，“左痛取右金门，右痛取左金门”。如目痛从目内眦开始，属阳跷脉客邪为病时，当刺外踝下申脉穴，“左刺右申脉，右刺左申脉”。如出现气满喘息，胸中热，耳聋，属大肠络脉病时，则刺手大指之商阳穴，“左病取右商阳，右病取左商阳”。如出现鼽衄、上齿部寒冷的病症，属胃络病时，当取足大趾上之厉兑穴，“左病刺右厉兑，右病刺左厉兑”。如出现胁痛，咳而汗出等属胆络病时，当刺足趾之窍阴穴，“左病刺右窍阴，右病刺左窍阴”。如腰痛引少腹属脾络为病时，当刺白环俞，“左病刺腰俞之右曰白环俞，右病刺腰俞之左曰白环俞”。此外，马莳强调缪刺亦有非左右互取的特例，如臂掌不得屈伸且痛，属于心包络客邪为病时，心包络有邪而刺心经之络，当刺心经之通里穴。“正以心为五脏六腑之大主，与别经不同，故其所以刺者，非左右互取之谓也”。

（3）三刺

马莳认为《灵枢·官针》中的三刺法，是将针由浅入深，分别在浅、中、深层加以行针，达到“一刺则阳邪出，再刺则阴邪出，三刺则谷气至”的一种针刺方法。其具体操作方法为，先刺浅表部，重按其脉，无令精出，以宣泄阳分邪气。在中部分肉之间则稍加深刺，使阴分之邪外出。在这里应该提出的是，马莳认为“分肉有二：各部在外之肉，曰分肉；其在内近骨之肉，与骨相分，亦曰分肉”。即其所谓肌肉、分肉应当有所区别，肌肉位于皮内分肉之上，分肉则更接近于骨。因此，这种刺阴邪的再刺应当是在肌肉与分肉之间。最后，刺于近骨之分肉，令谷气至。则邪气俱泻已虚，而谷气已补而实，阴阳诸经虽未即调，病虽未随针而去，但知必愈，是谓“一刺之中而有三刺之法也”。

（4）九刺

《灵枢·官针》有关于九刺之法的记载，马莳认为其主要是根据临床病证的不同所采取的 9 种各不相同的刺法，故“刺法有九者之异也”。第一种叫作输刺，其刺法与五刺中的输刺刺法完全相同，即“直入直出，深纳其针以至于骨”，多用于针刺诸经之荥穴、输穴，以及背间之心俞、肺俞、脾俞、肝俞、肾俞。第二种叫作远道刺，其取穴原则是“凡病在上，反取穴于下”，仅仅适用于足三阳之腑证。第三种叫作经刺，“刺大经之结络于经穴之分也”，即针刺本经经络结聚不通之处。第四种叫作络刺，即“刺小络之血脉也”，是通过针刺皮下浅部小络，使之出血以调虚实的刺法。第五种叫作分刺，“刺各经分肉之间也”，即如三刺法中刺肌肉与分肉的间隙。第六种叫作大泻刺，即“用第五铍针以刺大脓也”。第七种叫作毛刺，是浮浅的刺皮之法，用于治疗皮肤上的痹证。第八种叫作巨刺，即上文所言左病取右，右病取左，主经之病，与刺络穴之缪刺不同。第九种叫作焠刺，相当于三刺法中刺寒痹证所用之燔针。

（5）十二节刺

《灵枢·官针》有十二节刺，马莳言此“刺法有十二节要，所以应十二经也”。第一种是偶刺，用于心痹证。这种胸背各刺一针的刺法，马莳认为有阴阳相合之意，因此以偶刺命名。其操作方法是，用手直对胸部和背部疼痛的所在，用一针以刺其胸前，用一针以刺其后背。但须注意只可斜刺，避免正刺伤及心肺。第二种是报刺，用于痛处游移不定，居无常处的痛证。其操作方法是先直刺于痛处，但不急于出针，随着痛处的变化，再用左手按于新痛之处，拔出前刺之针，复再刺入，这种“刺而复刺”的针法，因此被命名为报刺。第三种是恢刺，用于筋痹之证。其操作方法是直刺于筋的旁边，重复提插，使筋急得以舒缓。第四种是齐刺，用于“治寒痹之小且深者”，其操作方法是在患处当中直下一针，再以二针刺于旁边，“因用三针，故又曰三刺也”。第五种是扬刺，用于“治寒气之博大者”，其操作方法是先于患处直刺一针，又在旁边刺四针，因“浮举其针而扬之”，故以扬刺命名。第六种是直针刺，其操作方法为“先用针以引起其皮，而后入刺之”，即刺之前将针刺部位的皮肤提起，然后再沿皮刺入，这是一种不伤肉的浅刺法，故用于“治寒气之浅者”。第七种是输刺，与五刺法中输刺法相同，“将针直入直出，稀发其针而又深入之”，用针虽少，入针却深，输刺在十二节刺中用以治疗气盛有热之证。第八种是短刺，适用于骨痹证的治疗，“摇针而深入之，以致针于骨所，然后上下摩其骨耳”，稍稍摇动针体而深刺至骨，再上下提插，就好像摩擦骨部一样。第九种是浮刺，用以治疗“肌之急而寒者”，即肌肉痉挛而属寒的病证。其操作方法是“旁入其针而浮取之”，与前文所述扬刺有直刺与旁刺的不同。第十种是阴刺，用以治疗寒厥。因寒厥“必始于阴经，自下而厥上”，故必刺足少阴肾经之穴。因这种刺法仅刺阴经，故以之得名。第十一种是傍针刺，用于“治留痹之久居者”，其操作方法是直刺一针伴以旁刺一针。第十二种是赞刺，用于治疗痈肿，其操作方法是“直入直出其针，且数发针而浅刺之，使之出血”。

（6）五节刺

《灵枢·刺节真邪》有“刺有五节”的记载，分别是振埃、发蒙、去爪、彻衣、解惑。马莳认为，振埃，乃刺浅表的经脉，可用于治疗阳气大逆之病。如阳气厥逆、积聚于胸致耸肩呼吸，喘喝而坐卧不定，甚者恶见尘埃即烟雾，喉中如有物阻，呼吸困难等，可刺手太阳小肠经的天容穴或任脉廉泉穴。发蒙，乃“刺其腑腧，以去其腑病耳”，即针刺六腑所属阳经的腧穴，以治疗腑病。如耳聋目瞑，则当于日中之时刺其手太阳小肠经之听宫穴。去爪，乃“刺关节肢络”，对于上焦不通，下焦不泄之津液内溢证，以铍针行刺法。彻衣，乃尽刺阳经奇腧之法，适用于阳气有余而阴气不足内外皆热者，可刺手太阴肺经的天府穴及足太阳膀胱经的大杼穴各三次，刺足太阳膀胱经的中膂俞以泻热，并补足太阴脾经及手太阴肺经以发汗。解惑，乃治疗大风在身，血脉偏虚，身体倾侧宛伏状，当调和阴阳，泻有余而补不足，平复阴阳失调的不正常现象。

3. 陈刺禁与刺害

（1）脏腑之禁

《素问·诊要终经论》有“凡刺胸腹者，必避五脏”的告诫，马莳认为，“刺脏腑者，皆有要害，不可不察”。虽然《内经》有“左肝右肺”之论，但马莳认为，这仅仅是功能态的意象，如其谓：“肺藏于右，虽其形为五脏之华盖，而其用则在于右也”。他认为“陈禁刺之数，乃先以脏腑之有定次者言之也”，医者首先应具有一定的解剖知识，了解五脏在体腔内部所居的大致位置。我们可以从马莳注解《灵枢·经脉》十二正经条文时，将五脏六腑形态及体内所居位置分别作图和引经文描述，体会出马莳的良苦用心。在此基础上施针，方可确保疗效，避免误刺脏腑导致变生他证甚至致人死亡。正所谓“凡刺五脏者，在乎知其顺逆也。所谓顺者，知膈与脾肾有上中下之异处。不知者反之，所以谓之逆耳”。

马莳所举的误刺五脏，最典型的例子当属“刺膺中而误中其肺者”。膺中，马莳注为胸前两旁最高处，该部位有多条经脉循行，因此也常有医生于此处施针，如“刺膺中之穴，如足阳明胃经气户、库房、屋翳、膺窗，足少阴肾经俞府、彧中之类，及误中肺经云门、中府”。由于胸壁较薄，一旦对针刺深浅程度把握不准，极易伤及肺脏，出现呼吸困难等各种表现。马莳谓其“为病喘急而逆，仰首而息也”，非常形象生动。

此外，马莳还强调，误刺六腑，也会造成疾病甚至死亡。如刺少腹而误中膀胱，出现“溺出而少腹满”；误刺胆腑，出现呕吐，甚至“一日半死”之危象。

（2）血脉之禁

《素问·刺要论》云：“刺肉无伤脉”，若因针刺深浅及角度不正确，极易导致血脉受伤，血从脉内逸出，造成出血甚至死亡。马莳依据《灵枢》《素问》各篇记载，强调在针刺之时应避开血脉。马莳将“刺肉无伤脉”中的“脉”理解为“大脉”，即人体内之重要的血脉，相当于现代人体解剖学中的大动脉，误刺后极易导致大量出血，危及生命。如“中跗上而误中大脉者为死也”，此处“大脉”即足背动脉。

误刺导致局部细小动脉的出血，也可致使某些形体功能的丧失。马莳亦着意于此，强调即使是小的血脉，亦当禁刺。如其谓“刺面部而误中溜脉者为盲也”，及“刺目眶而误中其脉者，当为漏为盲也。漏者，泪下不止也”。根据《灵枢·大惑论》中“五脏六腑之精，皆上注于目而为之精”，及《灵枢·论疾诊尺》中“赤脉从上下者太阳病，从下上者阳明病，从外走内者少阳病”，强调“所谓溜脉者，凡脉与目流通者皆是也”。又如《素问·刺禁论》有“刺舌下，中脉太过，血出不止为瘖”的记载。马莳认为“舌下”应当是指任脉的廉泉穴，该穴“又曰舌本，舌本即舌下也”，而人之所以能言，乃“以会厌为音声之户”。其根据《灵枢·忧恚无言》中“会厌之脉上络任脉，取之天突，其厌乃发也”，推断“中脉太过，则廉泉与天突相通，天突与会厌相通，宜其为瘖疾也”。

（3）腧穴之禁

马莳强调禁刺的腧穴主要是手五里穴。《素问·气穴论》有“大禁二十五，在天府下五寸”之说，马莳谓“大禁二十五者，即五里穴……针之二十五次而俞气尽，其人必死，故大禁刺也，非言穴有二十五也”。手五里穴属于手阳明大肠经，曲池穴与肩髃穴连线上，当曲池穴上 3 寸处。手五里穴禁刺的原因，据马莳分析，在于“迎其气之来，而有以夺之”。脾胃化生的气血，行于十二经脉之中以养五脏，每一脏的脏气一般都是五至而已，如果为医者“止即五里穴以夺其气”，即在手五里穴处错误地针泻五次，必然导致脏气运行到该处中途败绝而终止，则该脏的脏气为之耗竭殆尽，而五脏各有五至，所以误刺五五二十五次之后，就会令五脏输注的脏气全部竭绝，“此乃夺其天气，非由命之自绝，寿之自倾，实所以杀此生人也”。

然而，即使是一些常规的针刺腧穴，如施术时稍有不慎，亦可伤及经络，进一步引起疾病的发生。如：“天府穴，在腋下三寸，肺脉也。肺脉从肺系横出腋下，今刺之而内陷其脉，则当为咳也”“刺肝穴而误使内陷者，当遗溺也”“刺缺盆而误中内陷者，当为喘咳逆气也”“刺客主人而内陷中脉者，为内漏、为耳聋也”“刺踹肠而误使内陷者，当为肿也”等。误刺腧穴后共同的特点是，均可表现出“其脉内陷”的征象。关于“脉陷”，马莳认为此应与“脉现”相参照，所谓“邪气实则其脉必见，正气虚则其脉陷下”，治疗时“脉陷下者则用艾以灸之”，即利用温补的方法作为治疗手段，因此可以将“脉陷”理解成为由于针行泻法的误操作，导致经气不能循行于经脉之中而过度泄逸的表现。

（4）脊间刺禁

《素问·刺禁论》还有“刺脊间，中髓为伛”的记载。马莳认为，刺灸脊间有两个禁忌：一个是脊间穴，“脊间者，督脉经脊中穴。一名神宗，一名脊俞”，该腧穴可以利用针刺进行治疗，但是不能刺入过深，且得气后须立即行泻法，然而“灸之令人腰伛偻”，所以禁止用灸法。另一个观点是，考虑到脊髓位于椎骨之中，属督脉循行所过，上通于脑，是人体重要的器官，“刺脊间而中其髓，则精气泄，皆成伛偻”。一者腧穴禁灸，一者部位禁刺，共同丰富了脑（脊）髓刺禁的内容。

【后世影响】

由于缺乏马莳生平方面的文献，我们已无法清晰地展现出马莳从医之路，其师承源流、受业弟子等均已无从查考。但马莳作为通注《内经》的开创者，在中医药学术发展传承上，特别是在《内经》的传承方面，做出了突出的贡献，故《浙江通志·方伎》直赞其为“医家之津梁”。

一、历代评价

马莳首次通注《灵枢》，撰著《黄帝内经灵枢注证发微》，为后世不少医家所推崇。如清代汪昂便称赞说：“《灵枢》从前无注，其文字古奥，名数繁多，观者蹙额颦眉，医家率废而不读。至明始有马元台之注，其疏经络穴道，颇为详明，可谓有功后学”（《汪昂医学全书·凡例》），给予了马莳很高的评价。此后，张介宾作《类经》、张志聪作《灵枢集注》、日本丹波元简作《灵枢识》，都在许多方面受其启发。

在《黄帝内经素问注证发微》中，马莳首创的卷篇九分与注解篇名、小结段义的方法，启迪了一批明清时期的《内经》注家，如张志聪作《黄帝内经素问集注》、高世栻作《素问直解》以及高亿作《素问直讲》等。在马莳的影响下，后世作者一方面，均采取九卷九篇的规制对《素问》原文进行重新划分；另一方面，仿照马莳注解的方法，删去了《素问》句文下王、林的注文，加入小结，并重新注释，产生了许多经义新解，对于丰富《内经》学术研究，促进各家学术争鸣，起到了巨大的作用。但对《黄帝内经素问注证发微》，后世也有非议。如汪昂就批评其“舛缪颇多，又随文敷衍，逢疑则默”。

马莳所著《难经正义》虽流传甚少，但其中的一些学术主张在当时也引起了学术界的关注。但也有学者对个中得失多有褒贬，以同时代的孙一奎为代表。孙一奎在其所著《医旨绪余》中，撰“难经正义三焦评”专门加以讨论，对于书中马莳主张的“三焦有二”说，大不以为然。其云：“斯言不能无弊……不可强解者，亦非聪明所可臆度，不可辩者宁缺之，不敢妄议，恐增后人一障。”认为此属牵强附会之说，与经旨相悖，当不予理会。但其对于《难经正义》的其他篇章则甚为推崇，认为马莳“搜究经旨甚博，考证诸篇极工致，非苦心者不能也”，对马莳的治学态度和学术水平给予了极高的评价。此外，明代王文洁撰《王氏秘传图注八十一难经评林捷径统宗》一书，除个别注文出自《勿听子俗解八十一难经》外，通篇摘抄《难经正义》，并将原书图解82幅移于卷首，虽有作伪之嫌，但毕竟保留了马莳之旧。

二、学派传承

马莳利用自身扎实的儒学底蕴，集各家之大成，旁征博引，整次编辑，对《素问》《灵枢》加以注释。颇具特色的是，其多采用浅显易懂、近乎白话的文字，并辅以当时吴越街口坊间的俗语，对《内经》中一些古代病名、病证以及定位做出了简明的注释。如：“皶，俗云粉刺”“肺发胀满，致膨膨然，俗云膨脝”“喉咙者，气之所以上下者也，俗云气喉是也”“咽喉者，水谷之道路也，俗云食喉是也”。虽然这些阐发并非全部合乎经旨、符合原义，这也是多数注家批评马莳随文敷衍的理由之一，但因其简单明了，通俗易懂，总令初读《内经》之研习者克服畏难之心，在近乎口语的注文之中，寻求神圣经典入门之道，其启蒙之功不可轻易抹杀。正是因于马莳对于《内经》的通俗解读，使得艰深的医理不再晦涩难明，“传写则纸为之贵”，《黄帝内经素问注证发微》与《黄帝内经灵枢注证发微》的不断复刻再版，就是其注释产生广泛影响的最好证明。据最新出版的《中国中医古籍总目》所载，国内现存两书的版本，除天宝堂刻本外，尚有明万历十六年（1588）宝命堂刻本、明万历刻本、日本宽永五年武村市兵卫刻本、明集圣堂舒一泉刻本、清嘉庆十年（1805）古歙鲍氏慎余堂刻本、清道光二十三年（1843）润州包氏守研堂刻本、清光绪五年（1879）善成堂刻本太医院藏版、清光绪十四年（1888）广陵丘氏刻本、清光绪芸生堂刻本、清光绪经纬堂刻本、清光绪大文堂刻本、清光绪艺林堂刻本、清宣统二年（1910）上海锦章书局石印本、清扬州文富堂刻本、清刻本太医院藏版、民国医学工会印本、北京中西医学研究会刻本、日本据宽永五年金道伴刻本重刻本等。单行本有《黄帝内经素问注证发微》清嘉庆十年（1805）太医院刻本等。此外，尚有集马莳、张志聪注文合编的《黄帝内经素问灵枢合编》，《医部全录·医经注释》亦引用了马莳的注文。从历代各类版本来看，刻印者既有太医院等国家医疗机构，又有民间私人的刻书社，从藏书地点来看，除马莳故乡浙江以外，藏书处覆盖了北京、天津、辽宁、湖南、湖北、江西、福建、广东、云南等国内绝大多数省份。

三、国外流传

马莳的著作还远播日本，为日本汉方医学界学习《内经》提供了入门的捷径。公元1608年，《黄帝内经素问注证发微》在日本刊行。“马莳注是当时最先端的外来医书，很快被秦宗巴所注目，并着手考究”（王洪图《黄帝内经研究大成》）。秦宗巴为日本名医曲直濑道三的门人，先后任丰臣秀吉与德川家康的侍医，著有《素问注抄》等。他最早传授并宣讲马莳的《黄帝内经素问注证发微》，“听讲者达数百之众”，“可以说，江户时代《内经》研究，是以秦宗巴的马玄台研究为开端的”。

此外，明代王文洁主要摘抄马莳《难经正义》而作的《王氏秘传图注八十一难经评林捷径统宗》一书，在日本引起了巨大的轰动，广为日本学者诵读，并视为经典。如日本最早的3部《难经》研究著作——《难经本义抄》《难经抄》以及《难经捷径》，其作者寿德庵玄由多次注按“马氏与《评林》同”；又有森本玄闲作《难经本义大抄》几乎全部收录了《评林》的图注。因此，《王氏秘传图注八十一难经评林捷径统宗》的流行，在很大程度上亦可视为马莳的学术思想在于日本汉方医学界的广泛传播。

综上所述，作为明代著名医学家、医经训诂学家，马莳倾尽毕生精力所著《黄帝内经素问注证发微》《黄帝内经灵枢注证发微》《难经正义》《脉诀正义》等一系列中医经典考释之作，对于中医理论的发展与传承具有承前启后、继往开来的巨大作用。除《脉诀正义》仅有残卷，未能知其全貌外，马莳注文皆卷篇九分、小结大义，重视文字训诂，音义通释，又强调考据，言必有出，还于细微处多以临床实证加以阐发，这种注释方法令其文章节清晰、文理通顺、医义详明，习医之人读之无晦涩艰难却有豁然冰释之感，入门尤易，故其文对于中医学经典著作的传承和中医基础理论的普及有着突出的贡献。从这个角度讲，康熙版《浙江通志》评价其为“医家之津梁”是非常契合的。津梁者，桥梁之意也，在此更可以理解为接引、引导。在马莳两部“注证发微”著作的积极影响下，江浙素尚中医而名医辈出，其启蒙之功不可没。两书更盛传华夏、远及邻邦，尤对于日本汉方医学的创生和发展起到了推波助澜的作用。

浙江中医药大学　王静波

【参考文献】

［1］马莳．黄帝内经素问注证发微［M］．北京：人民卫生出版社，1998.

［2］马莳．黄帝内经灵枢注证发微［M］．北京：科学技术文献出版社，1998.

［3］孔丘．论语·大学·中庸［M］．太原：山西古籍出版社，2003.

［4］管仲．管子［M］．北京：北京燕山出版社，1996.

［5］孟轲．孟子［M］．北京：中华书局，2006.

［6］荀况．荀子［M］．郑州：中州古籍出版社，2006.

［7］司马迁．史记［M］．北京：线装书局，2006.

［8］秦越人．难经［M］．北京：中国医药科技出版社，1998.

［9］班固．汉书［M］．郑州：中州古籍出版社，1991.

［10］张仲景．伤寒杂病论［M］．石家庄：河北科学技术出版社，1994.

［11］张仲景．伤寒论［M］．南京：江苏科学技术出版社，2008.

［12］王叔和．脉经［M］．北京：中国医药科技出版社，1998.

［13］皇甫谧．针灸甲乙经［M］．北京：人民卫生出版社，1962.

［14］杨上善．黄帝内经太素［M］．北京：人民卫生出版社，1965.

［15］房乔．晋书［M］．延吉：延边人民出版社，1998.

［16］黄帝内经素问．北京：人民卫生出版社，1965.

［17］王十朋．会稽三赋［M］．扬州：广陵书社，2003.

［18］范晔．后汉书［M］．北京：中华书局，1997.

［19］陆游．陆放翁全集［M］．北京：中国书店，1991.

［20］李焘．续资治通鉴长编［M］．北京：中华书局，1993.

［21］王安石著；容肇祖辑．王安石老子注辑本［M］．北京：中华书局，1979.

［22］李駉．黄帝八十一难经纂图句解［M］．北京：人民卫生出版社，1997.

［23］脱脱．宋史［M］．长春：吉林人民出版社，1995.

［24］滑寿．难经本义［M］．北京：人民卫生出版社，1995.

［25］滑寿著；茹古香，薛凤奎，李德新校注．《十四经发挥》校注［M］．上海：上海科学技术出版社，1988.

［26］王好古．此事难知［M］．南京：江苏科学技术出版社，1985.

［27］李时珍．脉诀考证［M］．北京：人民卫生出版社，1956.

［28］李时珍著；王罗珍，李鼎校注．《奇经八脉考》校注［M］．上海：上海科学技术出版社，1990.

［29］吴崑．内经素问吴注［M］．济南：山东科学技术出版社，1984.

［30］张介宾．景岳全书［M］．北京：中国中医药出版社，2009.

[31] 张介宾. 类经 [M]. 北京：人民卫生出版社，1982.
[32] 高武. 针灸聚英 [M]. 上海：上海科学技术出版社，1978.
[33] 孙一奎. 医旨绪余 [M]. 北京：中国中医药出版社，2009.
[34] 殷仲春. 医藏书目 [M]. 上海：群联出版社，1955.
[35] 张卿子. 张卿子伤寒论 [M]. 上海：上海卫生出版社，1956.
[36] 闵芝庆. 海外回归中医善本古籍丛书：伤寒阐要编 [M]. 北京：人民卫生出版社，2003.
[37] 张璐. 张氏医通 [M]. 北京：中国中医药出版社，1995.
[38] 王鸣盛. 十七史商榷（二）[M]. 北京：商务印书馆，1937.
[39] 张廷玉. 明史 [M]. 长春：吉林人民出版社，1995.
[40] 陈梦雷. 古今图书集成医部全录 [M]. 北京：人民卫生出版社，1991.
[41] 徐大椿. 难经经释 [M]. 南京：江苏科学技术出版社，1985.
[42] 高士宗著；于天星按. 黄帝素问直解 [M]. 北京：科学技术文献出版社，1982.
[43] 潘楫. 医灯续焰 [M]. 北京：人民卫生出版社，1988.
[44] 汪昂. 汪昂医学全书 [M]. 北京：中国中医药出版社，1999.
[45] 吴楚材，吴调侯. 古文观止 [M]. 太原：陕西古籍出版社，2004.
[46] 张隐庵. 黄帝内经素问集注 [M]. 上海：上海科学技术出版社，1980.
[47] 周学海. 内经评文 [M]. 扬州：江苏广陵古籍刻印出版社，1984.
[48] 黄元御. 素问悬解 [M]. 北京：学苑出版社，2008.
[49] 列宁. 列宁哲学笔记 [M]. 北京：人民出版社，1960.
[50] 李经纬，孙学成. 四库全书总目提要：医家类及续编 [M]. 上海：上海科学技术出版社，1992.
[51] 赵尔巽. 清史稿 [M]. 北京：中华书局，1977.
[52] 蔡冠洛. 清代七百名人传 [M]. 北京：中国书店，1984.
[53] 蔡丰明. 吴越文化的越海东传与流布 [M]. 上海：学林出版社，2006.
[54] 陈桥驿. 吴越文化论丛 [M]. 北京：中华书局，1999.
[55] 钱超尘. 中医药文献研究论丛 [M]. 北京：中医古籍出版社，1996.
[56] 王洪图. 黄帝内经研究大成 [M]. 北京：北京出版社，1997.
[57] 李鼎. 中医针灸基础论丛 [M]. 北京：人民卫生出版社，2009.
[58] 马继兴. 中医文献学基础 [M]. 北京：中国中医研究院，1981.
[59] 近世漢方医学書編集委員会著. 日本の漢方を築いた人々 [M]. 东京：医圣社，1994.
[60] 中村元. 东方民族的思维方法 [M]. 新北：淑馨出版社，1999.
[61] 孙广仁. 中医基础理论 [M]. 北京：中国中医药出版社，2004.
[62] 王志邦. 浙江通史：秦汉六朝卷 [M]. 杭州：浙江人民出版社，2005.
[63] 赵国璋，潘树广. 文献学辞典 [M]. 南昌：江西教育出版社，1991.
[64] 徐湘亭.《素问》误文旁证 [J]. 江苏中医，1963（8）：34.
[65] 林庆彰. 晚明经学的复兴运动 [J]. 中国史研究动态，1987（3）：19.

[66] 胡元会.《黄帝内经灵枢注证发微》述要［J］. 陕西中医函授，1988（4）：47－48.
[67] 廖育群. 汉以前脉法发展演变之源流［J］. 中华医史杂志，1990，20（4）：193－198.
[68] 魏之玉，田代华. 马莳对《灵枢经》五输穴之发微［J］. 山东中医学院学报，1990，14（4）：13－15.
[69] 彭坚. 帛书《脉法·相脉之道》初探［J］. 中华医史杂志，1993（2）：102－105.
[70] 朱世杰，樊冰. 马莳对《素问》注释的贡献［J］. 山东中医学院学报，1994，18（3）：195－197.
[71] 诸晓英. 试论绍兴地区历代名医辈出的原因［J］. 中华医史杂志，1998，28（4）：238－243.
[72] 穆俊霞，于娟. 马莳注释《黄帝内经素问》的成就［J］. 中医药研究，1999，15（5）：2.
[73] 胥荣东，张军伟. “正指直刺，无针左右”的真实含义［J］. 中医针灸，2004（S1）：116－118.
[74] 杨毓隽. 略论马莳注释《灵枢》的特色［J］. 浙江中医杂志，2000，35（1）：28－29.
[75] 李庆和，李慧吉. 马莳《内经》学术思想初探［J］. 天津中医学院学报，2004，23（3）：113－114.
[76] 王鸿谟. 营气流注分析评价［J］. 中国针灸，2005，25（1）：49－52.
[77] 李霜. 从“三焦出气”浅谈营气、卫气［J］. 新疆中医药，2005，23（5）：1.
[78] 张翠红. 阴有阳疾者 取之下陵三里略释［J］. 辽宁中医杂志，2006，33（3）：285－286.
[79] 黄海波.《内经》三家注精解钩沉［J］. 中国中医基础医学杂志，2006，12（11）：811－812.
[80] 曹健，朱鹏翀，陈晓. 近十年《内经》文献研究概况及展望［J］. 中医文献杂志，2008，26（5）：44－46.
[81] 金永日.《脉书》对中医理论体系影响之探讨［J］. 中医文献杂志，2008，26（5）：10－12.
[82] 梁宜，方剑乔.《灵枢》经筋理论探析［J］. 中医杂志，2008，49（6）：488－490.
[83] 李永春.《内经》针刺要在“随应而动”［J］. 中华中医药学刊，2008，26（6）：1346－1347.
[84] 陈时，付文涛. 从《灵枢》看六腑病的取穴原则［J］. 按摩与导引，2008，24（10）：40－41.
[85] 马元.《灵枢·官针》刺法探析［J］. 山东中医药大学学报，2009，33（5）：404－405，407.
[86] 刘清国，王丽. 腧穴本义［J］. 北京中医药大学学报，2009，32（6）：428.
[87] 邱新红，陆寿康. 试论《内经》针刺补泻手法操作［J］. 中国针灸，2009，29（10）：850－853.
[88] 赵京生，史欣德. 论经脉理论的两种模式［J］. 中国针灸，2009，29（12）：1016－1020.
[89] 刘智斌，牛晓梅. 论“二十一节”定位［J］. 中国中医基础医学杂志，2010，16（3）：241－243.
[90] 曹健，许霞. 明代医家马莳针灸学术思想浅析［J］. 中医学报，2011，26（10）：1279－1280.

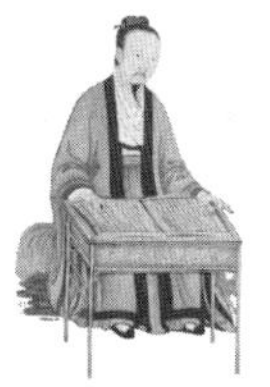

方有执

内容提要

方有执，字中行，晚号九龙山人，生于明嘉靖二年（1523），卒于明万历二十八年（1600）或稍后，安徽歙县人，著有《伤寒论条辨》。方有执认为，《伤寒论》经王叔和编次已有改动，后经成无已注解又多窜乱，后世冠履倒置的情况更为严重。故历经 20 余年，对《伤寒论》条文大加改订，完成《伤寒论条辨》8 卷。方有执提出，《伤寒论》以六经为纲，六经则以太阳为纲，太阳病之“风伤卫”“寒伤营”“风寒两伤营卫”三纲，即后世所谓“三纲鼎立”。方有执基于上述学说，将相关条文以类相从。例如，桂枝汤证及其变证一类的条文，列于“风伤卫”中；麻黄汤证及其以“伤寒”冠首的条文，列于“寒伤营”中；青龙汤证及其“脉浮紧”“伤寒脉浮”的条文，列于“风寒两感，营卫俱伤”中。其后，喻昌、张璐、吴仪洛、程应旄、周扬俊、黄元御、章楠等医家承其学，形成《伤寒论》错简重订学派。方氏还在六经、三纲、辨证心法、校订注释等方面，做了大胆革新和精准阐述，增强了《伤寒论》条文的系统性和条理性，突出张仲景辨证论治的规律。由此引起的明清伤寒学术争鸣，对《伤寒论》学术研究有所促进。此外，《伤寒论条辨》曾传入日本，对日本的汉医也产生了一定影响。

【概述】

一、生平简介

方有执，字中行，晚号九龙山人，生于明嘉靖二年（1523），约卒于明万历二十八年（1600），安徽歙县人，著有《伤寒论条辨》。

方有执自谦天性鲁钝，“愚于儒且惮不能”，初未学医。《伤寒论条辨·痉书叙》载其“慨自连困两番丧内，病皆起于中伤风寒，遍求多医，治殊弗效，致变俗谓虚怯，竟堕不满三十而短世，前后若一。儿女遭惊风，历殇者五。厄苦惨痛，悽悽无聊，客游淮楚，值彼旱疫正炽，适罹其灾，死信宿而重生”，遂力攻医学。

《伤寒论条辨·痉书叙》中，详细记述了其改业而投身张仲景学术的原因。其云“愚以两娶五出，一女四男，皆殇于惊风，遍观儿医之家，惊风之论，辞甚鄙野，大都末流之俚谚，古无此等荒唐之说，来历不明，其详不可考，遗憾数年，不能自释。既而偶病伤寒，死信宿而重生，感天有所警也，故改业而致身仲景之门，受读《金匮》《伤寒论》，愤力敏求，私淑其旨趣，寤寐其神妙，以病时多艰，印证二书条目，心融意会”，遂发奋钻研张仲景《伤寒论》。

《伤寒论条辨·后序》载其历20余年访师求友，探究张仲景心法的过程。其云“崎岖南北，东抵齐鲁，西涉川陕”“倦老思休，归田闭阁，考众本之殊同，反离异之订正”“八经寒暑，稿脱七卷”“移整若干条，考订若干字”，重订《伤寒论》条文，著成《伤寒论条辨》8卷。书末附《本草钞》《或问》《痉书》各1卷。方有执研究《伤寒论》，立足于原文考据与编次，对《伤寒论》条文大加改订，力图恢复仲景书之原貌；提出“风伤卫”“寒伤营”及“风寒两感，营卫俱伤”为太阳病“三纲”，引起《伤寒论》研究领域的学术争鸣。

二、著作介绍

方有执著有《伤寒论条辨》8卷。方有执推崇《伤寒论》，认为“医家之有此书，犹儒家之有《语》《孟》”，主张“读《伤寒论》，当如程子、朱子教人读《论语》法”。他感慨地说：“医而不宗仲景，医名而贾事者，纷纷然也。今之时，去仲景之时益远矣……人各以意为医，而仲景之道，不尽湮没者”；又说：“然今人之医，置此书于不读也久矣。置此书于不读，而谓医门有人可乎！”其明确指出：“乱伤寒者中风，并重风寒。杂伤寒者温病、风温、霍乱，本其自病与凡痉湿暍，皆与伤寒相涉于疑，故一一条辨而例论之。”于是重编注释张仲景原文，著《伤寒论条辨》。方有执反对随文顺解张仲景条文，认为研究《伤寒论》当以弘扬仲景辨证论治的心法为核心。推崇仲景“法而世为天下则，方而世为万病祖”，言运用397法113方，当“知犯何逆，随证治之”和“知犯何逆，以法治之”。

《伤寒论条辨》重辨证与倡错简的学术主张并不矛盾。方有执以六经次序重订注释张仲景原文的目的，是为了突出强调张仲景辨证论治的规律。其主张六经赅百病，诸病皆统于六经，“诸病论经，论经者，经辨而病明也”；又突出太阳病与其他各经病的不同，言“六经各一经络脏腑，惟太阳独多始病荣卫之两途……太阳一也，荣卫二，而病则三焉，此太阳所以分当严辨，而与余经不同也”。

方有执在《伤寒论条辨》中，对张仲景原文所做编次如下：风中卫，故将因卫中风而病的条文编为第一卷；寒伤营，故将因营伤寒而病和曾冠“伤寒”二字的条文编为第二卷；将风寒同时侵犯营卫的条文，编为第三卷；将阳明病与少阳病合为第四卷，将太阴病、少阴病和厥阴病合为第五卷，将湿病、风湿、杂病条文、霍乱、阴阳易、差后劳复诸篇，合为第六卷；认为“辨痉湿暍病证”篇尚可信，将“辨脉法”和“平脉法”两篇中部分原书内容，合为“辨脉法”，此为第七卷；认为汗、吐、下、可与不可诸篇，属王叔和据己意编述，合为第八卷。

《伤寒论条辨》，除以上所述外，还包括以下内容。

《本草钞》1卷，录有《伤寒论》所用药物91种，对药物逐一进行阐述，以便初学者阅读和使用。

《或问》1卷，凡46则，皆设为问答体，以发挥《伤寒论条辨》未尽之意，均系方有执研究伤寒的学术成果。

《痉书》1卷，是方有执研究张仲景原文中有关“痉证”的证治方药。其认为痉病“病起太阳，证惟强耳，强而汗，汗而湿，湿而寒，寒而痉”，多见于小儿、新产妇人等血虚之体，伤寒发热汗出。强调治疗“要识惊风痰热四个字”，以张仲景六经辨治。

《伤寒论条辨》初稿，成于明万历十年壬午（1582），经修改定稿于万历十七年巳丑（1589），刊刻于万历二十一年癸巳（1593）。现存明万历刻本、清康熙间浩然楼刻本等多种刻本。

【学术思想】

一、学术渊源

从晋代至唐代，《伤寒杂病论》已经没有完整传本。收录其内容者，有《脉经》《备急千金要方》《千金翼方》《外台秘要》。北宋嘉祐二年（1057），朝廷成立校正医书局整理校刊古医籍。将伤寒部分的2种古传本，分别整理为《伤寒论》10卷、《金匮玉函经》8卷、《金匮要略》3卷，并镂版印刷发行。《伤寒论》定型本问世后，当时未提出异议。但自金元开始，便对《伤寒论》是否完全是张仲景遗著，相继提出疑问。

对《伤寒论》定型本，提出疑问最早的是刘完素。《河间六书·原病式序》论曰：“况仲景之书，复经太医王叔和撰次遗方，唐开宝中节度使高继冲编辑进上，虽二公操心用智，自出新意，广其法术，杂于旧说，亦有可取，其间或失仲景本意，未符古圣之经，愈令后人学之难也。”

宋本在宋以后复刻本很少，加之只有白文，所以很快就被成无己《注解伤寒论》所代替。明清时期医家研究《伤寒论》，多据成无己注本。当时，此书既是医家必读之书，又遭到某些医家的批评。明清时期研究《伤寒论》步入一个新的阶段，主张重订修辑仲景原文的医家，以新安和吴中两地为多。

最早萌发此想法的，是元末明初吴中医家王履（1332—1391）。其在《医经溯回集·张仲景伤寒立法考》中提出："叔和搜采仲景旧论之散落者以成书，功莫大矣。然惜其既以自己之说，混于仲景所言之中，又杂脉、杂病纷纭并载于卷首。故使玉石不分，主客相乱。"此番感慨之论，孕育了错简重订的思想萌芽。王履认为，当"先备仲景之言，而次附已说，明书其名，则不致惑于后人，而累仲景矣"。其重新编次《伤寒论》的思路是"欲编类其书，以伤寒例居前，而六经病次之，相类病次之，瘥后病又次之。诊察、治法、治禁、治误、病解、未解等，又次之。其杂脉、杂病与伤寒有所关者，采以附焉。其与伤寒无相关者，皆删去。如此，庶几法度纯一，而玉石又分，主客不乱矣"。但终惜"有志无暇"，未能付诸行动。

新安医家汪机，在学术上推崇朱丹溪学说。朱丹溪之弟子王履、戴思恭对其影响颇大。汪机受王履影响，编著《伤寒选录》，其"编集多仿王安道所定次序，以伤寒例居六经之首，病篇次之。六经诸病，皆仿成无已例，摘取诸证条中一证，别立条款，为之发明。成氏或有所未及者，复附诸贤所论，待学人知有所择也"。

明朝嘉靖年间，新安歙县余傅山在《论医汇粹》中，更为明了地提出《伤寒论》"历世既远，不无残缺"，批评王叔和"收拾于残篇断简之余"，成无已"不能辨答各经是非"，且"略无缺疑俟后之意"，其设想是"将《伤寒论》删其繁芜，撮其指要，重与编次，另为一编。其六经篇又必精思研究各经证候，条列于各经之下，务要药证相同"，重订后达到"其原本错简混淆、彼此差谬者悉为更正，使开卷了然无所疑，庶几仲景之心复明于千载之下"。

《论医汇粹》，原名《乌聊山馆论医汇粹》，是当时新安医家师生同道，会聚乌聊山会馆交流学术见解的记录，汇编于1543年，传播深远。精抄本《余傅山医话》，是清乾隆年间歙西喉科名家郑梅涧亲笔，程杏轩《医述》收录此书论述近20条。而方有执与之同里，其《伤寒论条辨》成书于1589年，较《论医汇粹》居后46年，故可溯测余氏的错简重订说，对方有执不无影响。

明隆庆二年（1568），新安祁门医家徐春甫创"一体堂宅仁医会"。据《医学指南捷径六书·仁医会录》记载，参加该医学团体的医家有46人。其中新安和吴中两地医家，分别为21人和5人。"一体堂宅仁医会"给吴中、新安两地医家的伤寒学术交流提供了更多的机会。

综上所述，方有执错简重订的理论渊源，始自王履，次为汪机、余傅山，是吴中、新安两地医家伤寒研究学术思想的交流和融汇所致。

明清时期，吴中和新安两地医家，有着诸多社会交往和临证交流。不仅在阐发伤寒理论上匠心独运，更注重在实践中应用伤寒理论。

方有执盛年时，妻以中伤而丧，子以惊风而亡，客游淮楚，留心医术，曾亲见"医而不宗仲景，医名而贾事者，纷纷然也。今之时，去仲景之时益远矣，《钤》《槌》《活人》《类证》《纂要》，贾炫已泛滥于天下，人各以意为医，而仲景之道，不尽湮没者"，其感慨"惜承流匪入门墙莫睹者纷纷，注者诺诺，芜秽尘蒙，致束诸高阁，危如一线有自来矣"。目睹淮楚一带，时医为防食复更是强调伤寒病后当长期严格忌口，甚至粒米不进的流弊。

《伤寒论条辨·痉书叙》记载："淮楚重治伤寒，不轻用药，以故不药而自死，不药而自生，骨立而起，起而发肤悉更，是岂偶然，天也。”面对这种情况，方有执说：“尝窃叹天不生仲景，万病如黑漆耳，医门孔子之称，不有以哉。故曰：儒必孔子正，为儒必宗孔子，医必仲景正，学医必宗仲景。”其立志改变张仲景原文“颠倒错乱”，使后学迷惑不解，及“今人之医，置此书于不读也久”的局面，故以“心仲景之心，志仲景之志以求之”的态度，重订编次张仲景原文。

二、学术特色

（一）深入研究《伤寒论》六经

《伤寒论》以六经名病、分证，确立了辨证论治的理论体系。正确认识六经，是研究《伤寒论》的基础和关键。方有执对六经的含义进行了广泛深入的研究。

1. 反对六经经络说，提出六经部位说

《伤寒论》中本无“六经”一词，只有太阳病、阳明病、少阳病、太阴病、少阴病、厥阴病之名称，但条文中既未阐述六经的含义，亦未明言六经分证方法的来源，故《伤寒论》六经的含义，成为后世研究的重点、争议的焦点。自宋·朱肱《类证活人书》主张《伤寒论》六经为人体经络名称后，“六经”便作为《伤寒论》三阴三阳的代称，被后世医家所沿用。

方有执认为，曲解张仲景原文的主要根源在于，将六经解释为经络。其云：“以六经之经，断然直作经络之经看，则不尽道，惑误不可胜言。后世谬讹，盖由乎此。”指出正确认识六经含义，是研究《伤寒论》的关键，强调“能知六经标本者，可以无惑于天下”。

方有执《伤寒论条辨》，开篇即是人体结构示意图，包括“阳病在表自外而内之图”“阴病在里自下而上之图”。阐明人体躯壳、内脏各分三个层次，逐层而渐进，各主其所。《伤寒论条辨·或问》详细解释说：“人身外体之躯壳为三重。第一薄外皮肤一重，太阳所主之部位也。第二肌肉一重，阳明之部位也。第三躯壳里、脏腑外匝空一重，少阳之部位也。如此一重一重逐渐而进，三阳主表之谓也。及其进里，里面内脏，亦第为三层，逐层亦是如此而渐上，三阴主里是也。盖经是各居其所的，其各该所辖部属方位之处所，皆拱极而听命的，以邪之进也”。

《伤寒论条辨》卷首“图说”，以人体结构的表里层次为依据，把疾病分为阳病和阴病两大类。“表以躯壳言。腑在前，咽从腑而前，前为阳，表亦阳，故腑合表而曰阳病。”“里以脏言。脏在后，喉从脏而后，后为阴，里亦阴，故脏主里而曰阴病。”

方有执认为，阴病、阳病皆生于风寒暑湿燥火，并以风寒侵袭人体为例，解释六经分属的部位。认为阳病在表，自外而内。其云：“太阳者，风寒之著人。人必皮肤当之……皮肤在躯壳之外，故曰表……表合太阳足膀胱经。阳明者，风寒之邪过皮肤而又进，接皮肤者肌肉也……肌肉居五合之中，为躯壳之正，内与阳明足胃经合也。少阳者，邪过肌肉而又进，则又进到躯壳之内，脏腑之外，所谓半表半里者，少阳足胆经之合也。”指出阴病在里，自下而上。其云：“太阴，脾也。脾居中而主事，故次少阳而为三阴之先受。少阴，肾也。厥阴，肝也……且阴道逆，其主下，故肝虽近脾，肾虽远而居下，肾次脾受，肝最后受。”

综上所述，方有执反对单纯以经络解释六经的内涵，主张以人体结构层次为基础，融经络、脏腑、气血、表里于一体诠释六经内涵，认为六经为人体六部的六个层次，即太阳皮肤，阳明肌肉，少阳躯壳之里、脏腑之外，太阴脾，少阴肾，厥阴肝。

2. 比较《素问·热论》六经与《伤寒论》六经

方有执在阐释六经含义的同时，指出由于北宋医家将《素问·热论》六经与《伤寒论》六经混为一谈，因而成为研究《伤寒论》的一大障碍。强调《伤寒论》六经与《素问·热论》六经是不同的理论概念。在解读《伤寒论》时，两种概念不能混淆。

《伤寒论条辨·或问》详细解释了《内经》中六经的含义。其云："六经之在人身，犹六合之在天地，本无终始之可言。《素》《灵》之起于手太阴肺，一阴而一阳，手而足，足而手。如此而终于厥阴肝，又复注肺者，盖以血气之在经道中，流行而循环，分拆不开，无起止可言，借肺以言始，平人之常也。"

《伤寒论条辨·或问》又阐述了《伤寒论》中六经的含义。其云："伤寒之起于太阳，遍三阳而后历三阴者，盖以风寒之中伤人，人是通身四面上下皆当之，其邪亦是如此而渐进……盖经是各居其所的，其各该所辖部属方位之处所……故但提纲挈领，举六赅十二以为言。"

由上可见，方有执认为《内经》之六经是指经络而言，而《伤寒论》"六经者，犹儒家六经之经，犹言部也……人身之百骸之多，六经尽之矣"。其描述外邪传入人体的途径，不仅有阴阳属性，且五脏、六腑、四体、百骸、周身内外无一物不包罗在内。以上述认识为基础，方有执指出百病皆可以六经为纲。如《伤寒论条辨·或问》云："曰六而本之三阴三阳者，道生于三，一阴一阳之推也。是故言六，则十二在其中。言十二则五脏六腑、四体百骸，周身内外，所有无一物不在其中。"方有执的六经部位说，涵盖脏腑、经络、气血、四体、百骸、周身内外，更比喻六经为"六部"而统领百病的辨治。如其云："六经之经，与经络之经不同。六经者，犹儒家之六经，犹言部也。部，犹今六部之部……天下之大，万事之众，六部尽之矣。人身之有，百骸之多，六经尽之矣。"又云："六经岂独伤寒之一病为然哉，病病皆然也。"

总之，方有执认为《伤寒论》重在研究人体在疾病状态下全身各部位的反应，《伤寒论》六经非伤寒病所独有，而是统领百病之六经。因此，六经辨证具有普遍的临床指导意义。

3. 反对"日传一经"的六经传变论，提出由外入里传变论

六经病传变，是指六经病的发生、发展及演变。对六经病传变的研究，始于宋代，包括历代医家对六经病传经、合病、并病、两感等问题的探讨。宋金时期，"日传一经"说是六经传变理论的主流，其理论依据是《素问·热论》，以成无己为代表。朱肱亦遵此说，但不完全拘于此说。朱肱从决定传与不传的因素论，认为"患者有虚有实，邪气传变，迟速不等"，不可拘于传经日数而论治。从邪气入侵的途径论，认为六经病或始于太阳，或始于少阴，或始于阳明，不必皆始于太阳，且认为三阴中寒，初中病时便入阴经，为后世"直中"说的渊源。

方有执研究六经病传变，突破了"日传一经"说的影响，对传变的因素、机制、形式、途径等有了更为深刻的认识和较为系统的论述。

方有执认为，六经是人体结构层次，故论邪气传变，也由此立论。《伤寒论条辨》云："一日二日三日四五六日者，犹言第一第二第三四五六之次序也。大要譬如计程，如此立个前程的期式约摸耳，非计日以限病之谓。盖以风寒之中伤人，人是通身四面上下皆当之，其邪亦是如此而皆

进。然其进也有渐，故次第人身外体之躯壳为三重。第一薄外皮肤一重，太阳所主之部位也。第二肌肉一重，阳明之部位也。第三躯壳里、脏腑外匝空一重，少阳之部位也。如此一重一重逐渐而进，三阳主表之谓也。及其进里，里面内脏，亦第为三层，逐层亦是如此而渐上，三阴主里是也。盖经是各居其所的，其各该所辖部属方位之处所，皆拱极而听命的，以邪之进也，不由经道，而在部位方所上超直而径进。”

方有执认为，邪气外入，必始于太阳，否定“直中”说。他说：“向风寒必自太阳而中伤，而诸家乃有各经自中之说，其说何如？曰：自中不在此中论。此书之论，论外入也。以论外入，故始太阳。太阳者，皮肤也。皮肤之固护人身，犹城郭之卫护之所。经络脏腑者，譬如城中之百物耳。寇盗虽强，岂能不由城郭，腾空犯内而伤人害物哉。无是理也。太阳中伤，传阳明，转少阳，阳去入阴，乃风寒之病入，自表而渐里，通章之大义，斯道之自然。”

方有执对《伤寒论》中“传”“转”的音义，仔细剖析。他说：“问：太阳篇中之言‘传’，阳明、少阳篇中皆言‘转’。夫‘传’则‘传’矣，而又曰‘转’。‘转’非‘回转’之谓乎？曰：非也。二字皆当音去声而读‘转’。‘传’是‘驿传’之‘传’，‘转’是‘轮转’之‘转’。‘传’‘转’无文，六书之转注字。仲景之所以更互而迭用者，盖以明其合为一音义，欲人思而得之之意也。盖风寒遍历人身之六经，正犹人行转路而过处所耳。后人不思，只单读‘传’为平声如字，而置‘转’于不理会，此义不明，妄凿伤寒传六经之谬说，遂使杂乱纷然，蜂起而聚讼。”

方有执辨析“传”“转”之音义，实则以解剖层次论六经，驳斥六经病传经说。认为六经病是按皮肤、肌肉、躯壳、脏腑的不同部位，由浅入深而发展的。

综上所述，方有执主张外邪入侵及六经传变的途径，是始于太阳，渐次深入，否认“直中”说。又辨析“传”“转”之音义，驳斥传经说。并指出前人所云“一日”“二日”“三日”的传经日数，是就次序而论，非计日以限病。

4. 首创六经提纲研究

《伤寒论》全书虽以六经病名篇，但六经病的主要症状散见于各条文，而没有系统论述。后世医家为了掌握和运用《伤寒论》辨证论治的方法和规律，开始注重对六经病主证和六经病提纲的研究。

隋唐时期，归纳整理《伤寒论》时，既无有关六经病主证的论述，更无六经病提纲之说。宋金元时期虽无六经病提纲之说，但六经病主证已见雏形。金元时期，对于六经病主证的认识，均不同程度地受到《素问·热论》思想的影响，多数医家认为“伤寒例”是张仲景原文，故多以六经分证为基础，以《伤寒论》条文归类、证候分析、病案记录等不同方法，突出六经病主证。其中以朱肱“六经皆有伤寒伤风”的研究尤为深入。明清时期的学者，在宋金元医家研究《伤寒论》证治经验，总结六经病主证的基础上，对《伤寒论》的多种复杂证候，区别主次，标明正变，阐明了六经病主证。

在六经病主证基础上产生的六经病提纲之说，首倡于方有执。《伤寒论条辨》在“太阳之为病，脉浮，头项强痛而恶寒”条下注释：“此揭太阳之总病，乃三篇之大纲，已下凡首称太阳病者，皆指此而言之也。”在阳明篇中的“阳明之为病，胃家实也”条下注释：“阳明，经也。胃，腑也。实者，大便结为硬满而不得出也……所谓二日阳明者，以经言也。经主三阳，传路之中，不专病，而专病在胃实。故胃实反得以揭阳明之总，与太阳之揭总者，经病虽不同，要之所以为揭例则一也。余经皆有总揭，其例则通乎二者而同推。”在少阳篇中“少阳之为病，口苦咽干目眩也”条下，未言此条为“揭总”，而在“少阳中风，两耳无所闻，目赤，胸中满而烦者，不可吐下。吐下则悸而惊”条下注释：“首句以攒名，揭总举大纲言。三阴篇中如此云云者皆然”。

《伤寒论条辨·或问》进一步说明运用六经病提纲，执简驭繁，揭示六经病发生发展演变的本质和规律，是研究《伤寒论》辨证论治思想的基础。“经为纲，变为目，六经皆然也，太阳一经，紧关有始病营卫之道二。”而六经中尤以太阳为纲，“风寒本天之二气，于人身为外物，故其中伤于人，必自外而内，人之中伤者，必皮肤先受起，以病方在皮肤，皮肤属太阳，故曰太阳病。盖举大纲而言始”。《伤寒论条辨》中，将《伤寒论》太阳篇分为“卫中风”“营伤寒”“营卫俱中伤风寒”3 篇。认为太阳主人身之表，而外邪袭人，首犯肌表，肌表营卫之气与邪抗争，则形成太阳病，故太阳为病最易，而其邪之出入，疾病之传变，又最能反映伤寒的顺逆。

总之，方有执全面而系统地论述了六经病提纲，成为后世研究《伤寒论》的关键内容之一。大多数学者接受和沿用或者补充六经病提纲的内容，并从不同角度分析六经病提纲在六经病辨证论治的作用。如清·柯韵伯赞同“仲景作论大发，各应病机一条，提纲一经纲领，必择本经至当之脉证而表彰之”。

（二）推崇仲景辨证论治的精髓

方有执认为，《伤寒论》并非只论伤寒，其书名曰“论”，是仲景“戚宗族之非命，论病以辨明伤寒，非谓论伤寒之一病也”。其感叹“读之者皆知其为伤寒论也，而不知其乃有所为于伤寒而立论，所论不啻伤寒而已”。其认为疾病的发生发展是非常复杂的，感受六淫之邪，能发为伤寒病，也可发为杂病。还另外新增“风温、温病、杂病篇”，把提到“患者”“病”及有关杂病的张仲景原文归入此篇。此篇主要内容为杂病，突出《伤寒论》不惟置论伤寒，而是辨证论治的基本方法，提纲挈领地反映了张仲景辨证论治的规律。

方有执崇尚张仲景之辨证论治，称其“法而世为天下则，方而世为万病祖”，认为研究《伤寒论》不能拘泥于伤寒条文字句，当于字句内外与条文之间着意辨析。即所谓：“善学者，心体而自得师焉。则所谓三百九十七、一百一十三者，可以应病变万有于无穷矣，岂惟治中风伤寒云乎哉！”

方有执研究《伤寒论》并非一般性的文字校订编次，其更重视伤寒六经辨治，推崇张仲景辨证论治的精髓。如《伤寒论条辨·图说》解释六经病传变规律说：“一日二日三日四五六日者，犹言第一第二第三四五六之次序也。大要譬如计程，如此立个前程的期式约摸耳，非计日以限病之谓。证见如经为诊，不可拘日拘经以冒病。”

可见，方有执研究《伤寒论》，已不限于伤寒病的诊治，其强调六经辨证论治具有普遍的临床实际意义。这是其《伤寒论》研究的特点之一。

（三）提出风寒中伤营卫说

关于风寒中伤营卫之说，有王叔和《伤寒论·辨脉法》“风则伤卫，寒则伤荣，荣卫俱伤，骨节烦疼”倡之于前。继而，孙思邈云：“寻方之大意不过三种，一则桂枝，二则麻黄，三则青龙。此之三方，凡疗伤寒，不出之也”。成无已曰：“风并于卫者，为营弱卫强；寒并于营者，为营强卫弱，今风寒两伤，则营卫俱实。”但以上各家皆未从整个太阳病进行考辨。

惟方有执独具卓识，将风寒伤营卫，提到整个太阳病的共同病机来认识，认为伤寒以六经为纲，六经以太阳为纲，而太阳当以伤卫、伤营、营卫俱伤为纲。故据此将《伤寒论》太阳篇改订为上、中、下三篇。其云：“太阳一经，风寒所始，营卫二道，各自中伤。风则中卫，故以卫中风而病者为上篇”“太阳统摄之荣卫，乃风寒始入之两途，寒则伤荣，故以荣伤于寒而病者为中篇”“中风者，单指卫中于风而病也。伤寒者，单指荣伤于寒而病也。若风寒俱有而中伤，则荣卫皆受而诸病。故以荣卫俱中伤风寒而病者为下篇”。

方有执认为：“太阳一经，紧关有始病荣卫之道二，所以风寒单合而为病三，三病之变证一百五十八，故分三病为三纪，以为各皆领其各该所有之众目，以统属于太阳”。又曰：“太阳一经，犹边疆也，风也、寒也、风寒俱有也，三病犹三寇，方其犯边之初，南北东西，随其所犯，御之当各明辨其方法。”此即后世“三纲鼎立”说之雏形。

方有执据此将太阳篇分为卫中风、营伤寒、营卫俱中伤风寒三篇。其在《伤寒论条辨》一卷中指出：“太阳一经，风寒所始，营卫两道，各自中伤，风则中卫，故以卫中风为病者为上篇。”凡桂枝汤证及其变证一类条文，均汇于此篇，共66条，20方。在卷二中指出：“太阳统摄之营卫，乃风寒始入之两途。寒则伤营，故以营伤于寒而病者为中篇……盖经之所以条例各病，对此而辩论者，正为与伤寒分别争差也。”于是将麻黄汤证及其变证，以及条文首冠“伤寒”二字者，汇于此篇，共57条，32方。在卷三中曰：“若风寒俱有而中伤，则营卫皆受而俱病，故以营卫俱中伤风寒而病者为下篇。”于是将青龙汤证及其有关变证、坏证均汇列于此篇，共38条、18方。

《伤寒论条辨·或问》中，方有执进一步解释道：“问：太阳有纲有纪有目，余皆不然，何也？曰：经为纲，变为目，六经皆然也。太阳一经，紧关有始病荣卫之道二，所以风寒单合而为病三，三病之变证一百五十八，故分三病为三纪，以为各皆领其各该所有之众目，以统属于太阳。邪过太阳而交余经，则荣卫皆不在论矣。以荣卫自后皆不在论，故皆已病于经，但仍皆举纲张目，而省纪不须。”方有执称风伤卫、寒伤营、风寒两伤营卫为“三纪”，并强调“二道明，三方对”的重要性和道理，此论对后世影响很大，沿用方氏观点研究《伤寒论》者大有人在。

方有执对太阳病的编次情况，突出地表明了感受邪气不同，中伤的病位层次有异，转归不一，但都属于太阳病，都有共同的病机“营卫不和”。这就是方有执所以将太阳病篇所有条文方证，分别按“卫中风”“营伤寒”“营卫俱中伤风寒”进行归类编次的实质意义。由此可见，方有执对《伤寒论》的“重考修辑”，绝不只是条文的编排或篇章整移问题，而是反映了他对伤寒病的发生发展、传变转归的实践与认识。

（四）倡“错简重订”之说，重新整理编次《伤寒论》

方有执认为，《伤寒论》因代远年湮而失仲景之旧，又经王叔和编次及后人粉饰，已是简牍错乱；要想彻底研究《伤寒论》，首要“心仲景之心，志仲景之志”，以求合于仲景之道。其对历代医家随文演绎加以指责，在《伤寒论条辨·或问》中说“盖始虽由叔和而流源已远，中间时异世殊，不无蠹残人弊”，而注家“置弗理会，但徒依文顺释”。在《伤寒论条辨·跋》也说：“负前修以误后进，则其祸斯时与害往日者，不待言也。”正如《伤寒论条辨·跋》所言：“愚自受读以来，沉潜涵泳，反复细绎，窃怪简篇条册，颠倒错乱殊甚。盖编始虽由于叔和，而源流已远，中间时异世殊，不无蠹残人弊，今非古是……凡若千万言，移整若千条，考订若千字，曰《伤寒论》者，仲景之遗书也。《条辨》者，正叔和故方位而条还之之谓也。”方有执采取削、补、改、移、拆、合、存疑待考等多种方法，重新考订张仲景条文，而完成《伤寒论条辨》。兹简要介绍如下。

1. 削

削，即删去非张仲景原著的“伪文”或衍文。方氏认为，通行本《伤寒论》中的“伤寒例”，系后人之伪，虽经成无己注释，终非张仲景原文，应当首先削去。其意在促进《伤寒论》研究摆脱《素问·热论》的束缚，从伤寒病的探讨转向辨证论治的研究。此举对清代伤寒学术研究影响巨大，不但主错简重订的学者沿用，主张维护旧论的张志聪、陈修园也主张删去“伤寒例”。从《伤寒论条辨·辨太阳病脉证并治上篇第一》，对《脉经》卷七、卷十六和宋本《伤寒论》第114条“太阳病，以火熏之，不得汗，其人必躁，到经不解，必清血，名为火邪”中的“到经不解”的解释，可以看出方有执反对成无己用传经之说，径直删去“经”字，训“到”为“反”，释为邪反不解。

2. 移

移，即对卷、篇及条文的位置，根据情况做前后调整。方有执对《伤寒论》太阳篇大加改订，分为“卫中风”“营伤寒”“营卫俱中伤风寒”三篇。凡桂枝汤证及其变证的条文，列于“卫中风篇”，共66条，20方。凡麻黄汤证及有“伤寒”二字列于条首的条文，列为“营伤寒篇”，共57条，32方。凡青龙汤证等有关条文，汇为“营卫俱中伤风寒篇”，共38条，18方。以上三篇，分列移动至《伤寒论条辨》卷一、卷二和卷三，是全书的重点。

3. 补

补，即补入相关专篇或具体文字。方有执将旧本错杂乱出的、关于温病风温杂病的内容，分类为篇，增列为“辨温病风温杂病脉证并治第九”。又如《伤寒论条辨·辨太阳病脉证并治中篇第一》桂枝附子汤条，补入加减法：“大便硬，里实矣，故去桂枝，恶其主表而不知里也。小便自利，湿胜也，故加术，以其益土而能燥湿也。”

4. 改

改，即认为有误的条文直接加以改动，并于条文后说明。如《伤寒论条辨·辨太阳病脉证并治下篇第三》，对宋本《伤寒论》38条做了改动。原文云：“太阳中风，脉浮紧，发热恶寒，身疼痛，不汗出而烦躁者，大青龙汤主之。若脉微弱，汗出恶风者，不可服之，服之则厥逆，筋惕肉瞤，此为逆也，大青龙汤主之。”方有执认为，最后五字是“传写之误”，根据82条改为“以真武汤救之”。

5. 拆

拆，即把张仲景原文一条分成二条。如16条：“太阳病三日，已发汗，若吐，若下，若温针，仍不解者，此为坏病，桂枝不中与之也。观其脉证，知犯何逆，随证治之。桂枝本为解肌，若其人脉浮紧，发热汗不出者，不可与之也。常须识此，勿令误也。”方有执把“随证治之”后面的内容另立一条，这样使前半部分突出了《伤寒论》辨证施治的精神，后半部分强调了桂枝汤禁例，各有主次。

6. 并

并，是把两篇合为一篇或两条合为一条。如方有执认为，王叔和整理《伤寒论》“辨脉法”和“平脉法”，乃“皆叔和述仲景之言，附己意思以为赞经之辞”，且“平脉不过前数条，冒事必如此耳，后亦各脉，安得直以平脉名篇？皆非叔和之旧，其为后人之纷更明甚。是故重考订而次序如今”。故方有执把“辨脉法”和“平脉法”两篇合并为辨脉法上、下篇，移至《伤寒论条辨·卷之七》。又如21条“太阳病，下之后，脉促胸满者，桂枝去芍药汤主之”，22条“若微寒者，桂枝去芍药加附子汤主之”，方氏合二条为一条，使前后内容连贯。

7. 存疑待考

存疑待考，即对某些难以理解或无法考证的条文，则保持原貌，并注明“疑有脱落”“疑错简”等，以便后人进一步研究。如98、139条后注以“疑有脱落”，211、257条后注以“疑错简”等。

方有执的编次整理，增强了《伤寒论》的系统性和条理性，便于初学者理解与掌握。在方有执之前，各家注释《伤寒论》多是按照原文逐条解释，方有执的做法在当时是一种创举，引起很多医家的重视，方有执也因此成了伤寒学术流派中的“错简重订派”创始人。需要补充说明的是，方有执所做的工作，不是一般的文献考订，而是在文献考订下的研究范畴的更变，是复古旗帜下的创新。那种把方氏的研究视为古籍校订编次而不屑一顾的看法，是欠慎重的。

（五）注解《伤寒论》条文

方有执在其辨病脉证并治重编条文的同时，还以多种方法注释条文。

1. 前后互参

方有执认为，要从整体性把握《伤寒论》条文的内涵，并揭示条文之间的相互关联性。如《伤寒论条辨·辨太阳病脉证并治中篇第一》所注条文“妇人伤寒，发热，经水适来，昼日明了，暮则谵语，如见鬼状者，此为热入血室，无犯胃气及上焦，必自愈”，与其放入《伤寒论条辨·辨太阳病脉证并治上篇第一》末三条相比，文少异而证同。其注释云：“上篇言脉与如结胸状，此言昼日明了，暮则谵语。上篇言刺期门及与小柴胡汤，此言无犯胃气及上二焦，皆互言以明互见之意。”

2. 以经释论

成无己开创以《内经》理论注解《伤寒论》的先河，方有执在注解《伤寒论》条文时，也运用了此种方法。如《伤寒论条辨·辨阳明病脉证并治中篇第四》注释“伤寒六七日，目中不了了，睛不和，无表里证，大便难，身微热者，此为实也，急下之，宜大承气汤”，其结合《内经》原文解释说，“《素问》曰：阳明主肉，其脉挟鼻络于目。《灵枢》曰：足阳明之正，上循咽，出于口，还系目系，合于阳明也。又曰：足阳明之筋，其支者上颈上挟口，合于颌下，结于鼻，上合于太阳，太阳为目上纲，阳明为目下纲。所以目中不了了，睛不和，知胃实也。急下者，任脉循面入目，督脉上行两目中央，诸脉皆属于目，而人之精神注焉，是以如是其急也。”

又如《伤寒论条辨·卷之五·辨厥阴病脉证并治第八》，注释“干呕吐涎沫头痛者，吴茱萸汤主之”，其云：“厥阴之脉，挟胃，属肝，上贯膈，布胁肋，循喉咙之后，连目系，上出额，与督脉会于巅，其支者，复从肝，别贯膈，上注肺。故《灵枢》曰，是肝所生病者，腹满呕逆。然则厥阴之邪，循经而上逆，故其证见如此”。

3.《伤寒论》和《金匮要略》互参注解

《伤寒论》和《金匮要略》同出于《伤寒杂病论》，两者条文之间有着密切的关系。方有执在注解《伤寒论》条文的同时，也和《金匮要略》部分条文做参照分析。如《伤寒论条辨·卷之五·辨厥阴病脉证并治第八》云：“伤寒厥而心下悸者，宜先治水，当服茯苓甘草汤，却治其厥，不尔，水渍入胃，必作利也。”方有执注释说：“《金匮》曰：水停心下，甚者则悸。然则悸为水甚，而厥则寒甚也。寒无象而水有质，水去则寒消。入胃者，水能渗土也。”

【后世影响】

一、历代评价

清·汪琥《伤寒论辨证广注》曰：“其条辨仲景六经篇文，可谓详且尽矣！”

清·吴仪洛《伤寒分经》说：“自叔和以后，《伤寒论》一书沉沦于羊肠鸟道中凡千余年。有方有执出，著《伤寒论条辨》，澄几研理，卓识超越前人。”

《四库全书总目提要》称：“方有执作《伤寒论条辨》，削去叔和序例，大得尊经之旨。”

现代学者任应秋，分析近代《伤寒论》研究流派的继承性时说：“大体言之，南方盛行陈念祖的《伤寒论浅注》《伤寒医诀串解》。陈伯平的伤寒学源于钱塘二张，而于维护旧论的主张最力……北方盛行《医宗金鉴·订正伤寒论注》，这是当时（清·乾隆）太医院右院判吴谦、刘裕铎所编。其主导思想，渊源于方有执的《条辨》，故其篇第均略与《条辨》同。因而，维护旧论之说颇盛于南，重订错简之论则行于北”。

陈大舜称：“没有方有执的侈言错简，伤寒学派的争鸣不会那样热烈”。

二、学派传承

方有执以三纲订正《伤寒论》后，和者竞起。如张璐、吴仪洛、周扬俊、章楠等，都是方、喻以三纲订正错简的支持者，以致形成所谓“错简重订派”。张璐认为，“三纲鼎立”说是研究、领悟《伤寒论》原意的关键，而于“太阳篇”中，“辨风寒营卫甚严，不敢漫次一条”。吴仪洛认为，《伤寒论》经王叔和撰次，把大纲混入节目之中，将 397 条分隶于大纲之下，很得分经之妙，道出了张仲景本意。章楠著《伤寒本旨》，亦“依方氏而分篇目”，即按三纲分篇。

同时，也有不少医家对此说持反对观点，如张遂辰、张志聪、张锡驹、陈念祖等。他们主张“尊王赞成”，认为王叔和不仅没有乱于张仲景，而是将张仲景旧论较完整地传承下来，反对以三纲分篇改订王叔和撰次的《伤寒论》，从而形成了“维护旧论派”。《张卿子伤寒论·凡例》力主《伤寒论》为长沙旧本，在编次上亦“悉依旧本，不敢去取”。张志聪在其《伤寒论宗印·凡例》中也说：“本经章句，向循条目，自为节目，细玩章法，连贯井然，实有次第，信非断简残篇叔和之所编次也。”陈修园在其《伤寒论浅注·凡例》中，也认为《伤寒论》“自辨太阳病脉证篇至劳复止，皆仲景原文，其章节起止照应，王肯堂谓如神龙出没，首尾相顾，鳞甲崔然，兹刻不敢增减一字，移换一节”。

辨证论治派则认为，不必过分追究《伤寒论》的错简与真伪，不必孜孜于考订仲景旧论的编次，而重要的是阐发运用张仲景辨证论治的心法。柯韵伯、徐灵胎、尤在泾等是此派代表医家。如柯韵伯在《伤寒论注·自序》中说：“三百九十七法之言，既不见于仲景之序文，又不见于叔和之序例，林（亿）氏倡于前，成（无己）氏、程（应旄）氏和于后，其不足取信，王安道已辨之矣。而继起者，犹琐琐于数目，即丝毫不差，亦何补于古人？何功于后学哉？然此尤为斯道备累也。”

综上所述，方有执《伤寒论条辨》，开启后世伤寒学术激烈争鸣，掀起明清深入研究《伤寒论》的新高潮，使之达到前所未有的深度和广度。

三、后世发挥

（一）发挥六经部位说

程应旄在方有执六经部位说的基础上，赞同《伤寒论》六经非经络之经，是用以划限辖病的，代表疾病深浅层次，提出六经形层界限说。程应旄《伤寒论后条辨》中说：“伤寒之有六经，无非从浅深而定部署。以皮肤为太阳所辖，故署之太阳。肌肉为阳明所辖，故署之阳明。筋脉为少阳所辖，故署之少阳云耳。所以华佗曰：伤寒一日在皮，二日在肤，三日在肌，四日在胸，五日在腹，六日入胃。只就躯壳间约略及浅深，而并不署太阳、阳明等名。然则仲景之分太阳、阳明等，亦是画限之意，用以辖病也”“经则犹言界也。经界既正，则彼此辄可分疆。经则犹言常也，经常既定，则徒更辄可穷变。六经署而表里分，阴阳划矣”“虚实寒温之来，虽不一其病，务使经署分明，则统辖在我”“名曰六经，实是为表里脏腑四字各与之地方界限”可见，程应旄认为《伤寒论》六经不仅代表了人体不同的解剖部位，更重要的是它反映了疾病深浅的层次和界限，据此可以分表里阴阳，即以六经来统辖疾病。

柯琴继承了方有执的六经部位说，结合《素问·皮部论》“皮有分部，脉有经纪，其生病各异，别其部分，左右上下，阴阳所在，诸经始终”，把人体划分为“腰以上为三阳地面，腰以下为三阴地面”，分属六经，创立“经界学说”。其《伤寒论翼》中说：“仲景之六经，是分六区地面，所该者广。所以脉为经络，而不专在经络上立说。”又云：“以地理喻，六经犹列国也。腰以上为三阳地面，三阳主外而本乎里。心者，三阳夹界之地也。内自心胸，外自巅顶，前至额颅，后至肩背，下及于足，内合于膀胱，是太阳地面。此经统领营卫，为一身之表证，犹近边御敌之国也。”柯琴认为《伤寒论》六经，是将人体划分为六区地面。此六区地面，内接脏腑，外连肢体，上达巅顶，下及胸腹，在部位上相互交错，在功能上相辅相成，无病时相互为用，患病时彼此波及，在生理上囊括人体全部功能，在病理上足以反映各种病变。其后徐大椿、周学海等多从此说。

（二）发挥三纲鼎立说

继方有执以后，喻昌正式提出鼎足三法。其云："夫以中风之用桂枝汤，伤寒用麻黄汤，风寒俱中伤而用大青龙汤，向使认病亲切于克始，用汤的对于及时，则三法行之之下，风寒尚有余治乎！然则三百九十七，一百一十三者，医药证误之所致十八九，疾病传变之所致无二三。"

喻昌首先支持方氏，将风寒中伤营卫之论，明确概括为三纲鼎立学说。其云："各分疆界，鼎足大纲三法，分治三证。"并重申说："四时外感以冬月伤寒为大纲，伤寒六经中又以太阳一经为大纲，而太阳经中又以风伤卫、寒伤营、风寒两伤营卫为大纲""经为纲、变为目，六经皆然"。

在方、喻影响下，程应旄做《伤寒论后条辨》，郑重光做《伤寒论后条辨续注》，都力主三纲鼎立学说。又有张璐、吴仪洛、郑钦安、章楠、周扬俊、黄元御等继之。三纲鼎立学说由是大兴，为后人开启了研究《伤寒论》的新途径。

（三）发挥错简重订说

继方有执后，喻嘉言著《尚论篇》，大倡错简重订说。其认为方氏削"伤寒例"，极得尊经之旨，而太阳三篇改叔和之旧，尤有卓识。其在《伤寒论条辨》基础上，大倡三纲鼎立之说，以冬伤于寒、春伤于温、夏伤于暑为主病大纲。四序之中，以冬月伤寒为大纲，伤寒六经之中，以太阳为大纲，太阳经又以风伤卫、寒伤营、风寒两伤营卫为大纲。其云："风则伤卫，寒则伤营，风寒兼受，则营卫两伤，三者之病，各分疆界。仲景之桂枝汤、麻黄汤、大青龙汤鼎足，三纲大法，分治三证，风伤卫则用桂枝汤，寒伤营则用麻黄汤，风寒两伤营卫则用大青龙汤。"

至此，以三纲改正错简之说，不仅方有执倡之于前，喻嘉言继之于后，而且此风大行，和者竞起。如张璐的《伤寒缵论》，黄坤载的《伤寒悬解》，吴仪洛的《伤寒分经》，周禹载的《伤寒论之注》，程应旄的《伤寒论后条辨》，章虚谷的《伤寒论本旨》等，都是力主《伤寒论》错简说，形成了"错简重订派"。

其中，张璐、吴仪洛，主要是以喻嘉言所论为依据。张璐赞同错简重订及三纲鼎立，但对喻嘉言《尚论篇》提出了不同见解，认为喻氏对伤寒、湿热不分是不对的，故另立温热篇。吴仪洛尊崇喻氏，以为只有喻嘉言能振其大纲、详其节目，将 397 法分隶于大纲之下，极得分经之妙，故名其书曰《伤寒分经》。

程应旄以《伤寒论》辨证论治方法统赅百病，完全与方氏同，只是对条文错简的订正，便不尽同于方氏了。章虚谷对方氏的三纲鼎立之说较为欣赏，但对条文的具体安排亦不同于方有执。周扬俊兼采方、喻之说，故书名《伤寒论三注》。具体编次上，能突破方、喻之藩篱，而独辟新径。如方、喻都以"太阳之为病，脉浮，头项强痛而恶寒"为太阳上篇首条，周氏则以"病有发热恶寒者，发于阴也"列于首条。其认为，此条是一篇之大旨，是辨"阳病与阴病之大端"，对后世影响很大。黄元御认为古医籍多有错简，故《伤寒论》亦不例外。他与其他医家的最大不同处，乃是畅发五运六气之义，阐发《伤寒论》脏腑、经络、营卫、表里、阴阳、寒热、虚实诸病变，为他人所不及。

针对错简重订及三纲鼎立说，另一些医家持截然相反之见，从而引起了大的学术争鸣。他们的共同观点是尊王赞成，他们认为王叔和的《伤寒论》并无错简，不可随意改动，这样才能保持它较为完整的思想体系。维护旧论派对“三纲鼎立”加以批驳说：“须知风寒皆为外邪，先客皮毛，后入肌腠。留而不去，则入于经；留而不去，则入于腑，非必风伤于卫而寒伤荣也。”

（四）发挥《伤寒论》不限于伤寒病说

方有执《伤寒论条辨》认为，无论何病，皆可以六经为纲。《伤寒论条辨·或问》曰：“六经岂独伤寒之一病为然哉，病病皆然也。”《伤寒论条辨·引言》主张，仲景条文“论病以明伤寒，非谓论伤寒一病”，突出《伤寒论》辨证论治方法的普适性。后世医家程松崖、程应旄、吴人驹等，从临床实际出发，赞同并发挥方有执的见解，强调《伤寒论》不仅针对伤寒，对杂病的辨证论治也有重要的指导意义，而且认为《伤寒论》中也有对杂病的论治内容，并提出“杂病准伤寒治法”，对后世也产生了一定的影响。

程松崖发挥了方有执的思想，在《松崖医径·伤寒集》中提出“杂病准伤寒治法”，指出“人病不止于伤寒，而特立伤寒一法，凡有病而治之，皆当准此以为绳度”，强调用《伤寒论》辨证论治的方法，指导内伤杂病的诊断。

程应旄《伤寒论后条辨》指出：“仲景之六经，是设六经以赅尽众病。”其继承方有执的六经赅百病说。其云：“盖题旨非是教人依吾论去医伤寒，乃是教人依吾论去辨伤寒。非单单教人从伤寒上去辨，乃教人合杂病上去辨也。”指出《伤寒论》不仅仅是教人辨治伤寒，更重要的是教人如何进行辨证。

吴人驹在此基础上指出，《伤寒论》讨论了大量内伤杂病的证治，《伤寒论》中很多证候是因内伤在先，又因触感寒邪诱发而成，以及经治后的各种变证，皆非真伤寒。其在《医宗承启·门人问答》记载：“问曰：师云但读仲景书，悟彻其意旨，则医事可毕。夫病变之纷端……若仲景者，世但以伤寒称之，今以某为宗不亦有说乎？答曰……世但以伤寒称之者，从仲景之自序云：宗族死亡者多，伤寒者十居七。此彼初然感奋之词，叔和因之，以其论伤寒者，列之篇首……夫伤寒者，三阳经之初病及三阴之卒中乃真伤寒也。自表邪得汗，里寒得温之后，恶有所谓寒也？后来诸变证，咸属之内伤矣！内不得和，病变百出，于是有救治种种诸条。若专以伤寒为治，不过发表温里二三方足矣，何用多为？须知此外，皆属内伤。谓其起因于伤寒则可也，夫以他故之伤，比之伤寒之伤，其受伤者则一……吾徒但以目前现在者而施治之，则可矣。”吴人驹强调，《伤寒论》的内容包括外感、内伤诸证诊治。

四、国外流传

方有执《伤寒论条辨》曾流传到日本，并在日本多次重刻，对日本汉方医学古方派产生了直接的学术影响。

（一）由中国传入日本的刊本

查《医籍考》，有该书序跋，说明此书已传入日本，丹波氏亲见。据《中国中医古籍总目》记载，此书有“日本抄本”一种。此外，由中国学者严绍璗先生于2007年编著的《日藏汉籍善本书录》，记载有传入日本的方有执医籍版本及传入情况：①有（明）方有执撰，明万历二十一年癸巳（1593）序刊本，共两册；②内阁文库藏本，原枫山官库旧藏。

此本附《伤寒论条辨·本草钞》1卷、《痉书》1卷、《伤寒论条辨·或问》1卷。

据《外船买来书目》记载，中御门天皇二十年（1735），中国广东商船“二十五番”（船主黄瑞周）载《伤寒论条辨》三部抵日本。光格天皇宽政二十年（1800）中国商船“申二番”载《伤寒论条辨》二十五部抵日本。

（二）由日本学者重刻的方氏医籍

由中国学者严绍璗先生于2007年编著的《日藏汉籍善本书录》，载有日本学者重刻传入日本的方氏医籍相关情况：日本中御门天皇享保八年（1723），京都武村新兵卫、平野屋佐兵卫外二轩刊印《伤寒论条辨》8卷，并附“卷首”1卷、“或问”1卷、“本草钞”1卷。此本有八木梅庵训点。

（三）对日本汉方医学古方派的影响

方有执对《伤寒论》原文进行削、改、删、移、调，著成《伤寒论条辨》，以致错简重订派形成，对日本汉医古方派的形成和学术主张有直接影响。17世纪后半叶到18世纪初，日本儒学界产生复古思潮，同时随着中日交流的增多，在日本也出现了研究《伤寒论》的热潮，并逐渐形成了以《伤寒论》及其方剂研究应用为中心的“古方派”。

1659年，明·赵开美复刻宋本《仲景全书》在日本刊行。当时喻昌的《尚论篇》、程应旄的《伤寒论后条辨》，及方有执的《伤寒论条辨》等，都已经传入日本并受到关注。

日本汉医古方派，兴起于17世纪中叶，经名古屋玄医等医家的学术酝酿，到18世纪中叶吉益东洞的学术推广，标志古方派的正式形成。

名古屋玄医，早年为后世方派，40岁后开始大力阐发张仲景学术，成为古方派的发起医家，并明显接受了程应旄《伤寒论后条辨》中扶阳抑阴的思想，并在其著作里论及程应旄《伤寒论后条辨》的学术观点。

古方派医家认为，张仲景《伤寒论》原本非常朴实，并无深奥之处，但经王叔和整理、林亿校正后，掺杂进很多臆想之论。如廖育群编著《吉益东洞——日本古方派的“岱宗”与“魔鬼”·医断》中，吉益东洞评价说：“虽《伤寒杂病论》独出于仲景，然叔和撰次之，加以己说，方剂亦杂出，失本色也者，往往有之，且世暇时移，谬误错乱，非复叔和之旧，不可不择也”。

古方派医家并不拘泥于王叔和整理《伤寒论》的编次，体现出独特的研究思路。吉益东洞等医家虽崇尚《伤寒论》但疑有杂说。其立志复古的观点，与方有执的错简重订思想是一致的。

综上所述，方有执在《伤寒论》六经、三纲、辨证心法、校订注释等方面，做了大胆革新和精准阐述，增强了《伤寒论》条文的系统性和条理性，突出张仲景辨证论治的规律。由此引起的明清伤寒学术争鸣，对《伤寒论》学术研究有所促进。此外，《伤寒论条辨》曾传入日本，对日本的汉医也产生了一定影响。

安徽中医药大学　万四妹

【参考文献】

[1] 方有执. 中国医学大成续集：伤寒论条辨［M］. 上海：上海科学技术出版社，2000.

[2] 汪琥. 伤寒论辨证广注［M］. 上海：上海卫生出版社，1957年排印本.

[3] 丹波元胤. 中国医籍考［M］. 北京：人民卫生出版社，1983.

[4] 任应秋. 任应秋论医集［M］. 北京：人民卫生出版社，1984.

[5] 王履. 医经溯洄集［M］. 南京：江苏科学技术出版社，1985.

[6] 严世芸. 中国医籍通考［M］. 上海：上海中医学院出版社，1990.

[7] 王宝平. 中国馆藏和刻本汉籍书目［M］. 杭州：杭州大学出版社，1995.

[8] 崔秀汉. 朝鲜医籍考［M］. 北京：中国中医药出版社，1996.

[9] 李锐清. 日本见藏中国丛书目初编［M］. 杭州：杭州大学出版社，1999.

[10] 汪机. 中医古籍孤本大全：伤寒选录［M］. 北京：中医古籍出版社，2002.

[11] 严绍璗. 日藏汉籍善本书录［M］. 北京：中华书局，2007.

[12] 廖育群. 吉益东洞——日本古方派的“岱宗”与“魔鬼”［M］. 上海：上海交通大学出版社，2009.

[13] 陈大舜. 伤寒学派形成和发展中的三个关键人物［J］. 辽宁中医杂志，1983（8）：35－38.

[14] 项长生. 简述新安医家关于仲景学说研索的概况［J］. 安徽中医学院学报，1984（1）：31－36.

[15] 郭伟琪. 三纲鼎立学说初探［J］. 广西中医药，1986，9（5）：1－3.

[16] 黄煌.《伤寒论》研究的拓荒者［J］. 江西中医药，1990，21（4）：56－58.

[17] 洪必良.《伤寒论》错简重订派补识［J］. 安徽中医学院学报，1992，11（2）：5－7.

[18] 徐方慎. 日本古方派简介［J］. 南京中医学院学报，1994，10（1）：45.

[19] 吴中平，陈孝银，檀上敏秀，等. 明清时期江南伤寒名家对日本汉方医古方派的影响［J］. 上海中医药大学学报，2000，14（4）：16.

[20] 安井广迪. 中医各学派对日本医学的影响［J］. 天津中医，2001，19（3）：63.

[21] 冯丽梅. 明清吴中与新安医家的学术交流与交融［J］. 世界中西医结合杂志，2009，4（4）：231－234.

[22] 张玉才. 明清时期徽人在扬州的医事活动及影响［J］. 中国中医基础医学杂志，2009（6）：622－624.

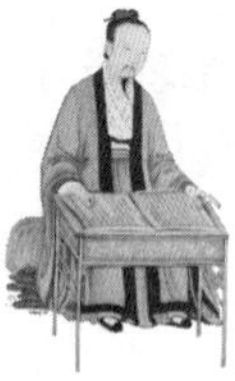

龚廷贤

内容提要

龚廷贤，字子才，生于明嘉靖元年（1522），卒于明万历四十七年（1619）。江西金溪人，曾隐居金溪县云林山中，故别号“云林山人”。明代著名医家。著有《寿世保元》《万病回春》《鲁府禁方》《云林神彀》《济世全书》《小儿推拿秘旨》等书。龚廷贤远绍《内经》之旨，承续前贤诸家，尤为推崇李东垣、薛己之说；其重视元气，强调气血流通，善于调补脾肾，行医治病推崇“王道”；重视治未病，强调通过药物或锻炼等方法防病于未然；其对衰老机制的阐发，以及有关老年人调护摄养、老年病证治的理论与方法，在现代仍具有重要的指导意义。龚廷贤从医七十余年，临证经验丰富，精通内、外、妇、儿各科，对各科临床病证的论治，理精方博，具有很高的参考价值。其创制的方剂尤为后人所称颂与传承，如乌鸡白凤丸、清上蠲痛汤、高枕无忧散、温清饮等，至今仍常用于临床各科。其学术思想与临证经验对后世影响很大，对日本汉方医学也产生了深远的影响。

【概述】

一、生平简介

龚廷贤，字子才，江西金溪人，明代杰出医家。曾隐居金溪县云林山中，故别号“云林山人”。生于明嘉靖元年（1522），卒于明万历四十七年（1619）。另有学者考证，认为龚廷贤生于明嘉靖年间，卒于明崇祯年间。

龚廷贤出身于世医之家，曾任太医院吏目。其父龚信，字瑞芝，号西园。精岐黄之道，医名当世，亦曾授太医院衔。弟廷器，子懋升，侄懋官，均为医官。龚廷贤受家庭影响，从小爱好医学，曾习举子业，屡试不中，转而随父学医，继承祖业，以“良医济世，功同良相”自励。日间从事诊治，余暇攻读医书。既博考历代医书，自《内经》以下，莫不穷源究委；善于总结继承家传诊疗经验，并博采众家之长以贯通医理。

龚廷贤的医疗医学生涯，长达七十余年。其间，“儒既通，去读医，尽父之技，复携壶游颍汝间，颍汝士争接纳也，有投辄效，已而京都诸缙绅，无不知山人者，延致之，遂壶于都市。都中自高使相而下，咸宾礼如不及，……俾冠佩列于医林，归而乡往者益众。”（《种杏仙方·儒医云林山人像赞》）其服务对象之中，士大夫及王公贵族甚多。如万历十六年（1588）浙江布政使司徐汝阳所述：“如游许昌，如扶沟，诣都下，即受知于太学士中玄高公、定西侯文益蒋公、大司寇三川刘公。声名烨烨播京师，随被命拜官荣归。既而，由金陵复抵大梁，在在驰声，起死回生，活人无算。王侯公卿宾礼敬慕，迎候接踵，赠以诗章，旌以匾额，络绎不绝。而周藩海阳王昆湖、安昌王静观、大宗正西亭及当道抚台洪溪衷公、翰林玉阳张公、学宪一申杨公尤加毖焉！”（《万病回春·叙云林志行纪》）

龚廷贤临床诊治尊古而不拘泥，深明五脏证结之源，决生死多奇中。1586—1588 年，他在河南黄河流域行医时，正值开封一带疫病流行，街头巷尾都有患者，症状为头疼身痛，憎寒壮热，头面颈项赤肿，咽喉肿痛，神智昏迷，俗名“大头瘟”。时医只知按古法医治，无效。龚廷贤根据病情，独具匠心，以自己的见解，用二圣救苦丸（牙皂、大黄）方治之，其效甚佳，医好很多垂危患者，名噪中原，被尚书荐为太医院吏目。

尤其值得一提的是，龚廷贤于万历二十一年（1593）治愈明藩王鲁王朱三畏之张妃的鼓胀病，而受鲁王嘉之以衔，奖之以匾，题曰“医林状元”，举国欣羡，咸谓古之卢扁。从此，龚廷贤以“医林状元”之名而享誉于中国医学史。

龚廷贤勤于著书立说，乐于传播医术，一生著述颇丰。先后完成了《济世全书》8 卷、《云林神彀》4 卷、《万病回春》8 卷、《寿世保元》10 卷、《种杏仙方》4 卷、《鲁府禁方》4 卷、《医学入门万病衡要》6 卷、《小儿推拿秘旨》3 卷、《眼方外科神验全书》6 卷、《本草炮制药性赋定衡》13 卷，此外还有《秘授眼科百效全书》、《痘疹辨疑全录》等。其中，《小儿推拿秘旨》是我国医学史上最早的一部儿科推拿专著。《寿世保元》和《万病回春》两书流传最广，书中分析病机、症状和治法并附有方剂，还有400味药性歌诀。17世纪中叶，其学生戴曼公将其著作携入日本。美国国会图书馆也藏有《云林神彀》全书。龚廷贤曾言“良医济世，功与良相”，其著作丰富了中医宝库，以其实用性而数百年流传不衰，为中医学发展做出了卓越的贡献，可谓名副其实的“医林状元”。

龚廷贤对衰老机制的阐发，对老年人调护摄养以及老年病证治的论述，在今天仍具有现实意义。其重视元气，强调气血流通，善于调补脾肾，精通内、外、妇、儿各科，对各科临床病证的丰富诊疗经验，具有很高的临床价值；其养生思想与实践更是为后人称颂与传承。其学术思想与临证经验，通过其著作或弟子传承，对后世影响很大，对日本汉方医学也产生了较为深远的影响。

二、著作介绍

（一）《寿世保元》

《寿世保元》是龚廷贤的代表著作之一。该书之书名，充分体现了龚廷贤的医学思想。他在《自序》中说：“夫人之一身，有元神，有元气，神官于内，气充乎体，少有不保，而百病生矣。”其将书名称为“保元”者，正是想保人之元神，使其常为一身之主；保人之元气，使其常为一身之辅，而后神因气全，百邪无能侵犯，百病无由发作，这样就可以达到使天下之人仁寿无疾的目的。《寿世保元》全书分为10卷，内容涉及脏腑、经络、诊法、治则、药性、病证、方剂、民间单验方、急救、气功、食疗、养生、杂治、灸法等。卷一介绍有关诊断治疗的基础理论，卷二至卷六为内科杂证，卷七为妇科诸疾，卷八为儿科，卷九为外科，卷十为民间单方、杂治、急救、灸疗等方。书中对于临床各科证治论述颇详，每证均采集前贤之说，分析其病因、症状和治法，并附有方剂，每方均有药物组成和具体应用，有的还附有医案。此书取材广泛，所选方剂大多数在临床上用之有效。《寿世保元》治重脾肾，意在保元，注重养生和老年医学，颇有特色，也被视为宫廷养生书。

（二）《万病回春》

《万病回春》是龚廷贤最具影响的著作之一，全书8卷，是一部涉及内、外、妇、儿各科的综合性医学著作。该书是龚廷贤参阅上自《内经》《难经》，下讫金元四大家著作等历代医学典籍，充分吸取前贤精华，并参以己见编纂而成。卷一之首，列“万金统一述”，总论天地人、阴阳五行、脏腑功能、主病脉证等。次载药性歌、诸病主药、脏腑、经脉等项目。卷二至卷八，分别论述内、外、妇、儿、五官等科病证180余种，每病均阐述病因、病机、治法、方药等内容，后附医案，辨证详明，选方精当，论治恰切。书末所附“医家十要”“病家十要”，广泛涉及医学伦理学、医学社会学的问题，很有参考价值。

（三）《鲁府禁方》

《鲁府禁方》亦名《鲁府秘方》，本书内容为“鲁府蓄秘”及龚廷贤“素蕴珍奇”。全书分为福、寿、康、宁4卷，按病证分为中风、伤寒、瘟疫、中暑、内伤、伤食等112门，按方剂性质分为通治、膏方、杂方3门，合计115门。搜集了内、外、妇、儿、五官各科所用大量丸、散、膏、丹、汤诸方，涉及临床各科百余种病证，具有很高的临床实用价值。方剂诸门后，附载有部分医学伦理及养生内容。书末载有多种养生保健药酒的配制、应用及情志致病、愈疾、延年之要言良箴。

（四）《云林神彀》

《云林神彀》，儒医特色明显，论述较简略，多编成歌诀，灵活运用四言、五言、七言歌诀体裁，切合实用，便于记诵。全书四卷，共列临床各科病证146门，内容以介绍内科病证为主。其证治内容多编成歌诀，论述较简明，选方颇多，其中有一部分内府秘方，是一部综合性医书。

（五）《济世全书》

《济世全书》为龚廷贤晚年总结性临证著作，是龚廷贤择其平生所见“奇异古怪之疾、寒暑虚实之证，分门别类”，治以“简切精当”之方，“随试辄效”之验录。内容条分缕析，简明扼要。全书总计8卷，论及以内科杂病为主的150余种病证。前4卷为伤寒、中风、瘟疫，及伤食、痰饮、痞满、积聚、虚烦等证，继之以五官、妇科、小儿及外科诸证，书末附有养元辟谷、香茶、嫩肤、霜膏沐浴方。所述先脉候、辨治，后列数方，并有兼变证、加减方。

（六）《小儿推拿秘旨》

《小儿推拿秘旨》，又名《小儿推拿方脉活婴秘旨全书》《小儿推拿活婴秘旨全书》《小儿推拿活婴全书》《小儿推拿方脉全书》，全书2卷。该书系龚廷贤在广泛搜集并总结既往小儿推拿按摩疗法学术经验的基础上，结合自身临床实践体会而编成此书。卷上，首先详细论述小儿变蒸、惊风、诸疳、吐泻等病的病因病机及证治，其次叙述儿科诊法、推拿手法、穴位及图并其他外治方法。卷下，将儿科多种疾病编成歌诀，并载述各种疾病的方药治法。书中往往用歌诀表述穴位与推拿治法，言简意明，易记易用。此书为现存推拿专著中年代较早而又较为完善之作，对后世影响颇大。

【学术思想】

一、学术渊源

从龚廷贤的学术渊源来看，除其自幼聪慧，后天努力，有很好的文化修养之外，还与其出身于医学世家，钻研医学理论，遥承《内经》《难经》之旨，宗诸前贤医家以及七十余年的临床实践有关。

（一）弃科举从医，承续父业

龚廷贤早年习文从科举之业，也与当时绝大多数读书人一样，企望能够走仕途之路，光耀门庭，“将有志南溟，效用廊庙，以大究厥施”，然而却“数奇不第”，科举之路受挫，“遂缵父业，精于医”。龚父名龚信，曾供职于太医院，以医名于当时。龚廷贤在其书《济世全书·自序》说：“取父书读之，旦暮不辍三年间，尽得其要领，少试之乡邑，乡邑赖之以为有父风。”明·袁世振为龚廷贤所作传记，亦云其“生以奉亲之孝，留意岐黄，凡自《素》《难》以来，所为《龙宫》《肘后》诸书，无不句训。”（《济世全书·云林子传》）可见，龚廷贤业医初学于乃父，其学术思想深受其父影响。

（二）遥承《内经》之旨，近法诸医家

龚廷贤在《寿世保元·医说》中直言：“与夫著书立言垂世者，若《内经》，其言深而要，其旨邃以宏，其考辨信而有证，实为医家之祖。”他在《寿世保元·凡例》说明该书“是集以《内经》为宗旨，用刘、张、朱、李为正印，其余诸家为变法，间亦窃附己意，旁求可法之言以广之”。

龚廷贤对《内经》颇为推崇，这与其对《内经》的深入研读、深刻揣摩不无关系。他认为“医之有《内经》犹儒道之六经，无所不备”“然《素问》论病之因，《本草》着药之性，《脉诀》详证之原，《运气》法天之候，一以贯之于《内经》，斯医道之大成，乃千古不易之定论，实为万世之师法矣”。他在《万病回春·凡例》中，两次强调了对《内经》的重视。如其云：“集首附万金一统述，悉采诸《内经》要旨前贤确论，为初学启蒙”“方论根于《素问》《灵枢》、仓越以下及刘、张、朱、李，并取近代儒医诸书可法者”。龚廷贤论述相关理论及具体病证时，常引《内经》之论，以使其言之有据，启迪后学。

对《内经》之后诸医家，龚廷贤亦博采各家学说。他在《万病回春·序》中说：“于是从苦心十祀，祖轩、岐，宗仓、越，法刘、张、朱、李及历代名家，茹其英华，参以己意，详审精密，集成此书，名曰《万病回春》。”中医学史上的“外感法仲景，内伤法东垣，热病用河间，杂病用丹溪”，即是由龚廷贤首先提出的，其在《万病回春·万金一统述》中曰：“外感法张仲景也；内伤法李东垣也；热病用刘河间也；杂病用朱丹溪也。”在其著作中，自然也随处可见他对刘河间、朱丹溪等前贤医家医学论述的引述与评论，法其优点，师其长技，为己所用。如《寿世保元》论述中风时，除参考《内经》之文，也参阅刘河间、朱丹溪之说。如其言“中于火者，河间所谓非肝木之风内中，六淫之邪外侵，良由五志过极，火盛水衰，气热怫郁，昏冒而卒仆也”“中于湿者，乃丹溪所谓东南之人，多因湿土生痰，痰生热，热生风也”。在评析各家观点之后，龚廷贤结合自身的经验体会，提出：“此皆类中风也。盖《内经》主于风，河间主于火，东垣主于气，丹溪主于湿，而为暴病暴死之证。类中风，非真中风也。”

（三）特重东垣崇薛己，成自家之所长

虽然，龚廷贤广纳各家学说，但却有所侧重。在以往众医家中，他特别推崇金代的李东垣，以及与他同时代但稍早的明代医家薛己。

李东垣是金元四大家之一，独重脾胃，被后世称为“补土派”的鼻祖。他提出“内伤脾胃，百病由生”，对脾胃内伤病的病因、病机、诊断、治疗独具见地，卓然成家。对于李东垣重视调理脾胃和培补元气、扶正以驱邪的思想，龚廷贤颇为推崇。他在《寿世保元·卷一》中专立“脾胃论”，言“古今论脾胃及内外伤辨，惟东垣老人用心矣”，从中可见其对李东垣推崇之意。其又云：“愚谓人之一身，以脾胃为主，脾胃气实则肺得其所养，肺气既盛，水自生焉。水升则火降，水火既济而全天地交泰之令矣。脾胃既虚，四脏俱无生气，故东垣先生著‘脾胃内外伤’等论，

谆谆然皆以固脾胃为本。”

在李东垣学说基础上，龚廷贤亦有自己心得并有所发展。他认为李东垣所论“繁文衍义，卒难措用”，便将内伤概括为三点：一曰饮食劳倦即伤脾，二曰嗜欲而伤脾，三曰饮食自倍肠胃乃伤者。以此执简驭繁，使医者易于掌握。

补中益气汤是李东垣所创制，是李东垣在《脾胃论》中为内伤热中证所创立的甘温除热法的代表方剂，该方充分体现了其治疗内伤脾胃不足之证“温之、和之、调之、养之，皆补也”（《内外伤辨惑论·饮食劳倦论》）的治疗原则。龚廷贤认为，李东垣“所制补中益气汤又冠以诸方之首，观其立方本旨可知矣”。因此，他在临床中颇多使用补中益气汤。如：《万病回春》所载170余个病例中，运用补中益气汤或前期治疗，或后期调理，或单用，或合他方使用，就达70多例；《寿世保元》全书共列医案200余例，使用补中益气汤的医案就达近70例，占整个医案数量1/3还多。而且，龚廷贤将补中益气汤广泛应用于内科、妇产科、儿科以及五官科等疾病的治疗。

薛己，明代著名医家，比龚廷贤稍早，其去世时，龚廷贤已30余岁，两人几乎是同一时代之人。薛己医承家传，私淑张元素、李东垣而重脾胃之学，又遥承王冰、钱乙之说而重肾命。故而，他的学术思想特点，一是注重调理脾胃，以培后天之本；二是重在滋补肾命，以滋先天之源。薛己注重温补而不尚苦寒，常以补中益气汤培土生金，金复生水，习用六味地黄丸治肾水亏损。薛己的学术观点及其诊疗思想，对龚廷贤有较深影响。

龚廷贤在《寿世保元·凡例》说：“治以滋补为主，故方虽杂见，而补中益气汤、六味地黄丸、十全大补汤，但是诸般不足之病，无不能收万全之功，盖立斋先生论之详矣。古代作者代不乏人，而薛先生慧心巧识，撷英咀华，其于三方，无窥厥奥，治病标的，殆无以易此者。”薛己注重脾肾双补，龚廷贤亦强调之。其在《寿世保元》“补益”篇中，详论六味地黄丸及八味丸使用，在其众多医案中，亦较多使用六味地黄丸或八味丸，其受薛己温补思想之影响，由此可见一斑。

龚廷贤虽然较多应用补中益气汤、六味地黄丸等，但并非受限于此。他说：“予虽未尽胶于三方，而各诸病皆可收效，今载于各门之后，随机损益，变化无穷，则亦仿此而善通之。学者能细加体认，其于医道思过半矣。”

二、学术特色

（一）重视保护元气

龚廷贤重视元气，从《寿世保元》之命名即可看出其学术思想特点，他在《寿世保元·自叙》中指出，人身有元神、元气，元神、元气在人体内发挥着主导作用，如果稍不注意养护，即容易导致疾病的发生，因此他特意将自己的著作命名为《寿世保元》，就是要强调保护人身元神、元气，使元神常为一身之主，元气常为一身之辅，神固气全，那么邪气就不容易侵犯，疾病就不易发作。正所谓“正气存内，邪不可干”。

1. 元气的化生及其功用

龚廷贤认为，胃主磨谷，脾主传送，运化水谷，以滋养五脏六腑。其云：“夫脾胃者，仓廪之官也，属土以滋众脏，安谷以济百骸，故位于中宫，职司南政，旺于四季，体应四肢。胃形如囊，名水谷之海；脾形若掌，乘呼吸而升降，司运化之权。其致呼吸者，元气也。脾居其间，附胃磨动，所以谷气消而转输也。胃属于戊，脾乃己也。至哉坤元，万物滋生，人之一元，三焦之气，五脏六腑之脉，统宗于胃，故人以胃气为本也。”（《寿世保元·脾胃论》）

龚廷贤论述了脾胃运化水谷的生理功能。指出：“愚谓人之饮食入口，由胃管入于胃中，其滋味渗入五脏，其质入于小肠乃化之，则入于大肠，始分别清浊。渣滓浊者，结于广肠；津液清者，入于膀胱。膀胱乃津液之府也，至膀胱又分清浊，浊者入于溺中，其清者入于胆；胆引入于脾，脾散于五脏，为涎，为唾，为涕，为泪，为汗。其滋味渗入五脏，乃成五汁；五汁同归于脾，脾和乃化血，行于五脏五腑，而统之于肝，脾不和乃化为痰。血生气于五脏五腑，而统之于肺。气血化精，统之于肾。精生神，统之于心。精藏二肾之间，谓之命门。神藏于心之中窍，为人之元气。”（《寿世保元·脏腑论》）

龚廷贤指出，水谷精微入脾，经脾气散发于五脏六腑，成为五脏六腑之津液；五脏六腑之津液又归于脾而化生血，血濡养五脏六腑而化为气精神等，共同维持人体生命活动。反之，饮食失节或劳役过度，则影响元气的生成、持续。龚廷贤在“太和丸”方解中说：“饮食劳役，所关非细。饮食失节，损伤脾胃。劳役过度，耗散元气。脾胃损伤，元气衰剧，乃成内伤，诸病难治。”龚廷贤在此阐述了脾胃化生元气的过程，以及元气损伤导致内伤诸病的机制。

2. 养生防病重在保养元气

龚廷贤非常重视元气。他在《寿世保元》“保生杂志”篇中，引《女枢》之文曰：“元气者，肾间动气也，右肾为命门，精神之所舍。爱惜保重，则荣卫周流，神力不竭，与天地同寿。”此外，龚廷贤还引述抱朴子所论：“欲而强，元精去。元神离，元气散，戒之。”其在“摄养”篇引述上皇帝奏折的内容说：“调理疾病，尤当慎于初愈之时。盖客火初退，不可犯触，当以惩忿为要。元气初还，不可有挠，当以寡欲为要。以此自持，日复一日，则客火益消，元气尽复，自壮盛矣。此真调摄之谓也。”

龚廷贤指出，人之一身，元气为本，后天保养元气可防百病。龚廷贤重视元神，但元神、元气乃是肾精所生。龚廷贤在《万病回春》中阐述元气虚损的原因说：“凡幼年被诱欲太早者，根本受伤及禀赋薄者，又斲丧之过，隐讳不敢实告，以致元气脾胃虚惫，或遗精盗汗、身疲力怯。”此段指出诱欲太早、禀赋薄弱、沉溺酒色等先、后天因素均可损伤元气。《济世全书》对这种情况提出了治疗用药——益肾保元丹。其药味组成为生地黄、白茯苓、山茱萸、干山药、牡丹皮、菟丝子、楮实子、覆盆子、甘枸杞子、柏子仁，用药均为补肾气之品。可见龚廷贤所谓元气虚惫，是指肾中元气虚惫，因此“急服此药大补元气，培填虚损之圣药也，其功难以尽述”。

3. 元气损伤的成因与发病

人之元气衰旺，与胃气有着密切的关系。饮食入胃，胃气冲和，则谷气上升。若饮食不节，胃气不和，谷气不行，则元气亏损。如龚廷贤所云：“苟或饮食自倍所伤，乃一时膨闷，过则平矣。若伤之日久仍不宽快者，得非元气亏损而胃气弱乎？”（《寿世保元·脾胃论》）“饮食劳倦伤脾，则不能生血，故血虚则发热，热则气散血耗而无力，或时易饥，或食饱闷，不思饮食，变病百端。”（《寿世保元·内伤》）并进一步指出：“饮食劳倦即伤脾，此常人之患也。因而气血不足，胃脘之阳不举。”（《寿世保元·脾胃论》）总之，饮食劳倦伤及脾胃，甚则会导致元气亏虚。

五志过极皆能化火，火邪可能耗伤元气。所以长期精神刺激，也是造成元气不足的重要因素。龚廷贤指出：“嗜欲而伤脾，此富贵之患也。恣以厚味则生痰而泥膈，纵其情欲则耗精而气散。”（《寿世保元·脾胃论》）此言嗜欲不仅伤脾，而且可以损耗肾精而耗元气。

同时，龚廷贤指出，房劳是损伤肾精的直接因素。其云：“肾者藏精之脏也，若人强力入房以竭其精，久久则成肾劳。肾主精，精主封填骨髓。肾精以入房而竭，则骨髓是枯矣，故背难俯仰。”（《寿世保元·补益》）又云：“其有禀赋素薄之人，又兼斫丧太早者，真阴根本受亏。”（《寿世保元·补益》）此言若不顾及肾中精气的盛衰而强行房事，则可使肾精枯竭而影响元气的生成。元气的功能，可体现为命门水火的功能。他说：“君子观象于坎，而知肾具水火之道焉。故曰：七节之旁，中有小心。小心，少火也。又曰：肾有两枚，左为肾，右为命门。命门，相火也，相火即少火耳。夫一阳居于二阴为坎，水火并而为肾，此人生与天地相似也。今人入房盛而阳事愈举者，阴虚火动也。阳事先痿者，命门火衰也。”（《寿世保元·补益》）论述了房劳可导致命门水衰，亦可导致命门火衰。无论水衰还是火衰，最终都是导致命门元气衰竭。

除上述饮食劳倦、嗜欲伤脾、房劳伤肾等三个病因之外，龚廷贤认为许多病证的发生都与元气虚弱有关。如：“气虚而中者，由元气虚而贼风袭之，则右半身不遂”“劳伤者，过于劳役，耗损元气，脾胃虚衰，不任风寒，故昏冒也”“伤于房劳者，因肾虚精耗，气不归元，故昏冒也”。（《寿世保元·中风》）此指出中风、昏冒都是由于劳役、房劳耗损元气，脾胃虚衰，肾精虚耗而致。又如：“咳嗽吐痰，失音声哑，此元气虚弱而致也。”（《寿世保元·咳嗽》）此言喘急亦可因内伤元气而气不接续使然。“一人，患泄泻，日久不止，以致元气下陷，饮食入胃不住，完谷不化，肌肉消削，肢体困倦，面目两足肿满，上气喘急，此元气脾胃虚之甚也。”（《寿世保元·泄泻》）此言泄泻不止导致元气下陷所出现的。

（二）却病延年，重视脾肾

龚廷贤精研《内经》《难经》，取法前代诸家学说并有所发挥，尤重刘完素、李东垣、朱丹溪之论。他在分析病因病机及诊治疾病时，尤其对老年病的防治，非常强调脾胃和肾的作用。龚廷贤在《寿世保元·凡例》中即言：“盖脾土一伤，则不能生肺金，金衰不能生水，是肾绝生气之源，肾水枯竭，而根本坏矣。其余诸脏者，皆失相生之义，则次第而衰惫焉。”

1. 阐发“脾胃论”，论内伤之要

龚廷贤在《寿世保元》中专门阐发“脾胃论”。其云：“古今论脾胃及内外伤辨，惟东垣老人用心矣，但繁文衍义，卒难措用。”因此，其删繁就简，结合个人经验总结为三点，使后学者易于把握其精义。龚廷贤说：“盖内伤之要有三致焉，一曰饮食劳倦即伤脾，此常人之患也。因而气血不足，胃脘之阳不举，宜补中益气汤主之。二曰嗜欲而伤脾，此富贵之患也。恣以厚味则生痰而泥膈，纵其情欲则耗精而气散。《内经》曰：肾者胃之关。夫肾脉从脚底涌泉穴起，上股内臁，夹任脉，抵咽嗌。精血枯，则乏润下之力，故吞酸而便难，胸膈渐觉不舒爽，宜加味六君子汤加红花三分、知母（盐炒）一钱主之。三曰饮食自倍，肠胃乃伤者，藜藿人之患也，宜保和丸、三因和中丸权之。此内伤之由如此，而求本之治，宜养心健脾疏肝为要也。”

(《寿世保元·脾胃论》) 由上可见，龚廷贤所论内伤病三因，虽然病因、病情因人而异，但病机均与内伤脾胃有关。

在脾胃病的调治方面，龚廷贤以养心、健脾、疏肝为求本之治。因为“心火，脾土之母；肝木，脾土之贼，木曰曲直作酸”，故“心气和则脾土荣昌，……疏肝则胃气畅矣”。其言世俗之医多偏于旧方香燥耗气之药，只知枳术丸为脾胃之要药，而不知其有剥削真气之虞。特别强调“凡治内伤，不知惜气者，诚实实虚虚之谓，学者宜致思焉”，力倡家传之三因和中健脾丸，认为此为调护脾胃通用之剂。龚廷贤指出：“运食者，元气也，生血气者，饮食也。无时不在，无时不然。”(《寿世保元·脾胃论》) 又云：“胃气亏则五脏六腑之气亦馁矣”“善用药者，必以胃药助之”。(《寿世保元·血气论》)

对于疾病的愈后和发展趋势，龚廷贤强调脾胃之气的盛衰起重要作用，重视胃气对疾病变化的影响。其脾胃理论的核心，即在于“察安危，全在于胃气”，其中胃气代表了脾胃的受纳和运化功能。

2. 提出“衰老论”，重视补肾

龚廷贤虽然重视脾胃在养生防病中的作用，但同时也强调肾的作用。如其所云：“古云：补肾不若补脾。予谓：补脾不若补肾。肾气若壮，丹田之火上蒸脾土，脾土温和，中焦自治，则能饮食矣。今饮食进少，且难消化，属脾胃虚寒。盖脾胃属土，乃命门火虚，不能生土而然。不宜直补脾胃，常服八味丸补火生土也。”(《寿世保元·饮食》)

《寿世保元·衰老论》曰：“两肾之间，白膜之内，一点动气，大如箸头，鼓舞变化，开合周身，熏蒸三焦，腐化水谷，外御六淫，内当万虑，昼夜无停。”并于其后“保生杂志”篇云：“元气者，肾间动气也，右肾为命门，精神之所舍。爱惜保重，则营卫周流，神力不竭，与天地同寿。”由此可见，龚廷贤指出，人的寿命与肾间所藏元气密切相关，并论及保养元气对于健康长寿的重要性。同时，还谈到不知珍惜元气，长此以往就会导致“神随物化，气逐神消，营卫告衰”，出现“七窍反常，啼号无泪，笑如雨流，鼻不嚏而涕，耳无声蝉鸣，吃食口干，寐则涎溢，溲不利而自遗，便不通而或泄”等病证。元阳一衰，必阳损及阴，导致“真阴妄行，脉络壅涩”，出现“昼则对人瞌睡，夜则独卧惺惺”的症状。其言“夫人之生以肾为主，人之病多由肾虚而致”，故龚廷贤临床中延缓衰老以补肾阳为主，并注重滋养肾阴，还提倡老年人应节欲保精。

（三）人之气血，贵在流通

龚廷贤十分重视气血对于生命的重要性，并强调气血贵在流通。其云：“人生之初，具此阴阳则亦具此血气。所以全性命者，气与血也。血气者，乃人身之根本乎。”龚廷贤有关气血的学术思想，主要体现在以下几个方面。

1. 气血为人身之根本，窒碍则百病生

龚廷贤说：“血为营，营行脉中，滋荣之义也。气为卫，卫行脉外，护卫之义也。人受谷气于胃，胃为水谷之海，灌溉经络，长养百骸，而五脏六腑皆取其气，故清气为营，浊气为卫，营卫二气，周流不息。”又说：“心为血之主，肝为血之藏，肺为气之主，肾为气之藏。”此强调气血之形成离不开脾胃的作用，气血的流通依赖肝、心、肺、肾功能的协调，故气血与五脏密切相关。

气血是人身之根本，其主要作用是长养经络百骸，滋养五脏六腑。

龚廷贤说："阴阳相贯，血荣气卫，常相流通，何病之有?"言气血一有窒碍，则百病由此而生，气血病变具有广泛多样的特点。"且气之为病，发为寒热、喜怒忧思、积痞、疝瘕、癥癖，上为头眩，中为胸膈，下为脐间动气。或喘促，或咳噫，聚则中满，逆则足寒。凡此诸疾，气使然也。血之为病，妄行则吐血，衰涸则虚劳，蓄之在上，其人忘，蓄之在下，其人狂，逢寒则筋不荣而挛急，挟热毒则内瘀而发黄，在小便为淋痛，在大便为肠风，妇人月事进退，漏下崩中，病证非一。"(《寿世保元·血气论》)

2. 调治气血分主次，兼顾保护胃气

关于气血病证的调治，首重调理气机，调血次之，同时兼顾保护胃气。龚廷贤说："人之一身，调气为上，调血次之，先阳后阴也。"这是因为"气者血之帅也，气行则血行，气止则血止，气温则血滑，气寒则血凝。气有一息之不运，则血有一息之不行。"所以，龚廷贤对于气血病证，首先重视调理气机。认为"调气之剂以之调血而两得，调血之剂以之调气则乖张。"故常用木香、官桂、三棱、莪术、细辛、厚朴、乌药、香附之类，认为调气药不仅治气，也可以治血。

龚廷贤在调治气血时，又十分注意保护胃气。其曰："若以当归、地黄辈，施之血证则可，然其性缠滞，有亏胃气，胃气虚则五脏六腑之气亦馁矣。"故又强调说："善用药者，必以胃药助之。"此论提示养阴血之品，虽可补阴血，然易碍气机，使胃气呆滞，反影响气血化生，故应保护胃气。

当疾病发生时，龚廷贤又认为胃部病机为本，其他症状为标，论治需分清标本。其云："凡治病，当识本末。如呕吐痰涎，胃虚不食，以致发热，若以凉剂退热，则胃气愈虚，热亦不退，宜先助胃止吐为本，其热自退。纵然不退，但得胃气已正，旋与解热。又有伤寒大热，屡用寒凉疏转，其热不退，若与调和胃气，自然安愈。"

龚廷贤还非常重视气血与五脏之间的密切关系，如心、肝与血的关系密切，肺、肾与气的关系密切。因此指出："心为血之主，肝为血之藏，肺为气之主，肾为气之藏。只知血之出于心，而不知血之纳于肝；知气之出于肺，不知气之纳于肾，往往用药，南辕北辙矣。"(《寿世保元·血气论》)

(四) 行医治病，推崇"王道"

1. 主张"王道"行医

儒家主张以"仁"治理天下，称之为"王道"，是与"霸道"相对而言。儒与医关系密切，可谓医道即儒道，如明·陈实功曰："要先知儒理，然后方知医业"，是说作为医者必须具备"仁"心，才能精勤不倦地钻研医道，才能在临证时得心应手。龚廷贤对此讲得更为明确，他在《万病回春·医家十要》中说："一存仁心，乃是良箴，博施济众，惠泽斯深。二通儒道，儒医世宝，道理贵明，群书当考。"亦即，通儒道，明仁义，方能存"仁"心而博施济众。龚廷贤也常以"儒医"自命，自少年时即"诵爱物济人之句，不胜神往"，成为名医后著医书立说，如其所言"予将借医国之书而展其济世之心，故书成而世世共跻予之愿也。"(《济世全书·自序》)在疾病治疗方面，龚廷贤颇为推崇“王道”，这除他深受儒家思想影响之外，还与他自幼受其父龚信及当时众医家的影响有关。他说：“顾霸之效也，诡驳之宜。而王谓易简，曷以也，医恶是类乎。余自髫龀，席箕裘业，从家大人医寓中，家大人辄以霸禁，比长客壶京肆，稍见俞诸大方，若蒋定西、高使相、刘秋堂诸老，佥以王道医，交口称矣。”（《种杏仙方·序》）

2. 推崇“王道”医方

龚廷贤在《种杏仙方·凡例》中，对于录用之方的选方原则加以说明，其中一条即是对“王道”之方的选录。其云：“方皆出王道者录之。其猛烈峻攻之药，虽有起死之功，不无偏胜之患，不善用者，无益而有损，故未敢录也。”

在《寿世保元》《万病回春》等书中，常见龚廷贤对“王道”之方的推崇。如《寿世保元》关于“鼓胀”的诊治，在论及六君子汤方时说：“一论脾虚鼓胀，手足倦怠短气，溏泄者。此调治胀满王道之药，久病虚弱之人，宜服六君子汤。”关于“水肿”的诊治，在列出一系列方剂后加按语说：“上诸方治肿胀属虚，皆宜用此王道之剂，病者苦其肿胀难堪，予令朝服丸药，夕服汤药，或三朝五日，间服蟠桃丸，或石干散一服，谓之下棋打劫而治，病者暂摅一时之宽，医者一补一攻，亦善治之良法也。”

在“补益”篇中，论述人参膏主治时说：“一论治伤寒汗吐下后，及行倒仓法吐下后，与诸证用攻击之过，以至元气耗惫，用此补之。韩飞霞曰：人参炼膏，回元气于无何有之乡，王道也。”在论述太和丸主治时说：“饮食劳役，所关非细。饮食失节，损伤脾胃。劳役过度，耗散元气。脾胃损伤，元气衰剧，乃成内伤，诸病难治。保合太和，预防无虑，大补诸虚，再进饮食。清痰降火，解郁消滞，养气健脾，王道之剂。不问老幼男女通治。”

在“老人”篇中，论述阳春白雪糕功用时说：“凡年老之人，当以养元气健脾胃为主，每日三餐，不可缺此糕也。王道之品，最益老人。”

在“诸疳”篇中论述肥儿丸功用时说：“一论消疳化积，磨癖清热，伐肝补脾，进食杀虫，润肌肤，养元气，真王道也。”

在“劳瘵”篇论述调元百补膏功用时说：“一论此膏能治五劳七伤，诸虚劳极，元气虚损，脾胃亏弱，养血和中，宁嗽化痰，退热定喘，止泻除渴，真王道之剂也。”

在“伤食”篇中，以五言诗的形式对千金肥儿饼的组成、功效、制作等加以说明。龚廷贤最后言道：“每日二三饼，诸病即安宁。肥儿王道药，价可拟千金。”

在《万病回春·万金一统述》中，指出调理脾胃之法是“医中之王道”。其云：“节戒饮食者，却病之良方也。调理脾胃者，医中之王道也。”在该书中还收录了两个以“王道”命名的方剂，如九仙王道糕、王道无忧散。

即使对于“痈疽”这样的外科疾病，龚廷贤亦是强调并推崇“王道”之剂的应用。如他在介绍“千金内托散”主治时说：“治痈疽疮疖，未成者速败，已成者速溃，脓自去，不用手挤；恶肉自去，不用刀针。服药后，疼痛顿解，此药活血匀气，调胃补虚、祛风邪、辟秽气，乃王道之剂。宜多服之大效。”

对于十全大补汤“治痈疽溃后，补气血、进饮食，实为切要”，强调“慢不知者无补调养之功，愈后虚证复见，因而转为他病而危剧者多矣”。其推崇“王道”之意不言自明。

六味地黄丸、八味丸、补中益气汤、六君子汤等，是龚廷贤医书及医案中常见常用的方剂。从这些方剂的应用中，亦可见其治病用药“王道”思想之一斑。

3. 采用诸家“王道”

对于金元四大家，龚廷贤医书中常引用金元刘完素、李东垣、朱丹溪学说来论述自己的观点，而几乎未引用张子和的观点。即使引用，也是作为反面例子来说明自己的学说。如《寿世保元·妇人总论》论及产后病治疗时说：“若子和之法，当行温凉，温热之剂，实所禁也。以余常用和暖之剂，使血得暖以流通，其恶露自尽，故无后患耳。况生产有难易，血气有盛衰，岂可偏执一法，能尽产后无穷之变焉！余每经历新产，月里用温暖治效者十多八九，用温凉治效者百无二三。尝考子和之法，施于月外，蕴热自甚，阴虚潮热往来，当行温凉之剂，故无禁耳，其月里可不慎哉！人之受胎，虽系阳精所得，实赖母血而成，亦若瓜果，赖枝叶所荫也。今妇人于十月而产者，即瓜熟蒂落脱壳之意，虽冒寒暑伤食，调理不宜急迫，随手而愈。”

众所周知，张子和以攻邪而著称，是攻下派的宗师，其言“世人欲论治大病，舍汗吐下三法，其余何足言哉”，可谓是运用“霸道”之法之集大成者。即使对于产后病，其攻邪之法亦继续使用。如《儒门事亲·卷五》“产后心风”篇说：“夫妇人产后心风者，则用调胃承气汤一二两，加当归半两，细锉，用水三四盏，同煎去滓，分作二服，大下三五行则愈。如不愈，三圣散吐之。”“产后潮热”篇说：“夫妇人产后一二日，潮热口干，可用新汲水调玉露散；或冰水调服之亦可；或服小柴胡汤加当归及柴胡饮子亦可。慎不可作虚寒治之。”张子和的这些攻邪治法，在龚廷贤看来，属于违背王道的霸道之治。

而对于补土派的代表人物李东垣，在龚廷贤看来，则与张子和截然不同。李东垣学术思想的中心是“内伤脾胃，百病由生”。他发挥了《内经》“有胃气则生，无胃气则死”的思想，强调胃气作用的思想，认为脾胃运化水谷，是元气的物质源泉，而元气是健康之本，脾胃伤则元气衰，元气衰则百病由生。所以说：“脾胃之气既伤，而元气亦不能充，而诸病之所由生也。”李东垣又非常强调脾胃在人体气机升降中的枢纽作用。他说：“盖胃为水谷之海，饮食入胃，而精气先输脾归肺，上行春夏之令，以滋养周身，乃清气为天者也；升已而下输膀胱，行秋冬之令，为传化糟粕，转味而出，乃浊阴为地者也。”只有升清降浊，气机正常，身体才会健康。如果脾胃受伤，则百病皆起。在气机升降问题上，李东垣特别强调生长和升发的一面，只有谷气上升，脾气升发，元气才能充沛，生机才能旺盛，阴火才能收敛潜藏。否则，若谷气不升，脾气下流，元气亏乏，生机衰退，阴火即因之上冲而为诸病。因此，在治疗脾胃病上，非常重视升发脾阳，同时也注意到潜降阴火的一面。李东垣这种重元气、护脾胃的思路，被称之为“医之王道”。其弟子罗天益在《脾胃论·后序》中说：“善乎！鲁齐先生之言曰：东垣先生之学，医之王道也！观此书则可见矣。”因此，龚廷贤亦视李东垣为医中王道之家，李东垣重元气、护脾胃的思想，也为龚廷贤所继承与发扬。在其著作中，常引用李东垣学说，且专立“脾胃论”并大量使用李东垣医方，如补中益气汤等。

【临证经验】

一、内科病证

（一）内科常用治法

1. 补气健脾法

脾胃对于元气的盛衰有着重要作用。龚廷贤指出："脾气不足，则四肢不用，泄泻，食不化，呕逆，腹胀，肠鸣，是为脾气之虚也，则宜补之。"（《寿世保元·五脏六脉病虚实例》）而"胃虚不足，则饥而不受水谷，飧泄呕逆，是为胃气虚也，则宜补之。"（《寿世保元·五脏六脉病虚实例》）又云："凡善调脾胃者，当惜其气。气健则升降不失其度，气弱则稽滞矣。运食者，元气也。生血气者，饮食也。"（《寿世保元·脾胃论》）对于脾胃之气不足所致诸证，龚廷贤常用四君子汤、补中益气汤、六君子汤等调治。

案例1

一产妇泄泻，四肢、面目水肿，喘促恶寒。余谓脾肺虚寒，用六君子加姜、桂而泄泻愈；又补中益气而脾胃健。

（《万病回春·产后》）

案例2

一人善饮酒，泄泻腹胀，吐痰作呕，口干，此脾胃之气虚，先用六君子加神曲止呕，再用益气汤加茯苓、半夏，泄胀亦愈。此证若湿热壅滞，当用葛花解醒汤分消其湿，湿既去而泻未已，须用六君子加神曲，实脾土化酒积，然虽为酒而作，实因脾土虚弱，不能专主湿热。

（《寿世保元·嗜酒丧身》）

案例3

一人患痢后重，自知医，用芍药汤，后重益甚，饮食少思，腹寒肢冷，予以为脾胃亏损，用六君子汤加木香、炮姜，二剂而愈。

（《寿世保元·痢疾》）

案例4

一妇人口苦胁胀。此肝火也。用小柴胡汤加黄连、栀子。稍愈。更以四君子汤加当归、白芍、柴胡。调理脾胃而瘥。

（《寿世保元·胁痛》）

案例5

一人脾胃虚弱，肚腹膨胀，遍身肿，按之成窠，其脉沉细，右寸为甚，此脾胃虚寒之证。治以八味丸或金匮肾气丸，以补肾阳行生化之源，至暮服之，小便通。又数剂肿消，即止前药。复与六君子汤加木香、官桂、炮姜，以燥脾导气而瘥。后因不戒慎，病复作，但有气恼或饮食稍多即泄泻，仍用八味丸，倍附子。

（《寿世保元·水肿》）

案例6

一唐仪部，胸内作痛月余，腹亦痛，左关弦长，右关弦紧。此脾虚肝木所乘，以补中益气加半夏、木香二剂而愈，又用六君子汤二剂而安，此面色黄中见青。

（《寿世保元·心胃痛》）

案例7

一人胃弱痰盛，口舌生疮，彼服滚痰丸愈盛，反泻不止，恶食倦怠，此胃气被伤也。予以香砂六君子汤数剂，少可，再以补中益气汤加茯苓、半夏而愈。夫胃气不足，饮食不化，亦能为痰，补中益气乃治痰之法也。苟虚证而用峻利之剂，鲜不危哉。

（《寿世保元·口舌》）

案例8

一人脾胃虚，服养胃汤、枳术丸，初有效而久反虚，口舌生疮，劳则愈盛，此中气虚寒，用理中汤少愈，更以补中益气汤加半夏、茯苓而安。夫养胃汤，香燥之剂也。若饮食停滞，或寒滞中焦，服则燥开胃气，宿滞消化，最为近理，使久服则津液愈燥，胃气愈虚，况胃气本虚而用之，岂不反甚其病哉？亦有房劳过度，真气衰败，或元气不足，不能上蒸，中州不运，致饮食不进，以补真丸治之，若丹田之火上蒸脾土，脾土一和，中焦自治，饮食自进，何口疮之不愈哉！

（《寿世保元·口舌》）

2. 补气升提法

龚廷贤认为，脾胃虚弱必然损伤人体元气，导致腹痛、大便不实、小便不利、足肿身肿、上气喘急，或见梦遗、脚软、乏力等，首选补中益气汤治疗。如其所云："大抵久泻多由泛用消食利水之剂，损其真阴，元气不能自持，遂成久泻。若非补中益气汤、四神丸滋其本源，后必胸痞腹胀，小便淋涩，多致不起。"

案例1

一人下痢，小腹急痛，大便欲去不去，此脾胃气虚而下陷也。用补中益气送八味丸，二剂而愈。此等证候，因利药致损元气，肢体肿胀而死者，不可枚举。

（《寿世保元·痢疾》）

案例2

一人痢后两足水肿，胸腹胀满，小便短少。用分利之剂，遍身肿，兼气喘。予曰：两足水肿，脾气下陷也；胸腹胀满，脾虚作痞也；小便短少，肺不能生肾也；身肿气喘，脾不能生肺也。予用补中益气汤加大附子而愈。半载后，因饮食劳倦，两足水肿，小便短少，仍服前药，顿愈。

（《寿世保元·痢疾》）

案例3

一人患泄泻，日久不止，以致元气下陷，饮食入胃不住，完谷不化，肌肉消削，肢体沉困，面目两足肿满，上气喘急，此元气脾胃虚之甚也。宜补中益气汤。依本方减当归，加酒芍、茯苓、泽泻、山药、莲肉、木香、干姜炒黑，止泄泻之良方也。

（《寿世保元·泄泻》）

案例4

一儒者失于调养，饮食难化，胸膈不利，或用行气消导药，咳嗽喘促，服行气化痰药，肚腹渐胀。服行气分利药，睡卧不能，两足水肿，小便不利，大便不实，脉浮大，按之微细，两寸皆短，此脾胃亏损。朝用补中益气加姜附，夕用金匮肾气加骨脂、肉果，各数剂，诸证渐愈，再佐以八味丸，两月乃能步履，却服补中益气，半载而康。

（《寿世保元·水肿》）

案例5

一人久患白浊，发热体倦，用补中益气汤加炮姜四剂，白浊稍止，再用六味丸兼服，诸证悉愈。

（《寿世保元·浊证》）

案例6

一儒者日晡两目紧涩，不能瞻视，此元气下陷，用补中益气倍加参、芪，数剂而愈。

（《寿世保元·眼目》）

3. 气血双补法

龚廷贤指出："凡人元气素弱，或因起居失宜，或因饮食劳倦，或因用心太过，致遗精白浊，盗汗自汗；或内热晡热，潮热发热；或口干作渴，喉痛舌裂；或胸乳膨胀，或胁肋作痛；或头颈时痛，或眩晕眼花；或心神不宁，寤而不寐；或小便赤淋，茎中作痛；或便溺余沥，脐腹阴冷；或形容不充，肢体畏寒；或鼻气急促，或更有一切热证，皆是无根虚火，宜服后方（十全大补汤）。"（《寿世保元·补益》）对于无根虚火或气血不足所致病证，龚廷贤常常用十全大补汤调治，通过益气养血生精来补充元气。

案例1

给事张禹功，目赤不明，服祛风散热药，反畏明重听，脉大而虚，此因劳心过度，饮食失节。以补中益气汤加茯神、酸枣仁、山药、山茱萸、五味顿愈。又劳役复甚，用十全大补汤兼以前药渐愈；却用补中益气汤加前药而痊。凡医者，不理脾胃及养血安神，治标不治本，是不明正理也。若概用辛凉苦寒之剂，损伤血气，促成内障之证矣。

（《万病回春·眼目》）

案例2

一妇人患劳嗽，不时发热，或时寒热。或用清热之剂，其热益甚，盗汗口干，两足如炙，遍身皆热，昏愦如醉，良久热止方苏，或晡热至旦方止，此阴血虚而阳气弱也。余朝用六味丸一料，夕用十全大补汤，月余，诸证稍愈；更兼以补中益气，两月余而痊愈。

（《万病回春·虚劳》）

案例3

一产妇，筋挛臂软、肌肉抽掣，皆属气血虚。用十全大补汤而痊。

（《万病回春·产后》）

案例4

一产妇，牙关紧急、腰背反张、四肢抽搐、两目连劄，此血去过多、元气亏损、阴火炽盛。用十全大补汤加炮姜一剂而苏，数剂而安。

（《万病回春·产后》）

案例5

一男子坠马，腹有瘀血，服药下之，致发热、盗汗、自汗、脉浮涩。予以为重剂过伤气血所致，投以十全大补汤益甚，时或谵语，此药力未及而然也。以前药加炮附子五分，服之即睡，觉来顿安，再剂而安。

（《万病回春·折伤》）

案例6

一男子发热烦渴，时或头痛，因服发散药反加喘急腹痛，其汗如水，昼夜谵语，余意此劳伤元气，误汗所致。其腹必喜手按，询之果然。遂与十全大补汤加附子一钱。服之熟睡，唤而不醒，举家惊惶。及觉，诸病顿退，再剂而痊。凡人饮食劳役，起居失宜，见一切火证，悉属内真寒而外假热，故肚腹喜暖，口畏冷物，此乃形气、病气俱属不足，法当纯补元气为善。

（《寿世保元·内伤》）

案例7

一人因劳役失于调养，忽然昏愦，此元气虚火妄动夹痰而作。急令灌童便，神思渐爽，更用参、芪各五钱，芎、归各三钱，玄参、柴胡、山栀、炙草各一钱，服之稍定。察其形倦甚，又以十全大补汤加五味、麦冬治之而安。凡人元气素弱，或因起居失宜，或因饮食劳倦，……或鼻气急促，或更有一切热证，皆是无根虚火。但服前汤，固其根本，诸证自息，若攻其风热，则误矣。

（《寿世保元·内伤》）

案例8

一论年老，房有少艾，致头痛发热，眩晕喘急，痰涎壅塞，小便频数，口干引饮，遍舌生刺，缩敛如荔枝然，下唇黑裂，面目俱赤，烦躁不寐。或时喉间如烟火上冲，急饮凉水少解，已濒于死。脉洪大而无伦，且有力。扪其身烙手。此肾经虚火游行于外，投以十全大补汤，加山茱、泽泻、丹皮、山药、麦门冬、五味、附子，水煎服。熟寐良久，脉证各减三四。再与八味丸，服之而愈。

（《寿世保元·补益》）

4. 调补水火法

龚廷贤认为，六味地黄丸加减亦可补元气，如五子益肾养心丸。《寿世保元·补益》曰："一论大补元气，填培虚损之圣药也。即六味地黄丸，依本方再加五子（枸杞子、柏子仁、覆盆子、楮实子、沙苑蒺藜子）。"龚廷贤擅用六味地黄丸"壮水之主，以制阳光"。其云："夫人之生以肾为主，人之病多由肾虚而致者，此一方天一生水之剂，无不可用”，“肾虚不能制火，六味地黄丸主之。”（《寿世保元·补益》）对于命门火衰则命门水火同补，以六味地黄丸加肉桂、附子，即八味丸。其云：“肾间水火俱虚者，八味丸主之”“六味地黄丸，专补左尺肾水之药。八味丸既补左尺肾水，兼补右肾相火之药。”（《寿世保元·补益》）其以八味丸治“下元冷惫，脐腹疼痛，夜多漩溺”（《万病回春·补益》），或以“八味丸治下元冷惫，心火上炎，渴欲饮水，不能摄养，多吐痰唾”（《寿世保元·补益》）。龚廷贤还常用八味丸治疗元气不足兼脾胃虚弱证。言“此证多因脾胃虚弱，治失其宜，元气复伤而变证者，非此药不能救”（《鲁府禁方·水肿》）。

案例

羊城马伏所，昔遭沉疴，诸医罔效，召予治愈，遂成莫逆之交。万历庚戌夏，乃郎年二旬余，素禀清弱，酷嗜酒欲，频年遭惊骇，至今遂成虚劳之恙。召予至，诊其六脉弦数无力，其证潮热憎寒，盗汗如雨，时征痰嗽，手掌热而手指冷，心惊悸而梦遗。以上诸证，皆系肾水枯竭，心血干涸，相火上炎，熏克肺金，元气受伤，脾胃亏损，而脏腑气血皆耗惫矣。予治以十全大补汤，看病加减施治。用地黄丸，先壮水之主以制阳光。加归、麦、酸、志以补心血。用瑞莲丸、白雪糕以补元气脾胃。每日如此服之，如弹天平一般，不可偏胜。倘万有一偏，则病剧不可复救药矣。何也？若偏于补阳药多，则阳旺而阴愈消，而相火愈炽，则咽喉肿痛生疮，声哑之证可立而待矣。若偏于补阴药多，而用地黄、当归，泥滞脾胃不运，而为泻痢、肿胀、喘满等证生焉。所以用药不可偏胜有如此矣。予将前四药服之旬日，颇有微效。吩咐病家执此以往，调摄期以岁年，投剂积以千百，度可免危而就安也。予缘有司召，遂暂离而去，孰料病家欲速即愈，更医不审病原，误认为阳虚，辄投乌、附、参、芪之类，数服诸证稍减，一家欣然，而反罪予用归地之过。遂连进补阳之药，不半月而阳火愈炽，则咽痛声哑，诸证出矣。病至此，虽日进归地数斤，亦无用矣。医之至此，急进人乳、童便以遏其火，将脾胃复惫，以致上热未除而中寒复生，泄泻之病又作，若两斧之伐一枯，不数月而告终矣。吁，医者不悟妄治之失，病家不悔欲速之差，惟付诸天命，可胜叹哉。

（《寿世保元·劳瘵》）

在这则病案中，患者素来身体羸弱，又酷嗜酒欲，且常受到惊吓，遂成虚劳之病。龚廷贤辨证为肾水枯竭，心血干涸，相火上炎，熏克肺金，元气受伤，脾胃亏损，脏腑气血皆耗惫虚衰。故用十全大补汤气血双补，用瑞莲丸、白雪糕以补元气脾胃；用六味地黄丸壮水以制相火，平衡肾中水火，使相火受制不损耗肾精；加当归、麦冬、酸枣仁、远志以补心血。如此调补水火，颇有微效。然后来更医误治，导致病不起而殁，由此可见阴阳相济、水火同调的重要性。

5. 脾肾同调法

龚廷贤指出：“人之一身以脾胃为主，脾胃气实则肺得其所养，肺气既盛，水气生焉。水升则火降，水火既济而全天地交泰之令矣。脾胃既虚，四脏俱无生气。故东垣先生著脾胃内外伤等论，谆谆然皆以固脾胃为本。”（《寿世保元·内伤》）又云：“予谓补脾不若补肾，肾气若壮，丹田之火，上蒸脾土；脾土温和，中焦自治，则能饮食矣。今饮食进少，且难消化，属脾胃虚寒。盖脾胃属土，乃命门火虚，不能生土而然，不宜补脾胃。”（《寿世保元·饮食》）此则明确指出肾中命门之火正常可以熏蒸脾土，促进脾胃运化饮食水谷，进而化生气血精神。脾肾位居人身枢要，脾肾二脏相互作用，脾阳赖肾阳温煦而运化，肾精得脾阳营养而充盛。因而对于脾胃虚弱，命门火衰者，补脾胃或补命门火均难以奏效，需要用脾肾同治的方法使元气恢复。

案例 1

一儒者善饮，便滑溺涩，食减胸满，腿足渐肿，证属脾肾虚寒，用加减金匮肾气丸，进食消肿。更用八味丸，胃强脾健而愈。

（《寿世保元·嗜酒丧身》）

案例 2

一人脾胃虚弱，肚腹膨胀，遍身肿，按之成窠，其脉沉细，右寸为甚，此脾胃虚寒之证。治以八味丸或金匮肾气丸，以补肾阳行生化之源，至暮服之小便通。又数剂肿消，即止前药。复与六君子汤加木香、官桂、炮姜，以燥脾导气而瘥。后因不戒慎，病复作，但有气恼或饮食稍多即泄泻，仍用八味丸，倍附子。

（《寿世保元·水肿》）

案例 3

一儒者素勤劳苦，吐血发痉，不知人事。余以为脾胃虚损，用十全大补汤及加减八味丸而痉愈，再用归脾汤而血止。

（《寿世保元·吐血》）

（二）内科病论治举隅

1. 中风

中风又名卒中，以突然昏仆，不省人事，半身不遂，口舌㖞斜，或不经昏仆，仅以半身不遂，口舌㖞斜，言语不利，偏身麻木为主要表现。

对于中风的病因，在龚廷贤之前有不同的认识。如其所言，“夫中风百病，古今诸医所见不同”（《济世全书·中风》）。如：唐宋以前有外邪中风说，金·刘完素认为“心火暴盛”所致，李东垣强调“正气自虚”，朱丹溪则认为由于“湿痰生热”所引起等。而龚廷贤指出：“风、火、气、湿四者立说，以贤论之，总之一虚而已”“良由素失调护，或由五味之有伤，或七情之忒甚，或嗜欲之无节，或劳役之过极也，以致脏腑亏损。”并指出，中风主要是因“脏腑亏损”，加以忧思恼怒，或饮酒饱食，或房室劳累等诱因，以致气血运行受阻，肌肤筋脉失于濡养，或阴亏于下，肝阳暴张，阳化风动，血随气逆，挟痰挟火，横窜经隧，蒙蔽清窍，而形成上实下虚，阴阳互不维系的危急证候。

龚廷贤说：“风邪乘虚卒中者，风也；阴精枯竭，水衰火盛而昏冒者，气也；气血衰惫，中气不运而生湿，湿生痰，湿痰壅盛而昏冒者，湿也。以上四者而归之一虚，可谓明矣。”在龚廷贤看来，无论是外风，还是内风，二者常可相互影响，内外因难以截然分开，他说：“贤尝考诸明医论曰：所谓外中风邪者，亦未必不由元精虚弱，荣卫失调而后感之也；所谓因火、因气、因湿，亦未必绝无外邪侵侮而作也，诚确论焉。”

关于中风的治则治法，对于中风有昏冒现象者，龚廷贤主张“宜先用通关之药，俟其有嚏，随进解毒丸或导痰汤或摄生饮，对证选用”；认为“或有未至昏冒者，而不必用此三方者，均宜服加味顺气散二三剂”。龚廷贤强调“治风先理气，气顺则痰消。”又云：“徐理其风，如圣散急则以治其标也，使外邪少疏，人事稍醒，其余诸证，然后从容调理，宜王道之剂，以补虚为主兼去外邪，每日早、午、晚六味丸、五论汤、还真丹，三药兼而进之。勿论病之轻重，年之浅深，轻则旬日奏效，重则久服收功。”对于中风病的治法，其认为滋肾水，降心火，扶真元，补气血，是培其本；祛风邪，平肝木，清痰火，除湿热，以治其标。另外，还要对证灵活加减用药。只有这样加以时日的治疗，久而患者肾水上升，心火下降，真元渐复，气血渐充，邪气渐退，肝木渐平，痰火渐消，湿热渐除，则中风诸证自然逐渐消退而痊愈。之后，“宜用延龄固本丹，不惟以杜后患，而且却病延年之圣药也”。

对于古人治疗中风所用之方，龚廷贤亦有自己的看法。他说：“予观古人之方，多用攻击之剂。施于北方风土刚劲之人，间或可也。用于南方风土柔弱之人，恐难当耳。”“若天地之南北，人身之虚实，固有不同，其男子妇人，大略相似，学者当变通而治之，慎毋胶柱以调瑟也。”因此，他在前人基础上辨证使用补中益气汤、六味地黄丸、十全大补汤、斑龙固本丹等治疗中风。以上治疗思想，都是龚廷贤临证之心悟。如其所言：“僭补古人之缺略，以备天下之通宜”“兹贤之管见，乃素所经验，若此为愈，愧不能罄医中之万一耳。”同时，他还强调说：“后之学者须探本穷源，当考诸《内经》之旨，洞析刘、张、朱、李诸家之秘，自可收万全之功矣”。

案例 1

一人年近四旬，忽发潮热，口干，喜饮冷水。求医，治以凉药，投之罔效。四五日，浑身沉重，不能动履，四肢强直，耳聋，谵言妄语，眼开，不省人事，六脉浮大无力。此气血脾胃亏损之极，予以十全大补汤，去芍药、地黄，加熟附子。一服须臾，病者鼾睡痰响，人咸以为服桂、附、参、芪之误。予曰：此药病交攻，不必怀疑。又进一服，过一时许，即能转身动止。次日，连进数剂，则诸病次第而潜瘳矣。此从脉不从证而治之也。

（《寿世保元·中风》）

案例 2

一人，因素弱，饮食起居失宜，左半身并手足不遂，汗出神昏，痰涎上壅。一医用参芪大补之剂，汗止而神思渐清，颇能动履。后不守禁，左腿自膝至足肿胀甚大，重坠如石，痛不能忍，其痰极多，肝脾肾脉洪大而数，重按则软涩。朝用补中益气，加黄柏、知母、麦门、五味，煎送地黄丸；晚用地黄丸料，加黄柏、知母。数剂诸证悉退，但自弛禁，不能痊愈耳。

（《寿世保元·中风》）

案例 3

一男子，体肥善饮，舌本强硬，言语不清，口眼㖞斜，痰气涌盛，肢体不遂。余以脾虚湿热，用六君子加葛根、山栀、神曲而痊。

（《寿世保元·中风》）

案例 4

一人，中风痰嗽，因中气虚，饮食数少，忽痰壅气喘，头摇目劄，扬手掷足，难以候脉，视其面色，黄中见青。此肝木乘脾土，用补中益气汤，加白茯苓、半夏，水煎，临卧加姜汁同服。

（《寿世保元·中风》）

2. 泄泻

泄泻是以排便次数增多，粪便稀溏，甚至泻出如水样为主证的病证。龚廷贤认为，泄泻主要是因为脾胃虚弱，饮食不节或为风寒暑湿所伤。治疗上须分利小便、健脾燥湿为主。如泻而不止，手足寒、脉虚脱、烦躁发呃、气短、目直视、昏冒不识人者，则是比较凶险的证候，当补虚止泻为要。

龚廷贤根据病机，将泄泻分为八个类型：湿、气虚、火、痰、食积、寒、脾泄、肾泄。其中，凡泻水，腹不痛者，属湿；饮食入胃不住，完谷不化者，属气虚；腹痛，泻水如热汤，痛一阵泻一阵者，属火；或泻或不泻，或多或少者，属痰；腹痛甚而泄泻，泻后痛减者，属食积；肚腹痛，四肢冷者，属寒；常常泄泻者，脾泄；五更泄者，肾泄。龚廷贤认为，泄泻因湿伤其脾者居多，以胃苓汤加减来治疗。其他类型的泄泻，如气虚泻，益气健脾汤（人参、白术、白茯苓、陈皮、白芍、苍术、干姜、诃子、肉蔻、升麻、炙甘草、生姜、大枣）；火泻，加味四苓散（白术、白茯苓、猪苓、泽泻、木通、栀子、黄芩、白芍、甘草）；痰泻，加味二陈汤（陈皮、半夏、白茯苓、苍术、厚朴、砂仁、山药、车前子、木通、炙甘草、白术、生姜、乌梅、灯心草）；食积泻，香砂平胃散（苍术、陈皮、厚朴、白术、白茯苓、半夏、砂仁、香附、神曲、白芍、炙甘草、生姜）；寒泻，附子理中汤（白术、干姜、人参、白茯苓、砂仁、厚朴、苍术、熟附子、炙甘草、生姜）；脾泻，扶脾散（莲肉、陈皮、白茯苓、白术、麦芽、白砂糖）；肾泄，六味地黄丸加五味子、破故纸、肉豆蔻、吴茱萸。

《万病回春·泄泻》还论及“风泻”“暑泻”“滑泻”等证治。如：“风泻者，泻而便带清血，脉浮弦是也”，治以胃风汤（当归、川芎、炒白芍、人参、白术、茯苓、肉桂）。“风冷乘虚客于肠胃，水谷不化，泄泻注下，腹肠虚满，肠鸣疼痛及肠胃湿毒，下如豆汁，或下瘀血并治有效。”“暑泻者，夏月暴泻如水，面垢、脉虚、烦渴、自汗是也。”治疗用香薷饮加人参、白术、茯苓、白芍、陈皮、甘草、炒米、乌梅、灯心等。“滑泻者，日夜无度，肠胃虚寒不禁，脉沉细是也。”治疗用八柱汤（人参、白术、肉蔻、干姜、诃子、附子、粟壳、炙甘草各等份，生姜一片、乌梅一个、灯草一团，水煎温服）。

案例 1

一人善饮便滑，溺涩食减，胸满，腿足渐肿。证属脾肾虚寒，以金匮肾气丸治之，食进肿消，更用八味丸，胃强脾健而愈。

（《寿世保元·泄泻》）

案例 2

一人病泄，每至五更辄即利。此肾泄也，用五味子散数服而愈。因起居不慎，泄复作，年余不瘥。此命门火虚，不能生脾土，法当补其母。火者，土之母也，遂用八味丸补其母，泻即止，食渐进。东垣云：脾胃之气盛，则能食而肥，虚则不能食而瘦。全赖命门火为生化之源，滋养之根也，故用八味丸奏效。只用六味丸亦可。

（《寿世保元·泄泻》）

案例3

一人患泄泻，日久不止，以致元气下陷，饮食入胃不住，完谷不化，肌肉消削，肢体沉困，面目两足肿满，上气喘急。此元气脾胃虚之甚也，宜补中益气汤。根据本方减当归，加酒炒白芍、茯苓、泽泻、山药、莲肉、木香、干姜炒黑，止泄泻之良方也。

（《寿世保元·泄泻》）

案例4

一人食下即响，响而即泻，不敢食，食之即泻。诸药不效，以生红柿核，纸包水湿，灰火烧熟食之，不三四个即止。

（《寿世保元·泄泻》）

案例5

许州黄太守患泄泻，二三年不愈，每饮烧酒三盅则止，二三日以为常，畏药不治。召余诊之，六脉弦数，先服此药，以解酒毒，后服理气健脾丸，加泽泻而愈。

（《寿世保元·泄泻》）

3. 痰证

龚廷贤强调痰生于脾胃。其云："痰者，病名也，生于脾胃。然脾胃气盛，饮食易克，何痰之有？或食后因之气恼劳碌，惊恐风邪，致饮食之精华不能传化而成痰饮矣。"（《寿世保元·痰饮》）关于痰的致病特点，龚廷贤指出："有流于经络皮肤者，有郁于脏腑肢节者。游溢遍身，无所不至。痰气既盛，客必胜主。或夺于脾之大络，壅气则倏然仆地，此痰厥也。升于肺者，则喘急咳嗽；迷于心者，则怔忡恍惚；走于肝，则眩晕不仁，胁肋胀满；关于肾，则咯而多痰唾；流于中脘，则呕泻而作寒热；注于胸，则咽膈不利，眉棱骨痛；入于肠，漉漉有声；散于胸背，则揪触一点疼痛，或塞于手足，或背痹一边。散则有声，聚则不利，一身上下，变化百病。"（《寿世保元·痰饮》）

对于痰证的治则，龚廷贤认为，"治当各从所因，是以虚宜补之，火宜降之，气宜顺之，郁宜开之，食宜导之，风寒湿热宜发散清燥以除之。故曰治病必求其本。一论有湿痰、热痰、风痰、老痰、寒痰、食积痰，宜后方（二陈汤）加减。"（《寿世保元·痰饮》）明清众多医家关于痰证治疗的思想、法则及圆机活法，遣方用药之法度，大都颇具特色。龚廷贤在诊治痰证方面，也具有丰富的实践经验，且颇显个性，善用二陈汤加减化裁，治疗诸多由痰所致病证。

龚廷贤在《寿世保元》《万病回春》《鲁府禁方》等书中，记有二陈汤、加减二陈汤、开结化痰汤、清湿化痰汤、清热导痰汤、家传清气化痰丸、千金化痰丸、金珠化痰丸、治痰壅方、白丸子、钓痰仙方、涤痰散、竹沥化痰丸、栝楼枳实汤、加减温胆汤、神异痰火膏子、法制陈皮、治痰火方、秋露白、栝楼膏、通关散、省风清痰转舌汤、清痰顺气汤、清晕化痰汤、追风祛痰丸、清心滚痰丸等诸多治痰方证，给后世医家以理论与实践的启迪。

龚廷贤将二陈汤治痰予以灵活运用，诸多由痰所致病证，皆以此方加减化裁。如：湿痰，身软而重，加苍术、白术；热痰，加黄连、黄芩；痰因火盛而逆上，降火为先，加白术、黄芩、软石膏、黄连；眩晕、嘈杂者，乃火动其痰，加山栀、黄连、黄芩；风痰，加天麻、枳壳、南星、白附子、僵蚕、牙皂之类；气虚者加竹沥，气实者加荆沥，俱用姜汁；老痰，用海石、半夏、瓜蒌、香附、连翘之类；喉中有物，咯不出，咽不下，此属痰结，用药化之，加咸药软坚之类，宜栝楼、杏仁、海石、桔梗、连翘、香附，少佐朴硝、姜汁，炼蜜和丸，噙服之；寒痰痞塞胸中，倍加半夏，甚者加麻黄、细辛、乌头之类，痰厥头痛加半夏；食积痰，加神曲、麦芽、山楂、炒黄连、枳实以消之，甚者必用攻之，宜丸药；血虚有痰，加天门冬、知母、瓜蒌仁、香附、竹沥、姜汁；带血者，更加黄芩、白芍、桑皮；血滞不行，气虚有痰，加人参、白术；脾虚者，宜补中气以运痰；降下加白术、白芍、神曲、麦芽，兼用升麻提起；内伤夹痰，加人参、黄芪、白术之类，姜汁传送，或加竹沥尤妙；痰在膈上，必用吐法，泻之不去，胶固稠浊者，必用吐，脉浮者宜吐；痰在经络间，非吐不可，吐中就有发散之义；凡用吐药，宜升提其气，便吐，加防风、川芎、桔梗、茶芽、生姜、齑汁之类，或瓜蒂散；痰在肠胃间，可下而愈，枳实、甘遂、巴豆、大黄、芒硝之类；痰在胁下，非白芥子不能达；痰在皮里膜外，非姜汁、竹沥不可及；在四肢非竹沥不开，在经络亦用竹沥，必佐以生姜、韭汁；膈间有痰，或癫狂，或健忘，或风痰，俱用竹沥，与荆沥同功，气虚少食，用竹沥；气实能食，用荆沥。(《寿世保元·痰饮》)

此外，龚廷贤在妇科方面，对痰所导致的月经病有其独特认识，有经血辨色方论、辨经期论、气为本痰为标等见解。如“经血辨色方论”说：“过期而血淡色者，痰多血少也”；“辨经期论”说：“肥盛妇人经水或三二个月一行者，痰盛而躯脂闭塞经脉”“经水常过期而来者，……肥人大概是气虚挟痰，阻滞升降然也，去地黄，加参、芪、甘草、茯苓、半夏、陈皮、香附。”(《寿世保元·调经》)

案例1

信陵府桂台殿下夫人，患因性气不好，一怒即便呕吐、胸膈不利、烦躁不睡、腹痛便闭、食下即吐，已经八日，心慌喘急垂危，后事已备，举家哭泣。召余诊，六脉虚微，此血虚胃弱，气郁痰火也。以二陈汤加姜连、酒芩、炒栀、当归、酒芍、香附、竹茹、白术，入竹沥、姜汁，二服而安。

(《万病回春·呕吐》)

案例2

一人年过五十，得噎证，胃脘作痛，食不下，或食下良久复出，大便结燥，人黑瘦甚。诊其脉，右关弦滑而洪，关后略沉小，二部俱沉弦带芤。此中气不足，木来侮土。上焦湿热郁结成痰，下焦血少，故大便结燥，阴火上冲吸门，故食不下。用四物汤以生血，四君子汤以补气，二陈汤以祛痰，三合成剂，加姜炒黄连、麸炒枳实、瓜蒌仁，少加砂仁。又间服润肠丸，百余剂全安。

(《寿世保元·翻胃》)

案例3

一妇人有孕，呕吐不止，予用二陈汤，半夏姜汁炒用一半，甘草用一半，陈皮、茯苓、生姜七片，煎服，立止。

(《寿世保元·妊娠》)

4. 鼓胀

鼓胀是以腹部膨胀如鼓而命名。系肝、脾、肾三脏受损，气、血、水瘀积腹内所致，临床以腹部胀大如鼓、皮色苍黄、腹壁脉络暴露为特征，或有胁下或腹部痞块，四肢枯瘦等表现的病证。鼓胀一病，在龚廷贤医著中有不同的名称。如：《种杏仙方》《古今医鉴》（龚信著，龚廷贤续编）为"胀满"，在《鲁府禁方》《万病回春》《寿世保元》中为"鼓胀"，在《云林神彀》中为"鼓胀"，在《济世全书》中为"蛊证"。《古今医鉴》对鼓胀的不同名称由来加以解释说："清浊相干，隧道壅塞，气化浊血瘀郁而为热，热留而久，气化成湿，湿热相生，遂成胀满，经曰鼓胀是也。以其外虽坚满，中空无物，有似于鼓，故名曰鼓，其病胶固难治。又名蛊者，若蛊侵蚀，有虫之义。"

龚廷贤在《济世全书》中，又对鼓胀（该书中名为蛊证）进行了详细分别。蛊证大要有二：曰单腹胀，曰双腹胀。急急气满，睡卧不安，四肢微肿，此是单腹胀，主要因内伤七情所致，治病取效稍慢；四肢水肿，肚大身重，此是双腹胀，主要因外感风湿所致，治病取效甚速。根据按压肿处起陷迟速，又可分为水肿与气肿：以手指按肿处有陷，随手指随起者，属于气肿，治疗要先理气；以手指按肿处有陷，但陷而起迟者，属于水肿，治疗只需导水即愈。在《寿世保元》中，又对鼓胀属气虚、血虚作了区别：朝宽暮急者为血虚，暮宽朝急者为气虚，朝暮俱急者，为气血俱虚。

对于鼓胀的病因，龚廷贤在《万病回春》中曰："夫胀者，由脾胃之气虚弱，不能运化精微而致水谷聚而不散，故成胀也。然饮食失节，不能调养则清气下降，浊气填满胸腹，湿热相蒸，遂成胀满。"其在《寿世保元》中则直接引元代医家朱丹溪的观点，指出："七情内伤，六淫外感，饮食不节，房劳致虚，脾土之阴受伤，转输之官失职，胃虽受谷，不能运化，故阴阳不交，清浊相混，隧道壅塞，郁而为热，热留为湿，湿热相生，遂成胀满，经云鼓胀者是也。"

对鼓胀的治疗，龚廷贤主张"健脾顺水要和中，莫将峻利把命丧"，主张治以健脾顺水宽中为主，不可大用猛烈之药反伤脾胃。方用分消汤（苍术、白术、陈皮、厚朴、枳实、木香、香附、猪苓、泽泻、大腹皮）。

针对因虚引起的鼓胀，龚廷贤推崇塞因塞用的治则。如其在《寿世保元》中引《脉经》所言"胃中寒则胀满"论鼓胀病机，认为鼓胀属久病，寒者非寒冷之寒，乃阳虚之义，所以要用人参、白术补脾为君，苍术、茯苓、陈皮为臣，黄芩、麦门冬为使，以制肝木，少加厚朴以消腹胀。气不运则加木香，气下陷加升麻、柴胡提之，血虚加四物汤，有痰加半夏。鼓胀主要是脾胃虚弱所致，其大小便不利是由于气不运、血不润所致，因此要大补气血为主，而慎不可下。

塞因塞用，属于中医"反治"范畴。以补开塞，即用补益方药治疗具有闭塞不通症状的虚证。如脾气虚弱，出现纳呆、脘腹胀满、大便不畅时，是因为脾气虚衰无力运化所致，当采用健脾益气的方药治疗。在龚廷贤所列治疗鼓胀的方剂中，六君子汤即属"塞因塞用"，其主治证为"脾虚鼓胀，手足倦怠，短气溏泄者"。因此，龚廷贤在"六君子汤"后加按语曰："经曰塞因塞用，故用补剂以治胀。初服则胀，久服则通，此惟精达经旨者知之，庸医未足道也。"

案例1

鲁藩贤国母，年近五旬，于癸巳秋，因惊风恼怒过度，患腹胀如鼓，左胁积块刺痛，上壅夯闷，坐卧不宁，昼夜不寐，身痒时热，痰嗽喘促，二便涩滞，间或作泻，四肢羸瘦，腹大如蛛，饮食不进，苦楚难禁，诸医罔效。遂晓谕四方人等，复遣牌如两京，历诸省，遍访名医。未几旬日，进方馈药者纷然，药屡至而屡试，病愈久而愈剧，医祷百计，并无寸功。忽曹州医官张省吾荐予，蒙千岁仁主，差官赍聘仪抵大梁，召予至。诊其脉，六部虚浮散乱急促，气口紧盛，脉无至数，病已垂危。细察其原，乃前医误投攻击杀伐之过，以致元气脾胃亏损之极，由是肾水枯竭，心血干耗，肝木太旺，湿热壅盛。治之宜大补脾土，养肺金以制木，滋肾水、生心血以制火，平肝木，清湿热，升提下陷之气。先以补中益气汤加减，倍用人参为主，一剂之内，若非五钱，不能收耗惫之真气也。我国主曰：向来诸医，人参分毫不敢轻用，恐补起邪火，而动痰喘，万一上壅，吉凶反掌，将何以救之呼？予辗然答曰：病以脉为主，脉以断为妙，脉病认真，用之何妨。是时本府不下千百余人，未有不惊骇者，奈病势已笃，不容不服。参止四钱，遂试服之。一夜安妥。次早，我国主欣然问曰：天时严寒，且饭食不进。芩连之凉，可以用乎？予曰：经云必先岁气，勿伐天和。芩连之凉，冬月固不可用，饮食不进，尤不宜投。但肺火太盛，非黄芩不清；肝火太旺，非黄连不平。所谓舍时而从证也。又曰：痰嗽壅喘，人参可多用乎？予曰：气口脉紧，元气大亏，若不用之，将何以补元气耶？此所谓舍证从脉，非有灼见，不敢用也。又曰：地黄泥膈伤胃，岂不反增胀满耶？予曰：肺金一虚，不能生水，是肾断生气之源，非地黄不补。但地黄用药制过，竟入少阴肾经，又用参术膏为丸，则不能犯胃泥膈也。又曰：腹胀壅塞不通，当用分消之剂，反用补药，岂不补住邪气，愈增病耶？予曰：用补药以治胀，初服则胀，久服则通。经云：塞因塞用。此惟精达经旨者知之。于是先进补中益气，倍用参术，至三十余剂。后复诊其脉，左三部弦数，右三部洪数，气口紧盛，脉来七至，似有可生之机。每日五更，进六味地黄丸一服；辰时进汤药一剂，内加参术膏调服；午间进太和丸，或瑞莲丸一剂；晚上又汤药一剂。日日如斯，未少间焉。服至五十剂，诸证稍减。至百剂，苦楚全无。奈病者不能戒气节食慎劳，三者屡屡犯之；又时值春令，肝气愈盛，脾气愈惫，深为可虑。因循至此，病难脱体。幸天相吉人，阴骘可以延寿。后调治半年余，人参服至六七斤许，始获全安。我仁恩国主，喜而羡曰：真天下夺魁之国手也。遂题之匾曰：医林状元。众皆欣服。第予惭谫陋，何敢当此宠渥哉。后之医斯病者，可不以补虚为主耶。

（《鲁府禁方·卷二》）

案例2

春元李河山，患腹左一块，数年不愈。后食肉饼过多，得腹胀满闷。余诊六脉洪数，气口紧盛。以藿香正气散加山楂、神曲，二剂而愈。逾月又因饮食失节，腹胀如初，而仍以前正气散数剂弗效，又易行湿补气养血汤二十余剂始安。余嘱曰：病虽愈而体未复原消，务要谨守，勿犯禁戒。逾数月，过余曰：凡有病，皆天与也，不在服药，不在谨守，若当时颜子亚圣岂不能保养，何短命死矣。我今保养半年，未见何如，岂在保养服药者哉？予不能对，渠遂放肆无忌。未经数旬，忽患痢赤白，里急后重，痛不可忍，昼夜无度。渠自制大黄一剂，数下勿效，复求予诊。六脉洪数，先以调中理气汤二剂，又以补中益气汤加白芍、黄连微效。渠欲速效，遂易他医。其医不审病原，数患内伤鼓胀之疾，辄用下药。不愈，又易一医，又下之。前后约三十余度，将元气愈惫而下脱，肛门痛如刀割，腹胀如鼓。然医不知元气下陷，陷深则痛愈深，当大补元气、升提为主，非百剂不可。今以素损元气者，欲速效，岂可得也。嗟夫！医者不补而反泻，病者不慎而欲速，安得不死也？信两误耳。

（《万病回春·卷之三》）

5. 内伤发热

五脏有邪，身热各异，为判别发热之病的邪气所在部位，龚廷贤在《济世全书》中介绍了“扪摸三法”：以轻手扪之则热，重按之则不热，是邪在皮毛、血脉也；重按之至筋骨之分则热蒸手极甚，轻手则不热，是邪在筋骨之间也；轻手扪之不热，重力以按之不热，不轻不重按之则热，是邪在筋骨之上，皮毛、血脉之下，乃热在肌肉也。

在《寿世保元》中，龚廷贤论述了内伤发热之理法方药。其云：“内伤发热，是阳气自伤，不能升达，降下阴分，而为内伤，乃阳虚也，故其脉大而无力，属肺脾，宜服补中益气汤。阴虚发热，是阴血自伤，不能制火，阳气升腾内热，乃阳旺也，故其脉数而无力，属心肾。经曰：脉大无力为阳虚，脉数无力是阴虚。宜服清离滋坎汤。男子血虚，有汗潮热者，以人参养荣汤。男子气虚，有汗潮热者，以补中益气汤。血虚，无汗潮热者，以茯苓补心汤。气虚，无汗潮热者，以人参清肌散。气血两虚，无汗潮热者，以逍遥散。发热咳嗽咯血，以人参五味子散。骨蒸者，五蒸汤、清骨散。男女四肢肌表，发热如火烙，此病多因血虚而得之，或胃虚遇食冷物，抑遏阳气于脾土之中，火即上越，宜用升阳散火汤。

案例 1

一妇人年四十余，夜间发热，早晨退，五心烦热无休止时，半年后六脉皆数伏而且牢，浮取全不应手。以东垣升阳散火汤四帖，而热减大半，胸中觉清爽胜前。再与两帖，热悉退。后以四物汤加黄柏、知母，少佐以炒黑干姜，服二十剂全安。

（《济世全书·卷四》）

案例 2

一沈大尹，不时发热，日饮冰水数碗，寒药二剂，热渴益甚，形体日瘦，尺脉洪大而数，时或无力。王太仆曰：热之不热，责其无火，寒之不寒，责其无水。又云：倏往倏来，是无火也，时作时止，是无水也。法宜补肾，用加减八味丸，不月而愈。

（《寿世保元·发热》）

案例 3

一男子七十九，头痛发热，眩晕喘急，痰涎壅塞，小便频数，口干引饮，遍舌生刺，缩敛如荔枝然，下唇黑裂，面目俱赤，烦躁不寐，或时喉间如烟火上冲，急饮凉水少解，已濒于死，脉洪大而无伦，且有力，扪其身烙手。此肾经虚火游行于外，投以十全大补，加茱萸、泽泻、丹皮、山药、麦门冬、五味、附子，一盅，熟睡良久，脉各减三四，再与八味丸服之，诸证悉退，后畏冷物而痊。

（《寿世保元·发热》）

案例 4

一仆人，五月间病热口渴、唇干谵语。诊其脉细而迟，用四君子加黄芪、当归、芍药、熟附子，进一服，热愈甚，狂言狂走。或曰附子差矣。诊其脉如旧，仍增附子进一大服，遂汗出而热退，脉还四至矣。

（《万病回春·卷之三》）

案例 5

一妇人，夏间病热，初用平调气血兼清热和解之剂。服二三剂不应，热愈甚，舌上焦黑，膈间有火，漱水不咽。诊其脉，两手皆虚微而右手微甚，六七日内谵语撮空、循衣摸床，恶证俱见。后用四物汤加黄芩、人参、白术、陈皮、麦门冬、知母、熟附子。服之一二时，汗出而热退。次日复热，再服仍退。又次日复发，知其虚汗也，遂连进十服，皆加附子而安。

（《万病回春·卷之三》）

二、妇科病证

妇人疾病与天癸、气血有密切的关系。《素问·上古天真论》云："二七天癸至，任脉通，太冲脉盛，月事以时下，故有子。"龚廷贤阐释说："其天癸者，天一生水也。任脉通者，阴用之道泰也。太冲脉盛者，血气俱盛也。"（《寿世保元·妇人总论》）以下简要论述龚廷贤在妇科病证诊治中，注重固护脾胃、调治气血，以及产后治病慎用凉药等学术思想和诊疗经验。

1. 重视固护脾胃

龚廷贤认为，脾胃之气盛衰，关乎人之气血虚实。因此，在妇科病证诊治中，十分重视固护脾胃。其云："夫妇人乃众阴所集，常与温居，荣卫和平，诸病无由而生，荣卫虚弱则百病生焉。"又云："况心主血，脾统之，胃为卫之元也。养其心则血生，实其脾则血足，气胜则血行矣。安得独耗其气哉！此调经之要法也。"（《寿世保元·妇人总论》）其所用方剂多效法李东垣，善用补中益气汤加减化裁，广泛治疗经期延长、崩漏、闭经、带下、虚劳、胎漏、子宫脱垂、产后泄泻等病证。

案例 1

一妇人崩漏，面黄或赤，时觉腰间、脐下痛，四肢困倦，烦热不安，其经行先发寒热、两胁如束。此乃脾胃亏损，元气下陷，与相火、湿热下迫所致。用补中益气汤加防风、芍药、炒黑黄柏，兼服归脾汤而愈。

（《万病回春·血崩》）

案例 2

一妇人多怒，经行旬余方止，后淋沥无期，肢体倦瘦，口干内热，盗汗如洗，日晡热甚，皆由肝脾亏损，无以生发元气，以补中益气汤，加茯神、远志、麦门冬、酸枣仁、五味、牡丹皮、龙眼肉。

（《寿世保元·调经》）

案例3

一妇人久患疟，形体怯弱，内热晡热，自汗盗汗，饮食少思，月事不行，或用通经丸，虚证悉具，此因虚而致疟，因疟以闭经也。用补中益气汤及六味地黄丸，疟愈经行。

（《寿世保元·经闭》）

案例4

一妇人性沉多虑，月经不行，胸满食少，或作胀，或吐酸，予以中气虚寒，用补中益气汤加砂仁、香附、煨姜，二剂而胸膈和，饮食进，更加六君加川芎、归、贝母、桔梗、生姜、大枣，数剂脾胃健而经自调矣。

（《寿世保元·经闭》）

2. 先治气后治血

龚廷贤强调，“人之一身，调气为上，调血次之，先阳后阴也。”其治疗气血失常所致妇科病证时，也常常是先治气后治血，兼补脾胃。如其治疗“室女十七八岁，经脉不通，或百日，或半年，颜色青黄，饮食少进，寒热往来，四肢困倦，头痛目眩，肚疼结块，五心烦热，呕吐膨胀”，诊为脾胃元气不足，经脉不通，寒邪凝滞之证，治以逍遥散疏肝理脾养血，散凝滞之寒邪，而后用加味八物汤、调经丸养血益气以助脾胃元气。

对于某些治疗月经不调的古方，往往是“耗其气以调其经”，而龚廷贤则指出：“人之正气不宜耗也”“夫冲脉，气也；任脉，血也；气升则升，气降则降；血随气行，无有暂息。若独耗其气，血无所施，正气既虚，邪气必胜，故百病生焉。其经安得调乎！”

对于产后诸病，龚廷贤认为在祛除内外之邪的同时，也应当兼顾调理气血。特别是“产后半月之前，虽去内外之邪，亦当兼行血气”。

案例1

一治妇人因怒吐痰，胸膈作痛，服四物、二陈、芩、连、枳壳之类不应，更加祛风之剂，半身不遂，筋渐挛搐，四肢痿软，日晡益甚，内热口干，形体倦怠，予以为郁怒伤脾肝，气血复损而然，遂用逍遥散、补中益气汤、六味丸调治，喜其谨疾，年余悉愈，形体康健。

（《寿世保元·调经》）

案例2

一妇人患崩，过服寒凉之剂，其证益甚，更加肚腹痞闷，饮食不入，发热烦躁，脉洪大而虚。此脾经气血虚而发燥也，急用八珍汤加炮姜以温补之，缓则不救，不信。乃服止血降火之剂，虚证蜂起，始信予言，缓不及治矣。

（《寿世保元·崩漏》）

3. 产后治病慎用凉药

龚廷贤认为，妇人“大凡产前不可用热药，产后不可服凉药”，并批评金·张子和对于妇人产后的寒凉治法。其云：“又如产后脾胃既虚，或多食鸡子、冷物，所伤脾胃，遂称伤食，以致身热，气口脉盛，当行消食之药。世人多因身热，便为外感，遂行温凉之药，发汗退热，胃气转伤，岂无死者。”故龚廷贤常用温热之剂来治产后诸病，使血得暖以流通，恶露自尽，避免遗留后患。

他总结说："余每经历新产，月里用温暖治效者十多八九，用温凉治效者百无二三。"同时也指出，当斟酌病情，辨证施治。

案例1

一产后恶寒发热，余欲用八珍汤加炮姜治之，其家知医，以为风寒，用小柴胡汤。余曰：寒热不时，乃气血虚。不信，仍服一剂，汗出不止，谵语不绝，烦热作渴，肢体抽搐。余用十全大补汤二剂益甚，脉洪大，重按如无，仍以前汤加附子，四剂稍缓，数剂而安。

（《寿世保元·产后》）

案例2

一产妇泻痢年余，形体骨立，内热晡热，自汗盗汗，口舌糜烂，日吐痰三碗许，脉洪大重按全无。此命门火衰，脾土虚寒而假热，然痰者，乃脾虚不能统摄归原也，用八味丸补火以生土，用补中益气汤兼补肺金而健其脾胃。

（《寿世保元·产后》）

三、老年病防治

（一）提出"衰老论"

龚廷贤认为，人体衰老的主要机制是"真阳元精内乏"和"脾胃气弱"。他重视肾气对衰老的影响，认为肾气虚损是老年病及衰老的根本所在。同时，亦十分强调脾胃的作用，认为年老之人如不注意调摄脾胃会损伤元气。

1. 元气虚衰

龚廷贤在《寿世保元》中专立"衰老论"，采诸家之说，参以己意，阐发肾间动气在人体生命活动中的重要作用以及与衰老的关系。他提出："夫二五之精，妙合而凝，两肾之间，白膜之内，一点动气，大如箸头，鼓舞变化，开合遍身，熏蒸三焦，消水谷，外御六淫，内当万虑。"即肾间动气具有主持生命活动、屏障防御等功能。若不知撙节，"所虑昼夜无停，八面受攻"，使"神随物化"，导致"气逐神消，营卫告衰"，可出现一系列诸如"七窍反常，啼号无泪，笑如雨流，鼻不嚏而涕，耳无声蝉鸣，吃食口干，寐则涎溢，溲不利而自遗，便不通而或者泄"的衰老征象。

龚廷贤将衰老责之于"肾间动气"。他说："精藏两肾之间，为之命门""元气者，肾间动气也"，说明元气实质上是由元精所化。对于"肾间动气"的属性，龚廷贤指出："肾，坎象也，一阳居于二阴为坎，故肾中有命门之火焉"。明确指出"肾间动气"的属性，是命门之火即元气、元阳，亦称真火、真阳。但是，龚廷贤认为这种动气是由真阴化生的，指出其元阳一衰，必损及阴。其云："盖肾水一虚，则相火妄动，相火上炎，熏克肺金，肺受火邪所克，所以为咳，为嗽，为热，为痰，为喘息，为盗汗，为吐血衄血，为便血尿血，为四肢倦怠，为五心烦热，为咽干声哑，为耳鸣眼花，为遗精便浊，为蛊胀肿满，为一切难状之证。"（《寿世保元·劳瘵》）此即阴虚火旺、下虚上实的证候。

2. 脾胃虚损

龚廷贤十分重视脾胃后天之本和升降枢纽的重要作用。其云："夫脾胃者，仓廪之官也。属土以滋众脏，安谷以济百骸。故位于中宫，职司南政，旺于四季，体应四肢。胃形如囊，名水谷之海。脾形若掌，乘呼吸而升降，司运化之权。其致呼吸者，元气也。脾居其间，附胃磨动，所以谷气消而转输也。胃属于戊，脾乃己也。至哉坤元，万物滋生，人之一元，三焦之气，五脏六腑之脉，统宗于胃，故人以胃气为本也。”（《寿世保元·脾胃论》）又云：“人之一身，以脾胃为主，脾胃气实则肺得其所养，肺气既盛，水自生焉，水升则火降，水火既济，而全天地交泰之令矣。脾胃既虚，则四脏俱无生气。”（《寿世保元·内伤》）明确指出脾胃为人身元气之本，又是人身阴阳水火既济之根本，为一身气机升降之中枢。脾胃健运，能使心肺之阳降，肝肾之阴升，而成天地交泰。若脾胃虚损，五脏之间升降失常，就会产生一系列的病变，从而影响健康长寿。年高之人，气血既弱，若因“饮食劳倦伤脾”“思欲伤脾”“饮食自倍伤脾”，则可导致“气血亏损，脏腑虚弱，六脉沉细，微涩而数，百病由是次第而生”。临床可见头痛、头晕、耳鸣、泄泻、痢疾、中风等病。如一男子，年六十余，素善饮，两臂作痛，服祛风治痹之药，更加麻木发热，体软痰涌，腿膝拘痛，口斜语涩，头目晕重，口角流涎，身如虫行，搔起白屑。龚廷贤认为：“臂麻体软，脾无用也。痰涎自出，脾不能摄也。口斜语涩，脾气伤也。头目晕重，脾气不能升也。痒起白屑，脾气不能营也。”（《寿世保元·臂痛》）诊断其为脾虚失运，气虚不摄而致，投以补中益气加神曲、半夏、茯苓，三十余剂，诸证悉退，又用参术煎膏，治之而愈。

（二）注重调补脾肾

龚廷贤在继承前人学术思想和实践经验的基础上，结合自己的临床实践，对老年病的预防、诊治进行了深入的研究，创制了许多有效方药。他在防治老年病时重视预防，注重调补脾肾，强调药食结合，并采用多种外治方法。

1. 药物调补

龚廷贤认为，脾肾虚衰是导致老年病的主要原因，故其在临床辨治老年病时注重脾肾，以温补脾胃、滋补肾脏为特点。

脾胃虚弱不仅可导致元气亏损、百病由生，还可致早衰。因此，龚廷贤提出“老年之人，四时宜制健脾理气补养之药”服之。对于老年麻木、中风、积聚、虚怯、衄血等证，龚廷贤善从脾胃入手进行调理。认为“调理脾胃为医中之王道”。在具体调治上，龚廷贤主张“三因”论治，即从劳倦伤脾、嗜欲伤脾、饮食自倍伤肠胃三个方面去治疗：对劳倦伤脾、气血不足，胃脘之阳不举者，投以补中益气汤主之；对思欲、厚味伤脾，生痰泥膈，吞酸便难，胸膈不爽者，治宜六君子汤加红花、盐炒知母；对饮食自倍，肠胃乃伤者，宜保和丸、三因和中丸消而导之。

虽然龚廷贤主张“三因”论治脾胃，但因脾胃位居中焦，为多气多血之脏腑、气机升降之枢纽，故其临证调理脾胃特点有三：①突出一个“气”字。“凡善调脾胃者，当惜其气，气健则升降不失其度，气弱则稽滞矣。”（《寿世保元·脾胃论》）②不仅重视脾阳，而且重视脾阴。“胃气弱则百病生，脾阴足则万邪熄”，补气多用六君子汤、补中益气汤加减；补脾阴喜用四物汤加减，对于脾胃气血两虚者，用八物汤。如治年老之人小便不通者，认为“多是气短血虚也，四物汤加黄芪煎汤，送下通关丸”而获效。治疗老年之腹胀，证见“患腹中积块如盘大，不能平卧，腹响如雷，嗳气不透，口干，吐白沫，五心烦热，不思饮食，肌瘦如柴”者，予以八物汤加半夏、陈皮、木香、厚朴、萝卜子、大腹皮、海金沙，在大补脾胃气血基础上，辅以消积导滞之品。服三剂后，下血块如鸡肝状。服至十二剂，下黑血块如盆许。后以八物汤加枳实、香附而痊愈。③注重脾胃与他脏的关系，倡导养心健脾疏肝之法，以作求本之治。龚廷贤指出："夫心气和则脾土荣昌。心火，脾土之母；肝木，脾土之贼。木曰曲直作酸，故疏肝则胃气畅矣。肺乃传送之官，肺主气属金，肺金有力，则能平肝木，不能作膈闷矣。"（《寿世保元·脾胃论》）心火生脾土，养心则可助脾气；肝木克脾土，疏肝则可健脾胃。

龚廷贤虽然重视脾胃在养生防病中的作用，但更强调肾的作用。他说："古云补肾不若补脾，予谓补脾不若补肾，肾气若壮，丹田之火，上蒸脾土，脾土温和，中焦自治，则能饮食矣。"（《寿世保元·饮食》）在补肾方面，龚廷贤擅用六味丸、八味丸加减化裁，认为"肾为真水，则有补而无泄""故无火者当用八味，益火之源以消阴翳；无水者用六味丸，壮水之主，以制阳光"。龚廷贤又说："六味丸地黄丸，专补左尺肾水之药，八味丸，既补左尺肾水，兼补右肾相火之药。少年水亏火旺，宜服六味丸，老年水火俱亏，宜服八味丸。"如老年久泻，"大抵久泻多因泛用消食利水之剂，损其真阴，元气不能自持，遂成久泻""肾虚久泄不止，用六味丸加五味子、破故纸、肉豆蔻、吴茱萸；若久泄，脾胃虚寒不禁者，用六君子汤煎熬炮干姜、肉桂；若命门火衰而脾土虚寒者，用八味丸""若脾肾气血俱虚者，用十全大补汤送四神丸；若大便滑利、小便闭涩，或肢体渐肿、喘嗽唾痰，为脾肾气血俱虚，用十全大补汤送四神丸""若大便滑利、小便闭涩，或肢体渐肿、喘嗽唾痰为脾胃亏损，用金匮加减肾气丸""老人下元虚冷，转胞不得小便，膨急切痛，四五日，困笃欲死者，（六味地黄丸）倍泽泻"。

龚廷贤鉴于老年常见肾精易亏、命门元气不足，还化裁、创制了许多滋补肾脏、延年益寿的名方。如八仙长寿丸，是在六味地黄丸的基础上去泽泻，加五味子、麦冬等敛肺清金、固肾摄精之品而成，是龚廷贤推崇的一首著名方剂，适于老年人阴精亏虚者服用；延寿瓮头春（又名神仙延寿酒），重用淫羊藿温肾壮阳，配伍附子、川椒、补骨脂、肉苁蓉以加强其温肾之功，用当归、红花养血活血、通经活络，用治老年人肾阳虚衰、阳痿、腰膝酸痛等病证；枸杞膏，将枸杞子加工成膏来服用，以生精、补元气，益寿延年等。

肾为先天之本，脾为后天之本。脾土久虚可损及肾，肾精亏虚亦可导致脾阳不足，两者之间相互影响，互为因果。在临证时老人脾肾兼亏病证也很多见。所以龚廷贤在辨治老年病时往往脾肾同补，提出"凡年老之人，当以养元气、健脾胃为主。"若土虚为主，补其脾而兼顾其肾；肾亏为主，补其肾而兼顾其脾。对于老年中风之证，龚廷贤亦每关注于脾肾。其认为，中风"因房劳者，名曰内风。房劳过度，则真精暴亡，舌本欠柔，言不利也。精血一亏，即水竭而心火暴甚，肾水虚衰，不能制之，则阴虚阳实，而热气怫郁。心神昏冒，筋骨不用，而卒倒无所知也。"（《寿世保元·中风》）对此类病证，龚廷贤主张以六味地黄丸治之。但临证施治时，则常与补中益气汤合而用之。其云："补中益气汤、六味地黄丸两方，一治元气脾胃之虚，一治肾水真阴之弱。若患者素禀虚弱者，或患病久不愈者，又非外中于风二者，悉宜二方兼而济之，乃王道平和之剂，能收万全之功也。"（《寿世保元·中风》）

案例1

刘大尹素有疾，两臂顽麻、两目流泪，服搜风化痰药痰愈甚，臂反痛不能伸，手指俱挛。余曰：麻属气虚，误服前药，肝火炽盛，肝血干涸，筋无所养，虚而挛耳。当补脾肺滋肾水则风自去、热自退、痰自清，遂用六味丸、补中益气汤，不三月而痊。

（《万病回春·中风》）

案例2

“一妇人年七十有三，痰喘内热，大便不通，两月不寐，脉洪大，重按散乱。此属肝肺肾亏损，朝用六味丸，夕用逍遥散，各三十余剂，计所进诸药百余碗，腹始痞闷，乃以猪胆汁导而通之，用十全大补调理而安。若服前药，饮食不进，诸证复作。”

（《寿世保元·大便闭》）

以上所述验案之一，龚廷贤认为麻属于气虚，因误服前药，导致肝火炽盛，肝血干涸，筋无所养，所以致挛。当补脾滋肾水，则风自去，热自退，痰自消，遂用六味地黄丸、补中益气汤，不三月而愈。验案之二，龚廷贤根据内热、不寐、便难辨为肺肾阴虚，又据痰喘等认为兼有脾虚肝郁，故先用六味丸滋补肺肾之阴，再用逍遥丸疏肝健脾，至腹现痞闷，再以猪胆汁通导大便，最后用十全大补汤补气养血而愈。

2. 药膳食疗

药膳、食疗，源远流长，在中医养生保健中具有重要地位。龚廷贤在防治老年病时，十分注重药膳、食疗。其根据老年人脾肾虚衰、气血不足、经络凝滞的特点，新制了大量的食疗糕方、粥方、丸药和药酒。如阳春白雪糕、白玉糕、山药粥、神仙粥、神仙延龄丹、延龄固本丹、坎离丸、保元延寿酒等，无不以和脾胃、固元气、疗虚损、交心肾、安五脏、消百病为主旨。如阳春白雪糕，将白茯苓、怀山药、芡实、莲肉等研为细末，再配陈仓米、糯米、白砂糖等，制作成糕，每日三餐服用。其云：“凡年老之人，当以养元气、健脾胃为主。每日三餐，不可缺此糕也。王道之品，最益老人。”（《寿世保元·老人》）龚廷贤认为，此糕具有“养元气、健脾胃”之功效，为“王道之品，最益老人”。可治老年虚劳瘦怯、泄泻、腹胀、肿满喘咳等证，是食疗之上品。龚廷贤的上述延年益寿的食疗方药，多被后世广为应用。

（三）养生重保元气

1. 摄生养性保元气

龚廷贤指出，老人欲长寿不可纵欲，包括食欲及色欲。其云：“曲糵腐其肠胃，脂粉惑其清真，孤阳独盛，水谷易消，自恃饮啖过人，恣造欺天之罪。宿缘既尽，恶根临头。其或餍腴沉酣，身居勤俭，老益贪婪，方聚龟毛之毡，忽作女子之梦。倾天下之色不足以止其欲，遍天下之财不足以御其贪。”（《寿世保元·老人》）指出老人如果恣意饮食，沉于酒色，则脾胃腐坏，肾精枯竭。老人摄养应该“薄滋味，省思虑，节嗜欲，戒喜怒，惜元气，简言事，轻得失，破忧沮，除妄想，远好恶，收视听。”（《寿世保元·老人》）

强调老年人要保持良好的心态。如《寿世保元·老人》“延年良箴言”所说：

四时顺摄，晨昏护持，可以延年。

三光知敬，雷雨知畏，可以延年。
孝友无间，礼义自闲，可以延年。
谦和辞让，损己利人，可以延年。
物来顺应，事过心宁，可以延年。
人我两忘，勿竞炎热，可以延年。
勿为无益，常慎有损，可以延年。
行住量力，勿为劳形，可以延年。
坐卧顺时，勿令身怠，可以延年。
悲哀喜乐，勿令过情，可以延年。
爱憎得失，揆之以义，可以延年。
寒温适体，勿侈华艳，可以延年。
动止有常，言谈有节，可以延年。
呼吸清和，安神闺房，可以延年。
静习莲宗，礼敬贝训，可以延年。
诗书悦心，山林逸兴，可以延年。
儿孙孝养，童仆顺承，可以延年。
身心安逸，四大闲散，可以延年。
积有善功，常存阴德，可以延年。
救苦度厄，济困扶危，可以延年。

2. 饮食有节养元气

龚廷贤认为，养生重在饮食调养，“人知饮食所以养生，不知饮食失调亦以害生，故能消息，使适其宜，是谓贤哲防于未病。”（《寿世保元·饮食》）指出饮食调理可以防病，并具体总结为以下几点。第一，老人要健脾养胃，不可过度饮食。“养外者，恣口腹之欲，极滋味之美，穷饮食之乐，虽肌体充腴，容色悦泽，而酷烈之气，内蚀脏腑，精神虚矣，安能保合太和，以臻遐龄！”（《寿世保元·饮食》）指出饮食要清淡，恣口腹之欲则损伤脏腑精神，有损寿命。第二，饮食要温暖。“凡以饮食，无论四时，常令温暖，夏月伏阴在内，暖食尤宜。”（《寿世保元·饮食》）避免寒凉饮食损伤胃气。第三，饮食要细软。“饮温暖而戒寒凉，食细软而远生硬，务虚减少，频频慢餐，不可贪多，慌慌大咽。”（《寿世保元·老人》）以免饮食中的硬物伤及脾胃。第四，要少食多餐。“不欲极饥而食，食不可过饱，不欲极渴而饮，饮不可过多。”因为“食过多，则结积，饮过多，则成痰癖，故曰大渴不大饮，大饥不大食，恐血气失常，卒然不救也。荒年饿莩，饱食即死，是验也。”（《寿世保元·饮食》）指出要注意饮食有节，避免脾胃无法运化水谷而成食积痰浊。第五，食后不宜剧烈运动。“食饱不得速步走马，登高涉险，恐气满而激，致伤脏腑”，而应当“食后常以手摩腹数百遍，仰面呵气数百口，趑趄缓行数百步，谓之消化”。主张食后稍做运动以促进消化。第六，不提倡夜食损胃。言“脾好音声，闻声即动而磨食，日入之后，万响俱绝，脾乃不磨，食之即不消，不消即损胃”。此外，亦不提倡“食后便卧，及终日稳坐，皆能凝结气

血，久即损寿”。认为夜食影响脾胃运化，食后便卧及终日稳坐则影响气血运行。(《寿世保元·饮食》)

3. 药物调理补元气

龚廷贤注重补脾肾以保元气。补脾胃用太和丸、阳春白雪糕、白术膏、茯苓膏、四君子汤、八物汤（又名八珍汤，即四君子汤合四物汤）、补中益气汤、人参膏、十全大补汤、延寿丹等。其中，如前所述，对阳春白雪糕尤为推崇。补肾有枸杞膏、地黄膏、八仙长寿丸、十补丸、长生固本方、延寿翁头春、长春酒方、八味丸、补精膏、六味地黄丸、五子益肾养心丸、长寿不老仙丹、八仙斑龙胶、万病无忧酒、琼玉膏等。其中，论枸杞膏说：“此膏能镇玉池，存精固漏，通二十四道血脉，锁三十六道骨节，主一身之毛窍，贴之血脉流畅，龟健不衰，精髓充盈，养精聚神，有百战之功，壮阳助气，返老还童，固下元，通透三关，乃通行之道。”(《寿世保元·补益》) 对于脾肾俱虚、气血不足之虚损，龚廷贤最喜用鹿茸。其云：“夫鹿者，得先天气质之厚，又食灵苗之精，故曰寿牲，角乃众体之首，一身精华所聚者也。方名五仁者，黄精、参、杞之类是也。男女虚弱之病，服之以复真元，非此不能。故斑龙胶丸为血肉上品之良剂，善斡旋心肾，资填五内，益精神，充气血，滋益于一身。”由于鹿茸为血肉填精佳品，龚廷贤认为，五仁斑龙胶能补精血、养元气、益寿延年。其言“此胶能生精养血，益智宁神，顺畅三焦，培填五脏，补心肾，美颜色，却病延年，乃虚损中之圣药也。”(《济世全书·补益》) 龚廷贤不仅创五仁斑龙丸，还创制了仙传斑龙丸、归茸丸、加减神仙既济丸、十补丸等方，均用鹿茸血肉填精，配合黄精、人参、黄芪补脾胃元气，菟丝子、五味子、山药、地黄等平补肾脏养元气。

四、“治未病”理论应用经验

《素问·四气调神大论》：“夫四时阴阳者，万物之根本也，生成之所由也。所以圣人春夏养阳，秋冬养阴，以从其根……是故圣人不治已病治未病，不治已乱治未乱，此之谓也。”论述了圣人调神以应四时阴阳的道理。

龚廷贤从其所处时代及人们生活的状态、环境出发，已经认识到社会中的人文修养、社会伦理道德等行为现象容易影响人们的心灵，人如何适应社会以及如何积极地面对社会等也属于防病于未然的范畴。故而，龚廷贤在《种杏仙方》末尾，在“续劝善良规四十歌”之后说：“医要活人，其来远矣。但世医徒知攻其已病，而不知治其未病。以余度之，与其能治于已病之后，不若预治于未病之先，乃于暇日吟成四十鄙歌，其中养生之道无弗备焉。然辞虽浅俗，俾世人见而易知，简而易从，无论通显之家，寒素之士，能预味之，则可以培养身心，而为太平考终之人矣，岂曰药石云乎哉。否则心纵灭理，而陷于殒命杀身之地。良可慨夫。余不佞，敢附此于《仙方》之末，以为不病者鉴焉。”

《鲁府禁方》中，有多处反映出龚廷贤重视治未病的思想。如“人有百病”篇中曰：“喜怒偏执是一病，忘义取利是一病，好色坏德是一病……阴阳嫉妒是一病……两舌无信是一病，乘酒凶横是一病，骂詈风雨是一病……笑盲聋哑是一病，乱人嫁娶是一病，教人捶擿是一病，教人作恶是一病，含祸离爱是一病……”等。《鲁府禁方·劝世百箴》中曰：“父要严莫过，母要慈莫逆……上劝世百箴，乃人生日用之事，不论贫富贵贱，均为有益。倘能味而行之，则恶者善，而善者愈善；愚者贤，而贤者愈贤矣。未必无小补云。”

《万病回春》中，有“云林暇笔凡十二条”，其中“病家十要”：“一择明医，于病有裨，不可不慎，生死相随。二肯服药，诸病可却，有等愚人，自家耽搁。三宜早治，始则容易，履霜不谨，坚冰即至……”等。此可谓家庭保健、自我调理之纲要。

由上可见，龚廷贤的治未病思想，充分体现在非常重视人的身体健康与人之精神情志、社会环境的密切联系，具有非常重要的意义。其提醒人们只有身体健壮、心情愉悦，并能够与社会环境保持协调的人，才是一个真正健康的人。龚廷贤的治未病思想，除体现在情志调摄方面以外，在老年病、传染病及内儿科疾病等临床各科疾病防治方面，也多有相应的方法和措施。

（一）“治未病”在中风病防治中的应用

龚廷贤发挥《内经》治未病思想，指出“世医徒知攻其已病，而不知治其未病。以余度之，与其能治于已病之后，不若预治于未病之先。”（《种杏仙方·续劝善良规四十歌》）

龚廷贤在调治老年病方面，尤其注重早期预防、早期治疗，体现了其重视治未病的观点。以中风为例，龚廷贤具有丰富的防治经验。指出：“中风者，俱有先兆之证。凡人如觉大拇指及次指麻木不仁，或手足少力，或肌肉蠕动者，三年内必有大风之至。经曰：肌肉蠕动，名曰微风。故手大指次指手太阴、阳明经，风多着此经也。当预防之。”关于相关注意事项和预防的方法，龚廷贤指出，“中年以后之人，过用厚味肥肉，多有痰火，且不能远房事，往往致阴虚火动，动则生风”，因而强调要慎饮食、远房事。此外，还建议选用益肾健脾之品常服之，无病早防。其云：“宜朝服六味丸或八味丸，暮服竹沥枳术丸与搜风顺气丸。二药间服，久而久之，诸病可除，何中风之有。是以圣人治未病，而不治已病。”（《寿世保元·预防中风》）龚廷贤在《万病回春·中风》中，以年近五旬之桑环川、刘前溪两人为例，特提示预防治疗的重要性。其云：“其脉左右俱微，人迎盛，右脉滑大，时常手足酸麻、肌肉蠕动，此气血虚而风痰盛也。余谓三年之内，俱有瘫痪之患，二君宜谨慎，因劝其服药以免后患。桑然其言，每年制搜风顺气丸、延龄固本丹各一料，后果无恙。其刘不听，愈纵饮无忌，未及三年，果中风卒倒，瘫痪言涩，求治于予曰：悔不听君言，致有今日，愿君竭力救我残喘则再造之恩也。予以养荣汤加减，并健步虎潜丸，二药兼服一年余始愈。”龚廷贤以此说明中风早期预防之重要。对于肾精不足、脾胃衰弱、气血衰少之年高气弱者，龚廷贤主张兼服补中益气汤或上池饮等补气补血之品，以避中风之患。

对于预防中风的方法，龚廷贤在《万病回春》中专列“预防中风”予以论述，如：“凡人初觉大指、次指麻木不仁，或手足少力、肌肉微掣，三年内有中风之疾，宜先服愈风汤、天麻丸各一料，此治未病之先也。又云：于未病之先，服竹沥枳术九，可预去之。若与搜风顺气丸间服，何中风之有？”（《万病回春·预防中风》）“余屡试前方（搜风顺气丸）有效者，有不效者。不效者，多是脾肺之虚，肾气之弱，惟宜补中益气汤、六味地黄丸兼进之，可免中风之患矣。”（《万病回春·预防中风》）“大司寇三川刘公患卒倒，不省人事、口眼相引、手足战掉。一医作风治，一医作痰火治，俱罔效。余诊六脉沉数，气口紧盛，此非风非痰火，乃气夹食也。其家人始悟曰：适正食之际，被恼怒所触，遂致如此。用行气香苏散加木香、青皮、山楂，一服即瘥。”（《万病

回春·预防中风》）

不仅对于中风病，龚廷贤对多种老年病证都主张早期预防、早期治疗。例如痈疡，龚廷贤认为多继发于内伤，若早期预防，则可避之。如其言“凡人年四十以上，头顶鬓颐背膂腰胁，或筋骨之上，所视不见之处，稍有疮疖，便不可轻易待之。若视之怠慢，以为常疾。每见从微至显，丧命者多矣。便宜速治，庶几得救。”（《寿世保元·痈疽》）

（二）“治未病”在瘟疫防治中的应用

1. 衣物、环境消毒防止瘟疫传染

衣物、环境消毒防止瘟疫传染，如“论天行瘟疫传染，凡患瘟疫之家，将出病患衣服于甑上蒸过，则一家不染”“一断瘟疫法，令人不相传染，密以艾灸患者床四角各一壮，勿令人知，秘法也”“辟秽丹：乳香、苍术、细辛、甘松、川芎、真降香，上为末，烈火焚之，疫邪远辟。”（《寿世保元·瘟疫》）

2. 用药物涂鼻防止瘟疫传染

用药物涂鼻防止瘟疫传染，如“若亲戚乡里有患瘟疫，欲去看问，先将清油抹鼻孔，任进，候出外，又将纸捻于鼻内，探取喷嚏三五个，则不染。又方，以雄黄末涂鼻孔，行动从客位而入。”（《寿世保元·瘟疫》）

3. 药物口服防止瘟疫传染

口服药物防止瘟疫传染，如“一论瘟疫之气，令人不相传染瘟病及伤寒，用屠苏酒，……以十二月晦日早，悬沉井中至泥，正旦平晓出药，置酒中，屠苏之东，向户中饮之。屠苏之饮，先从小起，多少自在。一人饮一家无病，一家饮一里无恙。饮药酒三朝，还置井中。若能岁岁饮，可代代无病。当家内外，并皆着药，辟瘟疫也。忌猪肉、生葱、桃、李、雀肉等物。”（《寿世保元·瘟疫》）

（三）“治未病”在麻疹、痘疮防治中的应用

关于麻疹与痘疮病机与诊治的异同，龚廷贤云：“古谓麻即疹也，疹出如麻成朵，痘出如豆成粒，皆像其形而名也。夫胎毒一也。痘出于五脏，脏属阴，阴主血，故痘有形而有汁，其证寒热备有也。疹出于六腑，腑属阳，阳主气，故疹有形而无浆，其形多实热而无寒也。为证既异，则治法亦殊，痘宜内实，可用补剂；疹忌内实，只宜解散。惟初热发表，略相似耳，既出之后，痘则补气以生血，疹宜补阴以制阳。”（《寿世保元·麻疹》）关于痘疹的早期治疗方法，龚廷贤也提出了一些具体的方法。

1. 饮用香油法

对于痘疮、麻疹，主张早期诊断以防止并病。痘疹流行时，主张预前服药防止传染。其云：“凡乡邻如有时行痘疹，可以预防，宜节其饮食，谨其起居，加减衣服，预其药饵，亦制节谨度，顺天之道也。”如：“若遇痘疹行时，左右邻家有出者，可预服之。用真香油一斤，煎熟，逐日与儿饮尽，永不出痘。”（《寿世保元·痘疮》）

2. 药酒消毒法

药酒消毒防痘法。如：“胡荽酒，胡荽三两，细切，以酒两盅，煎沸，用纸密封，勿令气出，

候冷，去渣，从顶至颐颔微微涂之，更喷背膂胸腹及两脚皆遍，再于满房壁门户遍洒之，尤妙。”（《寿世保元·痘疮》）

3. 预防胎毒法

预防胎毒法。如：“一论婴儿初生，脐带脱落后，取置新瓦上，用炭火四周烧至烟将尽，置地土上，用瓦盏之类盖之，存性，研为末，预将朱砂透明者为极细末，水飞过，脐带若有五分重，朱砂用二分五厘，生地黄、当归身，煎浓汁一二蚬壳，调和前二味，抹儿口上腭间及乳母乳头上。一日之内，晚至须尽，次日大便遗下秽污浊垢之物，终身永无疮疹及诸疾，生一子，得一子，十分妙法也。”（《寿世保元·痘疮》）

五、老年养生经验

（一）以“养元气健脾胃”为主

对于老年养生，龚廷贤强调先天之本和后天之本，因为二者对于延缓衰老非常重要。他认为“两肾之间，白膜之内，一点动气”对维持人体生命活动、抗御外邪起重要作用。《寿世保元》虽没有提出“命门”一词，但已认识到元气的充盛与否与人体的衰老关系密切。在人体的生命活动过程中，如不知保护肾间之动气，“所虑昼夜无停，八面受敌，由是神随物化，气逐神消，荣卫告衰。”神耗则气耗，随着生命过程中精神形体的不断损耗，人体就会出现老化的征象。

龚廷贤论述衰老机制时，十分重视脾胃的作用。指出：“凡年老之人，当以养元气、健脾胃为主。”并指出饮食失调则不利于养生。他说：“人知饮食所以养生，不知饮食失调亦以害生。故能消息，使适其宜，是谓贤哲防于未病。”（《寿世保元·饮食》）强调脾胃为后天之本，气血生化之源，应时时保护，若不重视调理脾胃，不讲饮食卫生，或膏粱厚味致伤脾胃，可造成“筋脉横解，气乃暴逆，荣卫不行，气血凝滞”“气血失常，卒然不救”，使形体衰惫，加速衰老，而不能长寿。

龚廷贤还注重以呼吸养元气。其云：“人生以气为本，以息为元，以心为根，以肾为蒂。天地相去八万四千里，人心肾相去八寸四分。此肾是内肾，脐下一寸三分是也，中有一脉，以通元息之浮沉，息总百脉，一呼则百脉皆开，一吸则百脉皆合，天地化工流行，亦不出呼吸二字。人呼吸，常在心肾之间，则血气自顺，元气自固，七情不炽，百骸之病自消矣。”指出人生以气为本，气生于呼吸，孕于丹田之中，通过呼吸运动推动气血运行则血气自顺，元气自固，七情不炽。而呼吸的具体方法是：“每子午卯酉时，于静室中，厚褥铺于榻上，盘脚大坐，瞑目不视，以绵塞耳，心绝念虑，以意随呼吸一往一来，上下于心肾之间，勿急勿徐，任其自然。坐一炷香后，觉得口鼻之气不粗，渐渐和柔，又一炷香后，觉得口鼻之气似无出入，然后缓缓伸足开目，去耳塞，下榻行数步，又偃卧榻上，少睡片时，起来啜淡粥半碗，不可作劳恼怒，以损静功。每日能专心依法行之，两月之后，自见功效。”（《寿世保元·补益》）龚廷贤还指出，采用正确的睡眠方法可以暖丹田生肾水。其云：“睡不厌踧，觉不厌舒。踧者，屈膝蜷腹，以左右胁侧卧，修养家所谓狮子眠是也。如此则气海深满，丹田常暖，肾水易生，益人多弘。”（《寿世保元·不寐》）

（二）提出“善养生者养内”

龚廷贤在认识衰老机制的基础上，进而提出了摄生养性以防衰老的具体主张，且重视通过“养内”以“养外”。龚廷贤告诫道：“善养生者养内，不善养生者养外。养内者，以恬脏腑，调顺血脉，使一身之气流行冲和，百病不作；养外者，恣口腹之欲，极滋味之美，穷饮食之乐，虽肌体充腴，容色悦泽，而酷烈之气，内蚀脏腑，精神虚矣，安能保合太和，以臻遐龄!”（《寿世保元·饮食》）指出“养内”与“养外”有截然不同的效果，而“养内”又表现为养神、补益脾肾、饮食、运动和艾灸调养等。

1. 清心寡欲养神气

对于养性延年，龚廷贤主张清心寡欲以养神气，诗书悦心，山林逸兴，悲哀欢乐勿令太过，谦和容让、济困扶危以养情态，饮食宜细软而勿生硬，不可过饱过饥，不宜食后便卧，不宜夜食，而主张“食后常以手摩腹数百遍，仰面呵气数百口，趑趄缓行数百步”，以保护脾胃等。龚廷贤将其概括为“薄滋味，省思虑，节嗜欲，戒喜怒，惜元气，简言语，轻得失，破忧沮，除妄想，远好恶，收视听”（《寿世保元·老人》），可谓言简意赅，确是摄生养性之要。因衰老与肾精虚损有关，故龚廷贤十分重视节房事，古代有“男子三十而婚，女子二十而嫁”之说，主张晚婚而保精。少年气血未定，过早涉及房帏之事，易伤精血，导致疾病和早衰。龚廷贤对早婚及纵欲的危害性，有如下精辟见解：

“齐大夫褚澄曰：羸女则养血，宜及时而嫁，弱男则节色，宜待壮而婚。”

“男子破阳太早，则伤其精气，女子破阴太早，则伤其血脉。”

“书云：精未通而御女以通其精，则五体有不满之处，异日有杂状之疾。书云：男子以精为主，女子以血为主，故精盛则思室，血盛则怀胎。若孤阳绝阴，独阴无阳，欲心炽而不遂，则阴阳交争，乍寒乍热，久则成劳。”

“书曰：年高之人，血气既弱，阳事辄盛，必慎而抑之，不可纵心恣意。一度一泄，一度火灭，一度增油，若不制而纵欲，火将灭，更去其油。”（《寿世保元·老人》）

龚廷贤认为，早婚及纵欲，可造成五体不满及“难状之疾”，结果油尽灯灭。主张晚婚，弱男羸女必“待壮而婚”“及时而嫁”。

2. 饮食、运动摄生养性

龚廷贤认为，应善于应用饮食和运动调养来摄生养性，按摩、呼气、缓行的简易功法，集导引、行气、按摩于一体，能消食导滞，健脾强胃。如其在《寿世保元》专列“饮食”篇论述道：“凡以饮食，无论四时，常令温暖，夏月伏阴在内，暖食尤宜。不欲苦饱，饱则筋脉横解，肠澼为痔，因而大饮，则气乃暴逆。养生之道，不欲食后便卧，及终日稳坐，皆能凝结气血，久即损寿。食后常以手摩腹数百遍，仰面呵气数百口，趑趄缓行数百步，谓之消化。食后便卧，令人患肺气、头风中痞之疾，盖营卫不通，气血凝滞故而。食讫当行步踌躇，有所作为，乃佳。语曰：流水不腐，户枢不蠹，以其动然也。食饱不得速步走马，登高涉险，恐气满而激，致伤脏腑。不欲夜食，脾好音声，闻声即动而磨食，日入之后，万响俱绝，脾乃不磨，食之即不易消，不消即损胃，损胃即翻，翻即不受谷气，谷气不受，即坐卧袒肉操扇，此当毛孔尽开，风邪易入，感之令人四肢不遂。不欲极饥而食，食不可过饱，不欲极渴而饮，饮不可过多。食过多，则结积，饮过多，则成痰癖，故曰大渴不大饮，大饥不大食，恐血气失常，卒然不救也。”

饮食宜清淡，俗话说“粗茶淡饭”。主食，为五谷杂粮；副食，则以植物性的豆类、蔬菜为主。素食不但可避免生痰动火，酿成病变，而且可减轻脾胃运化的负担。

龚廷贤总结了呼吸静功及六字诀等练功法，论述详尽，既有原理，也有具体方法和适应病证，表述层次清晰，容易习练，较之以往练功法简明精炼。

另外，龚廷贤认为，用艾火熏蒸脐蒂能“却疾延年”，并认为熏脐能“壮固根蒂，保护形躯，熏蒸本原，却除百病，蠲五脏之痛患，保一身之康宁”。例如，《寿世保元》卷十记载的“益府秘传太乙真人熏脐法”，即能“补诸虚祛百病，益寿延年”。

3. 调补脾肾养生

龚廷贤认为，人体衰老与先后二天有关，所以对衰老的诊治亦多从脾肾入手，所附验案，遣方用药，独具匠心，理法方药，浑然一体。全书涉及老年病证治三十多种，范畴虽属纷繁，撰著提要钩玄，使后学一目了然。

龚廷贤在《寿世保元》中主张，老年保健用药应“温而不热，清而不寒，久服则坎离既济，阴阳协和，火不炎而神自清，水不滋而精自固，平补之圣药也”。其对老年的药饵摄生强调如下两个原则：

一是注重滋阴补肾。他说：“其有禀赋素薄之人，又兼斲丧太早者，真阴根本受亏，肾水一亏，则火必胜，胜则克肺金，肺主皮毛，则腠理不密，鼻不闻香臭，火炎痰升，而致咳嗽，甚至肾水枯竭，肺子能令母虚是也。金水既病，则五脏六腑皆为火贼。此火乃内出之火，宜补精血，而火自退，当服五仁斑龙胶丸，培复精神之圣药也。”

二是提倡与血肉有情之品，补益气血，填精补髓，以健身抗老，延年益寿。他首推鹿茸、鹿角，配合人参、地黄、枸杞、二冬、黄柏等制方。龚廷贤云：“夫鹿者，得先天气质之厚，又食灵苗之精，故曰寿牲，角乃众体之首，一身精华所聚者也。方名五仁者，黄精、参、杞之类是也。男女虚弱之病，服之以复真元非此不能。故斑龙胶丸为血肉上品之良剂，善斡旋心肾，资填五内，益精神，充气血，滋益于一身，兼以参、杞、门冬、鲜地骨皮等为佐，配以八物汤。如干咳嗽，痰中见血者，加二门冬、牡丹、知母、五味、制柏，其却病延年之功，诚在斯矣。”（《寿世保元·补益》）

龚廷贤在应用“八仙长寿丸”时指出：“腰痛，加木瓜、续断、鹿茸、当归。消渴，加五味子、麦门冬各一两。老人下元冷，胞转不得小便，膨急切痛，用泽泻，去益智。诸淋沥，数起不通，倍茯苓，用泽泻，去益智。夜多小便，加益智一两，减茯苓一半。”这种临证化裁、通权达变的用药方法和脉案撰写方法，显示了龚廷贤对老年病证治具有丰富的实践经验。

此外，龚廷贤还指出脾胃不和必伤及元气而减寿，故以健脾益胃为主法，总结出一套行之有效的益寿延年处方。其代表方如山药粥、阳春白雪糕、延寿丹、八仙长寿丸等。阳春白雪糕中的茯苓、芡实、莲子等，均为健脾益胃之品。由此可见龚廷贤重视脾胃以益寿养元思想之一斑。

如上所述，以先、后天立论的衰老学说，虽不是龚廷贤所独创，但其对老年病的阐发有许多独到之处，所总结的养生防病方法精辟实用。

【后世影响】

一、历代评价

龚廷贤医疗实践长达六七十年，有着丰富的临床经验和理论修养，其有意识地将自己丰富的临床经验总结成书，并予以付梓得以流传后世，为后世中医学术发展做出了重要贡献。即使在龚廷贤当时，“第盱都人士因读其书而想望之，喜其来而悲其晚也”“竹帛垂姓名，蒲轮宠迎迓。著书八种余，阴功满天下”，如“《古今医鉴》《种杏仙方》二帙，已刊行于世，览之者，人人击节叹赏，如醉春风矣！”“在龚云林先生当日，已经三刻，其书大行。”（《小儿推拿活婴秘旨·序》）其著作多为综合性临床医书，对疾病认识深刻，辨证细微，且治法丰富实用，方多采有效验者，有效地指导了临床实践，为历代医家所推崇。

清·郭志邃在《痧胀玉衡·自序》（1675）言道：“如云林龚先生，所志诸书，历有年矣，迄今诵法不衰，时多宗之。”后世医家常引用龚廷贤的观点或著述进行论证相关医学问题。如《本草汇言》“藿香”条下介绍治久疟久痢不止的药方时说：“此方系龚云林先生常用，便手得效者，故借而录之。”在本书论述石灰、蜀椒、苋菜、蝼蛄、黄明胶、蚺蛇肉、鱼胶、鳝鱼血、珍珠、人乳等条目时亦引述了龚廷贤的论述，在“人乳”条下不但引述了龚廷贤对人乳评价“人身转运之神液，益寿延年之圣药也”的观点，还介绍了龚廷贤用人乳等治疗患虚劳热嗽的病案。其他本草学著作如《本草纲目》（如：阿芙蓉、驴）《本草备要》（如：鸡）《本草从新》（如：鸡）《本草纲目拾遗》（如：草棉、仙半夏）《本草详节》（如：石灰）等都引用龚廷贤的论述。

清·俞震《古今医案按》（1778）中“伤寒”“大头瘟”“伤食”“痢”等条下均引用了龚廷贤医案，其他医书如《轩岐救正论》（1644）《医宗说约》（1663）《医述》《女科经纶》（清·肖埙）等均引述了龚廷贤之论或医案。更有甚者，有的医书内容几乎照抄龚廷贤著作，如明·胡廷训所著《补遗痘疹辨疑全幼录》，内容几乎全部来自龚廷贤医著，日人丹波元胤《医籍考》评价该书说：“且所载诸论，多与龚廷贤诸书相符。自‘发热三朝生死’至‘结靥三朝生死五则’，及‘麻疹附余章’，见于《古今医鉴》《济世全书》。‘颜色轻重’篇、‘痘疹辨疑赋’见于《寿世保元》。‘论痘始终总要’篇，见于《普渡慈航》。原书之出于廷贤者，亦可知焉。”丹波元胤为龚廷贤鸣不平说：“夫廷贤亦一代之名医，所著诸书，盛行于世，更岂为此狡侩之伎俩耶。”

龚廷贤医著尤其是代表性著作《万病回春》和《寿世保元》，版本众多，流传甚广，为解除民间疾苦发挥了重要作用。如《万病回春》计有三四十种版本，自明万历年间印行之后，历经几百年，代有刊刻，近现代也有十余种版本。《寿世保元》刊本更多，约有 80 个刊本。龚廷贤著作刊刻版本之多，刊刻之频繁，足见其深受历代医家推崇与习用，传播范围广泛，发挥着防病治病、解除人民疾苦的重要作用。

龚廷贤所著《药性歌括》与金·李东垣《药性赋》是为后世药学入门读物，受后世医者欢迎，“本草一书，名人著述甚多，而求其便于读者不数觏也。东垣药性赋，云林药性歌括，未尝不简便易读。”（《本草便读·恽序》）更有甚者，“师徒授受惟一《明医指掌》《药性歌括》，以为熟此尽可通行。”（《医粹精言·经络》）

二、学派传承

龚廷贤有四个儿子（守国、安国、宁国、定国），均从其学医，尤以定国为最，安国次之。其门生甚众，诸如罗国望、黄卷、邓允液、黄道祉、黄道祖等。特别值得一提的是他的弟子戴曼公。

戴曼公（1596—1672），原名观胤，字子辰，明亡后改名笠，字曼公，号天外一闲人，亦名独立、性易。浙江杭州仁和县人。少年习举子业，精书法，“博学能诗，兼工篆隶，不欲以儒术显，乃潜究《素问》《难经》诸书”，见载于康熙时徐秉元《桐乡县志》卷四。这是我国史籍中关于其生平的仅有记载。

日本医家浅田惟常《皇国名医传》载：“戴曼公，杭人，少学举子业，游黉舍时，云林龚廷贤年八十余，尚强健为医，曼公从之游，尽传其术。”可见，戴曼公早年从名医龚廷贤学医，龚廷贤当时已八十余岁，戴曼公从其游，得以传其术。南明弘光政权亡后，江南云扰，他与诸名士遗民交往，同顾炎武、戴耘野等人参加吴江惊隐诗社。从他为朱舜水《安南供役纪事》写的跋文，得知他于1653年到达日本长崎，住在同乡医生陈明德家。后在长崎周防间往来，传《痘科键口诀方论》《痘疹百死传》《面色顺逆图》等十二部痘科专书给池田正直（嵩山）。池田正直研习之，遂以痘科名于世，其子孙以此为业。至第四世孙池田瑞仙时，痘疫大流行。池田瑞仙按秘诀及图说治之，应手而瘥，成为日本痘科名家。幕府征瑞仙到江户，设痘科，以池田瑞仙为医官，为日本将治痘列为专科之始，又在医学馆设痘科课程，由池田瑞仙讲授，有弟子约500人。池田瑞仙著有《痘科辨要》《痘科键删正补注》等。

戴曼公晚年从隐元和尚出家，其医学弟子除池田正直外，尚有深见玄岱、北山道长。深见玄岱，为日籍明人高寿觉之孙，原名高天漪，从戴曼公学书法兼医术，延宝年间（1673—1680），后西上皇曾召见问以摄养之方，他著《养生篇》一卷以进。北山道长又名北山寿安，亦是入日籍明人后裔，他从戴曼公学医，后在大阪等地行医，著有《北山医案》《北山医话》等，为日本名医。池田瑞仙、深见玄岱、北山道长均列名《皇国名医传》。

三、后世发挥

龚廷贤所创制的方剂，比如乌鸡白凤丸、清上蠲痛汤、高枕无忧散等，被后世广泛应用于临床。如乌鸡白凤丸，在当代研究与应用广泛，已不仅仅限于妇科疾病，被广泛拓展用于内科、外科、男科多种疾病的治疗，成为中医经典名方。

1972年，日本制药团体联合会制药委员会深入细致地研究了当时在日本最为常用的四十五部汉方医学著作，编成了《一般用汉方处方手册》一书，书中共收210首汉方，均被列入日本健康保险用药范围。其中收张仲景方81首，中国后世方81首，日本汉医经验方31首。在中国后世方中出于龚廷贤《万病回春》及《寿世保元》的就有20首，将近1/4。龚廷贤的处方，占日本现代汉方制剂（健康保险认可范围）的9.25%，在矢数道明著《后世要方解说》中占22.4%，在森道伯、矢数格著《汉方一贯堂医学》中占33.33%。这足以说明龚廷贤在日本汉方医学发展中的重大影响。

四、国外流传

龚廷贤著作在国外流传，以日本为最。《种杏仙方》《鲁府禁方》《万病回春》《寿世保元》《济世全书》《古今医鉴》等均有刊刻本。其中又以《万病回春》在日本刊刻最早，对日本影响最大。这与日本后世派元祖曲直濑道三和曲直濑玄朔的推崇有关。此外，由于龚廷贤再传弟子戴曼公东渡日本，传授医术，尤其是将龚廷贤治痘心法传给了吉川氏的幕僚池田正直，这对当时天花流行的日本有划时代的贡献。池田家族将此作为秘诀世代相传，四世孙在医学馆设痘科任教，这也是1653年后《万病回春》刊行11次的原因之一。

随着其医学著作在日本的传播，龚廷贤被公认为是对日本江户时代（1603—1868）的汉方医学有重大影响的人物。其著作《万病回春》被奉为后世派的经典，是江户时代最为常用与常读的医学著作，并被很多人所研究。许多日本汉方医著中，引用了《万病回春》中的大量方剂。日人医著中也常引述龚廷贤的观点或论述，如《杂病广要》（丹波元坚著）《幼科证治大全》（下津寿泉著）等。时至今日，龚廷贤及其著作依然受到日本汉方医界的关注。

综上所述，龚廷贤是明代一位临证经验丰富、学术成就卓著的杰出医家。其重视元气、强调气血流通、善于调补脾肾等方面的学术思想，论理严密，紧切临床，且畅发了自己的心得，给后世医者以多方面的启发。其对衰老机制的阐发，老年人的调护摄养以及老年病证治的论述，不仅理论精湛，通俗易懂，便于操作，在当今仍有着重要的现实意义，对中医老年养生和老年病防治做出了突出的贡献。其学术思想与临证经验，通过其著作或弟子传承，对后世影响颇大，对日本汉方医学也产生了较为深远的影响。

中国中医科学院中医基础理论研究所　刘理想

【参考文献】

［1］龚廷贤．寿世保元［M］．北京：人民卫生出版社，2008．

［2］李世华，王育学．龚廷贤医学全书［M］．北京：中国中医药出版社，1999．

［3］李梴．医学入门［M］．北京：中国中医药出版社，1995．

［4］万少菊．医林状元龚廷贤［J］．江西中医药，2001（3）：1－2．

［5］张挹芳．《寿世保元》学术思想初探［J］．中医文献杂志，2007（4）：13－15．

［6］尹东辉，郭丽娃．《寿世保元》对中医老年医学的贡献［J］．上海中医药杂志，2007，41（4）：62－63．

［7］欧之洋．浅析龚廷贤对老年医学的研究［J］．浙江中医杂志，2004（7）：282－283．

［8］代波．《寿世保元》对老年医学研究的贡献［J］．山西中医，2004（5）：55－56．

［9］吴伟，罗金林．龚廷贤运用补中益气汤临床经验举隅［J］．江西中医学院学报，2001，13（4）：157－158．

［10］张颖．论龚廷贤的脾胃观［J］．河北中医，2004，26（4）：318－320．

［11］俞雪如．医林状元龚廷贤与日本汉方医学［J］．上海中医药杂志，1991（10）：33－35．

［12］史世勤．明清时期中国赴日医师及其对日本汉方医学的影响［J］．中国科技史料，1991，12（1）：85－86．

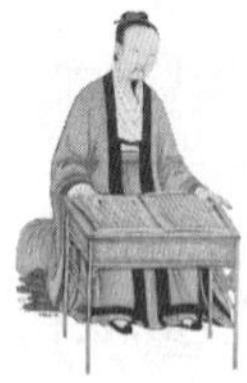

杨继洲

内容提要

杨继洲，字济时，约生于嘉靖元年（1522），卒于万历四十八年（1620），浙江三衢（今浙江衢州）人，明代针灸学家，著有《卫生针灸玄机秘要》。该书经赵文炳出资、靳贤补集重编而成为《针灸大成》。《针灸大成》比较系统地总结了明代以前我国针灸的主要学术成就，是明代以来流传最广的针灸学专著。书中不仅系统地阐明针灸理论，还记载有相当丰富的针灸经验。书中体现杨继洲学术特色两个方面。一是阐明针灸理论。以“策”论为代表，重在理论阐发，并集成明以前针灸手法及具体操作步骤，影响并规范后世针法的表述，在清末以前无出其右者。其将针刺补泻分为大、小两类，创针灸“大补大泻”学说，针、灸、药三法并重，视病情选择。二是首开针灸医案之先河。此外，在30余例针灸医案中，以针刺作为治疗痰证的方法，在历代针灸专著中也颇为罕见，是其学术特色之一。再者，《针灸大成》所载病案针方互相印证，对后世针灸专著的编写体例，产生了较大的学术影响。

【概述】

一、生平简介

杨继洲，字济时，约生于明嘉靖元年（1522），卒于明万历四十八年（1620），浙江三衢（今浙江衢州）人，是针灸学史上之集大成者，著有《卫生针灸玄机秘要》。后在赵文炳出资并广求群书的帮助下，靳贤受命选集校正，在该书基础上补集重编而成为《针灸大成》。

根据《中国人名大词典》记载："明万历中医官，所著针灸大全，以《素问》《难经》为主，又肖铜人像绘图立说，亦颇详赅。"《衢县志·第二十四编》详细记载杨继洲的生卒年以及里籍如下："杨继洲，名济时，明代浙江衢州府人。境内有三衢山，因称其地为'三衢'。祖父曾任太医，临床经验丰富，家中多抄本医籍。杨继洲在科举失利之后，改习医药，研习并行医多年，因参合各书，'凡针、药、调摄之法，分图析类'，编成《卫生针灸玄机秘要》三卷。据时任吏部尚书王国光为该书所做叙中记载，杨继洲于嘉靖年间，经选试至北京，任职太医院。在《针灸大成》中，载有杨继洲自嘉靖三十四年（1555）至万历八年（1580）间的医案，时经嘉靖、隆庆、万历三朝，治例中多官场人物。"

据《中国医籍考》卷二十二载：杨继洲祖父名杨益，曾任太医院御医，著《集验医方》一书刊行于世。杨继洲之父亦以医为业。家中所藏秘方、验方与医学典籍极为丰富。杨继洲有二子，一名承被，一名承学，是否继承家学已无从考察。时任吏部尚书王国光，在《卫生针灸玄机秘要·叙》中提到："幼业举子，博学绩文，一再厄于有司，遂弃其业，业医。"杨继洲科举不得意，遂选择了家学，潜心攻读医书，钻研医术，行医50余年，临床经验颇丰，医理精湛，尤其擅长针灸。作为明代杰出的针灸学家，杨继洲以临证见长，行医生涯伴随其一生。

杨继洲于明世宗嘉庆年间，经选试至京城，任侍御医。明隆庆二年（1568），杨继洲任职圣济殿太医院医官。其经嘉靖、隆庆、万历三朝，历任楚王府侍医和太医院御医，居住在京城玉河坊一带。杨继洲"行医功绩懋著，声名籍甚"。依据杨继洲医案的记载，其从医经历如下。嘉靖三十四年（1555），至建宁。"滕柯山母患手臂不举，背恶寒而体倦困……针肺俞、曲池、三里穴。是日即觉身轻手举"。嘉靖三十七年（1558）至嘉靖四十五年（1566），杨继洲开始在京城做医官。如《卫生针灸玄机秘要》王国光序中记载：杨继洲于明世宗时被选为侍医，"功绩懋著，声名籍甚"，明世宗年号嘉靖，在位时间为1521年至1566年。又据"《针灸大成·附杨氏医案》记载，嘉靖戊午（1558）春，为鸿胪吕小山治疗结核在臂"。

从医期间，杨继洲可能有感于针灸可"以惠后学"，故积极付梓《卫生针灸玄机秘要》，并延请王国光为书作序。以王序为线索，可知杨继洲刊印《卫生针灸玄机秘要》在万历八年（1580）至万历十年（1582）。王氏在为该书作序时落款的头衔为"赐进士第太子太保吏部尚书"。考察《明史》卷一百十二七卿表，王国光自万历五年（1577）10月任吏部尚书，万历七年（1579）12月加太子太保，至万历十年（1582）10月免职。由此推断，此序应是在1579—1582年完成。再据《针灸大成·杨氏医案》记载："庚申岁（1580），过扬，大尹黄镇庵公昔在京朝夕相与，情谊甚笃，进谒留款，不忍分袂……时工匠刊书，多辱薪米之助。"此处交代了刊书一事，所刊之书应该就是《卫生针灸玄机秘要》。说明该书是在1580年定稿并开始刊刻的，王国光之序应做于其后两年之内。《卫生针灸玄机秘要》比《针灸大成》成书刊刻约早20年。万历二十九年（1601），以《卫生针灸玄机秘要》为基础而编撰的《针灸大成》才正式刊行。

杨继洲所著《针灸大成》，据《四库全书总目提要》卷一百五记载："《针灸大成》十卷（内府藏本），明杨继洲编。"该书前有巡按山西御史赵文炳序。称文炳得痿痹疾，继洲针之而愈，因取其家传《卫生针灸玄机秘要》一书，补辑刊刻，易以今名。顺治丁酉平阳府知事李月桂以旧版残缺，复为补缀。

《针灸大成》的成书，除杨继洲撰写的《卫生针灸玄机秘要》之外，还有两位辅助人物——靳贤与赵文炳。靳贤，据《山西通志·卷九十一》记载："靳贤，静宁州人，万历间以举人通判满安。有治民才，历署州县编审，听讼人人称平。催科得法，民间输纳恐后，政声大著，委署无虚日，皆称任，使升任岢岚州，不就。"据文献推断，靳贤有文采，做事有效率，可能因此特点而被赵文炳选中，作为校订人员。

赵文炳，任山西巡按御史，《针灸大成》之成书与其关系最为密切。万历二十九年（1601），在山西做官的赵文炳因病请杨继洲治疗，"三针而愈"。杨继洲出示《卫生针灸玄机秘要》，赵知他"术之有所本"，原准备付刻，又觉得内容不够完备，因再"广求群书"，委交靳贤选集校正，成为《针灸大成》10卷，说明《针灸大成》是以《卫生针灸玄机秘要》为基础经扩充而成。这与《针灸大成》的"官刻"历史地位有直接关系。

总而言之，杨继洲是促成《针灸大成》成书与刊刻的核心人物，由此使明以前的针灸学术成就得到了全面而系统的总结；《针灸大成》的成书与刊行，也使得杨继洲在针灸学术史上居于重要地位并在国内外产生了深远的影响。

二、著作介绍

《针灸大成》，共计10卷，是我国针灸学术的第三次重要总结，也是明以降300年间流传最广的针灸学著作，是一部蜚声针坛的历史名著。自明万历年间刊行以来，几乎每10年出现一种版本，该书翻刻次数之多，流传之广，影响之大，声誉之著，实属罕见，故可认为是目前最受欢迎、知名度最高的针灸学专著之一。此书刊行以后，不仅受到国内学术界的重视，在国外也具有广泛的影响，至今已有约50种版本，并有日、法、德等多种译本。作为官刻、官印的《针灸大成》，其形式的规范性和内容的严谨性包含了诸多特点，兹简述如下。

（一）阐述源流，载录歌赋

《针灸大成》在体例与结构方面完整有序。卷一，是针灸基本理论，主要源自《内经》《难经》。此书之开篇，即首先阐明内容来源——针道源流；其次，围绕不同疾病列出治疗原则，直接引用《难经》中与脉诊、针刺等相关的18条原文，如针刺与寸口脉，针刺的宜忌等。

卷二、卷三，搜集的针灸歌括内容非常广泛，涉及针灸理论和临床等各个方面。如经络循行、腧穴、刺灸法、辨证论治、配穴处方、针灸医案等。收载针灸歌赋内容如下。①经络腧穴歌赋：十二经脉歌。②刺灸法歌赋：金针赋。③杂病歌赋：长桑君天星秘诀歌、马丹阳天星十二穴治杂病歌、孙真人针十三鬼穴歌。④其他相关歌赋：标幽赋、通玄指要赋、拦江赋、席弘赋、灵光赋。对歌诀的辑录，体现了《针灸大成》作为针灸专著的特点。歌赋的语言特点，便于使用者灵活记忆。

（二）结合临床，阐明医理

作为针灸学术专著，《针灸大成》重视临证有其必然性。文学素养与理论素养并重的杨继洲，同时也是一位临证经验十分丰富的医家。书中第九卷明显体现出其对临证的重视，如卷首的“治症总要”，卷尾的“杨继洲医案”等。

卷尾的医案，病案与医理相互印证。如记载的30余例病案中，多有关于医理的阐述。其中，有5例病案阐述得十分详细。如“甲戌夏，员外熊可山公患痢兼吐血不止，身热咳嗽，绕脐一块痛至死。……予曰：病有标本，治有缓急，若拘于日忌，而不针气海，则块何由而散？……正所谓急则治标之意也”。又如，“辛未，武选王会泉公亚夫人，患危异之疾，半月不饮食，目闭不开久矣。予曰：天地之气，常则安，变则病，况人禀天地之气，五运迭侵于外，七情交战于中，是以圣人啬气，如持至宝，庸人妄为，而伤太和，此轩岐所以论诸痛皆生于气，百病皆生于气，遂有九窍不同之论也。”

（三）绘制图像，标记穴位

针灸学术传承离不开图像，图像的存在是针灸学术完整传承的重要保证。作为有临床价值的书籍，对于“穴位”的具体分布，文字描述不能尽然，图像描绘则具有优势。《针灸大成》开篇即有两幅“总穴图”：仰人周身总穴图和伏人周身总穴图。除前三卷叙述医理以外，后七卷均有图。

（四）腧穴排列，自成特点

卷六、卷七所述内容及经穴图、脏腑图，多直接集自高武《针灸聚英》，《针灸大成》在收录腧穴数目、腧穴定位以及排列次序等方面有自己的特点。①所载经穴，较《针灸聚英》多眉冲、督俞、气海俞、关元俞、风市5穴，从而使得十四经穴数达到359个。②胃经、膀胱经、肾经、三焦经的腧穴排列次序，与《针灸聚英》明显不同。③腹部腧穴距中行的尺寸，与《针灸聚英》不同。

（五）学术思想，影响后世

《针灸大成·策》中的四篇“策问”，是杨继洲的考卷，能够体现他的学术思想。例如，“诸家得失策”，体现杨继洲尊《内经》《难经》为理论渊源，并且强调阴阳理论与针灸的密切关系。“头不多灸策”，体现了“病以人殊，治以疾异”的辩证思想。“穴有奇正策”，言“随时变化，而不泥于成数者”。

【学术思想】

一、学术渊源

（一）家学渊源

提到学术渊源，明代的世医制度是主要影响因素。康熙二十年（1681），李月桂重刻《针灸大成》，在所载《卫生针灸玄机秘要·叙》中提到：“三衢杨子继洲，幼业举子，博学绩文，一再厄于有司，遂弃其业，业医。医，固其世家也。祖父官太医，授有真秘。”这段文字有两层含义：一是指出杨继洲为何选择“弃文从医”；二是说明杨继洲属于继承家业而行医，其学术思想主要源于其祖父。又如，《明会要·职官十一》记载：“凡医家子弟，旧例，选入本院教习医术。弘治五年，奏复行之。凡医士俱以父祖世业代补。”

因此，依据《卫生针灸玄机秘要·叙》，参合当时的社会政治因素，不难得出如下结论：杨继洲撰写的《卫生针灸玄机秘要》，以及杨继洲本人的学术思想来源，主要传承于家学。根据当时的世医制度，推测其一家三代均从事医学的可能性很大，因此临床基础雄厚，有能力也有魄力将家学公之于众。当时的医户子弟，特别是有一定医疗影响的医户子弟，往往自幼就开始接受医学熏陶，使得家族医疗技术和经验，能够得到较好的继承和不断总结提高，且出现了一批反映医户医疗经验与成就的专著。《卫生针灸玄机秘要》就是在这种背景下成书的。

杨继洲出身于医学世家，“祖父曾任太医院御医，授有《医学真秘》，尝纂修《集验医方》进呈，上命镌行天下”。据《卫生针灸玄机秘要·叙》中所述，杨继洲家中医学书籍相当丰富，推测珍藏大量经典秘籍、历代名家专著。丰厚的文献基础，使得杨继洲“术有所本”。该“叙”中也提到，“复虑诸家书弗会于一，乃参合指归，汇同考异，手自编摩，凡针药调摄之法，分图析类，为天、地、人卷，题曰《玄机秘要》”。再加之，作序的人不仅有官职，而且相当显赫，“吏部尚书”为正二品，此从侧面证明杨继洲家学的影响。

刻《针灸大成》序中也提示，之所以帮助刊刻是书，得之于杨继洲的针灸疗效。如其云：“乃于都门延名针杨继洲者，至则三针而愈，随出家传《秘要》以观，乃知术之有所本也。将付之梓人，犹以诸家未备，复广求群书，若《神应经》《古今医统》《乾坤生意》《医学入门》《医经小学》《针灸节要》《针灸聚英》《针灸捷要》《小儿按摩》，凡有关于针灸者，悉采集之。”以此为基础，刻成了《针灸大成》。

（二）经典及各家影响

作为行医世家，杨继洲有其深厚的家学渊源。但其理论基础乃源自《内经》，书中诸多方面可以印证。如《针灸大成·卷之一》“针道源流”中，篇首即论及《内经》源流并对其注解有所评价。在医案中，杨继洲重视辨证论治。其在“诸家得失策”中，举“离娄之明、师旷之聪”，溯源穷流，对古代经典《灵枢》《素问》《难经》颇多赞誉。其云：“溯而言之，则惟素、难为最要。盖素、难者，医家之鼻祖，济生之心法，垂之万世而无弊者也。”又云：“夫既由素、难以溯其源，又由诸家以穷其流”“探脉络，索荣卫，诊表里，虚则补之，实则泻之，热则凉之，寒则温之，或通其气血，或维其真元，以律天时，则春夏刺浅，秋冬刺深也”。此外，《针灸大成·卷之一·针道源流》中，还提到《膏肓灸法》《千金翼方》《外台秘要》等20余种著作。

（三）文献传承

《针灸大成》采用了《铜人明堂图》的穴位排列方式。

二、学术特色

关于杨继洲的学术特色，从以下两个方面做简要介绍。医理特色，以《针灸大成·策》为主阐述；针灸施治方面，简要介绍《针灸大成·三衢杨氏补泻》及其临证医案体现出的学术特色。

（一）针灸医理特色

1.“周不昭然，有经络在焉”

杨继洲非常注重经络。其云：“病以人殊，治以疾异，所以得之心而应之手者，罔不昭然，有经络在焉，而深之则为良医，失之则为初工。”（《针灸大成·头不多灸策》）可见其把能否熟练地掌握经络理论，作为衡量针灸之“良医”和“初工”的重要标志。作为“名针”，杨继洲对经络的认识十分深刻，所以深知经络的重要性，故以对经络理论的掌握程度，作为区分“良医”和“初工”的标准。

杨继洲认为，应用针刺方法治病不能脱离经络。其在“头不多灸策”中提到：“人身之气有阴阳，而阴阳之运有经络，循其经而按之，则气有连属，而穴无不正，疾无不除……故不得其要，虽取穴之多，亦无以济人。”其在“头不多灸策”中，有六处以“设问”“回答”的形式，来阐述头部不可多灸。在论述“首阳不可多灸”时，指出“吾人一身之气，周流于百骸之间，而统之则有其宗；犹化工一元之气……而肖形于天地者，宁无所网维统纪于其间耶！故三百六十五络，所以言其繁也，而非要也；十二经穴，所以言其法也，而非会也。苟得其要，则虽会通之简，亦足以成功”。

以上所述，均以经络学说作为理论基础。头为何不可多灸？其云：“至于首为诸阳之会，百脉之宗，人之受病固多，而吾之施灸宜别。若不察其机而多灸之，其能免夫头目旋眩、还视不明之咎乎？不审其地而并灸之，其能免夫气血滞绝、肌肉单薄之忌乎？是百脉之皆归于头，而头之不可多灸，尤按经取穴者之所当究心也。”（《针灸大成·头不多灸策》）

除了经脉整体的作用外，杨继洲还注意到经络之气的变化，论及如何依据经脉之气的变化实施针刺操作等。如《针灸大成·经络迎随设为问答》，由三十六处问答构成，均涉及经络并将经络单独设问回答；即使是论述针法补泻，也未脱离经络；将“经络”置于重要的位置，突出了“经络”的作用。

《针灸大成·经络迎随设为问答》论“补针之要法”时，言“针手经络者，效春夏停二十四息。针足经络者，效秋冬停三十六息”。此处的经络，能否替换为“腧穴”“经穴”？如果将经络替换为其他概念，不足以说明补针之要法，而且经络的重要性被弱化，甚至是代替，则不符合作者本意。

2.“针灸药者，三者不可缺一者也”

杨继洲以针灸成名，但在他的医案中，并不仅仅限于针灸治病。如其云：“疾在肠胃，非药饵不能以济；在血脉，非针刺不能以及；在腠理，非熨焫不能以达。是针灸药者，三者不可缺一者也。”（《针灸大成·诸家得失策》）可见，杨继洲主张应视病情需要，或单纯采用针法或灸法，或针法、灸法同施，或针、药兼用，或数法结合。采取多种治法，是杨继洲临证施治的基本前提。

3.“虽取穴之多，亦无以济人”

杨继洲主张选穴在于精。如其援引“庖丁解牛”，来阐释取穴贵在于精。其云：“譬之庖丁解牛，会则其凑，通则其虚，无假斤斫之劳，而顷刻无全牛焉。何也？彼固得其要也。故不得其要，虽取穴之多，亦无以济人；苟得其要，则虽会通之简，亦足以成功，惟在善灸者加之意焉耳。”（《针灸大成·头不多灸策》）

“头不多灸策”这一题目，是据“目录”补文。原文对“头不多灸”的阐述并非主要方面。篇中所述及的壮数多与少，灸时长与短，是针对该段文字的开篇“头可多灸欤”的设问进行回答。通篇主要阐述取穴少而精，施治心合手，尤以知名达会为要。故曰：“不得其要，虽取穴之多，亦无以济人；苟得其要，则虽会通之简，亦足以成功。”又云：“则由是而求孔穴之开合，由是而察气候之疾徐，由是而明呼吸补泻之宜，由是而达迎随出入之机，由是而酌从卫取气，从荣置气之要，不将从手应心，得鱼兔而忘筌蹄也哉！此又岐黄之秘术，所谓百尺竿头进一步者，不识执事以为何如。”此引用庄子之比喻，旨在使读者领会其意。

4.“尝谓针灸之疗疾也，有数有法”

《针灸大成·穴有奇正策》云：“针灸治病，有数有法。法者针灸所立之规，而数也者，所以纪其法，以运用于不穷者也。”正穴为法，奇穴为数；应用针灸调经气为法，但疾病众多而以九针之数治疗各种不同疾病，九针是数的体现。其言“试言以考术业之专工”，即从针灸专业来讨论术法奇正，并且阐述了具体部位的施灸原则。比如四肢末端穴位少灸，躯干部位多灸；泻实穴位少灸，补虚穴位多灸。

“穴有奇正策”的学术内涵，包括如下四个方面：“法”，“法者，针灸所立之规”，首先阐述针灸的规范法则；“数”，“而数也者，所以纪其法，以运用于不穷者也”，即在“法”指导下的操作技巧；“奇”，“而奇也者，所以翊夫正以旁通于不测者也”，即“正穴之外”者，理解为奇穴；“正”，“而奇穴者，则又旁通于正穴之外”，即经穴。

《针灸大成》中，列出了79个奇穴。在此处之后的阐述，则体现了随证变通的学术思想。其云：“故善业医者，苟能旁通其数法之原，冥会其奇正之奥，时可以针而针，时可以灸而灸，时可以补而补，时可以泻而泻。或针灸可并举，则并举之；或补泻可并行，则并行之；治法因乎人，不因乎数；变通随乎症，不随乎法；定穴主乎心，不主乎奇正之陈迹。”首先，将针法与灸法并列为治疗方法，没有偏废；其次，由针之起源简述九针的不同用途，但又不拘泥于此；第三，阐述灸法为何没有定数，因为要根据施治部位而定，所以不必泥于九六之数；第四，针灸—数法—所定之穴，是临证治疗的基本原则，而奇穴则是灵活的治疗方法。并且以“老将用兵”作比喻来说明，用针还是用灸、用补还是用泻、针灸并用或者补泻并用，主张根据患者具体情况，而不是拘泥于法则。

5.“刺有大小”

《针灸大成·卷之四》曰：“有平补平泻，谓其阴阳不平而后平也。阳下之曰补，阴上之曰泻，但得内外之气调则已。有大补大泻，惟其阴阳俱有盛衰，内针于天地部内，俱补俱泻，必使经气内外相通，上下相接，盛气乃衰，此名‘调阴换阳’，一名‘接气通经’，一名‘从本引末’。审按其道以予之，徐往徐来以去之，其实一义也。”

以上论述，指出了针刺手法中补泻量大小的问题。所谓平补平泻，是一种较轻量的补泻手法，其目的在于使阴阳重新趋于调和，其标准是阳气内入则为补，阴气外出则为泻。因为阳气生于外，所以补法要使阳气入内；阴气生于内，因此泻法要使阴气外出。平补平泻，只要能够达到送阳气内入或引阴气外出的目的即可，所以刺激不必太强。所谓大补大泻，杨继洲认为是一种刺激量较大的补泻手法，是针对阴阳二气乖张比较严重的病例而设。在施术时，必须针刺在天部及地部内，进行巨补或巨泻，使经气通接，病气衰歇。杨继洲称这些方法为调阴换阳、接气通经或从本引末。”

6.“病之在天人也”“而治之在吾人也”

《针灸大成·针有深浅策》中，论述了寒热先后症的病因和治法，通过叙述“阳中隐阴”和“阴中隐阳”的治法，体现了杨继洲先发制“病”的指导原则。其开篇名义云：“病之在天人也，有寒热先后之殊；而治之在吾人也，有同异后先之辨。”兹依据原文所论，比较两种方法的异同如下。

“阳中隐阴”，主证是“先寒后热者”，方法是“于用针之时，先入五分，使行九阳之数，如觉稍热，更进针令入一寸，方行六阴之数，以得气为应。夫如是，则先寒后热之病可除矣”。“阴中隐阳”，主证是“先热后寒者”，方法是“于用针之时，先入一寸，使行六阴之数，如觉微凉，即退针，渐出五分，却行九阳之数，亦以得气为应。夫如是，则先热后寒之疾瘳矣”。

如前所述，分析杨继洲的学术思想，不能脱离《针灸大成》。虽然书中一些方法并非杨继洲首创，其中有其摘录而通过临床实践转化为己所用的经验，但能够体现杨继洲的针灸学术特色。如《针灸大成》中提到的综合补泻法，是以“提插”“捻转”“呼吸”“徐疾”“开阖”“九六”等法组成的。

（二）十二字分次第手针法

1. 爪切

《难经》中有“知为针者信其左，不知为针者信其右”的说法，即善用针法者信赖运用其押穴的左手，不善用针者只偏信运用其持针的右手。《针灸大成·三衢杨氏补泻》“十二字分次第手法及歌”云“凡下针，用左手大指爪甲重切其针之穴”，达到“令气血宣散，然后下针，不伤于荣卫”的目的，即“取穴先将爪切深，须教毋外慕其心，致令荣卫无伤碍，医者方堪入妙针”。

2. 指持

左手大指爪甲重切其针之穴，右手持针于穴上。《灵枢·九针十二原》云：“持针之道，坚者为宝，正指直刺，无针左右。神在秋毫，属意病者，审视血脉，刺之无殆。”《针灸大成·三衢杨氏补泻》云："凡下针，以右手持针，于穴上着力旋插，直至腠理，吸气三口，提于天部，依前口气，徐徐而用。正谓持针者手如握虎，势若擒龙，心无他慕，若待贵人之说也。持针之士要心雄，势如握虎与擒龙，欲识机关三部奥，须将此理再推穷。"用力壮，用心专，持而贯之，坚握针柄，力贯针尖。

3. 口温

《针灸大成·三衢杨氏补泻》云："凡下针，入口中必须温热，方可与刺，使血气调和，冷热不相争斗也。温针一理最为良，口内调和纳穴场，毋令冷热相争搏，荣卫宣通始得详。"目前，"口温"已非常法，但其使血气调和，冷热不相争斗，仍然有临床意义。

4. 进针

其神定、息匀，审穴在何部分，重切经络，少待方可下手（即将针刺入）。《针灸大成·三衢杨氏补泻》中，"十二字分次第手法及歌"云："凡下针，要患者神气定，息数匀，医者亦如之，切不可太忙。又须审穴在何部分，如在阳部，必取筋骨之间陷下为真；如在阴分，郄腘之内，动脉相应，以爪重切经络，少待方可下手。"进针，强调定位的重要性。欲调其神气，必中其气穴，阳经取陷，阴经取脉，临证操作，步骤清晰。其云："进针理法取关机，失经失穴岂堪施，阳经取陷阴经脉，三思已定再思之。"

5. 指循

用手指于所属部分经络之路上下左右循之，使气血往来，针下自然气至沉紧。《针灸大成·三衢杨氏补泻》中，"十二字分次第手法及歌"云："凡下针，若气不至，用指于所属部分经络之路，上下左右循之，使气血往来，上下均匀，针下自然气至沉紧，得气即泻之故也。"未针刺之前，以手指于经穴旁往来按摩，使气血壅滞郁结得以宣散，方可下针。又曰："循其部分理何明，只为针头不紧沉，推则行之引则止，调和血气两来临。"

6. 爪摄

爪摄，即随经络上下用大指爪甲切之，针下邪气滞涩不行者，则其气自通。爪摄，较之爪切用力要重，针对邪气较盛的病证，下针后会紧涩。用此方法，可以使邪气通行。《针灸大成·三衢杨氏补泻》中，"十二字分次第手法及歌"曰："摄法应知气滞经，须令爪切勿交轻，上下通行随经络，故教学者要穷精。"从"爪切""指持""口温""指循""爪摄"五个步骤，主要侧重押手的功能。指循和爪摄，同属于按摩，前者用于气虚之证，后者用于邪实之证，用力宜重，所以泄邪。

7. 针退

退针，分明三部，一部一部缓缓而退。这是分部徐退、由深出浅的方法，用于泄邪实之有余。如《针灸大成·三衢杨氏补泻》中，"十二字分次第手法及歌"云："凡退针，必在六阴之数，分明三部之用；斟酌不可不诚心着意，混乱差讹，以泻为补，以补为泻；欲退之际，一部一部以针缓缓而退也。"又云："退针手法理谁知，三才诀内总玄机，一部六阴三气吸，须臾疾病愈如飞。"

8. 指搓

指搓，即避免滞针的方法。《针灸大成·三衢杨氏补泻》中，"十二字分次第手法及歌"曰：

“凡转针如搓线之状，勿转太紧，随其气而用之。若转太紧，令人肉缠针，则有大痛之患。若气滞涩，即以第六摄法切之，方可施也。”用搓而转之的方法，可避免滞针。又曰：“搓针泄气最为奇，气至针缠莫急移，浑如搓线攸攸转，急转缠针肉不离。”《素问·阴阳应象大论》有言云：“左右者，阴阳之道路也。”杨继洲云：“以大指次指相合，大指往上，进之为左，大指往下，退之为右。”

9. 指捻

指捻，即捻针。《针灸大成·三衢杨氏补泻》中，“十二字分次第手法及歌”曰：“凡下针之际，治上大指向外捻，治下大指向内捻。外捻者，令气向上而治病；内捻者，令气至下而治病。如出至人部，内捻者为之补，转针头向病所，令取真气以至病所。如出至人部，外捻者为之泻，转针头向病所，令夹邪气退至针下出也。”指捻，只在人部行针。又曰“此乃针中之秘旨也。捻针指法不相同，一般在手两般穷，内外转移行上下，邪气逢之疾岂容”。捻与搓，皆为转针之法。但是搓法，在于使阴阳内外营卫之气流通，并使气行上下而达病所。

10. 指留

留以养之。《针灸大成·三衢杨氏补泻》中，“十二字分次第手法及歌”曰：“如出针至于天部之际，须在皮肤之间留一豆许，少时方出针也。”此为泻而养正。这里的指留，目的在于“致令荣卫纵横散”，与目前临床留针之法是有区别的，是泻而养正。因此，又曰：“留针取气候沉浮，出容一豆入容侔，致令荣卫纵横散，巧妙玄机在指头。”

11. 针摇

摇而孔穴开大。《针灸大成·三衢杨氏补泻》中，“十二字分次第手法及歌”曰：“凡出针三部，欲泻之际，每一部摇一次，计六摇而已。以指捻针，如扶人头摇之状，庶使孔穴开大也。”此法之目的在于，使孔穴开大，邪气出而如飞。因此，又曰“摇针三部六摇之，依次推排指上施，孔穴大开无窒碍，致令邪气出如飞”。

12. 指拔

拔而出之。《针灸大成·三衢杨氏补泻》中，“十二字分次第手法及歌”曰：“凡持针欲出之时，待针下气缓不沉紧，便觉轻滑，用指捻针，如拔虎尾之状也。拔针一法最为良，浮沉涩滑任推详，势犹取虎身中尾，此诀谁知蕴锦囊。”《针灸大成·金针赋》明言“出针贵缓”。杨继洲先提“指留”，次提“指摇”，最后是“指拔”，因此时针头在天部和皮肤之间，待到针下不沉涩而清滑时方可出针。而“如拔虎尾”，说明需要动作敏捷，沉着仔细，不用强力，方能达到气血营卫和调，邪气得泻，正气存内。

以上十二针法，是杨继洲根据自己的临证经验，结合前人经验总结而成，因此实用性很强。十二针法强调双手配合，比如爪切、指循、爪摄，都强调左手作用。杨继洲推崇《素问》《难经》，在此基础之上总结了个人经验，“指留”一法，属于独创。因此，《针灸大成·三衢杨氏补泻》“十二字分次第手法及歌”曰：“针法玄机口诀多，手法虽多亦不过，切穴持针温口内，进针循摄退针搓，指捻泻气针留豆，摇令穴大拔如梭，医师穴法叮咛说，记此便为十二歌。”

除“十二字分次第手法及歌”外，杨继洲在卷之四“经络迎随设为问答”中，还强调了补泻方法，详细阐述了“补针之要法”“泻针之要法”“迎随之法”“子午补泻”“针头补泻”“补泻得宜”等，于补泻行针之前后，均“推进一豆”“退针一豆”，目的在于行导气之法，“静以久留，无令邪布”。

（三）医案学术特色

从杨继洲的针灸医案，可以看出其以下学术特色。其一，重视经络辨证。如治疗徐阁老病，杨继洲根据患者病情，用药治疗，治证相符，药到病除。其二，医理宜忌，随病定夺，灵活把握。如杨继洲临证治疗，并不局限于病势迁延者，而是依据病情准确判断，采取适当的治疗方法。针对急症，运用针灸治疗也有显著疗效。其三，关于时辰与开穴的宜忌。古虽已有记载，但杨继洲能够根据情势，判断危机，摒弃宜忌，此有医案为据。其对症治疗，急症亦效如沃汤泼雪。其四，临证广泛，不拘内外。杨继洲临证治疗，并不仅局限于风证、痿证、痛证、痹证等，其病案中也记载了针、药、灸治疗情志、女科病的案例。如医家治疗瘿瘤多以药取效，但杨继洲则以针取效，并且重视原穴的作用。针刺时，为避免“流窜之势”，未采取局部治疗的方法。

【临证经验】

根据《针灸大成》中的医案记载，杨继洲行医自明嘉靖三十四年（1555）至明万历二十九年（1601），前后历时46年。除在家乡和京都行医外，行迹还遍及福建、江苏、河南、山东、山西等省，临证经验十分丰富。杨继洲不但十分重视针刺手法，也重视灸法的运用。在《针灸大成》31则医案中，采用灸法或针法、灸法兼施的就有15例，也表明了这一学术特点。正由于杨继洲能以针、灸、药辨证施治，故诊治疾病的范围甚为广泛。此外，杨继洲对金针拔内障也有其独特之经验。如其在刺“睛中”穴时强调说：“凡学针人眼者，先试针内障羊眼复明，方针人眼，不可造次。”兹选择其部分临证经验，简要介绍如下。

一、诊疗特点

（一）重视经络辨证

杨继洲重视经络辨证，主要体现在《针灸大成·附杨氏医案》中。此言经络辨证，是以经络学说为理论依据，对患者的若干症状、体征进行分析，判断病属何经、何脏、何腑等，并进一步确定病因、病机的辨证方法。

《针灸大成·附杨氏医案》所载病案曰：“滕柯山母患手臂不举，背恶寒而体倦困，虽盛暑喜穿棉袄，诸医俱作虚冷治之。予诊其脉沉滑，此痰在经络也。予针肺俞、曲池、足三里。是日即觉身轻手举，寒亦不畏，棉袄不复着矣。后投除湿之剂，至今康健，诸疾不发。若作虚寒，愈补而痰愈结，可不慎欤。”曲池，手阳明大肠脉所入为合土；足三里，足阳明胃脉所入合土。《针灸大成·手足腰腋门》，在治疗“手臂痛不能举”时，也首选曲池。杨继洲依据脉诊确定痰在经络，手足阳明经二合穴互相配合，调整枢机，又经过除湿之剂的调整，思路独特，收效良好。

又如，鸿胪吕小山医案曰："结核在臂，大如柿，不红不痛。医云是肿毒。予曰：此是痰核结于皮里膜外，外药可愈。后针手曲池，行六阴数，更灸二七壮，以通其经气，不数日即平妥也。若作肿毒，用以托里之剂，岂不伤脾胃清纯之气耶。"此病位在臂，曲池为首选穴位，"行六阴数"；再加之应用灸法，温散痰核，避免了托里之剂伤脾胃之虞。

（二）善于针药皆用

除上述两例病案，《针灸大成》中针药并用的案例也比较多。如治疗痞积案："给事杨后山公祖乃郎，患痞疾……果如其言，而针块中，灸章门，再以蟾蜍丸药兼用之，形体渐盛，痞疾俱痊。"此案直接针刺病位，并配合灸法，继施以丸药，体现了针、灸、药并用的特色。

又如，治疗徐阁老病，"诊得六脉数大，积热积痰，脾胃虚弱，饮食减少。宜用清热健脾化痰汤医治，黄芩、白术、贝母、橘红、茯苓、香附、芍药、桔梗、川芎、前胡、槟榔、甘草，水二盅，姜一片，煎至一盅，不拘时服，药对症，即愈"。此案，杨继洲据"脾虚痰热"的病机加以治疗，证治相符，药到病除。

（三）据病情定宜忌

对于时辰与开穴的宜忌，古有记载。但杨继洲能够根据情势，判断危机，摒弃宜忌，并有医案为据。例如，"辛未，武选王会泉公亚夫人，患危异之疾，半月不饮食，目闭不开久矣。六脉似有如无，此疾非针不苏。同寅诸公，推余即针之，但人神所忌，如之何？若待吉日良时，则沦于鬼箓矣。不得已，即针内关二穴，目即开，而即能食米饮，徐以乳汁调理而愈。"此案在患者病情危急之时，为治病救人，突破常理的限制，体现了杨继洲对病情的准确把握。

（四）治急症善决断

杨继洲临证治疗，并不局限于病势迁延者，而是依据病情，准确判断，采取适当的治疗方法。其治疗急症，善于决断，并取得良好效果。据《针灸大成·附杨氏医案》记载："己巳岁夏，文选李渐庵公祖夫人，患产后血厥，两足忽肿大如股，甚危急。徐、何二堂尊召余视之，诊其脉芤而歇止。此必得之产后恶露未尽，兼风邪所乘，阳阴邪正激搏，是以厥逆，不知人事，下体肿痛。病势虽危，针足三阴经，可以无虞。果如其言，针行饭顷而苏，肿痛立消矣。"产后血厥为急症，在准确辨证之后宜选择足三阴经治疗。如《针灸大成·妇人门》所列举的腧穴，多集中在足太阴脾经、足厥阴肝经和足少阴肾经。

（五）治疗范围广泛

杨继洲临证治疗，并不仅局限于风证、痿证、痛证、痹证。如其病案中也记载了以针、药、灸治疗情志病、女科病的案例。据《针灸大成·附杨氏医案》记载："乙亥岁，通州李户侯夫人，患怪病，余用孙真人治邪十三针之法……言语遂正，精神复旧。以见十三针之有验也。"

又如，治疗瘿瘤，医家多以药取效。但杨继洲则以针取效，并且重视原穴的作用。为避免"流窜之势"，未采取局部治疗。如《针灸大成·附杨氏医案》记载："己巳岁，尚书王西翁乃爱，颈项患核肿痛，药不愈，召余问其故。曰：项颈之疾，自有各经原络井俞会合之处，取其原穴以刺之。后果刺，随针而愈，更灸数壮，永不见发。大抵颈项，乃横肉之地，经脉会聚之所，凡有核肿，非吉兆也。若不究其根，以灸刺之，则流窜之势，理所必致矣。患者慎之。”

二、经治病证举隅

（一）治疗痰证案

目前，针刺治疗疾病的范围，主要集中在风、痿、痹、痛四大证，并且重视脏腑辨证。但是在杨继洲的医案中，更重视经络辨证。关于痰证的治疗，历代医家多用药物治疗，但杨继洲则主要以针灸治疗痰证而屡获奇效，可谓独到。现选择《针灸大成·附杨氏医案》中的痰证案例介绍如下。

案例1

乙卯岁，至建宁。滕柯山母患手臂不举，背恶寒而体倦困，虽盛暑喜穿棉袄，诸医俱作虚冷治之。予诊其脉沉滑，此痰在经络也。予针肺俞、曲池、三里穴，是日即觉身轻手举，寒亦不畏，棉袄不复着矣。后投除湿化痰之剂，至今康健，诸疾不发。若作虚寒，愈补而痰愈结，可不慎欤！

（《针灸大成·附杨氏医案》）

按语：手臂不举，恶寒体倦，仅以症辨识，多属痹证之虚寒。然杨继洲根据“脉沉滑”一项，从脉舍症，没有补虚祛寒。他的诊疗思路是这样的。首先，确定病位，即“痰在经络”。病机分析：臂部经络受阻，则手臂不举；痰在经络，阻遏阳气，阳气内郁，不得宣达肌表，而见恶寒体倦。恶寒，是否加衣被而得以缓解，是区分虚实的一个辨证要点。故本例中，盛暑喜穿棉袄，脉沉滑，根据医者的确认，是区分寒热虚实的辨证要点。所以医者杨继洲选取肺俞理肺化痰，针刺足三里健脾化痰，针刺曲池疏通经络。痰去络通，所以是日即觉身轻手举。辅以除湿化痰之方剂，调理而愈。

案例2

戊午春，鸿胪吕小山患结核在臂，大如柿，不红不痛。医云是肿毒。予曰：此是痰核结于皮里膜外，非药可愈。后针手曲池，行六阴数，更灸二七壮，以通其经气，不数日即平妥矣。若作肿毒，用以托里之剂，岂不伤脾胃清纯之气耶。

（《针灸大成·附杨氏医案》）

按语：结核在臂大如柿，不红不肿，是否是肿毒？杨继洲的辨证思路在于区分寒热。如果是肿毒，则必见红肿热痛。但实际状况是不红不肿，所以不能辨为肿毒。杨继洲将其辨识为痰核结于皮里膜外。治法是祛痰散结通络，针刺曲池行泻法，祛痰散结以除其有形之痰，更辅以灸法温通其络，则数日即平安矣。

以上两案均为痰证，起效的关键在于首先辨明病性，其次辨明病位。有形之痰与无形之痰虽有不同，然而二证的病机相同，所以治法相同。两案皆有取穴曲池，些许穴位并不能完全体现杨继洲的临证思路，两案治疗成功的关键在于辨证准确。

案例3

壬申夏，户部尚书王疏翁，患痰火炽盛，手臂难伸，余见形体强壮，多是湿痰流注经络之中，针肩髃，疏通手太阴经与手阳明经之湿痰，复灸肺俞穴，以理其本，则痰气可清，而手臂能举矣。

至吏部尚书，形体益壮。

（《针灸大成·附杨氏医案》）

按语：在此案例中，患者形体强壮，并且“患痰火炽盛”，所以辨证为湿痰流注经络。治疗时取穴肩髃，第五版《针灸学》教材认为：此穴属手阳明大肠经，位于肩关节，并与阳跷脉相交会。杨继洲认为，此穴能疏通手太阴经与手阳明经之湿痰。肺为“贮痰之器”，而肺俞则是肺之精气输注于背部的位置，杨继洲认为灸此穴即是“理其本”。此处可以理解为温通肺气，以助肺输布津液，使停聚成痰之水液得以温化。液之不停，痰气安生？

案例 4

己巳岁，蔡都尉长子碧川公，患痰火，药饵不愈。钱诚斋堂翁，荐余治之。余针肺俞等穴愈。后其女患风痫甚危，其乃郎秀山，乃婿张少泉，邀余治之，乃针内关而苏。

（《针灸大成·附杨氏医案》）

按语：案例记载了杨继洲为蔡都尉之子、之女治疗痰火、风痫案。其子患痰火，经治“药饵不愈”，又选用针刺肺俞等穴而治愈。肺俞作为背俞穴，其作用不可小觑。其女患风痫，据“针内关而苏”一句推断，患者当时正处于癫痫发作期。内关是手厥阴心包经络穴，有安神定志之功，故针刺时效果明显。临床治疗痰证可参考此案。

案例 3 和案例 4 中的痰火，虽证见不同，但均属实证。痰停于肩，则臂不举，穴取肩髃而臂举；痰壅于肺，竟至药饵不愈，针背俞穴而取效。所谓“百病皆生于痰”，辨证准确，选穴得当，取效而著，从中可体会杨继洲临证的独到思路。

案例 5

壬申岁，四川陈相公长孙，患胸前突起，此异疾也。人皆曰：此非药力所能愈。钱诚翁堂尊，推予治之，予曰：此乃痰结肺经，而不能疏散，久而愈高，必早针俞府、膻中，后择日针，行六阴之数，更灸五壮，令贴膏，痰出而平。乃翁编修公甚悦之。

（《针灸大成·附杨氏医案》）

按语：此则案例以“异疾”的形式记载，在当时应该也是十分棘手的。“胸前突起”，确实需要充分鉴别，才能进行治疗。在脏腑、经络理论指导下，杨继洲辨识此案为痰证，有三点是值得后人借鉴的。一，选穴精当。在确定病位、病性的基础上，选取俞府、膻中以肺肾同治，疏散积聚之痰。俞府，是肾经腧穴，是肾经体内经脉与体表经脉在人体上部的交会点；膻中，气之会、心包募穴。二，择日针，行六阴之数。针刺取效，除了辨证选穴，时机的选择以及与刺法相关的方面，也是影响取效的因素之一。三，灸五壮，令贴膏。综合方法总是好过单一方法。杨继洲本人的临证特色是针、灸、药并用。

案例 6

隆庆二年，四月初四日，奉旨传与圣济殿，着医去看徐阁老病，钦此。臣等谨钦遵，前至徐阁老私家，诊得六脉数大，积热积痰，脾胃虚弱，饮食减少。宜用清热健脾化痰汤医治，黄芩、白术、贝母、橘红、茯苓、香附、芍药、桔梗、川芎、前胡、槟榔、甘草，水二盅，姜一片，煎至一盅，不拘时服，药对症，即愈。

（《针灸大成·附杨氏医案》）

按语：痰热郁结，导致脾胃虚弱，则症见饮食减少，治则当为清热运脾，宣肺化痰。治则由方药组成推出。方中应用黄芩、芍药清解邪热；贝母清热化痰；橘红、桔梗、前胡宣肺化痰；白术、茯苓、甘草健运中州；香附、川芎调理气机，使水津得以布散；槟榔通导肠胃积热，并使脾胃升降自如。清热健脾化痰汤的运用，体现了杨继洲非单用一法而治疗疾病的思路。

（二）治疗风痿痹痛案

针灸治疗的四大证，被总结为“风、痿、痹、痛”。现选择《针灸大成·附杨氏医案》中此类案例介绍如下。

案例1

癸酉秋，大理李义河翁，患两腿痛十余载，诸药不能奏效。相公推予治之，诊其脉浮滑，风湿入于筋骨，岂药力能愈，须针可痊。即取风市、阴市等穴针之。官至吏部尚书，病不再发。

（《针灸大成·附杨氏医案》）

按语：“患两腿痛十余载，诸药不能奏效”，证属久病入络，杨继洲认为是“风湿入于筋骨”。久病入络，并非罕见医案，为何记录？本则医案值得推敲的思路在于：杨继洲认为此病“岂药力能愈，须针可痊”。这一点与当下的治疗思路仅仅略有不同，却使得针刺与汤剂的接受度相去甚远。杨继洲通过其脉象浮滑，辨识风湿之邪仍在肌表，未传内脏，故选用风市、阴市等穴以针刺治之。风市也属治风要穴，阴市为胃经腧穴，选此二穴，共奏祛湿止痛之功。

案例2

壬戌岁，吏部许敬庵公，寓灵济宫，患腰痛之甚。同乡董龙山公推予视之。诊其脉，尺部沉数有力。然男子尺脉固宜沉实，但带数有力，是湿热所致，有余之疾也。医作不足治之，则非矣。性畏针，遂以手指于肾俞穴行补泻之法，痛稍减，空心再与除湿行气之剂，一服而安。公曰：手法代针，已觉痛减，何乃再服渗利之药乎？予曰：针能劫病，公性畏针，故不得已。而用手指之法，岂能驱除其病根，不过暂减其痛而已。若欲全可，须针肾俞穴，今既不针，是用渗利之剂也。岂不闻前贤云：腰乃肾之府，一身之大关节。脉沉数者，多是湿热壅滞，须宜渗利之，不可用补剂。今人不分虚实，一概误用，多致绵缠，痛疼不休。大抵喜补恶攻，人之恒情也。邪湿去而新血生，此非攻中有补存焉者乎。

（《针灸大成·附杨氏医案》）

按语：腰痛为常见病，但并不是治疗时容易取效的疾病。作为医案收录于此，其治疗思路是值得借鉴的。一，治疗方案要因人制宜；二，治疗手段要灵活；三，治疗中的心理因素不可忽视。此例中患者畏针，故用手指点按肾俞穴，施泻法，再内服汤药，一剂而安。由此可见，杨继洲治疗此案时是通过指针法结合内服中药而取效的。另外，本案对于腰痛随证治之的分析具有指导意义。腰痛分为外感内伤，肾虚腰痛只是其中之一；湿热腰痛也很常见，依据在于尺脉沉数，舌苔黄腻，治疗上则清热利湿，寓补于攻。

案例3

庚辰夏，工部郎许鸿宇公患两腿风，日夜痛不能止，卧床月余。宝源局王公乃其属官，力荐予治之。时名医诸公坚执不从。许公疑而言曰：两腿及足，无处不痛，岂一二针所能愈？予曰：治病必求其本，得其本穴会归之处，痛可立而止，痛止即步履，旬日之内，必能进部。此公明爽，独听予言，针环跳、绝骨，随针而愈。不过旬日，果进部，人皆骇异。假使当时不信王公之言，而听旁人之语，则药力岂能及哉？是惟在乎信之笃而已。信之笃，是以获其效也。

（《针灸大成·附杨氏医案》）

按语：本案例看似记录针刺治疗腿风，实则在探讨医患之间的信任。“此公明爽，独听予言”，是这则医案的亮点。对于环跳、绝骨两穴，杨继洲认为是“得其本穴会归之处”，故仅用这两穴即治愈“两腿及足，无处不痛”，近似于兵家的“以少胜多”。以少胜多，除了战术的周密，最主要的是战略上的运筹。在这则案例中，杨继洲认为“信之笃，是以获其效也”。

案例4

辛酉，夏中贵患瘫痪，不能动履，有医何鹤松，久治未愈。召予视，曰：此疾一针可愈。鹤松惭去。予遂针环跳穴，果即能履。夏厚赠，余受之，逾数载又瘫矣。复来召余，因侍禁廷，不暇即往，遂受鹤反间以致忿。视昔之刺鹊于伏道者，为何如？

（《针灸大成·附杨氏医案》）

按语：瘫痪一例，主要记录的也不是医疗知识，而是与医事相关的同行关系。行业道德是行业发展的基本原则，避免同行相轻，始终是医生职业生涯中的一个重要课题，作为一代名医，杨继洲也不例外。此外，这例医案中的环跳治疗瘫痪，依然是值得借鉴的。

治疗风痹痛痿案，本就是针刺的擅长范围，四个案例的重点不仅仅是治疗，同时还强调了医生在行医以外的重要修养。

（三）治疗妇科急症案

案例1

己巳岁夏，文选李渐庵公祖夫人，患产后血厥，两足忽肿大如股，甚危急。徐、何二堂尊召予视之，诊其脉芤而歇止，此必得之产后恶露未尽，兼风邪所乘，阳阴邪正激搏，是以厥逆，不知人事，下体肿痛，病势虽危，针足三阴经，可以无虞。果如其言，针行饭顷而苏，肿痛立消矣。

（《针灸大成·附杨氏医案》）

按语：产后血厥，是产科临床常见的危急病证。针刺治疗急症，并非由杨继洲首创。但是，这一案例记录的产后血厥，临证思路清晰，临床意义深刻。“产后血厥，两足忽肿大如股，甚危急……脉吼而歇止”，情势危急。杨继洲的治疗态度是“病势虽危，针足三阴经，可以无虞”。由此得知，杨继洲治疗危急症的临证思路如下。一是辨证，本案例辨为“产后恶露未尽，兼风邪所乘，阳阴邪正激搏，是以厥逆”，阴阳未亏；二是选经治疗，选取三阴经，意在考虑女性经带胎产的特点。所以此案例虽危急，仍然取效。

案例2

己卯岁，行人张靖宸公夫人崩不止，身热骨痛，烦躁病笃。召予，诊得六脉数而止，必是外感，误用凉药。与羌活汤热退，余疾渐可。但元气难复，后灸膏肓、三里而愈。凡医之用药，须凭脉理，若外感误作内伤，实实虚虚，损不足而益有余，其不夭灭人生也，几希。

（《针灸大成·附杨氏医案》）

按语：在众多医案中记录外感误治，对后学者是非常值得借鉴的做法。这一案例不是杨继洲的失误，而是接诊他人的误治。本为感受寒邪，发热身痛，而误用寒凉之品，致损伤元气。外感本是微恙，转为危重，不辨寒热虚实而妄投药剂，危害严重。而杨继洲能够审证求因，知病虽误治，表邪仍在，故以羌活汤解除表邪。病因一除，余症则无蔓延之理。如何峻补受伤之元气？对策是：取补虚要穴膏肓、三里施灸，以助元气之恢复。为医之道，必须精益求精，随脉证治之，切不可不辨证候而妄投药剂，害人害己。此例记录，引以为戒。

（四）治疗梅核气及厥证案

案例1

辛未夏，刑部王念颐公患咽嗌之疾，似有核上下于其间。此疾在肺膈，岂药饵所能愈。东皋徐公推予针之，取膻中、气海，下取三里二穴，更灸数十壮，徐徐调之而痊。东皋，名医也，且才高识博，非不能疗，即东垣治妇人伤寒，热入血室，非针莫愈，必俟夫善刺者，刺期门而愈。东皋之心，即东垣心也，而其德可并称焉。视今之嫉贤妒能者，为何如哉？然妒匪斯今，畴昔然矣。予曾往磁州，道经汤阴伏道路旁，有先师扁鹊墓焉，下马拜之。问其故。口：鹊乃河间人也。针术擅天下，被秦医令李醯刺死于道路之旁，故名曰伏道，实可叹也。有传可考。

（《针灸大成·附杨氏医案》）

按语：咽嗌之疾，类似于梅核气。梅核气，是自觉咽部有物，咯之不出，咽之不下，病机多为痰气交阻，结于肺膈。杨继洲认为，因膈膜位置较深，故药饵难以到达病所，故选用针刺。针灸治疗，可以调畅气机，兼以化痰散结。膻中穴为气之大会，乃调气要穴，又为病变局部取穴；气海穴能培补元气，可通过其所在任脉之联系，使治疗作用直达咽部。为什么加用足三里？足三里为胃经合穴，胃经自头面下行，“从大迎前，下人迎，循喉咙”，其络脉“上络头项”“下络喉嗌”，取足三里正是远道循经之法。本案针灸并用，补气温经，兼以化痰散结，三穴同用，共奏调气化痰之功，使病渐愈。

此案例中，还提到一个令人深思的医德问题。东皋徐公亦为当时名医，遇有难症则举荐贤能。此外，杨继洲途经扁鹊墓旁特意下马相拜，提倡业医者应摒除“同业相轻”之陋习，以仁德宽厚为世之本，这在今天仍具有现实意义。

案例2

辛未，武选王会泉公亚夫人，患危异之疾，半月不饮食，目闭不开久矣。六脉似有如无，此疾非针不苏。同寅诸公，推予即针之，但人神所忌，如之何？若待吉日良时，则沦于鬼录矣。不得已，即针内关二穴，目即开，而即能食米饮，徐以乳汁调理而愈。同寅诸君，问此何疾也？予曰：天地之气，常则安，变则病，况人禀天地之气，五运迭侵于外，七情交战于中，是以圣人啬气，如持至宝，庸人妄为，而伤太和，此轩岐所以论诸痛皆生于气，百病皆生于气，遂有九窍不同之论也。

（《针灸大成·附杨氏医案》）

按语：根据案例描述，本案系厥证之气厥。杨继洲根据《素问·举痛论》所论“百病皆生于气”，强调此案与气机逆乱有关。气厥大多因恼怒或惊骇以致气机逆乱，阴阳之气不相顺接，上壅心胸，蒙闭窍隧，猝然昏厥；亦有因元气虚弱，每于过度疲劳或悲恐之时，气虚下陷，清阳不升而发。前者为实证，后者为虚证。杨继洲对案例的分析值得学习。本案系气虚而厥，因患者半月不饮食，六脉似有如无，故先针内关两穴。内关系手厥阴心包经之络穴，别走少阳，通阴维，下接足厥阴肝经，故有清心开窍、宽胸舒膈、疏肝理气、调顺阴阳之作用。患者阴阳两气相顺相接，则目即开，而能食米饮矣。又因半月未食，再以乳汁调理其胃气而愈。

（五）治疗痫证案

案例1

丁丑夏，锦衣张少泉公夫人，患痫证二十载，曾经医数十，俱未验。来告予，诊其脉，知病入经络，故手足牵引，眼目黑瞀，入心则搐叫，须依理取穴，方保得痊。张公善书而知医，非常人也。悉听予言，取鸠尾、中脘，快其脾胃，取肩髃、曲池等穴，理其经络，疏其痰气，使气血流通，而痫自定矣。次日即平妥，然后以法制化痰健脾之药，每日与服。

（《针灸大成·附杨氏医案》）

按语：本案例为痫证，病机多为痰邪作祟，蒙闭心窍，流窜经络，故杨继洲从“痰”入手治疗。杨继洲治痰于根本，选取胃之募穴中脘，健脾和胃；再以多气多血之手阳明经的肩髃、曲池通调气血，理痰于经络，而鸠尾为膏之原穴，有安心宁神、宽胸豁痰之功，为治痫之要穴。辨证准确，选穴精当，所以能够达到涤痰、安神、定痫之功。然张夫人患痫证二十载，正气已衰，痰浊已深，非针所能根除也，若痰浊不除，则痫证难愈，故杨继洲复以化痰健脾之药以治其根本。杨继洲治痫，以针救其急，以药善后。针与药两者并用，视病情而定，而不拘泥某一方式。

案例2

戊辰岁，户部王缙庵公乃弟，患心痫疾数载矣。徐堂翁召予视之，须行八法开阖方可，公如其言。而刺照海、列缺，灸心俞等穴，其针待气至，乃行生成之数而愈。凡治此症，须分五痫，此卷前载之详矣，兹不悉录。

（《针灸大成·附杨氏医案》）

按语：张夫人病二十载，已成痼疾，脏腑虚衰，治当扶正以祛邪。而本案病仅数载，正气未虚，可疗以祛邪之法。故杨继洲以灵龟八法，按诊疗之时、日开穴，刺主穴照海、客穴列缺，再配灸心俞以宁心安神，开启心窍，共收定痫之功。案例记载“八法”，如果是灵龟八法，推测此法含“天人相应”之说，阴阳八卦之理，寓先圣《河图》《洛书》气数之玄妙，司人体气血流注开合之时机，即《灵枢》所称“顺天之时，而病可与期”“毋逆天时是谓至治”之原则的具体应用，临证用之常获奇效。

此案与张少泉公夫人之案同为痫证，而治则不同。至于“五痫”之辨，后世医家有不同观点。如《古今医鉴·五痫》记载：“夫痫者有五等而类五畜，以应五脏……治之不须分五，俱宜豁痰顺气，清火平肝。”且五痫病机在文献中少有记载，故是否如杨继洲所言“须分五痫”，有待考证。

（六）治疗疳证痞证案

案例1

戊辰岁，给事杨后山公祖乃郎，患疳疾，药日服而人日瘦。同科郑湘溪公，迎予治之。予曰：此子形羸，虽是疮症，而腹内有积块，附于脾胃之旁，若徒治其疮，而不治其块，是不求其本，而揣其末矣。治之之法，宜先取章门灸针，消散积块，后次第理治脾胃，是小人已除，而君子得行道于天下矣。果如其言，而针块中，灸章门，再以蟾蜍丸药兼用之，形体渐盛，疳疾俱痊。

（《针灸大成·附杨氏医案》）

按语：本案例系疳证。疳有两种含义：一为“疳者，甘也”，谓其病由多食所致；二是“疳者，干也”，泛指全身消瘦，肌肤干瘪，气血津液不足的临床征象。本证初起，病情尚轻，仅表现为脾胃不和、运化不健的证候，名曰“疳气”；如进一步脾失健运，积滞内停，壅滞气机，则转为“疳积”；病久则脾脏虚损，津液消亡，导致“干疳”。疳证是一种虚实夹杂的慢性疾病，因此正确判断疾病所处的发展阶段以及虚实强弱、邪正盛衰，是治疗本证的关键。杨继洲所治此案，因“腹内有积块”，推断为中期“疳积”之证。同为疳积还应具体区分邪正之盛衰，确定攻补之先后。邪盛伤正，则宜先攻后补；邪衰正虚，则宜扶正以祛余邪。在治则上以顾护胃气为主，初期应和脾健运，中期宜消积理脾，晚期则应补益气血。杨继洲认为该患儿尚可耐攻，故针块中以消其积；灸章门穴既可消积又可健脾，可谓一举两得，故效如桴鼓。若妄以为疳疾皆为虚证，一味用补，徒治其疳，不消其痞，是为舍本求末，故药日服而人日瘦也。

案例2

戊辰岁，吏部观政李邃麓公，胃旁一痞块如复，形体羸瘦，药勿愈。予视之曰：既有形于内，岂药力所能除，必针灸可消，详取块中。用以盘针之法，更灸食仓、中脘穴而愈。邃麓公问曰：人之生痞，与痃癖、积聚、癥瘕是如何？曰：痞者否也，如《易》所谓天地不交之否，内柔外刚，万物不通之义也。物不可以终否，故痞久则成胀满，而莫能疗焉。痃癖者，悬绝隐僻，又玄妙莫测之名也。积者迹也，挟痰血以成形迹，亦郁积至久之谓尔。聚者绪也，依元气为端绪，亦聚散不常之意云。癥者征也，又精也，以其有所征验，及久而成精粹也。瘕者假也，又遐也，以其假借气血成形，及历年遐远之谓也。大抵痞与痃癖，乃胸膈之候；积与聚，为腹内之疾。其为上、中二焦之病，故多见于男子。其癥与瘕，独见于脐下，是为下焦之候，故常见于妇人。大凡腹中有块，不问男妇积聚、癥瘕，俱为恶症，切勿视为寻常。初起而不求早治，若待痞疾胀满，已成胸腹鼓急，虽扁鹊复生，亦莫能救其万一，有斯疾者，可不惧乎！李公深以为然。

（《针灸大成·附杨氏医案》）

按语：此案宋公子患痞疾日久，属气滞无疑，复因考试落第情志抑郁，郁则气滞更甚而痞疾加重。肝主升发疏泄，脾主运化升清，同司气机之升达，肝郁气滞，横逆犯脾，肝脾不和，故本病常见腹部痞块，食少纳呆等。章门穴，为脾经之腹募穴，善治腹部诸疾，用之可健运脾胃，以使气机升降有序；章门又为诸脏之会，可理诸脏之失调，其位居季胁，与肝相近，故可畅达情志，疏肝理气。如此则肝脾两调，气机通畅，故收效甚速。杨继洲治病，多切中病机而取穴，可见辨证为先，选穴次之。

《难经·五十六难》将痞块称为“痞气”，认为是“肝病传脾”“气结而成”。缘由甚多，如情志不舒，饮食不节等，然气机阻滞不畅为其病机关键，其病在气分，尚未入血，与病在血分之癥积异。痞积多与胀痛并见，按之有形而坚硬，固定不移，而痞块则虽觉胀满痞闷，但按之柔软而不硬痛。由此案得知，治痞以疏导为先。

（七）治疗泻痢案

案例 1

甲戌夏，员外熊可山公，患痢兼吐血不止，身热咳嗽，绕脐一块痛至死，脉气将危绝。众医云：不可治矣。工部正郎隗月潭公素善，迎予视其脉虽危绝，而胸尚暖，脐中一块高起如拳大，是日不宜针刺，不得已，急针气海，更灸至五十壮而苏，其块即散，痛即止。后治痢，痢愈；治嗽血，以次调理得痊。次年升职方，公问其故。予曰：病有标本，治有缓急，若拘于日忌，而不针气海，则块何由而散？块既消散，则气得以疏通，而痛止脉复矣。正所谓急则治标之意也。公体虽安，饮食后不可多怒气，以保和其本；否则正气乖而肝气盛，致脾土受克，可计日而复矣。

（《针灸大成·附杨氏医案》）

按语：杨继洲治疗泻痢，有三个要点。一，治疗便宜行事。病有标本，治有缓急，不拘于日忌，而针气海。二，针灸并用。灸至五十壮患者苏醒，醒后“其块即散，痛即止”。三，以次调理。复苏，散肿，止痛，治痢，治嗽血。原则是急则治标。还有三个原则。一是标本治则的运用。取气海穴针灸并用，既开导又温行，疏通其气机，温散其积滞，气行血行，则块消痛止，此为急则治标之示范。二是对针灸禁忌的态度。《针灸大成》卷四有“人神禁忌”一节，杨继洲注云急病“不必避也”。此案即体现了杨继洲不拘古说、崇尚实际的学术思想。三是强调病后调护。七情六欲，人之常性，然妄动过用，不加节制则易损耗正气，引动伏邪，而使向愈之病复发。故病愈后一定要注意调摄保养。作为医生，杨继洲不仅为患者解除病痛，也做到了告知患者一些相关的预防、养生知识。

案例 2

戊寅冬，张相公长孙，患泻痢半载，诸药不效，相公命予治之，曰：昔翰林时，患肚腹之疾，不能饮食，诸药不效，灸中脘、章门即饮食，其针灸之神如此。今长孙患泻痢，不能进食，可针灸乎？予对曰：泻痢日久，体貌已变，须元气稍复，择日针灸可也。华岑公子云：事已危笃矣，望即治之，不俟再择日期，即针灸中脘、章门，果能饮食。

（《针灸大成·附杨氏医案》）

按语：杨继洲治疗此病的思路是什么？泻痢一病，多因外感时邪、内伤饮食，而致湿热、疫毒、寒湿之邪壅塞肠中所致。本案例之张相公长孙患泻痢半载，体貌已变，胃虚气逆则不能纳食，可知正气已伤。本病初起以邪实为主，久痢则可伤及正气，损伤脾胃。适值正虚邪恋之时，若徒以攻邪之法，必犯虚虚之弊。故杨继洲以脾、胃之募穴，脏、腑之会穴，即章门、中脘二穴培补后天之本，通调脏腑之气血，针灸并用，共收扶正祛邪之功。俞募配穴也是杨继洲常用的治疗思路之一。

（八）治疗少阳证案

案例

壬申岁，大尹夏梅源公，行次至蛾眉庵寓，患伤寒，同寅诸公，迎视六脉微细，阳证得阴脉。经云，阳脉见于阴经，其生也可知；阴脉见于阳经，其死也可许。予居玉河坊，正值考绩，不暇往返之劳，若辞而不治，此公在远方客邸，且莅政清苦，予甚恻之。先与柴胡加减之剂，少效，其脉尚未合症；予竭精殚思，又易别药，更针内关，六脉转阳矣。遂次第进以汤散而愈。后转升户部，今为正郎。

（《针灸大成·附杨氏医案》）

按语：阳证得阴脉，杨继洲舍证取脉。脉证不合有顺逆之分，“阳脉见于阴经”，即阳脉见于伤寒阴经之病，“其生也可知”，为顺；反之阴脉见于阳经之病，为逆。本案“阳证得阴脉”当属后者。杨继洲先与柴胡加减之剂，以方测证，可知其为少阳证。少阳证当见弦脉，而今六脉微细，为邪盛正衰、邪气内陷厥阴之象。如果杨继洲仅以柴胡加减之剂难驱入里之邪外达，所以又加以针刺，穴选内关。内关为手厥阴之络穴，一穴通两经，针之使内陷厥阴之邪气还出少阳，故六脉转阳。杨继洲此穴之用值得推敲。

（九）治疗膀胱经病案

案例

庚辰岁，道经扬州，御史桑南皋公夫人，七旬余，发热、头眩、目涩、手挛、食少，公子迎予。诊得人迎浮而关带弦，见症虽多，今宜清热为先，以天麻、僵蚕为君，升麻、知母为臣，蔓荆、甘草等为使佐。服至三帖，热退身凉，饮食渐进，余症亦减，次日复诊，六脉平匀。昆玉喜曰：发热数月，医不见效，昨方制服一帖，热退食进，何耶？予曰：医者意也，得其意，斯握医之要枢矣。昔司马尝称扁鹊随俗为变，及述其论齐桓侯疾，语多近道，皆以其意通之耳。昨脉浮弦，疑是过用养血补脾之剂，闭塞火邪，久则流溢于太阳膀胱经，起至阴，终睛明，故目涩头眩；支走三焦经，故手挛也。少南、少玄公与缜庵公姻联之好，予辱故人之托，精思脉理，意究病源，故制立前方，用以引经之剂，其热速退，热退，脾阴渐长，而荣血自生，余症亦因之除矣。二公曰：然。

（《针灸大成·附杨氏医案》）

按语：发热、头眩、目涩、手挛、食少，人迎浮而关带弦，杨继洲根据经络辨证，认为本案系膀胱经郁热证。杨继洲认为“过用养血补脾之剂，闭塞火邪，久则流溢于太阳膀胱经”为其病机，抓住这一病机，他“以引经之剂”“清其热为先”。以僵蚕、天麻为君，升麻、知母为臣，蔓荆、甘草为佐使。君臣佐使，配伍得当，故服至三帖，“热退身凉，饮食渐进，余症亦减”。“医者意也，得其意，斯握医之要枢矣”。“意”在哪里？“过用养血补脾之剂，闭塞火邪，久则流溢于太阳膀胱经，起至阴，终睛明，故目涩头眩；支走三焦经，故手挛也”。以此论述病机，确非寻常思路，但临床有了明显的效果。将经络理论与中药的归经理论相结合，用之指导临床实践，是杨继洲针药并用的基本思路。

（十）其他病证案

案例 1

己巳岁，尚书王西翁乃爱，颈项患核肿痛，药不愈，召予问其故。曰：项颈之疾，自有各经原络井俞会合之处，取其原穴以刺之。后果刺，随针而愈，更灸数壮，永不见发。大抵颈项，乃横肉之地，经脉会聚之所，凡有核肿，非吉兆也。若不究其根，以灸刺之，则流窜之势，理所必致矣。患者慎之。

（《针灸大成·附杨氏医案》）

按语：本案例体现杨继洲重视原穴的思路。原穴是脏腑经脉元气经过和流止的部位，是经脉中有代表性的穴位，在治疗本经及其所属脏腑病变中具有重要作用。本案选取原穴治愈颈部核肿，即体现了原穴的这种作用。另外，本案单刺原穴也可以视为远道循经取穴法。杨继洲治病取效的关键往往在于掌握辨证、辨识病机，因此选择治疗方法，或用汤剂，或循经选穴，随证施治，应手而愈。此案中强调，对项部核肿之病当慎重对待。中医认为，颈项为手足三阳经抵达头面必经之处，手足三阴经也多有支脉通过颈项上抵头部，奇经八脉中除带脉外均与头面联系，当然也须经过颈项。可见杨继洲言颈项为“经脉会聚之所”不谬。从解剖上来看，颈部有脊髓、神经、血管、食管、气管等诸多重要的组织器官。故颈项部发生异常当详加分辨，不可草率从事。

案例 2

壬申岁，行人虞绍东翁，患膈气之疾，形体羸瘦，药饵难愈。召予视之，六脉沉涩，须取膻中，以调和其膈，再取气海，以保养其源，而元气充实，脉息自盛矣。后择时针上穴，行六阴之数，下穴行九阳之数，各灸七壮，遂全愈。今任扬州府太守。庚辰过扬，复见形体丰厚。

（《针灸大成·附杨氏医案》）

按语：杨继洲治疗膈气的案例，有值得思考的新意。虞绍东翁形体羸瘦，六脉沉中见涩，可以推知此病是本虚标实，从治疗选穴即可推而知之。杨继洲取“气会”膻中，行“六阴之数”——泻法，以行气开滞而治其标；取气海，行“九阳之数”——补法，培补元气以治其本；并各灸七壮以温行经气。元气之虚得补，宗气之滞得行，阴阳之气相顺接，故膈气得除。从杨继洲之遣方用穴可见，同为调气之穴，“膻中”之功偏行宗气，“气海”之用偏补元气，两穴同用补而不滞，泻而无虚，又具标本同治之功，为治气病之重要配伍。膈气首见于《诸病源候论·五鬲气候》。其曰：“气鬲之为病，胸胁逆满，咽塞，胸膈不通，噫闻食臭。”此病多因寒温失节，忧患不时，饮食乖宜而致，乃阴阳拒隔，胸膈痞塞而为病。此证实证多见，本案则为本虚标实，对于医者有借鉴意义。

案例 3

辛未岁，浙抚郭黄崖公祖，患大便下血，愈而复作，问其致疾之由，予对曰：心生血，而肝藏之，则脾为之统。《内经》云：饮食自倍，肠胃乃伤，肠澼而下血。是皆前圣之言而可考者。殊不知肠胃本无血，多是痔疾，隐于肛门之内，或因饮食过伤，或因劳欲怒气，触动痔窍，血随大便而出。先贤虽有远血、近血之殊，而实无心、肺、大肠之分。又有所谓气虚肠薄，自荣卫渗入者，所感不同，须求其根。于长强穴针二分，灸七壮，内痔一消而血不出。但时值公冗，不暇于针灸，逾数载，升工部尚书，前疾大作，始知有痔隐于肛门之内，以法调之愈。至己卯复会于汶上云：不发矣。是岁公子箕川公长爱，忽患惊风，势甚危笃，灸中冲、印堂、合谷等穴，各数十壮，方作声。若依古法而止灸三五壮，岂能得愈？是当量其病势之轻重而已。

（《针灸大成·附杨氏医案》）

按语：杨继洲对于痔疾出血反复发作的辨识以及治疗，另有新意。此病与多种因素有关，但其病变的关键，却是隐于肛门之内的痔核的存在。所以治法取局部要穴，功专力宏。长强位于肛门之上，尾骨尖下并为督脉之络别出之处，古今均用为痔疾要穴，故取本穴针灸并用，以活血祛瘀，经络和通，则痔消便血自停矣。文后所载另一灸治惊风案，提示临床上必须重视临证的"当下时机"。惊风之病，灸中冲、印堂、合谷等穴，属熄风定惊、开窍苏厥之法。此案病势危重，如依据古法"灸三五壮"则难以收效，故各灸数十壮方愈。临床上针对某种疾病确立了腧穴处方、针灸补泻方法之后，取效的关键就在于治疗的时机，而具体的施治手段则直接由患者病情的轻重来决定，而不是拘泥于古法或古方。疾重针轻，徒伤良肉；疾轻针重，过反为害，为医者不可不察。

案例4

己巳岁，张相公得肛门忽肿之疾。戎政王西翁，推予诊视，命之曰：元老之疾，非常人比，宜精思殚力调治，以副吾望！予谒，诊右寸浮数，是肺金受风热，移于大肠之中。然肛门又居下之地，而饮食糟粕，流至于此。若无七情四气所干，则润泽而下。或湿热内蕴，邪气所加，则壅滞而作肿痛。予制以加减搜风顺气之剂一罐，倍加酒蒸大黄，借酒力上升，荡涤邪热，加麻仁润燥，枳壳宽肠，防风、独活驱除风热，当归清血凉血养血，枯芩以清肺与大肠，共制成丸，服渐清安。

（《针灸大成·附杨氏医案》）

按语：本案肛门肿痛，杨继洲诊脉为右寸浮数，断为风热侵于肺金。又由于肺与大肠相表里，加之患者肠中素有湿热内蕴，故肺经风热传移于下，内外合邪，大肠气血壅滞而为肿痛之疾。所用治法命名为"搜风顺气"，其中搜风，可以理解为搜散肺经风热；顺气，可以理解为通导大肠积滞，乃祛邪与通滞并重之意。处方所用之药，倍加大黄用为主药，清解肠中之热；酒蒸之后，泻下力减弱而活血消肿之功益著；当归药性偏温，入血分补而不滞，可以使本方祛邪而不伤正，另外又可润肠通便。其余诸药，亦各司其职，相得益彰。结果病愈功成，确实不负戎政王西翁之厚望。

案例5

乙亥岁，通州李户侯夫人，患怪病，予用孙真人治邪十三针之法，精神复旧，以见十三针之有验也。

（《针灸大成·附杨氏医案》）

按语：本案记载了杨继洲借用"鬼穴"，治疗精神情志疾病。孙真人"治邪十三针"，又称"十三鬼穴"，包括鬼宫人中、鬼位少商、鬼垒隐白、鬼心大陵、鬼路申脉、鬼枕风府、鬼床颊车、鬼市承浆、鬼窟间使、鬼堂上星、鬼藏会阴（女为玉门）、鬼臣曲池、鬼封海泉。

案例6

己巳岁，尚书毛介川翁，患肝脾虚弱，时常泻痢，肢略浮肿。问于予曰：时常泄泻，多系湿热。夫人之一身，心生血，肝藏之，而脾为之统，脾得其统，则运化有常，水谷通调，固无所谓湿，亦无所谓热也。夫惟精元之气，既不能保之于平时，而五味之养，又不节之于将来，斯精血俱耗，而脾无所统矣。脾失所统，则运化通调，将何以为职？欲求其无泻，不可得也。然则何以谓之湿热？

（《针灸大成·附杨氏医案》）

按语：本案为杨继洲治疗泻痢肢肿。泻痢本多属于湿热，但此案例有别于其他，病由患者肝脾虚弱。“斯精血俱耗，而脾无所统矣。脾失所统，则运化通调，将何以为职？欲求其无泻，不可得也。”杨继洲对于病机的分析，不同于以往泻痢湿热的认识，能随证治之，是杨继洲临证思路的要点之一。

案例7

庚辰岁过扬，大尹黄缜庵公，昔在京朝夕相与，情谊甚笃，进谒留疑，不忍分袂，言及三郎患面部疾，数载不愈，甚忧之。昨焚香卜灵棋课曰：兀兀尘埃久待时，幽窗寂寞有谁知，运逢宝剑人相顾，利遂名成总有期。与识者解曰：宝者珍贵之物，剑者锋利之物，必逢珍贵之人，可愈。今承相顾，知公善针，疾愈有期矣。予针巨髎、合谷等穴，更灸足三里，徐徐调之而愈。时工匠刊书，多辱蟹米之助。

（《针灸大成·附杨氏医案》）

按语：此案为面部疾验案。案中仅言“三郎患面部疾”，而未详言具体症状，可能为面部皮肤病，也可能为五官科疾病。针灸取穴：巨髎为足阳明胃经的面部穴位，属局部取穴；手阳阴大肠经止于鼻旁迎香穴，合谷为大肠经原穴，有“面口合谷收”之说，是远端取穴；足阳明胃经为多气多血之经，艾灸胃经合穴足三里，使气血生化有源，上荣于面，面部疾自当痊愈。姜继周取穴要点：针灸处方相对精当，并未以多取胜；局部取穴与远端取穴相结合，治标与治本相结合。运用这些原则，对临证选穴有一定指导意义。

案例8

甲戌岁，观政田春野公乃翁，患脾胃之疾，养病天坛，至敝宅数里，春野公每请必亲至，竭力尽孝。予感其诚，不惮其远，出朝必趋视。告曰：脾胃乃一身之根蒂，五行之成基，万物之父母，安可不由其至健至顺哉？苟不至健至顺，则沉疴之咎必致矣。然公之疾，非一朝所致，但脾喜甘燥，而恶苦湿，药热则消于肌肉，药寒则减于饮食，医治久不获当，莫若早灸中脘、食仓穴。忻然从之，每穴各灸九壮，更针行九阳之数，疮发渐愈。春野公今任兵科给事中，乃翁、乃弟，俱登科而盛壮。

（《针灸大成·附杨氏医案》）

按语：杨继洲临证，常针、灸、药并用。此案以艾灸为主治疗脾胃虚寒证。杨继洲对脾脏的生理、病机论述得颇为精辟。脾属土，主健运，能化生气血，脾不健运，则各种脾胃证候随之而生。且脾喜甘而恶燥，用药过于燥热则伤阴，用药过于寒凉则有碍脾胃运化功能，颇感掣肘。既然深谙此理，于用药之外，另辟蹊径，杨继洲采用艾灸为主结合针刺补法治疗脾胃疾患，如此则助阳而不伤阴，补阴而不碍胃，解决了脾胃之间的矛盾。由此可见，中药、针灸各有适应证，不可偏废一端。临床或用中药，或用针灸，或针药结合，或三者杂合，灵活运用，疗效较佳，对临床具有指导意义。

【后世影响】

一、历代评价

明代以后的针灸医书，对《针灸大成》引用颇多。以下所述，为清代医书中或援引《针灸大成》内容，或对该书赞许有加的某些记载。

《医宗金鉴·刺灸心法要诀·行针次第手法歌》卷七十九云："行针手法口诀多，撮要编为十二歌，取穴持温进指摄，退搓捻留摇拔合。""十二字分次第手法歌诀，始自三衢杨继洲。后之诸家，口诀虽多，皆不免于繁杂。今撮其要，仍编为十二歌诀，庶简明切当，便于后学。"

《针灸易学·针灸源流》卷上云："《玄机秘要》，三衢继洲杨济时家传著集。《针灸大成》，总辑以上诸书，类成一部，分为十卷。委晋阳靳贤选集校正。后人习学，屡试屡效。"

《考正周身穴法歌·序》"医用针灸，由来久矣。尝见痼疾沉疴药力所不能愈者，得针灸而奏效独奇。自穴道难明，业医者惮于穷究，遂借口泄气，极力诋诃，俾患者视为畏途，致令《内经·素问》心法终于就湮，可慨也。今岁夏，偶遇明师，以《针灸大成》相示，因取而读之，渐觉豁然有得。窃以为下手用功处，在熟穴法，熟极则巧自生。而余性健忘，深虑旋得旋失，因将原书考正穴法，韵以五言，用当记诵；并遵御纂《医宗金鉴》参互考究，正其讹舛；且近取诸身，时尝寻按，至忘寝食，更觉胸有把握，益信古人救世深心，金针度尽，特患不甚研求耳。"

《刺疔捷法·序》云："疡医诸证惟疔为不易治，亦惟疔为最易治。得其法，应手而愈；不得其法，有朝发夕死者，良可悯也。乙亥夏，余患指疔已溃，势甚剧。外舅小林先生谓蓉亭张君善治疔，即往造其门，求为一刺，不日而消。是秋复患唇疔，刺之立愈。奇其术，观其书，则按经循络，探本寻源，信为可传盍梓。诸先生再三谢，谓治疔虽有见效，尚未逐疔经验，未敢问世也。鋆得书后，见有患是症者，辄遵法治之，皆效。里中有患疔死，才既死始闻之。向使蚤治，或可救。盖深自咎，传布之迟矣。然必待先生逐疑经验而后梓，非惟是书弗彰，而如里中人者庸岂少哉。亟付梨棘，以广其传。窃以取穴之法未必尽知，毫厘之差，千里之谬，谨按《针灸大成》逐穴注明。俾观是书，了如指掌，家置一编，不致临时仓皇矣。"

二、学派传承

《针灸大成》以后的针灸著作，及现代针灸书籍及教材，均较详于辨证论治，这是杨继洲学术思想流传和影响于后世的体现。例如，清·廖润鸿著《勉学堂针灸集成·积聚》中，作者先是总述五脏积说："心之积伏梁；肺之积息贲；肝之积肥气；脾之积痞气；肾之积奔豚。积主脏病，聚主腑病。积者，饮食包结不消；聚者，痰伏膈上，主头目眩痛。"脏腑辨证论述之后，分述痰积成块、奔豚气、小腹积聚、腹中积聚气行上下、痞块、脐下结块如盆、伏梁及奔豚积聚等症状的针灸处方和治疗方法。此与《针灸大成·诸般积聚门》的体例相类似。

《针灸大成》对经络腧穴的理论阐述，亦被后世承袭沿用。《针灸大成》卷六、卷七中的经络腧穴内容，主要记述了脏腑、经络、十四经穴定位和主治范围。在《针灸大成》成书以后，该书所论被多位医家转载、摘抄。例如，清代严振所撰《循经考穴编》书中的腧穴定位、主治和刺灸法的内容，均有采自《针灸大成》的内容；清代李学川所撰《针灸逢源》对腧穴的论述，大量内容出自《针灸大成》《类经图翼》这两部有一定影响的针灸专著。再如，明万历年间，有吴文炳辑《针灸大成》，与杨继洲《针灸大成》同名，所载内容主要为针灸腧穴及主治。经对照发现，大部分内容选自杨继洲《针灸大成》及高武《针灸聚英》。另有抄本《针灸秘奥》，系节抄自杨继洲《针灸大成》，而编次与原书不同。又有清抄本《针灸摘要》《针灸六赋》《针灸要法》，也节抄自《针灸大成》。上述书籍，内容多是基础性的浅显知识，不题作者姓名，也不记著书年代，可能并非为著书立说，而是系抄录者用来学习的笔记，或用作自修针灸入门的读物。再有一些伪书，也有抄自《针灸大成》者。书商为了提高书的价值，将《针灸大成》各卷内容重新编排，调整次序，以新书充古本。如《针灸秘奥》一书，内题"仙传针灸直指秘奥"，实则此本乃节抄自清代重刊本《针灸大成》，改编者只抄录赵文炳序而撤去其他序，并将正文重新编次以充古本。以上可见，《针灸大成》的经络腧穴理论阐述，被后世医家广为传抄、收录，后世将其作为经络腧穴理论的典范。

三、后世发挥

杨继洲的刺法灸法操作，对后世也产生了较为深远的影响。杨继洲遍览医籍，在广集前人手法的基础上，结合自己多年行医实践的体会，总结出一套系统的针刺操作规范和灸法操作规范。笔者查阅了《针灸大成》成书以后出现的部分针灸书籍和文献资料，如《针灸摘要》《针灸六赋》《针灸要法》《针灸逢源》《循经考穴编》，清政府组织编撰，作为清代医学教科书的《医宗金鉴·刺灸心法要诀》，加之现代全国范围内中医药高校统一使用的国家级规划教材系列中有关针灸的教材和现代有关针灸研究的专著、论著、期刊论文等文献资料，将这些资料与《针灸大成》所载条文进行对照阅读，发现杨继洲的论述多被后世抄录、学习，其学术主张也常常被后人引用和探讨。如其有关刺法灸法的操作步骤与技巧，对后世产生了广泛的影响。如其针刺法，包括十二字分次第手法、下手八法以及针刺二十四法等，既包括了进针前的端穴，进针后的候气、催气、行气等多种辅助针法，还包括各种单式或复式补泻手法操作要领、出针后的按穴等。杨继洲这些手法中，除了"口温针"一项不符合现代卫生要求外，其他手法都有很好的临床实用价值，至今仍被后世沿用不衰。杨继洲的针灸手法，在现代的科研、临床、教学等各个方面，都被作为重点内容研究、应用和讲授。同时，国外针灸教学中，也把杨继洲八法作为重要手法加以介绍，引起了世界各国针灸学者及针灸医生的高度重视和极大兴趣。

灸法操作，包括确定穴位与体位、施术顺序、壮数多少、艾炷大小、点艾火灸后调摄等几个方面。其各项灸法操作内容，被作为完整的临床操作规范而传承利用至今。后世常用的针灸教材中，有关灸法操作的表述和操作方法，也是在杨继洲灸法操作的启迪下进一步完善确定的。例如，《医宗金鉴·刺灸心法要诀》，其中的“行针次第手法歌”，基本上沿用《针灸大成》的“十二字分次第手法”。该部分的行文特点，是正文均为歌诀，注文多直接抄录他书；另外，“刺灸心法要诀”中附有很多针灸图，也是取材于《针灸大成》，或据《针灸大成》的内容重新绘制。

成书于清嘉庆年间的《针灸易学》，是清代针灸学家李守先所著。该书分为两卷，上卷为“手法”“认症定穴”，下卷“寻穴”，共三部分内容。李守先特别崇尚杨继洲的学术思想，该书的大部分内容是从《针灸大成》中摘录的，有些是直接抄录《针灸大成》原文，有些是将《针灸大成》的原文改编成更浅显的文字，并附以少量注解按语以解释原文之意。本书简明扼要，文字浅显易懂，便于掌握，《针灸大成》的内容，在此书中得到一定的传播。

四、国外流传

《针灸大成》不仅受到国内学术界的重视，在国外影响也很大，至今已有约50种版本，并有日、法、德等多种译本。由于《针灸大成》内容丰富，有系统完整的针灸理论，并有相当丰富的临床经验，故作为针灸典范得以广泛流传。

综上所述，杨继洲成就了《针灸大成》，《针灸大成》传承了杨继洲的学术。《针灸大成》之内容特点如下。其一，兼容并蓄，博采众长。精选《内经》《难经》有关针灸之原文，并附以按语，为全书之理论中心。全面收集历代针灸歌赋，对重要歌赋加以注释，以促进流传。其二，重辨证而载针方、病案。由于杨继洲不仅具有很高的针灸理论素养，同时还是经验丰富的针灸临床家，从而使得《针灸大成》的内容，带有鲜明的临床气息。其三，精选腧穴，强调手法操作。其医案中几乎没有一例选穴超过10个，大都是2~6个。总之，《针灸大成》承古说而集大成，综汇各家阐释医理，针灸处方贵在于精，囊括多种体裁而浑成。该书至今依然在全世界范围内，影响着针灸学术的继承、发展与传播。

中国中医科学院中医药信息研究所　孙海舒

【参考文献】

[1] 张缙. 针灸大成校释 [M]. 北京：人民卫生出版社，2009.

[2] 陈言. 秘传常山杨敬斋先生针灸全书 [M]. 北京：人民卫生出版社，1957.

[3] 吴谦. 医宗金鉴 [M]. 北京：人民卫生出版社，2006.

[4] 李守先.《针灸易学》校注 [M]. 河南：河南科学技术出版社，2014.

[5] 黄龙祥. 针灸名著集成 [M]. 北京：华夏出版社，2006.

[6] 纪晓平，郜树平. 明代针灸学家杨继洲 [M]. 北京：北京科学技术出版社，1990.

[7] 张镜. 刺疗捷法 [M] //贺普仁，王麟鹏，黄龙祥. 明清针灸秘法丛书国医大师贺普仁临床点评本. 北京：北京科学技术出版社，2014.

[8] 廖润鸿. 杨医亚校刊. 考正周身穴法歌 [M]. 北平：国医砥柱总社，1939.

[9] 臧励和等编. 中国人名大词典 [M]. 上海：上海书店，1984：1287.

[10] 曾国荃，王轩，杨笃，等. 山西通志 [M]. 北京：中华书局，1990.

[11]《衢县志》编纂委员会. 衢县志 [M]. 北京：中华书局，1992.

[12] 长治市地方志办公室. 潞安府志（上函）[M]. 北京：中华书局，2002.

[13] 王永生. 明代伟大的针灸学家杨继洲及其著作 [J]. 中医杂志，1952（2）：131－132.

[14] 林均伯.《玄机秘要考》[J]. 江苏中医，1964，12：65－68.

[15] 朱江. 略论杨继洲医案中辨证施治原则的运用 [J]. 上海针灸杂志，1984（2）：37－39.

[16] 吴月琴.《玄机秘要》与《针灸大成》[J]. 上海中医药杂志，1984（9）：43－44.

[17] 唐寒松，施有奇. 从《针灸大成》卷三后四篇看杨继洲的学术思想 [J]. 安徽中医学院学报，1992，11（2）：9－10.

[18] 斋藤宗则. 杨继洲学术思想研究概况 [J]. 中医文献杂志，1997（1）：40－43.

[19] 张晨光，李永方.《针灸大成·医案》析（续三）[J]. 上海针灸杂志，1997，16（4）：39－40.

[20] 张晨光，尚景盛，李永方.《针灸大成·医案》析（续四）[J]. 上海针灸杂志，1997，16（5）：38－39.

[21] 尚景盛，李永方.《针灸大成·医案》析（续五）[J]. 上海针灸杂志，1997，16（6）：36－37.

[22] 尚景盛，李永方，张晨光.《针灸大成·医案》析（续完）[J]. 上海针灸杂志，1998，17（7）：44－45.

[23] 夏有兵. 明朝世医制度评判与启示 [J]. 南京中医药大学学报（社会科学版），2002，7（3）：130－132.

[24] 商传. 明代文化的层间互动 [J]. 明史研究，1997（5）：156－162.

[25] 张晶. 试论《针灸大成》中的针药结合思想 [J]. 辽宁中医杂志, 2013, 3: 441-444.
[26] 叶晔. 从阳明伪作考源看宗谱文献中的互袭与套用现象 [J]. 苏州大学学报, 2014 (3): 184-190.
[27] 黄明光. 明代科举制度研究 [D]. 浙江: 浙江大学, 2005.
[28] 张晶.《针灸大成》的文献研究 [D]. 山东: 山东中医药大学, 2012.
[29] 夏逸群. 明代太医院制度研究 [D]. 山东: 山东中医药大学, 2013.
[30] 李鼎. 杨继洲《卫生针灸玄机秘要》与《针灸大成》[A] //杨继洲《针灸大成》学术思想研讨会论文集 [C]. 浙江: 中国针灸学会, 2005.
[31] 张缙, 张一民. 对《针灸大成》的研究 [C] //杨继洲《针灸大成》学术思想研讨会论文集. 浙江: 中国针灸学会, 2005.
[32] 黄龙祥.《针灸大成》的版本、构成及其作者 [C] //杨继洲《针灸大成》学术思想研讨会论文集. 浙江: 中国针灸学会, 2005.
[33] 王樟连, 陈利芳.《针灸大成》的临床特色 [C] //杨继洲《针灸大成》学术思想研讨会论文集. 浙江: 中国针灸学会, 2005.
[34] 牛淑平.《针灸大成》四策之赏析 [C] //杨继洲《针灸大成》学术思想研讨会论文集. 浙江: 中国针灸学会, 2005.

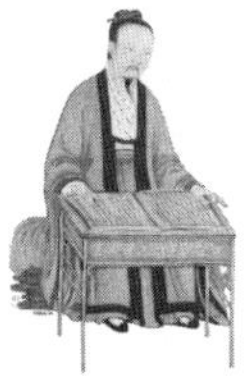

孙一奎

内容提要

孙一奎，字文垣，号东宿，别号生生子，生于明嘉靖十七年（1538），卒于明万历二十八年（1600），安徽休宁人，明代著名医家；著有《赤水玄珠》30卷、《医旨绪余》2卷、《孙文垣医案》5卷，合称《赤水玄珠全集》。孙一奎倡导“医易同源”之论，以太极之说演绎医理，创立“命门动气”学说，系统论述三焦、包络、相火、气化等医学概念，对医学理论的发展做出了突出的贡献。孙一奎治学以《内》《难》为宗，对历代前贤诸说持公允之论，反对门户之见，主张博收众长，择善而从，而又常常能自出机杼，独有创见。在临床诊疗方面，孙一奎注重“明证”与“正名”，对相似病证的鉴别多有独到见解；倡导“不执方”说，用药法度森严，而又灵活多变，治验多巧发而奇中。他针对明代前期治病重在滋阴降火，动辄寒凉攻伐，常致损人脾胃、克伐真阳的时弊，直指其非而极力批驳，临证注重培护阳气、温补下元，为明代温补学派重要代表人物之一。

【概述】

一、生平简介

孙一奎，字文垣，号东宿，别号生生子，生于明嘉靖十七年（1538），卒于明万历二十八年（1600），安徽休宁人，明代著名医家。

孙一奎出生在明代徽州的一个儒学世家，从《赤水玄珠》及《医旨绪余》等书的序言里可以得知，孙一奎自幼聪颖过人，研读《易经》，稍加点拨即能昭彻大义，老师也对他的天资感到十分惊奇。其父自幼学习儒术，身体孱弱，由于攻读过于刻苦，加之屡试不第，心情抑郁，体质疲弱益甚。这给少年的孙一奎留下了非常深刻的印象，自那时起他便抱有“事亲者不可不知医”的念头，产生了要学医的想法。年纪稍长，孙一奎奉父命随族兄一起前往括苍（今浙江丽水）经商，遇到精通医术的修道之人，传授以“禁方”，读而验之果然多有奇效。于是孙一奎在其父的支持下，遂立志舍儒从医。从此，孙一奎苦读医籍，不论寒暑，都十分专注，上至《灵枢》《素问》《难经》，下及古今名家，无所不及，对儒、释、道三教经典中与医学有关的部分也无不涉猎。三年之后，其自念“索居而窥观”不若“广询而远览”，故决意离家远游，广寻名师，足迹踏遍江南，一边行医，一边寻求有识之士，博采众长，不拘门户，凡遇有所长者，必前往请益。如此，历经30年的勤求博采，孙一奎学验俱丰，理论上可“镜莹于中”，实践上则“投剂辄效”，终成一代名医。孙一奎在行医之余，也非常注重对医学理论与临床经验的系统总结，先后著有《赤水玄珠》30卷、《医旨绪余》2卷、《孙文垣医案》5卷，这几部书后合称为《赤水玄珠全集》。

孙一奎曾随徽州黟人黄古潭先生学习医术，受益良多。黄古潭为明初徽州名医、新安医学开创者汪机的弟子。故通常认为孙一奎是汪机之再传弟子，也是新安医学的代表人物之一。同时，孙一奎受李东垣、薛己等人影响很深。他针对时医对于内伤发热、虚损、血证等病证滥用苦寒、畏投甘温的谬误，直指其非而极力批驳，临证注重培护阳气，温补下元，为明代温补学派重要代表人物之一。

综观《赤水玄珠全集》，孙一奎既荟萃了前贤各家学术精华，又善于在临床上采用各家之长。从其学术特点来看，孙一奎融汇儒、释、道三教的理论，深研《内经》《难经》，并汲取各家学说，在命门、三焦、相火等问题的研究上颇多建树；其在临床上则精思明证，诊病精确，倡“不执方”说，治疗疾病多巧发而奇中。他在医学理论和临床实践方面的卓越成就，对后世产生了深远的影响。

关于孙一奎的生卒年，以往仅知道孙一奎是明代嘉靖至万历年间人，但其具体生卒年不详，现有的医学辞书与研究论文中均未明确记载，只是模糊描述为“生活于嘉靖、万历（1522—1620）年间”。2009年11月出版的《中华医史杂志》第39卷6期上刊登了张一群的“孙一奎生卒年考”，文中考证了明代隆庆进士、吏部侍郎徐显卿所撰“文垣孙君墓志铭”（《四库全书存目丛书补编》第98册《天远楼集》卷十四），文中称孙一奎临终“合掌而瞑，时万历庚子二月二十一日，距其生嘉靖戊戌八月二十二日，享年六十有三”。由此得出结论“孙一奎当生于1538年，卒于1600年”，从而解决了有关孙一奎生平的一个悬而未决的问题。

二、著作介绍

孙一奎现存医学著作共有以下三部：《赤水玄珠》30卷、《医旨绪余》2卷、《孙文垣医案》5卷。三书合称《赤水玄珠全集》，又名《孙一奎医书三种》，首次刊行于明万历十二年（1584）。另有《正脉启蒙》《本草刊伪》等书未能刊行。

（一）《赤水玄珠》

《赤水玄珠》是孙一奎的主要代表作，是其集30年研究心得与临床经验所作。全书30卷，详尽论述了内、外、妇、儿各科常见病、多发病的病因病机、证候表现、治疗方法、处方用药等内容。《四库全书总目提要》称该书：“于寒热虚实表里气血八者，谆谆致意，其辨古今病证名称相混之处，尤为清晰。”

《赤水玄珠》全书共立有70余门，数百种病证。此书辨证以“寒热、虚实、表里、气血”为纲，立论以“明证”为要，在辨别古今病证名称相混之处，尤为明晰。书中各证分述，先引《内经》原文为引，次述历代诸家之辨治经验，其间穿插以孙一奎个人的见解与发挥，最后列出本证的治法与方药，以利后人检用。

孙一奎著书善于汲取各家理论之精华为己用，本书索引各种文献共265种，其中参阅经史群书计93种，采用历代各家医书182种。孙一奎本人学养深厚，又能持平立论，对历代各家的经验与理论，凡切合临床实践、对所论疾病的辨治确有指导作用的均予以采纳，对其有所偏颇之处，常能提示后学警惕。而其间所附己意，又多有点睛之笔，颇能启迪读者。其所列方药亦较实用。故本书多为后世所推崇。

《赤水玄珠》之书名，为罗浮道人所提，是取自《庄子》中的典故。《庄子·天地》载：“黄帝游乎赤水之北，登乎昆仑之丘而南望。还归，遗其玄珠。使知索之而不得，使离朱索之而不得，使喫诟索之而不得也。乃使象罔，象罔得之。”玄珠喻大道，知、离朱、喫诟与象罔（一作罔象）均为虚拟人物。知通智，喻智者；离朱乃古之明目者，喻明察之人；喫诟，据杨柳桥《庄子译注》考证：“喫，当借为‘挈’；垢，当借为‘钩’，实借为‘捉’，皆叠韵通借字，亦捉取之义也”，故喫诟则为善取之人。三者索玄珠而不得，比喻智慧、明察、善取均难寻大道。罔者忘也，象罔指得象而忘之，此无心之谓也。只有无心之人，忘却了事物外在的形式（象）之后，才能真正接触到大道的境界。这个典故是道家思想的典型体现，孙一奎以此作为书名，也从一个侧面反映出作者个人的思想与追求。

（二）《医旨绪余》

《医旨绪余》2卷，计70篇，上卷44篇，下卷26篇。本书集诸家之说，主要论述太极、阴阳、五行、脏腑气血、三焦包络、命门相火、经络腧穴、疾病诊断及内伤杂病等问题。书中结合易学原理与理学观点，对命门、相火、气、火等医学理论做出新的阐发，并有对痰证的诊断与治疗，对咳、喘、哮等病证的鉴别，对张仲景等医家及其著述的评价等，均为孙一奎学医之体会、见解，其内容颇多可取，充分体现了孙一奎的主要学术思想。

《医旨绪余》下卷录有"张、刘、李、朱、滑六名师小传"一文，为医古文名篇。文中逐一介绍评价张仲景、张从正、刘完素、李东垣、朱丹溪、滑寿六位医家的主要特点与成就，并根据六人所处的社会环境的不同，对他们的贡献做出了客观的评价。针对《内经》以下诸家学说，他认为应当"因古人之法而审其用法之时，斯得古人立法之心"，不能"窥其一斑而议其偏长"。故他评价此六人曰："仲景不徒以伤寒擅长，守真不独以治火要誉，戴人不当以攻击蒙讥，东垣不专以内伤树绩，阳有余、阴不足之谈不可以疵丹溪，而撄宁生之长技亦将与诸公并称不朽矣"。《四库全书提要》对此大加赞赏，称之为"千古持平之论"。

（三）《孙文垣医案》

《孙文垣医案》（又称《生生子医案》或《孙一奎医案》），5卷，由孙一奎之子朋来、泰来及孙一奎门人余煌、徐景奇等人选编而成，内含《三吴医案》2卷、《新都医案》2卷、《宜兴医案》1卷，计398案；内容以地名汇集，以时间先后为序，涉及温热时疫、内科杂证、妇人胎产、幼童虫麻以及耳目诸疾。孙一奎医案辨证精详，立法得当，遣药合理，疗效突出，尤其在诊病时注意询问病史，分析脉证，不落常套。有着极高的临床参考价值。

此书所收医案，除了按各病证罗列外，于证治、经旨多有阐发。书中标有"有发明""有大发明"计57案，医理有阐发，辨治有独见。"或发明其证，或发明其治，或发明其时令，或发明其经旨，或发明其性情，或其人偏迷不从治理而罕譬曲喻，诱掖歆动之者"。这些急重疑难病证的救治案例，充分反映了孙一奎精湛的医技。然其按语烦琐拖沓，旁文常多于正论，《四库全书总目提要》批评其："盖大意主于标榜医名，而不主于发挥医理"。

（四）其他

孙一奎尚有《痘疹心印》2卷，是其搜集大量痘疹方书，"节录各家成法，参以己意，会而同之"（《痘疹心印·小引》），详细记述了小儿痘疹的各种诊断与治疗方法。本书成书于明万历二十五年（1597），后并入《赤水玄珠》一书中，为其第二十七、二十八卷"痘疹门"。

此外，据张一群先生考证的徐显卿所撰"文垣孙君墓志铭"载："其所著述甚具，若《医旨绪余》，载命门之说、相火之辨，正朱彦修之讹，最所独得。其博综见《赤水玄珠》。其治病以意应机，载历验《医案》。其未梓行者有《正脉启蒙》《本草刊伪》等尚多。"可知孙一奎尚有《正脉启蒙》《本草刊伪》等书未能刊行，今已湮灭在历史的长河中。

【学术思想】

一、学术渊源

（一）理学与道家的影响

综观中医学术发展的历史，医家的学术思想，不仅体现了医家个人的世界观，同时也深深地打上了时代的烙印。因此，每当历史上哲学界出现重大的论争和发展，都会对医学思想的发展带来影响。宋元以后，医学理论发展迅速，这与宋明理学思想的出现与流行有着很大的关系。尤其是自朱丹溪援儒入医之后，理学思想对中医学发展的影响更为突出。

孙一奎出身儒学世家，家学渊源与自幼所受的教育使他具备了非常深厚的理学功底，在此后的医学生涯中，理学成为他医学思想的理论基础，也是他学术创新的灵感源泉。

太极学说，是中国古代概括阴阳易理和反映世界发生、发展变化规律的重要理论体系。“太极”的概念，最早出自《周易》。《易传·系辞上》云：“易有太极，是生两仪，两仪生四象，四象生八卦。”太极，有宇宙本原的至高无上、至极无以复加之义。宋代随着理学的兴起和发展，关于太极的理论探索被推向高峰。周敦颐熔儒、道于一炉，从实体与属性相统一的高度，创“太极图说”，提出了“太极→阴阳→五行→万物”的宇宙演化模式。此后，张载、朱熹等理学大家，均对太极思想有深入的阐发。至明代后，太极的思想与学说已经得到了全社会的普遍认同，并成为学术界的一种主流思维模式。

孙一奎承袭朱丹溪“人身必有一太极”的思想，将理学中的“太极”理论融入到医学当中。《医旨绪余》开宗明义，开篇便言太极之理。其云：“天地万物本为一体。所谓一体者，太极之理在焉……人在大气中，亦万物中一物尔，故亦具此太极之理也”（《医旨绪余·太极图抄引》），认为医学理论也必须循太极之理为根本。因此，孙一奎在其著作中大量引用太极学说的观点来阐述医学理论，如他以太极学说结合《难经》元气之论来阐发命门，创立“命门动气”学说。同时，又进一步摆脱《难经》“左肾右命门”的窠臼，提出：“命门乃两肾中间之动气，非水非火，乃造化之枢纽，阴阳之根蒂，即先天之太极。五行由此而生，脏腑以继而成。”（《医旨绪余·命门图说》）由此可知，他所描述的命门是先于脏腑的存在，用“太极之本体”来形象地比喻命门在人身的重要地位和作用，是得以生成五脏六腑的根源所在。

孙一奎自幼研读《易经》，在易学上有极深的造诣。他还取《周易》中“生生之谓易”之说，自号“生生子”。孙一奎特别重视易学思想对医学理论的启示，尝试援易论医。其在著作《医旨绪余》中，通篇结合易学原理与理学观点，对医学理论进行新的阐发，立有“不知《易》者不足以言太医论”一篇，极力言医易相通之理。论中云：“深于《易》者，必善于医。精于医者，必由通于《易》。术业有专攻，而理无二致也……故曰：不知《易》者，不足以言太医。”孙一奎是“医易同源”之说的首倡者。

孙一奎除崇尚儒家思想之外，亦兼采释、道之说来充实其医学理论。孙一奎最为重要的代表著作《赤水玄珠》的书名即是请罗浮道人所提，是取自《庄子》中的典故。他将道教内丹术中有关命门的认识引入医学，是系统阐述命门学说的代表人物之一。他常引用道教著作以阐发命门学说，书中所论显示出将道教内丹之说移植到医学中的明显痕迹。如《医旨绪余·命门图说》云："追越人两呼命门为精神之舍，元气之系，男子藏精，女子系胞者，岂漫语哉！……犹儒家之太极，道之玄牝也。"此"玄牝"一词，在很多情况下也是道家丹田的代称。又如在"右肾水火辩"中说："仙家取坎填离，以水升火降，既济为道。谓采坎中之一阳，填离中之一阴，此还乾坤本源之意也。"此段论述，即是根据道教内丹取坎填离的内炼法则和经验认识来解释命门学说的。

然而，遗憾的是，正是因为受到道教的影响，在其著作中也夹杂一些非医学的内容，如《赤水玄珠·虚怯虚损痨瘵门》中所述的"方外还丹""环丹秘要论"及取"红铅"、取"梅子"等诸法，为道家中"采阴补阳"的修炼之法，而并无多少医学依据。《四库全书总目提要》批评说："专讲以人补人采炼之法，殊非正道""遂为全书之大瑕"。当然，这些不当之处，就全书来看仅是细枝末节而已。

（二）师承关系及所受影响

发源于古徽州的新安医学，是根植于徽文化沃土上的一个区域特色明显的医学流派，具有鲜明的地域特色、突出的学术成就和深远的历史影响。明代的徽州，经济繁荣，文化发达，新安医学也随着徽学的兴盛而兴盛，是当时中国医学活动的中心之一，涌现了汪机、江瓘、吴崑、徐春甫、方有执等著名医家。孙一奎作为明初徽州祁门名医汪机的再传弟子，也是新安医学最重要的代表人物之一。

孙一奎早年曾因被异人授以"禁方"，从而走上学医的道路，但很快他就不满足于此，而是离家远游，广寻名师。在众多名师当中，徽州黟人黄古潭对孙一奎的帮助最大。黄古潭为明代初期名医、新安医学的开创者汪机的弟子，故通常认为孙一奎是汪机之再传弟子。

对于黄古潭其人，历史上记载极少，后人也只知道他是明代黟县人，少业儒，通五经，因为一次患病为庸医所误而弃儒从医，拜祁门名医汪机为老师。据徽州当地民间传说，有黄古潭以南瓜蒂保胎的故事。这一偏方至今在临床中仍有应用。

黄古潭治病常有超常见解，孙一奎对他非常敬重，凡是遇到疑难的病证，都会向他请教，并在其著作《医旨绪余》中记载有黄古潭的两则医案。如：孙一奎的弟弟外出旅行时感受热邪，加之过于疲劳，突发左胁痛，痛处皮肤色红而且出现水疱疮，医生断为肝经郁火，用泻肝的常用方剂给他服用，病痛反而加重。孙一奎有所疑惑，于是与其弟一同前去询问其师黄古潭。黄古潭认为，此案可弃苦寒之品不用，以免引起燥邪滋生的弊端，而纯用甘寒药物，重用瓜蒌，加粉草、红花，一剂而愈。另一则医案，是妇人郁结而致经闭，诸医皆云有孕，治用安胎之药，吐酸反甚。黄古潭认为患者并非有孕，以补肺泻肝之剂治愈。黄古潭的高超医术，使孙一奎在医理和临证诊疗上受惠不浅。

除黄古潭之外，孙一奎也曾向许多有一技之长的医家学习。如《赤水玄珠·序七》记载孙一奎在吴兴跟随铜壁山人学习，得到了铜壁山人所传授的许多"秘书"。铜壁山人即明代医家黄廉之号，其生平居里未详。据现有医籍资料记载，黄廉辑有《痘疹全书》10卷、《秘传经验痘疹方》4卷。据此推测，孙一奎应当向他学习过小儿痘疹的治疗方法，孙一奎著有《痘疹心印》一书（即《赤水玄珠》二十七、二十八两卷），详细记述了小儿痘疹的治疗方法，很可能与黄廉传授的“秘书”有一定关系。

（三）重《内》《难》，并集众家之长

孙一奎的学术思想尊经而不泥古，博采而不盲从，注重实践、善于变通是其主要特点。

孙一奎治学首重《内经》，在其主要著作《赤水玄珠》中，全书分立70余门，每门、每证凡有《内经》可据者，必以经文为首引，而后次列历代先贤论述，并依据经文原旨依次评点各家得失，其自身立论也多由《内经》经文展开。如其治疗痿证，以《内经》“独取阳明”之法立论；治疗鼓胀，则根据《内经》“胀取三阳”，及“膀胱者……津液藏焉，气化则能出”的经义，提出鼓胀之小便不利是起于下焦元气虚寒的观点；而治疗虚损时，则举出《内经》“精不足者补之以味”之说，来批驳时医以鹿茸等温燥之剂滥补的积弊。

孙一奎对《难经》同样非常重视。其在《医旨绪余》中对《难经》的部分经文，进行了透彻的阐发，尤其是在有关命门、元气、三焦等问题的论述上，受到《难经》很大的启发。

在对前贤学术思想的继承上，孙一奎一向反对拘守一家之言，更不标榜门户。他既善于集众家之长，又不盲从诸家的偏颇之处，而是力求融会贯通诸家之学，他曾自言：“脱非生平融通《素》《难》《本草》，仲景、洁古、守真、东垣、丹溪诸书，不可以语此秘密，医何容易谈也!”（《医旨绪余·不执方说》）

在众多前代医家中，朱丹溪对其影响最大。孙一奎曾随汪机的弟子黄古潭学医，而汪机又是朱丹溪的再传弟子，以此而言，孙一奎也应属于丹溪一脉。因此，他对朱丹溪格外推崇，在其著作《赤水玄珠》与《医旨绪余》中，引用丹溪之医论比比皆是，并常奉为至理。孙一奎以擅长杂病著称，尤其是其对“痰火”“诸郁”等证的辨治，效如桴鼓，实是得益于丹溪之学。然而，自丹溪创立滋阴一派后，时医中多有号称尊丹溪之法而滥用寒凉之庸医，孙一奎对此极为不满，认为其曲解了丹溪之原意，必大力加以辩驳以维护丹溪之声誉。然而，由于学术观点的不同，他对丹溪的“阳有余阴不足论”及“相火论”中的有些说法有不同见解，坦然立论加以辩驳，认为丹溪所言之“相火”，实为“阴火”之误，从而误导后学，是造成滥用寒凉之时弊的重要原因，“溯丹溪初心，本欲开后之聋瞽，不知此论，使聋瞽益聋瞽也”。

孙一奎作为明初医家汪机的再传弟子，同样受到了汪机的深刻影响。汪机是温补培元学术思想的先驱者，提出“调补气血，固本培元”的学术观点，临床上擅用参、芪温补，开创了新安医学“固本培元派”。孙一奎对此极为赞赏，他曾引述汪机的观点来辩驳王纶《明医杂著》阴血虚证“忌用参芪论”之说，指出“人参不惟补气，亦能补血，以补血佐之则补血，以补气佐之则补气；黄芪虽专补气，以当归引之，亦能补血”。孙一奎的用药特点与汪机非常相似，同样喜用温补，重视脾肾同治，故被后世医家列为固本培元学派的重要成员。

综观孙一奎一生的学术成就，孙一奎擅采诸家之长，反对标榜门户、恪守一家之言，其学术观点无不包含着历代前贤的学术精华。

二、学术特色

（一）论命门动气

孙一奎最为重要的理论建树，是首创“命门动气”学说。命门问题，至明代已逐渐成为医学研究的热点之一，孙一奎上承金元医家思想，提出“命门动气”学说，极富新义并具有非常重要的理论价值。

孙一奎以太极阴阳为思想基础，结合道家思想，提出命门肾间动气即人身之太极的观点，认为命门是在五脏之上的人体生命之源。他认为，“人在大气中，亦万物中一物尔，故亦具此太极之理也”（《医旨绪余·太极图抄引》）。而人身之太极即为“肾间动气”。又云：“夫二五之精，妙合而凝，男女未判，而先生此二肾，如豆子果实，出土时两瓣分开，而中间所生之根蒂，内含一点真气，以为生生不息之机，命曰动气，又曰元气，禀于有生之初，从无而有。此元气者，即太极之本体也。名动气者，盖动则生，亦阳之动也，此太极之用所以行也。两肾，静物也，静则化，亦阴之静也。此太极之体所以立也。动静无间，阳变阴合，而生水火木金土也，其斯命门之谓欤。”（《医旨绪余·命门图说》）

孙一奎在此提出胎儿“男女未判”之时，即在两肾之中“内含一点真气”，即为“命门动气”。他指出此命门动气即是人身之元气，也是人身之太极所在。此元气本身即为太极之体，而因其具有“生生不息”的性质，故名“动气”，此为太极之用，而两肾则为“太极之体”之所在。因此，他又参照太极图的形式作命门太极图，并注明“此中间动气即太极也”。由于“动气”属阳，两肾属阴之静，阴阳动静相合，而生成其他四脏。在此，孙一奎已将命门动气看作是人体生命的来源，是得以生成五脏六腑的根本所在。故曰：“命门乃两肾中间之动气，非水非火，乃造化之枢纽，阴阳之根蒂，即先天之太极。五行由此而生，脏腑以继而成。”（《医旨绪余·命门图说》）

孙一奎所论之命门，具有以下几个重要的性质。其一，命门有位而无形。关于命门的部位问题，历来争论不一，传统理论多遵循《难经》之右肾命门说；也有部分医家曾将命门指为“心包络”之脏，但对其部位的认定则含混不清；还有人提出《内经》中“七节之旁，中有小心”一句，将之与命门混为一谈，但均缺乏足够的说服力。孙一奎对以上诸多说法均不苟同，他虽然继承了《难经》中“肾间动气”的思想，但摆脱了《难经》以右肾为命门的说法，认为命门的位置在两肾之间，使之与肾间动气所代表的元气相互融合为一体。其强调命门的本质是人身之元气，因而为无形之物。他指出：命门“若谓属水属火，属脏属腑，乃是有形质之物，则外当有经络动脉，而形于诊，《灵》《素》亦必著之于经也”。因而，命门必然无形质可言，是超越脏腑层次的生命本源。这一观点，由孙一奎首先正式提出，此论一出即得到医学界的普遍重视，成为对命门部位与形质认识的最为重要的理论之一。

其二，关于命门动气的属性。认为其“非水非火”，因其具“生生不息之机”，故又有阳动的性质。两肾为静物，为阴；而其中间之动气具有阳的性质。如其所云：“盖动则生，亦阳之动也。”如《周易》“坎”卦中一阳居二阴间之象。同时指出，“阴阳”并不等同于“水火”。其云：“物物具五行……五脏均有此金木水火土，何乃指坎中之阳为火，指右肾为少火也。坎中之阳，即两肾中间动气，五脏六腑之本，十二经脉之根，谓之阳则可，谓之火则不可，故谓坎中之阳，亦非火也。”（《医旨绪余·右肾水火辩》）由此可知，命门动气乃人身之元气，具有“非水非火”的性质。孙一奎不赞同金元以来所流行的“命门相火”说，他从《内经》中三阴三阳、手足十二经配合入手分析，指出：“人身之脏腑，一阴一阳，自有定偶”，而“手心主”（即心包络）已与三焦相表里同属相火，命门自然与三焦无关，故“知命门与肾通，三焦无两配”“手心主为火之闰位，命门即水之同气欤。命门不得为相火，三焦不与命门配，亦明矣”（《医旨绪余·命门图说》）。而命门为“肾间元气，人之生命”，故其性质“非水非火，乃造化之枢纽，阴阳之根蒂，即先天之太极”。这实际上是在否认刘完素等医家以命门为“心包络”之脏的说法，以此而将命门的地位提升到五脏六腑之上。

其三，命门动气为人之生生不息之根。认为命门动气对人身特别重要，尤其体现在人的呼吸功能方面。他根据《难经·八难》中论肾间动气是“五脏六腑之本，十二经脉之根，呼吸之门，三焦之原”的论点而加以深入阐发，认为人之所以生存，乃“赖此动气为生生不息之根，有是动则生，无是动则呼吸绝而物化矣”（《赤水玄珠·肾无痘辨》）。由此可见其强调肾间动气对于呼吸的重要作用。此外，他还进一步从先天、后天的角度，论述了元气、宗气与呼吸的关系，强调营气、卫气的正常运行与发挥功能，以及人的正常呼吸，都有赖于宗气的推动作用。宗气由水谷精微所化生，其正常运行，则“肺得之而为呼，肾得之而为吸，营得之而营于中，卫得之而卫于外”（《医旨绪余·宗气营气卫气说》）。但这仅是“后天谷气”对呼吸的作用，“谓呼吸资宗气以行，非谓呼吸属宗气也”。若从根本上来说，呼吸的原动力来源于肾间动气，故曰：“呼吸者，即先天太极之动静，人一身之元气也。有生之初，就有此气，默运于中，流动不息，然后脏腑得所司而行焉。”（《医旨绪余·原呼吸》）孙一奎反复强调肺司呼吸、肾主纳气等功能，无不与肾间动气密切相关，进一步突出命门元气作为人身之生命本源的地位与作用。

孙一奎的命门学说，秉承刘完素、张元素等金元医家的理论，是明代系统论述命门理论的三大医家中较早的一位，对此后赵献可、张景岳的命门学说有着非常大的影响。此三家命门学说，既有区别，又相互联系，共同构成了中医命门理论的主体框架。而孙一奎作为明代命门理论体系的开创者，为中医学的发展做出了重要的贡献。

（二）论三焦与包络

关于三焦，《内经》《难经》以降，历来争议颇多。孙一奎以《灵枢》《素问》为宗，反驳马莳在《难经正义》中有关三焦的认识，全面阐述了他对三焦的理解，对后世具有较大的影响。

孙一奎与马莳的认识分歧，首先体现在关于三焦有形无形的说法。据马莳考证，“上、中、下之三焦”，“焦”字从火，谓能腐熟水谷变化，应作气看；而“手少阳之三焦”，“焦”字当作“膲”，从“肉”旁，是有形之物。马莳引《三因极一病证方论》所言“左为肾脏，其腑膀胱；右为命门，其腑三焦”为证，又引《龙川志》所载“齐尝大饥，群丐相脔而食，有一人皮肉尽而骨脉全者，视其五脏，见右肾之下，有脂膜如手大者，正与膀胱相对”，以为此即有形之三焦。对此，孙一奎逐一驳斥。他基于文献考证结果指出，遍查《内经》《难经》《铜人图》《华氏内照图》等前代文献，均没有关于三焦有形如脂膜的记载，且前辈医家亦有“历剖贼腹，考验脏腑”者，亦无此发现。孙一奎认为，《龙川志》所载实为道听途说，不足取信；至于马莳所言之“焦”与“膲”的区别，则也属于主观臆断。

马莳在其著作《难经正义》中，还提出“三焦有二”之说，即有上、中、下之三焦，行脉道以应十二经，有手少阳之三焦，惟司决渎之职而已，并引李东垣《此事难知》所论为证。孙一奎指出，马莳之论违背了《难经》的原意，指出《此事难知》之谓“三焦有二”，是指三焦有手足之分：手少阳三焦主持于上，足三焦主持于下。而此足三焦虽有三焦之名，实则为足太阳膀胱经之别络，并非有“主气之上中下三焦”与“为腑的手少阳三焦”之区别。孙一奎认为，三焦是“上焦、中焦、下焦三处地位之合名，以手少阳经统而属之”。而上、中、下三焦，亦各司其职，“上焦主纳而不出，其治在膻中；中焦主腐熟水谷，其治在脐旁；下焦分别清浊，主出而不纳，其治在脐下”。基于孙一奎上述认识，马莳所谓“司决渎之职”的“手少阳之三焦”，仅是三焦之下焦所司之职，上、中、下三焦的功能相辅相成，不能相互割裂看待，因此并不存在另一个三焦。关于三焦作为六腑之一的问题，孙一奎云：“外有经而内无形，故曰外腑，明非五脏五腑之有合应也。又曰孤腑。”他还引袁淳甫《难经本旨》所论，佐证其观点。即“所谓三焦者，于膈膜脂膏之内，五脏五腑之隙，水谷流化之关，其气融会于其间，熏蒸膈膜，发达皮肤分肉，运行四旁，曰上中下各随部分所属而名之，实元气之别使也。是故虽无其形，倚内外之形而得名；虽无其实，合内外之实而为位者也”。

关于三焦与包络的关系，孙一奎提出“三焦为气父，包络为血母”的观点。所谓气父、血母是从心、肺而来。心主血，肺主气，二脏皆居膈上，而三焦、包络皆处膻中，故有此说。手少阳三焦之脉布膻中，散络心包；手厥阴心主之脉出属心包络，下膈历络三焦，因其脉上下交络之故。又二者皆属手经，均属相火，故以类相从，互为表里。由此，孙一奎提出“三焦为气父，是心主之表；心包络为血母，是三焦之里”。然而，由于“脏有声色臭味，腑有出纳受盛”，而三焦、包络二经俱无，因此终归与其他五脏五腑不同，虽是表里，却并不能称为“脏腑”。

马莳在《难经正义》中提出：“三焦、包络，皆属相火，故寓于右尺下部诊之。”孙一奎对此提出批评说：“包络乃护心之脂膜，不离于心，膻中、气海、三焦之所布，皆在膈上，与心相近，故称曰相火，以其为君火之相也。”因此，将三焦、包络寓于右尺下部诊之，显然离心过远，不合道理。王冰注《素问·金匮真言论》引《正理论》曰：“三焦者，有名无形，上合手心主，下合右肾”，遂有三焦与包络为表里之说。但孙一奎遍考《灵》《素》，只有“上合手心主”一句，而并无“下合右肾”之说，故认为人身之脏腑，一阴一阳，自有定偶，决无一经两配之理。所谓“上合手心主”是言其互为表里。“下合右肾”，则是针对“三焦为元气之别使”而言。马莳由此而引出“寓于右尺下部诊之”，属于误解经意。在此基础上，孙一奎进一步探讨了问诊三焦包络之法。他认为人体法象天地、配合阴阳，是具有规律性的。五脏六腑之气味皆出于胃，变见于气口，因此，气口所在之手太阴经经渠、太渊穴，也实为手太阴经之动脉出入之地，乃“气血之先，人之神也”，故取寸关尺可以“诊一身脏腑上下之候”。而“形于上者上诊之，形于下者下诊之”，符合人体“法象”的原则。三焦、包络均不处于人体的下部，“寓于右尺下部诊之”显然不合适，而应当是“心包络附近于君，当宗《脉经》心部诊之，乃上以候上之意也。三焦亦当如《脉经》，上中下分诊之。”

（三）论天人君相之火

相火之说出自《内经》，在金元之后逐渐为众多医家所关注。然而由于各家理解不同，相火的概念始终未得到确切地解释，如有以阴火为相火者，有以五志之火为相火者。而朱丹溪则又以龙雷之火为相火，并说君火为人火，相火为天火。孙一奎认为以上诸说皆非，于是从批驳朱丹溪之论入手阐发自己的观点。

孙一奎认为，君火犹君主，应君之德，虽属火而至尊而无为，惟正火之名，相火犹宰相，奉行君命，守其位而司其职，故《内经》曰：“君火以明（名），相火以位。”故君火在人身之中即为心火，乃人体之主宰，而相火则为包络、三焦之火，是维持人体正常生命活动的动力，二者是相辅相成而不可偏废的。

对于君相之火的定位，朱丹溪认为相火为龙雷之火，又言君火为人火，相火为天火。孙一奎对此亦持否定态度。他认为，天火当指天时之火，即针对六气之中的“火”与“热”而言。六气乃天之元气，即所谓：“君火之化热，主春末夏初，行暄淑之令，而不行炎暑，应君之德也；相火之化暑，主于夏，夏之为言大也，与午同义，炎暑乃行”（《医旨绪余·相火篇》）。人火当指人体内所生之火，即所谓：“人有十二经，十二经中心为君火，包络、三焦为相火，是君相皆可以人火称也”（《医旨绪余·丹溪相火篇辩》）。因此，以天之六气而言，二之气为君火，三之气为相火；以人身而言，则心为君火，包络、三焦为相火。

朱丹溪在《格致余论》中，明确将相火定位于“寄于肝肾之阴”，为龙雷之火，提出相火即元阳，寄于肝肾，五脏皆具，五志激之则易动，从而煎熬真阴，推而论之，遂有“阳常有余阴不足”之说，又称“相火为元气之贼”。孙一奎对此大不以为然，他提出朱丹溪所论之“寄于肝肾之阴”的相火并非真正的相火，而是“阴火”，肝藏血、肾藏精，二脏并不具有相火，“肝肾虽皆有火，乃五志之淫火，而非五行之正火”，故肝肾火动，可“致人疾而为元气之贼”。真正的相火实乃包络、三焦之火。此外，孙一奎还对金元以来流行的命门相火理论加以辨析。他认为命门内藏动气，其性质“非水非火”，乃“阴阳之根蒂，即先天之太极”，与包络、三焦之相火没有关系。故“命门不得为相火，三焦不与命门配”。

孙一奎认为，“火为造化生息之机，不能不动，第不可以妄动”（《医旨绪余·丹溪相火篇辩》），所以火又有正火、邪火之分。其动之有常，即为正火；妄动之火，即为邪火。凡属正火都是主乎生化的元气；凡属邪火都是有害于元气的贼邪。正火即指君、相二火，“皆有定体，以裨助生生不息之功，不可一日而无”。邪火，有从外来的令气之火，有从内而生的五志淫火。而朱丹溪所谓之“寄于肝肾”的“相火”，实际上是属于“五志之淫火”，乃是邪火，与相火并不相干。孙一奎还指出，若医者临证时，不参考时令节气，而滥用寒凉之剂，或妄以命门阳气为相火，动则投以滋阴降火为专剂，往往会导致阳气伤损，从而加重病情，甚至致使虚损患者重笃而亡。这是不明火的特点以及治火之原则的严重后果。因此，孙一奎不强调相火偏妄，而强调贼邪之火的发生，将人身之阳气与阴精置于同样重要的地位。

包络与三焦之相火的主要作用是主持气血，维持人体正常的生命活动与生理功能，故曰：“包络有护持之功，三焦有承宣节制之效。何以见？盖营卫出于三焦，而所以营于中、卫于外，大气搏于胸中以行呼吸，使脏腑司其职，而四肢百骸奠定者，孰非相火斡旋之功哉？”故相火是人生命之动力所在。而人体命门所藏之元气（动气），实为人体生命之本源。三焦相火发自元气，出于上焦，为“元气之别使”。因此，三焦虽不与命门相配，命门却是“三焦之原”。

自金元之后，以刘完素为代表的寒凉学派盛行一时，成为医学之主流，张子和的攻邪学说与朱丹溪的滋阴学说，从广义上讲也属寒凉一脉。寒凉学派的兴起，本为纠唐宋以来滥补之偏，但矫枉过正，过用寒凉又成时弊。由此，明代温补学派兴起，强调多用温热药物扶助阳气，反对滥用滋阴，在一定程度上形成了与寒凉学派的论战与争鸣。孙一奎作为明代温补学派的重要代表人物，他对相火的认识，以及他对丹溪学说的批驳，在很大程度上也属于这次寒温论战的一部分，充分体现了温补学派的学术特点，同时，客观上，也确实在一定程度上起到了纠正滥用寒凉而损伤命门阳气之时弊的作用。

（四）论呼吸与气化

孙一奎在其命门学说中曾提出，命门所藏之肾间动气为人之“生生不息之根”。因此，他对呼吸功能也格外重视。

在对呼吸功能的阐述中，孙一奎特别强调肾主纳气的作用。“肾主纳气”之说出自杨仁斋，其渊源可上溯至《内经》和《难经》，早已为广大医家所接受。但其纳气之机理，各家解释却不同。孙一奎根据《难经·八难》“肾间动气也，此五脏六腑之本，十二经脉之根，呼吸之门”的理论，提出人的呼吸是先天之元气与后天之宗气协同作用的结果，而元气则是呼吸功能之根本。故曰：“呼吸者，即先天太极之动静，人一身之元气也。有生之初，就有此气，默运于中，流动不息，然后脏腑得所司而行焉。”（《医旨绪余·原呼吸》）。

孙一奎指出：“肺主呼吸，天道也（此呼吸乃口鼻之呼吸，指谷气而言）；肾司阖辟，地道也（此阖辟乃真息，指元气而言也）”（《医旨绪余·原呼吸》）。肺与肾、宗气与元气的相互配合，才是完成呼吸功能的关键，二者相辅相成，缺一不可。然而，其中肾中所藏之元气（肾间动气）虽有赖于后天宗气的“积而养之”才能维持长久，但却是呼吸的根本动力所在。故呼吸“赖此动气为生生不息之根，有是动则生，无是动则呼吸绝而物化矣”（《赤水玄珠·肾无痘辨》）。他还举例说：“人一离母腹时，便有此呼吸，不待于谷气而后有也”“平人绝谷七日而死者……未若呼吸绝而即死之速也”，用以说明就呼吸功能而言，先天之元气较后天之谷气（宗气）更加重要，“以是知呼吸者，根于元气，不可须臾离也”。

宗气对于人体而言，同样是非常重要的。其云：“人与天地生生不息者，皆一气之流行尔。是气也，具于身中，名曰宗气，又曰大气。”孙一奎认为，宗气乃是“气之宗主”，是人体最为重要的气，“及其行也，肺得之而为呼，肾得之而为吸，营得之而营于中，卫得之而卫于外”。而营气、卫气之所以能循于经隧，温分肉，以发挥正常生理作用，都有赖于宗气的推动。故曰：“此宗气者，当以营卫并称，以见三焦上中下皆此气而为之统宗也。”同时，先天之元气也需要靠宗气“积而养之”，才能维持其正常的呼吸功能，“元气使无宗气积而养之，则日馁而瘁，呼吸何赖以行？”

除肺、肾二脏外，三焦与气化功能也有着密切的关系。由于宗气出于上焦，故称三焦为“气之父”，其作用是总摄诸气。“其气融会于其间，熏蒸膈膜，发达皮肤分肉，运行四旁”，既为“元气之别使”，又以上、中、下三焦而“统宗”宗气，还有受气而泌糟粕、蒸津液、化生营卫的作用，是人体气化功能的关键。

【临证经验】

一、临证施治特点

（一）明证与正名

孙一奎在临证施治时，非常重视“明证”。他在《赤水玄珠》的凡例中，开篇即写明：“是书专以明证为主”。他在长期的临床实践中，深刻地体会到“医难于认证，不难于用药”，“明证”是临证施治的前提。只有首先做到“明证”，遣方用药才能“知己知彼，百战百胜”。孙一奎所谓“明证”，即要学会正确地辨证。他认为凡证不论大小轻重，都有寒、热、虚、实、表、里、气、血之分，医生临证之时首先要将这八种性质审查清楚，才能正确地选择方药，“即于十二经药性中，表里寒热温凉间，摘出治之，自然权变合宜，不失胜算”。

孙一奎是当时的名医，其治病显著的疗效正是源自其准确的辨证，这在《孙文垣医案》中有大量的记载，其中以《三吴治验》中的“万历龙飞二年吴小峰小川目疾”案最具代表性。患者是兄弟二人，年龄相近，同时患目疾，且症状相似，专科医生愈治愈重。孙一奎详细诊脉辨证后，分别以一补、一泻使二病均愈。人问其故，答曰：“此阴阳虚实之辨也”，一人为厥阴肝火炽盛，当用泻法，是正治；而另一人则是“下虚，又为怒所激，怒则火起于肝”所致，故应先疏其肝气，再用甘温补其下元之虚，使其火得归元，这是从治。此案足见“明证”之重要，临床常见病同而证异的情况，所以必须明证于先，才有可能奏效于后。

孙一奎除强调辨证外，针对古籍中病名混淆错乱的现象，结合临床实际，对多种病名进行研究，致力于正名的工作，这也是他“明证”的一个方面。《赤水玄珠·凡例》曰：“古今名称不同，如古经以风寒湿三气杂至而成痹立名，丹溪乃改痹为痛风。又如肠澼泄利、肠风脏毒，混论而未析。如此者甚多，设不辨而正之，何所适从。”因此，他在编写《赤水玄珠》之时，将“各证经文混论者，列之于前，以为之纲；以今人尝称者，析之于后，而为之目；目下各列治法”，如此则将中医原本杂乱无序的病名条理化、系统化、清晰化。同时，孙一奎还对多个相似病证的鉴别诊断进行深入探讨。如他对泄泻按轻重分泄与泻；又详论癫、狂、痫之异同；痢与滞下之异治等。孙一奎明确指出朱丹溪将噎、膈、翻胃三者混称一病不妥，并根据其病证的特点和轻重，重新定义三病：噎为“饮食入于噎间，不能下噎，随即吐出”；膈为“饮食下噎，至于膈间，不能下膈，乃徐吐出”；翻胃为“朝食而暮吐，暮食而朝吐”。此外，孙一奎还对咳、嗽、哮、喘、呕血、咳血、齿衄、鼻衄、鼻渊等病名的意义加以辨析。孙一奎在病名解析和分类方面的见解，具有一定的参考和借鉴意义。

（二）合法而不执方

“不执方”是孙一奎临证施治的又一重要特点。《医旨绪余》中有“不执方说”一篇，以兵法喻用药，来说明临证应“合法”而“不执方”。孙一奎认为，用药正如用兵，军队的战斗力来源于严明的军纪和严格的训练，这需要依据兵法而行；在战争中如何做到“知己知彼，置伏设奇，临变不测”，则全在于主帅对兵法的灵活运用。对于遣方用药也是一样，要“合法”而“不执方”。“法”即为古人立方之原则，古籍所载之方，君臣佐使，药之性味，剂型变化，皆是示人以法。他指出，方书“简易捷径”，是为了“便于后学”而作；学方的目的在于学法，方不可泥而法不可废，临证运用不必拘泥于原方。故“按图用兵而不达变者，以卒与敌；执方治病而不察因者，未有能生人者也”。

然而，“执方”简易而“合法”艰难。孙一奎对此也深有体会，其谓：“不执方又合于法，亦匪易臻也，脱非生平融通《素》《难》《本草》，仲景、洁古、守真、东垣、丹溪诸书，不可以语此秘密。”因此，他认为立法处方，当以“明证”与“明药”为前提，强调临床治疗应遵循理、法、方、药一贯性的原则。故曰：“立法处方不过酌病机之详确，审经络之虚实，察药性之宜悖，明气味之走守，合色脉，衍天和，调燮阴阳，参相造化，以一理贯之，理融则识真，识真则机顺，自然应变不胶。方自吾心出，病可去而功可成，以成功而名方，谁曰不可。”（《医旨绪余·不执方说》）这些真知灼见，至今仍具有重要的指导意义。

（三）注重顾护元气

孙一奎生活于明代中前期，社会繁荣，民生安定，外感热病逐渐减少而内伤杂病渐增。然而，当时的医学界仍上承金元医风，尊奉丹溪之学，治病重在滋阴降火，动辄寒凉攻伐，常致损人脾胃、克伐真阳，形成时弊。有鉴于此，以薛己为先导的一些医家在继承李东垣脾胃学说的基础上，进而探讨肾和命门病机，从阴阳水火不足的角度探讨脏腑虚损的病机与辨证治疗，建立了以温养补虚为临床特色的辨治虚损病证的系列方法，后世称这些医家为“温补学派”。孙一奎为汪机再传弟子，同时受李东垣、薛己等的影响也很深，他针对时医对于内伤发热、虚损、血证等滥用苦寒、畏投甘温的谬误，直指其非而极力批驳。其自身临证也十分注重培护阳气，温补下元，为明代温补学派的重要代表人物之一。

孙一奎临床诊病坚持理论指导实践，在临证之时常与命门、三焦、相火等理论相互印证，时刻注意对命门动气及三焦元气的保护。孙一奎认为，三焦为相火，是元气之别使，命门元气经三焦敷布，又为“相火之用”。因此认为，元气不足可致三焦虚寒而气机升降失常，其病变涉及上、中、下三部。上为气不上纳，中为水谷不化，下为清浊不分，故可出现喘满、肿胀、中满、癃闭、遗精、小便不利、失禁、消渴等。在三焦病变中，孙一奎对下焦虚寒证尤为重视，认为鼓胀、癃闭、消渴诸证多属下元虚寒，升降失常，并影响到上、中二焦而出现相应证候。如《赤水玄珠》论“鼓胀”说：“小便之不利，由下焦元气虚寒，以致湿气壅遏于肤里膜外之间，不得发越，势必肿满”“不可徒用通利，当温补下元”。对于癃闭，其云：“下元罢惫，而气馁弱不能施化，故小便淋沥点滴而下，是又称为淋也。肾气郁，致小肠膀胱不利……肾水不足，膀胱肾之室，久而干涸，小便不化。”此谓下元虚寒，肾阳虚衰，膀胱气化失常，导致癃闭。关于肾消，孙一奎也提出为下元虚寒，升降失常，肾阳不足所导致，认为“若下有暖气蒸则气润，若下冷极则阳不能升，故肺干而渴”，故治疗“常须暖补肾气，饮食得火力则润上而易消，亦免干渴之患”。

除影响气机升降与气化功能外，下元不足还会累及他脏而生病变。孙一奎认为，肾阴、肾阳是五脏阴阳之根本，如果下元不足而发生病变时，不仅耗散本脏精气，而且影响其他各脏而致虚证。如遗尿之证，孙一奎认为是肾虚及脾，气不摄津居多，常见于先天禀赋不足，后天调摄失常。其谓：“遗尿者，良由下元不足，肾与膀胱虚冷所致。故古方多用温补下元之剂，肾气实则气固而溺有统摄，则不致遗失也。”又如妇人产后乳少，孙一奎认为乳汁的生成在气与血，二者又都离不开肾气的生化作用，“若元气虚弱，则乳汁短少……其根在肾。”因此他认为，治疗时采用补肾通乳之法，比单纯补益气血效果更佳。

孙一奎在治疗上注重温补下元，以使元气自归，这一特点在他的医论与医案中多有体现。如治疗消渴，金元以来医家多以燥热火证来论治，采用清里攻下之法。孙一奎则认为肾消乃命门火衰所致，治疗宜“大补元气，使阳气充盛，熏蒸于上，口自不干”。又如治疗鼓胀，孙一奎明确提出，该病起于下焦虚寒，以致气化不行，只有先温补下元，使下元充足，则胃中温暖而谷气易化，脾得健运亦可运化水湿，膀胱气化功能恢复，清气能升，浊气自降而化为小便，如是湿气方有出路而胀满自消。同时，根据温补下元的治疗原则，孙一奎自制“壮原汤”以治疗鼓胀。

孙一奎还非常强调脾肾同治。脾为土脏，为气血生化之源；肾为水脏，为藏精之处，阴阳之宅。脾与肾相互资生，脾之健运功能需肾中阳气的温煦；肾精亦有赖于脾胃运化水谷精微的不断补充与化生。故脾胃为水谷之海，化生后天之气，且能补先天之不足。肾与命门为先天之本，脾肾失济，多为虚损，从而产生各种虚实夹杂或虚损病变。因此，他在临证之时，除温补下元外，对脾胃功能也极为重视。如其治疗虚劳之法很能体现这一特点。其云：“脾胃健顺，运纳五谷，虽有虚劳，复之亦速。脾胃苟虚，若不先补益，而便用补本脏之药，则脾不能纳化，滞而不行，用力多而成功少也。故治虚劳者，须先健顺脾胃，然后徐用本脏补药，无不成功。”孙一奎对脾胃的重视，在很大程度上是受到李东垣脾胃学说的影响，所著《医旨绪余》中，有“张、刘、李、朱、滑六名师小传”“李东垣药类法象”等篇章，深入探讨李东垣《脾胃论》。

在用药上，孙一奎反对滥用寒凉，认为纯阴苦寒之剂不但易致脾胃虚弱，而且损耗元气，但同时又指出过用辛热、疏导及渗利之剂的危害。认为如此会导致肾气夺伤，谓“若用辛香散气、燥热伤气，真气耗散”（《赤水玄珠·气门》）。他还就《内经》中“形不足者温之以气，精不足者补之以味”这一经典补益原则，加以诠释说：“温是温存之温，非专指温暖之药而言也。味是味之厚者，乃阴中之至阴，本乎天造，非偏厚出于人为之味也，是皆不以温热为补明矣。”（《赤水玄珠·眩晕门》）他反对滥用温热辛燥之品，在《赤水玄珠·虚怯虚损痨瘵门》中明确指出其危害，说：“今医失补之道，轻则鹿茸、雄桂，重则起石、丹砂，加之灼艾补燥其水。夫五行之气，气特其一耳。一水不胜五火，况又加以热剂，则水愈涸而火转盛，久而咳痰、咳血、潮热烦渴”。

二、临证经验荟萃

（一）中风

中风一词，始见于《内经》。《素问·风论》记载："风之伤人也，或为寒热，或为热中，或为寒中，或为疠风，或为偏枯"。论其病因，则唐宋以前皆从内虚邪中、风从外入之说。而自金元以降，医家对中风病因、病机的认识逐渐深化。如刘完素以为"风病多因热甚"，是"心火暴甚，肾水虚衰，不能制之"所致。张元素认为是"本气自病""气衰者多有此疾"。朱丹溪认为"湿生痰，痰生热，热生风"乃是中风的病因。以上所论，各家之说皆言风从内出。"内伤"说，与此前之"外感"说形成了鲜明的对照，对中风病因病机的认识颇具新意。但是，金元医家过于强调内伤，似乎又有矫枉过正之嫌，偏离了临床实际。

孙一奎认为，中风是外感与内伤共同导致的，不应简单地以"内风"与"外风"分类。《赤水玄珠·中风》云："盖因先伤于内，而后感于外，相兼成病者也""百病皆有因有证，因则为本，证则为标"。他还指出《内经》及古籍所谓"风从外入"，是指中风的症状而言，而金元以后各家所谓"风由内生"，是指中风的原因，二者不可偏废。"故古人所论外感风邪者，未必不由本体虚弱，荣卫失调之所致。诸子所论火盛、气虚、湿痰者，未必绝无风邪外侵之所作。若无风邪外侵，则因火、因气、因湿，各为他证，岂有暴仆暴喑，口眼㖞斜，手足不遂，舌废不用，昏不识人之候乎?"（《赤水玄珠·中风》）

孙一奎认为，中风的病因是"血病、痰病为本，外邪为标"，指出血随气行，在人体经络脉道之内周流不停，如气血逆乱则易受外邪。其云："气逆则血逆，得热则瘀浊，得寒则凝涩，衰耗则气行不周，渗透不遍，而外邪易侵矣。"同时他还指出，津液为血之余，行于脉外，流通一身，如天之清露，若遇血浊气滞，津液即凝聚为痰。因此，古人论中风、偏枯、麻木等，以血虚、瘀血、痰饮为言，是论其致病之源。至其得病，则必有诱因，或因风，或因寒，或因湿，或因酒，或因七情，或因劳役、房劳、汗出，因感风寒湿气，遂成此病。邪中于皮毛、肌肉则麻木不仁，遇热则痒，遇阴雨则沉重酸痛；邪入于血脉经络，则手足、指掌、肩背、腰膝重硬不遂，难以屈伸举动，或走注疼痛。以上种种表现均是由邪气郁滞，正气不得流通而造成的。

对于中风的治疗，孙一奎主张内外同治，不可偏废。其云："外感重者宜先祛外邪而后补中气；内伤重者，宜先补正气而后攻外邪。或以散风药为君，而补虚药为佐使；或以补虚药为君，而散风药为佐使。全在治法，量标①轻重而治之。"（《赤水玄珠·中风》）孙一奎认为，风之伤人以肺、肝两经居多，肺主气而肝藏血，因此气与血也就成为治疗中风的关键，故而治风之法"初得病即当顺气，及日久即当活血"。他明确指出，中风病因是"血病、痰病为本，外邪为标"，故"治痰先治气，气顺则痰清；治风先治血，血行风自灭"。若血瘀痰浊未去而但用温经祛风之药，则很难见效。故曰："若先不顺气，便用乌附；又不养血，徒用麻防，未见有愈者也。"

上医治未病，是医家追求的理想境界。因此，孙一奎对中风的先兆症状非常重视。其指出：

① "标"，各本均作此，按文义似应为"标本"之误。

“凡中风者，俱有先兆之证。凡人如觉大拇指及次指麻木不仁，或手足不用，或肌肉蠕动者，三年内必有中风之证”（《赤水玄珠·中风》）。肌肉蠕动，是风邪初犯的征兆。《内经》曰：“肌肉蠕动，命曰微风。”而大拇指、次指属于手足太阴、阳明经，中风多见此二经症状。见此先兆当治其萌芽，所谓“初成者获愈，固久者伐形”。对于中风先兆，除药物治疗外，饮食起居的慎养更加重要。在《孙文垣医案·新都治验》有“程晓山中风先兆案”，记载了孙一奎对中风先兆诊断与治疗的全过程。患者身体肥胖，“近觉两手小指及无名指，掉硬不舒，亦不为用。口角一边，常牵扯引动”。孙一奎诊脉，见六脉皆滑大而数，浮而不敛，认为脉滑大为痰，数为热，浮为风，从脉象来看是湿生痰，痰生热，热生风的表现。患者喜欢饮酒故多湿，近又荒于色，故真阴竭而脉浮，则手指不舒，口角牵扯，是中风的先兆。但患者“面色苍紫，其神藏，虽病犹可治，切宜戒酒色，以自保爱”。孙一奎治以标本两治之法，使患者半年病痊，且至十年无恙。但患者在十年后，“召妓宴乐者如旧，甘酒嗜音荒淫”，不守禁戒，重犯酒色，以致前功尽弃，“手指口角牵引掉硬尤甚，月余中风，右体瘫痪”，最终不治。此案足可见孙一奎对中风先兆治疗的重视，以及善后保养的重要性。

（二）鼓胀

鼓胀是以腹部胀大，皮色苍黄，脉络暴露，四肢瘦削为特征的一种病证。由于患者腹部鼓胀如鼓，故名为鼓胀。鼓胀大多发生于疾病的后期，属危重病证。此病病因病机比较复杂，多为本虚标实，虚实互见，治愈实难，被称作中医杂病四大难证之一。历代医家论及鼓胀的病机，多从《内经》“诸湿肿满，皆属于脾”之说，认为鼓胀的病机是脾虚湿停，治疗多以补中健脾、通利小便为主。而孙一奎首创“鼓胀”之说，为鼓胀的治疗开辟了新的思路。

孙一奎在《赤水玄珠·鼓胀说》中指出：“胀满之疾，谷食不消，小便不利，腹皮胀急而光，内空空然如鼓，俗谓之鼓胀”。鼓胀除腹胀如鼓外，还有两个最主要的症状：“谷食不消”与“小便不利”。这也是造成“腹胀如鼓”的主要原因。而“谷食不消”与“小便不利”这两大症状，从根本上讲都和下焦元气虚寒有关。孙一奎根据《内经》“胀取三阳（太阳膀胱经）”，及“膀胱者，州都之官，津液藏焉，气化则能出矣”的经义，提出小便之不利是起于下焦元气虚寒，下元虚寒则气化不行，气化不行则必然小便不利，“以致湿气壅遏于肤里膜外之间，不得发越，势必肿满”。“谷食不消”同样与下元虚寒有关，孙一奎将胃之腐熟、消化谷食，形象地比喻为釜甑作炊，“釜底火旺，则热气熏蒸，甑炊易熟。若徒有水而无火，则无气上升，物何由熟？”中焦脾胃之腐熟运化水谷，全赖肾阳温煦，若肾中元阳不足，火衰不能熏蒸中焦，则必然导致脾胃运化无力，则食谷不化，水湿内停，酿痰积瘀，终成本病。

鼓胀的病机“起于下元虚寒”，则鼓胀的治疗自当以温补下元为重。孙一奎认为，治胀满宜先补下元，使火气盛而湿气蒸发，胃中温暖则谷气易化，脾得健运亦可运化水湿。如若下元得温，膀胱气化功能恢复，则清气能升，浊气自降而化为小便，如是湿气方有出路而胀满自消。针对鼓胀“先宜温补下元”的治疗原则，孙一奎自制补下元之剂“壮原汤”，温先天之肾阳与益后天之脾气并重，气运水行则鼓胀自消。若医者不知温补下元，只知用五苓散、胃苓汤等通利之剂，则下元益虚而真气益弱，服之愈多而小便愈少，肿胀愈急，则死期将至。

（三）痰证

孙一奎对痰证诊治相当重视，在其《孙一奎医案》398 案中，与痰有关的医案多达 150 余则，占医案总数的 1/3 以上。

孙一奎认为，痰之为病，因其“所感不同，病变甚多。或为喘，为咳，为呕，为泄，眩晕嘈烦，悸忪惧慢，寒热疼痛，肿满挛癖，癃闭，痞膈，如风如癫，皆痰饮之所致也”（《赤水玄珠·痰饮门》）。因此，“治痰者，要当察其所来之源”，方可辨证施治。对于痰之“所来之源”，《医旨绪余·论痰为津液脾湿所生》指出：“痰为津液脾湿所生。亦有因于火，因于虚，因于气，因于食者。”他针对不同病机所导致的痰证，均拟定了一套与之相应的治疗方法，对痰证的临床治疗有着非常重要的参考价值。根据病机不同，孙一奎将痰证分为以下四类。

第一类，为脾湿生痰。孙一奎认为，痰为津液运化失常所生。因此“若脾虚停湿，则失其健运之常，不能致精于肺，遂而成痰，此脾湿而生痰者也”。这一类病机，孙一奎治疗以健脾燥湿化痰为主，以二陈汤加减。

第二类，为阴虚火动生痰。孙一奎对此类病机也非常重视，明确提出“有阴血不足，阴火上逆，肺受火侮，不得清肃下行，由是津液凝浊，生痰不生血者，此又因阴虚火动而成痰者也。”在治疗原则上，孙一奎认为应该“因于火则治火，火降金清，秋令乃行，水无壅遏，痰安从生”。

第三类，为食积生痰。其云：“又有食积痰者，饮食过饱则伤脾，脾伤则气馁，气馁则湿停，湿停则痰生矣。”对此，孙一奎治疗以消食化积为主，“宜以保和丸类治之”。

第四类，为气郁生痰。气郁，多因情志不舒所致。气郁日久，气化失常，则易生痰浊。故孙一奎曰：“谓痰之所从来，皆由七情郁结，气道不清，气积生痰。”因此，“人之气道贵乎顺，顺则津液流通，决无痰饮之患”。治疗气郁生痰，则“必先利气”“今利其气，使郁结开而气道畅，抑何痰饮之有”；方药则“宜七气汤、越鞠丸之类治之是也”。

二陈汤为治疗痰证之要剂，孙一奎也非常重视，用以治疗脾湿生痰。其云：“盖半夏燥脾湿，陈皮利肺气，茯苓入手太阴利水下行，甘草调和诸性，入脾为使。三味皆燥湿刚悍之剂，使水行、气下、湿去、土燥，痰斯殄矣，脾斯健矣……由是知二陈之治痰者，非治痰也，是治痰之因于湿也。”（《医旨绪余·论痰为津液脾湿所生》）二陈汤在《孙文垣医案》中运用非常多，约有 40 个案例均在不同阶段使用二陈汤加减方，可见其在孙一奎痰证治疗中的重要作用。然而，孙一奎对二陈汤的使用是非常谨慎的，而且极力批评当时医界不辨病机，滥用二陈汤治疗痰证的倾向。孙一奎称二陈汤乃“峻利之剂”，方中半夏、茯苓、陈皮三味皆燥湿刚悍之剂，“半夏燥脾湿，陈皮利肺气，茯苓入手太阴利水下行”（《医旨绪余·论痰为津液脾湿所生》），故只适用于“脾湿而生痰者”，其余不可以概用。孙一奎明确指出：“世俗例以二陈统治诸痰，不分寒热。因于湿者，固亦宜矣……至于火刑肺金，不得下降，而用二陈者，此又失之疏也……若一例而以二陈治之，吾知脾愈燥，而火愈动，非惟病不能去，而反增其喉痛、声哑、咳嗽、盗汗、烦躁、口渴也已”。

朱丹溪曾说：“二陈汤一身之痰都管，欲上行加引上药，欲下行加引下药”[①]，后人借此只言

① 孙一奎在《医旨绪余·论痰为津液脾湿所生》中引述朱丹溪语。

片语，即将二陈汤视为治痰之定法。孙一奎对这种认识大力批驳，指出丹溪此语乃专指“脾胃湿化之痰”而言，且主要是在强调引药的重要性。“如痰在胁下，非白芥子不能达。痰在四肢，非竹沥不行。痰在皮里膜外，非姜汁、竹沥不除。气虚之人有痰，非姜汁、竹沥不开”等。朱丹溪也并非单纯依仗二陈汤的功效，而后人不知变通，则无异于刻舟求剑。

孙一奎还在《医旨绪余·论痰为津液脾湿所生》中提出了多种痰证的病机与证治。如风痰，是由表虚皮腠不密，风邪得以乘之，肺气不利，邪郁为热，是以浊涕稠黏，治宜散风利气，如杏仁、枳壳、紫苏、前胡之类。惊痰，是惊则神不守舍，气乱胸中，清浊相干，脉道壅塞，痰浊内生所致。故惊痰者，多生心痛癫疾，以牛黄镇心丸之类治之。冷痰，由脾胃虚弱，不能运化精微，气馁行迟，津液凝滞所致，治宜温暖脾胃。宜当温补，使脾胃充实，痰自流动，如六君子之类。肾虚不能制火，致使津液生痰而不能生血。因肾虚不能纳气归元，出而不纳则积，积而不散则生痰。以《金匮》肾气丸之类[①]治之。

综上所述，孙一奎辨治痰证有着丰富的经验，他在理论阐述上博采众家之说，各取所长，其著作中多处引述朱丹溪、张子和、李东垣、严用和等医家的痰证学说，且能有所发挥，提出新的见解。尤其在《孙文垣医案》中，保留了大量治疗痰证的有效案例，对痰证诊治有着较高的参考价值。

（四）血证

孙一奎在《赤水玄珠》《医旨绪余》两书中对血证多有阐发，并强调血随气行，治血当兼调气，反对滥用寒凉治疗血证。

孙一奎认为，人之荣血亦属阴，与人之一身阴气有莫大关系。血生化于脾，总统于心，藏受于肝，宣布于肺，施泄于肾，灌溉一身，人体各种生理功能皆与血液有关。故若阴气一伤，易变生多病。关于临床表现，《赤水玄珠》第九卷“血门”中，“诸见血证总论”云：“妄行于上则吐衄，衰涸于中则虚劳，妄反于下则便红，移热膀胱则癃闭溺血，渗透肠间则为肠风，阴虚阳搏则为崩中，湿蒸热瘀则为滞下，热极腐化则为脏血，火极似水血多紫黑，热胜于阴则为疮疡，湿滞于血则为痛痒，隐疹皮肤则为冷痹，蓄之在上则为喜忘，蓄之在下则人喜狂，坠恐跌仆则瘀血内凝”等。

孙一奎还提示，因血证复杂且多变，故辨治血证应格外小心，不仅“治血当明血出何经”，且要辨明血证的寒热虚实属性。其云：“便血清者属营虚有热，浊者属热与湿，色鲜者属火，黑者火极，血与泄物并下者，属有积，或络脉伤也。尿血因房劳过度，阴虚火动，以致营血妄行，而或者又以此为得之虚寒，当以脉别”，并强调“用药者要认血来本原，不可妄治，以致变乱”。（《赤水玄珠·血门·诸见血证总论》）

关于口鼻诸窍之吐血、衄血的辨证论治，当时医生多认为，“吐血、衄血，多是火载血上，错经妄行，越出上窍”，往往投以寒凉之药凉血止血。孙一奎对此过用寒凉之风进行批判，并指出火

① 肾虚不能制火者，当为肾阴亏虚，然《金匮》肾气丸为治肾阳虚之要药，其间似有矛盾，但原文如此。而其下解说中只谈及“茯苓、泽泻利水下行”“地黄、山萸实补肾水”，未及桂枝、附子等阳药，故此当理解为肾气丸的加减应用，如六味地黄丸等。

乃无形之气，是无法载血上行的，而是“血随气行，气和则血循经，气逆则血乱”。由于气有余便是火，故朱丹溪曰：“吐血、衄血，多是火载血上”，实际是指“气逆而血妄行，兼于火化”。《内经》曰：“怒则气逆，甚则呕血”，李东垣曰：“血妄行上出于鼻口者，皆气逆也”，均可证明吐血、衄血的病机是气逆而非火。因此孙一奎认为治血当兼调气。更何况血液得寒则凝，越出上窍之血虽然暂时为寒凉所凝滞，但气逆之病因未消，过后必然会复发。且过用寒凉会导致血不归经，而寒凉伤脾又会影响脾统血的生理功能，脾虚不能约束诸血，极易变生他证。

对于血证的治疗，孙一奎认为应“有寒当温，有虚当补”，“假使胃寒，或久为寒凉所激，以致血不归经，不温可乎？暴吐暴衄，昏运软倒，不补可乎？”（《医旨绪余·论呕血》）强调务必辨证准确，不能妄用寒凉。同时，他还举出了王好古以理中汤治疗“饮冷伤脾吐血”、罗之悌以理中汤治疗“伤胃吐血”、葛可久以独参汤治疗“吐血昏运”的实例以资证明。

血证多变，且多有兼挟证候。如“或挟风，或挟湿，或挟气，又有因药石而发者”，其兼挟证亦不可忽略。如孙一奎在论述咳血时指出“咳血多是火郁肺中”，其治疗原则“宜清肺降火，开郁消痰，咳止而血亦止也”，并强调不可以“纯用血药”，否则会导致气滞痰塞而郁不解，则“咳既不止，血安止哉”。这是咳血治疗中的大忌。另外，咳血亦有虚证，如发现“下午身热而脉细数”的症状，是真阴不足的表现，当清上补下，不可一概而论。

（五）虚损证

孙一奎认为，虚损证的形成是一个逐渐发展的过程，其中虚是气血不足，怯是不能任劳，损是五脏亏损，由虚而至怯至损，病势由浅而渐深。他强调对虚损的治疗应仔细分析，不能轻易投剂。否则，少有差误，则轻者反重，重者至死。

《赤水玄珠》立有“虚怯虚损痨瘵门”，开篇便鲜明地指出了时医治疗虚损的三种主要错误（三大愆）。

其一，病家屡更医师。精气夺则虚，虚损一证病程长，多有反复，须长时间多服补药才能见效，但患者往往追求速效，若见效稍迟就对医生不再信任，更换其他医生调理。后来的医生看到前方不效，便怀疑前医辨证不准而更换方药，而没有想到可能是由于时间过短而药力未到的原因。如此，患者屡换而屡试之，最终脾胃转伤，遂致不救。这不是天下没有好医生，而是患者不懂得治疗虚损一证的规律所致，比起另外两种，这还只是个小的错误。

其二，医师滥用滋阴降火之法。孙一奎指出，自朱丹溪提倡阳有余阴不足及相火易动之论之后，又有后世众多医家相应和，滋阴学说大为流行，已成滥用趋势。“故今之人，才见虚弱发热，一委之阴虚火动，开场便用滋阴降火，不分阳虚阴虚，脾胃勇怯，一概用黄柏、知母、生熟地黄、天麦门冬、牛膝、天花粉、五味子、童便之类。”患者体虚，易感风寒而致咳嗽潮热，应以轻扬之剂退其热，以补剂收其功，而当时的医生有不明此理者，则滥用滋阴降火之药，却不知此类药物皆敛肺助湿，滞痰损脾。若患者胃气较强又有阴血不足者，或许没有大碍。若患者胃气较弱又无实热症状者，服用这些纯阴苦寒的药物则会损伤胃气，则风邪火热皆莫能散，愈投愈咳，愈进愈热，“甚至恶心胸满、咳嗽痰沫、泄泻声哑而毙”。这是医生滥用滋阴降火之法治疗虚损的严重后果，是最严重的错误。

其三，患者喜补而惮攻。很多患者长期饮食膏粱厚味，导致内多积聚，且心中嗜欲太多，身体不能承受，气血亏虚而不能任劳。因此，每次请来医生，总是喜补而惮攻，却不知“积之不去，热之不去”的道理。多用补药则重闭其气，是资其邪而益其病。虚证初起未久，胃气尚强，应当先攻邪而后议补，则无后顾之忧。若失掉这个机会，迁延日远，再补则难以成功。欲攻则胃气已坏，畏首畏尾，待死而已。这也是一种很常见的严重错误。

以上三弊皆自虚损病机特点而出。其中，孙一奎尤其重视滥用滋阴降火的问题，为此曾专篇评述“阳有余阴不足论”之偏。

对于虚损的治疗，孙一奎认为当从《难经》治法：损其肺者益其气；损其心者调其营卫；损其脾者调其饮食，适其寒温；损其肝者缓其中；损其肾者益其精。而其中“只在保护脾胃为上”。治疗虚损，也并非只有温补之一法，和解、攻里二法同样非常重要，只要其证具备即可运用，虽属老弱、久病之体也不可回避。因为暂用攻伐也正是拨乱反正之用意。不过临证之时要注意攻补之法“用舍得宜”，有先攻而后补者，有先补而后攻者，有攻补并行者。当攻则攻，当补则补，既不能贻误机宜，又要求中病即止。总之，要达到使脾胃功能恢复的目的。脾为后天之本，脾胃健运则后天生化有源，脏腑亏损之精气有望渐渐恢复。

孙一奎指出，《内经》云：今人未及半百而衰，“以酒为浆，以妄为常，醉以入房，以欲竭其精，以耗散其真”。这是虚损一证发病的根本原因。因此，治疗应及早下手，在患者“血气未衰，病势未羸，大肉未消，饮食未减”之时，虽有寒热诸邪，尚可医治；若等到脉象微弱，“血气已衰，病势已羸，饮食减，骨肉枯，寒热蒸，呕泄作”，此时则处于攻补两难的处境，就很难治疗了。如两手均出现弦脉，则为贼邪侵脾，尤为难治。故“善治者，当病势未深之时，调养脾胃，安镇心神，滋补肾水，俾心肾气交，脾胃充实，饮食日进，血气自生，病无不差。”《内经》曰：“精不足者补之以味”，此处的“味”指的是阴性的饮食，如谷、粟、菜、果之类，而并非指醯酱烹饪偏厚之味；“形不足者温之以气”，温是温养的意思，温存以养，使气自充，气充则形完。但当时医生有不懂补养之法者，轻则鹿茸、雄桂，重则起石、丹砂，加之艾灸。本应补阴却滥用燥热之剂，导致病势更加严重。因此，治疗五脏气血虚损，补剂虽不可无，用之亦必有道，必先治其诸虫、痰饮、宿癖，一一除尽，方可以服补剂。且患者身体虚弱，最易感受风邪，尤当先行和解、微利、微下，从其缓而治之，次则随证调之。如果患者体内邪气未除，而贸然使用温补，则邪气得补，遂入经络，致死不治。

孙一奎认为，五脏虽均有虚损之证，但以心、肾为多，心主血，肾主精，精竭血燥，则心肾两虚。故补法当以调心补肾为先，惟宜温养，以缓取效，不宜用峻烈之剂。脾胃为后天之本，“脾胃健顺，运纳五谷，虽有虚劳，复之亦速。脾胃苟虚，若不先补益，而便用补本脏之药，则脾不能纳化，滞而不行，用力多而成功少也。故治虚劳者，须先健顺脾胃，然后徐用本脏补药，无不成功”。

在治疗用药方面，孙一奎针对时医滥用滋阴降火的流弊，举出汪机辩驳王纶《明医杂著》阴血虚证“忌用参芪论”的观点，以说明温补的重要性。他指出人参不惟补气，亦能补血，以补血佐之则补血，以补气佐之则补气；黄芪虽专补气，以当归引之，亦能补血；芍药为行血之药，认为“大凡用当归活血，须以芍药收之，免辛散助热”。

孙一奎还提出，治疗虚损应补其不足，泻其有余，标本兼治。他指出：“抑火有三法：有泻、有降、有滋阴。黄芩、黄连、栀子，泻火之药，泻其有余。黄柏、知母，降火之药，补其不足。天门冬、麦门冬、生熟地黄、当归，助阴生血滋阴之药。”同时，他还提出选用甘草、白术、陈皮、青皮、柴胡、白芍、瓜蒌、贝母、阿胶、五味子、石莲、芡实、秦艽等药性较平和的药物，治疗阴虚火旺证，以达到标本兼治的目的。

虚损证的治疗，除药物外，日常调养也很重要，“患者亦须爱惜身命，坚心定志，绝房室，息妄想，戒恼怒，节饮食，以自培其根，否则虽服良药无益也”（《赤水玄珠·虚怯虚损痨瘵门》）。

（六）痿证

中医对“痿证”的认识很早，在《内经》中就有专论。然而，痿证却仍然是医学的一大难题，可谓“世之病痿者甚多，而治痿之法甚少”。有鉴于此，孙一奎从《内经》出发，深入阐发“治痿独取阳明”的思想，阐述痿证病机并提出治疗“痿证”的基本原则，大大地丰富了痿证的诊治理论。

孙一奎认为，《素问·痿论》提出“气热为五痿受病之胎”，以总括痿证病机。气热是痿证的根本，而气热的产生是由肺热叶焦而来。因肺为相傅之官，主治节，统一身诸气，犹如宰相承一旨以令天下。故气热先自肺热，肺热叶焦则一身之气俱热，而五脏相继传递皆热且燥，不能荣润其所主，发为筋、脉、肉、皮、骨五痿之证。故曰“肺热为本，而五痿为标”。

《内经》所云“治痿独取阳明”，为治疗痿证之根本大法。而“独取阳明”与“肺热为本”是密切相关的。孙一奎认为，痿证乃内脏不足所致，治疗必须运用补法。此“独取阳明”之“取”字，不是指攻取，是教人补之之意。“阳明”指的是足阳明胃经。胃乃坤土，万物之所以资生，与脾脏相表里。脾胃一虚，肺气先绝，肺虚则不能宣通脏腑，节制经络。若肺热叶焦，则不能节制诸经；胃气虚弱，则脏腑无所受气。《素问·痿论》：“阳明者，五脏六腑之海，主润宗筋。”冲脉为经脉之海，带脉环腰，总束诸脉。人身冲任二脉，与阳明合于宗筋，会于气街，皆属于带脉，而络于督脉。而足阳明经虚，则宗筋枯槁软疭，带脉不能约束，则足痿弱不用。因此治疗痿证必先补胃气，若补其阳明，使谷气充，冲脉密，带脉引，宗筋润，则能束骨而利机关，且“胃厚则脾充，脾充则能布散津液，使脏腑各有所禀受，四肢健运，如是则何有于叶焦，何有于痿躄也”（《赤水玄珠·痿证门》）。

临床治疗痿证，虽有“独取阳明”之大法，但也不能局限于此法。因为新病、久病不同，五痿症状各异，具体处方用药自然不同。“治痿独取阳明”是临证处方的基本原则，而具体运用时须分清病之新旧。由于其病皆自肺热而来，故其方萌之时自当独取阳明，自源头截断病变流传，能够取得良好的疗效。若病日已久，“五痿之疾既痼，而阳明虚，宗筋纵，带脉不引，足痿不用之时”，单用“独取阳明”之法，则其时已晚了。应当根据五痿之所主而参治之，或许能收到预期效果，即《素问·痿论》所谓“各补其荥而通其输，调其虚实，和其逆顺，筋脉骨肉各以其时受月，则病已矣”。这里虽然说的是针刺治疗“阳明虚，带脉不引”的方法，也是治痿之纲领。具体治疗，可参考《内经》所言皮、肉、筋、骨、脉五痿分属五脏而分别治疗。治阳明之法，只可治脾之肉痿与肺之皮痿，而肝之筋痿、心之脉痿、肾之骨痿，其受病又自不同，不可只取阳明而治。故治筋痿宜养其肝，治脉痿宜益其心，治骨痿宜滋其肾，不可执一而论。但总的原则仍是要以“气热”为本，补益阳明胃气为用，具体临证处方则需要靠医者本身去探索扩充。

（七）痹证

“痹”之名出自《内经》。如《素问·痹论》云：“风、寒、湿三气杂至，合而为痹也。”后世医家多认为，痹证是因风、寒、湿、热等外邪侵袭人体，闭阻经络而导致气血运行不畅的病证。其主要表现为肌肉、筋骨、关节等部位酸痛或麻木、重着、屈伸不利，甚或关节肿大灼热等。

由于痹证所包含的范围广泛，病情复杂多变，自《内经》之后较少得到医家的重视，也较少有人提及，而是将其分散到其他病证中治疗，“如胞痹寓淋，肠痹寓飧泄，心痹寓噫气……其有认为痿，认为风，认为脚气同治者”（《赤水玄珠·痹门》）。因此，孙一奎对痹证的论述首先从对痹证的“正名”开始。

孙一奎的《赤水玄珠·痹门》中，依据《内经》所论将痹证分为“行痹”“痛痹”“着痹”三大类，明确指出：“行痹者，行而不定也，今称为走注疼痛，及历节风之类是也”“痛痹者，苦楚，世称为痛风及白虎飞尸之类是也”“着痹者，着而不移，世称为麻木不仁，必着而不移”。基于这种认识，《内经》中所论述的“骨痹”“筋痹”“脉痹”“肌痹”“皮痹”“肺痹”“心痹”“肝痹”“肾痹”“脾痹”等，则是行痹、痛痹、着痹在不同病变部位的体现。

关于痹证的病因病机，《孙文垣医案·吴江孙行人有痛风》指出：“阴血虚，则筋失养，故营不营于中；气为寒束，百骸拘挛，故卫不卫于外；营卫不行，故肢节肿而痛。”孙一奎认为，痹证以后天不足、营卫亏虚为基础，营阴不足、卫外不固，则机体易为风、寒、湿三邪所中而致痹。

孙一奎认为痹证之本，在于脾气运化失常，他对痹证的治疗也注重培补后天，多从健脾化湿着手，用药常佐辛温之品，多用人参、黄芪、山药、甘草等补益脾气，以升麻、柴胡、附子振奋脾阳，以茯苓、苍术、泽泻、猪苓、薏苡仁渗湿健脾，以当归、红花活血养血。据《孙文垣医案》记载，治疗“右手痛风，小水频迫，起身稍迟，即出不禁，足有浮气”之证，使用六君子汤加减。该方为益气健脾之剂，加苍术、石菖蒲、晚蚕沙，倍薏苡仁渗湿健脾，大附子温补脾阳，充分体现了孙一奎治疗痹证治病求本、从健脾立方的思想。

根据感受病邪之不同，在治疗中则各有侧重。行痹成于卫气虚弱，复感外邪，治疗行痹需兼顾祛邪通络与固本扶正；痛痹以寒邪为胜，治疗痛痹突出温补肾阳，补脾扶正；着痹多为气血俱虚，因虚感邪所致，多为湿邪缠绵，闭阻经脉而留滞不去，故治疗强调补脾温肾、健脾祛湿。

（八）积聚

积聚，是指腹内结块，或痛或胀的病证。积属有形，结块固定不移，痛有定处；聚属无形，包块聚散无常，痛无定处。孙一奎在前人基础上，对积聚的病因、病机、病位等提出了新的见解，并根据内外积聚之不同详述治法。

关于积聚的阴阳属性，一般认为积属阴，聚属阳。《难经·五十五难》曰：“积者，阴气也，其始发有常处，其痛不离其部，上下有所终始，左右有所穷处；聚者，阳气也，其始发无根本，上下无所留止，其痛无常处谓之聚。”孙一奎对此提出不同看法，他在《赤水玄珠·积聚论》中指出，《难经》所言积属阴、聚属阳，是“以血气分阴阳”，这种认识并不确切，因为“阴血阳气也，皆能成积，但脏腑所主之不同耳”。他明确提出积聚的症状表现之所以不同，是由脏腑的形态、功能等差别所致，积的产生不但与阴气有关，同样也会由阳气异常导致。脾肺多主于气，息者气之息也，《内经》中所说的“肺积息贲”，即阳气所成之积。

对于积聚的脏腑属性，多数医家根据《难经·五十五难》“积者，五脏所生；聚者，六腑所成也”的理论，认为积生于脏，聚生于腑。孙一奎则认为，此说有矛盾之处。如：《难经·三十六难》将奔豚归为肾积，然奔豚之证“发于少腹，上至心下，若豚状，或上或下无时”，为气逆上冲所致。按《难经》的积聚分类，奔豚应属于聚病。他还明确指出：“肾积奔豚，……与聚证走动相类，与本文积属阴沉伏之比不相合”。由此，进一步提出五脏六腑俱可形成积聚的观点，指出只要体内存在有形之物的聚集即属于“积”，与脏腑的阴阳属性并无直接关系，即所谓“殊不知有形质之物，积滞不行，则为之积，五脏六腑俱有之”。通过以上分析，孙一奎认为积聚的阴阳、气血与脏腑等属性，均不能成为区分积与聚的标准，因此他尝试澄清积和聚的概念，指出：“积伏而有常处，其证静也，因于血气、痰食、水火之所成；聚者对散而言，散而无形，或集为有象，其证动也，因于气虚不能运行之所致。”（《赤水玄珠·积聚论》）

对于积聚的病变部位，孙一奎则认为可以划分为内、外两大类，即“作于腹中者属内，作于皮肤四肢者属外”。如其论及肝积肥气时曰：“夫肥气者，言其皮里膜外有块，以致皮肤有肥满之状，所谓疟母是也。此肝之外积，非肝之内积也。”这说明肥气虽称为肝积，但其可能是肝经出现异常而影响肝经所主皮部进而发生形态改变，只是肝的“外积”，而非肝脏本身出现异常之“内积”。

孙一奎从积聚分内外的认识出发，结合许叔微、朱丹溪等医家的思想，依据积病与聚病的不同，制定出诸多治法。如《赤水玄珠·积聚论》对各种积证与聚证，均根据病因病机与病变部位进行详细的划分，并根据积聚的内外差别而确定具体治法。如其所云：“积者，由于气、血、痰、食、水、火之所成，而有脏腑内外之分也；聚者，由于气虚不运之所致，而有表里邪正之别也，则常变虚实之治得矣。”（《赤水玄珠·积聚论》）孙一奎又将内积证分为“积于五脏”与“积于六腑”两类，分别详述治疗方药。如“积于五脏”者，根据病因之别又分为：血积左胁作痛，治用川芎、当归、红花、苏木、麝香、肉桂、莪术等药；火郁左胁痛甚，治用当归龙荟丸；里热蓄水，十枣汤主之；食积右胁作痛，用补中益气汤加减；食积右胁不痛者，治宜消导，用白术、枳实、三棱、莪术、砂仁、吴茱萸等；痰饮积于心膻，治用白螺丸；气积胸中，治用紫苏、杏仁；水积胸膈作痛，治用陷胸汤；湿郁心膈为痞满，治用大消痞丸。“积于六腑”者，以紫沉丸治中焦吐，备急丸治食积，川芎、当归、肉桂、莪术、乳香、没药、琥珀、麝香等治疗血积，见晛丸治疗石瘕，晞露丸治疗肠蕈，顺气消痞丸治疗痰火小腹左侧有块，三补丸治疗右胁块痛等。同时，还提出可以用“倒仓法”治疗“腑之积甚者”。对于外积，即位于皮肤四肢的病证（如痈疽、瘰疬、疟母等），则痈疽用仙方活命饮、内托复煎汤，瘰疬用破结散、如神散，疟母用降痰火之剂。内聚，是腹中有块作痛，用人参、黄芪、白术、当归、枳壳、木香治疗；外聚，为四肢百节作痛，痛作随肿，痛退随消，可用人参、黄芪、白术、羌活、五加皮、薏苡仁治之。

（九）痘疹

痘疹即天花，是古代最具威胁性的恶性传染病。痘疹大约在汉代由战争俘虏传入中国，晋朝时就已有关于痘疹的明确记载。至明清时期，痘疹呈现广泛流行的趋势，《明史》和《清史稿》中有关于“豆疮”和“患痘”的记载，并且记录了重要人物患痘而身亡的情形。直到清初，痘疹依然被视为不治之病。由于痘疹在小儿中广泛流行，而成为明代儿科医生最为重视的病证，在医生队伍里已经有以种痘为业的专职痘医和几十种痘科专著。在这样的背景下，孙一奎同样对痘疹极为重视，著有《痘疹心印》一书详细论述痘疹，并将此书编入《赤水玄珠》中，作为其27、28两卷的内容。

孙一奎之子孙朋来，总结其父对痘疹病因的认识。其云：“淫火即胎毒也；天行即疫疠，致痘之由端，不外是二者。”在对痘疹病因的认识中，孙一奎准确地把握住了痘疹病因的两个要点，即火毒与天行（烈性传染病）。这在当时来说，是痘疹治疗与防护的关键。

治疗痘疹的关键首在审证，即准确地判断毒邪的轻重、病位的表里、病程的长短等。痘疹毒邪的轻重，主要看发热之初的热势，热轻则毒轻，热重则毒重。如果热势较重，则需进一步区分毒邪所处的部位。如为内伤里证，则必将伤及脾脏，出现内热蕴闷或腹痛呕恶的症状，此时应立即采取消法或下法治疗，使得“里无壅遏，则热自退，神自清也”（《赤水玄珠·痘疹心印·审证》）。若治疗不及时，则有可能出现痘疹外出不能灌脓而成内陷的危证。如表现为外感风邪的表证，则以清解为主。若出现头项痛、脊背强的症状，则为太阳表证，以防风、羌活治疗，如在冬季则可用麻黄、桂枝。若出现鼻干不得眠、口渴的症状，则为阳明经证，以升麻、葛根之类治疗。治疗痘疹当在一昼夜之内汗出热退为佳，这是因为汗出而腠理疏松，则痘易出。若腠理过于致密，则热势难以透出，必然内蕴，极易发生各种变证而导致危险。因此，痘疹的治疗，通常前六日以解毒为主，六日之后以补托为主，如果超过六日毒邪仍然未解，就很难救治了。

鉴于审证的重要性，孙一奎在《痘疹心印》中全面介绍了针对痘疹在全身各个部位的诊断方法，包括面、耳、目、鼻、口唇、手足等；根据痘疮的部位、形状、颜色、热度，以及身体各部位的四诊信息，综合判断病情轻重与病势发展，为制定治疗方案提供依据。同时，孙一奎还用大量篇幅论述痘疹的各种变证与兼证的诊断与治疗方法，包括夹斑、夹疹、夹痧、夹疥疮、干枯黑陷紫陷、白陷灰陷、内溃、痒塌、目睛露白、声哑、水呛、惊搐、烦躁、发渴、嗳气、不食、汗多、失血、阴囊发肿、痘后水肿等。

对于痘疹的治疗，孙一奎明确指出其主要治疗大法，无外乎发表、和中、解毒三类。痘疹的治疗，其要旨在于“发得毒尽，不使留伏于内”。痘疹初期发热、见标之际，以发表为先。此时发表之法即是解毒，无需另行解毒。如痘已出，不渴不热，表里无邪，则不需再服药。如果痘多毒盛，里实能食者，可以单用解毒之法。如里气不和，或吐或利，则于和中法内略兼解毒。如毒轻痘少，惟里不和，胃气虚者，可用和中，不必解毒。发表须用辛甘清阳类的药物，如羌活、防风、升麻、白芷、桂枝等。和中须用甘温类的药物，如人参、当归、甘草、芍药等。解毒须用苦寒类的药物，如牛蒡、连翘、葛根、黄芩、黄连、栀子、黄柏、紫草等。在此基础上，孙一奎将其病程具体分为发热、见标、起壮、灌脓、收靥、落痂及靥后余证六个阶段，每一个阶段都极为详尽地阐明所出现的各种症状、治疗方法及用药，强调用药应按照病程阶段不同而施治，并须时刻注意病情变化而变通。

孙一奎还详细地论述了痘疹治疗中的各种禁忌，如治痘不可用毒物酵发、不可用天灵盖等秽物等，并力辩治痘“首尾不可汗下”的误解。他具体指出，如果“外感风寒，约束皮肤腠理，痘出不快，此当汗之”“大热不退，烦渴转增，谵妄昏沉，便溺阻塞，此毒留肠胃之间，与谷气并，宜急下之”。否则，会导致毒无从得出，留伏于内，煎熬于中，以致闭门留寇，养虎遗患。此外，孙一奎还格外强调血热痘证的禁忌，认为血热痘证，热毒弥盛，无所分消，只宜重用升提发散之法，使毒气达表而从外解；以淡渗利湿的方法，使热得以润下而从内消，佐以行血凉血等药物治疗。绝不能误用人参、黄芪、白术、茯苓等补气药，半夏、干姜、肉桂、木香等热性药和行气药，以及龙骨、枯矾等涩滞之物，否则极易引发变证，导致严重后果。

天花（痘疹），作为世界上传染性最强的烈性传染病之一，曾经在世界历史上留下极为深重的灾难，在孙一奎等一大批医家的不懈努力下，人类终于降服了痘疹病毒。我们不能因为天花病已被消灭，就忽视了古代医家治疗痘疹的经验与成果，虽然其具体诊断与治疗方法，在今天已无实用价值，但其处理方法与思路，仍然具有相当大的参考价值，值得我们认真总结。

三、制方举隅

“合法而不执方”，是孙一奎临证施治的重要特点之一。他认为“良医以意中，而执方为下”，主张临证务须“察受病之因，酌病机之详，审脏腑之虚实，谙药物之气味，参天地之阴阳，以一理贯之，而后方自出，功必成”，极力反对执方以合病。因此，孙一奎自制成方并不多，载于《赤水玄珠》者不过区区十数首，且临证运用之时，往往又多有加减，然其自制方常能代表他对某一病证的治疗原则，今举其中部分方剂，简要分析如下。

（一）壮原汤

出处：《赤水玄珠·胀满门》。

主治：下焦虚寒，中满肿胀，小水不利，上气喘急，阴囊两腿皆肿，或面有浮气。

组成：人参、白术各二钱，茯苓、破故纸（即补骨脂）各一钱，桂心、大附子、干姜、砂仁各五分，陈皮七分。有痰，加半夏一钱；喉中痰声，加桑白皮一钱，咳嗽亦加；脚趺面肿，加薏苡仁二钱；中气不转运，不知饿，加厚朴、木香；气郁不舒，加沉香、乌药，临服磨入；气虚甚者，人参加作五钱，大附子加作一钱半；汗多者，再加桂枝五分，白芍药（酒炒过）八分；若夏月喘乏无力，或汗多者，加麦门冬一钱、五味子十一粒；夜梦不安者，加远志一钱；两胁气硬，加白芥子八分；若面浮肿，胁下气硬，加白芥子、紫苏子五分；若身重不能转动，加苍术一钱，泽泻七分；湿盛，加桑白皮、赤小豆。

用法：水煎，食远服。

方解：本方是孙一奎根据鼓胀“先宜温补下元”的治疗原则，自制的补下元之剂。孙一奎认为，治胀满者，先宜温补下元，使火气盛而湿气蒸发，胃中温暖，谷食易化，则中满可宽。清气既升，则浊气自降，浊气降而小便利，则胀自消。方中主取四逆、四君之义，舍甘草之甘缓而不用，而以人参、白术、茯苓之甘淡补中气、健脾运、行渗利；辅以桂心、附子、干姜、破故纸之辛热，散寒湿、助相火、温脾土；以砂仁、陈皮行气为佐使。本方以温补命门之火为主，佐以扶助脾胃之品。命门得温补而火旺，脾胃得以益气燥湿而健运，而使升降有致，气运水行，鼓胀自消。全方辛温大热，走而不守，有温下健中、壮运元气之功效，故名壮原汤。

案例

歙潜口汪召南令郎，年十四，患蛊胀，大如覆箕……观病者腹胀大极，青筋缕缕如蚯蚓大，上自胸脯，至上脘而止，惟喜其不下现也。脐平，四肢面目皆浮大，两足胻骨上各裂开，大出清水，一日间数为更衣易被，阴囊光肿如泡，淫淫渗湿，发寒热，脉以手肿不能取，必推开其肿，下指重按，浮而六至……予曰：且先为理表，若表彻稍得微汗，使肺少利，则小水可通。召南喜而亟请药，乃用紫苏叶、苏子、陈皮、麻黄各一钱，桑白皮八分，防风、杏仁各七分，炙甘草、桂枝各三分，生姜三片，水煎服之。五更乃有微汗，次早面上气稍消，胸脯青筋皆退，余证虽仍旧，机括则可生矣！仍投前药，次日腹与四肢皆有皱纹，惟小水未利。乃改用破故纸、苍术、赤茯苓、泽泻、桑白皮、赤小豆、桂心、木香，二帖，而小水利，骎骎已有生意。乃以饮食过度，大便作泻，又以四君子汤，加苡仁、破故纸、泽泻、山楂、砂仁，调理而全安。

（《孙文垣医案·新都治验八十八》）

按语：本案为鼓胀之重证，患者危在旦夕，寻常方法极难奏效。孙一奎以《内经》“开鬼门，洁净府”之法，首先用紫苏叶、苏子、陈皮、麻黄等药物宣肺解表，开腠理而利肺气，以收提壶揭盖之效；而后将壮原汤方拆解为两个部分，先以破故纸、苍术、茯苓、泽泻等药物行气利水，并加桂心温补肾阳命火，加木香运转中气，使小便通利，此乃“急则治其标”；待到汗出小水通利之后，再以四君子汤健运脾气，固本培元，此乃“缓则治其本”。

（二）壮元丸

出处：《赤水玄珠·痿证门》。

主治：下元阳气大虚，及脾有寒湿，足膝痿弱，大便不实，湿动生痰，面色黄白，恶风懒语，一切倦弱及阴痿不起，饮食不思，虚弱等证。

组成：山茱萸肉、杜仲（盐水炒）各四两，破故纸（盐水炒）、龟板（酒炙）各三两，鹿茸（酒炙）、菟丝子（酒浸透，研，炒）、远志（去芦，甘草煮）、头二蚕沙（炒）、人参各二两，茯苓一两半，大附子（童便煮，面煨）七钱。此方得遂州仙茅或汉中仙茅为君，妙不可言，屡验（昔在吴下，治行人公孙质庵老先生，患痿不出户者三年，用此收功）。

用法用量：俱制净药，以干山药粉四两，打糊为丸，如梧桐子大。空心以淡盐汤或酒送下五六十丸，下午再服。

用药禁忌：上方服后须痛断房事，以培其根。勿恃此药壮阳，而助其春兴，自取其龛也，叮之，戒之。

方解：本方为元气衰弱，寒湿阻络之足痿、阳痿而设，并适用于大多阳虚倦弱之证。全方以仙茅、鹿茸、杜仲、菟丝子、破故纸、大附子温肾壮阳为主，以助命门相火司气化之职；并辅以龟板、山茱萸肉、山药滋阴补肾填精，可制诸阳药之燥火；以人参、茯苓益气健脾，养后天之化源以继先天之阴阳；再佐以蚕沙燥湿祛风，远志化痰利窍，可疏利久滞于经络的湿风寒痰。全方以温补肾阳为主，兼顾疏通经络，温而不燥，专治下元阳气大虚所致的足痿之证。

壮原汤与壮元丸，均为孙一奎所制的温补下元之剂，但两者却有很大区别。前者辛燥大热，药性猛烈，必寒湿重证方可使用，故用以治疗下元虚寒之鼓胀；而壮元丸则制方严谨，补重于攻，温而不燥，且为丸剂，药性缓和，应用也更为广泛，大多阳虚阴寒、精气亏虚等证均可用之。为进一步缓和药性，在其医案中实际运用时常常减去仙茅、鹿茸、附子等过于辛燥之药，以去其弊端。

案例

吴孝廉球泉先生，心血不足，胃中有痰，下元阳气不充，脉六部皆弱，惟右关滑。以远志、枸杞子各四两，巴戟、菟丝子、破故纸、山茱萸各二两，五味子、白茯神、人参各一两，炼蜜为丸，空心淡盐汤送下三钱。外以固阳锁真丹助之，龙齿、益智仁各一两，黄柏二两，辰砂、甘草、莲花心各五钱，芡实粉打糊为丸，梧桐子大，每夜灯心汤送下一钱五分，极能固精。

（《孙文垣医案·宜兴治验十五》）

按语：本案患者为心血不足、胃中有痰、下元阳气不充之证。其中以下元阳虚为主证，真阳不足，命门火衰，则难以推动诸脏，可见心肾不交而致心血不足，脾胃虚寒而致胃中有痰等证。孙一奎以壮元丸为底方，减去仙茅、鹿茸、附子等大辛大燥之物，以巴戟替杜仲，以增强其温阳之效，重用远志以祛痰，加五味子可补肾宁心，敛阴收涩，再辅以固阳锁真丹以增其补肾固精之效。

（三）端本丸

出处：《赤水玄珠·梦遗门》。

主治：湿热下注，精关不固之梦遗、滑精、白浊等证。尤适用于酒家梦遗。

组成：苦参二两，川黄柏二两，牡蛎、蛤粉、白螺蛳壳（煅）、葛根、青蒿各一两。

用法用量：以神曲糊为丸，梧子大。空心及食前，白汤吞下七十丸。

方解：肾精不固多由下元虚火妄动而起，治宜滋阴清火。而酒为湿热之毒，酒家之湿热下注与下元虚火相互纠缠，胶结难解，湿之不去，热必不除，故治酒家梦遗当以除湿为要。本方苦参可解酒毒，配以黄柏清热除湿，补阴泻火；葛根可解酒热，并引清气上升；青蒿可入阴分，清虚热，利小便，与葛根合用可收上下分消湿邪之效；牡蛎、蛤粉、白螺蛳壳三味，可燥湿热，清痰火，并有潜阳固涩之功。另加神曲消食化痰，行气除湿。诸药共用可分消湿热、潜阳固精，治疗酒家湿热梦遗效果极佳。

案例

吴之清客周刍玉者，豪放不拘，人言有晋人风，酒后益恣而好男色，因患白浊。吴医有以补中益气汤升提者，有以六味地黄丸补阴者，有以五苓散、六一散渗利者，有为降火者，有为温补者，不效。又以草头药乱进之，肌瘦如削，膝软如痿，患有年所矣。因绍介吴太学北海而谒余，恳为治之。诊其脉，右寸关皆数。予曰：皆由酒后不检所致也。中宫多湿多痰，积而为热，流于下部，故浊物淫淫而下，久不愈矣。与以加味端本丸服之而瘥。白螺蛳壳四两，牡蛎、苦参、葛根、黄柏各二两，陈皮、半夏、茯苓各一两，甘草五钱，面糊为丸，令早晚白汤下三钱。

（《孙文垣医案·三吴治验二十六》）

按语：本案为酒后纵欲所致白浊之证。中宫多湿多痰，积而为热，故以端本丸潜阳、利湿、清热。患者实火重于虚热，故减青蒿，并重用白螺蛳壳、牡蛎，加陈皮、半夏，以增强祛痰之效。

【后世影响】

孙一奎是明代著名医家，其将理学思想融入医学理论当中，大力提倡“医易同源”，创立“命门动气”学说，在理论上有着极高的造诣，并启发了其后赵献可、张景岳等人对命门理论的阐发，对明代医学理论的发展具有重要的贡献。此外，孙一奎作为明代擅治杂病的医家，又是温补学派的代表人物。其在临证施治上也有诸多的创新方法与成功经验，对后世具有深远的影响。尤其是他完整保留下来的大量的医案，有着极高的临床参考价值。

宋明理学思想的兴起，是中国思想史上非常重要的一次革新，不但奠定了宋代以后儒学复兴的基础，而且引导了中国社会发展的方向。自元代以后，理学已成为了中国社会主流的意识形态。在此背景下，自朱丹溪“援儒入医”始，儒生学医之风逐渐流行，儒学思想也大量地渗透到医学理论当中。孙一奎就是其中承上启下的代表人物之一。他出身于儒学世家，在儒学和医学两方面都有很深的造诣。尤其难得的是，他主动将儒学的思想方法融入到医学实践当中，特别是结合理学思想与易学原理来解释医学理论，大力倡导“医易同源”，使其医学理论的表述更加形象化、条理化、系统化，为医学的发展开辟了新的方向。自孙一奎开始，“医易同源”的思想逐渐深入人心，其后的张景岳、李中梓、唐宗海等一代又一代的理论大家，均不约而同地运用《周易》理论来阐释医学思想，这其中自然少不了孙一奎的倡导之功。

孙一奎另一个极为重要的理论创新，是其首创了“命门动气”学说。关于命门的问题，自刘完素以后受到了医学界的普遍重视，众多医家从不同角度阐发己见，至明代已逐渐成为医学研究的热点之一。明代很多医家的著作中都论及命门，如李时珍、虞抟、李梴等，而其中以孙一奎、赵献可、张景岳三家的理论相对成熟，代表了命门研究的最高成就。孙一奎是命门三大家中最早的一位，首先着手于命门理论的总结与提炼，所创立的“命门动气”学说极富新义，具有非常重要的理论价值。孙一奎的“命门动气”学说，充分运用理学思想来解释医学现象，尤其是吸收周敦颐的太极理论创立了完整的理论体系，在为其后医学理论的发展开创新思路的同时，也提供了一个极为成功的范例。此后的赵献可、张景岳所阐发之命门理论，也都是在孙一奎命门理论的基础上发展而成的。

作为明代温补学派的一位重要代表人物，孙一奎在临床方面也极有造诣。他临证施治首重“明证”，强调辨证的重要性，提出以“寒热、虚实、表里、气血”为纲的辨证方法；在遣方用药时力主合法而不执方，认为立法处方，当以“明证”与“明药”为前提，强调临床治疗时理、法、方、药一贯性的原则，但临证具体用药应“权变合宜”，不必拘泥于原方；在具体治则上强调顾护命门、三焦之元气，注重脾肾同治，温补下元，反对当时滥用寒凉之时弊。这些思想都对后世产生了积极的影响。尤其是作为明代著名医家汪机的再传弟子，其上承薛己注重脾、肾、命火的思想与汪机的培元固本学说，下启赵献可、张景岳、李中梓等医家，为明代温补学派的兴盛起到了承上启下的重要作用。

综上所述，明代是医学大发展的时代，而孙一奎正是明代众多医家中非常重要的一位。他出生于儒学世家，而其思想融汇儒、释、道三教之理，倡导“医易同源”之论，以太极之说演绎医理，创立“命门动气”学说，对医学理论的发展有着突出的贡献。孙一奎治学以《内》《难》为宗，对历代前贤诸说持公允之论，反对门户之见，主张博采众长，择善而从，而又常常自出机杼，独有创见。在临床诊疗方面，孙一奎注重“明证”与“正名”，对相似病证的鉴别多有独到见解；倡导“不执方”说，用药法度森严，而又灵活多变，治验多巧发而奇中。同时，他针对明代前期治病重在滋阴降火，动辄寒凉攻伐，常损人脾胃、克伐真阳的时弊，直指其非而极力批驳，临证注重培护阳气，温补下元，为明代温补学派的重要代表人物之一。

中国中医科学院中医基础理论研究所　张宇鹏

【参考文献】

[1] 黄帝内经素问 [M]. 北京：人民卫生出版社，2005.
[2] 灵枢经 [M]. 北京：人民卫生出版社，2005.
[3] 南京中医学院校释. 难经校释 [M]. 北京：人民卫生出版社，2009.
[4] 孙一奎. 赤水玄珠全集 [M]. 北京：人民卫生出版社，1986.
[5] 孙一奎. 医旨绪余 [M]. 北京：中国中医药出版社，2009.
[6] 孙一奎. 孙文垣医案 [M]. 北京：中国中医药出版社，2009.
[7] 韩学杰，张印生. 孙一奎医学全书 [M]. 北京：中国中医药出版社，1999.
[8] 魏子孝. 倡命门太极说的孙一奎 [M]. 北京：中国科学技术出版社，1988.
[9] 陈鼓应，赵建伟. 周易今注今译 [M]. 北京：商务印书馆，2010.
[10] 张其成. 中医哲学基础 [M]. 北京：中国中医药出版社，2004.
[11] 严世芸. 中医各家学说 [M]. 北京：中国中医药出版社，2003.
[12] 秦玉龙，尚力. 中医各家学说 [M]. 北京：中国中医药出版社，2012.
[13] 李经纬. 中国医学通史（古代卷）[M]. 北京：人民卫生出版社，2000.
[14] 张年顺. 唐宋金元名医全书大成：李东垣医学全书 [M]. 北京：中国中医药出版社，2006.
[15] 田思胜. 唐宋金元名医全书大成：朱丹溪医学全书 [M]. 北京：中国中医药出版社，2006.

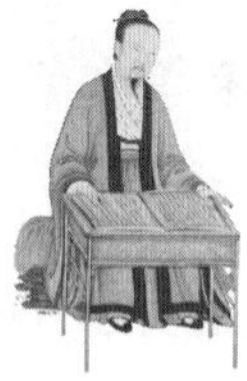

缪希雍

内容提要

缪希雍，字仲淳，号慕台，别号觉休居士，生于明嘉靖三十五年（1546），卒于明天启七年（1627），海虞（今江苏常熟虞山）人，明代末年的著名医家，著有《神农本草经疏》《先醒斋医学广笔记》《本草单方》。缪希雍治学，一方面注重收集药方，取诸家之长；同时又主张师古而不泥古。他认为古今时气变异、方土有殊，且人的体质不同，不能套用古方治今病。阐发外感热病，善用清法、固护津液、速逐热邪的治疗见解，在整个中医学外感热病论治的发展过程中，具有承前启后的作用，对后世温病学理论与实践有着重要的指导意义，尤其对于清代温病学说和学派的形成都产生了深远的影响。其倡导脾阴之说，论治脾胃，主张区别阴阳，而更侧重于脾阴；对脾肾关系较为重视，倡脾肾双补。论治气血病，创“吐血三要法”。论治中风，倡导“内虚暗风说”。对本草学的贡献在于专列疏注、主治参互、简误三项栏目，创本草文献体例之新，并全面总结炮制大法。其学术思想和临证经验对后世产生了深远影响。

【概述】

一、生平简介

缪希雍，字仲淳，号慕台，别号觉休居士，生于明嘉靖三十五年（1546），卒于明天启七年（1627），海虞（今江苏常熟虞山）人，曾寓居浙江长兴，后迁江苏金坛终老。

缪希雍家境清贫，其父早殁，幼年孤苦，体弱多病。缪氏 17 岁时患疟疾，久治不效，遂检读《内经》《本草》等医书，自治而愈，自此有志于医学，可谓因病治医。

缪希雍禀性豪爽，虽以医为业，但亦很关心民众疾苦，主张改良朝政，所以与当时的改良政治集团——东林党人有所联系，他的第一部《先醒斋笔记》就是东林党人丁长儒为他整理刊行的。他曾跟随高僧紫柏老人学佛，经常与族兄缪昌期到无锡东林书院听东林诸士讲学，并与高攀龙等东林诸士关系密切，参与反宦官斗争，抨击朝政。这反映出缪氏不仅仅是一个好游的“寓公”医生，也是一位胸怀大志的革新人物。王绍徽所作《东林点将录》，以东林党人比《水浒传》晁盖、宋江等 108 名天罡地煞，称缪希雍为“神医安道全”。后东林党遭魏忠贤阉党镇压，缪希雍亦遭到通缉，为避杀身之祸，曾一度迁居金坛。

1627 年，缪希雍在常熟去世，其家产全部捐赠常熟兴福寺，其墓在虞山脚下，人称“缪高士墓”。

二、著作介绍

缪希雍著有《神农本草经疏》《先醒斋医学广笔记》《本草单方》等书，均为医界所称许，简介如下。

（一）《先醒斋医学广笔记》

本书原名《先醒斋笔记》，为缪希雍门人丁元荐搜集缪希雍常用之方及部分治验而成，是一部笔记体裁的医学著作。后经缪希雍补充，增益群方，兼采众药，并补入伤寒、温病、时疫、治法要旨等内容，特别是补充了伤寒热病的治疗经验及常用药物的炮制方法，易名为《先醒斋医学广笔记》，简称《广笔记》。

全书凡 4 卷。卷一至卷三记载了缪希雍的临证心得、验案及效方。他治疗伤寒热病、中风、脾胃病的经验以及著名的“吐血三要法”皆在其中。缪氏的医学理论和治疗方法，大都别开生面。如论病邪从口鼻而入，治伤寒独重阳明，疗脾胃擅益脾阴，治吐血宜降气行血，论中风倡导内虚暗风等。《广笔记》还记载了大量验案，除缪希雍本人所治医案之外，还包括王肯堂、司马铭菊、陈丹崖、朱员斋、黄绮云、缪氏门人张选卿，乃至一些无名医生的经验，这些验案为其他医籍所未见。

卷四论述了药物“炮制大法”和“用药凡例”，是缪希雍弟子庄继光恭听其口授而记录的，主要针对时医忽视药物炮制的现实情况而作。缪希雍选择了当时常用的400多种药物，按《雷公炮炙法》删繁举要，补阙拾遗，或裁以已法，或自加阐发，叙述了各种药物的炮制方法和畏、恶、宜、忌等；末附用药凡例，对丸、散、汤、膏的制法和适应证，以及煎药、服药法等，都一一做了论述。句字出入必严，点画之几微必审，以补前人之未逮。深刻揭示了炮制对中药药性及临床疗效的重要作用，对中药炮制学的发展做出了重要贡献。

书中所载方剂大多切合临床实际，问世后对医林产生很大影响。如集灵方，王孟英将其收入《温热经纬》，易名集灵膏，并谓之："峻补肝肾之阴，无出此方之右者"；保胎资生丸与脾肾双补丸，亦流行于江南药肆。

本书反映了缪希雍的学术观点、心得体会和辨证施治的经验，书中有论、有案、有方、有药，议论精当，内容丰富，语简法备，切合实用，确是一本很有价值的临床诊疗与处方制药的参考书。

（二）《神农本草经疏》

本书又名《本草经疏》，是缪希雍晚年的著作，更是他研究药物学30余年的心得。从其成书的历史背景来看，本草学发展至明代，在对药物的辨识、栽培、炮制、制剂以及临床运用方面，均已达到了相当高的水平，积累了大量的文献资料，这就从客观上为缪希雍研究本草学提供了有利的条件。同时，由于缪希雍年少多病，故喜读《本草》，久而成为习惯，加之缪希雍又注重临证实践，经验丰富，且虚心好学，不耻下问，故"搜罗秘方甚富"。他因感于历代本草多只录载药物的性味功效，而对于其具有的作用未曾详加解说，对药物的理解和运用不利。因而，奋然鼓念，对常用药物详疏其义，阐释药物功效的所以然。正如缪希雍在本书自序中所言："据经以疏义，缘义以致用；参互以尽其长，简误以防其失。而复详列病忌药忌，以别其微；条析诸药，应病分门，以究其用；刊定七方十剂，以定其法；阐发五脏苦欲补泻，以畅其神；著论三十余首，以通古今之变，始悉一经旨趣。"

书成后曾由"门人李季虬氏，几经参录，悉以付新安吴康虞氏，刻之金陵未竟而遗焉"，后由顾澄先"检其存稿若干卷，按部选类，汇得全帙，细复检阅，以为定本"，于明·天启五年乙丑（1625）付梓，即海虞毛氏绿君亭刊本，至清·光绪十七年辛卯（1891）周学海将此书收入《周氏医学丛书》。1980年江苏广陵古籍刻印社据周氏本而重印之。

全书凡30卷。卷一、卷二为"续序例"上、下，"续序例"上篇论述药物的性味主治等内容，载有医论著作30余篇；"续序例"下篇将药物与辨证结合论述，分列诸病应忌药总例及阴阳表里虚实、五脏六腑虚实、六淫、杂证、妇人、小儿、外科7门。卷三至卷二十九疏注药物，依《大观证类本草》对药物的编次方法，有部分混杂者，为之移正，分玉石部、草部、木部、人部、兽部、禽部、虫鱼部、果部、米谷部、菜部10类论述，每部又再分为上、中、下三品。将部分《证类本草》中的药物分别用注疏形式，加以发挥。其末卷为补遗，收载《证类本草》中未载或未详之药。

本书共收载药物1400余种，经缪希雍诠释者493种。对药物的疏解详尽而实用，以《神农本草经》为经，以《名医别录》为纬，再参以诸家论治。每疏一药，均先引录《神农本草经》等书有关该药性味功效的论述，继之根据经文所载义项予以发挥解说，每药之后又附有"主治参互"

和“简误”两项，来考证药效及处方、宜忌等。本书是古代诠释本草学成就很高的著作，对后世影响较大，故有“《经疏》出而《本草》亡”之说。此外，本书征引文献十分广博，其中包括《千金翼方》《新修本草》《开宝本草》《本草衍义》以及陈藏器的《本草拾遗》等书，很好地保存了明以前的文献。

缪希雍对药物的详细疏注，重点在于阐发药性理论，介绍用药经验，详明药理及病忌、药忌，同时还辨析药物的名实种类等，对于临床用药有其独到见解，对于理解药物的性味功效多有裨益，对临床医家的用药组方亦富有指导价值，是为中医临床不可不读之书。

（三）《本草单方》

此为缪希雍依据《神农本草经疏》及其他医家的著作，摘录出实用、有效的单方、验方、效方、秘方以及搜罗民间疗法等编撰而成。在缪希雍去世后由康文初、庄继光分类编次成书，以便于医者及病家按病对治，“可救贫寒之不辨医药者”（《本草单方·引例》）。

全书凡19卷，分列内、外、妇、幼及杂治等科，每卷之中又各分证类，使患者循目易查。涉及各科近200种病证，共收单方4000余首，引用医著400余种。而且一病多方，其中有一病多达140个单方者。所载方剂大都为古代和当时实用而有效的名方、单方、秘方，并有缪希雍“得秘授，悟真诀”的秘方和验方。每方均注明其出处、配伍、剂量、炮制方法、加减变化、服法、禁忌等。本书为我国清代之前的单方、验方、秘方之大全，是一部有临床参考价值的方书。

【学术思想】

一、学术渊源

缪希雍作为明代末年的著名医家，在学术上既尊崇经典，又勇于批判创新；既重视理论，又能验诸实践；既重视历代医家的学验名方，又能采集民间的妙药单方。

缪希雍访无锡名医司马铭鞠为友，刻苦研习，切磋医道。又得以遍读常熟赵玄度所收藏的浩瀚医书，学识大进。壮年以后，缪希雍出游行医，曾经在江苏、福建、山东、山西、江西、湖北、湖南、河南等地，到处侨寓，自称“寓公”。他一路寻师访友，切磋学问，阐明医道。如曾在南京拜访过名医王肯堂，缪希雍所阐述的见解颇令王肯堂敬佩，并在其著作《灵兰要览》中记下了当时相见的情景。此外，缪希雍还广泛结交“缁流羽客，樵叟村竖”等各阶层人士，虚心学习民间医疗经验，搜集流传在民间的药物学知识及单方验方，并通过自己验证，将确有实效者收录下来，因此其“搜罗秘方甚富”。而对于民间经验、单方验方的应用，缪希雍亦很认真负责，始终坚持“我以脉与证试方，不以方尝病”的原则。

缪希雍论伤寒温疫从口鼻而入，发吴瑭之先声；论治伤寒热病，独重阳明，继承并发展了仲景学说，对清代温病学家有很大启发；其吐血三要法，对治疗血证有重要指导意义；其降气法、补脾阴法及有关“内虚暗风”的论治，均为后世叶天士等医家所宗。此外，缪希雍遣方善用轻清灵活、甘寒柔润之剂，开当时医学之新风，亦对清代的江南医学有举足轻重的影响。

缪希雍亲炙门人为李枝。继承缪希雍之学的有顾澄先、庄继光、康文初、周维墀、徐鹏、张应遴、荣之迁、马瑞伯等。除此之外，还一传青瑶轩主人刘默，再传刘紫谷、叶其辉。

二、学术特色

（一）对外感热病的阐发

缪希雍认为伤寒是“关乎死生之大病”，因此对本病的论治十分重视。缪希雍对于伤寒的论述，主要体现在《神农本草经疏·续序例下》和《先醒斋医学广笔记·寒》中。两书所载的伤寒专论内容基本相同，既吸取了仲景《伤寒论》的宝贵经验，又进行了精心化裁和大胆补充。其辨证立法多“独开门户”，颇具创见，施治又“不尽用方书所载”，自成一家之言。

1. 因时因地论治伤寒

这是缪希雍突破《伤寒论》条条框框的发明之处。缪希雍此处所论之“伤寒”，当指广义伤寒。他在《先醒斋医学广笔记·寒·伤寒时地议并六经治法》曰：“伤寒者，大病也。时者，圣人所不能违者也。以关乎死生之大病，而药不从时，顾不殆哉！仲景，医门之圣也，其立法造论，后之明师如华佗、孙思邈，莫不宗之。汉末去古未远，风气犹厚，形多壮伟，气尚敦庞，其药大都为感邪即病而设。况南北地殊，厚薄不侔，故其意可师也，其法不可改也。循至今时，千有余年，风气浇矣，人物脆矣。况在荆杨交广梁益之地，与北土全别，故其药则有时而可改，非违仲景也，实师其意，变而通之，以从时也。如是则法不终穷矣。故作斯议……以从时议。”缪希雍此论，旨在说明论治伤寒要区别时代不同，发病地点不同，病情不一样，则治疗亦不同。仲景为医门之圣，依据他所处的时代、地域特点而著《伤寒论》一书，可有效论治伤寒。但由于古今风气不同，南北水土有异，《伤寒论》仅对古时北土感邪即病的伤寒而设，今时南方多热病，医者当师《伤寒论》意变而通之，即使改变了仲景方药，亦不违背仲景用药之原意。缪希雍此论充分体现了辨证论治的思想。

2. 强调伤寒易于热化

明代末年，温病学说尚未成熟，医家尚统称外感热病为伤寒，但缪希雍在临床实践中已认识到温热致病的广泛性，并对温热病的病因病机与传变规律有了一定的了解，这些都体现在其伤寒易于热化的观点之中。

缪希雍此处所论之伤寒多指温热病，而非冬月正伤寒。他在《先醒斋医学广笔记·寒·辨验外感真伪法》中论曰：“凡外感必头疼，其疼也不问昼夜，探其舌本，必从喉咙内干出于外，多兼烦躁。”缪希雍认为若外感风寒在表，必口中和而不烦躁，此见烦躁口干，为邪热入里伤津之象；而其头疼不止，多是毒火充斥的缘故，这种情况，多在温热病中出现。伤寒易于热化，以热证居多，是缪希雍的主要见解之一，其论点有二。

（1）邪从口鼻而入，阳明证独多

对于外感病邪侵入人体的途径，历代医家大都遵循《灵枢·五变》之“百疾之始期也，必生于风雨寒暑，循毫毛而入腠理”的训律，进行临床实践和发挥总结。缪希雍则另辟蹊径，大胆提出邪经口鼻侵入的观点。他认为口鼻为肺胃之门户，伤寒温疫必经口鼻而入，且发病多在阳明。

他在《先醒斋医学广笔记·寒·春温夏热病大法》中论曰："伤寒、温疫，三阳证中，往往多带阳明者，以手阳明经属大肠，与肺为表里，同开窍于鼻；足阳明经属胃，与脾为表里，同开窍于口。凡邪气之入，必从口鼻，故兼阳明证者独多。"由于伤寒温疫的致病之气非外感风寒，这种邪气的特性也决定了其入侵途径为口鼻。邪从口鼻而入，必以肺胃为邪伏之地。胃属足阳明，肺虽属手太阴，但与手阳明大肠相为表里，故阳明证独多。而阳明病本属热属实，故易于热化。

（2）江南多温热，三阴少直中

缪希雍认为，病传三阴，传经属热，直中属寒。江南气候温暖，无刚劲之风，多温热之病。因而直中者少，临证见三阴里证，多属热属实。所谓："若大江以南……天地之风气既殊，人之所禀亦异。其地绝无刚猛之风，而多湿热之气，质多柔脆，往往多热多痰"。缪希雍在《先醒斋医学广笔记·寒·三阴治法总要》中认为："三阴病，其证有二，一者病发于三阳，不时解表，以致邪热传入于里。虽云阴分，病属于热。粪结宜下，腹满不可按宜下，有燥粪协热下利宜下……若从无阳邪表证，从不头疼、发热，寒邪直中阴经，此必元气素虚之人，或在极北高寒之地，始有是证。法宜温补以接其阳，附子、人参、干姜、官桂，大剂与之。"

3. 伤寒六经辨治

缪希雍的伤寒六经辨治，并不囿于前人的窠臼，而是有所创新。他既能守仲景之法，又有变通，用药亦因时因地而制宜。

如对太阳之治，就不用麻桂之剂，而是自制辛平解表轻剂羌活汤（羌活、葛根、杏仁、前胡）加减，祛风散寒除湿，以适应江南之地从无刚劲之风而多有湿热之患的特点，而羌活正是祛风散寒除湿之要品，故以为君。同时他认为，治太阳即要顾及阳明，所以方中配伍葛根。并指出如果在秋深冬月应用此方，亦可量加紫苏、葱白；如冬月天气严寒，感邪即病，服用此方不得汗，加麻黄一钱，生姜四片，得汗勿再服。如果患者自觉烦躁，喜凉不喜热，并兼口渴，是即将传入阳明之象。如果患者表现为头痛，遍身骨痛不解，或兼口渴，鼻干，目痛，不得卧，即为太阳阳明证，应在羌活汤中加生石膏、知母、麦冬，大剂与之，既能顾太阳之表，又能清热生津以护阳明之里，使患者得汗而解。

阳明证有经、腑等证之别，对于正阳阳明的胃家实，缪希雍提出宜从经证治之，宜急解其表，并将白虎汤化裁为竹叶石膏汤，大剂与之。对于阳明发狂，登高而歌，弃衣而走，而大便不秘结者，缪希雍认为当清不当下，以大剂量的石膏、知母、麦冬、大青叶、甘草等药治之。对于表证已罢，邪结于里的阳明腑实证，则用调胃承气汤或小承气汤下之，若用小承气汤不解，换大承气汤，但缪希雍强调"勿大其剂"，并认为"大便不硬者，慎勿轻下"。

对于少阳病，缪希雍则一本仲景之法，认为不可用汗、吐、下三法，只宜和解，用小柴胡汤加减。

对于三阳合病，患者表现为脉大上关上，但欲睡眠，目合则有汗，为阴津内枯而虚热较甚，药用百合、麦冬、炙甘草、知母、竹叶、瓜蒌根、鳖甲、白芍等，其用药重视养阴生津，而有别于白虎汤，发展了仲景之说。

对于三阴之病，缪希雍认为其传经属热，宜清热、通下、和里，不能误用芒硝妄下而伐真阴；

若患者为元气素虚之人，或在极北高寒之地，患者从无阳邪表证，为寒邪直中阴经者，治宜温补以接其阳，用大剂量附子、人参、干姜、官桂等，待阳回寒退之后，即以平补之剂调理，而不应过用桂、附，以防其毒。

4. 春温夏热病辨治

缪希雍认为冬伤于寒，至春则变为春温，患者大多表现为头痛发热，或渴或不渴，三阳证俱，治疗宜用辛温，佐以辛寒，以解表邪。太阳宜羌活汤；阳明宜白虎汤，无汗不呕者间用葛根汤；若少阳往来寒热等证出现，则不可用汗、吐、下三法，而只宜用和解少阳之小柴胡汤。伴有口渴者，去半夏，加瓜蒌；耳聋热盛者，去人参，加麦冬、知母、瓜楼根，渴亦加之。

至夏则变为热病，其表证大约与春温相同，但热与温相比则邪气更烈。治疗时解表用白虎汤、竹叶石膏汤。若有太阳证则加羌活；有少阳证则加柴胡、黄芩；如果发斑则加玄参、栀子、桔梗、鼠粘、连翘、大青、小青和青黛，并须大剂与之。

春温、夏热二证，若出现邪已结内，则宜按察病位而治。若邪结于中焦，大便硬结，用小承气汤、调胃承气汤下之；若邪结下焦，少腹坚痛，才可用大承气汤下之。

（二）发展脾胃理论，倡导脾阴之说

缪希雍十分重视脾胃对人体的作用，对脾胃论治的发展起到了承前启后的作用。缪希雍有关脾胃论治的学术思想，主要表现在他的著作《先醒斋医学广笔记》中。他论治脾胃主张区别阴阳，而更侧重于脾阴；对脾肾关系较为重视，倡脾肾双补。

脾胃学说源于《内经》。《素问·太阴阳明论》从阴阳、虚实、逆从、内外等方面，论述了脾胃的生理及病理。张仲景《伤寒论》中“实则阳明，虚则太阴”的论点，在脾胃病理与治法上又做了补充。李杲指出“内伤脾胃，百病由生”，强调脾胃是元气之本，突出脾胃内伤为重要的致病因素；在治疗上，讲究人体气机及所用药物的升降沉浮，重视升发脾胃之气。

缪希雍继承发展了前人学说，并在理论上有所创新。《素问·平人气象论》曰：“人以水谷为本”。缪希雍据此提出“人以谷气为本”。他根据李杲关于元气、胃气的论述，在《神农本草经疏》中提出“胃气者，即后天元气也……先天之气，纵有未尽，而他脏不至尽伤，独胃气偶有伤败，以至于绝，则速死矣。谷气者，譬国家之饷道也。饷道一绝，则万众立散；脾胃一败，则百药难施”。因而指出“论治阴阳诸虚病，皆当以保护胃气为急”，反复强调脾胃乃人身生死之所系，“脾胃无恙，则后天元气日长”，治病当时刻顾护脾胃这一后天元气之根基。

1. 论治脾胃，区别阴阳

缪希雍论治脾胃的突出之处在于他发展了前人之说，而能够区别脾胃之阴阳。他认为“人身无非阴阳气血”，脾胃自然也不例外，所以调理脾胃应照顾到阴阳两方。他通过研究李杲《脾胃论》，发现李杲治脾偏重于升阳刚燥，而对于脾胃之阴的论治则尚嫌不足。他在《先醒斋医学广笔记·幼科·痧疹续论》中批判不善师法李杲者说：“世人徒知香燥温补为治脾虚之法，而不知甘寒滋润益阴之有益于脾也，治病全在活法，不宜拘滞。”李杲论治脾胃立足于脾胃元气不足，而缪希雍则侧重于脾阴不足，认为脾胃阴血比之阳气更为重要。脾为至阴之脏，为胃行其津液而化生阴血，具有藏营、统血、散精之功能。他指出治疗脾胃病证要辨证施治，分析阴阳，若脾阴亏损者，

不可再用香燥温补之品。认为“白术、陈皮，虽云健胃除湿，救标则可，多服反能泻脾，以其燥能损津液故耳。”因此，他特别重视补益脾阴。

2. 倡导脾阴之说

《内经》中没有明确地出现“脾阴”一词，只是在部分篇章中隐约包含有脾阴的生理、病因和病理等内容，如《素问·厥论》曰：“酒入于胃，则络脉满而经脉虚。脾主为胃行其津液者也，阴气虚则阳气入，阳气入则胃不和，胃不和则精气竭，精气竭则不营其四肢也。”至张仲景《伤寒论》中就增加了治疗脾阴虚的具体方药。《金匮要略·五脏风寒积聚病脉证并治》中有“趺阳脉浮而涩，浮则胃气强，涩则小便数，浮涩相搏，大便则坚，其脾为约，麻子仁丸主之”。脾约证的病机为胃热过盛，损伤脾阴，此条对于临证治疗脾阴虚有一定的参考意义，但仍未提出“脾阴”一词。此后数百年，医学界对于脾阴学说没有进一步的研究与提及。进入明代后，大多数医家在脾胃论治方面多宗李杲，重视脾阳的固护，缪希雍虽然也继承了李杲的脾胃学说，但不故步自封，在多年的临床经验基础上，缪希雍对脾阴不足的论治大有发展。其在《神农本草经疏·五脏六腑虚实门》中，将脾虚证明确区分为“脾气虚”和“脾阴虚”，认为前者宜补气健脾，后者则补益脾阴。缪希雍创造性地提出了脾阴不足的理论，成为倡导脾阴之说的主要医家。

他在《神农本草经疏》中提到：“胃主纳，脾主消，脾阴亏则不能消，胃气弱则不能纳，饮食少则后天元气无自而生，精血愈是日益不足。经曰：损其脾者，调其饮食，节其起居，适其寒温，此至论也。不如是则不足以复其脾阴。”由此可见，缪希雍认为脾胃是受纳和运化水谷精微的脏器，如果脾阴亏虚，就会影响其正常功能的运行，后天之本得不到培育，就会进一步引起精血的不足，只有按照《内经》中所倡导的那样，调整饮食习惯、改变生活方式、顺应自然环境才可能恢复正常的脾阴功能。脾阴亏虚不仅和脾胃二脏自身有关，也涉及饮食、起居等外在因素，是各种因素综合作用下所催生的病变。

（1）论脾阴虚之病因

《神农本草经疏》曰：“胃主纳，脾主消，脾阴亏则不能消，胃气弱则不能纳，饮食少则后天元气无自而生，精血愈是日益不足。经曰损其脾者，调其饮食，节其起居，适其寒温，此至论也。不如是则不足以复其脾阴。”说明脾阴亏耗主要原因有三：其一，脾胃本脏虚弱无法运化水谷精微，而使脾失所养，导致脾阴亏虚，饮食不节、劳倦、寒温所伤也可影响脾阴的生成；其二，土虚木乘，脾阴虚弱，不能化物，累及五脏之阴，可导致肝阴不足，肝阳易亢，土虚木乘，又使脾阴受伤；其三，火不生土，由于命门火衰不能助脾熏蒸糟粕而化精微，更使脾土之阴生化无源。可见脾阴亏不仅是因为脾本脏阴津亏虚，也与其他脏腑病变相互联系，不仅有内在因素，也有外在原因。

（2）论脾阴虚之症状

《先醒斋医学广笔记·泄泻》记载脾阴虚案：“无锡秦公安患中气虚不能食，食亦难化，时作泄，胸膈不宽，一医误投枳壳、青皮等破气药，下利完谷不化，面色黯白。仲淳用人参四钱，白术二钱，橘红钱许，干姜泡，七分，甘草炙，一钱，大枣，肉豆蔻，四五剂渐愈。后加参至两许，全愈。三年后，病寒热不思食，他医以前病因参得愈，仍投以参，病转剧，仲淳至曰：此阴虚也，不宜参。乃用麦门冬、五味子、牛膝、枸杞、芍药、茯苓、石斛、酸枣仁、鳖甲等。十余剂愈。”此患者本属中气虚，表现为不能食，食亦难化，时作泄，胸膈痞满不舒。治疗初时投以甘温香燥等益气健脾之品，如参、术、干姜等，其中参用至两许痊愈。三年后，患者又病上证，某医以前病用参得愈，仍投以参，病反转剧。经缪氏诊查，认为此时其病非中气虚，已转属阴虚。于是摒弃香燥之品，改投甘寒滋脾之药如麦冬、石斛、芍药、茯苓、酸枣仁、枸杞、牛膝等而愈。

《先醒斋医学广笔记·饮》记载另一脾阴虚案：“孙侯居比部，病腹中若有癥瘕，不食不眠，烦懑身热。仲淳投以人参、芍药、茯苓、麦门冬、木通、枣仁、石斛。方甫具，史鹤亭太史至，见方中大剂人参，骇曰：向因投参至剧，此得无谬乎？仲淳曰：病势先后不同。当时邪未退，滞未消，故不宜，今病久饱胀烦闷者，气不归元也；不食者，脾元虚也。不眠而烦者，内热津液少也，今宜亟用此药矣。四剂而瘳。后复病，仲淳诊之曰：此阴虚也，非前证矣。更以麦门冬、白芍药、甘枸杞、五味子、生地黄、车前子，而热遂退。”此病患者本属脾胃气虚，再次发病时虽症状类似，但病机已变为脾阴虚。缪希雍辨证施治，药随证转，以甘寒滋润、酸甘化阴取效。

《先醒斋医学广笔记·妇人》记载：“王善长夫人产后腿疼，不能行立，久之饮食不进，困惫之极。”患者由于产后失血，阴血暴亡，血不足以濡养经筋，故产后腿疼，不能行立；阴血亏乏既久，又损及脾阴，而致脾阴不足，食不能消，则饮食不进；脾失健运，不能化生津液则致脾阴虚，困惫之极。缪希雍诊断此病为：“此脾阴不足之候。脾主四肢，阴不足故病下体。”在治疗上，他提出：“向所饮药虽多，皆苦燥之剂，不能益阴。”故投以甘寒之品，用石斛、木瓜、牛膝、白芍药、酸枣仁为主，生地黄、甘枸杞、白茯苓、黄柏为臣，甘草、车前为使。投之一剂，辄效，四剂患者痊愈。并感慨曰：“昔人治病必求其本，非虚语也。”

由以上三个医案可见，脾阴不足的主要症状有脾虚中满、饮食不进、食不能消、夜剧昼静、劳倦伤脾发热、健忘、肢萎、产后失眠腿疼等。缪希雍在《神农本草经疏》亦云：“若因脾虚，渐成胀满，夜剧昼静，病属于阴，当补脾阴。”此条是对脾阴虚证临床表现的描述。

（3）论脾阴虚之治疗

1）甘酸甘寒制肝清热

对于阴虚火旺之虚火证，缪希雍主张用甘寒、甘酸之品。如他在《先醒斋医学广笔记·治法大略》中曰：“火苟实也，苦寒以折之，若其虚也，甘寒酸寒以摄之”。《神农本草经疏·药性差别论》曰：“酸味本木，甘味本土……甘合辛而发散为阳，甘合酸而收敛为阴”。《神农本草经疏·五脏苦欲补泻论》中借鉴张元素关于五脏苦欲补泻的论述：“肝苦急，急食甘以缓之，甘草……以酸泄之，芍药”。认为甘酸合用，不仅能够补肝脾阴，还可以缓肝急，泻肝实，使“肝无不平之气，肝和则不能贼脾土”。酸主收敛，酸味的药物多主治肝胆二经病证，而肝藏血，甘能补益中气，酸能生血，气又能生血，故甘酸二味同用可以化生营血，脾阴又为营血生化的物质基础。甘寒则可以制肝清热，又能够补益和滋润脾脏，甘寒同用既能清肝又能补脾，对于那些因为阴虚火旺而损伤脾阴的病证最为适宜。他常用石斛、木瓜、牛膝、白芍药、酸枣仁等酸甘柔润之品，佐以生地黄、甘枸杞等甘寒滋阴之药清肝补脾。由此可见，甘酸甘寒之药用治脾阴不足，制肝清热，确为恰当。以芳香入脾，肝阴得养、肝气得补，就不会因病乘脾，脾阴自然得以复原。

前所述“王善长夫人产后腿疼”病案中，所用甘酸之品有芍药、木瓜、酸枣仁等，缪希雍对所用药物均有详细的分析。如论述芍药曰：“专入脾经血分，能治肝家火邪，故其所主收而补，制肝补脾，徒健脾经，脾主中焦，以其正补脾经，故能缓中”。论木瓜曰：“酸温能和脾胃，固虚脱，兼入肝而养筋，所以疗肝脾所生之病也”。木瓜虽无甘性，但当木瓜与和脾胃之甘药合用时，也可发挥甘酸之补肝制肝的特性，兼具健脾除湿的功效。而对于甘寒之药车前子，缪希雍论曰：“伤中者必内起烦热，甘寒而润下则烦热解”。论酸枣仁曰：“甘实酸平，仁则兼甘……专补肝胆，亦复醒脾，从其类也。熟则芳香，香气入脾，故能归脾……补中益肝气，坚筋骨，助阴气”。值得一提的是，缪希雍与其医林好友王肯堂于白下（今南京）相谈医理时曾言及“补血需用酸枣仁”，使后者倍受启发。

2）甘平甘淡以调脾阴

缪希雍在《神农本草经疏·原本药性气味生成指归》中论曰：“言甘者，得土之气，惟土也，寄旺于四季，生成之气皆五，故其气平，其味甘而淡，其性和而无毒，土德冲和，感而类之，莫或不然”。在该书“五脏苦欲补泻论”中又根据洁古观点论曰：“脾苦湿，急食苦以燥之，白术；欲缓，急食甘以缓之，甘草；以甘补之，人参；以苦泻之，黄连；虚以甘草、大枣之类补之”。可知缪氏认为甘平、甘淡之品，其性冲和无毒，以土感性而类之，故能入脾经而补脾。

如前所述缪希雍病案所用药如麦门冬、石斛、山药为甘平之品，而茯苓为甘淡之品。缪希雍论麦冬曰：“《本经》甘平，平者冲和而淡也。入足阳明，兼入手太阴，少阴。实阳明正药”“阴精生于五味，先入脾胃，脾胃得所养，则能散精于各脏，而阴精充满。故能强阴益精也”。论石斛曰：“其味甘平无毒，气薄味厚，阳中阴也……甘能除热，甘能助脾，甘能益血，平能下气，味厚则能益阴气，故主伤中，下气，补五脏虚劳羸瘦，强阴益精”。论山药曰：“味甘，温平无毒……甘能补脾，脾统血而主肌肉，甘温能益血，甘能除大热，甘能益阳气，甘能缓中，甘温能平补肝肾”。缪希雍认为甘剂能够补脾助脾，甘能益血，甘能除大热，甘能益阴。总而言之，甘剂能补脾阴，而脾阴是化生营血的重要物质，甘能益血，阴血足可以制阳则内热不生。所以甘剂是补脾阴之要药，可兼以甘平、甘淡之性。

3）脾肾双补肾阴为主

肾为先天，脾为后天，脾与肾的关系，是相互资生的关系。缪希雍宗前贤对脾肾的认识，认为脾肾关系密切，肾火能生脾土，治脾应兼顾肾。他指出：“夫脾胃受纳水谷，必藉肾间真阳之气熏蒸鼓动，然后能腐熟而消化之。肾脏一虚，阳火不应，此火乃先天之真气，丹溪所谓人非此火不能有生者也。治宜益火之源，当以四神丸加人参、沉香，甚者加熟附、茴香、川椒”。他自制的脾肾双补丸健脾益肾，较四神丸更进一步，常为后人所宗。

缪希雍在病机中提到肾中先天真阳之气如果亏虚，则一阳不生不能助脾熏蒸糟粕而化精微，但是助脾的是肾中真阳，为何缪希雍却补肾阴？因为缪希雍在《神农本草经疏·药性简误指归》中曰：“夫药石禀天地偏至之气者也。虽醇和浓懿，号称上药，然所禀既偏，所至必独，脱也用违其性之宜，则偏重之害，势所必至。故凡有益于阳者，必不利于阴。有利于阴虚者，必不利乎阳”。指出药石之气有所偏重，如用补肾阳之药，则必不利于脾阴的恢复，而肾中阴阳本一体，统一于肾中精气，故补肾阴可化为肾阳。这样既可生肾阳助脾，又不影响脾阴的恢复。

缪希雍病案所用药物之五味子、牛膝、枸杞、生地黄皆为补肾阴之药，均在《神农本草经疏》中有所论述。缪希雍论五味子曰："王好古云味酸，微苦咸。五味子专补肾，兼补五脏，肾藏精，精盛则阴强，收摄真气归元，而丹田暖，腐熟水谷，蒸糟粕而化精微，则精自生，精生阴长"。论牛膝曰："其味酸苦平无毒。味厚气薄，走而能补，性善下行，故入肝肾……肝藏血，肾藏精，峻补肝肾则血足精满"。论生地黄曰："味甘气寒无毒。《别录》又云苦者以其兼入心脾也，此乃补肾家之要药，益阴血之上品……五脏咸属阴，阴即精血，补精血则五脏内伤不足自愈"。可见缪希雍补脾阴，以补肾阴来助脾阴恢复。

缪希雍在《神农本草经疏》中论脾阴病机之后也提出了治法："法当降气和肝滋肾，降气是阳交于阴也，肝和则脾胃不被贼邪所干，故能纳能消"，"脾虚中满，夜剧昼静属脾阴虚。宜补脾阴，兼制肝清热，甘平，酸寒，淡渗"，"胃气弱则不能纳，脾阴亏则不能消，世人徒知香燥温补为治脾虚之法，而不知甘寒滋润益阴之有益于脾也"。可见缪希雍治脾阴有上述三个特点。总之，缪希雍补脾阴时时不忘甘剂，甘平、甘酸、甘淡、甘寒均用之，重视肝脾肾三脏并调。缪希雍诚为论治脾阴之大家。

3. 诸虚之病当护脾胃

缪希雍认为脾胃为后天之本，治疗杂病当以调理脾胃为要。张仲景"见肝之病，知肝传脾，当先实脾"的治未病思想，为后世医家的"执中以治四旁"提供了理论依据。缪希雍认为，脾胃为后天元气之根基，乃立身和施治之本，在《神农本草经疏》中强调"治阴阳诸虚，皆当以保护胃气为急""胃气一散，则百药难施"。尤其对阴虚火旺者，主张"阴虚火旺之证，当滋养阴血，扶持脾胃"，待脾胃阴血渐生，虚火以宁，诸恙自安。但是，当时医者多拘于"脾喜燥恶湿"之见，扶脾之剂每不离温燥升补，治阴虚火旺之证又多取苦燥之品。缪希雍力图矫偏补弊，强调"益阴宜远苦寒"，也反对滥用甘温添薪助燃。他指出，"世人徒知香燥温补为治脾虚之法，而不知甘寒滋润益阴之有益于脾也"。缪希雍甘寒滋润益阴的治脾法则，源于《内经》五脏补泻的理论，以甘平悦脾，酸甘以化脾阴，甘寒以降虚火，三类药物相互配合，均属甘味之品，正合乎《内经》"脾喜甘"之性，而有益阴之功。

综而观之，缪希雍在李杲脾胃学说的基础上，认为脾胃为后天元气之根基；但侧重脾胃阴液的研究。其论治脾胃，用药多主清润而戒燥热，与李杲、薛己诸家风格不同。李杲重视脾胃阳气的升发，故甘温益脾，并配风燥之药鼓舞下陷之清阳；而缪希雍重视脾胃气阴，多取甘平甘寒之品，更配酸甘柔肝以扶脾。前者重实表，后者重和里，两者有润燥之不同。薛立斋治脾阳虚多以附、桂、干姜益火以暖土，缪希雍则多以巴戟天、菟丝子、五味子等温肾以补脾，前者重在治寒，后者重在治虚，两者有刚柔之不同。

总之，缪希雍论治脾胃主张用甘寒滋润之品育养脾阴，纠正了当时奉行的温补脾阳之偏，并对后世叶天士胃阴学说的建立有很大启发。缪希雍调理脾胃，既不偏于温燥，亦不过于滋腻。他根据脾土的生理特点，创制了不朽名方资生丸，资后天生化之源。方中用淮山药、莲肉、芡实、薏苡仁、扁豆悦脾滋阴，人参、白术、茯苓、甘草健脾益气，桔梗、麦芽升清助运，山楂、神曲、砂仁、蔻仁、陈皮、藿香理气和脾，黄连清脾和胃。全方滋润中寓通运，补而不滞，养阴兼益气，气旺则津生，阳生则阴长。该方沿用至今，功效显著。缪希雍甘润清灵调理脾胃的思想值得进一步研究。

（三）对本草学的贡献

缪希雍精研本草30余年，所著《神农本草经疏》，是继李时珍《本草纲目》之后的又一本草学名著。缪希雍对前人的本草学说继承阐发，纠误创新，其对本草学的贡献主要表现于以下几个方面。

1. 阐发药性，详尽朴实

缪希雍在《神农本草经疏·原本药性气味生成指归》中，论述了药物气味的来源及其关系。

（1）药性生成

关于药性气味的生成，缪希雍认为“物之生也，必禀乎天，其成也，必资乎地，天布令，主发生，寒热温凉，四时之气行焉，阳也；地凝质，主成物，酸苦辛咸甘淡，五行之味滋焉，阴也。”对药物气味的来源、生成进行了分析。

（2）药性差别

缪希雍指出：“物有味，必有气，有气斯有性，自然之道也。”明确论述了药物的气、味、性是自然而然形成的。他进一步指出：“药有五味，中含四气，因气味而成性，合气味及性而论，其为差别，本自多途，其间厚薄多少，单用互兼，各不相同。”认为药性之差别，关键是因其有气味厚薄、单用互兼之别。如同为苦寒药，“黄芩则燥，天冬则润，芦荟能消，黄柏能补，黄连止泻，大黄下通，柴胡苦寒而升，龙胆苦寒而降”。足见缪希雍对药性的论述，不涉玄妙，详尽朴实，提纲挈领，要言不烦，也补充了《神农本草经》的不足。

2. 创本草文献体例之新

缪希雍所撰《神农本草经疏》，其创新之处在于专列疏注、主治参互、简误三项栏目，且内容极其详细。

（1）疏注药物，实用易稽

缪希雍对《神农本草经》《名医别录》中所载药物的主治内容逐一进行了详细注疏。每疏注一药，均先引录《本经》等书对该药性味功效的论述，继之根据经文所载予以发挥解说，字梳句栉，朴实详尽。如遇意犹未尽者，更能引申而阐明之。

其所疏注之药，多为临证常用之品，即所谓“治疗之必不可缺，暨近地所产，得以睹记者，备为具疏”，“余非必用之药，及罕识难致者，存而不论”。可见，缪希雍是以裨切实用为著述立言之宗旨的。

在注疏形式上，则不拘一格，“或先经而阐义，或随文而畅旨，或断章以相比，或因源以导流，或从末而会本，或根性以知非”。然其要则一，期在发明经旨，有广来学。

以黄芩为例，《本经》与《别录》谓其味苦平，大寒，无毒，功用有主诸热、黄疸、泻痢、逐水、下血闭、恶疮疽蚀、火疡，疗痰热、胃中热、小腹绞痛、消谷、女子血闭、淋露下血、小儿腹痛及利小肠。缪希雍疏解认为：“黄芩禀天地清寒之气，而兼金之性，故味苦平无毒。《别录》益之以大寒……其性清肃，所以除邪；味苦，所以燥湿；阴寒，所以胜热，故主诸热。诸热者，邪热与湿热也。黄疸、肠澼泻痢，皆湿热胜之病也。折其本则诸病自瘳矣。苦寒能治湿热，所以小肠利而水自逐，源清则流洁也。血闭者实热在血分，即热入血室，令人经闭不通，湿热解则荣气清而自行也。恶疮疽蚀者，热则留结而为痈肿溃烂也。火疡者，火气伤血也，凉血除热则自愈也。"

通过注疏，缪希雍将黄芩的功用做了详细阐述，并执简驭繁地归结为苦寒清热、燥湿胜热、凉血除热，使学者对《本经》之旨有清晰的了解，从而能更好地用于临床。

缪希雍从药物的气、味、性出发，联系中医理论和经典著作，对《神农本草经》所述药物的功用，与阴阳五行、气血津液、脏腑生理病理及临床运用恰到好处地结合，明理悟性，论述贴切，幽隐可显，绝少浮泛空论，确实把本草学理论提高到了一个新的高度。

缪希雍不仅善于继承前人成就，且每每自出机杼，独出心裁，吸取新知，启示后人。如疏"五味子"时，除对《本经》的记载进行论述外，还收取了《药性论》《日华子诸家本草》的记载，以此来启迪后学，并开拓药物在临床中的应用。疏注"麦冬"曰："麦门冬，在天则禀春阳生生之气，在地则正感清和稼穑之甘。《本经》甘平，平者，冲和而淡也。《别录》微寒，著春德矣。入足阳明兼入手少阴、太阴，实阳明之正药。"清代医家王孟英，在《重庆堂随笔》中说："缪氏《经疏》知麦冬为胃经正药，《寓意草》始言脾胃异治，叶氏大畅厥旨，谓胃为阳土，宜用甘凉，俾后人得所遵循，故洄溪、润安皆深折服也。"可见缪希雍从本草学角度倡甘凉养胃之法，对后世大有启示及影响。再如在疏"山楂"时云："观其能消食积，行瘀血，则其气非冷矣"，畅述己见，纠正了前人关于山楂"味酸气冷"的说法。再如，"青黛"的疏注："外国蓝靛之英华也……波斯国来及太原产者胜。"说明缪希雍对外来药的状况亦了如指掌。

（2）主治参互，以尽其长

缪希雍认为，临床治病，用药如用兵。病情的复杂性决定了用药需要精当，临证善用药者，"须合众药之所长，而又善护其所短，乃能苏凋瘵而起沉疴"，这就要求医生对药物的选用要达到"参互旁通，彼此兼济，以尽其才"，以"共收平定之工，期无夭枉之患"。为此缪希雍在《神农本草经疏》中创设"主治参互"一项，列出药物主治交互参证，以分别药物的功用所在，以期更详尽论述药物的主治功用，既博采众方，择善而从，又论述了自己的用药经验，内容涉及内、外、妇、儿、伤、眼等各科用药的配伍方法及处方常规。

例如，缪希雍在论述"石膏"之主治参互时曰："仲景白虎汤，专解阳明邪热……若劳役人病此，元气先虚者，可加人参，名人参白虎汤。发斑阳毒盛者，白虎汤加竹叶、麦门冬、知母。以石膏为君，自一两至四两；麦门冬亦如之，知母自七钱至二两……甚则更加黄连、黄柏、黄芩，名三黄石膏汤……妇人妊娠病此者，亦同。伤寒汗后，烦热不解，竹叶石膏汤主之。小儿痧疹发热……竹叶石膏汤加赤柽木枝两许，贝母、瓜蒌根各二三钱主之。发斑亦同……中暑用白虎汤……亦用竹叶石膏汤。胃家实热，或嘈杂，消渴善饥，齿痛，皆须竹叶石膏汤主之。"若非有高深的理论水平及丰富的实践经验，是难以有此深切体会的。再观缪希雍《先醒斋医学广笔记》的时气伤寒一门，列举病案共14则，其用方竟一半出入于白虎汤，可见缪希雍之善用石膏，及对白虎汤与竹叶石膏汤运用之得心应手。其对石膏主治参互之论确是继承前人经验，结合自身体验而阐发的。

在主治药物配伍方面，举菊花为例以说明。菊花为祛风要药，缪希雍用于治目痛、外翳、头痛、眩晕、疔疮等病证。其配伍为：与地黄、黄柏、杞子、白蒺藜、五味子、山萸肉、当归、羚羊角、羊肝等同用，治肝肾俱虚目痛；与黄连、玄参、生地、川芎、羌活、荆芥、柴胡、连翘、桔梗、决明子、甘草等同用，治风热头痛；与川芎、细辛、藁本、当归、生地、麦冬、白芍、甘草等同用，治血虚头痛，亦治痰结眩晕；菊花连根生用为君，加紫花地丁、益母草、金银花、半枝莲、贝母、连翘、生地、栝楼根、白芷、白及、苍耳子、夏枯草，可治疔疮。不同的配伍，体现了临床用药的灵活性。

其他如菖蒲、茵陈、白薇、琥珀等药物的主治配伍，对临床制方遣药均有重要的实用价值。

缪希雍历时30余年，遂成此《神农本草经疏》，其所览阅之书籍，虽未见记述，但从每味药的主治参互中即可看出其搜罗之广，用意之勤。如在“黄柏”主治参互一项中，缪希雍引用了《外台秘要》《千金翼方》《肘后方》《经验方》《梅师方》《简要济众方》《十金博救方》《深师方》《衍义方》《妇人良方》《洁古家珍方》《许学士方》《三因极一病证方论》《圣惠方》《普济方》《子母秘录》《张杲医说方》《宣明论方》等18种方书，共23方，不难看出，主治参互实际是单味药物与方剂组成的有机联系。这项内容，较之以前本草方书中的“附方”，有了较大改进，这不仅对保存前人珍贵的方剂学资料有积极意义，有助于后人参阅对照，选择运用，而且对药物的各种配伍及运用，博收约取，参校异同，有助于启发临证思维。

（3）简误防失，趋利避害

所谓“简误”即查检错误的意思。缪希雍认为：“夫药石禀天地偏至之气者也。虽醇和浓懿，号称上药，然所禀既偏，所至必独，脱也用违其性之宜，则偏重之害，势所必至……故作简误，以防其失”。如人参、黄芪固然为上药，但若用违其性之宜，则偏重之害，势所必至，更何况其他药物。所以对于一药之运用，能够知长知短，兼明利弊，才能知药善任，恰如其分，疗效也才会提高。可见，严格掌握药性及使用和配伍禁忌，具有十分重要的意义。缪氏在“简误”一项中较好地表述了这一内容。这一点是缪希雍对本草学理论最为突出的贡献。

“简误”是缪希雍《本草经疏》中的一个重要内容，不仅在每一药物下做专项论述，而且在对《本经》《别录》的疏义文字中，也有关于这方面的内容。归纳起来，大致可分为针对《本经》和针对临床用药两个方面。

1）纠《本经》之误

《神农本草经》是古代医疗实践经验的珍贵记录，但由于历史的原因，其中掺杂了一些不实之词。如论丹砂，《本经》《别录》有“久服通神明不老，轻身神仙”之说。李时珍《本草纲目·石部第九卷·丹砂》既记载了“服丹砂之戒”，又有“阴证当多服伏火丹砂”的不同之说，最后有“盖人之脏腑禀受万殊，在智者辨其阴阳脉证，不以先入为主，非妙入精微者不能企此”的持平之说。然而，缪希雍在《神农本草经疏·丹砂》中指出：“丹砂体中含汞……有大毒，若经伏火及一切烹炼，则其毒等于砒、硇，服之必毙”，完全否定了“伏火丹砂”作为药用的可能性。

缪希雍对《本经》《别录》之误的纠正，不只局限于金石类药物，也包括一些草木类药品。如在《神农本草经疏·细辛》中论细辛的治疗作用，认为："皆升发辛散，开通诸窍之功也。其曰久服明目，利九窍，轻身长年者，必无是理。盖辛散升发之药，其可久服哉?"由此可见，缪希雍不仅对《本经》《别录》之中的误人之说能直抒己见，而且还能发李时珍所未发，补《本草纲目》所未备。

2）防临床之失

缪希雍在《神农本草经疏》的"简误"中，对许多药物的临床使用提出了禁忌细则，虽以历代本草学说为基础，但更是其临床实践经验的结晶。如详论了人参的各种适应证和禁忌证；对附子的"简误"，列举了内、外、妇、儿共70余证，指出这些"病属阴虚及诸火热，无关阳弱，亦非阴寒，法所均忌"。又如黄芪，缪希雍指出："黄芪功能实表，有表邪者勿用；能助气，气实者勿用；能内补不足，胸膈气闭闷、肠胃有积滞者勿用；能补阳，阳盛阴虚者忌之；上焦热甚，下焦虚寒者忌之；患者多怒，肝气不和者勿服；痘疮，血分热盛者禁用。"诸多议论，在临床上颇有参考价值。

3. 全面总结炮制大法

缪希雍所著"炮制大法"，附于《先醒斋广笔记》后，是继《雷公炮炙论》之后的又一部炮制专著。书中对各种药物的出处、采集、优劣鉴别、炮制方法、贮藏保管等方面都有详细的论述，对部分药物还述及炮制前后药物性质的变化和不同的治疗效果。并根据药物的属性分为金、石、草、木、人、兽、禽、虫鱼、水、火、果、米谷、菜十四类，颇有其独特之处，书末附有"用药凡例"细则，详细记载了中药汤剂的煎煮方法。

（1）发展炮制分类

明代是中药炮制发展史上的昌盛时期，许多炮制品不断创新，从实践上升到理论。由于我国第一部炮制专著《雷公炮炙论》原著亡佚，其内容虽散见于后世本草之中，已非原来面目。缪氏在《雷公炮炙论》基础上，总结了前辈与其当时对药物加工的经验，增加了常用的炮制方法，在"炮制大法"中开首就提出了炮、爁、煿、炙、煨、炒、煅、炼、制、度、飞、伏、镑、㩟、曝、露等17法，其中爁、煿、煨、度、伏、镑、㩟、露等法在《雷公炮炙论》中未见记载。这说明缪希雍在前人基础上，又补充了当时药物加工的新经验，难能可贵。

（2）完善炮制工艺

缪希雍将《雷公炮炙论》中迂阔难遵者弃去，增添了当时的炮制方法。如白芍"今人多以酒浸蒸切片，或炒用亦良"，砂仁"略炒，吹去衣"。说明明代末年在炮制工艺方面已达到较高水平。

1）药物的净选

缪希雍在"炮制大法"中，非常注重入药部位的选择。首先，对多余的部分一概弃之。如"百部根，去心皮"；款冬花"去梗蒂"；三棱"去毛"；远志"去心，若不去心，服之令人闷"。其次，缪氏还认为对于杂质也应及时去除。如青黛"水飞去脚，缘中有石灰"；丹砂"研须万遍，药若轻尘，以磁石吸去铁气"。药物在去除杂质和非药用部分后，更有利于发挥疗效，减少毒副作用。

2）药物的切制

缪希雍在“炮制大法”中，根据药物的入药部位、性质的不同，以及药物在不同组方中的具体应用，采取了不同的切制方法并加以说明。如茵陈蒿“须用叶有八角者，采得阴干，去根，细锉用，勿令犯火”。现代研究亦证明，茵陈蒿中含有挥发性有效成分，如果加热处理便会减少药物中挥发性成分的含量。对于生姜，缪希雍认为不宜使熟，而宜捣汁，待药煎成倾入，方不失“生”字之义；如入药煎成熟姜，非生姜矣，可谓巧思妙想。又如黄连“去须切片，分开粗细，各置姜汁拌透，用绵纸衬，先用山黄土炒干研细，再炒至将红，以连片隔纸放上炒干，再加姜汁，切不可用水”，现今仍采用这种“润”法或不用水处理的方法，因黄连中有效成分小檗碱为水溶性生物碱，因此，在切制过程中黄连不宜加水，这种切制方法是合理的。

3）药物的炮制

缪希雍的“炮制大法”，是从实践中总结出来的一套可行的炮制经验，对植物药、动物药和矿物药的炮制均有详细记载，有相当一部分至今仍在沿用。缪希雍提倡药物炮制要适度，如大蓟“止血烧炭存性”；芦火竹火项下“火候失度，则药亦无功”。并采用了多种辅料进行炮制，如酒、醋、蜜、盐、油及各种药汁等，以增加功效或减少毒副作用。

同种药物采用不同的辅料炮制会产生不同的疗效。对此，缪希雍在“炮制大法”中亦有精辟的论述。如黄芩“入肺经，用枯芩去腐，酒浸切炒；入大肠或安胎等，俱用子芩，酒浸切炒”；黄连“赤痢，用湿槐花拌炒……治肝胆之实火，则以猪胆汁浸炒；治肝胆之虚火，则以醋浸炒；治上焦火，用酒炒；治中焦火，则以姜汁炒；治下焦火，用盐水或朴硝炒；治气分湿热之火，则以茱萸汤浸炒；治血分块中伏火，则以干漆水炒。诸法不独为导引，盖辛热能制其苦寒，咸寒能制其燥性，在用者详酌之”。又如黄芪“补气药中蜜炙用，疮疡药中盐水炒用”。

（3）有毒药物的炮制

缪希雍对一些有毒药物的炮制也有一定的认识。如朱砂是一种含汞化合物，据实验研究，尽管用各种不同炮制方法，朱砂中含对人体有毒的游离汞和可溶性盐的量仍是较高的。缪希雍在“炮制大法”中曰：“用丹砂入药，只宜生用，慎勿升炼，一经火炼，饵之杀人。研须万遍，要若轻尘，以磁石吸去铁气”。指出丹砂入药须生用、忌火，加工方法宜精细，其对朱砂的入药方法，综合了前人对汞矿类药物的认识，对其毒性有了更进一步的理解。

（4）药物炒炭存性

缪希雍还注意到“炒炭存性”的问题。药物煅烧成炭，一般都具止血作用，但若炒失其度，则会大大降低其止血效果。如记载大蓟“止血烧炭存性”；血余炭“用小砂罐盐泥，炼极熟，将发入罐中，封固，阴干，以炭火围之，候黑烟将尽，即起，若青烟出，发枯不可用矣。非细心人不可任，盖火候不可过也。”据炮制研究，头发含胱氨酸，是角蛋白的一种，此外还含有脂类，煅后能加速血凝作用，其止血作用可能与其中含有钙、铁离子有关。若无此成分，则凝血时间延长。

缪希雍在“用药凡例”中还强调指出，“凡草药烧炭为末，如荷叶、柏、茅根、蓟根、十灰散之类，必烧焦枯用器盖覆，以存性，若如烧燃柴薪，煅成死灰，性也不存，而罔效矣”。他对

“炭药存性”做出了恰当的论述。

4. 详细记述药剂加工方法

缪希雍在“用药凡例”中，详细讲述了各种药剂的加工细则，并指出“药剂丸散汤膏，各有所宜，不得违制”。

（1）正确选择剂型

缪希雍引用《神农本草经》所论：“药有宜丸宜散者，宜水煎者，宜酒渍者，宜煎膏者，亦有一物兼宜者，亦有不可入汤酒者，并随药性，不可过越。”缪氏解释曰：“汤者，荡也，煎成清汁是也，去大病用之；散者，散也，研成细末是也，去急病用之；膏者，熬成稠膏也；液者，捣鲜药而绞自然真汁是也；丸者，缓也，作为圆粒也，不能速去病，舒缓而治之也。”此外，缪氏还记述了修丸药、炼蜜、合膏等方法，颇为实用。

（2）正确的煎药则例

正确煎药是保证药物取得预期疗效的重要保证，因此，缪希雍特别重视普及药物煎煮方法。

1）正确掌握火候与时间

缪希雍认为应正确掌握煎药的火候、时间及下药的先后次序。其曰：“凡煎汤剂，必先以主治之为君药，先煮数沸，然后下余药，文火缓慢熬之得所，勿揭盖，连罐取起，坐凉水中，候温热服之，庶气味不泄，若据乘热揭封倾出，则气泄而性不全矣……煎时不宜烈火，其汤腾沸，耗蚀而速涸，药性未尽出，而气味不纯。人家多有此病，而反责药不效，咎将归谁？”

“文火”即“小火”。温度缓和，水分蒸发慢，可防止药液外溢，减少挥发成分的损耗及高温对药物有效成分的破坏。如果是挥发性成分较多的方剂，煎后将罐放入凉水中，冷却，使随水蒸气挥发的成分可冷凝回入药液中。

芳香药物多是“取其气而不取其味”，常以气香浓郁为佳。缪希雍非常注重含有芳香挥发性成分药物的煎煮，采用“后下”法，以减少挥发油的耗损及其有效成分的分解。如他在“用药凡例”中规定“凡用砂仁、豆蔻、丁香之类，皆须打碎，迟后入药，数沸即起，不尔久久煎之，其香气消散也，是以效少。”

2）胶类药的煎煮

对于一些胶类或含胶汁较多、黏性大的如阿胶、饴糖、芒硝等，皆须待汤熟，起去渣，只内净汁中煮二三沸，熔化尽，乃倾盏服。熟，即指药物煎透之意。如果此类药物一同入煎会粘住其他药物，不利于溶出，或者粘住锅底而把药煎煳，影响汤剂质量。有的药物体积小，总表面积大，过细的粉末在浸出时虽能提高其浸出效果，但吸附作用亦强，使扩散速度受到影响，且入汤剂煎煮时浮于水面，不能与水充分接触，加热后容易起沫外溢。如六一散、黛蛤散等“诸石药，皆细捣之，以新绢裹之内中”，用绢包“包煎”克服之。

3）种子果实类破碎入煎

由于种子果实类药物外壳薄壁质地坚硬或体小而软，不便于切制饮片，若整粒入煎，溶媒又易被阻隔，有效成分不易溶出。缪希雍在“用药凡例”中要求“凡汤中用完物，如干枣、莲子、乌梅、决明子、青葙、蔓荆、萝卜、芥、苏、韭菜子皆劈破入煎，方得味出”。并做了生动的比喻："若不碎，如米之在谷，虽煮之终日，米岂能出哉。"现代研究表明，打碎成颗粒入煎符合药物的扩散定律，适当的粉碎度，药材破碎，一部分细胞可能破裂，其所含成分可直接被浸出，大部分细胞碎后仍保持完整，当接触溶媒时，被湿润而渗透进细胞内，溶解大量可溶性物质时能保持良好的浓度，扩散速度愈快，浸出效果愈好。

4）适量加水，取汁适中

中药汤剂的加水量常与方剂的性质、药物的多少及吸水量、煎煮时间等均有关，会直接影响汤剂的质量。缪氏在"用药凡例"中亦有明确规定加水及煎取量："凡煎汤药，初欲微火令水沸，其水数依方多少，大略药二十两，用水一斗，煮四升，以此为准。然利汤欲生，少水而多取汁，补汤欲熟，多水而少取汁。"

对于一些难溶于水的贵重药不入煎而作冲服用："凡汤中用犀角、羚羊角，一概末如粉，临服内汤中后入药。一法生磨汁入药亦通。"

缪希雍非常重视药物的炮制，讲究中药汤剂的煎煮法，总结了前人经验和自己的实践体会，对中药炮制、制剂、贮藏等方面做了较为全面的记载和论述。缪希雍所述的有关药物炮制工序和煎煮方法用现代科学观点来分析还是比较粗浅的，但他所记载的许多宝贵实践经验，对后世的炮制发展仍具有一定的实用价值。

【临证经验】

一、气血论治特色

缪希雍在《神农本草经疏·论治血三法药各不同》中，论治气血，各立三法，执简御繁，颇利于后学。

（一）立治气三法，注重降调气息

缪希雍认为气分之病，不出气虚、气滞、气逆三端，治之之法及所主之药，亦不外补气、破气和降气调气三法，不可混淆。其中以降气之法论述最为精彩。

徐之才论药，有宣、通、补、泄、轻、重、滑、涩、燥、湿10种。陈藏器《本草拾遗》称为"十剂"，后成无己和李时珍等亦具此说。缪希雍认为早在陶弘景，曾在十剂之外续入寒、热二剂，继而缪氏另又增加了升剂和降剂。他认为升降是治法之大机。他所增的升剂，即李杲的升阳益气之剂，而所增的降剂，却为缪希雍所独创。认为"升降者，治法之大机也""升降者，病机之要最也。"治疗时应分清病机，当升则升，宜降则降，假如宜降而反升、当升而反降，将使病情加重，甚至导致死亡。

缪希雍在《神农本草经疏·十剂补遗》论曰："火空则发，降气则火自下矣。火下是阳交于阴，此法所宜降者也。"阐述了"降剂"所治病证的病机，主要是阴虚火升，即"上盛下虚"。患者周身之气上并于阳，导致咳嗽生痰、吐血衄血、烦躁、头疼、失眠、胸前骨痛、口干舌苦等，甚则五心烦热、潮热骨蒸、遗精、骨贫乏力，或丹田不暖、饮食不化、泄泻、中风卒仆等。并在

《神农本草经疏·论上盛下虚本于肾水真阴不足》中论述治疗之法："当亟降气，当益阴精"。降气以治其标，滋水填精以救其本，气降则阳交于阴，其火自然亦降；精血生则肾阴复，水自上升。水升火降为"既济之象"，"坎离相交"，人身阴阳之气可得平复。

缪希雍还在《神农本草经疏》中备列了补气、破气和降气调气的药物。气虚宜补之。药如人参、黄芪、羊肉、小麦、糯米之属。气实宜破之。实则宜破，破者损也，如少壮人暴怒气壅之类，药如青皮、枳实、枳壳、槟榔、厚朴、牵牛等。气机失和宜调之。调气药如木香、沉香、白豆蔻、缩砂、香附、乌药之属；气机上逆宜降之，降气如紫苏子、橘皮、麦门冬、枇杷叶、芦根汁、甘蔗，甚则降香、郁金、槟榔之类，适用于呕吐、呃逆、咳喘、痰饮、血证等。

三法之中，缪希雍又最重"降气"，因"天地之间，动静之为者，无非气也；人身之内，转运升降者，亦气也"。故视气机之升降顺调与否为"病之枢要"，并总结说："升降乃治法之大机"。气逆宜调，气升宜降，如呕吐、咳喘、痰饮、血证等，无论虚实之证，均有气逆、气升之乱，所以降气调气之法，虚实皆可参佐。即降气、调气可以结合补气、破气，从而治疗所有的气机升降出入失常。降气药轻者如紫苏子、橘皮、麦门冬、枇杷叶、芦根、甘蔗；重者如降香、郁金、槟榔之类。

缪希雍善用降气，巧妙之处还在于常常和甘凉濡润之剂相配伍，与养阴之法并进，从而避免降气药戕伐胃气、耗伤津液之弊。缪希雍的降气之法，除主要用于肾阴亏耗、上盛下亏的病证外，还有肝实气逆或肝血虚而气火上逆，以及肺实、肺虚的肺气上逆诸证和胃气上逆诸证。其适应证非常广泛，对后世医家的临床用药有重要影响。

其治法可归纳为：润肺降气法，常用枇杷叶、苏子、麦冬、梨汁、橘皮；清降肺胃法，常用芦根、甘蔗汁、枇杷叶、橘皮、枳壳、苏子、石斛；降逆止呕法，常用竹茹、麦冬、枇杷叶、芦根；降气平肝法，常用苏子、菊花、降香、郁金、白芍；滋阴降火法，常用枇杷叶、麦冬、玄参、白芍、童便、牛膝；降气豁痰法，常用枇杷叶、苏子、竹茹；降气凉血法，常用生地、麦冬、酸枣仁、枇杷叶；补气降气法，常用枇杷叶、苏子、人参。总体而言，用药大都是轻清平淡、冲和无过之品。

缪希雍对苏子、枇杷叶、郁金三味最为善用。尤其善用枇杷叶，缪希雍认为其"禀天地清肃之气，故四时不凋，气薄味厚，阳中之阴，入手太阴、足阳明经，降也"。因肺胃主降，为气机之关键，因而常以枇杷叶为先，如治妇人血热经行先期即以大剂枇杷叶，取其下气之功，佐以生熟地、芍药以降气、清热、凉血、调经。此外，缪氏认为苏子辛温散结而兼润下之力，郁金为调逆气、行瘀血之要药。

（二）血证论治特点

1. 立治血三法

缪希雍在《神农本草经疏·论治血三法药各不同》中曰："盖血为营阴也，有形可见，有色可察，有证可审者也。病既不同，药亦各异。治之之法，要在合宜。倘失其宜，为厉不浅。差剧之门，可不谨乎？"因此，缪氏将血证分为血虚、血热、血瘀三类，对于其治疗，亦立"治血三法"，即"血虚宜补之""血热宜清之凉之""血瘀宜通之"。

（1）血虚宜补之

虚则发热，内热。治疗宜用甘寒、甘平、酸寒、酸温之品以益荣血。药用熟地黄、白芍药、牛膝、炙甘草、酸枣仁、龙眼肉、鹿角胶、肉苁蓉、甘枸杞子、甘菊花、人乳等。

（2）血热宜清之凉之

血热患者易表现为痈肿疮疖、鼻衄、齿衄、牙龈肿痛、舌肿、血崩、赤淋、月事先期、热入血室、赤游丹、眼暴赤痛等。治疗时选酸寒、苦寒、咸寒、辛凉之品，以除实热。药用童便、牡丹皮、赤芍药、生地黄、黄芩、犀角、地榆、大小蓟、茜草、黄连、山栀、大黄、青黛、天门冬、玄参、荆芥等。

（3）血瘀宜通之

有瘀患者多表现为发热发黄，疼痛肿块等。治疗宜选辛温、辛热、辛平、辛寒、甘温之品以入血通行，佐咸寒以软坚。药用当归、红花、桃仁、苏木、桂、五灵脂、蒲黄、姜黄、郁金、三棱、延胡索、花蕊石、没药、䗪虫、干漆、自然铜、韭汁、童便、牡蛎、芒硝等。

所谓“通之”，实即行血祛瘀之法。关于血瘀的治疗，缪希雍亦有重要的论治经验。他在《神农本草经疏・治法纲》中指出：“病从血分，则治其血……瘀者行之。”并在《神农本草经疏・论治血三法药各不同》中较为详细地提出了瘀血的诊断与用药，即以“有形可见，有色可察，有证可审”为诊断大法，而发热、发黄、作肿作痛、结块癖积，则是最常见的症状。具有活血行瘀作用的药物很多，性味作用也同中有异，但无论辛热、辛温、辛平、辛寒，都有辛味，缪氏在《先醒斋医学广笔记・吐血》中曰：“必应兼辛，使非兼辛，胡得主五脏瘀血……妇人月水不通？”

缪希雍对瘀血病证的治疗，认为“破血”与“活血”在程度上大有出入，应明确区分，对吐血、咯血、鼻衄、齿衄、耳衄、伏梁等病证，提出宜降气清热、凉血益阴，忌用升提发散、补气闭气及破血。所忌的破血药为三棱、姜黄、水蛭、桃仁、红花等；所宜的活血药为郁金、五灵脂、乳香、没药、当归、延胡、赤芍等。对两者酌情使用，正是辨证论治原则的具体体现。

2. 独创吐血三要法

吐血是虚损主证之一，还多见于阴虚内热之人。在明代，治疗吐血有两种偏向：一为专用寒凉，药如黄芩、黄连、山栀、黄柏、知母之类，往往伤脾作泄，以致不救；一则滥用人参温补，使热更伤肺，阴火愈炽，咳嗽更甚。这显然不适宜于阴虚之证的辨治。缪希雍认为当时的吐血病证，绝大多数属于阴虚火旺，苦寒和甘温皆非所宜，惟取法甘寒，方为得当之治，其目的为既能滋养阴血，又能扶持脾土，使阴血渐生，虚火渐降。在此基础上，他根据自己的临床经验，在《先醒斋医学广笔记・吐血》独创“吐血三要法”，即“宜行血，不宜止血”，“宜补肝，不宜伐肝”，“宜降气，不宜降火”。从中亦体现了强调辨证论治、力戒苦寒治血的思想，对后世影响深远，为中医界所称道。

（1）宜行血不宜止血

缪希雍认为，血不循经络，是气逆上壅。壅即瘀之意，壅者宜行，逆者宜降，故运用行血的方法，行其血，通其瘀，则血循经络，则无溢出、上壅之虞，不用止血药而血自止。若用苦寒之药凉血止血，则止之则血凝，血凝则发热，恶食及胸胁痛，病日沉痼，亦即脾胃伤败之变证。

失血皆源于血不循经，行血降气实为治本之法。若见血即行止血，虽可暂时收效，但其副作用亦每随而至，非仅气上壅未除，更增加寒凝止遏，则血必凝滞，形成瘀滞，便脉道不利；若郁而化热，使胃气逆而反复吐血、发热、恶食，病日痼矣。瘀血不去，新血不生，血液不得归经而常复出。出血行血，似乎大悖常理，实为大禹疏浚治水之意，而可免鲧之筑堤之误，有因势利导、不止血自止之妙。

缪希雍常用的行血药物有生地、当归、郁金、茅根、丹皮、小蓟、棕炭、藕节、蒲黄、童便等。郁金有调气行血之功，为治吐血之圣药。

缪希雍行血之法的实质，一是用和血行血之法以防络脉瘀阻；二是告诫医家不能见血凉血，滥用苦寒，以防损伤脾胃而变生他证。

此条治则对于出血而不畅，或脏毒下血、肠风下血、产后恶露不尽，以全身弥漫性出血等尤为适宜。而对于慢性出血，或出血量少、色不鲜艳而连绵不断者，可加入活血药为参佐之法，对气火太盛或气不摄血引起的大出血，一般则忌用活血药，或待血止后酌情用之。

（2）宜补肝不宜伐肝

缪希雍认为肝为将军之官，主藏血。吐血者，为肝失其职而不能藏血。养肝则肝气平而血有所归，若伐之则肝虚不能藏血，血愈不能止。因此，应顺其性而治之，补肝则滋柔气平，使血有所藏。肝有疏泄之功，调节血运。出血证多是因肝阴不足，肝阳偏亢，气血逆乱，使肝藏血失职所致。不宜伐肝，指不过用香燥辛热之品劫夺肝胃之阴，使肝经气火更旺，则血不得止。缪希雍常以柔润之品，如白芍、甘枸杞、牛膝、地黄、酸枣仁、炙甘草等，酸甘化阴，以柔克刚，养阴制阳。此法适用于阴虚内热，气火亢盛之吐血证。

（3）宜降气不宜降火

由于气有余便是火，气升火升。气降则火降，火降则气不上升，血随气行，无溢出上窍之患矣。脾统血，如用苦寒降火，最易伤中，胃气伤则化源告竭，脾气伤则统血无权，血亦不能归经，不利于止血。血之失常，每缘于气火之乱，此法一则治气以降火，使气调火平，血得以循经；二则可免致脾胃损伤。血赖脾气统摄，脾气不伤则血证自有可瘥之机，这不仅体现了其重视脾胃的治疗思想，更有防患于未然之意。

其用药，主张以白芍、炙甘草制肝；枇杷叶、麦冬、薄荷、橘红、贝母清肺；薏苡仁、淮山药养脾；苏子、降香下气；青蒿、鳖甲、银柴胡、丹皮、地骨皮清热滋阴；酸枣仁、茯神养心肝；山茱萸、枸杞子、牛膝补肾；并无寒凉重剂。

究其实质，缪希雍所谓的“降气”，并非仅指降肺气，而是通过调和脏气，使气血冲和、阴阳平衡，即所谓“养阴配阳”四字而已。正如缪希雍在《神农本草经疏》中所言：“降气即降火，气降则火自降，降则阳交于阴而火自潜”“降气者，即下气也，虚则气升，故法宜降”。故缪希雍用药以补阴养血为主。

缪希雍的吐血三要法，主要是针对当时治血不辨证的偏向而提出来的。因此，吐血三要法的精神是强调辨证论治。吐血三要法，将制肝清肺、养脾补肾、下气、补阴清热诸法合于一处，标本兼顾，不止血，不降火，不伐肝，而屡试屡验。说明其立法之精确，用药之周到巧妙。此三要法是缪希雍宝贵的临床经验，虽为吐血而设，却具有普遍意义，其医案中就用三法于多种出血之证。同时也需要说明，缪希雍的吐血三要法，各有一定的适用范围，须结合病情斟酌选用或综合运用。另外，此处所指吐血，是指虚劳吐血而言的，若阳热伤络，缪希雍亦不会力戒苦寒。总之，缪希雍治吐血之三要法，采取活血以使血归经、养阴以制阳亢、降气以使火降的治疗原则，具有治病求本、标本兼顾之义。

二、论治中风，倡“内虚暗风”说

缪希雍对前人的中风学说颇有研究并有所继承，但他又有所创见，其理论亦颇受后人赏识。

（一）病因病机

缪希雍对中风病因病机的认识，以金元诸家为宗。他接受了前人中风有真假内外之论，并在河间将息失宜、水不制火和丹溪湿热、中痰中气及“阳常有余，阴常不足”等学说的基础上，提出了“内虚暗风”之说。认为西北土地高寒，风气刚猛，多病真中；大江南北多湿热之气，人体较为柔脆，多热多痰，病多类中。类中风非外来之风，故曰内风。内风以阴虚为本，即所谓“内虚暗风”。他说：“内虚暗风，确系阴阳两虚，而阴虚者为多，与外来风邪迥别”“真阴既亏，内热弥甚，煎熬津液凝结为痰，壅塞气道，不得通利，热极生风”。可见，内虚即阴虚，暗风即内风。这是中风病机认识的又一发展。

（二）治疗特点

缪希雍“内虚暗风”说的提出，对治疗用药产生了很大的影响。

1. 甘润清灵，平息内风

缪希雍治疗内风，提出法当清热、顺气、开痰以救其标，养阴补阳以治其本的原则，阴虚益血，阳虚益气，气血两虚则气血兼补，久以持之。并指出治痰先应清火，而清火则应先养阴，最忌燥剂，尤其不可误用治真中风之风燥药，否则祸不旋踵。用药方面：清热不用苦寒之品而多用天冬、麦冬、甘菊、白芍、天花粉、童便；顺气多用苏子、枇杷叶、橘红、郁金、白蒺藜；开痰多用贝母、白芥子、竹沥、荆沥、瓜蒌仁；益阴多用首乌、石斛、菟丝子、天冬、甘菊、生地黄、白芍、枸杞子、薯蓣、梨汁、霞天膏、麦冬、五味子、牛膝、人乳、阿胶；补阳多用人参、黄芪、巴戟天、鹿茸、大枣。综观上述用药，多甘润清灵或酸甘柔润，益阴清火，平息内风。补阳也避附桂辛热，如麝香、苏合香、檀香、龙脑香、安息香等辛散之品应慎用。缪希雍治法已脱出唐代温散外风及明代温补培元的窠臼。清人姜天叙在《风痨臌膈四大证治》中曾说：“缪仲淳取用白蒺藜、菊花、首乌等一派甘寒之品，虽无近效，而阴虚内热之人，诚可恃也，不可因平淡而忽之。”清人俞东扶则谓：“今《临证指南》中风一门，大半宗此，又可补刘、李、朱、张所未备。”

2. 重视炮制，提高药效

缪希雍亦十分重视药物的加工炮制，并总结了较完善的炮制工艺。如药物的净选，麦冬强调去心，枸杞子要去枯者及蒂等。药物在去除杂质和非药用部分之后，更有利于保证疗效，减少毒副作用。并采用多种辅料进行炮制，如蜜、酒、人乳等。如五味子去枯者，打碎，蜜蒸烘干；牛膝去芦，酒蒸；何首乌九蒸九晒，人乳拌至一倍、两倍等，药物通过炮制，往往发生药性的改变，引药归经，提高药效或产生新的疗效。

3. 善用单方，多法并用

缪希雍在《本草单方》中记载了近40个治疗中风的单方、验方，简便有效，包括多种手法的运用。如暗风卒倒，不省人事，可把细辛研末吹入鼻中；若中风痰厥，僵仆，牙关紧闭者，可取白梅肉揩擦牙龈，涎出即开；中风口歪，可以苇筒长五寸，一头刺入耳内，四面以面团密封使不透风，一头以艾灸之七壮，患右灸左，患左灸右。

4. 汤丸配合，适时服用

缪希雍治疗中风除用汤剂外，还配合丸剂共服。汤剂吸收较快，作用也强，但药力不够均匀，丸剂虽然作用缓慢，但药力持久，使用方便，两者互有利弊，若汤丸配合，可大大提高疗效。如在治疗“丁元荐中风”一案中，既用天冬、鲜沙参、白芍、甘菊、连翘、竹沥、瓜蒌根等药煎汤汁服以养阴清火，又用黑芝麻、桑叶、生地黄等药如法制丸同服，以和血滋阴。汤丸配合得当，互补不足，提高了疗效。在服药方法上，缪氏主张“饥时服”“空心饥时各一服”，意在提高人体对药物的吸收，取得最佳疗效。

总之，缪希雍宗前贤之说，加之自己的临床体验，对中风的见解独特，用药独树一帜，多有可法之处。

三、外感热病辨治特点

缪希雍之前善治热病者首推刘完素。刘完素认为：“六经传受，自浅至深皆为热证，非有阴寒之病”。缪希雍则认为：“伤寒温疫，三阳证中往往多带阳明者”。二者立论角度不同，一从病气，一从病位，然都强调热病的基本病机是热，两家治法亦均以撤热为主。刘完素多用三一承气汤及双解散、通圣散、黄连解毒汤，或表里双解，或苦寒下夺，或寒凉直折，适宜火热之证；缪希雍则多用白虎汤、竹叶石膏汤辛寒大剂及大青、小青、连翘、山栀等清热解毒之品，适宜于燥热之证。

（一）重视阳明，善用清法

缪希雍认为，外感热病以阳明或兼阳明证者独多，故应注重阳明辨治。而阳明又有经、腑之别，缪氏则尤重阳明经证。他认为如果患者自觉烦躁，喜凉不喜热，并兼口渴，是即将传入阳明之象。而身热、口渴、咽干、鼻干、呕或干呕、舌干、脉洪实，则更属阳明之证。缪希雍善用辛凉、甘寒清气之法，尤其擅用石膏。他对石膏的应用大胆而娴熟，视为治温热的要药。他认为石膏辛能解肌，甘能缓热，大寒而兼辛甘则能除大热，还认为石膏为发斑、发疹之要品，起死回生，功同金液。若用鲜少，则难责其功，故临床上多大剂量使用。由于石膏能清肺胃之火，两具清里解表之功，缪氏常用作君药。其用石膏，多以生用打碎入煎，剂量一般在一两二钱以上，重者一次量有达四两者，甚至有一日夜进十五两五钱者。因而，后人誉称其为“缪石膏”。

缪希雍在擅用石膏的同时还多佐以麦冬、竹叶、知母等甘寒之品，助石膏清热，兼取生津润燥除烦之效，再合粳米、甘草、人参等顾护胃气，为清阳明热邪的重要方剂。

在太阳、少阳证热重而兼口渴、脉实等证时，缪氏亦必参合清法。如太阳证见口渴、鼻干，即以辛平发散之剂加石膏、麦冬、知母大剂与之；至于温病、温疫等病，因邪气更烈，故“解表用白虎汤，有太阳证则加羌活，有少阳证则加柴胡、黄芩”。对于暑病的治疗，白虎汤是其基本方。而对于疟疾见阳明热重者，也在白虎汤及竹叶石膏汤之中加减。白虎汤原为清阳明经热的著名方剂，在缪氏之前，一般多用于表证消失之后，而缪希雍则认为石膏兼有解表的作用，虽表证未解在所不忌，同时还应用于其他多种病证。缪希雍应用石膏的经验为后世医家应用石膏开了又一法门。

（二）固护津液，慎于汗下

缪希雍根据《内经》和《伤寒论》之旨，提出“阳明多气多血，津液所聚而荫养百脉，故阳明以津液为本”的观点，主张热病以固护津液为要。尤其对于阳明病的治疗，在清热的同时，尤为重视保津，故缪希雍虽运用竹叶石膏汤，却不用其中温燥劫阴的半夏。对于苦寒之品，则既恐其苦燥伤阳，又虑其易损伤胃气，使津液亏耗而难复，亦往往慎用。治史鹤亭瘟疫，先投石膏、知母、麦冬、豆豉，热退之后大便不通，令日食甘蔗，兼多饮麦门冬汤，即甘寒救阴之法。

同时，缪希雍还慎用汗、下二法，恐汗则津泄，下则津脱，认为若无适应之证，不可轻投汗、下之剂。如他在《先醒斋医学广笔记·寒·春温夏热病大法》中所言：“近代医师鲁莽，既不明伤寒治法，又不识杂证类伤寒，往往妄投汗、下之药，以致虚人元气，变证丛生。元气本虚之人，未有不因之而毙者矣。戒之哉！汗、下之药，焉可尝试也?”指出了妄用汗、下的危害。

如对于太阳证的治疗，缪希雍自制辛平解表的羌活汤，而不用麻黄汤、桂枝汤，正是为了避免过汗伤津之虞。

对于下法，缪希雍则更为审慎。如阳明发狂、弃衣而走、登高而歌者，他认为若大便不秘结者，当清不当下，主张以大剂石膏、知母、麦冬、大青叶、甘草等药治之。即使是有阳明腑实可下之证，缪希雍亦采取前人的试探之法，先用小承气汤试之。若不行，则换大承气汤，并强调应注意勿大其剂，若大便不硬者，慎勿轻下。而对于热病之后，津液未复，大便不通的患者，缪氏则处以甘蔗汁、梨汁，兼多饮麦冬汤等，以生津通便。缪氏的这些经验，对后世医家所设的增水行舟之法，不无启示。

（三）强调速逐热邪

缪希雍根据伤寒易于热化的特点，强调速逐热邪，这也是他治疗外感热病的特点之一。如他在《先醒斋医学广笔记·寒·春温夏热病大法》中曰：“邪在三阳，法宜速逐，迟则胃烂发斑；或传入于里，则属三阴。邪热炽者，令阴水枯竭，于法不治矣。此治之后时之过也。”在这里，缪氏指出了速逐热邪的两点理由。其一，热邪传变迅速，易犯营血。“胃烂发斑”，即为阳明热极，气血沸腾之象。其二，温为阳邪，易耗竭阴液，故应速逐之，以阻止病邪深入营血及劫夺阴液。

总之，缪希雍治疗外感热病善用清法、固护津液、速逐热邪的见解，在整个中医学外感热病论治的发展过程中，具有承前启后的作用，对后世温病学理论与实践有着重要的指导意义，尤其对于清代温病学说和学派的形成都产生了深远的影响。

【后世影响】

一、历代评价

缪希雍的“吐血三要法”，对后世颇有影响。喻昌认为：仲淳先生善以轻药疗人重病，治血三要法，尤为精当。邵新甫在《临证指南医案》的按语中论曰：“若嗔怒而动及肝阳，血随气逆者，用缪氏气为血帅法，如苏子、郁金、桑叶、丹皮、降香、川贝之类也。”叶天士在其治疗吐血、咳血的医案中也多处提到“当用仲淳法”，“仲淳吐血三要云，降气不必降火”。何炫在《何氏虚劳心法》中曰：“况虚劳失血，的系阴虚，当从仲淳方论为主。”程杏轩将《四库全书》对缪氏的评价及“吐血三要法”收入其所著的《医述》中。

二、学派传承

缪希雍亲炙门人为李枝。继承缪希雍之学的有顾澄先、庄继光、康文初、周维墀、徐鹏、张应遴、荣之迁、马瑞伯等。除此之外，还一传青瑶轩主人刘默，再传刘紫谷、叶其辉。

三、后世发挥

（一）对脾阴学说的影响

缪希雍在论治脾胃疾病及重视脾阴方面的一些新阐述，促进了脾胃学说的完善。缪希雍的脾阴学说，丰富了李杲的脾胃学说。之后的清代医家，在其脾阴学说基础上，进一步完善了脾阴、脾阴虚的学说。如陈修园认为“脾为太阴，乃三阴之长”，治疗阴虚病证，当以滋润脾阴为主，自能灌溉诸腑。曹庭栋在《老老恒言》中也认为：“胃阳弱而百病生，脾阴足则万邪息。”

对脾阴学说的阐发和总结，以唐容川之论最具特色。《血证论》谓：“脾为阴中至阴，盖五脏俱属阴经，而脾独名太阴，以其能统主五脏，而为阴之守也，其气上输心肺，下达肝肾，外灌溉四旁，充溢肌肉，所谓居中央、畅四方者如是。”意指五脏六腑皆为脾所统摄，且脾主肌肉四肢，因此机体的正常运行离不开脾阴的滋养。又谓：“经云脾统血，血之运行上下，全赖乎脾，脾阳虚则不能统血，脾阴虚又不能滋生血脉。”即认为统血之功能为脾阳、脾阴所共主。

以上这些医家，都是在缪希雍的基础上逐步发展脾阴学说的，并且在临床实践过程中创立了自己的治疗法则。如吴澄的理脾阴法、胡慎柔的甘淡法等，就连一代医宗叶桂的胃阴说也是受此启发而出，因此有“叶桂多取其说之论”。

（二）对温病学说的影响

缪希雍对伤寒热病的论治，对后世温病学说的形成及发展产生了深远的影响。

1. 深谙伤寒，独重阳明病

缪希雍对伤寒方有深刻体会，常活用其方辨治温病。临证既宗仲景又能创立新论，选药精当，其理论亦多来自伤寒。他提出“伤寒温疫，三阳证中往往多带阳明者”，从病位阐发，强调治疗应当以清润为原则，以清其邪热、护其津液为首要，常用白虎汤、白虎加人参汤、竹叶石膏汤加减治疗疑难重病，实为温病学理论的思想源泉。

清康熙时顾松园《医镜·辨治温热病宜用白虎汤》，也曾介绍缪希雍的这一观点。其云：“伤寒时疫诸病，兼阳明证者独多，故一见潮热、自汗、喜凉恶热、烦躁、饮食、舌苔、呓语、发厥、斑狂、脉洪大者，急宜白虎汤加竹叶、麦冬解热生津止渴。”

2. 创立新论，证分卫气与营血

（1）感邪与发病

一般多认为“邪从口鼻而入”的理论创自吴有性，实则以缪希雍为先。其在《先醒斋医学广笔记》中云：“伤寒温疫，三阳证中往往多带阳明者，以手阳明经属大肠，与肺为表里；足阳明经属胃，与脾为表里，同开窍于口，凡邪气之入，必从口鼻，故兼阳明证者独多。”具体分析了外感热病病邪的侵入途径，提出邪从口鼻而入，而以阳明受邪独多的观点，打破了既往邪从皮毛而入的认识。

缪希雍提出“温疫者，非时不正伤寒之谓也”，其所谓“不正伤寒”，即发于春夏的外感疾病，丰富了温病病因学及发病学的内容，对温病的预防提出了“必先岁气，勿伐天和”而需“春夏养阳，秋冬养阴”的原则。

（2）辨证与分治

缪希雍虽未明确提出卫气营血证候的概念，但其所创立的方剂已体现了分证论治的理念，如竹叶柳蒡汤，分析其组成中薄荷、牛蒡子、竹叶、柽柳等药物，正体现了辛凉与辛温并用，疏风散热与清热解毒并举，同温病卫分证代表方银翘散有异曲同工之妙。

清泄邪热为温病气分证的主要治法。缪希雍推崇白虎，其中石膏辛寒清泄里热，知母苦润清热生津，甘草、粳米护胃，防胃津进一步损伤，另外胃为水谷之海，养胃生津。全方既清泄里热，又保护津液，为辛凉重剂，药少力专，作用强大、峻猛。吴瑭也说：“白虎剽悍，邪重非其力不能举，用之得当，有立竿见影之妙。”最值得一提的是，缪希雍明确提出了治疗暑病白虎汤是基本方，而因汗、下、虚甚则“加人参”，后期应使用“生脉散合益元散”，其辨治思路为清代温病学家提出“夏暑发自阳明”和暑温病病程中需配合益气养阴、后期益气敛阴之法提供了理论及实践的依据。

缪希雍所立治吐血之法中，倡“宜行血，不宜止血”，认为出血时导致的瘀血既是病理产物，又是致病因素。《素问·调经论》曰：“五脏之道，皆出于经隧，以行血气。血气不和，百病乃变化而生。”瘀血阻塞于脉络，可以使血不得归经，泛溢于外，所以出血是瘀血致病的常见结果；出血与瘀血往往又互为因果，如出血不止，血流溢外则为败血。如见血止血，则易导致瘀血，而凝其脉络。后世温病学家论治温病营血分时，正是强调活血散瘀必须与清营凉血同用，才能做到安血止血而不留瘀滞。

尽管缪希雍对温病的认识还存在着许多不足，如未明确提及温病卫气营血及三焦传变规律，甚至尚未涉及营分证治，对暑病发病机制亦仍未完全脱离《内经》“冬伤于寒至夏变为暑病”的伏气观，但他确是一位极富创新精神的医家。在灵活运用《伤寒论》理法方药的同时而反对泥古崇经，也大胆批评当时的俗医“不明五运六气之所以”“拘泥定方，而误于方册所载，依而用之，动辄成过”。他论治外感热病的诸多内容，对明清时代温疫、温病学各方面的发展成熟影响深远，值得我们进一步研究和发掘。

综上所述，缪希雍治学，一方面注重收集药方，取诸家之长；同时又主张师古而不泥古，认为古今时气变异、方土有殊，且人的体质不同，不能套用古方治今病。阐发外感热病，善用清法、固护津液、速逐热邪的治疗见解，在整个中医学外感热病论治的发展过程中，具有承前启后的作用，对后世温病学理论与实践有着重要的指导意义，尤其对于清代温病学说和学派的形成都产生了深远的影响。倡导脾阴之说，论治脾胃主张区别阴阳，而更侧重于脾阴；对脾肾关系较为重视，倡脾肾双补。论治气血病，创“吐血三要法”。论治中风，倡导“内虚暗风”说。对本草学的贡献，在于专列疏注、主治参互、简误三项栏目，创本草文献体例之新，并全面总结炮制大法。其学术思想和临证经验对后世产生了深远影响。

山东中医药大学　李文华

【参考文献】

[1] 缪希雍. 本草单方 [M]. 北京：中医古籍出版社，1994.

[2] 缪希雍. 先醒斋医学广笔记 [M]. 北京：中国中医药出版社，1998.

[3] 缪希雍. 神农本草经疏 [M]. 北京：中国中医药出版社，1998.

[4] 丁光迪.《先醒斋医学广笔记》读后感 [J]. 江苏中医. 1982 (11)：30－31.

[5] 贺志炎，江一平，胡明灿. 论《缪仲淳医案》之可法处 [J]. 浙江中医学院学报，1985，9 (1)：46－47.

[6] 谢光. "脾无滋法"辨——兼析缪仲淳滋养脾阴法 [J]. 甘肃中医学院学报，1987 (4)：35－37.

[7] 张志远. 明代名医缪希雍传 [J]. 南京中医学院学报，1987 (4)：60－62.

[8] 黄煌. 明代名医缪希雍的学说与经验简介 [J]. 新中医，1987 (6)：50－52.

[9] 狄永清. "吐血三要法"的临床意义 [J]. 浙江中医学院学报，1987 (11)：37－39.

[10] 俞欣玮. 简论缪希雍学术思想对叶桂学术的影响 [J]. 甘肃中医学院学报，1988 (4)：36－38.

[11] 闫兆君，岳彩雷，朱莉. 缪希雍顺势治则初探 [J]. 四川中医，1996，14 (2)：1－2.

[12] 王新智. 缪希雍脾胃论治思想探析 [J]. 安徽中医学院学报，1996，15 (4)：3－4.

[13] 虞胜清. 缪希雍脾胃观及其临床应用探讨 [J]. 江西中医药，1998，29 (3)：52－53.

[14] 李烨，江一平. 毛晋与缪仲淳《神农本草经疏》[J]. 南京中医药大学学报（社会科学版），2001，2 (4)：210－211.

[15] 郑小伟. 明代医家缪希雍诊疗特色探析 [J]. 中国医药学报，2001，16 (3)：18－21.

[16] 陈飞. 缪希雍治疗中风用药特色 [J]. 河南中医，2004，24 (5)：21－22.

[17] 谷建军. 略论缪希雍"补血须用酸枣仁"[J]. 中医文献杂志，2005 (2)：20－21.

[18] 刘果. 缪希雍治泻重脾胃分治 [J]. 中国社区医师，2005，21 (7)：32.

[19] 王新陆. 从《先醒斋医学广笔记》论中药传统炮制的重要性 [J]. 山东中医药大学学报，2007，31 (5)：362－365.

[20] 张耀宗. 关于《常熟市志》所列缪希雍传记的修正意见 [J]. 中国地方志，2007 (8)：37－39.

[21] 王利芬，许文忠. 缪希雍治疗疟疾特色 [J]. 吉林中医药，2008，28 (3)：162－163.

[22] 赵瑞占，张星平，孙洁. 明代医家缪希雍"时地议"思想探析 [J]. 新疆中医药，2009，27 (2)：14－16.

[23] 王新. 缪希雍与唐容川治疗急证吐血思想探析 [J]. 四川中医，2009，27 (12)：60－61.

[24] 肖海燕，周庆兵. 缪希雍治血三法初探 [J]. 上海中医药杂志，2010，44 (6)：33－34.

[25] 潘远根，旷惠桃. 据经以疏义、缘义以致用——读《神农本草经疏》[N]. 中国中医药报，2007－07－05 (005).

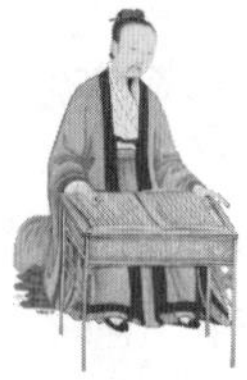

秦昌遇

内容提要

秦昌遇，字景明，号广野道人，约生活于明神宗万历年间到清代康熙初年（1574—1662）。上海松江人。明末清初著名医家，著有《症因脉治》《医验大成》《幼科医验》《幼科折衷秘传真本》等。代表性著作为《症因脉治》，是作者晚年对一生临床心得体会和从医经验的全面总结，具有重要的理论和临床参考价值。该书详于理论总结和疾病诊治，切合临床实用，对于外感病、痛证，以及痰、饮、痿、痹、疫病等阐述周详。秦昌遇少年多病而学医成才，尤擅儿科、内科，对疾病的辨治多有真知灼见。其一生行医，经验丰富，学术思想既宗经典，又能博采众长、综合创新，尤其以刘完素、李杲、朱震亨三家学说为宗，且善于折衷其要；临床上，对中风病、脾胃病、虚损病、儿科病证诊治多有建树。此外，其分析病因时注重运气理论的应用，擅长治疗火热病证。总之，秦昌遇一生治学严谨，长于临床诊治，确实是一位理论与实践紧密结合的医家。

【概述】

一、生平简介

秦昌遇，字景明，号广野道人，上海松江人。其生卒年代，历代史书、医籍皆无确切记载。从其著作中的细节推测，秦昌遇约生活于明神宗万历年间到清代康熙初年（1574—1662），为明末清初著名医家。著有《症因脉治》《医验大成》《幼科医验》《幼科折衷秘传真本》等。近年有学者查阅《华亭泗泾秦氏宗谱》，认为秦昌遇官至太医院御医，生于明代万历丙子年（1576），卒于崇祯庚辰年（1640）。此说所言卒年，与《症因脉治》中秦昌遇“自序”有矛盾之处，因此仅可作为参考。

秦昌遇在《症因脉治·序》中提到，该书成于明末崇祯辛巳年（1641）。“序”中还提到“年迈神昏”之语，由此可以肯定，此书是秦昌遇晚年最后的作品，当时未刊印传世。此书最后刊印于清康熙四十五年（1706），刊印者为秦昌遇的侄孙秦之桢。秦之桢在“自序”中提到，其40年前看到伯祖秦昌遇的书稿，由此推断当时秦昌遇已辞世。另外，秦昌遇在书中常提到同时代的张三锡和王肯堂。而张三锡的《医学六要》成书于明万历乙酉年（1585），王肯堂的《证治准绳》成书于万历壬寅年（1602）。《医验大成》还引用了楼英的《医学纲目》，此书刊印于明嘉靖四十四年（1565）。基于上述记载，大致可以推断，秦昌遇生活于明神宗万历年间到清康熙初年（1574—1662）。据《医籍考》引《松江府志》云：“天资聪明，少善病，因遂学医。治婴儿症称神，已而遍诵方脉，不由师授，妙悟入微。”说明秦昌遇医术高明，开始精于儿科，后精于内科，沉疴之疾，张口瞑目之疾，经秦氏投剂能立起，故名闻四方。

秦昌遇喜欢作诗，常与朋友往来唱和，著有《澹香堂诗文集》。书画家董其昌（1555—1636）曾绘有《六逸图》一幅，秦昌遇是六位逸士中最年轻的一位。

秦昌遇治疗经验丰富，且擅长运用情志疗法。据《松江府志》记载，秦昌遇“常行村落，见妇人淅米，使从者挑怒之，妇人忿诟。昌遇语其家人曰：‘若妇，痘且发，当不治。吾激其盛气，使毒发肝部耳口下，暮时应见于某处，吾且止是为汝活之。’乃暮如其言，乞药而愈”。秦昌遇见到湿热蕴结、痘疹将发的妇女，故意让随从激怒她，肝气横溢外泄，帮助疹毒发散，使危重之证转为轻证，再调治而愈。

秦昌遇著有《大方折衷》《幼科折衷》，丹波元胤称已佚。清康熙四十五年（1706），其侄孙秦之桢纂辑秦昌遇遗著《症因脉治》一书，刊印出版。1984年，浙江中医学院图书馆在整理古籍时，发现清代精抄本《医验大成》，款提“海上景明秦先生著”，为国内少见珍本。经浙江中医学院俞景茂、胡滨、竹剑平点校，于1985年由中医古籍出版社出版。另外，上海中医药大学在整理本校图书馆内中医古籍手抄本时，发现秦昌遇所著的《幼科医验》和《幼科折衷秘传真本》两书，《全国中医图书联合目录》均未收录，属于难得的珍稀抄本。《幼科医验》由秦昌遇的孙子秦沆汇辑，是一部收集了30多种病证的中医儿科医案著作。《幼科折衷秘传真本》，由清代杨和订正秦昌遇的《幼科折衷》而成，并经清代盂作霖抄校加注，也是一部儿科诊治理论专著。2004年上海中医药大学整理出版了《中医古籍珍稀抄本精选》系列书籍，这两部书也列入其中，由上海科学技术出版社出版。秦昌遇的著作喜用“折衷”二字，应该是受明代朱丹溪弟子徐用诚《医学折衷》一书的影响。此书为明初综合性医书，是当时医学理论的集大成者，经刘纯续增后改名《玉机微义》刊行。这部书的医学理论依本《内经》，对各家医论无不采入，尤其以刘完素、李东垣、朱震亨三家学说为宗，更主要的是善于折衷其要，秦昌遇的医学思想多与之相似。另外，秦昌遇著有《方剂类选》和《病机提要》，现有抄本存于上海图书馆。

以上著作中，《医验大成》和《症因脉治》相比，前者理论阐述远不及后者系统而全面，《医验大成》中对内科疾病的分类也少得多，两书对血证、中风、水肿、脾胃病都很重视。但《医验大成》详于医案，对理解秦昌遇的思维模式有参考价值，而《症因脉治》则详于理论总结和辨证治疗，切合临床实用。在外感病和痛证、痰证、饮证、痿证、痹证、疫病等病证讨论方面，《症因脉治》的理论更为丰富周详。可以初步推断，《症因脉治》是作者晚年对一生诊治疾病的心得体会和从医经验的全面总结，具有重要的理论和临床参考价值。

二、著作介绍

（一）《医验大成》

《医验大成》是秦昌遇一些精华医案的整理。《医验大成》以病名勒章，共分26章，7万余字。其中，血证类5章，痰证1章，痹证1章，郁证1章，脾胃病7章，外感类2章，饮食伤1章，水肿2章，黄疸1章，中风1章，癥瘕1章，眩晕1章，虚损1章，痨瘵1章，遗精1章。《医验大成》中的医案记录严谨，详述病症、脉候、病因、病机，理、法、方、药悉俱，有极高的临床参考价值。

（二）《症因脉治》

《症因脉治》是秦昌遇晚年的作品，是作者一生诊治疾病的心得体会和辨证论治经验的总结。但是，《症因脉治》由秦昌遇的侄孙秦之桢纂辑，其中加入了秦之桢的许多思想，应该是家传医学思想和诊疗经验的体现。

《症因脉治》，5卷，46篇。内容上的最大特色，是将每种病证都分外感和内伤两种角度来阐述，然后先明症状，再辨病因，细察脉候，最后决定治法方药。秦昌遇在原序中，已明言这部书是仿照朱丹溪的《脉因症治》而作，但其认为朱丹溪之书凭脉寻因、寻治，令医者颇费揣摩，不如以症为首，然后寻因、辨脉，决定治法，这样切实可行，药亦不致误用。因此本书的体例是，先辨病症，次明病因，再述脉象，据症、据因、据脉用治。

卷首部分，对历代医著中的错误认识进行了纠正。如“论《医宗必读》症因差误治法不合”“论赵氏《医贯》症因差误治法不合”“论《内经》《金匮》中风卒中症因各别治法不同”“论《内经》《金匮》阴虚阳虚症因各别治法不同”“论《内经》、水肿腹胀症因各别治法不同”“论《内经》膈气呕吐噎膈呕吐症因各别治法不同”等。这一部分，开头皆为“秦子曰”，很容易误认为是秦昌遇的观点，实际是秦之桢在家传之学的基础上，博览医书，提出的个人见解。因而，文中时时提到“桢以为”“桢细玩之”等。卷首对伤寒病与中风、水肿病，有独到而深刻的见解和丰富的治疗经验，具有较高理论价值。

《症因脉治》其他4卷为常见病证汇总。第一卷包括中风、伤寒、寒热、发热、头痛、齿痛、胸痛、胁痛、胃脘痛、腋痛、肩背痛、腰痛等12论，属于六气病因证和痛证；第二卷包括咳嗽、噎膈、吐血咳血、牙衄、劳伤、饮证、痰证、眩晕、喘证、哮病、短气、呃逆、呕吐等13论，属于气血痰湿类内伤病因为主的病证；第三卷包括肿胀、黄疸、三消、不得卧、痿证、痹证、酸软等7论，属于脏腑经络病变证；第四卷包括疟疾、痢疾、泄泻、霍乱、腹痛、小便不利、大便秘结等7论，属于时行疫病类。

《症因脉治》中，对病证的辨析严谨细致。如中风病，细分外感中风、内伤中风、外感半身不遂、内伤遗尿等，并逐一详细论述症、因、脉、治。每一论题目下皆有“秦子曰”字样，阐述前人及自己对病症的认识。但是，这一部分都是秦之桢加入的内容。

秦之桢精读《伤寒论》，还著有《伤寒大白》4卷。《症因脉治》中对外感伤寒病的细致分析，与《医验大成》中的简洁形成鲜明对比，秦之桢的论述颇有见地。秦之桢在秦昌遇书稿的基础上略有发挥。书中对中风、头痛、噎膈、饮证、痰证、肿胀、三消、痿证、痹证、痢疾的理论阐述和辨证治疗全面而系统，某些见解实为真知灼见。

总之，《症因脉治》是一部实用而系统的临床辨证治疗指导用书，独特之处是将每一病症都详辨外感、内伤；其次，辨证务必分清虚实，治病仔细分别十二经络，同时注意治疗的缓急和先后主次。作者经验最丰富、见解最独到的，是其所论中风、伤寒、头痛、噎膈、痰证、饮证、肿胀、三消、痿证、痹证、痢疾等诊治的内容。

（三）《幼科医验》

《幼科医验》，又名《幼科医案》，分上、下两卷，由秦昌遇之孙秦沆辑录，是一部内容丰富、理法方药完备的儿科医案著作。上卷，将儿科病证分为初生杂证、胎病、惊风、诸热、疳积、反胃、泄泻、吐泻、痢疾、外感、疟疾等。下卷，分咳嗽、天哮、痰证、痫证、眩晕、积聚、盘肠惊、龟背、腹痛、肿胀、汗证、淋证、目证、耳症、乳蛾口疳、结核、痿证、疮疡、齿痛等证。秦昌遇注意到新生儿杂病多见胎热、胎毒证，诊治时须用清热、解毒、凉血之类药物。治疗小儿疾病时秦昌遇时刻注意扶助正气，不随意妄加攻伐。因此，该书是一部经验丰富、独具特色的儿科著作。

（四）《幼科折衷》

秦昌遇所著《幼科折衷》，经清代孟作霖评注刊印，勒名《幼科折衷秘传真本》。在书前“序言”中，孟氏评价秦昌遇的著作“分门甚简，病情悉备，洗净浮辞，独存精要”。全书以病名为目，列举了十二经、急惊辨、慢惊辨、疳积、诸热、诸泻、吐泻、霍乱、疟疾、痢疾、咳嗽、龟胸龟背、伤积、伤食、伤寒、痧疹、气喘、痉证、痫证、积聚、黄疸、腹痛、项颈强痛、头痛、胃脘痛、肿胀、杂方等27种病证。病名下详述经论、病因病机、临证类型、主治方剂等。正文之后，有“总括”，以七言绝句形式概括说明本病特征、要点。“总括”之后，还有“脉法”，简述此病脉象诊察特点，然后对该病证治进行评论，最后罗列正文所用方剂名称及用药。《幼科折衷秘传真本》的特点是能融会贯通各家之说，折衷其要，同时辨证极其精炼，于纷繁中抓住精要，是一部实用的临床儿科参考书籍。

（五）《方剂类选》

秦昌遇《方剂类选》为方剂之书，成书于明代崇祯十四年（1641），书中因病列方，分消暑方、泻火方、润燥方、祛寒方等，载方85首。每方后附列适应证、用方禁忌、证治区别等。现存上海图书馆抄本。

（六）《病机提要》

秦昌遇《病机提要》，为综合性临证诊疗理论著作，成书于崇祯十四年。书中列有中风、燥病、伤寒、血病、水肿等34门，每种病集合前贤要论，再融汇秦昌遇临证心得，最后附录诸证的病因、辨证、死候、治则、脉法、急救治法、附方。现上海图书馆存有抄本。

【学术思想】

一、学术渊源

秦昌遇学无常师，完全靠自学成才。从两部传世的作品看，引用前人理论甚多，足见其博览各家医书。如《医验大成》提到《内经》所论有85处、《脉法》11处、《脉经》3处、《脉诀》2处、朱丹溪学说7处、刘完素学说3处、李东垣学说2处、张三锡学说1处；另外还提到《诸病源候论》《仁斋直指方》《明医论》《医学纲目》及《易经》《左传》等传世典籍。《症因脉治》中，引用最多的是《内经》《伤寒论》《金匮要略》《证治准绳》等著作，提到的明代医家有李中梓、赵献可、张三锡等，并多次引述朱丹溪、刘完素、李东垣等人的医论。两书都大量引述《内经》之论，运用完全达到炉火纯青的程度。虽然《症因脉治》有很多理论阐述来自秦之桢之见，但是足见秦氏家传之学对诵读医学经典的重视。

从《症因脉治》还可以看出，作者对《伤寒论》十分熟悉，并且能总结出自己独到的认识，尤其在伤寒阴证与阳证的区别上，能突破前人的一些谬误之见，但这一理论阐述应该是秦之桢的思想。明代医家中出现了温补派，秦昌遇针对当时滋阴、补阳之争，提出自己独到的见解。他认为阴阳要平衡，具体病症具体分析。因为火证多见，明代已经细分实火、虚火、阴火、相火、君火等。秦昌遇在理论和治法上，最为推崇主火派的刘完素。至于痰证、饮证和中风病的治疗，则深受朱丹溪学术的影响。儿科著作中，多引用《内经》以及钱乙、朱丹溪、李东垣的学说。总之，秦昌遇著作中引用最多的仍然是《内经》，其临证思维的每一步都时刻紧扣《内经》理论。

二、学术特色

（一）临床辨证细致而全面

秦昌遇临证治疗，能将八纲辨证、脏腑辨证、经络辨证、气血津液辨证灵活运用，针对不同疾病选择取舍不同辨证要点。特别是《症因脉治》，其独特之处是将每一病证都详辨外感、内伤，其次强调辨证务必分清虚实，治病仔细分别十二经络，同时注意治疗的缓急和先后主次。例如，外感咳嗽就细分为伤风咳嗽、伤寒咳嗽、伤湿咳嗽、伤暑咳嗽、伤燥咳嗽、伤热咳嗽多种；内伤咳嗽，又分肺经咳嗽、脾经咳嗽、心经咳嗽、肝经咳嗽、肾经咳嗽、气虚咳嗽、血虚咳嗽、食积咳嗽、积热咳嗽等。由于秦昌遇对每一种病证的辨治都细致全面，因此《症因脉治》作为临床指导用书，使用起来方便明了，具有较高的临床应用价值。

（二）以运气理论分析发病病因

《医验大成》“泄泻章”提到一案：一人丁丑年病泄泻，脉濡缓，虚浮困倦。秦昌遇分析其主要原因是：“此湿土太过之年，民病湿泻，太阳受病也。”因此宜用“胜湿渗湿之剂，湿去土旺，泻自止矣”。秦昌遇认为，外感头痛也与岁运有关，非内伤型的头痛多为暴起，“沿门多病，大小传染，此外感岁运之气，所谓天行症也”。又云：“岁运之加临，人在气交中，潜受其气，搏于经络之中，则成天行头痛之症矣。”特别是大头天行，有外感，无内伤，为岁运湿热太过所致。治宜羌活败毒散散天气之邪，次用普济消毒饮，加酒煮大黄，清散热毒。明末气候炎热干旱，温病流行。秦昌遇注意到时令气候对发病的影响，认为燥火当令与当时疾病的关系密切。他在《症因脉治》中，特别提到燥火痢、燥火痿软、燥火三消、燥火身肿、燥火喘逆、燥火眩晕等病证名称。秦昌遇生活的时代，天气异常，疫病流行。在痢疾中，他尤重外感痢疾和疫毒痢疾，这两种痢疾多属于燥火痢。秦昌遇治痢喜用败毒散，以此作为治疗外感疫毒的妙诀。

（三）辨火热之虚实而攻补有别

虚损、痨瘵多热证，秦昌遇注意细分虚火、实火。秦昌遇虽善治火热证，却没有用药寒凉的弊流。其在《医验大成》“虚损章”按语中提到，“实火可泻，虚火宜补”，虚火忌用寒凉，应“从气血逆顺调之”，方才百无一失，否则“只以寒凉为治，百无一生”。对君火和相火，秦昌遇认为应遵循《内经》之理，君火正治，相火反攻。“正治而用清火之剂，人人知之；反攻而用温补，患者不肯用，医人不能用，即肉桂、附子是也”。临病以辨证为用药准则，火证细分火的性质，因此避免了偏于寒凉或温补的偏颇。

（四）宗《内经》，融各家，且有创见

秦昌遇的著作中，引述最多的是《内经》理论，足见其熟读《内经》，并能在临床中将理论切合于实用。同时秦昌遇也博览历代名家医著，特别是金元四大家和明代诸位名医的著作，在行医治疗时能取长补短，综合运用各家之长。《症因脉治》在许多病证的各论之后附有“诸贤论”，对历代各家诊治某一病证的理论进行梳理，而且能在借鉴前人高妙理论的同时提出自己的真知灼见。如在血证论治时，特别注意吐血和咳血的论治不同。《医验大成》特分为“咳血章”和“吐血章”，《症因脉治》更进一步系统阐述两者的区别，“吐血与咳血不同，咳血纯是肺家伏火，故一切温剂补剂与兜涩之剂，皆不可用”，“至吐血家，亦有久吐致阳虚者”。秦昌遇认为，张仲景治吐血不止的柏叶汤，立意即在于久吐不止，阳随阴耗，所以用柏叶苦燥香辛的特性引血归于脾经，并批评时人用柏叶汤治咳血之误。

（五）重观察，善总结，敢于质疑

秦昌遇临证治疗不拘泥于名家理论，而是以临床为本，以病证为本，能大胆指出古人的失误之处。例如，《症因脉治》卷首，“论《医宗必读》症因差误治法不同”中，对李中梓治虚劳吐血首列苏子降气汤，认为极为不妥。指出苏子、前胡、半夏、沉香属辛温升散之味，不适合治疗虚劳吐血。在“论赵氏《医贯》症因差误治法不同”中，指出赵献可等人偏于补火，妄开后世补火之端，都是卓有见地的。

《备急千金要方》中首次记载以小续命汤治疗中风有表证者，此后各类续命汤成为治疗中风的常用方剂。但是秦昌遇却极力主张仔细辨证，认为小续命汤只适合外感风寒引起的中风兼有表证者，《医验大成》的“中风章”有4处提到患者服用小续命汤不效的例子，秦昌遇分别判断为风邪入阳明胃经、饥饱失常的“食中”、奉养过厚的痰热生风和血虚痰盛型类中风，认为小续命汤属于热补之药，服之当剧，何能得愈？他认为，中风乃病邪在一经，用药当专攻一经，俗医不分青红皂白多用小续命汤，只会重虚其表，致使患者恶风自汗，且对口眼㖞斜无效。现代药理研究证明，小续命汤对血管堵塞所致的缺血型中风有效，其中的麻黄、桂枝能扩张血管，但对出血型中风却有害。明末的医家已经开始注意到这一点，续命汤辛散温升，对于应当摄纳潜镇的内风类中风则为大忌。这一方面，秦昌遇有先见之明。到民国时张寿颐《中风斠诠》中，更进一步明确续命汤类方剂是古人用来专治外因寒风的，而中风的内风证用辛温续命汤类是大忌。

（六）喜用平胃散，健脾胃，行气化湿

秦昌遇受金元以来脾胃学说的影响，注意治疗中保护脾胃之气。他喜用平胃散。平胃散最早见于《局方》，药物组成为苍术、厚朴、陈皮、甘草。重用苍术为君药，以其味苦性温，善于除湿运脾；厚朴为臣，行气化湿，消胀除满；陈皮理气，甘草调和。《症因脉治》中将平胃散加减使用，用来治疗口眼㖞斜、内伤头痛、胃脘痛、咳嗽、痰饮、呃逆呕吐、肿胀、黄疸、痿证、酸软证、疟疾、霍乱、痢疾、腹痛、便秘等。可见秦昌遇治病注重脾胃，尤其注意与脾湿相关的疾病，治疗时能灵活化裁。

【临证经验】

秦昌遇医疗经验丰富，对内科、儿科尤为精通。其生平最擅长治疗的病证，于《医验大成》可见一斑。此书为病案著作，书中医案，脾胃病类有7章61案，中风类有1章36案，血证类有5章39案，劳损类有2章54案，痰证有1章10案，水肿类有1章13案，鼓胀类有1章16案，郁证类有1章4案，眩晕类有1章24案，黄疸类有1章15案，其他伤寒、感冒、瘾疢、麻木、遗精类病证医案相对较少。可见秦昌遇治疗上最有心得的是脾胃病、血证、中风和劳损。兹简要介绍其诊疗特点如下。

一、内科疾病诊疗特色

（一）脾胃病

秦昌遇在《医验大成》中，将脾胃病细分为脾胃章、泄泻章、呕吐章、恶心章、翻胃章、饮食伤章、痞满章 7 个章节。其对脾胃病辨治的特色如下。

1. 以五行生克理论分析病机

秦昌遇在“脾胃章”第一案中描述自己的病情，是因生气而致气滞兼脾虚痛泻。其总结病机时说：“肝木乘脾，脾气损伤，名为火不归元，乃子病而母病也。法当虚则补母，然肝之贼土，亦由中气不足，金气亏损，应当扶助元气。因肺主气，肺金壮旺，则肝不敢侮脾土尔。煎方补肾抑肝为主。”此案痛泻为主症，却不单治脾，而是详审得病缘由，分析五脏辗转相因的原委，以肾虚肝盛为根本之因，治疗时以四君子汤为主方，加温肾、平肝、升补中气之品，同时煎方与丸方配合使用。此处煎方取速效，而肾气丸加益智仁丸方，则取长补缓效。可见秦昌遇辨证时思维严密，从整体论治，缓急得当，精妙之至。

2. 注意固护小儿脾胃并创专方

秦昌遇以健脾开胃为法创制专方，“童稚之年，尤其所宜也”。即白术米泔水浸二日，锉片，饭上蒸晒四两，谷芽二两，麦芽一两半，山楂肉一两半，砂仁一两，共为末，每服三钱。秦昌遇认为，小儿用药切不可妄伤脾胃。其曾治一年轻人脾气虚证，秦氏判断“少年不宜有此，岂攻伐太过乎”？患者告诉他确实秋时患食后烦闷，有一僧人教以枣煨巴豆食之，共服用不下 200 粒。秦昌遇感叹说：“巴豆大毒，其性生温熟寒，大伤脾胃，非年少元气强壮，万无活理。”用理中丸、河车八味丸调理年余，才使患者恢复。

3. 注意情志因素对脾胃的影响

“泄泻章”提到，一人忧思太过而伤脾，“致气结而不升举，陷入下焦也”。秦昌遇认为，“宜开郁健脾，使谷气升发，泻当自止”。有一儿，因惊泄泻，面带青色，泻多青沫。秦昌遇指出：“夫青者，肝之色也。肝主惊，故虚风自甚，因乘脾而成泻。法当平木之太过，扶土之不及。”

4. 对老年泄泻主张补脾不如补肾

“饮食伤章”提到，一患者伤食而咽酸饱胀，大便溏泄，食少嗳气。秦昌遇认为是“少火衰微，坎水不温，不能上蒸脾土，冲和失布耳”，“用六味丸壮火生脾，脾温则土自治，故曰补脾不如补肾”。

（二）中风病

秦昌遇诊治中风病的学术思想，在《医验大成》和《症因脉治》中都有详细的体现。他在《医验大成》中列举了 36 则中风医案，足见其诊疗经验之丰富。秦昌遇治疗中风，依据《内经》理论，并明显受到朱丹溪“痰生热、热生风”病机学说的影响，治疗上重视从痰论治。《症因脉治》中对中风病的辨证要领和治疗法则做了详细的分析，其主要诊疗特点如下。

1. 中风病的分型论治

秦昌遇《医验大成》中的 36 例中风案，有痰热型、脾虚生湿型、正虚生风型、血虚风乘型、脾虚生风型、阴虚阳实型、情志型、外感风邪型、肾虚痱厥型、酒中、食中、正衰虚脱型等。针对证型、病因的不同，治法也各异，或消痰清热，或健脾化湿，或大补气血，或疏痰理气养血，或涌发顽痰，或消食扶脾，或平肝补肾，或峻补滋阴等。

2. 外感真中风辨治以轻重、表里、痰热为主

《症因脉治》中提到，中风的典型特点是猝然仆倒，昏不知人。中血脉为最轻者，“外无六经寒热，内无便溺阻隔，无痰无喘，言语分明，惟见皮肤不仁，或麻或木，口眼㖞斜”。半身不遂者，即为《内经》所言偏枯，李东垣所谓中腑之稍轻者。“志乱神昏，四肢俱废，良久不醒者，东垣所谓中脏之重症也”。治疗上，初起宜祛风涤邪，有表证者，用小续命汤、羌活愈风汤；有里证者，三化汤；表里俱见者，大秦艽汤、防风通圣散；痰涎壅盛者，竹沥二陈汤合胆星汤、牛黄清心丸；积热神昏者，海藏清心丸。

3. 内伤类中风辨治以气血、虚实、痰热为主

秦昌遇在《症因脉治》中，认为内伤类中风有两大原因，阴虚风火相搏，痰涎自聚或膏粱久积，湿热酿痰。治中风虚证，强调治风先治血；实证、急证则先宜清火安神；痰盛则以涤痰汤化痰理气；膏粱积热则治以清胃汤。诸症平安后再养血安神善后，气虚补气，血虚补血。

4. 根据脉象和症状的细微区别辨别中风病因

秦昌遇注重根据脉象细别风中经络、脏腑、气血。例如，根据脉象，秦昌遇指出左关弦紧，风中肝胆；右关弦长，风中阳明；右关洪长，肠胃有热；左脉微涩，肝血不足；左脉浮紧，寒邪闭结；左脉沉数，心肝有热；右脉滑实，痰凝气滞；脉象浮数滑大，邪伤于气，沉弦细数，邪伤于血。在辨证中，秦昌遇注意细别半身不遂与四肢不举。他认为，半身不遂与四肢不举大有分别，“四肢不举者，有虚有实；半身不遂者，悉作实邪”。四肢不举兼二便阻滞，为诸窍壅滞，属于土太过的实证，宜用三化汤。二便滑利，手足乏力者为土不及之虚证，当补气血。半身不遂为风邪入于经络，气血阻隔，或气凝、血滞、痰阻，应祛邪、清热、涤痰。

5. 治痰为先，次养血行血，佐以清凉升散之品

秦昌遇将中风的常见病因归结为痰，因此主张以治痰为第一要义。但中风者多半年高，“邪之所凑，其气必虚”，存在着气血的亏虚，因此“理宜顺气养血，气顺则风自利，血活则风自灭”，用药时也需注意佐以一两味清凉升散之品，符合《内经》“火郁发之，木郁达之”之义。中风多有痰阻，秦昌遇认为痰也有虚实，虚痰当补脾胃，实痰多壅闭经络，迷塞中焦。痰壅为实证，又需分有汗无汗、发热与否、二便通秘来详加分辨。痰结中脘，用二陈汤加石菖蒲，肝胆有痰用胆星汤，肺家有痰用泻白散加苏子、瓜蒌仁，脾虚有痰用六君子汤。另外，秦昌遇强调，治痰当先清火，清火先养阴，最忌盲目用风药燥剂。《医验大成》“中风章”第 35 案治一人清晨昏厥，四肢厥冷，口目不开，喉声如锯，二便不利，秦昌遇诊为痰厥证，先用牛黄丸四五丸，再用呕吐涌发痰涎法，最后使老痰从大便出。善后阶段，用健脾养血、清火消痰之药。秦昌遇化痰，喜用姜汁、竹沥、牙皂，或稀涎散类调灌涌吐；脾虚痰湿则多用二陈汤、四君子汤、补中益气汤、归脾汤等。

6. 注重分辨经络用药

秦昌遇临证一向重视详辨经络。口眼㖞斜，为风中于阳明胃经，因为“足阳明之经筋络于口，会太阳之筋络于目，热则筋驰，纵缓不收，故为㖞为僻”。治宜用葛根、升麻类重剂“以逐阳明固结之邪”，白芷、僵蚕“以达头面不正之气”，黄芪、桂枝“以固周身疏泄之表”，桔梗、甘草“载诸药上行，本乎天者亲上之义”，再少佐养荣血、清热去痰药调理。对猝倒无知、口不能言类的中风证，秦昌遇认为肾脉上循喉咙，挟舌本，肾虚则络脉不通而痱厥，须用地黄饮子峻补其阴，并用麦冬、人参、五味之类滋其化源。

7. 慎重使用小续命汤

孙思邈在《备急千金要方》中首次记载以小续命汤治疗中风有表证者，此后各类续命汤成为治疗中风的常用方剂。但是秦昌遇却极力主张仔细辨证，认为小续命汤只适合外感风寒引起的中风兼有表证者。《医验大成》的“中风章”，有4处提到患者服用小续命汤不效的例子。其中，一例为口㖞不正，四肢拘急；一例为口不能言，目不识人，四肢不举；一例为猝倒昏迷，口噤不开，喉如拽锯，手足不遂；一例为中风猝倒，牙关紧闭，戴眼上窜，四肢震颤。秦昌遇分别判断为风邪入阳明胃经、饥饱失常的“食中”、奉养过厚的痰热生风和血虚痰盛型类中风。秦昌遇分析说：“小续命汤，多半热补之药，服之当剧，何能得愈?”主张中风乃病邪在一经，用药当专攻一经，俗医多用小续命汤，“徒足以虚其表，而不足以去其病，故反见恶风自汗，而无救于口之歪也”。

8. 综合参考诸家诊治中风之说

秦昌遇诊治中风，基本以内外、虚实为纲辨证，但是也参考了各家一些新的病机理论。金元以降，各家对中风诊治的理论研究更注重内因，如刘河间主火说、李东垣主气说、朱丹溪主痰说等。秦昌遇在“中风章”提到，一人年未五旬，中风耳聋鼻塞，二便不通，四肢不遂，语言不出。秦昌遇诊治此案时，提到张洁古“中腑者着四肢，中脏者滞九窍”之说，认为患者手足不遂，上下秘塞，是脏腑兼中。从而确立了先通二便，使浊阴降、清阳升，再徐徐议补的治疗方案，用家制神佑丸和灸法使患者苏醒。在治一年过五旬患者中风猝倒、牙关紧闭症时，提到“虚而有痰，类乎中风，非真中风也”，当补虚为本。对神昏汗出、懒于言语的虚脱证，主张培补正气为主。其采各家之长，又能综合运用各家学说具体分析，因此卓有疗效。

9. 注意七情内扰与中风的相关性

“中风章”中，第三案记载了患者“因七情内扰，风邪乘虚而袭，风煽其火，则痰随火升，窒塞窍道，阻滞经络，以致语言謇涩，右半身不遂，神昏面赤之重症”出现，治疗应开其痰滞，通其心窍；第五案记载了患者“劳神伤心，思虑伤脾，以致心神虚耗，气血两亡”，“治宜用滋阴之剂以治本，防邪之剂以治标”；第十三案记载了一妇人怀抱郁结，筋挛骨痛，有梅核气，服用乌药顺气类后口眼㖞斜，臂难伸举，痰涎愈盛，日晡潮热，食少体倦。秦昌遇分析认为，“此系郁火伤脾，血燥生风所致”，治用加味归脾汤、加味逍遥散和升麻益胃汤等。由此可见，秦昌遇注意情志因素对发病的影响，因七情与五脏相应，因而在治疗时更能有针对性地进行脏腑、气血的辨治。

10. 治外感真中风将汤药与刺法结合

对于外感性真中风，秦昌遇注意将汤药与针刺法相结合。例如，中风无汗，恶寒，脉浮紧，为风中太阳经之营也，用麻黄续命汤，针刺太阳、少阴，刺昆仑、阳跷穴出血。中风有汗恶风，脉浮缓，风中太阳经之卫也，用桂枝续命汤，针刺风府。中风无汗，身热不恶寒，脉洪长，风中阳明表证也，用干葛续命汤，针刺厉兑，泻阳明之实火，针刺陷谷，祛阳明表邪。

（三）血证

秦昌遇在《医验大成》中，将血证分为衄血、咳血、咯血、溺血、便血 5 章，共 39 则医案。在《症因脉治》中，对血证的分类和辨证要点做了系统总结。

1. 血证多属于火，火分虚实

秦昌遇认为，血证多是由于火热。《医验大成》“衄血章”5 案，全是火邪作祟，分别是肝火上炎、金极似火、阳明胃火、阴虚火旺、肺胃积热证，治疗也以凉肝清热、补肺退火、凉血行血、滋阴降火、清胃除热相别。“咳血章”“咯血章”，也多为各脏腑或经络有火，只是火需详分虚火、实火。如“咳血章”第 4 案，记载一人因劳咳血，头眩脚软，口气梦遗，时或如冰水滴于身数点，脉皆濡缓而软，曾初病伤肾。秦昌遇认为，肾为胃之关，肾病累及胃，气壅血逆，皆属阴虚之证，因此用健脾胃补气血之剂，并且朝服六味地黄丸加黄柏、椿皮，补肾阴，清虚火。又如，“溺血章”载一人小便出血，不痛，左寸脉洪数，秦昌遇引用巢元方“心主血，与小肠合”之说，认为是心家有热，移于小肠，失其常经，溢渗于脬内，因此用清热利尿之小蓟散主治。

2. 辨别脏腑经络，分清主次

秦昌遇辨证十分仔细，从医案记载可以看出，其问诊细致入微，判断病因与病机传变时详别脏腑经络。如《医验大成》“咳血章”第 2 案，一人性急多怒，患呕吐，一日左乳下痛，又过劳恼怒，腹中秽气冲上，既嗽又吐，甚至吐血，六脉浮细，略弦而迟。秦昌遇认为是土虚水旺之证，病机复杂，因多怒引动肝火，肝不藏血；咳嗽为金失所养，又受火克；呕吐为土虚不化，同时食郁为痰。治法上应补脾土之虚，泄肝木之实，清肺金之燥，三管齐下。又如“咯血章”第 1 案，一人素多郁火，痰滞不出，咯痰带血，色如玛瑙成块。秦昌遇认为，此为血因气滞而成瘀，加以忧愁恼怒，扰动君相二火，火势夹瘀上腾。虽病机复杂，但是因为血出自胃经，所以只需“去上中之火，利中宫之气，气利火去则不咯，不咯而血自除”。

3. 分辨咳血与吐血之不同

咳血和吐血，皆为血从口出。秦昌遇《医验大成》特意将二者别为两章，分别记载了 5 个和 7 个医案细加区别。咳血的病因病机是：秋燥伤肺，劳倦伤脾，子盗母气，脾、肺、肾三脏皆伤；多怒而土虚木乘；母病及子，脾肺两虚；肾胃相关，肾病及胃；肺热火旺等。而吐血的原因有：血瘀气滞，火扰中宫；多欲耗阴，虚火沸腾；水衰火旺，金弱脾虚；素有痰热，怒动肝火；脾肺有火；阴竭阳烁；酒伤脾胃，血失摄逆行。秦昌遇认为，“吐血有血屑者，谓之咯血，自肾经来也。气分有火，则令人咯，久久咯之，则动其血”。咳血因为伴有咳嗽，多与肺气伤直接相关，也可是其他脏腑累及肺脏，治疗需辨别脏腑受病先后。相比之下，咯血是不嗽而吐血，血从胃来，但多与肾虚或气火相关。

在《症因脉治》中，秦昌遇特别指出朱丹溪吐血、咳血二证不分，指出胃中呕出为吐血，肺中嗽出为咳血。吐血分外感、内伤，外感吐血详辨阳经邪热，内伤吐血细别胃血、血热、肝血和脾不摄血论治。外感类吐血为邪热入太阳、阳明、少阳等阳经，治疗重点在于清表热之邪，根据邪入经络不同而选用羌活冲和汤、葛根石膏汤、犀角地黄汤、小柴胡汤、归芍地黄汤。内伤吐血，若为胃血，则用犀角地黄汤加干葛、知母；积热甚者加黄连、石膏；酒客吐血，用干葛石膏汤合泻白散；属肝血者用犀角地黄汤加黄芩、玄武胶；阳虚不能摄血，用归脾汤。嗽血根本原因为邪壅于肺，治疗需分别病邪。外感嗽血有风寒外束、肺胃伏火和时令燥热伤人肺气两种原因，分别用泻白散、清燥救肺汤加减。内伤咳血，有膏粱积热、痰火伏肺，房劳精竭、肾火刑金，思虑伤脾、脾火消阴，郁怒伤肝、肝火怫郁，心火妄动、引动肺火，血虚气弱、土不生金6种原因。治疗也分别从肺、肾、心、肝、脾论治。分别用泻白散、黄芩一物汤、清胃汤、归芍天地煎、家秘肝肾丸、加味归脾汤、加味戊己汤、天王补心丹、肾气丸等。

4. 注意时令、生活、情志因素的影响

血证多与肺、脾、胃相关，肺应秋令，饮食不调容易伤脾胃，思虑忧愁易伤脾肺。因此，秦昌遇诊治疾病时密切注意季节时令、生活起居和情志因素对发病的影响。如《医验大成》“便血章”第1案记载，“一人溲而便脓血，肺脾之脉沉涩”，还特别提到患者为“忧思所伤”。忧思伤脾肺，故脾肺之脉沉涩，脾肺虚则易致气虚，气不摄血，血虚生热，故发寒热。因此，治疗上应该和血调气，清利湿热。“便血章”第7案，记载一妇人性沉多怒，大便下血10余年，食减形困，面如烟熏，早起微微浮肿。秦昌遇根据其性格、症状，判断为“气郁生涎，涎郁胸中，心气不升，经脉壅遏不降”，必须开涎行气才能血归隧道，因此要以壮脾之药为君，理气化瘀之药为佐。“便血章”第13案记载，一人好饮酒，便血日二三次，乃酒毒所伤，治疗上必须“治以苦寒，始能胜热；佐以苦燥，始能胜湿”，服药而病痊。问诊细问生活喜好，才能知道得病之因在湿热之酒，因此治疗也从湿热入手，药到病除。

（四）虚劳

痨瘵、虚损病，在《医验大成》中分为两章54案，未提到五劳、六极、七伤之理，而是依据《内经》治疗虚劳的理论，如“损者温之”“调其饮食，适其寒温”“损其肺者，益其气”等来治疗。辨证详细严谨，以脏腑、气血、阴阳为纲。

1. 母子相及，治病求本

《医验大成》“虚损章”第8案记载，一人倦怠气弱，口干畏寒，肌肉甲错，脉来迟缓，右寸尤甚。秦昌遇认为，“此忧思过度，肺气受伤之症也”，肺虚则气怯，气虚则阳虚，阳虚则寒；气不足则无以化津液，肌肤不泽而口干；气虚而倦怠。治疗时却不单纯考虑肺气，而是虚则补其母，健脾以益气，用四君子汤加肉桂、黄芪。第11案记载，一人肥白多痰，右寸脉弦，气高而喘，面色焦烦，肢体酸痛，头晕贪卧。秦昌遇认为此为劳伤元气，上焦有火，膈下有痰，而痰为本，内伤为标，当先治标后治本。

2. 火分虚实，治法不同

虚损、痨瘵多热证，秦昌遇注意细分虚火、实火。其在“虚损章”按语中提到“实火可泻，虚火宜补”，虚火忌用寒凉，应“从气血逆顺调之”，方才百无一失。否则，“只以寒凉为治，百无一生”。对君火和相火，秦昌遇认为应遵《内经》之理，君火正治，相火反攻。“正治而用清火之剂，人人知之；反攻而用温补，患者不肯用，医人不能用，即肉桂、附子是也”。

3. 服药宜分早晚时辰

秦昌遇受明代薛立斋等用药的影响，用药也分早晚时辰。如《医验大成》“虚损章”记载，一人小便淋漓5年余，又感冒伤食，乍寒乍热。秦昌遇认为此为阴阳两虚，中气受损，治疗时要求空腹用补中益气加减，培其中州；上、下午用肾气丸，调其水火。另一人心火上炎，两目痛楚无光，秦昌遇令患者临卧服补心丹，早上频服地黄丸加味。秦昌遇用药调理虚损病，认为早上空腹宜服肾气丸、调中益气类，日中服六君子汤、理中汤类，而四神丸、天王补心丹类临睡服用。

4. 生活、情志调理为佐助

“虚损章”第4案记载，一人日晡微热，至晚身凉，更兼汗出咳嗽。秦昌遇认为，此为劳伤脾肾之阴，恚怒扰动肝火，以致血虚生火，火燥而咳，骨蒸潮热。速宜养阴抑阳，远房帏，节劳役。第5案记载，一人禀赋不足，食少乏力，脉息小而无神。秦昌遇建议患者“惩忿窒欲以修身，胜于药石多矣”，戒除忿怒，减少色欲，修身养性，比任何药物都有效。“痨瘵章”第3案记载，一人酒色无度，六脉弦数，为精竭血燥、上盛下虚证。秦昌遇强调，“急宜静养绝欲，以济其源，清痰和血，以洁其流”。生活方式的改善，是治病调理的关键。

5. 用药不伤脾胃，多自拟方剂

虚损者阴虚发热多，患者屡进四物、知母、黄柏滋阴降火，反致胸膈饱闷，饮食减少。秦昌遇考虑到地黄腻膈，妨碍饮食，川芎上窜，能动火炎，知、柏性寒，大伤胃气，于是用百合、麦冬、五味、地骨皮、杏仁、贝母、苡仁等煎膏，间饮童便降火，效果良好且无伤也。

（五）眩晕

《医验大成》中，眩晕证共有24则医案，可以看出主要从脏腑、气、血、痰、七情，以及暑、湿外邪等角度进行病因病机分析并辨证论治。其所论眩晕的证候类型，包括脾湿生痰、土虚木旺、阴虚阳亢、血虚不荣、阴虚、水亏火旺、元阳下陷、七情郁结、暑湿外感、相火上炎、肾不纳气、坎离不交等。

1. 辨别脏腑虚实及标本先后

在《医验大成》“眩晕章”中，首例医案就引用《方论》中“眩晕者，火动其痰；耳鸣者，水虚火实”之语，指出眩晕最典型的病机特点，即血分不足，易致脾虚，脾虚湿动而生痰，痰生热，热生风，以致头晕而耳鸣。眩晕与痰湿的关系最为密切。第2案记载，一人脉浮大，左关弦数，眩晕欲吐，挟食呕吐痰涎苦水。根据《素问·至真要大论》所言“诸风掉眩，皆属于肝”，判断为肝胆有热，治宜滋阴降火，兼带抑肝之剂。第5案记载，一人腰痛精滑，五心烦热，脑转耳鸣。秦昌遇认为此证属肾阴虚而火动上扰清明，宜用壮水之剂。否则，若单纯用丹药镇坠、沉香降气之法，则香窜散气，气越发不能归元，所以用六味地黄丸加麦冬、五味、炒黄柏而治。对色欲过度以致肾不纳气，阳独居上型眩晕，主张在壮水滋阴同时还要兼补气药佐之，多用六味地黄丸加人参、五味、麦冬。第7案，是非常典型的酒色过度、下虚上实之证。案中引前人理论指出，下虚，气与血也；上实，痰与火也。因此在用黄芩、山栀、半夏、黄柏清痰降火的同时，兼以白术、茯苓补虚，特别加入旋覆花，取“诸花皆升，旋覆独降”之理。第13案记载，一人夏月冒暑劳形，烦闷口渴，头眩不宁，属于伤暑证。治疗时，其细思标本先后，先进六一散以祛暑气，再进人参、麦冬、五味子、黄柏以补虚生津，最后佐以甘菊清利头目，治各有的，次序井然。

2. 区分外感、内伤而论治

《症因脉治》认为，前贤论眩晕虽高妙，但是“惜其六气未全，七情未备，且用方主治，又难于下手”，因此秦昌遇将眩晕证总结为外感3条、内伤4条，主治方剂，按经对证。

外感眩晕，分风寒眩晕、暑湿眩晕、燥火眩晕。风寒眩晕，源于体虚感邪，与伤寒证治类似，治疗时要分辨风邪、寒邪，并细辨邪入六经而用药，治用羌活防风汤、干葛防风汤、导痰汤、羌活败毒散等。暑湿眩晕，出现于炎夏主令之时，伤暑之脉的特点是虚而濡软，治用人参白虎汤、黄连香薷饮加六一散、羌活胜湿汤等。燥火眩晕，出现于厥阴司天之年，属运气加临之眩晕，典型脉象是燥疾，病机辨析上不出肺肝两脏，治用柴胡清肝饮、清肺饮、竹叶石膏汤、归芍大黄汤等。

内伤眩晕，分气虚眩晕、血虚眩晕、痰饮眩晕、火冲眩晕4种。气虚眩晕的脉象为典型虚脉，须分辨寸关尺部虚实，来判明肺气、中气、心气、肝胆气、肾气之虚实，从而选用四君子汤、人参生脉散、补中益气汤、理中汤、酸枣仁汤、逍遥散、肾气丸等。血虚眩晕，伴有明显阴虚之象，五心烦热，形体黑瘦，夜多盗汗，睡眠不宁。以劳思忧结、心脾血虚和肝火内动、血海干枯为常见，治宜酸枣仁汤、归脾汤、补中益气汤、天王补心丹合安神丸、逍遥散、知柏四物汤、加味当归补血汤等，并特别指出添加玄武胶治疗阴虚火旺所致眩晕。对于痰饮眩晕的辨治，秦昌遇主要参考了朱丹溪的理论，并进一步细分出痰火证、寒饮证、脾胃痰证、脾胃饮证、肝胆痰证、胆涎沃心证、热痰刑金证。治用二陈汤、栀连导痰汤、六君子汤、滚痰丸、大安丸、青黛胆星汤、泻青丸、牛黄清心丸加川连、胆星等。

火冲眩晕，是秦昌遇的独特认识，主要症状是“暴发倒仆，昏不知人，甚则遗尿不觉，少顷汗出而醒，仍如平人”。病因分实火、虚火、虚阳上浮3种，即五志厥阳之火上冲，为实火眩晕之证；肝肾真阴不足，龙雷之火上冲，为虚火眩晕之证；真阳不足，虚阳上浮亦可导致眩晕。火冲眩晕的脉象特点是洪数，治疗时需分别五脏之火，火之虚实。治用导赤各半汤、天王补心丹、栀子清肝散、龙胆泻肝汤、知柏四物汤、栀连导赤散、二冬二母汤、干葛清胃散、八味肾气丸等。

3. 不拘泥于“无痰不作眩”说

虽然秦昌遇受朱丹溪影响很深，但其临证详加审问，细细思量，注意以“无痰不作眩”之说作为辨证的参考，但又不拘泥于此说。《医验大成》“眩晕章”第18案记载，一人溺于酒色，又复伤劳怒，突发晕厥，痰涎上壅。痰证昭然，秦昌遇在治疗时却不拘泥于清气化痰，而是细揣病机，认为根本原因在于肾不纳气，阳亢头眩，同时水失敛摄，饮停化痰。治法上主张用补中益气汤倍参、芪以补不足之气，六味地黄丸加五味以收耗散之精，以此为治本之法。

4. 注意运气岁时与眩晕发病的关系

因为《素问·至真要大论》“诸风掉眩，皆属于肝”的说法深入人心，医家多认为眩晕与肝的关系密切，而秦昌遇在治疗眩晕证时还注意考虑运气岁时因素。如《医验大成》“眩晕章”第3案提到，一人乙亥岁徇蒙招摇，目瞑耳聋，飧泄食减，忽忽善怒。秦昌遇认为，此属岁木太过，风气流行，中土虚衰，不能提防下气之逆，则龙雷之火得以震于巅，因此头眩。治疗当温补脾土，疏泄肝木。

（六）水肿病

水湿泛溢，历来多从脾、肺、肾论治，秦昌遇治疗水肿病却更重视各脏的母子、承制、传变关系，症状与病因的标本主次关系，并注意情志、岁气对发病的影响等。其所论水肿，可分为心脾两虚、湿热蕴蒸、痰阻、脾虚下陷、脾肾两虚、肺虚湿阻、肾虚风水、脾胃不和、风湿相搏、肾虚及肺、脾虚阳陷等证候。其临床辨证治疗水肿的特色如下。

1. 水肿常见心脾两虚，防治重调情志

秦昌遇重视《素问·至真要大论》所言“诸湿肿满，皆属于脾”，认为脾虚的主要原因是忧愁思虑过度，因此水肿病往往心脾俱虚。从防治的角度来说，“早为摄养之计，以恬淡虚无为守”，要“戒暴怒，却思郁，提防涓涓不已之患”。这与前人单纯补脾渗湿不同。

2. 注意亢害承制和母子相及理论的运用

《医验大成》“水肿章”第6案记载，一人病水肿，面光如泡，腹大如箕，脚肿如槌，食少脉缓。秦昌遇引用《内经》“水极似土”说，注意仔细辨认本病之虚象，认为此证属贪恋酒色所致水肿，多为肾水亏虚，因此以补肾为本。其云：“今用通利渗湿法治虚象，则渗泄耗肾阴，愈加伤害病之本，土湿之势也愈盛。岂知亢则害，承乃制之旨乎？”用六味地黄丸合四物汤加减共30剂而愈。第12案记载，一人腹大脐肿，腰痛，两足先肿，小便短涩，咳喘有痰，不得卧，甚至面赤口渴，便燥。秦昌遇认为，此证属阴虚，三焦火旺，冲脉之火逆上而积于肺，因而喘咳不能平卧；根本在肾，累及肺脏而已。因此用六味丸加麦冬、五味，大剂而愈。

3. 治水肿分清上下、先后、主次

秦昌遇引《内经》“上盛为风，身重为湿”之论，认为风则从汗散，湿则由便渗。水肿病中，肺虚感邪则津液输布不利，泛溢肌肤为风水，从肺论治；脾胃不和则出纳不利，水谷津液积聚为水湿，溢于肢则肿，留于中则胀；肾为水脏，肾虚则水失所主，二便不利。因此其认为，治水肿应首先分辨上下之治。秦昌遇治水肿还别具特色地提出，利水消肿需壮火之源，针对脾胃大虚型的水肿，不仅要健脾胃，还要壮火之源。因为水肿多见于年高体弱之人，元气虚衰，禁用利水消肿之剂，法当壮火生脾土。

4. 重视运气学说与发病的关系

“水肿章”第3案记载，一人80余岁，自12岁起每逢岁干值戊，便发肿于夏，先后八度发作。秦昌遇分析认为，此属火运之年，“湿得火而气蒸，湿芜肌表而为肿矣”，治当苦味以泻火逆，淡味以渗湿邪。

（七）头痛

秦昌遇在《症因脉治》中对头痛分析很详细，认为头痛、头风为一症，痛之久者为头风，暴起为头痛。其诊治头痛的主要特色如下。

1. 认为外感头痛与岁运有关

秦昌遇认为，非内伤型的头痛多为暴起，“沿门多病，大小传染，此外感岁运之气，所谓天行症也”，“岁运之加临，人在气交中，潜受其气，搏于经络之中，则成天行头痛之症矣”。大头天行，有外感，无内伤，为岁运湿热太过所致，治宜羌活败毒散散天气之邪，次用普济消毒饮，加酒煮大黄，清散热毒。

2. 头痛部位不同，为邪中不同经络

头项巅脑发际作痛，太阳证也，用选奇汤；咳哕烦心痞闷，额前作痛，阳明证也，用清震汤；时寒时热，鬓边作痛，少阳证也，用清空膏；心疼烦闷头痛，肩连胲骨，少阴证也，用独活细辛汤；干呕吐涎沫，痛在巅顶，厥阴证也，用吴茱萸汤。

3. 内伤头痛要分辨气血、脏腑、虚实

内伤头痛的原因，有元气虚损，过劳而发；血分不足，阴火上攻；膏粱积热；积痰留饮；食滞中焦；七情恼怒，肝胆火郁；酒湿上冲等。根据气虚痛、血虚痛、积热痛、痰饮痛、肝火上攻、酒湿痛等不同病机，采用不同治法。

4. 家秘验方的临床运用

治气虚头痛，秦昌遇用家秘和中汤，以人参、黄芪补气，当归、川芎活血行气，细辛祛风止痛，白术、广皮理气健脾；气虚必为脾虚气陷，故用升麻、柴胡升举中气。治血亏头痛用家秘芎归汤，以当归、生地补血，川芎活血行气，连翘清热，细辛祛风止痛，蔓荆子清利头目。治肝胆风热用家秘泻青汤，以当归、川芎补血活血，龙胆草、山栀、黄芩清热，羌活、防风祛风。治少阴头痛，秦昌遇首创独活细辛汤，以独活、细辛祛风散寒止痛，川芎活血行气，秦艽祛风除湿、润而不燥；生地清热养阴，羌活、防风祛风除湿，甘草缓急止痛、调和诸药。独活细辛汤，至今依旧是治疗外感头痛，邪在少阴，头痛连及颊部的良方。

5. 少阳头痛用独家缪刺法

多数医家主张，诊治头痛宜详辨天行、自感、属何经所主。但秦昌遇指出：“少阳头痛，耳前后脉涌有热，刺其出血”。其独特的疗法是，“不按经穴，随其所痛之处而刺之，则不必出血而痛即减，此宗《内经》缪刺之法也”。

（八）咳嗽

《症因脉治》在“咳嗽总论”中，首先引用《内经》“五脏六腑皆令人咳”之说，借鉴刘完素所论指出，无痰有声为咳，主肺伤；无声而有痰为嗽，主脾湿。最后，指出五脏皆可导致咳嗽，但肺经痰嗽毕竟为最多，因此“急宜清肺，不可一见痰嗽，竟治脾湿，有伤肺燥也”。辨证既全面整体，又分清主次，是秦昌遇治病的一贯特点。

1. 外感咳嗽，以辨风、寒、湿、暑、燥、热为纲

外感咳嗽辨证，秦昌遇受《仁斋直指方》的影响较大，但区分更为细致。其认为伤风咳嗽自汗恶风，鼻塞流涕，以发泄肺热为主，用加味泻白散（泻白散中加荆芥、防风、桔梗）或家秘泻白散（泻白散加黄芩、石膏清热）；伤寒咳嗽，用麻黄杏仁汤或羌防泻白散；伤湿咳嗽，用防风胜湿汤或家秘神术泻肺汤（泻白散加苍术、石膏、桔梗）；伤暑咳嗽，用石膏知母汤（泻白散加石膏、知母、桔梗）或清暑益气汤、香薷饮等；燥咳，用石膏泻白散、清燥救肺汤、门冬饮子等；热咳，用家秘泻白散（泻白散加川连、黄芩、石膏）、栀连清肺饮、凉膈散等。

2. 内伤咳嗽，有五脏之别与气、血、食、热之异

秦昌遇指出，“肺咳不已，大肠受之，大肠咳状，则遗矢粪水也”，肺病及大肠，为脏传腑。同时，五脏因五行生克和母子相及，也会相因累及或牵连受病。因此，秦昌遇将内伤咳嗽又分为肺经咳嗽、脾经咳嗽、心经咳嗽、肝经咳嗽和肾经咳嗽。此外再分气虚咳嗽、血虚咳嗽、食积咳嗽、积热咳嗽等。在血虚咳嗽中指出，血虚下午咳，朱丹溪归为阴火上浮，应敛而降之，秦昌遇特言非指“酸敛、收敛，乃滋阴降火，敛而下降也”。秦昌遇用家秘肝肾丸，当归、生地补血，白芍敛血，天冬养阴生津润肺，知母、黄柏清热。

3. 肺伤有属热、属痰及火伤肺血与肺气之不同

咳嗽与肺之关系最为密切，但伤肺的表现不同。肺热用清肺饮，肺有热痰用青黛海石丸、节斋化痰丸；火伤肺血用黄芩一物汤，火伤肺气用泻白散；阴虚用人参补肺饮、生脉散、琼玉膏等，久嗽肺虚用百花膏。

（九）三消病

《症因脉治》中，将三消证分为外感和内伤，似乎牵强。外感，主要有燥火三消和湿火三消。内伤，有积热三消和精虚三消。燥、湿两条，列为外感，似乎主要考虑二者可属六气外因。刘完素最早提到消渴病，其《三消论》中曾论“若饮水多而小便多者，名曰消渴；若饮食多而不甚饥，小便数而渐瘦，名曰消中；若渴而饮水不绝……名曰肾消”，将消渴分为消渴、消中、肾消三消。朱丹溪继李东垣上、中、下三消分治之论，提出了上、中、下三消分治之法。其云：“上消者，肺也……其燥在上焦，治宜流湿润燥；中消者，胃也……宜下，至不饮而愈；下消者，肾也，宜养血而肃清，分其清浊而自愈。”此言上消需润燥清肺；中消需清热利尿，使火热从下而去；下消需滋补肾阴，肾不虚则可分清别浊，清升浊降，消渴自除。秦昌遇总结前人经验，对三消理论有更加深入完整的认识，不但提出上、中、下三消分治理论，而且意识到肺、胃、肾与燥、热、湿、虚、实等原因交互错杂的关系。

秦氏三消辨证，以上、中、下为经，以燥火、湿火、积热、精虚为纬。秦昌遇所指上、中、下三消，上指伤肺，中指伤胃，下指伤小肠、膀胱、肾等。燥火伤肺，烦渴引饮，用知母石膏汤；燥火伤胃，多食易饥，用人参白虎汤；小便频数，淋漓如膏，用益元散、导赤各半汤。湿火伤肺，烦渴面肿，用清肺饮；湿热伤胃，面黄身肿，用加味清胃汤；湿火下流，小便淋浊，用益元散、导赤各半汤。积热上消，用清肺饮；口臭易饥，中焦积热，用干葛清胃汤；积热下流膀胱，用八正散；肝胆之热下流，用龙胆泻肝丸；肾之相火下流，用八味丸、文蛤散。精虚上消，口干气怯，用生脉散、人参固本丸；精虚中消，时饥时食，饥不欲食，用地黄膏、琼玉膏；精虚下消，便频作痛，如沥如膏，用三才封髓丹、金匮八味丸。

在燥火三消的诊治中，秦昌遇还注意到了季节、岁运是重要的发病因素。燥气当令，或干旱之岁，或秋令之月，都有可能燥火伤人，三消以燥为主要表现。滋补肾水，润肠胃之燥，使津液不枯，气血不涩，是治疗三消症的要领。

（十）泄泻

秦昌遇在《症因脉治》中将泄泻症分为痢疾、泄泻、五更泻、食泻 4 个专论。其中，痢疾之

由，分外感、内伤、天行自感。秦昌遇认为，夏秋外感时行痢疾，为手足阳明肠胃二经主病；其他三时内伤痢疾，非传染性的痢疾，为脾肾主病。前人对此区分不清。秦昌遇详列外感4条、内伤3条、休息痢2条。外感痢疾，分寒湿痢、湿热痢、燥热痢、疫痢；内伤痢疾，分七情痢、劳役痢、饮食痢；外感休息痢、内伤休息痢。泄泻，分外感风泻、外感寒邪泻、外感中暑泻、外感湿泻；内伤积热泄泻、积寒泄泻、痰积泄泻、食积泄泻、脾虚泄泻。五更泻，分肾虚、酒积、寒积、食积、肝火5种类型。食泻为脾胃积热，有寒热、虚实之别。

1. 治痢疾须辨外感、内伤

秦昌遇提到，外感痢疾不论新久，第一要先散表邪；内伤无外感，则不需发表。泄泻、痢疾以内伤为轻，外感为重。外感之邪，要从毛窍出。“表缩于内，故下痢不止，当散表邪，布于四肢经络；外泻其表邪，则脏腑自安”。外感不宜清凉顺下，否则邪将里陷。在痢疾中，秦昌遇特别注意到燥火痢，认为燥火痢的典型症状，除便下脓血外还兼有内热烦躁，口燥舌干，肛门热痛，小便全无等。燥火痢出现于夏秋或燥火之年，治疗切忌发汗、利小便、燥脾。燥热易伤气血，应该用芍药黄连汤、当归大黄丸、枳壳大黄汤合益元散等散热、清燥之剂，忌用香连丸类苦寒燥剂。

2. 治痢疾须辨三阴三阳

秦昌遇认为，外感三阳之痢也能传入三阴，需分经辨证。恶寒发热，头痛身疼，感于太阳；呕吐饱闷，目痛口渴，感于阳明；寒热往来，胁痛口苦，感于少阳。传入三阴后，经虽属阴，症则属阳，非内伤痢阴经自病也。参照刘河间治厥阴动而泻痢、手足厥逆方，用升麻葛根汤、小续命汤。

3. 疫痢流行与时令及岁运有关

秦昌遇生活的时代气候异常，疫病流行。故其在痢疾中尤其重外感痢疾和疫毒痢疾。这些痢疾多为燥火痢。秦昌遇治痢喜用败毒散，认为此为治疗外感疫毒的妙诀。乙酉年夏秋多雨，疫痢流行，秦昌遇重用败毒散、平胃散加减，随手取效。丁卯年夏秋大旱，燥火痢流行，用香连丸病势增剧，秦氏治疗用当归大黄汤，“清血分之燥火，血积潜消，顷刻平安”。

4. 外感泄泻须分风寒暑湿论治

朱丹溪以来，痢疾一般分寒湿、湿热、疫毒之类，秦昌遇的分型更加详细，注意外感风泻和暑泻。风泻是源于《内经》所言“春伤于风，夏必飧泄”，治疗时再分风入不同经络、脏腑而用不同方药。风入阳明，用干葛防风汤调下六一散；风入于卫，防风汤调胃苓散。治风泻除散表邪之外，当分利小便，风散湿去，则泻自止。暑泻为暑湿伤肠胃，清理暑湿，分利二便即可。暑泻与湿泻不同之处是暑泻有郁热，多用时令祛暑药藿香、六一散类，湿泻则重在通利小便和祛湿邪。

5. 五更泻由肾虚、肝火及诸积所致

五更泻多属肾虚。秦昌遇却将五更泻细分为肾虚、酒积、寒积、食积、肝火5种。指出肝火泻胁肋常痛，五更急欲登厕，火性急速，一泻即止。因肝主疏泄，木旺寅卯，所以五更肝火发泄而泻。治用龙胆泻肝汤、左金丸、柴胡栀连汤。此外，还要注意木火乘脾，可用栀连戊己汤、加味逍遥散去当归、丹皮。

（十一）痰证

秦昌遇之前，朱丹溪已经对痰证有精辟的见解，如“百病皆由痰作祟”“怪病多痰”等。到明末，医家已经普遍认识到“痰之为病，变化百出”。秦昌遇对痰证诊治也有独到见解。

1. 分论痰饮

《症因脉治·痰症论》开头，就提到“饮主乎水，寒多热少；痰主乎火，寒少热多”。秦昌遇认为，尽管痰与饮都是水液停滞留积的产物，都和脾、胃、肾等脏腑相关，但二者的主要区别在于病机。秦昌遇治饮证，遵《内经》《金匮要略》之法，将饮证分为痰饮、溢饮、支饮、留饮、伏饮。其治痰证，在参考朱丹溪所论湿痰、风痰、寒痰、热痰、虚痰、老痰诊治的基础上，指出外感痰证有风痰、湿痰、燥痰；内伤痰证有燥痰、湿痰、郁痰、食积痰等。

2. 燥痰诊治

外燥痰证，秦昌遇也称之为火痰。其云：“亢阳行役，时逢火令，燥热之气，干于肺家，为喘为咳；伤于肠胃，为痰为嗽。”外燥之痰，必须清热润燥，降火化痰，用竹叶石膏汤、二母二陈汤、二母石膏汤等。内伤燥痰，则为五志化火，或色欲过度，或膏粱积热导致。病在肺、胃、肾，应该养阴壮水，润肺生津，则火熄燥除，千万不能用燥药消痰。肾阴亏虚，用二冬二母汤；膏粱积热，用节斋化痰丸。

3. 郁痰诊治

郁痰的成因，主要是七情所伤，思虑不止，以致脾气郁结，忧愁无度，肺气凝滞。寒郁之痰应辛散，用香芎二陈汤；热郁应清解，用栀连二陈汤；肺郁用节斋化痰丸加昆布、胆星。

4. 燥润结合

秦昌遇认为，痰因火动，而火分湿火、燥火。“肺火成痰为燥痰，胃火成痰为湿痰”。单纯用润则痰凝滞不化，单纯用燥则助火而痰益生。所以润以制燥、燥以制润是治痰的原则。《金匮要略》以麦门冬、半夏同用，及石膏、半夏同用，都是此理的体现。秦氏家秘用二陈汤，加入石膏、知母，润燥结合制燥火之痰，半夏化已结之痰，而石膏清燥热之火。秦昌遇治夹食伤寒用平胃散加竹沥、萝卜汁，也是同样的道理。

（十二）噎膈

秦昌遇在《症因脉治》中认为，噎膈的主要病机是“火热煎熬，血液衰耗，胃脘干枯”。其分析病证时以上下为纲，“其干在上，近喉之间”则“水饮可入，食物不进，名之曰噎”；若是“其干在下，在胃之中，食虽暂下，才将入胃，不能下行，反而吐出，名之曰膈”。秦昌遇指出，噎膈有外感、内伤之别，“噎膈之证，纯热无寒”。

1. 外感噎膈诊治

外感噎膈的主要原因是时令或远行劳倦，导致“燥火烁人，津液内涸气血”。

因此，外感噎膈需明辨气热、血热、气血皆热、血燥津涸 4 种脉证。从脉象来看，“右脉洪数，热在气；左脉洪数，热在血；两手洪数，气血皆热；两手细数，血燥津涸”。外感噎膈，治宜清热生津，方用《三因》麦门冬汤、人参白虎汤、三一承气汤等；血不足者用四顺饮，大便闭结有寒热者用大柴胡汤，元气虚弱者用柴胡饮子。

2. 内伤噎膈诊治

内伤噎膈，与情志因素、饮食因素相关。若平素忧愁郁结，五志之火皆动；或平日多食膏粱厚味、辛辣炙煿，积热消阴，则易逐渐成为噎膈之证。内伤噎膈，要细辨脉象，区别五脏所伤。内伤噎膈之脉多沉涩，如“左寸沉涩心血枯，左关沉涩肝血竭，迟脉沉涩肾水虚，右关沉涩脾阴绝，胃脉沉涩胃汁干，胃汁干兮肠亦结”。内伤噎膈，宜用二冬二母汤类生津养胃，气阴虚者用生脉散加养血之药。若痰凝胃脘，不可用纯暖纯补凝滞之药，先用清痰清火、开痰、豁痰、化痰方药，如《金匮要略》麦门冬汤冲竹沥、姜汁、芦根汁等，以开通中脘结痰，养阴生津治本。

外感噎膈是暂得燥热，清之即可，但内伤噎膈难治，“以其阴精内竭，一时难复”。内伤类噎膈初起无痰时，可以滋阴；久病则饮食不下，呕吐又伤胃津，此时要慎用燥剂。治疗过程中，尤其要注意两种物极必反的现象，一是燥极必出现湿象，痰涎上涌；二是热极反见寒象，冷气上冲。因此久病治疗单用滋阴法则有凝滞之弊，需注意生津润胃。

3. 噎膈饮食宜忌

噎膈饮食宜忌有两大要点，一是饮食得法，二是忌食干粮辛辣，以牛乳、酥粥、淡豆腐浆为宜，吃时小口慢咽。

总之，《症因脉治》中，秦昌遇对噎膈诊治理论的总结，能借鉴前辈医家之长，如朱丹溪重养阴，刘河间重清热等；在辨证方面细致入微，尤其注意将药治与饮食生活调养相结合。

二、儿科疾病诊疗特色

秦昌遇儿科治疗思想，主要体现在《幼科医验》和《幼科折衷秘传真本》两书中。《幼科医验》是秦昌遇的儿科医案汇总，分上、下两卷，论及 35 种病证。每种病证下列举若干医案，医案记述言简意赅，后附经论、病因病机的简要分析等，最后附治疗方药。《幼科折衷秘传真本》是清代杨和订正秦昌遇的《幼科折衷》而成，经清代孟作霖校对加注刊印。全书以病名为目，记载了 27 种疾病。对每种疾病先叙述体例，再分正文、总括、脉法、附方。层次清楚，切合实用，对经典的引用，诸家学说的论述，都能折衷其要。对古人一些看似矛盾的理论也能分析其适用的不同情况，使各家之论，并行不悖。这部儿科著作，是作者博览群书取各家之长与丰富临床经验结合的产物。秦昌遇对常见儿科病治疗的论述比较系统且有特色。

（一）惊风

秦昌遇在《幼科折衷秘传真本》中列举了急惊辨和慢惊辨。急惊多属热盛，心有热而肝有风，风火相搏扰动神魂而发惊。热极生风而成搐，是急惊的特点，可以宽气饮、三解散去人参主之。秦昌遇指出惊风发搐，不可强行抱紧，要听任其自动而止，使其气机畅通。秦昌遇感慨古人治惊风往往不辨标本，混用金石、脑麝与蛇蝎之类，使患儿耗伤真气，症状加剧。他认为惊风的脏腑定位在心与肝，惊生于心，风生于肝，搐来于气，所以用宽气饮为佳。

秦昌遇治疗急惊风，注意从风、热、痰入手。其认为惊风多由外感风邪而成，也有因为闻声响而受惊形成；或内热生惊、风火搏结心肝二脏而成。在急惊风的治疗中，不仅注意截风定搐，而且注意用陈胆星、竹沥豁痰宽气。患儿急惊风口噤痰壅，汤药难入，则先用搐鼻散取嚏，关窍稍通再用姜汁探喉吐出痰涎，最后缓用祛痰定搐之剂。急惊风可分痰热惊风、惊而受风、痰涎壅盛、手足搐掣几类，治疗的要点分别是退热化痰、利惊化痰、截风散惊等。以抽搐为主要症状时，若是伤风发搐，治以发散之大青膏；伤食后发搐，用白饼子消食后再用异功散；痘疹后发搐，治以导赤散加芍药、防风、荆芥。惊风以闻声掣跳为主症时，是肝肺不足，魂魄不稳，服犀角地黄丸；心气虚怯掣跳者，治以四君子汤加辰砂；暑风发搐，治以消暑清心饮或辰砂五苓散。

秦昌遇深受朱丹溪痰证学说的影响，认为慢惊风的病机，关键在于痰迷心窍。慢惊风治疗的要点，在于扶脾、消痰、防搐。其强调，患儿刚刚开始吐乳时，就要急进参、术之类，防止脾气大虚而成慢惊。对于禀赋娇弱的患儿，患过惊风就须注意饮食，保养脾胃，否则积热不除。心经受热，脾家有风，风火相搏，则要清热养阴，防止癫痫之患。慢惊风属阴，多得于大病之后，或疾病误治后，目慢神昏，手足偏动，口角流涎，睡则露睛，口中气冷，皆为阴极生寒，木克脾土。秦昌遇对慢惊有独到的认识，认为慢惊虽属阴，但是不可纯用温药及燥烈之剂，应以平胃之品加截风定搐之品。秦昌遇将惊风分为四证八候，四证即惊、风、痰、热，八候指八种典型症状，即搐、搦、掣、颤、反、引、窜、视。还指出，治慢惊必须补脾土，使金旺火衰，风木自虚。

秦昌遇还指出，惊风多夹外感，需综合辨治。《幼科医验》第9案中，秦昌遇治疗患儿发热有抽搐之象，认为还要与疟疾细加区别。若是感邪变疟，作惊风治疗则误，应消痰理气散邪。第10案中，秦昌遇认为幼儿外感后吐泻多是伤食之故，为防止慢惊应进易消化的米食及参、术之类。第14案中提到，一未及周岁女童身热夜啼，烦躁神昏，痰涎壅塞，为惊风之兆。病因是内有积痰，外感风寒。宜清火散风，火清自然肝平，肝平自然风热自退，用紫金锭即可。

（二）泄泻

秦昌遇治幼儿泄泻，以治脾为主，佐以消风、理气、止痛，消补兼施。认为患儿泄泻不外受母乳影响而泻、伤食泄泻、脾虚久泻；及胃有伏火，湿热下流而泻；湿伤脾土，脾胃不和而泻；伤暑兼食积而泻等情况。如患儿因吮母坏乳而泻，其认为应补脾顺气，佐以消风之品，用茯苓、白术、陈皮、淮山、米仁、甘草、木通、防风、泽泻、木香；幼儿久泻脱肛，为脾土衰弱、真元下陷，自然以补脾升提为主，结合小儿特点，在补中益气汤的基础上增加山楂、淮山健胃消食，芍药缓急止痛。小儿泄泻易转为慢惊风，因此对于因伤于乳食而久泻的患儿，若睡卧不安，神思困倦，急当用陈皮、山楂肉、麦芽、白术、茯苓、香附等补脾宽气，待胃气恢复，其后还需以四君子汤加减大补脾气。若小儿久泻潮热，面瘦唇红，为胃有伏火，用参、术类不当，应先用川连、楂肉、神曲、麦芽等消食破积药，次投平胃散加茯苓。若湿热下流、四肢作痛型小儿泄泻用陈皮、山楂健胃，青皮、厚朴、木通、泽泻、槟榔理肠胃之气，芍药缓急止痛。特别是食积久泻，秦昌遇提出不可骤用人参。如《幼科医验》第17案中，患儿恣食生冷过度而伤脾泄泻，久泻但积滞未尽，所以不可骤用人参，而是消补兼施。治以白术、茯苓、淮山健脾，陈皮、厚朴理气下气；因泽泻荡积，芍药酸敛，故积滞稍减后去厚朴、芍药，加防风、车前、生姜，积滞除尽才加人参议补。对久泻四肢虚肿、肚腹作胀患儿，秦昌遇分析其病机为土虚不能制水，故补中、行湿、利水，兼理乳积，养其正气。脾实则肿胀自愈，最忌讳用峻利消水之剂。对饮食不节、损伤脾阴，便泻、身热的患儿，秦昌遇主张升清。升清自然降浊，余症自愈，用陈皮、山楂、神曲、厚朴、车前、泽泻、枳壳、防风、柴胡等。

（三）痢疾

秦昌遇辨小儿痢疾，不拘赤白、寒热之说，以脏腑辨证为本。痢疾一般分冷热两大类，钱乙认为泻痢黄赤黑皆为热证，泻下青白、水谷不化皆为冷证。朱丹溪提出赤痢为血，白痢属气，皆为大肠湿热。秦昌遇却认为，一概以赤痢为热、白痢为寒是错误的。其指出，肠胃禀赋虚寒者，也可能因食辛热而得白积痢；赤白兼下者为气血俱病，纯下血者为热毒已深，泻下鱼脑者为脾虚不运，沉积脱滑；里急后重，下迫窘痛，为大肠气滞，湿热内盛。泻下后，因为余积未清不可骤补，应化滞清热，荡涤积尽，方可调补气血。初得应通因通用，用调胃承气汤下之。下后不止，用河间芍药汤和之。赤痢里急后重宜芍药散调天水散，白痢宜芍药黄连汤调天水散。血痢久不止，宜四物汤下黄连阿胶丸。下痢黑积者有瘀血，宜桃仁承气汤。在总括部分，秦昌遇提到久痢用涩药止泻，须以陈皮为佐，因恐太涩致痛；痢疾夹虚证，力倦气少，宜用白术、当归身尾，甚者加人参、陈皮，补虚而痢自止。

（四）咳嗽

秦昌遇对小儿咳嗽从肺、脾、肝论治，注重脏腑相关性。认为小儿咳嗽，与风寒外束、内火刑金、相火上炎、食积、风热相搏、风痰壅肺、疳积、阴虚、脾虚累金、外风内积等有关。风寒束肺型咳嗽，秦昌遇以发散外邪为主，用陈皮、桑皮、甜葶苈、陈胆星、竹沥、桔梗理气化痰止咳。因小儿易惊风，故祛风用钩藤而不用防风。

《幼科医验》中，一儿午后咳嗽大作，不能安睡，内火刑金，故治以清热降火，用川连、黄芩、山栀、元参、花粉、桑白皮、枳壳、甜杏仁、甘草。对小儿食积作咳，日轻夜剧者，其以消食为主，用陈皮、茯苓、甘草健脾，山楂、麦芽消食，厚朴下气，前胡、桔梗理气止咳，白芍收敛，用药简洁而配伍精当。风痰壅肺型咳嗽，患儿发热，喉有痰，风邪在肺而咳，用柴胡、前胡、陈皮、枳壳、桑白皮、桔梗、苏子、甘草，诸症平伏。咳嗽未止，则再用元参、桔梗、花粉、桑白皮、黑山栀、黄芩、甘草。因为风痰咳嗽易痰蕴内热，故清热止咳。

秦昌遇注重脏腑相关、整体辨治，曾治一儿身肿咳嗽未消，继而干咳，腹胀，四肢倦怠，饮食难化。其分析认为，此属脾土不足，既不能生肺金，又为肝木所乘，所以治疗需制肝、补脾、清肺。用香附、白芍制肝，陈皮、焦白术补脾，厚朴、麦门冬、腹皮、车前下气化痰，黄芩清热。又如，一儿痰嗽有血，为心火太盛，煎烁肺金，阳盛阴虚，有升无降，血随气上，越出上窍而然。秦昌遇认为，应该清金平木，使脾不受克，滋液清热使肺得清化之源，药用柴胡、白茯苓、陈皮、枳壳、黑山栀、元参、天花粉、甘草、肥知母、麦门冬等。

（五）积聚

积聚是小儿常见病，秦昌遇对该病的治疗以补脾胃为主，分清虚实，结合使用消导法、攻补兼施法、驱虫法等。如一儿过食伤胃腹胀，脉数唇红，面黄食少，骨蒸内热，所以消积、清热、扶元法并用，药用陈皮、山楂、川连、白芍、麦芽、厚朴、白术、山药、地骨皮、知母、人参。一儿因怒气腹痛有形如癖，脉沉细，肝部洪急。此乃肝怒气逆导致六腑浊滞而成积聚。服消积之剂，脉见虚象，虚中夹滞，不宜纯用攻坚之剂，用陈皮、青皮、人参、茯苓、法半夏、柴胡、当归、白芍、川芎、粉甘草，平肝与补脾并重。

（六）吐证

秦昌遇认为，吐证病因有虚、有寒、有热，有伤乳、风痰、伤暑、伤食等。若患儿久热而呕吐，为脾胃受伤，积热蕴结，真阴消耗，若气血再亏耗恐有慢惊之嫌，但痰热未除又无法进补。因此，用人参、茯苓、陈皮、藿香、半夏、川连、地骨皮等以清热养阴、扶助元气。对于伤食而胃经有火的呕吐，用黄芩、竹茹、法半夏、枳实清热除痰，麦芽、山楂、茯苓健脾消食。《幼科医验》第 10 案记载，4 岁患儿因耳疳久服凉药，以致肌肉消瘦、唇红作渴，呕吐泄泻。其急用独参汤，等呕吐减缓再议。秦昌遇认为，呕吐最易损伤脾阴，久吐则肌肉不长，虚火上炎，应速为调治。

（七）汗证

对小儿汗证，注意分辨脾胃有湿、阴虚有热而施治。秦昌遇认为，小儿多汗需分辨脾胃阴阳虚实而治。《幼科医验》论汗证有两则医案，其中，一儿遍身有汗，头额更甚，食减腹胀。秦昌遇认为治疗当注意湿热兼治，用陈皮、当归、白芍、地骨皮、楂肉、黄芪、黄连、粉甘草。另一案中，患儿病后自汗不止，形神困倦，五心烦热，属于典型的阴虚有热，治用当归、生地、熟地、川黄柏、枯黄芩、黄芪、黄连、茯神、白芍、酸枣仁、甘草。

（八）新生儿胎病

胎病有胎黄、胎毒、胎疮、胎热、夜啼 5 种。胎黄，宜利水道而佐以宽腹助脾之剂，主用泽泻、茯苓、川连、木通、茵陈、大腹皮、生姜衣、香薷、淮山等。胎毒的治疗，一定要注意解毒药中兼用当归、生地等养血之药。胎毒流于大肠，肛门瘀阻，须预先以天麻、钩藤、陈胆星类清肝解毒，防止发惊。胎热舌肿，不能吮乳，治疗分缓急入手，先用芒硝、青黛、硼砂、冰片研细擦口，再用三黄丸磨服。小儿夜啼，秦昌遇认为以热证为主，由胎中感母气之血热，或衣被过厚所致，宜清热解毒，若有发热疮疡可以用瓷砭刮痧之法兼凉血解毒。

【后世影响】

秦昌遇的著作，在明代晚期及清代医家的著述中提及不多，但《症因脉治》中毕竟有作者多年行医的真知灼见，后人也有称道者。例如，清代陆以湉《冷庐医话》卷一“用药”篇，就盛赞秦昌遇慎用桂、附之见解。书中亦提到秦之桢在当时鉴于滥用温补之风，主张相火上炎不可宗“火郁发之”之法，而应养阴制火，治法用六味丸合滋肾丸及家秘肝肾丸。相对而言，秦昌遇在后世影响不大，也没有知名弟子继承衣钵，缺乏将其学术发扬光大的后继者。

综上所述，秦昌遇学宗经典，博采众长，临证数十年，积累了丰富的诊治经验。从传世的著作来看，秦昌遇论著颇丰，其主要特色是诊治理论系统全面，尤其是《症因脉治》足为后学纲鉴。其次，秦昌遇的内科、儿科医案，体现出其既师从古人又能悉心观察的特点，其诊治理论常常独树一帜，又能不断创新。特别是其基于临床实践积累的许多家秘方，具有十分重要的价值。

湖南中医药大学　葛晓舒

【参考文献】

[1] 秦昌遇. 医验大成 [M]. 北京：中医古籍出版社，1985.

[2] 秦昌遇. 症因脉治 [M]. 北京：中医古籍出版社，2000.

[3] 秦昌遇. 幼科医验 [M]. 上海：上海科学技术出版社，2004.

[4] 秦昌遇. 幼科折衷秘传真本 [M]. 上海：上海科学技术出版社，2004.

[5] 王金梅. 运气加临，燥火为病——上海秦昌遇《症因脉治》学术特点初探 [J]. 上海中医药杂志，1995 (7)：6-7.

[6] 陈蕾蕾. 浅析《症因脉治》中平胃散的加减应用 [J]. 光明中医，2004，19 (1)：19-20.

[7] 贾晓琳，黄意甜，杨毅，等. 明代秦昌遇《医验大成》学术特点探讨 [J]. 江西中医学院学报，2005，17 (4)：25-27.

[8] 袁久林. 秦昌遇学术思想探析 [J]. 四川中医，2008，26 (11)：54-55.

[9] 林晓华，钟伶. 秦景明《症因脉治》初探 [J]. 江西中医药，2009，40 (11)：8-9.

[10] 张一群. 秦昌遇生卒年考 [J]. 中华医史杂志，2010 (1)：37.

[11] 历飞，艾华. 试析《症因脉治》论泄泻 [J]. 实用中医内科杂志，2010 (4)：31.

[12] 陈聪，宋咏梅. 浅析《症因脉治》失眠证的证治特点 [J]. 江苏中医药，2014，46 (4)：8-10.

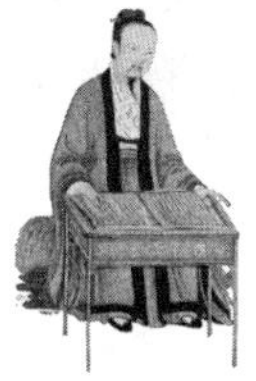

王肯堂

内容提要

王肯堂，字宇泰，生于明嘉靖二十八年（1549），卒于明万历四十一年（1613），金坛（今江苏金坛）人，明代著名医家。王肯堂医术精湛，医德高尚，学术上善于积累和总结，著有《证治准绳》《肯堂医论》《王肯堂先生医案》《王宇泰药性赋》《医学穷源集》《医辨》《医镜》《郁冈斋笔尘》。此外，还辑有《古今医统正脉全书》，辑录自《内经》起至明代44种医书。学术代表作为《证治准绳》。王肯堂不仅法承张仲景，而且博采诸家。其诊治内科杂病，不拘泥成法，重视脾肾；诊治外科疾病，对痈疽疮疡施以扶正祛邪，内外兼治；诊治儿科疾病，善辨指纹三关，长于惊风疳积治疗；诊治妇科疾病，从气血痰湿辨闭经，以温补凉消疗血崩。此外，还丰富和完善了中医对精神疾患的诊治方法。《证治准绳》具有较高的学术价值，是中医学史上有广泛影响的重要著作。该书所引方论及书目可谓史无前例，冠于明清；其内容广博宏丰，理法方药齐备，体例井然有序，刊行以来影响颇大。

【概述】

一、生平简介

王肯堂，字宇泰，一字损仲，号损庵，自号念西居士、郁冈斋主，生于明嘉靖二十八年（1549），卒于明万历四十一年（1613），金坛（今江苏省金坛市）人，明代著名医家。王肯堂著有《证治准绳》《肯堂医论》《王肯堂先生医案》《王宇泰药性赋》《医学穷源集》《医辨》《医镜》《郁冈斋笔尘》等。此外，还辑有《古今医统正脉全书》，辑录自《内经》起至明代44种医书。代表性著作为《证治准绳》。

王肯堂出生于官宦之家，父王樵，字明远，明嘉靖进士，历任刑部员外郎、右都御史等职，卒赠太子少保，谥恭简，在《明史》中有记载。王樵重举子业，倡政事，兴改革。但王肯堂的思想主张与其父不同，他不愿子承父业，而是孜孜不倦地钻研医学。其父以习医妨碍举业为由大加反对，但王肯堂依然坚持不懈。如其在《证治准绳·杂病·序》中曰："余发始燥，则闻长老道说范文正公未达时祝祷于神，以不得为良相，愿为良医，因叹古君子之存心济物，如此其切也。当是时，颛蒙无所知，顾读岐黄家言，辄心开意解，若有夙契者。"

王肯堂于明万历七年（1579）中举人，时年31岁；41岁中进士，选庶吉士，授翰林院检讨。万历二十年（1592），日本侵略朝鲜，首领丰田秀吉扬言出兵中国。明朝大司马仓皇招兵买马，但不予训练。王肯堂义愤填膺，上书抗御倭寇，并讥其无能，因此被降调，遂辞官，以御史名义在海上操练兵士，后被罢免官职。万历三十四年（1606）又重被启用，时年58岁，补任南京行人司副。万历四十年（1612），时年64岁，改任福建布政司右参政。王肯堂虽步入仕途，依然博览群书，特别喜读医书，且为人治病，在当地颇有名望。万历四十一年（1613），他以疾为由告老还乡，不久即患重疴，同年逝世于福建任所，葬于故乡金坛城东九里村。

明代是中国医学伦理学发展的重要时期，很多规范医德的著作相继问世。王肯堂不但医术高明，而且医德高尚，堪为后世楷模。其行医济世，对病家不分贵贱贫富，一心救治；对疑难病症，从不推诿，不厌其烦。在他的著述中，专门论及"医家五戒""医家十要"，为从医者制定了行医守则，提出了医德、医术等行为准则，在医学史上堪称医家典范。在《灵兰要览·重订绪言》中说："欲济世而习医则是，欲谋利而习医则非。我若有疾，望医之救我者何如？我之父母子孙有疾，望医之救者何如？易地以观，则利心自淡矣。利心淡，仁心现；仁心现，斯畏心生。"

王肯堂还非常重视医者之间的道德规范，提倡医者之间相互尊重，相互学习，谦虚谨慎，取长补短。从古至今，不罕"文人相轻""同行冤家"，历史上许多医家亦是如此。有的学术争论，深陷于门户之见不能自拔；有的沿袭古辙，或固执一家之言，排斥他人；有的矫枉过正，偏激己见。王肯堂则非常反对门户之见，主张破门户之偏见，博采众家之长，着折衷之先鞭，纠正偏颇，阐述己见。在他的著作中，对很有见地的理论、医方、医案等，均予以收辑。如明代以前对历节的认识，言"骨节蹉跌""脚肿如脱"，阐述不全面，他明确地阐述说："两手十指，一指疼了一指疼，疼后又肿，骨头里痛。膝痛，左膝痛了右膝痛。发时多则五日，少则三日，昼轻夜重，痛时沉热，行则痛轻肿却重。”此论既与前贤一脉相承，又在前人基础上有所补充。

王肯堂一生好学博览，读书涉猎极广，九流百家，历象算数，无所不探，尤其是医学方面的书籍，更是嗜书如命，爱不释手。王肯堂一生锲而不舍，严谨治学。无论做官还是为民，都锲而不舍地穷研医学，且著书立说，深造有得。王肯堂居家期间，边疗民疾，边撰医书。从万历二十一年（1593）至万历三十年（1602），他广泛收集历代医药文献，结合自己的临床经验，用了10年的时间，编著270余万言的医学巨著——《证治准绳》。全书共分6科，计44卷，实际上是五门学科撰著之总称，是内、妇、儿、外综合性著作。包括杂病证治准绳、杂病证治类方、伤寒证治准绳、疡医证治准绳、幼科证治准绳、女科证治准绳，又名《六科证治准绳》。书中涉及的病种非常广泛，资料非常广博，条理分明，通俗易懂，内容实用，后世不少医家言其“博而不杂，详而有要”，颇具学术参考价值。

王肯堂行医济世，因人施治，注重实效，审证求因，辨证论治。《证治准绳》中，对不少病症及其治法叙述得特别详细，旨在使天下医家共享医学成果。王肯堂治学态度十分严谨，根椐史书记载，他对此书精益求精，反复校勘4次，还约请青浦王茂才、钱塘陆琛紫等当世名医参与审订，不敢有半分差错。此书不仅对学习和研究明代以前各学科的发展成就有一定参考价值，而且在当代的中医教学、临床、科研中依然作为主要参考用书。

王肯堂一生都在悉心耕耘，在医学实践中孜孜不倦，身体力行。在理论研究上，王肯堂善于总结和提升。如其对张仲景《伤寒论》予以发挥，从理论上进行研究，使得临证上亦更有特色。在内科杂病的诊疗方面，不拘泥成法，重视脾肾；诊治外科疾病时，对痈疽疮疡施以扶正祛邪，内外兼治；儿科疾病的诊疗，善辨指纹三关，善治惊风疳积；诊治妇科疾病，从气血痰湿辨闭经，以温补凉消疗血崩等。此外，还丰富完善了精神疾患的诊断及治疗。总之，王肯堂的医学思想和临床实践，具有重要的学术价值，值得深入整理、发掘与研究。

二、著作介绍

（一）《证治准绳》

《证治准绳》，又名《六科证治准绳》，共计44卷，历时11年完成，是对中医学贡献颇大的一部巨著。该书博涉古今，论述翔实，内容丰富。其中包括《杂病证治准绳》《杂病证治类方》《伤寒证治准绳》《疡医证治准绳》《幼科证治准绳》《女科证治准绳》等六部。书中所述病证皆以证治为主，综述历代著名医家诊治经验并阐述本人见解。该书资料丰富，条理分明，要点突出，通俗易懂，用药遣方实用，受到后世医家的好评，可谓“博而不杂，详而有要”。

1.《杂病证治准绳》

《杂病证治准绳》，共计8卷，成书于明万历三十年（1602）。此书内容分门别类，卷一至卷六，为内科杂病，分为诸中、诸伤、寒热、诸气、诸呕逆、诸血、诸痛、痿痹、诸风、神气、杂门、大小腑等12门，包括131种病证；卷七至卷八，为五官、咽喉、毛发、筋骨、皮肤、蛊虫等门，共19种疾病，各门前面都写有总论，后按病证分述，下载方药，各证不再详列不同病症，证、脉、治论述颇为详尽。如眼科一证，收方390首，大多注明出处，现在仍可借鉴。

2.《杂病证治类方》

《杂病证治类方》，共计8卷，成书于明万历三十年（1602）。此书收辑了诸家及其本人的经验方，是《杂病证治准绳》的方药篇。卷一，为卒中暴厥、中风、中寒、中暑、中气、中湿等；卷二，为气病、水肿、胀满、积聚、痰饮等；卷三，为呕吐膈气、反胃、噎膈、霍乱、血证等；卷四，为头痛、胃脘痛、痹证、痿证等；卷五，为疠风、破伤风、痉、颤振、眩晕、癫、狂、痫等；卷六，为泄泻、大便不通、淋证、遗精、痔等；卷七，为目病、伤寒愈后之病等；卷八，为耳鼻口咽病、蛊毒、虫积等。共列有128种病证，收载类方，多注明出处。分类合理，易于查找，方便实用。

3.《伤寒证治准绳》

《伤寒证治准绳》，共计8卷，成书于明万历三十二年（1604）。此书是王肯堂多年精研伤寒之心得。书中引经据典，有张仲景原文摘要和王肯堂本人的详解，并广集各家学说，均注明出处、作者姓氏。如其标注中，“赵”为赵嗣真；“张”为张兼善；“黄”为黄仲理；“庞”为庞安时；“韩”为韩祗和；标注“活”者，则为朱肱的《活人心法》一书；标注“本”者，为许叔微的《本事方》。卷一，为伤寒总例；卷二至卷七，为六经病证及狐惑、百合、劳复食复、瘥后诸病，阴阳易、春温、夏暑、秋疟，以及妇人伤寒、小儿伤寒等；卷八，为脉法和药性。王肯堂认为，“后世所师承者未有不从仲景之悟入者”。《伤寒证治准绳》，对张仲景《伤寒论》加以发挥，是一部详尽的、具有特色的伤寒专著。

4.《疡医证治准绳》

《疡医证治准绳》，亦名《疡科证治准绳》，共计6卷，成书于明万历三十六年（1608）。卷一，首叙痈疽之源、痈疽之别、脉法、分经络以及内外治法；卷二，为溃疡、漏疮、痈疽所兼诸证等；卷三，为头、脑、面、耳、口、项、肩、臂、手、胸部疮疡痈疽等；卷四，为胁、腹、前后阴、股、膝、胫、足部疮疡痈疽等；卷五，为诸肿、石痈、石疽、瘭疽、多骨疽、时毒、杨梅疮、丹毒、疥癣等；卷六，为跌扑伤损、金疮、箭头入肉、竹木刺针入肉、杖伤等。对每证先论述而后处方用药，对人体各处骨骼的解剖位置叙述详细、正确。此书对病症的描述也很详尽，如对炭疽病的传染途径、全身症状、体征、预后都加以详细论述；对麻风病、梅毒、性病进行了比较准确的论述。关于外科手术，记述了肿瘤摘除术、甲状腺切除术、肛门闭锁症的肛门成形术、耳外伤缝合再植术、骨伤整复手法与手术等。王肯堂认为，在药物难以奏效时，要采用外科手术方法治疗。

5.《幼科证治准绳》

《幼科证治准绳》，共计9卷，成书于明万历三十五年（1607）。该书宗钱乙按五脏分证编次，集括了明代以前有关儿科文献而编成。卷一，为初生门，列证治通论及初生儿各种疾病；卷二，为肝脏部，包括急惊、慢惊、痫、中风、天钓、眼目、淋、疝等；卷三至卷六，为心脏部，包括发热、疰夏、心痛、烦躁、弄舌、吐血、衄血、便血、语迟、自汗、盗汗、疮疡、痘疮、麻疹等，其中着重论述了麻疹；卷七至卷八，为脾脏部，包括不乳食、吐泻、痢、虫痛、疳证、黄疸、大小便不通等；卷九，为肺脏部和肾脏部，包括咳嗽、喘、悲哭、鼻疾、龟胸、龟背、解颅、囟陷、行迟、齿迟、发迟、五软等。全书列证详细，有论有方，全面系统。王肯堂诊治小儿疾患谨慎，处方用药仔细。

6.《女科证治准绳》

《女科证治准绳》，又名《女科准绳》，共计5卷，成书于万历三十五年（1607）。本书以陈自明《妇人大全良方》为蓝本，参考薛己的注释，博采众长，上及《内经》《难经》等经典，近及《丹溪心法》《卫生宝鉴》，是一部妇产科的重要著作。卷一，为治法通论，列通治妇人诸疾各方等；卷二至卷三，为妇人杂证门，列虚劳、中风、惊悸、眩晕、头痛、痰饮、咳嗽、积聚癥瘕等；卷四为胎前门，列求子、候胎、养胎法、恶阻、胎动不安等；卷五，为产后门，列产后调养法、胞衣不下、血晕等。每门对病证有论述，每证有方有论，影响深远。

（二）《医镜》

《医镜》，共计4卷，为医学入门书。刊行于明崇祯辛巳年（1641）。王肯堂撰写，后经张玄暎、蒋仪用校订刊行。故蒋仪用在《医镜·凡例》中说："宇泰先生发明医理，著述行世，式从已久，门下订疑问难，盖多其徒。但理学渊微，卷帙浩淼，学者苦无津梁，先生手示此编，指其大要，令一披览，而晓然于辨证用药，真昭彻如镜，遂以医镜名编。"这即是《医镜》书名的由来。内容涉及内科、外科、妇科、儿科以及五官科，每病先立论阐述其理，后列药例治疗，简明扼要，重点突出。分述各科证候，提要钩玄，令读者一览而知如何用药处方。卷一至卷三，以内科疾病为主，卷三并列口眼咽喉疾病和一些外科疾病。内科主要有伤寒、内伤、中风、中湿、中暑、痢疾、泄泻、脾胃、虫症、黄疸、鼓胀、噎膈、呕吐、霍乱、心痛、疝气、诸气、诸血、痨瘵等；外科包括痈疽、疔毒、瘰疬、广疮、内臁、外臁、泡疮、疥癣、湿阴疮等。卷四，为妇科和儿科疾病。其中，妇科包括经闭、月事不调、血鼓、血癖、血风、崩淋、带下、热入血室、胎前诸证、临产诸证、产后诸证等；儿科则包括胎热胎寒、脐风撮口、重舌鹅口、丹毒、中恶天吊、夜啼、惊风、疳证、痘疹等。

（三）《医辨》

《医辨》，亦名《王宇泰医辨》，共计3卷，为后人整理编纂王肯堂的经验而成。原书无目录，经整理点校，增补目录，以备查阅。卷一，列有中风、虚劳、发热、诸气、水肿、胀满、积聚、痰饮、咳嗽、喘、头痛、腹痛、胁痛、腰痛、心痛与胃脘痛、耳、鼻、口、齿、舌、咽喉、目等的证治；卷二，列有伤饮食、中寒、伤暑、伤湿、伤劳倦、泄泻、滞下、大便不通、小便不利、淋、遗溺、赤白浊、疝、脱肛、痔、痞、疟、呕吐、反胃、霍乱、呃逆、面痛、脚气、着痹等的证治；卷三，列有诸见血证、鼻衄、舌衄、齿衄、耳衄、吐血、咳嗽血、咯血、溲血、下血、蓄血、痉、眩晕、癫狂痫、烦躁、惊悸恐、健忘、汗、喑、消瘅、黄疸、疠风、破伤风、瘛疭、颤振、挛、痛痹、痿、恶寒、潮热、郁、杂类的证治。此书论证简明扼要，要点突出，治法与方药详备，且以验案为其佐证，临床实用。

（四）《医论》

《医论》，亦称《肯堂医论》，王肯堂撰写，共计3卷。卷一至卷二，为明·殷仲春订正，清·顾金寿评；卷三，为明·高杲订正，清·顾金寿评。《三三医书·医论提要》曰："本书三卷……即先生（王肯堂）之手泽，本社君吉生藏之久矣，视为拱璧，今刊行以公同好，想有睹同赞赏焉。"本书有医论，有医话，有治验。卷一论述儿科两种病证，列痘疹发微和惊风；卷二以论望色察脉及论两种药物等，列论望色、论芤脉、论人生和杂记；卷三为治验和验方，分列三疟治验、神水治验、制神水秘法和妇科验方。其中验案为两则，一是疟疾案，二是嘴唇干燥、皮肤裂痛案，即神水治验。妇科验方，实是医论、医话和医案，所涉病证有血证、子死腹中、胎不动、产后忌饮酒等，并列种子丸、固胎丸、保安丸、催生丹、益母丹和坤元是保丹。此书既有他人经验，又述个人治验，不限于妇科，亦夹杂内科诸疾病。

（五）《灵兰要览》

《灵兰要览》，共计2卷，王肯堂撰写，顾金寿评订。《灵兰要览》原为王肯堂手书秘本，其中不少医案在王肯堂笔记《郁冈斋笔尘》中可以看到。后清·顾晓澜求得秘本，"欲广济宇内，不秘帐中"，于道光庚辰年间重订刊行于世。《灵兰要览》分为上、下两卷。上卷，为内科杂病，列中风、卒中、疟、痰、喘、泻、水肿、鼓胀、脾胃、伤食、积聚、诸气、诸血证、出血不止、呕血、眩晕、头痛、脑痛、心痛等20余种疾病；下卷，以内科为主，兼论外科等病证，列有目痛、口糜、身重、胁痛、腰痛、虚损、痨瘵、梦遗、不得卧、妄见、发热、渴、盗汗、白浊、淋、小便不通、大便不通、疝、附骨疽、乳痈、痔论、子嗣。此书对每种疾病论述精当贴切，突出治法，用药独树一帜。

（六）《胤产全书》

《胤产全书》，又名《妇人胤产良方》，共计4卷。首编列入妇人各种脉象，对妇科脉诊颇有实用意义；卷一至卷二，以求子、调经、胎前病为主，列发育论、男女论、受胎类、养胎类、恶阻类、安胎类、子悬类、子烦类、子淋类、转胎类、遗尿类、尿血类、脏躁类、漏胎下血类、心痛类、心腹痛类、小腹痛类、腰腹及背痛类、心腹胀满类、胎水满类、伤食类、积聚类、伤寒类、咳嗽类、中恶类、中风类、子痫类、瘛类、眩晕类、惊悸类、霍乱类、疟疾类、痢疾类等；卷三，以胎产病为主，列大小便类、胎自堕类、小产类、胎不长类、鬼胎类、孕痈子啼并腹内钟鸣类、临产须知类、催生类、交骨不开类、诸产逆类、产后调养法、产后调理类、胞衣不下类、血晕附厥逆类、血不下类、血不止类、心痛类、腹痛类、胁胀痛类、腰痛类、头痛类、遍身疼痛类、中风类等；卷四，以产后病为主，列瘛类、拘挛类、不语类、狂言谵语癫狂乍见鬼神类、惊悸恍惚类、发热烦渴类、自汗盗汗类、往来寒热类、疟疾类、蓐劳虚羸类、痞闷类、腹胀类、水肿类、积聚类、霍乱类、呕吐类、呕逆类、咳嗽类、喘类、血崩类、月水不调类、泻痢类、赤白痢疾类、大便秘涩大小便不通类、淋秘类、小便类、小便不禁类、小便出血类、阴脱产门不闭、乳少类、吹奶类、妒乳类、补遗经验异证治类。每一病证，均先阐述其治病道理，后选方遣药，临证实用。

（七）《胎产证治》

《胎产证治》，共计1卷，王肯堂著，岳昌源重订。岳昌源系清代著名医家，字鲁山，号泗庵，浙江吴兴人氏，医术精湛。曾删补修改历代名医著作，也曾删补王肯堂《医镜》，重订《胎产证治》等。本书首列怀胎总论；次列月经总论，包括月经不调、月经不通、血鼓、血瘕、血肿、血风、热入血室、崩淋、带下等；三列胎前总论，包括堕胎小产、心痛、便闭、遗尿、腹痛、腰痛、下血、子烦、子悬、子肿、子痫、子淋、子气、子喑、胎前禁忌等；四列临产总论，包括交骨不开、横生、子死腹中和盘肠生等；五列产后总论，包括血晕、腰腹痛、下血不止、产门不闭等；最后列杂效方，包括绝产方、回乳方、六龙固本丸、调气丸等。该书内容翔实，简当精赅，先以论理，后以证治，是一部通俗易懂的医书。

（八）《郁冈斋医学笔尘》

《郁冈斋医学笔尘》，共计2卷。原为王肯堂从医时的随记笔录，后由秦伯未、钱季寅选辑修订。此书选辑于《郁冈斋笔尘》，涉及诗文、书画、天文、历法、名物、禅理等。其中，医学方面内容占总篇幅的1/3。全书论述虽无系统，但确不乏个人创见。以医论、医话形式介绍有关特殊证治、特殊用药和验方等。

（九）《医学穷源集》

《医学穷源集》，共计2卷，为王肯堂从医实录。后世医家殷宅心及其门人再辑整理为6卷。此书以诊年、运气流年对医案进行分类，在医案著作编写中独具一格。卷一至卷二为图说，“凡例”曰：“首二卷诸图，有与诸家相同者，有与诸家小异者，有诸家并未言及，而先从经旨参会而出者，有《内经》并无明文，而先生从他书摘出以补《内经》之阙者。”卷一，列太虚图、太虚图论、阴阳图象论、五行论、元会运世论、洛书三元九宫图、三元运气论、五运图。卷二，列九宫八风图、太乙移宫图、九宫九星图、天地左右升降图、天地五星图、五运失守三年化疫图、运气总论、六气方月图、方月图、脉法部位、脉说、六气本标中图、六气本标中从化解、十二经脏腑图、十二经脏腑表里图、六气十二经相病说、经络相交、奇经八脉略、药说等。卷三至卷六，均为医案，每则医案为正叙体，详于方药，并记载疗效。该书病案编写体例，均首标年干支，下注司天、岁运、在泉，气化类型，尺寸脉应，后标主客六气及主运五运。然后另行书写病例，记其姓氏、年龄、病证，在“案”字下示诊断，下列处方；处方之后加辑者按语，在“释”字下标明。每换方一次，记录服药后的反应、脉证变化及处方，再加“释”语，直至痊愈。王肯堂这些临床辨证施治经验，值得后人借鉴和学习。

上述所列著作仅是王肯堂在医学上的成就，此外，王肯堂还在书法、佛学等方面造诣颇深。

【学术思想】

一、学术渊源

王肯堂在医学领域的主要贡献，是编辑了医学巨著《证治准绳》，这是集明以前医学大成的全科医书，是广为称道的“博而不杂，详而有要”的医著。后世医家多次翻刻，有近20种版本，曾被收入清代御纂《四库全书》。

关于《证治准绳》，《四库全书总目提要》说：“其书采摭繁富，而参验脉证，辨别异同，条理分明，具有端委。故博而不杂，详而有要。于寒温攻补无所偏主……世相竞传，为医家之圭臬。”由此可以看出，王肯堂之所以要著这部大型类书，是因为六科缺少准绳之故。他本着“宗学术之规矩，不事猎奇斗艳，求醇疵互辨，读书融会贯通，视古人为知己”的理念，为后来费伯雄作《医醇賸义》，旨在纠偏归醇，大有启发和开悟。

王肯堂从医，既无家传也无私淑医家，而是通过自己刻苦钻研中医经典、系统整理前贤学术，而成就了《证治准绳》这部伟大著作。

二、学术特色

（一）博采诸家，不拘一格

王肯堂的著述颇多，广罗诸家，赅博精粹，内容丰富，时至今日仍具有极其珍贵的文献研究价值。其著作内容之丰富，收集资料之广博，在当时是空前的。上及汉代，下至明朝；涉及名医名家，多不胜数；采集医案千余例，方剂数千首，且所引用的著作、方剂多有佚本，对医著考证做出了很大贡献。

其著述特点明显，编撰体例完善，引用古今方论和书目之多可谓史无前例，冠于明清；书中引用的名家方药、论述都注明出处；编撰方法方便适用，容易查阅。写作形式多样，具有较高的文学水准。如每证后附有诸家论述，下附方、药，先论后方，条目清晰，一目了然。有的还附有歌诀，读起来朗朗上口，易记易学，非常实用。

（二）毕生精力，研究伤寒

王肯堂尊崇张仲景，精研《伤寒论》达30年之久，造诣颇深，著《伤寒证治准绳》《医镜》，对《伤寒论》加以发挥。其学术兼蓄诸家之长，又有独特见解，释论公允，分类详细。对医学文献的整理，重视补亡研究；辨证施治，注重传变规律。在研究伤寒方面，主要有如下一些特点。

1. 博采众长，注疏伤寒

博采众长，释论公允，纵览前人精旨，完善前人未备。注疏《伤寒论》，是《伤寒证治准绳》的特点之一。王肯堂从浩如烟海的医学名著中精心选择了30余家学说，如著名医家朱肱、成无己、吴绶、张兼善、赵嗣真、云岐子、李东垣、王海藏、朱丹溪、戴元礼等；对于摘用频繁、临床实用、论述精辟的文章，更是大篇幅地引用。

王履《医经溯洄集》中，“张仲景伤寒立法考”以及“伤寒温病热病说”，论寒温异同，对仲景立法的旨趣评价公允，王肯堂非常赞赏，便全文辑录；《伤寒准绳·发热》篇，收辑了“宋元诸贤表证发热治例”。王肯堂书中，引用了一些已亡佚的重要资料。如韩祗和的《伤寒微旨论》，无从考证原始资料，在王肯堂的《伤寒证治准绳》中有8处引用，尤以“韩祗和和解因时法”收录最为详尽，列证有6种，附调脉汤、薄荷汤、防风汤、香芎汤、发表汤、七物柴胡汤、解肌汤等15首方剂。又如，张兼善的《伤寒发明》、黄仲理的《伤寒类证》等，都在王肯堂《伤寒证治准绳》一书有大量的节录。王肯堂广搜博采，使张仲景学术能明于诸贤著作之中，这为研究明及明以前的《伤寒论》学说提供了方便。

王肯堂注释《伤寒论》是以义训方法为主，采用串解原文大意方式。先列仲景原文，采用后贤注疏意义较胜者，加以串解。遇有注语不明，或有舛误者，则附以注释。王肯堂释论多能切中肯綮，迥发前人之未备。

如《伤寒论》第93条原文曰："太阳病，先下而不愈，因复发汗，以此表里俱虚，其人因致冒，冒家汗出自愈。"成无己注："冒者，郁也"。王肯堂则按《说文解字》"冒"字从曰从目，冒即小儿及蛮夷头衣也。"此致冒者，谓若物蒙其目也，是昏迷之义。今以冒为郁，不惟失六书之本旨，且失病情及仲景之义也"。王肯堂离析字形，以形索义，释义贴切，令人叹服。

又如，《伤寒论》176条原文："伤寒脉浮滑，此以表有热，里有寒，白虎汤主之"。"里有寒"显然与白虎汤义不符，现多改"寒"为"热"。王肯堂阐释得较为仔细："前篇云热结在里，表里俱热者，白虎汤主之。又云其表不解，不可与白虎汤。此云脉浮滑，表有热，里有寒者，必表里字差矣。又阳明一证云：脉浮迟，表热里寒，四逆汤主之。又少阴一证：里寒外热，通脉四逆汤主之。以此见差明矣。又阳明篇云：脉滑而疾者，小承气汤。既用承气，是为里热也。又厥阴篇曰：脉滑而厥者，里有热，白虎汤主之。是谓滑为里热明矣。况知母、石膏性皆大寒，岂应以水济水？"王肯堂在这里结合林亿校语，正确运用了本校和理校的方法，于理甚通。

2. 串讲六经，类证详尽

《伤寒证治准绳》对证候的分类亦有独特之处，《医镜·伤寒》则串讲六经，条理清晰，类证详尽。

王肯堂认为，王叔和编撰的《伤寒论》，标三阳三阴篇，较为合理。三阳篇中，凡张仲景曰太阳病者入太阳篇，曰阳明病者入阳明篇，曰少阳病者入少阳篇。在三阴篇中，亦按三阳之例，太阴、少阴、厥阴之名入其篇。对张仲景不称为三阳三阴之名者，但曰伤寒某病者，则用某方主之，而难分其篇者，则病属阳证，为发热、结胸、痞气、蓄血、衄血之类者，皆归于太阳篇；病属阴证者，如厥逆、下利、呕吐之类者，皆归于厥阴篇。惟燥屎及屎硬、不大便、大便难等证，虽不称名也独入阳明篇。后人不知其中奥妙，有的误将太阳篇中不称名者亦属太阳，而乱太阳之真；厥阴篇中不称名者误属厥阴，而乱厥阴之真。

另外，张仲景曰太阳病者，皆谓脉浮、头项强痛而恶寒；凡曰阳明病者，皆谓胃家实；凡曰少阳病者，皆谓口苦、咽干、目眩，诸如此类，皆省文法。故曰少阴病，反发热、脉沉，用麻黄附子细辛者，是谓脉沉细、但欲寐，而又反热者用之。不可不察"少阴病"三字，但见发热、脉沉便用麻黄附子细辛汤，如此便大失张仲景之法。

因此，王肯堂辑录的《伤寒论》原文，打乱了成注本和宋本的条文顺序，悉因楼英《医学纲目·伤寒部》之编次方法，列六经正病在前，而次合病并病、汗吐下诸坏病于后；其次之以四时感异气而变者，及妇婴伤寒。在每经之中，以主症统领之。如太阳病篇以发热、恶寒、恶风、头痛、项强、身体痛，分析有关全文，阳明病分胃实不大便、不得卧、自汗、潮热、谵语、狂乱、循衣摸床、渴、呕九类，太阴病分腹满、腹痛、发黄三类，少阴病分但欲寐嗜卧、口燥咽干、咽痛、吐、吐利、下利六类等。每类之中，先备列张仲景原文，再附以后贤续法或王肯堂注疏。既赅括百家，又不相淆杂。所以，《伤寒证治准绳》在一定程度上丰富了类证研究方法。

《伤寒论》的最大贡献，是创立了六经证候辨证施治体系。《伤寒证治准绳》对症状分析详细，其研究方法，大都从六经、八纲进行探讨。如以六经分析症状，《伤寒证治准绳》对《伤寒论》87种症状进行分析，按各经的不同性质把症状分成主症、兼症、变症三种。主症是各经的必备症状，如太阳病是外邪侵入表分，故立发热、恶寒、恶风、头痛、项强、体痛为主症。太阴病是脾虚夹湿，故立腹痛、腹满、发黄为主症。兼症是各经的或然症状，主症与其他症状合参才能确立其病位和病性。如发热是太阳病的主症，又是阳明病、少阳病兼症，发热在汗出不恶寒反恶热的症状存在下，可确定为阳明经病；发热有头痛、咽干、脉弦之症状伴随下，才是少阳病。变症是误治后导致的症状，如颤栗、筋惕肉瞤、叉手冒心、惊悸等。故王肯堂说："夫惊，坏病也。由误下、火逆、温针所致。"

王肯堂以八纲分析症状。《伤寒论》中有些症状，用六经不能有效反映其真谛，而用八纲能揭示其实质。故《伤寒准绳》中说："腹满俗云腹胀，有属热者，有属寒者。阳热则腹满咽干，或大小便秘涩，或潮热谵语等症；阴寒则腹满，吐食不下，自利益甚，时腹自通。虽然腹满为里证，又有浅深之别，经曰表已解，内不消，非大满，犹生寒热，则病不除是未全入腑，邪犹浅也；若大满大实，坚有燥屎……已入腑，邪已深也。腹满固可下，又有虚实之殊，经曰腹满不减为实，可下去之；若腹满时减为虚，则不可下。"同时，还须指出，六经和八纲虽然各有不同的特点，但也有一定的局限性，故王肯堂把六经、八纲二者有机结合，研究《伤寒论》之复杂症状。如腹痛是太阴病的主症，又是阳明病兼症。"阳明腹满急而痛，此为里实""太阴经腹满而痛，其证有二：有实痛，有虚痛。肠鸣泄利而痛者，虚痛也……腹满，大便秘，按之痛者，实痛也"。王肯堂立足从症状研究《伤寒论》，以期揭示病证本质。《伤寒论》症状研究，始见于成无已《伤寒明理论》，但仅以症状定义探讨，而王肯堂以六经、八纲研究，可谓成氏发其凡，王氏畅其义。

3. 补遗经典，明析前贤

王肯堂研究伤寒的贡献，还体现在完善经典补遗，明析前贤之辨证施治。如以《素问·热论》所云"今夫热病者，皆伤寒之类也"，以及从辨证施治的基本内容衡量、分析，认为现存的版本中有许多缺陷和遗漏的地方，需要补遗。王肯堂所做完善补遗及对辨证施治的明晰，主要体现在以下几个方面。

（1）补充疾病名录

因《伤寒论》时代背景久远，虽然是叙述以风寒为主的外感方面的疾病，但对四时外感病论述还有不足之处，所以王肯堂对外感疾病的种类有所补遗。最主要的有，《伤寒证治准绳》立"伤寒四时不同"篇，论及六种外感病。

温病：从立春后天暖阳气发泄之时，而壮热者为温病。

暑病：夏季以暑病为多，以脉虚身热恶寒为中暑。

湿温：长夏以湿温为多，常以胫冷、腹满、头痛、渴而无热为见症。

晚发：冬伤于寒，至夏而变为热病者，邪自内达表之病。

湿疟：夏伤于暑，至秋脉阴阳俱盛而重于阴之谓。

时行疫病：天气乖乱，春应暖反寒，夏应热反凉，秋应凉反热，冬应寒反温，非其时而病，长幼病状相似之谓也。

可以说这对温病学说的形成、发展和完善做出了一定的贡献。

（2）补充疾病症状

《伤寒论》是临床条文的札记，该书共记载了159种疾病的临床症状，还有很多疾病的症状尚未完善。王肯堂在《伤寒证治准绳》中补充了50多种疾病的症状。如“瘥后诸病”中就补充了13种，即惊悸、烦热、虚汗、喘嗽、梦泄、失音、呕吐、下利、腰痛、不眠、发豌豆疮、遗毒、昏冒。如昏冒，曰“凡伤寒汗出愈后，渐觉昏昏不醒，如鬼祟之状，或错语呻吟者，此因汗出未尽，邪热伏于心包所致也”。这种立足辨证补遗症状的思路，对临床有一定指导意义。

（3）补充疾病诊疗方法

《伤寒论》对疾病症状记载详细，而对疾病的诊疗方法介绍简单、粗略。王肯堂对此也做了一些补遗。其在《伤寒证治准绳》中补充了“察五色、察目、察鼻、察口唇、察耳、察舌、察身”等七章。特别是舌苔在诊断外感病中占有重要的地位，对此他进行了详细的论述，颇有临床意义。其曰：“凡舌鲜红者吉，青为冷，青而紫者为阴为寒也，赤而紫者为阳为热也，黑者亢极为难治。凡舌上苔白而滑者表有寒也……苔黄而燥渴者热盛也，苔黑而燥渴者热甚而亢极也，若不燥渴舌上黑苔而滑者为寒为阴也。舌卷而焦黑燥者阳毒热极也，舌青而苔滑者阴毒冷极也。凡舌肿胀、舌上燥裂、舌上生芒刺皆热甚也。凡舌硬舌强、舌短缩，神气昏乱，语言不清者死也。”这些都是从舌形态、舌质、舌苔方面来描述和论证的，对后世医家有很大影响。如后世名医吴坤安、叶天士的著作中对舌的论述，基本都从此发展而来。

（4）补充治疗疾病的方剂

王肯堂进一步补充了《伤寒论》中汗、下、温剂方面的内容，从实际出发，从疾病、症状、诊断、方剂四个方面进行了补遗补亡。在《伤寒证治准绳》中就拾遗了247首方剂，其中就以汗、下、温为最多。如解表剂《伤寒论》以麻黄汤、桂枝汤为代表，四时感冒以风寒湿邪合侵为多，王肯堂立清解散治疗四时感冒，与风寒湿邪外侵之表证颇为合拍。由上可以看出，王肯堂在补遗补亡方面，可以说是比较全面的。

4. 伤寒传变，重视规律

王肯堂非常重视研究疾病的传变，这也是他研究疾病的重要特点之一。在《伤寒证治准绳》中，对疾病的传变规律进行了探讨。

疾病的传变主要表现为症状的变迁，所以王肯堂认为症状变化是疾病传变的基本方式。如手足发热、四肢不温、厥逆是三种症状，他从动态的角度进行了详尽的研究，认为邪在三阳，则手足热，传到太阴则手足温，至少阴则逆而不温，至厥阴则为之厥逆，是疾病在进展。反之，则表示疾病减轻。

《伤寒证治准绳》还阐明了伤寒病传变的基本途径，认为伤寒病的传变，不能囿于《素问·热论》一曰太阳、二曰阳明之说，其传变途径与证候的不同性质有关。具体内容可分两类。一是传经，即外邪侵入先有太阳经发病，后传至其他五经，以热证为多。二是直中，即外邪不是从太阳经侵入，或外邪从太阳经侵入后，太阳经不发病而传至他经，以寒证为主。而直中证候按其部位可分表里两种。一种为直中各经之表，即外邪侵入后，可产生各经表证。如太阴表证为桂枝加芍药汤证，少阴表证为麻黄附子细辛汤证，厥阴表证为当归四逆汤证。另一种为直中各经之里，即外邪侵入脏腑产生的里证。如太阴经的腹满吐食，少阴经的下利，厥阴经的寒厥。传经、直中之说虽非王肯堂首创，但王肯堂能结合临床经验，其论述准确、贴切，值得后代借鉴。

《伤寒证治准绳》，除了重视疾病的传变外，还探究了伤寒传变的主要原因。太阳经营卫功能不足，腠理开阖失常，易致外邪侵入。如患者素体正气不足，脾阳不振，太阳经之邪易陷入太阴经；或外邪易直中太阴经。假如患者肾气虚弱，真阳真阴不足，太阳经之邪易陷入少阴经；或外邪易直中少阴经。

总之，王肯堂能从疾病的动态角度来研究伤寒病的传变规律，不但重视传变规律形式的变迁研究，而且很注重寒热证候传变中不同传变途径之传经、直中，更强调伤寒病传变是由于人体素体虚弱，正不胜邪引起的，从整体上揭示了疾病变化的表象和本质，对《伤寒论》的研究倾尽了毕生精力。

【临证经验】

一、内科杂病的诊疗特色

王肯堂对内科杂病的研究非常深入，临床经验极其丰富，所撰著作多是临证总结。《杂病证治准绳》《医辨》《医镜》《灵兰要览》《郁冈斋医学笔尘》等，均为记载大量杂病证治的著作。

（一）不泥成法，医界灵秀

王肯堂治疗疾病有着鲜明的特色，既能从实践中寻求理论的支撑，审证求因，治病求本，又能灵活运用各种方法，不拘泥于现成的方药和方法，自制方药，后世称王肯堂为医界灵秀。

王肯堂治疗疾病能细心辨证，方法独到，思路开阔。如治疗头痛之疾，很多医家屡治不效，束手无策。王肯堂认为，头为高巅之上，惟有风能到达，治风先治血，血行风自灭，但又不能一视同仁，对于血虚头痛者，又要细细辨之。“患患者血必不活，而风行最能燥血，故有愈治愈甚者，此其要尤在养血，不可不审”。

治疗哮喘病证，他独具匠心，自制一方，效果明显。用当归、川芎、连翘、熟地各二钱，水煎六分，去渣以龙脑、薄荷各二钱置碗底，将药乘滚冲下，鼻吸其气，俟温再服碗中汤药。其法与药物雾化吸入法治疗支气管哮喘，有异曲同工之妙。

患者口内糜烂，口舌生疮，口中秽臭，大多医家认为是胃经有热所致，方用清热寒凉之剂，但一些患者用后无效果。王肯堂进行了认真的研究和辨证，用药独到，立竿见影。如治疗常熟严文靖，年逾七十未断房事，日服温补之药无数，兼以人参煎粥，苁蓉做羹，致成胃热，满口糜烂，牙齿动摇，口气臭秽，殆不可近，屡进寒凉之品、清胃之药，无一效果。有医则用姜、桂反佐之，王肯堂则曰：“用之必大剧，主用加减甘露饮”，八剂而平也。又如治其子侄口糜，势甚危候，热甚惟欲饮冷，用人参、白术、干姜各二钱，茯苓、甘草各一钱，煎成后冷饮，经数服后而愈。王肯堂认为，口腔糜烂为膀胱移热于小肠，膈肠不便，上为口糜，或少阳之火气内发为口糜，治宜清凉之剂利小便或苦寒之剂治郁热。如不效，则加炮姜之类反佐。所以王肯堂在《灵兰要览》中指出："服凉药不愈者，此酒食过度，劳役不睡，舌上光滑而无皮，或因忧思损伤中气，虚火泛上无制，用理中汤治之，甚者加附子、官桂噙之"。上述二案，一用反佐，热药凉服而取效，一不可用反佐之法，足见其辨证用药方法之高超、精细，实为后世医家之医镜。

《灵兰要览》内科篇幅最多，内容丰富，同时穿插临床医案论证，与《杂病证治准绳》有相得益彰之妙。如治疗中风，先论病因，次者立中风将发预防方，再者引有关治法和验案。在治疗喘证时，先简略论证，然后详立治法，用药精妙。在治疗呕血时，主张用三法，其曰："宜降气不宜降火，水曰润下，火曰炎上，引其气而使之下，即以水克火之理，是降气即所以降火也。"

又如冀妹患乳痈，七月患病肿不散，八月火针取脓，医以十全大补汤与之，不效；九月溃势增大，两乳房烂尽，延及胸腋，出脓数升，十一月换医诊治，改用解毒和中剂，外掺生肌散等。药后，脓血出不止，诸药尽试无效。王肯堂改用自制黄芪托里汤，方用黄芪、甘草益气排脓生肌为君，甘草补脾胃解毒，当归身和血生血为臣，升麻、葛根、漏芦为足阳明本经药，连翘、防风散结疏经，瓜蒌仁、葶苈子解毒去肿，皂角刺引药到溃处，白芷入阳明败毒生肌，又用川芎三分，肉桂炒黄柏为引，每煎用酒送白玉霜丸。用药后脓水稀，痛定秽解，调治一月后，遂痊愈。王肯堂叹曰："凡治痈疽，须审经络部分，俗医不复审别，一概用药，药无向导，终归无功，甚可叹矣！"

可见，王肯堂治病不拘泥一种方法，灵活从善，不但审证求因，治病求本，还不拘泥成方成法，自制方药。王肯堂独具匠心的辨证施治方法，值得学习探索。

（二）先辨虚实，首肯脾肾

王肯堂治疗内伤杂病，先辨虚实，首肯脾肾。他认为患脾虚之疾，补脾不应者，当补其肾。如其云："今人只知脾胃虚则当补，补之不应，则补其母，如是足矣。而不知更有妙处，而医家所谓脾为太阴湿土，'湿'之一字，分明土金赖水为用也。故曰补脾必先补肾，肾精不足又须补之以味。古人云补脾不若补肾，又云补肾不若补脾，二言各有妙理，不可偏废也。"

气滞之为病，常先从肾治。王肯堂认为，气机郁滞不仅在肝，也因肾经亏虚不足所致。"肾间动气，为五脏六腑之本，十二经脉之根，呼吸之门，三焦之原。房劳过度，或禀受素弱，肾经不足，气无管束，遂生郁滞，是生诸痰。"他批评一些医者"治一切气痰，只知求之脾肺，而不知求之肾，所以鲜效"。

如腹胀一证，有些医家不辨其寒、热、虚、实，均以胀为气也，则一味理气，枳实、厚朴、乌药、香附一类药全入，然而效果欠佳。王肯堂曰："医之识见稍高者，以为脾虚不能运化精微之故，而众事于补，然仅可以苟延数月，而多至于因循蹉跎而不可救，此不知补肾之过也。"所以他主张对腹胀而兼痰多发喘、小便不利患者，要施用济生肾气丸，疗效会更加显著。腹胀多见于气虚不敛，很多医家喜用补益一类药物，如人参、芍药、五味子、益智等。王肯堂指出此种气滞的腹胀，实质是气虚气滞证，肾气对全身气机运动具有推动作用，因此气虚气滞之胀满等证，适当运用温肾益气的方法，亦有奇效。

王肯堂在《灵兰要览》《郁冈斋医学笔尘》中举两个案例以说明。如治云中秦大山胁痛，遇劳忍饥则发。用人参、黄芪、白术、当归、川芎、地黄、牛膝、木瓜、山茱萸、石斛等药物，嘱其常服用，积久之疾，果有神效，一朝而愈，终生未复发。魏昆溟，因劳饿患胁痛，治疗时未辨证虚实，盲目投以枳壳、青皮一类破气、行气之品，然疼痛一日加重，症情加剧，不久而殒。令人痛哉。从所举之例，告诫后人，不可不辨气虚气滞之证。

(三) 治痰经验，澄摄复坠

痰火是指无形之火与有形之痰煎熬蕴结聚积而成，因外邪或饮食内伤等因素引起，临床上常表现为烦热、胸痛，口唇干燥，痰液难以咯出。王肯堂在治疗内科杂病上能明详细察痰火引起的各种疾病，并随机妙创了很多方剂，临床效果显著。

在痰证的治疗上，一般以清金化痰汤、千金苇茎汤为主进行加减，如用黄芩、知母、苇茎、桑白皮、海蛤壳、胆南星、青黛、桔梗、冬瓜仁、薏苡仁、瓜蒌仁等药物清肺化痰。然而，王肯堂认为，治疗痰火之疾，其方法甚多，如要取得良好效果，关键取决于明详细察，随证用方。他在《灵兰要览》《杂病证治准绳》《郁冈斋医学笔尘》中多有论述。如“痰火上壅，喘嗽发热，足发冷者”，证属肾已亏损，如“服消痰降火药必死”，主张以“量其轻重而用人参，多至一两，少则三五钱，佐以桂枝、附子，煎浓汤候冷饮之，立愈”。人参、附子、肉桂均属温热之品，为何能用于痰火，似为不可思议。王肯堂解释说：此证实由肾中真水不足，火不受制约而上炎，桂、附火类也，得真冷性，暂解其郁，及至下焦，热性始发，从其窟宅而招之。他在书中一再强调，此法是“同气相求，火必自降，自然之理也”。

王肯堂在治痰方面，方法尤多，不是一概而论。他指出要采用辨证方法，灵活机动，言“应变不穷，尤为治痰之要法，在圆机之士，熟察而妙用之，不可一途而取也”。如清热、豁痰、利湿、温肺之法，亦皆可随证而择用之。他又指出，“虚证有痰，勿理其痰，但治其虚”，必须牢记。

王肯堂的治痰经验，概括起来有四种方法，即澄、摄、复、坠。

“澄”清浊流用白矾，散而不收用“摄”法，比如他常用益智仁以安三焦，调诸气，“摄”涎唾，固脱滑。肾间真气不能上升则水火不交，水火不交则气不通而津液不注于肾，败浊而为痰，宜用八味丸以“复”之。痰留胸膈之间，为嗽喘、噎膈、眩晕、大便时闭而不通，用养正丹、灵砂丹以“坠”之。王肯堂治痰证的四种方法，在临床上应用非常广泛，效果显著。

(四) 淋浊证治，活血化瘀

淋浊一病，是指小便淋沥涩痛，小腹拘急，尿液浑浊。一般多采用以下几种方法，通淋除湿治热淋，清热凉血治血淋，利尿排石治石淋，理气健脾治气淋，分清泌浊治膏淋，补肾益气治劳淋等。而王肯堂却认为，治淋浊远远不止这些治疗方法。其指出，如上述方法无效果，还可采用活血祛瘀的方法进行治疗。

《杂病证治准绳》《灵兰要览》中，对此均有记载。如其外兄晋卿，由于因某事不顺心，又当劳役之后，忽一日小腹急痛欲溺，溺中白物如脓，并血而下，伴茎中急痛不可忍，正如滞下后重之状，日数十行，更数医治无效。王肯堂细细询问了病史，通过望闻问切辨证后，决定以瘀血论治，牛膝四两去芦，酒浸一宿，长流水十二碗，煎煮八碗，再入桃仁一两去皮，炒红花二钱五分，当归一两酒洗，赤芍药一两五钱，木通一两，生甘草梢二钱五分，苎麻根二钱，同煎至二碗，去渣入琥珀末二钱，麝香少许，分作四次服用，一日夜饮尽，势减大半。当瘀血散后，继以地黄丸加菟丝子、杜仲、益智仁、牛膝之属，补肾阴之不足而愈。王肯堂认为，此法对瘀血积滞水道，瘀热作痛之证，功专力宏，故奏效快，效果好。

另外，针对其他杂病，尤其是癫狂痫的治疗，王肯堂亦颇有研究。辨证方法也很独特，提出了癫、狂、痫为三个独立的病证，其对癫、狂、痫的辨证施治，尤其是三证的鉴别诊断，为后世普遍接受，成为指导三证的辨证原则。

二、外科疾病的诊治特色

王肯堂主要精于内科杂病和《伤寒论》的研究，其对外科的贡献也不可忽视，《疡医证治准绳》即是有真知灼见的外科著作。此外《医镜》《灵兰要览》中也有部分外科的内容。

《疡医证治准绳》序中曰："疾病于人，惟疡最惨，而世顾轻之，何哉？乃世之疡医明经络，谙方药而不嗜利，惟以活人为心者，千百无一也。其见轻固宜，然不曰并自轻其命耶！余童而习岐黄之术，弱冠而治女弟之乳疡、虞翁之附骨疡，皆起白骨而肉之，未尝有所师受，以为外科易易耳。欲得聪明有志者指授之，使为疡医而竟无有，故集先代名医方论，融以独得而成是编。"这些论述，可窥见王肯堂重视和学习外科的缘由。其在外科证治方面，进行了如下的探讨。

（一）痈疽疮疡的诊疗特色

1. 以临证表现做区分

论述痈与疽、疮与疡时，指出痈和疽的临床表现有明显的区分。痈之痛只在皮肤之上，其发如火焚茅，初如黍米大，三两日如掌面大，五七日如碗面大即易治。如肿冷，发渴，发逆，治之难愈。疽发或如小疖，触则彻心痛，四边微起如橘孔，色红赤不全变，脓水不甚出，至七八日疼闷喘急不止。若始发肿高，五七忽平陷者，此内攻之候也。

2. 运气气郁求病因

痈疽的发生原因，历代医家认为有五种原因可以引起：一为天行时气；二为七情内郁；三为体虚外感；四为身搏于风冷；五为食炙煿、饮法酒、服丹石等热毒。王肯堂则以三因学说来分析研究，认为外因应以运气来解释，故基于《素问》运气七篇所论，指出痈疽可由四种原因引起。一曰火热助心为疮，如《素问》所言，"少阴所至为疮疹""少阴司天，热气下临，肺气上从，甚则疮疡""少阴司天之政，初之气，寒乃始，阳气郁，炎暑将起，中外疮疡"等。二曰寒邪伤心为疮疡，如《素问》所言，"太阳司天之政，三之气，寒气行，民病寒，反热中，痈疽注下""太阳司天，寒淫所胜，血变于中，发为痈疽，病本于心""阳明司天之政，四之气，寒雨降，民病痈肿疮疡是也"。三曰燥邪伤肝为疮疡，如《素问》所言，"阳明司天，燥淫所胜，民病疮疡痤痈，病本于肝是也"。四曰湿邪疮疡，如《素问》所言，"太阴司天，湿气变物，甚则身后痈""太阴之胜，火气内郁，疮疡于中，流散于外是也"。此 4 条，属于天行时气范围。

其内因者，王肯堂认为，不论痈疽、瘰疬，不问虚实寒热，皆由气郁而成。气滞于经络，与血俱涩而不行，壅结为痈疽。不言热之所作而后成痈者，此乃因喜怒忧思有所郁而成也。治之以远志酒、独胜散，兼以五志相胜之理，如怒胜思之类是也。内因所致痈疽，多为七情太过，五志过极，气机不畅，火邪偏盛，气郁血瘀而成者。不内外因者，则认为过食肥甘厚味，荣气不从，逆于肉理，即所谓“膏粱之变，足生大疔”。

3. 内外兼治疗痈疽

论及治疗痈疽外疡，王肯堂认为，不能头痛医头，脚痛医脚，必须内外兼治。所以他明确了治疗方法：内消、内托为内治法，灸法、针烙、敷贴等为外治法。

内消法，适用于痈疽外疡之初期，如痈疽之证，发无定处，欲令内消于初起红肿。其云：“当审浅深大小，经络处所，形脉虚实，如发于脑背腰项臀腨者，皆太阳经也，宜黄连、羌活。背连胁处，为近少阳，宜柴胡，并宜败毒散、仙方活命饮。形实脉实，宜漏芦汤、内疏黄连汤、追毒丸等疏利之。气虚者党参、黄芪为主，血虚者川芎、当归为主，佐以消毒之药，随以引经药，行至病所。”

总之，痈疽之证，当察经之传变、病之表里、人之虚实而攻补兼施。假如肿痛热渴，大便秘结者，邪在内也，以疏通之。焮肿痛甚者，邪在经络也，以和解之。

内托法，适用于痈疽已成，气血虚弱。如微肿微痛，而不作脓者，为气血俱虚，以补托治疗之。漫肿不痛，或不作脓，或脓成不溃者，为气血虚甚，以峻补治疗之。色暗而微肿痛，或脓成不出，或腐肉不溃者，为阳气虚寒，以温补治疗之。凡痈疽不能突起，亦难溃脓；或破后脓坚硬不软；或虽得脓，而根脚红肿开大；或毒气不出，疮口不合，聚肿不赤，结核无脓者，皆为气血虚弱。气血既虚，兼以六淫之邪而变诸证，必用内托，令其毒热出于肌表，则可愈也。凡内托之药，以补药为主，活血祛邪药佐之。或以芳香之药行其郁滞，或加温热之药御其风寒。大致用托里消毒散、托里散、小托里散、十宣散皆为要药，但应随证加减。如冬月并气滞之人，五香连翘汤，体虚者去大黄。素体阳虚而不宜用寒药者，小五香汤。形脉实，脓色稠，不可用补药，宜忍冬丸之类。脓液败肉已去，红肿消退，宜用黄芪、人参、当归、白术大剂补之，促使气血旺盛，生长新肉。

对外治之灸法，进行了总结：疮疡自外而入者不宜灸，自内而出者宜灸。

初觉发背，欲结未结，赤热肿痛，先以湿纸覆其上，立视候之，其纸先干处，即是结痈头也。取大蒜切成片，如当三钱厚薄，安于头上，用大艾炷灸三壮，即换一蒜片，痛者灸至不痛，不痛灸至痛时方住。

针烙法，大多适用于痈疽初中期，故认为用此法，先察痈疽之深浅以及脓未成已成。高阜而软者，发于血脉；肿平而坚者，发于筋脉；皮色不相辨者，发于骨髓。高阜而浅者，用铍针开之。疽始生白粒，便可消退；渐长如蜂窠者，寻初起白粒上烙，及四围烙四五处；如牛项之皮者，疽顶平而浅者，皆宜用火针烙之。疮口烙者，脓水时下，不假按抑，用纴药使疮口不合，旧用纸捻，及新取牛膝根，如疮口大小，略刮去皮，一头系线纴之。不如用翠青、搜脓等锭子，临用以糯米饭和成软条子，看浅深纴之，外用拔毒膏贴之。疮毒未成，烙之可散；溃而未破，针之可消，但要用得其宜耳。

敷贴法，外科应用较为广泛，不论是疽初、中、后期，均可使用。故认为，疮疡肿初生，似有头而未起，即当贴温热药，引出其热毒。若疮肿初生，即高起四畔焮赤，宜捣生寒药贴敷，折伏其热势，驱逐其邪毒。凡敷贴之法，欲消散肿毒，疏通血脉。如肿皮厚者，以软帛或绵纸，涂药贴敷；肿皮薄者，用疏纱或薄纸，涂药贴敷；至脓溃之后，即贴温肌生肉膏药。逐臭腐，排恶汁，去死肌，生新肉，全藉温肌膏剂之力，切勿用寒凉药水调贴，以致血滞而难以愈合，切要注意。

王肯堂在外科方面的经验总结，确实令人赞叹。

4. 扶正祛邪论治则

王肯堂治疗疮疡肿毒，在辨证的基础上精心处方用药，特别注重扶正祛邪，调补气血，托毒排脓。《疡医证治准绳》中记载了以下两则医案。

隆庆庚午，予自秋闱归，则亡妹已病。盖自七月，乳肿痛不散，八月用火针取脓，医以十全补汤与之，外敷铁箍散不效，反加喘闷。九月产一女，溃势益大而乳房烂尽，延及胸腋，脓水稠黏，出脓几六七升，略无敛势。十一月始归就医，改用解毒和平中剂，外掺生肌散，龙骨、寒水石等剂，脓出不止，流溅所及，即肿泡溃脓，两旁紫黑，疮口十数，胸前腋下皆肿溃不可动侧，其势可畏。余谓：产后毒气乘虚而炽，宜多服黄芪，解毒补血，益气生肌。而医不敢用。十二月中旬后益甚，疮口廿余，诸药尽试不效，始改用予药。时脓秽黏滞，煎楮叶猪蹄汤沃之顿爽。乃制一方，名黄芪托里汤，黄芪之甘温以排脓，益气生肌为君；甘草补胃气解毒，当归身和血生血为臣；升麻、葛根、漏芦为足阳明本经药，及连翘、防风皆散结疏经，瓜蒌仁、黍粘子，解毒去肿，皂角刺引至溃处，白芷入阳明，败脓长肌，又用川芎三分，及肉桂、炒檗为引用。每剂入酒一盏煎，送白玉霜丸，疏脓解毒，时脓水稠黏，方盛未已，不可遽用收涩之药，理宜追之，以翠青锭子外掺。明日脓水顿稀，痛定秽解，始有向安之势。至辛未新正，患处皆生新肉，有紫肿处，俱用葱熨法，随手消散，但近腋足少阳分，尚未敛，乃加柴胡一钱，青皮三分及倍川芎。脓水将净者即用搜脓散掺之，元宵后遂全安。

又治虞懋庵股内侧痛，医作痛风治月余未敛，脓熟肉厚，不得穿穴出，因溃入腹，精神昏愦，粥药不入，医不能措手，请教于余。余诊脉如蛛丝，气息奄奄欲绝，曰无伤也，可以铍针刺其腹，脓大泄数升，然皆清于水，疮口如蟹吐沫，医疑其透膜不可治。余曰无伤也，可以用黄芪、党参、附子，加厥阴引经药，大剂饮之，为制八味丸，食前辄吞百丸，食大进，日啖饭升余，肉数脔，旬日而平。

通过这两则医案可见，王肯堂在治疗外疡痈疽上有很多独特之处，一方面清热解毒、活血和血，一方面扶正祛邪、补益气血。如此，正气充沛，邪毒自出，疮疡痈肿自然而然治愈了。

（二）科学求实，勇于实践

《疡医证治准绳》有一个鲜明的特色，即对人体骨骼的解剖位置叙述特别详细，说明王肯堂受到西方解剖学影响，亦可见他善于学习外来知识。

此书还记载了1587年有一妇人售羊毛引起紫泡疔（炭疽病）流行的病史，对炭疽病的传染途径、全身症状、体征、预后都做了详细描述和论断。

对麻风病、梅毒、性病，也在著作中首次进行了比较准确的论述，这些正确的命名在以前是鲜为人知的。

对肿瘤的性质与治疗原则也有精辟的论述，如“按之推移得动者，可用取法运之，如推之不动，不可取也，去法以药先腐，再剪割，必除瘤根”。此外，书中还首次记述了男性乳腺癌。

在外科手术和医疗技术方面，王肯堂记述了肿瘤摘除术、甲状腺切除术、肛门闭锁症的肛门成形术、耳外伤缝合再植术、骨伤整复手法与手术等。同时，对手术的消毒方法、手术步骤和护理技术都进行了十分详尽的描写，与现在比较，虽然有一些差距，但在当时的历史条件下，极为难得。王肯堂对手术持有非常慎重而积极的态度，认为在药物治疗难以奏效的情况下，要采用外科手术治疗的方法，王肯堂是当时记述外科手术最多最详细的医家。

三、儿科疾病的诊疗特色

王肯堂所著《幼科证治准绳》是儿科专著，《医镜》中列有小儿疾病专篇，对小儿“麻痘”论述详尽。《幼科证治准绳·自序》中曰：“吾辑为是编，而麻痘一门尤加详焉。”此外，对儿科诊法、惊风、疳证亦颇有研究，见解独到。

（一）指纹三关，四诊详辨

对小儿疾病的诊治，王肯堂很关注小儿指纹。

小儿怀抱之时，虽有所苦，而不能言，又不能指其所苦之处。欲诊其脉，则骸骨短小，气血未定，寸关尺又何以区分？浮中沉三取更难分别，故小儿之诊断难于大人。只有诊察虎口之脉，可以为验。其脉在食指外侧，每一节为一关，三节为三关。男视其左，女视其右。有筋脉如丝，映于肉内，仔细视之。其色紫为风，红则为寒，青则为惊，白则为疳，黄则为脾困，青黑则为慢惊，入掌则为内吊。若过三关，为病重之候。

同时，还必须结合其他望诊。如小儿呵欠绵绵者，为脏腑受邪。面色赤者，为风热；面色青者，为惊风；面色黄者，为脾虚；多睡者，为内热；口中气热者，为伤风。又如，怒而啼哭者，常见于肝病；饮食不节，虽饱而犹求食者，常见于脾病；心神不定，闻响易惊者，常见于惊病；肌肤柔嫩，腠理不密者，常见于风病；性喜吮乳，甘味停积，而又易感风热，常见于痰病等。

此外，如小儿腮上有赤脉，囟肿或陷者，为危重症之一；鱼口气粗，啮齿咬人者，为危重症之二；冷汗如雨，痰热不退者，为危重症之三；脐见撮口，锁肚吊肠，为危重症之四；风攻赜颔，唇项肿硬者，为危重症之五；鼻有黑色者，为危重症之六；咳喘喉痛，身热不退者，为危重症之七；四肢虚肿不退者，为危重症之八；胸高而突者，为危重难治症之九；五软五硬者，为危重难治症之十。

如上所述，王肯堂诊病不繁不乱，简明扼要。其诊察小儿时，既重视诊察指纹三关，又不忽视其他诊法，对临证有重要的指导意义。

（二）小儿惊风的诊疗特色

在小儿疾病中，急慢惊风最为常见，但又十分难以审候。王肯堂总结了一套诊治小儿急慢惊风良法。

《幼科证治准绳》中曰：“夫风者，在大人则为中风，在小儿则为惊风。大人无惊，故名之曰中；小儿易恐，且易惹风，故以惊名。”对于惊风，有急惊、慢惊之分别。急惊多属阳证，而病在表；慢惊多为阴证，而病在里。所以，惊风辨证，必须抓住阴、阳、表、里而治之。

急惊的临床表现，其身常热，其眼常开，手足跳跃，头项强直，痰涎壅盛，啼叫哭泣，烦躁不宁等。慢惊的临床表现，身多不热，其眼半开，手足微掣，精神倦怠，形若木呆，大便或泄等。

此外，还有慢脾惊风，其临床表现，常为手足不动，遍身皆冷，两眼常合，不能啼哭等，此属慢惊之重者。

三者病变浅深不一，慢惊甚于急惊，而脾惊甚于慢惊。究其原因，急惊者，多由外感风邪，化热内阻，心经积热，肝家生风，肝风心热交争，血乱气并，痰热壅盛，百脉凝滞，关窍不通所致。其治疗以凉泻为主，以茯神为君，佐以麦冬、菖蒲、远志、灯心之类以安心神，用青皮、芍药、黄连之类以泻肝气，用羌活、柴胡、薄荷、防风、荆芥之类以疏其风，再用半夏、胆星、姜汁、竹沥之类以治其痰。慢惊者，多由急惊过用寒凉或吐利不止，或气虚暴泻暴吐，或久痢气脱等所致。其治疗以温补为主，药用川乌、木香、人参、白术等。若用安心神、抑肝气、疏风、化痰之药，则与急惊相同。而慢脾风者，多由慢惊之后，吐泻损脾等所致。其治疗常用温热大补之药，以附子为君，佐以川乌、干姜、炙甘草之类温其里，更用人参、白术补其虚，或用姜制半夏、姜制南星治其痰，而安心神、抑肝气、疏风邪之药，一般无须应用。

王肯堂的这些论述清晰明了，条理也很分明，经过他的临床试验，在实践中有较好疗效，仍然可供现代中医医家借鉴。

（三）小儿疳积的诊疗特色

疳证是小儿常见疾病之一，对于小儿疳积的治疗，王肯堂着重从脾胃入手。

1. 病因病机，责之脾胃

疳证多因过食甘甜肥腻之物，饮食停积于脾胃，久则变为疳证。临床表现为身体常热，形容黄瘦，肚腹膨胀，小便如泔，毛发黄织，脸多白印，恶心欲吐，或头面颈上多生疮疖。

2. 脾胃为病，传于四脏

凡疳之证，大约如此，皆为脾病。脾先受病，传于他脏，故又有五疳之名。在心则为惊疳，在肝则为风疳，在脾则为滚疳，在肺则为气疳，在肾则为急疳，一名骨疳。

3. 分证详尽，诸法兼施

惊疳者，可见浑身壮热，四肢无力，面黄脸赤，怕寒爱暖，口鼻干燥等。方用朱砂安神丸、茯苓丸、珍珠散等，药如黄连、生地、茯神、芦荟、远志、菖蒲、麦冬、胡黄连之类。

风疳者，可见摇头揉鼻，白膜漫眼，揩磨多泪，面有黑色，浑身疮癣，毛焦发竖等。方可用天麻丸、生熟地黄汤、熊胆天麻丹、芦荟丸等，药如天麻、蝉衣、青黛、龙飞胆草、五灵脂、生地、熟地、使君子之类。

滚疳者，可见食物难消，爱吃泥土，腹大有筋，头发稀疏，喘急呵欠，无欢欲啼，大便酸臭等，方可用四味肥儿丸、灵脂丸、神效换肌丸，肉豆蔻丸、大胡黄连丸等，药可用芜荑、神曲、麦芽、砂仁、使君子、蛤蟆、肉豆蔻、胡黄连之类。

气疳者，可见多啼咳逆，鼻颈生疮，昏昏爱睡，体瘦肠滑，四肢软弱，面色带白色等。方可用地黄清肺饮、补肺汤、五灵脂丹等，药可以用桑白皮、黄芩、土茯苓、地黄、马兜铃、五灵脂、胡黄连、蛤蟆之类。

急疳者，可有泻痢兼作，吐逆脱肛，身体壮热，手足偏冷，饮食不进，为病势较急者。方可用调元散、九味地黄丸、熊胆膏、立圣膏等，药可用山药、人参、黄芪、白术、地黄、当归、使君子、人乳之类。

总之，王肯堂治疗疳证，抓住以脾胃为核心，兼顾其他四脏，在用药方面采用消补兼施、寒热温凉同用的方法。如此诊治小儿疳积证的经验值得借鉴。

四、妇科疾病的诊疗特色

王肯堂在妇科临证方面，积累了丰富的经验，著述颇多，如《女科证治准绳》《胤产全书》《胎产证治》等。此外，《医镜》中也有妇科的专篇论述。《女科证治准绳》，是王肯堂在妇科方面研究的最高成果。自序曰："故于是编，务存陈伯平之旧，而删其偏驳者，然亦存十之六七而已。至薛雪之说，则尽收之，取其以养正为主，且简而易守，虽子女学习无难也。若易水、瀫水师弟，则后长沙而精于医者，一方一论，具掇是中，乃他书所无有。"《胤产全书》《胎产证治》等，为王肯堂的心得体会。诸多著述脉证互参，审因辨证，兼备各法，方药甚详，为后世提供了参考。

（一）月经病的诊疗特色

王肯堂擅于调经、治疗血崩和带下，重视寒、热、虚、实四个方面。

1. 月经不调的诊疗特色

月经不调是妇女的多发病，王肯堂细辨寒、热、虚、实。《女科证治准绳》曰："冲任二脉流通，经血应时，谓之月水。以其平和之气，常于三旬一见，似月盈亏，不失常度。如外为六气所干，内为七情所郁，于是可发生月经病。其病者有月经不调者，有月经不通者，有兼痛者，有兼发热者。不调者有超前有退后，不通者有血滞有血枯，疼痛者有常时作痛，有经前经后作痛，发热者有常时发热，有经行发热等。如月经先期者为血热，色紫者为热甚，紫黑有块为热更甚；月经后期者为血虚，色淡者为血虚更甚；或先或后而色淡稠黏者为痰，或止或来无定期者为气血不调；或一月两至或数日一至者为气虚血热，或经后数日而不止者为血海滑脱，火邪内动；或既止而隔三四日复见微血者，是旧血未尽为新血所催而复出也。在治疗上，如月经先期而色紫者，以凉血为主，宜用黄连为君，佐以栀子、槐花，同四物汤煎服；月经落后而色淡者，以补血为主，宜四物汤为君，佐以丹参、川断、阿胶等；色淡而稠黏者，以化痰为主，宜二陈汤为君，佐以乌药、香附、枳壳、苏梗，并同四物汤加生姜、砂仁煎服；或止或来无定期者，以调气机、补脾肾为主，以白术为君，佐以山药、杜仲、川断、陈皮、乌药、砂仁，同四物汤磨沉香服；或一月两至或数日一至者，以补气凉血为主，宜八珍汤加黄连、山栀、蒲黄等；经候数日不止，以止血凉血为主，宜地骨皮为君，佐荆芥、侧柏叶、山栀、地榆、白芍、熟地；经止后隔三四日微见红者，可用四物汤加白术、茯苓、山药、陈皮等，以促使去旧血生新血。"如上所述，王肯堂对月经不调做了详细的分析，对症状做了准确的描述，并论及遣方用药。

2. 闭经的诊疗特色

对于闭经的证治，在《胎产证治》《胤产全书》中也做了详细的记述。

（1）病因病机

新血滞而旧血凝，多由月事将临，适感暴怒，肝气怫逆，血随气而升，导致经闭；或月事适至，因喝冷水，并食生冷，或坐水中沐浴，寒气入内，血凝气滞，亦令经闭；或堕胎多产而伤血，或久患潮热而消血，或久发盗汗而耗血；或脾胃不和，饮食减少，不能生血；或思虑悲哀过度，致心脾亏损，而不能养血，凡此皆能令人经闭。亦有体胖肥白，月经不至者，多为湿痰与脂膜壅滞经脉，气血不畅所致。

（2）辨证论治

因感暴怒而经闭者，君青皮，佐以官桂、木香、当归、赤芍、桃仁、红花、苏木等；因食生冷而经闭者，君以官桂，佐以干姜、木香、香附、厚朴、红花、桃仁等；因坐冷水而经闭者，君以官桂，佐以白术、干姜等；因堕胎多产而伤血，久患潮热而消血者，不可行血，只以四物汤为主，佐以木香、香附、茯神、丹参等；因脾胃不和，饮食减少，不能生血者，亦不能行血，宜白术、人参、茯苓、白蔻仁等同四物汤煎服；因忧郁伤心而血涸者，宜调心气，开郁和脾，如石菖蒲、远志、丹皮、沉香、青皮、当归、川芎等；肥白妇人经闭者，以柴胡、厚朴、枳实为君，佐以苍术、半夏、陈皮、香附等煎服，湿痰去，脂膜开，而月经自然通矣。

总之，王肯堂治疗月经不调和闭经，分析妇女的生理特点和疾病的本质，注重寒、热、虚、实这四条纲要，不脱离气、血、痰、湿四个证候进行辨证论治。

3. 血崩的诊疗特色

治疗崩漏，王肯堂独辟蹊径，从温补凉消入手，效果显著。《女科证治准绳》专列血崩篇，对妇女各种类型的崩漏叙述详细，其治血崩之法可概括为：温、补、凉、消四法。其要旨如下。

（1）温法

王肯堂分析血崩发生的原因，因虚和热者为最多，其寒者则较少。治疗“血崩”一证，其书中有22首方剂属于温剂，占全部方剂的一半左右。关于“血崩”的临床表现，书中也描述得很清楚：崩漏不止，色紫黑，或成片结块，兼见脐冷痛，腰膝酸重，形体虚羸，脉微细或弦紧等。治疗则处以温经散寒，用伏龙肝散；暖血海、温冲任，用白芷暖宫丸、震灵丹、紫金散；温阳益气，固冲止血，用断下汤；温补心肾，用丁香胶艾汤、济生肾气丸；温中暖脾，用附子理中汤；暖宫固气，用鹿茸丸等。

（2）补法

王肯堂沿用了前人治疗血崩常法之经验，但又能发挥、创新，同时能灵活运用，自制了很多补益之成药。他在运用补益之法时，很重视脾胃的滋补。《女科证治准绳》曰：“脾胃乃阴阳之根蒂。”在用药上，他善取刚柔相济之味，取其阳生阴长之义。其曰：“举世皆以补气，殊不知甘能生血，此阳生阴长之理也。”又曰：“用甘温之剂健脾理胃，使胃气升腾，血循经络则无复崩矣。”故选方遣药，多偏甘温补气，并一再谆谆告诫：忌用寒凉，如应用寒凉，更伤脾胃，反不能摄血归源，崩漏无法止矣。在选方上，用加味补中益气汤、归脾汤、胶艾汤、当归芍药汤、升阳益胃汤等。如兼有表证者，酌用柴胡调经汤或独圣散；如有夹湿，出现怠惰、嗜卧、困倦乏力、神情不佳者，则可选用升阳除湿汤等随证进行治疗，但离不开补法。

（3）凉法

寒凉之法，在妇科上应用较少。热迫血则血妄行，寒凉则使血止。王肯堂在此法上，能从全局出发，统筹考虑，遣方用药，不避寒凉，灵活运用，进退自如。在其著作中举有运用大剂量黄连解毒汤治疗崩漏一例。其曰："夫女子血崩，多因大悲哭，悲甚则肺叶举，心系为之急，血不禁而下崩……举者以虚损治之，莫有知其非者，可服大剂。大剂者，黄连解毒汤是也。"在具体治疗、处方用药上，又不尽相同。清热凉血，他常用金华散、奇效四物汤、芎蓉汤等。有时也用黄芩一味。有时也用逍遥散加龙胆草、栀子清肝泻火治疗崩漏。为了防止寒凉药物峻烈伤脾胃，在使用过程中还对一些非常寒凉的药物进行加工处理，如龙胆草、栀子、黄芩、黄连等大寒的药物炒黑再使用，使其不伤脾胃。

（4）消法

王肯堂在《女科证治准绳》中指出："逐败血，安新血，自然百病不生也。"在运用"消"法时，佐以活血消瘀之品，以达到活血祛瘀的目的。他每诊治崩漏不止者，或下五色者，或如豆汁，或状如豚肝，或脐腹疼痛者，常断为恶血、污血，即用"消"法治疗，往往有奇效。其著作中属"消"法的方剂有备金散、煮附丸、缩砂散、五灵脂散、桂枝茯苓丸、镇宫丸等。另外还有几味单方，如用单味的荷叶浓煎服用，或调醋炒香附末服之。

王肯堂除了用上述温、补、凉、消等四法治疗血崩证外，也会用收敛固涩药物，以达到加强止血的效果。在《女科证治准绳》等著作中介绍的方剂中，就有30余首是收敛固涩的方剂。

（二）带下病的诊疗特色

王肯堂认为，带下病多与肾虚和带脉不举有关。《女科证治准绳》一书中指出："带脉在腰，如带之状，带下虽有赤白，总属肾虚""治带下不论赤白，皆以杜仲为君，佐以四物、四君子、黄柏、泽泻"。治疗带下以补肾强腰为主，佐以四物汤补营血，四君子汤补脾气，再以黄柏泻火利湿。

具体治疗上，亦需细心进行辨证施治。如有湿热者，用清热化湿法，方用樗皮丸、固肠丸等，药如黄柏、椿根皮、苍术、地榆、芍药等。如夹有七情所伤者，可加黄连、香附、白术、白芷等。如阴血不足者，津液枯涸，既有带下，又有阴户干涩者，用滋润养营法，方用四物汤加蜂蜜、葵花、郁李仁润燥止带。如属阴虚火旺者，则采用滋阴降火之法，药用龟板、黄柏、白芍、山茱萸、苦参、椿根皮、地骨皮、生地黄等。如属冲任虚寒、带脉不举者，则可用温肾祛寒法，药用鹿茸、狗脊、当归、芍药、熟地、阿胶、续断等。

五、精神疾病的诊疗特色

（一）症状描述，全面细致

《证治准绳》所论的癫狂痫，乃引《内经》等经典，再参照各家之说，探本求源，辨别异同，条理分明的精神疾病综合症状群。王肯堂所描述的症状，还可与现代精神病学的专有名词相印证。

譬如，“如有邪依附者”（幻觉），“与人语未尝见之事”（妄想），“或愚”“如痴”“言语有头无尾”（思维贫乏、破裂）等症状，属认知过程障碍；“或狂，或歌或笑，或悲或泣，发狂，骂詈不避亲疏，甚则登高而歌，弃衣而走，逾垣上屋，非力所能”（情感高涨、情感脆弱、情感暴发）等症状皆为情感障碍；而“秽洁不知”（意志减退缺乏、意向倒错），“如醉”病发之时，“猖狂刚暴”（精神运动性兴奋）等更是意志行为障碍的症状表现。至于“痫病发则昏不知人，眩仆倒地，不省高下，甚而瘈疭抽掣，目上视，或口作六畜之声”，症状描述与现代医学的原发性癫痫中癫痫大发作状态相吻合。

（二）超越先贤，辨癫狂痫

从《内经》《难经》至明代诸多医家，对癫狂痫等精神疾患多有论述。如《内经》中有瘨、癫、癫疾、颠疾、巅疾、癫病、狂癫疾、骨癫疾、筋癫疾、脉癫疾等病名。《难经》突出概括了癫（实则为痫）、狂的表现及病机，言“重阳者狂，重阴者癫”。秦越人论癫，仍沿袭《内经》旧论，不分癫狂与癫痫。《诸病源候论·鬼邪候》在症状描述上较以前详细准确，然病名与证候却未区分。

唐·孙思邈对癫做了形象的描述，但仍未将癫、狂分辨表述。金元时代的刘完素、朱丹溪等，对于癫狂痫做了诸如“癫狂皆由火邪所致”“痰结于心胸间”的病机阐述，但还是诸病并论。

《杂病证治准绳》，对癫狂痫的认识有了一个大的飞跃。首次从癫狂痫症状上进行了明确的鉴别诊断：“究其独言癫者，祖《素问》也；言癫狂者，祖《灵枢》也。要之癫痫狂，大相径庭，非名殊而实一之谓也”“癫者或狂或愚，或歌或笑，或悲或泣，如醉如痴，言语有头无尾，秽洁不知，积年累月不愈，俗呼心风，此志愿高而不遂所欲者多有之。狂者病发之时，猖狂刚暴，如伤寒阳明大实发狂，骂詈不避亲疏，甚则登高而歌，弃衣而走，逾垣上屋，非力所能，或与人语未尝见之事，如有邪依附者是也。痫病发则昏不知人，眩仆倒地，不省高下，甚而瘈疭抽掣，目上视，或口作六畜之声”（《杂病证治准绳·神志门》）。

至此，癫、狂、痫才作为不同的疾病为医家所认识。

（三）临证治验，三证分治

针对杂病癫、狂、痫的治疗，王肯堂颇有经验。在《杂病证治准绳·神志门》中，有三证分治的记载如下。

癫者，“宜星香散加石菖蒲、人参各半钱和竹沥、姜汁下寿星丸，或以涌剂涌去痰涎，候服宁神之剂”“因惊而得者，抱胆丸，思虑伤心而得者，酒调天门冬地黄膏多服取效”。

狂者，“上实者，从高抑之，生铁落饮、抱胆丸、养正丹”。邪在上之狂宜吐，瓜蒂散合来苏膏；阳明实证之狂，“阳明实，则脉伏宜之下，大承气汤”；病势微缓者，“以瓜蒂散入防风末、藜芦末吐之”。

痫者，“有热以凉药清其心，有痰必用吐，吐后用东垣安神丸，得平肝之药青黛、柴胡、川芎之类”“惊者安神丸平之，火者清神汤凉之，可下者承气汤下之”。

实邪郁滞所致的精神失常，循从经旨“实者泻之”。偏虚所致的狂病，“虚则补之，宁志膏、一醉膏、辰砂散。盖狂之为病，少卧。少卧则卫独行，阳不行阴，故阳盛阴虚。今昏其神得睡，则卫得入于阴，而阴得卫填不虚，阳无卫助不盛，故阴阳均而愈矣”（《杂病证治准绳·神志门》）。王肯堂能大胆地应用进补的方法进行治疗，显示出其独特的诊治思路。

王肯堂对癫、狂、痫三证详细进行辨证施治，尤其是三证鉴别诊断，为后世医家所普遍接受，成为指导三证辨证的原则。

（四）不偏门户，荟萃众家

金元医家对精神疾病的病因病机和治疗，做了积极的探索和总结。

刘河间在《素问玄机原病式·五运主病》中，论癫狂说：“肾水主志而水火相反。故心火旺则肾水衰，乃失志而狂越……心热甚则多喜而为癫……肝实则多怒而为狂。况五志所发，皆为热，故狂者五志间发”“治癫狂，尤重吐法”“吐出痰涎宿物，一扫而愈”“主以泻火涌吐”。又云：“此阳有余而阴不足，三承气汤加当归、姜枣，名当归承气汤以利数行；候微缓，以三圣散吐之，后用凉膈散、洗心散、黄连解毒汤调之。”

朱丹溪论癫狂，尤重痰结。《丹溪心法·癫狂篇》提出，癫狂的发病“大率多因痰结于心胸间”“痰迷心窍”，治当“镇心神，开痰结，如心经蓄热，当清心除热，如痰迷心窍，当下痰宁心”。

但此后，出于论争的需要，不少学者深陷于门户之学的渊薮，沿袭古辙，或固执一家之言，排斥其他，或矫枉过正，偏激已见，形成了寒温水火纷争的格局。正如《四库全书总目提要》所谓：“（缪希雍）与介宾同时，介宾守法度，而希雍颇能变化；介宾尚温补，而希雍颇用寒凉，亦若易水、河间各为门径”“视缪希雍之余派，虚实不同，但谈石膏之功；张介宾之末流，诊候未施，先定人参之见者”。王肯堂严谨治学，主张破门户之偏仄，广采众家之长，着折衷之先鞭，纠正偏颇。其诊治癫狂痫等精神疾病善于总结前贤论萃。

《杂病证治准绳·神志门》论癫，记载了创设的星香散（南星、半夏、陈皮、香附子、白矾、生姜）、清心汤（人参、茯神、防风、柴胡、朱砂、竹沥、金箔）、宁志膏（人参、酸枣仁、茯神、乳香、琥珀、辰砂）、天门冬地黄膏，以及三圣散、大承气汤、四七汤等治验方剂；搜集了“孙兆治相国寺僧患癫疾半年，名医皆不效案”“陈良甫治一女人眼见鬼物，言语失常案”“滑伯仁治一僧人谵妄视人皆为鬼案”等医家的验案，收录了针灸治疗癫病的主穴配方和施针布艾等方法。

《杂病证治准绳·神志门》论“痫”，将刘完素“火者清神汤以凉之，可下则以承气汤下之”、朱丹溪“有痰，必用吐，吐后用东垣安神丸及平肝之药”、张子和“痫病不至，目瞪如愚者，用三圣散”的涌吐法等治痫之法融合为一，运用通腑泻实治疗痰浊闭阻之痫病。

此外，王肯堂还注重多种方法治疗精神疾患。如《杂病证治准绳神志门·狂》特别介绍了配合以情胜情的治疗方法。其云：“悲哀伤魂而狂，当以喜胜之，以温药补魂之阳……喜乐伤魄而狂，当以恐胜之，当以凉药补魄之阴。”再如，“水运辛酉年徐氏案”，该例患者纯系七情所伤，全无外邪，治疗中宜时时照应时令等与病机相参合，为应用运气参与七情疾病治疗的典范。

【后世影响】

在明代医家中，王肯堂的著述极为丰富，为人瞩目。《证治准绳》最具代表性，学术影响最广泛，历史上给予高度评价。例如，《明史稿·方伎传》记载：“王氏著《证治准绳》为医家所宗。”明·张鹤腾《伤暑全书》云：“所著诸书，大行于世，慧眼烛照，精心缕析，力追古人焉。”谢观所著《中国医学大辞典》记载：“著有《证治准绳》，集明以前医学之大成。”与其他明代及以前的临床医著相比，《证治准绳》涵盖各科，突出证治，切于临床。自古以来，医学大师兼晓儒学的不少，但既有精湛医术又撰有儒学专著的不多。王肯堂在翰林院时博览群书，勤奋治学，除了医学书籍之外，还先后著述了时务及儒学专著等，所以当时也曾被称为“胜国名翰林”。

《证治准绳》一书，引用方论及书目可谓史无前贤，冠于明清；编撰严谨，具有较高参阅价值。其内容广博宏丰，理法方药齐备，体例井然有序，不仅有“医家圭臬”之称，还可使“不知医不能脉者，因证检书而得治法”。因此，自从明代刊行以来，影响颇大，为历代医家所推崇。新中国成立以来，有关专家对本书进行了认真的整理校点，重新出版，为中医学术界提供了一部有较高学术价值的医学巨著。以《证治准绳》为代表的王肯堂著作，不仅在中国流传较广，产生了广泛的影响，还于17世纪初传入日本，很受日本医家欢迎，后来通过多种途径也传入了欧洲，在国际上产生了广泛影响。

综上所述，王肯堂是明代一位杰出的医家，其一生都在悉心耕耘，在医学实践中孜孜不倦，身体力行。其医术精湛，医德高尚，善于积累和总结经验，著述颇丰。王肯堂的学术思想，本于经典，博采诸家，不偏门户。其医学思想和临床实践，具有重要的学术价值。《证治准绳》是中医学史上一部有广泛影响的重要的著作。因此，该书自从明代刊行以来，影响颇大，为历代医家所推崇；不仅对学习和研究明代以前各学科的发展与成就有一定价值，而且在当代仍然被广泛采用。

湖南中医药大学　周祖贻

【参考文献】

[1] 王肯堂著；陆拯主编. 王肯堂医学全书 [M]. 北京：中国中医药出版社，1999.

[2] 黄泰康，张登本. 中医神经精神病学 [M]. 北京：中国医药科技出版社，2000.

[3] 王永炎，沈绍功. 今日中医内科 [M]. 北京：人民卫生出版社，2000.

[4] 王新志，刘敬平，李中良. 活血利水法治疗脑中风的研究进展 [J]. 中华现代中医杂志，2005，3 (6)：506－507.

[5] 余瀛鳌. 明代临床各科名著《证治准绳》[J]. 北京中医药，2010，29 (3)：182－185.

[6] 孙伯青. 浅谈王肯堂脑系病治疗八法 [J]. 甘肃中医，2000 (3)：9－10.

[7] 黄东源. 试论王肯堂对精神疾病诊治的贡献 [J]. 中医药学刊，2006，24 (6)：1103－1104.

[8] 梁润英，宋建平，高华. 王肯堂《证治准绳》对呼吸困难的论治 [J]. 中医文献杂志，2001 (2)：17.

[9] 刘秀芳. 王肯堂对癫狂痫辨治的学术贡献 [J]. 成都中医学院学报，1992，15 (2)：10－12.

[10] 单德成. 王肯堂对骨伤科的贡献 [J]. 山西中医，2001，17 (2)：63.

[11] 林慧光. 王肯堂对优生优育的贡献 [J]. 福建中医学院学报，2002，12 (3)：48－50.

[12] 孙伯青. 王肯堂脑系病辨治浅探 [J]. 中国中医急症，2007，16 (6)：715－716.

[13] 钱武潮，贡承度. 王肯堂首论“治血三要法”[J]. 江苏中医，2001，22 (2)：5.

[14] 贡承度，钱武潮. 王肯堂学术思想再探 [J]. 江苏中医，1994，15 (2)：40－41.

[15] 傅维康. 王肯堂医事五则 [J]. 上海中医药杂志，2008，42 (5)：69－70.

[16] 王利芬，白晶，张林. 王肯堂阴阳升降学术思想初探 [J]. 山西中医，2008，24 (3)：1－3.

[17] 余瀛鳌. 王肯堂主编两部医学丛书赞述 [J]. 中医文献杂志，2008 (6)：1－4.

[18] 范新成. 痿证治验 [J]. 新疆中医药，2006，24 (5)：122－144.

[19] 郑淑英. 中医治疗癫狂病的临床观察 [J]. 河南中医，2000 (4)：48.

[20] 王庆其. 近五年来中医药治疗癫痫进展 [J]. 中医杂志，1994 (4)：238－240.

[21] 鲁兆麟. 王肯堂医案选析 [J]. 北京中医，1988 (6)：55－56.

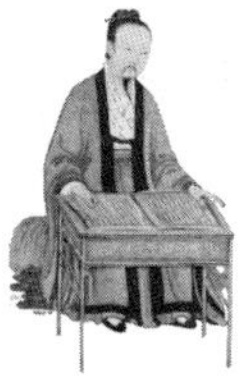

武之望

内容提要

武之望，字淑卿，号阳纡，约生于明嘉靖三十一年（1552），卒于明崇祯二年（1629），陕西临潼人。著有《济阴纲目》《疹科类编》《济阳纲目》等，整理保存了妇科、儿科、男科、外科、老年病、养生等多方面的中医诊疗理论和效验方药。《济阴纲目》采用编著的方式，汇集各家之说而成书，为后世中医妇产科的传承发展做出了重要贡献。书中阐述了月经病、带下、不孕不育、产前后诸证、妇科杂证等病证的诊治规律，在中医妇科著作中有较大的名气。《济阳纲目》则是总结明代以前治疗内科、外科、五官科等杂证诊疗经验的大型综合性医学著作，涉及病证范围广泛，治法方药丰富。武之望对中医文献的整理始终立足于临床实践，注重诊疗方法和单验方的实用性，在某些方面还结合自己个人实践经验加以印证说明。其《麻疹类编》对儿科痘疹的诊治具有突出贡献，在明清两代曾多次刊印，流传较广，对当时儿科麻疹等传染病的诊疗实践起到了重要指导作用。书中收载疹科疾病 24 类，选方 148 首，是研究明代中医儿科的重要著作。武之望一生，倾心于医学，勤于著述，为中医学术的传承与发展做出了重要贡献。

【概述】

一、生平简介

武之望，字淑卿，号阳纡、阳纡山人，约生于明嘉靖三十一年（1552），卒于明崇祯二年（1629）。陕西省临潼县（今西安市临潼区）人。明代著名医家。

武之望“幼治儒经，长嗜岐黄”，其早年专治经学，明万历十七年（1589）与王肯堂同科登第，进士出身，被誉为“关中鸿儒”。其历任霍邱（今安徽方安）县令、江都（今江苏江都）知县、吏部考功主事等职，晚年以少司马总督陕西三边军务，崇祯二年死于三边总督官任上。

据《临潼县志》记载：武之望，字淑卿，号阳纡。万历戊子（1588）省试中第一名（解元），次年（万历十七年己丑，即1589年）中进士。曾任职在霍邱、江都等地，在当地颇有名气。后来提升到吏部任职，主管科举文选。因为性格耿直，得罪了当时的权贵，被调任到军营。其后一段时期，曾归里还乡，闭门讲学，远近有众多学子登门求学。后来，武之望再度被朝廷启用，镇守东北海防，历任过许多地方。其间曾拜访当地文人学士，参研学术。武之望性格刚烈正直，任职期间曾弹劾过骄纵的官员，建议朝廷精兵简政。后来，武之望任少司马总督陕西三边军务，治军严明。最后，死于任上。其著有《扣缶集》《举业卮言》《鸡肋编》《吐质编》《医帜》《疹科》《济阴纲目》《济阳纲目》《海防疏》等书。

武之望先祖原居山西，于明永乐年间迁徙到陕西省临潼县。武氏为大家族，家族中的武进春、武进孝兄弟定居临潼广阳镇，共有子六人，后裔分为六门。武之望系出第三门，有兄弟三人，排行第二。武之望自幼研习儒家经学，万历十六年戊子乡试考中解元，万历十七年又以三甲第138名考中进士，任霍邱县令，时年37岁。万历十九年调任江苏江都县令。

据《江都县志》记载，其“身长玉立，丰采映人。政和教肃，士民安之。事上官，恭不为阿，直不为抗，乡大夫书刺敕门者，必露封而后进，一时请托顿绝。太守议复五塘，之望赞之甚力，会有挠者，垂成而败。三年，召为吏部考功主事”。江都县本为稻谷之乡，但由于水利连年失修，以致农业不振。当时扬州知府吴秀议复五塘，武之望认为这是利民的大好事，遂大力支持。他们一起请来懂水利的人，与当地农民一同实地勘查，并绘制图纸，造好预算。但行文上报到南直隶衙门，要求拨款时，上级却以工程浩大，暂时不宜动工兴建为由推托。此事虽然垂成而败，但从中可见武之望奉公为民的高贵品质。

武之望因品行高洁，于1594年调任吏部考功主事。但因其为人正肃，处事果断，又不巴结上司，遭到奸佞之辈的排挤而被改为兵曹，万历二十八年（1600）又被罢免官职，回归乡里。回乡期间，武之望经历了十八年的平民生涯，但并未因此而一蹶不振，其积极地钻研医学，诊疗疾病，讲学授徒，造福乡里。武之望回乡期间还纂修《临潼县志》四卷，于万历戊申年（1608）付梓传世，是现存最早的《临潼县志》。

武之望年过六十之后，再度被朝廷启用。万历四十六年（1618），擢升为太仆寺少卿，后来又任命为太常寺少卿。次年五月因故乞休。万历四十八年（1620），又担任中顺大夫、南京太常寺少卿、奉敕整饬海盖（辽宁海城、盖县）、永平（今河北卢龙）等处兵防守备，兼任山东按察司副使、吏部文选司主事等职。其在永平任军职时，军中缺粮，其中一营士兵在城下闹事，众官皆主张借州府所贮粮食来暂时平息骚乱。可是武之望认为不可，其说："州府所贮不多，若只给一营而不给他营，将会引起更大的骚乱。"于是武之望便亲临城上劝慰，让士兵暂先散去再图解决，平息了一场事变。天启三年（1623）又任大理寺右少卿，天启四年为太常寺卿，不久赴任登州（今山东蓬莱）。武之望洞知民间疾苦，天启五年（1625）十一月丁未曾奏疏建议朝廷减轻苛税。天启五年（1625）末，任南京吏部右侍郎，后又任南京兵部添设左侍郎，次年八月因病乞休。此次病休未及两年，又于崇祯元年（1628）以76岁高龄，任右都御使兼兵部右侍郎，总督陕西三边军务，驻守原州（今宁夏固原）、花马池（今宁夏盐池）等地。武之望出任三边总督时，时值陕北连年大旱，朝廷因对后金交战，加重了农民的赋税，农民流离失所，边塞士卒缺饷，各府时有小规模的农民起义发生。面对各地的农民起义，曾有官员建议朝廷安抚义军，救济灾民，但明政府这时已是国库空虚，无能为力。这一切，使年事已高且素来体恤民疾的武之望感到万分困苦，以致忧郁病倒。崇祯二年三月，武之望在宁夏固原三边总督府病逝，死于任上，享年77岁（《绥寇纪略·卷一》）。武之望死后，归葬故里，被祀为乡贤。

武之望虽长期沉浮于宦海，但毕生以岐黄之道为念，且其为人刚直，屡屡忤犯权贵，多次因贬或因病隐退乡里。在隐退期间，其以"不为良相，便为良医"的信念，潜心钻研医学理论，精心整理历代医学文献，并热心为桑梓民众解除疾苦，亲自治愈了许多疑难病证，积累了丰富的临床经验。著有《医帜》《慈幼纲目》《麻疹类编》《济阳纲目》《济阴纲目》等医学著作。

从《济阳纲目·自序》中"幼治儒经，长嗜岐黄"之语，可知武之望经历了由儒入医的过程。武之望，幼年多病，自习岐黄，《内经》以下至金元诸家医籍无不熟读，遂精于医。学医初期，其曾得到族叔武带川的指点。武带川为当地名医，素精医术，武之望常求教于他，受其影响和教诲较多。到三十余岁后，武之望就不再局限于师徒收受的传承方式来学习中医，而主要是通过阅读各家医书来自学医理，并通过罢职还乡期间的临证机会来实践医道。自万历二十八年（1600）第一次被罢免官职，武之望回到故乡之后更加热衷于医道，积极投身于临床实践。1606年春，麻疹流行，许多儿童因此葬送性命。武之望两岁的孙子也染患麻疹，全家人恐慌哭泣。参阅管橓的《保赤全书》之后，武之望对麻疹证治有所了解，按书中方药治疗，其孙竟然很快痊愈。乡邻闻讯，争相求治，十天之内武之望救治的近百例麻疹患儿全部获愈。这次大规模的医疗实践活动和神奇疗效，增强了武之望钻研医学的信心和决心。从此之后，武之望将从医当作自己人生的一项重要事业，即使后来再度被朝廷聘为高职，其仍然未放下对医学的研究和实践。武之望利用官务之暇著书立说，于1620年写成《济阴纲目》，于1625年编写并刊行《麻疹类编》，于1626年编成《济阳纲目》，并付梓刻印。

武之望在明代后期，政治黑暗，朝纲不振的复杂的环境中度过了自己的一生。武之望先后两度出仕，宦海沉浮三十余年，最终以其正直、清廉的形象留在世人心中。武之望的大半生，无论在仕途，还是隐退乡里，皆恪尽职守，竭尽心力地服务于国家和人民，很好地实践了"不为良相，便为良医”的古训。其认真研习医药，躬身临证实践，积极编撰医书，留下了宝贵的医学资料。武之望的人生经历和高洁品行，也鼓舞和激励了众多后学者。

二、著作介绍

武之望现存的医学著作有《麻疹类编》《济阳纲目》《济阴纲目》三种，另外尚有亡佚的《医帜》《慈幼纲目》两书。

（一）《济阴纲目》

《济阴纲目》是一部影响较大的中医妇产科专著，初刊于武之望备兵永平时。后经修订，于万历四十八年（1620）正式梓行，共5卷。此书纲目清晰，易于阅览。卷一，为调经门、经闭门、崩漏门、赤白带下门，凡四纲二十九目；卷二，为虚劳门、血风门、积块门、浮肿门、前阴诸疾门，凡五纲三十四目；卷三，为求子门、胎前门，凡两纲四十八目；卷四，为临产门、产后门上，凡两纲二十八目；卷五，为产后门下、乳病门，凡两纲三十八目。全书载方1736首，分13门论述了月经病、带下病、胎前产后病及妇产科杂病的辨证治疗。《济阴纲目》引用文献资料丰富，有论有方、实用性强。1665年汪淇笺释万历永平初刊本后，流传渐广，至今被认为中医妇产科的权威著作之一。

《济阴纲目》，是以明代王肯堂《女科证治准绳》为蓝本重新编辑而成。清代《四库全书总目提要》认为，“是书所分之门目与《证治准绳》之女科相同，文亦全相因袭，非别有所发明，盖即王肯堂书加以评释圈点，以便检阅耳”。而实际上，武之望在编次过程中对原书的内容进行了修订增补，且对目录分类也进行了调整，与前者相比有诸多优点，更具实用性，因此该书流传较为广泛。

为了突出女科的特点，《济阴纲目》的类目设置，删去了杂证一门，并增设了前阴诸疾、乳病等妇科常见病为一级目录。在全书的内容编排上，武之望也做了较大的变更，先将每一门中所属各证的医论汇编到一起，分别冠以小标题，最后再将治疗各证的方药汇编在一起。对于引用文献的出处，《济阴纲目》也较为清楚和完整。武之望还扩充了医论引用文献的范围，增补了一些前代和当时重要医著中的内容。例如，骆龙吉的《内经拾遗方论》、王子亨的《全生指迷方》、李梴的《医学入门》、王纶的《明医杂著》、李时珍的《本草纲目》、方隅的《医林绳墨》等书，均是《女科证治准绳》所未引用的文献。武之望还增补了原书未引用过的方药，所增方药大多来自前述诸书中。如《本草纲目》《医林绳墨》《明医杂著》《医学入门》《全生指迷方》《内经拾遗方论》等。

可见，《济阴纲目》并非全部抄袭《女科证治准绳》而来。该书医论所引文献和方药，较之《女科证治准绳》增加了许多，文献出处也较为清楚、完整，在各段医论前新增的小标题更能起到提纲挈领的作用，因此较前书更具优越性，便于临证参考。

《济阴纲目》的初刻本，是明万历四十八年（1620）庚申本，于明天启元年（1621）原版重印。此本为武之望生前刊行，存世者极少，甚为罕见。河北医科大学中医学院图书馆藏有一部，共计两函十册五卷。清康熙四年（1665）乙巳由汪淇笺释，重订为十四卷，即现在通行本。汪淇在重订时，除将原来的五卷本改为十四卷外，还勘订了部分错讹，其中部分正文目次也有所调整，并且增益、删除了一些方药和医论，在书末附录了“保婴经验方”。汪本各卷皆有批注，系汪淇对诸证的分疏辨核，使学者能够掌握重点，便于寻方施治。现存万历四十八年（1620）刻本（5卷）、清康熙四年（1665）小西山房刻本与清咸丰六年（1856）弘道书院刊本等40余种刊本，通行本为1958年上海科技卫生出版社铅印本，1963年上海科学技术出版社出版。据《中国医籍通考》记载，从1620年至1958年的300余年间，仅现存的版本就达37种，平均不到十年就被重新刊行一次，足见其流传之广泛和受欢迎的程度。现通行本为1999年中国中医药出版社出版、苏礼主编《武之望医学全书》收录的苏礼、焦振廉、张琳叶校注《济阴纲目》。该本以明天启元年王櫎重刻本为底本，以明万历四十八年初刊本为主校本，以清康熙四年汪氏蜩寄刊本等为参校本。

（二）《济阳纲目》

《济阳纲目》，是武之望继《济阴纲目》之后，于公务之余暇参阅明代以前医籍上万卷，于天启六年汇集纂编而成的一部男科杂病证治大型参考丛书。《济阳纲目》所辑的内容，较王肯堂的《证治准绳》更为丰富，取材亦甚得体。

武之望有感于“阴阳一理，济阴有书，济阳何可无书”，于是仿照《济阴纲目》的体例，参考多家分类法厘定目录，取其纲举目张的作用。《济阳纲目》共108卷，以病证为卷。包括有中风、中寒、中暑、中湿热、湿热、感冒、伤风、瘟疫、内伤、饮食等84种内科病证，以及破伤风、折伤、面目舌鼻等24种外科、五官科病证的病因病机、诊断、治疗及方药。该书广征博引，纲举目张，每一病证所收医论，自《内经》迄至明代，名家之作无不兼收。武之望认为，金元四大家“立言虽异，而要皆阐《内经》之微旨，发前人之未备，不相摭拾而相发明”，使后世学者有“望洋而叹”之感。所以，武之望采用了“别异比类”的方法，把一些“特出独具卓识者，择而录之”。例如，卷一中风，即载论34篇，选方278首。在辨证论治方面，把病、证、因、脉并治，条分缕析，提要钩玄，这是其特点之一。该书援引明以前历代著述113家，医籍上万卷，载方7300多首，搜罗宏富，分类精当，保存了许多今已罕见的医药学术资料。《济阳纲目》在养生学、老年病学、预防医学、性医学等方面的载述，均有独到之处，为同时代其他医书所不及。

武之望认为，各家学说均有长短得失，应该正确取舍。因此，主张参考多个医学流派和各家学术之精华；在临证治病时，因证因人而定，不胶柱鼓瑟，主张“因证发论，既于寒热虚实本末深浅之致，克悉其情；因论选方，复于温凉补泻缓急轻重之宜，亦尽其变”，不“泥古方以疗今疾”。对于寒、热、攻、补等各家疗法，取其所长而无偏爱。武之望在研习各家医著之时，很尊崇《内经》，认为《内经》理论起到了纲领性的作用，而各家之言是对《内经》的发展和补充，所以命名为“纲目”，即“本之《内经》以主其纲，晰之名家以定其目”，取其纲举目张之义。《济阳纲目》集古代医家学说之大成，分门类叙，以病为纲，病各有论，论各有治，治各有方。其因病发论，既于寒热、虚实、本末、浅深之理，悉有论述；因证选方，复于温凉、补泄、缓急、轻重之宜，亦尽其变。旁搜博览，别类分门，医论确凿而精详，方药完备而有确实疗效。

《济阳纲目》经历了七年才编撰成功，于明天启六年（1626）刻版成书。但原刻版不幸焚毁于兵灾，至今尚未发现原刻本的存在。至清道光甲申（1824），陕西泾阳人张楠（字萌斋）得到

《济阳纲目》的抄本，因其编帙浩大，兼抄本内容文字错讹，于是请其族叔张文溪加以校正之后，打算筹集资金用于刊刻，但因财力不济，仅刻了一半而梓费不足，又加上张楠逝世，刊刻之事未能完成。后来，又有泾阳人姚时春（字宜之）、姚恩（锡山）父子出资续刻其书，由张楠的三弟张海航督办，张楠的次子张尔炽校注，直至清咸丰六年（1856），续刻终于大功告成，《济阳纲目》得以完整印行。

《济阳纲目》的版本，现存有陕西宏道书院藏版的清道光四年张文溪重校，道光五年张荫斋注的梓本；清咸丰六年泾阳姚锡三重刻本，是《济阳纲目》现存最早的完整刻本，目前仅有中国中医科学院等国内少数几家图书馆收藏。还有1914年上海锦章书局石印本，藏于中国中医科学院图书馆；1982年，江苏广陵古籍刻印社据咸丰六年姚氏刻本的影印本，但流传不广；1996年中国中医药出版社出版苏礼等编校《济阴济阳纲目》本，收入“明清中医名著丛刊”。目前流传较广的版本是1999年中国中医药出版社出版苏礼主编的《武之望医学全书》，属“明清名医全书大成”系列丛书之一，由苏礼、任娟莉、王怡等人校注。该书以咸丰姚锡三重刻本为底本，以石印本及《济阳纲目》引用的相关医籍通行本为参校本。

（三）《麻疹类编》

《麻疹类编》是武之望以明代医家管橓的《保赤全书》为蓝本，参考诸家相关方药和医论，结合自身临证经验，编纂而成的论治儿科疹证的专著。

据书中自序所载，因丙午年（1606）春天武之望故乡麻疹流行，儿童死于麻疹者十居八九，在学习了管橓《保赤全书》相关医论和方药之后，武之望躬亲临证，治愈了自己两岁孙子的麻疹，接着又治疗乡邻近百例患儿，疗效显著。次年丁巳年气候炎热干旱，麻疹偶有复发，武之望再次治疗皆应手而愈。考虑到当时的儿科著作多偏重于痘证的论述而忽略疹证的论治，于是武之望决定编纂一部疹科专著，以便使更多医生学习和掌握麻疹诊疗技术。该书完成的时间是明万历四十五年丁巳（1617），首次刊行时书名为《疹科枢要》。后来武之望再次担任朝廷官员游历各地的过程中，又陆续发现了几种痘疹书籍。其将各书中可取的内容增补入前书，方剂也较前增加，于天启五年乙丑（1625）再次付梓出版，书名改为《疹科类编》。

明代管橓的《保赤全书》刊于万历十三年（1585），分上、下二卷，卷上为痘证诊治，卷下为女人出痘、麻疹证治及痘疹治疗方剂。《疹科类编》主要依据《保赤全书》的麻疹证治部分，稍微参考其他书中的疹科方论，其间也加入武之望自身的观点编纂而成。医论部分以发热、见形、收后为纲，方药部分分为预防、初热、出迟、邪闭毒盛、色淡、汗衄、发渴、咽痛、嗽喘、吐泻、滞下、便秘、余热、惊搐、躁乱、失血、不食、中恶、肤痒、眼患、疳瘵、疳疮、痈毒等24类。书中论述痘疹的鉴别、病机、诊治之理精道而清晰，所载方剂疗效确切。康熙五十五年董汉杰所撰“重刻疹科类编序”中谈道：“《疹科类编》乃临潼武叔卿先生所著也……先君子家藏一本，赖以全活者甚多……次年辛酉正月，即疫气流行，排门挨户出疹。适先君子卧病，踵门求治者不下数百人，杰按方治之，辄随手愈。后癸酉到都门，即遇疹行，男女大小起死回生者，一年之内数千百人，然皆宗此一书，神明变化而用之者也。”可见《麻疹类编》的理论和方药，经过了反复的临床验证，确实疗效卓越，因此才会得以珍藏而且多次重新翻刻。

《麻疹类编》曾多次刊刻，版本有如下数种：明万历丁巳（1617）初刻本，名为《疹科枢要》，现无存本；明天启六年（1626）复刻本，已改书名为《麻疹类编》，存本尚未发现；清康熙五十五年（1716）三原董汉杰校梓本，现有一册不分卷，附董汉杰序，存于陕西省图书馆；清嘉庆十四年（1809）三原张楝校梓本，现有一册不分卷，正文内容与董汉杰校梓本相同，附张永机序、张楝序、冯云杰跋，存于陕西省图书馆；清道光己丑（1829）新刊本，现有一册不分卷，有董汉杰序、武之望自序，后附清初三原名医陈尧道《痘疹辨证》，存于陕西省中医药研究院文献医史研究所资料室；1999 年，中国中医药出版社出版苏礼主编《武之望医学全书》，收录郑怀林校注《麻疹类编》，系以康熙董汉杰校梓本为底本，嘉庆本为主校本，道光新刊本为参校本。

（四）亡佚医书

除上述医籍外，据《临潼县志》等书记载，武之望还有《慈幼纲目》《医帜》等书，但至今尚未发现存本。

《济阴纲目》“凡例”中提到，《慈幼纲目》是以王肯堂《幼科证治准绳》为基础，详加编排，增以圈点评释而来，但当时尚未刊刻。而《医帜》的书名在武之望现存各种书序中并未提到，内容也无从考证。

【学术思想】

武之望著作的内容，主要是对前人学术进行汇编和总结。尽管如此，对辑录内容的选择和编纂过程，离不开武之望的思考分析和创新思维。所以，其著作内容，既有对前人学术的诠释，也有其本人具有创新性的学说。兹简介如下。

一、学术渊源

武之望的学术渊源，主要是其儒学背景以及历代中医名家名著。《济阳纲目·自序》言其“幼治儒经，长嗜岐黄”，兼其“关中鸿儒”之美誉，可知武之望有扎实的儒学基础。从历史记载来看，武之望幼年多病，自习岐黄，《内经》以下至金元诸家医籍无不熟读，遂精于医。学医初期，他曾得到当地名医其族叔武带川的指点。三十余岁后，武之望主要是通过阅读各家医书来自学医理。

从其代表著作《济阴纲目》来看，其虽是以明代王肯堂《女科证治准绳》为蓝本进行重新编辑，但其却是武之望对《女科证治准绳》的内容进行修订增补而成，更具实用性。书中内容上自先秦，下止明末，收载了古代医学文献中有关妇产科学的大量资料。武之望还扩充了医论所引用文献的范围，增补了一些前代和当时重要医著中的内容。如骆龙吉的《内经拾遗方论》，王子亨的《全生指迷方》，李梴的《医学入门》，王纶的《明医杂著》，以及李时珍的《本草纲目》，方隅的《医林绳墨》等书，均是《女科证治准绳》所未引用的文献。

《济阳纲目》更是广征博引，每一病证所收医论，自《内经》迄至明代，名家之作无不兼收。

武之望认为，金元四大家“立言虽异，而要皆阐《内经》之微旨，发前人之未备，不相摭拾而相发明”，使后世学者有“望洋而叹”之感。他认为各家学说均有长短得失，应该正确取舍，而《内经》理论则起到了纲领性的作用即“纲目”，各家之言是对《内经》的发展和补充。于是，他采用“别异比类”的方法，选取一些见解独到的医家观点汇编于《内经》“纲目”之下而成书。

《疹科类编》则是武之望以明代医家管橓的《保赤全书》为蓝本，参考诸家相关方药和医论，结合自身临证经验，编纂而成的论治儿科疹证之专著。

由此可见，武之望的医学思想来源广泛，有其自身的儒学基础，更离不开他对历代医家学术思想的取舍，而其最重视的则是《内经》之学术思想。

二、学术特色

（一）求子之道

《济阴纲目·求子门》中阐述的求子之道，强调男精女血是孕育胞胎的基础，求子的关键在于保养精血，求子的前提条件是身体健康；若人身气血调畅，无寒热虚实之偏，脉象也会呈现平和之象，这样的人才容易有子；临床上治疗不育不孕时，医生可根据患者脉象的异常变化和体质的寒热虚实来进行治疗，最终是要令患者的气血恢复平和调畅。

《济阳纲目·种子》将求子之道归纳为四个要点：一是择地（“地”指母血），二是养种（“种”指父精），三是乘时（“时”指受孕的最佳时间），四是投虚（“虚”指受孕时间的避忌）。总的来说，种子之法首先要调经、养精，而且用药必须平和，夫妇都要遵循清心寡欲的原则小心保养精血，约半月精血就会满盛，然后等待月经到来之后推算出受孕的时间交媾，男精女血在最佳时间相合即可受孕。

1. 女子重在调经养血

对女子而言，治疗不孕症首先考虑调经。女子不孕，多由七情内伤、外感六淫导致气胜血衰，气滞血瘀，营卫不和，所以月经不调而难孕。若月经前期或推后、经量过多或过少、痛经、经色或紫或黑或淡、月经中兼夹瘀块等，都是气血不和之象，如果不及时调治则很难受孕。总的来看，行经后腹痛和经期前后不定属虚证；经色淡、经量少，属血虚；经前腹痛、经水中夹杂瘀块，是因气血郁滞；月经呈紫黑色，是血瘀气滞有热。治疗大法，血虚用四物汤为主；气虚用四物汤加人参；气滞可用香附、缩砂、木香、槟榔、桃仁、玄胡等药；气滞日久，变为沉痼之疾，当用吐下疗法，涌泄调经，可参考张从正的治法；属热证，可用四物汤加黄芩、黄连等药；属寒证，可用四物汤加肉桂、附子，或紫石英等药。有积则去积，有滞则行滞，有虚则补虚，最终必须调理到气血和平，才能孕子。

《济阴纲目》按女子不孕的不同类型分别汇编方药，其病机分为血虚不孕、宫冷不孕、痰塞不孕、情志郁结不孕等。《济阳纲目·种子》中谈到女子性情多易偏郁偏怒，偏怒者火性升腾，偏郁者伏火内积，壮火食气以致心脾之气不足，心气不足则血流不畅，脾气不足则饮食五味难化精血，因而形成虚中有火之势。女子性情和调则月经易调，性情偏嫉妒偏郁偏怒者多出现月经失调。若女子阴血衰弱，虽然得男子精液，却不能摄入子宫，所以即使交媾而不能受孕，或受孕之后也难以正常发育。女子形体过于肥胖者，痰湿内盛，脂膜满塞子宫而不能摄受精液；形体过瘦者，多为阴血不足，子宫无血而精液难聚，所以均难成胎。

治疗血虚不孕，多以四物汤为基础方加减化裁，常加人参、白术、茯苓等药健脾助运，加香附、元胡、陈皮、砂仁等药理气开郁，加熟地、山萸肉、山药、鹿角霜、牛膝、覆盆子等药补益肝肾之精，加益母草、泽兰、丹参等药去瘀生新。代表方剂如加味四物汤、调经种玉汤、金莲种子仙方、青蒿乌鸡丸、十全济阴丸等。关于“十全济阴丸”（当归身、熟地黄、香附子、干山药、白术、枸杞子、人参、蕲艾叶、川芎、白芍、牡丹皮、紫石英、泽兰、紫河车），书中详细分析组方原理：因人身气常有余，血常不足，女人癸水易亏而难盈，以致不孕。若用辛香热燥之剂温暖子宫，偏助阳气，反耗阴血，则难以受孕。况且女性多气多郁，气郁化火，气滞血瘀，诸病交作，更难受孕。若患者脾胃虚弱而偏用四物汤等凉血之药，则脾胃益虚，饮食顿减，使气血无以资生，难以受孕。因此血虚不孕之证，当以养血、顺气、调经为主，兼以甘温养脾、辛温开郁之法。“十全济阴丸”以当归身养血和气为君，可入心、脾、肝三经；熟地黄补肾中元气，生心血，与芍药同用，又生肝血；川芎乃血中之气药，下行血海，通经导气为臣；人参通经活血，助熟地黄补下元；白术利腰脐间血，与人参同用补益脾气；香附疏气散郁，佐泽兰能生新血；牡丹皮养新血去瘀，固真气行结气；山药强阴补虚，枸杞子补肾水，而止下血腰疼为佐；紫石英补心气，散心中结气，填补下焦；艾叶助香附和百脉，温子宫，兼行血药而散寒；炙甘草通经脉血气而和诸药，且缓肝经之急为使。因此，十年不孕的患者，可以用此方治疗。

冲任虚寒，子宫虚冷也难以受孕。患者多伴有月经推后、周期不规律、带下白淫、崩中漏下，以致难成胎孕，或屡屡滑胎。治疗此类病证，多用四物汤去地黄之阴柔滋腻，而在白芍、当归、川芎等药养血调经的基础上，加上温煦胞宫之品，如肉桂、吴茱萸、紫石英、艾叶、丁香、附子、肉豆蔻、干姜等药。书中所举代表方剂有调生丸、调气暖宫丸、艾附暖宫丸、紫石英丸、秦桂丸等。

妇人身形肥胖而难以受孕者，多因禀赋强健又恣纵酒食，以致痰浊壅盛，闭塞子宫，因而月经不调，容易出现闭经，难以成胎。治疗此类不孕症以化痰为主，辅以健脾祛湿、行血调经之药。书中所列代表方剂有丹溪植芝汤、消脂膜导痰汤等。化痰祛湿常以二陈汤为基础方，可加南星、滑石、苍术等药；行血主要用川芎，可佐当归、香附；也可加羌活、防风、枳壳等药理气以助消痰。

情志郁结也是导致不孕的重要因素，在古代多见于婢女、小妾等社会地位较低，思想上长期受压抑的妇女。武之望认为治疗此类不孕只需服“煮附丸”，即用醋煮香附熟烂后制为桐子大小的丸药。此药疗效很好，可以调畅月经，也可以治疗不孕，无须再服其他药。

《济阴纲目》条分缕析地列出了治疗不孕症的常见病因病机和效验方药，部分方药是经过武之望亲自实践，疗效确切而重点推荐的，如煮附丸、十全济阴丸等。

2. 男子重在保养精气

对男子而论，保养精气是求子的要诀。男子不育多因色欲过度，伤损五脏，五脏精气不足，肾受藏的五脏精气减少，形成气胜精弱之势，精气弱则难育。精气要小心谨慎地蓄养才会充盈，所以必须做到五个方面：一要清心寡欲；二要节省劳力；三要平心息怒；四要戒酒；五要慎防厚味。

无论是男精女血，皆与全身气血阴阳的状态相关，总由肾与命门所主。武之望认为，明代流行的阴阳采补房中术不利于保养精气。男女交合必然扰动肾气，肾气动则封藏失守，精血随之外流。男子保养精气贵在清心寡欲，如果做到寡欲而不妄交合，保养真气，蓄养肾精，等待合宜的时间交合则能有子。人体脏腑之中，心肾二脏水火既济，对生命活动至关重要。肾水属静，心火主动，动易而静难。心火属君火，相火则藏于肝肾阴分，相火听命于君火；若君火不妄动，则相火守位而安静；若心神不安，则君火妄动，相火随之而动，导致肾精失守。道家所说的"恬淡虚无，精神内守"，儒家倡导的正心、收心、养心，都是为了防止心火妄动。因此，养精首先要清心寡欲。

由于精血同源，精生于血，凡损血之事皆会耗精。例如，用眼过度，久视伤血；用耳过度，血因听力而耗；劳心过度，血因思虑而耗等。所以保养精气，应当减少劳倦与消耗。

肾主封藏，肝主疏泄，二脏内寄相火，肾精的排泄受相火的影响，相火听命于心火。人若发怒，则相火扰动，相火动则肝之疏泄太过，肾之闭藏失职，令肾精暗流潜耗。因此保养精气还要做到息怒，其余七情也要适度。

血之运行本有一定规律，饮酒容易动血而伤精。人饮酒之后常常面红目赤，手足红赤，是酒后血行加速的表现。酒性过后，往往气血虚衰，性欲衰减；大醉之后，精气衰薄，甚至持续数月。因而，养精必须戒酒。

《内经》言"精不足者，补之以味"，但此"味"指冲和之味，而非厚味，即"壮火食气""少火生气"之义。食物之中，五谷之味最正，正如《洪范》所说"稼穑作甘"。五谷之味，恬淡冲和，益人肠胃，是养精的佳品。但食物气味过于厚重滋腻反而损伤精气，所以保精必须慎防厚味。

治疗男子不育，平时的调摄固然重要，但先天禀赋薄弱，或房劳太过导致精气亏虚清冷者，还应当结合药物疗法。武之望指出，当时人们多将无子的原因归咎于女子，而实际上很多情况下是由于男子方面的原因所致，临床要审查患者的病机合理治疗。若患者右手尺脉微细欲绝，提示命门火衰，临床表现为阳痿者，以补阳为治疗大法；若右手尺脉洪大鼓击，提示相火妄动，临床表现也会出现阳痿，以滋阴为治疗大法；若左手尺脉浮大芤紧，临床多见遗精尿血，提示肾阴不足，治疗当补阴；若左手尺脉出现洪数之象，在养阴的同时兼以泻火；若左手尺脉微弱欲绝，临床无相火妄动之象者，应当阴阳双补。

3. 补精养血忌用热剂

治疗男女无子，补精养血是根本大法。但在治疗方药的选择上，武之望认为不可过用热药，而应当用阴阳平和的方药，或用滋阴为主的方药，整体上反映出其重阴抑阳的学术思想。

《济阴纲目·求子门》中有专篇"论求子禁用热剂"，引用朱丹溪对"秦桂丸"的评论，来说明热剂的弊病。"秦桂丸"治疗妇女血海久冷，不能孕育之证，其方药组成有附子（一方用香附）、白薇、半夏、茯苓、杜仲、厚朴、当归、秦艽、防风、肉桂、干姜、牛膝、沙参、细辛、人参等。武之望认为“秦桂丸”用于治疗妇女肥胖不孕者尚可，但必须少量服用；若形瘦多火之人则当忌用，因为此方容易耗损天真之阴。胎孕的形成，需要男精女血的充沛，男子施精正常，还需女子阴血摄受男精；若阴血不足以摄精，则胎孕不成。使用热剂治疗不孕，容易煎熬脏腑，令气血沸腾，消烁阴血。若非真正宫寒之证，服用“秦桂丸”后，往往出现月经转为紫黑色，经量渐少，或月经先期或后期；刚开始时辛香之味增进食欲故而饮食骤进，日久则化为内热出现口苦、口干等不适，阳热有余，阴阳失衡，气血不和，疾病蜂起，难以受孕。

当时医生多认为，男子不育是阳虚精少，女子不孕是子宫寒冷，治疗上喜欢用乌头、附子、吴茱萸、天雄、锁阳、干姜、肉桂、巴戟天、鹿茸、补骨脂、益智仁等热药峻补；或用远志、当归、川芎、白术、人参、黄芪、熟地、山萸肉等药温补。《济阳纲目·种子》，指出热药的危害很大，在怀孕期间妇女服用热药，容易产生各种难以料想的变证，所生之子也会体内余留热毒；若受孕期前，男子服用刚猛热药，多会遗祸于子辈，导致其子易患热淋。不但热药危害大，饮食物过于热燥也容易生病，饮食滋腻厚味的人所生之子多有惊痫、疮疥等病。饮食物当中，酒醪、鱼、鸡、姜、花椒、韭菜、蒜、大枣等都属热物。况且，中国人不喜欢生食，饮食物中即使有偏于凉性的，经烹煮煎爆之后也转为温性。因此临床上不孕不育热证偏多而寒证少见，治疗时再用热药助阳，无异于火上加薪。

在治疗不孕不育方面，武之望主张辨证论治。武之望也承认临床上确实有男子纵欲过度而精气虚冷，女子崩漏带下日久而子宫寒冷之证，应当用热药来温补下元；但更推崇朱丹溪的“阳常有余，阴常不足”论，倡导刘河间的寒凉学说，认为治疗无子之证多宜用平补冷补之法。所谓冷补就是用黄柏、黄连、黄芩、知母、桑皮等寒凉药物中和体内有余之热邪；平补可用茯苓、茯神、天冬、麦冬、生地等性味平和之药。《济阳纲目·种子》分析说：“盖肾经之火既制，则水不至于枯涸；心肝脾肺之火既泻，则气血不至于燔灼，使清化之令，周浃于各经，平和之效，顺布于四体，所谓谁识攻中有补存之理也。”可见，武之望认为制约体内有余之热邪则阴液自生，从而恢复阴阳平衡，才利于胎孕的形成和巩固。

从《济阳纲目·种子》所选方剂来看，种子诸方偏重于补阴而轻于补阳。例如，“延龄种子仙方”可以男女同服，其方药组成有当归、川牛膝、生地黄、熟地黄、黄芩、麦冬、天冬、山萸肉、知母、黄柏、五味子、川芎、山药、龟板、白芍、人参；“长春广嗣丹”治疗男女坚于子嗣之证，其方药组成有人参、天冬、当归、山萸肉、泽泻、石菖蒲、赤石脂、五味子、覆盆子、白茯苓、车前子、广木香、柏子仁、山药、川椒、川巴戟、川牛膝、生地、熟地、地骨皮、杜仲、远志、肉苁蓉、枸杞、菟丝子；“延龄育子方”的方药组成有天冬、麦冬、川巴戟、肉苁蓉、人参、白术、茯苓、川牛膝、莲须、生地、熟地、枸杞、菟丝子、白茯神、山药、山萸肉、柏子仁、鹿角胶、沙苑蒺藜、鹿角霜、酸枣仁、远志、五味子、石斛。从上述方药组成可以看出，其中虽有热药但总体属于平和或偏凉之方。

《济阴纲目·求子门》的“十全济阴丸”是治疗女子不孕的代表方，其方论也充分反映了重阴抑阳的学术思想。书中云：“胎嗣主于济阴者，何也。盖人之所禀，阳常有余，阴常不足；气常有余，血常不足。在女人癸水易亏而难盈，以致不育。旧方多以辛香热燥之剂，为温暖子宫，偏助阳气，反耗阴血，岂能成胎。况女性多气多郁，气多则为火，郁多则血滞，故经脉不行，诸病交作，生育之道遂阻矣。又如脾胃虚弱者，偏用四物汤或寒凉等药，则脾胃益虚，饮食顿减，使气血无资生之地，何以得成胎孕。为子嗣之计者，莫如养血、顺气、调经为本，而兼以甘温养脾，辛温开郁，斯为至当。”可见，武之望认为，女子阴血最为宝贵，治疗不孕当养护阴血，宜用滋阴养血的方法为主，兼顾理气开郁、甘温益脾；而禁用辛香热燥之剂，防止阴血耗损。

总之，在治疗男女不育不孕方面，武之望重视保养精血，反对滥用辛热燥烈的方剂，推崇滋阴养血为主的方药，整体上呈现出重阴抑阳的特点。

4. 求子时间宜忌

除了调养精血之外，求子还有时间是否适宜的问题。包括两个方面：一者是男女婚育的最佳年龄；二者是受孕的适宜时间。

《济阴纲目·求子门》中“论合男女必当其年”，谈到男女婚育的最佳年龄，男子是三十岁，女子是二十岁。虽然男子十六岁精通，男子十四岁天癸至，但此时形体发育尚未健全，气血未到达盛满充盈的程度，若在此年龄段结婚交合，导致阴阳之气早泄，不但影响形体发育，而且不利于孕育胞胎。早婚的男女，因为气血阴阳不充盛，男女交合却难成胎孕，即使受孕也难以正常发育，所生之子女多禀赋脆弱，形体不坚，夭寿不长。

另外，受孕的具体时间也有宜有忌。《济阴纲目·求子门》中“论求子必知氤氲之时”，《济阳纲目·种子》中种子要诀之“乘时”，都是在讲受孕的最佳时间。受孕最佳时间以女子的月经周期为基准，以月经来潮之日开始计算，大约等待三十个时辰，也就是两日半之后，此时经血已经干净，积秽荡尽，新血初生，交合则易受孕。书中说：“《丹经》云，一月止有一日，一日止有一时。凡妇人一月经行一度，必有一日氤氲之候，于一时辰间气蒸而热，昏而闷，有欲交接不可忍之状，此的候也。”除上文提到的生理反应外，女子外阴的大小阴唇也会自然张开，如莲花蕊初开之形。此时是女子情欲浓动的时间，在生理和心理上都有反应，是受孕的最佳时辰。

受孕时间的禁忌，也就是《济阳纲目·种子》中种子要诀第四点“投虚”的内容。就一年而论，春季是受孕的最佳季节；冬、夏季则不适于受孕。冬季的农历十月属亥、十一月属子，正值火气潜伏闭藏以养天真阴精之时，这是为来年春天的升发做准备；此时若纵欲伤精，到春天则阳气升发，下元亏虚，根本不固，阴不敛阳，阳气轻浮，容易患温热病。这即《内经》所言“冬不藏精，春必病温”。而夏季则是火土交旺，阴精容易受损的季节，也不宜受孕。就一月而论，上弦之前，下弦之后，月阔空虚，人之气血受月亮的影响而相对不足，所以这段时间也不适宜受孕。另外，天气变化激烈，或出现异常自然现象的日子也不适宜受孕，如大风大雾、霓虹雷电、暴寒暴热、日蚀月蚀等。就人体健康的状态来看，七情饮食劳倦过度，或生病，或患病初愈的日子也不宜受孕。例如，在忧愁忿怒、惊恐悲哀、醉饱劳倦、谋虑勤动等情况下，人体气血不健旺不宜受孕；疮疡发作，或春末夏初患“注夏”证，头痛脚软，食少体热，邪盛正虚的状态下也不宜受孕。受孕应当注意避免选择这些不利的时间段；若违背规律，在人体气血阴阳虚损的状况下勉强交合，不但难成胎孕，还会伤损身体，容易导致未老先衰等不良后果。

总的来看，武之望关于求子的观点就是围绕择地、养种、乘时、投虚四要诀来展开论述的。

重视男精女血的养护，反对滥用热药助阳，注意选择受孕的最佳时间，受孕要避免不利的环境、身体状态和时间，这些是求子之道的主要内容。

（二）胎孕之道

受孕成功之后，胞胎的孕育及养护也有一定的规律和技巧。武之望在早孕的诊断、胎儿性别的预测、养胎、胎教与安胎法、胎孕特异情况的处理等方面，均有基于前人经验的总结性论述。

1. 胎孕的基础

《济阴纲目·胎前门》中“论胎属十二经所养”，论述了胞胎的发育需要十二经脉气血的供养，但是不同月份起主导作用的经脉不同。妊娠一月由足厥阴肝经供养胞胎，二月由足少阳胆经供养，三月由手少阴心经供养，四月由手少阳三焦经供养，五月由足太阴脾经供养，六月由足阳明胃经供养，七月由手太阴肺经供养，八月由手阳明大肠经供养，九月由足少阴肾经供养，十月由足太阳膀胱经供养，每条经脉各养三十日。因此，在妊娠的不同月份出现胎动不安，或下血堕胎，反映出相应的经脉气血盈亏不调。安胎之法，应当按照月份推算其所主的经脉，从临床证候审查经脉气血虚实而调理，这样可以预防胎堕。

“论胎前调理法”，谈到母体的脏腑功能正常与否也会影响胎儿的发育。母体的肾气系于胞胎，母体肾中的精气也是胞胎赖以发育的基础。因肾中精气来源于五脏，故五脏有病皆会影响胎儿发育，即书中所言“儿从母气，不可不慎也”（《济阴纲目·胎前门》）。怀孕期间，若母体受惊伤损心气则子女易患癫疾，母体肾气不足则子女易患解颅，母体脾气不和则子女多形体羸瘦，母体心气虚乏则子女神气不足。而且父少母老，产女必羸；母壮父衰，生男必弱。

“论胎前脾胃气血为要”，指出孕妇的脾胃气血也是养胎的基础，孕妇饮食之物是胞胎发育的来源。母体摄取的食物之气可以充养胎儿的形体，食物之味可以滋养胎儿的阴精。自然界中天之五气，地之五味，都是先作用于母体再影响到胎儿，所以母寒则子寒，母热则子热，母饥则子饥，母饱则子饱。若孕妇饮食不节，七情内伤，脾胃亏虚，气血不足而变生各种病证。若孕妇恣纵口腹，膏粱厚味，暴怒淫欲，饮食七情之火聚于体内，胎儿受火毒之气，形体怯弱者立即变生诸病，通过母体反映出来；形体壮实者，火毒郁而不发，出生之后易患痘疹疮疡惊痫等病。可见，母体脾胃气血的寒热虚实对胎儿的影响也很大。

总的来说，胞胎的发育以母体的脏腑经络气血为基础，脏腑之中以肾、脾二脏影响最大；妊娠期间，母体全身的气血致力于养胎，十二经脉在不同的月份发挥主导作用。

2. 胎孕的诊断

《济阴纲目·胎前门》的“候胎法”和“诊妇人有妊歌”，记载了诊断胎孕的脉法、药物验胎法等内容。

从脉象来看，妊娠不同阶段的脉象各有其特征。据《脉经》记载，妊脉初期，寸脉微小，一呼一吸脉五至；妊娠三月，尺脉数，脉滑疾重，以手按之脉散；若重手按之脉不散，但疾而不滑者，此为妊娠五月之脉象。此外，“诊妇人有妊歌”关于妊娠脉象和临床表现的记载如下：“寸微关滑尺带数，流利往来并雀啄”“往来三部通流利，滑数相参皆替替。阳实阴虚脉得明，遍满胸膛皆逆气”“三部沉正等无绝，尺内不止真胎妇”“小儿日足胎成聚，身热脉乱无所苦。汗出不食吐逆时，精神结备其中住。滑疾不散胎三月，但疾不散五月母”。总体来看，妊娠脉象以弦紧牢强滑脉为顺，脉象沉细微弱为逆；妊娠期间会出现气逆、呕吐、厌食、身热、汗出等症状，只要精神状态良好都不作病论。

在古代还有药物验胎的方法，《济阴纲目·胎前门》记载了4首验胎方剂：神方验胎散、验胎方、艾醋汤、探胎散。

神方验胎散：妇人两三个月月经不行，心烦寒热恍惚，难以确定是怀孕还是瘀血阻滞，可用此药试验。方用川芎一两，全当归七钱，共为细末，分二次服用。用浓煎艾叶汤或好酒调服，等两三个时辰后，若觉脐部微动频频，即为胎孕，动过即愈，对胎儿无损伤；若服药后无动静，说明不是胎孕，可以改服红花汤等活血力量更强的方药，以助瘀血恶物的排除。

验胎方：用于停经已经三月者。用川芎为细末，浓煎艾叶汤，空腹调服二钱。若觉腹内微动，说明有胎孕，否则是闭经。

艾醋汤：如果月经过期，或月数未足三月，难明是否怀孕者。用好醋炖艾叶服半盏。服后，若腹中翻大痛是有孕，不为痛必定无孕。

探胎散：妇人胎气有无，疑似之间，以此方试探，有胎服后呕吐，无胎则不吐。皂角去皮、炙甘草各一钱，黄连五分，共为细末，温酒调服，一次服完。

3. 胎孕的宜忌

《济阴纲目·胎前门》中“论胎前调理法”“论胎前用药法”“孕妇食忌”“孕妇起居忌”“孕妇药忌”等，阐述了怀孕期间的注意事项，包括饮食、起居、情志、用药方面的宜忌。

饮食方面，妊娠期间饮食五味要调和，不宜过食厚味，禁食大冷大热的食物。怀孕期间的饮食偏嗜，是因为脏气偏虚。如爱食酸物，是因为肝虚不能养胎所致。“论胎前调理法”指出，妊娠期的饮食务必谨慎，否则会遗祸于后代。若食兔肉令子女缺唇，食犬肉令子女无声，食杂鱼令子女生疮癣。“孕妇食忌”记载：鸡肉合糯米食，令子生寸白虫；鲤鱼同鸡蛋食，令子生疳，多疮；食羊肝，令子多厄；食鳖肉，令子项短缩颈；鸡子与桑椹同食，令子倒生，心寒；鲜鱼同田鸡食，令子喑哑；雀肉同豆酱食，令子面部皮肤发黯，长黑斑点；食螃蟹，令子横生；食生姜，令子多指；食冰浆，令绝产；食雀肉饮酒，令子多淫无耻；食慈菇，消胎气；食驴马肉，过月难产；豆酱合藿香食之，堕胎；食山羊肉，令子多病；食鳅无鳞鱼，难产；食诸般菌，生子惊风而夭；食雀脑，令子患雀目。

生活起居方面，妊娠期间要外避虚邪贼风，远离雾露风邪的伤害；还要禁忌房事，以免男女交合触动欲火，引起胎漏、胎坠。“孕妇起居忌”指出，妊娠期间勿乱服药，勿过饮酒，勿妄针灸，不要随地大小便；勿举重登高涉险，心气大惊，犯之产难，子必癫痫；勿多睡卧，时时行步；勿劳力过伤，使肾气不足，生子解颅；衣服不宜太温暖，饮食不宜太饱，若脾胃不和，荣卫虚怯，生子必羸瘦多病。若自家及邻家修造动土，犯其胎气，令子破形殒命。母亲受刀伤，子女形体也会必伤损；母亲被泥所溺，子女孔窍会塞闭；母亲被重物打击，子女出生后肤色青黯；母亲被紧缚，子女面容拘挛。上述妊娠期间起居的忌讳，是从生活经验中总结得出，最好不要去冒犯。

情志方面，怀孕之后宜情绪安定，避免七情过激，这样血气才会安和。怀孕期间，若母体受惊伤损心气，则子女易患癫疾。

用药方面，妊娠期间不可轻易服药。若出现胎痛、胎动、泻痢、外感等情况下，不得已才能用药，而且要审度病势轻重、药性高下，所选药物味数、剂量宜少一些。“论胎前用药法”指出妊娠期间的用药原则，一方面要清热养血；一方面要保证胎前无滞。胎孕期间宜清热养血，使血循经而不妄行，才能养胎。产妇因火逼动胎，逆上作喘急者，急用条芩、香附之类，研细末调服。因黄芩能安胎，属上、中二焦药，能降火下行。茺蔚子治血行气，有补阴之妙，行中有补。妊娠后期八九个月必须顺气，可用枳壳、紫苏梗等药物顺畅胎气以利生产。

“孕妇药忌”指出，药物性味猛烈，或药势下坠，或活血化瘀，或有毒性的药物，孕妇忌用。例如，土元、斑蝥、水蛭、虻虫、乌头、附子、天雄、野葛、水银、巴豆、牛膝、薏苡仁、蜈蚣、三棱、代赭石、芫花、麝香、大戟、蛇蜕、雌黄、雄黄、牙硝、芒硝、丹皮、肉桂、槐花、牵牛、皂角、半夏、南星、通草、瞿麦、干姜、桃仁、干漆、蟹脚爪、地胆、白茅根等。

4. 逐月养胎法

《济阴纲目·胎前门》引用北齐名医徐之才的“逐月养胎法”，内容包括胚胎发育、饮食起居宜忌、胎教、针灸禁忌等内容。

妊娠一月名胎胚。饮食宜精熟，喜食酸羹，宜食大麦，毋食腥辛。不可针灸大敦、行间、太冲、中封、五里、中郄等足厥阴经穴。不做劳力之事，睡眠必须安静，无令恐畏。

妊娠二月名始膏。忌食辛燥，宜居静处，不宜行房事。不可针灸丘墟、阳辅、绝骨、外丘、阳陵泉等足少阳经穴。此时受精卵已进入胞宫，要小心保护，勿惊动。

妊娠三月名始胎。此时要开始注重胎教，想让子女面貌美好，多视璧玉，想令子女贤良，坐宜端正，心灵要清虚，这是内外感应的道理。不可针灸中冲、劳宫、大陵、内关、间使、郄门、曲泽等手少阴经穴。情绪平稳，勿悲哀思虑惊动。

妊娠四月，始受水精，以成血脉，胎儿形体成。要增强营养，食稻粳鱼雁羹汤，令血气盛。不可针灸关冲、阳池、内关、三阳、天井、曲垣等手少阳经穴。当静形体，和心志，节饮食。

妊娠五月，始受火精，以成其气，胎儿四肢皆成，能动。卧必晏起，沐浴浣衣，深其居处，浓其衣服，朝吸天光，以避寒殃。宜食稻麦，牛羊羹汤，山茱萸，调和五味，以养五脏之气。不可针灸隐白、大都、公孙、商丘、三阴交、漏谷、阴陵泉等足太阴经穴。毋太饥太饱，毋食干燥，毋自炙热，毋太劳倦。

妊娠六月，始受金精，胎儿筋骨立，口目皆成。要适度运动，宜食鸷鸟猛兽肉。不可针灸厉兑、丰隆、阴市、足三里等足阳明经穴。宜调和五味，食甘美，毋太饱。

妊娠七月，始受木精，以成其骨，胎儿皮毛生，脏腑具。要多活动肢体，促进血气运行；居处环境宜干燥，饮食避寒，常食稻粳；无大言，无号哭，无薄衣，无洗浴。不可针灸少商、鱼际、列缺、尺泽、天府等手太阴经穴。

妊娠八月，始生土精，以成肤革，胎儿九窍皆成。要和心静息，无食燥物。不可针灸商阳、二间、合谷、上下廉、手三里、曲池、肩井等手阳明经穴。从八月开始，宜服滑胎药，以助生产。

妊娠九月，始受石精，胎儿脉成，六腑百节毕备，谷气入胃。宜饮醴食甘，缓带自持，无处湿冷，无着炙衣。不可针灸涌泉、然谷、太溪、交信、筑宾、复溜等足少阴经穴。

妊娠十月，五脏俱备，六腑齐通，纳天地气于丹田，故使关节人神皆备，俟时而生。

5. 胎儿性别预测

《济阴纲目·胎前门》和《济阳纲目·种子》，记载了前人关于胎儿性别预测的多种方法，包括脉象、孕妇行为习惯、时间推算等内容。

从脉象推测：妊娠四月以后的脉象才有参考意义。尺脉左偏大为男，右偏大为女；或左脉疾为男，右脉疾为女。

从行为习惯推测：让孕妇向南行走，从背后叫她，若从左侧回头是男，右侧回头者是女；或看孕妇上厕所时，丈夫乘其不备，从后面急呼她，从左侧回头是男，右侧回头是女。

从受孕时间推测：若月经干净后一二日受孕，血海始净，精胜其血，感而成男；若经净后四五日受孕，女子血脉已旺，血胜其精，感而成女。

另一种时间加卦象的推算方法：先以父亲生年为一爻在上，母亲生年为一爻在下，后以受胎月分为一爻居中。单岁为阳爻，双岁为阴爻。若遇乾、坎、艮、震为男，巽、离、坤、兑为女。

6. 胎孕病证治疗

《济阴纲目·胎前门》记录了妊娠期间多种病证的病因、病机、治法、方药等内容。包括妊娠恶阻、胎动不安、胎漏下血、烦躁（子烦）、心腹胀满（子悬）、心痛、心腹痛、腹痛（子痛）、小腹痛、腰腹及背痛、腹哭钟鸣、伤食、中恶、伤寒、中风、风痉（子痫）、瘛疭、子喑、咳嗽、喘急、疟疾、吐血衄血咳唾血、霍乱、泄泻、痢疾、大小便不通、小便不通（转胞）、子淋、遗尿、尿血、眼目失明、脏躁悲伤、妊病下胎、胎自堕、半产、胎不长、先期欲产、过期不产、鬼胎等多种妊娠胎孕病证的治疗。

其中，"腹哭钟鸣"指小儿在腹发出类似哭啼，或孕妇感觉腹内如钟鸣，类似现代的妊娠缺氧症。书中记载的治法有二：用空房下鼠穴中土一块，令孕妇噙化，或研末入麝香少许，酒调下二钱；用黄连浓煎汁，母常呷之，即止。还记载了运动姿势疗法，令孕妇曲腰就地如拾物，或令孕妇以笤帚扫地即止。

"子喑"指孕妇声音嘶哑。此证病机为胞络脉绝，因妊娠期间肾气不足，而胞络系于肾，少阴肾脉，贯肾，系舌本，故不能言。书中指出子喑不必治疗，十月产后，病证自愈。

"胎不长"指胎儿生长缓慢或停育。书中指出，此证因母体有宿疾，或失调，以致脏腑衰损，气血虚弱，而胎不长；当治其疾病，益其气血，则胎自长。其方药有安胎白术散、黄汤、长胎白术丸、人参丸等。

"先期欲产""过期不产"涉及产期的提前推后。书中指出其治则：先期欲产者，凉血安胎；过期不产者，补血行滞。治疗"先期欲产"，可用知母丸、槐子丸，或蒲黄，或捣菖蒲根汁，或梁上尘、灶突墨调服。"过期不产"用加味四物汤，即四物汤加香附、桃仁、枳壳、缩砂、紫苏。

"妊病下胎"，指孕妇过于羸瘦，或挟疾病，脏腑虚损，气血枯竭，不能养胎，致胎动而不坚固，严重者可下胎而保护母体。所用方药有桂心散（桂心、瓜蒌、牛膝、瞿麦、当归），千金神造汤（蟹爪、阿胶、甘草），下胎方（神曲），或酒煎服牛膝，或附子末醋调涂右足。

《济阴纲目·临产门》记载了“胎死腹中”的诊断、病因、病机、治疗方法。指出此证多因颠仆，或从高处坠下，或房室惊搐，或临产惊动太早，触犯禁忌，或产时未到，经行先下，恶露已尽，致胎干子死，身冷不能自出。望产母舌象，若舌青黑，其胎已死，当下死胎。下死胎可服朴硝，等秽水下后，肢体倦怠，气息奄奄，再用四君子佐四物汤，见姜、桂调补。也可服乌金散、香桂散、平胃散、千金神造汤、半夏汤、下胎丸、霹雳夺命丹、牛膝丸、一字神散等方药。

（三）临产知识

《济阴纲目·临产门》系统介绍了中医临产相关知识，包括妊娠晚期的调养护理、难产的预防治疗、产科常见情况的分类和处理、催产促生、临产脉象等内容。

1. 妊娠晚期保健和难产的预防

妊娠晚期的调护，一方面要令孕妇情绪稳定，消除对生产的恐惧心理；另一方面要适度活动，时常散步，不宜多睡饱食，或过饮酒醴杂药。其目的是让孕妇气机顺畅以利足月分娩，避免难产。

关于难产的病机谈到三个方面：一是安逸气滞，二是气虚不运，三是血滞血干。若孕妇生活过于安逸富贵，或长期心气郁闷，或劳倦过度，或脾胃虚弱，都会导致气血运行不畅而难产。在防治难产时也要具体情况具体分析，如“瘦胎饮”是预防难产的代表方剂，但仅适合于形体肥胖闲逸壅滞之人；若孕妇气虚所致气血不运，应当在“紫苏饮”等顺畅胎气方剂的基础上，再加补气药。总之，是要根据孕妇形体气色、性情禀赋来选择预防难产的相应治疗方案。

“临月束胎方”中，记载了多首妊娠晚期服用来预防难产以促进顺利分娩的方药。其用药特点以顺气、行血、通利为主导，也可适当配伍补气、养血扶正之药。所录方剂有束胎丸（白术、枳壳），达生散（大腹皮、人参、陈皮、紫苏茎叶、归身尾、白术、白芍药、甘草），滑胎枳壳散（炒枳壳、炙甘草），内补丸（熟地黄、当归），蒸大黄丸（蒸大黄、枳实、川芎、白术、杏仁、芍药、干姜、厚朴、吴茱萸），张氏方（枳壳、甘草、香附子），保生无忧散（当归、川芎、白芍药、枳壳、木香、炙甘草、乳香、血余），神寝丸（乳香、炒枳壳）等。

另外，“胎杀禁忌”“房中游神”也属于妊娠养护的内容，虽然略带神秘色彩，但也有一定合理性。胎杀和房中游神的禁忌，都是为了避免修理房屋和搬动房内物品对孕妇生理和心理的不良影响。

2. 十产论

“杨子健十产论”，记载了产科常见的11种情形和处理方法，有正产、伤产、催产、冻产、热产、横产、倒产、偏产、碍产、坐产、盘肠产等类型，内容包括胎儿体位、出生时的姿势、临产的护理、分娩的体位姿势、矫正胎位方法、促产经验等。

书中强调，等待分娩不可操之过急，须等胎位转正，胎身临盆，下逼子宫口，产母才开始用力一送，婴儿即生下，这是正确的用力方法；若用力过早，伤耗母气，并且妄服药饵以催产，反而会难产，犹如揠苗助长，无益而有害。

正产，指足月顺产，产妇忽觉腰腹阵痛，胎气顿陷，脐腹痛极乃致腰间重痛，子宫口张开，继之浆破血出，胎儿遂生。

伤产，指分娩不顺利，多因胎儿未临盆，或胎位未转正，产妇用力过早，或助产用力不当，导致分娩时胎儿姿势或横或倒，不能正生，造成母体和婴儿的伤损。

催产，指产妇羊水已破，脐腹阵痛极甚，腰重，子宫口已开，已见正产之候，但胎儿却未生下，即可服药催产。时间长者，甚至数日未产下，产妇正气已伤，可以用药物扶正，令胎儿易生。

冻产，指冬天的分娩。冬月天冷，产妇经血冷凝，容易出现难产。处理的关键在于保暖，产妇下身可用棉衣保暖，并不可坐卧寒处，当满房着火，常有暖气，令产妇背身向火，令脐下腿膝间常暖，血得热则流散，使儿易生。

热产，指盛夏月的分娩。产妇要温凉适度，不可恣意取凉，伤损胎气。产室内避免人多，若热气逼袭产妇，使气血沸腾，容易出现发热、头疼、面赤，昏昏如醉，乃致昏迷。

横产，指胎儿出生时先露手，或先露臂，身横不能生下。多由分娩时产妇用力过度所致。当令产妇安然仰卧，然后将胎儿的手推入子宫，重新扶正胎位，服催生药后，方可用力，令儿生下。

倒产，指分娩时胎儿脚先露出，难以顺利出生。多因产妇胎气不足，以致胎位不正，或用力太早所致。当令产母仰卧，将胎儿露出的脚推入子宫，不可令产母用分毫力，亦不得惊恐，等胎身自行转顺。

偏产，指分娩时胎儿头偏在左腿，或偏在右腿，故头虽露，偏在一旁，不能生下。多因胎身未正时，产妇用力一逼，以致偏产。当令产妇仰卧，然后将胎儿，轻轻推上，用手扶正其头，令胎儿头顶端正，然后在让产妇用力一送，即便生下。若是胎儿头后骨偏在直肠一侧，只露出额头，接生者可以用棉衣炙温裹手，从肛门外方轻轻推胎儿头，矫正胎位，再让产妇用力，送儿生出。

碍产，指儿身已顺，而露正顶，但不能生下。因脐带缠绕胎儿肩颈所致。当令产妇仰卧，向子宫方向轻推胎儿，徐徐用手中指按胎儿肩部，拨开脐带，再等胎身转正顺，再令产妇用力一送，使儿生下。

坐产，指采用下蹲的姿势分娩。若产妇过于疲倦，久坐椅褥，抵其生路。应当在高一点的地方系挂手巾，让产妇用手抓紧手巾，轻轻屈足坐身，采用下蹲的姿势令儿生下。并非指坐着分娩。

盘肠产，指临产产妇大肠先出，然后儿生，严重者甚至产后肠不收。可以用醋半盏，新汲水七分调停，噀产母面，每噀一缩，三噀尽收。

3. 难产的治疗

难产有几种情况，或因交骨不开，或胞破过早羊水流干，或因胎位不正胎儿难下，或因胎盘阻滞产道。

交骨不开，多由于阴血虚，宜服加味芎归汤、补中益气汤，养气血以助产。“龟壳散”也可以治疗交骨不开，其方药组成有当归、川芎、炙龟板、妇人发灰。

若胞衣先破，羊水流失过多，要及时补养血气，可先服四物汤养血，再用催产诸方。

“难产催生方”记载了60余首催产的方剂，如三合济生汤、佛手散、来苏散、催生散、活水无忧散、兔脑丸、催生如意散、三蜕散、滑胎散、如圣膏等。其方药配伍有几种规律：一是养血行血，用当归、川芎、乳香、没药、牛膝、瞿麦、桃仁、丹皮、赤芍、益母草、阿胶、生地黄等药；二是理气化滞，所用药如枳壳、紫苏、大腹皮、香附、陈皮、木香、神曲、白芷、元胡、皂子等；三是滑利通水药，如冬葵子、苎麻根、车前子、通草、瞿麦、白茯苓、赤小豆、滑石等；

四是动物类药，其中有的药物具有催产作用，有的则具有通络搜剔作用，如鲤鱼、麝香、蜂蜜、兔脑、蛇蜕、蝉蜕、蚕蜕、人头发、穿山甲、鱼胶等；五是矿物重坠药，如雄黄、辰砂、朱砂、盐、黑铅、金箔等。

催产的方法，除内服药外，也有外治法。例如，用油、蜂蜜在产妇腹脐上下按摩；或用盐按摩产妇腹部；或用椒汤淋洗产妇脐下，再用“催生万金不传遇仙丹”（蓖麻子、朱砂、雄黄、蛇蜕，浆水汔和丸）放于产妇脐中，用蜡纸数张覆丸药上，用长帛束好固定，须臾即产；或用“立圣丹”（寒石、朱砂研细）井水调贴脐心，候干再易，不过三次便产。若产难，或胞衣不下，或死胎，可用“如圣膏”（蓖麻子七粒去壳，细研成膏）涂产妇脚心，时间不宜太久，快速洗去，不洗肠出；或用蓖麻子、雄黄细研涂沫产妇脚心；或用蓖麻子、巴豆、麝香研细，贴在产妇脐中。若横生、逆产，可用药物涂抹或刺激产儿手足，令其缩回子宫，等胎位重新转正则易生。例如，用蛇蜕烧灰、麝香，酒调，涂产儿手足；或用盐涂产儿足底；或用针浅刺产儿足底；或用手搔抓产儿足底。

（四）产后调理

妇女产后多虚多瘀，调养不慎，则易患病。因产后气血虚，外则津液不固而多汗，汗孔开泄，易感受外邪而罹患诸病；内则恶露未尽而易留滞成瘀，变生诸证。例如，产时用力耗气，推动不足，导致产后胞衣不下，或恶露阻滞，或恶露数月淋漓不尽；产后瘀血阻滞，气逆上冲，可出现晕厥、头痛、目疼等病证；产后失血、多汗，津液损伤，胃肠干燥，常出现大便难下；若产后过早劳累，耗伤正气，气虚不摄，易出现血崩；产后气血虚，汗多受风，易患发热、抽搐、中风等病证。

产后调摄尤为重要，否则致虚致损，遗祸不浅。产后调摄，一方面要避防外邪乘虚伤人，一方面要促进恶露排出以防留瘀成患。须从饮食、起居、情志等生活细节，谨慎调护，等血气平复，方可正常劳作。妇女分娩产完毕，宜饮热童便一盏，不得立即睡卧，宜闭目少坐，然后上床，宜仰卧，不宜侧卧，宜竖膝，不可伸足，高倚床头，厚铺床褥，遮围四壁，使无孔隙，免受贼风。为了防止血晕、血逆，可以用醋涂鼻，或用醋炭，及烧漆器以醒神。三日之内常用手按摩腹部，促进恶露排出；无论有无腹痛，有病无病，可以用童便和酒半盏，温服五至七次。酒能行血，但不可多饮，以防血入四肢，导致昏晕。新产之后，脾气尚弱，饮食宜清淡，不可骤然进补，以防气热壅滞。产后七日内，恶露未尽，不可服羊肉汤，以及补气方剂。新产一月内，宜少量多餐进食白粥；一月之后才宜进食羊肉、猪蹄，以滋养血气，增加乳汁分泌。新产百日之内，要慎言语、七情以防耗气；要避寒暑，少梳头洗足，以防受风受冷。若气血素弱者，以上调摄方法要坚持更久，不计日月，否则患手足腰腿酸痛等证，病名为“蓐劳”，最难治疗。初产时，产妇不宜过问所生是男是女，恐因言语而泄气，或以爱憎而动气，皆能致病。不可独宿，恐致虚惊；不可刮舌，恐伤心气；不可刷齿，恐致血逆。产后未满百日，气血未复，产道伤损未痊愈，不宜男女会合，否则易致虚羸多病，脐下虚冷。妇女暑月产乳，若取凉太多，风冷之气积聚腹中，百疾竞起，难以医治。

产后罹病，犯时微若秋毫，成病重如山岳，不可不注意。《济阴纲目·产后门》记载的病证多达55种，包括胞衣不下、血晕、恶露不下、恶露不绝、血崩不止、心痛、腹痛、胁胀痛、腰痛、头痛、遍身疼痛、脚气、外感风邪、中风、发痉、癥瘕、拘挛、不语、狂言谵语、癫狂、乍见鬼神、惊悸怔忡、恍惚、虚烦、发渴、自汗、发热、往来寒热、疟疾、褥劳、虚羸、痞闷、腹胀、浮肿、积聚、霍乱、呕吐不食、吃逆、咳嗽、喘急、鼻衄、月水不通、月水不调、泄泻、痢疾、大便秘涩、大小便不通、遗屎、淋闭、小便数、小便不禁、小便出血、大便下血、产肠不收、产门不闭肿痛等。书中记录了各证的病因、病机、治法和具体方药。

产后也可以适当服用一些方药，促进气血恢复和恶露排出。例如，黑神散（当归、芍药、熟地黄、干姜、桂心、炒蒲黄、炙甘草、炒黑豆）、四味散（当归、元胡、血竭、没药）、四物汤（熟地、当归、芍药、川芎）、济阴返魂丹（益母草、蜂蜜）等方药；若壮热头痛，胸腹烦满刺胀，这是乳汁将通的反应，可以服用玉露散（人参、白茯苓、当归、芍药、川芎、桔梗、白芷、甘草）以助通乳；头目不清，是血晕，可用清魂散（泽兰叶、人参、川芎、荆芥穗、甘草）；若胃口不开，是胃气虚，可服四顺理中丸。

产后病证的治疗必须顾护气血，不能轻易用发表、泻下等攻邪疗法，药物性味不宜过用酸寒，以防伤伐生发之气。总的原则是“胎前毋滞，产后毋虚”。产后病证的治疗以大补血气为主，即使有杂证，也多在补气血方剂的基础上加减用药。产后补虚，多用人参、白术、黄芪、陈皮、归身尾、川芎、炙草等药；如发热，轻则加茯苓淡渗，其热自除，重则加干姜。但产后用药也不可过于热燥，《济阴纲目·产后门》中“论产后服热药之误”，指出产妇性急、形瘦、多怒者，或夏月分娩，时在火令，禁用姜、桂等热药，不宜服羊鸡浓汤，不宜服当归建中汤、四顺理中丸等补剂，因脏腑无寒不宜热补。有富贵之家，产妇骄恣，过用热补药食，最后患白带头风、气痛膈筑、痰逆口干、经事不调、发秃体热等证，皆因阳盛阴虚之故。

总之，产后调养很重要，须照顾饮食、起居、情志等各个方面；产后病证贵在预防，若不慎患病必须及早治疗以免加重气血耗损，遗留病邪；产后病证的治疗以补气血为本，在此基础上配合相应的药物以治其标。

（五）月经及带下病证

月经及带下病证，是妇科常见病证，《济阴纲目》里有“调经门”“经闭门”“血崩门”“赤白带下门”等专论，详细阐述其理法方药。

1. 月经不调

从生理而论，女子月经与肾气、天癸、冲任、胞宫的功能息息相关，重点取决于冲任二脉的盈亏与通畅。冲任二脉经血充盈，血行通畅则经血按时而下；冲任虚衰或瘀阻，则出现月经不调，可以表现为经色异常、月经衍期、经血或多或少、经行不畅或过期不止、痛经、经行发热、经行泄泻等一系列证候。

对月经影响最大的脏腑，武之望认为主要是心、脾二脏。脾胃主气血生化，血上行为乳汁，下行为月经，皆赖水谷之气所滋养；脾胃亏虚，往往导致面色萎黄、四肢懈怠、经血渐少，甚至经闭。心主血脉，主藏神，易受七情、饮食、起居等因素的影响；心火妄动则月经不调。心脾二脏功能和调，则月经正常，所以月经病证要重视此二脏的调理；月经期间当禁用苦寒辛散之药物和饮食，减少外感、内伤等因素伤损心脾二脏。

从病因而论，月经失调与内、外伤因素皆有关，多因月经期间调护不当所致。经行期间，若惊恐劳役，则血气错乱，经脉不行，多致劳瘵等病；若逆于头面肢体之间，则重痛不宁；若怒气伤肝，则头晕、胁痛、呕血、瘰疬、痈疡；若经血内渗，则窍穴淋漓衄血不止。月经期间，气血消耗，若防护不慎，风寒等六淫外邪乘虚侵犯胞宫，容易伤损冲任二脉，以及心、小肠等经脉，导致月经不调。月经期间患病与产后病证相似，犯时微若秋毫，成患重于山岳，应防微杜渐。

月经失调的病证，要从经色、周期、经期、经量、经行等方面详细辨证，但总的来说分为月经不调、月经不通，或兼发热，或痛经等四大类。月经病的治疗，首先必须重视气机的调理，多用温通气血的方法。因为血随气行，气机壅滞，则气滞血瘀，导致月经不调。妇女月经失调，其病因常常是内因忧思忿怒，外因饮冷形寒，以致气血郁结不行而成。妇女经前产后，忽遇饮冷形寒，易致恶露不尽，成为月经不调、月经不通、痛经，或经行发热的缘由。所以气行则血行，气滞则血瘀，治月经失调诸证当以行气为先，常用香附之类药；热则血通，寒则血凝，治月经病多以热药为佐，常用肉桂之类药。代表方剂，如大温经汤（当归、川芎、人参、阿胶、肉桂、炒白芍、吴茱萸、牡丹皮、炙甘草、麦门冬、半夏）、活血饮（当归、川芎、白芍、元胡、肉桂）、艾附暖宫丸（香附、艾叶、当归、川芎、酒炒白芍、姜汁炒生地黄、炒玄胡索、甘草）等。

行气温通是调经的常用治法，但月经病的具体治疗，仍要根据证候和脉象，按虚实寒热进行辨证论治。《济阴纲目》中虽将“四物汤”作为调经第一通用方，但其加减运用法却占了很大篇幅，可见临床辨证论治的重要性。从脉象来看，尺脉反映下焦气血盛衰，尺脉滑实，多为气血壅滞而月经不利；尺脉微弱，或断续，或尺脉不至，多为血少而月经不利；肝脉沉，多为气滞血瘀，月经不利、痛经；脉沉紧，多主寒凝血瘀，痛经。从证候来看，经色异常、经候衍期、经量多少、经行不利、经血不止、痛经、经行发热等病证，都要从寒、热、虚、痰湿、气滞等方面进行鉴别辨证。经行泄泻，则主要由于脾虚，阳气下陷，当以健脾升阳为主治。对于上述各种月经不调的病证，书中都列举了多首备用方剂。

2. 经闭

经闭的病机，总的来说分血滞、血枯两类。其病因很多，或因忧思郁结，或因劳役过度，或因醉饱入房，或因外受风冷，或因吐血失血，或因饮食不调，或因利泻伤阴。从脏腑而论，经闭与心、脾、胃、肝、肾等脏腑关系密切。《济阴纲目》将经闭证候的病因、病机、治法综合归纳为如下几类。

心脾两虚经闭，因大肠、胃热，传变到心脾，致心气不降，脾胃虚弱，饮食减少者，当用泻心火、养脾血之治法。治疗宜先服降心火之剂，后服《局方》中五补丸，后以卫生汤调脾养血。五补丸药物组成：熟地黄、人参、牛膝、白茯苓、地骨皮；卫生汤药物组成：当归、白芍药、黄芪、甘草。

寒凝胞宫经闭，因劳伤血气致体虚，外受风冷，寒气客于胞宫，血脉凝涩而经闭，治疗以养血活血、温通经脉。代表方剂，如温经汤（当归、川芎、芍药、官桂、丹皮、蓬术、人参、牛膝、炙甘草）、桂枝桃仁汤（桂枝、芍药、生地、桃仁、炙甘草）。

肝劳血伤经闭，因年少时大失血，或醉饱入房，亏损肾肝，以致血枯经闭。伴随症状有胸胁支满，食少，唾血，四肢清冷，头晕目眩，二便出血等。治疗宜滋养肝肾精血，兼以活血理气，代表方剂，如养真汤（当归、川芎、白芍药、熟地黄、白茯苓、陈皮、炒栀子、山茱萸、益母草、小茴香、香附子）。

虚劳经闭，其病机为劳伤气血，或因醉饱入房，或因劳役过度，或因吐血失血，伤损肝脾；或因饮食劳倦，损伤脾胃。临床表现形式多样，可见小便不利，头眩头痛，腰背作痛，足寒时痛，久则瘀血内结，变为癥瘕；若血水相并，脾胃虚弱，壅滞不通，变为水肿；若脾气衰弱，不能制水，渐渍肌肉，变为肿满；或少食恶食，泄泻疼痛。治疗皆当大补脾胃，兼养肝血。代表方剂，如加味补中益气汤（黄芪、人参、炙甘草、白术、当归、陈皮、升麻、柴胡、生地黄、天花粉）、十全大补汤（人参、白术、白茯苓、炙甘草、当归、川芎、白芍药、熟地黄、黄芪、肉桂）。

思虑伤心经闭，多见于室女等情欲不随之人，思虑过度，伤及心神，心不养脾，脾虚金亏，金难生水，而五脏皆亏。临床表现可见神色消散，经闭，纳呆，咳嗽，四肢干瘪，多怒，鬓发焦，筋骨痿。若传遍五脏则预后不佳。治疗当滋固天元真气，使水升火降，五脏自和，经脉通畅；禁用青蒿、虻虫等凉血行血、苦寒之剂，伤损胃气，必致不治。代表方剂，如柏子仁丸（柏子仁、牛膝、卷柏、泽兰叶、续断、熟地黄）、泽兰汤（泽兰叶、当归、芍药、甘草）。

痰饮阻隔经闭，其病机为脾胃运化失常痰饮内停，阻塞血脉。临床可见面色萎黄，唇焦颊赤，口干，往来寒热，饮食减少，咳嗽等证候。治疗宜导痰降火，先用吐下方剂涌泄痰涎，然后再用补益脾肾、分利水道的方药调畅月经。治疗痰结经闭的代表方剂，如加味导痰汤（半夏、陈皮、白茯苓、甘草、枳实、黄连、川芎、生姜）。

此外，《济阴纲目》还记载了治疗经闭的外治法，如掌中金丸（炮穿山甲、甘草、苦丁香、川椒、苦葶苈、白附子、猪牙皂角、草乌头、巴豆）、矾石丸（烧矾石、杏仁）、一粒仙丹（巴豆、斑蝥、穿山甲、大黄、苦葶苈、皂角）、通经下取方（海蛤粉、苦葶苈、牙皂、巴豆、天花粉、苦丁香、红娘子、麝香）等方药，都可以放入阴道内，达到化痰攻瘀、通经下血的效果。

3. 崩漏

崩漏的种类很多，多由于劳伤冲任所致，其病机或为虚热，或为气虚不能摄血，或为气陷血脱，或为瘀血阻滞。冲任经气亏虚，不能约制经血，就会出现经血暴下；或由于内热攻伤冲任，血热妄行，也会崩漏不止，严重者甚至出现昏闷。崩漏的脉象小、虚、滑为顺，洪大、紧、实、数为逆。崩漏因亡血失精，气随血脱而中气大虚，因而又叫“崩中”。其治疗总的来说，以调补脾胃为主，但要分寒、热、虚、实论治。

阳虚崩漏，脉紧细，手足寒，红色淡黑或见五色，治疗用当归建中加白龙骨、血竭、附子，送服紫石英丸、震灵丹，配合艾灸。血热崩漏，脉洪，四肢温，心烦口苦，治疗用黄芩汤、荆芥散，或清心莲子饮加竹沥、生地黄汁；严重者，用生地黄汁磨京墨、百草霜冷服。崩漏虚证，用胶艾汤加麦门冬、鹿茸、龙骨、酸枣仁，或养荣汤加龙骨、血竭，送服震灵丹。崩漏实证，以腹痛为特点，治疗用煮附丸、四物汤加香附子。若崩漏心虚，出现恍惚多梦、健忘、舌强、小便多、面红盗汗，用柏子仁汤、酸枣仁汤加龙骨、京墨、百草霜吞灵砂丹，参汤送下。此外，《济阴纲目》还论及治疗“虚热崩漏”“劳伤崩漏”“气陷崩漏”“血瘀崩漏”“虚寒崩漏”等不同证候的多首代表方剂。

若崩漏严重者，急则治其标，虚脱者止血涩血、固气防脱为关键。其中，“治崩漏虚脱”“血见黑则止”等条目，记载了固中涩血的代表方剂，如伏龙肝散（伏龙肝、赤石脂、川芎、熟地黄、炒艾叶、麦门冬、当归、干姜、肉桂、甘草）、五灰散（莲蓬壳烧灰、黄绢烧灰、血余烧灰、百草霜、棕皮烧灰、炒山栀、炒蒲黄、黑墨、血竭）、乌金散（烧棕榈毛、龙骨）、香矾散（炒香附子、白矾末）等。

4. 赤白带下

《济阴纲目》“赤白带下门”之带下证治，阐明病机为劳伤冲任、风邪入侵胞宫、湿热郁结带脉、痰饮流注下焦、阳气虚寒精液下陷、脾虚气陷浊液下流等。

带下证的治疗，总体来说要重视脾胃。书中有“治带下当以壮脾胃升阳气为主”“论带久不止当补胃厚脾”“论带久属虚当补养脾气”等专论，都在强调脾虚气陷、津液不摄是带下病久的病机转归，说明脾虚容易导致带脉失约，而白浊、白淫不断。治疗带下，一方面要针对主要病机，或清湿热，或泻肝火，或化痰浊，但可以在方药中适当加入升提之药以升阳止带，如防风、柴胡、升麻、薄荷等风动升散之品。带下病久脾虚气陷，治疗应健脾益气、升阳举陷，代表方剂如补中益气汤、六君子汤、归脾汤、加味八珍汤等。

湿热郁结带下，多因怒气伤肝，木旺克土，脾土失职，湿邪内生，湿郁化热，湿热流注下焦而成。湿热带下的治疗，当以清利湿热为正治；若湿热郁遏于内，出现赤白带下兼有腹痛者，又当在清利湿热方剂中配伍辛温开散之药，以宣畅气机。治疗湿热带下的代表方剂，如清白散（当归、川芎、白芍药、生地黄、黄柏、樗根皮、贝母、干姜、甘草）、解带散（当归身、香附子、白芍药、白术、苍术、白茯苓、陈皮、牡丹皮、川芎、玄胡索、甘草）、宣明导水丸（大黄、黄芩、牵牛、滑石）等。

痰饮带下，多由中焦脾胃积痰下流而成，治疗当化痰燥湿，兼升提中气；痰饮带下日久病重者，可先用吐法、下法，涌泻体内壅滞的痰涎，然后再渗利水道、调养胃气。治疗痰饮带下的代表方剂，如渗湿消痰饮（白术、苍术、姜半夏、橘红、白茯苓、白芷、香附、炙甘草）、苍柏樗皮丸（苍术、黄柏、樗根皮、南星、半夏、海石、川芎、香附、炮干姜）、小胃丹（甘遂、芫花、大戟、黄柏、大黄）等。

风邪带下，多因经行或产后调养不慎，风邪乘虚入侵胞宫，传变五脏而成。若风邪伤足厥阴肝经，则带下色如青泥；风邪伤手少阴心经，则带下色如红津；风邪伤手太阴肺经，则带下形如白涕；风邪伤足太阴脾经，则带下黄如烂瓜；风邪伤足少阴肾经，则带下黑如衃血。治疗风邪带下，当祛风除湿，代表方剂如胃风汤（人参、白术、茯苓、当归、川芎、芍药、肉桂）、苍柏参芎散（辛夷、川芎、苍术、黄柏、南星、半夏、滑石、牡蛎、黄芩）。或根据带下颜色，辨证选择方药：带下色青属肝，小柴胡汤加山栀、防风；带下色赤属心，小柴胡汤加黄连、山栀、当归；带下色白属肺，用补中益气汤加山栀；带下色黄属脾，用六君子加山栀、柴胡，若无效，再用归脾汤；带下色黑属肾，用六味地黄丸。

虚寒性带下，或因小便淋漓日久，或崩中暴下，或产后失血过多，或忧思劳损，以致阴亏阳竭，营气不升，经脉凝涩，卫气下陷，精气累滞于下焦，蕴积而成。治疗虚寒带下，急当补固正气、温扶阳气。若带下白滑如涕，味腥臭者，用黄芪建中汤去桂枝加当归水煎，送服苦楝丸；带下久不止，脐腹引外阴部冷痛者，用东垣固真丸；虚中有火者，用补经固真汤、大乌鸡丸常服；气虚用四君子汤，血虚用四物汤，有火加黄柏，有寒加肉桂、附子。书中还论及多首治疗虚寒带下的方剂，如元戎四物汤（四物汤、肉桂、炮附子）、桂附汤（肉桂、附子、黄柏、知母）、当归附子汤（当归、良姜、干姜、附子、柴胡、升麻、蝎梢、炙甘草、炒黄盐、黄柏）、暖宫妙应丸（当归、川芎、白芍药、熟地黄、艾叶、茯苓、龙骨、牡丹皮、赤石脂、牡蛎）等。

若带下日久，滑脱不禁，治疗可用收涩止带之品，代表方剂如侧柏地榆汤（黄芪、侧柏叶、地榆、乌贼鱼骨、白僵蚕、牡蛎、白芷、肉苁蓉、蛇床子）、马蹄丸（白马蹄、禹余粮、龙骨、乌贼、鱼骨、白僵蚕、赤石脂）、茅花散（茅花、棕榈皮、嫩荷叶、甘草节）、地榆膏（地榆）等。

（六）女子前阴和乳病

《济阴纲目》中专设了“前阴诸证门”和“乳病门”，描述女子前阴和乳房常见病的证候和治疗。前阴病，包括阴户肿痛、阴痒、阴户生疮、阴挺下脱、阴冷、性交出血疼痛等；乳病，包括乳汁不行、乳汁自出、吹乳痈肿、妬乳、乳岩、乳悬等。

1. 阴户肿痛

阴户肿痛，从脏腑辨证多考虑肝，因肝经过前阴。其病机多为肝经湿热下注，或郁怒伤损肝脾。临床表现可见腹股沟和小腹肿痛；或大小阴唇红肿疼痛；或寒热往来，憎寒壮热。还常兼见小便涩滞；或腹内急痛；或小腹痞闷；或两胁作痛；或日晡潮热，小腹重坠。若病位在肝者，治疗可根据辨证选用龙胆泻肝汤、丹栀逍遥散、小柴胡汤加栀子及牡丹皮、加味四物汤（四物汤加柴胡、栀子、牡丹皮、龙胆草）、九味柴胡汤（小柴胡汤加栀子、龙胆草、当归、芍药）等方剂。阴户肿痛不闭、湿痒出水者，多由脾虚，可选用补中益气汤、十全大补汤、归脾汤等方剂，酌情加入丹皮、栀子、柴胡、芍药等清肝柔肝之品。另外，阴户肿痛最好配合外洗法，书中论及麻黄汤洗方（麻黄、黄连、蛇床子、北艾叶、乌梅）、当归汤（当归、独活、白芷、地榆皮、矾石）、经心录方（艾叶、防风、大戟）、白矾散（白矾、甘草、大黄）等外洗方剂。

2. 阴痒和阴户生疮

阴痒和阴户生疮，皆属肝经所过部位生病，治疗上多从肝考虑，常用加味逍遥散、龙胆泻肝汤、小柴胡汤之类方剂。但病机上，阴痒还与虫蚀相关，治疗要配合杀虫止痒的外用药，如桃仁、雄黄、桃叶、艾汁、蛇床子、梓树皮、枯矾、大蒜等药；阴户生疮也有部分病机属于脾胃虚弱、湿热下注，治疗当以健脾养胃的方剂加清热祛湿之品，可服补中益气汤、归脾汤等方剂加栀子、丹皮、柴胡等药，外用选择清热消肿止痛的乳香、铜绿、黄柏、蛤粉、贯众等药。

3. 阴挺下脱

阴挺下脱，多因分娩用力过度所致，其病机或子宫虚寒，或中气下陷，或兼肝脾郁结，或兼肝火湿热。治疗阴挺常以补中益气汤为主方，可随证加青皮、车前子、茯苓、栀子、黄柏等理气清热利湿的药物；或与归脾汤交替服用，以升脾气；或服龙胆泻肝汤，以清肝火。阴挺的外治方法也很多，有熏洗法、托药、掺药、敷药等。

4. 阴冷

阴冷的病机，多因体内阴阳失调或亏虚之际外受风冷而成，其初始或因中气不足，或下元虚冷，或因肝经湿热，皆易被风冷所袭而致子宫寒冷。治疗可根据辨证服用调肝、理脾、补肾的方剂，如加味逍遥散、四君子汤、龙胆泻肝汤、加味归脾汤、八味丸等；外用温阳散寒的方药，或研粉塞阴道之内，或煎汤坐洗，常用药物如蛇床子、吴茱萸、远志、干姜、五味子等。

5. 交接阴道出血

女人性交之后阴道出血疼痛，多由于肝火动脾、脾不摄血所致。治疗宜调补肝脾，可用补中益气汤、济生归脾丸、小柴胡汤等方剂。外治法有掺药、洗药等，特效药如牛膝、黄连、五倍子、海螵蛸、小麦、甘草等。

6. 乳汁不行

乳汁由冲脉、足阳明胃经的气血所滋养。乳汁不行，与气血虚弱，或气血壅滞、经络不调有关。若冲任二经平素有病，则乳汁量少而色偏黄，所生之子也怯弱多病。若乳汁不行属气血虚弱者，治疗当补脾胃之气、壮冲任气血。生化之源旺，则乳汁量足质浓。若乳汁不行，兼有乳房肿胀疼痛者，多因风热壅滞，治疗宜服清热疏利之剂。若乳汁不行，因郁怒伤肝而起，治疗当清肝火。若乳汁量少，兼见心胸满闷，食少不舒，治疗当舒郁健脾。若乳汁量少，兼见潮热自汗，脉数涩，形体消瘦，口干，属血虚，治疗用四物汤加麦冬、天花粉等药。若乳汁少，兼见气口脉涩，恶心少食，形体肥胖，属胃虚有痰，治疗用补中益气汤倍黄芪，加通草。若乳汁不行，兼乳房胀大，发热不通，属乳汁内结，宜服通乳散结之药，如漏芦、通草、穿山甲、陈皮、天花粉、木通等。若乳汁不行，兼见四肢软弱，脉微弱，属气血弱不能生乳汁，宜用猪蹄汤加人参、白术、黄芪、当归、通草等药补助气血以生乳汁。书中列举了多首通乳方剂，治疗气血盛实的，如通草散（桔梗、瞿麦、柴胡、天花粉、通草、青皮、白芷、赤芍药、连翘、木通、甘草）；治疗气血不足的，如通乳汤（猪蹄、通草、川芎、穿山甲、甘草）等。

7. 乳汁自出

乳汁自出，因身体虚弱，或肝火血热，或肝脾郁结。气血虚者，治疗用十全大补汤；肝火血热者，治疗用加味逍遥散；肝脾郁结者，治疗用加味归脾汤。若妇女哺乳期满，可服中药断乳，代表方剂如免怀汤（当归尾、赤芍药、红花、牛膝），或炒麦芽煎汤。

8. 吹乳痈肿

吹乳痈肿，发生于产后哺乳期，乳汁排泄不畅，蓄积于内，出现乳房肿硬，结块疼痛，甚至成痈，溃烂化脓。其病因，或因忿怒郁闷，或因饮食厚味所伤，或因婴儿含乳入睡，口气焮热。乳房属足阳明胃经，乳头属足厥阴肝经，治疗吹乳痈肿多从调治此二经入手。疏通厥阴肝经之气滞，常用青皮、橘叶、柴胡等药；清阳明胃经之郁热，可用石膏，再配合消肿散结、活血解毒之药，如没药、皂角刺、金银花、当归等。代表方剂如消毒饮（当归、白芷、青皮、贝母、柴胡、天花粉、僵蚕、金银花）、连翘饮子（连翘、瓜蒌仁、川芎、皂角刺、橘叶、青皮、甘草节、桃仁）、金银花散（金银花、当归、炙黄芪、甘草）、神效瓜蒌散（黄瓜蒌、当归、生甘草、乳香、没药）等。也可配合外治法，如用艾灸患处，或用南星、荆芥、羌活、独活、生半夏、草乌、僵蚕、皂角刺、金银花、蒲公英等药研末敷患处，或煎汤外洗。

9. 妒乳

妒乳，指乳头生小而浅之热疮，瘙痒，流黄水；严重者可伴有发热、口渴引饮、局部疼痛剧烈，甚至溃烂为痈脓；也会变为慢性病，经年累月不愈。此病多因产后未哺乳，或乳汁不通，或乳汁排泄不尽，致乳汁蓄结，与气血相搏而成。治疗多用外治法，如鹿角散（鹿角、甘草）、黄连胡粉膏（黄连、胡粉、水银）、赤龙皮汤（槲皮）等，或研粉外掺，或煎汤外洗，或用鸡蛋、猪油等调敷患处。

10. 乳岩

乳岩，指生于乳房的肿瘤，初起肿块不大，不痛不痒，渐渐长大，病程很长可达十数年，到后期生疮溃烂，疮口凹陷形如岩穴。未绝经前，病情轻；绝经之后的乳房肿块，多预后不佳。其病因多由于忧怒郁结，情志不遂；兼之饮食厚味，湿热痰浊停蓄胸膈，与壅滞的乳汁搏结而成。早期治疗以疏肝理气为主，代表方剂如青皮散（青皮、甘草、人参、生姜汁）、十六味流气饮（当归、川芎、白芍、黄芪、人参、官桂、厚朴、桔梗、枳壳、乌药、木通、槟榔、白芷、防风、紫苏、甘草）；后期疮口外翻、凹陷，流脓，伤口不敛，治疗当补养气血，兼以解郁散结，代表方剂如益气养荣汤（人参、炒白术、茯苓、陈皮、贝母、香附子、当归、川芎、黄芪、熟地黄、芍药、桔梗、甘草）。

11. 乳悬

乳悬，指产后忽然出现两乳伸长，细小如肠，直过小腹，痛不可忍。此为危证，因产后瘀血上攻所致。治疗用当归、川芎煎汤频服，并烧烟令患者吸入药气；外治可用蓖麻子贴头顶，乳收复旧，立即洗去。

（七）麻疹鉴别和治疗

《疹科类编》阐述了麻疹的病因病机，以及各阶段的临床表现和辨证治疗原则，并收集整理了相关方药。书中还记录了麻疹与痘疹、斑疹、胍疹、骚疹、盖痘疹等病症的鉴别诊断特征，并对麻疹的轻、重、不治等病情预后加以总结。

1. 麻疹分期和临床表现

麻即疹，疹证俗称麸疮、糠疮、肤疹等，是以形象而得其名。疹的含义有狭义、广义之分，狭义之疹指麻疹，广义之疹则泛指多种发疹性疾病。《疹科类编》以麻疹为主，广泛讨论多种发疹性疾病及其并发症的证治，故称为“疹科”。

麻疹的病因，多认为是胎毒外发。但武之望认为，有因感染天行疠气所致者。其将麻疹的发病过程，分为发热、见形、出疹、收后四个阶段。发热期，是麻疹的初期，常出现咳嗽、汗血、出血、便血、吐痢等并发症，书中阐述了该期的治疗、护理与禁忌。见形期，是疹刚发出，书中记录了疹将出的表现、出疹的顺序、疹之形态与色泽，以及疹不尽出与出疹稀疏的鉴别，即出即没、收而复出、一出不收的治法。出疹期，是邪势方张的阶段，容易合并咽喉肿痛、咳嗽口干心烦、自痢不止或泻稀水等病证，书中记载了相应的处理方法。收后期，是麻疹消退的阶段，常出现呕吐、疹后犹热、烦躁谵语狂乱、喘咳声哑、失血、不食、抽搐、痈毒、休息痢、腹痛、遍身发痒，二便不利、毒攻于目、走马牙疮等兼证，书中有相应的辨证治疗方法。此外，对患麻疹病的特殊人群，如儿童和孕妇出疹的预后、饮食禁忌、处理原则、适宜方药等，也有具体的规定。

2. 疹证鉴别

《疹科类编》记述了多种出疹性疾病的鉴别诊断及其并发症的诊治。

麻疹和痘（天花）均属儿科四大病证之一。但古医书多详于论痘而略于疹，于是武之望辑录前人之说并结合自己的临床经验，详尽阐述麻疹的理、法、方、药。武之望总结麻疹与天花的区别，指出：疹出如麻成朵，痘出如豆成粒；痘出于五脏，疹出于六腑；痘宜内实，可用补剂，疹忌内实，只宜解散；既出之后，痘宜补气以生血，疹宜滋阴以治阳。

书中还提到，麻疹与斑疹、胍疹、骚疹、盖痘疹等多种疾病的鉴别和治法。麻疹早期的发热阶段，还要注意与外感病的鉴别。虽然两者有诸多相似之处，但疹发热期往往伴有咳嗽喷嚏、鼻流清涕、眼胞肿、眼泪汪汪、两腮红赤、恶心干呕等临床表现。另外，细看两耳根下，颈项连耳之处，以及背脊之下至腰间，必有三五红点，称为疹之“报标”。“报标”对麻疹早期诊断具有重要意义。

3. 麻疹辨治

麻疹的治疗，需根据疾病发展的不同阶段辨证立法选方。发热期，总的治疗原则是透邪解表，具体运用上又根据病情和天时气候的不同，分别采用辛凉解表（防风解毒汤）、辛温解表（升麻解毒汤）、辛寒（黄连解毒汤）等治法，解毒发散，驱邪外出。见形期，则以疹色为主辨证施治，根据疹色之红、白、赤、紫、黑，分别选用化斑汤、人参白虎汤、养荣汤、六一散、四物汤加柴胡、干葛、红花、牛蒡子等方药。收后期，正气已虚，毒邪未清，治疗比较复杂。该书根据临床证候的不同，随证立方，列举了疹后出现呕吐、发热、午后发热、消瘦骨蒸、烦躁壮热、惊悸昏乱、烦躁谵语狂乱、微嗽、顿嗽，或喘咳胸高、失血、不食、痈毒、泻痢等的治疗方药。

在该书的附方部分，武之望辑录诸家之书，采用先论后方、以证类方的编排体例，收载方剂148首，其中姜连汤、干姜桔梗汤、解毒化滞汤三方为董汉杰所增补。这些方剂被分为如下24类：预防，三豆汤；初热，治疹主方等6方；出迟，消毒饮等14方；邪闭，麻黄汤等2方；毒盛，化斑汤等7方；色淡，养血化斑汤等2方；汗衄，黄连汤等2方；发渴，化斑汤等7方；咽痛，疹证发渴汤等5方；喘嗽，小灵丹等13方；吐泻，敛肺汤等12方；滞下，豆蔻丸等4方；便秘，桃仁承气汤等6方；余热，加减四苓汤等6方；惊惱，胃苓散等5方；烦乱，安神丸等3方；失血，犀角地黄汤等2方；不食，加味四物汤等7方；中恶，调气平胃散等2方；肤痒，人参消风散等4方；眼患，凉膈解毒汤等11方；疳疮，清胃汤等11方；痈毒，白芷升麻汤等7方。

4. 麻疹兼证

由于小儿体质稚嫩，临床表现变化多样，麻疹也很容易与儿科其他疾病相兼而见。如痰饮喘咳、呕吐腹胀、惊风抽搐、疮积出血等，在治疗上又要灵活变通。

咳嗽是麻疹最常见的并发症。武之望指出：“凡疹前疹后咳嗽者，皆系热毒伤肺，不可轻视，宜用泻白散等药清解之。”若疹退之后微咳，可用清肺散加三味消毒饮；顿咳，宜用麦冬清肺饮加黄连、枳壳。若见胸高如龟，肩耸而喘，口鼻出血，摆手摇头，面色或白或青，或红而色枯黯者，则为危证难治。

惊搐也是麻疹常见的并发症。书中分设当归养血汤（当归、川芎、生地、麦冬、栀子、木通、甘草、竹叶、灯心）、黄连安神丸（黄连、当归、龙胆草、石菖蒲、茯苓、全蝎）二方，寓镇惊于养血之中，取"血行风自灭"之义。

麻疹合并泄泻，则易致阴液亏耗，毒邪内陷，以致发生种种变证，该书分新、久、寒、热、伤食、伤冷论治，分别采用四苓汤加木通、理中汤、豆蔻丸、五苓六一散、柴苓汤等治疗。

（八）外治法

武之望很注重对外治法的收集整理，在《济阴纲目》和《济阳纲目》里记载过大量的外治法，丰富了中医的用药途径和治疗方法。武之望记载的外治法，包括熏蒸、熏吸、淋洗、浸泡、热熨、贴敷、涂抹、吹法、纳药、掺药、药物按摩法、灸法、擦牙法等。《济阴纲目》中的妇科外治法，在治疗局部病变和急症处理方面有一定的优势。对于部分妇科病证使用外治法，正是一种较为快捷的疗法，如外阴病、乳病、产科急症的处理常选用外治法。《济阳纲目》中运用外治法治疗的病种更多，包括大头瘟、呃逆、泄泻、滞下、五疸、鼓胀、青筋、头痛、疝气、脚气、痛风、痹证、疠风、瘾疹风痒、破伤风、折伤、金刃伤、杖打伤、汤火伤、虫兽伤、淋证、小便不通、小便不禁、大便燥结、痔漏、脱肛、前阴诸疾、体气、面部色斑、眼目疾病、耳病、鼻病、口唇舌病、喉痹、牙齿病、须发养护等。下面介绍几种常用外治法。

1. 熏洗法

熏洗法，是将药物煎汤，用以熏蒸、淋洗、浸泡患处的治疗方法。常用于治疗阴痒、阴疮、阴户肿痛、阴蚀、阴痔、阴脱、阴挺、产门不闭、吹乳、乳痈、疝痛、脚气、痔漏等病证。治疗阴户肿痛，可用麻黄汤洗方（麻黄、黄连、蛇床子、北艾叶、乌梅），经心录方（艾叶、防风、大戟），黑白散（小麦、朴硝、白矾、五倍子、葱白），或用甘菊苗研烂煮汤淋洗熏浸外阴。治阴痒生虫，可用蛇床子、白矾煎水淋洗；或用野狼牙、蛇床子、米，煮汤热洗；或用蒜，或枸杞根，或小蓟，煮汤外洗。治阴户生疮，可用塌肿汤（甘草、干漆、生地黄、黄芩、当归、川芎、炙鳖甲，锉成末，煮汤去滓，时常洗患处）；或生用胡椒、葱白煎汤，一日淋洗两三次；或用黄芩汤洗方（当归、大黄、黄芩、川芎、雄黄、矾石、黄连，煮水洗疮，日三次）。治阴蚀，用当归汤（当归、川芎、芍药、甘草、地榆，细切，煮汤去滓熏洗，日三夜二次）。治阴疝肿痛，可用雄黄散（雄黄、矾、生甘草）或失笑散（荆芥穗、朴硝、萝卜、葱）煎汤淋洗患处。治疗脚气，可用外应散、五枝汤、椒汤洗法、东垣导气除湿汤等熏蒸淋洗。治疗痔漏的熏洗方，用皂矾、知母、贝母研为末，将葱七根用水煎三四沸，倒入瓶中，再入前药，令患者坐于瓶口上熏蒸，待水变温，再倒出药水淋洗疮面。

2. 烟熏法

烟熏法，是将药物燃烧后，利用产生的烟熏蒸患处的治疗方法，用于治疗阴痒生虫、阴挺下脱、痢久肛门疼痛等。如治阴痒生虫，用生艾汁调雄黄末，烧烟熏外阴，再用雄黄末纳阴中以巩固疗效。治疗阴挺下脱，用温盐水洗下脱之子宫令软，再用五灵脂烧烟熏外阴，最后用蓖麻子研烂涂下脱之部分，等回缩后清洗局部。治痢久肛门疼痛，用熟艾、黄蜡、诃子，烧烟熏肛门。

3. 熏吸法

熏吸法，是将药物煎汤，趁热置于患者床下或床头，利用药汤蒸汽通过患者呼吸使药力发挥作用的方法，多用于身体极度虚弱、中风口噤、孕妇临产等不便服药的患者。如治疗中风口噤，药不下者，可用黄芪防风煎汤数斛，置床下，药汽如烟雾，令患者熏吸。

4. 纳药法

纳药法，是将药物制成末、丸、膏、渣、锭等，用布包裹后纳入阴道、肛门的治疗方法，常用于治疗外阴、肛门病证，如阴户肿痛、阴痒、阴疮、阴脱、阴冷，也用于治疗经闭、带下、不孕、下痢肛门不闭等病证。治疗阴户肿痛，可用白矾散（白矾、甘草、大黄）。治阴痒生虫，可用广济方（蛇胆、雄黄、硫黄、朱砂、硝石、芜荑、藜芦共为细末，用腊月猪脂和如膏，用旧布裹缠，纳阴道中）；或用桃仁、雄黄研匀，纳阴道中；或用牛肝或猪肝或鸡肝乘热纳阴中，如有虫，当尽下；或用新桃叶捣烂，绵裹纳阴中，每日更换两三次；或用圣惠方（鲤鱼骨，去头，捣末，炒黄黑，以猪油调和，以绢袋盛，如常法纳阴中，至痛处即止，虫当自出）；或用杏仁烧灰，乘热绵裹纳阴中，每日更换二次。治阴户生疮，用麝香杏仁散（麝香、杏仁烧存性，为细末，用小绢袋子二个盛药满，临上床炙热，安在阴中，立愈）；或用平胃散加贯众末，煮熟猪肝拌药，纳阴户中。治疗下痢大便不禁，肛门大开不闭，用葱和花椒末捣，塞谷道中，并服用罂粟壳、诃子皮等酸涩固肠之剂。

5. 热熨法

热熨法，是将药物炒热，布包外熨，或以药渣热熨患处的治疗方法，常用于治疗阴户肿痛、吹乳、乳痛、乳岩，也可治疗妊娠中风、胞衣不下、难产、产后阴脱、死胎、下痢肛门疼痛、疝气疼痛、脚气、小便不通等病证。如治疗阴户肿痛，可用枳橘熨（枳实、陈皮）；或单用枳实或枳壳切碎炒热，布裹包熨外阴，冷即更换。治疗难产，可用牛粪炒令大热，入醋半盏，以青布包裹，于母脐上下热熨，其子立出。治疗下痢日久，肛门疼痛，可用炒盐热熨，或炙枳实热熨。治疗疝气偏坠疼痛，用绵包取汗法（干姜、肉桂末，绵包热熨取汗）。治疗脚气有椒囊法，将川椒（也可用碎槟榔或熟艾、蓖麻叶）装布袋中，置火上烤热，赤脚踏椒囊上热熨。治疗小便不通，可用炒盐热熨小腹；或用葱白炒热，帕子裹，分两份更替热熨脐下。

6. 涂敷法

涂敷法，是将药汁、散剂、膏剂、药渣等调成糊状，或将新鲜植物药捣烂或取汁，涂抹、包敷患处或穴位的治疗方法。用途很广泛，可用于治疗阴肿、阴痒、阴疮、阴挺、乳疮、妒乳、吹乳、乳痈、难产、妊娠发热、妊娠疟疾、妊娠小便不通、妊娠伤寒、产后阴脱、产后血晕、大头瘟、脱肛、阴疝、脚气、小便不通等病证。治阴户肿痛，可用铁精粉敷局部，或用马鞭草捣烂涂患处。治阴痒生虫，可用梓树皮、枯矾、麝香研匀外敷。治阴户生疮，可用治阴疮方（芜荑、川芎、黄芩、甘草、黄连、白芷、附子、矾石、雄黄，研末，与猪油合煎，涂敷患处）；或用雄黄散（雄黄、川芎、当归、北细辛、川椒、藜芦、辰砂，研为末，敷外疮上）；或用肘后方（炒杏仁、雄黄、白矾、麝香，为细末，敷入阴中）。治阴蚀，用五倍子、甘草、滑石、黄丹，等份研末，先以甘草汤洗，然后敷局部。治疗难产，可用黄牯牛粪涂产妇腹上，其子立出。治疗大头瘟，用大黄、芒硝为末，以井底泥调涂肿痛局部。治疗热泻脱肛，用熊胆、孩儿茶、冰片为细末，乳汁调涂肛门。治疗男子阴肿核痛，可用醋调大黄末涂敷；或用木鳖子、黄柏、芙蓉叶研末调敷；或用马鞭草捣烂涂敷。治疗脚气，可用草乌末或黑附子末，拌酒糟或姜汁贴患处；或用蓖麻子研烂，同苏合香丸和匀，贴脚心。治疗小便癃闭，可用大田螺去壳，捣细封脐上；或用甘遂末，水调敷脐下。

7. 吹法

吹法，是将药末吹入患者鼻窍（或纳药鼻中，让患者自己吸入，又称“搐鼻”），令患者喷嚏，来达到开窍醒神、驱湿退黄等目的；或将药末吹入耳道，治疗耳道疾病；或将药末吹入喉咙，治疗咽肿喉痹等证；或纳药鼻内，治疗鼻塞。吹法可用于治疗中风昏迷、产后血晕、大头瘟、黄疸、头痛等病证。如治疗产后血晕昏冒，用瓜蒂、藜芦、白矾、雄黄等分为细末，吹鼻取嚏。治疗大头瘟，咽喉不利，可用通气散（元胡索、川芎、藜芦、猪牙皂角、羊踯躅花，研细为末）吹鼻取嚏以泄其毒。治疗黄疸，目黄不除，可用瓜蒂末纳鼻中，令患者深吸，取鼻中黄水出即愈。治疗风寒偏正头痛、风寒头风可用透顶散（细辛、瓜蒂、丁香、糯米、樟脑子、麝香，研为细末）、青黛散（猪牙皂角、元胡索、青黛，研为细末）等散剂搐鼻取涎。治疗风热头痛可用白芷散（郁金、白芷、石膏、雄黄、芒硝、薄荷叶，研为细末）搐鼻。治疗鼻塞，嗅觉失灵，可用菖蒲散（菖蒲、皂角）、通草散（木通、细辛、附子）、透天丸（雄黄、龙脑叶、石菖蒲、冰片），绵裹少许，塞鼻中；或用葱段，塞鼻中。

8. 掺法

掺法，是将药物研成粉末，掺在患病部位的治疗方法。用于治疗阴疮、阴蚀、阴脱、乳疮、金刃伤等病证。治阴户生疮，若疮面潮湿多用掺法，可用铜绿散（五倍子、白矾、乳香、轻粉、铜绿，为末，洗净外阴后，掺于疮面）。治外阴下疳湿疮，用柏蛤散（黄柏、蛤粉，掺上即愈）。治疗金疮出血不止，可用热粘皮（煅龙骨、五倍子、白矾、无名异、乳香、没药，研为末）、金伤散（白及、白蔹、乳香、陈石灰、龙骨、黄丹，为细末）、没药散、胜三七散、地黄散、刀疮药、石灰散、金枪散、刘寄奴散、生肌散等散剂掺撒疮口处。

9. 贴敷法

贴敷法，是将药物调成稀糊状，摊于纸上，贴敷于脐部或患处的治疗方法，用于治疗妊娠伤寒、难产、乳痈、积聚血蛊、大小便不通等病证。如治疗积聚胀满血蛊，用川大黄、朴硝、麝香研末，和大蒜捣成膏，贴敷患处。治疗大小便不通，用蜗牛连壳捣烂成泥，加麝香少许，贴脐中，并用手揉按；或用连须葱一根、生姜一块、淡豆豉二十粒、盐二匙同研烂捏饼，烘熟掩脐，以帛扎定。

10. 灸法

灸法，是将艾炷置于穴位局部点燃，使药力和热力渗透入经络，起到温阳通络等疗效。如治疗呃逆，灸双侧乳根穴七壮，也可灸气海或关元穴七壮。治疗青筋（痧证）眼出血，用新黑驴粪少许涂破眼上，艾灸三壮，永不发。治疗大小便不通，用盐炒热填脐中，切蒜一片盖盐上，以艾灸二三壮，即通。治疗小便失禁，宜灸气海穴。治疗痔漏，可用附子作饼，或蒜作饼，放于痔疮上，用艾灸，漏大者艾炷大，漏小者艾炷小；或用隔矾灸法（皂矾、穿山甲、木鳖子、乳香、没药，研末，冷水调作饼，贴疮上），艾炷灸三四壮，灸毕用熏洗药先熏后洗，每日六次。

（九）养生方法

《济阳纲目》在探讨病证，汇聚诸家精蕴，论述治法，收集医方的前提下，对于养生防病、抗老延年的论述，也有选择地收录。书中有专论养生的卷篇，如其68卷为“延年”、69卷是“养老”。“延年”篇荟萃了诸家养生言论、脉法和服食方药。“养老”篇则是对老年人常出现的痰火盛、气血虚、脾胃弱、阴虚痿弱、风燥便秘等问题提出防治措施。

“延年”篇选录的“彭氏保调论”讲：“夫养生者，卧起有四时之早晚，饮食有至和之常制。调利关节有导引之方，流行营卫有吐纳之术。忍喜怒以养阴阳之气，节嗜欲以固真元之精，保形延命，可谓备矣。”进而，对饮食起居，调适得宜，则明其禁忌。例如，一日之忌，暮无饱食；一月之忌，暮无大醉；一岁之忌，暮无远行；终身之忌，暮常护气。因为暮晚是人当休息的时候，此时如果饱食，则腹中空虚之地少，从而使得人体内能够充养形体的正气衰弱，作用减低，往往导致消化不良而壅塞胀满，日久形成肿块癥瘕积聚。

在劳逸结合方面，久视伤血，久卧伤气，久立伤骨，久行伤筋，久坐伤肉。笔者认为人之形体，当动静结合，体内的气血才能正常运行。过于安逸或运动太过都会损伤形体。

在睡眠姿势上，笔者主张：“睡不厌踧，觉不厌舒。”踧者，屈膝卷腹，以左右胁侧卧，即养生家所谓“狮子眠”卧式。也就是说睡觉时要屈膝蜷卧，醒过来后要舒展肢体，这样才有利于健康。

甚至对于排便，笔者也从养生的角度提出了告诫。凡是大小便感觉有便欲就应立即排泄，不要强忍。忍小便则膝冷成痹，忍大便则成痔疮。大便之时，不可强蹲努责，用力过久会令人腰痛目昏，气逆面赤。

养生在于一个“和”字，所以凡事不可过度。认为太劳则力乏竭，太饥则脏腑脉络有竭，太饱则腠理气溢，太渴则经脉蹰乱，太醉则精神散越，太热则阳气解脱，太寒则脉凝结并能致疾。“善摄生者，居常少思虑，忍嗜欲，平喜怒，寡忧乐，淡好恶，世之美丽贵重物事，俱不足以入其心。由是意志舒畅，形体安和，血气顺利，度百岁而长生矣。”

至若老人之病，无非是血气之衰，对老人调治，滋补元阳，用壮阳丹（莲肉、芡实、干地黄、白茯苓、枸杞子、山茱萸、人参）；固精延年用却老七精散（茯苓、地黄、桑寄生、菊花、天竺黄、地肤子、车前子），经常服用可以防治百病，聪耳明目；又如助气固精的二精丸（黄精、枸杞），也非常适合老年人养生服食。老年人脾胃亦虚，饱食则胀，少食则饥；而且容易脾运不健，易生痰饮。所以调理脾胃，对老年养生很重要。如果脾虚生痰，胃纳不佳，可用橘半枳术丸（橘皮、半夏、枳实、白术、神曲）；脾虚泄泻用八仙早朝膏（白术、山药、枳实、茯苓、陈皮、莲肉、人参、山楂、糯米合研，入蜜为膏）等，均有补不腻膈、消不耗气、醒脾开胃的功效，适合于老人调治。

以上是对《济阳纲目》中的养生内容的简介，至于《济阴纲目》妇女的养生保健在前面已有论述，此不复赘述。

【后世影响】

武之望在中医学术史上最有影响力的著作是《济阴纲目》。后世对这本书评价很高，奉为圭臬，尊称“丹经仙录”，在海内外广为流传。武之望在《济阴纲目》中，虽然是采用编著的方式，汇集各家之说而成书，但编著此书为后世中医妇产科的传承发展做出了重要贡献。经过武之望的整理，汇集了百家精华。《济阴纲目》收集资料范围之广，在明代妇产科学领域中是较为突出的。书中内容上自先秦，下至明末，概览了古代医学文献中有关妇产科学的大量资料。在整理中，加上武之望的条分缕析，诠释注解，阐发幽冥，便于初学者理解掌握。在系统化的整理编著中，纷繁芜杂的知识点分门别类，纲举目张，知识结构日渐清晰，有利于这个学科的系统发展和理论升华。而且，武之望在汇编各家中医妇产科知识的过程中，择其精华而选录，突出了临床实用性。这也是该书广受好评的一个重要因素。本书首刊于明泰昌元年（1620），当时为五卷本，清康熙四年（1665）又经汪淇笺释，重订为十四卷本，即目前通行版本。汪淇作序评价称《济阴纲目》“实医家之秘宝，因原版无存，世人欲两求遗本，真如丹经仙录，可思而不可得”。可见该书在明清两代影响极大。清代沈金鳌的《妇科玉尺》中多处引用武之望书中的观点来阐释月经病、带下病、小产、崩漏等妇科病证的病机。1980 年版的《中医妇科学》教材也认为《女科证治准绳》与《济阴纲目》，对中医妇产科学做出了重大贡献。现代学者黄竹斋，在 1937 年拟定之中医院校教学方案时，曾建议采用《济阴纲目》作为“女科”主要教材之一。直至今日提及武之望，大家最先想到的便是他的鸿篇巨著《济阴纲目》在中医妇产科学中的影响力。

综上所述，武之望全面系统而又纲举目张地对中医内科、外科、妇科、儿科、老年病科、肛肠科、皮肤科、眼科、耳鼻喉科等科属的各类病证，从理、法、方、药各层次进行详细分类阐述。其代表著作《济阴纲目》《济阳纲目》在一定意义上，可被称为明代中医学的百科全书。《济阴纲目》阐述了月经病、带下、不孕不育、产前后诸证、妇科杂证等病证的诊治规律，在中医妇科著作中有较大的影响。《济阳纲目》则是总结明代以前治疗内科、外科、五官科等杂证诊疗经验的大型综合性医学著作，涉及病证范围广泛，治法方药丰富。《麻疹类编》对儿科痘疹的诊治具有突出贡献，在明清两代流传较广，对儿科麻疹等传染病的诊疗实践起到了重要指导作用，是研究明代中医儿科的重要著作。武之望对中医文献的整理研究始终立足于临床实践，注重诊疗方法和单验方的实用性，在某些方面还结合临床实践经验加以阐明，其著作具有重要的学术价值。

云南中医学院　柳亚平

【参考文献】

[1] 苏礼. 武之望医学全书 [M]. 北京：中国中医药出版社，1999.

[2] 黄竹斋. 黄竹斋医书合集 [M]. 天津：天津科学技术出版社，2011.

[3] 湖北中医学院. 中医妇科学 [M]. 上海：上海科学技术出版社，1980.

[4] 王正宇. 武之望是清代人吗 [J]. 陕西中医学院学报，1983 (2)：30－31.

[5] 林毅.《济阴纲目》考评 [J]. 北京中医药大学学报，1995，18 (2)：18－19.

[6] 郭振球. 武之望《济阳纲目》的学术思想 [J]. 陕西中医，1986，7 (12)：559－560.

[7] 苏礼. 论《济阴济阳纲目》的内容及价值 [J]. 中医文献杂志，1996 (4)：3－5.

[8] 曾勇. 武之望与《济阳纲目》[J]. 陕西中医，1982，3 (1)：47－48，39.

[9] 郑怀林. 武之望人体发生学思想初探 [J]. 陕西中医，1997，18 (1)：44－45.

[10] 苏礼，郑怀林. 武之望《疹科类编》述要 [J]. 陕西中医，1984，5 (7)：34－36.

[11] 任娟莉. 试论《济阴纲目》中的药物外治法 [J]. 陕西中医，2000，21 (5)：234－235.

[12] 李景荣. 试论《济阴纲目》对整理研究妇产科学的贡献 [J]. 国医论坛，1986 (4)：32－34.

[13] 张拴成.《济阴纲目》的文献研究 [D]. 石家庄：河北医科大学中医学院，2005.

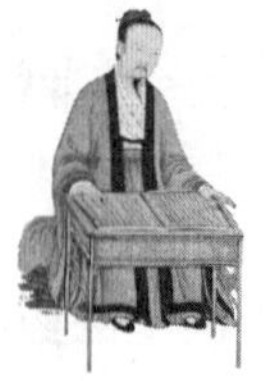

吴　崑

内容提要

吴崑，字山甫，号鹤皋山人，因其洞参岐黄奥旨，人称“参黄子”，生于明嘉靖三十年（1551），卒于明万历四十八年（1620），安徽歙县人。吴崑著有《医方考》《脉语》《黄帝内经素问吴注》《针方六集》《药纂》《十三科证治》《参黄论》《砭焫考》等著作，是明代较有影响的医家之一。在方剂学方面，吴崑撰成第一部方论专著——《医方考》。其在书中对500余首方剂进行了逐一解释，对后世诸如《医方集解》《成方切用》《古今名医方论》等方论著作产生了直接的影响。在经典著作研究方面，吴崑依据宋代林亿等新校注的王冰《次注黄帝内经素问》，结合自己对《内经》的理解和临床经验，重新对《素问》进行了全文注释，包括注音、释词、释句，并校勘200多处，多有充分依据。该书是继林亿《新校正》之后影响较大的《素问》注本之一。在针灸学研究方面，吴崑晚年所著《针方六集》，于针灸学术多有建树。吴崑的著作曾传入日本与朝鲜，被翻刻、重抄得以流传至今，具有一定的学术影响。

【概述】

一、生平简介

吴崑，字山甫，号鹤皋山人，因其洞参岐黄奥旨，人称“参黄子”，生于明嘉靖三十年（1551），卒于明万历四十八年（1620），安徽歙县西乡澄塘人。明代歙县属徽州（古称新安）地区，文风浓厚，自古有“东南邹鲁”之称。盐、铁、造纸业十分繁荣，规模大，徽商声蜚天下，经济基础雄厚，且歙县为历史名城，宋以来盛产宣纸、歙墨、歙砚，著书立说者颇多，有着浓郁的文化氛围。由于“不为良相，则为良医”思想的延续，大批优秀人才进入到医学队伍，正如汪道崐曾在序言中称“今人业医者，则为吾郡良”。吴崑生于儒学世家，祖父吴元昌，父亲吴文韬，都是修德隐居之士，吴氏家中藏书丰富，自幼饱受儒学的熏陶，走的是一条“儒而好医”的习医之路。他自幼聪明好学，熟读六籍文章，习儒举业，15 岁时开始接触医学，常浏览医书，通读《素问》《灵枢》《难经》《伤寒论》《针灸甲乙经》《脉经》等经典，精晓刘河间、李东垣、朱丹溪等诸贤医籍，对《内经》颇多研究。25 岁时由于举业不第，乡里长者劝其“古人不得志于时，多为医以济世”，崐由此专心于岐黄，并拜同乡余午亭为师学医，其师博学多才，医技精湛，治学严谨，颇多创见，并且不盲从前人的学术观点（《新安名医考》），吴崑也深受其熏陶，吴氏的著作即反映出他敢于提出新的观点，不囿古注，在著述体例与风格上也独树一帜。从师 3 年后，师勉其游学，于是吴崑途经江苏、浙江、湖北、河南、河北等地，负笈万里，师从众多。正如他在《针方六集・自序》所称“不减七十二师”。谦虚好学的品质与丰富的人生阅历，开阔了吴崑的医学视野，这些都为吴崑日后行医、著书打下了良好的文化和医学基础。游学归乡之后，吴崑以医为业，并课徒授业，如方元振、汪跃德、汪栻及侄孙吴子湛皆从其学。他在 33 岁时，有感于“世医昧于上古经论，不达于中古之方”，不明方义与方证关系，不明药物升降浮沉之性，而致盲目执方用药疗病，于是选取古今良医之方 700 余首，“揆之于经，酌以心见，订之于证，发其微义”，著成《医方考》6 卷。同年，又将所读过有关诊病切脉的医书要点摘抄为语录，重点注释或述之师传心得，著成《脉语》2 篇。43 岁时，吴崑对《素问》进行全文注释，著成《素问吴注》（自序作《内经吴注》）24 卷。书中记有参校友人名单，整理者有太学生 8 人，太医院医生 1 人，儒生 3 人，礼部儒生 3 人，庠生 6 人，居士 1 人，共计 21 人。他在该书自序中阐明著述动机说：“隋有全元起，唐有王冰，宋有林亿，尝崛起而训是经，是庶几昧爽之启明哉，待旦者较然睹矣，独其为象，小明则彰，大明则隐，谓之揭日月而行未也”“居常暑度有熊，日求其旨而讨论之，不揣管陋，释以一得之言”。他在王冰 24 卷本基础上，参考宋臣林亿《新校正》语、师传心得，进行了整理注释，使《素问》文辞通俗易懂。随着临证经验的积累，吴崑日臻成熟，带生徒 23 人（包括侄孙吴象先）。他对针灸一直颇有研究，67 岁时，将自己在针灸方面的研究心得，结合历代经典论述、医家歌赋，写成《针方六集》6 卷，旨在羽翼《图经》（明刊《铜人腧穴针灸图经》）的学习使用。吴氏校订滑寿《明堂图四幅》（又作《正伏侧人脏腑明堂图》），一并收入此书卷首

"神照集"中，形成该书图文并茂的著述特点。

据丹波元胤《（中国）医籍考》转引《鹤皋山人传》的记载，吴氏还著有《十三科证治》《参黄论》《砭焫考》《药纂》等书。

吴崑一生精勤不倦，治学严谨，学识广博，成果颇丰。他倾心于医典研究，善于结合临床实际，在理论上有建树，临证上多新意。他既注重传承，又敢于创新；倡导科学，反对迷信；讲求实用，反对空谈。他的著作大都开宗明义，启发后学，对医道的弘扬有着极其深远的影响，不愧为卓有成就的医学大家。

二、著作介绍

（一）《医方考》

《医方考》初刊于1584年，全书共6卷，按病证分类计72门；以证带方，全书共集古今名方700余首。卷一、卷二，主要为外感病证门，设中风、伤寒、感冒、暑、湿、瘟疫、大头瘟、火、斑疹、疟、痢、霍乱、咳嗽等17门；卷三至卷六，为内、外、妇、儿、五官、急诊科病证门和生育、保健门，设虚损痨瘵、血证、呕吐、噎膈、情志、脾胃、嘈杂、郁、五疸、消渴、鼓胀、淋涩、自汗、积聚癥瘕、痿痹、头病、胁痛、七疝、脚气、眼疾、耳疾、虫、痔漏、疥疮、暴死、痘、妇人、广嗣、延年等55门。吴氏对病证、名方、病因病机、药物配伍原则，乃至名家医论，均予以简明论述，指明要义。该书为方剂学史上第一部方论专著，对每类病证进行深入阐述，对每首方剂进行透彻剖析，体现了用方必穷其方理的学术思想。该书问世以后，颇受医家重视并给予好评。如汪昂在《医方集解》凡例第一条，称该书"分病列方，词旨明爽，海内盛行"。

（二）《脉语》

《脉语》，附于《医方考》，初刊于1584年。该书分为上、下2篇。上篇名"下学"篇，主要为脉法基础知识，包括取脉入式、寸关尺义、六部所主、五脏浮沉、五脏病脉、五脏死脉、诸脉状主病、妇人脉法、小儿脉法等。下篇名"上达"篇，主要阐述脉法理论，包括脉位法天论、脉有神机、胃气为本、男女脉异、《灵枢》脉法、方宜脉、从证不从脉、从脉不从证、《太素》脉论、脉案格式等，对临床常见以及特殊的脉法进行了讨论，撷取脉学著作精华并抒之己见。该书倡导脉以胃气为本的理念，并独创妇人诊脉法，对脉象主病也颇有见地，丰富了中医脉诊学的内容；该书卷帙不繁而用语精当，内涵十分丰富，颇为业医者喜好，流传较广。

（三）《黄帝内经素问吴注》

《黄帝内经素问吴注》，又名《素问吴注》《内经吴注》，初刊于1594年，该书24卷，吴崑以王冰本为蓝本，参照王冰、林亿等注解，结合自己对《内经》的理解和临床经验，重新对《素问》81篇进行了全文注释，包括注音、释词、释句，并校勘200多处，多有充分依据。该书注释详略得当，用语清晰简练，创见颇多，医理诠释贴切实用。其清新独特的注释风格，使得该书成为继北宋《新校正》之后影响较大的《素问》注本之一。该书刊刻即在歙县广泛流传，尤为喜欢岐黄医术者所看重，之后多次刊行。1609年，张元裕在序中提出刊行的目的，是用以清除后学对

《素问》学习上的“迷醒之疾”。正如北京中医学院主编的《中国医学史讲义》中所评价的：《素问吴注》是《素问》注释学史上一部十分重要的承上启下的巨著，吴崑的注释，使《素问》经文之意得以大明，补全元起、王冰、林亿诸家注释之未备。吴氏的注释风格、诸多高明见解，被后世《内经》注释家吸纳引用。

（四）《针方六集》

初刊于1618年，全书共6卷，实为6个独立的集篇。每卷之首均有小序，概述该集名由、要点。卷一：神照集，引录《内经》《难经》《针灸甲乙经》《新铸铜人腧穴针灸图经》等经典中有关针灸的原文，并附有按语。主要论述脏腑功能，经脉流注，经穴及奇穴考正，并附图30幅。卷二：开蒙集，除收载《标幽赋》（加吴氏注释）外，还讨论了八法五门、子午流注及十二经补母泻子法等。卷三：尊经集，选录了《内经》针灸要旨148条，阐发经义，并提出了作者的学术观点。卷四：旁通集，论针药之理，修《金针赋》，通过“以药明针”的比较方法，论述针灸基本理论45条，还将《金针赋》的要义化裁为34条，扬弃结合，褒贬分明，畅快淋漓地阐发了著者鲜明的学术观点。卷五：纷署集，对纷杂腧穴，按《针灸甲乙经》人身部位排列共收641穴，并分述各穴主治。卷六：兼罗集，收载《玉龙歌》等针灸歌赋13首，及崔氏骨蒸劳热定取患门四花六穴法，《备急千金要方》论膏肓腧穴法，隔蒜灸痈毒法等。该书成书后，吴崑未曾付梓，程处士（程标）为感谢吴崑治愈疾病之恩而刊刻此书。此书刊刻较少，流传不广，因而吴崑对于针灸学术的主张，未引起后世医家的重视。然《针方六集》是集中反映吴崑针灸学术思想的典型著作，其针灸理论与临床经验，值得我们进一步深入研究。

【学术思想】

吴崑生活于明代中后叶，其时政治稳定，经济繁荣，交通便利，科学文化水平进一步提高，信息传递日益进步，经世致用的学风深深地影响着吴崑，其著述大多以临床应用为前提，大胆取舍，务去空谈；深厚的儒学功底，使其能够博采众长而又有所创新。

一、学术渊源

（一）拜师学艺，广交同道

吴崑自青少年时代，和同邑其他学子一样，为考得功名而攻读儒学，虽未获得什么功名，但良好的文化教育素养为其日后医学理论的探求奠定了扎实的文化功底。在15岁时，他开始对医学书籍和理论产生了浓厚的兴趣，于是一边攻读儒家圣贤书，一边攻读医学经典书籍。至25岁时，其弃举子业而专攻医学，正式拜同邑名医余午亭为师，跟师3年，尽得其传。他在跟师期间，“日夕取诸家言遍读之”，熟读《素问》《灵枢》《难经》《针灸甲乙经》等经典著作，又兼研金元四大家之作，揣摩其中真谛，初步具备了较为扎实的医学理论与实践经验基础。后又遵其师之建议，负笈云游四方，足迹遍及宛陵、姑孰、和阳等地，广交同道，取长补短，并行医问病，实现了读万卷书、行万里路的目的，在理论上兼收并蓄，在实践上得到锻炼，为其日后的学术探求奠定了基础。

（二）引经据理，阐释方义

吴崑在出师后的五年之中，勤于思考与实践。鉴于在日常行医过程中，大多数医生对临床所用之方，只知其然而不知其所以然，误治现象较为严重，于是，他便萌生了要将常用方剂的组方原理加以阐释的想法。吴崑以其扎实的经典理论功底和对药物性味、功效知识的掌握，广泛收集先贤文献，再结合自身的体会与临床实践经验，精选“古昔良医之方”五百余首，并“揆之于经，酌以心见，订之于证”，进行逐一的组方配伍规律的探究与阐释，编撰成了史上第一部全面进行方论的专著——《医方考》。全书所涉理论依据，紧扣中医阴阳五行、藏象、经络、病因病机、寒热虚实表里以及药物的性味与配伍等医药基础理论，很好地反映了医与药、医与方的内在渊源关系，也体现了吴崑较为全面的医学理论功底。

（三）援儒入医，校注经典

从元代开始，历代封建王朝竭力推崇理学，把朱熹的《四书章句集注》定为科举考试的依据。新安理学以徽州籍理学家为主干，尊奉朱熹为开山宗师，以维护和发扬朱子学为基本宗旨。新安理学延续到元末明初时，当时的新安理学家朱升、郑玉、赵汸等人，在批评元代理学家墨守门户、死抱师门成说之弊的基础上，先后提出了求“本领”、求“真知”、求“实理”的新主张，并据此指导思想进行学术研究，形成了或“旁注诸经”，发明朱子之学；或“和会朱陆”，弘扬本门宗旨等不同的学术风格，这是新安理学发展史上最富光彩的时期之一。吴崑作为身处徽州地域的学子，也是受到朱熹理学思想影响的一代人，他校勘注解《素问》，总体是仿照朱熹校注《四书集注》的体例风格进行的。《四书章句集注》中的《大学》《中庸》《论语》《孟子》，开头都有一篇朱熹撰写的序，吴崑亦在《素问吴注》卷首撰有《注黄帝内经素问序》，也在一定意义上模仿了朱熹。吴崑在序中先是剖析了《素问》的价值及各家注释的优劣，辨章学术，考镜源流，而后叙述了自己撰写《素问吴注》的动机、经过及心得体会。

《四书章句集注》的《大学》《中庸》，开篇有朱熹为书名撰写的极为简明的解题。如《中庸》的解题说：“中者，不偏不倚、无过不及之名。庸，平常也。”吴崑的《素问吴注》亦仿之，为《素问》撰写了仅有一句话的解题。他说：“五内阴阳谓之‘内’，万世宗法谓之‘经’，平日讲求谓之《素问》。”《四书章句集注》为书中的各篇都撰写了解题。《论语·学而》篇的解题说：“此为书之首篇，故所记多务本之意，乃入道之门、积德之基、学者之先务也。凡十六章。”与此相仿，吴崑亦在《素问吴注》中为《素问》的各篇撰写了解题。《素问吴注》各篇解题的特点详见下文“注释书名篇名”。

《四书章句集注》的注解，先用大字刊印《大学》《中庸》《论语》《孟子》的一句或数句经文，随后在经文下以小字刊印朱熹的注解，这种安排经文与注文的形式，使得经文与注文一目了然，且经文下紧接着就是注文，十分便于阅读。《素问吴注》也采用了这种注解形式。另外，《素问吴注》依据的版本是北宋林亿等校注的王冰《素问》校本的新校注本，在此基础上进行了体例的重编，内容上加入了吴崑的校注语，使之焕然一新。

总之，吴崑的《素问吴注》体例形式以其认为正统的儒学校注体例呈现，可见其援儒入医的意味较为深长；内容上遵循林亿等校注的权威版本进行校注，学术渊源正统。

（四）引经据典，重辑针经

吴崑在67岁时，将自己学习探讨针灸三十多年的心得，汇集成为《针方六集》一书。书中引用了《内经》《难经》《针灸甲乙经》《新铸铜人腧穴针灸图经》《标幽赋》《金针赋》《备急千金要方》等著作中关于针灸经络的文献，分别编成六个方面的内容，并加入自己三十年来对针灸的体会，形成六卷。书中内容的选择，体现了吴崑重视经典理论，在实践中去体会、验证和理解发挥经典理论的实质。如其引录《内经》《难经》《针灸甲乙经》《新铸铜人腧穴针灸图经》等经典中有关针灸学方面的原文，并附有自己的按语，论述脏腑功能、经脉流注、经穴及奇穴考正，编成一卷，取名为“神照集”，寓意着针灸经典理论对临床实践的指导意义。他又以《标幽赋》为主编辑成“开蒙集”，以便入门者学习。另外，吴崑还兼收后世中一些较有特色的针灸治疗方法。这些内容反映了吴崑针灸学的学术渊源主要是经典理论以及对这些理论的自我理解与体会的总结。

二、学术特色

（一）方剂学研究特点

1. 撰成第一部方论专著

在漫长的中医药学发展长河中，综观方剂学的发展历史，从《五十二病方》反映早期的方剂形式，到《内经》提出君、臣、佐、使的方剂配伍原则，以及药物四气五味的配伍原理，再到“方书之祖”《伤寒杂病论》，其后的方剂著作层出不穷。代表作如《肘后方》《备急千金要方》《千金翼方》《局方》《普济方》等。考其涉及方论的著作，北宋庞安时所著《伤寒总病论》中，有关于半夏泻心汤和生姜泻心汤的方论出现，可称为方论之肇始。其后，朱肱、寇宗奭、许叔微的著作中，也有散在的“方论”出现；成无己《伤寒明理论》中，设方论专篇分析了《伤寒论》中20首方剂，从而开启“方论”之先河。正如清代罗美所说：“有方即有柄，自仲景始也；有方更有论，自成无己始也。”（《古今名医方论》）其后张元素、李东垣也多有效仿，但尚未见有方论专著，直至吴崑所著《医方考》的出现。若将此前的阶段称为方论的萌芽和发展期，《医方考》则作为第一部方论专著，标志着方论已进入成熟期。是书对每首方剂，“考其方药，考其见证，考其名义，考其事迹，考其变道，考其得失，考其所以然之故”。从方剂的命名、组成用药、功效、适应证、配伍意义、加减运用、禁忌等有关方剂的各个方面，均进行了详细的考证和阐释。

《医方考》是一部从临床实用着眼而编撰的方书。古今方书，至为繁多。自张仲景之后，随着对疾病认识的深入，历代医家不断搜集、整理、增辑有效方剂，方剂著作层出不穷，所收方剂数量已达万计。如明代《普济方》就收载了61739首方剂。面对卷帙浩瀚的方书，初学者往往无所适从。吴崑为了引导医者由浅入深，执简驭繁，便精修医学，专于方书，采用由博返约、去芜存菁的方法，从浩瀚的方书中，精选有价值的780余首方剂（据叶显纯教授统计，实际为540首）。纵览这些方剂，上自战国时期，下迄明时，中历晋、唐、宋、元，其间诸多医籍文献要方均有选入，多为名方、验方，用于治疗外感以及内、外、妇、儿、五官等科证候，各有具体症状描述和主治方剂。如咳嗽门所举15首方，其中人参蛤蚧散主要用于肺气上喘、咳嗽脓血、满面生疮者，而伤风咳嗽者可选用消风百解散；在泄泻门中，湿盛作泻者可用白术茯苓汤、胃苓汤，肾虚泄泻用五味子散；在眼疾门，吴氏不仅列出名方15首，并提出“明目六事”，即损读书、减思虑、专内观、简外事、旦起晚、夜早眠，并主张“戒沐头，宜灌足”，这是因为风湿易袭头部而损目，温水浴足，则可使头目热邪引之而下。除医治常见病之外，书中还载有不少急救方，仅中风门就有23方，所列之通顶散针对初中风不知人事、口噤不能开者；在霍乱门中有华佗危病方、六和汤；在妇人门中有独参汤用治产后血晕等。因而此书颇受医家青睐，流传极为广泛。

全书按证排列，分72门，各门首叙病因，次列方剂，再列适用证候及用法、注意事项等。如伤寒门，将桂枝汤、麻黄汤、葛根汤、小青龙汤、大青龙汤、升麻葛根汤、白虎汤、小柴胡汤、大承气汤、小承气汤、调胃承气汤、半夏泻心汤、生姜泻心汤等归于此类；将二陈汤、平胃散、羌活胜湿汤、甘草附子汤、二妙散等归于湿门；考证独参汤、四君子汤、六君子汤、补中益气汤、二十四味流气饮归于气门。在脾胃门，对参苓白术散、钱氏益黄散、补中益气汤、调中益气汤、升阳顺气汤、升阳益胃汤进行类聚考证。这种分类方法的益处，是按病索方，比较便捷。同时，同一病证下的方剂又可相互比较，便于理解区别。为后人准确理解与应用这些方剂，提供了重要的帮助，影响很大。清代罗美的《古今名医方论》、汪昂的《医方集解》等均受其影响。吴仪洛所撰《成方切用》，也是在此书与汪昂《医方集解》的基础上增辑而成。

吴崑既援引经典医籍与历代医家之说，又有自己独到的见解，方论透彻明晰，每门病证，首论总体病机及诸家之说。如中风门，叙曰：“风者，百病之长，得行天之象，故其发也暴。然上世论风，主于外感，乃河间主火，东垣主气，丹溪主湿，而末世之论纷然矣。”对风邪的特点及致中风的病因引诸家之言进行论述，使人对中风的认识更加明晰。在哮喘门，叙曰：“膈有胶固之痰，外有非时之感，内有壅塞之气，然后令人哮喘，能温之、汗之、吐之，皆是良法。若逡巡调理，则虚喘宜之，人而羸弱气弱，则宜灸其背腧。”寥寥数语，深刻阐明了哮喘的病因病机及治则治法。在痉门，叙曰：“痉，风胜之病也，而寒湿每兼之。然疏风之物不可独用，独用则筋益燥而痉益坚，此养血之品所必加也”，指出痉为风胜之病，风多与寒湿夹杂为患，治疗以疏风配合养血之品。如释五苓散治霍乱，曰：“邪在上焦则吐，邪在下焦则泻，邪在中焦既吐且泻，名曰霍乱。霍乱责之里邪，里邪责之水谷。是方也，桂能建中，术能安谷，茯苓、猪苓、泽泻能安水。水谷得其安，则霍乱自止矣。”这详细解释了霍乱的病机及五苓散各药相伍以行建中、安水谷之功。释小柴胡汤时，指出少阳证的病机及小柴胡汤诸药的功效作用。诸如此例，不胜枚举。故清·汪昂在《医方集解》自序称：“吴鹤皋之《医方考》文义清疏、同人脍炙，是以梨枣再易，岂为空谷足音，故见之而易喜欤。”清末著名学者杨惺吾（守敬）先生在其所著《日本访书志》赞称：“今观其所著，皆疏明古方之所以然，非有心得者不及，此信医家之巨擘。”可见在方书中，该书之地位非一般可比。

2. 创制新方

吴崑还博览医书，结合自己数年的临床经验，创制了一些新方。《医方考》中收录了20余首，兹简要介绍如下。

（1）清气化痰丸

药物：陈皮（去白）、杏仁（去皮尖）、枳实（麸炒）、黄芩（酒炒）、瓜蒌仁（去油）、茯苓各一两，姜汁为丸。

主治：一切有痰火者。

方论：气之不清，痰之故也。能治其痰，则气清矣。是方也，星、夏所以燥痰湿，杏、陈所以利痰滞，枳实所以攻痰积，黄芩所以消痰热；茯苓之用，渗痰湿也；若瓜蒌者，则下气利痰云尔。

此方适用于痰火引起的一切病证，用途较广，且效验，直至现今临床多有报道。如治疗喘证、痞满、癫证、眩晕、痰热咳嗽等，特别是用于治疗支气管哮喘，因其清泄肺热，宣通肺窍，清除膈间顽痰，共奏清热化痰、宣肺平喘定哮之功，恰合支气管哮喘之邪热壅盛、痰浊阻滞的病机。运用清气化痰汤加减方，配合抗感染、抗炎、支气管扩张剂和止咳化痰药物等对症治疗，可明显改善临床症状，缩短疗程，加速病情的痊愈。

（2）消风养血汤

药物：荆芥、蔓荆子、菊花、白芷、麻黄（去节）、桃仁（去皮尖）、红花（酒炒）、防风、川芎（各五分）、当归（酒洗）、草决明、石决明、白芍药（酒炒）、甘草各一钱。

主治：眼痛赤肿者。

方论：痛者，邪气实也。赤者，风热伤血也。肿者，风热注之也。是方也，荆芥、菊花、蔓荆、白芷、麻黄、防风、川芎，可以消风，亦可以去热，风热去，则赤肿去矣。桃仁、红花、当归、芍药、草石决明，可以消瘀，可以养血，亦可以和肝。瘀消则不痛，养血和肝则复明。甘草者，和诸药调目气也。

（3）六味地黄丸加黄柏知母方

药物：熟地黄八两，山茱萸（去核，炙）、山药各四两，泽泻、牡丹皮（去木）、白茯苓各三两，黄柏（盐炒）、知母（盐炒）各二两。

主治：肾劳，骨痿，背难俯仰，小便不利，有余沥，囊湿生疮，小腹里急，便赤黄者。

方论：肾者，藏精之脏也。若人强力入房，以竭其精，久久则成肾劳。肾主精，精主封填骨髓，肾精以入房而竭，则骨髓日枯矣，故背难俯仰。前阴者，肾之窍，肾气足，则能管摄小便，而溲溺惟宜。肾气怯，则欲便而不利，即便而有余沥，斯之谓失其开合之常也。肾者水脏，传化失宜，则水气留之。水气留之，则生湿热，故令囊湿生疮也。小腹里急者，此真水枯而真火无制。真水枯，则命门之相火无所畏，真火无制，故灼膀胱少腹之筋膜而作里急也。便赤黄者，亦皆火之所为。熟地、山萸，味浓者也。味浓为阴中之阴，故足以补肾间之阴血。山药、茯苓，甘淡者也，甘能制湿，淡能渗湿，故足以去肾虚之阴湿。泽泻、丹皮，咸寒者也，咸能润下，寒能胜热，故足以去肾间之湿热。黄柏、知母，苦润者也，润能滋阴，苦能济火，故足以伏龙雷之相火。夫去其灼阴之火，滋其济火之水，则肾间之精血日生矣。王冰曰：“壮水之主，以制阳光。”此之谓也。

另外，还有芎苏散、冷哮饮子、柴前梅连散、枣矾丸、清咽太平丸、三生益元煎、人参樗皮散、四物汤加桃仁红花竹沥姜汁方等。其中，对后世影响最大者，当推“六味地黄丸加黄柏知母方”“四物汤加桃仁红花竹沥姜汁方”。经叶显纯教授考证，认为两方自问世以后，“前者即被龚廷贤以原名收入《万病回春》（1587），嗣后又被张景岳改名‘滋阴八味丸’收入《景岳全书·新方八阵》（1664），再由秦景明改名‘知柏地黄丸’收入《症因脉治》（1706）之中，虽数度改名，实均源于《医方考》，成为临床用治阴虚发热病证的首选良方；后者则为医家减去竹沥、姜汁二药，改名为‘桃红四物汤’而盛行于世，此名最早见于武之望《济阴纲目》（1620），成为调治内、妇、伤、外各科见有瘀血阻滞病证的常用基础方”。而对于两方的出处，后世多有误认为源自《医宗金鉴》（1742）者，叶氏以为是未对两方出处进行缜密考证所致，“皆属误注，所当改正”。依据充分，结论可靠。

（二）经典理论研究特点

在吴崑的系列著作中，不难发现他是一位学识广博、倾心于医典研究的大家，尤其是对于《内经》的研究。吴崑尝曰：“《素问》《灵枢》，医之典坟也。”所著《医方考》对病证机制、方药的注释，常基于《内经》并结合临床实际加以阐发，驾轻就熟地注释《素问》，《针方六集》中对九针亦有发挥。

1.《内经》原旨的重新解读

吴崑对《内经》的理解较为深刻，在不违背经文大旨的前提下，总是能理论联系实际，很好地体现经典指导临证的作用，其独到之处有以下几点。

（1）对《素问》壮火、少火的认识

《素问·阴阳应象大论》云：“壮火之气衰，少火之气壮，壮火食气，气食少火，壮火散气，少火生气。”吴注：“火之壮者，壮已必衰；火之少者，少已必壮；壮少衰盛，若循环焉。”指出壮火、少火之消长盛衰、循环往复之理。又注“气生壮火，故壮火食气，少火滋气，故气食少火”，指出气与二火的关系，为气得壮火则耗散，少火益气，故气得少火而生长，告诫人们要保持冲和之气，避免过多耗散。他用三补丸治疗三焦有火，二便秘涩，咽干者，认为此证是壮火食气，主张少火宜生，壮火宜降，以三物（芩、连、柏）降其三焦之壮火，则气得其生，血得其养，如是三焦皆受益。

（2）对《素问》治则的认识和运用

《素问·五运行大论》云：“寒暑燥湿风火，在人合之奈何?”吴崑根据人体脏腑之间的生克关系，结合平调脏腑的理论，提出：“治肝治心，过则平以西方金令；治心生脾，过则平以北方水令；治脾补肺，过则平以东方木令；治肺保肾，过则平以南方火令；治肾补肝，过则平以中央土令。”通过脏腑辨证，对脏腑采用平、抑、治、保、生、补等治疗原则，对远期及综合治疗有指导意义。

（3）根据《灵枢》所论确定病位

《灵枢·终始》云：“手屈而不伸者，其病在筋；伸而不屈者，其病在骨。”吴崑认为，筋骨俱病，确定腰痛、膝痛，病位在筋在骨，肾虚为本，肝脾从之。他用独活寄生汤治疗肾气虚弱、腰膝作痛、屈伸不便者。该方以秦艽、防风、独活、寄生等甘辛温之品，升举肝脾之气，肝脾之气升则腰膝之痛止；又用当归、熟地、牛膝等滋补肝肾之阴，因而足得血而能步。

2.《素问》校注的再校注

《素问》成书较早，又经历代传抄翻刻，以致误脱衍倒，文失其真，且文字古奥，语句艰深，医理精深，后人难以学习和理解。吴崑有感于此，决心重新校注《素问》，以嘉惠后学。他在王冰24卷本基础上，参考宋臣林亿《新校正》语及师传心得，进行了整理校勘并重新注释，推动了《素问》的传播与普及。

（1）对经文文字的校勘

吴崑对经文的考辨做了较多的工作，据笔者统计，《素问吴注》共出校语改动经文139处。

1）删补纠移文字

①删衍文。《素问·皮部论》："络盛则入客于经，故在阳者主内，在阴者主出，以渗于内，诸经皆然。"吴崑将其改为"络盛则入客于经"。其出校语云："此下旧有云：'故在阳者主内，在阴者主出，以渗于内，诸经皆然'一十九字，与上文不相承，僭去之。"

《素问·气穴论》："大禁二十五，在天府下五寸。"吴崑将其改为"大禁二十五"。其出校语云："此下旧有云：'在天府下五寸'，六字衍文也，僭去之。"

②补阙文。《素问·太阴阳明论》："故阳道实，阴道虚；阴道实，阳道虚。"吴注："旧无'阴道实，阳道虚'二句，崐僭补此。"

《素问·八正神明论》："天寒日阴，则人血凝泣而卫气沉。凝则难泻，沉则难行。"吴注："'凝则难泻，沉则难行'二句，旧本无，崐僭补此。"

③移错简。《素问·生气通天论》："阴气者，静则神藏，躁则消亡，饮食自倍，肠胃乃伤"。吴注："此五句，旧在痹论'上为清涕'之下，今次于此。"

上五句，原在《素问》王冰注的"痹论"篇中，与前后文不属，故吴崑移此五句于《素问·生气通天论》"肾气乃伤，高骨乃坏"句下，使前后呼应，文义顺接。

又如《素问·三部九候论》："瞳子高者太阳不足，戴眼者太阳已绝。此决死生之要，不可不察也。"吴注："此节旧在后文'以见通之'之下，僭次于此。"

④纠讹文。《素问·六元正纪大论》："厥阴所至为毛化，少阴所至为翮化，太阴所至为倮化，少阳所至为羽化。"文中少阴少阳同为羽化，显系有误。吴崑改前"羽"为"翮"。《素问释义》说："按王注上云'风生毛形，热生翮形'，则此'羽化'，疑本作'翮化'也。"与崐改正合。

2）校改经文的评价

吴崑对《素问》原文的改动，后世毁誉参半。认为改动不当者大多引用清代著家汪昂的评价，即"多改经文，亦觉嫌于轻擅"（《素问灵枢类纂约注》），认为校改得当者肯定了吴崑校改有据，部分原文经过吴崑的改动使文理俱通。

笔者以为，吴崑对《素问》原文的校改，具有以下作用和特点。

①校改字句，完善原文。吴崑对《素问》的校勘工作是历史的必然，吴氏对部分经文所做校

改，对于《素问》的普及与传播具有非常积极的意义。

《素问》成书年代较早，在流传的过程中因多种因素造成部分文字错、脱、衍、倒的现象。历代医经注释家为阐发经旨，无不首先要对经文原文做一番甄别求真的工作。吴崑所处的时代，《素问》的传本，主要有《新校正》本与《读素问钞》。《新校正》本为官方颁行本，文字上虽有一定的增删，亦未臻尽善尽美之境；《读素问钞》因是节略类编书，文字多有变化出入，有“割裂原文”（《素问灵枢类纂约注》）之嫌。因而，两种本子都存在一定的讹误。吴崑有感于此，对《素问》进行深入的校勘，为厘定正文做了大量工作，应该予以肯定。吴氏的校改，在客观上推动了对经文文字的再研究，具有理顺文从的效果，颇受初学者和业医者喜爱，为《内经》的普及与传播做出了较大贡献。

②据义补阙，完善句义。吴崑的校改结果中，有不少得到后世认可，是宝贵的不刊之论。如《素问·热论》“伤寒一日，巨阳受之”，吴崑将其改为“伤寒一日，巨阳受之，以其脉经头项循腰脊”。其出校语云：“‘以其’下九字，旧本无，崐僭补者。”从后面的“二日阳明受之”等句型内容看，本句应为阙文，吴氏补之，令句型一致，义理相连，所补甚佳。

《素问·逆调论》篇末一段，黄帝问了六个问题，岐伯只回答了一、三、六问，余下的二、四、五问，吴崑相应地做了增补，使本篇有问有答，首尾相符，使经义更为完整。

《素问·举痛论》原作：“寒气上及少腹，血涩，在下相引”，吴崑将其改为“寒气上及少腹，血涩，上下相引”。其出校语云：“旧作‘在下相引’，崐改‘上下’。”后世张志聪亦从其改。

③功底深厚，态度严谨。吴崑校注《素问》的功底是深厚的，态度是严谨的，其删改、增补自有章法，绝不可以“轻擅”二字而称之。

吴崑33岁时所著《医方考》，就显示了在《内经》注释方面的较高造诣，又经过10年的探索与积累，在《内经》上的功力已非常深厚，始注《素问》，“欲悬书国门，以博弹射”。

笔者在上文已就吴氏整理字词之法加以分析，可见其对改动经文有既定的章法。在这里还需要强调的是，对有些经文吴崑认为有误，但并没有改动原文，而是在注释中以说明的方式，或存疑，或判断。这说明吴崑校注《素问》的态度是严谨的。举例如下。

《素问·著至教论》：“肾且绝，惋惋日暮。”吴注：“此上必有诸经衰绝之候，盖阙之，今惟存肾绝一条尔（吴注参考前后文，推断前文应有其他诸经衰绝之候）。”

《素问·气府论》：“侠扶突各一”。吴注：“‘扶突’，手阳明经穴名，在颈人迎后。今曰侠扶突后各一，以《甲乙经》考之，则亦天窗穴也，是为重出。”

《素问·骨空论》：“任脉者，起于中极之下，以上毛际，循腹里，上关元，至咽喉，上颐循面入目。”吴注：“‘任脉’，奇经之一也。‘中极’，少腹穴名。《难经》《甲乙经》无‘上颐循面入目’六字，盖略之也。”

《素问·至真要大论》：“阳明司天，清复内余，则咳衄嗌塞，心膈中热，咳不止而白血出者死”。吴注：“此条无主客之论者，阙文也。”

④千虑一失，不足难免。智者千虑，必有一失。毋庸讳言，吴氏对经文文字的整理，亦间有改动不妥之处。据笔者的体会，吴崑的不当改而改，主要在于为过于追求文字的通俗易懂、经义

的彰显皎著，以明代易知的行文法作为衡定正误的标准，以至于出现了少数以今律古的情况。举例如下。

《素问·金匮真言论》原作："触五脏"，吴崑将其改为"触于五脏"。实际上在古汉语中，述补结构不用介词"于"是常见现象。吴崑添加虚词"于"，虽于原意无出入，但不免有强古就今之弊。

（2）对经文的全新注释

吴崑首先从文字学入手，注重音韵、训诂，对古奥难懂的文字进行训释，以阐明字义，体会语意；注释经文，深入浅出，结合自己的参悟，从多个层面予以阐释，力求文通理顺，彰明经旨，解决了一些晦隐不明的问题，使读者一目了然，将《素问》原文阅读由难转易且多有发挥，有些观点至今在临床上仍具指导意义。

为从总体上分析是书的注释特色，笔者将其与《重广补注黄帝内经素问》注语逐条比对，发现《素问吴注》大体上保持了王、林注本的编次，特别是在条文注释体例上与《重广补注黄帝内经素问》是一致的。若按其语义功能分类，分为简略、详补、类似、医理、不同五类。经逐条比对并统计，其中简略 1143 条，详补 1482 条，类似 1101 条，医理 59 条，不同 601 条。

1）简略

吴注较王注简洁，精炼。吴崑通过不同方式，将王注中自己较认同的部分予以简单概括，力求语简意明，由博返约。对于雷同或王冰注解较详细之处，即一语略之，避免了读者重复阅读。举例如下。

文字简洁、意思相同者，如《素问·宝命全形论》："何如而虚？何如而实？"王注："言血气既伏如横弩，起如发机，然其虚实岂留乎而可为准定耶？虚实之形，何如而约之？"吴注："问治虚实之定法。"

撷取王注中主要词语作为概括者，如《素问·四气调神大论》："秋三月，此谓容平。"王注："万物夏长，华实已成，容状至秋，平而定也。"吴注："万物华实已成，容状平定也。"

撷取王注中一部分内容作为概括者，如《素问·上古天真论》："是以嗜欲不能劳其目，淫邪不能惑其心。"王注："目不妄视故嗜欲不能劳，心与玄同，故淫邪不能惑。《老子》曰：'不见可欲，使心不乱。'又曰：'圣人为腹，不为目也。'"吴注："目不妄视，故嗜欲不能劳。心与玄同，故淫邪不能惑。"

对雷同注语省略者，如《素问·脏气法时论》："肾病者，愈在甲乙，甲乙不愈，甚于戊己，戊己不死，持于庚辛，起于壬癸。"王注："应春木也。长夏土也。应秋金也。应冬水也。"吴注："义如前注。"

对王注已详，勿须赘语，一语略之者，如《素问·五常政大论》："故生而勿杀，长而勿罚，化而勿制，收而勿害，藏而勿抑，是谓平气。"王注："生气主岁，收气不能纵其杀。长气主岁，藏气不能纵其罚。化气主岁，生气不能纵其制。收气主岁，化气不能纵其害。藏气主岁，收气不能纵其抑。夫如是者，皆天气平，地气正，五化之气不以胜克为用，故谓曰平和气也。"吴注："总结上文。"

2）详补

吴注较王注详细，或对王注加以补充。吴崑认为，《素问》博大精深，文辞古奥。王冰、林亿注释，小明则彰，大明则隐。于是，其首先从文字学入手，注意音韵、训诂，对古奥难懂的文字进行训释，以阐明字义，体会语意；注释经文，深入浅出，结合自己的参悟，从多个层面予以阐释，力求文通理顺，彰明经旨，解决了一些晦隐不明的问题，使读者一目了然，将《素问》阅读由难转易，且多有发挥，有些观点至今在临床上仍具指导意义。例如，深刻揭示了三焦"决渎之官"的生理作用，不仅使人顿悟，而且更明确了临床上如何运用"三焦以通为用"的治疗法则。北京中医学院主编的《中国医学史讲义》认为，"通过吴崑的注释，使经文得以大明，可以补全元起、王冰、林亿诸家注释之未备"。举例如下。

对字、词加以注音、释义者，如《素问·长刺节论》："小者深之，必端内针为故止。"王注："痈之大者，多出血。痈之小者，但直针之而已。"《新校正》云："按《甲乙经》云：'刺大者多而深之，必端内针为故止也。'此文云'小者深之'疑此误。"吴注："'内'，纳同。'端'，直也。'为故'，犹言为则也。止者，无他术之意也。"

对简约之文加以详述者，如《素问·移精变气论》："变化相移，以观其妙，以知其要，欲知其要，则色脉是矣。"王注："言所以知四时五行之气变化相移之要妙者何？以色脉故也。"吴注："五行、四时、八风，互有代谢，谓之变化相移，色脉因之而变，是可以观其妙也。人之一身，五脏、六腑、百骸、九窍，何众多也，而惟色脉足以测人死生，是可以知色脉之为要矣。"

对古奥之文加以详述者，如《素问·灵兰秘典论》："三焦者，决渎之官"。王注："引导阴阳，开通闭塞，故官司决渎，水道出焉。"吴注："决，开也；渎，水道也。上焦不治，水滥高原；中焦不治，水停中脘；下焦不治，水蓄膀胱。故三焦气治，则为开决渎之官，水道无泛溢停蓄之患矣。"

未注之处加注者，如《素问·六节藏象论》："五运相袭，而皆治之，终期之日，周而复始，时立气布，如环无端，候亦同法。"吴注："'五运'，木、火、土、金、水也。'相袭'，相承袭主。'皆治'，谓候气时岁皆其分治也。终期之日，气候一周，则又复始。时立春夏秋冬，气布立春雨水序次相承，如循环之无端，产七十二候，周而复始，亦同此法。谓如立春之后五日而东风解冻，又五日而蛰虫始震，又五日而鱼陟负冰，每气三候亦是周而复始，故曰候亦同法。"

3）医理补注

指王注未论及医理，而吴注加以阐释之处。吴崑在历史上是享有盛名的医学家，相对于王冰、林亿、马莳等注家，医学造诣更深，因此通篇注释偏于医理的阐发。从其详补的部分即可窥其端倪，其侧重于从医理的不同层面阐发经旨。如《素问·灵兰秘典论》中，训解"膻中"的位置与功能，指明膻中与心君、肺相主治节二脏的关系，这种注释有别于王冰的医理发挥，为我们认识人体气化过程，又多出一层新思考、新理解。其针对王注未论及医理之处更是大发己意，从医理层面对其进行详细阐释，使经文不失于空泛，其中不乏精辟的论述，对后世影响很大。如《素问·厥论》中关于"阳明之厥，则癫疾欲走呼，腹满不得卧，面赤而热，妄见而妄言"的注释，王冰只详细介绍了阳明脉的起始与循行部位，至于此经之厥的症状、病机并未提及。吴崑对此予以医理的阐释说："邪气并入于胃腑则邪气实，故为癫疾欲走而呼。其脉循腹里，故令腹满。胃不和则卧不安，此不得卧之义也。阳明之脉行于面，故面赤而热；阳盛则神明内乱，故妄见而妄言。"其以丰富的临床知识和扎实的理论功底，较为全面地阐释了经文原意。以其与当时的孙一奎、汪石山诸贤哲而论，实均为一时领新安医学风气之先的开拓者，于后世医学颇有启发。举例如下。

《素问·阴阳应象大论》："故清阳为天，浊阴为地，地气上为云，天气下为雨，雨出地气，云出天气。"王注："阴凝上结，则合以成云；阳散下流，则注而为雨。雨从云以施化，故言雨出地；云凭气以交合，故言云出天。天地之理且然，人身清浊亦如是也。"吴注："'清阳为天，浊阴为地'，言阴阳得位也。由是云行雨施，品物流形，地气上升而为云，天气下降而为雨。'出'，通也。雨出而通地气，云出而通天气也。以人喻之，饮入于胃，游溢精气，上输于脾，脾气散精，上归于肺，上焦开发，若雾露焉，是地气上为云也。肺行降下之令，通调水道，下输膀胱，水精四布，是天气下为雨也。膀胱者，州都之官，津液藏焉，气化则能出，是雨出地气也。上焦如雾，其氤氲者，心肺和而呵出之，是云出天气也。此六句者，见阴阳清浊不可失位而倒置，顺之则天地位而万物育，逆之则下飧泄而上胀矣。"

4）注语类似但更通俗

两书中有较多类似的训释，有些文字不同但表达的意思相同，吴注用语或直白或浅显易懂，使读者更容易理解经文。举例如下。

字句相同者，如《素问·平人气象论》："脉盛滑坚者，曰病在外；脉小实而坚者，曰病在内。"王注："盛滑为阳，小实为阴，阴病病在内，阳病病在外也。"吴注："盛滑为阳，小实为阴，阴病病在内，阳病病在外。"

字句不同，意思相同者，如《素问·咳论》："五脏各以其时受病，非其时，各传以与之。"王注："时，谓王月也。非王月则不受邪，故各传以与之。"吴注："如春时肝用事，则肝先受邪，若是寒邪，则传以与肺。"

5）两者对经文训解不同

在理解经文方面，吴崑提出了某些不同的观点，其中不乏有价值者。例如，众所周知的关于"欲知其始，先建其母"的注释，王冰注"母"为五气，马莳注"母"为五脏相乘之气，吴崑则注"母"为应时胃气。后世多尊其说，因吴注更切合临床实际而与《素问》原意相通。

当然，吴注也有注释不当之处，如对《素问·宣明五气》中"脾胃吞"的训释。吴崑认为原文有错简讹误之处就直改原文，共改动经文 200 多处，并在注释中加以说明。这与其他本不敢改动经文，而仅在注释中指出其讹误者不同。此如吴崑序中所言，"欲悬书国门，以博弹射"，他摒除杂念，对经文的考辨做了大量艰苦、细致的工作。主要做法是：补阙文、删衍文、移串文、辨漏文、纠错字。改动之处，多较为得法。举例如下。

《素问·通评虚实论》："经络皆实，是寸脉急而尺脉紧也，皆当治之。"紧，旧作缓，吴崑改"紧"，符合实证脉象，勘误甚确。也有部分错改之处，例如，在《素问·气穴论》中，删"背与心相控而痛，……斜下肩交十椎下"87 个字。此段是说明胸背痛治法。有些只增、删或改动一二字，与原文并无出入。吴崑是否考虑到经文至明代年代久远，语法有变化，所以做细微的改动以求更通顺，有待进一步研究。

对经文不同的训解者，如《素问·玉机真脏论》："冬脉如营，何如而营?"王注："脉沉而深，如营动也。《新校正》云：详'深'一作'濡'。又作'搏'。按本《经》下文云：'其气来沉以搏'，则'深'字当为'搏'。又按《甲乙经》'搏'字为'濡'，当从《甲乙经》为'濡'。何以言之？脉沉而濡，'濡'古'软'字，乃冬脉之平调脉。若沉而搏击于手，则冬脉之太过脉也。故言当从《甲乙经》'濡'字。"吴注："'营'，营垒之营，兵之守者也。冬主闭藏，脉来沉石。'如营'，兵之守也。"

（3）《素问吴注》的注释特点

1）有详有略，充分互补

吴注较王注简略、详补的部分占很大的比重，这种情况，占到吴注总数的将近60%。两书彼详我略，彼略我详，互参性较强，内容交叉互补，丰富了《素问》的内涵。值得一提的是，吴氏在《素问》注释史上，首次匠心独具地在每篇之首都用精要的文字简述该篇大意，使读者一展卷，即可对《素问》每篇的名称和内容有提纲挈领的认识。如《黄帝内经·素问》吴注："五内阴阳谓之内，万世宗治谓之经，平日讲求谓之《素问》"。吴崑在开篇即解释了《素问》书名，揭示学习《内经》的原旨。

2）医理精辟，大放异彩

吴崑对王注未论及医理之处加以重点阐释，结合丰富的临床经验，释理透彻，取譬形象，并在注释中尽量做到用词的专业化和规范化，精当之处可圈可点。如《素问·诊要经终论》："冬刺俞窍于分理，甚者直下，间者散下。"王冰注："散下，谓散布下之。"何谓散布下之？仍是费解。吴注："甚者直下，言病气甚，则直刺而下，不必按而散其卫气也。若少差而间者，则以指按之，散其表气而后下针，不得直刺而伤乎卫气也。"此令人茅塞顿开。在王洪图教授主编的《内经讲义》注释中，引用吴崑注释达85条之多。吴崑理论联系实际阐发《素问》，使其理论能够切实指导临床实践，成为后人治学的典范。吴崑对后世医家影响深远，如张介宾、张志聪、高士宗等，在注释经文时多以临床实践为标准，注重结合临床应用阐发医理。清代医家程梁重刻此书，并在序中称之为："一音一义，莫不与经旨息息相通。"医理吴注部分虽然只占到总注释的1.4%，但闪烁着吴崑医学思想的光芒，因而弥足珍贵，无疑为吴注重要特点之一。

3）博采众长，敢于创新

吴注与王注类似、不同之处，分别占25.1%与14%，说明吴注既有继承亦有创新。吴注征引了部分历代医家医注内容，其将各家之精华笔之于书，增加了《素问》的可读性，利于普及，使《内经》学的研究日臻完善，功不可没；吴崑辨经文，正谬误，不囿古注，阐发新义，以其清新独特的风格，为读者开辟了新视野。后世评价颇多，汪昂认为："吴注间有阐发，补前注所未备，然多改经文，亦觉嫌于轻擅。"《安徽通志艺文考略》则认为："吴注批郤导窾，深入浅出，治《内经》者，皆当读之。"此较之汪昂之论，更为客观妥切。

吴崑在《素问》注释上，体现出清新独特的风格，对后世注家有较深影响。如其首创的揭示章旨的注释法，被清代张志聪的《素问集注》继承沿用。从高士宗、姚止庵等人的注本中，也可明显看出深受吴氏言简意明的注释风格的影响。吴崑在整理《素问》文字上的许多见解，已被后世医家奉为圭臬。例如，对《素问·天元纪大论》“天有阴阳，地亦有阴阳”条，吴注云：“‘地亦有阴阳’下，旧有‘木、火、土、金、水、火，地之阴阳也，生、长、化、收、藏’十六字，衍文也，僭去之。”《类经》《素问释义》《内经评文》亦从删。又如，《素问·五运行大论》：“其性为凛，其德为寒，其用为藏，其色为黑，其化为肃，其虫鳞，其政为静，其令霰雪，其变凝冽，其眚冰雹，其味为咸，其志为恐。”吴注云：“藏、霰、雪三字，旧本阙，崐僭补此。”今人张登本、孙理军点校的《重广补注黄帝内经素问》亦据此补正。《素问吴注》中所阐发的精辟见解，在后世医家中广为引用，清代汪昂《黄帝内经素灵类纂约注》中共引用吴注33条。今人研究《内经》类的著作也多有引用。

（三）对针法的研究

吴崑究心研习历代针灸著作，擅长针灸，娴熟地注释《素问》中有关针灸的经文且独具匠心。其晚年时，将毕生在针灸方面的研究心得，结合历代经典论述，医家歌赋，写成《针方六集》，在针灸上造诣颇丰。

1. 主张针药并重

（1）针药同理

针灸与药物，是中医治疗的重要手段。但由于种种原因，人们往往重方药而轻针灸。吴崑在深入研究《内经》的基础上，对针灸与药物两种疗法进行比较，在《针方六集·旁通集》中，系统地阐发了“针药二途，理无二致”的观点。

吴崑指出，药物有气有味，有厚有薄，有升有降；而针刺有浮有沉，有疾有徐，有动有静，有进有退，此异途而同理。药有入肝、入心、入脾、入肺、入肾之殊，有为木、为火、为土、为金、为水之异；而针有刺皮、刺脉、刺肉、刺筋、刺骨之殊，有取井、取荥、取输、取经、取合之异，此异途而同理。因此，“针药二途，理无二致”。用不同针刺手法，可达到药物阴阳升降作用的效果。取井荥输经合，刺皮脉肉筋骨，与药物酸苦甘辛咸分别治疗五脏疾病的机制是一致的。吴氏把针刺手法与方药作用，形象地进行了分析。他说：“动退空歇迎夺右，皆泻也，犹方之青龙、白虎、陷胸、承气，有泻而无补也。推纳进搓随济左，皆补也，犹方之益气、养荣、八珍、十全，有补而无泻也。”他还从审气、保元、方药配伍、炮炙与穴位配合、取法与刺法、用药剂型与用针刺法、用方大小与刺穴多少等方面进行比较，说明针药同理。用药必须审气，辛热、辛温、辛凉，气之殊也；用针亦必须审气，经气、邪气、谷气，气之殊也。“病态千端，候气施治”“药家必审而用之”“针家必审而用之”“用药以元气为重，不可损伤”“用针亦以元神为重，不可轻坏”“方必君臣佐使，药必精良炮炙”“穴有阴阳配合，则君臣佐使也；穴得其正，则精良也；刺合于法，则炮炙也”“药有轻剂、重剂、平剂、调剂，因病而为之轻重也；针有巨刺、缪刺、微刺、分刺，亦因病而为之浅深也”“药有小方（一药主一病）不足以去病，故立重方。重方者，二方、三方合而一之也，此犹合纵连横，用众之兵也。针有特刺（一穴主一病）不足以去病，故主群刺。群刺者，原、别（络）、根、结，合而刺之也”。

虽然针药治病同理，但二者各有长短。对此，吴崑也予以客观、公正的评价。他说："败血积于肠胃，留于血室，血病于内者，必攻而去之，药之所长，针不得而先之也。败血畜于经隧，结于诸络，血病于外者，必刺而去之，针之所长，药不得而先之也。"吴崑这种实事求是的态度，对于我们扬长避短，合理施用针药，具有一定的指导作用。

（2）针药兼施

既然针灸与方药治病机制相同，那么在临证时，就可以根据疾病的具体情况，结合针药之长短，当针则针，当药则药，当针药配合则针药兼施，辨证论治。吴崑还在《针方六集》卷二的"八法针方"、卷四的"揆八法"中，总结出针药兼施的范例。对于冲脉、足太阴脾经、阴维脉、足阳明胃经和手厥阴心包经的病证，宜刺公孙、内关二穴，使经气通行，三焦快然，疾去内和，并可配用泻心、凉膈、大小陷胸、调胃承气诸方治疗。对于带脉、足少阳胆经、阳维脉和手少阳三焦经的病证，宜刺足临泣、外关二穴，使表里皆和，营卫流畅，并可配用三化、双解、大小柴胡、通圣、温胆诸方治疗。对于督脉、足太阳膀胱经、阳跷脉和手太阳小肠经的病证，宜刺后溪、申脉二穴，使经气通行，上下交通，并可配用麻黄、桂枝、葛根、青龙诸方治疗。对于任脉、手太阴肺经、阴跷脉和足少阴肾经的病证，宜刺列缺、照海二穴，使经气通行，四脉通调，并可配用三黄、二母、二冬、犀薄甘桔诸方治疗。

2. 提出五门主治

在《针方六集》卷二中，吴崑根据《内经》《难经》的五输理论，将脏腑辨证与经络辨证有机结合，演绎成五脏六腑十二经脉的五输主病。即按五脏六腑十二经脉，分别取五输穴的五门主治说。这里的五门，指十二经脉的井、荥、输、经、合穴，因其流注气血，开合如门户而名。其取穴法，如"假令得弦脉，患者善洁，面青，善怒，此胆病也。若心下满当刺足窍阴（井），身热刺侠溪（荥），体重节痛刺足临泣（输），喘咳痰热刺阳辅（经），逆气而泄刺阳陵泉（合），又总取丘墟（原）。假令得弦脉，患者淋溲难，转筋，四肢满闭，脐左有动气，此肝病也。若心下满当刺大敦（井），身热刺行间（荥），体重节痛刺太冲（输），喘咳痰热刺中封（经），逆气而泄刺曲泉（合）"。

对五门主治的理论，吴崑根据五行学说进行了阐发。他说："以上五门主治，古针方也。盖以阳井金，阴井木，所以主治心下满者。金病则贲郁，木病则不得条达，故令心下满也。阳荥水，阴荥火，水病则阴亏，火病则益炽，故令身热。阳输木，阴输土，木主筋，筋根于节，土主肉，肉附于体，故令体重节痛。阳经火，阴经金，火乘于金则病喘嗽，金火相战，金胜则寒，火盛则热，故主咳嗽寒热。阳合土，阴合水，水败则火失其制，而作气逆；土败则水失其防而洞泄，故主逆气而泄。此五门主治之义也。"这种五门主治的方法在此之前尚未见到，是对针灸学术的一大贡献。

3. 修正《金针赋》

《金针赋》，始载于徐凤的《针灸大全》，其中提出了烧山火、透天凉、青龙摆尾、白虎摇头等复合针刺手法，对后世影响较大。吴崑认为《金针赋》虽不失为关于针刺手法的重要文献，但亦存在谬失之处。李东垣著《内外伤辨惑论》，救认证之谬。朱丹溪作《局方发挥》，救用方之失。吴氏仿之，"修《金针赋》"，附于《针方六集·旁通集》。

对《金针赋》中补泻之法，男女、左右、胸背、早晚不同之说，吴崑提出质疑。其云：“男女无二道，左右无二理，胸背无二因，早暮无二法。”对于“左捻气上，右捻气下”，吴崑亦持否定态度。他说：“不知此法施之于左乎？施之于右乎？左右胸背，男女早暮，亦复相异乎？借曰相异，则与前法乱矣！借曰无异，则与前说悖矣！”吴崑还认为，候息以通经接气之说，缺乏理论依据。他说：“盖人禀阴阳太少之气不等，有针方落穴，不待旋转而气即行，病即去也；有纳针之后，百搓千捻，竭其手法，而气方行，病方去者；有出针之后，经气始行，病始去者。良以阴阳太少虚实不同，故令功验亦早暮不等。”

对于《金针赋》，吴崑并非全盘否定。其“修《金针赋》”的目的，是对其中缺乏理论依据、临床实际不符之处予以修正。对《金针赋》大部分合理的内容，吴崑予以肯定，并为之作注或批曰：“此妙。”由于吴崑等医家对《金针赋》的修正与完善，使《金针赋》中烧山火、青龙摆尾等传统针刺手法得以继承并广泛运用；而补泻分男女、早晚、上下不同等缺乏理论依据的内容得以摒弃，促进了针刺法的学术发展。

4. 推广九针的应用

吴崑在《灵枢·九针十二原》所论九针形态、适应证的基础上，着重发挥了九针的临床应用。他在《针方六集·尊经集》指出：镵针应浅刺，有泻邪热的作用，主治头身的热性病。员针以其针锋圆如卵，揩摩分肉之间，以泻其邪气，用以治疗分肉之间的病证。鍉针其针尖圆而微尖，不刺入皮肤，以针头按摩经脉，以达疏通经络、恢复正气之功效，治疗经脉有病兼有气虚者。锋针可刺络放血，具有泻热邪之功用，用于治疗热毒痈疡或经络久痹之顽固疾病。铍针可刺破患肤，以排脓血，治疗痈疽化脓之疾患。员利针用治“痈肿暴痹”。毫针具有“正气固之，令邪俱往”的作用，治疗邪气停留于络脉的痹痛。长针能祛除虚风内舍于骨解腰脊节腠之间，治疗邪气深重的痹证。大针治疗水气停留关节而浮肿的疾患。吴氏说：“九针主治，《灵枢》之训也。用之各尽其妙，古今何异焉。”他强调九针的广泛应用，取效显著，对推广发扬《内经》的针法起到很大作用。

5. 发挥《内经》针灸理论

吴崑在《内经》静志候气、因时因人、调治阴阳和补泻寒热的针刺大法理论指导下，加以充实发挥，提出候气、见气、取气、置气、定气、迎随补泻、母子补泻等一百四十八法。首先他强调针刺必须候气，在《针方六集·尊经集》指出：“谨候气之所在而刺之，是谓逢时。病在阳分者，必候其气加在于阳分乃刺之；病在阴分者，必候其气加在阴分乃刺之。”说明针刺应掌握病气在阴在阳的时机而进行针刺，这就是候气的关键。为了达到候气的针刺目的，还必须掌握见气、取气和置气之方法。见气，是指“左手见气来至，乃内针；针入，见气尽，乃出针”。取气，是言“当补之时，从卫取气”。置气，是谓“当泻之时，以营置气”。同时，还应注意定气之法，即“乘车来的，卧而休之如食顷，乃刺之；步行而来，坐而休之如行十里顷，乃刺之；大惊大恐，必定其气，乃刺之”。要求病者乘车、步行或惊恐之时，必待其心平气和后，再进行针刺。不仅如此，吴氏还提出，应根据患者的形体气血盛衰、神气的状况，而决定采用针刺补泻之法。当行针之后，针已得气，应守而勿失。这些论述，就是吴崑所谓的“守形”“守神”“守机”之由。最后，他明确告诫不得气的后果，是“十死不治”。可见他在“静志候气”方面，对《内经》理论多有发挥。在“因时因人”针法中，吴氏根据《灵枢·寒热病》所言“春取络脉，夏取分腠，秋取气口，冬取经输”的论述，发挥为春刺井者，邪在肝；夏刺荥者，邪在心；季夏刺输者，邪在脾；秋刺经者，邪在肺；冬刺合者，邪在肾。这样按照季节不同，针刺不同穴位，以达到治疗五脏疾病之目的，较之《内经》论述详细且实用。因患者体质不同，其强调针刺深浅与穴位多少及留针久暂不同。如其在《针方六集·尊经集》中指出，“皮厚色黑者，深而留之，多益其数；皮薄色少者，浅而疾出其针”。对于“调治阴阳”，吴崑认为应当“阴深阳浅”“先阳后阴”。他还指出：“病痛者阴也，痛而以手按之不碍者阴也，深刺之。病在上者阳也，痒者阳也，浅刺之”“病先起于阳后入于阴者，先取其阳，后取其阴。必审其气之浮沉而取之”。从而将调治阴阳之法，按其病位在阳在阴之不同，从针刺先后、深浅、次数多少加以区别，对临床实践有一定指导价值。在补泻针刺方法上，吴氏除肯定了《内经》的迎随补泻法和疾徐补泻法外，还提出“动伸推内补泻”法和“母子补泻”法。他指出：“虚则补其母，实则泻其子”“动而伸之是谓泻，推而内之是谓补”。尤其在具体针刺手法上，吴崑更有独特发挥。《针方六集·旁通集》说：“先须循摄孔穴，以左手大拇指爪甲，按而重切之，次以右手食指弹二三十下，令穴间赤起，经所谓弹而怒之是也。次令咳嗽一声，以口内温针随咳而下，徐徐捻入，初至皮肤，名曰天才。少停进针，刺至肉分，名曰人才。又停进针，刺至筋骨之间，名曰地才。就当捻转，再停良久，退针至人才之分，待气沉紧，倒针朝病，进退往来，疾徐左右。”这是吴氏将补泻之法贯通于具体手法之中，其手法之详尽，行针之细致，至今仍有现实意义。

6. 扬《标幽赋》“八法”

吴崑在“开蒙集”注“标幽赋”中，明确指出八法为“公孙、内关、临泣、外关、后溪、申脉、列缺、照海八穴之法”，而非他人所注之“循而扪之，切而散之，推而按之，弹而怒之，抓而下之，通而取之，动而伸之，推而纳之”八种不同的操作方法。吴氏对八法评价甚高，认为“窦公所指八法，开针家一大法门，能统摄诸病，简易精绝，岂若是之粗陋哉”。若“刺家但主八法，随证加针，不过五七孔穴，无难去之疾矣！”且吴氏在该书中反复强调，由于八法八穴通于奇经八脉，故乃针家经纲，而诸经变病，不能出其范围。但是，经脉有十二数，奇经八脉仅为八数，又如何能全权统摄呢？对此，吴氏明确解释说：“在手部不及阳明大肠经及少阴心经，在足部不及厥阴肝经者，非缺也。列缺本络手阳明，心主犹之乎心，又肝肾之邪同一治，皆不及之及也。”也就是说，列缺通任脉、手太阴肺经、手阳明大肠经；内关通阴维脉、手厥阴心包络，然心主为心之外卫，故亦应通于心；肝肾同源，照海通阴跷脉、足少阴肾经，亦应通于足厥阴肝经。另外，对足阳明胃经虽未提及，但也可以从列缺之理类推。即公孙通冲脉、足太阴脾经，为脾之络穴，故亦应和足阳明胃经相通，亦即“不及之及”之意也。

（四）对脉法的研究

吴崑著有《脉语》一书，往往附于《医方考》之后一并出版。该书分上、下两卷，上卷有十三论，下卷有五十论，包括六部、五脏、小儿、妇人等脉象内容。该书在论述王叔和《脉经》二十三脉的基础上，又增加了小脉、大脉、长脉、短脉、毛脉、钩脉、石脉、溜脉、疾脉等九脉。书中还对明代当时流行的“太素脉”持批判性采用态度，体现了吴氏较为客观的治学风格。

【后世影响】

一、历代评价

目前所见有关吴崑的评价，一是载于《脉语》的“鹤皋山人小传”，以及《中国医籍考》中的“鹤皋山人传”，二是在《中国医籍考》中著录吴崑 4 种医籍时后世对其医籍进行的评价。

（一）“鹤皋山人小传”之评价

“日夕取诸家言遍读之，不数稔术精而售，初游宛陵，后溯长江，历姑孰，抵和阳，所至声名籍籍，活人无论数计。每诊疾，佥曰易平，山人曰此在死例；佥曰难痊，山人曰此可生也。卒不逾山人所云。故人咸谓山人殆非人，必从长桑公得者。山人治病，不胶陈迹，人以禁方授之，拒弗受。曰：以古方治今病，虽出入而通其权。不然，是以结绳治季世也，去治远矣。”

（二）后世对其著作的评价

1. 对《素问吴注》的评价

汪昂《素问灵枢类纂约注》：“《吴注》间有阐发，补前注所未备，然多改经文，亦觉嫌于轻擅”。

北京中医学院主编《中国医学史讲义》：“《素问吴注》是《素问》注释学史上一部十分重要的承上启下的巨著，吴崑的注释使《素问》经文之意得以大明，补全元起、王冰、林亿诸家注释之未备。”

2. 对《医方考》的评价

汪昂《医方集解》：“迄明，始有吴鹤皋集《医方考》，文义清疏，同人脍炙，是以梨枣再易，岂为空谷足音，故见之而易喜欤。”

汪昂《医方集解》：“分病列方，词旨明爽，海内盛行”“《医方考》……每证不过数方，嫌于方少，一方而二三见，又觉解多。如五积散、逍遥散皆未入选，不无阙略。”

杨惺吾《日本访书志》：“今观其所著，皆疏明古方之所以然，非有心得者不及，此信医家之巨擘。”

余瀛鳌、李经纬《中医文献辞典》：“本书对后世影响较大，清汪昂仿吴崑遗意而扩充之，撰《医方集解》；清吴仪洛又取吴、汪所辑而增改之，为《成方切用》。杨守敬《日本访书志》盛推本书为医家巨擘。”

二、后世发挥

继吴崑之后，有汪昂、吴仪洛、罗美、吴谦等，注解方剂并有所发挥。汪昂所著《医方集解》，收集正方、附方共计 800 余首，每方必解。其就证候、方药组成、用法、方解、附方加减以及有关诸方应用，从病原、脉候、脏腑、经络、药性、治法、历代名家论述以及己见等，进行全方位的注解。除此之外，汪昂还开创了以方剂功效为门类的分类方法，一改过去包括吴崑《医方考》以病证为门类的分类方法，从而避免了一证方少、一方多证的弊端，此书较之吴崑方解更加丰富与完善，是对吴氏思想的重大发挥。其后，罗美《古今名医方论》、吴仪洛《成方切用》、吴谦《删补名医方论》等，也都延续了吴氏以及汪氏做方解的思路，大大促进了方剂学的发展。

三、国外流传

吴崑的医籍曾经流传到日本和朝鲜，并有在当地经过重刻后又传入中国的版本。主要有以下几种交流和传播形式。

（一）传入日本及重刻又传回中国的吴氏医籍

1. 传入日本的吴氏医籍

（1）《中国医籍考》中的著录情况

丹波元胤《中国医籍考》记载的由中国流传至日本的吴崑医籍有《素问吴注》《脉语》《针方六集》《医方考》等4种。《药纂》在《医籍考》中，丹波元胤注为“未见”。这说明吴氏现行的主要著作均已流传至日本。

（2）《日藏汉籍善本书录》中的著录情况

由中国学者严绍璗先生编撰的《日藏汉籍善本书录》中，著录吴崑医籍传入日本的有《医方考》6卷、《脉语》2卷，为明万历年间（1573—1620）刊本。该书目中还载有一部署名吴崑的医籍——《名医方论》5卷，明汪栻刊本。但吴氏所著著作中并没有此部著作，恐为著录中张冠李戴之讹。

（3）《日本访书志》中的著录情况

由杨守敬（惺吾）编撰的《日本访书志》中，著录有吴氏《医方考》6卷，明万历乙酉年（1585）刊本。

2. 由日本重刻又传回中国者

（1）《素问吴注》重刻本

《中国中医古籍总目》著录的刻本有：①日本元禄六年癸酉（1693）书林吉村吉左卫门刻本；②日本宝永三年丙戌（1706）刻本。

（2）《脉语》重刻绳愆本

该书在日本没有单独的重刻本，仅是在北山友松编著的《医方考绳愆》中作为卷之七的“脉语绳愆”一卷而存在。“脉语绳愆”中刊出了《脉语》全文，然后逐条加以评说。还要特别提到的是，“脉语绳愆”卷首，载有“鹤皋山人小传”，这是一篇相当重要的文献，但此传不见于我们所见国内的《医方考》与《脉语》的合刊本中。目前，我们引用“鹤皋山人小传”，多从《中国医籍考》中转引。《中国医籍考》成书于1831年，而《医方考绳愆》成书于1697年，《中国医籍考》又把“鹤皋山人小传”改为“鹤皋山人传”，由此益知“鹤皋山人小传”的价值。也由此可以推断，《医方考》的早期刊本中，必有“鹤皋山人小传”。

（3）《医方考》重刻本

《医方考》的重刻本，有《中国中医古籍总目》《中国馆藏和刻本汉籍书目》所著录的以下刻本。①日本元和五年己未（1619）梅寿刻本。②日本宽永六年己巳（1629年）刻本。③日本庆安四年辛卯（1651）秋田屋平左卫门刻本（无附录）。④日本抄明万历本。⑤《医方考》还有一种特殊的日本本子，是由日本学者北山友松于日本元禄十年丁丑（1697）编著的《医方考绳愆》。此书不同于上述4种本子，其全录《医方考》内容，在此基础上对书中优劣得失进行纠正，故而称为“绳愆”，是一部学习与研究《医方考》的重要参考书籍。

（二）传入朝鲜的吴氏医籍

吴崑医籍传入朝鲜者，《中国中医古籍总目》未著录。但是根据崔秀汉先生所著《朝鲜医籍通考》所引日本人三木荣《朝鲜医学史》，可以得知吴崑的《医方考》曾经在朝鲜与《脉语》合刊，存有朝鲜刊本。由此也可知，《医方考》与《脉语》曾由中国传至朝鲜。另外，尚有朝鲜学者黄度渊所撰《医宗损益》（1868），在卷十二中收录了《医方考》。

综上所述，吴崑著有《医方考》《脉语》《黄帝内经素问吴注》《针方六集》《药纂》《十三科证治》《参黄论》《砭焫考》等著作，是明代中医史上较有影响的医家之一。在方剂学方面，吴崑撰成第一部方论性专著——《医方考》。其在书中对500余首方剂进行了逐一解释，对后世诸如《医方集解》《成方切用》《古今名医方论》等方解性方书产生了直接的影响。在经典著作研究方面，吴崑依据宋代林亿等新校注的王冰《次注黄帝内经素问》，结合自己对《内经》的理解和临床经验，重新对《素问》进行了全文注释，包括注音、释词、释句，并校勘200多处，多有充分依据。该书是继林亿《新校正》之后影响较大的《素问》注本之一。在针灸学术研究方面，吴崑晚年所著《针方六集》，于针灸学术多有建树。吴崑的著作曾传入日本与朝鲜，被翻刻、重抄得以流传至今，具有一定的学术影响。

安徽中医药大学　陆翔　艾青华　王旭光

【参考文献】

［1］郭君双. 吴崑医学全书［M］. 北京：中国中医药出版社，1999.

［2］罗美. 古今名医方论［M］. 清康熙十四年乙卯（1675）古怀堂刻本.

［3］张琦. 素问释义［M］. 清道光宛邻书屋刻本.

［4］北京中医学院医史教研组. 中国医学史讲义［M］. 北京：人民卫生出版社，1962.

［5］丹波元胤. 中国医籍考［M］. 北京：人民卫生出版社，1983.

［6］李济仁. 新安名医考［M］. 合肥：安徽科学技术出版社，1990.

［7］崔秀汉. 朝鲜医籍通考［M］. 北京：中国中医药出版社，1996.

［8］王洪图. 内经讲义［M］. 北京：人民卫生出版社，1997.

［9］汪昂. 素问灵枢类纂约注［M］//项长生. 汪昂医学全书. 北京：中国中医药出版社，1999.

［10］余瀛鳌，李经纬. 中医文献辞典［M］. 北京：北京科学技术出版社，2000.

［11］杨惺吾. 日本访书志［M］//续修四库全书. 上海：上海古籍出版社，2002.

［12］张登本，孙理军. 王冰医学全书［M］. 北京：中国中医药出版社，2006.

［13］薛清录. 中国中医古籍总目［M］. 上海：上海辞书出版社，2007.

［14］史光宇，高希言. 略论吴崑与《针方六集》［J］. 针灸临床杂志，1993，9（5）：49－50.

［15］张莉，姚素琴. 新安名医吴崑家世考辨［J］. 中华医史杂志，2000，30（3）：158－159.

［16］袁冰，朱建平. 方论肇始考略［J］. 中华医史杂志，2003，33（3）：152－154.

［17］方向明.《医方考》方剂学术思想探讨［J］. 安徽中医学院学报，2005，24（6）：10－11.

［18］袁宜勤，王泽涛. 吴崑的针灸学术思想探析［J］. 中医文献杂志，2006（4）：30－31.

［19］高季鸿，耿建国. 清气化痰汤加减方治疗支气管哮喘疗效观察［J］. 四川中医，2007，25（9）：68.

［20］叶显纯.《医方考》剖析［J］. 上海中医药杂志，2007，41（11）：54－58.

［21］杨东升. 清气化痰丸临证应用举隅［J］. 山西中医，2009，25（6）：39.

［22］袁立霞. 咳嗽临床治验举隅［J］. 中医药信息，2009，26（1）：38－39.

［23］艾青华.《黄帝内经素问吴注》文献学价值研究［D］. 合肥：安徽中医学院，2009.

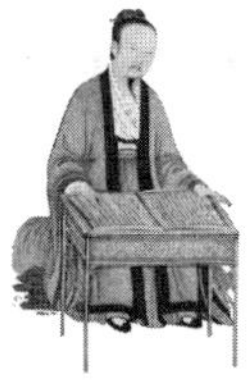

陈实功

内容提要

陈实功，字毓仁，号若虚，生于明世宗嘉靖三十四年（1555），卒于明思宗崇祯五年（1636），崇川（今江苏南通）人，中医外科名家。陈实功从事外科四十余载，治愈了不少疑难杂证，积累了丰富的治疗经验。《外科正宗》是其学术思想的集中体现，主要阐述了痈疽的病因病机、辨证辨病、治法和临证特色。在病因病机方面，认为“三因”皆可致痈疽；正虚毒盛是发病关键。在辨病辨证方面，通过形色症状辨阴阳、顺逆；辨气血定生死；据五脏定“五善七恶”。在治法方面，常用的外治法有灸法、针法、外洗法、外用药膏贴敷法、外科手术法，在外治法中尤其重视灸法；内治法以消、托、补为其特色。他根据患者发病的时间和阶段不同，分别选用不同的方法和药物进行治疗；重视顾护脾胃；多种方法联合运用，内外兼顾；擅于使用药引。明清时期，中医外科三大学术流派之一的正宗派，是以明代陈实功《外科正宗》为代表的学派，临证中重视内外兼治，整体辨证，对后世外科医家影响较大。

【概述】

一、生平简介

陈实功，字毓仁，号若虚，生于明世宗嘉靖三十四年（1555），卒于明思宗崇祯五年（1636），崇川（今江苏南通）人，中医外科名家。

陈实功幼年多病，少年时期即开始习医，师从著名文学家、医学家李沧溟。李沧溟认为："医之别内外也，治外较难于治内。何者？内之证或不及外，外之证则必根于其内也。"（《外科正宗·自序》）此观点对陈实功影响颇深，并成为他数十年医疗生涯的座右铭。陈实功改变了过去外科只重技巧而不深研医理的状况，在发展外科医学方面起到了重要的作用。

陈实功兴趣广泛，所阅书籍涉及古代文化、哲学、理学等，对于前贤的著作以及历代名医的理论、病案等书籍，他更是勤学苦读，爱不释手。对于古代典籍，陈实功从不死记硬背，生搬硬套，而是融会贯通，灵活运用，把自己在行医实践中取得的一些经验与古人治病方法相互结合，总结出一套适合于大众并且在实际运用中切实可行的理论和方法。他继承和发展了著名医学家李沧溟的观点，并根据病者的实际状况，采取内治或内治外治相结合的方法。其中在外科手术治疗方面，尤有经验。他主张"开户逐贼，使毒外出为第一"，外部手术与内服相结合治疗外科疾病疗效显著。由于他医术高明，善治难病，因而名声大震，登门求医者络绎不绝。

陈实功从事外科四十余载，治疗上内外并重，善治各种痈疽，治愈了许多疑难杂证，积累了丰富的治病经验。由于当时人们比较注重内科，轻视外科，导致外科理论发展缓慢。为了使外科医学能够引起人们的足够重视，让更多的行医者掌握其方法技巧，他晚年不顾身体虚弱，根据自己多年行医的丰富经验和明朝以前外科医学方面的学术精华，于明万历四十五年（1617）撰成一部重要的外科著作《外科正宗》，这是他学术思想的集中体现。

二、著作介绍

据目前考证，陈实功传世著作仅有《外科正宗》，全书共 20 余万字，共分 4 卷。卷一总论外科疾患的病源、诊断与治疗；卷二至卷四分论外科各种常见疾病 100 多种，首论病因病理，次叙临床表现，继之详论治法，并附以典型病例。书中绘有插图 30 余帧，描述各种重要疮肿的部位和形状，最后又介绍了炼取诸药法，总结出"五戒""十要"，为医生的医德规范。

此书对疾病的根源、诊断、病因、病机、临床症状和特点、各种病证的治疗方法、手术适应证、禁忌证和方药，都做了详细论述。其中对皮肤病、肿瘤等有较多论述，并提出了肿瘤应该早发现、早治疗。另外，对于类似现代医学中的肿瘤淋巴转移、鼻咽癌等，亦有论述。这些研究和探索十分珍贵，对现代临床治疗都有一定的启示意义。全书汇集了自唐朝以来历代外科著作中的有效治疗经验，论述精辟，代表了明朝以前我国外科医学的成就，具有较高的学习研究价值。因此，《四库全书总目提要》评价在中医外科诸书中，本书"列证最详，论治最精"。

【学术思想】

一、学术渊源

根据史料记载，陈实功师从于当时的外科医家李沧溟，并继承和发展了他的学术观点，根据病者的实际状况，采取内治或内治外治相结合的方法。另外陈实功吸取了宋代的“三因”说，把引起外科相关疾病的病因分为内因、外因、不内外因。此外，陈实功根据其临证经验，并结合《内经》中有关痈疽的发病理论，提出了正虚毒盛是痈疽的基本病机。综上所述，陈实功的学术思想来源于《内经》，并受陈无择“三因说”的影响，结合其师李沧溟的临床经验，勤于临证，善于总结，最终形成其独具特色的学术观点和临床特色。

（一）经典影响

陈实功精研经旨，发皇古义，提出“百病皆由火毒而生”的观点。陈实功深化《素问·生气通天论》中“膏粱之变，足生大丁”的认识，认为膏粱者，醇酒肥鲜炙煿之物也，时人多以火炭烤熏或以油醺煎煮。这些食品虽然鲜美爽口，但都可以渐渐消灼阴精，致使水亏其源，阴虚之证迭出，阴虚生热，则火毒内发。

（二）师承名家

陈实功幼年多病，少年时期即开始习医，师从医学家李沧溟。李沧溟认为：“医之别内外也，治外较难于治内。何者？内之证或不及外，外之证则必根于其内也。”（《外科正宗·自序》）此话对陈实功影响颇深，并成为他数十年医疗生涯的座右铭。陈实功改变了过去外科只重技巧而不深研医理的状况，在发展外科医学方面起到了重要作用。他继承和发展了老师李沧溟的思想，并根据病者的实际病况，采取内治或内治外治相结合的方法。在外科手术治疗上，尤为突出。陈实功主张“开户逐贼，使毒外出为第一”，外部手术与内服药物相结合，取得了卓越疗效。

（三）继承先贤经验

陈实功治学态度严谨，善于学习。对于先贤诸多医家的著作，都仔细研读，细心品味，学习其临床经验，并通过自己的临床实践对其理论知识和经验深入理解，融会贯通，举一反三。在学医和行医的过程中，陈实功主张要不断学习新知识、新经验，并在临床中验证，多总结，勤思考，这样才能不断提高自己的临床水平，这也是作为医生最根本的任务。因此，陈实功说：“此诚为医家之本务也。”

陈实功主要继承了金元四大家中李东垣和朱丹溪的学术思想，尤其是朱丹溪对其影响较大。李东垣提出了“百病皆由脾胃生”的学术观点，陈实功继承了其观点，认为在治疗外科疾病中尤其应当重视脾胃的作用，因此陈实功主张“盖疮全赖脾胃，调理必要端详。”（《外科正宗·痈疽治法总论第二》）

朱丹溪对陈实功的影响也较大，陈实功不断寻求外科疾病与脏腑的内在联系，为从内论治外科疾病提供理论依据。朱丹溪早有“有诸内者，必形诸外”的论述，陈实功也主张：“治外较难于治内。何者？内之证或不及外，外之证则必根于其内也。”（《外科正宗·自序》）而此内外相应的理论为陈实功治疗外科病的指导思想。此外陈实功主张痈疽之火，乃膏粱厚味多食无忌，劳伤房欲致阴亏，阴水不足，水火失济而生。本病内因责之于素体阴亏，阴虚火旺，水亏不能制火。因此不可放荡纵欲，生活要有节制。此观点主要是继承了朱丹溪的“相火论”。

二、学术特色

（一）阐发痈疽病因病机

1. “三因”皆可致痈疽

陈实功对痈疽病因的认识，继承了宋代陈无择的“三因”说，即内因、外因、不内外因，但在具体认识上又有所不同。

（1）内因七情为主

陈实功认为引起痈疽疮疡的内因主要是七情内伤，即所谓“内被七情干脏腑，忧愁思虑总关心”（《外科正宗·痈疽原委论第一》）。人有正常的七情六欲，但一旦七情六欲过度，则会耗伤人体元气，损伤相应脏腑。因此，陈实功提出“七情六欲者，皆盗人元气之贼也”“喜伤心，怒伤肝，忧伤肺，思伤脾，悲伤于魂魄，恐伤肾，惊伤胆”，并指出“此等七情皆耗人一身元气之萌蘖也”“此等六欲，皆损人三世钟灵之真性也”“诸病诸疮，皆尽出于此等之情欲也”（《外科正宗·痈疽治验》）。由此可知，内伤七情则损人正气，正气亏损则邪易侵袭而发痈疽。

（2）外受六淫侵袭

引起痈疽的外因为六淫之邪。由于身体虚弱之后，不加以保养，感受外界风、寒、暑、湿、燥、火，邪气羁留于体内，长期得不到清除，郁而化热，就会产生痈疽疮疡，即“外有六淫伤气血，风寒暑湿火相临”（《外科正宗·痈疽治验》）。还有一种情况，是由于房事过后，感受风寒，寒邪乘虚入于骨髓中，与气血相凝结，长期得不到宣解，郁积于体内化热化毒，形成痈疽疮疡。这种原因引起的疮疡症状多见寒热交作，筋骨疼痛，步履艰难及一些风性症状，如口眼㖞斜、半身不遂等。

（3）饮食劳欲致病

引起痈疽疮疡的原因，还包括暴饮暴食、饥饱无常、劳碌无度，此属于不内外因。饮食寒热不调，最终导致脏腑不和，营卫失调，脾胃受损，经络瘀滞，郁积化热，产生痈疽疮疡；饮食肥甘厚味则易生内热，内热煎熬津液对脏腑也是一种损伤；房劳过度，损伤肾的元气，最终导致肾阴肾阳的不足。而人之根本在肾阴肾阳，故肾阴肾阳之不足直接影响其他脏腑的功能。因此，陈实功提出“膏粱厚味多无忌，劳伤房欲致亏阴”（《外科正宗·痈疽原委论第一》）是痈疽疮疡的重要病因。

陈实功论述痈疽的病因包括上述三方面，三者可单独致病或相兼致病。如脱疽，陈实功认为多因平时嗜食肥甘厚味之品，化热熏蒸脏腑；或者服食丹药，房劳过度，或者使用兴阳药物而伤肾，成为燥热火毒之证，发于外则成为脱疽痈毒的病证。由上可知，引起脱疽的主要原因属于三因中的不内外因。有的疾病则由两种或三种病因同时起作用。例如，陈实功认为三方面的因素均可导致流注发病。一是体虚或者劳碌过度之人不善调养，感受外邪可致病；二是恼怒伤肝、忧思伤脾可发病；三是跌打损伤，瘀血凝滞在体表亦可引发本病。

2. 正虚毒盛是发病关键

陈实功认为痈疽疮疡的病机关键是正气虚弱，火毒内发。他认为人体正气充足则气血旺盛，不易受到外界邪气的侵袭；如摄生有道，则生命长久，即陈实功所谓的“毋摇尔精，毋劳尔形，皈心静默，可以长生”。“此皆远世俗、忘名利、无贪嗔、却疾病，此惟修身保命之士所能”（《外科正宗·痈疽原委论第一》）。当时之人却不知道养生护命，七情六欲过度，耗伤人体正气，即“七情六欲者，皆盗人元气之贼也。人能疏于此者，无不多安寿；人若亲于此者，无不有损有伤，但能味之者鲜矣……此等七情，皆耗人一身元气之萌孽也……此等六欲，皆损人三世钟灵之真性也”（《外科正宗·痈疽原委论第一》）。可见七情六欲过于亢盛，就会损伤人体气血，导致正气亏虚，正气虚则抗邪能力较弱，人体感受外邪后，邪气郁闭于里，则郁而化热，产生痈疽疮疡。外邪侵袭或感而即发，或伏而后发，陈实功认为“六淫者，皆从外而入之，体实之人遇而不中者有，体弱之人感而随发者多”（《外科正宗·痈疽原委论第一》）。认为仅正气虚弱还不足以产生痈疽疮疡，必然有火毒的参与，故有“百病由火而生”（《外科正宗·自序》）之说。陈实功认为内伤七情、外感六淫、饮食膏粱厚味、房劳伤肾皆可产生火毒，火毒熏蒸脏腑，则五脏不和、六腑不通、关窍郁闭，发为痈疽疮疡。“盖痈疽多由脏腑乖变，关窍不得宣通而发也”（《外科正宗·痈疽原委论第一》）。毒攻六腑，其发病迅速而位置表浅，多发为痈；毒攻五脏，发病缓慢而位置较深，多发为疽。

（二）痈疽的辨病辨证

1. 形色症状辨阴阳、顺逆

陈实功认为“痈疽不论上中下，惟在阴阳二证推”（《外科正宗·痈疽阳证歌》），故治疗痈疽疮疡首先要辨别阴阳，方能识证准确，对证用药。对于痈疽的阴阳属性，陈实功主要从形色上进行区分。纯阳之痈疽多表现为：初起形状较大且必有明显红肿，兼有恶寒发热，疮顶高高突起，根底分界清晰。七日之后多疼痛加剧，化脓破溃，肿痛渐渐消失，新生肌肉慢慢长出，患者神清气爽，语言清晰，饮食二便正常。这种纯阳之证病情较轻，容易治愈。纯阴之痈疽多表现为：初起形状较小，形似粟米，不红不肿不痛，身体也不恶寒发热，疮顶不高，根底与周围分界不清，色泽较晦暗，七日之后，疮顶陷落，颜色成紫黑，根界不清，无脓液破溃流出。即使有脓液流出，脓液也多臭秽难闻，患者昏昏欲睡，言语错乱，饮食欠佳，二便失调。此种纯阴之证病情较重，较难治疗，应该引起医生足够的重视。

陈实功认为“凡看人病，兼视其形色，后与脉病相参，诚识于始，以决其终，百无一失矣”（《外科正宗·察形色顺逆第十一》）。所以，对于痈疽的顺逆预后，主要通过形色症状来判断。陈实功认为凡是阴病见阳色，阳病见阴色，病色不和者，多是预后较差。身体发热而脉细，嘴唇青紫，眼睛无神，形容憔悴，面色晦暗，色如土黄，精神萎靡，呼吸短气，疮顶破溃后无脓液流出，疮面感觉不到痛痒者，皆属逆证，反之则为顺证。

2. 辨气血定生死

陈实功认为“气血者，人之所原禀，老者尚或有余，少者亦有不足，人之命脉，全赖于此，况百病生焉，失此岂能无变，独疮科尤关系不浅。”（《外科正宗·痈疽治法总论第二》）由此可知，通过观察痈疽的变化可以确定人体气血的盛衰，从而可以断定人体疾病的预后吉凶。根据陈实功的经验，凡是疮疡初起，疮顶高突，根底与周围皮肤组织分界清晰，疮的颜色红润，身体发热，疮面处或者全身疼痛；随着疾病的发展，疮顶日渐高突，有破溃的趋势，疮顶破溃后脓液黄稠，没有特别重的气味，拭去脓液后周围腐肉自行脱落，疮口自行收敛，渐渐长出新鲜肌肉，精神佳，饮食可，二便正常。上述症状都代表着人体气血充足，能够抵御痈疽的火毒，帮助机体将毒邪排出体外，属于病情较轻，患者的预后也较好，恢复起来较快。反之，痈疽初起时疮顶平坦，根底与周围组织分界不清，疮的颜色较晦暗，有轻微的肿痛或不痛，身体不发热，但是困倦乏力；随着疾病的发展，疮顶无溃破的趋势，反而变得坚硬且颜色逐渐加深，出现口舌干燥、心烦、神志异常等重证；或者疮顶能溃破，但是脓液较少、清稀，而且气味臭秽，腐肉留在肌肉表面，不易拭去，溃破的疮口不易收敛，说明机体气血衰弱，不能抵御毒邪外出，导致毒邪内陷，提示患者病情较重，预后不良。由此可见，机体气血对痈疽疮疡的发生、发展和预后有重要的作用。因此，陈实功治疗痈疽疮疡十分重视人体气血的盛衰。他认为“凡年壮气血胜毒则顺，年老毒胜气血则逆。”（《外科正宗·痈疽原委论第一》）

3. 据五脏定“五善七恶”

五脏的功能状态常反映于外。因此，陈实功根据人体五脏的外在表现来确定痈疽的善恶，并总结为“五善七恶”。

（1）“五善”

心善：精神爽，言语清晰，舌质红润，能感觉到疮疡疼痛而不口渴，睡眠可。

肝善：身体轻便，无烦躁，指头颜色红活有光泽，起坐自如，活动灵敏。

脾善：口唇滋润，饮食佳，疮疡脓液颜色较黄，脓肿较大。

肺善：声音洪亮，无口吐痰涎，肌肤多光滑濡润，大便正常。

肾善：口中和，能尝出各种滋味，口不渴，小便正常。

在这“五善”中，陈实功认为“肾善”最为重要。肾为五脏阴阳之根本，“肾善”则能滋养各个脏腑的阴阳气血；肾为水脏，而“火毒”郁结脏腑是痈疽形成的重要因素；“肾善”则水足，水能克火，则火毒自减。“肾善诚为要，水升火自降”（《外科正宗·痈疽五善歌第六》），因此，肾善在五善中最为重要。

（2）“七恶”

心恶：则神志昏愦，心烦，口舌干燥，疮的颜色多发紫黑，言语不利。

肝恶：则腰身强硬，眼睛歪斜，疮头流出血水，易惊悸。

脾恶：则形体消瘦，脓液清晰，气味臭秽，疮形柔软，多陷入肌肤内，皮肤不知疼痛。

肺恶：则皮肤枯槁，声音嘶哑，痰多而喘息，鼻翼扇动。

肾恶：则消渴，饮水不解渴，面容憔悴黧黑，阴囊挛缩。

除以上心、肝、脾、肺、肾恶之外，还有“两恶”。其一，身体浮肿、肠鸣、呕、呃、大小便失禁等，属脏腑衰败。其二，疮形没有突出反而陷入肌肉内，四肢多冰凉等，为毒邪内陷。

“七恶”说明机体气血严重亏耗，不能滋养五脏，不能濡润肌肉四肢，不能抗邪外出，如出现这些状况，多提示痈疽预后不良。

【临证经验】

一、创立痈疽治法

治疗外科疾病比内科疾病要难，因为内科疾病可以通过内治法解决问题，而外科病单纯靠内治法效果不佳，还必须结合外治法方能取得较好的疗效。因此，陈实功“研精此业，内主以活人心，而外悉诸刀圭之法，历四十余年，心习方，目习证，或常或异，辄应手而愈”《外科正宗·自序》。可见他在利用内外合治方法治疗痈疽时，收效很大。同时，陈实功总结经验，创造了很多新的外治法和内治法。

（一）外治法

陈实功常用外治法有灸法、针法、外洗法、外用药膏贴敷法、外科手术法等。

1. 灸法

（1）适应证和方法

陈实功认为痈疽初起时，无论阴证还是阳证，均应先使用灸法。“凡疮七日以前，形势未成，元气未弱，不论阴阳、表里、寒热、虚实，俱当先灸”（《外科正宗·痈疽治法总论第二》）。轻证使用灸法，可以使火毒之气散出体外；重证使用灸法，可以拔引郁毒，宣毒外出，还可以使气血流通加快。气血流通旺盛，则痈疽疮疡易于化脓排毒外出。然后，再根据不同症状使用不同的内治法，就可达到治愈疾病的目的。

陈实功常用的灸法，是隔蒜灸和桑木灸。他认为，使用隔蒜灸可以散痈毒、消恶肿。蒜辛温之性较强，辛能散之，再加艾灸的热力，能使毒邪快速消散。具体操作方法如下：“凡疮初起，惟除项之以上，余皆并用艾火，随疮势之大小，灸艾壮之多少，用蒜切成薄片，安于疮顶上，着艾炷蒜上，点火三壮，一换蒜片，初灸觉痛，以不痛似痒为止；初灸不痛，以知痛痒为止。如初灸，全然不觉痛痒，宜去蒜，当明灸之。又阴疮日数多者，艾炷不及其事，以蒜捣烂铺于疮上，以艾亦铺蒜上，点火灸之，必知痛甚为效”（《外科正宗·痈疽灸法并禁灸疮穴第九》）。

陈实功认为桑木灸法适用于疮疡肿毒坚硬但不能自行溃破，溃破后不能自行腐烂，导致新肉不能生长，疼痛不止的病证。具体操作方法：选择大约长七寸的新鲜桑木，点燃桑木后向患处施灸，燃尽后再换，每次使用五到六条桑木，以灸至溃破处肌肉腐烂为度。

（2）使用要求

陈实功要求在施用灸法时应严格把握“度”，即施用灸法所要产生的效果。他认为初灸时即感觉到疼痛，需要灸到患者没有疼痛，但有痒的感觉为止；如果初灸法感觉不到疼痛，则要灸到患者感觉到疼痛发痒为止。即“初灸觉痛，以不痛似痒为止；初灸不痛，以知痛痒为止”（《外科正宗·痈疽灸法并禁灸疮穴第九》）。

（3）使用禁忌

虽然陈实功主张痈疽初起多使用灸法，但灸法也有禁忌部位和禁忌证。

陈实功认为灸法的禁忌部位有两个：一是头面部。陈实功认为头为诸阳之会，是纯阳而无阴之地，痈疽疮疡都是由于亢热的火毒积聚而发，如在此处使用灸法，引动体内阳气上会于头部，更加重疮疡的火热之性，使疮疡肿痛加剧。另外，在此处施灸还可引动体内的痰邪，痰邪与火毒结于头面，易生变证、凶证。因此，此处不宜施灸。二是肾俞穴。肾俞穴出现疮疡，多是由于房劳过度，肾水枯竭而引起，如在此处使用灸法，艾火进一步损耗肾中阴液，疮疡就会变黑，疮顶陷落，容易出现死证。此时应先补肾水，待肾水足后方可再用灸法。

陈实功认为气血亏虚者不宜使用灸法，属于灸法的禁忌证。陈实功认为，气血亏虚，正气无力祛邪，其疮顶多陷落，患者多表现为困倦乏力、精神萎靡昏愦等，如果此时使用灸法，体内不仅没有充足的正气能被灸火调动，反而正气被灸火损耗，更加虚弱，如果救治不及时，其人必将昏愦而死。

综上所述，只要患者气血旺盛，疮疡初起时在非禁忌部位都可使用灸法排毒外出。所以，陈实功评价灸法“诚为疡科首节第一法也，贵在乎早灸为佳。”（《外科正宗·痈疽灸法并禁灸疮穴第九》）

2. 针法

陈实功指出：“凡欲消疮，先断根本，次泻毒气，使毒自衰，无得内攻为妙。”（《外科正宗·脑疽治验》）这是他在治疗外科疾病时所遵循的基本原则。泻毒气的方法主要有两种：一是选用灸法泻毒气，二是使用针法泻毒气。《素问·病能论》中说：“夫痈气之息者，宜以针开除去之。”可见，外科使用针法早已有之。只不过陈实功在治疗外科疾病时使用更为广泛，针法更成熟而已。

（1）适应证与方法

陈实功认为，使用针法的主要目的是给毒邪以出路，防止毒邪内陷，如果痈疽脓已成熟而不使用针法引脓外出，势必导致脓液在内腐蚀肌肉，使疮疡进一步加深，甚至脓毒内陷而产生其他变证。因此，陈实功主张“脓既已成，当用针通”《外科正宗·痈疽门痈疽治法总论第二》，只要脓熟就可使用针法，“此举世自然之良规也”《外科正宗·痈疽门痈疽治法总论第二》。因此在使用针法之前关键是辨别脓熟与否，其判断方法和用针方法如下。

1）判断脓熟方法

如果按压皮肤陷下而不能自行升起的，即是脓未成；按之坚硬但不痛的，也是脓未成。如果按压皮肤比较柔软而能够自行升起的，即是脓已成；按之柔软但不痛的，也是脓已成。如果轻轻按压皮肤就能感到发热，患者觉痛的，其脓液较浅且较稠；如果重按皮肤才有热感，患者觉痛的，脓液位置较深且较稀。

2）确定针刺深度

当脓成之后，应根据发病部位的不同，区别针刺的深度。陈实功认为如果疮疡肿高而软的，多是发生在肌肉，用针到四五分即可；如果疮疡肿痛下部坚硬，多是发于筋脉，用针时可再深入一些，到六七分；如果疮疡肿势比较平坦而肌肉颜色也没有改变的，多是毒气附着于骨上，用针当更深入，才可使脓液排出。

如果针刺深度不够则会产生其他变证，例如脓液较深而用针较浅，可导致深部脓液不能排出，而外部脓液已经宣泄，从而损伤机体气血，气血虚弱则无力排出深部的脓液，致脓液残留体内，继续损伤机体；如果脓浅而用针较深，虽然脓液能够彻底流出，但是对正常肌肉也产生了损伤。因此，在使用针法时把握针刺深度十分重要。另外陈实功还要求选择正确的时机用针，即脓熟用针刺，如果脓刚刚生成就用针法，容易导致气血外泄，不利于疾病康复；如果脓已熟而不用针，就会导致脓液腐蚀肌肉，同样不利于疾病的康复。

陈实功还提出了使用针法达到的最佳状态：脓液随针流出后，患者没有任何感觉，则说明针法使用的时机和进针深度都十分合适，有利于疾病的恢复。

（2）针法的禁忌证

针法能泄毒气，但并非适合于所有情况。在使用针法时有一些禁忌证是医生应当谨记的，陈实功根据临床经验做了总结。

1）气血亏虚

针法是为了导邪外出，但也对人体的气血损伤较大。如果人体气血衰弱而盲目使用针法，就会更加耗伤人体气血，不利于疮疡的愈合，故气血亏虚者禁用针法。此时应该先进补药，待气血旺盛后，再用针法。

2）气瘿

肿胀软绵而不疼痛者。

3）血瘿

肿痛而且内部结块较多者。

以上两证是经过长时间积累而成的，毒气较为深入，形成了皮肤腐烂，肌肉发紫，疮疡根部发硬，周边有血管围绕，因此均不宜使用针法，否则易致出血产生危证。

4）结核病证

结核渐大、渐痛、渐腐的，不宜使用针法。结核使用针法会有出血的危险，因此，结核病证禁用针法。

3. 药物洗法

陈实功认为，药物外洗可以促进局部气血运行，加速疮疡溃破。疮疡溃破后，继续用药物外洗可以祛腐生肌。

陈实功在疮疡溃破之前，多用葱艾汤煎洗疮顶，葱和艾都有辛散的作用，可以使局部气血流通，帮助疮疡溃破。但疮疡溃破后，疮顶一定要避风。防止风寒邪气随着疮口的开放侵入机体，造成新的损伤。疮疡溃破后，用猪蹄汤（羌活、甘草、赤芍、黄芩、白芷、当归、蜂房、猪蹄）淋疮，并把药汤顺着疮口淋入疮疡内部。此汤具有消除毒气、祛除腐肉、促进肌肉再生、润泽疮口的作用，同时还能散风消肿。《本草纲目》曰：“露蜂房，阳明药也。外科、齿科及他病用之者，亦皆取其以毒攻毒，兼杀虫之功耳。”以白芷、黄芩配伍露蜂房可以清热解毒；当归配伍赤芍养血活血，濡润疮口，促进肌肉再生；用羌活祛风散寒，祛除外邪。用此药汤淋洗几次后可使患者疮疡局部气血畅通，腐肉尽快脱去，新肉尽快再生。

4. 药膏贴敷法

在疮疡发病期间最忌受风寒侵袭。因此，无论初期、已灸后，还是脓溃之后，都应该外用药膏贴敷。一是为了防止外邪通过疮顶或者疮口侵袭机体；二是利用膏药中的药物起治疗作用。

陈实功对于痈疽的不同类型和不同阶段，分别使用不同的膏药。疮疡初起或者已灸之后，应用太乙膏敷在疮顶上，此膏具有拔毒、提顶、提脓并且防御风寒入侵之功效。

（1）阳证疮疡

疮体高肿疼痛，颜色鲜红光亮，出脓后脓液黄稠者，为阳性疮疡，治疗需每日先用葱艾汤淋洗疮顶，后用太乙膏贴敷于疮顶。用葱艾汤淋洗可以起到畅通局部气血的作用，并且葱和艾都属辛味药，辛者散之，葱艾汤淋洗表面也可起到散邪外出的作用，再用膏药贴敷，有利于成脓排脓。

（2）半阴半阳证的疮疡

疮体不高，周边也不疼痛，脓液颜色较淡不黏者，属半阴半阳之疮疡，治疗应用化腐紫霞膏（轻粉、蓖麻仁、血竭、巴豆、樟脑、金顶砒、螺蛳肉）贴敷于疮上，直至疮顶慢慢腐烂，肿势逐渐增高，使其渐渐转化成阳证疮疡。

（3）纯阴证疮疡

疮顶不高，疮体周围也不感觉疼痛，无化脓者属阴证疮疡，此证仅仅使用膏药不能使阴证疮疡转好，“纯阴之证，纵治亦无效矣”（《外科正宗·痈疽治法总论第二》）。因此，针对疮疡周边根脚的肿胀，初起时应用金黄散敷于周边组织拔毒、消肿、止痛；疮疡溃破后，应用铁桶膏箍上，防止疮疡周边气血耗散而不利于疮疡的康复。陈实功配制膏药不用纯寒药物，因为气血得寒则凝，得温则行，寒凉药物易导致周边气血凝滞，特别在疮疡初起的时候，单用寒凉药物易使气血凝滞，毒邪被冰封于体内，不能排出，反传变入里，加重病情。所以，陈实功认为配制膏药应多用一些温性、活血祛瘀、拔毒去腐的药物，以流通气血，祛腐生肌。

5. 拔筒法

《史记·孙子吴起传》提到：“卒有病疽者，起为吮之”，即说明了脓在肌肉深部，不易排出时，须借用外力促使其排出体外的方法。由于古代没有合适的排脓工具，因此用口吮吸。这种方法虽然有效，但很不卫生。后来经过人们的不断改进，发明了竹筒法，即用竹筒吸附于肌肉表面以排脓拔毒的方法，相当于现在使用的拔罐排脓法。陈实功在使用这种方法时改进了其工艺，即竹筒用药物煎煮之后再用于拔脓，此法不仅卫生且具有很好的排脓拔毒、去腐生肌作用，并创制了“煮拔筒方”（《外科正宗·肿疡主治方》：羌活、独活、紫苏、蕲艾、鲜菖蒲、甘草、白芷、连须葱）。此方治疗“发背已成将溃时，脓毒不得外发”者，经过临床总结，他认为此种病情“非此法提拔，毒气难出也”。由此可见，此方治疗在深部不易排出的痈疽效果较佳。具体操作方法：先用药物煎煮竹筒，然后将竹筒口乘热对疮合上，以手按紧竹筒，等待片刻，去掉竹筒，可见痈疽所处脓液，视其颜色，确定痈疽下一步的治法。

6. 绷带紧敷背疮法

陈实功认为，无论是冬天还是夏天，发背、对口、背疮等脓溃之后都应该保暖避风。因此，他主张疮脓破溃后用厚绢帛覆盖疮口溃烂之处，疮口得温暖，气血得行，利于疮口愈合。

7. 其他外科手术法

陈实功创制了一些有特色的简易外科手术方法，对当时外科疾病的治疗有很大的促进作用，对后世外科疾病的治疗也产生了重要的影响。

（1）摘除鼻痔法

陈实功自制了摘除鼻痔的工具。他先向鼻孔内吹入回香草散（回香草、高良姜）两次，然后再用两根细铜箸，分别在铜箸的头上钻一个小孔，把细丝线从孔中穿过，把两根铜箸连接好，将两根铜箸深入鼻腔，两个铜箸大约距离五分左右，两箸头插到鼻痔的根部，然后绕鼻痔绞紧细线，向下一拉，鼻痔自然脱落，随后再用止血剂（将头发烧成灰后与象牙粉和成末而成），吹入鼻腔内以止血。术后注意调整饮食习惯，戒除辛辣油腻食物，避免复发。这种摘除鼻痔的工具和方法，与我们现代临床上使用的工具和方法相似。

（2）煮线枯痔法

陈实功创制了煮线治疗痔疮的方法。具体操作：将白色结实的细线放入瓷罐内，加入煮线方（芫花、壁钱），倒入适量的水，用慢火煮至汤干为止，药液就完全被细线所吸收，然后把线晾干备用。遇到痔疮患者，用线一根，系上双扣，然后把线缠于痔疮根底部，两头留线，每日拉紧线头，把痔疮根部系紧，痔疮就会慢慢变紫黑枯萎，逐渐脱落，最后用珍珠散敷于脱落的痔疮处以收口。此法通过药线不断收紧疮根，阻断痔疮的气血营养，并腐蚀疮根，痔疮失去气血的滋养，慢慢枯萎脱落，从而达到治疗目的。

（3）火针法

陈实功以火针法治疗瘰疬、痰核等疾病。具体方法：取缝衣服的大针两枚，将一根竹筷子劈开，把针放入劈开的缝中，两针间隔大约一分左右，然后用线把针绑定在竹筷子上，随后用桐油点火把针烧红，用手指捏着痰核或瘰疬，将烧红的大针，刺入核内四五分，痰核较大的可以刺入得更深一些。刺入深度以使核内的痰或者血流尽为准。第二日待出脓之时，用黄线药插入针孔内，随后用膏药敷于痰核或者瘰疬顶上，每日用葱汤淋洗外部，用玉红膏搽孔内，兼以内服益气养荣汤或者十全大补汤加香附调治，注意不可服发物、煎炒、海腥之物，戒劳动、气恼、房事等，即可痊愈。

（4）下颌骨脱臼复位手法

陈实功认为，人体的下颌骨脱臼是由于机体气血不能收摄关窍所致，因此治本的方法是补气，但在补气之前必须先行复位。他所应用的复位手法和现代临床上的复位手法完全一致。首先，使患者平身坐正，施术者用两手托住患者下颏，左右两个大拇指伸入口中，按住后部磨牙，双手端紧下颏骨，向前下用力按开下颌头，然后顺势向脑后送入，即完成手法复位，随后用毛巾篼住下颌骨半个小时即可痊愈。复位后再使用补气养血药物以固本，防止复发。

（二）内治法

陈实功认为痈疽疮疡虽然属于外科，但其发生发展则反映了内在的病变。因此，陈实功强调在治疗外科疾病时，一定要兼顾于内，整体调理，内外合治。其内治法以消、托、补为其特色。

1. 消法

陈实功认为在疮疡初起阶段毒邪最盛，应当使用消法，陈实功所说的消法，包括了八法中的汗法、清法、下法等。

（1）汗法

在疮疡初起或疮疡发病七日之前或者使用灸法后，在没有服用其他药物的情况下，可以使用蟾酥丸（《外科正宗·疔疮主治方》：蟾酥、轻粉、枯矾、寒水石、铜绿、乳香、没药、胆矾、麝香、雄黄、蜗牛、朱砂。上述药物制成药丸，用葱白包裹，无灰热酒送下，“被盖如人行五六里，出汗为效”）或者保安万灵丹（茅术、全蝎、石斛、明天麻、甘草、川芎、羌活、荆芥、防风、麻黄、北细辛、川乌、草乌、何首乌、明雄黄）发汗，汗出之后毒气就可以随汗而散。疮疡初起，毒邪还停留在肌表，没有深入到脏腑组织，此时使用汗法祛除毒邪较为容易，而且还能防止毒邪深入。陈实功说：“毒气随汗而散，最为捷径。”（《外科正宗·痈疽治法总论第二》）陈实功应用上方以出汗为效，他对万灵丹的治疗机制做了分析，认为用汗法之所以能治疗疮疡，是因为此类疾病大多是由于营卫不和、气血凝滞而成，而所选药物辛散之性较大，且能顺气搜风，疏通经络，正合疮疡发病病机，故能治疗取效。陈实功指出：“况疮毒又乃日积月累结聚所发，苟非甘温辛热发泄，以汗疏通，安能得效”（《外科正宗·肿疡主治方》）。

（2）清法

由于人的体质不同，有些人原本体内蓄毒较重，因此在疮疡发病初期就出现了毒邪攻里的症状，如疔毒入心，出现高热、口干、心烦；疮的颜色发红，疮体肿大，周围肌肉疼痛，脉数等表现。此时，应当外用针法泻毒，内用清法泻热，内外合治，清除毒邪，即“内热甚者，量加消毒清剂”（《外科正宗·痈疽门·痈疽原委论》）。陈实功常用的清剂主要有黄连解毒汤（黄连、黄芩、黄柏、山栀、连翘、甘草、牛蒡子）和内疏黄连汤（木香、黄连、山栀、当归、黄芩、白芍、薄荷、槟榔、桔梗、连翘、甘草、大黄）等。以上两方选用的清热解毒药物多是苦寒之品，如黄连、黄芩、黄柏等。由于这个阶段火毒炽盛、煎熬津液，热盛容易导致肉腐，所以应使用苦寒之品直折火势，清除毒邪。

（3）下法

若疮疡初起，毒热蕴结于胃肠，造成大便秘结，小便不利，治疗“务使二便通利，以杜其源”，待“首尾俱要闭而不结，通而不泄，得脏腑和平，表里透彻”（《外科正宗·痈疽治法总论第二》）时，方可使用托里、排脓、内补之药。同时，二便通利则给邪气以出路，可以防止毒邪进一步深入脏腑，产生其他变证。针对大便不通，陈实功常用的方剂有内疏黄连汤、四顺清凉饮（连翘、赤芍、羌活、防风、当归、山栀、甘草、大黄）和内消沃雪汤（青皮、陈皮、乳香、没药、连翘、黄芪、当归、甘草、白芷、射干、天花粉、穿山甲、贝母、白芍、金银花、皂角刺、木香、大黄）等。针对小便不利，常用天水散（滑石、甘草）和五苓散（茯苓、猪苓、白术、桂枝、泽泻)。针对二便不通又兼表证者，陈实功常用防风通圣散去麻黄，或双解散加桔梗、天花粉。

2. 托法

疮疡痈疽中期，毒邪基本被排出体外，机体气血也受到了不同程度的损耗，因此，在此阶段应当使用托法。托法有托毒排脓、扶正托毒的作用。

(1) 托毒排脓

在使用外治法或清法祛除毒邪后，应尽快使用托毒排脓法，脓出则毒尽，毒尽则肉腐，肉腐则肌生。方用排脓内托散（当归、白术、人参、川芎、白芍、黄芪、陈皮、茯苓、香附、肉桂、甘草、白芷、桔梗、牛膝)、透脓散（黄芪、穿山甲、川芎、当归、皂角针）等。

(2) 扶正托毒

疮疡中期，由于前期的毒邪耗损了人体气血，故此时气血相对亏虚，无力将体内残留毒邪完全祛除，此时应使用扶正托毒法以祛邪。方用托里清中汤（人参、白术、桔梗、陈皮、半夏、茯苓、麦冬、五味子、甘草)、托里建中汤（人参、白术、人参、茯苓、陈皮、煨姜、木香、甘草）等。

3. 补法

由于疮疡后期脓液排出体外，人体气血也随之损耗，机体比较虚弱，如果不予以补益气血之品，机体恢复缓慢，疮口不易收敛，新肉不易长出，故此阶段应以补法善后。

陈实功在治疗疮疡过程中大都将托法、补法结合应用，补法之中寓有托法之意，托法之中又有补法之理。在疮疡的中后期，气血往往有所损伤，五脏也多有亏损，疮体的外形虽然看起来似乎有余的证候，但是内部正气已经亏损，此时应当使用补托之法，或补益气血以托脓，或托里以温中。“盖托里则气血壮而脾胃盛”《外科正宗·痈疽门·痈疽原委论第一》，气血充足则能“使脓秽自排，毒气自解，死肉自溃，新肉自生，疮口自敛”(《外科正宗·痈疽治法总论第二》)。可见，此时补托合用才是正确的治疗方法。若此时误以为毒邪亢盛，而使用寒凉药物清热解毒，则有冰凝气血、攻伐脾胃之患，必出现坏证、死证，即所谓“若不务补托，而误用寒凉，谓之真气虚而益虚，邪气实而益实，多至疮毒内陷，脓多臭秽，甚则脉洪大渴，面红气短，此真气虚而死矣”(《外科正宗·痈疽治法总论第二》)。

陈实功所用的补托方剂，随病证不同而灵活多变。例如，治疗疮疡已经溃破，出现发热、恶寒、脓多、自汗、疼痛等症状时，陈实功选用十全大补汤；治疗虚热，睡眠较少，纳差者，选用黄芪人参汤；治疗皮肤恶寒而身体感觉虚热，咳嗽有痰者，选用托里清中汤；治疗四肢倦怠乏力，肌肉消瘦，面黄短气者，选用人参养荣汤；若脓出过多，心烦，纳差，烦躁不安，睡眠较差时，选用圣愈汤；治疗脾气亏虚，身体发凉，大便溏泻，脉细者，选用托里温中汤；若患者出现纳差，恶心呕吐时，选用香砂六君子汤；脾虚下陷，饮食减少，虚热时常发作者，选用补中益气汤以举阳升陷；若见肾虚口渴，肾水不能制约心火者，则用加减八味丸以滋水涵阳。

由上可知，陈实功常用的补托法有补益气血、健补脾胃、滋肾温阳等，其中尤以补益气血为要。其选方用药都是依据患者病情而定的。因此，他告诫后人，在遣方用药时不可照搬照用，应当灵活加减，变异化裁，所谓“至于千方百证，难讲说尽短长。方不在多，心契则灵；证不在难，意会则明……治在活法，贵在审详”（《外科正宗·痈疽治法总论第二》）。陈实功还指出在选方用药时应当了解患者体质强弱，看准疾病性质，深究疾病部位，观察疾病发展趋势，然后再选定方药，这样就能做到“因其病而用其方，如矢发机，投之必中，中之必胜，胜之则病无不愈之理，此为医得方用方之大法也”（《外科正宗·痈疽治法总论第二》）。由此可见，陈实功使用内治法严格遵循了中医学的整体观念和辨证论治思路。

二、痈疽证治特色

陈实功治疗痈疽，具有自己的特色。他根据患者发病的时间和阶段不同，分别选用不同的方法和药物进行治疗；重视顾护脾胃；多种方法联合运用，内外兼顾；擅于使用药引。

（一）分阶段、分时间治疗

1. 分阶段用药

陈实功提出疮疡“关节”论，认为疮疡的病变阶段不同，其病变趋势也不同，陈实功把影响预后的时间节点称为“关节”。他指出：“关节者，阳疮以十四日为关，阴疮二十一日为节，此时务要出脓，势定不可过攘，但脓出方自腐脱，腐脱方自肌生，肌生方自收敛，收敛方自疮平，此为疮之关节，亦有次序来也。如期不得脓，后必便有变生，为一关顺后必多顺，一关逆后必多逆”（《外科正宗·痈疽治法总论第二》）。由此可知，阳疮在十四日之前，应用祛除毒邪、拔毒外出的方法治疗。首先施以外治法，可以使用灸法、针法和外敷膏药法，内治法应用清法和托法。阴疮在二十一日之前，应该先用补法和托法。因为阴疮都是由于脏腑气血亏损，体内蕴毒不能外发，郁闭于里而形成的，所以首先应用内治药物健脾温阳，疏通气血。陈实功对此有一个十分形象的比喻，他把阴疮比喻为根基损坏的树木，如果只是扶植其枝叶，则树木根本不会有生发之机，正确的方法是“先要疏其稼土、通其地脉、助其根本、回其阳气，此四者缺一不可”（《外科正宗·肿疡主治方》）。用此种方法，只要机体还有一丝正气存在，服之都可痊愈。当正气恢复后，就可使用膏药外敷法、药液淋洗法和神灯火气灼照法，使阴疮变为阳疮，然后托毒排脓。当脓液排出后，也就是过了此“关节”。之后无论对于阳疮还是阴疮，都应该在后期补益气血，养护脾胃，待脓尽、腐脱、肌生、收口。

2. 分时用药

陈实功认为，在选用补虚药物时，应根据人体昼夜气血运行的规律、人体一天之中阳气的消长进退规律和发病机体的气血阴阳虚实而遣方用药，这样便于药物吸收并发挥作用。陈实功在治疗很多疾病时都选用了这种进补方法。如气血亏虚的痈疽患者未成脓时，朝用参术膏，午用十全汤加人参、黄芪、麦冬、五味子，服至月余，可使肉腐通溃，脓似泉涌；如治疗肾水亏虚不能制约心火的疔疮，予朝服加减八味丸以滋养肾水，中午服益气养荣汤接补真气，晚上使用琥珀蜡矾丸护心解毒；治疗气阴两虚的咽喉疼痛，朝服补中益气汤加麦冬、五味子、桔梗、玄参，晚上服用四物汤加黄柏、知母、炒黑干姜和童便为引；治疗脾肾虚弱的脱疽，朝服参术膏接补真元，中午服用健脾药物以养胃气，晚上服用金液丹以解药毒；治疗脾气亏虚的瘿瘤，朝服八味丸，中午用人参养荣汤；治疗肾气虚所致流注，朝服附桂八味丸，中午用人参养荣汤健脾益气扶植后天之本；气血亏虚的肠痈，朝以八味丸，晚上用八珍汤加泽泻、牡丹皮、黄芪、破故纸；肾阴虚兼有湿热的下疳，朝服八味丸，中午用八珍汤加山萸肉、牡丹皮、黄柏、知母；气血虚而疮毒大陷的鱼口便毒，朝服六味丸，中午服食十全大补汤；气阴两虚的悬痈，朝服六味地黄丸，中午服用十全大补汤加牡丹皮和泽泻；心肾不交之妇人阴疮，朝服八味丸，中午选用归脾汤加银柴胡和茵陈；阴虚内热的茧唇，朝服加减八味丸，午服清凉甘露饮。

由上可见，气血两虚以气虚为主时，朝服参术膏，晚用十全大补汤。气血两虚以血虚为主时，朝服八味丸，晚用八珍汤或者四物汤。肾阴虚之病证，朝服六味地黄丸，午用十全大补汤。肾阳虚之病证，朝服加减八味丸，午服十全大补汤或者人参养荣汤。选用的这些方剂，都体现了陈实功重视补益气血和脾肾双补的辨治思路。

（二）重视顾护脾胃

陈实功治疗外科疾病，始终注意保护脾胃。因脾胃为后天之本，气血生化之源，而气血的盛衰与疮疡的发展和预后有密切的关系。如果疮疡初起没有充足的气血抗邪，则毒邪深陷入里，危害更重；在疮疡中期没有气血充养，则疮疡不能化脓冲顶，出现疮疡顶陷和疮色暗淡等一派坏证之象；在疮疡后期，如果没有气血的滋养，则溃脓较少，不能排出深陷的毒邪，而且疮口没有阴血的滋润，不易生肌收口，其预后不良。因此，顾护脾胃对于疮疡治疗的重要性是不言而喻的，故陈实功有“盖疮全赖脾胃，调理必要端详”（《外科正宗·痈疽治法总论第二》）之说。

脾胃居中焦，饮食全靠脾胃的纳化方能化生为精微物质滋养全身。其中脾主运化，胃主受纳，一表一里，一纳一消，两者协调运行，生化无穷，为人体的后天之本。一旦脾胃虚弱，化生气血等精微物质的力量减弱，则正气亏虚，抵御外邪的能力减弱，感邪后亦无力抗邪外出，病体恢复缓慢。通过调理脾胃则能化生气血，提高抗病能力与机体自我修复能力，而起到治疗和预防疾病的作用，所以陈实功说：“得土者昌，失土者亡。盖脾胃盛者，则多食而易饥，其人多肥，气血亦壮；脾胃弱者，则少食而难化，其人多瘦，气血亦衰。所以命赖以活，病赖以安，况外科尤关紧要……所谓调理一失，百病生焉。故知脾胃不可不端详矣。”（《外科正宗·自序》）由此可见，重视顾护脾胃是陈实功治疗、预防和调护外科疾病的主导思想。

1. 未病先防

关于疾病的预防，陈实功认为应从节饮食、调寒暑、节喜怒、省劳役等方面入手。

（1）节饮食

陈实功认为，生冷之物，如生瓜、果、梨、柿、菱、枣等都不宜多食，因其皆能损胃伤脾。另外，饮食不宜过饱，过饱则伤脾胃。

（2）调寒暑

陈实功认为，人体不可过冷过热，尤不宜长时间呆在过寒或过热的环境中，因为机体气血喜温暖而不喜寒冷和过热的环境，过寒则冰凝气血，过热则伤津耗气，气血“遇寒则结，遇热则散”（《外科正宗·自序》），故善养生者应调寒暑。

（3）节喜怒

人有五志七情，但不应太过，应节喜怒，以保平安。尤其是过怒更易损伤脾胃而为病，因怒为肝之志，过怒易导致肝气郁滞或者肝火旺盛，均能损伤脾胃，所以应当节喜怒以护脾胃。

（4）省劳役

此处劳役包括神劳和形劳。陈实功认为过度劳累也是对脾胃的损伤。因过度劳累伤津耗气，而气和津都是由脾胃化生而来，气津耗伤必然加重脾胃的负担，长此以往，就会对脾胃造成损伤。

2. 按期分治

陈实功治疗痈疽时，保护脾胃贯穿始终。在疾病初期反对滥用苦寒，在疾病的中后期主张大补脾胃、托毒外出。

（1）疾病初期慎用寒凉

痈疽初起时，陈实功反对漫无原则地滥用苦寒之药攻伐脾胃，他认为凡疮疡初起，疮疡顶部自然高突的，都属于阳证疮疡，此时毒邪多稽留在表，而内脏还未受到毒邪的侵袭，只可用发表之剂给毒邪出路，然后再用托里补中之剂促进脓液外出即可痊愈，忌用苦寒清解之剂攻伐脾胃。若此时脾胃受伤，气血亏虚，脓液反不能成，导致疮疡不能溃破，毒邪内陷，造成变证。对于疮疡初起的阴疮，本就元气不足，更不能用攻伐脾胃的药物，此时应用托里温中健脾的药物，务必催托毒气外出，才可保证不变坏证。

（2）疾病中期托毒外出

疾病中期是正邪抗争最剧烈的阶段，如果治疗及时正确，则疾病向着好的方向发展；如果此时治疗失当，则疾病就会向着坏证的方向发展。对于此阶段的治疗，陈实功主张用托法和补法。因这个时期疮疡将要化脓外出，如果气血旺盛则能很快托脓外出；如果气血虚弱，则没有充足的力量化脓外出。所以，此时应大补脾胃，托脓外出。陈实功选方可反映其辨治思路，此时多选用既补脾胃又有透脓外出的药物，如内托千金散（白芍、黄芪、川芎、当归、防风、桔梗、天花粉、人参、肉桂、白芷、甘草、乳香、没药），方中黄芪、人参、甘草补益脾胃，而天花粉、白芷、乳香、没药则透脓排毒，其中黄芪既可补脾气又可托毒排脓。此外，还有内托安神散（人参、茯神、黄芪、白术、麦冬、玄参、陈皮、酸枣仁、远志、甘草、石菖蒲、五味子）、内托黄芪汤（黄芪、当归、柴胡、木瓜、连翘、羌活、肉桂、生地、黄柏）、内托羌活汤（羌活、黄柏、防风、当归尾、藁本、肉桂、黄芪、连翘、甘草、苍术、陈皮、红花）等具有补托的功效。除了这些补托并用的方剂外，还有一些纯补脾胃以托里的方剂，如托里建中汤（人参、白术、茯苓、半夏、炮姜、熟附子）、托里温中汤（白术、茯苓、木香、丁香、半夏、陈皮、羌活、益智仁、干姜、人参、白蔻仁、甘草、附子）、托里清中汤。

（3）疾病后期大补脾胃

疮疡后期，脓液流出，而脓液来源于脾胃所化生的气血，故脓液秽浊之物排出过多也是对气血的损耗，因此，脓溃后气血虚弱者要大补脾胃。陈实功说："盖托里则气血壮而脾胃盛，使脓秽自排，毒气自解，死肉自溃，新肉自生，饮食自进，疮口自敛。"（《外科正宗·痈疽治法总论第二》）所以疮疡后期多从脾胃入手治疗，多选用八珍汤、人参养荣汤（白芍、人参、陈皮、黄芪、桂心、当归、白术、甘草、熟地、五味子、茯苓、远志）等。

3. 后期调护

陈实功认为，恢复期应该重视脾胃的作用，特别应该注意饮食对脾胃的影响。在后期调护过程中可以通过饮食的多少来判断脾胃的强弱。为了不影响脾胃的功能，陈实功明确提出“何须戒口”《外科正宗·自序》。他认为饮食是人赖以生存的物质基础，必须在适当的时候补充适当的饮食。在痈疽疼痛期间，由于疼痛会抑制脾胃的运化作用，所以患者对饮食的欲望较小。而到了恢复期，疼痛消除，脓毒被排出体外，胃气恢复，食欲较大，因此应该根据患者所喜提供饮食，以补益脾胃之气。如果不能满足其要求，就会损害脾胃，渐渐形成脾胃虚损，饮食减少，人体气血生化无源而亏虚，不利于疾病的恢复。而一旦发展到人体自身不能进食之时，也是胃气将亡的时候，即如《内经》曰：“得谷者昌，失谷者亡。”当然，陈实功所说“饮食何须戒口”（《外科正宗·自序》）不能理解为随心所欲地进食，也应该是有所选择的。如在疾病恢复期应忌生冷、坚硬食品和肥甘厚腻之品，以防加重脾胃负担，损伤脾胃。除此以外，其他都可以随患者口味所喜而予之。陈实功调理饮食以补益脾胃的方法对于现代外科疾病的后期调理有重要启发意义。

综上所述，陈实功在疾病的每一个阶段都非常重视脾胃的作用，而加意于保护脾胃是他治疗外科疾病的一种主导思想。

（三）内外合治

陈实功治病，常多种方法联合使用，内外合治，针药并用。例如在治疗肿疡时，初起用灸法或者煮药筒提拔法以排毒，然后再内服中药调理。如某男，50 余岁，背心痈疽 13 天，陈实功以其根脚与周围肌肉组织分界清楚，而断定毒邪尚结在局部，无扩散，因此，首先用煮药筒拔法，使毒气外出，后用下法通利大便，使内外毒邪都有出路，然后再用托里排脓的药物和桑木灸法，使肿疡坏肉慢慢腐烂，脓毒渐渐流出，最后用十全大补汤补益气血，调理月余，腐肉自脱，饮食渐进，疮口渐渐愈合。可见，多种方法的联合使用，既能针对其主要病机，又兼顾了疾病的多个方面，控制其可能发生的变化，故能提高疗效，缩短病程。

（四）擅用药引

陈实功遣方用药时常借助一些药引以行药势。其常用的药引有酒、醋、蜜、童便、灯心等。

1. 酒助药力，行血通脉

酒本身就是一味中药，是世界上最古老的药品之一。中医用酒治病，历史悠久。酒乃水谷之气，味辛、甘，性大热，气味香醇，入心、肝二经，具有上升和发散的特性，可以通血脉、散瘀血、行药势、御寒气、消冷积、矫臭矫味。用酒送服或用酒浸泡中药可借助酒的辛热之性，缓和药物的寒性，并调整中药的性味，且酒具有升提之性，可以引药上行，使药力迅速到达全身经脉。《素问》云：“荣气不和，逆于肉理，乃生痈肿。”可见，痈疽是由于荣卫之气不和所致，故用酒剂，借酒的温通作用通行血脉，调和荣卫，从而达到治疗痈疽的目的。

2. 醋能解毒，消散痈肿

醋，味酸、甘，性平。归胃、肝经。能消食开胃，散瘀血，止血，解毒。《名医别录》曰：“消痈肿，散水气，杀邪毒。”陈实功在制备铁桶膏时，加用陈米醋一碗，取其解毒、消痈肿之功，增强药物的治疗作用。

3. 蜜调百药，和中解毒

蜜，其味甘，性平。《本草纲目》曰："入药之功有五，清热也，补中也，解毒也，润燥也，止痛也。生则性凉，故能清热；熟则性温，故能补中；甘而平和，故能解毒；柔而濡泽，故能润燥；缓可去急，故能止心腹肌肉疮疡之痛；和可以致中，故能调和百药，而与甘草同功。"治疗热毒炽盛的病证时，陈实功多使用生蜜，取其清热解毒之功；补益脾胃时，陈实功多选择炼蜜或熟蜜，取其补中益气之功。

4. 童便降火，凉血散瘀

童便，其味咸，性寒，能滋阴降火、凉血散瘀。例如治疗脱疽的主方解毒济生汤，水煎，临服前入童便一杯，可以助此方降火解毒、凉血散瘀。

5. 姜枣组合，和药建中

姜枣联合运用做药引，一般取其矫味和引诸药入脾胃的作用。生姜性温，味辛，入肺、胃、脾经，具有散寒解表、降逆止呕、化痰止咳的功效。大枣味甘，性温，入脾、胃经，具有补脾胃、益气血、安心神、调营卫、和药性的功效。此组合是常用的建脾养胃配伍。成无已曰："姜、枣味辛甘，专行脾之津液而和营卫，药中用之，不独专于发散也。"

6. 葱汤发散，通阳解毒

葱，其性温，味辛，入肺、胃二经。具有发汗解表、散寒通阳、解毒散凝之功。如陈实功在制备冲和膏时选用葱汤调敷，取其辛温发散、活血消肿之功。

7. 灯心清心，降火通淋

灯心，其性微寒，味甘、淡。归心、肺、小肠经。具有清心降火、利尿通淋的作用。《本草纲目》曰："降心火，止血，通气，散肿，止渴。"如陈实功治疗疔疮的主方黄连解毒汤即用灯心汤煎服药物，取其清降心火，并引诸药入心，增强治疗作用。

8. 朱砂解毒，清心安神

朱砂，其味甘，微寒，有小毒。归心经。能清心镇静，安神解毒。《日华子本草》曰："润心肺，治疮疥与息肉，服并涂用。"陈实功在制备丸药时喜用朱砂为衣，以其可以引诸药入心，并能安神。

陈实功在如意金黄散（天花粉、黄柏、大黄、姜黄、白芷、厚朴、陈皮、甘草、苍术、天南星）的使用中，对药引的运用经验值得借鉴。陈实功以其治疗痈疽发背、多种疔肿、跌仆损伤、湿痰流毒……妇女乳痈、小儿丹毒等，"凡外科一切诸般顽恶肿毒，随手用之，无不应效，诚为疮家良便方也"（《外科正宗·肿疡主治方》）。由于如意金黄散的应用十分广泛，也为陈实功提供了药引加减变化的依据。若肿疡红肿刺痛，发热未成脓或者在夏天使用本方时，应用茶汤和蜜调敷，茶味甘、苦，甘则补，苦则泻，一般夏天使用的青茶都偏于凉性，因此使用茶汤和蜜调服可以清解热邪，提高如意金黄散的疗效。若疮疡微热微肿，或大疮已经形成，将要出脓，用葱汤和蜜调敷，葱汤具有辛味发散之性，用葱汤为引可以增强如意金黄散的发散之性，促进脓液的排出。证见漫肿无头、皮色不变的、湿痰流毒、附骨痈疽、鹤膝风等阴寒疾病，用葱酒为药引，以葱的辛散和酒的温热之性祛除体表寒凝之气，促进气血流通。病属风热恶毒所致，证见皮肤大热、颜色光亮鲜红、形状游走不定，用蜜水调敷，生蜜性凉，取其清热、解毒、润燥、止痛的作用。天疱疮、火丹、赤游丹、黄水漆疮、恶血攻注等火毒亢盛之病，用大板蓝根叶捣汁调敷，可加入蜜水，此时仅用蜜调敷，力量太弱，因此，加入具有苦寒之性的板蓝根汁，则清热解毒的力量增强。热水烫伤或者烧伤的患者，皮肤溃烂，用麻油调敷，麻油性味甘、凉，具有润肠通便、解毒生肌之功效。《本草纲目》记载麻油“有润燥、解毒、止痛、消肿之功”。因此，在烫伤肌肉腐烂之时正宜使用。

综上所述，陈实功使用药引根据病情的变化而不同，使之更加贴合病情需要，正如其说：“具此诸引，理取寒热温凉制之。又在临用之际，顺合天时。洞窥病势，使引为当也。”（《外科正宗·痈疽门·杂忌须知第十四》）可见，陈实功使用药引是因时、因地、因人制宜，根据病情，辨证使用。

三、其他外科病证治经验

《外科正宗》论述了120余种外科常见疾病的诊断与治疗方法，其中包含了陈实功对疾病的独特认识和治疗经验，现择其要者探讨陈实功诊治经验，以期对现在临床治疗有一定的启示作用。

（一）瘿瘤证治经验

陈实功治疗的瘿瘤范围很广，与现代医学上所说的瘿瘤有所不同。有的生于背部，有的生于腰部，有的生于臀部，有的生于颈部，其中陈实功所治疗的发于颈部前后的粉瘤相当于现代的甲状腺肿瘤，是临床常见病、多发病，其中绝大多数为良性病变，少数为癌，如肉瘤、恶性淋巴瘤等。陈实功治疗瘿瘤积累了丰富的临床经验，至今仍值得我们学习和借鉴。

1. 痰瘀互结致病

陈实功认为瘿瘤的主要病机是五脏瘀血，浊气痰滞。由于各种原因导致五脏瘀血，气机不畅，聚而生痰，再有浊气侵袭，以致局部出现痰瘀凝结，形成瘿瘤。

2. 提出“五瘿六瘤”

陈实功根据瘿瘤的形状和颜色，将其分成“五瘿六瘤”。

（1）五瘿

凡是颜色发红，瘤体肿胀高突，或瘤蒂较小而下垂者为瘿，属阳证。其中筋骨呈露的叫作筋瘿；红色血脉交结的叫作血瘿；皮肤颜色没有变化的叫作肉瘿；随着人体情绪而消长变化的叫作气瘿；瘤体坚硬，推之不能移动的叫作石瘿。此为五瘿。

（2）六瘤

凡是瘤体的颜色发白并且肿胀与周围组织分界不清，感觉不到疼痛者为瘤，属阴证。陈实功认为瘤体坚硬，颜色青紫，青筋暴露在外，盘曲在一起，形状如蚯蚓者，为筋瘤；瘤体颜色微紫微红，时软时硬，皮肤隐隐，像红丝一样缠绕在一起，如果擦破皮肤，就会血流不止者，为血瘤；瘤体软如绵，硬如馒，皮色不变，皮肤也不紧不松，长年就如碗盖于皮肤表面一样，为肉瘤；瘤体比较柔软，皮肤颜色正常，有时减小，有时变大，摸起来不热不凉，为气瘤；瘤体颜色紫黑，坚硬如石，瘤体上疙瘩高突不平，推之不移，紧紧贴敷于骨面上者，为骨瘤；瘤体的颜色呈粉红色，多生于耳朵和颈部前后，或生长于身体下部者，为粉瘤。以上即陈实功所说的六瘤。

除以上所述五瘿六瘤之外，陈实功在临床上还发现了一些其他比较特殊的瘿瘤，不便于归类，因此单独列出。

黑砂瘤：多生于腿部和臀部，瘤体大小不一，用手捏起，可见瘤体内部颜色发黑，用针刺入瘤体，可以流出黑砂样物质，针刺时还能听到瘤体内摩擦针体的声音，瘤体软硬不一。

发瘤：多生于耳朵后的发下寸许，瘤体软小而高突，按之不痛，用针破之，瘤体内物质掺和着头发一起流出。

蛔虫瘤：这种瘤多生于胁下。

蛆瘤：这种瘤多生于肩部和胳膊处。

虱瘤：这种瘤的形状大小不一，由五脏湿热、邪火、浊气、痰血而引起。单从瘤的命名来看，这种瘤应是寄生虫寄生于人体而成。

由上可见，陈实功通过细致的临床观察对瘿瘤的分类已经十分细致明确。

3. 瘿瘤与五脏相关

陈实功认为瘿瘤的产生均为脏腑气血瘀滞所致，因此这五种瘿瘤都有各自相关的脏腑。筋瘿筋瘤与肝关系密切，肝主筋，情志过极，肝火旺盛，容易导致血燥筋脉挛急，产生瘿瘤；血瘿血瘤与心关系密切，心主血，心火耗伤阴血，复加浊气侵袭或者痰浊阻滞血脉，致使血行受阻，结滞而成瘿瘤；肉瘿肉瘤与脾关系密切，脾主肌肉，忧思郁结容易伤脾，导致脾脏瘀血阻滞，结于肌肉而成为瘿瘤；气瘿气瘤与肺关系密切，肺主气，饮食劳倦耗伤元气，导致腠理不密，外受寒邪侵袭，导致肌表气血瘀滞而成瘿瘤；石瘿骨瘤与肾关系密切，肾主骨，纵欲伤肾，肾中精气虚衰，无以濡养骨髓而产生瘿瘤。另外，陈实功认为粉瘤是由于痰气凝结于局部导致气血运行受阻，郁结而成者，不能机械地认为与某一脏腑相关，因此单独列出。

4. 论治经验

（1）从血论治

陈实功认为瘿瘤的病机关键是五脏瘀血、浊痰凝结，因此无论瘿瘤新久，都应从血论治，兼顾清热、化痰、行气、补益脾肾等。从陈实功所用的众多方药可知，陈实功常用四物汤加减方，突出了从血论治的特色。肝气郁滞化热者，加青皮、黄连、芦荟、昆布；心火旺盛者，加黄芩、黄连、羚羊角；脾气亏虚者，加四君子汤和陈皮、香附、木香；肺气亏虚者，加人参、枳实、桔梗、天花粉；肾气阴两虚者，合六味地黄丸加人参；痰瘀互结者，加海藻、昆布、贝母、陈皮、半夏、红花。

（2）责于五脏

陈实功根据五种瘿瘤配五脏的关系，按五脏分治瘿瘤，并据瘿瘤发病和脏腑的各自特点确定了五种治法和五个主要方剂。

筋瘤：由于肝气郁滞，治当清肝解郁、养血舒筋，方用清肝芦荟丸（川芎、当归、白芍、生地、青皮、芦荟、昆布、海粉、甘草节、牙皂、黄连）。此方中四物汤养血活血，加用青皮、芦荟疏肝行气，昆布、海粉、牙皂软坚散结。全方组合共奏疏肝养血、软坚散结之效。

血瘤：由于心火旺盛，治当养血凉血、抑火滋阴、安敛心神、调和血脉，方用芩连二母丸（黄连、黄芩、知母、贝母、川芎、当归、白芍、生地、熟地、蒲黄、羚羊角、地骨皮、甘草，侧柏叶煎汤，灯心汤送服）。此方选用四物汤养血活血，加以黄连、黄芩、羚羊角清热解毒，知母、地骨皮清热养阴，用灯心汤送服，引诸药入心，共起清解心火、滋阴养血之功。

肉瘤：由于脾气亏虚、气郁痰凝，法当理脾宽中、开郁行痰、调理饮食，方用顺气归脾丸（陈皮、贝母、香附、乌药、当归、白术、茯神、黄芪、酸枣仁、远志、人参、木香、甘草）。此方中白术、黄芪、人参、茯神健脾益气，香附、乌药、木香疏肝行气，贝母、陈皮化痰行气。全方配伍共起健脾行气、化痰开郁之效。

气瘤：由于劳倦伤肺、肺气郁滞，法当清肺气、调经脉、理劳伤、和荣卫，选方用通气散坚丸（陈皮、半夏、茯苓、甘草、石菖蒲、枳实、人参、胆南星、天花粉、桔梗、川芎、当归、贝母、香附、海藻、黄芩）。此方中人参、茯苓、甘草健脾益气，培土生金，陈皮、半夏、贝母、海藻、当归、川芎化痰散瘀，桔梗、香附、枳实理气解郁，黄芩清肺热。全方具有健脾益肺、理气化痰之效。

骨瘤：由于肾气阴两虚、血行瘀滞，法当补肾气、养血行瘀、散肿破坚利窍，方用调元肾气丸（生地、山萸肉、山药、牡丹皮、茯苓、人参、当归、泽泻、麦冬、龙骨、地骨皮、木香、砂仁、黄柏、知母）。方中生地、山萸肉、山药、牡丹皮、茯苓、泽泻、黄柏、知母补肾阴、清虚火，人参、当归、砂仁健脾养血。全方配伍具有补肾益气、养血清热之功。

（3）用药规律

陈实功治疗瘿瘤常用的药物是当归、川芎、贝母。当归、川芎、贝母三者配伍针对瘿瘤病机，治疗效果较好。当归味甘、辛、苦，性温，能养血活血，《主治秘诀》云：“当归，其用有三：心经本药一也，和血二也，治诸病夜甚三也。治上、治外，须以酒浸，可以溃坚，凡血受病须用之……又云：血壅而不流则痛，当归身辛温以散之，使气血各有所归。”由此可知，当归味辛可以散结，性温可以行血，因此对于瘀结导致的瘿瘤比较适合。川芎味辛，性温，能行气活血，《日华子本草》认为川芎“治一切风，一切气，一切劳损，一切血，补五劳，壮筋骨，调众脉，破证结宿血，养新血，长肉，吐血及溺血，痔瘘，脑痈发背，瘰疬瘿瘤，疮疥，及排脓消瘀血”。所以，当归配伍川芎可以起到养血活血、行气散瘀的作用。关于方中的贝母，陈实功未明确是川贝母还是浙贝母，据病机、药性和药物作用分析可知，治疗瘿瘤时当用浙贝母为佳。浙贝味苦，性寒，具有清热化痰、降气止咳、散结消肿的作用。故《景岳全书·本草正》谓其：“善开郁结，止疼痛……解热毒，杀诸虫及疗喉痹，瘰疬，乳痈发背，一切痈疡肿毒，湿热恶疮，痔漏，金疮出血，火疮疼痛……较之川贝母，清降之功，不啻数倍。”

由上可知，上述三种药物配伍应用，可以起到养血活血、消痰散瘀的作用，正合瘿瘤的病机“五脏瘀血，浊气痰滞”（《外科正宗·疽毒门时毒论》）。

（二）瘰疬证治经验

瘰疬好发于颈部、耳后，也有的缠绕颈项，延及锁骨上窝、胸部和腋下。在颈部皮肉间可扪及大小不等的核块，互相串联，其中小者称瘰，大者称疬，统称瘰疬。《灵枢·寒热》最早提到了瘰疬："寒热瘰疬在于颈腋者，皆何气使生？岐伯曰：此皆鼠瘘寒热之毒气也，留于脉而不去者也。"陈实功治疗此病积累了丰富的经验，对现代临床治疗此病有重要的借鉴意义。

1. 外感病因有"三毒"

陈实功认为，有三种毒邪侵袭人体可引起瘰疬，分别是风毒、热毒和气毒。其中风毒是由于外受风寒之气结于经络，导致经络气血运行不畅，郁结而形成瘰疬，其特点是先恶寒，后发热，结核浮大肿胀；热毒是由于天气酷热，暑热之邪侵犯太阳、阳明、少阳经，导致邪热郁结在三阳经，或是由于素食肥甘厚味之品，体内瘀结热毒，郁结于局部，气血运行出现障碍，产生瘰疬，其特点是患者有轻微的发热，结核肿胀坚硬，色红；气毒是由于感受外界不正之气（即戾气）而形成，其特点是患者寒热不调，颈项强痛，最典型表现是耳部、颈项部、胸部、腋部突然出现肿块结核。

2. 内伤瘰疬分三种

陈实功根据起病的原因、瘰疬的大小及颜色等把瘰疬分为三种：瘰疬、筋疬和痰疬。瘰疬是由于患者误食虫类、蚁类、鼠类的残留不洁净物品等形成的。这种瘰疬初起时较小，疼痛不明显，然后逐渐变大，出现疼痛，结核肿块多三五成群地联在一起，呈串珠状。筋疬是由于患者长期精神压抑，忧郁或者暴怒伤肝所致，由于肝主筋，故称为筋疬。其特点是多生于颈项两侧的筋脉之间，筋缩结聚而成结核，结核形状像棋子一样，坚硬程度和大小不等，有的陷入皮肤内，有的高于皮肤外，久则虚羸少气，寒热不调，劳累或生气发怒后症状加重。痰疬是由于患者饮食不节，寒温不适，饥饱不常，喜怒不节，耗伤脾气，导致脾气不能转运，脾气虚则生痰，脾气滞则痰结，痰疬由生，其特点是初起时大小如梅李，可以生遍全身各处，久则色微红，可以自行溃破，易于收口。

3. 论治经验

（1）火针合三品一条枪

瘰疬生于项间，初起坚硬如梅李大小，结聚不散者，陈实功善用火针法配合内插三品一条枪治疗。火针法的运用前已述及。先用火针在瘰疬上插一孔，待核内痰或者血流出后，放入三品一条枪（明矾、白砒、雄黄、乳香），早晚各插两次，大约到 14 日左右瘰疬尽消。三品一条枪方中多是祛腐生肌的药物，当火针把瘰疬的内毒祛除之后，用这些祛腐生肌的药物配合内服药可以更快地生肌收口，缩短病程，加速疾病痊愈。这种方法对于临床治疗瘰疬有重要的参考价值。

（2）内治重祛"毒"

瘰疬主要是由于风毒、火毒和气毒造成的，因此，陈实功在使用内治法时首先重视祛毒外出。属风毒者应散风除湿，用防风解毒汤（防风、荆芥、桔梗、牛蒡子、连翘、甘草、薄荷、石膏、枳壳、川芎、苍术、知母），方中防风、荆芥、枳壳、薄荷驱散风邪，连翘、石膏、知母清热解毒，苍术燥湿健脾，全方共起疏风除湿、清热解毒之功；属热毒者应清脾泻热，方用连翘消毒饮（连翘、陈皮、桔梗、玄参、黄芩、赤芍、当归、山栀、葛根、射干、天花粉、红花、大黄、甘草），方中连翘、黄芩、山栀、射干清热解毒，当归、赤芍、红花活血化瘀，大黄通腑泻热，全方配伍共起清热解毒、活血化瘀之功；属气毒者应调其血、和其气，用加味藿香散（藿香、甘草、桔梗、青皮、陈皮、柴胡、紫苏、半夏、白术、茯苓、白芷、厚朴、川芎、香附、夏枯草），方中陈皮、青皮、柴胡、香附、厚朴、紫苏理气和中，白术、茯苓健脾益气，川芎行气活血，半夏、夏枯草配伍软坚散结、清热化痰，诸药合用共奏行气活血、软坚散结之效。由此可见，陈实功治疗瘰疬多用辛散药物以祛毒外出，如防风、桔梗、石膏、藿香、连翘等，而较少使用苦寒药物清解内毒。

（3）分经论治

由于瘰疬好发于颈部、耳后足少阳经和足阳明经所过的部位，因此陈实功治疗瘰疬多从这两条经入手。治疗瘰疬生于少阳经者，证见颈项侧生有结核，外部皮肤漫肿，色红微热，长有马刀（缺盆高骨上下发肿，形状较长而坚硬作痛者），用芩连二陈汤（黄芩、黄连、陈皮、茯苓、半夏、甘草、桔梗、连翘、牛蒡子、花粉、木香、夏枯草），方中夏枯草入少阳经，配伍黄芩、黄连、连翘、牛蒡子清热解毒，且夏枯草与半夏配伍可以软坚散结，对于热毒结于少阳经所形成的瘰疬效果显著。瘰疬生于阳明经者，证见瘰疬绕颈或至颊车，用升麻散坚汤（升麻、甘草、莪术、三棱、陈皮、桔梗、黄连、龙胆草、葛根、川芎、白芍、夏枯草、连翘、黄芩、当归、天花粉），方中升麻、葛根入阳明经，黄连、黄芩、连翘、花粉清热解毒，川芎、白芍、当归养血活血，夏枯草清热散结，全方配伍共起清热解毒、活血散结之效。

（4）用药规律

陈实功治疗瘰疬最常用连翘和夏枯草。连翘，味苦、性微寒，《神农本草经》云："主寒热，鼠瘘，瘰疬，痈肿恶疮，瘿瘤，结热。"夏枯草是陈实功在治疗瘰疬时使用频次最高的药物。夏枯草归肝、胆经，味苦、辛，性寒。历代本草对夏枯草治疗瘰疬多有论及，《神农本草经》云："主寒热、瘰疬、鼠瘘、头疮，破癥，散瘿结气，脚肿湿痹。"《滇南本草》云："疏肝气，开肝郁。治目珠胀痛，消散瘰疬，周身结核。"《本草从新》云："治瘰疬、鼠瘘、瘿瘤、癥坚、乳痈、乳岩。"《本草通玄》云："夏枯草，补养厥阴血脉，又能疏通结气。目痛、瘰疬皆系肝证，故建神功。"可见夏枯草是治疗瘰疬的常用有效药，因此，在辨证施治的基础上可加用夏枯草。陈实功经常夏枯草、半夏配伍应用，此配伍既可散结消瘀，又可清热解毒以提高疗效。

（三）痔疮证治经验

痔疮又名痔、痔核，它包括内痔、外痔、混合痔。陈实功认为"因常治法多用针刀、砒、硇、线坠等法，患者受之苦楚，闻此因循都不医治"（《外科正宗·痔疮论第三十》）。因此，陈实功主张尽量采用保守治疗，以免患者受针刀之苦。在长期的临床实践中他创制了一些独特有效的保守疗法，他总结说："予疗此证，药味数品，从火锻炼，性即纯和，百试百验，此方法由来异矣。"这些保守治疗方法既可治愈疾病，又可免除患者刀针之苦，很值得我们临床上加以学习借鉴。

1. 诸因皆致气血不畅

陈实功认为痔疮的发病原因主要有五种：一是由于患者体内素有湿热，加之饮食不规律，经常服食一些煎炸油腻和肥甘厚味之品，又加重了体内湿热，湿热熏蒸脏腑，导致气血运行失常，气血郁结于肛门处而发痔疮；二是由于患者长期采取坐姿而很少运动，造成机体气血运行不畅，特别是久坐时，肛周气血运行更加缓慢，瘀结在此形成痔疮；三是由于患者七情过度，加之过食生冷，导致郁火不能外发，寒邪郁闭体内，郁而化热，热邪留结体内而发痔疮；四是由于患者强力劳动，运动过度，伤津耗气，导致气血亏虚而发痔疮；五是由于患者酒色过度，肠胃受损严重，以致浊气瘀血留结于肛门处而发痔疮。可见五种病因均导致气血运行不畅，故气血不畅为痔疮的病机关键。气血不畅，血脉在肛门处交结（气血纵横、经络交错），最终形成痔疮。

2. 痔分内外

陈实功把痔疮分为两类，即内痔和外痔。虽然痔分内外，但是痔疮大小、形状不同对病情和治疗均有影响。有的痔疮比较大，像莲花、鸡冠、珊瑚等形状，有的痔疮像樱桃、鸡心、核桃等形状。痔疮较大的，症状较严重；痔疮较小的，症状较轻微。如果积毒较深的，其形状多怪异而难治；积毒较浅的，形状比较规整而易治。

3. 治各不同

陈实功把痔疮分为内痔和外痔，治疗上他分别采取了不同的方法。

治疗内痔，首先用内服药物疏通脏腑气血，然后再用唤痔散（草乌、刺猬皮、枯矾、食盐、麝香、冰片，上药碾末用津唾调药）涂入肛门内，使内痔外出，随后即用葱汤搽洗干净，涂上枯痔散（白矾、蟾酥、轻粉、砒霜、天灵盖），每日3次，待痔疮自然枯黑干硬，停用枯药，再用起痔汤（黄连、黄柏、黄芩、大黄、防风、荆芥、栀子、槐角、苦参、朴硝、甘草），每日1次，直到痔疮脱落，后用生肌散或者凤雏膏等生肌敛疮药搽涂痔疮掉落之处。若是体虚之人，适当进补，自能痊愈。

对于外痔，先用消毒散煎洗痔疮表面，然后再用内痔外出后的治疗方法使痔脱落，再用膏药敷贴以生肌收口，所谓“首尾至终无异”（《外科正宗·痔疮论第三十》）。对于痔疮较久，穿肠破漏者，陈实功自制胡连追毒丸（胡黄连、刺猬皮、麝香）和黄连闭管丸（胡黄连、穿山甲、石决明、槐花）内服治疗，陈实功认为这两个方剂“效若拾芥耳”。

由上可见，陈实功治疗痔疮，不尚针刀，而是采用内外合治，尤重外治法，同样取得了很好的效果。这些方法颇值得我们学习研究。

4. 证治经验

（1）内外合治，尤重外治

此证治经验在前已论及，不再赘述。

（2）擅用风性药

陈实功治疗痔疮擅用风性药，如防风、秦艽、枳壳等这些祛风药大都有辛温之性，辛能行气散血，温能行血，运用这些药物可以促进气血流通，因此对于气血运行不畅，血脉在肛门处交结而形成的痔疮效果很好。陈实功正是利用风性药物辛温香散、无处不到的特点，使其可以深入经络，温通血脉，调和气血，从而达到散瘀破结之功，对于痔疮这种部位隐蔽、局部气血凝结不通的病证具有独特的治疗作用。

（3）用药特点

陈实功治疗痔疮常用的药物是地榆、槐角和刺猬皮。地榆对于痔疮兼有便血者效果较好，此药归肝、肺、肾和大肠经，味苦、酸，性寒。《神农本草经》称其：“主五内邪气热，止涎唾，补绝伤，五痔，火疮，妇人乳瘕，子脏急痛。”槐角味苦，性寒，主治痔疮出血、肠风下血。《本草经疏》说：“槐实，其主五内邪气热者，乃热邪实也……五痔由于大肠火热，火疮，乃血为火伤；槐为苦寒纯阴之药，为凉血要品，故能除一切热，散一切结，清一切火，如上诸病，莫不由斯三者而成，故悉主之。”《景岳全书·本草正》曰：“清火明目，治带浊痔漏。”《滇南本草》亦说：“止血散疽。治五痔肠风下血、赤白热泻痢疾。”由此可知，槐角适用于痔疮便血之病。刺猬皮味苦、涩，性平，《神农本草经》曰：“主五痔阴蚀下血。”《药性论》论刺猬皮说：“主肠风泻血，痔病有头，多年不瘥者，炙末白饮下方寸匕。”《本草经疏》提到：“刺猬皮治大肠湿热血热为病，及五痔阴蚀下血。”上三种药物都可在辨证论治的基础上加入所选方中，以提高治疗痔疮的效果。

（四）附骨疽证治经验

附骨疽是以开始时全身不适，继而寒热交作、筋骨疼痛，甚而壮热不退，或伴有汗出，便秘尿赤，表面虽不红不热，其内肌骨胀痛，疼痛彻骨，不能屈伸转动，拒按等为主要症状的一类疾病。陈实功在治疗附骨疽方面积累了丰富的治疗经验。

1. 体虚邪中是发病关键

陈实功认为，附骨疽主要是由于阴寒邪气侵入骨骼，不能及时排出而发病，但是在人体气血旺盛时，寒冷之邪不易侵犯人体，更不可能深入骨骼内部，“人之气血生平壮实，虽遇寒冷则邪不入骨”（《外科正宗·附骨疽第二十七》）。当机体虚弱时，寒湿之邪则侵犯人体，如在初起能及时服药或使用导引的方法从内祛除，则不易犯病，如若不加注意，则深入骨骼，郁而化热，热盛肉腐而成脓化疽，即所谓：“凡入者，皆由体虚之人，夏秋露卧，寒湿内袭；或房欲之后，盖覆单薄，寒气乘虚入里，遂成斯疾也。”（《外科正宗·附骨疽第二十七》）

2. 证治规律

陈实功认为在治疗附骨疽时应按照病情的发展阶段选择不同的方法，在疾病初起，由于是新感，寒湿之邪还未深入骨骼，此时可用汗法祛邪外出；在疾病中期，由于寒湿之邪已经深入肌肉骨骼，且有化热成脓之势，此时应使用通法疏经通络；在疾病后期，由于疽已成，欲作脓者，此时应使用补法补益气血，排脓外出。

（1）初用汗法

在附骨疽初期，陈实功主张使用汗法祛邪外出，方用五积散（苍术、陈皮、桔梗、川芎、当归、白芍、麻黄、枳壳、桂心、干姜、厚朴、白芷、半夏、甘草、茯苓）加牛膝、红花，或万灵丹（茅术、全蝎、石斛、明天麻、甘草、川芎、羌活、荆芥、防风、麻黄、北细辛、川乌、草乌、何首乌、明雄黄）发汗散寒，通行经络。上述两方中选用众多辛温之品如麻黄、羌活、白芷等，此类药物既能祛风散寒，又可发汗通经，对于祛除肌表寒湿之邪效果较好。

（2）次用通法

在附骨疽中期，陈实功主张使用通法疏通经络，方用大防风汤（人参、防风、白术、附子、当归、白芍、川芎、杜仲、黄芪、羌活、牛膝、甘草、熟地）或当归拈痛汤（羌活、当归、防风、茵陈、苍术、苦参、升麻、白术、葛根、黄芩、知母、泽泻、猪苓、人参、黄柏）。大防风汤中，使用四物汤养血活血，羌活、防风、附子通行经络，疏散风寒，黄芪、人参、白术、甘草健脾益气，杜仲、牛膝强腰膝，全方组合共奏活血通经，补气散寒之功。当归拈痛汤中，猪苓、泽泻、苦参、苍术祛除湿邪，人参、白术、当归补气养血，羌活、防风、葛根疏风通络，黄芩、黄柏、知母清解湿热。全方配伍共奏祛湿通络、疏风补气之功。

（3）后用补法

在疾病的后期，由于机体气血亏虚，不能排脓外出，因此，应用补法补益气血。陈实功一般选用十全大补汤加羌活、牛膝、防己。对于已成欲作脓者，用附子八珍汤；脓稠而黄，体实者，用十全大补汤；脓清白，体虚者，用保元大成汤；食少体倦者，用香砂六君子汤；脾虚寒热者，用补中益气汤。

陈实功告诫后人在选方用药上一定不可伤脾，不可使用过于寒凉的药物。如其所云："不可误用损脾、泄气、败毒等药，外禁寒凉等法，如误用之，必致气血冰凝，内肉瘀腐，日久化为污水败脓，流而不禁者终死。"（《外科正宗·附骨疽第二十七》）

3. 用药规律

从陈实功治疗附骨疽的选方用药可知，最常用的两味药是牛膝和木瓜。牛膝味苦、酸，性平，入肝、肾经，具有补肝肾、强筋骨、活血通经、引药（火）下行等作用，历代本草多有述及。《神农本草经》曰："主寒湿痿痹，四肢拘挛，膝痛不可屈，逐血气。"《日华子本草》说："治腰膝软怯冷弱，破癥结，排脓止痛。"《本草衍义补遗》说："能引诸药下行。"《本草经疏》论牛膝曰："走而能补，性善下行，故入肝肾。主寒湿痿痹，四肢拘挛、膝痛不可屈伸者，肝脾肾虚，则寒湿之邪客之而成痹，及病四肢拘挛，膝痛不可屈伸。此药性走而下行，其能逐寒湿而除痹也必矣。盖补肝则筋舒，下行则理膝，行血则痛止。逐血气，犹云能通气滞血凝也。"木瓜味酸，性温，入肝、肺、肾、脾经，具有舒筋活络、和胃化湿的功效，主治风湿痹痛、肢体酸重、筋脉拘挛、吐泻转筋、脚气水肿等疾病。《名医别录》曰："主湿痹邪气。"由上可知，牛膝、木瓜治疗附骨疽尤为合适。

另外，鹤膝风与附骨疽的病机和表现基本相似，可参照进行治疗。

【后世影响】

一、历代评价

中医外科发展到清代时，形成了三大学术流派，分别是正宗派、全生派、心得派。其中以明代陈实功《外科正宗》为代表的学派，称之为正宗派，对后世外科发展产生了重要的影响。《外科正宗》全书汇集了自唐朝以来历代外科著作中的有效治疗经验，论述精辟，代表了明朝以前我国外科医学的成就，具有较高的学习研究价值。因此，《四库全书总目提要》评价说：在中医外科诸书中，本书"列证最详，论治最精"。

二、学派传承

正宗派发展至清代，经清代正宗派代表祁坤等医家的努力，其影响更加扩大。祁坤名广生，浙江绍兴人，为顺治及康熙年间御医，他编著了《外科大成》一书，继承和发展了《外科正宗》的理论和治疗经验。祁坤之子祁昭远，继承父业，传之其孙祁宏源，乾隆年间，政府组织编辑《医宗金鉴·外科心法要诀》时，即是祁宏源参与编著工作，并以《外科大成》为蓝本，总结了清以前历代外科学成就。由此观之，正宗派在清代影响极大，为中医外科的正宗当之无愧。

三、后世发挥

（一）清代祁坤《外科大成》

《外科正宗》对祁坤《外科大成》的影响主要体现在重视内外整体兼顾辨证、疮疡“关节”论、重视脾胃、重视灸法四个方面。

1. 重视内外整体兼顾辨证

《外科大成》继承了陈实功外科疾病“内外合治”的思想，并有所发展。祁坤认为：“盖因人之疾有内外故也。因其疾以命医，神而明之，则因内可以推外，由外可以测内，精微之理，岂易言哉。胡为乎今之重于内者精其内，而疮科或有所遗；专于外者精其外，而方脉或有未谙，斯二者诚未合乎中庸之道。不几失先正之薪传乎。故惟仁者之心，深长周密。思欲兼之而无遗内遗外之憾者。”（《外科大成·卷一·总论部·痈疽之脉》）由此可见祁坤在认识外科病时也十分重视内部脏腑变化对外部的影响，所以他在诊断和治疗上尤其重视内外合参，局部辨证与整体辨证相结合。在整体辨证中他尤重脉诊，他说：“必先以脉为首务也。”（《外科大成·总论部·痈疽之脉》）祁坤对陈实功内外兼顾的思想有了进一步的发展。

2. 继承疮疡“关节”论

《外科大成》沿用了陈实功的疮疡“关节”论的观点。祁坤曰：“故阳疮以十四日为关，阴疮以二十一日为节，斯时务要脓出势定不可过酿。候脓出方自腐脱，腐脱方自生肌，生肌方自收敛，收敛方自疮平，此疮之关节次第也。”（《外科大成·论证治·顺逆》）由此论可以看出，祁坤治疗痈疽疮疡十分注意发病时间对疮疡治疗的重要性。

3. 重视脾胃

《外科大成》继承了陈实功治疗痈疽疮疡重视保护脾胃的思想。如祁坤曰：“伤脾损胃，脓必难成，致疮软陷，又难收敛。饮食须当，香燥甘甜，粥饭随其喜恶，毋餐过饱，宜少宜热宜浓，方无停滞，又得易化故也。如大疮溃后，气血两虚，脾胃并弱，必制八仙糕早晚随食数饼，以接补真元，培助根本。”（《外科大成·附余·调理须知》）他认为脾胃功能在痈疽疮疡的治疗过程中具有十分重要的作用，因此多用补中益气汤补益脾胃，治疗痈疽疮疡。另外，他还继承了陈实功分不同时间服用不同方剂的方法，如卷三中治疗唇部疾病时“有内证作渴者，早服加减地黄丸，午服清凉甘露饮，以滋化源”。在后期饮食调理上，祁坤认为生干瓜果、梨、柿、菱、枣、生冷等物不宜食用，此类食物多易伤损脾胃，另外饮食不宜过饱，过饱也伤脾胃。

由上可知，祁坤无论在治疗过程中还是在后期饮食、调护过程中都十分重视脾胃的作用，这种学术思想和陈实功是一脉相承的。

4. 重视灸法

《外科大成》继承了陈实功内外合治、多种方法联合运用的思想，且祁坤更加重视灸法的运用。他认为灸法可以清除毒邪，对于疮疡的治疗较为重要。如他在卷四"内痈总论"中说："初起者，外兼灸法尤良，用独蒜切片三钱，浓安穴上灸之，三壮一易，以灸至不痛为率，其毒自消。"除了用隔蒜灸外，还运用骑竹马灸法等。

（二）《医宗金鉴·外科卷》

吴谦等编撰的《医宗金鉴·外科卷》继承了陈实功的病因病机理论"五善""七恶"、重视灸法以及内服法中消、托、补联用的治法思想。

1. 继承"三因""火毒"说

《医宗金鉴·外科卷》继承了陈实功的"三因"说和"火毒"说，所谓"痈疽原是火毒生，经络阻隔气血凝。外因六淫八风感，内因六欲共七情，饮食起居不内外，负挑跌仆损身形，膏粱之变荣卫过，藜藿之亏气血穷"。这种病因分类方法和病机特点与陈实功对痈疽病因病机的认识完全相同。

2. 继承"五善""七恶"说

《医宗金鉴·外科卷》所述"五善"和"七恶"，同样是根据五脏的外在表现来确定的。"五善"分别是"心善精神爽，言清舌润鲜，不躁不烦渴，寤寐两安然；肝善身轻便，不怒不惊烦，指甲红润色，溲和便不难；脾善唇滋润，知味喜加餐，脓黄稠不秽，大便不稀干；肺善声音响，不喘无嗽痰，皮肤光润泽，呼吸气息安；肾善不午热，口和齿不干，小水清且白，夜卧静如山"。"七恶"分别是"一恶神昏愦，心烦舌燥干，疮色多紫黑，言语自呢喃；二恶身筋强，目睛正视难，疮头流血水，惊悸是伤肝；三恶形消瘦，疮形陷又坚，脓清多臭秽，不食脾败难；四恶皮肤槁，痰多韵不圆，喘生鼻扇动，肺绝必归泉；五恶时引饮，咽喉若燎烟，肾亡容惨黑，囊缩死之原；六恶身浮肿，肠鸣呕呃繁，大肠多滑泄，脏腑败之端；七恶疮倒陷，如剥鳝一般，时时流污水，四肢厥逆寒"。以上"五善""七恶"与陈实功《外科正宗》的描述虽然在语言文字上稍有差异，但是表达的主要内涵是完全一致的，因此说《医宗金鉴·外科卷》继承了陈实功的"五善""七恶"说。

3. 继承灸法并创新发展

《医宗金鉴·外科卷》也十分重视使用灸法。其中记载："痈疽初起七日内，开结拔毒灸最宜，不痛灸至痛方止，疮疼灸至不疼时。法以湿纸覆其上，干处先灸不宜迟，蒜灸黄蜡附子灸，豆豉蛴螬各用之"。这种使用方法和要求，与《外科正宗》基本一致，但又有所发展，除了使用隔蒜灸外，还提出了隔附子灸、隔豆豉饼灸和隔蛴螬灸，扩展了灸法的范围。另外，对头部禁用灸法提出了新的认识。如说："至于头乃诸阳之首，诸书俱云禁灸，若误灸逼毒入里，令人痰喘上涌，反加大肿。然遇纯阴下陷之证，必当灸之，不灸则不能回阳。若半阴半阳之证，则仍当禁而不灸。"由上可知，《医宗金鉴·外科卷》不但继承了陈实功的灸法思想，还有所创新、有所发展。

4. 继承消、托、补联用之法

《医宗金鉴·外科卷》很好地继承了陈实功内治法的消、托、补三法。例如治疗莲子发病，提出：“遇气实之人，初宜蟾酥丸，或麦灵丹汗之，次宜一粒金丹下之；遇气虚之人，初宜仙方活命饮宣解之，次宜内托黄耆散托补之。”初用蟾酥丸或者麦灵丹发汗，此为消法，遇有气虚之人，也应首先使用消法，祛毒外出，然后进行补托。此三法在外科卷中应用广泛。由此可知陈实功的这些内治方法对《医宗金鉴·外科卷》影响较深。

由于《外科正宗》受到后世医家的推崇，因此后世应用其学术思想治疗相关疾病也很多，特别是现代临床上运用其学术思想治疗相关疾病的临床报道也越来越多，在此不一一列述。总而言之，《外科正宗》对后世中医外科学产生了深远的影响。

综上所述，陈实功作为中医外科正宗派的开山鼻祖，提出了临证以脏腑、经络、气血为辨证纲领，内治以消、托、补为主，重视脾胃在治疗外科疾病中的重要作用；外治重视灸法、刀针、药蚀等，尤其是正确处理内治法与外治法的关系，内外治并重，论病详尽，理论与实践相结合，其学术思想和临证经验实用价值极大，对外科临床实践有重要的指导意义。

山东中医药大学　闫石

【参考文献】

［1］陈实功. 外科正宗［M］. 北京：人民卫生出版社，2007.

［2］曾昭铎. 对陈实功在外科内治方面的学术探讨［J］. 新中医，1984（11）：12-13.

［3］张作舟. 陈实功与《外科正宗》［J］. 北京中医杂志，1986（4）：39-40.

［4］李建新.《外科正宗》学术思想浅述［J］. 吉林中医药，1987（2）：36-37.

［5］贺菊乔.《外科正宗》内托法浅析［J］. 内蒙古中医院，1988（1）：46-47.

［6］韩会学.《外科正宗》内治重脾胃特色初探［J］. 吉林中医药，1999（1）：55-56.

［7］祁建湖. 谈陈实功的脾胃观［J］. 甘肃中医，2000，13（1）：6-7.

［8］赵党生.《外科正宗》疮疡证治经验探析［J］. 甘肃中医学院学报，2003，20（4）：8-9.

［9］孙玲.《外科正宗》对脱疽的论治［J］. 中国中医急证，2004，13（11）：768.

［10］黄敏，杨坤杰.《外科正宗》中顽癣与钮扣风证治浅析［J］. 实用中医药杂志，2005，21（10）：631.

［11］高兆旺，张丽，刘庆申.《外科正宗》的疮疡气血论［J］. 山东中医药大学学报，2007，31（1）：14-15.

［12］张大萍. 论陈实功在中医外科史上的贡献［J］. 中华医史杂志，2007，37（2）：80-83.

［13］崔云，郑军状.《外科正宗》学术成就说略［J］. 中华中医药杂志，2008，23（3）：187-189.

［14］马艳春，李成文. 陈实功疮疡辨治特色［J］. 中医药信息，2009，26（3）：21-23.

［15］李玉英，赵永昌.《外科正宗》治疡法则对治疗溃疡性结肠炎的启示［J］. 山东中医杂志，2009，28（9）：600-601.

［16］陶春蓉，刘邦民，艾儒棣. 明清中医外科三大流派特点初探［J］. 美中医学，2006，3（4）：45-48.

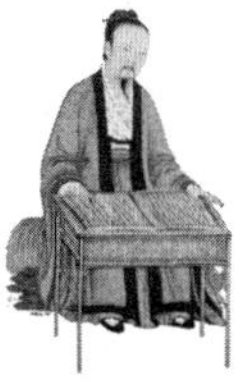

张景岳

内容提要

张景岳，名介宾，字会卿（又作“惠卿”），别号通一子。生于明嘉靖四十二年（1563），卒于明崇祯十三年（1640），山阴会稽县（今浙江绍兴）人，明代著名医家。张景岳幼时聪慧，对六经及诸子百家著作穷研博览，通易理、天文、兵法之学，尤精于医术。早年学医于金英，壮岁从戎。身处幕府，游历北方，后回乡专心医学，从事临床及著述。张景岳精研《内经》垂三十年，以“《灵枢》启《素问》之微，《素问》发《灵枢》之秘”，将两书合纂，从内容上分别归类而成《类经》，并撰有《类经图翼》、《类经附翼》。他又博采前人之说，总结自己毕生经验，编著《景岳全书》，凡64卷，综集内、妇、儿、外等各科之大成，为医学巨著。另有对金元各家评价的医论集《质疑录》一书传世。在学术上，张景岳以《内》《难》为宗，撷取唐、宋、金、元诸家学术思想，并将易理中的哲学思想与道家精气神理论熔为一炉，成一家之说。张景岳重视阴阳理论，自倡“阳常不足，阴本无余”的观点，临证重阳主补，重视治形，填补精血，调补阴阳命门从肾气入手，创制一系列补肾新方，是温补学派的代表人物之一。

【概述】

一、生平简介

张景岳，名介宾，字会卿（又作“惠卿”），号景岳，别号通一子。生于明嘉靖四十二年（1563），卒于明崇祯十三年（1640），山阴会稽县（今浙江绍兴）人，明代著名医家。著有《类经》《类经图翼》《类经附翼》《景岳全书》等。

张景岳祖籍为四川绵竹县，明初其祖先因军功而世袭“绍兴卫指挥”，遂移居山阴会稽县（今浙江绍兴）。张景岳生于明嘉靖四十二年（1563），自幼聪颖过人，喜爱读书，但不屑于诗词章句，而是喜好钻研孙子、岐黄之学。当时天下太平，侯门聚集了不少奇才异士，张景岳“遍交其长者”，学到了很多知识。据记载，其“幼禀明慧”（《类经・叶秉敬序》），“好读书”（《浙江通志・方技下》），“自六经以及诸子百家无不考镜”（《类经・叶秉敬序》）。14 岁时，随其父去北京游学，拜当时的名医金英（金梦石）为师。因其为人端正，好读书，深受其师喜爱，数年就尽得其传。据史料记载，金英擅长大补元气法，张景岳重视补肾之法，可能与金英的影响密切相关。但是，在当时的社会大环境下，深受理学思想熏陶的张景岳，立志要在政事上有所作为，渴望建功立业。

张景岳有着豪爽的性情，壮年的他从戎幕府，游历北方，阅历极为丰富。其外孙林日蔚在《景岳全书》之跋中，曾对其外祖父有这样的叙述：“壮岁游燕冀间，从戎幕府，出榆关，履碣石，经凤城，渡鸭绿。居数年，无所就，亲益老，家益贫，翻然而归。”万历壬辰年（1592）5 月，日本大举侵犯朝鲜，明大军支援朝鲜，军队到达义州时，张景岳随军过鸭绿江，当时他 31 岁。但是，张景岳这种积极入世、渴望建功立业的理想，被当时的现实击垮了。辽东军事的节节失利，使他退隐之心渐起。1620 年前后，张景岳卸军职归里，因当时家境欠佳，于是放弃所学兵法章句，专心从事医学。

张景岳对岐黄典籍的研究，更是穷年缕析。因其独有神悟，遂于行医之余，分门注疏，于 1624 年刊行《类经》。余姚的大文学家黄梨州曾说，张景岳“为人治病，沉思病源，单方重剂，莫不应手霍然。一时谒病者，辐辏其门，沿边大帅，皆遣金币致之。其所著《类经》，综覆百家，剖析微义，凡数十万言，历四十年而后成，西安叶秉敬谓之海内奇书。”此时，张景岳无论在理论还是在临床方面，都比较成熟，达到了学验俱丰的境地。张景岳博学多才，“于医之外，象数、星纬、堪舆、律吕，皆能究其底蕴”。

在编写《类经》之后，张景岳又将其平生临床经验结合前人的认识综合在一起，汇编写成《景岳全书》，至晚年又纂写《质疑录》一书。张景岳在书中依据《内经》《伤寒论》等古典医籍，对刘完素、张从正、李杲、朱丹溪等名家的某些学术观点加以批评，可谓“取先贤之经，以辨前贤之误”。此外，还对自己早年的一些看法做了修正，如王琦在《质疑录・跋》中所云：“考其所列诸论，有已见《全书》《类经》中者，亦有与《全书》《类经》之书少异，而悔畴昔立言之未当者。人以此疑其为晚年未定稿，又以此知其所学越老越明，未尝自矜已得，而孜孜日求正于至当为可则也。”

明崇祯十三年（1640），张景岳 78 岁逝世。“卒之日自题其象，召三子而诲之，其门人曰：先生乃死耶！吾先生故有不死者。介宾莞尔而逝”。

纵观张景岳一生，早年学医，游学京城；壮岁从戎，游历北方；晚年回乡，潜心岐黄，临证著书，为后世中医学留下了珍贵的遗产。在理论上，张景岳将辨证体系加以完善，并重视阴阳理论的研究，阐发阴阳互根，强调命门水火，提倡“阳非有余，阴本不足”，善用温补，反对滥用苦寒，被后世奉为温补学派的代表医家。在治疗方面，张景岳对阴阳虚损病证有独到的经验，提出阴阳相济之法，从阴引阳，从阳引阴；善用温补而不偏执，通过填补精血以养阴治形，对于调治阴阳偏盛偏衰之法较前人更为完善。因为对中医学术发展贡献卓著，张景岳被后人誉为“医门之柱石”，至今无论在理论研究还是临床工作中，张景岳的学说仍然具有很大的指导意义和实用价值。

二、著作介绍

张景岳非常博学，在天文、音律、象数、兵法等方面都有广泛涉猎，且可灵活应用于医学之中。其对脉学、本草、方剂、针灸及临床各科，均有深刻的研究和独到的发明创造。他的著作集结了毕生心血，现存著作有《类经》《类经图翼》《类经附翼》《景岳全书》《质疑录》等。

（一）《类经》

《类经》刊行于明天启四年（1624），共 32 卷，是对《素问》《灵枢》原文分类编排，并加以注解、改编而成。

张景岳中年以后著书立说，著作首推《类经》，其编撰“凡历岁者三旬，易稿者数四，方就其业”。张景岳对《内经》研习近三十年，认为《内经》是医学之至高经典，学医者必应学习。但当时一般人“目医为小道”，视《内经》为无用之物，甚至从医之人也置《灵》《素》为罔闻。张景岳认为，这种情况发展下去势必导致“盛盛虚虚而遗人夭殃，致邪失正而绝人长命”（《类经·自序》）。造成这种情况，其中一个原因是经文奥衍，研阅较难。虽然《内经》自唐以来注述甚丰，王冰注《黄帝内经素问注》为最有影响的版本，但遗漏处也不少。例如，有避难不注的，有注释与原义不符的，有注释不便检阅的。何况《灵枢》尚未注释，使人感到遗憾。各家注本颇多阐发未尽之处，后来不少医家注释《内经》也只是顺文敷衍，难懂之处仍不能明断，精要之处仍得不到阐发。张景岳认为，这样的注释毫无益处，于是他决定重新整理、注释《内经》，以便发隐就明，转难为易，尽启其秘，使学者一目了然，从而对研究《内经》能提高一步，深进一层，熟悉本原，不至误己误人，使之达到最完善的境界。

张景岳重新编排《内经》体例，按性质将经文分类，然后加以注解。往往以《灵枢》启《素问》之微，以《素问》发《灵枢》之秘，相为表里，互通精义。《类经》注解全面细致，综合百家，剖析幽隐，既综合了众家之长，剖析疑义，又有很多独到的见解。其将经文分成摄生、阴阳、藏象、脉色、经络、标本、气味、论治、疾病、针刺、运气、会通 12 类，共 390 条，汇分 32 卷，内容以类相从，条理井然，易于寻览，深为后世研究《内经》者称便，是学习和研究《内经》的重要参考书之一。《类经》洋洋数十万字，出版后盛行于世，影响颇大。西安叶秉敬赞叹此书为“海内奇书”。《四库全书总目提要》说它“条理井然，易于寻览，其注亦颇有发明”。在中国医学史上，《类经》不失为对《内经》整理和注释的最佳著作之一。

（二）《类经附翼》

《类经附翼》，共4卷，刊行于明天启四年（1624），是对《类经》的补充。卷一“医易”，将《周易》的有关理论与医学理论相联系；卷二“律原”，将古音律理论与医理相联系；卷三“求正录”，着重发挥了张景岳所倡导的补肾理论；卷四为“针灸赋”，编辑前贤多种针灸歌赋，颇具参考价值。

《类经附翼》一书，阐述了张介宾对于《内经》研究的独特见解。《类经附翼》卷一为“医易”章，在这一章中，张景岳明确提出医、易相通的观点，即医理存于易理之中，并将人体阴阳脏腑气血的生理、病机及治疗方法等皆以《周易》之理进行解释，以阐释医、易同源之理。《类经附翼》卷三“求正录”一章，还有“大宝论”和“真阴论”两篇代表张景岳温补思想的著名论文，对真阴真阳和命门水火进行了专题论述，进一步丰富和发展了中医理论，对指导临床实践有重要意义。

（三）《类经图翼》

《类经图翼》，共11卷，刊行于明天启四年（1624）。该书用图解的方式，对《内经》中较为深奥的内容，或者在《类经》的注解中未能充分阐释含义的部分加以说明，主要包括运气和针灸两部分。前者为有关五运六气学说的图表和论述，后者为经络腧穴，次载针灸要穴歌及诸证灸法要穴等，并附有大量的针灸经络图。该书广泛引用了大量的资料，并制作了大量的图表，非常系统地阐释了五运六气的全部理论，对于腧穴针灸的阐述也非常全面，是目前研究五运六气及针灸腧穴等重要的参考文献。

（四）《景岳全书》

《景岳全书》，共64卷，100余万字，是张景岳晚年编成，刊行于清康熙三十九年（1700）。该书是张景岳学术思想与临床实践的全面总结。此书内容精详，涉及诸多重要的医学理论、诊断治法、临床各科及本草方剂等，尤其对内科杂病有较多的阐释与发挥。该书首为“传忠录”3卷，统论阴阳及前人得失；次为“脉神章”，详论诊断，以测病情；再为“伤寒典”“杂证谟”“妇人规”“小儿则”“痘疹诠”“外科钤”等41卷，论述有关临床治疗的各种问题。又有“本草正”2卷，取中药300味，以人参、附子、熟地、大黄为药中四维，人参、熟地为良相，附子、大黄为良将；又有“古方”9卷，“新方”2卷，将方剂分为补、和、寒、热、因、固、攻、散八阵，新方大都为张景岳所创，临床多有良效。为补不足，又别辑小儿、痘疹、外科方4卷。《景岳全书》集中体现了张景岳的学术思想和诊疗经验，具有较高的学术水平和临床实用价值。

（五）《质疑录》

《质疑录》，共1卷，清康熙二十七年（1688）刊行。该书是张景岳晚年所著的一部医学杂论，收录医学论述45篇，秉持“取先贤之经，以辨前贤之误”的原则，重点论述多种病证的治则。书中依据《内经》《伤寒论》等古典医籍，讨论前人学术之得失，对刘完素、张从正、李杲、朱丹溪等金元诸家的偏执之处，予以辩驳，达到“以正其失”的目的。张景岳对本人早年著作中立言未当之处，也做了辨析和纠正，并进一步发挥了温补学说。

【学术思想】

一、学术渊源

（一）家学与师承

明代是中医学术发展的鼎盛时期，而张景岳早期的生活经历就和医学有着不解之缘。张景岳父亲张寿峰是定西侯的门客，对医学理论有所研究，张景岳幼时即从父学医，开始研习《内经》。在随父亲游学于北京期间，除了攻读宋明理学之外，张景岳拜当时的名医金英（金梦石）为师，尽得其传。这为张景岳日后从医奠定了良好的基础。

（二）经典溯源

1. 经典注疏

张景岳年过半百才开始专心医学，把后半生的精力倾注于对《内经》《难经》《伤寒论》等经典著作的的研究、整理和诠释之中。张景岳在《类经·自序》中自述：“以《灵枢》启《素问》之微，《素问》发《灵枢》之秘”，博采众说，“取先圣之经，以辨前贤之误”。其将《内经》原本纷繁复杂的篇章，进行了整理归类和注解说明，整理出条理分明、纲目清晰的12类；并依次汇集各家观点，逐条进行注释，纂成《类经》32卷、《类经图翼》11卷、《类经附翼》4卷，并将他对于经典及前贤学术思想和临证经验的继承和理解汇集，结合自己的体会，撰成《景岳全书》64卷、《质疑录》45篇。张景岳学术思想的渊源，与中医学经典著作中的观点一脉相承，密不可分。

2. 阴阳一体

张景岳的很多学术观点来自《内经》，如对阴阳学说的阐述与发挥，都是在《内经》的基础上进行的理论延伸。《素问·阴阳应象大论》曰：“阴阳者，天地之道也，万物之纲纪，变化之父母，生杀之本始，神明之府也”“阴在内，阳之守也，阳在外，阴之使也”“阴平阳秘，精神乃治，阴阳离决，精气乃绝”等，均有阴阳一体及阴阳互根的思想。后世代有发挥，比较著名的有王冰的“阳气根于阴，阴气根于阳”（《素问·四气调神论》王冰注）之论。在此基础上，张景岳明确提出“阴阳者，一分为二也”（《类经·阴阳类》）的著名论点，认为这是自然界的普遍规律。全面阐述了阴阳一分为二、合二为一的辩证关系，并将其具体落实到中医病因病机与辨证治疗中去，既指导临床实践，又丰富和发展了阴阳学说。从生理上讲，“阴阳原同一气，火为水之主，水即火之源，水火原不相离也”（《景岳全书·传忠录·阴阳篇》）。“阴阳之理，原自互根，彼此相须，缺一不可，无阳则阴无以生，无阴则阳无以化”（《景岳全书·本草正·隰草部》）。进一步强调阴阳的互根，在摄生和临床中，把阴阳互根具体化，落实到“精气互根”，因为气为阳，阳必生于阴；精为阴，阴必生于阳，所以无论先天或后天，“精之于气，本自互生”（《类经·摄生类》），所以说，“以精气分阴阳，则阴阳不可离”（《景岳全书·新方八略·补略》）。如果人体的精气处于不足状态，再加之摄生不慎，每可造成虚损。“人赖以生者惟此精气，而病为虚损者亦惟此气。气虚者即阳虚也，精虚者即阴虚也”（《景岳全书·杂证谟·虚损》）。阴阳精气的亏损，虽有先后，但始终是相互影响的，相依而不相离，因气伤及精，或因精伤及气，最终而为精气两伤；即由阳损及阴，或由阴损及阳，最后导致阴阳俱损。若从临床辨证上讲，又当分清阴阳，凡病者水盛火衰，而见脏腑寒、脾肾败者，即是阳虚之证；如火旺水亏，而见营卫燥、津液枯者，即是阴虚之证。所以说，“以寒热分阴阳则阴阳不可混”（《景岳全书·新方八略·补略》）。因此，在治疗上，张景岳从《内经》“从阴引阳”和“从阳引阴”的法则出发，仍着眼于阴阳的互根，对阴阳、精气虚损的治疗提出了精辟的见解。其指出：“善补阳者，必于阴中求阳，则阳得阴助而生化无穷；善补阴者，必于阳中求阴，则阴得阳升而泉源不竭”“善治精者，能使精中生气；善治气者，能使气中生精”（《景岳全书·新方八略·补略》）。这种“阴中求阳”，补精以化气，“阳中求阴”，益气以生精的治法，为后世产生了深远影响，成为治疗虚损类疾病的常用方法。

3. 阳常不足，阴本无余

在“阴阳一体”的学术思想基础上，张景岳还提出一个著名的学术观点：“阳常不足，阴本无余”（《景岳全书·传忠录·阳不足再辨》）。这个观点，也源于《内经》。

《内经》关于阴阳的论述中，有注重阳气的内容。如：“凡阴阳之要，阳密乃固”，“阳气者，若天与日，失其所则折寿而不彰，故天运当以日光明”（《素问·生气通天论》）。根据这段原文，张景岳提出：“天之大宝，只此一丸红日，人之大宝，只此一息真阳。”（《景岳全书·传忠录·阳不足再辨》）在生命过程中，“难得而易失者惟此阳气，既失而难复者亦惟此阳气”，所以阳非有余，而是要“日虑其亏”。因此，“欲保生，重命者，尤当爱惜阳气”（《景岳全书·传忠录·阳不足再辨》）”。其在不同的篇章中，反复重申阳气的重要性。张景岳既重视阳气，也没有忽略阴精。《灵枢·本神》说：“五脏主藏精者也，不可伤，伤则失守而阴虚，阴虚则无气，无气则死矣。”故曰：“观形质之坏与不坏，即真阴之伤与未伤，此真阴之象，不可不察也。”源于以上《内经》之论，张景岳提出“阴不可以无阳，非气则无以生形也；阳不可以无阴，非形则无以载气也，故物之生也生于阳，物之成也成于阴”（《类经附翼·求正录·真阴论》）。真阴即是形与精，而五脏各有阴精，然却统归于肾。《素问·上古天真论》云：“肾者主水，受五脏六腑之精而藏之。”因此，张景岳认为，肾的藏精之所就是命门。“精藏于此，精即阴中之水，气化于此，气即阴中之火也，故欲治真阴而舍命门，非其治也。此真阴之藏，不可不察也”“凡阴气本无有余，阴病惟皆不足”（《类经附翼·求正录·真阴论》）。命门水火为脏腑之化源，故命门“火衰其本则阳虚之证迭生”，阳虚则有阴胜于下之证；“水亏其源则阴虚之病迭出”，阴虚则有阳旺于标之证。故曰：“无水无火，皆在命门，总曰真阴之病。”（《类经附翼·求正录·真阴论》）张景岳始终立足于阴阳互根，认为阳既非有余，阴亦属不足。

张景岳基于对人身阴阳状况的认识，从理论上阐述了阴阳的重要性，及其互生互根的关系，并指导临床。“阳常不足，阴本无余”，是在阴阳互根的关系上，论述阳气亏乏与真阴不足的联系问题，丰富与完善了《内经》的阴阳理论。张景岳所论阴阳一体，阴阳互根，阴为生阳之精，阳为生长之气，阳非有余而阴常不足等，是其学术思想的核心内容，其渊源皆来自于《内经》。

4. 医易同源

张景岳博学多才，其学术渊源除上溯经典医籍之外，还旁涉诸家。其精研《易经》，兼通经史、天文、地理、兵法、术数、音律等各门学问，并将其与医理融合，在其著作中多有体现。在中医学以外的诸家学问之中，张景岳最钟情于《易经》研究，其学术思想，有很多直接承袭《易经》之理，称为医易同源。

张景岳将《类经附翼》卷一设为“医易”章，此章有河图、洛书、伏羲八卦次序和方位、文王八卦次序和方位等图谱共 8 幅，并有“医易义”和“卦气方隅论”两节专题论文。张景岳认为：“天地之道，以阴阳二气而造化万物；人生之理，以阴阳二气而长养百骸。易者，易也，具阴阳动静之妙；医者，意也，合阴阳消长之机。虽阴阳已备于《内经》，而变化莫大乎《周易》。”（《类经附翼·医易义》）因此，医、易相通，医理存于易理之中。所以张景岳认为，医生如果想有所成就，就必须学习《周易》之理，以易理指导医理和医疗。

张景岳对“天人相应”的整体观有深刻的认识，认为人体阴阳脏腑气血的生理、病机及治疗方法等皆可以《易经》之理进行解释；人体脏腑组织经络营卫运行，皆不出乎天地阴阳变化之理，此即为医易同源之理。他认为人体“禀二五之精，为万物之灵”（《类经附翼·医易义》），天地之合辟即人身之呼吸，昼夜之潮汐即人身之脉息，天之北辰为群动之本，人体之心为全身之君。张景岳根据卦象与方位的关系，提出卦爻与人体相应关系的观点：“以爻象言之，则天地之道，以六为节，三才而两，是为六爻，六奇六偶，是为十二。故天有十二月，人有十二脏；天有十二会，人有十二经；天有十二辰，人有十二节。知乎此，则营卫之周流，经络之表里，象在其中已。以藏象言之，则自初六至上六为阴为脏，初六次命门，六二次肾，六三次肝，六四次脾，六五次心，上六次肺；初九至上九为阳为腑，初九当膀胱，九二当大肠，九三当小肠，九四当胆，九五当胃，上九当三焦。知乎此，而脏腑之阴阳内景之高下，象在其中矣。”（《类经附翼·医易义》）。八卦应形体不同部位，“以形体言之，则乾为首，阳尊居上也；坤为腹，阴广容物也；坎为耳，阳聪于内也；离为目，阴明在外也；兑为口，拆开于上也；巽为股，两垂而下也；艮为手，阳居于前也；震为足，刚动在下也。天不足西北，故耳目之左明于右；地不满东南，故手足之右强于左。知乎此，而人身之体用，象在其中矣”（《类经附翼·医易义》）。张景岳以八卦变化，解释自然万物及人体生命生生不息之理。“乾道成男，坤道成女，震坎艮是为三男（长男中男少男），巽离兑是为三女（长女中女少女）。欲知子强弱，则震巽进而前，艮兑退而止。欲明布种法，则天时与地利，亏盈果由气，冬至始阳强，阴胜须回避”（《类经附翼·医易义》）。张景岳运用河图洛书之数，阐述五行方位与生命精神的相应关系，“以精神言之，则北一水，我之精，故曰肾藏精；南二火，我之神，故曰心藏神；东三木，我之魂，故曰肝藏魂；西四金，我之魄，故曰肺藏魄；中五土，我之意，故曰脾藏意。欲知魂魄之阴阳，须识精神之有类。木火同气，故神魂藏于东南，而二八、三七同为十；金水同原，故精魄藏于西北，而一九、四六同为十；土统四气，故意独居中，其数惟五，而脏腑五行之象，存乎其中矣”（《类经附翼·医易义》）。

张景岳在《类经》中专设“运气类”，对运气学说进行了详细解说，为了更加清晰地阐述运气学说，张景岳在《类经图翼》一、二卷中，以《易经》的原理为基础，对运气学说进行了图解说明，设有太虚图、阴阳图、五运图等图画48幅，计有太极图论、阴阳体象、五天五运图解等解释议论或说明补充之文34则，图文互解，相得益彰。张景岳云：“太极者，天地万物之始也……太虚之初，廓然无象，自无而有，生化肇焉，化生于一，是名太极，太极动静而阴阳分。”（《类经图翼·运气》）

《类经附翼》卷三“求正录”一章还有“大宝论”和“真阴论”两篇论述真阴真阳之文。张景岳认为，阴生于阳，精化于气，阴精之生成必由于阳气，故有阳则生，无阳则死，阳来则生，阳去则死。张景岳根据《易经》之理，提出阴精亦是阳气之根本，无阴则阳无以生，无精则气无以化。其云：“天人一理者，一此阴阳也；医易同原者，同此变化也。岂非医易相通，理无二致哉。”（《类经附翼·医易义》）因此，治疗阴虚者，宜阳中求阴，反对苦寒泻火；治疗阳虚者，宜阴中求阳，反对温燥伤阴，并创左归丸、右归丸以治疗真阴真阳亏损之证。言“然神莫神于易，易莫易于医，欲该医易，理只阴阳。”（《类经附翼·医易义》）。由此可见，张景岳有关真阴真阳和命门水火的论述，不仅基于《内经》中的论述，而且与《易经》之理亦渊源甚深。

二、学术特色

（一）哲学思想

《景岳全书》的第一篇，就是“明理”。其云：“万事不能外乎理，而医之为理尤切，散之则理为万象，会之则理归一心。夫医者，一心也，病者，万象也。举万象之多，则医道诚难，然而万病之病，不过各得一病耳。……医之临证，必期以我之一心，洞病者之一本，以我之一，对彼之一，既得一真，万疑俱释，岂不甚易，一也者，理而已矣。苟吾心之理明，则阴者自阴，阳者自阳，焉能相混。”（《景岳全书·传忠录·明理》）

张景岳所言“明理”之“理”，指的就是阴阳学说。阴阳学说，虽然属于中国古代哲学体系的范畴，但是中医学将其吸收并演化成为中医学理解病情、阐释病机、指导诊治的重要理论基础。因此张景岳认为，“不知一，不足以知万；不知万，不足以言医。理气阴阳之学，实医道开卷第一义”（《类经图翼·太极图论》）。只有深刻地理解阴阳学说，才能发挥阴阳学说对中医学的指导作用。而以阴阳学说来探讨中医学的原理，追本溯源，要从《易经》研究开始，即所谓“医易同源”。张景岳认为，“易者，易也，具阴阳动静之妙；医者，意也，合阴阳消长之机。虽阴阳已备于《内经》，而变化莫大乎《周易》”。

因此，张景岳主张学医之人必须学《易经》，不学《易经》就不能深入研究医学。其云：“学医不学易，必谓医学无难，如斯而已也。抑孰知目视者有所不见，耳听者有所不闻，终不免一曲之陋。……医不可以无易，易不可以无医，设能兼而有之，则易之变化出乎天，医之运用由乎我。”（《类经附翼·医易义》）

1. 阐释太极，动静阴阳

张景岳将《易经》之理及程朱理学的《太极图说》引入研究自然生化之理。其云：“太极者，天地万物之始也。”他在《类经图翼》中，绘制了一个太极图（如右图），代表天地二气的统一体。太极图由三个同心圆组成，由外向内分别称其为第一圆、第二圆、第三圆。第一圆纯白色。第二圆以垂直线分为两半，右为黑，左为白。第三圆以垂直线分为两半，左为黑，右为白。张景岳云：“太虚之初，廓然无象，自无而有，生化肇焉，化生于一，是名太极，太极动静而阴阳分。故天地只此动静，动静便是阴阳，阴阳便是太极，此外更无余事。”因此，万事万物皆为气合而成，理气阴阳的道理就在太极图中所阐释的阴阳动静的运动变化规律里面，也就是医学的道理。张景岳又云：“所以万物之气皆天地，合之而为一天地；天地之气即万物，散之而为万天地。故不知一，不足以知万；不知万，不足以言医。理气阴阳之学，实医道开卷第一义，学者首当究心焉。”（《类经图翼·运气·太极图论》）

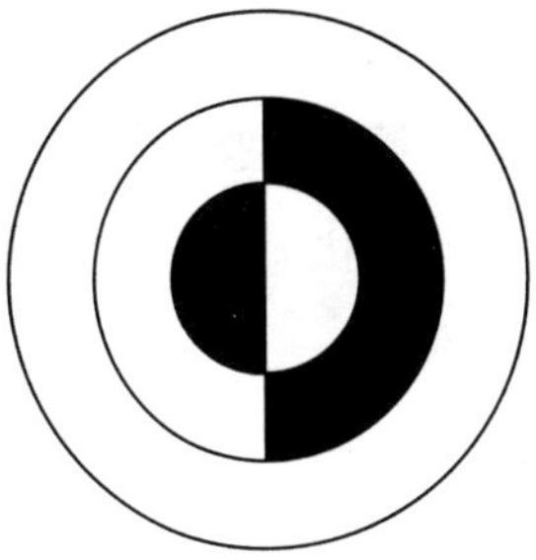

对于“太极”“象数”“理”“气”之关系，张景岳提出重要观点，认为太极者，理而已矣。象数未行理已具。天下无理外之气，亦无气外之理；理不可以离气，气不可以外理；理在气亦在，气行理亦行。认为自然万物变化，太极之理无所不在；理气阴阳之学也是医道开卷之学，习医者也不可不通。

太极阴阳体象有先后天之分。张景岳研究了太极阴阳体象的先后天关系及其与方位、自然物象和人体相应相合关系。《类经图翼·阴阳体象》指出：“开物者为先天，成物者为后天；无极而太极者先天，太极而阴阳者后天；数之生者先天，数之成者后天；无声无臭者先天，有体有象者后天。先天者，太极之一气，后天者，两仪之阴阳。”张景岳认为，阴阳的外在表现形式即为“动与静”。其云：“以动静言之，则阳主乎动，阴主乎静；天圆而动，地方而静；静者动之基，动者静之机。刚柔推荡，易之动静也；阴阳升降，气之动静也；形气消息，物之动静也；昼夜兴寝，身之动静也。欲详求夫动静，须精察乎阴阳，动极者镇之以静，阴亢者胜之以阳。”（《类经附翼·医易篇》）。而阴阳的失调，是疾病发生的根本原因，也就是“动”与“静”二者关系的失调。因此，在诊治疾病的过程中，应当“谨察阴阳所在而调之，以平为期”。掌握疾病的阴阳属性，“须识动中有静，识声色气味，当知柔里藏刚；知刚柔动静之精微，而医中运用之玄妙，思过其半矣”（《类经附翼·医易篇》）。依照动、静二者的关系与规律，制定合理的治疗方案，“动极者镇之以静，阴亢者胜之以阳”，已达到阴阳平衡的目的。

2. 详论阴阳，一分为二

张景岳指出：“道者，阴阳之理也。阴阳者，一分为二也。太极动而生阳，静而生阴，天生于动，地生于静，故阴阳为天地之道”（《类经·阴阳类》）。他将阴阳看作是一个事物的两个方面。《景岳全书》中，“传忠录”第二篇就是讲阴阳。其云：“凡诊病施治，必须先审阴阳，乃为医道之纲领。阴阳无谬，治焉有差？医道虽繁，而可以一言蔽之者，曰阴阳而已。故证有阴阳，脉有阴阳，药有阴阳。”（《景岳全书·传忠录·阴阳篇》）张景岳认为，阴阳为医学之纲要，非常重要。同时指出：“阴阳之理，原自互根，彼此相须，缺一不可”（《景岳全书·本草正·隰草部》）。

人之所以生病，就是因为阴阳失调；治病的时候，应当充分应用“阴根于阳，阳根于阴”的方法。“凡病有不可正治者，当从阳以引阴，从阴以引阳，各求其属而衰之。如求汗于血，生气于精，从阳引阴也。又如引火归源，纳气归肾，从阴引阳也。此即水中取火，火中取水之义。”对阴阳虚衰、精气虚损的情况，张景岳提出了著名的治疗理念，如“善补阳者，必于阴中求阳，则阳得阴助而生化无穷；善补阴者，必于阳中求阴，则阴得阳升而泉源不竭（《景岳全书·新方八阵·补略》）。”

3. 五行一体，水火为根

作为中国古代哲学的一个重要组成部分，五行学说与阴阳学说有着密切的关系。《内经》在解释人体的生理、病机、诊断与治疗时，将两种学说融合在一起，形成了具有中医特色的阴阳五行学说。

在五行中，张景岳十分重视水、火，认为水、火关乎万物之化生。其云：“夫水为造化之原，万物之生，其初皆水，而五行之中，一无水之不可也。”（《类经图翼·运气上·五行统论》）又云：“火为阳生之本，……凡属气化之物，非火不足以生。”（《类经图翼·运气上·五行统论》）水广泛存在于自然界，如“木之有津，木中水也；土之有泉，土中水也；金之有液，金中水也；火之熔物，火中水也”（《类经图翼·运气上·五行统论》）。而火也蕴涵在水之中，“惟是水中之火，人多不知，而油能生火，酒能生火，雨大生雷，湿多成热，皆是也”（《类经图翼·运气上·五行统论》）。张景岳对五行学说之生、克、乘、侮关系的阐释十分精要。其云：“盖造化之机，不可无生，亦不可无制。无生则发育无由，无制则亢而为害。……此其所以相生者，实亦有所相残。此其所以相克者，实亦有所相成也。”（《类经图翼·运气上·五行统论》）

五行学说对应中医学的五脏，五脏之中又有水火，如同阴阳。因此，在治疗中张景岳十分重视五脏中的元阴元阳，尤其是肾脏的元阴元阳。这也是张景岳成为温补学派代表人物的重要原因，也是其学术思想形成的哲学基础。

4. 形由气聚，治形为主

张景岳认为，“形”由“气”聚成，而其构成则遵循造化之精妙玄机。其云：“物各一太极，包两仪于子粒，如蚊喙至微，能通血气，虱睛最渺，亦辨西东。用是而推，则至广至极，至微至精，随气而聚，触几而生，大不可量，小不可测，何莫非阴阳之至德，化工之精妙，亦岂可以造作而形容者欤！”（《类经图翼·阴阳体象》）至于精神，则由有形之物质中产生，并以此为基础。其云：“谓志意所出，无不从乎形质也。故凡以心之神、肺之气、脾胃之仓廪、肝胆之谋勇、两肾之技巧变化，亦总皆发见之神奇，使无其地，何以生此。”（《景岳全书·传忠录·君火相火论》）

由此可以看出，关于精神与物质之间的关系，张景岳以物质为基础。关于治病与养生，张景岳主张以治形、养形为重。其云：“老子曰：吾所以有大患者，为吾有身。使吾无身，吾有何患？余则曰：吾所以有大乐者，为吾有形。使吾无形，吾有何乐？是可见人之所有者惟吾，吾之所赖者惟形耳！无形则无吾矣，谓非人生之首务哉。”又云：“如言动视听，非此形乎？俊丑美恶，非此形乎？勇怯愚智，非此形乎？死生安否，非此形乎？人事之交，以形交也。功业之建，以形建也。此形之为义，从可知也。”（《景岳全书·传忠录·治形论》）张景岳指出，有人因不知养形之道而伤生。其云：“奈人昧养形之道，不以情志伤其府舍之形，则以劳役伤其筋骨之形。内形伤则神气为之消靡，外形伤则肢体为之偏废。甚至肌肉尽削，其形可知，其形既败，其命可知。”（《景岳全书·传忠录·治形论》）因此，养生必以养形为先。其云：“然则善养生者，可不先养此形，以为神明之宅；善治病者，可不先治此形，以为兴复之基乎。”（《景岳全书·传忠录·治形论》）

张景岳的这种形神观，或者称之为生命观，直接影响其治病的方略。其云：“虽治形之法，非止一端，而形以阴言，实惟精血二字足以尽之。……形即精血也，天一生水，水即形之祖也。故凡欲治病者，必以形体为主；欲治形者，必以精血为先，此实医家之大门路也。使能知此，则变化可以无方，神明自有莫测。”（《景岳全书·传忠录·治形论》）张景岳对于哲学的阐释，不是空洞、乏味、无用的，而是非常实用，并且是能够在临床中有所体现的。明确其对形神关系的认识，就很容易理解张景岳在治疗疾病时重视精血、重视补肾、善用熟地的原因了。

（二）理论特色

1. 全面整理《内经》，使中医理论系统化

《内经》所创立的中医理论体系，至今对中医学的理论发展和临床实践，有着极其重要的指导意义。张景岳深入研究《内经》三十余年，著成《类经》一书。其将《内经》原本纷繁复杂的篇章进行了整理归类和注解说明，整理出条理分明、纲目清晰的十二大类；并依次汇集各家观点，逐条进行注释，为后人学习和研究《内经》提供了重要的参考书。

张景岳在《类经·自序》中，感叹《内经》原书“经文奥衍，研阅诚难”，研究起来非常困难，故应“详求其法，则惟有尽易旧制，颠倒一番，从类分门，然后附意阐发”。于是，将《内经》的内容以类相从，总计归纳为十二大类。正如张景岳所说：“人之大事，莫若死生，能葆其真，合乎天矣，故首曰摄生类。生成之道，两仪主之，阴阳既立，三才位矣，故二曰阴阳类。人之有生，脏气为本，五内洞然，三垣治矣，故三曰藏象类。欲知其内，须察其外，脉色通神，吉凶判矣，故四曰脉色类。脏腑治内，经络治外，能明终始，四大安矣，故五曰经络类。万事万殊，必有本末，所知先后，握其要矣，故六曰标本类。人之所赖，药食为天，气味得宜，五宫强矣，故七曰气味类。驹隙百年，谁保无恙，治之弗失，危者安矣，故八曰论治类。疾之中人，变态莫测，明能烛幽，二竖遁矣，故九曰疾病类。药饵不及，古有针砭，九法搜玄，道超凡矣，故十曰针刺类。至若天道茫茫，运行古今，苞无穷，协惟一，推之以理，指诸掌矣，故十一曰运气类。又若经文联属，难以强分，或互见于别门，欲求之而不得，分条索隐，血脉贯矣，故十二曰会通类。”（《类经·自序》）将《内经》分为十二大类，即摄生、阴阳、藏象、脉色、经络、标本、气味、论治、疾病、针刺、运气、会通，总共31卷，合计390篇。

张景岳的十二类分类法，与现代中医基础理论教材所论阴阳五行、脏腑经络、病因病机、四诊八纲、治则治法等基本一致。如：其摄生，相当于现在的养生；其阴阳、运气，相当于阴阳五行和五运六气；其藏象、经络，相当于脏腑经络；其脉色，相当于中医诊断；其标本、论治、气味，相当于治则治法；其中疾病、针刺属于临床内容。

张景岳著《类经》的重大意义，不仅仅体现在对《内经》进行了全面而系统的整理，同时，这种将中医内容系统分类的十二类划分法，还为中医基础理论基本框架的构建开启了思路，奠定了基础。

2. 梳理《伤寒论》，阐发八纲辨证

《景岳全书》中有“伤寒典”2卷，对《伤寒论》进行了全面阐述。上卷从“经义”起，至“病宜速治”，共32论，通过阐释《内经》经旨，对“伤寒”概念进行阐发，并对《伤寒论》之六经划分、病因判断、治法、方证等依次进行综合论述；下卷从“温病暑病”起，至“伤寒治例”，共26论，主要论述《伤寒论》中温病、暑病、发斑、风湿、发狂、结胸、谵语、郑声、蓄血、衄血、胸胁腹痛、汗症等22种病症的表现及治疗方法，并加按语阐发自己的观点。在此之后，又有伤寒治例一篇，将《伤寒论》中的方剂分为汗散类、温中和中类、清理类、涌吐类、攻下类、培补类等六类方剂，提纲挈领地将张仲景方剂的功用、主治进行了分类整理。

张景岳梳理《伤寒论》，旨在从繁琐的条文中，直接阐述张仲景之意。如他在开篇阐述风、寒二气时，单刀直入地表达风、寒两邪本为同气，伤风与伤寒二者只是深浅有别的观点。其云：“以风寒分微甚，则风属阳而浅，寒属阴而深。然风送寒来，寒随风入，透骨侵肌，本为同气。……凡寒之浅者即为伤风，风之深者即为伤寒。”（《景岳全书·伤寒典·风寒辨》）张景岳又从方剂、证候角度详细分析临床上伤风与伤寒诊治的不同。其云：“凡寒邪深固者，恐服桂枝不能解表，则反以助热，所以脉紧无汗者，宜麻黄不宜桂枝。若脉浮缓有汗或浮弱者，以其风邪尚浅，宜桂枝不宜麻黄也。此麻黄汤为发表之第一，而桂枝汤则解表之次者。”（《景岳全书·伤寒典·麻黄桂枝辨》）张景岳从病因学角度探讨了内伤感寒的证候，即“劳力感寒”，指劳力形倦之人、劳心神倦之人感受风寒而成病，多有头痛发热恶寒，或腰腿酸疼，或微渴，或无汗，或自汗。其辨证重点在于脉浮大无力兼有紧数之感，治疗当用培补正气，使邪自去之法治疗。张景岳从内伤病因角度对伤寒病进行探讨，把外感、内伤有机结合起来，对临床无疑有很大的帮助。针对两感病的研究，张景岳认为两感就是表里同病，即外感与内伤相合为病。如少阴与太阳两感者以纵情恣欲者为多，太阴与阳明两感者以劳倦、饮食不调者为多，厥阴与少阳两感以七情不调、筋疲血亏者为多。关于合病与并病，张景岳从临床实际出发，认为“今时之病则皆合病、并病”。从临床辨证论治的角度，其云：“余临证以来，凡诊伤寒，初未见有单经挨次相传者；亦未见有表证悉罢，止存里证者。若欲依经如式求证，则未见有如式之病，而方治可相符者。”（《景岳全书·伤寒典·论今时皆合病》）此外，张景岳指出，伤寒为病一般发生于冬令严寒、最多杀厉之气、水冻地裂之时，易患于贫困野外之夫。因此，患者的体质、境遇及气候等，都是研究伤寒发病不容忽视的关键。由此可见，张景岳研究《伤寒论》，是在深入理解并结合临床的基础上，直接阐发仲景真意，论述过程中重点突出，简明扼要。

张景岳在“伤寒典”中，用极大的篇幅阐明了张仲景的辨证实质，认为《伤寒论》一书最大的贡献，就是创立了外感病的八纲辨证原则。八纲辨证既指明了疾病的性质，又提示疾病的部位。

阳证、阴证是伤寒病证候的总纲，“伤寒典”把阴阳证候主要归属于寒热之中，以提示伤寒病的主要属性，不拘泥于阳经之证为阳证，阴经之证为阴证，且将阳证、阴证中再分阴阳。张景岳常将寒热与阴阳、虚实合论。言其实，邪在表则发热，表热者宜温散之；邪在里亦发热，是里热甚而达于外也，里热者宜清之。言其虚，阳不足则阴气相对而盛则恶寒，宜温之；阴不足则阳气相对而盛则发热，宜滋之。

表里是疾病的位置，亦是《伤寒论》辨证的基本内容之一。张景岳常将其与阴阳、寒热相合而论。如阳邪在表则表热，阴邪在表则表寒；阳邪在里则里热，阴邪在里则里寒；邪在半表半里之间而无定处则往来寒热。特别提出人体上下分为表里之说。例如，胸胁腹满一证，有些学者以胸胁满（痛）、腹满（痛）分段，而张景岳从表里之角度阐明其义，指出："邪气自表传里，必先入胸膈而渐次入胁肋，再入胃腑，故胸满者为表，胁满为半表半里，腹满为里。"（《景岳全书·伤寒典·胸胁腹满》）这是从人体上下区域之角度来分表里，可谓独创。

虚实是疾病过程中正邪之争的反映。《伤寒论》对实证之辨证辨治论述较为详细，而对虚证的论述不够周详，故"伤寒典"用许多篇幅以论虚证。张景岳认为，伤寒病的病因是正气虚弱、外邪乘虚而入，临床上伤寒病挟内伤者已占大半。伤寒病的进退全在于经气来复，经尽气复自然病退，经尽气不复则疾病加重。伤寒病死生之机，全在虚实二者的消长，邪盛正竭，邪闭正脱，误汗亡阳、误下阴竭，均是死亡之因。

综上所述，张景岳研究《伤寒论》，既不是逐条注释，也非以方类证，而是密切结合临床，直接阐述张仲景真意，从病因、传变、辨证、方剂四个方面，对《伤寒论》进行编次。所论内容，既参考古人注疏，又阐发自己观点，这种研究方法足可为当代张仲景学术研究者借鉴。

3. 尊水重阳

张景岳认为，阳非有余而阴常不足，阴阳互根，阴为生阳之精，阳为生长之气，且尤为重视阳气在人体中的作用。尊水与重阳并重，是张景岳学术思想的核心。在此基础上重新阐述三焦、天癸、命门等理论，使得阴阳理论有了很大的提高和发展，其治疗方法也较前人更为完善。

张景岳从天一生水、水能生万物等角度，阐明了尊水的思想，即所谓"人生系命于精"，"水是三才之祖，精为元气之根"，其中的"水"和"精"都是元阴的具体表现形式。他认为，"如草木未实，胎卵未生，莫不先于水而后成形，是水为万物之先，故水数一""水旺于子，子者阳生之初，一者阳起之数，故水曰一"（《类经图翼·运气上·五行生成数》）。因此，阴阳相互为根。"凡物之死生，本由阳气，顾今人之病阴虚者，十常八九，又何谓哉？不知此一阴字，正阳气之根也。盖阴不可以无阳，非气无以生形也；阳不可以无阴，非形无以载气也。故物之生也生于阳；物之成也成于阴。此所谓元阴元阳，亦曰真精真气也"（《类经附翼·求正录·真阴论》）。张景岳在此论中，从"真阴之象""真阴之脏""真阴之用""真阴之病""真阴之治"，分别阐述了阴常不足的道理。其指出："观形质之坏与不坏，即真阴之伤与不伤，此真阴之象""凡五脏五液，各有所主，是五脏本皆属阴也""所谓真阴之用者，凡水火之功，缺一不可""所谓真阴之病者，凡阴气本无有余，阴病惟皆不足""肾者主水，受五脏六腑之精而藏之。故五液皆归乎精，而五精皆统乎肾，肾有精室，是曰命门，为天一所居，即真阴之腑。精藏于此，精即阴中之水也；气化于此，气即阴中之火也。命门居两肾之中，即人身之太极，由太极以生两仪，而水火具焉，消长系焉，故为受生之初，为性命之本。欲治真阴而舍命门，非其治也，此真阴之脏，不可不察也"

(《类经附翼·求正录·真阴论》)。张景岳从以上五个方面，论证了真阴的重要性，即真阴是人体生命活动的物质基础，“命门”“五脏五液”“元精”均为真阴之物，以阴之体而行阳之气，形体是以精血等真阴之物为主，精血又是阳气的物质基础，故张景岳有“治形论”之说，同时也佐证了“阳非有余，阴常不足”的思想。

张景岳的重阳观念与其尊水思想是相统一的，尊水的同时体现出重阳。《类经附翼·求正录·大宝论》中，非常明确地指出：“天之大宝，只此一丸红日；人之大宝，只此一息真阳”“何谓其一？一即阳也。阳之为义大矣。夫阴以阳为主，所关于造化之原，而为性命之本者，惟斯而已”。继而从“形气之辨”“寒热之辨”“水火之辨”三个方面，论证了阳气的重要性。在“形气之辨”中指出：“一生之活者，阳气也。五官五脏之神明不测者，阳气也。”“寒热之辨”指出：“热能生物，而过热者惟病，寒无生意，而过寒则伐尽。”张景岳广泛地借鉴了春夏阳热则万物化生，秋冬阴寒则万物藏匿的自然现象，得出“热无伤而寒可畏”的结论，强调阳气在整个宇宙自然界的地位和作用。“水火之辨”指出：“造化之权，全在水火。”张景岳认为，“凡万物之生由乎阳，万物之死亦由乎阳。非阳能死物也，阳来则生，阳去则死”（《类经附翼·求正录·大宝论》)，说明人虽赖精血以生存，然阳气实乃阴精生化的动力。所以，代表人之精血的天癸的“来迟”是由于阳气生化之机未至，天癸的“去早”亦正是由于阳气生化之机早衰。

4. 阴阳互根

张景岳在论及阴阳学说时，曾明确提出“阴阳者，一分为二也”，以“阴阳互根”统摄人体水火以及精气等关系。关于“水火同原”，张景岳说：“道产阴阳，原同一气，火为水之主，水即火之源，水火原不相离也。何以见之？如水为阴，火为阳，象分冰炭。何谓同原？盖火性本热，使火中无水，其热必极，热极则亡阴，而万物焦枯矣。水性本寒，使水中无火，其寒必极，寒极则亡阳，而万物寂灭矣。此水火之气，果可呼吸相离乎？其在人身，是即元阴元阳”（《景岳全书·传忠录·阴阳篇》)。说明人身之水火，即元阴元阳，是不可相离的。关于“精气互生”，张景岳说：“以精气分阴阳，则阴阳不可离”（《景岳全书·新方八阵·补略》)；“故先天之气，气化为精，后天之气，精化为气，精之与气，本自互生”（《类经·摄生类》)。精气虽可分为阴阳两个方面，但在生命活动中，精与气是时刻不能分离的整体。气为阳，阳必生于阴；精为阴，阴必生于阳。张景岳在《类经附翼·求正录·真阴论》中，反复强调了真阴的基础性作用。而在《类经附翼·求正录·大宝论》中，强调了阳气的主宰作用。综合两端，认为“阳常不足，阴本无余”，阳不足与阴无余，共同构成温补思想体系。首先，“阳主乎外，阴主乎内，此阴阳之定位也。阳中无太阴，阴中无太阳，此阴阳之专主也”。张景岳的这段话阐述了阴与阳的定位与专主，内外不同，各有所专。其次，张景岳进一步阐述阴阳水火的相互作用：“水之所以生，水之所以行，孰非阳气所主，此水中有阳耳，非水即为阳也”“故阳惟畏其衰，阴惟畏其盛。非阴能自盛也，阳衰则阴盛矣”“水中有真气，火中有真液。不从精血，何以使之升降。脾为五脏之根本，肾为五脏之化源，不从精血，何以使之灌溉”（《景岳全书·传忠录·治形论》)。

在阐发阴阳学说时，张景岳强调阴阳互根，既注重阳气，又不忽视阴精，主张阴中求阳、阳中求阴，并由此确立了对人体疾病的治疗原则。在“阴阳互根”理论的基础上，对阴阳精气不足的治疗，提出了自己独到的见解。其云：“善补阳者，必于阴中求阳，则阳得阴助而生化无穷；善补阴者，必于阳中求阴，则阴得阳升而源泉不竭”（《景岳全书·新方八阵·补略》）。又说：“善治精者，能使精中生气；善治气者，能使气中生精”（《景岳全书·传忠录·阳不足再辨》）。这种“阴阳相济”的治法，对后世论治阴阳虚损诸病影响很大。如上所述，在张景岳的理论中，阴与阳同样都是需要养护的生命之源，真阴易亏，形质易损，损及真阳。所以，张景岳说：“阴阳之理，原自互根，彼此相须，缺一不可。无阳则阴无以生，无阴则阳无以化。”

5. 命门学说

“命门”一词，首见于《内经》。《素问·阴阳离合论》曰：“少阴之上，名曰太阳；太阳根起于至阴，结于命门，名曰阴中之阳。”《灵枢·根结》云：“太阳根于至阴，结于命门。命门者，目也。”《灵枢·卫气》云：“足太阳之本，在跟以上五寸中，标在两络命门。命门者，目也。”可知，《内经》中的命门，当指眼睛或睛明穴。因此，张景岳认为，“命门之义，《内经》本无”（《景岳全书·传忠录·命门余义》）。

命门学说，源于《难经》。《难经·三十六难》云：“肾两者，非皆肾也。其左者为肾，右者为命门，诸神精之所舍也，元气之所系也。男子以藏精，女子以系胞，故知肾有一耳。”《难经·三十九难》云：“命门者，……其气与肾通，故言脏有六也。”明确指出命门的位置在右肾，即左肾为肾，右肾为命门，并且认为命门是独立之脏，故言脏有六。同时指出命门的生理功能有二：其一，命门是机体生命活动的原动力所在，乃“元气之所系”，且“其气与肾通”；其二，命门是男女生殖功能的基础，“男子以藏精，女子以系胞”。

后世医家对《难经》这一理论进一步发挥。尤其是明代，有关命门位置和功能的研究逐渐兴起。至明代，命门学说又有很大发展，虞抟称两肾总号命门，其说不同于《难经》的左肾右命。赵献可认为，两肾有形属水，命门无形属火，其位居两肾中间，即“一阳陷于二阴之中”，阴中有阳才能化气而产生生命，而命门之火的作用始终居于主导地位，因此提出“君主命门”说（《医学或问》）。孙一奎创立“命门为肾间动气”学说，提出：“命门乃两肾中间之动气，非水非火，乃造化之枢纽，阴阳之根蒂，即先天之太极。五行由此而生，脏腑以继而成。”（《医旨绪余》）

张景岳在前人论述的基础上，把阴阳、精气与命门理论有机地联系在一起，使命门学说渐趋完整，其有关命门的认识，主要见于《类经附翼·求正录》中“三焦包络命门辨”“大宝论”“真阴论”，以及《景岳全书·传忠录》中的“命门余义”“阴阳篇”诸文中。

关于命门的具体位置，张景岳认为女子产门、男子精关即是命门。其云：“子宫之下有一门，其在女者，可以手探而得，俗人名为产门；其在男者，于精泄之时，自有关阑知觉。”此处即是命门。又云：“夫身形未生之初，父母交会交际，男之施由此门而出，女之摄由此门而入，及胎元既足复由此出，其出其入，皆由此门，谓非先天立命之门户乎？及乎既生，则三焦精气，皆藏乎此。故《金丹大要》曰：气聚则精盈，精盈则气盛。梁丘子曰：人生系命于精。《珠玉集》曰：水是三才之祖，精为元气之根。然则精去则气去，气去则命去，其固其去，皆由此门，谓非后天立命之门户乎？再阅四十四难有七冲门者，皆指出入之处而言。故凡出入之所，皆谓之门。而此一门者，最为巨会，焉得无名？此非命门，更属何所？既知此处为命门，则男之藏精，女之系胞，皆

有归着，而千古之疑，可顿释矣。”（《类经附翼·求正录·三焦包络命门辨》）

张景岳认为，命门为人身太极，生命之本。张景岳根据《内经》“太虚寥廓，肇基化元”的记载，认为所谓“太虚”即《易》之“太极”，并根据“太极动而生阳，静而生阴”之说，阐述“道生阴阳，原同一气”（《景岳全书·传忠录·阴阳篇》）。自从太极生两仪之后就产生了阴阳体象，首先由“太极一气”化生“先天无形之阴阳”，继而再化生为“后天有形之阴阳”，即所谓“因‘虚’以化气，因气以造形”（《类经附翼·医易》）的过程。阴阳相对地生存在于宇宙之间，张景岳把命门比作人身之“太极”，认为命门的元阴、元阳是先天无形的阴阳。元阳有“生”和“化”的作用，即所谓“神机”，它代表生命的功能；元阴有“长”和“立”的作用，也就是“天癸”。至于先天元阴、元阳所化生的“后天有形之阴阳”，则包括气血、津液、脏腑等内容。命门为“水火之府，阴阳之宅”。人之元气、元精具有水火之功，故又名真水、真火，而真火真水都藏于命门之中，故张氏称命门为“水火之府，阴阳之宅”。他强调：“凡水火之功，缺一不可，命门之火谓之元气，命门之水谓之元精，五液充，则形体赖而强壮，五气治，则营卫赖以和调，此命门之水火，即十二脏之化源。”因此，命门是水火之府、阴阳之宅、精气之海、死生之窦。“五脏六腑之阴气非此不能滋，五脏六腑之阳气非此不能发”（《类经附翼·求正录·真阴论》）。

张景岳以真阴为人体生命最基础的物质，命门为“真阴之脏”，因而称命门所藏的元精为“阴中之水”，元精所化的元气为“阴中之火”，正由于命门藏精化气，兼具水火，先天之元阴、元阳禀受于父母，然后有生命。元阴、元阳藏于命门，即为真阴。它不仅来自先天，而且又必须赖后天滋养壮盛，这是由于五脏六腑之精归之于肾，而肾又藏精于命门所致。但是另一个方面，肾精乃元阴所化，肾气为元气所生。因此，张景岳又指出“命门与肾本同一气”，“命门总主乎两肾，而两肾皆属于命门”（《类经附翼·求正录·三焦包络命门辨》），两者一以统两，两以包一，有不可分割的关系。故张景岳称“命门者，为水火之府，为阴阳之宅，为精气之海，为生死之窦”（《景岳全书·杂证谟·癃闭》），又称为“精血之海”“元气之根”（《景岳全书·经脉类·崩淋经漏不止》）。张景岳指出，“精为真阴……形为真阴”（《类经附翼·求正录·大宝论》），凡经血形质之属都是“真阴之象”，并认为命门元精、元气为化生脏腑精气的根本。其云：“五脏之阴气非此不能滋，五脏之阳气非此不能发。”（《景岳全书·杂证谟·癃闭》）若元精足而“五液充，则形体赖而强壮”；元气充而“五气治，则营卫赖以和调”。故“命门之水火，即十二脏之化源”（《类经附翼·医易》）。凡十二脏的正常生理功能虽说出于肾之技巧，但从根本而论，实为命门“真阴之用”。如以命门与脾胃关系为例，虽然脾胃为灌注之本，得后天之气，但命门为化生之源，得先天之气，其间有本末先后之分，故命门元气为脾胃之母。

命门水火为脏腑之化源，故命门元阴、元阳亏损，是脏腑阴阳病变的根本。命门亏损虽与先天不足有关，但更重要的是先天精气衰弱所致。张景岳认为，命门为人身阴阳“消长之枢纽”，故如反映在病证方面，命门“火衰其本则阳虚之证迭出”，阳虚则可见阴胜于下之证；“水亏其源则阴虚之病迭出”，阴虚则可见阳旺于标之证。故张景岳云：“无水无火，皆在命门，总曰真阴之病。”（《景岳全书·新方八阵》）无水无火，皆责诸命门，然而“肾与命门本同一气”，故“治水治火，皆从肾气，此正重在命”，说明还是通过治肾的途径以治命门水火的不足。

在临床上，张景岳遵王冰“益火之源以消阴翳，壮水之主以制阳光”之说，提出所谓“益火”“壮水”的具体落实，就是“温养阳气，填补真阴”（《景岳全书·传忠录·辨丹溪》），即用甘温益火之品补阳以配阴，用纯甘壮水之剂补阴以配阳。由此，张景岳制定了左归丸、右归丸等方。左归丸根据“阳中求阴”“气中生精”之法，除滋阴之外，以鹿角胶温补填精，使阴得阳升而源泉不竭；右归丸根据“阴中求阳”“气中生精”之法，除益火壮阳之外，仍以熟地大补真阴，使阳得阴助而生化无穷。二方分别为治疗真阴肾水不足和元阳不足的主方。

综观以上张景岳的命门学说，可见其特点在于阐述命门兼具水火，而阴阳互根、精气互生之理始终贯穿其间。其命门学说与阴阳论是密切相关而不可分割的。其关于命门理论的阐发，极大地推动了命门学说的发展，为其温补学说奠定了理论基础，并丰富和完善了中医学的阴阳学说、脏腑理论。

6. 温补学说

张景岳为明代医家，早年推崇朱丹溪的滋阴学说，晚年根据自己多年的临床体会，受薛己、李东垣、许叔微等医家重阳思想的影响，针对时医“苦寒伤人”之弊，极力纠正刘河间“六气皆从火化”、朱丹溪滋阴之偏，倡“阳常不足”理论。张景岳温补学说的中心思想就是尊水重阳，如前文所述，认为人体生命活动能否维持，全在于元阳（真气、元气）的作用。没有元阳，人的生命活动就不能存在。这种以阳气为主的思想，反映在临床上便是重视元气、重用温补。

张景岳虽在总体上强调“天地阴阳之道，本贵和平”（《景岳全书·传忠录·阴阳篇》），但更注重阳气的主导作用，认为“人是小乾坤，得阳则生，失阳则死”。为了批驳“阳常有余”之说，他写出“大宝论”和“阳不足再辨”等，以说明“阳非有余”，强调阳气在人体的重要性。张景岳指出：“天之大宝，只此一丸红日；人之大宝，只此一息真阳”（《类经附翼·求正录·大宝论》）。进而从“形气”“寒热”“水火”三方面指出阳的重要性。其云：“夫形气者，阳化气，阴成形。是形本属阴，而凡通体之温者，阳气也；一生之活者，阳气也；五官五脏之神明不测者，阳气也。及其既死，则身冷如冰，灵觉尽灭，形固存而气则去，此以阳脱在前，而阴留在后，是形气阴阳之辩也，非阴多于阳乎?”他认为，人的活力属于阳，维持五脏六腑气化功能，亦无不由于阳气。“生由乎阳，死亦由乎阳……阳来则生，阳去则死”，人死则身冷如冰，是由于人虽然形体仍在，而阳气已经消亡。“热为阳，寒为阴；春夏之暖为阳，秋冬之冷为阴……是热能生物，寒无生意”，即春夏为阳，多暖，象征着阳热，以生化万物；秋冬为阴，多寒，秋收冬藏显示着阴寒，缺乏生气。阳主生、主热，是矛盾的主要方面。所谓“阳来则生，阳去则死”，人不能脱离自然界而生存，人体的生、长、壮、老、已，是和阳气息息相关的。阳气为生长发育的根本，“凡自生而长，自长而壮，无非阳气为之主”。寿夭由乎阳气盛衰，“今见百人之中，凡尽天年而终者，果得其几，此其夭而不及者，皆非生气之不及耶，而何以见阳之有余也；阳强则寿，阳衰则夭，又何以见阳之有余也”。人死后，“神气去而形犹存，此正阳常不足之结局也”。故曰：“难得而易失者，惟此阳气；既失而难复者，亦惟此阳气。”阳气难得易失，在整个生命过程中常显不足。张景岳指出，精血之不足乃由阳气亏虚所致，“丹溪但知精血皆属阴，故曰阴常不足，而不知所以生精血者，先由此阳气，倘精血之不足，又安能阳气之有余”（《类经附翼·求正录·大宝论》）。需要注意的是，此处张景岳所谓“阳常不足”中的“阳”，并不是导致疾病的实火、虚火，而是促进发育、决定寿夭、难得易失的生生之气。

根据丰富的临床经验，张景岳体会到，阳气在生命活动中占有主导地位，同时，阳气性动，最易亡失，凡饮食生冷、嗜酒、情志、房劳、大汗、大吐、大下及过服寒凉药物，都会伤及阳气。张景岳指出，“生冷内伤以致脏腑多寒”。即使阳强之人，偏嗜生冷，亦可变阳为阴，“素察阳脏，每多恃强好食生冷茶水而变阳为阴”（《景岳全书·杂证谟·寒热》）。药物方面，认为元代以后不善学丹溪者，多以苦寒伤人，指出苦寒之品最伐阳气，故力辟寒凉。阳素不足者，嗜酒更伤阳气。“若阳虚者纵饮之，则性不足以扶阳而质留为水，故寒者愈寒”（《景岳全书·杂证谟·寒热》）。五志多伤阳，指出临床上“尝察五志所伤之，但见其憔悴日增，未见其俱为热病也。即因志动火，非曰必无。但伤气者十之九，动火者十之一”。故曰：“五志之伤，则无非伤气败阳之证。”色欲虽可伤精，而“精伤必及于气”。故曰：“设禀赋本薄，而且恣情纵欲，再伐后天则必成虚损。”由此可见，以上因素皆可伤及阳气。“盖阳虚之候，多得之愁忧思虑以伤神，或劳役不节以伤力，或色欲过度而气随精去，或素禀元阳不足而寒凉致伤等，病皆阳气受损之所由也。”（《景岳全书·杂证谟·虚损》）

张景岳在临床中喜用温补之剂，主张用甘温之品扶助阳气，戒用寒凉。指出“凡阳虚多寒者，宜补以甘温，而清润之品非所宜”。因为“凉为秋气，阴主杀也，万物逢之便无生长，欲补元气。故非所宜，凉且不利于补，寒益可知矣”（《景岳全书·新方八阵·补略》）。故其临床用药，常选人参、熟地、山茱萸、肉桂、附子、干姜等温热之品。对于极虚而寒者，张景岳主张从培补命火入手。其曰：“如以热药治寒而寒不去者，是无火也，当治命门，以参、熟、桂、附之类，此王太仆所谓益火之源，以消阴翳”（《景岳全书·传忠录·论治篇》）。张景岳认为，人体阴阳互根，精气互生。因此，治疗阴阳虚损之病，应立阴阳互求之法。其指出：“善补阳者，必于阴中求阳，则阳得阴助而生化无穷；善补阴者，必于阳中求阴，则阴得阳升而源泉不竭。”又曰：“气因精而虚者，自当补精以化气；精因气而虚者，自当补气以生精。”张景岳因此创制了许多名方，其中右归丸（饮）集中体现了以上几个用药特点。右归，旨在“益火之源，以培右肾之元阳，故为益火之剂”。其中，右归丸用肉桂、杜仲、附子、鹿角胶温元阳、益命火，并用大怀熟地、山药、山茱萸、枸杞子、当归填精养阴，使补阴以涵阳，体现阴中求阳、生气于精之义，且制阳药之刚烈，主治“元阳不足，或先天禀衰，或劳伤过度，以致命门火衰”所致诸证。右归饮，为“益火之剂也，凡命门之阳衰阴胜者，宜此方加减主之”（《景岳全书·新方八阵·补略》）。

（三）诊断法则

张景岳非常重视中医诊断，在望诊、问诊、脉诊等方面都有着独到的见解。其在《类经》中专设“脉色类”，在《景岳全书》“传忠录”的“明理”和“阴阳”两篇之后先讨论八纲，再论问诊，在“传忠录”之后列“脉神章”3卷，专门研讨脉诊，对于中医诊断学做出了巨大的贡献。

1. 二纲六变

八纲，指表里、寒热、虚实、阴阳八个辨证的纲领。在《内经》中，本无八纲一词，但有散在的论述。张仲景虽未言八纲，但他在《伤寒杂病论》中已具体运用八纲对疾病进行辨证论治。

张景岳在《景岳全书》中开卷即指出：“凡诊病施治必须先审阴阳，乃医道之纲领。”次当辨别表里、寒热、虚实等，这又是“医中之关键”。他分列专章，逐一对比进行阐发，并将这一精神贯穿于论治之始终，从而确立了二纲六变的辨证体系，以二纲统六变，奠定了阴阳、寒热、表里、虚实八纲辨证的坚实基础。这一体系在总体、内容及层次上因为明显优于明清之际其他各种辨证方法，被普遍沿用至今。

所谓“二纲”，即指“阴阳”。张景岳认为，“医道虽繁，而可以一言蔽之，曰阴阳而已”“病症虽杂，亦可以阴阳统据之”“表为阳，里为阴；热为阳，寒为阴；上为阳，下为阴；气为阳，血为阴；动为阳，静为阴；多言为阳，无声为阴；喜明者为阳，欲暗者为阴；阳微者不能呼，阴微者不能吸；阳病者不能俯，阴病者不能仰。以脉而言，则浮大滑数之类皆阳也，沉微细涩之类皆阴也”（《景岳全书·传忠录·阴阳篇》）。由此可见，张景岳诊病特别注重审辨阴阳两纲。通过对各种临床表现阴阳属性的综合分析，对疾病处于一定阶段的病位、病性及邪正对比等方面情况予以概括。可见阴阳与表里、寒热、虚实之间原非并列等同，实有纲目之异。故张景岳把阴阳作为辨证之“纲”，将其他六者列为纲下之“变”。提挈阴阳，自可赅括众要，把握病症诸方面的特征。

张景岳在《景岳全书·传忠录》中，对表里、虚实、寒热的辨证有着一系列的阐述。对于表里辨证，张景岳指出：“表证者，邪气之自外而入者也。凡风寒暑湿火燥，气有不正者是也”“里证者，病之在内在脏也。凡病自内生，则或因七情，或因疲倦，或因饮食所伤，或为酒色所困，皆为里证”（《景岳全书·传忠录·表里篇》）。对于虚实辨证，张景岳指出：“凡欲察虚实者，为欲知根本之何如，攻补之宜否耳”，辨“有余不足也”。“凡外入之病多有余，内出之病多不足”。进一步指出：虚实变化中尚“有表里、气血、脏腑阴阳之虚实”（《景岳全书·传忠录·虚实篇》）。还举了诸痛和胀满为例，分析各自的虚实变化。对于寒热，张景岳指出：“寒热者，阴阳之化也”“寒热之表里当知，寒热之虚实也不可不辨”。寒热的表里之辨中，还包括区别寒热之上下。由于寒热真假的辨别，直接涉及疾病的根本性质和处理的基本原则，故张景岳特著“寒热真假篇”以资鉴别。文中说：“察此之法，当专以脉之虚实强弱为主。”（《景岳全书·传忠录·寒热真假篇》）

张景岳辨证以阴阳为纲，把握疾病之大概，再详细辨别“六变”。其辨证学说，集前人思想之大成，熔各种辨证方法于一炉，创立了多层次的辨证体系，对其后中医诊断法则的总结和提高产生了重要影响。

2. 脉诊之法

《景岳全书·脉神章·通一子脉义》指出：“诊病之法，固莫妙于脉。”历代医家公认，脉诊非常重要，但也很有难度。张景岳认为，前贤虽然对脉诊已有很多论述，但是“非不既详且备”，真正到了临床之时，还是“犹如望洋莫测”。因此他综合前贤之长，将博大精深的脉诊进行简化提炼，总结出一套准确有效而又容易掌握的脉诊方法。

（1）须知胃气

早在《内经》中即有脉有胃气一说，胃气不仅单指胃的功能活动，也是五脏之气的综合表现。

张景岳指出："胃气即人之阳气，阳气衰则胃气弱，阳气败则胃气败。此即死生之大本也。所谓凡阳有五者，即五脏之阳也，五脏之气必互相灌濡，故五脏之中必各兼五气，所谓二十五阳也。是可见无往而非阳气，亦无往而非胃气。无胃气，即真脏脉独见，故曰死。"（《景岳全书·脉神章·内经脉义》）由此可见，胃气的有无实为判断人体盛衰生死的重要依据。脉对自然的适应能力，就是脉象根据四时节气而变化，也就是有胃气的表现。五脏之气冲和，胃气亦充沛。五脏中任何一脏的偏盛偏衰，均会使胃气受到损害。脏腑平和，脉必随四时而动。春微弦，夏微洪，秋微浮，冬微沉。凡是这一变化不及或太过，均为疾病的表现，也反映胃气的盛衰。

（2）重在察神

《内经》中有"得神者昌，失神者亡"的论述。张景岳认为，"神者，灵明之化也，无非理气而已。理依气行，气从形见，凡理气所至，即阴阳之所居，阴阳所居，即神明之所在。"（《类经·藏象类·本神》）神分为很多种，有万物之神，有吾身之元神，有舌神，也有脉神。何谓脉中之神？张景岳认为，脉中之神是"大抵有力中不失和缓，柔软中不失有力，此方是脉中之神"。即脉神不只是有力，还应具有和缓柔软的特性。张景岳指出："脉者血气之神，邪正之鉴也，有诸中必形诸外，故血气盛者脉必盛，血气衰者脉必衰，无病者脉必正，有病者脉必乖。"在查血气盛衰之中，又主张"察其孰客孰主，孰缓孰急"，能知本末先后，"是即神之至也"。诊脉时"贵在察神，不在察形"，若"脉之神去"，"虽其脉无凶候，必死无疑"。因此，张景岳论述脉诊时"必问其所因，而兼察形证，必得其神，方是高手"（《景岳全书·脉神章·通一子脉义》）。

（3）分清虚实

张景岳认为，诊脉最重要的也是要分清脉的虚实，脉的虚实反映着机体的盛衰。而分辨虚实，最好的方法就是脉诊，故言"治病之法，无逾攻补，用攻用补，无逾虚实，欲查虚实，无逾脉息"。气血的盛衰，可以从脉诊中体察出来。

临证时，往往会遇到脉证不合的情况。针对这一情况，张景岳指出："大都证实脉虚者，必其证为假实也。脉实证虚者，必其脉为假实也。何以见之，如外虽烦热而脉见微弱者，必火虚也。腹虽胀满脉见微弱者，必胃虚也。虚火虚胀其堪攻乎？此宜从脉之虚，不从证之实也。其有本无烦热而脉见洪数者，非火邪也，本无胀滞而脉见弦强者，非内实也。无热无胀，其堪泻乎？此宜从证之虚，不从脉之实也。凡此之类，但言假实不言假虚，果何意也？盖实有假实，虚无假虚。实者病多变幻，此其所以有假也。虚者亏损既露，此其所以无假也。大凡脉证不合者，中必有奸，必先察其虚，以求根本，庶乎无误，此诚不易之要法也。"（《景岳全书·脉神章·通一子脉义》）由此可见，无论是证的虚实，还是脉的虚实，一旦出现虚实真假，张景岳大多认为属虚，这在临床上有着重要的实践意义。

（4）人迎、气口之位

关于人迎、气口的论述，《内经》中仅仅描述了二者的对比诊法。如《灵枢·终始》曰："持其脉口（寸口）人迎，以知阴阳有余不足，平与不平。"而对于位置，没有详加描述。直到王叔和《脉经》中，才对二者位置有了准确的定位，即左手关前一分为人迎，主表，为温风寒病得于外；右手关前一分为气口，主里，为燥暑湿病得于内。自此，后世医家多承袭此说。

张景岳认为，气口、脉口、寸口为同一含义。其云："气口之义，其名有三：手太阴肺经脉也，肺主诸气，气之盛衰见于此，故曰气口；肺朝百脉，脉之大会聚于此，故曰脉口；脉出太渊，其长一寸九分，故曰寸口，其名虽三，而实则一耳"（《类经·藏象类》）。而对于人迎和气口的定位及二者之间的区别，张景岳指出："详人迎本足阳明之脉，在结喉两傍。气口乃手太阴之经脉，在两手寸口。人迎为腑脉，所以候表；气口为脏脉，所以候里，故曰气口独为五脏主，此《内经》之旨也。所以后世但诊气口不诊人迎，盖以脉气流经，经气归于肺，肺朝百脉，故寸口为脉之大会，可决死生。而凡在表在里之病，但于寸口诸部皆可察也。自王叔和误以为左手为人迎，右手为气口，且云左以候表，右以候里，岂左无里而右无表乎！讹传至今，其误甚矣。"（《景岳全书·脉神章·〈内经〉脉义》）张景岳深研《内经》，有理有据地否定了王叔和的看法，将人迎、气口的位置进行了准确定位，对后世脉诊有着深远的影响。

（5）小儿脉诊，尤为重要

张景岳十分重视小儿脉诊，原因有三。第一，小儿言语不通，脉诊作为主要的诊断依据。"凡诊小儿，既其言语不通，尤当以脉为主"。第二，小儿经脉已全，脉息可辨。"凡小儿形体既具，经脉已全，所以初脱胞胎，便有脉息可辨"。第三，小儿脉象单纯，临床上容易掌握，是诊断时的重要指征。"小儿之脉非比大人之多端，但察其强弱缓急，四者之脉是即小儿之肯綮"（《景岳全书·小儿则·脉法》）。同时，张景岳还针对小儿风、气、命三关，提出临床中判断危急吉凶的方法。其云："诊小儿未尝不重在脉，亦未尝不兼证为言也。自《水镜诀》及《全幼心鉴》等书，乃有三岁以下，当察虎口寅卯辰、风气命三关之说，其中之可取者，惟曰脉从寅关起，不至卯关者易治；若连卯关者，难治；若寅侵卯，卯过辰者，十不救一。只此数语，乃于危急之际亦可用辨吉凶。"（《景岳全书·小儿则·脉法》）

（6）脉诊知"独"

关于病位与脉诊之间的关系，张景岳很实际地指出："头痛者，一证耳，病本在上，两寸其应也。若以经脏言之，则少阳阳明之痛不应在两关乎？太阳之痛不应在左尺乎？上下无分，此难言也。又如淋遗，二证耳，病本在下，尺中所主也。若气有不摄，病在右寸矣。神有不固，病在左寸矣。源流无辨，此难言也"（《景岳全书·脉神章·通一子脉义》）。因此，对于这些临床问题，张景岳反对"按部以索脏，按脏以索病"的旧说，认为这既不能从理论上解释疾病的病因、病机和复杂症状，也缺乏指导临床实践的真正价值，从而提出诊脉知"独"的理论。所谓"独"，主要指以下三个方面。第一，脉体上的"独"。如"独小者病，独大者病，独疾者病，独迟者病，独热者病，独寒者病，独陷下者病"。第二，脏气上的"独"。如"诸见洪者皆是心脉，诸见弦者皆是肝脉，肺之浮，脾之缓，肾之石。五脏之中，各有五脉，五脉互见，独乖者病，乖而强者即本脏之有余，乖而弱者即本脏之不足"。因五脏之气互藏，任何一部都可反映出五脏的病变。第三，部位的"独"。即脏腑的病变，必然会反映到相应的部位，即"诸部无恙，惟此稍乖，乖处藏奸"（《景岳全书·脉神章·通一子脉义》）。从三部九候中，可详查病机所在，判断病之所在。

（7）四诊合参

《素问·阴阳应象大论》云："善诊者，察色按脉，先别阴阳，审清浊而知部分；视喘息，听声音，而知所苦；观权衡规矩，而知病所主；按尺寸，观浮沉滑涩，而知病所生，以治无过，以诊则不失矣。”由此可见，《内经》主张望、闻、问、切四诊合参。但是，某些后世医家没有遵守《内经》之旨，片面强调某脉诊而忽略其他三诊，对此张景岳进行了批判，并强调四诊合参的重要性。他说：“凡诊病之法，固莫妙于脉，然有病脉相符者，有脉病相左者，此中大有玄理，故凡值疑似难明处，必须用四诊之法，详问其病由，兼辨其声色，但于本末先后中，正之以理，斯得其真。若不察此，而但谓一诊可凭，信手乱治……见有不确，安能无误。”（《景岳全书·脉神章·通一子脉义》）

3. 问诊之要

问诊是医生了解病情的重要方法，能否及时、准确、全面地获得有关资料，与问诊的要领有着密切的关系。张景岳称问诊为“诊治之要领，临证之首务也”，并在《景岳全书》中专列“十问篇”加以详细阐述。问诊内容广泛而繁杂，初学者很难把握。张景岳总结前人的问诊经验，言简意赅地将问诊的内容概括为十个方面，写成“十问歌”，即“一问寒热二问汗，三问头身四问便，五问饮食六问胸，七聋八渴俱当辨，九因脉色察阴阳，十从气味章神见。见定虽然事不难，也须明哲毋招怨。”（《景岳全书·传忠录·十问篇》）此“十问歌”至今在临床中仍有指导意义。

张景岳认为，问诊应配合八纲辨证的思路，加以详细辨别。如阐释“问寒热”时，他提出：“问寒热者，问内外之寒热，欲以辨其在表在里也。人伤于寒则病为热，故凡病身热脉紧，头疼体痛，拘急无汗，而且得于暂者，必外感也。盖寒邪在经，所以头痛身疼。邪闭皮毛，所以拘急发热。若素日无疾，而忽见脉证若是者，多因外感。盖寒邪非素所有，而突然若此，此表证也。若无表证而身热不解，多属内伤，然必有内证相应，合而察之，自得其真。”（《景岳全书·传忠录·十问篇》）即问寒热时首先辨别在表在里。热有虚有实，寒亦有虚有实，但“热者多实而虚热者最不可误，寒者多虚而实寒者间或有之，此寒热之在表在里，不可不辨”。发病时间的长短并不是决定因素，表证有至月余而不解的，辨证时应以脉证为据。

4. 本草正解

张景岳在《景岳全书》中专列“本草正”以论药，设“古方八阵”以述古方之运用，设“新方八阵”阐释其所创的方剂。在临床中，张景岳不但善于补阳，而且还善于补阴，他主张用药需识别药性的阴阳属性，在方药的运用上注重温补肾命、滋养真阴，主要用填精补血之品。他认为，阴者，阴液、阴精之谓，具体又有精、津、液、血、髓之别，皆为人体重要的生命物质，“阴为阳之根”，“阳以阴为基”。因此，滋补真阴、温阳补肾，就成了张景岳用药的主要特色。

（1）药物性味首辨阴阳

对于药味、药性，张景岳最注重辨析阴阳。其云：“用药之道无他，惟在精其气味，识其阴阳。”他综合分析药物的多种性能，提出“升散者为阳，敛降者为阴；辛热者为阳，苦寒者为阴；行气分者为阳，行血分者为阴”（《景岳全书·传忠录·阴阳篇》）。其运用阴阳理论，分析药性之阳动阴静，认为药性之中复有阴阳，即“阴中有阳”“阳中有阴”。《类经·阴阳中复有阴阳》曰：“然于阴阳中复有阴阳，……此虽以四时针石言，而凡药石之类，无不皆然。”并在“本草正”中详细地将药物做了阴阳分类，如麻黄、川芎为阳药，人参、黄芪为阳中微阴，柴胡、白术为阳中有阴，麦冬、半夏、南星为阳中之阴药，附子、肉桂则为阳中之阳药。芍药、天冬为阴药，黄芩、黄连、红花、茜草为阴中微阳，当归、熟地为阴中有阳，威灵仙、丹皮为阴中之阳药，大黄为阴中之阴药。

五味是中药的基本药性，张景岳对五味进行了更加详细的论述。如将苦味分成“苦之阳”和“苦之阴”两类，并按功效分为“苦发、苦燥、苦温、苦坚、苦泄、苦下”六种。如麻黄、白芷、升麻、柴胡为苦发；苍术、白术、木香、补骨脂为苦燥；人参、附子、干姜、肉桂为苦温；地榆、续断、五味子、诃子为苦坚；山栀子、黄芩、黄连、木通、龙胆草为苦泄；大黄、芒硝为苦下。张景岳在一般认为苦味燥湿的基础上突破局限，将药物的性味与临床结合，某种意义上进行了创新。关于归经，张景岳认为，不能机械地套用归经理论，而应当根据具体情况进行灵活运用。如其云：“咸谓黄连清心，黄芩清肺，石斛、芍药清脾，龙胆草清肝，黄柏清肾，今之用者，多守此法，是亦胶柱法也。大凡寒凉之药皆能泻火，岂有凉此不凉彼者。”（《景岳全书·新方八阵·寒略》）

（2）补养精血，首推归地

张景岳非常重视人身形体之治，认为“凡欲治病者必以形体为主，欲治形者必以精血为先，此实医家之大门路也”（《景岳全书·传忠录·治形论》）。张景岳指出，人之言动视听、俊丑美恶、勇怯愚智、死生安否、人事之交、建功立业等都赖于人的有形之躯。正是由于“形”的重要，张景岳告诫人们，养生必当先善养形，因为此形为“神明之宅，兴复之基”，故善治病者亦当先治形。而人体的形体有赖于精血的灌溉濡润，“形质所在，无非精血之用”，非精血，无以立形体之基，非精血，生命活动难以正常进行，“精血即形也，形即精血也”，所以治形应当从治精血入手。“治形之法，非止一端，而形以阴言，实惟精血二字足以尽之”。真阴精血之盛衰，与生命存在与否休戚相关。所以，张景岳在治疗上大力提倡的重要治则，是“凡欲治病者必以形体为主，欲治形者必以精血为先”。

张景岳认为，形体之治关键是补精血。如何补精血？张景岳并没有明言，只是说“用此之法，无逾药饵，而药饵最切于此者，不过数味之间”。在众多药物中，张景岳最为重视熟地、当归两味药物，一是补精，一是补血。在其自创的185张新方中，补阴、补血药运用最多、最广，首推熟地、当归两味药。因此，根据张景岳所创方剂及其对药物性味、功效的认识，可以判断其所说的“数味之间”当为滋阴益精血的熟地、当归。当归、熟地，一补血，一补精，一动一静，动静相合，功能滋阴补血、养营填精、大补精血。张景岳在《景岳全书·本草正》中言当归“专能补血，又能行血，具有养营养血，补气生精，安五脏，强形体，益神志”的功效，“凡有形虚损之病无所不宜”，为“血中之圣药”。在临床配伍中“佐之以补则补，佐之以攻则通；佐以柴、葛、麻、桂等剂，大能散表；佐以六黄之类，又能固表”。此外，“疹惊痫凡属营虚者必不可少”。关于熟地，张景岳在《本草正》中言“熟地性平，禀至阴之德，气味纯正，能补五脏之真阴”，并说“阴虚神散、阴虚火升、阴虚躁动、阴虚而水邪泛滥、阴虚而精气散失、阴虚而精血俱损，脂膏残薄者”，均必赖熟地。张景岳不但重视熟地大补精血的显著功效，还重点论述了熟地配伍他药后的独特功效。如六味回阳饮中，熟地配附子、干姜，即“熟地兼温剂始能回阳”之意。张景岳还常常将熟地与人参配伍应用，如治正虚之温病患者，认为“其或初感寒邪，但见脉证真虚，邪不易散等证，则人参熟地之类，开手便当速用，愈早愈妙”，他并用参、地，可收补中托里之功。张景岳因善用熟地，故又有“张熟地”之号。

（3）阴阳俱重，选药甘温

温补学说最能代表张景岳的学术思想。张景岳对于温补治病，有着一整套的理、法、方、药理论体系。其先后有“大宝论”“阳不足再辨”之专论，对阳气的重要作用进行阐述，对人体以阳气为主的观点进行说明，并在文中说：“得阳则生，失阳则死”“死生之本，全在阳气”“凡万物之生由乎阳，万物之死亦由乎阳。非阳能生物也，阳来则生，阳去则死矣”。指出阳气与人的寿命密切相关，强调“阳强则寿，阳衰则夭”，告诫人们“难得而易失者，惟此阳气，既失而难复者，亦惟此阳气”。阳气为病，该如何治疗？张景岳在“大宝论”中指出，其治当温补命门真阴，并在此基础上温养阳气，以使“阴阳互济”。因为命门为阳气之根，阳气受病自当补其根本。据该治则，张景岳临床治疗阳气为病，药选甘平、甘温。此外，张景岳并非只有阳气为病时用温补，于其他疾病也力主用补。如《景岳全书·传忠录·论治篇》云：“凡临证治病，不必论其有虚证无虚证，但无实证可据而为病者，便当兼补，以调营卫精血之气；亦不必论其有火证无火证，但无热证可据而为病者，便当兼温，以培命门脾胃之气。”

张景岳主张以甘温、濡润之品温补真阴精血。基于“阴阳互根”理论，张景岳指出：“善补阳者，必于阴中求阳，则阳得阴助而生化无穷；善补阴者，必于阳中求阴，则阴得阳升而泉源不竭。”这一治疗原则，具体体现在补阵立方中。如大补元煎，以熟地、当归、枸杞等养血，以人参、山药、甘草等补气，气血互生，为“回天赞化，救本培元”的第一要方。从阴阳互根的理论出发，张景岳指出：“然血气本自互根，原不可分为两。如参芪白术之类，虽云气分之药，若用从血药，则何尝不补血？归芎地黄之类，虽云血分之药，若用从气药，则何尝不补气？”左归丸是治真阴不足之剂，内含熟地、山药、枸杞、山茱萸、川牛膝、菟丝子、鹿角胶、龟板胶等药，虽为壮水之剂，而有温阳填精的鹿角胶、温阳固肾的菟丝子等温补之药，是阳中求阴。右归丸是治真阳不足的之剂，内含熟地、肉桂、附子、杜仲、山药、枸杞、山茱萸、菟丝子、鹿角胶、龟板胶等。虽为益火之剂，但有熟地、山药、枸杞等滋阴之品，是阴中求阳。纵观“新方八阵”中“补阵”的方剂，大多数偏于甘温、甘平补阴。最具有代表性的左归饮、左归丸、右归饮、右归丸中，其方中主要的组成基本相同，包括熟地、枸杞、山萸肉、山药、甘草等，多为甘温、濡润之品，滋补真阴精血。值得一提的是，补阵首方大补元煎“救本培元”，虽以人参为君，但“随阴药则入阴分”，其他药物多数都是“甘温”补益之品。临证用药时的原则与技巧，张景岳提出：“凡气虚者，宜补其上，人参黄芪之属是也；精虚者，宜补其下，熟地枸杞之属是也；阳虚者，宜补而兼温，桂附干姜之属是也；阴虚者，宜补而兼清，门冬芍药生地之属是也”（《景岳全书·新方八阵·补略》）。

（4）刚柔有别，缓急不同

张景岳认为药性有刚、柔之别。其云：“气味刚柔，柔者纯而缓，刚者躁而急；纯者可和，躁者可劫。”（《景岳全书·传忠录·十问篇》）以上对药性的刚柔做了明确的阐述，指出刚燥药性峻猛，阴柔药性力缓，刚燥之性可祛急疾，柔和之性可助正气。“非刚不足以去暴，非柔不足以济刚”（《景岳全书·传忠录·十问篇》）。强调急疾不可用柔，正虚不宜峻攻，启示医家祛急邪不可伤正，济正虚也不宜碍邪。如用药八法中的“散法”，张景岳特别强调用药的缓急与药性区别。他说：“用散之法，当知性力缓急及气味寒湿之辨。”同样都是发散之药，其缓急与功用不同，因而临证用药选择时便有所差别。“如麻黄、桂枝峻散者也；防风、荆芥、紫苏平散者也；细辛、白芷、生姜温散者也；柴胡、干葛、薄荷凉散者也；羌活、苍术能走经去湿而散者也；升麻、川芎能举陷上行而散者也”（《景岳全书·新方八阵》）。

张景岳提出药中之四维，即“人参、熟地、附子、大黄”。其将“人参、熟地”比喻为“治世之良相”，将“附子、大黄”喻为“乱世之良将”。又指出：“兵不可久用，故良将用于暂乱不可妄治，故良相不可缺”（《景岳全书·本草正·毒草篇》）。在应对病情笃重的情况时，决非一般药物所能救治，只有良相良将才能堪当大任。

（5）喻设八阵，用药如兵

张景岳既通军事理论，又精于医学，故将二者融会贯通。《景岳全书》开卷之初的“传忠录”中，将阴阳表里虚实寒热之“八纲”与“八阵”并列，并道出原委：“天下之病，固不能出此八者。是编也，列门为八，列方亦为八。盖古有兵法之八门，予有医家之八阵。一而八之，所以神变化；八而一之，所以溯渊源。故予于此录，首言明理，以统阴阳诸论，详中求备，用帅八门。夫兵系兴亡，医司性命，执中心学，孰先乎此?”张景岳设“八略”论述治则治法，设“八阵”分列方药，以分别论述各病的治疗方法。“八略”亦称“新方八略”，分补略、和略、攻略、散略、寒略、热略、固略和因略等八个方面。根据“八略”分列“八阵”。八阵又分“古方八阵”与“新方八阵”。古方八阵中，选录历代名方、效方 1516 首，又附长集、春集 4 卷，载妇人、小儿、痘疹、外科等古方 922 首。张景岳说：“余因选古方得宜者，共若干首，列为八阵，已不为不多矣。第以余观之，若夫犹有未尽，因复制新方八阵，此其中有心得焉，有经验焉，有补古之未备焉。”（《景岳全书·新方八阵·新方八阵略引》）因此，张景岳自己又创“新方八阵”，共计收方剂 185 首，亦分八类。每一方后附辨证加减法，其中有不少是至今还常用的名方，如左归丸、右归丸、金水六君煎、玉女煎、理阴煎等。

张景岳重视补益，在新方八阵中首列补阵，制新方 29 首，大补元煎、左归饮、右归饮、左归丸、右归丸为群方之首。张景岳借鉴军事中的军饷以比拟补泻。其云：“凡治虚者，譬之给饷，一人一升，十人一斗，日饷足矣。若百人一斗，千人一斛，而三军之众又岂担石之粮所能活哉？一饷不继，将并前饷而弃之，而况于从中克减乎？此用补之法，贵乎轻重有度，难以简也。”（《景岳全书·传忠录·论治篇》）又云：“用药如用兵，兵进而粮饷不继则兵覆，攻病而元气不断则病覆。故治虚邪之宜散者，必当先本后末，此其最要者也。”（《景岳全书·杂证谟·瘟疫》）张景岳将军旅生涯中的经验运用于遣方用药之中，确为温补学说之一大理论依据。

张景岳作为一代名医和温补学派的代表人物，其在医学理论、辨证治疗方法、对药物的认识和使用，以及在方剂学方面的贡献，都是巨大的。其组方用药的特点和规律，以及由此所体现出来的学术思想，值得我们更深入地研究。

一、内科诊疗特点

张景岳对内科多种疾病的诊治，均有独到而创新性的认识。根据《内经》或其本人的临床经验，对前人的学说多有发明，并加以论述和评判。

（一）中风非风，从虚论治

中风始见于《内经》，症见猝然昏倒、半身不遂、口眼㖞斜、语言謇涩等，是临床常见的病症。唐宋以前，对于中风的病因病机，医家多认为属“内虚邪中”。张景岳根据临床实际，指出：“今人之所谓中风者，则以《内经》之厥逆悉指为风矣。延误至今，莫有辨者……风之与厥，一表证也，一里证也，岂得谓之相类耶？奈何后人不能详察经义，而悉以厥证为风。既名为风，安得不从风治？既从风治，安得不用散风之药？……因致真阴愈伤，真气愈失。”又云：“偏枯一证曰身偏不用而痛，此以痛痹为言，非今之所谓中风也……偏枯痿易，四肢不举，此以经病为言，亦非所谓风也。”（《景岳全书·杂证谟·诸风》）。从临床表现看，“非风”而见强直、目眩、昏倒，乃肝邪风木之化，四肢不用，痰涎壅盛，乃胃败脾虚之候。因此张景岳认为，应将中风更名为“非风”。如《景岳全书·杂证谟·非风》云：“非风一证，即时人所谓中风证也。此证多见卒倒，卒倒多由昏愦，本皆内伤积损颓败而然，原非外感风寒所致。而古今相传，咸以中风名之，其误甚矣。故余欲易去中风二字而拟名类风，又欲拟名属风。然类风、属风，仍与风字相近，恐后人不解，仍尔模糊，故单用河间、东垣之意，竟以非风名之，庶乎使人易晓，而知其本非风证矣。”他还对此进行了细致入微的辨别，指出中风如果因为风、寒、湿诸邪外侵经脉，则多有表证出现，属于外邪入侵；“非风”出于内脏精气衰败而猝然昏倒，气去神亡，则属于无外邪者而致病。

关于“非风”的病因，张景岳认为，“非风”主要由真阴亏损、元气虚脱所致。张景岳指出：“凡病此者，多以素不能慎，或七情内伤，或酒色过度，先伤五脏之真阴，此致病之本也。再或内外劳伤，复有所触，以损一时之元气，或以年力衰迈，气血将离，则积损为癞，此发病之因也。盖其阴亏于前而阳损于后，阴陷于下而阳乏于上，以致阴阳相失，精气不交，所以忽尔昏愦，卒然仆倒。此非阳气暴脱之候乎”（《景岳全书·杂证谟·非风》）。又云：“非风眩运掉摇惑乱者，总由气虚于上而然”，“此等证候，原非外感风邪，总由内伤血气也”。人得“非风”，多发于中年之后，因肾阴虚损而致。《内经》云：“丈夫……五八，肾气衰，发堕齿槁。”肾主水属阴，肾阴为人之根本。“根本衰则人必病，根本败则人必危矣”。张景岳认为，“人知阴虚惟一而不知阴虚有二：如阴中之水虚，则多热多燥而病在精血；阴中之火虚，则多寒多滞而病在神气。若水火俱伤，则形神俱弊，难为力矣”（《景岳全书·杂证谟·非风》）。张景岳认为，痰为非风的另一大病因，但其根本还在于脾肾虚损。肾主水液，肾阳为诸阳之本，而肾阳虚损时，脾之运化因而失职，导致湿痰内生，胃不能行其津液，而聚湿成痰，因此，非风的病因表面上是因为痰饮，而细究其根本，在于脾肾之虚。因此，张景岳指出：“凡非风之多痰者，悉由中虚而然。夫痰即水也，其本在肾，其标在脾。在肾者，以水不归原，水泛为痰也；在脾者，以食饮不化，土不制水也。”“惟是元阳亏损，神机耗败，则水中无气而津凝血败，皆化为痰耳。”（《景岳全书·杂证谟·非风》）

对中风之辨证，张景岳强调，首先区分病位，宜察浅深虚实及中经中脏之辨。治疗上分“经病之轻证”“经病之危证”“脏病之稍轻证”“脏病之危证”四种情况，并始终注意阴阳虚实以及气血寒热之区别。张景岳认为，“非风”在治疗方法上要温脾强肾，化湿治痰。其云：“凡非风证，未有不因表里俱虚而病者也。外病者病在经，内病者病在脏。治此之法，只当以培补元气为主。若无兼证，亦不宜攻补兼施，徒致无益。”具体治疗上，指出：“火虚者，宜大补元煎、右归饮、右归丸、八味地黄丸之类主之，庶可以益火之源；水虚者，宜左归饮、左归丸、六味地黄丸之类主之，庶可以壮水之主；若气血俱虚，速宜以大补元煎之类悉力挽回，庶可疗也。”对于非风火盛而病者，“但使火去六七，即当调治其本”；“火微者，宜兼补其阴，以一阴煎、二阴煎或加减一阴煎之类主之”；“寒微者，宜温胃饮、八味地黄丸之类主之。寒甚者，宜右归饮、回阳饮、理中汤、四逆汤之类主之”；气虚者，可见“眩运掉摇惑乱”等证，治疗上用五福饮之类培其中气；虚甚者，宜用大补元煎或十全大补汤之类；“凡治卒倒昏沉等证，若无痰气阻塞，必须以大剂参附峻补元气，以先其急，随用地黄、当归、甘杞之类填补真阴，以培其本”（《景岳全书·杂证谟·非风》）。对于非风之痰，张景岳认为，“治痰之法，凡非风初病而痰气不甚者，必不可猜其为痰而妄用痰药，此大戒也”。若妄加攻痰，则“必并精血而尽去之，……安有独攻其痰而津血自可无动乎”（《景岳全书·杂证谟·非风》）。

（二）眩分上下，下虚致眩

历代医家对眩晕的论述颇多，这是临床常见病症之一。《灵枢·卫气》云：“上虚则眩。”《素问·至真要大论》云：“诸风掉眩，皆属于肝”。张仲景认为，痰饮是眩晕发病的原因之一，为后世“无痰不作眩”之说奠定了理论基础。

张景岳在深入临床的基础上，提出“下虚致眩”说。其云：“夫眩运之证，或为头重，或为眼黑，或为脑髓旋转不可以动。求其言实之由，不过为头重者为上实，而不知头本不重于往日，而惟不胜其重者，乃甚于往日耳。上力不胜，阳之虚也，岂上实乎？又何气不归元，及诸气逆奔之有？盖上实者，宜降宜抑，上虚者，最不宜再伐生气，此上实下虚之旨，有不可不辨，而误则害矣”（《景岳全书·杂证谟·眩运》）。而眩晕的根本病因则为“虚”，“眩运一证，虚者居其八九，而兼火兼痰者，不过十中一二耳。原其所由，则有劳倦过度而运者，有饥饱失时而运者，有呕吐伤上而运者，有泄泻伤下而运者，有大汗亡阳而运者，有眴目惊心而运者，有焦思不释而运者，有被殴被辱气夺而运者，有悲哀痛楚大叫大呼而运者。此皆伤其阳中之阳也。又有吐血、衄血、便血而运者，有痈脓大溃而运者，有金石破伤，失血痛极而运者；有男子纵欲，气随精去而运者；有妇女崩淋，产后去血而运者。此皆伤其阴中之阳也。再若大醉之后，湿热相乘而运者，伤其阴也；有大怒之后，木肆其强而运者，伤其气也；有痰饮留中，治节不行而运者，脾之弱也。此亦有余中之不足也。至若年老精衰，劳倦日积，而忽患不眠，忽苦眩运者，此营卫两虚之致然也。由此察之，虚实可辨矣。”

关于治法，张景岳指出：“头眩虽属上虚，然不能无涉于下。盖上虚者，阳中之阳虚也；下虚者，阴中之阳虚也。阳中之阳虚者，宜治其气，如四君子汤、五君子煎、归脾汤、补中益气汤。如兼呕吐者，宜圣术煎大加人参之类是也。阴中之阳虚者，宜补其精，如五福饮、七福饮、左归饮、右归饮、四物汤之类是也。然伐下者必枯其上，滋苗者必灌其根。所以，凡治上虚者，犹当以兼补气血为最，如大补元煎、十全大补汤，及诸补阴补阳等剂，俱当酌宜用之。"（《景岳全书·杂证谟·眩运》）

（三）咳分内外，从虚论治

咳嗽作为内科临床中最为常见、发病率较高的一种疾病，病因非常复杂，表现也多种多样。张景岳将咳嗽分为外感、内伤两类。其云："咳嗽一症……则咳嗽之要，止惟二证……一曰外感，一曰内伤，而尽之矣。夫外感之咳，必由皮毛而入，盖皮毛为肺之合，而凡外邪袭之，则必先入于肺；久而不愈，则必自肺而传入五脏也。内伤之嗽，必起于阴分。盖肺属燥金，为水之母，阴损于下，则阳孤于上，水涸金枯，肺苦于燥，肺燥则痒，痒则咳不能已也。"（《景岳全书·杂证谟·咳嗽》）

对于咳嗽的治疗，认为"外感之邪多有余，若实中有虚，则宜兼补以散之。内伤之病多不足，若虚中夹实，宜当兼清以润之"。尤其对于内伤咳嗽，张景岳指出："然内伤之嗽，则不独在肺。盖五脏之精皆藏于肾，而少阴肾脉从肾上贯肝膈，入肺中，循喉咙，挟舌本，所以肺金之虚，多由肾水之涸，正以子令母虚也。故凡治劳损咳嗽，必当以壮水滋阴为主，庶肺气得充，嗽可渐愈，宜一阴煎、左归饮、琼玉膏、左归丸、六味地黄丸之类择而用之。其有元阳下亏，生气不布，以致脾困于中，肺困于上，而为喘促，为痞满，为痰涎呕恶，为泄泻畏寒，凡脉见细弱，证见虚寒而咳嗽不已者，此等证候，皆不必治嗽，但补其阳而嗽自止，如右归饮、右归丸、八味地黄丸、大补元煎、六味回阳饮、理中汤、劫劳散之类皆当随宜速用，不得因循，以致汲深无及也。"（《景岳全书·杂证谟·咳嗽》）

（四）喘分虚实，从虚论治

历代医家对喘证均有大量的论述，这是内科难治的疾病之一。张景岳在总结前人经验的基础上，提出喘证分为虚实二类。其云："气喘之病，最为危候，治失其要，鲜不误人。欲辨之者，亦惟二证而已。所谓二证者，一曰实喘，一曰虚喘也。此二证相反，不可混也。然则何以辨之？盖实喘者有邪，邪气实也；虚喘者无邪，元气虚也。实喘者，气长而有余；虚喘者，气短而不续。实喘者，胸胀气粗，声高息涌，膨膨然若不能容，惟呼出为快也。虚喘者，慌张气怯，声低息短，皇皇然若气欲断，提之若不能升，吞之若不相及，劳动则甚，而惟急促似喘，但得引长一息为快也。"（《景岳全书·杂证谟·喘促》）喘证的病因，一责在肺，一责在身。其云："此其一为真喘，一为似喘。真喘者，其责在肺；似喘者，其责在肾。何也？盖肺为气之主，肾为气之根。肺主皮毛而居上焦，故邪气犯之，则上焦气壅而为喘，气之壅滞者，宜清宜破也。肾主精髓而在下焦，若真阴亏损，精不化气，则下不上交而为促，促者断之基也，气既短促，而再加消散，如压卵矣。"（《景岳全书·杂证谟·喘促》）

关于虚喘，张景岳认为多为气虚引起。其云："凡虚喘之证，无非由气虚耳。气虚之喘，十居七八，但察其外无风邪，内无实热而喘者，即皆虚喘之证。若脾肺气虚者，不过在中上二焦，化源未亏，其病犹浅。若肝肾气虚，则病出下焦而本末俱病，其病则深。此当速救其根以接助真气，庶可回生也。”（《景岳全书·杂证谟·喘促》）对于虚喘的治疗，张景岳主张以补气为主。其云：“虚喘证，其人别无风寒咳嗽等疾，而忽见气短似喘，或但经微劳，或饥时即见喘促，或于精泄之后，或于大汗之后，或于大小便之后，或大病之后，或妇人月期之后而喘促愈甚；或气道噎塞，上下若不相续，势剧垂危者，但察其表里无邪，脉息微弱无力，而诸病若此，悉宜以贞元饮主之，加减如本方，其效如神。此外如小营煎、大营煎、大补元煎之类，俱可择用。经曰：‘肝苦急，急食甘以缓之。’即此之类。若大便溏泄兼下寒者，宜右归饮、右归丸、圣术煎之类主之。”（《景岳全书·杂证谟·喘促》）其中，张景岳对于哮喘急性发作时，出现“气道噎塞，上下若不相续，势剧垂危者”的描述非常精确，如非临床经验丰富，绝不会有如此深刻体会。张景岳对于哮喘的治疗，以贞元饮主之，“熟地黄（七八钱，甚者一二两）、炙甘草（一、二三钱）、当归（二三钱），水二钟，煎八分，温服。如兼呕恶或恶寒者，加煨姜三五片；如气虚脉微至极者，急加人参随宜；如肝肾阴虚，手足厥冷，加肉桂一钱”（《景岳全书·新方八阵·补略》）。

（五）失眠一证，有邪无邪

张景岳将失眠分为有邪、无邪两种类型。有邪，可以分为内邪、外邪。一般来讲，“凡如伤寒、伤风、疟疾之不寐者，此皆外邪深入之扰也”，外邪是外感之邪。内邪，“如痰如火，如寒气水气，如饮食忿怒之不寐者，此皆内邪滞逆之扰也”。此内邪，专指体内生成的病理产物，还有“饮浓茶则不寐，心有事亦不寐者，以心气之被伐也”。无邪，指“思虑劳倦惊恐忧疑，及别无所累而常多不寐者，总属真阴精血之不足，阴阳不交，而神有不安其室耳”（《景岳全书·杂证谟·不寐》）。

对于治疗，张景岳认为，有邪以祛邪为宗，无邪以养气血为旨。关于有邪，对于寒热之邪而导致的不寐，其治疗方法是散寒和清热。其云：“有邪而不寐者，去其邪而神自安也。故凡治风寒之邪必宜散，如柴胡饮及麻黄、桂枝、紫苏、干葛之类是也。火热之邪必宜凉，如竹叶石膏汤及芩、连、栀、柏之属是也。”（《景岳全书·杂证谟·不寐》）对于痰饮导致的不寐，则以化痰为主。其云：“痰饮之邪宜化痰，如温胆汤、六安煎、导痰汤、滚痰丸之属是也。”对于水湿导致的失眠，张景岳以化湿行水为主。“水湿之邪宜分利，如五苓散、五皮散，或加减《金匮》肾气丸之属是也。”对于气逆引起的不寐，则应当“气逆之邪宜行气，如排气饮、四磨饮之属是也”。对于阴寒所致失眠，法在温中，“阴寒之邪宜温中，如理阴煎、理中汤之属是也”（《景岳全书·杂证谟·不寐》）。

关于无邪所致的失眠，张景岳认为，“无邪而不寐者，必营气之不足也。营主血，血虚则无以养心，心虚则神不守舍……以致终夜不寐，及忽寐忽醒，而为神魂不安等证。皆宜以养营养气为主治”。张景岳认为，无邪所致失眠，以滋补气血为主要治法。因思虑劳倦太过，损伤脾胃，并导致心血耗伤，脾气亏虚的失眠，以补养心脾为法。如《景岳全书·杂证谟·不寐》曰：“若思虑劳倦伤心脾，以致气虚精陷，而为怔忡、惊悸、不寐者，宜寿脾煎或归脾汤。”因精亏血耗导致的失眠，则以安补五脏为主。“若七情内伤，血气耗损，或恐畏伤肾，或惊惧伤胆，神以精亏而无根据无寐者，宜五福饮、七福饮，或三阴煎、五君子煎择而用之”。五福饮中人参入心经，熟地黄入肾经，当归入肝经，白术入肺经，炙甘草入脾经，用于五脏气血亏虚所致的不寐。七福饮以五福饮加枣仁、远志组成，加强交通心肾的作用。三阴煎以当归、熟地黄、炙甘草、芍药（酒炒）、枣仁、人参组成，共奏补肝脾、养气血、益阴精之效。此三方均为张景岳所创，体现了善用当归、熟地黄的用药特色。五君子煎即理中丸中加茯苓，可用于脾胃虚寒、呕吐泄泻而兼湿者，在此可用于脾胃虚寒所致失眠。对于气血损伤严重的患者，张景岳主张大补元气。“若营卫俱伤，血气大坏，神魂无主而昼夜不寐者，必用大补元煎加减治之”。大补元煎为张景岳所创，方中重用人参、熟地黄补益气血，当归助熟地黄补血行血，杜仲、山茱萸、枸杞子滋补肝肾以养先天，山药以资后天，炙甘草调和诸药并助山药滋养脾胃。如果劳倦所伤，外感不解，则应补中益气。“若劳倦伤心脾，中气不足，清阳不升，外感不解而寒热不寐者，补中益气汤。”对于思虑过重而导致的心血虚情况，则以养血补心为法。“若思虑过度，心虚不寐而微兼烦热者，养心汤或酸枣仁汤”。养心汤中，人参、黄芪以补心气，川芎、当归以养心血，茯苓、茯神、远志、柏子仁、酸枣仁以泻心热而宁心神，五味子收神气之散越，半夏去扰心之痰涎，甘草补土以培心子，赤桂引药以入心经，润以滋之，温以补之，酸以敛之，香以舒之，则心得其养矣。酸枣仁汤由酸枣仁、甘草、知母、茯苓、川芎组成。方中酸枣仁养肝血、安心神，川芎行气活血，茯苓、知母补脾宁心，甘草调和诸药。对于心血亏耗，心火上炎的情况，张景岳主张，“若焦思过度，耗心血，动心火，而烦热干渴不寐者，天王补心丹”。天王补心丹中，生地黄上清心火，下滋肾水；玄参、麦冬、天冬助生地黄滋阴清热；当归、丹参补血养心；人参、茯苓益气安神；柏子仁、远志、酸枣仁、五味子宁心安神；桔梗载药上行。对于心虚火盛并兼痰气的情况，张景岳指出：“若心虚火盛，烦乱内热而怔忡不寐者，安神丸。若精血虚耗，兼痰气内蓄，而怔忡夜卧不安者，秘传酸枣仁汤；痰盛者，十味温胆汤。”（《景岳全书·杂证谟·不寐》）安神丸中，朱砂、黄连清心火、除烦热，生地黄、当归养血行血、除虚热，甘草调和诸药。秘传酸枣仁汤，以茯苓、陈皮化痰。十味温胆汤由温胆汤加人参、远志、枣仁、熟地黄组成，治疗气血亏虚、痰热内扰而不寐之重症。

中医治疗失眠有着副作用小、依赖性小、耐药性低等现代医学不可替代的优势。在生活节奏日益加快、失眠发病率与日俱增的今天，张景岳辨证论治失眠的思路，对于失眠的临床治疗具有重要的指导作用。

（六）辨别痞满，虚实不同

针对痞满的辨别，张景岳指出：“痞者，痞塞不开之谓。满者，胀满不行之谓。盖满则近胀，而痞则不必胀也。”关于痞满的病机，指出：“所以痞满一证，大有疑辨，则在虚实二字。凡有邪有滞而痞者，实痞也。无物无滞而痞者，虚痞也。有胀有痛而满者，实满也。无胀无痛而满者，虚满也。实痞、实满者可消可散，虚痞、虚满者非大加温补不可”（《景岳全书·杂证谟·痞满》）。

针对痞满的治疗，张景岳特别指出，虚寒所致为临床常见情况。其云：“虚寒之痞，凡过于忧思，或过于劳倦，或饥饱失时，或病后脾气未醒，或脾胃素弱之人，而妄用寒凉克伐之剂，以致重伤脾气者，皆能有之……此证极多，不得因其不食，妄用消耗，将至胃气日损，则变证百出矣。治宜温补，但使脾肾气强，则痞满开而饮食自进，元气自复矣。”（《景岳全书·杂证谟·痞满》）

一般认为，治疗痞满要以行气为主，然而张景岳却强调以补气养血温阳为宗旨。其云："凡脾胃微虚，而若满非满，食少不化者，宜四君子汤，或异功散。若心脾气虚，或气有不顺者，归脾汤或治中汤。若三阴气血俱虚，治节不行，而不便于温者，宜五福饮。若中焦不暖，或嗳腐，或吞酸而痞满者，非温补不可，宜温胃饮、五君子煎，或理中汤、圣术煎，或参姜饮。若脾肾兼寒，命门不暖，则中焦不化，或腹溏，或胸腹喜暖畏寒，或上下腹俱膨膨，而小水黄涩者，宜理阴煎，甚者宜六味回阳饮"（《景岳全书·杂证谟·痞满》）。这对于后世治疗痞满一证，开启了新的治疗思路。

（七）治疗便秘，倡补慎攻

张景岳所见古方书中，将便秘分为虚秘、风秘、气秘、热秘、寒秘、湿秘、热燥、风燥、阳结、阴结等不同。其认为，"此其立名太烦，又无确据，不得其要，而徒滋疑惑，不无为临证之害也。不知此证之当辨者惟二，则曰阴结、阳结而尽之矣"（《景岳全书·杂证谟·秘结》）。对于便秘的治疗，主张"阳结者，邪有余，宜攻宜泻者也。阴结者，正不足，宜补宜滋者也。知斯二者，即知秘结之纲领矣"。对于阳结，以清火润燥通便为法。其云："阳结证，必因邪火有余，以致津液干燥……然必有火证火脉，内外相符者，方是阳结。治此者，又当察其微甚。邪结甚者，非攻不可，宜诸承气汤、神佑丸、百顺丸之类主之。邪结微者，宜清凉饮子、四物汤，或黄龙汤、玉烛散之类主之。火盛不解者，宜凉膈散、大黄硝石汤、八正散、大厘清饮、大金花丸之类主之。火盛水亏，阴虚而燥者，宜丹溪补阴丸、人参固本丸，或六味地黄加黄柏、知母、麻仁之类主之。"（《景岳全书·杂证谟·秘结》）对于阴结，分为阴虚、阳虚两种情况，则以温阳和滋阴为主。其云："阴结证，但察其既无火证，又无火脉，或其人喜热恶冷，则非阳证可知。然既无邪，何以便结不通？盖此证有二，则一以阳虚，一以阴虚也。凡下焦阳虚，则阳气不行，阳气不行，则不能传送而阴凝于下，此阳虚而阴结也。下焦阴虚，则精血枯燥，精血枯燥，则津液不到而肠脏干槁，此阴虚而阴结也。故治阳虚而阴结者，但益其火，则阴凝自化。宜右归饮、大补元煎、大营煎之类主之。或以人参、当归数钱煎汤，送右归、八味等丸俱妙。治阴虚而阴结者，但壮其水，则泾渭自通。宜左归饮、左归丸、当归地黄饮、五福饮、六味地黄丸之类主之。二者欲其速行，宜于前法中各加肉苁蓉二三钱，以酒洗去咸，同煎服之，其效尤速。"（《景岳全书·杂证谟·秘结》）对于临床中常见的老年便秘，张景岳提出了切实有效的治疗方法。其云："老人便结，大都皆属血燥。盖人年四十而阴气自半，则阴虚之渐也。此外则愈老愈衰，精血日耗，故多有干结之证。治此之法无他，惟虚者补之，燥者润之而尽之矣。然亦当辨其虚实微甚，及有火无火，因其人而调理之可也。凡润燥等剂，如导滞通幽汤、苁蓉润肠丸、搜风顺气丸、东垣润肠丸、《卫生》润肠丸、四物汤、三仁丸、百顺丸之类，皆可选用。又豕膏为润燥之神剂，最当随宜用之。其有大虚大热者，宜用前阴阳结治法。许学士治年老虚人便秘，只用火麻仁、苏子仁各半，研取汁服之，更煮粥食之，不必服药而秘愈。"（《景岳全书·杂证谟·秘结》）对于便秘，提出不宜一味强调攻泻。张景岳认为，"秘结证，凡属老人、虚人、阴脏人及产后、病后、多汗后，或小水过多，或亡血失血，大吐大泻之后，多有病为燥结者，盖此非气血之亏，即津液之耗。凡此之类，皆须详察虚实，不可轻用芒硝、大黄、巴豆、牵牛、芫花、大戟等药，及承气、神穹等剂。

虽今日暂得痛快，而重虚其虚，以至根本日竭，则明日之结，必将更甚，愈无可用之药矣”（《景岳全书·杂证谟·秘结》）。

总之，作为中医内科的大家，张景岳在中医内科方面提出了很多创新性的论点，也有独到的临床经验。其学术特色和成就显著，值得后世仔细研究学习。

（八）情志之疾，郁痰气火

张景岳对于情志类疾病，强调“神自形生”的观点，认为病因多为气血郁结、化火化痰所致。他提出情志致病的治则治法，言“七情内伤，过于喜者伤心而气散，心散者收之、养之；过于怒者伤肝而气逆，肝气逆者平之、抑之；过于思者伤脾而气结，脾气结者温之、豁之；过于忧者伤肺而气沉，肺气沉者舒之、举之；过于恐者伤肾而气怯，肾气怯者安之、壮之”（《景岳全书·传忠录·里证篇》）。所论情志疾病的具体治疗方法，至今对临床仍然有着很大的影响。

对于郁病，张景岳说：“至若情志之郁，则总由乎心，此因郁而病也。”（《景岳全书·杂证谟·郁病》）提出“三郁”，即怒郁、思郁、忧郁三种类型，并分别提出相应的治则与方药。其指出，选用药物不可一概行气解郁，应根据情志致郁的证候、病机，确立不同的治法。郁证当中，也有虚证应当辨认，治疗上不可以偏概全，不可忽视对虚证的治疗。如“暴怒伤肝，逆气未解”者用解肝煎类，“怒气伤肝，因而动火”者宜化肝煎，“怒郁不解或生痰”者宜温胆汤，“怒后逆气即散，肝脾受伤”者宜五味异功散等。

张景岳详细地区分了癫、狂、痴呆等几种疾病，他认为，癫证表现为精神抑郁，表情淡漠，沉默痴呆，语无伦次，静而少动。其病因，“癫病多由痰气。凡气有所逆，痰有所滞，皆能壅闭经络，络塞心窍”（《景岳全书·杂证谟·癫狂痴呆篇》）。癫证之发生，皆因情志过激，郁化火邪，火甚生风，风感痰动，致使三邪杂至而为害。对其治疗，张景岳主张，“治此者当察痰察气，因其甚者而先之，至若火之有无，又当审其脉证，而为之治也”（《景岳全书·杂证谟·癫狂痴呆篇》）。治疗择用排气饮、凉膈饮、六安煎等方剂。对于狂病，张景岳认为，“凡狂病，多因于火，此或以谋为失志，或以思虑郁结，屈无所伸，怒无所泄，以致肝胆气逆”，从而形成狂热实证。狂证的治疗，实证“当以治火为先，而或痰或气，察其甚而兼治之”，采用抽薪饮、凉膈饮等；对于水不制火兼心肾阴虚的狂证，采用滋阴降火法治疗，方用二阴煎。对于痫证，张景岳认为，“癫痫证无火者多，若无火邪，不得妄用凉药，恐伤脾气，以致变生他证”。又云：“有阴盛阳衰及气血暴脱，而绝无痰火气逆等病者，凡四君、四物、八珍、十全大补等汤，或干姜桂附之类皆所必用，不得谓癫痫尽属实邪而概禁补剂也。若真阴大损，气不归根，而时作时止，昏沉难愈者，必用紫河车丸方可奏效。其有虚中夹实，微兼痰火不清而病久不愈者，《集验》龙脑安神丸最得其宜，随证增减可为法也。”对于痴呆，张景岳描述其临床表现：“言辞颠倒，举动不经，或多汗，或善怒，其证则千奇百怪，无所不至，脉必或弦或数，或大或小，变易不常。”论其病因则言“郁结，或以不遂，或以思虑，或以疑惑，或以惊痫而渐致痴呆”。对于痴呆病的治疗，张景岳认为当分虚实之不同。如对形体强壮、饮食不减、别无虚脱等证者，主张以“服蛮煎治之”；而如果“大惊卒恐，一时偶伤心胆而致失神昏乱者，此当以速扶正气为主……宜七福饮或大补元煎主之”（《景岳全书·杂证谟·癫狂痴呆篇》）。对于该病的预后，张景岳认为，“证有可愈者有不可愈者，亦在乎胃气元气之强弱，待时而复，非可急也”。由此观之，张景岳治疗情志类疾病立足病机，根据病情酌情用药，在此基础上强调温补，体现了他一贯的学术观点。

二、儿科诊疗特点

张景岳在《景岳全书》“小儿则”及“痘疹诠”中，全面论述了儿科疾病的诊治方法，对初诞、护养、初生儿看病法、看小儿寿夭法、脉法、声音、颜色、药饵之谈、小儿诊治大法以及发搐、惊风、发热、夜啼、吐泻、霍乱、吐乳、五疳、盗汗、腹胀腹痛、小儿麻疹、痘证等儿科病的辨证、治则、治法及预后进行了全面论述，其温补学说贯穿于儿科的诊疗之中，形成了独具特色的儿科辨治方法。

（一）辨清虚实，治重标本

张景岳根据小儿疾病的临床表现，提出儿科的辨治原则和诊治特点，主要有以下三个方面。

第一，辨清虚实。张景岳认为儿科辨证“尤惟虚实二字最为紧要”。实指邪气实，虚指正气虚。小儿病变化迅速，具有易虚易实的特点。在一定条件下，实证可以迅速转为虚证，亦可虚实互见。因此，辨清虚实两纲，是了解邪正力量对比、决定采取攻邪或扶正的依据。这就要求医者“内察其脉候，外观其形气，中审其病情”（《景岳全书·小儿则·总论》）。

第二，病情难测却易治。张景岳认为，小儿病情相较成人难测，因为“小儿之病，古人谓之哑科，以其言语不能通，病情不易测”。小儿不会叙述病情，即使能言，亦不可取信。而且小儿寸口部位短小，就诊时又多不能与医生合作，影响脉象诊察。但因为小儿不动七情，所以病因单纯，“脏气清灵，随拨随应，但能确得其本而撮取之，则一药可愈”。所以张景岳认为，小儿病虽然难测，却容易治疗。其云：“此甚言小儿之难也，然以余较之，则三者之中，又为小儿为最易。第人谓其难，谓其难辨也；余谓其易，谓其易治也。设或辨之不真，则诚然难矣。”（《景岳全书·小儿则·初诞法》）

第三，分清标本。小儿病有虚实之分，所以治疗也有缓急之别。真有实邪，则果断治标，“及病则已，毫无犯其正气”。小儿柔嫩之体，脏腑未完全发育，气血并未充实，病情出现虚象时，不可妄行攻邪之法，任意耗伤正气。如果“不思培植而但知剥削，近则为目下之害，远则遗终身之羸，良可叹也”（《景岳全书·小儿则·总论》）。而治疗的关键，当以治本为主，注意培植“方生之气”。

（二）体质盛衰，全赖幼时

张景岳认为，人体体质的盛衰，虽然涉及的因素颇多，但在很大程度上取决于年幼时的调适。若平时衣着饮食合适，病之后用药得当，则长成之后，健康无病；倘若平时调治失当，病后用药欠妥，则贻害无穷。张景岳反对不明病机便滥用消积、化痰、清火的药物。其云：“今举世幼科既不知此大本，又无的确明见，而惟苟完目前。故凡遇一病，则无论虚实寒热，但用海底兜法，而悉以散风、消食、清痰、降火、行滞、利水之剂，总不出二十余味，一套混用，谬称稳当，何其诞也！”（《景岳全书·小儿则·药饵之误》）并举例云：“余尝见一富翁之子，每多痰气，或时惊叫，凡遇疾作，辄用此丸，一投即愈。彼时以为神丹，如此者不啻十余次，及其长也，则一无所

知，凝然一痴物而已，岂非暗损元神所致耶。”（《景岳全书·小儿则·药饵之误》）

（三）外感发热，不药可愈

张景岳认为，小儿肌腠柔弱，偶然因为寒热不调，衣被单薄，外感则热。可以不用药物，单纯用发汗的方法就可以治愈。其云：“余之治此，不必用药，但于其熟睡之顷，夏以单被，冬以绵被，蒙头松盖，勿壅其鼻，但以稍暖为度，使其鼻息出入皆此暖气，少顷则微汗津津，务令上下稍透，则表里通达而热自退矣。”如果不容易出汗，则“若冬月衣被寒凉，汗不易出，则轻搂着身，赤体相贴，而上覆其面，则无有不汗出者。此余近年养儿至妙之法，百发百中者也。若寒邪甚者，两三微汗之，无有不愈。然此法惟行于寅卯之际，则汗易出而效尤速”（《景岳全书·小儿则·外感发热弗药可愈》）。

（四）注重温补，培补元气

张景岳在治疗上注重温补，在儿科病的治疗也不例外。如对慢惊诊治，张景岳指出：“慢惊之候，多由吐泻，因致气微神缓，昏睡露睛，痰鸣气促，惊跳搐搦；或乍发乍静，或身凉身热，或肢体逆冷，或眉唇青赤，面色淡白，但其脉迟缓，或见细数。此脾虚生风，无阳证也。小儿慢惊之病，多因病后，或以吐泻，或因误用药饵，损伤脾胃所致。然亦有小儿脾胃素弱，或受风寒，则不必病后，及误药者亦有之，总属脾肾虚寒之证。”治疗上主张以温补脾肾为法。其云：“治慢惊之法，但当速培元气。即有风痰之类，皆作实邪，不得妄行消散，再伤阳气，则必致不救。凡脾土微虚，微泻而内不寒者，可平补之，宜六神散、四君子汤，或五味异功散。脾肾俱虚而脏平无寒者，宜五福饮，且阴血生于脾土，又宜四君子加当归、枣仁。脾气阳虚微寒者，宜温胃饮、理中汤、五君子煎。脾气虚寒多痰者，宜六君子汤，或金水六君煎。脾肾阴阳俱虚而寒者，惟理阴煎为最妙。脾肾虚寒之甚，或吐泻不止者，宜附子理阴煎，再甚者宜六味回阳饮，或四味回阳饮，量儿大小与之。脾肾虚寒泄泻不止者，宜胃关煎。”（《景岳全书·小儿则·慢惊风》）

张景岳的温补思想，在诊治其子外感的病案中体现得淋漓尽致。其云：“余之仲儿，生于乙卯五月，于本年初秋，忽尔感寒发热，脉微紧。然素知其脏气属阴，不敢清解，遂与芎、苏、羌、芷、细辛、生姜之属，冀散其寒。一剂下咽，不惟热不退而反大泻作，连二日泻不止而喘继之，愈泻则愈喘。”感寒发热之证用散寒之品不解，其原因为何？又云：“斯时也，将谓其寒气盛耶，何以用温药而反泻？将谓其火刑金耶，岂以清泻连日而尚堪寒凉？将谓其表邪之未除耶，则何以不利于疏散？束手无策，疑惧已甚，且见其表里俱剧，大喘垂危，又岂浅易之剂所能挽回？”左右为难之际，张景岳“因沉思良久，渐有所得，乃用人参二钱，生姜五片，煎汁半盏，然未敢骤进，恐再加喘，必致不救。因用茶匙挑与二三匙，即怀之而旋走室中，徐察其呼吸之进退，然喘虽未减，而亦不见其增甚；乃又与三四匙，少顷，则觉其鼻息似乎少舒；遂放胆与以半小钟，更觉有应，自午及酉，完此一剂。”此时方证对应，效果初显，却遭到其他医生反对。“适一医至，急呼曰：误矣，误矣！焉有大喘如此而尚可用参者？速宜以抱龙丸解之”。张景岳仍坚持应用温补的方法，其云：“余诺之而不听。乃复以人参二钱五分，如前煎汤，自酉至子尽其剂，剂完而气息遂平，大睡，泻亦止而热亦退矣。”至此，病儿痊愈。张景岳分析此案时说：“此所以知其然者，观其因泻反喘，岂非中虚？设有实邪，自当喘随泻减，是可辨也。向使误听彼医，易以清利，中气一脱，即当置之死地，必仍咎余之误用参也。孰是孰非，何从辨哉。余因纪此，以见温中散寒之功，其妙有如此者。”（《景岳全书·小儿则·外感发热治法》）经此一例，更加坚定了张景岳温中散寒不仅适用于内科，而且适用于儿科的思想。

（五）大惊卒恐，并非惊风

张景岳认为，儿科的“大惊卒恐”与“惊风”不同。其云：“今幼科诸书皆以大惊之证，例作急惊论治，误亦甚矣。”又云：“急惊、慢惊，一以风热，一以脾肾之虚，皆不必由惊而得，而此以惊恐致困者，本心胆受伤，神气涉离之病，所因不同，所病亦异，胡可同日语也……小儿血气尤非大人之比，若受大惊，则其神气失散，溃乱不堪，尚何实邪之有？斯时也，收复正气犹恐不暇，顾可复为清邪耶？即如朱砂、琥珀之类，不过取其重镇之意，亦非救本之法。”小儿大惊、卒恐与内伤七情相同，“最伤心胆之气”。其治疗方法，“当以收复神气为主，宜《秘旨》安神丸、七福饮、茯神汤、团参散、独参汤之类，加金银等物煎服之”（《景岳全书·小儿则·论惊风证治》）。

总之，张景岳在儿科辨证方面，主张“阳非有余，真阴不足”，因小儿属“稚阴稚阳之体”，因此用药上主张温补，慎用寒凉，慎用攻伐。慎用寒凉攻伐，显得更加突出。但张景岳并非完全排斥辛凉苦寒之剂，钱乙的泻白散、泻心汤，李东垣的凉膈散等，在张景岳的著作中都是常用的方剂。由此可见，其并非偏执温补，而是根据具体情况择宜用之。

三、妇科诊疗特点

张景岳在《景岳全书·妇人规》中，将妇科疾病分为总论、经脉、带浊、乳病、胎孕、产育、子嗣、癥瘕、前阴等九类，从生理、病变到诊治做了全面的论述。以下从经、带、胎、产四个方面加以讨论。

（一）调经以补脾肾为大法

张景岳在“妇人规”中强调，调经要注重调理脾肾、气血、阴阳，将有关月经不调的证候分为五类：血热导致经早，血热导致经迟，血寒导致经迟，血虚经乱，肾虚经乱。其治疗月经先期而至，脾经血燥者，加味逍遥散；脾经瘀滞者，归脾汤；肝经怒火者，加味小柴胡汤；治疗月经过期而至，脾经血虚者，人参养荣汤；肝经血少者，六味地黄丸；肝脾血燥者，四物汤为主；肝脾血弱者，补中益气汤为主；肝脾郁结者，归脾汤主之；肝经怒火者，加味逍遥散为主等。张景岳认为，月经不调与五脏均有关系。但是五脏之中，又以脾肾为最要。而天癸“乃后天之阴气”，为“无形之水”，具长立之功，主宰月经，天癸赖肾气以滋养生发之。临证观察，不论七情、六淫、饮食起居，伤于心、肺、肝、脾者，“及其甚也，则四脏相移，必归脾肾”。因此，张景岳指出：“调经之要，贵在补脾胃以资血之源，养肾气以安血之室。知斯二者，则尽善矣。”（《景岳全书·妇人规·经不调》）妇人之病，虚证多，实证少，故治多用补肾补脾之法，尤以补肾为重点。

具体临证时，针对妇女经乱、食少、神疲、肢倦，或统摄无权为崩为漏，张景岳用甘药补脾以益血之源。“故凡见血脱等证，必当用甘药先补脾胃，以益发生之气”。由是，“则阳生阴长，而血自归经矣”。对先贤治血证用四君子辈以收功，大吐血急用独参汤救治颇为认可。而对于房事纵肆不慎，戕伤肾阴，施泄失职，冲任亏败，泉源日涸，则致经少血淡，经后腹痛，困惫难支，腰膝如折，甚或源断其流，血枯经闭，羸弱困倦，咳嗽咯血，潮热，食减等虚损之证，认为“妇人因情欲、房室以致经脉不调者，其病皆在肾经，此证最多”（《景岳全书·妇人规·经不调》）。因此，非培补不能为功，肾阴亏者，予左归饮（丸）、六味地黄丸之类；若肾阳亏者，予右归饮（丸）、《金匮》肾气丸之类。张景岳在调理月经时重在补肾健脾，并非不涉其他三脏，他认为“五脏五气，无不相涉”，故治疗时以调理脾肾为主，兼顾其他三脏。

（二）淋带之病总由命门不固

张景岳认为，“白带出于胞宫，精之余也；淫浊出于膀胱，水之浊也”。而“妇人淋带，虽分微甚，而实为同类。盖带其微，而淋其甚者也，总由命门不固”（《景岳全书·妇人规·带下》）。指出命门不固、肾虚精弱为带、淋之主因。而导致命门不固的原因，张景岳总结为以下六因：“一以心旌之摇之也，一以多欲之滑之也，一以房室之逆之也。凡带浊之由乎此者居八九。此三者之外，尚有湿热下流者，有虚寒不固者，有脾肾亏陷而不能收摄者。”（《景岳全书·妇人规·带下》）

对于带淋的治疗，分别有六种对治方法。第一，心火不静，动摇命门，引动相火者，治宜清其火热，宁心安神，可用朱砂安神丸、清心莲子饮、固精丸之类。若无邪火，只因心气虚不能固摄阴液而带下者，治宜补气敛涩，兼固脾肾，可用秘元煎、人参丸、茯菟丸主之。第二，纵欲不节，淋带虚滑者，治宜固涩精气，可选秘元煎、寿脾煎、固阴煎、苓术菟丝丸、金锁思仙丹。第三，月事不畅，逆为浊带者，初宜滋阴清利，可用六味地黄汤、威喜丸之属；如日久津气不固，可用固阴煎、苓术菟丝丸。第四，热下注者，治宜清热养阴，可用保阴煎、加味逍遥散、猪肚丸之类。若证见淋浊赤带，则当清泄肝经湿热，方用龙胆泻肝汤。第五，下元虚弱，久带不止，清稀而冷，治宜补气健脾固摄，可用寿脾煎、菟丝煎、七福饮、九龙丸之类；若阳气虚寒，四肢不温，脉沉迟无力，可在方中加入干姜、附子以温肾摄精，或用韭子丸。第六，脾肾气虚下陷而见带下清稀，日久不愈，兼大便溏泄，小便清长，舌淡脉沉者，治宜健脾固肾，补气升提，用寿脾煎、归脾汤、补中益气汤等。六种之中，张景岳特别重视前三条病因，人的七情六欲不遂不畅是引发带下疾病的重要原因，指出人事不畅“最多而最不肯言”。告诫医者，要善于问诊，取得病者合作，方能探得真情，并提出“药饵之功，必不能与情窦争胜”。这些观点在临床颇具实用价值。

（三）安胎需辨虚实随经用药

张景岳诊治妊娠病，倡导“随证随经，因其病而药之”，并非固守成方不变。古人以白术、黄芩为安胎圣药，张景岳以为不辨寒热虚实而投之，必然为害，而应当“宜凉则凉，宜补则补，惟以安之、固之为主治”（《景岳全书·妇人规·安胎》）。其就具体诊治指出，胎气不安，因于寒者，则喜热恶寒，吞酸呕恶，胀满泄泻，脉沉细，宜温其中；因于热者，烦热口渴，漏血溺赤，脉滑数，宜清其热；因于虚者，心脾不足，心悸气短，神疲乏力，肝肾不足，腰酸腹坠，头晕耳鸣，小便频数，宜补其虚；因于实者，恶心呕吐，胀满不食，宜泻其实。如果胎漏，认为此乃“妊妇经血不固”所致，其“有因胎气者，有因病气者”。如因血热者，用保阴煎；脾不摄血者，用寿脾煎、四君子汤；脾肾俱虚者，用五阴煎。所以“盖胎气不安，必有所因，或虚或实，或寒或热，皆能为胎气之病。去其所病，便是安胎之法”（《景岳全书·妇人规·安胎》）。

关于保胎，张景岳认为，“胎孕不固，无非气血损伤之病。盖气虚则提摄不固，血虚则灌溉不周，所以多致小产。故善保胎者，必当专顾血虚”（《景岳全书·妇人规·安胎》），宜以胎元饮为主而加减用之。其次，则芍药芎归汤；再次，则泰山磐石散或千金保孕丸。胎元饮中，以杜仲补肾；人参、白术、炙甘草，健脾益气；当归、熟地黄、白芍，养血补肾；陈皮理气，使补而不滞。泰山磐石散，以气血双补之“八珍汤”为君。千金保孕丸，即杜仲、续断二味，均“入足厥阴少阴，为治胎产，补不足，理腰肾之要药”。由此可见，张景岳保胎以补气养血、补肾固胎为法，体现了他重视温补的学术思想。

（四）临产须自然，产后应补虚

张景岳认为，分娩是正常的生理现象，“产妇临盆，必须听其自然，弗宜催逼，安其神志，勿使惊慌，直待花熟蒂圆，自当落矣”（《景岳全书·妇人规·稳婆》）。产妇临产之时，“便须惜力调养，不可用力妄施，恐致临产乏力”。产室应当“温凉得宜”，环境宁静，饮食应当“将产时宜食稠软白粥，……亦不宜食硬冷难化之物”（《景岳全书·妇人规·产要》）。

张景岳认为，产后多虚，“凡产后气血俱去，诚多虚证”，当用补法。如产后阴血大亏发痉，或产后气血俱虚，血淡，血下津津不已者，宜用大补元煎或十全大补汤，大补气血。同时，张景岳也告诫医者，注意“有不虚者，有全实者……但当随证随人，辨其虚实，以常法治疗，不得执有成心，概行大补”。若产后“形气不足，病气有余，或兼火邪，或兼外邪，或以饮食停滞，是亦虚中有实”，则应当先行攻其有余，或攻补兼施。若拘泥于产后“皆当以大补为先”之说，不辨证候虚实，一味蛮补，则犯“实实”之戒。张景岳对于攻补兼施体会尤其深刻，如“产后腹痛”之证，指出“胞门受伤，必致壅肿，所以亦若有块，而实非真块。肿既未消，所以亦颇拒按”，因此属于本虚标实，真虚假实，治疗“但宜安养其脏，惟殿胞煎为最妙”（《景岳全书·妇人规·产后腹痛》）。此方攻补兼施，以当归一两大补营血，川芎一钱行气活血，茯苓、炙甘草各一钱以健脾补虚，肉桂五分入血脉。五药相合，味甘、辛而性温，甘以补血，辛以散血，温以和血，既有补益之功，又兼温行之效，可谓攻补兼施。

（五）求嗣之法，在于补阴补阳

对于不孕症的治疗，张景岳认识深刻。其云：“男子则在精，女人则在血，无非不足而然。”“妇人所重在血，血能拘精，胎孕乃成，欲察其病，惟于经候见之；欲治其病，惟于阴分调之”（《景岳全书·妇人规·宜麟策》）。妇人之所以不能怀孕，其原因在于“真阴既病，则阴血不足者，不能育胎；阳气不足者，不能摄胎，凡此摄育之权，总在命门”（《景岳全书·妇人规·宜麟策》）。基于此，张景岳认为，调治妇人不孕，其总原则为补阴补阳，“调经种子之法，亦惟以填补命门，珍惜阳气为之主”“凡补命门则或气或血，皆可谓之补阴，而补阴之法，即培根固本之道也”。肾乃藏精之所，命门内寄水火，为人体阴阳之根本。故培补命门，滋补真阴，即可孕育。在具体用药上，张景岳创毓麟珠、赞育丹、左归饮（丸）、右归饮（丸）、归肾丸等名方，兼有培补命门、益肾填精之用。尤其是对于气血俱虚的情况，以毓麟珠随宜加减用之，该方以重剂熟地、当归、菟丝子为君，大补肝肾、滋养精血，补阳益阴，又含“八珍汤”气血双补，并用鹿角霜、杜仲温肾补阳，以川椒“入右肾补火”（《景岳全书·妇人规·宜麟策》）。如此肾精命火充足，真阴元阳益满，胎元可成，子嗣有望。

（六）癥瘕调治，气血内外兼施

张景岳指出：“癥瘕之病，即积聚之别名。”在《内经》中只有“积聚”而无癥瘕之名，此名是后世医家所称。张景岳认为，“血癥、气瘕各有虚实，而宜攻宜补”。如妇人积聚未久，元气未损，则“治不宜缓，盖缓之则养成其势，反以难制，此其所急在积，速攻可也”。对于血癥之症，有明显疼痛者，方用通瘀煎、失笑散、玄胡当归散、三棱丸等攻积破气之剂。对于“停瘀虽甚，而元气困弱者”，及病久而弱，积难摇动者，认为不可攻，应养正以祛邪，“皆当专固根本，以俟其渐磨渐愈，乃为良策”（《景岳全书·妇人规·癥瘕》）。而养正之法，需要根据情况辨证施治。对郁结伤脾者，宜用归脾汤以健脾疏肝；脾胃虚寒者，宜用温胃饮以健脾温中；肝肾虚寒者，用大营煎以温养肝肾；脾肾虚寒便溏者，宜胃关煎以温固脾肾；病程日久，脾肾气滞而小腹胀痛者，宜八味地黄丸以温肾暖脾；肝火血热兼滞者，宜加味逍遥散以疏肝清热。张景岳也很客观地针对临床现象，提出“有形之积其破难，无形之聚其散易”“不痛者不通气血，另结窠囊，药食难及，故不痛者难治”，属于难治的疾病。

此外，对于久瘕宿痞，张景岳提出以汤药、膏熨、针灸内外合治之法来治疗，选用阿魏、乳香、丁香、山甲、三棱、莪术等药物，气味浓烈、窜行经络之品，名为“阿魏膏”“琥珀膏”“熨痞方”等。外用药作用于癥积局部，其使药力直达病所，配合艾灸、火攻，“以此法论治癥瘕无有不愈，有神化之妙”（《景岳全书·杂证谟·积聚》）。以此法治疗妇女癥瘕，丰富充实了妇科的治疗手段和方法。

四、外科诊疗特点

《景岳全书》中专设“外科钤”两卷，上卷重点从理、法、方、药四个方面进行论述，下卷则讨论外科各种疾病的诊治方法。虽然张景岳本人不以外科见长，但书中不仅大量引用了前贤的论述，结合自己的温补学说，对外科疾病的调治方法进行综合整理，而且还大量附录他本人在临证时的有关医案，可以看出张景岳在外科方面也是经验颇丰。

（一）疮疡病因，要分内外

张景岳认为，“凡疮疡之患，所因虽多，其要惟内外二字；证候虽多，其要惟阴阳二字。知此四者，则尽之矣”。其中之病因，“无非血气壅滞，营卫稽留之所致。盖凡以郁怒忧思，或淫欲丹毒之逆者，其逆在肝脾肺肾，此出于脏而为内病之最甚者也。凡以饮食浓味、醇酒炙爆之壅者，其壅在胃，此出于腑，而为内病之稍次者也。又如，以六气之外袭，寒暑之不调，侵入经络，伤人营卫。则凡寒滞之毒其来徐，来徐者，其入深，多犯于筋骨之间，此表病之深者也。风热之毒其来暴，来暴者，其入浅，多犯于皮肤之间，此表病之浅者也”（《景岳全书·外科钤·论证》）。

关于痈、疽的区别、辨证和预后，张景岳指出：“痈者热壅于外，阳毒之气也。其肿高，其色赤，其痛甚，其皮薄而泽，其脓易化，其口易敛，其来速者，其愈亦速。此与脏腑无涉，故易治而易愈也。疽者，结陷于内，阴毒之气也。其肿不高，其痛不甚，其色沉黑，或如牛领之皮，其来不骤，其愈最难。或全不知痛痒，甚有疮毒未形，而精神先困，七恶迭见者，此其毒将发而内先败，大危之候也。知此阴阳内外，则疮痈之概，可类见矣。”（《景岳全书·外科钤·论证》）究其根本原因，要从元气的强弱进行区别。“疮疡之发原无定所，或在经络，或在脏腑，无不有阴阳之辨。若元气强，则正胜邪，正胜邪则毒在腑，在腑者便是阳毒，故易发易收而易治。元气弱则邪胜正，邪胜正则毒在脏，在脏者便是阴毒，故难起难收而难治。此治之难易，全在虚实。实者易而虚者难也，速者易而迟者难也。所以凡察痈疽者，当先察元气以辨吉凶，故无论肿疡溃疡，但觉元气不足，必当先虑其何以收局，而不得不预为之地。万勿见病治病，且顾目前，则鲜不致害也。其有元气本亏，而邪盛不能容补者，是必败逆之证。其有邪毒炽盛，而脉证俱实者，但当直攻其毒，则不得误补助邪，所当详辨也”（《景岳全书·外科钤·论证》）。张景岳强调对于疮疡的治法，“非有真实真滞不可下，此下之不可轻用也”。他提出必须区分虚实，大实之证可攻，“凡见脉无洪数，外无烦热，内无壅滞，而毒有可虑者，此虽非大虚之证，然察其但无实邪，便当托里养营，预顾元气”（《景岳全书·外科钤·论证》）。

（二）针灸并用，排脓疗疮

张景岳认为，“痈疽为患，无非血气壅滞，留结不行之所致。凡大结大滞者，最不易散，必欲散之，非借火力不能速也。所以极宜用灸”（《景岳全书·外科钤·论灸法》）。他非常重视针灸在外科病中的治疗作用，言“疮疡一科，用针为贵”。主张对于外科脓已成的患者，用针刺帮助排脓；在具体治疗中，针对不同的病种选择针灸的种类。若治附骨疽气毒流注及有经久不消内溃不痛者，用燔针开之；若治咽喉之患，当用三棱针；若丹毒和痈疽，四畔红赤，疼痛如灼，宜用砭石去血以泻其毒等。其指出，“今之患者，或畏针而不用，医者又徇患者之意，而不针，遂至脓已成而不得溃，或得溃而所伤已深矣，卒致之夭亡者十常八九，亦可悲矣”（《景岳全书·外科钤·论针法》）。

五、耳鼻喉科诊疗特点

《景岳全书》中“杂证谟”第二十七、二十八卷及散在其他篇章中，较多论及耳鼻喉科疾病的辨治，对现今临床诊治多有参考价值。

（一）学源《内经》，论不苟同

张景岳论述每种疾病时，一般先摘引《内经》原文，命为“经义”；后论述己见，多不拘于旧说，有很多精辟独到的见解，命为“论证”；再后，引用先贤之说并加评议，命为“述古”；最后，罗列治疗处方及治法。其论述耳鼻喉科疾病也是如此，且颇具创新。

如论治鼻息肉，宋以前医家多以肺经伤于风寒解释之。如《诸病源候论》卷二十九曰：“肺气通于鼻，肺脏为风冷所乘，则鼻气不和，津液壅塞，而为鼻齆。冷搏于血气，停结鼻内，故变生息肉。”《圣济总录》曰：“肺为五脏之华盖，开窍于鼻，肺气和则鼻亦和，肺感风冷，则为清涕，为齆，为息肉，为不闻香臭，肺实热，则为疮为痛。”而张景岳则认为，“鼻息肉阻塞清道，虽鼻为肺窍，而其壅塞为患者，乃经络肌肉之病，此实阳明热滞留结而然”（《景岳全书·杂证谟·鼻证》）。张景岳此论不拘于“鼻为肺窍”之说，认为鼻息肉与阳明胃腑热滞留结有关，补充和发展了前人学说。

又如咽喉病，中医素有“咽喉病多属火”的说法。而张景岳指出：“喉痹……虽多由火，而复有非火证者，不可不详察也。盖火有真假，凡实火可清者，即真火证也。虚火不宜清者，即水亏证也。且复有阴盛格阳，即真寒证也。”（《景岳全书·杂证谟·鼻证》）对咽喉病的分析，更为全面，更切实际。

（二）虚实为纲，经纬交织

张景岳在论述疾病时，首先开宗明义，阐明病因病机、证候表现，没有多余的论述，其理论多切合临床实际。张景岳常从虚、实辨析耳鼻喉科病症。如张景岳将耳聋分为五种，火闭、邪闭、窍闭、气闭、虚闭等，从虚、实进行论述。对喑哑、喉痹、鼻渊等，均有辨虚实之说，言“虚实殊途，自有形气脉色可辨”。对耳鸣的辨证，其云：“耳鸣当辨虚实，凡暴鸣而声大者多实，渐鸣而声细者多虚；少壮热盛者多实，中衰无火者多虚；饮酒味厚，素多痰火者多实，质清脉细，素多劳倦者多虚。故人于中年之后，每多耳鸣，如风雨，如蝉鸣，如潮声者，是皆阴虚肾亏而然”（《景岳全书·杂证谟·耳证》）。张景岳在论耳聋虚闭证时说：“从外不能达者，其病在经；从内不能通者，其病在脏”“虚闭证，凡十二经脉皆有所主，而又惟肝肾为最”。结合经络论喉痹病，言：“以情志郁怒而起者，多属少阳、厥阴，以口腹肥甘辛热太过而起者，多属阳明”“阳明为水谷之海而胃气直透咽喉，故又以阳明之火最盛”（《景岳全书·杂证谟·鼻证》）。由此看出，张景岳在论治耳鼻喉科疾病方面，是以虚实两变为经，脏腑经络为纬，在多方面进行联系，互为补充。

（三）借鉴古方，善用补法

张景岳认为，古方是历代实践经验的总结。其借鉴古方，但并非一般的因袭或加减，而是以古为师，独创新方。在治疗声喑的辨证中，除风寒袭肺、火邪袭肺、肝邪暴逆、痰气滞逆、肾阴亏虚等以外，还有饥馁疲劳，以致中气大损而导致喑哑之病。张景岳认为其病在脾，用归脾汤、理阴煎、补中益气汤、补阴益气煎、温胃饮之类治之。其中，补阴益气煎（人参、当归、山药、熟地黄、陈皮、炙甘草、柴胡、升麻）非常有特色，此方补中健运、滋阴益精。方中人参、熟地黄、山药配伍，能滋阴益精、补中健运，达到“生气于精”的目的，体现出张景岳在临床中一以贯之的补精思想。在耳鼻喉科的治疗中，张景岳还是一贯以温补为主。如对耳鸣、耳聋，其云：“经曰：人年四十而阴气自半，半即衰之谓也，又以易义参之，其象尤切，易曰坎，为耳。盖坎之阳居中，耳之聪在内，此其所以相应也。今老人之耳多见聪不内居，而声闻于外，此正肾元不固、阳气渐涣之征耳……其惟调养得宜而日培根本乎。”（《景岳全书·杂证谟·耳证》）治以左归丸、右归丸、大补元煎等方剂，以补肾填精、益气养血，而培其根本。对鼻渊，认为“凡鼻渊脑漏虽为热证，然流渗既久者，即火邪已去……故新病者多由于热，久病者未必尽为热证，此当审察治之。若热用寒凉，未免别生他病。其有漏泄既多，伤其髓海，则气虚于上，多见头脑隐痛及眩运不宁等证，此非补阳不可，宜十全大补汤、补中益气汤之类主之”（《景岳全书·杂证谟·鼻证》）。可知鼻渊一症，虽属热证，但不忽视气虚于上之证。然而，张景岳虽擅用温补，但并不偏废寒凉清散，在临证中主张“有是证则投是药”。对痰火、气逆、风寒为患之耳鼻喉病，也选用清火、顺气、化痰、散寒之剂，而且补中兼通，通而兼散。

张景岳在总结前人学术经验的基础上，对中医耳鼻喉科疾病的治疗做出了卓越贡献，有益于后世中医耳鼻喉科学的发展。

六、眼科诊疗特点

《景岳全书》“杂证谟”卷二十七中，专设“眼目”一卷，专门论述眼科疾患的治疗。张景岳在继承前贤经验的基础上有所发挥。

（一）强调八纲，注重虚实

张景岳反对五轮八廓、七十二证之说，强调八纲辨证，尤其重视辨虚实。其云：“眼目一证，虽古有五轮八廓及七十二证之变，余尝细察之，似皆非切当之论。徒资惑乱，不足凭也。以余论之，则凡病目者，非火有余，则阴不足，但辨以虚实二字，可尽之矣。”“然惟于虚实二字，总贯于前之四者（即表里寒热），尤为紧要，当辨也。”（《景岳全书·杂证谟·眼目》）如对于翳障的辨治，张景岳提出了很多实用的方法。首先，认为“翳障当分虚实”。其中，又分为肾气不足和气逆火余两种情况。“察其瞳子则本无遮隔，惟其珠色青蓝，或微兼绿色，或瞳人散大，别无热壅等证，而病目视不明，或多见黑花等证。此悉由肾气不足，故致瞳子无光，若有所障而实无障也。治当专补肾水，气虚者尤当兼补其气”“又有七情不节，肝气上逆，或挟火邪而为蒙昧不明，若有所障者，虽其外无赤痛，然必睛珠胀闷，或口鼻如烟，此亦有余之证。气逆者先当顺气，多火者兼宜清火；若气不甚滞，火不甚盛，必当滋养肝血”（《景岳全书·杂证谟·眼目》）。

（二）风热需辨，忌概散风

张景岳对于“风”有着深刻的见解，在眼科的辨治当中，亦有专门的论述。其指出，在眼科诊治当中，一般医生一见到火证，便认为是风热，一概散风，有失妥当。因风分为真风和热极生风两种，其中，“风本阳邪，然必有外感，方是真风。因风生热者，风去火自息，此宜散之风也。”“本无外感，止因内火上炎而为痒为痛者，人亦称为风热。盖木属肝，肝主风，因热极而生风者，热去风自息，此不宜散者也。”在治疗上，“如果风由外感，必见头痛鼻塞，或为寒热，或多涕泪，或筋骨酸疼而脉见紧数，方可兼散。如无表证，而阴火炽于上者，则凡防风、荆芥、升麻、白芷、细辛、川芎、薄荷、羌活之类，皆不宜用。虽曰亦有芩、连、栀、柏，自能清火，然宜升者不宜降，用散者是也；宜降者不宜升，用清者是也”（《景岳全书·杂证谟·眼目》）。如果分不清楚，以致“用药不精，未免自相掣肘，多致可速者反迟，病轻者反重，耽视日久，而翳障损明，无所不致，又孰能辨其由然哉，此不可不察其阴阳升降之道也”（《景岳全书·杂证谟·眼目》）。

（三）用药温补，不废寒凉

张景岳在眼科诊治过程中，不偏执温补之法，也重视寒凉药物的应用。从眼病的局部辨证来看，张景岳根据临床实践认为，眼病属虚寒者十之六七，属实热者十之三四；虚寒之病症应以温补治疗，实热者应以寒凉治疗。张景岳指出：“寒凉点眼之法，亦非尽不可用，但用之有宜否耳。盖点以寒凉，用治火也。若火之微者，其势轻，其邪浅；或偶触烟火、风热，或素有标病，邪在肌腠之间而热不深者，即用黄连膏之类，暂为清解，亦可去浮热。浮热去而目自愈，无不可也。

若火之甚者，本于五脏而炽及三阳，欲以一星之寒凉，济此炎炎之盛势，其果能否？此其解热之功毫无所及而闭热之害惟目受之矣。”（《景岳全书·杂证谟·眼目》）张景岳内治的方剂也多有创新，并不局限于古方。例如，张景岳认为，目为脏腑热毒所灼，并且邪火甚，方药中直泻其火，不掺散表之药，以抽薪饮为首方，用芩、连、栀、柏、木通、泽泻、石斛等苦寒药，直清其里。其组方独出心裁，补前人之未备。张景岳虽然以补中益气汤、大补元煎、左右归饮、十全大补汤、人参养营汤、神效黄芪汤、左归丸、加减一阴煎、益阴肾气丸等补益方剂为主，但也有黄连膏、芍药清肝散、洗烂眼赤眼方、黄连天花粉丸、黄芩苏连汤、鸡子黄连膏等寒凉清火之剂。由此可见，张景岳辨治眼科是根据临床需要决定用药的寒热温凉，而非一概温补。

七、针灸学术特点

张景岳对针灸也颇有研究。《类经图翼》中绘制了大量针刺经络的图表，在《类经附翼》中专设一卷记载有关针灸的歌赋。《类经》整理了《内经》中有关针刺方面的论述，总计4卷。《景岳全书》中记载了很多疾病的针灸治法。

（一）绘制图表，汇集经络

《类经图翼》中，收集了《备急千金要方》《外台秘要》等20多部医著，尤其是其中的十四经穴主治，收集了不少针灸验方。张景岳为阐述经义奥旨，绘制了大量的图表，用以阐述针灸原理。全书除“运气”部分外，共采用针灸图表79幅。其中，骨度部位图2幅，十二经图4幅，腧穴图42幅，脏腑形态图12幅，九针形态图9幅，其他有关图表10幅。其中，少部分是模仿前世之作，更多的则是张景岳首次绘制的，其人物造型生动逼真，构图线条清晰工整，绘图水平之高超越了前人诸多的针灸图表。

《类经图翼》第五卷“诸部经络发明篇”中，对经络循行的记载，改变了前人按经络描述的惯例，于人体的不同部位横向汇辑经络，分别从头面部、喉口唇舌部、颈肩部、胸腹部、胁肋部、背部、四肢部、脏腑部、皮毛肌肉部、筋骨血脉部、前后阴部等11个部位来讨论经络。如头面部“足太阳之巅。足厥阴与督脉会于巅。手少阳别于巅。足少阳之筋交巅上。督脉上额交巅入络脑”。这种按照部位描述经络的思路，颇具创新性。

（二）释“同身寸”，分类骨度

张景岳对“同身寸”法，做了较为深入的探讨。其关于“同身寸”的解释，至今仍被教材所引用。《类经图翼》云：“同身寸者，谓同于人身之尺寸也。人之长短肥瘦各自不同，而穴之横直尺寸亦不能一，如今以中指同身寸法一概混用，则人瘦而指长，人肥而指短，岂不谬误？故必因其形而取之，方得其当。”张景岳认为，用手指同身寸法，要根据患者的形态特点，与骨度分寸法结合使用，“方得其当”。《类经图翼》第三卷中，对骨度进行了阐述，描绘了“仰人骨度部位图”和“伏人骨度部位图”。张景岳还在《类经图翼》第三卷中，将《灵枢·骨度》中所载骨度，按头部、胸腹部、背部、侧部和四肢部加以分类归纳，对周身骨部名称进行了解释说明。

（三）推崇艾灸，强调禁忌

针法和灸法比较，张景岳比较偏重于灸法。其专门辑录了明代以前几百个灸法验方，认为灸法有“散寒邪、除阴毒、开郁破滞、助气回阳”之功，涉及内、外、妇、儿各科几十种病症，对后世灸法的推广运用起到了促进作用。张景岳认为，气血壅滞会导致很多疑难病症，气血不得宣通，应以针开导之，以灸温暖之，治疗完毕，需要叮嘱患者认真调养保护。施灸时应根据身体各部皮肉厚薄等情况，选择大小不同的艾炷，决定艾灸的壮数。灸头与四肢，必须火力充足，才能气到病愈。施灸顺序应先上后下，先阳后阴。年逾30岁以上者，灸头部穴时应同时灸足三里。凡是脉象微数者及刚刚发过汗的患者，忌灸。此外，他还以歌诀形式，介绍了禁针穴31个和禁灸穴47个，用以警示后人，对于这些穴位要谨慎。

八、养生学术特点

张景岳在《景岳全书》中的“先天后天论”“治形论”“中兴论”等篇中，对养生方法、生命规律、寿夭理论等，进行了较为详细的论述。

（一）禀受先天，培补后天

张景岳认为，“人之所受于天而得生者，本有全局，是即所谓天年也”。凡能“尽终其天年”，自然衰老而逝者称“寿”；不及“天年”，早衰而亡者曰“夭”。原因在于“人之气数，固有定期，而长短不齐者，有出于禀受，有因于人为”。“夫禀受者，先天也；修养者，后天也。先天责在父母，后天责在吾心。”（《类经·藏象类·天年有度》）

张景岳认为，先天对人影响很大，“先天强厚者多寿，先天薄弱者多夭”。虽然人们决定不了先天，“人生于地，悬命于天，此人之制命于天也”，而对于后天却可以培补。“栽之培之，倾者复之，此天之制命于人也”。人的寿夭强弱是可以转变的，关键在于后天培补。“先天之强者不可恃，恃者并失其强矣。后天之弱者当知慎，慎则人能胜天矣”。“后天培养者，寿者更寿；后天斫削者，夭者更夭”。故张景岳指出：“所谓天定则能胜人，人定亦能胜天”（《类经·藏象类·天年有度》）。人的寿夭虽然禀受于先天，但很大程度上取决于后天的培养与否，这种积极的养生观，对今天仍具有指导意义。

（二）宝精治形，培补脾胃

张景岳认为，“吾之所赖者，惟形耳，无形则无吾矣……其形即败，其命可知，然则善养生者，何不先养此形，以为神明之宅；善治病者，何不先治其形，以为兴复之基乎”（《景岳全书·传忠录·治形论》）。张景岳认为，人之形有二：内形即神气，外形即躯体。因此养形，勿以情志伤其“内形”，毋使过劳伤其“外形”，认为“毋劳尔形，毋摇尔精，乃可以长生”。张景岳又提出切实可行的“治形”方法，言“精血即形也，形即精血也”，“欲治形者，必以精血为先”，所以“善养生者，必宝其精”。如何补精？张景岳云：“变化可以无方神用，自有莫测。然用此之法，无逾药饵。而药饵之最于此者，不过数味之间。”《景岳全书·新方八阵》中的主要方剂，如大补元煎、左归饮、三阴煎、两仪膏、赞化血余丹等，以及医案中与中年求复、再振元气密切相关之方药，其主要药物都集中于熟地、山茱萸、山药、菟丝子、枸杞子、杜仲、人参、当归等补益精血、滋养真阴、培固本元的药物。

脾胃为后天之本，气血生化之源。张景岳认为，“脾胃为水谷之海，得后天之气也。……人之自生至老，凡先天之有不足者，但得后天培养之力，则补天之功亦可居其强半”（《景岳全书·杂证谟·脾胃》）。其言“养生家必当以脾胃为先”，脾胃之伤以“饮食嗜好为最易最多”，而素喜冷食者，内必多热，嗜寒多生中寒；素喜热食者，内必多寒，嗜热多生内热。因此，“凡治病养生者，又当于素禀中，察其嗜好偏盛之弊”以治之。同时，张景岳认为，要却病延年，必须做到饥饱适宜，“饥时不可临病，不可劳形，不可受寒，不可任性，不可伤精，不可酬应”。“知此数者，是即却病养生之道也”。在饮酒方面，认为酒宜少饮，指出：“困于酒者，但知米汁之味甘，安思曲糵之性烈，能潜移祸福而人难避也，能大损寿元而人不知也。耽而不节，久醉阴血日以散亡，未及中年，多见病变百出而危于此者，不知几何人矣。”（《景岳全书·杂证谟·脾胃》）

（三）慎色防劳，固齿养性

张景岳认为，贪色足以伐命。其云：“困于色者，但图娇艳可爱，而不知倾国之说为何？伐命之说为何？故有因色而病者，有因色而死者。总之，好色之人……未有贪之恋之而不招殃致败。”（《景岳全书·传忠录·天年论》）而过劳则损伤元气，“劳于名利，而不知寒暑之伤形；或劳于色欲，而不知旦暮之疲困；或劳于游荡，而忍饥竭力于呼卢驰骤之场；或劳于疾病，而剥削伤残于无术庸医之手”（《景岳全书·传忠录·天年论》）。这些因为名利、色欲、嗜好、疾病过度而劳伤元气的行为，皆能损伤寿元导致夭亡。

张景岳创立“咬齿法”，即令牙齿“轻轻咬实，务令渐咬渐齐，或一二次，或日行二三次，而根自固矣。又凡于小解时，必先咬定牙根而后解，则肾气亦赖以摄，非但固精，亦能坚齿”。张景岳提及自身虽然年逾古稀，而牙齿没有一个损坏，大得这两种方法之力。张景岳提倡，夜晚刷牙，饭后必漱，“则齿至老坚白不坏”。张景岳认为，情志过激是损伤寿命最主要的原因，“暴喜过甚则伤阳而神气因以耗散，或纵喜无节则淫荡流亡，以致精神疲竭不可救药，或偶尔得志则气盈载满，每多骄态傲慢，自取败亡而莫知其然则多矣”（《景岳全书·杂证谟·虚损》）。情志致病的关键在于，“人孰无思？而苦思难释，则劳伤至此，此养生者所当戒也”。因此，人生在世应“喜一日则得一日，忧一日则失一日”，保持这种乐观处世态度，具有“能屈能伸”“随怒随消”的修养，则能形与神俱，而尽终其天年。

【后世影响】

一、历代评价

张景岳是晚明的著名医学家，他早年习医，壮年从戎，中晚年沉潜于岐黄之学，并爱好天文，精通易理，博闻多识，学验俱丰，堪称是一位理论与实践经验兼备、能承前启后的医学大师。

张景岳学术思想对当时及后世医学影响颇大，正如章虚谷所言，人多誉之为“医门之柱石”（《医门棒喝·论景岳书》）。然而张景岳的学说行世后，在医学界引起巨大反响，引来了肯定和非议两种不同态度的学术争鸣。不仅善于温补著称的高鼓峰、吕用晦、张石顽等多宗其说，即如擅治温热病的叶天士亦对他甚为心折，多所取法。正如清代名医陆以湉在《冷庐医话》中所说：

"张景岳偏主温补，尊而信之者不少，近日攻击者亦复有人，如叶天士（按：实为姚球托名）、魏玉璜、章虚谷、陈修园其最著也。"姚球有《景岳全书发挥》，魏玉璜之论见《续名医类案》按，章虚谷有《论景岳书》，陈修园有《景岳新方砭》。此外，如何梦瑶《医碥》也谴责其"动议刘、朱偏用寒凉，娇以温补，立论过当，遂开酷烈之门"。对张景岳学说的非议，原因较为复杂，须加以具体分析。张景岳生活在明代后期，当时有很多医生不善继承河间、丹溪之学，往往偏执一说，临证施治因而致误。其主要表现，或将寒证误作热证，或以虚火错认实火，非妄用寒凉攻伐，即滥投知柏治虚，导致脾神败坏，真阳耗伤，危害十分严重。张景岳出于纠偏补弊的需要，他将寒凉时弊归咎于河间、丹溪，认为"时医受病之源，实河间创之，而丹溪成之"，"欲清其流，必澄其源"，因而对刘、朱之说展开了评议批判。他的议论故多中肯之处，但也不免过于偏激，在这一问题上学者既不宜盲从景岳之言而轻诋刘、朱，也不能因其偏激而完全否定景岳学说，而应根据事实具体分析，并参阅刘、朱原著，相较得失，互补不足，而各得其当。

张景岳并非完人，其不足之处与他的整个学术成就和贡献相比，自然是白璧微瑕。张景岳学说经受了长期的历史与实践的检验，是历代医家中的佼佼者，堪称集当时医学之大成者，后学须认真加以继承和发展。

二、学派传承

明代是中医学术蓬勃发展、学术思想百家争鸣的时代，张景岳在当时可以称得上是"温补派"的代表人物和中坚力量。从张景岳的学术思想来看，其学派传承首先是对王冰的水火阴阳之说深有研究，他认为命门之火为元气，肾中之水为元精，无阴精之形，不足以载元气，因此提出"真阳非有余，真阴常不足"的理论。张景岳以脾胃、肾、命共论元气，对于李东垣"脾胃论"有所补充，而且还对薛立斋"补益脾肾、气血并重"有所发挥。由此可以看出，张景岳学术思想的一大来源是上承易水学派，是广义上的易水学派的重要人物。易水学派始于张元素，张元素对于五运六气极有研究，他以运气的盛衰变化来分析病证，研究治疗方法，以脏腑的寒热虚实来分析疾病的发生和演变，其学术思想是继《金匮要略》《中藏经》之后，又受到钱乙五脏辨证学说的影响而成。李东垣师承张元素，受张元素脏腑虚实议病的启示，阐发《内经》土生万物之理论，形成补土派，他认为各种疾病的发生以机体的正气损伤为主要因素，人体的正气应以脾胃之元气为主，所以他主张"人以胃土为本"，"百病皆由脾胃衰而生也"，故治疗各种疾病均应以补脾胃之气为主。到明代，薛己私淑于东垣，兼及钱乙，最擅长使用李东垣的补脾、钱乙的益肾之法，脾肾并重，而以脾胃为主。《四库全书总目提要》说他"然已治病，务求本原。用八味丸、六味丸直补真阳真阴，以资化源，实自己发之，其治病多用古方，而出入加减，具有自理，多在一两味间见神妙变化之巧"。张景岳对于李东垣、薛己之说颇为认同，并多取法，又对朱丹溪的"阳有余，阴不足"之说在选择性吸收基础上大有发展。张景岳的学术观点直接影响了清代张璐、高鼓峰、吕留良、费伯雄、李用粹等人，叶天士对于张景岳也多所取法。

三、后世发挥

张景岳的著作刊行之后，再版多次，流传范围甚广，他重视真阴、真阳及温补学说、命门学说等学术思想，受到其后很多名医的重视。明清时代医家对张景岳温补理论的研究很多，在其他证治经验上也多有采用。张璐在《张氏医通》中，引用张景岳的学术思想和临证经验有二十多处，许多杂病亦多宗张景岳之法，并在全书末尾“卷十六”中将《景岳全书·新方八阵》中的“八略”全部原文附录，并在此基础上添加“兼略”。其自谦说：“读景岳先生八略……余不自揣，赘入此例，以续貂之不足。其因略原文，不敢擅裁，仍两存之。”足见其对张景岳的推崇。清初高鼓峰《医宗己任篇·卷一》所载“二十五方主证”，虽以二十五方概治五脏诸病，然而尤着重于养肾。其治“昏乱不省人事”，重用参、芪、归、术，另加熟地一两。清代吕留良在《东庄医案》记述治“热症、下利脓血、身如燔炭”等证，用熟地、生地、麦冬、当归等药取效。清代名医程杏轩用张景岳温补法，治疗郑鹤鸣夹阴伤寒及洪荔原翁夹虚伤寒，均覆杯而愈，其在《杏轩医案》中说：“阳根于阴，汗化于液，云腾致雨之妙，独景岳先生得之，其所制理阴煎及麻桂饮、大温中饮数方，真可谓长沙之功臣，而补所未备也。”其他，如陈梦雷的《医部全录·医学名流列传》，徐大椿的《医学源流论》中均为其专门列章，李用粹的《证治汇补》，费伯雄的《医醇賸义》等在治法方药均多师法于张景岳。叶天士的《临证指南医案》中，干脆直接引用张景岳所创方剂二十有余。而张景岳“四阴煎”一方，选用生地、麦冬、白芍、百合、沙参、生甘草、茯苓等味，其方药同叶氏“益胃汤”十分相近。张景岳治形填补精血枯涸者，以草木无情之物以补益，声气必不相应，必用血肉有情之品栽培身内之精血，在临证中往往采用动物诸胶、骨、髓、乳等品。叶天士用张景岳方常多变通，如其病案记载：“周转方柔药相安，显然久痢伤及肾阴。当用理阴煎，兼用禹粮石脂丸以摄固肠中。熟地、归身炭、人参、炙甘草、五味子、炒楂肉，煎服禹粮赤石脂丸。”（《临证指南医案·痢》）

张景岳“阴中求阳，阳中求阴”的治则，后世广泛应用于临床。如王旭高说：“于精气两虚之证，补阴补阳之理，此老颇多创获。”（《王旭高医书六种·医方证治汇编歌诀》）罗美曾总结说：“夫治虚治实，本是不同。实者，阴阳固有余，但去其余，则得其平；虚者，阴阳有不足，再去所有，则两者俱败，其能生乎？故治虚之要，凡阴虚多热者，最嫌辛燥，恐助阳邪也，尤忌苦寒，恐伐生气也，惟喜纯甘壮水之剂，补阴以配阳，则刚为柔制，虚火自降而阳归乎阴矣；阳虚多寒苦，最嫌凉润，恐助阴邪也，尤忌辛散，恐伤阴气也，只宜甘温益火之品，补阳以配阴，则柔得其主，阴寒自敛而阴从乎阳矣。”（《古今名医汇粹·治虚必辨阴虚阳虚》）这是对张景岳学说的发挥。张景岳制方用药，多以少味辛热之药入于大队滋阴药物之中，以引火归原，其后对于这种治法研究甚多。如陈修园《医学从众录·血门》云：“何谓龙雷之火？背中相火不安其位，以致烦热不宁，舌燥口渴，为吐血、咳血、衄血等，其脉两寸洪大过于两尺，浮按洪大，重按弱如无，用镇阴散，……龙雷之火，得雨愈炽，惟桂附辛热之药可以引火归原，同气相求是也。”俞根初论火病时云：“阴火宜引，破阴回阳为君，附姜桂是其主药。或佐甘咸如炙草、童便，或佐介潜如牡蛎、龟版，或佐纳镇如黑锡丹，或佐交济如磁朱丸，或佐纳气如坎炁、蚧尾，或佐敛汗如五味、麻黄根，皆前哲所谓引火归原，导龙入海之药。”（《通俗伤寒论·火病》）这是对引火归原用药的发挥。张景岳治疗虚喘，用纳气归肾法，后世亦应用颇多。如《续名医类案·喘》载吴孚先效张景岳之法，治李氏妻突发气喘，呼吸急促，提不能升，咽不可降，气道噎塞，势甚危急。吴氏诊其脉微细无神，断为元海无根，肝肾亏损，属气不归原的虚喘气脱之证。遂用熟地二两、当归五钱、人参一两、甘草二钱，一剂稍定，二剂喘平。此方即来源于《景岳全书》中所载治疗虚喘的“贞元饮”。

综上所述，张景岳作为明代承前启后的一代大医，人生经历丰富而具有传奇色彩，其著作也浑厚有力而生动明晰。他不仅对中医经典的阐释逻辑清晰，引据全面，重点突出，而且在此基础之上结合自己的学术见解、临床经验，旗帜鲜明地提出了自己的学术观点，是明末里程碑式的医学大家。张景岳的学术特点可以概括为医易同源、尊经述古、真阴真阳三个大的方面，其临床特色可以总结为在八纲辨证的前提下提倡温补、在疗法全面的基础上重视治形两大方面。

张景岳的学术思想和诊疗经验，至今影响着现代中医学术。特别是其所著《类经》，对现代中医基础理论框架产生了明显的影响；其基于“真阴真阳”理论而创立的治法与方剂，至今在临床上普遍应用；其将《易经》之理引入中医并进行系统化阐释，“善补阳者，必于阴中求阳，则阳得阴助而生化无穷；善补阴者，必于阳中求阴，则阴得阳生而泉源不竭”，这段对仗工整、内涵深刻、深入浅出，将深奥的哲学命题应用于临床实践之中，一句话就把很多方剂组成原则说得清清楚楚并传唱至今，惟有学问出入于儒、释、道、医之间，阅历广涉工、农、兵、民、官的明代“医门柱石”张景岳所能做出，他对当时以及后世的中医界及病患众生，尽了最大努力，为我们树立了一个医道的楷模！

中国中医科学院中医基础理论研究所　彭鑫

【参考文献】

［1］张景岳．类经［M］．北京：人民卫生出版社，1965.

［2］张景岳．类经图翼（附：类经附翼）［M］．北京：人民卫生出版社，1965.

［3］张景岳．景岳全书［M］．北京：人民卫生出版社，1965.

［4］张景岳．质疑录［M］．南京：江苏科学技术出版社，1981.

［5］李志庸．张景岳医学全书［M］．北京：中国医药科技出版社，1999.

［6］黄帝内经素问［M］．北京：人民卫生出版社，1963.

［7］难经［M］．北京：中国医药科技出版社，1998.

［8］神农本草经［M］．北京：科学技术文献出版社，1996.

［9］张仲景．伤寒论［M］．北京：人民卫生出版社，1987.

［10］张仲景．金匮要略［M］．北京：人民卫生出版社，1987.

［11］钱乙．小儿药证直诀［M］．北京：人民卫生出版社，1955.

［12］刘完素．伤寒直格　伤寒标本心法类萃［M］．北京：人民卫生出版社，1982.

［13］刘完素．素问玄机原病式［M］．北京：人民卫生出版社，1956.

［14］郑洪新．张元素医学全书［M］．北京：中国医药科技出版社，1999.

［15］张年顺．李东垣医学全书［M］．北京：中国医药科技出版社，1999.

［16］田思胜．朱丹溪医学全书［M］．北京：中国医药科技出版社，1999.

［17］孙一奎．医旨绪余［M］．南京：江苏科学技术出版社，1983.

［18］汪绮石．理虚元鉴［M］．北京：人民卫生出版社，2005.

［19］嵇曾筠，李卫，沈翼机，等．浙江通志［M］．上海：上海古籍出版社，1991.

［20］陈梦雷．古今图书集成医部全录［M］．北京：人民卫生出版社，1991.

［21］章楠．医门棒喝［M］．北京：中医古籍出版社，1999.

［22］高鼓峰．四明心法［M］．北京：人民卫生出版社，1991.

［23］高鼓峰著；王汝谦注．医宗己任篇［M］．上海：上海卫生出版社，1958.

［24］张璐．张氏医通［M］．上海：上海科学技术出版社，1963.

［25］叶天士．外感温热论［M］．北京：中国中医药出版社，1995.

［26］叶天士．临证指南医案［M］．上海：上海人民出版社，1976.

［27］吕留良．吕留良医论医案集［M］．北京：学苑出版社，2012.

［28］陆以湉．冷庐医话［M］．上海：上海卫生出版社，1958.

［29］魏之琇．续名医类案［M］．北京：人民卫生出版社，1957.

［30］陈修园．陈修园医学全书［M］．北京：中国中医药出版社，1999.

［31］何梦瑶．医碥［M］．北京：人民卫生出版社，1994.

[32] 吴又可. 瘟疫论 [M]. 北京：中国中医药出版社，1995.
[33] 喻嘉言. 尚论后篇 [M]. 北京：中国中医药出版社，1999.
[34] 徐灵胎. 慎疾刍言 [M]. 南京：江苏科学技术出版社，1984.
[35] 费伯雄. 医醇賸义 [M]. 北京：人民卫生出版社，2006.
[36] 李用粹. 证治汇补 [M]. 北京：人民卫生出版社，2006.
[37] 程文囿. 杏轩医案 [M]. 合肥：安徽人民出版社，1960.
[38] 王旭高. 王旭高医书六种 [M]. 上海：上海科学技术出版社，1995.
[39] 罗美. 古今名医汇粹 [M]. 北京：中国中医药出版社，1997.
[40] 俞根初遗著；徐荣斋重订. 重订通俗伤寒论 [M]. 上海：上海科学技术出版社，1959.
[41] 程士德. 内经讲义 [M]. 上海：上海科学技术出版社，1984.
[42] 钱超尘. 内经语言研究 [M]. 北京：人民卫生出版社，1990.
[43] 中国医学百科全书编辑委员会编；李经纬，程之范主编. 中国医学百科全书·七十六医学史 [M]. 上海：上海科学技术出版社，1987.
[44] 任应秋. 中医各家学说 [M]. 上海：上海科学技术出版社，1986.
[45] 严世芸. 中医医家学说及学术思想研究 [M]. 北京：中国中医药出版社，2005.
[46] 裘沛然. 高等中医药院校教学参考丛书：中医各家学说 [M]. 北京：人民卫生出版社，2008.
[47] 凌耀星. 张景岳的八略与八阵 [J]. 上海中医药杂志，1980，2（1）：39－41.
[48] 黄汉儒. 关于张景岳生平及著作的若干考证 [J]. 中华医史杂志，1983，3：147.
[49] 任应秋. 明代杰出的大医学家张介宾 [J]. 北京中医，1983（2）：62.
[50] 魏稼. 张景岳对针灸学的贡献 [J]. 浙江中医杂志，1983（10）：459－460.
[51] 任应秋. 明代杰出的医学家张介宾（续）[J]. 北京中医，1983（4）：3－5.
[52] 茅晓. 扶阳不忘补阴——张景岳扶阳特点探析 [J]. 上海中医药杂志，1984，3（9）：37－40.
[53] 班秀文. 略论张景岳的学术思想及辨证论治的特点 [J]. 广西中医药，1983，2（2）：13.
[54] 茅晓. 论张景岳补阴方药特点 [J]. 中医杂志，1984，5（4）：7－9.
[55] 王兴华. 张景岳《新方八阵》初探 [J]. 福建中医药，1984，7（4）：7－10.
[56] 王瑞阳. 张景岳儿科治疗特点 [J]. 四川中医，1986，9（10）：40.
[57] 赵晖，王明杰，冯怀德. 张景岳辨治耳鼻喉病的学术特色 [J]. 成都中医学院学报，1993，16（2）：1－4.
[58] 杨玉岫. 张景岳妇科学术思想探要 [J]. 福建中医药，1998，7（6）：31.
[59] 王三虎. 军事生涯对张景岳医学思想的影响 [J]. 中华医史杂志，1999（2）：43.
[60] 刘惠玲，吴华强，李洪涛，等. 新安温补培元医家及其学术特点 [J]. 安徽中医学院学报，1999，18（6）：16－18.
[61] 王玉明，韩桂兰. 论张景岳对耳鼻喉病的诊治见解 [J]. 中国中西医结合耳鼻咽喉科杂志，

2001，9（5）：258－260.
［62］郑蓉，阚湘苓．张景岳在妇产科方面的医学心理学思想初探［J］．天津中医学院学报，2001，20（2）：4－5.
［63］王玉华，李宇涛，仲卫红．张景岳脏腑情志相关理论浅探［J］．中医杂志，2004，45（9）：645－646，664.
［64］陈延斌．浅析张景岳对妇科的观点［J］．中国社区医师，2004，6（7）：4－5.
［65］李宇涛，仲卫红．张景岳对情志的认识［J］．福建中医学院学报，2005，15（5）：47－48.
［66］李宇涛，仲卫红．张景岳对情志双重性的认识［J］．江西中医药，2005，36（7）：11－12.
［67］罗颂平．张介宾的学术思想及其妇科专著《妇人规》［J］．广州中医药大学学报，2005，22（4）：307－310.
［68］陈丽云，吴鸿洲．张景岳对中医耳鼻喉科的贡献［J］．上海中医药大学学报，2006，20（4）：38－40.
［69］肖巍．张景岳医学思想与宋明理学关系之浅探［J］．文史博览（理论），2007（1）：36－37.
［70］朱汉民，肖巍．张景岳医哲思想的理学渊源［J］．现代哲学，2007（6）：117－122.
［71］薛松，张其成．论《太极图说》对张景岳医学思想的影响［J］．吉林中医药，2007，27（12）：1－2.
［72］薛松，张其成．张景岳阴阳思想探析［J］．山西中医，2008，24（2）：42－43.
［73］徐仪明．张景岳医易学思想新论［J］．周易研究，2009（1）：368.
［74］徐小玉，叶新苗．张景岳对命门学说的贡献［J］．辽宁中医药大学学报，2011，13（8）：86－88.
［75］赵宁，何国伟，曹颖．浅析《景岳全书·小儿则》中的儿科学术思想［J］．现代中医药，2012，32（3）：76－77.
［76］郑蓉．张景岳医学心理学思想研究［D］．天津：天津中医学院，2001.
［77］李宇涛．张景岳的情志学术思想研究［D］．福州：福建中医学院，2003.
［78］吴梓新．张景岳对仲景方运用与发挥之研究［D］．杭州：浙江中医药大学，2008.
［79］肖巍．张景岳医学思想的哲学探源［D］．长沙：湖南大学，2007.
［80］薛松．张景岳医易思想研究［D］．北京：北京中医药大学，2008.
［81］闫石．《景岳全书》脾胃学术思想研究［D］．济南：山东中医药大学，2011.
［82］林意涵．陈修园对张景岳的评价研究［D］．福州：福建中医药大学，2012.

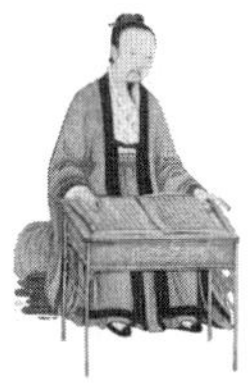

赵献可

内容提要

赵献可，字养葵，号医巫闾子，生卒年月不可考，据其著作刊行年代与相关活动纪录，约生活于16世纪后期至17世纪初叶，鄞县（今浙江宁波）人，是明代温补学派的主要医家之一，所著《医贯》一书，可充分反映其学术思想特点。赵献可熟谙《内经》《难经》《伤寒论》及金元医家诸说，对《易经》《太极图说》亦有己见，并结合医理阐释命门与肾间水火的辩证关系；力纠妄用寒凉攻邪之弊，遵从李东垣、薛己之说；重视肾水命火，对命门学说尤有贡献。赵献可的命门学说，无论在阐明命门的部位、功能、病证，还是在指导临床各科疾病的治疗方面都有其独到之处。赵献可提出肾间命门说，阐阴阳互根之理，论五行之妙用，强调命门是立命之门，谓之元神。他称命门“为主宰先天之体，有流行后天之用”；指出火属阳，为生命之源，命火不足是疾病发生的主要原因；倡言“火不可以水灭，药不可以寒攻”。其观点鲜明、影响深远，对当代中医学“命门学说”“扶阳思想”的理论研究与临床运用，有着重要的参考价值。在养生和治疗疾病的过程中，赵献可强调应调补命门，可补而不可泻；在重视保养命门之火的同时，又提醒医者应注意滋养真阴，脾与命门兼顾；临床治疗中，善用六味丸、八味丸，又结合实际活用古方，辨析疑难病证，发掘古方深意，具有重要的理论意义和临床参考价值。

【概述】

一、生平简介

赵献可，字养葵，号医巫闾子。鄞县（今浙江宁波）人。生卒年月不可考，据其著作刊行年代与相关活动纪录，约生活于16世纪后期至17世纪初叶。虽史料无详细记载，但据黄宗羲《张景岳传》所言“赵养葵，名献可，宁波人，与介宾同时，未尝相见，而议论往往有合者”，说明赵献可、张介宾属同时期人，而张介宾生卒年代为公元1563年至1640年，故赵献可生活年代可能与之相近，属明代医家。

赵献可好学博览，熟谙《内经》《难经》《伤寒论》及金元医家诸说，对《易经》《太极图说》亦有己见，并结合医理阐释命门与肾间水火的辩证关系。除医之外，儒、道、释均有涉猎，医德高尚，往来民间，曾游历于山西、陕西等地，被当时人称为逸士、游仙。《鄞县志》记载：“好学淹贯，尤善于《易》，兼精医。”在哲学思想上受《易经》影响较大，在医学上又遵从李东垣、薛己，一生从医，独重视肾水命火，对命门学说尤有贡献。继承易水学派遗绪，使医学由研究后天脾胃逐渐转向先天肾命。所著《医贯》一书，可充分反映其学术思想。由其自号医巫闾子、人称游仙，以及为书说理多引丹家隐语，可知其对丹道亦有研究。现代有学者将赵献可归于道医之列。

赵献可为纠正过用寒凉与祛邪法之时弊，故以“火”作为其学术思想核心就成为必然的考虑；其身处百家争鸣的时代，在吸取各家思想精髓之后，以深深影响新儒学与道教的古代太极哲学作为理论根据，从生命起源的角度加以阐扬发挥，是从根本上解决问题的必然选择。以其亲丹道的背景，为保障生命活力，就必须强调化生之源的可贵，强调命门之重要性便成为惟一的法门。并认为肾有命火推动才能化气，命门之火则需肾水滋养，二者共为人体生命的动力源泉。因此，赵献可偏重扶阳的立场，与其立论的目的及时代背景是相呼应的。后世在临床应用时，务必考虑其内在含义与适用范围，才能真正准确地领会赵献可学术思想的真正内涵，也才能在临床上收到良好效果。

二、著作介绍

赵献可著有《医贯》《内经抄》《素问注》《经络考正》《正脉论》《二体一例》《邯郸遗稿》等书，以刊于公元1617年的《医贯》流传最广，为其代表性著作。

赵献可认为，先天之火为立命之门，在仙炼之为“丹”，在释传之为“灯”，在儒明之为“德”，皆是此物，一以贯之，故书名《医贯》。此书在明末清初广为流传，对后世医家李中梓、吕留良、高鼓峰、冯楚瞻、陈士铎等人影响甚大。《医贯》一书，通过医论医案来说明其对命门的看法；通过有关《内经》“十二官论”“阴阳论”“五行论”的讨论，依序说明命门的位置、性质、病变、治疗原则与方药等相关概念；在“血证”“郁病”“痰”“咳嗽”“消渴”等篇，以医案和问答方式，深入说明其论点之应用原则。命门学说之核心内容强调，命门之火是人体的根本，保养“命门之火”不仅有利于养生，尚能涵盖所有的治疗问题。临床运用，则强调以六味地黄丸、金匮肾气丸作为养水、养火的主要方剂，经随证加减可以通治诸病。因所论系统完整，内容详尽，主题鲜明，被后世称为“命门学说”。

《医贯》，总计6卷。卷一为“玄元肤论”，论《内经》十二官、阴阳、五行。卷二为“主客辨疑”，论中风、伤寒、温病、郁病，针砭时弊。卷三为“降血丹书”，专论血证。卷四、五为“先天要论”，论常用温补方及18种病证治法。卷六为“后天要论”，从补中益气汤、伤饮食、中暑伤暑、湿、疟、痢疾六方面阐发了李东垣重视脾为后天之本的观点，并结合具体病证说明补脾与补肾的关系。据《全国中医图书联合目录》记载，《医贯》最早版本为明万历四十五年（1617）步月楼刻本，今收藏于山东省图书馆和南京中医学院图书馆。

《邯郸遗稿》又名《胎产遗论》，为赵献可晚年所著。本书为妇科专著，凡4卷，卷一论调经，卷二论血崩、带下、淋浊，卷三论妊娠、临蓐，卷四论产后。本书简明扼要，内容丰富，切合临床。然此书世少传本，现仅见清嘉庆元年灵兰阁刻本、1979年上海古籍书店复印本两种，1982年《浙江中医杂志》点校连载祝怀萱珍藏手抄本。

【学术思想】

一、学术渊源

（一）理学兴起的影响

赵献可的命门水火阴阳论，与宋明理学对太极的研究有一定关系。佛教传入中土，盛行于隋唐，大有取代中华本土儒学、道学之势。宋代士大夫为了振兴式微的儒、道思想，积极从古代典籍中为儒学寻找新的生命活力源头，古代哲学中的太极概念因而成为学术论坛的焦点。宋儒周敦颐的《太极图说》，言简意赅地说明宇宙起源原则。此种由无极而太极，而阴阳五行，而生万物，实为老子“天地万物生于有，有生于无”和“道生一，一生二，二生三，三生万物”思想模式。而周敦颐将此观念推衍到人类万物之化生，人与人、人与社会、人与宇宙之间的关系论述。这种做法，不仅赋予儒家思想新的生命，更在新病种层出不穷、新治疗方法不当使用带来相似特质病变的时代，让医者不得不重新思考身体结构和功能上的相互关系，企图理清过去医学经典中的模糊之处。理学的崛起，为医学研究提供了丰富的辩证思维基础，经过300多年的深化而趋于完整，成为明季中医命门学说蓬勃发展的根本。

北宋周敦颐的“太极图”是指由河上公的“无极图”、《周易参同契》的“水火匡郭图”、“三五至精图”，以及《真元妙经品》中的“太极先天合一图”，演化而成的。这种复杂的太极图，把古代精气说、阴阳说、五行说等哲学思想都统一于太极之中，并吸收了道家追求长生的炼丹术方法，富含医学内容。

（二）炼丹术盛行的影响

中医命门学说，历经魏晋隋唐的沉寂、宋金元的复苏及明季的蓬勃发展而得以定型，在讨论促成其复苏及蓬勃发展的因素时，不能忽视来自道家内丹术的影响。因应长生不老的期望，在寻求成仙不死药的过程中，逐渐发现服用外丹药不仅不能长生，反而中毒的事实。在此惨痛教训下，人们开始怀疑外丹的效力，把注意力转移到内丹方面，宋代兴起的内丹热潮到了明清两代日趋通俗化。晋唐时期盛行的炼丹术，强化了阴阳水火的概念，佐以道教炼丹以养命的目的，当人们开始思考养命的大药就在自身之中时，就形成了内丹的概念。

成书于晋代的《黄庭经》，分为“外景”与“内景”两部分，为道教炼养之经典著作，率先提出“三丹田”和“三黄庭”的概念。《黄庭外景经》记载“上有黄庭下关元，后有幽阙前命门”。《黄庭内景经》则详细论述了人体各主要器官的生理功能，提到“百病千灾急当存，两部肾水对生门”。这些陈述，被强调内炼养生的道教流派引用，以泥丸宫为上鼎、下丹田（又称为正丹田）为下炉（位于脐下，人的元气发源于命门，藏于此，可透过各种修炼法门得以求健康长寿）。由于内炼之术的目的，与医学为民众谋求健康的目的相符，孙一奎、张介宾、李时珍、薛己、赵献可等医家，皆纵身投入阐述发挥命门之列，命门甚至被提升到了先后天生化之源与立命之门的地位。

（三）阐扬典籍融会诸家

历代医家均从医学经典入手，通过注经、解经的方式阐扬经典，另立新说，或发挥旧论，推陈出新，彰显己解，赵献可也不例外。赵献可以“命门”立论，认为其重要性超过“十二官”，为性命之本。依据《内经》论述十二脏之相使、形态和功能，说明“主明则下安”“主不明则十二官危”的道理。然非以“心”为主，而是以“命门”为主。指出“阳统乎阴，天包乎地”。又谓：“命门为君主，而加意于火之一字，夫既曰立命之门，火乃人身之至宝。”人之有生，实源自火，而“火为阳气之根”。这实际上是渊源于《内经》以阳气为本的思想，即“阳予之正，阴为之主”“阳气者，若天与日，失其所则折寿而不彰”“凡阴阳之要，阳密乃固”等，统言阳的主导地位。《内经》关于阴阳学说的原理，在《医贯》也得到进一步阐发。其不以心肾之水火来讨论生理和病机，而以命门之水火（无形之气）加以探讨。既珍视命门的阳气作用，又强调立命之根，各有真水和相火，但仍不出阴阳的准则。治疗方面，提出以六味地黄丸、八味地黄丸为代表的统治诸病之见解，正所谓“从阳而引阴，从阴而引阳，各求其属而穷其根也”。突出了《内经》“从阴阳则生；逆之则死”“治病必求于本”的基本原则。

首论命门的《难经·三十六难》记载：“肾两者，非皆肾也，其左者为肾，右者为命门。命门者，诸精神之所舍，元气之所系也，男子以藏精，女子以系胞。”《难经》之后，关于命门的具体部位众说纷纭，但从未离肾而论。如明代李梴宗《难经》“左肾右命说”，程知的“包络命门说”、孙一奎的“肾间动气命门说”，张景岳、虞抟的“两肾皆属命门说”等。赵献可深究经典，融会各家，进一步阐析，在所著《医贯》中明确提出“两肾各一寸五分之间”的“肾间命门说”。

（四）金元医家补偏救弊

宋元以前，医者大多不能结合地域明辨病源，也不考虑个人体质证候辨证用药，而是机械照搬照用《局方》、张仲景《伤寒杂病论》中的方药，处处以辛温燥烈之剂作为治疗首选，以致失治、误治屡屡发生。这种现象，延至宋元时期，引起了众多医家的严肃反省和高度重视，新学说、新观点由是蓬勃肇兴。刘完素的六气皆从火化、张从正的攻邪三法及朱丹溪的滋阴降火等学说，正是针对上述问题而产生的新思想、新方法，在临床上起到了积极的补偏救弊作用，因而广受医者推崇。但由于后世医家不善汲取，妄投寒凉祛邪之品，反而对人体健康造成了严重伤害。就寒束腠理、阳气怫郁化热者而言，辛凉咸寒之法可收表里双解之效；但是对于虚损患者，反而会戕伤肾水命火。张子和攻邪三法确实能有效解决外感阻滞气机的问题，但是不论新病、旧病概以攻之泻之，不仅不能正确体现其立汗、吐、下法去邪以保护正气的本意，反而耗伤正气。朱丹溪滋阴降火，原本在于补救纯刚无柔之弊，然而体质虚寒者久用知母、黄柏、地黄等偏于寒凉的滋阴药后，却又导致脾胃运化功能减弱、食欲不振、畏寒等。刘完素、张从正、朱丹溪等医家为补偏救弊所创建的医学新方法、新思想，因后世未能深刻理解其学术本旨，又再一次被曲解，形成妄用、滥用的局面。结果，反而造成真阳耗伤的严重后果，使医学发展又走向了另一个反面。

为了解决这些问题，临床医家又不得不开始另一次学术创新的艰难探索。他们留心研究虚寒性病证的发生发展规律、临床表现特点、诊治方法，并通过临床实践逐渐积累经验，从而大量应用肉桂、附子、干姜、鹿茸等温热药物，温补脏腑阳气，以期补偏救弊。赵献可即为其中之一。

（五）遥承易水内因立论

张仲景《伤寒杂病论》行世之后，便成为辨治外感热病不可移易的法则。杂病辨治与盛况空前的外感伤寒热病相比，则落后或薄弱得多。张元素有感于杂病证治借用外感治法十分普遍的现实，开创了脏腑辨证论治杂病的学说，著《脏腑标本寒热虚实用药式》，使杂病辨证建立在重视脏腑内在正气、摆脱外感以祛邪泻实为主导思想的基础上，开创了易水学派。李东垣对杂病证治的虚损病机深入研讨，提出“脾胃一虚，百病由生”的学术见解，通过补脾健胃、升阳益气使许多以内伤为主的杂病得到很好治疗，从而成为内伤杂病补土派的宗师。朱丹溪也从内伤立论，提出“阴常不足，阳常有余”的内伤阴虚学说。但其大补阴丸等方药，往往以苦寒之知母、黄柏为君，使其学说虽大行于世，而疗效多不理想。薛己上宗张元素、李东垣之学，旁参朱丹溪之论，学法张仲景、钱乙，常以补中益气汤、六味地黄丸、八味地黄丸等治疗内伤虚损为主的杂病，取得了很好的疗效。《薛雪医案》三千余例病案，常以补虚扶正收功，深得后世称道。薛己《内科摘要》及其补注王纶的《明医杂著》，论述内伤虚损，常常着眼于脾肾二脏，但多为具体病例，未能在有关理论阐述方面形成较为系统的学术主张。赵献可继承薛己未竟之业，引易入医，也从内因立论，认为命门先天水火是人体的真君、真主，有着极为重要的作用，恰如太极为万物之根本，不可不究。

二、学术特色

（一）肾间命门说

1. 论命门为人身之太极

赵献可将北宋理学在太极研究中的最新成就应用于医学。在《医贯》中说：“《系辞》曰：易有太极，是生两仪。周子惧人之不明，而制为太极图。无极而太极，无极者，未分之太极；太极者，已分之阴阳也。一中分太极，中字之象形，正太极之形也。一即伏羲之奇一而圆之即是太极。既曰先天太极，天尚未生，尽属无形，何为伏羲画一奇，周子画一圈，又涉形迹矣。曰：此不得已而开示后学之意也。夫人受天地之中以生，亦原具有太极之形，在人身之中。非按形考索，不能穷其奥也。”反复强调画图的目的，是“俾学者按图考索，据有形之中，以求无形之妙”，惟恐人们误以为命门为有形之物。在他的图解中，无形的命门位于两肾之间，两肾一阴一阳，在命门两旁又有两个小圆圈，一为相火之宅，一为真水之宅，“此一水一火，俱属无形之气，相火禀命于命门，真水又随相火”“然此无形之水火，又有一太极为之主宰”。这就是周敦颐的“阴阳一太极也”。

由此可见，赵献可的命门学说与周敦颐的太极图说，在基本观点和结构上是完全一样的。周敦颐把太极作为世界的本原，太极是无形无物的，由此化生出阴阳五行和万事万物。赵献可把命门比作人身之太极，为一身君主，是先天无形无物的，由此支配生出五脏六腑、四肢百骸。赵献可正是借助太极图说的哲学思想，把命门提高到前所未有的高度，并成为其全部医学理论的核心。

2. 创肾间命门说

命门之名，首见于《灵枢·根结》，曰：“太阳根于至阴，结于命门，命门者目也。”此命门，系指足太阳经结于睛明穴。具有藏象意义的命门，实出于《难经》。其云：“肾两者，非皆肾也。其左者为肾，右者为命门。”把命门的作用与肾联系起来，即“其气与肾通”。遂后，晋代王叔和、宋代严用和等，亦从此说。明代虞抟认为，“当以两肾总号命门”，喻为“门中之枨闑”，有“开阖之象”。静则涵养真水，动则鼓动相火。

对命门的位置，历代医家论述颇异，各抒已见。以《难经》为代表的右肾命门说，至明季又有孙一奎倡肾间动气命门说，至清代程知又创包络命门说。然赵献可既不以命门在右肾，而又不言心包络之事，独以命门位于两肾之间。提出：“命门在人身之中，对脐附骨，自上数下则为十四椎，自下数上则为七椎。《内经》曰：七节之旁有小心。此处两肾所寄，左边一肾属阴水，右边一肾属阳水，各开一寸五分，中间是命门所居宫，其右旁即相火也，其左旁即天一之真水也。”文中又附有简图以说明命门所居之处，进而又说：“两肾俱属水，但一边属阴一边属阳，越人谓左为肾，右为命门非也，命门即在两肾各一寸五分之间，当一身之中，《易》所谓一阳陷于二阴之中。”赵献可很具体地描绘出命门的位置，自其倡此说之后，命门的概念即本此为准则，命门居两肾之间亦开始盛行起来。

在《难经》中，命门与肾未严格区分，肾与命门为一体。《难经》时代的医家，已意识到在五脏系统之外还有一个层次，这个层次是五脏六腑所不能概括的。但它与五脏六腑又都发生着关系。因为在五脏之外，肉眼找不到实质的脏器，而肾脏又有两枚，所以把两肾分开，将这一功能赋予了右肾，并称其为命门。赵献可更强调肾与命门的关系。命门在“两肾之中，是其安宅也”，“命门无形之火，在两肾有形之中”。赵献可已将肾与命门彻底分开，确立命门为肾间动气有位而无形。其原因是，当时的医家已认识到命门是高于五脏六腑的一个层次。而理学对宇宙和世界的探索，正好迎合了这种思想，于是他们积极探索人体的本源，借太极而言人体先天，将太极与命门相联系，而太极是无形的。

3. 命门为君主

赵献可受尊经思想的影响，欲立命门为人身太极之论，也必从《内经》中找立论根据，于是认为“十二官别有一主，非心也”，并将《内经》“七节之旁中有小心”，附会成“七节之下”即是命门。

赵献可在深入研究《内经》藏象学说的基础上，提出人身之主非心，而是命门的观点。如《医贯·内经十二官论》云：“玩《内经》注文，即以心为主。愚谓人身别有一主，非心也。谓君主之官，当与十二官平等，不得独尊心之官为主。若以心之官为主，则下文主明则十二官危，当云十一官矣，此理甚明，何注《内经》者昧此耶？盖此一主者，气血之根，生死之关，十二经之纲维。”可见赵献可将《素问·刺禁论》的“七节之傍，中有小心”谓之君主，即是命门，为人身之主宰。

命门为人的生命主宰，赵献可认为体现在两个方面：一是言命门是人体生成和生长发育的物质和动力。尽管人之初生，由父母之阴精、阳气结合而成，但真正生成的最早物质，系命门之真水、真火的作用，然后化生五脏六腑、四肢百骸。《医贯·内经十二官论》说：“人之初生……惟命门先具。有命门然后生心，心生血。有心然后生肺，肺生皮毛。有肺然后生肾，肾生骨髓。有肾则与命门合，二数备，是以肾有两歧也。可见命门为十二经之主。”从而说明人生先生命门的道理。二是指人体脏腑功能的发挥，仍以命门为主。命门的功能正常，则五脏六腑和十二经脉的功能亦会正常。故《医贯·中风论》云：“此五脏六腑之本，十二经之源，呼吸之门，三焦之根。”反之则“主不明则十二官危，以此养生则殃”。

4. 命门有位无形

对于命门的形态和部位，自《内经》之后，有有形与无形之说和右肾与两肾之间之辨。而赵献可根据《素问·刺禁论》“七节之傍，中有小心”和督脉的经穴命门穴之所在，确立命门的部位在两肾中间，对其形态视为无形。《医贯·内经十二官论》指出：“命门在人身之中，对脐附脊骨，自上数下，则为十四椎，自下数上，则为七椎……此处两肾所寄，左边一肾属阴水，右边一肾属阳水，各傍开一寸五分，中间是命门所居之宫，即太极图中之白圈也。其右旁一小白窍，即相火也。其左旁之小黑窍，即天一之真水也。此一水一火，俱属无形之气。”以上论述，既将肾与命门的属性和位置做了明确的区分，又指出了二者的相互关系。肾在人身十四脊椎旁一寸五分处，藏有阴水、阳水，为有形之水。而命门在两肾之间，即脊柱的中央，其左边有一小窍为真水之穴，右边一小窍为真火之穴，这里的真水、真火，均属无形，从而确立了其“肾间命门说”。

赵献可认为命门有位无形，其说源于《内经》阴阳学说，亦根据《易经》之“一阳陷于二阴之中”的观点。《医贯·内经十二官论》云：“无极而太极，无极者，未分之太极；太极者，已分之阴阳也”“夫人受天地之气以生，亦原具有太极之形”“命门是为真君真主，乃一身之太极，无形可见”。其所言无形，实指精微不可见的物质，命门无形之真水、真火，是形成生命的动力和根本。

5. 命门与肾的关系

从《医贯》中也不难看到，赵献可论命门是以肾为依据的，可以说是无肾无从谈命门，有形之体亦为肾。这在卷一“形景图说”论述命门部位时，表达得很清楚。其云：“命门是为真君真主，乃一身之太极，无形可见，两肾之中是其安宅也。”又云：“命门无形之火在两肾有形之中，为黄庭。故曰：五脏之真，惟肾为根。”从书中所绘太极图中亦可以清楚看到，命门处于有形的两肾器官之中，用白圈意会，却无法形似。而真正要阐明其用意的是，“命门左右为真水、真火，此一水一火俱属无形之气，日夜潜流”。十分明显，赵献可虽无法从人体解剖见到命门这一器官，但为了强调人体先天因素的重要性，则以五行之说强调人体内在阴阳水火平衡的机制。

（二）阴阳论

赵献可根据《易》学贵阳贱阴的思想，而主阳气为贵，使朱丹溪“阴精难成而易亏”的学说重被认识，为张景岳“大宝论”开创了先河。赵献可根据阴阳同源于太极的学说，阐发了阴阳互根之理。其云：“寒热者，天下之淫气也；水火者，人之真元也。淫气凑疾，可以寒热药施之，真元致病，即以水火之真调之。然不求其属，投之不入。先天水火，原属同宫，火以水为主，水以火为原，故取之阴者，火中求水，其精不竭；取之阳者，水中寻火，其明不熄。”此阴阳互根，阴中求阳，阳中求阴的学说，经张景岳等医学家阐发，更加完善，深为后人所推崇。李中梓作“阴阳水火论”，也无不得益于赵献可。

1. 阴阳互根，阳统于阴

赵献可在阴阳互根互用的相互关系中，认为阳为主导的地位，提出“阳统乎阴”的观点。《医贯·阴阳论》曰：“阴阳之理，变化无穷，不可尽述，姑举其要者言之。夫言阴阳者，或指气血，或指天地，或指乾坤，此对待之体，其实阳统乎阴，天包乎地，血随乎气。”赵献可认为阴阳之间，阳是一个主要方面，而在人体上也体现出阳统乎阴的道理。

（1）天地之间，天包乎地

赵献可认为，宇宙间天地之形成，是以清阳之气上升为天，浊阴之气下凝为地，从而构成天地，而阳气为主要的方面。赵献可的这种认识，基于《易经》之理。《易经》认为，太极为万物生成之原，太极动而生阳，静而生阴，成为阴阳两仪，而乾为阳，坤为阴，乾坤相互作用，即阴阳动静相感，则化生万物。其中，乾阳占主导地位，坤阴是顺应于它的。所以《医贯·阴阳论》指出：“圣人作《易》，于乾则曰大哉乾元，乃统天；于坤则曰至哉坤元，乃顺承天，古人善体《易》义。”

（2）四时气候，独在冬至

在四时气候阴阳升降变化中，赵献可认为以冬至阳气升发为主导。《医贯·阴阳论》云：“冬至一阳生，夏至一阴生，此二至最为紧要……然其尤重者，独在冬至。”指出必须重视冬至之气候转化，实为重视阳气之由。基于这一观点，在治疗疾病中，赵献可亦强调“升清浊自降”的观点。对于阳气不足而下陷的病证，赵献可用味薄气轻之品，如柴胡、升麻之类，升举阳气。对于阴寒过胜，浊气不降之证，不主张用降浊之法，而应用升清之法。如李东垣之补中益气汤，使清阳升则浊自降。所以又说：“东垣补中益气汤，万世无穷之利。”

（3）气血之中，血随乎气

气为阳，血为阴，气为血之帅，血为气之母。气血之间的相互关系，赵献可认为气是主要的方面，而“血随乎气”。《邯郸遗稿·调经总论》云：“夫阴必从阳，故禀火色而红。血为气配，气寒则寒，气热则热，气降则降，气凝则凝，气滞则滞，气行则行。”可见血之生成，是禀受命门之火（即真火元阳）而成红色之液体，血的运行有赖于气的推动，气病可导致血病，从而突出了阳气的重要性。在这一观点支配下，对于气血证治，赵献可主张“治血必先理气，血脱益气”的治疗原则。如对血虚发热和失血证，以补血汤和独参汤治疗，重用气药，意在“有形之血，不能速生，几微之气，所当急固，使无形生出有形”。

（4）药物性味，重在温热

赵献可注重阳气的观点，还体现在对于药物阴阳升降功能的应用之中。其云：“辛甘者属阳，温热者属阳；寒凉者属阴，酸苦者属阴。阳主生，阴主杀，司命者欲人远杀而就生。甘温者用之，辛热者用之，使共跻乎春风生长之域。”这说明尽管药物有寒凉温热之不同，然而用药时以辛甘温热之品来促进阳气之生发，使阴精生化无穷，对于寒凉之品应中病即止，避免滥用损伤阳气，从而突出了重用温热的观点。

2. 阴阳虚名，水火为本

赵献可在探讨人体阴阳的实质时，认为“阴阳者虚名也，水火者实体也”，提出了水火为阴阳根本的学术观点。

（1）天地阴阳以水火为征兆

自然界的各种事物，是由阴阳二气相互作用下形成的。天地阴阳以水火为征兆，其火象升腾温煦，水性润下宁静，最能代表阴阳的特征。所以，赵献可认为自然界的万事万物之中，均有阴阳的属性。然究其根本所在，水火最为其特征所见，其形象显而易见。此即《素问·阴阳应象大论》所说的“水火者，阴阳之征兆”的观点。

（2）人身水火有先后天之分

赵献可以取类比象的方法，探讨人体之阴阳实质时，指出人身之水火是生命活动极为重要的物质和功能，阴阳相互作用是以水火之相互作用来体现的。只不过人身之水火不同于自然界之水火，其象并非是显而易见的。人身之水火，赵献可认为可分先天之水火和后天之水火。先天之水火，禀受于父母，与生俱来，即元阴、元阳，或曰“真水”“真火”。它为先天真元之气，系之于命门。后天之水火，源于水谷，生于脾胃，成为人体之精、血、津、液，或为人体之阳气。前者为水阴之体，后者为火阳之气，为人身生命之营养物质。

（3）人身阴阳以水火为根本

赵献可认为，人体生命活动的存在，是阴阳相互作用的结果，而水火是阴阳发挥作用的根本所在。因为人身先天水火系于命门，为后天水火（即阴阳气血）发生之根本，也是五脏阴阳发生的根本。因而，赵献可说：“世人但知气血为阴阳，而不知水火为阴阳之根。能知水火为阴阳，误认为心肾为水火之真，此道之所以不明不行也。”还说：“人身心肝脾肺肾五脏俱存，而所以运行于五脏六腑之间者，何物乎？有无形之相火行阳二十五度，无形之肾水行阴二十五度，而其根则原于先天太极之真。”这说明气血是阴阳的具体物质，而阴阳发生的根本为先天之水火。先天之水火是言命门之真火、真水，它日夜运行于周身五脏六腑，从而产生脏腑之阴阳水火，滋养维持身体的正常生理功能的发挥。由此可见，人体阴阳的各种物质和功能，均有先天之水火而代生，所以说先天之水火是人身阴阳之根本。赵献可的这一观点，实质上是强调了命门之水火在人体阴阳中的重要作用。

3. 阴阳证治，须辨真假

赵献可在人身阴阳以真水、真火为本的思想指导下，提出治疗阴阳失调诸证，应分辨真水真火不足证和假阴假阳证，以调补真水真火法为其根本大法。

（1）真元虚损证，应用治本法

赵献可根据《素问·至真要大论》所述之“诸寒之而热者取之阴，诸热之而寒者取之阳”的治疗原则，提出对于真水真火虚损证，应从本论治。真水不足证，是指真阴亏损，水不制火的阴虚发热证，以六味丸滋阴御热。真火不足证，是言真阳虚弱，火不制水的阳虚寒证，以八味丸温阳助肾。其所以从本治疗，是因为“先天水火，原属同宫，火以水为主，水以火为原。故取之阴者，火中求水，其精不竭；取之阳者，水中寻火，其明不熄”。赵献可这一从本治则的观点，将《内经》和王冰之理论做了深刻的阐发。

（2）假阴假阳证，应用反治法

赵献可认为，临床上经常见到假阴假阳证，是调治阴阳较为复杂的病证，医者应辨别病机，当机立断，应用反治法治之，以挽救危重之证。赵献可对于大热发燥、口渴舌燥，面色赤，而脉尺弱无力，寸关豁大无伦之病证，辨证为“阴盛于下，通阳于上，假阳之证”。其云：“余以假寒之药，从其性而折之，顷刻平矣。”这里所言“假寒之药”，系用《伤寒论》通脉四逆汤之类回阳救逆之品。对于恶寒身不离衣，手足厥冷，而面色滞，脉涩按之细数有力者，辨证为“寒在皮肤，热在骨髓”之假阴证，“以辛凉之剂”治之。这里所言辛凉之剂，系指《伤寒论》中的白虎汤，以图清泄里热之效。

（3）据偏阴偏阳之体而制方

赵献可注重人体体质在治疗中的作用，《医贯·阴阳论》指出：“有偏阴偏阳者，此气禀也。”将人分为两等。一为太阳之人，曰：“太阳之人，虽冬月身不须绵，口常饮水，色欲无度，大便数日一行，芩、连、栀、柏、大黄、芒硝，恬不知怪。”一为太阴之人，曰：“太阴之人，虽暑月不离复衣，食饮少凉，便觉腹痛泄泻，参、术、姜、桂，时不绝口，一有欲事，呻吟不已。”认为此两等人，各禀受阴阳之一偏，或偏阴或偏阳。若遵“方士”的标准，“以寒治热，以热治寒”，则偏阳者“积热弥炽”，偏阴者“沉寒益滋”。只有王冰穷尽通达“至理”于标准之外，开“万世医学之源”。即偏阳即无水，“壮水之主，以镇阳光”；偏阴即无火，“益火之原，以消阴翳”。

总之，赵献可在阴阳证治中，突出了调补真水真火之治本法。对于因寒热之邪所致的阴阳偏胜之证，虽然有时出现假象，自然以寒热之药施治。若禀受阴阳之一偏者，当鉴偏阴偏阳之体而制方。赵献可的这些治疗方法，是符合临床实践的，尤其是调治命门水火的学术观点，对后世影响很大，值得深入研究。

（三）五行论

赵献可对五行学说亦有别见。《医贯·五行论》云：“以木火土金水，配心肝脾肺肾，相生相克。”此乃尽人皆知。但诸书认为，五行惟一，独火有二。赵献指出：“此言似是而实非。论五行俱各有二，奚独一火哉？若论其至，五行各有五，五五二十五，五行各具一太极，此所以成变化而行鬼神也。”并于五行中，独重水火，其生克之妙用，赵献可与世论不同，又从先天之根立论。

1. 生克相通

生克相通的意思，是说五行之间的生克不是绝对的，而是相对的。在五行理论中，五行之间不是孤立、静止的，而是处在相互联系、相互资生、相互促进、相互制约的生克制化之中。生克制化促进和维持了事物之间协调平衡的整体统一性。

一般认为，五行相生为金生水、水生木、木生火、火生土、土生金。五行相克为金克木、木克土、土克水、水克火、火克金。但赵献可认为，这种生克顺序并不是绝对的，而是生中有克，克中有生。赵献可曰：“近世人皆曰水克火，而余独曰水养火。世人皆曰金生水，而余独曰水生金。世人皆曰土克水，而余独于水中补土。世人皆曰木克土，而余独升木以培土。”由此可见，其认为水能克火也能养火。“水克火者，后天有形之水火也。水养火者，先天无形之水火也。”赵献可认为水养火，就是用真水养相火。《医贯》中认为，相火是非常重要的，“相火滞则病，息则死”，临床可以水养之，而并非一定要以木生火。水中能补土是因为“自天一生水，而水凝成处始为土，此后天卦位”。故而有水生土之说。赵献可认为，木并不一定克土。其云：“余意以为，木借土生，岂有反克之理？惟木郁于下，故其根下克。”故木郁方克土，升木解郁就能培土。比如补中益气汤中的升麻、柴胡就有此意。

五行之间的生克，本是由其相互之间气的生克制衡形成的。“气有余，则制己所胜而侮所不胜；其不及，则己所不胜，侮而乘之；己所胜，轻而侮之。”气的消长与强弱，使五行之间处在不停的动态转变之中，生与克也就随之不断地变化，而不是绝对的、永远的生与克，所以在临床中不要机械地去思考，而是应该灵活地理解五行之间的生克关系，甚至从相反的方向去寻找合适的治法。

2. 独重水火

赵献可在五行中，独重水火。与世论不同，认为其生克之妙用，又从先天之根。其云：“水火者，人之真元也。”足见水火之重要。

（1）水火随处有生机

水火的生命力强，充满生机。《医贯·五行论》曰：“况水火随处有生机，钻木可取，击石可取，圆珠可取。方诸取水，掘地取水，承露取水。若金死不救，土死不救，木死不救，是以余于五行中，独重水火。”在临床可理解为补火或补水易产生效果，能够很快获得火或水。而且取得水火的途径众多，即治则治法多样，可于木中取火、土中取火、土中取水等，是比土、金等更为灵活的五行元素。

（2）水火妙用从先天之根

水火具有多方面的生养作用，与其他脏腑关系密切。《医贯·五行论》言“其生克之妙用，又从先天之根”，而与世论不同。“水养火”“水生金”“水中补土”“若夫土者，随火寄生，即当随火而补”，可见补养水火则可滋生木金土。肾中水火又影响着其他脏腑，如“肾中有火，则金畏火刑而不敢归；肾中无火，则水冷金寒而不敢归”，所以从水火入手可以调节其他脏腑，“毋徒从事于肺，或壮水之主，或益火之原，火向水中生矣”。即是从肾治肺、以水生金的治法。赵献可还重视水火的既济，认为真水真火，升降既宜，而成既济。若医家不悟先天太极之真体，不穷无形水火之妙用，而不能用六味、八味之神剂，那么对于医理就懂得太少了。可见赵献可之水火，多是指无形之水火，亦先天之根。在临床中，疾病的产生与人体功能的减退，常常是因为真元水火的不足，重视对真元水火的调补，药用六味丸、八味丸等，常会有立竿见影的效果。

3. 五行各有五

赵献可认为，五行各有五，五五二十五。以火言之，“有阳火，有阴火，有水中之火，有土中之火，有金中之火，有木中之火”。指出阳火为天上日月之火，即如刘河间所论六气之火，侵入人身，可以凉水沃之，用苦寒药治疗；阴火为炳烛之火，须以膏油养之；水中火为霹雳火，即龙雷之火，无形而有声，不焚草木，得雨而益炽，见于季春而伏于季秋。认为人身肾中相火，犹水中之火，如上焦烦热咳嗽等证，当释为命门火衰，肾中阴虚，龙火无藏身之位，故游于上而不归。治疗当以温肾之药，从其性而引火归原，使“行秋冬阳伏之令，而龙归大海”。土中之火即炉中火，乃灰土中无焰之火，“得木则焰，见湿则灭，须以炭培，实以温烬”。治疗以甘温养其火，而火自退，此即东垣甘温除大热。

以水言之，“有阳水，有阴水，有火中之水，有土中之水，有金中之水，有木中之水”。指出阳水属坎水，以“一阳陷于二阴”中，无形之水，潜行地中，为万物受命的根本。亦可称为火中之水，土中之水。阴水属兑泽，“一阴上彻于二阳之上”，有形之水，普施万物，下降为资生之利泽。金中之水，在人身为骨中之髓，至精至贵，为人之宝。木中之水，即木中之脂膏。强调人身之水，以肾为源，而其所以能昼夜不息的原因，以其“有一元之乾气为太极耳”。并以五行之阴阳生死言之。此中的阴阳水火，是根据水火与脏腑和经络的配属情况而划分的。“火有丙火属阳，丁火属阴。人身之相火属手少阳，心火属手少阴。水有壬水属阳，癸水属阴，人身之肾水属足少阴，膀胱属足太阳。”欲察病情，“专以时日之生旺休囚，而验其阴阳之属。”申明五行之妙用，专重水火。明此水火之五行，各以其类推，每一行都可以存在于其他四行之中，一行之中，五行存之。

赵献可把五行中水火区分为先天无形和后天有形两种，论五行之妙用专重水火，虽与世论不同，实从先天之根立论，归结到命门的水火。

（四）元神论

《医贯·血症论》云：命门是“立命之门，谓之元神。无形之火，谓之元气。无形之水，谓之元精。俱寄于两肾中间”。《说文解字》释元：“始也，初也。”元神即始神，是生命的初始状态，即胚胎生命现象。

1. 命门先生为主宰

赵献可在《医贯》中引用褚齐贤之论：“人之初生受胎……惟命门先具。有命门然后生心，心生血；有心然后生肺，肺生皮毛；有肺然后生肾，肾生髓；有肾则与命门合。”人之初生受胎惟有命门先具，有命门然后才有心肺肾等五脏的产生，这不仅非常明确地指出命门是先生者，心肺肾等五脏是后生者，而且还充分说明了命门先生为主的主宰作用。

赵献可在《医贯》第一段，引用《素问·灵兰秘典论》“心者，君主之官也，神明出焉……

主不明则十二官危”之后，即明确指出“人身别有一主，非心也……若以心之官为主，则下文‘主不明则十二官危’，当云‘十一官’矣”。这一见解，独辟蹊径。其又引《内经》“神明出焉”，强调心的功能也很重要，并取象比类地阐释说：“盍不观之朝廷乎？皇极殿，是王者向明出治之所也；乾清宫，是王者向晦晏息之所也。指皇极殿而即谓君身可乎？盖元阳君主之所以为应事接物之用者，皆从心上起经纶，故以心为主。至于栖真养息，而为生生化化之根者，独藏于两肾之中，故尤重于肾，其实非肾亦非心也。”以此揭示“栖真养息，而为生生化化之根者”，非肾亦非心，而是命门。进而阐明“心者元阳君主宅之”“心是天真神机开发之本”。

2. 命门君主具天真神机

《灵枢·天年》云：“血气已和，营卫已通，五脏已成，神气舍心，魂魄毕具，乃成为人。”其中“神气舍心”一句，充分吻合了赵献可比喻的“皇极殿，是王者向明出治之所”的含义。所以后世“心主神明”所说的“神明”，只是指精神、意识、思维活动而已，这种“神明”只是人体降生以后才出现，只是心的功能，并非脑的功能。联系“心者元阳君主宅之”及“心是天真神机开发之本”，可知“元阳君主”本是命门，命门才具有“天真神机”。心则对其进行“开发”，从而使自己具有了“应事接物”与“起经纶”的功能。此时《内经》才“以心为主”，而曰“神明出焉”。这就足以说明，人体的精神、意识、思维活动，即《内经》此处所谓之“神气”“神明”，虽来源于但不存在于命门及脑，而存在于心。命门则具有主宰生命的功能，故曰其“栖真养息，而为生生化化之根”。

3. 命门为先后天生化之源

《素问·六微旨大论》云：“出入废则神机化灭，升降息则气立孤危。”《素问·五常政大论》又说：“根于中者，命曰神机，神去则机息；根于外者，命曰气立，气止则化绝。”对以上论述，后世医家众说纷纭，始终不得要领，直至赵献可立先后天之论，才道出了其中奥秘。

由于人体之气的升降与出入当协调而常守，缺一不可，故“神机”与“气立”亦应并存于人体。“神机”就是“因神而动”；“气立”就是“因气而化”。“神”在内，“气”在外，故“神机”是“根于中”者，“气立”则是“根于外”者。赵献可曰：“气血之根本者何？盖火为阳气之根，水为阴血之根，而火与水之总根，两肾间动气是也。此五脏六腑之本，十二经之原，呼吸之门，三焦之根，又名‘守邪之神’。”“根于中”者体现于出入，即赵献可所谓“主宰先天之体”，是说人身先天无形的水火之气，即真水和相火，由命门所主宰。无形之火即元气，无形之水即元精，而主宰着它们的命门即为元神，亦体现了人体的“精气神”。“根于外”者体现于升降，即所谓“流行后天之用”，是说无形的相火和真水在命门作用下流行于周身，脏腑、十二经气血阴阳在人体上下之间的交泰，以及外界环境在天地上下之间对人体的影响。

由此可知，“神机”言先天，“气立”则言后天；“神机”言主宰人体的内因，“气立”则言影响人体的外因。此既是《内经》言“气立”亦必言“神机”之真谛，也是赵献可反复强调“天真神机”的原因。正是由于“神机”只存在于先天命门，赵献可才说“心是天真神机开发之本”，即精神、意识、思维活动并非“天真神机”，而是心对“天真神机开发”的结果。

（五）火为生命之源

薛三省在《医贯序》中说："欲治生者原生。夫人何以生，生于火也。火阳之体也，造化以阳为生之根，人生以火为生之门。"生命源于火，火属阳为生命之源。金元著名医家朱丹溪在《格致余论·相火论》中说："天非此火不能生物，人非此火不能有生。"赵献可深受其影响，树立了以"火"为生命动力之源，火为生命之根的观点。其云："余之所重先天之火者，非第火也，人之所以立命也。"此先天之火就是人身相火。

1. 火会精聚

《医贯·内经十二官论》说："人生男女交媾之时，先有火会，而后精聚。男女俱以火为先，男女俱有精，男女合，此二气交聚，然后成形，成形俱属后天矣。"赵献可描述了胚胎生命形成的完整过程。"火会"是指男女两性在天癸至、精血充的生理基础上，为情所感，为性所动，心火引动藏于肝肾之间的相火，君相两火协同一致，精卵结合并相融相搏，完成"精聚"的过程，新的生命现象胚胎就形成了。火会－精聚－胚胎，构成了赵献可生命形成的学说，它是生命的先天状态，内含先天父母的全部遗传物质，它制约和影响着整个生命过程，并成为人类健康与寿命长短的先决条件，这是生命的元神阶段。

2. 先天之火相火

如前所述，元神即始神，是生命的初始状态，即胚胎生命现象，无受想意识，无眼耳鼻舌身意，是无意识的生物属性状态。元神的作用，是主宰先天之体，流行后天之用。父母先天的遗传物质"元精"与"元气"（相火）由元神主宰，是先天脏腑、气血功能活动的生化之源。

《医贯·内经十二官论》指出：命门（元神）"是为真君真主，乃一身之太极……三焦者，是其臣使之官，禀命而行，周流于五脏六脏之间而不息，名曰相火。相火者，言如天君无为而治，宰相代天行化。"此先天无形之火，与后天有形之心火不同。"真阴，真水气也，亦无形，上行夹脊，至脑中为髓海。泌其津液，注之于脉，以荣四支，内注五脏六腑，亦随相火而潜行于周身。"此与两肾所主后天有形之水不同。太极宇宙模式，是赵献可生命模式的雏形。潜于肝肾之间的相火，是元神作用的具体执行者，即所谓"代天行化"。在相火的驱动之下，"两精相搏"产生胚胎生命，相火继而潜藏于肝肾之间，成为生命活动的幕后驱动力，因其无形所以"无为而治"。相火推动元精上行化为脑髓，并泌津液入注乎脉，荣养五脏六腑。相火裨助后天，维持正常的脏腑功能。

综上所述，赵献可的理论，将中医学的研究领域推向生命层面，火会精聚的胚胎生命形成学说，促使医学从生命自身寻找维护健康和抵御疾病的措施与手段。这一理论与现代医学从生命层次寻求自身组织演化调节的医学理论不期而遇。赵献可的研究受历史局限，难免有认识上的粗浅性，但其"治生者原生"的科学论断，却使中医理论研究达到了前所未有的高度，这样的贡献无疑是伟大的。

【临证经验】

一、命门学说的临床运用

（一）命门在养生治病中的重要性

由于命门是人体生命之本，生化之源，脏腑生机之所主，所以，人身疾病的发生多因命门功能失常所致，而命火不足是其主要原因。

1. 强调调补命门

在养生和治疗疾病中，赵献可强调应调补命门，可补而不可泻。《医贯·内经十二官论》告诫后人说："余所以谆谆欲明此理者，欲世人之养身者、治病者，的以命门为君主，而加意于火之一字。夫既曰立命之门，火乃人身之至宝。何世之养身者，不知保养节欲，而日夜戕贼此火！既病矣，治病者，不知保养此火，而日用寒凉，以直灭此火，焉望其有生气耶！"

2. 注意滋养真阴

赵献可在重视保养命门之火的同时，又提醒医者应注意滋养真阴。《医贯·水火论》说："以无形之水沃无形之火，当可久者也，是为真水真火，升降既宜，而成既济矣。"《医贯·阴阳论》亦说："火以水为主，水以火为原。故取之阴者，火中求水，其精不竭；取之阳者，水中寻火。其明不熄，斯大寒大热之病得以平矣。"在具体用方中，对于因真水不足而致的疾病，虽然火之有余，治疗上决不可泻火，只能补水以配火，用六味地黄丸。对于因火之不足所致的疾患，虽然水之有余，亦不必泻水，宜于水中补火。因而，赵献可认为前贤所制的六味丸是补水之剂，八味丸是养火之方，为治疗先天水火之主方，其应用调补命门水火的治则，治疗血证、痰证、喘证、消渴、中满、遗精、崩漏等疾病，为后世治疗肾阳虚和肾阴虚奠定了理论基础。

3. 脾与命门兼顾

在强调调补命门的同时，赵献可还提出治疗脾胃疾患，应脾与命门兼顾。如《医贯·补中益气汤论》说："世谓补肾不如补脾，余谓补脾不如补肾。"赵献可治疗脾肾虚弱的久泻，先以补中益气汤，后用金匮肾气丸加减，以图脾肾两治，重在培补先天之命火。赵献可属于先天论者，其认为生而老，老而病，病而死，人所不能免。但其间有寿夭长短之差，而决定人之长寿或早夭的主要因素在于"命门之火"。赵献可把命火析为机体衰老之要素，确是匠心独具。

总之，赵献可对《内经》命门学说深入研究，提出"肾间命门说"，从多方面强调命门在人体的重要性，因而治疗疾病以调补命门之水火为主，尤其重视温补命门之火，成为温补学派的主要医家之一。赵献可的这一研究成就，为后世医家所推崇，对扶阳理论和临床实践有重要的指导意义。

（二）命火的作用需肾的功能调节

赵献可的命门理论，对命门与肾这种无法分割的关系做了充分论证。

1. 肾为水火之宅

《医贯》全书以强调命门之火的重要性为主旨，指出命门之火乃人身之至宝。早在《难经》

就已意识到命门有藏精神、系元气、主持人体生殖功能的功能。赵献可扩充其义，认为命门可主人体一切生命运动，包括生长、发育、运动、生殖等。所以能如此者，全在于命门内藏“命火”。此火即生命之火，为阳气之根，脏腑功能之源，一切人体活动的原动力。其对温煦机体五脏六腑、四肢百骸、筋骨肌肉皮毛、身体生长发育等方面，发挥着极其重要的作用，故又有真火、先天之火、真阳、元阳之称。赵献可认为，火强则生机由之而壮，火衰则生机由之而弱。火之有余，则真水不足；火之不足，为水之有余。这就是说，尽管命火的旺衰可决定人体之强弱，但若要保证命火的作用，尚需真水的调节，而其真水正是肾所具有的最关键的功能。肾阴是体内阴液的根本，对各脏腑组织起着濡润、滋养的作用。实际上，肾阳的功能与命门学说的命火理论相似，肾阳是人体阳气的根本，对各脏腑组织起着温煦、生化的作用，故肾的这种生理功能在前人也有“肾为水火之宅”的说法。可以说命门实际为肾阳或真阳之别名，因这种功能之重要如立命之门，故称其为命门。古人多有“肾与命门是二物”之说，但论述其功能则很难区分。

由上可见，若要完成命火理论所论及的人体正常活动，其关键实际表现于肾的功能调节上。《医贯·内经十二官论》说：“命门君主之火乃水中之火，相依而永不相离也。”这种命火与肾水无法分割的关系，实际上也说明了这一点。

2. 论病因多源于肾

赵献可在《医贯》中论病因多源于肾，论治疗用药多调理肾，这自然成为赵献可临证的主要特色。《医贯》一书中载有众多治验，从其病因病象的表述上，常可看到命门与肾病象相似之处。如诊为“命门火衰”之证候，与诊为“肾阳虚衰”之证候亦基本相同，其治则治法均为温补下元、益肾健脾。《医贯》一书，载述从肾治验颇多。可见其之所以在肾之外提出一个命门说，是十分强调先天之精气对人体健康的主宰作用，是人体生长、发育、运动、生殖的原动力。

（1）重视肾阴不足

赵献可传承朱丹溪的观点，认为“人之一身，阴常不足，阳常有余”“世之人火旺致病者十之八九，火衰成病者百无一二”。此多因精血渐亏，相火必旺，火旺则阴愈消而劳瘵、咳嗽、咯血、吐血等病发生。

赵献可认为，世人之所以多阴亏，主要源于少年肾水正旺，然欲心正炽，妄用太过；中年欲心虽减，然少年丧失太多，不得复实；及至老年天真渐绝，只有孤阳。因此补阴之药，自少至老不可抽，滋其阴则火自降。对这种肾阴不足的病证，赵献可十分看重用六味丸及八味丸，强调若左尺脉虚弱而细数者，是左肾之真阴不足也，用六味丸；右尺脉迟软或沉细而数欲绝者，是命门之相火不足也，用八味丸。此二方皆滋其先天之化源，常用于补其阴，使阴与阳齐，则水能制火，而水升火降，病必除矣。值得重视的是，赵献可反对使用滋补药时不辨左右尺部脉证的区别，一味予以左右平补，或如朱丹溪专补左尺肾水。如左尺原虚，右尺原旺，左右平补，依旧使火胜于水。只有补其左而制其右，方得水火平调。根据脉证的不同，辨证运用六味丸和八味丸，可以恰到好处地调理阴亏火旺或命火不足之状，这也证实了此二方的施治意义。

（2）当从肾本论治

赵献可认为，阴虚发热是真阴亏损所致之证，多属劳心好色，内伤真阴。真阴既伤，则阳无所附，故亦发热，常见面赤烦躁、口渴引饮、骨痛、脉数而大或尺数而无力等。此外产后及大失血后，阴血暴伤而致阴虚发热，认为此“阴”字正所谓气血之阴，仍从肾本论治。赵献可深悟《内经》之旨与王冰之注，认为大寒而盛，热之不热，忽往来，时发时止，是无火也；大热而盛，寒之不寒，昼见夜伏，夜见昼止，时节而动，是无水也。无火者宜益火之源，以消阴翳；无水者宜壮水之主，以镇阳光，此必须六味八味二丸出入增减，以补真阴。同时批评世人屡用四物汤加黄柏、知母，指出此错误是以血为阴，而阴虚之阴是肾中之真阴，属先天，当以补肾为主，而四物为补血之剂，故难于治本。

（三）调补肾命首选方剂

《医贯》对六味丸、八味丸进行了充分的研究和运用。赵献可认为，荣养先天之本的关键在于滋补肾水。在运用六味、八味时，赵献可是将命火与肾水紧密联系在一起的。命火衰则肾虚寒，肾水不足则不能制命火，这就是赵献可的肾与命门难以分割的主要论据，也是赵献可推举六味丸、八味丸作为补肾首选方的主要原因所在。

1. 八味丸益火之源

八味丸乃张仲景所订之方，能伐肾邪。在《金匮要略》中治“虚劳”之腰痛、少腹拘急、小便不利；“痰饮”之短气有微饮；以及胞系了戾之小便不利等。为阐明八味丸的立方之意，赵献可认为不能随意增减，如加人参，不知“人参乃是脾经药，到不得肾经”；有加寒凉之黄柏、知母；有欲减泽泻者，“殊不知泽泻可接引桂附等归就肾经”。八味丸以地黄为君，余药佐之，熟地、山萸、丹皮、泽泻、山药、茯苓皆濡润之品，所以能壮水之主；肉桂、附子为辛润之物，能于水中补火，所以益火之源，水火得其养则肾气复。所谓“益火之源，以消阴翳”，即此方也。故此方治命门火衰，脐腹疼痛，夜多溲溺，阳事易举、阳事先痿等证。

2. 六味丸壮水之主

六味丸为肾虚不能制火之专用方。赵献可认为：“肾中非独水也，命门之火并焉，肾不虚则水足以制火，虚则火无所制，而热证生矣，名之曰阴虚火动。”六味丸所选药均能入肾，具有滋补肾水、敛阴火的独特功效。如阴中之阴的熟地黄、山茱萸能滋少阴、补肾水；肾恶燥，地黄、山药、泽泻皆可滋润之；而入肾敛阴火、平虚热伏热，则非牡丹皮莫属；茯苓淡能渗泄则可制水脏之邪。正因为上六味药的养气、滋肾、制火、导火的相互作用，故用于肾虚不能制火所致之病效果显著，对临床上所见之肾虚作渴，小便淋泌，气壅痰涌，头眩眼花，腰腿酸软，或肾虚发热，自汗盗汗，败浊为痰，便血诸血等证有治疗作用。赵献可以王冰语高度概括曰：“壮水之主，以制阳光”即此药也。并尊为水泛为痰之圣药，血虚发热之神剂。

从赵献可对六味丸、八味丸的辨证运用中可见，不管赵献可是重视命门说，还是强调其补肾作用，此两方的真正意义在固肾求本、调补肾虚是无可置疑的。

二、多种病证皆从肾论治

《医贯·先天要论》为全书之四、五两卷，论病十八种，是熟练运用六味丸、八味丸，调补“先天之精”之集大成者。诸论多从肾审证辨因，从肾论治处方，调治命火终不离肾，为认识命门与肾的关系提供了有力的依据。

（一）中风论治

关于中风的病因学说，历代医家认识颇不一致。在唐宋以前，多以“内虚邪中”立论，且多论述外风。金元以后，刘河间认为中风之因是“将息失宜而心火暴甚，肾水虚衰不能制之”；李东垣认为是“正气自虚”；而朱丹溪则强调“湿痰生热”，后张介宾更出“非风”之说。他们都着重于内在因素立论。

1. 以真阴虚为本

赵献可对中风一证研究不乏新见。《医贯·中风论》说：“惜只以气血湿痰为主，而不及真阴，不能无遗弊于后世焉。”赵献可指出前贤论中风，主气、主血、主湿、主痰为主，可惜不及真阴。进一步阐析刘完素主火说，殊不知火之有余，源于水之不足，刘完素原以补肾为本，观其地黄饮子之方可见。赵献可亦认为治中风，当以真阴虚为本。但阴虚有二，又包括“阴中之水虚”和“阴中之火虚”两个方面，火虚者专以河间地黄饮子为主，水虚者又当以六味地黄为主，强调如果是水虚，则辛热之药，与参、芪之品，俱不可加。并有中风“当专主虚论，不必兼风”。赵献可此论与张介宾颇相近似，正如黄宗羲所说：“与介宾同时，未尝相见，而议论往往有合者。”

2. 祛痰补肾中水火

赵献可也注意到中风患者每有痰涎壅盛，但其认为痰之本源仍在于肾，故开痰治标与补肾治本，应相互结合，原则是祛痰补肾中水火。赵献可注意到凡人将死之时，必有痰，不只中风才如此。进而指出痰者水也，其原出于肾。张仲景曰气虚痰泛，以肾气丸补而逐之。由此可知，凡治中风者既以肾气丸治其根本，则痰不治而自去矣。如果遇有初时痰泛壅盛，汤药不入，亦可先少用稀涎散之类开痰，使喉咽疏通，能进汤液即止，但“若欲必尽攻其痰，顷刻立毙矣”。

综上所述，赵献可认为中风当以真阴虚为本，有“阴中之水虚”和“阴中之火虚”；提示凡属真元不足的中风患者，在适当开痰之后，不可逐痰太甚，否则正气虚脱，将产生严重后果。

（二）血证论治

《医贯》对血证也有专门论述，立有“血证论”和“吐血论”两论，不仅将其命门学说贯穿其中，而且还有许多独到的见解。

1. 强调寒气致病，区分火之不同

赵献可认为，血证发生的根本原因是正气虚，有阴虚，也有阳虚。其指出“凡血证，先分阴阳……既分阴阳，又须分三因……既分三因，而必以吾身之阴阳为主，或阴虚而夹内外因也，或阳虚而夹内外因也。盖阴阳虚者，在我之正气虚也，三因者，在外之邪气有余也。”赵献可将血证分为阴阳两类，又提出“既分阴阳，又须分三因”。前者系根据证候性质分类，强调正气；后者则是根据病因分类，强调邪气。赵献可认为六淫、五志过极、色欲无度、饮酒过多、过啖炙烤辛热等物，均可导致血证的发生。

阐明六淫虽都能致血病，但以寒气致病为多。其云：“此六淫之气但能伤人，暑热者十之一二，火燥者半，风寒者半。”因寒伤荣，风伤卫，太阳寒水，少阴肾水，都易感寒邪，重点提出风寒可致血证。风寒不仅可致瘀血，“血亦水也，故经中之水与血，一得寒气，皆凝滞而不行”，还可致出血。《医贯·血证论》中记载一风寒致吐血的病案，并以麻黄汤而愈。对于主火论者，又提出要区别阴火、阳火不同，日月之火与灯烛之火不同，炉中之火与龙雷之火不同。又有五志过极之火，惊而动血者，火起于心；怒而动血者，火起于肝；忧而动血者，火起于肺；思而动血者，火起于脾；劳而动血者，火起于肾。并认为“能明乎火之一字，而于血之理，思过半矣”。指出火不可水灭，药不可寒攻，以纠寒凉时弊。

2. 以真阴真阳说，阐述血证病机

赵献可指出，世人所论阴阳以气血而言，不知火为阳气之根，水为阴血之根，此无形之水火，流行于五脏六腑之间，“五脏之中，惟肾为真”，即真阴真阳说。赵献可运用其命门学说、五行水火理论阐述血证病机。血为水，随火而行，若“肾中之真水干，则真火炎，血亦随火而沸腾矣；肾中之真火衰，则真水盛，血亦无附而泛上矣”。又说：“盖阴虚火动者，若肾中寒冷，龙宫无安血之穴宅，不得已而游于上，故血亦随火而妄行。”认为“惟水火奠其位，而气血各顺布焉”，故以真阴真阳为要。此亦反映赵献可注重自身正气的作用，认为一定要以自身的阴阳为主，“不治其虚，安问其余”。

赵献可亦因心主血，脾统血，肝藏血，而将血证归于心、肝、脾三经。其云：“凡治血证，前后调理，须按三经用药。心主血，脾统血，肝藏血，归脾汤三经之方也。”书中记载了多种血证，如吐血、咳血、嗽血、便血、唾血、咯血、衄血等。对于上述血证的病位，赵献可不拘于旧说，而有新见。其云：“诸书虽分咳血嗽血出于肺，咯血唾血出于肾，余谓咳嗽、咯唾皆出肾”，“不特胃呕血，肝亦呕血”。他指出咳血、嗽血不仅可由肺引起，也可由肾引起；呕血既可由胃引起，又可由肝引起；肾脉入肺，二脏相连，病则俱病；肾中有水有火，水干火燃，阴火刑金，水挟相火上化入肺，故咳血嗽血；肾水泛上，侵于肺，水冷金寒，肺气受伤，血无所附，亦吐血。以上论述，对于血证可开阔思路。

3. 火不可水灭，药不可寒攻

赵献可撰写“阴阳五行水火论”的目的，旨在申明“火不可水灭，药不可寒攻”。并将其命门学说渗入到血证治疗之中，主张“其阴虚者，从阳引阴，其阳虚者，从阴引阳”。其云：“惟水火奠其位，而气血各顺布焉，故以真阴、真阳为要矣。”认为肾中一水一火，地黄壮水之主，桂附益火之原，此即水火既济之道。对于阴虚火动者，如肾中寒冷，龙宫无可安之穴宅，不得已而游行于上，故血易随火而妄行。治疗用桂、附二味纯阳之火，加于六味纯阴水中，使肾中温暖，龙雷之火自然归于原宅，则“不用寒凉而火自降，不必止血而血者安矣”。若阴中水干而火炎者，去桂、附而纯用六味，以补水配火，血亦自安，亦不必去火，总以保火为主。对于药物的运用，《医贯·吐血论》用八味丸治疗肾水泛上、水冷金寒之吐血证，以补命门火，引水归原。次用理中汤补脾胃，以补肺之母，使土能克水，则肾水归原，而血复其位。《医贯·齿论》用六味丸加骨碎补治疗一齿缝出血者。并要求病家节欲，否则未有能生者。充分展现了赵献可以命门水火为生命之根，注重维护人身正气的思想。

此外，《医贯·血证论》记载了12个病案，其治法可谓变化多端，并有独特之处。将其归纳如下。

（1）上下分消法

赵献可以葛花解酲汤为主，治疗饮酒过多引起的吐血。其引李东垣所言："酒者，大热有毒，气味俱阳，乃无形之物也。若伤之，止当发散，汗则愈矣。其次莫如利小便，乃上下分消其湿。"即通过发汗和利小便两种途径祛除湿邪。

（2）釜底抽薪法

赵献可治疗因过啖炙烤、辛热等物而致上焦壅热、胸腹满痛、血出紫黑成块者，常用承气汤从大便导之。又用桃核承气汤治疗蓄血证，使邪从下而去，邪去则正安。

（3）分步缓急法

表阳虚而外感风寒所致吐血，赵献可先补其表之阳气，泻其里之虚热，然后用麻黄汤发汗而愈；治疗坠车坠马、跌仆损折、失血瘀蓄、肝痛发热者，先以行血破瘀之剂折其锐气，而后区别治之以和血消毒之药。《医贯·吐血论》用八味丸补命门火以引火归原；后用理中汤补脾胃以补肺之母，使土能克水，则肾火归原，而血复其位。《医贯·痢疾论》记载一便血者，先用吴茱萸丸，翌日又以五苓平胃各半散，服后血止。可见，赵献可能灵活地处理扶正与祛邪的关系。

（4）分部治疗法

赵献可治疗血瘀证，用犀角地黄汤治上，桃仁承气汤治中，抵当汤、丸治下，使血瘀证的治疗更加丰富。

（5）辛温治疗法

用辛温发散之麻黄汤治吐血。灵活运用干姜治血证，认为干姜性热，胃既得温，其血不凝而自行，各守其乡；炒黑则止而不走，以补虚寒之血；能引血药入气分，而生新血，神而明之。打破了出血证禁用辛温药的束缚。

（6）气血并治法

赵献可依据"阳统乎阴，血随乎气"的理论，运用"气能生血""气能摄血"的理论来治疗失血证。认为："治血必先理气，血脱必先益气，古人之妙用。"故有补血不用四物汤之论。对失血暴甚欲绝者，以独参汤一两顿煎服，纯用补气，不入血药。此即有形之血不能速生，无形之气所当急固，使无形生出有形。

（7）内外同治法

《医贯·血证论》记载因好饮或多啖炙烤肥甘所致齿衄者，内服清胃汤，外敷石膏散；甚者服调胃承气汤，下黑粪而愈。

（三）痰证论治

1. 痰分有火无火

世人对痰证一般从脾论治，多言"脾为生痰之源"，赵献可却推崇"痰之本于肾"的说法。赵献可赞扬"王节斋论痰而首揭痰之本于肾，可谓发前人所未发"。关于痰源于肾，赵献可的论述可谓精辟，认为痰者原非人身之所有，非水泛为痰，则水沸为痰，故痰之为病当分有火、无火之异。肾阳虚不能制水则水不归原，如洪水泛滥而为痰，是无火，其痰必纯是清水，用八味丸以补肾火。若阴虚火动则水沸腾，动于肾者，犹龙火之出于海，龙兴而水附；动于肝者，犹雷火之出于地，疾风暴雨，水随波涌而为痰，是有火者也，其痰必多重浊白沫，治疗不可用知、柏苦寒泻火，用六味丸补水以配火。赵献可治痰从肾之论可为不治痰之标、而治痰之本的大法。

2. 补肾调脾兼施

赵献可治痰还甚重脾胃。其指出凡善治痰者，对于肾虚之人，应先以六味、八味，壮水之主、益火之源，再以四君子或六君子，补脾以制水；若脾虚之人，就必须用补中、理中之辈，又当以六味、八味制水以益母，使其子母相生，方尽治痰之道。在临证时，赵献可虽常施脾肾兼治之法，但对中焦寒湿之痰及上焦火郁之痰，还是使用燥湿化痰和清气化痰之法。其云："古人用二陈汤，为治痰通用，然以治湿痰、寒痰则是矣。若夹阳火上炎，熏于上焦，肺气被郁，故其津液之随气而升者，凝结而成痰，腥秽稠浊，甚则有带血而出者，此非中焦脾胃湿痰、寒痰之所此，亦非半夏、枳壳、南星之所治，惟用清气化痰，须有效耳。"由此可见，赵献可根据自己几十年的临床实践，对于痰证运用补肾益脾的经验，是很有临床实用价值的。

另有咳嗽者常责之于肺，但赵献可亦认为治之法不在于肺而在于脾，不专在脾，更归重于肾，盖脾者肺之母，肾者金之子。肺为气之主，肾为气之本，所以咳嗽暴重，动引百骸，自觉气从脐下逆奔而上者，为肾虚不能收气归原，故治疗应补肾补气，为虚则补其子。对于房劳太过，亏损真阴而致咳嗽者，则因阴虚而火上，火上而刑金。此时再不能伤金，而应从补真阴入手，先以壮水之主之品如六味丸，使水升而火降，再以人参、黄芪救肺等药以补肾之母，使金水相生而病易愈。

（四）喘证论治

1. 冲逆之火，出于肝肾

《难经》云："呼出心与肺；吸入肾与肝。"故对于喘证，赵献可往往考虑到肝肾，而尤以肾中水火不足为其根本。其认为："火之有余，水之不足也；阳之有余，阴之不足也。凡诸逆冲上之火，皆下焦冲任相火，出于肝肾者也，故曰冲逆。肾水虚衰，相火偏胜，壮火食气，销铄肺金，乌得而不喘焉。"凡由阴虚而喘者，皆为肾中真阴虚损，须用六味地黄，加门冬、五味大剂煎饮，以壮水之主，则水升火降，而喘自定；若阳浮而喘，气不归原，便当助接真元之气，使其返本归原，其法先以八味丸、安肾丸、养正丹之类，煎人参生脉散送下，觉气若稍定，然后以大剂人参、黄芪补剂，加补骨脂、阿胶、牛膝等药，以镇于下，又以八味丸加河车为丸，日夜遇饥则吞服，方可保全。

2. 解郁止喘，发前人未发

赵献可在临证中，强调对于喘证不可拘于一定，当察其脉之迟数、弱强而施治。如因风寒而起，用青龙汤；因火热而起，用白虎汤；因湿而起，用胜湿汤，因七情郁结而起，用四磨四七汤。此外，还有所谓火郁喘，其证六脉微涩，甚至沉伏，四肢悉寒，甚至厥逆，拂拂气促而喘，却似有余，而脉不紧数，欲作阴虚，而按尺鼓指。此为火郁已久，阳气拂遏，不能营运于表导致身冷脉微而闷乱喘急，治疗不可以寒药下之，又不可以热药投之，惟逍遥散加茱连之类，宣散蓄热，得汗而愈，愈后仍以六味地黄丸，养阴和阳。这就是所谓火郁则发之，木郁则达之。赵献可采用解郁止喘之法，实发前人所未发，补前人所未及，于今天之临床也很有裨益。

（五）郁证论治

赵献可论郁颇多卓识，阐发了《内经》五郁之旨，将《内经》广义论郁之理，紧密联系脏腑，结合病证展开论述，对临床多有启示。

1. 凡病多起于郁

赵献可认为，“凡病之起，多由于郁。郁者郁而不通之义”。在正常情况下，脏腑气血调畅，则人体健康无病。在病邪作用下，脏腑气机失调，气血失常，则诸病皆生。而气机之失常，多缘于情志忧郁。忧郁则肝气郁滞不畅，肝木不得条达，少阳胆气抑遏不伸，气血津液运行不畅，可出现多种病证。

（1）肝郁引起诸郁

根据五行相因、母病传子之理，认为五脏之郁往往相因为病，其中以肝郁引起诸郁最为普遍。赵献可曰：“木者生生之气，即火气，空中之火，附于木中，木郁则火郁于木中矣。不特此也，火郁则土自郁，土郁则金亦郁，金郁则水亦郁，五行相因，自然之理。”因为肝胆相为表里，为少阳春升之气，是脏腑生化之机，即《素问》所言“凡十一脏取决于胆也”之理。肝郁不舒，气郁化火，则心火炎盛；火郁则脾土失去温煦，脾土亦郁，且木郁克土，则脾土壅滞，运化失常；脾土郁滞则水谷精微不能上输于肺，肺金失养，出现肺气郁逆之喘满诸证；肺为肾水上源，金郁不能滋养肾水，故肾水亦病，最终导致肾水枯乏，水不涵木，水不制火，木失柔润，相火妄炎，又加重了木郁和火郁。故治郁须以治肝为主，而久郁患者，又得以滋肾水为根治之法。

（2）重释五郁之意

赵献可所论五郁，与《内经》之五郁不同。赵献可认为《内经》五法，为五运之气所乘而致郁，并非忧郁之郁。忧乃七情之病，但亦在郁中。对朱丹溪之郁证论，亦持批判地继承态度。其引朱丹溪之论云：“气血冲和，百病不生，一有怫郁，诸病生焉。”朱丹溪创六郁之论，立越鞠丸以治郁，曰气、曰湿、曰热、曰痰、曰血、曰食，而以香附、川芎、苍术开郁利气为主。认为气郁则湿滞，湿滞而成热，热郁而生痰，痰滞而血不行，血滞而食不化，此六者相因为病。赵献可指出，朱丹溪此说一出，而“《内经》之旨始晦。《内经》之旨，又因释注之误而复晦”，这就是郁病之所以长久不能明于世的原因。赵献可认为《内经》五郁中，木郁达之乃疏散之义，或升发之义；火郁发之与达之相近，以达之之药发之，无有不应者，但非汗之；土郁夺之，乃导下法，在胃则吐法；金郁泄之乃泄肺、解表之法，而不必渗泄小便；水郁折之，调其气也，升举肺气，使上窍开而下窍通。

赵献可论郁即“木郁达之”不只局限于吐法；“火郁发之”不只是汗法；“土郁夺之”也包括吐法；“金郁泄之”为解表利小便；“水郁折之”则有调气利小便之义。充分发展了《内经》五郁之意。

2. 治郁以逍遥散加减

赵献可说：“《内经》五法之注，乃出自张子和之注，非王启玄旧文，故多误。予即改释其误，又推广其义，以一法代五法……以一方治其木郁，而诸郁皆因而愈。”一方者，逍遥散，“方中惟柴胡、薄荷最妙”，二味辛而温者，辛能发散，温入少阳，惟得温风一吹，郁气即畅达。盖木喜风，风摇则舒畅，寒风则畏。若有口苦、恶心、呕吐清水者，加左金丸，黄连但治心火，加吴萸气燥，肝气亦燥，同气相求，故入肝以平木；木平不生心火，火不刑金，而金能制木，不直伐木，而佐金以制木，此左金之所以得名也。一服之后，继用六味地黄汤加柴胡、白芍服之，以滋肾水，使水能生木。《医贯·郁病论》云："逍遥散者，风以散之也。地黄饮者，雨以润之也。"此法一立，木火之郁即解，木不下克脾土，且土亦滋润，无燥槁之病，金水相生，一法通五法者如此。凡寒热往来、似疟非疟，呕吐，吞酸，嘈杂，胸痛，胁痛，小腹胀满，头晕，盗汗，黄疸，瘟疫，疝气，飧泄，赵献可多以此加减。伤风、伤寒、伤湿，除直中外，凡外感者，俱作郁看，以逍遥散加减出入，无不获效。

对于郁证寒热似疟、口苦、呕吐清水、面青胁痛、耳鸣、脉涩者，赵献可多以自创加味逍遥散治疗。其组成为逍遥散加陈皮、贝母化痰利气，丹皮、左金丸清肝和胃，降逆止呕，以达到疏肝解郁、健脾和胃之目的。冉小峰《历代名医良方注释》认为："凡不明原因之郁证，包括精神因素引起者，均可用之，必然有效。"若一服即愈，少顷复发，或半日或一日又发，愈频愈甚者，乃下寒上热之假证，此方不宜投，当用温补之剂，阳虚以四君子汤加温热药，阴虚以六味丸加温热药；严重者，寒因热用，少以冷药从之，用热药冷探之法。此体现了辨证论治的要点。

（六）妇科病论治

赵献可以发挥命门学说，临证重先天水火而著称于世。晚年所撰《邯郸遗稿》，总结了其治疗妇产科病的临证心得和学术观点，堪称中医妇产科学专著。是书言简意赅，医理精深，对临床颇具指导价值。

1. 强调气为月经主导

赵献可在"调经总论"篇中，阐述了月经的生理和病证特点，对气与血的关系做了深刻的论述，尤其强调气对于血的主导作用。赵献可认为妇人正常行经与气的功能息息相关。其云："凡妇女经事谓之月水，又谓之潮水……夫阴必从阳，故察火色而红。血为气配，气寒则寒，气热则热，气降则降，气凝则凝，气滞则滞，气行则行。平和之气，三旬一见，其行有常，故名曰月经。贵调其气以行其血。"在病机方面，认为月经失调多受气的盛衰和寒热所影响，其将来而痛者归为气滞，块而下者为气凉，来后作痛者为气血俱虚，色淡者亦虚，错经妄行者属气乱，迟后者属气滞而涩。因而提出："室女诸病，以调经为先，理气为要。"在选方用药上，常使用补中益气汤、八珍汤或四物汤加木香、香附、陈皮、黄芪、升麻等理气、益气之品，多获良效。对产后大出血的治疗，强调有形之物，不能速化几希之气，急用独参汤或当归补血汤，无形生出有形来，阳生阴长之妙，不可不知。不难看出，赵献可临证把握气血互生、气为血帅之要旨，医理娴熟，遣方用药颇具匠心。

2. 治疗尤重命门水火

赵献可在其代表作《医贯》中，重视调治肾水命火的学术思想为人所熟知。这一观点在《邯郸遗稿》中再次得到充分的发挥。其指出："论调经以滋水为主，不须补血，何也？〈经〉曰女子七岁，肾气盛，齿更发长；二七而天癸至，任脉通，太冲脉盛，月事以时下，故有子。天者，天一之真。癸者，壬癸之水，月者，水之精，以一月而盈，盈则昃……所以必须调经，调经必须滋水为主。”在强调滋水的同时，又强调养火的重要。又云：“冲任起于胞中，男子藏精，女子系胞，其间又恃一点命门之火为之主宰……滋水更当养火。”基于这一观点，赵献可临证反对滥用苦寒药物，认为“天一之原以养之使满，满则溢，万无有毒药可通之理”。另外，赵献可不拘旧说，而对黄芩、白术的安胎作用提出异议，其认为胎茎系于脾，犹钟系于梁。若栋柱不固，栋梁必挠。所以安胎先固两肾，使肾中和暖，始脾有生气，“何必定以白术、黄芩为安胎耶”。以上论述，反映了赵献可治病求本溯源，重视调整肾水命火以期平衡的学术思想，可谓见解独到，对后世中医妇产科临床多有启示。

3. 用药六味八味加减

赵献可在妇科诊疗中，如见肾中无水，胎不安，则用六味地黄丸方壮水；肾中无火，用八味地黄丸方益火。调经用杜仲、续断、阿胶、艾叶、当归、五味，出入于六味、八味汤中为捷径，概括了两方在妇科各病证中的运用原则。赵献可在临床上积累了丰富的经验，常以逍遥散配六味丸治疗肾虚肝郁所致带下病，配左金丸治疗妊娠恶阻等。在此基础上，创制了著名方剂清肝滋肾汤。其认为恶阻多在三个月之时，为相火化胎之候，壮火食气，上冲胃口，食入即呕吐，少阴肾水既养胎，少阳之火益炽，须用清肝滋肾汤，即六味饮加柴胡、白芍。

（七）五官科病论治

赵献可从《灵枢·大惑论》“五脏六腑之精气，皆上注于目而为之精”之论，引发出“肾藏精，故治目者以肾为主”的治疗眼疾的原则。如光华散乱而不能收敛近视，是由阴精不足、阳光有余所致，为病在水，故此治疗在心肾，心肾平则水火调而阴阳和，正合“壮水之主，以制阳光”的原则。赵献可在诊治齿病时，根据齿属肾的原则，指出凡牙齿动摇，或痛或不痛，或出血或不出血，俱如欲落之状者，皆属肾。肾热者色黑而齿槁，凡肾虚者多齿痛而摇动，此为脾肾亏损之证，治宜从肾。赵献可认为，耳者肾之窍，肾开窍于耳，故治耳者以肾为主。其认为，左肾为阴主精，右肾为阳主气，精不足、气有余则聋。肾虚则耳内潮声、蝉声无休止，当坠气补肾。肾者，宗脉所聚，耳之为窍，血气不足，宗脉乃虚，风邪乘虚随脉入耳，气与之搏，故为耳鸣。耳痒乃肾虚，致浮毒上攻而致。因此，从调补肾脏入手，方可奏效。此外，口疮病，穷其根源，亦由于肾阳惫衰，则肾宫虚寒，虚火不得已而上浮或游溢。因而用八味肾气丸以补肾安宅，引火归原，即可治本除病。咽喉痛不单纯从呼吸道调治，溯其源仍归于肾，其辨证有寒热虚实之分。若少阴之火逆冲于上，咽喉紧锁处，气郁结而不得舒，则或肿或痛，其证必内热口干面赤，痰涎涌上，尺脉数而无力，其缘于肾之亏损，相火无制，故须用六味丸加减服之方效。

赵献可以调补肾命水火为核心，并在前贤肾命理论的基础上有所弘扬与发挥，临床运用六味丸、八味丸达到了一个新的高峰。但同时也要看到，赵献可的命门学说，用太极思想加以解释，在说理方面亦有其局限性。

三、养生与老年病防治

（一）养生治未病

人之生，不可离命门之火一刻，整个生命过程亦随命火的盛衰而变化。故《素问·生气通天论》说："阳气者，若天与日，失其所则折寿而不彰，故天运当以日光明。"说明保养一身之阳气，对于养生延年是极为重要的。在《内经》理论的启示下，赵献可认识到，保养肾元与养生延寿有很密切的关系。其从人类生老病死的过程，认识到这是必然规律。其云："生而老，老而病，病而死，人所不能免，但其间有寿夭长短之差。"故养生者须"防未然而治未病"。不仅指出生死是客观规律而"人所不能免"，同时强调"防未然"的主观能动作用。

1. 节欲以养精

赵献可指出，"尊生之士"首先要明阴阳之道和生死规律；"其次莫若寡欲，未必长生，亦可却病"。还说："人之病，由于欲。"强调益寿延年，首先必须节欲以养精。此正深得《内经》"积精全神"以"却老而全形"之旨。其在养生却病、益寿延年方面，特别注重保养命门之火，强调不可恣意克伐。其说："余所以谆谆必欲明此论者，欲世之养身者、治病者，的以命门为君主，而加意于火之一字。"又说："夫既曰立命之门，火乃人身之至宝。何世之养身者，不知保养节欲，而日夜戕贼此火。"此言命火和生命活动息息相关，认为保养命门之火至关重要。

2. 崇尚丹溪养阴

对于肾虚衰老，赵献可认为命火不足者固多，但亦不否认有阴精不足者，且力尚丹溪养阴法。其于《医贯·阴阳论》中引丹溪之论曰："人身之阴，止供三十年之受用，可见阳常有余，阴常不足。况嗜欲者多，节欲者少。故自幼至老，补阴之功，一日不可缺。"赵献可载录朱丹溪之阴常不足论，与其主张的命门学说并不相悖。与之相反，赵献可认为"无阳则阴无以生，无阴则阳无以化"，说明其并非偏执一说。倘以阴阳两方面的作用相比较，其认为阳气对于人体更为重要，因此偏重命火，但在补火中尤兼顾益水。从其习用"水中补火"之圣药八味丸来看，也证明了这一学术思想。

3. 注意保养命火

赵献可认为，在平时倘若不注意保养命门之火，甚至恣意耗伐命门之火，则会使人得病乃至影响寿命。他说："栖真养息，而为生生化化之根者，独藏于两肾之中""纵情嗜欲，以致肾气虚衰，根先绝矣"。此强调节欲与固养命门、养生延寿有很大的关系。临证亦多见纵欲者耗竭肾阴、损伤命们之火而致阳痿与早衰者，证明纵欲则必然伤肾。其谓："水虚者固多，火衰者亦不少，未有精泄已虚，而元阳能独全者。况阴阳发为其根，议补阴者，须以阳为主，盖无阳则阴无以生也。"进一步强调了阴阳两者中阳的重要性。

4. 反对寒凉戕伐

赵献可在治疗疾病时，反对用寒凉药一意戕伐，指出"治病者，不知涵养此火，而日用寒凉，以直灭此火，焉望其有生气耶"。认为苦寒药"终非济生之品"，但亦并非主张一味使用温热之剂，认为应该辨证用药。因为疾病之所成总责之阴阳之偏，故制方亦应随其偏而纠之。其批评医者，明知其偏之弊，却制不寒不热之方，宗为医道；不究人之受病，以偏得之，感于寒则偏于寒，感于热则偏于热；以不寒不热之剂投之，何以纠其偏而救其弊。

此外，赵献可还反对服食金石以图长生不老。其云："世人服食以图长生，惑矣！甚者日服补药，以资纵欲，则惑之甚也。"这对于当时盛行之服食金石、滥进补药，以图长生者，是有力的驳斥。

（二）老年病防治

赵献可提出：“火乃人身之至宝。何世之养身者，不知保养节欲，而日夜戕贼此火。”治老年病如何养火？赵献可具有两法，即“温补元真之火”和“滋养水中之火”。赵献可认为，“命门君主之火，乃水中之火，相依而永不相离也”。火之有余，缘真水之不足，丝毫不敢去火，只补水以配火；火之不足，因见水之有余。亦不必泻水，就于水中补火。世人皆曰降火，而赵献可独以地黄滋养水中之火；世人皆曰灭火，而赵献可独以桂附温补天真之火。充分反映其根于命门水火的思想。

兹节录《医贯》数案，以观用方手眼。如消渴病，赵献可主张用八味丸补肾救肺，其列举昔汉武帝病渴，张仲景为处此方，推崇八味丸诚良方也。揣摩其意，是用六味滋少阴之肾水，加附子肉桂之辛热，壮其少火，灶底加薪，枯笼蒸溽，槁禾得雨，生意维新；又如老年耳聋，若其人瘦而色黑，筋骨健壮，此精气俱有余，固藏闭塞，是聋为实，乃高寿之兆也。又有乍聋，不知调和七损八益之道而早衰之节者，其证面颊黑，体重耳目不聪，为脱精肾惫，安肾丸、八味丸、苁蓉丸、薯蓣丸，选而用之；又如对老年便秘，其反对用硝、黄、巴豆、牵牛等药下之，推求其意，是恐虚其虚。《医贯·泻利并大便不通论》说：“况老人后门固者，寿考之证，自是常事。若以六味八味常服，永保无虞。”另如噎膈，赵献可认为，此证多是男子年高五十以外得之，直须以六味地黄丸料大剂煎饮，久服可挽于十中之一二。又须绝嗜欲，远房帏，薄滋味。若曰温胃，胃本不寒。若曰补胃，胃本不虚。若曰开郁、香燥之品，适以助火，《局方发挥》已有明训。河间刘氏下以承气，咸寒损胃，津液愈竭。无如补阴，焰光自灭。仅上各案，见微知著，足以证明赵献可治疗老年病以培养命门之火为主。

可见，火乃人身之至宝。欲长寿者，忌戕贼此火；治老年病，宜培养此火。此乃赵献可治老年病之思想精髓所在。

【后世影响】

一、历代评价

赵献可力主温养命门，命门—益火—八味，贯彻始终，观点鲜明，构思独特，意味深长。但不足之处亦显而易见，无怪师承其学的高鼓峰亦认为其论“拘浅”，吕晚村指出其说“太过”。

吕晚村在《吕晚村先生评医贯》中说：“自许学士开补脾不如补肾之理，薛院使因之用八味、六味通治各病，赵氏又从薛雪发明其要，一归之命门，其治一归之八味。‘益火’二字乃全书之宗旨也。其提阐快当亲切处有前此所未及者，真立斋之功臣矣。顾病机传变，辗转相因，治法逆从，浅深异用，赵氏所言皆穷原反本之论，拨乱救弊，功用甚大。”但仅仅告诉读者书籍的“主脑”不行，还得告诉学习“主脑”的方法，故吕留良接着说：“然以之治败证则神效，而以治初病则多疏，盖缘主张太过，立言不能无偏，遂欲执其一说而尽废诸法，亦不可行也。学者识其指归，以明生化斡旋之机，又当详考古今立法相因异用之故，斯为十全。若徒喜其直截简易以为高，则卤莽灭裂，夭枉无穷，亦非赵氏所以济世之心也。”

徐大椿《医贯砭·序》言：“若赵养葵《医贯》之盛行于世，则非赵氏之力所能为此也。晚村吕氏，负一时之盛名，当世信其学术，而并信其医。彼以为是，谁敢曰非。”吕留良的评注不但扩大了《医贯》的影响，而且纠正了赵献可的偏颇，具有极高的学术价值。

宋明理学在晚明时期逐渐没落，这样的思想潮流，很可能是徐大椿强烈批判《医贯》的原因。由于《医贯》存在许多不足之处。如称“火不可以水灭，药不可以寒攻”；提倡温补，视六味丸、八味丸通治百病，不适当地将其运用范围扩大化，把各种疾病都归结为水火元真之病变，未免简单化、概念化。徐大椿特著《医贯贬》，强烈抨击赵献可之论。其指出：“各病有各病之本原，各病有各病之偏弊，若一概用八味一方，则正大乱之道矣。”还批评赵献可“只将六味、八味二方大剂与服，将仲景当日一片苦心，千年奉为章程者，一齐扫却”。《四库全书提要》评价说：“大椿攻击其书，不为无理。”

亦有学者认为，赵献可大胆探索，敢于创新，完善了命门学说，功劳卓著。正如现代学者姜春华所说：“中医命门学说至赵氏始完成。”认为赵献可学术思想均以肾命为核心，其在治疗上的最大特点是立足肾命，强调固肾求本；其对六味丸、八味丸这两个补肾基础方进行了充分研究，在运用上达到了炉火纯青的地步；其对龙火病机的阐释及其治疗见解，对后世引火归原法的发展启发甚大；其重视真元之说，指出命门“为主宰先天之体，有流行后天之用”的观点，对后世影响至深，为后辈医家所推崇，对中医理论和临床实践具有重要的指导意义。

二、后世发挥

与赵献可同一时期的医家孙一奎，其《医旨绪余·右肾水火辨》，同样以先天之太极来指称命门，用《黄庭内景经》之论，肯定命门为两肾间之动气为万物生生不息之动力来源的看法；更引《易经》对于“坎”的定义，直指两肾与命门即“一阳位于两阴之间”等论点，其学术思想与赵献可相符。但孙一奎却于“命门图说”中举证《灵枢》《素问》对于三阴、三阳、十二经的定义有对偶规律，直指命门不当属火，其性质应当属阳，非火非水。可惜其对于养生治病未提出具体方药。

明末李中梓，承继薛己与赵献可的思想，于《删补颐生微论·先天根本论》中，言“肾水者先天之本也，而一点元阳则寓于两肾之间，是为命门……人非此火，无以运行三焦，腐熟水谷”，强调先天之本的重要性，沿用六味地黄丸与八味地黄丸治先天水火不足之证；更进一步提出“肾为先天之本，脾为后天之本”的新论点。这可以看作是赵献可学说的延伸和拓展。由此可见，赵献可命门学说确实具有启迪新的医学理论产生的影响。

清代张石顽于所著《张氏医通》“中风门”“诸伤门·火”等论中，大量引用赵献可的论述，作为辨证论治的基础。其于《张氏医通·诸伤门·火》论中，批判脉法之缪误时说：“三焦配合心主，代心司化育之令，即谓之君。而命门独操其权，故谓之相。若相火妄临五位，则为五志之火，其实一气之亢，初无彼此……若弦细而数，按之益坚，为少火气衰，而见肝肾真脉，非火使然。夫下焦之火，龙火也，水盛则蛰藏不见，其脉自平。今弦细且数，乃冰雪阴凌之象，虚劳见此，最为剧候。或反虚大数疾，为食气之火，耗竭真阴，虚阳飞越之兆，久病得此，百不一生。惟暴脱元气者，犹可峻补以敛固之。”说明诊察久病患者因身体耗损，所得脉象实际上是命门之火，也就是身体最基本的活力表现，“虽有虚实之分，绝无沉实之脉”。以提醒习医者不可妄以浮沉虚实作为辨别病因病机的依据，导致误诊误治。由此可见，赵献可学说还具有引导产生临床务实新知的作用。

清初陈士铎的《石室秘录》，广泛摘用赵献可之言，虽被清王三尊评为“乃从《医贯》中化出”，但陈伯平积极运用命门学说的成效在《石室秘录》中处处可见。诸如：“凡人有气喘不得卧，吐痰如涌泉者，舌不燥而喘不甚，一卧则喘加，此非外感之风邪，乃肾中之寒气也，盖肾中无火则水无所养，乃泛上而为痰，将胃中之水尽助其汹涌之势而不可止遏，以法当六味丸汤加附子、肉桂大剂饮之，则肾宫火热而水有所归。”《石室秘录·急治法》针对食欲未减但是无力而不能站立的痰证，判断说：“肾寒极而火沸腾，似疾而非痰也。初起之时未尝不是阴阳火炽而来，用寒凉折之则胃火熄矣。而肾水熬干，夜必咳嗽吐痰而日间转觉少轻，呻吟床席，饮食少迟，更觉难堪。方用元参一两、麦冬三两、熟地二两，水煎服……后用六味汤大剂煎饮……妙在用熟地以补肾水，水足而胃火自坚矣。”以六味丸治疗阴虚火旺、水沸成痰的方法，明清医学著作《王孟英医案》《傅青主男科》《续名医类案》等皆有实际运用之医案记载。

综上所述，赵献可遥承易水之学，尊薛己之说，偏重于肾命水火的研究。其提出肾间命门说，阐阴阳互根之理，论五行之妙用，强调命门是立命之门，谓之元神。称命门“为主宰先天之体，有流行后天之用”；指出火属阳为生命之源，命火不足是疾病发生的主要原因；倡言“火不可以水灭，药不可以寒攻”。其观点鲜明、影响深远，对当代中医学“命门学说”“扶阳思想”的理论研究与临床运用有着重要的参考价值。在养生和治疗疾病的过程中，赵献可强调应调补命门，可补而不可泻。赵献可在重视保养命门之火的同时，又提醒医者应注意滋养真阴，脾与命门兼顾。临床治疗中，其擅用六味丸、八味丸，结合实际活用古方，辨析疑难病证的诊治，发掘古方深意，都具有重要的理论意义和临床参考价值。

云南中医学院　杨卫东

【参考文献】

[1] 赵养葵. 邯郸遗稿 [M]. 浙江：浙江科学技术出版社，1983.
[2] 张介宾. 景岳全书 [M]. 上海：上海科学技术出版社，1984.
[3] 魏子孝. 倡命门太极说的孙一奎 [M]. 北京：中国科学技术出版社，1988.
[4] 项棋. 崇尚温补的赵献可 [M]. 北京：中国科学技术出版社，1989.
[5] 张璐. 张氏医通 [M]. 北京：中国中医药出版社，1995.
[6] 江幼李. 道家文化与中医学 [M]. 福建：福建科学技术出版社，1997.
[7] 戴原礼. 秘传证治要诀及类方 [M]. 北京：中国中医药出版社，1998.
[8] 李中梓. 删补顾生微论 [M]. 北京：中国中医药出版社，1998.
[9] 任应秋. 中医各家学说 [M]. 上海：上海科学技术出版社，1998.
[10] 何少初. 中医药文化通览 [M]. 北京：世界图书出版公司，1998.
[11] 赵献可. 医贯 [M]. 北京：人民卫生出版社，2005.
[12] 李中梓. 医宗必读 [M]. 北京：人民卫生出版社，2006.
[13] 孙一奎. 医旨绪余 [M]. 北京：中国中医药出版社，2008.
[14] 陈士铎. 石室秘录 [M]. 北京：人民军医出版社，2009.
[15] 鲁兆麟. 中医各家学说专论 [M]. 北京：人民卫生出版社，2009.
[16] 张觉人. 略述赵献可治疗老年病的学术思想 [J]. 浙江中医药大学学报，1983，1：38－39.
[17] 常存库. 赵献可的哲学思想与其医学理论体系 [J]. 中医药学报，1984 (5)：39－42.
[18] 杨毓隽.《医贯》刍议 [J]. 天津中医，1985 (3)：35－37.
[19] 陈熹裕. 赵献可的益肾养生观窥见 [J]. 江苏中医杂志，1985，6：12－13.
[20] 刘志英，许永周. 简述赵献可对命门学说的贡献 [J]. 吉林中医药，1986 (4)：43.
[21] 杨世权. 赵献可肾命学说评述 [J]. 四川中医，1986，24 (9)：4－5.
[22] 郭贞卿，张斯特. 论《医贯》六味丸治痰湿之理法 [J]. 山东中医杂志，1986 (1)：4－5.
[23] 金二澄. 应该重视"目睛命门"说 [J]. 南京中医学院学报，1987 (4)：65.
[24] 郭秀琴. 初析《医贯》对吐衄血证的治法 [J]. 浙江中医学院学报，1987，11 (6)：33－34.
[25] 吴云波. 徐大椿《医贯砭》学术价值管窥 [J]. 南京中医药大学学报，1988，2：51－52.
[26] 项祺. 对赵献可阴阳学说的探讨 [J]. 山西中医，1989，5 (6)：1－3.
[27] 廖晖明. 试论赵献可的阴阳水火观 [J]. 河北中医，1989，11 (3)：1－2.
[28] 庞国荣. 赵献可治疗妇产科病学术思想探析 [J]. 四川中医，1990，1：3－4.
[29] 曹东义. 医易汇通大家赵献可 [J]. 国医论坛，1992，33：9－12.
[30] 项祺. 试论赵献可对《内经》命门学说的研究成就 [J]. 山西中医，1993，9 (4)：2.

[31] 王立茄. 赵献可学术思想初探 [J]. 天津中医学院学报，1992，3：8－9.
[32] 陈永萍.《医贯》版本考略 [J]. 中医文献杂志，1995 (4)：3－5.
[33] 魏凤琴，张珍玉. 命门的理论研究 [J]. 山东中医药大学学报，2000，24 (5)：376－380.
[34] 李如辉. 中医命门学说的发生学原理 [J]. 浙江中医学院学报，2000，24 (3)：3－5.
[35] 刘玉玮. 赵献可《医贯》医学理论特色辨析 [J]. 中医文献杂志，2001，1：6－8.
[36] 刘保和. 赵献可与"元神"论 [J]. 河北中医药学报，2002，17 (1)：9－11.
[37] 马玉芳. 治生者原生 [J]. 浙江中医杂志，2002，10：415－416.
[38] 李永峰.《医贯》对血证的贡献 [J]. 安徽中医学院学报，2003，22 (2)：12－13.
[39] 焦庆华.《医贯·咳嗽论》析 [J]. 中医文献杂志，2003 (3)：34.
[40] 张爱青，郭晖，陈海凤. 略述赵献可对《内经》五郁的发挥 [J]. 光明中医，2003，18 (3)：4.
[41] 张仕玉. 试论赵献可倡补肾命的思想 [J]. 吉林中医药，2004，24 (7)：4－5.
[42] 张仕玉. 试论赵献可治疗郁证的经验 [J]. 北京中医，2004，23 (6)：339－340.
[43] 白可公.《难经》命门说与赵献可命门说的比较研究 [J]. 内蒙古中医药，2005 (2)：31－32.
[44] 周益新. 赵献可《医贯》成书年代辨正 [J]. 光明中医，2005，20 (2)：39.
[45] 刘军，简军. 赵献可邯郸遗稿浅析 [J]. 中医药学刊，2006，24 (7)：1342－1343.
[46] 张仕玉. 试论赵献可治疗血证经验 [J]. 中国中医急症，2007，16 (2)：215.
[47] 李志更，潘桂娟，刘理想，等.《医贯》中的五行学说思想 [J]. 中华中医药学刊，2008，26 (8)：1701－1702.
[48] 李东方. 吕留良评注《医贯》学术价值刍议 [J]. 南京中医药大学学报，2013，14 (1)：19－23.
[49] 江慧珠. 赵献可命门学说的学术成就及其应用价值探讨 [D]. 成都：成都中医药大学，2005.

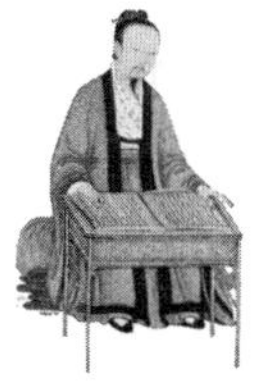

汪绮石

内容提要

汪绮石，明代医家，著有虚劳证治专著《理虚元鉴》。该书系统总结了诊治虚劳的学术思想和临床经验。在虚劳的病因方面，概括性地提出了虚劳的六因学说，认为先天之因、后天之因、痘疹及病后之因、外感之因、境遇之因和医药之因是导致虚劳的六种病因；在虚劳的病机方面，从火立论，重视火邪在虚劳发病机制中的作用。在虚劳的治疗方面，提出“治虚三本”与“治虚二统”学说，认为肺、脾、肾为治虚三本，而治虚之道则当统之于肺脾，需要从肺脾去调理阴阳；在虚劳的治疗方药方面，制定22首虚劳本治方，包括归养心脾汤、养心固肾汤、清热养荣汤、还元丹等，还阐述了自己对人参、泽泻、麦冬、桔梗、生地、茯苓、陈皮、当归等18味中药的认识。汪绮石还非常重视虚劳病的预防，提出了“知节”“知防”“二护”“三候”“二守”“三禁”六个方面的重要预防指导原则。时至今日，其学术思想对于各种疾病的调理、治疗、养护等均还有着重要的指导意义。

【概述】

一、生平简介

汪绮石，明代医家，传为明末人。大多数学者均认为其生卒、履历等已无从考证。如王淑玲指出，“绮石，传为明末人，姓名、居里均无从考。绮石目睹世人之病虚劳者，委命于庸医，而轻者重，重者危，因而对虚劳一门，独多钻研，著成《理虚元鉴》一书”。其学术思想和治学方法，一则宗于《素问》《灵枢》，一则博览群书，兼采诸家之长。其对虚劳的病因、病机、预防治疗颇有独到见解，以善治虚劳而著称于世。据其弟子赵宗田序云：“绮石先生医道高玄，虚劳一门，犹为独阐之宗。”绮石治学，既善于继承中医经典及各家学术成就，又具有独特的思想和理论见解。其所构建的中医诊治虚劳的理论框架，对后世影响极为深远。

二、著作介绍

《理虚元鉴》是汪绮石的代表著作。该书大约成书于1644年，1725年柯怀祖购得此书，1771年经校刊后得以传世。现存两种主要版本，分别为两卷本和五卷本。两卷本以清乾隆三十六年辛卯（1771）柯氏原刻本为代表，卷上介绍虚劳的脉证、病因病机、治疗原则及预防调摄方法；卷下记载了虚劳本治方22首及治虚药讹一十八辨。五卷本收入清光绪十年甲申（1884）刻行的《世补斋医书》，是经清代名医陆懋修重订而成。其中卷一至卷三，首先论述了虚劳病的脉法、病因病机、防治原则等，然后讨论了吐血、劳嗽等多种虚劳病证的证治与调摄措施；卷四主要记载了治疗虚劳诸方的运用方法和汪绮石对18种常见中药用于治疗虚劳的认识及评价；卷五为虚劳病的脉法总括。相比较而言，这两种版本，两卷本较符合著作原貌，五卷本经修订更加完备。2005年人民卫生出版社出版了由谭克陶、周慎整理的《理虚元鉴》，该书分为上、下两卷。卷上主要是医论，从多个方面阐述了作者的学术观点，主要有虚劳脉法的总括与分类，治虚“三本”与“二统”，虚证六因，心肾论，劳嗽证论，虚火伏火论，虚劳病的“知节”“知防”“二护”“三候”“二守”“三禁”“四难”等；卷下主要介绍了治疗虚劳病的虚劳本治方，包括归养心脾汤、养心固肾汤、清热养荣汤、还元丹等22首方剂，以及治虚药讹一十八辨，包括人参、泽泻、麦冬、桔梗、生地、茯苓、陈皮、当归等18味中药。综观本书，体系完备，特色突出，参考性强，乃中医典籍中的上乘之作。

【学术思想】

一、学术渊源

《理虚元鉴》系统全面地记载了有关虚证的脉法、病因、病机、症状、治则、方药以及预防等，是汪绮石在汇通前贤、自成家法后，对于虚劳病诊治理论及自身治学方法的总结和发挥，具有较高的学术价值和参考借鉴意义。汪绮石的弟子赵宗田在为《理虚元鉴》写序时云“先生悯世人之病虚劳者，委命于庸医，而轻者重，重者危，深可痛伤。特校昔贤之书几千百家，如四时各司一气之偏，未逢元会，乃伏读《素》《灵》而启悟门，得其要领，参订补注，集成一书”，正说明了《内经》是汪绮石学术思想的源头，历代医家对其学术思想亦多有影响。汪绮石在书中特别提到了李东垣、朱丹溪、薛立斋这三位著名先贤，称赞他们“皆振古之高人，能回一时之习尚，辟岐黄之心传者”。同时，又中肯地指出其不足说：“然皆主于一偏，而不获全体之用。是以脾胃之论，出于东垣则无弊，若执李东垣以治者，未免以燥剂补土，则有佛于清肃之肺金。滋阴之说出于丹溪已有弊，若执丹溪以治者，全以苦寒降火，有碍于中州之土化。……又执立斋补火之说，用左归、右归丸，不离苁蓉、鹿茸、桂、附等类，而不顾其人之有郁火无郁火，有郁热无郁热，更不虑其曾经伤肺不伤肺。……奚啻抱薪救火乎!”可见，汪绮石精通经典和先贤学说，特别是对李、薛、朱三家的学术思想有较深刻的认识和见解，能够提出自己的看法和主见。取三家之长，而不囿于三家之说，用东垣而不泥于东垣，用丹溪而不泥于丹溪，使其成为中医发展史上专论虚劳病的一位独树一帜的医家。

二、学术特色

（一）治虚“三本”与“二统”

1. 治虚三本——肺、脾、肾

虚劳是由五脏精气亏损导致的，但其根本在于肺、脾、肾三脏。肺为华盖，主一身之气，脾为后天之本，肾为先天之本，虚损多与肺、脾、肾相关。正如绮石所言：“治虚有三本，肺、脾、肾是也。肺为五脏之天，脾为百骸之母，肾为性命之根，治肺、治脾、治肾，治虚之道毕矣。”绮石认为肾是性命之本。“夫肾者，坎象，一阳陷于二阴之间。二阴者，真水也。一阳者，真火也。肾中真水，次第而上生肝木，肝木又上生心火。肾中真火，次第而上生脾土，脾土又上生肺金。故生人之本，从下而起，如羲皇之画卦然。盖肾之为脏，合水火二气，以为五脏六腑之根。真水不可灭，真火独可熄乎?”对于脾肾两脏的重要性，绮石认为前贤早已多有论述，而对于肺脏却强调不够，临床上还应当重视清金保肺。“余惟执两端以用中，合三部以平调。一曰清金保肺，无犯中州之土，此用丹溪而不泥于丹溪也。一曰培土调中，不损至高之气，此用东垣而不泥于东垣也。一曰金行清化，不觉水自流长，乃合金水于一致也。三脏既治，何虑水火乘时，乃统五脏以同归也。但主脾、主肾，先贤颇有发明，而清金保肺一着，尚未有透达其精微者，故余于论肺也独详。此治劳之三本，宜先切究也。”治虚三本之说为虚劳病的辨治明确了脏腑病位，强调了肺、脾、肾三脏强健则不易病虚弱，从而使医者有的放矢，治疗上主次清晰。

2. 治虚二统——肺、脾

“二统”是指治虚统之于肺脾，需要从肺脾去调理阴阳。“人之病，或为阳虚，或为阴虚。阳虚之久者，阴亦虚，终是阳虚为本；阴虚之久者，阳亦虚，终是阴虚为本。凡阳虚为本者，其治之有统，统于脾也；阴虚为本者，其治之有统，统于肺也。此二统者，与前人之治法异。前人治阳虚者，统之以命火，八味丸、十全汤之类，不离桂、附者是；前人治阴虚者，统之以肾水，六味丸、百补丸之类，不离知、柏者是。余何为而独主金、土哉？盖阴阳者，天地之二气。二气交感，乾得坤之中画而为离，离为火；坤得乾之中画而为坎，坎为水。水火者，阴阳二气之所从生，故乾坤可以兼坎离之功，而坎离不能尽乾坤之量。是以专补肾水者，不如补肺以滋其源，肺为五脏之天，孰有大于天者哉？专补命火者，不如补脾以建其中，脾为百骸之母，孰有大于地者哉?”由此可见，绮石的“二统”之说颠覆了既往医家从肾中水火入手调补阴阳亏虚之法，肺为天，脾为地，调补阴阳应当重在肺脾，而非命门和肾水。即补水者，当先补肺阴，补火者，当先补脾阳。

（二）总结“虚证六因”

汪绮石将导致虚劳的原因概括为六个方面，即虚证六因。包括先天之因、后天之因、痘疹及病后之因、外感之因、境遇之因和医药之因。这些观点从现代看来涉及遗传因素、调护因素、医源性因素等，其认识是相当全面和正确的，充分体现了绮石的认识之深和经验之广，这对于全面了解虚证和指导其治疗及预防有着重要的意义。

1. 先天之因

父母年已衰老之际所生的孩子或者在劳累、大病之后入房所得的孩子的体质常较弱，至20多岁时常会有虚劳的病证发生。在形成虚劳之前常会有一些先兆，如幼时多惊风，骨软行迟；稍长大后，读书不能出声，或写字时动辄手颤；或伴有喉中痰多、胸中气滞、头摇目瞤等症状，这些都是先天不足的征兆。这样的人适合于在虚劳病发之前进行调护，防病于未然。

2. 后天之因

后天之因主要指酒色、劳倦、七情、饮食等因素。如酒为湿热之品，长期过度饮酒会造成湿热内蕴，肝胃受损，亦可因实致虚；色欲伤肾，过多过频的房事会耗伤肾精；劳神过度易损伤心脾；饮食不节会损伤脾胃造成脾胃虚弱、饮食积滞等。后天之因涵盖广泛，世人当养成良好习惯，注意适当调理，才能避免饮食、劳逸、酒色等导致的损害。

3. 痘疹及病后之因

痘疹可分为痘和疹。痘属先天阳毒，疹属先天阴毒。治疗痘时，常用益气补中之法，则阳毒可外发干净，日后很少会得脾胃病。治疗疹时，常用清散养荣之法，则阴毒可外发透彻，日后很少会得肺病。若治疗痘时未用补法，则患者常有脾泄胃弱，腹痛气短，神疲精亏，面白足痿，不耐劳动，不禁风寒等种种气弱阳衰之症。若治疗疹时未用清法，则患者常有哮喘，音哑声嘶，易患伤风咳嗽等种种阴亏血枯之证。故痘疹未经正确的治疗常会引起虚劳。此外人在病后元气亏虚，过度的劳累或过度的房事，也会损伤脏腑，甚者病重不救，故病后必须注意休养，以免导致虚劳。

4. 外感之因

感受触冒外邪可以导致虚劳。对于正气充足的人而言，外感往往不易导致严重的疾病，但是对于酒色无度或阴血亏虚的人而言，却常常引起劳嗽之证，“盖肺主皮毛，风邪一感于皮毛，肺气便逆而作嗽。似乎伤风咳嗽，殊不经意，岂知咳久不已，提起伏火，上乘于金，则水精不布，肾源以绝，且久嗽失气，不能下接沉涵，水子不能救金母，则劳嗽成矣”。一切不正常的气候变化和有害于人体的外界致病因素，在人体正气虚弱时常常会侵入人体而致病，《素问·上古天真论》指出“虚邪贼风，避之有时”，避免外邪的侵袭，是维护健康的重要途径。

5. 境遇之因

境遇不佳会令人精神受挫，情绪灰暗，情志改变而生病。汪绮石认为：“因境遇者，盖七情不损，则五劳不成，惟真正解脱，方能达观无损，外此鲜有不受病者……此皆能乱人情志，伤人气血。医者未详五脏，先审七情，未究五劳，先调五志，大宜罕譬曲喻，解缚开胶。荡佚者，惕之以生死；偏僻者，正之以道义；执着者，引之以洒脱；贫困者，济之以钱财。是则仁人君子之所为也。”人生之路并非毫无坎坷，遇到挫折、变故时当坦然面对，应当用宽大的胸怀去克服困难，调整情绪，勇敢面对。

6. 医药之因

医生的失治误治可以导致患者脏腑功能的损伤而引起虚劳。如患者并非劳证，医生却当成劳证治疗而耽误了病情；本来患者不是感冒表证，但医生却重用了发散的药物而使其气阴耗伤；或者患者稍有饮食等停滞，医生即大量使用削伐的药物，遂致病情严重。医药本为治病所用，但使用不当则会变成致病因素，故作为医者应不断提升自己的诊疗水平，万一出现失治误治，必须及时纠正错误，避免给患者带来伤害。

（三）病机多从火立论

虚劳的成因多与火热有关，心火旺、肾水虚则易形成心肾不交，若心火上炎克金，则易成劳嗽之症。“虚劳初起，多由于心肾不交，或一念之烦，其火翕然上逆，天旌摇摇，精离深邃。浅者梦而遗，深之极者漏而不止。其或症成骨痿，难于步履者，毕竟是少火衰微，别成阳虚一路，不为阴虚之症也。其单见心肾不交，滑精梦泄，夜热内热等候者，此为劳嗽之因，而未成其症也。其心肾不交，心火炎而乘金，天突急而作痒，咯不出，咽不下，喉中如有破絮粘塞之状，此劳嗽已成之症也。”可见，此火多指阴虚内热之火。

1. 吐血与火热

吐血多与火有关，有煎厥和薄厥两种。煎厥动于心火，其势较缓；薄厥动于肝火，其势较急。“煎厥者，从阴虚火动，煎灼既久，血络渐伤，旋至吐血，其势较缓。薄厥者，薄乃雷风相薄之薄，心热为火，火热为风，风火相薄，厥逆上冲，血遂菀乱涌出，其势较急。煎厥单动于心火，不得风助，故无势而缓。薄厥兼动于肝火，火得风助，故有势而急。大抵性急多盛怒者，往往成薄厥。”可见煎厥多属阴虚火动，薄厥多属风火上攻。治疗吐血宜以清金保肺之法，金令既肃则肝木得平，加之滋阴补水，救其化源，则火自潜降。

2. 劳嗽与火热

劳嗽症病因多与火有关。首先，劳嗽初起多是由于风寒侵袭，入肺化热而致。正如汪绮石所讲，“劳嗽初起之时，多兼表邪而发。盖肺部既亏，风邪乘虚而入，风寒入肺，化为火邪，邪火与内火交灼，则肺金愈伤，而咳嗽因之不止”。其次，劳嗽症在治法上多用清火之法。“余凡遇此症，先以柴胡、前胡清理表邪，及桔梗、贝母、兜铃之类，清润而不泥滞者，以清理肺金，或六七剂后，方用清凉滋阴之品，以要其终。但柴胡可多用几剂，前胡止可用一二剂，若表邪一清，柴胡亦须急去也。”由此可见，劳嗽初起需用柴胡、前胡清透表邪，桔梗、贝母等清润肺金，皆为清法，倘若以芪、术益其气，归、地补其血，甚以白芍、五味、枣仁敛其邪，则邪气常会深滞腠理，从而胶固难拔。

3. 干咳与火热

干咳为有声无痰之咳，病机多属阴虚火热而从火论治。正如汪绮石所述："干咳者，有声无痰，病因精血不足，水不济火，火气炎上，真阴燔灼，肺脏燥涩而咳也。丹溪云：此系火邪郁于肺中而不能发，水火不交所致，宜补阴降火。症从色欲来者，琼玉胶最捷。午后咳，阴虚也；黄昏咳，火气上感于肺也。"这就是说，干咳多由于精血不足，水不济火，火气炎上，燔灼肺脏，肺阴不足，肺失宣肃而引起，相应的治法当为养阴降火止咳，故干咳在病机上多与阴虚之火相关，辨治上多从火论治。此外，午后咳多属阴虚，黄昏咳属于火气上感于肺，均与火相关，故应加以重视。

（四）重视虚劳病的预防

汪绮石认为虚劳当治其未成之时，"患虚劳者，若待其已成而后治之，病虽愈，亦是不经风浪，不堪辛苦的人，在富贵者犹有生理，贫者终难保也。是当于其未成之先，审其现何机兆，中何病根，尔时即以要言一二语指示之，令其善为调摄，随用汤液十数剂，或用丸剂、胶剂二三斤，以断其根，岂非先事之善策哉"。此外，汪绮石还提出了虚劳病的"知节""知防""二护""三候""二守""三禁"等重要的预防指导原则。

1. 知节

知节即节嗜欲、节愤怒、节思虑等。"节为节省之义。虚劳之人，其性情多有偏重之处，每不能撙节其精神，故须各就性情所失以为治。其在荡而不收者，宜节嗜欲以养精；在滞而不化者，宜节烦恼以养神；在激而不平者，宜节愤怒以养肝；在躁而不静者，宜节辛勤以养力；在琐屑而不坦夷者，宜节思虑以养心；在慈悲而不解脱者，宜节悲哀以养肺。"烦恼、愤怒、悲哀等均属于人体的五志七情，然而，因由情志导致的疾病，有时单纯依靠药物的治疗并不能取得很好的疗效，需要患者主观心理上的调整和解悟，故患者必须节愤怒、节思虑等。

2. 知防

知防是指虚劳之人要防风、防寒等。"虚人再经不得一番伤寒，或一番痢疾，或半年几月疟疾，轻伤风感冒，亦不宜辄受。所以一年之内，春防风，又防寒；夏防暑热，又防因暑取凉，而致感寒；长夏防湿；秋防燥；冬防寒，又防风。此八者，病者与调理病患者，皆所当知，即医师亦须深明五运六气之理，每当时序推迁，气候偏重，即宜预为调摄挽救，以补阴阳造化之偏，而制其太过，扶其不足。"一年四季各有其气候特点，虚劳之人要提防不同季节之不同外邪的侵袭，医生也要明白其中的道理以帮助患者调摄，否则会使患者身体更加虚弱。

3. 二护

二护是指病者要护足、肩俞与眉际，以防止感受风寒。"寒从足起，风从肩俞、眉际而入。病者常护此二处，则风寒之乘于不意者少矣。"汪绮石认为寒邪是从足部侵袭人体的，风邪是从肩俞、眉际侵袭人体的，因此，要守护住风、寒二邪侵袭的门户，御敌于外，才能保持人体的健康。每当气候变化，时气不佳之际，若肩背间稍觉有恶寒、肢节酸软拘束、周身震颤等症状时，则应即刻断食一周以调护身体。若觉得感邪稍重，则可服用一些发散的汤药，自然会邪去正安。若感受邪气又没有觉察，再加之饮食不节等，邪气就会沿经脉内传脏腑，导致疾病的发生或加重。

4. 三候

三候是指春初、仲夏和夏秋之交。在二十四节气里，这三候要多注意。“若夫二十四候之间，有最与本症为仇者。其候有三：一为春初，木盛火升；一为仲夏，湿热令行；一为夏秋之交，伏火铄金。此三候中，如有一候未曾透过，虽嗽平吐止，火降痰宁，病者怡然，以为无事矣。而不知气候之相克，有在于寻常调燮之外者，一交三候，遂与本症大逆，平者必复，复者必深，深者不救。”春初之时，肝木当令，木盛火升；仲夏之时，湿热令行；夏秋之交，伏火铄金，此三时要注意防外邪，节嗜欲，调七情，或者加以药物，积极预防，避免疾病的发生。

5. 二守

二守是指服药和摄养。正如绮石所言：“二守者，一服药，二摄养。二者所宜守之久而勿失也。盖劳有浅深，治有定候。如初发病尚轻浅，亦有不药而但以静养安乐而自愈。稍重者，治须百日或一年，煎百剂，丸二料，膏一服，便可断除病根。至于再发，则真阴大损，便须三年为期。”可见，病宜早治，否则需要服药的时间会越来越长。而且，疾病初发，用生地、元参、百合、桔梗之类的药物就会取得很好的效果，若是再发，则必须用人参之类方可取效。摄养在虚劳的恢复中也处于非常重要的地位。“起于色者节欲，起于气者慎怒，起于文艺者抛书，起于劳倦者安逸，起于忧思者遣怀，起于悲哀者达观，如是方得除根。”只有针对起病的原因加以调养才能取得根治的效果。

6. 三禁

三禁是治虚劳患者的用药禁忌。“治劳三禁，一禁燥烈，二禁伐气，三禁苦寒是也。盖虚劳之痰，由火逆而水泛，非二陈、平胃、缩砂等所开之痰；虚劳之火，因阴虚而火动，非知、柏、芩、连、栀子等所清之火；虚劳之气，由肺薄而气窒，非青、枳、香、蔻、苏子等所豁之气。”虚劳患者常兼夹痰浊、火热、气滞，但虚劳之痰是由火逆水泛而成，非燥烈之药所能化；虚劳之火多因阴虚而火动，非苦寒之药所能清；虚劳之气滞多由肺虚不能敷布而致，非辛散伐气之药所能豁，故虚劳患者的用药当禁忌燥烈之品、伐气之品、苦寒之品。虚劳患者在饮食方面的禁忌和药物是一样的，宜少食椒、胡、茴、桂之类，少啖生冷鲜果之物，少用辛辣快利之品。

（五）重视脉象，提出治虚脉法

脉诊虽为四诊之末，但在四诊中有着区别于望、闻、问诊的独特作用。《素问·疏五过论》谓：“善为脉者，必以比类奇恒，从容知之。”《难经·六十一难》云：“望而知之谓之神，闻而知之谓之圣，问而知之谓之工，切而知之谓之巧。”绮石在诊治虚劳病时十分重视脉象，并对虚证的脉法进行了总括。其云：“脉来缓者，为虚，软、微、弱，皆虚也。弦为中虚；细而微者，气血皆虚；小者，气血皆少。又脉芤，血气脱；沉、小、迟者，脱气。又微而数者，为虚热；微而缓滑者，为虚痰。”可见，虚劳病常见虚、小、软、微、弱、沉等脉象，这对判别虚证及对其进行治疗很有帮助。绮石还对治虚脉法进行了分类，指出了梦泄遗精、漏精、肾痹、骨蒸、干咳嗽、虚痰嗽、血虚痰火、咳嗽带血、传尸痨等病证的脉象，对于疾病的诊断和鉴别具有实际参考价值。

汪绮石在《理虚元鉴·治虚脉法分类》中详细阐释了各种虚证脉法。正如鲍正飞指出，分类脉法计15条，其中有2条与《脉经》重复，1条与《金匮要略》虚劳篇相同，余12条均是绮石之经验总结。观其内容，除继承叔和、仲景有关虚证脉法外，尚有两个方面的意义。

其一，同属虚证，由于病因病机不同，反应在脉象上也有差异。如梦泄遗精一症，属心肾不交者，则脉两尺涩；属恣情纵欲，阴虚火旺者，则脉两尺细数。又如干咳嗽一症，则脉左寸涩数，右大急数，夹痰者，则虚中带滑；兼有痰火者，则脉虚而滑数。

其二，发《内经》之所未发。《内经》中煎厥和薄厥证，只有病机病名，未及脉和证。绮石发扬经旨，补充了脉证，使后人有证可循。如咳嗽、痰中带血丝，右寸滑而数，或濡而弱，或寸数而大，或滑而紧急，关寸弦和涩，即是煎厥。又如劳嗽、吐血、咯血、呕血，即是薄厥，其脉可涩濡或芤或涩。如此，就把《内经》的理论和临床实践紧密地联系在一起，这是绮石对《内经》理论的发挥和贡献。

【临证经验】

一、遣方经验

《理虚元鉴》中虽未有绮石的诊疗医案，但是集中记载了治疗虚劳的22首方剂，此大体可以看作是汪绮石的遣方经验，现介绍于下。

1. 归养心脾汤

组成：人参、黄芪、白术、芡实、北五味、甘草、熟地、枣仁、茯神、当归身、山药。

汪绮石认为，人参固气，气固则精有摄而不遗。生地滋阴，阴长则火有制而不浮越。当归养血，芡实固肾，茯神、枣仁安神宁志。芪、术、药、草补气调中。气旺神昌，则精固而病自愈。遗甚加萸肉、莲须；思虑过度加莲肉；不禁加石莲、金樱膏；足痿加牛膝、杜仲、龟板胶。

2. 归养心肾丸

组成：生地、熟地、黄芪、白术、山药、芡实、茯神、枣仁、归身、萸肉、五味、甘草。

用法：炼蜜丸，空心白汤送下三钱。

汪绮石认为二地滋阴，当归养血，茯神、枣仁补心，芪、术、药、草调气补中，五味、芡实固精滋肾。气虚加人参；久遗加杞子、金樱；漏滑加莲须、芡实；心火盛加石莲；寒精自出加苁蓉、鹿茸、沙苑、菟丝；泄泻加泽泻、莲肉；腰膝软弱、艰于步履，加牛膝、杜仲、龟鹿胶。

3. 养心固本丸

组成：玄武胶（红曲炒珠）、鹿角胶（红曲炒珠）、萸肉、杞子、人参、黄芪、石莲肉、白术、甘草、枣仁、地黄、怀牛膝。

用法：内石莲，将肉桂一钱同煮一日，去肉桂，用炼蜜丸。收功固本药也。

此方中玄武胶、鹿角胶、萸肉、杞子、石莲肉、地黄、怀牛膝、肉桂补益肾之阴阳，固护本元；人参、黄芪、白术、甘草益气健脾，大补元气；枣仁养心安神。诸药合用，能同补先后天，养心固本。

4. 养心固肾丸：治漏精

组成：生地、当归、茯神、山药、芡实、山萸肉、陈皮、甘草、五味子、石莲肉。

用法：河水煎，空心服。

方中生地、当归滋阴养血；山药、芡实、山萸肉、石莲肉、五味子益气滋阴收涩，且山萸肉、五味子可与甘草酸甘化阴；再合茯神安神，陈皮理气。全方能够养心安神、补肾涩精。

5. 桑螵蛸散：治遗精

组成：桑螵蛸一味。

用法：焙为末，酒浆调服一钱。三四服即止。

桑螵蛸能够补肾助阳，固精缩尿，但质轻，煎煮时常浮于水面，焙为末，酒浆调服则更有利于药效成分的吸收。

6. 补元汤

组成：生地、杞子、黄芪、白术、杜仲、牛膝、山药、茯苓、当归、甘草。

用法：不拘时服。

此方中生地、杞子、杜仲、牛膝能够补肾益精；山药、茯苓、黄芪、白术、当归、甘草能够补益气血。诸药合用，自能补元。

7. 清热养荣汤

组成：柴胡、丹皮、地骨皮、生地、当归、白芍、元参、茯苓、麦冬肉、生甘草。

用法：灯心三十寸，河水煎服。

生地、元参、麦冬为增液汤，能滋阴清热，配以当归、白芍养血和营，再加之丹皮、地骨皮、柴胡等凉血退热，诸药合用，自能治虚劳内热骨蒸。

8. 加味固本胶

组成：生地、熟地、桔梗、茯苓、天冬肉、元参、川贝、百合、阿胶、紫菀、麦冬肉、甘草。

用法：白蜜二斤，收胶。

方中天冬肉、川贝、百合、紫菀、麦冬肉、生地等润肺清热，熟地、阿胶滋阴养血，桔梗载药上行，元参清泻浮游之火。自能益肺金，固肺本。

9. 集灵胶

组成：天冬、麦冬、生地、熟地、元参、桔梗、甘草。

用法：白蜜五斤，收胶。

此方药物均可见于加味固本胶中，但药味要少于后者，有润肺养阴之功效。

10. 清金养荣丸

组成：生地、麦冬肉、花粉、川贝、元参、白芍、茯苓、地骨皮、丹皮、甘草。

用法：内生地，将薄荷汤煮烂，捣胶，同蜜为丸。

方中增液汤养阴清热，花粉、川贝润肺化痰，地骨皮、丹皮凉血退热，再配以白芍、茯苓等，共奏清金养荣之效。

11. 清金甘桔汤

组成：桔梗、川贝、麦冬肉、花粉、生地、元参、白芍、丹皮、粉甘草、灯心。

用法：河水煎。

此方中增液汤合芍药、丹皮、花粉、川贝等有滋阴润肺化痰之效，加桔梗载药上行，配灯心以导热，共奏润肺止咳之功，适合因肺阴亏虚所致的干咳。

12. 清金百部汤：治虚劳久嗽

组成：桔梗、元参、川贝、百部、生地、麦冬、丹皮、白芍、生甘草、地骨皮、灯心。

此方与清金甘桔汤有较多相似之处，添加百部则更加强止咳之力。百部为止咳要药，无论新久均可选用。喘急加白前、海粉、竹茹；如痰吐稠黏，脾肺火盛，加清金散、竹茹、花粉。

13. 清金加减百合固金汤

组成：百合、桔梗、川贝、桑皮、杏仁、花粉、麦冬、茯苓、陈皮、生甘草。

方中百合、桔梗、川贝、桑皮、花粉、麦冬润肺化痰清热，杏仁、陈皮理气降气，茯苓、甘草培土生金。

14. 大圣药

春加佛耳草，即面兼头，立夏日采取为饼。夏加苎麻根，秋加金沸草，冬加款冬花。发热加柴胡、前胡。咽痛加元参、射干。素有血证加生地、丹皮。

此为四时用药的加减法则，充分体现了中医因时制宜的灵活治疗原则。

15. 固金养荣汤

组成：桔梗、桑皮、川贝、茯苓、百合、杏仁、陈皮、甘草。

用法：生地四两，荷叶汤煮烂捣膏为蜜丸。此方与百合固金汤为治血虚痰火主药。

方中生地、桔梗、桑皮、川贝、百合养阴润肺，茯苓培土生金，杏仁、陈皮理气降气，荷叶升清降浊，诸药合用，共奏固金养荣之效。

16. 清金甘桔汤

组成：桔梗、生地、白芍、丹皮、麦冬、元参、川贝、茯苓、阿胶、甘草。

此方中增液汤配合白芍、丹皮、川贝等润肺降火，阿胶养血止血，茯苓培土生金，用以治咳嗽痰中带血丝。此方中加紫菀、犀角，名胶菀清金汤，治咳嗽痰中夹血。为丸，治咳嗽痰中夹血珠、血丝、血片。去生地、桔梗，加地骨皮、百部，名胶菀犀角汤，治劳嗽吐血。

17. 加味犀角地黄汤

组成：犀角、生地、赤芍、丹皮、蒲黄。

用法：灯心三十寸，荷叶一大张，煎汤代水。

此方为犀角地黄汤加入蒲黄、灯心、荷叶而成。

18. 琼玉胶

组成：生地、茯苓、人参。

用法：各等份，蜜收。

方中生地滋阴清热，茯苓、人参益气健脾，三药合用有益气养阴之效。

19. 固本肾气丸：治阳虚

组成：人参、黄芪、白术、茯苓、当归、生地、炙草、枣仁、煨姜、鹿角胶。

汪绮石认为此方治阳虚，大概方中人参、黄芪、白术、茯苓、甘草益气健脾，当归、枣仁养血补心，煨姜、鹿角胶温补脾肾，诸药合用有益气温阳之效。

20. 还元丹：治阳虚

组成：远志、杜仲、牛膝、补骨脂、山药、茯神、锁阳、五味、杞子、山萸肉、熟地、菖蒲。

用法：炼蜜为丸，淡盐汤下。

方中杜仲、牛膝、补骨脂、锁阳、五味、杞子、山萸肉、熟地合用能够阴阳双补，配合茯神、远志、菖蒲安神开窍化痰，共奏补肾温阳之功效。

21. 獭爪丸：治传尸痨

组成：獭爪（醋炙为末）、獭肝（阴干）、败龟板、银柴胡、百部、沙参、生地、桔梗、地骨皮、丹皮、麦冬、甘草。

用法：共为末，每以五分或至七分，投入煎剂，或丸或胶加入，潜使服，勿令病者知觉。

汪绮石认为此方治疗传尸痨。方中银柴胡、沙参、生地、桔梗、地骨皮、丹皮、麦冬滋阴清火，獭爪、獭肝、百部杀灭痨虫。

22. 百部清金汤：治传尸痨

组成：百部、地骨皮、人参、麦冬、桔梗、生地、丹皮、芍药、茯苓、甘草。

汪绮石亦用此方治疗传尸痨。方中百部、地骨皮、麦冬、桔梗、生地、丹皮、芍药养阴清热杀虫，配合人参、茯苓健脾益气，适用于气阴亏虚之患者。

二、用药经验

《理虚元鉴》卷下记述了汪绮石对一些治虚中药的辨析，汪绮石认为这些药有的用于杂症可以，而虚劳则不宜，对药物的性味、用法等都有较为详尽的论述，现整理于下。

1. 人参

汪绮石认为人参性味上佳，主要适用于虚证，而对外感、实证或元气未虚者等，则当审用。“人参大补元气，冲和粹美，不偏不倚，故在阴补阴，在阳补阳，能温能清，可升可降，三焦并治，五脏咸调，无所不可，故其治病也。除元气充实、外感有余，于事无补者，则补之反成壅塞，所谓实实也。若夫虚劳之病，或气血、阴阳、水火、寒热、上下诸证，与夫火、痰、燥、湿、滞、胀、吐、利、冒厥、烦渴，及胎前、产后、痘疹、久病、病后，一经虚字，则无不宜，而不可少。此人参之所以能回元气于无何有之乡，而其功莫大也。”汪绮石还批评世医畏参能补阳助火而不敢用观点。“自东垣、丹溪先后发明，并无异议。庸医不察，执节斋之瞽说，以为人参补阳，沙参补阴，若补阳则助其火，甚至云虚劳人服参者，必至不救，以致举世畏参如砒鸩，而不敢试，岂不误载！”人参堪为补虚上品，故虚劳之病可适当选用。

2. 黄柏、知母

在虚劳病中，汪绮石主张禁用知柏。其一，虚劳之火多属虚火，滋阴而火自降。“殊不知虚劳之火，虚火也，相火也，阴火也。即丹溪云：虚火可补，人参、黄芪之属。相火系于肝肾之间，出入于甲胆，听命于心君。君火明，则相火伏，若君火不明，则相火烈焰冲天，上感清虚之窍，耳聋、鼻干、舌痛、口苦、头晕、身颤、天突急而淫淫作痒、肺叶张而咳嗽频仍。当此时也，惟有清气养荣，滋方寸灵台之雨露，以宁膻中之烦焰，则甲胆乙肝之相火，不扑而自灭矣。阴火者，龙雷之火也，起于九泉之下，遇寒水阴翳，则其焰愈腾，若太阳一照，自然消殒。此三火者，皆无求于降火滋阴，亦何事乎知、柏，而用之以贻害乎？”其二，黄柏、知母易损伤脾胃，况且苦寒沉降易伤阴生火。正如书中所述：“且黄柏伤胃，知母滑脾，胃伤则饮食不进，脾滑则泄泻无度。一脏一腑，乃生人之本。《经》云：得谷者昌，失谷者亡。又曰：阳精上奉，其人寿；阴精下降，其人夭。今以苦寒伤胃，岂非失谷者亡乎？以冷滑泄脾，岂非下降者夭乎？想世用此者，意在滋阴，而不知苦寒下降多亡阴，阴亏而火易炽；意在清金，而不知中土既溃，绝金之源，金薄而水益衰。吾知用此者，未见其利，徒见其害耳。每见虚劳之人，未有不走脾胃而死者，则知、柏之厉也。”汪绮石认为治疗虚劳使用知柏之说源于丹溪：“《丹溪心法》有云：虚损吐血，不可骤用苦寒，恐致相激，只宜琼玉膏主之。何事首尾矛盾？又载三补丸，以芩、连、柏三味主之，大补丸以黄柏一味主之，乃至滋阴百补丸，知、柏并用。后之学者宗之，凡遇虚劳咳嗽、吐血、虚火、虚热之疾，皆以知、柏二味，以为清火滋阴。”可见汪绮石对此进行了纠正，认为医者应当选用琼玉膏治疗。

3. 麦冬、五味

汪绮石认为此二味为治疗虚劳的常用之药，但在初病之时宜酌用，或配柴胡、前胡等疏散之药同用，以防五味子味酸敛邪。而久病者常邪气已清，元气耗散，此时麦冬之清、五味之敛则为必用之品。“治肺之道，一清、一补、一敛。故麦冬清，人参补，五味敛。三者，肺怯之病，不可缺一者也。然麦、味之清敛，固有道焉。盖虚劳之初起，亦有外感而成，故其初治，必兼柴、前以疏散之，未可骤加敛补，施治之次第宜然。若不知初病、久病之分，或骤清、骤补、骤敛，则肺必致满促而不安，邪气濡滞，久而不彻。此非药之害，实由用之失节耳。若夫疏解之后，邪气既清，元气耗散，则当急用收敛、清补为主，舍此三物，更何求焉？况五味不但以收敛为功，兼能坚固心肾，为虚劳必用之药。乃在用之不当者，反咎五味酸能引痰致嗽，畏而弃之。殊不知病至于伏火乘金，金气耗越之际，除却此味，更用何药以收之耶？”

4. 泽泻

泽泻可养阴泻火，祛邪不伤正，在虚劳病中属宜用之品。从泽泻的名称上大体可以认识到泽泻的功用，即泽者，泽其不足之水；泻者，泻其有余之火。因其能泽，故走浊道而不走清道，不若猪苓、木通、腹皮等味之消阴破气，直走无余；因其能泻，故能使生地、白芍、阿胶、人参，种种补益之品，得其前导，则补而不滞。汪绮石亦常对其赞赏有加，曰：“夫肺金为气化之源，伏火蒸灼，则水道必污，污则金气不行而金益病，且水停不流，则中土濡湿而奉上无力。故余治劳嗽吐血之症，未有不以导水为先务者，每称泽泻有神禹治水之功。”可见，泽泻对于肺、脾、肾三脏咸宜，而庸医视其为消阴损肾之品，置而不用，实在是非常错误和荒谬的。

5. 桑皮

桑白皮亦属宜用之品，有泻肝火、补肺气、逐水湿之作用。汪绮石认为桑白皮禀清甘之性，清能泻肝火之有余，甘能补肺气之不足。且其性润中有燥，为三焦逐水之妙剂。桑白皮适用于三焦的病变，上焦得之清火而滋阴，中焦得之利湿而益土，下焦得之逐水而散肿，可谓用途广泛。对于虚劳证中的喘、肿二症尤为适合，正如汪绮石所述："凡虚劳证中，最忌喘、肿二候。金逆被火所逼，高而不下则为喘；土卑为水所侮，陷而失堤则为肿。喘者，为天不下济于地；肿者，为地不上交于天。故上喘、下肿，天崩地陷之象也。是症也，惟桑皮可以调之。以其降气也，故能清火气于上焦；以其折水也，故能奠土德于下位。"可见，桑白皮为治疗虚劳病的一味不可或缺的良药。

6. 桔梗

绮石认为桔梗禀至清之气，能载陷，能降火，不燥不滞，无偏胜之弊，有十全之功，属宜用之品。肺如华盖，居最高之地，下临五脏，以布治节之令。肺受病则治节无权，气逆火升，水涎上泛，湿滞中州，五脏俱乖，百药少效。而桔梗禀至清之气能清金，具有升浮之性能载陷，兼微苦之味能降火，实为治节君主之剂。桔梗升中有降而善清金，金清自能布下降之令；清中有补而善保肺，肺固而自能为气血之主。且桔梗不燥不滞，无偏胜之弊，服之日久，自能清火消痰、宽胸平气、生阴益阳，堪为治虚良药。

7. 丹皮、地骨皮

丹皮、地骨皮可作为知母、黄柏的替代品，清火滋水，实为良药。汪绮石认为："夫黄柏、知母，其为倒胃败脾之品，固宜黜而不录矣。然遇相火烁石流金之际，将何以处此？曰：丹皮、地骨皮平正纯良，用代知、柏，有成无败。丹皮主阴抑火，更兼平肝。骨皮清火除蒸，更兼养肺。骨皮者，枸杞之根也。枸杞为补肾之要药，然以其升而实于上也，但能温髓助阳，虚劳初起，相火方炽，不敢骤用。若其根伏而在下，以其在下也，故能资肾家真水；以其皮，故能舒肺叶之焦枯，凉血清骨，利便退蒸。其功用较丹皮更胜，且其味本不苦，不致倒胃，质本不濡，不致滑脾，施治允当，功力万全，有知、柏之功而无其害，最为善品。"可见，汪绮石详细分析了丹皮、地骨皮的性味和优点，提出了将丹皮、地骨皮作为知母、黄柏的替代品，既有知、柏之功而无知、柏之害，诚为妙品。

8. 生地

生地属虚劳病宜用之品。生地善养营，营血亏虚之证尤为适应。汪绮石认为杂证之痰，以燥湿健脾为主；伤寒之痰，以去邪清热、交通中气为主。而虚证之痰是由于阴虚血少，火失其制，乃上克肺金，金不能举清降之令，精微不彻于上下，滞而为痰作咳。治宜清肺养血，则邪自降，火自平。桔梗、桑皮、贝母之类，属清金之品；生地、丹皮、当归之类，属养营之品。而养营剂中，又以生地为第一，故生地可治疗虚证之痰。将生地加之虚劳剂中，则肺部喜其润，心部喜其清，肾部喜其滋，肝部喜其和，脾部喜其甘缓，故在治疗劳嗽、骨蒸、内热、吐血、咯血的方剂中，常有生地。倘若以生地治杂证之痰，则其力滋补，能滞化痰之气，反能助痰之成。

9. 茯苓

汪绮石认为茯苓能够补虚，利水而不伤正，是宜用的精纯之品。"盖茯苓为古松精华蕴结而成，入地最久，得气最浓。其质重，其气清，其味淡。重能培土，清能益金，淡能利水。惟其得土气之浓，故能调三部之虚。虚热、虚火、湿气生痰，凡涉虚者皆宜之，以其质中和粹美，非他迅利克伐者比也。夫金气清降，自能开水之源；土气调平，自然益气之母。三脏既理，则水火不得凭凌，故一举而五脏均调。又能为诸阴药之佐，而去其滞；为诸阳药之使，而宣其道。补不滞涩，泄不峻利，精纯之品，无以过之。”可见，汪绮石对茯苓是非常赞赏的，凡虚证涉及虚热、虚火、湿气生痰等均可选用。

10. 黄芪

汪绮石认为黄芪甘温益气，为治疗虚劳的宜用之品，还将黄芪与人参的滋补特点进行了比较，指出固本补虚应当黄芪和白术兼用为佳。“黄芪之质，中黄表白，白入肺，黄入脾，甘能补中，重能实表。夫劳倦虚劳之证，气血既亏，中外失守，上气不下，下气不上，左不维右，右不维左，得黄芪益气甘温之品，主宰中州，中央旌帜一建，而五方失位之师，各就其列，此建中之所由名也。故劳嗽久久失气，气不根于丹田，血随气溢，血既耗乱，气亦飞扬。斯时也，虽有人参回元气于无何有之乡，究竟不能固真元于不可拔之地，欲久安长治，非黄芪不可。盖人参之补迅而虚，黄芪之补重而实，故呼吸不及之际，芪不如参。若夫镇浮定乱，返本还元，统气摄血，实表充里，其创建如墙壁之不可攻，其节制如将令之不可违，其饶益如太仓之不可竭，其御邪扶正，如兵家之前旌，中坚后劲，不可动摇，种种固本收功之用，参反不如芪。故补虚以黄芪为墙垣，白术作基址。每见服参久久，渐至似有若无，虽运用有余，终是浮弱，不禁风浪。若用芪、术兼补，可至风雨不畏，寒暑不侵，向来体弱者，不觉脱胎换骨，诚有见于此也。”可见黄芪和人参各有优点，临床上应辨别运用。

11. 白术

白术属宜用之品，但在初病之时当审用。“虚劳初治，未有不以清金为第一义者。而清金之品，生地、阿胶、丹皮、白芍之外，又有如麦冬之清心保肺，玄参之甘寒清火，为虚劳所必须。然有一种中土素弱之人，脾胃不实，并麦冬亦微恶其冷，元参亦且嫌其寒，久久渐妨饮食，渐陷中气，于斯时也，又宜以培土调中为主。其法在杂证门中，用药颇多，惟虚证内培土之剂，止有黄芪、白术、茯苓、山药，有功而无过。夫虚劳之培土也，贵不损至高之气，故二陈之燥，平胃之烈，固万万不可，即扁豆之健脾，苡仁之胜瘴，犹未免于走血，俱未尽善。若乃四味之中，茯苓、山药虽冲和，而无峻补回生之力，即芪、术二种并用，又以术为土部专经之剂，兼为益气之品，故能培土以生金，而至高之部，胥有类也。”白术燥而不烈，合中央之土德，能补土生金。且若不用白术以培中，则浮游之火终不归根，足见白术的作用。

12. 柴胡

柴胡之性升散宣通，当属酌用之品。“柴胡升清调中，平肝缓脾，清热散火，理气通血，出表入里，黜邪辅正，开满破结，安营扶卫，凡脏腑经络，无所不宜。在虚劳初起，或为外感时邪，固为必须之品；至于七情所结，侵淫郁滞，有待宣通，舍此柴、前二胡，则无有禀性纯良出其右者矣。故每用些少以佐之，然后专用清源补敛之品，乃为十全。即其调理之人，中间或撄或感，亦必急用柴胡、防风、葛根等味清彻之，然后仍用补敛，庶免关门捉贼之患。但其性升散，用者当中病即止，不可多用、常用耳。更有女人抑郁伤阴，与夫蓐劳之后，必当选用。盖多郁则伤元气，柴胡平肝散郁，功最捷也。”可见，无论外感时邪抑或七情郁结，均可选用柴胡。

13. 陈皮

绮石认为陈皮味辛性燥，有耗气伤阴之弊，在虚劳病中只能偶尔用之。“若杂证之有胸膈气滞，皆由于寒湿侵胃，故用陈皮之辛以利之，诚为至当。乃世医不察虚劳、杂证之分，但见胸口气滞，辄以陈皮理气，不知陈皮味辛而性燥，辛能耗肺气之清纯，燥能动阴虚之相火，本以理气，气反伤矣。惟清金之久，化源初动，脾气未健，胃口渐觉涎多，可少加陈皮以快之，使中宫一清，未为不可。又或时气偶来，脾胃濡泻，亦可暂用数剂，以清理之，然亦须去病则已，不宜常用。”由此可知，陈皮多用于杂证，并不十分适合于虚劳。

14. 苏子

苏子常用于杂证喘急，如三子养亲丸，而虚劳之喘则不必用。汪绮石认为：“夫虚劳之火，既乘金之气高而不降，治宜平其火而已，不必下其气也。惟杂证之喘急而气高，有三子养亲之说。而医者混以治劳，以为得真苏子下之，则气可平而火可降，喘可定而痰可消。不知其复也，必增剧矣。惟白前一味，为平喘之上品。凡撷肚抬肩，气高而急，能坐而不能卧，能仰而不能俯者，用此以平之，取效捷而元气不伤，大非苏子可比。”可见，虚劳定喘当用白前一味，此物为平喘之上品，取效捷而不伤元气。

15. 枳壳

虚劳施治以补为主，而枳壳伐气，故不可用。“虚劳施治，曰清金，曰安神，曰培土，曰调肝，曰益肾，而惟补之一字，彻乎终始，故火亦补，痰亦补，滞亦补，三焦、五脏、六腑、十二经络，无所往而不宜补者。乃有谬妄之流，一见中气塞滞，不究虚实，便用枳壳以伐之。不知虚劳治气，与杂证不同。其滞也，不可以利之；其高也，不可以下之；其治满也，不可以破之。陈皮、苏子，已不当用，况枳壳、青皮乎！”可见补法才是治疗虚劳的正道，枳壳伐气会损伤人体的正气，医者不可不察。

16. 枸杞子

枸杞子性温，应当酌用。汪绮石认为虚劳的施治是有一定的次序和规律的，大体是先以清金为主，金气少肃，即以调脾为主，金土咸调，则以补肾要其终。所以初治时多用玄参、麦冬，然后使用黄芪、白术之类，最后使用牛膝、龟板、鹿角胶、枸杞子之类，以收功奏效，返本还元。然而枸杞子之性太温，若在相火方炽、肺叶举张、龙雷鼓动之后，投以枸杞，则咳嗽必频，火热必盛，小溲必涩，出血必涌溢而不可止。所以枸杞子要慎用、酌用。

17. 当归

当归为辛温之品，理当审用。“夫当归之养荣以佐清金也，尚矣。然其味未免于辛，其性未免于温，虽有养血之大功，亦为行血活血之品，故治吐血证者，宜待血势既定，血络稍固，君相二火咸调，然后以此大补肾水以收功。若执古人之论，谓当归命名之义，使气血各得其归，不顾血证新久而用之，亦有误处。”可见在使用当归时，除考虑其能生血养血之效外，还要注意其行血活血之功，火势未衰，血络未固时最好不用或少用，而不能因其名称有使气血各得其归之意而妄用。

18. 桂圆

汪绮石认为桂圆为湿热之品，用之不当可助湿生热，故当审用、慎用。桂圆虽能补心血，但对于肺有郁火、火损血络的虚劳患者而言，则服之必会加重症状，因为正当血热上冲之时，再投以甘温大补之味，则血势必涌溢而加剧。所以桂圆并不适合于肺火旺盛的患者，这是桂圆的使用禁忌。但当肺火清泻之后，以桂圆大补心脾，则会有补血安神之效。

【后世影响】

一、历代评价

《理虚元鉴》一书主题明确，说理透彻，理法兼备，短小实用，颇受后世好评。正如前面内容提要中所述，柯怀祖在《理虚元鉴》的“柯序”中写道：“绮石之论虚劳，犹仲景之伤寒，非举一而废百也。韩昌黎谓孟子之功不在禹下，绮石岂在仲景下耶?”足见其对该书的推崇。张颂成认为：“虚劳的讨论，后世不乏专书，为医家所推崇者，有元·葛可久《十药神书》，明·胡慎柔之《慎柔五书》，以及绮石的《理虚元鉴》等。《十药神书》仅列十方，不备理法，《慎柔五书》以虚损、痨瘵截然分为两门论治，法少变化，惟《理虚元鉴》此书，祖述岐黄，博采众长，论述堪精，实有独到之处。其以火立论阐发病机，以‘三本’‘二统’阐述论治，积极倡导治未病，制定诸项防护措施，都是从理论到实践的极好结合，因此本书的影响，较其他虚劳专书为深，也是探讨治理虚劳的重要参考文献。”

二、后世发挥

（一）在治未病方面的发挥

王建认为，明末著名医家汪绮石的《理虚元鉴》一书不仅是治疗虚劳病的专书，而且也是一部具有鲜明的“治未病”观点的重要著作。他明确指出痨瘵有传染性，为虫之所染，故而应积极采取各种预防措施，要知节、知防，以免疾病发生；既病之后，又当治其未成，以阻其传变，体现了“善治者治皮毛”之真谛。其治未病主要体现在 3 个方面。

第一，未病者防感染。汪绮石在临床实践中，首先指出痨瘵是一种由病原微生物引起的传染病。他在尸疰传尸痨等证中说：“热久则蒸其所瘀之血，化而为虫，遂成尸疰瘵证……传亲近之一脉，附入血随，似有如无，其后虫日荣长，人日凋瘁，而命随以毙。故传尸痨又与尸疰证不同，尸疰因虚损而成，若传尸则在素无虚损之人，一传染，即现出劳怯候，或发热，骨蒸，或咳嗽，吐血，唇红，面青等证者是”。指出人渐瘦不已者必有虫也，而且还指出传尸可以分传五脏，如“在脾肠澼，在心吐血，在肝与肺则咳嗽也”。汪绮石认识到了本病的发生、发展的过程是一个传染的过程，并提出了清金养荣、杀虫断祟的预防和治疗方法，这在当时的历史条件下是难能可贵的。

第二，知节防，益精神。汪绮石深得《内经》之旨，既重致病因素，又注意疾病的预防，认为要保持体质强健，关键在于知节、知防，目的是调摄人的精气神。

其一，“在荡而不发者，宜节嗜欲以养精”。

其二，“在滞而不化者，宜节烦恼以养神……在慈悲而不解脱者，宜节悲哀以养肝”。告诫人们神态自若，遇事不怒，动静有常，劳逸适度。

其三，“有节”，包括饮食起居有度，注意饮食宜忌，不暴饮暴食，不偏嗜膏粱厚味，不养尊处优，做到“饮食所禁，亦同药饵”。这样就使人们减少了代谢性疾病的发生，在我们当今社会中亦有指导意义。

第三，治未病，防传变。汪绮石撷取《内经》“善治者治皮毛”和《难经》“见肝之病，则知肝当传之与脾，故先实其脾气”的宗旨，结合虚劳病的具体情况，提出了“虚劳当治其未成”之说。认为虚劳病，若病已成而后治之则“病虽愈亦是不经风浪”。因此虚劳病“当以未成之先，审其现何机兆，中何病根，尔时即以要言一二语指示之，令其善为调摄，随用汤液十数剂或丸剂、胶剂二三斤，以断其根，方为善策”。

（二）在情志心理治疗方面的发挥

何裕民认为汪绮石对精神心理与形体功能的内在关系，有着深邃的见解。在阐发精、气、神关系时，他指出：“以先天生成之体论，则精生气，气生神；以后天运用之主宰论，则神役气，气役精。”其中，精、气为组成形体的基本物质及其进行的生命运动，而“神”泛指心神，乃情感、志意等多种精神心理活动的总称。即：就本体而论，精气是本源，心神活动系其所派生，但心神活动一旦产生，又可御役精气，影响形体功能。且谓之为“役”，则意味着心神对精气、形体的作用不是次要的，而是重要的，甚至是决定性的。这一观点是汪绮石理虚之所以注重心神、拳拳于情志的肯綮所在，它促使汪绮石重视情感意志等精神活动在虚劳等证发生、发展及治疗、预防中的不可忽略的作用。

王红认为，《理虚元鉴》在虚劳的治疗上具有一整套的理论和方法，切合临床，卓有成效；同时又十分注重调畅情志、静志安神等中医心理治疗方法。书中曰：“医者未详五脏，先审七情，未究五脏，先调五志。”可见，审察及调畅情志已成为《理虚元鉴》治疗上的首要环节。此外，《理虚元鉴》还提出了开导式的心理治疗。“大宜罕譬曲喻，解缚开胶，荡泆者，畅之以生死，偏僻者，正之以道义，执着者，引之以洒脱，贫困者，济之以钱财”。这些均是针对不同的患者及不同人的心理特点而进行的开导式心理治疗方法，可谓具体而切用。同时，还提倡“静志安神”的治疗原则，书中多次提到，“种种精病者，必本于神治”“精虽藏于肾而实主于心，故肾病当治其心，宜以养心安神为主”，需以心理及药物两种方法以达到静志安神的目的，促进疾病的好转。

王红还指出，《理虚元鉴》重视病后调摄，尤重精神调节：“虚劳之人，其性情多有偏重之处……其在荡而不收者，宜节嗜欲以养精；在滞而不化者，宜节忿恼以养神；在激而不平者，宜节忿怒以养肝；在躁而不静者，宜节辛勤以养力；在琐屑而不坦夷者，宜节思虑以养心；在慈悲而不解脱者，宜解悲哀以养肺。此六种，皆五志七情之病，非药石所能疗，亦非眷属所可解，必病者生死切心，自讼自克，自悟自解。”可以看出，《理虚元鉴》对虚劳病后调理予以高度重视，尤重精神，即心理的调摄。因为情志与内脏相关，七情过度，精神过用，可以伤神，神伤则形损；反之，志闲而少欲，心安而不惧，能使气血谐和，邪无所容，达到袪病延年的目的。总之，该著作重视精神心理因素在虚劳病发生发展中的重要作用，蕴含和体现了医学心理学的思想，对后世中医注重情志治疗产生了影响。

（三）在慢性肾炎治疗上的发挥

在慢性肾炎治疗方面，郭志勇等认为慢性肾炎普通型临床辨证多属脾虚气陷、肾虚不固。自言受明·汪绮石著《理虚元鉴》“治虚二统”理论启发，阳虚之证，虽有夺精、夺火、夺气不一，而以中气不守为最险，益气切于填精，自拟升清降浊固精汤（党参、黄芪、白术、云苓、防风、羌活、独活、柴胡、升麻、山药、山萸、熟地、益智仁）治疗。

综上所述，汪绮石系统总结了虚劳诊治的学术思想和临床经验，创造性地提出了虚劳六因学说，在病机方面从火立论，在治疗方面归纳了治虚劳的“三本”“二统”，并制订了22首虚劳本治方。此外，他还非常重视虚劳病的预防，提出了重要的指导原则，这些宝贵思想和经验对当代相关疾病的防治具有重要的指导意义。

中国中医科学院中医基础理论研究所　李志更

【参考文献】

[1] 王淑玲，董德保．绮石论治虚劳精要［J］．河南中医药学刊，1998，13（5）：4-5.

[2] 鲍正飞．绮石《理虚元鉴》［J］．新中医，1986（10）：59-60.

[3] 张颂成．《理虚元鉴》评述［J］．贵阳中医学院学报，1985（1）：26-30.

[4] 王建．论《理虚元鉴》“治未病”学术思想［J］．中华中医药学刊，2008，26（9）：2038-2039.

[5] 何裕民．理虚拳拳于情志——绮石学术思想拾遗［J］．上海中医药杂志，1987（7）：35-37.

[6] 王红．《理虚元鉴》中医心理学思想略析［J］．中医药学报，2001，29（2）：62.

[7] 郭志勇，安忠兰．应用《理虚元鉴》“治虚二统”理论——谈慢性肾炎普通型的治疗体会［J］．中医药研究，1994（3）：28-29.

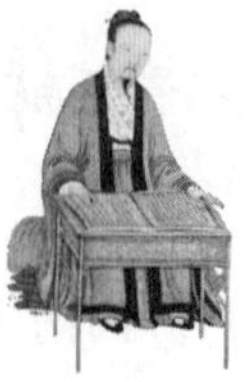

吴有性

内容提要

吴有性，字又可，姑苏洞庭（今江苏吴县太湖洞庭山）人，约生于明万历十年（1582），卒于清顺治九年（1652），是明末清初一位富有创新精神的医家。他在继承前人学术成就的基础上，根据治疗温疫的实践体会，编著了我国第一部温疫学专著——《温疫论》。吴有性突破了外感病传统的六淫病因说，创立了新的病因理论"杂气论"和"戾气"致病说；在发病学上提出"主客交"学说，制三甲散；"邪伏膜原"的理论认识，为伏邪温病增添了新的内涵，并以表里为大纲，对温疫的传变与治疗提出了"九传"与"九治"。其倡导疏利透达、表里分消，善用汗下及养阴扶正的治疗方法，创立达原饮、三消饮等名方；对温疫病因、传入途径、临床表现及治法方药进行系统阐述，完成了温疫学说从理论到临床的体系建构，使疫病辨证，有绳墨可循。吴有性不仅从理论上阐明了温疫的治则治法，而且还继承了仲景"急下存阴"的学术观点，拓展了下法的应用范围，补充和发挥了前人之说，丰富了中医治疗外感热病的内容。其将温疫与伤寒进行鉴别，使之独立于伤寒之外，奠定了基础，为明清时期温病学派的形成和发展，做出了重大的贡献。

【概述】

一、生平简介

吴有性，字又可，姑苏洞庭（今江苏吴县太湖洞庭山）人，约生于明万历十年（1582），卒于清顺治九年（1652），是明末清初一位富有创新精神的医学家。他在继承前人学术成就的基础上，根据治疗温疫的实践体会，编著了我国第一部温疫学专著——《温疫论》。据康熙己丑（1709）刘方舟校梓、积秀堂藏版本《温疫论·原序》记载："崇祯壬午仲秋，姑苏洞庭吴有性书于淡淡斋。""姑苏"即今苏州市，"洞庭"即洞庭东山（现属吴县），"淡淡斋"是吴有性的书斋名称，并非号"淡斋"。乃取自《列子·汤问》的"淡淡焉，若有物存，莫识其状"，做隐隐约约解释。

吴有性的生平资料，除在有关史志中可以查到外，现在尚有确切的证据为《净志庵碑》。此碑现保存在东山镇之鹅潭庙内，下款记录："明崇祯十七年，吴县二十六都一图里长翁村席淳族长吴有性、吴云路等。"证实吴有性为二十六都一图族长，当年二十六都即今东山镇，一图在鹅潭庙附近。因此说，吴有性生活在东山镇附近是有根据的。繁华的苏州吴县，是当时全国丝织业的中心，经济繁荣，文化发达，名医汇集。生活在这种环境中的吴有性，有更多的机会接受良好的医学教育，为其日后的医疗实践和温疫理论研究，奠定了坚实的学术基础。

吴有性自幼爱好医学，不应科举，不入仕途，在当时疫疠流行，死者甚众，而医者彷徨无措之际，他为寻求新法，救治患者，不顾个人安危，深入疫区，细心观察，推究病原。经长期临床实践验证，突破了外感病传统的六淫病因说，创立了新的病因理论"杂气论"和"戾气"致病说，"释千古之疑，泄乾坤之秘"；在发病学上提出"主客交"学说，制三甲散；"邪伏膜原"的理论认识，为伏邪温病增添了新的内涵，并以表里为大纲，对温疫的传变与治疗提出了"九传"与"九治"。倡疏利透达、表里分消，善用汗下及养阴扶正的治疗方法，创立达原饮、三消饮等名方。对温疫病因、传入途径、临床表现及治法方药进行系统阐述，完成了温疫学说从理论到临床的体系建构，使疫病辨证有绳墨可循，是我国医学史上有着革新思想和卓越贡献的温病学家。吴有性不仅从理论上阐明了温疫的治则治法，而且还继承了张仲景"急下存阴"的学术观点，拓展了下法的应用范围，补充和发挥了前人之说，丰富了中医治疗外感热病的内容。其将温疫与伤寒进行鉴别，使之独立于伤寒之外，奠定了基础，为明清时期温病学派的形成和发展，做出了重大的贡献。

二、著作介绍

赵尔巽《清史稿》第520卷"吴有性列传"记载云："当崇祯辛巳岁（1641），南北直隶、山东、浙江大疫，医以伤寒法治之不效，有性推究病源，就所历验，著《温疫论》。古无温疫专书，自有性书出，始有发明。"

《温疫论》，共二卷，成书于明崇祯壬午年（1642）。清乾隆年间，复有洪天锡补注本，书名《补注温疫论》。嗣后又有郑重光补注本，名为《温疫论补注》，1955 年由人民卫生出版社影印出版。此外又有《医门普度温疫论》，系清代孔毓礼、龚绍林等据吴有性原著加评，其原文和编排次序与《温疫论补注》略异；下卷并集喻嘉言、林起龙、刘宏璧等有关疫病的论述，并附名方及前人疫证治案等，现有《中国医学大成》本。此书问世后，不仅广行国内，而且迅速传播海外，清代康熙年间已有日本出版的《温疫论》，足见其影响之深远。

地方史志记载，吴有性著有《温疫论》2 卷，《补遗》1 卷。成书于 1642 年，不到两年即有刊本问世，嗣后各种版本络绎不绝。由于年代久远，辗转传抄，其间体例和内容不甚一致，目前被公认的底本为康熙己丑（1709）刘方舟校梓、积秀堂藏版本《温疫论》2 卷。

《四库全书总目提要》认为，《补遗》1 卷已列入下卷，其中疫痢兼证、小儿时疫、正名、伤寒例正误、诸家温疫正误等篇，就是《补遗》的内容。全书分列 85 个论题，内容包括温疫的病因、初起症状、传变诸证、兼证、治法，以及妇女、小儿时疫特点及调理方法等，阐述很是详尽。

【学术思想】

一、学术渊源

（一）基于《内经》

《素问·刺法论》云："五疫之至，皆相染易，无问大小，病状相似。"说明"疫"是一种传染性较强的疾病，这种认识是吴有性温疫学说的主要理论基础。《素问·评热论》曰："病热当何禁之？岐伯曰：病热少愈，食肉则复，多食则遗。"吴有性对温疫病，亦强调在恢复期少食，否则易导致"食复"。而临床实践证明，这一原则确实是至关重要的。

吴有性基于《内经》有关膜原的理论，创造性地提出了疫病"邪伏膜原"的病机学说。此外，《内经》中"邪之所凑，其气必虚""正气存内，邪不可干"等理论，对吴有性认识内因在温疫发病上的作用也有所启示。

吴有性据《内经》的自然观及五行生克制化理论，云："植物借雨露而滋生，动物借食物而颐养。盖先有是气，然后有是物。推而广之，有无限之气，因有无限之物也。"又说："夫物者，气之化也；气者，物之变也。气即是物，物即是气。"他从气与物的关系，明确了天地之间的种种杂气，虽然"无形可求，无象可见，况无声复无臭"，但其并不是空虚的，而是客观存在的物质，从而指出了杂气的物质性。吴有性还认为，天地万物之间存在着"生克制化"规律，由物可以制物，推论到气可以制物；由气可以制物，又推论到物可以制气，从而大胆设想"一病只有一药，药到病已"。

（二）法于《伤寒论》

张仲景《伤寒论》，对吴有性学术思想产生的影响也是不容忽视的。如吴有性在阐述伤寒与温疫异中有同的问题上，提出“伤寒时疫皆能传胃”；其对于疫邪入胃之实证，则运用承气汤一类的攻下剂予以治疗。

（三）受各家影响

隋代巢元方等编撰的《诸病源候论》指出：“伤寒之病，但有人自触寒毒之气生病者，此则不染着他人。”又提出温疫的发病是由于“岁时失和，温热失节，人感乖戾之气而生病，则病气转相染易，乃至灭门，延及外人”。元代王履谓：“时行……温疫等，决不可以伤寒六经病诸方通治。”王履认为温疫乃“感天地恶毒异气”。吴有性对伤寒与温疫的鉴别及“戾气”学说的提出，与此前医家的学术影响不无关系。

二、学术特色

吴有性生活于明末清初，社会处于变迁的时代，人民生活极度贫困，疫病广泛流行。根据《明史·五行一·志第四》记载，永乐六年（1408）至崇祯十六年（1643）共发生疫病大流行21次。如“永乐六年正月，江西建昌、抚州，福建建宁、邵武，自去年至是月，疫死者七万八千四百余人”“崇祯十六年，京师大疫，自二月至九月至”。吴有性《温疫论·原序》记载：“崇祯辛巳（公元1641）疫气流行，山东、浙省、南北两直，感者尤多，至五六月益甚，或至阖门传染。”

吴有性为江苏吴县人，正处瘟疫病流行的区域。据《吴江县志》记载，在《温疫论》成书的1641年前后，当地连年发生严重瘟疫流行。“一巷百余家，无一家仅免；一门数十口，无一口仅存者。”但是，“始发之际，时师误以伤寒法治之，未尝见其不殆也”。吴有性生平曾亲历多次瘟疫流行，其目睹惨景，悉心研索，深感“守古法不合今病，以今病简古书，原无明论”。其指出患者“不死于病，乃死于医；不死于医，乃死于圣经之遗亡也”。于是，“静心穷理，格其所感之气，所入之门，所受之气，及其传变之体”，结合“平日所用历验之法”，认识到这种温疫的病因，不是自古以来所说风、寒、暑、湿等所致，而是“天地间别有一种异气所感”。他把这种异气叫作“戾气”，并肯定它是一种物质，只不过凭人的感觉不能直接觉察到罢了。其于1642年著成《温疫论》，该书在温疫的病因、病机、传变及治疗等方面均有卓见，是中医疫病学的奠基之作。

（一）提出“戾气”致疫说

吴有性以前对于疫病病因曾有过多种说法，如时气说、瘴气说等。然而，更多的医生仍局限于“百病皆生于六气”之说。如晋代王叔和认为“非时之气”是引起疫病发生和流行的原因；《诸病源候论》承袭王叔和之说，也认为时行病是由于“非其时而有其气”引起。但吴有性不因循旧说，从临床实践中认识到温疫病的发病原因，并非感受“六淫”之邪，也不是感受“非时之气”，而是由天地之间的一种异气所引起。

1. 静心穷理，格其所感之气

殷墟出土的甲骨文，有“疾年”的记载。《山海经》记载38种疾病中已有“疫疾”。公元610年成书的《诸病源候论》，首次提出“乖戾之气”“转相染易”。但明确提出“戾气”学说，则始于吴有性。其对温疫的病因、病机、证治详加探究，综合前人经验和理论，“静心穷理，格其所感之气、所入之门、所受之处，及其传变之体，平日所用历验方法”，著成《温疫论》。书中明确指出：“夫温疫之为病，非风、非寒、非暑、非湿，乃天地间别有一种异气所感……奈何自古迄今，从未有发明者。”吴有性认为，自然界有“六淫”病因，同时还有一种“异气”为致病因素。温疫的病因即是“戾气”，而并非“六淫”。《温疫论》中还有“戾气”“疠气”“杂气”“疫气”之称，都与“异气”有同样的含义。如其言“杂气为病，更多于六气”“疫气者亦杂气中之一，但有甚于他气，故为病颇重，因名之疠气”“感杂气者，乃天地之毒气”等。在他的学术思想影响下，其后有戴天章、余霖、刘奎等，皆以治瘟疫闻名，补充发展了他的学术观点，形成了瘟疫病辨证论治的独特体系，丰富了中医的病因学理论。清代刘奎评价说“洵堪方驾长沙，而鼎足卢扁，功垂万世，当为又可先生首屈一指矣。”

2. 实践求实，推究温疫病源

吴有性在疫区诊病的实践中，认识到“温疫与伤寒，感受有霄壤之隔”；温疫发病急骤，传染性强，流行性广，死亡率高。其云：“仲景虽有《伤寒论》，然其法始自太阳，或传阳明，或传少阳，或三阳竟自传胃，盖为外感风寒而设，故其传法与温疫自是迥别。嗣后论之者纷纷，不止数十家，皆以伤寒为辞。其于温疫证，则甚略之。”吴有性敢于在“甚略”之处，穷研医理，推究温疫病源，提出温疫病是由“戾气”引起的。其释千古之疑，此天下后世之幸。

吴有性在《温疫论·原序》中的第一句话就明确写道：“夫温疫之为病，非风、非寒、非暑、非湿，乃天地间别有一种异气所感。”吴有性把异气也称为戾气、杂气、疠气或疫气。并指出：“刘河间作《原病式》，盖祖五运六气，百病皆原于风寒暑湿燥火，无出此六气为病者，实不知杂气为病更多于六气。六气有根，现在可测。杂气无穷，茫然不可测。专务六气，不言杂气，岂能包括天下之病欤！”这就突破了明以前医家对瘟疫病因所持时气说、伏气说、瘴气说，以及百病皆生于六气的论点。此外，吴有性还对戾气的性质、传播途径、侵犯部位、传变特点等进行了细致而精确的分析和阐述。

（1）戾气的物质性

戾气是存在于自然界的一种物质。吴有性就“戾气”描述如下：“日月星辰，天之有象可睹；水火土石，地之有形可目；昆虫草木，动植之物可见；寒热温凉，四时之气往来可觉。至于山岚瘴气，岭南毒雾，咸得地之浊气，犹或可察，惟天地之杂气，种种不一……此气无象可见，况无声无臭，何能得睹得闻，人恶得而知是气也。其来无时，其着无方，众人触之，各随其气而为诸病焉。”

吴有性指出，“戾气”这一物质是人之感官不能直接觉察到的，只有感受某气而为某病时，方能觉察。并认为“气即是物，物即是气”“物之可以制气者药物也”。还指出，戾气是可知的，是可以制服的。

（2）戾气的传染性

戾气有强烈的传染性。吴有性指出：“大约病遍于一方，延门阖户，众人相同，此时行疫气，即杂气为病也。”其具有传染性的特点表现在以下几点。一是特适性，指某一种戾气具有侵犯某一脏腑、经络，发生某种瘟疫病的特性。吴有性指出，“盖当其时，适有某气专入某脏腑经络，专发为某病”。又云：“一气自成一病，每病各又因人而变。”二是偏中性，指戾气具有侵犯某一物种的特性，其云：“至于无形之气，偏中动物……人病而禽兽不病，究其所伤不同，因其气各异。”三是流行性，指瘟疫病有大流行与散发性的不同，有“方隅有厚薄”的区域性和“四时有盛衰”的季节性。吴有性总结说：“其年疫气盛行，所患皆重，最能传染，即童辈皆知其为疫。”又云：“其年疫气衰少，闾里所患者不过几人，且不能传染，时师皆以伤寒为名”，“疫气不行之年，微疫亦有，众人皆以感冒为名，实不知其为疫也。”在三百多年前，吴有性就把当今俗认的流行性感冒定义为微疫，不得不赞叹其对疫病的深刻领悟及对现实流感肆虐的指导意义。

（3）戾气传播途径

吴有性指出，“邪之所著，有天受，有传染，所感虽殊，其病则一”。这里所言“天受”，指戾气经空气传播，即“凡人口鼻之气，通乎天气”“邪从口鼻而入”之意。所谓“传染”，指接触而受感染。

（4）戾气侵犯部位

吴有性认为温疫之邪“自口鼻而入，则其所客，内不在脏腑，外不在经络，舍于夹脊之内，去表不远，附近于胃，乃表里之分界，是为半表半里，即《针经》所谓横连膜原是也”。表明戾气侵犯人体，并不按先表后里的传变规律，而是表里分界。其又说：“温疫之邪，伏于膜原，如鸟栖巢，如兽藏穴，营卫所不关，药石所不及……方其侵淫之际，邪毒尚在膜原，必待其或出表，或入里，然后可导引而出，邪尽方愈。”吴有性强调瘟疫伏于膜原，病位深固，治疗待其出表或入里导引而出。

（5）戾气传变方式

吴有性将温疫传变归纳为九个类型，称为“九传”。即但表不里，表而再表，但里不表，里而再里，表里分传，表里分传再分传，表胜于里，里胜于表，先表后里，先里后表。吴有性在温疫侵犯人体途径上的独到见解，为后世瘟疫病学发展带来了深远的影响。

吴有性提出的温病“戾气”病因说，突破了以往有关温病病因的认识框架，更加符合温疫病传染的特点。

（二）“杂气”致疫的多样性

吴有性通过实践认识到疫病之所以种类很多，表现的证候不一，是由于“各随其气而为诸病焉”的“杂气”所致。并进一步阐明了“杂气”是导致多种疫病发生的因素，疫病的种类之所以不同，是因为感受的“杂气”有别。其说：“或时众人发颐，或时众人头面浮肿，俗名大头瘟是也；或时众人咽痛，或时咽哑，俗名虾蟆瘟是也；或时众人疟痢，或为痹气，或为痘疮，或为斑疹，或为疮疥疔肿，或时众人目赤肿痛，或时众人呕血暴亡，俗名瓜瓤瘟、探头瘟是也；或时众人瘿痎，俗名疙瘩瘟是也。为病种种，难以枚举。大约病遍于一方，延门阖户，众人相同，皆时行之气，即杂气为病也。为病种种，是知气之不一也。”吴有性的“杂气”致疫论，较“戾气”致疫说，更具体地阐明了疫病的病因。吴有性不但认识到“戾气”能够致疫，还明确地指出不同的“杂气”可导致不同的温疫发生。这个问题，西方医学是十九世纪才明确的。可见，吴有性的发现早出其一百多年，就当时的科学水平来说，这一发现无疑是宝贵的。

吴有性不仅认识到“杂气”致疫的多样性，还通过临床观察，指出“杂气”进入人体之后对脏腑、组织的侵犯有一定的选择。其在《温疫论·杂气论》中说：“盖当其时，适有某气专入某脏腑经络，专发为某病。”吴有性的见解，与现代医学认为某些病原微生物侵入人体对脏器、组织有一定的选择性相吻合。

（三）邪伏膜原说

吴有性认为，戾气侵犯人体并不遵循先表后里的传变规律，从而提出了“邪伏膜原”的理论认识。其在《温疫论·行邪伏邪之别》中指出：“温疫之邪，伏于膜原……邪毒渐张，内侵于腑，外淫于经，营卫所伤，诸证渐显，然后可得而治之。方其侵淫之际，邪毒尚在膜原，必待其或出表，或入里，然后可导引而去，邪尽方愈。”

吴有性的邪伏膜原学说，不但指出了膜原的部位，而且以邪伏膜原理论解释病机、证候及传变特点，以揭示温疫不同于一般外感热病。

1. 膜原的概念与部位

膜原一词，首见于《内经》。《素问·疟论》在论疟疾“间日乃发”时说：“邪气内薄于五脏，横连膜原。”《素问·举痛论》在论腹痛、积证时说：“寒气客于肠胃之间，膜原之下”“寒气客于小肠膜原之间……而成积矣。”《灵枢·百病始生》在阐述外邪侵袭人体是由浅入深传变时说：“是故虚邪之中人也……传舍于肠胃之外，膜原之间，留着于脉，稽留而不去，息而成积。”其次，提及“膜”者，《素问·太阴阳明论》云：“脾与胃，以膜相连耳。”

对于膜原的概念与部位，历代医家有多种说法而难以定论。如王冰谓：“膜，谓膈间之膜；原，谓鬲肓之原。”王冰把膜原视作胸膜与膈肌部位，显然与《内经》之意不合，因为《内经》所言均未涉及胸膜、膈肌部位。张志聪说：“膜原者，肠胃之膏膜。”现代有学者根据丹波元简所言“膜本取义于帷幕之幕，膜间薄皮，遮隔浊气者……从肉作膜”，及《嵩崖尊生书》所言“原者，广野之意，在脏腑之外”等解释，认为膜原是指脏器包膜及其系连的系膜，这可能是《内经》所说“膜原”的本意。

至于吴有性所说“膜原”，亦非《内经》之意。他在《温疫论》中引申《内经》“膜原”之说，将其作为病位概念提出。其云：“邪从口鼻而入，则其所客，内不在脏腑，外不在经络，舍于夹脊之内，去表不远，附近于胃，乃表里之分界，是为半表半里，即《针经》所谓‘横连膜原’是也。”又说：“凡邪在经为表，在胃为里。今邪在膜原者，正当经、胃交关之所，故为半表半里。”由此可见，吴有性认为，膜原是在“表里分界”“经、胃交关之所”的半表半里部位。其实，对于吴有性所说的“膜原”，不能单纯地理解为直观可见的解剖部位，其重要意义在于说明“邪伏膜原”之病位，并以此作为一种辨识病证的方法。

2. 膜原的生理病理

（1）膜原是正邪交争的场所

吴有性认为，病邪自口鼻而入，侵犯的部位，既不在脏腑，又不在经络，而在表里交界的地方，即膜原。邪气入侵时，必在膜原部位正邪交争。邪气不胜正气，不即发病；邪气战胜正气，则感之即发，出现邪在膜原的证候。因此，吴有性认为，膜原是正邪交争的场所，有抗御外邪的功能，是人体抗病自卫的屏障。

（2）膜原是病邪潜伏之地

伏邪温病中，对于伏邪伏藏的部位诸家说法甚多，如王叔和言“肌肤”，《诸病源候论》言“肌骨”，柳宝诒言“少阴肾”等。吴有性提出“邪伏膜原”理论，为伏邪温病增添了新的内涵。关于膜原是病邪潜伏之地，吴有性说：“邪气盘踞于膜原，内外隔绝，表气不能通于内，里气不能达于外。”又说：“温疫之邪伏于膜原，如鸟栖巢，如兽藏穴，营卫所不关，药石所不及。”判断邪伏部位的依据，是临床证候表现。吴有性观察到温疫初起的证候，不同于一般外感热病表证，又没有里证的表现，而是憎寒发热、寒热如疟、苔白腻、脉不浮不沉而数，认为是邪伏膜原半表半里所表现出来的征象。邪伏膜原，是温疫病相对稳定的病变部位。疫邪伏居半表半里的部位而发病，这是温疫病的发病规律。“邪伏膜原”之说，对后世医家有较大影响。如叶天士医案常引用此说；俞根初主张“实邪多发于少阳膜原”；柳宝诒的“邪由膜原而发”等，皆导源于吴有性膜原学说。这种邪伏膜原的理论，给温病学说中“伏邪”之论，增添了新的篇章。

（3）膜原是病传的始动之地

吴有性认为，温疫之来，邪自口鼻而感，入于膜原，伏而不发；而溃发之后，或出表，或入里，或表里分传。吴有性所总结的九种瘟疫传变形式，都是以膜原为始动地。如九传中表证的出现，多是膜原之邪尚未完全透发之故；里证的出现，多是膜原之邪入胃传里之因；表里分传，是膜原伏邪溃发后，即外犯三阳经出现表证，又入胃化热出现里证。由此看来，瘟疫之传变，无论何种形式，都以膜原为始动地，均不出于表里间之膜原。所以吴有性说：“夫疫之传有九，然亦不出乎表里之间而已矣。”

（4）膜原为气血药力难达之地

如前所述：“温疫之邪伏于膜原，如鸟栖巢，如兽藏穴，营卫所不关，药石所不及。”其“营卫不关，药石不及”，即表明膜原是气血、药力难达的地方。认识此点，对于理解吴有性创立的“开达膜原”的治疗方法无疑是重要的。

3. 病在膜原的病机特点

吴有性认为，由于“邪气盘踞膜原，内外隔绝”，“如鸟栖巢，如兽藏穴”，故病在膜原往往是正邪相争处于对峙的相对稳定状态。吴有性指出：“凡元气胜毒易传化，元气薄者邪不易化，即不易传……不传则邪不去，邪不去则病不瘳，延缠日久，愈沉愈伏。”这种情况，临床常以湿热困阻膜原，淹滞难化，在病变过程中可形成秽浊、败精、痰浊、瘀血等，郁阻三焦气机，阻碍津液气血输布与代谢，导致机体功能失调与障碍。此种病变，多见于温疫病初起阶段，但也可以是非温疫病某些病变阶段。不过需要说明的是，病在膜原不能说明仅有膜原受病。因为凡病不外涉及脏腑及精气血津液，病种不同，病变侧重不同。然而，机体患病是整体反应，即使是局部微小的病变也是整体病变的结果，只是表现程度有轻重之异。所以，病在膜原不能理解为仅是膜原受病。病在膜原，在于揭示病位在半表半里，实质上指正邪交争处于相峙状态的阶段。

4. 病在膜原的治疗法则

吴有性认为，病在膜原的治疗，应“使邪毒速离膜原”，“必待其出表，或入里，然后可导邪而去，邪尽方愈”。其治疗法则是开达膜原法，即用疏利透达、开通郁阻的方药，“使邪气溃败，速离膜原”。吴有性所创制的达原饮、三消饮是其代表方。

温疫初起，邪在膜原，出现憎寒发热，后但热不寒，日晡益甚，头痛身痛，脉数。但寒热俱重，脉不浮，苔白如积粉，来势急，变化多，这显然与一般外感病不同。只有用达原饮直达病所，击败邪气，使它速离膜原，伏邪内溃。达原饮中，槟榔、草果、厚朴是主药，以疏利透达为目的。现代运用达原饮治疗某些急性传染病（如流行性感冒、肠伤寒、疟疾等），呈现良好的疗效。

温疫中常见的表里分传证，是膜原伏邪溃发后，外犯三阳经出现表证，又化热入胃出现里证，吴有性创制三消饮（达原饮加羌活、葛根、柴胡、大黄）治之。本方能消除浮越三阳经的表证，又能清除入胃的里热，更能疏解膜原伏邪，起到开达膜原、表里双解的作用。由于“温疫之邪，伏于膜原，如鸟栖巢，如兽藏穴，营卫所不关，药石所不及”，故以伤寒之法治之，先表后里，强发其汗，必变证丛生。吴有性以邪伏膜原立论，根据邪伏部位及传变特点不同，制定了温疫的疏利透达、先里后表、里通表和的治疗原则。吴有性治疫善用透达与攻下，不喜清热解毒剂，正是他强调邪伏膜原的结果。

总之，膜原学说是吴有性引申《内经》有关膜原的论述，创造性地应用于温疫病诊治的举措。膜原学说，不但是用以说明病变部位的一种辨证方法，是创制达原饮、三消饮的理论基础，也是疫有九传理论的基础。膜原学说，对后世影响深远。如薛生白《湿热病篇》自注中说：“邪由上受，直趋中道，故病多归膜原。”吴鞠通《温病条辨》中说：“湿热受自口鼻，由膜原直走中道”。柳宝诒说：“邪由膜原而发。”这些论述，皆源于吴有性的膜原学说。

（四）“疫有九传”说

温疫的传变，是从半表半里之膜原开始。但由于感邪有轻重，伏匿有深浅，体质有强弱，因此其传变的方式亦颇不一致。吴有性通过长期实践和细心体验，归纳成九种类型，称为“九传”。《温疫论·统论疫有九传治法》云：“夫疫之传有九，然亦不出乎表里之间而已矣。所谓九传者，患者各得其一，非谓一病而有九传也……邪气一离膜原，察其传变，众人多有不同者，以其表里各异耳。”并强调“九传”及其相应的“九治”，是对温疫辨证施治的紧要关节。

1. 但表不里

证见头疼身痛，发热而复凛凛恶寒，内无腹胀胸满等。谷食不绝，不烦不渴，此邪外出，或自斑消，或从汗解。斑则有斑疹、桃花斑、紫云斑；汗则有自汗、盗汗、狂汗、战汗之异。此病气使然，不必较论，但求得汗得斑为愈，凡自外传者为顺。间有汗出不彻而热不退者，宜白虎汤；斑出不透而热不退者，宜举斑汤；若斑出不透，汗出不彻而热不除者，宜白虎合举斑汤。也有斑汗并行而自愈者。

2. 表而再表

如所发未尽，在里仍有残留之邪，或二三日后，四五日后，又依然如前发热，脉洪而数。斑者仍从斑解，汗者仍从汗愈，未愈者仍如前法治之。

3. 但里不表

外无头疼身痛，亦无发斑汗出，惟胸膈痞闷，欲吐不吐，或虽得少吐而吐亦不快，此邪传里之上，宜瓜蒂散吐之，邪从吐减，邪尽病已。若邪传里之中下者，心腹胀满，不呕不吐，或大便秘，或热结旁流，或协热下利，宜承气辈导去其邪，邪去病减，邪尽病已。若上中下皆病者，不可吐，吐之为逆，但宜承气导之，则在上之邪，顺流而下，呕吐可止，胀满可除。

4. 里而再里

愈后二三日，或四五日，前证复发，在上者，仍吐之；在下者，仍下之。

5. 表里分传

此以邪气从膜原同时向表里分传，半入于里，则现里证；半出于表，则现表证。忌用伤寒先汗后下之法，因为温疫不可汗而强求其汗，必不得汗。宜承气汤先通其里，里邪先去，邪去则里气通，中气方能达表，使郁于肌肉之邪尽发于表，或斑或吐，随其性而升泄之。诸证悉去，既无表里证，而热不退者，在里尚有已发之邪未尽也，宜三消饮调之。

6. 表里再传

有表里分传表里俱病之证，解后复发者，宜如前法，一再服三消饮可愈。

7. 表里偏胜

若表胜于里者，即传表之邪多，传里之邪少，表证多而里证少，当治其表，里证兼之。若里胜于表者，即传里之邪多，传表之邪少，里证多而表证少，但治其里，表证自愈。治表参见但表不里型，治里参见但里不表型。

8. 先表后里

疫邪先传表后传里，先宜用达原饮或白虎汤，再视里证偏上偏下，酌情运用瓜蒂散或承气汤。

9. 先里后表

疫邪先传里后传表，先宜用承气汤下之，再用白虎汤辛凉解散。如服白虎汤不得汗者，因津液枯竭也，可加人参。

总而言之，吴有性对温疫的传变和治疗，已经掌握了一套辨证施治的方法和规律，对临床有一定的指导价值。

（五）“主客交”学说

1. “主客交”含义

“主客交”学说，见于吴有性所著《温疫论》下卷。“主客交”有狭义、广义之分。其狭义者，系专指素有宿疾体虚而感疫气病；而广义者，当指人体气血精津亏虚，邪毒胶结于血脉为病。“主”为正，专指人身精气血津液等；“客”为邪，是指疫气等邪毒。因正气久亏不足，又遭疫气等邪毒入侵，邪毒与血脉等人体正气相互抗争胶结而形成顽证痼疾，即为“主客交”。

2. “主客交”病机

吴有性所谓的“主客交”，既是病机名称，又可理解为久治难愈的顽证痼疾。正如吴有性所云：“凡人向有他证尪羸，或久疟，或内伤瘀血，或吐血便血咳血，男人遗精白浊，精气枯涸，女人崩漏带下，血枯经闭之类，以致肌肉消烁，邪火独存，故脉近于数也，此际稍感疫气”，而见

“谷食暴绝，更加胸膈痞闷、身疼发热，彻夜不寐”。若医者病家以为原病加重，以绝谷为脾虚，以身痛为血虚，以不寐为神虚，遂投“参、术、归、地、茯神、枣仁之类”，则愈进愈危。若以治疫法治之，则“发热减，不时得睡，谷食稍进，但数脉不去，肢体时疼，胸胁锥痛”，又会引发“过期不愈”的后果。此时若医者仍不识病之症结所在，妄以杂药频试，则“补之则邪火愈炽，泻之则损脾坏胃，滋之则胶邪愈固，散之则经络益虚，疏之则精气愈耗，守之则日削近死”。吴有性辨治疫病的实践经验，使其深刻地感悟到，疫病“伏邪已溃，表里分传，里证虽除，不知正气衰微，不能脱出，表邪留而不去，因与血脉合而为一，结为痼疾也”。显然，正虚疫邪陷于经脉，继而与营血胶结，以致主客交混，正虚邪恋终成痼疾。其实，这种发病特点，无论在急性热病或慢性杂病中都比较常见。

3. “主客交”证治

在具体临床表现上，吴有性认为肢体时常疼痛，是邪气与体内营血正气相搏所为；脉数身热不去，是病邪与体内火气郁积所致；胁下刺痛，则因火邪结滞于胸部膈膜之故。其病迁延经久不愈，是因疫病之治超过了最适当的治疗时机（第 7 至 21 天），过期不愈，“非坏证即痼疾也”。由于“客邪交固于血脉，主客交浑，最难得解，久而愈锢，治法当乘其大肉未消、真元未败，急用三甲散”治之。吴有性创制的三甲散，以鳖甲、龟甲、穿山甲三甲为君主之药，具有“扶正不恋邪，达邪不伤正”之功效。

4. “主客交”学说的影响

“主客交”学说，主要用于疫病后期的治疗。但根据其理法方药的整体特质，对于多种慢性病或各种正虚邪恋、正邪胶固难解的重证顽证，也有其广泛的适应性，对后世临床产生了一定的影响和启发。清代名医叶天士治病重“存体”而善用甘药，邪实之治亦重正虚。其治络心法认为，“凡久恙必入络，络主血，药不宜刚，病属内伤，勿事腻补”。其所创通络法以“缓通”为主，以免伤及正气。湿热病名家薛生白，取吴有性“主客交”之意，治“湿热证七八日，口不渴，声不出，与饮食亦不却，默默不语，神识昏迷”之证，辨为“邪入厥阴”，用三甲散治之，以其有开窍醒脑之功。温病名家吴鞠通，认为吴有性的《温疫论》“议论宏阔，实有发前人所未发”。在临床上，他对吴有性攻邪通下、养阴清燥和补泻兼施等法尤多继承，在吴有性三甲散之启示下创制温病名方三甲复脉汤。

【临证经验】

一、温疫的辨证

（一）重视体质因素

吴有性基于《内经》“邪之所凑，其气必虚”“两虚相得，乃客其形”的发病理论，阐明温疫病的发病和转归是在一定条件下，戾气和正气共同起作用的结果。他在强调“戾气”致病的同时，也十分重视人体正气，指出体质因素在温疫病发生、发展及转归中的重要性，对后世温病的辨证论治有很大的影响。

1. 体质与发病

吴有性认为，温疫发生与否，除与戾气之强弱有关外，主要决定于人体正气的盛衰。《温疫病·原病》指出："凡人口鼻之气，通乎天气，本气充满，邪不易入，本气适逢亏欠，呼吸之间，外邪因而乘之。"其举例说："昔有三人，冒雾早行，空腹者死，饮酒者病，饱食者不病，疫邪所着，又何异耶？若其年气来之厉，不论强弱，正气稍衰者，触之即病。"通过临证细致观察，其论述清晰明了，与《内经》"正气存内，邪不可干""邪之所凑，其气必虚"，是一脉相承的。

2. 体质与传变

体质的差异与病后是否传变，以及传变于何脏腑经络密切相关。《温疫论·传变不常》提出"传变不常，皆因人而传"的看法，并具体列出由于体质差异而出现不同传变的例子。如"有局外之变者，男子适逢淫欲，或向来下元空虚，邪热乘虚陷于下焦，气道不施，以致小便闭塞，小腹胀满，每至夜即发热……或素有他病，一隅之亏，邪乘宿昔所损而传者，如失血崩带，经水适来适断，心痛疝气，痰火喘急，凡此皆作常变。大抵邪行如水，惟注者受之"。

3. 体质与症状

体质的差异，常导致同一疾病出现不同的临床表现，或不同的疾病具有类似的临床特点。吴有性强调，在感受温疫病邪既病之后，由于体质不同，其临床表现就有相对特异性。《温疫论·知一》指出："至又杂气为病，一气自成一病，每病又因人而变。统而言之，其变不可胜言，医者能通其变，方为尽善。"

（1）正气盛衰与温疫

吴有性很重视正气在温疫病中的作用，认为正气的盛衰，禀赋的强弱，常影响疾病的变化。"其恶寒或微或甚，因其人之阳气盛衰也"等论述，都充分说明了体质因素在温疫病变过程中的重要性。凡正气不足，禀赋较弱，或病后体虚而感受温疫病邪，或患温疫病后，失治误治，耗伤正气，则因不同脏腑经络之虚损而出现不同的临床表现。在《温疫论·下后反痞》中，吴有性指出凡素体脾虚，或新产气血两亏，或误下损伤脾胃，均可导致邪气留恋而出现"痞满"之证；在《温疫论·药烦》中则指出，"中气素亏，不能胜药"者，若误服承气，易致"药烦"，出现"额上汗出，发根燥痒，邪火上炎，手足厥冷，甚则振战心烦，坐卧不安，如狂之状"的表现；在《瘟疫论·虚烦似狂》中，告诫人们，若元气大虚而感受外邪，"因不胜其邪，元气不能主持"，易出现"虚烦似狂"的危证，临床尤其应当注意。

（2）个体差异与温疫

由于年龄、性别的不同，也表现出各自不同的生理特点。这些特点不仅反映了不同性别、年龄的人在生理上的差异，还决定了其染病后病机也不尽相同。性别方面，由于妇女"有余于气，不足于血"，且具有经、带、胎、产等独特的生理特点，因此在这些特殊时期感染了温疫病邪后，其临床表现也有与众不同之处。《温疫论·妇人时疫》指出："妇人伤寒时疫，惟经水适断适来，与男子稍有不同……经水适来，疫邪不入于胃，乘势入于血室，故夜发热谵语。"年龄方面，小儿具有"肉脆血少气弱"的生理特点，其脏腑娇嫩，形气未充，肌肤柔嫩，神气怯弱，筋骨未坚。

一旦感受温疫病邪，极易生变。如《温疫论·小儿时疫》云：“小儿赋质娇怯，筋骨柔脆，一染时疫，延挨失治，即便二目上吊，不时抽搐，肢体发痉，十指钩曲，甚则角弓反张……但所受之邪则一，因其气血筋骨柔脆，故所现之证为异耳”。

4. 体质与治疗

吴有性在其处方用药时，处处体现按体质论治的精神。《温疫论·注意逐邪勿拘结粪》强调说：“但要谅人之虚实，度邪之轻重，察病之缓急，揣邪离膜原之多寡，然后药不空投，投药无太过不及之弊。”由此可见，其将“谅人虚实”视为首要。对于温疫初起，认为此时邪气虽盛，正气未衰，故应以祛邪为主。吴有性指出：“大凡客邪，贵乎早逐，乘人气血未乱，肌肉未消，津液未耗，患者不至危殆，投剂不至掣肘，愈后亦易平复。”

（1）据虚实而定攻补

吴有性在强调祛邪的同时，亦常依体质的强弱、邪正之消长而决定先攻后补、先补后攻或攻补兼施。如《温疫论·前后虚实》云：“病有先虚后实者，宜先补而后泻。先实后虚者，宜先泻而后补。”若邪气极盛而正气已虚，宜攻补兼施，如《温疫论·应补诸证》有“及言其变，则又有应补者，或日久失下，形神几脱，或久病先亏，或先受大劳，或老人枯竭，皆当攻补兼施”。但若正气虚甚，复感温疫病邪，则须以扶正为主，待正气恢复后，再行攻邪。如假令先虚后实者，或因他病先亏，或因年高血弱，或因内伤劳倦，或因新产下血过多，或旧有吐血及崩漏之证，时疫将发，即触动旧疾，或吐血，或崩漏，以致亡血过多，然后疫气渐渐加重。以上宜先补而后泻。

（2）据生理特点论治

如前所述，不同的年龄具有不同的体质和生理特点，这种差异不仅影响了疾病的发生、发展和变化，其对药物的耐受性和敏感性也不尽相同，故吴有性指出治疗时应根据不同的年龄进行论治。《温疫论·老少异治论》说：“三春旱草，得雨滋荣；残腊枯枝，虽灌弗泽。凡年高之人，最忌剥削，设投承气，以一当十。设用参术，十不抵一。盖老年荣卫枯涩，几微之元气易耗而难复也。不比少年气血生机甚捷，其势浡然，但得邪气一除，正气随复。所以老年慎泻，少年慎补。”这仅是就常态而论，吴有性还意识到“亦有年高禀厚，年少赋薄者，又当从权，勿以常论”。其既言常，又言变，不拘执一端。

（3）三甲散的运用

具体用药时，吴有性亦注重根据不同体质进行适当加减，三甲散的运用就充分反映了他的用药思想。三甲散用治正虚疫邪陷于经脉，与营血相结，主客相混的“主客交”。运用时，吴有性强调“随平素而调之”。又论加减法说：“若素有老疟或瘅疟者，加牛膝一钱，何首乌一钱，胃弱欲作泻者，宜九蒸九晒。若素有郁痰者，加贝母一钱，有老痰者，加瓜蒌霜五分，善呕者勿用。若咽干作痒者，加花粉、知母各五分。若素燥嗽者，加杏仁（捣烂）一钱五分。若素有内伤瘀血者，倍䗪虫，如无䗪虫，以干漆炒烟尽为度，研末五分，及桃仁捣烂一钱代之，服后病减半勿服，当尽调理法”。

（二）伤寒温疫之辨

温疫与伤寒同属热病范畴，但伤寒系指一般外感，而温疫系指有传染性、流行性的温热病，两者又有很大的不同，故必须加以鉴别。吴有性在《温疫论》中，列有“辨明伤寒时疫”专论，对温疫和伤寒做了极为细致的区别。并且还纠正了当时对“温”“瘟”概念的模糊认识，认为“名各不同，究其病则一”。

《温疫论・正名》云：“《伤寒论》曰：发热而渴，不恶寒者为温病。后人省“氵”加“疒”为瘟，即温也。”告示学者不可因文字的改换，而以温、瘟为两种病。指出：“夫温者热之使，热者温之终，温热首尾一体，故又为热病即温病也。又名疫者，以其延门阖户，又如徭役之役，众人均等之谓。”又指出今将“殳”加“疒”为疫，是为强调因其感时行戾气而发，病势恶厉，又谓之“疫疠”。

吴有性伤寒温疫辨识表

	病名	
	伤　寒	温　疫
病　因	感风寒等六淫邪气所致，或衣单风露，或冒雨入水，或临风脱衣，或当檐洗浴等	感杂气（疫气、疠气、戾气）所致，也可因六淫，或饥饱劳累，或焦思气郁而触发
感邪途径	自毫窍而入	自口鼻而入
发　病	感而即发，感发甚暴	感久而后发，淹缠二三日或渐加重，或淹缠五六日忽然加重
病　位	感邪在六经	感邪伏于膜原
传　变	自表及里，以经传经	从膜原分传表里，传里内侵于腑，传表外淫于经，经不自传
初起证候	发热恶寒并见	忽觉凛凛以后，但热而不恶寒
传　染	不传染于人	能传染于人
治　疗	初起以发表为先，先表后里，先汗后下，下不嫌迟	初起以疏利为主，先里后表，里通表和，下不嫌早
预　后	发斑为病笃；一汗而解，汗解在前	发斑为外解；虽汗不解，汗解在后

温疫与伤寒不同点虽多，但也有相同之处。吴有性在《温疫论・辨明伤寒时疫》中说：“其所同者，伤寒时疫皆能传胃，至是同归于一，故用承气汤辈，导邪而出。要之，伤寒时疫，始异而终同也。”所以，治法无异。

二、温疫的治疗

（一）治疫大纲

《温疫论・标本》云：“诸窍，乃人身之户牖也。邪自窍而入，未有不由窍而出……汗、吐、下三法，总是导引其邪，打从门户而出，可谓治法之大纲。”这种以通行为治、汗吐下引邪外出的思路，确实具有临床指导意义。

1. 首尾以通行为治

中医学认为，人之脏腑经络、阴阳气血，以通为本。如《金匮要略》云：“若五脏元真通畅，人即安和。”《素问・热论》曰：“五脏不通则死矣。”吴有性根据经旨，结合临床实践经验认为，温疫的病机要点是：邪气内郁，滞而不通，故治疗上强调“疫邪首尾以通行为治”，即以疏利透达、宣通导引、逐邪外出为治疗大法。其云：“一窍通，诸窍皆通，大关通而百关尽通。”可见，“通”是治疫的根本，只有因势利导，破其郁滞，才能使气机通畅，邪有出路。故吴有性治疫，强调以“通行”作为治疗原则，不妄投寒腻补，以防闭塞之害。

2. 汗吐下引邪外出

吴有性治疫以“通”为治，但同时又强调应以逐邪为第一要义。他说：“无邪不病，邪去而正气得通。”故具体以汗、吐、下三法为首选，结合他法。如温疫初起，邪在膜原，则用疏利透达之法，方选达原饮，以直达膜原，捣戾气之巢穴，使其邪热内溃，汗出自然而解；如疫邪传经出表，则治以汗解、斑解；如疫邪内陷胸膈，则用瓜蒂散催吐，使内陷之邪因吐得以排出；如疫邪内陷胃腑，则用承气类攻下逐邪。需要强调的是，在诸多祛邪方法中，吴有性独重下法，认为疫邪传里，多归六腑，下法乃为破滞决壅、逐邪拔根的治本之法。

3. 倡一病只有一药

吴有性应用汗、吐、下三法的目的，是驱除体内之疫邪。这与“以物制气”的精神是一致的，客观上也起到了改善温疫患者病情的作用。但由于温疫发病急骤、证候凶险、变证百出，故吴有性常感慨汗、吐、下三法不能尽善。为此，在广泛应用汗、吐、下三法的同时，根据自然界生克制化的规律，辨证地提出了“一病一药”的设想，并为之探讨追求。其云：“至于受无形杂气为病，莫知何物能治矣。惟其不知何物之能制，故勉用汗、吐、下三法以决之……能知以物制气，一病只有一药，药到病已，不烦君臣佐使品味加减之劳矣。”当然，吴有性这些主张，由于历史所限，在当时不可能付诸实施，但其创新精神及治疫思路，对后世乃至现代不无启迪。

（二）达原逐邪

吴有性对温疫的治疗颇多创见，最具特色的是采用开达膜原法及攻下逐邪法。其运用此两法进行疫病治疗效果显著，对后世临床研究有一定借鉴价值。

1. 开达膜原

吴有性在治疗温疫时，主张透达膜原，分消内外，通里和表。温疫之邪，居于膜原，汗之不得，下之不可。吴有性创立了著名的达原饮、三消饮诸方，使邪气溃散，表里分消。达原饮中，槟榔攻下破结以除伏邪；厚朴破戾气所结；草果辛烈气雄，宣透伏邪。三味协力，可直达膜原，逐邪外出。若达原饮中加大黄、葛根、羌活、柴胡、生姜、大枣，即为三消饮。三消，即消内、消外、消不内外，使邪气溃散、表里分消。吴有性创立的治温疫名方，为治疗瘟疫开创了先河。

2. 攻下逐邪

温疫既然是由“杂气”所致，其治疗理应逐邪除因，早拔病根。至于驱邪之要，吴有性则以宣通为本，以下为治，认为只有破其郁滞，决其壅闭，使其气机通畅，才能导邪外出。故在诸多祛邪治法中，尤推崇下法，认为下法乃逐邪拔根治本之法。吴有性不仅继承了仲景“急下存阴”的学术观点，而且还拓展了下法的应用范围，给后世以很大启发。

（1）客邪早逐，急证急攻

吴有性认为，温疫发生的根源是“杂气”，“杂气”致病具有“因其毒甚，传变易速”的特点，不仅起病急骤、变化迅速，而且证候凶险，即所谓“一日之间，而有三变”，因此治疗用药宜紧宜早，主张采用“数日之法，一日行之”的急证急攻措施。他说：“邪不去则病不愈”，“凡客邪贵乎早逐，乘人气血未乱，肌肉未削，津液未耗……早拔病根为要”。这是贯穿《温疫论》全书的基本观点。

（2）攻下逐邪，勿拘结粪

吴有性以前，医家多受《伤寒论》之影响，认为承气汤的适应证须有大便秘结不通或通而不爽的腑实见证，而对阳明无形热盛无便秘者不敢早投早用。吴有性对此有不同看法，其总结前人经验，结合自己的临床体会后认为，“承气汤本为逐邪而设，非专为结粪而设”，温疫病是“邪为本，热为标，结粪又其标也”，而治病必求于本，故通利大便仅是手段，逐邪泄热才是真正目的。并强调是“因邪热而致燥结，非燥结而致邪热”“燥结不致损人，邪热之为损命也”，正确地认识到邪热与燥结的因果利害关系，准确地把握住“必伏其所主，而先其所因”的治本原则。

（3）逐邪务尽，下不忘正

吴有性应用下法，主张“凡下不以数计”，必要时应根据证情采用“再下”“更下之”等因证数攻之法，突破了以往“一日一剂”的陈规，体现了吴有性有邪必除、逐邪务尽的治疗思想。另一方面，吴有性虽然重视下法，但也不妄用下法。其说：“要谅人之虚实，度邪之轻重，察病之缓急，揣邪气离膜原之多寡，然后药不空投，投药无太过不及之弊其“设因下而增虚证者，宜急峻补”，并明确指出“邪未入胃不可下”“阴虚甚者不可下”等禁下之证，还创立了承气养荣汤、柴胡清燥汤等攻补兼施的方剂。由此可见，吴有性这种因人治宜、下不忘正、注重虚实标本、分清缓急先后的论治原则，值得临床借鉴。

（4）祛邪清热，首推大黄

从《温疫论》应用45个方剂中，就有14个方剂中运用了大黄，足见吴有性祛邪之法，重在攻下，首推大黄。其云：“三承气功效俱在大黄，余皆治标之品。”还明确指出“得大黄促之而下，实为开门祛贼之法”。吴有性认为，“大黄走而不守”，功专在通下，使邪热有随大便外出之机；而黄连“守而不走”，若用之则“反招闭塞之害”。故用大黄为主药，逐邪攻下，荡涤肠胃，使邪从表里而出，这体现了吴有性早拔病根、邪贵早逐的思想。

（三）养阴复液

吴有性对疫后调理亦很重视，提出疫后宜养阴清余热，忌投参术；重视饮食调理，顾护胃气，使其渐复；谨防劳复、食复、自复等。

吴有性在《温疫论·解后宜养阴忌投参术》中说：“夫疫乃热病也，邪气内郁，阳气不得宣布，积阳为火，阴血每为热搏”；或曾因“不得已而数下之”，以致津液重伤。所以热病后期，

"余焰尚在，阴血未复"，故治以养阴复液为主，切忌妄投人参、黄芪、白术之品。否则，得之反助其壅，余邪留伏，"日后必变生异证"。其临证运用时，如因数下而致亡阴，出现两目干涩，舌唇枯裂，多为阴枯血燥，治以清燥养荣汤；如里证仍在，宜承气养荣汤；如痰涎壅甚，胸膈不清者，宜蒌贝养荣汤；如气血俱虚，神志不清，似寐非寐者，宜用柴胡养荣汤。上四方均以白芍、甘草酸甘化阴；生地、花粉、知母等甘寒养阴佐以苦寒坚阴。

综上所述，吴有性的治疗思想对温病学说的贡献是巨大的，但也有一些偏见及局限。例如，治疗独重大黄攻导逐邪，而忽视黄芩、黄连、黄柏、栀子的苦寒清热功效，有失偏颇。正如吴鞠通所云："初创温病治法，自有矫枉过正不暇详审之处，断不可概施于今日也。"叶天士门人邹滋九亦言"若宗吴有性，又恐邪去正伤"。但瑕不掩瑜，吴有性能在当时盛行伤寒法治温病的时代，提出独特的治疗思想，实在难能可贵。其不仅从理论上阐明了温疫的治则治法，并对下法的运用范围进行了大胆创新，补充和发挥了前人之说，丰富了中医治疗外感热病的内容，为温病学说的发展做出了贡献。

（四）治疫方药

《温疫论》中，合计共选方 34 首，用药 78 味。其中，药物出现频率占前几位的主要是：当归 15 次，大黄 11 次，白芍、知母各 10 次，陈皮、厚朴各 8 次，从中可以反映出与吴有性治疗温疫的特点的吻合。大黄、厚朴出现的频次，证明其重视下法，主张祛邪安正；而当归、白芍、知母出现的频次，则体现其在祛邪安正的同时，更不忘滋阴护液的治疫原则。同时书中方剂多为吴有性首创，其中达原饮、三消饮、三甲散、茵陈汤、托里举斑汤等仍是沿用至今的名方。

1. 治疫专方——达原饮

达原饮由槟榔、草果、厚朴、黄芩、知母、白芍、甘草组成。用于温疫初起，先憎寒后发热，后但热无寒，昼夜发热，日晡益甚，头痛身痛，舌苔白如积粉，脉数不浮之证。吴有性阐述该方时说："槟榔能消磨，除伏邪，为疏利之药，又除岭南瘴气；厚朴破戾气所结；草果辛烈气雄，除伏盘踞。三味协力，直达其巢穴，使邪气溃败，速离膜原，是以为达原也。热伤津液，加知母以滋阴。热伤营气，加芍药以和血。黄芩清燥热之余。甘草为和中之用。"

达原饮极受后世医家推崇。如刘松峰称："达原饮诚治温疫之仙方。"龚绍林谓："惟此达原饮真千古治疫之妙剂，医者渡人宝筏也。"受达原饮方的启发，雷丰《时病论》创"宣透膜原法"，药用厚朴、槟榔、草果、黄芩、知母、藿香、半夏、甘草，治湿疟寒甚热微、身痛有汗、肢重脘满等。薛生白制"湿热遏阻膜原方"，药用柴胡、厚朴、槟榔、草果、藿香、苍术、半夏、石菖蒲、六一散，治湿热证，寒热如疟，湿热阻遏膜原。俞根初拟"柴胡达原饮"，以达原饮去知母、白芍，加柴胡、枳壳、青皮、桔梗、苏叶，治痰湿阻于膜原，胸膈痞满，心烦懊，头眩口腻，咳痰不爽，间日发疟，舌苔如积粉，扪之糙涩者。以上雷丰、薛生白、俞根初之方，均是由达原饮变化而来。

2. 治疫全剂——三消饮

吴有性的三消饮，由达原饮加羌活、葛根、柴胡、大黄组成，用以治疗温疫表里分传证，即膜原伏邪外犯三阳经出现表证，又化热入里出现里证。方以羌活、葛根、柴胡除浮越三阳经之表证，大黄清除入里之里热，达原饮疏解膜原伏邪。方名“三消”者，“消内、消外、消不内外也”。吴有性云：“此治疫之全剂，以毒邪表里分传，膜原尚有余结者宜之。”

3. 扶正达邪——三甲散

吴有性创制的三甲散，以鳖甲、龟甲、穿山甲三甲为君主之药，具有“扶正不恋邪，达邪不伤正”之优点。蝉蜕、僵蚕祛邪熄风，牡蛎平肝；当归、白芍和血养血；甘草和中；并加入虫类以引诸药入血脉，搜剔血中之邪。较之吴有性治疫之专方达原饮和三消饮，此方立意更新颖，用药亦独特，并有广泛的临床适应范围。此方被后世用于治疗中暑神昏、流脑、乙脑等，后遗神志呆钝、肢体抽搐、手足搐搦等病证，成为滋补肝肾、平肝通络、散结消癥之实用方。

【后世影响】

一、历代评价

在《温疫论》影响下，研究瘟疫的学者接踵而至，给《温疫论》以高度评价。

刘敞《温疫论》(1709)“序”云：“明末吴有性先生以温疫一证，旧无成法，亦鲜明文。著论二卷，谓温疫与伤寒相类而分途，条分缕析，详哉言之……后见此论，反复玩味，知其灼有所见，可补前人之未逮。”

清代戴天章《广瘟疫论》(1722)“序”云：“至吴有性先生贯串古今，融以心得，着时行《温疫》一论，真可谓独辟鸿蒙，揭日月于中天矣。”并针对当时治疗温疫仍用伤寒之方，拘伤寒之法的状况，戴氏目击心伤，不揣固陋，而“取吴子之原本，或注释，或增订，或删改，意在辨瘟疫之体异于伤寒，而尤慎辨于见证之始，故首增辨气、辨色、辨脉、辨舌、辨神诸论于开卷，使阅者一见了然，则吴子之书，人人可用。而瘟疫之横夭者少，生全者多，诚斯世斯民之幸也！”沈懋发之“序”亦言：“迨吴有性《温疫论》出，稍使人知疫与伤寒同途异归，不可拘伤寒法而治疫。”

清代刘奎《瘟疫论类编》(1787)“自序”曰：“自吴有性先生出，始分伤寒与瘟疫为两途……则是有《伤寒论》于前，不可无《温疫论》于后。询堪方驾长沙，而鼎足卢扁，功垂万世，当为又可先生首屈一指也。余读是书有年，观其识见高明，议论精卓，其于治瘟证，诚无间然矣。”

清代纪昀等《四库全书总目提要》(1793年)说：“是书成于崇祯壬午。以四时不正之气发为瘟疫，其病与伤寒相似而迥殊，古书未能分别，乃著论以发明之……有性因崇祯辛巳南北直隶、山东、浙江大疫，以伤寒法治之不效，乃推究病源，参考医案，著为此书，瘟疫一证，始有绳墨可守，亦可谓有功于世矣。”

清代汪廷珍在“《温病条辨》叙”中云：“又有吴有性者，著《温疫论》，其方本治一时之时疫，而世误以治常候之温热。”吴瑭《温病条辨》“自序”云：“检校《四库全书》，得明季吴有性《温疫论》，观其议论宏阔，实有发前人所未发，遂专心学步焉。细察其法，亦不免支离驳杂，大抵功过两不相掩。盖用心良苦而学术未精也。”

清代王清任《医林改错》(1830)“半身不遂论叙”谓“吴又可著《温疫》，皆独出心裁，并未引古经一语”，以此借鉴明志，激励自己，枉“空有活人之心，而无济世之手”。于是有所创新，发前人未发，著《医林改错》。

清代王士雄《温热经纬》(1852)“余师愚疫病篇”论治疫言：“又可辨疫甚析。如头痛、发热、恶寒，不可认为伤寒表证，强发其汗，徒伤表气。热不退，又不可下，徒伤胃气。斯语已得其奥妙。奈何以疫气从口鼻而入，不传于胃而传于膜原，此论似有语病。至用达原饮、三消诸承气，犹有附会表里之意。”

民国赵尔巽《清史稿》(1927)曰：“古无温疫专书，自有性书出，始有发明。”

刘祖贻、孙广荣《中国历代名医名术》(2002)说：“本书辨析了伤寒与温疫的异同，提出并阐述了戾气学说，对温疫病传染性与流行性有较深刻全面的论述，揭示了其传变特点，在治疗原则和方法上有许多创见。该书的问世，才使温病学术逐步摆脱了伤寒学说的束缚，开始成为一门独立的学科。”

二、后世发挥

吴有性在中国医学史上是一位具有创新精神的杰出医家，清代温病学说自成体系，《温疫论》是其中温热学说和瘟疫学说的早期代表作。

(一) 瘟疫学说发挥

在吴有性学术思想的影响下，其后有戴天章、余霖、刘奎，皆以治瘟疫闻名，补充和发展了他的学术观点，形成瘟疫病辨证论治的独特体系。其“杂气学说”震撼医界，温疫学家及其著作接踵而来。例如，清代戴天章认为，温疫是感受天地间的杂气所致；清代杨璿的《伤寒温疫条辨》指出，温病之病原是杂气而非六气，杂气专入某脏腑经络而专发为某病，温疫各随其气而发为诸病，温疫大流行则延门阖户，散发则偶有一二人；清代余霖《疫疹一得》指出，疫疹的病因是病气；清代刘奎《松峰说疫》指出，杂疫千奇百怪，众人所患相同者，皆有病气行乎其间；王孟英《霍乱论》指出，时疫霍乱乃臭毒作祟等，皆与吴有性的学术影响有关。

(二) 温热学说发挥

温热病自《内经》《伤寒论》始，经过历代医学家努力到了清代已形成一套完整的理论体系，吴有性在其中起了一定的作用，为温病学说的发展做出了贡献。其“邪伏膜原”和“时疫感久而发”的观点，对清代叶天士、薛雪、吴鞠通、王孟英等温病名家影响极大，在王孟英和叶天士的著作中常引用此说。俞根初所言“实邪多发于少阳(半表半里)膜原”；吴鞠通言湿热受自口鼻，由膜原直走中道；薛生白《湿热病篇》自注中有“邪由上受，直趋中道，故病多归膜原”的论述，实取自吴有性之说。再如吴鞠通在《温病条辨》中说：“阳明(胃)如市，诸病未有不过此者”，是受吴有性“伤寒时疫皆能传胃”的影响。在临床上，他对吴有性攻邪通下、养阴清燥和补泻兼施等法尤多继承，在吴有性三甲散之启示下创制了温病名方三甲复脉汤；吴有性在《温疫论·论饮》中，提到内热烦渴之证用梨汁、藕汁、蔗浆、西瓜等清热止渴品，为吴鞠通创立雪梨浆方（以甜水梨大者一枚薄切，新汲凉水浸半日，时时频饮）、五汁饮方（梨汁、荸荠汁、鲜苇根汁、麦冬汁、藕汁或用蔗汁）的主要参考。由此可见，吴有性的学术思想丰富了温病学说的内容，推动了温病学说的发展。

三、国外流传

在日本江户时代，明和六年（1769）就有了《温疫论》的刊本；天明八年（1788），再次重刊发行；亨和三年（1803），又刊行刘松峰的《温疫论类编》。丹波元简在“序言”中，称赞吴有性对温疫的研究是“独得之见，创辟之识”，《温疫论》是“著论立说，非凿空之谈；设法制度，悉出乎实验”。这些历史事实，说明了日本汉医界对《温疫论》的重视，及《温疫论》对日本汉医的影响。

综上所述，吴有性是明末清初一位富有创新精神的医家。他在继承前人学术成就的基础上，根据治疗温疫的实践体会，编著了我国第一部温疫学专著——《温疫论》。吴有性突破了外感病传统的六淫病因说，创立了新的病因理论“杂气论”和“戾气”致病说。他有关邪从口鼻而入的观点，对后世感邪途径的认识影响甚远；其邪伏膜原、表里分传的理论认识，概括了温疫发病、传变的一般规律；倡导疏利透达、表里分消，善用汗下及养阴扶正的治疗方法，创立达原饮、三消饮等名方。他对温疫病因、传入途径、临床表现及治法方药进行系统阐述，完成了温疫学说从理论到临床的体系建构，使疫病辨证，有绳墨可循。其将温疫与伤寒进行鉴别，使之独立于伤寒之外，奠定了基础，为明清时期温病学派的形成和发展，做出了重大的贡献。

云南中医学院　杨卫东

【参考文献】

[1] 雷丰. 时病论 [M]. 北京：人民卫生出版社，1964.
[2] 赵尔巽. 清史稿 [M]. 北京：中华书局，1977.
[3] 吴有性. 温疫论补注 [M]. 北京：人民卫生出版社，1995.
[4] 刘祖贻，孙广荣. 中国历代名医名术 [M]. 北京：中国古籍出版社，2002.
[5] 戴天章，刘奎. 瘟疫明辨 松峰说疫 [M]. 北京：学苑出版社，2003.
[6] 纪昀等. 四库全书总目提要 [M]. 北京：中华书局，2003.
[7] 吴有性. 温疫论 [M]. 北京：学苑出版社，2004.
[8] 王士雄. 温热经纬 [M]. 北京：学苑出版社，2004.
[9] 王清任. 医林改错 [M]. 北京：人民卫生出版社，2005.
[10] 吴瑭. 温病条辨 [M]. 北京：人民卫生出版社，2005.
[11] 杨璿. 伤寒温疫条辨 [M]. 北京：学苑出版社，2006.
[12] 薛雪，叶桂. 湿热论 温热论 [M]. 北京：人民卫生出版社，2007.
[13] 袁长津，何清湖. 现代中医疫病学 [M]. 北京：化学工业出版社，2008.
[14] 戴天章. 广瘟疫论 [M]. 北京：中国中医药出版社，2009.
[15] 林功铮. 传染病学的先驱——吴有性 [J]. 医学与哲学，1980，3：62－65.
[16] 祁涛. 吴有性"戾气说"浅谈 [J]. 云南中医学院学报，1981，4：7－8.
[17] 范天福. 吴有性的学术成就及其对清代温热病学的影响 [J]. 新中医，1981，7：50－53.
[18] 陈大舜. 吴有性论温疫 [J]. 湖南中医学院学报，1984，1：15－18.
[19] 盛增秀. 略论吴有性治疗温疫运用下法的经验 [J]. 浙江中医学院学报，1985，9（4）：34－36.
[20] 徐国经. 试论吴有性的温疫治疗观 [J]. 安徽中医学院学报，1986，5（4）：14－16.
[21] 叶威礼. 吴有性"戾气学说"探源 [J]. 福建中医药，1987，4：13－14.
[22] 金守强. 吴有性运用三承气汤治疗温疫浅析 [J]. 安徽中医学院学报，1988，7（1）：14－16.
[23] 常存库. 中医体系为什么不接受他们的成就 [J]. 医学与哲学，1988（8）：14－16.
[24] 叶威礼. 浅谈吴有性"戾气学说"对临床的指导意义 [J]. 福建中医药，1989，20（2）：10－11.
[25] 刘心德. 吴有性运用大黄治疗温病的经验探讨 [J]. 中医研究，1989，2（4）：14－15.
[26] 袁宝庭. 浅谈膜原学说及其临床意义 [J]. 湖北中医杂志，1990（2）：26－27.
[27] 秦运典. 浅谈吴有性对祖国医学的贡献 [J]. 四川中医，1990（12）：4－5.
[28] 金庆雷，金庆江. 吴有性《温疫论》"杂气"说辨 [J]. 江苏中医，1992，9：29－32.

[29] 金庆雷，金庆江．吴有性生平等五考［J］．江苏中医，1993，4：40－42.
[30] 陈忠琳，魏雪舫．吴有性所论之温疫病与湿温病的比较［J］．浙江中医杂志，1994（6）：248－249.
[31] 刘宁．试论吴有性《温疫论》在温病学中的贡献［J］．北京中医，1996（1）：48－49.
[32] 鞠少斌，杨克彬．论吴又可《温疫论》中的体质学说［J］．新中医，1996（4）：6－8.
[33] 雍履平．吴有性下法治疫钩玄［J］．辽宁中医杂志，1997，24（2）：61－62.
[34] 余真．吴有性的“杂气学说”探微［J］．中医函授通讯，1998，17（2）：6－7.
[35] 夏学传．吴有性膜原学说探析［J］．安徽中医学院学报，2001，20（5）：5－7.
[36] 陈大舜．吴有性治疫经验谈［J］．湖南中医学院学报，2002，22（4）：31－33.
[37] 朱虹．吴又可逐邪勿拘结粪观点探析［J］．辽宁中医杂志，2004，31（2）：110－111.
[38] 李广浩，张再良．吴又可温疫治法刍议［J］．中医文献杂志，2004（2）：31－32.
[39] 陈凯佳．从吴有性的《温疫论》看非典［J］．中医文献杂志，2004（4）：28－29.
[40] 孟繁洁．吴又可下法思想研究［J］．江苏中医药，2004，25（7）：44－46.
[41] 李广浩，陈昕琳．吴又可《温疫论》治法探析［J］．浙江中医学院学报，2005，29（4）：6－7.
[42] 彭锦．试论吴有性对疫病病因学的贡献［J］．中国中医基础医学杂志，2005，11（12）：938，942.
[43] 茅晓．吴有性“主客交”学说及其后世影响［J］．中华中医药杂志，2005，20（8）：455－457.
[43] 岳冬辉．吴有性《温疫论》浅析［J］．长春中医学院学报，2006，22（1）：9－10.
[44] 赵书刚．从《温疫论》浅谈吴有性对传染病学的创新性贡献［J］．时珍国医国药，2007，18（9）：2332.
[45] 胡森．吴又可诊治温疫辨病特色探微［J］．中医杂志，2009，50（4）：293－295.

清代醫家

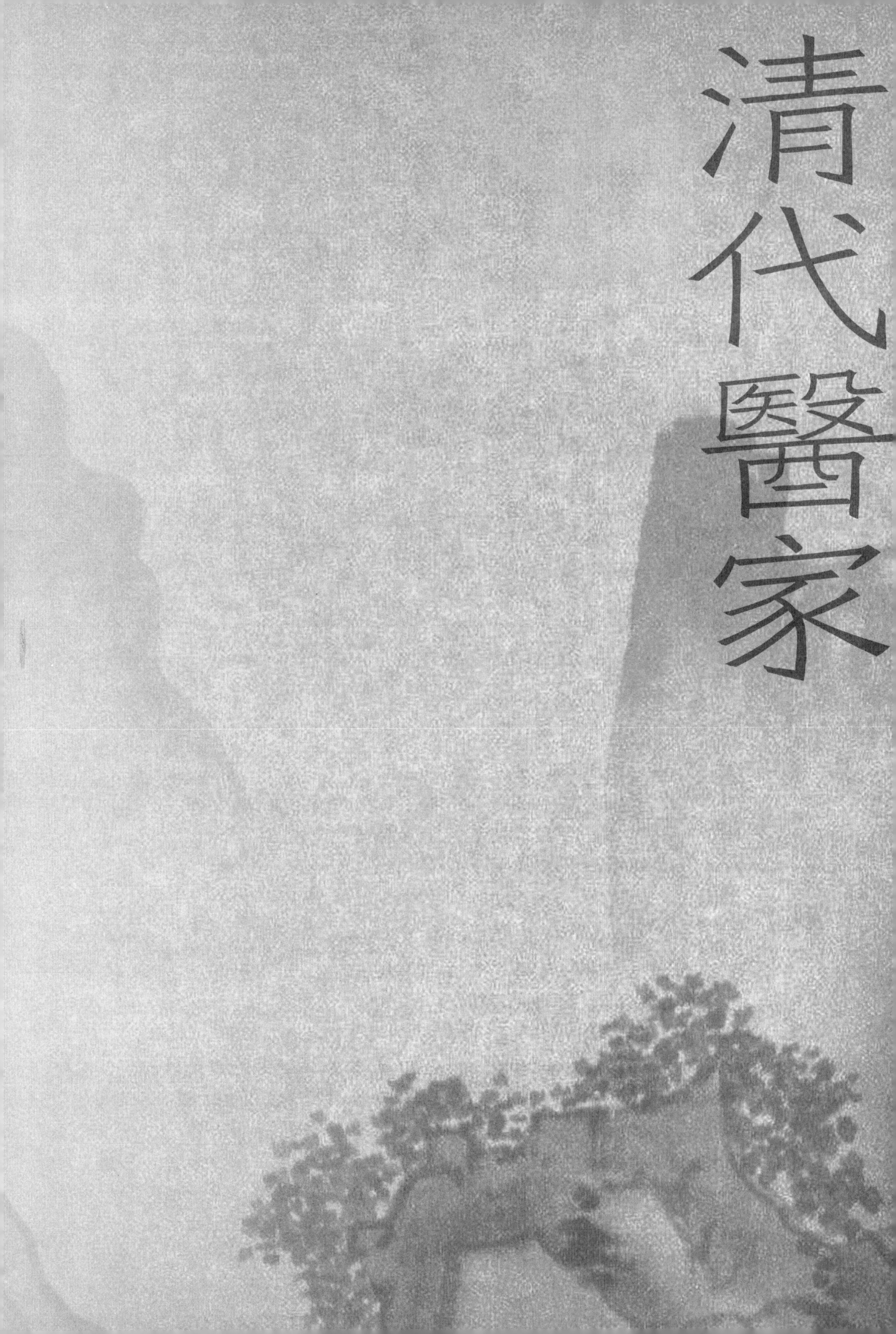

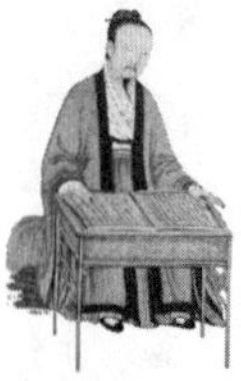

喻　昌

内容提要

喻昌，字嘉言，晚年自号西昌老人，生于明万历十三年（1585），卒于清康熙三年（1664），南昌府新建（今江西省南昌市新建县）人，明末清初著名医家。后世将喻昌与张璐、吴谦并称为“清初三大名医”。喻昌是一位富有传奇色彩的人物。他自幼能文，博览群书，喜爱围棋，曾出家为僧，从儒入佛，又从佛入医。其在医学、佛学和棋艺等方面均有较高造诣，被清初学者阎若璩列为清初“十四圣人”之一。著有《寓意草》《尚论篇》《医门法律》三部著作，均被收入《四库全书》。《寓意草》是中国医学史中上较著名的一部个人自订医案，书中记录了喻昌亲自治疗的疑难医案60余则，讨论辨证精辟明细，见解较为独到。《尚论篇》以阐发张仲景伤寒六经病证传变及证治规律为主；后附《尚论后篇》，撷取伤寒六经有关外感温热病条文及《内经》伏气温病内容，结合自己之临证学术见解，重在阐发温病证治规律。《医门法律》系一部综合性医书，主要阐述杂病证治规律，提出了大气论、营卫论、阴病论、秋燥论等学说，是比较有影响力的中医学名著。喻昌的学术思想和诊疗经验，对后世的影响也颇为深远。

【概述】

一、生平简介

喻昌，字嘉言，晚年自号西昌老人，生于明万历十三年（1585），卒于清康熙三年（1664）。南昌府新建（今江西省南昌市新建县）人。明末清初著名医家。后世将喻昌与长州张璐、歙县吴谦并称为“清初三大名医”。喻昌是一位富有传奇色彩的人物。其在医学、佛学和棋艺等方面均有较高造诣，被清初学者阎若璩列为清初“十四圣人”之一。

据《清史稿》记载，喻嘉言出身于书香门第，自幼聪明，能文不羁，早年致力于功名仕途，中年之后方弃儒从医。喻昌在仕途上并不得志。他于天启年间考中贡生。46岁时，以副榜贡生到京城就读，曾以诸生名义向崇祯皇帝上万言书，陈述辅国政见，要求“修整法治”。但因人微言轻，其意见没有引起重视。喻嘉言在京城三年，郁郁不得志，近50岁时返回故里西昌。后因明朝灭亡，清兵入关，喻昌的仕途之路也就此断绝。

明亡之后，喻昌曾一度遁入空门，削发为僧，潜心研究佛学和医学，苦读《内经》《伤寒论》和其他医学著作。喻昌出家的时间大约在顺治初期，此时他已经年逾花甲。据《新建县志》记载：“顺治初寻诏征，力辞不就，佯狂披鬀为僧，复蓄发游江南。顺治中，侨居常熟，以医名。”说明喻昌以医成名是在出家还俗之后，其参禅修佛之时已对医学有所研究。学佛之余，深研中医经典，为他复出之后业医做了充分的准备。喻昌喜欢外出云游，足迹遍及江西、浙江、江苏、安徽、山东数省。长年的青灯参禅，从他的医学著作、品行风范中，皆可以看到佛家思想对其人生观和世界观的深刻影响。他在行医传道过程中修行和实践佛法，以医术救患者的生命，以医道济医生的慧命，并以佛学思想来阐释医学理论。例如，其以佛教“四大五蕴”学说分析病因病机；仿照佛教戒律的教育方式拟定《医门法律》，作为学医者的戒律等。

喻昌出家还俗之后便致力于医学，在临床实践、理论研究和中医教育等方面均取得了较大成就。他有一位同胞姐姐，嫁给新建邻县靖安的舒某为妻，姐弟感情深厚。他晚年当医生时，经常来往于南昌、新建、靖安之间。他在靖安时间最多，常为广大农民治病。据《靖安县志》记载：“嘉言居靖安最久，治疗多奇中，户外之履常满焉。”喻昌此时已经放下对功名与仕途的追求，恬淡无争，潜心医学，弘扬医道。而且，曾经出家为僧的喻昌也看透了世俗的拘绊，言行举止超然世外，能够一心深入，直取真理。他不但自己研习医学，还要将其学术推广于世，醒示众人，教诫后学。

江苏常熟的大文豪钱谦益是喻昌的好友。他挽留喻昌在常熟县城北门外虞山下定居下来，并开了一栋草庐医所，致力于为当地百姓治病。喻昌待人热情，不论男女老少、富贵贫贱，凡有所求均鼎力相助，加上其医术精湛，所以深受医学界推崇。由于其名声颇佳，不但公卿贵人慕名邀请他去做幕僚，连清政府的一些官员也常推荐他去做官。但喻昌早已绝意仕途，一概坚辞不就。

在医德方面，喻昌也是一位侠肝义胆、古道热肠的医生。遇到患者病情危重，而患者家属犹豫不决之时，喻昌从不冷漠观之，而是以抢救患者生命为己任。遇到庸医阻挠，喻昌则据理力争，说服患家，甚至果断煎药喂服患者而获效。在《寓意草》医案中，几次讲到喻昌果断排除患家、庸医阻挠，救治患者的故事。由此可知，喻昌确实是一位正直果敢、善良而有智慧的医者。

喻昌晚年深感“吾执方以疗人，功在一时；吾著书以教人，功在万代”，因此，除行医外，将主要精力用于著书立说和教授门徒。他先后撰写了《寓意草》《尚论篇》《医门法律》三部著作。这三部著作集中体现了喻昌的学术思想，也确立了他在中国医学史上的地位。喻昌还培养了一批有成就的医家，如徐忠可、程云等。清顺治十五年，喻昌还开讲堂向来自各地的求学者及同仁讲解“瘟病”。

喻昌除了精通医学，还是一名围棋高手。清康熙三年，喻昌与围棋国手李兆元对阵，棋逢对手而难分难解，一直下了三天三夜。最后因劳累过度，80余岁高龄的喻昌，在局终之时溘然去世。喻昌死后，人们在常熟和他的故乡为之修庙、建祠、塑像、祭祀。由于喻昌无子，他的外甥从靖安赶往江苏常熟，将他的棺柩护送回靖安，停放在萧寺。50年后，医家曹必聘倡议并与众多医家将喻昌的灵柩由靖安萧寺迎至南昌，安放在城南百福寺中，还在寺中立了他的塑像和画像。百福寺的僧人为了表达对喻昌的崇敬之情，又于寺旁建喻先生祀奉祠，并将其灵柩安葬在东汉高士徐孺子墓侧。著名文学家蒋士铨撰有《喻嘉言先生改葬告词》。1966年墓被毁，现改葬于新建西山万寿宫之西。

二、著作介绍

喻昌的学术思想和诊疗经验，集中体现在所著《医学三书》中。《医学三书》是喻昌个人医学丛书的名称，由《寓意草》《尚论张仲景伤寒论三百九十七法》（简称《尚论篇》）和《医门法律》组成，是清代颇具影响的医学名著。

（一）《寓意草》

《寓意草》是喻昌的第一部医学著作，也是中国医学史上较著名的一部个人自订医案，初刊于明崇祯十六年（1643）。此书以笔记体裁写成，书前有医论2篇，强调“先议病，后用药”的诊疗程序，并自订议病格式。书中记录了喻昌亲自治疗的疑难医案60余则，案中详录病因和病情，讨论辨证精辟明细，并指出每案的关键和疑难之处，见解较为独到。另外，该书还记载了我国人工种痘以防治天花的病例。《寓意草》中的医案，分析深刻，并有胡卣臣精辟点评，此书初刊时虽仅一卷，但颇有影响。到清代，喻昌又加以扩充成四卷，附刻于所著《医门法律》（12卷）中。后人李文荣撰有《仿寓意草》2卷（见《三三医书》第三集）。《寓意草》版本很多，据《中国中医古籍总目》记载的就有36种。可见，这本医案从成书后一直很受学者欢迎。

（二）《尚论篇》

《尚论篇》全称《尚论张仲景伤寒论重编三百九十七法》，是喻昌研究《伤寒论》的代表著作，初刊于清顺治五年（1648）。《尚论篇》最早的刊刻本有8卷，无附录。至清乾隆二十八年（1763），黎川陈守诚将《尚论篇》合并为4卷，并附录《尚论后篇》4卷，合刻本共8卷，仍然称为《尚论篇》。其实《尚论后篇》初刊于乾隆四年（1739），是《尚论篇》之续刻。《尚论后篇》成书时间，据《清史稿》记载，应在喻昌70岁以后（约顺治十一年后），此书撰成时共4卷，当时未能刊刻。由于喻昌无后嗣，此书稿存放在其外甥舒斯蔚（炳文）处。至清乾隆四年（1739），由舒氏之房弟舒长明捐资，此书才初刻问世。《尚论后篇》的初刻本，应定为清乾隆四年靖安在兹园刻本。因此，《尚论篇》《尚论后篇》两书，严格来说应该算是喻昌的两部著作，只是流传过程中将其合刻在一起。

《尚论篇》以阐发张仲景伤寒六经病证传变及证治规律为主；《尚论后篇》则是在《尚论篇》的基础上，撷取伤寒六经有关外感温热病条文及《内经》伏气温病内容，结合喻昌之临证学术见解，重在阐发温病证治规律。目前合刻的《尚论篇》前4卷，主要论述伤寒六经证治大法，卷首有"尚论张仲景《伤寒论》大意"等6篇医论，其后详论伤寒六经证治。《尚论后篇》4卷，卷一主要论述春温病证治规律；卷二论真中风、小儿附篇、温病会讲、伤寒问答等；卷三、卷四论伤寒六经诸方。《尚论篇》的版本，据《中国中医古籍总目》记录有36种。

（三）《医门法律》

《医门法律》是喻昌晚年之作，系一部综合性医书，初刊于1658年。本书集临证几十年经验写成，内容体例独具一格，传诵医林，是比较有影响力的中医学名著。书中结合临床病证，正面阐述辨证论治的法则，谓之"法"；同时指出一般医生在临床辨证治疗上容易发生的错误，指示禁例，谓之"律"。以"法"和"律"的形式确立行医时的规范，故书名为《医门法律》。

《医门法律》共6卷，卷一提纲挈领地论述辨证论治的总则；卷二至卷六阐述风、寒、暑、湿、燥、火六气的致病规律，还有临证常见的痰饮、虚劳、痢疾、疟疾、消渴、水肿、黄疸、咳嗽、肺痈等各类病证，逐一细述其理法方药。《医门法律》的学术成就是多方面的，提出了许多独到的见解，如辨息论、大气论、营卫论、阴病论、秋燥论等。书中记载了喻昌自创的"清燥救肺汤"等方剂，治疗痢疾用"活人败毒散"逆流挽舟，治疗关格用"进退黄连汤"升降阴阳，常被后人所称道。《医门法律》自刊刻以来，广泛流传，据《中国中医古籍总目》记载有41种版本。

（四）其他医学著作

喻昌的著作其实还有很多种。遗憾的是，喻昌晚年曾把一些手稿交与亲戚保存，其中若干精辟理论和临床经验未能正式出版流传。喻昌著作有目录可考者，除上述《医学三书》外，尚有《（痘疹）生民切要》《喻氏古方试验》《伤寒尚论篇次仲景原文》《伤寒抉疑》《伤寒问答》《温症朗照》《会讲温症语录》《伤寒杂论十二则》《伤寒脉证歌》《温热燥论治》《伤寒后论》《张机伤寒分经注》等。

【学术思想】

一、学术渊源

喻昌之学术思想和诊疗经验，主要源于中医经典理论及名家学术。其三部代表性著作中，涉及的古籍和医家非常多。喻昌书中引证内容涉及《内经》《难经》《伤寒论》《金匮要略》《圣济总录》《妇人大全良方》《三因极一病证方论》等著作；他还讨论了张仲景、孙思邈、刘温舒、王安道、刘河间、朱丹溪、张从正、滑寿等众多医家和学者的学术思想和诊疗经验。

（一）对《内经》理论的继承与发扬

在杂病诊治方面，喻昌认为当遵循《内经》理论，反对不求经旨而毫无凭据地处置病患。喻昌将“附答《内经》十问”和“申明《内经》法律”紧接于诊法之后，放在书中比较靠前的位置，明示《内经》对临床实践的重要指导意义。他根据《内经》理论，提出治病必须分清标本、重视四时气候变化、因地制宜、审查病势顺逆、辨别脉证是否相符、判断疾病四易四难之预后趋势、了解病程长短、推求运气规律、掌握用药之寒温原则、明白组方配伍之君臣佐使、防范用药过度之毒副作用、体察患者生活起居形志苦乐、融会贯通知常达变等。这些原则对于指导初学者入门，规范医生诊疗行为，均有现实意义。

他将风、寒、暑、湿、燥、火六气，作为杂病辨证的六大纲领，强调四时阴阳变化对人体生命活动之影响。对于临床各种杂病的阐释，喻昌也是以《内经》为依据，尤其是病因病机方面。例如，在《医门法律·卷四》中，提出热、湿、暑三气交病的理论，认为在春分以后，秋分以前，少阳相火、少阴君火、太阴湿土三气合行其事，自然气候表现出热、湿、暑并行的特点，临床病证也出现三气交病的特征。他还将痉病、风湿、中暑作为三气交病的典型病证，从理法方药等方面进行发挥。这一理论的提出，受《内经》《金匮要略》影响较大。

另外，在“附答《内经》十问”中，对10条初学者难以理解的经文进行了阐释，提出了许多独到见解，说明喻昌善于思辨并富有创新精神。例如，“逆春气则伤肝，夏为寒变”中“寒变”为何病？喻昌解释说，“寒变”是夏季易患疾病的总称。由于春季养生不当而伤肝木，按照五行相生规律，木生火，肝木不荣则心火难旺。夏季心火不旺而反衰，北方肾水上凌，而出现“寒变”诸病。临床多表现为食后饱闷、遇事狐疑、下利奔迫、心情不舒畅等。喻昌进一步指出，治疗夏季“寒变”诸病，理当益火之源以消阴翳，但不是肉桂、附子等温阳药所能解决问题的。治疗此类病证，当顾及病本，舒发肝木的郁遏，心火自然复荣。

总之，喻昌的《医门法律》，从书目结构、医理阐发等方面均溯源于《内经》，并结合个人体悟和临床实践有所发挥和创新。

（二）对《伤寒杂病论》的研究与发挥

喻昌对《伤寒论》的研究成果，集中体现于所著《尚论篇》。明代医家方有执著《伤寒论条辨》，指出王叔和编次之《伤寒论》非仲景原貌，提出“错简重定”之说。喻昌很赞同方有执的见解，认为方有执所著《伤寒论条辨》，削去王叔和《伤寒例》的做法，体现尊经之旨，用风寒分营卫损伤的分类法改编太阳篇，可谓卓识超越前人。《尚论篇》主要参考明代方有执《伤寒论条辨》而编撰，但编次体例有所不同，内容也有所补正。卷首有“尚论张仲景《伤寒论》大意”等6篇医论，其后详论伤寒六经证治。书中论述六经，以太阳经为大纲，太阳经中又分别以风伤卫、寒伤营、风寒两伤营卫为纲，并认为《伤寒论》中的397条原文是397法，分隶于大纲之下。因此，喻昌也是错简重订派的代表医家之一。

喻昌对《金匮要略》研究的成果，主要反映在《医门法律》之中。其阐述各种杂病证治，所论理、法、方、药多引用《金匮要略》的原文进行说理发挥。如“中风门”中的侯氏黑散、风引汤，就出自《金匮要略》。在各杂病门篇首，几乎都是从《金匮要略》相关内容展开论述。由此可见，《伤寒杂病论》也是《医门法律》成书的重要理论渊源。

（三）对佛学思想的参研领悟

在《医门法律》中，喻昌常常借佛学思想发挥医学理论。这跟他出家为僧，曾受大乘佛教文化熏陶的人生经历密不可分。他能够将医理、佛理融为一体，以佛家的慈悲济世为道德准绳，又以中医学术拯救世人，实践了佛教“闻、思、修”知行统一的修行方法，从医道中体悟佛理，从佛教中参研医学，于红尘中求证般若空性。因此，喻昌在中医学术方面的成就，离不开他从佛教经典和思想中获得的智慧、勇气和毅力。

喻昌从医过程中援引佛教思想，主要体现在以下几个方面：以佛教因果论进行医德教育；以佛教戒律比喻医门禁忌，其《医门法律》之书名就是受佛门戒律的启发；以佛教劫运之说发挥阴病理论，说明自然界中浊阴之气对人体生命危害极大；以佛教修行体验阐发《内经》食味养生之道，提出平素过食咸味，容易导致肾气偏亢而满溢外泄等观点。

总之，喻昌的学术成就，离不开对《内经》《伤寒杂病论》等经典的学习、研究和继承，也与其学习、运用和发挥历代诸多医家学说密切相关。另外，佛学思想对喻昌学术思想形成也有重要的启发和影响。

二、学术特色

（一）伤寒学术思想

喻昌对《伤寒论》研究具有较高造诣，其学术特色主要体现在错简重订、三纲学说、类证汇聚等方面，对后世医家影响深远。

1. 错简重订

喻昌认为《伤寒论》年代久远，历经战乱劫火，原著散乱错简，虽经晋代太医令王叔和编次整理而得以保存，但已非仲景原貌，篇目先后错乱不全。于是，他主张重新整理《伤寒论》。《尚论篇》主要参考明代方有执《伤寒论条辨》编撰而成，但编次有所不同，内容也有补充。书中首先辩论王叔和编次的过失，次论林亿、成无己校注之过失，然后逐条辩驳王叔和添加《伤寒例》中的错误，再谈论春温大意和王叔和四变之错误，又辨瘟疫与温病之异。如此层层深入剖析，提醒后人不要过度遵循王叔和的论述。

喻昌指出张仲景原著为《卒病伤寒论》16 卷，但流传过程中《卒病论》6 卷亡佚，到晋代王叔和整理之时已不复存在。即使是传世的《伤寒论》10 卷也因战乱劫火而出现了前后篇目差错。王叔和在整理《伤寒论》过程中，加入了自己的见解，编集成书，共 22 篇。喻昌认为，王叔和的整理有许多不妥之处，以致造成了后人学习《伤寒论》的诸多困惑。后世通行的《伤寒论》版本主要是宋本，又经过了宋代林亿校正，成无己的注释。林亿和成无己过于遵从王叔和的思想，在校注过程中，将王叔和所论与张仲景原文混编在一起，使得历代众多医家在学习《伤寒论》时，分不清哪些是张仲景所述，哪些是王叔和的发挥。喻昌认为，宋本《伤寒论》中列于前二卷的“平脉法”和“序例”应该出自王叔和，因为其语言风格不似后面张仲景原文那样押韵，在理论上也多有错谬之处。

至于如何重新整理《伤寒论》，喻昌认为可以借鉴明代王履和方有执的某些做法。亦即，宋本《伤寒论》虽有错简之处，但其中保存了张仲景原创的三百九十七法和一百一十三方的名目，可以依次校正。但喻昌也指出，王履和方有执的整理方法虽有可取之处，但还不够理想。

喻昌指出，订正《伤寒论》必须先设立四时外感病的大纲，然后分节细论。他提出，冬伤于寒、春伤于温、夏秋伤于暑热，这是四季外感病的大纲。其中，冬月伤寒又可作为四季外感病之大纲；伤寒六经证以太阳经证为大纲；太阳经证又以风伤卫、寒伤营、风寒两伤营卫为大纲。张仲景对四季外感病的阐述，详论冬伤于寒之病，而略于春夏秋季之外感病。喻昌认为，这是因为治疗伤寒的方法也可以用于治疗其他外感病。《伤寒论》之法不仅可以治疗外感病，也可治疗其他内伤杂病。关键是领会张仲景立法用方的宗旨，灵活运用，融会贯通，方能登堂入室。

在篇目结构上，喻昌的《尚论篇》在卷首仍保留了王叔和的“序例”，但逐段进行批驳和论证；卷一至卷四是对伤寒六经病证的归纳整理；书后附有“过经不解”和“瘥后劳复阴阳易病”。《尚论后篇》则主要阐述温病、真中风、小儿惊风、温病会讲、伤寒六经方证等内容。

2. 三纲鼎立

在伤寒太阳病的研究上，喻昌主张振举大纲，分隶治法。他认为，风则伤卫，寒则伤营，风寒兼受则营卫两伤，三者之病，各分疆界。张仲景立桂枝汤治风伤卫，麻黄汤治寒伤营，大青龙汤治风寒两伤营卫。三法分治三证，鼎足三纲。这就是后世所谓的太阳病“三纲鼎立”之说。同时喻昌进一步提出所谓的“温病三纲”，这对后世温病学派的卫气营血辨证有所启迪。

喻昌是继方有执之后提倡三纲鼎立学说的代表医家。方有执的《伤寒论条辨》虽然以三纲学说重新编次伤寒病证，但理论浅陋，也有部分牵强之处。于是喻昌对这一学说进行阐释和发挥，提出：“夫足太阳膀胱，病主表也，而表有营卫之不同，病有风寒之各异。风则伤卫，寒则伤营，风寒兼受则营卫两伤。三者之病，各分疆界，仲景立桂枝汤、麻黄汤、大青龙汤，鼎足大纲三法。”（《尚论篇·卷一·论太阳经伤寒证治大意》）因此，《尚论篇》所论太阳病分为三篇：上篇是风伤卫的中风证治，列中风提纲、脉证、误治之变证、坏证；中篇是寒伤营；下篇是风寒两伤营卫。经过喻昌的发挥，三纲鼎立学说日渐完善，《伤寒论》的整理也更加规范化，纲举目张。喻昌因此成为主张伤寒三纲鼎立学说的代表人物。喻昌倡导的伤寒三纲鼎立学说，对后世张璐、吴仪洛、周扬俊、程应旄、沈明宗等医家有一定影响。

3. 以纲统法

喻昌重订《伤寒论》的方法之一，就是“以纲统法”。其具体方法，主要是列举张仲景原书提到的三百九十七法，分列于大纲之下。喻昌所谓“法”，其实相当于条文的提要。

喻昌指出，王叔和在整理《伤寒论》时没有领会张仲景创法制方的宗旨，其汇聚的方证条文存在许多地方杂乱无序的弊病，而且总体上缺乏纲领的统属。于是，在太阳病篇的整理上，喻昌首先删去痉、湿、暍等内容；其次分清合病、并病、温病、坏病、过经不解等情况，另立篇目阐述；提出以桂枝汤、麻黄汤、大青龙汤三纲鼎立的方法作为太阳病篇的纲领。这样有助于初学者掌握《伤寒论》的辨证纲领。

在三纲鼎立的原则下，喻昌又“以纲统法”，全书共制定了397法。其中太阳上篇53法，太阳中篇58法，太阳下篇24法；阳明上篇39法，阳明中篇31法，阳明下篇3法；少阳经全篇21法，附合病9法，并病5法，坏病2法，痰病3法；太阴病全篇9法；少阴病前篇25法，少阴经后篇19法；厥阴篇55法；附过经不解病4法，差后劳复病6法，阴阳易病1法。以上共有367法。另有春温病共30法，共397法。在具体订正方法上，每经之下，设若干法，每法之下，分列条文并加以注释，三纲之首都冠以全篇大意。

通过这种“以纲统法”的形式，突出了《伤寒论》的辨证论治思想，令学习者能更加灵活掌握张仲景立法组方用药的思路，扩大了经方的运用范围。

4. 类证汇聚

在三纲鼎立、以纲统法的原则下，喻昌对条文的具体编排又结合了类证汇聚的方法。“类证汇聚”就是用类比的方式，将相似的症状、脉象、方证等放在一起比较，以分析和揭示其异同。

例如，阳明篇分上、中、下三篇：上篇汇聚了外邪初入阳明地界，太阳之邪未尽诸证，即太阳阳明证之条文；中篇为正阳阳明之条文，汇聚了外邪已离太阳而未入少阳诸证；下篇是少阳阳明之条文，汇聚了外邪已趋少阳，未离阳明诸证。少阴病分为上、下两篇，上篇归纳少阴寒化证的条文，下篇归纳少阴热化证的条文。另外，合病、并病、坏病、痰病、过经不解病、瘥后劳复病等，也是将不同证候进行分类汇聚的结果。

这种类证汇聚的整理方法，有利于认识病证和治法之间的异同点，利于证候和方药的鉴别运用，可以达到同中求异、异中求同、知常达变的目的。

（二）温病学术思想

喻昌对温病证治规律阐发的主体内容见于《尚论后篇》。他对温病学的贡献主要有：提出温病三纲学说，研究春温伏气病证；揭示伤寒、温病在表证传里方面的区别；提出伤寒方统治温病的思想；主张温病治疗以保阴为主，认为下法是温病祛邪的主要途径等。

1. 温病三纲学说

喻昌指出《伤寒论》详于阐述伤寒证治，而略于温病证治。后世学者对于温病认识不够，临证难以施治。温病多发生于春季，风是春季主气，所以张仲景把春季的外感病称为风温。然而，喻昌提示说：“冬不藏精之人，两肾间先已习习风生，得外风相召而病发，必全具少阴之证，故于温字上加一风字，以别太阳之温耳。”（《尚论篇·卷首·论春温大意并辨叔和四变之妄》）以此说明，有阴虚内热之人更易感受风温外邪。结合《内经》伏邪发病的理论，喻昌提出了温病三纲之说。温病三纲，其实是温病的三种发病类型：冬伤于寒，春必病温；冬不藏精，春必病温；既冬伤于寒，又冬不藏精，至春月同时发病。这三种温病证候，邪气潜伏的层次深浅不同，临床表现有异，治法方药也不同。参考伤寒六经证的划分方法，喻昌将温病分为三篇：上篇论太阳温病，中篇论少阴温病，下篇论太阳少阴温病。

虽然喻昌提出的温病三纲学说，对温病病因和发病病机有所发挥，但有学者认为其中也有不妥之处。用研究伤寒病证的方法来分析温病，有时难免牵强，而且不利于阐明温病的传变规律，容易造成理论上的混乱。

2. 春温伏气学说

喻昌在《尚论后篇》提出的温病三纲，主要探讨伏气温病的发病规律。他认为温病的病因，是外感风寒之邪，伏寒化温。冬月感寒邪后，寒邪伏藏于体内，至春月而发。但病因不同，则寒邪伏藏部位不同，发病和传变规律也不同。若为冬伤于寒之人，寒邪伏藏于肌肤，春季感受风温之邪而发病，传变从阳明胃开始，外达太阳，因而太阳、阳明二经是伏邪蟠踞之地。若为冬不藏精之人，阴虚生内热，少阴肾经先受病，春季伏邪从少阴肾开始，自内达外，既从太阳而出，势必不能传遍他经，表里只在此二经为病。若为冬伤于寒兼冬不藏精之人，类似伤寒两感证，表现为太阳少阴同病。两感温病传变迅速，正如《素问·热论篇》讲一日太阳少阴发病，二日传阳明太阴，三日传少阴厥阴，所以太阳少阴温病预后不好。

在病机和临床表现上，冬伤于寒者，表现为大热而不恶寒，为实证；冬不藏精者，多为阴虚阳盛之证，表现为发热之初多兼微恶寒，及至大热灼肌多不恶寒，内热明显，有骨蒸里热的感觉，或耳轮发热。冬伤于寒兼不藏精者，多表现为虚实夹杂证，既有少阴肾精不足、阴液亏损，又有伏寒化热，表现为表寒里热证。

在伏气温病的治疗方面，喻昌强调温病表证少而里证多，治疗当清泄里热为主，但要根据温病三纲不同类型来辨证论治。对于冬伤于寒者，以治里为主，兼以解肌，使郁热从外泄，即用清热解郁之法；对于冬不藏精之温病，强调用附子、细辛、麻黄等温经散邪之法；对于冬不藏精又兼伤于寒者，治疗时要分清主次，阳虚阴盛者以温法为主，阳盛阴虚者以下法为主，阴阳错杂者温、下两有所碍，当参伍以调和阴阳。

3. 辨伤寒、温病之异

喻昌认为临床上温病多而伤寒少。根据明末清初温病大流行的实际情况，他说："触冒寒邪之病少，感发温气之病多。寒病之伤人十之三，温病之伤人十之七。"（《尚论后篇·尚论春三月温症大意》）在春季，常常出现新感引发伏邪的病证，表面上看证似伤寒，其实和伤寒大有不同。喻昌指出："温病，或有新中风寒者，或有表气虚不禁风寒者，卫虚则恶风，营虚则恶寒，又不可因是遂指为非温病也。"（《尚论后篇·温症上篇》）

温病发病的部位与伤寒不同，临床表现比伤寒更为严重。伤寒属冬季受寒，病起于三阳经；春温多由冬不藏精，病起于三阴经。喻昌又指出："阳分之邪浅而易疗，阴分之邪深而难愈。所以病温之人，有发表三五次而外证不除者，攻里三五次而内证不除者，源远流长，少减复剧。以为表也，又似在里；以为在里也，又似在表。用温热则阴立亡，用寒凉则阳随绝。凡伤寒之种种危候，温证皆得有之。"（《尚论后篇·尚论春三月温症大意》）

在治疗方面，喻昌强调伤寒之法不适宜治疗温病。他反对用麻黄、桂枝等辛温发表方药。因为温热病，不存在风伤卫、寒伤营的情况，所以不可用麻黄汤、桂枝汤作为解表之方剂。外感风热之邪，可用荆防败毒散、参苏饮等方，但仅适用于初春而天气尚未转热的时节。如果是伏邪时间过久，内热郁滞更重，即过时而发之温病、暑病，治疗时便不可使用带有温性的方药，更不用说桂枝、麻黄等辛温之药了。喻昌又说："凡发表不远热之法，适以增温病之困厄耳……按温热病表证间见而里病为多，故少有不渴者，法当以治里为主，而解肌兼之，亦有治里而表自解者。"（《尚论后篇·温症上篇》）

4. 温病治疗以保阴为主

喻昌认为，春温为伏邪发病，由于伏寒化温，久伏体内，真阴为热邪久耗，无以制亢阳而燎原不熄。其云："以故病温之人，邪退而阴气犹存一线者，方可得生，然多骨瘦皮干，津枯肉烁。经年善调，始复未病之体。"（《尚论后篇·温症上篇》）喻昌论暑病时指出："凡见汗多之体，即不可利其小便。盖胃中只此津液，夫既外泄，又复下行，所谓立匮之术也。"（《医门法律·热暑湿三气门》由此可见，阴液易伤而难复。

在保存阴津方面，喻昌也总结了若干治法。对于燥热证，尤其是温病后期，热势已退而津液受损的病证，主张用甘寒柔润之剂，如天门冬、知母、麦冬、生地黄、人参、梨汁等药物滋养阴津，既能保肺阴，又能滋肾水。其强调"生津液即是补虚"。但在阳明热邪炽盛，阴液受劫之时，单纯养阴是不够的。此时当用急下存阴法，釜底抽薪。另外，强调温病治疗不可过汗，大汗容易伤损津液。

5. 瘟疫别于温病

《尚论篇·卷首》"详论瘟疫以破大惑"，阐述了喻昌关于瘟疫的认识，说明瘟疫是不同于温病的另一类疾病。在病因上，喻昌提出病气、尸气，混合不正之气而为疫的观点，突破了前人之六淫说、时气说、伏气说、瘴气说等。其中，论述疫病之发病因素，有地理、气候和社会等多个方面。在温疫的受病途径上，认为疫邪多从口鼻而入。

王叔和在整理《伤寒论》时，也对瘟疫进行了阐述，认为瘟疫的病因是重感于寒邪所致。喻昌对王叔和的观点进行批驳，指出瘟疫并非伤寒、伤温、伤暑等时令外感病。他认为瘟疫的病因与病原微生物有关。其云："夫四时不正之气，感之者因而致病，初不名疫也。因病致死，病气、尸气，混合不正之气，期为疫矣。"（《尚论篇·详论瘟疫以破大惑》）所以，鸡瘟是因死鸡所致，猪瘟是由死猪所致，牛马瘟是由死牛马所致。对于人而言，饥荒战争爆发之时，由于死人众多，容易导致瘟疫流行。喻昌还指出了瘟疫的传染性极强，会污染空气、水源、土壤等生活环境。

喻昌认为，瘟疫的流行传染还与气候、地理环境等因素有关。春夏是瘟疫容易流行的季节，冬季则相对较少出现瘟疫。尤其是下雪之后，疫戾之气容易平息而不继续漫延。所以，古代暴发瘟疫之时，人们会通过祈祷下雪等方式来消除瘟疫，而春夏之际则不然，其描述瘟疫流行的境况说："盖温暑热湿之气交结互蒸，人在其中，无隙可避。病者当之，魄汗淋漓，一人病气，足充一室，况于连床并塌，沿门阖境，共酿之气，益以出户尸虫，载道腐墐，燔柴掩席，委壑投崖，种种恶秽，上溷苍天清净之气，下败水土物产之气，人受之者，亲上亲下，病从其类，有必然之势。"（《尚论篇·详论瘟疫以破大惑》）。从地理环境来看，东南方比西北方更容易爆发瘟疫。因为西北方土高地燥，气候偏于寒冷，不利于瘟疫流行。东南方土地卑湿，气候温热多雾露，病原微生物容易滋生繁衍，所以"蒸气中，原杂诸秽，益以病气、死气，无分老少，触之即同一病状矣"（《尚论篇·详论瘟疫以破大惑》）。

总之，喻昌认为瘟疫不同于温病，其产生与尸体腐烂形成的秽浊之气、气候和地理环境的湿热交蒸、灾荒和战争等因素有关。

6. 治瘟疫当逐秽解毒

对于瘟疫的感邪途径，喻昌认为主要是从口鼻感受，传入中焦，甚则弥漫三焦。在治法上，喻昌主张未病先防，即病当以逐秽解毒为急。

瘟疫的感邪途径分阴阳两途，其临床表现也有差异。从鼻入者，属阳证，通过空气传播，起病多表现为发热、头痛、项强颈挛，如大头瘟、蛤蟆瘟即属此类。从口入者，属阴证，通过饮食传播，起病多表现为寒栗、脚膝逆冷、二便失禁、腹泻、里急后重、肚脐胀痛等，如绞肠瘟、软脚瘟即属此类。无论从口还是从鼻感受的瘟疫病邪，都可传入中焦，流布上下，导致营卫不通，血凝不流，出现阳毒痈脓、阴毒遍身青紫等临床表现，如瓜瓤瘟、疙瘩瘟即属此类。若疫邪传遍三焦，则临床表现更为复杂和危重，会出现口唇糜烂、牙龈肿溃、身发痈脓、咽肿喉痹、下利脓血等症状。对于瘟疫的传变趋势，喻昌总结说："瘟疫之邪，则直行中道，流布三焦。"（《尚论篇·详论瘟疫以破大惑》）他具体描述了大头瘟、蛤蟆瘟、瓜瓤瘟、疙瘩瘟、绞肠瘟、软脚瘟等瘟疫的临床特点。

在瘟疫的治疗上，喻昌提出分三焦论治，同时注重分期施治。①在瘟疫流行之时，但预防为先，未病者可服芳香正气药以避秽防疫。②瘟疫初期，"邪既入，急以逐秽为第一义"（《尚论篇·详论瘟疫以破大惑》）。逐秽之法，分三焦而论。其云："上焦如雾，升而逐之，兼以解毒；中焦如沤，疏而逐之，兼以解毒；下焦如渎，决而逐之，兼以解毒。"（《尚论篇·详论瘟疫以破大惑》）③若疫邪松动，营卫既通，当趁势追击，遣散余邪。可见，喻昌在瘟疫治疗上，很重视逐秽解毒，给邪气以出路，但也因势利导，分三焦采用不同方法驱邪外出。

（三）杂病学术思想

喻昌在《医门法律》中，阐述了他对杂病的认识和诊疗经验。其中有许多独到的见解，如大气论、营卫论、阴病论、秋燥论等。喻昌在杂病临床诊治中非常重视四诊合参、治病求本等原则。在四诊方面，也提出了许多精辟的见解，如望色论、闻声论、辨息论、切脉论等。

1. 大气论

重视保护正气和调理气机，是喻昌学术思想的一个主要特色。喻昌在《医门法律》中创造性地撰写了"大气论"，专篇阐明胸中大气的重要性。"胸中大气"的提法确实有些创意，但也并非凭空发挥，是喻昌根据历代医学著作中对宗气、心肺阳气等功能的综合认识而提出的概念。

气在人体内无处不有，根据部位不同而有营气、卫气、宗气、脏腑之气、经络之气之别。但其中能统摄全身气机运动和气化活动，充养脏腑、肢体、经脉，令气血周流不息的关键，则在于胸中大气的充足与否。大气运行包裹周身，起到升举作用，人身五脏六腑、大小经络的昼夜循环不息，必须依赖胸中大气的斡旋，大气衰则升降出入障碍。大气并非宗气，也非肾中阳气或膻中之气，但大气存亡与宗气盛衰密切相关。从功能而论，大气主要运行包裹周身，升举脏腑气机，成为人身脏腑经络气化活动的有力后盾；而宗气、营气、卫气则各司各职，运行于人体之不同部位。喻昌认为，胸中之阳对饮食、营卫影响较大，胸中之阳虚则气血皆虚，治疗当平调气血。因而喻昌诊治疾病的过程中，非常注重诊察胸中之气的盈虚。“气聚则形成，气散则形亡”，气的状态，关系到人体生命活动正常与否，于是喻昌将胸中大气视为“生死第一关”。

鉴于胸中大气对于维持人体生命活动的重要性，喻昌在《医门法律》“大气论”之下附戒律一条，告诫医生治疗疾病时不要损伤胸中大气。喻昌自己在治疗过程中也注意顾护大气。他认为，大黄、黄芩等药会“耗胸中氤氲之气”；枳壳、沉香等降气之品会损伤胸中至高之气；麝香、冰片等辛香之药也会扰乱损伤胸中大气。他喜欢使用人参等补气药物，也善于灵活运用补中益气汤等补气方剂作为疾病善后或攻邪治疗前的调补。另外，胸中大气的保养和调护，还必须注重精神情志调摄和道德修养。

2. 营卫论

《医门法律》中的“营卫论”，阐述了喻昌关于营卫二气的基础理论，成为他在《尚论篇》主张的风伤卫、寒伤营等学说的理论补充。喻昌论述营卫各自特点的同时，又强调了在营卫关系中卫气为重的观点，再次申明了他“扶阳抑阴”的宗旨。他认为，营、卫两者各自对应的临床病证，存在着深浅寒热之不同，若区分不清则为医生之过错。

《灵枢·营卫生会》中，论及营在脉中，卫在脉外；其清者为营，浊者为卫。对于“清”“浊”二字，历代医家认识不一。喻昌认为，清、浊表明了营卫发出部位的差异。营气出于中焦，卫气出于下焦。从阴阳属性而分，卫气属阳，本为清阳之气，因其根源于下焦之浊阴，所以说浊者为卫；营气属阴，本为浊阴之气，但其出于上焦之清阳，所以说清者为营。卫气行于脉外，其主要功能是温分肉、充皮肤、肥腠理而司开阖。营气行于经脉之内，沿十二经脉流注周身。

营卫和调则身体健康，两者若有偏胜则出现病变。卫气偏胜多表现为发热，腠理闭塞，呼吸喘粗俯仰，汗不出，齿干，心烦胸闷。营气偏胜多表现为畏寒，汗出，身体清冷，经常战栗，四肢厥冷。卫气偏衰虽然也畏寒，营气偏衰虽然也发热，但没有如前所述之程度严重。营卫运行不畅，则会出现饮食不进、形体感觉障碍、肌肤麻木不仁。营卫凝滞不行，则人之生命活动整体衰败，失神而死。因此，调和营卫是养生的根本。

喻昌认为，在营卫关系中，卫气更为重要。临床治疗疾病，当以调和营卫为首务，而卫气则为重中之重。阳为先导，阳主阴从的思想，在《内经》就有体现。喻昌则进一步发挥，也认为卫气比营气更为重要，指出卫气充足则能抵御外邪，保护营气不受损伤。

在养生方法上，养营气依靠饮食，养卫气更依赖于调节呼吸。然而饮食太过难免纵口伤生，吐纳呼吸而顺应自然更有利于健康。《素问·生气通天论》所言“暮而收拒，毋扰筋骨，毋见雾露”，也是从生活起居方面调和营卫的一种方法。若能顺应昼夜阴阳的变化，养成正常的作息习惯，则有利于卫气开阖有序。若营卫充足调和，即使遇到外界气候环境暂时性的不良变化，也不一定会生病。

3. 脾胃理论

喻昌对脾胃学说很重视，在临床中注意诊察胃气的状态，治疗也上喜欢用温健脾胃的药物。他还从理论上对脾胃的关系进行了发挥和阐释。

喻昌根据脾胃的生理特点，分析胃在人体的重要作用。他认为人体正气的充足与否，全赖于胃，胃中津液多寡关乎全身正气的盛衰；而脾胃相为表里，脾主为胃行其津液。正常状态下，脾胃功能相互配合，脏腑相济，协调平衡，所以胃不至于过湿，脾不至于过燥，脾胃之间燥湿相济。若脾气受损，不能及时将胃中受纳的水谷津液布散于全身各脏腑，就会出现水湿停聚于胃，即《内经》“味过于苦，脾气不濡，胃气乃厚”的情形。在痰饮停胃、虚实夹杂之脘腹胀满证的治疗上，许多医家未辨明病机，而盲从李东垣温补脾胃的治法，越补越胀。这是因为不明脾胃燥湿相济之理而然。喻昌基于理论、结合临床，对脾胃的功能特点进行剖析，提示人们对胃病应从脏腑功能方面做具体分析，不要一见胃病便妄投温补之剂。这种观点是很有临床意义的。

喻昌对脾胃的重视，除了申明两者对饮食水谷受纳运化的功能关乎气血化源之外，还强调其在人体气机升降运动中的枢纽作用。早在《内经》就很重视脾胃的关系，如《素问·太阴阳明论》以专篇论述脾胃关系，提出“阳道实，阴道虚”的著名论断，对后世医家影响很大。尤其是像喻昌这样崇古尊经思想浓厚的医家，不但继承了《内经》重视脾胃的思想，而且在临床运用中也将此作为规矩准绳。虽然喻昌崇古尊经，但他也是一位很有悟性、善于思考的医家。他对经典理论的解释和运用，许多地方又常别出心裁，如其所言“呼吸之中，脾胃主之”的观点就颇有创见。但这并未背离经典，而是从某种视角对经典理论的诠释与发挥，如《医门法律·卷一》之“辨息论”，强调脾胃所主中焦才是“呼吸之总持”。

4. 阴病论

在人身之阴阳关系中，喻昌秉承《内经》，倡导阳为先导的学说，从理论到临床实践均验证了《素问·生气通天论篇》重视阳气的积极意义。喻昌在《医门法律》中专做“阴病论”之文章，阐明阳气的重要性和阳气受损所致阴病的诸多危害。其阴病证治中的扶阳思想，在《医门法律》的“中寒门”，《尚论篇》的少阴、太阴、厥阴、太阳经证治篇，以及《寓意草》中皆有体现。在重视阳气、扶阳抑阴的思想指导下，喻昌临证成功地救治多例危重病证。如《寓意草》中“金道宾真阳上脱之症”“徐国祯伤寒疑难急症”“张仲仪痢疾夹少阴之邪”“黄湛侯吐血暴症”“胡太封翁疝症”等多则医案均有相关记载。喻昌的“阴病论”中的扶阳理论，对后世火神派也具有一定影响。

关于人体之阴阳，喻昌非常反对朱丹溪等人提出的“阳常有余”之说，认为这是导致临床许多危重患者被错误治疗而丧命的学术根源。《医门法律》“阴病论”，是喻昌重阳思想的集中体现。他借助自然界中的阴阳消长现象，来说明阳虚阴盛之病机转归，并以“暗室一灯”比喻人身阳气之微弱及重要，提示养生、防病、治病皆须顾护阳气。喻昌所谓“阴病”，就是指少阴肾中真阳衰微，而受外内寒邪损伤的各种病证。他指出在阴阳平衡关系中，阳气病变对人体损伤更大。若阳气受损严重，寒邪直中脏腑而产生的各种病证，又称“中寒卒病”，最容易危及生命。

喻昌将寒邪致病的形式分阴、阳两种，其实是以外感、内伤为标准的。外感寒邪致病者称“传经阳病”，阳气受损而招引寒邪致病者称“暴卒阴病”。无论阳病、阴病，其发病前提都离不开阳气受损。因此，在临床治疗中，这两类病证都重视保护阳气。但对于内伤为主的“阴病”而言，就不仅仅是要保护阳气而已，往往还需要回阳救急。

5. 三气交病论

以风、寒、暑、湿、燥、火六气归纳杂病，是喻昌在《医门法律》中的一个创举。喻昌认为，许多内伤杂病的产生不仅与饮食、情志、劳逸等内伤病因有关，也与自然界气候变化存在密切关联。六气的出现有一定的时间规律，因而许多疾病的发生也有相应的季节性。在分析疾病时，喻昌也注意到了疾病发生的时间节令特点。下面是喻昌在“热湿暑三气门”中所述三气交病理论。

在六气主时规律中，春主厥阴风木，秋主阳明燥金，冬主太阳寒水。每个季节都有相应的气候特点。但是在二分之间，气候特点比较复杂，并非简单为六气中的某一气主令。针对“二分”之间，即一年中春分以后、秋分以前的时间段，喻昌提出二分之间为“少阳相火，少阴君火，太阴湿土，三气合行其事”。（《医门法律·卷四》）

热、湿、暑三气交动，时分时合，带来了春夏之际气候变化的复杂性。三气交结不解，天气无形之热，与地气有形之湿相合，湿热交蒸的天气令人难以适应，容易导致许多病证。从病因来看，热、湿、暑三气有多种感邪途径，如当风冒湿、饮酒吃肉等内外伤因素皆可致病。从体质来看，精津素亏、热毒内蕴、湿邪久留之人，更容易感受热、湿、暑三邪。从发病部位来看，湿热之邪易伤及皮肤和肠胃。临床多表现为体倦神昏、肌肤起痱子、胸部长痤疮、头面生疖肿，严重者甚至出现痉病、消渴、痈疽、吐泻、疟痢、黄疸、肿满、痿厥等各种各样的病证。至于发病形式不同的原因，又与湿热之邪的多寡、个人体质气血虚实的差异有关。从湿热致病特点看，湿邪容易阻滞阳气，热邪会伤耗阴津，容易造成筋脉失养而出现痉病。喻昌说：“盖痉为热病之最恶者，而要皆为湿热之所酿。”（《医门法律·卷四》）所以他将痉病作为“热湿暑三气门”的代表证候详加阐述。

三气交病的病机要点，其实就是湿热致病。对于湿热的治疗，喻昌提出当用微汗之法，但禁用下法及辛温之药。关于三气交病的治疗，主张必须辨证论治，根据湿热偏盛偏衰，湿热发病部位的偏上偏下等因素，确立治疗的标本先后。

6. 秋燥论

喻昌对于燥邪致病有独到的见解。《医门法律》的“秋燥论”阐发了燥邪病机，提出燥邪治法，并创立清燥救肺汤作为治燥代表方剂。喻昌将燥邪分为凉燥和温燥，但重点论述了温燥病机。燥为金气，《内经》五运六气学说认为“金位之下，火气承之”。于是，喻昌则言燥盛则从火而化为热。喻昌的秋燥论，对于后世温病学派很有启发和影响。清代医家叶天士即提出：“燥自上伤，均是肺气受病”，以及“秋气感伤，恰值夏月发泄之后，起初治肺为急，当以辛凉甘润之方”等。

喻昌指出，历代对燥邪病机认识不清，甚至有错缪之处。自《内经》开始，“病机十九条”中就遗漏了燥邪病机，而把燥邪与湿邪发病相混而论，则更为不妥。喻昌认为，按照六气与四时相配的规律，秋季的主气应该是燥邪，而非湿邪；文中咳嗽、痿厥皆为燥邪所致，而非湿邪发病。喻昌还指出，秋季的气候特点是有一个变化的过程，燥邪发病并非单一形式，而是由凉转燥，由燥化温。所以，以秋分为界，新秋多为凉燥致病，深秋则多为温燥。因此，新秋的病证与深秋出现的病证要区别对待。新秋之凉，是暑热向秋冬过渡的转折点。这个季节发生的疾病还带有暑湿和秋凉相兼的特点，与风疟、滞下等病证的发病机制相同。风疟是因暑邪未消，而当风取凉，或以水灌汗，以致汗孔闭塞，令暑湿之邪不能随汗而出所致。若暑邪未消而内伤生冷，也会妨碍暑湿邪气从前后二阴排出而成滞下。新秋外感寒凉，内束身中未消之暑湿，也会出现寒热往来、腹泻等病证，这些皆是凉燥致病之表现。

喻昌认为，燥为秋令，虽属阴经，但其性质异于寒湿，而同于火热。深秋为燥金主病，其致病规律与新秋之凉燥不同，其发病多从热化。燥证有外感、内伤之不同。临床上，外感燥邪有季节性限制，比较少见；而内伤燥邪则较为常见。外感燥邪即上文所述，包括新秋凉燥和深秋温燥。内伤之燥，多属五脏六腑之火热耗损津血精而化燥，其病因较为复杂。其中包括：有因过食肥甘，食积生热而化燥；有因醉饮入房，耗伤肾中真阴而化燥；有因远行劳倦，又遇大热，过汗伤津而化燥；有因饥饱劳逸，损伤胃气，或过食辛热厚味，而助火化燥等多种情况。虽然病因各自不同，但燥热伤津耗液的病机是相同的。关于燥邪的病变部位，历代医家认识不一。例如，李东垣等大多数医家认为燥邪多伤肝肾之精血。而喻昌则认为，燥邪最易伤肺。肺燥多由于心火传肺所致，然而心火亢盛又与肾水亏虚、肠胃津血不足有关。若肾水充足则能上济心火，肠胃津血有余也能协助肾水制约心火，心火不亢则难成肺燥，燥甚则伤肾中真阴。因此，男子精液衰少、女子血枯经闭，也是燥热过甚，损伤肾中真阴所致。

总之，喻昌对燥邪致病的认识非常深刻。他对病因、病机、临床表现、脏腑病位等各方面的内容进行了详细阐述，补充了中医学术界对燥邪认识的不足。其学说多有创新和发挥，又切合临床实践。

【临证经验】

一、诊法

喻昌在疾病的诊断上有许多独到的见解，他曾撰写望色论、闻声论、辨息论、切脉论等，阐述自己的诊法思想。

（一）望色论

喻昌在《医门法律·卷一》中，对诊法和治法进行了归纳总结。其中，“望色论”是喻昌对望诊的理论阐述，综合了《内经》《伤寒论》中的望诊理论，并结合喻昌个人的心得体会，对望诊的要点进行发挥。

喻昌认为，望诊包括整体望诊和局部望诊。对整体而言，望色和察神是其中的关键，两者的关系也很密切。色，指人的皮肤之颜色和光泽；神，指人的整体生命活动和谐有序的程度及精神状态。他对“色”与“神”的关系进行了辨析，指出：“色者神之旗也，神旺则色旺，神衰则色衰，神藏则色藏，神露则色露。”（《医门法律·望色论》）喻昌认为，色是神的外在表现，神是色的内应基础。望色是察神的基础，神是色的内应，察神是望色的最高境界。望色的主要部位在面部，即所谓“面目为望色之要”（《医门法律·望色论》）。喻昌还依据《内经》，介绍了五脏之色在面部望诊中的分布，以及五色善恶顺逆的辨别规律。

有一部分人的面色长久显现异常，但身体却未出现病情。一般的医生遇到这种情况都很疑惑。喻昌解释说，其实这是络脉之色，不用太过担心。络脉之表浅者，称为阳络；络脉之深藏者，称为阴络。阴络之色，随经脉之色而不变；面色之变动无常者，皆为阳络之色。因为阳络，位置表浅，易受外界因素影响而出现色泽变化。正如《内经》所言，寒多则凝泣，凝泣则青黑；热多则淖泽，淖泽则黄赤。这种随天气变化而改变的面色，是正常现象，不可视为病色。

（二）闻声论

喻昌有“闻声论”一篇，阐述闻诊之规律。通过分辨五声、五音以辨五脏病位、虚实善恶，神气之存亡，以及定三焦病位等。

喻昌认为，闻诊多适用于诊察久病之人。其指出，新病之人，声音不变；小病之人，声音也不变；只有久病、重病之人，声音才会改变。若出现声音改变，其病机已经比较显著，易于辨析。只是闻诊需要一定的训练和悟性，与医生的听力和用心程度有关。喻昌总结了《内经》关于五音、五声诊病的理论，指出听声音之变化在于推求五脏病位，以及疾病的表里虚实。通过声音的改变，可以辨析疾病之脏腑病位，以及病情的善恶顺逆。喻昌指出，通过闻诊还可以辨析“气”与“神”之变化存亡。声音也是人体之气与神的外在显现。

喻昌对《金匮要略》的闻诊理论进行了发挥，认为通过闻诊可定疾病的三焦病位。他指出患者发出的声音与内在病情是相吻合的，声音的雄雌长短与声音发出的部位有关。对其中的规律有如下阐述：①患者语声寂寂然，就是不想说话，是病在三阴的表现。但此处讲骨节间病，说明是足厥阴肝经之病变。肝在声为呼，所以患者平素默默不语，但时而出现惊呼。由此可知，此属下焦筋骨之病。②患者语声喑喑然，发声不清彻，声音不清扬。这是由于胸中大气不转，气机升降出入障碍，属于中焦胸膈间病。③患者语声啾啾然，声音尖细而长，是由于声音发出的部位较远，自下焦阴分而来。足太阳膀胱与足少阴肾相为表里，所以肾中之病邪可在下焦而上达于巅顶。肾在声为呻，所以肾有病之人，呻吟之声自足少阴肾经上达于足太阳膀胱而入头中。所以说此为上焦头中之病。

喻昌说，以上内容仅是举例说明闻诊察病的技巧，医生在临床的实际运用中，可以举一反三，推而广之。

（三）辨息论

辨呼吸之法自古已有，但未得到应有的重视。而喻昌则强调诊察呼吸法对临床的重要性，认为诊病不辨呼出吸入、不明呼吸所对应的脏腑病机，是医之过失。

喻昌认为胸中大气很重要，视其为“生死第一关”。在诊断上，喻昌发明了“辨息法”，通过观察患者呼吸的快慢深浅以辨别宗气的盛衰及病位的高低。他指出，呼吸出于鼻，实则由膻中宗气所主。宗气上走息道而司呼吸，其来源主要是吸入之清气和中焦水谷精气。可见，宗气的生成与肺胃二脏腑密切相关。因此，喻昌进一步提出“膻中宗气，主上焦息道，恒与肺胃关通”等理论，阐明肺胃对于膻中宗气生成和输布的重要意义。

根据《内经》理论，呼吸运动是由多个脏腑共同协调参与的，但各脏腑在其中的作用不同。一般认为，呼气由上焦心肺所主，吸气由下焦肝肾所主。而喻昌则提出“呼吸之中，脾胃主之”，阐明脾胃中焦在呼吸过程中的中枢作用。中焦脾胃一方面参与宗气的生成，而宗气盛衰则会影响呼吸功能的强弱；另一方面，脾胃居于中焦，脾主升清，胃主降浊，影响全身气机升降，对呼吸顺畅与否起重要作用，故称为“呼吸之总持”。喻昌认为，懂得养生之道的人，善于调控呼吸的升降，令呼吸运动由上焦而带动中焦，由中焦而传到下焦。这样有利于促进体内脏腑蠕动，可令体内代谢产生的多余气体从前后二阴排出体外，以免危害健康。

总之，喻昌对呼吸与脏腑相关的传统理论进行发挥，指出通过辨呼吸可以诊察宗气的盛衰，可以辨别病变起于上焦心肺、中焦脾胃、下焦肝肾中的何部，对于指导临床诊治具有一定实际意义。

（四）切脉论

喻昌关于切脉的基本理论，主要记载于《医门法律》的“切脉论”和“合色脉论”之中。另外，在后续各篇中又结合具体病证对临床多种复杂脉相进行阐述和分析。他提醒大家，学习脉诊是一项长久的功夫，不可能一蹴而就。学习者必须先养成安神定志悉心体会的习惯，还要对指下脉象对应的脏腑病位了然于心，长此以往自能豁然贯通。

喻昌指出，脉诊学习的难点之一，就是许多医家对脉象所对应的脏腑病位认识不清。关于各部脉象与脏腑的对应关系，历来存在争议。喻昌主张回归《内经》，重新思考各部脉象所应脏腑。如《素问·脉要精微论》所言，尺内两傍，则季胁也，尺外以候肾，尺里以候腹；中附上，左外以候肝，内以候膈，右外以候胃，内以候脾；上附上，右外以候肺，内以候胸中，左外以候心，内以候膻中。《内经》此段本是指尺肤触诊法，但喻昌认为这对脉象分部也有一定启发。

喻昌在《内经》的基础上进行发挥，指出：寸脉当主上焦之病，关脉主中焦之病，尺脉主下焦之病。具体来说，左尺可以诊察肾水之盛衰，左关对应肝胆属木，左寸对应心属君火；右尺对应右肾及三焦属相火，右关对应脾胃属土，右寸对应肺属金。从五行相生的角度来看，从左尺之水生左关之木，木生左寸之君火，君火生右尺相火，相火生右关脾土，土生右寸肺金。其中，尺脉对应的脏腑比较多，一部尺脉分为了水火两种属性，兼属一脏和四腑。三焦属火，与右肾同应于右尺；膀胱属水，与左肾同应于左尺。另外，胸中属阳，腹中属阴，大肠、小肠、膀胱、三焦所传渣滓水液浊气皆属阴，所以这四腑之脉也应于尺部。

总之，喻昌承《内经》之旨，在“合色脉论”中强调了多种诊法合参的临床意义。喻昌告诫大家说，治病过程中，若不能四诊合参，顾此失彼，得偏遗全，临证模糊，这是医生的罪过。

二、病证诊治

喻昌在诊治临床各种常见疾病的过程中，博采历代医家之长，收集了许多效验方药，对于指导临床实践很有参考价值。喻昌本人的临床经验也十分丰富，下文精选了部分病证进行介绍。

（一）阴寒病证

在《医门法律》的“阴病论”中，喻昌阐明了阳气的重要性和阳气受损所致阴病的诸多危害。其阴病扶阳思想在《医门法律》的“中寒门”等篇，《尚论篇》的少阴、太阴、厥阴、太阳经证治篇，以及其医案《寓意草》中皆有体现。

1. 阴寒病证种类

喻昌认为，阳气受损是许多疾病的内在原因。阳气损伤，容易出现水肿、胃寒、胸腹寒痛、虚寒下利等内伤病证。外感病中，阳虚者也容易发展成危重证候。他将少阴肾中真阳衰微，而复受外、内寒邪损伤的各种病证统称为“阴病”。因此，“阴病”涉及的病证范围很广。例如，中寒卒病、《伤寒论》六经证中的阳虚阴盛病证、《金匮》水气病中的石水与正水、脾胃虚寒诸证、胸腹寒痛诸证等。

2. 阴寒病证之诊察

喻昌从呼吸、脉象、面色等多个方面，总结了阳气虚衰所致阴寒病证的诊察要领：①阳衰者呼吸迟缓。认为呼吸迟缓是真阴元阳受病之外在显现，其病证皆难治疗。②寒中少阴者脉微。脉微是寒邪直中少阴的征象，可作为临床诊断少阴中寒病证的参考指标。③阴水脉当沉。喻昌辨析《金匮》所言“沉则为水”是就阴水而论，不是风水、皮水之脉。阴水即石水、正水，是少阴肾阳不足所致，故当见沉脉；若阴水反见浮脉，则是肾中虚阳浮越，故主死。④中寒色诊与脉象。中寒证之色诊，常见面色青、鼻头青、唇口青，脉象常表现为脉脱、脉散、尺脉迟滞沉细等象。⑤中寒临床表现。若见畏寒腹痛、下利上呕、自汗淋漓、肉瞤筋惕等临床表现，即是“阴病”当用回阳救急法治之。若见咽喉肿痹、舌胀睛突、颈筋粗大、头项若冰、浑身青紫，则已经是孤阳离散，浊阴窃据阳位，无可救药之症。

3. 扶阳抑阴诸治法

扶阳抑阴，是喻昌治疗各种阳虚阴盛病证的基本治则。其临床具体运用则有多种方式。①姜附纯阳并灸法。阳微阴盛的病证，宜早期治疗、防其传变。阳衰之病证，宜早用附子、干姜，并可配合使用灸法。②真武坐镇龙雷之法。阳气衰微，阴邪横逆，表现出各种阴病证候，治疗当以回阳救急之法，代表方剂真武汤。③辛辣温散之法。胸痹之证，因胸中阳虚，下焦阴寒上乘阳位而成，故治疗当散下焦之阴寒而复胸中之阳。胸痹重证，仅用气分药通阳散结已无济于事，必用辛辣温散之剂，温、补、行、散并施，方能获效。常用附子、乌头、蜀椒等药，大辛热以驱下焦之阴，而复上焦之阳。④破逐阴邪之法。胸痹心腹痛诸证历时久者，因虚寒之气自下而上入于胸腹，阴邪与瘀血凝结日久，当于温散药中，更加峻猛攻破之药，驱逐阴邪瘀浊从下窍而出，其病方有转愈之机。代表方如《金匮》九痛丸（炮附子、炙野狼牙、炙巴豆、人参、干姜、吴茱萸）。⑤厚土建中抵御阴邪之法。若腹中阴寒上攻胸胁及胃脘诸证，此皆由中焦阳气不振，阴寒始能上攻阳位。喻昌选用附子粳米汤、大乌头煎。旨在说明抵御阴邪之要诀，除温阳散寒之外，还当培养胃气、健运中土，方能防止阴寒再度结聚，实为治本之法。

总之，喻昌重视人身阳气，对《内经》《伤寒论》《金匮要略》等经典理论中的重阳思想进行发挥，总结了阳虚阴盛病证的临证诊治心法。

（二）中风

中风一证，自古争议颇多，主要是在病因病机的认识上存在分歧。《尚论篇》指出，伤寒病太阳经之中风证，为风寒湿邪内侵发病，虽病名相同而病机各异，此处不做论述。此处所论中风，乃中风卒倒之证。中风之病机，唐宋以前多从外风立论。唐宋以后，尤其是金元时期，对中风的病机认识有较大变化。如刘河间主张中风的病机关键在于火邪，认为是火召风入所致；李东垣主张中风病机的关键在于气虚，认为是正气虚，风邪乘虚而入；朱丹溪主张中风的病机关键在于痰浊，认为是湿痰生热，痰召风入；张景岳倡“非风”之说，提出“内伤积损”的观点。喻昌则认为，中风与内风、外风皆有关系。

1. 阳虚邪客是中风的关键

《医门法律·中风门》指出，中风证动关生死，其病机要点在于阳气虚而风邪内侵。他据《内经》《金匮要略》的观点发挥，从正虚邪入立论，认为《内经》所言“字字皆本阳虚为言”。中风证是阳气虚外邪客犯空窍为本，同时兼挟身中素有内邪为患，其所挟内邪或火或气或痰。喻昌认为，阳虚邪客为本，而身内素挟之邪为标。

喻昌分析说，风为阳邪，善走空窍。若人身卫外之阳不固，风邪乘机偷袭阳位，容易从其空隙侵入。阳气充足之人，身体必然轻矫便捷。若阳气虚馁，则不能充分灌溉全身，日久而成肌肉麻木、肢体偏枯等证。若阳虚风邪入侵，窃据人体空隙窍道，渐渐积累内侵脏腑，就会出现中风卒倒之证。根据风邪侵犯层次的深浅不同，而分为中络、中经、中腑、中脏之不同。

2. 真中风乃阳热化痰生风

在《尚论后篇》的“真中篇”中，喻昌将无外邪入侵而发病者称为“真中风”，并提出“内风”的概念。他认为真中风之风，乃人身自有之阳气内动，阳热化风，平素蕴蓄体内，兼挟饮食所生之痰涎，一旦发作，风痰阻滞经络而出现诸暴强直之证。所以，真中风以阳气内扰为本，风痰为标。

真中风的发生，与房事不节、安逸少劳、过食膏粱厚味等因素相关。富贵之人，身体安逸，内热蓄积生风，长此以往风热早已炽盛，又乘凉饮冷，以致阳气郁遏不舒，加以浓酒厚味之热，被体内郁积之阳热炼为顽痰，阻塞经络窍穴，而发生猝然昏厥之“真中风”。

3. 中风的临床表现

喻昌将中风分为中络、中经、中腑、中脏。肌肤不仁为风邪中络，病位表浅，以感觉障碍为主；躯体重着为中经，骨骼肌肉皆失所养，病位较中络深，以运动障碍为主。中脏腑则病位更深，病情更严重，伴有神志障碍。中腑以神昏不识人为特点；中脏则更添舌謇难言、口流涎沫等症状。

喻昌认为，中腑的病位重点在胃，中脏的病变重点在心。他分析说胃为六腑之总司，风中胃腑，胃热必盛，风热蒸耗津液，水谷凝聚为痰涎，壅塞经络。而胃与心有络脉相连，若胃中痰涎壅盛，势必堵塞心包络，心神闭阻而出现神昏、舌疭、流涎等症状。因此中脏腑的病位重点在胃和心。

关于中风的脉象特点，喻昌总结说：“中风之脉，各有所兼。”（《医门法律·中风论》）中风的病机比较复杂，往往是新风兼挟旧邪，或挟外感，或挟内伤，所以脉象变化较大。

4. 中风治法之纲要

喻昌对中风的治疗，针对阳虚邪入，内兼火、气、痰等旧邪的病机要点，提倡以补虚熄风、清热泻火除湿以熄风的指导思想，分别选用《金匮要略》的侯氏黑散、风引汤为代表方剂。此外，喻昌还归纳了中风辨证的歌诀，指导临床辨证论治。

《金匮要略》中，侯氏黑散主治大风四肢烦重，心中恶寒不足。该散熔祛风散寒、化痰清热、益气补血于一炉，虽用药较杂，但总也不外祛邪与扶正两个方面。这里体现了中风的病机要点，即正虚不足而复中风邪。

《金匮要略》中，风引汤主治大人风引，少小惊痫瘛。喻昌用此方治疗风火挟痰引起的中风。治疗此类中风，必须清火热、化痰湿，火热清则风自熄，痰湿化则经络通。风引汤之组方刚好切合此类病机。

真中风的病机，是阳气受损，痰火内郁，虚风内动。因此，喻昌强调真中风，禁用汗法、吐法，不可用治疗外风的祛风散邪、金石寒凉、涤痰开窍等方药。喻昌提出，治疗真中风当养阳助汗以通血脉，以补气、养血药为基础，令正气足而血脉运转，配合饮汤食粥、绝欲保精等调护措施，阳气渐复，自能蒸动体内蓄积之内风，令其随汗而出，不可用实腠理之药以止汗。如此调理，则正气足，汗自出，内风自熄。

（三）痹证

《素问·痹论》指出“风、寒、湿三气杂至，合而为痹”，说明痹证的形成与风邪有一定关系。喻昌认为风痹属中风四证之一，但两者虽然相类似，但实质不同。两者的区别在于，中风先伤人体阳分，痹证则先受病于阴分。

1. 痹证的分类

关于痹证分类，喻昌溯本求源，继承《内经》按照病位所分五体痹、五脏痹、六腑痹、奇恒之腑痹，按照病性所分行痹、痛痹、着痹，以及《金匮要略》的血痹、胸痹等分类方法。此外，他结合个人临床经验，又按发病部位加入“痹在上”“痹在身半以下”“痹在遍身”“痹在臂”“痹在手足”等，并按痹证属性分“冷痹”“热痹”。这种归纳分类法，包括人身上中下三焦各部位的痹证，总括了《内经》的“周痹”“众痹”，《金匮要略》的“历节黄汗病”，以及后来的“白虎病”“痛风”等痹证范畴。

喻昌对痹证的分类，在遵循《内经》《金匮要略》等经典及前人见解的基础上，提出自己的独到见解，改变了痹证分类重复混乱的局面。

2. 痹证的病机和治疗

虽然《内经》已经指出痹证的外因是风、寒、湿三邪侵袭，但喻昌更强调内因对于痹证发病的重要性。他认为痹证是因阳气不足、营血失养，感受风、寒、湿三邪而发病。此外，三邪入侵又常与体内素有之痰相搏结，从而加重病情，延长病程。喻昌对痹证的治疗以“开通阳气，补养阴血”为基本原则，其治疗痹证处方用药大都精选前人之方剂加减。从其所选方药和方论中能看出其诊治思路。

（1）辨病位病性而论治

痹证因邪气侵犯部位不同而临床表现各异，所以治疗痹证首先当分部位而治。痹在上，用桂枝五物汤；痹在臂，用十味锉散；痹在手足、风淫末疾，则用乌头粥等。热痹，用升麻汤；冷痹，用巴戟天汤。

（2）注重补气养血扶正

阳气不足、营卫失和是形成痹证的内因。喻昌治疗痹证主张补气、养血、助阳，扶正以祛邪。喻昌治痹证注重补气养血，可从其首推治痹通用方“三痹汤”中看出梗概。此方以参芪四物汤为主方，一派补药内加防风、秦艽以散风湿，桂心以散寒邪，细辛、独活以通肾气。既照顾了阳气之虚，阴血之弱，又兼祛风、寒、湿三邪，故可作为痹证通用方。另外，喻昌治疗痹证反对过用祛风除湿发散药，而主张在扶正补虚的基础上治疗痹证。认为痹证的治疗，以“开通阳气，补养阴血为贵”。

（3）不忘通络散邪止痛

风、寒、湿三邪闭阻经络气血，是痹证的主要病机。痹证初期以邪实为主要矛盾，痹证日久，则经络壅阻，营卫不行，湿聚为痰，血结为瘀，而成邪盛正虚之势。因此，痹证的治疗自始至终都不能忽略通络止痛，给邪气以出路。虽要扶正固本，但不可过用补气养血之品以防闭门留寇，当攻补适度、攻补有序。他常选桂枝、麻黄、乌头、附子等温通气血之药，也辨证选用羚羊角、水牛角等凉血活血之味，起到通经活络止痛之效。由上可知，喻昌治疗痹证，在强调扶正的同时，也不忘通络散邪止痛，给邪气以出路。

（4）祛邪不可伤正

喻昌治疗痹证不但注重补气养血助阳，扶助正气，而且运用祛风、散寒、化湿等治法时也注意顾护正气。例如，他指出祛风药不可过用，过则伤津液；化痰药当用之适度，过用则耗血；苦寒攻里药当禁用，以防阳气损伤等。

在方剂配伍上，指出不可单纯使用祛风药。临床治疗痹证的许多方剂，往往祛风药味数多、用量大。但喻昌认为祛风药药性温燥，用之过度，会灼伤津液，耗气动血，正气损伤则邪气难除。他强调治疗痹证当标本兼顾。在喻昌所推荐治疗痹证的诸多方剂中常用到当归、芍药、川芎、熟地等养血之品，以佐制祛风、散寒、利湿药对阴血的耗损。

（四）痉病

痉病以身体整体或局部的强直痉挛为特征。其临床表现为身体强、项背强几几、角弓反张、脚挛急、齘齿、腰折瘛疭、独头动摇等。喻昌将痉病分为阴痉、阳痉，阴痉患者多有阳气不足，阳痉则多为热邪所致。

1. 六淫之邪皆可致痉

痉病的病因有多种情况，喻昌归纳说：“或因外感六淫，或因发汗过多，或因疮家误汗，或因风病误下，或因灸后火炽，或因阴血素亏，或因阳气素弱，各各不同。”（《医门法律·律十一条》）

历代对于痉病的病因病机认识不一。喻昌综合各家之说，提出六淫之邪皆可导致痉病。痉病常发生在外感病过程中，其病机主要是六淫之邪阻滞筋脉，或是高热伤津致筋脉失养，或是过汗亡阳筋脉失柔。

2. 痉病多兼阳气不足

喻昌认为，痉病患者多有阳气不足之内因。《素问·生气通天论》曰：“阳气者，精则养神，柔则养筋。”说明在阳气的温养下，筋脉才会柔和舒缓。

喻昌根据《伤寒杂病论》所述，太阳病脉见沉细、沉迟之时多出现痉证的例子，认为阳气不足或阳气受损，都会导致筋脉失养而出现痉病。沉细之脉说明素体阳气不足，沉迟则表示营血受寒邪影响而运行迟缓。伤寒太阳病见脉沉细者，因素体阳气不足，又兼寒邪阻滞，筋脉失于温养而出现痉病。伤寒太阳证，身体强，几几然，脉反沉迟者，因营血中的阳气受寒邪损伤而运行迟缓，筋脉失养而为痉病。可见，喻昌重视阳气对于筋脉的温养作用，强调痉病多兼阳气不足。

喻昌指出六经皆可致痉，非只太阳一经会出现痉病。《医门法律・卷四》说："不思外感六淫之邪，由太阳而传六经，乃自然之行度，邪不尽传即不已，故三阳三阴皆足致痉。"喻昌还以太阳经之痉为三阳经痉证之代表，少阴经之痉为三阴经痉证之代表。

3. 痉病之治疗

总结喻昌对痉病的治疗，主要有四种治法：发表散邪法、养阴柔筋法、温阳舒筋法、清热救阴法。

（1）发表散邪法

虽说外感六淫皆可致痉病，但痉病临床以湿热或风寒为多见。治疗外感风寒阻滞筋脉之痉病，喻昌提倡用发表散邪法。此类痉病以外邪为主，病位在三阳之表，治疗当发散，以葛根汤为代表方。

（2）养阴柔筋法

对于外感湿热邪气导致的痉病，虽然病位也在三阳之表，但湿热容易损伤阴津，治疗不可单纯发汗解表，以免重伤津液。治疗湿热在表之痉病，喻昌提倡用养阴柔筋法，代表方剂是栝楼根桂枝汤。

（3）温阳舒筋法

重视阳气在温养筋脉中的作用，是喻昌的学术特色之一。邪气入侵三阴之里，而出现痉病，脉象多显沉弦之象，喻昌主张"当用温以救其阳也"（《医门法律・痉脉论》）。若邪气在太阳之表而患者素体阳虚，脉见沉细之象，也当用温阳舒筋之法，代表方如麻黄附子细辛汤。

（4）清热救阴法

本法适合于热邪伤津，筋脉失养所致之阳痉。此法包括清解之法和下法。虽然说痉病可因误汗伤阳、误下伤阴而起，但对于湿热所致痉病，有时又不得不用下法以急下存阴，代表方剂如大承气汤。

（5）痉病治疗宜忌

在痉病的治疗禁忌方面，喻昌主要强调痉病必须保护阴津和阳气，汗、下之法虽可用，但不可误用。治疗痉病当辨病因，明经络，分阴阳。妇人产后及小儿痉病不可妄用镇惊药。

（五）中暑

中暑又称中暍。中暑有不同的情形，喻昌认为当辨外感、内伤之异，分患者体质之殊，视湿、热之轻重，兼气、津之存亡等。暑病以脉虚为特征，表现为弦、细、芤、迟、微、弱等脉象。

1. 中暑当辨外感、内伤

关于中暑的成因，古代有的医家喜欢用动、静来区分，把动而得之者称为中热，静而得之者称为中暑。喻昌则认为，动静其实指中暑的感邪途径，分为外感、内伤两途。静而得之，是因夏天避暑贪凉，感受阴湿风露，或被生冷瓜果所伤。动而得之，是因日中劳役，冒触暑热而得之病。所以喻昌指出，劳苦之人和安养之人，夏天感受寒邪和暑邪的途径不同，在中暑治疗上要区别对待。

不同体质的人中暑后，临床表现和治疗方法也不同。喻昌指出，肥胖人多痰湿，体内的湿邪被外界的暑热蒸动，阻滞气机而令人昏厥，所以胖人容易中暑。胖人要想预防中暑，就必须先清利体内的湿热。另外，瘦人多阴虚，容易被暑热耗伤津液。所以瘦人中暑之后，宜用生脉散益气生津，不可用益元散利水伤阴。

2. 中暑的治疗方法

喻昌认为，暑邪伤人的特点，须综合分析。从外邪来看，重点在于湿、热、寒三方面。从患者体质来看，有阴虚津少、阳虚痰湿之不同。暑邪伤人，既伤阴津，又伤阳气。所以，清解暑热宜用平治之法，不可过用甘温，或过用苦寒。总体来说，治暑宜用甘寒之药，以生津保肺、固阳益阴为主治。

但对于暑病是否能发汗，喻昌认为当辨证。喻昌提出，中暑而无汗者，必以得汗为正。中暑一般多汗。无汗者，常因水湿或风寒闭阻汗孔，治疗宜先散外邪，汗出后，再清其内邪。若不先从外解，反清其内，容易导致疟疾、痢疾等病证，贻害无穷。所以，暑病无汗，而一味清其内热，不解除体表阳气的郁闭，是医生的过错。

具体治法有以下几种。

（1）清暑益气法

代表方剂白虎加人参汤，治疗暑热炎上，灼伤肺津，耗散肺气之证。

（2）导湿消暑法

代表方剂瓜蒂汤主治上焦湿热，肺失清肃之证。另外，五苓散、刘河间的通苓散、张子和的桂苓甘露饮，也属于导湿消暑的方剂，导湿邪从小便而出。

（3）透表宣阳法

若夏季乘凉饮冷，寒湿遏抑阳气，出现无汗、头昏重痛等表证，须用透表宣阳法，代表方剂如香薷饮。

（4）和解温中法

暑湿之邪容易干犯胃肠道，引起腹痛、腹泻、呕吐等症状。此时治疗宜安中和胃，若寒湿严重者稍加温药效更佳，代表方剂如消暑丸。

（5）补虚祛浊法

暑邪容易耗气，无论是热偏盛，还是湿偏盛，治疗暑病的方剂均常加补气药扶正祛邪，代表方剂如张子和的桂苓甘露饮。

（六）燥邪病证

对燥邪致病特点和诊疗方法的论述，是喻昌学术思想中较有特色的部分。

1. 燥证当分表里气血

《内经》言“燥胜则干”。刘完素补充《素问》“病机十九条”的燥之病机，言“诸涩枯涸，干劲皴揭，皆属于燥”。喻昌在此基础上，阐述了燥邪致病的具体临床表现，指出燥邪危害范围较广，可以影响全身上下内外不同部位。他强调，燥证有表里气血之分。燥邪伤外则皮肤皱揭；燥邪伤内则精血枯涸；燥邪伤津液则荣卫气衰、肌肉消瘦、皮干露骨。燥邪伤津，筋脉失养而成筋燥，表现为筋脉劲强紧急、口噤、瘛疭、昏冒僵仆。若风热燥甚，怫郁在表，则表现为善伸数欠、筋脉拘急、时而恶寒，或筋惕抽搐、脉浮数而弦。若风热燥邪郁于里，则表现为烦满、闷结。

2. 燥证当辨脏腑病位

喻昌认为，燥邪最易伤肺，也可伤及其他脏腑。肺燥之临床表现，主要有喘咳、肢体痿软、消渴、口舌咽鼻干燥等。若燥邪伤肝，则表现为左胁痛，不能转侧，嗌干面尘，身无膏泽，足外反热，腰痛，惊骇，筋挛，丈夫㿗疝，妇人少腹痛，目昧生疮、爪甲干枯等。燥邪伤肾，则表现为大便秘结、小便涩数、咽燥口渴、男子精液衰少、女子经血枯闭等。

另外，喻昌认为口渴是燥证的主要表现，但要分脏腑而论。他说："燥病必渴，而渴之所属各不同。"（《医门法律・秋燥论》）有因心肺气厥而渴者，有因肝痹而渴者，有因脾热而渴者，有因肾热而渴者，有因胃与大肠结热而渴者，有因小肠痹热而渴者。所以，治疗燥证当辨脏腑部位而施治。

3. 治燥贵在养阴清热

在燥证病机的认识上，喻昌主张燥邪多从热化。因此，在燥证治疗上，喻昌认为当补阴津之不足，而泻有余之火热。结合脏腑病位的不同，喻昌提出："治燥病者，补肾水阴寒之虚，而泻心火阳热之实，除肠中燥热之甚，济胃中津液之衰，使道路散而不结，津液生而不枯，气血利而不涩，则病日已矣。"（《医门法律・秋燥论》）例如，喻昌自制的清燥救肺汤中，用麦冬、胡麻仁以滋养肺胃之津液，又用桑叶、石膏、枇杷叶以清肃肺气。

喻昌用润燥养阴的方法治疗燥证，虽不是历史上的首创，但他明确提出了养阴润燥为治燥之常法，对后世影响较大。正如喻昌所言，由于《内经》提出"秋伤于湿"的观点，后世许多医家都将燥证误辨为湿证，而用辛温燥热之方药治疗燥证。在治法上，不是发散就是泻下，不是行气就是泻气，往往导致燥证加重。在此前的历代方药中，辛燥之方药偏多，而凉润之方剂较少。偶有一二润剂，但并未明确提出治燥之要旨。长期以来，燥证的治疗，成为历代医家避而不谈的一个难题。因此，喻昌有关燥邪病机及润燥方法的阐释，对中医燥证的临床辨治具有积极的指导意义。

4. 燥证治疗禁忌

喻昌在燥邪治疗禁忌方面，提出了五条戒律：①秋季多燥证，不可误认为湿邪致病。这是针对《内经》中"秋伤于湿"的理论，提出的辩驳。②燥证当分表里气血而分别用药。若辨证错误，表病治里，血病治气，虽用润燥药但徒劳无功。③治疗杂病，若兼有燥证，但误用燥药，会令病情转重。④燥证在肝、在肺，临床表现不同，治法各异。肝之燥证，可清润肺金，此为治燥之本源；若肺之燥证，反而治肝则为误治。⑤治燥当分病位、病性而施治。若一味润燥养阴，不能灵活通变，则难以起效。

5. 燥证治疗方药

喻昌在"秋燥门方"中共选录了十首方剂，其中清燥救肺汤是他的自创方。这些方剂，都遵循养阴泻火的治燥原则，只是根据气血表里层次的不同以及脏腑病位的差异，选择不同的药物，而且多为古人之成方、名方。具体有滋燥养荣汤、大补地黄丸、东垣润肠丸、东垣导滞通幽汤、清凉饮子、大秦艽汤、元戎四物汤、丹溪大补丸、六味地黄丸等。

【后世影响】

喻昌的《医学三书》对后世影响较大，许多著名医家皆赞赏喻昌的思想。但喻昌的某些观点，也难免因过于新异而遭人质疑。

喻昌重视阳气的思想，对后世医家启发很大，他的观点也常被这些医家引用。如陈修园《医学从众录》中，论述到血证时曾引用“喻嘉言龙雷之火论”，指出凉血清火是以水制火之常法，然而对于阴火引发的出血却无异于雪上加霜。

此外，喻昌对温病学的贡献和影响深远，对温病学的发展起到了积极的作用。喻昌曾指出疫病“逐秽为第一义”，对后世温疫学派有一定影响。无独有偶，同时代的温病医家吴又可在治疗疫病时也提出“以逐邪为第一要义”的指导思想，十分重视对病邪的攻逐。这种思想在当今温病学教学及临床中也常被运用。

在伏气学说方面，喻昌提出冬伤于寒、冬不藏精、冬伤于寒又不藏精作为温病三纲。柳宝诒发挥其义，提出伏气温病的发生机制，有内在与外界两个方面的因素；内因患者肾气先虚，外因冬季感受寒邪；至于发病，有“伏邪自发”和“新感引动伏邪”两类；治疗上，柳宝诒认为“用药宜助阴气，以托邪外达”。

在温病治疗中重视保津存液的思想，对温病学派也有一定影响。如后世叶天士强调，温病易销铄阴液，因而将滋养阴液法作为温病一大治法，又进一步分为益胃津、滋肾液两种治法。其实，喻昌早已提出过用甘寒以救胃阴而制亢阳之法。因此，吴鞠通评价说：“喻氏甘寒之论，其超卓无比伦也，叶氏宗之，后世学者，咸当宗之矣。”

可见，喻昌的学术思想对伤寒、温病学派均有一定的启发作用。另外，当代有关喻昌大气论、秋燥论的研究论文数量巨大，教科书中引用喻昌创制的“清燥救肺汤”等名方，足以说明喻昌的学术影响力。

综上所述，喻昌是中医学术发展史上颇有成就和影响的著名医家。其在伤寒、温病、杂病等多方面，皆有创新性的观点和学说；他通过自身的医疗实践、学术研究和医学教育传播，彰显了《内经》《伤寒杂病论》等中医经典理论的学术价值和生命力。在其著作中，不仅总结自身的临证经验，而且总结和阐发了伤寒、温病及内伤杂病的证治规律，提出大气论、营卫论、阴病论、秋燥论等学说，对中医学术的传承与发展产生了深远的影响。故后世学者将喻昌与张璐、吴谦并称为“清初三大名医”。

云南中医学院　柳亚平

【参考文献】

［1］喻昌．寓意草［M］．北京：中国中医药出版社，2008.

［2］喻嘉言．尚论篇［M］．北京：学苑出版社．2009.

［3］喻嘉言．医门法律［M］．太原：山西科学技术出版社，2006.

［4］陈熠．喻嘉言医学全书［M］．北京：中国中医药出版社，1999.

［5］王平．儒释道互补与新旧文化的冲突——论明清小说的心理文化特征［J］．山东青年政治学院学报，2011，1：125－129.

［6］张志远．喻昌生平小考［J］．中医函授通讯，1989，4：11.

［7］龙奉玺．从喻昌著作探讨汉化佛教医药对中医学的影响［J］．贵阳中医学院学报，2010，(5)：6－9.

［8］朱定华．喻嘉言与《尚论后篇》述要［J］．中国中医基础医学杂志，2007，9：641－642.

［9］郑林华，谢斌．《尚论篇》学术思想浅探［J］．江西中医药，2009，12：5－6.

［10］熊曼琪．试论喻嘉言对《伤寒论》的研究［J］．江西中医药，1996，5：3－5.

［11］万友生．尚论寒温昌明绝学［J］．江西中医学院学报，1988，1：4－7.

［12］徐树民，储谨翔．喻嘉言对温病学说的贡献［J］．中医杂志，1982，5：7－8.

［13］孙立．浅析《尚论后篇》对伏气温病证治的贡献与局限［J］．中国中医基础医学杂志，2006，10：765，783.

［14］赵书刚．《尚论篇》《尚论后篇》对温病学的贡献与后世影响探微［J］．中医药学刊，2004，6：1087.

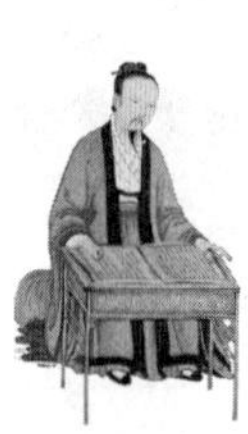

李中梓

内容提要

李中梓，字士材，号念莪，生于明万历十六年（1588），卒于清顺治十二年（1655），江苏云间南汇（今上海南汇）人。明末清初著名医家。著有《内经知要》《医宗必读》《伤寒括要》《删补颐生微论》《本草通玄》《诊家正眼》《病机沙篆》等。后三书合称《士材三书》，由清尤乘增辑，刊于公元 1667 年。李中梓重视脾肾，提出“肾为先天本，脾为后天本”，临证善用脾肾同治之法；倡导“水火阴阳论”，强调水火阴阳相交互济而化生万物；重视“乙癸同源”，对肝肾两脏的关系及治疗论述颇为精辟；主张“补气在补血之先，养阳在滋阴之上”，突出体现了“重阳”的思想；提出要别症知机明治，采取资化源以求其本；倡导“三因制宜”，主张以不一定之方药，应无穷之变；总结治泻九法、治癃闭八法，创制新方七首，精练实用。其养生思想特点，体现在重保精、重脾胃、重虚静，顺应自然。重先天，补肾却不拘于地黄；重后天，治脾却不泥于升麻、柴胡。其治学撷采众长、公允平正，临证善于变通，每多奇效，确实卓有成就。

【概述】

一、生平简介

李中梓，字士材，号念莪，又号尽凡居士。生于明万历十六年（1588），卒于清顺治十二年（1655），江苏云间（又名华亭、松江府）南汇（今上海南汇区）人，明末清初著名医家。

李中梓出身官宦之家，世代居住于上海南汇所城里。曾祖李府，字一乐，为华亭武官。明嘉靖三十二年（1553）秋，倭寇侵犯所城，李府率领次子李香（字友兰）出战抗敌，不幸一同阵亡。次年，倭寇又来侵犯，李府的儿子李黍（字思溟），时年十九岁，慨然迎战报仇，在城头被敌寇炮击身亡。巡抚在本城东门设立忠勇祠，祭祀李府、李香、李黍三人。

李香有三子，次子李尚衮为李中梓的父亲。明万历十七年（1589）李尚衮中进士，精通理学，兼究漕运、河防、火攻、壬遁诸书。万历二十年（1592）补廷试，授兵部主事。同年病故，当时李中梓年仅四岁。伯父尚雅，字伯安，号鹤汇。据《南吴旧话录》记载：李尚雅少负异才，下笔千言立就，而且膂力过人，能倒拔牛尾，百步之外发矢而无不命中。李尚雅因家贫而放弃功名之路，遵母命天天渔猎，日得百钱，以供尚究读书。另有叔父李尚絅，字袭之，为县文学，是一位忠厚的长者。

到了李中梓一代，仍居住南汇所城里。其胞兄李中植，号念曾，系著名学者，兼通医药，少年有俊秀之才，可惜三应乡试而不中，至明万历四十年壬子（1612）因病身故。李尚雅之子李中立，字士强，又字正宇，号念山，明万历二十三年（1595）进士。曾任浙江按察、四川主考、大理寺卿右评事，所至多治绩。兼通医术，著有《本草原始》十二卷，明万历四十年（1612）刊行于世。其子李延昰，原名彦贞，字期叔、我生、辰山，号漫庵、寒村，师事中梓，成为名医，著有《补撰药品化议》（一作《辨药指南》）十四卷及《医学口诀》《脉诀汇辨》《痘疹全书》等。李尚絅之子李中孚，字士修，善于骑射。明崇祯十五年（1642）武举人，任浏河游击。崇祯十七年（1644）清兵南下时，抗战阵亡。

李中梓家族世系图：

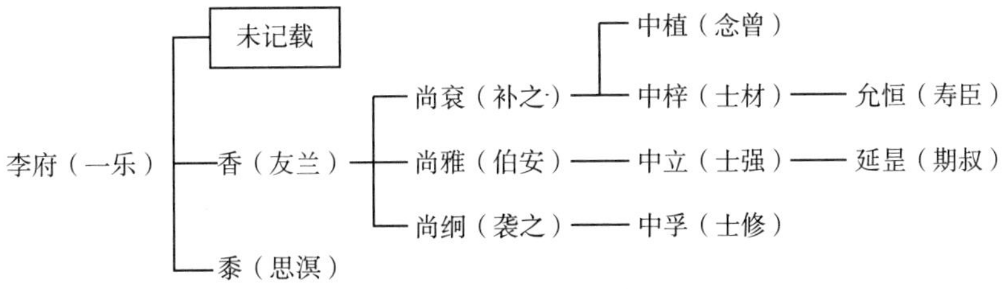

李中梓自幼丧父，天性聪颖，早年习举业，十二岁即取得生员资格，并获有声名。其门人董廙（字晋臣）在《诊家正眼·董序》中说："吾师以七步才，春秋十二，辄童试冠军。观场者九，副榜者再，而奇于遇，遂隐居乐道。"虽然其学业精通，但是由于不合"诗文要歌颂者，人物取软滑者”的录取标准，应考九次仍未能中举，仅两中副车（副榜贡生）。

导致李中梓弃儒从医的直接原因，是他的母亲当时罹患疾病而苦于没有良医医治，又由于李中梓从小体弱多病，他的两个儿子更是由于疾病被庸医治疗不当而夭折，从而使李中梓放弃了对仕途的追求转而学医。李中梓一生除了以医为业外，还壮年学道，晚岁参禅，颇得真诠。其有一子，名允恒，字寿臣，不以医名。

李中梓在《删补颐生微论·自序》中说：“余少治经生言，及两亲子俱以药误，予又早岁多疴，始惕然迫于思，而以邹鲁之业，兼岐黄家言，药世道之受病，而因以通有生之疾，似同源而流矣。”另外，《诊家正眼·秦卿胤序》云：“遇太夫人疾，因事灵兰，学博道精，悟人玄妙，弹指间使沉疴顿起，遍地阳春。”《士材三书·尤侗序》云：“先生晚年精于二氏（佛、老），故其书名曰《正眼》、曰《通玄》、曰《沙篆》，均有取焉。”

李中梓孜孜不倦地钻研古典医著，上自轩岐，下迄百家。在学术上兼取张仲景、刘完素、李东垣、朱丹溪各家之长，全面而系统地学习各家的学术经验而不偏执。例如，其宗张仲景之学，将仲景辨证论治的临证思维方法用以指导疾病诊治；学刘完素、朱丹溪的学术经验，而不偏执于寒凉；承东垣内伤、外感之论，而重视先后天之气的固护与培补等。其不仅深受易水、温补学派的影响，还与当时江南名医王肯堂、施笠泽、秦昌遇等有密切交往，经常相互切磋医学经典。

另外，李中梓医德高尚，在《医宗必读》“不失人情论”和“行方智圆心小胆大论”中对良医提出要求，认为良医应认真学习医学经典理论及前人临证经验，善于思考，辨证准确，用药大胆而谨慎，绝不能沾染庸医的陋习。

二、著作介绍

李中梓一生著作甚多，先后共撰20余种，其著作屡经兵燹，散佚过半，至今仅存9种。其中以《内经知要》《医宗必读》最为有名。

（一）《删补颐生微论》

《颐生微论》是李中梓的第一部著作，于明万历四十六年（1618）刊刻问世。项煜在该书“序文”中解释了书名的含义：“颐者，养也”“夫微非幽隐之谓也。既观其所养，复观其自养，二义尽其蕴矣”。书前有“采辑书目”，共列七十七种，有《素问》《灵枢》《脉经》《丹溪四书》《东垣十书》《河间三书》《仲景全书》《伤寒六书》《儒门事亲》《证治准绳》《玉机微义》《本草纲目》《养生主论》等明以前的名著。李中梓自序云：“乃翕然遍走天下……三吴中遂以长沙氏目相之。”后经门人沈颋（字朗中）修订、后学吴进（字石虹）、儿子李允恒（字寿臣）校阅，改名为《删补颐生微论》，于崇祯十五年（1642），以《李士材医书二种》形式刊行于世。全书共4卷，分述三奇（精、气、神）、医家、先天、后天、审象、运气、脏腑、药性、医方、医案等二十四论。李中梓以《内经》为“医学之祖”，故每篇必引述有关内容作为理论基础。由于李中梓壮年学道，晚年参禅，故本书颇多论述养生、气功、按摩、活动调摄法及道家修炼等内容。现存版本有明万历书林叶仰峰刻本、明崇祯十五年传万堂刻本等数种。

（二）《医宗必读》

李中梓在《医宗必读·自序》中说："尝考古之著医书者，汉有七家，唐九倍之，得六十四，宋益以一百九十有七，兼之近代，无虑充栋。然《金匮玉函》之精，而六气之外不详；《天元玉册》之密，而拘方之词多泥。孝忠乱钱乙之撰，完素假异人之传；上古之书久湮，睢水之法偏峻，况其他乎？俚者不堪入目，肤者无能醒心，约者多所挂漏，繁者不胜浏览。盖余究心三十余年，始知合变，而及门者苦于卓也。曩所著《微论》诸书，未尽玄旨。用是不揣鄙陋，篡述是编。颜曰《必读》，为二三子指南。"明崇祯十年（1637），《医宗必读》刻印问世。此书共 10 卷，是李中梓"究心三十年"始成。卷一为医论及图说，其中"医论"14 篇，详述医学源流及李中梓学术思想，"图说"论述脏腑经络的生理病理。卷二为脉诊、色诊。卷三、卷四为《本草徵要》，论述常用药物 350 余种，分草、木、果、谷等 10 类。卷五论伤寒。卷六至卷十论内科杂病 35 种，对病因、病机、症状、治法、方药均详细论述，均先取《内经》，次采各家名论，并参以己见和医案举例。现存版本有明崇祯十年刻本、清顺治六年盛德堂刻本、清康熙二十五年瀛经堂刻本等 60 余种。

（三）《内经知要》

李中梓认为，《内经》乃"三坟"之一，其内容"上穷天纪，下极地理，远取诸物，近取诸身，更相问难，阐发玄微，垂不朽之弘慈，开生民之寿域。第其理道渊深，文辞古雅，非谙熟精思，鲜有得其解者"，从事医学者应勤求精究《内经》。其在《医宗必读》卷首，即阐述"读《内经》论"。并指出，只有"精深儒典，洞彻玄宗，通于性命之故，达于文章之微，广征医籍，博访先知，思维与问学交参，精气与《灵》《素》相遇，将默通有熊氏于灵兰之室，伯高、少俞，对扬问难，究极理义"，才能担负关乎病者性命的神圣使命。于是从《素问》《灵枢》中精选出临床切用的经文，参考杨上善、王冰、滑寿、张介宾等人的注释，做了必要的校勘和大量的注释。又在每章之末，以"愚按"标志加上按语，编成《内经知要》2 卷。明崇祯十五年（1642），收入《李士材医书二种》刊行，成为初学者之入门读本。清代薛雪在《内经知要·序》中称赞此书说："惟《内经知要》，比余向日所辑《医经原旨》，尤觉近人。以其仅得上下两卷，至简至要，方便时师之不及。用功于鸡声灯影者，亦可以稍有准则于其胸中也。"全书分为道生、阴阳、色诊、脉诊、藏象、经络、治则、病能八篇。

（四）《（镌补）雷公炮制药性解》

明万历四十七年（1619），李中梓撰写了《药性解》。他在"自序"中说："余以少孤，不及操药以进慈父，间为母氏尝之，退而考诸方书，多所不合，斯用痛心，乃于读书之暇，发《本经》《仙经》暨十四家本草、四子等书，靡不悉究，然后辨阴阳之所属，五行之所宜，著《药性解》二卷。"该书收药 323 味，分金石、果、谷、木、菜、人、禽兽、虫、鱼 9 部，各药简述性味、归经、功治，又附作者之"按"，注解药性及提示用药特点，简洁明了。此书为作者早年之作，由于当时尚未见《本草纲目》，故多取金元本草予以辨正。后由姑苏钱允治订补，以李中梓之《药性解》2 卷为本，增入《雷公炮制论》135 条文于相应条之后，增为 6 卷，名为《（镌补）雷公炮制药性解》，于明天启二年（1622）刊刻问世。所引书目有《黄帝素问》《神农本草经》《蜀本草》《吴氏本草》《食疗本草》《四声本草》《食性本草》《唐本草余》《药对》《本草性事类》《日华子本草》《证类本草》《药性论》《南海药膳》《太上玄变经》《三洞要录》《本草衍义》《东垣药性》《丹溪药性》等36种。该书现存版本有明天启二年翁氏刻本、清乾隆十一年古讲堂刻本、清光绪二十三年金陵刻本等30余种。

（五）《伤寒括要》

对于张仲景《伤寒论》，李中梓参考历代注家，于清顺治二年（1645）撰《伤寒授珠》10卷，后毁于兵火，遂将《伤寒授珠》删繁去复，提要钩玄，兼采各家之注，加以融炼发挥，于清顺治六年（1649）编成《伤寒括要》2卷。李中梓撰写此书的宗旨是，“仲景《伤寒论》暨《金匮要略》，诚为千古医宗，但文辞简古，义味深玄，非熟读深思，未易明了，不揣肤俚，将以注疏，畅其言外之旨，开其晦蚀之光”（《伤寒括要・凡例》）。《伤寒括要》为讨论外感病之书，卷上为伤寒总论、各经证治总论、各证总论，扼要阐析了伤寒六经病诸种证候及伤寒诊法；卷下除介绍伤寒部分杂病、风温、湿温、温疟、妇人伤寒等内容外，重点列述六经诸篇方论及霍乱方、杂疗方。该书现存版本有清顺治六年刻本、清嘉庆朱陶性活字本等10余种。

（六）《诊家正眼》

《诊家正眼》是脉学专著，撰于崇祯十五年（1642），是李中梓以《内经》《难经》为主，兼采各家之论，以按语或注释形式阐述脉学基本理论及临床应用的著作。其内容包括：脉象机制，切脉部位、时间和方法，切脉注意事项，常脉、病脉及妇人、小儿脉法等，并以四言歌诀的形式重点论述了二十八脉的体象、主病、兼脉、疑似脉如何鉴别等，且均附按语。李中梓提出不能过度依赖脉诊，他在《诊家正眼・必先问明然后诊脉》中说道：“不问其症之所由起，先与切脉，未免模糊揣度，必不能切中病情者矣”。应望、闻、问、切四者互为参考，并简述望、闻、问三诊。最后附脉法总论，以表里阴阳气血虚实为纲进行归纳。该书现存版本有清顺治十七年二雅堂刻本，清扫叶山房石印本等10余种。

（七）《本草通玄》

《本草通玄》为药学著作。全书多抄辑前人本草，正文载药346种，分草、谷、木、菜、果、寓木、苞木、虫、鳞、介、禽、兽、人及金石等十四部，说明药物的性味、归经、功用、主治、配伍、炮制、煎服法、注意事项、禁忌、辨别药物真伪等；广集《内经》及历代名家论述，结合自己的临床经验，加以阐述发挥。同时，李中梓还指出了有些医家用药的错误。附“食物性鉴赋”4首，分析寒凉、温热、平性的食物功用和禁忌，并介绍部分有毒动植物药，以及解毒药物和方法。附“用药机要”，指出用药要分辨寒热虚实，要因时、因地、因人、因病制宜；指出用药的君臣佐使、配伍、禁忌、七方、十剂、治则、药物气味厚薄和升降浮沉与脏腑的关系，以及药物的炮制、煎服法、剂型等。现存版本有清康熙十七年吴三桂云南刻本、清善成堂刻本等数种。

（八）《病机沙篆》

《病机沙篆》分别论述中风、虚劳、头痛、狂证等50种内科杂病，并摘录历代医书及名家名论。李中梓结合临床，参以己见，予以阐释发挥。其对每病之含义、病因、病机、病状、分类、鉴别、治则、治法、急救、预防等均予详论。李中梓重视脾肾的学术思想，亦充分体现在辨证论治之中。书中指出痨瘵病具有传染性，并告诫人们当元气稍虚或饥馁时勿近痨瘵病患者，还介绍了修养预防之方法等。现存版本有清康熙十五年刻本、清宣统二年石印本等数种。

（九）《里中医案》

《里中医案》又名《李中梓医案》，为记载李中梓医案的著作，内容皆如“序言”所云：“兹摘其朱紫易淆者，聊录一二，以传后世。”故对临床治疗疑似之证多有指导意义。该书由李中梓旧交于磐公根据李中梓家藏医案抄录，复经其四世孙于升庵将零落不堪的抄本进一步续全，从而流传至今。本书撰成后从未刊印，现仅存清抄本。

除上述《医宗必读》《内经知要》《伤寒括要》《删补颐生微论》《本草通玄》《诊家正眼》《病机沙篆》《（镌补）雷公炮制药性解》《里中医案》9 种医书外，据文献记载，李中梓尚著有《医学传心》《外科微论》《外科点化》《运气考》《脉鉴》《医统》《居士传灯录》《铜人穴经》《内外景图说》《道火录》等书，但均已亡佚。

李中梓的著作均简明易懂，有利于初学者，故成为后世一般医师带徒或自学中医的教材，流传广泛。其中《内经知要》《医宗必读》较集中地反映了李中梓的学术思想，在医学普及方面亦有较大贡献。

此外，以上所述九部著作中，《诊家正眼》《本草通玄》《病机沙篆》三部书，经清尤乘增补，以《士材三书》的形式，于清康熙六年丁未（1667）刊刻行世。书末附尤怡辑录的《寿世青编》。现存版本有清康熙六年刻本、清雍正六年刻本、清乾隆三十二年承德堂刻本等 30 余种。

【学术思想】

一、学术渊源

（一）以中医经典为学术之本

李中梓学识渊博，博览群书，非常重视对医学理论的研究，认为《内经》乃为医学之祖，三坟之一，凡从事医学者均应对《内经》勤求精究。但由于《内经》年代久远，理奥趣深，非一般医家所能解，且卷帙浩繁不易卒读，李中梓便从《素问》《灵枢》当中精选出他认为很重要的篇章内容及临床十分切用的经文，再依据《内经》的理论体系进行了分类，参考杨上善、王冰、滑寿、张介宾等人的注释，做了精细的校勘和大量的注释工作，并在每章之末，添加按语以“愚按”标志，撰成《内经知要》二卷。

另外，李中梓认为张仲景所编的《伤寒杂病论》是补《内经》之未备，亦非常经典。伤寒病机繁赜，自古难于证治，然张仲景之理法辨证论治，可应临证中的无穷之变。对于张仲景的《伤寒论》，李中梓参考历代注家之说，撰成《伤寒授珠》十卷，后毁于战火，遂将《伤寒授珠》删繁去复，保留提要，摘取各家之注，加以融炼发挥，撰成《伤寒括要》二卷。

总之，李中梓提倡医生要拥有精深的医学理论，又能融汇仲景之理与法，坚持操通灵之法，以应无穷之变，惟变所适，而不胶于法也。由此可见，他对《内经》《伤寒杂病论》等诸经阅历之深而学有渊源。

（二）受儒道佛家思想影响

李中梓早岁攻儒，壮年学道，晚年参禅，对儒、道及佛家均有很深的涉猎研究，所以李中梓的学术思想也深受儒、道及佛家的影响。他采取儒、道及佛家的精华，再结合自己的临证经验，逐渐形成了具有自身特色的医德思想和医学学术体系。李中梓一生医学著作较多，这与他早年习儒，有较好的文学功底和较强的概括能力关系密切。李中梓的这些医学著作多通俗易懂，最为初学登堂入室之捷径，因而在中医界广为传诵。他在中医学的普及方面做出较大贡献。李中梓非常重视医德，其医德高尚，这亦与儒家重视伦理道德“仁爱”思想有关。另外，李中梓在养生方面所倡导的恬淡虚无、少思寡欲等思想及擅长静心调息运气，与道家关系密切。《删补颐生微论·感应论》提到的“医以活人之心，当念人身疾苦，与我无异”“冥中自有佑之者”及“冥中自有祸之者”等思想，都与佛家关系密切。

（三）兼取各家学术专长

中医学理论发展到明代晚期，正是诸家蜂起、众说纷呈之时。对于当时众多医说的争鸣，李中梓认为，应全面继承而不可偏执某家，因为诸家的学术思想多有其临床实践基础，均是从不同角度诠释《内经》理论并总结自身实践经验。例如，张仲景《伤寒论》是从伤寒诊治方面对《内经》的阐发和补充；刘完素研究温病病证和六经传变自浅及深之理，是在《内经》“必先岁气，毋伐天和”及五运六气等理论指导下，结合自己的临床实践，对温热病的阐发；李杲则从内伤病与外感病角度，阐释《内经》中的饮食劳倦之义，并自制甘温诸剂以治内伤发热，补前人之未备；朱震亨是从内伤病证方面，探讨了阴虚的机制，治以四物加黄柏、知母之类。李中梓兼取各家之长，临证时多获奇效。如非常重视阳气，善用温补之剂，反对以苦寒滋阴，并特别重视医学心理的思想，酷似张介宾；重视先天，又宗薛立斋、张景岳；重视后天而宗李东垣等。

二、学术特色

（一）重视先后二天

李中梓认为，人身之有本，如同木之有根，水之有源。治病如果能抓住其根本，则诸证迎刃而解。所以李中梓在继承《内经》理论及前贤脾肾学说的基础上，提出“肾为先天之本，脾为后天之本”，故李中梓认为临证时应重视脾肾。

1. 生理上脾肾互济

“肾为先天之本”，“先天”指人体禀受父母精血所形成的胎元，“本”即根本、本源之意。就此问题，李中梓在《医家必读·肾为先天本脾为后天本论》中指出：“先天之本在肾，肾应北方之水，水为天一之源……盖婴儿未成，先结胞胎，其象中空，一茎透起，形如莲蕊。一茎即脐带，莲蕊即两肾也，而命寓焉。水生木而后肝成，木生火而心成，火生土而后脾成，土生金而后肺成。五脏既成，六腑随之，四肢乃具，百骸乃全”“婴儿初生先两肾。未有此身，先有两肾，故肾为脏腑之本，十二脉之根，呼吸之本，三焦之源，而人资之以为始者也。故曰先天之本在肾”。肾藏精，肾所藏的精包括先天之精和后天之精，为发育生殖之源、生命之根、生身之本。肾中精气的盛衰，决定着人体生长、发育和生殖。

“脾为后天之本”，“后天”是相对于“先天”而言。李中梓分别在《医家必读·肾为先天本脾为后天本论》《删补颐生微论·后天根本论》中指出：“脾何以为后天之本？盖婴儿既生，一日不再食则饥，七日不食，则肠胃涸绝而死。《经》曰：安谷则昌，绝谷则亡。犹兵家之饷道也。饷道一绝，万众立散，胃气一败，百药难施。一有此身，必资谷气，谷入于胃，洒陈于六腑而气至，和调于五脏而血生，而人资之以为生者也。故曰后天之本在脾”“后天之本在脾，脾为中宫之土，土为万物之母。”以上论述均强调水谷精微及脾胃对于人之生命的重要性。

肾藏精，是生命之本源，脾主运化水谷精微，化生气血，先后二天相辅相成，相互促进，先天温养激发后天，后天补充培育先天，故先后天并重。肾的精气有赖于水谷精微的培育和充养，才能不断充盈和成熟，而脾、胃转化水谷精微则必须借助于肾阳的温煦，先后二天健旺充盛，方能维持人体正常的生命活动。

2. 临证时脾肾并重

脾与肾在生理上相互资助、相互促进，在病理上亦相互影响，脾肾二脏对于人体生命活动具有非常重要的意义，故历代医家在临证时均非常重视脾肾。

李中梓针对“补脾不如补肾”和“补肾不如补脾”的争论，在《医家必读·不能食》中说：“脾胃者，其坤顺之德，而有乾健之运，故坤德或惭，补土以培其卑监；乾健稍弛，益火以助其转运。此东垣、谦甫以补土立言，学士用和以壮火垂训。盖有见乎土强则出纳自如，火强则转输不怠。火者，土之母也，虚则补其母，治病之常经。”可知其在治疗上，主张脾肾并重同治，认为水为万物之元，土为万物之母，只有脾肾二脏安和，一身皆治，百疾不生。言脾肾两脏均为人身之根本，有相赞之功能，先天可济后天，后天可助先天。他在《医家必读·虚痨》中进而指出：“夫脾具土德，脾安则土为金母，金实水源，且土不凌水，水安其位，故脾安则肾愈安也。肾兼水火，肾安则水不挟肝上泛而凌土湿，火能益土运行而化精微，故肾安则脾愈安也。”

李中梓对脾肾二脏的治疗，基本上继承了李东垣、张洁古理脾，薛立斋、赵养葵补肾之法。但李中梓在理脾补肾的同时，又有其自身特点，认为理脾不拘于辛燥升提，治肾不泥于滋腻呆滞；既反对时医滥用苦寒，又不赞成浪用桂附。同时，还主张理脾与补肾兼行。如欲以甘寒补肾，又恐减食不利于脾，故在滋肾的药物之中，佐以砂仁、沉香；欲用辛温快脾，须防愈耗肾水，故在扶脾的药物之中，参以五味、肉桂。对于脾肾病证的调治，认为是有区别的。如对于肾虚的调治，认为要有水、火之分。水不足者，用六味地黄丸壮水为主，以制阳光；火不足者，用八味丸益火为主，以消阴翳。对于脾虚的调治，李中梓认为要有饮食、劳倦之分。伤于饮食者，用枳术丸；伤于劳倦者，用补中益气汤。

（二）阐发水火阴阳

李中梓在“阳生阴长，阳杀阴藏”（《素问·阴阳应象大论》）的思想指导下，在《内经知要·卷上·阴阳》中提出“万物皆听命于阳，而阴特为之顺承者也。阳气生旺，则阴血赖以长养；阳气衰杀，则阴血无由和调，此阴从阳之至理也”。在阴阳、气血、水火关系方面，李中梓在《医宗必读·水火阴阳论》中提出：“人身之水火，即阴阳也，即气血也。无阳则阴无以生，无阴则阳无以化。然物不伏于阴而生于阳，譬如春夏生而秋冬杀也。又如向日之草木易荣，潜阴之花卉善萎也。故气血俱要，而补气在补血之先；阴阳并需，而养阳在滋阴之上。”李中梓认为，气与血为人所赖以生，气血充盈，则百邪外御，病安从来；气血虚损，则诸邪辐辏，百病丛集。而阴阳二气也是相互依存，互为化生；但从其有关气血阴阳的论述中，可以看出其特别注重气、阳。基于《素问·生气通天论》“阳气者，若天与日，失其所则折寿而不彰，故天运当以日光明……凡阴阳之要，阳密乃固”的理论，认为气血、阴阳对人体的作用，以气、阳为主。

李中梓的这种思想，也贯穿于其临证用药思路之中。如《本草通玄·用药机要》说：“是以气药有生血之功，血药无益气之理也。”认为气药甘温，就像自然界中的春天，可发育万物，且阳气充足则脾主运化功能正常，所以饮食入于胃中，化生水谷精微，可和调五脏而生血，所以说气药有生血之功。指出血药凉润，就像自然界中的秋天，使万物凋落，又且粘滞滋润之性，所以在上则泥膈而减食，在下则肠滑而易泄，所以说血药无益气之理。李中梓精通药性，将药性之温热凉寒与自然界之春夏秋冬进行类比，在《医宗必读·药性合四时论》中解释药性道：“故药性之温者，于时为春，所以生万物者也；药性之热者，于时为夏，所以长万物者也；药性之凉者，于时为秋，所以肃万物者也；药性之寒者，于时为冬，所以杀万物者也。”而在辨证用药方面，“元气不足者，须以甘温之剂补之，如阳春一至，生机勃勃也。元气不足而至于过极者，所谓大虚必夹寒，须以辛热之剂补之，如时际炎蒸，生气畅遂也。热气有余者，须以甘凉之剂清之，如秋凉一至，溽燔如失也。邪气盛满而至于过极者，所谓高者抑之，须以苦寒之剂泻之，如时值隆冬，阳气潜藏也。”假令病宜用热，亦当先之以温；病宜用寒，亦当先之以清。李中梓用药偏于温补而远避寒凉，注重调养而防克伐，反对滥用知母、黄柏等寒凉之品，这与他“古今元气不同”的认识有关。李中梓所谓“古今元气不同”，重在强调因人因时制宜。如在《医家必读·古今元气不同论》中云：“今去朱李之世，又五百年，元气转薄，乃必然之理。所以抵当、承气，日就减削；补中、归脾，日就增多。临证施治，多事调养，专防克伐；多事温补，痛戒寒凉……世人之病，十有九虚，医师之药，百无一补。”对于当时普遍喜用寒凉、畏投温热的现象，李中梓认为原因有二：一是守丹溪阳常有余之说、河间有寒无热之论，将相火阳气与相火阳亢混而为一，误以为苦寒泻热及滋阴降火，即是刘河间与朱丹溪学术思想的全部，因而崇尚寒凉；二是温暖之药，象类阳明，苟有过则人皆见之，用寒凉之剂，即有差误，人多未觉。李中梓主张补气先于补血、养阳在滋阴之上，不仅在当时有针砭时弊的积极意义，而且受到后世医家的重视，对临证治疗有指导意义。

（三）别症知机明治

别症，就是指区别相似的症，审证求因。知机，即审察病机。明治，则指掌握治则及治法。这三项是辨证施治的重点，李中梓对此很重视，专门在《删补颐生微论》中撰写了“别症论”

“知机论”“明治论”。

“别症论”，开篇即指出了辨疑似之症的重要性，在《医宗必读》中也专列“疑似之症须辨论”。李中梓强调：“一旦临疑似之症，若处云雾，不辨东西，几微之间，瞬眼生杀矣”“脉有雷同，症有疑似，水火亢制，阴阳相类。脏之发也，混于腑；血之变也，近于气。”因此，强调在疾病的治疗和预后过程中辨疑似症至关重要。正如李中梓所说：“大实有羸状，误补益疾；至虚有盛势，反泻含冤。或辨色已真，而诊候难合；或指下既察，而症状未彰”；“阴症似乎阳，清之必毙；阳症似乎阴，温之转伤”。

在遇到疑似病证时，要去除“假象”，辨清“真相”，这就要求医生必须具备丰富的理论知识和临床实践经验。对于疑似之症的辨别，李中梓的经验是，临证时不能只依据患者的症状，还要参考患者的脉象。但脉诊时不能只停留于表面，要取之沉候。假象往往只停留于表面，所以浮取而得的脉象亦为假象，真正的病机往往深伏于里，所以脉诊时要沉候脉象。即使是脉辨已真，但仍旧不敢掉以轻心，还要观察患者禀赋之厚薄、症之久新、医之误否等。医生不能只依靠临床症状，必须四诊合参，尽量掌握与疾病有关的资料，仔细加以分析，方可辨别疑似之证，掌握其本质。

案例

“社友韩茂远，伤寒九日以来，口不能言，目不能视，体不能动，四肢俱冷，众皆曰阴证。比余诊之，六脉皆无，以手按腹，两手护之，眉皱作楚，按其趺阳，大而有力，乃知腹有燥屎也。欲与大承气汤，病家惶惧不敢进。余曰：吾郡能辨是证者，惟施笠泽耳。延至诊之，与余言若合符节，遂下之，得燥屎六七枚，口能言，体能动矣。故按手不及足者，何以救此垂绝之证耶?”

（《医家必读·伤寒》）

李中梓在“知机论”中，首先指出了正确地掌握病机的重要性。在《删补颐生微论·知机论第十三》中云：“古之论病，不曰病形，不曰病体，命曰病机，夫机之义微矣哉”，“《内经》曰：审察病机，无失气宜。《本草》曰：欲疗治者，先察病机，病机未谙，岂能变化处治”。对于正确掌握病机的要领，李中梓的经验是“理熟则机得，机得则言中”。李中梓以《素问·至真要大论》所言“审察病机，无失气宜”为提纲，要求临证时切实掌握《素问·至真要大论》病机十九条，再参以运气参差、标本缓急、脏腑阴阳、贵贱贫富、虚实邪正、南北东西等诸多因素，方可知机。李中梓强调，正确掌握病机，要考虑诸多因素，如《本草通玄·用药机要》说：“居养有贵贱，年齿有老少，禀赋有厚薄；受病有久新，脏腑有阴阳，性情有通滞；运气有盛衰，时令有寒暄，风气有南北。六气之外客不齐，七情之内伤非一，不能随百病而为变通，乃欲执一药而理众病，何可得也!”临证时必须掌握病机，因病用法，不能专执病形。

李中梓在“明治论”中，提出“三法、四因、五治、六淫、八要、十失”等诊治大法。其中，三法、五治均与治疗疾病有关。三法，是指在疾病的初、中、末期采用不同治疗方法。一曰初法，当疾病新感时，用药当峻猛，因为疾病新感，往往发之较重，故以峻猛之药去之。二曰中法，当在疾病中期时，当用宽猛相济的药物，因为此时疾病非新非久，须缓急得中，养正祛邪两者兼顾。三曰末法，在疾病的末期，用药当宽缓，因为此时病久邪去，正气日微，所以药性平善，广服无毒，取其安中补益。五治，是指和、取、从、折、属五种不同的用药方法。李中梓在“明治论”中以热病为例，详细讲解了这五种用药的方法。一曰和，小热之病，可以用凉药和之，和之不已，次用取。二曰取，热势稍大，可以用寒药取之，取之不已，次用从。三曰从，热势既甚，可以用温药从之，从之不已，次用折。四曰折，病势极甚，可以用逆制之，制之不已，当以下夺之，下夺不已，次用属。五曰属，求其属以衰之，如热陷骨髓，针药之所不及，故必求其属。此三法、五治，对于内伤杂病、外感热病的治疗具有普遍指导意义。四因，为疾病的分类。李中梓将疾病分为四种，第一种为有始因气动而内有所成病者，如积聚、癥瘕之类；第二种为有始因气动而外有所成病者，如痈疽、疮疡、掉瘛之类；第三种为有不因气动而内有所成病者，如留饮、宿食、喜怒想慕之类；第四种为有不因气动而外有所成病者，如瘴气、邪魅、蛊毒、虫咬兽伤、堕坠刀斫、刺射捶扑之类。六淫为病因，是指阴、阳、风、雨、晦、明。李中梓分别论述了六淫致病的特点，并指出了其相应的治则。阴淫易生寒疾，寒疾则怯寒，此寒水太过，须根据浅深以温之；阳淫易生热疾，热疾则恶热，此相火太过，须根据虚实以凉之；风淫易生末疾，末谓四肢也，必身强直，此风木太过，须和冷热以平治之。在阳则热，在阴则寒，寒则筋挛骨痛，热则委缓不收；雨淫易生腹疾，腹疾则湿气濡泄，此湿土太过，以平渗燥之，兼看冷热之候；晦淫易生惑疾，惑疾则晦邪所干，精神惑乱，此燥金太过，当予以滋养；明淫易生心疾，心疾则心气鼓动，狂邪谵妄，此君火太过，当镇以敛之。八要是指虚实、冷热、邪正、内外，后世发展为八纲辨证。第一种为虚，表现为脉细、皮寒、气少、泄泻、饮食不进，此为五虚；第二种为实，表现为脉盛、皮热、腹胀、前后不通、闷瞀，此为五实；第三种为冷，表现为阳气衰微，腑脏积冷；第四种为热，表现为阴气衰弱，腑脏积热；第五种为邪，指非脏腑正病也；第六种为正，指非外邪所干也；第七种为内，指情欲所伤，不在外也；第八种为外，指外物所伤，不在内也。十失是患者在治疗疾病的过程中，容易出现的十种不好的情况。第一失为患者骄恣悖理，不遵医戒，不珍爱自己；第二失为患者轻身重财，治疗不及时，诊视不勤；第三失为患者听从师巫，广行杀戮，不信医生所开医药；第四失为患者忧思想慕，怨天尤人，广生懊恼；第五失为患者讳疾忌医，言不由衷，药不合证；第六失为患者不能择医，或信佞言，或凭龟卜；第七失为患者室家不和，处事乖戾，尽成荆棘；第八失为患者不明药理，旦暮更医，杂剂妄投；第九失为患者但索速写方，药材滥恶，妄为加减；第十失为患者奉持匪人，煎丸失法，怠不精详。

（四）化源论

化源，指生化、变化的根源。李中梓基于《内经》，强调治病必求于本。《素问·阴阳应象大论》曰：“治病必求于本。”《素问·至真要大论》曰：“诸寒之而热者取之阴；热之而寒者取之阳，所谓求其属也。”《素问·六元正纪大论》有“资其化源”之论。李中梓基于《内经》理论，在《删补颐生微论》中，专列“化源论”，提出：“夫不取化源而逐病求疗，譬犹草木将萎，枝叶蜷挛，不知固其根蒂，灌其本源，而仅仅润其枝叶。虽欲不槁，焉可得也”。“苟舍本从标，不惟不胜治，终亦不可治，故曰识得标，只取本，治千人，无一损”，强调了治病求本的重要性。其依据五行生克、胜复规律，制定了一系列的治则治法。如治虚证宜求其本，即虚则补其母，指出假若脾土虚，则温燥以益火之源；肝木虚，则濡湿以壮水之主；肺金虚者，必甘缓以培土之基；心火虚者，必酸收以滋木之宰；肾水虚，则辛润以保金之宗。即采用补火生土、滋肾养肝、补土生金、补肝宁心、生金滋水法，分别治五脏虚证。对于五脏实证，李中梓则应用《内经》“亢则害，承乃制，制则生化”的原理来制定治则治法。指出若金为火制，泻心在保肺之先；木受金残，平肺在补肝之先；土当木贼，损肝在生脾之先；水被土乘，清脾在滋肾之先；火承水克，抑肾在养心之先。其所采用的清心保肺、清金制木、抑肝扶脾、通阳利水等方法，现亦为临床所常用。对于胜复的治疗，李中梓逐条分析，在《删补颐生微论·化源论》中指出：假若“金太过，则木不胜而金亦虚，火来为母复仇；木太过，则土不胜而木亦虚，金来为母复仇；水太过，则火不胜而水亦虚，土来为母复仇；火太过，则金不胜而火亦虚，水来为母复仇，皆亢而承制，法当平其所复，扶其不胜”。此外，还要注意临证辨别症状，如阳盛者，脉必洪大；至阳盛之极，脉反伏匿，为阳极似阴；阴盛者，脉必细微，至阴盛之极，脉反躁疾，阴极似阳也。此为凡过极者，反兼胜己之化，这是李中梓对脉有亢制的临床应用。

李中梓运用五行生克的规律，针对脏腑虚实引起的病证，以及五脏胜复所致的疑难杂病，所制定的治则治法，至今仍有重要的临床参考价值。

（五）乙癸同源论

乙癸同源，即肾肝同源，这是五脏病机辨证中的典型范例。李中梓在《医宗必读》中，专列“乙癸同源论”，对肝肾两脏的关系及治疗论述颇为精辟。他在此篇中说：“然木既无虚，又言补肝者，肝气不可犯，肝血自当养也。血不足者濡之，水之属也，壮水之源，木赖以荣。水既无实，又言泻肾者，肾阴不可亏，而肾气不可亢也。气有余者伐之，木之属也。代木之干，水赖以安。夫一补一泻，气血攸分；即泻即补，水木同府。总之，相火易上，身中所苦，泻水所以降气，补水所以制火，气即火，火即气，同物而异名也。故知气有余便是火者，愈知乙癸同源之说矣。”李中梓认为，肝属乙木，肾属癸水，肝为风木之脏，因有相火内寄，体阴而用阳，其性刚、主动、主升，全赖肾水以涵之，故乙癸同源即肾肝同源。以肝阴根于肾阴，肝阴不足，固然可以导致肝阳上亢；但肾阴不足，水不涵木，亦可导致肝阳上亢。在治疗上，“东方之木，无虚不可补，补肾即所以补肝；北方之水，无实不可泻，泻肝即所以泻肾”（《医家必读·乙癸同源论》）。

（六）注重养生

李中梓注重养生，在养生方面也确实颇有造诣，且持“医道通仙”观点并有独到见解。其养生学说的特点，主要体现在重保精、重脾胃、重虚静、顺应自然等方面。兹简要论述如下。

1. 重保精

李中梓在《删补颐生微论·三奇论》中云：“人之三奇，精气神也。”强调“精气神”对于人体生命的重要性，并对“精气神”进行详细论述：“东垣曰：‘气乃神之祖，精乃气之子。气者，精神之根蒂也’”“气入身来谓之生，神去离行谓之死”“神是性兮气是命，神不外驰气自定。”这些观点充分说明了“精气神”三者在人体生命过程中的重要地位和相互关系。精中生气，气中生神，只有精全则气全，气全则会神全，神全方可使人身阴平阳秘，脏腑功能正常，气血运行通畅。所以，养生重在保养“精气神”。“精气神”三者，以“精”为主。精分藏于五脏之中，在肝为血，在心为脉，在脾为营，在肺为气，在肾为精。五脏所藏之精气，是维持五脏功能活动的物质基础，也是维持人体各种功能活动及五脏所藏“五神”活动的基础。精存则神存，精足则神旺，精亡则神亡。五脏重在脾肾，肾为先天之根本，脾为后天之根本。二本固则老可还少，二本伤则少有老态。足于精者，百疾不生；穷于精者，万邪蜂起。所以人身中精气宜封藏，不宜妄泄。

李中梓在《删补颐生微论》中，提出了保肾精的具体方法，认为贵寡欲、贵节劳、贵息怒、宜戒酒、淡食五谷。其中节劳，包括心劳、体劳和房劳。同时，指出可能损精的情况，如过于劳心、劳力、饮酒过度、情志不节等。

2. 重脾胃

李中梓强调，脾胃为后天之根本，脾胃属土，而土为万物之母。《医家必读·肾为先天本脾为后天本论》中记载：“一有此身，必资谷气。谷入于胃，洒陈于六腑而气至，和调于五脏而血生”。所以，李中梓高度重视脾胃在人体生命活动中的重要作用。他指出饮食失节，起居失调、劳倦过度等无不伤及脾胃。七情戕其内，六淫攻其外，皆足以致脾胃受损。其中，饮食与劳倦两端，尤易导致脾胃损伤。脾胃强弱与否，决定元气的盛衰；元气的盛衰，决定人之寿夭。元气是人体健康最具决定性的因素，只有脾胃功能正常，元气方能充足，人体方能健康。他还在《删补颐生微论》中专列“后天根本论”，并总结前贤保养脾胃的经验说：“元气胜谷气，其人瘦而寿；谷气胜元气，其人肥而夭。泰西水曰：饮食有三化，烹煮糜烂，名曰火化；细嚼缓咽，名曰口化；蒸变传送，名曰胃化。二化得力，不劳于胃。”

因此，李中梓主张通过调节饮食来调养脾胃。如指出食物不宜过冷或过热，从而避免对胃部造成刺激；反对饱食之后马上坐卧，认为可能引发中满、痔疮；主张吃饱之后，宽解衣带，揉摸腹部，伸腰徐行，作喷以通其秘，用呵以去其滞，使饮食下行后，方可就坐，养成良好的习惯。李中梓强调，饮以养阳，食以养阴，食宜常少，亦勿令虚。如若不饥强食，不渴强饮，则脾劳发胀。朝勿令饥，夜勿令饱，淡食则多补，五辛善助火。并将“调食法”中的宁少毋食多、宁饥毋食饱、宁迟毋食速、宁热毋食冷、宁零毋食顿、宁软毋食硬的饮食忌宜，作为调理脾虚之要法。另外，还强调醉后勿饮冷，饱余勿便卧；冷热之物，不宜互食；食后勿怒，怒后勿食；修养不如节劳，服药不如忌口等。李中梓总结的上述方法，至今对饮食健康具有非常重要的指导意义。

3. 重虚静

李中梓对于道家的气功养生亦颇得真诠。认为气乃精神之根蒂，所以非常重视静心调息运气。《内经知要·道生》谓：“气入身来谓之生，神去离形谓之死，知神气者可以长生。气有先天后天之别。后天者，呼吸往来之气也；先天者，无形无象，生天生地，生人生物者也。”另外，在《删补颐生微论·三奇论》中，论述静心调息运气的方法时说：“随守一处，皆可收心”“只须一香之顷。先天祖气忽然扯入，鼻孔如迎风之状。扯入一次即盗夺一次，三日之后当源源而来，七日来复，百日工毕”。

李中梓吸取老子“虚静”的养生理念，再根据自身的临床经验，提出的养生主张是重视“虚静”。认为“不知虚静者，即是邪术”，要恬淡虚无，少思寡欲，清静无为，顺应自然。就“养形”和“养神”来说，李中梓更注重“养神”。他认为生活宜淡泊质朴，心境宜平和宁静，对于遇到的一切困难和烦恼均能以平常心对待，淡然处之，没有太多的欲望，不过分追求享受，淡薄名利、声色，避免大悲、大喜、大怒等，方有利于养生。

4. 顺应自然

李中梓深受《素问·四气调神大论》的影响，重视顺应自然界四时之气而养生。《内经知要·道生》指出："四时者，阴阳之行也；刑德者，四时之合也……刑德离乡，时乃逆行，故不知奉若天时，非尊生之典也。是以《天真论》曰调于四时，曰分别四时。四气者，天地之恒经；调神者，修炼之要则。故春夏养阳，秋冬养阴，以从其根。根者，人本于天，天本于道，道本自然，此皆治未病之方，养生者所切亟也。"上述指出，人应当顺应自然界的规律，遵循四时养生的法则。李中梓根据《素问·四气调神大论》，在《删补颐生微论·三奇论》中提出了如下的四时调摄法。

春三月，此谓发陈，夜卧早起，肝旺脾衰，减酸增甘，节情欲以葆生生之气，少饮酒以防逆上之火。正月衣宜下厚而上薄，勿骤脱衣，勿念犯风，夏必飧泄。二月宜暖衣，令得微汗，以散去冬伏邪。三月勿处湿地，勿露体星宿下。

夏三月，此谓蕃秀。夜卧早起，心旺肺衰，减苦增辛，伏阴在内，宜戒生冷，神气散越，宜远房事。勿暴怒，勿当风，至秋为疟。勿昼卧，勿引饮，主招百病。四月纯阳之月，忌入房。五月毒月，君子斋戒薄滋味，节嗜欲。霉雨湿蒸，宜烘燥衣，时焚苍术，常擦涌泉，袜以护足。六月勿濯冷，勿贪风，夜勿纳凉，卧勿摇扇，腹护单衾，食必温暖。

秋三月，此谓容平。早卧早起，肺旺肝衰，减辛增酸，收敛神气，禁吐禁汗。七月须取爽气，足与脑宜微凉。八月勿食姜，勿沾秋露。九月宜养筋。

冬三月，此谓闭藏，早卧晚起，肾旺心衰，减咸增苦。暖足凉脑，曝背避寒，勿令出汗，目勿近火，足宜常濯。十月属亥，纯阴之月，一岁发育之功，实胚胎于此，大忌入房。十一月一阳方生，远帷幕，省言语。十二月禁疲劳，防汗出。

另外，李中梓在《删补颐生微论·三奇论》中，附有二十五条修摄法。其中，论述了不少有利于养生的行为和做法，并详细描述了调息运气、固精养血的理论及方法。二十五条修摄法中载有十六字诀和六字诀，还提出了十五宜、却病十法、病有十不治。

十六字诀：一吸便提，气气归脐，一提便咽，水火相见。

六字诀：呵、呼、呬、嘘、嘻、吹。

十五宜：发宜多梳，面宜多擦，胸宜常护，目宜常运，耳宜常凝，口宜常闭，齿宜常扣，气宜常提，津宜常咽，浊宜常呼，背宜常暖，腹宜常摩，囊宜常裹，肢节宜常摇动，皮肤宜常干沐。

却病十法：心如木石，观四大假合，一也。烦恼现前，以死譬之，二也。常将不如我也，巧自宽慰，三也。造物劳我以生，遇病却间，反生庆幸，四也。痛苦不适，宿业难逃，惟欢领受，五也。室家和睦，无交谪之言，六也。众生各有病根，常自观察克治，七也。风露严防，嗜欲淡薄，八也。饮食宁节毋多，起居务适毋强，九也。高人良友，讲开怀出世之谈，十也。

病有十不治：恣纵慆淫，不自珍重，一也。窘若拘囚，无潇洒趣，二也。怨天尤人，广生懊恼，三也。今日预愁明天，一年常计百年，四也。室家聒噪，动成荆棘，五也。听信祷赛，广行杀戮，六也。寝兴不适，饮食无度，七也。讳疾忌医，攻补妄投，八也。过服汤药，荡涤肠胃，九也。以死为苦，难割难舍，十也。

【临证经验】

李中梓指出，临床上病证千变万化，只要洞察阴阳，针对病本，因时因地因人进行治疗，就会效如桴鼓，得心应手。若疑似之际，混而弗明；攻补之间，畏而弗敢，就会犯实实虚虚之戒。其临证五十余年，积累了丰富的经验。

一、反对拘泥成方

李中梓主张，不以一定之方药，应无穷之变，临证时处方用药必须切合病机，辨证论治，用药灵活，反对泥常不变。首先，气候因素、社会环境、人的体质各有不同。如在《本草通玄·用药机要》中云："居养有贵贱，禀赋有厚薄，年龄有老少，受病有久新，脏腑有阴阳，性情有滞通，运气有盛衰，时令有寒暄，风气有南北，六气之外客不齐，七情之内伤非一。"所以，医生在临证时要根据患者的具体情况处方用药，而不能按前人成方，应今人无限之病。其次，疾病变化多端，即使是同一种疾病，其发生、发展的过程也会有所不同。在《删补颐生微论·知机论》中，批评了治病死守习惯用药，不知因病用法、灵活化裁的做法，并举虚劳发热、吐血痰嗽、中风痿痹、伤寒发热、水肿腹胀、疟疾寒热、痢疾腹痛等病证为例，指出某些医生遇到这些病时只会使用常用药物，而不是根据具体病证灵活用药。在《删补颐生微论·先天根本论》中说："水不足者，壮水之主，以制阳光，六味丸是也；火不足者，益火之源，以消阴翳，八味丸是也。只于年力方刚，尺脉独实者，微加炒枯知母、黄柏，以抑其亢炎。昧者以为滋阴上剂，救水神方，不问虚实而概投之。不知知母多则胃肠滑，黄柏久则胃肠寒，阳气受贼，何以化营卫而润宗筋，将髓竭精枯，上呕下泄，而幽潜沉冤，尚忍言哉！"

二、提倡三因制宜

（一）因人制宜

李中梓在《素问·征四失论》"不适贫富贵贱之居，坐之薄厚，行之寒温，不适饮食之宜，不别人之勇怯，不知此类，足以自乱，不足以自明"的基础上，提出了"富贵贫贱治病有别论"。他指出富贵之人和贫贱之人在治病用药时的差异是：富贵之人多劳心，贫贱之人多劳力；富贵者膏粱自奉，贫贱者藜藿苟充；富贵者曲房广厦，贫贱者陋巷茅茨；劳心则中虚而筋柔骨脆，劳力则中实而骨劲筋强；膏粱自奉者脏腑恒娇，藜藿苟充者脏腑恒固；曲房广厦者玄府疏而六淫易客，茅茨陋巷者腠理密而外邪难干。富贵贫贱之人，由于平时饮食、居住条件不同，存在着劳心、劳力的差异，两者脏腑有娇固、腠理有疏密，治病时必然有别，要因人制宜。所以富贵之人患病多补正，贫贱之人患病多攻邪。虽然李中梓主张富贵贫贱治病有别的观点，但并不完全拘泥于此。

他特别指出，虽然贫贱之家亦有宜补，但攻多而补少；富贵之家亦有宜攻，但攻少而补多，还要考虑患者的禀受、老壮、虚实等，方可确定方药。

案例

给谏章鲁斋令郎凌九，吐血蒸热，遗精自汗，医戒用人参。余曰：脾肺大虚之候，非大剂参芪不可。鲁斋以参为骇。余曰：必佳参数斤□□可效，以六君子汤及七味丸间服，百日而蒸热退，肌肉渐生。

（《里中医案》）

李中梓在《医宗必读·不失人情论》中指出："五脏各有所偏，七情各有所胜，阳脏者宜凉，阴脏者宜热，耐毒者缓剂无功，不耐毒者峻剂有害，此脏气之不同也。"说明因体质不同而导致发病性质不同，以及对药物的敏感性不同，要求医生在临证过程中要充分考虑到这些因素。

人的体质有强弱，性情有刚柔，筋骨有疏脆，肢体有劳逸，年龄有老少，奉养有膏粱藜藿之殊，心境有忧劳苦乐之别，受病又有浅深之异，治疗上要因人制宜。如小儿生机旺盛，气血未充，脏腑娇嫩，治疗忌用峻剂；老人脏腑功能衰退，多为虚证，或正虚邪实，宜补为主，如邪实须攻也宜慎重。强者或初病多实，弱者及久病多虚，均宜斟酌。

李中梓在《医宗必读·行方智圆心小胆大论》中亦指出，人禀赋有厚薄，年岁有老少，身形有肥瘦，性情有缓急，境地有贵贱，风气有柔强，天时有寒热，昼夜有重轻，气色有吉凶，声音有高下，受病有久新，运气有太过不及。他强调高明的医生要知常达变，掌握天时及患者个体的生理、病理、心理情况，注意因人制宜。

（二）因时制宜

随着时间的推移，时代的变迁，人类所居住的自然环境也发生着相应的改变。李中梓在《医家必读·古今元气不同论》中说道："当天地初开，气化浓密，则受气常强；及其久也，气化渐薄，则受气常弱。"李中梓在此提出了古今元气不同论，认为天地之元气是古强今弱，人与天地相参，故人之元气亦为古强今弱，所以临床用药的分量也是古重今轻。由于后世之人体质多不如前人，所以在治疗时也不能照搬前人的经验，而应考虑到后世之人的具体情况。如果病宜用热药，可先加以温药；病宜用寒药，当先加以清药。即使有积滞需要消，亦必须先养胃气；即使有邪气要去，亦必须随时逐散，不得过剂，以伤气血。但就此论来说，李中梓过于强调古今元气之不同，用药分量之差异，确实有些过于局限。但这种"古今元气不同，治亦不同"的说法，确实体现了"因时制宜"和"因人制宜"的中医治疗原则。

（三）因地制宜

中国幅员辽阔，地大物博。由于所处地域环境不同，地势高低不同，气候、物产、饮食习惯及生活风俗也迥然各异，人的生理活动和病变特点也不相同，所以临证时所选用的药物也应根据当地气候、饮食习惯及生活风俗，特别是患者的体质，而做出相应的调整变化。《删补颐生微论·风土论》云："方土之候，各有不齐，所生之病，多随土著。西方气厚，饮食倍常，居室俭素，元气不戕。一有疾病，辄用疏利，其病如脱。若夫东南体质柔脆，腠理不密，饮食色欲，与西北迥别，概用疏利，不几于操刃杀人耶。"由于患者所处的地域不同、气候不同，进而造成物产不同及饮食生活习惯不同。这一系列的不同，必然会导致其所患疾病带有一定的地域特点，因而在进行临证治疗时，要将地域环境这一因素考虑进去，即“因地制宜”。

三、创制新方七首

（一）润肺饮

组成：贝母（糯米拌炒）、天花粉各三钱，桔梗一钱，甘草五分，麦门冬（去心）、橘红（去白）、茯苓（去皮）各一钱半，知母（酒炒）七分，生地黄二钱半。

煎服法：水二盅，姜三片，煎至七分，食后服。

功效：清热润肺化痰。

临床应用：主治肺经燥痰。症见咳嗽呛急、痰涩难出、咽喉干痛、上气喘促、舌红苔黄、脉弦等。此方的药物组成，即二陈汤去半夏，加贝母、知母、麦冬、生地、桔梗、天花粉诸味，能使肺润气肃、热清痰消，诸症自愈。

（二）利金汤

组成：桔梗（炒）、贝母（姜汁炒）各三钱，陈皮（去白）三钱，茯苓二钱，甘草五分，枳壳（麸炒）一钱五分。

煎服法：水二盅，姜三片，煎一盅，不拘时服。

功效：理气化痰。

临床应用：主治气壅之痰。症见痰饮咳嗽、痰涩难出、胸闷不适。此方的药物组成，即二陈汤去半夏，加桔梗、贝母、枳壳，能润肺化痰、宽胸理气。

（三）阴阳攻积丸

组成：吴茱萸（炮）、干姜（炒）、官桂（去皮）、川乌（炮）各一两，黄连（炒）、半夏（洗）、橘红、茯苓、槟榔、厚朴（炒）、枳实（炒）、菖蒲（忌铁）、玄胡索（炒）、人参（去芦）、沉香、琥珀（另研）、桔梗各八分，巴豆霜（另研）五钱。

煎服法：为细末，皂角六两，煎汁，泛为丸，如绿豆大。每服八分，渐加一钱五分，生姜汤送下。

功效：散寒化痰，行气活血，通下散积。

临床应用：主治腹部癥瘕、积聚，痃癖、虫积、痰食，脉沉有力或沉紧，不问阴阳皆效。此方中，吴茱萸、官桂、川乌、干姜温中散寒；槟榔、厚朴、权实、沉香下气导滞，消积除痞；半夏、茯苓、橘红、桔梗、菖蒲、皂角化痰理气；人参大补元气；巴豆霜能消腹中癥结；玄胡索、琥珀活血行瘀；黄连苦寒燥湿，可反佐吴茱萸治疗肝胃不和的胃痛、泛酸，伍肉桂可治疗心肾不交的失眠，合干姜能止寒性腹痛，一寒一热，互相制约而取效。对于此丸，李中梓在《医宗必读·积聚》中谓：“余尝制阴阳两积之剂，药品稍峻，用之有度，补中数日，然后攻伐，不问其积去多少，又与补中，待其神壮则复攻之，屡攻屡补，以平为期。此余独得之诀，百发百中者也。经曰：大积大聚，其可犯也，衰其半而已。故去积及半，纯与甘温调养，使脾气健运，则破残之余积，不攻自走，必欲攻之无余，其不遗人夭殃者鲜矣。”

案例

襄阳郡守于鉴如，在白下时，每酒后腹痛，渐至坚硬，得食辄痛。余诊之曰：脉浮大而长，脾大有积矣。然两尺按之软，不可峻攻。令服四君子汤七日，投以自制攻积丸三钱，但微下。更以四钱服之，下积十余次，皆黑而韧者。察其形不倦，又进四钱，于是腹大痛，而所下甚多。服四君子汤十日，又进丸药四钱，去积三次，又进二钱，而积下遂至六七碗许，脉大而虚，按之关部豁如矣。乃以补中益气调补，一月痊愈。

（《医宗必读·积聚》）

（四）肺痈神汤

组成：桔梗二钱，金银花一钱，薏苡仁五钱，甘草节一钱五分，黄芪（炒）一钱，贝母一钱六分，甜葶苈（微炒）八分，陈皮一钱二分，白及一钱。

煎服法：水二盅，姜二片，煎一盅，食后徐徐服。新起加防风一钱，去芪；溃后加人参一钱；久不敛加合欢皮一钱（一名夜合，即槿树花）。

功效：清热解毒，化痰排脓。

临床应用：主治肺痈。症见咳嗽胸痛、咳吐黄稠脓痰、气味腥臭、咽干口燥、脉滑数或实大。方中桔梗、苡仁、甘草化痰排脓；金银花清热解毒；贝母、陈皮、葶苈化痰止咳；白及补肺止血，逐瘀生新；黄芪补中益气，托毒排脓。李中梓自制此方，将其作为肺痈通治方。其云："肺痈者，痨伤气血，内有积热，外受风寒。胸中满急，隐隐痛，咽干口燥，时出浊唾腥臭，吐脓如米粥者死。脉滑数或实大。凡患者右胁按之必痛，但服此汤，未成即消，已成即溃，已溃即愈。此余新定，屡用屡验者也。"（《医宗必读·虚痨》）

（五）新定清宁膏

组成：麦门冬（去心）十两，生地黄（酒炒）十两，广橘红三两，桔梗二两，甘草二两，龙眼肉八两。

煎服法：煎成膏。以苡仁八两（淘净，炒热）、川贝母二两（糯米拌炒，米熟去米）、真苏州薄荷净叶五钱，忌火，俱为细末。拌匀煎膏。时时挑置口中噙化。

功效：润肺健脾，止咳化痰。

临床应用：主治痨嗽吐血、干咳痰少、口干舌燥、神疲乏力、食少气短、舌红少苔、脉细数或弱。方中麦冬滋阴润肺；生地滋阴补肾、凉血清热；橘红、桔梗、甘草、川贝止咳化痰；龙眼肉、苡仁健脾；薄荷消食下气。李中梓谓此方"润肺不伤脾，补脾不碍肺……凡劳嗽吐血，必不可缺，极有效验。"（《医宗必读·虚痨》）

（六）新定拯阳理痨汤

组成：黄芪（酒炒）二钱，人参（去芦）二钱，肉桂（去皮）七分，当归（酒炒）一钱五分，白术（土炒）一钱，甘草（酒炒）五分，陈皮（去白）一钱，北五味（打碎）四分。

煎服法：水二盅，姜三片，枣肉二枚，煎一盅服。

功效：健脾益气，养血补肾。

临床应用：主治痨伤气耗、倦怠懒言、动作喘乏、表热自汗、心烦、遍身作痛。方中黄芪、人参、白术补气健脾；肉桂温补肾阳；当归补血；五味子敛肺补肾、养心敛汗；陈皮理气开胃；甘草调和诸药。如烦热口干，加生地黄；气浮心乱，加丹参、枣仁；咳嗽加麦门冬；挟湿加茯苓、苍术；脉沉迟，加熟附子；脉数实去桂，加生地黄；胸闷倍陈皮，加桔梗；痰多加半夏、茯苓；泄泻加升麻、柴胡；口渴加干葛。夏月去肉桂，冬月加干姜。

（七）新定拯阴理痨汤

组成：牡丹皮一钱，当归身（酒洗）一钱，麦门冬（去心）一钱，甘草（炙）四分，苡仁三钱，白芍药（酒炒）七分，北五味三分，人参六分，莲子三钱（不去皮），橘红一钱，生地黄（忌铜、铁器，酒、姜汁炒透）二钱。

煎服法：水二盅，枣一枚，煎一盅，分二次徐徐呷之。

功效：滋阴清热，益气养血。

临床应用：主治阴虚火动。症见皮寒骨热、食少痰多、咳嗽短气、倦怠焦烦。方中丹皮、麦冬、生地滋阴凉血清热；白芍、当归补血；人参、苡仁、莲子益气健脾；橘红、甘草理气化痰；五味子敛肺补肾。肺脉重按有力者，去人参；有血，加阿胶、童便；热盛，加地骨皮；泄泻减归、地，加山药、茯苓；倦甚用参三钱。咳者，燥痰也，加贝母、桑皮；嗽者，湿痰也，加半夏、茯苓。不寐加枣仁，汗多亦用。此方能补脾保肺，久服无败胃之虞。

四、提出治泄泻九法

泄泻病因较多，如外感寒热湿邪、内伤饮食及情志、脏腑功能失调等均可导致泄泻，且病机往往复杂多变，但脾病湿盛对泄泻发生的至为关键。李中梓在《医宗必读·泄泻》中，系统地论述了泄泻的九种治法。

（一）淡渗

淡渗，是指用淡渗之品利水渗湿。李中梓云："使湿从小便而去，如农人治涝，导其下流，虽处卑监，不忧巨浸。经云：治湿不利小便，非其治也。又云：在下者，引而竭之是也。"（《医家必读·泄泻》）《素问·阴阳应象大论》曰："湿胜则濡泻。"李中梓根据《内经》理论，对于湿邪为主的泄泻，以茯苓、泽泻、猪苓、车前子等淡渗之品，分流水湿，从前阴分利，利小便而实大便，湿去而泻止，常以六一散、五苓散、四苓汤、五皮饮等方治之。

（二）升提

升提，即健脾补气，升阳举陷。李中梓云："气属于阳，性本上升，胃气注迫，辄尔下陷，升柴羌葛之类，鼓舞胃气上腾，则注下自止。又如地上淖泽，风之即干，故风药多燥，且湿为土病，风为木病，木可胜土，风亦胜湿，所谓下举之是也。"（《医家必读·泄泻》）脾主升，司运化。当胃气迫注，使脾气下陷，则出现脘腹坠胀，久泄不止，甚或脱肛，气短懒言，神疲乏力，头晕目眩，面色无华，食少，舌淡苔白，脉缓或弱等症状。使用升提的药，则泄泻可止。临床上可使用补中益气汤加减升阳益气。

（三）清凉

清凉，是指以寒凉之药清解里热。李中梓云："热淫所至，暴注下迫，苦寒诸剂，用涤燔蒸，犹当溽暑伊郁之时，而商飚飒然倏动，则炎熇如失矣，所谓热者清之是也。"（《医家必读·泄泻》）由于热邪内迫，清阳不升，大肠传导失司，往往临床会出现暴注下迫，下利臭秽，肛门灼热，烦热口渴，小便短黄，舌质红，苔黄腻，脉滑数或濡数等症状。可用黄芩、黄连等苦寒之品清泄里热，常用戊己丸、葛根芩连汤及承气汤类治之。

（四）疏利

疏利，即调理气机，消积化滞。李中梓云："痰凝气滞，食积水停，皆令人泻，随证祛逐，勿使稽留。经云：实者泻之，又云：通因通用是也。"（《医家必读·泄泻》）痰凝气滞，食积水停，皆可导致泄泻，这时可使用通利的方法化积止利。治疗上可根据不同病因使用祛痰理气、消积逐水法治之；根据具体病因病机，使用保和丸、承气汤类、二陈汤、痛泻要方、胃苓汤之类。

（五）甘缓

甘缓即甘味之品，缓急止痛。李中梓云："泻利不已，急而下趋，愈趋愈下，泄何由止？甘能缓中，善禁急速，且稼穑作甘，甘为土味，所谓急者缓之是也。"（《医家必读·泄泻》）脾虚肝强之痛泻时，临床上可能见到泄泻不止，急迫下坠，泻必腹痛，舌苔薄白，脉两关不调，弦而缓等症状。因甘能缓中，善禁急速，故可佐以甘草等甘味之品。在临床治疗上可运用痛泻要方加减抑肝扶脾，缓急止痛。

（六）酸收

酸收即酸味之品，收敛止泻。李中梓云："泻下有日，则气散而不收，无能统摄，注泄何时而已？酸之一味，能助收肃之权。经云：散者收之是也。"（《医家必读·泄泻》）泄泻日久，往往导致统摄无力，精气耗散而不收。临床可见大便滑脱不禁，日夜无度，甚则脱肛坠下，脐腹疼痛，倦怠食少，舌淡苔白，脉迟细等症状。可用乌梅、五味子等酸收之品治之，方用乌梅丸等。

（七）燥脾

燥脾，是指燥能胜湿，健脾化湿。李中梓云："土德无惭，水邪不滥，故泻皆成于土湿，湿皆本于脾虚，仓廪得职，水谷善分，虚而不培，湿淫转甚。经云：虚者补之是也。"（《医家必读·泄泻》）脾喜燥而恶湿，司运化，脾虚失运则水液运化失常，清浊不分，水湿内盛。临床可见大便时溏时泻，迁延反复，食少，食后脘闷不舒，面色萎黄，神疲倦怠，舌质淡，苔白，脉弱等症状。可用四君、六君、参苓白术散等燥湿健脾治之。

（八）温肾

温肾，即温肾暖脾。李中梓云："肾主二便，封藏之本，况虽属水，真阳寓焉！少火生气，火为土母，此火一衰，何以运行三焦，熟腐五谷乎？故积虚者必挟寒，脾虚者必补母。经曰：寒者温之是也。"（《医家必读·泄泻》）肾主二便，开窍于二阴，为封藏之本，内寄命火真阳，泄泻日久，肾阳虚衰，不能温养脾胃。临床上可见到五更泄泻，形寒肢冷，腹部喜暖，完谷不化，腰膝酸软，舌淡苔白，脉沉细。当以四神丸、八味丸、金匮肾气丸等，温肾暖脾，涩肠止泻。

（九）固涩

固涩，即健脾固脱，涩肠止泻。李中梓云：“注泄日久，幽门道滑，虽投温补，未克奏功，须行涩剂，则变化不愆，揆度合节，所谓滑者涩之是也。”（《医家必读·泄泻》）注泄日久，脾肾阳虚，不能统摄，肠道滑脱。临床可见泄泻日久，形寒肢冷，面白舌淡，脉细等症状。可用赤石脂、禹余粮、粟壳、诃子之类固涩，方用赤石脂禹余粮丸等。

五、提出治癃闭八法

癃闭，即小便不利，其中以小便不畅，点滴而短少，病势较缓的为癃；小便闭塞，点滴不通，病势较急者称为闭。癃闭一证，虽属膀胱为病，但与肺脾肾三脏、气滞血瘀、湿热蕴积等有关。李中梓治法有下列八种。

（一）清金润肺

肺为水之上源，通调水道，下输膀胱。若肺燥不能生水，气化不及膀胱，当清金润肺，以车前、紫菀、麦冬、茯苓、桑皮之类治之。

（二）燥脾健胃

水精之生化有赖脾气的运化转输，脾气散精，上归于肺，脾失健运则水不归肺，肺失肃降则水道不利而病癃。当燥脾健胃，治以苍术、白术、茯苓、半夏之类。

（三）滋肾涤热

下焦湿热塞滞，肾水燥热，膀胱不利，当以黄柏、知母、茯苓、泽泻、通草之类滋肾涤热。

（四）淡渗分利

因湿阻清阳，气不化津，水液内渗大肠，甚者泄泻不止，州都因而燥竭，致无液可贮，无搜可出，宜用茯苓、猪苓、通草、泽泻之品淡渗分利。

（五）疏理气机

《素问·宣明五气》云：“膀胱不利为癃，不约为遗溺。”七情内伤，气机郁滞，肝失疏泄，膀胱气化不利，水液排出受阻，小便不通或通而不畅，宜以枳壳、木通、橘红疏理气机。

（六）苦寒清热

实热内蕴，以致膀胱气化受阻，宜分三焦论治。上焦热者，用山栀、黄芩；中焦热者，用黄连、芍药；下焦热者，用黄柏、知母。

（七）温补脾肾

久病体弱，脾气不升，浊阴难以下降，宜用补中益气汤，气虚宜用独参汤；肾阳不足，命门火衰，膀胱气化无权，而尿不能出，宜用《金匮》肾气丸治之，以温阳益气、补肾利尿。

（八）行瘀散结

瘀血阻塞而小便闭，宜行瘀散结、清利水道，用牛膝、桃仁治之。若兼血虚，面色不华，宜用芎归汤养血。

六、总结用药心得

李中梓论药的内容，主要见于四部著作，每部各有侧重。一为《颐生微论》（1618 年初刻，1642 年删补再版），卷三载最切要者 140 种，悉以李时珍《本草纲目》为主，删繁去复，独存精要，采集名论，窃附管窥，详加注释。比之《珍珠囊》极其详备。二为《（镌补）雷公炮制药性解》（1622），收录 335 种，李中梓在吸取了《神农本草经》《药性论》《丹溪药性》《东垣药性》《仲景全书》等精华的基础上，对药性做了充分的阐述，明代钱允治在药性之下增补了《雷公炮炙论》有关内容，使该书成为一部较为详备的药性、炮制方面的专著。三为《医宗必读》（1637）卷三、四，论药 440 余种，每药论述了药物的性味、归经、功用、主治、配伍及禁忌等。各药以歌赋体裁写成，便于初学者诵读，并有小字注文予以阐述。四为《本草通玄》（1667），载药 346 种，每药论述了药物的性味、归经、功用、主治、配伍、产地、炮制、煎服法、注意事项、禁忌及辨别药物真伪等。李中梓论药精当明晰，切于实用，现总结李中梓的用药特点如下。

（一）药性合四时

李中梓擅用药物，他用“春温、夏热、秋凉、冬寒”的特点，类比药物的“寒热温凉”四性。如其在《医宗必读·药性合四时论》中云：“药性之温者，于时为春，所以生万物者也；药性之热者，于时为夏，所以长万物者也；药性之凉者，于时为秋，所以肃万物者也；药性之寒者，于时为冬，所以杀万物者也。”所以元气不足者，可投以甘温之剂来补，就像阳春一至，生机勃勃，可补养元气；元气不足而至于过极，即“大虚”者，大虚必夹寒，“寒者热之”，治疗时可投以辛热之剂来补，就像时际炎蒸，生气畅遂；热气有余者，“热者寒之”，可投以甘凉之剂清之，就像秋凉一至，溽燔如失；邪气盛满而至于过极者，可投以苦寒之剂泻之，就像时值隆冬，阳气潜藏。李中梓认为，凡是温热之剂，作用均为补虚；凉寒之剂，作用均为泻实。

（二）随四季变化规律择时用药

李中梓不仅以“春温、夏热、秋凉、冬寒”的四时特点，类比药物之“寒热温凉”药性，而且主张随四季变化规律而择时用药。李中梓指出，春天宜用辛温之品，如薄荷、荆芥之类，以顺应春升之气；夏天宜用辛热之品，如生姜、香薷之类，以顺应夏浮之气；长夏宜用甘苦辛温之品，如人参、白术、苍术、黄柏之类，以顺应化成之气；秋天宜用酸凉之品，如芍药、乌梅之类，以顺应秋降之气；冬天宜用苦寒之品，如黄芩、知母之类，以顺应冬沉之气。人与天地相参，人生活在自然界，人的一切活动均要顺应自然界的规律，临证时应用药物也要遵循自然界“生长化收藏”的规律。如春夏时节，阳气升发，万物茂盛，所以临证时宜顺应春生夏长之气使用辛温、辛热之剂，秋冬时节，阳气收敛潜藏，所以临证时宜顺应秋收冬藏之气使用酸凉、苦寒之剂。但李中梓亦强调万万不可用药太过，他在《医宗必读·用药须知〈内经〉之法论》中云：“用热远热，用寒远寒者，如寒病宜投热药，热病宜投寒药，仅使中病而已，勿过用焉，过用则反为药伤矣。”如春夏时节，阳气升发，理应顺应春生夏长之气使用辛温、辛热之剂，但不宜过用辛温、辛热发散，以免阳气升发太过，耗伤气阴。

（三）善于总结前人，尤擅用温热药物

李中梓临证用药灵活，非常善于总结前人的用药特点，客观而中肯。如他认为张仲景治冬令之严寒，所以其用药多用辛温之剂；刘完素治春夏之温热，所以其用药多用苦寒之剂；李东垣注重脾胃，用药多以扶脾补气之剂为主，气为阳，主上升，虚者多下陷，故补气药中加升麻、柴胡，升而举之，以象春夏之升；朱丹溪用药多以补气养血之剂为主，血为阴，主下降，虚者多上逆，故补血药中加黄柏、知母，敛而降之，以象秋冬之降。但其同时指出“使仲景而当春夏，谅不胶于辛热；守真而值隆冬，决不滞于苦寒；东垣而疗火逆，断不执于升提；丹溪而治脾虚，当不泥于凉润”。（《医宗必读·四大家论》）但也有片面理解和效仿前人用药特点者，即所谓：“不善学者，师仲景而过，则偏于峻重。师守真而过，则偏于苦寒。师东垣而过，则偏于升补。师丹溪而过，则偏于清降，譬之侏儒观场，为识者笑。”（同上）

当时医林所盛行的用药特点，是“喜寒凉，恶温热”。李中梓明确反对这种偏颇的用药之风，并在《医宗必读·药性合四时论》中分析了为何当时的医家“喜寒凉，恶温热”。李中梓认为“物不生于阴而生于阳”，进而强调阳气的重要性。同时指出，温热药物法春夏主生长，而寒凉药物法秋冬主肃杀，所以在临证用药时更喜用温热药物。但并非李中梓临证就仅用温热药物。其云：“矫其偏者，辄以桂、附为家常茶饮，此惟火衰者宜之，若血气燥热之人，能无助火为害哉?”（《医宗必读·虚痨》）可以看出，李中梓并不拘泥于温补，而更注重辨证论治。

（四）重视服药方法

李中梓非常重视服药的方法。其在《内经知要·治则》中说：“服药有疾徐，根梢有升降，气味有缓急，药剂有汤丸膏散，各须合法，无越其度也。”他认为药物服用方法正确与否，对能否正常发挥药物的作用具有很大影响。如病位不同，其服药方法差别迥异。病在上焦者，先食而后药；病在下焦者，先药而后食；病在上者，不厌频而少；病在下者，不厌顿而多。少服则滋荣于上，多服则峻补于下。上焦药，徐徐服；下焦药，宜急服。再如，药物的剂型不同，服药方法亦不同。凡服膏子药，噙在口，俟其自化而下，不要调汤顿服。再如，药物寒温性质不同，其服药方法亦不同。温热之剂宜冷服，寒凉之剂宜热服。服药方法对于药物是否有效至关重要，但往往为医生所忽视。所以，李中梓有关服药方法的论述，对于现代中医临床仍具有重要参考意义。

案例

浙江太学俞望之，郁热呕吐，余授以方，曰四剂可止。用竹茹、山栀各三钱，陈皮、茯苓各二钱，甘草一钱，煎成加姜汁五匙，和匀热服。望之曰：昨得一方，与此相类，服而不效，何也?余曰：热甚而呕，口有冷气，此火极似水之象，需凉药热饮，方得《素问》之旨。前所服必不甚热耳，第热饮之，必当速愈。已而果验。

（《删补颐生微论·医案论》）

（五）注重药物的剂型、炮制及煎煮

李中梓非常重视药物的剂型及炮制方法，认为药物的剂型不同、炮制方法不同，所发挥的疗效也不同。药物的剂型有丸、散、汤、液，其作用各不相同。如汤剂能荡涤诸邪，散剂能散其结

塞，丸剂能缓养正气。但不同的丸剂亦各不同，治下焦，宜大而坚；中焦，次之；上焦，宜小而松；蒸饼稀糊为丸，取易化者；蒸饭面糊为丸，取迟化者；蜡丸，取其难化者。

针对药物的炮制，李中梓认为：制药贵得中，不及则无功，太过则损性。炮制药物的程度非常重要，煅则通红，炮则烟气，炒则黄而勿焦，烘与焙同，燥而不黄，为恰到好处。在炮制过程中添加的辅料不同，作用亦不同。酒制升提，咸制润下，姜取温散，醋取收敛，便制减其温，蜜制润其燥，壁土取其归中，麦麸资其谷气，酥炙取其易脆。此外，去穰者宽中，抽心者除烦。

李中梓非常注重药物的煎服方法，如煎药时注重煎药所用之水。他认为中虚者，当用春雨水，取其生生之气；火旺者，宜用冰雪水，取其阴寒下降；气滞血凝痰阻便闭者，宜急流水，取其行而不停；失血遗精溺多便滑者，宜井华水，用清早初汲，取其凝结而不流；吐逆喘嗽胀满者，宜东流水，取其顺下；阴不升阳不降者，宜甘澜水以调之。对于煎药的器皿，认为宜银瓦器，忌铜铁器。强调煎药时要谨慎看守，务须清洁，水用新汲。煎药时间上，补药须封固，文火细煎；利药须露顶，武火速煎。

【后世影响】

一、历代评价

李中梓行医40余年，十分重视研究医学理论，勤于探索，学验兼优，桃李成荫，著作颇丰，流传广泛，影响较大。历代医家对李中梓评价甚多。如与李中梓同时代的明代著名医家王肯堂，亦对李中梓非常信任且赞赏有加。李中梓比王肯堂的年龄小三十七岁，王肯堂是李中梓的前辈，其对李中梓的医术十分信赖，其晚年的脾泄病亦由李中梓用巴豆霜治愈。清代张生甫在《医学达变》中说："王肯堂精医术，年八旬患脾泄，群医咸以年高体虚，辄投滋补，疾愈甚。惟李士材先生视之曰：公体肥多痰，愈补则愈滞，当用迅利药荡涤之，能弗疑乎？王曰：当世知医者惟我与尔，君定方，我服药，又何疑。遂用巴豆霜去油净服，即下痰涎数升，疾顿愈。使拘年高体虚及下多伤阴之说，疾何能瘳。《经》云：通因通用。信然。"此案还记载在清代毛祥麟的《对山书屋墨余录》中。

清代著名医家薛雪，对李中梓的《内经知要》推崇备至。薛雪治学态度非常严谨，他在晚年读到李中梓的《内经知要》，觉得胜过自己所撰的《医经原旨》，赞其重视摄生之道，"不事百草而事守一，不尚九候而尚三奇"（《内经知要·道生》），于是对《内经知要》加以校点，并于1764年，使《内经知要》更为流行。

明末学者彭孙贻在《脉诀汇辨·序》中称李中梓为"近代之和、扁也"。清代谢观在《中国医学源流论》中评价李中梓说："明末诸家中，虽无特见而大体平正不颇者，当推李士材。"《中国历代各家学说》谓其"既能淹取前贤之精华，又有新的创见，为医学的普及与提高做出了较大贡献。他的学术思想及治疗经验，在祖国医学的发展史中，占有一定地位"。沪上名医姜春华在《历代中医学家评析》中说："李氏无重大的独特思想见解。从其整个著作看，似乎接近东垣，少偏见，无派别”，“李氏淡于名利，崇奉释老之学，并未影响其医学。”现代学者严世芸在《中医各家学说》中说：“李中梓是明末清初在中医理论方面富于创新，在临床实践中善于总结的著名医家。”现代学者职延广称：“李中梓是我国古代医家中执论平正的典范之一。”

二、学派传承

明清时代吴中与新安地区医学非常发达，医家众多，从而形成了吴中医学和新安医学两大地域性的医学流派。吴中是苏州的古称，由于李中梓是上海一带人，所以其主要医事活动多在附近的苏州地区，故李中梓在苏沪一代的影响非常大，属吴中医学流派，在当时吴中地区的众多医者当中具有重要的地位，当时很多人都愿意跟从其学医。李中梓所交往的医家和跟从其习医的门人，大多为吴中地区的名医，其学术思想、医学著作对吴中医学的形成与发展具有较大影响。

在众多吴中医家中，李中梓与吴县医家郭大川交谊最为深厚，曾两次寓居苏州上津里郭园内很长时间。“阴阳攻积丸”是李中梓治疗癥积的名方，此方即是当时在郭园向当地老妪访得。此外，李中梓还与吴县名医闵曙公、金时揄等亦有往来深交。另外，比李中梓年代稍晚的张璐，也非常敬重李中梓，在其所撰的《张氏医通》中引用《内经知要》《医宗必读》《士材三书》等内容，并邀请李中梓门人沈朗仲、马元仪、尤乘、李廷昰等参阅校订。至于后世的吴中医家论著中引用李中梓的医论者，更是不胜枚举。

同时，李中梓又是一位非常出色的中医教育家，他的一生著作非常多，如《医宗必读》《内经知要》《（镌补）雷公炮制药性解》《伤寒括要》《删补颐生微论》《诊家正眼》《本草通玄》《病机沙篆》《里中医案》，还有现已亡佚的《医学传心》《内外景说》《医境》《脉鉴》《铜人经穴》《女科微论》《外科点化》《运气考》等。内容涉及了中医的经典理论、各家学说、基础理论、病机诊法、本草药性、内外妇科、针灸养生等方面，内容非常广泛。由于李中梓早年习儒，有很深的文学功底与较强的概括能力，所以李中梓的著作都具有简明扼要、通俗易懂的特点，可以作为初学者登堂入室的捷径，这在当时可称作是一套最完整的中医教材。因而，李中梓的著作在吴中医界广为传诵，并一再翻刻远播，光是《内经知要》《医宗必读》就有数十种版本流传。

李中梓的众多弟子，大多来自当时的苏州府、松江府、徽州府、杭州府、上海县、华亭县、绍兴府、湖州府、吴县、长洲县、青浦县等地。这些弟子尽得其传，且有著述传世、其中又以吴中地区医家为大多数。李中梓之学，一传沈朗仲，再传马元仪，三传尤在泾，形成了“李士材学派”。

李中梓在教学授业的过程中，能够做到知人善用，教学相长。所以他的门人一方面能够协助老师著书立说，另一方面也能独立撰写自己的著作。例如，李中梓的《颐生微论》《士材三书》《诊脉要诀》《李士材医案》等书，皆得益于其门人弟子的删补、整理、校订及增辑。而其门人弟子又均有自己撰写的著作，如沈朗仲之《病机汇论》《医归》，马元仪之《印机草》《证论精微》，尤乘之《食治秘书》《勿药须知》《脏腑性鉴》，蒋示吉之《医宗说约》《医意商》《望色启微》，郭佩兰之《本草汇》《四诊指南》等。这些著作又进一步丰富了“李士材流派”的学术思想。这些著作在当时吴中地区医家所撰的医籍中占有很大的比重。另外，李中梓的门人尤乘、蒋示吉，又协助吴又可校订了《温疫论》。而马元仪门人有叶天士、尤在泾，此两人一个创立温热论治有功，一个阐发仲景经旨得力，更使吴中医学得以进一步的发展盛行。

据有关资料记载，李中梓的门人有沈颋（字朗仲）、尤乘（字生洲）、董廙（字晋臣）、秦卿胤（字古怀）、蒋示吉（字仲芳）、包时化（字象蕃）、董尔正（字季方）、吴肇广（字约生）、吴肇陵（字君如）、李玄度（字公超）、郭佩兰（字章宜）、许友绪（字名子）、黄寅锡（字清伯）、徐复（字雪凡）、张介福（字受慈）、富日章（字伯含）、朱天定（字道力）、杨时明（字亮生）、董宏度（字君节）、傅持容（字元厚）、徐化鳌（字神诸）、陆智严（字毅生）、李廷杰（字弘雅）、孙三锡（字黄绪）、徐廷圭（字君执）、邵德延（字公远）、陆蕃（字臣如）、朱景旸（字玄宾）、徐以荣（字山友）、吴国奇（字君正）、薛晖（字昙孚）、程懋绩（字介眉）、戴期腾（字景升）、叶挺秀（字天生）、王兆麟（字圣生）、王克劭（字叔云）等，均得李中梓之传。在李中梓的亲属中，承其医业者有侄子李果瑛（字朗润）、李延昰（字期叔、辰山）、侄孙李廷芳（字衡伯）、中表刘道深（字公原）等。李中梓虽然弟子众多，但他“誓不传之子弟，虑为赵括之续也”。所以，李中梓之子李允恒（字寿臣），虽然曾参与李中梓的医书校阅，但未承父业，不以医名。

李中梓的诸多弟子中，以刘道深、沈朗仲、尤乘、李延昰、蒋示吉等尤为出众。这些弟子不仅很好地继承了李中梓的学术，而且著书立说，弘扬师说。

刘道深，字公原，上海人，是李中梓的表兄弟，从李中梓学医，发奋二年，尽得其传。刘氏不仅医术出众，心地亦非常善良，凡求治者，无分贵贱必应。曾著有《症脉合参》《医案心印》《伤寒探微》等书，但均佚。其与李中梓一起，并称为上海四大医家之一。

沈朗仲，字颋，苏州人。崇祯十三年庚辰（1640）从李受业，参加《颐生微论》的删补，崇祯十五年壬午（1642）告成。李中梓在壬午四月于飞映阁书写的“自序”中讲述了删补过程及本人的感受：“庚辰秋，吴门沈子朗仲翩然来归，一握手而莫逆于心，端凝厚藏，慷慨浩直而不漫齿颊，峨然载道之伟器，与语移旦暮，鲜弗神领。《灵枢》诸经典，了然会大意，投药中窾，砉然如庖丁游刃。岂特曰吾道西矣，而邈然弗可量已。于是相与辨几微，参益损，跻颠极，破偏拘，皇皇登于大道，以俟百世，可以画一，则庶几其快我隐，谢我过焉。嗟乎，吾道之不孤，其有赖于朗仲也乎。”可见师生情谊至深，李中梓对郎仲寄予厚望。沈朗仲著有《病机汇论》十八卷存世，分为六十门，首脉，次证，次治。列举前贤精论，皆终于李中梓，实为“李士材学派”学术思想最为完整的著作。现代学者徐荣斋认为：“《病机汇论》是《医宗必读》五至十卷的衍化物，是士材学说的继承；增广部分，则是郎仲学术经验的新创获。”

尤乘，字生洲，号无求子，清初江苏吴县人。早年习儒，后弃而习医。弱冠时从李中梓学医，后遍访良师，得针灸之传。曾任太医院御前侍值，三年后回归乡里，与同学蒋仲芳共设诊所，在虎邱悬壶于世。曾对李中梓所撰的《诊家正眼》《本草通玄》《病机沙篆》进行增补，并将自己所辑《寿世青编》二卷附其后，合编成《士材三书》丛书，于清康熙六年（1667）刊刻问世。其后历代不断翻刻，现存有二十余种不同版本。尤怡还著有《勿药须知》《喉科秘书》《食治秘方》，增辑考辨贾九如《药品化义》为《药品辨义》三卷，补辑贾铨《脏腑性鉴》与《药品辨义》合刊为《博物知本》，重辑沈子禄《经络全书》二卷，为传播李中梓学说做出了贡献。

李延昰，原名彦员，字我生、期叔，号漫庵。后改字辰山，号寒村。为李中梓之侄，祖居南汇，后迁居华亭。早年习举业，师事同郡举人高孚远。生逢乱世，志不得遂，于是从李中梓学医。医术高明，诊病多能妙手回春。明亡，曾至桂林投唐王。抗清失败后，遁迹于浙江平湖佑圣宫为道士，以医自给，称西园老人。晚年与嘉兴知医之文学家朱彝尊交往，以所著及藏书二千五百卷赠之。清康熙年间卒，享年七十岁。朱彝尊为他写了《塔铭》，记述生平，此文载入《曝书亭集》卷七十八中。康熙二年撰《脉诀汇辨》十卷，认为当时广为流传的高阳生《脉诀》谬误颇多，遂汇集七十余种脉学文献，结合家学和个人体会，阐述李中梓未尽之意，卷九载李中梓医案五十七则，刊于清康熙五年。其所撰《医学口诀》《痘疹全书》，未见流传。还著有野史杂记性质、载有零星医药史料的《南吴旧话录》及诗文《放鹏亭集》等。

蒋示吉，字仲芳，号自了汉，江苏吴县人。撰有《医宗说约》六卷，摘录《内经》及历代医家论述，结合个人临证经验，分科整理而成，刊于清康熙二年（1663）。卷首为总论，论述四诊、药性、治则等；卷一、二载内科杂病；卷三为伤寒；卷四小儿、妇产科；卷五疡科。各科分证论述，有论有方有歌诀，便于记诵，为医学入门著作，有十余种不同版本，流传较广。书中卷一“脉法”按语、“治法、虚中实”第一案、卷四“伤寒阴阳毒”按语中，三次提到“士材先师”“先师李士材”等称谓。徐荣斋认为“蒋是私淑于李，亦间常问业于李，可能由李已是晚年，蒋示吉亦知名于时，不欲屈蒋于门墙之列。所以尤乘在《医宗小补》“序文”中，称示吉为先生而不称同门，亦秉承师意而尊之之义”。蒋示吉尚有《医疗歌括》一卷（清抄本）。

李中梓之学术，除上述门人弟子直接继承外，再传于马元仪。马氏，名俶，字元仪，号卧龙老人，江苏吴县（今江苏苏州）人，为清康熙间名医。受业于沈朗仲，又问业于李中梓、张璐（字路玉，号石顽），私淑于喻昌（字嘉言，晚号西昌老人）。他替业师沈朗仲校定《病机汇论》十八卷时，对每一门病类都加上了按语。按语既有综合师承的内容，更有自己的经验，对李中梓学说起到阐发隐微的作用。其临证颇重甘温和中，益气扶阳。还著有《印机草》（又名《马氏医案》）一卷，收载医案七十三则，按证分类，初刻附于《病机汇论》之后。医案与《医宗必读》及书中论述的理法方药可以相互印证。书中伤寒类末录有张石顽有关伤寒的医论数则。此后有周学海的《评点印机草》，收入《周氏医学丛书》中。其弟子姜思吾辑《马师津梁》八卷，均存于世。晚年向佛参禅，传授弟子，其弟子甚众，以尤在泾为出类拔萃，尽得其传。

李中梓医学三传于尤怡。尤怡字在泾、饮鹤，号拙吾、饮鹤山人，江苏吴县人，少时从马元仪学医。马氏素负盛名，门生甚众，晚年得尤在泾，甚喜。谓其妻曰：吾今日得一人，胜得千万人矣。尤怡少年家贫，尝在寺院卖字为生，能诗善文，晚年学益精深，治病多奇中，名始著，晚年隐居花溪，著书立说。曾协助校订《病机汇论》，撰有《伤寒贯珠集》八卷、《金匮要略心典》三卷、《金匮翼》八卷、《医学读书记》三卷、《续记》一卷、《静香楼医案》（又名《医案三十一条》）一卷、《吴门尤北田在泾氏大方杂证集议》四集（旧写本），皆存于世。

李中梓之医术，经过门人弟子共同努力，特别是经沈朗仲、马元仪、尤在泾继承发扬后，不论在理论研究或临床经验方面，均有发展，学术上从平正不偏进入到精深广博，从内科杂病、伤寒发展到温病，自成一家，独树风格，形成了士材学派。诚如清代谢观在《中国医学源流论》所说：“士材之学，一传为沈朗仲，再传为马元仪，三传为尤在泾。”

综上所述，李中梓重视脾肾，提出“肾为先天本，脾为后天本”，临证善用脾肾同治之法；倡导“水火阴阳论”，强调水火阴阳相交互济而化生万物；重视“乙癸同源”，对肝肾两脏的关系及治疗论述颇为精辟；主张“补气在补血之先，养阳在滋阴之上”，突出体现了“重阳”的思想；提出要别症知机明治，采取资化源以求其本；倡导“三因制宜”，主张以不一定之方药，应无穷之变；总结治泻九法、治癃闭八法、创制新方七首，精练实用。其养生思想特点，体现在重保精、重脾胃、重虚静、顺应自然。李中梓重先天，宗薛己、赵献可、张介宾之法，补肾却不拘于地黄；重后天，宗李杲，治脾却不泥于升麻、柴胡。其治学撷采众长、公允平正，临证善于变通，每多奇效，确实卓有成就。

云南中医学院　王蓓蓓

【参考文献】

［1］李中梓. 医宗必读［M］. 上海：上海卫生出版社，1957.

［2］李中梓. 内经知要［M］. 北京：人民卫生出版社，1963.

［3］李中梓. 诊家正眼［M］. 上海：上海科学技术出版社，1966.

［4］包来发. 李中梓医学全书［M］. 北京：中国中医药出版社，1999.

［5］陈士铎. 石室秘录［M］. 长沙：湖南科学技术出版社，1991.

［6］李延昰. 脉诀汇辨［M］. 海口：海南出版社，2012.

［7］李融之. 明季上海名医李中梓［J］. 上海中医药杂志，1955（8）：7－9.

［8］职延广. 李中梓先生及其传人与著作初考［J］. 中国中医基础医学杂志，2000，6（2）：55－58.

［9］李禾. 李中梓《医宗必读》明清版本系统考［J］. 广州中医学院学报，1988，5（1）：44－47.

［10］常存库.《不失人情论》小考［J］. 中医药学报，1986（2）：52.

［11］张英强.《医宗必读·不失人情论》出典考辨［J］. 成都中医药大学学报，1995，18（4）：44－45.

［12］俞宜年. 谈李中梓的用药特点［J］. 黑龙江中医药，1989（6）：46－48.

［13］徐荣斋. 李士材学派考略［J］. 上海中医药杂志，1980（2）：43－44.

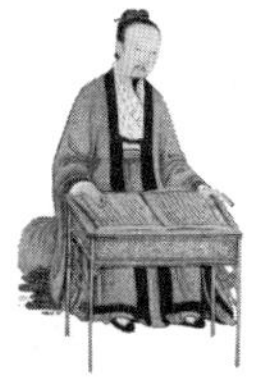

傅　山

内容提要

傅山，初名鼎臣，字青竹，后改字青主。生于明万历三十五年（1607），卒于清康熙二十三年（1684），山西阳曲人。明末清初著名医家、文学家和书法艺术大师。著有《傅青主女科》《傅青主产科》《傅青主男科》《傅青主儿科》等。傅山在中医学术史上的突出贡献主要在妇科方面。《傅青主女科》名列清代妇科著作之首，是当时具有代表意义的妇科专著。临证诊治妇产科疾病时，重视调养肝肾、健运脾胃、调理奇经八脉，强调扶助正气，其方剂也多表现出重视补气、养血、填精的特点。此外，傅山在临床各科病证的诊疗中，都体现出擅长运用脏腑五行生克整体辨证之思想特色。傅山创制的方剂，理法严谨，配伍巧妙，留下了诸如完带汤、易黄汤、生化汤等许多传世名方。这些方剂药味简易，主辅分明，功效卓验，自成一家风格。傅山医学著作之特点，谈症不落古人窠臼，制方不失古人准绳，用药追求平和精纯，不用峻猛之品，阐述医理力求辨证思路详细明了。傅山博学多才，精于医学，医德高尚，对后世医家影响深远，在书法、哲学、文化等方面也均有造诣。

【概述】

一、生平简介

傅山，初名鼎臣，字青竹，后改字青主，生于明万历三十五年（1607），卒于清康熙二十三年（1684），山西阳曲人。傅山是明末清初的著名医家，也是蜚声于世的名人雅士，长于文学、诗词、书画等。

傅山的前半生，处在明王朝最后的37年。明代晚期，先秦诸子学说开始引起人们的关注，傅山开始研究子学，倡导诸子学说，在学术上提倡“经子不分”，将诸子与六经列于平等地位，打破儒家正统之见，开子学研究之风。傅山的后半生又赶上清王朝统治中国的最初40年。中国思想文化界出现了顾炎武、黄宗羲、王夫之、李颙、颜元、屈大均、吕留良、潘格平等一大批杰出人才。傅山与顾炎武、黄宗羲、王夫之、李颙、颜元，被后人称为“清初六大师”。

关于傅山的生平，史志传记不少。傅山出身于书香世家，家学渊源，博学多能，是一位有多方面成就的思想家，在多个领域都有着高深的造诣。傅山在书论、诗论、文论、医论中，提出了不少具有独创性的见解，在中国思想发展史、中国医学史、中国文学批评史、中国美学发展史上，都有着重要的地位。后世有学者认为，傅山是一位博学多才的文化巨匠，也是思想家、医学家、文学家、书法家、画家、武术家；从另一角度说，又是名士、狂士、侠客、孝友。

傅山名号很多，名有2个，字有4个，所用别号多达40余个。傅山初名鼎臣，改名山，字青竹，后改青主（或清诸），一字仁仲，又字子通。别号有：公之它、公他、石头、石道人、音庐、随厉、六持、丹崖翁、丹崖子、浊堂老人、青羊庵主、不夜庵老人、傅侨山、侨山、侨黄山、侨黄老人、侨黄之人、松桥老人、朱衣道人、酒道人、酒肉道人、浊道人、居士、傅道士、傅道人、傅子、老聚禅、还阳真人、真山、侨黄真山、老侨真山、七峰、五峰道人、龙池道人、龙池闻道下士、观化翁、观花翁、橘翁、大笑下士、西北之西北老人等。

傅家世代治学，一向对经学、子学很重视。全祖望曾说傅家“世以学行，师表晋中”。据《阳曲县志》等史料记载：傅山的六世祖傅天锡，以研究《左传》著名于时，曾为临泉王府教授，始徙居太原忻州；其曾祖傅朝宣曾为宁化王府仪宾、承务郎，正德十五年寓居太原；其祖父傅霖曾批点《汉书》，于明朝嘉靖壬戌年间考中进士，历任山东辽海参议、朝议大夫，颇有政绩；傅霖之弟傅霈，辞官后编纂《晋国文献通志》；其父傅之谟终生不仕，精于治学，号离垢先生。傅山从小就受到严格的家庭教育，博闻强记，少时读书，过目能诵，十四岁时督学文太青拔入庠，十五岁即获博士弟子员，人称“神童”，二十岁试高等廪饩，三十岁后就读于三立书院，受到山西提学袁继咸的指导和教诲，是袁氏颇为青睐的弟子之一。其后，傅山看到科举制度日益僵化，脱离实际的八股文成为无数学子的思想束缚，不能经世致用，因而认为举子业不足习，于是遍读十三经及诸史、诸子，肆力于岐黄诸书。

傅山性格坚毅，守气节，侠肝义胆，个性独特。全祖望在《阳曲傅先生事略》中，称傅山

“性任侠”；其师袁继咸曾评价说：“文诚佳，恨未脱山林气耳。”傅山幼时聪颖，六岁时喜啖黄精，不喜欢谷食；少年傅山平素葛巾布袍，葱汤麦饭，怡然自乐，手不释卷。明崇祯九年(1636)，袁继咸遭诬陷入狱，傅山率三晋学子赴京请愿，反对腐朽的宦党和黑暗的暴政，持续半年，终于取得胜利。明朝覆亡后，傅山绝意功名，化名避世，奉母隐居于崛围山中（今太原西北处三十华里），一心反清复明，弃青衿，为黄冠，着朱衣，遨游各地，著笔墨迹于诗、画，身背药笼，施济世救人之仁术，并五下江南，联络志士，进行反清活动。傅山四十岁后，生活状况很不稳定，过着“贫居不避风雨”的日子。当时，各地官吏登门拜访者渐多，但他拒收钱财，即使蔬水不继，仍啸吟自如。为了观察山川、地理形势，他广泛接触民众，和儿子傅眉共挽一车，或背负竹笼，“卖药四方”，遍走山西，远到河南、山东、河北、安徽、陕西、浙江、湖北、江苏等地，兼寻志同道合之友，宣传爱国思想。尽管沿途疲劳，傅山仍不忘教子学习，每晚到达旅店，就执卷在手，盏灯为傅眉授课，授课内容涉及四书五经、历史、古诗文辞、诸子百家等书，第二天早晨则要求傅眉能够背诵头晚学习的内容才能上路，否则以杖责之。傅山临床灵活变通，能“神奇变化，泄《素问》之秘”，其治法由心而悟，不拘泥成法。所到之处，无论男女老幼聘其诊疾者，如迎风待月，古道热肠，常常挽留傅山，不舍得让他离开，当时人们甚至称他为“仙医”。49 岁时，因从事反清复明活动被捕下狱一年有余，几经严讯，备极拷掠，抗词不屈，绝食九日，抱定必死的决心，坚持斗争，后终于获释。晚年，他主要从事著述，曾先后接待或拜访昆山顾炎武、容城孙逢奇、富平李因笃、周至李颙、和川戴务旃、彭城阎尔梅、番禺屈大均等一大批文人、学者，以及当时尚未仕清的秀水朱彝尊、新城王士祯、太原阎若璩等，实际上他已成为当时的思想文化界领袖和代表之一。清康熙十七年，清廷为笼络汉族知识分子，举办博学鸿词科考试。这时官员们乘机纷纷向皇帝上书奏事，给事中李宗孔等人举荐傅山。当时傅山已 72 岁，拒绝做清朝的官，称腿有病而不能行走赴试。当地的官吏令役夫抬着他的床赶赴京城，走到离京城三十里时，傅山决死不再前行，卧于京郊，绝食七日。因他志诚坚笃，许多人争相传告。一时间，上至满汉王公九卿、贤士大夫，下到马医细民，前来见他的人络绎不绝。傅山推说老病在身，一概不见。后经过数月抗争，朝廷念及傅山年事已高，也佩服他的志气坚毅，只好将他送回山西。康熙皇帝还赐予他“中书舍人”之称号。傅山的这些壮举，在其所处的时代确实属于特立独行，在当时知识分子的表现中也是最为突出的。

在思想学术方面，傅山反对以道统自居的理学说教，主张冲破儒家传统思想束缚。他博览经史子集，参研佛道，开创研习子学之风，精通音韵学与名学（逻辑学），擅长金石遗文之学。在文学艺术方面，傅山诗文的思想性、现实性极强，写作不拘成法，任性直率，古奥老拙，慷慨苍凉，奇思逸趣，形成了独特的艺术风格；书法方面，草楷篆隶，无不精工，豪迈不羁，独辟蹊径，名满天下；绘画古雅入神，写意曲尽其妙。而且，傅山精于岐黄，邃于脉理，不仅通晓妇科，于内、儿、外科亦不乏独到之处。临床辨证灵活，方精药简，至今为中医临床所习用。傅山在女科方面创制的数十首方剂，效验卓著，以严谨与独特令人称奇。

总之，无论从思想解放的程度、学术领域的宽广，还是艺术创作的成就、医道医术的造诣等诸多方面来看，傅山都是一位多才多艺的奇才。

二、著作介绍

傅山一生著述颇丰，其医学著作有《傅青主女科》《傅青主产科》《傅青主男科》《傅青主儿科》《青囊秘诀》等。尤其是清道光七年（1827）始刊的《傅青主女科》，更是清代传世的主要妇科专著。从上述医学著作来看，其中女科及产科为姊妹篇，又多重复，有学者辨其为伪托。男科较女科后出，篇末附有小儿科。陆九芝认为男科、儿科为伪托，予以否定。也有学者经考证认为，男科、儿科也是傅山所著，只是初稿未经整理而已。《傅青主女科》《傅青主产科》与陈士铎《辨证录》相同者甚多，而男科、儿科诸方又见于《石室秘录》。因此有学者认为，傅山之作可能是书商为了利益，抄录陈士铎之书而成。但也有学者认为，《石室秘录》谓传自岐伯、仲景，《洞天奥旨》之序文亦类此，可见陈士铎之书并非己作，恐系偶得秘本，纂集成编，托名仙授而已。全祖望在所撰《阳曲傅青主先生事略》中有"先生既绝世事，而家传有禁方，乃资以自活"数语，可见傅山原有家传之医方秘本。

另外，傅山代表作之一的《霜红龛集》，虽不是医学专著，但是其中有傅山学习医学及从事医疗活动的不少资料。这些资料对于研究傅山的从医活动及其医学思想非常重要，对于考证《傅青主女科》是否为傅山所作也有重要启发。《霜红龛集》中刘雪崖所作"例言"，述及傅山作品时，亦言有《幼科丹经》《女科丹经》等。傅山既以大儒兼治医学，遇有心领神会处，焉得不笔之于书。今观《辨证录》《石室秘录》等书，方简而意深，颇类傅山其他文字，有燕赵慷慨悲歌之气。通过种种考证推测，傅山之医书并非书商抄自陈士铎，而陈士铎书中大部分内容，则可能以傅山草稿为蓝本，也可能是傅山被征入京时传授与陈士铎，其书必定经过陈士铎增补修订，由于傅山当时政治上的重大关系，只好托名仙授。

近年来，又发现了两套傅山批注的《内经》善本医书：一套是藏于北京大学图书馆的傅批《内经》中的《素问》部分（简称"傅批北大本"）；另一套是收藏在国家图书馆的傅批《黄帝内经·素问》和《黄帝内经·灵枢》的全帙（简称"傅批国图本"）。两部傅批《内经》的底本，均是赵府居敬堂本。两部《内经》的批注内容有联系但并不完全相同，即使在同一个本上，也用不同颜色、不同笔体做出批注，且存在红笔、墨笔相互重叠的情况。说明傅山多次认真阅读过《内经》，反映出其对医学经典的重视，而且勤于读书和临证。

【学术思想】

一、学术渊源

傅山的学术渊源，与其深厚的国学背景密不可分。他精通儒学，自幼博览经史子集，又参研佛道，重视对经学、子学的研究，精通音韵学与名学（逻辑学）。正是由于对子学的重视，傅山在对科举失望之后，很快便能切入研习医道以经时济世之路；同时，扎实的国学功底对其日后研习医道提供了治学方法上的保障，也令其医学著作呈现出异于常人的风格。《傅青主女科》从五行生克制化角度阐释病机和选方用药，应当与傅山的儒学功底有关。此外，傅山为了反清复明，以道士身份作为掩护，并皈依道教，说明他对道家思想也很尊崇，其医学著作的字里行间也有诸多道学文化的痕迹。

傅山代表著作《霜红龛集》记载的医事活动，又反映出其很重视学习《内经》《伤寒论》《金匮要略》等中医经典以及历代医家名著。近年发现的两套傅山批注《内经》的善本医书，也能说明傅山曾多次认真阅读过《内经》，体现了其对医学经典的重视。傅山医学著作中对病机的分析和阐释着墨颇多，这与《内经》重视基础理论的学术思想是一脉相承的。

全祖望在所撰《阳曲傅青主先生事略》中有“先生既绝世事，而家传有禁方，乃资以自活”数语，可见傅山原有家传之医方秘本。傅山书中所记载方药，药味精少，主辅药量悬殊，临床效验颇佳，异于一般的时方。这些方剂也许正是出自其家传秘本，从而说明其医学思想或许也有家学渊源。

二、学术特色

（一）善于从多角度分析病机

整体观念是中医学的主要精髓及核心内容之一，这一思想始终贯穿于傅山的医学著作之中。《傅青主女科》在论述病证、病因病机时，全面考虑六淫、七情、跌仆损伤、脏腑经络、气血精神等多方面因素对疾病的影响，带下病、妊娠、生产、产后诸病证莫不如此。不但《傅青主女科》重视从多个角度来分析病机，在男科、外科、杂病中，也仍然体现出这一指导思想。

以带下病为例，傅山综合考虑经络、脏腑、气血津液、内生邪气等在病因病机中的整体关系；诊断上，全面分析带下的颜色、气味、形质、兼夹证候等问题；治疗上，综合运用清热利湿、健脾化湿、升阳除湿、疏肝健脾、补血益阴等方法，形成了一个理法方药综合分析的有机整体。

从经络连属方面，傅山指出带下病的发生是由于“带脉不能约束而有此病”（《傅青主女科·带下》）。同时，根据《内经》“任脉为病，男子内结七疝，女子带下瘕瘕”的理论，指出“带脉通于任督，任督病而带脉始病”（《傅青主女科·带下》）。认为带下病的发生，与任、督、带脉的损伤和亏虚有密切联系。其中带脉横行，通于任脉，任脉从下焦直上，行至齿龈。正常情况下，唇齿之间所生的津液不断下贯于任脉而化为阴精，使任脉无热气搅扰，则口中之津液尽化为阴精，归藏于肾中；若下焦有热，则津液不能化为阴精，反化为湿浊而成带下。就带脉与督脉的关系而言，带脉横系于腰脐之间，通于督脉。若肾中命门之火偏亢，督脉之热气通过带脉传于肝，肝经郁火内炽而下克脾土，脾土不能运化，以致湿热蕴结于带脉，随脾气之虚陷，湿热下注而成带下。

在病因方面，傅山指出：“带脉之伤，非独跌闪挫气而已也，或行房而放纵，或饮酒且颠狂，虽无疼痛之苦，而有暗耗之害，则气不能化经水，而反变为带病矣。”（《傅青主女科·带下》）认为带下病的成因，虽包括内外伤等多方面因素，但皆由带脉损伤而致病。

在脏腑辨证方面，认识到带下病的产生根源于脏腑功能失调。脏腑之中，以脾、肝、肾三脏为重点，也涉及其他脏腑。脾胃为气血生化之源，主运化而升清降浊，脾气健运则水湿得化。若脾虚水停，清阳不升，湿浊下注而成白带。肝主疏泄，若肝气条达，肝血不燥，肝和自不克脾土，脾土健运，湿热得以清利，带下之病容易获愈。若肝失疏泄，肝气郁逆，化火生热，木旺克土，脾虚生湿，湿热相合下注而成青带。肾为水脏，主藏精，水能制火。若肾之阴阳平衡，则水火既济，精液封藏。肾病者多由房劳所伤，下焦相火妄动。若肾水不足，水亏火旺，相火妄动，通过带脉的连属关系，火邪伤及肝、脾两脏，而成黑带、赤带。此外，傅山还提到，胃火、命门、膀胱、三焦之火等，皆可“熬煎”津液而成带下。带下证的核心病机，与脾、肝、肾三脏关系最为密切，但也与多个脏腑相关。

从气血津液与带下的关系来看，带下的产生与气虚、血少、精津亏耗有关。气虚，主要是脾、肾二脏之气化不及，导致水谷精微不能化生营血精津，而反变为水湿之邪，浸渍于任脉、带脉而成带下。可见，带下之水湿邪气与精血津液之来源相同，此消则彼长。所以，带下病患者，往往伴有血少、精血津液亏虚的临床表现。因此，傅山创制的治疗带下的方剂中，常用山药、白术、芡实、人参等药补益脾肾及任脉之气，以促进精血津液的化生，从而达到止带的目的。

从内生邪气的角度，傅山认为带下证与湿邪的关系最为密切，其病机与火邪也关系较大。湿邪主要来源于脾，脾虚运化不及而生水湿之邪。所以傅山说：“脾土受伤，湿土之气下陷，是以脾精不守，不能化荣血以为经水，反变成白滑之物，由阴门直下，欲自禁而不可得也。”（《傅青主女科·带下》）因此，对白带的治疗，傅山提出要大补脾胃之气，稍佐疏肝之品，使风木不闭塞于地中，则地气升腾，脾气健而湿气消，自无白带之患。其次，湿邪的停留与肾的气化失常也有关系。若肾之气化不及，水湿邪气排除障碍，会加重带下之病情。因此治疗带下时，傅山常用车前子、茯苓、黄柏等药渗利膀胱水湿，以促进肾之气化。与带下相关的火邪，傅山提到有命门之火、肝经郁火、胃火、膀胱三焦之火等，其中比较多见的是肝经郁火。这些内生的火邪，通过扰乱脏腑和经络气化，使精血津液不能正常生化，而变为湿热邪气下注带脉而致带下病。在治疗上，傅山选择黄柏、白芍、车前子、大黄、黄连、栀子、知母、生石膏、丹皮等寒凉之药，针对脏腑、经络不同病位的火邪辨证用药。

在诊断方面，傅山根据带下的气味、颜色、质地和兼夹证候，提出了五色带下的分类诊断法。若带下色白，量多，形质如涕如唾，不能禁止，严重者气味臭秽，此为白带；病机为湿盛火衰、肝郁气弱、脾虚湿陷。若带下色青，严重者绿如绿豆汁，形质稠黏不断，气味腥臭，此为青带；病机乃肝经湿热。若带下色黄，形如黄茶浓汁，气味腥秽，此为黄带；病机属肾经虚火、任脉湿热。若带下色黑，严重者如黑豆汁，气味腥，此为黑带；病机为胃与命门、膀胱、三焦火热之极，火急似水之证。若带下色红，似血非血，淋漓不断，此为赤带；病机因肝经郁火内炽，下克脾土，脾虚不运，致湿热蕴于带脉，而肝不藏血，血渗于带脉之内，湿热之气，随气下陷，同血俱下。傅山提出的五色带下分类诊断法，对于带下证的鉴别和脏腑辨证的定位皆有实用的参考价值。

在治疗上，傅山针对五类带下证的病机设立了不同的治法和方剂。白带的治疗，宜大补脾胃之气，稍佐疏肝之品，使肝气条达、脾气健运，湿邪消减，而白带自止，方用完带汤（炒白术一两，炒山药一两，人参二钱，炒白芍五钱，酒炒车前子三钱，制苍术三钱，甘草一钱，陈皮五分，黑芥穗五分，柴胡六分）。青带的治疗，宜清肝木之火，利膀胱之水，方用加减逍遥散（茯苓五钱，酒炒白芍五钱，生甘草五钱，柴胡一钱，茵陈三钱，陈皮一钱，炒栀子三钱）。黄带的治疗，宜补任脉之虚，清肾火之炎，方用易黄汤（炒山药一两，炒芡实一两，盐黄柏二钱，酒炒车前子一钱，白果十枚）。黑带的治疗，以泻火为主，火热退而湿自除，方用利火汤（大黄三钱，炒白术五钱，茯苓三钱，酒炒车前子三钱，王不留行三钱，黄连三钱，炒栀子三钱，知母二钱，煅石膏五钱，刘寄奴三钱）。赤带的治疗，须清肝火，扶脾气，方用清肝止淋汤（醋炒白芍一两，酒洗当归一两，酒炒生地五钱，炒阿胶三钱，粉丹皮三钱，黄柏二钱，牛膝二钱，酒炒香附一钱，红枣十个，小黑豆一两）。

通过傅山辨治带下证的例子，就可以看到他临床思维中的整体观念很强，能够对病因病机中的各类影响因素进行综合分析，在诊断治疗上也能从脏腑、经络、气血津液、病证特点等多个方面和层次对疾病进行整体把握、平衡调控。

（二）灵活运用五行理论

善于运用五行生克制化理论，重视五行与脏腑之间的配属关系，也是傅山临床辨证的一大特色。傅山对五行的认识并非单纯进行理论推演，而是将五行与五脏辨证有机结合起来，广泛运用于临床各科的论治之中。

傅山认为，五脏除了具有各自的气化特点外，脏腑之间是基于五行生克制化，来维持相互间的平衡协调的。如果其中某脏功能失调，势必由于五行生克制化的异常，而影响他脏乃至整个五脏系统的平衡。因此，在治疗上除了调理发病脏腑之外，还应该根据五行生克制化规律来调整相关脏腑之间的阴阳气血盛衰，泻其有余，补其不足，使之维持相对平衡协调的状态，从而恢复正常的脏腑气化功能。他常常运用这一理论来阐述多种病证的病机和方剂配伍原理。

例如，在论述“产后四肢浮肿”的病机时，傅山说：“夫产后之妇，气血大亏，自然肾水不足，肾火沸腾；然水不足则不能养肝，而肝木大燥，木中乏津，木燥火发，肾火有党，子母两焚，火焰直冲，而上克肺金，金受火刑，力难制肝，而咳嗽喘满之病生焉；肝火既旺而下克脾土，土受木刑，力难制水，而四肢浮肿之病出焉。然而肝木之火旺，乃假象而非真旺也”。（《傅青主女科·产后》）四肢浮肿，从常规角度往往仅考虑脾湿的问题。而此处所言产后四肢浮肿，并非简单地归结为“诸湿肿满，皆属于脾”。其根本则在于产后失血，因精血同源而致肾水不足，继而由于五行生克制化异常而影响到肾水、肝木、脾土、肺金整个五脏系统间的平衡失调和多个脏腑的气化活动失常，因而出现四肢浮肿、气逆喘满等临床证候。又如，在治疗“年未老经水断”时，傅山指出“使水位之下无土气以承之，则水滥灭火，肾气不能化；火位之下无水气以承之，则火炎烁金，肾气无所生；木位之下无金气以承之，则木妄破土，肾气无以成”（《傅青主女科·调经》）。此揭示了月经来潮有赖于肾中精气充足，而肾之精气化生又需要心、肝、脾三脏的气化功能正常，即脾土强健、肝木条达、心火不亢。若肾气本虚，加之三脏气郁，五行气化失制，亢则为害，则影响肾精生成；肾中精气匮乏，因而经水断绝。如此运用五行生克理论来指导脏腑辨证，对疾病的认识更具有全局性、整体性；而且通过五行生克关系的动态推导，使问题的本质更加清晰显明，可以更加明确地指导下一步的立法处方。

傅山也善于运用五行生克理论，来说明脏腑病机和药物配伍规律。例如，在论及“肺嗽兼补肾”时，傅山指出：“肺嗽之症，本是肺虚，其补肺也明矣，奈何兼补肾乎？盖肺经之气，夜必归于肾，若肺金为心火所伤，必求救于其子，子若力量不足，将何以救其母哉。”（《傅青主男科·痰嗽门》）傅山基于五行相生的关系，指出肺金和肾水属子母关系，因此在方药中加入补肾的熟地、山萸肉、元参、牛膝、天冬等药物，配合治肺的麦冬、紫菀、苏子、沙参，来治疗肺病之痰嗽就顺理成章了。又如，“行经后少腹痛”一证，傅山认为是因“肾水一虚则水不能生木，而肝木必克脾土，木土相争，则气必逆，故尔作疼”（《傅青主女科·调经》）。因为经后腹痛的病机源于肾虚肝旺，因此治法以疏肝气为主，助以补肾之味，水足则肝安，肝气安而逆气顺，气顺则痛止，方用调肝汤。此方基于五行生克制化规律而创制，方中山药、山萸肉、巴戟补肾水之虚，白芍、当归、阿胶养血柔肝，甘草安脾和中，用于治疗肝肾不足之痛经确有良效。傅山认为，对某一脏腑之有余或不足的治疗，不仅仅要考虑本脏，还可以通过五行生克规律，调理与其相关的脏腑来达到目的。

有时，傅山还借助五行生克理论解释某些病机问题。例如，在阐述“久病心痛”的病机时，傅山指出此病当辨寒热二证，寒证害怕见水，喜温喜按；热证则喜欢见水，疼痛拒按。但无论寒证、热证，其治疗皆要从肝入手。因为“肝属木，心属火，木衰不能生火，则包络寒，补肝而邪自退；若包络之热，由于肝经之热，泻肝而火自消也”（《傅青主男科·心腹痛门》）。从五行生克关系的角度进行考虑，较之直接对证治疗，则临床思路大为开阔，即当本脏有病时可以间接地从相关脏腑入手治疗，有时反而能取得更满意的疗效。又如，治疗“火泻”，傅山并非循规蹈矩地按照清热泻火的常规治法来止泻。他指出，火泻证泻下次数频繁、病势急迫的原因，是由于火热逼迫。其云：“然而热之生也何故？生于胃中之水衰，不能制火，使胃土关门不守于上，下所以直进而直出也”（《傅青主男科·泄泻门》）。因此治疗火泻不能简单地清降邪火，而应该“急补肾中之水，使火有可居之地，而后不致上腾也”（《傅青主男科·泄泻门》）。方用熟地、白芍各三钱，山萸肉、茯苓、甘草、车前子各一两，肉桂三分。傅山评价说，此方所用乃补肾之药，非止泻之品，然而止泻之妙，效如桴鼓。傅山在临床治疗中常常能出奇制胜，其中的原因在于他对五行生克理论的巧妙运用，遣方用药能够从不同的脏腑关系入手治疗，借助脏腑间的五行生克制化关系，来调节病变脏腑的气化活动和阴阳平衡。因此虽然不循常规，却仍能获得奇妙疗效。

傅山借助五行生克理论，阐述疾病规律和方药配伍原理，甚至采用出奇制胜之疗法，在其著作中比比皆是。通过对脏腑五行关系的深刻理解与运用，使得五行学说在中医临床实践中更彰显了强大的生命力。这一思想对后世医家的影响很大，清代陈士铎等医家就非常热衷于运用脏腑五行辨证方法来解释病机。

（三）重视脏腑辨证

脏腑辨证，在《金匮要略》《中藏经》《备急千金要方》《小儿药证直诀》等书中就已经存在，而且成为中医临床辨证的重要方式，但是每位医家对脏腑辨证的理解和运用却各有特点。傅山也非常擅长脏腑辨证，对妇科、男科、儿科等疾病，多从分析脏腑病机进行辨证。傅山的脏腑辨证也有其特色：一方面，相对重视肝、脾、肾三脏；另一方面，善于考虑脏腑之间的相互联系和影响。无论是分析病机，还是遣方用药，都体现出这两方面的特点。

傅山在阐述病机，尤其是妇科疾病时，常将肝、脾、肾三脏对妇女生理及妇科病证的作用提到重要地位。妇人以血为本，以气为用，气血来源于脏腑，是经、孕、产、乳的基础。脏腑之中，尤以肝、脾、肾为重。因肝藏血，主疏泄，气血的条达和血量的充足，与肝密切相关；脾统血，主运化，气血的化生和血液的统摄，有赖于脾的正常气化；肾藏精，天癸的产生依赖肾中精气的充盈；精血同源，血液的化生也需要肾精的滋荣。在傅山之前，就已有多位医家用脏腑学说来阐述妇女的生理及病证特点，如刘完素、陈自明、薛立斋、张景岳等，都曾指出肝、脾、肾与妇科疾病的重要关系。《素问病机气宜保命集》说："妇人童幼天癸未行之时，皆属少阴；天癸既行，皆属厥阴；天癸已绝，乃属太阴经也。"说明妇科疾病的治疗，青年期宜从肾精入手，中年期宜从肝血入手，衰老期多从脾气入手。可见，中医妇科对肝、脾、肾三脏的重视由来已久。但相比之下，傅山对此三脏与妇女生理及病证关系的认识尤为精细，在临床运用方面更是得心应手，自成一家风格。

1. 妇科病证重调肝

肝体阴而用阳，藏血，主疏泄。女子以肝为本，以血为贵。妇女经、孕、产、乳的生理过程，皆与肝密切相关。《素问病机气宜保命集》有"天癸既行，皆属厥阴"之说。《素问·上古天真论》指出，女子五七阳明脉衰。阳明乃多气多血之经，阳明脉衰反映出血之不足，与肝藏血功能的衰退有关。这又说明，妇女的衰老与肝脏联系甚密。傅山认为，肝气不舒是导致妇女疾患的重要因素之一，故治疗妇科疾病时十分重视对肝的调理。

从肝脏自身的气化特点来看，其病机主要有两方面：一是肝之阴血不足；二是肝之气郁不舒。而两者之间又是紧密联系，相互影响的。因此，傅山临证调肝时，始终遵循两个原则：一则疏肝解郁，二则养血平肝。但是，傅山对疏肝理气药的使用是很谨慎的，认为肝气的条达必须以肝血的充盈为基础，肝血的化生又与肾精同源相滋，而且肝气舒畅又必须与脾气的健旺相平衡。所以，其疏肝解郁，是建立在育阴养血、益气健脾、滋阴益肾基础之上的。

（1）养血疏肝

傅山用调肝法治疗的病证很多，尤其是对妇女月经病的调理，常将养血、疏肝二法并用。例如，"经水忽来忽断时疼时止"并见寒热往来者，认为其病机是肝气不舒。肝属木，主藏血，最恶风寒。妇人行经之际，腠理大开，适逢寒风吹袭，则肝气闭塞，而经水之道路亦随之俱闭，而且腠理经络皆不宣通，所以出现经水忽断、寒热往来等。治法宜补肝血、通肝郁、散风邪，正所谓治风先治血，血和风自灭，方用加味四物汤（大熟地一两，酒炒白芍五钱，酒洗当归五钱，酒洗川芎三钱，炒白术五钱，粉丹皮三钱，酒炒元胡一钱，甘草一钱，柴胡一钱）。其组方之意是：用四物汤滋养脾胃之阴血；用柴胡、白芍、丹皮宣通肝经之风郁；用甘草、白术、元胡利腰脐，缓和腹痛；全方共入表里之间，通达经络之郁，自然奏功如响。从方剂配伍的剂量来看，熟地、白芍、当归、白术等养血健脾药物的用量都在半两以上，而柴胡、元胡等疏肝理气药物的用量仅是钱许。从中也体现出傅山对肝血护养的重视，恐理气药辛散耗阴，因而用量极少。此外，肝气之条达依赖于肝血之充盈，肝血足则肝气舒，所以傅山的调肝之法以养血为重，疏肝理气为辅。

虽然傅山所创方剂中，疏肝理气药的用量极小，但柴胡、荆芥穗等行气药物在方剂中出现的频率却很高。这与傅山认为女子肝气易郁的认识是一致的。所以常在填精益肾、补气养血等治法中，稍加轻清流动之品以疏发肝气。如在“妊娠子悬胁疼”治法中，傅山指出：“使肝气不郁，则肝之气不闭，而肝之血必旺，自然灌溉胞胎，合肾水而并协养胎之力。”（《傅青主女科·下卷》）据此，他在制订填精益肾、补气养血等多类方剂中，常加入少量柴胡、荆芥穗、元胡、薄荷、枳壳、香附等轻清流动之品以疏发肝气。傅山疏肝解郁的指导思想贯通于女科诸篇之中，如经水过多用加减四物汤，内有荆芥穗；经水忽来忽断、时疼时止用加味四物汤，内有柴胡；经水后期用温经摄血汤，内有柴胡；大怒小产用引气归血汤，内有黑芥穗、香附；妊娠子悬胁疼用解郁汤，内有枳壳、薄荷等。

（2）肝肾双补

从精血同源的角度来看，肝藏血，肾藏精，精血可以相滋互化。傅山在临床中也注意肝血肾精兼顾，或于补精之中求补血之法，或于补血之中求补精之法。例如，治疗产后气喘的“救脱活母汤”中，提出补血必须兼补肝肾之精，精血双补方能达到理想的补血效果。其云：“即补血而不补其肝肾之精，则本原不固，阳气又安得而续乎！所以又用熟地、山萸、枸杞之类，以大补其肝肾之精。”（《傅青主女科·下卷》）

从五行生克关系角度来看，肝、肾为子母关系，肝属木，肾属水，水生木。肝、肾两者的紧密联系，使得临床上容易出现肝病及肾，子盗母气的情况，因而傅山在调治肝脏时常常借助滋水以荣木的方法，通过滋补肾精来辅助肝脏气化。例如，谈到“行经后少腹疼痛”的病机，傅山指出：“盖肾水一虚，则水不能生木，而肝木必克脾土，木土相争，则气必逆，故尔作疼。治法必须以疏肝气为主，而益之以补肾之味，则水足而肝气益安，肝气安而逆气自顺，又何疼痛之有哉。”（《傅青主女科·上卷》）治疗此证用“调肝汤”，方中阿胶、当归、白芍养肝血以达肝气，山药、山萸肉、盐巴戟补肾精以助肝气，甘草缓急止痛。此方无一味行气之品，却仍能达到舒畅肝气的作用，全赖肝血足而肝气自舒。其中滋肾水以荣肝木的治法和补肾之品的选择，也体现出傅山善于利用脏腑间的五行生克关系，促进脏腑气化的整体动态平衡。

（3）肝脾同调

从五行相克的角度来看，肝、脾是一对矛盾，因为肝木气旺容易克伐脾土。《金匮要略》中，早有“见肝之病，知肝传脾，当先实脾”的明训。傅山在临床治疗中也非常重视肝脾关系。例如，在谈到“白带下”的病机时，指出：“白带乃湿盛而火衰，肝郁而气弱，则脾土受伤，湿土之气下陷，是以脾精不守，不能化荣血以为经水，反变成白滑之物，由阴门直下，欲自禁而不可得也。治法宜大补脾胃之气，稍佐以疏肝之品，使风木不闭塞于地中，则地气自升腾于天上，脾气健而湿气消，自无白带之患矣。”（《傅青主女科·上卷》）可见，傅山认为肝郁与脾虚之间存在密切关系，因此在临床上常常将补脾与疏肝法结合运用。他处理肝脾两脏不和的方法：一方面是平肝气，以缓肝气之刑；另一方面是实脾土，以防肝气之传。

在平肝气方面，傅山喜欢用白芍，《傅青主女科》中40多个病证的方剂都用到了白芍。在治疗“赤带下”时，傅山指出：“不知用芍药以平肝，则肝气得舒，肝气舒自不克土，脾不受克则脾土自旺，是平肝正所以扶脾耳，又何必加人参、白术之品，以致累事哉！”（《傅青主女科·上卷》）此论说明，治疗赤带时，用芍药平肝气，就可间接扶助脾气，脾气健运则带下之湿气渐少；

若用人参、白术来实脾气，反而容易化热而加重赤带之证。又如，对“少腹急迫不孕”的病机，傅山认为是带脉拘急，而治疗方剂“宽带汤”中却用到了芍药等酸收之品。傅山解释用芍药的目的是“用芍药之酸，以平肝木，则木不克脾”（《傅青主女科·上卷》）。可见，傅山在使用芍药时，是很注意考虑肝脾关系的，用芍药之平肝，也是为了扶脾。

虽然前面提到治疗“赤带下”，傅山不主张用人参、白术来补脾气；但实际上，用白术等药来实脾气以防肝气之犯，也是傅山临床调和肝脾的常法之一。例如，关于“嫉妒不孕”的病机，认为是肝、脾、肾三脏气郁所致。指出：“若三部脉郁，肝气必因之而更郁，肝气郁则心肾之脉必致郁之极而莫解。盖子母相依，郁必不喜，喜必不郁也。其郁而不能成胎者，以肝木不舒，必下克脾土，而致塞脾土之气，塞则腰脐之气必不利。腰脐之气不利，必不能通任脉而达带脉，则带脉之气亦塞矣。带脉之气既塞，则胞胎之门必闭，精即到门，亦不得其门而入矣。”（《傅青主女科·上卷》）傅山用“开郁种玉汤”（酒炒白芍一两，酒炒香附三钱，酒洗当归五钱，炒白术五钱，酒洗丹皮三钱，茯苓三钱，天花粉二钱）治疗此证。“此方之妙，解肝气之郁，宣脾气之困，而心肾之气亦因之俱舒。所以腰脐利而任带通达，不必启胞胎之门，而胞胎自启”（《傅青主女科·上卷》）。方中所用炒白术即是为了实脾土，以防肝气克伐。

对于“肝郁”证的治疗，傅山很重视调和肝脾。他常常将白芍和白术同用，有时也稍佐少量柴胡以疏肝理气，或加人参、山药以助脾气，但视病机侧重于何脏而定。例如，治疗白带的“完带汤”，治疗郁结血崩的“平肝开郁止血汤”，治疗月经后期的“温经摄血汤”，治疗经水忽来忽断时疼时止的“加味四物汤”，治疗经前大便下血的“顺经两安汤”，治疗年未老经水断的“益经汤”，治疗嫉妒不孕的“开郁种玉汤”，治疗妊娠恶阻的“顺肝益气汤”，治疗妊娠子悬胁痛的“解郁汤”，治疗大怒小产的“引气归血汤”，治疗产后郁结乳汁不通的“通肝生乳汤”，治疗忿怒伤食的“健脾化食散气汤”等，都是白术与白芍并用。而这些方剂所治疗的病证也都含有“肝郁”的病机。可见，白芍与白术同用，是傅山调理肝脾的常用药对。

综上所述，傅山临证治疗妇科疾病重视调肝，他对疏肝解郁、养血平肝的治法颇有心得，在调肝药物的选择上也具有自己的特色。

2. 男科女科皆重肾精

重视肾精也是傅山临证的一大特点。无论是妇科疾病，还是男科疾病，从其所用方药来看，补益肾精的熟地、山萸肉、山药等比比皆是。

（1）肾与月经

补肾填精法，最常用于调经、种子门中。《素问·上古天真论》云：“女子七岁，肾气盛，齿更发长；二七而天癸至，任脉通，太冲脉盛，月事以时下，故有子……丈夫八岁，肾气实，发长齿更；二八，肾气盛，天癸至，精气溢泻，阴阳和，故能有子。”说明男女两性的生殖功能与天癸密切相关，而天癸则是在肾气充盛的条件下才能产生的精微物质。因而，女子“月事以时下”、男子“精气溢泻”，必须依赖肾中精气的充足。

傅山认为月经是肾水所化：“夫经水者，乃天一之真水也，满则溢而虚则闭。”（《傅青主女科·上卷·行经后少腹疼痛》）又说：“且经原非血也，乃天一之水出自肾中，是至阴之精而有至阳之气，故其色赤红似血而实非血，所以谓之天癸。世人以经为血，此千古之误，牢不可破，倘果是血，何不名之曰血水，而曰经水乎？古昔圣贤创呼经水之名者，原以水出于肾，乃癸干之化，故以名之。”（《傅青主女科·上卷·年未老经水断》）阐明了月经出于肾，似血而非血，乃是肾中真水所化，阴中有阳的理论。《素问·上古天真论》云：“肾者主水，受五脏六腑之精而藏之，故五脏盛，乃能泻。”傅山也说：“夫经本于肾，而其流五脏六腑之血皆归之，故经来而诸经之血尽来附益。”（《傅青主女科·上卷·经水后期》）指出月经来潮由肾气为主导，同时也需要五脏六腑诸经血液来补充。傅山还指出月经受心肾两经之气的影响。他认为，“胞胎之系，上通心而下通肾，心肾不交，则胞胎之血两无所归”（《傅青主女科·上卷·经前大便下血》）。亦即，若心肾虚则二气分离，若心肾足则其气两合，心肾相交，因而胞胎之气听命于心肾二经的调摄，这样经血不至于离经妄动。傅山发现，肾中阴阳失调会对月经产生不良影响。其云：“妇人有先期经来者，其经甚多，人以为血热之极也，谁知是肾中水火太旺乎！夫火太旺则血热，水太旺则血多，此有余之病，非不足之症也，似宜不药有喜。但过于有余，则子宫太热，亦难受孕，更恐有烁干男精之虑。”（《傅青主女科·上卷·经水先期》）

（2）肾与生殖

傅山阐述了肾中阴精阳气对男女生殖功能和孕育过程的影响，指出肾精亏虚或肾火衰微是导致不孕、不育的主要因素。若肾水不足，虚火偏亢，久不孕育者，其人形体消瘦，一遇男女交接即卧病终朝，或骨蒸夜热、口干舌燥、咳嗽吐沫，此非气虚所致，而是肾精不足，阴虚火旺。傅山分析说：“以肾为肝之母，母既泄精，不能分润以养其子，则木燥乏水，而火且暗动以烁精，则肾愈虚矣。况瘦人多火，而又泄其精，则水益少而火益炽。水虽制火，而肾精空乏，无力以济，成火在水上之卦，所以倦怠而卧也……此阴虚火旺，不能受孕。即偶尔受孕，必致逼干男子之精，随种而随消者有之。治法必须大补肾水而平肝木，水旺则血旺，血旺则火消，便成水在火上之卦。”（《傅青主女科·上卷·身瘦不孕》）

当然，不孕不育的形成不仅仅限于肾的问题，往往是多个脏腑功能的失调，但多与肾相关。例如，“下部冰冷不孕”的病机，傅山认为是由于心肾二火的衰微。他说：“盖胞胎居于心肾之间，上系于心，而下系于肾。胞胎之寒凉，乃心肾二火之衰微也。故治胞胎者，必须补心肾二火而后可。”（《傅青主女科·上卷·下部冰冷不孕》）若患者不思饮食，或食少呕吐，胸膈满闷，倦怠思睡，不耐房事，此类不孕不育多跟肾、脾、胃等脏腑有关。傅山认为，脾胃之气的不足与肾气相关，治疗此类不孕不育必须脾肾同补，而且补肾重于补脾。其云：“然则脾胃之气，虽充于脾胃之中，实生于两肾之内。无肾中之水气，则胃之气不能腾。无肾中之火气，则脾之气不能化。惟有肾之水火二气，而脾胃之气始能升腾而不降也。然则补脾胃之气，可不急补肾中水火之气乎？治法必以补肾气为主，但补肾而不兼卫脾胃之品，则肾之水火二气不能提于至阳之上也。”（《傅青主女科·上卷·胸满不思食不孕》）又云：“夫脾胃之虚寒，原因心肾之虚寒耳。盖胃土非心火不能生，脾土非肾火不能化。心肾之火衰，则脾胃失生化之权，即不能消水谷以化精微矣。既不能化水谷之精微，自无津液以灌溉于胞胎之中，欲胞胎有温暖之气以养胚胎，必不可得。纵然受胎，而带脉无力，亦必堕落。此脾胃虚寒之咎，故无玉麟之毓也。治法可不急温补其脾胃乎？然脾之母，原在肾之命门；胃之母，原在心之包络。欲温补脾胃，必须补二经之火。盖母旺子必不弱，母热子必不寒，此子病治母之义也。”（《傅青主女科·上卷·胸满少食不孕》）说明脾胃虚寒与心肾二火不足有关，但治疗方剂中没有直接补心火的药物，仍然是补肾命之火以济心火，到底还是从脾肾施治。

若肾火不足，还容易造成膀胱气化不利，出现湿聚胞宫而难以受孕，患者多伴有小便艰涩、腹胀、脚肿等临床表现。傅山分析说：“夫膀胱原与胞胎相近，膀胱病而胞胎亦病矣。盖水湿之气，必走膀胱，而膀胱不能自化，必得肾气相通，始能化水，以出阴器。倘膀胱无肾气之通，则膀胱之气化不行，水湿之气必且渗入胞胎之中，而成汪洋之势矣……治法必须壮肾气以分消胞胎之湿，益肾火以达化膀胱之水。”（《傅青主女科·上卷·便涩腹胀足浮肿不孕》）

可见，不育不孕之证，确实跟肾中水火阴阳失调关系密切，肾中阴精亏虚容易累及肝脏，肝肾阴虚火旺而消耗精血，导致不孕不育；若肾阳不足，多会影响到脾胃、心阳、膀胱气化，而致心脾气虚、脾胃乏力、膀胱湿盛，最终也累及胞胎而致不孕不育。

因此，傅山把补肾调肾视为调经种子的第一要法，用药遣方亦多补益而少疏利。在妇科调经门14法15方中，用补肾强精药多达14方；种子门10方中，也有7方用到了补肾强精药。如熟地、菟丝子、淮山药、山萸肉、杜仲、巴戟天等补肾药几乎方方必用，而尤其是方中熟地用量较大，多则一两，少则五钱。许多方剂中常常是二三种补肾药同用，以达到补肾强精、血足经旺的目的。

（3）肾与胞胎

傅山还分析了肾对妊娠过程中胞胎的养固作用，提出胞胎必须靠肾水来滋养，靠肾气来巩固。其云：“夫胎之成，成于肾脏之精。”（《傅青主女科·下卷·血虚难产》）又说：“夫胎也者，本精与血之相结而成，逐月养胎，古人每分经络，其实均不离肾水之养，故肾水足而胎安，肾水亏而胎动。虽然，肾水亏又何能动胎，必肾经之火动，而胎始不安耳。然而火之有余，仍是水之不足，所以火炎而胎必动，补水则胎自安，亦既济之义也。”（《傅青主女科·下卷·妊娠口干咽疼》）说明肾水不足，虚火妄动，会导致胎动不安，胞胎不固。另外，胞胎的巩固也依赖肾气的充足，以及心、脾之气的维系。其云：“盖胞胎为五脏外之一脏耳，以其不阴不阳，所以不列于五脏之中。所谓不阴不阳者，以胞胎上系于心包，下系于命门。系心包者通于心，心者阳也。系命门者通于肾，肾者阴也。是阴之中有阳，阳之中有阴，所以通于变化。”（《傅青主女科·上卷·骨蒸夜热不孕》）又说：“然胞胎疼痛，而究不致下坠者何也？全赖肾气之固也。胞胎系于肾而连于心，肾气固则交于心，其气通于胞胎，此胞胎之所以欲坠而不得也。且肾气能固，则阴火必来生脾；心气能通，则心火必来援胃。脾胃虽虚而未绝，则胞胎虽动而不堕，可不急救其脾胃乎？然脾胃当将绝而未绝之时，只救脾胃而难遽生，更宜补其心肾之火，使之生土，则两相接续，胎自固而安矣。”（《傅青主女科·下卷·妊娠吐泻腹疼》）说明了胞胎的巩固与肾、心、脾三脏之气关系密切。

由于傅山认识到肾精对胞胎的滋养和肾气对胞胎的巩固作用，因此治疗妊娠、小产等病证时也很重视补肾强精以滋固胞胎。例如，治疗妊娠恶阻、妊娠少腹疼、妊娠口干咽疼、妊娠吐泻腹疼、妊娠小便下血（胎漏）、妊娠多怒堕胎、行房小产、大便干结小产等病证的方剂中，或多或少地使用了熟地、山萸肉、山药、杜仲、肉桂、菟丝子、续断等补肾之药。

（4）肾与男科

傅山不但在妇科中重视补肾，对男科诸多病证的治疗也考虑补肾强精。例如，伤寒门的“上热下寒”证，属上焦火盛，证见吐痰如涌泉、面赤喉痛、上身不欲盖衣而下身冰冷，病机为上假热而下真寒，方用八味肾气丸加麦冬、五味子。火证门中的“痿证”，患者两足无力、不能起立，病机是火盛内炽、肾水熬干，治法宜降火、补肾水，方用“降补汤”和“起痿至神汤”，两方中都用到了熟地、元参、菊花等补肾清火之品。虚痨门诸证的治疗，更是多从补肾入手。关于治法，傅山说：“虚损者，阴阳两虚也。痨证者，阴虚阳亢也。故虚损者可用温补，若痨证则忌温补而用清补也。”（《傅青主男科·上卷》）尤其对痨证骨蒸发热之候的治疗，傅山常在熟地、山药、山萸肉、枸杞等药补肝肾的基础上，加入麦冬、元参、地骨皮、桑叶、白薇、茜草、鳖甲等滋阴清火潜阳之品；而对脾肾阳虚泄泻、精滑梦遗、无梦遗精等肾阳偏虚之虚损病证的治疗，在熟地、山药、山萸肉等药补肾的基础上，又常加肉桂、附子、巴戟天、补骨脂、鹿茸、肉苁蓉、杜仲等药以补肾中之火。此外，对于痰嗽、气喘、反胃、吐泻、水肿、便秘、小便不利、猝倒、中风、失眠、怔忡、背痛、腰痛、头痛、阳痿等病证，傅山也有从补肾入手的论述和治疗方剂。

（5）补肾方法

傅山善用补肾法，从药物的配伍使用上，可以看出其对补肾法的理解。从补肾阴方面来看，傅山的特点有二：一是血中求阴；二是补精兼涩。在补肾阳方面，其特点也有二：一是温润添精；二是气中补阳。由于肾阴（精）与肾阳（气）关系密切，傅山从临床实践出发，很多处方常常阴阳并固、气精同补。

1）血中求阴

就是通过补血来增强滋补肾阴的功效，这是基于“精血同源”的理论提出来的，与前面提到的补血不忘补精的道理是相同的。例如，治疗经水先期的“两地汤”，目的是补水以消火，虽说是以补水为宗旨，但此方剂却以生地、白芍、阿胶、元参等养血药为基础。又如，身瘦不孕之证，其病机为肝肾精亏，水乏木燥，治法为大补肾水而平肝木，而所用方剂“养精种玉汤”，仍以四物汤为基础去川芎，加山萸肉而成。可见，傅山对精血同源的理论体会很深，非常重视精血间的相互转化，临床实践中养血不忘补精，补精也常加养血之品以增强疗效。

2）补精兼涩

是指在滋补肾精的方剂中加入收涩之品，增强填精固肾的功效。肾为封藏之本，其生理特点以藏精为主，不宜妄泻。若肾之阴精亏损，固藏失职，单用补精养阴之法而不加固涩，则肾精难复。因此，傅山常在滋阴补肾的方剂中，加入五味子、芡实、菟丝子、覆盆子等收涩之药，来增强滋肾固精的作用。这种治法对于肾精亏虚，封藏失职，精血不守的女子崩漏、带下、滑胎、不孕，男子滑精、梦遗、虚痨、盗汗等疾患尤为适用。例如，固气汤、温经摄血汤、清骨滋肾汤、定经汤、温胞饮、宽带汤等方剂，都用到了补精兼涩的方法。甚至对于少腹急迫不孕的治疗，也可以运用此法。虽然患者自觉少腹间有紧迫感，拘急不舒，不能生育，但傅山认为此证是由于气血亏虚而致带脉拘急，于是其创制“宽带汤”补益精血脾气，方药组成有炒白术、巴戟、补骨脂、人参、麦冬、炒杜仲、大熟地、肉苁蓉、白芍、当归、五味、建莲子。此方以补气血、滋肝肾的药物为主，但治疗少腹拘急却反使用白芍、五味子等收涩之品，难免令人费解。傅山的解释是：“岂知带脉之急，由于气血之虚，盖血虚则缩而不伸，气虚则挛而不达。用芍药之酸，以平肝木，则木不克脾；用五味之酸以生肾水，则肾能益带，似相碍而实相济也，何疑之有？”（《傅青主女科·上卷》）

3）温润添精

是指在温补肾阳的方剂中，选择温润之品来填精温肾，而对干姜、附子、肉桂等刚燥劫阴之药的使用则非常谨慎，即使必要用时药量也非常小。例如，“温胞饮”的主药是人参、白术、巴戟、补骨脂、杜仲、菟丝子等，方中虽有制附子，但用量仅三分。又如，“温经摄血汤”中主药大熟地、炒白芍用量一两，川芎、炒白术用量五钱，而肉桂用量仅五分，其用意是在大补肝、肾、脾精血的方剂中加肉桂以祛其寒。再如，治疗妊娠吐泻腹疼的“援土固胎汤”，用意在于补心肾之火以生脾土，方中主药人参、炒白术、山药、山萸肉等用量皆在一二两，还有制附子五分、肉桂二钱。桂、附用量极小，自有其理由。其云：“盖土崩非重剂不能援，火衰虽小剂而可助。热药多用，必有太燥之虞，不比温甘之品也……小热之品，计之以钱，大热之品，计之以分者，不过用以引火，而非用以壮火也。其深思哉！”（《傅青主女科·下卷》）可见，傅山的温润添精法有益于温补肾阳，其慎用肉桂、附子、干姜等药是恐壮火食气，而仅取少量辛温大热之品来引火归原，用法极妙。

4）气中补阳

是指在补肾阳的同时，加入补脾气之药，先后天同补以增强疗效。因傅山发现临床肾阳虚者，每多伴有脾气虚，而且常由脾虚进一步发展而成。此法与“水中补火”同是温补肾阳中的两大法门。“水中补火”创自金匮肾气丸，张景岳遵之而制右归丸，为后世医家所习用。“水中补火”，就是在滋养肾阴的基础上加入温阳之品，以温养肾阳，因肾为水火同居之脏，必须水火同补，方能阴阳平衡，易见温补之效。“水中补火”法，常在熟地、山萸肉、枸杞、沙苑子等养阴药的基础上，加入肉桂、附子、巴戟天、补骨脂、仙茅、仙灵脾等温阳之品而成。而气中补阳之法则纯从阳分着手，其代表方剂如“化水种子汤”“援土固胎汤”“安奠二天汤”“温胞饮”“并提汤”“温土毓麟汤”等，皆在人参、白术、茯苓等健脾益气药中加入温润补肾之品，构成其处方用药的特点之一。例如，治疗胸满不思食之不孕时，傅山指出：“然则脾胃之气，虽充于脾胃之中，实生于两肾之内。无肾中之水气，则胃之气不能腾；无肾中之火气，则脾之气不能化。惟有肾之水火二气，而脾胃之气始能升腾而不降也。然则补脾胃之气，可不急补肾中水火之气乎？治法必以补肾气为主，但补肾而不兼卫脾胃之品，则肾之水火二气不能提于至阳之上也。”（《傅青主女科·上卷》）这段话中，傅山对脾胃之气与肾中水火之气的相互依存关系做了精彩阐述，为气中补阳之法提供了理论依据。治疗胸满不思食不孕的“并提汤”中，有人参、白术、黄芪等药健脾益气，有熟地、盐巴戟、山萸肉、枸杞等药温润肾精，还加少量柴胡升提中气。傅山分析说：“此方补气之药多于补精，似乎以补脾胃为主矣。孰知脾胃健，而生精自易，是补脾胃之气与血，正所以补肾之精与水也。又益以补精之味，则阴气自足，阳气易升，自尔腾越于上焦矣。阳气不下陷，则无非大地阳春，随遇皆是化生之机，安有不受孕之理欤。”（《傅青主女科·上卷》）在此傅山又强调了气中补阳的机制在于脾胃健而肾精易生，健脾益气之药可以辅助温润补肾之品，增强温补肾精的功效。

5）阴阳并固

即滋补阴精与温补阳气之药同用。这是顺应肾的生理特征而然，正如张景岳所云：“善补阳者，必于阴中求阳，则阳得阴助而生化无穷；善补阴者，必于阳中求阴，则阴得阳升而泉源不竭。”例如，治疗妊娠吐泻腹痛的“援土固胎汤”，虽用肉桂、附子、续断、杜仲、菟丝子温补阳气为主，但又加山萸肉一两、枸杞三钱，以达阴阳并固之效。又如，治疗产后气喘的“救脱活母汤”，也是根据这一宗旨而组方。傅山分析说：“此方用人参以接续元阳，然徒补其气而不补其血，则阳燥而狂。虽回生于一时，亦旋得旋失之道，即补血而不补其肝肾之精，则本源不固，阳气又安得而续乎！所以又用熟地、山萸肉、枸杞之类，以大补其肝肾之精……特虑新产之后，用补阴之药，腻滞不利，又加肉桂以补命门之火，使火气有根，助人参以生气，且能运化地黄之类，以化精生血。”（《傅青主女科·下卷》）可见，傅山非常重视阴阳之间的互根互用，善于利用滋补阴精药物和温养阳气药物间的相互促进作用，达到阴阳并固、精气同补的目的。

总之，傅山重视肾中精气虚实对妇科、男科多种病证的影响，临床擅长运用补肾填精之法，并从血中求阴、补精兼涩、温润添精、气中补阳、阴阳并固等方面丰富了补肾填精法的方药配伍思路。

3. 重视调理脾胃

傅山在临床中也很重视调理脾胃。因为脾胃功能正常，土气敦厚，万物始能生机盎然，并维持机体的正常状态。正如《灵枢·本神》所云：“脾气虚则……五脏不安。”脾胃为后天之本，五脏皆赖其水谷精微来充养；脾胃一病，则五脏俱乱。傅山论述说：“胃为水谷之海，多气多血之经，所以养五脏六腑者，盖万物皆生于土，土气厚而物始生，土气薄而物必死。”（《傅青主女科·下卷·妊娠腰腹疼渴汗躁狂》）基于这种认识，傅山临证十分注重对脾胃气血的顾护，重视后天之本的调理。对于女科、男科、儿科多种病证的治疗，都喜欢调理脾胃。傅山调理脾胃的方法，或健脾益气，或健脾化湿，或补气兼升提，或补气以生血，或升清以降浊。

（1）补益脾胃气血

补益脾胃气血的治法，在妇科崩漏、带下、胎漏、产后诸疾中比较常用。例如，治疗妇人血崩的“固本止崩汤”，用人参、白术、黄芪、当归补脾胃气血以固本，再加熟地黄滋阴养血，佐黑姜引血归经，使补中又有收敛。傅山治疗崩漏，反对一见血崩就用止涩之品的做法。因为此“虽亦能取效于一时，但不用补阴之药，则虚火易于冲击，恐随止随发，以致经年累月不能全愈者有之。是止崩之药，不可独用，必须于补阴之中行止崩之法”（《傅青主女科·上卷·血崩昏暗》）。因此，其创制的“固本止崩汤”，无收敛固涩之药。同时，针对益气补血孰先孰后等问题，傅山分析说：“若不急补其气以生血，而先补其血而遗气，则有形之血恐不能遽生，而无形之气必且至尽散，此所以不先补血而先补气也。然单补气，则血又不易生；单补血而不补火，则血必凝滞，而不能随气而速生。”（《傅青主女科·上卷·血崩昏暗》）可见，傅山所说的“固本”，即是补益气血、健固脾气之意。

（2）健脾化湿

带下证的病机多跟脾虚湿盛有关，因此治疗常须健脾化湿。尤其是白带证，治疗更是以健脾化湿为要。傅山论白带证治说：“脾气之虚，肝气之郁，湿气之侵，热气之逼，安得不成带下之病哉……夫白带乃湿盛而火衰，肝郁而气弱，则脾土受伤，湿土之气下陷，是以脾精不守，不能化荣血以为经水，反变成白滑之物，由阴门直下，欲自禁而不可得也。治法宜大补脾胃之气，稍佐以疏肝之品，使风木不闭塞于地中，则地气自升腾于天上，脾气健而湿气消，自无白带之患矣。”（《傅青主女科·上卷·白带下》）说明脾虚失运，中气下陷，湿浊下注，是白带的病机要点。治疗白带的“完带汤”，君药炒白术、炒山药各一两，加人参二钱以补益脾气，车前子、苍术利湿燥湿，白芍平肝，黑芥穗、柴胡、陈皮升降气机，甘草和中。此方脾胃同调，健运脾土，即傅青主所谓“补益脾土之元，则脾气不湿，何难分消水气。至于补脾而兼以补胃者，由里以及表也。脾非胃气之强，则脾之弱不能旺，是补胃正所以补脾耳”（《傅青主女科·上卷·白带下》）。

（3）补气升阳

脾气可以升举清阳，若脾虚则阳气易陷，因而补气升清之法也是调脾的常法，常与健脾益气、健脾化湿等方法并用。如论述肥胖不孕的病机时，傅山指出：“肥胖之湿，实非外邪，乃脾土之内病也……不知湿盛者多肥胖，肥胖者多气虚，气虚者多痰涎，外似健壮，而内实虚损也。内虚则气必衰，气衰则不能行水，而湿停于肠胃之间，不能化精而化涎矣。夫脾本湿土，又因痰多，愈加其湿。脾不能受湿，必浸润于胞胎，日积月累，则胞胎竟变为汪洋之水窟矣……治法必须以泄水化痰为主。然徒泄水化痰，而不急补脾胃之气，则阳气不旺，湿痰不去，人先病矣。”（《傅青主女科·上卷·肥胖不孕》）用“加味补中益气汤”治疗，方中人参、黄芪、炒白术健脾益气，陈皮、茯苓、半夏化痰燥湿，当归补血，柴胡、升麻升提中气。此方中升麻、柴胡用量极小，但“此方之妙，妙在提脾气而升于上，作云作雨，则水湿反利于下行；助胃气而消于下，为津为液，则痰涎转易于上化”（《傅青主女科·上卷·肥胖不孕》）。可见，补气升提之法对于恢复脾气清升之性尤为快捷，因此在治疗妊娠浮肿、产后鼓胀、产后恶露等病证时，傅山皆以补中益气汤为基础方来补益脾气。

（4）升清降浊

脾气升清与胃气降浊，肝气的升发与脾胃的顺降，其升降平衡对于五脏气机的通畅非常重要。傅山临证，除擅用补气升提之法外，也考虑脾胃升清降浊的生理特性，常常在补益脾气的方剂中，或加升麻、柴胡、荆芥等药以升清阳，或佐陈皮、莱菔子、马蹄香、木香等药以降浊气。例如，治疗白带的“完带汤”，既有荆芥穗、柴胡的清升，又有陈皮、车前子的降浊。因此，傅山说此方“寓补于散之中，寄消于升之内”，升降并用而利于肝脾二脏的调和。又如，治疗脚手先下难产的“转天汤”，用人参补气，用芎、归补血，用附子通经，又加升麻、牛膝。升麻、川芎令药势上提，牛膝则引血下行，也属升清降浊之法。傅山认为脚手先下难产之证，“盖儿已身斜，非用提挈则头不易转；然转其身，非用下行则身不易降”（《傅青主女科·下卷》），升降并用则气机顺畅而胎儿易下。

对正产胞衣不下，傅山也以升清降浊的理论加以分析。按照临床因势利导的常规思维，胞衣不下本应当用逐瘀攻下之法，而傅山别出心裁，提出可以用补中益气汤来治疗此证。当然运用补中益气汤是有条件的，即病机为气虚所致胞衣不下之证方可使用。他分析说："血净宜清气升而浊气降，今胞衣不下，是清气下降而难升，遂至浊气上浮而难降。然浊气上升，又必有烦躁之病，今亦安然者，是清浊之气两不能升也。然则补其气不无浊气之上升乎？不知清升而浊降者，一定之理，未有清升而浊亦升者也。苟能于补气之中，仍分其清浊之气，则升清正所以降浊也。"（《傅青主女科·下卷》）傅山在此指出补气升清，清气升而浊气自降的道理。虽说治疗是以补气升清为主，但此证终归是胞衣不下之证，傅山用"补中益气汤"，实则在方中加了莱菔子。因此方中有人参、白术、黄芪之补气，有升麻、柴胡之升清，有陈皮、莱菔子之降浊。据傅山所言，即使患者产后五六日胞衣未下，只需服一剂而胞衣自下。其理在于，"浊气之下降者，由于清气之不升也。提其气则清升而浊降，浊气降则腹中所存之物，即无不随浊气而尽降，正不必再用推送之法也。况又加莱菔子数分，能理浊气，不致两相捍格，所以奏功之奇也"（《傅青主女科·下卷》）。

（5）补火生土

补火生土，也是傅山补益脾胃常用的方法之一。补火包括补肾中命门之火和补心火。在《傅青主男科》"呕吐门"中指出："人有能食而不能化者，乃胃不病而脾病也，当补脾。而补脾尤宜补肾中之火，盖肾火能生脾土也。不能食，食之而安然者，乃脾不病而胃病也，不可补肾中之火，当补心火。盖心火能生胃土也。世人一见不饮食，动曰脾胃虚也，殊不知胃之虚寒责之心，脾之虚寒责之肾也。"（《傅青主男科·上卷》）

对于脾胃虚寒证的治疗，傅山认为补脾而胃自安，在人参、白术补益脾气的基础上，加入肉桂、干姜、附子、丁香等补火散寒之品即可。对于单纯胃寒证的治疗，傅山认为宜补心火以养胃气，用人参、白术、山药健脾，酸枣仁、菖蒲、远志、莲子养心，良姜、附子补火，半夏、茯苓降浊，白芍柔肝缓急。若心寒胃弱，而兼肾寒的吐泻，治疗必须以补肾为急。傅山分析说："胃为肾之关，而脾为肾之海，胃气弱，不补命门之火，则心包寒甚，何以生胃土而消谷食？脾气弱，不补命门之火，则下焦虚冷，何以化饮食而生精华？故补脾胃莫急于补肾也。"（《傅青主男科·上卷》）治疗此证的方剂，即用熟地、山萸肉、山药以补肾，茯苓、人参以健脾，附子、肉桂、五味子、吴茱萸以温阳补火。总之，对于脾胃虚寒证，主张用补火生土之法，在补益脾气的基础上，更兼补心火，或补肾火。

从傅山书中所用方剂，可以看出其对脾胃的重视。《傅青主女科》中带下、血崩、调经、妊娠、小产、难产、正产、产后等十类疾病，共 77 条、80 证、83 方，其中涉及脾胃论述的条文约占 38 条。83 方中，用人参 74 方，用白术 59 方，用山药 21 方，用陈皮 20 方，用甘草 53 方，用茯苓 31 方。书中人参、黄芪、白术的使用频率很高，而且用量一般较大，多为半两、一两，甚至二两。傅山调理脾胃的方法，除上述健脾益气、健脾化湿、补气升阳、补气生血、升清降浊、补火生土等方法外，还考虑脾与多脏腑间的关系，如前面提到的调理肝脾、脾肾同治等方法；在治疗浮肿、咳嗽、气喘等病证时，也从脾肺相关、土能生金的角度，进行辨证和治疗。

（四）注重运用补益法

傅山非常重视扶正思想，尤其在对待邪正关系上，经验丰厚，师古不泥，重视脏腑辨证，采用扶正祛邪兼施，多从肝脾肾立论，又始终以培补气血贯穿于治病始末，提倡攻补兼治，遣方用药之法精到，即“补中有散，而散不耗气；补中有泄，而泄不损阴，所以补之有益”（《傅青主女科·上卷·经水后期》），是他扶正思想的理论基础。傅山重视补养法在各类病证中的应用，他虽喜用补气血、养阴精之药，但并不滥用，颇有独到之处。

1. 多脏兼顾

傅山的扶正理论，是基于多个脏腑考虑的，有时注重脾肾阳气，有时考虑心肾相交，有时考虑心肝脾对血证的影响，有时考虑肝肾精血同源，而女科病证往往肝脾肾兼顾。

傅山认为保养胞胎，须肝肾同补。他说：“夫养胎半系于肾水，然非肝血相助，则肾水实有独力难支之势，故保胎必滋肾水，而肝血断不可不顾。”（《傅青主女科·下卷·妊娠子悬胁疼》）

傅山在谈到年未老经水断时，指出此证与心、肝、脾、肾之气虚有关，治疗也应当多脏同补。他分析说：“吾以为心肝脾气之郁者，盖以肾水之生，原不由于心肝脾，而肾水之化，实有关于心肝脾。使水位之下，无土气以承之，则水滥灭火，肾气不能化；火位之下，无水气以承之，则火炎铄金，肾气无所生；木位之下，无金气以承之，则木妄破土，肾气无以成。倘心肝脾有一经之郁，则其气不能入于肾中，肾之气即郁而不宣矣。况心肝脾俱郁，即肾气真足而无亏，尚有茹而难吐之势。矧肾气本虚，又何能盈满而化经水外泄耶。经曰‘亢则害’。此之谓也。此经之所以闭塞，有似乎血枯，而实非血枯耳。治法必须散心肝脾之郁，而大补其肾水，仍大补其心肝脾之气，则精溢而经水自通矣。”治疗方剂“益经汤”中，熟地、杜仲补肾，白术、山药健脾，沙参、人参、生枣仁养心，当归、白芍养肝，丹皮、柴胡解郁。此方心、肝、脾、肾四经同治，体现了“多脏兼顾”。

妇科出血病证也与多个脏腑的失调相关，傅山常考虑同时补益肝、脾、肾等脏腑。例如，对于血海太热血崩证的治疗，他认为“夫脾健则能摄血，肝平则能藏血”（《傅青主女科·上卷》）。所用方剂“清海丸”，大熟地、山萸肉、麦冬、元参、石斛滋阴补肾，沙参、白术、山药健脾气，白芍、丹皮、地骨皮、干桑叶平肝清热，北五味、龙骨收涩止崩。

交通心肾，也是傅青主运用多脏兼顾以扶正的重要治疗原则。治疗女科的不孕、月经失调，男科的遗精、早泄、阳痿等性功能异常疾病，均注意调和心肾关系，并阐发了交通心肾在调节性功能方面的重要性。对于心肾两脏的关系，傅山指出：“肾，水脏也；心，火脏也。是心肾二经为仇敌矣，似不可牵连而合治之也。不知心肾相克而实相须，肾无心之火则水寒，心无肾之水则火炽，心必得肾水以滋润，肾必得心火以温暖。”（《傅青主男科·上卷·虚痨门》）他还指出，心肾不交则易出现惊惕不安、梦遗精泄等病证。男科“心肾不交”证的治疗方剂中，熟地、山萸肉、山药补肾水，人参、炒枣仁、柏子仁、麦冬、茯神、五味子补心气心阴以安心神，远志、菖蒲、白术、芡实健脾胃并行气化痰，以通畅心肾相交之道。从心肾相交的治疗实践，也体现出傅山多脏兼顾的扶正思想，重点补益心肾，同时也涉及脾胃等脏腑。

纵观傅山所创诸方，其所用扶正之法常常是多脏兼顾的，如前面提过的阴阳双调、精血共滋、补火生土等，皆是通过补益多个脏腑而达到扶正的目的。

2. 气血同补

关于气血之间的依存关系，历代医家论述已多。傅山也特别重视气血同补学说，擅用人参、白术、黄芪补气，当归、熟地补血。尤其血崩、产后等失血证候的治疗，更是强调气血同补，以固生命之本。

气血双补，是傅山治疗产后诸证的基本宗旨。他说："凡病起于血气之衰，脾胃之虚，而产后尤甚。是以丹溪先生论产后必大补气血为先，虽有他证，以末治之。斯言尽治产之大旨。"（《傅青主女科·下卷·产后总论》）因此，治疗产后血晕、厥证、气短似喘等诸多证候，傅山皆用生化汤加人参、白术等气血同补。

傅山在临证中认真遵循古人训诫，在失血情况下，补气在补血之先的道理以成定训。在血崩昏暗的治疗中，指出："盖血崩而至于黑暗昏晕，则血已尽去，仅存一线之气，以为护持。若不急补其气以生血，而先补其血而遗气，则有形之血恐不能遽生，而无形之气必且至尽散，此所以不先补血而先补气也。"（《傅青主女科·上卷》）例如，固本止崩汤治血崩昏暗、加减当归补血汤治年老血崩、固气汤治少妇血崩、引精止血汤治交感出血、清海丸治血海太热血崩、固气填精汤治行房小产、救败求生汤治产后血崩等，无不体现气血双补之妙。

傅山创制的方剂中，补气与补血之法经常是同时运用的，有时甚至气、血、精同补，方易见效。关于"救脱活母汤"治疗产后气喘，傅山说："此方用人参以接续元阳，然徒补其气而不补其血，则阳燥而狂；虽回生于一时，亦旋得旋失之道，即补血而不补其肝肾之精，则本源不固，阳气又安得而续乎！所以又用熟地、山萸、枸杞之类，以大补其肝肾之精，而后大益其肺气，则肺气健旺，升提有力矣。特虑新产之后，用补阴之药，腻滞不行，又加肉桂以补命门之火，使火气有根，助人参以生气，且能运化地黄之类，以化精生血。"（《傅青主女科·下卷》）对于房劳导致的崩漏，傅山很注重气、血、精三者同补。在年老血崩、少妇血崩、交感出血、行房小产、产后血崩的论述中，都有行房不慎的因素。傅山治疗这些崩漏的代表方剂中，都以补精之味贯穿于补气与补血药之中，常用熟地、山茱萸、山药等。

而针对妇女不同生理时期的崩漏，傅山所用的补益气血之药剂量亦不同，在妊娠期和产后期明显增多。如在固气汤和固气填精汤中，人参都重用至一两，而在救败求生汤中更重至二两；在救败求生汤中重用当归达二两之多，与人参、白术各二两相伍，并说"舍大补其气与血，别无良法也。"（《傅青主女科·下卷·产后血崩》）

总之，傅山治疗血崩、产后等病证十分注重培补气血，认为补血必先补气，补气必佐补血，其目的是生气以助生血，血旺则气得所养，气生则血得所依。

3. 补中有收

在亡血失精，或虚损极其严重的情况下，为增强补益效果，傅山常将某些收敛固涩之品加入补益方剂中。例如，治疗少腹急迫不孕的"宽带汤"中，有白术、巴戟、人参、麦冬、杜仲、大熟地、肉苁蓉、当归等健脾补肾之品，还有五味子、白芍、补骨脂、建莲子等收涩之药。其云：

“用芍药之酸以平肝木，则肝不克脾；用五味之酸以生肾水，则肾能益带，似相妨而实相济也。”（《傅青主女科·上卷》）

在血崩的治疗中，傅山很少用炭类药物止血。傅山所用的炭类药，主要是黑姜、炒黑荆芥穗之类，加入补益药中有助于止涩血崩。如“固本止崩汤”中加入黑姜的目的，是：“黑姜引血归经，是补中又有收敛之妙，所以同补气补血之药并用之耳。”（《傅青主女科·上卷·血崩昏暗》）治疗年老血崩、少妇血崩的方剂中，在熟地、白术、人参、山药等补益脾肾药物的基础上，加入具有收敛之性的五味子，增强收敛补益、止涩精血的作用。治疗年老血崩的“加减当归补血汤”中，用三七根、桑叶作为收敛之药。他说：“夫补血汤乃气血两补之神剂，三七根乃止血之圣药，加入桑叶者，所以滋肾之阴，又有收敛之妙耳。”（《傅青主女科·上卷·年老血崩》）

产后肉线出之证，是因产后亡血过多，无血以养任督，而带脉崩坠，无力升举而成。治疗用“两收汤”，用人参、白术、川芎、熟地、山药、山萸肉、扁豆、巴戟、杜仲等药以补任督二脉，又加芡实、白果等药以达收敛之功。产后盗汗的治疗，傅山在人参、当归、熟地、大枣等药补益精气血的基础上，又配伍麻黄根、浮小麦之收敛以止汗。

在治疗男科的心肾不交、精滑梦遗、夜梦遗精、遗精健忘等病证的方剂中，常有熟地、山药、山萸肉、补骨脂、鹿茸、杜仲、巴戟天等补肾填精药物，同时也会出现五味子、芡实、酸枣仁等酸涩收敛的药物，辅助补肾药物以涩精止遗。

可见，补中兼收是傅山扶正方法中的一种常见方式，主要用于精气血津液失守，或体内脏器脱垂，身体虚损严重等病证的治疗。

4. 补中有散

为防止补益药物的壅塞腻滞，傅山常在补气养血、滋补肝肾的方剂中加入疏通之品，形成补中有散的配伍方法。

“温经摄血汤”即取补中温散之法。其方药组成有大熟地、白芍、川芎、白术、柴胡、五味子、续断、肉桂，主要治疗经水后期之证。傅山说：“此方大补肝肾脾之精与血，加肉桂以祛其寒，柴胡以解其郁，是补中有散，而散不耗气，补中有泄，而泄不损阴，所以补之有益，而温之收功。”（《傅青主女科·上卷·经水后期》）

“完带汤”也有白术、人参、山药等补益脾气之品，又有陈皮、黑芥穗、柴胡等行气之药，而形成补中有散的风格。傅山说：“此方脾胃肝三经同治之法，寓补于散之中，寄消于升之内。”（《傅青主女科·上卷·白带下》）

“益经汤”中也有大熟地、白术、山药、当归、白芍、丹皮、生枣仁、沙参、杜仲、人参等补益气血阴精的药物，同时又有柴胡等解郁疏通之品，所以“妙在补以通之，散以开之”。傅山认为，补散结合有益于治疗虚而兼郁之证的治疗，否则“倘徒补则郁不开而生火，徒散则气益衰而耗精”（《傅青主女科·上卷·年未老经水断》）。

扶正解郁法，也是补中有散的一种方式。傅山临证向来反对滥用香燥，一味疏利，不论经、带、胎、产及诸杂证，凡抑郁导致诸疾，解郁多以扶正为主，佐以解郁化滞之品，常重补益之味以滋阴养血，略佐清芳之品以疏导气郁，使其补而不腻，疏不耗正。他常在白芍、当归、熟地、山萸肉等补养精血的药物中，加入少量柴胡、枳壳、砂仁、荆芥穗等药以疏通气郁。

总之，扶正是傅山医学思想中的核心内容，他时时处处强调精气血津液的重要性，从扶助脏腑正气入手，临床处方多以气血同补、精血并滋、补中兼收、补中有散为其特长。

（五）方剂配伍特点

傅山在方剂配伍方面，也有独到的见解。纵观傅山所创诸方，组方严谨，配伍精当，味少力专，剂量特别，功效显著。其方剂配伍有三大特点：配方选药以理法为先导，重视对病机的分析，强调治法与病机的切合；药物配伍，权衡主辅，剂量轻重悬殊，主药量重，辅药量轻；善于搭配药物，相辅相成，提高疗效。

1. 主辅分明

傅山创制的方剂，一般主药量重，辅药量轻。重者数两，轻者钱许，甚至只用三分。选药主辅分明，药量轻重有别。这种选择和分配，既可以充分发挥主药功用，又能恰到好处地使辅药发挥引经及佐使的作用，呈现出用药精简的制方风格。

傅山所创方剂中，药物用量较重者，多是扶正补益之品，且药性多和缓。如人参、白术、山药、当归、白芍、熟地、山萸肉、巴戟天等药，用量常在一两以上。治疗女科疾患的方剂中扶正药量较重，符合妇女虚多实少的病机；然而，傅山运用扶正法不仅局限于妇科，也用于男科、外科等。

傅山自创的方剂常以扶正药为主药，主药剂量远远大于辅药，主药、辅药剂量悬殊。如治疗血崩昏暗的“固本止崩汤”中，主药熟地、炒白术用一两，辅药黄芪、当归、黑姜、人参等药仅用二至五钱。傅山认为，“止崩之药，不可独用，必须于补阴之中行止崩之法”，于是重用前两味药。他又说：“倘畏药味之重而减半，则力薄而不能止。方妙在全不去止血而惟补血，又不止补血而更补气，非惟补气而更补火。”可见傅山并非常规地用收涩药见血止血，而是认为火动缘于阴虚不制阳，当补益阴精而虚火收敛，血不受火逼而自止。另外，用补益之药必须剂量大，药厚力专方能达到理想的补益效果。这与傅山重视人身正气，护顾精气血津液的思想是一致的。而傅山这一观点的形成，又受到朱丹溪重视人身阴精阳气思想的影响。他在《傅青主女科》“序”“产后总论”“类伤寒二阳证”等章节，皆引用朱丹溪的言论来佐证自己的扶正理念。如“产后总论”中说：“是以丹溪先生论产后，必大补气血为先，虽有他证，以末治之，斯言尽治产之大旨。”

其实，傅山不仅在产后治疗中大力提倡补益治法，对其余多种病证的治疗，所用方剂也是重用补益之品。

2. 喜和慎刚

虽说傅山喜欢重用补益药，但仅限于质地柔润或平和之品，对于补火升阳、疏肝理气等药的使用却很慎重，这与朱丹溪所论“阳常有余，阴常不足”的思想颇为相似。例如，治疗产后气喘的“救脱活母汤”中，用人参二两、当归一两、熟地一两、麦冬一两，而肉桂仅用一钱。其目的是“加肉桂以补命门之火，使火气有根；助人参以生气，且能运化地黄之类，以化精生血”。又如妇科血崩、小产、产后恶露诸疾，傅山常用黑姜、炒荆芥穗、附子等药的剂量也是非常小，而熟地、当归、麦冬、山药、山茱萸等药的用量往往比较大。可见傅山对助阳升火等药的使用是非常谨慎的，他认为这些药可以化解滋阴养血药的腻滞，可以达到少火生气的目的，但不宜多用。

傅山方中所用升麻、柴胡等药的剂量也很小。对于升麻的剂量，他在“正产肠下”中解释说：“此方纯于补气，全不去升肠，即如用升麻一分，亦不过引气而升耳。盖升麻之为用，少则气升，多则血升也，不可不知。”傅山方中柴胡的用量也很小，汤剂多在三至五分，多者一钱。尤其是产后诸病，他反复强调要慎用柴胡，即使有耳聋、胁痛、寒热往来等症，多由于产后气血两虚、阴阳不和而类似外感，若误用柴胡发表，容易加重出汗而损伤气血，所以必须谨守古人“亡血家不可发汗”“产后切不可发表”等训诫。总之，傅山所制方剂中，疏肝理气、补火升阳等类药用量极轻，每多配以养血之品，慎用香燥，防其耗血之弊；另外，疏肝理气、补火升阳等类药，常配合在滋阴养血药为主药的方剂中，其目的是在“补阴之中少加阳药一二味，使阴消阳长，自然奏功如响”。

3. 药物相辅

傅山制方，善于合理搭配药物，使彼此间或生克相须，或升降并用，或气血互助，共同维系脏腑间的平衡协调。

傅山常从脏腑五行间的生克关系来考虑药物配伍。以病变脏腑为主，兼以调治其母子之脏，从而恢复其正常相生关系，是其方药配伍的特点之一。例如，治经水先后无定期的“定经汤”，以柴胡、白芍解肝郁，配熟地、菟丝子补肾水，母子俱调。因肝为肾之子，肝郁常累及肾，疏木当与养水相合，水滋木荣，升发有序，则不致郁而为害。又如，治妊娠口干咽疼、胎动不安之证，本因肾水不足，制方既要着眼于滋养肾阴，又考虑到肾水不能速生，必须滋补肺金，金能生水，而水有逢源之乐，故在“润燥安胎汤”中用熟地、生地补肾水，配麦冬、五味子润肺金，金水相生，源泉不绝，也是母子相生之法。

从五行相克的角度考虑，傅山常以助弱抑强为选药配伍的原则。克之太过者，为脏气亢奋，制约无权，处方多集平抑之药；克之不及者，多脏气不伸或疲弱，处方宜配扶助之品。如因肝旺脾虚，湿气下流而成白带下证，傅山创制“完带汤”。方中人参、白术、山药等多种健脾之品，扶土以御木侵，又配少量柴胡、荆芥穗，升发肝气，疏木而达土，辅助脾阳升清。若肝木亢而为害，对脾土克伐太过，则又当平抑其强。例如，治赤带的“清肝止淋汤”，重用白芍，配牡丹皮、香附，平肝清泄与疏达肝气相合，虽未扶脾，但肝木得平则脾自不受其克。正如傅山所说：“是平肝正所以扶脾耳，又何必加人参、白术之品。”（《傅青主女科·上卷》）

有时方剂中必须生克并用，方能恢复脏腑平衡。例如，治疗心肾不交，水火不济而出现经前大便下血证的“顺经两安汤”，方中熟地、巴戟天以补肾，配人参、麦冬以养心，伍当归、白芍、山萸肉以调补肝木。傅山解释说：“不知肝乃肾之子，心之母也，补肝则肝气往来于心肾之间，自然上引心而下入于肾，下引肾而上入于心，不啻介绍之助也。”可见，水火不济，可调补肝木，此生克并用之法，使火位之下水能承之，成为交通心肾的另一法门。

为使气机的升降平衡，傅山在配伍中也常常运用升降结合的方法。他调治妇科病气机升降失常，亦是以补为升，寓降于补，升中有降，升降结合，或在补气升清为主的方剂中，加入少量下行降利之药，以防止升举太过。例如，治疗妊娠水肿的“补中益气汤”中，傅山加茯苓一两以降泄利水。又如，治正产胞衣不下的“补中益气汤”中，加莱菔子行气降浊。再如，“完带汤”中柴胡配陈皮，“转天汤”中升麻配牛膝，“青海丸”中桑叶配龙骨等。这些升降相合的方药配伍，能恢复人体气机调畅，升降平衡。

傅山制方还常用行止相兼的配伍方式，即用补气行气、养血活血药物流通气血，又用收敛固涩之药防其妄行，但行血药的剂量往往大于固涩之品。例如，治疗经水后期的“温经摄血汤”，用川芎、肉桂温而行血，配续断、五味涩而止流。又如，“安老汤”中香附配木耳炭，“理气散瘀汤”中红花配姜炭，“完胞饮”中川芎配白及，“固气填精汤”中三七配黑芥穗等，皆是行止相兼的配伍方式。

【后世影响】

傅山是明末清初的一位奇才，在思想、书画、诗文、医药、武术等方面都做出了杰出贡献，其学术思想影响深远而广泛。传承延续傅山之学术者，除他早卒的儿子傅眉、侄儿傅仁外，还有二孙傅莲苏、傅莲宝，门人段綷、胡季子、杜荫祁等。下面仅就傅山在医学领域的影响进行扼要论述。

从养生方面来说，傅山为晋阳饮食文化增添了色彩。据说现在西北著名小吃“太原头脑”的配方，就是由傅山在传统配方的基础上改进而成。其配方为羊肉、羊髓、酒醴、煨面、藕根、长山药、黄芪、良姜八味，混合煮成稀稠合适的汤，又被称作为“八珍汤”。在服用时，还要放些腌韭，作为佐料。这个食疗方可以补虚开胃、化痰除湿、补脾益肺、温中消食，是一剂补而不腻、清薄可口的药膳。当地老百姓清晨起来喝上一碗“头脑”，既能充饥，又滋补身体。另外，山西汾阳杏花村的竹叶青酒也与傅山有一定历史渊源。傅山不仅调整并完善了竹叶青酒的配方，还亲自题写“得造花香”四字，被后人刻于石匾保存下来。竹叶青酒，也因此成为高档的保健酒，列为中国十大名酒序列，畅销海内外。

在医学方面，傅山最大的影响是对后世妇科的贡献。《傅青主女科》所载方剂不多，却功效灵验，许多方子成为后世常用的名方。如完带汤、固本止崩汤、温经摄血汤等方剂，都是目前中医院校教材中常选的名方。也有人认为，《傅青主女科》与陈士铎《辨证录》有诸多相同之处；后附的《产后编》，有人说是将倪枝维《产宝》误收混编而成。王孟英也认为，《产宝》此书“文理粗鄙，玷辱青主，乃女科书中之最下者”。然而这些传闻都不足以动摇傅山在中医妇科学上的地位和贡献。另外，现代以来有许多对《傅青主男科》和《傅青主外科》的治法方药进行阐发和验案报道的文章，也说明傅山在医学领域的影响不止于妇科一门。现代也有人批评《傅青主女科》存在一些封建糟粕，如对“鬼胎”的论述，还有他分析疾病时忽略脉诊和舌诊等。但总的来说瑕不掩瑜，傅山对病证的分析，重在脏腑五行辨证思想的灵活运用，为后世治疗妇科、男科、外科等疾病，提供了诸多精巧奇思的临证示范和效验方药。清代及民国许多医家都曾受傅山的影响，如《傅青主女科歌括》《傅青主男科重编考释》《大小诸证方论》《医述》《竹泉生女科集要》《邵兰荪医案》《重订通俗伤寒论》《医学衷中参西录》等书均谈到傅山的观点，或引用傅山的医学理论来印证发挥，或选用傅山的方剂以诊疗疾病。《续名医类案》里还收录了傅山的几则医案，但叙述简单，并非傅山亲自整理，仅为传闻记录。

综上所述，傅山在中医学术史上的突出贡献，主要在妇科方面。《傅青主女科》名列清代妇科著作之首，成为这个时代中具有代表意义的妇科专著。傅山博学多才，精于医学，医德高尚。其临证诊治妇科产科疾病时，重视培补气血，调养肝肾，健运脾胃，调理奇经八脉。在临床各科病证的诊疗中，都体现出擅长运用脏腑五行生克理论之思想特色。傅山创制的方剂理法严谨，配伍巧妙，留下了诸如完带汤、易黄汤、生化汤等许多传世名方。这些方剂药味简易，主辅分明，功效卓著，自成一家风格。傅山医学著作之特点，正如其所言，谈症不落古人窠臼，制方不失古人准绳，用药追求平和精纯而不用峻猛之品，阐述医理力求辨证思路详细明了。

云南中医学院　柳亚平

【参考文献】

[1] 傅山. 傅青主男女科 [M]. 北京：学苑出版社，2009.

[2] 张玉珍. 中医妇科学 [M]. 北京：中国中医药出版社，2002.

[3] 赵尔巽. 清史稿 [M]. 北京：中华书局，1977.

[4] 魏宗禹. 傅山评传 [M]. 南京：南京大学出版社，2007.

[5] 白谦慎. 傅山的世界 [M]. 北京：生活·读书·新知三联书店，2006.

[6] 陆璐. 傅山的历史价值及现实意义 [J]. 大理学院学报，2008，7 (7)：48 -51.

[7] 杨居璟. 傅山"经子平等"思想的形成 [J]. 今日湖北（理论版)，2007，1 (6)：50 -51.

[8] 张志远. 傅青主生平史略 [J]. 天津中医学院学报，1991 (1)：25 -27.

[9] 耿鉴庭. 傅青主先生医学著作考证 [J]. 上海中医药杂志，1958 (2)：44 -46.

[10] 耿鉴庭. 傅青主先生医学著作考证（续）[J]. 上海中医药杂志，1958 (3)：44 -48.

[11] 王小芸，赵怀舟. 傅山批注《内经》的发现及其意义 [J]. 山西中医，2008，24 (10)：29 -30.

[12] 郭治安.《傅青主女科·带下》浅探 [J]. 吉林中医药，1995 (6)：1.

[13] 丁章森.《傅青主女科》带下病辨治特色探讨 [J]. 新中医，1993 (10)：13 -14.

[14] 蒋天佑. 傅青主对祖国医学的贡献 [J]. 山西中医，1992，8 (6)：33 -35.

[15] 赵迎庆. 傅山对中国医学的贡献 [J]. 文物世界，2007 (6)：124 -127，130.

[16] 王悦信，王悦德，聂荣华. 试论傅青主重视肝脾肾的治疗思想 [J]. 中医药研究，1992 (6)：14 -15.

[17] 李玉玲. 论《傅青主女科》重肾补肾的调经种子观 [J]. 云南中医中药杂志，2005，26 (4)：46.

[18] 何其林.《傅青主女科》调理脾胃法探要 [J]. 广西中医药，1988，11 (2)：23 -25.

[19] 高玉明.《傅青主女科》调理脾胃探析 [J]. 山西中医，1988，4 (5)：9 -11.

[20] 缪雪影. 浅谈《傅青主女科》之扶正祛邪观 [J]. 光明中医，2007，22 (1)：9 -11.

[21] 刘音吟，莫蕙. 谈《傅青主女科·种子篇》中的心肾交合理论 [J]. 辽宁中医学院学报，2005，7 (3)：198 -199.

[22] 张绍舜. 试论傅山心肾相交观在男科中的应用 [J]. 山西中医，1989，5 (8)：45 -47.

[23] 陈瑜，曾诚. 论《傅青主女科》气血相伍的治崩特点 [J]. 中医文献杂志，2005 (2)：24 -25.

[24] 王培章. 浅谈傅青主女科之扶正解郁法 [J]. 山西中医，1988，4 (3)：1 -2.

[25] 向知. 傅青主医学思想特点浅述 [J]. 中医药研究杂志，1985 (1)：22 -25.

[26] 贺又舜.《傅青主女科·女科篇》制方用药特点初探 [J]. 湖南中医学院学报，1989，9 (2)：68 -69.

[27] 康玉庆. 傅山与晋阳文化 [J]. 太原大学学报，2007，8 (3)：13 -15.

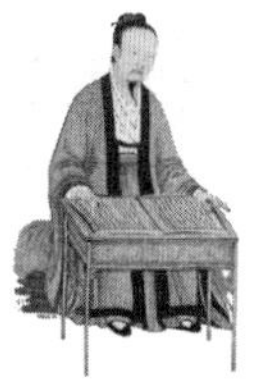

张志聪

内容提要

张志聪，字隐庵，号西陵隐庵道人，约生于明万历三十八年（1610），卒于清康熙十三年（1674），浙江钱塘（今杭州）人，清代著名医家。他一生勤于医学，构筑“侣山堂”，招同道、友人、弟子数十人，讲论医学30年，集注经典，为中医医学教育民间授徒形式之一大发展，亦开集体创作之先河；著述颇丰，如《黄帝内经素问集注》《黄帝内经灵枢集注》《伤寒论集注》等，成为后世研读经典的重要参考书。其以经释经等注释经典的方法，不仅为其较好地注释经典、阐发经义奠定了基础，也为后世研读者提供了较好的方法；对诸家学说能集思广益、兼收并蓄、质疑问难，体现了其宽阔的学术视野，也因此升华提炼了理论；其研究《伤寒论》提倡六经气化、六经统治百病，反对“三纲鼎立”，提出经气学说的辨证方法、以经气辨治杂病、以经气学说指导辨证等，均具有临床价值；其以病为本、明理达用的思路，体现在注释经典时重在明诊病治病之理，具有很好的启发性；其重视脏腑气机的上下阴阳交会、重视疾病与相关脏腑联系的观点，对临床实践具有指导性；其格物用药、司岁备物及穷求物性的思想，对后世理解和应用药物开启了门径。

【概述】

一、生平简介

张志聪，字隐庵，号西陵隐庵道人，约生于明万历三十八年（1610），卒于清康熙十三年（1674），浙江钱塘（今杭州）人。清代著名医家。

张志聪出身于医学世家，自称张仲景后裔，原籍河南，其十一世祖游宦钱塘，自此定居于钱塘。少年丧父，家境贫寒，长而学医于伤寒大家张遂辰（字卿子）。其师尊奉王叔和、赞赏成无己，故而张志聪亦强调崇古尊经。复受名医卢之颐（字子繇）影响，博览群书，至老未倦。其学医行医数十年，穷究医理，医术高明。年轻时曾为粮道（督运漕粮官吏）书吏，时粮道患癃闭，诸医无治。有人推荐张志聪，张志聪投之以补中益气汤，一剂即愈。可见其医术之精。

张志聪一生勤于医学，直到80多岁未尝倦学，于《内经》《伤寒论》《神农本草经》颇有心得。正如《清史稿》谓："志聪之学，以《素》《灵》《金匮》为归。生平著书，必守经法……"

张志聪家居临山处，构筑"侣山堂"，招同道、友人、弟子数十人，讲论医学，集注经典，成为当时医学之盛事，促进了中医医学教育民间授徒形式的发展，亦开集体创作之先河。

二、著作介绍

张志聪于侣山堂讲学30年，著述颇丰，著有《黄帝内经素问集注》《黄帝内经灵枢集注》《伤寒论集注》《伤寒论宗印》《金匮要略注》《侣山堂类辩》《本草崇原》《医学要诀》《针灸秘传》。其中《伤寒论集注》《本草崇原》，赖同学高世栻（字士宗）得以完成。

（一）《黄帝内经素问集注》

《黄帝内经素问集注》9卷，成书于清康熙庚戌年（1670）。此书为张志聪与同学、门人共同研讨注释《素问》的著作，为《素问》注本之较善者。全书仿《四书集注》体例，首释篇名含义，正文以小字逐节注释，偶有释义不尽者，眉批述之。书中对于运气学说的注释比较系统通俗，或附以表，或集以图，提出许多精辟的见解。此书对于学习和研究《素问》极有参考价值，对经文的注释紧密结合临床应用，为经典著作的普及和应用做出了贡献。另外，此书还体现了张志聪"就经解经"的思想，即以散见于《内经》各篇的论点，汇总起来注释某段经文，不拘训诂字解，但求医理明确，切近临床实用。

（二）《黄帝内经灵枢集注》

《黄帝内经灵枢集注》9卷，成书于清康熙庚戌年（1670）。此书与《素问集注》相仿，为张志聪集同学、门人于注释《素问》之后注释《灵枢》之作。张志聪认为《灵枢》非专言针者，其中举凡脏腑阴阳、营卫气血、十二经脉、察形望色、情志苦欲、针法脉法均统于此，与《素问》关系密切。故而张志聪指出"读《素问》而言病之所以起，读《灵枢》而识病之所以瘳"。因此，

《灵枢集注》就经解经，不重文字研究，偏重以《素问》和《灵枢》二经所建构的理论体系和临床应用的角度而诠注，颇多创见。此书为不可多得的《灵枢》全注本。

（三）《伤寒论集注》

《伤寒论集注》6卷，成书于清康熙二十二年（1683）。此书为张志聪晚年集同学、门人所著，在早年《伤寒论宗印》和《伤寒论纲目》的基础上，补注而成。此书在《伤寒论》旧本上删《伤寒例》，移《辨脉》《平脉》于后，汇节分章，节解句释，“经中章节句字，均释得融洽分明”。其注亦是以经释经，但颇多创见，在运气学说的基础上与《内经》体系融为一体，对后人研究《伤寒论》很有参考价值。

（四）《伤寒论宗印》

《伤寒论宗印》8卷，成书于清康熙二年（1663）。此书为张志聪集同学、门人注释《伤寒论》之专著。张志聪自称仲景后裔，书“名曰宗印，盖以印证先世遗意”。张志聪指出，“不集诸家训诂，止以本文参悟，分析章旨，研究精微”（《伤寒论宗印·自序》），故而以经释经，较为公允。另外，此书体现了张志聪“维护旧论”的思想。

（五）《金匮要略注》

《金匮要略注》4卷，成书于清康熙二十二年（1683）。此书为张志聪集同学、门人注释《金匮要略》的专著。张志聪认为《金匮要略》一书，“阐《素问》之未尽，述《灵枢》之已言，通旨意之碎微，体章句之奥险，立方奇妙，靡不精美，用法渊深”，故而“《伤寒初集》告成，越几年，而《金匮要略》出”（《伤寒论集注·自序》）。此书亦体现了张志聪以经释经的特点，且在注释时紧密联系临床实际，对某些经文的解释能突破诸家之说，见解独到，颇为实用。

（六）《侣山堂类辩》

《侣山堂类辩》2卷，成书于清康熙二年（1663）。此书为张志聪集同学、门人探讨医理、讲论方药、钻研学术的专题论文集。书以医论医话形式撰写，条分缕析，深入浅出。上卷为论文集，内容广泛，涉及脏腑功能、经络、气血、病因、病证、四诊八纲、辨病辨证论治、医籍评价等，议论允当，言简意赅，纠正了前人的一些错误观点，并对六经和脏腑功能颇有发挥。下卷主要辨析药物，阐明医理，卷首和卷末载方药论10余篇，卷中论述了40多种药物的命名、性能。此书为一本“参考经论之异同，而辨其是非”（《侣山堂类辩·跋》）之佳作，利于后世医家提高理论水平。

（七）《本草崇原》

《本草崇原》3卷，成书于清康熙二年（1663）。此书凡三卷，宗《神农本草经》分上中下三品，上卷列上品药，中卷列中品药，下卷列下品药，较之《神农本草经》有增删，并以五运六气之说阐明药性，以经释经，使理法方药有机地融为一体，切合临床实用。此书为张志聪本人临床用药经验的总结，是一部可供中医临床、中药研究参考的有较高实用价值的本草学专著。

（八）《医学要诀》

《医学要诀》4卷，成书于清康熙二年（1663）。此书分草诀、药性备考、脉诀、经诀四部分。

其中草诀之法象部分包含阴阳气味、升降浮沉、五味所归、五走、五欲、五禁、五宜、五脏六腑用药气味补泻、五脏五味补泻、药有须使畏恶、引经报使、东垣报使歌等内容及注释。并对300多种药物进行了注释，涉及《神农本草经》《名医别录》《新修本草》《本草拾遗》《蜀本草》《开宝本草》《日华子本草》《嘉祐本草》《用药法象》《本草衍义补遗》《本草蒙筌》《本草纲目》等书中所载药物。本书采用先歌诀后注释的方式，内容包括药物的性味、异名、归经、功用、主治等。药性备考分水部、土部、金石部、草部、菜部、谷部、味部、果部、木部、虫部、鱼部、禽部、兽部，分别说明药物的性味、功用、主治、异名等。脉诀阐述生理脉象、病证脉象；经诀说明手足十二经及督脉、任脉、十五大络的循行及所主病证。二者皆采用先歌诀后注释的方式。

【学术思想】

一、学术渊源

（一）学术背景

张志聪所处的时代，是中国封建社会的鼎盛时期。生产恢复与经济的复苏，民众安居乐业，科技文化教育的发展，自然为中医药学术的发展提供了全面的机遇。尤其是张志聪所在的江南钱塘地域，又尽占天时、地利与人和之优势，医学发展的经济基础扎实。医疗设施、医学教育、医学研究条件比其他地方都要健全，更聚集着一大批医家。这为张志聪构侣山堂集体讲学研经，提供了丰厚的人才资源。

科举制度使一批名落孙山的知识分子改行业医，一些官场失意者奉着“不为良相，便为良医”（《茶余客话·卷十五》）的古训也加入了医家队伍。这样就客观上提高了医学队伍的科学文化素质，促进了医学与其他学科的交汇融合，为张志聪学术水平的提高提供了丰富的知识营养与浓厚的教育与文化氛围。

另外，张志聪的思想很大程度上受到时代风尚的影响。一方面，宋明理学在社会上尚占有统治地位。理学崇尚义理，使其轻于释词，重在医理，并体现出深入细致的风格。另一方面，乾嘉学派的考据之风尚未兴起，又加上尊古的观念，奉医经为金科玉律而不得擅改，所以张志聪对于校勘有所欠缺。但是其研经注重临床，理论实践互参的治学纲领，与同学、门人集体研经，博采众长，医经互证，临床相佐的治学方法，无疑为后人学习提供了重要的法宝。

（二）渊源与治学

1. 源于经典，伤寒筑基

张志聪的学术思想，是与《内经》分不开的。其认为：“《本草》《灵》《素》，圣经也；《伤寒》《要略》，贤论也。贤论，犹儒者之四书；圣经，犹儒者本经。”（《伤寒论集注·凡例》）

张志聪深刻认识到，医学经典对于自身知识结构的重要性，故而其对于经典著作格外重视。张志聪从《素问》《灵枢》《伤寒论》《金匮要略》《神农本草经》入手，发奋学习与研究，故而其对医学理论的掌握皆源于经典。

《伤寒论》为一部中医临证经典巨著，架构了中医基础理论与临床的桥梁，奠基了中医临床的理法方药体系和辨证论治理论。张志聪自称仲景后裔，研经注重临床，故对《伤寒论》的研究格外痴迷。其花了20多年的时间，曾三易其稿，著成《伤寒论宗印》。可知，《伤寒论》为张志聪构筑了扎实的根基，为其临床取得良好的疗效提供了保障。

2. 苦志读书，力学为先

《侣山堂类辩·医以力学为先》云："时俗相沿云，行医全凭时运，予以为不然。诸生来学，当苦志读书，细心参究，庶可免庸医之责。"张志聪明确指出行医当苦志读书，并身体力行，一生苦读，学习不止。

其谓"救人乃医家分内事"，自当潜心好学，而且"不图名、不贪利，虚衷受益，存心活人"。只有这样，才会"将来运之小者可大，运之大者可无过矣"。此外，张志聪还特别强调"医不读书，纵成仓、扁，终为技术之流，非士君子也"（《侣山堂类辩·医以力学为先》），以示后人读书的重要性。

3. 集体研讨，共同创作

张志聪筑侣山堂与众同学、门人讲学研经，注释医经。其著述凡于后世影响深远者，如《素问集注》《灵枢集注》《伤寒论集注》，无一不是集体智慧的结晶。

张志聪的《伤寒论集注》，曾三易其稿。序中说到："迨庚子而《伤寒初集》告成……而犹虑尚未有尽也，复聚诸同学而参正之，更集诸及门而讲求之，冀有疑义，与共析之，或有微悟，与共订之，稿几脱而二集之书复成。"这段记载清楚地表明张志聪在完成《伤寒论宗印》时感到尚有不足之处，乃先请同学一起来订正，又在给门生讲授中征求大家意见，通过"共析"与"共订"，最终形成二稿，书名为《伤寒论纲目》。在《伤寒论纲目》基础上，张志聪继而撰"集注"，既广采博收历代伤寒注家之说，又悉数听取同学、门人之意见。而且，《伤寒论集注》最后由高世栻完成并付梓。另外，张志聪的《侣山堂类辩》，也是集体研究探讨而成的佳作。

二、学术特色

（一）以经释经，互为参注

以经释经，是《内经》成书过程中已然存在的现象，也可以说注文以正文的形式出现，是医经注释的早期形式。如《灵枢·小针解》中有一段文字，就是用来注释《灵枢·九针十二原》相关内容的。《素问·离合真邪论》和《素问·针解》中，也有注释《灵枢·九针十二原》的内容。

张志聪继承了引经入注的方法。其实，利用《内经》的经文来注解，本身就是用求内证的方法来提供佐证，从而提高了注释的说服力。张志聪以经释经，有时全用经文，不加己见。如《素问·宝命全形论》曰："天有阴阳，人有十二节。"注曰："'邪客'曰'岁有十二月，人有十二节'。'生气通天论'曰'夫自古通天者，生之本，本于阴阳，天地之间，六合之内，其气九州，九窍，五脏，十二节，皆通乎天气。'"（《素问·生气通天论》）

更多情况下，张志聪既引用经文，又阐述自己的观点。如《素问·异法方宜论》曰："故东方之域，天地之所始生也，鱼盐之地，海滨傍水，其民食鱼而嗜咸，皆安其处，美其食，鱼者使人热中，盐者胜血，故其民皆黑色疏理，其病皆为痈疡。”张志聪首先对经文进行串讲，然后引《内经》来解释为何东方之民“皆黑色疏理”及患病“皆为痈疡”。其注曰：“地不满东南，故多傍水，海滨之地，利于鱼盐，傍水，故民多食鱼，近海，故嗜咸，得鱼盐之利，故居安食美也。鱼性属火，故使人热中，心主血脉，故咸胜血也。嗜咸，故色黑血弱。致肉理空疏也。‘五脏生成’曰：‘多食咸则脉凝泣而色变。’《灵枢经》曰：‘饮食不节，阴气不足，阳气有余，荣气不行，乃发为痈。’”其不同的引文注释环环相扣，颇利于阐发经义。可见，张志聪对经文的理解是十分老道的。

《素问集注》《灵枢集注》不但互相以经释经，而且各自有各篇内容的相互引注，也有引用《伤寒论》《金匮要略》等书原文进行注释的。如对《素问·骨空论》“黄帝问曰：余闻风者百病之始也，以针治之奈何”一条，即引《灵枢·骨度》文注曰：“先度其骨节之大小、广狭而脉度定矣”，用以说明取刺骨空的方法。对《灵枢·营卫生会》“营出中焦，卫气出于下焦”一条，引《灵枢·决气》经文注曰：“上焦开发，宣五谷味，熏肤、充身、泽毛，若雾露之溉，是谓气。”并且引“痈疽”篇经文进行扩展说明：“肠胃受谷，上焦出气以温分肉而养骨节，通腠理，中焦出气如露，上注溪谷而渗孙脉，津液和调，变化而赤为血。血和则孙脉先满溢，乃注于络脉皆盈，乃注于经脉。阴阳已张，因息乃行，行有经纪，周有道理，与天合同，不得休止”（《黄帝内经灵枢集注》）。对《素问·生气通天论》“因于暑，汗出喘喝”一条，引《伤寒论》之文注曰：“病常自汗出者，此卫气不和也。复发其汗，荣卫和则愈。故因于暑而汗出者，暑伤阳而卫气不和也。汗出而散者，得荣卫和而汗出乃解也。”对《素问·生气通天论》“阳气者，烦劳则张，精绝”一条，引《金匮要略》之文注云：“劳之为病，其脉大，手足烦，春夏剧，秋冬瘥，阴寒精自出，酸削不能行。盖阴阳之要，阳密乃固。烦劳则阳气外张，阴不得阳之温固，则精自出而绝于内矣。”其引文注释颇觉妥当。《灵枢集注》，也不乏引用《伤寒论》《金匮要略》等书原文作注之处。如此相互引证、注释，既可发明经义，又可使学者引申触类，起到弘扬经典的作用。

《金匮要略注》所引用的经书，有《素问》《灵枢》《难经》《神农本草经》《伤寒论》等，而以《内经》《伤寒论》为最多。其引文形式有大段引用者，有简要节录者，也有汇集《内经》《伤寒论》等经典原文于一处者，并结合自己的体会，总以阐发经文奥义为本。如关于胸痹的发病机制，张志聪在“阳微阴弦”条注云：“极者，六极之所谓精极血极也。盖肾主藏精，入心化赤而为血，精血极，故脉虚。阳生于阴，故阳微阴弦也。经曰：所谓胸痛少气者，水气在脏腑也。水者，阴气也。阴气在中，故胸痛少气也（《素问·脉解》）。盖肾为水脏而阳生于阴，阳气虚则阴寒之气反上逆于胸膈而为痛也。”并在瓜蒌薤白白酒汤条引《伤寒论·平脉法》之文曰：“经言：‘肾气微，少精血，奔气迫促，上入胸膈’。盖肾为水脏而主藏精，精阳气虚则水寒之气反上逆于胸膈……”强调了肾脏功能失调在胸痹发病中的重要作用。

（二）维护旧论，汇节分章

张志聪师事张遂辰，因而在《伤寒论》研究方面，受其师“维护旧论”观点影响颇大。张志聪不仅在早年著《伤寒论宗印》时持此观点，其晚年再著《伤寒论集注》时，仍强调这一点。

其在《伤寒论宗印》中云："本经章句，向循条则，自为节目。细玩章法，连贯井然，实有次第，信非断简残篇，叔和之所编次也。"在《伤寒论集注》中也指出："成氏之后，注释本论，皆散叙平铺，失其纲领旨趣，至今不得其门，视为断简残篇，辄取条裂节割。然就原文而汇节分章，理明义尽，至今不移，非神游仲景之堂，不易得也。"而在《侣山堂类辩》也说："世传《伤寒论》乃断简残篇，借王叔和编次。聿稽仲景生于东汉，叔和西晋时人，相去止百余岁，不遭秦火之劫，莫为断残乎?""若学者熟读全书，细心体会，其中义理，如神龙出没，首尾相顾，一字一句，条分缕析，鳞甲森然，得其蕴奥，自有精华滋味，非比尘垢糠"。

其采用汇节分章的方法，就是在《伤寒论》原条文顺序的基础上，共分为100章，每一章中又包括一至数条，每章中都用数语概括这些条文的中心内容。如"太阳第一篇"1～81条，分作21章；"太阳第二篇"82～178条分作10章；"阳明篇"179～262条，分作20章；"少阳篇"263～272条，分作10章；"太阴篇"273～280条，分作8章；"少阴篇"281～325条，分作11章；"厥阴篇"326～381条，分作8章；"霍乱篇"382～391条，分作9章；"阴阳易差后劳复篇"392～398条，分作3章。其目的是："拈其总纲，明其大旨，所以分章也。章义既明，然后节解句释，阐幽发微，并无晦滞不明之弊。"(《伤寒论集注·凡例》)为说明王叔和整理之《伤寒论》并非断残错简提出了有力论据。另外，这样把《伤寒论》的398条，按主题归纳成章节进行分析，也方便学习和掌握。

张志聪研究《伤寒论》三阴三阳的辨证方法，认为应当从仲景撰论之原文入手。其曰："注解本论，必明仲景撰论之原，方为有本。其序有'撰用《素问》《九卷》《八十一难》《阴阳大论》《胎胪》《药录》'之说……《阴阳大论》者，《素问》中大论七篇，皆论五运六气，司天在泉，阴阳上下，寒热胜复之理""本论太阳、阳明、少阳，三阳也；太阴、少阴、厥阴，三阴也。三阳三阴谓之六气，天有此六气，人亦有此六气，无病则六气运行，上合于天。外感风寒，则以邪伤正，始则气与气相感，继则从气而入于经，世医不明经气，言太阳便曰膀胱，言阳明便曰胃，言少阳便曰胆，迹其有形，亡乎无形，从其小者，失其大者，奚可哉"。(《伤寒论集注·凡例》)

汇节分章的方法，在《金匮要略注》中亦有体现，主要表现在两个方面：一是张志聪对全书整体编排上的认识。其在《金匮要略》"妇人阴吹"条注中言："按本经虽曰《要略》，而章旨次序，法则井然，如首篇先论脏腑气血、声色呼吸、四时色脉、表里阴阳、邪正虚实、生死各法，次论痉湿暍病太阳之气，次论百合狐惑病通体之经，次论疟病经气之兼证，至于各篇之汇编，章法之先后，又各有意义焉。"可知张志聪认为，从《金匮要略》全书角度，来阐明仲景著《金匮要略》本身，就是有章有法、结构分明的。再就是其对每篇具体内容的认识。其运用体例多为："以上数章（节）论……"或"以上总论……""以下分论……"等。借此以达到其所谓"拈其总纲，明其大旨……章义既明，然后节解句释，并无晦滞不明之弊"的效果。在《金匮要略注》第一篇中，张志聪首先将第1、2条分为"此章论病情""此章论病因"两章，其后又于"师曰：吸而微数……"条注云："经曰：观其色，察其目，知其散复；一其形，听其动静，知其邪正。又曰：善诊者，察色按脉，先别阴阳。审清浊而知部分，视喘息听声音而知所苦，观权衡规矩而知病所生，按尺寸，观浮沉滑涩而知病所生无过，以诊则不失矣。是以先察色观目，听声音，候喘息呼吸，而后始论其脉矣。”这是引经文而将原文第3~6条及论脉的第7条从诊断角度汇为一章，因而使条文的意义和它们之间的联系更加彰显。

张志聪在汇节分章的同时，并没有将《金匮要略》各篇之间孤立起来，对其内容亦多前后联系，如在“呕吐哕下利病”篇的“夫呕家有吐脓，不可治呕，脓尽自愈”条注中，就结合“水气病”篇黄汗有致吐脓者、“奔豚病”篇有吐脓者等来论述，显示了《金匮要略》理论的前后联系和一致性。

（三）平铺直叙，详略得当

张志聪所注的医学著作围绕着经文平铺直叙，无华丽之辞藻，多质朴之文句。其在《金匮要略注·凡例》中云：“经名要略，盖以要而不烦，檃括大略，故辞气类多简约，而字义复极渊深，余惟探讨理文，不以藻饰章句。”

张志聪对经文以朴素的文笔进行注释，更是以求实的态度进行处理。如其在《金匮要略注·凡例》中说：“格外标题（指眉批）乃本文未罄余意，或与注内微有不同，姑两存之，以备参考。”其注中也确有此类内容，如第十一篇“肺死脏，浮之虚，按之弱，如葱叶，下无根者死”条注云：“肺死脏者，肺死而真脏之脉现也；浮之虚者，如羽毛之中人肤也；按之弱，如葱叶者，虚大而空，非若榆荚之厌厌聂聂也。脏气者，必借胃气而至于手太阴，下无根者，胃气绝也。”其后又有双行小注云：“五脏者，独肺脏曰下无根，盖肺主周身之气而气发原于肾，故曰肾为本，肺为末。下无根者，根气绝于下也。此解亦通，姑两存之，以备参考。”此条说明，用“脉以胃气为本”“肺主气而气发原于肾”“肾为本，肺为末”均可解释本条，孰为正确，张志聪便两说并存，不妄加断定。另外，本书“凡例”还言：“杂疗诸方，亦仲祖于玉函经内辑其切要者，取意大有微妙，未及诠注，姑俟后贤参之。”即张志聪认为，杂疗诸方乃仲景之方，且各有意义，示人有研讨之必要，而自己不加妄注，这是其求实思想的又一体现。

又如在《本草崇原·序》中说：“词古义深，难于窥测，后人纂集药性，不明《本经》，但言某药治某病，某病须某药，不探其原，只言其治。”因此，张志聪诠释《神农本草经》，阐明药性，端本五运六气之理，解释详备。其注文中有小字注和大字注之分。小字注文内容主要是药品的别名、产地、形态、品质、真伪等，其中多有考证和发挥，更详细论述了易混药物的形态及真伪的辨别。大字注文主要内容为阐发《神农本草经》药物的性味、功能、主治等，便于读者理解《神农本草经》原文。

张志聪所注除了具有平铺直叙的特点，往往根据内容的需要，或简或繁。有时一段注文俨然一篇论文，有时却寥寥数语，画龙点睛。

如《素问·八正神明论》中“故曰：天忌不可不知也”仅仅9个字，张志聪却运用九宫八风的理论详细地加以阐释。其曰：“天忌者，谓太一徙居中宫，乃天道所当避忌之日。太一，北极也，斗杓所指之辰，谓之月建，即气令所主之方。如冬至四十六日，月建在北，太一居叶蛰之宫，叶蛰，坎宫也；立春四十六日居天留，天留，艮宫也；春分四十六日居仓门，仓门，震宫也；立夏四十五日居阴洛，阴洛，巽宫也；夏至四十六日居天宫，天宫，离宫也；立秋四十六日居玄委，玄委，坤宫也；秋分四十六日居仓果，仓果，兑宫也；立冬，四十五日居新洛，新洛，乾宫也；

明日复居叶蛰之宫，曰冬至矣，此太一一岁所居之宫也。又太一日游，以冬至之日，居叶蛰之宫，数所在日，从一处至九，日复反于一，常如是无已，终而复始。太一移日，天必应之以风雨，以其日风雨则吉，岁美民安少病矣。移日者，始移宫之第一日也。如太一徙立于中宫，乃朝八风以占吉凶，其日大禁者也；徙入中宫日者，乃九日中之第五日也，其日风从南方来，名曰大弱风，其伤人也，内含于心，外在于脉气主热；风从西南方来，名曰谋风，其伤人也，内舍于脾，外在于肌，其气主为弱；风从西方来，名曰刚风，其伤人也，内舍于肺，外在于皮肤，其气主为燥；风从西北方来，名曰折风，其伤人也，内舍于小肠，外在于手太阳脉，脉绝则溢，脉闭则结不通，善暴死；风从北方来，名曰大刚风，其伤人也，内含于肾，外在于骨与肩背之膂筋，其气主为寒也；风从东北方来，名曰凶风，其伤人也，内舍于大肠，外在于两胁腋骨，下及肢节；风从东方来，名曰婴儿风，其伤人也，内含于肝，外在于筋纽，其气主为身湿；风从东南方来，名曰弱风，其伤人也，内舍于胃，外在肌肉，其气主体重。此八风皆从其虚之乡来，乃能患者，三虚相抟，则为暴病猝死，两实一虚，病则为淋露寒热，犯其雨湿之地则为痿，故曰大禁。太一所在之日，是为天忌，言太一所在中宫之日，大宜避忌，此天时之不可不知也。又身形之应九野，左足应立春，其日戊寅己丑，左胁应春分，其日乙卯；左手应立夏，其日戊辰己巳：膺喉头首应夏至，其日丙午；右手应立秋”。(《素问集注·人正神明论篇第二十六》)由此可以看出，天体运行的变化对人体生理病理有显著的影响，为医者必须知晓“天忌”，方能准确识病和治病。

又如《素问·逆调论》中“帝曰：人有逆气，不得卧而息有音者；有不得卧而息无音者；有起居如故而息有音者；有得卧，行而喘者；有不得卧，不能行而喘者；有不得卧，卧而喘者，皆何脏使然？愿闻其故。”张注仅用“此论经气上下之不调也。经气生于脏腑，故曰何脏使然”(《素问集注·逆调论篇第三十四》)。短短几句加以注释，可谓言简意赅。

（四）拾缺补漏，阐扬经旨

1. 暗驳前注

每当遇到不敢苟同的前贤之注，张志聪往往将其悄然加以改正。如《素问·玉版论要》云：“神转不回，回则不转，乃失其机。”王冰注曰：“夫木衰则火王，火衰则土王，土衰则金王，金衰则水王，水衰则木王，终而复始循环，此之谓神转不回也。若木衰水王，水衰金王，金衰土王，土衰火王，火衰木王，此之谓回而不转也。然反天常轨，生之何有耶！”(《素问集注·汤液醪醴论篇第十四》)王注以母病及子释“神转不回”，又以子病犯母释“回则不转”，将此句置于病理状态下加以诠释。然而，“神转不回”是指正常的生理机制，而“回则不转”才是病理状态。张志聪认识到这一点，故而注曰：“此篇论脉因度数出入五脏之气，相生而传，一以贯通，外内环转，如逆回则为病矣。”又云：“神者，五脏血脉之神气也。盖脾为孤脏，中央土，以灌四旁，五脏受气转而不回者也。如逆传其所胜，是回则不转，乃失其相生旋转之机矣，故曰五脏相通，移皆有次，五脏有病，则各传其所胜。”显然，张志聪认为所谓“神转不回”，是指生理状态下五脏之间按照相生的次序依次相助；所谓“回则不转”，是指病理状态下五脏之间按照相乘的规律依次相害。同时，张志聪还强调了脾胃正常的生理功能是维持五脏之间“神转不回”的可靠保证。

2. 补正古人

对于前人注释不太完备的地方，张志聪往往是在前人的基础上加以补正。如《素问·脏气法时论》："肺病者，喘咳逆气，肩背痛，汗出，尻阴股膝髀足皆痛。虚则少气不能报息，耳聋嗌干。"对这段经文的理解，马莳与张景岳皆从王冰"肺受实邪，母病及子"之说。而张志聪认为这样解释并不全面，并且与"虚则少气不能报息，耳聋嗌干"（《素问·脏气法时论》）的肺肾气虚相抵牾，故一开始就责之于肺肾两脏。其曰："此言肺肾之经气相通也。夫肺主气而发原于肾，肾为本，肺为末，母子之经气相通，是以足少阴之脉，其直者，从肾上贯膈，入肺中，循喉咙，挟舌本，病则气逆，故喘咳也。肺俞气在肩背，气逆于上则肩背痛而汗出，逆于下则尻阴股膝皆痛也。肾为生气之源，肺主周身之气以司呼吸，生气衰于下，不能报息于上耳。肾气衰则耳聋，金水之气不足则嗌干也。"（《素问集注·脏气法时论篇第二十二》）

3. 注释详明

历代《内经》注家的注文中，有许多内容过于笼统，论述不明。而张志聪却进行了具体详细的阐述。如《素问·玉版论要》："脉孤为消气，虚泄为夺血。孤为逆，虚为从。"对此句的解释，王冰求之以表里，张景岳、马莳证之以阴阳。皆寥寥数语，难求其详。惟张志聪深入细致，引经据典地详加注释。其曰："此言神转不回者，五脏之神气也。盖血随气行，神气虚消，则脉不能至于手太阴而脉孤弱矣。此太阴阳明之生气渐消，乃危殆之逆证也。如经虚下泄，此为夺血，非生气消灭，故为从。"又引《伤寒论·辨脉篇》注之"曰：趺阳脉浮而涩。故知脾气不足，胃气虚也。又曰：趺阳脉不出，脾不上下。身冷肤硬。此脾胃之气虚消，而脉不能循经外转，致有身冷肤硬之危，所谓逆者此也，又曰：少阴脉反滑而涩者，故知当屎脓也。阳明脉微沉，少阴脉微滑，此为阴实，其人必股内汗出，阴下湿也"（《素问集注·玉版论要篇第十五》）。更引《金匮要略》"曰：少阴脉滑而数者，阴中即生疮，狼牙汤洗之。又曰：胃气下泄，阴吹而正喧，膏发煎导之。此皆虚陷之证，治之即愈，所谓顺者此也。"从注文不难看出，所谓"脉孤为逆"，是指脾胃之生气渐消，故为危险的逆证；所谓"虚泄为从"，是指脾胃气虚，下泄失血。只需补气摄血，即可告安，故为顺证。

4. 突出重点

与前代注家相仿，张志聪是将医籍进行分段注释的。可贵的是，其往往能够从纷繁复杂的文义中，紧紧抓住段落的中心，进行深入浅出的分析，使得注文既贴切文义，又突出重点。如《素问·玉机真脏论》："帝曰：夫子言脾为孤脏，中央土以灌四旁，其太过与不及，其病皆何如？岐伯曰：太过则令人四肢不举；其不及，则令人九窍不通，名曰重强。""重强"一词，王冰无注。马莳则不明文义而强为之注曰："夫脾不和平，固为强矣，而九窍不通，则病邪方盛，名曰重强。"张景岳仅就字面敷衍，曰："重强，不柔和貌，沉重拘强也。"惟张志聪深刻地认识到理解"重强"的关键是"脾气不足"，故紧紧围绕"胃强脾弱"进行注释，浅显易懂，令人一目了然。张志聪说："《经》曰：四肢皆禀气于胃，而不得至经，必因于脾，乃得禀也。脾为湿土主气，湿行太过，故令人四肢不举。《经》曰：五脏不和则九窍不通。脾气不足，则五脏之气，皆不和矣。夫胃为阳土而气强，脾为阴土而气弱，脾弱而不得禀水谷之气，则胃气益

强，故名曰重强。盖言脾气虚而不能为胃行其津液者，胃强脾弱，脏腑之刚柔不和也？”（《素问集注·玉机真脏论篇第十九》）

（五）旁征博引，多方论证

1. 援经典

张志聪在著作中旁征博引，以经释经，充分反映了其饱学的特点。其所引书目有：《素问》《灵枢》《针经》《神农本草经》《金匮玉函经》《金匮要略》《伤寒论》《针灸甲乙经》《易经》《黄庭经》《胎息经》《道书》《山海经》《星书》《孙子兵法》《南华经》《汉书》《礼记》《尚书》《遁甲经》《史记》《尔雅》《白虎通》《宋史》等。

2. 用旧注

如《素问集注》大量地引用旧注，既继承了前人的研究成果，又为自己的观点提供了有力的佐证。如“刺热篇”：“阳并于阴，则阴实而阳虚，阳明虚，则寒栗鼓颔也；巨阳虚，则腰背头项痛。”首先，张志聪阐述了其对本段经文的认识，其曰：“邪与卫气内薄，则三阳之气同并于阴矣。并于阴，则阴实于内而阳虚于外，阳明之气主肌肉，而经脉交于颔下，是以寒栗鼓颔。太阳之气主表，而上升于头，其经脉上会于脑，出于项，下循背膂，故腰背头项俱痛。”（《素问集注·疟论篇第三十五》）然后张志聪又引马莳的注释“阳气陷则阴气胜”加以佐证，使其注释更可信。

3. 评前注

张志聪在著作中不仅借旧注以自资，而且还经常直言不讳地指出前注之未妥，以此来匡谬正误。如《素问·阴阳别论》：“凡持真脉之脏脉者，肝至悬绝急，十八日死。心至悬绝，九日死。肺至悬绝，十二日死。肾至悬绝，七日死。脾至悬绝，四日死。”张志聪注曰：“此审别真脏胃脘之阴阳也。悬绝者，真脏脉悬而绝，无胃气之阳和也。急者，肝死脉，来急益劲，如张弓弦也。曰：“天以六六为节，地以九九制会，计人亦有三百六十五节，以为天地久矣。此气之数也。木生于地，故死于九九之数，肺主天气，绝于六六之期，水火本于先天，故死于生成之数，脾土寄于四季，故绝于四日之周，五脏死期，总合大衍之数。”“按：王氏皆以天地生成之数论之。马氏论天干之五行相克，期间多有不和合。夫脏腑具五行之气，各有阴阳刚柔不同，不必执一而论。”（《素问集注·阴阳别论篇第七》）由此可知，病情变化及预后不能拘于“九九制会”和五行生克的机械推论法，必须根据人体实际情况而论。

4. 参集注

如《素问·疟论》曰：“帝曰：时有间二日，或至数日发，或渴或不渴，其故何也？岐伯曰：其间日者，邪气与卫气客于六腑，而有时相失，不能相得，故休数日乃作也。”首先，张志聪认为间二日和间数日疟疾的产生，是由于六腑之膜原与卫气相距较远的缘故。其曰：“六腑者，谓六腑之膜原也，六腑之膜原者，连于肠胃之脂膜也。相失者，与卫气相遇也。盖六腑之膜原，其道更远，气有所不到，故有时相失，不能相得其邪，故或间二日或数日乃作也。”然后张志聪又引同学倪冲之及张介宾的观点来加以补充。倪冲之曰：“脏之膜原而间日发者，乃胸中之膈膜，其道近六腑之膜原，更下而远，故有间二日或至于数日也。”张介宾曰：“按本经言疟之间二日及数日发者，以邪气深客于六腑之间，时与卫气相失，其理甚明。”接着张志聪又批判了朱丹溪的观点。其曰：“丹溪以作于子午卯酉日者，为少阴疟；作于寅申巳亥日者，为厥阴疟；作于辰戌丑未日者，为太阴疟，此不过以六气司天之义为言，然子午虽曰少阴，而卯酉则阳明矣，巳亥虽曰厥阴，而寅申则少阳矣。丑未虽曰太阴，而辰戌则大阳矣，如三日作者，犹可借此为言，若四五日者，又将何以辨之？殊属牵强，倘按此施治，未必无误，学者不可执以为训。”最后又引马莳之论以佐证，马莳曰：“本经言间日数日发者，邪与卫气不相值，何丹溪乃以为三日一发者，受病一年半；间日一发者，受病半年；一日一发者，受病一年，不知何据为？”（《素问集注·疟论篇第三十五》）一段经文经过如此反复、集注式地论证，含义已明，可谓说理透彻，印象深刻。

5. 附眉批

眉批是张志聪注书的又一大特色。如《素问·汤液醪醴论》，其在注释之后，又在眉批中说：“上节言病自外而内者，其在外治以针石，其在内治以汤药。此言病从内而外者，以针缪刺其大经，通里之血气而外出于形身，以汤药开外之鬼门而泄里之腐秽，其于外内之法，皆尽之矣。王子芳曰：当知上古之法又非止于针石治外、汤药治内而已。”一方面张志聪将《素问·汤液醪醴论》分成两个部分，分别以精辟的文字加以概括；另一方面，其又借王子芳之口，指出水肿病的治疗方法是多种多样的，提醒人们要以更复杂的眼光来对待水肿病。

（六）发挥《内经》经义

1. 集思广益，发挥经义

张志聪构侣山堂，招同道讨论医学，开集体创作之先河。大家集思广益，张志聪选择并且在每卷的开头将参与整理此卷的同学及门人一一标明。经统计共有同学 16 人，门人 12 人，子 1 人。由此可见，《集注》是集体智慧的结晶。在集体研经方面，张志聪无疑为后世做出了榜样。张志聪在《集注》中经常征集大家的意见，然后择其所长，一方面体现了其实事求是的严谨作风，另一方面又展现了其宽广无私的胸襟。

（1）兼收并蓄，释疑解难

在各部《集注》中，既有张志聪自己的注释，又佐之以他人的见解。如《素问·宝命全形论》曰：“夫盐之味咸者，其气令器津泄；弦绝者，其音嘶败；木敷者，其叶发；病深者，其声哕。人有此三者，是谓坏腑，毒药无治，短针无取，此皆绝皮伤肉，血气争黑。”张志聪注曰：“此言脏腑经络，皆由胃气之所资生，如胃气已败，虽毒药无所用其功，针石无所施其力，欲宝命全形者，当先养其胃气焉。夫盐之味咸者，性本润下，如置之器中，其气上升，令津泄泽于器之上；如弦欲绝者，其音必先嘶败；如木气敷散，其叶蚤发生。此三者，以喻有诸内而形诸外，以比哕之腑坏而后发于音声。夫哕有三因，如因肺气逆而欲复出于胃者，橘皮竹茹汤主之，此哕之逆证也；如哕而腹满，当视其前后，知何部不利，利之而愈者，此哕之实证也；如有此三者之比，而其声哕者，哕之败证也。此因病深而胃腑已坏，虽毒药无可治其内，短针无可取其外，此皆皮毛焦绝，肌肉损伤，而气血争为腐败矣。黑者，腐之色也。”（《素问集注·宝命全形论篇第二十五》）张志聪以“有诸内而形诸外”之理，根据物之自然之性结合人体病变于外的表现，推测内在脏腑病变机制，已将经文之义阐释得几近透彻，但为使经义更明，接着又引用同学及其子的看法："朱永年曰：《金匮要略》云：六腑气绝于外者，手足寒，上气，脚缩，五脏气绝于内者，利不禁，手足不仁。此哕之坏证也。所谓坏腑者，言病深而五脏六腑，血气皮肉，俱已败坏。"（眉批：张兆璜曰："气阳味阴，味下气升，气本于味，病本于根。'五变论'曰：木之蚤花先生叶者，过春霜烈风则花落而叶坠。"）如此，则更觉透彻。

（2）师生问答，畅发经义

此即通过师生问难的方式，来营造集思广益的氛围。如《素问·热论》曰："诸生复问曰：是伤寒之邪，止病在足经，而不病手经耶？曰：六脏六腑，配合十二经脉，十二经脉以应三阴三阳之气，然阴阳之气，皆从下而生，自内而外，故《灵枢经》云：六腑皆出于足之三阳，上合于手者也。是以本经以三阴三阳之气，始应足之六经，足之六经，复上与手经相合。"由张志聪的回答可知，伤寒之邪不仅患者之足经病，而且还通过经气间的影响，导致手经发生病变。

2. 以易析医，明晰经义

中医学的理论内核，是以直觉的意象及其整体观念为思维方法的哲学思辨而来。因此，整个医学体系无不体现出自然哲学的神采。《内经》与《周易》的结合几乎是水乳交融，浑然一体。所以，运用《周易》来为注释服务，阐发经义，理所当然地成为《集注》的又一大亮点。如《素问·阴阳应象大论》曰："寒极生热，热极生寒。"张志聪注："阴寒阳热乃阴阳之正气，寒极生热，阴变为阳也，热极生寒，阳变为阴也。邵子曰：动之始则阳生，动之极则阴生，静之始则柔生，静之极则刚生。此《周易》老变而少不变之义。故阴阳之理，极则变生，人之病亦然。如热甚则发寒，寒甚则反热。治病之道亦然，如久服苦寒之味则反化火矣。"（《素问集注·阴阳应象大论篇第五》）

《周易》以变为占，故以老阳数"九"作为卦中阳爻的标志，以老阴数"六"作为卦中阴爻的标志。老阳少阳之数在本卦中皆以卦画"—"表示，老阴少阴之数皆以卦画"--"表示。在变卦中，老阳卦画由阳"—"变阴"--"，老阴卦画由阴"--"变阳"—"，其余少阴少阳不变。这就是"老变少不变"，实际就是阴阳变化规律的反应。张志聪不愧为深解易理且能将其阴阳变化之理完美解释《内经》经义者，其注文颇平易，读后颇觉合理而易于理解。

（七）阐发《伤寒论》思想

1. 维护《伤寒》旧论

张志聪认为《伤寒论》原书的六经编次条理贯通，并不存在错简的问题。如《伤寒论宗印·凡例》曰："本经章句，向循条则，自为节目。细玩章法，连贯井然，实有次第，信非断简残篇，叔和之所编次也。今于经中文义连类者，首加一圈，以为总章，庶经旨序明，学者便于检阅。"所谓按"经中文义连类者"分章，即后世所称之"汇节分章"，总共将《伤寒论》398 条分作 100 章，此为张志聪所创。分章的方法："或合数节为一章，或合十余节为一章，拈其总纲，明其大旨，所以分章也。章义既明，然而节解句释，阐幽发微，并无晦滞不明之弊。"（《伤寒论集注·凡例》）张志聪这样做，用来说明《伤寒论》398 条，使条文前后连贯，逻辑严密，实为"维护旧论派"提出了有力的证据。

2. 提倡六经气化

张志聪基于《内经》天人相应理论和标本中气的气化学说，阐释《伤寒论》的六经病。张志聪认为运气学说是《伤寒论》的重要理论依据，仲景自序之所以撰用《阴阳大论》，是由于"天有六气，地有五行，人秉天地之气而生，兼有此五行六气"，而且人身之气与自然之气也息息相关；"人之阳气，应天气之在外，五脏五行，应五运之在中，升降出入，环转无端，若为风所伤，始见外内浅深之病"（《侣山堂类辩·〈伤寒论〉编次辩》）。因此，张志聪认为此即仲景把运气学说作为其立论之本的原因，故研究《伤寒论》必须深究五运六气，方可得其要义。

张志聪指出，太阳、阳明、少阳，三阳也；太阴、少阴、厥阴，三阴也；三阴三阳谓之六气，天有此六气；人亦有此六气，无病则六气运行，上合于天；人身六气，内生于脏腑，外布于体表，而后各循其经，分主有关皮部。六气在皮部的分布：太阳在背、阳明在胸、少阳在胁、太阴在腹、少阴在脐下、厥阴在季胁少腹之际。三阴三阳之气运行于各分部皮肤、肌腠之间。三阳之气与三阴之气，它们的分布虽有内外之异，但彼此又有上下相贯、表里相通、相互转化的关系。张志聪指出"三阴三阳有出有入，有离有合，不知阴阳之经常变易，不可与论伤寒矣"。可知三阳在外，三阴在内，但由于有阴阳之气的离合出入，使三阳之气由外入内而内有阴阳，并使三阴之气由内出外而外有阴阳。其具体情况为"三阳在外，太阳主天气而常行于地中；阳明主阖而居中土；少阳主枢而内行于三焦，此三阳在内而内有阴阳也。三阴在内，太阴为开而主皮肤之肉理；少阴为枢而外浮于肤表；厥阴为阴中之少阳而通会于肌腠，此三阴在外而外有阴阳也"。其所谓"太阳主天气而常行于地中"，实质上是说太阳之气既行于三阳之表，亦入于五脏之里。基于上述认识，张志聪从三阴三阳六经气化认识伤寒，其说："外感风寒，则以邪伤正，始则气与气相感，继则从气而入于经，世医不明经气，言太阳便曰膀胱，言阳明便曰胃，言少阳便曰胆，迹其有形，亡乎无形，从其小者，失其大者。"（《伤寒论集注·凡例》）由此可见，张志聪认为三阴三阳病多为六经气化为病，而并非经络本身病变。

3. 反对"三纲鼎立"

"三纲鼎立"，即风伤卫、寒伤营、风寒两伤营卫，历代研究《伤寒论》的学术观点之一。张志聪对"三纲鼎立"说颇为反对。其认为，人身形层原有次序，凡风寒伤人，多由表及里，由浅入深，先卫后荣，先气后血，何尝是风必伤卫，寒必伤营，伤寒、中风脉象或紧或缓，本来也无严格界限。伤寒恶寒，中风恶风也非必然。这种认识与临床相符，确有见地。

张志聪虽然肯定《伤寒论》为仲景所著，且维护旧论，但对"三纲鼎立"说大持异议。如"风则伤卫，寒则伤营"，张志聪认为以此观点来解释所有风寒之论，有违仲景原意。因此，张志聪从病机、脉证及治疗等方面进行分析辩解。在病机方面，其谓："若夫天之风寒伤人气血，或中于阴，或中于阳，无有恒常者也。人之皮毛、肌腠，气分为阳，血分为阴，营行脉中，卫行脉外。风雨寒暑之中人也，始于皮肤。皮肤缓则腠理开，开则邪从毛发入，入则抵深，深则毛发立，毛发立则淅然，故皮肤痛。留而不去，则传舍于络脉。是风寒之邪，皆始伤皮毛之气分，留而不去，而后传舍于经荣者。"（《侣山堂类辩·风伤卫寒伤荣辩》）又云："虚邪之中人也，洒淅动形，起毫毛而发腠理。须知风寒皆为外邪，先客皮毛，后入肌腠，留而不去，则入于经，留而不去，则入于腑，非必风伤卫而寒伤荣也。”说明人身形层原有次序，故风寒伤人，多由表及里，由浅入深，先卫后荣，先气后血，何必一定是风必伤卫，寒必伤荣。

在脉象方面，有医家谓：“脉缓为中风，脉紧为伤寒。”张志聪却认为，风寒脉证多错杂互见，而仲景之于伤寒、伤风，本无严格界限。其谓：“夫脉缓为风，何以‘太阳篇’云伤寒脉浮缓（第39条）？‘阳明’‘太阴’篇云伤寒脉浮而缓（第192、278条）？脉紧为寒，何以‘太阳篇’云脉紧者必咽痛（第144条）？‘阳明篇’云脉浮而紧者必潮热（第206条）？”针对上述一系列设问，张志聪指出：“须知阳邪伤阳，阴邪伤阴，正邪同类，两不相持，其脉则缓；寒邪伤阳，热邪伤阴，邪正阴阳，两阳搏击，其脉则紧，不当拘执中风脉缓，伤寒脉紧。”可见，根据《伤寒论》有关条文分析，脉缓脉紧，只是邪正斗争程度强弱的反应，难以据此作为鉴别风、寒的绝对标志。

4. 新解伤寒传经

伤寒传经日数，一直未明。有些注家依据《素问·热论》“伤寒一日，巨阳受之”的论说，认为《伤寒论》中六经伤寒传经规律是日传一经，依次相传。张志聪没有机械地照搬“日传一经”框框，而是巧妙地引用《内经》来分析。其认为《素问·热论》中的“日传一经”是指人体正气在体内的往复，而《伤寒论》中的传经是病邪之气的传变。据此张志聪提出，在《伤寒论》中：“记日者，言正气也；传经者，言病气也。正气之行，每日相移，邪病之传，一传便止。”这样一来，有关《伤寒论》中上述有矛盾的条文就迎刃而解。即其所谓：“本论有脉静为不传者，有不见阳明、少阳证为不传者，有作再经者，有过经十余日不解者。夫病解，则其行复旧，仍从一而三；不解，则从三而一。”（《伤寒论集注·凡例》）这就是《伤寒论》中六经伤寒传经规律。

针对有些注家提出的伤寒传经、直中之说，张志聪斥之为“妄言”；对于所谓的越经传、误下传，更是直指为“皆系杜撰”。其在《侣山堂类辩》中设“伤寒传经辩”专篇予以讨论。其云：“夫邪之中人，必先始于皮毛。故凡伤于寒，则为病热，是天之寒邪，病太阳之阳气，得阳气而寒反化热也。（天之寒邪，病寒水之气，同气相感也。）太阳寒水之经脉，上循于头项，故见头项强痛之证，此病气而及于经，非经气之兼病也。如邪留于经，则为桃仁承气之下证，不复再传阳明矣……如邪留于阳明，则见白虎汤之渴证，承气汤之燥证，不复再传少阳矣；如邪留于少阳，则见往来寒热之柴胡汤证，不复再传太阴矣；如邪留于太阴，则见脾家实腹满时痛之腹证，不复再传少阴矣；如邪留于少阴，则见自利而渴之经证，不复再传厥阴矣；如邪留于厥阴，则见下利脓血之热证，不来复于太阳矣……如见少阳证，则为邪留少阳；见少阴证，则为邪留少阴。非病在少阳，而再传太阴；病在少阴，而再传厥阴之理也。”这种观点得到了后世不少注家的赞同。

5. 重视顾护胃气

胃气，通常指胃肠为主的消化功能。张志聪根据《内经》中“五脏六腑，皆禀胃气”及“有胃气则生，无胃气则死”之说，认为仲景在《伤寒论》中非常重视胃气在外感疾病中的重要作用。其在《伤寒论集注·凡例》中就指出：“本论大旨，谓人以胃气为本，治伤寒者，毋损其胃气。”故提出：“治伤寒者，当以胃气为本。”确实能深悟仲景之旨。后世许多医家在诊治疾病时，也都十分重视胃气，将“保胃气”作为重要的治疗原则之一。

6. 六经统治百病

张志聪是较早提出《伤寒论》中的六经辨证体系适用于临床各科疾病的医家。其在《伤寒论集注·凡例》中说：“夫本论（《伤寒论》）虽论伤寒，而经脉脏腑、阴阳交会之理，凡病皆然，故内科、外科、儿科、女科，本论皆当读也。不明四书者，不可以为儒，不明本论者，不可以为医。”六经辨证是中医最早创立的临床辨证体系，其实质已包含八纲辨证、脏腑辨证等多个中医辨证体系，对包括外感、杂病在内的所有疾病均具有指导意义。

7. 注重病证鉴别

张志聪对《伤寒论》中某些在临证时容易混淆的病证，做了详细的鉴别分析。其在《伤寒论集注·凡例》中专门进行了叙述。

（1）胃按之痛

一般医家都认为是胃中有食积。张志聪认为：“胃为水谷之海，又为仓廪之官。胃果有食，按必不痛，试将饱食之人，按之痛否？惟邪气内结，正气不能从膈出入，按之则痛；又胃无谷神，脏气虚而外浮，按之亦痛。若不审邪正虚实，概谓有食，伤人必多。又按者轻虚平按，若按不得法，加以手力，未有不痛者。”（《伤寒论集注·凡例》）确有道理，此从临床实践中获得。

（2）小便不利

诸家都依据《内经》“膀胱者，州都之官，津液藏焉，气化则能出焉”，解释为属膀胱。张志聪认为：“夫气化则出者，言膀胱津液得太阳阳热之气，化膀胱之寒水，而后能出于皮毛，非津液下出之谓也。盖外出者，津液也；下出者，水道也。《经》云：三焦者，决渎之官，水道出焉。是小便注于膀胱而主于三焦。本论热结膀胱，则以小便通闭而验血证，其余小便通闭俱属三焦。”张志聪之论切合实际，可谓学验俱丰。

（3）身重

张志聪认为，太阴脾主肌肉，土气不和，不能外通肌肉，故身重都属太阴脾土为病。但如身重不能转侧，又属少阳为病。

（4）潮热

张志聪依据无病之人日有潮而不觉，有病之人则随潮而发热，认为这是太阴受邪，湿热外注的表现，故皆为太阴湿土为病。但若日晡所发潮热，则又属阳明病。

（5）谵语

许多注家认为属于阳明，谓当用下法。张志聪认为这是错误的。其谓：“凡谵语乃心主神气内虚，言主于心，非关于胃。胃燥谵语而用承气汤者，乃胃络不能上通于心，胃气清而脉络通之义。”

（6）烦躁

张志聪认为俱属少阴，但仍需分别，因为“病少阴君火之气则烦，病少阴阴寒之气则躁，所谓阳烦出于心，阴躁出于肾”。

（7）热结旁流

一般注家都把热结旁流当作是肠胃燥实的表现而用大小承气汤。张志聪认为并无旁流之说，“若大便旁流，便为肠胃空虚，急宜温补。倘患者初硬后溏，旁流粪水，犹谓内有燥屎而攻下之，必致殒躯”。亦可存一说。

（8）下利脓血

一般注家都谓伤寒转属痢疾。张志聪却认为这是错误的，应属厥阴心包之证。其云：“包络内虚，不能循经脉外行，则气机下陷而便脓血。世医谓伤寒转痢疾者，非也。若下瘀血，又属太阳循经下入之证。”（《伤寒论集注·凡例》）

（八）《金匮要略》与临证结合

1. 以经气辨治杂病

张志聪在注释《金匮要略》时，运用经气之说来辨治杂病。其在《金匮要略注·凡例》中说：“千般疢难，不外气血阴阳，而本经之序编汇纂，悉归本于此理。是以注中多有经气之论，皆条晰先圣微言，非敢蛇足遗诮。”张志聪提出经气学说的依据是，《金匮要略》首篇中所谓的“千般疢难，不越三条：一者经络受邪入脏腑，为内所因；二者四肢九窍，血脉相传，壅塞不通，为外皮肤所中也；三者房室金刃、虫兽所伤，以此详之，病由都尽”。对此条经文张志聪注释道：“经脉内络脏腑，邪入于经则沉以内薄，入脏腑为内所因也。皮肤者，阳气之外舍，而为卫者也。《经》言：苍天之气清净，则志意顺，顺之则阳气固，失之则内闭九窍，外壅肌肉，卫气散解。又四肢为诸阳之本，二者邪中于皮肤肌腠气分之阳，而壅塞于血脉，为外所因。盖不因邪中于阳而中于阴也。以此详而论之，病之因由，不越此三条矣。”（《素问集注·生气通天论篇第三》）从中领悟到发病的原因虽多，但其病机都可归于“经气”所致。

张志聪认为，“盖气者，人之本也”，是指气的重要作用。“四肢百骸，冲溪穴窍，气之游行，无处不到”，是指气运行的部位。气在人体内的活动概括起来主要是上下阴阳交会，并集中体现在肺、脾胃、肾的脏腑功能上，即其所谓“心肺居上，肝肾居下，脾为孤脏而居中”。如上述某一脏出现病变，就必然影响气的运动而致它脏病证。如《金匮要略》“肺痿肺痈咳嗽上气篇”中说：“上气喘而躁者，属肺胀，欲作风水，发汗则愈。”张志聪注：“此论肺病于上而根气不能上通也。上气而喘，无息肩之证者，是肺病而不能外泄也。躁者，肾病也。上不疏则下气遏密，气不通达，躁而不安也，此属肺胀而不能调其气，欲作风水矣。”张志聪通过注解论述了肺肾气机的密切联系。又如《金匮要略》“妇人妊娠篇”中说：“妇人有漏下者；有半产后，因续下血，都不绝者；有妊娠下血者，假令妊娠腹中痛，为胞阻，胶艾汤主之。”张志聪指出：“此论漏下半产下血诸眚，皆缘心肾之气不交也。夫血生于肾而主于心，阴阳水火，上下循环，则血随气转，而无下漏之患。”论述了心肾气机的密切联系。

经络是沟通上下表里、联系脏腑、运行气血的通道，同时也是疾病发生和传变的途径。张志聪将气与经络结合起来作为一种辨证方法，以表达疾病部位的深浅。一般来说，气病在表在外，病位较浅，病情也较轻；经病在里，病位较深，病情较重。这种辨证方法所表达的含义并非看似只是辨病位而已，而是与寒热虚实“八纲”及脏腑等有机地联系起来。

比如对柔痓、刚痓，一般注家都从太阳病有汗、无汗来辨。如清代徐彬《金匮要略论注》云："刚柔之辨最为吃紧，故特首拈无汗反恶寒为刚，有汗而不恶寒者为柔。"张志聪认为，除有汗无汗外，刚痓病在经，故项强而反张；而柔痓病在气，而不涉经，故止项强而无反张，即"柔痓为病在气，刚痓为病在经"。病为经气皆伤，则刚柔并见。其他如痰饮，张志聪也认为"饮在经而病于气也，痰在气而病于经也"。故痰饮为经气交互之病。

2. 注释依据临证

张志聪在注释《金匮要略》时依据临床实际，对某些条文的解释能突破诸家之说，使之更切合临床。如"脏腑经络先后病脉证篇"中，"见肝之病，知肝传脾，当先实脾"句，仲景自注为"此治肝补脾之要妙也，肝虚则用此法，实则不在用之"。一般注家都将此解为治肝法而只可用于肝虚证，决不可用于肝实证。张志聪却认为应是"脾虚用此法，实则不在用之"。说明脾虚是肝病传变的基础，将"肝"字易为"脾"字，比较符合临床实际。因为从内脏病势传变的规律来看，是实则传，虚则不传。若肝虚就不会传脾，故不必要治脾，直接可以治肝。只有在肝脾都虚的情况下，才能补脾。临床上，肝病治脾法只有在以下两种情况下才可使用：一是肝脾俱虚，肝虚出现头目眩晕、失眠多梦、视物模糊等，又出现饮食减少、倦怠无力、便溏等脾虚症状，治疗应该以补肝为主，辅以调脾；另一种情况是肝实脾虚，病初起有胁痛、头昏、胸闷、脉弦等肝实症状，继而又出现饮食减少、腹满乏力、便溏等脾虚症状，治疗应抑肝扶脾，如逍遥散等。由此看来，两者肝可虚可实，但共同点都是"脾虚"。从这一角度来说，张志聪的观点是正确的。

如在"脏腑经络先后病脉证篇"中"师曰：鼻头色青，腹中痛"句，对鼻所主脏，一般都认为是脾，如《灵枢》以鼻为面王，属于脾之外候。《金匮心典》载："鼻头，脾之部。"徐忠可认为"鼻准属脾"。《医宗金鉴》则避而不谈，称"鼻者，明堂也"。而张志聪认为鼻所主脏应是肺，较为符合"肺开窍于鼻"这一理论。

如当归赤小豆散所治的"脓"究竟在何处，根据原文应在眼部。但张志聪认为，此为脓在阳明大肠。其谓："此阳明大肠痈也。管内管外者，肠之外内也。如痈在肠外膜原之间，则热出于皮肤，故痈上之皮热也。此盖病于阳明大肠，故为可治之证。"此说较之李文所谓脓"在喉与阴肛"及尤在泾所谓"脓在肝内"等更切合临床。

如对"肺痿"中"热过于荣"句，诸家皆随文衍义，不知其所。张志聪注解为"风气相搏则热，热则伤荣，气分之邪迫及二经络，故曰过。过字当以热在经络之外看"。此注解说明肺痈是风热之邪在卫未解，进一步向气分演变而成，而其成脓则是"热伤血脉"，说明肺痈的形成要经历由轻到重，由浅入深，由皮毛到气分到血分的发展变化过程，符合临床实际。

3. 论治创制新法

《金匮要略》是论述杂病的专著，不比《伤寒论》那样其治法依据六经辨证而有规律可循。张志聪除用"经气学说"辨证论治外，还针对具体情况进行分析，提出正确的治法，创制许多新的治法，开阔了临床治疗思路。

如张志聪在论述汤剂的作用时说："邪入之有次第，而汤剂之亦有浅深。"如治疗腹满一证，

《金匮要略》有数方，如何运用？张志聪提出“夫外邪入内，必由外之胸胁，内之中膈，而下入于腹胃”。故治疗时，“在外胸胁之间者，宜小柴胡汤以和解之；在内之中膈者，宜大柴胡汤以下之；在下之腹胃者，宜大承气汤泄之”。

如对甘草干姜茯苓白术汤治疗肾着，张志聪认为是“温补中焦之土气，以制化其水脏焉”。说明该方的主要作用在于健脾燥湿。后世尤在泾亦谓“其治法不在温肾以祛寒，而在燠土以胜水”，并为现代教材所采纳。

如“百合病，见于阴者，以阳法救之；见于阳者，以阴法救之。见阳攻阴，复发其汗，此为逆；见阴攻阳，乃复下之，此亦为逆”。由于该条既无症状，又无方药，阴阳究竟所指为何？“攻阳”“攻阴”又是指何而言？很不明确，注家也多有分歧，难以做出定论。张志聪则认为：“夫见于阴者，阴盛而阳虚也，故当以阳法救之，谓当以法救其阳也。若见阴攻阳，更虚其阳矣，乃复下之，又虚其阴，此为逆也。见于阳者，阳盛而阴虚也，故当以阴法救之，谓当以法救其阴也。若见阳攻阴，更虚其阴矣。复发其汗，又虚其阳，此亦为逆。盖言当救其经脉之阴阳，而不可妄施汗吐下也。”张志聪不仅详细发挥了此治法，更明确给出方药：“当以百合地黄为主方。”

值得一提的是，张志聪提出补气可治胸痹的观点。其说：“人参汤亦主之者，补气以资脉也。气盛，则经脉通而胸痹解矣。”为当今临床治疗胸痹又开拓了一个新思路。

（九）以病为本，明理达用

张志聪注释《素问》《灵枢》，一字一理，俱有依据，以病为本，明理达用，俾后人读《素问》而知病之所起，读《灵枢》而识病之所瘳。

1. 法于阴阳，以病为本

阴阳学说这一理论贯穿于《内经》始终，张志聪在阐述阴阳理论的同时，亦明理达用，以病为本。其在“治病必求于本”的注文中说：“本者，本于阴阳也。人之脏腑气血，表里上下，皆本乎阴阳，而外淫之风寒暑湿，四时五行，亦总属阴阳之二气。至于治病之气味，用针之左右，诊别色脉，引越高下，皆不出乎阴阳之理，故曰治病必求于本。”（《素问集注·阴阳应象大论篇第五》）张志聪把阴阳理论与识病治病相联系，并将本注文联系到治病之理：审其汤药之宜用，气之升、味之降、温之补、苦之泄也，注阴阳之义而明诊病治病之理。

2. 通评虚实，辨病之理

张志聪在注《素问·通评虚实论》时，不仅明达其经义，还体现出对虚实病证的辨病之理。如原文曰：“虚实则何如？岐伯曰：气虚者，肺虚也；气逆者，足寒也。非其时则生，当其时则死。”张志聪注中又进一步论述道：“如肺主气，其类金，五行之气先虚于外，而从内作五脏。盖邪从表入里，在外之气，血骨肉先为邪病所虚，是以骨肉滑利，则邪不内侵而里亦实，表气虚则内伤五脏，而里亦虚，此表里之虚实也。如气逆于上，则下虚足寒，此上下之虚实也。如值其生旺之时则生，当其胜克之时则死，此四时之虚实也。盖五脏之气外合于五行之气，岁应于四时，故皆有生旺克胜之气，而各有死生之分。”（《素问集注·通评虚实论篇第二十八》）可见，虚实之辨需根据各种情况加以认真区别，否则，难以把握病情。

（十）脏腑为本，经气相连

张志聪所注《伤寒论》《金匮要略》《侣山堂类辩》《医学要诀》等书，特别注意脏腑的功能及其病变，重视脏腑和疾病的关系，并认为经络是运行气血，沟通脏腑之间相互联系和影响的渠道，通过脏腑经络的功能活动，进一步论述其经气学说的辨证方法。

1. 注重脏腑及其功能联系

（1）脏腑生克制化的整体观

对脏腑之间的相互联系和影响，张志聪多以五行生克制化之理加以注释。如其对《金匮要略》“肺痿肺痈咳嗽上气病篇”中“脉沉者，泽漆汤主之”条注云：“此水令强而土气弱也。土气不升，故脉沉，而沉则为水也。土令不及则水气盛强……盖土令不及则水欲上奔，土气独盛则水中之升阳不发……”说明本病是由于土令不及，土不制水而造成水欲上奔。其后在“大逆上气，咽喉不利者，止逆下气，麦门冬汤主之”条注中云：“此则土气虚而水气大逆于肺也……此肾气上逆于肺，乃子来逆母，故曰大逆也。”这又是以生理上土金水的生克制化关系来论述病理过程中脏腑的相互联系和影响。脏腑之间以五行生克制化相互联系，若有一脏的太过或不及，则将会导致整个脏腑间的生克制化紊乱而发生疾病。

（2）重脏腑气机的上下阴阳交会

张志聪认为人体脏腑间的气机活动主要在于肺、脾胃、肾等脏腑功能活动中所体现出的上、中、下三个环节。肺主气居高而属天，气为肾之所生，肾为水而居下，脾属阴而主地，气之所生者先天，所主者后天，上下先后相互生化。由于气发源于下焦肾，生于中焦脾胃，主于上焦肺，故气的生化途径是由下而中而上，又由上而下，天地之气上下循环，周而复始，既有金水之相生（上下），又有天地相生（上中）、地水相交（中下），由此构成气机的循环运动。此为维持机体正常生理活动的关键。

（3）重疾病与相关脏腑的联系

脏腑功能的改变，形成了不同的疾病，因而也就形成了疾病与特定脏腑之间的关系。张志聪注中体现了这一特点。如其对胸痹的认识，张志聪在瓜蒌薤白半夏汤条注中指出：“此胸痹之兼病于脉也……经脉发源于肾而主心，生于中焦阳明，脉病则胃不和，故不得卧也……加半夏大其火土之气，以解中焦之痹逆焉。”在此又突出了胃的病理改变，这一点是有其重要临床意义的。如秦伯未先生在《谦斋医学讲稿》中指出：“痹者，闭也。所说的胸痹实际上是一个胃寒证，因胃中受寒而胸中阳气郁滞，所以《金匮要略》用通阳法而不用扶阳法，用散寒理气化痰药而不用补药，总的目的在于宣通胃气而不在止痛。”这里将所发病证与脏腑的功能失调而论，说明正确认识疾病与相关脏腑关系的重要性，也是治疗疾病的根本。

2. 以经气学说指导辨证

经气学说，可以指导辨证，在对疾病的分析认识上，有深浅层次的不同，有表里阴阳之别，也有虚实寒热之分，主要表现在气病、经气之兼病入腑干脏等理论。并提出了疾病的发生，或由外邪所伤，或由脏腑功能失调而先病气，后由气而入经，由经而入腑干脏的病理发展趋势。

（1）气病

气主要指脏腑间的气化功能活动，病在气分则影响脏腑间的功能活动而出现气化不及或失调的病理改变。气病有虚实寒热之分，如《金匮要略》“虚劳病篇”中“男子脉虚沉弦，无寒热，短气里急，小便不利，面色白，时目瞑，兼衄，少腹满，此为劳使之然”。张志聪注曰：“此虚在气而不在脉，故无往来之寒热也。膻中者，气之海也。宗气上出于喉咙，以司呼吸。中气虚，故短气，气虚下陷，故里急也。膀胱者，州都之官，气化则出，气虚不化，故小便不利也。”说明气虚则气化不及而出现相应的症状。

（2）经气交互之病

张志聪注中还有多处论及“经气交互之病”。如其在“胸痹心痛短气病篇”说：“师曰：夫脉当取太过不及……”条注云：“此章当兼气兼脉看，盖脉不离乎气，气不离乎脉，是以篇中有病在气者，有病在脉者，有病在气而及于脉者，有病在脉而及于气者，有脉气之兼病者，如胸痹乃病在胸中之气而又有因于脉，心痛乃阴寒在脉而又有因于气焉。”考其注中确实体现了这种认识，如其注瓜蒌薤白半夏汤条曰：“此论胸痹之兼病于脉也。夫胸中之阳气虚而阴脉之脉气乘之，即为胸背痛，阴寒之脉上乘于心则为心痛，胸痹心痛彻背者，气脉皆病也。盖阴弦之脉上乘于心，而胸中乃心主之宫城。胸中之阳气微，故为胸痹而心痛彻背也。”

3. 以经气学说指导立法

依据经气学说辨证，可以确定疾病在气在经、入腑干脏等病变部位，从而为确立治法提供依据。张志聪认为，因邪有在气在经的不同，故邪气亦有不同的出路，当据此而确定不同的治法。正如其在《金匮要略》“百合病篇”百合滑石散条眉批所云：“凡病在气分者，宜发汗利小便。”气病影响脏腑经络的气化功能，故当发汗利小便，气化而邪出病解。故对本方注云：“此章以病于气分而发热，故用散经气以解肌……百合主行皮毛之气。滑石能利水府之瘀，故当小便微利，气化便行而热自解矣。”再如对温病之麻黄加术汤条注云：“此论湿伤气而在表……气病之在表者，又宜五味入口，以养五气，气和津生，汗出乃解。故当用麻黄汤发汗为宜，加白术培土以生津。”这说明气病亦可通过发汗这一治法而解。

但气病并非以发汗利小便作为惟一的治法，补法、吐法等亦是在经气学说指导下确立的。对于入腑干脏，张志聪在注中明确指出：入腑皆为入胃腑而邪有出路，宜下泄之；邪干脏者，邪无出路多死。

总之，张志聪经气学说是从不同的病理部位及邪气的不同出路等角度指导立法。但治法的确立，还应参考中医理法方药理论加以权衡。

（十一）格物用药，司岁备物

1. 穷求物性，格物用药

张志聪在《侣山堂类辩·本草纲领论》中言：“万物各有自然之性。凡病自有当然之理，即物以穷其性，即病以求其理，豁然贯通，则天地所生之万物，人生所患之百病，皆曰一致矣。”

对于用药，张志聪认为，格物用药之理是先圣的用药原则。其在《本草崇原·自序》中曰：“后人纂集药性，不明本经，但言某药治某病，某病需某药，不探其源，只言其治。是药用也，非药性也。知其性而用之，则用之有本，神变无方。袭其性而用之，则用之无本，窒碍难通，故余诠释本经，阐明药性，端本五运六气之理，解释详备。俾上古之言，了如指掌。运气之理，炳如日星，为格物致知，三才合一之道。”在此，张志聪的“格物用药”之理可以概括为“知其性而用之”。

张志聪认为“天地万物，不外五行，其初产也，有东、南、西、北、中之五方；其生育也，有春、夏、秋、冬、长夏之五时，其形有青、赤、黄、白、黑之五色；其气有臊、焦、香、腥、腐之五臭；其质有酸、苦、甘、辛、咸之五味”（《本草崇原·序》）。“天生药物也具五行、五色、五气、五味之理，从而可以研究其性能与功用。在此五运六气理论指导下，“即物以穷其性，即病以求其理”，得其性理，则药物的性用可与病情相符合，使其皆归一致。

根据五行之理，以五色、五味、四气、四时命名药物。如“黄连、白芷、青黛、玄参之类，以色而命名也；甘草、苦参、酸枣、细辛之类，以味而命名也；寒水石、温肭脐、火硝、香薷之类，以气而命名也；夏枯草、款冬花、长春、秋葵之类，以时而命名也”。此外，亦有以形体、功能、形象命名的，如“桑皮、橘核、杏仁、苏子之类，以体而命名也；防风、续断、决明、益智之类，以功能而命名也；钩藤、兜铃、狗脊、乌头之类，以形象而命名也”。命名之义，不胜枚举，以之施治，各有功能。如五气分走五脏，五味逆治五行。同时，还有皮以治皮，如五茄、海桐；节以治骨，如松节、杉节；核以治丸，如荔枝、橘核；子能明目，如决明、青葙；血肉者补血肉，如猪脊、羊肉、鹿角、龟板等。

药物的性能与其生长采摘季节又有密切关系。如“夏枯之草，夏收之术，半夏之生，麸麦之成，皆得火土之气而能化生；秋英之菊，秋鸣之蝉，感金气而能制风；凌冬不凋者，如黄柏、栀子、麦冬，得寒水之气而能清热；先春而发者，如梅花、升麻、柴胡，秉甲木之性而能生升”。

另外，张志聪还根据药物的气味，论述其补泻之性，根据其颜色分辨其走气入血；按照色泽形态探析其分走五脏。以“甘温者，如黄芪、白术、肉苁蓉补；苦寒者，如大黄、甘遂、芫花泻；色赤者，如牡丹、茜草入血；色白者，如桔梗、白芷走气；赤圆者，如枣仁象心；白瓣者，如贝母、百合象肺；紫尺者，如厚朴益脾；香圆者，如枳壳、橘皮入胃；径直青赤者，如泽兰、翟麦走肝；双仁圆小者，如沙蒺藜、五味子补肾。”

张志聪在《金匮要略注》中，还根据基于经气学说的辨证方法，提出气病、经病用药不同的理论。病有在气、在经的不同，而药物亦有气药、经药之分，这也是根据药物之性理推论得之。如在《金匮要略》“痰饮咳嗽病篇”中“假令瘦人脐下有悸，吐涎沫而癫眩，此水也……五苓散主之”条注云：“以下两章论水邪之在气分也……五苓散乃助脾气散水邪之气分药也。”又说：“阳明主经，故主络脉；脾主气，故主肌腠。五苓散皆脾家气分之药，与阳明之生姜、半夏、防己、甘草、枳桔、人参之类各有分别也。”张志聪说明药物虽有经药气药之别，但运用时还应根据药物在方剂中的主次地位及药物之间的协同关系及不同的病情等方面加以综合分析运用。

2. 以五运六气研究药性

张志聪用五运六气之理从事《伤寒论》研究，也以之探讨药物性用，且对于司岁备药十分重视。随着每年气运的不同，药物的质量亦有所差异。其说：“凡物性有寒热、温清、燥润及五色、五味，寒热、温清、燥润以应六气，五色、五味以应五运。是以上古司岁备药，如少阴君火，少阳相火司岁，则备温热之药；太阳寒水司岁，则备阴寒之药；厥阴风木司岁，则备清凉之药；太阴湿土司岁，则备甘润之药；阳明燥金司岁则备辛燥之药。”（《本草崇原·卷上本经上品·黄连》）药物得其主岁之气运，则禀赋充而效力专，故用药应有所选择。

（十二）养生之道，平调阴阳

《内经》提出“调和阴阳”为养生的基本理论。张志聪在此基础上，依据五行的生克关系，将其具体化。其论述道：“太阴之上，湿气治之，而有肺金之燥，燥湿之相济也，是以脾喜燥而肺喜润；阳明之上，燥气治之，而胃合太阴之湿，脏腑雌雄之相配也，是以阳明不从标本，从中见太阴之湿化。阴阳和平，燥湿相合，则饮食消化，津液运行，而肌肉丰厚。”（《素问集注·热论篇第三十一》）如阴阳不和，则能食而瘦。故脾胃阴湿太过，宜燥宜温；阳明燥热已甚，宜苦寒以泄；肺与大肠，病秋金之燥，宜清凉以润；感太阴之湿，宜温热以燥，此平治阴阳燥湿之道。少阴之上，君火主之，而有肾脏之水；太阳之上，寒水主之，而有巨阳之阳。阴阳标本相合，是以水上火下，以成既济；水不上济，则火盛而心悬如病饥；火不下交，则下焦寒而足膝厥冷，当调摄其水火之升降。厥阴之上，风气治之，而有包络之火；少阳之上，火气治之，而有甲木之风。盖木生火，风自火出，风火相生。故火炽者当先平其风木，风烈者宜先息其火炎。

由此可知，只有五脏之间相互协调，才能达到平和之目的。故而张志聪总结出平调阴阳的养生之道。其云：“此阴阳五行，雌雄配合，各有平调之法焉。故善养生者，非惟苛疾不生，更可以延年不老。”

【临证经验】

一、治法中庸不偏

张志聪依据儒家“中庸之道”，强调治病最忌偏执。其谓：“中者不偏，庸者不易，医者以中庸之道存乎衷，则虚者补，实者泻，寒者温，热者凉，自有一定之至理。若偏于温补，偏于凉泻，是非中非庸矣。”

古代名医用药亦往往有偏，如刘完素偏寒凉，李杲偏补土，张子和偏攻下，朱丹溪偏养阴等，这其实与各名医的出身、服务对象、历史背景、社会风气、地理环境等情况不同有关。但后世医家不明其中的学术渊源，就盲目模仿某种学说，未免失之于偏。这样就会出现张志聪所谓的“使患者之宜于温补者，遇温补则生；宜于凉泻者，遇清凉则愈，是病者之侥幸以就医，非医之因证以治病也”现象，即应该用温补的病证遇到温补派的医生就得以好转，而遇到偏于寒凉的医生就会恶化。这样就产生了患者就医时的侥幸性。由于医生的偏颇所造成的危害较大，故张志聪告诫说：“岂可语于不偏不易之至道哉!”（《侣山堂类辩·中庸之道》）

二、因势利导祛邪

祛邪是中医治法中一大原则。体表的毛窍，前后二阴，都是病邪外出的通路，通常用汗法、下法。张志聪引《灵枢》“上焦开发，宣五谷味，熏肤充身泽毛，若雾露之溉”的经文，认为“益气化而汗出溱溱也。夺血者无汗，是血气不足，邪不得从汗解也”。又引《伤寒论》“微则阳气不足，涩则无血，下之则心下痞硬”句，认为这是血气不足又难从下解之故，从而提出“当知邪贼宜攻，而正气又当培养”。但“邪正相持，则为寒热出入，邪负则愈，正北则危”。所谓“汗下之法，犹援兵也。善用兵者，寡可以敌众，弱足以胜强。若不审虚实，不识形势，而妄攻之，反为贼害矣”。因此，张志聪提出，凡病当先去其邪，调其血气，顺其所逆，通其所稽，则阴阳和平，而正气自复。如果只知道补虚，而不清理其病邪，邪气一日不去，则正气一日不复，渐积至久，则成虚脱而不能挽救之证。又常见少年子女，因感外邪，发热咳嗽，或见唾血，或见夜热，治疗时不行清理其邪，以致阴阳破散，血气干枯，有不过数月而死者，有不到一年而死者。因此而称为“百日怯”“周年怯”，岂不可悲！（《侣山堂类辩·邪正虚实辩》）

至于临床如何运用，张志聪强调祛邪宜速，因势利导。其谓：“一薰一莸，十年遗臭，故去邪莫如速也。”外邪初袭人体，邪既轻浅，正又未虚，如果投以发汗解表之方，及早治疗，即可阻断病邪深入，促使疾病很快痊愈。故张志聪说：“汗多亡阳，如表邪盛者，汗之而解，以养阳也。”如病邪积聚在里，当用下法泻去肠中积滞，以为病邪寻求去路，避免邪热灼盛而损伤阴津，故张志聪说：“下多亡阴，如里邪实者，下之而解，以养阴也。”（《侣山堂类辩·汗下论》）

三、平有余补不足

《难经·七十五难》载：“《经》言东方实，西方虚，泻南方，补北方，何谓也？然，金木水火土，当更相平。东方，木也；西方，金也。木欲实，金当平之；火欲实，水当平之；土欲实，木当平之；金欲实，火当平之；水欲实，土当平之。东方者肝也，则知肝实；西方者肺也，则知肺虚。泻南方火，补北方水。南方火，火者木之子也；北方水，水者木之母也，水胜火。子能令母实，母能令子虚，故泻火补水，欲令金不得平木也。《经》曰：不能治其虚，何问其余，此之谓也。”张志聪认为，“上二句乃启下之文，下二句乃承上之辞也”，五行之间既有生，又有克，如发生亢害，即须承制。只有这样，才能保持其相对平衡。正所谓：“是五行之气，皆有亢有制也，奚止东方实，而南方当泻乎？”假如东方实西方虚者，则泻南方而补北方。这说明根据五行理论，肝实肺虚证，可通过泻心补肾的方法进行治疗。因为泻南方，是泻东方之实，是实则泻其子之义；补北方，是补西方之虚，是子能令母实之义。肺主气，司呼吸，而肾为生气之原，故《内经》言肾为本，肺为末。正如荀子所谓“未有子富而父贫者，即此义也”。这样虽然没有直接泻肝补肺，但通过其母子之间的相互关系，以达到平其有余、补其不足的目的，以恢复其正常的生理活动。故张志聪谓此“言五行之气，皆可推而论之。设使西方实东方虚，又当泻北方而补南方矣……参论经义，可分可合，庶为得之。”（《侣山堂类辩·东方实西方虚泻南方补北方》）

四、新病久病异治

病有新、久之分。张志聪引《素问》《灵枢》之论，说明新病久病异治的道理。《素问·脉要精微论》云："徵其脉小，色不夺者，新病也；徵其脉不夺，其色夺者，此久病也；徵其脉与五色俱夺者，此久病也；徵其脉与五色俱不夺者，新病也"。《灵枢·根结》云："形气不足，病气有余，是邪胜也，急泻之；形气有余，病气不足，急补之；形气不足，病气不足，此阴阳俱不足也，不可刺之。刺之则重不足，重不足，则阴阳俱竭，血气皆尽，五脏空虚，筋骨髓枯，老者绝灭，壮者不复矣。形气有余，病气有余，则阴阳俱有余也，当泻其邪，调其虚实。"其认为凡病皆当审其形气色脉，而分别其新久。新病，多宜于清解；久病，多宜于补养。采用有余者泻之，不足者补之之法。

另外，针对另一种情况，还需注意对"标本理论"的运用：即新病为标，旧病为本。旧病多属痼疾，为时已久，与人体气血相混，治疗多缓慢，处理较复杂；新病较急骤，产生于旧病已经气血混乱的基础上，多半由此种缺陷易招致的病。故而张志聪云："然又有病久而重感新病者，又当清解其邪，而调其虚实。若见其病气有余，则以为病久而变剧，仍用久病之法治之，以致中道夭而不终其天年，乃不审新故之过耳。夫血气壮盛者，尚为邪所中，况久病之人，血气虚衰，腠理不密，宁保其不复为邪气之所伤乎？"（《侣山堂类辩·病有新故辩》）

【后世影响】

张志聪构筑侣山堂，聚同学、门人讲学研经、注释经典，一时名声大盛，学者云集。这不但造就了一大批名医，而且还产生了多部流传广泛、影响较大的著作。

一、历代评价

张志聪于《内经》《伤寒论》《神农本草经》颇有心得，率领同学、弟子共同研讨，撰成了颇有影响的众多著作，人们对其评价甚高。如《素问集注·增补凡例》"惟隐庵《集注》，体贴入妙，凡经中章节字句，均解得融会分明，不愧长沙贤裔"。清代王琦也说："观其准古衡今，析疑纠谬，足为后世规矩准绳。"《清史稿》谓："志聪之学，以《素》《灵》《金匮》为归。生平著书，必守经法……"

二、学派传承

张志聪与其师张遂辰、同门张令韶合称"钱塘三张"，该学派师承者还有高世栻、仲学格等医家。该派尊王赞成，认为王叔和的编次，成无已的注释，不仅未曲解仲景之说，其引经析义，实为诸家所不胜；并主张"六经气化说"，且获得了陈修园等医家的赞赏，而被称为清代伤寒研究的三大学派之一——维护旧论派。

张志聪等人强调对《内经》《伤寒论》《金匮要略》《神农本草经》等医学经典正本清源，全面继承，形成了“尊经崇古”的思想特点。

张志聪在自家诊所“侣山堂”开讲医学，并不断扩大规模，广聚同学精英，其门人纷纷探索经典，广开言路，著成了传世之作，如，门人高世栻的《医学真传》，私塾者仲学辂的《本草崇原集说》几乎全都是在讲学之中与同学及门第共同参论探求而成。

在张志聪之后，清朝初期的俞根初，提出六经形层的概念，将经络与脏腑气血肢体紧密地结合在一起，拓宽了六经的内涵；并将气化学说与脏腑经络气血统一起来，归纳为“三化”说，进一步完善了六经气化辨证体系。

三、后世发挥

（一）注释《内经》对后世的影响

其《素问集注》《灵枢集注》成为后人研习《内经》的重要参考书目，《清史稿》评之为：“注《素问》《灵枢》二经，集诸家之说，随文衍义，胜马元台本。”其对清代汪昂著《素问灵枢类纂约注》提供了重要参考。《内经》全注本屡出新见，其观点在近世产生了较为广泛的影响，对中医理论研究有着较大贡献。

（二）六经气化学说对后世的影响

张锡驹著有《伤寒直解》，完全认同张志聪六经气化的理论，甚至除先脉后证外，六经证治的章节安排亦取诸张志聪。清代曹禾《医学读书志》，评价《伤寒论集注》曰：“一扫诸家割裂之非，自有卓识。”唐宗海虽对张志聪过分强调六经气化形气相离的观点提出了批评，但同样强调六经气化与六经所属经络脏腑的关系。陆九芝也推崇张志聪之说，应用气化学说深入阐述了六经病的病变特点和治疗方法。其后，众多医家的论述丰富和发展了伤寒六经气化学说。

现代医家万友生指出，三阴三阳气化理论是《伤寒论》的灵魂，如果离开了它，就会变成僵硬的教条，应把三阴三阳落实在气化理论上才有意义。刘渡舟认为气化学说是伤寒学中一门湛深的理论，它能系统分析六经的生理病理及发病规律而指导临床。戴玉认为六经气化学说明确了形与气的辩证关系，认为气化有生理病理之别，较好地解释了《伤寒论》六经证治的基本规律，为《伤寒论》的理论研究和临床实践做出了贡献。

（三）注释《神农本草经》对后世的影响

《本草崇原》作为一部注释《神农本草经》的药学专著，对于后人研究《本经》原著有着重要的指导作用，是后人阅读《神农本草经》原文，掌握其原则精神的桥梁。此书之后，陈修园著《本草经读》，即师其说；叶天士著《本草经解》，徐灵胎著《神农本草经百种录》，虽各有体悟，但皆以《神农本草经》为纲，即是受张志聪《本草崇原》影响之故。清朝末年仲学辂（字昂庭），以《本草崇原》为纲，附载《本草经读》《本草经解》《医学百种录》并张志聪《侣山堂类辩》、高氏《医学真传》，参酌己意，编成《本草崇原集说》，并以张志聪气化学说讲述、阐明药性，可谓张志聪学说之继承者。近代曹颖甫学宗张志聪，受其气化学说影响，但并不恪守维护旧论之说，惟于张志聪之说药，每申其义而扩充之。

综上所述，张志聪一生勤于医学，并构筑“侣山堂”，招同道、友人、弟子数十人，讲论医学30年，集注经典，开集体创作之先河。其著述颇丰，以经释经等注释经典的方法，不仅为其较好地注释经典、阐发经义奠定了基础，也为后世研读者提供了较好的方法；其对诸家学说能集思广益、兼收并蓄、质疑问难，体现了其宽阔的学术视野，也因此升华提炼了理论；其研究《伤寒论》提倡六经气化、六经统治百病，反对“三纲鼎立”，提出经气学说的辨证方法、以经气辨治杂病、以经气学说指导辨证等，均具有临床价值；其以病为本、明理达用的思路，体现在注释经典时重在明诊病治病之理，具有很好的启发性；其重视脏腑气机的上下阴阳交会、重视疾病与相关脏腑联系的观点，对临床实践具有指导性；其格物用药、司岁备物及穷求物性的思想，对后世理解和应用药物开启了门径。

山东中医药大学　刘桂荣

【参考文献】

[1] 张志聪. 黄帝内经素问集注［M］. 北京：学苑出版社. 2002.

[2] 黄帝内经素问［M］. 北京. 人民卫生出版社. 2005.

[3] 张志聪. 黄帝内经灵枢集注［M］. 北京：学苑出版社. 2006.

[4] 张志聪. 伤寒论集注［M］. 北京. 学苑出版社. 2009.

[5] 张志聪. 伤寒论宗印［M］. 北京. 学苑出版社. 2009.

[6] 张志聪. 本草崇原［M］. 北京. 学苑出版社. 2011.

[7] 阮葵生. 茶余客话［M］. 上海. 上海古籍出版社. 2012.

[8] 尚志钧.《本草崇原》简介［J］. 皖南医学院学报，1984，3（2）：43－48.

[9] 竹箭平. 试论张志聪注译《内经》的特色［J］. 陕西中医，1984，5（10）：29.

[10] 沈敏南.《伤寒论集注》注重气化学说［J］. 中医杂志，1986，12：63.

[11] 沈敏南. 评述张志聪的《伤寒论集注》［J］. 国医论坛，1987，3：47－48.

[12] 司楚银. 张志聪《伤寒论集注》学术思想浅识［J］. 浙江中医学院学报，1993，17（1）：44－45.

[13] 张光霁. 读《侣山堂类辩》看张志聪治学［J］. 浙江中医学院学报，1997，21（2）：25－26.

[14] 郑林，王国辰. 张志聪医学学术思想研究［J］. 天津中医学院学报，2002，21（2）：6－7.

[15] 鲍晓东，郑东升. 试论张志聪注释《内经》的训诂成就［J］. 中国中医基础医学杂志，2003，9（8）：68－70.

[16] 鲍晓东，王晓玮. 试论张志聪注释《内经》的特色与风格［J］. 中国中医基础医学杂志，2003，9（12）：72－75.

[17] 鲍晓东，金莉莉. 试论张志聪《集注》中拾漏补缺的显著特色［J］. 浙江中医学院学报，2004，28（4）：8－9.

[18] 王慧峰，杨巧红，易华. 试论张志聪《本草崇原》的学术成就及其意义［J］. 福建中医药，2004，35（2）：44－45.

[19] 郭双燕. 浅议《侣山堂类辩》［J］. 福建中医学院学报，2005，15（增刊）：165－166.

[20] 吉训超，徐志东，罗菲. 论张志聪《本草崇原》的学术成就及其意义［J］. 云南中医中药杂志，2009，30（8）：73－74.

[21] 冯丽梅，苏润泽. 从《侣山堂类辩》《医学真传》透视侣山堂讲学——兼谈对中医教育的思考［J］. 中医教育，2011，30（4）：69－72.

[22] 相鲁闽. 张志聪及《侣山堂类辩》［J］. 河南中医，2013，33（5）：816.

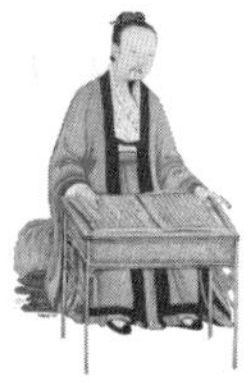

汪　昂

内容提要

汪昂，字讱庵，初名恒，生于明万历四十三年（1615），卒于清康熙三十八年（1699），徽州府休宁县（今安徽省黄山市休宁县）人，明末清初著名医药学家。汪昂一生著述颇丰，所撰《素问灵枢类纂约注》，将《内经》的主要内容撷出，分类注释，简明适用；所撰《本草备要》《医方集解》，由博返约，类聚群分；所撰《汤头歌诀》，通俗易懂，便于记诵。其以功效为主注药释方，为后世所效法。其书中记述和阐发了一些独到的见解，如“人之记性皆在脑中”“胃乃分金之炉”“暑必兼湿”等，可谓一家之言。汪氏医书，特别是《本草备要》《医方集解》《汤头歌诀》，刊行300多年来，风行全国，影响很大。其普及推广医药知识，功在启蒙继承，重在临床实用，是新安医学乃至中医学“医学启蒙”的代表人物，为中医药学术的继承与创新、普及与推广做出了突出贡献。

【概述】

一、生平简介

汪昂，字讱庵，初名恒，晚年乡里尊称其为“浒湾老人”很可能因其晚年曾在赣东许湾书铺街（今江西省抚州市金溪县浒湾镇）从事刻书活动，故有此尊称。生于明万历四十三年（1615），卒于清康熙三十八年（1699），徽州府休宁县（今属安徽省黄山市）人，明末清初著名医家。

汪昂出身于富商家庭，祖居休宁县海阳镇西门，30岁前寓居杭州，“甲申之变”因避战乱而寄居处州府括苍县（今浙江省丽水市），长年在苏杭地区从事刻书出版和医书编撰工作。其少攻制举，业儒宗工，饱览子史经籍，通晓诸子百家，为明末诸生，邑之秀才，长于文学。据《讱庵填词图》记载，汪昂少年时即“以古今文辞知名乡里”，英质异授，后为“一方辞学宗工”，有《讱庵诗文集》若干卷行世。以其文才，仕途进取，清代《休宁县志》称“易如拾芥”，然志书又谓其“淡薄名利，少甘蓬累，终鲜通荣”。

明末时局动荡，明崇祯九年（1637），年方弱冠的汪昂在杭州已设有前店后铺的钓矶楼，曾以“延禧堂”号从事刻书出版工作。明清徽州是我国四大刻书中心之一，家刻坊刻林立，并随着徽商的足迹而流寓各地，汪昂的钓矶楼和延禧堂号很可能就是其家族祖辈创下的产业。1636—1637年，汪昂曾与他人合作重刻并梓行《武学大全》和《武经七书参同》等武学书籍，鼓励文人多读武学书，试图挽晚明社稷于风雨飘摇之中。清顺治元年（1644）明清易祚，史称“甲申之变”。同乡金声（1598—1645），字正希，徽州休宁人，明崇祯元年进士，抗清义士，乃汪昂师友，过从甚密，“切磋商榷，日以为常”。汪昂之学识也为金声所欣赏，其著述中不少医学新知就是金声所提供。

明清朝代更迭，汪昂在此转折关头，与同族寓居杭州的儿科名医汪淇一道，到苏州设立“还读斋”坊刻书铺，继续从事出版活动。所谓“还读斋”，推测是取“还我读书人太平天下”之喻义。此前他在杭州主持刻书过程中广交文友，已网罗了一批明末博学之士从事编刊图籍活动，当时名彦黄周星、许仕俊、金声等都是他曾密切合作的伙伴。其钓矶楼后有书室孝友堂，黄周星和许仕俊等就曾长年住在钓矶楼和孝友堂里编书。在他们所作的诗中就描绘了汪昂邀朋请客的情景，如许诗称其“漫劳门外马车铃”；还有一些文字记载，提到钓矶楼里有一个很大的藏书室，内有数千种珍贵藏书，汪昂在钓矶楼里忙于编辑出版。杭州长期以来就是明朝志士的活动中心，各地受排挤的文人学士多聚集于此，也因此杭州成为书商开拓出版市场的最佳场所。汪昂在主持“还读斋”刻书出版中，仍继续邀请他们一起编辑、校对、写作，合作出书，为这些在朝代更迭中已了无生计、穷困潦倒的博学之士提供生存之道；这些以鬻文为生的博学之士，也以其才学和名声编辑出版了一批批优秀作品。由于汪昂在写作方法上做了深入的思考，在读者定位上“上达宰相，下及妇孺”，并且采用广告、装帧设计等吸引读者的有效方法，所出书籍深受读者好评，获得了极大的成功。据不完全统计，几十年中汪昂及还读斋出版并保存至今的书就有近70种，题材十分广泛，军事武学、讽刺话本、诗词歌赋、卜算、医药、经商、生活类等无不涉及。

明清朝代鼎革之际，汪昂正值“三十而立”的壮年，其未走向“通荣”之途，非不能也，实不为也。他在1683年初刊的《本草备要·凡例》中，宣称该书是受到一本“围棋棋谱”的启发，并自述道：“昂自壮立之年，便弃制举。蹉跎世变，念著书作诗，无当人意，只堪覆瓿，难以垂远。”1694年在《本草备要》重加增订并与《医方集解》合刊出版时，“八十老人讱庵”在《增订本草备要·叙》中再次自述生平道：“少困棘闱，壮谢制举，长甘蓬累，终鲜通荣，经济之文吾无望焉。”寥寥数语曲折地道说了生不逢时、自甘漂泊的人生历程，一个“弃”字和一个“谢”字，也明确地表达出作者在“江山易主”后不愿走仕途的态度。师友金声逝后近40年，他还在《本草备要·木部》辛夷药中，赫然注云：“吾乡金正希先生尝语余曰：人之记性，皆在脑中。”言辞之中对乡贤义士金正希先生充满了崇敬和自豪之情。

汪昂作为读书人，在当时“性命之文无及”“经济之文无望”，心性伦理之学受困，经国济民之途受阻，也就只能游艺于世了。而“诸艺之中，医尤为重”，汪昂的家乡徽州，宋以前称“新安”，宋明时期医学已十分兴盛，新安医学就发源于此。其叔父汪建候即系休邑名医，声闻乡里，汪昂曾亲受教诲，《本草备要》冰片药中也有记载；其师友金声也很热心于医学，曾在京师向西人学习历算之学，接受了西方传教士利玛窦的脑学新说，其“人体论”被认为是中国最早传播西方医学的文章之一。“不为良相，愿为良医”，在士宦不售的特定条件下，汪昂的人生理想、志趣情操逐渐发生了深刻的变化，认为古圣人发明医术，“使物不疵疠，民不夭札，举世之所恃赖，日用之所必需，其功用直与礼、乐、刑、政相为表里”“实有裨生成之大德”。因此，其常言“帖括浮名，雕虫小技，纵邀虚誉，无稗实功，惟医一道，福庇最长”。最终其选择了攻研医药，中年以后开始缩小了自己的研究范围，毕倾全力，晨宵砥砺，精研医理，专攻本草，笃志方书，投身于医学著述。其晚年还以医为本，重新树起“延禧堂”号家刻，八十高龄的耄耋之年仍伏案奋笔，编撰了不少传世名著。在1663—1694年的三十多年时间里，他一直致力于医学书籍的写作、出版，心无旁骛地献身医学。无论其兴趣多么广泛，他的阅读都是为医药服务的，济世救人、为民所用贯穿于其出版活动的始终。在其影响下，其弟汪桓、其子汪瑞、侄女汪惟宠等，均参与其著作的校订。

汪昂博览群书，一生著述不辍，著作颇丰，主要医药著述有《本草备要》（刊于1683年）、《医方集解》（刊于1682年）、《素问灵枢类纂约注》（刊于1689年）、《勿药玄诠》（附于《医方集解》卷末）、《汤头歌诀》（附于《本草备要》卷末）、《经络歌诀》（刊于1694年）等。据《新安医籍考》《汪昂医学全书》等文献记载统计，署名汪昂的医著共有10多种60卷之多，尚有《神农本草》《本草纲目择要》《本草易读》《方症联珠》《续增日用菜物》《药性歌赋》《汤头钱数抉微》《经络图说》《濒湖二十七脉歌》《痘科宝镜全书》等书。后人有将汪昂的著述加以汇编并合刻者，如《脉草经络五种汇编》《本草医方合编五种》《汪讱庵全书》（30卷）、《延禧堂医书》等。诸书问世以后，少则有数十个版本，多则有上百个版本，“风行远近”，流传300多年而不衰。《辞海》评价曰：“颇切实用，流传甚广，对普及医学有所贡献。”

二、著作介绍

汪昂的医学成就与贡献，主要体现在医药著作的编撰上，尤其是本草和方书，内容简明实用，风格浅显晓畅。现将其6部主要医药著作简介如下。

（一）《素问灵枢类纂约注》

《素问灵枢类纂约注》（以下简称《素灵类纂》），是汪昂积30余年之心力分类简注《内经》的专著。全书以《素问》为主，《灵枢》为辅，摘取《内经》经文重新分类合编，列分藏象、经络、病机、脉要、诊候、运气、审治、生死、杂论9类。《内经》是中医基础理论的渊薮，“理至渊深，包举弘博”。汪昂认为，“《素问》《灵枢》各八十一篇，其中病证、脉候、脏腑、经络、针灸、方药错见杂出，读之茫无津涯，难以得其窾会”，又“随问随答，不便观览”，乃参酌王冰、马莳、吴崑诸注，进行合编、分类、注释。据统计引注共151处，居前4位的注家，分别为王冰（60处）、吴崑（29处）、马莳（28处）、张志聪（14处），其他如林亿、全元起、杨上善注文等亦有收录。其对《灵枢》《素问》原文的取舍以“适用而止”为原则，遵循经文原旨，务求语简义明，故谓之“约注”。

（二）《本草备要》

本草学发展到明代已进入鼎盛时期，本草著作内容之丰、观点之新、思想之成熟，都是前代难以媲美的。但诸多鸿篇巨制卷帙浩繁，“舟车之上，携取为艰”。汪昂有感于《本草纲目》“备而未能要”，《药性歌赋》“要而未能备”，故以《本草纲目》《本草经疏》为主，“特裒集诸家本草，由博返约，取适用者凡四百品”，撰成《本草备要》。全书分8卷，卷前篇首为药性总义，对中药基本理论如四气五味、升降浮沉、药物归经、七情畏恶、药物炮制、真伪鉴别等做了简要介绍；根据《历代中药文献精华》和王德群等校注《本草备要》的统计，8卷共载临床常用药物479味，按自然属性分为8部，每卷1部，计草部192味，木部83味，果部31味，谷菜部40味，金石水土部58味，禽兽部25味，鳞介鱼虫部41味，人部9味。每味行文格式分正文（大字）和注文（小字），双行注文夹在正文之中。正文是主要条文，一般按药名、功效、性味、归经、主治、配伍、适应证、禁忌证、产地、形态、优劣鉴别、释名、七情畏恶等依次介绍，间附古方。其中功用主治、性味归经及品质形态、加工炮制等为必备内容，又以药物功效为重点，文字简明扼要。注文引申解释正文，比较详细，多联系实际，药证并解，药性病情互相阐发，尤善于将前人之论结合己见加以阐发，以帮助读者理解正文；引文多引自《本草纲目》《本草经疏》的内容及金元各家学说之精义，大多注明出处，作者自己的见解皆注明“昂按”。

作为启蒙普及读本，“是书之作，不专为医林设”“要令不知医之人读之了然，裨益实用”。通书除了对生僻字、医家和医学术语等做精要详明的注释外，汪昂还发挥自己博学善文的特长，每论一药，少则数十字，多则千余言，“各为杼轴，煅炼成章，使人可以诵读”，任选一药其文均朗朗上口。作者还在正文后以双行小字插排注文，“篇章虽约，词旨详明”。如此编注，知其然又知其所以然，令人耳目一新。由于正文、注文互相穿插，给阅读记忆带来不便，为此他还在“凡例”中特别说明，若正文另誊则“尤便诵读”。另誊出之正文，文辞流畅，音韵和谐，犹如篇篇美文，琅琅上口，易于记诵。为了提高全书的可读性，他还引述了大量医疗案例、人文轶事加以佐证。如用三文钱蛤粉治愈宋徽宗宠妃咳嗽案，三文钱车前子治愈宋代欧阳修暴泻案；在食梨二担治愈消渴，黄精食之“气满而不饥”，白及“肺损者能复生之”，胡桃可除“虚寒喘嗽”，赤小豆“敷一切疮疽”，硫黄“化五金，能干汞”中，也附有生动形象的案例故事。这些故事或选自文献典故，或取自民间传异，或为日常真人真事，有成功的记载也有失败的教训，寓含医理，也有相当高的学术内涵。说故事远比讲道理容易传播，以故事为载体传道解惑，有助于习医者理解应用，对加深药物性能的记忆有很大的帮助。

《本草备要》也存在某些不足，如凡例称“阴阳、升降、浮沉已详于药性总义中，故每药品之下，不加重注”，实则总义之升降浮沉针对的是生理状态，根据的是“顺应时气，以养天和”的四时养生理论，而具体药物治病则对应病气，逆病势而行，针对的是疾病状态，故而具体药物较少论升降浮沉，即有论及如甘菊花、款冬花、苍术、葛根、柴胡之类，亦与总义不尽相符。又如对药材品种、产地、性状、采集的论述，多拘于文献，与实际多有不符。有相当一部分是错误的，如“女贞、冬青，本草作二种，实一物也”（实非一物）；草豆蔻、草果“虽是一物，微有不同”（实非一物）；芍药“赤白各随花色”（实与花色无关）；丁香“有雌雄两种”（实则公丁香为花蕾，母丁香为果实）。但瑕不掩瑜，全书选药适当，切合临床，深入浅出，通俗易懂，编排合理，既完备又精要，是一本值得认真研读的本草名著。

（三）《医方集解》

“方之有解，始于陈无择”，宋代陈无择《三因极一病证方论》、金代成无己《注解伤寒论》，“始将仲景之书先释病情，次明药性”“诠证释方，使观者有所循入”。明代新安医家吴崑撰《医方考》，因病分门列方，文义清疏，词意明畅，然每证不过数方，且“吴氏但一家之言，其于致远钩深，或未彻尽”。汪昂以《内经》经旨为指导，以仲景学说为基础，以《医方考》的编撰体例为范本，“仿陈（成）氏、吴氏之意而扩充之”“裒合诸家，会集众说”，详加训解诠释。全书分21门，计收方865首。其中，正方377首，附方488首（包括有方无名者30首）。末附“急救良方”22首，以应仓促之疾；再附《勿药玄诠》，以知养生防疾之要。该书论方，层次分明，分为21门，一门一法，首载补养之剂，以立养生保健之道；次载发表、涌吐、攻里之剂，取法汗、吐、下三途；复载表里、和解之剂，申明表里同治、和解之法；再列理气、理血之剂，阐述调治气血之法；继以祛风、祛寒、清暑、利湿、润燥、泻火之剂，分治外感六淫之邪；后续除痰、消导、收涩、杀虫之剂，介绍内伤调治之法；终列明目、痈疡、经产之剂，以备专科采择之用。每门之下设有概说，概述本类方剂的基本属性、功用、主治病证及病机大略；概说之下分列本门各方，每方方名之下列出功用与出处，先分析该方的主治病证及其临床表现、病因病机；次述药味组成、剂量、炮制、用法；次述药性归经、方义集解；最后详论附方加减等。在每方“方义集解”中博采众家，引录历代各家学说尤其是著名医家之言，博采众长以详析方理、阐明方义，故名“集解”。“集解”，既有全用古人者，亦有自出心裁者，凡有其自身体会之处，则注明“昂按”，以示己见。

《医方集解》也存在一些明显的失误，如某些方源记载有误，有篡改方名的情况，甚至有些方剂组成任意变更，方剂归类也有不当，个别医方的选录与评按不尽妥当等，阴错阳差的情况是存在的。全书虽难称完备，但理法兼备、体用俱全，编排合理、条理分明，切合临床与教学使用。

（四）《汤头歌诀》

汪昂由博返约地编撰了《医方集解》后，仍觉其中内容过多，“惟恐读者不易掌握”，临床难以施用，“行旅携带不方便”，取常用方剂200余首，按诗韵巧妙构思、反复锤炼，编成七言韵语歌诀，即为《汤头歌诀》。虽只有200余首，然歌不限方，方不限句，“或一方而连汇多方”“间及加减之法”，其加减变化收方则达300首有余。是书一经问世，易诵、易记、易用，众口成诵，风行海内，流传百世。

（五）《经络歌诀》

《灵枢》有经脉一篇，是治证的纲领，无奈其文句参差繁复。汪昂认为“讽诵不易，记忆尤难”。因“偶阅李东垣《医宗起儒》，书中有经络歌诀12首”，缀为七言，便于诵习，然其词句音韵“未尽谐畅”，故为其增补和润色，“又增加四首奇经歌诀”，以补李东垣所未备；“且经脉的运行，病证的出现”皆有详细注明，“使考者无烦钩索，读者不复聱牙”。由于易诵、易记且实用，针灸运气者视为宝篆，也成为医家必读之书。

（六）《勿药玄诠》（又名《勿药元诠》）

汪昂编撰《医方集解》时，“附《勿药玄诠》于卷终，使知谨疾摄生之要”。根据《内经》“治未病”的阐述，《勿药玄诠》“兹取养生家言浅近易行者，聊录数则，以听信士之修持，又将饮食起居之禁忌，撮其大要，以为纵恣者之防范，使人知谨疾而却病”，书中征引了《素问·上古天真论》养生之论及儒、释、道三家修炼之法，还介绍了一些养生防病的具体方法，如贯彻三教的“调息之法”、苏子瞻“养生颂”、佛门道教“小周天”、道经“六字诀”，以及“一秤金诀”、“金丹秘诀”、十六事宜等，载列了风寒湿诸伤和饮食起居之禁忌，用心良苦。

【学术思想】

汪昂医书体例独特严谨，注医释药解方别出心裁，书写新意，作述各半，独树见地，发前人所未发，翘然居群医之首。正如其本人所言：“拙著《内经》《本草》《方解》《汤头》数书，皆另为体裁，别开径路，以发前贤未竟之旨，启后人便易之门”，后世称此四书为“汪氏四书”。

一、学术渊源

汪昂博览群书，学崇《内经》《伤寒论》《金匮要略》等经典，喜读明《本草蒙筌》《本草纲目》《本草经疏》等著作，其他历代医经、临床、医案、本草、方书、养生等各类医籍乃至各类文史文献均广泛涉猎。其《素问灵枢类纂约注》参引前人之注占七成，以王冰、吴崑、马莳、张志聪所注为主，分类受滑寿《读素问钞》的影响；《本草备要》注文引用古文献 118 种，其中医著 84 种，以《内经》及李东垣、朱丹溪、李时珍和缪希雍之说为主，编写借鉴《本草纲目》《本草经疏》中“释药而兼释病”的体例；《医方集解》将张仲景经方列为各类方剂之首，中宋金元方剂占多数，其中又以《局方》和金元四大家之方为主，系仿吴崑《医方考》等方论之义而作。

汪昂还受到叔父汪健侯和乡贤金声等亲友的影响，并以开放包容的心态接纳西洋医学，其本草方书中记述了“脑主记忆”、龙脑“体温而用凉”等新见解。

二、学术特色

（一）编撰上创新体裁，匠心独运

编撰形式上创新体裁，编排思路上匠心独运，设计布局上连贯呼应，是汪昂四书的主要特色之一。

1. 博采约取，集成浓缩精华

汪昂四书，皆广征博引，由博返约，采其菁英，煅炼成章。如其所云：“盖士生千载之后，贵能取前人之言，寸衡铢称，抉髓抡精，庶几有集成之益，无缺略之讥也。”

（1）《素灵类纂》——去奥采菁，“适用而止”

汪昂所撰《素灵类纂》，无论是取用经文还是引用注释，均以“适用而止”为原则，“去其奥辟，采其菁英”。所选经文惟针灸之法不录，他认为《素问》文悉义详，治兼诸法，《灵枢》偏重于针灸、经络，故以《素问》为主，《灵枢》为辅，虽有删节，但段落仍旧，前后条贯。其中一些重要篇章，如“阴阳应象大论”“上古天真论”“五脏别论”等，则全文收录。所引注释，如王冰注“诸寒之而热者取之阴，热之而寒者取之阳”，言“益火之源以消阴翳，壮水之主以制阳光”；吴注“三焦者，决渎之官”，言“上焦不治，水溢高原；中焦不治，水停中脘；下焦不治，水停膀胱”等名家名注，大都收录。

《素灵类纂》注解经文，还善于将抽象的理论形象化，使之便于理解，易于学用。如《素灵类纂·卷下·运气第六》中，在“木得金而伐，火得水而灭，土得木而达”经文后，注曰：“土竭其膏液以营养乎木，若克之耳，使土而无木，则无花叶之青葱，无果谷之成熟，人民无所滋养，天地黯然无章，不过顽然垒块而已，土何水之有？木者，所以疏土之气，又以成土之德也，故经文独言达，而不同于伐、灭、缺、绝四条也。”无论自注、引注，全书皆条理清晰，明白晓畅，言简意赅，间有发挥，为后人学习《内经》提供了极大的方便。

（2）《本草备要》——字笺句释，“由博返约”

《本草备要》之“备要”二字，体现了博与约的统一。

其备其博，体现在书中除重点引用古代本草文献外，大量引用了古代中医典籍乃至文史文献。据不完全统计，全书共引用文献 118 种，其中引自《素问》《灵枢》而下的历代医学文献 84 种，涉及医学的文史文献和民间著作 34 部；在引用的医学著作中，《内经》最多（37 次），其次为《本草经疏》（25 次）；医家中居前三位的分别为李时珍（117 次）、朱震亨（46 次）、李杲（41 次），引言而未具书名者共 78 人。又据《汪昂医学全书·汪昂医学学术思想研究》统计，其中援引说明药效的典故志怪、轶闻趣事达 41 处，举用历代验案、奇案、疑案 37 例，引述药学内容而辨误、辨疑、辨伪、质疑条文 38 条，列陈包括其自身体验在内的医疗经验 47 处，佐证药物功能的验方、效方、秘方 36 首，考校、评议药物种类及药性内容 18 处，提出药用龟鉴警语 14 条，陈述用药卓见 11 项，标及药物奇异传说 24 处，旁征他引有关医学内容 7 项等。引文“采集诸家，悉存原名，使可考据”，目的是说明医理药性、解释名称来历、佐证学术观点，但不意间也将大量的医药学文献，包括医药典故、历代医家奇案验案、药物炮制法、附方、药物传说、药食宜忌等，以及民间药、地方药及外来药等相关资料保存了下来，因而《本草备要》还有一定的文献史料价值。

其要其约，则体现在三个方面。“要”之一，是精简选药，全书载药 500 味左右，规模适度，选药适当，切合实用。一般临床中医用药往往在 200 味左右，再加上疗效确切而使用频率较低的品种，总体规模相对有限和固定。汪昂参考大量医药著作，筛选出简便、廉验、易得、使用广泛的品种，至今绝大多数仍为常用药，即使如甘菊花、骨碎补、茵陈、栀子等现代常不被药典和教材收录的药物，实际上也历来都是临床常用药，这一点是其他古代本草远远不及的。即使是篇幅相当的《神农本草经》，与现代临床实际所用都有很大的距离感。“要”之二，是每味药的介绍文字少而精，从大量医学文献中提取出理论与应用价值最大的部分，执简以驭繁，体现了质的提高。任选一药，短者如白前：“辛甘微温，长于降气下痰止嗽，治肺气壅实、胸膈逆满，虚者禁用。似牛膝，粗长坚直易断者，白前也；短小柔软能弯者，白微也。去头须，甘草水浸一伏时（引者注：一昼夜），焙用。忌羊肉。”不到 80 字的说明，把白前的性味、功效、主治、禁忌、鉴别、炮制等都叙述得清清楚楚。长者如黄芪，其说明文字为 667 字，但涵盖面广，内容丰富，除了记载黄芪的性味、功效、主治、禁忌、鉴别、炮制诸内容，还择要引述了朱丹溪、汪机、王好古、李东垣、甄权诸家医著中的有关论述，并且介绍了黄芪在某些方剂中的配伍意义，包罗万象而不失精要，类列纷呈而又不失简约。“要”之三，是对某一病证之用药，因药而论辨，各药所论并没有重复的内容，体现了既备且要的特点。如在介绍咳嗽的定义、分型、治法和用药时，对选用的不同药物分别做了解释和概括。如半夏：“有声无痰曰咳，盖伤于肺气；有痰无声曰嗽，盖动于脾湿也；有声有痰曰咳嗽，或因火、因风、因寒、因湿、因虚劳、因食积，宜分证论治。大法治嗽，当以治痰为先，而治痰又以顺气为主，宜以半夏、南星燥其湿，枳壳、橘红利其气；肺虚加温敛之味，肺热加凉泻之剂。”款冬花：“凡阴虚劳嗽，通用款冬、紫菀、百部、百合、沙参、生地、麦冬、五味、知、柏、芩、芍。如内热骨蒸加丹皮、地骨皮；若嗽而复泻者，为肺热移于大肠，脏腑俱病；嗽而发热不止者，为阴虚火炎，皆难治。”麦门冬：“午前嗽多属胃火，宜芩、连、栀、柏、知母、石膏；午后嗽及日轻夜重者，多属阴虚，宜五味、麦冬、知母、四物。”读者如能前后互参、细心研读，不难体会和理解。

（3）《医方集解》——“三选三舍”，荟萃取精

明清时期方剂知识已相当丰富，对于如何从浩瀚的古方书中去芜存菁，精选出最有价值、临床常用且各科各门都有代表性的方剂，《医方集解·凡例》明确了选方标准和原则，可以概括为“三选三不选”。一是选载“皆正中和平，诸书所共取，人世所常用之方”，绝大多数为药性平和、临床常用之效验方，“即间有一二厉剂，亦攻坚泻热所必需者”，“至于药味幽僻，采治艰难，及

治奇证怪病者”概不选录。二是选载药味简洁、组方严谨、精当专一、疗效卓著之方，主药及加减附方大多为5~8味，鲜有逾10味以上者，品类庞杂、“药过二十味以上者”概不选录。三是选方不拘经方时方，以临床效验实用为凭据，对于后世医家所创制的新方，只要实践上证明有效，理论上有一二新意，也多方采撷，加以选录。诸如《局方》之藿香正气散、李东垣的益气聪明汤、罗谦甫的秦艽鳖甲散、邵应节的七宝美髯丹等。但“方虽出自古人，而非今人所常用者，亦不选录”。当然，该书特别注重对仲景经方的选录，认为“方之祖始于仲景，后人触类扩而充之，不可计殚，然皆不能越仲景之范围”。故书中大多数门类都以仲景经方为首选，如发表之剂所收18首正方，经方占6首，祛寒剂、和解剂、攻里剂、涌吐剂中伤寒方也占有较大的比重。对仲景方的组成、功用、主治病证及煎煮方法“注释犹加详悉”，对张仲景方的方证评析，其篇幅也往往大于其他方；对某些特殊药物的煎服方法，也遵循仲景原书原貌。

全书865首方中，除仲景方外大多集中在宋元明清时期，可以说是方剂学史上继宋代官订《局方》之后，对临床代表方的又一次全面系统的精筛细选。其中张仲景《伤寒杂病论》经典方157首，尤其发表剂伤寒方有34首，占《医方集解》65首发表剂的52%。晋唐时期方剂36首（占全方不足5%，有的只以附方形式一带而过），包括晋代葛洪《肘后方》葱豉汤、獭肝丸，唐代王焘《外台秘要》黄连解毒汤，孙思邈《备急千金要方》《千金翼方》独活寄生汤、当归建中汤、大小续命汤等名方。宋代方剂197首，出自《局方》有45首，占22%，包括川芎茶调散、葛根解肌汤、三拗汤、藿香正气散、六君子汤、人参败毒散、香苏饮、紫雪丹等名方。其他选录钱乙《小儿药证直诀》六味地黄丸、导赤散、异功散、补肺阿胶散、泻黄散等11首，陈无择《三因极一病证方论》附子理中汤、温胆汤、干霍乱吐方、丁香散等10首，陈自明《妇人大全良方》紫菀汤、白芷散、牡丹皮散等11首，严用和《济生方》肾气丸、疏凿饮子、导痰汤、四磨汤、羚羊角散等18首，王硕《易简方》三生饮、芎术除湿汤、星香散等6首；此外选自朱肱《伤寒类证活人书》、杨倓《杨氏家藏方》、韩祗和《伤寒微旨论》等医书。金元时期方剂252首，出自金元四大家计有168首，占66.7%。选有刘完素《宣明论方》防风通圣散、鸡苏散、碧玉散、石膏羌活散等47首，以体现其火热论和“以寒凉清其热”的治则；选有张子和《儒门事亲》生肌散、禹功散、三圣散、定志丸等6首，以体现汗、吐、下三法驱邪外出的思想；选有李杲《脾胃论》补脾胃泻阴火升阳汤、升阳除湿防风汤、清暑益气汤、清胃散、清燥汤等83首，以体现治病重补脾胃之气的理论；收录朱丹溪《丹溪心法》大补阴丸、参芦散、越鞠丸、咳血方、左金丸、控涎丹等32首，以强调治病顾护阴液的重要性；还选用了王好古、罗天益、许国祯、张元素等医家之方。明清时期方剂222首（包括汪昂自收方45首，不知出处之常用经验方27首），明代有朱橚《普济方》三物香薷饮和柏子仁丸等6首，李梴《医学入门》龙虎济阴丹、五积散、人参清肌散等7首，陶华《伤寒六书》再造散、回阳救急汤、升阳散火汤、益元汤等15首，吴崑《医方考》化虫丸、通顶散、清气化痰丸、抑青丸等16首，秦景明《症因脉治》丁香柿蒂汤、都气丸、戊己丸等4首，王肯堂《证治准绳》清骨散、代抵当丸等6首，虞抟《医学正传》荆防败毒散、桔梗汤2首，还有徐春甫、翁仲仁、董宿等医家之方；清代有喻嘉言《医门法律》姜附归桂参甘汤等2首，林佩琴《类证治裁》三圣丸，翁藻《医钞类编》春泽汤、妙应丸、十味人参散等。对来自民间的验方、效方、秘方，必经历验，效则必录。由于广采博搜，且入选方剂多疗效确切，由此保存了许多轶失的名方验方，如百合固金汤、扶桑丸、金锁固精丸等，就是首次被其收录而得以流传至今。

《医方集解》在方解上，也是“裒合诸家，会集众说”。书中引用书籍，上至汉代中医坟典，下至金元明清医著共31种，依次为《内经》58次，《伤寒杂病论》21次，《玉机微义》《证治准绳》各17次，《医贯》15次；引用医家观点上迄张仲景、下至明清诸家均有收录，以喻昌为最多（58次），引人而不具其书的医家共72人。从具体方剂的论述看，每每要引用几家、十多家甚至数十家之言，从主治证候、病机、药性方义、治则、化裁、禁忌、鉴别等加以论述，汲取了前代临床医家之精髓，可谓荟萃百家，博采硕论。如小柴胡汤就引用了李时珍等6家论述；麻黄汤的注释就引用了喻嘉言、李士材、李时珍、张子和、王海藏及《针灸甲乙经》《类证活人书》等10余家硕论，从各方面加以阐述。再如六味地黄丸一方，既有钱仲阳制方精义，又列李时珍用药之妙，更采朱丹溪相火之说、赵养葵命门之论，兼及李中梓所陈“四失”之义。或同或异，各存所见，以备参稽。但凡“古今相沿之语，相袭之方”，即使不知出自何人何书而不可偏废者，皆予采录。故读此一书，悉能知数家之言。又“恐注释太繁，观者易倦”，书中对“篇章漫衍”不必尽录者予以删节，文笔不够流畅者加以删润，尽量使其篇幅适中，注解条分缕析，而不失简约通明之性。

（4）《汤头歌诀》——七言律诗，“兼括方义”

方剂编写歌诀的体例前人已有之，但“古歌四句，仅载一方，尚欠详顺”“旧本辞多鄙率，义弗赅明，难称善本”，而汪昂的《汤头歌诀》平仄、起承、转合皆循七言律诗规范，“不仅文精义博，切于实用”，而且读之朗朗上口，便于诵读、记忆和掌握。方后附有简注稍加训释，以“推明古人制方本义”，补方歌过简之不足和音韵之限制。每方内容概括了方名、组成、功用、主治病证、发病机制、用法、用量等，如小青龙汤歌诀：“小青龙汤治水气，喘咳呕哕渴利慰，姜桂麻黄芍药甘，细辛半夏兼五味。”前两句，将其方名和主治病证概括殆尽，道出了病因和病证；后两句是药物的妙合入韵，成为一个和谐的整体。“药味药引，俱令周明；病证治法，略为兼括”“并示古人用药触类旁通之妙”，确实“可应无穷之变，远胜前人盈尺之书数部”。

2. 分类编排，创新书写体例

汪昂编书并不致力于既有知识的扩展，而是注重对知识的分类和编排，尤其医书，对医药知识的分类编排，类聚群分，分项注释，创新体例，书写新意，从而走在了知识的前列。

（1）《素灵类纂》——“以类相从，用便观览”

全书摘取《素问》《灵枢》中意义相同或相近的经文重新分类合编，列分藏象、经络、病机、脉要、诊候、运气、审治、生死、杂论9类。经文取舍合理，类分精当切要。与明代李中梓《内经知要》相比，两书都基本选录了《内经》所有重要条文，惟《内经知要》长于色诊，而《素灵类纂》着重运气。《内经知要》分为8类，即道生、阴阳、色诊、脉诊、藏象、经络、治则、病能，被公认为选择性分类中最精当的。《素灵类纂》未列道生，将“上古天真论”“四气调神大论”等相关条文归入杂论；未列阴阳、病证，将“阴阳应象大论”“金匮真言论”等相应内容归入病机；而将生死、运气分别列出。其理论体系是以藏象、经络等人体正常生理为基础，以病机、病证、运气、审治、生死等为主要内容，紧紧围绕疾病的诊断治疗展开，更突出临床实用特色。《内经知要》《素灵类纂》各有特色，经文节选、分类各有侧重，均为优秀的《内经》入门读本。

（2）《本草备要》——“先言功效，后列主治”

为方便初习者掌握临床内容，《本草备要》创新编撰体例，在每药药名之下首标功效，以“功用”统摄“主治”。前代本草“药之所主止说病之一名”（陶弘景语），“第言治某病某病，而不明所以主治之由”，间有辨析源流，训解药性，率而说焉不详，语焉不畅。到宋徽宗时期，虽有《圣济经》将唐代陈藏器《本草拾遗》的10种药物功效，演化为宣、通、补、泄、轻、重、滑、涩、燥、湿十剂，并认为是“药之大体”，但“《本经》不言，后人未述”，直到明中期《本草品汇精要》《本草纲目》等，分有“治”或“主治”专项，然其功效仍混列于主治之中，无明显畛域之分，后学因主治、功效混列难明而无所适从，影响了本草著作的学术性和可读性。明末贾所学之《药品化义》列出8款对药物进行阐释，其中“力”款就明显具有分列功效的意图。在此基础上，《本草备要》另为体裁、别开径路，首创“先言功效，后列主治”的书写体例，高标特行，将功效“冠于诸药之首”，在药名下用小字书其功效，以功效为基点，然后另起一行系统介绍药的性能、主治以至禁忌、产地、采收等，“每药先辨其气味形色，次著其所入经络，乃为发明其功用，而以主治之证，具列于后。其所以主治之理，即在前功用之中”。无论是临证用药还是对药物应用机制的阐释，均从功效中推出，突出了功效的核心地位。主治是初始用药经验的直观记录，而功效则是对主治内容的理性归纳和高度概括，中药功效专项的确立与分列，标志着中药学理论体系有了突破性进展。

（3）《医方集解》——“以法统方，以正带附”

历代对方剂的分类，有按组合原则分类者，有按内外妇儿各科分类者，有按病证分类者，有按药物功效分类者，有按治法分类者，有按主方列方分类者等。其中，以功效主治为纲类分方剂的方法，为《医方集解》首创。《内经》虽有“七方”之说，分类尚无逻辑；仲景之书为“方书之祖”，《伤寒论》《金匮要略》载方374首，以病脉证治统括诸方，理法方药俱备，然并非以裒辑方药为主体的方书。现存最早的方书《五十二病方》以及《汉书·艺文志》所录“经方十一家”，均按病证归类方剂；晋代《肘后方》，唐代《备急千金要方》《外台秘要》，宋代《太平圣惠方》《圣济总录》《局方》，编写模式均以病证为类，下列方药，虽繁简有别，精详各异，但“一方之中第注某药某药，亦未尝发明药之气味功效能入某脉某络，所以能治某病之故”；宋代《圣济经》虽有十剂之说，却未在《圣济总录》中体现出来；明代张景岳以“补、和、攻、散、寒、热、固、因”八种功效类列“新方八阵”“古方八阵”，且有方有论，不乏创见，但归类简约，功效笼统，检用不易。宋代陈无择《三因极一病证方论》、金代成无己《注解伤寒论》、明代吴鹤皋之《医方考》，或“先释病情，次明药性”，或“考其方药，考其见证，考其名义”，词旨明爽，为汪昂所推重，但仍是以病为纲，分病列方。惟有汪昂撰《医方集解》，虽言“仿陈（成）氏、吴氏之意而扩充之”，却一改前人按病证分类、以病统方的框架和惯例，代之以功效为纲类列方剂的模式和以法统方的分类编排方式，使方书编排渐趋规范。以法统方的“法”，与功效同义，对病证而言可称治法，从方药出发当称功效。以功效分类方剂更能反映其欲明“所以当用之理”的良苦用心。是书除书后所附痈疡、经产、急救之剂外，所录865首方分为21门，一门一法，每门概说中归纳总结该类方剂的效用及其适应证，各方首列功效，进而解释所主病证，使功效与病机相对应，结合证治病因进行分析，先详致病之由，次解用药之意，以功效示辨治之理，使“临病考之，不致攻补误用”，从而建立起以功效类分为纽带、以辨证论方为思路的方剂综合分类体系。

《医方集解》的编撰出新，还体现在以正方带附方的配置体例上。每论一方则打破历史序例，先述正方之适应证及其理法方药，而将组成相关、功用相似的附方详列于后，以示前人用药加减之法，既符合临床实用，又避免了重复，裁减了篇幅。如四君子汤、四物汤、桂枝汤、小柴胡汤、二陈汤、枳术汤、五苓汤、六味地黄丸等，都有10首以上的附方。其中最多的是四物汤，除组成后列述32种加味法而未立方名外，另有25首附方，极尽灵活变化之能事。各附方则探其病因，别其异同，每一附方在适应证上只抓住一两个主证加以识别，药味加减变化一目了然，言简意赅，扼要得当，不仅使读者对该方的组方原则、化裁方法有一个整体的把握，而且对该方加减所治的一类病证有了一个清晰的认识，临床应用时也可以方为纲，知常达变，触类旁通。如其论仲景方理中汤，先述其“治伤寒太阴病，自利不渴，寒多而呕，腹痛粪溏，脉沉无力；或厥冷拘急，或结胸吐蛔，及感寒霍乱”及理法方药，末后附方加减：“本方等分，蜜丸，名理中丸”，治“大病瘥后喜唾，久不了，胃中有寒”；“加附子一枚，名附子理中丸，治中寒腹痛身痛，四肢拘急”；“加枳实、茯苓，蜜丸，名枳实理中丸，治寒实结胸欲绝，胸膈高起，手不可近，用大陷胸不瘥者”；“去甘草，加茯苓、川椒、乌梅，名理中安蛔丸，治胃寒吐蛔”。论述主次分明、沿革清楚、加减有法，体例以正带附、执简驭繁、举一反三，体现了中医辨证论治的灵活性。《医方集解》所采用的功效为主、以法统方，以方为纲、附方为目，以正带附、加减变通的编章方法，比较系统地阐述了基本方剂的制方规律、药性方义、应用要点，初步形成了比较完备的方剂学体系，促进了方剂学说的完善与发展，对方剂学从中医药学中分化出来成为一门独立的学科产生了直接的影响。

《本草备要》与《医方集解》，虽一为本草、一为方书，但“理法全宗古人，体裁更为创制”，均体现了汪昂注药释方“一以功效为重心”的编撰思想。以功效为主论药释方的著述方式，主次有序，纲举目张，别开生面，为后世所尊奉效法，形成了独特的方药功效理论体系，开创了近现代中药学、方剂学编写体例之先河。

3. 医药合参，理论联系实际

汪昂医书医药合参，方药兼备，相互贯通。《素灵类纂》取引经文注释“适用而止”，突出实用性；而本草方书阐释方药，论说医理，均能与临床应用有机结合起来，使理、法、方、药成为统一的整体。

（1）《素灵类纂》——结合临床，注解经文

《素灵类纂》十分注重经旨对临床诊断治疗的指导作用，突出其实用性。如《素灵类纂·卷中·病机第三》对《素问·咳论》一段经文的注解，谓“肺主气又属金，主声，故咳必由于肺”，但“心、小肠、肝、胆、三焦之火，脾、肾、膀胱之湿，胃、大肠之燥，传入肺皆能作咳，不独

风寒也”，进而又列出李东垣治五脏六腑咳之大法：“肺用麻黄汤，心用桔梗汤，肝用小柴胡汤，肾用麻黄附子细辛汤”“胃用乌梅丸；胆用黄芩加半夏生姜汤；大肠用赤石脂禹余粮汤，不止，用猪苓汤分水；小肠用芍药甘草汤；膀胱用茯苓甘草汤；三焦用钱氏异功散”。不独解释经文，而是将《内经》论咳理论与临床实践紧密结合起来。又如《素灵类纂·病机第三》中对《素问·热论》一段经文的注解，汪昂首先引用《灵枢·经筋》经文，诠释“（伤寒）六日厥阴受之，厥阴脉循阴器而络于肝，故烦满而囊缩”，云：“厥阴筋循阴股，结于阴器，伤于内则不起，伤于寒则阴缩入，伤于热则挺纵不收。”在论述“烦满囊缩”病因病机基础上归纳出治疗方法，寒极而缩者，可以用四逆、吴萸、火灸葱熨等法；阳明之热陷入厥阴，宗筋为热所致，以致舌卷囊缩者，为热极，宜大承气以泻阳救阴，对临床实践有指导作用。本书自注 23 处，除 2 处为解释生僻字句外，皆能结合临床阐发医理，从病机、病证、预后等方面对经文做出详尽阐释，颇具实用价值。

（2）《本草备要》——“释药释病”，互相阐发

《本草备要·凡例》开宗明义地指出，“注本草者，当先注病证。不然，病之未明，药于何有”“从前作者罕明斯义，第云某药入某经治某病而已”，显然难为民所用。全书借鉴《本草纲目》和《本草经疏》的体例，“释药而兼释病”“药性病情，互相阐发，以便资用”，各药条目下均“辨析病源，训解药性”，述药言及医理，不仅介绍了药物的性能功效，更引用了大量诊疗学内容，包括内外妇儿临床各科，涉及 50 余种疾病。如桔梗：“凡痰壅喘促，鼻塞（肺气不利），目赤，喉痹咽痛（两少阴火），齿痛（阳明风热），口疮，肺痈干咳（火郁在肺），胸膈刺痛（火郁上焦），下痢腹痛，腹满肠鸣（肺火郁于大肠），并宜桔梗开之。”其释药诠证论病，“简则简从，易则易知”，取舍实用得当。再如石膏按：“阴盛格阳，阳盛格阴二证，至为难辨。盖阴盛而格阳于外，外热而内寒；阳盛而格阴于外，外冷而内热。经所谓重阴必阳，重阳必阴；重寒则热，重热则寒是也，当于小便分之。便清者，外虽燥热而中实寒；便赤者，外虽厥冷而内实热也。再有口中之润燥，及舌苔之浅深，苔黄黑者为热，宜白虎汤。然亦有舌黑属寒者，舌无芒刺，口无津液也，急宜温之，误投寒则殆矣。”在这里并未言脉以辨真假，盖因脉理精微，其体难辨，在心易了，指下难明，故择定看得见、认得真的小便与苔色，以鉴危证之阴阳属性，即使穷乡僻壤，在缺乏高明的情况下，也能识病取药。

（3）《医方集解》——“解方释药”，理法兼备

汪昂编撰《医方集解》的动机，就是因为前代方书注方，用药不明当用之理，治病不明受病之因，庸医“知有方而不知方之解”“拘执死方以治活病”。他强调“受病有原因，治疗有轨则”，故其书论方“先详受病之由，次解用药之意，而又博采硕论名言，分别宜用忌用，惟求义朗，不厌词繁，颇竭苦心”，详细说明医方之适应病证、药物组成、制方用法，重点剖析其性味归经、配伍意义。该书解方释药，并非模式化地照搬照抄原文，而是以辨证论治为主线，根据需要摘引节录并综合归纳，以分析疾病的证候与病因病性，审因论治，列出方药加减变化，阐明所选方剂的理法方药及其临证应用规律，理法方药融汇贯穿于方剂的运用治疗之中。如二陈汤，他指出其主治“一切痰饮为病、咳嗽胀满、呕吐恶心、头眩心悸”，分析痰饮的病因病机为“脾虚不能健运，则生痰饮。稠者为痰，稀者为饮，水湿为其本也。得火则结为痰，随气升降。在肺为咳，在胃为

呕，在头则眩，在心则悸，在背则冷，在胁则胀，其变不可胜穷也”。在方药组成、方名释义中，提出“治痰通用二陈”的总原则，并详列药物的加减应用：“风痰加南星、白附、皂角、竹沥，寒痰加半夏、姜汁，火痰加石膏、青黛，湿痰加苍术、白术，燥痰加瓜蒌、杏仁，食痰加山楂、麦芽、神曲，老痰加枳实、海石、芒硝，气痰加香附、枳壳，胁痰在皮里膜外加白芥子，四肢痰加竹沥。”方解中还记载了痰饮病证的治疗经验：“大凡痰饮变生诸证，当以治饮为先，饮消则诸证自愈。如头风眉棱骨痛，投以风药则不效，投以痰药见功。又如眼赤羞明，与之凉药不瘳，畀以痰剂获愈。凡此之类，不一而论。”最后收录了导痰汤等 14 个由二陈汤化裁或主治功效类似的方剂。从病源、脉候、脏腑、经络、药性、主治等阐述方义，理法方药紧密衔接，并与辨证论治紧密结合，这种富有创意的注解思路，非常有利于学者全面、准确、深入地理解、领会和掌握方剂的基本内容。他在本书“凡例”中就曾自信地说：“本集虽名方解，然而病源脉候、脏腑经络、药性治法，罔不必备，诚医学之全书，岐黄之捷径也。”据方向明校注《医方集解》的说明介绍，中医学术界一致公认，本书之长“在于辨证论方”，病因、病机、治法、处方、方解、加减丝丝入扣、浑然一体，理法方药紧密衔接、融会贯通，无不体现出一定的组方配伍章法。

(4)《汤头歌诀》——诗情法度，“兼备贯通”

不仅《医方集解》是一部理法方药兼备、辨证论治贯通的方书，《汤头歌诀》也“将理、法、方、药概括于一歌之中”“以所主病括之歌中，间及古人用药制方之意，某病某汤，门分义悉，理法兼备，体用俱全”。以诗作才情运用于方剂歌诀之中，帮助人们在记诵中学习和掌握辨证加减的法度，维护和强化理法方药的模式，是作者编写歌诀的用心所在。

《医方集解》一书，系汪昂在编著《本草备要》之后，有感于众多方书泛览为难，而兼辑以“相辅而行”。“书分两帙，用实相资”，不仅方药互通，而且对所涉及的医学术语做了简明的注释，分析病情、剖析医理深入浅出，对病证分类也条分缕析；而《素灵类纂》编撰的动机和出发点，也是为了保持医药知识的系统性。可见，“汪氏四书”都具有知识的连贯性，兼贯博通，相互呼应，读者宜汇观而统会之。如能做到各书互参，下一番细心研究的功夫，不难体会其良苦用心。

（二）医理上间附己见，书写新意

除了非凡的综述才能和明晰的写作风格外，汪昂还寓研究于注药诠病之中，以开放包容的心态博采兼收，汇通百家，阐微廓清，融合笺释，独具慧眼地记载和论述了不少当时的新理论、新观点，注解之中间附己见，多有画龙点睛之笔，提出不少独到的创新见解，而成一家之言。

1. 论“人之记性皆在脑中”

汪昂对明末传入我国的西洋医学持开明的态度，思想上崇古而不泥古，乐于接受西方医学知识，认为西医虽不明气化之理，但对于形态方面的论述则较为确实，医不分中西，当择善而从。在与师友金声的交往中，他接受了不少西学之说，故书中以海纳百川的胸襟，同化和吸收了西方医学的文明成果，《本草备要》《素灵类纂》对脑神学说的记述、注解，就是明显的一例。

《本草备要》辛夷中“昂按”曰：“吾乡金正希先生尝语余曰：人之记性皆在脑中，小儿善忘者，脑未满也；老人健忘者，脑渐空也。凡人外见一物，必有一形影留于脑中。昂思今人每记忆往事，必闭目上瞪而思索之，此即凝神于脑之意也。不经先生道破，人皆习焉而不察矣。李时珍云‘脑为元神之府’，其于此义，殆有暗符欤？”中医传统理论认为，“心之官则思”“心主神明”，而汪氏则以严谨求实的精神和丰富的思辨能力，得出“凝神于脑之意”。考“思”字从“囟”从“心”，系“囟”与“心”结合之会意字，惜汉代篆隶变更而以“囟”为“田”，从造字之初始本义来分析，所谓“思”乃“囟”“心”相贯一气、心气通于脑产生的功能。《内经》强调“心主神明”，西汉时期儒家七纬书之一《春秋元命苞》则有“人精在脑”“头者，神之居也”的记载。其实《内经》对“脑神”学说也有所觉察，《素问·解精微论》有曰：“夫心者，五脏之专精也；目者，其窍也。”这一论述是脑神学说的重要基点之一，却被历代注家所忽略，汪昂敏锐地意识到这段经文的重要价值和意义，从“闭目上瞪而思索之”的思辨出发，在《素灵类纂》中明确地指出“目为肝窍”“然有辨别事物，故又为心窍”，一语破的，挑明了“目为心窍”的理论。“目为心窍”“目瞪而思”“凝神于脑”，《本草备要》之“昂按”可谓是画龙点睛之笔。继明代李时珍提出“脑为元神之府”学说之后，明清交替之际，与汪昂同时接受西方医药学知识的，还有方以智（著《物理小识》）、赵学敏（著《本草纲目拾遗》）、王宏翰（著《医学原始》）等。由于《本草备要》流传甚广，故在诸家中影响最大。

2. 论“胃乃分金之炉”

关于药物饮入和消化、吸收、代谢的过程，历代文字记载不多。《神农本草经》有载“病在胸膈以上者，先食后服药；病在心腹以下者，先服药而后食”。这种食前食后的服药节度，古今相传，也没有人提出异议。汪昂对这种相传已久的服法表示怀疑。其在《医方集解·凡例》中指出：“药入胃脘，疾趋而下，安能停止？若有停留，则为哽为噎矣，未闻心药饮至心间而即可入心，肺药饮至肺间而即能入肺者。若上膈之药食后而服之，胃中先为别食所填塞，须待前食化完，方能及后药，这是欲速而反缓矣。且经脉在肉理之中，药之糟粕如何能到？其到不过气味耳。若云上膈之药须令在上，下膈之药须令在下，则治头之药必须入头，治足之药必须入足乎？”在“质之明者”基础上，进一步提出自己的观点，对中药的作用机制做出了归纳分析。他认为：“凡人饮食入腹，皆受纳于胃中，胃气散精于脾，脾复传精于肺，肺主治节，然后分布于五脏六腑，是胃乃分金之炉也，未有药不入胃而能至六经者也。”这一观点虽源自《内经》，但汪昂做了进一步诠释推衍，认为脾胃就像提炼金属的分金炉一样，消化吸收其中的水谷精微。“胃乃分金之炉”观点的明确提出，可谓是神来之笔，颇富创意，充实了中医脾胃理论的内涵。

3. 论“暑必兼湿”

“暑必兼湿”，是汪昂率先明确提出的阐述暑邪特征、暑病病机和治疗的新说。暑与湿均为六气（风、寒、暑、湿、燥、火）之一，《内经》已认识到暑湿二气相连、夏与长夏时令相继、病性相关的特性；东汉许慎《说文解字》有“暑，热也，暑近湿如蒸”的解释；张仲景发现暑月有中热与伤湿之证，《金匮要略》中论及暑伤气津或伤湿之“暍”；晋代葛洪认识到夏月发病有暑湿证候的存在，《抱朴子》认为体虚之人易感暑湿；唐代孙思邈《备急千金要方》也有暑月感湿的记载；宋代陈无择《三因极一病证方论》列有“暑湿、风湿证治”专篇，其“伤暑证治”篇所用5个伤暑治方均用茯苓等渗利水湿药；金元张元素分析了夏秋之际暑湿夹杂的气候因素，在《医学启源》中提出“宜渗泄之法”；李东垣《内外伤辨》有长夏“天暑湿令”的记述，其“暑伤胃气论”篇强调“宜以清燥之剂”治暑伤，创清暑益气汤，以“苍术、白术、泽泻渗利除湿”；明代王纶《明医杂著》提出“清心利小便最好”的治暑之法；明末清初喻昌《医门法律》提出“暑病乃夏月新受之病”的新感说，同时提出“凡治中暑病，不兼治其湿者，医之过也。热蒸其湿是为暑，无湿则但为干热而已，非暑也”。至明末清初治疗暑病，香薷饮、六合汤、五苓散、胃苓散等宣化暑湿、淡渗利湿方已为临床医家所常用，但未有明确提出“暑病兼湿”者。汪昂在宋明医家暑病证治经验的基础上，于《本草备要》香薷条、《医方集解》清暑剂中明确提出“暑必兼湿”。

《本草备要》在香薷、猪苓、白扁豆等药中，反复提到暑湿相兼并治。香薷一药中，昂按曰：“暑必兼湿，治暑必兼利湿。若无湿，但为干热，非暑也。”明确指出暑与热的区分，就在于有无兼湿，强调“治暑必兼利湿”的治则，但须辨清病情，合理运用化湿之法；并以香薷“为清暑之主药”，但“伤暑大热大渴，汗出如雨，烦躁喘促，或泻或吐”之津伤重证则不宜使用，“气虚尤不宜多服”。《医方集解》清暑剂更是不厌其烦地提到“暑必兼湿”“暑湿相搏”“暑湿内伤”“暑湿蒸人”“暑湿并举”“长夏湿热炎蒸”等论述俯拾皆是。四味香薷饮、消暑丸等方中，还对伤暑的证候病机做了全面的阐发。四味香薷饮中指出：“暑为阳邪故蒸热，暑必兼湿故自汗，暑湿于心则烦，于肺则渴，于脾则吐利，上蒸于头则重而痛，暑能伤气故倦怠。”消暑丸中也指出：“长夏炎蒸，湿土司令，故暑必兼湿，证见便秘烦渴，或吐或利者，以湿胜则气不得施化也。”认为“烦、渴、吐利”等都是暑湿合邪致伤脾胃所致，所载四味香薷饮、清暑益气汤、六一散、缩泉丸、消暑丸、五苓散等10首清暑剂也各有所宜。《汤头歌诀》也多有“暑湿”之言。

温病学家叶天士，对“暑湿”之说做了进一步的阐发和应用。如其《温热论·三时伏气外感篇》言“长夏湿令，暑必兼湿”。《临证指南医案·暑》更反复强调，暑湿相兼首先伤气犯肺，指出“暑必夹湿，二者皆伤气分，从鼻吸而受，必先犯肺”。由于叶天士系一代宗师，故谓其首倡“暑必夹湿”者甚众。《本草备要》和《医方集解》初刊于1682—1683年，时年叶天士仅十五六岁，而《临证指南医案》直至1764年方才成书，其《外感温热篇》（即《温热论》不同传本）问世比汪昂两书梓行迟62年，故应是汪昂更早提出这一观点。叶天士祖籍徽州，祖父自歙迁吴（苏州），其在医学上的成就与新安本土有必然的渊源关系。据民国《歙县志》记载，叶天士与歙县潭渡盐商黄氏四兄弟往来甚密，四兄弟中黄晟、黄履暹是我国古代出版史上有一定地位的出版家，黄履暹在扬州有“青芝堂”药铺和木刻园，曾延请叶天士到家中共同考订药性，后来《临证指南医案》等医书也是由黄履暹的“青芝堂”为其刊刻。而汪昂也是一位致力于医学启蒙的出版家，甲申之变就到苏州开设还读斋坊刻，长期在苏杭从事医学编撰出版工作，叶天士是很有可能拜读过汪昂《本草备要》《医方集解》和《汤头歌诀》三本医药读本的。“暑必兼湿说”经一代宗师的阐发更加深入人心，成为温病学的重要学术思想，以至于后世（包括现代部分温病学教材）都认为此说系叶天士所创。

我国处于大陆性季风气候地域，冬冷物燥而夏季湿热，故历代医家治暑病多兼化湿；尤其东南沿海地区夏季气温高、湿度大，暑热之中多湿热之气，常具郁蒸之性，这正是江南新安医家提出“暑必兼湿说”的客观原因所在。湿温气候有利于微生物的滋生繁殖，更增加了夏季外感热病即暑温的复杂性，故近代曹炳章在《暑病证治要略》中指出：“病之繁而苛者，莫如夏月暑湿为最甚。”因此，“暑必夹湿说”对于今日暑湿证的治疗仍有重要的指导意义，对于呼吸道感染性疾病，流行性感冒、流行性脑脊髓膜炎、流行性乙型脑炎等传染性疾病的诊治也有重要的参考价值。

4. 论“补泻相兼”

补与泻，是中医治疗学中对立统一的一对基本治法。早在《内经》中就有“实则泻之，虚者补之”的记载。汪昂深谙阴阳辩证统一规律，强调治病重在补偏救弊，补泻不可偏废，既不可有补无泻，也不可有泻无补。他在《医方集解》“六味地黄丸”注释中说：“人之气禀不同，故补阴补阳各有攸当，药者原为补偏救弊而设也。”具体就六味地黄丸而言，他认为其组方三补三泻，一阖一辟，体现了阴阳平衡协调的思想，强调该方不可有补无泻。其按云：“肾气丸：熟地温而丹皮凉，山药涩而茯苓渗，山茱萸收而泽泻泻，补肾而兼补脾，有补而必有泻，相和相济，已成平补之功，乃平淡之神奇，所以为古今不易之良方。既有加减，不过一二味，极三四味而止。今人多拣《本草》补药，任意加入，有补无泻，且客倍于主，责成不专，而六味之功反退处于虚位，失制方之本旨矣，此后世庸师之误矣。”同样，他在《本草备要》“泽泻”药中也有相类似的论述，强调方中泽泻之泻，使补而不滞，使补药直通于肾而扶阴配阳，补之作用更为得力。六味地黄丸用治肝肾阴虚之各种虚火邪水病证，现代临床应用较广，凡具肝肾阴虚而兼有水湿及痰饮之证者，常可选用，泽泻化浊利水不可或缺。他还针对时弊，提出一条警示后世的组方用药之道，言“古人用补药，必兼泻邪，邪去则补药得力，一阖一辟，此乃玄妙。后世不知此理，专一于补，必致偏胜之患矣”，充分体现了汪氏强调补泻兼施的思想。

有关补泻之法中，中医文献多有“肝无补法，肾无泻法”“痛无补法，虚无泻法”的观点，汪昂并不赞同。《素问》有云：“肝者，罢极之本，魂之居也，其华在爪，其充在筋，以生血气。”他在《素灵类纂》注云：“肝主筋，筋主运动，故疲劳。”又云：“肝属春，属木，为生发之本。”指出：“世医动言伐肝，盖未究《内经》之旨耳。”在他看来，人生昼则寤，寤则动，且阳主动，肝主运动，故疲则劳，劳而极，过劳是造成人体后天生化乏源的根源。汪昂主张“治肝”而不主张“伐肝”，不可有泻无补。这一学术见解，在治疗学上有着特别的意义和指导价值。至于“痛无补法，虚无泻法”，汪昂认为这是针对特定的状况而论的。如其在阐述大建中汤方义时说：“俗云诸痛无补法，此证至于不可触近，痛亦甚矣，仲景乃用人参、饴糖大补之药，将以仲景为信欤？抑以后为然欤？”强调任何事物都有两重性，不可偏执。

5. 论“体温而用凉”

汪昂转攻医药深受家族的影响，其叔父汪建侯系当地名医，故其书中也有源自于这位名医的新意书写。如《本草备要》冰片中记载：“王纶曰：（龙脑）世人误以为寒，不知辛散性甚，似乎凉耳。诸香皆属阳，岂有香之至者而反寒乎？昂幼时曾问家叔建侯公云：姜性何如？叔曰：体热而用凉。盖味辛者多热，然风热必藉辛以散之，风热散则凉矣。此本草所云冰片性寒之义，向未有发明之者，附记于此。”

冰片之药性，历来众说纷纭。唐《新修本草》载：“龙脑香，味辛苦，微寒。一云温、平、无毒。”金元时期，张元素云“龙脑香性热”；朱丹溪云“龙脑属火”，又言“世知其寒而通利，然未达其热而轻浮飞越”；明医王纶也主冰片药性之“温热说”，《本草纲目》及《本草经疏》也支持王纶的见解。如李时珍说："冰片不属寒性""目病、惊痫、痘病，皆火病也。火郁则发之，从治之法，辛主发散故尔"。汪昂从家叔论生姜药性"体热而用凉"中得到启发，在李时珍所论的基础上，明确提出了"味辛者多热，然风热必藉辛以散之，风热散则凉矣"的辛散理论，首次以"体温而用凉"之论，解释和说明"本草所云冰片性寒之义"，后被吴仪洛《本草从新》所汲取。汪昂以后，仍有新安医家汪绂《医林纂要探源》持"冰片终归阴寒"之见。汪氏首倡"体温而用凉"论，能够自圆其说。推而论之，荆、防、苏、桂等辛温发散用于风温初起，尤其桂枝之辛温解肌用于温病，诸如此类，亦皆可以"体温而用凉"加以解释。荆、防、苏、桂之类并无性温、性寒之分歧，"体热而用凉"之论，跳出了中药寒热温凉药性作用的限制，弥补了传统性味理论的不足，丰富了中药理论的内涵。

汪昂不囿于条条框框的灵动思维，在其著作中时有所见。又如《本草备要》"西瓜"条中，昂按曰："瓜曝则寒，油煎则冷，物性之异也。"如此说明物极必反的道理，很有说服力，体现了汪昂的智慧，也正是其高明之处。附记于此。

6. 论"方剂归经"

《医方集解》为阐明立法制方之义，于每方中专列"方义集解"一节，每一方解中均统一标出方剂归经，别出一格。方剂归经，是从药物归经学说中推演而来，明初刘纯《玉机微义》等书已有记载，《医方集解》也多加引用。如在四物汤方论中，就大段引用了《玉机微义》原文，认为理血不离心、肝、脾三脏，明确提出四物汤"此手少阴、足太阴、厥阴药也"。"药有个性之专长，方有合群之妙用"，中药每每有多方面、多层次的作用，不同药物配伍其趋向性也有所不同。如桂枝与白芍配伍，调其营气则卫气自和，风邪无所容，太阳中风表证遂自汗而解，故汪昂将桂枝汤归属足太阳经。又如桂枝与茯苓、白术配伍，通其阳气，利其水湿，心下痰饮随之气化而自复其常，故汪昂将桂苓术甘汤归属足太阴经药。全书所选主方均简明扼要地标明了归属经络，有归一经者，有归多经者，阐明了方剂的功效和作用趋向，充实、完善和发展了方剂归经学说。

通过方剂归经的标注，《医方集解》解方释义更为顺畅，多能切中肯綮，有助于读者理解和掌握制方用药的妙义。如六味地黄丸，治肝肾不足、真阴亏损之多种病证，汪昂释方曰："此足少阴、厥阴药也。熟地滋阴补肾，生血生精；山茱温肝逐风，涩精秘气；牡丹泻君相之伏火，凉血退蒸；山药清虚热于肺脾，补脾固肾；茯苓渗脾中湿热，而通肾交心；泽泻泻膀胱水邪，而聪耳明目。六经备治，而功专肾肝；寒燥不偏，而补兼气血；苟能常服，其功未易殚述也。"寥寥数语，药性功用清清楚楚，主治病证明明白白，组方特点一目了然。而本方加附子、肉桂名桂附八味丸，"治相火不足，虚羸少气，王冰所谓益火之源，以消阴翳也，尺脉弱者宜之"；加黄柏、知母名知柏八味丸，"治阴虚火动，骨痿髓枯，王冰所谓壮水之主，以制阳光也，尺脉旺者宜之"。其医理剖析简明扼要，配伍经验精辟可从，三言两语即阐明六味地黄丸的药味加减应用规律，突出地体现了中医辨证论治的特色。

7. 置疑、辨误、补遗，多有发明

《本草备要》《医方集解》和《素灵类纂》三书，对医论方药做了大量的辨误、辨疑、补遗工作，疏通和整合了医理、药性和方义，完善了方药学理论，有助于提高临床治疗的针对性。

《素灵类纂》注解《内经》，“或节其繁芜，或辨其谬误，或畅其文义，或详其未悉，或置为缺疑”，虽参酌前代注经之家进行合编，但并不盲目照搬，而是有继承、有批评，有补充、有发展。如《素灵类纂·藏象第一》“三焦者，决渎之官，水道出焉”（《素问·灵兰秘典论》）条后，言“腔内上中下三空处为三焦，马氏（引者注：明代医家马莳）乃分割右肾为三焦，欠是”。三焦自古众说纷纭，汪昂据经文而提出自己的观点，质疑指正。再如，《素灵类纂·病机第三》“阴盛生内寒，厥气上逆，寒气积于胸中而不泻，不泻则温气去，寒独留，则血凝泣，凝则脉不通，其脉盛大以涩，故中寒”（《素问·调经论》），汪昂对此提出疑问：“阴盛中寒，血涩之人，何以反得盛大之脉?”其观点不无道理，虽存疑待考，亦反映出汪昂实事求是的治学态度。又如《素问·气厥论》“心移寒于肺”一句，他认为，痈肿、狂、膈、肺消之证，多属炎热，而经文俱云“移寒”，诸注随证训释，或言热或言寒，义实难“移”，认定“寒”字当作受病之始言，寒久变热，于义始通。汪昂深求经旨，注解精致认真，自能有一二高见。

《本草备要》辨析药性药用，尊崇前辈而不拘于前辈定论，针对时医用药泥古之弊，每每慎思明辨，实事求是地加以纠正。如人参药中，昂按：“东垣辨内伤、外感最详，恐人以治外感者治内伤也。今人缘东垣之言，凡外伤风寒、发热咳嗽者，概不轻易表散，每用润肺退热药，间附秦艽、苏梗、柴胡、前胡一二味，而羌活、防风等绝不敢用。不思秦艽阳明药，柴胡少阳药，于太阳有何涉乎？以致风寒久郁，嗽热不止，变成虚损，杀人多矣。此又以内伤治外感之误也。附此正之。”此误误在按图索骥，辨证不清，药性不明，故陈此以矫其弊。再如，萎蕤（玉竹）一药，汪昂指出：“时医因李时珍有可代参芪之语，凡遇虚证，辄加用之。”针对这一时弊，汪昂分析说：“大抵此药性缓，久服方能见功”。“若蜜制作丸，服之数斤，自有殊功，与服何首乌、地黄者，同一理也。若仅加数分于煎剂，以为可代参芪，则失之远矣。”“若急虚之症，必须参芪，方能复脉回阳，斯时即用萎蕤斤许，亦不及参、芪数分也。”明确指出，萎蕤不可代参芪。

《医方集解》博采广辑而不迷失，融汇众言而不盲从，对所选录诸家方论，或博采众长、间附己见，或提出质疑、阐发新意，终归有所裁定，有所发明。其评价前人观点实事求是，客观公正。如在桂枝汤方论中明确指出，张仲景治伤寒用麻黄、桂枝而全不用羌活、防风，“是古人也有所未备也”，张仲景自序也承认《伤寒杂病论》“未能尽愈诸病”，而仲景所论之伤寒实乃外感热病之总称，其中既有风寒之邪袭，亦当包含挟湿之为患，更有风热邪气之异，其治法非麻桂所能尽赅，所谓“古方今病不相能也”。再如，对宋代严用和治疟之方清脾饮，严用和有“此即小柴胡汤加减，从温脾诸方而一变也”之论，然金元医家张子和不认同“世医以疟为脾寒”；明代医家刘宗厚认为，疟十二经皆能为病，“实非脾病也”；吴鹤皋驳曰：“清脾非清凉之谓，乃攻去其邪，而脾部为之以清也”。在引述历代之争议后，“昂按”独抒己见地指出：“脾虚恶寒，胃虚恶热，寒热间作，脾亦有之，不独少阳也。虽十二经皆能为疟，而脾胃受伤者实多，故仲景小柴胡汤人参、甘草、半夏、姜、枣，皆脾胃药。其治少阳，独柴胡一味而已。严氏宗之，故以小柴胡加减而立清脾饮，是明从脾胃论治矣。刘氏之论亦主脾胃内伤，乃不敢翻子和之案，以为非脾病，恐不然也。”此论分析在理，令人信服。又如在收涩之剂桃花汤中，他引用前代五位名医之论，对“下利腹痛便脓血”之证予以集注。成无己认为此为“下焦不约而里寒也”；朱丹溪言“桃花汤主下焦血虚且寒”；《证治准绳》载“便脓血，热势下流也。成氏释为里寒，非也”；吴鹤皋以为“少阴肾水主禁固二便，为火所灼”；程郊倩言“此证终是火衰不能生土，未可指为传经之热邪也”。最后，汪昂在按语中指出：“窃谓便脓血者，固多属热，然岂无下焦虚寒，胃肠不固，而亦便脓血者乎?”“此证乃因虚以见寒，非大寒者，故不必用热药，惟用甘辛温之剂以镇固之耳。”这一观点显然比较公允，被后世医家所广泛接受。汪昂按语厚积薄发，注重反思，对于正确理解方义具有重要的价值。

（三）出版上“上达宰相，下及妇孺”

汪昂的成就和贡献是多方面的，他作为出版者也是非常成功的。其前期在杭州、苏州编书刻书并不限于医学领域，如编辑出版李攀龙、王世贞《明七子诗选注》，毛先舒辑《西陵十子诗选》，冯梦龙《智囊》等讽刺话本，编注重印《武经七书全名直解》等武学书籍，编写出版《士商要览》等商业旅途用书，《谋业文集》等信函写作用书，《尺牍新语》等科学生活之书；后期重点转向医学，出版《万病回春》《苍生司命》《医方考》《妇科要略》等医书。他对西学兴趣颇浓，所编《尺牍新语》就重印了有关西方发明的内容，包括有太阳镜和其他眼镜等内容，“人之记性皆在脑中”论也记述其中。晚年重新开设“延禧堂”号家刻，致力于医学书籍的写作出版，厚积薄发，从而取得了令人仰慕的医学成就。

汪昂在刻书出版业的成功，首先得益于厚实的文学功底。他发挥了一代“辞学宗工”的特长，表达上力求尽善尽美，创造性地运用不同的文学笔法处理不同文体。如《医方集解·序》选择高层次的作者为宣传对象，援引前人的事迹或摘取古籍中的词句来阐明自己的观点，把明用、暗用、反用、借用、化用等五种用典修辞手法运用得淋漓尽致，恰到好处。再如，《汤头歌诀》灵活用韵、不拘一格，易于初学者诵读记忆；又如将趣味性描写运用于医学、军事、星相、生活等书籍的说明注释之中，以吸引读者，均起到了很好的推广宣传作用。这里不妨以《医方集解·序》为例，来领略这位明末秀才的学识素养。其一用明典，如开篇即言“孔子曰：能近取譬，可谓仁之方也已”，表明医方就是我们身边就近可实行仁道的方法，也表达了自己设身处地为患者着想而编撰本书的动机；其二用暗典，如“方者一定不可易之名”，从字面看不出是引经据典，实则《左传》有“国无小，不可易也”、《国语》有“勤百姓以为己名”之语，作者巧妙地将两个典故连缀起来，不露痕迹地强调“不要轻视医方的功效”，确属神来之笔；其三反用，如“尝鼎者不仅一脔”，“尝鼎一脔”意为品尝一二即知其余，从部分可推知全体，此处反用则与原典大相径庭，指品尝鼎锅中滋味不能只尝一块肉，比喻不要浅尝辄止，学习医道要广泛阅读，反典产生了意料之外的效果；其四化用，如“夫何著方者日益多，注方者不再见，岂金针不度欤”，将传授秘诀的“金针”典故融于字里行间，喻“注方”为金针（秘诀），改写衍用，化其用意，其反诘极有力度，“难道是不愿意把医学奥秘传播开来的缘故吗”；其五借用，如“同人脍炙”借美味比喻同行们赞不绝口，“梨枣再易”借指出版发行、一版再版。由于恰当使用了典故，序言篇幅虽短但立论有据，内容丰富，说理全面，韵味隽永，确实起到了吸引高层次读者的作用。

汪昂出书的读者定位，正如其《谋业文集》所言，“上达宰相，下及妇孺”，力图用一种文体满足两类不同读者的需求。为此，他一方面选择高层次人士为读者对象，通过他们来影响那些足不出户的妇孺读者，使专业书籍普及化；另一方面，也将传闻轶事融入传道授业解惑之中，以迎合大众口味，满足读者的需求。更为重要的是，他紧紧抓住了实用性这个读者需求的关键点，所出诸书实用性均较强，既适合专业人士，也可为非专业读者所用。如《士商要览》等主要以商贾为读者对象，但对诸多外出旅行者等也同样有吸引力；医学书籍主要面向专业人员，但正如《妇科要略》封面上所注，也适合“一般读者”收藏。《本草备要·凡例》中还建言，“人置一本，附之箧笥，以备缓急”。当时传统观点认为，医学技术与巫术一脉相承，这一秘密只能透露给内行人，汪昂对此不以为然。他认为医书如果可帮助治病，发行量越大越好。其在“增补本草备要叙”中明确指出：“堪舆当有秘奥，天机不欲轻泄；若医集所以济生救疾，自应无微不阐，无隐不彰，恣意极言，不遗余蕴。”正是基于医药有“民生日用之实”，中年以后的汪昂逐渐锁定医药书籍的写作出版。

汪昂出书以读者第一为宗旨，在各方面为读者做了充分的考虑和准备。在编排上或附有目录，或为初级读者增加附录，使读者能很快找到所需信息。汪昂在当时已注意遵循一定的编写体例，不同的书采用不同的装帧设计，书的格式设计富有变化，如书中往往正文辅以精辟的评论，武学书籍正文与评论中间用水平线隔开，省略了行间或章节末评语；而小说和医书恰恰相反，行间或章节末附加评语，特色十分鲜明，很容易识别。在书的使用上，汪昂也为读者做了精心的安排，比如《本草备要》及其附加的四个本子，化整为零，把一部大作品分成可拆分的小单元，更易收藏或携带，“行旅可以轻赍，缓急便于取用”；再如《谋业文集》可置于囊中，需要时随时打开，其信集方式简单巧妙，旅行者可以从几封信中各选一部分，形成一封新信，既方便高层次文人所用，又有助于初学者学习。汪氏诸书携带方便，印制精良，着眼普及，用实相资，编排精当，文辞流畅，尽管在时间、目的、文体、体例和水平上有所差别，但对读者的特点、个性、经历甚至居住场所和旅行方式，都经过了缜密的思考和设想，可以说是出版过程中的创新，也是他为读者奉献精力和智慧的见证。

在编辑出版工作中，无论是融趣闻轶事于传道授业解惑之中，还是为读者阅读使用所做的精心安排，汪昂都不忘及时加以宣传以吸引读者。在《谋业文集》中，他极力向旅行者推荐其信集巧妙组合的方式，满足了外出者信函交往的需要。汪昂具有比较出色的编辑出版才能，也表现出了高度的智慧与创新能力。

【后世影响】

“汪氏四书”影响甚大，至今仍是中医院校重要的入门参考教材。《素问灵枢类纂约注》是优秀的《内经》入门读本，《本草备要》是“清代流传最广的普及性本草学著作”，《医方集解》是“清代方剂学方面影响最大的著作”，《汤头歌诀》众口成诵，百世流传。

一、历代评价

清光绪十三年《医方集解本草备要合刻·童濂序》云：“乙巳夏，武林武蝶生先生言及新安汪讱庵《本草备要》《医方集解》二书简要易明，乡僻无医之所与不知医之人读之了然，且卷帙无多，行李便于携带。其中医方无不神效，历试历验，洵为有济于医之书”“雕既成，有谓方书中精详而罕传者颇多，此书浅略，且已遍行海内，家有其书，何必多此一举？此盖泥于海盐吴遵程之说，不知吴氏之《成方切用》《本草从新》即因汪氏书而推广之，良足补所未备，然例以先河后海之义，则汪氏安可忽者”。

《古今名医言行录》评价其人：“思著有俾世道之书，传诸千古，乃于康熙二年以厚俸延聘名医，历四年，著医书四部”。

【评注】关于汪昂“厚俸延聘名医著医书”之言论，当今有不少学者持这一观点。汪昂博学多闻、文辞雄厚，而博采兼收、汲取众家之长正是汪昂医书最显著的特点。其书非有心人几十年锲而不舍、坚持不懈地搜集整理不可。从行文风格来说汪昂诸书是相一致的，内容观点上也是相统一的，每书前后以及各书之间往往都可以互参互补，至今并没有发现“集体创作”的任何史料证据。汪氏潜心医学40余年，在当时仕绅之间已有“良医良相之称誉”矣，我们应当充分肯定其作为医药学家的地位和作用。

《中国医学史》云：“其书浅显易明，近人多宗之”。

《中医大辞典》评其人：“汪氏于医学之理，主遵《内经》等古典医著，而能兼采诸家之长，其撰述较简明扼要，浅显易懂，多为后世学医者所喜读，流传较广，故对医学普及有一定贡献”。

《辞海》评其医著：“颇切实用，流传甚广，对普及医学有所贡献”。

《续修四库全书总目提要（稿本）》云：“昂论医平实。他如本草、医方诸作，皆不侈语闳博而有裨实用，此书（引者注：指《素灵类纂》）亦犹是也”。

2000年被评为30位“千年徽州杰出历史人物”。

1.《素问灵枢类纂约注》

《中国医学史讲义》云：“汪氏所辑《素灵类纂》是以脏腑、经络领先，而依次叙述，阅读起来更有条理”。

《任应秋论医集》云：“在《素·灵》分类节注中，不失为善本”。

《新安医籍丛刊》云：“本书系汪氏历三十余年之精心研究而成，对《内经》奥旨的阐发颇有裨益，立论得当，不乏独到之见，堪为节注《素·灵》之善本，阅读《内经》的重要参考书”。

2.《本草备要》

《本草从新》云：“新安汪氏著《备要》一编，宜其为近今脍炙之书也。独惜其本非岐黄家，不临证而专信前人，杂采诸说，无所折衷，未免有承误之失”。

【评注】汪昂确非一线临床的岐黄家，其本人并不讳言，而是自称“余非岐黄家，而喜读其书”“余不业岐黄，又学无师授”，虽含实话实说的成分，但更多的是自谦。他宣称，《本草备要》“亦卫生之一助”“医学之精微，可以思过半矣”，《医方集解》“诚医学之全书、岐黄之捷径也。读者倘能细心玩索，自有深造逢源之妙”，《汤头歌诀》“是书篇章虽约，苟熟读之，可应无穷之变，远胜前人盈尺之书数部”。由此可见，他的自谦之中还带有几分古代文人的矫情，与其说是自谦，倒不如说是自信，一种由儒入医的那分底气和傲气。

《新安医籍丛刊》云："文字流畅，内容完备而简要，便于学习，切合实用，向为近世医家所称诉，尤为初学者所欢迎"。

《中国医学通史》云："清代流传最广的普及性本草学著作"。

3.《医方集解》

《医方论》云："当时之医，每以《医方集解》一书奉为枕秘"。

《四部总录·医药编》引《安徽通志艺文考稿》评价云："是书所分先后之序，极有条理"。

《中国医籍通考》云："是书既出，遂为后世方剂学之圭臬，清、民医家无不人手一册"。

《中国医学通史》云："清代方剂学方面影响最大的著作"。

《中国医学史》云："中医方剂学专著定型规范的重要著作""成书后广为流传，先后刊行60余次，迄今方剂学专著仍沿其例"。

4.《汤头歌诀》

民国二十三年《安徽通志稿·艺文考·子部》云："某病某汤，门分义悉，理法兼备，体用并赅，千古心传，赖以不坠。此实医门之要旨，法人之彀率也"。

二、学术传承

《本草备要》论药以功效为纲的编写方式和方法，实为近现代临床中药学分列功效专项的先导；而《医方集解》以功效类分方剂的方法，辨证论方的编写思路，以正方带附方的编纂体例，也成为后世方义分析和方书编著的典范。无论是在形式上还是在内容上，"汪氏四书"都对现代中药学、方剂学和内经学的形成和发展产生了极大的影响。

1.《素灵类纂》

《素灵类纂》所选经文，至今仍被选为学习《内经》的必读内容，其中49篇被全部或部分收入高等医药院校教材《内经讲义》中，占其所选经文80%。

2.《本草备要》

清代吴仪洛在《本草备要》基础上，逐一更正承误之处，增补药草近300种，考证重订编著为《本草从新》。民国陈邦贤以《本草备要》收载的药物为主要框架，增补新知而著《新本草备要》。现代还有《新解本草备要》《本草备要新编》之类出版。《本草备要》所载500味左右的药物，与现代历版全国高等医药院校统编教材《中药学》和《中华人民共和国药典》（除少数民族习用药、现代中药提取物及汪昂之后的新药外）相比，相同者均有300多味，均有70%～80%的吻合。《本草备要》以功效为纲的编写方法和体例，实为近现代临床中药学分列功效专项的先导。《本草备要》至今在我国台湾中医师资格考试中被列为"中医检定考试"（检考）和"中医特考"（特考）科目。

3.《医方集解》

清代吴仪洛仿《医方集解》体例编次，以《医方考》和《医方集解》为蓝本，综合两书编撰《成方切用》。费伯雄根据其方剂次序，删去原书各方主治与注文，逐方评述著《医方论》；清末张秉成禀其思路、仿其体裁撰著《成方便读》。现代《方剂学》教材和著作，也基本沿袭了这一分类编纂模式，至今人们仍然遵循其方法来指导方剂学的临床、教学与科研工作。

4.《汤头歌诀》

《汤头歌诀》七言诗歌体裁，音韵流畅，易诵、易记、易用，对后世方书的撰写影响很大。如陈修园就有《伤寒方歌括》《长沙方歌括》《金匮方歌括》《时方歌括》等。现代方剂学教材一般都附有七言歌诀，成为学习、记忆、掌握方剂的重要手段。在徽乡医界至今有“熟读王叔和，不如汤头歌”之誉。

三、国外流传

汪昂医书问世以后，少则有数十个版本，多则有上百个版本，“风行远近”，并东传日本等国，流传300多年而不衰，影响深远。

（一）传入日本刻本

日本学者丹波元胤所著《中国医籍考》，收载的传入日本的汪昂医籍，可确定者有《素问灵枢类纂约注》3卷、《本草备要》4卷、《增订本草备要》4卷、《医方集解》3卷（有序）和《医方汤头歌括》1卷（无序）。《经络歌诀》1卷虽有介绍，却是引自其他文献，并没有原书之序，故可以认为丹波元胤并没有亲见此歌诀，所以不能确定是否传入日本。《日本见藏中国丛书目初编》载有《汪讱庵全书》（别名《本草医方合编五种》）清刊本、《延禧堂医书》清康熙三十二年（1693）刊本。

（二）日本学者重刻本

《中国中医古籍总目》载：日本享保十四年己酉（1729）植村藤治郎等刻本《本草备要》；日本享保九年（1724）大阪大野柿兵卫刻本《汤头歌诀》。《中国馆藏和刻本汉籍书目》载有日本享保十三年（1728）济世堂刻本《增订本草备要》2卷，日本享保十一年（1726）浪华书林田中氏刻吉野屋博文堂藏版本《医方集解》2卷。此外，《续修四库全书总目提要（稿本）》曰：“日本丹波元简《灵枢识》于昂注（引者注：《素灵类纂》昂注）颇采及焉。”

综上所述，汪昂一生著述颇丰，他以非凡的综述才能和明晰的写作风格，撰成医药著作10多种。所撰《素问灵枢类纂约注》，把《内经》的主要内容撷出，分类注释，简明适用；所撰《本草备要》《医方集解》由博返约，类聚群分，医药合参，方药兼备；所撰《汤头歌诀》煅炼成章，文理明达，通俗易懂，便于记诵。他创制编撰体例，创新分类体系，匠心独运，别开生面，尤其是以功效为主注药释方的著述方式，为后世所尊奉效法，开创了近现代中药学、方剂学编写体例之先河。他对各家学说和西洋医学均持开明的态度，以开放包容的心态，记述和阐发了不少新的医学理论和观点，如“人之记性皆在脑中”论、“胃乃分金之炉”论、“暑必兼湿”说、“补泻相兼”论、“体温而用凉”论、“方剂归经”说等，作述各半，而成一家之言。汪昂医书刊行300多年来，风行全国，影响很大，至今仍是中医院校重要的入门参考教材。他普及推广医药知识，功在启蒙继承，重在临床实用，是新安医学乃至中医学“医学启蒙派”的代表人物，为中医学术的继承与创新、普及与推广做出了突出贡献。

安徽中医药大学　黄辉

【参考文献】

[1] 汪昂. 本草备要［M］//余瀛鳌，王乐匋，李济仁. 新安医籍丛刊·本草类（一）. 合肥：安徽科学技术出版社，1990.

[2] 汪昂. 素问灵枢类纂约注［M］//余瀛鳌，王乐匋，李济仁. 新安医籍丛刊·医经类（一）. 合肥：安徽科学技术出版社，1995.

[3] 夏孙桐.《素问灵枢类纂约注》提要［M］//中国科学院图书馆整理. 续修四库全书总目提要（稿本）. 济南：齐鲁书社，1996.

[4] 汪昂. 本草备要［M］. 北京：中国中医药出版社，2009.

[5] 汪昂. 医方集解［M］. 北京：中国中医药出版社，2009.

[6] 许承尧. 民国歙县志［M］. 歙县旅沪同乡会校印，民国26年排印本，1937.

[7] 陈邦贤，曾庆瑶. 新本草备要［M］. 上海：中医书局，1955.

[8] 陈邦贤. 中国医学史［M］. 北京：商务印书馆，1957.

[9] 吴仪洛. 本草从新［M］. 上海：上海科学技术出版社，1958.

[10] 北京中医学院医史教研组. 中国医学史讲义［M］. 北京：人民卫生出版社，1962.

[11] 辞海编辑委员会. 辞海（缩印本）［M］. 上海：上海辞书出版社，1980.

[12] 丹波元胤. 中国医籍考［M］. 北京：人民卫生出版社，1983.

[13] 费伯雄. 医方论［M］. 北京：中医古籍出版社，1987.

[14] 任应秋. 任应秋论医集［M］. 北京：人民卫生出版社，1988.

[15] 尚志钧，林乾良，郑金生. 历代中药文献精华［M］. 北京：科学技术文献出版社，1989.

[16] 何应松.（道光）休宁县志（影印本）［M］. 南京：江苏古籍出版社，1990.

[17] 何时希. 中国历代医家传录（中册）［M］. 北京：人民卫生出版社，1991.

[18] 严世芸. 中国医籍通考（第2卷）［M］. 上海：上海中医学院出版社，1991.

[19] 李经纬，余瀛鳌. 中医大辞典［M］. 北京：人民卫生出版社，1995.

[20] 王宝平. 中国馆藏和刻本汉籍书目［M］. 杭州：杭州大学出版社，1995.

[21] 王乐匋. 新安医籍考［M］. 合肥：安徽科学技术出版社，1999.

[22] 何绍奇. 读书析疑与临证得失［M］. 北京：人民卫生出版社，1999.

[23] 李锐清. 日本见藏中国丛书目初编［M］. 杭州：杭州大学出版社，1999.

[24] 项长生. 汪昂医学全书［M］. 北京：中国中医药出版社，1999.

[25] 李经纬，林庚昭. 中国医学通史［M］. 北京：人民卫生出版社，2000.

[26] 张秉成. 成方便读［M］. 北京：中国中医药出版社，2002.

[27] 常存库. 中国医学史（新世纪全国高等中医药院校教材）［M］. 北京：中国中医药出版社，2003.

[28] 张玉才. 徽州文化全书·新安医学 [M]. 合肥：安徽人民出版社，2005.
[29] 薛清录. 中国中医古籍总目（第10册）[M]. 上海：上海辞书出版社，2007.
[30] 肖衍初. 试论《医方集解》的学术特点及贡献 [J]. 广西中医药. 1984，7（6）：1－2.
[31] 尚志钧.《本草备要》简介 [J]. 皖南医学院学报，1985，4（3）：206－207.
[32] 马仁智. 汪昂对中医学普及的贡献 [J]. 江苏中医杂志，1987，（4）：38－39.
[33] 黄辉.《本草备要》浅谈 [J]. 四川中医，1990，（5）：50－51.
[34] 徐宝圻，姚家安. 试论《医方集解》对方剂学的贡献 [J]. 安徽中医学院学报. 1993，12（2）：10－12.
[35] 强刚. 汪昂《勿药元诠·小周天》析. 中医临床与保健，1993，5（4）：60.
[36] 魏飞跃. 灵活用韵不拘一格——浅谈《汤头歌诀》用韵特色 [J]. 湖南中医杂志，1994，10（5）：88.
[37] 彭静山. 汪昂与《汤头歌诀》[J]. 山东中医杂志. 1995，14（9）：424.
[38] 吴曼衡.《医方集解》体例对方剂学科分化的影响 [J]. 中医教育. 1996，15（6）：58.
[39] 中共黄山市委宣传部. 千年徽州杰出历史人物评选揭晓 [J]. 徽州社会科学，2000，（1）：4.
[40] 杨梅. 汪昂与还读斋——明末清初的出版研究 [J]. 出版发行研究，2000，16（6）：78－80.
[41] 章丽华，王旭光. 新安医籍在日本的流传 [J]. 医古文知识，2002，（2）：22－25.
[42] 甄仲，秦玉龙. 汪昂对《内经》研究的贡献 [J]. 江西中医学院学报，2003，15（2）：30－31.
[43] 吴书荫. 对《明遗民黄周星及其“佚曲”》的补正 [J]. 文学遗产，2003（5）：128－130.
[44] 甄仲，秦玉龙.《本草备要》对中医药学的贡献 [J] 湖北中医杂志，2003，25（7）：6－7.
[45] 甄仲，秦玉龙.《医方集解》对祖国医学的贡献 [J]. 吉林中医药，2003，23，（7）：1－2.
[46] 黄孟君. 汪昂在方剂学方面的成就 [J]. 中国医药学报，2003，18（12）：710－711.
[47] 陈勇，郭平. 试论汪昂对方药功效理论的贡献 [J]. 中医研究，2004，17（2）：58－60.
[48] 王旭光. 传入朝鲜与韩国的新安医籍 [J]. 安徽中医学院学报，2004，23（6）：8－10.
[49] 田代华，李怀芝. 汪昂医学学术思想研究 [J]. 中医药学刊，2005，23（7）：1169－1170.
[50] 田代华，李怀芝. 汪昂与《医方集解》 [J]. 山东中医药大学学报，2005，29（3）：217－219.
[51] 王世民.《本草备要》和《增订本草备要》小考 [J]. 山西中医，2006，22（1）：41－42.
[52] 郭海峰. 论《医方集解》的编写特点 [J]. 中医研究，2007，20（3）：59－60.
[53] 汪常明. 新安医家汪昂成功之道探析 [J]. 中医文献杂志，2007，25（1）：52－53.
[54] 美·梅尔清著；刘宗灵，鞠北平译；马钊校. 印刷的世界：书籍、出版文化和中华帝国晚期的社会 [J]. 史林，2008，（4）：1－19.
[55] 曾祥法. 中药功效在中药（本草）学中地位的时代变迁 [J]. 湖北中医杂志，2008，30

(5)：28－29.

［56］闫慧，年莉.《医方集解》方源初探［J］．山西中医，2009，25（3）：31－32.

［57］黄辉.《本草备要》医论医论评析［J］．中医杂志，2010，51（6）：570－571.

［58］黄辉．新安医药学家汪昂（一）［J］．中医药临床杂志，2010，22（10）：919－924.

［59］黄辉．新安医药学家汪昂（二）［J］．中医药临床杂志，2011，23（1）：77－84.

［60］王键，黄辉，将宏杰．新安医学十大学说（上）［J］．中华中医药杂志，2013，28（6）：1793－1794.

［61］张秀传．浅析《〈医方集解〉序》的用典手法［C］//中华中医药学会第十六届医古文学学术会议论文集，2006：137－140.

［62］张廷模，陈勇，杨敏．解读汪昂《本草备要》之要［C］//中华中医药学会中药基础理论分会首届临床中药学学术研讨会论文集，2008：57.

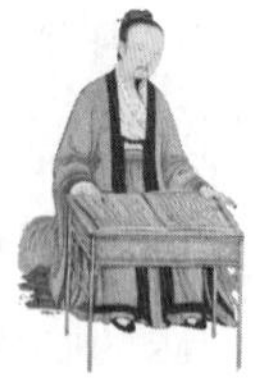

张　璐

内容提要

张璐，字路玉，晚号石顽老人，生于明万历四十七年（1617），卒年不详，江南长洲（今江苏省吴县）人，明末清初著名医家。张璐一生著述颇丰，著有《伤寒缵论》《伤寒绪论》，注释《伤寒论》原文，补充诊脉、察色、辨舌等内容。《张氏医通》是其集大成之作，内容涉及内科、外科、妇科、儿科、五官科等。书中阐释经旨，汇集名贤至论，上自《内经》，下至清初医著，凡 130 余种，广泛采撷，集临床各科疾病之理法方药于一书。在《伤寒论》研究方面，张璐与方有执、喻昌同属“错简重订派”。张璐提出寒温分论说，认为辛温发汗是伤寒的治疗大法，“辛凉解热”是温病的治疗大法，对后世温病学家启迪很深。其论杂病，取朱丹溪、薛立斋、张介宾、王肯堂诸家学术思想，重视辨证，擅长温补，成为清代温补学派的代表医家之一，对后世医家采用温养补虚之法治疗虚损具有很大启发。另外，张璐在脉学和本草方面也卓有成就，充分体现在所著《诊宗三昧》和《本经逢原》之中。由于张璐在中医学术上的造诣和影响，因而后世将其与喻昌、吴谦并列为清初医学三大家。

【概述】

一、生平简介

张璐，字路玉，晚号石顽老人，江南长洲（今江苏省）人。生于明万历四十七年（1617），卒年不详，其说不一。

张璐幼年读书，旁通医术，少而颖悟，博贯儒业。《张氏医通·自序》曰："吾于志学之年，留心是道。"时值明清鼎革，张璐因避战乱，遂弃儒从医，隐居"灵威丈人之故墟"（今江苏省吴县洞庭西崇山峻岭灵屋洞一带）10余年，"专心医药之书，自岐黄迄近代方法，无不搜览；金石鸟兽草木，一切必辨其意，澄思忘言，终日不寝，求析其终始"（《张氏医通·张大受序》）。至清·顺治十六年，其43岁时离开西山，返归故里。其间整理医学笔记盈箧，因名曰《医归》。张璐之弟有张汝瑚、张曾余，俱业儒。张汝瑚于清康熙三十二年（1693）为《张氏医通》作序，张曾余"虽列贤书，最留心于医理"。

张璐之子有张登、张倬、张以柔、张钠4人，长子张登，字诞先，业医，著《伤寒舌鉴》1卷，又与弟张倬共同参订《伤寒缵论》和《伤寒绪论》各2卷。次子张倬，字飞畴，业医，著《伤寒兼证析义》1卷，补辑《张氏医通》的"目科治例"。三子张以柔，字安世，监生，儒且通医，撰《痘学心传》1篇，"参入《医通》，弥补佚缺之憾"。康熙尝于乙酉南巡至吴君家，以柔恭进父璐遗书，深当上意，寻命医院校勘，置之南薰殿（朱序）。四子张钠，字逊言，与登、倬、以柔诸兄并见于《张氏医通》参订者列。

张璐治学，重视伤寒与杂病的研究。伤寒宗方有执、喻嘉言，杂病取朱丹溪、薛立斋、张介宾、王肯堂诸家。他能"博采众长，贯以己意"，务求于散乱纷繁中寻出条理，从而创立新说。根据喻昌《尚论篇》及各家注释，对《伤寒论》原文进行注释，补充诊脉、察色、辨舌等内容。论述各种疾病的辨证论治和方药应用，以内科为主，兼及外科、皮肤科、五官科、妇科、儿科等。主要著作有《张氏医通》《伤寒缵论》《伤寒绪论》《本经逢原》《诊宗三昧》《千金方衍义》《伤寒舌鉴》《伤寒兼证析义》等。其中，以《伤寒绪论》《张氏医通》的学术成就最为突出。

二、著作介绍

（一）《伤寒缵论》《伤寒绪论》

《伤寒缵论》《伤寒绪论》，各2卷，同刊于康熙丁未年（1667）。此二书反映了张璐研究伤寒的一些见解。书中在温热病的卫气营血病机传变等方面，也提出不少新颖见解和精辟论述，对以后卫气营血辨证学说的形成起到了承前启后的作用。《伤寒缵论》取张仲景《伤寒论》重分其例，采喻昌《尚论篇》及各家之注为之发明，而参以己见，对王叔和的平脉、辨脉、伤寒例篇章也进行注释，还对伤寒论原文进行适当修正。编纂体例方面，先载《伤寒论》原文，次附注释，末录正方113首。《伤寒绪论》以《伤寒论》原书残佚既多，证治不备，则博搜前人之论以补之。上卷叙述六经传变、合病、并病、三阴中寒等40个证，及诊脉察色、辨舌等；下卷论述发热、头痛、恶风等100种病证，并载方148首（包括附方35首）。《伤寒缵论》现存主要版本有清康熙四年乙巳（1665）刻本、清嘉庆六年辛酉（1801）刻本、1925年上海锦章书局石印本等。《伤寒绪论》现存主要版本有清康熙六年丁未（1667）刻本、清嘉庆六年辛酉（1801）刻本、清光绪二十年甲午（1894）上海图书集成印书局铅印本、1925年上海锦章书局石印本等。

（二）《张氏医通》

《张氏医通》，共16卷。张璐从1644年即开始撰写此书，至“岁己亥，赋归故园”，又不断修订，严加取裁，共参考医籍130种，十易其稿。并请当时著名医家尤乘、李惺菴、马元仪、陈三农等48人参阅，前后50年，才于康熙三十四年（1695）定稿刊行。本书是张璐在引用历代医学文献的基础上，结合自己的临床经验加以阐述而成。凡是古来相传之说，稍有晦滞者，皆削而不录；其言辞未畅者，多加润色发挥。全书分内、外、妇、儿、五官各种疾病证治，并附验案。卷一至卷七为内科部分，卷八为五官科，卷九为外科，卷十至卷十一为妇科，卷十二为小儿疾病，卷十三至卷十六为方剂。以病集方，方有方解，辨析配伍。本书内容丰富，流传甚广。现存主要版本，有清康熙四十八年己丑（1709）宝翰楼刻本、清嘉庆六年辛酉（1801）金阊书业堂刻本、清光绪二十五年己亥（1899）浙江官书局藏思得堂刻本、日本文化元年甲子（1804）思德堂刻本、1925年上海锦章书局石印本等。清代著名文学家朱彝尊，称张璐著此书“用心切而为力勤也”。该书是反映张璐学术思想的代表作，其编纂方法悉依王肯堂《证治准绳》，且选辑更精。取历代各家方论，荟萃折中之。凡难明之处，虽语出名贤，亦概置不录，务在广收历览，由博返约，“俾后世修岐黄之学者，昭然共由”。

（三）《本经逢原》

《本经逢原》，4卷，撰于康熙乙亥年（1695）。是书以《神农本草经》为主，而加以发明，兼及诸家治法。部分次第，悉依李时珍《本草纲目》，分32部，载药700余种，每药先述其性味、产地、炮制、功能、主治、禁忌。本书反映了张璐临证用药经验心得。《郑堂读书记》评曰：“学医者观之，左右逢源，不逾《本经》绳墨，足以为上工也。”现存主要版本有康熙三十四年长洲张璐隽永堂刊本、嘉庆元年（1801）金阊书业堂刻本、日本文化元年甲子（1804）思德堂刻《张氏医通》丛书本、1959年上海科技出版社铅印本等。

（四）《诊宗三昧》

《诊宗三昧》，1卷，又名《石顽老人诊宗三昧》，为脉学专著。是书专明医理，首言宗旨，继而论医学、色脉、脉位、脉象、经络、师传、口问、异脉、妇人、婴儿等。张璐认为“入门宗派不慎，未免流入异端”，立志“吾当以三昧水涤除尘见”，故撰此书。《诊宗三昧》的编撰意图，在于纠正脉诊方面的一些错误认识，使后学有规矩可循。书中对脉证的分析比较全面深入，重点阐述了32种脉的脉象、主病机制、预后以及相似脉的鉴别。本书具有一定的学术影响，后世脉学著作对其多有引用。清代周中孚《郑堂读书记》评价此书"与李氏《濒湖脉学》，同一精密之作"。现存主要版本有清康熙二十八年己巳（1689）金阊书业堂刻本、日本文化元年甲子（1804）思德堂刻本、清光绪二十年甲午（1894）上海图书集成印书局铅印本、1925年上海锦章书局石印本、1958年上海卫生出版社铅印本、1959年上海科技出版社铅印本等。

（五）《千金方衍义》

《千金方衍义》，30卷，康熙戊寅年（1698）刊行。为历史上惟一的《备急千金要方》注释之书。其自序云："继长沙而起者，惟孙真人《千金方》可与仲圣诸书颉颃上下也。伏读三十卷中，法良意美……非神而明之，其孰能与于斯。"但恐真人之书无人能读而致失传，遂汇取《千金方》旧刻善本，参互考订，加以校勘，并对其中所藏方剂予以注释发挥，尤对立方法则中的"反用""激用"之法，深究而详说之。《郑堂读书记》评是书"实足以发矇振聩，而有功于孙代不浅"。现存最早传本为清嘉庆六年（1801）扫叶山房刻本、日本江户医学翻宋本《备急千金要方》，及1995年中国中医药出版社出版的王忠云等校注本。

【学术思想】

一、学术渊源

张璐在《伤寒论》研究、杂病证治及本草学研究方面，均取得较高的学术成就。

明代方有执重新整理《伤寒论》条文，"正叔和故方位而条还之"，撰成《伤寒论条辨》，认为伤寒应以六经为纲，六经则以太阳为纲，而太阳又以"卫中风""营伤寒""营卫俱中伤风寒"为纲。明末清初喻昌撰《尚论篇》和《尚论后篇》，以"风伤卫""寒伤营""风寒两伤营卫"为大纲，创伤寒的"三纲学说"。张璐认为《伤寒论》诸家注本"多歧而不一"，在见到《伤寒论条辨》和《尚论篇》等以后，才有"向之所谓多岐者，渐归一贯"的感慨，因此对方有执的《伤寒论条辨》和喻昌的《尚论篇》非常推崇。张璐将王叔和《伤寒杂病论》整理本予以重编，诠释采用《尚论篇》等诸家注文，参以个人见解，是为《伤寒缵论》部分；又鉴于《伤寒论》原书有残缺，证治或有不全，遂博搜前人方论予以补充，是为《伤寒绪论》部分。对于书名的意义，张氏释为"缵者，祖仲景之文；绪者，理诸家之纷纭而清出之。以翼仲景之法，汇明其源流"。因此，张璐与方有执、喻昌在《伤寒论》研究方面并称为"错简重订派"。

张璐博览群书，上自《内经》，下至清初医著，凡130余种，皆广泛采撷，汇集名贤至论，注重搜集临床各科疾病之治疗方药。在杂病证治方面，多推崇李东垣、赵献可、薛己、李士材、汪绮石等医家之说，并融会贯通，形成自己的见解。张璐认为脾肾互养互济，倡导脾肾双补、先后天同调，药多以温养补虚为主，喜用六味地黄丸、左归丸、《金匮》肾气丸。

张璐的本草学成就集中体现在《本经逢原》和《千金方衍义》中。《本经逢原》以《神农本草经》为主而加以发明，兼及诸家治法。《千金方衍义》为历史上惟一的《备急千金要方》注释之书。因此，张璐的本草学成就与其精研《神农本草经》《本草纲目》《备急千金要方》等历代本草学和方剂学著作有关。

二、学术特色

（一）对外感热病的研究

1. 主张伤寒、温病分论

中医外感病学始于《内经》，而奠基于张仲景之《伤寒杂病论》。张仲景所论之“伤寒”，有广义和狭义之别，广义伤寒即外感病之总称。但其所出治法，或偏于寒，或偏于温，对温热病、湿热病的治疗有所不足。后世医家多以伤寒方概治一切外感病，无论寒温，均以麻、桂发汗，不应者再以承气下之，致使患者“不死于病而死于医”。正如张璐所言：“今世遇冬温之证，鲜能辨识，既以伤寒法混治，致变斑黄喉痹唾利脓血等证者，皆由误治所致也。”张璐有感于此，从临床实际出发，结合刘完素、王履等前人的论述，对狭义伤寒和广义伤寒进行了区别，并且为后世温病学派的辨治体系奠定了基础。

张璐认为，伤寒和温病的病因、感邪途径殊异。伤寒是由于感受寒邪，感而即发。“伤寒者，冬时严寒，感冒杀厉之气而病也，交霜降节后，春分气前，病发热头痛者，皆谓之正伤寒。”邪从皮毛而入，始于太阳，见“脉浮，头项强痛而恶寒”，按六经次第传变。而温病则因为冬日感寒，伏于体内，复感春夏温热之邪而发。张璐借鉴前人的认识，认为“温病自内而发”，“凡温病之热，咸从内而发于表”。由于“所发之因不同，有感非时暴寒而发者，有饥饱劳役而发者，有房室作力而发者，所感之客邪既殊”，故“发出之经络亦异。所谓温病之脉，行在诸经，不知何经之动也，当随其经证而治之。”但他认为，常见的是少阳经和少阴经见症，其主要临床表现为“凡温之发，必大渴、烦扰、胁满、口苦、不恶寒、反恶热，脉气口反盛于人迎”。这些认识，无不基于临床实际，较之墨守仲景之成法泥古不化者是很大的进步。

伤寒、温病初起之治法亦大异。由于伤寒乃风寒之邪外客于表，首发于太阳，故辛温发汗是其大法，《伤寒论》论之甚详。而温病治法，张璐认为“最忌辛温发汗，发汗多致不救也”。“不但温病之不可以伤寒寒疫法治也，即冬温亦不可以伤寒例施也。”“大抵治瘟病热病，无正发汗之理，盖其邪自内达外，无表证明矣。若果证显非时暴寒，恶寒头痛，而脉浮紧者，亦不可纯用表药。”这样，就从根本上区分了伤寒和温病在治疗大法上的不同，驳斥了“以热治温”之非，并提出“辛凉解热”的治疗大法，对后世温病学家启迪很深。

在选方上，张璐认为“黄芩汤乃温病之主方”，叶天士在《临证指南医案》中也多宗此法。张璐还认为，仲景之麻黄升麻汤乃治冬温误治变证的方剂，临床上加减化裁可以用于温病。张璐还特别推崇刘完素的双解散，认为“实开温热病之法门”，确是经验之谈。张璐的这种寒温分论的观点，既是对仲景治法的补充和发展，又纠正了后人以伤寒法混治温病的错误，并且为温病学派最终脱离伤寒的框架奠定了基础，具有非常重要的理论和临床价值。

2. 详析外感热病之治疗

早在《难经》里就提出“伤寒有五，有伤寒，有中风，有温病，有热病，有湿温”，历代医家又陆续认识了多种外感热病，并予以命名，如冬温、暑温、温毒、风温等。但长期以来，名目纷繁，治疗各异。张璐鉴于此，搜罗百家，结合自己的临床实践，对多种外感病的症状、病情演变、治法等进行了较为系统的论述，切合实用。

首先，张璐在《伤寒绪论·卷上》，对伤风、寒疫、时行、温病、风温、温疫、温疟、温毒、阳毒、阴毒的命名、临床表现进行了鉴别。其云："盖伤风则发热头痛，鼻塞声重，咳嚏恶风自汗。寒疫则憎寒壮热，头痛骨节烦疼，虽发热不口渴。时行则里巷之中，病俱相类。温病则烦热口燥而渴，气口脉盛，若稍见人迎浮紧，即有重感风寒矣。病温复感风邪，而见自汗灼热，咳嚏声嘶者，风温也。先前温热未除，复感时行瘟气，即昏昏壮热，遍相传染者，温疫也。温病日久，更感于寒，寒热如疟者，温疟也。温病更感温热，热毒炽盛，而发斑者，温毒也。发斑热越狂走者，阳毒也。发斑而身如被杖厥冷者，阴毒也。"认为外感热病为"交夏至后，炎暑司令，相火用事"所致，其临床表现为"发热身疼，不恶寒，但恶热而大渴"。可谓言简意赅，辨别清晰。

其次，张璐对各种外感病提出了相应的治法。

（1）桂枝汤加黄芩治冬温，忌辛温发汗。张璐认为冬温治法与伤寒大异，"冬月当寒而反不寒，则少阴之气不藏，而不正之气得以入伤其经，原非肾脏受病，故但以桂枝汤中加黄芩一味，专主驱散风热。"另外，尚需随症加减，"若咽痛甚者，则合甘草汤，咳者合桔梗汤，下利合茯苓甘草汤。""若先受冬温，更加畏寒欲近衣者，阳旦汤加麻黄、石膏以发之。"并认为冬温若误用辛温发汗，而发斑成温毒者，"当用犀角、升麻、甘草等分煎服，或升麻葛根汤加犀角黑参，甚则犀角黑参汤之类选用"。这些认识，已为后世温病学家所接受。

（2）辛平解散治感冒。张璐指出："大抵治非时感冒，止宜辛平解散，如参苏饮、芎苏散、香苏散、神术汤，皆可选用。"选方平实而稳妥，"辛平解散"四字，可作治法大旨。

（3）分解太阴阳明两经之邪治湿温，忌发汗。张璐认为，湿温成因为"暑气蒸湿也"，治法上"病在太阴阳明，不可发汗，汗之则不能言，耳聋不知痛处，……宜白虎汤加苍术，分解两经混合之邪"。与后来吴鞠通所论相似。

（4）温病治宜辛平发散，忌辛温发汗。张璐认为，温病"明系伏邪自内达表"。若因客寒而发者，"盖此怫郁之热，乘春温之气而发，虽有非时暴寒，止宜辛平之剂发散……宜小柴胡随见经证加减"，纵然有"头痛如破者，为暴感风寒势盛"，也只"先宜葛根葱白汤撤其暴邪，然后用治温病本药"，力戒辛温发汗如麻黄桂枝辈。"烦热口渴，无客邪者，黄芩汤主之。凡三阳表证，宜栀子豉汤，或益元散加薄荷葱豉，重则凉膈散去硝黄加葱豉，探吐取汗最妙。"若邪已入里，宜双解散、三黄石膏汤等。腹满烦渴，脉沉实而有下证者，则宗刘完素而用三一承气汤下之，势剧者，合黄连解毒汤……可见其持论有据，治法次第井然有序，使后人读之，胸次豁然。

（5）疫疠之治与伤寒有别，法宗吴又可。张璐论疫推崇吴又可，治法方药咸采之。其认为"伤寒邪中外廓，故一表即散。疫邪行在中道，故表之不散。伤寒邪入胃腑，则腹满便坚，故可攻下。疫邪布在中焦，散漫不收，下之复合"，明确提出疫疠与伤寒在治法上的迥异之处。

（6）温毒宜大解热毒。张璐认为，温毒之发"伏毒与时热交并，表里俱热……其证心下烦闷，呕逆咳嗽，甚则面赤，身体俱赤，狂乱躁渴，咽喉肿痛，狂言下利而发斑，最为危候。治宜大解热毒为主”。“而无燥结者，黄连解毒汤；若躁闷狂妄而无汗者，三黄石膏汤。自汗烦渴而发斑为胃热，人参化斑汤（即人参白虎汤）……斑不透，犀角大青汤……发斑热毒势甚，咽痛心烦狂言闷乱，犀角黑参汤。虽大便不通，勿用下药，惟宜犀角地黄汤。”

张璐的这些论述，已为温病治疗之雏形。

（二）对《伤寒论》的研究

张璐治伤寒学，倡方有执、喻昌“错简重订”之说，其在伤寒学方面的学术成就，集中体现在《伤寒缵论》和《伤寒绪论》中。其在《伤寒缵论·伤寒缵绪二论自序》中谈到，鉴于“古来讲仲景之学者，历代不乏名贤，衍释仲景之文日多，而仲景之意转晦”，于是“三十年来，精研密谛”，著成《伤寒缵论》和《伤寒绪论》。“缵者，祖仲景之文；绪者，理诸家之纷纭而清出之。以翼仲景之法，汇明其源流，而后仲景之文相得益彰，无庸繁衍曲释，自可显然不晦。”

1. 症状研究

金·成无己著《伤寒明理论》，选择《伤寒论》中50种症状进行了系统整理，开创了症状研究的先例。张璐在《伤寒绪论》中，除了采纳成氏的研究方法外，尚对相似症状、原发症状、误治症状和主要症状进行了整理和阐发。

（1）相似症状

对相似症状进行类比以求异同，是《伤寒绪论》研究症状的基本方法。如衄血、吐血均为血证，伤寒衄血为鼻中出血，吐血是从口中而出，是外感热病的常见症状。《伤寒明理论》仅述衄血，未及吐血。张璐认为，衄血多属在经表邪所致，伤寒因表邪失汗，温病因表邪壅盛不宣之故；吐血皆属传经里证，以当汗不汗，热毒入内，迫血妄行所致。

（2）原发、误治症状

《伤寒论》中记载的症状，分原发和误治二类。同一症状因原发、误治之不同，其性质也有所区别。如心悸，《伤寒明理论》认为：“心悸之由，不越二种，一者气虚也，二者停饮也。”《伤寒论》中原发病机有气虚、饮邪之别，误治心悸是正气甚虚所致。张璐认为，心悸有气虚、汗下和停食三种成因。即“一者气虚而悸，一者汗下后悸，一者停饮而悸。气虚者阳气内弱，心中空虚而为悸也；汗下后正气内虚，邪气交击而悸，较之气虚尤甚；停饮者，由饮水过多，水停心下，心为火恶，水不能自安，而为悸也”。

（3）主要症状

症状有主次之分，诊察主要症状的特性，将有助于抓住主要病机。张璐在《伤寒绪论》中，对主症进行剖析。如头汗是外感病中常见的症状，《伤寒明理论》从经络循行部位以论三阳经之头汗，又采用《内经》《脉经》之文论关格之头汗。张璐认为，《伤寒论》头汗常见于瘀血、发黄症。其曰：“盖瘀血头汗，则小便自利，大便色黑；发黄头汗，则小便不利，发热而渴。”即头汗应结合二便情况进行辨析，才能辨别头汗之属性。这种研究方法偏重于临床，较之成无已侧重于理论的辨别方法，可互相补充。

2. 扩充辨治内容

张璐对《伤寒论》辨证方法进行了扩充，有利于提高临床疗效。张璐在《伤寒缵论》中，对

《伤寒论》原文进行补亡。如《伤寒论》363 条“下利清谷，不可攻表，汗出必胀满”，该条无证候，未出方药。张璐认为，“见误表其汗，则阳出而阴气弥塞胸腹，必致胀满而酿变耳，合用厚朴生姜半夏甘草人参汤，以温胃消胀为务也”。张璐分析病机，善用《伤寒论》方药补亡之，这样既深谙经旨，又启迪后学。又如，《伤寒论》338 条“伤寒，脉微而厥至七八日肤冷，其人躁无暂安时者，此为脏厥”，仅示脏厥之证候，未述方药。张璐认为，“脏厥用附子理中汤及灸法，其厥不回者，死”。他善于化裁经方，运用多种疗法治疗危重病证，并测其预后。显示其熟谙经典，且临床经验丰富。

3. 基于临床补充方药

《伤寒绪论》对方药进行拾遗补充，在所记载的 148 首方剂中，解表剂、清热剂、利湿剂最多，分别为 23、14、13 首。所补方药特点有二。

一是组方精微，用药贴切。如生犀饮，由犀角、麻油炒苍术、黄连、黄土、茶叶组成，以治湿热久羁、内侵血分之血证。用咸寒之犀角，清热凉血、散瘀解毒；苦温之苍术，麻油炒后有燥而不伤血之用；黄连苦寒，清热解毒。三味合用，有止血不留瘀、燥湿不动血、清热不滞血之优势。黄土有温涩之功，茶叶有清泄之力，协同止血之功用。

二是用方灵活。如二陈汤是宋代《局方》之方，后世推崇为治疗痰湿之要方。张璐善于炮制药物，以权变此方。如胁下引痛，陈皮醋炒；热痰内聚，半夏竹沥制；痞胀不舒，砂仁汁制甘草。此外，他善于辨证，不囿于前人血证禁用二陈汤之说。尝曰：“不可一律论也，如面色正赤凝结，为阴气受伤，故禁辛燥；设瘀晦淡薄如水者，为阳不统而阴不守，安得不用姜半术附之辈之温乎。”

4. 注解《伤寒论》言简意赅

张璐认为，张仲景《伤寒论》完全来自于临床，平实而具极高的临床价值。而后世医家之注解，曲为解释，臆说纷呈，使仲景之意反晦。故其认为：“仲景之书不可以不释，不释则世久而失传；尤不可以多释，多释则辞繁而易乱。”基于这种认识，张璐释《伤寒论》多释语质朴，言简意赅。

《伤寒论》曰：“脉浮紧者，法当身疼痛，宜以汗解之，假令尺中迟者，不可发汗，何以知其然，以营气不足血少故也。”张璐注释曰：“尺中脉迟，不可用麻黄发汗，当频与小建中汤和之，和之而邪解，不须发汗，设不解，不妨多与，俟尺中有力，乃与麻黄汗之可也。”他没有拘泥于“尺中迟”就是营血不足、营血不足为何不能用麻黄汤发汗等问题，不奢谈玄理，而是结合临床，补充应当“频与小建中汤和之”，发挥了仲景的言外之意。

再如，《伤寒论》云：“欲自解者，必当先烦，乃有汗而解，何以知之？脉浮，故知汗出解也”。张璐注释为：“天地郁蒸而雨作，人身烦闷而汗作，气机之动也。气机一动则其脉必与证相应，故脉浮而邪还于表，才得有汗，而外邪尽从外解。设脉不以浮应，则不能作汗，其烦即为内入之候，又在言外矣。”语言明白晓畅，说明了脉浮、烦闷与汗出而解的关系。

其他如注释“微数之脉，慎不可灸，因火为邪，则为烦逆，追虚逐实，血散脉中，火气虽微，内攻有力，焦骨伤筋，血难复也”，认为微数之脉，为阴虚多热之征，若灸之，则虚者益虚，热者益热，不致伤残不止耳。

注解“伤寒三日，三阳为尽，三阴当受邪，其人反能食而不呕，此为三阴不受邪也”中的“伤寒三日”，认为是“少阳脉小者欲已也”，为能食不呕，与胃和则愈互义，脉不弦大，邪微欲解之先征。

5. 师古不泥，推陈出新

张璐在“自序”中曾表示，对方有执的《伤寒论条辨》和喻嘉言的《尚论篇》非常推崇，并认为喻氏“独开生面，裁取倍于诸家”，但其对方氏、喻氏并不盲从，而是结合自己的临床实践，对前人不正确的论述予以批评指正，使后学不至于以讹传讹。

如辨六经传足不传手之说，张璐在《伤寒绪论·总论》中指出，六经证不仅有足经表现，也有手经症状。“如六经证，人悉知为足经，不知有手经证间出也。伤寒初受病时，头项痛，腰脊强，恶寒，足太阳也；发热面赤，恶风，手太阳也；目疼鼻干，不得卧，足阳明也；蒸热而渴，手阳明也；胸胁满痛，口苦，足少阳也；耳聋及痛，寒热往来，手少阳也。”“按《灵枢》十二经脉，转注如环，岂有六经传变，只传足经，不传手经之理。”另外，外感病中常见咳嗽气逆，是手太阴肺经见症；表里热极，神狂志乱，又当责之手少阴心、手厥阴心包经，这些都是手经的病变，由此可见“传足不传手”之说，实属非理。

朱肱《南阳活人书》曾云：“伤寒阳明证宜下，少阴证宜温。”元明以降，医家多奉此说。而张璐认为其论有失偏颇。其云：“夫阳明之经证，身热目疼鼻干头痛，可宜下乎？少阴之传经热邪，可宜温乎？况温病热病之少阴，尤不可温也。自奉议此说行，而天下后世蒙害者不少矣。”

对于太阴篇“太阴中风，四肢烦疼，阳微阴涩而长者，为欲愈”，有的注家谓涩为血凝气滞，张璐直斥其非说：“岂有血凝气滞，反为欲愈之理耶？”

以上所述，均说明张璐具有严谨求实、不盲从的治学态度。

6. 精于辨治，圆机活法

张璐精于辨证论治。他潜心研究《伤寒论》30 余载，对辨证论治更有深刻体会，所著《伤寒缵论》和《伤寒绪论》中，始终贯穿辨证论治的精神。《伤寒绪论》将一些常见的外感症状，如发热、头痛、项强、恶寒、痞、吐衄、谵语、四逆、厥等，逐一列举并结合具体的证候予以辨证治疗。

《伤寒绪论》，详细辨析了各种“身体痛”，并给出相应的治法。“伤寒身疼脉浮，则为太阳表证……必用麻黄汤辛热发表，令气血流通而愈；若自汗脉浮缓者，则腠理开泄，虽发热而身体骨节不疼矣。若伤寒身疼，而见尺脉迟弱者，此为气血本虚，不可骤表，当先用黄芪建中温之，然后发表可也。有汗后身疼脉迟者，此阳气虚也，新加汤。有发汗吐下后，身疼不休，表证不解者，仲景必与桂枝汤，只宜桂枝调和营卫，不可复用麻黄也。有太阳表证具，而身疼头痛，脉浮而沉迟无力者，此真阳内虚，不能胜任麻黄，当与四逆汤温之……凡有头痛发热，而身疼如缚者，表证也。无头痛发热，而身疼如杖者，直中也。有少阴病，脉沉手足寒，身体痛，骨节疼，口中和，背恶寒者，附子汤。有少阴下利清谷，而身疼痛，急当救里，然后治表。有阴毒身痛如被杖者，有瘀血一身尽痛，而发热面黄者，有中湿声重鼻塞，一身尽重而痛者，有风湿一身尽痛，恶风不欲去衣，汗出小便难者，有内伤劳倦脉虚倦怠，而肢体烦疼者。”其治法各不相同。并附有一阴寒内盛戴阳身痛案，用四逆汤加参、芪，下黑锡丹而治愈。

张璐还吸取李东垣的经验，对内伤发热与外感发热加以鉴别，以免临床上误治。其云："劳力感寒内伤之证，与外感证类相似，内伤亦发热头痛畏寒，惟门隙中贼风最恶之。若在大风处，反不恶也。畏寒得暖则解……出言懒怯，口淡无味，腹中不和，手心大热而手背不热。若外感风寒之证，头疼发热，无休止时，寒热交作，而骤发不止，寒虽近火不除，出言重浊，鼻中气粗，一身尽热。盖外感自表入里，先太阳也。然温热亦自内达表，先见少阳证……骤然发热如火，大渴烦躁引饮，头面目舌俱赤，喘粗气盛，绝不似内伤面目萎黄，唇舌淡白，短气力怯等证也，内伤气口脉盛为异耳。"张璐还指出："今人外感兼内伤者甚多，用药全要分别。"根据外感、内伤轻重，斟酌攻补之比例多少，很有指导价值。

再者，病在三阴皆有下利、腹痛、厥逆、躁渴，病情亦较危重，辨证不当，危在顷刻，不可不辨。张璐总结说："属于阳者，必先发热头痛，渐至唇干舌燥，烦渴喜冷饮，面色光彩，语言清亮，手足温暖，爪甲红润，身轻易于转侧，呼吸出于自然，小便或赤或涩，脉来浮洪数大；若发于阴者，始病不发热，无头痛，便自利，厥逆，腹痛，口不渴，身体沉重，难以转侧，呕吐泻利，恶寒蜷卧，战栗吐沫，手足指冷厥逆，爪甲青黑，颜色黯惨而不光，舌上虽黑而无苔，脉来沉迟细小。"临证之际，若能遵此全面诊察，细心辨证，可减少失误。

另外，张璐注释《伤寒论》条文时，也常注意到仲景辨证论治之精髓。如"伤寒下后，心烦腹满，卧起不安者，栀子厚朴汤主之。"他从烦、满入手，辨表里邪实的轻重，很有指导意义。"满而不烦，即里证已具之实满；烦而不满，即表证未罢之虚烦；合而有之，且卧起不安，明是邪凑胸表腹里之间，故取栀子以快涌其胸中之邪，而合厚朴枳实以泄腹中之满也。"（《伤寒缵论·太阳下篇》）

其解释茯苓四逆汤条，与大青龙汤证相比较，两者都有"烦躁"这一见症，其辨证关键是汗出与否。张璐指出："夫不汗出之烦躁，与发汗后之烦躁，毫厘千里。不汗出烦躁，不辨脉而投大青龙，尚有亡阳之变，是则发汗后之烦躁，即不误在药，已误在汗矣。"

《伤寒论》对于小建中汤的禁忌，提出："呕家不可用建中汤，以甜故也。"张璐解释为："阳气内虚而心悸，阴气内虚而心烦，将来邪与虚搏，必臻危困，急用建中养正祛邪，庶免内入之患。又虑心悸为水饮停畜，烦为心气不宁，故复以呕证之。盖呕为湿热在膈上，故禁甜味恋膈耳。"（《伤寒缵论·太阳下篇》）因为中虚气馁，气血衰少，无力荣心，可致心悸心烦，而水饮内停，上凌于心胸，亦能见此症，且两者补泻迥殊，一则需温中补虚以化生气血，一则应温阳化饮利水，不可不辨。而辨证要点，张璐注重一"呕"字，可谓辨证精当。

张璐还善于学习前人，择善而从。如在论述三泻心汤证时，引用罗谦甫的观点，认为"生姜、甘草、半夏、三泻心，是治痰湿结聚之痞，方中用半夏、生姜以涤痰饮，黄芩、黄连以除湿热，人参、甘草以助胃气，干姜炮黑以渗水湿。"（《伤寒缵论·正方》）此论较之某些注家的寒热夹杂之说，既易于理解，又切合临床实用。

张璐虽被称为"错简派"，但不像方有执、喻嘉言那样激烈地反对王叔和，甚则斥其为"仲景之罪人"，而是说："犹赖叔和为仲景之功臣，使无叔和之集，则伤寒书同于卒病论之不传矣。

何能知有六经证治乎？即《温病条辨》《尚论篇》，亦无从而下手也。”对王叔和编集《伤寒例》，进行了客观公允的评价。

7. 补充伤寒验舌方法

张璐在《伤寒绪论·辨舌》中具体论述了白苔、黄苔、黑苔等各种舌苔以及舌象变化的成因、主病和治法，详尽而切合实用，对后世温病学派辨舌理论的形成完善起到了重要作用。对于白苔主症，指出“白苔者，邪伤气分，肺主气而色白，又主皮毛，故凡白苔，犹带表证，仲景以为胸中有寒。”对于白苔证候的治疗，认为“止宜和解，禁用攻下，攻下必致结痞，变证不测。若温病热病，一发便壮热昏愦躁渴，舌正赤而有白滑苔，即当用白虎汤汗之。时疫初起，舌上白苔如积粉者，达原饮解之。”对于白苔兼夹其他舌苔的主证及其治疗，也有详细论述，丰富了四诊学的内容。如“若伤寒邪入胃腑，则白苔中黄，邪传少阴，则白中变黑。若纯色为一经证，边与中间两色，俱传经证……尖白根黄，尖白根黑，及半边苔滑者，虽证类不同，皆属半表半里，白苔多而滑，黄黑苔少者，表证多也，尚宜和解；黄黑苔多而白苔少，或生芒刺黑点干燥者，里证多也，必下无疑。虽中心黄黑而滑润，边白者，此为表证未尽，伤寒则大柴胡两解之，温热时疫则凉膈散或白虎合承气攻下之……至于能食自利，而白苔滑者，为脏结，难治也，黄连汤、连理汤、备急丸选用，间有得生者。”

对于黄苔，张璐指出：“黄湿而滑者，为热未盛，结尚未定，不可便攻……若黄而燥者，为热已盛，峻下无疑。黄而生芒刺黑点者，为热势极。”（《伤寒绪论·辨舌》）并认为：“冬时宜确守此例，俟结定乃攻，不得已，大柴胡微利之。若在夏月，一见黄苔，便宜攻下，以夏月伏阴在内，多有下证最急而苔不燥者，不可泥也。”（《伤寒绪论·辨舌》）还进一步指出：“凡温病热病，稍见黄白苔，无论燥润，即宜凉膈双解，时行疫疠，稍见白苔，即宜白虎达原，若见黄黑，无论干湿，大承、调胃，急夺无疑。”（《伤寒绪论·辨舌》）舌苔虽似，病有不同，治法自应随之而异。可见张璐并不拘泥仲景“下不厌迟”之法则，而是吸取了吴又可的经验，具体地结合临床实际，针对不同的病情，灵活变通，是善学古人者。

（三）本草学成就

《本经逢原》，是张璐晚年所著之本草类著作。在《本经逢原·小引》中，张璐对《神农本草经》和《本草纲目》采取分析比较的态度，既不厚古薄今，亦不厚今薄古。张璐在《本经逢原·小引》中指出：“医之有《本经》也，犹匠氏之有绳墨也。”但亦指出：“炎黄之道，信手皆绳墨”，不赞成墨守成规，因循守旧地抱着经典条文不放，张璐赞成张仲景能“以炎黄之道，随机应用，不为绳墨所拘”的治学态度，认为只有这样，才能“端本澄源，宗乎《本经》主治者”。张璐发现《神农本草经》所刊药味不多，仅 365 种，其中有些是近代绝少使用的，甚至是失传的，而不少其时常用药味，反而缺失。张璐认为，后世编辑《神农本草经》“咸以上古逆顺反激之用，概置不录，专事坦夷，以适时宜，其间琐琐”。张璐认为李时珍《本草纲目》“博洽今古”，但言其“尚尔舍本逐末。仅以《本经》主治，冠列诸首，以为存羊之意”。他感叹于习医者对《神农本草经》要旨不易领会，后世医家鲜有如张仲景、孙思邈等不拘《神农本草经》之绳墨者。尽管当时编注《神农本草经》者甚众，但常将一家之言“疏作经言”，易使读者玉石不辨而误会《神农本草经》要旨。故张璐“略疏《本经》之大义，并系诸家治法”，著成代表其本草学成就的《本经逢原》，使“学人左右逢源，不逾炎黄绳墨”而“足以为上工”，对初涉杏林之习医者大有裨益。

《本经逢原》抛弃《神农本草经》将药物根据其毒性大小分为上、中、下三品的分类方法，而是参照《本草纲目》的分类方法，将全书分为4卷，收集常用习用药700余味，分为32部，每部或统述，或按分条阐述。如卷一之水部、火部、土部，以“诸水”“诸火”“诸土”统述，其后略加分述。而其他各部几乎均按味分述，如金部有14条，石部有37条，卤部有14条，芳香部有41条，山草部有69条，毒草部有37条，蔓草部有35条，水草部有9条，石草部有6条，苔草部有6条，谷部有14条，菜部有41条，果部41条，水果部18条，香木部28条，乔木部32条，灌木部38条，寓木部7条，苞木部6条，脏器部8条，虫部49条，龙蛇部19条，鱼部36条，介部22条，禽部30条，兽部39条，人部14条。各条阐述均很详细。

《本经逢原》在编排体例方面，先说明药物性味，再列出药物主治，最后结合诸家之论述加以发明。若药物被《神农本草经》所载，则列出其在《神农本草经》中的主治。《本经逢原》实用通俗，切合临床，后世认为“璐书恒取发明性味，辨别功过，使制方者易明”，故与《本草纲目》偏重于考订有所不同。对药物名称、释义、别名、出处、产地、形态、品质优劣、真伪鉴别、采收、炮制、性味、主治、附方、禁忌、畏恶等各个方面均有记载。《本经逢原》的学术特色包括以下9个方面。

1. 诠释药材及炮制

在水部、火部、土部多见。如水部诸水条有载“以水空煎候熟极煮药，名清浆水”。如火部诸火条载“上古炊食，都用燧火，是为阳火，今皆击石取火，则阴火也。用以饮食，犹之可也，若点艾炷，尤非所宜。灸艾宜取太阳真火”，解释了阳火、阴火的由来。如土部诸土条载“伏龙肝，乃灶心赤土”，“百草霜，烧百草之煤也”。

2. 主以通用名，兼及别名

张璐记载所收录的药物时，原则上以一通用名为药物名称，而不常沿用者或仅部分地区沿用者，常以别名予以说明。一般标其出处。如山草部三七条，指出其“《纲目》名山漆，一名金不换”。对出处不详者常以“一名”称之。如山草部甘草条：“一名国老”；毒草部商陆条：“一名当陆”。对药物俗名亦见收录，如蔓草部月季花条指出“俗名月月红”；同部土瓜根条称“即王瓜根”。

3. 载药物产地和道地药材

对药物出处产地虽不是一一尽录，但地道药材则很少遗漏。如指出蔓草部萆薢“出东鲁泰山”。再如，指出香木部苏合香出于中土之外之域，“出天竺昆仑诸国”。张璐认为药物品质优劣与产地有关，如指出山草部人参“产高丽者良”，“产山西太行山者，名上党人参，虽有甘温峻补之功，却有甘平清肺之力”。指出人参由于品质不同，功效亦不尽相同，甚至减弱。如同部沙参条曰：“有南北二种，北者质坚性寒，南者体虚力微”。

4. 辨析易混药材，鉴别药品真伪

对难以鉴别或易与其他药材混淆者，则详细描述其形态，以引起读者注意。如山草部黄精条指出“茎紫花黄，叶似竹叶”，勿与钩吻混淆；隰草部沙苑蒺藜条指出“产沙苑者，色微黑而形似羊肾。若色微绿，虽产秦中，非沙苑也”。再如，毒草部茵芋条指出：“生泰山川谷，春生苗，高三四尺，茎赤，叶似石榴而短厚，又似石南。”其对药物真伪的鉴别较为重视。如芳草部苏子条指出：“粗而色深紫者真，细而色淡者假。”如隰草部青蒿条指出：“茎紫者真。”

5. 注重药材的采收

张璐注意到植物药成药部位的采集与季节、生长特点有关。如毒草部茵芋条中言“四月采叶，七月采茎，阴干用之”。再如，灌木部桑叶条言“取经霜者”，即秋季进行采集为宜。

6. 详述药材的加工炮制

张璐对药物的加工炮制叙述亦详。因为不少生药采集后不宜直接入药，而须加工炮制后才能入药，可减轻毒性或提高疗效。且同一味药经不同的加工炮制后，其药效亦不尽相同。如毒草部甘遂宜“面裹煨熟用”，而芳草部赤芍药宜“酒洗用”。前者为减轻毒性，后者为提高疗效。再如，白术条下云：“入肺胃久咳药，蜜水拌蒸。入脾胃痰湿药，姜汁拌晒。入健脾药土炒”；黄连条下云：“治上焦火，酒炒；中焦火，姜汁炒；下焦火，盐水炒。”说明同一药物经过不同炮制方法功效亦不一样。

7. 注重药味禁忌、畏恶

对药味禁忌、畏恶亦不忽视，如蔓草部土茯苓“忌铁器”，山草部胡黄连“忌猪肉”，香木部樟脑“忌见火”，同部降真香“禁用火焙”。对药物畏恶基本从旧说，如记载山草部人参、沙参、玄参、丹参均“反藜芦”，与其相应的毒草部藜芦则“反五参”。再如，记载山草部甘草“反海藻、大戟、甘遂、芫花”，卤石部硇砂“畏酸浆水”，山草部人参“畏卤盐”。

8. 详述药物的性味、主治

张璐对药物的性味、主治，每味均有阐述，除引《本经》原文外，不少条文更结合其本人及其他学者经验加以解释或引申，使读者易于掌握。如蔓草部紫葳有“酸，微寒，无毒”之性味，其主治以《本经》原文列出，言“《本经》主妇人产乳余疾，崩中癥瘕、血闭、寒热、羸瘦、养胎”。对学者可能为此而产生的疑虑做了解释。再如，列出隰草部青葙的性味“苦，微寒，无毒”，旋又指出《本经》中“主邪气，皮肤中热，风瘙身痒，杀三虫，子主唇口青”。而在“发明”中，又提出《本经》中所未载之功效：“治风热目疾”。张璐推理道：“《本经》虽不言治目疾，而主唇口青，为足厥阴经药，其明目之功可推。”在临床实践中，不少药物《本经》中未载之功效一一被发现，张璐对此加以肯定。

9. 发明药物之组方

张璐在“发明”中，均载有该药所参与组成的方剂，使读者易于灵活掌握而运用于临床。如毒草部泽漆条指出：“《金匮》泽漆汤，方用泽漆、半夏、紫参、白前、人参、桂心、生姜”，同用“以治肺咳上气脉沉”。再如隰草部败酱草条指出其参与组成“《金匮》薏苡附子败酱散，治肠痈固结未溃”。

纵观全书，张璐以《神农本草经》为主，加以引申发明，凡性味效用、诸家治法以及药用真伪优劣的鉴别，都明确而又扼要地做了叙述。使读者对《本经》的要旨更容易领会，熟习后即可掌握应用。《本经逢原》不仅为《神农本草经》做了发明，实际上也是一本实用的药物学专著。

【临证经验】

一、诊疗特色

（一）重脾胃肾命，推崇温补

张璐学有所源，其论治脾胃源于李东垣，不亚于李东垣；其论治肾命源于薛己、张介宾，而不逊之。同时，他颇注重脾胃和肾命在生理、病机上的联系，其治病方药偏重温补，反对苦寒攻伐阳气，将温补之学从理论到实践推向一个新阶段。

1. 脾胃阴阳气血相依论

张璐认为，治病之本应重脾胃，因而立法以脾胃阴阳相济、气血相依为其指导思想。认为“胃之土，体阳而用阴；脾之土，体阴而用阳”（《张氏医通·不能食》）。强调脾胃阴阳相济、气血相济、升降互用，达到脾胃纳化正常。对脾胃病证，本阴阳气血兼顾之。主张补气药与补血药合用，补气生血，养血益气，故常在补脾气方中多加补血之品，养血之剂中常配伍补气之药。其治虚证，“必当补气为先，盖气有神而无形，补之则易充，血有形而无神，补养难收速效，况气阳而血阴，阴从阳位，血从气理也，故补气不补血，使气盛而充，血亦随之而盛矣。”（《张氏医通·气血虚实论》）其对脾胃亏损之治指出：“脾胃亏损，亦多患之，乃虚象也，无风可逐，无痰可消，当大补脾土为急，若阳气脱陷者，补中益气加姜桂，阳气虚败者，十全大补汤加姜附，亦有得生者。”（《张氏医通·瘛疭》）张璐治脾胃强调阴阳气血相济、注重温补的思想是符合临床实际的。

2. 脾胃升降互用论

脾胃的升降不仅是自身消化功能的关键，而且对整体气机的正常运转亦至关重要。张璐指出，脾之清气不升而下陷，胃之浊气不降而上逆，就会导致脾胃升降失序之病证。他认为，如清阳不升可致脾虚中气不升，进而引起脱肛久泻、便血、崩漏等；如浊阴不降者皆因脾胃气虚，清浊相干，浊阴不降，则现胀满、痰饮、呕吐，食浊上逆则食滞、中满痞塞；如清浊相干所致清不得升，浊不得降，则现眩晕、泄泻。由于脾胃升降不调也可阻碍心肾交通，因脾具土德，土位中央，交通上下，所以心肾相交之正常与否，和脾胃升降有较密切关系。张璐认为，脾脏阴盛逆胃的呕泻证，其病机是脾胃本虚，机关不利，升降失序，不能运化。要“使中央之枢轴转，机关利”，即脾胃升降有序，多用吴茱萸治内寒逆气，人参补中益气，缓脾之大寒，生姜发胃气且散逆止呕，使“胃之阳行，则胸满消矣”。（《张氏医通·呕吐哕》）对于呕而肠鸣证，他认为是阴阳不分，塞而不通，于是胃中空虚，客气上逆为呕，下走为肠鸣，故分升阴阳，使之脾胃升降恢复正常，则留者散，虚者实。又如中焦气虚而致脾胃升降失济，谷气因之不宣，变为哕逆，故“用橘皮升降中气，人参、甘草补益中焦，生姜、大枣宣散逆气”（《张氏医通·呕吐哕》）。可见，张璐论治脾胃使之升降互济是一大特色。

3. 脾肾互济论

张璐在前贤李杲、赵献可、汪绮石等脾肾观的基础上，通过长期的临床实践体会到，脾肾均属人体之本，但临证须辨主次、先后。若脾弱肾不虚者，则应以补脾为先；若肾虚而脾不弱者，则以补肾为要；若脾肾两虚之际，法当补肾而不助其湿，健脾而不伤其阴，健脾补肾，须分孰轻孰重而治之，以达到脾肾互济为贵之目的。可见张璐宗前贤，参己意，求新意，对脾肾关系的认识是比较中肯的。

（1）脾肾贵互济

肾为人体阳气之根，故肾主气而气属阳；脾为人体精血化生之源，然脾生血而血属阴。可见，脾肾的关系表现为阴阳气血之用、之变。张璐认为“脾旺则能生血”，而阴血为阳气所依归，“肾主藏以施化气”，阳气为阴血之引导。所以他认为，“虽气禀阳和，血禀阴质，而阴中有阳，阳中有阴，不能截然分开”。（《张氏医通·诸见血证》）然肾主藏之功，须赖水谷精微补充，方具生生不息之机；脾主运，须借肾中阳气温煦，才有腐熟水谷之能。因此，两脏之间存在互为因果的关系，即脾肾在生理上有互济之用，可见脾肾之于人体，有阴阳气血之用。张璐又指出：“脾病则不能统血”“肾病则气不约束调布”。故在病机上亦常常相互影响而为病。若气血阴阳失调，则虚损诸证由生。或因脾土久虚而致肾亏，或因肾亏而不能温土。如脾阳不足者，每每因其不能制水而导致阴邪太甚而反侮脾土。故张璐曰：“土衰不能制水，先后天脾肾俱败也。”可见脾肾之于人体，亦有阴阳气血之变。总之，张璐论脾肾关系多从阴阳气血关系着眼，其治亦重阴阳气血之变，这是符合临床实践的。

（2）脾肾不偏废

张璐治疗脾肾之病，基本上继承了李东垣、张洁古理脾，薛立斋、赵养葵补肾之法。但又学而不泥，其特点是：理脾不拘于辛燥升提，治肾谨防滋腻呆滞。主张理脾与补肾兼施，取脾肾互济之意，即达到先天温后天、后天充先天之功。其治肾虚之证，多补肾与健脾之法共行，如欲以甘温补肾，恐减食不利于脾，故在温肾之中佐以白术、甘草以健脾。他说：“肾气虚乏之人，外风直入无禁，而挟肾中浊阴之气，厥逆上攻，其头间重眩之苦，至极难耐，兼以胃气亦虚，不知食味，故处方全不用风药，但用附子暖其水脏，白术、甘草暖其土脏，水土一暖，则浊阴之气尽趋而下，而头苦重眩、食不知味之证除矣。”（《张氏医通·中风》）其治脾虚之证，如欲用辛温扶脾，须防愈耗肾水，故在扶脾之中，参以五味。因脾胃具坤顺之德，而有乾健之运，倘使坤德或渐，当补土以培其监，乾健稍弛，应益火以助其运。故在论治脾阳虚衰之证时，常用补火生土之法。如久泻不止，中气下陷，易致脱肛、子宫脱垂等证，常用健脾温肾、益气升清、双补脾肾之法。其有用六味丸加远志、益智仁，兼调脾肾而愈者，有用六味丸杂二神丸者，亦有用二神丸加五味子、山茱萸、肉桂、茴香而获功者。

总之，张璐论脾肾宗李东垣、赵献可、汪绮石等医家之说，融会贯通，形成自己的见解。其论脾肾关系发互养之用，贵互济之理，倡补脾顾其肾、先天温后天，温肾不废脾、后天充先天。其治脾肾偏衰之法也较前人灵活，药多以温养补虚为主，对于清代以后诸家治虚损启发甚大。

4. 肾命水火互根论

张璐注重肾命，对肾命的生理、病机及治则进行了探讨发挥，使肾命学说更加充实而更有效地指导临床实践。对肾阳命火亏损之证候，张璐指出“脉细而软，或虚浮，力怯短气，小便清利”，是因为“肾亦伤其生发之气，水道自难流利”。若元阳亏损，无根之火游行无制，客于咽喉者，“设非辛温蒸其至极之阳，则沉冱有加无已，乃于补阴药中稍加阳药，使阴阳适均，无偏激之虞，斯其所以为至治也”。又言“伤其真阳，无阳则阴无以生，故肾脂枯不长；无阴则阳无以化，故寒甚至骨”。可见肾阳命火之虚损多导致寒甚之证，其治必温阳补虚为主。若命门水火不足，认为惟喜用纯甘壮水之剂治之。其常用左归丸治命门水亏，如不能滋溉营卫，渐至衰羸、精髓内竭、津液枯涸等证，速宜壮水之治。

（二）血证论治

张璐善于把握血之生理和出血证的病因，强调根据脏腑特点、出血部位与出血颜色，以分辨其病变脏腑及虚实寒热，辨证用方，灵活化裁。临证以温健脾阳为主，用药偏于温补，反对偏执一端、滥用寒凉或专用人参，但亦不舍寒凉，足资后世师法。

1. 血的生理——气血相依，不可两分

张璐根据《内经》理论认为，“经言血之与气，异名同类，虽有阴阳清浊之分，总由水谷精微所化……气主煦之，血主濡之，虽气禀阳和，血禀阴质，而阴中有阳，阳中有阴，不能截然两分”（《张氏医通·诸见血证》），气具阳和之性，而为阴血的导引；血系阴凝之质，又为气所依归。二者的关系，是阴中有阳，阳中有阴，彼此相互依存，不能截然两分。血在人体正常的情况下，因其清浊不同而发生不同的作用，源虽为一，析则为三：养脏之血（和调五脏，藏而不失），灌注之血（洒陈六腑，实而不满）和营经之血（会营周之度，流行百脉）。由于血在人体内运行不息，各有专司，各守其乡，则阴平阳秘，不会有上溢下脱之虞。

2. 出血病因——阴阳偏胜偏衰，脏腑之气乖逆

张璐认为，人体阴阳偏胜偏衰、脏腑之气乖逆均可导致出血。人体阴阳偏胜偏衰所致的出血，“缘人之禀赋，不无偏胜，劳役不无偏伤，其血则从偏衰偏伤之处而渗漏焉。夫人之禀赋既偏，则水谷多从偏胜之气化，而胜者愈胜，弱者愈弱。阳胜则阴衰，阴衰则火旺，火旺则血随之上溢；阴胜则阳微，阳微则火衰，火衰则血失之统而下脱”（《张氏医通·诸见血证》）。同时，张璐基于对血与脏腑功能密切相关的认识，还指出脏腑功能失调亦是导致出血的重要原因。其云：“其上溢之血，非一于火盛也；下脱之血，非一于阳衰也……究其所脱之源，或缘脏气之逆，或缘腑气之乖。”（《张氏医通·诸见血证》）进一步把出血之由归结到脏腑，将火与脏腑功能异常结合起来，探讨血证的病因病机，为血证辨证论治提出了理论依据。

3. 出血证鉴别——明辨出血部位和性质

（1）鉴别要点

张璐认为，对血证的诊断不能笼统地从血之上溢、下溢、下脱来辨火盛阳衰，还应根据出血颜色之浓淡来诊断，指出上溢之血并非全由火盛，下脱之血并非全由阳衰，“但以色之鲜紫浓厚则为火盛；血之晦淡无光即为阳衰”（《张氏医通·诸血门》）。

(2) 出血的特点

对各脏腑功能失常所致出血，根据各脏腑功能之间的相互关系，和出血的不同特点加以辨识。如"从上溢者，势必假道肺胃，从下脱者，势必由于二肠及膀胱下达耳。盖出于肺者，或缘雷龙亢逆，或缘咳逆上奔，血必从之上溢，多带痰沫及粉红色者。其出于心包，亦必上逆，色必正赤如珠漆光泽。若吐出便凝，摸之不黏指者，为守脏之血，见之必死。出于脾者，或从胃脘上溢，或从小便下脱，亦必鲜紫浓厚，但不若心包血之光泽也。出于肝者，或从上呕，或从下脱，血必青紫稠浓，或带血缕，或有结块。出于肾者，或从咳逆，或从咯吐，或稀痰中杂出如珠，血虽无几，色虽不鲜，其患最剧；间有从精窍而出者，若气化受伤，则从膀胱溺孔而出，总皆关乎脏气也。其出于胃者，多兼水液痰涎，吐则成盘成盏，汪洋满地，以其多气多血，虽药力易到，不若脏血之笃，然为五脏之本，亦不可忽。"(《张氏医通·诸见血证》) 由此可见，各脏腑功能失常所致的出血，各有不同的特征。

4. 出血证治疗——崇尚温通，不拘一法

张璐治疗出血，主张从人体气禀阴阳胜衰入手，根据《内经》"血气者，喜温而恶寒，寒则泣而不流，温则消而去之"之旨，反对俗医"不鉴其偏之弊，而制为不寒不热之方"，及"一见血证，每以寒凉济阴为务"的治疗方法。认为前者不能达到补其偏救其弊的目的，后者虽可取效一时，但终致虚阳愈衰而生变证。张璐指出苦寒之剂"在阴不济阳而上溢者，尚为戈戟。况阳不统阴而亡脱者，尤为砒鸩"。因此，他强调"以寒治热，以热治寒"是最为紧要的治则。同时还认为"证有虚中夹实，治有补中寓泻，从少从多之活法，贵乎临病处裁"。

由此可见，张璐治疗血证不拘一格，善于撷采众长，辨证用方，灵活化裁。临证以温健脾阳为主，用药偏于温补。脾胃虚寒，不能统血，失其营运而失血者，黄土汤温之，或柏叶、干姜等份，加艾少许，入童便服，或大剂理中温之。"健脾之阳，一举有三善，一者脾中之阳气旺，而龙雷之火潜伏也；一者脾中之阳气旺，而胸中窒塞，如太空不留纤翳也；一者脾中之阳气旺，而饮食运化精微，复生其已竭之血也"(《张氏医通·诸血门》)。积劳伤脾，中气受损，出血不止，补中益气汤倍黄芪、当归；不应，归脾汤加童便、藕节。诸失血气脱者，浓煎独参汤加橘皮，益气固脱，此固之急也；补之缓者，则用玉屑膏(人参、黄芪、白莱菔)；血渴者，十全大补汤或生脉散加黄芪、葛根、枇杷叶。其重视心、脾、肝，主张血证治疗前后应用归脾汤进行调理。因心主血，肝藏血，脾生血兼统血，而"归脾汤一方，三经之药也，远志、枣仁补肝以生心火；茯神补心以生脾土；参、芪、甘草补脾以固肺气；木香者，香先入脾，总欲使血归于脾，故曰归脾。凡有郁怒伤肝、思虑伤脾者尤宜。火旺者加山栀、丹皮，火衰者加肉桂、丹皮，又有八味丸以培先天之根，治无余法矣"(《张氏医通·诸血门》)。

对于衄血，张璐认为，鼻衄虽多为火乘肺金，但亦有阴盛迫其虚阳而脱者，所以"治有从阴从阳，顺治逆治之辨别；证有久衄暴衄，宜补宜泻之悬殊"。实热衄血，脉大，便秘者，犀角地黄汤加木香、大黄。若六脉弦细而涩，按之空虚，色白不泽者，此大寒证，理中汤加黄芪。衄血过多，服犀角地黄汤不止，此内虚寒而外假热也，宜《千金》当归汤标本兼治。若因七情喜怒，劳役过伤而致者，宜茅花煎汤调止衄散，或四物汤加犀角、丹皮、沉香。若内伤劳役之人，喘咳面赤、发热头痛而衄，以当归补血汤加薄荷、荆芥，不应，补中益气汤倍黄芪，慎不可用辛热之药。若至夜发衄，此因多汗，卫气大虚，不能固其营血也，宜当归补血汤，不效，加木香。若因瘀积停留，衄血不尽者，宜犀角地黄汤；久衄不止，热在下焦血分，以六味丸加五味子作汤。张璐治衄血，还常佐以气药，如木香、香附之属，使血得气引而归循于经。

再如治吐血，张璐认为吐血出于胃者，皆劳力内伤中气而得，亦有醉饱接内而致者，论其治法不可骤止，止则使败血留积为瘀血，亦不宜峻攻，攻则复伤其血，只宜清理胃气以安其血，如犀角地黄汤，随证加桃仁、茜根、橘红、木香、大黄、童便之属。久吐不止，内虚寒而外假热，《千金》当归汤；不应，用十灰散遏之。若血色瘀暗如污泥，为阳不制阴，宜花蕊石散温以散之；若见晦淡者为血寒，须加炮黑姜，或大剂理中汤温之；若吐血势不可遏，胸中觉气塞滞，血色紫黑者，宜桃仁承气汤加茜草根。

总之，张璐治疗血证崇尚“温”“通”，但不固执一法，而是立足于临床实际，不拒斥清热、固涩等法，如犀角地黄汤、泻心汤、十灰散等方择证而用，但谆谆告诫不可过用寒凉，“其性大寒，能凝滞瘀血，须谅证虚实寒热加减”。并指出误用寒凉的解救之法，“误用凉血药，致瘀热内结，胸中作痛者，一味木香酒磨，顿服钱许立效”。

5. 出血证善后——调理心肝脾，喜用归脾汤

张璐云：“凡治血证前后调理，须按心脾肝三经用药。”三经之中，重点在于脾经，故其喜用保元汤、四君子汤、归脾汤，尤其重视归脾汤。其云：“归脾汤一方，三经之药也，远志、枣仁补肝以生心火；茯神补心以生脾土；参、芪、甘草补脾以固肺气；木香者，香先入脾，总欲使血归于脾，故曰归脾，凡有郁怒伤肝、思虑伤脾者尤宜。火旺者加山栀、丹皮，火衰者加肉桂、丹皮，又有八味丸以培先天之根，治无余法矣”。这样简明扼要地提出了调理血证的基本大法，足资后人借鉴。

6. 血证预后——脉证相应者易治

《张氏医通·诸血门》详述了各种出血的预后。例如，其云：“大抵失血，脉微弱细小而和缓者易治”“夫吐血咳逆上气，其脉数而有热，不得卧者死”“血虽止而脉大不减，或虽小而弦细数疾，或弦硬不和，慎勿轻许可治；亦有他部柔和而左手关尺弦强者，为阴虚火旺，最为危兆。其变有三：一则阴火引血复上而暴脱，一则虚阳发露而发热，一则火上逼肺而喘咳，此终不救”“衄血脉数实或坚劲，或急疾不调，皆难治”。大凡脉洪数实大弦急；呕血胸满引背，脉小而疾者；衄血身热，久衄脉虚大，头额痛甚，鼻流淡黄水；溲血日久，形枯色痿，癃闭如淋，二便引痛，喘急虚眩，行步不能者，均预后不良。

（三）痢疾论治

张璐认为，痢疾乃肠澼之属，其病机“皆缘传化失职，津液受伤，而致奔迫无度”。其在《张氏医通》中广引《内经》《伤寒论》，以及历代医家之说，结合自己的临床实践，对其辨证治疗进行详细的阐发。

1. 辨痢下赤白

痢疾一证，古名肠澼，《内经》原有下血、下白沫、下脓血之说。后世医家皆谓白沫属虚寒，

脓血属湿热。张璐则谓：痢下白沫，不能纯以为寒；下血，不能纯以为热，总当以辨证为主。痢疾下血者，则应从其血色的鲜暗而加以辨识。其云："色鲜紫浓厚者，信乎属热；若瘀晦稀淡，或如玛瑙色者，为阳虚不能制阴而下，非温通其气，则血不清。理气如炉冶分金，最为捷法，设不如此，概行疏利之法，使五液尽随寒降而下，安望其有宁止之日哉。"（《张氏医通·大小腑门·痢》）并谓常见阳虚不能制阴而下痢者，用黄连、大黄之类而致变证丛生。

2. 辨痢疾身热

张璐认为，《素问·通评虚实论》中"肠澼便血……身热则死，寒则生"一语中的"身热则死"，与仲景论痢"以身热手足温为阳回可治，厥逆不返为阳绝主死"，二者并无相悖之处。前者系指阴虚下痢之证，与兼并客邪之痢不同。后者系指伤寒阴证，不可与夏秋肠澼相提并论。此外，凡挟邪之痢与时行疫痢皆有身热，治当先祛表邪，表邪去则身凉痢止。因此，不能将痢疾身热一概作死证看待。张璐所论，实际是把初起之外感痢疾、外感热病后的下痢变证、内伤杂病的痢疾等三种身热及其预后进行鉴别。张璐辨痢，正是针对历代医家在痢疾辨治中含糊不清之处进行了辨析，颇有实际意义。

3. 痢疾的治疗——不泥苦寒疏利，善于温理气机

张璐认为，除脉来滑大数实，或挟热后重烦渴者，当于芩、连、芍药、泽泻、白头翁、秦皮之类苦寒以疏利外，不应肆意攻伐。因"概行疏利之法，使五液尽随寒降而下，安望其有宁止之日"。尤其对阳虚不能制阴之痢，他认为非以温理其气不可为治，每用甘草、干姜专理脾胃，肉桂、茯苓专伐肾邪。下痢初起腹痛后重者，常木香、槟榔、厚朴以泄之；若饮食少进者，则兼用枳实、焦白术以运化；阴寒之气上逆，干呕不食者，则兼用丁香、吴茱萸以温中；呕吐涎水者，常以橘皮、半夏、生姜以豁痰；脓血稠黏者，则兼用茜根、乌梅以理血；小便不通者，则用升麻、柴胡以升举中气；身热不除者，加桂枝、白芍、生姜、大枣调和营卫；如阴气已虚，至夜发热，而腹痛增剧者，可兼用熟地、黄芪、阿胶、当归、芍药以滋阴，使阳生而阴长。如下痢数日不已，而腹痛后重转甚者，必须用党参、白术、升麻、柴胡等以补中升阳。如久痢后重，是由于中气下陷，兼挟气滞所致，当用三奇散，取黄芪、防风相伍，开阖气机，佐枳壳下降，以破滞气，待症状改善，再以补中益气治疗。忌用厚朴、枳实、橘皮、砂仁等耗气之品。凡痢疾所见之腹痛、里急后重，"非温理其气则痛不止，因气陷而浊气下坠，非升举其气则后重不除"。

此外，张璐对噤口痢、休息痢的辨治亦具有丰富的经验。噤口痢：初起多见湿瘀胃口，宜苦燥治之，如因邪留胃中，胃气伏而不宣，脾气因而涩滞者，可用木香、黄连、枳实、厚朴、橘红、茯苓之属；若热毒冲心，头痛心烦，呕而不食，手足温者，可用甘草泻心汤去大枣易生姜；若阳气不足，宿食未消，噫而不食，可用枳实理中汤加砂仁、陈皮、木香、豆蔻或山楂、麦芽之类；若肝气乘脾者，可用戊己丸加木香、肉桂；若有火炎上者，可用黄连解毒汤去黄柏加枳壳、木香；若胃虚挟热而呕逆者，用连理汤；如久痢噤口，因胃气虚败而预后不佳，治疗则非黄连所宜，应予大剂独参汤、理中汤调治。休息痢：多因固涩过早，积热未尽，加以调摄失宜，不能节食戒欲所致，宜用补中益气汤加肉果、木香，吞服驻车丸，如属阴虚多火之体，不能胜任升、柴、木香、白术者，仅用驻车丸加人参、肉桂、乌梅之类即可。

以上可见，张璐论痢，辨证以明痢下赤白、身热为要，论治不泥苦寒疏利，擅用温理气机之法。

（四）妇科论治

张璐论治妇科疾病独具心得，其在《张氏医通·妇人门》中，对调经、不孕、安胎及产后病的证治极为精要，颇适合于临床应用。

1. 调经重脾胃，不废辨证

张璐认为："脾胃虚损，则月经不调矣"，"大法当调补脾胃为主"，并借《素问·阴阳别论》"二阳之病发心脾，有不得隐曲，女子不月"之论，阐述自己的观点，说："虽言病发心脾，而实重在胃气。心为胃之母，胃为脾之腑，且与大肠一气贯通，焉有母伤而子独安，脏病而腑不病之理。"

从以下几种病证的治疗，可见其重脾胃的思路。如月经先期，肝脾血燥者，予加味逍遥散，既养血清肝，又补益脾气，血分有热者，予四物汤加白术、茯苓、柴胡、丹皮，不独恃寒凉清热，立足养血活血，斡旋中土。再以崩漏为例，崩漏因于脾胃虚损不能摄血者多，因此六君子、补中益气、归脾、四君子等汤为常用方。至若大脱血，"无不由脾胃先损而患"，当"察其中有胃气，受补可救"，如误投寒凉复伤脾胃生气，血便不得归源。

张璐调经的另一经验，是不囿于调经一端，重在辨证论治。例如，经行而头痛气满，心下怔忡，饮食减少，肌肤不泽者，系痰湿为患，以二陈汤加当归、炮姜、肉桂温中化痰调经；经水愆期，胸胁腰腹刺痛，虚浮寒战，系冲任衰弱，脏气虚冷，以温经汤温经散寒，养血祛瘀；如经色似黄浆水，心胸嘈杂，为胃中有湿痰，以六君子加肉桂、木香、苍术温中燥湿化痰。张璐还列举血枯与血隔两个例子，一为血虚之极，一为阻隔不行；一病程长，冲任内竭，其证无形，一病程短，或因于气，或因于寒，或因于积而血不通；一断不可通，一通之则血行。苟不细辨，概以桃红四物，甚则硝、朴、棱、莪之类，则枯之愈枯矣。

2. 倡不孕有男方因素和禀赋原因

张璐对不孕症有四点经验颇堪推求。一是认为不孕症不一定就是女子的病。"人之所禀不同，勇怯各异"，在男子如真火式微，不能施化；或湿热久蓄，精气不纯；或房劳太过，肾气虚衰；或湿阻气滞，不得流动，皆可不孕，因此求嗣必须有的放矢。二是认为"经水不准，必不受胎"，欲孕必须调经。三是非经水如期就确能受孕。经水准不受孕者，应随其虚实寒热调理。如肥白人不孕，多见痰湿内阻证，予导痰汤，甚者间一二日送滚痰丸二三服，或取越鞠、二陈，抑气养胃以祛痰。如黑瘦多火人不孕，多见胞血枯而精被烁，四物汤易生地加芩连，养血清热。如瘦弱不孕精亏血少者，十全大补助阳益气养血，或四君、六味加艾叶、香附之类益气养阴，暖宫活血。如冲任虚损少腹有寒者，予温经汤温经散寒，补养气血。如瘀积胞门致子宫不净寒热体虚者，予《局方》皱血丸推陈致新，和调气血。四是反对不辨证、悉用辛热壮火之剂治不孕，指出如不补偏救弊，一概如此，于火旺精伤者，势必愈伐其阴。"若夫禀赋阴阳偏绝，虽日用参术峻补，终无回天之力也。"这是实事求是的科学态度。时至今日，尚有不少不孕患者，中西医都无能为力，其中不乏先天禀赋之偏绝者。

3. 重治病以安胎，善辨体质论治

胎动不安，不外两途：一因母病，一因胎动。因于母病但治病，病去则胎安，因于胎动可安胎，胎安则病愈。安胎“须补脾胃为要”，“养胎不惟在血，而胎系于肾，养之又在于胃，所以补肾调胃，以固精和中”。可见张璐安胎很重视先后两天的培植调养。治母病当恪守“有故无殒，亦无殒也”的原则。内外六淫皆能致病伤胎，因此“惟在速祛邪气以救胎息之燔灼，若迟疑未决，下手稍软，救无及矣”。如妊娠温热时行及伤寒邪气内犯，见头痛壮热，肢节烦疼，热毒迫胎者，张氏力主投《备急千金要方》石膏大青汤清热解毒；如见阳明腑证，便须急通大便以存阴，“有是病而用是药，药虽峻克，可无伤于胎息也”。但孕妇之病毕竟不同常人，辨证失误，危害母子。

对于曾患小产的孕妇，张璐因人而异的安胎法颇具特色。如肥盛色白气虚者，用白术一倍，人参、续断、山药、香附各半倍，枳实汤泛为丸，朝暮砂仁汤下三钱，参术必用，佐香附、砂仁流动其气；肥盛色苍者，用枳壳、苏梗顺气，若气实者只须七八个月时服砂仁汤或紫苏汤；瘦而色白虚弱者，白术二倍，人参一倍，山药、续断、芎、归各半倍，陈米饮和丸，朝暮沸汤下三钱；如瘦而色苍又兼郁结之气者予逍遥散，若血热者以酒煮条芩、四制香附各一倍，四物各半倍蜜丸，朝暮沸汤下四钱，色白怯弱者补养气血为主，“非但枳壳、苏梗辈不可用，即砂仁亦不宜也”。

4. 议产后三冲、三急和三审

（1）产后三冲

张璐认为，产后败血上冲有三。一为冲心，其症或歌或舞或谈笑，或怒骂坐卧，甚者越墙上屋，口咬拳打，山腔野调，号佛名神等神志狂乱之症，此证预后欠佳，治疗以投花蕊石散为最捷，琥珀黑龙丹亦可选用。若仅闷乱而不癫狂的轻症，可用失笑散加郁金。二为冲胃，其症饱闷呕恶，腹满胀痛，治疗当以平胃散加姜、桂为先，不效可送来复丹。若呕逆腹胀、血化为水者，以《金匮》下瘀血汤主之。三为冲肺，其症面赤呕逆，治疗则以二味参苏饮，甚者加芒硝荡涤之。

（2）产后三急

张璐认为，产后诸病，惟以呕吐、盗汗、泄泻为急，若三者并见则更为危急，可用抵圣散去芍药加炮姜、茯苓治之。多汗加乌梅，慎不可用浮麦伤胃耗气；枣仁腻滑，易于作泄，亦当慎用；芍药、五味虽酸收能敛汗，然防其阻滞恶露，故亦不可浪用。

（3）产后三审

张璐指出：“凡诊新产妇，先审少腹痛与不痛，以征恶露之有无；次审大便通与不通，以征津液之盛衰；再审乳汁行与不行及乎饮食多少，以征胃气之充馁。”此即产后之三审。他说：“产后恶露，常以弥月为期，然间有六七朝即净者，又未可一概论也，此虽产母禀质不同，而胎儿之所禀亦异。如胎息壮盛，则气血尽归其子，瘀血自少；胎息孱弱，则气血涵养有余，瘀血必多。亦有产时去多，产后必少；产时去少，产后必多，势使然也。”因此，张璐将审少腹痛与不痛，作为辨别产后瘀血多少的重要症状。由于产后血脱津伤，因而大便自应艰涩，一般五七日后即可畅通。若兼有发热谵语，脉滑实者，当急以攻之，以救津液；若少腹硬满，则应破瘀为先。对产后乳汁行与不行，其认为乳汁系胃气所化，乳汁充裕与否，与胃气充盛有密切关系。若产后乳汁不行，宜内补当归建中汤调之。

（五）痰火论治

痰火之证，古人论之较少。张璐在《张氏医通·杂门》中专论痰火，不仅发明真义，而且专制方药，以资运用。认为“治痰先治火，治火先养阴”为治痰火之要诀。

张璐认为，痰火系由劳思伤神，嗜欲伤精，加以饮食不节，血肉之味，蕴酿而成。病机为精髓枯于下，痰火炎于上，有形之痰、无形之火交固于中，遇外邪触发，变动为咳为喘。张璐认为，痰火之症“观其外显之状，颇有似乎哮喘，察其内发之因，反有类乎消中。消中由阴邪上僭，摄之可以渐瘳，哮喘由表邪内陷，温之可以暂安，此则外内合邪，两难分解，温之燥之，升之摄之，咸非所宜，况乎触发多端，治非一律。”

张璐为此因病制宜，特立玉竹饮子一方，为痰火之专药，临证随证增减。对兼夹客邪者，则先治标证，然后从本而施。如因感风寒而发，用香苏散，略加细辛以开肺气，香豉以通肾邪，如此散标最捷。盖香、苏性降，可无升举浊垢之虞。余如麻黄、桂枝、柴、防、升、葛、羌、独、川芎等味，能鼓动痰气；薄荷、荆芥、橘皮、苏子等味，能耗散真气；芩、连、知母、黄柏、赤芍、白芍、瓜蒌根、石膏等味，能敛闭邪气，皆宜远之。因饮食而发，宜《金匮》枳术汤，随所伤之物而为参用。谷伤用曲、蘖，酒伤用煨葛，肉伤用炮楂，麸面伤加草果，鸡鸭卵伤加杏仁，痰食交结则加橘、半，食积发热必加黄连。黄连与枳实同用，善消痞满。半夏与白术同用，专运痰湿，然须生用方能豁痰，痰去则津液流通，热渴自解，非苍术、南星燥烈伤津之比。因恼怒而发，沉香降气散和滓煎服，不但理气化痰，亦可消运食滞，其或兼冒微风，另煎香苏散以协济之。

（六）湿热论治

湿热一证，临床十分常见，张璐在《张氏医通·诸伤门》专论湿热证的辨治。张璐曰：“昔人有云，湿热一证，古所未详，至丹溪始大发其奥，故后世得以宗之，殊不知其悉从东垣痹证诸方悟出，然其所论，皆治标之法，绝无治本之方，及读仲景书至痞论中，则湿热治本之方俱在。”显然张氏十分推崇仲景的湿热证治，究其原因，张氏认为，伤寒误下，则有痞满之变，然亦有不经攻下而痞者，皆由痰气逆满之故，故仲景特立泻心汤诸法，正以祛逆上之湿热也。

关于湿热的分类，张氏云：“湿热证类最多，如鼓胀水肿，呕逆吞酸，黄疸滞下，腰腿重痛，脚气痹着等候，悉属湿热为患。”但张氏又认为湿热本病有三，详述如下。

其一，是苍黑肥盛之人及酒客辈，皆素多湿热，其在无病之时，即宜常服调气利湿之剂，六君子加黄连、沉香、泽泻之类，夏秋则清燥汤，春夏则春泽汤加姜汁、竹沥，使之日渐消弭，此谓不治已病治未病也。及乎五旬内外，气血向衰渐至食少体倦，或胸腹痞满，或肢体烦疼，或不时举发，或偶有所发，忽然胸高喘胀，烦闷呕逆，甚至上下不通者，须乘初起元气未衰，急投控涎丹十余粒不下，少顷再服。当此危急之时，不下必死，下之庶或可生。此系专攻湿热痰涎之药，不可与硝黄辈同视也。张璐告诫曰：“世医舍此而用香燥之剂，未有不相引丧亡而已，以与身偕老之固疾，因元气衰惫而骤然僭发，已为九死之候，更兼误治，必无生理，慎勿复药，自贻其咎也。”

二是素禀湿热而挟阴虚者。张璐认为，在膏粱辈，每多患此，以其平时娇养，未惯驰驱，稍有忧劳，或纵恣酒色，或暑湿气交，即虚火挟痰饮上升。轻则胸胁痞满，四肢乏力；重则周身疼痈，痰嗽喘逆。亦有血溢便秘，面赤足寒者，甚则痿厥瘫废不起矣。大抵体肥痰盛之人，则外盛中空，加以阴虚，由上实下虚，所以少壮犯此最多，较之中年以后触发者更剧，而治又与寻常湿热迥殊。若用风药胜湿，虚火易于僭上，淡渗利水，阴津易于脱亡，专于燥湿，必致真阴耗竭，纯用滋阴，反助痰湿上壅。务使润燥合宜，刚柔协济，姑克有赖，如清燥汤、虎潜丸等方，皆为合剂。

三是阴阳两虚，真元下衰，湿热上盛者，若乘于内，则不时喘满眩晕；溢于外，则肢体疼重麻瞀。见此即当从下真寒、上假热例治之，否则防有类中之虞。即如痰厥昏仆，舌强语涩，或口角流涎，或口眼㖞斜，或半肢倾废，非内热招风之患乎？其治法，张璐曰："历观昔人治法，惟守真地黄饮子多加竹沥、姜汁，送下黑锡丹，差堪对证。服后半日许，乘其气息稍平，急进大剂人参，入竹沥、姜汁、童便，晬时中，分三次服之。喘满多汗者，生脉散以收摄之。若过此时，药力不逮，火气复升，补气之药，又难突入重围矣。服后元气稍充，喘息稍定，更以济生肾气丸，杂以黑锡丹一分，缓图收功可也。"

张璐于湿热一证，首次提出"本病"说，丰富了中医体质学说的内容，而其"治未病"、防患于未然的经验，更值得后世推敲和借鉴。

（七）肺痈论治

肺痈是临床急重证之一，《金匮要略》曾有专门论述，然后世医家论之不多。由于该证病情危重，张璐对之十分重视，在《张氏医通·诸气门下》中论之甚详。张璐认为，肺痈危证初起之时即应攻下，方可救治。他对历代治疗肺痈的方剂，做了比较客观的评价。其云："《金匮》特立二方，各有主见，如患人平昔喜饮、嗜啖，痰湿渐渍于肺，宜皂荚丸；肥盛喘满多痰，宜葶苈大枣泻肺汤。《千金》补所不足，复立桂枝去芍药加皂荚汤以治风寒客邪感触发热之证，苇茎汤以治心脾过劳、肺气不化、水道不利之疾，功效最速。宋人又有十六味桔梗汤，虽未尽善，亦可备诸治之采用。若畏其峻，而守王道之方，真养痈以待毙耳。明眼者辨治宜早也。"

张璐对肺痈的症状、病机及治疗亦做了阐述，认为"凡咳嗽吐臭稠痰，胸中隐痛，鼻息不闻香臭，项强不能转侧，咳则遗尿，自汗喘急，呼吸不利，饮食减少，脉数盛而芤，恶风毛耸便是肺痈之候"。其病因是"感受风寒，未经发越，停留肺中，蕴发为热，或挟湿热痰涎垢腻，蒸淫肺窍"。治疗上"慎不可用温补保肺药，尤忌发汗伤其肺气"。认为"《金匮》皂荚丸、葶苈大枣泻肺汤，《千金》桂枝去芍药加皂荚汤、苇茎汤，宋人十六味桔梗汤，俱肺痈专药"。在具体治法方面提出："初起用苇茎汤，此方大疏肺气，服之使湿瘀悉趋尿孔而去，一二服即应。脉浮表热，加葱白、香豉；气口脉盛，加犀角、竹茹；痰多加贝母、蒌仁、蛤粉；引痛，加紫菀、白蜜；初起咳逆不利，二味桔梗汤加贝母、紫菀；多汗，加防己、黄芪。溃后唾脓血不止，葶苈薏苡泻肺汤随证加减。咳有微热烦满，胸中块垒甲错者，《千金》用合欢皮一味，日取掌大一块煎汤服。平昔劳心思虑多郁火人，唾臭痰鲜血，此属阴火。但与生料六味丸加麦冬、紫菀之类；若误投参芪补气补火，臭秽转甚者，急宜上法加童便，服之自清。"（《张氏医通·诸气门下·肺痈》）

张璐还十分重视运用单方、验方治疗肺痈。肺痈初起，用陈年荠菹汁温服灌吐；或用荷叶浓煎，稍入白蜜，不时服之；或用猪肺去心，竹刀剖去垢沫，取接骨木二两，缶器中煮熟淡食，日服无间。溃后排脓，用金鲤汤，以小活鲤鱼去肠垢，入贝母末三钱，隔水童便煮，和汁食之；然后不若薏苡根捣汁，炖热服之，其效最捷。张璐认为薏苡仁为肺痈专药，然性燥气滞，不及薏苡根汁之立能下夺，已溃未溃，皆可挽回，诸方皆不及也。

关于肺痈一证的预后，张璐认为，大抵声音清朗，脓痰稀泽，或间有鲜血，饮食知味，胸胁不痛，或咳则微痛，痛在右畔肺之长叶，而坐卧得宁，形色如常，便溺自调者可治；若溃后大热不止，时时恶寒，胸中隐痛，痛在左畔肺之短叶，此金气浅薄，溃后最难平复。

由此可见，张璐对肺痈的认识，从病因、症状到证治、预后，都有较深刻的认识，且与现代医学对该病的认识十分相近，这对于指导后世医家对该证的治疗显然有着十分重要的作用。

二、验案选粹

（一）痢疾验案

案例 1. 久痢脾肾阳虚案

石顽治春榜项鸣先尊堂，下痢血色如苋汁，服消克苦寒芩、连、大黄之类愈甚，不时发热痞闷，六脉瞥瞥虚大，右关独显弦象，然按之则芤。此气虚不能统血之候，与补中益气加炮姜、肉桂，四剂而安。

（《张氏医通·大小腑门·痢》）

按语：本案患者下痢色如苋汁，久服芩、连、大黄等苦寒之剂，损伤脾胃之气，致痢下不止，六脉虚大。张璐辨证准确，以补中益气汤补中健脾，加炮姜、肉桂温健脾肾之阳，自然痢止而安。

案例 2. 脾阳虚型噤口痢案

褚某水尊堂，深秋久痢，口噤不食者半月余，但饮开水及瓜瓤汁，啜后必呕胀肠鸣，绞痛不已，烦渴闷乱。至夜转剧，所下皆脓血，昼夜百余次，小水涓滴不通。诸医束手告辞，始邀石顽。切其六脉，皆弦细乏力；验其积沫，皆瘀淡色晦；询其所服，皆芩、连、槟、朴之类。因谓之曰：所见诸证俱逆，幸久痢脉弱，尚宜温其所服，皆芩、连、槟、朴之类。姑勒一方，用理中加桂、苓、紫菀调之。服后小便即通，便得稍寐。三四日间糜粥渐进，痢亦渐减。更与理中倍参、伏龙肝汤泛丸，调理而痊。

（《张氏医通·大小腑门·痢》）

按语：本案患者久痢，口噤不食，痢下无度，小便不通，六脉弦细乏力，屡进芩、连、槟、朴等苦寒理气之剂。由此可知患者中阳已虚，急予理中丸加桂、苓温健脾阳，予紫菀安五脏、温通小肠，药后痢渐止，小便渐通，胃气得复，又以理中丸倍人参、伏龙肝泛丸收功。此案体现了张璐治疗痢疾的温通思想。

（二）血证验案

案例 1. 吐血案

钱曙昭，久咳吐血，四五日不止，不时烘热面赤，或时成盆成碗，或时吐粉红色痰，至夜则发热自汗，一夕吐出一团，与鱼肠无异，杂于鲜血之中。薄暮骤涌不已，神气昏昏欲脱，灌童子小便亦不止。同道相商无策，因思瘀结之物既去，正宜峻补之时，遂猛进独参汤，稍定。缘脉数疾无力，略加肉桂、炮姜、童便少许，因势利导，以敛虚阳之逆，一夜中尽参二两。明晨其势稍定，血亦不来，而糜粥渐进，脉息渐和。改用六味丸作汤，调补真阴，半月而安。

（《张氏医通·诸血门》）

按语：本案患者久咳吐血，或时成盆成碗，或时吐粉红色痰，当知其血证由于肺气上逆所致。“血之与气，异名同类，另有阴阳清浊之分，总由水谷精微所化。”气具阳和之性，而为阴血的引导，血系阴凝之质，又为气之所归，两者的关系是阴中有阳，阳中有阴，不能截然分开。而一旦失血过多，则气随血脱，虚阳外越，故见烘热面赤，神气昏昏欲脱；失血过多，阴血不足则至夜发热自汗；离经之血而不能及时排出，则吐出瘀血而成团。此证吐血，是血去而气亦随脱，属血证中的危重病情。血脱益气，便阳生阴长，于理易通，但如何运用，张璐抓住两个眼目，很有启发意义，亦示人以规矩。如瘀血既去，正宜峻补，这是血证用独参汤的关键。另一个是脉数疾无力，了解病情属于虚阳上越，所以敢于猛进独参汤，而且用肉桂、炮姜从治之，并用童便反佐以取之。其识病真切，抓住重点，大病用大药，疗效卓越，实堪师法，至于改用六味地黄丸收功，盖因久咳化血之体，肺肾两伤，养阴降火，以宁肺金，亦属正治。

案例 2. 衄血案

朱圣卿，鼻衄如崩，三日不止，较之向来所发之势最剧。服犀角、地黄、芩、连、知、柏、石膏、山栀之属转盛。第四日邀余诊之，脉弦急如循刀刃。此阴火上乘，载血于上，得寒凉之药，转伤胃中清阳之气，所以脉变弦急。与生料六味加五味子作汤，另用肉桂末三钱，飞罗面糊，分三丸，用煎药调下。甫入喉，其血顿止，少顷，口鼻去血数枚而愈。自此数年之患绝不再发。

（《张氏医通·诸血门》）

按语：本案属于阴不济阳、虚火上炎所致。医者不察，治以苦寒，不仅重伤其阴，而且也使胃中清阳受损，病情转剧。张璐鉴于前医之误，以六味地黄汤壮水，从本而治，复以五味收敛浮阳，又以肉桂引火归原，故取效甚捷。

（三）妇科验案

又治一中年妇，素性急，先因饮食难化，月经不调，服理气化痰药，反肚膨胀，大便泄泻。又加乌药、蓬术，肚腹愈胀，小便不利；加猪苓、泽泻，痰喘气急，手足厥冷，头面肢体肿胀。指按沉而屈，脉沉细，右寸为甚。此脾肺之气虚寒，不能通调水道下输膀胱，渗泄之令不行，生化之气不运，东垣所云，水饮留积，若土之在雨中，则为泥矣，得和风暖日，水湿去而阳化，自然万物生长，喜其证脉相应。遂与加减肾气丸，小便即通。数剂肿满消半，四肢渐温，自能转侧。又与六君子加木香、肉桂、炮姜而愈。

（《张氏医通·妇人门上·经候》）

按语：本案为中年妇女月经不调，病由脾肺之气虚寒，脾虚则饮食难化，肺寒则水道不通，而见肢体肿胀。虚寒之体，不任攻伐，故理气、活血、淡渗均非所宜。当治病求本，予肾气丸温肾气，自然阳复湿去，胀肿自消。后以六君子汤加木香、肉桂、炮姜调理脾胃，温健中阳，遂收全收。

（四）杂病验案

案例 1. 不能食案

石顽治孝廉徐俟斋尊阃，不得寐，不能食，心神恍惚，四肢微寒，手心热汗，至晚则喉间热结有痰，两耳时如充塞，遍服安神清火药罔效。邀石顽诊之，六脉萦萦如蜘蛛丝，而微显弦数之象。此中气久郁不舒、虚火上炎之候也。

盖缘俟斋素居涧上，自鼎革三十年来，茧足杜门，饘粥不继，乃阃克相夫志，力竭神劳所致。本当用归脾汤以补心脾之虚，奈素有虚痰阴火，不胜芪、圆之滞，木香之燥，遂以五味异功，略加归、芍、肉桂以和其阴，导其火。不数服而食进寝宁，诸证释然矣。

（《张氏医通·杂门·不能食》）

按语：本案病由劳神过度，思虑伤脾，脾不运化，故食少；脾气不达四末则四肢微寒；脾气不足，气血不充，心血不足，则不得寐。手心热汗、至晚喉间热结有痰，俱为痰火之象。脾虚气血不足为本，自当健脾益气，但虑及患者痰火之体，故不用归脾汤中芪、圆之滞气机，而用五味异功散健脾补气，方中参、苓、术、草，佐以姜、枣，补而不滞，加当归、白芍以生阴血，加肉桂引火下行。诸药相合，既补脾气之虚，又调痰火之体，标本兼治，其效当佳。

案例 2. 消瘅案

石顽治太学赵雪访，消中善食，日进膏粱数次，不能敌其饥势，丙夜必进二餐，食过即昏昏嗜卧，或时作酸作甜，或时梦交精泄，或时经日不饮，或时引饮不彻。自言省试劳心所致。询其先前所服之药，屡用安神补心、滋阴清火，俱不应。延至麦秋，其证愈剧，始求治于石顽。察其声音，浊而多滞，其形虽肥盛色苍，而肌肉绵软，其脉六部皆洪滑而数，惟右关特甚，其两尺亦洪滑，而按之少神。此肾气不充，痰湿挟阴火泛溢于中之象。遂与加味导痰加兰香，数服，其势大减。次以六君子合佐金、枳实汤泛丸服，后以六味丸去地黄，加鱼鳔胶、刺蒺藜，平调两月而康。

（《张氏医通·杂门·消瘅》）

按语：本案劳伤心脾，致消瘅之疾，消食易饥，渴饮不止，梦遗滑泄。此肾气不充为本，痰湿阴火为标，安神补心、滋阴清火均非标本之治。先以加味导痰加兰香化痰清火以治标，次以六君子健脾化湿以去生痰之源，左金丸降肝胃之火，枳实汤治腹胀发热；标证已去，后以六味丸去地黄之滋腻，滋阴补肾以治本，加鱼鳔胶、刺蒺藜以固精。于标本缓急之间，灵活用药，故能收全功。

【后世影响】

一、历代评价

张璐积毕生精力致力于医学研究，“专心医药之书，自岐黄迄近代方法，无不搜览；金石鸟兽草木，一切必辨其意，澄思忘言，终日不寝，求析其终始”（《张氏医通·张大受序》），“诊病投药，必参古今，断以己意”。正是这样笔耕不辍、反复推论，经过数十年的努力实践，终于达到了“察脉辨证，补虚祛实，应如鼓桴，能运天时于指掌，决生死于须臾”（周中孚《郑堂读书记》）的境界，声名卓著，被誉为“国手”，与喻昌、吴谦并称为清初医学三大家。《清史稿》评曰：“璐著书主博通，持论平实，不立新异。其治病，则取法薛己、张介宾为多。”可见张璐对清代医学影响之大。

《张氏医通》是张璐的集大成之作，内容涉猎内科、外科、妇科、儿科、五官科等，阐释经旨，汇集名贤至论，上自《内经》，下至清初医著，凡130余种，广泛采撷，集临床各科疾病的理法方药于一书，具有卓越的学术思想和很高的临床价值，受到后世医家的喜爱。清代著名文学家朱彝尊称张璐著《张氏医通》“用心切而为力勤也”。《本经逢原》是一部本草学著作，清代周中孚《郑堂读书记》评曰：“学医者观之，左右逢原，不逾《本经》绳墨，足以为上工也。”《千金方衍义》是历史上惟一一部《备急千金要方》的注释之书，《郑堂读书记》评其“实足以发矇振聩，而有功于孙代不浅”。《诊宗三昧》是一部脉学专著，《郑堂读书记》评其“与李氏《濒湖脉学》，同一精密之作”。

二、学派传承

张璐在行医著书的同时，重视医学人才的培养，除其子张登、张倬、张以柔外，更有众多门人，后代多有私淑者。长子张登业医，著《伤寒舌鉴》1卷，刊于康熙六年（1667），又与弟张倬共同参订张璐诠次之《伤寒缵论》和《伤寒绪论》各2卷。次子张倬亦业医，著《伤寒兼证析义》1卷，刊于康熙六年（1667），除与兄参订《伤寒缵论》和《伤寒绪论》外，尚补辑《目科治例》，以补《张氏医通》之缺失。三子以柔，儒而通医，撰《痘学心传》1篇，参入《张氏医通》，弥补佚缺之憾。

清代就有人汇刊了张璐父子的著作，如《伤寒大成》（又名《伤寒大成五种》），是张璐父子所撰写的五种伤寒著作，包括《伤寒绪论》《伤寒缵论》《诊宗三昧》《伤寒舌鉴》《伤寒兼证析义》。康熙己卯年间（1699），即有《张氏医书七种》（宝翰楼刻本）刊行，包括《张氏医通》《本经逢原》《伤寒绪论》《伤寒缵论》《诊宗三昧》《伤寒舌鉴》《伤寒兼证析义》。

光绪三十四年（1908），严式海将《本经逢原》与清代著名医家陈修园的《伤寒论浅注方论合编》《金匮要略浅注方论合编》及吴鞠通的《温病条辨》，收录于丛书《医学初阶》之中，足见《本经逢原》在当时影响之大。

1945年，徐衡之、姚若琴汇集清代五大名医（张璐、喻昌、魏之琇、徐大椿、陈修园）所著书中医案，集为《五家医案》。

后世将张璐医著选辑出版，客观上促进了其学术思想和临床经验的传承。

三、后世发挥

张璐创寒温分论说，认为伤寒和温病的病因、感邪途径殊异。伤寒是由于感受寒邪、感而即发。而温病则因为冬日感寒，伏于体内，复感春夏温热之邪而发。因而伤寒、温病初起之治法亦大异。辛温发汗是伤寒的治疗大法，“辛凉解热”是温病的治疗大法，对后世温病学家启迪很深。在选方上，张璐认为“黄芩汤乃温病之主方”，后世的温病大师叶天士在《临证指南医案》中也多宗此法。张璐的这种寒温分论的观点，既是对仲景治法的补充和发展，又纠正了后人以伤寒法混治温病的错误，并且为温病学派最终脱离伤寒的框架，奠定了基础，因而有着重要的理论和临床价值。

《伤寒缵论》和《伤寒绪论》反映了张璐研究伤寒的见解，对于温热病卫气营血病机传变等方面，也提出了不少新颖见解和精辟论述，对后世卫气营血辨证学说的形成，起到了承前启后的作用。

张璐“言论多本景岳，以温补为补”（《医学三字经·医学源流第一》），多宗李东垣、赵献可、薛己、李士材、汪绮石等医家之说，并融会贯通，形成自己的见解。其论脾肾关系发互养之用，贵互济之理，倡导补脾顾其肾、先天温后天、温肾不废脾、后天充先天。其治脾肾偏胜偏衰之法也较前人灵变，药多以温养补虚为主，喜用纯甘壮水之剂六味丸、左归丸，益火之剂八味丸。这对后世诸家治虚损多用温养补益之法启发甚大，丰富和发展了中医学“扶正达邪”的治疗内容，对今天中医临床也有指导意义。

四、国外流传

《张氏医通》在康熙年间已东传日本，并获得较高评价，日人曾盛赞曰：“张路玉者，清之名家，窃叹之网罗群书，精穷奥蕴，分症辨脉，研究古今之方，题曰‘医通’，可谓方法大备矣。”日本人滕谦斋精研《张氏医通》后，“提取要，为小册子”。其子滕立顺校正再四，于永安五年（1776）刊行，名为《张氏医通纂要》。另外，《本经逢原》《诊宗三昧》《伤寒舌鉴》《伤寒兼证析义》有日本文化元年甲子（1804）思德堂刻本。由此可见，张璐不仅在国内负有盛誉，而且声名远播，在国外亦有一定的影响。

综上所述，张璐在杂病的证治方面卓有成就，集中体现在《张氏医通》中。《张氏医通》注重阐释经旨，汇集名贤至论，集内科、外科、妇科、儿科、五官科等疾病之理法方药于一书。其论杂病，多取朱丹溪、薛立斋、张景岳、王肯堂诸家学术思想，重视辨证，擅长温补，成为清代温补学派的代表医家之一，对后世医家采用温养补虚之法治疗虚损具有很大启发。张璐提出寒温分论说，认为辛温发汗是伤寒的治疗大法，“辛凉解热”是温病的治疗大法，对后世温病学的发展有一定的影响。另外，张璐在脉学和本草方面也卓有成就，充分体现在所著《诊宗三昧》《本经逢原》和《千金方衍义》之中。张璐由于博览群书，勤于著述，立论精当，成为清初著名医家，其著作在后世广为流传。

安徽中医药大学　姚实林

【参考文献】

[1] 张璐. 伤寒舌鉴 [M]. 上海：上海卫生出版社，1958.

[2] 张璐. 本经逢原 [M]. 上海：上海科学技术出版社，1959.

[3] 张璐. 千金方衍义 [M]. 北京：中国中医药出版社，1995.

[4] 张民庆，王兴华，刘华东主编. 张璐医学全书 [M]. 北京：中国中医药出版社，1998.

[5] 张璐. 张氏医通 [M]. 北京：中国医药科技出版社，2011.

[6] 沈敏南. 张璐父子的伤寒学术思想 [J]. 云南中医学院学报，1987 (1)：8－11.

[7] 蒯伟勇. 张璐医学著作简介 [J]. 新中医，1987，19 (7)：5.

[8] 金庆江. 张璐的世籍与生平 [J]. 南京中医学院学报，1994，10 (3)：51－52.

[9] 陈化萍，李丽，袁惠芳，等. 清代名医张璐生平探析 [J]. 河南中医，2007，27 (7)：24－25.

[10] 路京达，张遥，余瀛鳌. 清代名医张璐生平及其著作 [J]. 上海中医药杂志，1987 (8)：42－44.

[11] 朱伟常. 颖秃半床，卓识纷披——谈张璐及其著作《张氏医通》 [J]. 上海中医药杂志，1992 (5)：40－42.

[12] 易法银. 张璐的脾胃观探析 [J]. 湖南中医学院学报，1989，9 (1)：10－12.

[13] 易法银. 张璐脾肾观探析 [J]. 江苏中医，1988 (2)：32－33.

[14] 刘仙菊，李成文. 张璐辨治血证特色 [J]. 中医药学报，2008，36 (6)：4－5.

[15] 张全爱，王樟连. 张璐眼科针灸学术思想浅析 [J]. 江苏中医药，2009，41 (6)：8.

[16] 李定祥，蒋文明. 张璐论治血证特色探析 [J]. 湖南中医学院学报，2000，20 (3)：45－46.

[17] 俞志高. 张璐父子籍贯考 [J]. 江苏中医药，1984 (1)：50.

[18] 朱炳林. 张璐学术经验研讨 [J]. 江苏中医药，1986 (11)：31－32.

[19] 张雷.《张氏医通》附录医案考 [J]. 山东中医药大学学报，2003，27 (3)：211－213.

[20] 朱炳林.《张氏医通》妇科经验撷菁 [J]. 上海中医药杂志，1987 (11)：44－46.

[21] 黄亚俊，陈仁寿. 张璐与《本经逢原》述评 [J]. 四川中医，2011，29 (9)：30－31.

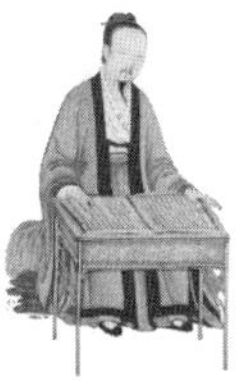

陈士铎

内容提要

陈士铎，字敬之，号远公，约生于明天启七年（1627），卒于清康熙四十六年（1707）；浙江山阴（今浙江绍兴）人，清代著名医家。陈士铎一生著述颇丰，但大多已佚。署其名而传世的著作，有《外经微言》《石室秘录》《辨证奇闻》《辨证录》《辨症玉函》《脉诀阐微》《洞天奥旨》《本草新编》等。陈士铎之学术本于中医经典，同时受傅山传授及薛己、赵献可、张介宾等医家的影响。其以“阴阳颠倒”理论，概括阴阳之间的复杂关系并据此分析病机；提出“五行生克之变”理论，并将其运用于临床辨证论治之中；创造性地提出了“六脏七腑”学说，对肾与命门尤为关注。陈士铎辨证立法处方以“奇”闻名，《石室秘录》所载128法，从多个角度阐发了中医临床诊疗的法则。陈士铎认为百病多起于痰，因此十分注重痰证的诊治且颇具特色。其以“七方”“十剂”为组方用药的指导思想，遣方精炼，重用主药；处方之中，君药量大力宏，臣、佐、使药仅选必要的几味；且善以大剂量单味药或对药，治疗各种复杂病证。总之，陈士铎不仅在阐释中医经典理论、传承前贤学术方面功莫大焉，而且其自身也堪称一位颇具学术创见和临床经验且成就卓著的医学大家；其传世著作内涵丰富、理法方药完备，具有重要的理论与实用价值，值得深入研究并充分地继承与发扬。

【概述】

一、生平简介

陈士铎，字敬之，号远公，别号朱华子，又号莲公，自号大雅堂主人；浙江山阴（今浙江绍兴）人，清代著名医家，生卒年月已不得详考。据《辨证录·凡例》记载并参考相关文献，初步推断陈士铎约生于明天启七年（1627），卒于清康熙四十六年（1707）。

关于陈士铎之家世，《辨证玉函》王之策序称："陈子为于越世胄，幼抑抱匡济，恒以公辅自命，人亦无不以公辅期之。"公辅，即国家之良臣。由此可知，陈士铎之家族为越地世代有名望之家。《洞天奥旨·序》云："又虑证多方略，附祖父家传，采古今验方列于后。"《洞天奥旨·凡例》云："先大父安期公，生平颇好方术，游蜀遇峨嵋山羽士，传有秘方，效验如响，亦登此编。"可见陈士铎之家族世代业医，祖上即颇好方术，并传有秘本。

陈士铎受家传之学影响，又因屡试皆不得志遂潜心钻研医学；他遍访各地名人，博采诸家学术经验并著书立说，以供医界同仁参考。例如，陈士铎之曾孙陈凤辉所作《洞天奥旨·跋》云："曾祖远公，自少习举子业，以数奇，屡试则蹶，已而出游京师，复不得志，遂究心医学焉。"《本草新编·凡例》云："铎少喜浪游，凡遇名山胜地，往往探奇不倦。登眺时，多逢异人，与之辨难刀圭，实能开荡心胸，增益神志，苟有所得，必书笥中。"《辨证录·凡例》云："铎壮游五岳，每逢异人传刀圭之书颇富，凡可引证，附载于各辨证条后，以备同人采择。"

通过陈士铎著作之"凡例"及内容，可以看出陈士铎不仅一生志在传承经典及前贤之学术，而且自身也非常注重理论研究和临床实践，其书中理法方药之论亦属严谨求实。如《辨证录·凡例》云："是编方法，亲试者十之五，友朋亲串传诵者十之三，罔不立取奇验，故敢付梓告世。然尤恐药有多寡轻重，方有大小奇偶，又将生平异传诸方，备载于后，便世临病酌用也。"据嘉庆八年《山阴县志》记载："陈士铎，邑诸生，治病多奇中，医药不受人谢，年八十卒。"

陈士铎一生著述颇丰。陈士铎之曾孙陈凤辉，在《洞天奥旨·跋》中称，其"阐发医理二十余种，所著《素》《灵》《本草》《伤寒》《六气》《外经微言》《石室秘录》《辨证录》《脏腑精鉴》《脉诀阐微》《辨症玉函》等书，付梓行世已历有年所矣"。但陈士铎所著之书大多已佚，今尚存世者只有《外经微言》《石室秘录》《辨证奇闻》《辨证录》《辨症玉函》《脉诀阐微》《洞天奥旨》《本草新编》等。另据考证，汇集陈士铎全部著作的丛书，称为《洞垣全书》。

关于陈士铎之学术及其著作来源，特别是其与傅山之间的传承关系，后世学者尚有诸多疑问。首先，在陈士铎各书的自序、凡例以及友人的序言中，多阐明其受术于岐伯天师及所遇"异人"等，《石室秘录》中还载有岐伯、张机、吕道人的序，但以上实为托名。因傅山坚持反清复明并曾以死相挟拒绝康熙的徵聘，与清政府的关系势同水火，不便暴露真实姓名，故陈士铎有可能因此托名，使欲传承之学术尽早成书而刊行于世。另外，假托手法在道门著作中的运用极其普遍，陈士铎又是道门中人，故在其著作中运用假托也就不足为奇。其次，陈士铎的著作多称"敬习"或

“述”，皆表示所述内容为他人之言，即陈士铎所谓得之于“异人”。如《辨证录·自序》云：“铎，尼山之弟子也，敢轻言著作乎。闻二先生教，亦述之而已矣，何必讳其非仙哉。仙不必讳，而必谓是书非述也，得毋欺世以炫奇乎。”陈士铎生活在一个改朝换代的动荡时期，有着强烈的反清思想。其著作大多未能传世或长期未被刊行，此与时局动荡及其反清思想不无关联。从陈士铎现存著作与傅山著作的诸多相同或相似之处，以及二人共同具有的组方用药特色中，不难看出可能存在的师承关系。但综观陈士铎著作及相关记载，其学术思想及临床诊疗特色的形成，与经典著作、家学渊源、师承传授、各家影响及自身学术研究与临证实践，均有着密切的关系，并非全部出于傅山传授。

从陈士铎对中医理论的阐发来看，首先是对阴阳五行有着独到的理解，并以“阴阳颠倒”“五行生克”理论贯穿于其著作之中，将其作为分析病机和辨证论治的指导思想。其以“阴阳颠倒”理论，高度概括并诠释了阴阳之间所存在的互根互用、对立制约、消长平衡、相互转化等复杂关系。“阴阳颠倒”，就是强调将阴、阳这种“二”的状态回复到“一”，达到两者的和谐状态。治疗上也十分强调辨别疾病的阴阳属性。如“阴中求阳”“阳中求阴”“引火归原”以及“取坎填离”之法，皆属阴阳颠倒之法，在陈士铎临证时广泛运用。陈士铎认为，五行除生克之常外，还可见“生克之变”，即生中克、克中生、生不全生、克不全克、生畏克而不敢生、克畏生而不敢克等六种情况。陈士铎将“五行生克之变”理论应用于临床实践，特别是脏腑辨证中；治疗常从主病脏腑及与之相关的多个脏腑入手，每隔二、隔三论治。他还创造性地提出了“六脏七腑”学说，将“胞胎”归于脏中，将“心包络”归于腑中，从而强调了胞胎、心包络的重要地位。此外，其学术思想还受到道门思想的影响。

陈士铎立法处方以“奇”闻名。《石室秘录》全书共128法，从多个角度，阐发了颇具特色的诊疗法则，并注重因时、因地和因人制宜，从而使辨证论治更为全面、细致、准确。他还在诸法之下分设具体方剂，将所论治疗法则与临床运用紧密结合，使其更具可操作性，体现出辨证论治的圆机活法及丰富而完备的诊疗体系。这些诊疗法则，至今仍具有相当重要的临床参考价值。陈士铎之著作，在论述具体病证治疗时，不仅阐明该病证的常用治法，还指出常法治疗不效时当用何法何方，或提示常法之外还有何法同样可以奏效；并且明确指出前人在疾病认识与治疗上的一些片面观点，从而大大开阔了临床诊治的视角与思路。

陈士铎以脏腑辨证作为主要辨证方法。而在诸脏腑之中，尤为注重对脾肾先、后天的补益及肝胆气机的调理。他常以六味地黄汤或八味丸方加减化裁补益肾中水火，使水火既济，阴阳调和。他继承并发扬了赵献可的命门真水真火学说，注重温补命火，同时又指出命门火衰当采用水中补火的治疗法则。他还十分重视对后天脾胃的补益，对胃虚者每以四君子汤加减治疗，对脾虚者则多以补中益气汤加减调理。其指出肾火能生脾土，故补脾必须补肾，常加肉桂、补骨脂、巴戟天等；而心火能生胃土，故补胃则必须补心，常加附子、菖蒲、远志、酸枣仁等。他十分注重疏肝解郁、养血平肝，临证每以逍遥散加减论治。他认为百病多起于痰，无痰则不能成病，因而十分注重对痰证的诊疗并颇具特色。

陈士铎以“七方”“十剂”作为组方用药的主要指导思想，并就“七方”“十剂”提出自己的认识。其组方用药的最大特点是遣方精炼、重用主药。在他的处方之中，君药大多量大力宏，臣、佐、使药仅选必要的几味，且药量明显少于君药；尤其是佐使药的用量非常小，从而突出君药之效，尽量减少因用药过多、药效复杂而对君药功效产生不必要的削弱及制约。他还擅长用大剂量单味药或对药，治疗各种复杂的病证。

陈士铎在本草学方面亦有一定造诣。如清康熙三十年（1691），金以谋在为《本草新编》所作序中说："陈子远公，所著《石室秘录》，皆传自异人，而于青囊肘后阐发尤多，故拨盲起废，捷如响应。余既序之，梓以行世矣。无何，复邮《本草新编》。余读竟而益叹其术之奇也，服其心之仁也。……而《本草》一编，略人所详，详人所略。考《纲目》辨疑诸善本，惟探注方与真赝，与甘温凉热治病炮制而已。兹则一药必悉其功用，权其损益，入某经通某脏，人能言之；入某经而治阴中之阳、阳中之阴，通某脏而补水中之火、火中之水，人不能言也。至或问辨疑，茧抽蕉剥，愈入愈细。举《灵枢》以上诸书，后世有误解误用者，必引经据史以明辨之，使人不堕云雾中。"

总而言之，陈士铎不仅在阐释中医经典理论、传承前贤学术方面功莫大焉，而且其自身也堪称一位颇具学术创见和临床经验且成就卓著的医学大家；其传世著作内涵丰富、理法方药完备，具有重要的理论与实用价值，值得深入研究并充分地继承与发扬。

二、著作介绍

在陈士铎的著作中，《外经微言》重在阐释中医基本理论；《辨证录》《辨证奇闻》《辨症玉函》以病证为纲并结合医案，论述理、法、方、药；《脉诀阐微》原附于《辨证录》之后，专言脉法；《石室秘录》以法为纲，论及诸种病证的诊治；《本草新编》论述组方用药理论，《洞天奥旨》为外科诊疗专著。陈士铎善于汲取各家学术思想和临床诊治经验，其辨证论治的思路非常开阔。

（一）《外经微言》

《外经微言》，共计9卷，每卷9篇，总计81篇，题"岐伯天师传，山阴陈士铎号远公又号朱华子述"。该书是陈士铎阐述中医基本理论的著作，其中有不少独到的认识。此书仿《内经》体例，以黄帝、伯高问答的形式叙述。所论内容，主要包括天地人、四时六气、阴阳五行、脏腑、经络、病机、治则、养生等。此书对《内经》理论有所发挥，具有深入研究和参考的价值。

此书现存版本，仅有清抄本1种。

（二）《辨证奇闻》

《辨证奇闻》，共计15卷，题"山阴陈士铎远公父原本"。全书包括内、外、妇、儿各科疾病证治。其中，卷一至卷十为内科病证，卷十一、卷十二为妇产科病证，卷十三为儿科病证，卷十四、卷十五为外科病证。书中对每种病证，均前列症状，后论病机；随症用药并说明方药的作用及配伍关系。对每种病证除列出主治方剂外，还附备用方剂以供参考。

此书现存版本，有清乾隆二十八年（1763）刻本、清道光三年（1823）钱松自刻本、清道光六年（1843）经元堂刻本、清同治六年（1867）刻本等。

（三）《辨证录》

《辨证录》，共计 14 卷，题“山阴陈士铎敬之甫号远公又号朱华子著述”，刊于清康熙二十六年（1687）。此书内容与《辨证奇闻》多有重复。有称此书是在《辨证奇闻》基础上增删而成者。全书包括内、外、妇、儿各科疾病证治，分 126 门。其中，卷之一至卷之十为内科病证，卷之十一、卷之十二为妇产科病证，卷之十三为外科卷，卷之十四为幼科卷。此书中亦对每种病证，前列症状，后论病机；随症用药并说明方药作用及其配伍关系。对每种病证除列出主治方剂外，亦附备用方剂以供参考。

此书现存版本，有清乾隆十二年（1747）喻义堂刊本、清嘉庆二十二年（1817）文诚堂刊本、清道光二十六年（1846）王发越重刊本等。后两种刊本，都是在喻义堂本基础上重刻而成。

（四）《辨症玉函》

《辨症玉函》，共计 4 卷，题“山阴陈士铎远公甫敬习”，初刻时间不详。此书以阴阳、虚实、上下、真假为辨证纲领，并将各种病证分别归类于此“八纲”之下；对每种病证均前列症状，然后辨析病机，进而处方用药。卷一为“阴症阳症辨”，卷二为“虚症实症辨”，卷三为“上症下症辨”，卷四为“真症假症辨”。

现存版本，有康熙年间版本，上海古籍出版社影印出版。

（五）《脉诀阐微》

《脉诀阐微》，共计 1 卷，分为 5 篇，题“山阴陈士铎敬之甫别号远公述”。书中主要介绍 38 种脉象主病，辨兼现脉象，论寸关尺三部所主脏腑病变，决生死脉及妇人小儿脉诀等，是一部脉学专书。

此书最早刻本刊刻于乾隆年间。此书因内容较少，单行不易。现通行者，均附于《辨证录》之后。

（六）《石室秘录》

《石室秘录》，共计 6 卷，题“山阴陈士铎远公甫敬习”，初刻于康熙二十八年（1689）。卷一至卷五前半部分，统述正医、反医、顺医、逆医、内治、外治、完治、碎治、大治、小治、偏治、生治、死治等 128 法；具体阐述了内、外、妇、儿、五官等科约 100 种疾病的证治，收古今成方及作者自定方 500 余首，并具体论述主治病证与方药。卷五后半部分，论及伤寒相舌秘法，并论及脏腑、阴阳、昼夜、四时、气色、脉诀、强弱、寒热、生死、真假、老少、气血、命门、任督、子嗣、瘟疫，以及岐天师儿科治法、诸真人传授儿科、张真人传痘疹门、钱真人传痘疮神方、岐天师传治回毒方、岐天师又传治回毒岁久不愈方、岐真人传儿科秘法、长沙张真人传治小儿感冒风寒方等。卷六论及外感、内伤等 16 种病变。此书具有较高的临床实用价值。

此书现存版本，有清康熙二十八年（1689）明德堂刊本、清雍正八年（1780）广陵萱永堂刊本等。

（七）《本草新编》

《本草新编》，共计 5 卷，又称宫集、商集、角集、徵集、羽集。此书初刻于康熙三十年（1691）。书中对药物性味、归经、功效、主治的论述，多有独到的见解，是一部具有鲜明特色的本草学著作。从内容结构看，卷一之前，有凡例十六则、劝医六则、七方论、十剂论、辟陶隐居十剂内增入寒热二剂论、辟缪仲仁十剂内增升降二剂论。卷一至卷五，总计论及药物（包括所附药物）约 300 种。此书所收载的药物切于临床实用，对于药物的讨论也结合临床实际，能博采诸家之说并充分阐明个人见解。

此书现存版本，有清康熙年间刊本、日本宽政元年（1789）东园松田义厚翻刻本、手抄本等。

（八）《洞天奥旨》

《洞天奥旨》，共计 16 卷，题“山阴陈士铎敬之甫号远公著”，刊于清康熙三十三年（1694）。此书卷一至卷四，论述疮疡标本、辨脉、善恶、虚实、顺逆、并发症、治法、调护等内容。卷五至卷十三，列述外科 157 种病证的证治。卷十四至卷十六，列载外科用方 281 首。书中除选录各家学说及方剂外，陈士铎在辨证、用药上多有发挥。

此书现存版本，有清乾隆五十五年（1790）大雅堂刊本，此外还有嘉庆年间聚贤堂刊本、纬文堂巾箱本、光绪年间善成堂刊本等。

【学术思想】

一、学术渊源

（一）家学渊源

陈士铎之家族世代业医，祖上即颇好方术并传有秘本。但详细情况，已无从可考。现仅从陈士铎著作序言、凡例中，获得少许线索。如《辨证录·凡例》记载：“祖父素好方术，遗有家传秘本，凡关合各症者，尽行采入，以成异书。”又如，《洞天奥旨》自序云：“谈医用药，无非本诸洞天之传也。又虑证多方略，附祖父家传，采古今验方列于后，无证不备，无方不神，总不忍使千百世人因疮疡而夭丧也。”由上可见，陈士铎从医是有家学渊源的。

（二）傅山传授

从存世的陈士铎著作与傅山著作的诸多相似中，不难看出二者的师承关系。例如，《石室秘录》中儿科部分，与《傅青主小儿科》内容基本相同；《辨证录》中调经门，与《傅青主女科》中调经部内容基本相同；《石室秘录》中男治法内容，与《傅青主男科》中相应内容大致相同；《洞天奥旨》与傅青主的《青囊秘诀》有着相似的外科学术观点，且部分病种和方药雷同。在组方用药上，二人也有着共同的特色，即组方精炼、重用主药。君药、臣药多用至一两、二两，甚或三四两，而佐使之药仅用一钱或三五分等。

此外，陈士铎系受傅山之传，从陈士铎的传世著作中也不难找到证明。例如，《脉诀阐微·鬼真君脉诀序》记载：“铎遇云中逸老于燕市，传法之备而不传《脉经》者，以《素问》《灵枢》二书言脉之多也。”可见，陈士铎之学术，除《脉经》外，均系受“云中逸老”所传。“云中”，汉郡名，大同古称“云中郡”。而傅青主世居大同，其六世祖始迁忻州，北有云中山，且康熙年间，山西逸老而又有医著者，非傅山莫属。可见，“云中逸老”当系傅山。

对于陈士铎与傅山的师承关系，也有学者持否定看法。其理由是，据《辨证录·自序》中载，陈士铎于丁卯秋，在燕市（今北京）得二师之传，即1687年，而此时，傅青主已辞世3年。由此认为，在时间上二者没有机会相遇。

（三）经典为本

陈士铎在学术上虽然多有独具特色之创见，但从根本上来说，其学术思想还是源于《内经》《难经》《神农本草经》《伤寒杂病论》等中医经典。如其所著《外经微言》，是在《内经》的基础上，进一步阐发天地人、四时六气、阴阳五行、脏腑、经络、病机、诊法、治则、养生等中医基本理论；《石室秘录》《辨证奇闻》《辨证录》《辨症玉函》《洞天奥旨》《脉诀阐微》《本草新编》等书，结合临床诊疗实践所论理法方药，虽多有个人学术发挥，但在理论上与中医经典亦属一脉相承，甚至直接引用经典所论予以阐发。

（四）旁参各家

明清时期，江浙一带中医学术十分繁荣，涌现出诸如薛己、赵献可、张介宾等一大批名医。陈士铎学术思想和诊疗特色的形成，也在一定程度上受到这些医家的影响。例如，陈士铎注重温养命门、崇尚养气的思想，就是受到了薛己、赵献可、张介宾等命门、元气学说的影响。其阴阳五行理论及脏腑辨证之法，吸收了张介宾的思想并加以完善。而陈士铎在用药上，也格外重视对张介宾提出的“药中四维”中人参、熟地的运用；对人参、熟地、大黄、附子的功效及临床应用的阐述，也大多是在参考张介宾学说的基础上，结合自己的临床体验加以发挥。

二、学术特色

（一）道门思想浓郁

陈士铎在学术思想上，受道家、道教思想影响颇深。其养生思想，阴阳颠倒、阴阳辨证等理论，以及注重温补命门的治疗特色，与老庄思想的影响有着密切的关系。其实，在陈士铎的著作中，大量充斥着道家及道教的思想元素，这点从他的理论阐述、组方用药到著作命名及行文上都有所体现。现仅就陈士铎著作中体现出的道门思想特色做如下简要阐述。

1. 阴阳调和，中和之道

《老子·第四十二章》曰：“万物负阴而抱阳，冲气以为和。”《内经》受到老庄阴阳调和、以平为期思想的影响，提出治病本于阴阳的原则。如《素问·阴阳应象大论》曰：“阴阳者，天地之道也，万物之纲纪，变化之父母，生杀之本始，神明之府也，治病必求于本。”陈士铎基于此，提出阴阳颠倒理论，即追求阴阳的和谐统一，主张辨证当先别阴阳，治法也强调“水中补火”“火中补水”，从而以阳养阴、以阴养阳，最终达到阴阳调和。

2. 天人合一，自然无为

《老子·第二十五章》云：“人法地，地法天，天法道，道法自然。”《庄子·齐物论》提出“天地与我并生，而万物与我为一”，将人与自然视为一个有机统一体，即“天人合一”。陈士铎在《外经微言·天人一气篇》，及《外经微言·地气合人篇》中，具体论述了人体阴阳之气与天地阴阳之气的对应关系，体现了“天人合一”的思想。言天之气有春、夏、秋、冬，人之气有喜、怒、哀、乐；天之气有日、月，人之气有水、火；天之气有甲、乙、丙、丁、戊、己、庚、辛、壬、癸，人之气有阳跷、阴跷、带、冲、任、督、阳维、阴维、命门、胞络；天之气有子、丑、寅、卯、辰、巳、午、未、申、酉、戌、亥，人之气有心、肝、脾、肺、肾、心包、胆、胃、膀胱、三焦、大小肠；地有九州，人有九窍，左目合冀，右目合雍，鼻合豫，左耳合扬，右耳合兖，口合徐，脐合荆，前阴合营，后阴合幽。因此，治疗时主张因时、因地制宜。

老子提出“身国同构”的思想，修身、治国都主张自然无为之道。所谓“无为”，就是不违背自然强作妄为。对治国而言，是要求统治者应该顺应自然，依从事物的内在规律，不把自己的意志强加于社会生活，顺应民心。陈士铎根据身国同构的思想，在《外经微言·君火篇》中提出：“君主无为，心为君火，安可有为乎！君主有为，非生民之福也。所以心静则火息，心动则火炎。息则脾胃之土受其益，炎则脾胃之土受其灾。”这是对《素问·灵兰秘典论》中“主明则下安，以此养生则寿，殁世不殆，以为天下则大昌。主不明则十二官危，使道闭塞而不通，形乃大伤，以此养生则殃，以为天下者，其宗大危”的发挥。

3. 上善若水，善利万物

《老子·第八章》云：“上善若水。水善利万物而不争。”陈士铎也十分强调水的重要性。他认为，五行无水，则不生反克，且各脏腑无不取资于肾水。他在《外经微言·肾水篇》指出：“五行得水则润，失水则损。况取资多而分散少乎。故水为五行之所窃，不可不多也。”因此临床治疗时，在各脏腑之中他也尤为重视补肾，特别是对肾水的补益。熟地也是陈士铎组方中应用频率最高的药味之一，且多为君药，用量较大，以大补肾中之水。

4. 养生益寿，崇尚养气

《老子》一书中，即包含了顺应自然、和谐有度、俭啬寡欲、抱朴守真、柔弱不争的养生之道，指出“爱精气”“除欲”“养神”为养生的几大要素。先秦的《管子》一书，也十分重视养生之道，指出“安心”是养生的重要内容，安心方能达到平和，从而保证身心的健康。《老子想尔注》在此基础上结合道教思想，进一步提出“宝精”“食气”“清静无欲”的长生之道。而后出现的内丹学，也将精、气、神视为人体的三宝。

上述养生思想，在陈士铎的著作中均有所体现。他指出“绝欲”“守神”“练气”“保精”是养生的必要条件，同时注意“服药饵”“慎吐纳”“慎劳逸”“节饮食”，以生津、添液、安髓、益气，从而达到养生防衰的目的。他主张“无视无听，抱神以静，形将自正。必静必清，无劳汝形，无摇汝精，无思虑营营，乃可以长生。目无所见，耳无所闻，心无所知，汝神将守汝形，形乃长生”（《外经微言·阴阳颠倒篇》）。他还强调“保精”与“守神”，有着相辅相成的作用。守神，则精不摇；保精，则神不驰。同时指出，神对人生命的存在与否起着决定性的作用。神内存则生，外游则死。此外，他也强调“安心”是保精的重要方法，并指出“精动由于心动也，心动之极则水火俱动矣”“故安心为利精之法也”（《外经微言·命根养生篇》）。

《庄子·知北游》提出“通天下一气耳”，并将“气”视为万物的直接起源。《庄子·知北游》中还指出“生死皆气之变化”“人之生，气之聚也，聚则为生，散则为死”，指出人之生死乃气之聚散。《内经》中也指出，由于气的不停运动，才有人之生、长、壮、老、已的生命活动；并揭示人生命的终结状态，是形毁而气不毁，形消气散。由此，“气”便成为《内经》及后世医家所共同关注的核心之一。爱气、行气、食气、养气、炼气等对气的保养和修炼，也成为不同时期道家所提出的重要养生方法之一。这一点在陈士铎的著作中，也有充分的体现。他不仅在《外经微言》中明确提出练气、益气等养生方法，还在临证时广泛且大量地应用人参、黄芪等大补元气，充分体现出道家崇尚养气的思想。

5. 取坎填离，内丹修仙

内丹学认为，后天的坎、离二卦是由先天的乾、坤二卦中间的阴、阳两爻互换位置造成的。内丹学主张要从后天返回先天，变离为乾，变坎为坤。因此，丹功修炼要求将坎卦中的阳爻再抽回来，填入离卦中阴爻的位置上，使之回复到先天乾卦的纯阳之体，丹家称之为“取坎填离”或“心肾相交”等。中医学吸收了这一思想，用交通心肾法治疗心肾不交。这一方法在陈士铎的诸多方剂中均有所体现，反映了他对交通心肾这一思想的重视。如治疗昼夜皆不能寐的上下两济丹，治疗强阳不倒的引火两安汤，治疗梦遗的两益止遗汤，治疗盗汗的防盗止汗汤，治疗滑精的交济汤，治疗怔忡的心肾两交汤等。上述方中，皆用黄连、肉桂以交通心肾。取坎填离，也是阴阳颠倒之法在临证运用中的具体体现之一。

丹田，是道门内丹学说中以意守气的部位，是逆阴阳生化之道，使精、气、神三者凝结成丹的主要场所和根本之地。道教养生家，对丹田的内涵有着不同的理解。陈士铎则尊《仙经》及《黄庭经》之意，认为脑为上丹田，胞为下丹田。他指出，脑、髓、骨、脉、胆、女子胞六者，对于修真之士不可不知。他还提出：“脑为泥丸，即上丹田也。胞为神室，即下丹田也。骨藏髓，脉藏血，髓藏气，脑藏精，气血精髓尽升泥丸，下降于舌，由舌下华池，由华池下廉泉玉英，通于胆，下贯神室。世人多欲，故血耗气散，髓竭精亡也。苟知藏而不泻，即返还之道也。”（《外经微言·奇恒篇》）

陈士铎在《外经微言·三关升降篇》中，提出了关乎人生命的上玉枕、中肾脊、下尾闾三关，指出“三关者，先天之气所行之径道也”。他所指的这三关，来源于丹家黑、赤、黄三道关窍说中的黑道，即督脉的尾闾、夹脊、玉枕三关。丹家认为，黑道与赤道即任脉为人道，兼容先、后天之精气运行；黄道为中脉，只容先天真精、元气通过，称仙道。上田、中田、下田为赤道三窍，阴跷穴为黄道之天关。

陈士铎根据道教思想，指出修仙之道在于温养命门。如《外经微言·命门真火篇》云：“命门居于肾，通于任督，更与丹田神室相接。存神于丹田，所以温命门也。守气于神室，所以养命门也。修仙之道无非温养命门耳。命门旺而十二经皆旺，命门衰而十二经皆衰也。命门生而气生，命门绝而气绝矣。”

6. 道门思想，指导命名

陈士铎对其著作、篇章及方剂的命名，也有很多受到道门思想影响。其佚著《黄庭经注》及《梅花易数》的名称，《外经微言》中“阴阳颠倒”“顺逆探原”“回天生育”“天人寿夭”“命根养生”“红铅损益”“三关升降”等篇的命名，均来源于道门。他的方剂也大量以“丹”“仙丹”或“神丹”命名，体现出道教思想的影响。

（二）阴阳五行论

陈士铎对阴阳五行有着独到的理解，并以“阴阳颠倒”“五行生克”理论贯穿其全部著作之中，将其作为临床辨证论治的总体指导思想。

1. 阴阳颠倒理论

张介宾将引火归原法，称为阴阳颠倒。陈士铎在此基础上进一步丰富了阴阳颠倒的内涵。《外经微言》开篇即冠以“阴阳颠倒篇”之名，使之成为全书的总纲。陈士铎所提出的“阴阳颠倒”理论，无疑也是受到道家思想的影响而产生的。其云：“至道之精，窈窈冥冥；至道之极，昏昏默默”“我守其一，以处其和”。“窈冥”“昏默”，即是“一”的状态，也正是道家所提出的天地、阴阳未分的混沌状态。颠倒之术，即探阴阳之原，“原”即是“一”的状态。“阴阳颠倒”，就是追求这种阴阳和谐统一的自然状态。阴阳本为一体，其顺逆自可转化。因此，阴阳任何一方的太过或不及，都会破坏整体平衡和谐的状态。陈士铎还提出一系列补泻阴阳的方法。如阳旺阴消者，当补其血；阴旺阳消者，当补其气。阳旺阴消者，宜泻其气；阴旺阳消者，宜泻其血。无不足，无有余，方可使阴阳平衡。而在纠正阴阳任何一方的太过或不及时，又不可矫枉过正，否则也同样会破坏整体的平衡。例如，补血则阴旺阳消，不必再泻其气；补气则阳旺阴消，不必重泻其血。也就是说，在阳旺阴消的时候，补血与泻气皆是顺法，但两法却不可同用，否则就会产生新的不平衡的状态。这就是陈士铎所谓的顺之有死、逆之有生。

《老子・第四十章》中言“反者道之动”，这也是老子哲学中最根本的思想之一，包含着丰富的辩证法思想。在处理矛盾时，老子的原则是尽量避免斗争的激化，消除矛盾的对抗性，从而达到矛盾的和谐统一。陈士铎提出的“颠倒”，从某种意义上说就是老子所谓的“反”。《外经微言・顺逆探原篇》指出：“夫阴阳之原者，即生克之道也。”结合“生克之道”与前面所说的“和谐统一”，可见陈士铎提出的“阴阳颠倒”，是从哲学角度进一步诠释并高度概括阴阳之间存在的互根互用、对立制约、消长平衡、相互转化等复杂关系。陈士铎还提出：“阳根于阴，阴根于阳，养阳则取之阴也，养阴则取之阳也。以阳养阴，以阴养阳，贵养之于豫也，何邪能干乎。”（《外经微言・善养篇》）从而进一步说明，阴阳本为一体，互根互用。可见，阴中求阳、阳中求阴的治疗之法便属于“阴阳颠倒”之法，通过此法可达到阴阳和谐统一的目的。陈士铎在《辨证录》《辨症玉函》《石室秘录》等书中，论及具体治疗方法时，也常强调“水中补火”“火中补水”，从而达到水火既济的治疗目的。此外，引火归原、取坎填离之法，也皆属阴阳颠倒之法，在陈士铎临证治疗中也被广泛运用。

陈士铎临床辨证、论治时，注重对疾病阴阳、虚实、上下、真假的辨别，故《辨症玉函》一书4卷，分别命名为“阴症阳症辨”“虚症实症辨”“上症下症辨”及“真症假症辨”。而其中又以阴阳之辨为首。

陈士铎宗《内经》治病本于阴阳的思想，在《辨症玉函》首卷，即以“阴症阳症辨”开篇，分别论述了伤风伤寒、中风、吐症、泻症、疟疾、痢疾、癫狂、咳嗽、大小便闭、心痛、腹痛、头痛、目痛、双蛾、痈疮、脱症、汗症、痰症、肿胀、暑症、喘症、中邪、吐血、梦遗、吞酸、腰痛、霍乱、生产、小产、产后、子嗣等诸病证的阴阳辨证及治疗，强调于诊疗之时当先别阴阳的指导思想，也为这些疾病的临床鉴别诊断提供了有益的参考。

例如，陈士铎治疗泻症，症见倾肠而出的急重症状时，强调“泻中有阴阳之分，不可不急辨之也”。如《辨症玉函·泻症》记载：“如大泻五六十次，或百余次，或数百次，纯是清水，完谷不化，人以为寒也，然其中亦有热症。但寒症水泻，必腹不痛，大肠不后重作楚。若热症之泻也不然，必腹痛不可按，有后重之苦，倘不辨明而用药，下喉必死矣。”关于腹泻的主治方药，陈士铎言“吾今传二方，一治阴症，一治阳症也”。治腹泻属阳症之方，为导水止流汤：车前一两，茯苓一两，白芍一两，甘草三钱，肉桂一分，陈皮一钱，白术五钱，神曲五分，泽泻五钱，水煎服。倘若经济条件允许者，也可再加入人参五钱或一两，从而达到泻水而不耗其气的目的。治腹泻属阴症之方，为扶火消水汤：白术一两，车前五钱，山药一两，芡实一两，薏仁五钱，肉桂三钱，五味二钱，茯苓五钱。水煎服。

陈士铎认为，阴阳本为一体，临证时又不可将阴阳完全对立，因而在治法之中，十分注重“阴中求阳”“阳中求阴”。他指出：“补水必须补火，补火而水乃生；亦补火必须补水，补水而火乃盛，二者原两相制而相成也。”这一思想尤其体现在对肾中真水、真火的补益时。“无论真火、真水之虚，要在于水中补火，火足而水自旺”（《辨证录》）。他认为，肾火不能自生，而生于肾水之中。只补火而不补水，则孤阳不长，无阴以生阳，即无水以生火。同时，他认为补肾水时又当兼补命门之火，以火中补水。其云：“真水非真火不能生，水中补火正火中补水也。”（《辨症玉函》）故每以八味地黄汤加减，以期水中补火、火中补水。另外，他还创制了治疗下元虚寒、复感寒湿、腰肾重痛、两足无力的肾痹汤，治疗肾虚腰痛的补虚利腰汤，治疗肾火微而不能远视的养火助明汤，治疗真火或真水不足水郁症的补火解郁汤，治疗肾中无火而致翻胃的两生汤，治疗产后肾中水火两虚、恶心呕吐的温胃止呕汤，以及治疗双蛾虚症的三陆同补汤等方，皆取水中补火、火中补水之意。

2. 五行生克之变理论

陈士铎进而还以五行来进一步说明“阴阳颠倒”理论，以及事物生克顺逆的关系。如《外经微言·顺逆探原篇》所云：“夫阴阳之原者，即生克之道也；颠倒之术者，即顺逆之理也”；“五行顺生不生，逆死不死。生而不生者，金生水而克水，水生木而克木，木生火而克火，火生土而克土，土生金而克金，此害生于恩也。死而不死者，金克木而生木，木克土而生土，土克水而生水，水克火而生火，火克金而生金，此仁生于义也。夫五行之顺相生而相克，五行之逆不克而不生。逆之至者，顺之至也”。这也就引出了陈士铎对五行生克之变理论的论述。《外经微言·五行生克篇》指出，五行除生克之常外，还可见“生克之变”，即生中克、克中生、生不全生、克不全克、生畏克而不敢生、克畏生而不敢克等六种情况。这一理论是对张介宾提出的五行“生中有克”“克中有用”思想的进一步完善。

“生中克”强调了“水”对生五行所起的重要作用，五行多水则不生，五行无水亦不生。如果没有水的作用，则“生”也会成为“克”。肾生肝，肾中无水，水涸而火腾，肝木受焚，则无所谓“生”。肝生心，肝中无水，水燥而木焦，心火无烟，也无所谓“生”。心为君火，包络为相火，二火无水将自炎，使土不得火之生，反得火之害。脾生肺金，土中无水，无以生物，反而铄石镏金，不生金反克金。

“克中生”是说明适度的克伐反而有助于更好的生发。肝克土，土得木以疏通则土有生气。脾克水，水得土而蓄积则土有生基。肾克火，火得水以相济则火有神光。心克金，而肺金必得心火以煅炼。肺克木，而肝木必以肺金斫削。

“生不全生”与“克不全克”，分别专指肾水及肾火而言。“生不全生”专言肾水。各脏腑无不取资于肾。心得肾水而神明焕发，脾得肾水而精微化导，肺得肾水而清肃下行，肝得肾水而谋虑决断。肾水有限，往往顾此失彼，很难做到全面兼顾，这就是“生不全生”。“克不全克”专言肾火。肾火易动难静，易逆难顺，易上难下。故肾火一动则他脏无不动，肾火一逆则他脏无不逆，肾火一上则他脏无不上。肾火腾于心则躁烦，入于脾则干涸，升于肺则喘嗽，流于肝则焚烧，冲击于七腑则燥渴。然而，肾火为龙雷之火，其性虽猛，但聚则力专，分则势散。因此，既无不克也无全克。

“生畏克而不敢生”，解释了形成五行相乘异常状态的原因。例如，肺金相对较旺，而肝木相对较弱时，肝木因畏惧肺金的克伐，不敢有丝毫损耗用以生心火，肺金少了心火的制约则会过旺，从而进一步乘于肝木。同时，陈士铎也说明了改变这种异常状态的方法，即“制克以遂其生，则生不畏克，助生而忘其克，则克即为生”。还以上例说明，就是要制约肺金对肝木的克伐，使肝木得以正常地生心火，同时助肝木生心火，以制约肺金，从而使肺金对肝木的克伐适度，达到前面所说的“克中生”的状态。

“克畏生而不敢克”，解释了形成五行反侮异常状态的原因。例如，肺金相对较衰，肾水相对较旺时，肾水过度生木，则肝木也较盛，此时肺金不敢克伐肝木而反受其侮，导致肺金更衰。在具体治疗时，陈士铎指出应“救其生不必制其克，则弱多为强，因其克反更培其生，则衰转为盛”。还以上例说明，治疗肺金不足证时，培土以生金要比制火以扶金更为有效，因为火尚可生土，进而生金。

“五行生克之变”理论，作为陈士铎辨证论治，特别是脏腑辨证的重要指导思想，贯穿其著作始终，是陈士铎学术思想的重要理论基础。陈士铎辨证论治，最常用的方法便是脏腑辨证，他格外注重对脏腑间关系的思辨，治疗常从主病脏腑以及与之相关的多个脏腑入手，每隔二、隔三论治，并将其“五行生克之变”理论广泛应用于脏腑辨证中，从而形成了其特有的脏腑辨证方法及思路。这也是他治病每以奇法的根源所在。

由于各脏腑功能、特点不同，因此，在治疗方法上也有所差异。如其所云：“尝论五脏各相生相克，实各相成。一经之病，每兼数经以治，此经之邪或向别经而求，故用药不得胶柱，过于区别。然论其大概，亦不可混。肺为金脏，其质娇，畏寒畏热，而过寒过热之药，不可以之治肺也。脾为土脏，其质厚，可寒可热，而偏寒偏热之药，无不可以之治脾也。心为火脏，体居上，忌用热，其有以热药治心者，乃肾虚而坎不交离，本肾病而非心病也。肾为水脏，体居下，忌用寒，其有以寒药治肾者，乃心实而阳亢烁阴，本心病而非肾病也。至于肝为木脏，木生于水，其源从癸，火以木炽，其权挟丁，用热不得远寒，用寒不得废热，古方治肝之药，寒热配用，反佐杂施，职此故也。”（《石室秘录·二论脏腑》）

陈士铎立法处方，常常考虑到脏腑间的生克关系，特别是“生克之变”的特殊关系，在治疗病变脏腑的同时兼顾与其相关的其他脏腑，有时甚至以治疗他脏为主。例如，他在治疗痰中带血丝，日少夜多，咳嗽不已时，指出此为肾中之火冲入咽喉，火不得下归于命门，故火沸为痰而上升，心火又欺肺金之弱，复来相刑，水中兼有火气，所以痰中见血丝。方用化丝汤：熟地一两，麦冬五钱，贝母一钱，玄参五钱，茯苓三钱，苏子一钱，地骨皮三钱，沙参三钱，荆芥（炒黑）一钱，水煎服。此方为肺、肾、心三经并治，加以去痰退火之剂，体现了生克之变中“生畏克而不敢生”在临床中的指导意义，也反映了陈士铎隔二、隔三治疗的脏腑辨治特色。

由于脏腑之间存在着复杂的生克、乘侮、制化等关系，因此，在对脏腑辨证的具体阐述中，陈士铎常借拟人、类比等生动的修辞手法，形象地解释五行间生克关系的诸多复杂变化，从而指导辨证、立法、处方。例如，他在论述肾水枯竭导致咽喉干燥疼痛的病机时说：“夫肺金生肾水者也，肺气清肃，自能下生肾水，惟肺气既虚，则肺中津液仅可自养，而无如肾水大耗，日来取给，则剥肤之痛，乌能免乎。譬如父母，未有不养赡其子者，而处困穷窘迫之时，则无米之炊，何能止索饭啼饥之哭。倘其子成立，自能顾家，为父母者不特可以取资，而亦可免迫索之苦；乃其子又伶仃狼狈，不善谋生，则子贫而父母更贫，其干枯之状，有不可形容者矣，肺肾何独不然。故欲救肺之干燥，必先救肾之枯涸也。”（《辨证录·咽喉痛门》）这段论述，形象地描述了咽喉疼痛属肺、肾两虚证的病机，即子盗母气，水亏金燥。他还将治疗此证的方剂形象地命名为“子母两富汤”。药用熟地三两，麦冬三两，水煎服。方中以熟地滋肾，救肺子之枯；麦冬滋肺，救肾母之涸。上下两治，使子富则母自安，即言肺肾必须兼治。

在各脏腑之中，陈士铎尤为重视肾，并强调先天之本——肾火、肾水对疾病发生、发展、变化所起的重要作用。这一观点同样基于“五行生克之变”理论。在他所提出的五行生克之变的六种情况中，单言肾水或肾火的就有两种，分别为“生不全生”和“克不全克”。关于这两点，在上文中已做了较为详细的解释，兹不赘述。另外，“生中克”也强调“水”对各脏的重要作用，而肾水又是各脏取资的最主要来源。由此可见，肾水、肾火对各脏腑生理功能、病理变化的重要影响。因此，在治疗他脏病证时，陈士铎常兼补肾水、肾火或兼制肾火，甚至仅通过对肾水、肾火的调节，达到对他脏的治疗作用。

例如，治疗老年人虚烦不寐，大便不通，患者自觉常有一股热气，自脐下直冲于心，昏乱欲绝。陈士铎认为，此证并非火气冲心，而是肾水大亏。心中之液实为肾内之精。心火畏肾水之克，乃假克；而心火喜肾水之生，乃真生。心得肾之交则生，心失肾之通则死。虚烦，正是心肾不交的表现。他还指出，肾交于心，乃肾水之交，而非肾火之交。肾水交于心，可成既济之泰；而肾火交于心，则成未济之否。故既济而心安，未济而心烦。具体到此证，老人孤阳无水，热气上冲，是肾火冲心，而火之有余，又实为水之不足。因此，治法应大补肾中之水，则水足以制火，火不上冲而烦自止。方用六味地黄汤加味：熟地一两，山茱萸五钱，山药四钱，茯苓三钱，丹皮五钱，泽泻二钱，白芍五钱，麦冬五钱，炒枣仁五钱，北五味一钱，柴胡五分，甘菊三钱，水煎服。通过补益肾中之水，使之上济心火，从而达到消除虚烦的目的。对这一病例的治疗，体现了“生不全生”及“克中生”理论对临床实践的具体指导意义。

对肾火的抑制，陈士铎常通过滋养肾水、引火归原的方法。例如，治疗鼻中流血，经年经月不止时，他指出，肺逆成于肺经之火，而肺属金，本无火，肺经之火，仍是肾水之火。心火侵肺，肾水救母而致干涸，以肾火来助，使得火与火斗，血遂妄行，从鼻上越。因此，治疗当补肾水以制火。方用止衄汤：生地一两，麦冬三两，玄参二两，水煎服。又如，治疗头疼，遇劳、遇寒、遇热皆发，倘加色欲，则头岑岑而欲卧时，他指出，此乃少年之时不慎酒色，又加气恼而得。他认为，此病因于肾劳而发，肝无肾水以润，以致肝木之气燥，木中龙雷之火上升于巅顶，故头痛而晕。因此，治法宜大补肾中之水，而少益以补火之品，使水足以制火，而火可归源，自然下引而入于肾宫。火有水养，则龙雷之火安然居肾，不再上升。方用八味地黄汤加减：熟地一两，山茱萸五钱，山药五钱，茯苓、丹皮、泽泻各三钱，川芎一两，肉桂一钱，水煎服。这两个病例，体现了“克不全克”及“生中克”理论在临证中的指导意义。引火归原法，也是阴阳颠倒理论运用于临床实践的具体方法之一。

（三）六脏七腑理论

陈士铎在前人“五脏六腑”藏象理论的基础上，创造性地提出了“六脏七腑”学说。他指出：“胞胎非五行之正也，虽脏不以脏名之。”“大小肠、膀胱、胆、胃、三焦、包络，此七腑也。遗包络不称腑者，尊帝耳。”（《外经微言·脏腑阐微篇》）他将“胞胎”归于脏中，“心包络”归于腑中，从而形成六脏七腑。这也就强调了胞胎、包络的重要地位。

陈士铎认为，“胞胎”实际上起着脏的作用，但又不可将它称为脏。因为心属火、肝属木、脾属土、肺属金、肾属水，一脏各属一行。胞胎处水火之歧，故不可称脏。这一论述，其实是对《素问·五脏别论》中所言“脑、髓、骨、脉、胆、女子胞，此六者，地气之所生也，皆藏于阴而象于地，故藏而不泻，名曰奇恒之腑”一段的进一步发挥。陈士铎为了着重强调“胞胎”的重要作用，因而在功能上将其与五脏并列，这就是所谓的“六脏”之说。他认为，胞胎处水火之两歧，心肾之交，因此，非胞胎之系则不能通达上下，说明“胞胎”在人体中起着重要的枢纽作用。他还指出，男女皆有胞胎，都是上出于心之膜膈，下连两肾，并且胞胎功能异常所致的水火不交之证，也无性别差异。只是在它的形态与开口上，男女有所差异，女子的胞胎下大而上细，上无口而下有口，故能纳精以受妊。这种差异是由于胞胎对于女子而言，还有着孕育新生的重要作用，所以说“胞胎者，生生之机，属阴而藏于阳，非脏而何”（《外经微言·脏腑阐微篇》）。

至于“包络”，陈士铎提出，虽然《内经》未将它列入腑中，但它的作用却是十分重要的。他指出，包络即膻中，为心膜膈，近于心宫，遮护君主，其位最亲，其权最重。他还指出，包络为脾胃之母，土非火不生。特别是心包能生胃土，故补胃必兼补心包。各脏腑之气皆仰于心君，君火无为，包络之相火代君行事，以往来宣布胃气，入脾气，而生各脏腑之气。另外，他还提出“包络”与“三焦”相表里，即包络里而三焦表。

（四）治则治法理论

从《石室秘录》《辨证录》《辨症玉函》等现存的陈士铎临床著作中，我们不难看出，陈士铎在对疾病的辨证、论治、组方、用药上有着鲜明的学术特色及大量创新之处。在治疗上，陈士铎立法处方以“奇”闻名。《石室秘录》全书共128法，从多个角度阐发了疾病的诊疗思路和法则。在选方用药时，他往往摒弃一些传统意义上的治疗思路，而另辟蹊径。陈士铎以脏腑辨证作为主要辨证方法，而在诸脏腑之中，他尤为注重对脾肾先、后天的补益及肝胆情志的调理。他还认为，百病多起于痰，无痰则不能成病，因而十分注重对痰证的诊疗。

1. 立法分门，独辟蹊径

《石室秘录》全书，共载128法，其立法分门颇有特色。陈士铎还在诸法之下分设具体方剂，将治法与临床运用紧密结合，使其较以往治法更具可操作性，体现出陈士铎辨证论治的圆机活法，及其丰富而完备的诊疗体系。这些治法至今仍具有相当重要的理论意义和临床实用价值。

首先，陈士铎立法，分别依据病因、病机、病位、病势、病性、病变表现、病程、患者体位、治疗方法、用药以及医者治疗时的状态等多个角度，并注重因时制宜、因地制宜和因人制宜，从而使辨证论治更为系统、准确。现将《石室秘录》128法分类如下。

立法依据	治　法
病　因	瘟疫治法　瘴疠治法
病　机	正医法　反医法　完治法　碎治法　偏治法　全治法　先治法　后治法　气治法　血治法　同治法　异治法　产前治法　产后治法
病　位	内治法　外治法　上治法　中治法　下治法　本治法　末治法　不内外治法　深治法　浅治法　脏治法　腑治法　毛治法　筋脉治法　肌肤治法
病　势	顺医法　逆医法　急治法　缓治法　通治法　塞治法　升治法　堕治法
病　性	阴治法　阳治法　假治法　真治法　虚治法　实治法　寒治法　热治法
病变表现	生治法　死治法　开治法　闭治法　痰治法　火治法　静治法　动治法　形治法　气治法　暗治法　明治法　轻治法　重治法
病　程	长治法　短治法　初治法　终治法　久治法　暂治法　近治法　远治法
患者体位	立治法　卧治法
药　味	奇治法 偶治法
药　性	温治法　清治法
用药剂量	大治法　小治法　王治法　霸治法
服药时间	饥治法　饱治法
医者状态	神治法　意治法
因时制宜	日治法　夜治法　春夏治法　秋冬治法
因地制宜	东南治法　西北治法
因人制宜	男治法　女治法　肥治法　瘦治法　劳治法　逸治法　富治法　贫治法　老治法　少治法
其　他	解治法　敛治法　吐治法　泄治法　倒治法　缚治法　摩治法　浴治法　达治法　发治法　夺治法　常治法　变治法　专治法　分治法　吸治法　引治法　单治法　双治法　收治法　散治法　软治法　坚治法　抑治法　扬治法　奇治法　平治法　失治法　得治法

其次，书中立法大多两两之间成阴阳对比之势，使从各个角度的立法都最大程度地顾及疾病可能出现的各种表现。例如，《石室秘录·卷一》中的正医法与反医法，顺医法与逆医法，内治法与外治法，完治法与碎治法，大治法与小治法，偏治法与全治法，生治法与死治法等。

由于书中所述治法，是从不同侧重面入手对治法进行阐述，因此，对于某一具体病证的论治，可能于多种治法中皆有体现，临床实践中可相互结合运用。例如，口舌生疮一病，在上治法、寒治法、奇治法、轻治法中皆有所论述。上治法，即指治疗上焦之症。“上治法”中指出，口舌生疮乃心经热，治疗当用黄柏一钱，姜蚕一钱，枳壳烧灰五分，炙甘草末五分，薄荷末五分，冰片三厘，山豆根五分，各为末研细。渗上，一日渗三次。第一日即少快，次日全愈。寒治法，即指对于火热证以寒药折之。“寒治法”中指出，口舌生疮乃心火郁热，而舌乃心苗，故先见症。法用黄连二钱，菖蒲一钱，水煎服。奇治法，即指不以常法治之。“奇治法”中指出，舌上忽然生疮，吐出在外寸余，上结成黄靥，难以食物。此非心热所生。方用冰片一分，入在蚌口内，立化为水，以鹅翎敷扫其上，立刻收入其舌。轻治法，即指病不重而用轻剂治之。“轻治法”中指出，口舌生疮皆是小证，法当用轻清之品，少少散之，可用小柴胡汤：柴胡一钱，黄芩一钱，半夏一钱，陈皮五分，甘草一钱。更加人参五分，茯苓二钱，使气足则邪易出而汗易发。以上几种治法，在对口舌生疮的具体治疗中，应当结合辨证，灵活运用。

2. 变法治疗，丰富思路

陈士铎在《石室秘录·礼集》开篇即指出：“天有奇文，地有奇事，人有奇病，不可拘也。欲治有病，不可以常药治之。”可见，陈士铎治病突出一个“奇”字。此外，他在《石室秘录》《辨证录》《辨症玉函》等书中，凡论及具体病证的治疗时，不仅阐明该病证的常用治法和方药，还提出在常法治疗不效时当用何法何方，或言常法之外还有何法同样有效，并且明确指出前人对疾病认识与治疗上的一些片面观点，从而大大丰富了临床诊治的思路。

陈士铎在论述病证诊治时，大多以“人以为……”或“谁知……”开篇，从而引出以往人们对该疾病认识上的种种片面观点，并提出自己通过临床实践总结出的对该病的独到认识和治疗方法。例如，他在治疗齿痛，症见“口吸凉风则暂止，闭口则复作”时，指出“人以为阳明之火盛也，谁知是湿热壅于上下之齿而不散乎”（《辨证录·牙齿痛门》）。认为此牙痛非因于阳明胃火，而是湿热内蕴所致；加之饮食之水皆从口入，必经过牙齿而加重湿邪，使湿重不散。因此，他认为治法不可单利小便，必须上祛其湿热；又因湿得风而燥，热得风而凉，故又当佐以风药；湿热一解，而齿痛自愈。方用上下两疏汤：茯苓五钱，白术三钱，泽泻二钱，薏仁五钱，防风五分，白芷三分，升麻三分，荆芥二钱，胡桐泪五分，甘草一钱，水煎服。

3. 重视补肾及命门，健脾疏肝

纵观陈士铎的著作，在临证立法、处方时，最常考虑的便是补益先天肾及命门、健脾、疏肝。这也体现出他对先、后天以及情志致病的重视。

（1）补益先天

陈士铎十分注重肾对疾病发生、发展、变化所起的重要作用，临证每以六味或八味地黄汤加减化裁补益肾中水火，使水火既济，阴阳调和。他指出：“肾虚无火者，用八味汤；肾虚有火者，

用六味地黄汤。”（《石室秘录》）

陈士铎在论述多脏腑合病的病机时，同样以肾与他脏兼病者最为常见。他指出：“脏有五，治法惟三，脾肺同一治，肾肝同一治，心肾同一治也。”（《石室秘录》）其中两法都与肾相关。肾肝同治以肾肝同补汤，心肾同治以心肾同补丹。当肾水不能滋养肝木，使肝木抑郁不舒时，就会出现两胁饱闷之症；肝木不能生肾中之火，则肾水日寒，又会出现腰脊难于俯仰之症。所以，补肝必须兼补肾中之水；而补肾中之水，又不可不补肝木。方用肾肝同补汤：熟地一两，山茱萸五钱，白芍五钱，当归五钱，柴胡二钱，肉桂一钱，水煎服。对于心肾二脏，他指出，心肾虽相克，其实相须。心必得肾水以滋养，肾必得心火而温暖。例如，惊惕不安、梦遗精泄的心肾不交证，他指出，惊惕不安，非心之病，而是肾之病；梦遗精泄，非肾之病，而是心之病。此时当以心肾同治，方用心肾同补丹：人参三两，白术五两，远志一两，炒枣仁三两，熟地五两，山茱萸三两，麦冬三两，北五味一两，芡实五两，山药三两，菖蒲一两，柏子仁（去油）三两，茯神三两，砂仁三钱，橘红一两，各为末，蜜为丸。白滚水送下五钱。

陈士铎对命门的认识，继承并发扬了赵献可的命门真水真火学说。明代医家赵献可对命门学说的理解和发挥，集中体现在其著作《医贯》之中。《医贯·内经十二官论》中指出，命门的位置在两肾各一寸五分之间，对脐附脊骨，自上数下，则为十四椎，自下数上，则为七椎，为一阳陷于二阴之中。他认为《素问·刺禁论》中所言“七节之傍，中有小心”即指命门。赵献可认为命门无形之火，在两肾有形之中。他还开创了“命门为十二经之主”说，并以命门为君主，命门之火为君主之火，认为“肾无此，则无以作强，而技巧不出矣；膀胱无此，则三焦之气不化，而水道不行矣；脾胃无此，则不能蒸腐水谷，而五味不出矣；肝胆无此，则将军无决断，而谋虑不出矣；大小肠无此，则变化不行，而二便闭矣；心无此，则神明昏，而万事不能应矣”（《医贯》），因而在治疗时独重温补命火。赵献可还提出，“火之有余，缘真水之不足也，毫不敢去火，只补水以配火，壮水之主，以镇阳光。火之不足，因见水之有余也，亦不必泻水，就于水中补火，益火之源，以消阴翳”（《医贯》）。临证善以八味丸、六味丸加减化裁，治疗多种病证。

陈士铎继承并发扬了赵献可的命门学说。陈士铎也强调命门为一身之主，水火之源，认为人生于命门先天之火而养于水。他还认为，命门居两肾间，命门水火与肾中水火相互既济。他指出：“命门，火也。无形有气，居两肾之间，能生水而亦藏于水也。”“十二经之火，皆后天之火也。后天之火非先天之火不化。十二经之火得命门先天之火则生生不息，而后可转输运动变化于无穷，此十二经所以皆仰望于命门，各倚之为根也。”（《外经微言·命门真火篇》）强调了命门为十二经之主的观点。他还提出：“以心为主，此主之所以不明也。主在肾之中，不在心之内。然而离心非主，离肾亦非主也。命门殆通心肾以为主乎。岂惟通心肾哉。五脏七腑无不共相贯通也。”“人身先生命门而后生心。心生肺，肺生脾，脾生肝，肝生肾，相合而相生，亦相克而相生也。十二经非命门不生。”“心得命门，而神明应物也；肝得命门，而谋虑也；胆得命门，而决断也；胃得命门，而受纳也；脾得命门，而转输也；肺得命门，而治节也；大肠得命门，而传导也；小肠得命门，而布化也；肾得命门，而作强也；三焦得命门，而决渎也；膀胱得命门，而畜泄也。”“命门为主，供十二官之取资。其火易衰，其火亦易旺，然衰乃真衰，旺乃假旺。先天之火非先天之水不生，水中补火，则真衰者不衰矣。火中补水，则假旺者不旺矣。见其衰，补火而不济之以水则火益微；见其旺，泻火而不济之以水则火益炽。”（《外经微言·命门经主篇》）进一步指出了命门火衰当以水中补火的治疗法则。临证治疗，同样善以八味地黄汤、六味地黄汤加减化裁。

另一方面，陈士铎认为，命门没有真正意义上的阴阳偏胜，并倡导命门水火同等重要，不可偏废。他提出：“命门之火谓之元气，命门之水谓之原精，精旺则体强，气旺则形壮。命门水火，实藏阴阳，所以为十二经之主也”“命门之精气尽，则水火两亡，阴阳间隔，真息不调，人病辄死矣”“阴胜者，非阴盛也，命门火微也。阳胜者，非阳盛也，命门水竭也”“阴胜于下者，水竭其源则阴不归阳矣。阳胜于上者，火衰其本则阳不归阴矣。阳不归阴，则火炎于上而不降。阴不归阳，则水沉于下而不升”。（《外经微言》）从而对赵献可的命门学说有了进一步发挥。

陈士铎还基于道门思想，提出：“窈窈冥冥，其中有神。恍恍惚惚，其中有气。亦指命门也。谁谓前人勿道哉。且命门居于肾，通于任督，更与丹田神室相接。存神于丹田，所以温命门也。守气于神室，所以养命门也。修仙之道无非温养命门耳。命门旺而十二经皆旺，命门衰而十二经皆衰也。命门生而气生，命门绝而气绝矣。”（《外经微言·命门真火篇》）强调了命门对道教修炼的重要意义。

在治疗上，陈士铎继承并发挥了赵献可的“温补”思想，他认为各脏腑之寒大多因命门火衰所至，因此在治疗诸多疾病属寒证时，都以温补命门为主，兼顾他脏。例如，他在治疗阴寒中脏，症见唇青身冷，手足筋脉挛急，上吐下泻，心痛腹疼，囊缩甲青，腰不能俯仰时，指出，寒气入于五脏，不必分脏而治，只需温补命门之火，则诸脏之寒可以尽散。方用荡阴救命汤：人参一两，白术三两，熟地三钱，肉桂一钱，附子三钱，山茱萸二钱，茯神三钱，水煎服。

陈士铎还强调先天无形之火，水能生之，故十分注重于水中补火。例如，他在治疗小便闭结，点滴不通，小腹作胀而不痛，上焦无烦躁之形，胸中无闷乱之状，口不渴，舌不干时，认为此为命门火衰而膀胱水闭。命门之火，必得肾水相养，肾水衰而火乃旺，火旺则水无力制之。无水之火，火虽旺而实衰；无火之水，水欲通而反塞。故治法必须助命门之火。但徒助命门之火，恐有阳旺阴消之虑，所以，必须于水中补火，则火生于水之中，水即通于火之内。方用水中补火之圣药八味地黄汤。并指出：“水中补火，而火无大炎之惧；火中通水，而水无竭泽之虞。”（《辨证录》）

陈士铎还提出心包生胃土，命门生脾土，因此，补胃必须补心包之火，补脾必须补命门之火。例如，在治疗不孕症属脾胃虚寒证，症见素性恬澹，饮食用少，多则难受，作呕作泻，胸饱闷胀时，指出，胃土非心火不生，脾土非肾火不化，若心肾火衰，则脾胃失其生化之权，而不能传化水谷，以化精微，故无津液以灌注于胞胎，而无以养胎，即使受胎，也会因带脉无力而坠落。治法宜温补脾胃。而脾之母为肾之命门，胃之母为心之包络，温补脾胃，必须温补命门、包络之火，使母旺而子不弱，母热而子不寒。方用温土毓麟汤：巴戟天一两，覆盆子一两，白术五钱，人参三钱，神曲一钱，山药五钱，水煎服。

陈士铎还批判了时人滥用金石之药，以助命门之火的错误做法。他指出，金石之药，必经火煅，其性燥烈，火极原已耗精，加之纵欲过度泄精而水竭，则必致阴虚火动。若泻火，则火息而水竭。故治法必须大补其水，而不可泻火。方用救焚解毒汤：熟地四两，玄参二两，麦冬三两，白芍三两，金银花三两，甘菊花五钱，牛膝一两，黄柏一钱，水煎服。

（2）健运脾胃

陈士铎提出："脾胃居于中焦，运化精微，灌注四脏，是四脏之所仰望者，全在脾胃之气也。倘脾胃一伤，则四脏无所取资，脾胃病而四脏俱病矣。"（《辨证录》）可见，他十分重视对后天脾胃的补益。

陈士铎认为，脾胃虽为表里，但胃主入，而脾主出；虽同属一土，而补土实有两法，脾虚属肾寒，胃虚属心冷。故补脾则必须补肾，而补胃则必须补心。凡人能食而食之不化者，乃胃不病而脾病，当以补脾，而肾火能生脾土，故补脾尤宜补肾中之火，常用肉桂加补骨脂、巴戟天、山药等。若人不能食，食之而反安然，乃胃病而非脾病，心火能生胃土，故当补心中之火，常用附子加菖蒲、远志、酸枣仁等。胃虚者，陈士铎每以四君子汤加减治疗；而脾虚者，则多以补中益气汤加减。

肾为先天，脾胃为后天，脾非先天之气不能化，肾非后天之气不能生。因此，陈士铎还强调对先、后天的补益具有相辅相成的作用。又因胃为肾之关，而脾为肾之海，故补胃必宜补肾，而补脾亦宜补肾。例如，他在治疗鼓胀，症见上身先肿，因而下身亦肿，久之一身尽肿，气喘嗽不得卧，小腹如光亮之色时，指出，此是水臌之假症，是因脾土虚，饮食不化精而化水。此乃邪水而非真水，真水既无所生，则肾中干涸。故治疗当脾肾二者兼补。方用二天同补丹：山药一两，芡实一两，茯苓五钱，白术二两，肉桂三分，诃子一钱，百合五钱，水煎服。

（3）疏肝解郁，养血平肝

陈士铎认为，肝喜条达，一遇忧郁之事，则涩滞而不可解，从而变生他疾。肝胆之木气一郁，上不能行于心包，而下必刑于脾胃。人身后天以脾胃为主，木克脾土，则脾不能化；木克胃土，则胃不能受。因此，他十分注重对肝木的条达。他还指出："肝性最急，得血以养。惟肝中无血，则肝气抑郁而不舒""肝气最不能藏而喜泄，肝气藏则肝血必然外越，肝血藏则肝气必然外疏；肝气泄则肝血必然内生，肝血泄则肝气必然内郁，是二者原相反而相成者也。今易于动怒者，是肝血欲藏而不能藏，肝气欲泄而不能泄矣。治法补肝血以使之藏，平肝气以使之泄而已"（《辨证录》）。论述了养血平肝的治疗思想。疏肝解郁、养血平肝，陈士铎临证每以逍遥散加减论治。

4. 注重从痰论治

陈士铎提出："百病多起于痰，无痰则不能成病。"（《辨症玉函·阴症阳症辨·痰症》）对临床各科多种病证，都十分注重从痰论治。在痰证辨证时，大多结合疾病成因、病变性质、病变部位、发病时间等多方面因素。注重辨痰之成因、痰之阴阳、痰之上下、痰之真假、痰之标本、痰之新久等。在痰证治疗时，多从脏腑论治，主张常健脾胃，补肾为本，兼顾肝胆、气血等。

（1）治痰方法

1）常健脾胃

陈士铎认为，痰之生成多因于脾胃气虚，且脾胃乃肺金之母，倘脾胃虚寒不能生肺则痰更难去。因此，其治痰以温补脾胃见长，以杜绝生痰之源。此外，还指出，心包生胃土，命门生脾土，故健胃必须补心包之火，补脾必须补命门之火。

2）补肾为本

陈士铎在治疗痰症时，对于“下寒之甚，火气无多，水波泛上”者，补其肾中之火，以生脾土，则土旺始能摄水，自然不化痰而化精。对肾中之精由肾火挟之而化为痰者，以补阴之药上滋肺金之气，使金生水，而水制火，水足而火自归原。此外，还指出补子之肾水，又可益母之肺金，金实则痰无可居之所。

3）兼顾肝胆

陈士铎指出，肝胆属木，肝生痰是由于木中无血以润，使木气过燥，内燥必取给于外水；然而肝胆喜内水之资，而不喜外水之养，于是外水不变血而变痰。治法益肝胆之血，而兼消其外壅之痰。治疗气郁痰结，重在疏解肝胆郁气使痰气得消。其论述七情气郁致痰涎结滞的治疗时，言：“治其肝胆，而内伤、外感俱皆愈也。盖肝胆乃阴阳之会，表里之间也，解其郁气而喘息可平矣。”（《辨证录》）

4）从气血论治

陈士铎认为，“气虚者痰盛，痰即欺气之虚而作祟”。（《辨证录》）因此，治痰常用补气佐以消痰之法。另外，气郁、气闭可导致痰气内结，痰湿内盛也可导致气滞不行。因此祛痰又常与行气并举。对于老年人，孤阳用事，气闭不伸，阳火煎熬，遂成黄浊之痰者，则补阳气之虚，开郁气之滞，消痰结之块，祛久闭之火。

陈士铎认为，痰与血之间密不可分。气血不足、肝血亏乏皆易化生痰涎，治疗以补益气血或疏肝养血为主，佐以消痰。若体内有瘀血内停，则易与痰相结而共同为患。故提出“血病多痰，消痰始能补血”（《辨证录》）的治疗原则。

（2）治痰方药

1）治痰方剂

陈士铎在《辨证奇闻》和《辨证录》“痰证门”中，所用治痰方剂有散痰汤、弱痰汤、运痰汤、疏痰汤、倒痰汤、开痰饮、启闭汤、转胃汤、解炎汤、燥土汤、润燥饮、定沸汤、释惊汤、二陈汤、降痰舒膈汤、润燥破痰汤、健脾开涎散、六君子汤、八味地黄汤等。他在组方时，除强调多脏兼顾外，还十分注重配伍。因为痰证之成，常病机复杂，故陈士铎用药也常以化痰祛痰之药与他药相伍，以取相辅相成或相反相成之效。常用配伍方法有：①攻补兼施，常以大剂人参、白术固护正气，佐以少量半夏、南星祛痰；②寒热并用，如治胃伤痰迷之呆病，以人参、黄连同用，一补胃气，一杀胃火；③调节升降，如在治疗七情郁结成痰时，每以柴胡升阳解郁，而以半夏降逆祛痰；④散收并举，每以半夏、南星辛散化痰的同时，加芍药以酸收敛阴。

2）痰证用药

陈士铎在痰证用药方面也有许多独到之处，具有借鉴和参考价值。例如，白芥子是陈士铎治痰最为常用的药物，他认为，白芥子能逐膜膈之痰，并善化皮里膜外之痰，且不损伤正气。除肾经水泛火沸之痰不能化外，其余则尽消无疑。此外，世人多认为熟地为至阴之药，其性甚滞，多用则会腻膈生痰。陈士铎则认同张介宾之熟地消痰、行气的观点，认为除了出于肺脾之痰不宜用熟地之外，对心火郁、肝气逆、肾水衰所生之痰，则非熟地而不能化。再者，陈士铎处方每以大剂人参为君药，而在痰证治疗时，他认为生附子有“斩关突围”之功，故君药人参必佐以附子，方可以开心窍而祛逐痰涎。另外，陈士铎治痰注重治脾胃而兼补命门、心包，而肉桂恰有此功。他指出，肉桂可于补药之中，行其地天之泰，使水自归经，而痰无可积，故治痰常佐肉桂。

（五）组方用药特色

1. “七方”“十剂”，指导组方

陈士铎在《本草新编》中的“七方论”和“十剂论”中，论述了他对于“七方”“十剂”的理解和运用，这也成为陈士铎组方用药的主要指导思想。

“七方”，是以方剂组成作为分类依据。“七方”概念最早可追溯至《内经》。《素问・至真要大论》提出：“君一臣二，奇之制也；君二臣四，偶之制也；君二臣三，奇之制也；君二臣六，偶之制也。”“近者奇之，远者偶之，汗者不以奇，下者不以偶，补上治上制以缓，补下治下制以急，急则气味厚，缓则气味薄。”“奇之不去则偶之，是谓重方。”“君一臣二，制之小也；君一臣三佐五，制之中也；君一臣三佐九，制之大也。”至金代成无己《伤寒明理论》中指出：“制方之用，大、小、缓、急、奇、偶、复七方是也。”将《内经》中的“重”改为“复”，并明确提出了“七方”这一概念。陈士铎对“七方”有自己的理解。

陈士铎认为，“大方”是指君药用量及力量之大，而非药味之多。比如，补益时，大方即是言以大量人参为君，而非指加以白术、茯苓等众药以为臣使；攻邪时，大方即是言以大量大黄为君，而非指加以厚朴、枳实等众药以为臣使。对于每个具体方剂而言，方中味重者为大，味厚者为大，味补者为大，味攻者为大。陈士铎对于大方的理解，也是他临证组方往往味少而量宏的主要原因。

“小方”也并非指药味之少，而是指方中药物的升降浮沉，即浮者为小，升者为小，以升浮之药为主药的方剂即为小方。并言小方多用于治疗较轻的病证，而轻病多在上、在阳。因此，小方主要适用于治疗上病及阳病。因为上病若用大方，则过于沉重，必降于下而不升于上；阳病若用大方，则过于发散，消散其正气而反使邪气聚集。

关于“缓方”，他提出，有甘以缓之、升以缓之、丸以缓之、作膏以缓之、用无毒药以缓之等几种具体方法，从而丰富了缓方的内涵。他还认为缓方当用于“补上治上”，因为，病在上，只有以缓剂才能使药物停于上而不流于下。

与之相对，“急方”则用于“补下治下”。他还提出，急方之法有危笃急攻之法，用于邪气壅阻于胸腹肠胃之证；有危笃急救之法，用于正气消亡于阴阳心肾之证；有急用浓煎大饮汤剂之法，使之救火济水，援绝于旦夕；有急用大寒大热毒药之法，使之上涌下泄，取快于一时。

关于“奇方”，他提出奇方即指单方的观点，即用一味药以出奇，而不必以多味取胜。他认为，药味多，未免相互牵制，反而不能单刀直入。若脏腑之中，只有一经专病，独取一味药而加重其用量，使之直达病所，自能奏效。因此，陈士铎临证也常以单味药治疗而取奇效。

关于“偶方”，是指二味相合即运用对药，而非指两方相合而言。如邪盛用单味药攻邪而邪不能去时，则必再取一味药与之共同攻其邪；如正衰用单味药补正而正不能复时，则必再取一味药与之共同补其正。陈士铎临证也颇善运用对药。

至于“复方”，他认为是指将成方加减化裁，增减药味或药量以改变其攻补之性，或将多方相合，使之相辅相成或相反相成。

“十剂”，是以治法作为分类依据。“十剂”概念始于北齐徐之才。《本草纲目·序例》中言：“徐之才曰，药有宣、通、补、泄、轻、重、涩、滑、燥、湿十种。”徐之才还提出：“宣可去壅”“通可去滞”“补可去弱”“泄可去闭”“轻可去实”“重可去怯”“滑可去着”“涩可去脱”“燥可去湿”“湿可去枯”。金·成无己《伤寒明理论》中提出：“制方之体，宣、通、补、泻、轻、重、涩、滑、燥、湿十剂是也。”至此，方书中才有了“十剂”这一名称。陈士铎认为，“十剂”是组方用药的重要准则，并在前人的基础上，对“十剂”的概念进行了一些补充。

《素问·六元正纪大论》云：“木郁达之，火郁发之，土郁夺之，金郁泄之，水郁折之。”而陈士铎认为，郁症不只有五，还有郁之于内者、郁之于外者、郁之于不内不外者。郁于内即七情之伤；郁于外即六淫之伤；郁于不内不外即跌扑坠堕之伤。他还提出，宣郁之法包括治疗气壅塞不疏的“扬其气”，治疗血凝滞不走的“散其血”，治七情之伤的“开其结”，治六淫之伤的“散其邪”，治跌扑坠堕之伤的“活其瘀”，从而丰富了“宣剂”的内涵。

关于“通剂”，陈士铎提出，通有不同，或通皮肤，或通经络，或通表里，或通上下，或通前后，或通脏腑，或通气血。通营卫之气即通皮肤；通筋骨之气即通经络；通内外之气即通表里；通肺肾之气即通上下；通膀胱之气即通前后；通脾胃之气即通脏腑；通阴阳之气即通气血。从而明确提出了通法在临证中的具体运用。例如，通营卫，则用麻黄、桂枝；通筋骨，则用木瓜、仙灵脾；通内外，则用柴胡、薄荷；通肺肾，则用苏叶、防己；通膀胱，则用肉桂、茯苓；通脾胃，则用通草、大黄；通阴阳，则用附子、葱、姜。他还提出，用通剂当辨清虚实，虚者用通剂，不妨少而轻；实者用通剂，不妨多而重。

关于“补剂”，陈士铎将《内经》中的补法归纳为“补其气以生阳”“补其血以生阴”“补其味以生精”及“补其食以生形”四法，并根据道家养生思想又补充一法，即“行吐纳以生神”。他还指出，补气，有朝夕之异、脏腑之异、前后之异；补血，有老少之异、胎产之异、衰旺之异、寒热之异；补味，有软滑之异、消导之异、温冷之异、新久之异、甘苦之异、燔熬烹炙之异；补食，有南北之异、禽兽之异、果木之异、米谷菜豆之异、鱼鳖虾蟹之异，临证当酌情选用。他还提出，对于虚不受补的患者，当于补中少增消导之品，以提高疗效。

关于“泻剂”，陈士铎认为，泻也有淡以泻之、苦以泻之、滑以泻之、攻以泻之、寒以泻之、热以泻之等多法。利小便即淡以泻之；利肺气即苦以泻之；利大肠即滑以泻之；逐痛祛滞即攻以泻之；陷胸降火即寒以泻之；消肿化血即热以泻之。例如，淡以泻之，用茯苓、猪苓；苦以泻之，用黄芩、葶苈；滑以泻之，用当归、滑石；攻以泻之，用芒硝、大黄；寒以泻之，用瓜蒌、厚朴；热以泻之，用甘遂、巴豆。

关于“轻剂”，陈士铎认为，邪初入于身，其势必泛而浮，乘人之虚而后深入，故治邪宜轻不宜重。倘骤用重剂，往往变轻为重，变浅为深，反加重病情。因此，当先用轻剂，以浮泛之药少少发散，乘邪气不敢深入之时将其祛除。他指出，治邪之法，只问药之当与否。用之当则邪自出，原不在药之轻重。

"重剂"，是指用重药以镇静，用于心惊胆怯之证。陈士铎还指出，重药不可单用，当佐以补气或补血之品。

关于"滑剂"，陈士铎指出，有润其气以滑之、润其血以滑之及润其气血而滑之三法。物碍于上焦，欲上而不得上，当润其气而咽喉自滑；食存于下焦，欲下而不得下，当润其血而肛门自滑；滞秽积于中焦，欲上而不得，欲下而不得，欲留中而又不得，当润其气血而胸腹自滑。他还提出滑法的两种变法：补其水以滑之和补其火以滑之。补水即补肾中真水，补火即补肾中真火。真水足而大肠自润，真火足而膀胱自通。

关于"涩剂"，陈士铎指出，有开其窍以涩之、遏其流以涩之、因其势以涩之三法。精遗因于尿窍闭，故通尿窍以闭精，则精可涩；水泻因于脾土崩，故培土气以疏水，则水泻可涩；血下因于大肠热，故滋金液以杀血，则血下可涩。

关于"燥剂"，陈士铎提出，在上之湿，苦以燥之；在中之湿，淡以燥之；在下之湿，热以燥之；在经之湿，风以燥之；在皮之湿，熏以燥之；在里之湿，攻以燥之等六种具体方法。

关于"湿剂"，陈士铎提出，燥有在气、在血、在脏、在腑之异，有在内、在外、在久、在近之别，不可一概用之。并指出：气燥，辛以湿之；血燥，甘以湿之；脏燥，咸以湿之；腑燥，凉以湿之；内燥，寒以湿之；外燥，苦以湿之；久燥，温以湿之；近燥，酸以湿之。

2. 遣方精炼，重用主药

遣方精炼、重用主药，是陈士铎组方用药的最大特点。他在《石室秘录》中，将这种用药量大力宏、直折病所的组方特点称为"霸法"。他认为，方剂效力的强弱不在于药味的多寡，而在于药力及药量的大小。在他的处方之中，注重对君、臣、佐、使的合理配伍。君药大多量大力宏，臣、佐、使药仅选必要的几味，且药量明显少于君药，尤其是佐使药的用量非常小，从而突出君药之效，以免因用药过多、药效复杂而对君药功效产生不必要的削弱及制约。他提出："大方之中，如用君药至一两者，臣则半之，佐又半之。不可君药少于臣药，臣药少于佐使。""小方之中，如用君药至二钱者，臣则半之，佐又半之，亦不可以君药少于臣，臣药少于佐也。"（《本草新编·七方论》）而陈士铎处方又多善用大方，每以药味厚重，且具有明显补泻之效的药物为君药，君药往往可用至一两、二两甚或三四两，臣药有时也用到一二两，而佐使之药大多仅用一钱或三五分。

3. 善用单味药、对药

陈士铎还善以大剂量单味药或对药，即前文中所说的"奇方"及"偶方"，治疗各种复杂的病证。例如，用白术一味以利腰脐之湿，用当归一味以治血虚头晕，用川芎一味以治头风，用人参一味以救脱救绝，用茯苓一味以止泻，用菟丝子一味以止梦遗，用杜仲一味以除腰疼，用山栀子一味以定胁痛，用甘草一味以解毒，用大黄一味以攻坚，用黄连一味以止呕，用山茱萸一味以益精止肾泄，用生地一味以止血，用甘菊花一味以降胃火，用薏仁一味以治脚气，用山药一味以益精，用肉苁蓉一味以通大便，用补骨脂一味以温命门，用车前子一味以止水泻，用蒺藜子一味以明目，用忍冬藤一味以治痈，用巴戟天一味以强阳，用荆芥一味以止血晕，用蛇床子一味以壮阳，用元参一味以降浮游之火，用青蒿一味以消暑，用附子一味以治阴虚之喉痛，用艾叶一味以温脾，用地榆一味以止便血，用蒲公英一味以治乳疮，用旱莲草一味以乌须，用皂荚一味以开关，用使君子一味以杀虫，用赤小豆一味以治湿，用花蕊石一味以化血，用瓜蒂一味治疗吐病等。

陈士铎还十分善于应用对药。例如，人参与当归并用，治气血之虚；黄芪与白术同施，治脾胃之弱；人参与肉桂同投，治心肾之寒；人参与黄连合剂，以治心胃；人参与川芎并下，以除头痛；人参与菟丝并煎，以止遗精；黄芪与川芎齐服，使气旺而血骤生；黄芪与茯苓相兼，使利水而不走气；黄芪与防风相制，使祛风而不助胀。吐血用当归、黄芪，当归补血，但有形之血不能速生，必得气旺以生血，故必用黄芪以补其气；中寒用附子、人参，附子回阳，但若元阳不能速回，则一线之气在若存若亡之间，不急补其气，则元阳出走而不返，故必兼用人参；中热用元参、麦冬，元参退浮游之火，但胃火沸腾，则肺金自燥，故必用麦冬以润之，则肺足以自养，不藉胃土之奉膳，则胃土足以自资，而火自然可息。另外，前人方中的参附、姜附、桂附、术苓、芪归、归芎、甘芍等也皆是陈士铎临证常用药对。

【临证经验】

陈士铎的所有传世著作中，都有关于临床诊治的内容。特别是，《辨证奇闻》《辨证录》《辨症玉函》《洞天奥旨》等著作，重在具体论述临床各科病证的诊治；《石室秘录》则主要以治法为纲，论述临床诸种病证的诊治；《本草新编》阐述药性及药物的运用，亦颇具临床参考价值。陈士铎著作中，有大量体现其诊疗思路与诊疗经验的具体内容。兹选择其中部分病证的诊治简介如下。

一、痰证诊治

（一）辨阴阳、上下、真假而论治

陈士铎在《辨症玉函》中，论及辨痰症之阴阳、虚实、寒热、真假而治，并阐明不同证候、病因病机、治则治法、主治方剂及备选方剂。

1. 辨阴阳而论治

《辨症玉函·卷四》，论及辨痰症之阴阳而治。陈士铎言“百病多起于痰，无痰则不能成病。然痰之生必非无因，非阳气之衰，即阴气之乏也”。

关于“阳气之衰”而生痰，指出“阳气既衰，而风邪外中，则痰必生矣”；所咳吐之痰，“或如黄块，或如败絮，种种之不同”；其临床表现，“或咳嗽之不已，或呕吐之不止，而继之膨闷”“以二陈汤加减，以治阳症之痰，实有奇效”。此处所言“阳症”，实属“阳气既衰”。因而，陈士铎还特别提到，“此方多不善用之，往往取败者何？亦因其欠补阳气之味也。吾今加减其方，名为加减二陈汤。以此治阳症之痰，无不神效”。其加减二陈汤，药用白术三钱、陈皮一钱、甘草一钱、茯苓五钱、半夏一钱、人参五分、麦冬三钱、苏子八分，水煎服。陈士铎还指出，“汝见有火，少加枯芩一钱可也”。

关于“阴气之乏”而生痰，指出“阴症之痰，吐如清水，或如蟹涎，口必不渴，或腹内作

声，或胸中作闷，或夜重而昼轻，或面红而时白，皆阴虚之痰也”。关于阴虚之痰的病机，指出“阴虚者，非脾气之不足，则肾气之匮乏也”。其治法为“健脾以化其痰，补肾以归其水”，并言“此大法也”。继而，陈士铎指出：“更有一种下寒之甚，火气无多，水波泛上，必须补其肾中之火以生脾土，则土旺始能摄水，自然不化痰而化精。又在人善于治之也。肾火虚寒以致水泛者，用八味丸最妙。”陈士铎未就此“再定其方”。但进而指出：“惟是脾肾之虚，不至命门火太微者，可兼治脾土，而不必纯去补肾。”其文中所附“后方”即为此证而设。药物组成：白术五钱、山药五钱、芡实五钱、薏仁五钱、神曲五分、砂仁二粒、白芥子三钱，水煎服。陈士铎谈到此方效果，言“一剂轻，二剂痰静，三剂痰消乌有矣。此方之妙，妙在纯去健脾，而又去泄湿，湿去则痰无党可聚。又有白芥子消其膈膜之痰，而神曲、砂仁又最是醒脾之品，同群共济，有不奏功如神者乎”。

从上述“阳症之痰”和“阴症之痰”所论病机和治法来看，所谓“阳症”“阴症”“阳虚”“阴虚”，均特有所指。

2. 辨上下而论治

《辨症玉函·卷四》，论及“痰症之分上下”。所谓上下，主要是从痰所系脏腑而言。如其所云：“痰症之分上下者，其故何也？痰在胃中者上也，痰在脾中者下也。痰在肾中者下之下也。”

陈士铎认为，在上之痰在胃，所谓在肺、在心、在肝等，均是从病而言。如其云：“世人谓肺中有痰者误，盖肺乃娇脏，一物不容，如何有痰？肺痰者因肺有痰而谓之也，其实皆胃中之痰耳。若心亦有痰，肝亦有痰，二者皆因其病而命名，而终不可谓心肝有痰，不统之于胃中也。故言胃，而凡有在上之痰，举皆包之矣。”由此可知，陈士铎认为，脏腑之中，上部之痰在胃；所谓诸脏之痰，均是指诸脏有病而致生痰，并非指痰在诸脏，因此不可谓“肺中有痰”“心肝有痰”等。关于在上之痰如何治疗？陈士铎指出当健胃清痰，补气利湿。如其云：“治上之痰奈何？健其胃而清其痰，补其气而利其湿，治上焦之痰其庶几乎？”关于在上之痰的病因和临床表现，陈士铎指出：“然而上痰终何以辨之？必感风寒而得之，或黄或白，或成块而胶结不开，或呕吐而终朝不已，或胸闷而作胀，或鼻塞而气粗，或咳嗽而随吐，或咯唾而难出，或如败絮，或如黄脓，此皆上痰也。”同时还很有把握地说：“我有一方，可以通治之，神效。方名攻痰散，此方健胃补气，又兼利湿消痰而去风也。”攻痰散的药物组成：白术三钱、茯苓五钱、柴胡一钱、白芍五钱、半夏三钱、神曲一钱、黄芩一钱、甘草一钱、天花粉二钱，水煎服。

至于在下之痰，陈士铎认为属命门火衰、脾肾阳虚所致，故治以益气温肾、健脾化痰之法。如其云：“痰在下者，虽有脾肾之别，而症实相同。脾气之虚而后肾水之泛，肾水之乏而后脾土之亏，原相因而至也。其症则有纯吐清水者。盖命门无火则水寒，命门无火则土亦寒，水土既寒，又何有堤防之障哉？势必狂澜汹涌上腾泛滥而不可止遏。”陈士铎以功在益气温肾、健脾化痰的“返流汤”治疗在下之痰。返流汤的药物组成：白术一钱、山药五钱、薏仁五钱、芡实五钱、山茱萸五钱、北五味二钱、肉桂二钱、人参三钱、白芥子五钱，水煎服。陈士铎称，服此方“一剂而痰静，再剂而痰消，四剂而痰无矣。此方妙在以白术为君健脾，而佐之以补肾消痰之药，引水归源，而先坚其土，气挟水而不能荡其土，则土自然能制夫水也”。

3. 辨真假而论治

陈士铎在《辨症玉函·卷四》提到“痰之有假真”，“痰之真者，人人而知之也，治真痰之症亦人而能之也，故予不再立方矣。惟是痰之有假症，不可不畅谈之，以破世人之惑”。陈士铎所谓“假痰“，是指“人终年终月吐痰如蟹涎者”。其云：“此非真痰也，此乃肾之精，肾火挟之而化为痰，如釜中之沸，乃火沸为痰耳。此症以上焦治痰之味投之而益甚，以中焦消痰之味治之而益多。”其治法，“必须以补阴之味，而且上滋乎肺金之气，使金生水而水制火，水足而火自归原”。其所用方药为“六味地黄汤加麦冬、五味大剂煎饮，则痰气自清，不化痰而化精矣”。陈士铎还强调，“然此等之症，亦须早治之为妙。失时不治，必变为青臭之痰，以成肺痿之症。吾所以特言假痰一门，教天下之人速以六味汤预治其已然。非教人执此方以救于将困之时也。凡见有白沫之痰，不妨即劝其速用此汤，挽回于初起之日，自然手到功成，尤为易之也”。

（二）辨初起、已病、久病而论治

陈士铎在《石室秘录·痰治法》指出：“痰治者，痰塞于咽喉之间，虽是小病，而大病实成于此，古人所以另立门而治之，然而所立之方，皆是治痰之标，不足治痰之本也。故立二陈汤，以治上中下久新暂之病，通治之而无实效也。今另立三方，一治初起之痰，一治已病之痰，一治久病之痰。痰病虽多，要不能越吾之范围也。”其对初起之痰、已病之痰、久病之痰诊治如下。

1. 初起之痰诊治

陈士铎指出，“初起者，伤风咳嗽吐痰是也”。方用半夏一钱、陈皮一钱、天花粉一钱、茯苓一钱、甘草一钱、苏子一钱，水煎服。其言“二剂可以消痰矣。此方旨在去上焦之痰也”。但因此“上焦之痰，原止在胃中而不在肺。去其胃中之痰，而肺金气肃，何致火之上升哉”。

2. 已病之痰诊治

陈士铎指出，“已病之痰，痰在中焦也。必观其色之白与黄而辨之，最宜分明。黄者，乃火已将退也；白者，火正炽也。火炽者，宜用寒凉之品；火将退者，宜加祛逐之品”。方用白术三钱、茯苓五钱、陈皮一钱、甘草一钱、白芥子三钱、栀子一钱，火痰加之；枳壳五分，水煎服。陈士铎言“此方系健脾之剂，非祛痰之剂也。然痰之多者，多由于脾气之湿。今健其脾气，则水湿之气下行，水湿既不留于脾中，又何从而上出，况又加之消痰之圣药，而痰有不安静速亡者乎”。

3. 久病之痰诊治

陈士铎指出，“久病之痰，且不可以作脾湿生痰论之。盖久病不愈，未有不肾水亏损者，非肾水泛上为痰，即肾水沸腾为痰。此久病之痰，当补肾以祛逐之”。方用熟地五钱、茯苓三钱、山药三钱、薏仁五钱、芡实五钱、山茱萸三钱、北五味一钱、麦冬三钱、车前子一钱、益智仁三分，水煎服。陈士铎言“此治水泛为痰之圣药”。若火沸为痰者，内加肉桂一钱。“此方之妙，纯是补肾之味，而又兼祛湿之品、化痰之味”。水入肾而能变化为真精，则无升腾而为痰之患。

至于“治痰之久而成老痰者”，方用白芍三钱、柴胡一钱、白芥子五钱、茯苓三钱、陈皮三分、甘草一钱、丹皮二钱、天花粉八分、薏仁五钱，水煎服。陈士铎云：“此方妙在用白芥子为君，薏仁、白芍为臣，柴胡、花粉为佐，使老痰无处可藏，自然渐渐消化。此方可用八剂，老痰无不消者，方名消渴散”。

（三）辨生痰之脏腑而论治

陈士铎在《辨证录·痰证门》比较全面地论述了脏腑气化失常所致痰证的诊治，阐明生痰之根本在于脏腑，诸脏腑之中又以胃病生痰为首要。

1. 胃病而生痰诊治

（1）胃气虚而生痰

关于胃气虚而生痰，陈士铎指出，“人有肠胃之间，沥沥有声，饮水更甚，吐痰如涌”，属“胃气之虚”所致。而“治痰必先消水，消水必先健胃。但徒补胃土，而胃气不能自旺。盖胃气之衰，由心包之气弱也，补胃土必须补心包之火耳，方用散痰汤”。散痰汤组成：白术三钱、茯苓五钱、肉桂五分、陈皮五分、半夏一钱、薏仁五钱、山药五钱、人参一钱。水煎服。关于此方之组方原理，陈士铎言“此方即二陈汤之变也。二陈汤止助胃以消痰，未若此方助心包以健胃。用肉桂者，不特助心包之火，且能引茯苓、白术入于膀胱，以分消其水湿之气；薏仁、山药又能燥脾，以泄其下流之水，水泻而痰涎无党，不化痰而化精矣”。陈士铎还指出“此症用运痰汤亦效”。运痰汤组成：人参、半夏各三钱，茯苓一两、陈皮三分、益智仁五粒、肉桂一钱。水煎服。

（2）胃气怯而生痰

关于胃气怯而生痰，陈士铎指出，“人有水流胁下，咳唾引痛，吐痰甚多，不敢用力”，属“胃气之怯”所致。此证当治以益气消痰逐水，方用弱痰汤：人参一钱、茯苓五钱、荆芥一钱、薏仁一两、陈皮五钱、天花粉三钱、枳壳三分、白芥子二钱，水煎服。陈士铎言此方“上能消膜膈之痰，下能逐肠胃之水，助气则气旺而水降矣。倘徒用消痰之药，不补其胃气之虚，则气降而水升，泛滥之祸不止矣”。陈士铎还谈到“此症用加味四君汤亦效”。加味四君汤组成：人参、白芍各三钱，白术、茯苓各五钱，陈皮五分、益智仁一钱、甘草三分。水煎服。

（3）胃气壅而生痰

关于胃气壅而生痰，陈士铎指出，“人有痰涎流溢于四肢，汗不出而身重，吐痰靡已”，属“胃气壅”所致。对此“胃气壅”而生痰之证，治以理气消痰，方用启闭汤：白术三钱、茯苓五钱、白芍三钱、柴胡五分、猪苓一钱、厚朴一钱、泽泻一钱、半夏一钱，水煎服。“此方即四苓散之变也。加入柴、芍以疏肝，加入厚朴以行气，加入半夏以消痰，自然气行而水亦行，气化而痰亦化矣”。陈士铎言“连服四剂而痰消，再服四剂而身轻矣”。又言“此症用百花饮亦佳”，白花饮组成：白术五钱，薏仁、茯苓各一两，甘草五分、天花粉三钱、柴胡一钱、枳壳五分。水煎服。

（4）胃气逆而生痰

关于胃气逆而生痰，陈士铎指出，“人有咳逆倚息短气，其形如肿，吐痰不已，胸膈饱闷”，为“胃气逆”所致。其症似气之有余而实气之不足，治法宜“转胃气之逆而痰可降，补肾气之虚而胃可顺”，方用转胃汤：山药一两、薏仁一两、人参一两、白术五钱、牛膝三钱、附子一分、陈皮三分、苏子二钱、麦冬一两、白芥子三钱，水煎服。服此方“一剂胃气平，二剂胃气转，三剂咳逆短气之症除，四剂全愈”。关于此方之所以治胃气逆而生痰之证，陈士铎指出“此方转胃为名，而实所以转肾气之逆也。肾逆而后胃逆，然则转肾正所以转胃也。此等之病，非此大剂，则胃之气必不能通于肾之中，而肾之气必不能归于肾之内。倘日日治痰，则耗损胃气，而肾气益逆，何日是降痰之时哉，势不至于死不已也”。此外，又指出“此症用加味参术苓桂汤亦佳”。加味参术苓桂汤组成：人参、茯苓、麦冬、山药各五钱，白术一两、破故纸一钱，苏子、肉桂各一钱。水煎服。

（5）胃气虚而寒结为痰

关于胃气虚而寒结为痰，陈士铎指出，“人有寒气入胃，结成寒痰，日日呕吐”，是“胃气之虚，而寒结为痰”所致。此证治法，“惟是祛胃土之寒，必须补心火之旺”，火旺土坚则痰自化。方用六君子汤加味：人参三钱、白术五钱、茯苓三钱、陈皮一钱、甘草三分、半夏一钱、肉桂二钱，水煎服。陈士铎指出：“六君子汤原是补脾胃之圣药。胃病而治脾者，脾胃为表里，脾健而胃更健也。肉桂上补心火，而下尤补肾火也。心火旺而胃温，肾火旺而脾热，脾胃两热，寒痰有不立消者哉”。又云：“此症用加味参术苓附汤亦甚效”。加味参术苓附汤组成：人参三钱、白术三钱、茯苓三钱、附子三分、神曲一钱、麦芽一钱、白芥子三钱。水煎服。

（6）胃火盛而生痰

关于胃火盛而生痰，陈士铎指出，“人有热气入胃，火郁成痰，痰色黄秽，败浊不堪”，是“胃火之未消”所致。此证宜补胃气之虚并散火疏郁，使胃土复强，消痰更易。方用疏土汤：白术三钱、茯苓五钱、干葛五分、人参一钱、甘草三分、陈皮五分、天花粉三钱、竹叶三十片、甘菊二钱、柴胡五分，水煎服。陈士铎言“一剂胃郁解，二剂胃火散，三剂胃痰消，四剂全愈”。又云：“此方补胃重而泻火轻，以郁火之痰原未常大旺也。故补胃而火可散，散火而郁自解。况方中原有葛根、柴胡以解其郁乎，郁开痰豁，必至之势也。”又云：“此症亦可用玄石花粉散。”玄石花粉散组成：石膏二钱、白术三钱、茯苓五钱，天花粉、玄参各三钱。水煎服。

2. 脾病而生痰诊治

（1）脾气之湿复感外湿而生痰

关于脾气之湿复感外湿而生痰，陈士铎指出，“人有感雨露之湿，或墙垣土房之湿，以致湿变为痰，成为痰饮，肢节酸痛，背心作疼，脐下有悸”，是“脾气之湿，湿以助湿”所致。此证治以“补肾火以生土。补火之药，仍于补脾之中用之，则火无亢炎之祸，土有健顺之宜”。方用五苓散加味：白术一两、猪苓三钱、泽泻二钱、茯苓一两、肉桂二钱、半夏三钱，水煎服。服药后，“一剂脐下之悸除，二剂肢节、背心之疼痛止，三剂痰饮尽消，四剂全愈”。陈士铎云：“五苓散乃利水之神剂也。肉桂温命门之火，更能引湿痰化水，尽趋于膀胱而出。尚恐旧痰已化，而新痰又生，故加入半夏以消之，助苓、术之醒脾，尤能奏健土之功也。土生火中，火旺土内，一方面火土两安，脾肾兼补，此五苓散之功也。”又云：“此症用制涎汤亦效。”制涎汤组成：茯苓、薏仁、白术、山药各五钱，肉桂一钱、半夏二钱。水煎服。

（2）脾虚而痰盛致痰气壅阻

关于脾虚而痰盛致痰气壅阻，陈士铎指出，“小儿痰气壅阻，窍隧不开，手足逆冷，有如风症”，是“脾虚而痰盛”所致。此证之发生，是因为小儿“脾土不旺，则所食之水谷，尽变为痰”。治以健脾为主，祛痰为辅。所用方药，首选健土开涎散：人参五分、茯苓二钱、陈皮二分、薏仁二钱、干姜三分、砂仁一粒、白术三钱、天花粉五分，水煎服。服此药，“一剂风定，二剂痰消，三剂全愈”。“此方健土以消痰，与六君子汤不相上下。然六君子汤用半夏以消痰，未免有耗气之失，不若此方专利脾中之湿，又能通气温中，更胜于六君子也。若执此方，概治小儿之痰，庶几全活者众矣”。“此症用健运汤亦佳”。健运汤组成：人参一钱、茯苓三钱，甘草、枳壳、苏叶、半夏各三分，益智仁三粒、白豆蔻一粒。水煎服。

3. 肾病而生痰诊治

（1）肾寒而精变为痰

关于肾寒而精变为痰，陈士铎指出，“人有水泛为痰，涎如清水，入水即化”，为肾中之痰，由肾寒而精变为痰所致。“夫各经之痰，皆外水入而化痰，惟肾中之痰乃内水所成”。在治法上，“心肝脾肺之痰，可以用攻，而独治肾中之痰，必须用纯补之药，不可少间攻痰之味。盖肾中之痰，乃纯阴之水也，阴火非阳火不能摄。阳火者，水中之火也。阴水泛而火微，阳水旺而火伏，大补其水中之火，不必降痰而痰自降矣”。方用八味地黄汤：熟地一两、山药五钱、山茱萸五钱、泽泻三钱、丹皮三钱、茯苓一两、肉桂二钱、附子一钱，水煎服。“一剂，水泛为痰者，立时即消”。陈士铎云：“天下治痰之捷效，未有胜于此方者也。然亦止可治肾寒而痰泛者，不可执此方以概治痰也。……惟真正是肾水上泛者，用此方实效应如响，然亦必须多用茯苓与熟地之分两相同，则肾水归源，而上、中、下三焦之湿气尽行消化，始无伏留之弊。”

（2）肾热而火沸为痰

关于肾热而火沸为痰，陈士铎指出，“人有吐痰纯是白沫，咳嗽不已，日轻夜重”，是“肾热而火沸为痰”所致。治法“但补水以逐痰，则痰消于乌有矣”。方用定沸汤：熟地二两、山茱萸一两、麦冬一两、北五味二钱、茯苓一两、山药一两、玄参一两、白芥子三钱，水煎服。此方“连服二剂，火沸之痰不知其何以去也。此方宜连服十剂，不可见二剂之效，便撤饮不服”。陈士铎论此方之理在于，“盖火沸之痰，实本于阴虚，而阴虚之火，非多服补阴之药，则阴不能大长，火不能急散也。病者以此方为续名之汤，医者以此方为夺名之剂，幸勿轻弃之也”。又云：“此症用归沫汤亦大效。”归沫汤组成：熟地二两，山萸肉、玄参一两，天冬、女贞子、生地、百合各三钱，款冬花一钱。水煎服。

4. 肺病而生痰诊治

（1）风邪塞于肺经而生痰

关于风邪塞于肺经而生痰，陈士铎指出，“人有偶感风邪，鼻塞咳嗽，吐痰黄浊”，为“风邪塞于肺经”所致。“盖肺气闭塞于风邪，非闭塞于痰也。散其邪而肺气自通，肺气通而痰自化”。此证治以散痰汤：桔梗三钱、紫苏三钱、黄芩一钱、麦冬五钱、半夏二钱、甘草一钱、陈皮一钱、茯苓三钱，水煎服。服此方，“一剂鼻塞通，二剂咳嗽止，三剂痰浊化，四剂全愈”。陈士铎言“此方名为散痰，其实散肺之邪也”。又云：“此症用二紫汤亦效”。二紫汤组成：紫苏叶、紫菀各一钱，桔梗二钱，甘草、枳壳、黄芩各一钱，天花粉三钱。水煎服。

（2）肺气燥而生痰

关于肺气燥而生痰，陈士铎指出，“人有阴虚枯槁，肺气困乏，嗌塞喉干，咯痰动嗽”，是

"肺气之燥"所致。陈士铎言此证"必须于润肺之中而大补其肾水"，治以润燥饮：麦冬一两、熟地一两、苏子一钱、白芥子二钱、甘草一钱、桔梗三钱、天门冬三钱、山茱萸五钱、北五味五分、人参一钱，水煎服。"此方用二冬以润肺，用熟地、茱萸以补肾，肺肾相通，加人参、五味以益气，气旺而津液尤易生也。又恐过于补肾，而不上走益肺，故加升提之味，使益肺多于益肾。尚虑用参以助燥，更入苏子、甘草，使之调和于上焦之间，同白芥子以消膜膈之痰，又不动火以增燥，亦何致有痰嗽之患哉"。"此症亦可用润槁汤治之"。润槁汤组成：熟地、麦冬、葳蕤各一两，甘草五分、百合五钱、贝母一钱。水煎服。

5. 心病而生痰诊治

关于心病而生痰诊治，陈士铎指出，"人有终日吐痰，少用茶水则心下坚筑，短气恶水"，此为"火郁于心"所致。此证"治法不可徒利乎水也，利水必先消痰，而消痰必至损胃，胃气损而心气愈虚，水与痰终难去也。必须补心以生胃，散郁以利水，则火气旺而水不能侵，自不至停于心下而变为湿痰也"。陈士铎以胜水汤治疗此证。胜水汤的方药组成：茯苓一两、车前子三钱、人参三钱、远志一钱、甘草三分、菖蒲一钱、柴胡一钱、白术一两、陈皮五分、半夏一钱，水煎服。据陈士铎言，服此方，"一剂轻，二剂又轻，四剂痊愈"。又云："此方六君子之变也。补心散郁并而行之，心气健而火气自通，火气通而胃之其自旺，土旺自能制水，何畏于水之攻心哉"。"此症用加减运痰汤亦效"。加减运痰汤组成：人参三钱、茯神一两、益智仁一钱、菖蒲一钱、泽泻五钱、肉桂五分。水煎服。

（四）辨痰结之部位及程度而论治

1. 痰凝咽喉

陈士铎指出，"人有老痰结成黏块，凝滞喉咙之间，欲咽不下，欲吐不能"，是"肝气之甚郁"所致。"此等之痰，必成黄秽之色。盖留于膜膈之上也，老人虚人最多"。至于其治法，"此痰非舒发肝木之气，断然难消。然徒疏肝木之气，不大补肝中之血，则胁间之燥不能除，膜膈之痰亦不能化。然而肝中之血，肾水之所滋也。补肝必须补肾，而兼消痰"。此证治用润燥破痰汤：白芍一两、香附一钱、青黛五分、天花粉二钱、白芥子二钱、玄参三钱、茯苓三钱、山药三钱，水煎服。陈士铎云："一剂痰易吐，二剂痰易咽矣。连服四剂而痰块开矣，再服四剂而老痰尽消。"又云："此方肝肾两治，肝气宜而肝血养，则肝血不搏聚于胸中，自然老痰不凝滞于胁内。惟是老痰最难速化，此方必须多用，但不可责其近功耳。"此外，言"此症用宽膈汤亦效"。宽膈汤组成：白芍三钱、枳壳三分、甘草五分、神曲三钱、白芥子三钱、炒栀子一钱、白术二钱、郁金一钱。水煎服。

2. 痰结膈上

陈士铎指出，"人有痰在膈上，大满大实，气塞不能伸，药祛而不能下"，是"胃火之盛"所致。方用降痰舒膈汤：石膏三钱、天花粉三钱、厚朴一钱、枳壳一钱、半夏一钱、茯苓五钱、益智仁五分，水煎服。服此方，"一剂满实平，二剂满实尽除，痰亦尽下"。陈士铎云："此方泻胃火而降痰，实有奇功。虽其性亦迅烈不平，然胜于吐法实多也。世人欲用吐法者，先用此方。不效后再用吐药"。"此症亦可用伸膈汤治之"。伸膈汤组成：瓜蒌三钱、半夏三钱、枳壳一钱、甘草一钱。水煎服。

3. 周身痰块

陈士铎指出，“人有遍身俱长大小之快，累累不一”者，此证“是气之不行，而痰因结之而不散”所致。此证治以二陈汤加味：人参三钱、茯苓三钱、白术五钱、陈皮二钱、半夏三钱、白芥子三钱、姜炒黄连五分，水煎服。服此方，“十剂消半，三十剂全消”。陈士铎称，“此方本消痰之圣药，亦消块之神剂，块成于痰，消痰即所以消块也。”“此症亦可用矾石消垒散”。矾石消垒散组成：泽泻、半夏各三钱，茯神、白术各五钱，薏仁一两、附子二分、人参二钱、甘草五分、白矾一钱、黄连三分。水煎服，“十剂自消”。

4. 痰食互结

陈士铎指出，“人有偶食难化之物，忽然动惊，因而饮食减少，形体憔悴，面色黄瘦，颠寒作热，数载不愈”，是“痰裹其食不化”所致。治法为“开其惊，降其痰食，数载之病一朝可去”。方用释惊汤：白芍一两、当归五钱、青木香三钱、大黄三钱、枳实一钱、白芥子三钱、茯苓三钱、枳壳一钱、甘草五分、麦芽一钱、山楂十粒，水煎服。“一剂而痰食尽下，不必再剂”。陈士铎言“此方消痰降食，专走于两胁之间，开其惊气，故奏功如神耳”。“此症用易消散亦效”。易消散组成：山楂三钱、麦芽三钱、白术一两、鳖甲一两、茯苓三钱、半夏三钱、附子一片。水煎服。

二、五郁诊治

（一）土郁之病

《辨证录·五郁门》指出，“人有心腹饱满作胀，时或肠鸣，数欲大便，甚则心疼，两胁填实，为呕为吐，或吐痰涎，如呕清水，或泻利暴注，以致两足面跗肿，渐渐身亦重大”，此等之病乃是“土郁之病”。陈士铎指出：“土郁者，脾胃之气郁也”“治法宜疏通其土，使脾胃之气升腾，则郁气可解。然而脾胃之气所以成郁者，虽因于肝木之有余，与肺金之不足，然亦因脾胃之气素虚，则肝得而侮，肺得而耗也。……故开郁必须补脾胃之气，补脾胃而后用夺之之法，则土郁易解耳”。方用善夺汤：茯苓一两、车前子三钱、白术三钱、柴胡一钱、白芍五钱、陈皮三分、半夏一钱，水煎服。“连服四剂，而诸症渐愈。此方利水而不走气，舒郁而兼补正”。“此症用疏土汤亦佳”。疏土汤组成：白术、茯苓各一两，肉桂三分、柴胡五分、白芍三钱、枳壳三分、半夏五分。水煎服。陈士铎言“四剂愈”。

（二）金郁之病

《辨证录·五郁门》指出，“人有咳嗽气短，心胁胀满，痛引小腹，身不能反侧，舌干嗌燥，面尘色白，喘不能卧，吐痰稠密，皮毛焦枯”，是“肺气之郁”所致。陈士铎指出：“夫肺气之郁，未有不先为心火所逼而成。然而火旺由于水衰，肾水不足不能为肺母复仇，则肺金受亏，而抑郁之病起。”治法“必须大补肾水，水足而心火有取资之乐，必不再来犯肺，是补肾水正所以泄肺金也”。方用善泄汤：熟地一两、山茱萸五钱、玄参一两、荆芥三钱、牛膝三钱、炒枣仁三钱、沙参三钱、贝母一钱、丹皮二钱，水煎服。“一剂轻，二剂又轻，十剂全愈”。“此方滋肾水以制心火，实滋肾水以救肺金也。肺金得肾水之泄而肺安，肾水得肺金之泄而水壮……此金郁泄之之义，实有微旨也”。“此症用和金汤亦效”。和金汤组成：麦冬五钱、苏叶一钱、桔梗二钱、甘草一钱、茯苓三钱、黄芩一钱、半夏五分、百合三钱。水煎服，“四剂愈”。

（三）水郁之病

《辨证录·五郁门》云：“人有遇寒心痛，腰椎沉重，关节不利，难于屈伸，有时厥逆，痞坚腹满，面色黄黑”，为“水郁之症”。陈士铎指出：“水郁之症，成于土盛木复之岁者居多，然而脾胃之气过盛，肝胆之血太燥，皆能成水郁之症也”“虽然水郁成于水虚，而水虚不同，水有因火而虚者，真火虚也；有因水而虚者，真水虚也。真水虚而邪水自旺，真火虚而真水益衰”。就治法而言，“大约无论真水、真火之虚，要在于水中补火，火足而水自旺，水旺而郁不能成也”。方用补火解郁汤：熟地一两、山药五钱、巴戟天五钱、肉桂五分、杜仲五钱、薏仁五钱，水煎服。“连服四剂自愈”。“此方于补火之中，仍是补水之味，自然火能生水，而水且生火，水火两济，何郁之有”。“此症用濬水汤亦效”。濬水汤组成：白术一两、杜仲三钱、山药一两，薏仁、芡实各五钱，防己、桂枝各五分。水煎服，“四剂愈”。

（四）火郁之病

《辨证录·五郁门》云：“人有少气，胁腹、胸背、面目、四肢䐜胀愤懑，时而呕逆，咽喉肿痛，口干舌苦，胃脘上下忽时作痛，或腹中暴疼，目赤头晕，心热烦闷，懊侬，善暴死，汗濡皮毛，痰多稠浊，两颧红赤，身生痱疮”，是“火郁之病”。陈士铎指出：“夫火性炎上，火郁则不能炎上而违其性矣。五脏之火不同，有虚火、实火、君火、相火之异。然火之成郁者，大约皆虚火、相火，即龙雷之火也。雷火不郁，则不发动，过于郁则又不能发动。非若君火、实火虽郁而仍能发动也”“故治火之郁者，治虚火、相火而已矣。既曰虚火，则不可用泻；既曰相火，则不可用寒，所当因其性而发之耳”。方用发火汤：柴胡一钱、甘草一钱、茯神三钱、炒枣仁三钱、当归三钱、陈皮三分，神曲、炒栀子各一钱，白芥子二钱、白术二钱、广木香末五分、远志一钱，水煎服。“一剂而火郁解，再剂而诸症愈矣”。“此方直入包络之中，以解其郁闷之气，又不直泻其火，而反补其气血，消痰去滞，火遂其炎上之性也”。“此症用通火汤亦妙”。通火汤组成：白芍、玄参、麦冬各一两，生地五钱、甘草一钱、陈皮五分、荆芥一钱、白芥子二钱、茯苓三钱、半夏八分。水煎服，“一剂而郁解矣，二剂全愈”。

（五）木郁之病

《辨证录·五郁门》云：“人有畏寒畏热，似风非风，头痛颊疼，胃脘饱闷，甚则心胁相连䐜胀，膈咽不通，吞酸吐食，见食则喜，食完作楚，甚则耳鸣如沸，昏眩欲仆，目不识人”，是“木郁之症”。陈士铎指出：“夫木属肝胆，肝胆之气一郁，上不能行于心包，下必至刑于脾胃”。治法宜急疏肝胆之木气，同时滋肝胆之血。方用开郁至神汤：人参一钱、香附三钱、茯苓二钱、白术一钱、当归二钱、白芍五钱、陈皮五分、甘草五分、炒栀子一钱、柴胡五分，水煎服。“一剂而郁少解，再剂而郁尽解也”。“此方无刻削之品，而又能去滞结之气，胜于逍遥散多矣”。“此症用舒木汤亦效”。舒木汤组成：白芍、当归各三钱，川芎、荆芥、郁金、苍术各二钱，香附、车前子、猪苓、甘草各一钱，青皮五分、天花粉一钱。水煎服，“四剂愈”。

三、神志病诊治

（一）怔忡诊治

1. 心肝两虚

《辨证录·怔忡门》云："人有得怔忡之症者，一遇拂情之事，或听逆耳之言，便觉心气怦怦上冲，有不能自主之势，似烦而非烦，似晕而非晕。"陈士铎指出，"心虚由于肝虚，肝虚则肺金必旺，以心弱不能制肺也"。治法宜"补肝以平木""补肺以养金"。方用制忡汤：人参五钱、白术五钱、白芍一两、当归一两、生枣仁一两、北五味一钱、麦冬五钱、贝母五分、竹沥十匙，水煎调服。"一剂而怔忡少定，二剂更安，十剂全愈"。"一剂而怔忡少定，二剂更安，十剂全愈。此方不全去定心，而反去补肝以平木，则火不易动；补肺以养金，则木更能静矣。木气既静，则肝中生血，自能润心之液，而不助心之焰，怔忡不治而自愈矣"。"此症用柏莲汤亦佳"。柏莲汤组成：人参、麦冬、玄参各五钱，茯苓、柏子仁、丹皮各三钱，半夏、莲子心各一钱，生枣仁三钱。水煎服，"一剂安，十剂愈"。

2. 肾气虚

《辨证录·怔忡门》云："人有得怔忡之症，日间少轻，至夜则重，欲思一睡熟而不可得者"，为"肾气之乏"所致。"治法大补其肾中之精，则肾气充足矣"。方用心肾两交汤：熟地一两、山茱萸八钱、人参五钱、当归五钱、炒枣仁八钱、白芥子五钱、麦冬五钱、肉桂三分、黄连三分，水煎服。"一剂即熟睡，二剂怔忡定，十剂全愈矣"。"此方补肾之中仍益之补心之剂。""此症用交合汤亦佳"。交合汤组成：人参五钱、熟地二两、黄连三分、肉桂五分。水煎服，"一剂即睡，十剂全安"。

3. 胆气怯

《辨证录·怔忡门》云："人有怔忡之症，心常怦怦不安，常若有官事未了，人欲来捕之状"，此为胆气之怯所致。陈士铎指出："脏腑之气，皆取决于胆。胆气一虚，而脏腑之气皆无所遵从，而心尤无主"。故治法"必补胆之气，而后可以去怯也"。方用坚胆汤：白术五钱、人参五钱、茯神三钱、白芍二两、铁粉一钱、丹砂一钱、天花粉三钱、生枣仁三钱、竹茹一钱，水煎服。"一剂而胆壮，二剂而胆更壮，十剂而怦怦者不知其何以去也"。"此方肝胆同治之剂，亦心胆共治之剂也"。"此症用龙齿汤亦效"。龙齿汤组成：人参、竹茹各三钱，五味子、远志各一钱，生枣仁一两、白芍八钱、当归五钱；龙齿醋粹研末，五分。水煎服，"二剂即安"。

（二）惊悸诊治

1. 心肝之血虚

《辨证录·惊悸门》云："人有闻声而动惊，心中怦怦，半日而后止者，人以为心中有痰也，乃用消痰之药治之不效，久则不必闻声而亦惊，且添悸病，心中常若有来捕者，是惊悸相连而至也"。此证为心肝之血大虚所致。治法为大补心肝之血。方用安定汤：黄芪一两、白术五钱、当归五钱、生枣仁五钱、远志三钱、茯神五钱、甘草一钱、熟地一两、半夏二钱、麦冬五钱、柏子仁三钱、玄参三钱，水煎服。"一剂而惊悸轻，再剂更轻，十剂全愈"。"此症用镇心丹亦效"。镇心丹组成：人参、白芍各一两，丹砂一钱，铁落一钱，天花粉一钱，山药五钱，远志二钱，生枣仁五钱，茯苓三钱。水煎服，“十剂全愈”。

2. 心肾不交

《辨证录·惊悸门》指出，“人有先惊而后悸，亦有先悸而后惊，似乎不同，而不知非有异也，不过轻重之殊耳”，为心肾不交所致。治以两静汤：人参一两，生枣仁二两，菖蒲一钱，白芥子三钱，丹砂三钱，巴戟天一两，水煎服。“连服四剂，惊者不惊，而悸者不悸也”。此方多用生枣仁以安其心，用人参、巴戟天以通心肾。心肾两交，则心气通于肾，而夜能安；肾气通于心，而日亦安也。心肾交而昼夜安，即可久之道也。“此症用镇心丹亦可同治”。

（三）虚烦诊治

1. 火有余而水不足

《辨证录·虚烦门》云：“人有遇事或多言而烦心生，常若胸中扰攘纷纭而嘈杂，此阴阳偏胜之故，火有余而水不足也。”治法宜于补心之中，而用清心之味。方用解烦益心汤：人参二钱、黄连一钱、生枣仁三钱、白术一钱、茯神三钱、当归三钱、玄参五钱、甘草三分、枳壳五分、天花粉二钱，水煎服。服此方后，“一剂烦止，再剂烦除矣”。“此症用玄冬汤亦甚神”。玄冬汤组成：玄参、麦冬各二两。水煎服，“一剂而心安，二剂全愈”。

2. 肾水大亏

《辨证录·虚烦门》指出，“人有老年患虚烦不寐，大便不通，常有一裹热气，自脐下直冲于心，便觉昏乱欲绝”，是“肾水之大亏”所致。治法为“大补肾中之水，则水足以制火，火不上冲而烦自止”。方用六味地黄汤加味：熟地一两、山茱萸五钱、山药四钱、茯苓三钱、丹皮五钱、泽泻二钱、白芍五钱、麦冬五钱、炒枣仁五钱、北五味一钱、柴胡五分、甘菊三钱，水煎服。服此方后，“二剂而烦却，四剂而大便通，二十剂不再发”。陈士铎释曰：“六味丸汤所以滋肾水之涸也，麦冬、五味滋其化源，柴胡以平肝，肝平而相火无党，不至引动包络之火，又得枣仁、甘菊相制，则心气自舒，而复有肾水交通，有润之乐而无燥之苦”。又云：“此症用济心丹亦效”。济心丹组成：熟地二两，麦冬、玄参、生枣仁各五钱，丹皮、地骨皮、柏子仁、菟丝子、巴戟天各三钱。水煎服，“十剂全愈”。

（四）不寐诊治

1. 心肾不交

《辨证录·不寐》云：“人有昼夜不能寐，此心肾不交也。”陈士铎指出：“夫心肾之所以不交者，心过于热，而肾过于寒也。心原属火，过于热则火炎于上，而不能下交于肾；肾原属水，过于寒则水沉于下，而不能上交于心矣。”此证治法，在于“使心之热者不热，肾之寒者不寒”。方用上下两济丹：人参五钱、熟地一两、白术五钱、山茱萸三钱、肉桂五分、黄连五分，水煎服。服此方，“一剂即寐。盖黄连凉心，肉桂温肾，二物同用，原能交心肾于顷刻。然无补药以辅之，未免热者有太燥之虞，而寒者有过凉之惧”。故方中辅之以熟地、人参、白术、山萸以相益。“此症用芡莲丹亦佳”。芡莲丹组成：人参、茯苓、玄参、熟地、生地、莲子心、山药、芡实各三钱，甘草一钱。水煎服，“四剂安”。

2. 肝气太燥

《辨证录·不寐》指出，“人有忧愁之后，终日困倦，至夜而双目不闭，欲求一闭目而不得者”，此由“肝气之太燥”所致。陈士铎指出：“夫忧愁之人，未有不气郁者也。气郁既久，则肝气不舒；肝气不舒，则肝血必耗；肝血既耗，则木中之血上不能润于心，而下必取汲于肾。……于是肾水亦枯，而不能供肝木之涸矣。”治法“必须补肝血之燥，而益肾水之枯，自然水可以养木，而肝可以交心也”。方用润燥交心汤：白芍一两、当归一两、熟地一两、玄参一两、柴胡三分、菖蒲三分，水煎服。服此方“一剂而肝之燥解，再剂而肝之郁亦解，四剂而双目能闭而熟睡矣”。“此方用芍药、当归以滋其肝，则肝气自平；得熟地以补肾水，则水足以济肝，而肝之血益旺；又得玄参以解其心中之炎，而又是补水之剂；投之柴胡、菖蒲解肝中之郁，引诸药而直入于心宫，则肾肝之气自然不交而交也。”“此症安睡丹亦佳”。安睡丹组成：白芍、生地、当归各五钱，甘草一钱、熟地一两，山茱萸、枸杞各二钱，甘菊花三钱。水煎服，“二剂即闭目矣，十剂全愈”。

3. 肝经受邪

《辨证录·指出不寐门》云，“人有神气不安，卧则魂梦飞扬，身虽在床，而神若远离，闻声则惊醒而不寐，通宵不能闭目”，是“肝经之受邪”所致。“治法祛肝之邪，而先补肝之血，血足而邪自难留，邪散而魂自归舍矣”。方用引寐汤：白芍一两、当归五钱，龙齿末火煅，二钱，菟丝子三钱，巴戟天三钱，麦冬五钱，柏子仁二钱，炒枣仁三钱，茯神三钱，水煎服。“一剂而寐矣。连服数剂，梦魂甚安，不复从前之飞跃也”。“此方皆是补肝、补心之药，而用之甚奇者，全在龙齿。古人谓治魄不宁者，宜以虎睛；治魂飞扬者，宜以龙齿。正取其龙齿入肝而能平木也”。“此症用濯枝汤亦效”。濯枝汤组成：炒栀子三钱、甘草一钱，白芍、当归、炒枣仁各五钱，丹砂一钱，远志八分，柴胡三分，半夏一钱。水煎服，“四剂愈”。

4. 胆气之怯

《辨证录·不寐门》云，“人有夜不能寐，恐鬼祟来侵，睡卧反侧，辗转不安，或少睡而即惊醒，或再睡而恍如捉拿”，乃“胆气之怯”所致。“治法宜补少阳之气。然补少阳，又不得不补厥阴也。盖厥阴肝经，与少阳胆经为表里，补厥阴之肝，正补少阳之胆耳”。方用肝胆两益汤：白芍一两、远志五钱、炒枣仁一两，水煎服。“一剂而寐安，二剂而熟睡，三剂而惊畏全失”。“此方白芍入肝入胆，佐以远志、枣仁既能入心，亦能入胆，况同白芍入之，则共走胆经，又得疑乎。胆得三味之补益，则胆汁顿旺，何俱心肾之相格乎”。“此症用无忧汤亦甚妙”。无忧汤组成：白芍五钱、竹茹三钱、炒枣仁三钱、人参三钱、当归五钱。水煎服，“一剂睡宁，四剂全愈”。

（五）呆病诊治

1. 肝郁并胃气衰而有痰

《辨证录·呆病门》云：“人有终日不言不语，不饮不食，忽笑忽歌，忽愁忽哭，与之美馔则不受，与之粪秽则无辞，与之衣不服，与之草木之叶反喜，人以为此呆病，不必治也”。陈士铎指出：“大约其始也，起于肝木之郁；其终也，由于胃气之衰。肝郁则木克土，而痰不能化；胃衰则土不制水，而痰不能消，于是痰积于胸中，盘踞于心外，使神明不清，而成呆病矣”。“治法开郁逐痰，健胃通气”，方用洗心汤：人参一两、茯神一两、半夏五钱、陈皮三钱、神曲三钱、甘草一钱、附子一钱、菖蒲一钱、生枣仁一两。“水煎半碗灌之，必熟睡，听其自醒，切不可惊醒，反至难愈也”。服此方“一剂而奏效，再剂而全愈”。“此症用还神至圣汤亦神”。还神至圣汤组成：人参三两、白术三两，茯神、生枣仁各五钱，广木香、天南星、荆芥各三钱，甘草、良姜、附子、枳壳各一钱，菖蒲五分。“水煎服灌之，听其自卧，醒来前症如失”。

2. 心肝之气血虚而有痰

《辨证录·呆病门》云：“人有呆病终日闭户独居，口中喃喃，多不可解，将自己衣服用针线密缝；与之饮食，时用时不用，尝数日不食，而不呼饥，见炭最喜食之”。陈士铎指出：“呆病成于郁，郁病必伤肝木，肝木火焚以伤心，则木为心火所克，肝中之血尽燥，而木为焦枯之木矣。”此证治疗，一方面大补心肝之气血，一方面“治其胃气，而祛其痰涎，则呆病可愈也”。方用转呆丹：人参一两、白芍三两、当归一两、半夏一两、柴胡八钱、生枣仁一两、附子一钱、菖蒲一两、神曲五钱、茯神一两、天花粉三钱、柏子仁五钱、水十碗。此方服法很是特别，即使强有力者灌药；如不肯服则使其动怒后灌之，其倦而卧者任其自醒，且不可惊动，“自醒则全愈，否则止可半愈也”。此方“大补其心肝之气血，加之祛痰开窍之药，则肝中枯竭得滋润而自苏，心内寡弱，得补助而自旺，于是心气既清，肝气能运，力能祛除痰涎，随十二经络而尽通之”，呆病可愈。“此症用苏心汤亦神效”。苏心汤组成：白芍、当归各三两，人参、茯苓各一两，半夏、炒栀子、柴胡各三钱，附子三分、生枣仁五钱，吴茱萸、黄连各五分，水十碗，煎一碗灌之，“听其自醒，醒来病如失”。

3. 起居失节致胃气伤而痰迷

《辨证录·呆病门》云，“人有一时而成呆病者，全不起于忧郁，其状悉与呆病无异”，是“起居失节，胃气伤而痰迷”所致。陈士铎指出：“起居失节，则胃中劳伤，不生气而生痰。一时成呆者，乃痰迷于心脘之下，尚未直入于心包之中也。”“治法宜生其胃气，而佐之消痰之品，则痰迷可以再开，不必竟治其呆也”。方用启心救胃汤：人参一两、茯苓一两、白芥子三钱、菖蒲一钱、神曲三钱、南星二钱、黄连一钱、甘草一钱、枳壳五分，水煎服。“一剂而痰解，再剂而神清，三剂而呆病如失，不再呆也”。“此方全去救心，正所以救胃也。盖胃为心之子，心气既清，而胃气安有不清者乎？母清而子亦清也。……故久病宜于火中补胃以消痰，而猝病宜于寒中补胃以消痰”。“此症用指迷汤亦效”。指迷汤组成：人参五钱、白术一两，半夏、神曲各三钱，南星、甘草各一钱，陈皮、菖蒲各五分，附子三分，肉豆蔻一枚。水煎服，“四剂愈”。

（六）癫痫诊治

1. 癫病

（1）胃热而气衰

《辨证录·癫痫门》云，“人有素常发癫，久而不效，口中喃喃不已，时时忽忽不知，时而叫骂，时而歌唱，吐痰如蚰蜒之涎”，此属“胃中少有微热而气又甚衰”所致。陈士铎指出：“治法宜补胃气而微用清火之药，可以奏功。然而胃土之衰由于心火之弱，胃火之盛由于心火之微，未可徒补胃土而清胃火也。”方用助心平胃汤：人参五钱、茯神一两、贝母三钱、神曲一钱、肉桂三分、甘草一钱、甘菊三钱、菖蒲一钱、生枣仁五钱，水煎服。“一剂而癫止半，再剂而癫尽除也”。此方“补胃气以生心气，助心火而平胃火。故心既无伤，而胃又有益，不必治癫而癫自止矣”。“此症用天半神丹亦效”。天半神丹组成：巴戟天三两、半夏三钱。水煎服。服此方，“一剂即止癫，十剂不再发”。

（2）脾虚肺伤

《辨证录·癫痫门》云，“人有思虑过度，耗损心血，遂至癫疾，或哭或笑，或裸体而走，或闭户自言，喃喃不已”，此为“失志之癫”，由忧思伤脾，脾病及肺，脾肺气虚所致。“治法非急清其心不可，然而心病由于脾病也，补心以定志，更不若补脾以定志之为神”。方用归神汤：人参五钱、白术一两、巴戟天一两、茯神五钱、紫河车一具、半夏三钱、陈皮一钱、甘草一钱、丹砂一钱、菖蒲一钱、麦冬五钱；柏子仁三钱，不去油；白芥子三钱，各为末；先将紫河车净水煮熟，不可去血丝，捣烂，将各药末再捣为丸。“白滚水送下五钱，连服数日，而癫如失也”。“此方心脾同治之药也，虽消痰而不耗气。用紫河车者，以紫河车为先后天之母，更能归神于顷刻；神得河车而有依，而志即依神而相守，不特已失者重回，而既回者尤能永固也”。“此症用加味温养汤亦效”。加味温养汤组成：人参三两、白术二两、麦冬一两、半夏三钱、肉桂一钱。水煎服，“二剂少愈，十剂全愈”。

2. 痫病

（1）痰入心包

《辨证录·癫痫门》云，“人有壮年之时，痰气太盛，一时跌仆，口作牛马之鸣者”，属“虚寒之症，痰入心包也”。治法宜“急救其包络”，方用济难汤：白术五钱、人参五钱、茯神三钱、菖蒲五分、远志一钱、柏子仁三钱、半夏三钱、天花粉一钱、南星一钱、附子一钱、神曲一钱，水煎服。服此药，“一剂而癫止，再剂全愈。连服八剂，此症永不再发”。“方中虽是救包络之药，其实仍是救心之味也。心安而包络更安，况附子、南星俱是斩关夺门之将，指挥如意，而外邪近贼扫荡无疑，可庆敉宁之福也”。“此症用菖姜汤亦神效”。菖姜汤组成：人参五钱、肉桂二钱、白术一两、茯神五钱、菖蒲一钱、良姜五分。水煎服，“十剂愈”。

（2）先天亏损

《辨证录·癫痫门》云，“小儿易于发癫痫者，虽因饮食失宜，亦由母腹之中先受惊恐之气也。故一遇可惊之事，便跌扑吐涎，口作猪羊之声”，属“先天之亏损所致”。“治法宜补其脾胃之土，而更补命门之火以生脾；复补膻中之火以生胃，不必治痰而痰自消化矣。”方用四君子汤加减：人参一钱、茯苓三钱、白术二钱、甘草一分、附子一片、半夏八分、白薇三分，水煎服。“一剂而止惊，而痫亦即愈”。“四君子汤原是补脾胃之圣药，脾胃健而惊风四散，原不必用镇定之药以止之也。况加附子无经不达，而更能直补命门、膻中之火，以生脾胃二经之土，则土更益旺，而痰更宜消，益之半夏以逐其败浊，白薇以收其魂魄，安得而癫哉”。“此症用温养汤亦妙”。温养汤组成：人参三钱、白术三钱、肉桂五分、半夏八分、干姜五分。水煎服，“一剂止，四剂全愈”。

（七）狂病诊治

1. 阳明经有热

（1）阳明胃经实火

《辨证录·狂病门》云，“人有热极发狂，登高而呼，弃医而走，气喘发汗如雨”，为“阳明胃经之火”所致。治法清热泻火。方用加味白虎汤：人参二两、石膏三两、知母五钱、茯苓五钱、麦冬三两、甘草一钱、半夏三钱、竹叶二百片、糯米一撮，水煎服。“一剂而狂定，再剂而热止，不可用三剂也”。“此症非用白虎汤以急救胃火，则肾水立时熬干”。“此症用坎水汤亦效”。坎水汤组成：石膏一两、玄参二两、甘草一钱、天花粉三钱、炒栀子三钱、车前子二钱。水煎服，“一剂狂定，再剂全愈”。

（2）阳明胃经虚火

《辨证录·狂病门》云，“人有为强横者所折辱，愤懑不平，遂病心狂，时而持刀，时而愈屋，披头大叫”，为“阳明胃土之衰”所致。此证之治法，是“于温中而佐之微寒之品”。方用平热汤：人参五钱、黄芪一两、甘草一钱、麦冬一两、黄芩一钱、青皮五分、竹沥一合、白芍五钱、茯苓三钱、枣仁三钱、炒栀子五分、天花粉三钱、柴胡五分，水煎服。“二剂而狂轻，四剂而狂定，服一月而安然熟卧矣”。“此方变竹叶石膏汤，以治阳明之虚热也。甘温以退大热，复佐之以甘寒，使阳明之火相顺而不逆，转能健土于火宅之中，消烟于余氛之内”。“此症用舒愤汤亦神效”。舒愤汤组成：白芍二两、炒栀子五钱、玄参一两、天花粉三钱、柴胡一钱。水煎服，“一剂狂定，再剂愈，三剂全愈”。

2. 心及心包有热

（1）心热

《辨证录·狂病门》云，“人有易喜易笑，狂妄谵语，心神散乱，目有所见”，为“心热”所致。“治法必以清心为主，心清而狂自定矣”。方用清心丹：黄连三钱、茯神五钱、生枣仁五钱、人参三钱、麦冬一两、玄参一两、丹参三钱，水煎服。“一剂而神定，再剂而狂定，不必用三剂也”。此方中，“黄连所以清心火，然徒用黄连，则心火正燥，恐黄连性燥，反动其燥，所以益人参、丹参、麦冬之类，润以济之。盖火有余，自然气不足，补气以泻火，则心君无伤，可静而不可动矣”。“此症用解妄汤亦效”。解妄汤组成：人参三两，黄连、茯神、柏子仁、玄参、丹参各三钱，生枣仁五钱、甘草一钱、肉桂二分。水煎服，“一剂狂定，二剂全愈”。

（2）心包热

《辨证录·狂病门》云，“人有身热发狂，所言者无非淫乱之事，所喜者无非欢愉之事；一拂其言，一违其事，则狂妄猝发，见神见鬼”，为“心包之热”所致。陈士铎指出：“治法，自应泻心包之火。然而徒治心包，而心中内寒，愈有震惊之嫌，必须补助其心，使心气不弱，而后呼召外人，可清震主之贼矣。苟或单泻心包之火，则心包有犯逆之危，非治法之善也。”方用卫主汤：人参三两、茯苓五钱、玄参一两、天花粉三钱、麦冬五钱、生地五钱、丹皮三钱，水煎服。“一剂而身热止，二剂而狂妄定，四剂而喜怒得其正矣”。“方中之玄参、生地、丹皮，乃清心包之药，其人参、茯苓、麦冬，仍是补心之品，心强而心包之火自弱矣。况玄参、生地、丹皮虽泻心包，而亦是补心之剂，自然拨乱为安”。“此症用正心汤亦神效”。正心汤组成：人参、熟地各一两，玄参、麦冬各二两，菖蒲一钱，白芥子三钱。水煎服，“一剂轻，二剂愈”。

（八）健忘诊治

1. 肾水之竭

《辨证录·健忘门》云，“人有老年而健忘者，近事多不记忆，虽人述其前事，犹若茫然，此真健忘之极也”，为“肾水之竭”所致。陈士铎指出：“治法必须补心，而兼补肾，使肾水不干，自然上通于心而生液。然而老年之人，乃阴尽之时，补阴而精不易生，非但药品宜重，而单恃煎汤，恐有一时难以取胜之忧，服汤剂之后，以丸药继之，始获永远之效也”。方用生慧汤：熟地一两、山茱萸四钱、远志二钱、生枣仁五钱；柏子仁去油，五钱；茯神三钱、人参三钱、菖蒲五分、白芥子二钱，水煎服。“连服一月，自然不忘矣”。“此方心肾兼补、上下相资，实治健忘之圣药，苟能日用一剂，不特却忘，并有延龄之庆矣”。丸药方，名为扶老丸：人参三两、白术三两、茯神二两、黄芪三两、当归三两、熟地半斤、山茱萸四两、玄参三两、菖蒲五钱、柏子仁三两、生枣仁四两、麦冬三两、龙齿三钱、白芥子一两。“各为细末，蜜为丸，丹砂为衣。每日晚间白滚水吞下三钱，久服断不健忘”。“此方老少人俱可服，而老年人尤宜。盖补肾之味多于补心，精足而心之液生，液生而心之窍启，窍启而心之神清，何至昏昧而善忘哉”。“此症亦可用强记汤”。强记汤组成：熟地、麦冬、生枣仁各一两，远志二钱。水煎服，“二十剂不忘矣”。

2. 五脏俱伤

《辨证录·健忘门》云，“人有壮年而健忘者，必得之伤寒大病之后，或酒色过度之人”，此“乃五脏俱伤之病，不止心肾两经之伤也。若徒治心肾，恐胃气甚弱，则虚不受补，甚为可虑。必须加意强胃，使胃强不弱，始能分布精液于心肾耳”。方用生气汤：人参二钱、白术一钱、茯苓三钱、远志八分、炒枣仁二钱、熟地五钱、山茱萸二钱、甘草三分、神曲三分、半夏三分、麦冬一钱、肉桂三分、菖蒲三分、芡实三钱、广木香一分，水煎服。“四剂而胃口开，十剂而善忘少矣，连服三十剂愈”。“此方药味多而分两轻者，以病乃久虚之症，大剂恐有阻滞之忧，味少恐无调剂之益，所以图攻于缓，而奏效于远也。扶助胃气，而仍加意于补心肾二经，则五脏未尝不同补也。有益无损，殆此方之谓也”。“此症亦可用强记汤加人参三钱治之”。

3. 肝气之滞

《辨证录·健忘门》云，“人有气郁不舒，忽忽如有所失，目前之事竟不记忆，一如老年之善忘”，“此乃肝气之滞”所致。陈士铎指出：“夫肝气最急，郁则不能急矣，于是肾气来滋，至肝则止；心气来降，至肝则回，以致心肾两相间隔，致有遗忘也。”“治法必须通其肝气之滞，而后心肾相通，何至有目前之失记乎。然而欲通肝气，必须仍补心肾，要在于补心补肾之中，而解其肝气之郁，则郁犹欲解，不至重郁”。方用通郁汤：白芍一两、茯神三钱、人参二钱、熟地三钱、玄参三钱、麦冬三钱、当归五钱、柴胡一钱、菖蒲五分、白芥子二钱、白术五钱，水煎服。“一剂而郁少解，二剂而郁更解，四剂而郁尽解”。“此方善于开郁，而又无刻削干燥之失，直解其肝中之沉滞，使肝血大旺，既不取给于肾水，复能添助夫心火，心肝肾一气贯通，宁尚有遗忘失忆之病哉”。“此症可用存注丹”。存注丹组成：白芍、白术、生地各三钱，麦冬、柏子仁各五钱，甘草、菖蒲各一钱，柴胡、天花粉各二钱，青皮三分。水煎服，“四剂愈”。

4. 心肾不交

《辨证录·健忘门》云，“人有对人说话随说随忘，人述其言杳不记忆，如从前并不道及”，是“心肾之两开”所致。陈士铎指出：“夫心肾交而智慧生，心肾离而智慧失。人之聪明非生于心肾，而生于心肾之交也。肾水资于心，则智慧生生不息；心火资于肾，则智慧亦生生无穷。”故心肾不交所致健忘，“治法必须大补心肾”。方用神交汤：人参一两、麦冬一两、巴戟天一两、柏子仁五钱、山药一两、芡实五钱、玄参一两、丹参三钱、茯神三钱、菟丝子一两，水煎服。此方“连服十剂，即不忘矣，服一月不再忘”。“此症可用天丝饮亦效”。天丝饮组成：巴戟天一两、菟丝子一两。水煎服，“十剂即不忘”。

（九）恼怒诊治

1. 肝血之亏虚

《辨证录·恼怒门》云，“人有少逢拂意之事，便觉怒气填胸，不能自遣，嗔恼不已”，是“肝血之少”而致“肝燥”“气逆”所致。陈士铎指出：“若肝血少者，不必有可怒之事而遇之大怒，不必有可恼之人而见之甚恼。”治以平肝之法。方用解怒补肝汤：白芍一两、当归五钱、泽泻一钱、柴胡一钱、荆芥一钱、甘草一钱、枳壳三分、丹皮三钱、天花粉二钱，水煎服。服此方，“一剂气平，连服数剂，自然不易怒也”。“此方全是平肝之药，非泻肝之品也。肝得补而血生，郁得血而易散，肝气不郁，恼怒何能动乎”。“此症用加味归芍汤亦效”。加味归芍汤组成：当归、白芍各一两，生地、麦冬各五钱，天花粉、炒栀子各二钱。水煎服。

2. 肾水之匮涸

《辨证录·恼怒门》云，“人有晨夕之间，不必有可怒之事而心烦意躁，不能自遣；至夜则口干舌燥，止有一更睡熟，余则终夜常醒”，是“肾水之匮涸”所致。“治法必须大滋肾水”。方用润肝汤：熟地一两、山茱萸四钱、白芍五钱、五味子一钱、玄参三钱、丹皮三钱、炒栀子一钱，水煎服。“十剂夜卧安，又十剂而怒气息，又十剂，虽遇可怒之事，亦且不怒矣”。“此方补肾者六、补肝者四也，绝不去治心，而心气自交于肾者，因肾水之足，则心不畏木火之炎，可通其交肾之路也”。“此症用萸芍熟地汤亦效”。萸芍熟地汤组成：熟地二两、山茱萸一两、白芍一两。水煎服。

（十）哭笑异常诊治

1. 心包之火盛

《辨证录·自笑门附自哭》云，“人有无端大笑不止，或背人处自笑，异于平素者”，是“心包之火盛”所致。“治法惟泻心包之火，笑自止矣”。方用止笑丹：生枣仁三钱、黄连二钱、犀角屑五分、丹砂末一钱、丹皮三钱、生甘草一钱、麦冬三钱、茯神三钱、丹参二钱、天花粉二钱。水煎服，“一剂笑可止，二剂笑全止，三剂全愈”。“此方泻心包之火，仍是安心君之药”。“此症用蒲柏饮亦效”。蒲柏饮组成：菖蒲一钱，玄参、麦冬各一两，柏子仁三钱、贝母一钱。水煎服。服此方，“四剂愈”。

2. 气虚而有痰

《辨证录·自笑门附自哭》云，“人有苦笑不常，忽而自哭，忽而自笑”，此为“气虚”“积痰”所致。陈士铎指出：“夫心气虚则不能自主，或哭或笑之病生。盖心气虚而不能生胃，而胃气亦虚矣。胃气既虚，水谷入胃，不化精而化痰，痰将何往？势必仍留于胃中，胃苦痰湿之荡漾，必取心火之气以相资，而心虚不能生土，痰即乘虚入于心宫”。“治法以化痰之药动其吐，痰出而哭与笑皆愈矣”。方用茯苓五钱、白术五钱、甘草三钱、陈皮三钱、半夏三钱、竹沥二合，水五碗，煎三碗，顿服之。“以鹅翎扫其咽喉，必吐痰升许而愈”。“盖痰在上焦，非吐则痰不能出，非用二陈汤为吐药，则旧疾虽出，新痰又积，笑哭正无止期。惟用二陈汤为吐药，则新旧之病一治而永愈也”。“此症用加味参茯饮亦效”。加味参茯饮组成：人参、茯苓各五钱，半夏三钱、天花粉三钱、甘草一钱、竹沥二合、附子一片。水煎服。

3. 肺燥

《辨证录·自笑门附自哭》云，“人有无故自悲，涕泣不止”，为“脏躁之故”。“脏躁者，肺燥也”。治法“必须补其肺金之母，土旺而金自旺矣”。方用转输汤：人参三钱、甘草二钱、小麦五钱、大枣十枚、白术五钱、茯神三钱，水煎服。“十剂全愈”。“此方用参、术、茯、甘补脾土也，土旺而肺金安有再弱之理”。“此症用加味参术汤妙”。加味参术汤组成：人参、天花粉、生地各五钱，白术、麦冬各一两。水煎服。

在陈士铎的著作中，有关临床各科病证辨证论治的内容是极为丰富的。以上所述，不足以说明陈士铎临床诊治的思路与特点，更难以全面反映其临床诊治的有效经验，仅阐述痰证、五郁、神志病等诊治的思路与特点，以资参考。

【后世影响】

一、历代评价

关于后世对陈士铎及其著作的评价，笔者目前所获资料较少。如清雍正三年（1725），年希尧为《辨证录》所作序中说：“兹奉圣天子命抚粤东……讵知粤东之医，其能记诵《汤头》，耳熟《脉诀》者，十无一二，甚而不解《内经》为何文，《条辨》为何意。略知药性，拘守陈方，究之胸中不通，指下不明，是以投之剂而多死……余抚粤未及三载，而闻医之杀人者不可数计，殊悯粤人之甘心送命于庸医而不自知也。比山阴余子燮庵来粤，携函秘藏《辨证录》一书，余假一观，真有仲景诸公所未及者，而辨证折衷补救，诚为仁人济世寿物之至宝。即为捐俸授梓印行本普行，愿吾粤之医家熟读精思，悟其今之所是，故不惮琐琐以为之序。”

有关陈士铎的学术研究始于清代，对于陈士铎及其学术的评价褒贬不一。例如，清·龙绘堂十分推崇陈士铎之学术，并将学习和运用陈士铎学术的心得记载于所著《蠢子医》中。清·沈金鳌在《伤寒论纲目》中，以张仲景论述为纲，后世论述为目，大段引用陈士铎对伤寒的诊治内容并大加肯定。

从另一方面来看，也有医家对陈士铎及其著作持有异议。其一，批评陈士铎假托其学术得之于异人。如陆以湉《冷庐医话》云："医家著书，每为假托之辞，以炫其功能""陈远公《石室秘录》，乃竟托之于岐天师雷公，尤属不经。"其二，认为陈士铎用药徒事补益。如王三尊在《医权初编》中言："夫《石室秘录》一书，乃从《医贯》中化出，观其专于补肾、补脾、疏肝，即《医贯》之好用地黄汤、补中益气汤、枳术丸、逍遥散之意也。彼则补脾肾而不杂，此又好脾肾兼补者也。"其三，认为陈士铎组方药量过重。如李冠仙《知医必辨》评价《石室秘录》一书，言"其方皆袭成方，而重其分量，一方用之数斤，以为奇异，以为仙方，有是理乎？虽其治法间有可取，而其方何可用乎？"

对于以上三点批评，笔者认为尚有可商讨之处。首先，前文已解释了陈士铎假托作书的原因，兹不赘述。其次，对于陈士铎滥用温补的说法，笔者认为陈士铎的确略偏温补，但立法处方皆因病情所设，总不悖阴阳调和、以平为期的原则，这也正是其医学思想的独特之处，善读者自可明辨其中之道。再者，对于陈士铎用药剂量的批评，也不尽然。其实，陈士铎处方也强调王、霸并用，并非一味施以重剂，其临证用药也是颇有法度的。例如，陈士铎外科治法，在运用大剂补药之余，十分强调顾护胃气，并非一味蛮补。对此，清·龙绘堂在《蠢子医》中说到，《石室秘录》多用重大之剂。"无奈俗医执不肯，案头小本把人诈。岂是二竖未肯离，一苇作航妄凌架。吾独把棹不敢移，天师谓我不必怕。洪波巨浪乱翻花，欸乃一声一齐下。两岸人声乱惊啼，吾独船头食甘蔗。以此方儿去治人，可谓霸中又用霸。其实稳坐钓鱼船，未见揶揄小儿把人骂。今日谨告小后生，不学天师更学嘎？"他还列举自己的治验加以佐证。其云："余前治一暴得鼻血症，已经无药不投，均难稍为遏止。因视内热太甚，即用生地一斤，佐以生侧柏叶炭之类，水和生捣取汁，凉服立获神效。后又用桃仁、红花、当归等诸和血之品，瘀血尽从大便而下，亦无后患。借此可知先生是言为不虚矣。"同时，也辩证地指出："然要看病之浅深缓急，万不可轻施重剂，致偏害而莫克挽回也。"

二、后世发挥

现代以来有关陈士铎的学术研究、临证运用及学术发挥，主要有以下几个方面：陈士铎学术渊源及著作考证，陈士铎著作之医学理论探讨、临床辨证论治及组方用药分析，陈士铎学术经验的现代应用报道等。但总体上来看，对陈士铎的学术渊源及著作来源，目前仍有不同看法，有待进一步考证；对陈士铎之医学思想及其著作所述中医理论的探讨较为少见；对其临证经验的运用和发挥相对较多但视角较为局限，大多是就某一病证的治疗或方剂的临床运用效果加以简要总结报道。具体内容，本文在此不一一赘述，选择部分文章列于参考文献之中，以供读者参考。总之，陈士铎著作的丰富学术内涵，在当代尚未引起应有的关注和深入的研究，此与陈士铎著作的学术渊源争议不无关系。但已有少数专家、学者乃至临床工作者，注意到陈士铎著作的理论与实用价值，正在从不同角度开展相关基础理论探讨和临床应用研究。

综上所述，陈士铎不仅是一位中医药学术的优秀传承者，而且也是一位具有高深造诣的理论家，同时也是一位经验丰富的临床家。陈士铎的医学著作，具有重要的理论价值和实用价值。无论对于陈士铎的学术渊源及其著作托名问题有何争议，都无法否认其著作的丰富内涵、学术创见、诊治经验，无法否认这些著作与中医经典及历代各家学术之间的内在联系，更无法否认其理法方药与临床各科病证诊治实际的密切关联。因此，我们当秉承陈士铎一生志在传承前贤学术并努力为民众解除病苦的精神，深入开展陈士铎学术及其传世著作的发掘、整理与研究，使之在当代得到更好地运用、传承和发扬。

中国中医科学院中医基础理论研究所　孙佳　潘桂娟

【参考文献】

[1] 陈士铎. 洞天奥旨 [M]. 北京：中国中医药出版社，1991.

[2] 陈士铎. 辨证录 [M]. 北京：人民卫生出版社，1989.

[3] 陈士铎. 脉诀阐微 [M] //陈士铎. 辨证录. 北京：人民卫生出版社，1989.

[4] 陈士铎. 外经微言. 北京：中医古籍出版社，1984.

[5] 陈士铎. 辨症玉函. 上海：上海科学技术出版社，1989.

[6] 陈士铎. 石室秘录. 北京：中国中医药出版社，1991.

[7] 陈士铎. 本草新编. 北京：中国中医药出版社，1996.

[8] 柳长华. 陈士铎医学全书. 北京：中国中医药出版社，1999.

[9] 老子. 道德经 [M] //（清）黄元吉. 道德经讲义：乐育堂语录. 北京：宗教文化出版社，2003.

[10] 庄周庄子 [M]. 北京：中华书局，2007.

[11] 黄帝内经素问 [M]. 北京：人民卫生出版社，1963.

[12] 钱乙. 小儿药证直诀 [M]. 上海：商务印书馆，1939.

[13] 成无己. 伤寒明理论 [M]. 上海：上海大东书局，1936.

[14] 赵献可. 医贯 [M]. 北京：学苑出版社，1996.

[15] 李时珍. 本草纲目 [M]. 安徽：安徽科学技术出版社，2001.

[16] 张介宾. 景岳全书 [M]. 北京：人民卫生出版社，1991.

[17] 张介宾. 类经图翼 [M]. 北京：人民卫生出版社，1965.

[18] 薛己. 内科摘要 [M]. 南京：江苏科学技术出版社，1985.

[19] 李中梓. 医宗必读 [M]. 上海：上海卫生出版社，1957.

[20] 陆以湉. 冷庐医话 [M]. 北京：中医古籍出版社，1999.

[21] 李冠仙. 知医必辨 [M] //曹炳章. 中国医学大成. 北京：中国中医药出版社，1997.

[22] 王三尊. 医权初编 [M] //裘庆元. 珍本医书集成. 北京：中国中医药出版社，1999.

[23] 龙绘堂. 蠢子医 [M]. 北京：人民卫生出版社，1993.

[24] 胡孚琛，吕锡琛. 道学通论 [M]. 北京：社会科学文献出版社，2004.

[25] 上海中医学院中医文献研究所古籍研究室.《辨症玉函》评述 [J]. 上海中医药杂志，1983（4）：38－39.

[26] 任翼.《辨证录》成书年代及版本考略 [J]. 上海中医药杂志，1985（6）：44－45.

[27] 张灿玾.《石室秘录》的学术特色 [J]. 中医杂志，1986（3）：53－54.

[28] 孙益平.《辨证录》从肾论治血证的经验 [J]. 重庆中医药杂志，1988（3）：28－29.

[29] 贾得道.《傅青主女科》和陈士铎《辨证录》——兼与《中国医学大辞典·医史文献分册》

编者商榷［J］. 山西中医，1988，4（6）：45－47.
［30］职延广. 清代名医陈士铎治疗头痛经验［J］. 浙江中医杂志，1988（12）：538－540.
［31］郭振球.《石室秘录》的治则学思想［J］. 山西中医，1989，5（5）：1－3.
［32］陆惠铭. 陈士铎论治男科病经验［J］. 上海中医药杂志，1989（12）：39－42.
［33］王炳炎. 陈士铎男性不育证治九法［J］. 河北中医，1990，12（5）：37－38.
［34］杨建书，杨化峰.《石室秘录》方药应用三则［J］. 山西中医，1991，7（6）：13－14.
［35］史传道，汶医宁，于望远. 陈士铎《洞天奥旨》对金银花的认识［J］. 新疆中医药，1991（3）：53－55.
［36］陆惠铭. 浅论陈士铎调气治不育［J］. 新中医，1992（2）：38－39，42.
［37］贺福田，毛连侠，王玉秀. 陈士铎特殊服药法九种［J］. 四川中医，1993（1）：10－11.
［38］齐南.《外经微言》别论探［J］. 江西中医学院学报，1994，6（2）：7－10.
［39］虞陆祥，朱君华. 试谈陈士铎的学术特色［J］. 浙江中医学院学报，1994，18（6）：34－35.
［40］李树德. 也谈《傅青主女科》和陈士铎《辨证录》——与贾得道先生的商榷［J］. 山西中医，1995，11（2）：48－51.
［41］谢邦军，王丽.《石室秘录》对药采撷［J］. 陕西中医，1995，16（11）：520.
［42］谢邦军.《石室秘录》对药拾遗［J］. 光明中医杂志，1996（1）：29－30.
［43］杜武勋.《石室秘录》火不归源证治初探［J］. 天津中医学院学报，1996（3）：10－11.
［44］徐浩，晁民，郝春华. 陈士铎治疗老年痴呆学术思想［J］. 山东中医学院学报，1996，20（3）：171－172.
［45］职延广，侯美玉. 陈士铎《洞垣全书》初考［J］. 中华医史杂志，1996，26（4）：253－254.
［46］周爱峰，张荣恩. 陈士铎运用柴胡白芍对药的经验［J］. 中国民间疗法，1997（4）：3.
［47］张梅红，谷万里. 陈士铎治疗痹证诸痛思想探析［J］. 四川中医，1997，15（4）：3－4.
［48］那素梅，董克伟，马琳. 陈士铎辨治胎动不安经验探析［J］. 北京中医，1997（6）：5－6.
［49］傅汝林. 试探《辨证录》应用阴阳五行学说的学术经验［J］. 贵阳中医学院学报，1999，21（1）：2－4.
［50］职延广. 陈士铎先生及其《辨症玉函》［J］. 中国中医基础医学杂志，1999，5（1）：58－59.
［51］玄振玉. 陈士铎外科组方特点［J］. 山东中医药大学学报，1999，23（4）：183－184.
［52］王慧生.《辨证录》辨治阳痿的特色［J］. 浙江中医杂志，1999（7）：310－311.
［53］杨灵生. 应用陈士铎《辨证录》方治验［J］. 中国民间疗法，1999（10）：25－26.
［54］杨灵生. 应用陈士铎《辨证录》治验2则［J］. 成都中医药大学学报，2000，23（3）：29－31.
［55］刘荣喜. 陈士铎《外经微言》医学思想探讨［J］. 中医文献杂志，2000（4）：20－21.

[56] 徐春波.《本草新编》的学术特色 [J]. 山东中医药大学学报，2000，24 (6)：451 -452.
[57] 邱立新. 陈士铎从痰论治癫狂呆病初探 [J]. 时珍国医国药，2002，13 (3)：161 -162.
[58] 玄振玉，胡惠平. 陈士铎外科分经用药经验举隅 [J]. 中医药研究，2002，18 (3)：4.
[59] 李官火. 从药中四维看陈士铎的学术渊源 [J]. 中医药研究，2002，18 (3)：93 -94.
[60] 杨石，张胜.《外经微言》学术思想探讨 [J]. 成都医药，2003，29 (2)：101 -102.
[61] 包祖晓，管利民. 陈士铎辨治头痛五法浅识 [J]. 国医论坛，2003，18 (4)：12 -13.
[62] 孙建峰.《洞天奥旨》补法浅析 [J]. 国医论坛，2003，18 (4)：41 -43.
[63] 刘恩顺. 陈士铎《辨证录》辨证论治特点浅析 [J]. 天津中医学院学报，2004，23 (2)：66 -67.
[64] 赵岩，高权国. 陈士铎"直接交通心肾法"诸方简析 [J]. 中医药信息，2004，21 (4)：42 -44.
[65] 陈永灿. 陈士铎健忘呆病证治方药探析 [J]. 中医药临床杂志，2004，16 (5)：497 -499.
[66] 赵岩，高权国. 陈士铎间接交通心肾诸方简析 [J]. 中医药信息，2004，21 (5)：52：53.
[67] 朱桂梓，李成文. 陈士铎伤寒思想探讨 [J]. 河南中医，2005，25 (3)：21 -22.
[68] 王小芸，王象礼，赵怀舟.《青囊秘诀》与《洞天奥旨》关系的文献考察 [J]. 山西中医，2005，21 (6)：47 -49.
[69] 陈化尧，吴同启，张明德. 陈士铎论治咳嗽学术思想探析 [J]. 黑龙江中医药，2005 (6)：52 -53.
[70] 邱立新. 浅析《辨证录》对健忘证的论治 [J]. 内蒙古中医药，2006 (4)：3 -4.
[71] 贾颖，赵怀舟，沈华.《本草新编》与《本草蒙筌》渊源关系探讨 [J]. 山西中医，2006，22 (6)：43 -44.
[72] 王广民，侯桃红.《石室秘录》学术特色浅识 [J]. 2007，23 (2)：47.
[73] 王希兰，宋竖旗. 陈士铎辨治阳痿浅析 [J]. 中医杂志，2007，48 (3)：283 -284.
[74] 王象礼. 陈士铎"遇仙传书"案"仙"序署名考——"云中逸老岐伯天师"考 [J]. 山西中医，2007，23 (3)：42 -44.
[75] 李志强，赵国平. 对陈士铎论治呆病健忘的思考 [J]. 浙江中医药大学学报，2007，31 (3)：284 -285.
[76] 包祖晓，唐启盛. 陈士铎从心肾不交论治神志病 [J]. 吉林中医药，2007，27 (5)：1 -2.
[77] 孙佳，潘桂娟. 对陈士铎痰证诊疗思想的探讨 [J]. 中国中医基础医学杂志，2007，13 (5)：375 -377.
[78] 邢大庆.《本草新编》学术思想探讨 [J]. 山西中医，2008，24 (增刊)：2 -3.
[79] 吴静.《辨证录》从肝论治心肾不交探微 [J]. 山西中医，2008，24 (9)：1 -3.
[80] 李宝来.《石室秘录》中男子不育浅析 [J]. 实用中医内科杂志，2008，22 (1)：17 -18.
[81] 郝秀梅，郭选贤，殷光辉，等. 清代名医陈士铎治疗咳嗽的经验 [J]. 陕西中医，2008，29 (12)：1647 -1648.

[82] 张玲，沈华. 傅山医著源流考——《手稿》《女科》及《辨证录》的渊源关系［J］. 光明中医，2008，23（11）：1647－1648.

[83] 刘树山. 应用陈士铎的平肝舒怒饮治疗胁痛的体会［J］. 世界中医药，2009，4（6）：339.

[84] 孙建峰. 陈士铎对中医理论的发挥举隅［J］. 中医文献杂志，2010（2）：15－17.

[85] 卫云英.《傅青主女科》与《辨证录》内容及语言考察［J］. 江西中医学院学报，2010，22（3）：25－27.

[86] 第五永长，田金洲，时晶. 从清代名医陈士铎治疗痴呆学术特色谈脾脑相关［J］. 四川中医，2011，29（2）：43－44.

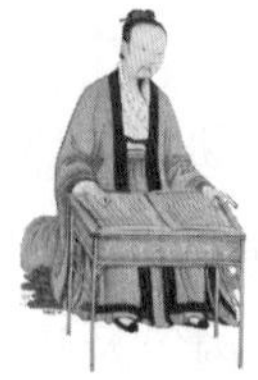

高士宗

内容提要

高士宗，名世栻，生于清崇德元年（1636），其卒年不详，根据《医学真传》的记载推算，约卒于清康熙三十九年（1700），浙江钱塘人。一生致力于中医经典医籍的注释，著有《黄帝内经素问直解》、《黄帝内经灵枢直解》（已佚）、《金匮要略集注》（已佚）；同时还致力于传道论医、诊病疗疾，今存有其侣山堂讲学书稿《医学真传》。同时，高士宗续撰其师张志聪未完成的《本草崇原》《伤寒论集注》，并最终成书。高士宗在多年的教书、著述、临证过程中，逐渐形成了自己的学术特色。其探究医学根源，重视经典，注释经文以笔风简洁著称，至今仍对临床有着很好的指导作用；其勤求古训，博采众长，重视发挥集体智慧，著述、教学、临证务传其真，对现代中医教育具有深刻的启迪意义。

【概述】

一、生平简介

高士宗，名世栻，士宗乃其字，浙江钱塘人。关于高士宗的生卒年代，史志中并无记载。后代医家考证亦各说纷纭。然笔者据《医学真传》“先生自述”中云“（康熙三年）甲辰岁，余年二十有八”推测，高士宗生于清崇德元年（1636）。又，据《医学真传》记载，康熙三十五年（1696）至康熙三十八年（1699），高士宗“聚门弟子于侣山讲堂，讲学论道，四载有余”。由此推断，高士宗至少享年六十五岁，卒于清康熙三十九年（1700）。

高士宗的求医生涯，源于童年丧父，家境贫寒，又因科举不中，故学医于钱塘名医倪洙龙先生。高士宗23岁时，就开始独立门户，悬壶于世。28岁那年，“患痢甚笃”，久治不愈，遂不服药，至仲冬而痢方止。因叹曰：“医之不可为也。医治我若是，我治人想亦若是。以医觅利，草菅人命，谓天理何！”自感医术不够精深，闻听张志聪讲经论于侣山堂，遂前往拜师学习，朝夕参研《素问》《灵枢》《伤寒论》《神农本草经》等，如是者十载。而后，高士宗于医理、辨证、用药皆大有进益，医术大增。

高士宗一生致力于中医经典医籍的注译校勘，著有《黄帝内经素问直解》、《黄帝内经灵枢直解》（已佚）、《金匮要略集注》（已佚）；同时致力于传道论医，诊病疗疾，今存有其侣山堂讲学书稿《医学真传》。同时，高士宗继续撰写其师张志聪未完成的《本草崇原》《伤寒论集注》，并最终成书。高士宗在多年的教书、著述、临证过程中，逐渐形成了自己的学术特色，其著作可资参考借鉴。

二、著作介绍

高士宗现存著作有四部，其中包括自撰的《黄帝内经素问直解》，还有侣山堂讲学书稿《医学真传》；与张志聪合撰的《本草崇原》《伤寒论集注》。此外，高士宗还撰有《黄帝内经灵枢直解》《金匮要略集注》，均已佚失。现就其现存的四部著作简要介绍如下。

（一）《本草崇原》

《本草崇原》，共计3卷，约成书于清康熙二年（1695）。全书摘录《神农本草经》药物233味（另有附品56种），采用《神农本草经》三品分类法。卷上为上品，收载药物125种；卷中为中品，收载药物103种；卷下为下品，收载药物61种。该书结合五运六气理论和临床实践，对289味药物的性味、生成、阴阳五行属性、形色等进行阐发，是一部实用价值颇高的本草学专著。《本草崇原》由张志聪晚年开始撰写，惜书未成而卒，后由其弟子高士宗续写，书稿终得以完成。然高士宗“方欲刻版”，不幸亦亡，后由王琦将其印梓于世。

高士宗对《本草崇原》中的部分药物，在阐释之后又增入补充按语。例如土瓜根条，高氏补充说："愚按土瓜，……本经虽有名，今人未之识也。"王琦云："按月令，所谓王瓜者，……遍处有之，民间往往认作栝楼，高氏以为今人未识者，盖以此故耳。"《本草崇原》最终在高士宗的尽心撰注下，得以完整展现于世人，其立足于注释《神农本草经》之旨，务达崇《本经》之原的目的，为近代注释本草的精纯之作。该书以简练通俗的语言阐释本草，使后人能通晓经旨，以知其性而用之，则用之有本，神变无方。

（二）《伤寒论集注》

《伤寒论集注》，共计6卷，约成书于清康熙二十二年（1683）。本书与《本草崇原》类似，亦为高士宗与张志聪合撰而成，即由张隐庵注释，高士宗纂集并进一步注释而最终完稿。张志聪晚年始著此书，无奈稿未成而病卒，遂由高士宗参订、纂集而终得以付梓于世。高士宗对张志聪的某些观点持有不同见解，具有个人的独特理解。故张志聪去世后，高士宗承遗训继续撰注《伤寒论集注》时，不可避免地渗入了自己的学术见解。《伤寒论集注》主张维护《伤寒论》原貌，探本求源，考证求实，注重"以经论证""以证论证"。以期知仲景之旨，明仲景撰论之原，入仲圣之门墙。

（三）《黄帝内经素问直解》

《黄帝内经素问直解》，共计9卷，成书于清康熙三十四年（1695）。高士宗认为，《内经》乃医道之原，明道之书，虽传之数千百年，经论却未能得以彰明；各家虽有注释，或苟简隙漏，或敷浅不经；张志聪所注《黄帝内经素问集注》，虽博采众长，义意却显艰深，研阅诚难。故殚心研注《内经》十载而更注之，于清康熙三十四年（1695）著成《黄帝内经素问直解》。高士宗在《黄帝内经素问直解·凡例》中云："隐庵集注，义意艰深，其失也晦。余不得已而更注之，颜曰'直解'，世之识者尚其鉴诸。"又云"隐庵先有集注之刻，不便雷同，故曰'直解'。注释直截明白，可合正文诵读"，或可有裨于世。高士宗在撰注《黄帝内经素问直解》的过程中，非常重视校勘学的运用，言语明白晓畅，同时敢于疑古。其昼夜悟思岐黄精义，汲取《素问》各注本之所长，对前人所注错误之文一概不袭，并提出自己的独特见解。《黄帝内经素问直解》因文字简洁，至今仍是研读《内经》的重要参考书。

（四）《医学真传》

《医学真传》，1卷，成书于清康熙三十八年（1699）。该书是由高士宗讲授，其学生王嘉嗣等摘录汇集而成，是高士宗晚年的著作。《医学真传》重视经典，阐发医理，探幽发微，旨在阐明经论，以真传于后人。本书主要包括四个方面的内容：①基础理论（脏腑经络、气血、六淫、七情等）；②诊断法则（辨舌、诊脉大法等）；③辨证施治（内科杂病、妇儿科等）；④方药运用（方药、用药大略、辨药大略等）。《医学真传》的内容，主要是在侣山堂书院讲学中产生，这就决定了它的内容与书院特点密切相关。第一，书院集教、学、研于一体，集思广益，重视理论与临床实践相结合，书中记载了丰富实用的中医临床经验；第二，高士宗崇阳而重温补、重视五运六气的观点，在书中得到了充分体现。

【学术思想】

一、学术渊源

高士宗的学术思想，在早年从医的基础上，主要是在侣山堂书院中形成的。

侣山堂书院，坐落于美丽的杭州吴山（古称胥山）脚下，创立于清康熙三年（1664），是明清时期浙江首创的中医民间教育讲学书院，也是高士宗跟随张志聪讲论轩岐、仲景之道及著书和诊疗的场所。

（一）师承

高士宗对其师张志聪崇拜至极并一生追随。张志聪，字隐庵，明末清初著名医家，其创办侣山堂书院，讲学、论道、诊病、注释经典，成就卓著。张志聪在所著《伤寒论宗印》自序中说："聪家世南阳，值汉室之乱隐居江右，十一世祖游宦钱塘卜筑湖上，自仲祖及今四十三叶矣。其间以医名者，什有二三。余因髫年失怙，弃儒习医于兹，历三十年，藉卿子师开示广搅前代诸书，《灵》《素》以降，伤寒一论诚立法垂教之要典也!"张志聪自称其是仲景后裔，先祖为河南南阳人，后世祖迁徙浙江杭州（钱塘），以占卜为业。其祖以医为业者，仅"什有二三"。张志聪幼年丧父，因而弃儒学医，曾师从当时的伤寒大家张卿子（字遂辰），尽得其真传。张志聪广览前贤诸书，学识超群，对《素问》《灵枢》《伤寒论》等经典均深入研究，对《伤寒论》的研究尤为深入。张志聪认为，《伤寒论》是立法垂教之要典，医学入门之根蒂。他在《侣山堂类辨·医学入门》中指出："明乎伤寒之道，千般病难，不出于范围焉。故医学入门，当从伤寒始，先难其所难，而后易其所易。"张志聪一生精勤不倦，立志于仲景之学，"经寒暑，历岁月，废寝食，绝交游，春花秋月之莫问，澄水佳山之弗临，总期无负于仲祖之志"。高士宗对其师敬仰之极，尝叹曰："（志聪）童而习之，至于耄期，未尝倦学。"

（二）侣山堂之由来

侣山堂书院，由张志聪创立。张志聪在《侣山堂类辨·序》中云："余家胥山之阴，峨嵋之麓。有石累焉纷出，余因其屹然立者，值之为峰；块然枵者，依之为岗；峭然削、洞然谷者，缀之为曲屈、为深窈。就其上筑数椽，而南则构轩临其山。客有访余者，望其蓊蔚明秀，咸低徊留之，拟冷泉风况焉。余日坐卧轩中凡三十年，凡所著述，悉于此中得之。"此段文字记载的"胥山"，乃现杭州吴山之古称，俗称城隍山，位于钱塘江北岸，西湖东南，是天目山山脉延伸入城之尾。在西湖之北，称葛岭与宝石山，在西湖之南就是吴山。吴山实是众多山脉的总称。而吴山西北有一峨嵋山脉，山下有一山庄，此处即是"侣山堂"。"侣山堂"三字，是其主人张志聪取自苏轼《赤壁赋》中"侣鱼虾而友麋鹿"之句，取"侣伴以傍山"之意。此处风景绮丽，奇峰怪石，树木林立，曲径通幽，流水潺潺，草木郁郁葱葱，鸟语花香，让人流连忘返。当时的钱塘医家们常来此侣山堂品茗论医，各抒己见，交流探讨医学。张志聪坐卧南轩"凡三十年"，专心著述、热情讲学，师生们共同论医的氛围弥漫着整个山庄，雅逸情趣，如沐春风，呈现出一派中医学术繁盛之象。诚如《清史稿·列传二百八十九·艺术一》中所载：“（志聪）构侣山堂，召同志讲论其中，参考经论，辨其是非。自顺治中至康熙之初，四十年间，谈轩、岐之学者咸归之”。张志聪除召集医学友人及门弟子在侣山堂著述、讲学之外，还以侣山堂为诊所，救民疾苦。因此，侣山堂书院名盛一时，成为当时钱塘医家的主要医学活动场所。而浙江钱塘亦因“侣山堂”的缘故，医学人才荟萃，医家云集。如今，侣山堂的先贤们已逝，“侣山堂”亦不复存在，但侣山堂医派的岐黄功绩却永不磨灭。因“侣山堂”所遗留之“侣山堂”医学精神代代传承，时至今日，仍为后世医家所称道。

（三）侣山堂的讲学理念

清朝初年，张志聪创办的侣山堂书院，使中医民间教育活动在钱塘胥山持续了将近百年，清朝的民间中医教育也因此出现了中医学史上难得的繁荣景象。诚如清代王琦所赞：“自顺治到康熙之初四十年间，外郡人称武林（钱塘别称）为医薮。”在近百年中医教育过程中，在张志聪、高士宗等侣山堂医家的悉心主持下，侣山学堂形成了自己成熟的讲学理念。

1. 传承中医，重视经典

侣山堂书院的讲学理念，由卢之颐首创于明朝末年。《清史稿·列传二百八十九·艺术一》中载：“明末，杭州卢之颐、繇父子著书，讲明医学，志聪继之，构侣山堂，招同志讲论其中。”其后张志聪效仿卢氏，在侣山堂构书院论医讲学，培养了一大批优秀的中医人才，而高士宗为其中最有成就者。张志聪逝世后，高士宗禀师训，继续坚持在侣山堂讲学论道，传承中医，四载有余。其后，侣山堂讲学一直延续至光绪年间。

据浙江中医学院（现浙江中医药大学）胡滨等考证，卢之颐为完成父亲卢复的《本草纲目博议》，在编撰《本草乘雅半偈》期间，经常邀请地方名医在家中讨论医学，并将诸医家意见融入撰著之中。同时卢之颐广受大家推荐，常在家中讲述《灵枢》《素问》、仲景学说等医学经典理论。渐而久之，卢之颐善讲医经的名声便传播开来，慕名者接踵而至，连已拜在张遂辰门下的张志聪都常常前去听讲。在集体学习和研讨的过程中，张志聪的医学理论与临证经验都取得了长足的进步。同时，受卢之颐家中聚众讲学问道的启发，张志聪在自家诊所“侣山堂”开讲医学并广聚同学，将小型的家庭讲学模式上升至民间中医教育模式。张志聪主持侣山堂讲学延续 30 年，直至罹病逝世，可谓耗尽了一生之心血。志聪逝后，高士宗便继承老师的讲学事业，继续主持侣山堂教学活动。

高士宗晚年，一方面继续主持侣山堂事务，另一方面笔耕不辍，不忘著述医书。仿照《侣山堂类辨》体例，将其在“侣山堂”讲学、论道、诊病的记录，由弟子整理梓行，并命曰《医学真传》。是书充分体现了高士宗“以示正道，以斥旁门，而使初学者不可不慎也”的思想。此书与《侣山堂类辨》，乃侣山堂医派论医讲学的姊妹之作，各有千秋。

侣山堂书院海纳百川，以博大的胸怀聚众讲学，传授中医知识、重视经典理论，崇尚苦志读书，播下了一粒粒优秀的中医种子，在钱塘一带生根发芽。侣山堂书院全心研究经典医籍，为中医经典的传承与发扬播下了无数种子，待春雨而茁壮成长为一代名医。高士宗即精英种子之一，其秉承师训，对医学经典理论尤为重视，朝夕参究经论、主持讲学、撰著医书，传承医道，使

“道渐以明，医渐以备”。

2. 教学相长，集体著述

侣山堂书院海纳百川，聚众办学，同时在集思广益之中，创集体撰注经典古籍之源，通过师生互学互进，汇众人智慧来进行古代经典医著的研究整理。侣山堂书院在师生集体努力下，对《内经》《神农本草经》《八十一难经》《伤寒论》等中医经典进行整理研究或注释阐发。《黄帝内经素问集注》《黄帝内经灵枢集注》《伤寒论集注》《本草崇原》《本草崇原集说》等，都是集体研究探讨的结晶。如《医学真传》开篇即云：“高士宗先生手授医学真传：受业门人王嘉嗣子佳、曹增美自玉、管益龄介眉、徐麟祥皆知、朱升曙升、杨吴山迈垄、杨昶长舒、奚天枢尚公述。”侣山堂师生共同学习经典、探讨经论、教学相长，广开言路，集思广益，发挥集体智慧，著述医书，硕果累累，为中医学的传承与发展做出了积极贡献。

3. 知行相长，救民疾苦

“以行而求知，因知以进行”，苦志研经者，是免庸医之责，更是志为良医，救民疾苦也。侣山堂医家尚经典理论研究，然其亦明“久读王叔和，不如临证多”的深刻内涵，故集理论、临床于一体，知行相长，以理论之学促临床之效，以临证之效证理论之学。张志聪在《侣山堂类辨·医以力学为先》中云：“月三、六、九晨，集及门，说《内经》及《伤寒论》，讲毕，谓诸生曰：时俗相沿云，行医全凭时运，予以为不然。诸生来学，当苦志读书，细心参究，庶可免庸医之责。若凭时运，则何业不可为，而习此苦难之事?”并引古人之语谆谆教诲侣山堂同学弟子及诸医学生“医不读书，纵成仓扁，纵为技术之流，非士君子也。卢不远先生曰当三复斯语”。寥寥数语道出医者读书是为致用，是为得良术成良医而救民疾苦。“侣山堂”本为张志聪诊室，临证为人治病立方奇巧，医技精湛，为传承中医，其又在此著书讲学，知行合一，为世人所敬仰。

高士宗，因病习医，尤爱医学，师从张志聪十有余年，于医理医术造诣皆深。他深究经典，以经论指导临证，不为时俗所左右，辨证精准，疗效颇佳。钱塘医派其他医家，如卢之颐等，亦均为杏林妙手，以擅疗疑难杂病而著称于世。他们救民疾苦，知行相长，更将临床验案回归理论，撰著成书，如传载“侣山堂医派”讲学内容的《侣山堂类辨》《医学真传》等，都是理论联系实际，阐明中医临床辨证论治思想的肺腑之言。

二、学术特色

统览高士宗的四部著作，不管是其对经典医籍的注释，还是其对张志聪著作的发挥，乃至其讲学书稿，均渗透着其特有的学术特色。

（一）经典注释特色

高士宗是钱塘医派的代表人物之一。钱塘医派重视经典医籍研究，集思广益、集体探讨与编注的特点，在高士宗四部著作中均有体现。

1. 以晓畅语言释经典

（1）简洁明了释《素问》

高士宗在王太仆、马元台、张隐庵注释《内经》的基础上，集各家注释《素问》之优，摒各家注解之弊。高士宗认为，其师张志聪的《黄帝内经素问集注》“义意艰深，其失也晦”，所以他在撰注《黄帝内经素问直解》时，注释力求简洁晓畅，如此则可合正文诵读，故名曰“直解”。

《黄帝内经素问直解》以其明白晓畅，著称于众多《素问》注本之中。全书注重前后连贯，注释时往往首明每篇经文大旨，认真诠释各篇名目。高士宗站在《素问》全书整体的高度，将每篇经文分为数节分别注释，意在使学者易于领会。

高士宗还就《黄帝内经素问集注》和《黄帝内经素问直解》，对《素问·五脏别论》中的“奇恒之腑”的解释进行讨论。张志聪认为：“地主闭藏而上升，天主化施而下降。言人之脏腑形骸，应象天地阴阳之气。此六者，与传化之腑不同，故曰奇恒之腑。”此注并未阐明为何称“奇恒之腑”。高士宗更注曰：“此六者，藏精藏血，胎息孕育，犹之地气之所生也，六者皆藏于阴，而象于地，故藏而不泻，此脑、髓、骨、脉、胆、女子胞六者，所以名脏也，或以为腑，亦不如六腑之传化，是名曰奇恒之腑。奇，异也。恒，常也。言异于常腑也。此方士以脑髓为脏，而或以为腑也。”高士宗在此明确指出，“奇，异也。恒，常也。言异于常腑也”。盖奇恒之腑，形体似腑（中空），功用似脏（藏），亦脏亦腑，别于脏又别于腑，故于脏腑之外，又单独提出来讨论。这就是高士宗“青出于蓝而胜于蓝”之处，这同他精于校勘，注重临床以及其深厚的文字功底是密不可分的。在高士宗之前，方士或“以脑髓为藏”，或“以肠胃为藏”，“皆自谓是”，可见认识是比较混乱的。本篇高士宗之注，清晰解析奇恒之腑的同时，又纠正了方士在认识上的错误，使学者读之一目了然。从《黄帝内经素问集注》和《黄帝内经素问直解》对“奇恒之腑”的注释，可以看出高士宗对经文的注释的确是比较清晰明白的。

《黄帝内经素问直解》通篇注释简洁，其从经文本意出发，又能联系临床，在注释中常以寥寥数语，便中肯地道出主旨大意，颇为一目了然，实符“直解”之意，无怪乎在众多《素问》注本中，《黄帝内经素问直解》以其明白晓畅著称。

《黄帝内经素问直解》凝聚着高士宗本人对《内经》的深厚感情。他历经十载，汲取历代前贤注释《内经》的优点，不仅以通俗简练之语为其特征，并且敢于疑古，提出自己对《内经》条文的独到见解。与其老师张志聪《黄帝内经素问集注》相比，可谓青出于蓝而胜于蓝。

（2）语言晓畅释伤寒

《伤寒论集注》是侣山堂医家的重要著作之一。钱塘医派研究经典医籍的特点，充分地体现在《伤寒论》研究中。纵观《伤寒论集注》，可谓凝聚了众多钱塘医派弟子的智慧，是由张志聪与同学们共同讨论、撰注而成稿。

高士宗在完成张志聪遗著《伤寒论集注》的过程中，将“简洁晓畅”的笔风运用于《伤寒论集注》的注释中。虽至今无法完全区别具体经文由谁注释，然有一点可以肯定，高士宗注释《伤寒论集注》时，已将其晓畅的笔风潜移默化地运用于《伤寒论》注释中。

笔者借《伤寒论》118 条作为论述对象，以《伤寒来苏集》注释文作为比较对象，来论证《伤寒论集注》这种简洁晓畅的笔风。《伤寒论》118 条文：“火逆下之，因烧针，烦躁者，桂枝甘草龙骨牡蛎汤主之。”《伤寒来苏集》中的解释是：“三番误治，阴阳俱虚竭矣。烦躁者，惊狂之渐，起卧不安之象也，急用桂枝甘草以安神，龙骨牡蛎以救逆。”而《伤寒论集注》中对此条经文解释为“火逆者，因火而逆也，逆则阳气上浮，下之则阴气下陷，因加烧针则阴阳水火之气不和。夫太阳不得少阴之气以和之则烦；少阴不得太阳之气以下交则躁。宜桂枝甘草龙骨牡蛎汤，和太阳少阴，心肾相交之血气。”比较两种解释，前者只是简单地解释了病机，即火逆、下法、烧针三法属误治，使阴阳俱虚。而后者将火逆、下之、烧针所致阴阳俱虚的机制均进行了详细的阐发，使我们对这条经文有了更深刻的理解。这种注释特点，与高士宗注释《黄帝内经素问直解》是一以贯之的。

2. 集各家之优释篇名

张志聪竭力覃思，越寒暑五载，注释《素问》9卷，以昼夜之寻思，取岐黄之精义，“与同学高良，共深参究之秘，及门诸弟时任校正之严”，《黄帝内经素问集注》遂剞劂告成。其中，《黄帝内经素问集注》卷二，由高士宗参订。高士宗既然参订《黄帝内经素问集注》卷二，其《黄帝内经素问直解》注释或应与本卷相同。翻阅二书会发现，高士宗不仅将《黄帝内经素问集注》卷二四篇，归入《黄帝内经素问直解》卷一中，并重新注释了各篇名目。笔者摘选《黄帝内经素问集注》卷二中的两篇名目，与《黄帝内经素问直解》名目进行比较并论述之，以洞悉高士宗《黄帝内经素问直解》的思想。

（1）《素问·阴阳应象大论》

此篇名目，《黄帝内经素问集注》注释说：“此篇言天地水火，四时五行，寒热气味，合人之脏腑形身，清浊气血，表里上下，成象成形者，莫不合乎阴阳之道。致于诊脉察色，治疗针砭，亦皆取法于阴阳。故曰阴阳应象大论。”高士宗在《黄帝内经素问直解》中，将其更注为：“阴阳者，太极初开，始为一昼之所分也。应象者，天地之阴阳，人身之阴阳，皆有形象之可应也。天地之阴阳，应象于人身；人身之阴阳，应象于天地；五运五行，应象无方，此篇为《五运行大论》之提纲，故曰《阴阳应象大论》。”

笔者认为，《黄帝内经素问集注》与《黄帝内经素问直解》，对“阴阳应象大论”名目之注释各有春秋，可用义长和简约来概括。《黄帝内经素问集注》，站在天地大宇宙角度上来注释“阴阳应象”，《黄帝内经素问直解》则从阴阳之根本角度阐发之，指出阴阳是万物初始之划分。而“阴阳应象”即阴阳在大自然中之形象。人与自然一体，大自然之阴阳，亦可应象于人身，反之亦然。阴阳是自然万物之根，即所谓“阴阳者，天地之道也，万物之纲纪，变化之父母，生杀之本始”，其应象必是无穷尽，“数之可十，推之可百，数之可千，推之可万”。

（2）《素问·六节藏象论》

对此篇名目，《黄帝内经素问集注》无注释。而高士宗在此篇名目中首先指出：“大论二字，旧本误传‘四气调神’下，今各改正。”又云：“六节者，天以六为节，天气始于甲，地气始于子，子甲相合，六十日而甲子周，六六三百六十日，以成一岁。天有六六之节，地则以九九制会也。”本节首先讨论了“六节”。“六节”者，即三阴三阳六气，即论天之“六节”；又以“九制”论地，这是关于天度的问题。“九九制会”者，它是古代医家用以说明生物的生理活动节律与时令节气相关的一个专门术语。有运用八十一以推算日月星辰的行程，以确定并保持月份与时令节气的正常关系，即此篇所论“正天之度，正气之数”。九自乘得八十一，人体生理活动乃至大自然各种生命，都与天时节令、日月运行密切相关。此正是本篇所云之“人以九九制会”“地以九九制会”。“六六之节，九九制会，所以正天之度，气之数也。天度者，所以制日月之行也；气数者，所以纪化生之用也”。此文指出了大自然、时间，与人体、生命是息息相关的。

接着，高士宗又云：“藏象者，神脏五，形脏四，合为九脏。神脏五，开窍于耳目鼻口，形脏四，开窍于前后二阴，窍虽有九，其位惟六，又神脏形脏，合于三阳三阴之六气，犹之以六为节，以九制会，故曰藏象。”高士宗指出，《内经》中的藏象，是形体与神识的统一，是人体与五运六气的统一，是机体与大自然的统一。脏居于内，人体又居于大自然之中。此实乃明人与天地相应之理也。

高士宗云：“此篇为‘六微旨大论’之提纲，故曰‘六节藏象大论’。”高士宗为何如此解释篇名？再看“六微旨大论”的高士宗注释，言“本经第九篇‘六节藏象大论’，为六气之大纲，此则阐明其旨，以悉其微，故曰‘六微旨大论’。《内经》是一个整体，八十一篇各有联系，此篇为“六气之大纲”，既是大纲，后文自当有详细论述，不足怪哉。高士宗注释经文名目，以整体的、联系的观念为指导，前后篇参看而不断章取义，实可为后学之楷模。

高士宗以简短的名目解释，说明此篇讨论了大自然的运行规律，五运六气与人体藏象、生理、病变、治疗之间密切相关；大自然运行有一定规律，所谓“行有分纪，周有道理”，人体亦应之，五脏六腑有着正常规律，此即天人相应也。我们亦可从中管窥高士宗对《内经》天人相应思想的崇拜与赞赏。

从高士宗注解本篇名目上，我们可以看到，高士宗认为，对《内经》的研习、注释，应当基于联系的、整体的观念，因为《内经》本身涵盖的知识，不仅仅是医学方面，还有天文、数学、气象等自然学科方面。为医者，没有博学多识而直解《内经》，真如蜀道之难。

高士宗注释《素问》，必求其本来面目，没有尽袭其师张志聪所论，而是殚精竭虑地钻研经文，以重新对《素问》条目进行注释。透过高士宗对《素问》名目的注解，其犹如指路明灯，指引后学者较快洞悉《素问》各篇主旨大意。

3. 复《内经》面貌求完整

高士宗在《黄帝内经素问直解·凡例》中云：“《素问》八十一篇，原遗两篇，今已搜补矣。”又云：“轩岐《素问》谓之圣经，不容假借，无奈后人著作方书，偏剿袭其义，摘取其文，而经脉针刺之理、三才运气之道，茫乎若迷，呜呼！世如斯、医如斯，学道者又如斯，则经几晦于方技，将见《素问》《内经》徒寄空明于天壤耳！后之业是道者，当知篇章字句，皆属珠玑，勿容稍为去取者也。”

从以上这段文字可以看出，高士宗认为《素问》是一部完整不可分割的巨著，其字字句句皆是珍宝。医者如为快捷学习而仅摘片段，大有断章取义之弊，且不能正确领悟经文原旨。为了完整表达《素问》原旨，高士宗不仅将《素问》遗缺两篇（“刺法论”和“本病论”）补出，对脱简之处加以考证并认真注释，还将《内经》中末卷七篇（“天元纪大论”“五运行大论”“六微旨大论”“气交变大论”“五常政大论”“六元正纪大论”“至真要大论”）完整录入。关于此七篇经文，历来医家就有争论。如林亿等认为，此七篇“全元起注本及《太素》并无，疑王氏所补也”，因嫌其文字过于古奥难懂，竟予以删除。高士宗却认为："上论七篇，词古义深，难于诠解，然久久玩索，得其精微，则奥旨自显。襄岁偶于友人斋头，见新刊《素问》一部，纸板甚精洁，名人为之序，其中篇什倒置，删削原文，末卷七篇置之不录，谓词义不经，似属后人添赘而非黄帝之文。噫，如是之人，妄论圣经，贻误后昆，良足悲已。"

在此要说明的是，高士宗对《素问》和《灵枢》分别进行了注解，即《黄帝内经素问直解》和《黄帝内经灵枢直解》，他和张志聪注本一样，都是全注本。高士宗在《黄帝内经素问直解·凡例》中说："《素问直解》外，更有《灵枢直解》圣经贤论剞劂告竣。"只可惜《黄帝内经灵枢直解》已佚，名存而实亡，故后世将高士宗《黄帝内经素问直解》列为单注本（单注《素问》的医家）。虽仅存《素问》，仍可以此管窥高士宗对《内经》完整性的重视。高士宗在《黄帝内经素问直解·凡例》首条即云："素问内经，……后之注者，或割裂全文，或删改字句，剽窃诡道，实开罪于先圣。如灵素合刻，纂集类经是已。惟王太仆、马元台、张隐庵注释，俱属原文。然字句文义，有重复而不作衍文者，有倒置而未经改正者，有以讹传讹而弗加详察者。余细为考校，确参订正，庶几上补圣经，下裨后学。"

可以说，高士宗对《素问》全文的传载起着重要作用。他力求《素问》的完整本来面貌，并多方购览《素问》注本，用心辨别其中真伪并为之注。其感叹云："《素问》注解，不下十余家，余多方购览，而明显入彀者，十不得一。然世之学者，便知诸刻纷纭，其中是非莫辨、真伪难分，余岂能执余注而告诸人曰：余解是真也，非伪也。噫！必不能矣！所以虽付剞劂，要亦信诸吾心，质之轩岐，不冀人之知也。虽然，人同此心，心同此理，倘后之君子，或嗣而续之，倡而明之，又余之深幸也夫。"高士宗体会先圣微义，注解《素问》，"言言中的，字字见解，而一针一血，尤必深入浅出，俾千百世后，永为画定不易之说，庶轩岐问答之神，跃跃纸上，而至精至微之理，炳若日星"。然道非浅近，故高士宗又云："非其人勿授、非其真不传。余之劳心神、历寒暑，以成此解，亦第藏之名山，传之其人而已。"呜呼！《黄帝内经素问直解》是"直"解，亦是"真"解、"心"解也。此是高士宗心旨，亦《黄帝内经素问直解》学术思想之旨也。

（二）学术思想特色

1. 重视五运六气理论

高士宗非常重视五运六气，认为医者必先明此，医道方近。其以天人相应之理，运用五运六气理论释经典、解药性、析病因，对后世产生了深远的影响。如《医学真传》所言："五运六气实乃医学之根源，神农本之而著药性，黄帝本之而著《内经》，仲师本之而撰《伤寒》《金匮》"。兹举例如下。

（1）病之根本在于人体六气之变

在《医学真传》中，高士宗解释六气为"盖厥阴、少阴、太阴、少阳、阳明、太阳曰六气"。高士宗认为，六淫为"风、热、湿、火、燥、寒"，并言"天有之，人亦有之"。在高士宗看来，六淫与六气的区别为"居其内以通脏腑者，六气也；居其外以通于天者，六淫也"。高士宗认为，"六淫"是正常的"风、热、湿、火、燥、寒"，又如何能病呢？他从五运六气的角度论述了其中奥妙：三阴三阳之六气，在下为标，下即内也；而风、热、湿、火、燥、寒之六淫，在上为本，上即外也。六淫在上而在外，故曰外感。人之所病，其根本在于体内六气的变化，此时体内六气乃“六淫”。高士宗认为，疾病的发生，并不本于天之六淫，而本于人身之六淫。高士宗非常重视机体内在因素，认为外界“风、热、湿、火、燥、寒”之六淫并不会导致人体发生疾病，只有当机体本身“六气”不正常时，方会致病。此说与“正气存内，邪不可干”是一以贯之的。高士宗以张仲景《伤寒杂病论》的中风与伤寒为例，说明内因是疾病发生的根本原因。

（2）以六经气化理论释伤寒

自《伤寒杂病论》问世以来，历代医家各有发挥。张志聪首创六经气化之说，以五运六气、标本中气之理，来解释伤寒六经，他认为：“学者当于大论中五运六气求之，伤寒大义思过半矣”。高士宗秉承师志，在补注《伤寒论集注》中，将运气学说广泛地运用于阐述疾病的发生发展及病情演变中。《伤寒论集注》，运用五运六气之理解析《伤寒论》条文，颇有创意与发挥，并多合“以经论证”“以证论证”，使观点更加鲜明，更合仲景本意。张志聪、高士宗以“六经气化”释伤寒，无疑具有重要的历史意义。

（3）以五运六气之理释药性

《本草崇原》以五运六气理论解释药性，以求《本经》药物性用之本。兹以《本草崇原》中所论丹参，阐明其“药气理论”之特色。

丹参，载于《本经》中品。《本草崇原》曰：“丹参、玄参，皆气味苦寒，而得少阴之气化。但玄参色黑，禀少阴寒水之精，而上通于天；丹参色赤，禀少阴君火之气，而下交于地，上下相交，则中土自和。故玄参下交于上，而治腹中寒热积聚；丹参上交于下，而治心腹邪气，寒热积聚。君火之气下交，则土温而水不泛溢，故治肠鸣幽幽如走水。破癥除瘕者，治寒热之积聚也。”

此段文字，取象比类并结合五运六气理论，比较了丹参、玄参在功效上的差异。丹参、玄参因色之不同，五运六气所主亦因之而异，功效自当有殊。丹参因色赤属心，所以禀少阴君火之气，心火下行，交通上下，故治心腹邪气，寒热积聚；心火下行则能使土温而制水，故治“肠鸣幽幽如走水”。玄参色黑入肾，故禀少阴寒水之精，上行治寒热积聚。《本草崇原》以性味推论药物归经所属，又参五色以别药之殊异。此所谓“土温”，是从五行生克的角度而言，并不是丹参本身具有温补中焦的作用。丹参色赤味苦清心，而兼有交通上下、通利血脉的作用。血水本是一体，故云“土温而水不泛溢，故治肠鸣幽幽如走水”。

夫天地万物合于人身，本为一体，知天之五运六气，明植物五运六气归属，进以察病之五运六气，道即不远矣。《本草崇原》运用五运六气学说，解释《本经》中药物的性味功效，创立“药气理论”，以求与《神农本草经》本义吻合，并将之运用于临床，堪为神农之功臣。

2. 重视人身之阳气并崇尚温补

综观《黄帝内经素问直解》《伤寒论集注》《本草崇原》《医学真传》四部著作，可以发现高士宗非常重视人身之阳气。其重阳思想与明清之时温补学派的兴起有关。高士宗从事医学活动的年代，正是温病学说鼎盛之际，医者滥用寒凉祛邪之法，致部分寒证因服用寒凉药物而加重病情，或患者长期服用苦寒药物损伤人体阳气。针对此时弊，高士宗赞同并继承和发展了温补学派的学术思想，非常重视人体阳气。另一方面，高士宗的崇阳思想实源于《内经》。高士宗生平精研

《内经》，对《内经》理论烂熟于胸。《素问·生气通天论》云："阳气者，若天与日，失其所，则折寿而不彰，故天运当以日光明。"又云："凡阴阳之要，阳密乃固。"《素问·生气通天论》主要讨论了人体阳气的重要性，言"阳气者，若天与日"。高士宗非常赞同"生气通天论"的观点，认为人身阳气若失其所，不能周于通体而循行于经脉，则短折其寿，不彰著于人世。其中观点旨在阐明阴阳之要侧重于阳。

同时，高士宗亦继承了钱塘医派诸位医家的温补思想。钱塘医派注重人体正气，潜移默化地影响着高士宗学术思想偏于温补崇阳。高士宗认为，滥用寒凉驱邪是当时的主要流弊。为匡其正，他晚年在侣山堂书院中坚持讲学，并致力于弘扬其崇阳温补的学术观点，《医学真传》即是其力主崇阳温补的集中体现。《医学真传》在人体生理、病机、辨证、诊断、治疗、用药等方面，均强调人体阳气的重要性。具体有以下特点。

《医学真传》重视阳气的观点，首先体现在他对气血、水火、阴阳等的认识。如认为气为主，血为辅，气为重，血为轻，血不足可以渐生，若气不立即死矣。又认为水火之中，火尤重要。如人阴血暴脱，阳气尤存，不致殒命；如阳气一脱，阴血虽充，难延旦夕，都是在阐明气火真阳的重要生理意义。

在疾病诊断方面，《医学真传》注重辨舌苔，认为外感病苔色变化多属阳虚有寒。若舌苔白滑是三焦火热为寒所侵，舌苔淡黄或微黄是中土虚，苔灰或褐如酱板为中土寒也，舌苔紫或深紫或黑属虚寒，舌苔紫色光亮是久病火衰，舌苔淡白光亮是荣血脱失。高士宗认为，这些因"君火之不足"而出现的各种舌苔，如不知救其君火，却进以寒凉，则君火愈亏，未有不毙。高士宗对伤寒舌苔的阐述，完全是他丰富临床经验的结晶，不是空泛之论。诚如他自己所说："余之辨舌，不合方书，观者未必能信，如能不弃余言，则杀人亦差少耳。"

在治则治法方面，高士宗痛斥时医治疗暑证时，畏热药而喜寒凉，于夏月之时，悉用寒凉之药治疗暑证。高士宗详细阐明暑之本源，"暑亦为寒"，指出"夏月之病，当温补者十之七八，宜凉泻者十之二三"，且谆谆告诫曰"人当暑月之中，须知兼杂虚寒之证，不可恣意凉散"，虽言之未免太过，读者当识其大旨，勿以辞害意可耳。

在治疗用药方面，高士宗指出临证处方用药不可偏于寒凉，在治疗用药上倡导温补，认为不可泥用沉寒之剂。如喘之一证，虽有实喘、半虚半实喘、虚喘之分，后之二者，"寒凉之药，在所禁也"。又有冷风哮喘，是火虚土弱，土弱金虚，致中焦生痰上逆所致。而虚喘者，其本在肾，其末在肺，是水天之气不能交接所致。当用人参、茯苓、黄芪、白术补土生肺，更以细辛、五味子、肉桂、附子以补肾固本。

在具体病证的治疗上，高士宗论血证用药时，亦力斥寒凉之弊。如吐血一证，当"按经论治"，如"骤用清凉泻火以止血，不但血不能止，必增咳嗽之病矣"。又如衄血，高士宗指出，当"察衄之冷热"，如"阳明经脉虚寒"或"禀质素弱"者罹患衄血证，衄大出不止，"内则耗其精血，外则劳其形体"，是"阳明阳气失职"，必用人参、附子以补气摄血，助阳救阴。如不明寒热，不察阴阳，而投以凉血滋阴药，其衄当甚。再如便血证，"治法总宜温补，不宜凉泻。温暖则血循经脉，补益则气能统血"。高士宗关于吐血、衄血、便血之论，提出当分别寒热阴阳，对于属寒属虚者，禁用寒凉，当宜温补。这种温补思想在当时盛行寒凉之风的医坛中，可谓是足音跫然。

【临证经验】

高士宗秉承侣山堂书院学风，将著书讲学、诊病疗疾融于一体，既是医经注释之名家，亦堪称中医临床大家。虽然现存高士宗临床案例并不多，但从其对经典医籍独特的见解亦可管窥一二，而其讲学书稿《医学真传》中对疾病诊断的高见以及所载病案，足以启发后之学者。

一、四诊合参，尤重舌脉

高士宗临证诊病，以经典医籍为依归，四诊合参，辨证精当。他认为"其他《脉诀》之言，多属不经，不可为信。欲求诊脉之法者，考于《灵枢》，详于《素问》，更合本论《辨脉》《平脉》而会通之，则得其要矣"。同时，高士宗亦非常重视诊脉与其他诊法合参。如其云："又两手三部之脉，地脉也，可以指诊；面容之色，天脉也，用以目察。六气调和，五行不偏，自有正色，若面无正色，神气不扬，夭色外呈，其寿不久。"

（一）望诊尤重舌

高士宗在临床实践中非常重视望诊，而尤其重视辨舌，认为如能正确辨舌，则能探本澄源。如《医学真传·辨舌》云："舌者心之窍。心，火也。舌红，火之正色也。上舍微胎，火之蕴蓄也。此为平人之舌色。若病则君火内虚，胃无谷神，舌色变而胎垢生。"由上可知，正常之舌是"舌红""微苔"。

心者君主之官，心属火，开窍于舌。若心火内虚，不能腐熟水谷，胃气不能正常上蒸于舌，则成"胎垢"。对于时俗所谓"有食有苔"说，高士宗一针见血地指出其"非理也"。高士宗辩驳说："若谓苔因食生，则平人一日数餐，何无苔？若谓平人食而即消，病则停滞苔生，何初病一二日，舌上无苔；至三四日，谷食不入，舌反有苔？则有食有苔之说，可知其讹谬矣。"高士宗指出，如常人之舌本无苔，若微有苔，不过隐隐微微、淡白淡黄之间。惟有三焦火热之气，为寒所侵，则舌上苔白而滑。若其身体发热且食欲不振，为中上二焦虚热相蒸，则舌上黏胎而垢。若苔色淡黄或微黄者，是中土虚。苔色灰褐色或酱板色者，是中土寒。舌上紫色者，是虚寒，或有瘀血。深紫色者，是大虚大寒。紫色光亮者，久病火衰，是土无生原。淡白光亮者，属久病阴虚，荣血内脱。苔色黑色者，为君火虚衰，水色上乘。

高士宗认为，舌质舌苔的变化，多因上、中、下三焦有热，或因寒侵，或为虚火，或中土虚寒，或为瘀血，或为阴虚荣血内脱，或为肾水上乘。常人君火光明，三焦畅达，胃气有余，饮食入腑，皆能借此君火化为营血，而无垢苔。舌之变化，多为虚寒之证，或虚实夹杂。舌之变化，其本源于"君火衰微"。其云："须知舌者，火也，火得其色，乃为平人之舌。平人五火齐明，如天日光明，阴翳消除，何胎之有？惟伤寒大病，君火不明，致三焦相火，乘于君火之位，则舌色反常。"舌质舌苔即使呈现"火相"，其本仍是"君火之不足"。又云："夫相火之乘于君火也，非相火之有余，乃君火之不足。”而时医不解此理，投以寒凉之药，使“君火愈亏，相火并竭”。

关于“黑苔”，世人多认作“火极似水”，辨证处方，杂投清凉之品。高士宗云：“火极似水，所谓物极必反也。既极而反，理应从治，不应对治，对治固宜清凉，从治则宜温热矣。”对于世俗皆“以虚为实，以寒为热”，高士宗指出：“尽是以讹传讹”。虽然舌色反常亦有实热之证，然舌色反常而实热者，十有二三，为三阳病；若舌色反常而伴有虚寒，十有七八，是三阴病。若舌色反常，上有红点，大如芥子，为虚热舌；舌色如常，上有红点，大如芥子，为实热舌。舌上苔黑而热极者，其苔高浮于上，不伤舌之本体，或黑或灰，此犀角、芩、连、石膏之证，乃百中之一。大、小承气之证，舌上亦有燥黑，必出言壮厉，神气虽昏，而原本之神凝聚于内，承气下之而愈，亦百中之一。有散黑而润，四边灰紫者，为虚寒舌。又有凝黑而枯，上如鳞甲者，大虚大寒舌，均宜参、术、桂、附，大忌寒凉。若胃气已绝，满舌如茧，板硬而黄，或板硬而黑，如是之舌，百无一生。总之，病变舌变，病者寒多热少，舌之变亦寒多热少。

可见，高士宗治病必审舌苔察舌质：以舌辨寒热，以舌定虚实，以舌处方药，以舌察预后。高士宗临证之时，多见虚、寒之舌象，而热证极少。从高士宗舌诊理论，亦可窥其崇补救温的学术观点。

（二）切诊独重脉

高士宗遥承《内经》，在《医学真传》中专立“诊脉大法”篇，详细论述诊脉之道。他说：“人身十二经脉，交通有道，循行有次，气统于先，血附于内，流行还转，昼夜不停。而医家诊脉，以左右两手分寸关尺三部，医以三指候之，以医之一呼一吸，候病者之脉，其脉应指而动，一动谓之一至。一呼一吸之间，其脉若四至以上，或五至以下，不数不迟，谓之平脉。若一呼一吸，其脉三至，或三至不足，则为迟脉。一呼一吸，其脉六至，或六至有余，则为数脉。”

高士宗指出，人身之脉是气血循行之道。诊脉当首分迟数。分迟数者，是识病之法，并非脉法。识脉者，当得其纲要。具体内容如下。

第一，辨脉之形象。脉有浮、沉、滑、涩、弦、紧、大、小、微、细、芤、革之分。具体分为：浮者，浮泛于上，轻指即得，如水漂木，故曰浮；沉者，沉伏于下，重指始得，如石下沉，故曰沉；滑则往来流利，如珠走盘而圆转；涩则往来艰涩，如刀刮竹而阻滞；弦如弓弦，按之不移也；紧如转索，按之劲急也；大乃脉体洪大，过于本位也；小乃脉体收敛，不及本位也；微者，虚微，似有似无也；细者，细小，如发如丝也；芤者，上有中无，如按葱管也；革者，外劲而坚，如按鼓皮也。高士宗认为，脉之形象不一，须于指下辨明，合证参考。

第二，审察脉之胃气。高士宗认为，诊脉尤当审其脉之圆缓，并辨脉之有无胃气。脉有胃气者，圆缓者，脉来应指，至数均调，三部同等也。胃气者，轻举应指，重按柔和也。若脉不圆缓，及无胃气，轻病必重，重病必死。无胃气之脉谓之“死脉”，高士宗对“死脉”进行了如下详细论述：“方书有虾游、鱼翔、屋漏、雀啄、弹石诸说。虾游者，如虾之游。鱼翔者，如鱼之摆鳞。屋漏者，至不伦次，点滴稀疏。雀啄者，如雀啄物，急疾涣散。弹石者，坚硬牢实，如指弹石。虾游、鱼翔、屋漏，乃散漫不伦之脉也。雀啄、弹石，乃坚强不和之脉也。方书之言，摹拟亦似，此皆脉无胃气，应指无神也，见则必死。”

第三，诊病脉色合参。高士宗认为，诊脉亦当参合脉色，即《内经》所谓“能合色脉，可以万全”。他将“两手三部之脉”称为“地脉”，并云“地脉也，可以指诊”；将“面容之色”称为“天脉”，并云“天脉也，用以目察”。高士宗还指出，若六气调和，五行不偏，自有正色。若面无正色，神气不扬，夭色外呈，其寿不久。

第四，详论诊脉部位。关于诊脉部位，高阳生《脉诀》言“左心小肠肝胆肾膀胱，右肺大肠脾胃包三焦”。但高士宗认为：“此一脏一腑相为配合，合《灵枢》之脉法也；而《素问》脉法，又以两手寸脉候上，关脉候中，尺脉候下”，两者有所不同。《素问》之脉法是两手寸脉候上，右寸候肺，左寸候心，而膻中、上焦附于两寸；关脉候中，右关候脾，左关候肝，而膈中、中焦、胃、大小肠附于两关；尺脉候下，肾与膀胱也。此上以候上，中以候中，下以候下。而仲师《伤寒论》平脉篇中的诊法，即“以三菽、六菽、九菽、十二菽之由轻而重，自举而按，以候五脏之气。故曰如三菽之重者，肺气也；如六菽之重者，心气也；如九菽之重者，脾气也；如十二菽之重者，肝气也；按之至骨者，肾气也”。这是以浮、中、沉诊五脏之气。高士宗认为，《伤寒论》之脉法是正确的。如果将《内经》《伤寒论》诸经论脉法烂熟于胸中，则“论病诊视，无往不宜矣”。高士宗认为，诊脉之要，《灵枢》《素问》“辨脉”“平脉”中详载之，医者当融会贯通，得其纲要。

第五，兼论异常脉。①动脉。对诸脉之外的动脉，高士宗分析说：“动脉有二：一则三部之脉，厥厥动摇，圆疾如豆也；一则头额喉旁，胸腹胫足跃跃而动，此经脉循行环转，于空隙之处微露其端，所谓流中溢外也。”②反关脉。三部无脉，移于外络，名为反关脉，医者不可不知。

第六，论脉当因人（男、女、幼儿）而异。高士宗认为，男子之脉、女子之脉、小儿之脉各有区别，医者不可不察。其云：“脉分左右，左主血，右主气。男为阳，阳气者也，故男子之脉，宜于右旺；女为阴，阴者血也，故女子之脉，宜于左旺。男子右脉和平，虽困无害；女子左脉和平，虽困亦无害。盖五脏所居之位，男居于左者，女则居于右，男居于右者，女则居于左。《素问》云：男子左为逆，右为从；女子右为逆，左为从。所从不同，则两手左右所属脏腑，亦当不同矣。至于小儿之脉，除辨某病得某脉、脉之有神无神、有胃气无胃气外，更当知小儿啼哭不驯，不能细诊，只以一二指按之，脉来四五至，亦为和平。若按之而似有似无，或急疾无神，兼之病剧，亦不能生。其视虎口而别以色，若云小儿脉有六七至者皆是妄谈。故诊小儿之脉，须知小儿呼吸急疾，约以急疾应之可耳。由此推之，无论大小男女，凡病内虚者，脉弱为宜，洪大则忌；初病外感者，阳脉为宜，阴脉则忌。此所谓诊脉当因人而施，男子、女子、小儿脉各有异。”

第七，论脉之重要性。脉者，五脏六腑之大原，有脉则生，无脉则死。三部脉平，病虽剧亦生；三部不平，病虽轻亦危。

人之有病，当须求医。为医之人，首先当明诊病之总则，并以此处方用药。高士宗认为，医者，掌管人之生命，临证必须四诊合参，方为至当之举，不至于杀人于无形中。高士宗之语，一针见血地指出了临证诊病之不易，当苦学经旨，以明中医之本。

二、擅长内科，辨证精妙

高士宗精于临证，23 岁即开始独立门户，悬壶济世。其对于中医内科、儿科、妇人胎产疾患等均有独到的认识。现就《医学真传》中高士宗有关内科、儿科、妇科疾病的部分诊治经验简介如下。

（一）内科病证诊治

1. 头痛诊治

头痛是临床中最常见的疾病之一，有从外得之，亦有从内得之。高士宗认为，头痛当首辨所属经络。认为头痛之证有三：太阳头痛、少阳头痛、厥阴头痛。经络所属不同，头痛性质亦千差万别。如寒痛为太阳经头痛，盖“太阳之脉，上额交巅络脑，而太阳之上，寒气主之”，是以“太阳头痛者，寒痛也”；火痛为少阳经头痛，盖“少阳之脉，上抵头角，而少阳之上，相火主之”，是以“少阳头痛者，火痛也”；风痛为厥阴经头痛，盖“厥阴之脉，上出额，与督脉会于巅，而厥阴之上，风气主之”，是以“厥阴头痛者，风痛也”。头痛亦当察其病势病性及阴阳所属。高士宗认为，头痛虽有寒、火、风三者之异，尤当观其微剧，察其阴阳。身有他病而兼头痛者，阴血虚而阳热盛者，痛微；独患头痛、其痛欲死者，或阳气虚而阴寒盛者，痛剧。

关于头痛的治疗方药，高士宗认为：“风火头痛，有余则清散之，不足则滋补之；阴寒头痛，乃阴盛阳虚，即所谓阳虚头痛者，当用温补之法，非桂附参芪不能治之。”同时，高士宗针对时医“遇头痛之证，便谓外受风寒，即与发散；发散不愈，渐加寒凉；非芎防荆羌，即芩连栀膏”的做法，予以严厉批判。其云：“风火头痛遇此，不致丧身；若阳虚头痛而遇此，必致殒命矣。可不慎哉！”

高士宗告诫医者：“头痛之证，不可概以风寒论治，如遇阳虚头痛，不可疏风止痛或清凉止痛，当从温补论治。”其以“日沉于海”为喻，详细论述了阳虚头痛的机制。指出：“阳虚头痛，纯属阴寒，阳几绝灭，病此者十无一生。所以然者，一如日不丽天，下沉于海，万方崩陷也。盖人与天地相合，天有日，人亦有日，君火之阳，日也。地有四海，人亦有四海，头为髓海，胸为气海，胃为谷海，胞中为血海。在天之日，昼行于天，夜行于海；在人之日，既行于天，亦行于海。自头项至尾闾，如日之行于天也，自血海至髓海，如日之行于海也。今阳虚头痛，乃阴寒蔽日，逆于髓海，不能上巅至项，以行于背；反从阳入阴，以行于腹。是以头痛不已则心烦，心烦者阳光逆于气海也；心烦不已则呕吐，呕吐者阳光逆于谷海也；呕吐不已则神昏，神昏者阳光逆于血海也。头痛至神昏，则入阴之尽，如日沉海底矣。在天则万方崩陷而大荒，在人则阳光绝灭而身死。”高士宗指出，阳虚头痛乃因人之阳气虚弱，致使阴寒上逆脑窍所致。逆于胸中则伴见心烦；逆于胃脘则伴见呕吐；逆于胞中则伴见神昏。而头痛如伴见神昏，则是阳虚阴盛之极，预后极差。俗医不明此理，倒行逆施，或认作肝风入脑，或认作外寒犯脑，妄投散风散寒之药，此“非所以治之，适所以害之”。医者当明阳虚头痛之顺与逆，盖得顺者生，得逆者亡，知调者利，不知调者害。

阳虚头痛一证，在《景岳全书·杂病谟》中即有记载：“阳虚头痛，即气虚之属也。亦久病者有之，其证必戚戚悠悠，或羞明，或畏寒，或倦怠，或食饮不甘，脉必细微，头必沉沉，遇阴则痛，逢寒亦痛。"张景岳将阳虚头痛归属于气虚头痛。高士宗在《医学真传》中，对阳虚头痛进行了更为细致的论述，并指出阳虚头痛者，非温阳之桂枝、附子等不能治之。在明清温病学说盛行的时代，高士宗承前辈温补思想论治头痛，对临证具有重要指导意义。不仅高士宗所处年代遇头痛之药即妄投祛风止痛之药，当今之时医亦然。遇此阳虚头痛，治疗当以温阳为主，若误投寒凉祛风之属，为害最烈，不可不知。

2. 中风论治

《医学真传》认为"中风"之证，当"明辨病位，首重脏腑"。高士宗指出："方书俱以中风弁首，谓风为百病之长，善行数变。其中方治最多，有真中风、类中风之区别。"又云："孰知其不然也"。盖"风者，厥阴之本气也，在天为风，在地为木，在脏为肝。人身肝血内虚，木不条达。外不充于经络，内不荣于脏腑，则血虚生风，而有中络、中经、中腑、中脏之不同，实皆中风病也"。高士宗认为，素体气血亏虚，脏腑阴阳失调，是中风发病的基础。可见高士宗之中风论，从根本上有别于"外风"论者。

中风为病，当区别在脏在腑，并测预后吉凶。《金匮要略》中风历节病篇言"风之为病，当半身不遂，或但臂不遂""邪在于络，肌肤不仁；邪在于经，即重不胜"。高士宗认为，此言风中于络，或中于经，伤有形之经络而为病，病之浅，病之轻者也。如若"中风历节，则伤肾主之骨、肝主之筋，疼痛如掣。此言风伤有形之筋骨而为病，中之深，病之重也"。高士宗在研习张仲景之说时，已认识到"正虚邪中"是张仲景中风立论之本，其病有浅深轻重之不同。其云："邪入于腑，即不识人；邪入于脏，舌即难言，口吐涎。此不伤有形之筋骨，而伤无形之真气，中腑中脏，皆必死矣。但中脏者立死，虽延三五日，犹立死也；中腑者，腑与脏表里雌雄相应，或半月，或一月，腑气不外通于经而内逆于脏，亦死矣。经云：连脏则死，连经则生。"由是观之，高士宗已认识到，中风为病，病情有轻重缓急之别，轻者仅限于血脉经络，重者常波及有关脏腑。中经络者一般无神志改变而病轻，中脏腑者常有神志不清而病重。尤其是卒中昏迷，预后极差。

中风为病，在经者，当"强筋壮骨，补血补气"。张仲景根据"络脉空虚，贼邪不泻"，提出祛风散寒、化痰清热、补益气血等治疗大法，代表方为侯氏黑散，唐宋之前医家多遵之。《备急千金要方》《外台秘要》以小续命汤为代表方，金元时多宗河间大秦艽汤治疗风邪初中经络，明代张景岳提出"以培补元气为主"。高士宗根据经云"连脏则死，连经则生"，指出"不入脏而连经者，所用之药，总宜强筋壮骨，补血补气，如芪、术、熟地、归、芎、参、苓、附、桂等"。由于所处历史条件以及个人经验等原因，高士宗还不能将中脏腑根据正邪情况进行闭证和脱证的区分，但他提出的强筋壮骨、补益气血的治则，和目前中风中经络以及恢复期的治疗大法是相通的。而高士宗中风治以"内风""类中"立论，已从根本上有别于唐宋以前的医家，治疗上明确提出"祛风消散，清凉豁痰，在所禁也"。

综上所述，高士宗论治中风，立足于"内风""类中"之说，临证尤当明辨中风经络、脏腑之不同，贯彻补益气血的治疗大法。

（二）儿科病证诊治

1. 抱病之儿少服药

“人禀天地阴阳之气以生，父母精血之形以成，甫离胞胎，腑脏之形未充，阴阳之气已立，此形此气，赖乳为先。”高士宗认为，初生婴儿虽脏腑之形未充，然阴阳之气已立。故婴儿如“间有小疾，多属本气不和，不宜妄投以药，即药亦当调其本气；若概以发散、消痰、清热之药投之，非惟无益，反害之矣”。指出婴儿如春之幼芽，与自然一理，可自然成长；若病，常可不药而愈。

2. 小儿痘疹之诊治

关于儿科痘疹，《医学真传》亦有详细论述。高士宗认为痘之根源起于肾，由胞胎中伏逆之肾火所致。痘之出入，有逆有顺，循行于心包络而出者为顺，不从心包之络而出者为逆。盖心包主脉主血，遍行周身。随心包血脉而出，其毒从阴出阳，由下而上，冲击心包，从心包而走经脉，化血以成浆，从经脉而出皮肤，则续出而不骤，则出之有渐，化血为脓，故为顺证。同时指出，顺证当伴惊搐，是肾毒从下上冲心包所致。顺证者，毒能外发，故痘虽稠密，亦必收功。若痘毒不能从心包之脉道外出，却随三焦之气以走于肌腠，从肌腠而出皮肤，是逆险之证。盖“三焦主气，气者阳气也”。从三焦气分而出，则出之无渐，不能化血为脓，必至肉肿而痘不肿，气至而血不随，根窠不敛，界限不分，或扁大空仓，或碎杂紫艳，或阴寒灰白，如是种种，皆为逆象。逆证者，必伴不能饮食，盖“三焦者，水谷之道路”，“毒走三焦，则三焦为病，而不能运化水谷，自不能进食”。

高士宗在《医学真传》中，不仅对小儿痘疾进行深刻剖析，对小儿疹疾的论述亦发人深省。高士宗认为疹之根源乃因寒凝血脉。盖肺主人身通体毫毛之气，肝主毫毛腠理内外之血。若皮肤感寒，则血先凝涩，继欲流通，正邪相争则见发热咳嗽，肌肤发疹（或稀少，或稠密。极稀少者，不过数点，以及数十点；极稠密者，则周身头面，无有空隙）。高士宗认为，儿疹若发于皮肤肌腠之间，如未行治疗，寒凝之血亦有于发热咳嗽后，自当涌出。若不能即出，是气虚不振所致，虚为其本，当以和其肌表、扶其正气为治疗大法。和其肌表者，红花、当归、川芎、荆芥、柴胡、羌活之属；助其气虚者，桂枝、黄芪、白术、当归、芍药、茯苓、甘草之属。俗医不知此理，见有数点疹子，即投以苏、麻、前、杏、芩、连、石膏诸攻发之品致使疹不能出，而经脉表里徒受其亏，变现身大热、喘急生，而轻病转重、重者致死。

高士宗认为，儿疹治之关键在于明其出疹之理，调其经络，和其荣卫。虚者补之，寒者温之。自然热退身安而疹退。其禁忌者，攻发也。无奈愚者蒙昧不明，“见有数点，即行攻发”，而“转攻转剧，愈发愈危，必致真脏虚败而死，真可痛耳”。医者当洞其根源，活其要法，自然百无一死。而疹痘之疾致小儿夭折者甚众，死于病者多，死于医者亦多。其后有谢玉琼朝夕探索各家名论，深克其奥，参以己验，辑成《麻科活人全书》。该书全面而系统地论述了小儿麻疹病因病机、辨证治疗等，其中并将《医学真传》中小儿痘、疹之真理录之于内，翻览此书，高氏之至理亦可管窥一二。

3. 儿科验案举隅

《医学真传》中，高士宗记载了详实的儿科验案。今举数例介绍如下。

案例1

己巳春，长男甫六岁，次男甫三岁，于元旦次日，俱发热见痧。余初不知痧之根源，以为婴儿生下时，口含恶血，开声咽下，其后发为痧毒，治痧自当攻发，即用清凉透发之剂服之。次朝，略增十余点，究不畅达，心甚惶惑。长男七月而生，先天怯薄。问其胸膈宽否何如？答曰：饥甚。又问：口味燥苦何如？答曰：淡甚。因知其虚，即投芪、术、苓、甘、桂枝、红花一二剂。次朝痧发遍身，热稍退，而神情犹烦躁，夜发热，频咳嗽，至一月方安。盖因见点之初，过服表剂，虚其经脉故也。次男尚幼，未省人事，不能致问。上冬患肺风痰喘证，诸药不效，服麻杏桂枝石膏汤一剂而痊。谓其禀质略强，不与长男同，其痧不透，必寒凝毒甚，因与苏、麻、前、杏、黄芩、石膏药，红点不增；又与紫苏、葱、姜、芫荽等，熏之熨之，痧总不出。乃与同道诸公商之，俱云舍透发并无别法。至五日而口吐蛔虫，儿医曰：此热极虫生，余有牛黄散，可与服之。牛黄散，即大黄末也。一服痰喘止而神气稍平，自是此儿遂无言矣。计无可施，复针百会穴，开其喑门，服西黄分许，及诸单方。观其形证，实不能生。友人张卫生来望，因曰：此大虚大寒证也，今既无言，又不能食，恐无济矣。然心犹不忍，勉投参、附，含药而亡。因自叹曰：此庸医现身食报，天理当然，自身行医，何尤乎人！因悔昔日所见之皆非，益信治病求本之不谬。次日，有同居甥汪姓者，伊子出瘖，已经三日，见余际悲伤，不邀诊视，自用前、杏、麻黄、石膏药一二剂，痧出二十余点，不能再增，心胸烦闷，不得已而告余，乞余诊视。余曰：若再攻发，即如吾子矣。急与芪、术、芎、归、桂、苓、红花等，服一剂而热退身安。余自此始悟痧之根源，凡治痧，但调其气血，和其经络，寒凉攻发，概置之不用，所以屡治而屡效也。

按语：从高士宗诊治长男、次男痧疾始末，可知见痧治以发散。时医之法，“俱云舍透发并无别法”。高士宗洞本求源，悟长男素体虚弱，改用补法，而痧退体安。无奈前车之鉴，不能用心领悟，次子发痧，妄认为次子体质强当治以寒凉，终至阳气伤而身亡。始悟治病求本之不谬，高氏以西河之痛方明儿痧之病原，治痧之真谛。后凡治痧，调其气血，和其经络，而无用寒凉攻发，屡治屡效。

案例2

次年春，友人吴题仙之子，甫二岁，出瘖，延儿医马圣则兄诊治之，攻发不透，神情恍惚，喘急不宁。又延余诊视，余往吴宅，圣兄先至，余视之知其虚也，因告主人曰：若但发瘖，瘖断不出，必至身命不保。主人曰：为之奈何？余曰：惟有温补药一剂，益其脏腑，安其肠胃，助其气血，方可。圣兄曰：吾治四朝，不能透发，悉听尊裁。余即与芪、术、姜、桂、归、芍、苓、甘、银花、红花诸味，一剂而安。次日仍用原方加人参一钱。此后并不服药，连服独参汤，数日，霍然矣。

按语：见痧即投以寒凉攻发之品，为当时大法，却误人无算。然前车之鉴，知调气和血之奥义。益其脏腑，安其肠胃，助其气血，以温补之药，而愈险疾。高士宗针对当时寒凉之风盛行，时医滥用寒凉，力主温补，以温补之方活人，其辨证思路独辟蹊径，于此可见一斑。

案例3

夏姓耀如之子出瘖，其颜色紫黯，神气不宁。余曰：此证大凶，治须得法。连看二次，皆用温散药。次早，其家人来告曰：口吐蛔虫，另有药否？余曰：昨药二剂，俱服否耶？曰：尚存一剂。因与附子八分，令入药内煎服。自此遂无音耗。越三载，至其家，见其子长大。余因问曰：昔年出瘄吐蛔，何由得愈？其家答曰：服先生之药后，因无力相延，仗天覆庇，得以渐愈。余默叹曰：因死吾子，得生他人，治疹之法，可无憾矣。余因附载斯册，虽不能见信于儿医，而正道阐明，实有裨于儿科治疹之根源，而为有子出瘄者，所当致慎也夫！

按语：疹出色紫黯，大凶之证，急当助阳，或可回生。后因家贫，无力服药，却亦渐愈。可知若病听其自然，不加妄治，百无一死。无药胜于有药也！

（三）胎产病诊治

高士宗在《医学真传》中，专论胎产病证，其言“胎产乃妇人生育之常，非病也”，可称之为病者，如半产（小产）、漏下、产后恶露、产后腹痛等。

1. 妇人漏下

高士宗认为，漏下之证总因气血两虚、气血暴虚，阴阳不和所致，如能谨慎调养，必无他患。服药以补气调血为大法。如伴发热，当补气养血、调和阴阳，寒热自愈。不可认作外感。若延医诊治，见其身热，复有微寒，必曰此外感也。投以散寒清热之药，不惟不愈，变证日加，证屡出则治屡更，至身体惫极，然后重用人参。与其补于既变之后，曷若无损于未变之先。且有力服参者，大半犹可挽回；若无力服参，不可保矣。高士宗告诫医者，产后之疾以补气为先，如病情迁延而虚不受补，病必不愈。又有“产后恶露，或多或少，或有或无”，当听其自然，万“不可破气行瘀”。亦“有生产恶露无一点者”，其身无病，亦无害也。

2. 产后腹痛

高士宗认为，妇人产后腹痛多因“经脉不和，中土虚寒”，治宜“调其经脉，温其中土”，而“破气行瘀”是为禁忌。其云：“生产之后，不过气血两虚，谨慎调养，必无他患。”妇人产后恶露，“或多或少，或有或无，当听其自然，不可破气行瘀”。妇人产后腹痛，“多属经脉不和，中土虚寒。但当调其经脉，温其中土，破气行瘀，亦所禁也”。高士宗认为，妇人胎产多虚多寒，当以温补为大法。此说虽略有偏颇，然观妇人之体，临证又参妇人之疾，虚者诚为多见。无怪乎高士宗云：“生产原非疾病，服药总宜温补，不揣其本而齐其末，不若不药之为得矣。其妇人妊娠、妇人产后、妇人杂病，已悉仲师《金匮论》中”。

【后世影响】

一、历代评价

《清史稿》记载：“少时家贫，初读时医通俗诸书。年二十三，即出疗病，颇受称道。后自病，时医治之益剧，久之不药幸愈。翻然悔之，乃从张志聪讲论轩岐仲景之学，历十年，悉窥精奥。遇病必究其本末，处方不同流俗。”

姚远圣在《医学真传》序中说：“意宗前哲，而言其所未言；说本先民，而发其所未发，辨之于疑似，而无毫厘千里之差，晰之乎微茫，而有一举百当之妙。”

王琦在校刊《本草崇原》时云：“昔张君创其始，张殁而高君集其成，缮写样本，方欲锓版，高君又亡，事遂中辍，厥后样本传归胡念庵家，念庵父子谢世，不知又归谁氏，兹从胡之门人高端士处，得其移写副本，惜乎雠校未精，文句间有缺略伪谬，恐后之阅者，不免夏五三豕之叹，爰加订正，而授之梓，以公于世。”可以看出本书从成书至付梓的坎坷经历。如《续修四库全书提要》亦云：“《本草崇原》一书，则志聪创稿，而实由世栻成之。”

高士宗晚年，以年逾花甲的老迈之躯，继续主持侣山堂的医学教育，并且仿效《侣山堂类辨》体例，由弟子将其在侣山堂论医讲学的内容，整理成《医学真传》一书，补充了《侣山堂类辨》之遗，其独到之处，比比皆是，充分体现了高世栻“以示正道，以斥旁门，而使初学不可不慎也”之宗旨，其忠义之心、坚毅之志，实属难能可贵。是书为“侣山堂医派”论医讲学的传世之作。

纵观高士宗一生最重要的四部作品：与其老师张志聪合著的《本草崇原》《伤寒论集注》，以及晚年的《黄帝内经素问直解》《医学真传》，可以看出他是一位真真正正的“大医”，堪称少年立志成大医，传道授业启后学。

二、学派传承

“钱塘医派”亦称为“侣山堂医派”，是我国历史上重要的地域性医学流派，高士宗是钱塘医派的代表人物之一。其后，清代医家陈修园等受钱塘医学思想影响尤甚。陈修园在《医学三字经·医学源流第一》中云“大作者，推钱塘”，并注曰：“张志聪，高士宗，俱浙江钱塘人也。国朝康熙间，二公同时学医，与时不和，遂闭门著书，以为传道之计。所注《内经》《本草经》《伤寒论》《金匮》等书，各出手眼，以发前人所未发，为后汉第一书。”

上述文字，虽未明言“钱塘医派”，但却首先把高士宗与其老师一起作为“钱塘”一派提出，认为钱塘医派医家著述传道，以研习古典经论为首务，并赞其著作为“后汉第一书”。陈修园在长期的医学实践中，感慨中医经典著作皆为秦汉文字，辞句深奥，义理深邃，不易理解，而且卷帙浩瀚，读者望洋兴叹，常畏难不前。陈修园秉承高士宗简洁晓畅的文风，亦以通俗语言编撰成《金匮方歌括》《长沙方歌括》《医学实在易》《医学三字经》等，力求“语语为中人所共晓”，文字质朴，深入浅出。其以流利的文字表达艰深的医理，将其通俗化，且多以歌诀形式表达，故流传甚广。

陈修园研学《神农本草经》《伤寒论》等书，对张志聪、高士宗等钱塘医家学术观点最为钦佩，并多引钱塘医家之说阐发己旨。如在《神农本草经读》“凡例”中云：“近传《本草崇原》……超出诸群书之上。”陈修园精研钱塘医家诸种医书，尤其是将《伤寒论集注》《本草崇原》等书中内容融会贯通于自己撰述过程中，传承了钱塘医家学术思想，诚为后起之秀。

综上所述，高士宗在侣山堂书院的医学环境下，精勤不倦，探先圣经典奥秘，以彰经论意中之言，以启后学。通读高士宗的著作，可以明显感受到他扎实的语言功底、简洁的笔风以及他勤求古训、博采众长的严谨治学风格。他重视校勘，力求著述之完整。著书乃为临床之用，高士宗一生主要的四本著作都是以临床为源泉而作，著作中始终贯穿着注重临床的学术思想，以实用为主线。高氏善于在前人的基础上独出心裁，力辟蹊径，使后之览者受益匪浅。同时其著作又处处流露出高士宗崇尚温补、重视五运六气的学术思想，这种思想是明清温补思想的延续，是中医哲学基础理论的发扬。高士宗作为明清时期重要的医学家，其学术思想无疑有着极其宝贵的文献价值。高士宗著述务求其真、临证务辨其真、教学务传其真，对于今日之中医临床、教学、著述，具有深刻的启迪意义，值得更深一步整理研究。

浙江中医药大学　张卓文

【参考文献】

[1] 张隐庵撰；高士宗纂注．伤寒论集注［M］．北京：学苑出版社，2009.

[2] 张志聪，高世栻．本草崇原［M］．北京：学苑出版社，2011.

[3] 高士宗著；于天星按．黄帝内经素问直解［M］．北京：科学技术文献出版社，1980.

[4] 高世栻．医学真传［M］．北京：人民卫生出版社，1983.

[5] 杨上善．黄帝内经太素［M］．北京：人民卫生出版社，1965.

[6] 王冰注．黄帝内经素问［M］．北京：人民卫生出版社，1963.

[7] 孙思邈．千金要方［M］．北京：中国中医药出版社，2012.

[8] 朱丹溪．格致余论［M］．北京：人民卫生出版社，2005.

[9] 吴崑．黄帝内经素问吴注［M］．北京：学苑出版社，2001.

[10] 马莳．黄帝内经素问注证发微［M］．北京：学苑出版社，2003.

[11] 马莳．黄帝内经灵枢注证发微［M］．北京：学苑出版社，2007.

[12] 李时珍．本草纲目［M］．北京：中国医药科技出版社，2011.

[13] 缪希雍．神农本草经疏［M］．北京：中国医药科技出版社，2011.

[14] 张介宾．类经（附：类经图翼类经附翼）［M］．北京：中国中医药出版社，1997.

[15] 吴有性．温疫论［M］．北京：人民卫生出版社，2007.

[16] 张隐庵．黄帝内经素问集注［M］．上海：上海科学技术出版社，1980.

[17] 张志聪．侣山堂类辨［M］．北京：人民卫生出版社，1983.

[18] 郑林．张志聪医学全书［M］．北京：中国中医药出版社，1999.

[19] 张玉书，陈廷敬．康熙字典［M］．北京：中华书局，1997.

[20] 汪昂．素问灵枢类纂约注［M］．北京：人民卫生出版社，1959.

[21] 吴庆坻．蕉廊脞录［M］．北京：中华书局，1990.

[22] 陈梦雷．古今图书集成医部全录：第12册［M］．北京：人民卫生出版社，1962.

[23] 陈修园．神农本草经读［M］．福州：福建科学技术出版社，2007.

[24] 郭汝聪．本草三家合注［M］．太原：山西科学技术出版社，2011.

[25] 柯琴．伤寒来苏集［M］．北京：中国医药科技出版社，2011.

[26] 赵尔巽．清史稿［M］．北京：中华书局，1977.

[27] 南京中医学院医经教研组．黄帝内经译释［M］．上海：上海科技学术出版社，1981.

[28] 贾维诚．三百种医籍录［M］．哈尔滨：黑龙江科学技术出版社，1982.

[29] 王全志，李万方，张曼诚，等．《内经》辩证法思想研究［M］．贵阳：贵州人民出版社，1983.

[30] 丘德文．中医学重要著作选介［M］．贵阳：贵州人民出版社，1984.

［31］王道瑞．中国医籍提要：下册［M］．长春：吉林科学技术出版社，1988.
［32］刘之谦．黄帝内经素问吴注评释［M］．北京：中医古籍出版社，1988.
［33］尚志钧．历代中药文献精华［M］．北京：科学技术文献出版社，1989.
［34］李经纬，孙学成．四库全书总目提要：医家类及续编［M］．上海：上海科学技术出版社，1992.
［35］王云凯．中国名医名著名方［M］．石家庄：河北科学技术出版社，1993.
［36］傅维康．中药学史［M］．成都：巴蜀书社，1993.
［37］谢观．中华医学大辞典［M］．沈阳：辽宁科学技术出版社，1994.
［38］傅延龄．伤寒论研究大辞典［M］．济南：山东科学技术出版社，1994.
［39］裘沛然．剑风楼诗文钞［M］．上海：上海中医药大学出版社，1995.
［40］陈全功．黄帝内经在世界医学史上的地位［M］．昆明：云南民族出版社，1995.
［41］林慧光．陈修园医学全书［M］．北京：中国中医药出版社，1999.
［42］李经纬，林昭庚．中国医学通史：古代卷［M］．北京：人民卫生出版社，2000.
［43］熊曼琪主编．伤寒论［M］．北京：人民卫生出版社，2000.
［44］赵法新．中医文献学辞典［M］．北京：中医古籍出版社，2000.
［45］聂惠民．聂氏伤寒学［M］．北京：学苑出版社，2002.
［46］王庆其，周国琪．黄帝内经专题研究［M］．上海：上海中医药大学出版社，2002.
［47］浙江省医药志编纂委员会．浙江省医药志［M］．北京：方志出版社，2003.
［48］钱超尘，温长路．张仲景研究集成：上册［M］．北京：中医古籍出版社，2004.
［49］成无己，张国骏．成无己医学全书［M］．北京：中国中医药出版社，2004.
［50］盛亦如，吴云波．中医教育思想史［M］．北京：中国中医药出版社，2005.
［51］王明贺．中医文化［M］．呼和浩特：内蒙古人民出版社，2006.
［52］张承烈．钱塘医派［M］．上海：上海科学技术出版社，2006.
［53］方药中．医学三字经浅说［M］．北京：人民卫生出版社，2007.
［54］陈荣，熊墨年，何晓晖．中国中医药学术语集成［M］．北京：中医古籍出版社，2007.
［55］任应秋．任应秋论医集［M］．北京：人民军医出版社，2008.
［56］刘时觉．浙江医籍考［M］．北京：人民卫生出版社，2008.
［57］甄志亚．中国医学史［M］．北京：人民卫生出版社，2008.
［58］王瑞祥．中国古医籍书目提要：上卷［M］．北京：中医古籍出版社，2009.
［59］范永升．浙江中医学术流派［M］．北京：中国中医药出版社，2009.
［60］尚志钧．中国本草要籍考［M］．合肥：安徽科学技术出版社，2009.
［61］尚志钧．本草人生：尚志钧本草论文集［M］．北京：中国中医药出版社，2010.
［62］虞舜，王旭光，张玉才．修续四库全书伤寒类医著集成：第 2 册［M］．南京：江苏科学技术出版社，2010.
［63］吴鸿洲．中国医学史［M］．上海：上海科学技术出版社，2010.

[64] 烟建华.《内经》学术研究基础 [M]. 北京：中国中医药出版社，2010.
[65] 南京中医药大学. 黄帝内经灵枢译释 [M]. 上海：上海科学技术出版社，2011.
[66] 岳美中原著；陈可冀主编. 岳美中全集 [M]. 北京：中国中医药出版社，2012.
[67] 李今庸. 试论《黄帝内经素问直解》[J]. 湖北中医杂志，1952，5：47-49.
[68] 秦伯未. "内经知要"概说 [J]. 上海中医药杂志，1956（9）：11-15.
[69] 姜春华. 明代命门学说与宋儒太极图说 [J]. 上海中医药杂志，1962（12）：24-29.
[70] 任应秋. 医经学派——中医学术流派试论之一 [J]. 浙江中医学院学报，1978（4）：3-6.
[71] 李寿龄，赵玉庸. 略论中医痛证的病理 [J]. 上海中医药杂志，1980（3）：35-36，43.
[72] 王玉川. "九九制会"与"黄钟"及其他 [J]. 陕西中医学院学报，1985，8（3）：21-26.
[73] 牛兵占. "四支者，诸阳之本"辨 [J]. 上海中医药杂志，1986（1）：33-34.
[74] 蔡定芳. 高士宗《医学真传》探要 [J]. 中医杂志，1986（2）：49-50.
[75] 叶世龙.《伤寒论》"汉文兜转法"刍议 [J]. 浙江中医学院学报，1992，16（3）：40-41.
[76] 高一明. 历代注释《伤寒论》之不足例析 [J]. 中医文献杂志，2008（2）：19-21.
[77] 何任. 痛证略论 [J]. 中医药通报，2002，1（5）：11-12.
[78] 鲍晓东. 试评高世栻校勘《素问》之短长 [J]. 中医文献杂志，2006（2）：5-6.
[79] 于振华，沈思钰.《医学真传》中风论治学术思想探微 [J]. 中国中医急症，2006，15（2）：186.
[80] 洪文旭. 清代医家张锡驹《胃气论》的学术评析 [J]. 中医文献杂志，2012（3）：26-28.
[81] 李珍. 吴山脚下"侣山堂"——寄情"钱塘医派"[J]. 中医药文化，2008（3）：27-30.

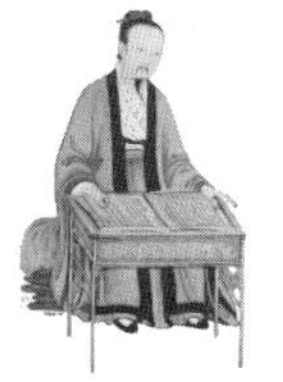

冯兆张

内容提要

冯兆张，字楚瞻，浙江海盐人，生于17世纪，明末清初著名医家。《冯氏锦囊秘录》是其毕生心血的结晶，也是他的代表作。冯兆张13岁开始学医，从师访道十余年，久寄京城，誉满燕地，游医于天下，悬壶于两浙，通晓诸科，尤精儿科。他醉心岐黄，医术精湛，全活颇多，影响甚广。冯兆张在学术上继承了明代兴起的温补学说，推崇明代医家赵献可的命门理论，善于化裁古方，精于药性，擅长儿科，尤其是痘疹；在诊治疾病时，主张因时、因地、因人制宜，重视小儿先天禀赋和后天长养，曾经归纳三法、四因、五治、六淫、八要等几方面的内容，条理清晰，别具一格，不仅具有较高的理论价值，而且具有较高的临床应用价值。在学术思想上，他博采众长，师学前贤；兼研儒道，合参大小；注重医德，善用仁术；崇尚温补，固护本元；精通各科，擅长痘疹；谙熟药性，详抒己意；主张辨证，精化古方。在痘疹辨治上，他注重禀赋，擅长调养；兼析善恶，并重防治；重视透邪，不忘扶正；善于辨证，慎用寒凉。冯兆张不仅善于化裁古方，而且创制了全真一气汤、溯源救肾汤、十全补正汤、加味八味丸、养心育脾和肝清肺滋肾补荣益卫膏滋丸等新方。其中，后世对全真一气汤评价较高，并且广泛应用。《冯氏锦囊秘录》所论所辨，多有创见和发挥，能论其所当遵，辨其所惑误，对于初学中医者以及中医理论研究和临床工作者，均有较高的参考价值。

【概述】

一、生平简介

冯兆张，字楚瞻，出生于17世纪（明代崇祯至清代康熙年间，具体生卒年份不详），浙江海盐人。明末清初著名医家。冯兆张7岁丧父，孤苦伶仃，家道贫寒，生计艰难。冯母要求甚严，加上其生性好学，所以年纪很小就显露才华。他早年学习举子业，攻读儒学，为国学生，后因体弱多病，加之为报答母恩，于是遵循母命弃儒学医。“年十三就傅肄业，苦心积虑，竭志劳神”，从师访道十余年，“行游浙东西间”，以医名于两浙等地，“浙东西士以医名者，咸俯首出其下”（《冯氏锦囊秘录·张序》）。

冯兆张“其学皆探本穷源，得古人精髓，其方饵专一真切，不事枝叶”（《冯氏锦囊秘录·杜序》），医术精湛；“衰老之痼疾，亲眷之杂证，一经诊视，细心审察，如响辄应”（《冯氏锦囊秘录·魏序》）；“投入数剂，无不立愈”（《冯氏锦囊秘录·杜序》），全活颇多。《冯氏锦囊秘录·杂病大小合参·锦囊觉后篇》云：“张因幼年多病，弃儒习医，从师访道，纂读群书，苦攻十载，方敢临证。悉遵古哲准绳，兢兢业业，全活颇多。阅历既久，心得精微，更难言尽。”他成年以后又寄居燕京二十余年，声名鹊起，誉满燕地。并且六上京师，不仅平民百姓“请谒者相望于路”（《冯氏锦囊秘录·杜序》），而且“名誉藉甚公卿间”（《冯氏锦囊秘录·张序》）。

由于冯兆张7岁丧父，家道贫寒，与母亲相依为命，生活的磨难使他深深地感受到扶危助困、济世救人的重任和道义。因此，冯兆张医德高尚，十分强调医为仁术，念念不忘济贫扶危，北宋哲学家张载“为天地立心，为生民立命”之言成了他的从医准则。由于“视其病而操生之、杀之之权，信其术而授权于生之、杀之之手”（《冯氏锦囊秘录·王序》），所以他始终怀着悲天悯人之心，如其所云：“自业医以来，日夕兢兢，常思人命最重，所任匪轻，况寄蜉蝣于六合，得天地好生之德以有生，敢不体天地好生之德以济人？”（《冯氏锦囊秘录·自序》）又云：“窃思人生光阴有限，转眼尽属蜃楼，倘与世浮沉，毫无实事可以表见，腐物同尽，能不疚心？”（《冯氏锦囊秘录·痘疹全集·凡例》）他始终不忘扶危济困，行医时“念念济人，从不计利”（《冯氏锦囊秘录·魏序》）。思想的高度决定行动的力度，由于思想上高度重视，行动上持之以恒，故生民受益匪浅。

冯兆张存济世之志而精于医术，尤其重视医德。他在《冯氏锦囊秘录》中专列“良医格言”篇，谆谆告诫后学。①“凡病家请看，当以病势缓急为赴诊之先后。病势急者，先赴诊之；病势缓者，后赴诊之。勿以富贵贫贱，而诊视便有先后之分，用药复存上下之别。此心一有不诚，难图感格之功效。”②“凡诊视妇女及孀妇、尼姑，必俟侍者在旁，然后入房观看，既可杜绝自己邪念，复可明白外人嫌疑，习久成自然，品行永勿坏矣。即至诊视娼妓人家，必要存心端正，视如良家子女，不可一毫邪心儿戏，以取不正之名，久获邪淫之报。”③“凡医者，当时以利物为念，不可任意行乐登山，携酒游玩。片时离寓，倘有暴病求援，宁无负彼倒悬望救之思，误人性命垂危之惨，要知所司何事。谚云：闲戏无益，惟勤有功。”④“凡遇危迫之病，欲尽人力挽回。此虽美念，然必须先与病家讲明，方可下药，更必璧彼药资，则服药有效，人自知感；如服无效，则疑怨难加于我，我亦自心无愧矣。”⑤“凡置备药材，必须重价选买上品。谨察雷公立法，按时虔制收藏，有应依方修合者，有应因病随时加减者，立方细仿古哲至意，勿可杜撰、撮合试人。汤散宜近备，丸丹宜预制，庶可随病利济，勿致临用缩手。”⑥“凡遇同道之士，切须谦和谨慎，不可轻侮慢人。年尊者恭敬之，有学者师事之，骄傲者逊让之，不及者荐拔之。如此存心，德厚可载福也。”⑦“治病与治家之理实同。凡人不惜元气，斫丧太过，则百病生焉。轻则身体支离，重则有伤性命。治家若不凡有所蓄，随其大小置买产业，以为根本，既有恒产，不但可存我之恒心，更可为子孙立恒心矣。若不固根本，而尚奢华，馈送往来，求奇好胜，银会酒会，流荡日生，日用不节，肥甘厚奉，轻则无积，重则贫窘。口腹一身爽快，穷苦子孙受亏。况澹泊惜禄，乃长生之术；穷奢极欲，乃促命之基。即祖宗不归罪于我，而我宁无惭愧以见子孙乎？故曰：广求不如俭用。何人不为远虑？直至饥寒无措，悔之已无及矣。”⑧“凡诊视贫窘之家，及孤寡茕独，尤宜格外加意。盖富贵者，不愁无人调治；贫贱者，无力延请名师，何妨我施一刻之诚心，他便得一生之命活。至于孝嗣贤妇，因贫致病者，付药之外，量力周给，盖有药而无饮食，同归于死，务必生全，方为仁术。至于游手流荡贫病者，不必怜惜。”⑨“凡当道官府延请，尤宜速去诊视。盖富贵者，性急而躁，何苦延缓片时，受彼怨尤轻薄。至于病愈之后，切勿图求匾礼，盖受人赐者常畏人，况富贵之人喜怒不常，求荣常多受辱。至于说人情，图厚利，尤多变生罪戾，牵涉荡费己财。故清高之术，尤必要立清高之品也。”冯兆张以好生济人为己任的苍生大医风范由此可见一斑，他的这种高尚医德的确立与其慈母早年教育有密切关系。冯兆张曾说：“想其十三年中，读书验病，得心应手之处，总以曲尽报母之一念。”

冯兆张为人纯朴，崇尚真诚。其云：“张因思人生天壤间，凡事不过一诚。天地以诚而成阴阳，人以诚而成性情。守己以诚，待物以诚，诚之所至，可以格鬼神而塞宇宙。”仁心助仁术，猛虎添翼；博学资博爱，快马加鞭。他也成为中医史上继孙思邈之后对后世从医者在医德修炼方面有较大影响的一位医家。此外，冯兆张在医学理论和临床实践上之所以能取得很大的成就，与其深厚的儒学基础是分不开的。此正如《冯氏锦囊秘录·良言格言》第一条所云：“凡学医必须参透儒理，儒理一通，学医自易。稍有余间，便将今古名医诸书，手不释卷，一一阐明，融化机变，得之于心，慧之于目，自然应之于手，而无差谬矣。”冯兆张对儒学和道学均有较深的研究，在阐述医理时也常使用相关术语，如“黄庭”、全真一气汤中的“全真”等即是道教用语。

冯兆张“好学博古，发挥轩岐之旨，精求跗、鹊以来不传之秘，神明变化，不主故方，而言多奇中，治辄有奇效”（《冯氏锦囊秘录·王序》）。冯兆张不仅博览群书，娴习临床，医术精湛，医德高尚，中医理论基础深厚，临证注重实际，认为“大道无秘，尽在先圣贤数卷书中耳”。他在学术上继承了明代薛己、孙一奎、张介宾、赵献可、李中梓等人的温补学说，推崇赵献可的命门理论，又不落前人的窠臼，独抒心意，主张博采诸家精论，各科兼通，临证应大小合参。

他还精心研究中医理论，从中吸取了丰富的经验，自己又勤于临证，因而精于医术，对内、外、妇、儿等多科均有研究，尤其擅长儿科。由于其临床疗效卓著，所以在当时的医学界就享有盛名，对后世医家也有较大的影响。

冯兆张历时30余年，汇选各家精要，分门别类，发前人言而未尽之意，结合己见，于清朝康熙三十三年（1694）著成《冯氏锦囊秘录》，记录了他的学术思想和临证经验。其在《冯氏锦囊秘录·痘疹全集·凡例》中云："张苦集是书，勿间寒暑，已三十载矣。计成《内经纂要》《杂证大小合参》《女科精要》《痘疹全集》《外科》《脉诀》《药性合参》，并附医方考按、药味炮制、经验诸方、胎产嗣育、修养静功，按门别类，无不毕具。"其内容包括内、外、妇、儿等各科病证及痘疹、药物、脉诊、导引、养生等，并广泛采集民间验方、效方，内容丰富，流传颇广。

冯兆张治病，重视人体正气（尤其是阳气），强调化源，注重治病求本，扶正祛邪。他对药物的功效、主治、与其他药物的鉴别、注意事项等，均有深入的研究和独到的见解。冯兆张善于化裁古方，曾经仿照北宋医家钱乙六味地黄丸加减而成10首方子，以变通为用。他对内、外、妇、儿等科均有研究，尤其擅长杂证、痘疹的诊治。冯氏诊治疾病，主张因时、因地、因人制宜，尤其重视小儿先天禀赋之厚薄以及后天长养之虚实。他师古而不泥古，在辨证上别出心裁，阐明理论；在用药上善于化裁古方，创立新方，而且加入其在杂证和痘疹主治合参一处，阐发心得，议论独特；特别是他对小儿证治方面详细加以论述，花了大量精力专门论述痘疹证治，且多有心得和发挥。冯兆张尽毕生精力研究医学，治学非常严谨。他重视临证，勤于实践，善于思考、总结、创新。他的著作既是其个人经验的总结，又是他对历代医家治疗诸科疾病理、法、方、药的系统总结和归纳，可以说他的著作是他集前贤证治方药之大成。所有这些对后代中医学者的影响非常大，促进了中医学的发展。

二、著作介绍

《冯氏锦囊秘录》，又名《冯氏锦囊》。成书于清朝康熙三十三年（1694），含《冯氏锦囊秘录杂证大小合参》《冯氏锦囊秘录痘疹全集》《冯氏锦囊秘录杂证痘疹药性主治合参》3种，一共包括《内经纂要》《杂症大小合参》《脉诀纂要》《女科精要》《外科精要》《药按》《痘疹全集》《杂证痘疹药性主治合参》8部。《冯氏锦囊秘录》是一部综合性医书，书中分别辑取《内经》等基础理论及所涉临床各科的精要，参以己见，重点发挥，对于几种痘疹论述尤详。全书内容非常丰富，涉及内、外、妇、儿各科，于脉诊、药性、痘疹等方面的论述尤其丰富，收集民间效方亦较多，实为8种医书之合称。书中所述观点切合临床实际，有一定的学术价值及临床价值。此书后来曾传入越南，为其医家所珍视。

（一）《冯氏锦囊秘录·杂证大小合参》

《冯氏锦囊秘录·杂证大小合参》，20卷，共包括《内经纂要》《杂证大小合参》《脉诀纂要》《女科精要》《外科精要》《治疗方论》6部专著。《内经纂要》2卷（未计入正文卷数之内），为其卷首，摘录《内经》51篇原文进行注释，注语切实，简明扼要，通俗易懂；《杂证大小合参》14卷，详细阐释医理、诊法、辨证及各种杂证的诊治方药，并附有验案；《脉诀纂要》1卷，以脉象法天立论，论及脉理、诊法、脉形及死脉，并详细论述脉候辨讹；《女科精要》3卷，分月经、经病、崩漏、带下、嗣育、胎前杂证、胎产、产后、产后杂证及女科杂证等10门，详细论述其证治用药，多有发明；《外科精要》1 卷，详细论述外科痈疽治法，并强调痈疽证治以内补温阳为主；《治疗方论》1 卷，系冯氏自创新方及验案。

（二）《冯氏锦囊秘录·痘疹全集》

《冯氏锦囊秘录·痘疹全集》，15 卷，卷一为痘门概论；卷二总论痘要；卷三总论痘要夹证；卷四列看法诸验；卷五至卷十一对痘疹从发热、见点、起胀、灌脓、收靥、落痂、余毒以及兼夹证等诸多方面进行论述；卷十二论述妇人科痘疮；卷十三主论麻疹，兼及水痘、斑；卷十四汇集前贤治痘诸方 120 首，内容详尽，多有创新，并载治痘常用汤散歌括；卷十五为痘疹补遗。此部分资料翔实，条理清晰，创见较多，切合临床，对后世儿科医家如陈复正、徐小圃等都产生了一定的影响。

（三）《冯氏锦囊秘录·杂证痘疹药性主治合参》

《冯氏锦囊秘录·杂证痘疹药性主治合参》，12 卷，卷首（1 卷，未计入正文卷数之内）为总论诸要，正文总共选取治疗痘疹常用药 400 余种，特设“主治痘疹合参”一项，阐述其在痘疹中的应用，论述独特。其中的一些观点被后世黄宫绣等人在本草学著作中加以引用。

【学术思想】

一、学术渊源

（一）博采众长，师学前贤

冯兆张在《冯氏锦囊秘录·杂证大小合参·凡例小引》中所说：“张幼年失怙，慈帏严课，苦读儒业。继以疾病时多，且力绵艰于治生，爰有习医之举，从师访道，悬刺十有春秋，博及群书，始知大道无秘，尽在先圣贤数卷书中耳。乃奋然将古哲图经诸书，按门类纂《内经》、大小杂证、药性、痘疹、女科、外科、脉诀计共 2000 余篇，既而临证，以书验证，以证合方，针线相对，毫发不爽，窃喜先圣贤之遗书、方论不谬也。逮至阅历愈久，更有得乎心而应乎手者，似难以言语间形容，乃益信无方可用之语更不谬，复于寤寐中以求其真元之至理，究竟只在我身生来之所得之，愈信无书可读之语尤不谬也。若是，则诸方诸论可以不载不垂矣。虽然，古哲之论也、方也，犹居之有门户也、庭径也，苟不由此，何能登堂入室以达安身憩息之所耶？故余牢落风尘，半生牛马，虽爱憎由人，而真诚自矢，不揣固陋，誓成此集。”其纂集的方法与目的，正如他在《冯氏锦囊秘录·痘疹全集·壬午年自序》中所说的那样：“张所以有纂集上古、中古、近世群贤诸论，以明强弱补泻之宜；更集幼科方脉合参，以广先天后天、少壮厚薄之异；更集女科、外科各论，以辨阴阳内外之殊；更详声形色脉，以为望闻问切之用，计成二十卷于前册矣。至于痘疹，既由先天受毒之轻重、禀赋之厚薄，更关后天气血之盛衰、调治之宜否，则其上古、中古、近世之所禀不同，而古遗补泻诸方定论，亦难取为仿法矣。故张亦将先后群贤诸论，条分各门，汇列备悉，复揣古哲未尽之旨，并张寤寐心得之微，赘之于末，以证后贤。”可谓上至岐黄，下达当世，诸家精论，兼收并蓄。

（二）博览群书，发挥古义

冯兆张刻苦学习，悉心钻研，他主张博览群书，采撷各家精髓，发挥古义，融汇新知，重视实践，不断创新，最终结合自己的临证经验编纂成《冯氏锦囊秘录》。冯兆张在《冯氏锦囊秘录》的正文前例举了“采集古今医学诸书”，上面陈列了数十种医学古籍，其中有《黄帝素问》（王、马、吴三注）、《灵枢经》《脉经》《针灸甲乙经》《难经》《类经》《脉诀》《医灯续焰》《脉诀刊误》《赤水玄珠》《医学纲目》《古今医统》《证治准绳》《准绳六要》《东垣十书》《玉机微义》《薛雪十六种》《丹溪心法附余》《医学入门》《赵氏医贯》《医宗必读》《颐生微论》《儒门事亲》《宝笺》《医门法律》《伤寒论》《伤寒全生集》《尚论篇》《妇人良方》《济阴纲目》《全幼心鉴》《博爱心鉴》《保赤全书》《痘疹金镜录》《痘疹玉髓》《痘疹心法》《痘疹格致要论》《小儿袖诊方论》《疡科选粹》《外科正宗》《本草纲目》《本草蒙筌》《分部本草》《本草经疏》《本草汇》《食物本草》《医方考》《医方集解》《寓意草》《名医类案》等。上述所列诸书，既有医学经典，又有后世名家的代表作；既有脉法、本草、医方、医案等方面的著作，又有内科、外科、妇科、儿科等临床方面的著作和痘疹等病证的专著。这些著作涵盖面广，代表性强，所述观点比较有权威性，为冯兆张的学习和研究打下了深厚又坚实的理论基础。冯兆张学习刻苦，悬梁刺股，博览群书，悉心钻研，去粗取精，而且十分重视临证实践，经 30 余年的不断努力，纂成《冯氏锦囊秘录》一书，记录了他的临证经验和学术观点。

二、学术特色

（一）崇尚温补，固护本元

冯兆张十分重视阳气在人体中的作用。其云：“凡有生之物，莫不假诸阳气以为生发之根；及其终也，必阳气去而生气始绝。明乎此，则救生者，当知其所重矣。故圣人尝药制方，总为保全此气。”（《冯氏锦囊秘录·杂证大小合参·全真一气汤治疗方按》）

同时，他又强调真阴、真阳缺一不可。如：“真阴真阳……犹灯之能明者，火也；资其明之用者，脂膏也。有脂膏而无火，何以能明？有火而无脂膏，则燎然猛烈，力穷乃止，二者偏废其一，便难以成光明之象矣。所谓火中求水，其源不竭，水中求火，其明不灭，一属有形，惟其无形，故能生出有形，盖造化之理，皆生于无也。”（《冯氏锦囊秘录·杂证大小合参·锦囊外障内障总论》）

冯兆张进而指出，无阳则阴无以生，无阴则阳无以化，生人之本以火为先，水在火之次。如其云：“人之有生，初生两肾……然究其源，皆此一点精气，神递变而凝成之也。犹之混沌未分，纯一水也，水之凝成处，为土、为石、为金，皆此一气化源，故水为万物之源，土为万物之母。然无阳则阴无以生，故生人之本，火在水之先也；无阴则阳无以化，故生人之本，水济火之次也。”（《冯氏锦囊秘录·杂证大小合参·诸病求源论》）

冯兆张在《冯氏锦囊秘录·杂证大小合参》中，专门论述火为万物之本源的问题，强调“天地以阳为生之根，人生以火为命之门”“天非此火不能化生万物，人非此火不能有生”。他十分推崇赵献可的命门理论，认为“命门即在两肾各一寸五分之间，当一身之中，《易》所谓一阳陷于二阴之中，《内经》曰七节之旁中有小心是也。名曰命门，是为真君主，乃一身之太极，无形可见，两肾之中是其安宅也”。命门无形之火，在两肾有形之中，为道家所言之黄庭，气血之根，生命之本。“人之初生受胎，始于妊之兆，惟命门之一点先具，而后有肾，则与命门合，二数备，是以肾有两歧，而命门居其于中也。由是肝、心、脾、肺相继而生，五脏成而百骸备也。”命门真火，为立命之本，又为十二经之主。“肾无此，则无以作强而技巧不出矣；膀胱无此，则三焦之气不化而水道不行矣；脾胃无此，则不能蒸腐水谷而五味不出矣；肝胆无此，则将军无决断而谋虑不出矣；大小肠无此，则变化不行而二便闭矣；心无此，则神明昏而万事不能应矣。”命门是人身之至宝，生命之主宰，旺则强，衰则病，灭则死。“譬之元宵之鳌山走马灯，拜者、舞者、飞者、走者无一不具也，其中惟是一火耳。火旺则动速，火微则动微，火熄则寂然不动。”此火不可水灭，不可寒攻，宜补而不宜泻。此火如《易》之坎卦，一阳藏于二阴之中，火之有余，非真有余也，乃二阴之水不足，当滋阴济水，配涵真阳，投六味地黄丸；火之不足，真精亦衰，补之当于水内温化助火，方用八味丸。这些观点皆是根据阴阳互根互用的理论形成的，也充分反映了他重视脾肾、崇尚温补的学术思想。

温能散寒，补能治虚。温补法用于阳虚者、阳虚体质者，或滥用寒凉药物等造成的阳气不足、正气亏虚者。冯兆张临证重视温补，如治疗发热，他认为易受风为病者，表气素虚；易受寒为病者，里气素弱；易受热为病者，阴气素衰；易伤食者，脾胃必亏；易劳伤者，中气必损，均应培元气以匡复之，使正气宣行以逐邪，邪消正复，化旧生新，客邪顿释于无事之中，正气复生于受伤之际，再加调养，不惟消弭新病，而旧患藉此搜除。若猛投虎狼之药，则未逐客邪，先伤正气。正气伤而邪愈固，名为逐邪，实为损正，故贵乎不治之治，无形神圣之用也。冯兆张主张以正气为本，运用扶正祛邪法可谓得心应手，认为此乃“法外求全之法”。在重视正气的基础上，又特别强调“真阳之气”，认为百病发热，莫不由命火离宫；若火得安位，则百病俱已；至于极虚极危之证，全以救阳为主，阳气一分不尽则不死；而寒凉为害之甚而且速，故慎不可轻用、误用。冯兆张在重视正气、阳气的同时，也强调真阴的重要性。

金元以后至明代，刘完素、朱震亨的学说大行其道，当时医家滥用苦寒药物的现象比较普遍，致使患者阳气受损、脾胃虚弱，久之，伤损及肾，虚寒证候比较常见。冯兆张注重人体阳气，治法大多以调补为主，用药大多偏温而力避寒凉，尤其是苦寒药物，以免损伤脾胃、肾、阳气。冯兆张所用的补法实际是以温补脾肾阳气为主，可以说这是其最重要的学术思想。他将温补的治法广泛应用于内、外、妇、儿等科，下面逐一予以介绍。

1. 温补法在内科的运用

膝肿痛不消，若脉沉数或滑者，需防生附骨疽，乃毒气附着于骨而成。冯兆张按曰：“究竟有何毒气？乃肾经阳和之气不足，故肾部隧道、骨缝之间气不宣行，阴血凝滞，内郁湿热，为溃、为脓也。所以有久服八味丸，令人无骨疽之语。谓骨暖气行，血无壅滞，毒何生焉？”他极力批判服用燥湿清热药，认为误用湿热，乃致脓成，气血大亏，不可救治。皆因“不知鹤膝风与附骨疽俱肾虚者多患之，因真气衰弱，邪气得以深袭。前人用附子者，以温补肾气，又能行药势、散寒邪也。故体虚之人，为冷气所袭，经久不消，极阴生阳，寒化为热而溃也。”其用药，非桂、附不能下达，非桂、附不能宣行。

冯兆张治疗痨瘵，指出："少年之人，嗜欲无节，致伤真阴，相火尤旺，火寡于畏，自下冲上，自里达表，故名骨蒸痨瘵。"阴阳既互根互化，又相互制约。一阳居于二阴之中，入房盛则真阴亏，阴损及阳，而阳亦痿，久则命门火衰，身体乏竭。治疗宜用八味丸，温阳生阴，补阴助阳。其云："八味丸一方，诚如用兵之八阵，立法周匝，不能出其范围也。盖无阳则阴无以生，所以有桂、附；无阴则阳无以化，所以有熟地、山萸。先天之真阴、真阳既已并补，更入茯苓、山药以助脾胃，使化源有自，而后天之生发无穷，牡丹皮以去阴分之伏热，泽泻以泻龙雷之邪火、宿水，更同茯苓淡渗，搬运诸药下趋。盖一补一泻，则补势得力，倘有君无使，则独力难行。"其中变化莫测，神而明之，难以言尽。

冯兆张治疗阳痿，其云："痿者，阳气败绝，阴道消亡，阴阳内竭之候，欲用而难施，有施而难化，一则能动而心以节之、摄之，一则心欲动而物不能用也。"他又以人手指的歧处端末来比喻，说阳气难达则易冷易厥；而阴处更歧之甚。又云："非至清真阳之气不能达而温之，非至精真阴之血不能荣而养之。"方用补骨脂丸、还少丹，温补真阴、真阳。

2. 温补法在外科的运用

冯兆张在分析古人成法的基础上，提出了自己的见解。他说："然亦有气血虚寒，初起毒陷阴分者，非阳和托里，何能升达在表？既溃而阴血干枯，若非滋阴充畅，何能接续脓浆？外则疮毒干枯，内则口干烦躁，故全在以脉消息。"如痈疽平塌而不高耸者，乃阳气虚弱，不能逐毒以出阴分；根红散漫者，是气虚不能拘血紧附也。若用清解，则势必毒即冰伏，犹之造酒，非暖何以成浆？譬之造饭，非火何以成熟？世人但知清火以解毒，殊不知毒即是火，毒化而火亦清，毒凝而火愈郁。清凉之法仅可用于疮疡小疖，若遇通达经络之疽，则必须托里内补，用托里内补散等。同时，他也认为银花、甘草等解毒之剂亦可应用，但必须于和平补养气血之中，"佐以银花、国老（甘草），以解有余、不尽之毒"。

3. 温补法在妇科的运用

冯兆张认为，女子嗜欲过于丈夫，感病则倍于男子，女子三十六病多损气血，但究其根则在于肾，故清心节欲为祛病之第一。女子月经不调，经枯血闭，多责之血，然"更由肾水之失养也"，治疗当用"甘温之药，以助阳气而生阴血也"。

4. 温补法在儿科的运用

冯兆张认为，"天地之气化日薄，男女之性情日嚣，幼稚之禀赋日弱"，小儿之病多由先天禀赋不足所致，若再用寒凉克削、攻伐之药攻之，则阳气重伤，百不一生。"治疗之法，当温存内养，保其残败之阴，补益阴阳，助其生长之力。""凡六脉沉微，两尺无根者，此元气之元阳欲尽也，惟参、术、附子可以挽之。若六脉细数，两尺无根者，此元气之元阴欲竭也，惟地、茱、桂、附可以挽之。"

5. 温补法在眼科的运用

冯兆张治疗目翳证，认为"浊阴降而上热自除，下阴足而目光自返。"且以自己为例说："张因幼年读书过劳而常目病，今看书、写字略多，便易举发。发时惟以八味丸加牛膝、五味子者，每日食前各进五六钱，一日共有一两五六钱也。外以黄连钱余，入铜青分许，煎浓汁洗净二三次，俟红障少淡，再入人参二三分于内，温和洗之。”

（二）精通儿科，擅长痘疹

冯兆张临证经验非常丰富，精通内、外、妇、儿等科，尤其精通儿科，擅长痘疹的诊治。他在前人的基础上对痘疹的证治多有发明，其中关于用药的论述也很独特。他不仅有专著《冯氏锦囊秘录·痘疹全集》论治小儿疾病，还在《冯氏锦囊秘录·杂证大小合参》卷三、四、五中论述小儿生理病理、评脉证治，“是书每证以幼科证治讲完，随将方脉证治继后，先后之情并明，浅深之理悉见”。

1. 儿科诊疗思想

冯兆张认为，小儿先天禀赋最为重要，告诫孩子的父母要惜精养神。在孩子出生之后要观察小儿的六种受气：即筋、骨、肉、血、精、气。“筋实则多力，骨实则早行立，血实则形瘦多发，肉实则少病，精实则灵利多语笑而不怕寒暑，气实则少发而体肥。”小儿初生，如新生之枝芽，全系一点真阴、真阳，如若有病，用药不可不慎，其治疗当温存内养，保其残败之阴，补益阴阳，助其生长之力。另外，小儿之病，多因脾胃娇弱，乳食积伤，痰火结滞，故其治疗当以调理脾胃为要点，此为冯氏论治小儿病的一大特点。

冯兆张指出：“古哲幼科证论仅讲先天，即所论吐泻惊疳诸证，理浅言略，及至年大而涉后天，虚实盛衰之变并未讲及，其方脉证论仅讲后天得失，而先天禀赋厚薄并不究其由来。”“孩子每多因后天致病，大人亦有因先天受疴。”因此认为，不可不两相推详以究其原，而应当两相合参以广见识。又云：“治小儿疾病，较之男子、妇人，其难尤甚。但小儿易怒伤肝，恣食伤脾；大人穷欲伤肾，多思伤心，郁思伤脾，恼怒伤肝，悲哀伤肺。”

关于小儿之病治法，冯兆张云：“犹浣衣之去垢者居多，以其所犯多属标证也；治大人之法，犹植树之培根者居多，以其所犯多属本证也。然小儿亦有因先天怯弱致疾，大人亦有因倍食伤胃抱疴。小儿而犯不足，大人而犯有余，于此并可互参。况气血有偏而成病，病则怪变百端。大人而犯小儿之病，小儿而犯大人之病，病即雷同，治何可执？”因而，大人、小儿疾病的治疗应当合参、共究。“痘疹时行，每多男子、女人、孕妇患痘，此尤宜熟诸方脉，始能调治。盖元神固泄有殊，而脏腑、阴阳、气血则一，况理由深而得浅易，由浅而究深难。故凡诚心活幼者，必先既行细究幼科诸书，还须以男子方论参看，则遇疑难证候，一目了然。”

2. 小儿痘疹的诊治

冯兆张云：“幼科，谓之哑科，疾病痛苦，勿能告人，悉任医药。”“婴儿，离先天不远，神气未固，感触尤易。”所以，非常强调先天禀赋与痘疹的关系，其言“痘疹，既由先天受毒之轻重、禀赋之厚薄，更关后天气血之盛衰、调治之宜否，则其上古、中古、近世之所禀不同，而古遗补泻诸方定论，亦难取为仿法矣”。

水痘又名天花，属于天行疫毒，清代以前，害儿最烈，且方论极杂，论说不一，其用药治疗，更属天渊。因此，冯兆张收集先贤诸论，结合自己治病经验，专辑一书，论痘原、痘释、虚实、顺逆、荣卫部位诸要、异痘诸名、痘要、痘中首尾杂证及察验痘疹吉凶等。后列发热、见点、起胀、灌脓、收靥、落痂、余毒等各一卷，按发展次序，详细加以论述，后录治痘方药，可谓非常详尽，是不可多见的治痘专论。鉴于现今已无本病，故不作详细阐述。

《冯氏锦囊秘录·痘疹全集》卷十三专论麻疹，议论亦颇为精细，师古而不泥古，多有独到见解。其云："古人以疹属少阴心火，以其色赤也，故多乘肺而见咳嗽诸证；斑属阳明胃火，以胃主肌肉也。且疹多实热，斑有假阳为定论。然斑疹总属腑证，为血之余，而疹亦见于肌肉，有形无汁者也。近来发热日久而见疹者，亦不外乎荣分热极，阴血沸腾，即属斑类，故不必以斑疹分，但当以虚实判。"冯兆张指出了斑疹的内在联系，强调注重辨证，实则泻，虚则补，不必拘泥于斑疹。同时，他还指出当时医家治疹之弊。其云："今医徒守古人疹多实热之论，寒凉肆进，壮者根本原固，故得标证清解而自愈；怯弱者不耐疾病，经此多日壮热，早已阴亏气弱，再加疏表解毒凉剂，以有形有余之药，攻无形所变之虚。不知阳毒之有余，实由阴血之不足，舍其实在之虚，攻其无影之毒，有不令愈热烦躁，而增泻泄喘促，甚至不起者多矣。"

冯兆张针对麻疹之虚证，应用全真一气汤去人参，扶正以祛邪。同时，他告诫医家，治疗麻疹，虽主以表散，但不可执用寒凉。在辨证时不仅要根据患者体质的不同，还要因时令的改变而应用不同的方药。他说："治者须察时令寒暄，随机处变。如时大寒，则以桂枝葛根汤发之；大热，则以升麻葛根汤合白虎人参汤发之；不寒不热，则以荆防败毒散发之。"辨证的目的，是顺应麻疹的发病规律，强调以透发为原则。疹红者清凉，疹白者温暖，不出者内服托里发表之剂、外用胡荽煮酒喷之，余毒不尽者清凉辛散而忌酸收。总之，治疗麻疹要不拘一格，灵活辨证，以透疹为顺。

（三）谙熟药性，详抒己意

"草根、树皮，善用之，皆神丹、上药也；不善用之，参、苓即鸩毒也。"（《冯氏锦囊秘录·王序》）冯兆张临证经验很丰富，对许多药物都有丰富的使用经验和心得体会，《冯氏锦囊秘录·杂症痘疹药性主治合参》中共收录了550余种药物，论及药物性味、归经、禁忌、收采、炮制方法、功用、主治等，并加入药物在杂证和痘疹中的应用予以合参。该书为古今所未有，内容非常详尽，议论颇为独特，除了对前人的成就进行总结外，冯兆张还在按语中结合临证经验介绍了他对某些药物的运用体会，这方面的内容尤其值得重视。

1. 白术

冯兆张认为，白术"甘温，得中土之冲气，补脾胃之第一品也"。指出白术"在气主气，在血主血，中气不足、脾胃诸虚之圣药也"。言理中汤、术附汤均用白术为君药，"补虚续绝诸方，必兼佐用"，尤其是对于"暴病大虚，中气欲脱之证"，其作用"不亚人参"。根据不同的用途，白术的炮制方法也不一样。"如入滋阴药，人乳拌炒；如入止泻药，东壁土拌炒；如入膨胀药，麸皮拌炒"。在痘疹方面，白术"健脾止泻，补虚敛汗，发泡浆溢者多加""泻泄虚渴者，并水泡多，或胖甚不痂者，及中气大虚者甚宜""然在脓时用之，则湿润之气不行，而痘难成浆矣"，治疗痘疹，脓已成者不可使用，盖犯"实实""热热"之戒也。白术与不同的药物配伍，可以发挥不同的作用。如"同枳实能消痞，同黄芩能安胎"。"喘证哮证忌用"未免过于绝对，气虚证尤其是脾气虚证，是可以也应该使用的。白术的缺点是"不无少偏于燥性，久服宁免偏胜。未若人参纯得阳和之气，可久服单服也"。注意事项："热盛喘嗽，音哑烦渴，热毒烦躁者，并禁之""脐间有动气筑筑，及阴虚燥渴、便闭者禁之”。

2. 熟地

熟地“大补血衰，倍滋肾水，填骨髓，益真阴，专补肾中元气，兼疗藏血之经”，专滋肝肾，为“补肾要药，养阴上品”，六味地黄丸、四物汤均用熟地作君药，适用于“伤寒后胫股最痛”“新产后脐腹急痛”“内伤之病肝筋肾骨”“内伤筋骨髓肾之所必用”。由于熟地味甘性微温，所以“虚热者暂堪抵受”。在痘疹方面，熟地可以“治痘血虚无脓”“凡痘中、痘后血虚者宜之”。熟地的缺点是“性滞而不走”，所以脾虚者用时“必须酒浸炒之”“入脾虚剂中，宜炒干用；有痰者，姜汁拌炒用”。注意事项是“虚寒者立见沉疴。阴受其累，而莫知觉”。

3. 升麻

冯兆张认为，升麻“禀极清之气于九天”“乃手足阳明、太阴引经之药（入大肠、胃、脾经）”，对于“元气不足者，用此于阴中升阳”“泻痢崩淋，脱肛遗浊等证，仗其升提”。炮制时，“入升托补药，蜜酒拌炒用；入升提收敛药，宜醋炒用”，而“清热散表宜生用”。在痘疹方面，升麻能“疗肌肉间热，主脾胃，解百毒”“能升提阳气，故用以升发痘毒出表，乃疮家之圣药”，可以用于“发热时”以及“痘后元气下陷”，但“不宜过用”。冯兆张认为“太阳证忌服”升麻，错矣，升麻能疏散风热之邪，所以风热表证可以使用。注意事项：“气逆呕吐，上盛下虚者，切勿轻投”。

4. 何首乌

何首乌“禀春之气以生，而为风木之化，入通于肝，为阴中之阳药，故专入肝经，以为益血祛风之用，其兼补肾者，亦因补肝而旁及也”，为“肝、肾二经之药”“甘温祛风益血，收涩又能敛阴”，尚能“养阴益肾”。其作用特点是，“补血之中复有补阳之力”“补阴而不滞不寒，强阳而不燥不热，禀中和之性，得天地之纯气”。何首乌“系调补后天营血之需，以为常服，长养精神，却病调元之饵”，外用可以“敷熨皮里作痛”，“总功能调和气血，久疟久痢，气血失和诸病，用此以建神功”。在痘疹方面，何首乌“治痘营血不足，过期不敛，及久痢、久疟甚宜”。

5. 肉桂

肉桂“禀天地之阳，兼得乎土金之气……木之纯阳者也”“气厚则发热”“下行而补肾”“味甘而兼辛，所以既补命门，复能窜上达表，以救阳中之阳，更为后天气血营卫分之需也”“善通百脉，和畅诸经，鼓舞气血”，能“专补命门真火不足而导火归源”，“如欲温中兼以调和气血，走窜外达，顾表为事者，则以培补气血之药为君，而单以肉桂一味为佐使，如参芪饮、十全大补汤、人参养荣汤之类”。在痘疹方面，“气虚之痘，赖以鼓舞药性上行，通调百脉，引参芪以达肌表，托痘毒痈疽，能引血成脓，制肝补脾，调和气血”“凡泄泻寒战，痘白虚寒者并宜”（如《博爱心鉴》所载保元汤，方中即用肉桂以治小儿痘疮阳虚顶陷，不能发起灌浆者），“如实热痘证，并痘后作痒，皆不可用也”。注意事项：“临用去皮切碎，否则气味走失，功效便差”“忌火焙，盖诸香见火，则无功耳”“如入补药，藉其鼓舞药性者，则入药同煎；如全仗其行血走窜者，则群药煎好方入煎一二沸服”“阳盛阴虚者忌之”。

6. 栀子

冯兆张认为，栀子“感天之清气，得地之苦味，故味苦，大寒”“轻飘象肺，故独入肺家，泄有余之火”“为泻一切有余火热之药”“总去五内邪气，胃中热气，心中客热，而虚烦不得眠者”。在使用与炮制上，栀子“留皮，治肌表热；去皮，治心胸热”“如治实热，同三黄之类暂用，宜生；如治鼻衄肺热，同生地、丹皮之类，宜炒黑；如劫心胃火痛，姜汁拌炒用”。在痘疹方面，栀子“宜酒炒用，凉心肺，治衄血，散客热，利小便，疗虚烦，劫心痛，凡痘壮热，吐血衄血暂用”。注意事项为其“大苦大寒损胃伐气，虚人忌之”“脾胃虚弱，血虚发热者忌之”。

7. 酸枣仁

冯兆张指出，酸枣仁“得木之气而兼土化，故酸而兼甘”“既补肝胆，复益心脾”“宁心益肝，敛汗止渴”“补中气，助阴，坚筋骨，安五脏，久服令人肥健、轻身、延年”“味甘而香，归脾汤用之醒脾；气温而酸，补心丸用之敛心”“能治多眠、不眠，须分生、炒、研用，多眠、胆实、有热宜生，不眠、胆虚、有寒宜炒”“若肝旺烦躁不宁者，及心阴不足，惊悸恍惚者，必同滋阴、和肝、养心之血药相佐而用，其功乃见”。在痘疹方面，酸枣仁适用于“痘后血少，心神不安，夜眠不稳者”，但“宜炒研用”。注意事项：酸枣仁“必须临用方炒熟，研碎入剂方效，若炒久则油臭不香，若碎久则气味俱失，便难见功矣”“性油而润，滑泻者禁之”。

8. 黄芪

黄芪“禀天之阳气、地之冲气以生”，能“运毒走表”“固盗汗自汗，排脓托毒止痛，长肉生肌，外行皮毛，中补脾胃，功专实表”，“主久败疮疡，排脓止痛”，为“补表要药”。冯兆张认为黄芪“性畏防风”，但“得防风其功愈大”，是由于黄芪能补肺气、益卫气、固肌表，而气有防御的作用，气虚则防御作用下降，容易感受外邪，所以先配伍味辛甘性微温、作用温和、“风药中的润剂”防风疏散表邪，以免感受外邪，此乃相反相成之用也；黄芪能补气，而防风味辛散邪会耗气，即其所谓的“相畏而相使也”。用法遵从“生用则托表排脓，蜜炙则调补虚损”“生治痈疽，炙补虚损”之原则。在痘疹方面，黄芪“善治脾胃虚弱，疮疡血脉不行，阴毒不起，泄利消渴，腹痛虚汗，宜灌浆时用”“凡痘色白陷者最宜”“若浆足后，不可过多，恐胖甚难于收靥。过补则生痈毒”，是由于黄芪味甘能补，微温之性助热，过用会“补气助火”，滞气化热，促进痈毒的产生。“若痘色红紫壮实者，轻用之则血愈热而毒愈炽，红紫者转为黑枯，不救之证矣”。注意事项：“阳盛阴虚者，上焦热甚，下焦虚寒者，患者多怒，肝气不和及肺脉洪大者，并戒之”“血热痘证，外有红紫斑点者，并肺热咽痛、喘嗽者，及血滞血枯，痘色燥槁不润者，禁用”“有邪气方实者勿用”。

9. 苍术

冯兆张认为，苍术“苦辛重而甘味轻”，功用上“燥烈除湿之功则有余，补中扶脾之功则不足矣”，为“湿家、痎家要剂”。与白术相比，“补脾燥湿之功，与白术功用皆同”，但是“白补性居多，且能敛汗；苍气辛烈，又能发汗。白术性禀冲和，直固清阳中气；苍术性多燥悍，功专除湿祛风，无湿者便不可用，况于燥证乎！”经过冯兆张详尽的论述，白术与苍术功用的异同点愈加清晰，使学者一目了然。在痘疹方面，“燥湿健脾，辟恶宽中，进食暖胃，痘疮湿痒及不结痂可用”，但是“性太燥，不宜多投，在起胀灌浆，尤所禁焉”，起胀灌浆是邪气外泄的表现，用苍术则其燥湿之功不利于灌浆，所以禁用。“有用以烧烟，辟其不正之气，可暂不可常，亦虑其燥耳”。

注意事项：由于苍术温燥助热，祛湿伤阴，所以“阴虚便燥，渴而火亢者忌之”。

10. 白芷

白芷“得地之金气，兼感天之阳气”“走气分，亦走血分”“性善祛风，能蚀脓湿”。功用为“一以温散腠理之寒邪，一以解托留结之痈肿，皆取其辛温走散也”，为“治阳明头痛、解利风寒之要药”“祛风燥湿之要药”“外散一切乳痈、痈疽，内托肠风、痔漏，排脓长肉”，但“痈疽溃后，亦宜渐减”，是由于白芷味辛耗气、性温伤阴耗血，会伤损正气，而痈疽溃破以后正气亏虚。白芷主治不离手阳明庚金（大肠）、足阳明戊土（胃）、手太阴辛金（肺）三经。在痘疹方面，白芷“专治初热头痛，痘疮无脓发痒，虚寒不起，及不结靥，或烂或癞之证”“痘后手足发痈毒者亦用”，由于其性质辛燥，所以“瘙痒甚者暂用”“不宜用于血虚灌浆之时”“阴虚火盛者忌之”。注意事项：“燥能耗血，散能损气，阴虚火盛者勿用”。

冯兆张在论述一些药物时还对相近的某些药物（如苍术与白术、何首乌与熟地、肉桂与附子、枳实与枳壳等）进行了分析比较，使得各自的性味、功用、主治等更加清晰。他的这些心得丰富了后世对许多药物药性、功用、使用的认识。

（四）主张辨证，精化古方

冯兆张善于使用温补之法论治各种病证，但是他并非不根据具体病情而施用，以偏概全，而是十分注重辨证施治，主张因时、因地、因人制宜，创立了三法、四因、五治、六淫、八要等治疗方法，贡献较大。冯兆张饱读先贤医学著作，学养深厚，临证时辨证灵活，既善于自创新方，又善于化裁古人的成方。他崇尚命门理论，认为“百病之来，莫不因火；而火之发，莫不因虚；而虚之本，莫不由肾。盖水为万物之源，火为万物之父，其源其父，并根于肾也。”而补肾中之水，非六味地黄丸不可；温肾中之火，非桂附八味丸不热。因此，冯兆张特别钟情此二方，并且根据这两个方子加减化裁而成10个方子，以补肾中之水火。其云：“六味地黄补阴阳之小剂，八味地黄救阴阳之大药。水中寻火，其明不熄；火中求水，其精不竭。补中有泻，久服而无偏胜之害；泻少补多，泻去而补愈见其效。相和相济，五脏俱宜，根本既荣，枝叶自茂，神功周匝，莫能外焉。欲出范围，反似画蛇添足也。”

冯兆张就六味地黄丸和桂附八味丸化裁出以下10首方剂。①二妙地黄丸：功能温肾泻浊，用治湿热内郁而为便浊。方用六味地黄丸加二妙散、附子而成。②育脾固肾地黄丸：功能育脾固肾，用治肾虚晨泄。方用六味地黄丸去丹皮之寒，加五味子、补骨脂、菟丝子。③双补地黄丸：功能补肾精、固肾气，用治肾中水火双虚。方用六味地黄丸加菟丝子、莲肉。④清心滋肾地黄丸：功能滋肾清心，用治心肾双虚。方用六味地黄丸加五味子、远志、麦冬。⑤阿胶地黄丸：功能补肾润肺，用治金水两脏受伤，咳嗽吐红。方用六味地黄丸加麦冬、真阿胶。⑥滋金壮水地黄丸：功能养阴配阳、滋金壮水，用治肺肾两虚。方用六味地黄丸加麦冬、牛膝。⑦加味七味丸：功能清肺金、补肾水、纳气藏原，用治肺肾气阴两虚。方用都气丸（七味丸）加肉桂、麦冬。⑧和肝滋肾地黄丸：功能和肝滋肾，用治肝肾阴虚，女科尤宜。方用六味地黄丸加当归、白芍、肉桂。⑨滋阴八味丸：功能滋阴温阳，主治肾中阴阳两虚。方用八味丸加麦冬、五味子。⑩壮阳固本地黄丸：功能壮阳固本、阴阳双补，用治元阳衰惫已极。方用八味丸去丹皮，加鹿茸、补骨脂、五味子、枸杞、紫河车、鹿角胶。补益肾中水火，用此10方，足矣。由此可见冯氏善于化裁古人成方之一斑。

【临证经验】

一、痘疹辨治

（一）注重禀赋，擅长调养

冯兆张很重视先天禀赋，他在《冯氏锦囊秘录·痘疹全集·壬午年自序》中说："至于痘疹，既由先天受毒之轻重、禀赋之厚薄，更关后天气血之盛衰、调治之宜否，则其上古、中古、近世之所禀不同，而古遗补泻诸方定论，亦难取为仿法矣。"他在《冯氏锦囊秘录·痘疹全集》中的"论元气不可形质拘"中说："世有一等孩童，生得体质恢肥，似血气有余也。何患痘疮则囊房空虚，不至灌浆澄脓，八九日而死者，何欤？"这是由于"天元不可以形拘，气血宁堪以质滞，彼形体虽瘦小而元气充溢，则痘自然起灌成功，如形体虽恢大而元气薄劣，则痘必至枯涩难长"，所以"治痘看人元气，不可拟人形体"。因此，元气的充沛与否，直接关系到痘疹是否产生以及预后是否良好。

在患痘疹以后，冯兆张很重视调养。其云："凡当痘后，疮疤柔嫩而未实，肠胃气弱而未强，外宜谨避风寒，内宜调理饮食。犯时微若秋毫，成病重如山岳，即依法亦不宜太迟、太早，太早则瘢嫩易风，太迟则皮燥生疮，故必须迟月余，方煎荆芥及榆、槐、柳、艾叶汤浴之。"同时"忌服升麻、朴硝、大黄、麻黄之剂，及食蜜水、西瓜、柿、梨、栗、橘、柑子、白果、酒糟、芥菜、葱、韭、薤、蒜、獐、兔、鸡、鹅、羊、牛、鲜鱼、生冷等物。""所宜食者，腰子、猪肉、圆眼、胡桃、莲肉、红枣、淡齑、干菜之类，其甘甜之物，亦不可恣口，恐成口疳也。"

（二）兼析善恶，防治并重

冯兆张在《冯氏锦囊秘录·痘疹全集》中，专列"五善七恶"篇来论述痘疹发展的顺逆，判断病情的发展方向。五善：①饮食如常；②大小便调；③色泽红活坚实；④脉静身凉，手足和暖；⑤声音响亮，动止安宁。以上情况提示脾、胃、心、肺、小肠、膀胱等脏腑功能正常，病邪不重，正气充足。这五种情形不会同时出现，但只要具备其中的两三种，那么病情的发展、预后一般就比较好。若出现下列7种情形，则痘疹病情的发展、预后不佳，即七恶：①烦躁闷乱，谵妄恍惚；②呕哕泄泻，不能饮食；③青干黑陷，痒塌破烂；④头面预肿，鼻塞目闭唇裂；⑤寒战咬牙，声哑色黯；⑥喉舌溃烂，食入则呕，饮水则呛；⑦腹胀喘促，四肢逆冷。这7种情形，提示患儿正气亏虚、病邪沉重、脏腑功能衰退、气机紊乱。这7种情形，只要出现其中的1种，就预示病情不可挽救了。在这7种情形之外，再出现浑身血泡、心腹刺痛、伏陷不出、斑疔肉硬、便溺皆血、寻衣捏空，那就是速亡的征候。

治疗虽然很重要，但预防更有意义。冯兆张在"论避秽气"列举了许多种情形，以预防痘疹的发生或避免患病以后病情加重。他认为："凡脏腑之情，遇香则营卫通行，遇臭则营卫凝滞，痘疮全赖营卫和畅以成功，凝则热毒无由以疏泄矣。"冯兆张认为："痘疮一出，则脏腑空虚，饮食宜节，勿饥勿饱，衣服宜调，勿冷勿热，一有不得，灾祸立见"。饮食上，"至收靥，惟宜清凉，忌食毒物""痘始终，忌食落苏、葱、韭、薤、蒜、栗子、螃蟹、鲜鱼、蜜浸辣椒、时果、元蛤、鲜猪肉，一切心肾血髓肝肠、酒糟物件、荔枝、橘子、小米、麦面、火酒、生冷、发热发气性寒等物。"睡觉时不可惊动；严冬时，房中多置炭火，盛暑多置冷水，务须四时和暖如春，令气血和畅为妙。

（三）重视透邪，不忘扶正

冯兆长指出，"痘为肾毒""痘疹之毒，本于五脏之液，各随经络部位，直犯荣卫而出""痘疮之出，根于里而发于表"；痘疹治疗应"送毒出表，充托成脓，则毒化于外""疏表清里"；治疗法则是透邪外出，使邪气外出则不耗伤正气。

治法上，冯兆张认为"痘之为证……气血无不虚弱……最宜戒其峻治""虚则补之，实则泻之；中病即已，无过其治。此治之权衡也"。如遇到"疮本稠密，焮发红活，而吐利不食者，此表实里虚也，宜于补汤中而加解毒之药""如疮色淡白，发不透满，大小便闭，浩饮大嚼者，此里实表虚也，宜于解利中而加升发之药""若六脉沉微无力者，则惟为温中以托里，使中气不馁，而气血鼓舞则逐毒有力，起胀灌浆，不谋而至也""若六脉弦数无力者，则惟为壮水之中，仍佐补火之药，使嘘濡有力，而自出自化也""十一二日之间，浆未满足，必大补气血，略兼解余毒"。总之，要辨证施治，"毋致邪，毋失正"，邪正兼顾，攻防并举，扶正不忘邪，祛邪不忘正，这才是妥帖之策；"发表不远热，攻里不远寒""凡用寒宜远寒，用热宜远热，毋太过，毋不及，此治之要、理之常也"。

（四）善于辨证，慎用寒凉

冯兆张治疗痘疹注重辨证施治，这是原则，但又慎重使用寒凉之方药，尤其不能过度使用，盖因温主升散，顺应邪气外达之势；寒主降收，逆遏邪气外达之势。他认为："太凉则冰血而毒凝滞，故曰中病即已，无过其制""解毒寒凉之药，不可痘初轻服。盖痘毒本于胎元，伏于肾脏，感触而出，莫可御也……盖脏毒属阴而最深，必藉气血送出于皮肤，运化于窠囊，收结成痂，还元而后已……痘疮必赖气血以送毒为主也。"如果解毒的方法应用于痘疮将出时，"则寒凉抑遏，毒滞于中，非徒无益而反害之。惟结痂之后，有余、不尽之毒，假药力以解散之，免其为痒、为痈则可耳。"可见冯兆张并不是一味反对使用寒凉之法，而是要把握好使用的时机、阶段，这也是辨证论治的另外一种表现形式。

二、杂病诊治

1. 发热诊治

冯兆张基于《内经》和《伤寒论》重申，有"发热恶寒者，是发于阳也；无热恶寒者，是发于阴也""有表而热者，谓之表热；非表而热者，谓之里热""诸热属心，火之象也"。

证见"五脏蕴蓄风热毒气，则面赤如绯，五心烦热，四肢温壮，目涩多渴"。

在辨证上主张夜热有三种，原因是血热、宿食、疳劳。“若发热、恶寒而脉浮数者，是温病也”。

治疗上提出，“小热之气，凉以和之；大热之气，寒以折之；甚热之气，则汗发之，发之不去，则逆制之，制之不尽，求其属以衰之”“实者，邪气实，当利大便；然久则为虚，非补土以藏阳，即滋阴而退火”“虚热不可峻攻……又不可大补……必求其属以衰之”。

冯兆张提出辨治上要注意，“治寒者，须防热；治热者，须防寒”“凡诸热证，皆忌饮酒，否则抱薪救火，终于无功”“若脉阴阳俱虚而热不止，及下痢发热，或热不为汗衰，或汗后复热而脉燥，及狂言不能食者，皆为凶候也”。

2. 咳嗽诊治

病机：冯兆张指出，“咳谓无痰而有声，肺气伤而音不清”“嗽谓无声而有痰，脾湿动而痰气侵”“咳嗽谓有痰有声，因伤肺气，继动脾湿也”。

治法：“因痰而嗽者，痰为重，主治在脾”“因咳而动痰者，咳为重，主治在肺”。分类时，“咳虽肺病，五脏六腑皆能致之，然总其纲领，不过内伤、外感而已。”“凡自表而入者，病在阳，宜辛温以散邪，则肺清而咳愈；自内而生者，病在阴，宜甘以壮水，润以养金，则肺宁而咳愈。”

注意事项：“治表者，药不宜静，静则流连不解，变生他病，故忌寒凉收敛，经所谓肺欲辛是也；治内者，药不宜动，动则虚火不宁，燥痒愈甚，故忌辛香燥热，经所谓辛走气，气病无多食辛是也。”“治表者，虽宜动以散邪，若形病俱虚者，又当补中气而佐以和解。倘专于发散，恐肺气益弱，腠理益疏，邪乘虚入，病反增剧也。治内者，虽宜静以养阴，若命门火衰，不能归元，则参、芪、桂、附，在所必用，否则气不化水，终无补于阴也。”

3. 痢疾诊治

冯兆张认为，痢疾“积由虚召，皆因脾胃既虚，饮食不节，七情不适，肠胃怫郁，气血有伤，酿成脓血而为滞下也”“或寒或热，皆能脓血”。

病因：“痢因于湿，湿生于土”“湿为内主，而寒热为之外因”“夏月湿热太甚，客气盛而主气弱，渗入大肠，脂膜腐烂，痢疾之由，始于此矣”。

辨证：冯兆张认为，痢疾属于脾、胃、肾三经。“凡伤气则白，伤血则赤，气血俱伤，赤白乃出；黄是食伤，绿是伤湿，然总因湿热”“痢久发热者，阴虚也；孔甚痛者，热流于下也”。

治疗：“治痢大法，始当推荡，久当温补，而尤宜以顾胃气为主”“痢生于积滞……治先通利之”“必审挟寒挟热，或虚或实，热者即可用实治，寒者便当通虚论也”“和血则便脓自愈，行气则后重自除，此可加治于衰老弱幼元气之虚者”“壮实精盛，而当初起之时，必须下之”，病久出现虚象时，“当以滋补气血，收涩滑脱”；“大凡下热痢用大黄，下寒痢用巴豆，有是病而服是药”。他主张治疗痢疾使用补法时注重脾肾二脏，“治痢而不治肾阴者，非其治也”“补元气者，治痢之本也”“补中气以扶脾胃，助命门以复真阴，则元气旺而健运，得阴阳和而闭藏固，何有肠胃怫郁而为患哉？”在痢疾的整个治疗过程中，始终强调胃气的重要性，认为“百病以胃气为本，而于痢为尤要，故能食者轻，不能食者重，绝不食者死，是痢之赖于胃气者，如此其重矣”。

4. 肿胀诊治

病机：冯兆张认为，肿胀是由“脏腑受伤，不能制水，流溢皮肤”所致，分痟水、积水、惊水三种情况，痟水表现为“心脾虚损，面黄脚肿”，积水为“五积在腹，结化为水”，惊水为“重叠受惊，心火燥湿，过饮停蓄”。另一种分类方法，把肿胀分为十种水，即心水、肝水、肺水、脾水、肾水、胆水、大肠水、膀胱水、胃水、小肠水。指出肿胀的病机是“肾虚不能行水，脾虚不能制水。胃为水谷之海，虚则不能传化，是以泛滥，反得浸渍脾土，于是三焦停滞，经络壅塞，气留于脏而为胀，水溢于皮肤而为肿。”

肿胀发病趋势，“大抵因水因湿者，下先肿；因风因火者，上先肿”。阳水脉沉数，阴水脉沉迟。

辨证上须注意：“凡治肿胀，其阴阳虚实，不可不辨。大抵阳证必热，热者多实；阴证必寒，寒者多虚”。“水肿者，脾病也。出于肺，而本于肾”“得之于脾、肺、肾三经，更本于气也、火也”“水肿之证，多属火衰也”。“标证虽似有余，本证实由不足”。

治法：“先益气补中”“腰以上肿宜发汗，腰以下肿宜利水”“身热者在表宜汗，身不热者在里宜下”。治肿者，“先以脾土为主，须补中益气，或六君子汤温补之，再以金匮肾气丸补土之母”。治法不一，但原则是“务使脾能健运，肾能闭藏”，可见其尤其重视脾肾二脏。对于因正气虚弱而致水气复发者，“多因中焦气不升降，为寒所隔，水闭不行”所致，治疗“惟服参附汤类”，不可再用耗损正气的方药。

注意事项：“切勿徒投渗泄”“不可用大戟、甘遂之剂”，需要记住“治实颇易，理虚恒难”。

5. 黄疸诊治

冯兆张认为真黄疸的表现是“身痛，肩膊背强，二便俱涩，遍体面目、爪甲、视物皆黄，溺如屋尘水”。此外，他还列举了几种需要与黄疸鉴别的病证（包括胃热、胃怯、痟热、湿病、黄病、胎黄等），这些病证在某些方面（如面黄、皮肤黄、小便黄等）与黄疸相似，因此要注意鉴别。

病因病机：冯兆张认为黄疸是由“脾土有亏，失于运化，转输不及，湿热逗留，浊气怫郁”所致，赞成前人“疸不用分其五，同是湿热”，以及“脾虚为本，而湿热是标”的观点。

辨证：溺赤及已食如饥是热的征象，安静嗜卧是湿的征象。冯兆张又以小便不利、无汗为实证，小便自利、自汗为虚证；小便色白不变为无热，小便色变黄赤为湿热。他指出实热证脉必洪数，虚弱者脉微涩。黄是中央戊己的颜色，多属于太阴脾土。他认为，黄疸虽然由湿热而生，但“湿家（此处指感受湿热而以湿为主者）之黄，色暗不明；热家（此处指感受湿热而以热为主者）之黄，色光而润”，从颜色明暗的角度对病因进行了分析。

治法及方药：冯兆张认为“总宜理脾为上，而导水次之”。因为“脾胃为湿热所伤，久之气血渐弱，必兼补养”，其用人参、白术健脾益气，当归和血（补血活血），兼用秦艽散湿，则“正气盛，邪自退”。大人、小儿黄疸均由“湿热相合”而成，但治疗“宜分阴阳，别虚实”。他把黄疸分为三种情况分别加以论治：①壮年气实，湿热郁遏者，表现为小便短少、脉实数，用清法

（利小便），方用茵陈五苓散之类。②湿热郁于表者，表现为身痛恶寒，用汗法，方用桂枝黄芪汤之类。③脾胃有寒饮不运者，用温法，方用茵陈附子干姜汤。但是，应当注意以辨证论治为原则，“不可妄投凉药，愈伤脾胃”。

在用药上，冯兆张非常推崇使用秦艽，认为“诸黄常用极妙，以能逐阳明经湿热，从外而散，其功效既臻，而性复和平，不险峻也”。秦艽味苦辛，性微寒，入胃、肝、胆三经，能清利湿热、退黄疸，是治疗湿热黄疸的常用药物，既可以单独使用，也可以配伍其他药物同用。

三、新方举隅

1. 加味八味丸

组成：熟地黄（用八两清水煎汁，去渣，将八两入汁内煮烂，捣烂入药）一斤，山药（炒微黄色）四两，牡丹皮（焙）四两，白茯苓（人乳拌透，晒干，焙）三两，山萸肉（去核，酒拌蒸，晒干，焙）四两，泽泻（淡盐水拌，晒干，炒）二两，五味子（每个铜刀切作两片，蜜酒拌，蒸干焙燥）二两，牛膝（淡盐拌炒）三两，肉桂（取近里一层有油而滋润甜极者，即入药，勿出气，不见火）一两五钱，制附子（切薄片，微火焙）一两五钱。

用法：为末，用熟地捣烂入药，加炼蜜杵好，集群手丸，晒干，藏瓷器瓶中。每早空心淡盐汤送服四钱，随后进服煎剂，使阳藏而阴以秘之也。

功用：补肾阳，益精血。

主治：痫病。僵仆，脉洪弦有力，两尺弱。

方义分析：此方是在张仲景金匮肾气丸的基础上加上牛膝、五味子组成的。冯兆张认为其所治痫病病机是“阴道亏极，孤阳无敛”，所以用金匮肾气丸补肾助阳，加五味子敛肺气、滋肾阴，牛膝补益肝肾精血。

2. 全真一气汤

组成：熟地（如大便不实，焙干用。如阴虚甚者，加倍用）八钱，制麦门冬（去心，恐寒胃气，拌炒，米炒黄色，去米用。肺虚脾弱者，少减之）三钱，鸡腿白术（炒深黄色，置地上一宿，出火气，不用土炒。如阴虚而脾不甚虚者，人乳拌透，晒干炒黄）三钱（如脾虚甚者，用至五六钱），牛膝（去芦）由二钱加至三钱，五味子由八分至一钱五分，制附子由一钱加至二钱余。

用法：水煎，冲参汤服，人参由二三钱加至四五钱，虚极者一二两，随证任用。另煎，冲入前药。如肺脉大，元气未虚者，竟用前药，不必冲参汤。以上六味，必先煎好，另煎人参，浓汁冲服，则参药虽和，而参力自倍，方能驾驱药力，克成大功。

功用：养血益气，回阳救逆。

主治：斑疹阴分焦灼，热极烦躁，上喘下泻，上实下虚，上热下寒之证。

方义分析：此方是以生脉散合参附汤加味而成的。冯兆张认为其病机是“津滋耗竭，虚火妄升，气勿藏源，上迫喘促”，治疗“倘不问虚实，尚为因热清火，因喘消痰，因渴凉胃，以假有余之证，从真实热之治，未有不致元气丧尽、神气脱完而后已”。此方以大剂量味甘性微温的熟地补血滋阴。人参大补元气，复脉固脱；白术苦甘性温，补益脾胃之气，两者同用，补气之力大增。

附子入心、肾、脾经，大辛大热，回阳救逆，温阳散寒。麦门冬味甘性寒，养阴清热，除烦安神。牛膝苦泄下行，能引（虚）火下行，以降上炎之火；五味子酸能收敛，性温而润，上敛肺气，下滋肾阴，借此稍微收敛一下五脏上浮、外散之阳。诸药合用，共奏养血滋阴、益气固脱、回阳救逆之功。本方重在滋补阴血以制上逆之火，正如冯兆张所言，“此方阴阳具备，燥润合宜，驱邪扶正，达络通经，药虽七味，五脏均滋，保护森严，外邪难入，功专不泛，补速易臻，滋阴而不滞，补脾而不燥，清肺而不寒，壮火而不热，火降而心宁，荣养而肝润”。“此方诚滋阴降火之神剂，然假热一退，真寒便生，切勿过剂，反增虚寒滑泻之证。”

使用注意：其中轻重，因证合宜。燥涸则熟地倍之，肺热则麦冬多用，脾虚则白术重投，阳虚则附子多加，元气大虚则人参大进，气浮气散则牛膝、五味略多；倘有假阳在上者，去参用之。

3. 溯源救肾汤

组成：熟地四钱，炒麦冬（去心，炒黄）一钱五分，白术二钱，白芍药（酒炒）一钱，白茯苓一钱二分，生杜仲二钱，川续断一钱五分，牛膝二钱，姜炭六分。

用法：加灯心、莲子，水煎，食前温服。

功用：滋阴养血，健脾补肾。

主治：脾肾之阴不足。发热身痛，自汗恶食，头疼口干，恶寒恶热。

方义分析：此方所治发生在产后，主要病机是气血、中气大虚。故此方用熟地（重用）、白芍药养血滋阴，白术、茯苓健脾益气，麦冬养阴生津，杜仲、续断、牛膝补益肝肾，姜炭温经散寒。冯兆张云：“何前方既用姜炭，复用灯心？凡古人补阴之药，必兼猪苓、泽泻、茯苓、灯心一二味淡渗，以少泻浮阳之旺气，可补金水之不足也。”并指出此方能“壮水以及土金，从化源也”。诸药合用，共奏养血滋阴、健脾补肾之功。

加减变化：如腹有微痛，加益母草一钱；如虚甚者，冲人参汤服。

4. 十全补正汤

组成：人参一钱五分，炙黄芪二钱，枣仁（炒，研）二钱，当归（酒炒）一钱二分，白术（炒黄）二钱，白芍药（酒炒）一钱二分，白茯苓一钱二分，生杜仲二钱，川续断一钱五分，牛膝二钱，甜薄桂八分。

用法：加大枣二枚，水煎服。

功用：益气养血，补益肝肾。

主治：心脾阳气不足，五脏气血并伤。自汗恶寒，身热，腰背疼痛，感冒时气，似疟非疟，劳伤发热。

方义分析：此方以甘温之人参、黄芪、白术及甘淡平之茯苓健脾益气；当归、白芍药、酸枣仁补血滋阴；大枣益气养血；杜仲、续断、牛膝补益肝肾；桂枝疏散表邪。此方的功用是补益气血、肝肾。正气不足，防御失职，易感外邪，故用少量的桂枝轻疏表邪。诚如冯兆张所云，“是方五脏均伤，气血并补。倘表有外邪乘虚而袭者，正气得此补助之功，自能互相祛逐，而邪无可容之地矣。”

加减变化：如心有浮热，再加灯心；如阴虚甚者，加熟地；如有外感，去人参，加柴胡、生

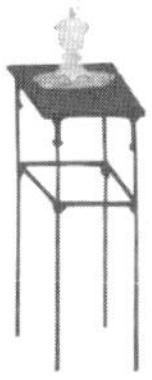

姜；如气滞，加木香少许；如咳嗽，去参、芪，加炒麦冬；如右尺有力，去薄桂；如肺脉洪大者，去黄芪。

5. 养心育脾和肝清肺滋肾补荣益卫膏滋丸

组成：炙嫩黄芪（蜜水拌炒）四两，当归身（酒拌炒）三两，酸枣仁（炒熟，临煎捣碎）五两，熟地黄（铜刀切片）六两，鸡腿白术（人乳拌透，晒干，炒黄）四两，远志肉（先用甘草煎取浓汁，去甘草，入远志在内，煮去辣水，晒干用）二两，制麦冬（用炒黄老米同炒燥，去米）三两，白芍药（蜜酒拌炒）二两四钱，杜仲（酒拌炒）三两，续断（酒拌炒）三两，明牛膝（酒拌蒸，晒干，焙）三两。拣人参（研极细末）五两，白茯苓、茯神（研极细末）各三两。

用法：上用莲子二斤，去心、衣，清水煎汁三十余碗，去莲肉，入前药，煎取头二汁，滤去渣，熬浓膏，收入后三味，为细丸。后三味共研极细末，和前膏为丸，临睡白汤送下四钱，或大丸细嚼，津液送下，或白汤化服均可。

功用：调补五脏，养荣益卫。

主治：右尺重按无力，左尺不沉不石。

方义分析：右尺重按无力，提示命门真阳不足；左尺不沉不石，提示天一真水亏虚。心肾互为其根，阴阳互为其用。方中黄芪补益脾肺之气，人参补益心脾肺之气，白术补脾胃之气，茯苓健脾补中，四药合用，重在补益脾肺之气；当归身、熟地黄、白芍药、酸枣仁补益心、肝、脾之血；杜仲、续断、牛膝温补肝肾；麦冬滋养心、肺之阴；远志肉、茯神宁心安神；莲子补脾益肾。本方用了大量的补益药，“养荣益卫，五脏并滋，一补先天之不足，一助后天之发生”，补益心、肝、脾、肺、肾兼顾，气血阴阳并补。

【后世影响】

一、历代评价

冯兆张的医学著作，自清朝康熙年间问世以来，在国内广为流传，仅康熙年间就刊刻数次，之后又屡经刊刻。后世医家多有评价。

清代著名医家魏之琇（字玉璜）对冯兆张推崇备至，他在《续名医类案·痞门》之“冯治戚氏妇腹中有块作痛案”按语中说：“冯公此案，前人所未发，字字如良玉精金，后贤宜三复之”；又如《续名医类案·疟门》“冯治张子芳案”，魏之琇评价道：“千古不传之秘”；再如《续名医类案·卷十三·痿门》“冯治李主政案”，魏氏高度赞赏为“羽翼轩岐诚在此等，余子纷纷不足数也。”

清代李冠仙非常推崇冯兆张，对其评价甚高。他在《知医必辨·自序》中把冯兆张与王纶、薛己、张介宾并称为“前明（即明代）四大家”。其云：“若夫《冯氏锦囊》，乃三折肱于医道者，其书平正通达，先幼科，后方脉，且有至理，妇科、外科无所不备，即痘科亦讲求精切，非今之幼科徒知用大黄凉药者所能望见。予尝救痘症数人，得力于《锦囊》也……冯氏最善，其书不可不看”“其书盈尺，等于《锦囊》……不如看冯氏矣”（《知医必辨·合论诸书之得失以示初学之从违》）；“幸有《冯氏锦囊》，书称美备，议论深醇，且其书于幼科尤为精细，为钱仲阳所不能及。即如痘证一门，予尝本之以治家中痘症，皆万全无弊……又推重冯氏，而欲后人学之也”“取《锦囊》治痘之意而贯通之，屡获大效……能讲求于冯氏之书，庶几有得”“《冯氏锦囊》……尤不可忽”（《知医必辨·杂论》）。

清代黄宫绣《本草求真》中，在论述人参、雄蚕蛾、何首乌、莲子、龙骨、白芍、山茱萸、车前子、珍珠、龙胆草、杏仁等药物时，都引用了冯兆张的许多精辟认识。清代张霞溪《麻疹阐注》对全真一气汤评价很高，并举病案加以说明。清代顾世澄《疡医大全》中多处引用冯兆张对一些病证的认识，涉及病因病机、症状、治则治法、预后等多个方面。清代王维德《外科证治全生集》、清代鲍相璈《验方新编》、清代林珮琴《类证治裁》、清代陈复正《幼幼集成》、清代陆以湉《冷庐医话》等也采用了冯兆张的一些观点。

善用温阳方法治疗儿科病证，且有“徐麻黄”之称的现代名医徐小圃，根据冯兆张“邪凑之实，必乘正气之虚，若不顾正气之虚，惟逐邪气之实，其有不败者几希”之语，主张治小儿疾患以维护正气为第一要着。徐小圃认为，冯氏所言“但使营卫和平而常行，则客邪不攻而自散。使正气自行逐贼，则邪气退而正气安然，如浮云一过，天日昭明”，诚精辟之论。

另一位名医章次公，常用《冯氏锦囊秘录》的“全真一气汤”（此方由参附汤、生脉散合方加味而成，温阳而无升浮之弊，育阴兼有化气之功），治疗湿温重证，以及热病中后期邪势方衰而心力不支，以至于有厥脱之危者。

历史上也有极少数人，对冯兆张及其著作评价不高。如清代尊经崇古的陈修园，言其“架中不藏……《冯氏锦囊》”（《长沙方歌括·医病顺其自然说》）。

二、国外流传

冯兆张的著作传入越南、日本等国，被视为重要医籍。冯兆张也因此被越南民众奉为名医。因其影响较大，后世尚有托名冯兆张之书，如《旃檀万全经》等。

越南历史上最著名的医学家、号称“医圣”的黎有卓十分推崇冯兆张。他在撰于1770年，刊于1789—1885年（越南嗣德三十二年至咸德元年），被誉为越南第一部内容完备医书的《海上医宗心领》（又名《海上医宗心领全帙》）中，较多地引用了《冯氏锦囊秘录》一书中的资料（尤其是在临床诊断方面）。由于该书内容较丰富，受到当时诸多越南学者的重视，以致成了越南医生研习医药的必读书之一，在越南影响很大，大大地促进了冯兆张学术思想在越南的传播。

综上所述，冯兆张在学术上，继承了明代兴起的温补学说，推崇明代医家赵献可的命门理论，善于化裁古方，精于药性，擅长儿科，尤其是痘疹；在诊治疾病时，主张因时、因地、因人制宜，尤其重视小儿先天禀赋和后天长养，曾经归纳三法、四因、五治、六淫、八要等几方面的内容，条理清晰，别具一格，不仅具有较高的理论价值，而且具有较高的临床应用价值。冯兆张博采众长，师学前贤；兼研儒道，合参大小；注重医德，善用仁术；崇尚温补，固护本元；精通各科，擅长痘疹；谙熟药性，详抒己意；主张辨证，精化古方。在痘疹辨治上，他注重禀赋，擅长调养；兼析善恶，并重防治；重视透邪，不忘扶正；善于辨证，慎用寒凉。冯兆张不仅善于化裁古方，而且创制了全真一气汤、溯源救肾汤、十全补正汤、加味八味丸、养心育脾和肝清肺滋肾补荣益卫膏滋丸等新方。后世对全真一气汤评价较高，并且广泛应用。《冯氏锦囊秘录》所论所辨，多有创见和发挥，能论其所当遵，辨其所惑误。因此，该书对于初学中医者以及中医理论研究和临床工作者，均有较高的参考价值。同时，在开展中医学术争鸣方面，也很有参考和启发作用。

安徽中医药大学　吕明安

【参考文献】

[1] 田思胜. 冯兆张医学全书 [M]. 北京：中国中医药出版社，1999.

[2] 袁久林，邸若虹，鲍健欣. 冯兆张治学思想探析 [J]. 江苏中医药，2008，40（11）：32－34.

[3] 袁久林，汤晓龙，邸若虹. 冯兆张用药特色探析 [J]. 时珍国医国药，2009，20（4）：813.

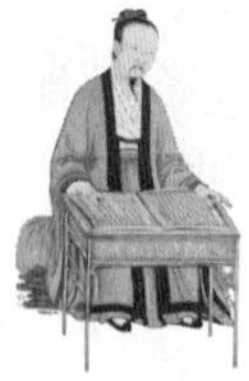

李用粹

内容提要

李用粹，字修之，号惺庵，生于清康熙元年（1662），卒于清康熙六十一年（1722）。原籍浙江鄞县，清初移居上海。李用粹为清代康熙年间上海著名医家，代表性著作为《证治汇补》。李用粹幼得家传，精研《素问》《灵枢》，博览各家医书，宗法朱丹溪、张从正，但不囿于一说；提出“气虚和肝”，推重治痰；处方施治立足整体，常据五行生克立法。《证治汇补》是一部海纳百川，详而有要，述而有作，且具一定文化内涵的“集成”之作。书中通过辨析病证，使部分病名得以澄清，并从学术上完善了对诸多病证的成因探讨。其关于疾病的分类方法，对今天临床疾病的鉴别诊断，也具有重要的借鉴意义；其所确立的立法组方原则和所述及的诸多方剂，拓展了医者在临证实践中的辨治思路；所介绍的许多简便速效的急救方法，传承充实了中医的急症处理措施。

【概述】

一、生平简介

李用粹，字修之，号惺庵，生于清康熙元年（1662），卒于清康熙六十一年（1722）。原籍浙江鄞县，清初随父（李赞化，明崇祯年间为中书舍人，兼工医学）移居上海。李用粹幼习举子业，博览诸书，三试不第，愤然易辙而从父学医。在父亲的言传身教和亲自督导下，李用粹穷研《素问》《灵枢》，问道诸家，结合临床实际反复摸索体悟，医术日精，以致“其决病也，如洞垣之照；其投剂也，若大还之丹；无论沉疴怪病，卒能返本回真”。

李用粹擅长内、妇、儿科诸证，为康熙年间（1662—1722）上海著名医家之一。曾受江苏巡抚宋荦（字牧仲）之邀而入其幕府，“行贤宰相事”。医术除传于其子撰文、其孙春山外，门人尚有唐廷翊等。代表性著作《证治汇补》，不但为“内遵经旨，外律诸家”的“集成”之作，而且通过辨析病证使部分病名得以澄清，并于诸多病证的病因病机演变及论治亦多有发挥。

二、著作介绍

（一）《证治汇补》

《证治汇补》为李用粹“三易其稿”而撰就之力作，成书于康熙二十六年（1687），初刊于康熙三十年（1691）。李用粹有感于医界历代“异学争鸣，同人互驳”，于是上参三坟之典，下考往哲之书，将诸家论述认真比对、分析，进而意识到古人立说皆“相济而非相悖”。有鉴于此，李用粹遂取名家之长汇而集之，删繁存要，补缺纠偏，结合自己数十年临床经验，编为《证治汇补》（以下简称《汇补》）一书。全书共 8 卷，每卷一门，分别为提纲门、内因门、外体门、上窍门、胸膈门、腹胁门、腰膝门、下窍门。每门罗列相应的若干病证，每病证之下的内容按大意、内外因、外候、脉法、治法、用药、选方排列。各项内容中，一般首述《素问》《灵枢》相关经文，次注清初以前历代医家的论述及经验，再附以己见或心得体会。该书共含 82 类病证，尤详于辨证审治，切于实用。现代以来，先后有上海科学技术出版社、中国中医药出版社及人民卫生出版社单行本发行。

（二）《旧德堂医案》

《旧德堂医案》（以下简称《医案》），系门人唐廷翊等收集李用粹父子临证治案辑成。本书选辑医案 60 余条，多属内科杂病。作者强调“医贵精详”。其诊疗疾病四诊合参，辨证审脉较细致，视疾病的标本缓急而施以方药，智圆行方，理法有致。后收入《三三医书》《秘本医学丛书》中。

（三）《小儿科赋》

《小儿科赋》乃其门人辑其儿科临床经验汇集成的手抄本。

【学术思想】

一、学术渊源

李用粹出身于仕宦家庭，幼习举子业，博览群书，深受中国传统文化的熏陶，对《周易》推崇备至，熟稔易学。这一特质，不仅成为其直接援《易》入医、论病析药的重要因素，而且“致成其临床证治所言所行中，常于不经意间带上易学智慧的烙印”。

儒学以尊经崇古为传统，李用粹身处有“文献之邦”美誉而良医荟萃的江南，且幼承家传，渊雅精醇的儒学及医学风气对他的熏染不言而喻。他在博极医源、勤求古训的治学苦旅中，亦备感经典的重要，认为医书之《素问》《灵枢》，犹儒家之五经也。

李用粹通儒，故他可以自由自在畅游于医学书海；而对诸家学说的泛览博涉，又成就了他在“审思、明辨”基础上删繁存要、补缺纠偏的“集成”能力。他在《证治汇补·自序》开篇提出：“夫书以载道，非博无由考其详；学以穷理，非约不能操其要。”为此，他强调“神明于博约之间”，以防用书“骛博”，或立说“拘约”。

李用粹在以张仲景、张元素和金元四大家为“医学之宗”的同时，也充分认识到历代其他医家的贡献。他认为，中寒、伤寒，至王安道始明；热病、中暑，至巢元方方晰；劳伤、食伤，至罗谦甫乃别；湿痰、燥痰之说，明于隐君；真阴、真阳之论，创自叔和。值得注意的是，李用粹辨证论治尤其宗法朱丹溪。究其原因，除了朱丹溪在理论和杂病证治上的卓越建树不能不让人由衷折服外，其与李用粹相似的经历和知识结构（早年习儒、勤于程朱理学、熟读经典、长期临床），盖亦为李用粹之所以特别认同朱丹溪理论学说及方药经验的自身因素。

二、学术特色

（一）遥承岐黄，尊经致用

《内经》为汇集众多医家理论和经验的医学总集，较为全面、系统地阐述了中医学的基本问题，其学术思想和理论原则以及由此构建起的中医学基本理论体系，是中医学发展的理论渊源。李用粹发现，后世“异学争鸣，同人互驳”而鲜有“出入缓和者”，症结就在“求其贯通《素》《难》……几罕觏矣”（《证治汇补》）。为此，李用粹发奋研求《素问》《灵枢》，考据百家，竟致临床应诊，得心应手，“虽无回生起死之功，稍有吹枯振槁之用”（《旧德堂医案·序》）。如陆元振一案，即显示出李用粹对《内经》的熟稔。

陆元振因年老病弱卧床多年，足膝枯细，耳轮焦薄，形容憔悴。脉象两寸关俱见沉滞，独尺部洪大，重按若绝。李用粹立即联想到《素问·痿论》所云“肾气热，则腰脊不举，骨枯而髓减，发为骨痿”，认定“此肾虚精耗、髓空骨痿之征也”（《旧德堂医案》）。认为患者所以耳轮焦薄，足膝枯细，原因就在于坎水不能灌溉经络，滋养百骸。因此遵王冰“滋苗者必固其根”之训，以人参、白术、当归、地黄、茯苓、肉桂、鹿茸、龟甲、葳蕤、牛膝等重剂百帖投之而愈。

又如，符某之妻年届50而手指麻木，3年后偶因情绪激动忽失声仆地，痰潮如锯，眼合遗尿，六脉洪大。素谙医理的符某自己拟用小续命汤相救，但李用粹根据《灵枢·刺节真邪论》“虚邪偏容于身半，其入深，内居荣卫。荣卫稍衰，则真气去，邪气独留，发为偏枯”之论，结合患者发病过程分析判断，其病属于本虚邪实，非小续命汤所宜。他指出，该方乃辛温群聚，利于祛邪，妨于养正，“原为角弓反张、牙关紧急闭证而设，若用于眼合遗尿之脱证，是既伤其阴，复耗其阳”（《旧德堂医案》）。遂投以六君子汤加黄芪、白芍、桂枝、钩藤、竹沥、姜汁，服二剂恶症俱减，脉亦收敛。既而朝用补中益气汤加五味、麦冬以培脾，夕用地黄汤加肉苁蓉、当归以滋肾。调理百日，语言如旧，步履如初。

正是由于李用粹本人从亲身实践中深切感受到医学经典对于临床辨证论治的重要指导作用，故而在《汇补》一书中，他本着“内遵经旨”的原则，特意于每章、每节首述《素问》《灵枢》相关经文，以示尊经。如眩晕篇“大意”项下引经文说：“诸脉皆系于目。脏腑筋骨之精，与脉并为系。上属于脑，后出于项中。故邪气中于项，因逢其身之虚，其入深者，随目系而入于脑则脑转，脑转则引目系急而眩矣。”随后在“内因”项下，引《内经》所论“诸风掉眩，皆属肝木”。考之，前一则出自《灵枢·大惑论》，言“五脏六腑之精气，皆上注于目而为之精。精之窠为眼，骨之精为瞳子，筋之精为黑眼，血之精为络，其窠气之精为白眼，肌肉之精为约束，裹撷筋骨血气之精，而与脉并为系。上属于脑，后出于项中。故邪中于项，因逢其身之虚，其入深，则随眼系以入于脑。入于脑则脑转，脑转则引目系急。目系急则目眩以转矣”。后一则出自《素问·至真要大论》：“诸风掉眩，皆属于肝。”诚然，李用粹所引与原著在字句上不无出入增省，但如果剔除版本因素，我们恰恰由此可以窥见李用粹以腹为笥，对经典文句信手拈来的基本功和他善于“录其紧要，断章取义”（《证治汇补》），务求切用的治学风格。

（二）取长合璧，述而有作

中医学在其悠久的发展进程中，名医辈出，华叶递荣。医家在继承前人理论与经验的同时，不断地探索总结，常在某些方面有所创造，有所发明，形成各自独到的见解及学说。李用粹云：“仲景治冬寒，而河间发明温暑；洁古理脾胃，而东垣发明内伤；子和攻痰饮，而丹溪发明阴虚。”（《证治汇补》）透过这种学派纷呈、学说各异的历史表象，经过审其异同，穷其辨论，李用粹得出“先圣后圣，其揆一也”（《证治汇补》）的结论。明确指出：“古人立说，适所以相济而非相悖也。”（《证治汇补》）正是基于这种认识，李用粹治学不囿一说，博采众长。这一特点突出表现在他的力作《汇补》一书中。该书引用上至《伤寒论》《金匮要略》、下至《医宗必读》等历代医著80余种，删繁存要，补缺正偏，“欲以汇合古人之精意，而补古人之未备”（《证治汇补》）。

如对水肿证，李用粹首先以朱丹溪“宜调中健脾，脾气实，自能升降运行，则水湿自除，此治其本也”一语，作为治疗大法。随后归纳列举了分治六法：治分阴阳，治分汗渗，湿热宜清，寒湿宜温，阴虚宜补，邪实当攻。其中，“治分阴阳”援引《医学入门》；“湿热宜清”引朱丹溪；“寒湿宜温”援引薛立斋和《医宗必读》；“阴虚宜补”援引《证治准绳》；“邪实当攻”援引《寓意草》。李用粹在此所以旁征博引，显然在于他认为古人立说各有一长。故藉以警示“庸常之辈”，万不可守一家而泥偶效之方。

可贵的是，李用粹绝不满足于简单地从往哲留下的故纸堆中寻章摘句，荟萃群言以为己说，而是在继承的基础上有所发挥；其发挥绝非标新立异、哗众取宠的书斋空论，而往往是得之于长期临床实践的经验和感悟。上述分治六法中的“治分汗渗”，即为李用粹刻意增补的个人经验之谈，即“身有热者可汗，身无热者可利，肌肤痛者可汗，溺赤涩者可利，腰上肿者可汗，腰下肿者可利。所谓开鬼门，洁净府，上下分消之也”。在列举治疗“伤酒”的方药时，李用粹特别谈到李东垣为治疗“中酒”，创制了葛花解酲汤，推介该方确实可用于治疗伤酒；但随即分析说，葛花、葛根，乃阳明经轻扬之药，酒客恶心懊侬，头痛如破，为毒在阳明经，故东垣用此药意在顺其性而扬之，使毒从毫毛而出，并非葛根能解酒毒。为此他特别提醒人们说：“其方多用辛热之味，盖为饮酒时食冷物太过，郁其毒于胃中，吐而烦躁不宁者设也，非酒家常用之药。”并明确指出：“但遇饮酒致病，必曰解酲汤最效，殊失立方本旨。”（《证治汇补》）

又如，分析“便浊”成因，李用粹首先引录了朱丹溪论断：“其因有二，肥人多湿热，瘦人多肾虚。”继则分别援引《医宗金鉴》《医学正传》以阐明肾虚与湿热导致便浊的发病机制：“肾虚者，因思想过度，嗜欲无节，肾水虚少，膀胱火盛，小便去涩，所以成浊”（《医宗金鉴》），“湿热者，因脾胃湿热，中焦不清，下流膀胱，故便溲混浊”（《医学正传》）。鉴于朱丹溪及其后继者上述所言，不足以赅括本病之病因病机，且可能桎梏医者对该病审因辨治的思维，李用粹紧随其后添加道：“又有思虑劳心者，房欲伤肾者，脾虚下陷者，脾移热于肾者，下元虚冷者，湿痰流注者，有属虚劳者，有因伏暑者。”寥寥数语，言简意赅，不仅从学术上完善了对便浊一病的成因探讨，更重要的是，有利于拓展医者在临证实践中的辨治思路，从而避免出现因思维僵化、治法单一所致的窘境。

李用粹生活在“复古维旧”思潮盛行的时代，虽也尊经，但并不泥经。如对“尿血”的病因，他赞同《内经》“胞移热于膀胱，则癃、溺血”之论，承认“是溺血未有不本于热者”，然据自己长期临床实践的体会和思考，他更进一步认识到“但有各脏虚实之不同耳”。为此，他阐述说：“或肺气有伤，妄行之血，随气化而下降胞中；或脾经湿热内陷之邪，乘所胜而下传水腑；或肝伤血枯，或肾虚火动，或思虑劳心，或劳力伤脾，或小肠结热，或心胞伏暑，俱使热乘下焦，血随火溢。”

不仅如此，李用粹在诸多病证的病因上，皆较前人有所发挥，使人们的认识更加全面。如对肺痨证，在前人正气不足、痨虫袭人的基础上，又补充了“痰瘀稽留”之说；对发热，他认为《内经》所言“阴虚则发热”，仅仅是涉及了发热的一个原因，“其他除外感客邪之外，有劳力劳色、气郁火郁、伤食伤酒、挟瘀挟痰、疮毒虚烦，皆能发热”（《证治汇补》）。对恶寒，他认为“《内经》‘阳虚则外寒，阴盛则内寒’，此第言阴阳正虚之病。他如风、寒、暑、湿、痰、火、郁、瘀、痈、疮，一切邪气怫郁于表，表中之阳气不能发越，皆令恶寒”（《证治汇补》）。关于反胃，他尤其看重情志因素，指出病由悲愤气结，思虑伤脾。他认为，“或先富后贫之失精，或先贵后贱之脱营，抑郁无聊而寄情诗酒，或艳冶当前而纵饮高歌，皆能酿成痰火，妨碍饷道而食反出”（《证治汇补》）。

（三）崇尚易理，着眼整体

《周易》素有“中国传统文化主干”之称。清代经学家廖平，曾将《诗经》《易经》《内经》三者反复印证，证实了《内经》的理论本于《易经》。由于父亲为中书舍人而兼工医学，自幼继承家学的李用粹，在一个亦儒亦医并浸润着浓厚中国传统文化氛围的家庭中成长，因此他对于医、易间的内在联系较之他人有更深的体悟。李用粹认为，洞晓《易》义，方能深悉医道玄奥。他指出：“要知阴阳虽备于《内经》，而变化莫详乎羲书。若是则太少刚柔、阴阳动静，乌可不究乎哉？既明太少刚柔、阴阳动静，方知阳中有阴，阴中有阳，一切真假逆顺、五脏幽显，无难推测矣。故《医易》曰：病治脉药，须识动中有静；声色气味，当知柔里藏刚。知刚柔阴阳之运用，而医中之玄妙，思过及半矣。”在李用粹看来，诸如临证中血脱益气、阳生阴长之法，正是易学“由无形生出有形”理念的体现，故他分析某些医生治疗吐衄便血、产后崩漏之所以局限于四物汤“徒事滋阴”，根本原因就在他们“未明《大易》之义也”（《证治汇补》）。

有鉴于此，李用粹每每援《易》入医。如雷头风属于内郁痰火、外束风热者，表现为头痛而起核，或脑响如雷鸣，李用粹主张宜清震汤（升麻、苍术各四两，荷叶一片）主之。方中何以用荷叶？李用粹依据《易》理来加以阐释说：“盖雷者震也，震仰盂，用青荷叶者，象震之形与色也。”（《证治汇补》）

当然，更多情况下，李用粹是以《易》学理论和思想来阐述病机，指导治疗的。如常镇通海道陈公，久患下血，右尺重按稍虚。李用粹断其为命门火衰不能生土，土虚荣弱，精微下陷所致。他分析道：“若元阳既亏，离虚无以生坤，坎满无以养艮，使脾胃衰残而清阳不升，转输失化而阴血不统，宜乎精华之气不能上奉辛金，反下渗庚大肠也。”（《旧德堂医案》）因此，用甘温之剂培中宫之虚，升阳之品提下陷之气，欲使“生长令行而阴血归藏”。方以补中益气加阿胶、醋炒荆芥，数剂而安。

歙地商人吴维宗年将60岁，吐血嗽痰，昼夜不安。被他医误投参、芪后，觉一线秽气直冲清道，胸间隐隐而疼，喘急不卧。李用粹诊之，认为系水干龙奋，焦灼娇脏，将见腐肺成痈。他鞭辟入里地阐述了其所以然：“盖金水一气，水火同源。乾金既可生水，坎水又能养金。惟源流相济，则离焰无辉；如真水涸流，则相火飞越。俾清虚廓然之质，成扰攘溷浊之气。况乎甘温助阳，愈伤肺液。”（《旧德堂医案》）是故他主张“宜壮水之主以镇阳光，使子来救母而邪火顿息”。遂处以生熟地黄各二钱，天冬、麦冬各一钱五分，茯苓、紫菀、川贝、枯芩、瓜蒌霜、甘草节各一钱。二剂而烟消雾散，喘息卧安。

《周易·系辞下》云：“几者，动之微，吉凶之先见者也。君子见几而作，不俟终日。”李用粹对《周易》所倡导的这种“见几而作”的精神心领神会，并运用于医疗实践，表现在他十分重视疾病的预防，强调要见微知著，既病防变。如在《汇补·中风》中，他特设“预防中风”一项，指出：“平人手指麻木，不时眩晕，乃中风先兆，须预防之。宜慎起居，节饮食，远房帏，调情志，更以十全大补汤加羌活常服，自愈”。在《汇补·心痛》中，他提醒：“胸痛引背，食少倦怠，遇劳频发，此为脾肺俱虚，宜培补元气；若夫怯弱咳嗽，引痛胸中云门中府者，须防肺痈之患”。在《汇补·癃闭》中，他阐述了“关格”的含义：“关格者，脉名也。左手人迎脉大于右手四倍，曰关。关者，热在下焦，必下绝小便。右手气口脉大于左手四倍，曰格。格者，寒在上焦，必上为呕逆”。继之，严辞告诫：“若脉象既关且格，必小便不通，旦夕之间，陡增呕恶，此因浊邪壅塞，三焦正气不得升降，所以关应下而小便闭，格应上而生吐呕。阴阳闭绝，一日即死，最为危候”。

《周易》的精髓是整体观。其《易经》中的卦、爻符号，即可视作宇宙万物整体与局部关系的缩影。六十四卦按一定规律排列，反映了宇宙万物形成、生长、发展的自然过程，是一个大整体，其中之每一卦乃其局部；然一卦由六爻组成，则一卦又可视为一个小整体，其中之每一爻，又为该小整体之局部。爻的变化直接影响到卦的变化，正提示局部与整体的统一联系。李用粹受益于其理念与智慧，处方施治不拘于一脏一腑，总是结合相关脏腑通盘考虑，据五行生克立法。

如医治消渴，他提出了一个总的治疗方案：初起宜养肺清心，久病宜滋肾养脾。因为他认为：“五脏之津液，皆本乎肾，故肾暖则气上升而肺润，肾冷则气不升而肺枯，故肾气丸为消渴良方也。又五脏之精华，悉运乎脾，脾旺则心肾相交，脾健而津液自化，故参苓白术散为收功神药也。”（《证治汇补》）

对于“肺燥不能生水”所导致的癃闭，他既以“滋肾涤热”为“正治”，又辅以清金润燥、燥脾健胃。惟恐人们不明其良苦用心，又注云：“夫滋肾涤热，名为正治。清金润燥，名为隔二之治；燥脾健胃，名为隔三之治。”（《证治汇补》）众所周知，癃闭主要为肾之病证，这里李用粹兼治肺、脾，是从脏腑五行生克的角度来立法的。其“隔二”之治，即所谓肾病治肾之母脏；“隔三”之治，即所谓肾病治肾之所不胜之脏。

对中焦脾胃，他立足于“火能生土”的脏腑关系，提出脾为己土，以坎中之火为母；胃为戊土，以离宫之火为母，所以“脾虚补肾”“胃症补心”（《证治汇补》）。他认为，若房劳过度，下焦阳虚，不能上蒸脾土，腐熟五谷，致饮食少进，胸膈痞塞，或不食而胀，或食而呕吐，或食而不化，大便溏泄，补脾不效者，当责之少火不足，宜八味丸或四神丸治之；而那些因为各种原因伤损心神，令心主不足，无以生长胃气，致饮食减少、肌肉瘦减者，当补养心脏，宜归脾汤加益智仁。

李用粹的整体观，还体现在他治疗疾病非常注意分清标本先后缓急。如书生陆符九的妻子怀孕3个月，忽崩涌如泉而胎堕，然胎盘滞留不下。随后胀闷昏沉，面黑流涎，发热谵语，出现幻觉。李用粹认为，“此皆瘀血灌满胞中，上掩心肺，故恶证毕现。治法须分先后”（《旧德堂医案》）。遂先用肉桂、归尾、泽兰、香附、红花、牛膝、元胡索，煎成调失笑散，以活血化瘀，旨在“去其胞中垢秽，使不上升”；继以参、芪、芎、归、肉桂，大补气血“助其传送”。患者服药后随即神思稍清，感觉“痛阵连腰，恍恍如下坠”。李用粹乘势将鹅翎探入其喉中，一呕而胞下。

对于腰痛的治疗，他指出：“治惟补肾为先，而后随邪之所见者以施治，标急则治标，本急则治本。初痛宜疏邪滞，理经隧；久痛宜补真元、养血气。”（《证治汇补》）对于“饮症”，李用粹提出初宜分消，次宜调养，虚宜补中，久宜暖肾。治喘，他认为，“气虚而火入于肺者，补气为先；阴虚而火来乘金者，壮水为亟。水寒火不归经者，导龙入海；肾虚水邪泛溢者，逐水下流”（《证治汇补》）。治疗血症，他强调说：“活血必先顺气，气降而血自下行；温血必先温气，气暖而血自运动；养血必先养气，气旺而血自滋生。”（《证治汇补》）以下为其治血先治气的医案。

案例

吴明初，平素体弱，因年来忧郁，忽然呕血，自早至暮百余碗，两目紧闭，四肢畏寒，冷汗如注。汤药入口，随即吐出。举族惊狂，迎余视之。幸病虽为急，脉尚未散，喘促犹缓，一线生机，尚可挽回。若以血药投治，则不及矣。盖初则血随气上，今则气随血脱。语云：有形之血不能速生，几微之气在所急固。此阳生阴长之道，寓诸《灵》《素》；扶阳抑阴之权，具于羲《易》。诚以阳者生之本，阴者死之基。故充塞四大，温润肌肉，皆赖此阳气耳……遂用人参一两，白及四钱，均为细末，米饮调丸如樱桃大，含化。自黄昏至一更，约用一半，汤饮方通，血亦不吐。至明日神思稍清，脉气未静，似芤似革，参互不调，全无胃气，尽属阴亡于中，阳散于外之象。乃速煎参、附进之，以追散失之元阳。八日内记服人参二斤，附子五枚，而元气顿充，脉始收敛，至今强健倍常。倘此时稍有疑虑，徒任浅剂，焉能挽回其真气耶。

（《旧德堂医案》）

（四）治病求本，重视脾肾

《素问·阴阳应象大论》云：“治病必求于本。”李中梓认为，人之根本有二：其一为肾，其二为脾。李用粹，深谙其理，故辨证施治，总以顾护脾肾为先。如谈及血症治疗，他说：“血症有脾虚者，当补脾以统其血；有肾虚者，当壮水以制其阳；有肾中阳虚者，当益火以引其归。能于三法而寻绎之，其调摄血门一道，思过半矣。”（《证治汇补》）

谈及中风“总治”法则时，《证治汇补》先引丹溪之论：“风症皆痰为患，宜化痰为先，初得之即当顺气，日久即当活血。”然惟恐读者囫囵吞枣，拘于朱丹溪只言片语而陷入施治误区，故李用粹谆谆告诫：“其虚者又当培脾滋肾。”他的理由是：“脾土旺而血自生，脾气运而痰自化，肾水足而热自除，肾气固而痰归经也。”这里朱攻李补，虽然看似治法迥异，实则其道同也。李用粹用补法的意义，不仅在于使人们对朱丹溪治风“宜化痰为先”的原则有了更加全面、深入的领悟，同时也显示出李用粹对脾肾的重视。李用粹的这种认识，源自他的躬身实践。

书生范啸凡之妻向患头眩症，六脉浮滑。他医以消痰顺气之药投之，略无效验。李用粹认为，“无痰不眩”，此虽古语，然痰之标在脾，而其本属肾。眩之所作，固当责之于肝，但肝为乙木之本，肾为癸水之源，肾阴不充，肝火便发，上动于巅而眩作。是以《素问·五脏生成》曰：“头痛巅疾，下虚上实。”为此，他依循“脾安则木自和，而肺金有养；金为水母，而子亦不虚”（《旧德堂医案》）的理论，采用扶脾益肾之法，早用六君子汤（人参、白术、茯苓、炙甘草、陈皮、半夏）加山萸、天麻，卧时服肾气丸（干地黄、山药、山茱萸、泽泻、牡丹皮、茯苓、桂枝、附子）加人参、天麻、鹿茸。竟获全效。

“郁症”一病，朱丹溪有“气、血、湿、热、痰、食”六郁之论，李用粹则提出了郁证“既非七情之抑遏，又非寒暑交侵，而为九气怫郁之候”的“五脏本气自郁证”的辨证新思路。其云：“有本气自郁而生病者：心郁昏昧健忘，肝郁胁胀嗳气，脾郁中满不食，肺郁干咳无痰，肾郁腰胀淋浊、不能久立，胆郁口苦晡热、怔忡不宁。”（《证治汇补》）然无论“六郁”，还是“五脏郁”，在李用粹看来，治疗皆当从脾入手，“治郁之法，多以调中为要者，无他”。李用粹认为，脾胃居中，心、肺在上，肾、肝处下。四脏所受之邪，过于中者，中气常先受之；加之饮食不节、寒暑不调、停痰积饮，而脾胃亦先受伤，所以中焦致郁恒多。然则，开发运动，鼓舞中州，则三阴三阳之郁，不攻自解。对此，可从其以下医案中领略一二。

案例

大名司理陈玉山，素患胸膈胀闷，四肢顽麻，六脉坚劲，似芤类革……至丙午春偶遭奇讼，恚怒不舒，胸膈否塞，右胁胀痛，下便瘀血，上增呕恶，粒米不进者二十余日，六脉顿退，重按豁然。予曰：脉为神机，神为气立，全赖胃气充沛者也。今脉息无神则知郁结伤脾，脾病传胃，俾磅礴浩大之气停留郁滞于中，所以胃脘否满者，脾主中州也。右胁胀痛者，坤出西南也。况木虽条达，依土为生，土既硗薄，木无生长，此物理中之常耳。故郁怒太过，不但重损脾阴，而肝亦自病，所以不能藏血而血瘀；血去而阴伤，阴伤则阳无以自主，将有飞越之虞也。速宜培养元神，不使涣散，乃可万全。遂用附子理中汤数帖，食能渐进，后用六君子汤兼八味丸而安。

（《旧德堂医案》）

治疗“伤食”者，李用粹虽然也认可《玉册》“在上者，未入于胃，乃可吐之；在中者，消导之；在下者，已入于胃，宜下之”之言，但他更晓一味峻攻的危害。其云：“若概用牵牛、巴、黄，损伤脾气，潜耗津液，积聚转固，而药之余毒留于肠胃，渐变呕吐肿泄痿黄。即或临时痊可，而暗夺其纪者多矣。”是以再三提醒说：“皆不可过剂。”他认为，“肠胃为市，所伤食物，过在中焦。设用破气之剂，徒损上焦清气；峻烈之品，复伤下焦阴血”。因而主张“惟当顺气化痰，助脾腐化。更视元气何如，所伤何物，徐徐消导，润而去之。滞去之后，犹当补养脾胃，以复健运之常”（《证治汇补》）。

正是由于李用粹潜意识里对中州脾胃的充分重视，使得他在临证时得以从纷繁复杂的局面中直接抓住主要矛盾进行重点突破。

侯某，农历五月患泄泻，精神疲惫，面目青黄。迁延至季秋，忽眩晕仆地，四肢抽搦，口斜唇动，遍体冰冷，面黑肚缩，六脉全无。有言“诸风掉眩，法宜平肝”者；有言“诸寒收引，理应发散”者。惟李用粹烛幽隐于玄冥，言“脾为升阳之职，胃为行气之腑。坤土旺则清阳四布，乾健乖则浊阴蔽塞，此自然之理也。今泄泻既久，冲和耗散，所以脾元下脱，胃气上浮，阴阳阻绝，而成天地之否。故卒然仆倒，所谓土空则溃也。况肝脾二经为相胜之脏，脾虚则木旺，旺则风生，故体冷面青歪斜搐搦相因而致也”（《旧德堂医案》）。因此，他力排众议，主张急煎大剂参附以治本。乃用人参一两（30 克）、熟附二钱（6 克）、生姜五片煎水，然后灌下。服后不久，手指稍温，至夜半而身暖神苏，能进米饮。后以理中汤、补中益气汤加减调理而渐愈。

（五）宗法丹溪，推崇治痰

朱丹溪为金元大家中最为杰出者之一，李用粹辨证论治，多宗法丹溪。李用粹对《丹溪心法》“百病中多有兼痰者”之说深表赞同。他认为，所以如此，在于痰侵扰的部位极其广泛：“痰得火而沸腾，火得痰而煽炽。或升于心肺，或留于脾胃，或渗于经络，或散于四肢，或滞于皮肤，或溢于咽喉，种种不同。”（《证治汇补》）

在解释呃逆发生机制时，他说：“大率由痰闭于上，火动于下，上注于肺，直冲清道而作声

也。”（《证治汇补》）

解释哮之成因，他分析说：“哮即痰喘之久而常发者。因内有壅塞之气，外有非时之感，膈有胶固之痰，三者相合，闭拒气道，搏击有声，发为哮病。”（《证治汇补》）

痫病，他一言以蔽之，曰：“痫病有阴有阳，大率属痰与热、惊三者而已，不必分五等。”（《证治汇补》）

朱丹溪认为，“痰之动，出于脾”（《证治汇补》）。李用粹十分认可，言治痰不知理脾，失其治也。

朱丹溪反对对体虚有痰的患者使用攻法，李用粹随而附和说：“治痰用利药过多，中气受伤，而痰反易生。”（《证治汇补》）

朱丹溪提出，大率惊悸属痰与火，怔忡属血虚有火。李用粹心领神会，言：“人之所主者心，心之所养者血。心血一虚，神气失守，神去则舍空，舍空则郁而停痰。痰居心位，此惊悸之所以肇端也”。（《证治汇补》）

朱丹溪认为“头痛多主于痰，甚必兼火”（《证治汇补》）。李用粹在头痛“选方”项下，竟将擅长祛痰的代表方二陈汤作为首选，云其“统治头痛”。

不仅如此，李用粹还将二陈汤广泛应用于内科杂病证治。李用粹《汇补》共论及 82 种病证，其中痰、郁、心痛等 24 种病证“用药”项下，皆首先赫然标明“主以二陈汤”。邱氏统计：以二陈汤加减所治病种涵盖了该书 82 种病证中的 49 种。李用粹对二陈汤的运用，多以加味为主，或用为吐剂，或外治取涎，或辅助兼用，或衍成类方，不拘一格，出神入化。如其《旧德堂医案》载有一则病案如下。

案例

一青年患瘰疬，因睡中惊醒，即口眼歪斜，嚼舌流血，四肢搐搦。因其抽掣不常，难以候脉。但望面色，黄中现青，搐搦之势左甚于右。李用粹首先想到《素问·金匮真言论》“东方青色，入通于肝，开窍于目，藏精于肝，其病发惊骇”的论断，思考此人乃因久患瘰疬，肝胆之气尝亢于外，而阴血不荣于内。于是偶因梦中惊骇触动肝火，火旺而风生，风生而摇动。而所以“㖞斜瘛疭”，在于四肢为胃土之末，口目乃胃脉所过，风生故木气摇土；所以“嚼舌”，在于舌属心脾，齿属阳明，阳明气盛则口噤，心脾气盛则舌挺，一挺一噤，故令嚼舌。遂用二陈汤加山栀、枳壳、钩藤、羌活、防风，一剂而诸苦若失。

（《旧德堂医案》）

治疗心痛，李用粹亦从痰论治，急则以三吐法（盐汤、二陈汤加味、明矾）探吐痰涎及单方祛痰而止心痛，缓则主以二陈汤为基本方化痰。痰重加枳实、南星，其他则审因或症加味，辨寒热虚实施治。其中，食加山楂、麦芽；气加乌药、木香、香附；瘀加韭汁、桃仁、延胡索；虫加槟榔、楝根；疰加沉香、木香；虚加干姜、炒盐；饮加猪苓、灯心；便闭久结加玄明粉。李用粹抓住心痛痰浊病机，创造性地以二陈汤为主从痰论治，独具特色。（《证治汇补》）

关于疟疾，李用粹同样主要归咎于痰。他认为，“大抵无痰不成疟。外感四气，内动七情，饮食饥饱，房室劳伤，皆能致之，其中气凝滞，鼓动痰涎，则一也”。基于这一观点，临床但凡遇到疟疾患者，李用粹每每从祛痰入手，举例如下。

案例

秣陵罗某，奉藩催饷，适感风寒，发热恶寒，头疼而体痛，至七日后变成温疟。发时惊骇异常，日晡见鬼，如两岁童子大者数十缠绕腰间，悚惧不堪，至晚方散，已五六发矣。其他医生皆断此病为鬼疟，议用截法。李用粹诊其六脉洪滑，认定“此系痰涎内积，非真邪祟外干也”。他说：“古语有云‘无痰不成疟’，又曰‘怪病多属痰’。盖痰乃液所化，液乃肾所主。必平日肾水素弱，虚火独旺，煎熬精液成痰，攻冲经络，而为疟之根本。惟先驱其痰，俟痰去而疟鬼自除。”于是，他处以小柴胡汤加茯苓、枳壳、槟榔，临服调元明粉三钱投之，次日患者即诸症尽失。

（《旧德堂医案》）

（六）因势利导，擅用涌吐

《内经》云：“其高者，因而越之；其下者，引而竭之。”此因势利导的治疗法则为李用粹所推崇，突出强调“在上者吐之，在下者利之”（《证治汇补》）。为此，在临证过程中，对停留于咽喉、胸膈、胃脘的痰涎、宿食、瘀血、毒物，他继承张从正的主张，力倡采取涌吐之法。李用粹于《汇补》书中多次介绍吐法，如痰热患者复感暑邪而突然昏倒，神志不清者用吐法；绞肠痧，腹痛连心，上下攻绞，不得吐泻，或手足皆冷者，用炒盐调童便探吐，或急用生熟水调白矾三钱探吐，若吐不够彻底，还可考虑二陈汤加苍术、防风探吐，以提其气；心腹痛仓促无药，急以盐置刀头烧红，淬入水中，温和饮之探吐；若其痛攻走腰背兼见欲呕，以二陈加苍术、川芎、山栀探吐；中蛊毒病位在膈，症见下血如猪肝、烂肉，心腹绞痛，涎唾黏稠者，以胆矾溶化，升麻煎汤探吐；中风痰壅者，用稀涎散吹鼻内取吐。

诸痰用吐时，李用粹提出了先提其气，然后据病因病机选择固定药物、因时涌吐的观点，“使涌吐理论更加完备”。李用粹认为，痰胶固稠浊，非吐不可。痰在膈上咽下，泻亦不去，必用吐法。痰在经络中，须先以防风、川芎、桔梗、芽茶、韭汁之类升提其气，后乃吐之。其吐药视情而定：吐热痰用瓜蒂，吐寒痰用蒜白，吐湿痰用乌尖，吐气痰用莱菔子，吐风痰用藜芦，吐疟痰用常山，吐虚痰用参芦。为尽可能获得涌吐的效果，李用粹提醒道：“必俟清明时，于不通风处，以布勒紧其肚，乃可吐之。”（《证治汇补》）

李用粹常将吐法与其他内治法、外治法相结合。如李用粹治疗胎盘滞留案。陆符九的妻子怀孕三月而胎堕，连续三日血下崩涌如泉，少腹胀闷，发热神昏谵语，并出现幻觉，面黑流涎。李用粹断为瘀积胞中，上窜心肺。先以肉桂、归尾、泽兰、香附、红花、牛膝、元胡索合失笑散祛瘀，继以参、芪、芎、归、肉桂调养。待患者神思稍清，将鹅翎探入其喉中，一呕而滞留之胎盘得以下降，胀闷遂除。（《旧德堂医案》）

李用粹在将吐法药物与内服药物配合应用时，多以涌吐为先导。如治痫病，先以二陈加瓜蒌、胆南星、黄连探吐，吐后服朱砂安神丸和当归龙荟丸。治喉风肿痛，痰涎壅盛，先以鹅翎蘸醋调白矾、皂角末探吐，吐后服甘桔汤。治醉饱发狂，先用盐汤探吐，后随症施治。

与外治配合，则以涌吐收功。如治疸热，先用生姜二斤捣烂煎汤，于无风处洗浴，令遍身汗出如雨，后用高良姜根捣汁服之，吐一二次即愈。

李用粹一方面呼吁涌吐除邪务尽，如中风痰涎壅盛，宜通神散（白僵蚕七枚，焙研为末，生姜汁调服）、稀涎散（江子仁六粒、猪牙皂三钱切片、明矾一两，先将矾化开，入二味和匀，待矾枯为末，每用一字，吹鼻内）吐之，一吐不已则再吐；另一方面强调要注意尺度，如中风气血虚者不可吐，虚痰忌吐。

（七）注重环境，反对执泥

《素问·异法方宜论》曰："黄帝问曰：医之治病也，一病而治各不同，皆愈，何也？岐伯对曰：地势使然也。"显而易见，《内经》在这里强调的是一个环境问题，即居住在不同地方的人，受地域环境、地区气候及生活条件的影响，形成生理上、体质上的不同特点，因而所生的疾病各异。李用粹深悟经旨，十分看重环境与体质、疾病之间的内在联系。其云："天地之风气既殊，人之禀质亦异。"在《汇补》一书中，他多次由此论及疾病的成因。如以真中风与类中风而言，他认为真中风与西北土地高寒，风气刚猛有关；而类中风多发于气候温暖湿润的大江以南、两浙八闽及滇南鬼方之域，当责之火、气、湿痰等。谈及疝气，他认为"疝阴囊肿硬，如升如斗，不痛不痒，此感地气卑湿所生。故江淮之间、湫溏之处，多有此疾"（《证治汇补》）。

理所当然，这种人与自然相应的整体观，直接影响到李用粹在治疗上也非常强调因地、因时、因人制宜，反对拘泥固执。

关于湿症，他指出："东南卑下，山泽蒸气，湿从外入，自下而上。初宜汗散，久宜渗泄。西北地高，外燥内湿，不得宣越，从内发外。初宜利便，久宜健脾。然南北方土虽异，其内外所感相似者有之，不可执一施治。"（《证治汇补》）

关于咳嗽，他提出"治分四时"，并引《名医杂著》的具体治法："春气上升，润肺抑肝；夏火炎上，清金降火；秋湿热甚，清热泻湿；冬风寒重，解表行痰。"盖恐读者拘泥其说，故旋又附言："以上虽分四时，临证又当从权。"（《证治汇补》）

关于脚气，李用粹提出病分南北。言"北方地高，陵居土燥，多酒面湩酪，湿从内生；南方地卑，川泽土润，多山岚瘴气，邪从外感"。但随后马上强调说："然北方虽无卑地，亦有践雨冒露之外湿；南方纵无湩酪，亦有鱼腥瓜果之内湿。可见内外之湿，南北俱有。宜随症而辨，不可以地限之也。"（《证治汇补》）

凡此种种，无不显示出李用粹兼顾共性与个性、知常达变的辩证思想。这一思想，理所当然也见证于他的医案中。如在分析江苏分镇符某妻子患中风的原因时，他说："北人气实，南人气虚，虽今古通论，然北人居南日久，服于水土，卑禀更移，肤腠亦疏。故卑下之乡，柔脆之气每乘虚来犯，致阴阳颠倒，荣卫解散而气虚卒中。"（《旧德堂医案》）

（八）培土抑木，肝脾同治

《内经》云百病生于气，关于气病治法，李用粹在指出"气病和血""气虚补脾""气虚补肾"的同时，特别提出"气虚和肝"的理论。言："造物之理，太刚则折。肝气过旺，肝亦自伤，不但脾虚，而肝亦虚矣。所以气病久而肝脾两虚者，宜调脾和肝，逍遥散出入治之。"（《证治汇补》）李用粹如是立论，亦如是践行。

陆某童年发热，遍尝凉药，热势更炽，昼夜不减。一医复认阳明热证，以大剂白虎汤投之，禁绝谷食，致肌肉消瘦，面色枯而不泽，脉细而数。李用粹分析说："阳虚昼剧，阴虚夜剧，此阴阳偏胜，因有界限之分。今脾胃并虚，阴阳俱病，元气衰残，阴火攻冲，独浮肌肤，表虽身热如焚，而寒必中伏。况肌肉消烁，脾元困惫也。彻夜无卧，胃气不和也。面无色泽，气血不荣也。脉象无神，天真衰弱也。此皆不足之明验。"（《旧德堂医案》）因此，李用粹认为，于此大虚之证，若禁用五味则胃气益孤，专服寒凉则生气绝灭。宜晨服补中益气汤加麦冬、五味，以培资生之本；暮服逍遥散以疏乙木之郁，兼佐浓鲜之品苏胃养阴，从而使得元神充而虚阳内敛。调理经年，服参数斤，乃获痊愈。

同样，对于由劳役饥饱失宜所致"阳郁发热"，临床表现为"其潮热宛类瘵疾，日出气暄则热，天阴夜凉即缓，六脉弦数"（《证治汇补》）者，李用粹亦主张"宜补中益气汤加地骨皮或逍遥散"。

【临证经验】

一、诊断

（一）重视脉法，据脉用药

众所周知，辨证过程中，除了患者主诉的各种症状，舌诊、脉诊也是医者获取疾病信息的两条重要途径。然这两者相较，李用粹临证尤其重视脉诊，认为"脉法为投治之本"（《证治汇补》）。因此，其《医案》所载60余则案例中，涉及舌诊者仅7例（多为伤寒发热病例），而脉诊却几乎每案必具；其理论专著《汇补》一书，更是在每章列证之后，特设"脉法"一节。

李用粹主张，据脉而定宜用或不宜之药及治法、变法。如在《汇补·火症》"用药总法"中提出，凡相火炽盛，两尺俱大，寸脉反静者，不可用寒凉，惟黄柏同肉桂并用，随其性而下行，使心肾之火交于顷刻；然左尺脉独大者，不可用黄柏；右尺脉独大者，不可用肉桂。若两手尺寸脉不大，但微无力，或浮数无伦者，亦不可用黄柏；虽有烦躁火盛，乃虚阳发露，宜用肉桂、附子同诸补药，煎成冷服，则无拒格之患，此时如误用寒药，可致患者病情反剧甚至死亡。因此，在很多情况下，脉象成为李用粹辨证治疗的重要依据。李用粹这种据脉用药的案例在《医案》中时有所见。举例如下。

案例

徽商朱某之妻，呕逆吐食，出多入少，皆利痰白沫，眩晕气急，半月有余，大肉尽消。治者咸谓反胃，谓吐沫脾败，已无救矣。李用粹诊其手少阴脉动甚，两尺滑利，断为结胎之兆，按恶阻论治，用人参、橘红、白术、半夏、苏梗、桔梗、赤苓、砂仁、枇杷叶、伏龙肝，水煎服，三剂而吐减，数剂而全瘥，后产一女。

（《旧德堂医案》）

值得一提的是，李用粹诊脉部位不仅有左右寸关尺，而且涉及趺阳、人迎、太溪、冲阳等。举例如下。

案例

柯霱宁吐血后，咳唾涎沫，日晡潮热，服四物汤及知母、黄柏、苏子、贝母、百部、丹皮等，病情加剧。李用粹诊其两手“六脉芤软”“两足浮数”，从而判定患者喘嗽源于阴精枯竭而孤阳浮越，在用人参、黄芪、白术、山药等先实脾气之后，改以六味丸加五味子、沉香等导火归源，月余而瘥。

（《旧德堂医案》）

（二）因人施诊，视触并举

李用粹鉴于小儿“不能陈其痛苦”“脉难以决其浮沉”，所以“按眉端，辨脉纹”，作为诊察小儿疾病的主要手段。“按眉端”，即医生将中间三指轻触患儿额前，其布指方法是：示指按于发际，中指按于额头，无名指按于眉端。三指俱热主外感风邪，三指俱冷主外感内伤，示、中指热主上热下冷，中指、无名指热主夹惊，示指热主胸膈气满、乳食不消。“辨脉纹”，即辨幼儿虎口三关脉纹的颜色、形态，所谓“紫热红伤寒，青惊白是疳。黑色因中恶，黄即困脾端。青色大小曲，人惊并四足。赤色大小曲，水火飞禽扑。紫色大小曲，伤米面鱼肉。黑色大小曲，脾风微作搐”。虽然辨虎口三关指纹的方法非李用粹所首创，早在宋代刘昉的《幼幼新书》中已然有载，但李用粹以歌诀形式述其要，更显精炼切用。

（三）强调鉴别，擅长求异

病情危急复杂之际，医者能否于疑似之间迅速做出准确判断，直接关系患者之安危。李用粹十分重视疾病的鉴别，总是能够透过现象抓住疾病的本质，且其论述要言不烦，堪为圭臬。

1. 腹痛

如腹痛一症，他常据疼痛特点、作止规律，而辨其寒热虚实，定性定位。其云：“暴伤饮食，则胃脘先痛而后入腹；暴触怒气，则两胁先痛而后入腹。血积上焦，脾火熏蒸，则痛从腹而攻上；血积下部，胃气下陷，则痛从腹而下坠。伤于寒者，痛无间断，得热则缓；伤于热者，痛作有时，得寒则减。因饥而痛者，过饥即痛，得食则止；因食而痛者，多食则痛，得便乃安。吞酸腹痛，为痰郁中焦；痞闷腹痛，为气搏中州。火痛，肠内雷鸣，冲斥无定，痛处觉热，心烦口渴。虫痛，肚大青筋，饥即咬啮，痛必吐水，痛定能食。气虚痛者，痛必喜按，呼吸短浅；血虚痛者，痛如芒刺，牵引不宁。”（《证治汇补》）考其所记《医案》，诚不乏现身说法之案例，举例如下。

案例

文学包曰：余因食蟹腹痛，发则厥逆，逾月不已。延余商治，述前服平胃二陈，继服姜桂理中，不但无效，反增胀痛。余曰：痛非一端，治亦各异。感寒者绵绵无间，因热者作止不常，二者判若霄壤。尊恙痛势有时，脉带沉数，其为火郁无疑。虽因食蟹，然寒久成热，火郁于中，热郁似寒，厥冷于外。此始末传变之道，明训可考。奈何执泥虚寒，漫投刚剂，是以火济火，求愈岂不难哉？以四逆散加酒炒黄连一剂而愈。

（《旧德堂医案》）

2. 汗病

关于汗病，李用粹总能把握盗汗、头汗、饮食汗、心汗、阴汗的不同特点，并注意将其与自汗相比较。即便自汗，他认为亦要加以区分。其云："自汗有冷有热。阴虚阳凑者，发热自汗，汗出必热；阳虚阴凑者，厥冷自汗，汗出必冷。然有火邪亢极，反兼水化而汗冷者；又有相火出于肾中，挟水化而汗冷者，不可不审。"（《证治汇补》）举例如下。

案例 1

患者章克濈濈自汗，神思昏愦。李用粹察其汗流灼热，舌黑口干，眼红面赤，脉象洪大，认为此系温邪入里，阳明热盛所致，非芩、连等清热轻剂可解，须用甘寒大剂。于是立方：石膏五钱，麦冬二钱，知母、花粉各一钱五分，山栀一钱，甘草五分，加竹叶、粳米、灯心为引。二剂得解。

（《旧德堂医案》）

案例 2

另有金采谋，患痢疾泻下赤脓腥秽，口渴发热，忽发冷汗不止，四肢如冰，气促神昏。李用粹没有为患者"痢之赤白、口渴身热"所拘，而抓住其冷汗特征从阳虚论治，处以附子理中汤，二剂四肢渐温，自汗渐收。继服数剂，终至精神充旺，痢下顿除。

（《旧德堂医案》）

3. 便秘

辨证便秘，他认为，"胃实而秘者，善饮食，小便赤；胃虚而秘者，不能食，小便清。热秘者，面赤身热，六脉数实，或口疮喜冷；冷秘者，面白或黑，六脉沉迟，或溺清喜热。气秘者，气不升降，谷气不行，则多噫；风秘者，风抟肺脏，传于大肠，则筋枯"（《证治汇补》）。举例如下。

案例

张某盛暑发热至六七日，昏呆口噤，大便不通。李用粹据其面赤、苔焦、口渴引饮，责之邪热传入手少阴经。遂以导赤散加黄连、麦冬、犀角、灯心、竹叶等煎水灌服，三剂病除。

（《旧德堂医案》）

4. 呃逆

关于呃逆，李用粹辨证时不但结合兼症进行综合分析，而且特别关注其声音特点。他将呃声大响，乍发乍止，兼见燥渴便难，脉数有力者，归为"火呃"；呃声朝宽暮急，连续不已，兼见手足清冷，脉迟无力者，归为"寒呃"。他认为"痰呃"的特点是呃有痰声，呼吸不利，脉滑有力；"瘀呃"的特点为水下即呃，心胸刺痛，脉芤沉涩。而"虚呃"则表现为气不接续，呃气转大，脉虚无力。举例如下。

案例

一患者乘暑远行后发作呃逆，呃声不断，8 日后竟至"声彻邻里"，兼见"自汗津津，语言断落"，他医诸药罔效。李用粹据其特点分析病在中焦，系由阴寒内伏，虚阳泄越所致。考虑到惟有使"蒸气上腾"方能令"中焦自暖"，故循"釜底加薪"之思路，采取内外兼治法。先以艾火灸期门、关元、气海；继用四君子汤合炮姜、肉桂、丁香、柿蒂煎服。竟"一艾而呃止，再进而全愈。"

（《旧德堂医案》）

5. 痫病

对于痫病与卒中、痉病，其描述说：“痫病仆时，口作六畜声，将醒时吐涎沫，醒后复发，有连日发者，有一日三五发者。若中风、中寒、中暑之类，则仆地无声，醒时无涎沫，亦不复发。惟痉病，虽时发时止，然身体强直，反张如弓，不似痫病身软作声也。”述及痫病，他详细描述了五痫的各自症状特征：“肺痫，反折上窜，有类羊叫；心痫，目瞪吐舌，仿佛马鸣；脾痫，直视腹满，声如牛吼；肝痫，惊跳反折，掣疭，宛如鸡鸣；肾痫，直视如尸，吐沫，绝类猪叫犬吠”（《证治汇补》）。并立足临床实际，实事求是地指出：此五痫病状，不过“偶类之耳”。在他看来，真正于治疗有价值的是，医者应该分辨其阴阳属性。为此，他将二者明确做出如下区分：先身热掣疭，惊啼叫喊而后发，脉浮洪者，为阳痫，病属六腑；先身冷，无惊掣啼叫而病发，脉沉者，为阴痫，病在五脏。治疗前者宜用寒凉，后者则当燥湿温补祛痰。

在李用粹看来，诸类症之中，“中气”与“中风”尤其相似，关键是必须抓住其要害以做如下区别：其身冷脉沉无痰涎者，属于“中气”；其身温脉浮有痰涎者，属于“中风”。举例如下。

案例

分镇符某之夫人，“偶感恚怒，忽失声仆地”，李用粹便是据其“痰潮如锯，六脉洪大”而断为中风。继而，他又抓住患者尚有“眼合遗尿”之特点，认定其属于中风之脱证，采用六君子汤加黄芪、白芍、桂枝、钩藤、竹沥、姜汁煎服。“二剂恶症俱减，脉亦收敛”。

（《旧德堂医案》）

6. 喘病

对于喘病，注重从患者喘促的声音、形态及其发作特点等方面以分辨其性质。指出“有余之喘”包括气喘、痰喘、火喘、水喘。而四喘之中，“气喘者，呼吸急促，无痰而有声；痰喘者，喘动有痰而有声；火喘者，乍进乍退，得食则减，食已大发；水喘者，漉漉有声，怔忡浮肿”（《证治汇补》）。至于“不足之喘”，主要有三类，其区别是：“气虚喘者，呼吸急促，不能接续；胃虚喘者，抬肩撷肚，饮食不进；阴虚喘者，气从脐下直冲清道。”鉴于临床喘病易与短气相混，李用粹特做如下提示：“若夫少气不足以息，呼吸不相接续，出多入少，名曰气短。气短者，气微力弱，非若喘症之气粗奔迫也。”（《证治汇补》）举例如下。

案例

蓟北协镇王公在拜访友人后，乘凉早归，中途浓睡，觉恶寒发热；随后又因过食腥荤，日增喘促，气息声粗，不能安枕，更汗出津津，语言断落，不能发声。李用粹诊其六脉洪滑，右寸关尤汩汩动摇，以脉合证，判断为“痰火内郁，风寒外束”。认为病机系“正欲出而邪遏之，邪欲上而气逆之，邪正相搏，气凑于肺，俾橐龠之司失其治节，清肃之气变为扰动，是以呼吸升降不得宣通，气道奔迫发为肺鸣”。乃用三拗汤加橘红、半夏、前胡，散寒祛痰。一剂而吐痰喘缓，二剂而胸爽卧安。值得珍视的是，该案最后，李用粹在暗自庆幸诊断准确的同时，不忘警示后人。他指出：当初如果“以王公之多欲，误认丹田气短，用温补之品，则胶固肤腠，客邪焉能宣越，顽痰何以涣解？故临证之时须贵乎谛审也”。

（《旧德堂医案》）

7. 心胸疼痛

关于心胸疼痛，李用粹考虑到历代多将胃脘痛误认作心痛，故特地提醒人们："今人所患，大半是胃脘作痛耳。"（《证治汇补》）为此，其引《证治准绳》提出的病位分辨法，言"心痛在歧骨陷处，胸痛则横满胸间，胃脘痛在心之下"（《证治汇补》）。在心痛分类方面，进一步按轻重分真心痛、厥心痛和心痛。真心痛者，即《古今医统》所谓"卒然大痛，如有刀割，汗出不休，舌强难言，手足青至节。旦发夕死，夕发旦死"（《证治汇补》）。厥心痛者，"诸痛皆气逆上冲，又痛极则发厥"（《证治汇补》）。厥心痛和真心痛病情较重，略近于今之急性心肌梗死。心痛则多为今胸痹，相当于缺血性心脏病（冠心病）。李用粹的这种分类方法，对今天临床疾病的鉴别诊断具有重要借鉴意义。

二、治疗

（一）立法选方，知常达变

李用粹对于每一类疾病，一方面总能把握其病机关键，高屋建瓴地示人以总的治疗思路和主方、主药，此即所谓"知常"；另一方面，他也十分强调"达变"，即视不同情况，提出针对性的治疗策略和具体方药。

鉴于郁病多因气不周流而致，李用粹认为，"法当顺气为先，开提为次，至于降火化痰消积，犹当分多少治之"（《证治汇补》）。基于心肺在上，肝肾处下，脾胃居中，"四脏所受之邪，过于中者，中气常先受之"，中焦致郁较为常见，故其提出郁宜调中，治宜"开发运动，鼓舞中州"，则各脏之郁，不攻自解。在此原则指导下，进而分述了木火土金水的五郁治法。选方除越鞠丸外，以气郁汤（香附、苍术、橘红、半夏各一钱半，贝母、茯苓、川芎、山栀子、苏子、甘草、木香、槟榔各五分，水煎，加姜五片）治郁怒，气滞胸膈不行，胀满嗳气作酸；湿郁汤（苍术三钱，白术、香附、橘红、羌活、独活、川芎、半夏、厚朴、茯苓各一钱，生姜三片，甘草五分，水煎服）治湿气熏蒸，身重倦卧疼痛，天阴则发；血郁汤（香附二钱，牡丹皮、苏木、山楂、桃仁、赤芍、穿山甲、降香、通草、麦芽各一钱，红花七分，酒煎）治挫闪跌仆，身有痛处，胸膈不宽，大便黑色；火郁汤（连翘、薄荷、黄芩、山栀子、葛根、柴胡、升麻、赤芍，水煎服）治火郁于中，四肢发热，五心烦闷，皮肤尽赤。试观其以气郁汤加减诊治郁怒之案例。

案例

武官王某佞佛长斋，性躁多怒，腹胀累年，且"腹大脐突，青筋环现，两胁更甚，喘满难卧"，李用粹诊断"此系怒气伤肝，坤宫受制之证"。认为法当调脾之中兼以疏肝之品，使肝木条达则土自发育。遂处方：苍术、白术各钱半，白芍、广皮、香附、茯苓各一钱，肉桂、木香、生姜皮各五分。患者服后"顿觉腹响胀宽，喘平卧安"。

（《旧德堂医案》）

对于中风，古法"中血脉用大秦艽汤，中腑用小续命汤，中脏用三化汤"。此外，"闭证用三生饮，脱证用参附汤"。李用粹认为不能囿于此，而宜以"顺气化痰为主"，是故主张选用二陈汤加乌药、枳壳、竹沥、姜汁。在有六经症的情况下，再斟酌加减如下：如无汗拘急，加羌活、防风；有汗体痛，加芍药、桂枝；恶寒身热，加柴胡、黄芩；头痛目昏，加川芎、蔓荆；口眼㖞斜，加全蝎、天麻；头眩烘热，加甘菊、细茶；风痰壅盛，加南星、贝母；恍惚谵语，加菖蒲、远志、茯神、枣仁；手足抽搐，加僵蚕、天麻。筋急，加木瓜；筋挛，加钩藤。在臂，加桂枝；在足，加牛膝。如风邪渐退，痰饮渐消，但半身不遂者，用二陈汤合四物汤；气虚，用二陈汤合四君子汤，俱加秦艽、续断、竹沥、姜汁。其四肢不举，属湿痰者，三一承气汤泻之；属虚弱者，十全大补汤补之。其大便不通，属痰实者，三化汤利之；属津涸者，四物麻仁汤润之。久而真气渐复，邪气未除者，更用羌活愈风汤、史国公及长春浸酒等方。总而言之，医者必须把握以上“治真中风邪之剂”的组方原则：“以疏风化痰为君，以补养气血为佐，以报使舒筋为使”（《证治汇补》）。举例如下。

案例

一患者夙患瘰疬，因睡中惊醒，即口眼歪斜，嚼舌流血，四肢搐搦，仅以二陈汤加山栀、枳壳、钩藤、羌活、防风，“一剂而诸苦若失”。

（《旧德堂医案》）

学者认为，以上李用粹在辨治中风病中所确立的立法组方原则和所述及的40余首方剂，对临床运用确有较大帮助。

关于噎膈，李用粹认为噎有气滞者，有血瘀者，有火炎者，有痰凝者，有食积者。虽有五种，总归七情之变，由郁化火，火旺血枯，津液成痰，痰壅而食不化。是故主张以二陈汤加当归、桃仁、香附、砂仁、白术、沉香、韭汁、姜汁治之。其化痰行瘀之治法，给后人以启迪。（《证治汇补》）

对于癃闭，李用粹认为，“一身之气关于肺，肺清则气行，肺浊则气壅，故小便不通，由肺气不能宣布者居多，宜清金降气为主，并参他症治之”。至于其他原因导致的，李用粹更一一指明对策。其云：“若肺燥不能生水，当滋肾涤热。夫滋肾涤热，名为正治；清金润燥，名为隔二之治；燥脾健胃，名为隔三之治。又有水液只渗大肠，因而燥竭者，分利而已。有气滞不通，水道因而闭塞者，顺气为急。实热者，非咸寒则阳无以化；虚寒者，非温补则阴无以生；痰闭者，吐提可法；瘀血者，疏导兼行；脾虚气陷者，升提中气；下焦阳虚者，温补命门。”（《证治汇补》）

（二）救急济危，不拘一格

凡遇危急重症，患者命悬一线，救治刻不容缓。此时，李用粹常常采取不拘一格的救疗方式，或内，或外，或内外同治。其用药疗法，亦皆以简便廉验见长。

干霍乱，李用粹介绍可用开口花椒七粒，或绿豆，阴阳水一盏吞服；或生矾三钱研末，阴阳水调服碗许；或麻皮蘸油刮臂膊上，或视膝腕内有红筋，刺出紫血，或刺十指头出血，立愈。若转筋不止，用木瓜，盐汤顿煎饮之，外用热汤浸足。湿霍乱转筋者，男子以手挽其阴，女子以手牵乳近两旁，后以盐填脐中，灸艾不计壮数，虽已死而胸中有热气者立苏。研生蒜涂脚掌心，虽昏危入腹者亦效。再以大蓼一握，煎汤洗之。心腹卒痛，以盐斤许炒热，纸包纱护，顿其胸腹，频以火熨，觉热气透入即苏。绞肠痧者，刺委中穴及指爪甲，令出血，如胸背四肢发红点者，以菜油灯火遍之。举例如下。

案例

慈溪杨某盛暑时节患病，表现为壮热气促，头痛发斑，舌黑刺高，环口青暗，眼红直视，神昏谵语，狂乱不畏水火，数人守望犹难禁止。李用粹一面命人用凉水洒湿中间空地，然后铺上垫席，扶患者卧于其上，并用青布丈许，折作数层，浸湿搭在其胸间，以进行物理降温；一面取箸头缠绵，用新汲水抉开患者口唇，凿去芒刺，灌服西瓜汁，并以大剂白虎汤加黄芩、山栀、元参与服。随即患者熟睡如泥，自日中至半夜方苏，其病遂愈。

（《旧德堂医案》）

李用粹擅长利用脐部药物易穿透、吸收的特点，采取脐部给药或治疗以促进肠蠕动或加强膀胱收缩，从而治疗相应的病证。如《汇补》介绍：癃闭一证，或以盐炒热绢包熨脐上下；或葱饼灸脐；或取田螺泥入腻粉半钱、麝香一二厘，或盐半匙调涂脐中；或独颗蒜一枚，栀子三十，盐花少许，研烂摊纸上，贴脐。对于水肿，用商陆根杵烂入麝香少许贴脐；或用田螺、大蒜、车前草研为膏做大饼覆脐。脐疗尚可多种方式并用，如治便秘，集贴脐与熨脐于一体：用大黄一两、巴豆五钱为末，葱白十枚，以酒曲和成饼，加麝香三分贴脐，布护火熨。治疗转胞急症，妙用相反之药：外用甘遂末水调敷脐下，内饮甘草汤。

【后世影响】

一、历代评价

（一）关于其人其学

《证治汇补·徐秉义序》："上海李惺庵先生，才敏识精，以其余学，傍究医术，息脉处方，有验精良。"

《旧德堂医案·田元恺序》："有修之李君者，年富而学博，养邃而识纯。其决病也，如洞垣之照；其投剂也，若大还之丹。无论沉疴怪病，卒能返本回真。"

《旧德堂医案·唐廷翊小叙》："惟吾师修之李夫子，天资颖悟，家学渊源，饮上池之水，洞隔垣之照，刀圭施而沉疴顿起，丹丸投而僵仆回生。"

乾隆四十八年《上海县志·卷十》："用粹克绍家学，因心变化，独臻神妙。尝著《证治汇补》等书，医家奉为拱璧。商邱宋荦巡抚江南，延至幕府，临归，书擘窠五字赠之曰：行贤宰相事。人称不愧云。"（《中国历代医家传录》）

《中医人物词典》："幼得家传，精研《灵枢》《素问》，博览诸家医书，审其异同，穷其辨论，故诊脉处方皆精。为康熙年间（1662—1722）上海四医家（李用粹、徐子瞻、刘道深、沈元裕）之一。擅内、妇科。"

李用粹医术除传于其子揆文、其孙春山外，门人尚有唐廷翊等。《同治上海县志》云："上海陆大木学医于李揆文，治伤寒有奇验。"（《中国历代医家传录》）

（二）关于《证治汇补》

《郑堂读书记·卷四十三》：“每证之中，首尾编次，大纲毕备，条理井然。合其章句，前后相贯，分其节目，次第成章。庶几流览诵读，无太繁太简之弊，俾贤智者俯而就之，即不及者亦跂而致之矣。”

《证治汇补·竹剑平等导读》：“是祖国医学宝库中的一部重要著作，具有较高的学术价值……是书对后世临床有着重要的指导作用，影响深远。其编撰特点既不是广辑类抄，资料汇编，也不是寻章摘句，杂合各家以为己说，而是将重点放在病证的概念、病因病机、诊断、临床表现、治疗方法及方药运用等规范模式中，精选类聚历代各家的不同见解，对其不足之处能将自己的见解及临床经验补入，去芜存菁，条分缕析，有继承，有发挥，反映出李氏在学术上不拘一格，不恪守一家之言，善于博采众长，并能自出机杼……本书可谓是博而不滥，广而有要，述而有作的一部启迪后学的好书……与其他同类中医书籍相比较，《证治汇补》一书具有深厚的文化内涵。”

二、后世发挥

李用粹关于“中暑宜解暑和中”，中暍“宜清热养津为主”，伤暑“宜补元气”，冒暑“宜清利二便”等经验，对后世医家治暑的组方用药思路，产生了不可忽视的影响。十九世纪的医家王孟英，所以能变李东垣清暑益气汤之甘温为甘寒，创制出为后世所推重的王氏清暑益气汤，采用西洋参、石斛、麦冬、黄连、竹叶、荷梗、知母、甘草、粳米、西瓜翠衣，以清暑热，益气阴，当与李用粹以人参白虎汤（石膏、知母、甘草、人参、粳米、竹叶）加麦冬、花粉清热养津益气以治中暍存在一定的传承关系。

李用粹关于“关格者……必下绝小便……上为呕逆”的描述，与今天慢性肾衰竭发展至终末期出现恶心、呕吐及小便不通的情况颇为相似，而其“此因浊邪壅塞，三焦正气不得升降”之病因病机分析，对目前临床上治疗慢性肾衰竭，起着极其重要的指导作用。李用粹针对癃闭证属“肺燥不能生水”病机所提出的三焦同治方案，其“隔二”“隔三”之治法，成为后世广泛接受并采纳的著名治法。

宋代刘昉《幼幼新书》中，关于小儿病辨虎口三关指纹的方法，经李用粹的传承，或许影响到乾隆时广东罗浮山道人陈飞霞。陈伯平在所撰《幼幼集成》一书中也强调说：“小儿自弥月而至于三岁，犹未可以诊切，非无脉可诊，盖诊之难而虚实不易定也。小儿每怯生人，初见不无啼叫，呼吸先乱，神志仓忙，而迟数大小已失本来之象矣，诊之何益？不若以指纹之可见者，与面色病候相印证，此亦医中望切两兼之意也。”不过，陈伯平将虎口三关脉纹的观察要点归纳为“浮沉分表里”“红紫辨寒热”“淡滞定虚实”。

李用粹《汇补》全书分8类。每门罗列相应的若干病证，每病证之下内容按大意、内外因、外候、脉法、治法、用药、选方顺序排列。每项之中，或“汇”或“补”。所“汇”者，即上至《内经》《伤寒论》等秦汉时期的文献，下至金元四大家，乃至李时珍、张介宾、李中梓等人的论述及经验。被摘引的句段方之下，必注明出处，传述渊源。所“补”者，即补入自己的见解及经验体会。这种编纂体例，对其后医家或直接或间接地存在一定程度的影响。例如，尤怡《金匮翼》

专论内科杂病，简明清楚，切于实用；林佩琴《类证治裁》论述内科杂病及妇科、外科疾病的证治，常常结合介绍其他医家的理论与经验。另外，《汇补》中介绍了许多急救方法，简便速效，对后世民间疗法的进一步发展无疑起着一定的推动作用。

综上所述，李用粹生活于17世纪，擅内、妇、儿科诸证，为康熙年间（1662—1722）上海著名医家之一。其学术上遥承岐黄，宗法朱丹溪、张从正，而不囿一说；重视疾病预防，强调见微知著，既病防变；处方施治立足整体，注重环境，结合相关脏腑通盘考虑，据五行生克立法；治疗注意分清标本先后缓急，以顾护脾肾为先；且能把握其病机关键，知常达变。其临证重视脉诊，诊察小儿主张“按眉端，辨脉纹”，鉴别疾病善于同中求异；提出“气虚和肝”，推重治痰；对停留于咽喉、胸膈、胃脘的痰涎、宿食、瘀血、毒物，力倡涌吐；遇危急重症，救疗以简便廉验见长。李用粹的代表性著作《证治汇补》是一部海纳百川，广而有要，述而有作，且具一定文化内涵的“集成”之作。该书作为中医学宝库中一部具有较高学术价值的重要著作，不仅其编纂体例对后世医家存在一定程度的影响，而且书中通过辨析病证使部分病名得以澄清，并从学术上完善了对诸多病证的成因探讨。更重要的是，其病证的鉴别方法，对今天临床疾病的鉴别诊断，具有重要借鉴意义；所确立的立法组方原则和所述及的诸多方剂，拓展了医者在临证实践中的辨治思路；所介绍的许多简便速效的急救方法，对后世民间疗法的进一步发展，有一定的推动作用。

湖南中医药大学　魏飞跃

【参考文献】

[1] 黄帝内经素问［M］. 北京：人民卫生出版社，1963.

[2] 陈璧琉，郑卓人. 灵枢经白话解［M］. 北京：人民卫生出版社，1962.

[3] 阮元. 十三经注疏［M］. 北京：中华书局，1980.

[4] 李用粹. 证治汇补［M］. 北京：人民卫生出版社，2006.

[5] 李用粹. 秘本医学丛书·旧德堂医案［M］. 上海：上海书店，1988.

[6] 陈复正. 幼幼集成［M］. 沈阳：辽宁科学技术出版社，1997.

[7] 周中孚. 郑堂读书记［M］. 北京：商务印书馆，1940.

[8] 李经纬，蔡景峰. 中医人物词典［M］. 上海：上海辞书出版社，1988.

[9] 何时希. 中国历代医家传录［M］. 北京：人民卫生出版社，1991.

[10] 魏飞跃，文乐兮. 李用粹医学理论和实践中的易学烙印［J］. 湖南中医药大学学报，2012，32（7）：3－5.

[11] 邱立新.《证治汇补》中二陈汤的加减应用［J］. 中华中医药学刊，2008，25（1）：209－211.

[12] 史济焱. 博采典籍，兼擅幼科——清代医家李用粹［J］. 上海中医药杂志，1991，5：80.

[13] 姬雪梅. 浅析《证治汇补》病证辨治特色［J］. 甘肃中医学院学报，2010，27（2）：33－35.

[14] 陈伯平. 李用粹所述关格对临床的指导意义［J］. 中医杂志，2003，44（增刊）：91－92.

[15] 刘玉良.《证治汇补》病证辨治特色与成就探析［J］. 湖南中医杂志，2010，26（2）：110－112.

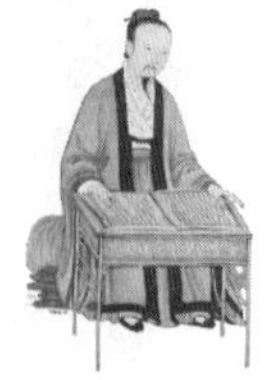

柯韵伯

内容提要

柯韵伯，名琴，号似峰，约生于清康熙元年（1662），卒年不详，浙江慈溪（今浙江余姚）人，后迁居于吴之虞山（今江苏常熟），著名伤寒学家。著有《伤寒论注》《伤寒论翼》《伤寒附翼》，三书合称《伤寒来苏集》。柯韵伯平生致力于《伤寒论》研究，认为"仲景治法，悉本《内经》"，故引经据典注疏《伤寒论》，旨在使《伤寒论》义理明晰。柯韵伯对《伤寒论》原文的解读，对《伤寒论》方剂的分析，均着眼于临床实践。柯韵伯注解《伤寒论》的主要创见，是将三阴三阳比喻为"分区地面"，并提出"六经为百病立法"。此外，其对《伤寒论》中合病、并病、六经传变等，也提出了颇具新意的见解。柯韵伯还参合经气理论，以六经为纲，在相互比较中阐述方剂功用，注重从药性理论及气味形色角度，对方药进行解析；在谨守病机的前提下，重视方证相应，扩大了方剂应用的范围。柯韵伯在《伤寒论》研究领域，有着广泛的学术影响。

【概述】

一、生平简介

柯韵伯，名琴，号似峰，约生于清康熙元年（1662），卒年不详。从其著作流行情况，及与同时代其他医家的关系记载推断，其主要生活年代在清代康熙、雍正之间无疑，但出生时间可能较此为早。柯韵伯为浙江慈溪人，其旧居在该县丈本乡（今浙江省余姚市），后半生则迁至虞山（今江苏省常熟市）定居。

柯韵伯为著名伤寒学家。其著述不多，传于后世者有《伤寒来苏集》（包括《伤寒论注》4卷、《伤寒论翼》2卷、《伤寒附翼》1卷）。此外，还有未刊行之《内经合璧》，还有迄今尚难定真伪的《医方论》3卷。

关于柯韵伯的生平资料以及习医经历，医史文献收载不多，故而仅能从其著作之序言，或同时代医家的相关记载中获知大概。其大致生活经历可谓与诸多医家有共同之处，先时好为古诗文，且博学多闻，虽多次参加科考，但终因科场失意，郁郁不得志，遂弃举业而始矢志于岐黄之学。此可从其同乡孙介夫所写《伤寒来苏集》序言中得见一斑。《伤寒来苏集·伤寒论注·孙序》云："吾乡似峰先生，儒者也，好为古文辞，又工于诗，余目为一书生耳……惜其贫不能自振，行其道于通都大国，而栖息于虞山之邑，又不敢以医自鸣，故鲜有知之者。"另从冯明五的序言中，也可以见到类似的叙述。其谓柯韵伯"为吾慈庠彦（受过选拔的秀才），不得志于时……岂非天抑其遭际，以毕志纂修，潜通《灵》《素》幽隐，上接仲景渊源哉"。另一署名为虞山友人的季楚重，在题序中说："先生好学博闻，吾辈以大器期之。今焚书弃举，矢志于岐黄之学，此正读书耻为俗儒、业医耻为庸医者。"由此可见，柯韵伯一生，非但科场与仕途不得志，且虽为医，但在当时似乎也并不太为人所知。但从其著作来看，柯韵伯确实是不仅通晓医理，也精于临证，所以立言有据，颇多创见，在《伤寒论》研究方面自成一家。

柯韵伯的主要学术成就，集中于对《伤寒论》的注疏和六经的诠释。例如，关于六经的学术创见，提出六经为百病立法说。其《伤寒论翼·自序》云："原夫仲景之六经，为百病立法，不专为伤寒一科。伤寒、杂病，治无二理，咸归六经之节制。"与此相应，提出《伤寒论》六经为"分区地面"，不同于《素问·热论》之六经。如《伤寒论翼·六经正义》所云："夫仲景之六经，是分六区地面，所赅者广，虽以脉为经纪，凡风寒湿热，内伤外感，自表及里，热寒虚实，无乎不包。"上述学说在后世产生了广泛的影响。

此外，其对《伤寒论》中合病、并病、六经传变等，也提出了颇具新意的见解。柯韵伯还参合经气理论，以六经为纲，在相互比较中阐述方剂功用，注重从药性理论及气味形色角度，对方药进行解析；在谨守病机的前提下，重视方证相应，扩大了方剂应用的范围。

二、著作介绍

（一）《伤寒来苏集》

柯韵伯所著《伤寒论注》4卷、《伤寒附翼》1卷、《伤寒论翼》2卷，总名曰《伤寒来苏集》。“来苏集”的涵义，可能是作者取《尚书》“后来其苏”一语演绎而来。柯韵伯认为，《伤寒论》原文经王叔和编次，内容颠倒窜易，面目已非。其言“前此注疏诸家，不将仲景书始终理会，先后合参，但随文敷衍，故彼此矛盾，黑白莫辨”。因此，柯韵伯注疏《伤寒论》，旨在阐发张仲景著作之本义。

1.《伤寒论注》

《伤寒论注》，共计4卷，撰于清康熙八年（1669）。柯韵伯认为，“仲景之六经，为百病立法，不专为伤寒一科。伤寒、杂病，治无二理，咸归六经之节制。六经各有伤寒，非伤寒中独有六经也”。据此，采用“以方名证，以证为纲”的方式，将《伤寒论》原文重新归类，然后对每个方证涉及的条文进行疏解。该书内容是《伤寒来苏集》的主要部分，所占篇幅也最大。

2.《伤寒论翼》

《伤寒论翼》，共计2卷，撰于清康熙十三年（1674），是柯韵伯对《伤寒论注》的补充。《伤寒论翼》分上、下卷，每卷各7篇，共14篇。上卷，论《伤寒论》大法、六经正义、合病、风寒、温暑、痉湿、平脉准绳等；下卷，论六经病解，末附制方大法。

3.《伤寒附翼》

《伤寒附翼》，共计1卷，撰写年代不详。专论《伤寒论》之方剂。书中以六经将所有方剂归类。每经之方先列总论，然后结合病因病机及脉证阐释方义。

（二）其他医学著作

1.《内经合璧》

柯韵伯《伤寒来苏集·自序》云：“丙午秋，校正《内经》始成，尚未出而问世，以伤寒为世所甚重，故将仲景书校正而注疏之。”可知《内经合璧》成于前，《伤寒来苏集》著于后。但《内经合璧》并未付梓，是以历代书目未见收录，具体内容亦不详。

2.《医方论》

四川省图书馆现藏有抄本《医方论》3卷，题为柯韵伯著，因未刊行，故难以定其真伪。从罗美《古今名医方论》对柯韵伯方论的收载情况看，柯韵伯在整理《内经》和注疏《伤寒论》之外，可能亦有此类专著。但现所藏抄本《医方论》，究属罗美《古今名医方论》所引柯氏方论之底本，抑或后世医家摘录《古今名医方论》中柯氏方论而成，尚难以定论。

【学术思想】

一、学术渊源

从现有资料记载的柯韵伯从医经历看，起初习举子业，因科场失意，复因家贫，方自习医，但并无明确的师承。在自学和研究《内经》《伤寒论》及历代诸家学说，并从事临床诊疗实践的过程中，柯韵伯自悟得道且卓然自立。从其学术渊源来看，正如《伤寒论注》和《伤寒论翼》之序言所述，柯韵伯"矢志于岐黄之学，潜通《灵》《素》幽隐，上接仲景渊源"，是一位学有所本的医学大家。其基于《内经》理论，结合自身临床实践，注疏和整理《伤寒论》，成为继承与发扬张仲景学术的典范，对后世产生了深远的影响。

二、学术特色

（一）注疏《伤寒论》的特点

作为《伤寒论》注家，柯韵伯的理论建树是极为突出的。《伤寒来苏集》作为柯韵伯的代表性著作，其字里行间都体现出严谨的治学风格。此书对《伤寒论》原文的注释，多不同于前人之见解，但立论有据而绝非凭空杜撰而成。归纳起来，柯韵伯注疏《伤寒论》有如下特点。

1. 立意：不落窠臼，立新说以复原貌

在《伤寒来苏集》的序言中，柯韵伯指出："胸中有万卷书，笔底无半点尘者，始可著书；胸中无半点尘，目中无半点尘者，才许作古书注疏。夫著书固难，而注疏更难"。又云："如注疏者着眼，则古人是隐旨明，尘句新；注疏者失眼，非依样葫芦，则另寻枝叶，鱼目混珠。"可见，虽然是对《伤寒论》原文的注疏，但柯韵伯在立意上是极高的，在态度上更是绝非流于随文衍意，而是强调胸无成见，本于原文，推求师意。因此，《伤寒来苏集》对《伤寒论》条文的注解除引用《素问》若干篇章的相关论述外，几乎从不引述前人注解，而喜独创一家之见。相反，对前代注家不通之处，却参以己意多加辩驳。

不落前人窠臼，勇于提出新见解，是柯韵伯注疏《伤寒论》的特点之一。柯韵伯在诸多方面，均能跳出前人学说的窠臼，独树一帜，大胆提出自己的见解。《伤寒杂病论》问世不久，即因战乱频仍而多有散佚，经西晋太医令王叔和将原书的伤寒部分搜集整理编次，才名为《伤寒论》流传后世。历代治《伤寒论》的学者，对《伤寒论》之版本流传、体例和章节等，大多遵从王叔和之论，且以王叔和为张仲景学术得以传承之最大功臣。柯韵伯宗于《内经》，笃信张仲景，崇尚临床实践。其对王叔和所编次的体例多所抨击，言"世锢于邪说，反以仲景书难读，而不知仲景书皆叔和改头换面，非本来面目也。冠脉法、序例于前集，可汗不可汗等于后，引痉湿暍于太阳之首，霍乱劳复等于厥阴之外，杂鄙见于六经之中，是一部王叔和之书矣"（《伤寒来苏集·伤寒论翼·自序》）。认为王叔和之整理编次，反将张仲景之原意尽失，以致后世医家虽聚讼一堂却莫衷一是。而《伤寒论》注家的重要工作，即是通过解读原文，恢复张仲景学术之原貌。

《伤寒论》后经宋·林亿等校正、金·成无己注解，以及明清诸家研究，逐渐形成了所谓错简重订派、维护旧论派等学说。柯韵伯《伤寒来苏集》以前，注解《伤寒论》者已有众多。这其中对柯韵伯影响较大的，有成无己、方有执、喻嘉言等。从柯韵伯的《伤寒论注》《伤寒论翼》《伤寒附翼》体例与内容，可以看出是在仿效成无己《注解伤寒论》《伤寒明理论》。对方有执《伤寒论条辨》和喻嘉言《尚论篇》，柯韵伯则只是在自身认识的基础上吸收其精华。如方有执、喻嘉言等所谓"三纲鼎立"学说，一直是很多《伤寒论》注家和学习者奉为圭臬的经典理论，但柯韵伯以临床实践为依据加以抨击，认为这种理论只是人为的主观臆断，并不符合临床实际。虽"巧言簧簧"，实"郑声而乱雅乐也"（《伤寒来苏集·伤寒论翼·自序》）。其主要问题在于，或凭臆测，或承旧说，虽注本迭出，但或随文衍义，或颠倒章次，再按己见连缀成章，大失张仲景原意，致使对诸多原文的理解仁智互见，难有定论。对于林亿、成无己编列三百九十七法、一百一十三方，认为小青龙设或然五证，加减法内即备五方，小柴胡设或然七证，即具加减七方，此张仲景法中之法，方外之方，不可拘于此数，系王叔和所定伤寒的附会之词。柯韵伯采取分六经以辨脉证、因方候证、以证名篇的体例，根据论中太阳脉证、桂枝汤证、柴胡汤证等共分四十五类，每条各附注释，开伤寒学派之先河，并为继承、研究古代医学开阔了思路。《伤寒来苏集·伤寒论注·凡例》云："起手先立总纲一篇，令人开卷便知伤寒家脉证得失之大局矣。每经各立总纲一篇，读此便知本经之脉证大略矣。每篇各标一证为题，看题便知此方之脉证治法矣。"其编次前，对原文章节之间联系考虑全面，使全书内容更加系统。

柯韵伯对原书中的错简讹文也敢于纠正。历代注家往往视张仲景原文为金科玉律，有时虽然也对某些条文有所疑惑不解，亦不敢妄动只字。柯韵伯在"逐条细勘，逐句研审"的基础上，进行了大量考订。如"有衍文者删之，有讹字者改之，有阙字者补之，然必详本条与上下条有据，确乎当增删改正者，直书之，如无所据，不敢妄动"（《伤寒来苏集·伤寒论注·凡例》）。

柯韵伯对前人观点多有异议，也是《伤寒来苏集》的内容特点之一。如对伤寒与杂病的关系问题，历代医家多认为伤寒与杂病在辨证论治方面多有不同，《伤寒论》为治伤寒之专书。但柯韵伯则认为，"凡条中不贯伤寒者，即与杂病同义"（《伤寒来苏集·伤寒论翼·卷上·全论大法第一》）。还强调说："仲景之六经，为百病立法，不专为伤寒一科。伤寒杂病，治无二理，咸归六经之节制。六经各有伤寒，非伤寒中独有六经也。"（《伤寒来苏集·伤寒论翼·自序》）因此，认为伤寒之外皆杂病，病不脱六经；伤寒之中最多杂病，故同样可以按六经论治。《伤寒来苏集·伤寒论翼·卷上·全论大法第一》云："仲景已自明其书不独为伤寒设，所以太阳篇中，先将诸病线索，逐条提清……别其名，曰伤寒，曰中风，曰中暑，曰温病，曰湿痹。而他经不复分者，则一隅之中，可以寻其一贯之理也。"

其实，柯韵伯不落前人窠臼，勇于提出新观点、新见解，并非仅仅体现在对《伤寒论》的注解中，对于中医理论中很多约定俗成的认识，柯韵伯也提出了质疑。如中医诊断中向以"有声"和"无声"分别呕与吐，谓有声无物曰呕，有物无声曰吐，有物有声方谓之呕吐。其实从临床实际看，二者基本都是同时发生，很难截然分开，所以一般并称为呕吐，强为鉴别并无实际意义。

柯韵伯就此指出："东垣以有声无声分呕吐，非也。呕吐皆有声有物，惟干呕是有声无物。"（《伤寒来苏集·伤寒论翼·太阴病解第四》）即有声无物者当属"干呕"或古之所谓"哕"，凡呕吐皆属胃失和降，气逆于上所致。若衡以六经，则"呕以水胜，属上焦也；吐以物胜，属中焦也。六经皆有呕吐，而呕属少阳，以喜呕故；吐属太阴，而不属阳明，亦主输主内之分"（《伤寒来苏集·伤寒论翼·太阴病解第四》）。

在方剂主治证候方面，柯韵伯也有很多新的观点。这些新的观点，一方面源于柯韵伯对方剂运用的临床经验，一方面也来自其自身的理论创新。如对于大青龙汤，一般认为此方属于"非风寒两解"剂；而认定大青龙汤属于"非风寒两解"剂的理论基础，是大多数医家所遵从的"三纲学说"，从风寒两伤营卫注释。柯韵伯则认为，此说并不符合临床实际，大青龙汤应是麻黄汤加味方，《伤寒来苏集·伤寒附翼·大青龙汤》指出："诸证全是麻黄……烦躁是热伤其气，无津不能作汗，故特加石膏之甘以生津……倍麻黄以发表，又倍甘草以和中，更用姜枣以调和营卫，一汗而表里双解，风热两除"。再如大陷胸丸证，柯韵伯认为，此方其治重在气结，而非多数医家所言其病机主要在于水热互结，病势偏于上者。如柯韵伯《伤寒来苏集·伤寒附翼·大陷胸丸》云："身无大热，但头汗出，项亦强，如柔痉状，寸脉浮，关脉沉，是病在上焦，因气之不行致水之留结耳……此水结因为气结，用杏仁之苦温开胸中之气，气降则水下矣。气结因于热邪，用葶苈之大寒以清气分之热，源清而流洁矣。水结之所，必成窠臼，甘遂之苦辛，所以直达其窠臼也。"柯韵伯认为，此证重在气结，因肺主一身之气，且为水之上源，气郁则水热结实而为结胸。故用杏仁以开肺气，葶苈子苦寒以清热泄水。

柯韵伯对《伤寒论》的注释和解读，目的在于恢复张仲景著作的原貌。因为柯韵伯认为，《伤寒论》经王叔和编次后，"仲景之文遗失者多，叔和之文附会者亦多"，已不是张仲景之书，"是一部王叔和之书矣"；王叔和"以私意紊乱仲景原集"，"令学者如夜行歧路，莫之指归"；"自叔和编次后，仲景原篇不可复见"（《伤寒来苏集·伤寒论翼·自序》）。后世之方有执、喻嘉言等更是大背张仲景原旨。"方中行有条辨之作，而仲景之规矩准绳，更加败坏，名为翻叔和之编，实以灭仲景活法也"（《伤寒来苏集·伤寒论翼·自序》）。柯韵伯之《伤寒来苏集》"以证名篇"，如此"虽非仲景编次，或不失仲景心法耳"（《伤寒来苏集·伤寒论翼·凡例》）。所以，虽然同是重新整理编次，但柯韵伯自认为可以达到扫除旧说妄见，恢复张仲景《伤寒论》原貌的目的。

2. 基础：立足临床，以实践为其依归

柯韵伯注释《伤寒论》的另一个重要特点，就是对原文的解读和对方剂的分析全部着眼于临床实践。柯韵伯虽无医案传世，但从《伤寒来苏集》中仍可发现其作为伤寒大家的临床见解和方剂运用经验。尤其是对《伤寒论》一些条文的理解和校勘，柯韵伯从临床实践出发的解释更加合理，如《伤寒论》条文："伤寒脉浮滑，此表有热，里有寒，白虎汤主之。"其中表、里二字互差。历代医家的解读很多，柯韵伯则直接将"表有热，里有寒"改为"表有热，里有邪"，而"旧本作里有寒者误"（《伤寒来苏集·伤寒论注·白虎汤证》）。而此处邪作热解，因为里有热才能以白虎汤治疗，否则方证不相应。

在《伤寒附翼》中，可以找到很多柯韵伯运用经方的经验总结，虽然大多是寥寥数语，但也可以大致反映出柯韵伯的临床经验是极为丰富的。如论桂枝汤，言“此为仲景群方之魁，乃滋阴和阳，调和营卫，解肌发汗之总方也”“愚常以此汤治自汗、盗汗、虚疟、虚痢，随手而愈，因知仲景方可通治百病”（《伤寒来苏集·伤寒附翼·桂枝汤》）；而麻黄汤“为开表逐邪发汗之峻剂也”“予治冷风哮与风寒湿三气成痹等证，用此辄效，非伤寒一证可拘也”（《伤寒来苏集·伤寒附翼·麻黄汤》）。柯韵伯将张仲景用于治疗外感风寒的桂枝汤和麻黄汤，分别用于治疗自汗、盗汗、虚疟、虚痢、冷风哮等内科杂病，已是经方的扩大应用。再如，大陷胸汤和大陷胸丸两方，大陷胸丸为“太阳里病之下法，是以攻剂为和剂者也”，而大陷胸汤是“两阳表里之下法也”。柯韵伯指出：“二方比大承气更峻，治水肿、痢疾之初起者甚捷。”（《伤寒来苏集·伤寒附翼·大陷胸汤大陷胸丸》）此论中不但将二方扩大为治疗结胸证之外的方剂，还讨论了两方的区别，即结胸证“有只在太阳部分者，有并病阳明者，此或丸或汤，有轻重缓急之不同也”（《伤寒来苏集·伤寒附翼·大陷胸汤大陷胸丸》）。除此之外，柯韵伯论诸多经方的加减运用时，也提到自身的临床实践经验。如“烦躁惊狂”一证，临床见于实热者居多，然而亦有虚寒证和阳盛阴虚证；对虚寒证则用温补安神之法，而阳盛阴虚证则用炙甘草汤加减。如柯韵伯在解释桂枝甘草龙骨牡蛎汤中指出：“此症属实热者固多，而属虚寒者间有，则温补安神之法，不可废也。更有阳盛阴虚而见此症者，当用炙甘草汤加减，用枣仁、远志、茯苓、当归等味，又不可不知”（《伤寒来苏集·伤寒附翼·桂枝甘草龙骨牡蛎汤》）。又如，其用旋覆代赭汤时，将“旋覆、半夏作汤，调代赭末，治顽痰结于胸膈，或涎沫上涌者最佳，夹虚者加入参甚效”（《伤寒来苏集·伤寒附翼·旋覆代赭汤》）；用桃核承气汤“治女子月事不调，先期作痛与经闭不行者”（《伤寒来苏集·伤寒附翼·桃核承气汤》）等。以上所述均表明，柯韵伯注解《伤寒论》，是基于临床实践的。

3. 方法：以经解经，以《内经》释《伤寒论》

《内经》作为中医之经典，向为历代医家所重视。在《伤寒论》的诸多注家中，也不乏以《内经》理论注释《伤寒论》者，柯韵伯的《伤寒来苏集》也具有此特点。

柯韵伯曾校正《内经》，著有《内经合璧》一书，但未刊行即亡佚不传，目前此书内容特点已无从得知。但从《伤寒来苏集》和《古今名医方论》两书中，仍可知柯韵伯对《内经》的研读是颇为深入的，对《内经》理论可谓稔熟于胸。柯韵伯注解《伤寒论》时，多借助《内经》的相关理论，《伤寒来苏集·伤寒论翼·全论大法第一》指出：“《灵》《素》已具诸病之体，而明针法之巧妙；至仲景复备诸病之用，而详方药之准绳”“仲景治法，悉本《内经》”“先圣后圣，其揆一也”。

在《伤寒来苏集》中，柯韵伯运用了《内经》中的诸多理论阐发张仲景原文。如对于六经见证及其受邪部位，《伤寒论翼·六经正义第二》就有详细论述，但主要是引用《灵枢·邪气脏腑病形》的理论，“邪中于项，则下太阳；中于面，则下阳明；中于颊，则下少阳，其中膺背两胁，亦下其经”。这是从经络循行部位而论，三阴证亦同此理。再如，《内经》与《伤寒论》均很重视脉诊，柯韵伯在注疏中也运用《内经》的脉学理论，解释《伤寒论》条文。如少阴病之麻黄附子细辛汤证，因见有恶寒、发热、无汗，故须与太阳病之麻黄汤证鉴别，而主要鉴别要点是脉沉。柯韵伯引《内经》所云：“逆冬气则少阴不藏，肾气独沉”“少阴之阴，其入于经也，从阳部注于经；其出者，从阴内注于骨”（《素问·皮部论》）。又指出，发热脉沉，无里证者，是从阳注经，故用麻黄细辛；身体骨节痛，手足寒，背恶寒，脉沉者，是从阴注骨，故用参苓术芍；口中和，枢无热，皆可用附子。

对于伤寒与温病的关系问题，是历代《伤寒论》注家存在颇多争议之处。以往学者大多以“太阳病，或已发热，或未发热，脉阴阳俱紧者，名曰伤寒”及“太阳病发热而渴，不恶寒者为温病”两条原文为据，将二者纳入于广义热病范畴。但柯韵伯《伤寒来苏集·伤寒论翼·全论大法第一》则提出：“伤寒与温病不相似，何不为之另立耶”《伤寒来苏集·伤寒论翼·六经正义第二》“要知《内经》热病，即温病之互名”“观温病名篇，亦称《评热病论》，其义可知”。其对伤寒与温病的辨惑，不拘执于季节和六经的界限，而主张因证论病，将风温与《内经》伏寒病温严格加以区别，认为前者不因于寒而因于风，意指当时即发之温邪，后者由冬时触寒所致的春夏温暑，乃“偏在饱暖淫欲之人，不知持满，以欲绝其精，以耗散其真，阳强不能密，精失守而阴虚，故遗祸至冬夏也”（《伤寒来苏集·伤寒论翼·温暑旨归第五》）。此节完全从伏气立论，与《内经》“热病皆伤寒之类”和“凡病伤寒而成温者，先夏至日为病温，后夏至为病暑”（《素问·热病论》）随时易名的说法，在辨证时不能等同，对“冬伤于寒，春必病温”的理解更深入一层。

对于《伤寒论》的治则治法，柯韵伯仍然试图将《内经》理论与《伤寒论》紧密结合。除明言“仲景治法，悉本《内经》”（《伤寒来苏集·伤寒论翼·全论大法第一》）之外，柯韵伯运用《内经》理论，在具体注疏中举例说明《伤寒论》的治则治法。如《素问·阴阳应象大论》“治病必求于本”的治疗原则，柯韵伯即借《伤寒论》中的具体方剂治则，详为解读说：“岐伯曰：调治之方，必别阴阳。阳病治阴，阴病治阳，定其中外，各守其乡。”又云：“本论所称发热恶寒发于阳，无热恶寒发于阴者，是阴阳之别也。阳病制白虎承气以存阴，阴病制附子吴萸以扶阳，外者用麻桂以治表，内者用硝黄以治里，其表虚里实，表热里寒，发表和表，攻里救里，病有浅深，治有次第，方有轻重，是以定其中外，各守其乡也。”（《伤寒来苏集·伤寒论翼·全论大法第一》）。如此将《内经》理论与《伤寒论》具体治则方药的分析紧密联系，是柯韵伯注解的特点之一。

（二）解读《伤寒论》的重要创见

1.“经界”“地面”，六经本质的新认识

柯韵伯的“六经地面说”，是其全部《伤寒论》研究的理论基础。“三阴三阳”源于两千多年以前的《内经》，此后，即不断地出现在历代医家的著作中。《伤寒论》篇名虽然为“辨病脉证并治”，而非辨经病，但《伤寒论》的注家习惯于称“三阴”“三阳”为六经，容易使人错误地认为“经”即“经络”之经，由此而引入歧途。但柯韵伯不同意六经来源于《素问·热论》的认识，认为《伤寒论》之六经并非“经络”之“经”。如柯韵伯在《伤寒论翼》中指出：“叔和不知仲景之六经，是经界之经，而非经络之经。妄引《内经·热论》作序例，以冠仲景之书，而混其六经之症治，六经之理因不明。”（《伤寒来苏集·伤寒论翼·六经正义第二》）但柯韵伯也提到：“然仲景既云撰用《素问》，当本《素问》之六经广求之”（《伤寒来苏集·伤寒论翼·六经正义

第二》)。也就是说，柯韵伯虽然不同意六经为经络，其立论渊源并非来自《素问·热论》，但仍然认为《伤寒论》之六经，应从《内经》中寻找立论根据。据此，柯韵伯认为，张仲景之“六经”来源于《素问·皮部论》。如《伤寒来苏集·伤寒论翼·六经正义第二》云：“按“皮部论”云：皮有分部，脉有经纪，其生病各异，别其部分，左右上下，阴阳所在，诸经始终，此仲景创立六经部位之原。”他将六经分区的理论依据规定为：“内由心胸，外自巅顶，前至额颅，后至肩背，下及于足，内合膀胱，是太阳地面”“内自心胸至胃及肠，外自头颅，由面至腹，下及足，是阳明地面”；“由心至咽，出口颊，上耳目，斜至巅，外自胁内属胆，是少阳地面”；“自腹由脾及二肠魄门，为太阴地面”；“自腹至两肾及膀胱溺道，为少阴地面”；“自腹由肝上膈至心，从胁肋下及于小腹宗筋，为厥阴地面”(《伤寒来苏集·伤寒论翼·六经正义第二》)。

由此，柯韵伯提出了“六经地面”说，将人体划分为六区地面，认为此六区地面，内接脏腑，外连肢体，上达巅顶，下及胸腑，在部位上相互嵌合，功能上相辅相成，正常时相互为用，异常时相互影响。也正由于其反对单纯以经络来解释六经，扩大了六经的范围，对后世医家全面认识疾病，进行有效的辨证论治，提供了切实可行的理论依据。对此，柯韵伯总结说：“夫仲景之六经，是分六区地面，所赅者广。虽以脉为经络，而不专在经络上立说”“凡风寒、温热、内伤、外感，自表及里，有寒有热，或虚或实，无乎不包”(《伤寒来苏集·伤寒论翼·六经正义第二》)。某一经地面受邪，即出现某一经地面的脉证，才形成某一经病。而六经病的传变，则是某一经地面邪气犯及另一经地面的结果。至于合病、并病，是两经或者两经以上的地面同时受邪，出现两经或两经以上的脉证，因而六经包括阴阳、表里、虚实、脏腑、经络等各方面的意义，和十二经脉完全不同。

对张仲景在《伤寒论》中创立六经证治规范，柯韵伯认为其主旨在于，“于诸病之表里阴阳，分为六经，令各得所司；清理脉症之异同，寒热之虚实，使治病者只在六经中下手，行汗、吐、下、和解、温、补等法而无失也”(《伤寒来苏集·伤寒论翼·六经正义第二》)。

柯韵伯的“六经地面”说，高度地概括了伤寒六经的实质内容。指出六经是分六区地面，所该者广。在此基础上，柯韵伯还提出“伤寒不过是六经中一症”，“仲景之六经为百病立法，不专为伤寒一科”；六经提纲“是六经之为病，不是六经之伤寒”(《伤寒来苏集·伤寒论翼·六经正义第二》)等理论。柯韵伯还指出：“盖伤寒之外皆杂病，病名多端，不可以数计，故立六经而分司之”(《伤寒来苏集·伤寒论翼·六经正义第二》)。柯韵伯之“六经地面”说，包括表里寒热虚实阴阳的病机及对临床错综复杂证候的概括，如其云：“犹《周礼》分六官而百职举，司天分六气而万物耳。”(《伤寒来苏集·伤寒论翼·六经正义第二》)

柯韵伯的“六经地面”说，以阴阳学说为依据，提出伤寒六经的划分当以阴阳立论，不应以十二经络硬配，故首先把伤寒六经分阴阳，然后具体划分为三阳三阴六个地面。柯韵伯指出：“仲景书只宗阴阳大法，不拘阴阳之经络也。夫阴阳散之可千，推之可万”；“《内经》以背为阳，腹为阴，五脏以心肺为阳而属于背，故仲景以胸中心下属三阳，肝脾肾为阴而属于腹，故仲景以腹中之症属三阴”(《伤寒来苏集·伤寒论翼·太阳病解第一》)。柯韵伯以阴阳立论来划分伤寒六经，既与手足阴阳脏腑有联系，又不拘泥于手足十二经。如其以胸中心下为太阳地面，是因为营卫行于表而发源于心肺，肺主气属卫，外合皮毛；心主血，其与营卫的形成和运行不可分割。因而，太阳主表统营卫的功能，单从太阳膀胱腑是不能完成的。故柯韵伯指出，膀胱“所藏津液，必待上焦之气化而后能出”（《伤寒来苏集·伤寒论翼·太阳病解第一》）。所以太阳表证，其病机在于营卫失和，临床表现可见咳喘、胸满、鼻鸣等肺气不宣的见症。膀胱属太阳之根底，太阳表邪随经下陷，可出现热结膀胱，热在下焦的病变。其云：“小肠通膀胱，俱称太阳，伤则俱伤，何分手足。”（《伤寒来苏集·伤寒论翼·太阳病解第一》）六经病既与手足十二经所属脏腑有关，但又并非完全在于该经的脏腑。

柯韵伯的“六经地面”说，也综合了《内经》开阖枢、气化等理论。开阖枢学说，见于《素问·阴阳离合论》《灵枢·根结》。柯韵伯在《伤寒来苏集》中，宗《内经》三阴三阳离合之旨，加以发挥运用。如伤寒三阳病，太阳主开、阳明为阖、少阳主枢，因开阖枢功能失常，因而致病。如阳明病之提纲“阳明之为病，胃家实是也”，柯韵伯注曰：“阳明为阖，凡里证不和者，又以阖病为主，不大便固阖也，不小便亦阖也。不能食，食难用饱，初欲食，反不能食，皆阖也。自汗出，盗汗出，表开而里阖也。反无汗，内外皆阖，种种阖病，或然或否。故提纲独以胃实为正。”（《伤寒来苏集·伤寒论注·阳明脉症上》）柯韵伯宗《内经》阖之理论，解释阳明病的病机。而伤寒三阴病，太阴主开、少阴主枢、厥阴主阖。《伤寒来苏集》用“枢”之理论，解释少阴病之症状、病机及治法。如“枢”之本义，《说文解字》解作“户枢也”。引申其义，则为变化多端。少阴病从症状而言，有欲吐而不得吐，欲寐不得寐，或咳，或悸，或小便不利，或腹中痛，故症状不一，多或然症，即枢之兆也。从病机而论，少阴病易于脏病传腑，成少阴病大承气汤证；气病伤血，成少阴便脓血之病；寒病变热，成少阴热化的黄连阿胶汤证。这种寒热、虚实病机的变化多端，也为枢之象也。对于太阴病提纲“太阴之为病，腹满而吐，食不下，自利益甚，时腹自痛，若下之，必胸下结硬”，柯韵伯则用开之理论进行注释，其云：“太阴为开，又阴道虚，太阴主脾所生病，脾主湿，又主输，故提纲主腹满时痛而吐利，皆是里虚不固，湿胜外溢之症也”（《伤寒来苏集·伤寒论翼·太阴病解第四》）“脾为湿土，故伤于湿，脾先受之，然寒湿伤人，入于阴经，不能动脏，则还于腑。腑者胃也，太阴脉布胃中，又发于胃，胃中寒湿，故食不内而吐利交作也。太阴脉从足入腹，寒气时上，故腹时自痛”（《伤寒来苏集·伤寒论注·太阴脉症》）。

柯韵伯在论述六经病治法时，也多结合其“六经地面说”，提出“明六经地形”的观点。即强调认识六经为病的特征，洞悉其病势之变化进退，进而选方用药。此时，柯韵伯多用兵法比喻。如其云：“邪入少阳地面，宜杂用表里寒热攻补之品，为防御解利之法。”（《伤寒来苏集·伤寒论翼·六经正义第二》）亦即，病邪轻者侵及“腠理”，病情重者侵及“募原”，再重者侵及“脾胃”。少阳有邪，用小柴胡汤和解；若少阳病不解，邪气侵入阳明，化燥成实，单从少阳来解，则不可用下，阳明里实，又不得不下。对此少阳、阳明同病，当用大柴胡汤，实乃小柴胡汤与小承气汤合方而成。故柯韵伯认为，小柴胡汤属于“腠理之剂”，大柴胡汤为“募原之剂”，用法有“轻、重”之分。再如，柴胡桂枝汤，能和解少阳、解表祛邪，治太少合病，古今医家并无疑义。该方可理气机、通血痹，通阳气、解郁结。分析其组成时，则多解作柴胡汤与桂枝汤的合方。但柯韵伯直接将其比喻为“两路分击之师”，形象地揭示了条文所揭示的病机由太阳病不解，邪传入少阳，太少并病的证治。《伤寒来苏集·伤寒论翼·六经正义第二》云："如太阳少阳有合并病，是一军犯太阳，一军犯少阳矣。用柴胡桂枝汤，是两路分击之师也。"太阳伤寒六七日后，仍有发热恶寒，四肢关节疼痛，此为太阳表证未解之象；而外邪入里化热，传入少阳，胆胃受邪，胃气上逆则作呕，心下支结为胸胁苦满之变证，合为病属少阳之见证，因此用柴胡桂枝汤两解之。至于兵法中之权变与治法中之辨证，在柯韵伯的注解中也有体现。亦即，主将应根据战场的变化随时调整应对之策。而为医者则需密切留意疾病具体临床表现，随证治之。如"伤寒四五日，身热恶寒，头项强，胁下满者"，此为"太少并病，将转属少阴之机也，以小柴胡与之，所以断太阳之来路"。而"阳明之病，发潮热，大便溏，小便自可，胸胁满不去者"，为"少阳阳明并病，此转属阳明之始也，以小柴胡与之，所以开阳明之出路"（《伤寒来苏集·伤寒论翼·少阳病解第三》）。此处"断太阳之来路""开阳明之出路"之论，即兵法之所谓灵活机动，随机应变之意。柯韵伯如此注解《伤寒论》的方法，与其"六经地面"说一起，博得不少医家赞同。如尤在泾说："柯氏援地理兵法，喻病邪之浅深，方药之大小，可谓深切著明，而于兵法又多精义，非好为夸大者可比。"（尤在泾《医学读书记·卷下·柯氏〈伤寒论翼〉辨》）

2."合病""并病"，六经辨证的新视角

疾病的发展过程是邪正抗衡力量的对比过程。病情单一，证候稳定，变化不多者，临床固然多见。但由于邪盛正衰，或由患者体质等不同情况，出现病情多变而复杂者亦复不少。《伤寒论》作为"救逆书"，关于此类情况的论述也有很多。合病、并病即是例证。《伤寒论》于六经分证以外，另有"合病""并病"的提示，说明合病、并病是《伤寒论》六经病传变的特殊形式，也应该是六经辨证的主要内容之一。合病、并病的存在，是张仲景针对某些病机善变、病情复杂的疾病，所设立的特定的辨证施治方法。提示六经病既可以一经单独而发，也可以多经同时发病，既可以在感邪初期就同时有多经证候出现，也可以见到一经先受邪，其证未解，又传于他经证候。这实际上是外感病发生发展过程中证候的多样性和复杂性的反映。柯韵伯就此，在《伤寒来苏集》中言"病有定体，故立六经而分司之，病有变迁，更求'合病''并病'而互参之，此仲景二法之尽善也"（《伤寒来苏集·伤寒论翼·合并启微第三》）。

何谓合病、并病，柯韵伯给出的定义是："并病与合病稍异者，合则一时并见，并则以次相乘。"（《伤寒来苏集·伤寒论翼·合并启微第三》）明确指出了合病与并病的特征和区别。

关于合病、并病，柯韵伯首先指出，其出现的原因，在于疾病之间的相互联系，也即强调六经本是一个整体，各经之间并不是完全孤立的存在，生理情况下彼此相互配合，病理情况下自然会出现合病和并病之类的相互影响。柯韵伯指出，"病有相关"，如太阳地面最大，内邻少阴，外邻阳明，所以太阳与阳明、少阴脏腑经络之气相互贯通，传化最易。阳明病腹满而喘，为实邪壅滞胃肠，浊气上逆所致。太阳与阳明合病，因病情偏于表，有发热恶寒、头颈强痛、无汗等症；兼见喘而胸满，为风寒外束，肺胃二气被阻所致；因阳明里证比较轻微，故宜麻黄汤发汗解表，表解里自和。而太阳中风，鼻鸣干呕，乃因肺主气，其合皮毛，风寒凑于肌表，肺气因而不利；肺气上逆，胃气亦不能下降，柯韵伯称之为"太阳风邪侵及阳明之界"（《伤寒来苏集·伤寒论翼·六经正义第二》）。伤寒不大便数日，伴见头痛有热，小便黄赤，证明里热已盛，阳明结实已成。里热蒸腾，故热象明显，热扰清窍，故发头痛。由此可见，头痛有热不属太阳而属阳明，故用承气类方药，使里热得去，腑气得通，则头痛发热可愈。柯韵伯称其为“阳明热邪侵及太阳之界”（《伤寒来苏集·伤寒论翼·六经正义第二》）。合病与并病的主要区别，在于起病不同，也有病情轻重的差别。但合病与并病，均为多经同时表现症状。区分合病与并病，在于辨明病机，把握疾病的发生发展，在辨证治疗时灵活对待。如柴胡桂枝汤证，“伤寒六七日，发热，微恶寒，肢节烦疼，微呕，心下支结，外证未去者，柴胡桂枝汤主之”。伤寒六七日，病邪未解，则内传于里。发热、微恶寒、肢节烦疼，仍属太阳中风之桂枝汤证；但心下支结、微呕，已是少阳病小柴胡汤证。条文中外证未去，是指桂枝汤证；微呕，是少阳主证心烦喜呕之轻者；心下支结，是少阳胸胁苦满之轻者。两经症状均比较轻，所以用小柴胡汤和桂枝汤各取其半量，合方双解两经之邪。柴胡桂枝汤证，太阳、少阳两经证候均有明显表现，治疗上也是兼顾两经的病证。若柴胡桂枝汤证，是先病太阳，邪未解又病少阳，是太阳、少阳并病。若发病即是两经证候同时出现，则属于太阳、少阳合病。均可采用柴胡桂枝汤加减治疗。所以柯韵伯认为，凡太少合病邪在半表者，应当以柴胡桂枝加减治疗。

《伤寒论》中冠以合病者 7 条、并病者 5 条，计 12 条，但皆在三阳经证中，正由于张仲景在三阴病未言合病、并病之名，故后人皆谓三阴无合病和并病。宋·许叔微认为：“三阳皆有合病，惟三阴无合病，不可不知”（《类证活人书·卷一》）。但柯韵伯认为，此论实可谓食古不化，且认为“阴阳互根，气虽分而神自合，三阳之里，便是三阴；三阴之表，即是三阳。如太阴病而脉沉，便合少阴；少阴病而反发热，便合太阳；阳明脉迟即合太阴，太阴脉缓即合阳明。虽无合并之名，而有合并之实”（《伤寒来苏集·伤寒论翼·合并启微第三》）。此“无名而有实”之论，可以说是柯韵伯的另一创见。合病、并病作为传变的特殊表现，《伤寒论》中以论述三阳经的合病、并病为多，但不等于说三阴经以及三阳经和三阴经之间就没有合病和并病。《伤寒论》中“少阴病始得之，反发热，脉沉者，麻黄附子细辛汤主之”，便是典型例证。少阴病脉应是脉微细，主要症状为但欲寐。本无发热症状，今始得少阴病而发热，故称“反”。一般来讲，发热为太阳表证，但太阳病应脉浮，现在却是脉沉；沉脉为少阴里证，是少阴兼太阳表证，亦即后人所谓少阴与太阳两感证。此为太阳、少阴两经同病，非纯属少阴病，亦非纯属太阳病。治疗方法既不同于太阳，亦不同于少阴，但又不离乎太阳和少阴，故选用麻黄附子细辛汤两解表里之邪。因邪在表，故用麻黄以发之；少阴阳虚，故用附子以温之；更以细辛内散少阴之寒，外解太阳之表。三味同用，是在温经助阳之中以微微发汗。

关于三阴合病，柯韵伯认为：“阴与阴合，不合于阳，即是三阴合病，则不发热而吐利厥逆，为四逆症也。”（《伤寒来苏集·伤寒论翼·合并启微第三》）所谓“四逆症”，即《伤寒论》中以少阴病为主的一系列病证，其基本病机为阳气衰微，阴寒内盛。因阳气大虚，阴寒内盛，阳气不得布散，故见手足厥冷；脾肾阳气不足，故见呕吐，并见下利清谷。恶寒则是典型的阳虚不能温运全身而发，加之阳气虚衰，不能鼓动血行，故见脉微。此时阳气虚极，阴塞内盛，故方用四逆汤，方中附子大辛大热，温阳气，祛寒邪，能回阳气于无何有之乡，辅以干姜守而不走，温中散寒，助附子回阳救逆，佐以甘草温养阳气，并能缓和姜、附之于燥烈。柯韵伯认为四逆症属于三阴合病，实为独具只眼，抓住了三阴合病的本质。

3. “传经”“变证”，六经理论的新见解

传经理论，是诸多《伤寒论》注家屡屡提及的问题。但分歧仍有很多，有认为此为张仲景旧论，但后世医家未能通晓者；也有认为传经理论实为后世医家臆想而出，反将张仲景理论遮蔽殆尽者。柯韵伯言“仲景六经，各有提纲，非定次以相传”“本论传字之义不同，必牵强为传经则谬”（《伤寒来苏集·伤寒论翼·风寒辨惑第四》），直接提出了自己对传变理论的见解。

传经之论，一般认为源自《素问·热论》，但实际上《素问·热论》中并无“传经”一词的出现。在《素问·热论》中只有“伤寒一日，巨阳受之”“二日阳明受之”“三日少阳受之”，以至“六日厥阴受之”等语。诸多《伤寒论》注家，都认为这就是《素问·热论》的传经论，也是《伤寒论》中传经理论指导思想的渊源。文中所谓“受之”，是指受邪于前一经，“一日”“二日”“三日”，就是传经的日期。但柯韵伯对《伤寒论》中所谓“一日太阳，二日阳明”的说法持否定态度，认为若执定日传一经，否则非是，则定与张仲景所论相违。

关于六经的传变关系，柯韵伯仍然是从其“六经地面”说的角度认识，认为传经是一经地面的邪气转移到另一经的结果。如《伤寒来苏集·伤寒论翼·六经正义第一》云：“太阴阳明地面虽分，并无阻隔，元气足则邪入阳明；元气不足，则邪入太阴”；《伤寒来苏集·伤寒论翼·卷下·厥阴病解第六》云：“厥阴，同一相火，相火郁于内是厥阴病，出于表为少阳病”。认为太阳与少阴，阳明与太阴，以及少阳与厥阴之间，地面关系非常密切，所以相互传变。另外持传经论者，除了引用《素问·热论》一段作根据外，在《伤寒论》中也有根据，这主要是第4、5两条有“传”字，第8条有“使经不传”的字样。《伤寒论》第4条云：“伤寒一日，太阳受之，脉若静者为不传，颇欲吐，若躁烦，脉数急者，为传也。”第5条云：“伤寒二三日，阳明证不见者，为不传也。”很多注家认为，此处所谓“传”，即《素问·热论》“一日巨阳，二日阳明，三日少阳……”之谓，“颇欲吐”就是少阳之喜呕，“躁烦”就是内传阳明。不过不同于《素问·热论》的是，太阳病篇条文中“六七日”“八九日”“过经十余日”，以及“二三日阳明少阳证不见者为不传”等类似论述很多。张仲景又指出，“脉若静者为不传”“阳明少阳证不见者为不传”，即对“日传一经”之说是灵活看待的。从条文可以看出，传与不传决定于脉证的变化，而并非取决于日数之多寡。对此，柯韵伯在注解第4条时即指出：“若受寒之日，颇有吐意，呕逆之机见矣。若见烦躁，阳气重可知矣。脉数急乃脉阴阳俱紧之互文，即《内经》‘人伤于寒，传而为热’之传，乃太阳之气生热而传于表，即发于阳者传七日之谓，非太阳与阳明、少阳经络相传之谓也。”（《伤寒来苏集·伤寒论注·伤寒总论》）在这里，柯韵伯认为第四条的“传”，并非传阳明传少阳，“传”是受邪化热。是指寒邪传变为“体痛，呕逆，脉阴阳俱紧”之太阳伤寒。在注解第5条时，柯韵伯又说：“若伤寒二日，当阳明病，若不见阳明表证，是阳明之热不传于表也。三日少阳当病，不见少阳表证，是少阳之热不传于表也。”（《伤寒来苏集·伤寒论注·伤寒总论》）可见，“传”是指见证之期，而非传经之日也。这与王叔和《伤寒例》的看法是一致的。阳明和少阳，其阴阳之气的多寡不同，病位也不同，所以受邪化热也有迟速早晚的差异。但正由于热型不同，脉证各异，执此即可知其来路，或自阳明，或自少阳。

《伤寒论》第8条提及的“传经”一词，未再见于论中其他各篇。“太阳病，头痛至七日以上自愈者，以行其经尽故也。若欲作再经者，针足阳明，使经不传则愈。”诸多注家都认为“使经不传”，就是不使传经，“针足阳明”，就是防止病邪从太阳传至阳明。但这一看法的理论基础在于，将“六经”之“经”认作经络，但柯韵伯显然并不如此认识。如其云：“旧说日传一经，六日至厥阴，七日再太阳，谓之再传，自此流行，而仲景之堂无门可入矣。”（《伤寒来苏集·伤寒论注·伤寒总论》）。从而否定“日传一经”“传足不传手”“循经传”之说。柯韵伯认为，伤寒六经虽然源自《内经》，但是总括了阴阳、表里、寒热、虚实、经络、脏腑等多方面含义的概念，与十二经脉并不相同。

柯韵伯将六经确定为六个分区地面，藉以说明六经的病证和传变关系，而不认同“经络”之说。故其注解原文“太阳病，头痛至七日以上自愈者，以行其经尽故也”时说：“阳明经出大指端内侧，太阳经出小指端外侧，经络不相连接，十二经脉，足传手，手传足，阳传阴，阴传阳，与伤寒之六经先阳后阴、先太后少之次第迥别，不知太阳传六经、阳明传少阳说何据乎。”（《伤寒来苏集·伤寒论注·伤寒总论》）认为伤寒六经的次序和十二经脉不同，而且经脉不相连接，传经的论点并无根据。《伤寒论》中之所谓经，并非指经络，而是代表患病的“过程”或“阶段”。而后世注家所谓的“传经”，应该是《伤寒论》条文中包含的由此一经病演变成另一经病的情况。但此种情况《伤寒论》中并非称为“传经”，而是属于名“转属”者。若从三阳经病转化为三阴经病，则称为“阳去入阴”。柯韵伯认为，所谓“阳去入阴”是指“阳邪下陷言，非专指阴经也”。其原因在于，“后人惑于传经之谬，因不知有入阴、转属等义”（《伤寒来苏集·伤寒论翼·太阳病解第一》）。

（三）经方研究的主要特点

1. 制方大法，参合经气理论

柯韵伯在《伤寒附翼》中指出：“仲景以病分六经，而方分表、里、寒、热、虚、实六法，六经中各具六法”（《伤寒来苏集·伤寒附翼·少阴方总论》）。其将六法置于各经方论之首，名之为“某方总论”，以此阐发张仲景制方要旨。所谓六法，实指表、里、寒、热、虚、实六纲，六法制方是根据六经疾病的病位浅深、病变属性和邪正盛衰等不同证候，分别制定方药。但《伤寒附翼》所言“六经各具六法”并非以六法机械套用六经，而是认为其“各有偏重”。如“太阳偏于表寒，阳明偏于里热，太阴偏于虚寒，厥阴偏于实热，惟少阳与少阴司枢机之职，故无偏重。而少阳偏于阳，少阴偏于阴，制方亦因之而偏重矣。”（《伤寒来苏集·伤寒附翼·少阴方总论》）以太阳方制法为例，柯韵伯云“太阳主表，立方以发表为主”（《伤寒来苏集·伤寒附翼·太阳方总论》），强调了太阳病方剂以发散法为主，但“表有虚实不同，故立桂枝、麻黄二法”（《伤寒来苏集·伤寒附翼·少阳方总论》），也即同是发散，又有轻重之不同。“太阳一经，寒热互见，虚实递见，治之当于表中顾里，故发表诸方多兼用里药”，如“麻黄汤于发表中降气，桂枝汤于发表中滋阴，葛根汤于发表中升津，大青龙汤与麻杏甘膏汤、麻翘赤豆汤发表中清火”（《伤寒来苏集·伤寒附翼·六经方余论》）。此外，《伤寒附翼》还指出，张仲景六经制方不仅于六法，且“因乎经气”。如柯韵伯云：“一人身里之寒、热、虚、实皆因经气而异”“风寒暑湿伤人，六经各有所受，而发见之脉不同，或脉同证异，或脉证皆同而主证不同者，此经气之有别也。”（《伤寒来苏集·伤寒附翼·六经方余论》）故而各经受病，均随经气之化而显出某经病特征，制方亦需参此而定。如“少阳之经气虚热，故立方凉解，每用人参；太阴之经气主虚寒，故立方温补，不离姜附；少阴之经气虚寒，故虽见表热而用附子”（《伤寒来苏集·伤寒附翼·六经方余论》）。而其原因，则是由于“盖六经分界如九州之风土，人物虽相似，而衣冠、食饮、言语、性情之不同，因风土而各殊”（《伤寒来苏集·伤寒附翼·卷下·六经方余论》）。由此得知，柯韵伯所言经气不仅在气血之多少，且与个人体质和禀赋有关。

2. 方剂分类，根据六经为纲

经方分类研究实由来已久，并非柯韵伯在《伤寒附翼》中首创。经方分类的具体方法因人而异。如唐·孙思邈开“方证同条，比类相附”之例，将经方与具体病证以类相从；金·成无己以《内经》对方剂的分类方法为准，将《伤寒论》方剂分为大、小、缓、急、奇、偶、复七方之制；明·许宏则以剂型为据，将《伤寒论》主要方剂分为汤、丸、散三类，并有主方和类方的区别。许宏以主方为主，类方为次，研究经方加减运用规律，后世医家多受此思路影响，而加以补充发挥，如徐灵胎之《伤寒论类方》等。柯韵伯在前人研究得失的基础上，认为经方当以六经为据，按照六经之不同对经方进行分类。而对于六经的认识，其主张所谓“六经地面说”。如其强调“仲景之六经，是分六区地面，所赅者广。虽以脉为经络，而不专在经络上立说”（《伤寒来苏集·伤寒论翼·六经正义第二》）。凡病，无论风寒温热，内伤外感，自表及里，有寒有热，或虚或实，无所不包。论中方剂，其治虽广，然各有所重。其所治症偏于某经者，其方即分列于某经。是以桂枝、麻黄，归属太阳，类之曰太阳方；承气、白虎，条陈阳明，类之曰阳明方；柴胡、黄连，聚诸少阳，类之曰少阳方；理中、麻仁，集于太阴，类之曰太阴方；四逆、真武，部勒少阴，类之曰少阴方；乌梅、当归，阵列厥阴，类之曰厥阴方。这种分类方法，并非以原著条文序列为据，又与柯韵伯深恶王叔和乱张仲景之典的思想相通。故而柯韵伯在《伤寒附翼》中，对经方的分类方法是以其《伤寒论翼》中的“六经地面说”为据的。

柯韵伯指出：“仲景方精而不杂，其中以六方为主，诸方从而加减矣。”（《伤寒来苏集·伤寒论翼·制方大法第七》）即张仲景用方法则为以法统方，以六经之六个主方为核心，在此基础上加减变化。如柯韵伯指出：“汗剂皆本桂枝，吐剂皆本栀豉，攻剂皆本承气，和剂皆本柴胡，寒剂皆本泻心，温剂皆本四逆，溷而数之，为一百十三方者，未之审也。”而“方各有经，而用不可拘，是仲景法也”，如“四逆为太阴主方，而诸经可以互用。在太阴本经，固本以逐邪也；用于少阴，温土以制水也；用于厥阴，和土以生木也；用于太阳，益火以扶元阳也。惟阳明胃实、少阳相火，非所宜耳”（《伤寒来苏集·伤寒论翼·制方大法第七》）。

3. 方剂功用，强调相互比较

《伤寒附翼》解析经方的重要方法之一，是关注方剂之间在组成、功用等方面的区别和联系，而将关系密切、功用相近的方药前后对照，在比较中得到鉴别，是柯韵伯分析经方功用的重要方法。

首先，柯韵伯将名称相近、容易混淆的方剂做类比。如柯韵伯注意到，《伤寒论》中很多方剂方名相同而有大小之分，如大小承气汤、大小青龙汤等。以承气汤为例，《伤寒附翼》云：“此方分大小，有二义，厚朴倍大黄，是气药为君，名大承气。大黄倍厚补，是气药为臣，名小承气。味多性猛，制大其服，欲令泄下也，因名为大。味少性缓，制小其服，欲调和胃气，故名曰小。二方煎法更具妙义。大承气用水一斗，先煮枳、朴，煮取五升，内大黄煮取三升，内硝者，以药之为性，生者锐而先行，熟者气纯而和缓。仲景欲使芒硝先化燥屎，大黄继通地道，而后枳、朴除其痞满。缓于制剂者，正以急于攻下也。若小承气则三物同煎，不分次第，而服只四合。此求地道之通，故不用芒硝之峻，且远于大黄之锐矣，故称为微和之剂。”（《伤寒来苏集·伤寒附翼·大承气汤小承气汤》）如此分析，则大、小承气汤由于剂量及煎服法的不同而主治证候迥异。

其次，对方药剂量的比较分析，也是很重要的一个方面，如《伤寒附翼》中对桂枝二麻黄一汤与桂枝麻黄各半汤的分析说：“桂枝二麻黄一汤证，此因风邪泊于营卫，邪气稽留于皮毛肌肉之间，故取桂枝汤2/3，麻黄汤1/3，合而服之，再解其肌，微开其表。”（《伤寒来苏集·伤寒附翼·桂枝二麻黄一汤》）而桂枝麻黄各半汤证，是“阳气怫郁在表不得越，因前此当汗不汗，其身必痒，法当小发汗，故以麻桂二汤各取1/3，合为半服而急汗之”（《伤寒来苏集·伤寒附翼·桂枝麻黄各半汤》）。当然，最重要的是对于方药配伍机制的比较分析，因为方论的目的即是阐明方药的作用机制。对于《伤寒论》中许多主证相同或相似的方剂，其作用原理却不同，《伤寒附翼》对此也做了仔细比对。如“桂枝新加汤与四逆汤治身疼脉沉之法同，但彼在未汗前而脉反沉，是内外皆寒，故用干姜、生附大辛大热，协甘草以逐里寒而表寒自解；此在发汗后而脉沉迟，是内外皆虚，故用人参之补中益气者，以助桂枝、甘草而通血脉，是调中以发表之义也”（《伤寒来苏集·伤寒附翼·桂枝去芍药生姜新加人参汤》）。

不同方剂之间的比较，还可见于六经病主方之间的比较。在柯韵伯“六经地面”说的基础上，脏腑相连或病机多有相互影响，两经之间的主方尤其如此。如少阳病之主方小柴胡汤与厥阴病之主方乌梅丸之间，初看二者并无任何相关之处，但柯韵伯认为，“小柴胡为少阳主方，乌梅为厥阴主方。二方虽不同，而寒温互用、攻补兼施之法相合者，以脏腑相连，经络相贯，风木合气，同司相火故也。其中皆用人参，补中益气以固本逐邪，而他味俱不相袭者，因阴阳异位。阳宜升发，故主以柴胡；阴宜收敛，故主以乌梅。阳主热，故重用寒凉；阴主寒，故重用辛热”（《伤寒来苏集·伤寒论翼·制方大法第七》）。

4. 方药解析，注重形色气味

对于张仲景经方配伍用药，柯韵伯首先注重药物之性味。诸多莫衷一是的方剂配伍问题，从药性理解则豁然开朗。如对于张仲景经方主治证候的表里问题，柯韵伯指出“后人妄谓仲景方治表而不及里，曷不于药性一思之”，并举麻黄汤、桂枝汤、大青龙汤、小青龙汤四方为例。其云：“营卫行于表，而发源于心肺，故太阳病则营卫病，营卫病则心肺病。心病则恶寒，肺病则发热；心病则烦，肺病则喘。桂枝祛寒，芍药止烦，麻黄散热，杏仁除喘。所以和营者，正所以宁心也；所以调卫者，正所以保肺也。麻黄汤、桂枝汤二方，便是调和内外、表里两解之剂矣。如大青龙用石膏以祛烦躁，小青龙用五味、干姜以除咳嗽，皆于表剂中即兼治里，后人妄谓仲景方治表而及里，曷不于药性一思之”（《伤寒来苏集·伤寒论翼·太阳病解第一》）。

历代医家论述药物功用，多本药物之四气五味，此本确论，但柯韵伯论方药则既重四气五味理论，同时也重视药物的形色法象，多以四气五味、颜色形态联系脏腑功能，注解方药效用。如论述治疗湿热兼表之麻黄连翘赤小豆汤。柯韵伯通过对气味形色的分析，言“小豆赤色，心家谷也。酸以收心气，甘以泻心火，专走血分，通经络，行津液而利膀胱。梓白皮色白，肺家药也，寒能清肺热，苦以泻肺气，专走气分，清皮肤，理胸中而散烦热”（《伤寒来苏集·伤寒附翼·麻黄连翘赤小豆汤》）。再以瓜蒂散为例，柯韵伯认为，“瓜蒂色青，象东方甲木之化，得春升生发之机，能提胃中阳气以除胸中之寒热，为吐剂中第一品。赤小豆形色象心，甘酸可以保心气。黑豆形色象肾，性本沉重，霉熟而使轻浮，能令肾家之精气交于心，胃之浊气出于口”（《伤寒来苏集·伤寒附翼·瓜蒂散》）。再如，对于论中争议颇多的三物小陷胸汤，柯韵伯认为即是三物白散，而非治结胸证之小陷胸汤。因为“三物皆白，欲以别于小陷胸汤之黄连，故以白名之”。方中“贝母善开心胸郁结之气，桔梗能提胸中陷下之气。然微寒之品，不足以胜结硬之阴邪，非巴豆之辛热斩关而入，何以使胸中之阴气流行也”（《伤寒来苏集·伤寒附翼·三物白散》）。

5. 方剂应用，惟重方证相应

方证相应，即所谓“有是证即用是方”，是柯韵伯强调的经方应用规范。柯韵伯认为，“仲景制方，不拘病之命名，惟求症之切当，知其机得其情”“仲景之方，因症而设，非因经而设，见此证便与此方，是仲景之活法”“六经各有主治之方，而他经有互相通用之妙。如麻桂二汤，为太阳营卫设，而阳明之病在营卫者亦用之”（《伤寒来苏集·伤寒论翼·制方大法第七》）。亦即，方剂虽有分经归属之别，但在具体运用时又不能单单限于分经归属，只要辨证施治，属于其主治证候即可应用。所以，柯韵伯认为，“因名立方者，粗工也；据症定方者，中工也；于症中审病机察病情者，良工也”（《伤寒来苏集·伤寒论翼·制方大法第七》）。

所谓审病机察病情者，意为辨其表里脏腑经络之病位，析其阴阳寒热虚实之病性。表里虚实分明，立法用方自显。其论桂枝汤之应用，谓头痛、发热、恶寒、恶风、鼻鸣、干呕等症，但见一症即是，不必悉具，不拘何经，更不论中风、伤寒、杂病，惟以脉弱自汗为主，咸得用此方滋阴和阳、调和营卫、解肌发汗。此即“有是证即用是方”之典型例证也。然则头痛、发热、恶风与麻黄证同，本方重在汗出，汗不出者，便非桂枝证；若脉但浮不弱，或浮而紧者，便是麻黄证；必脉浮弱者，可用本方以解表，是本方只主外症之虚者。脉弱自汗，是其外在病情，而寓其表虚营弱之病机，才是关键所在。初起无汗，当用麻黄发汗。如汗后复烦，即脉浮数者，不得再与麻黄而更用桂枝；如汗后不解，与下后脉仍浮、气上冲，或下利止而身痛不休者，皆当用桂枝汤以解其外。因此时表虽不解，腠理已疏，邪不在皮毛而在肌肉，故脉证虽与麻黄汤相同，而主治当属桂枝汤。其“腠理已疏”等语，正是病机关键。再如发黄三方之运用，因“黄有不同，症在太阳之表，当汗而发之，故用麻黄连翘赤小豆汤，为凉散法；症在太阳阳明之间，当以寒胜之，用栀子柏皮汤，乃清火法；症在阳明之里，当泻之于内，故立本方（茵陈蒿汤），是逐秽法”（《伤寒来苏集·伤寒附翼·茵陈蒿汤》）。这些认识，当是柯韵伯在临床实践中所体会到的。

柯韵伯指出：“仲景方精而不杂，其中以数方为主，诸方从而加减矣。”（《伤寒来苏集·伤寒论翼·制方大法第七》）柯韵伯以法统方，以证为据。这种经方应用方法，只要方证相合即可应用，有效指导着后世的临床实践。例如，“真武汤为少阴水气设，而太阳之汗后亡阳者亦用之；四逆汤为太阴下利清谷设，太阳之脉反沉者宜之；五苓散为太阳消渴水逆设，阳明之饮水多者亦宜之；猪苓汤为少阴下利设，阳明病小便不利者亦宜之；抵当汤为太阳瘀血在里设，阳明蓄血亦用之。”（《伤寒来苏集·伤寒论翼·制方大法第七》）所以，六经虽各有主治之方，但亦可互相通用；非但不必拘于名称，即或时日也不必拘泥；治病当因症立方而忌随时定剂。宋元以后，多有“论麻黄、桂枝汤者，谓宜于冬月严寒，而三时禁用；论白虎汤者，谓宜于夏，而大禁秋分后与立夏之前”（《伤寒来苏集·伤寒论翼·全论大法第一》）等随时用药之论。但柯韵伯认为，“夏月盛暑而伤寒吐利，多有用姜、附、吴萸而始效；隆冬严寒而病温，多有用石膏、硝、黄而热乃解”。因为“仲景制方，全以平脉辨症为急务，不拘于受病之因，不拘于发病之时为施治”“汗吐下者，因病而施也。立法所以治病，非以治时”“若分四时以拘法，遇病之变迁，则束手待毙矣”（《伤寒来苏集·伤寒论翼·风寒辨惑第四》）。可见，柯韵伯对于经方的临床应用，惟重方证相应，不必拘于时日和病名。

如果临床证候发生变化，柯韵伯主张“医不执方”。即不能死守原方原量，而应该根据实际情况加减变化。所以必须要谨守病机，才能施以圆机活法，故“方各有经而用不可拘”，何况仲师已开范例，加减用药变化精微。如小青龙设或然五症，加减法内即备五方，小柴胡汤设或然七症，即其加减七方。因此柯韵伯认为，“仲景之书，法中有法，方外有方”，反对部分医家拘守于《伤寒论》有 297 法、113 方之说，认为“三百九十七法之言，既不见于仲景之序文，又不见于叔和之序例，林氏倡于前，成氏、程氏和于后，其不足取信，王安道已辨之矣。而继起者，犹琐琐于数目，即丝毫不差，亦何补于古人，何功于后学哉”（《伤寒来苏集·伤寒论注·自序》）。

6. 谨守病机，扩大应用范围

《伤寒论》中的方剂，名曰经方。关于经方的应用，历代医家均有论述。柯韵伯运用经方的一个重要方面是谨守病机，在《伤寒论》原文基础上扩大经方的应用范围。柯韵伯云：“知其机，得其情，凡中风伤寒杂病，宜主某方，随手拈来，无不活法”（《伤寒来苏集·伤寒论翼·制方大法第七》）。所以经方主治病证只有表里、寒热、虚实之不同，并无伤寒、中风、杂病的分别。不必执方以治病，同时批评了某些医家“不审仲景此方主何等证，又不察仲景何证用何等药，只在中风伤寒二证中较量，青龙白虎命名上敷衍，将仲景活方活法为死方死法矣”（《伤寒来苏集·伤寒论翼·制方大法第七》）。

《伤寒论》将病分六经，各具提纲，各立本证，各有主方。如太阳病之脉浮，头项强痛，恶寒；阳明病之胃家实；少阳病之寒热往来，胸胁苦满，默默不欲饮食、心烦喜呕，口苦咽干，目眩脉弦等。而各经之主方也有一定之见，如太阳病之麻黄汤、桂枝汤；阳明病之白虎汤、承气汤；少阳病之小柴胡汤；太阴病之理中汤；少阴病之四逆汤；厥阴病之乌梅丸。但如果只是按照条文应用，则经方之使用范围必然受到局限。以厥阴病为例，其提纲为：“厥阴之为病，消渴，气上撞心，心中疼热，饥而不欲食，食则吐蛔。下之，利不止。”历代注解多只言此方治蛔厥。但柯韵伯在《伤寒来苏集》注疏厥阴病提纲时则说“太阴厥阴，皆以里证为提纲”，注解《伤寒论》338条曰“伤寒脉微而厥，至七八日肤冷，其人躁无暂安时，此为脏厥，非蛔厥也。蛔厥者，其人当吐蛔，今病者静而复时烦者，此为脏寒，蛔上入膈，故烦，须臾复止，得食而呕，又烦者，蛔闻食臭出，其人常自吐蛔。蛔厥者，乌梅丸主之，又主久利”。柯韵伯云：“此与气上撞心，心中疼热，饥而不欲食，食则吐蛔者，互文以见意也。夫蛔者，虫也，因所食生冷之物，与胃中湿热之气，相结而成。今风木为患，相火上攻，故不下行谷道而上出咽喉，故用药亦寒热相须也。此是胸中烦而吐蛔，不是胃中寒而吐蛔，故可用连、柏。要知黄连、黄柏是寒因热用，不特苦以安蛔。看厥阴诸症，与本方相符，下之利不止。与又主久利句合，则乌梅丸为厥阴主方，非只为蛔厥之剂矣。”（《伤寒来苏集·伤寒论注·乌梅丸证》）《伤寒附翼》厥阴方总论中进一步指出：“太阴以理中丸为主，厥阴以乌梅丸为主”“仲景此方，本为厥阴诸证之法，叔和编于吐蛔之下，令人不知有厥阴之主方，观其用药，与诸症符合，岂只吐蛔一症耶”“厥利发热诸症，诸条不列方治，当知治法不出此方矣”（《伤寒来苏集·伤寒附翼·厥阴方总论》）。可见，柯韵伯将乌梅丸定为厥阴病主方，并根据其病机和方后注，阐明此方既是厥阴病见蛔厥证主方，也可以用于“久利”。因为“六经惟厥阴最难治，其本阴而标热，其体风木，其用相火，以其具合晦朔之理。阴之初尽，即阳之初出，所以一阳为纪，一阴为独，则厥阴病热，是少阳相火使然也。火旺则水亏，故消渴，气有余便是火，故气上撞心，心中疼热，木甚则克土，故饥不欲食，是为风化，饥则胃中空虚，蛔闻食臭出，故吐蛔。此厥阴之火证，非厥阴之伤寒也”“《内经》曰：必伏其所主，而先其所因。或收或散，或逆或从，随所利而行之，调其中气，使之和平，是厥阴之治法也。仲景之方，多以辛甘、甘凉为君，独此方用酸收之品者，以厥阴主肝而属木”“木生酸，酸入肝，以酸泻之，以酸收之。君乌梅之大酸，是伏其所主也。佐黄连泻心而除痞，黄柏滋肾以除渴，先其所因也。肾者肝之母，椒、附以温肾，则火有所归，而肝得养，是固其本也。肝欲散，细辛、干姜以散之；肝藏血，桂枝、当归引血归经也。寒热并用，五味兼收，则气味不和，故佐以人参调其中气。以苦酒浸乌梅，同气相求，蒸之米下，资其谷气。加蜜为丸，少与而渐加之，缓以治本”（《伤寒来苏集·伤寒附翼·乌梅丸》）。

7. 经方时方，配伍精当方效

柯韵伯的经方研究素为人称道。对于经方配伍，柯韵伯总是务求阐明其机制，以明经方之用。诸多被目为平常之举者，柯韵伯也要细心搜求，务求给出明白畅晓之论。如论白虎加人参汤之配伍，首先阐明各主药性味。如其云：“石膏大寒，寒能胜热，味甘归脾，性沉而主降”“知母气寒主降，味辛能润”。结合主药之形色，言石膏“已备秋金之体；色白通肺，质重而含津，已具生化之用”；“粳米稼穑作甘，培形气而生津血”；方中人参，则体现了“气为水母，邪之所凑，其气必虚，阴虚则无气；此大寒剂中，必得人参之力，以大补真阴，阴气复而津液自生”的配伍思路。临床应用时，若其人体质壮盛，元气未伤，津液未竭，无大渴，可不必加人参以益气。但若属于元气已亏者，只用纯阴之剂，火虽去而气无由生。此时只有加入人参，则可达到泻火而不伤土，又能使肺金能得气，立法方可称尽善尽美。

无论经方，还是时方，柯韵伯对其注解均能说理透彻，立言精当。如其注解人参养营汤说：“古人治气虚以四君子，治血虚以四物汤，气血俱虚者以八珍，更加黄芪、肉桂名十全大补，宜乎万全万当也。而用之不效者，盖补气而不用行气之品，则气虚之甚者无气以运动；补血而仍用行血之物，则血虚之甚者更无血以流行。故加陈皮以行气，而补气者悉得效其用，去川芎行血之味，而补血者因以奏其功。此善治者只一加一减，便能转旋运之机”（《医宗金鉴·删补名医方论·人参养荣汤》）。从中可见，柯韵伯对时方也有很深研究，且深明配伍之理。其对人参养荣汤的注解，就抓住了方中重要的配伍，即补气药加理气药，补血药减行血药，务使其功效相得而彰。

柯韵伯对张仲景经方钟爱有加，而经方多简，少则二三味，多则七八味，但方简而力宏。约方简药既为柯韵伯所力倡，固然与其尊崇经方的思想有关，自然对后世医家药味繁杂之大方颇有微词，而对小方甚至单方则赞赏有加。如其注解独参汤谓：“一人而系一世之安危者，必重其权而专任之，一物而系一人之死生者，当大其服而独用之。故先哲于气将息、血将脱之证，独用人参……或加消耗之味以监制之，其权不重、力不专，人何赖以得生乎？如古方霹雳散（单味附子）、大补丸（单味黄柏）皆用一物之长而取效最捷”（《医宗金鉴·删补名医方论·独参汤》）。

【后世影响】

《伤寒来苏集》问世之初，似并未获得很大重视，但据初版序言，“时吴门叶天士先生至虞，且展卷而异之，以为有如是之注疏，实阐先圣不传之秘，堪为后学指南”（《伤寒来苏集·伤寒论翼·冯序》）而备加推许。孙介夫序评《伤寒论注》亦谓“上下千载，驰骋百家，前无古，后无今，竭志谈心，穷晰至理，撰之岐伯、仲景之所传，锱铢不爽。余一十年来，所见种种医书，未有如是之明且快也”（《伤寒来苏集·伤寒论注·孙序》）。乾隆年间马中骅在《伤寒来苏集》序言中评价到，《伤寒论》“自宋成无己始有注释，明方中行《条辨》于前，喻嘉言《尚论》于后，各挥己意，自鸣一得，然未知尽合仲景之意否也，继获柯韵伯先生《伤寒论注》《论翼》二书，立言明彻，独出心裁，不落前人窠臼，仲景隐而未发之旨，抉以表著，俾仲景之精微奥妙，跃然心目之见，实有裨益于斯道”（《伤寒来苏集·伤寒论注·马序》）。可见其同代及后世医家，对其学术的推崇。不少医家都认为，柯韵伯为“仲景之功臣，诸家之诤友”。如陆九芝谓：“余之治伤寒也，即从来苏集入手，故能不以病名病，而以证名病，亦能不以药求药，而以病求药，即治杂病，亦能以六经分之。是皆先生之教也。”（《世补斋医书·文十三·书柯韵伯〈伤寒论翼〉后》）近世医家章太炎，在陆渊雷《伤寒论今释·序》中，论及治伤寒诸家，其云：“自金以来，解《伤寒论》者多矣。大抵可分三部，陋若陶华，妄若舒诏，僻若黄元御，弗与焉。依据古经，言必有则，而不能通仲景之意，则成无己是也。才辩自用，颠倒旧编，时亦能解前人之执，而过或甚焉，则方有执、喻嘉言是也。假借运气，附会岁露，以实效之书，变为玄谈，则张志聪、陈念祖是也。去此三谬，能卓然自立者，创通大义，莫如浙之柯氏”（《章太炎全集·八·〈伤寒论今释〉序》）。对其评价甚高。

民国年间，《苏州国医杂志》曾有“征求柯韵伯遗著”之举，在其启事中评价说：“慈溪柯韵伯先生，医术精明，著述宏富，其成伤寒一家。疏通证明，远出方、喻以上。自叶天士、陈修园皆深明之。先注《内经》，而后次及伤寒。先生于唐宋金元诸家方剂多有解评。”可见柯韵伯的学术地位，得到了同时代医学大家的认可，也得到了后世医家的广泛重视和敬仰。

综上所述，柯韵伯在深入研究《内经》和《伤寒论》的基础上，就《伤寒论》之六经，提出了与众不同的“六经地面说”，否认六经理论来源于《素问·热论》，提出六经理论源于《素问·皮部论》。柯韵伯综合《内经》中关于六经开、阖、枢理论和气化、脏腑、经络学说，探讨六经实质，可谓发前人所未发。《伤寒来苏集》运用《内经》理论，分析《伤寒论》的治法，使《内经》的病因病机理论与《伤寒论》的治则治法相结合，如柯韵伯所言“当知仲景治法，悉本《内经》”。此为后世医家深刻理解和运用《内经》理论打下了坚实基础，在《伤寒论》研究方面是居功至伟的。虽然也有后世医家对其理论有所品评议论，但终归瑕不掩瑜。柯韵伯及《伤寒来苏集》，可谓《伤寒论》研究史上的一座里程碑。

黑龙江中医药大学　符强

【参考文献】

[1] 柯琴．伤寒来苏集［M］．上海：上海科学技术出版社，1959.

[2] 郭靄春．黄帝内经素问校注［M］．北京：人民卫生出版社，1992.

[3] 陈邦贤，严菱舟．中国医学人名志［M］．北京：人民卫生出版社，1955.

[4] 朱肱．类证活人书［M］．上海：商务印书馆，1955.

[5] 吴谦．医宗金鉴［M］．北京：人民卫生出版社，1963.

[6] 尤怡．医学读书记［M］．南京：江苏科学技术出版社，1983.

[7] 王璆．陆懋修医学全书［M］．北京：中国中医药出版社，1999.

[8] 章太炎．章太炎全集［M］．上海：上海人民出版社，1994.

[9] 薛盟．柯韵伯的生平及其对伤寒注疏的贡献［J］．中医杂志，1981，4：248－251.

[10] 李惠义．柯琴经界学说之研究［J］．浙江中医学院学报，1981，5：26－29.

[11] 薛盟．谈对柯韵伯运用《内经》疏证《伤寒论》的认识［J］．浙江中医学院学报，1982，2：45－47.

[12] 蔡定芳．柯韵伯学术思想管窥［J］．浙江中医学院学报，1983，1：40－41.

[13] 李惠义．柯琴对仲景“合病、并病”理论的阐述与发挥［J］．南京医学院学报，1983，2：40－41.

[14] 盛燮荪，沈敏南．柯琴《伤寒来苏集》学术思想评述［J］．陕西中医，1984，4（1）：5－7.

[15] 张迪蛟．试论柯韵伯的医学成就［J］．浙江中医学院学报，1984，6：42－44.

[16] 李克绍．论“传经”［J］．山东中医学院学报，1985，9（4）：1－6.

[17] 唐凯．《伤寒附翼》学术思想述评［J］．国医论坛，1988，3：47－48.

[18] 李惠义．柯韵伯力斥传经之非［J］．中医药研究，1992，6：16－17.

[19] 李惠义，姜玉芳．柯韵伯学术思想临床观［J］．中医药研究，1993，5：10－12.

[20] 李惠义．柯韵伯脾胃学说探讨［J］．江苏中医，1994，15（2）：42.

[21] 李惠义．柯韵伯开创仲景方剂学说体系［J］．中医药研究，1999，15（4）：4－5.

[22] 李惠义，贾鹏．柯韵伯兵法类比医理学术思想探讨［J］．时珍国医国药，2000，11（6）：528－529.

[23] 麦沛民，李任先．柯韵伯《伤寒论翼·制方大法》学术思想简介［J］．广州中医药大学学报，2000，17（1）：88－89.

[24] 李永宸．柯韵伯临床经验简介［J］．浙江中医杂志，2000，8：343.

[25] 林阳，李宇．论柯琴的学术成就［J］．成都医药，2001，27（4）：217－218.

[26] 宋俊生．从《伤寒论翼》看柯韵伯在学术上的创见［J］．广州中医药大学学报，2002，19

(2)：157－158.
[27] 沈强．柯琴临床辨证观述要［J］. 实用中医内科杂志，2003，17（3）：159.
[28] 文小敏．浅谈柯韵伯经方研究之思路［J］. 浙江中医杂志，2003（11）：468－469.
[29] 蔡文就．浅谈柯韵伯对乌梅丸的发挥及临床应用［J］. 新中医，2004，36（3）：68－69.

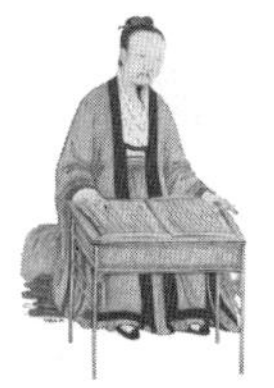

叶　桂

内容提要

叶桂，字天士，号香岩，晚年又号上津老人，约生于清康熙六年（1667），卒于清乾隆十一年（1746），安徽歙县人。清代名医，温病四大家之一。叶桂自幼师承家学，学术上深受明清时期鼎盛于新安江流域的新安医学的影响。其学术思想，主要反映在外感温病与内伤杂病诊治两个方面。在外感温病方面，叶桂既坚持伏邪致病说，又接受了“新感温病”说，突破了“温病不越伤寒”的传统观念，创造性地提出了温病发生发展的规律、卫气营血辨治的新理论及“先安未受邪之地”的“治未病”思想等。叶桂在创建温病卫气营血辨证体系的同时，还丰富和完善了辨舌验齿、辨斑疹白㾦等温病诊断方法。其审证立方，不执成见，处方以轻、清、灵、巧见长，既具有新安医学的风格，又具有吴中医学的特色，成为江南中医辨证遣方用药的一大特色。对内伤杂病的辨证论治亦颇有建树，善用古方，首次阐明络病理论，开通络治法及通补奇经治法之先河。叶桂的温热学说，为清代温病学的形成奠定了理论核心，至今在临床上仍有重要的指导意义和实用价值。后世赞誉其为“温热大师”及“医学中的孟子”。

【概述】

一、生平简介

叶桂，字天士，号香岩，晚年又号上津老人，约生于清康熙六年（1667），卒于清乾隆十一年（1746），安徽歙县人。清代名医，温病四大家之一。

叶桂生平无亲笔著述，其代表作《温热论》（不分卷）、《临证指南医案》10卷，均为其门人所编。《温热论》最早刊于1766年华岫云所编《临证指南医案》之中，名为《温热论》，其后约刊于1792年唐大烈《吴医汇讲》中，名为《温热证治》（又称为《温热论治二十则》），1852年王孟英《温热经纬》将其收入该书，更名为《叶香岩外感温热篇》。

叶桂的主要学术成就，是阐明了温病的发生发展规律，指出其病因、感邪途径及传变形式；创立了卫气营血辨证纲领，明确温病的诊治规律，并以此作为治疗的依据；丰富和发展了温病学的诊断内容，其中辨舌之法既精又详，验齿之法尤为独到，并且述及斑疹、白㾦的诊断，切合临床实际；论述了妇人温病的证治特点。叶桂在内、外、妇、儿各科也颇多建树。其善用古方诊治内科杂病，首次阐明络病理论，开通络治法及通补奇经治法之先河。

二、著作介绍

叶桂因平时忙于诊务，所以著作不多。现在所流传的10多种叶桂著作，有一部分是其门人或后人整理而成的，还有一些是伪托叶桂之作。由其弟子门人整理而成的《温热论》《临证指南医案》《幼科要略》《叶桂医案存真》《眉寿堂方案选存》《叶桂晚年方案真本》《未刻本叶桂医案》等，比较真实地反映了叶桂的学术思想和诊疗经验。

（一）《温热论》

《温热论》篇幅不长，共37条，不分卷。此篇文辞简要，论述精辟，甚切实用。内容涉及温病学基本理论的各个方面，如温病的病因病机、感邪途径、辨证纲领、诊断方法、防治方法及预后等。据《吴医汇讲》记载，《温热论》为“先生游于洞庭山，门人顾景文随之舟中，以当时所语信笔录记”而成。此论最早载于华岫云所编《临证指南医案》之中，名为《温热论》。该书刊于1766年，称为“华本”，又称“种福堂本”。其次，为收入唐大烈《吴医汇讲》中的《温热证治》（又称为《温热论治二十则》），约刊于1792年，称之为“唐本”。现通行的《温热论》版本，是由人民卫生出版社1956年出版的《温热经纬·卷三·叶香岩外感温热篇》。

此论问世之后，对其作注者不下十家。如在《临证指南医案》中，华岫云对其做了较为简单的注释，可以看作是《温热论》的最早注本。在《医门棒喝》中，章虚谷把此论原文分为34节，名为《叶桂温病论》，为此篇最早的系统注释本，约刊于1825年。王孟英《温热经纬》把此论收入该书，更名为《叶香岩外感温热篇》，该书除了有王孟英深入的阐发外，还收入了华岫云、章虚谷、吴鞠通、魏之琇、沈尧封、茅雨人、杨照藜、尤拙吾等众多医家的有关论述和注解以作为印证，约刊于1852年。凌嘉六《温热类编》收入此论，名为《温热论治》，并有简短小注，著于1866年。宋佑甫《南病别鉴》中把此论称为《叶香岩温证论治》，也作了夹注。《周学海评注医书十二种》收入此论，主要以唐本为据，亦有周氏之注，约著于1891年。陈光淞《温热论笺正》为注释《温热论》的专著，即"笺叶桂之白，正诸家之失"，著于1915年。吴锡璜《中西温热串解》中收入此论，名为《叶香岩温热论注解》，其特点为试图以西医的观点来解释此论的中医温病理论，著于1920年。现代金寿山《温热论新编》中把原文分为12类，并冠以标题，加以注释，刊于1960年。杨达夫《集注新解叶桂温热论》中收入了前人的大量注释，并附有许多作者临床诊治的病例，开创了把《温热论》理论与临床病例直接联系起来研究的先例。1964年以后，在全国高等中医院校统编教材《温病学讲义》中收录此论，南京中医学院对原文进行了阐释、选注，并加上按语。以后各版统编教材中都收有此论。该书学术价值体现在奠定了温病学理论体系，是中医典籍中最重要的专著之一。

（二）《临证指南医案》

该书共10卷，刊于1766年。现通行的《临证指南医案》版本，由苏礼等整理，由人民卫生出版社2006年出版。叶桂生平虽无亲笔著述，但其临证医案，辞简理明，"无一字虚伪，乃能徵信于后人"。叶桂去世后，由他的门人无锡华岫云收集叶桂晚年医案，取其方药治验，分类编辑而成，取名《临证指南医案》。该书内容包括内科杂病、妇科及儿科，分疾病89门，每门由其门人撰附论治一篇，门后附徐灵胎评议。卷一至卷八记载内科之杂证、时证案；卷九为妇科；卷十为儿科；书末附所用方剂索引。该书体现了叶桂治病辨证细致、立法妥帖、处方中肯、用药灵活的学术特点，书中治案大多切于临床实用，按语精当，实用性强，较全面地展现了叶桂在温热时证、各科杂病方面的诊疗经验。其中有关温热病医案的载述，甚至成为后世医家编写温病专著的蓝本，对中医温病学、内科学、妇产科学等临床医学学科的发展均产生了较大的影响，是中医工作者进行教学、研究，特别是从事临床诊疗必读的中医古籍之一。

（三）《叶案存真类编》

该书共3卷，为叶桂曾孙叶万青取家藏处方验案编成。1891年，刊于周学海《周氏医学丛书》之中。本书取家藏方案编成，脉证方药齐备。卷一以杂病为主；卷二以温热病案为多；卷三为运用仲景方验案。本书辑于后人，但得失兼收，瑕瑜不掩，且案之宏富，可独步医林。兼之周氏加校注评点，可供借鉴。

（四）《未刻本叶桂医案》

该书原系叶桂门人周仲升按日抄录门诊方，全案共载1154例。民国上海名医张耀卿所藏手抄本，于新中国成立后交付国家印刷出版，由上海科技出版社于1963年首次出版。内容按疾病流行特点，所记病证是由初春到深秋诊疗过程中择其要而录之，每案均无姓氏、性别、年龄，亦无初诊、复诊和编纂排列之顺序分类，惟有辨证施治、理法方药之要言一至数句，便与处方用药，直中病的。内容未经选择修饰，深朴可珍。按语虽简率，处方却精细，药味虽不多，而选药至谨严，运用多古法，而变化尤奇妙。读者只有熟悉经典，知晓法则，前后贯通，举一反三，纲举目张，才能有所领悟，有所遵循。较之《临证指南医案》，更为言简意赅。

（五）《徐批叶桂晚年方案真本》

该书共2卷，叶桂著，徐灵胎评批。实为叶桂门人辑其晚年治验整理而成。共收病案497例。是书编写体例与《临证指南医案》大致相同，病案所涉内、外、妇、儿各科，或旁加引证，探究病之本源，或融哲理于医理，浑然而成，亦有寥寥片语而就，却也言简意赅，加之清代医家徐灵胎批语，每中肯綮，豁然于目，实为临证之又一指南矣。

【学术思想】

一、学术渊源

作为清代“温病四大家”之一，叶桂既坚持明清以前温病医家的伏邪致病说，又接受了前人的“新感温病”之说，突破了“温病不越伤寒”的传统观念，大胆实践，创造性地提出了一些新理念和新方法，如首倡“胃阴虚说”，提出“温邪上受，首先犯肺”的理论，首创卫气营血辨证等，在“温病四大家”中贡献最为卓著。其审证立方，不执成见，既具有新安医学的风格，又具有吴医的特色。叶桂自创温病学说之外，于杂病虚劳“久病入络”等学说亦颇多建树，而成为一代名医。

（一）师承家学，渊源新安

叶桂少承家学，其祖籍为安徽歙县，但行医于江苏吴县。其祖父自歙县迁吴（今苏州市），居苏州上津桥。叶桂出身世医，祖父叶紫帆、父叶朝采均为新安名医，处方以轻、清、灵、巧见长，均源于新安医学的时方轻灵派，体现了江南中医辨证遣药的特色。

叶桂自幼受家学熏陶，兼通经史子集，聪明颖绝，博览勤学，信守“三人行必有我师”的古训，兼采各家之长。其12岁开始从父学医，自《素问》《难经》及汉、唐、宋诸名家所著，无不旁搜博览。14岁父丧，其从学于父之门人朱某，朱君以平日叶桂之父叶朝采所教教之。叶桂聪慧过人，能彻其蕴，其见解每出于朱君之上。如沈氏《叶香岩传》中说：“君少从师受经书，君考阳生翁授以岐黄子，年十四，翁弃养，君乃从翁门人朱君某，专学为医。朱君即举翁之平日所教教之”。《清史稿》称其：“先世自歙迁吴。祖时，父朝采皆精医。年十四丧父，从当于父业门人，闻言即解，见出师上，遂有闻于时”。他还在居住苏州的歙人程敬通诊所学习中药炮制与司药。叶桂好学不倦，闻某人善治某病，即叩门求教，曾求教于当时名家周扬俊、王子接、马元仪、张路玉等，深得“周扬俊四名家之精”，“学余杭陶华，旁及东垣、子和、丹溪，于是乎医道大进，察脉望色，听声写形，言病之所在，如见五脏症结，临证立方，不固执己见，能融会贯通，择善而从，至十八岁，凡更十七师。”

（二）医学成就，出自新安

安徽皖南新安（徽州）地区，北倚风光秀丽的黄山山脉，新安江水系自西向东横贯其中，境内峰峦叠嶂，山清水秀。自明初以来，鼎盛于新安江流域的新安医学，对中医药理论体系的完善和发展发挥了极其重要的作用。明清时期，中医的学术重心在江南，以苏、杭、徽三州为学术中心的苏中、浙中、新安三大中医流派，呈三足鼎立之势，三地互相交融，融为一体。其中，温病学派的传承与发展，是以新安及整个江南地区为大舞台，进而影响着整个中医学术界，叶桂即是温病学派的核心代表人物。

叶桂不仅继承了其祖父叶紫帆、父叶朝采时方轻灵的用药特色，且在苏州与徽商往来甚密，常与徽州人士相互考订药性。据民国《歙县志·义行》载，歙县潭渡黄晟兄弟四人以盐商起家，时居扬州，曾请叶桂到家中，与友人共同考订药性。黄氏兄弟有“青芝堂”药铺和木刻园，请叶桂为城中百姓治疗疾病，后为叶桂刊刻《临证指南医案》一书。由此可以认为，新安名医在温病方面的论述和治疗经验，对于叶桂卫气营血辨证学说的形成大有助益。叶桂等对新感温病的发生发展规律、治疗原则及方药的把握，很有可能是根据新安名医汪机的“春之病温有三种不同”说而提出的；他的“温邪上受，首先犯肺”等论述，可能受到新安名医程敬通“温邪袭肺”论的启发。尚书沈德潜曾为他立传。其云：“以是名著朝野，即下至贩夫竖子，远至邻省外服，无不知有叶桂先生，由其实至而名归也。”

二、学术特色

叶桂的温病学术思想主要反映于《温热论》中。该书是温病学说的开山之作，全文言简意赅，对临床常见温热病的发生发展规律做了精辟的分析，对于治疗温热病的大量临证经验进行了高度的概括。其创立的温病卫气营血辨证论治纲领，为温病学说理论体系的形成奠定了坚实的基础，成为后世中医学临床诊断热性病的重要依据。在诊断上则发展了察舌、验齿、辨斑疹、辨白㾦等方法。清代名医章虚谷对《温热论》高度评价，誉它不仅是后学指南，而且弥补了仲景书之不足。继叶桂之后，温病学派出现了很多著名的医家和论著，但是都未离开他所创建的理论体系。

（一）提出温病病因和感邪途径，阐明温病发生发展规律

叶桂在《温热论》开篇第1条首先提出“温邪上受，首先犯肺，逆传心包”的论点，明确提出“温邪”是导致温病的主因，从而为新感温病的概念奠定了基础。对温病的感邪途径，提出了“上受”之说，即邪从口鼻而入，特别提出了“首先犯肺”，高度概括了温病的特征性的发展规律和传变途径，被后世温病学家誉为温病之总纲。

1. 发展温病的病因学说

叶桂明确提出温邪是温病的病因，突出了温病病因的温热性质，标志着温病病因学说已趋成熟。关于温病的病因，自《内经》《伤寒论》之后，基本上都是沿用“伏寒化温”理论。晋代至元代的临床医家，虽认识到温病与伤寒的发病成因有所不同，但受伏气发病的学术思想束缚，对温病病因及治法的认识，还远不能满足临床的需要。叶桂既坚持明清以前温病医家的伏邪致病说，又突破了“温病不越伤寒”的传统观念，明确提出“温邪”是温病的病因，其主要意义如下。

（1）划清了温病与伤寒在病因上的界限

温病与伤寒之病因截然有别，这样就突破了传统的“伏寒化温”的病因认识，结束了长期以

来温病与伤寒在病因上都归于寒邪而混淆不清的状况，彻底摆脱了热病皆伤寒的束缚，这就从根本上划清了温病与伤寒的界限。

（2）对传统“六气致病”说的突破

传统“六气致病”说认为，气候反常形成的所谓“六淫”，是一切外感疾病的病因。而叶桂的“温邪”概念，则吸取了吴又可杂气学说的内涵。即这里所说的“温邪”，已并非是单纯气候异常的因素，而是自然界中存在的一类可以引起温病的致病因子，实质上就包括了一类特异性致病因素的含义。

（3）阐明了这类致病因子的致病特点

以温邪作为温病病因的命名，就很明确地指出了其所具有的致病特点，即这一类致病因子所引起的疾病都具有温热的特性。这一点又较之吴又可的杂气学说高出一筹，因为杂气虽然指出了其可引起多种疾病，但对于其致病的特性却不能相应地得到反映，当然也就不能反映所引起疾病的共同特性了。温邪是一个概括范围较为广泛的抽象概念，并不是指哪种特定疾病的病因，而是所有温病病因的总称，这对于认识温病的发病、临床表现、诊断和治法的共同特性和规律是很重要的。

2. 提出温邪的感受途径

叶桂接受吴又可“邪从口鼻而入”的观点，认为温病的感邪途径为邪从“上受”。华岫云注曰：“邪从口鼻而入，故曰上受。”发病部位是“首先犯肺”，因肺居上焦，开窍于鼻，外合皮毛，与卫气相通，故温病发病首见肺卫症状。这一论述，发展了感邪途径的认识。自《内经》之后，大多强调病邪初犯人体是从皮毛而入（即从肌表而入）。如《灵枢·五变》所云：“百疾之始期也，必生于风雨寒暑，循毫毛而入腠理。”《伤寒论》中亦以风寒初犯太阳膀胱经而立论。后世医家则对外感病的感邪途径提出了新的见解。如明代王节斋《明医杂著》提出，岭南瘴病的病因是“毒气从鼻口入内也”。其后，吴又可明确提出了杂气致病是“邪从口鼻而入也”。叶桂的温邪“上受”说，即是继承了前人的有关论述，从而使得对外邪侵犯人体的途径有了较全面的认识。“上受”，包括了口与鼻，联系后文有“首先犯肺”之句，所以邪从“上受”，主要是指通过鼻感受病邪而发病。综观《温热论》全篇内容，虽然有诸多是论述呼吸系统的急性外感热病，但也有论述消化系统的急性外感热病，湿热类温病主要通过口而感受病邪。因而在理解温邪“上受”所指的范围时，即要理解其所指主要是通过口鼻感邪途径。

3. 阐述温病的传变规律

叶桂概括新感温病的受邪途径，是“温邪上受，首先犯肺，逆传心包”。条文虽仅提出“逆传心包”，未言顺传，正如王孟英所言，“然则温病之顺传，天士虽未点出，而细绎其议论，则以邪从气分下行为顺，邪入营分内陷为逆也。苟无其顺，何以为逆”。可见温病的传变方式，不仅有逆传，还有顺传，逆传是相对顺传而言。温病首犯肺卫，治疗及时每可从外解，否则可由肺卫顺传阳明气分，或逆传心包，或内陷营分。病变在气分，可分别出现邪留三焦、邪成里结（胃与肠）等不同部位的病变。而逆传心包，则是其中病邪由肺卫直接传入心包，以致出现神昏谵语等神志异常症状的一种较为危重的病证。叶桂认为，在温病病变过程中出现神昏谵语，并非仅是《伤寒论》所说由燥屎所致，更重要的是因“邪入心包”，故立法以清营、清宫为主，方选“三宝”及犀角、金汁、竹叶之属。其“逆传心包”理论，与伤寒之邪按六经传变不同，是对温病传变规律认识的一大创见，亦是对《伤寒论》六经传变理论的一大突破。其意义不仅仅在于是理论上的重大突破，更重要的是为温病危重急症的治疗独辟蹊径。可见，叶桂以卫气营血顺传与逆传的传变形式来论述温病的发展，是对温病发展规律的总结。

（二）明辨伤寒与温病之异，创立卫气营血辨证体系

温病学理论起源于《内经》，其中对温病的因、证、脉、治等方面都有论述。如在病因方面，《素问·生气通天论》言“冬伤于寒，春必病温”，《素问·热论》中有“先夏至日者为病温，后夏至日者为病暑”之论。在脉证方面，《灵枢·论疾诊尺》言“尺肤热甚，脉盛躁者，病温也”，突出了温病的温热性质。在治疗方面，《素问·至真要大论》提出“热者寒之”“温者清之”的治疗原则。东汉张仲景《伤寒论》创立的六经辨证纲领，对温病卫气营血、三焦辨证纲领的创立，具有重要的启迪。叶桂明辨温病在病因病机及治法上与伤寒之不同，结合《内经》《伤寒论》及历代医家有关营卫气血的论述和自己的实践体会，并根据温邪致病特点，创造性地以卫气营血为纲，来认识温病过程中的病位深浅、病情轻重、病机变化，并据此概括卫、气、营、血四种不同的证候类型及证候之间的相互传变，作为辨证施治的根据。从而创立了卫气营血辨证论治理论体系，成为温病的辨证论治纲领。卫气营血辨证纲领的创立，扩展了外感热病的证候范围，弥补了六经辨证的不足，形成了六经辨伤寒、卫气营血辨温病的证治格局，完善并丰富了中医对外感热病的辨证方法和内容，对临床治疗起到了重要的指导作用。

1. 明晰温病辨治方法与伤寒的异同

叶桂认为：“辨营卫气血虽与伤寒同，若论治法则与伤寒大异也”。其对温病与伤寒辨治方法的辨析，主要有以下几个方面。

（1）提出伤寒与温病有相同之点

如伤寒亦有用营卫气血来分析病机的。在《伤寒论》中有“卫气不和”“卫气不共荣气谐和”“荣弱卫强”“血弱气尽”“荣气不足，血少故也”等论述。《伤寒论》中也论及了各种有关血分的病变，如衄血、便血、吐血等出血病证，还有蓄血证、热入血室证等。此句之意，是叶桂借用营卫气血来说明伤寒与温病同是外感疾病，均由外邪引起，辨热性病均需要辨病情由浅入深、由表入里、从实致虚的规律。伤寒的六经辨证和温病的卫气营血辨证，不外乎言疾病的浅深轻重，在对外感热性病进行辨证的本质这一点上，可以说二者是相同的，故叶桂言“辨营卫气血虽与伤寒同”。但也要看到，这里所说的“同”并非完全相同，因为温病学的卫气营血辨证方法已形成了一整套理论体系，与《伤寒论》中对伤寒所做的营卫气血分析并不完全相同。

（2）指出伤寒与温病的不同之处

温病与伤寒毕竟是两类不同性质的外感病，病因性质有寒温之别，侵犯部位也各有所异，因而治疗上有很大区别。叶这里指出的“若论治法则与伤寒大异也”，主要指温病和伤寒的治疗大相径庭。温病初起多属温邪袭于肺卫，治疗以辛凉解表为主；中期邪入气分多用清气法，若有湿浊兼夹，邪在少阳时多见少阳三焦病变，治以分消上下，里结阳明时多湿热积滞交结胃肠，治以轻

法频下；病程中易伤津液，重视养阴生津；病至后期多见里虚热证，常要滋养肺胃或肝肾真阴。伤寒初起多属寒邪犯于太阳，治疗以辛温解表为主；邪在少阳多见足少阳胆经病变，治以和解表里；里结阳明时多见肠腑热结，治以苦寒重剂猛下；病程中易伤阳气，重视顾护阳气；病至后期多见里虚寒证，每需温补脾肾之阳。可见，叶桂卫气营血辨证方法既是成功的创新，又是对于六经辨证的高水平应用和发展，标志着中医学在辨证水平上的又一次提高。自此，也将伤寒与温病两大学说从辨证方法上区分开来。

2. 标明温病病变过程的发展层次

叶桂言"卫之后方言气，营之后方言血"，是继"肺主气属卫，心主血属营"之说后，进一步标明了卫气营血病机的浅深层次及轻重程度。这一认识也是基于《内经》对"营卫气血"生理功能的论述。卫气营血在生理上相辅而周流全身，但分布部位、活动范围及生成过程有浅深先后之分，引用到辨证上则由卫分传至气分，进一步再深入营分，陷入血分，标志病情由表入里、由浅入深、由轻转重的演变过程。这一划分温病发展阶段的方法，是切合临床实际的，因而沿用至今。

温病的传变形式是多种多样的，也有不完全依此规律者。如王孟英注中所提示的"若伏气温病，自里出表，乃先从血分，而后达于气分……不比外感温邪，由卫及气自营而血也"。故卫气营血的传变顺序，仅是新感温病的一般传变方式，临床尚可见初起即发于气分或营血分者。

温病的病变阶段，往往不是单纯的表现为某个证候，每有卫气同病、卫营同病、气营血同病者。另外，在两个阶段之间，还可出现一些过渡证候。因而，不可拘于卫气营血某一固定模式，要知常达变。

卫气营血只是反映了一个大致的病变阶段，在每个阶段还有许多具体的证候。如在卫之邪，有风热、湿热、暑热、燥热之别；在气分之病，有在肺、胃、脾、胆、肠等之别；在营之邪，有营热炽盛、营阴耗损等之别；在血分之病，有瘀热阻于下焦、热入血室之别。其次，卫气营血虽然反映了温病的发展阶段，但并不是代表了温病的全过程，特别是有学者提出在血分证之后，应加入一个虚多邪少阶段，即温病的后期及恢复期阶段，或称为阴伤期。所以对卫气营血病变过程的认识，不可机械地理解。

3. 归纳温病卫气营血证候的临床表现

叶桂卫气营血辨证，将纷繁复杂的临床表现进行归类而加以区别，归纳出四大类证候，每类证候均有其相应的病机。

（1）邪在卫分

则见发热，微恶风寒，头痛，无汗或少汗；或有咳嗽，口微渴，舌苔薄白，舌边尖红，脉浮数等肺卫表热证。确定病邪在卫分的主要依据，是发热与恶寒并见，一般是发热重恶寒轻。是否出现口渴，则是判断病证寒热属性的重要症状之一。如见口渴，则提示所感之邪为温邪。因此将发热、微恶风寒、口微渴，作为卫分证的辨证要点。卫分证，是温邪初袭人体后，与人体卫气相争所出现的一系列表现。温邪通过呼吸而犯于肺经，肺合皮毛，主一身之表，而卫气主卫外，所以卫气首先与温邪相争，引发了以卫外功能失调为主要表现的一类证候，属于外感病表证的范畴。

其发展趋势，一是温邪犯于卫分，病情较轻，正气未衰，能够驱邪外出，或加上及时恰当的治疗，温邪从表而解，疾病得愈；二是感邪较重，或治疗不及时或不恰当，正气不能袪邪外出，温邪可从卫入气；如患者正气极虚，温邪可由卫分而直接传入营分甚至血分，此时病情较为危重。

（2）邪在气分

则见热势壮盛，不恶寒，汗多，渴喜饮凉，尿赤，舌质红，苔黄，脉数等里热实证，其中以但发热不恶寒、口渴、苔黄为辨证要点。气分证的病变较为广泛，凡温邪不在卫分，又未传入营（血）分，都属气分证范围，涉及的病变部位主要有肺、胃、脾、肠、胆、膜原、胸膈等。气分证的形成：一是在卫分的温邪传入气分；二是温邪直接犯于气分；三是气分伏热外发，如伏寒化温病邪伏于气分而内发；四是由营分邪热转出气分等。其发展趋势：一是邪在气分，邪气既盛，正气抗邪力亦强，正气奋起抗邪，或经及时而正确的治疗，可冀邪退而病在气分阶段得愈；二是正不敌邪，或得不到及时和正确的治疗，温邪可自气分进一步发展而深入营血分，病变趋于严重；三是经过邪正抗争，气分病邪渐衰，但人体正气，特别是阴液大伤，形成正虚邪少局面，经过一段时间后，正气得复而病渐痊愈。

（3）邪入营分

则见身热夜甚，口干，反不甚渴饮，心烦不寐，时有谵语，斑疹隐隐，舌质红绛，脉细数等。其中，以身热夜甚、心烦谵语、舌质红绛为辨证要点。营分邪热亢盛，则劫伤营阴，所以表现为身热夜甚，脉细而数。营热蒸腾于上，则口虽干不甚渴饮，舌质红绛。因营气通于心，营阴受热，易侵扰心神，可见神志异常，轻则心烦不寐，甚则时有谵语。营分受热，窜于肌肤血络，则出现斑疹隐隐。营分证是温邪犯于营分，引起以邪热盛于营分、灼伤营阴为主要病机的一类证候，也属于外感病里证范畴。其形成：一是在气分的邪热失于清泄，或湿热病邪化燥化火，进而传入营分；二是肺卫之邪乘虚直接内陷营分；三是内伏于营分的伏邪自内而发出；四是温邪不经卫气分而直接深入营分。其发展趋势：一是在营分的邪热得以转出气分；二是在营分的邪热进一步深逼血分，出现了动血症状；三是营热亢盛而严重影响到脏腑功能，特别是可内陷手足厥阴。因营气通于心，所以营热可进一步发展而形成热闭心包之证，出现神昏谵语等症状，或引起肝风内动而出现痉厥。这些病变，有可能引起正气外脱的危重后果。

（4）邪在血分

则见身热灼手，躁扰不安，甚或神昏谵狂，吐血、衄血、便血、尿血，斑疹密布，舌质深绛等热盛动血证。其中，以斑疹密布、出血及舌质深绛为辨证要点。血分证是邪热发展到血分，引起以血热亢盛、动血耗血为主要病机的一类证候，也属于外感热病里证范畴。温邪深入血分，病变已属极期，亦多昏、痉、厥、脱之变，病情较为危重。其形成：一是营分邪热未解，营热羁留，病情进一步发展而传入血分；二是卫分或气分的病邪直接传入血分；三是血分的伏邪自里而发，直接出现血分证。血分证的病机变化，血热是其基础，由此而引起其他一系列的病变：一是由于血分热毒过盛，经血沸腾，血络损伤，造成血液离经妄行，出现多窍道（腔道）的急性出血，如呕血、咯血、鼻衄、便血、尿血、阴道出血等，血溢于肌肤则出现斑疹或肌衄等；二是由于血热炽盛，煎熬和浓缩血液，加上邪热耗伤血液，导致血行不畅，同时又有离经之血，都会造成瘀血，并与邪热互结而形成热瘀，有的则在脉络内形成广泛的瘀血阻滞，表现为斑疹色紫，舌色深绛等；三是由于“心主血”，血分瘀热易扰于心，从而逼乱心神见严重的神志异常症状，如躁扰不安、神昏谵语等。“肝藏血”，血热也易波及肝经而引起肝风内动，出现痉厥。综上所述，血分证的病机是：动血耗血，瘀热内阻。

血分证的发展一般有以下几种情况。一是血分证病情虽然危重凶险，但经积极而恰当的救治，血分邪热渐衰，正气逐渐恢复，病情可望获得缓解，病渐痊愈。二是血分热毒极盛，而正气不足，正不敌邪，可因血脉瘀阻、脏气衰竭或急性失血、气随血脱而死亡。三是血分热毒虽渐衰，但人体正气，特别是阴液大伤，往往可以表现为肝肾阴伤等证。如伤而未竭，犹可逐渐恢复而向愈，如伤而已竭，则可能发生正气外脱而亡，或形成肝肾阴伤之证。

另外，由于新感温病和伏气温病的病因和初起临床表现不同，对分析病机、指导临床有重要的意义。一则由表入里，由卫而气而营血。一则由里出表，由营血而转透气分。两者途径不同，症状各异，病机转归亦殊，治疗法则、用药措施应根据病位所在而有所区别，不至于无的放矢。由是而知，新感和伏气温病的辨证施治中应执简驭繁，补卫气营血和三焦辨证之不足。

（三）奠定三焦辨证基础，完善温病辨证理论

对于温病辨证理论，叶桂不仅创立卫气营血辨证，还发展了前人三焦分证的理论，为温病三焦辨治理论的形成奠定了坚实的基础。“三焦”之名，首见于《内经》。其三焦所指有二：一为六腑之一，如《素问·灵兰秘典论》所云：“三焦者，决渎之官，水道出焉”；一为人体上焦、中焦、下焦的合称，如《难经》提出了“三焦者，水谷之道”“三焦者，元气之别使也”。刘河间所著《河间六书》，提出分三焦论治，不墨守六经。叶桂继承前人的三焦理论，创造性地把三焦辨证与卫气营血辨证有机结合起来，运用于温病辨治中。如《温热论》谓：“再论气病有不传血分，而邪留三焦。”清代吴鞠通师承于叶桂学术思想，在继承叶桂三焦理论基础上，创新与发展了三焦辨证体系，阐明了三焦所属脏腑在温病过程中的病机变化，并以此概括证候类型，作为辨证施治的根据。卫气营血辨证与三焦辨证紧密结合，形成了温病学的辨证体系。由此可见，叶桂的三焦理论为吴鞠通《温病条辨》创立的三焦辨证，奠定了基础。

（四）明晰卫气营血层次，阐明温病治疗大法

叶桂提出“卫之后方言气，营之后方言血”，在论述卫气营血的浅深层次后，继而又确定了各个层次的治疗大法，诸如：“在卫汗之可也”，治宜辛凉透解；“到气才可清气”，治宜辛寒清气；“入营犹可透热转气”，治宜清营泄热，药用“犀角、玄参、羚羊角等物”；“入血就恐耗血动血，直须凉血散血”，药用“生地、丹皮、阿胶、赤芍等物”。可见，叶桂的卫气营血理论，与仲景以营卫解释风寒表证病机，并作为调和营卫辛温解表的立法依据，用气血来解释部分病证的病位、病机的意义不同。

1. “在卫汗之可也”

汗之，并非辛温解表，此与伤寒治之有别。“可也”指汗法只适用于卫分证，如邪已离卫，或已入气或陷入营血，皆不可再用辛凉解表。邪在卫分，主以汗法，所谓“在卫汗之可也”。这里所说的“汗”是指辛凉透达之剂，即《温热论》第2条所说：“在表初用辛凉轻剂”，正是“汗”之

最明确的注脚。辛能宣散，凉能清解，意在宣肺透解使邪热外达，即华氏所云："辛凉开肺便是汗剂"。此时最忌辛温或过于寒凉之品。如误用辛温解表之剂，有助热耗阴之弊；而过用寒凉又可因凉遏而邪不能外达。

2. "到气才可清气"

清气法有多种不同，或辛寒，或苦寒，或苦泄，或甘寒。"才可清气"之"才可"二字，意为邪在卫表不可清气，提示了用清气法的严格性，必须在确定邪入气分后，方可用清气法，不可早用、滥用，以防寒凝郁遏之弊。邪尚在表时，误投寒凉之品，常易造成郁遏表邪之弊；邪入营分也不宜清气，即禁用苦寒清气药，应以"透气"为要。叶桂所说的清气，一般是以清气泄热为主，须注意使邪热有外达之机，所以邪热初在气分者，多用轻透清邪之品，只有当热毒深重时才用苦寒沉降之药。气分证的病变相当复杂，其病变部位也相当多，如有在肺、胃、脾、胆、肠、三焦、膀胱等不同，而且病邪又有轻重之别，性质还有夹湿、夹滞、夹瘀、夹痰、夹食、夹毒等不同，所以清气法在具体运用时治法很复杂。气分证所包括的范围甚广，清气法尚不能代表气分证的全部治法。如气分阶段的阳明腑实证主用下法，湿热证则须用化湿法等，都是治疗气分证的方法。由此可见，本段中所说的"到气才可清气"，既代表了气分阶段的治疗大法，也只是作为气分证的代表性治法而提出来的。

3. "入营犹可透热转气"

此是针对邪热初入营分的证候而言，可透营分之热，转气分而外解。"入营"是指气分证已罢，热入营分的初期阶段，此为关键时机。若失此时机"犹可"就成了"不可"。"犹可"二字，点出了邪入营分后的治疗仍要强调使邪热外透而解。"入营犹可透热转气"应理解为邪热入营当以清营为主，尚可加入透泄之品，立足透邪外达，使营分邪热转出气分而解。入营是前提，犹可是条件，透热是手段，转气是目的。否则，邪入营血尽投凉血滋腻，则恐引邪深入。可见叶桂非常注重用药时机的选择。叶桂所举"入营犹可透热转气，如犀角、玄参、羚羊角等物"，三药均为咸寒之品，可直清营中热邪，玄参又能养阴，由此看来，叶桂认为清营泄热即所以透热转气，清营泄热使营分热减，症状逐步减轻为气分证，用清营泄热之法达到透热转气的目的。后世医家对"透热转气"多从其本身含义来理解，认为咸寒药物是沉降而无透泄作用，吴鞠通根据叶桂思想发展创制了营分证的代表方清营汤，用犀角、玄参，不用咸寒之羚羊角，加用银花、连翘、竹叶性凉质轻，轻清透泄，后三药均有透热转气作用。使营分之邪从气分外透而解，从而把透热转气局限在清营汤中银花、连翘、竹叶三味范围内。

4. "入血就恐耗血动血，直须凉血散血"

热邪入血后，则在血热的基础上又见"耗血动血"的病机变化，耗血是耗伤营阴和血液，动血是血热逼血妄行产生出血、瘀血，故当治以凉血散血。具体可采用凉血养阴、活血散血之品，清解血分热毒，以生地、丹皮、犀角、赤芍等药物为主加减化裁、灵活运用。在此句中，叶桂既概括了血分证的治法，又概括了血分证的病机，治法中提到"凉血"，说明其病机有血热，而且是血分证病机的中心环节；"散血"表明血分证阶段有血行不畅或存在致瘀的病机。既然在病机中提到"耗血"，则可在治法中配合滋养阴血之品。再结合其后叶桂所列举的药物，"如生地、丹皮、阿胶、赤芍等物”，不难理解，血分证的病机由血热、瘀血、阴血耗伤、出血四个方面组成，而对血分证的治疗大法包括了凉血、养血（阴）、散血三个方面。

此外，保养津液是温病治疗的重要法则。《温热论》对养阴和护阴有独创性的论述，首先“救阴不在血，而在津与汗”。其次，叶桂将养阴分为甘寒濡润和咸寒滋填两大类，为后世运用养阴法指出了要领。如吴瑭以甘寒为主的沙参麦冬汤治肺胃津伤，以咸寒为主的加减复脉汤治疗下焦肝肾液耗，即受叶桂养阴思想的启迪。

（五）重视“治未病”思想，先安未受邪之地

“治未病”思想，最早见于《素问·四气调神大论》。其云：“是故圣人不治已病治未病，不治已乱治未乱，此之谓也。夫病已成而后药之，乱已成而后治之，譬犹渴而穿井，斗而铸锥，不亦晚乎！”这段话从正、反两方面强调治未病的重要性，已成为中医治未病的经典名言。《素问·刺热论》指出：“病虽未发，见赤色者刺之，名曰治未病。”在《内经》提出治未病的思想基础上，仲景在《金匮要略·脏腑经络先后病脉证》阐明了这一规律和防止传变的方法，“问曰：上工治未病，何也？师曰：夫治未病者，见肝之病，知肝传脾，当先实脾，四季脾旺不受邪，即勿补之；中工不晓相传，见肝之病，不解实脾，惟治肝也”“若人能养慎，不令邪风干忤经络，适中经络，未流传脏腑，即医治之”等。

叶桂《温热论》把治未病思想应用于温病的诊断和治疗中，根据温病的发展规律，热邪伤及胃阴，进一步发展可损及肾阴，主张在甘寒养胃的同时加入咸寒滋肾之品，以防肾阴被损，提出了“务在先安未受邪之地”的防治原则，不仅取得了较好的治疗效果，也大大地丰富和发展了治未病的内涵。叶桂的这一重要学术思想，使后世医家深受启发，并在临床实践中不断总结经验，对其治未病的思想和防止疾病的传变有了更加深入的认识。“先安未受邪之地”，以阻止病情深入发展的治疗学的预防思想，贯穿于卫气营血治疗的全过程。如温邪在卫，宣卫以护津，投以辛凉轻剂，对兼夹风湿者，特别注意透风于热外（辛凉透风）或渗湿于热下（甘淡渗湿），不使其化热入里伤及津液；温邪入气，自当清气生津，若初入气分采用清热透表，驱邪外出，及至邪热入腑内结，劫烁津液则用急下存阴，以免“土燥水竭”；温邪陷营，初入时用透热转气，若营热炽盛则用清营救津，以轻清之品使营热得以透解；温邪迫血，凉血散血以救阴精，在甘寒之中加入咸寒之品，安其已伤之阴。近代医家在治疗外感热病过程中，提出的截断扭转病势的治疗方法，其理论实源于此。叶桂“治未病”的方法，主要体现在以下三个方面。

1. 治病于初始

治病于初始，即是已病早发现、早治疗。在温病发展的初期，要求采取积极有效的治疗措施逆转疾病，加强预见性，防止疾病由浅入深，发生传变。如《温热论》第2条曰：“未传心包，邪尚在肺。肺主气，其合皮毛，故云在表。在表初用辛凉轻剂，挟风则加入薄荷、牛蒡之属；挟湿加芦根、滑石之流。”在疾病没有传变之前即把病邪截断，“或透风于热外，或渗湿于热下，不与热相搏，势必孤矣”。再如第9条云：“且吾吴湿邪害人最广，如面色白者，须要顾其阳气。面色苍者，须要顾其津液。”因湿为阴邪，其性重浊，易于损伤人体阳气，凡面色㿠白之人，大多阳气不足，故要顾其阳气，避免造成湿盛阳微。面色苍者提示阴虚火旺之体，故要顾其津液，以免犯

虚虚实实之禁。根据不同的体质，以确定不同的治疗方法，把疾患消灭于萌芽状态。原文第 8 条指出："在卫汗之可也，到气才可清气，入营犹可透热转气……入血就恐耗血动血，直须凉血散血。"此条言卫气营血不同阶段的治疗大法，实质是根据疾病的传变规律拟定出来的，尽可能避免其向深一层次转化。又如第 15 条谓："若烦渴烦热，舌心干，四边色红，中心或黄或白者，此非血分也，乃上焦气热烁津，急用凉膈散，散其无形之热。"凉膈散为清下合用，以泻代清之剂，重在清泻，本病虽在上焦，但三焦同治，提前用下，釜底抽薪，以防无形邪热积于肠腑，和肠中糟粕相结而成阳明腑实之证，故清下合用以及早截断病势。又如第 35 条，在论及妇人温病若在胎前产后及经水适来适断等情况时，"热极用井底泥，蓝布浸冷，覆盖腹上"其用意在于保护胎元，以免邪热碍胎，"恐损正邪陷也"。第 36 条论及产后病时强调指出"不过勿犯下焦，且属虚体，当如虚怯人病邪而治"，此"勿犯下焦"即避免下焦阴血受损，亦属先安防变之明示。据此可看出，叶桂治病于初始之原则，是从临床实际出发，有传变之兆，才有先安未受邪之举。这些未雨绸缪，防微杜渐，治病于初始，防患于未然之法，充分体现了叶桂治未病的思想。

2. 盛病以防危

盛病以防危，就是在温病发展到极期阶段，防止危重证候的发生。叶桂犹重察舌验齿，根据不同的舌象和齿候采取相应的措施，以防止疾病向更加危重的方向发展。如《温热论》第 1 条，论及温病初起邪犯肺卫，若邪不外解则"逆传心包"，为肺热内陷心营，乃病情之急剧转变，病势重险。第 4 条，论及邪入营分而见斑疹隐隐，必须"急急透斑为要"，故用清热凉血之剂，使营血热毒得解，斑疹外透而病易解除，否则邪陷于里，势必造成内闭外脱的险恶局面。第 16 条论及紫舌时，指出凡紫舌因于兼夹瘀血的，治疗当于清凉方中加入活血散瘀之品，如琥珀、丹参、桃仁、丹皮等。"不尔，瘀血与热为伍，阻遏正气，遂变如狂发狂之证"。此乃瘀血互结，瘀热阻遏清窍，以致扰乱神明而出现如狂、发狂等险恶证候。若在治疗时加入适量活血散瘀之品，则可有效阻止这种危险证候的发生。第 17 条，论及温病后期肾阴枯涸，邪少虚多，出现绛舌干枯而萎，这与热在营分之绛舌明显不同，此时予大剂滋肾养阴之品以救欲竭之阴，"急以阿胶、鸡子黄、地黄、天冬等救之"。否则，精气涸竭，危局便难以挽回，即"缓则恐涸极而无救也"。这与《内经》"渴而穿井，斗而铸锥，不亦晚乎"的感叹，有异曲同工之妙。另如，第 19 条曰："初病舌就干，神不昏者，急加养正透邪之药"，即素禀津气亏损，治当养正透邪，"若神已昏，此内匮也，不可救药"。第 26 条云："若舌白如粉而滑，四边色紫绛者"为温疫病初入膜原，因疫证传变极其迅速，变幻莫测，若治不及时，每易造成邪陷内传而致病情恶化。故叶桂特别强调"见此舌者，病必见凶，须要小心"。

3. 新愈以防复

新愈以防复，即是在疾病预后阶段，采取一定的措施防止复发。叶桂重视正气的恢复与调摄，在卫、气、营、血各个阶段都有论及。如第 6 条在战汗后指出："宜令病者，安舒静卧，以养阳气来复，旁人切勿惊惶，频频呼唤，扰其元神，使其烦躁。"认为要给患者一个安静的环境等待正气的恢复。此外，他还强调除邪务尽，使邪无可乘之机。如第 10 条谓："湿温病大便溏为邪未尽，必大便硬，慎不可再攻也，以粪燥为无湿矣。"叶桂根据大便的溏与硬，来决定是否再用攻下法。

若便溏则提示湿邪未尽，邪未尽则有复发之虞，应继续攻下；若大便硬则提示湿邪已除，不必再行攻下，否则即会伤及正气。

综上所述，叶桂治未病的学术思想，对温病学的治疗有着深远的影响。其治疗思想并非局限于在卫汗之、到气清气、入营透热转气、入血凉血散血等分阶段分层次地治疗，其治病于初始盛病以防危、新愈以防复等治疗学的预防思想，值得后学者进一步研究探讨。

【临证经验】

一、温病诊治经验

（一）诊断温病注重舌诊、齿诊

叶桂临证十分注重舌诊和齿诊，丰富和完善了辨舌验齿、辨斑疹白痦等温病的诊断方法。《温热论》有近 1/3 的篇幅论舌，近 1/10 的篇幅论齿，详细介绍和讨论了温病辨舌验齿之法，《临证指南医案》中记录的大部分医案中，都详细地描述了舌与齿的变化。辨舌包括辨舌质和辨舌苔两方面。辨舌质，主要从舌体的颜色、形态等方面着眼；察舌苔，则从苔质、苔色等方面入手，尽可能细致而完整地搜集关于病邪性质、病位深浅、病情轻重等相关信息。同时，验齿查龈也是温病诊断的重要方法，验齿查龈可以测知胃津与肾液之存亡。辨舌验齿的诊断方法，已成为温病辨证不可缺少的要素，至今仍然被广泛应用于中医防治温病的理论和实践之中。

1. 诊断温病重在辨舌

舌诊，是通过观察患者舌象变化来诊断疾病。因温邪致病具有起病急、传变快、易伤阴液等特点，决定了温病的诊法必须更具特色，以便快速准确诊断，舌诊在温病诊断中的实用价值逐渐凸显。舌为心之苗，又为脾之外候。由于舌通过经络直接或间接地联系了许多脏腑，脏腑的精气可上荣于舌，而脏腑的病变亦可从舌象的变化里反映出来。看舌而知其病变，寻其病因，析其病机，随其病缘，然后对症下药，处方治疗。叶桂在实践中形成了较为完善的温病舌诊体系，《温热论》中共有 17 条关于温病舌诊之条文，其价值体现在以下几方面。

（1）望舌苔、察舌质以决治疗之法

《温热论》第 14 条云："再论其热传营，舌色必绛。绛，深红色也。初传，绛色中兼黄白色，此气分之邪未尽也，泄卫透营，两和可也。纯绛鲜色者，包络受病也，宜犀角、鲜生地、连翘、郁金、石菖蒲等。"此条主要论述了热邪深入营分的舌质和邪虽入营分但兼有卫分，而气分之邪未解，从而呈现卫营同病和气营同病的舌象及其对症治疗的方法，还阐释了邪热内陷、心包络受病的舌象及其对症治疗的方法和药物。在明辨舌色上，叶桂对"绛舌"的阐述最为具体，在阐述舌诊的 17 条中，就有 4 条论及"绛舌"，较全面阐释了"绛舌"的七种舌象所主病证及其治疗方药。如第 17 条云："舌色绛而上有粘腻似苔非苔者，中挟秽浊之气，急加芳香逐之。舌绛欲伸出口，而抵齿难骤伸者，痰阻舌根，有内风也。舌绛而光亮，胃阴亡也，急用甘凉濡润之品。若舌绛而干燥者，火邪动营，凉血清火为要。舌绛而有碎点，白黄者，当生疳也；大红点者，热毒乘心也，用黄连、金汁。其有虽绛而不鲜，干枯而萎者，肾阴涸也，急以阿胶、鸡子黄、地黄、天门冬等救之，缓则恐涸极而无救也。”

（2）察苔色及有根、无根以决苦泻法的使用

舌苔的颜色如何，是临床运用“苦泻法”的重要指征之一。如《温热论》第11条云：“再人之体，脘在腹上，其地位处于中，按之痛，或自痛，或痞胀，当用苦泻，以其入腹近也。必验之于舌，或黄或浊，可与小陷胸汤或泻心汤，随证治之；或白不燥，或黄白相兼，或灰白不渴，慎不可乱投苦泻。”此条叶桂列举了四种舌苔，一是黄浊苔，可用“苦泻法”；二是白苔；三是黄白苔；四是灰白苔。后三种舌苔，由于病机非湿热痰浊互结之证，虽见胃脘痞胀的见症，但用药必须审慎，不可轻投苦泻，宜用开泄。叶桂指出：“其中有外邪未解，里先结者，或邪郁未伸，或素属中冷，虽有脘中痞闷，宜从开泄，宣通气滞，以达归于肺，如近俗之杏、蔻、橘、桔等，是轻苦微辛，具流动之品可耳。”

（3）根据舌苔厚薄、润燥采用不同治法

《温热论》第13条云：“再黄苔不甚厚而滑者，热未伤津，犹可清热透表；若虽薄而干者，邪虽去而津受伤也，苦重之药当禁，宜甘寒轻剂可也。”此条从黄苔的润燥判断津伤与否，以确定相应的治疗方法。叶桂认为，如舌苔薄黄而润，为热邪传里，但津液尚未受伤，治应清热透邪；如舌苔薄黄而干燥，则属于热邪不甚，但津液已耗伤，治以甘寒轻剂濡养津液，兼以清热，苦寒之品易化燥伤阴，故不宜用。第19条，则根据白苔的厚薄、干燥和白苔绛底，以及初病舌就干，说明了四种舌苔的辨证治疗。①舌苔白而薄者，为邪在肺卫的表现，病邪有寒热之分。若舌苔薄而白润，舌质正常的是外感风寒，治宜辛温疏散；若舌苔薄白而欠润，舌边尖红，则为外感风热，治宜辛凉透解；若舌薄白而干，则为表邪未解而肺津已伤，治疗宜在辛凉轻清透解剂中，佐以养肺生津之品。②舌苔白厚干燥，为胃津不足而肺气亦伤，治疗宜用滋润之品生津润燥，并加入甘草，取其甘味可补益肺胃之气，使其布津功能得复，津液自生，甘守津还也。③白苔绛底。白苔厚腻为湿阻之象，绛底为热邪深伏营分。治疗当先开泻湿邪，湿邪开达，则热邪亦可外透，否则湿与热结，如油裹面，缠绵难愈。④初病舌就干。初病即舌现干燥，则是素禀津气不足，如神不昏者，预后尚好，当急加养正透邪之药，补益津气，透达外邪；如已见神昏者，则属正气大亏，津气内竭，邪热内陷之危重证候，预后不良。第22条叶桂论述了脾瘅病的舌苔与舌苔如碱状的病机和辨治：“再舌上白苔粘腻，吐出浊厚涎沫，口必甜味也，为脾瘅病，湿热气聚与谷气相搏，土有余也，盈满则上泛，当用省头草芳香辛散以逐之则退。若舌上苔如碱者，胃中宿滞挟浊秽郁伏，当急急开泻，否则闭结中焦，不能从膜原达出矣。”脾瘅病在《素问·奇病论》中已有论述。此条补充了舌苔，使脾瘅病的诊断更为全面。现代临床治疗该病，除用省头草芳香辛散以驱湿浊之邪，往往视湿热之偏盛，配其他清热化湿药物，如山栀、黄芩、白豆蔻、半夏、厚朴等。舌面苔垢白厚粗浊如土碱，此为胃中宿有积滞更兼秽浊之邪郁伏所致，治疗急以开泻，使秽浊之邪透达于外，临床多用大黄、枳实、厚朴、槟榔、半夏、神曲、藿香、佩兰等药。

（4）黑苔有虚实、寒热，当区别异同治之

《温热论》第23条云：“若舌无苔而有如烟煤隐隐者，不渴肢寒，知挟阴病。如口渴烦热，平

时胃燥舌也，不可攻之。若燥者，甘寒益胃；若润者，甘温扶中。此何故？外露而里无也。”此条论述了舌上无明显黑色苔垢之微薄黑苔的主病和治疗方法。其所主病证有寒热虚实之分，需结合伴见症状辨别。如见不渴、肢寒，舌面湿润者为中阳不足，阴寒内盛之证，治宜“甘温扶中”；若见口渴，烦热而舌面干燥者，为中阳素旺，胃燥津液不足，属阳热证，不可妄用攻下，治宜甘寒濡润之剂养胃生津润燥。第24条又云：“若舌黑而滑者，水来克火，为阴证，当温之。若见短缩，此肾气竭也，为难治。舌黑而干者，津枯火炽，急急泻南补北。若燥而中心厚者，土燥水竭，急以咸苦下之。”此条所述黑苔，比第23条所列举的病情更为严重，其中阐述了三种舌苔的具体表现。①舌苔黑而润滑：舌苔虽黑，但润滑不燥，并非热证、实证，而是阴寒内盛，真阳衰微所致，治法当温补肾阳；若舌苔黑润滑而兼舌体短缩，为肾气已竭，病情凶险，预后不良。②舌苔黑而干：为肾阴枯竭于下而心火亢炽于上的舌象，治疗为清心泻火、滋补肾水。③舌苔黑干燥而中心厚：此为燥屎内结的阳明腑实证，由于燥热内盛且劫烁下焦肾液，治疗以咸寒攻下为急务，即“急下存阴”之意。

（5）舌诊对温病的预后有着重大诊断意义

《温热论》第16条云：“再有热传营血，其人素有瘀伤宿血在胸膈中，夹热而搏，其舌色必紫而暗，扪之湿，当加入散血之品，如琥珀、丹参、桃仁、丹皮等。不尔，瘀血与热为伍，阻遏正气，遂变如狂发狂之证。若紫而肿大者，乃酒毒冲心。若紫而干晦者，肾肝色泛也，难治。”温病最易伤阴，由于热邪久羁，深入下焦，劫烁肝肾之真阴，肾色黑，肝色青，青黑相合而见于舌，变为紫晦之色，为肝肾之脏色外露的表现，故预后多不良。第26条又云：“若舌白如粉而滑，四边色紫绛者，温疫病初入膜原，未归胃腑，急急透解，莫待传陷而入，为险恶之病。且见此舌者，病必见凶，须要小心。”舌质紫绛，舌苔白厚而滑，如积粉状，是秽浊内阻，遏伏热邪于膜原，此种疫邪传变极速，如若治疗不及时，易致病情很快恶化。

（6）首倡以手扪舌的临床诊断方法

“至舌绛望之若干，手扪之原有津液，此津亏湿热熏蒸，将成浊痰蒙蔽心包也”。以此观之，叶桂首倡以手扪舌的诊断方法，用于舌质绛、望之舌面干燥，而以手扪舌却有津液者。此乃津液受伤，而湿热之邪未去，将欲酿成痰浊蒙蔽心包之证。此种舌象，如单凭望诊，只知道津液受伤，而不知湿热熏蒸上泛于舌，将欲酿成痰浊蒙蔽心包。通过扪舌就可做出早期诊断，及早治疗，以免痰浊蒙蔽心包而难以救治。

（7）舌诊必须认真仔细，以防止被假象蒙蔽

辨舌苔、察舌质必须认真仔细，以防止被假象所蒙蔽。比如染舌、搔挖和外伤等，临床上遇到证候与舌象不符时，必须仔细询问。如第21条云：“舌苔不燥，自觉闷极者，属脾湿盛也。或有伤痕血迹者，必问曾经搔挖否，不可以有血便为枯症，仍从湿治可也”。

2. 验齿判断邪热轻重与津液存亡

《温热论》指出：“温热之病，亦须验齿。齿为肾之余，龈为胃之络，热邪不燥胃津，必耗肾液。”手足阳明经脉络于齿龈，齿与龈和胃、肾、大肠密切相关。由于温病最易耗损胃津，劫烁肾液，因此，验齿对于判断热邪的轻重、津液的存亡，具有一定的临床参考价值。

（1）验牙齿

牙齿干燥，是由于津液不足或津液不能上承，牙齿失于濡润所致。其病机变化有轻重深浅的不同。若牙齿光燥如石，即指齿面干燥，形体不枯，仍有光泽，一般为胃热津伤而肾阴枯竭的征象，此齿若见于温病初起，而伴见恶寒无汗者，则为卫阳郁遏，表气不通，津液不布所致；牙齿松动稀疏，齿龈外露者，多属肾虚或虚火上炎；小儿齿落久不生者，为肾气亏；病重而齿黄枯落者，是骨绝；牙床腐烂，牙齿脱落者，是“牙疳”之凶候；外伤齿折或动摇者，曰斗齿；龋齿腐洞，乃饮食余渣积齿缝间，腐蚀淹渍所致；若牙齿燥如枯骨，即指齿面干枯而无光泽，则为肾阴枯竭，病情深重，预后不良。

（2）验齿龈

温病若见牙龈溃烂者，为脏腑蕴热；齿龈红肿者，多是胃火上炎；牙龈出血，即牙衄、齿衄或龈衄、牙宣、龈宣，多为火热内壅，胃火上攻，肝热动血，热伤血络所致，多属实热之证，也可因气虚不能摄血或肝肾阴虚等证所致。

（3）验牙垢

若齿龈部积有垢浊，是由热入下焦，肾火蒸腾，肾中浊气上升日久所结。垢黄者热盛阳明；垢白者湿聚太阴；坚而润者多实；松而弛者多虚；垢多口臭者多实；垢少口和者多虚；垢加坚粒多缘胃滞。若齿焦有垢，属火盛津伤，但气津未竭；如齿焦无垢，则为肾液俱竭，预后严重；齿垢如灰糕样，属中焦有湿浊用事，为津气俱亡，胃肾两竭。

（4）验咬牙龂齿

咬牙龂齿，属湿热动风，将成痉病；咬牙不龂齿，多属胃热，气窜经络之故；若咬紧牙关难开者，为风痰阻络或热盛动风；睡中龂齿者，多为内热或积滞。

（5）验齿法的运用

叶桂不仅创立了验齿诊法，还将其应用于临床，指导临床用药。如“齿光燥如石，若上半截润，水不上承，心火上炎也，急急清心救水，待枯处转润为妥”“上半截润，胃津养之，下半截燥，由肾水不能上滋其根，而心火燔灼，故急当清心救水，仲景黄连阿胶汤主之”。其还指出：“牙本不缩而硬，而牙关咬定难开者，此非风痰阻络，即欲作痉证，用酸物擦之即开，木来泄土也。”温病过程中出现齿垢，多由热邪蒸腾胃中浊气所结。故凡齿焦而有垢者，虽属胃热劫烁肾水，但气液未竭，预后尚属良好。“齿焦有垢者，肾热胃劫也，当微下之，或玉女煎清胃救肾可也。”治疗时以调胃承气汤微攻其下，再与玉女煎清胃热滋肾水。这些均是叶桂应用验齿指导临床的独到之处。

（二）湿热病救治经验

叶桂不仅善治温热病，对湿热病的辨治也颇有心得。如对湿热病之治疗，提出重在“通阳”。指出通阳之法不是运用温热药温补阳气，而在于化气利湿，通利小便，使气机宣畅，水道通调则湿邪可从小便而去，明确了温病“救阴”与“通阳”与杂病有所不同。故叶桂曰：“救阴不在血，而在津与汗；通阳不在温，而在利小便。然较之杂证，则有不同也”。对邪气流连气分，既不从外解，也不内传营血者，叶桂称为气分流连或邪留三焦，则治法有别。流连气分，可冀其战汗透邪，法宜益胃；邪留三焦，此则分消上下之势，随证变法。总之，邪气流连，虽有“法当益胃”及“分消上下”之不同，但皆应借助战汗以透邪外出，使邪有出路而不致内陷营血。若邪留三焦气分阶段，不从外解，势必造成里结阳明胃肠，也可以运用通下的方法治疗。他用对比的手法，指出伤寒与温病下法之异同，突出湿邪里结运用下法的特点。伤寒阳明实热，热盛伤津，下之宜猛，当运用承气类，攻逐邪热，荡涤燥屎，急下存阴，大便溏为邪已去；温病湿邪内搏，湿热胶滞，下之宜轻，当以枳实导滞汤通腑导滞，清利湿热，大便溏为邪未尽，轻法逐邪，宜频频用药，因湿邪非一下尽去。此为叶桂在《伤寒伤》下法运用上的一大发展。

（三）妇人温病证治经验

叶桂关于妇人温病的证治共有三条。其一，胎前温病，以护胎为要；其二，产后温病，叶桂指出“当如虚怯人病邪而治”，即产后温病多正虚邪实，治当兼顾；其三，热入血室，以凉血散血，“若本经血结自甚，必少腹满痛”，轻者刺期门，重者小柴胡汤去甘药加元胡、归尾、桃仁以破血散瘀。王孟英受此启发，提出温邪热入血室有三证：其一，如经水适来，因热邪陷入而搏结不行者，此宜破其血结；其二，若经水适断，而邪乃乘血舍之空虚以袭之者，宜养营以清热；其三，其邪热传营，逼血妄行，致经水未当期而至者，宜清热安营。

（四）处方以轻清灵巧见长

叶桂善用古方，用药轻灵。然师古而不泥古，有时只取其法，有时但求其意，其加减之妙，可意会也。如程门雪说：“天士用方，遍采诸家之长，不偏不倚，而于仲师圣法，用之尤熟。”叶桂的许多治法与药物，经吴鞠通整理成为广传后世的效验名方。药物质地、味数及剂量轻清灵巧，是叶桂的处方特点之一。其医案所载之药，剂量较轻，以轻灵见长，一般汤剂每味药在 3～10 克，而药味则较精简，每张处方大多 6～8 味药。用药味少量轻，又要达到理想的治疗效果，这就需要医生有精深的学识、高超的医术以及严谨的诊治态度。叶桂“药量轻灵”的处方特色，“四两拨千斤”的高超医术，为后世诸多医家所采纳。

二、内伤杂病诊治经验

叶桂作为温热病的名家，在创立温病卫气营血辨证体系的同时，其对内伤杂病的辨证论治，在内科、外科、妇科、儿科、五官科等方面亦颇多建树。如其补充李东垣治疗脾胃病详于脾而略于胃的不足，开通络治法及通补奇经治法之先河等。作为精通临床各科的医学大师，以其卓越的医学思想、高超的医技及丰富的临证经验而流芳百世。

（一）治脾胃，强调脾胃分治

叶桂在东垣学说影响下，重视脾胃在人体中的作用。东垣倡导脾气、脾阳是机体运化的动力，临证时多注意健脾气升脾阳。其所创方剂，如补中益气汤、升阳益胃汤、清暑益气汤等亦被后世习用。叶桂汲取东垣学说并结合自己临床实践，认为脾胃虽同为中土，胃属戊土，脾属己土，脏腑之体各殊，提出“胃喜润恶燥”“脾喜刚燥”“纳食主胃，运化主脾，脾宜升则健，胃宜降则和”，故临证时脾胃应分别论治。在全面继承和发扬东垣补脾升阳之说基础上，叶桂更注重降胃和胃，并善用甘润养胃药，重视顾护胃阴。正如其所云：“阳土喜柔，偏恶刚燥，若四君、异功等竟是治脾之要。腑宜通即是补，胃气下行亦有效验”。叶桂辨治脾胃之法，至今仍有重要学术价值，有效地指导着临床实践。

叶桂把脾胃生理特点概括为“纳食主胃，运化主脾，脾宜升则健，胃宜降则和”“太阴阴土得阳始运，阳明阳土得阴自安，以脾喜刚燥，胃喜柔润”的特点。认为脾体阴用阳，胃体阳用阴，并以此指导临床。其认为，人体气机升降的枢纽在于脾胃、肝胆。脾胃为后天之本，气血生化之源，脾升则健，胃降则和，然脾胃之升降又赖肝胆之疏泄升发。叶桂在其临证中对脾胃病的发病机制，认为除自身虚惫以外，常常是“厥阴肝阳顺乘胃口”“克脾者少阳胆木”，从而造成胃中“气痹不宣”“脾阳困顿不运”“营卫二气未能流畅于经脉”，故其对脾胃病的论治提出了系列治疗大法。兹归纳为以下三个方面。

1. 治胃病倡“以通为补”

叶桂对胃阳、胃阴之不足，提出了不同治法。胃阳受伤用温通之剂，然刚药畏其劫阴，须少济以柔药。常用药有人参、半夏、益智仁、茯苓、广陈皮、淡附子、淡干姜、荷叶（蒂）、高良姜、草果、红豆蔻、甘松、粳米、木瓜等。胃阴虚，叶桂认为“胃为阳土，以阴为用，而阳土喜柔，偏恶刚燥”，并从《金匮要略》麦冬汤化裁引申，以甘缓益胃中之阴。常用药有麦冬、火麻仁、生白芍、炙甘草、生扁豆、玉竹、川石斛、粳米、蔗浆、北沙参等。

2. 治脾病以运化为法

叶桂在治疗脾阳虚时，认为“脾阳宜动则运，温补极是，而守中及腻滞皆非”，“脾阳式微，不能运布气机，非温焉能宣达”。常用药有人参、生白术、淡附子、荜茇、半夏、茯苓、益智仁、淡干姜等，还常用半硫丸、附子理中汤。但针对脾阴虚，叶桂认为“养中焦之营，甘以缓之是其治法”。常用方为当归建中汤。

3. 治脾胃病证善用泄肝之法

叶桂对由肝邪引起的脾胃病证的治疗探讨详细。例如，其从《伤寒论》厥阴篇“气上撞心，心中疼热，饥而不欲食，食则吐蛔”中得到启发，用乌梅丸化裁而成安胃法。常用药有人参、茯苓、半夏、生白芍、乌梅、川连、生姜、广陈皮、川椒、川楝子、吴茱萸、木瓜、桂枝、当归须等。当情志不畅，木火犯土时，其主张“泄厥阴以舒其用，和阳明以利其腑”，常用药有川楝子、半夏、川连、姜汁、牡蛎、吴茱萸、淡干姜、枳实、生白芍、黄芩、人参、焦山栀、郁金、川朴等。若久郁而化热时，认为当苦辛泄降，少佐酸味，以酸苦泄热，常用药有川连、淡干姜、半夏、黄芩、枳实、生白芍、乌梅等。中虚郁热，寝食不安，舌有裂纹，系少阳木火犯太阴之土，认为宜养脾泄肝，常用药有人参、茯苓、白术、半夏、甘草、广陈皮、丹皮、桑叶、姜黄、天麻等。泄肝，叶桂尤重桑叶、丹皮，认为桑叶轻清，可清泄少阳之气热；丹皮苦辛，可清泄肝胆之血热。

（二）治中风，倡导阳化内风之说

唐宋以前，医家多从外风立论辨治中风。如《诸病源候论·中风候》云：“由血气偏虚，则腠理开，受于风湿。”金元以后，对中风的病机有了新的认识，产生许多不同学术观点。例如，刘河间主张情志化火，肝风内动；李东垣责之内虚气衰；朱丹溪认为湿痰化热，热极生风。

叶桂则有别于前人关于中风的论述，认为中风当责之本气自虚。如《医学发明》曰："中风者，非外来风邪，乃本气自病也。凡人年逾四旬，气衰者多有此疾。壮岁之际无有也。若肥盛，则间有之，亦形盛气衰如此。"叶桂否定外风致中风之论断，倡导"阳化内风"。中风多为"身中阳气之变动"，与肝关系密切。如肝肾阴亏、阳亢不潜，营阴不足、血虚生风，中土虚衰、肝胃失调，五志化火、烦劳扰动等，均可影响机体阳气，导致阳气变动，发为中风。这在内风病机认识和辨治方面发展了前人学说，"阳化内风"的认识更接近了中风发病的本质，亦是现代中风辨证分型与治疗的雏形。

（三）治奇经络病，取各家之长

叶桂对奇经和络病理论的完善和发展，是其学术思想的一大特色。因其一生忙于诊务，未曾亲笔著述，有关奇经和络病的认识，均散在于其现存医案中。在《临证指南医案》中，叶桂提出了"奇络"一词。"奇络"含义有二：①是指奇经，由于八脉既有经的特点，又有络的特点，故叶桂有时直接称其为络或奇络；②是指奇经八脉及络脉的合称。奇经与络的生理功能、病机变化及治疗方面关系密切，在叶桂医案中有许多奇络并治的例子，意在强调奇经病与络脉病的共性之处。叶桂的奇络治法和用药，在深度和广度上较之前人都有很大程度的发挥和创新。其按语中引经据典，深达经旨，如在奇经用药方面，其以《内经》"四乌鲗骨一藘茹丸"及仲景之"当归生姜羊肉汤"为据，并受孙思邈、许叔微、张景岳等人启发。在治络病方面亦取多家之长，如七疝之气实者多从张子和，淋浊实证取朱南阳"以浊泄浊"之法，及参用濒湖疏泄厥阴、温通精隧之意，而用虫类搜剔法则效法于仲景之鳖甲煎丸。

1. 治络脉病变以通络为法，尤善虫类诸药

络脉，是气血津液运行的通道，同时络脉亦是留邪场所和传邪之途径。关于络脉的论述，始于《内经》，发展于仲景，真正将"通络法"灵活运用到临床实践当属叶桂，集中体现在《临证指南医案》中。该书多处提及"初病在经，久病入络，以经主气，络主血""病久痛久则入血络"等理论。此即为著名的"久病入络"及"久痛入络"理论。络病的特点，主要以疼痛为主，多为针刺样痛或胀痛，病史较久，舌暗红、青紫有瘀斑瘀点，脉涩等。络病分虚实，因邪气痹阻，络脉不通，如风、湿、暑、瘀血、痰饮等所致当属实；因络脉空虚，脉道失营而为病当属虚。许多疾病在病变过程中，都不同程度地存在着血瘀络阻的现象，而且病程愈长愈明显。因此，络病理论与通络法，对于慢性疾病的治疗具有重要的指导意义。重要的是，络病理论揭示了一个思路，即对于久病或久痛，应该想到络阻存在的可能；对于活血化瘀而获效不佳者，也应该想到去尝试运用通络法。

2. 治奇经病变以柔润之剂通补为法

叶桂首创从奇经八脉辨识病机，选用血肉有情之品，通补奇经治疗疾病的辨证论治方法。通补奇经的方法，在涉及临床各科的疼痛、崩漏、带下、疝气等疑难杂证辨治方面，常能收到意外的良好效果。

（1）从肝肾、脾胃以治奇经病

奇经气血由十二经气血满溢而充盈，脏腑功能盛衰是经络气血盛衰之源泉，故病在奇经，而

治在脏腑。八脉多起于下焦，隶于肝肾，肝肾亏虚则八脉充养乏源，是奇经虚证之主因，尤以肝肾阴血亏损为主。经络气血又受后天脾胃水谷精微充养，故叶桂常从治肝肾、脾胃以治奇络病。但奇经病属经络病范畴，与脏腑病有别。虚者补之固为大法，然“补”非腻补所宜，滋腻之品有碍气机运化，不能通入奇经，须用通补之品。“通”者又须是柔润之剂，即非燥烈刚性之类如桂、附者，恐其更伤阴液。由阴损及阳，以阴虚为主，阳气浮越者，治从阴引阳；以阳虚为主，精无以生者，治从阳引阴。总以阳宜通、阴宜固为原则，以通阳摄阴、温补通纳为大法。凡内损精血形气，奇脉纲维失护，当予味厚质静或血肉有情之品填实精髓。肝肾阴亏，肝阳易于上越，法当益阴潜阳，佐以凉肝坚阴，药用介类潜之，酸味收之，厚味填之，咸味下引，苦味坚阴。遗精滑泄，以补肾固精、升固八脉之气为要，若涩剂乏效，必以滑药引导，所谓滑涩兼施。男子淋浊，亦如女子崩漏带下，最易损人津液，而致奇络亏虚，当调理任督冲带，不宜宣利清解，徒伤正气阴液。男子内结七疝，属任脉为病，若属阴虚气坠或精血内损所致精空气结，则非张子和辛热疏泄通络法所宜，而需用精血有情之品涵养生气，以及辛润温补通络法治之。久痢阴阳两伤，治法不越通摄，兼以升固任督；痿证多因久病所致，《内经》有“治痿独取阳明”的治则，而久病宜通任督，故治痿多从通补阳明合以温补通摄任督图治。

（2）治女子经带胎产重在调肝，顾及脾胃

女子经带胎产蓐劳所致诸病，多因气血阴液亏损，与冲任督带更是息息相关。又因女子以肝为先天，冲脉隶于阳明，故月经失调，病在冲任，治重调肝，又须顾及脾胃。产后病主以温养气血。产后久损不复延为蓐劳，为真阴亏损，阴虚生热，治应温补气血充养任督，兼除虚热。暴崩暴漏宜温宜补，因病在下焦，非归、芪、升、柴升举诸法所宜，须以固摄奇经之药，常用方如震灵丹；久崩久漏宜清宜通，因血去阴耗，当以养阴清热、通摄兼施。凡见冲气逆乱，均责之冲脉，多属肝肾阴损，阴不涵阳，而致冲脉夹肝风为逆，可见少腹气冲致心、但寤不寐、头眩目花、耳内风雷等诸变证，非攻消温补能治，惟以滋阴涵冲，宁神静养。妇人带下之患，多见于奇经交病，关系肝脾肾三脏，肝火动则绵绵而来，脾肾虚而下滑不禁。带下之源，皆出阴分，色赤者兼虚兼火，色白者兼虚兼湿，急者当固涩禁止，年久不止者，补脾肾兼升提治之。阴阳二维脉病，亦由精血亏损所致，主营卫失调。阳维脉病则阳气卫外功能失调而苦寒热，治在通和营卫；阴维脉病则营血循行不畅而苦心痛，治在宣通营络；因精血不足充涵，维脉失护卫包举之能，则身体伛偻，下部足跗痿痹无力，治仍当温补充养，宣通脉络。跷脉病主不寐证，阳不交阴则夜寤不寐，治以益阴和阳、摄阳入阴、和胃化饮等。

（3）治产后病十法

《临证指南医案》对产后病，辨证严谨，随证变法，灵活变通，疗效卓著，可总结为十法。叶桂认为，新产感寒，七情郁怒，气血凝滞，瘀血恶露停留胞宫，阻碍新血复生，治宜化瘀通露法，药用炒山楂、元胡、郁金、赤芍、炒牛膝、炒香附、童便、益母草，意在“治血治气同用，以气行血行也”。若新产失血较多，此属肝肾内怯，肾不交心，神气无以收纳自固，故见魂魄飞越之象，治疗急宜补虚宁神，使神气益固，药用人参、龙齿、枣仁、茯神、黑元肉、炒黑杞子、紫石英等。若产后元气虚损，奇经八脉气弱不固，产后数月带下淋漓不尽，腰腹坠胀，气短便频，入夜梦魂游离，则宜镇固奇脉，药用紫石英、桑螵蛸镇固奇脉之精气，鹿角霜温阳益精，远志、黑豆皮交通心肾，使奇经气固，精血能守，精华自不下泄。若产后阴血亏虚，肝风内动，治宜养阴熄风，但须辨其有火无火，略加风药以防痉厥，药用细生地、女贞子、阿胶、石斛、天冬、鸡子黄、羚羊角粉等。若夏月生产，汗泄太过，暑热乘隙内侵，内迫脏腑，耗伤阴津，渐成昏蒙内闭攻热之证，治宜育阴，可以除热，又暑必伤气，非益气清暑则正气难复，用扶正祛邪法，使暑邪去，阴津生可望成功，其常以乌鸡、西洋参、鲜生地、天冬、麦冬、柏子仁煎汤服或熬膏服。若产后体虚复感外邪，外风引动内风，乘虚上蒙清窍，叶桂以青菊花、羚羊角粉、黑山栀等平肝熄风，因肝热易引心热扰乱神明，故用连翘心、莲子心清心热、安心神，用芍药、五味、元参、制首乌养肝血、滋肝阴，用磁石镇肝木、定心志，对脉虚大者，加龟板、阿胶、生龙牡育阴潜阳。若产后去血过多，真阴难复，筋脉失养，百脉空虚，冲脉不能司血海之职调理诸经，挛急疼痛，叶桂谓“冲脉气逆则诸脉皆动，冲脉虚则百脉失养”，治宜养血调冲，药用当归身、黄芪、肉苁蓉、鹿角霜、紫河车、柏子仁养血益精，调理冲脉。产后日久，任督虚寒气乖，跷维脉不用，经血不行或数月一至，经后背寒，腰脊酸疼，形寒肢冷，形体日见衰竭，屡屡伤风易感等。若产后三冲，一为败血冲心，歌舞嬉笑怒骂，坐卧不安，叶桂常用花蕊石、琥珀末、龙骨、郁金救之；二为败血冲胃，饱闷呕恶，腹疼胀满，叶桂以平胃散加姜、桂送来复丹治之；三为败血冲肺，面赤、呕逆欲死或喘息不得卧，叶桂用人参、苏木加芒硝荡涤瘀血。若产后三病：一者血虚汗出，筋病也，是病“痉”；二者阳气郁之，则头晕目瞀，神病也，是病“郁冒”；三者亡津、液亏、胃燥，大肠失润，液病也，是病“大便难”。此三病不同，但亡血伤津则一。在治疗上，叶桂善用当归、元参、麦冬、柏子仁、白芍、沙参、鲜生地汁养血生津治之。若产后五脏俱虚，奇经八脉不养，崩漏，带下淋漓不止，或冲、任、督、带损伤，产后长期经闭不孕等，其主张以通补奇经治之，药用血肉有情之品以填补。温补镇潜冲脉，善用紫石英、紫河车、鹿角胶；滋养任脉，用龟板胶、阿胶、人乳等；静摄督脉，用鹿角、淡菜；温养带脉，则用当归、白术、艾叶等。

（4）治奇经病特色方药

叶桂治奇经病的特色方药，举例如下。

升固任督方：人参、鹿茸、茴香、龟板、菟丝子、当归身、生羊肾制丸，用鲍鱼汤送服。

温养固冲方：人参、熟地黄炭、鲜河车膏、茯苓、炒枸杞子、北五味、沙苑子、紫石英。

固崩方：人参、茯苓、乌贼骨、茜草、鲍鱼，加震灵丹冲服。

止带方：杜仲、沙苑、桑螵蛸、海螵蛸、龙骨、五味子、芡实、莲肉、炒枸杞子、熟地黄炭、当归炭。

清带方：柏子仁、生地黄、青蒿梗、黄芩、泽兰、樗根皮。

温通营卫方：鹿角霜、当归、桂枝汤去芍药。

治腿骨痿痹方：肉苁蓉、巴戟肉、虎胫骨、生精羊肉、当归、枸杞子、沙苑子、牛膝、川石斛。

辛润通络方：旋覆花、青葱管、桃仁、柏子仁、当归、橘红。

治疝瘕痛呕便秘方：炒桃仁、炒橘核、金铃子、炒元胡、小茴香、青皮、韭白汁、两头尖。

治少腹瘕聚经闭方：延胡索、川楝子、莪术、桃仁、山楂、生鳖甲、麝香等。

【后世影响】

一、历代评价

就整个中国医学史发展历程而言，叶桂都可称为一位具有巨大贡献的伟大医家，极受当时及后人的推崇，其学说也广为流传。史籍称他“切脉、望色、听言，病之所在，如见五脏”。《清史稿》称谓：“大江南北，言医者，辄以桂为宗，百余年来，私淑者众。”石韫玉在《叶桂医案存真》序中说：“至今谈方术者，必举其（天士）姓字，以为仲景、元化一流人也”。

叶桂既是温病学派的奠基人物，又是一位对儿科、妇科、内科、外科、五官科无所不精的医学大家。史书称其“贯彻古今医术”。周学海在点评《叶案存真类编》中说：“叶先生于外感，最长于温热；于杂病，最长于虚损；总是长于治郁而已，自来医案皆自编辑，故必其证之稍新，治之已效者，乃从而著之。其寻常易晓者，不多见也。先生案辑于后人，得失兼收，瑕瑜不掩，因其所矣！而案之宏富，遂为医林中独成一子，好学得思者，正乐而读之，以观其真，岂非盛事耶！”

程门雪在校读中对叶桂处方之结构大加赞美说：“方重出者不少，其相类者尤多，大概普通病证均有一定标准，主药数味不甚换，其换者一二味耳（方多偶，用奇者十之一二耳，六味最多，多者八味，十味、十二味不甚多见。六味中四味不甚换。换者二味，如咳嗽门，沙参、花粉、川贝、桑叶，四味尤多也）。虽云套法，却堪玩味。聚而玩之，制方选药，同症转移之理，十得八九。且其选药，味至精湛，一味换之，深意存焉。六味之中涵泳不尽，每含古昔名方数种为一炉治，加减变幻之美，从来所无。清真灵活，如思翁书记，渔洋绝句，令人意远。余读其按方结构之类，则则有味，最为相契。平生心折，实缘于此，非徒然也。”并谓本书“议论之恢宏，治疗之奇特，收罗之广博，自不及《指南》之富，《存真》之精。而特有之好处，亦二书所未有也”。

叶桂不仅精通医术，而且治学讲求宏搜博览，学究天人，精细严谨，使医术与学术相得益彰。其认为“学问无穷，读书不可轻量也”。故虽享有盛名，但却手不释卷，广采众长。他敏而好学的治学态度，更名换姓求师学艺的精神，值得我们学习。其为人“内外修备，交朋忠信……以患难相告者，倾囊助之，无所顾藉”。其为医以“立德、立功、立言”为最高境界，不喜欢以医自名，而深受广大医家敬仰。《沈归愚文集·叶香岩传》记载，叶桂临终前还谆谆告诫子孙说：“医可为而不可为。必天资敏悟，读万卷书，而后可借术以济世。不然，鲜有不杀人者，是以药饵为刀刃也，吾死，子孙慎勿轻言医”。

叶桂的一生，无论是他的医学理论，还是他的治学态度及医疗品德，都是值得后人珍惜和学习的宝贵遗产，特别是叶桂诸多反映其独到经验和深邃医理的名言，对后学仍有很大的启迪意义。

二、学派传承

叶桂作为一代名医，不仅极受时人推崇，其学说广为流传，而且对后世中医学的发展做出了重大贡献。百余年间，私淑叶桂者很多，其门人顾景文、华岫云，儿子叶奕章、叶龙章传承叶学，孙子叶堂、叶坚、曾孙叶万青等3人则转习儒业，最闻名的有清代的吴瑭、章楠、王士雄等皆私淑叶桂之学，形成了中医史上一个重要的医学流派——温病学派。

除上面提到过的门生和后人外，叶桂还培养了不少济世救人的名医。史称“大江南北，言医者，辄以桂为宗，百余年来，私淑者众”。一直对后学起着启迪和借鉴的作用。他的学说在身后二百多年的持续发展中，形成了中医史上的温病学派，在近代医学历史上具有重要的地位。

三、后世发挥

叶桂学术思想和临证经验对后世影响较大。如清代吴鞠通继承了叶桂《温热论》卫气营血辨证思想，并加以充实发挥创立了温病三焦辨证，共同构成温病的两大辨证纲领。再如，清代医家柳宝诒、王清任、陈平伯、吴坤安等，对于温病血分证治疗大法“凉血散血”具有深刻的认识并予以发挥。柳宝诒《温热逢源》中告诫说，对于热入营血，迫血外溢之出血证，不能只图凉血止血，“以致血虽止，而上则留瘀在络，下则留瘀在肠，甚至留瘀化热”。其根据瘀血之部位不同，治法也分缓急。“凡留瘀在肠胃者，易于疏化，以其在康庄大道，不在细微曲折之处，药力易于疏通也。若留于肺肝血络之中，则络道蚕丛，药力既非一日可到，而又不宜于猛剂攻消，只有通络化瘀泄热之法，缓缓图攻。如曹伯仁清瘀热汤之法，最为得窍”。王清任在《医林改错》中说：“血受热则煎熬成块”，精辟地阐明了热与瘀血的关系。陈平伯、吴坤安认识到，温病血分证形成瘀血，有气机郁滞的因素存在，邪热除可炼血为瘀外，亦可壅阻气机。陈平伯说：“热毒内壅，络气阻遏”。吴坤安说：“热毒蒸灼，气血经络凝塞不通，治疗加入二味行气药如枳实、柴胡”。又如，清末医家林佩琴《类证治裁》精辟地总结了叶桂从脾胃论治的经验，阐明了叶桂脾胃分治、胃再分阴阳的具体论治法则。其云：“治胃阴虚，不饥不纳，用清补，如麦冬、沙参、玉竹、杏仁、白芍、石斛、茯神、粳米、麻仁、扁豆子；治胃阳虚，食谷不化，用通补，如人参、益智、陈皮、厚朴、乌药、茯苓、生术、半夏、生姜；治脾阴虚，胸嘈便难，用甘润，如甘草、大麦仁、白芍、当归、杏仁、麻仁、红枣、白蜜；治脾阳虚，吞酸嗳腐，用香燥，如砂仁、丁香、炒术、神曲、谷芽、干姜”。此乃应用叶桂临证经验之指南。另如，叶桂门人华岫云继承了叶桂的养胃阴思想，认为“所谓胃宜降则和者，非用辛开苦降，亦非苦寒下夺以损胃气，不过甘平或甘凉濡润，以养胃阴，则津液来复，使之通降而已矣”。此外，尚有不少医家对叶桂温病的治则治法、杂病虚劳、阳化内风、久病入络等学术理论继承和发扬。

综上所述，叶天士学术渊源于古徽州新安江流域的新安医学，其学术特色主要体现在创造性的提出了温病发生发展的规律，创立了卫气营血辩证体系和卫气营血辨治新理论及“先安未受邪之地”的治未病思想等。临证经验则反映在对外感温病和内伤杂病诊治的两大方面，诊断温病重在辨舌，丰富和完善了温病诊断方法，治疗湿热病重在通阳，其审证立方，不执成见，处方以轻清灵巧见长；对内伤杂病的辨证论治，颇多建树，善用古方；首次阐明络病理论，开通络治法及通补奇经治法之先河。其学术思想和临证经验对后世影响甚大。至今在临床上仍有重要的指导意义和实用价值。

安徽中医药大学　刘兰林

【参考文献】

[1] 叶天士. 温热论 [M]. 天津: 天津人民出版社, 1962.

[2] 叶天士. 临证指南医案 [M]. 上海: 上海人民出版社, 1959.

[3] 叶天士. 未刻本叶桂医案 [M]. 上海: 上海科学技术出版社, 1963.

[4] 王孟英. 温热经纬 [M]. 北京: 人民卫生出版社, 1956.

[5] 彭胜权. 温病学 [M]. 北京: 人民卫生出版社, 2000.

[6] 沈仲圭, 陆文彬. 叶天士《外感温热篇》的探讨 [J]. 成都中医学院学报, 1979 (3): 12-13.

[7] 张玉辉, 杜松. 叶天士学术思想探析 [J]. 中华中医药学刊, 2007 (12): 2512-2513.

[8] 侯浩斌, 刘兰林. 叶天士《外感温热篇》治未病思想 [J]. 江西中医药, 2007 (11): 18-19.

[9] 刘惠武. 浅谈叶天士对温病舌诊的贡献 [J]. 辽宁中医学院学报, 2003 (1): 45-46.

[10] 陈学达. 叶天士脾胃病证治浅探 [J]. 浙江中医杂志, 1999 (5): 513-514.

[11] 牛学恩. 叶天士论治脾胃病特点分析 [J]. 四川中医, 1999 (6): 7-8.

[12] 杨慧清. 浅谈叶天士对脾胃学说的贡献 [J]. 新中医, 2006 (6): 82-83.

[13] 陈志伟, 翟玉祥. 叶天士运用辛开苦降法治疗温热病 [J]. 吉林中医药, 2008 (12): 865-866.

[14] 赵文研, 陈荣. 叶天士对产后病治疗十法探讨 [J]. 中医文献杂志, 2004 (3): 25-26.

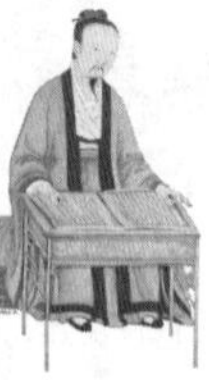

尤　怡

内容提要

尤怡，字在泾，生年不详，卒于清乾隆十四年（1749），江苏长洲（今江苏吴县）人，清代著名医家，在张仲景学术研究方面颇有建树。著有《伤寒贯珠集》《金匮要略心典》《金匮翼》《静香楼医案》《医学读书记》等。《伤寒贯珠集》和《金匮要略心典》，为其注解《伤寒杂病论》之上乘佳作，一直为后世伤寒研究学者所推崇。其于《伤寒论》研究，以法类证，融会贯通；对《金匮要略》的注释，荟萃诸家，钩玄典要，且与临证心得相结合。其学术多以喻嘉言为宗，论病抓纲重法，临证喜用经方，又善于裁制时方。其治杂病，燮理阴阳，刚柔相济而法出张仲景；重视脾肾阳气，善用甘温而颇似李东垣、李中梓；其医案立方稳朴，轻灵平正，说理简要，且不拘成法，详审病机，医术精湛，其学术思想和临证经验很值得学习、研究和借鉴。

【概述】

一、生平简介

尤怡，字在泾（一作“在京”），又字饮鹤，号拙吾，晚年又号饲鹤山人。生年不详，卒于清乾隆十四年（1749）。江苏长洲（今江苏吴县）人。清代著名医家，在张仲景学术研究方面颇有建树，在后世具有深远的学术影响。尤怡的医学著作，主要有《伤寒贯珠集》、《金匮要略心典》（简称《心典》，下同）、《金匮翼》、《医学读书记》和《静香楼医案》。上述论著，既涉外感伤寒，又及内科杂病；既有医论，又有医案；既精究张仲景之学，又辨识诸家之误。其论精要平正，切于临床实际，颇具特色。

尤怡师从于江苏马俶（元仪），元仪从师于沈朗仲，沈朗仲从师于李中梓。马俶医术颇负盛名，且尤重医德，弟子甚多，晚年得尤怡甚是器重，谓其妻曰：“吾今得一人，胜得千万人。”尤怡得马俶之薪传，与其师共同参与修订沈朗仲的《病机汇论》，晚年医学成就尤在其师之上。尤怡自青年始广阅医籍，从《内经》《伤寒杂病论》至各医家之理论都融会贯通；晚年医术益精，论病源流俱澈，立方不拘泥于先人，治病方法简易而多奇效，故颇具声名。其与同时代叶天士、徐大椿、王子接等名医齐名。

尤怡工诗善书，虽家贫但交友甚广。当时，顾秀野、沈德潜、徐龙友、李客山等诗人皆慕其学识，共结城南之社。其孙曰：“大父甚贫困，往来皆一时名流。”其诗多宗唐代杜甫，而文章颇似王安石。其诗文收于《北田吟稿》而传世，部分被沈德潜收入清《国朝别裁集》。尤怡虽博学多才，却淡泊名利，不涉仕途。其孙尤世楠在《家传》中记载：“楠自晓事后，未见有一杂宾至者。性沉静，淡于名利，晚年治病颇精，稍暇即读书。”尤怡晚年隐居于花溪，从医之余，亦读书、作诗、观鱼、饲鹤，病逝于乾隆十四年。尤怡之子图南、召南，侄东屏、惕峰，及其孙世楠等，皆承其业。

尤怡致力于张仲景学术研究数十年，《伤寒贯珠集》和《金匮要略心典》两书，为其注解《伤寒杂病论》之上乘佳作，一直为后世伤寒研究学者所推崇。其于《伤寒论》研究，以法类证，融会贯通；对于《金匮要略》的注释，荟萃诸家，钩玄典要，且与临证心得相结合。其学术多以喻嘉言为宗，论病抓纲重法，临证喜用经方，又善于裁制时方。其治杂病，燮理阴阳，刚柔相济而法出张仲景；重视脾肾阳气，善用甘温而颇似李中梓、李东垣；其医案立方稳朴，轻灵平正，说理简要，且不拘成法，详审病机，医术精湛。尤在泾博采众长，功力深厚，其学术思想和临证经验很值得学习、研究和借鉴。

二、著作介绍

（一）《伤寒贯珠集》

《伤寒贯珠集》成书于清雍正七年（1729）。此书是尤怡以法类证，将《伤寒论》原文重新整理编次而成。此书共8卷，包括：太阳篇2卷，阳明篇2卷，少阳、太阴、少阴、厥阴各1卷。书中以六经为纲，以治法为目，各提其纲。于各经正治法之外，太阳篇有权变法，斡旋法，救逆法，类病法；阳明篇有明辨法，杂治法；少阳篇有权变法；太阴篇有脏病、经病法，经、脏俱病法；少阴、厥阴篇有温法和清法。尤怡精于总结概括，其理念便于临床掌握运用。后人以《伤寒贯珠集》与柯琴的《伤寒来苏集》并重，作为学习和研究张仲景《伤寒论》的主要参考书，其学术价值非常重要。

（二）《金匮要略心典》

《金匮要略心典》，又称《金匮心典》，成书于清雍正七年（1729），初刊于雍正十年。共3卷，卷上自“脏腑经络先后病脉证治”至“肺痿肺痈咳嗽上气病脉证治”7篇；卷中自“奔豚气病脉证并治”至“水气病脉证并治”7篇；卷下自“黄瘅病脉证并治”至“妇人杂病脉证并治”8篇，共计22篇，为注释阐述张仲景《金匮要略》之作。唐宋至明代，阐述张仲景著作的医家颇多，皆欲求真解惑，却良莠不齐。尤怡熟读《金匮要略》，其所谓心典，“谓以吾心求古人之心”而得其典要。书中将张仲景原文列于前，尤怡注释阐发列于后，言简意赅，论理明确，切合临床。除其本人注释之外，还摘引了前人注释之精要，校正了原文中的传写之误。徐大椿序中说：“其间条理通达，指归明显，辞不必繁而意已尽，语不必深而旨已传，虽此书之奥妙不可穷际。”本书是《金匮要略》较好的注本之一，对后世《金匮要略》研究具有较大的影响。

（三）《金匮翼》

《金匮翼》成书于清乾隆三十三年（1768），传于门人沈平舟、柏澹安，清嘉庆十八年（1813）由赵亮彩刻印。共8卷，全书载中风统论、虚劳统论、诸血统论、肿胀统论、积聚统论、喘证统论等医论24篇；列卒中八法、瘟疫大法、治痰七法，通治诸积、治痢诸方，诊候生死要法等19篇；述中风失音不语、偏风、痰膈等200余种病证。此书为补充《心典》、羽翼《金匮要略》之作，也是详细阐述内科杂病治法的重要著作。尤怡究心《灵枢》《素问》，汇各家之论，博采古今效方，总结自己临床经验而成此书。其选录数十名家理论之精要，制方800余首，并自创方剂18首，为内科临证颇具参考价值的书籍。因而，徐大椿曰：“先生为仲圣功臣矣。”

（四）《医学读书记》

《医学读书记》初刊于清嘉庆十九年（1814），但据徐大椿序言推测，当成书于乾隆四年（1739）之前，是尤怡阅读各家医集之心得随笔。全书包括《读书记》3卷，卷上论述阳气阴气、《灵枢》《素问》之不同、《素问》传写之误以及劳风、肺消等27个问题，乃尤怡读《内经》之体会。卷中论述风寒营卫之辨、寒邪六经俱受不必定自太阳、阳结阴结等24个问题。此书是其研读《伤寒论》的心得，亦是《伤寒贯珠集》内容的补充。卷下论述制方有用药必本升降浮沉之理、五行问答、柯氏《伤寒论翼》辨、归脾汤方论等13个问题。《续记》1卷，录寸口分诊脏腑定位、古方权量、泻痢不同及葱豉汤等方的详细理论阐述。后附《静香楼医案》31条。本书涉及中医基础、诊断、辨证、治法、方药、病证、针灸、五运六气、医籍校勘、正误、解疑及医家述评等多方面的内容，可谓解《内经》之遗憾，述《伤寒杂病论》之精义，融会先人之理论，平正通达，对后世有所启迪之佳作。

（五）《静香楼医案》

《静香楼医案》成书于清雍正七年（1729），为尤怡医案总结。此书在清光绪前无刻本，乃《医学读书记》后附录31条，其多数医案则在民间传抄。咸丰年间，江阴柳宝诒在詹文桥张氏斋首见其藏本，在其中选取精粹之5/10，加以评注。此书分上、下两卷，32门，包括内伤杂病、伏气外感、外疡、妇人等，并加柳宝诒按语。本书于杂病证治发挥极多，其医案立方稳健，用药不拘泥于成方，多注重脾肾，灵活多变。

【学术思想】

一、学术渊源

（一）遵循经典，辨证论治

尤怡一生勤于学习，稍有闲暇则手不释卷。其认为学医者必须以经典为本，对于《内经》《伤寒论》《金匮要略》等，更是反复研读。

尤怡对《内经》研究颇深并有所发挥，这主要体现在《医学读书记》的上卷。如《素问·逆调论》云："人身非衣寒也，中非有寒气也，寒从中生者何?"尤怡对此条的理解，不囿于"阳气少、阴气多"而"定责阳虚"之见，而是根据临床所见，考虑到中寒之人"多痹气"，另有"寒甚至骨"者，则因"肾不生则髓不能满"所致，由此提出"气痹精少皆能生寒"。可见其学本经典，又能灵活变通。

另外，尤怡多年精研覃思，深得张仲景心法，乃清代伤寒研究名家，是重视辨证论治的代表医家之一。明清两代研究《伤寒论》的学术之争，实发端于方有执的错简重订之说。方有执、喻昌为代表，主张独尊张仲景，错简应该重订，后世称其为错简重订派；张遂辰、张志聪为代表的一些医家，认为流传旧本不能随意改订，后世称之为维护旧论派；部分清代医家主张《伤寒论》的宗旨在于辨证论治，研究伤寒学说的重点是辨证论治的应用，此即后世所谓辨证论治派。强调辨证论治的医家，从不同角度研究《伤寒论》的辨证论治法则。根据其研究特点，有以方类证者，以柯琴、徐大椿为代表；有以法类证者，以尤怡和钱潢为代表；有分经审证者，以陈修园、包诚为代表，分别从不同角度阐释《伤寒论》。尤怡注重"以法类证，以证论治"，比同样倡导辨证论治的钱潢更为后世所推崇。

（二）治病求本，师法中梓

尤怡师承马元仪，为李中梓三传弟子，临证具有"重脾肾，擅温补"的特点。李中梓是明代杰出医家，其学术思想，受李东垣、薛立斋、张景岳的影响颇深。李中梓认为，人身之有本，如同树木有根、水有源头，治病若能抓住根本，则诸证便迎刃而解。人身之根本有二，一是先天，一是后天，先天之本在肾，后天之本在脾。李中梓治肾，宗薛立斋、张景岳，治分水火。水不足而火旺者，用六味地黄丸，壮水之主，以制阳光；火不足而水胜者，用八味丸，益火之源，以消阴翳。而治脾，又效法李东垣，首辨虚实。饮食所伤者，是虚中有实，用枳术丸，消中有补；劳倦所伤者，纯属虚证，出入于补中益气汤、四君子汤、六君子汤之间，健脾益气。尤怡的学术思想受李中梓影响极为明显。其治病求本，重视先天后天，治肾宗于薛立斋，治脾法于李东垣，擅长甘温和中、益气扶阳。

（三）以法为纲，私淑喻昌

喻昌研究《伤寒论》侧重于法，尤怡亦私淑喻昌之学。喻昌宗方有执错简之说，认为四时外感当以冬月伤寒为大纲，伤寒六经中又以太阳一经为大纲，而太阳经中又以风伤卫、寒伤营、风寒两伤营卫为大纲。此为喻昌的伤寒三纲鼎立学说。他将《伤寒论》397 条称为 397 法。因此，其所注《伤寒论》命名为《尚论张仲景伤寒论重编三百九十七法》，简称《尚论篇》。其中桂枝汤、麻黄汤、青龙汤则被视为鼎足三纲的三大治法。

喻昌以法治伤寒之学，对于内伤杂病的治疗也以治法为眼目。如其在所著《医门法律》中，结合临床病证，着重探讨风、寒、暑、湿、燥、火六气以及杂病的辨治规律。如每门先冠以“论”，分析病证的病因病机；次为“法”，阐述辨证论治的法则；再次为“律”，指出临床辨证常犯的错误，提出禁律，故全书以“法律”命名。

尤怡虽然不赞同喻昌的三纲鼎立学说，然而他以法论治的思想，应该是受到喻昌的影响和启发的。而且，尤怡在《金匮翼》中辨治内伤杂病时颇重治法，如书中列有卒中八法、湿证四法、治痰七法、疗疝八法等。全书首贯医论，次举辨证，次列诸方，其治学方法与喻昌如出一辙。

二、学术特色

（一）融会贯通，阐发《伤寒论》精义

1. 以法类证注伤寒

在伤寒学派中，以法类证的代表医家当推钱潢和尤怡。但钱潢对法的总结不如尤怡详细，也没有完全打破风伤卫、寒伤营的框架，而尤怡的方法已经完全脱离“三纲鼎立”模式，而且更为系统并切于临床实用。

《伤寒贯珠集》不仅对《伤寒论》原文进行逐条注解，还将《伤寒论》原文重新汇编，并适当糅合《金匮要略》有关条文。其采用以六经为纲、以治法为目的方法，对《伤寒论》原文次序进行了重新编排和归纳。如《伤寒贯珠集·自序》云：“夫振裘者必挈其领，整纲者必提其纲。不知出此，而徒事区别，纵极清楚，亦何适于用哉。”故尤怡对法的阐发，必是大法列于前，下列诸证，证随方出。

（1）太阳病篇治法

《伤寒论》太阳病篇，头绪繁多，难于理解。尤怡将其分为正治法、权变法、斡旋法、救逆法和类病法等五类，使之层次清楚，一目了然。

1）正治法

辨脉之缓急，有汗无汗，当以汗解，用桂枝汤、麻黄汤；或合阳明，或合少阳，或三阳合病，当解之清之，用葛根汤、黄芩汤和白虎汤。以上为太阳正治法，共计32条。

2）权变法

对人体正气不足，素有痰饮、痞气、咽燥、淋、疮、汗、衄等病，及房劳、金刃、产后、亡血等伤，虽有伤寒的证候，但治法不同，当权变治之，用小建中汤、炙甘草汤、大青龙汤、小青龙汤、十枣汤、五苓散、四逆汤、调胃承气汤及桂枝、麻黄、越婢汤之合方等。以上为太阳权变法，共计23条。

3）斡旋法

发汗太过、不及，或有传变，或为发黄、蓄血，或汗出而伤阳，不宜用正治法，当用真武汤、白虎加人参汤、甘草干姜汤、芍药甘草汤、桂枝甘草汤、桂枝加附子汤、新加汤、苓桂术甘汤、麻杏石甘汤、旋覆代赭汤、苓桂甘枣汤、茯苓甘草汤、桃核承气汤和抵当汤（丸）等治之。以上为太阳斡旋法，共计31条。

4）救逆法

太阳病误治之后，形成结胸、痞满、协热下利、烦躁而不得眠、不欲食、惊狂、肉上粟起，于是有大陷胸汤（丸）、小陷胸汤、诸泻心汤、文蛤散、栀子豉汤、葛根芩连汤和救逆汤等方施治。以上为太阳救逆法，共计63条。

5）类病法

太阳病除伤寒外，又有风温、温病、风湿、中湿、湿温、中暍和霍乱等病，与伤寒相似却治法不同，于是又有桂枝附子汤、葛根汤、甘草附子汤、四逆加人参汤、理中丸和瓜蒂散等方。以上为太阳类病法，共计33条。

（2）阳明病篇治法

阳明病篇治法有正治法、明辨法、杂治法。

1）正治法

“胃家实”为阳明之正病，阳明经受邪多传于腑，腑病常聚而不行，故阳明病腑病多于经病。阳明经病有传经和自受之别，腑病则有宜清、宜下、宜温等不同治法，分别用三承气汤、白虎加人参汤和吴茱萸汤。此为阳明正治法，共计49条。

2）明辨法

对于经腑相连、虚实交错，或可下，或不可下，或不可大下，有脉实、潮热、转矢气、小便少等，当酌情使用下法；而外导润下用蜜煎导法、猪胆汁导法和麻子仁丸等。此为明辨法，共计24条。

3）杂治法

阳明又有发黄、蓄血诸证，非胃家实或经邪留滞，故或散，或下，当各随其证而用不同治法，如茵陈蒿汤、栀子柏皮汤、麻黄连轺赤小豆汤和抵当汤等方。此为杂治法，共计9条。

（3）少阳病篇治法

少阳病篇治法有正治法、权变法、制法。

1）正治法

“少阳居表里之间，当肓膜之处，外不及于皮肤，内不及于脏腑。”“汗之而不从表出，下之而不从里出”，故不宜用汗、吐、下法。故和解法是正治法，主方小柴胡汤，共计16条。

2）权变法

少阳病兼太阳、阳明者，和解需予权变，当兼汗、兼下，用柴胡桂枝汤、柴胡桂枝干姜汤、柴胡加芒硝汤、大柴胡汤，共计4条。

3）刺法

有纵隔、胁满合并之病，则应用刺法，刺期门、大椎、肺俞、肝俞等，共计4条。

（4）太阴病篇治法

治法包括脏病治法、经病治法和经脏俱病治法。

1）脏病治法

太阴属土，在脏为脾，在气为湿。尤怡指出，伤寒传经之热或直中之寒与内湿相搏，为腹满吐利等脏腑症状。但因寒热之异，有肢冷肢温、脉迟脉数、口渴或不渴等不同的外证。尤怡把具有明显脾胃脏腑症状，表证不明显的条目，列于太阴脏病之下。其中，寒邪直中用四逆辈，腹满时痛用桂枝加芍药汤，大实痛用桂枝芍药加大黄汤。

2）经病治法

太阴经病则脏腑症状不明显，但表证显著，用解表法，与桂枝汤发汗。

3）经病和脏病俱病治法

经脏俱病乃脏腑症状与表证皆重，宜用先温里、后解表法。温里用四逆汤，解表用桂枝汤，共计10条。

（5）少阴病篇治法

少阴为太阳之里，居厥阴、太阴之间。故少阴病可由太阳传入，或寒邪直中少阴，并可兼有厥阴、太阴之证。治法包括清法、下法、温法、辨生死法。

1）清法

直中之寒，久而化热，宜用清法，用黄连阿胶汤、四逆散、猪肤汤、苦酒汤、甘草汤、桔梗汤和半夏汤等方。

2）下法

兼见阳明之证者，宜急下存阴，用大承气汤。

3）温法

传经之热，极而生寒，用温法，经病用麻黄附子细辛汤、麻黄附子甘草汤；少阴中寒，用真武汤、附子汤、通脉四逆汤、白通加猪胆汁汤和桃花汤等方药。

4）辨生死法

观其脉证以辨生死，明确欲解、可治、不治、死证及汗下之禁。共计45条。

（6）厥阴病篇治法

《伤寒贯珠集·厥阴篇》云：“厥阴为阴之尽，为脏之极，阴极而尽，则必复反而之阳，故厥阴之生死，在厥热之进退也。”所以本经病必先辨厥热之进退，才能把握生机。治法包括清法、温法、汗下之禁，共计62条。

1）清法

厥阴有热易伤阴，则治以清法，用白头翁汤、栀子豉汤、麻黄升麻汤。

2）温法

厥阴有寒易伤阳，以温法施治，用乌梅丸、吴茱萸汤、当归四逆加吴茱萸生姜汤、四逆汤、通脉四逆汤、干姜黄芩黄连人参汤等。

3）汗下之禁

厥阴病篇有汗、下等禁忌证以及瘥后诸病的治疗。

2. 以经络、脏腑诠释六经

对于《伤寒论》六经，历代医家认识不一，朱肱以经络解，李时珍、高学山以脏腑解，张志聪以六气解。上述认识各据其理，亦各有不足。尤怡立足于经络脏腑之说诠释六经并解释六经病。

从经络之循行阐释六经病。如《伤寒论》第1条："太阳之为病，脉浮，头项强痛而恶寒"。尤怡解释说："盖太阳居三阳之表，而其脉上额交巅，入络脑，还出别下项。故其初病，无论中风伤寒，其脉证皆如是也。"（《伤寒贯珠集·太阳篇》）又如太阳病第35条："太阳病，头痛发热，身疼腰痛，骨节疼痛，恶风无汗而喘者，麻黄汤主之。"尤怡注曰："足之太阳，其脉上际巅顶，而下连腰足。而寒之为气，足以外闭卫阳，而内郁营血。故其为病，有头痛发热，身疼腰痛，骨节疼痛，恶风无汗而喘之证。"（《伤寒贯珠集·太阳篇》）再如第96条："伤寒五六日，中风，往来寒热，胸胁苦满，默默不欲饮食，心烦喜呕；或胸中烦而不呕，或渴，或腹中痛，或胁下痞硬；或心下悸，小便不利；或不渴，身有微热；或咳者，小柴胡汤主之。"尤怡注曰："胸胁苦满者，少阳之脉。其直者，从缺盆下腋循胸过季胁故也。"（《伤寒贯珠集·太阳篇》）此三条皆为三阳经之发病机制，阐述精妙，易于理解。第310条："下利咽痛，胸满心烦者，猪肤汤主之。"尤怡注曰："少阴之脉，从肾上贯肝膈，入肺中循喉咙，其支别者，从肺出络心，注胸中，阳邪传入少阴。下为泄利，上为咽痛，胸满心烦，热气充斥脉中，不特泄伤本脏之气，亦且消烁心肺之阴矣。"（《伤寒贯珠集·少阴篇》）。第274条"太阴之为病，腹满而吐，食不下，自利益甚，时腹自痛。若下之，必胸下结硬，此足太阴病之的证也。"尤怡注曰："太阴之脉，入腹属脾络胃，上膈挟咽，故其病有腹满而吐，食不下，自利腹痛等证。"（《伤寒贯珠集·太阴篇》）

综上所述，三阳病以经腑论治，三阴病以经脏论治；邪在经为表，在脏腑为里；伤寒邪气从不同经络侵入，循经传入脏腑，表现出不同的病变，以经络循行解释六经病发病，深入浅出，易于理解。

其一，关于阳明病腑证，尤怡注曰："胃者，汇也，水谷之海，为阳明之腑也。胃家实者，邪热入胃，与糟粕相结而成。实非胃气自盛也。"（《伤寒贯珠集·阳明篇》）此言邪热入里与糟粕互结而成阳明腑证。

其二，关于三阴病脏证，如第299条"少阴病，六七日，息高者死。"尤怡注曰："息高，气高而喘也。少阴为真气之源，呼吸之根。六七日病不愈而息高者，邪气不去体，而真气已离根也，故死。"（《伤寒贯珠集·少阴篇》）此言肾为足少阴之脏，为纳气之根。

其三，关于误治之变，如第65条"发汗过多，其人叉手自冒心，心下悸，欲得按者。"尤怡注曰："心为阳脏，而汗为心液。发汗过多，心阳则伤，其人叉手自冒心者，里虚欲为外护也。"（《伤寒贯珠集·太阳篇》）误治若成坏病，病情急重，病势复杂，其据脏腑学说注释，言简意赅，说理精当。

3. "寒邪六经俱受"说

关于伤寒的受邪部位及传变途径，尤怡认为"寒邪六经俱受，不必定自太阳"。《伤寒贯珠集·阳明篇上·阳明正治法·阳明病风寒不同证治八条》中论及风寒中人，无有常径。

伤寒受邪传经的一般情况为：先太阳，次阳明，次少阳，次太阴，次少阴，次厥阴。通常认为，风寒之邪侵袭人体，多为太阳受邪。如"太阳病，发热汗出，恶风，脉缓者，名为中风"。此为太阳中风之脉证。但实际上，风寒之邪可直接伤及太阳经，亦可直接伤及六经中任何一经。如第189条"阳明中风，口苦咽干，腹满微喘，发热恶寒，脉浮而紧"；第264条"少阳中风，两耳无所闻，目赤，胸中满而烦"；第274条"太阴中风，四肢烦疼，脉阳微阴涩而长"；第301条"少阴病，始得之，反发热脉沉者，麻黄细辛附子汤主之"；第327条"厥阴中风，脉微浮为欲愈，不浮为未愈"。尤怡还指出，三阴受邪又与三阴直中不同，"直中者，病在脏，此则病在经也。"总之，尤怡认为，"六经皆能自受风寒，何必尽从太阳传入"，即使从太阳而入，也未必完全按照循经顺序传变。

又有"伤寒传足不传手"之说，是指病邪直中，多中足经，不直接侵袭手经。阳主表、阴主里；腑为表、脏为里。故邪气在表则侵袭足三阳经，在里则伤足三阴经。而手之三阳亦主表，因手三阳经从手走头，位偏而脉短，而足经则自下而上，经络分布于周身。手三阴经虽亦主里，但并处上焦；足三阴经居于下焦，乃阴位也。总之，足三阳经主阳之表，足三阴经主阴之里，因此"伤寒之邪，所以恒在足而不在手欤"。当然，邪气侵入人体后，从足经传入手经的情况是存在的。

4. "伤寒统括杂病"论

张仲景著作原名《伤寒杂病论》。成书不久，因东汉末年连年战乱而散失不全。晋代王叔和整理伤寒部分而为《伤寒论》，其杂病部分直至宋·林亿才发现并校订而成《金匮要略》。因此，历来研究《伤寒论》的医家，对伤寒六经是否统括杂病争论很大。其中，代表性观点有二。其一，如王履云："张仲景所著《伤寒论》，全书大法，都是为伤寒病而设。"（《医经溯洄集》）其二，如柯韵伯所说："仲景杂病，即在《伤寒论》中。且《伤寒论》中又最多杂病，其间是伤寒与杂病合论，则伤寒、杂病之证治井然。"又说："六经之病，不是六经之伤寒，乃是六经分司诸病之提纲，非专为一证立法也。"（《伤寒来苏集》）

尤怡支持柯韵伯的说法，主张《伤寒论》为全书，即包括伤寒和杂病。尤怡在《伤寒论》小建中汤一条"伤寒二三日，心中悸而烦"注释中，言"仲景御变之法如此，谁谓伤寒非全书哉"。他编次《伤寒贯珠集》时，纳入部分《金匮要略》内容，此举别开生面，为后人理解伤寒理论提供了新思路。如172条"脏结"病曰："脏结之证，不特伤寒，即杂病亦有之。"此外，从尤怡《静香楼医案》来看，也切实有多处运用《伤寒论》方剂治疗内伤杂病。

伤寒统括杂病这一理论，将脏腑、经络、气化融为一体，统外感与杂病并治，突出了《伤寒论》辨证论治的思想，对后世《伤寒论》研究不无裨益。

（二）博采众长，钩玄《金匮要略》典要

尤怡研读张仲景《金匮要略》，指出“其方约而多验，其文简而难通”，故阅读过程中凡有所得，即做读书笔记，日积月累而成书。虽然明代以后注释《金匮要略》者有十余家，但尤怡认为多为浮夸狭隘之谈，遂欲“以吾心求古人心而得其典要云耳”，故将其书命名为《金匮要略心典》。

徐大椿为《金匮要略心典》作序赞曰：“其间条理通达，指归明显，辞不必繁而意已尽，语不必深而旨已传。虽此书之奥妙不可穷际，而由此以进，虽入仲景之室无难也。”任应秋把《金匮要略心典》列为“较有精义与发明”的三部《伤寒论》注本之一，认为“尤怡之注，既不费辞，颇能深入浅出”，“读《心典》可以扼要地掌握各篇的内容实质”。可见《心典》乃成为后世学习《金匮要略》的重要参考书籍。

1. 言简意赅，深揭要义

尤怡在《金匮要略心典》中，解释《金匮要略·脏腑经络先后病脉证》肝脾虚实及互相传变之理曰：“盖仲景治肝补脾之要，在脾实而不受肝邪……盖脏病惟虚者受之，而实者不受；脏邪惟实则能传，而虚则不传。故治肝实者，先实脾土，以杜滋蔓之祸。治肝虚者，直补本宫，以防外侮之端。此仲景虚实并举之要旨也。”如此理解，则深刻地揭示了张仲景治肝实证与肝虚证之经旨。

《金匮要略心典》注释张仲景论寒湿历节一条云：“此为肝肾先虚，而心阳复郁，为历节黄汗之本也。历节者，遇节皆痛也。盖非肝肾先虚，则虽得水气，未必便入筋骨；非水湿内侵，则肝肾虽虚，未必便成历节。仲景欲举其标，而先究其本，以为历节多从虚得之也。”尤怡之注，将张仲景所论寒湿历节病以肝肾先虚为发病之本、寒湿外侵为发病之标的主旨阐发无遗，可谓深得仲景心法。

关于《金匮要略·痰饮咳嗽病脉证治》之甘遂半夏汤，甘遂与甘草两反药同用的道理，尤怡在《金匮要略心典》中指出：“盖欲其一战而留饮尽去，因相激而相成也。芍药、白蜜不特安中，抑缓药毒耳。”此寥寥数语，解世人之迷惑，彰仲景之精义。对“心下有支饮，其人苦冒眩”，尤怡除了陈述个人观点外，复引高鼓峰之论曰：“心下有水饮，格其心火不能下行，而但上冲头目也。”认为其理亦可通解张仲景之意。

2. 灵活变通，申其未发

张仲景《金匮要略》文意深奥，言简意赅，常将某些病机、证候省略。尤在泾则善于通过比类、对比的方式，对病因、病机及病证进行归纳总结，使《金匮要略》原文内涵更加明了易懂。

如《金匮要略·痰饮咳嗽病脉证治》木防己汤证，“膈间支饮，其人喘满，心下痞坚，面色黧黑，其脉沉紧，得之数十日，医吐下之不愈，木防己汤主之”。此证为寒热虚实并见之证，条文明言“膈间支饮”“其脉沉紧”，说明有寒饮结聚；“喘满，心下痞坚”，说明饮邪成实，寒和实的证候是显而易见的。《金匮要略心典》推论说：“而痞坚之处必有伏阳，吐下之余定无完气，书不尽言而意可会也。”所谓“伏阳”乃为郁热，所谓“无完气”乃虚象，故可得出热和虚的病机，故木防己汤中用石膏和人参两药也就可以理解了。

此外，尤怡博览各家之书，善于引经据典，对张仲景学术思想进行阐释。如《金匮要略·五脏风寒积聚病脉证并治》中论“邪哭”时说：“邪哭使魂魄不安者，血气少也；血气少者属于心，心气虚者，其人则畏，合目欲眠，梦远行而精神离散，魂魄妄行。阴气衰者为癫，阳气衰者为狂。”《金匮要略心典》阐释说：“邪哭者，悲伤哭泣，如邪所凭，此其标有稠痰浊火之殊，而其本则皆心虚而气血少也。于是寤寐恐怖，精神不守，魂魄不居，为癫为狂，势有必至者矣。经云：邪入于阳则狂，邪入于阴则癫。此云阴气衰者为癫，阳气衰者为狂。盖必正气虚而后邪气入。经言其为病之故，此言其致病之原也。”此段论述引用《内经》原文，通过邪入阴阳之不同，与《金匮要略》所述心虚血少、神不内守之癫、狂，从病因和病机上分别言之，从不同角度论癫、狂之别。

3. 对比分析，发其精义

对《金匮要略·脏腑经络先后病脉证》所述“厥阳独行”条，历代医家各抒己见，试图从各个角度探讨其深意。尤怡在《金匮要略心典》中注释说：“厥阳独行者，孤阳之气，厥而上行。阳失阴则越，犹夫无妻则荡也。”此恰如其分地说明了阴阳失衡、有阳无阴之病机特点。

在注解《金匮要略·痉湿暍病脉证治》所述痉病时，尤怡详细分析了刚痉、柔痉的病机，又引《类证活人书》中所言“痉证发热恶寒与伤寒相似，但其脉沉迟弦细，而项背反张为异耳”，来解释痉证与伤寒之不同。

《金匮要略·腹满寒疝宿食病脉证治》云：“按之心下满痛者，此为实也，当下之，宜大柴胡汤。”此何故用大柴胡汤而不用大承气汤呢？尤怡在注释中，以“柴胡汤兼通阳痹”，一言以蔽之。

《金匮要略·妇人妊娠病脉证治》中，干姜人参半夏丸是为妊娠中虚而有寒饮者设。尤怡补出与其相反病证的治法，即《外台秘要》青竹茹、橘皮等为胃热气逆呕吐者设，其意在“补仲景之未备也”。又将此篇之当归散与白术散作对比，指出当归散为正治湿热之剂，而白术散为正治湿寒之剂，之所以出现湿热与寒湿的不同，是由于人之体质阴阳偏胜不同。其言：“妊娠伤胎，有因湿热者，亦有因湿寒者，随人脏气之阴阳而各异也。”此乃发张仲景所未发。正如尤怡所说：“仲景并列于此，其所以诏示后人者深矣。”

《金匮要略·水气病脉证并治》中论及“黄汗”。尤怡在《金匮要略心典》中，将黄汗与历节病之汗出进行比较。其云：“两胫自冷者，阳被郁而不下通也。黄汗本发热，此云假令发热，便为历节者，谓胫热，非谓身热也。盖历节黄汗，病形相似，而历节一身尽热，黄汗则身热而胫冷也。”可知历节、黄汗，为同源异流之病，其瘀郁上焦者，则为黄汗，其并伤筋骨者，则为历节。

4. 尊古不泥，勇辨阙误

尤怡治学态度严谨，实事求是，对经典中内容正确者予以继承、发扬；遇其文字疑讹者，不拘泥死守、曲意臆说，而是引经据典加以辨误。正如他在序言中所说：“而其间深文奥义，有通之而无可通者，则阙之；其系传写之误，则拟正之，其或类后人续入者，则删汰之。”

如《金匮要略·水气病脉证并治》越婢汤方中曰：“风水恶风，一身悉肿，脉浮不渴，续自汗出，无大热，越婢汤悉主之。”对此条“脉浮不渴”，尤怡指出当为“脉浮而渴”。其云：“此与上条（防己黄芪汤）证候颇同而治特异，麻黄之发阳气十倍防已，乃反减黄芪之实表，增石膏之辛寒，何耶?‘脉浮不渴’句，或作‘脉浮而渴’，渴者热之内炽，汗为热逼，与表虚汗出不同，故得以石膏清热，麻黄散肿，而无事兼固其表耶。”此风水证热积于内，渴乃热炽灼阴，汗出为热逼，而本方用石膏乃清郁热。同篇之里水证，一身面目黄肿，用越婢加术汤治里水挟热。又《金匮要略·中风历节病脉证并治》有“《千金》越婢加术汤”，“治肉极热，则身体津脱，腠理开，汗大泄”等。其证明显有内热，表现为津脱汗泄。以彼推此，说明本篇治风水之越婢汤、治里水之越婢加术汤，确有内热炽盛，热炽灼津，故当有口渴。而方中重用石膏，乃为清泄里热，生津止渴，故尤怡以“脉浮不渴”作“脉浮而渴”。

又如《金匮要略·脏腑经络先后病脉证》云：“酸入肝，焦苦入心，甘入脾。脾能伤肾，肾气微弱，则水不行；水不行，则心火气盛，则伤肺；肺被伤，则金气不行；金气不行，则肝气盛。故实脾，则肝自愈。此治肝补脾之要妙也。肝虚则用此法，实则不再用之。经曰：虚虚实实，补不足，损有余，是其义也。余脏准此。”尤怡提出质疑说：“盖仲景治肝补脾之要，在脾实而不受肝邪，非脾以伤肾，纵火以刑金之谓。果尔，则是所全者少，而所伤者反多也。且脾得补而肺将自旺，肾受伤不虚及其子何制金强木之有哉!”指出可能为后世之人错添注脚，编书者未审而收。

尤怡博览群书，以不同方式对《金匮要略》进行阐释，有不少补充发挥，并辨其阙误，对后人学习《金匮要略》有重要参考价值。

（三）识病正名，论病抓纲重法

对于临证治疗，尤怡认为首先要识病正名。《伤寒贯珠集·太阳篇下·太阳类病法》中曰：“夫治病者，必先识病；欲识病者，必先正名；名正而后，证可辨，法可施矣。”认为人们感受六淫邪气，除伤寒之外，还有风温、温病、风湿、中湿、湿温、中暍和霍乱等证，其临床表现虽然与伤寒类似，但治疗与伤寒不同，应注意进行鉴别诊断。

如尤怡引《伤寒例》所论，先从发病时间的角度来区分伤寒与温病。其指出，霜降以后至春分之前，凡有触冒霜露，身体中寒即病者为伤寒；冬有非时之暖者为冬温，与伤寒大异；立春节后，无大寒，又不冰雪，而人壮热为病者，为冬时伏寒发于春时，为春温；春分以后，至秋分节前，天有暴寒者为时行寒疫。无论冬温、寒疫，均非其时有其气，即所谓天行时气。继而，进一步阐明了温病、温疟、风温、温毒和温疫之间的区别和联系。指出冬时伏寒发于春时者为温病；温热之病重感新寒，热为寒郁者为温疟；前风未绝而后风继之，以阳遇阳，相得益炽者为风温；前热未已而又感温热，表里皆热，蕴隆为患者为温毒；本有温病，又感厉气者为温疫。他谆谆告诫医者应明察其间之区别，不可孟浪悬壶。

识病正名之后，则可以进行辨证。尤怡认为，“夫振裘者必挈其领，整网者必提其纲”（《伤寒贯珠集·太阳篇上》)，主张辨证应抓纲要，认主症。尤怡辨治伤寒病以六经为纲领，各有主症。如太阳之为病，脉浮，头项强痛而恶寒；阳明之为病，胃家实是也；少阳之为病，口苦，咽干，目眩也；太阴之为病，腹满而吐，食不下，自利益甚，时腹自痛；少阴之为病，脉微细，但欲寐也；厥阴之为病，消渴，气上冲胸，心中疼热，饥而不欲食，食即吐蛔。此为六经受病之脉证。

但尤怡认为，除此之外，临证还应参合其他条文，不可偏执一端。

尤怡重视治法，务求实用，他以法治伤寒之学，强调辨证论治，而对内伤杂病的研究，也以治法为眼目。如治湿证四法，治卒中八法，治内伤发热五法等。以湿证治法为例，尤怡认为，治疗湿证必审方土之病本，区分外湿和内湿之轻重，治疗当分散、渗、下、消诸法。如《金匮翼·湿症》所说："湿之为病，有自外入者，有自内生者，必审其方土之病本。东南地下，多阴雨地湿，凡受必从外入，多自下起，是以重腿脚气者多，治当汗散，久者宜疏通渗泄。西北地高，人食生冷湿面，或饮酒后寒气怫郁，湿不能越；或腹皮胀痛，甚则中满水蛊；或周身浮肿如泥，按之不起，此皆自内而生者也。审其元气多少，而通利二便，责其根在内者也。"尤怡治疗湿证，所选方剂及药物如下。

对于湿邪在表者，应用散湿之剂。偏于寒湿者，用麻黄加术汤（麻黄、桂枝、炙甘草、白术、杏仁）微汗则解；偏于风湿者，在腠理关节者用羌活胜湿汤（羌活、独活、川芎、蒿本、防风、炙甘草、蔓荆子）。对于渗利之法，则寒热分治。偏寒者，治以五苓散（猪苓、茯苓、白术、泽泻、桂枝）、肾著汤等温利之剂；偏热者，治以清热渗湿汤（炒黄柏、黄连、茯苓、泽泻、苍术、白术、甘草）等清渗之剂。对于下湿之法，有偏水湿与偏气滞之别。前者用舟车神佑丸（甘遂、芫花、大戟、大黄、青皮、陈皮、木香、槟榔、黑牵牛、轻粉、芜荑），后者用青木香丸（黑牵牛、补骨脂、荜澄茄、木香、槟榔）。对于湿邪内外兼见者，采用上下分消之剂，偏于内者选除湿汤（生白术、藿香叶、橘红、白茯苓、炙甘草、炒半夏曲、姜厚朴、炒苍术、生姜、大枣），内外之湿并重者用升阳除湿汤（升麻、柴胡、羌活、防风、半夏、益智仁、神曲、泽泻、麦糵面、陈皮、猪苓、甘草、苍术、生姜、大枣）。

（四）崇尚经方，擅甘温调脾肾

尤怡自弱冠起即学医于马俶而传李中梓之学，立法用方悉本张仲景，同时私淑喻昌，旁通叶桂，兼采各家所长，且临证多验，所撰《金匮要略心典》《金匮翼》《静香楼医案》，于杂病证治发挥尤多，临证治疗脾肾并重，擅于温补，巧用滋养，颇具特色。

1. 调理中焦，用甘温不远凉润

尤怡承李东垣、李中梓之学，阐明脾胃中焦在调节人体气机升降出入中的重要性。其云："古人制方用药，一本升降浮沉之理，不拘寒热补泻之迹者，宋元以来，东垣一人而已……今人饥饱、劳逸，损伤中气，于是当升者不得升，当降者不得降，而发热、困倦、喘促、痞塞等症见矣。夫内伤之热，非寒可清；气陷之痞，非攻可去。惟阴阳一通，而寒热自已；上下一交，而痞隔都损。此东垣之学，所以能为举其大欤。"（《医学读书记·制方用药必本升降浮沉之理》）又云："脾居四脏之中，生育营卫，通行津液。一有不调，则失所欲所行矣。"（《金匮翼·虚劳营卫不足》）因此，其临床遣方用药重视调理脾胃，顾护中气。

如尤怡认为，治疗口腔溃疡，不能一味滋阴降火或清泄胃热。有一类患者，症见饮食少思，大便不实，或手足逆冷，肚腹作痛，欲饮冷水者，实为脾胃虚弱。其肾水之气上逆所乘，则为寒中；脾胃虚热之火被迫上炎，则为口疮。当治以李东垣甘温除热法，选用理中汤之辈温补中气，俾"土温则火敛"乃可痊愈。

又如对咳嗽的治疗，尤怡认为“肺病以中气健旺、能食便坚为佳”，对久嗽便溏，或咳嗽食后则减者，认为应以培补中气为主。又头痛症见倦怠气短、恶风寒、不能食者，认为是清阳气虚，不能上升所致，治以补中益气汤加减以升阳补气。另有以四君子汤加益智仁、干姜益气敛火，治“冷泄齿衄”等。可见尤怡善用甘温，调理内科杂症的临床经验非常丰富。

尤怡私淑喻昌之学，又颇具叶桂之风。喻昌对燥邪伤肺有着独特的见解，治疗燥病忌用辛香行气之品，主张以甘柔滋润的药物以清燥救肺，所创立的清燥救肺汤，用药大旨是重视胃气，肺胃兼顾，寓培土生金于甘柔滋润之中。其治燥之理法，启发了后世温病学派医家。叶天士说：“燥自上伤，均是肺气受病”，主张以“辛凉甘润”治疗温燥之邪，常用桑叶薄荷方、桑叶贝母方、芦根桑叶方等。此外，叶天士强调脾胃分治。对于脾阳不足、胃有寒湿之证，叶氏常以补中益气汤、黄芪建中汤等甘温之剂补其母；而对于脾阳不亏、燥火劫伤肺胃津液者，则采取甘平、甘凉或甘寒濡润之法滋养胃阴。常用药物有玉竹、花粉、沙参、石斛、麦冬、天冬、蔗汁、梨汁、生地、麻仁、粳米、木瓜、乌梅等，常用方剂为《金匮》麦冬汤。尤怡临证兼喻、叶两家之长，对于虚实夹杂、慢病之后、羸弱之质，他善用甘温而不远凉润，常灵活化裁麦冬汤、补肺阿胶汤、复脉汤等方剂，巧用清润甘养之法顾护肺胃阴津，使燥润互参，两分相宜，共奏养阴润肺、和中悦胃之效。

2. 培本固肾，谙经方知常达变

尤怡不仅重视脾胃，还关注肾气。《医学读书记·卷下》有“补中益气汤六味地黄汤方合论”，专论两方的区别与联系。其云：“阳虚者，气多陷而不举，故补中益气汤多用参、芪、术、草，甘温益气，而以升、柴辛平助以上升；阴虚者，气每上而不下，故六味地黄丸多用熟地、萸肉、山药，味厚体重者，补阴益精，而以茯苓、泽泻之甘淡助以下降”。其重视先后天脾肾之思想可见一斑。尤怡谙熟张仲景方剂中的复脉汤、黄土汤、薯蓣丸、肾气丸等方，其谓“建中、复脉、八味肾气丸之属，甘温辛润，具有升阳化阴之能”（《医学读书记·冷劳》）。比如对于口疮，责之肾阴虚火动者，宜六味地黄丸之属，壮水敛火；对于因肾阳虚内寒，阳气不安其宅而飞跃于上者，宜七味、八味之属，温脏敛阳。又以黄土汤加人参阴阳两顾，而治“泻痢便血，五年不愈，色黄心悸，肢体无力”。对于虚证咳嗽失音，用“复脉甘润法呛止音出”。尤怡藉培本固肾之剂，以求异病同治之功，即为“治本”之法。

【临证经验】

一、杂病诊治

尤怡的临证诊疗经验，主要体现在《金匮翼》《静香楼医案》和《医学读书记》中。如前所述，尤怡认为，治疗内科杂病，首要识病正名，名正才可辨证，才能定法选方。据此思路，其在论述内科杂病时，都先举病状，次析病位、病因、病机，再辨寒热虚实，后列治法方剂；或以法类方，或以证类方，条分缕析，充分展示了辨证论治的丰富内涵。

（一）中风

关于中风的记载，始见于《内经》。在《内经》中虽未提及具体病名，但有关中风的论述散见于各个章节。如“荣卫亏虚，外邪入中”“气血上冲，血菀于上”等。自《内经》之后，中风的病机理论发展，大致可以划分为两个阶段。唐宋以前，以“外风”学说为主，多从“内虚邪中”立论；唐宋以后，特别是金元时期，多以“内风”立论。尤在泾《金匮翼》有关中风的认识，可以归结为以下几点。

1. 中风之病本在肝

尤怡认为，中风分为真中风和类中风。因外感之风所中者为真中风，而因痰火食气所引发的内生之风为类中风。他根据《内经》“风气通于肝”与“诸风掉眩，皆属于肝”的理论，认为无论外感、内生，真中、类中，中风者必有肝风为之内应，中风之病本在肝。如其所云：“天人之气，恒相感召，真邪之动，往往相因。故无论贼风邪气从外来者，必先有肝风为之内应，即痰火食气从内发者，亦必有肝风为之始基。若无肝风，便只为他病，不会出现猝倒、偏枯、歪僻、牵引等症状。”

2. 脏腑经络分浅深

尤怡认为，中风发病有脏腑经络浅深之异，病情有轻重缓急之别。络病见口眼㖞斜，其邪浅而易治；经病见手足不遂，身体重痛，并多在倒仆后出现，为中邪稍深；腑病见卒中昏厥，语言错乱，其邪尤深。无论经病或者腑病，都能见到倒仆之证，跌倒后神清识人者为经病，神昏不识人者为腑病。至于中脏见唇缓失音、耳聋目瞀、遗尿声鼾等症，为病之最深。指出中风可见经病兼腑者，或者脏病连经者，或者腑脏经络同病者，临证时需谨慎详查。

3. 应猝变创立八法

尤怡据《素问·阴阳应象大论》“邪风之至，疾如风雨”之论，认为中脏邪所发者，因脏气内虚，肝风独胜，猝然上攻九窍，旁溢四肢，病势如火之发，如泉之达，而不可骤止，而且有虚实之别；邪气所触，风从外来者，病证多实；病实者，气多闭，欲其通，不通则死；肝病所发，风从内出者，病证多虚，病虚者，气多脱，欲其收，不收则死。此外，中风病还有阴、阳、表、里、缓、急之殊，医有寒、温、汗、下、补、泻、轻、重之异。尤怡据此创立中风八法，以应仓促之变，即为开关法、固脱法、泄大邪法、转大气法、逐痰饮法、除热风法、通窍隧法和灸腧穴法。

（1）开关法

适应证为中风闭证，症见猝然口噤目张，两手握固，痰壅气塞，无门下药者。闭者宜开，不开则死，搐鼻、揩齿、探吐等，均属开法。若见口闭涎止，欲垂死者可选白矾散（白矾、巴豆、生姜）；若见中风涎潮，口噤气闭不通者可选急救稀涎散（猪牙皂角、晋矾）、胜金丸（生薄荷、猪牙皂角、瓜蒂末、藜芦末、朱砂）等。

（2）固脱法

适应证为中风脱证，症见猝然而起，但见目合、口开、遗尿、自汗者。脱则宜固，急在元气。元气固，然后可以图邪气，可选参附汤（人参、制附子）用之。

（3）泄大邪法

适应证为中风因贼风邪气所致，症见中风面加五色，有表证，脉浮而恶寒，拘急不仁者，其遵刘河间治真中风之法，以加减续命汤（麻黄、桂枝、杏仁、芍药、甘草、人参、川芎、防己、黄芩、附子、防风、生姜）随症治之。尤怡认为，凡中风若不审六经之具体表现加减药物，虽治之而不能去其病。因此，方后附有如下详细加减法：无汗恶寒加麻黄、防风、杏仁；有汗恶风加桂枝、芍药、杏仁；无汗身热，不恶风加葛根，桂枝、黄芩量倍；有汗身热，不恶寒者加石膏、知母、甘草；无汗身寒加附子、干姜、甘草；有汗无热者桂枝、附子、甘草量加倍；肢节挛痛，或木不仁加羌活、连翘；多怒加羚羊角；热而渴去附子，加秦艽；恍惚错语加茯神、远志；不得睡加枣仁；不能言加竹沥；神虚无力去麻黄，加人参。

若中风外有六经之形证者，先以加减续命汤随症汗之。内有便溺之阻隔，复以三化汤下之（厚朴、枳实、大黄、羌活）。无论续命汤还是三化汤，均适用于身体壮实之患者。若气弱无力者不可用，其以下方随证选用。中风脊强、身痉如弓者，用《肘后》紫方。中风口噤，四肢搐搦，或角弓反张者，选荆芥散或豆淋酒法，或可选用续命煮散复营卫，却风邪。

（4）转大气法

尤怡根据《内经》“大气一转，邪气乃散”之说，认为无论类中风还是真中风，均以转气为先。方用八味顺气散（人参、白术、茯苓、陈皮、青皮、乌药、香白芷、甘草）、匀气散（白术、乌药、人参、天麻、沉香、青皮、白芷、木瓜、紫苏、甘草）。

（5）逐痰饮法

适应证为因风而动痰，或因痰而致风，或邪风多附顽痰，或痰病犹如风病，症见掉摇眩晕、倒仆昏迷者，方用涤痰汤（胆南星、半夏、枳实、茯苓、橘红、石菖蒲、人参、竹茹）、清心散（薄荷、青黛、硼砂、牛黄、冰片）。

（6）除热风法

适应证为内风之气热化者，此证不可治风，惟宜治热，方选竹沥汤（竹沥、荆沥、生姜汁）、地黄煎（生地汁、枸杞根汁、生姜汁、酥、荆沥、竹沥、栀子仁、大黄、茯苓、天冬、人参）。

（7）通窍隧法

适应证为风邪中人，与痰气相搏，闭其经隧，症见神暴昏、脉暴绝者，急以香药达经隧、通神明，宜苏合香丸（白术、朱砂、乌犀角、青木香、香附、诃子、白檀香、龙脑、麝香、沉香、丁香、荜茇）、至宝丹之属以通之。

（8）灸腧穴法

适应证为中风猝倒，邪气暴加，真气反陷，表里气不相通之人，或真气暴虚，阳绝于里，阴阳二气不相维系，药石不能救者。灸之不特散邪，且以通表里之气或能通引绝阳之气。灸风中腑，手足不遂等症，百会、肩髃、曲池、风市、足三里、绝骨；灸风中脏，气塞涎潮，不语，昏危者，下火立效，百会、大椎、风池、肩井、曲池、间使、足三里；灸风中脉，口眼㖞斜，听会、颊车、地仓；凡㖞向右者，宜灸左㖞陷中，向左者，宜灸右㖞陷中；灸中风卒厥，危急等症，神阙、丹田、气海。

4. 随证缓调分五脏

尤怡认为，五脏各有中风之证，但所治各有不同，学者不可不察。如见心风，宜用新定心风犀角丸（人参、犀角、远志、生地黄、天冬、石菖蒲、赤箭、紫石英、防风、茯苓、细辛、丹砂、龙香）；肝风，选新定肝风天麻散（天麻、川芎、人参、犀角、羚羊角、乌蛇、柏子仁、酸枣仁、钩藤、甘菊）；脾风，宜用新定脾风白术汤（白术、白茯苓、防风、防己、人参、甘草、白芍、附子、麻黄、薏仁）；肺风，宜用新定肺风人参汤（人参、麻黄、羚羊角、白鲜皮、防风、桔梗、杏仁、石膏、甘草）；肾风，宜用新定肾风苁蓉丸（苁蓉、熟地、防风、虎骨、山药、牛膝、黑豆、石斛、当归、独活）。

5. 诸证兼顾法相宜

此外，尤怡指出风性善行而数变，症状各异。中风或兼见失音不语，或见口眼㖞斜，或见偏风，治疗时应分清先后缓急，有所兼顾，随证治之。若见舌喑不能言，足废不能用，名喑痱，为肾脉虚弱，内夺而厥，气厥不至舌下所致，宜地黄饮子（熟地黄、巴戟、石斛、山茱萸、苁蓉、附子、五味子、肉桂、麦冬、白茯苓、石菖蒲、远志、生姜、大枣、薄荷）。若舌强不能语，虽语而謇涩不清者，乃痰涎风气之所为，宜涤痰汤、清心散或《宝鉴》茯神散（茯神心、薄荷、蝎梢）。若见中风面目相引，口㖞，牙车急，舌不得转者，宜用《外台》方（独活、竹沥、生地黄汁）；若无故口眼㖞斜，投以中风药不效者，因骨虚中风所致，宜选方（牡蛎、矾石、附子、灶下黄土）。

（二）痰饮

1. 饮病多端，重在宣通

尤怡认为，痰病和饮病有别。饮病的出现主要是因为三焦不调，气道痞涩。他认为三焦为水谷之道路，气脉之始。若三焦调适，气脉平均，则能宣通水液，行入于经，化而为血，灌溉周身。假令三焦气涩，脉道不通，则水饮停滞，不得宣行，因此聚成痰饮，为病多端。他根据张仲景在《金匮要略》中对痰饮的分类，将饮病分为痰饮、悬饮、溢饮、支饮，又可为留饮、癖饮、流饮、伏饮。在治疗上，以“宣通气脉为先”，“以温药和之”，使饮无所凝滞。

2. 痰病复杂，审因论治

尤怡所述痰病，有因气而生者，有因惊而生者，有因热而生者，有因风而生者，有因积饮而生者，有因多食而生者，有因暑而生者，有因伤冷物而生者，有因酒而生者，有因脾虚而生者。由于病因病机不同而临床表现颇为复杂。气痰攻注则走刺不定，惊痰则成心痛癫疾，热痰则成烦躁懊恼、头风烂眼；风痰则成瘫痪、大风眩晕、暗风闷乱；积饮成痰见胁痛、四肢不举，每日呕吐；食痰则成疟痢，口臭痞气；暑痰头昏眩晕，黄疸头疼；冷痰骨痹，四肢不举，刺痛；酒痰饮酒不消，但得酒次日又吐；脾虚生痰，食不美，反胃呕吐等。

尤怡根据前贤所论，结合临床实践，总结出“治痰七法”：攻逐法、消导法、和法、补法、温法、清法、润法。从所用方剂和药物来看，有治饮之方药，但大部分为治痰方药。兹简要介绍如下。

（1）攻逐法

尤怡把痰饮停积已甚，喻为沟渠瘀壅，久则倒流逆上，污浊臭秽，欲澄治已壅之水而使之清，则决而去之，故须治以攻逐法。方选神仙坠痰丸（黑牵牛、皂角、白矾）、十枣汤（芫花、甘遂、大戟）。若症见胸背、手足、腰项、筋骨牵引钓痛，走易不定，或手足冷痹，气脉不通者，用控涎丹（甘遂、大戟、白芥子）；若症见口燥咽干，大便秘结，面如枯骨，毛发焦槁，妇人月水不通者，用礞石滚痰丸（青礞石、沉香、大黄、黄芩）。

（2）消导法

此法适用于痰饮未盛，或虽盛而未至坚顽者，消者损而尽之，导者引而去之。若症见痰饮为患，或呕逆恶心，或头眩心悸，或中脘不快者，用《和剂》二陈汤（半夏、橘红、白茯苓、甘草），《济生》导痰汤（半夏、天南星、赤茯苓、枳实、橘红、甘草）；若为食积成痰者，用青礞石丸（青礞石、半夏、天南星、风化硝、黄芩、茯苓）；若为膈痰结实，满闷喘逆者，用半夏丸（半夏、皂角、生姜）；若为顽痰迷塞，关窍不通，声音不出者，用鹤顶丹（白矾、黄丹）；若为风痰壅盛，呕吐眩晕及瘫痪中风者，用青州白丸子（半夏、南星、白附子、川乌）。

（3）和法

此法适用于因虚而生痰，继因痰而成实者。此时只能辨其虚实多寡而和之，或寓攻于补，或寓补于攻，方用橘皮汤（半夏、茯苓、陈皮、细辛、青皮、桔梗、枳壳、甘草、人参、旋覆花），或六君子汤（人参、白术、茯苓、甘草、陈皮、半夏）。

（4）补法

此法适用于脾肾气虚所致痰证。生痰之本，在肾者气虚水泛，在脾者土虚不化，攻之则弥盛，补之则潜消。方用《济生》肾气丸、四君子汤、苓桂术甘汤（茯苓、桂枝、白术、炙甘草）。

（5）温法

此法适用于痰饮停凝心膈上下，或痞，或呕，或利，久而不去，或虽去而复生者。若为冷痰，用《千金》半夏汤（白术、半夏、生姜、茯苓、人参、桂心、甘草、附水）、吴茱萸汤（吴茱萸、人参、半夏、桂心、茯苓、甘草）、神术丸（茅山苍术、生芝麻、大枣）。此外，还可选用沉香茯苓丸（沉香、白茯苓、制半夏、人参、丁香、甘草、陈皮）温脾胃，利胸膈，和气血。

（6）清法

此法适用于因热而生痰，或因痰而生热，胶结不解，相助为虐者。此时欲去其痰，必先清其热。若症见咽喉干燥，或塞或壅，头目昏重，或咳吐稠黏，面目赤热者，用洁古小黄丸（南星、半夏、黄芩）；若为热痰壅盛，胸膈不利者，用《圣济》千金散（半夏、蛤粉、甘草、凝水石）；若为热痰，还可用《圣济》鹅梨煎丸（鹅梨、皂夹、生地黄、薄荷、白蜜、人参、白茯苓、半夏、槟榔、青皮、桔梗、甘草）凉心肺，利胸膈，解毒，补虚益气。

（7）润法

此法适用于肺虚阴涸，枯燥日至，气不化而成火，津以结而成痰者。此时既不可辛散，也不可燥夺，只能清之润之则痰气自消。若为燥痰在肺中，上气咳嗽，或心胸烦热，用杏仁煎（杏仁、生姜汁、白蜜、饴糖、桑皮、贝母、木通、紫菀、五味）；若为郁痰、老痰，胶固稠黏，难于咯唾，用节斋化痰丸（天门冬、片芩、瓜蒌仁、橘红、海石粉、香附、芒硝、桔梗、连翘、青黛）。

（三）湿证

1. 湿之为病，内外有别

尤怡认为，湿证有外感、内生之别。他说："湿之为病，有自外入者，有自内生者，必审其方土之病本。"东南地下，阴雨地湿，凡从外入，多自下起，是以重腿脚气者多，为外感，治当以汗散之；西北地高，人食生冷湿面，或饮酒后寒气怫郁，湿不能越，或腹皮胀疼，甚则中满水蛊，或周身浮肿如泥，按之不起，此为内生，当通利二便。另外，湿邪因侵袭部位不同而病证各异，在上则病头重胸满呕吐，在外则身重肿胀，在下则足胫跗肿，在中则腹胀中满痞塞。

2. 因势利导，治湿四法

尤怡治疗湿证以发汗、利小便为主要治法，并根据病位因势利导。在上者吐之，在中者夺之，在下者引而竭之，并总结出治湿四法：散湿、渗利、下湿和上下分消，把方剂按照祛湿方式的不同分为四类。

一为散湿之剂。治在表之湿，以发汗为法。若湿邪在表，身烦疼，可用麻黄加术汤（麻黄、桂枝、甘草、白术、杏仁）；若症见一身尽疼，发热日晡所剧，则用麻黄杏仁薏苡甘草汤；若湿气在表，脉浮，身重不能转侧，自汗，或额上多汗，用羌活胜湿汤（羌活、独活、川芎、藁本、防风、炙草、蔓荆子）。

二为渗利之剂。治疗湿气兼他邪者。痰湿相合，症见身体肿胀，呕逆泄泻，痰饮湿疟，身痛身重，用五苓散（猪苓、茯苓、白术、泽泻、桂枝）；湿兼寒者，见身重，腰冷，用肾著汤（干姜、茯苓、甘草、白术）；湿而热者，用清热渗湿汤（黄柏、黄连、茯苓、泽泻、苍术、白术）。

三为下湿之剂。适用于峻下逐水。若症见水肿水胀，形气俱实者，用舟车神佑丸（甘遂、芫花、大戟、大黄、青皮、陈皮、木香、槟榔、黑牵牛、轻粉）、青木香丸（黑牵牛、补骨脂、荜澄茄、木香、槟榔）。

四为上下分消之剂。适用于湿邪内外兼见者。若症见发热恶寒，身重自汗，骨节疼痛，小便闭，大便溏，腰脚痹冷者，用除湿汤（生白术、藿香叶、橘红、白茯苓、炙甘草、半夏曲、厚朴、苍术）；若见身体肿胀，泄泻，肠鸣腹痛，用升阳除湿汤（升麻、柴胡、羌活、防风、半夏、益智仁、神曲、泽泻、麦蘖面、陈皮、猪苓、甘草、苍术）。

（四）发热

1. 内伤发热，首辨虚实

虚证发热，或因"劳心好色，内伤真阴"，阴血不足，水火不济，阳气独亢所致；或因"饮食劳倦，内伤元气"，导致"真阳下陷，内生虚热"。归结起来，不外气、血、阴、阳亏虚。劳倦发热者，症见身热心烦，头痛恶寒，懒言恶食；血虚发热者，症见肌热烦躁，口渴引饮，目赤面红，昼夜不息，其脉大而虚，按之无力，症象白虎，惟脉不长实；阴虚骨蒸发热者，热伏于内，气蒸于外，症见肌热盗汗，黄瘦口臭；脾胃气虚，阳浮于外，上为呕恶，下为溏泄，其脉大而不实；肾虚火不归经，游行于外，可见烦渴引饮，面赤舌刺唇黑，足心如烙，或冷如冰，其脉洪大无伦，按之微弱。

实证发热，多为痰浊、瘀血、食积、湿冷壅塞不通，郁而化热所致。积痰发热者，其脉弦滑，症见胸膈痞塞，背心疼痛，憎寒发热，状类伤寒，但头不痛，项不强；瘀血发热者，其脉涩，其人但漱水而不欲咽，两脚必厥冷，少腹必结急；食积发热者，当暮发热，恶闻食臭，时时嗳腐，其脉滑或实，头痛，脉数，但左手人迎脉平和，身不疼；酒毒发热者，脉数溺赤；寒气郁遏发热者，心烦，手足心热，骨髓中热如火燎。

2. 药用如兵，治热五法

尤怡根据邪正盛衰，总结出治热五法：一曰和，二曰取，三曰从，四曰折，五曰夺。以小热为例，尤怡说："假令小热之病，当以凉药和之。和之不已，次用取，为热势稍大，当以寒药取之。取之不已，次用从，为热势既甚，当以温药从之。谓药气温也，味随所为。或以寒因热用，味通所用；或寒以温用，或以汗发之。不已，又用折，为病势极甚，当以逆制之。制之不已，当以下夺之。"对于上述诸法不效之发热，他指出："热深陷在骨髓，无法可出，针药所不能及，故求属以衰之。求属之法，是同声相应，同气相求之道也"。他以兵法比喻说："如孙子之用兵，在山谷则塞渊泉，在水陆则把渡口，在平川广野，当清野千里。塞渊泉者，刺俞穴。把渡口者，夺病发时前。清野千里，如肌羸瘦弱，当广服大药以养正。"其谓用药如用兵，贵在得当。

尤怡治热五法中的和法、取法，用于疾病新起之时，邪气轻浅，正气尚能抗邪，此期治疗当兼顾邪正，稍稍给药即可得效，不可大补大泻，以防养邪伤正；从法，脱胎于李东垣的"甘温除热"法，与《内经》"损者益之""劳者温之"的治疗原则一脉相承。即以温热之剂补元阳虚损之气，元气得复，阴火自敛，诸热得除。折法、夺法适于病情急骤之时，以邪气亢盛为主，"急则治其标"，当急泻邪气，留存正气，取"急下存阴"之意。

和法、取法：若为血虚发热，用当归补血汤（黄芪、当归、生地黄、生草）；若为脾胃阳浮发热，用理中汤；若为肾脏阳浮发热，用八味肾气丸。

从法：若为劳倦发热，用补中益气汤（黄芪、人参、炙甘草、白术、陈皮、当归）；若为火郁发热，用东垣火郁汤（升麻、葛根、白芍药、柴胡根、防风、炙草）。

折法、夺法：若为瘀血作热，用当归承气汤（当归、大黄、芒硝、甘草）；若为食积发热，用加味越鞠丸（苍术、神曲、香附、黑山栀、抚芎、针砂、山楂）；若为酒毒发热，用酒煮黄连丸。

属法：若见骨蒸热，用麦煎散、柴胡连梅散（柴胡、人参、黄芩、甘草、胡黄连、当归、芍药、童便、乌梅、猪胆汁、猪脊髓、韭根）。

3. 脏腑气血，辨治相宜

尤怡还分别总结脏腑热、三焦热、气血热的主治方药及具体适应证，如下。

（1）脏腑热

肝热者，用钱氏泻青丸（当归、龙胆草、川芎、山栀、羌活、防风、大黄）；若为肝脏积热，用龙荟丸（当归、龙胆草、栀子、黄连、黄柏、黄芩、大黄、芦荟、青黛、木香、麝香）。

心热者，若症见心劳不止，口赤干燥，心闷，肉毛焦色，用《外台》麦冬饮（生麦冬、陈粟米、鸡子白、淡竹叶）；若症见口疮烦渴，小便不利，用《济生》黄芩汤（生地、木通、甘草、黄连、黄芩、麦冬、栀仁、泽泻）。

脾热者，用《外台》疗脾热方（石膏、生地汁、淡竹叶、赤蜜）；若症见口臭，咽干目黄，用泻黄散（藿香叶、山栀、石膏、防风、甘草）。

肺热者，用泻白散（桑白皮、地骨皮、甘草）。

肾热者，用东垣滋肾丸（黄柏、知母）；若症见大小便秘塞，耳鸣色黑，用《外台》三黄汤（大黄、黄芩、芒硝、栀子、甘草）。

胆热者，精神不守，用《外台》栀子煎（栀子、甘竹茹、香豉、大青、橘皮、赤蜜）。小肠热者，小便赤涩而渴，用导赤散（生地黄、木通、甘草）。

大肠热者，腹胀不通，挟脐痛，食不化，口生疮，喘不能久立，用泻白汤（淡竹叶、黄芩、栀子仁、柏皮、茯苓、芒硝、生地黄、橘皮）。

胃热者，用《千金》竹叶汤（竹叶、小麦、知母、石膏、黄芩、茯苓、麦冬、人参、生姜、瓜蒌根、半夏、甘草）、《千金》地黄煎（生地黄汁、茯神、知母、葳蕤、瓜蒌根、竹沥、生姜汁、白蜜、生麦冬汁、生地骨皮汁、石膏）。

（2）三焦热

上焦积热，烦躁，面赤头昏，咽痛喉痹，口疮颊肿，便溺秘赤，谵妄，睡卧不安，用凉膈散（新薄荷、连翘、黄芩、栀子、甘草、大黄、芒硝）；上焦虚热，肺脘咽膈有气如烟抢上，用通膈丸（人参、川黄连、茯苓、朱砂、真片脑）；下焦积热，二便秘涩，口渴咽干，舌疮血淋，用八正散（大黄、瞿麦、木通、滑石、萹蓄、车前子、山栀、甘草）。

（3）气血热

血分热，用四顺清凉饮子（大黄、甘草、当归、芍药）。气分热，用海藏桔梗汤（桔梗、连翘、山栀、薄荷、黄芩、甘草）。

（五）血证

尤怡认为，血证因出血部位不同而病机各异，妄行于上则为吐衄，妄趋于下则为便血，积热膀胱则为尿血，阴虚阳搏则为崩中，热极腐化则为脓血，因而必须辨证论治。尤怡对血证的辨证论治的认识，是具有一定的特色和独到见解的。

1. 瘀血未去，新血不守

尤怡认为，大凡呕血、吐血，如果出血不多，则必有瘀血停留在胸膈。离经之血，流溢于血脉之外，积聚而不散，瘀阻脉络，迫使血不循经，必然加重出血。此时，必须以祛瘀血为先，否则新血不守，而疾不能愈。如其所云："去者自去，生者自生，人易知也。瘀者未去，则新者不守，人未易知也，细心体验。"（《金匮翼·血证》）

针对瘀血的治疗，尤怡认为瘀血若在中、上二焦则宜行吐、下之法。以吐血为例，如吐血之后，假令患者自觉烦躁，心中烦乱，时时欲吐，颠倒不安者，应急以吐法治之，盖谓中有瘀血不尽故也，当急以瓜蒂、杜蘅、人参等，吐去清黄汁，或血一二升才可。若吐血后，膈上热，胸中满痛，脉洪大弦长，血为黑紫成块者，须用生地黄、赤芍、茜根、牡丹皮、三制大黄、滑石、桃仁泥之属，从大便导之，此为釜底抽薪之法。

对于正气已虚，而瘀血仍未除者，尤怡认为也不可骤补。不然，血成瘀而热，多致不起。如《静香楼医案·失血门》中就记载：病后失血，色紫黑不鲜，此系病前所蓄，胸中尚满，知瘀血犹未尽也。正气虽虚，未可骤补，宜顺而下之。小蓟炭、赤芍、生地、犀角、郁金、丹皮、茺蔚子、童便。

2. 失血骤虚，防护晕血

尤怡治疗血证，尤其重视防止血晕。失血过多，往往会造成血晕，眩晕不止，甚则跌仆，危及生命，其防治方法为：用白茅根烧烟将醋洒之，令患者嗅其气而遏血势，或突然以冷水口喷其面，使惊而止。而对于血虚眩晕猝倒者，尤怡指出，不可艾灸及惊哭叫动，动则有增加其死亡的危险，应急以当归、川芎、白芍、熟地、黄芪、人参、白术、茯苓、陈皮、荆芥穗、甘草、大枣和乌梅，同煎服之。

3. 药不单行，寒温并用

《金匮翼·血证》曰："凡用血药，不可单行单止，又不可纯用寒凉，必加辛温升药。如用寒凉药，用酒煎、酒炒之类，乃寒因热用也。"尤怡指出，组方不可单用一种药，也不可一味用止血药，不可单用寒凉药，是言需配伍辛温升提之药。尤怡据前人组方的经验，并根据血证的特点才提出此组方原则。因为血证一般涉及脏腑较多，病机较为复杂，如果仅仅单纯用一种药物来治疗恐怕难以却病。若组方纯用寒凉，不仅损伤阳气，还恐有冰伏邪气之弊。故尤怡主张在寒凉药中加以辛温之品，这样既可免去伤阳之弊，又可保证疗效。

4. 先其所因，辨证论治

尤怡按照出血部位的不同，将血证分类成吐血、鼻衄、齿衄、舌衄、大衄、便血和溲血，并分析各自的病因病机，分别进行辨证论治。以吐血为例，尤怡将吐血归结为虚实两类。实证吐血，因风热、郁热、暑毒、蓄热和气逆引起，治以祛邪为要务；虚证吐血，由劳伤、阳虚导致，治疗以扶正为本。

（1）实证吐血

风热吐血者，为火热之气并入络中，血溢络外所致，症见乍寒乍热，咳嗽，口干，烦躁，宜以辛凉入血之药治之，用《圣惠》荆芥地黄汤（荆芥、生地黄）或《圣济》荆芥穗散（荆芥穗、山栀仁、片芩、蒲黄）。

郁热失血者，因寒邪在表，闭热于经，血为热迫，而溢于络外引起，此时勿用止血之药，但疏其表，郁热得舒，则血亦自止，宜大蓟饮子（大蓟根　犀角　升麻　桑白皮　蒲黄　杏仁）。

若表已解而热不消，血不止者，以清热降血之药治之，宜《和剂》龙脑鸡苏丸（鸡苏净叶、生干地黄末、麦冬、人参、蒲黄、木通、黄芪、柴胡、木通、甘草）或侧柏散（侧柏叶、荆芥穗、人参）。

若肺气已虚，客热不去，咳嗽咽干，吐血嗽血者，宜以甘润养血为主，而以辛药凉肺佐之，宜《宝鉴》大阿胶丸（阿胶、生地黄、熟地黄、卷柏、干山药、五味子、鸡苏叶、大蓟、茯苓、柏子仁、百部、远志、人参、麦冬、防风）。

若暑毒失血者，多见于酒客及阴虚之人，因心主血，而暑气喜归心所致，症见脉大气喘，多汗烦渴，宜《千金》方（蒲黄、犀角、瓜蒌根、甘草、桑寄生、葛根），或《局方》枇杷叶散（香薷、厚朴、甘草、麦冬、木瓜、茅根、陈皮、枇杷叶）。

蓄热吐血者，因血热妄行，症见口鼻皆出，热如涌泉，膈上热，胸中满痛，脉洪大，按之有力，精神不倦，或血紫黑成块者，治以釜底抽薪之法，用生地黄、赤芍、茜根、牡丹皮、三制大黄、滑石、桃仁泥之属，从大便导之。

气逆失血者，血从气逆，多因暴怒而厥所引起，症见薄厥，甚则呕血及飧泄，胸胁满痛等，宜芍药、陈皮、枳壳、贝母之属，行其气而血自下；或肝火因气而逆者，必有烦躁、燥渴等症，宜芍药、生地黄、丹皮、芩连之属，降其火而血自宁。

（2）虚证吐血

劳伤吐血者，多因用力太过，络脉损伤，其血因得渗漏而出，治以和养血气，宜用发灰散（乱发烧灰、米醋）；阳虚失血者，因脾胃气虚，不能固护阴气，阴阳不相为守，荣气虚散，血即错行。症见外有虚冷之状，其血色必暗黑而不鲜，治以温中之法，使血自归经络，可用理中汤加楠木香，或甘草干姜汤。

（六）咳嗽

1. 治咳首辨外感内伤

尤怡基于《内经》理论，认为咳嗽多因外感或内伤引起，或两者兼而有之。其云："经言五脏六腑，皆令人咳。盖有自外而入者，风寒暑湿燥火是也；有自内而发者，七情、饥饱、劳伤是也。风寒诸气，先自皮毛而入，皮毛者肺之合，皮毛受邪，内从其所合则咳者，自外而入者也。七情饥饱，内有所伤，则邪上逆，肺为气出入之道，故五脏之邪，上触于肺亦咳，此自内而发者也。"（《金匮翼·咳嗽》）。就病情而言，外感咳嗽为轻，内伤咳嗽为重，因"诸气所感，有不为嗽者，病邪特甚，径伤脏腑，不留于皮毛。七情所伤，亦有不为嗽者，病邪尚浅，止留本脏，未即上攻。所以伤寒以嗽为轻，而杂病以嗽为重也。"（《金匮翼·咳嗽》）因外感而引起者，有冷嗽、热嗽，郁热嗽为外感同时兼有内伤之病，而因食积、肺燥、虚寒和肾虚气逆引起者，则为内伤咳嗽的范畴。

2. 外感咳嗽祛邪为务

尤怡认为，治嗽最要分别肺之虚实，痰之滑涩，邪之冷热，及他脏有无侵凌之气，六腑有无积滞之物。同时强调，外感咳嗽重在祛邪。

（1）冷嗽

冷嗽因身受寒气、口饮寒浆引起，其症见呼吸不利，呕吐冷沫，胸中急痛，恶寒声嘶，得温则减，得寒益甚者，治宜散寒蠲饮，用仲景小青龙汤（麻黄、芍药、干姜、炙甘草、细辛、桂枝、五味子、半夏），或三拗汤（麻黄、杏仁、甘草）、小投杯汤（即三拗汤加桂枝，出自《外台》）、加减麻黄汤（麻黄、桂枝、炙甘草、陈皮、半夏、杏仁）。

（2）热嗽

热嗽病情有新久之异。新病时热伤肺，症见恶热，气促，口渴，胸膈不利，咽喉肿痛，脉数，治宜宣泄肺热，用六味竹叶石膏汤（石膏、淡竹叶、桔梗、薄荷叶、木通、甘草），或治热嗽之诸药不效者方（人参、石膏、甘草、半夏、麦冬、知母、五味、杏仁、枇杷叶）。

久病多因风寒不解，久而化火，肺受火邪，气从火化，有升无降。其症见咳唾痰浊，烦热口渴，或吐脓血；甚者身热不已，则成肺痨。治宜清肺滋阴，用紫菀丸（枇杷叶、木通、款冬花、紫菀、杏仁、桑白皮、大黄)、定肺丸(款冬花、紫菀、知母、贝母、人参、炙甘草、桑白皮、马兜铃、御米壳、五味子、麦冬、百部、乌梅肉);若见肺痿,吐血,年久劳嗽,喘急坐卧不安,宜以温补虚损之阴,以酸收散亡之阳,用《和剂》人参清肺汤(人参、炙甘草、阿胶、杏仁、桑皮、知母、粟壳、乌梅、地骨皮);若虚劳热嗽,咯血唾血者,用元霜膏(乌梅汁、梨汁、柿霜、白砂糖、白蜜、萝卜汁、生姜汁、赤茯苓、款冬花、紫菀)、《直指》人参紫菀散(人参、五味子、紫菀茸、陈皮、贝母、紫苏叶、桑白皮、白茯苓、杏仁、甘草、川芎、半夏曲、阿胶)。

郁热咳嗽,因肺先有热,而寒复客之,热为寒郁,肺不得通,则喘咳暴作。症见恶寒,时有热,口中干,咽中痛,或失音不出,治宜辛凉或只用辛散。切忌苦寒直折,用《本事》利膈汤(鸡苏叶、荆芥、桔梗、牛蒡子、甘草、僵蚕、元参)。

3. 内伤咳嗽治病求本

内伤咳嗽应治病求本。虚者以人参、黄芪之属补之,使气充则脏自固。实者以葶苈子、杏仁之属泻之,使邪去则肺自宁。痰滑者,南星、半夏之属燥其湿。痰涩者,瓜蒌、杏仁之属润其燥。寒者,干姜、细辛温之。热者,黄芩、栀子清之。气侵者,五味、芍药收其气,使不受邪也。积滞者,枳实、瓜蒌逐其客,使无来犯也。

(1)饮气咳嗽

饮气咳嗽,因所饮之物停留在胸,水气上冲入肺而成。症见喘咳上气,胸膈注闷,难于偃卧。根据痰饮的寒热性质,其证有二:凡咳而面赤,胸腹胁常热,惟手足乍有凉时,其脉洪者,为热痰在胸膈,宜寒润清膈之剂下之,用玉液丸(寒水石、半夏、白矾);若妇人形瘦,有时夜热痰嗽,月经不调者,用香附、瓜蒌、青黛,噙化为丸。若见面白悲嚏,胁急胀痛,脉沉细弦迟者,则为寒痰在胸膜,治以辛热去之,用深师白前汤(白前、半夏、紫菀、大戟)、芫花散(芫花、干姜、白蜜)、葶苈大枣泻肺汤;年久肺气咳嗽喘逆,上盛下虚,痰涎壅盛,胸膈噎塞者,苏子降气汤(紫苏子、半夏、前胡、炙甘草、厚朴、陈皮、当归、沉香)。

(2)食积咳嗽

食积咳嗽,因谷肉过多,停凝不化,转为败浊,随呼吸之气而上溢入肺而引起,治宜化痰消积,用瓜蒌丸(瓜蒌仁、半夏、山楂、神曲);又方治食积痰嗽发热,二陈加瓜蒌、莱菔子、山楂、枳实、神曲。

(3)肺燥咳嗽

肺燥咳嗽,因肺虚液少而燥气乘之,其症状为咳甚而少涎沫,咽喉干,气哽不利,宜辛甘润肺,用延年天门冬煎(生天门冬煎汁、生地黄汁、橘皮、炙甘草、人参、白蜜、牛酥、白糖、杏仁、贝母、紫菀、通草、百部、白前、生姜汁)、杏仁煎(杏仁、白糖酥、生姜汁、蜜贝母、苏子)、《千金》豕膏丸(发灰、杏仁)。或用上清丸(白砂糖、薄荷叶、柿霜、硼砂、寒水石、乌梅肉、片脑)清声润肺,止咳嗽,爽气定神。

(4)虚寒咳嗽

虚寒咳嗽,因上中二焦阳气不足而寒动于中,或初虽起于火热,因过服寒凉消克,以致脾土受伤而肺益失养,症见脉微气少,饮食不入,急宜温养脾肺为主,用加味理中汤(人参、白术、干姜、炙甘草、橘红、茯苓、半夏、细辛、五味），或用《直指方》理中丸加阿胶、五味。若治肺虚实嗽喘急，无热症者，用《济生》紫菀汤（紫菀茸、干姜、黄芪、人参、五味子、钟乳石、杏仁、炙甘草）。

（5）肾虚气逆咳嗽

肾虚气逆咳嗽，因肾中阴火上炎入肺，或肾中阴水随经入肺，或水饮与里寒合而作嗽，症见咳嗽，烦冤，呕，上气，喘或腹痛下利，证属阴火上炎可用六味、都气之属引而下之，阴水随经入肺可用《济生》肾气补而逐之，而对于水饮与里寒合而作嗽者则宜真武汤（白茯苓、白术、白芍、熟附子）加减治之。

（七）泄泻

1. 论泄不离湿气

尤怡认为，“湿”是泄泻的主要因素。湿多成五泄：若见体重软弱，泄下多水者为濡泄，为湿自甚所致；若见水谷不化而完出者为飧泄，为湿兼风引起；若见渐下污积黏垢为溏泄，为湿兼热所致；若见所下澄澈清冷，小便清白者为鹜泄，为湿兼寒引起；若久下不能禁固者为滑泄，为湿胜气脱所致。尤怡还复引戴复庵的观点，指出气虚、气郁、痰滞、食积均可致泄泻。其云：“饮食入胃，辄泻之，完谷不化者，气虚也。腹痛泻水，肠鸣，痛一阵泻一阵者，火也。或泻或不泻，或多或少者，痰也。腹痛甚而泻，泻后痛减者，积也”（《金匮翼·泄泻》）。以下，就尤怡所论泄泻的常见证及主治方药加以阐述。

（1）湿泻

湿泻，一名濡泄，其脉濡细，其症泄水，虚滑，肠鸣，身重，腹不痛。其病机有二：脾胃有湿，水谷不化，清浊不分。另水寒之气入客肠间，亦令人濡泄。治宜运脾化湿，可助用升阳风药以平之，可选《本事》芎䓖丸（芎䓖、神曲、白术、附子），或刘草窗泻湿汤（生白术、白芍、陈皮、防风、升麻）；若脾湿太过，泄泻不止，可用胃苓汤（平胃散、五苓散各等份）或升阳除湿汤。

（2）寒泻

寒泻，一名鹜溏，为水粪并趋大肠也。其因有二：一为脾气衰弱，不能分布，则津液、糟粕并趋一窍而下；二为寒气在下，亦令人水粪杂下，而色多青黑，治以温法。若见恶痢久不效者，用补本丸（苍术、川椒）。另外，对于太阳经伤寒传太阴，大肠不能禁固，猝然而又下，下利为鹜溏，中有硬物，欲起而下，欲了而又不了，小便多清者，应根据发病时间的不同选方，春夏用桂枝汤（川桂枝、白芍药、白术、炙草），秋冬用白术散（白术、白芍药、干姜、炙草）。若治寒泻腹痛，或水谷不化者，用附子温中汤（附子、干姜、人参、白术、白茯苓、白芍、炙草、厚朴、豆蔻、陈皮）。

（3）热泻

热泻，因夏月热气乍乘太阴，与湿相合，一时倾泻如水之注，亦名暴泄。症见腹痛自汗，烦渴面垢，脉洪数或虚，肛门热痛，粪出如汤，或兼呕吐，心腹绞痛者，即霍乱之候也。治宜清解，用香薷饮（香薷、白扁豆、厚朴）或六和汤（香薷、砂仁、半夏、杏仁、人参、炙甘草、赤苓、藿香、白扁豆、厚朴、木瓜）。

(4）久泄

尤怡指出有虚实之别，一系陈积所致。若见久泄不止，百药不效，或暂止而复来，此必有陈积在肠胃之间，积一日不去，则泻一日不愈，必先逐陈积而后补之。若见连年腹痛泄泻，休作无时，服诸热药不效，宜先取去，然后调治易瘥，用《本事》温脾汤（厚朴、干姜、甘草、桂心、附子、大黄），食前更以干姜丸（干姜、巴豆、人参、大黄）佐之；若见久泻久痢，脐腹冷痛，呕吐不食，及妇人血气虚损，崩漏带下，用震灵丹（禹余粮、紫石英、赤石脂、丁头代赭石、滴乳香、五灵脂、没药、朱砂）。一系脏虚引起，则见滑泄无腹痛，脉微虚而不沉滞，分寒滑和热滑，可以温涩之药固之。治寒滑，可用乳豆丸（肉豆蔻）或《和剂》桃花丸（赤石脂、干姜）；治热滑，泄久腹痛渐已，泻下渐少，宜用河间诃子散（诃子、黄连、木香、甘草）。

(5）食泻

食泻，症见噫气作酸，泄而腹痛甚，泄后痛减，臭如坏鸡子，用加味平胃散（苍术、厚朴、陈皮、甘草、缩砂、草果、山楂子、麦芽）；有停饮食数日乃泻，后屡作屡止，饮食稍多即发者用曲蘖枳术丸。

(6）酒泻

酒泻，若见饮酒过多，骨立，不能食，但饮一二杯即发，经年不愈者可用方（苍术、厚朴、陈皮、甘草、丁香、缩砂、干葛、麦芽、神曲）；治伤酒，晨起必泻方（人参、白术、干姜、炙甘草、茯苓、干葛、陈皮、川黄连）；治酒泻不已，饮后尤甚者用平胃散加丁香、缩砂、麦芽、神曲。

2. 久泄治重脾肾

尤怡认为，泄泻的主要病位在中焦脾胃，如上所述，他治疗五泄的选方多用平胃散、理中汤、四君子汤等化裁而成，时时固护中焦脾胃之气。而对于久泄病及涉及肾脏者，则脾肾同治，从其对肾泄、飧泄的论述中可见一斑。

(1）肾泄

肾泄，一名五更泻。多因肾阳虚衰，不能温养于脾，不能禁固于下，症见遇子后阳生之时，其气不振，阴寒反胜，则腹鸣奔响作胀，泻去一二行乃安，积月不愈，或至累年。此病藏于肾，治宜温肾，用五味子散（五味子、吴茱萸）、四神丸（肉豆蔻、五味子、补骨脂、吴茱萸）。另有因酒积、食积、寒积所引起者。食积、酒积者，治以红丸子或单服曲蘖枳术丸，寒积者治宜魏氏椒朴丸（益智仁、川椒、川厚朴、陈皮、白干姜、茴香）。

(2）飧泄

飧泄，亦曰虚泄，完谷不化也。尤怡认为，飧泄之病，以虚为本，其因有三。

一曰虚，即脾胃气衰，不能熟腐水谷，食物完出，治以升阳除湿汤（苍术、柴胡、升麻、羌活、防风、泽泻、猪苓、神曲、麦芽、陈皮、甘草），或加味四君子汤（四君子加肉豆蔻、诃子），或参苓莲术散（四君子加缩砂、藿香、炮姜、山药、莲子、陈皮、乌梅）。

二曰风，即风气入脾，传化疾速，则熟腐不及，则为肠风飧泄。若症见泄泻注下，腹胁虚满，肠鸣腹痛者，用胃风汤（人参、茯苓、川芎、官桂、当归、白芍、白术）；若见飧泄脉弦，身热腹痛而渴者，用防风芍药汤（防风、芍药、黄芩、苍术）。

三曰冷，土性喜温而恶寒，虚邪舍于肠胃，多寒则肠鸣飧泄，食不化，治以芎䓖丸（芎䓖、神曲、白术、附子）或吴茱萸散（吴茱萸、干姜、甘草、肉豆蔻、砂仁、神曲、白术、厚朴、陈皮、良姜）。

（八）头痛

1. 伏其所主，首辨虚实

尤怡认为，头部为六腑清阳之气、五脏精华之血会聚之处，若六淫之邪，人气所变，五贼之逆上犯，或蔽覆清明，或瘀塞经络，因与真气相搏则为头痛，并有虚证和实证之分。

（1）实证头痛

实证头痛，有因风、寒、湿、热和兼气之分。兼气者或寒热并见，或肝气上逆，或脾胃食积，不一而论。

因风而痛者，可见抽掣恶风，有汗而痛，但又有风寒和风热之分。头痛风热用《元珠》名茶调散（小川芎、香白芷、细芽茶、片黄芩、荆芥穗、薄荷叶）、石膏散（石膏、川芎、炙甘草）。风寒头痛，若症见疼痛牵引两目，遂至失明，用《本事》白附散（白附子、麻黄、川乌、南星、全蝎、干姜、朱砂、麝香）；若见风寒入脑，头痛恶寒目眩，用三五七散（防风、茱萸、炮姜、茯苓、细辛、炮附子）；若见风寒湿邪在脑，头痛眩晕呕吐者，用芎辛汤（川芎、细辛、白术、甘草）。

因暑热而痛者，或有汗，或无汗，皆出现恶热而痛，若症见头中热痛，喜寒恶暖，脉数而大者，用小清空膏或治热厥头痛方；若见头痛烦热，便闭不通者，用新定方（生地、知母、黄芩、薄荷、黑山栀、甘菊、甘草、荆芥、红花）。

因湿而痛者，痛而头重，遇天阴尤甚，也有寒湿和湿热之分。湿热头痛，若症见邪气上壅损目，及脑痛年久不止者，用清空膏（羌活、防风、柴胡、川芎、炙草、黄连、黄芩）；若头重如山，为湿气在头，用搐鼻散（青黛、石膏、芒硝、郁金、薄荷、牙皂）、透顶散（细辛、瓜蒂、丁香、糯米、冰片、麝香）；若见壅滞头目，赤肿疼痛，大小便闭涩者，用子和神芎丸（大黄、黄芩、牵牛、滑石、黄连、薄荷叶、川芎）。寒湿头痛，症见头痛鼻塞而烦，其脉大，自能饮食，腹中和无病者，用《本事》透顶散。

因痰饮而痛者，见头昏重而痛，愦愦欲吐。若见太阴痰厥头痛，眼黑头眩，恶心烦乱，肢冷身重者，用半夏白术天麻汤（半夏、陈皮、麦芽、神曲、白术、黄芪、苍术、天麻、茯苓、人参、泽泻、黄柏、干姜）、茶调散（瓜蒂、好茶）；若见热痰呕逆头痛，用半夏茯苓汤（半夏、赤苓、陈皮、甘草、黄芩、生姜）；若见风痰气，发即头旋，呕吐不食，用防风饮子（防风、人参、橘皮、白术、茯苓、生姜）；若见风痰吐逆，头痛目眩，胸膈烦满，饮食不下，及咳嗽痰盛，呕吐涎沫者，用玉壶丸（南星、半夏、天麻、头白面）；若见痰厥头痛，用芎辛导痰汤（川芎、细辛、南星、陈皮、茯苓、半夏、枳实、甘草）。

肝厥头痛，症见巅顶头痛，眩晕，或厥逆抽搐者，用龙荟丸、抑青丸（黄连、吴茱萸）、泻青丸（当归、龙胆草、川芎、栀子、川大黄、羌活、防风）。

食积头痛，症见头痛兼痞膈咽酸，噫败卵臭，饱食则痛甚，其脉右手滑盛者，用红丸子、治中汤（理中汤加青皮、陈皮）。

偏头痛，一侧痛甚，痛连额角，久而不已，用芎犀丸（川芎、朱砂、石膏、龙脑、人参、茯苓、炙草、细辛、生犀角、栀子、阿胶、麦冬）。

雷头风，症见头痛而起核块，或头中如雷之鸣，用消风散热方（薄荷、连翘、黄芩、黑山栀、犀角、荆芥、牛蒡子、桔梗、甘草）；若见痰火上升，壅于气道，头中痛而有声，轻如蝉鸣，重如雷响，用神芎丸（半夏、大黄、天虫、连翘、橘红、桔梗、天麻、片芩、薄荷叶、香白芷、青礞石、粉草）。

大头痛，症见头痛而肿大如斗者，为天行疫疠之病，用普济消毒饮子（黄芩、川连、薄荷、橘红、元参、甘草、连翘、鼠粘子、板蓝根、马勃、天虫、升麻、柴胡、桔梗）。

（2）虚证头痛

虚证头痛，有气虚、血虚和肾虚之异。

气虚而痛者，遇劳则痛甚，其脉大。若症见倦怠气短，恶风寒，不能食，脉必弦微，用新定补中益气汤（人参、黄芪、白术、甘草、当归、陈皮、升麻、蔓荆、细茶、白芍）。

血虚而痛者，善惊惕，其脉芤，多见于产后，用川芎当归汤（川芎、当归），四物汤加甘菊、薄荷或新定方（生地、当归、蔓荆、黄芩、白芍、炙草、甘菊、川芎）。

肾厥而痛者，头痛巅疾，下虚上实，症见肾气不足，脉举之则弦、按之则坚，用玉真丸（硫黄、石膏、半夏、硝石）；若见脾元久冷，上实下虚，胸中痰饮，或上攻头目，及奔豚上气，两胁膨胀，用黑锡丹（沉香、附子、胡芦巴、肉桂、茴香、破故纸、肉豆蔻、金铃子、木香、黑锡、硫黄）。

2. 风药丸散，茶酒辅行

若头痛发作无定时，时作时止，提倡在治法上常用口服丸散。尤怡所选治头痛的方剂中，有将近2/3为丸剂或散剂。如治疗头风痛的茶调散、石膏散、白附散，治疗湿性头痛的搐鼻散、透顶散、神芎丸，治疗风痰头痛的玉壶丸，治疗肝厥头痛的抑青丸、泻青丸，治疗偏头痛的芎犀丸和治疗食积头痛的红丸子，亦可选搐鼻法，简便易行。

再者，尤怡治疗头痛善用风药，并以清茶或者酒辅助行药。他本于李东垣的思路，认为高巅之上，惟风可到，故味之薄者，自地升天者也，所以头痛皆用风药治之。若是热气在头，以风药引之，则热弥盛而痛益甚，因此其治疗头痛，大率皆以酒芩、酒连、酒柏加风剂，杂用羌、防、升、柴、蔓等药。黄芩、黄连、黄柏苦寒泻热，得酒则能上行泻脑热。除了酒制之外，他认为“鸟巢高巅，射而去之是也，茶性清上，故诸头痛药中多加用之”“细茶最能清上风热，久痛以之作引弥佳”（《金匮翼·头痛》），故常用清茶调服药物。

此外，尤怡治疗头风久痛，常加芎、归、红花少许。认为血药“非独治风，兼和血止痛”。“然患痛人，血必不活，而风药最能燥血，故有愈治而愈甚者。此其要尤在养血”（《金匮翼·头痛》）。

二、成方运用举隅

尤怡融会诸家，善用成方，既活用张仲景经方，又量身化裁时方。其在充分理解原方的基础上，根据患者病情进行灵活变通，拓宽了原方的使用范围。其运用有规可循，其经验对于临证运用具有参考价值。现举例简介如下。

（一）经方化裁例释

1. 异病同治，活用八味

尤怡在《金匮翼》和《静香楼医案》中，对于八味肾气丸的运用多有论述，他既探讨其医理，又验证于医案，理论紧密结合临床。比如，他认为“真阳以肾为宅，以阴为妃，肾虚阴衰，则阳无偶而荡矣。”（《静香楼医案·内伤杂病门》）由是上炎则头耳口鼻为病，可见面黑，耳聋，烦渴引饮，消渴，脑漏（鼻渊），面赤，舌刺，唇黑等；下走则膀胱二阴受伤，可见膝软腰痛，少腹拘急，遗精、早泄，小便不利，癃闭，阴缩，足心如烙，或足冷如冰，脚气上入，少腹不仁，其脉洪大无伦，按之微弱等。若肾中水邪干肺则见喘不得卧。若肾水无所制而泛滥则见肢体浮肿，咳嗽喘急，腰重足冷，小便不利等变证。其机制均为肾元虚衰，应用八味肾气丸补肾扶阳。我们试从尤怡的医案中再总结其对该方的临证运用特色。

（1）咳喘案

案例1

秋冬咳嗽，春暖启安，是肾气收纳失司，阳不潜藏，致水液变化痰沫，随气射肺扰喉，喘咳不能卧息，入夜更重，清晨稍安。盖痰饮乃水寒阴浊之邪，夜为阴时，阳不用事，故重也。仲景云：饮病当以温药和之。金匮饮门短气倚息一条，分外饮治脾，内饮治肾，二脏阴阳含蓄，自然潜藏固摄。当以肾气丸方，减牛膝、肉桂，加骨脂以敛精气。若以他药发越阳气，恐有暴厥之虑矣。肾气丸减牛膝、肉桂，加补骨脂。

（《静香楼医案·痰饮门》）

案例2

往昔壮年，久寓闽粤，南方阳气易泄。中年以来，内聚痰饮，交冬背冷喘嗽，必吐痰沫，胸脘始爽。年逾六旬，恶寒喜暖，阳分之虚，亦所应尔。不宜搜逐攻劫，当养少阴肾脏。仿前辈水液化痰阻气，以致喘嗽之例。肾气丸减牛膝、肉桂，加北五味、沉香。

（《静香楼医案·痰饮门》）

案例3

气喘，足冷至膝，唇口干，鼻塞，脉虚小。下气上逆，病在根本。勿以结痰在项，而漫用清克也。肾气丸三钱，盐花汤送下。

（《静香楼医案·咳喘门》）

案例4

久咳喘不得卧，颧赤足冷，胸满上气，饥不能食。此肺实于上，肾虚于下，脾困于中之候也。然而实不可攻，姑治其虚；中不可燥，姑温其下。且肾为胃关，火为土母，或有小补，未可知也。金匮肾气丸。

（《静香楼医案·咳喘门》）

案例5

两寸浮大，关尺沉小，气上而不下，喘咳多痰。肝肾之气，上冲于肺。宜以肾气丸，补而下之。

（《静香楼医案·咳喘门》）

案例6

下虚上实，当治其下，勿清其上；真气归元，痰热自降。宜以十味肾气丸主之。

（《静香楼医案·咳喘门》）

案例7

血去过多，气必上逆，肺被其冲，故作咳嗽。此非肺自病也。观其冲气甚则咳甚，冲气缓则咳缓，可以知矣。拟摄降法，先治冲气。《金匮》肾气丸去肉桂，加牡蛎。

（《静香楼医案·失血门》）

（2）肿胀案

案例1

命门阳衰，脾失温养，不克健运，食入辄胀，法当温补下焦。肾气丸去桂，加沉香、椒目。

（《静香楼医案·肿胀门》）

案例2

肿胀之病，而二便如常，肢冷气喘，是非行气逐水之法所能愈者矣。当用肾气丸，行阳化水，然亦剧病也。

（《静香楼医案·肿胀门》）

（3）中风案

热风中络。口歪、舌謇、咽痛。治以清滋。羚羊角、玄参、钩藤、甘菊、甘草、石菖蒲、生地、竹沥。再诊：生地、阿胶、麦冬、知母、贝母、甘菊、甘草、玄参。三诊：咽喉干痛。滋清不愈，宜从降导。肾气丸，淡盐汤送下。

（《静香楼医案·类中门》）

（4）失血案

烦劳四十余天，心阳自亢，肾水暗伤，阳坠入阴，故溲数便血，不觉管窒痛痹，实与淋证不同。其中虽不无湿热，而寝食安然。不必渗泄利湿，宜宁心阳，益肾阴，宣通肾气以和之。熟地炭、人参、霍石斛、丹皮、泽泻、茯苓、远志、柏子仁、湖莲肉。

（《静香楼医案·小便门》）

（5）黄疸案

面黑目黄，脉数而微，足寒至膝，皮肤爪甲不仁。其病深入少阴，而其邪则仍自酒湿得之及女劳也，肾气丸。

（《静香楼医案·黄疸门》）

（6）齿痛案

肾虚齿痛，入暮则发，非风非火，清散无益。加减八味丸，每服三钱盐花汤下。

（《静香楼医案·诸窍门》）

按语：肾为水脏而寓元阳，尤怡辨证使用肾气丸，治疗上述诸病。由上述案例可知，尤怡运用八味肾气丸的指征是：其一，辨析全身症状，或见喘咳多痰，入夜更重，恶寒喜暖，足冷，胸满上气，浮肿，多汗，膝软腰痛，小便不利，面黑，齿痛入暮则发，耳聋等症；其二，辨析脉象，或见脉虚小，或两寸浮大，关尺沉小，或脉数而微，或脉洪大无伦，按之微弱。此为肾阳虚衰辨证眼目，为后学运用该方提供参考。

另外，尤怡运用八味肾气丸时灵活加减，或减牛膝、肉桂，或加北五味、补骨脂以敛精气，或加沉香纳气、降气，或加椒目利水，且服药多以盐汤送服，引药直达病所。可见，尤怡对肾气丸的应用可谓得心应手、出神入化。

2. 化裁理中，平中见奇

尤怡对于理中汤的运用特点，我们试从《金匮翼》和《静香楼医案》中的医案探讨如下。

（1）黄疸案

罗谦甫治真定韩君祥，暑月劳役过度，渴饮凉茶及食冷物，遂病头身肢节沉重疼痛，汗下寒凉屡投不应。转变身目俱黄，背恶寒，皮肤冷，心下硬，按之痛，脉紧细，按之空虚，两寸脉短，不及本位。此症得之因时热而多饮冷，加以寒凉过剂，助水乘心，反来侮土，先伤其母，后及其子，经所谓搏所不胜而乘所胜也。时值霖霪，湿寒相合，此为阴黄，以茵陈附子干姜汤主之。《内经》云：寒淫于内，治以甘热，佐以苦辛；湿淫所胜，平以苦热，以淡渗之，以苦燥之。附子、干姜辛甘大热，散其中寒为君；半夏、草蔻辛热，白术、陈皮苦甘温，健脾燥湿为臣；生姜辛温以散之，泽泻甘平以渗之；枳实苦辛，泄其痞满；茵陈苦微寒，其气轻浮；佐以姜、附，能去肤腠间寒湿，而退其黄为使也。煎服一两，前症减半，再服悉愈。又与理中汤服之，数日得平复。

（引自《金匮翼・阴黄》，此为尤怡转引罗天益医案）

（2）失血案

疟发而上下血溢，责之中虚，而邪又扰之也。血去既多，疟邪尚炽，中原之扰，犹未已也，谁能必其血之不复来耶。谨按古法，中虚血脱之证，从无独任血药之理。而疟病经久，亦必固其中气。兹拟理中一法，止血在是，止疟亦在是，惟高明裁之。人参、白术、炮姜、炙草。

（《静香楼医案・疟疾门》）

（3）头痛案

食积头痛者，食气上攻，胃气不清也。子和云：邪在胃而头痛者，必下之。其证必兼痞膈咽酸，噫败卵臭，或饱食则痛甚，其脉右手滑盛者是也。馆职张学士，嗜酒散诞，忽头痛发热，医作伤寒治之愈甚。孙兆脉之，右手脉甚数，左手脉平和，曰：此疾非伤寒，学士好酒啖食所伤也。遂用食药五七丸，经食久，膈渐宽，痛遂减，再进利膈药，遂获安。治中汤，即理中汤加青皮、陈皮等分。

（《金匮翼・食积头痛》，尤怡引孙兆治张学士案）

（4）口疮案

脾胃虚衰之火，被迫上炎，作为口疮。其症饮食少思，大便不实，或手足逆冷，肚腹作痛。经曰：岁金不及，炎火乃行，复则寒雨暴至，厥阴乃格，阳反上行，民病口疮是也。宜附子理中汤，参、术、甘草补其中，干姜、附子散其寒，使土温则火自敛也。附子理中汤，生姜煎。生姜汁（一盏）、白蜜（三两）同煎十沸，瓷瓶盛，时时以热水调一匙，含咽之。

（《金匮翼・口疮》）

（5）咳嗽案

虚寒嗽者，其寒不从外入，乃上中二焦阳气不足而寒动于中也。或初虽起于火热，因过服寒凉消克，以致脾土受伤而肺益失养，脉微气少，饮食不入者，急宜温养脾肺为主也。加味理中汤：人参、白术、干姜（生）、甘草（炙）、橘红、茯苓、半夏、细辛、五味（等分）。上㕮咀，每服三钱，姜枣煎，食前服。

（《金匮翼·咳嗽》）

按语：理中者，顾名思义，调理中焦也。尤怡认为，百病皆以中气为本，“土具冲和之德，而为生物之本。冲和者，不燥不湿，不冷不热，乃能化生万物”。由上可见，中焦虚弱，运化失常，则百病丛生。若气虚湿停则见黄疸，面黄；若气虚不固摄则见出血；若气虚阳浮于外则见发热；若气虚不运则生食积，食气上攻而头痛；若脾胃虚衰之火，被迫上炎，则为口疮；若脾土受伤而肺益失养则见咳嗽，难以一一枚举。尤怡治病重视后天脾胃，对理中汤的化裁应用亦十分精当。

尤怡运用理中丸治疗上述诸病时，关键在于抓住脾胃气虚的主要表现：或身冷，恶寒，肤冷，手足逆冷，少气，自汗，神思困倦，言语轻微，眩晕，心下硬，按之痛，少食，痞膈咽酸，噫败卵臭；或饱食则痛甚，恶心，呕吐，肚腹作痛，小便清白或小便自利，小便如膏或大便不实或溏泄。脉象或见脉沉细无力；或脉紧细，按之空虚，两寸脉短，不及本位；或脉大而不实，或脉右手滑盛者，左手脉平和，或脉微。

尤怡在运用理中汤甘温补中的基础上，还根据兼证灵活化裁，不拘一格。如或加半夏、草蔻、附子祛湿散寒，或加茵陈利湿去黄，或加陈皮、枳实理气除满，或加茯苓、泽泻甘平利水，或加细辛、五味子辛散酸收利肺气，或加川椒、乌梅安蛔驱虫，或加干葛、黄连清热祛湿。

（二）主要制方列举

1. 新定补中益气汤

组成：人参、黄芪、白术（各一钱），甘草（五分），当归、陈皮（各七分），升麻（二分），蔓荆、细茶（各八分），白芍（一钱）（《金匮翼·头痛》）。

功能：升阳益气，祛风止痛。

主治：脾胃气虚、清阳不升之头痛。症见头昏闷微痛，倦怠，气短懒言，恶风寒，不喜食饮者。

方义：本方是在补中益气汤原方的基础上去柴胡，加蔓荆子、白芍、细茶。方中黄芪益皮毛而闭腠理，不令损其元气；人参、炙甘草补脾胃中元气；白术苦甘温除胃中热；升麻能引胃中清阳之气；陈皮能散滞气，助诸甘辛为用；当归能和血养血。尤怡不欲升散太过，因此去柴胡。蔓荆子为李东垣治头痛的常用风药之一，能疏散风热，清利头目；白芍既养阴和血，又能缓急止痛；细茶可清上焦风热，为药引。因“头为诸阳之会”，尤怡所加的三味药性偏凉，以防温燥太过，合前诸药共奏升阳益气、祛风止痛之功，此方更适用于治疗气虚头痛。

2. 新定吴茱萸汤

组成：人参（一钱），吴茱萸（三分，炮淡），川连（六分），茯苓（二钱），半夏（一钱半），宣州木瓜（七分），生姜适量（《金匮翼·胃脘痛》）。

功能：疏肝和胃，降逆止痛。

主治：肝木乘脾、寒热错杂之胃脘痛。症见胃脘痛不能食，食则呕，吞酸嘈杂，口苦，动怒则作，脉弦者。

方义：本方是吴茱萸汤和左金丸合方加减而成，尤怡在两方基础上去大枣，加茯苓、半夏、木瓜。吴茱萸汤温肝暖胃，降逆止痛；左金丸疏肝和胃；茯苓合人参补中，半夏合生姜和胃止呕，木瓜柔肝缓急止痛。全方寒热并用，肝脾同调，则胃疼得愈，呕吐可止。

3. 新定桂苓汤

组成：桂枝（一钱），茯苓（三钱），人参（一钱），甘草（五分），芍药（一钱），生姜（五分）（《金匮翼·胃脘痛》）。

功能：温阳利水，降逆止痛。

主治：水逆胃痛。症见胃脘痛，心下逆满，气上冲胸，甚者起则头眩，渴欲饮水，小便不利，脉弦者。

方义：本方是桂枝汤和五苓散的合方加减而成。尤怡在两方基础上去泽泻、猪苓、白术、大枣，加人参而成。对于水逆胃痛，尤怡认为，既要泄水气，还应益胃气。桂枝汤益阴温阳，调和脾胃；五苓散温阳健脾，降逆利水。尤怡认为白术之滞不如人参之益胃，泽泻、猪苓过伤肾气，不如芍药之摄水下行。因此全方可具温阳利水、降逆止痛之功。

4. 新定人参乌梅散

组成：人参（三钱），乌梅（一枚），黄芪、当归、茯苓、陈皮（各一钱），鳖甲、制首乌、白术（各二钱）（《金匮翼·疟疾》）。

功能：益气养血，祛邪截疟。

主治：治虚疟，劳疟。症见寒热时作，稍劳即发，面色萎黄，少气不食，神气倦怠，六脉微弱，大便溏滑者。

方义：本方是《景岳全书》何人饮的基础上加黄芪、茯苓、白术、鳖甲、乌梅而成。疟疾日久，耗气伤阴，阴阳气血俱不足，尤怡认为应补养正气为主，调以甘药补虚散邪。何人饮能补益气血，散邪截疟；黄芪、茯苓、白术益气和中；乌梅主久疟；鳖甲“为治疟之要药”（《本草经疏》），可益阴除热散结，全方更适合于治疗虚疟、劳疟。

【后世影响】

一、历代评价

尤怡所作《伤寒贯珠集》，后人评价甚高。清·唐大烈在《吴医汇讲》云：“喻氏《尚论》脍炙人口，然以尤在泾《贯珠集》较之，则又径庭矣。仲景著书之旨，如雪亮月明，令人一目了然，古来未有。”近代章太炎认为，“自金以来，解《伤寒论》者多矣……能卓然自立者，创通大义，莫如浙之柯氏；分擘条理，莫如吴之尤怡。嗟乎，解伤寒者百余家，其能自立者，不过二人。”

（陆渊雷《伤寒论今释·章太炎序》）

尤怡视《金匮要略》为医书之祖，治病之宗，指出“其方约而多验，其文简而难通”。故本着“以吾心求古人之心”的认真态度，将研究《金匮要略》之心得加以修改、补充、整理，且将《金匮要略》中“深文奥义，有通之而无可通者，则阙之；其系传写之误者，则拟而正之；其或类后人续入者，则删汰之”，务求得其典要，故将该书提名为《金匮要略心典》。清·徐大椿在该书序文中曰：“其条理通达，指归明显，辞不必烦而意已尽，语不必深而旨已传……由此进入，虽入仲景之室无难也。”

尤怡研读、阐释古人的著述，却不囿于古人，而能阐发自己的创见，有所发明。如清·柳宝诒在《柳选四家医案》中关于尤怡医案的评语说：“乃观此案，论病则切理餍心，源流俱澈，绝不泛引古书；用药则随证化裁，活泼之地，从不蹈袭成方。可见食古期乎能化，裁制贵乎同时……若先生读书不可谓不多，用功不可谓不切，其沉酣于仲景之书，尤不可谓不深，乃其论病之平易近情者如是，主方之妥帖易施者如是，是则此案不第为治病之良规，并可为读古之心法已。”其后，如吴谦、陈修园等人之阐述颇多受其启发，尤怡此著被后世称为善本，视为学《金匮要略》必读之书。

现代哈荔田在《名老中医之路·学无止境锲而不舍》一文中说：“仲景之书注家甚多，我初学习，先父命读尤在泾之《伤寒贯珠集》《金匮心典》，认为尤怡之注对辨证立法阐发精当，剀切详明，不浮不隘……故对初学者理解仲景之旨，诚多帮助。”《伤寒贯珠集》和《金匮要略心典》两书，是当今学习仲景学说的重要参考书籍，其中许多精辟的注释被选入中医大专院校的《伤寒论》及《金匮要略》讲义之中。

二、学派传承

在伤寒学派中，尤怡属辨证论治一派，注重按法类证。与钱潢相比，钱潢研究中吸收了方有执、喻嘉言之风伤卫、寒伤营、风寒两伤营卫的观点，故其“太阳上篇”为中风证治，“太阳中篇”为伤寒证治，“太阳下篇”为风寒两伤营卫证治，是承袭三纲学说而以法类证；而尤怡针对主证和病机，将《伤寒论》中三阳篇归纳为八法，既正治法、权变法、斡旋法、救逆法、类病法、明辨法、杂治法和刺法等；三阴经亦有表里温清诸法可辨。如此治法为纲统领病证、病机与方药，可谓别具一格。

三、后世发挥

尤怡在《金匮翼》和《静香楼医案》中记述了大量临证经验及病案，后人对其进行总结提炼，发微已见。潘桂娟等根据尤怡在《金匮翼》中提出的攻、消、和、补、温、清、润的治痰七法，认为尤怡治痰从病机入手，纲法分明，具有重要的学术价值和临床意义。朱志华等总结《金匮翼》《静香楼医案》中治疗血证的医案，提出治血三法，认为尤怡治疗注重“先其所因”，不滥用收涩止血之品，遵循辨证论治，以正本清源为法。杜洋深入分析《静香楼医案·肢体诸痛门》所载肢体疼痛医案 10 则，总结了疼痛的三种病机，认为尤怡治疗肢体疼痛辨证以仲景思想为宗，博采诸贤之长，处方立意深邃。李志刚等提出尤怡论治中风有三个特点：一是强调肝风在中风发病中的重要作用；二是认为中风其本在肝，同时明确提出五脏风之病名；三是认为中风为病，有脏腑经络深浅之异，临证需要注意。同时列举了尤怡治疗中风的八大法及五脏风之别。总结中风的临床治疗，宜区别对待，选用适宜治法，以患者病情痊愈为目的。切忌胶柱鼓瑟，不知变通。方莉等研读尤怡治疗咳嗽医案，认为咳嗽病因为外邪侵袭、饮食情志所伤及肺脏自病，治疗重在区分外感与内伤，重视“痰”这一病理产物在疾病中的作用。此外，高荣林总结了尤怡运用六味丸的经验，史欣德提出了尤怡养肺阴五法，张云龙等研究了尤怡的调肝思想。

综上所述，尤怡聪明好学，性格沉静，能诗善文，淡泊名利，晚年诊治技术精湛，名噪于时，与叶天士、徐大椿、王晋山先后齐名。他博览医书，致力于研究仲景学说数十年，其学术观点一直为后世伤寒研究学者所推崇，产生过深远的影响，可从以下三个方面简要论述其学术观点与学术贡献。

其一，倾心仲景，思维严谨。尤怡对仲景著作研究尤深，他在反复临证实践中不断学习总结，根据切身体会，日渐积累，一有心得，“辄笔诸简端”，善于思索，“务求当于古人之心而后已”，治学严谨，所著《伤寒贯珠集》，不落方喻窠臼，立正治、权变、斡旋、救逆、类病、明辨、杂治诸法，以法类证，逐条分析，分类对比，揭示了伤寒六经证治规律。尤怡之书编著新颖，结构严谨，注释精辟，词简意深，犹如“轮珠在手”，深受后世医家推崇，至今为研究伤寒仲景学说的较好注本之一。《金匮要略心典》能提纲挈领地阐发仲景奥旨，且立论中肯，释义简要，条理清晰。以后又复取杂病，祖述仲景遗意，荟萃各家之说，参以论断，详其证治，广其方药，著《金匮翼》，羽翼《金匮要略》。这几部阐述仲景学说的著作一直是后世学习的范本，明理简要，可以使后学者穷本溯源。

其二，尊古不泥，勘正前误。历代伤寒注家，对于经论和名家的注解，大都奉为圭臬，即便有疑惑也多是随文衍义；而尤怡则尊古不泥，敢于纠正前人的错误，如他在《伤寒贯珠集》市不仅评斥王叔和的错误之处，而且对一些注家的纰漏也给予纠正，直抒己见，这种批判地继承前人经验的学习方法和求真务实的精神，对于我们今后研究仲景学术思想很有借鉴意义。

其三，荟萃百家，融会贯通。尤怡博极医源，师法前贤，又能与自己临证心得融会贯通。他的学术思想多以喻嘉言为宗，临证喜用仲景方，但善于因时裁制，曾受李中梓影响，重视调治脾胃，常选石斛、麦冬、粳米等清滋益胃之品。其治杂病，燮理阴阳，刚柔相济而法出仲景，重视脾肾阳气，善用甘温而颇似中梓、东垣，医案立方稳朴，轻灵平正，说理简要，风格逼近叶桂，且不拘成法，重在临证，强调治病详审病机，医术精湛，颇具特色。所著《静香楼医案》为临证实录，其医案中按语重议论，或推阐病源，或明辨治法，皆能依据经典理论对病情做出分析，阐明自己的观点，乃是众多医案中的典范之作。

总之，尤怡注经重以法类证，以证论治，论病则源流俱澈、辨证精当，切中脏腑病机；论治则善用经方，且灵活化裁，绝不蹈袭成方；同时博采众长，功力深厚，不同凡响，其学术思想和临证经验，很值得后世学习借鉴。

中国中医科学院研究生院　杨卫彬　林亭秀

【参考文献】

[1] 尤怡. 伤寒贯珠集 [M]. 上海：上海卫生出版社，1956.

[2] 尤怡. 金匮要略心典 [M]. 上海：上海人民出版社，1975.

[3] 尤怡. 医学读书记 [M]. 江苏：江苏科学技术出版社，1983.

[4] 尤怡. 金匮翼 [M]. 北京：中国中医药出版社，1996.

[5] 柳宝诒. 柳选四家医案 [M]. 北京：中国中医药出版社，2008.

[6] 陈绍武. 中国历代名医学术经验荟萃丛书——典要仲景学说的尤怡 [M]. 北京：中国中医药出版社，1985.

[7] 裘沛然. 中国医集大辞典 [M]. 上海：上海科学技术出版社，2002.

[8] 任应秋. 中医各家学说 [M]. 上海：上海科学技术出版社，2002：226 -227.

[9] 徐凌云，高荣林. 典要仲景学说的尤怡 [M]. 北京：中国科学技术出版社，1989：8.

[10] 裘沛然，丁光迪. 中医各家学说 [M]. 北京：人民卫生出版社，2008：587 -588.

[11] 任应秋. 中医各家学说讲稿 [M]. 北京：人民卫生出版社，2008：203 -204.

[12] 李经纬. 中国医学百科全书 [M]. 上海：上海科学技术出版社，1987.

[13] 张国骏. 伤寒论思维与辨析 [M]. 北京. 中国中医药出版社. 2006.

[14] 杜洋. 尤怡治疗肢体疼痛的经验 [J]. 黑龙江中医药，2009，5：56 -57.

[15] 方莉，李达. 尤怡咳嗽证治初探 [J]. 中医药临床杂志，2013，25 (1)：73 -74.

[16] 张云龙，马超.《静香楼医案》调肝思想探析 [J]. 辽宁中医药大学学报，2010，12 (10)：73 -74.

[17] 沈敏南. 浅谈尤在泾《伤寒贯珠集》[J]. 河南中医，1981，5：21 -23.

[18] 李振洲. 尤怡临证经验初探 [J]. 中医杂志，1982，9：9 -11.

[19] 孟景春. 释"土厚则火自敛"[J]. 浙江中医学院学报，1984，8 (6)：13.

[20] 王祖雄. 条文缕析，层次井然——论尤在泾"治痰七法"[J]. 上海中医药杂志，1985，5：3 -6.

[21] 竹剑平. 尤在泾及其《伤寒贯珠集》[J]. 北京中医杂志，1986，5：45 -47.

[22] 高荣林. 尤怡活用六味丸的经验探讨 [J]. 北京中医杂志，1986，6：40 -41.

[23] 李惠林. 从《伤寒贯珠集》看尤在泾治伤寒学说的主要学术观点 [J]. 陕西中医函授，1987，4：1 -3.

[24] 张建文. 尤怡对《伤寒论》注诠的学术贡献 [J]. 河南中医，1988，3：8 -9.

[25] 胡国俊. 厚土敛火法刍议 [J]. 辽宁中医杂志，1988，9：4 -5.

[26] 史欣德. 尤在泾养肺阴五法 [J]. 南京中医学院学报，1989，2：61 -62.

[27] 刘德桓. 试评《金匮要略心典》的学术思想 [J]. 江西中医药，1989，3：2 -4.

[28] 高清平. "厚土敛火"临证一得 [J]. 四川中医, 1989, 6: 7.
[29] 李玉贤.《静香楼医案》评述 [J]. 新疆中医药, 1992, 1: 49 - 50.
[30] 张宗栋. 尤怡生平事迹补遗 [J]. 云南中医学院学报, 1992, 15 (3): 44 - 45.
[31] 顾瑞生, 殷苏燕. 浅论尤在泾对《金匮要略》的贡献 [J]. 上海中医药杂志, 1993, 12: 38 - 40.
[32] 刘兴武. 厚土敛火法治疗复发性口腔溃疡验案举隅 [J]. 北京中医杂志, 1993, 5: 46.
[33] 陈玉书, 王克让.《柳选四家医案》治痰法浅析 [J]. 杏苑中医文献杂志, 1994, 1: 8 - 10.
[34] 潘桂娟, 金香兰. 论尤在泾治痰 7 法 [J]. 中医杂志, 1994, 35 (9): 520 - 521.
[35] 王永彬. 枳实导滞丸治阴吹 1 例 [J]. 甘肃中医, 1995, 8 (1): 17.
[36] 安艳秋. 尤怡学术思想探讨 [J]. 光明中医杂志, 1996, 6: 3 - 5.
[37] 肖莹. 浅析《伤寒贯珠集》之特色 [J]. 国医论坛, 1999, 14 (1): 37 - 38.
[38] 王佳林, 马利琴. 制木安金法治疗顽固性咳嗽 2 例 [J]. 内蒙古中医药, 1999, 18: 38.
[39] 张声鹏. 类证为纲, 方证为目——《伤寒贯珠集》编排体例新说 [J]. 中医文献杂志, 1999, 4: 22 - 23.
[40] 蒋贵平, 姚龙华. 尤怡中风八法运用体会 [J]. 实用中医药杂志, 2001, 17 (7): 42.
[41] 李志刚, 祝美珍. 尤怡论治中风述要 [J]. 浙江中医杂志, 2001, 8: 329 - 331.
[42] 关新军, 顾武军. 尤怡治疗血证的经验经纬 [J]. 中医药学刊, 2003, 21 (12): 2077.
[43] 武重阳. 读《金匮要略心典》[J]. 天津中医学院学报, 2004, 23 (4): 174 - 176.
[44] 关新军, 王娅玲. 尤怡临证特色述要 [J]. 江苏中医药, 2004, 25 (4): 6 - 7.
[45] 伊广谦, 张慧芳. 尤在泾与《伤寒贯珠集》[J]. 江西中医药, 2004, 3 (35): 57 - 58.
[46] 丁海涛, 王君金.《金匮要略心典》辨治思想探析 [J]. 中国中医基础医学杂志, 2005, 11 (12): 937.
[47] 黄煌. 尤在泾医案选读——清代名医医案选读之一 [J]. 江苏中医药, 2005, 26 (2): 40 - 43.
[48] 赵天才, 杨景锋. 论《金匮要略心典》的学术成就 [J]. 陕西中医学院学报, 2007, 30 (1): 1 - 3.
[49] 李怀之.《金匮要略心典》注释特色探析 [J]. 江西中医学院学报, 2008, 20 (1): 12 - 13.
[50] 李怀之. 谈清代医家尤怡对《金匮要略》的贡献 [J]. 四川中医, 2008, 26 (10): 38 - 39.
[51] 胡志洁.《伤寒贯珠集》学术思想探讨 [J]. 江西中医药, 2008, 6 (39): 11 - 12.
[52] 朱志华, 陈肖霖. 浅析尤怡治疗血证三法 [J]. 光明中医, 2009, 24 (4): 630 - 631.
[53] 陈强, 安艳丽. 尤在泾治疗血证特色探讨 [J]. 中医药学报, 2009, 37 (5): 7 - 9.
[54] 李鹏, 周铭心. 运用方剂计量学方法研究温补学派医家尤在泾传承轨迹的特殊性 [J]. 中

华中医药杂志，2010，25（12）：2096－2100.
[55] 王振瑞. 博学而寡欲的尤怡［J］. 中华医史杂志，2010，40（6）：379.
[56] 张仁岗.《伤寒贯珠集》编次体例新识［J］. 贵阳中医学院学报，2011，33（5）：119－120.
[57] 李鹏，周铭心. 尤在泾临证用药方剂计量学研究［J］. 中医杂志，2011，52（4）：329－332.
[58] 付笑萍. “饲鹤山人”与“饮鹤山人”清代医家尤怡自号之辨析［J］. 中医文献杂志，2012，6：31－32.
[59] 王霞. 阎润红. 补中益气汤的文献学研究［D］. 湖北：湖北中医学院. 2008.

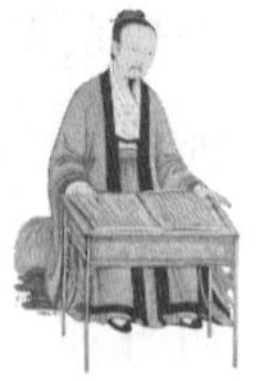

程国彭

内容提要

程国彭，字钟龄，原字山龄，号恒阳子，天都（今安徽歙县）人。其生卒年未详，约生活于清康熙、雍正年间，清代著名医家，代表著作为《医学心悟》。程国彭上奉《内经》《难经》《伤寒论》等中医经典理论，下参金元四大家及诸贤之说；诠释八纲辨证，总结医门八法；深入浅出，提纲挈领地对《伤寒论》的辨证思想体系进行概括，析疑发微，创立新见，对后世医学界产生了深远的学术影响。程国彭一生行医，对杂病证治，确有独到之处；遣方用药，不仅以张仲景为宗，而且能举一反三，师古而不泥古。他创制了不少有效方剂，具有方约而效、量少而专的特点。《医学心悟》在对各科证治的辨析中，重在辨明病因病机、表里寒热虚实，先述病源、症状，次述诊断治疗，并附程氏自拟经验方。如止嗽散、半夏白术天麻汤、消瘰丸、蠲痹汤、萆薢分清饮、定痫丸、加味香苏散等，至今仍为临床所习用。由于该书理论与临床实践紧密结合，陈述简练，论述精详，有许多精辟的见解，同时语言简明平易，治法效验确切，故刊行后广为流传，成为初学中医者的必读之本。书中亦蕴含了程国彭内涵丰富的医学教育思想，见解中肯，切于实际，对当今的中医教育观念教育模式也颇具借鉴价值。

【概述】

一、生平简介

程国彭，字钟龄，原字山龄，号恒阳子，天都（今安徽歙县）人。生卒年未详，约生活于清康熙、雍正年间。清代著名医家。少时因多病而刻苦学医，潜心研究医学经典及各家医著，博采众长，融会贯通，终以医道闻名遐迩，且“踵门者无虚日”。程国彭主张学贵沉潜，凡医理未明则昼夜沉思，有所悟即笔之于书，历三十年，著成《医学心悟》五卷。其晚年至天都普陀寺修行，感《医学心悟》于外科有所未备，又著《外科十法》一卷，附于《医学心悟》之末。

程国彭自幼家贫多疾，周晬之时即入佛门，法号普明子。及少仍“每遇疾则缠绵难愈”，因而不得不又离寺学医。坎坷之经历，使他深刻认识到医学之重要。他说：“病卧于床，委之庸医，比于不慈不孝，是以为人父子者，不可以不知医。”其就“知医”的重要性阐明以下三条：“知医”可以“上奉君亲，中及僚友，下逮卑幼”；“知医”则“以之保身而裕如，以之利人而各足”；“知医”可“俾闾阎昌炽，比户安和，永杜夭札之伤，咸登仁寿之域。岂非业医者所深快乎！”

然而，自学医学的艰辛，又使他发出“医岂易知乎哉”的感叹。所以，也就更能体察求学者的心情。再则，程国彭生活的皖南山区，病多而医少，名医更是凤毛麟角，幼少时他对此已感受颇深。及至行医，终日与患者打交道，自己虽有妙手回春之术，夜以继日工作之精神，却难以满足广大患者的需求，仍是“四方求治者日益繁”“踵门者无虚日，经年累月”。如何才能改变这种状况？由他“自憾无广长舌，化百千身，以应人之求也”的愿望看，业已意识到医学教育的重要性，因为要使自己有“广长舌”，能“化百千身”之惟一办法，只有广收门徒，多育桃李。所以，从此他就献身于医学教育，乐此不疲，终生为之呕心沥血。

程国彭除潜心学术研究，勤于临证诊疗之外，对医学教育和“医中之误”方面，也有独到的思想和精辟的见解，具有现实启示意义，兹简要介绍如下。

（一）医学教育思想

从中医学术传承的历史来看，历代名医对收徒多较为严格。而程国彭悬壶之后即“四方从游者日益众”，历经三十载。至晚年重返普陀寺后，还为“教吾徒”而著《医学心悟》。程国彭虽未进过中医学校，也无拜师之记载，但却非常热心于医学教育，终生从事收徒施教活动，弟子很多。他的医学教育思想内涵丰富，见解中肯，切于实际，有很高的研究、借鉴价值。

1. 心悟者，上达之机

程国彭的治学态度，如《医学心悟》自序说：“历今三十载，殊觉此道精微。思贵专一，不容浅尝者问津；学贵沉潜，不容浮躁者涉猎。”亦即，学习轻浮，急于求成，浅尝辄止，是学不好的。故其认为，“心悟者，上达之机”，是指只有用心思考、领悟，才是掌握高深医理的契机。

2. 言传者，下学之要

程国彭还提出“言传者，下学之要”的主张，认为教师用言语传授是学生学好医学的重要环节。这是紧接“心悟者，上达之机”之后的一句话。他把“言传”与“心悟”并提，即说明他同时非常重视教师在教学活动中的主导作用。

3. 博览群言，沉思力索

程国彭治学严谨，力倡学医要“博览群言，沉思力索”。在学习内容上，他主张“博览群言”，要求自《灵枢》《素问》《难经》入手，再学张仲景，继读“四子之书”。他认为“医道自《灵枢》《素问》《难经》而下，首推张仲景，以其为制方之祖也。”

4. 德才兼备，医德高尚

程国彭认为，医学是治病救人的仁术，对于患者“性命攸关”。他认为，医学“存之心则为仁术，见之事则为慈祥”，故强调“其操术不可不工，其处心不可不慈”。并提出医生的职责就是要“仰体天地好生之心，修正菩提普救之念，俾闾阎昌炽，比户安和，永杜夭札之伤，咸登仁寿之域”；医生的医疗态度，就是要坚持在“诊视之际，不论贫富贵贱，咸细心处治，审证必详，用药必当”。程国彭的教育思想和高尚医德风范，对现代医务界尤具教育意义。

5. 注重理论，实践结合

程国彭对学生的培养教育，特别注重理论与实践结合。他在教学中安排学生“朝而诵读，昼而见症，夜而辩论”，即抓住“诵读”“见症”“辩论”三个教学环节。“朝而诵读”，这段时间较长，而求诊者较少，正是读书的好时机。“早饭之后，求诊者渐多，于是便一面治病，一面带教，指导学生将“诵读”之理论，及时与临床实践相结合，这便是“昼而见症”。“辩论”放在晚上，同学之间可就一日所学、所见展开讨论，相互启发，共同提高。教师参与其间，进行答辩解惑。程国彭的教学活动，正如其门人吴体仁《医学心悟·吴序》的生动描述：“吾师钟龄先生，博极群书，自《灵》《素》《难经》而下，于先贤四大家之旨，无不融会贯通……先生学弥精，心弥下，年来备极攻苦，常彻夜不寐，天未曙，辄剪烛搦管，举平日所心得者，一一笔之于书。间有未缜细者，必绳削之，至于尽善而后已。”他对其先生所流露的真挚情感，读了使人敬慕不已。程国彭这种为教学“备极攻苦”的精神，坚持一丝不苟地积累和整理医教“心得”体会的作风；对教案反复“绳削之”，必达“尽善而后已”的认真态度；“不肯稍留余憾以误后来学者”的强烈责任心，都为我们医教工作者树立了良好的榜样。

（二）首揭医中百误

大多数医书重在总结经验，而介绍教训者甚少。而在错误的教训中，又以辨证用药不当者为多见，至于其他方面的失误则很少提及。这样久而久之，无形中就在人们的头脑里形成了一种“疗效不好就是医术不高，用药不准”的偏见。于是无效则朝夕更医，改方换药，在当今社会尤为多见。程国彭基于自身的经历，对此类问题进行了认真思考，并立言以发明医中之误。

“发明医中之误，细详调摄之方，盖弭患于未萌，治未病之意也”，这是《医学心悟》一书立言的要旨。程国彭当时深切体会到，有些医生由于种种原因，没有切实负起医疗责任，以致贻误患者生命。因此，他决心为纠正此种弊端而努力。其在《医学心悟》的开头，首先揭载“医中百误歌”。其中所述，如实地反映出当时患者生命没有安全保障，同时指出医生治病，除自身要端正态度外，患者及其亲友，卖药的店家，各方面都要相互协调，同样为患者负起责任。

随着社会的发展，致病因素和医误因素越来越加复杂。诸如“药源性疾病”“医源性疾病”“社会性疾病”等。“医中百误歌”告诫医生必须提高医德与医疗技术，以减少临床的误诊与误治，这是有一定的现实指导意义的。

程国彭一生，上奉《内经》《难经》《伤寒论》等中医经典理论，下参金元四大家及诸贤之说；诠释八纲辨证，总结医门八法；深入浅出，提纲挈领地对《伤寒论》的辨证思想体系进行概括，析疑发微，创立新见，在后世产生了深远的学术影响。程国彭一生行医，对杂病证治，确有独到之处；他创制了不少有效方剂，具有方约而效、量少而专的特点。其著作，理论与临床实践紧密结合，陈述简练，论述精详，语言简明平易，治法效验确切，故刊行后广为流传，成为初学中医者的必读之本。程国彭内涵丰富的医学教育思想，见解中肯，切于实际，对当今的中医教育颇具参考借鉴价值；所论“医中百误”，也具有现实启示意义。

二、著作介绍

程国彭治学严谨，力倡学医要“博览群言，沉思力索”，其集30年诊疗经验，著成《医学心悟》。“心悟者，上达之机”，只有用心思考、领悟，才是掌握高深医理的契机；“言传者，下学之要”，认为老师用言语传授是学生学好医学的重要环节。他把“言传”与“心悟”并提，热心于医学教育，终生从事收徒施教活动。

《医学心悟》是程国彭根据自己的从医经验，并融汇《内经》《难经》及历代名医精华编写而成。全书五卷，首卷阐述二十二篇医学论文，其中“医中百误歌”“火字解”“寒热虚实表里阴阳辨”“医门八法”“伤寒主治四字论”“杂证主治四字论”等，代表了程国彭的主要学术思想；卷二“伤寒门”，对伤寒六经证治及传经、直中、合病、并病、两感、兼病等所见病证进行了详细剖析，回答了伤寒中诸多疑难问题；卷三、卷四为内科杂证及五官诸疾；卷五列妇产科病证。程国彭归宗普陀后，逢朝廷拨款大修庙宇，前后寺僧及工作人等不下数千人，其中病患不一，有患背疽者，有患臁疮、疥癣者，投以膏散，不半月而收功。因思《医学心悟》未及外科，乃复会聚精神，参悟外科旨要，著《外科十法》一卷。其书言简而赅，方约而效，与《医学心悟》合刊而成六卷，补充了《医学心悟》外科证治的不足。

《医学心悟》在对各科证治的辨析中，重在辨明病因病机、表里寒热虚实，先述病源、症状，次述诊断治疗，并附程国彭自拟经验方。创制了许多有效方剂，如止嗽散、半夏白术天麻汤、消瘰丸、蠲痹汤、萆薢分清饮、定痫丸、加味香苏散等，这些方剂至今仍为临床所常用。该书中，病证分类清楚，论述简要，所选方药简便易行，内容丰富，切于实用，是一部理论联系临床的中医启蒙著作，流传甚广，被后世认为是中医入门的重要参考书。本书初刊于雍正十年（1732）。由于该书理论与临床实践紧密结合，论述全面中肯，语言简明平易，治法切于实用，故刊行后广为流传，成为初学中医者的必读之书。

【学术思想】

一、学术渊源

程国彭上奉《内经》《难经》《伤寒论》等医学经典，下参金元四大家及诸贤之说，发前人之未发，阐古者之未及，结合自己的临证感悟与心得，注释临床各科病证，确有独到之处，且理法方药，环环相扣，一目了然。其首次将中医治法明确归类为八法，指出："论病之原，以内伤外感四字括之；论病之情，则以寒、热、虚、实、表、里、阴、阳八字统之；而论病之方，则以汗、和、下、消、吐、清、温、补八法尽之。"

（一）崇尚经典，博采众长

程国彭宗《内经》之旨，师仲景之方，而能得其要；博采诸家之长，执简驭繁，论圆机活法。他在《医学心悟》凡例首条就指出："医道自《灵》《素》《难经》而下，首推仲景，以其为制方之祖也。"又云："仲景立法精粹，学者宜致思焉。"希望后学能"渐登仲景之堂而入其室"。《医学心悟》每个章节之首，多冠以《内经》或《伤寒论》有关经文，盛赞"仲景用药之微权，而其用心亦良苦"。

程国彭还会通各家，以集思广益。中医学自《内经》《伤寒论》以下，各代医家辈出，医学流派陆续形成。尤其在金元时期学术思想活跃，出现了以刘河间、张从正、李东垣、朱丹溪为代表的四大家，可以说是进入了中医学的鼎盛时期。在对待各种学术思想、各个医学流派上，部分医家或各有所宗，或囿于门户之见，往往失之于偏，未能全面地、正确地评价前人的成就。而程国彭则主张博览群书，主张兼收并蓄各家之长。他说："不知四子之书，合之则见其全，分之则见其偏"，总宜"集兼四家，而会通其意，各适于用"。这种熔各家之长于一炉的见解，是其进行理论研究和临床实践的主导思想。

（二）由博返约，有所创新

程国彭在治学上的另一个特点，是由博返约，学以致用。《医学心悟》全书说理明晰，持论平正切用，始终贯穿了学以致用的原则。后世医家评价此书说："理论平易近人，治法切实可行。"

程国彭针对中医脉学内容繁多、难以掌握这一问题，将脉诊要领进行了概括。他说："脉有要诀，胃、神、根，三字而已。"他的着眼点不在论脉之详尽，而在掌握持脉之要领。至于如何判断脉之胃、神、根，亦做了简明的回答。他指出脉"必兼有和缓悠扬之意，乃有胃气，谓之平人"；脉之"中候有力，则有神矣"；脉"以沉分为根，而两尺又为根中之根也"。如此论述，既能使人，"心中了了"，又能使人指下能明。

程国彭在继承中医经典的基础上，并没有停留于前人的现成理论，而是由博返约，有取舍，有创新。比如对于病因，他概括为"内伤外感致病十九字"；在治疗上，他提出"伤寒主治四字论""杂证主治四字论"等，都足以说明他在处理博与约关系上的创新。

1. 发展前人学说，阐明八纲之论

八纲是各种辨证的纲领。有关八纲的内容和临床应用，已见于《内经》《伤寒论》及明代学者楼英《医学纲目》、张三锡《医学六要》、张介宾《景岳全书》、清代学者徐灵胎有关论述。如《素问·金匮真言论》曰："夫言人之阴阳，则外为阳，内为阴；言人身之阴阳，则背为阳，腹为阴；言人身之脏腑中阴阳，则脏者为阴，腑者为阳；肝、心、脾、肺、肾五脏皆为阴，胆、胃、大肠、小肠、膀胱、三焦六腑皆为阳。"程国彭在上述基础上，进行了更加全面、完善的总结。他明确提出："病有总要，寒、热、虚、实、表、里、阴、阳，八字而已，病情既不外此，则辨证之法，亦不出此。"程国彭所言八字"总要"，即后世所言八纲。

2. 宗仲景《伤寒论》，归纳治病八法

中医治法，早在《内经》里已有论述。如《素问·阴阳应象大论》云："其在皮者，汗而发之。"即是用发汗之法治疗邪在表的方法。至张仲景著《伤寒论》，八法已初具规模，但未有详尽的论述。到清代，程国彭"间取岐黄书，寻绎往复。又于张、刘、李、朱四大家，贯穿融会一编"，才明确提出："论治病之方，则又以汗、和、下、消、吐、清、温、补，八法尽之。盖一法之中，八法备焉。八法之中，百法备焉。病变虽多，而法归于一。"程国彭对八法的系统总结，对于中医治法理论框架的建构，具有承前启后的意义。

二、学术特色

（一）总括八纲

关于寒、热、虚、实、表、里、阴、阳的辨析起源很早，散见于《素问》《灵枢》的许多篇章。至于在临床上具体运用，用之至精至当者，实发端于张仲景。张仲景在其《伤寒论》六经病脉证并治各条中，无不贯穿此精神与实质。明代王执中将虚实阴阳表里寒热称为"治病八字"；张景岳则明确提出以阴阳为"二纲"，以表里、寒热、虚实为"六变"之说。程国彭进一步概括八纲的含义，提出审证治病不过寒热、虚实、表里、阴阳八字而已。

1. 设立八纲辨证框架

程国彭在《伤寒论》六经辨证和《金匮要略》脏腑辨证的基础上，结合临床实践，悟出"病有总要，寒、热、虚、实、表、里、阴、阳，八字而已。病情既不外此，则辨证之法亦不出此"。对于如何辨别寒热、表里、虚实、阴阳，程国彭有其独到之处，他擅于捕捉临床上最常见最具代表性的证候来加以识别。如《医学心悟·首卷·寒热虚实阴阳辨》曰："一病之寒热，全在口渴与不渴、渴而消水与不消水、饮食喜热与喜冷、烦躁与厥逆、溺之长短赤白、便之溏结、脉之迟数以分之""一病之虚实，全在有汗与无汗、胸腹胀痛与否、胀之减与不减、痛之拒按与喜按、病之新久、禀之厚薄、脉之虚实以分之""一病之表里，全在发热与潮热、恶寒与恶热、头痛与腹痛、鼻塞与口燥、舌苔之有无、脉之浮沉以分之""至于病之阴阳，统上六字而言，所包者广。热者为阳，实者为阳，在表者为阳；寒者为阴，虚者为阴，在里者为阴。"

2. 归纳八种证候类型

程国彭在《医学心悟》中，将阴、阳、寒、热、虚、实、表、里八者归纳成八种证候。

辨寒热：主要辨口渴之有无，渴而消水与不消水，饮食喜热与喜冷，烦躁还是厥逆，溺之清长或赤短，便之溏结及脉之迟数等。

辨虚实：主要辨汗之有无，胸腹胀痛减与不减，痛之拒按或喜按，病之新久，体质之强弱，脉之虚实等。

辨表里：主要辨发热或潮热，恶寒或恶热，有无头痛或腹痛，鼻塞还是口燥，有无舌苔及脉之浮沉等。

辨阴阳：热、实、表可归属于阳，寒、虚、里可归属于阴。且分出阳中之阴（寒邪在表）、阴中之阳（热邪在里）、阴中之阴（寒邪入里）、阳中之阳（热邪在表）等的不同。

他用口渴、烦躁与厥逆、二便、脉之迟数来辨寒热；用汗之有无、疼痛状况、病之新久、禀之厚薄、脉之虚实来辨虚实；用发热、恶寒之有无、脉之浮沉、苔之有无等来辨表里；最后将表、热、实统以为阳；里、虚、寒统以为阴。这样，尽管疾病千变万化，就其疾病的性质而言，可用寒热归纳；疾病的病变部位而言，可用表里归纳；邪正的盛衰而言，可用虚实归纳；疾病的类别而言，可用阴阳归纳，形成了四组纲领性证候，能起到提纲挈领、执简驭繁的作用，广泛地适用于临床各科。由此可见，程国彭在学术上擅长于总结、归纳前人的经验，并能提出自己的新见解以指导临床实践。

程国彭有关寒热、虚实、表里、阴阳辨证的总结，受到后世医家高度重视，成为公认的辨证纲领。《医学心悟·凡例》中说："凡病不外寒热、虚实、表里、阴阳。兹特著为辩论，约之则在指掌之中，推之可应无穷之变，学者宜究心焉。"

（二）医门八法

中医治法在《素问·阴阳应象大论》中已有论述，张仲景在《伤寒论》及《金匮要略》中也有关于治法具体运用的阐述，但未做归纳。历代医家通过临床实践，总结出许多新的治法，并从不同角度对各种治法进行分类归纳。程国彭的《医学心悟》总结前人的经验，根据疾病的阴、阳、表、里、寒、热、虚、实的不同性质，把常用的治疗方法分类为八法。如篇首所论汗、和、下、消、吐、清、温、补，共为八篇，搜集历代各家论治，冶为一炉，并有"一法之中，八法备焉，八法之中，百法备焉"的按语。说明医者要灵活运用，不能泥于一法而忽视其他各法。其称"此予数十年来心领神会，历试而不谬者，尽见于此八篇中矣！"

程国彭对治法潜心研究数十年，可谓"心领神会"。如《医学心悟·医门八法》所说："论治病之方，则又以汗、和、下、消、吐、清、温、补八法尽之。"在论述每一治法时，论之甚详，分别列出当用、不当用、用之得法与否，富有新意，为众多医家所不及。如对汗、下两法分别举出用之不当的就有五个方面，诚为经验之谈。对清法，他指明"外感之火，以凉为清，内伤之火，以补为清也"，并告诫世人"大抵清火之药，不可久持，必归本于滋阴，滋阴之法，又不能开胃扶脾以恢复元气，则参苓芪术，亦当酌量而用"，颇有见地。对温法，程国彭分为温存、温热两类。温存即温和之意，"参芪归术，和平之性，"多用于虚损；"附子姜桂、辛辣之性"，即温热之类，多用于虚寒。这是他关于"温之贵量其时""温之贵量其证也"主张的具体体现。对补法，他强调当补则补、不当补则不补，必因人因证而选用不同的补法，并阐明了一个著名的论点："谚有之曰：‘药补不如食补’。我则曰：食补不如精补，精补不如神补。”集药治、食疗、养生于一统，其间更强调食疗、养生的紧要，见解甚高，很有价值。

1. 汗法

（1）含义

程国彭认为，汗法具有发散的作用，适应于邪在表者及热郁之证。《医学心悟·首卷·论汗法》指出：“百病起于风寒，风寒必先客表，汗得其法，何病不除？汗法一差，夭枉随之矣。”

（2）适应证

风寒初客于人，皮毛受病，法当汗之。若感邪重而体实者，汗之宜重，用麻黄汤；感邪轻而体虚者，汗之宜轻，用香苏散。他还根据自己的临证实践提出：“凡用汗药，只需对证，不必过重。”其治疗伤寒初期，常用香苏散加荆芥、防风、川芎、秦艽、蔓荆子等药，无不获愈。

同是表证，症状各异，虚实兼挟，各有不同，临证治疗，则当斟酌其法。凡阳虚兼表证者，当补中发汗；阴虚兼表证者，当养阴发汗；表证挟热者，宜清凉发汗；表证挟寒者，宜温经发汗；表证兼伤食者，宜消导发汗。

（3）宜忌

汗法治病，贵在审时度势。若失时不汗，或汗不如法，则使腠理闭塞，营卫不通，病邪深入。其更具体地分析了“当汗不汗”“不当汗而汗”“当汗不可汗而忘汗”“当汗不可汗而又不可以不汗，汗之不得其道”“当汗而汗之不中其经，不便其药，知发而不知敛”等种种误治的情况，告诫后人掌握汗法实乃不易之事，必须引起足够重视。

2. 和法

（1）含义

程国彭认为，伤寒之邪在半表半里者，惟有和之一法，仲景则用小柴胡汤加减治之。邪居半表半里，则为寒热交界之所，偏于表者则寒多，偏于里者则热多，加之患者禀质有虚实、脏腑有燥湿、所感之邪有兼并，论治之法须与之相应，才能使阴阳和平，邪气顿解。因此，程国彭推导出清而和者、温而和者、消而和者、补而和者、燥而和者、润而和者、兼表而和者、兼攻而和者等无穷变法。

（2）适应证

邪在少阳，无出入之路，只有和解一法、柴胡一方。但因兼挟不同，故法宜变通。病在少阳，兼有表邪，小柴胡汤中须加表药，仲景有柴胡加桂枝之例；病在少阳，而兼里热，小柴胡汤中须加里药，仲景有柴胡加芒硝之例；病在少阳，口不渴、大便如常，是津液未伤，清润之药不宜太过；若口大渴，大便渐结，是邪气将入于阴，津液渐少，辛燥之药可除。

（3）宜忌

强调病在少阳有三禁，即汗、吐、下之法。若误用麻黄、桂枝以发表，或误以大黄、芒硝以攻里，或因胸满、胁痛而误吐之，皆足以致害。此所谓“当和不和”之误。

如病邪在表，未入少阳，误用柴胡，此为引贼入门；邪已入里，燥渴谵语已见，误用柴胡，病必不解。其他如内伤劳倦、内伤饮食、气虚血虚、痈肿瘀血诸证，往往也会出现寒热往来，似疟非疟之症状，均非小柴胡汤所能治者。若不辨明证候，正确用药，而借此平稳之法，则巧为藏拙，误人非浅。此“不当和而和”之误也。告诫后人漫曰和解，而不能尽其和之法，终是助纣为虐，病益增剧。

3. 下法

（1）含义

下法，又称通里攻下法。下法首见于《内经》，张仲景把它作为治疗伤寒阳明腑实证的主要手段，为历代医家所采用，在中医治疗急性病证中有它独特的作用。程国彭经过多年精心研究《内经》《伤寒论》，在《医学心悟》中对下法做了很好的阐述。他在“论下法”一节中，首先列出仲景《伤寒论》中关于当用下法的条文，然后指出这些当下之例，若失时不下，势难挽回。

（2）适应证

伤寒阳明病中多有可下之证，少阴病中亦有三急下之证，“若失时不下，则津液枯竭，身如槁木，势难挽回”。当下而下，必知深浅，如用大承气汤，必痞满燥实兼全；若痞满而未成燥实，则用泻心汤；痞满兼燥而未实，宜用小承气汤；燥实在下而痞满较轻，当用调胃承气汤。倘不辨病情，肆用大承气汤，只能徒伤正气。

杂证攻下，应细分。同为伤食证，因于冷食，用见晛丸；因于热食，用三黄枳术丸；冷热互伤，则二丸酌情用之。其他，如实热老痰，滚痰丸；水肿实证，神佑丸；虫积，剪红丸；血积，花蕊丹、失笑丸；肠痈，牡丹皮散。随证选方，各有所宜。

邪气伤人，各有不同，论治之法，随之而异，仲景便立有解表攻里的桂枝加大黄汤，和解攻里的大柴胡汤。羸弱之人，感受外邪，是谓正虚邪盛，临证论治，即不可一攻为快。因此，就有清法、润法、导法、少少微和之法及先补后攻、先攻后补、攻补并行之法，使邪气潜消而正气安固。

（3）宜忌

老年人、久病之人、新产妇人，多有大便闭结之症状，皆不可妄用峻下之剂。而宜将丹溪、东垣治法，即四物汤与通幽汤合而用之，并加苁蓉、枸杞、柏子仁、芝麻、松子仁、人乳、梨汁、蜂蜜之类。对于老人血枯而致不能便者，则于四物汤中加升麻及上述滋润药，常随手取效。

下之得法，立起沉疴，妄攻误下，变证多多。因此，运用下法，颇多禁忌，诸如伤寒表证，不可下之；病邪虽已入里，尚未结实，不可下之；咽中闭塞者不可下；脉微弱者不可下；脉浮大按之无力者不可下；脉迟者不可下；喘而胸满者不可下；欲吐欲呕者不可下；阳气微者不可下；平素胃弱不能食者不可下；病中能食，胃无燥屎者不可下；小便清者不可下；腹满时减，复如故者不可下。

最后，程国彭又针对当时“以补为能事”的一些庸医，愤懑地指出：“近世庸家，不讲于法，每视下药为畏途，病者亦视下药为砒鸩，致令热证垂危，袖手旁观，委之天数，大可悲耳！”他还以张子和《儒门事亲》三法中以下法为补作例，指出他的“下去其邪而正气自复”的观点是可取的。

4. 消法

（1）含义

程国彭《医学心悟·论汗法》说："消者去其壅也。脏腑、筋络、肌肉之间，本无此物而忽有之，必为消散，乃得其平。"

（2）适应证

六淫外侵，七情内动，饮食停滞，邪气留止，诸证丛生，法当及时消导，使其速散。若迁延日久，将致积气盘踞坚牢，极难施治。此为当消不消之误。

积聚、癥瘕之证，治法当消，但有初、中、末三法之分。邪气初客，所积未坚，当先消后和；邪积日久，气郁渐深，湿热相生，宜清热祛湿，消散软坚；邪气久客，正气虚损，须补泻兼施；如果块消及半，便从末治，不用攻药，但补其气、调其血、导达其经脉，使营卫流通而块自消。"凡攻病之药，皆损气血，不可过也，此消之之法也。"

（3）宜忌

他认为消法较其他方法更难掌握，若不知其变化曲折，而妄行克削，则病未消而元气已消。其进一步分析了"当消不消""不当消而消""当消而消之不得其法，消之而不明部分，消之而不辨夫积聚之原"等几种误治情况，告诫后人必须"详稽博考"，务在明辨证候，按法而消。

5. 吐法

（1）含义

程国彭认为，吐法可以治疗上焦有痰、食、痈脓诸证。《医学心悟·论吐法》指出："证在危凝之际，古人恒以涌剂，尽其神化莫测之用。"而近世医家，常将此法束之高阁，使其难以流传。程国彭分别从"当吐不吐""不当吐而吐""当吐不可吐而妄吐""当吐不可吐而又不可以不吐，吐之不得其法"等几种误治的情况，阐析吐法的辨治，告诫后人掌握吐法必须"因证用药，随药取吐"。

（2）适应证

风痰郁火壅塞喉间、食停胸膈消化弗及，而致胀满疼痛、停痰蓄饮阻塞清道变生各种疾患，必须使用吐法，以导祛其邪，诸证如失。否则，胀闭难忍，变证莫测。

（3）宜忌

凡病用吐，必察其病之虚实，因人取吐。病在上焦虽然有可吐之证，但是或因病势危笃者，或老弱气衰者、体质素虚者、脉息微弱者、妇人新产者、自吐不止者、诸亡血者、有动气者、四肢厥冷者、冷汗自出者，皆不可使用吐法，吐之则为逆候。

涌吐之后，更须戒怒凝神，调息静养，方为合法。若病久之人，宿积已深，一经吐法，心火自降，相火必强，再犯房劳，转生虚证，反难救药。因此，患者性情刚暴、好怒喜淫、不守禁忌者，亦不可使用吐法。

使用吐法，尤应辨析是否具备可吐之症状。如伤寒少阳证，可见胸满闷烦，此为邪气有余，非痰湿停滞，故不可吐之，吐则可致惊悸。少阴病膈上有寒饮，或病在太阳，皆不可使用吐法，吐之必生内乱。

6. 清法

（1）含义

程国彭《医学心悟·论清法》指出："清者，清其热也。"由于热证有外感、内伤的不同，因此治法迥别。临证必须辨别内伤、外感，细分虚证、实证。

（2）适应证

大体外感湿热之火，或散，或渗，或下而清之；燥热之火，当润而清之；伤食积热，则消而清之；伤寒阳明经证，用白虎汤清之；阳盛拒阴，应寒因热用；惟暑热伤气，补而清之，用东垣清暑益气汤。

内伤之火壅补，亦应细辨，气虚发热，用甘温益气；血虚生热，则滋阴养血；真阴不足而火上炎者，应壮水之主以镇阳光；真阳不足而虚火上浮者，当引火归原，以导龙入海；惟七情气结，火从内发者，以越鞠丸、逍遥散，开郁疏肝。

（3）宜忌

程国彭提出清法贵量其人、量其证。一般而言，年轻体壮而患实热之证，清之稍重；若本体素虚、脏腑本寒、饮食素少、肠胃虚滑或产后、病后、房室之后，即使有热证，也应减少剂量，宁可不足，不使有余，以使病去人安。否则，清剂过多，则疗热未已，而寒证已生。又如大热之证，清剂太微，则病不除；微热之证，清剂太过，则寒证即致；余热未清，则以轻药代之。可见使用清法，还应因人、因证而异。

外感热病之人，热气熏蒸，医者当清而不清，则斑黄狂乱、厥逆吐衄，变证蜂起。另有劳力辛苦之人，中气大虚而病虚火发热；阴虚痨瘵之证而见日晡潮热；产后血虚而致发热烦躁；命门火衰，浮阳上泛，似火之证；阴盛格阳而现假热之证等，绝不能误投凉药以清之，否则轻者转剧，剧者转危，实难救护。

7. 温法

（1）含义

程国彭认为，寒邪伤人，必须温剂以除之。他针对当时医界"群尚温补，痛戒寒凉"的不良风气，指出不论病情，滥用温药，病必增剧，或称危险之候。进而分析了"当温不温""不当温而温""当温而温之不得其法""当温而温之不量其人，不量其证与其时"等几种误治的情况，告诫后人"温药之用，贵得其法"。

（2）适应证

伤寒自表而入，致病之初，即行温散，则病自除。若直中阴经，种种寒证并见，或寒温侵淫，发为痛痹，均宜温之。

冬令伤寒，宜温而散之；冬令伤风，则温而解之；寒痰壅闭，则温而开之；冷食所伤，则温而消之；中寒暴痛，大便反硬，则以热剂下之；体虚挟寒者，温而补之；寒客中焦，以理中汤温之；寒客下焦，以四逆汤温之；阴盛格阳，当以白通汤加人尿、猪胆汁反佐以取之，此为热因寒用；真虚挟寒，命门火衰者，须补真阳。可见通用温法，由于证因不同，尚须医者斟酌，对证投剂。

（3）宜忌

临证使用温法还应因人、因证、因时制宜。如气虚无火之人，阳气素微，一旦感寒，则温剂宜重，且多服亦可无伤。平素火旺之人，或有阴虚失血之证，感受新寒，则温药宜轻，病退则止，不必尽剂。感寒重者，用药轻则病必不除；感寒轻者，用药重则病必加剧。体虚挟寒，可温药兼补；寒而不虚，则专以温药主之。盛夏季节，温剂宜轻；隆冬之时，温剂宜重。以上仅为一般用药原则，也有舍时从证之法，程国彭曾举一"盛暑之时而得虚寒极重之证，并用参附煎膏治愈"的验案，以强调辨证的重要性。

"桂枝下咽，阳盛则殆；承气入胃，阴盛以败。安危之机，祸如反掌。"诸如伤寒热邪传里，热深厥深，真热假寒，阳乘阴而吐血者，皆不可使用温法。

8. 补法

（1）含义

补法导源于《内经》"虚则补之"。是中医治病的主要原则之一。程国彭深得经旨，他在论补法一章中，首引经文"不能治其虚，安问其余"，指出"补者，补其虚也"。紧接着就谆谆告诫后学者："然有当补不补，误人者；有不当补而补，误人者；亦有当补而不分气血，不辨寒热，不识开合，不知缓急，不分五脏，不分根本，不深求调摄之方以误人者。"程国彭论补法，"分气血""辨寒热""识开合""知缓急""分五脏""分根本"，可谓条分缕析，言简意赅。

《内经》曰："气主煦之，血主濡之。"程国彭继而指出："气用四君子汤，凡一切补气药，皆从此出也。血用四物汤，凡一切补血药，皆从此出也""血脱者益其气，乃阳生阴长之至理，盖有形之血，不能速生；无形之气，所当急固"。这些论点虽非程国彭所创，但只因归纳得如此清晰、明快，才得以流传至今，垂范千秋。

（2）适应证

五脏之虚，证不相同；施治之法，各有所宜。《难经》有五脏正补之法，亦有五脏相生而补之法。在五脏之中，程国彭更注重脾肾的调补。对于一些医家倡导的"补脾不如补肾"或"补肾不如补脾"之说，有其己见。他说："是知脾肾两脏，皆为根本，不可偏废，古人或谓补脾不如补肾者，以命门之火可生脾土也。或谓补肾不如补脾者，以饮食之精，自能下注于肾也。须知脾弱而肾不虚者，则补脾为亟；肾弱而脾不虚者，则补肾为先；若脾肾两虚，则并补之。"此说正如其门人吴体仁所言："盖昔人之论分，分则偏；先生之论合，合则全。"程国彭之论可"补昔人智力之所不逮"，亦为后世医家提出了补脾、补肾之绳墨。

古人制方用药之妙，不可不察。古人制方，必有开合，如补中益气汤用黄芪，必佐陈皮以开之；六味地黄丸用熟地，则用泽泻以导之。古人用药，补正必兼泻邪，如参苏饮、益气汤为补散并行，枳术丸、理中丸为消补并行，泻心汤、硝石丸为攻补并行，治中汤为温补并行，参连饮、人参白虎汤为清补并行。

（3）宜忌

虚证当补必合其机宜。若虚证初起，失时不补则积虚成损。"阳虚不补则气日消，阴虚不补则血日耗"，消耗日久，天真营卫之气渐绝，再欲补之，晚矣。又如极虚之人，垂危之病，非大剂汤液，不能挽回。病邪未尽，元气虽虚，不任重补，则缓收其功。体质素虚，别无大寒大热之证，欲服补剂，应用平和之药，调理气血，不能滥用偏僻之方，否则“久而争胜，反有伤也”。

虽然本体素虚，而客邪初至，病势方张，不可妄用补法。若骤补之，则闭门留寇，贻害无穷。更有大实之证，酷似虚寒之象，绝不可误投补剂。否则将犯实实之戒，徒生变乱。

程国彭还一再强调说：“大实有羸状，误补益剧”“至成有盛候，反泻含冤”。提倡“食补不如精补，精补不如神补”。这些观点，对于临床上避免虚虚实实之误，具有重要的启示意义。

上述八法，是程国彭基于先贤学术和自己临床实践经验的理论概括。其明确而系统地提出和论述八法，彰显了中医治疗大法的理论框架。

（三）论火言虚实

中医之“火”，自《内经》以来，论述颇多。程国彭撇开壮火、少火、天火、人火、君火、相火、龙火、雷火种种之说，而宗丹溪之说，以虚火、实火概括之。《医学心悟·火字解》明确指出：“夫实火者，六淫之邪，饮食之伤，自外而入，势犹贼也。虚火者，七情色欲，劳役耗神，自内而发，势犹子也。”接着他以类比之法，提出治火之法“贼至则驱之，如消散、清凉、攻伐等药，皆可按法取用……子逆则安之，如补气、滋水、理脾等药，皆可按法施治。”

如其所言，实火如贼，虚火如子，故又可称“贼火”与“子火”。贼则宜驱，子则宜养。其详尽地阐述了驱“贼火”有四法，养“子火”有四法。

1. 驱“贼火”四法

一曰发。风寒壅闭，火邪内郁，宜升发之，如升阳散火汤之类。

二曰清。内热极盛，宜用寒凉，如黄连解毒汤之类。

三曰攻。火气郁结，大便不通，法当攻下，此釜底抽薪之法，如承气汤之类。

四曰制。热气怫郁，清之不去，攻之不可，此本来真水有亏，不能制火，当滋其肾，所谓“寒之不寒，是无水也”。如地黄汤之类可用。

2. 养“子火”四法

一曰达。肝经气结，五郁相因，当顺其性而升之，所谓木郁则达之，如逍遥散之类。此以一方治木郁而诸郁皆解也。

二曰滋。虚火上炎，必滋其水，所谓壮水之主以镇阳光，如六味汤之类。

三曰温。劳役神疲，元气受伤，阴火乘其土位，《内经》曰：“劳者温之”，又曰：“甘温能除大热”，如补中益气汤之类。

四曰引。肾气虚寒，逼其无根失守之火，浮游于上，当以辛热杂于壮水药中，导之下行，所谓“导龙入海，引火归原”，如八味汤之类。然有邪盛正虚之时，而用攻补兼行之法，或滋水制火之法，往往取效。

可见，程国彭对火之虚实的论述，形象生动，简明扼要，使千古晦义昭然；而于临证用药之时，确有画龙点睛之妙。

（四）析疑发微《伤寒论》

明清是研究《伤寒论》的鼎盛时期。学术上的争鸣，形成了方有执的“错简重订”，张遂辰的“维护旧论”，柯琴的“辨证论治”三大学术流派。争鸣的焦点，皆是从不同角度阐明伤寒证治心法，以复仲景学术本来之貌。程国彭治学并不人云亦云，墨守成规，主张精研细读，撷其精华，参合已验，重在发挥与创新。他认为：“古称397法，113方，尚不能尽其变，遂谓仲景《伤寒论》非全书。”其总结30余年学习《伤寒论》之心得为“四字八言”，指出：若“精乎此，非惟397法，113方，可坐而得；即千变万化，亦皆范围于其中”，并将其作为后学津梁。欲登堂入室，尚需对六经病证了然于胸。

1. 删繁执简定纲领

程国彭治学，力主深入浅出，驭繁执简，提纲挈领，掌握重点。他对《伤寒论》的辨证论治思想体系，进行了纲领性的概括。

（1）主治伤寒掌握四字纲领

程国彭认为“凡看伤寒，以‘传经直中’四字为纲领。”大凡传经之中，有循经传和越经传之分。所谓循经传者，即太阳、阳明、少阳、太阴、少阴、厥阴经依序相传；越经传者，即太阳之邪不传阳明而径传少阳，或不传阳明经而传入胃腑，阳明之邪不传少阳而径入本腑，亦有少阳之邪不传三阴而径入胃腑等。所谓直中者，即寒邪不从阳经传入而直中三阴。若寒邪中太阴则病浅，中少阴则病深，中厥阴则更甚。凡传经之邪，在表为寒，入里为热；直中之邪，但寒无热。故程国彭辨治伤寒，强调“先明传经、直中，庶寒热之剂，不致混投矣。”

（2）分析伤寒总括四字八言

程国彭以“四字”“八言”作为伤寒证治之纲领。

所谓“四字”，即表、里、寒、热。太阳、阳明主表，太阴、少阴、厥阴主里，少阳主半表半里。凡寒邪自阳经传入者为热邪，不从阳经传入而直中阴经者为中寒。所谓八言，即表寒、里寒、表热、里热、表里皆寒、表里皆热、表寒里热、表热里寒。

表寒：即寒邪初客太阳，证见头痛、发热而恶寒。《内经》谓：“体若燔炭，汗出而散。”阳明经证治以解肌，少阳证当用和解，其理一也。

里寒：寒邪直入阴经，证见手足厥冷、脉微细、下利清谷，当急温之，宜四逆汤。

表热：凡入冬不藏精，微寒袭于肌肉之间，酝酿成热，至春感温气而发者，曰温病。至夏感热气而发者，曰热病。证见头痛发热、不恶寒而口渴，当以柴葛解肌汤。其谓：“病邪在表，故用柴葛；肌肉蕴热，故用黄芩、知母以佐之。此活法也。”

里热：凡伤寒渐次传里，与春温夏热之邪入里，皆为里热。邪在太阴则津液少，邪入少阴则咽干口燥，邪侵厥阴则消渴，当急下之而用大柴胡、三承气之类。

表里皆寒：表受寒邪，更兼直中于里，即两感寒证。治以麻黄附子细辛汤。

表里皆热：阳明经证传于本腑，散漫之热，邪未结聚，外而肌肉，内而胃腑，热气熏蒸，口渴谵语。治用白虎汤，外透肌肤，内清腑脏，表里两解，“不比邪热结实专在肠胃，可下而愈也”。

表寒里热：即两感热证，如太阳与少阴同病，阳明与太阴同病，少阳与厥阴同病，虽阳经有寒，但阴经已成热证。亦有火郁于内复感寒邪，更有火亢已极，反兼水化，内热闭结，而外有恶寒之状，表似寒而里实热。若误投热剂，下咽即毙。

表热里寒：本体虚寒，而外感温热之邪，为标热本寒，清剂不宜太过。更有阴寒在下，逼其无根失守之火发扬于上，而见肌肤大热，欲坐卧泥水之中，其表似热，其里实寒，若投寒剂，入胃即危。

上述四字八言，言简意赅，高度概括了伤寒辨证的基本纲领。尽管“伤寒变证，万有不齐，而总不外乎表里寒热四字。其表里寒热，变化莫测，而总不出此八言为纲领。”

（3）综合脉证建构辨证提纲

仲景论述伤寒六经，不少脉证散在于各条文之中。程国彭以六经为纲，对各经主证进行系统归纳，建构成辨证论治提纲，置于每篇之首。

1）太阳经病

太阳有中风与伤寒之分。中风证见头痛、发热、项脊强、身体痛、鼻鸣、干呕、恶风、自汗、脉浮缓，治宜解肌，用桂枝汤。伤寒则前证悉具，兼见恶寒、无汗、脉浮紧，或喘嗽，治宜发表，用麻黄汤。其以加味香苏散代前两方之用，药稳而效，并视为医门之良法。太阳腑病证见口渴溺赤，治以五苓散；若表证未罢可与散剂同用。

2）阳明经病

证见目痛、鼻干、唇焦、嗽水不欲咽、脉长，亦有头痛发热，其去太阳不远，宜用葛根汤解肌，不可用清凉攻下之法。阳明腑病证见潮热谵语、狂乱、不得眠、烦渴、自汗、便闭等，治以白虎汤、承气汤。

3）少阳经病

证见目眩、口苦、耳聋、胸满、胁痛、寒热往来、呕吐、头汗、盗汗、舌滑、脉弦，治宜和解，用小柴胡汤。此经虽有吐汗下三禁，但却有兼表兼里者，务在随时变通，不当以三禁之说而拘泥。少阳虽亦有腑，但胆为清净之腑，无出入之路，故其治法如经。

4）太阴经病

证见腹满痛、嗌干、脉沉实，治以大柴胡汤；若自利，去大黄加黄连以清之。

5）少阴经病

证见口燥、咽干而渴，或咽痛，或下利清水、色纯清、心下硬，或下利肠垢、目不明，当以大小承气汤下之。

6）厥阴经病

证见少腹满、舌卷、囊缩、烦躁、厥逆、消渴，宜以大承气汤下之。

各经主证，经程国彭整理构建，使伤寒之理论更加系统化，辨证时能够纲举目张，一目了然。

2. 详辨细分别经腑

程国彭认为，“伤寒诸书，以经为腑，以腑为经，混同立言，惑人滋甚”。故于《医学心悟》中设立“经腑论”专篇，对伤寒机制及其论治从经证和腑证上进行详细辨别。以生理而言：夫经者，径也，行于皮之内，肉之中也。腑者，器也，所以盛水谷者也。三阳之经，去腑尚远；三阴之经，与腑为近。所谓经者，犹如径路之间，而未尝归并于一处也。以病机而言：六经病变，有太阳阳明，即太阳之邪不传阳明经而径入胃腑，正阳阳明，即阳明之邪不传少阳而人本腑；少阳阳明，即少阳之邪不传三阴经而入胃腑。其前者言经，后者言腑。又如邪在三阴，“太阴病，脉浮，可发汗”“少阴中风，脉阳微阴浮者，为欲愈”“厥阴中风，脉微浮为欲愈，不浮为未愈”。皆言邪在阴经，具有还表向汗之势。若太阳经邪遗于本腑则口渴溺赤；三阳经邪，初入胃腑，则表里皆热。再从论治而言，凡三阳在经之邪，未入腑者，可汗；三阴之邪，已入腑者，可下。若三阳三阴之邪，一入胃腑，而无外出之路，则可通便，令邪从内出。程国彭辨别经证与腑证如此一清二楚，有条不紊，可见其在伤寒鉴别诊断上具有很高的理论造诣和临床经验。

3. 析疑发微立新论

历代注《伤寒论》者，多注不破经，随文敷饰。程国彭治学，贵在勤思精研，析疑启奥，阐发了不少新的学术见解。

（1）论胃腑为里中之里

程国彭认为，“伤寒之邪，三阳为表，三阴为里，人皆知之。而‘里中之里’，人所不知”。所谓里中之里，即阳明胃腑是也。其理有二：一是阳明居于中土，万物所归，无所复传，犹如溪谷为众水之所趋也。夫阳经与阴经较，则三阴为深；阴经与胃腑较，则胃腑尤深也。二是三阳三阴之经，皆环绕胃腑，处处可入，无论何经之邪传入胃腑，则无复传。程国彭的观点是：主治伤寒，必须先辨传经直中，传经之中，辨明表里。更于表里之中，辨明里中之里。如此触目洞然，治疗无不切中。

（2）论三阴有合病并病

关于合病并病一说，多数文献认为，仲景论述伤寒，合病之中，只有太阳阳明合病、太阳少阳合病、阳明少阳合病及三阳合病四种；并病之中，有太阳阳明并病，太阳少阳并病两种，从未论及三阴有合病并病。程国彭对此提出疑义，指出三阴之证“何以相兼而并见乎”。从而阐发了“是知合病、并病，有合于阳者，即有合于阴者；有并于阳者，即有并于阴者”的见解。据临床实践，亦认为无论是脏腑或经络，一经未愈又及一经，或脏腑同病，或数脏同病是屡见不鲜的。足见程国彭三阴有合病、并病的论点，不仅含有哲理性，而且有一定临床经验为基础。

（3）论“阴证有三说”

“世为论伤寒，辄曰阴证，而不知有三说。”关于阴证有三说，程国彭认为伤寒阴证中有传经之阴证，阴中之热证；有直中之阴证，阴中之寒证；有房室之阴证，阴中之虚证。他这种融伤寒、杂病为一体的治学方法，从理论上论述了伤寒之阴证中，寓有寒热虚实之别。

（4）阐发“两感伤寒”

两感伤寒，语出《素问·热论篇》，即阳经与阴经同时感寒致病。成无己注解《伤寒论》时认为：“表里俱病，谓之两感。”程国彭进一步阐发其理说：“两感者，表里双传也。”如太阳与少阴同病，阳明与太阴同病，少阳与厥阴同病。在两感伤寒中，若表里并传，为祸最速，此论传经之两感也，治宜解表为主而清里佐之；如少阴证反发热，此论直中之两感也，治宜温中为主而发表次之。

以上所述，是程国彭有关《伤寒论》的一些独到见解，在历代《伤寒论》注家中是鲜为提及的。

4. 临床发挥不拘泥

（1）太阳经证力主轻透

张仲景辨治表证，以麻黄汤、桂枝汤发汗散寒为主。程国彭认为："大凡一切用药，必须相天时，审地利，观风气，看体质，辨经络，问旧疾，的确对证，方为良剂。"若寒重体实，汗之宜峻；寒轻体虚，汗之宜轻。如妄用则有多汗亡阳之虑。故辨治太阳经证，力主轻透，自创加味香苏散（苏叶、陈皮、香附、甘草、荆芥、防风、秦艽、川芎、蔓荆子、生姜），以代替仲景麻桂之峻剂，药稳而效。

（2）阳明经证从表论治

历代《伤寒论》注家，皆遵古义，将阳明经证释为白虎汤证。故"阳明病的治疗原则，主要是清下两法。经证用清法，如白虎汤类；腑证用下法，如三承气类。"程国彭以为，阳明经离太阳经不远，阳明经证除了目痛鼻干、唇焦、漱水不欲咽等症状外，还有头痛、发热等表证，故主张阳明经证从表论治，自拟葛根汤。程国彭所拟葛根汤，与仲景葛根汤名同实异。其药用葛根、升麻、秦艽、荆芥、赤芍、苏叶、白芷、甘草、生姜。验之临床，疗效颇佳。程国彭的治验，突破了单纯以清法治疗阳明经证的传统思路。

（3）三阴经证从热论治

程国彭认为："三阴有传经者，由三阳传入三阴，此热邪也。"如少阳之邪传入太阴后，肝胆之气乘于脾土，则致腹满痛，嗌干，程国彭投以大柴胡汤。此既用柴胡、白芍、黄芩疏和少阳之经气，杜绝外邪深入，又用大黄清泻太阴传经之热邪。治疗少阴经证、厥阴经证，皆用大承气汤以泻热存津。

（4）伤寒咳嗽轻用宣透

仲景治疗伤寒咳嗽，重在宣肺散寒，温肺化饮。选药多用麻黄、杏仁、细辛、干姜、半夏、茯苓等。程国彭也认为，"咳嗽者，肺寒也。为寒邪侵入皮毛，连及于肺，故令人咳"。但江南气候温暖，其咳多属微寒微咳，盖肺为娇脏，攻击之剂既不任受，而咳嗽初治又必须发散，故其辨治伤寒咳嗽，以轻宣微透见长。自拟止嗽散（桔梗、白前、荆芥、百部、紫菀）加苏子、防风等药，性温润和平，既无损伤肺阴之虑，又有启门驱寇之功，至今仍然是主治外感咳嗽之良方。

程国彭研究《伤寒论》的学术思想虽未形成派系，其学术观点和研究方法，却突破了注经训古的传统研究模式，为后人灵活领会《伤寒论》辨证论治的学术体系发挥了重要的作用。

【临证经验】

纵观程国彭的一生，总以临床见长，不失为一临床大家。其所著《医学心悟》一书，除卷一论及中医基本理论、卷二分析张仲景《伤寒论》论治而外，余及内、妇、外、眼、耳、咽喉等各科，论治分明，条理井然。在临床上，他既擅于运用古方，更长于创制新方，如止嗽散、贝母瓜蒌散、消瘰丸、半夏天麻白术汤、月华丸、萆薢分清饮、蠲痹汤、定痫丸、加味香苏散等著名方剂，广为后世医家所采用，并载入《医方集解》《中医治法与方剂》《方剂学》等古今方剂书中，成为传世之作，可见程国彭医道造诣之深，影响之大。

程国彭治病，极重首诊。其云："治病之初，认证投药，取效甚易；及其日病深，败证悉具，虽有善者，亦莫如之何也已！"谆谆告诫"初剂不差胜于救逆良多"。同时认为，失治、误治的后果是十分严重的。"夫有一病，既有一证，初时错治，则轻者转重，重者转危，即幸安全，性命已如悬缕"。因此他认为，学者应博及群书，自《内》《难》而下，融会贯通，做到辨证准确，用药审慎。其列"医中百误歌"于卷首，详列医家常见之误，可见其对疾病论治之态度。

一、杂证辨治

程国彭提出"杂证主治四字论"，根据"气、血、痰、郁"，证之虚实、轻重、缓急不同，精选效方以治之。气虚用四君辈，气实用香苏、平胃之类；血虚用四物辈，血实用手拈、失笑之类；寻常之痰用二陈辈，顽痰胶固用滚痰丸之类；些小之郁用越鞠、逍遥辈，五郁相混用神佑、承气之类。既示人临床病证病机之主要方面，又教人选用实用效方以治之。

（一）真中类中辨治

程国彭在《医学心悟》中，根据自己丰富的临床经验，提出中风有真中风、类中风，亦有真中、类中相兼者。认为其"种种变证，所在多有，务在详辨精细"，并备列辨治之法，"俾学者触目洞然"。

1. 真中宜辨病位

真中风，有中腑、中血脉、中脏之殊。中腑则与伤寒外感传经相符，中血脉必有偏枯、斜证，中脏虽为在里亦必兼有经络偏枯之症状。由于邪中部位不同，证候各异，因此当随证施治。

（1）中腑

中腑，即风中于表，但细分为三。风中太阳，宜桂枝汤；风中阳明，则用葛根汤加桂枝；风中少阳，宜用小柴胡汤加桂枝。因其外有六经之形证，与伤寒六经传变之证无异，其治法亦相同，故无须赘述。

（2）中脏

中脏，乃风中于里，其人眩仆昏冒、不省人事，或痰声如曳锯，当分脏腑寒热而治。寒邪中脏专属于寒，风邪中脏却有寒有热。因风为阳邪，善行而数变，故其中人，或为寒中，或为热中，初无定体。"然其所以无定体者，亦因乎人之脏腑为转移耳"。若证见不语则中心、唇缓则中脾、鼻塞则中肺、目瞀则中肝、耳聋则中肾，但有闭证与脱证之别。

1）闭证

其人脏腑素有积热，或郁火勃发，由风乘火势，火借风威，热气怫郁不得宣通而为热风，多见于闭证。其证牙关紧闭、两手握固，宜以疏风开窍为先。法用搐鼻散一二分吹入鼻孔中取嚏。其治一切中风证，不省人事者，有嚏则生，无嚏则难治。再用牛黄丸灌之，本方治中风痰火闭结、瘛疭瘫痪、语言謇涩、恍惚眩晕、精神昏愦、不省人事、喘促痰壅、烦心等症状。若中风入脏，热势极盛，大便闭结，便溺阻隔不行，腹满胀闷，乃风火相搏而致，则以三化汤攻之。

2）脱证

其人脏腑本属虚寒，或暴中新寒，则风水相搏，寒气凛冽，水冻冰凝，真阳衰败，寒冷彻骨而为寒风，多见于脱证。证见手撒则脾绝、眼合则肝绝、口张则心绝、声如鼾则肺绝、遗尿则肾绝。更有两目直视、摇头上窜、面赤如妆、汗出如珠者，皆为脱绝之证。理宜温补元气为急，用大剂附子理中汤加参两余灌之，犹可得生。

若痰涎壅盛者，当以三生饮加人参灌之，庶可救十中之二三。程国彭并引薛立斋之说，谓："三生饮乃行经络治寒痰之良药，斩关夺旗之神剂。每服必用人参两许，驾驭而行，庶可驱外邪而补真气。否则不惟无益，适以取败。"提示攻补兼施为治疗寒痰厥逆之候的正法。

有寒痰壅塞，介于闭脱之间者，或称冷闭，不便骤补，用半夏、橘红各一两，浓煎至一杯，以生姜自然汁兑冲，频频灌之，其人即苏，然后辨其所虚而调之。

由上可见，同一中脏，实有寒热之别，证治相差千里。程国彭指出："其中所以为热、为寒之故，举世皆不求解，则三化汤之寒，三生饮之热，何以同出于书而屹然并立？是以医道贵精思审处而自得之，有非语言所能尽也。"

（3）中血脉

即风中经络，为邪在半表半里。证见口眼㖞斜、半身不遂、语言謇涩等。此血弱不能养筋所致，治宜和解，用养血疏风之剂，以大秦艽汤加竹沥、姜汁、钩藤主之。若兼烦躁口渴者，加石膏一钱五分；逢阴雨天，加生姜三片；春夏之季，则加知母八分。程国彭认为，中血脉者有气与血之分，大秦艽汤"初时宜用；若日久，则以四物、四君为主，而以风药佐之，庶收全功"。气虚者，病偏于右，佐以四君子汤。血虚者，病在于左，倍用四物汤。气血俱虚者，左右俱病则益以八珍汤及虎骨胶丸。

2. 类中当别病性

类中风，乃指专气致病，与真中风相类而实则大异。由于有风乘火势、邪乘虚入、寒风相搏、暑风相煽、饮食招风等不同，故分火中、虚中、湿中、寒中、暑中、气中、食中、恶中之证。

（1）火中之证

火分虚实，火自外来者，名曰实火。火自内出者，名曰虚火。火中之证，因"将息失宜，心火暴盛，肾水虚衰，不能制之，故猝然昏倒，不可作实火论"。当辨明病在何脏而治。若怒动肝火，证见胸胁胀痛，或作寒热，甚而肝木生风，则见眩晕振摇，或咬牙发痉，一目斜视，一手一足搐搦，皆肝气不和之证，治以加味逍遥散，即"木郁达之"；心火郁结，证见瘛疭瘫痪、语言謇涩、恍惚眩晕、精神昏愦、不省人事，或见喘促痰壅、烦心等，治以牛黄清心丸；肺火壅遏，治以贝母瓜蒌散；思虑伤脾，治以加味归脾汤；肾水枯涸，虚火上炎者，治以六味地黄汤；"滋水制火，则无上盛下虚之患"，肾经阳虚，火不归原者，治以八味地黄汤，或用地黄饮子。

（2）虚中之证

因"体质虚弱，过于作劳，伤损元气，以致痰壅气浮，猝然昏倒"，以常法六君子汤理脾祛痰。若中气下陷者，则用补中益气汤升举清阳。

（3）湿中之证

亦称痰中。湿中有内生、外感之殊。若人嗜食肥甘或醇酒乳酪，则湿从内生。置身山岚瘴气、久雨阴晦，或远行涉水，坐卧湿地，则湿从外受。“湿生痰，痰生热，热生风，故猝然昏倒无知”，主以苍白二陈汤治之。

（4）寒中之证

因“暴中于寒，猝然口鼻气冷，手足厥冷，或腹痛，下利清谷，或身体强硬，口噤不语，四肢战摇”。此寒邪直中于里所致，治以姜附汤，或用附子理中汤加桂治之。

（5）暑中之证

因“务农于赤日，行旅于长途，暑气逼迫，猝然昏倒，自汗面垢，昏不知人”，急用千金消暑丸灌之，其人立醒。程国彭认为，此药有回生之功，治中暑昏闷不醒，并伏暑停食，呕吐泻利，一切暑药皆不及此。其用此药治疗中暑证，累效。并告诫村落中各宜预备，应用以为救济之法。待人灌醒后，宜以益元散清之，其能通利九窍，清暑热，除烦渴，乃治暑之圣药；或以四味香薷饮去厚朴加丹参、茯苓、黄连治之；虚者则加人参。

（6）气中之证

因“七情气结，或怒动肝气，以致气逆痰壅，牙关紧急，极与中风相似”。然而，中风身热，中气身凉，中风脉浮，中气脉沉，病因不同，必须细究。大都宜用木香调气散平肝气、和胃气。

（7）食中之证

因“醉饱过度，或着恼怒，以致饮食填塞胸中，胃气不行，猝然昏倒”，宜用橘红二两、生姜一两、炒盐一撮，煎汤灌而吐之，再以神术散和之。程国彭认为，神术散能治伤食停饮、胸满腹痛、呕吐泻痢，并能解秽驱邪、除山岚瘴气等，疗食中、恶中诸证，其效至速。食中重证若出现胸高满闷，闭而不通，或牙关紧急，晕厥不醒，四肢僵硬，但心头温者，即以独行丸攻之。药后，其人或吐或泻，自应渐醒；若泻不止者，以冷粥汤饮之，即止。

（8）恶中之证

因“登冢入庙，冷屋栖迟，以致邪气相侵，猝然错语妄言，或头面青黯，昏不知人”，宜急用葱姜汤灌之，再以神术散调之，或用苏合丸治之。程国彭谓苏合丸能治时气鬼魅、瘴疟疫疠、惊痫中风、中气痰厥、昏迷等证。

总之，类中之证，病因不同，证候各异，治疗有别。程国彭所论，虽与现时对类中认识不完全相同，但其治疗经验仍有一定的参考价值。

（二）痛证辨治

1. 外感痛证根据经络传变定病位

凡外感所致痛证，多由风、寒、湿、热之邪引起。邪气侵入人体，一般遵循伤寒六经的传变和转化过程，循经达腑，由表及里。《医学心悟·经腑论》指出：“伤寒诸书，以经为腑，以腑为经，混同立言……吾特设经腑论而辨之。凡三阳在经之邪，未入腑者，可汗而已。凡三阴之邪，已入腑者，可下而已。三阳之邪入胃腑，俱下之勿疑也。”程国彭在总结前贤辨伤寒外感证治的基础上，简要地提出病邪入侵，要明辨经腑、循经论腑的辨证思路，常用于辨治外感头痛、身痛、胸背胁痛、腹满痛等痛证中。在病邪循经传变的过程中，辨证定位，知其在何经何腑，可为治疗用药提供可靠的依据。

（1）辨治头痛

辨治头痛，按头痛的部位结合经脉循经路线，判定病邪之所在，确定治法方药。如其云："太阳头痛，头脑痛而连项脊也""阳明头痛，头额痛而连面目也""少阳头痛，耳前后痛而上连头角也""厥阴头痛，痛在巅顶，为里邪达表""阳明腑病，口渴便闭，其腑热熏蒸，攻于头面，以致头痛"。治疗太阳头痛、发热项强、身体痛者，用加味香苏散，药用苏叶、陈皮、香附、秦艽、防风、蔓荆子、川芎、生姜、炙甘草等。头痛甚者加羌活，无汗脉浮紧者加麻黄，自汗、脉浮缓者加桂枝。此为通治风寒头痛之法，证治相符，药稳效良。

（2）辨治腹痛

辨治腹痛，参照经脉循行，大腹属太阴，当脐属少阴，下腹属厥阴。若少阳之邪经传太阴，或误下内陷入腑，而见腹满痛、咽干者，用大柴胡汤（柴胡、半夏、黄芩、炒白芍、枳实、大黄、生姜、大枣）和解清下。小腹厥阴，如小腹痛甚，为伤寒传至厥阴，此热结在里，蓄血下焦，宜下之。其认为"凡治少腹痛，当用坠降之药""行气皆当用核乃能宣达，病所以取效也"。他用橘核丸（橘核、川楝子、炒山楂、香附、荔枝核、小茴香、神曲）坠降行气；小腹冷痛加附子、当归、肉桂，有热者加黑山栀。

（3）外感痛证

外感痛证，有单一病邪直中脏腑者，有六气相杂侵入人体者。如夏日纳凉饮冷，脏受寒侵，而致胃痛、腹痛。《医学心悟·太阴经证》指出："腹满而吐，食不下，自利甚，时腹自痛者，此直中之寒邪也，治当理中汤温之。"秋冬季节，风湿或寒湿之邪合而侵入人体，骨节痹痛不能自转侧，或风寒湿相兼，发为刚痉、柔痉。前者为暑季寒邪直中脏腑；后者为风、寒、湿邪侵于经脉关节，亦可为循经定位辨治痛证的范围。

2. 内伤致痛根据病邪性质分病型

内伤痛证，其病邪多为气、血、痰、郁、伤食或七情过激等所引起。气血病变分虚、实两类。气虚、血虚，因虚无病邪，治用补益之剂补其虚。气实（滞）、血实（瘀），根据疼痛特点和部位，分为气滞痛和血瘀痛。痰邪致病，分寻常之痰和顽痰胶固之痰，致病多为痰饮胁痛或痰厥头痛，治用二陈汤、半夏白术天麻汤或滚痰丸，药用半夏、白术、天麻、陈皮、茯苓、生姜、大枣、蔓荆子、辰砂、青礞石等。伤于饮食者称食痛，心胸胀闷吞酸嘈杂，治用保和汤（麦芽、山楂、萝卜子、厚朴、香附、连翘、陈皮、甘草）。

程国彭根据病邪性质分类病型，使临证用药更具有针对性。《医学心悟·肩背臂膊痛》中说："凡背痛多属于风，胸痛多属于气。气滞则痰凝，脏腑之病也，背为诸腧之所伏，凡风邪袭人，必从腧入，经络之病也。"依据引起胸背痛的病邪性质，胸痛多为气滞痰凝，其治宜理气化痰，用木香调气散（木香、檀香、丁香、香附、藿香、白蔻仁、砂仁、陈皮、炙甘草）；背痛多为风邪阻络，治宜祛风散邪，用秦艽天麻汤（秦艽、天麻、羌活、陈皮、当归、川芎、桑枝、甘草、生姜）。药为证设，治无不效。

3. 明辨寒热虚实决病性

辨清痛证的性质，对临床辨证施治的疗效有决定性作用。程国彭辨治痛证，总以阴阳为总纲，具体以寒热虚实分辨痛证性质，对指导临床辨证用药，有非常实用的价值。

程国彭在《医学心悟·心痛》中就痛证治法，强调指出："必须临证审确，逐一明辨，斯无误也。又或谓，诸痛为实，痛无补法，亦非也。如人果属实痛，则不可补；若属虚痛，必须补之。"他用归脾汤治气血虚之心痛，用姜附汤加人参治寒厥心痛（真心痛），实属经验之谈。这对于拘执于"通则不痛""痛无补法"之说者，不能不说是一个很大的启发。

4. 善用八法治诸痛

程国彭在正确辨证的基础上，主张分清标本缓急，确定治疗的先后主次，灵活运用八法。如痹证的治疗，风气胜之为行痹，散风为主，佐以除寒祛湿，参以补血之剂，血行风灭，滞通痹畅；寒气胜之为痛痹，散寒为主，佐以疏风燥湿，参以补火之剂，阳光充足，则血活寒散；湿气胜之为着痹，燥湿为主，佐以祛风散寒，参以补脾之剂，土旺胜湿，气足麻止；热气胜之为湿热痹，清泄郁热为主，佐以活血通络，兼防苦寒伤阳或湿滞病久入络。其创制的蠲痹汤（羌活、独活、桂心、秦艽、当归、川芎、海风藤、桑枝、乳香、木香、炙甘草），通治风寒湿三气合而为痹之证，至今仍广泛应用于临床。

临证时，病邪单一致病者少见，大多是病邪相兼或夹杂侵犯人体引起的痛证。如风寒湿热之相兼，气郁胀痛与血瘀刺痛相夹杂，慢性病证往往伴阴阳气血之虚损。故在临诊用药时，在详辨病邪兼挟的基础上，一法为主，多法为辅，君臣佐使，相互配伍，是程国彭治疗痛证的又一显著特征。《医学心悟·医门八法》论消法说："六淫外侵，七情内伤，饮食停滞，邪日留止，则诸证生焉，法当及时消导。"可见程国彭把风寒湿邪、侵犯经脉者，祛风散寒除湿谓之消；七情郁结、气滞作痛者，理气散郁谓之消；瘀血阻滞作痛者，活血化瘀谓之消；食积腹满而痛者，消食导滞谓之消；疮痈肿痛者，清热消痈谓之消。以此类推，一法为主，兼用八法。务在明辨证候，祛邪扶正，脏腑经络，气血通畅而痛止。

（三）咳嗽辨治

1. 辨外感内伤

虽五脏六腑皆令人作咳，但主要病位终究在肺。《医学心悟·咳嗽》指出："肺体属金，譬如钟然，钟非叩不鸣，风寒暑湿燥火，六淫之邪，自外击之则鸣；劳欲情志，饮食炙煿之火，自内攻则亦鸣。"高度概括了咳嗽的病因病机。因六淫之邪者，乘肺卫功能失调或功能减弱之机，遇气候突变，冷热失常之时，或从口鼻而入，或从皮毛而入，伤及肺系，使肺失宣降，气机上逆而发为咳嗽。因内伤者，一则常由肺系疾病迁延不愈，或他脏有病，累及肺脏，至肺之气阴耗伤，肃降无权，逆而作咳。一则因于情志、饮食、劳欲不当，伤及五脏，邪从内生，结于肺系，肺为娇脏，受击则"鸣"，发为咳嗽。

程国彭说："予治外感咳嗽，用止嗽散加荆、防、苏梗以散之。散后肺虚，即用五味异功散补脾土以生肺金……虚损渐成，咳嗽不止，乃用紫菀散、月华丸，清而补之。"外感、内伤咳嗽辨证施治说得泾渭分明。

2. 治以祛邪为先

《医学心悟·咳嗽》治咳嗽大法，首辨外感内伤。因外感者，以风为六淫之首，常挟寒、热、燥等外邪而入侵于肺系，此六淫之邪，自外击之则“鸣”。外感咳嗽属于邪实，外感咳嗽，迁延失治、误治，邪伤肺气，则更易反复感邪，而致咳嗽频作，亦可渐转为内伤咳嗽，形成五脏六腑之咳。如程国彭所云：“然外感之邪，初病在肺。肺咳不已，则移于五脏。肺咳不已，则移于六腑。”故当急以祛之，邪祛则正易复。故“风寒初起，头疼鼻塞、发热恶寒而咳嗽者”，用止嗽散加荆芥、防风、苏叶、生姜以散邪；“若暑气伤肺，口渴烦心溺赤者”，其证最重，用止嗽散加黄连、黄芩、花粉以直折其火；“若湿气生痰，痰涎稠黏者”，用止嗽散加半夏、茯苓、桑白皮，生姜、大枣以祛其湿；“若燥气焚金，干咳无痰者”，用止嗽散加瓜蒌、贝母、知母、柏子仁以润燥。此外感之治法也。外感又为引发内伤咳嗽之因，宜予以祛之，以利正气恢复。内外咳嗽，多见由情志、饮食所伤。“若以七情气结，郁火上冲者”，用止嗽散加香附、贝母、柴胡、黑山栀；“若内伤饮食，口干痞闷，五更咳甚者”，乃食积之火，至此时流入肺经，用止嗽散加连翘、山楂、麦芽、萝卜子。

外感、内伤，皆为致病之因，祛除邪气，以消病邪的侵袭和损害是为要务。故程国彭告诫曰：“医者不去其鸣钟之具，而日磨锉其钟，将钟损声嘶而鸣之者如故也，钟甚能保乎？”

3. 用药顾护脏腑

《医学心悟·咳嗽》特别注重咳嗽初起的治疗。其云：“凡治咳嗽，贵在初起得法为善”“初病属风寒者十居其九，故初治必须发散，而又不可以过散。不散则邪不去，过散则肺气必虚，皆令缠绵难愈”。其指出，若肺气虚则腠理不固，治宜解表兼补脾气；久咳不已，则采用补脾土以生肺金之法，并尊为“格至之言”；若肾阴虚，水衰不能制火而生内热者，宜朝用地黄滋肾水，午用止嗽散加减；更以《内经》之十二经见证，以止嗽散加减论治。

4. 组方严守法度

《医学心悟》所载止嗽散，由桔梗、荆芥、紫菀、百部、白前、甘草组成。分别记载于伤寒兼证篇与咳嗽篇。伤寒兼证篇，用以治形寒饮冷而形成的肺寒咳嗽者，为水煎服。咳嗽篇，为开水调服散剂，并用生姜汤调下。其药只七味，量极轻微。此方之所以能统治诸般咳嗽，皆因于程国彭对咳嗽病因病机的苦心揣摩。肺为娇脏，肺体属金畏火，过热则咳；刚燥恶冷，过寒亦咳；肺外主皮毛通口鼻，最易受邪。故止嗽散组方，温润和平，不寒不热，以顺肺性。祛邪在病之初即以散之，以启门驱贼；既不可过散以伤肺气，又不可妄用清凉酸涩之剂以免闭门留寇。临床辨证加减，祛邪则辨暑、湿、燥、痰而祛之；扶正以益肺气为本，外以培土生金、益水制火法补之。知此治咳之法，足矣。

（四）治痰十九法

古人有“痰生百病”“百病多由痰作祟”之说。程国彭针对痰邪致病的特点，对许多病证都从痰辨治，其范围遍及内、外、妇各科。其治痰遵前贤经验，尤重肺脾肾，以清其本源。其对治痰法的运用，论证详细，配伍灵活，颇具独见。现代学者程运文将《医学心悟》从痰论治诸证归纳为十九法，充分展示了程国彭运用治痰法的广泛性和独创性。

1. 化痰救脱

中风脱证，同时伴有“六脉沉细，痰壅喉响”者，乃由寒痰阻塞，元气虚脱所致，程国彭则治以化痰救脱法。如《医学心悟·论中风》云：“脱者，口张心绝，眼合肝绝，手撒脾绝，声如鼾肺绝，遗尿肾绝……寒痰阻塞，或用三生饮加人参以灌之，庶救十中之二三。”三生饮由生南星、生乌头、生附子、生姜、生木香组成，薛立斋称其为“治寒痰之良药，斩关夺旗之神剂”。人参大补元气而固脱。合而用之，阻塞之寒痰得化，虚脱之元气得救，则中风脱证可望转机。

2. 豁痰开窍

凡痰浊内蕴，蒙遏神明之府，导致意识障碍，神志不清，甚至昏迷不醒，程国彭则用豁痰开窍法。如《医学心悟·中风门》载：“闭证，牙关紧闭，两手握固，药宜疏风开窍，先用搐鼻散吹之，次用牛黄丸灌之。”牛黄丸具有清热平肝、豁痰开窍之功能，适用于痰火闭结之中风。若热痰壅肺，致类中风而猝然昏倒者，程国彭则创制贝母瓜蒌散润燥化痰、清热开窍。

3. 涤痰醒脑

凡痰浊内盛，上蒙于脑，扰乱神明而致痫证或狂证者，程国彭则用涤痰醒脑法。方用自创之定痫丸治疗痫证。如《医学心悟·癫狂痫》谓：“痫者，忽然发作，眩仆倒地，不省高下，甚则瘛疭抽掣，目斜口㖞，痰涎直流，叫喊作畜声……虽有五脏之殊，而为痰涎则一，定痫丸主之。”治以涤痰醒脑，平肝熄风。“狂者，发作刚暴，骂詈不避亲疏，甚则登高而歌，弃衣而走，踰垣上居，此痰火结聚所致……生铁落饮、滚痰丸并治之”，以涤痰醒脑，清热泻火。此乃欲醒其脑，必涤其痰。

4. 祛痰安神

痰浊内蕴，扰乱心神而致心神不宁、失寐、怔忡者，程国彭则用祛痰安神法。如《医学心悟·不得卧》曰：“有湿痰壅遏神不安者，其证呕恶气闷，胸膈不利，用二陈汤导去其痰，其卧立至。”《医学心悟·惊悸恐》曰：“悸为心动，谓之怔忡，心筑筑而跳，摇摇而动也。皆由心虚挟痰所致，定志丸加半夏橘红主之。”临证时凡见失寐、怔忡证表现为胸脘满闷，心悸短气，失寐多梦，痰多，苔腻或滑腻，脉弦滑者，用祛痰安神法治之，效果满意。

5. 豁痰解语

凡风痰阻滞舌本脉络，而致中风不语，舌形歪偏，舌苔腻者，或中风后遗症失语者，程国彭则用豁痰解语法。如《医学心悟·中风门》说：“不语有心、脾、肾三经之异……若因痰迷心窍，当清心火，牛黄丸、神仙解语丹。若因风痰聚于脾经，当导痰涎，二陈汤加竹沥姜汁，并用解语丹。”神仙解语丹载于《校注妇人良方》，具有祛风豁痰，开窍解语之功。原用于妇人中风不语，程国彭拓宽了该方应用范围。临证时用神仙解语丹加减，治疗中风后遗症之失语，确有满意疗效。

6. 化痰止嗽

凡风寒之邪外袭肌表、肺气膹郁，宣降失常，津液失于敷布，郁而成痰，痰阻气机，肺气上逆而致咳嗽者，程国彭则用化痰止嗽法，并自创止嗽散。方中紫菀、白前、百部、陈皮理气化痰止嗽，荆芥、桔梗疏风宣肺，甘草调和诸药。《医学心悟·咳嗽》载：“本方温润和平，不寒不热，既无攻击过当之虞，大有开门驱贼之势，是以客邪易散，肺气安宁。”可谓中肯之言，实非虚语，确是化痰止嗽之良方。

7. 化痰平喘

喘息气短，大都由肺肾两虚，肾不纳气，肺气不降所致。但实喘由痰涎壅盛，阻塞气道而致者并不少见。若湿痰上壅于肺，肺气不得宣降，而致气喘、咳嗽、胸闷诸证，程国彭则用化痰平喘法。《医学心悟·喘》曰："湿痰壅遏而喘者，消之。"方用二陈合加味甘桔汤燥湿化痰，降气平喘。

8. 化痰止哮

痰浊内伏，是哮病之宿根，常因感受外邪或饮食不当而诱发。其急性发作时，程国彭则用化痰止哮法。《医学心悟·喘》曰："更有哮证与喘相似，呀呷不已，喘息有音，此表寒束其内热致成斯疾，加味甘桔汤主之，止嗽散亦佳。"

9. 化痰润肺

凡肺阴亏损，痰热内扰而致之虚劳者，程国彭则用化痰润肺法。常选阿胶、五味子、天冬、麦冬、生地、熟地、沙参滋阴润肺；贝母、桔梗、紫菀、百部、知母清热化痰。《医学心悟·虚劳》云："虚损渐成，咳嗽不止，乃用紫菀散、月华丸清而补之。"其中紫菀散化痰润肺，清热止嗽；月华丸化痰润肺，滋阴降火，止咳祛瘀，为治"阴虚发咳之圣药也"。

10. 化痰清音

凡肺肾虚损，痰浊结聚，脉络阻滞，留于喉间而致声音嘶哑，干咳，喉觉痰黏，咯吐不爽。程国彭则用补益肺肾，化痰清音法，方用自创之通音煎。方中白蜜润肺，胡桃肉补肾助肾，川贝母、款冬花化痰清音。

11. 化痰利咽

凡痰浊内盛，痰气壅遏咽喉而致梅核气等咽关不利之症状，表现为咽中如有炙脔，吞之不入，吐之不出，程国彭则用化痰利咽法。如《医学心悟·咽喉》载："梅核气证，男妇皆同，喉中如有物，吞不入，吐不出，宜用甘桔汤，加苏梗、橘红、香附、金沸草之类"，以理气化痰利咽。

12. 化痰止呕

呕吐系胃气上逆，由"邪客胃腑"所致。凡痰浊内阻，而致胃气不降之呕吐，程国彭则用化痰止呕法，用二陈汤加减主之。如《医学心悟·呕吐哕》载："二陈汤通治呕吐哕"，并应随证加减。若脾胃虚弱者，则加人参、白术，若挟有寒邪则加姜、桂，甚加附子；若饮食所伤者，则加山楂、麦芽、神曲、香附、砂仁、藿香；若见饮食冲口而出，不得入者，是挟有火，则加黄连、山栀。以治痰为中心，多方兼顾，使该法更加全面。

13. 化痰和胃

凡饮食不节，浊痰内生，停聚胃中，而致胃脘嘈杂者，程国彭则用化痰和胃法。若痰浊久留，化为热痰，则用化痰和胃，清热降火法。如《医学心悟·嘈杂》载："嘈杂者，躁扰不宁之貌，得食暂已，少顷复嘈。其中有挟痰与火者，则口燥唇焦，脉滑数也，二陈汤加山栀、黄连之类。"若脾虚挟痰，伴有"气促食少，脉小弱"，则用五味异功散，健脾化痰和胃。

14. 化痰定眩

凡痰湿蒙遏而致清阳不升，浊阴不降，使眩晕发病或加重者，程国彭则用化痰定眩法，并创制半夏白术天麻汤以治之。如《医学心悟·眩晕》所云：“有湿痰壅遏者，书云：‘头眩眼花，非天麻、半夏不除’是也，半夏白术天麻汤主之。”治以化痰熄风定眩。

15. 化痰通络

痰为有形之阴邪，不仅可以阻滞气机，而且可以影响血运，若痰浊内蕴，阻滞气血，则可引起疼痛。凡痰浊流注经络，阻滞气血，而致头痛、身痛、肩背痛等，程国彭则用化痰通络法。如《医学心悟·头痛》对痰火上扰而致之雷头风，用清震汤清痰火；风痰上扰而致之痰厥头痛，用半夏白术天麻汤（比眩晕门多一味蔓荆子）熄风化痰。《医学心悟·身痛》对湿痰阻滞之身痛，用苍白二陈汤燥湿化痰。《医学心悟·肩背臂膊痛》对肩背痛，用茯苓丸理气化痰。均使阻滞痰浊得化，气机通畅，而达到疼痛得止之目的。

16. 化痰通痹

凡顽痰结于咽喉，咽喉闭塞不通，滴水难入者，程国彭则用化痰通痹法，使痰化喉开，以解生命之危，化险为夷。如《医学心悟·咽喉》载：“缠喉风，咽喉肿痛胀塞，红丝缠绕……或如顽痰胶固，吐仍不一出，咽喉胀闭不通，滴水难入者，则用解毒雄黄丸，极酸醋磨下七丸，自然得吐而通。既通，可用牛黄清心丸，加味甘桔汤。”《医学心悟·外科证治方药》论喉痹时指出：“实火者，醇酒膏粱，风火积热，火动生痰，肿痛暴发，甚则风痰壅塞，汤水不入，声音不出……宜用灯窝油和浆水灌之，导去痰涎。”其化痰通痹，以抢救危重证，非治痰高手莫为也。

17. 化痰消肿

水肿多因气化不利，津液输布失常，导致水液储留，泛滥于肌肤所致。殊不知，水液潴留，日久亦可凝聚为痰。凡痰浊内蕴阻滞水道，而致全身和局部肿胀者，程国彭则用化痰消肿法。如《医学心悟·水肿》谓：“五皮饮，治胃经聚水，乃通用之剂……挟痰者，加半夏、生姜。”局部肿胀者，用二陈汤加味，燥湿化痰，通络消肿。如《医学心悟·腰痛》谓：“腰间肿，按之濡软不痛，脉滑者，痰也。二陈汤加白术、萆薢、白芥子、竹沥、姜汁主之。”

18. 化痰排脓

凡痰热化毒，阻于肺络，而致肺痈者，程国彭则用化痰排脓法。《医学心悟·虚劳》谓：“咳嗽吐脓血，咳引胸中痛，此肺内生毒也，名曰肺痈，加味桔梗汤主之。”药用桔梗、白及、橘红、甜葶苈、甘草节、苡仁、金银花，以清化热痰、解毒排脓。

19. 化痰软坚

凡痰浊蕴结，流聚皮下而成核成积，其表现为大小不一，不红不热，推之可移，按之作酸无甚痛楚之积块者，程国彭则用化痰软坚法，并创制消瘰丸治之。《医学心悟·瘰疬》谓：“瘰疬，颈上痰瘰疬串也……宜用消瘰丸。”治以清热化痰，软坚散结。

程国彭治痰十九法，观点鲜明，切合实际，囊括了程国彭从痰治疗各种疑难杂证和危重证的思路和经验，在一定程度上拓宽了化痰法的运用范围。足见治痰法临床应用广泛，亦具有现实指导意义，值得进一步探讨。

二、妇科病证治

程国彭认为，妇人之病多与男子同，惟经行胎产与男子异，故特“举其异者，详述于后”，而为第五卷，名“妇人门”。该卷共有47节，论述了39种妇科病证，体现了程国彭的全部妇科学术思想。

（一）临床辨证需精审

程国彭临床重视辨证，不囿前人之说。正如他《医学心悟·自序》所说：“思贵专一，不容浅尝者问津；学贵沉潜，不容浮躁者涉猎。”

如月经不调，程国彭指出：“方书以趱前为热，退后为寒，其理近似，然亦不可尽拘也。”又如室女经闭的病机和治法，程国彭认为，一是血海干枯，气血两亏，无经可行，而用五味异功散，佐以八珍汤补气益血，资其化源；二是经脉逆转，乃血随气逆，失其顺行之常而为吐为衄，予以益母胜金丹加牛膝主之。再如妊娠小便不通，程国彭认为一系下焦虚寒，胎气阴冷，用桂附八味汤温阳散寒；一系阳亢阴消，孤阳无阴不能化气，用六味加车前、牛膝育阴利水。他说：“斯二者，一阴一阳，一水一火，如冰炭相反，最宜深究”。其强调，万不能一见尿闭，就用渗利之法。因此，主张临证必审证求因，“宜各推其因而治之”。

另外，程国彭在临证中积累了一些独到的经验，如以脉测孕法：凡孕脉，弦紧滑利为顺，沉细微弱为逆。又药物验胎法：停经三月后，用川芎为细末，煎艾汤空心调下二钱，腹内微动则有胎，不动者非胎也。再如验产法：指出妊娠足月后，腰腹同时作痛难忍，一阵紧一阵，下体浆胞破，此刻才是真正欲产之兆。

（二）溯其源重视治脾

脾为后天之本，生化之源。气血生成源于后天脾胃，而妇人以血为主，经、带、胎、产、乳无不与气血相关，因此程国彭治疗妇科各种疾病时尤重治脾。

如《医学心悟·室女经闭成损》说：“若其人脾气虚弱，不能消化饮食，血无从生，更佐以五味异功散”“若见其人精神倦怠，晡热、内热，此气血两亏，无经可行，更佐以八珍汤。”五味异功散，由四君子汤加入陈皮所得，有健脾补气、芳香醒脾之功。《医学心悟·暴崩下血》记载：“若因脾气虚，不能统血者四君子汤加归、芍主之。若因思虑伤脾，不能摄血归经者，归脾汤。若气血两亏，血崩不止，更用十全大补汤”“暴崩下血……无不由脾气先损，故脉息虚浮而大，须令脾胃健旺，后天根本坚固，乃为可治。设或过用寒凉，复伤胃气，反不能摄血归经，是速其危也”。《医学心悟·带下》曰：“带下之证……不外脾虚有湿。脾气壮旺，则饮食之精华生气血而不生带；脾气虚弱，则五味之实秀生带而不生气血”，治疗以五味异功散加扁豆、薏苡仁、山药之类投之辄效；《医学心悟·恶阻》曰：“法当理脾化痰、升清降浊”，治疗则用二陈汤加枳壳或六君子汤。《医学心悟·胎漏》曰：“凡脾虚下陷，不能摄血归经者，皆宜补中益气”；《医学心悟·第五卷·胎水肿满》载：“胞胎壅遏，水饮不得通流，或脾虚不能制水，以致停蓄”。

（三）用药丝丝入扣

每一药物皆有利害，程国彭临证必详审病因，慎思利害，用药丝丝入扣。《医学心悟·妇人门》分别论“食哯忌”和“药忌”。他把忌药编成歌诀以便熟记，内容如下：“乌头附子与天雄，牛黄巴豆并桃仁，芒硝大黄牡丹桂，牛膝藜芦茅茜根，槐角红花与皂角，三棱莪术薏苡仁，干漆莒茹瞿麦穗，半夏南星通草同，干姜大蒜马刀豆，延胡常山麝莫闻，此系妇人胎前忌，常须记念在心胸。”

程国彭在“药忌”中还指出：“然安胎止呕，有用半夏，娠妇热病，有用大黄，娠孕中寒，有用干姜、桂、附者……盖有病则病当之，故毒药无损于胎气。然必大积大聚，病势坚强，乃可投之，又需得半而止，不宜过剂，则慎之又慎矣。”另如，运用妊娠禁药半夏治恶阻，他说：“半夏虽为妊中禁药，然痰气阻塞中脘，阴阳怫逆，非此不除。”其提出半夏入药前“以姜汤泡七次，炒透用之，即无碍也。若与参、术同行犹为稳当。”可见，程国彭对用药利害的认识有独到之处。

产后用药，前人积累了丰富经验。总的看来，立足于虚，着眼于瘀，治疗用药主张宜温宜补佐以化瘀。对于产后总体用药，程国彭主张“不宜轻投凉剂，又不宜过于辛热。产后气血空虚，用凉剂恐生脏寒；然桂、附、干姜气味辛热，若脏腑无寒，何处消受，理应和平调治，方为合法”。因此，他在产后胞衣不下、产后血晕、产后不语、产后发热等十四种疾病的治疗中，用药和平，从不猛浪，化瘀不用大黄、䗪虫；行气不用三棱、莪术；祛寒不用肉桂、附子；清热不用石膏、知母，是书足可为证。产后用药主张和平这是程国彭用药一大特色。

（四）倡导产期将护

产期前后的护理，对保证顺产和产后康复是十分必要的。为此，程国彭在《医学心语·妇人门》专列“临产将护法”和“产后将护法”。

1. 临产将护四法

一为“善养”。即要求孕妇产前要安神少虑，饮食适当，避暑保暖，加强休息，使精神饱满。

二为“择稳”。即请熟练的助产人员，要求孕妇保持产前思想安定，尤其是初产妇，不必惊慌，消除紧张情绪，选择好产位。

三为“服药”。用于初产妇，因其脏气坚固，胞胎紧实，孕至八月时服保产无忧汤二三剂，临产时再服二三剂，以利顺产。

四为“吉方”。指安排产妇床帐及衣物宜选择月空方位，以图吉利。

这四种产前护理方法，除第四种有待商榷外，第一、二、三种将护法都是比较合理的，与现代医学观点相吻合。

2. 产后将护四法

一为“倚坐”。即妇人产毕，闭目稍坐或上床以被褥靠之，常以手从胃脘摸向脐下，以使瘀露下行，另在产房内烧漆气及醋炭，以防血晕。

二为“择食”。即产后不宜进膏粱厚味之品，常先进白粥以养胃气，待胃气健旺再与之，以生血化乳汁。

三为“避风、养神、慎言”。即产后避风寒，不梳头、洗面足，以免招风受湿，宜静卧、少言以养精神。

四为“服药”。即产后服用生化汤，以防恶露不下。

这四种产后将护法，后三种符合东方人传统观念，延续至今，但第一种与现代医学相悖，有待研究。

《医学心悟》对妇科的论述独具特色，丰富了中医妇科学的内容，无论临证经验还是妇科理论都较切合实际，对于临床运用，足资参考。

三、外科证治

程国彭的《医学心悟》详言内证，而对外科的论述则有所不及。后来因诊治背疽、广疮及疥癣患者不计其数，投以膏散，均“不半月而收功”，故其聚精会神，参悟外科旨要，特著《外科十法》一卷，为辨治痈疽发背之大纲。其言简意赅，方约而效，堪补《医学心悟》之不足。

（一）痈疽辨证三法为纲

程国彭认为痈疽“大抵有阳毒，有阴毒，有半阴半阳……此三者，必须细辨，俾用药寒温得宜，方为合法”。

1. 阳毒证

阳毒证，临床可见疮势红肿，疮顶尖耸，根脚不散，饮食如常，口渴便结，五心烦热，脉洪数等证。当初起时挟有风寒，证见憎寒壮热，有似伤寒，痛偏一处，饮食如常，其脓尚未形成。此因气血乖违，逆于肉里所致。及致内热极盛，蓄积有脓，则见肿势焮痛、大便闭结等证。

2. 阴毒证

阴毒证，疮势灰白平塌，顽麻少痛，根脚走散，食少便溏，手足厥冷，口鼻气冷，脉沉迟。此证或因元气虚寒，或因气虚下陷，或因气血两虚。

3. 半阴半阳证

半阴半阳证，为虚而挟热，临床可见疮肿虽红，不甚尖耸，饮食差减，大便不结，寒热往来，微渴喜热，脉虚软。其病势虽盛，但元气渐虚。

（二）痈疽论治内外并举

程国彭论治外科疾病更能根据痈疽发背的发病特点，灵活运用多种方法，或服药或用膏，或用艾火或用刀针，莫不因证而参酌用之，多能取得神效。

1. 肿毒初起，内消为主

肿毒初起，随用药可消散。凡病痈疽、发背、对口、疔毒者，初起憎寒壮热，类似伤寒，而痛偏一处，饮食如常，为蓄积有脓。当初起时，脓尚未成，可外敷远志膏，或贴普救万全膏，内服银花甘草汤，即时消散。此时当及早治疗，不可迟滞。

2. 艾灸火照，相机为用

艾灸与神火照法，“乃疮疽门之宝筏，宜互用参考，以神其用”。凡治痈疽、疔肿、流注及一切无名肿毒，以大蒜切片，安疮顶上，用陈艾炷安蒜上，香点灸之，其艾炷大小，看疮毒大小为取裁。若痈疽大者，以蒜捣饼，敷上灸之。不痛者灸至痛而止，痛者灸至不痛而止。其谓：“隔蒜灸法，胜用刀针。”如内已有脓，用乌金膏涂灸处，外用普救万全膏贴之，烂开大口，除去瘀脓则易收功。如口不收，或腐肉不脱，以防风汤洗之，敷以海浮散，外贴万全膏，腐自去，新自生。

凡肿在头面以上者，不宜艾灸，宜用神火照法。以火照散，放于纸条中，用麻油浸点，每次用火三枝，离毒半寸许照之，自外而内，疮毒随药气解散，自不内侵脏腑。熏罢，随上乌金膏，贴以万全膏。若肿势漫衍，周围有芙蓉膏敷之。

3. 脓已成熟，刀针开之

凡毒有胀痛紧急，脓已成熟，即宜用刀法开之。已成脓者可刺，未成脓者不宜，若脾气虚弱者当托补之。用刀还须深浅合度，若脓浅刀深，恐伤好肉。脓深刀浅，恐脓不出而肉败。如伏骨疽，脓腐于肉，皮色不变，应以刀刺入深处，放出瘀脓，或灸开大口放脓。否则，姑息因循，使毒气越烂越深。

若头面及耳前后漫肿无头，当用砭法以泻其毒。可取细瓷片浅刺肿处出血，使紫血多出为善。刺毕可用鸡子清调乳香末外敷。程国彭说："此地不宜成脓，头肉中空，耳前后更多曲折，提脓拔毒，恒多未便，故砭法断宜早施。"

若口小脓多，则脓不出，或出而不尽，或薄脓可出，硬脓难出，以致瘀不去而新不生，缠绵难愈。法当烂开大口，使瘀脓尽出为善。可用乌金散，其祛瘀肉而不伤新肉，且不甚焮痛。若有脓管，可用棉纸捻裹药纳入，频换数条，亦可除脓。

4. 肿毒大者，围药收功

凡肿毒之大者，将已成脓，用乌金膏贴疮头上，然后用万全膏贴之，四旁用芙蓉膏敷之。贴膏处取其出脓，敷药处取其消散而不令扩散。还可用万全膏遍敷肿处，其中消处自消，溃处自溃，亦能收功。

5. 难收口者，祛瘀生新

凡痈疽难收口者，乃瘀肉夹杂，瘀脓不尽所致，可用防风汤洗之，再敷以海浮散，瘀肉自脱，不必用刀，新肉自生，又不藏毒。若体虚不能收口者，须内服补药以助之。

6. 痈疽服药，随证而异

凡痈疽用药，以照顾脾胃为主。如用清凉，当中病即止。若病初起挟风寒者，当先用芎芷香苏散，一剂以散之。散后肿未消者，随用银花、甘草以和解之。若肿势焮痛，大便闭结，内热极盛者，用卫生汤加大黄以疏利之。若病势虽盛，而元气渐虚者，于清药中加托补之剂，透脓散主之。若脓水已溃，当以托补元气为主，参芪内托散主之。若元气虚寒，于补托药中，佐以辛热之品。脾虚者用理中汤、参苓白术散。气虚下陷者，用补中益气汤。胃经受寒，饮食停滞者，用藿香正气散。气血两虚者，用十全大补汤加附子、鹿茸辈。若虚而挟热者，于前方中去附子、姜、桂，加麦冬、银花、丹皮等药以收功。

程国彭还特别提出治痈疽大法：阳毒者，宜清凉解毒；阴毒者，应温中回阳；半阴半阳之治，则当清而不伤胃，温而不助邪。

7. 痈疽病中，将息宜慎

凡病中挟风寒者，忌荤腥油腻，微服散药，待外邪祛尽，再用滋味调补。将息痈疽，虽不可缺少滋味，但又不宜过多，使肉气胜谷气，更忌生冷滞气之品，以免伤脾胃；还应避风邪、戒嗔怒、寡思虑、少言语，不可不慎。

（三）善恶当辨救援有法

南宋医家陈自明《外科精要》对痈疽曾有论述，但程国彭论五善七恶，与陈自明所论不尽相同。

1. 五善

五善者：一为饮食知味；二为便溺调匀；三为脓溃肿消，脓水不臭；四为神气清爽，动息自宁；五为脉息有神，不违时令。

2. 七恶

七恶者：一为大渴发热，泄泻淋闭；二为脓溃尤肿，脓稀臭秽；三为目睛无神，语声不亮；四为食少不化，服药作呕；五为恍惚嗜卧，气短乏力，腰背沉重；六为唇青鼻黑，面目浮肿；七为脉息无神，或躁动不和。

古语云："五善得三则吉，七恶得四则凶。"程国彭则认为七恶之凶，不必得四。"当此时势，性命急如悬缕，司命者，宜叮咛反复，熟思而审处之。"他特拟急救之方如下：热渴、淋闭、喘急、内热，皆真阴受伤，宜六味汤、八珍汤或十全大补汤酌情加减用之。此为补阴生阳之法。若气短、倦怠、昏愦、乏力、饮食不化，为阳虚之候，用补中益气汤；卧睡不宁，用归脾汤；饮食减少，面目浮肿，用香砂六君子汤；脾胃虚寒，用理中汤；肾气虚寒，用桂附八味丸，兼用十全大补汤加附子。此为温补回阳之法。若痈疽溃后，脓血很多，变为角弓反张，手足搐搦，肢体振摇，而发痉者，宜用人参、黄芪、当归、白术并附子等药以救之，如不应则用十全大补汤。此时病势多险峻，治当慎之又慎。

由上可见，程国彭对于外科疾病的治疗积累了丰富的临床经验，其辨治心法"约而能该，确而可守"，治法切实可行，方药简便易得，直至现在仍然具有重要的临床实用价值。

四、精选效方简便实用

《医学心悟》一书，篇幅不多，效方却不少。程国彭自称"苦心揣摩所得，效者极多"，亦非空谈。

（一）创制新方，精选效方

1. 创制新方

程国彭针对痢疾、咳嗽等，基于临床实践创制出治痢散、止咳散、加味香苏散等主治方剂，颇具效验。聂云台谓："在衡山遇一医家，言某岁疫痢，用《医学心悟》治痢散投之，竟无一不效。后又晤廖慕韩医士，述其治痢经验亦同。"止嗽散，鲍相璈因其治咳嗽有捷效，采入所撰《验方新编》。唐容川谓："此方温润和平，不寒不热，有清金宁肺之功。"加味香苏散，陈修园选入《时方歌括》，并有"此方乃治四时感冒发表之轻剂，为解肌活法，亦所当知"的评语。以上各方，因为有显著疗效，现在已为临床家普遍应用。

2. 精选效方

其他证治部门，选方灵验的颇多，尤其是每一见证下，都用简单字句，列举症状，而且都有一二主治方剂，为使初学者对证下药，易于运用，各方后又载有详细加减法，与其他方书所载，仅标明某汤、某丸主治某病，详其药品铢两而止的，迥有不同。

水肿门。先喘而后肿者，肾经聚水也；先肿而后喘，或但肿而不喘者，胃经蓄水也。治肾者，肾气丸加减主之，治胃者，五皮饮加减主之。

小便不通门。渴而小便不通者，热在上焦气分也，宜四苓散加山栀、黄芩等药以分利之。若大便亦闭，加大黄、玄明粉之类。不渴而小便不利者，热在下焦血分也，宜用滋阴化气之法，滋肾丸之类。

脱肛门。脱肛有二证，因气虚下陷而脱者，补中益气汤；因肠胃有火，热迫下脱者，四物汤加升麻、黄芩、荷叶之属。

盗汗门。盗汗，伤寒邪客少阳则有之，外此悉属阴虚，古法用当归六黄汤，药味过凉，不宜于阴虚之人，阴已虚而更伤其阳，能无损乎？宜八珍汤加黄芪、麦冬、五味子主之。

痰饮门。湿痰滑而易出，多生于脾，脾实则消之，宜二陈汤。燥痰涩而难出，多属于肺，肺燥则润之，宜贝母瓜蒌散。

痹门。游走不定，风气胜者为行痹。筋骨挛痛，寒气胜者为痛痹。浮肿重坠，湿气胜者为着痹。治行痹者，散风为主，佐以除寒祛湿。治痛痹者，散寒为主，佐以疏风燥湿。治着痹者，燥湿为主，佐以祛寒散风，通用蠲痹汤主之。临床依法加减，故多应手取效。

此外，如肠风脏毒，挟热而便血的清魂散（便血门），治胃脘作痛的手拈散、清中汤（心痛门），治湿脚气的槟榔散（脚气门），治嘈杂口燥唇焦的栀连二陈汤（嘈杂门），治跌仆损伤、瘀血作痛的泽兰汤（腰痛门），妇科如治痛经先后不调的益母胜金丹，治妊娠胎气上逼的紫苏饮（子悬门），胎动不安的安胎饮（胎动门），治半产后腹痛拒按的当归泽兰汤（半产门），外科如治乳痈初起的神效瓜蒌散，治颈淋巴结核的消瘰丸，去腐生新外敷的海浮散，消肿排脓外敷的远志膏、芙蓉膏等，用之适当，均有奇验。

（二）用药多寡得宜流传不衰

程国彭继承前人制方经验，师古不泥，自出机杼，创制了不少新方，且具有方约而效、量少而专的特点。他所创制的不少有效方剂一直被流传下来，被选入全国中医院校教科书《中医方剂学讲义》（1964 年版）的有：程国彭柴葛解肌汤、月华丸、启膈散、贝母瓜蒌散、止嗽散、半夏白术天麻汤、消瘰丸、程国彭透脓散等方，被临床各科所应用。

这些方剂的特点，用药君臣佐使多寡得宜，不贵险峻，惟求中病有效，所以它们能流传二百年而不衰。就拿前面提到、目前仍为临床广泛使用的止嗽散来说，它仅有七味药，其总量不过七钱五分而已（合公制仅 23 克），而其疗效确实，轻可去实是也。程国彭在书中还介绍了“用土牛膝，连根捣烂，和酸醋灌之”治疗缠喉风（类似今之咽喉炎，咽喉脓肿），验之临床，确有疗效，药简价廉。

五、注重养生维系肾元

程国彭认为人身的疾病，是由于平时不注意摄生而来，因在《医学心悟·卷首·保生四要》便提出“节饮食、慎风寒、惜精神、戒嗔怒”的保生四要，用以提醒人们要摄生自爱，与现代医学的“防重于治”“治未病”的内涵，是完全相符合的。

程国彭在临证中，重视人体的正气。他认为人的正气为本，邪气为标，正气盛则邪不易侵，正气衰则易感邪。《医学心悟·卷首·保生四要》曰："饮食非宜，疾病蜂起，外邪乘此，缠绵靡已，浸淫经络，凝塞腠理，变证百端，不可胜纪。""方其汗浴，切莫当风，四时俱谨，尤慎三冬，非徒衣厚，惟在藏精"。其认为肾为水火之脏，藏先后天之精。水火者，互为根本，不可有所偏盛。若阴亏，则不能制火，虚火上炎，治宜补阴，切忌泻火。《医学心悟·卷首·火字解》载："虚火者，七情色欲，劳役耗神，自内而发，势犹子也……子逆则安之，如补气滋水""夫子者，奉身之本也，若以驱贼者驱其子，则无以为养身生命之本矣"。

【后世影响】

一、历代评价

程国彭学识渊博，临证经验丰富，名噪于清代康熙、雍正之间，因四方求治，从游者日众，费时三十载方写成《医学心悟》以授徒。其书深入浅出，论述无偏，约而不缺，精中求全，正如他在序言所说："知其浅而不知其深，犹未知也；知其偏而不知其全，犹未知也。"并总结前贤之不足，精辟地举出："仲景论伤寒，而温热、温疫之旨未畅；河间论温热及温疫，而内伤未备；东垣详论内伤，而阴虚之内伤尚缺；朱丹溪从而广之，发阳常有余，阴常不足之论。不知四子之书，合之则可见其全，分之则见其偏，兹集兼总四家而会通其微意，以各适于用。"因此若得读此书，对张仲景及金元四家学说，每有温故知新之感。如学过《伤寒论》，再读《医学心悟》"伤寒纲领""伤寒主治四字论"等篇，就觉得它对伤寒有画龙点睛之妙；学过《金匮要略》，再读《医学心悟》"寒热虚实表里阴阳辨""医门八法""入门看证诀""脉法金针"等篇，就觉得它对辨证施治的论述更加具体，更加完整。

清代江涵暾《笔花医境》谓："程钟龄《医学心悟》女科一卷，悉从诸大家论说中，斟酌甚善而出之，字字毫发无憾，并无近时《临证指南》等纤巧习气，故依治每收实功。"

清代陆以湉《冷庐医话》载："程钟龄《医学心悟》篇幅虽隘，其方颇有佳者，余戚李氏妇，患噎证绝粒，新药不效，医告技穷，余拈此书得启膈散，令煎汤服之，四剂能纳食，再服四剂全愈。"

清代周中孚《郑堂读书记》评其"条分缕析，因证定方，大抵一衷于古，而又能神而明之，以补昔人所不逮"。

近贤谢利恒称："《医学心悟》一书，议论浅近，条理清晰，可备初学临证之参考，后附外科诸法，尤为经验之作。"曹炳章先生更谓："绍兴名医邵兰荪，治病颇有神效，询其所宗何书，则云：杂证时病，惟程国彭《医学心悟》，叶氏《临证指南》医案二书而已，嗣查其处方，果无一不本诸于此二书，《医学心悟》之价值，可只概见"云云。

任应秋称赞他"较之刘完素、张从正、张介宾、汪讱庵诸家，均为约确"，认为他论述八法"繁简适中，颇有助于临证云尔"。这是对程国彭"八法"做了高度的评价。

程国彭所创制的不少有效方剂，具有方约而效、量少而专的特点，一直被流传下来。如止嗽散、消瘰丸、半夏白术天麻汤、萆薢分清饮、蠲痹汤、定痫丸、加味香苏散等著名方剂，广为医家所采集。经他苦心揣摩而创制的止嗽散，以“制此药普送，服者多效”。近人姜春华对程国彭的止嗽散评价颇高，认为有截断性止咳作用，有一定的重复性疗效。

观此，足证程国彭《医学心悟》一书，其医学思想、创新精神、临证经验及选药制方，深受后世各医家一致的信任和推崇。

程国彭处于当时的社会，难免带着时代的局限性，如他在论清法中说：“虫有九，湿热所生，而为蛇为鳖，则血之所成也。胡以知为蛇鳖？腹如有物，动而痛不可忍，吃血故也。”在学术上也有可商榷之处；另有论消法中载：“至于湿热下坠，则为阴菌，阴蚀阴挺下脱，阴茎肿烂之类，而虚火内烁庚金，则为痔漏、为悬痈、为脏毒，种种见证，不一而足，务在明辨证候，按法而消之也。”程国彭所列各证实为湿热下注所致，非消法所宜，应予清热利湿为是。其他不足之处尚存，在此不一一赘述，我们无须为之忌讳，这些仅仅是白璧微瑕，不足为掩盖他的创新精神。

二、后世发挥

程国彭《医学心悟》一书，自清代以来，广为流传，堪称初涉临证的范本。其治学严谨、颇有特色，在学术上，尤其在医学知识的普及上影响甚远。

清代喻嘉言《医门法律》说：“医之为道，非精不能明其理，非博不能至其约。”中医书籍浩如烟海，学者欲博不易，求约更难，约而且精，则非博览群书，并有丰富的临证经验不可。清代医家如陈修园、汪昂等，虽在由博反约上做了大量工作，但修园思想尊经，论述难免偏颇，汪昂从通俗易诵出发，只可登堂，未能入室。还有一部集体编写的《医宗金鉴》，重点在于整理和订正，很少结合经验。因此，过去自学中医内科而求教于名师者，多认为《医学心悟》一书较为实用。

论杂病能从临证出发，去芜存菁，尤其是选方遣药切合实际，故多为后世医家所使用。虽然他说的“药无虚发，方必有功”语近夸张，但通过临证体会，书中确有不少方剂是经得起考验的，只要细心辨证，灵活使用，多能奏效。如用止嗽散加天竺子治小儿百日咳；止嗽散加补骨脂研制散剂治慢性支气管炎；生铁落饮合甘麦大枣汤、百合地黄汤、白金丸等治精神分裂症；贝母瓜蒌散加炙款冬、制半夏治肺气肿；手拈散治心绞痛；瓜蒌散治肝大；启膈散治消化道憩室病；大剂量半夏白术天麻汤治内耳性眩晕；止疟丹治疟疾等。以上这些方剂，都是从书中所论咳嗽、癫狂、喘证、心痛、胁痛、噎隔、眩晕、疟疾等引为今用的。重温此书，方证合参，每觉别有新解，出于古而并不尽泥古。

三、国外流传

程国彭的治病八法，为后世广大医家所折服，并广泛采用，它在国外也有相当的影响。如日本丹波元坚所著《皇汉医学丛书·药治通义》中就有多处引用了程国彭的治病八法，这实为我们中华民族之骄傲。

综上所述，程国彭潜心研究医学经典及各家医著，博采众长，融会贯通，主张学贵沉潜，历三十年著成《医学心悟》。其理论深入浅出，通俗易懂，治法切实可行，刊行后广为流传，成为初学中医者的必读之书。程国彭诠释八纲辨证，总结“医门八法”；深入浅出，提纲挈领地对《伤寒论》的辨证思想体系进行概括，析疑发微，创立新见，在后世产生了深远的学术影响。程国彭一生行医，对杂病证治，确有独到之处；遣方用药，不仅以张仲景为宗，而且能举一反三，师古而不泥古。临证于内、妇、外科无所不通，他认为人身之病，既分内伤、外感，辨证施治亦当有别，重在辨明病因病机，表里寒热虚实。他辨治杂病重视气、血、痰、郁，既宗于朱丹溪，又有所发展，并创制止嗽散、半夏白术天麻汤、加味香苏散等名方，丰富了中医临床用药经验，正如《医学心悟·吴序》所说“一衷诸古，而又能神而明之”，给后学留下了宝贵的财富。

云南中医学院　杨卫东

【参考文献】

[1] 陈良佐等著，聂云台增订．温热标准捷效［M］．上海：医学书局，1945.

[2] 陆以湉．冷庐医话［M］．北京：中医古籍出版社，1999.

[3] 程国彭．医学心悟［M］．天津：天津科学技术出版社，2005.

[4] 林佩琴．类证治裁［M］．北京：人民卫生出版社，2005.

[5] 沈金鳌．杂病源流犀烛［M］．北京：人民卫生出版社，2006.

[6] 鲍相璈著，梅启照增辑．验方新编［M］．北京：人民卫生出版社，2007.

[7] 陈修园．时方歌括［M］．福建：福建科学技术出版社，2007.

[8] 李用粹．证治汇补［M］．北京：中国中医药出版社，2008.

[9] 丹波元坚．药治通义［M］．北京：学苑出版社，2008.

[10] 周中孚．郑堂读书记［M］．上海：上海书店出版社，2009.

[11] 张璐．张氏医通［M］．山西：山西科学技术出版社，2010.

[12] 江涵暾．笔花医境［M］．北京：中国医药科技出版社，2011.

[13] 李益三．程钟龄《医学心悟》评价［J］．江苏中医，1964（2）：32－33.

[14] 王乐询．读程钟龄《医学心悟》［J］．安徽中医学院学报，1982（3）：10－12.

[15] 江淑安，叶琼花．《医学心悟》的妇科学术思想探讨［J］．湖南中医学院学报，1983（2）：18－19.

[16] 薄会英．程钟龄论医误［J］．医学与哲学，1983（9）：20－22.

[17] 姚朝辉．程国彭及其医学心悟［J］．浙江中医学院学报，1984，8（4）：10－12.

[18] 谢成林．评《医学心悟》［J］．河北中医，1985（1）：10－11.

[19] 邱道焜．程国彭的治学方法及贡献［J］．成都中医学院学报，1987，10（3）：15－16.

[20] 许子建．《医学心悟·寒热虚实表里阴阳辨》注释［J］．云南中医学院学报，1987，10（3）：31－35.

[21] 秦玉龙．程国彭外科证治［J］．天津中医学院学报，1997，16（2）：1－2.

[22] 茹十眉．由博返约温故知新［J］．上海中医药杂志，1987（4）：33.

[23] 赵鹏晖．《医学心悟》中胁痛治法应用体会［J］．四川中医，1987（5）：5－6.

[24] 舒忠民．程国彭运用香苏散之经验初探［J］．内蒙古中医药，1989（2）：30－32.

[25] 程运文．医学心悟治痰十九法简析［J］．中医临床与保健，1990，2（2）：49－50.

[26] 严忠．程国彭妇科经验探述［J］．浙江中医学院学报，1990，14（1）：35－37.

[27] 芮文昌，马淑贞．程国彭医学教育思想［J］．中国教育，1991，16（1）：43－44.

[28] 牛肇和．从《医学心悟·医中百误歌》谈药中误［J］．甘肃中医，1992，5（4）：42－43.

[29] 方云霞．浅述《产科心法》对《医学心悟·妇人门》继承和补充［J］．安徽中医学院学报，

1992，11（4）：14－16.
［30］汪寿鹏，汪济南．程国彭对《伤寒论》的研究和发挥［J］．江苏中医，1993（12）：39－41.
［31］李铁敏，李爱萍，杨皓华，等．程国彭治咳探析［J］．河南中医，1998，18（3）：146－147.
［32］许亚娜，汪寿鹏．程国彭咳嗽论治经验探析［J］．安徽中医学院学报，1998，17（4）：8－9.
［33］杜惠芳．论《医学心悟》的治痰特点［J］．吉林中医药，1998（6）：60.
［34］秦玉龙．程国彭研究《伤寒论》的特色［J］．天津中医学院学报，2002，21（4）：4－7.
［35］冯丹丹．《医学心悟》止嗽散临证运用摭拾［J］．实用中医内科杂志，2003，19（5）：347－349.
［36］傅遂山．《医学心悟》辨治痛证浅析［J］．四川中医，2003，21（8）：5－6.
［37］秦玉龙．真中类中辨治［J］．浙江中医杂志，2003（10）：417－418.
［38］刘恩顺，王玉兴．《医学心悟》辨证方法初探［J］．天津中医药，2004，21（5）：391－393.
［39］邹纯朴．程国彭《医学心悟》的辨证论治特点［J］．中医药信息，2005，22（5）：1－2.
［40］安丽娟．程国彭论治咳嗽初探［J］．现代中医药，2005，25（6）：11－12.
［41］吴文设，王兰玉．《医学心悟》治咳小议［J］．中医药学刊，2006，24（2）：227.
［42］王喜周，王彬，李霞．《医学心悟》中伤寒学术思想探索［J］．吉林中医药，2006，26（4）：6－7.
［43］方向明．《医学心悟》学术思想探讨［J］．中医文献杂志，2007（2）：21－24.
［44］金红花，夏阳，赵久龄．略论《医学心悟》的妇科学术思想［J］．云南中医中药杂志，2007，28（11）：6－7.
［45］谢芬．《医学心悟》的学术特点及对临床的指导意义［J］．北京中医药，2008，27（4）：268－269.
［46］南淑玲．《医学心悟》杂证辨治特点浅识［J］．上海中医药杂志，2009，43（3）：47－48.
［47］傅遂山．《医学心悟》治痰方药探微［J］．中医杂志，2009，50（4）：377－378.

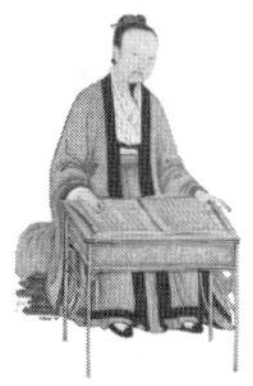

薛　雪

内容提要

薛雪，字生白，号一瓢，又号槐云道人，江苏吴县人。生于清康熙二十年（1681），卒于清乾隆三十五年（1770）；清代温病名家，著有《湿热论》《医经原旨》等医学著作传世。薛雪学术特色主要有二。其一是辨三焦，详论湿热。其《湿热论》一书详细阐发了湿热类温病的诊疗理论，对湿热病的病因、发病、病机演变做出了详细的论述。他以常变思维来认识湿热病及演变的全过程，并据此形成了以三焦辨证为常法，卫气营血辨证为变法，熔六经辨证、脏腑辨证等多种辨证方法为一炉的独特的辨证方法。其二是注《内经》，畅达经旨。其《医经原旨》一书采取了《类经》的分类注释《内经》方法，对《类经》的注解进行了缩编与节略，并间出己意，有着简明而义理尽出的特色。薛雪对温病学派的发展、成熟、传承可谓影响至深，其《湿热论》一书奠定了中医温病学说的理论基石，对温病学说的形成与发展有着重要影响。

【概述】

一、生平简介

薛雪，字生白，号一瓢，又号槐云道人，晚年自署牧牛老朽，江苏吴县人；生于清康熙二十年（1681），卒于清乾隆三十五年（1770）；清代温病名家。

薛雪少年学诗于同郡叶燮，与清代著名诗词评论家沈德潜同出一门，有《一瓢斋诗存》《一瓢诗话》等诗文著作传世。生白喜交游，常与文人学士诗酒往还，其诗其论，深得当时大诗评家袁枚的赞赏。由于闻名卓著，薛雪两次被推荐为朝廷博学鸿词科的预选人，但是两征鸿博不就。后因其母多病，遂研读《内经》，究心医学，开始了他医儒并举的人生。他在中医温病学理论与实践方面有较高的造诣，与叶桂齐名，有《湿热论》1卷、《医经原旨》6卷等医学著作传世。除了诗文、医学成就外，薛雪博学多通。他对易学研究有得，著有《周易粹义》5卷，成书于乾隆十一年丙寅（1746），《四库全书总目提要》著录，曰："其书采摭诸说，融成己意。仿《朱子论孟》之例，皆不载所引姓名，论释颇为简明，而大抵墨守宋学也。"（《四库全书总目提要·经部·易类存目四》）《清史稿》还谓其"工画兰，善拳勇"（《清史稿·列传二佰八十九》），常随身携铜杖一枚，号"铜婢"。薛雪于庭中常蓄龟数十，自谓效仿龟息，故臻高寿（《中国历代医家传录·薛雪》）。

薛雪祖父名、字不详，父虞卿，乃文徵明之甥。子薛中正（字不倚），孙薛寿鱼，曾孙薛东来，族孙薛承基，均传医业。其门人有王丹山、全锦、邵登瀛、吴贞等，医名卓著（《江苏历代医人志·薛雪》）。

二、著作介绍

（一）《医经原旨》

6卷，乾隆十九年（1754）成书并刊行，系薛雪对《内经》的节要辑注本。他借鉴了张景岳《类经》分类注释的做法，将《内经》原文摘要归类分为摄生、阴阳、藏象、脉色、经络、标本、气味、论治、疾病9类，逐条注释。注文一般辑自《类经》，但将《内经》中不甚重要的语句及张注进行了删减和缩编。间或融汇其他注家的精要，并缀以己见。他认为《内经》实为"万古不磨之作"，但世传之《内经》乃"不知何代明夫医理者，托为君臣问答之辞……想亦闻陈方于古老，敷衍成之"。于是薛雪"鸡窗灯火，数更寒暑，彻底掀翻，重为删述"，删繁就简以推原经旨。该书比较完备地体现了《内经》的学术理论体系，并以其注文简明扼要、切合临床的特点，成为《内经》注本中较有特色的一种。

（二）《湿热论》

约成书于乾隆二十一年（1756）以前，现存该书的最早传本见于清代徐行的《医学蒙求》，初刊于嘉庆十四年（1809）。由于该书长期以来是以刊行于清代多种温病学著作中的形式出现的，所以关于本书的作者、成书时间和版本问题一直有争论。1987 年，俞志高先生在整理《吴中医集・温病类》一书时，就已经发现清代徐行的《医学蒙求》是《湿热论》较早的文献载体，并以《医学蒙求》嘉庆十四年五柳居刻本为底本，对《湿热论》进行了点校，对该书的版本、作者、条文书目等问题进行了初步探讨。2005 年，张志斌先生对这些问题继续进行了探索，并以《医学蒙求》嘉庆十四年刻本为底本，对《湿热论》再次进行了点校，编入《温病大成・第二部》中，同时有人民卫生出版社据此排印的单行本行世。

《湿热论》采用分条列论的体例，共 35 条，6000 余字。于每条下又有薛雪自注，对条文涉及的内容详加阐述。对湿热病的证候表现、传变规律、治法及方药进行了系统地阐述，是薛雪在湿热病诊疗实践中总结出来的真知灼见，为湿热类温病诊疗理论的形成奠定了重要基础。薛雪在书中提出以三焦辨证来辨治湿热病，初步架构了三焦辨证理论的框架，可视为这一辨证理论形成的雏形。该书与叶天士的《温热论》同为中医温病学诊疗理论的定鼎之作，对温病学说的形成与发展有着重要影响。

（三）《日讲杂记》

8 则，刊于唐大烈辑集的《吴医汇讲・卷二》中。《吴医汇讲》刊于清乾隆五十七年（1792）至清嘉庆六年（1801），每年 1 卷。这篇文章是由薛雪的曾孙薛东来所述的八段话，内容主要讲述易学与医学、运气学说、医学人物、五官与五行、妇科脉学等，文章虽短，但句句精炼，对研究薛雪学术思想有一定参考价值。

（四）《三家医案合刻・薛案》

由清末苏州吴中名医吴金寿（字子音）自朱氏及沈莲溪手抄本中辑出，共有内科、妇科及温病病案 75 则，编入其辑录的《三家医案合刻》中，初刊于道光十一年（1831）。在案后还附有《温热赘言》，即薛雪《湿热论》的别本，也是王孟英辑录《湿热病篇》所本。该案文风俊逸，引经据典，符合史载薛雪之行文风格，后被收入《中国医学大成》中（《温热赘言》被删除）。

（五）《扫叶庄医案》

4 卷，由民国裘吉生自未刊本辑出，分 23 门，辑病案数百例。此案文字简洁，文风与前案有异。后收入《珍本医书集成》中，于 1936 年经上海世界书局以铅印本刊行。

（六）《薛生白医案》

民国陆士谔编印，有 1921 年上海广文书局石印本。本书将《三家医案合刻・薛案》分风、痹、血、郁、厥、咳、哮等 19 个门类进行分类编排，同时附有叶天士同类的医案以资对照，间有陆氏的按语。

（七）《内经知要》

2 卷，李中梓原著，薛雪校注，刊于乾隆二十九年（1764）。《内经知要》原刊于明崇祯十五年（1642），薛雪晚年认为“《内经知要》比余向日所辑《医经原旨》，尤觉近人，以其仅得上下两卷，至简至要，方便时师之，不及用功于鸡声灯影者，亦可以稍有准则于其胸中也”（《内经知要·序》)，经薛雪重校刊行后，该书影响渐为深远，广为流传。

世传薛雪的医学著作还有《膏丸档子》《伤科方》《薛一瓢疟论》等，多为抄本，未刊行，不曾详及。

薛雪的非医学类著作有《一瓢斋诗存》《一瓢诗话》《吾以吾集》《周易粹义》等。

【学术思想】

一、学术渊源

从目前掌握的资料分析，薛雪没有执弟子礼拜于某位名医门下，是一位自学成才的医家。他与苏州名医吴蒙等人曾协助整理过王晋三的《绛雪园古方选注》，还校辑刊行了周扬俊的《温热暑疫全书》。对两位吴中名医著作的校辑、整理，对薛雪的医疗实践和编著《湿热论》不无裨益。但是这并不是薛雪成为一代名医的主要原因。其成才原因，主要有两个方面：首先是薛雪具备了坚实的古文基础，加上他刻苦好学，广搜博采，所以能对中医经典著作及各家学说理解深透；其次是他天性聪颖，悟性很高，古语谓“医者，意也”，这个“意”，不是“臆测”，而是思想活动，是对各种文献和事物的学习、观察、思考、觉悟的过程。由于他熟谙儒学经典，对于中国儒学一贯秉持的宇宙观有着深刻的哲学领会，所以能够触类旁通，在医学领域有所建树。其医学才能，不同于一般医人来自名师传授，而是得益于深厚的儒学素养以及哲学智慧。由于他长期与上层文化人士交游、为他们诊病，得到了这些人物的高度评价，才逐渐有了一般社会群体对其寄予的极大信任，从而走出了一条属于他自己的名医之路。

薛雪与叶桂同是清代康、乾年间苏州地区著名的温病学家，“扫叶山庄”与“踏雪山房”的故事一度成为中国医学史的谈柄。虽然已无从考辨这些记述的真伪，但是厘清这些记述背后所折射出的叶、薛二人在社会地位、个性风格上的差异，可能有助于理解薛雪学医成才的人生轨迹。薛雪当时的社会地位是属于士大夫阶层，少年学习诗文，受科举致仕传统观念的熏陶，两征鸿博。平素与之交往的都是名士、文人。薛雪本人也是才气横溢，风雅放诞，博学多才，不屑以医自见。而叶天士则由于自幼失怙，家境贫困，因弃举子业，致心于岐黄。他靠学医谋生，转益多师，集众家之长，成一家之说。正是这两种不同的社会地位、生活经历和个人气质，才造就了《温热论》与《湿热论》的瑜亮交映，才有可能留下叶薛交恶的故事。同时，当我们仔细梳理薛雪学术思想时，也能够感受到他对叶桂学术思想的学习与借鉴。例如，《湿热论》中亦有卫、气、营、血传变路径的描述，薛案中亦不乏奇经用药、柔剂养阳、久病入络等叶案的影子。由此可见，薛雪对于年长他十四岁在该地区已负盛名的叶桂，并不完全是“道不合，不相为谋”，而是“择其善者而从之”的态度。这对于薛雪在医学领域的成功也是至关重要的。

二、学术特色

薛雪的医学学术思想，主要有湿热病诊疗理论和《内经》学术思想两部分。前者主要体现于其代表作《湿热论》中。该书对湿热病的病因、发病、传变、证候表现、辨证要点、治则治法、处方用药等内容都有详细阐述。后者主要体现在《医经原旨》《内经知要》中薛雪对《内经》条文的注解之中。现将其两部分学术思想的特色分述如下。

（一）辨三焦，详论湿热

薛雪基于其临床实践，对湿热病的病因、发病、病机演变做了详细的阐发。他以常变思维来认识湿热病及演变的全过程，并据此形成了以三焦辨证为常法，卫气营血辨证为变法，熔六经辨证、脏腑辨证等多种辨证方法为一炉的独特的辨证方法。其立法不拘成方，以法示人以规矩，组方简洁严谨，用药精当妥帖。

1. 阐明病因，详析病机

（1）湿热病的病因

薛雪从长期实践中发现“湿热”既不同于“伤寒”，亦有异于“温病”。尝谓：“温病乃太阳、少阴同病，湿热乃阳明、太阴同病”“风寒必自表入，故属太阳，湿热不尽从表入，故不必由太阳”。并从而提出湿热之邪的感邪途径“从表伤者，十之一二；由口鼻入者，十之八九”。“湿热”之邪“由上受，直趋中道”，膜原者，“外通肌肉，内近胃腑，即三焦之门户”，故“病亦多归膜原”。邪入口鼻，归于膜原的感邪途径，乃继承了吴又可理论，也是薛雪临证所得。邪归膜原之枢，可发散于表而见湿热表证，内溃于里可见脾胃等气分证。这与伤寒之由寒化热，由“三阳”渐及“三阴”不同，亦与温病之“首先犯肺”，按“卫、气、营、血”之阶段传递有异。

（2）湿热病的发病

在湿热病的发病问题上，薛雪体察到“皆先有内伤，再感客邪”，认为湿热病发病源由“太阴内伤、湿饮停聚，客邪再至，内外相引，故病湿热。”此与《内经》“邪之所凑，其气必虚”的发病观点是一致的。在此基础上，薛雪明确提出“标本同病”的概念。“标”指外邪六淫，但以湿热为主；“本”指内伤，重在阳明（胃）太阴（脾）。所谓“劳倦伤脾为不足，湿饮停聚为有余”，此内伤是本，外感是标。薛雪又谓：“或先因于湿，再因饥饱劳役而病者，亦属内伤挟湿，标本同病”。如此内外相合则发湿热病。并明确指出“中气实者，其病必微”。

（3）病变中心归于脾胃

脾为阴土主湿，胃为阳土主燥。同类之气，易相感召。故薛雪在《湿热论》篇首即指出：“湿热病属阳明、太阴者居多。”此乃本病临床证候特点的概括，同时反映了本病以脾胃为重心的病理特点。湿热病发病与否，关键在于脾胃之气。若中气旺，虽膜原伏邪，可暂不发病。一旦脾胃气弱，邪气深入而发病。以脾胃为重心的湿热病理论乃薛雪之创见，不但对于认识和掌握本病的发展变化非常重要，且在辨治上更具有意义。脾属阴，喜燥恶湿；胃属阳，喜润恶燥。二者相互表里，对湿、热之邪各有其亲和性。临床上湿重者多责之于脾，热重者多责之于胃，治疗上则按湿与热之多少来把握运脾湿与清胃热之侧重。

（4）湿热病的病机特点

薛雪对湿热病邪致病以后的病机特点有细致的分析。他指出：“夫热为天之气，湿为地之气，热得湿而热愈炽，湿得热而湿愈横。湿热两分，其病轻而缓；湿热两合，其病重而速。”基于这样一种对湿热病邪的认识，薛雪进一步提出了湿热病邪致病后，在病机演变上有“蒙”“流”“壅”“闭”“阻”的特点。他指出，“有湿无热，只能蒙蔽清阳，或阻于上，或阻于中，或阻于下”，“湿多热少，则蒙上流下，当三焦分治”，“湿热俱多，则下闭上壅，三焦俱困矣”。显然，湿热之邪，或阻，或蒙，或流，成闭，或壅，均阻碍三焦气机，影响人体正常气化功能。三焦总司人身气化，其气化、水行又皆以中焦脾胃为枢纽，中焦湿热不解，升降失职，影响上下两焦气化失畅，三焦俱困，则气阻水闭，邪火郁滞而变证蜂起。因此，以中焦脾胃为中心的三焦气化失常是湿热证的病理基础，治疗当抓住要害，以调理气机、恢复正常气化功能为主要宗旨，方能动中肯綮。如薛雪在医案中所云：“夏季之湿郁，必伤太阴脾，湿甚生热，热必窒于阳明胃脉，全以宣通气分，使气通湿走热清。”柳宝诒亦认为：“治湿热两感之病，必先通利气机，俾气水两畅，则湿从水化，热从气化，庶几湿热无所凝结。”（《柳宝诒医案·伏暑·许案》）

（5）湿热病的病机演变

薛雪对湿热病病机演变的描述，即是他辨证施治的纲领。薛雪是以正局、变局作为纲领来具体描述湿热病的病机演变的。正局是湿热病病机变化之常，变局是病机变化之变。正局是指湿热病邪中以湿为主，病变部位以脾胃为重心，病机以阻蔽清阳、影响三焦气化为主，其证候表现会有上、中、下三焦之侧重。变局是湿热证之变，指湿热病发生了病位、病机及临床特征的改变。薛雪云：“病在二经之表者，多兼少阳三焦；病在二经之里者，每兼厥阴风木……故是证最易耳聋干呕，发痉发厥。”薛雪所论“表里”实寓内外之含义，就是说阳明太阴二经居于中，太阳少阳居于外，少阴厥阴居于内，内外表里互辞。按照这种划分方法，脾胃二经之表（外）当有太阳、少阳，其里（内）有少阴、厥阴。其中，少阳以胆为主，厥阴以肝为主。肝胆与脾胃在生理上互相依赖，在病理上更容易表现出相互影响。由于少阳厥阴同司相火，中焦湿热不解，郁甚则少火皆成壮火而表里上下，充斥肆逆。窜于二经之表，多犯于少阳经，见耳聋干呕，以其经脉循行过耳，胆火上冲故尔；窜于二经之里，多归于厥阴经，或火郁心包，或引动肝风而成痉厥。

2. 三焦辨证，常中寓变

薛雪所处之时，仲景六经分证已历经一千多年，为后世崇为“用以识万病”的辨证大法，而叶天士的卫气营血辨证刚刚问世，三焦辨证已在河间辨治消渴及叶氏医案中有了先例，薛雪广取这些辨证方法互补为用，把握了湿热证的病机实质和传变规律，形成了以三焦辨证为常法，卫气营血辨证为变法，熔六经辨证、脏腑辨证等多种辨证方法为一炉的独特的辨证方法。

（1）三焦辨治为常

薛雪认为“湿热之邪，不自表而入，故无表里可分，而未尝无三焦可辨”，“湿多热少，则蒙上流下，当三焦分治”，三焦辨治是湿热病辨治之常法。湿蒙上焦，需分虚实。若属湿热病初起，浊邪蒙闭上焦，此为实。薛雪以涌泄之法，循《内经》“因其高者，引而越之”之旨，涌泄祛邪，邪从吐散。若病后，余邪蒙闭上焦，此为虚，当用轻清之品，宣阳除湿。湿伏中焦亦有轻重之别：轻者治用藿香、佩兰、蔻仁、石菖蒲以芳化，郁金、厚朴、六一散等以疏利，伏湿得解；若湿邪极盛于肠胃之证，重用辛开之厚朴、半夏、干菖蒲、草果等，使气机得行，湿邪得化。湿热下流，滞于膀胱，用滑石、猪苓、茯苓、泽泻、萆薢、通草等渗利清热是常法；而加杏仁、桔梗以开上，源清则流洁，则是变法。

（2）卫气营血辨治为变

尽管薛雪没有具体阐述湿热病卫气营血次第传变规律，但是所论字里行间却可见“卫”“气”“营”“血”等字样。薛雪认为“有湿无热，只能蒙闭清阳，或阻于上，或阻于中，或阻于下”，依三焦累及。而“湿热一合，则身中少火悉化为壮火”，此时热偏重，应从卫气营血的角度来考虑其辨治。

卫分阶段：同为在表之邪，薛雪以阴湿、阳湿分别之。阴湿为湿伤肤表，热象未显，治疗取藿香、香薷、薄荷、牛蒡子等芳香宣透，加苍术、羌活以祛湿。阳湿为湿热伤犯肌肉关节，热象已显之证，由于病位深入、病性化热，治疗上以滑石、豆卷、苓皮、通草等清利之品，替代辛温之苍术、羌活、藿香等。

气分阶段：有邪热结实于胸膈与阳明之不同。虽同有神昏、抽搐之证，前者用凉膈散加减，釜底抽薪、利在速战，后者多伴津伤，多生津泄热，增水行舟。

营分阶段：有热灼心包之神昏谵语，有营液大耗、肝风内动之发痉、头痛不止，还有气热未尽、气营两燔之斑疹、神昏、痉厥等变化。三者均用犀角、羚羊角、生地、玄参等养阴凉营，但热入心包要辅以至宝丹、石菖蒲清心开窍，液耗风动佐用钩藤、蔓荆子熄风止痉，气营两燔则要在凉营同时以银花露、方诸水、金汁清泄气热。

血分阶段：有热入血室之证，有湿热深入血分、走窜欲泄之险证，还有湿热内陷厥阴血分之腹痛圊血。前两者治疗上同以犀角、紫草、茜根凉血散血，银花、连翘清热解毒，只是剂量大小有异。湿热内陷厥阴血分则仿白头翁汤治法，凉血清热止血。

相对于三焦辨治，卫气营血辨证是一条变法。但是在每个阶段，亦是有常有变，法度灵活而不失规矩。

（3）三焦辨治中的常中之变

前文探讨了三焦辨治之常法，薛雪还以大量的笔墨讨论湿热病在三焦的每个阶段的病机之变局，由此产生了常法中的变法。由于内容较多，故单独讨论。

病在上焦，除了顺传中焦之外，还可以有以下几种变化：一是湿热由表侵入经络脉隧中而致痉，治疗用滑石利湿，黄连清热，秦艽、灵仙、丝瓜藤、海风藤、地龙等宣通经络，开噤止急；二是湿热阻遏膜原，寒热如疟，治仿吴又可达原饮之法；三是湿热病邪直接阻于中上二焦，急重用槟榔、鲜菖蒲、六一散加皂角、地浆水疏化湿热，湿去则热清。

病在中焦，大体上有热化、寒化两途。热化的情况有三种。一是湿热悉化壮火，胃液受劫，胆火上冲；二是素有痰饮，湿热内留，木火上逆。二者同为阳明、少阳同病，前者清阳明之热兼散少阳之邪，后者则涤饮与降逆同施，薛雪自谓两条“同而治异”。三是胃热移肺，肺不受邪，还归于胃之呕恶不止。仍是以呕吐之治与前两条对举，此是降湿热、通肺胃，选用著名的苏叶黄连汤。太阴虚寒则为寒化的情况，轻者用甘淡平和之品调养脾胃、升清降浊，重者用理中之法，匡扶中气。

病在下焦，主要有伤阴、伤阳之变。“热邪直犯少阴之阴”，治仿猪肤汤凉润；“湿中少阴之阳”，当用人参、白术、附子、茯苓、益智扶阳祛湿。若病邪深入下焦日久，阴阳两困，气钝血凝，邪不得外泄，见口不渴、声不出、与饮食亦不却、默默不语、神志昏迷等症，须仿吴氏三甲散破瘀通络为治。

（4）其他辨证方法的融合

除了上述两种主要的辨证方法之外，薛雪还将六经辨证、脏腑经络辨证等方法有机地渗透其中。

全书开篇就提到：“湿热病属阳明太阴者居多。中气实则病在阳明，中气虚则病属太阴。病在二经之表者，多兼少阳三焦；病在二经之里者，每兼厥阴风木。”这显然借鉴了仲景六经分证的思路。23 条“热邪传入厥阴之阴”，24 条“热邪直犯少阴之阴”，25 条“湿中少阴之阳”，26 条“湿困太阴之阳”等，都是对六经辨证的延伸和发挥。

17、18、27、28 诸条则是湿热病进程中的一些特殊情况，此时单纯应用以前的辨治方法都不甚合拍，所以薛雪把脏腑辨证的方法融入其间，注重脏腑病机的辨识并针对这种脏腑病机来选方用药，颇具匠心。如 17 条针对肺胃不和的黄连、苏叶的配伍，18 条针对邪入肺络的葶苈子、枇杷叶的配伍，27 条湿热余邪留于胆腑的郁李仁、炒枣仁、猪胆皮的配伍，以及 28 条针对病后胃气阴大伤的薛雪参麦汤，都是针对脏腑病机的组方用药。

总之，薛雪的《湿热论》虽没有完全采用六经辨证体系，却又不完全脱离用六经理论来阐明湿热病的病机，这明显地表现在“阳明”“太阴”“少阴”“厥阴”等概念的引入，但其内涵又与《伤寒论》含义不尽相同。全书向人们展现了一个湿热病邪侵犯人体，由表入里、由浅入深的层次结构，并依此阐明了湿热病的病机、临床表现和治法。

3. 法不拘方，选药精当

《湿热论》全篇共列成方（或法）30 余首，其立法不拘成方，以法示人以规矩，所立宣湿、化湿、燥湿、渗湿、胜湿等治湿五法，开后世治疗湿热证之滥觞。任应秋认为“湿热之变因多端，能得其治疗之要者，此作之外，殊不多觏”，并荐曰：“尤宜习之而不可废”。另外，论中还蕴有微汗、攻下、破滞通瘀、养阴护虚等法，不仅在湿热病发展变化过程中应对复杂病机必不可少，对于内伤杂病中出现相似的病机亦可借鉴。

（1）治湿五法

湿热之病最为缠绵，而湿热之治亦甚难遣药。盖湿宜温化，然用药偏温则热炽而津液反伤；热宜清凉，但用药偏凉则碍阳而湿邪难化。叶天士《温热论》中“或透风于热外，或渗湿于热下，不与热相搏，势必孤矣”的先见，给予薛雪分解湿热的启迪，论中他创立了宣湿、化湿、燥湿、渗湿、胜湿五法，示人以规矩。

宣湿主要指辛开宣肺，轻透达邪。薛雪常用杏仁、桔梗、枳壳等轻苦微辛之品宣通上焦气机，以使气化则湿化，利肺以行脾，源清而流洁，三焦气机得畅。薛雪非仅是以辛开宣肺治上焦之湿，其宣湿透邪的思想贯于整个湿热证的治疗过程中。如邪在气分，用芳香透化的藿香、佩兰、荷叶；湿邪化热，用泄热透表的薄荷、豆豉、豆卷；透达膜原，用厚朴、槟榔、草果、生姜；邪入营血，参以银花、连翘透热转气；浊邪蒙窍，配以菖蒲透窍清心，芫荽内通外达及皂角辛通开窍。临证对该法取深用宏，方谓得薛雪三昧。

化湿主要指芳香化湿。薛雪常用藿香、佩兰、蔻仁、菖蒲、郁金芳香行气，醒脾运湿。

燥湿主要指苦温燥湿。对湿邪较盛者，薛雪常用苍术、厚朴、草果、半夏辛开苦降温化以燥湿。

渗湿即甘淡渗湿。薛雪常用滑石、通草、二苓、泽泻、萆薢、六一散等渗利小便之品，使邪从小便而出，利湿则阳自通，暗合叶天士“通阳不在温，而在利小便”之旨。

胜湿是取风药能托化湿邪而出，风能胜湿之义。且风药升阳有鼓动中焦，促进脾胃转输以清除湿邪的作用。薛雪常以秦艽、灵仙、苍耳子、海风藤等药散风除湿疏肝，使湿去热清，脉络通达而风自息，筋脉得养而抽搐自止。

薛雪的治湿五法常常相伍为用。比如原文第10条集中反映了其治湿法度的配合使用。对湿热证、湿伏中焦之正局，所选药物有四组：即杏仁、桔梗、枳壳轻苦微辛、宣肺利气，此为宣湿；藿香、蔻仁、菖蒲、佩兰、郁金芳香运脾化湿，此为化湿；苍术、厚朴、草果、半夏辛苦温理气燥湿，此为燥湿；六一散淡渗清热利湿又不伤阴，此为渗湿。诸法合用共奏湿热两分、湿化热去之功。

薛雪治疗湿热之证基于“湿去则热孤”的思想，重在湿热两分，但并不排斥清热的运用。由于湿热之邪最忌寒遏，苦寒太过易留湿致困。所以薛雪擅以连翘、绿豆衣、豆卷、六一散等辛凉轻清之品以达透泄热邪。同时基于苦寒易于化燥伤阴及寒遏阳气、湿邪更不易消除的原则，薛雪在湿热证的治疗过程中多慎用苦寒之品。即使对湿热俱盛阻闭上中二焦“胸闷不知人、瞀乱大叫痛”之证，亦主张以“通开闭为急务，不欲以寒凉凝滞气机也”。如必用黄连苦寒之时，亦不忘以辛温节制苦寒，如黄连与苏叶配用，并善用酒炒黄连，取性兼流通，以防守而不走。

（2）参合他法

薛雪运用微汗与攻下之法，贵在揆度时机。如他说：“既有不可汗之大戒，复有得汗始解之治法。”在论中21条，他妙用六一散中的滑石，取其上达腠理，下行水液之长，与薄荷叶轻清辛凉透表相默契，使蕴遏肌表之邪得微汗而解。他对湿火化成燥火，大便闭结不通，舌苔干黄起刺，甚至发痉撮空，胃津告竭之证，提出“清热泄邪，止能散络中流走之热，不能除膈中蕴结之邪”，果断施以承气汤，并总结出“阳明实热，假阳明为出路”的原则。

薛雪还深得叶天士“入血就恐耗血动血，直须凉血散血”的旨趣，不仅习用紫草、茜根、赤芍、丹皮等活血化瘀药与咸寒清热药并用，且虑其湿热之邪久羁入络而仿用三甲散，以虫类灵动之物入络破滞通瘀，着眼点是“冀其络脉通而邪得解矣”，为后世开辟了久病湿热不解用通络法的治疗途径。

薛雪的养阴保津法，并未拘湿证忌滋阴之禁，但又顾及“救液易助湿，治湿又劫阴”，故仿仲景麻沸汤之法对病后湿邪未尽、阴津内伤者，用于术泡于米汤内，隔夜去术煎饮，取气不取味，走阳不走阴，养阴逐湿两择其长。他还善用西瓜汁、生地汁、甘蔗汁滋养胃液，以猪肤汤凉润滋肾泄热，皆为生津养阴之例。并用清热以救阳明之液，攻下以存未亡之阴，凉血解毒以救阴泄邪，又从祛邪以扶正的角度确保津液不受耗损，亦为后世可效之法。

久病之余，正气必疲。薛雪善于瘥后调理，其见解是“恶候皆平，正已大伤，理合清补元气，若用腻滞阴药，去生便远”。他选用轻清芬芳、甘淡清补之品，既利于正气的匡复，又利于余邪的外撤，以薛雪冠名的五叶芦根汤、参麦汤至今仍为临床习用不衰。

（3）遣药精当

《湿热论》计用药物90余味，遣药精当。对其常用药物可归列以下十余类。

辛散透表：香薷、羌活、苏叶、蔓荆子、芫荽、淡豆豉、豆卷、薄荷、牛蒡子、桔梗、杏仁、葛根、荷叶、柴胡等。

芳香开窍：藿香、苍术、石菖蒲、蔻仁、佩兰、川朴、草果等。

祛风逐湿：秦艽、威灵仙、苍耳子、海风藤、木瓜等。

行气导滞：木香、郁金、香附、乌药、枳实、槟榔、丝瓜络等。

淡渗利窍：滑石、通草、茯苓皮、薏苡仁、泽泻、冬瓜仁、萆薢、猪苓等。

清肺化痰：瓜蒌、葶苈、枇杷叶、橘皮、半夏、猪胆皮等。

清热泻火：川连、栀子、金银花、连翘、白头翁、贯众、绿豆壳等。

通腑泻浊：大黄、玄明粉、金汁、郁李仁、生首乌等。

凉血清热：犀角、生地、丹皮、紫草、赤芍、茜根等。

养阴生津：石斛、麦冬、女贞、芦根、稻根、西瓜白汁、甘蔗汁、玄参、地浆水、方诸水、猪肤等。

活血化瘀：地鳖虫、穿山甲、皂角、桃仁等。

平肝熄风：羚羊角、钩藤、僵蚕、鳖甲等。

益气扶正：人参、黄芪、附子、益智仁、白术、茯苓、扁豆、莲肉、谷芽、酸枣仁等。

薛雪在用药方面有几个显著的特点。首先，他注重使用鲜药。论中使用鲜生地、西瓜汁、鲜荷叶、鲜菖蒲、鲜莲子、鲜稻根等，比比皆是。中医临床应用鲜品药物治疗疾病具有悠久的历史，鲜药的应用贯穿于中医药学起源和发展的全过程。鲜药汁液含量较充沛，气味较陈品更加轻清，芳香类的药物挥发成分保留得较多，对于湿热、阴虚发热等证候更为适合。其次，他很注意用药部位的选择。比如藿香，在论中第3条治疗“阳湿伤表”及第9条治疗“湿邪蒙扰上焦”强调用藿香叶，取其轻清上浮，透达外邪。而在第8条湿热阻遏膜原、第10条湿伏中焦时则不再强调，味厚更易入中焦，收芳香化湿之功。再次，他很注意药物的炮制以及煎服法和用药的剂型。如论酒淬黄连、醋炒鳖甲、土炒山甲等药物，体现了薛雪在药物炮制方面的讲究。在煎服法方面，如第19条治疗病后湿邪未尽、阴津内伤者，用于术泡于米汤内，隔夜去术煎饮，取气不取味，走阳不走阴，养阴逐湿两择其长。剂型方面，如第15条用西瓜汁、生地汁等磨服郁金、木香、香附、乌药，自谓“不用煎剂，取其气全”。最后，薛雪在治疗疾病中对药物的选择方面也是独具匠心。如第34条破滞通瘀的虫类药物、第4条治疗湿热侵入经络的藤类药物的选择。这些细微之处不可不察。

《湿热论》立法遣药，师古勿泥，圆机权变。薛雪在“湿热之病，阳明必兼太阴”之理论指导下，着眼于湿，关乎于热，注意邪正关系，平调阴阳偏颇。其治湿思想的核心为湿热宜分不宜合，“湿热两分，其病轻而缓，湿热两合，其病重而速。”他以三焦辨证为纲，结合卫气营血辨证等其他辨证方法，将人体湿热为病的演变与治疗规律条分缕析，极尽变化，给我们留下一笔宝贵的辨治湿热病的财富，值得认真总结、学习，并在临床工作中实践、深化。

（二）注《内经》，畅达经旨

薛雪一直致力于《内经》的研究，从他为《内经知要》作序来看，其时已八十四岁高龄，可见其对《内经》用功之深。由于《内经》在我国医学上的理论渊薮地位，及其文意的古奥难通，所以从隋代杨上善注本《太素》和唐·王冰注本《补注黄帝内经素问》先后问世以来，为《内经》作注者代不乏人，而清·薛雪集注的《医经原旨》，则是其中较有个性的一种。在绪言中，薛雪指出，“闻陈言于古者，敷衍成之”的《内经》，虽然医理“不磨”，然而“文多败阙”。因此在集注过程中，他借鉴了张景岳《类经》别裁伪体、分类注释的做法，把《内经》中《素问》《灵枢》两经的编目体例来一个“彻底掀翻，重为删述”的改编工作，以期符合《内经》的原意本旨，有利于医家的临床实用。经过“重为删述”的《医经原旨》初刊于清高宗乾隆十九年甲戌（1754），全书计分6卷，基本采取了《类经》的分类方法，将《内经》原文摘要归类分为摄生、阴阳、藏象、脉色、经络、标本、气味、论治、疾病9类，而对《类经》中的针刺、运气、会通三个类别则没有选取。另外，张景岳在每个类别之下，按照选取经文所在的篇目，又有分类、编次并设立标题，薛雪则把这一级分类取消，把这一类内容整合在一起，并进行了部分删减。薛雪的注释基本以《类经》注解为主，并且时出己意，故而读来一目了然，基本上可以视为《类经》的缩编、节略本，有着简明而义理尽出的特色。对比《类经》，《医经原旨》主要有以下几种改编方法。

首先，将《内经》中不甚重要的语句径自删去不注。如《素问·上古天真论》中“愚者不足，智者有余。有余则耳目聪明，身体轻强，老者复壮，壮者益治”一段之后，尚有“是以圣人为无为之事，乐恬淡之能……此圣人之治身也”一段。张景岳不仅选取了这一段，并对这一段进行了详细的注释，而薛雪则将这一段径自删去不注。对《内经》的有些语句也做了删改，比如《灵枢·邪气脏腑病形》中“首面与身形也，属骨连筋，同血合于气耳。天寒则裂地凌冰，其卒寒或手足懈惰，然而其面不衣何也”一段，薛雪改编为“首面与身形，属骨连筋，同血合气。天寒地裂，手足懈惰，其面不衣”。这种改编往往出现在黄帝与岐伯对话的地方，薛雪常把对话的形式改编为叙述的形式。对于有些《内经》语句，薛雪也有不进行注解的情况。比如《素问·五脏别论》中“拘于鬼神者不可与言至德，恶于针石者不可与言至巧，病不许治者病必不治，治之无功”一段，薛雪就没有注释。

其次，薛雪对张注进行了缩编和删减。对于张注中引用的《易经》、朱熹的论断往往删去。如《素问·阴阳应象大论》中“天地之动静，神明为之纲纪”一句，张景岳曾引用《易经》中“神也者，妙万物而为言者也……”一段文字作为辅助解释，薛雪则删去了这些引文。对于张注中的引文，薛雪有时将其删减，并入注文中。如对于《素问·阴阳应象大论》中“年四十，而阴气自半也”一句注解时，张景岳曾引用《钟吕集》中“真气为阳，真水为阴……”的话语进行论述，而薛雪则将这段文字并入注文中，并没有显示引文的出处。对于张注中的心得部分——“愚按”部分，基本全部删去。这部分内容往往是张景岳个人心得，有些写得较为冗长，有时有喧宾夺主之感。薛雪把这部分删去，使得注文更加精炼。

除了对张注的删改之外，个别之处也有薛雪自己的观点。如对“冬伤于寒，春必病温”一句的解释。薛雪指出：“冬伤于寒者，以类相求，其气入肾，其寒侵骨。其即病者，为直中阴经之伤寒；不即病者，至春夏则阳气发越，营气渐虚，所藏寒毒为外邪唤出，名为温病。所藏者少阴，所合者太阳，与少阴为表里也；所发者少阳，所病者寒热，由内出外而未及于表也。然温病多起于冬不藏精及辛苦饥饿之人，盖冬不藏精则邪能深入，而辛苦之人其身常暖，其衣常薄，暖时窍开，薄时忍寒，兼以饥饿劳倦，致伤中气，则寒邪易入，待春而发。冬不藏精者死多生少，冬伤于寒者死少生多，在根本之拔与不拔耳。又有天地间一种乖戾之气，时行传染，沿村阖户，虚者先受，不必冬寒而病者矣。避之之法，皆在节欲节劳，仍勿忍饥而近其气，自无可虑。”这段文字说明了这样几个观点。一是从发病方式的不同界定了伤寒与温病的不同，伤寒是感寒即发，温病是寒毒内发，而且从六经辨证的角度分析了温病的病机特点，即“所藏者少阴，所合者太阳，与少阴为表里也；所发者少阳，所病者寒热，由内出外而未及于表也”。二是指出了“冬不藏精”和“冬伤于寒”的区别，这是决定温病和伤寒不同的关键。三是提出了乖戾之气致病之说，与伤寒、温病并提，是对外感疾病分类的一个初步构架。

总之，薛雪对于《内经》的研究是富有成就的，其最大的特点就是执简驭繁、由博返约。其晚年重新校勘《内经知要》，更体现了这一初衷。他在序言中谈道：“一日偶然忆及云间李念莪先生所辑诸书，惟《内经知要》比余向日所辑《医经原旨》尤觉近人”。可见这种方便、实用性，是其追求的一个目标。另外，《内经知要》也是分类注释《内经》的著作，可见这种注释方式也是为薛雪所推崇的。但是从学术思想来看，薛雪并没有提出系统的学术观点，基本是沿袭了张景岳的思想，只是稍作了处理，所以本文没有冠以学术思想为题，而只是略谈其研究成就而已。

【临证经验】

长期以来，学者们多关注于薛雪《湿热论》的理法方药学术思想，从其医案中挖掘临证诊疗规律的研究并不多见。笔者的研究以《三家医案合刻·薛案》为主，以《扫叶庄医案》作为重要的补充与参照，通过对薛雪医案中数量较多的、临床常见的几个病种的治法进行研究，挖掘其治法与方药配伍规律，以期为今天的中医临床诊疗提供有益的借鉴和启示。

一、四时温病

作为温病学派的代表医家，薛雪对于风温、春温、湿温、暑病、秋燥等几类温病都有医案存世，从中可以管窥薛雪诊治四时温病的经验，试分述之。

（一）风温

风温是感受风热病邪所引起的急性外感热病。其特点为初起以肺卫表热证为主要证候，临床常见发热、微恶风寒、口微渴、咳嗽等表现。薛雪对本病有三点较为独到的认识。其一，在感邪途径方面，薛雪在叶桂论述的基础上，又吸收了吴又可的观点，提出：“温邪感触，气从口鼻，直走膜原中道。”所以在他论述的证候类型中，又有温邪入膜原一类。其二，在发病方面，他吸收了王叔和、朱肱的观点，提出“失藏人身应之，患此者最多”的看法，认为温病的发生与冬天没有很好的闭藏阳气、阴精有很大关系。其三，在与伤寒鉴别方面，薛雪则明确指出：“伤寒阳证，邪自太阳次第传经。盖春温夏热，鼻受气则肺受病，口入之气，竟由脘中，致以手经见证，不似伤寒足六经病也。”

1. 风温初起，治以辛甘凉润

案例

风温咳嗽，下焦阴虚，先以辛甘凉剂清上。

桑叶　大沙参　麦冬　玉竹　川贝　生草　糯米（泡汤煎）

按语：薛雪治疗风温初起，“以辛甘凉润为主”，“上润则肺降，不致膹郁，胃热下移，知饥渴解矣”。用药基本以桑叶辛凉宣泄肺气，沙参、玉竹、川贝、麦冬润肺止咳、甘寒清热。

2. 邪入膜原，重在开达气机

案例

舌赤头痛，恶心脉大，温邪入募原也。

白蔻仁　桔梗　枇杷叶　鲜醒兰　瓜蒌皮　天花粉　大杏仁　枳壳

按语：薛雪继承了吴又可邪入膜原的观点，认为“温邪感触，气从口鼻，直走膜原中道”。治疗风温之邪直犯膜原的证候，薛雪以开达气机为主。既有宣肺的桔梗，又有降肺的杏仁、杷叶，并以枳壳与桔梗升降相合，辅以宽胸散结的瓜蒌皮，可谓上下左右无处不到了。蔻仁、佩兰亦是芳香化湿行气之佳品，又有花粉清热护津。治法上紧紧扣住吴又可“内外隔绝，表气不能通于内，里气不能达于外”（《温疫论·温疫初起》）一语，以气机郁滞作为用该法的切入点。

（二）春温

春温是由温热病邪内伏而发的急性热病。其特点为起病即见里热证候，临床常见发热、心烦、口渴、舌红、苔黄等表现，严重者可见神昏、痉厥、斑疹等。薛雪基本沿用叶天士在《温热论》中厘定的卫气营血的辨治方法，施于春温发展过程中各个阶段。但纵观其医案，对于一些热闭神昏、津伤风动之证的治疗，用药太过轻灵。但其对于温病后期，温邪伤及气阴之治，颇可师法。

案例1

病邪已去，虚热未除。

生地　玉竹　水梨　生草　麦冬　丹皮　花粉

按语：本案是邪伏阴分，阴津耗伤，此时已是邪少虚多之候，所以，以生地、麦冬、玉竹养阴生津，以丹皮、花粉清退虚热，更有甘寒生津、药食两用之水梨相伍。

案例2

温邪蒸灼津液，酿为热痰，胃口不得清肃，不饥不食，只宜甘凉生津，峻利不可再投。

麦冬　蔗浆　花粉　嘉定川贝　桑叶　大沙参

按语：本案除有伤阴之证外，还有虚火炼液生痰的情况，属阴虚痰结。所以除养阴生津的麦冬、沙参、蔗浆外，还选用了川贝、花粉，既可清热化痰，又润而不燥。另有桑叶辛凉透表、味甘而润，轻疏余邪。

案例 3

客冬感寒，入春化温寒热，药不中窍致令汗泄正虚。因循难愈，议进咸镇一法。

桑叶　阿胶　茯神　生白芍　牡蛎　炙草

按语：本案恐是误用辛温，致使气阴耗伤，虚热留连，汗泄不止，因循难愈。此时以扶中益气之茯神、甘草，养血敛阴之阿胶、白芍，收敛固涩之牡蛎，三法并进。其所谓咸镇一法，即是咸寒之品潜阳、敛阴之义。

（三）湿温

薛雪在其名世之作《湿热论》中讨论了湿热病邪侵袭人体致病的发生发展过程，绝口未提湿温二字，使得后人困扰于其所论湿热证与湿温病的关系。吴瑭、章楠基本将其所论与湿温病等同，而雷丰则认为不可将二者等量齐观。笔者认为，湿温病仅是湿热类外感病的一种，《湿热论》论述的是湿热类外感病发生、发展、辨治的一般规律，它适用于湿温病，也可以应对其他湿热类外感病，甚或内伤疾病发生发展过程中见到湿热的病机变化，亦可参照变通。在其医案中，薛雪阐述了对湿温病的诊治法度，概有三法。

1. 芳化淡渗

案例

夏季水土之湿，口鼻受气，着于脾胃，潮热汗出稍凉，少顷又热，病名湿温。医但知发散清热消导，不知湿郁不由汗解。舌白不饥，泄泻。

滑石　白蔻仁　茯苓皮　猪苓　通草　厚朴　泽泻

按语：本案把湿温的病因、致病途径以及临床表现中主要特点勾勒出来，并指出一般的清热消导发散诸法皆不适用，观其方药基本仍是芳香化湿与淡渗水湿合用，与后世的三仁汤、藿朴夏苓汤立意相近。

2. 廓清诸邪

案例

病本湿温，元气不能载邪外出，有直犯中焦之势矣。拟以栀、豉上下分开之，姜、芩左右升降之，芳香之草横解之，以冀廓清诸邪，未识得奏肤功否。

黑山栀　淡芩　川郁金　生香附　炒香豉　生姜　鲜石菖蒲　生甘草

按语：本案主要体现了薛雪治疗湿温“廓清诸邪”的重要思想，所以他从上下左右各个方向上疏利气机，“栀、豉上下分开之，姜、芩左右升降之，芳香之草横解之”。之所以有这样的认识，与薛雪对湿热病病机特点的认识不无关系。薛雪提出，湿热病邪致病后，在病机演变上有“蒙”“流”“壅”“闭”“阻”的特点，致使三焦气机受阻。而三焦气化、水行又皆以中焦脾胃为枢纽，因此以中焦脾胃为中心的三焦气化失常是湿热证的病理基础，治疗当抓住要害，以调理气机、恢复正常气化功能为主要宗旨。

3. 开太阳，益太阴

案例 1

本属湿温。犯在三焦，充斥腠理，误伤手太阴足太阳之气，必致渐入虚损一途，非病之过，治之过也。必移入高明静虚之室，治以百日之遥，庶几得之。拟言开太阳，益太阴。

淡干姜（同五味子捣烂）　茯苓　地骨皮　桑叶　生扁豆　生甘草

按语：本案提出的“开太阳，益太阴”，为另一种治疗湿温之治法。所谓开太阳，就是透散热邪，选用了桑叶、地骨皮；益太阴，即以干姜温脾阳，茯苓、扁豆扶脾气以化脾湿。

另外，在薛雪医案中，除了以上治疗湿温的几则医案外，还有大量治疗湿热证的病案，尤以中焦湿滞证的治疗最具特色，堪称薛雪之最擅。

案例 2

脉沉缓，目黄舌白，呕恶，脘腹闷胀。此冷暖不和，水谷之气酿湿，太阴脾阳不运，周行气遂为阻。法当辛香温脾，宣气逐湿，用冷香饮子。

草果　藿梗　半夏　茯苓皮　厚朴　广皮　杏仁　茵陈

按语：本案之中焦湿滞，既可以视为外感湿邪波及中焦，亦可以认为脾胃虚弱，内生湿浊。薛雪以脾胃为重心的湿热病理论，不但对于认识和掌握本病的发展变化非常重要，且在辨治上更具有意义。按语中“辛香温脾，宣气逐湿”，是薛雪对此类证候治法的精辟概括。此法包括了芳香化湿、行气导滞、温阳健脾三方面用药，冷香饮子恰为这三法配合的代表性方剂。草果芳香化湿、陈皮行气导滞、附子温阳暖脾，薛雪多不用甘草，虑其甘缓助湿。附子视阳虚情况酌用。藿梗、半夏、茯苓皮、厚朴则是薛雪必伍之品，亦是后世藿朴夏苓汤的主药。这四味药和草果、陈皮的组合，在许多医案中皆有使用。本案中还加用了杏仁以开达肺气，通利水之上源，茵陈利湿退黄。

（四）暑病

暑热病邪是在炎夏盛暑的高温气候条件下所形成的一种致病温邪，暑邪致病主要在夏季，它所引起的温病主要是暑温。暑热致病每夹湿邪，成为暑湿病邪，其所致之病即成为暑湿或伏暑。此外，在盛夏季节，人们每喜恣食生冷，贪凉露宿，在这种情况下，感受暑邪的同时，又极易兼夹湿邪中阻、寒邪外束而成为暑湿兼寒之证，即阴暑之谓。薛雪医案除暑温之外，基本覆盖了上述暑病的几种类型。下面结合具体病案，分述薛雪暑病的治法特点。

1. 暑风

案中所言暑风，并非暑热之邪亢盛引动肝风之“暑风”，仍是暑热之风的意思，是病因概念，其导致的疾病基本是伤暑、冒暑之类。曹炳章先生曾总结：“暑之伤人，轻者曰冒，稍重曰伤。”（《暑病证治要略·暑病种类·伤暑》）这两类是暑病很常见的病种。

案例

暑风上郁阳分，昼日头痛，鼻渊。

鲜荷叶汁　青菊叶　滑石　羚羊角　连翘　桑叶　银花

按语：本案中，暑为阳邪，易袭阳位，头为诸阳之会，尤易受侵。暑邪上受，蒙蔽清窍，故有头痛、鼻渊之证。所以用了桑叶、菊花、连翘、银花等轻清上浮、宣透热邪的药物。荷叶是清暑佳品，取汁鲜用，其效尤著。滑石亦是清暑利湿的常用之品，王纶云“治暑之法，清心利小便最好”（《明医杂著·暑病》），该药正合此旨。羚羊角看似和方中诸药不甚相合，其实笔者认为

“羚羊清乎肺肝”，它不仅是凉肝熄风的佳品，亦是清泄肺热的良药。而鼻为肺窍，暑热鼻渊，一来用其清肺热、治鼻渊，二来其平肝之功可医头痛，一举两得。

2. 暑湿

暑湿是感受暑湿病邪引起，以暑热见症突出，兼具湿邪郁阻证候为特点的一种急性外感热病。本病在临床上除表现暑热见症外，还有胸痞、身重、苔腻、脉濡等湿邪内阻的症状。暑湿多发生于夏季或夏秋之交，湿温亦多见于夏秋季节，系感受湿热病邪而发病，二者湿热并存的病机特点是相似的，所以《湿热论》中的治疗原则对二者均是适用的，但暑邪又有其特殊性。

案例

香茹饮泄越渗利，颇不宜于虚体，或有人参者，可以凉服暂用，药当平和清暑，以雨湿已久，中宫易困耳。

木瓜　扁豆　人参　茯苓　甘草　醒头草

脉弦长，入尺而数，舌上沾苔，时或发热，大便或溏，显然素禀阴虚，复受暑湿。

草果仁　金石斛　紫厚朴　鳖甲　广橘皮　淡竹叶

按语：薛雪治疗暑湿郁蒸，其用药与湿温基本无二，多是芳香化湿、淡渗水湿之品，同时加用了清暑热、导心火的药物，如竹叶、滑石等。所选两案皆是较特殊的证型。案一，当是虚体受邪，其提出的平和清暑之治颇引人注目。但观其处方仍偏于化湿，轻于去暑。其提到的人参凉服暂用的服药方法，值得师法。本案中“雨湿已久，中宫易困”的认识，体现了薛雪对脾胃的顾护。案二，又是阴虚之体感受暑湿之邪，又是湿热与阴虚两种具有矛盾性的病机共存的情况，淡渗利湿、芳香化湿与养阴生津三管齐下，这是薛雪颇为善于应对的，在其暑湿、湿温案中多次见到。

3. 伏暑

伏暑的病因是暑邪，包括了暑热病邪和暑湿病邪两类，郁伏于体内，未即时发病，至深秋或冬月，由当令时邪触动诱发，遂成伏暑。可视为暑温、暑湿病邪伏于秋冬季节晚发的一类暑病，所以治疗暑温、暑湿的一些原则仍然是适用的。观薛雪病案与经典的伏暑理论所表述的病情差别较大，其病情与伤暑、暑湿相似，选方用药亦不外利湿、涤暑、甘寒护津之治。

4. 阴暑

张景岳曾指出：“阴暑者，因暑而受寒者也……故名阴暑。”（《景岳全书·杂证谟·暑证·论证》）此时内蕴暑热、湿浊，外束风寒，出现身热头痛、无汗恶寒、关节酸痛、腹痛腹泻等症，也是暑病中很重要的一个证候。故薛雪有“暑者，热中之阴邪也”之论。但其医案并不典型，姑且不录。

（五）秋燥

秋燥一病，经喻嘉言肇始其论，之后代有医家不断加以阐发。明清医家对秋燥的性质亦有不同认识，这种对燥邪性质认识上的分歧，以及以温凉两类赅秋燥的折中方案，一直延续至今。薛雪这部分医案，数量较少，难窥其全貌。基本也是仿照叶桂温燥的治法，燥邪初受，邪在上焦之肺，治疗上“当用轻药，以清上焦”。多选用辛凉之品轻疏表邪，再配伍甘寒性润不腻之品润燥生津。视燥与热的孰多孰少，辛凉与甘润的用药比例有所不同。而于凉燥，未有涉及。

案例

形瘦液少，暑湿泄泻初愈，又咽干咳嗽，以暑挟湿，秋热化燥，乃胜复之理。

玉竹　麦冬　北沙参　生甘草　桑叶　南沙参

按语：此案所言胜复之理，当以刘完素亢害承制之论理解。“大暑至秋分属土”，雨湿过重，按照亢害承制理论，木来克土，遂风气过亢，之后金来克木，天气凉爽，“凉极而万物反燥，乃火化制其金也”，所以才有了“秋分至小雪属金，故凉而物燥也”。从这段表述来看，秋分之后的燥气有寒热两重特性，薛雪之秋热化燥之论也只是温燥一面，其治法基本不越叶天士藩篱。

二、咳嗽

咳嗽之病证，自《内经》以降，在中医学著作中不乏对其病因病机、治则治法的探讨。自明代的李梴执外感、内伤两端分论咳嗽的辨治后，张景岳、李中梓亦倡此论，之后清代医家皆循此例。咳嗽也是温病发生发展过程中的常见病证，温病学派医家在其实践过程中，对外感、内伤咳嗽的辨治积累了比较丰富的经验。纵观薛案，与咳嗽相关的医案数量较多，其治法丰富多样，方药配伍灵活而不失法度。大概分以下五类，分而述之。

1. 轻宣润降法

本法主要针对风热或温燥之邪犯肺、肺失宣降之证。薛雪之治重在宣降肺气：以轻清上浮之品宣发肺卫之气、驱邪外出，伍以柔润降气之品肃降肺气，佐以润肺生津之品。由于风热与温燥之邪均易伤阴化燥，治疗上薛雪很注意顾护肺津，选药多柔润、忌刚燥。轻宣肺卫主要用桑叶。桑叶质轻能浮，经霜采摘，则禀天地金气之肃降，是升中有降之品。味中有甘，则质润性缓。润肺降气之品多用枇杷叶、紫菀、杏仁、川贝等，同时配伍养阴生津而不滋腻碍胃的沙参、麦冬、玉竹等。

案例

素有喘症，形气怯弱，咽痛不肿，时咳，此新感风温在肺，气不下肃，尚宜清降。

桑叶　白沙参　块茯苓　杏仁　川贝母　南枣肉

按语：本案临床表现为咽痛不肿、时咳，断为“新感风温在肺”，肺气不降，故重在清降——清肃肺金、降气止咳。但由于患者“素有喘症，形气怯弱”，肺气亏虚不言自明，故处方中又有扶正补虚之品，如茯苓、沙参、南枣。方中的南枣是浙江义乌特有的名贵产品，清乾隆时曾列为贡品，足见其珍贵。

2. 化痰蠲饮法

本法主要用于寒痰伏肺、肺失宣肃之证。薛雪主要仿《金匮要略》痰饮咳嗽篇的治法，以通阳散寒、化痰蠲饮为法。寒痰伏肺为本虚标实之证，重在温阳散寒以治其本，以小青龙汤和桂苓五味甘草汤出入。

案例

脉沉背寒，咳嗽吐稀涎，夜不得卧，此为伏饮，遇冷即发。

小青龙汤去麻辛

按语：小青龙汤原主治外束风寒、内停痰饮之证，从薛案来看，薛雪多将其散寒解表之力较强的麻黄、细辛去掉，这样基本与桂苓五味甘草汤加淡干姜、白芍相仿，桂苓五味甘草汤加淡干姜、白芍是薛雪治疗此类病证的主方。桂苓五味甘草汤是《金匮要略》痰饮咳嗽篇的附方，是由小青龙汤加减化裁的五方之一，原是治疗服青龙汤后“气从小腹上冲胸咽”之证，所以变青龙为苓桂，意在通阳化气、平冲降逆。薛雪师其意，以苓桂组合通阳化气行水，同时加干姜增加温阳散寒之力，白芍与五味子相合，旨在收敛肺气，同时防止辛散太过。

3. 金水相生法

肺属金，肾属水，肺金与肾水为母子关系，即金生水；另一方面，金气的沉降之性必须依靠水的润降才可保证，同时肾阴是人体一身阴液的根本，肺阴亦根于肾阴。这两方面内容就是金水相生法原理，金水相生法更强调的是“水生金”的一面。正是有了肺肾同源的生理基础，所以病理上的肺肾两虚，治疗时才可肺肾同治。薛雪深谙此理：对于肺肾阴虚之证，通过滋补肾阴，使阴液上承于肺；另一方面，对于肺肾虚寒之证，仿张景岳金水六君煎之治，通过温润肾气，使肺寒得散、肺阴得承、痰浊得化。

案例 1

此由金水不相承挹，故咳久不愈，切勿理肺，肺为娇脏，愈理愈虚，证不可泛然滋阴。

北沙参　整玉竹　云茯神　川石斛　甜杏仁　生扁豆

案例 2

右脉一息七至弦，左脉一息六至紧，咳而不得息，阴气已弱，金水同受病，且议景岳六君煎投之。

金水六君煎

按语：案一虽然没有明示临床表现，但从“金水不相承挹”的病机以及养阴生津的选方用药来看，当为肺肾阴虚之证。纵观全方，滋阴多为清淡甘润，健脾亦是甘平和中，使其组方滋而不腻，温而不燥，颇有气旺津生、阳生阴长之妙。案二是金水六君煎，是由二陈汤加当归、熟地组成。《景岳全书》原书记载：“治肺肾虚寒、水泛为痰，或年迈阴虚，血气不足，外受风寒、咳嗽、呕恶、喘急等证神效。”（《景岳全书·新方八阵·和阵》）很多人对主治中提及的肺肾虚寒表示质疑，认为既然是肺肾虚寒、痰湿内盛，应该在二陈汤的基础上加用细辛、附子、干姜等温阳散寒之品，而不应该再用熟地、当归等润剂助湿为患。本案中，患者两脉一息六七至，似是热象，但弦紧脉是阴寒之征。由此断定病家的脉数、喘息皆为肾阳虚衰、失于固摄之故，温阳化饮、补肾摄纳应是正治。但案中亦明言“阴气已弱”，再行温补就当慎重，否则耗伤阴液，无异于油枯灯尽。而熟地、当归两药质润补阴，同时性温又不碍阳，与二陈汤荡涤痰饮相佐，化痰而不伤阴。可见景岳制方匠心独具，而薛雪亦算参透其三昧。

4. 培土生金法

脾属土，肺属金。培土生金法，是借五行相生的理论用补脾益气的方药来补益肺气的方法。使用本法的关键，是如何培土健脾，薛雪远绍《伤寒》、旁采诸家，形成了建中气与养胃阴两途。

（1）建立中气

建立中气一法，主要指小建中汤之应用。该方为桂枝汤变化而来，其最大特点是既有桂枝与甘草、饴糖相配之辛甘化阳，又有芍药与甘草、饴糖相伍之酸甘益阴，使中宫建立，则阳气化而上行，阴气化而下降，营卫调和。《金匮要略论注·卷六》曾评价该方："为后世补中益气汤之祖，虽无升柴，而升清降浊之理，具于此方矣。"

案例

嗽而失血，已逾三载，缠绵不已，色黯脉弦，嗽益甚，环口色黄，由于肝脾，及于肾，上脏为其所取，给而不能应矣。饮亦从而为患，逐之不得，滋之无功，迁延日损，莫可弥缝，当取其中以冀流布，庶几近之。拟宗建中法，加以涤饮之品，俟阳明升而继以大补太阴，然后渐入纯阴之法，否则非治也。

小建中汤去姜，加茯苓、姜皮。

按语：本案咳血已三年，环口色黄，阴血亏虚、脾阳衰败不言自明。脾阳不运故"饮亦从而为患"。此时既有阴血亏虚，又有水饮内停，故"逐之不得，滋之无功"。治疗上出现了矛盾，故只能"当取其中"。通过建立中阳，使脾胃转运有机，既可运化水湿，又能化生气血。脾胃得健，才可继用补阴图本之法。从薛雪的治法来看，环环相扣、步步为营。看薛雪处方，小建中去姜，案中皆是如此，恐虑其温燥辛散，耗伤气阴。所加的茯苓、姜皮乃涤饮治标之品。

（2）清养胃阴

养胃阴一法，多认为是叶天士所倡。叶天士、薛已为同时代吴中名医，在学术上相互借鉴并不为奇。但二人在运用上有所不同，叶天士养胃阴之法灵活多变，甘凉濡润、酸甘凉润、甘凉伍以芳化等，不一而足。而薛雪多是将甘寒、甘平的沙参、麦冬、百合等养阴生津之品配伍甘温、甘淡的黄芪、茯苓、苡仁等健脾益气化湿之品，使养阴而不滋腻、益气而不温燥，颇具相反相成之妙。

案例

脉数虚右大，入夏咳嗽失血，遂饮食顿减。此属劳伤内因，以养胃阴甘药，乃土旺金生之义。

黄芪　北沙参　苡米仁　炙甘草　黄精　茯苓

按语：案中明示以养胃阴之法治疗咳嗽咯血，取土旺金生之义。方中养阴之品仅沙参一味，黄芪、茯苓、甘草均为甘温健脾气之品，苡仁利湿绝生痰之源，黄精则是气阴双补之品。这个组方思路体现了薛雪养胃阴之法与叶天士的不同。

5. 补肾纳气法

本法主要治疗久病咳喘，肺虚及肾，耗伤肾气，摄纳无权，导致气不归元之肾不纳气证。由于薛雪治疗的咳喘之证多与虚劳有关，多为久病及肾，故其医案中这类病案的数量较多，薛雪的补肾之法也是异彩纷呈。总的来看，薛雪补肾偏于补肾阴，注重滋补阴精以摄纳阳气，即便对于肾阳虚，也倡柔剂养阳，避免用过于刚燥的温阳药耗伤阴血。其补肾约有以下三途。

（1）运用地黄丸类方

六味地黄丸是钱乙根据《金匮要略》的肾气丸变化而来，成为后世滋阴补肾的主方，在其基础上衍生出很多类方，如济生肾气丸、麦味地黄丸等。这些方剂因为有了加减化裁，在滋补肾阴的同时，又各有偏重。薛雪也善于使用六味地黄丸及各种类方，如七味都气丸、薛雪加减八味丸等。七味都气丸原方，载于清·张璐所著《张氏医通》卷十六崔氏八味丸条下，“都气丸，治肾气不固，咳嗽滑精”，是六味地黄丸加五味子，在滋补肾阴的基础上偏于固肾纳气。薛雪加减八味丸出于薛己的《内科摘要》，是六味地黄丸加肉桂、五味子，在七味都气丸固肾纳气的基础上，加用肉桂引火归元。

（2）加减化裁地黄丸

此法较之前法是只保留六味地黄丸的一部分药物，主要是熟地、茯苓、山药，在此基础上加用收敛固涩、重镇降逆、养阴生津、滋液填精等药物，形成与滋养肾阴法的复合治法，治疗肾阴亏虚基础上伴随的各种兼夹证候。收敛固涩多用五味子、莲子、芡实、金樱子等，重镇降逆多用龙骨、牡蛎、青铅、龟板等，养阴生津多用石斛、女贞子、枸杞子、天冬、麦冬、沙参等，滋液填精多用猪脊髓、牛骨髓、羊骨髓、阿胶、海参胶、麋角胶、鱼胶、河车胶等血肉有情之品。另外对于咯血较严重者，多配伍牛膝炭。

（3）柔剂养阳法

柔剂是叶天士在《临证指南医案》中多次提到的，是在肾恶燥的理论基础上，认为温肾多不宜用刚燥的桂附之品，而是用巴戟、苁蓉、胡桃肉、沙苑子等温而不甚燥之品，酌情配伍鹿角霜、羊肉胶、羊肾等血肉有情之品加强温肾之力。薛雪也借鉴了这一认识，对于咳嗽日久、阴损及阳、肾阳式微的患者，温补下元亦多选用柔润而少用刚燥，人参胡桃汤、河车类方为其常用之方。

三、中风

中风是中医内科险证之一，在历代医家的医案中多是记载和论述的重点，其诊疗理论也在不断丰富与发展。至叶天士，对中风的治法已经比较丰富了，纵观叶案，滋液熄风、濡养营络、芳香开窍醒神、清热顺气开痰等法不一而足，与其同时代、相近地域的薛雪不可能对叶天士在中风诊疗方面的创见熟视无睹，所以在他的医案中也体现了与叶天士较为相近的治疗思路，但也具有自己的特点。以下从六个方面，总结薛案中中风的治则治法，探讨其选方用药规律。

1. 摄阴镇阳法

摄阴镇阳，是薛雪在医案中提出的治法，适用于肝肾阴亏于下，肝阳上扰于上，在下之阴不能抱合阳气，孤阳无根，在上之阳气不能固摄阴精，残阴失敛之证。此时在上可有耳鸣头痛、眩晕欲仆，在下可有遗沥精浊、腰膝酸软。选方用药方面，在滋补肝肾阴精的同时，一方面要用重镇降逆之品，如磁石、龟板、龙骨等，镇坠阳气之上亢；一方面要用收敛固涩之品，如五味子、山萸肉、芡实等，收敛阴津之遗泄。

案例

惊必动肝，久而阳气变化内风，旋越不已，有升无降，阳不交合入阴，不但遗沥精浊，入夜遑遑欲绝，宜摄阴镇阳法。

磁石　五味　龟板　枣仁　龙骨　萸肉　茯神　当归

按语：本案明确地提出了摄阴镇阳法，同时对病机进行了详细的阐发。阳气“有升无降，阳不交合入阴”，所以才有了遗尿精浊、夜间惊恐怵惕，所以要潜镇阳气、固摄阴精，方中前两味磁石、五味子是该法应用的最好注脚。其他几味药也很精当，龟板潜镇之中又能滋阴，龙骨降逆之外又可收敛，枣仁、茯苓安神，当归补心肝血虚，萸肉专事固精止遗。方子不大，但药味多可一专多能，配伍丝丝入扣。

2. 培土宁风法

培土宁风法，是王旭高在《西溪书屋夜话录》“治肝三十法”中的一法。本文所选的这几则薛案，恰好为这一治法找到注脚。本法主要适用于中焦脾胃虚弱，气血之化源不足，肝失其所养、虚风内动，正所谓“土虚则木无以植”。临床既可见头目眩晕、耳鸣、行走飘忽等肝风证候，又可见纳呆食少、倦怠乏力、大便不调等脾胃虚弱的证候。此证实属由脾胃气阴不足而致的眩晕，与儿科的脾虚慢惊同理。治宜培土为主，佐以熄风，即王旭高所谓“滋阳明，泄厥阴”，与《素问·脏气法时论》“肝苦急，急食甘以缓之”以及《难经·十四难》“损其肝者缓其中”异曲同工，所以王旭高也谓之缓肝法。在选方用药方面，一方面要以人参、甘草、麦冬、白芍、甘菊、玉竹等味甘性温之品培补脾气，另一方面以蒺藜、钩藤等平肝熄风。

案例

阳明脉衰，厥阴风动，头晕心悸，肉瞤麻木，有风痱之累，少饮加谷易安。

淮小麦　北沙参　炒麦冬　南枣肉　酸枣仁　炙甘草

按语：本案显然是甘麦大枣汤加味。在《金匮要略》妇人杂病篇中主治“妇人脏躁，喜悲伤欲哭，像如神灵所作”，该方在《金匮要略》原条后有注“亦补脾气”，说明在该证的治疗中意在以甘缓之药，缓肝之急，并不着眼于补脾。案中头晕心悸、肉瞤肢麻多是血虚不濡之象，薛雪又投以滋阴养血之品加强，使该方成为气血两顾之剂，与血虚风动的病机颇为合拍。

3. 益气温阳法

本法在薛案中较为醒目，主要用于因气虚、阳虚，推动血运无力，肢体麻木、痿弱不用之证，主要以芪附汤加味。本法在叶案中亦有提及，“凡中风症，有肢体缓纵不收者，皆属阳明气虚，当用人参为首药，而附子、黄芪、炙草之类佐之，若短缩牵挛，则以逐邪为急”（《临证指南医案·中风·唐案》）。后世王清任的补阳还五汤正是在此基础上，加用活血逐瘀之品，遂有了补气活血法。

案例

脾胃居右，气行于左，左手痿痪，不知痛痒，不能把握，所谓胃气虚，则不用者是也。王金坛云：偏枯之病，未有不因真气不用。旨哉斯言。治法专培气分，补而宣通，可望其效。

人参　黄芪　生白术　附子　生川乌头

按语：案中引用王肯堂的一段话，强调了气虚是中风发病过程中的重要因素，专培气分、补而宣通指明本证治疗的真诠。薛雪应用本法，多是以芪附汤加味，芪附二药，一可补气，一可通阳，佐以人参、乌头加强温补宣通之力。亦加用桂枝温经通阳，白术、姜、枣培补胃气。

4. 化痰通络法

化痰通络亦是中风治疗的常法。薛雪主要用该法治疗风痰阻络、舌謇语涩之证。本证多是肝风内动，引动脾家痰湿，阻于窍道，造成舌强喑哑、口角偏歪等症。选方多是二陈汤、白金丸等燥湿化痰之剂，另外疗风痰佳品白附子以及开窍化痰的菖蒲根汁亦是薛雪常用之品。

案例

脉静，寝食便调，向有胃痛，饮暖烧酒相安。今年春季跌仆，右肢偏麻，语音不爽，是皆气伤痰阻，致内窍少灵也。

白金丸。菖蒲根汁法丸

按语：本案病家脉静、寝食便调，说明疾病已经进入相对稳定期，也就是今天所说的中风后遗症期，此时只能丸药缓图。患者“向有胃痛，饮暖烧酒相安”，说明脾阳素弱，中焦痰湿内蕴自不待言。肝风内动、引痰湿阻于窍道，遂有肢麻、语謇之证。白金丸由白矾和郁金组成，白矾咸寒，可以软顽痰，郁金苦辛，可以开结气，菖蒲根亦为豁痰开窍之佳品。三药合用，组方精当，药简效宏，直达病所。

5. 凉肝熄风法

本法在薛案中较为少见，主要适用于中风早期，肝阳亢逆、热闭神昏之证。此时虽然本虚于下，但以标实为急，面红目赤、汗出漉漉、烦躁不宁甚或戴眼目瞑等风热之象明显，故应以凉肝清热、熄风止痉为法。选方或是用龙荟丸直折肝火，或是用羚羊角清热凉肝配合天麻、钩藤等熄风之品组成类似于羚角钩藤汤之类的方剂。

案例

六七年病，犹然纳食行走办事，凡肝胆之气，从左升直至巅顶，风木必克土位，胃脘似乎闷闷，外象若冷为深，当以龙荟丸苦降治之。

龙荟丸

按语：本案中也并无明确表述患者肝阳上亢的表现，有两点值得注意：一是指出风木必克脾土，二是提出外象若冷为深，乃热深厥亦深之义。龙荟丸一般指《宣明论方》当归龙荟丸，该方在一派苦寒泻火之龙胆、芦荟、青黛、栀子与清热燥湿之黄连、黄芩、黄柏、大黄的大队药物中，妙用养血柔肝的当归，防止苦寒药过寒过燥，另外芳香走窜开窍的木香、麝香可调畅气机、透热外出。

6. 滋水涵木法

滋水涵木法，用以治疗肝风内动证。因为肝风内动缘于肝阳上亢，而肝阳上亢缘于肝肾阴亏，阴不制阳，所以滋补肝肾之阴，阳气才能得以敛降，肝风得以宁息。此法在薛案中风病的治疗中使用最频，案例数量最大。滋补肝肾主要有四类药物：一是滋阴补肾之生熟地、天麦冬、枸杞子、首乌、女贞子、石斛等；二是血肉有情之品如阿胶、鸡子黄、鱼胶等；三是平补肝肾之穞豆衣、马料豆、黑芝麻等；四是温补肾阳而不燥烈的沙苑子、肉苁蓉、锁阳、补骨脂等。与之配伍的主要有四类：一是安神宁心的茯神、远志、柏子仁；二是养血敛阴的当归、白芍；三是疏风清热的桑叶、菊花；四是熄风潜阳的天麻、钩藤等。

案例 1

入秋一月，天令肃降，脉得左寸搏数，左关小弦而动，是心烦君相少宁，肝阳变化，内风陡升莫制，巅顶皆眩，脑后筋惕，何一非阳动所致。此皆阴弱不主配，非肝脏有余之比，法当益水滋木培母，另开养心脾之营，使上下不致庞杂，肝肾方以摄固。柔温宗聚精七宝法以治之。

赤白何首乌　赤白茯苓　方解青盐　番舶茴香　补骨脂　鳇鱼胶　沙苑　北五味子

蒸饼和为丸

临卧服心脾益气养营方，用归脾汤去芪桂。

案例2

五旬向衰，水不生木，则内风动越，巅顶眩晕，唇燥附无力，小便颇动，议填下元不足之阴。

人参　天冬　五味　杞子　茯神　熟地　生地　锁阳　首乌

案例3

肝风头晕。

枸杞子　当归身　桑叶　蒺藜　何首乌　甘菊花　炒白芍　块茯苓　天麻

按语：案一不仅对脉象、症状记载得比较全面，还仔细地阐发了病机——“此皆阴弱不主配，非肝脏有余之比”，并直接指出治法是益水滋木培母。案中提到的柔温即是叶、薛多次提到的柔剂养阳之法。也就是在滋补肝肾之阴的时候，配伍补阳而不燥烈的温阳药，使阴阳合化，收阳生阴长之功。聚精七宝，即是聚精丸与七宝美髯丹之谓。聚精丸由沙苑子和鱼胶组成，七宝美髯丹由首乌、牛膝、茯苓、当归、补骨脂、枸杞子、菟丝子组成。两方合用，养阴而不滋腻、助阳而不温燥，为阴阳双补的佳品。薛雪在使用过程中略有变通，他比较注意脾胃对药物的运化，所以尽可能减少了滋补的药味，而且还加用了小茴香暖脾温肾助运化，青盐意在引药入肾。特别是他还“另开养心脾之营、使上下不致庞杂”，单独在睡前服用健脾益气药，使补肝肾之剂不受牵扯，这些细节都值得注意。案二对病机和治法都解释得比较清楚，选方基本是在生脉散基础上加用补肝肾之阴与少量的柔润温阳药。案三记载较简单，但是处方配伍非常全面，故录于此。方中有补肝肾之阴的枸杞子、首乌，有补肝血的当归、白芍，有疏上焦风热的桑叶、菊花，有平肝疏风的白蒺藜、天麻，还有一味健脾安神的茯苓。诸药合用，肝阴肝血得复、肝阳得平、肝风得散，诸症悉平。本方方简效宏、配伍精当，可堪师法。

四、泄利

泄泻与痢疾是内科两大重要疾病，《内经》便有泄与肠澼之别。前者有洞泄、濡泄、飧泄等不同分类，后者在症状上有便血、下白沫、下脓血等具体描述，成为关于这两类疾病鉴别的最早论述。在张仲景的《伤寒论》与《金匮要略》中，统以“下利”来概括这两类以腹泻为主要表现的疾病，并没有为两类疾病各自构架出辨治理论。其辨证论治的思路与方法，一般是在治疗泄泻的基础上，针对便血、便脓等具体表现，辅以凉血、解毒、温阳、收涩等具体治法。这一辨治思维，对后世的影响是很大的。笔者在整理这部分内容的时候，将泄泻与虽言痢疾、但未言及下血便脓证的归为一类，统名为泄利，以其辨治思路并无二致，故合并讨论。而将便血单列一篇，单独讨论其治法。

关于泄利的病机多遵《素问·阴阳应象大论》“湿盛则濡泻”之旨，所以在治疗上终也不离化湿祛湿一法，李中梓曾有淡渗、升提、清凉、疏利、甘缓、酸收、燥脾、温肾、固涩等治泻九法，多数亦与化湿祛湿相关。纵观薛雪泄利门医案，其法度亦未越此藩篱，无论健脾、温肾、芳化、苦燥、养阴、通阳皆是以祛湿、化湿为目的。以下从七个方面，总结薛雪治疗泄利的法度与组方用药规律。

1. 健脾祛湿

既然泄利的主要病机是“湿盛则濡泻”，而脾又主运化水湿，所以健脾祛湿法是治疗泄利最常用的治法。本法所针对的证候多因饮食不周，伤及脾气，加之夏秋季节气候潮湿，内外合邪，湿困脾阳，下注大肠而为泻。由于肝属木，脾属土，今脾土不健，肝木愈强，木伐脾土，脾气更虚。所以这类证候治疗时，要在健脾的同时佐以疏肝，肝木条达，木来疏土，脾土方健。薛雪对这类证候多以戊己汤加减化裁，戊己汤是四君子汤加陈皮、白芍，四君子乃益气健脾之剂，陈皮燥湿理气、白芍柔肝缓急，诸药合用，恰为缓肝健脾之佳剂。

案例

幼稚夏季不食，腹痛泻积，交冬未愈。忆今四五月久雨，潮湿之蒸，皆令脾胃受伤，半年来虚中留滞，当疏补兼投，食物冷滑肥甘须忌。

人参　麦芽　茯苓　生益智仁　白芍　炒山楂　广皮　焦术　砂仁

神曲浆和丸

按语：本案的病因主要以外感湿邪为主，脾主湿又恶湿，湿从外来，最易困遏脾阳，湿气留置中焦，缠绵不去。在治疗中，薛雪提出要疏补兼投，选用的方剂则是在戊己汤基础上，加用芳香化湿行气的砂仁，消食化积的麦芽、山楂、神曲。另外，方中还有益智仁也是薛雪喜用之品。因泄泻已拖延半年未愈，中气耗伤，久必及肾，所以用之温肾暖脾以止泻。案中提到要忌食冷滑肥甘之品，可谓要言不烦。

2. 脾肾双补

脾肾双补法适用于泄利日久、脾虚及肾、肾阳亏虚、火不暖土之证。此时单纯健脾化湿止泻已然力量不足，必须要脾肾双补，先后天同治，使火来暖土，脾湿得化，泄利自止。薛雪选用的是缪仲淳的脾肾双补丸。

案例

脉弱形瘦，食不适，必泄泻。此阳气已伤未寒，下焦先冷，用缪仲淳双补丸。

按语：本案患者先天不足，肾气本弱，阳气易伤，虽然肾泄的特点尚未出现，但治疗上要未病先防、已病防变，先安未受邪之地，所以脾肾同治、双管齐下。脾肾双补丸见于《先醒斋医学广笔记·泄泻》，是缪仲淳治疗肾泄的经验方。方中人参、莲肉、山药健脾化湿止泻，菟丝子、肉豆蔻、巴戟天、补骨脂补火暖土，山萸肉、五味子酸敛固涩，陈皮、砂仁行气化湿，车前子分利水湿。该方配伍严谨、用药精当，是治疗肾阳不足、火不暖土之肾泄的佳剂。

3. 导气利湿

导气利湿法，是薛雪在医案中自己提到的法度。本法主要适用于感受湿浊之气，郁阻中焦气机，证见腹痛腹胀、泄利日久。薛雪认为：“阳微湿聚成利，必温通其阳，斯湿可走。”冷香饮子是他使用本法的代表方剂。该方由草果、附子、陈皮、甘草四味药组成。薛雪在此方基础上，多以芳香化湿类草果、藿香梗、白蔻，伍用行气化湿的陈皮、厚朴、茯苓皮、大腹皮，少量佐用健脾止泻的扁豆和淡渗水湿的木通、泽泻组合成方。

案例

长夏入秋，脾胃主气，湿郁阻气，为痛为泻，更月不愈。中宫阳气未醒，仍有膨满之象，导气利湿主方。

茯苓皮　草果　藿香梗　广皮　厚朴　大腹皮

按语：本案发病时间是长夏与秋季过渡时期，湿气当令，人体感受湿邪，郁阻气机，遂现腹胀、腹痛、腹泻之证。按语中明确提出导气利湿的治法，选方用药也本于此。这六味药也是接下来几则医案中频频使用的药物。

4. 清热利湿

清热利湿法是治疗泄利最为常用的治法。湿邪属于阴邪，但蕴结体内，日久化热，此时湿处热中，热伏湿内，湿热交织，羁久不愈。薛雪对湿热类温病有很深的研究，其代表性著作《湿热论》便是其诊治湿热类温病的诊治经验及理论提升。温病学派医家认为湿热证治疗的关键在于，使湿热两分，湿去则热孤，而无狼狈为奸之虞。从薛雪的医案中也可以看出，其在苦寒清热的同时，强调分利、淡渗。在使用芩、连、柏这些苦寒燥湿之品的同时，也配伍茯苓皮、滑石、淡竹叶、泽泻等渗利水湿之品，甚至还佐用厚朴这类温化之品，可见他对湿热证的治疗是颇有心得的。

案例

湿伏为热先泻，泻止腹痛，耳窍脓水，微出血，淡渗以分消。

连翘　茯苓皮　淡枯芩　紫厚朴　滑石　赤芍　淡竹叶

煎送保和丸

按语：本医案叙述较简，但处方非常耐人寻味。黄芩、赤芍是《伤寒论》黄芩汤中的组合，黄芩汤被誉为治疗湿热下利的祖方。连翘清透热邪，并无苦寒伤阳之弊。配伍茯苓皮、淡竹叶、滑石淡渗水湿之品，乃渗湿于热下之义。妙在一味厚朴，本温中化湿之品，似与湿热的病机不符，但是与大队的寒凉药配伍，其并无温燥助热之弊，而其化湿之能得以彰显，又可行气导滞，其与河间芍药汤中的肉桂、当归可谓异曲同工。方中还有保和丸，化滞消积，防止食积停留，增进患者食欲，胃纳渐佳，疾病也易向愈。这则方剂体现了薛雪在湿热证诊治方面确实匠心独具，显示了较高的诊治水平。

5. 养阴燥湿

养阴燥湿法，是应对泄利发展变化中比较复杂的一类证候的治法。此时多是湿热久羁，耗伤阴血，使湿热和阴虚两类具有矛盾性的病机共存一处。前文已述及湿热并存就具有一定的矛盾性，此时又添阴虚与湿滞一对具有矛盾性的病机，处理起来更加棘手。这一证型在临床实践中是常见的，不仅在下利一病中出现，在多种疾病的发展过程中都会见到。对这类证型的治疗，才最能体现中医辨治过程中圆机活法的特点。在薛雪医案中有数则这样的医案，也体现了薛雪的临床实践是丰富的，从这些医案中也可以体会到其应对这样复杂病机的老练与精到。总体说来，处理这类证候关键在于清热、燥湿、养阴三种治法的比例与各自切入时机的把握，另外对具有这三类功效药物也需要认真选择。清热多以甘寒养阴之品，或苦寒配以甘寒；一般少用淡渗水湿，多以燥湿之品应对湿邪；养阴尽量使用味薄不腻之品，避免助湿。

案例

诊得脉细数而微，舌干黄，下利，身焦燥而不润，此为下多伤阴，热邪因之而内陷，大可虑也。治法轻以清其邪，苦以泄其热，未识应否。

川连　小生地　人中黄　淡豆豉　木通　金银花

按语：本案从脉证来看，似一派阴津亏虚、虚热内盛之象。但是舌黄提示内有湿滞，并不是单纯阴津亏虚之舌净无苔之象。所以一面要养阴清热，一面要燥湿泄热，以黄连与生地相伍，为方中主干。生地、细生地功用大体一样，都是滋阴补肾、凉血清热，但生地黄味厚滋腻，大量或久服容易滞腻有碍胃口，细生地养阴而不腻，适合温热病后期阴津不足而食纳不好的情况。细生地能“发血中之表”。蒲辅周先生曾强调：“务必用细生地或鲜生地，勿用干生地，取其凉而不滞。”（《中医对几种急性传染病的辨证论治·麻疹、疹后肺炎、病毒性肺炎中医辨证论治的体会》）薛雪选用小生地与其“轻以清其邪”的立法思想亦相关联。此时由于下利日久，脾胃之气重伤，宜选用一些轻清之品，透散邪气，避免过多地使用厚味，加重脾胃负担。之后的几味药都有这个特点：人中黄质轻但性寒味甘，凉血清热而不伤阴；淡豆豉辛散轻浮苦泄性凉，既能透散外邪，又能宣达郁热，且有一定的和胃助运的功效；金银花更是甘寒质轻、透散邪热的佳品，且为热毒痢疾之要药；木通也是薛雪喜用之品，李时珍谓之“上能通心清肺，治头痛，利九窍，下能泄湿热，利小便，通大肠，治遍身拘痛”（《本草纲目·通草》），通可去滞，薛雪选择该药意盖于此。总的来看，全方配伍严谨，选药精当，确为针对阴虚湿滞之下利证的良方。

6. 温阳化湿

温阳化湿法，主要针对泄利日久、气随液脱，脾阳受损、日久及肾之脾肾阳虚证。此时由于脾气主升、肾司固摄，今脾肾阳虚，肠中水湿失于收摄，泄利更加严重。薛雪在案中提到：“久痢治法，非通即温。”本法即是温法。其选用的方剂主要有三：一是所谓的补肾柔剂，多是温补肾阳而不刚燥，兼能涩肠止泻之品，如补骨脂、菟丝子、肉豆蔻等，基本不出四神丸的法度；二是仲景四逆汤，补肾柔剂不应时多投以此方补火助阳、回阳救逆；三是理中丸，偏重于温脾阳。通过温补脾肾之阳使气化湿化，同时亦增强了阳气的固摄之力，使泄利得止。

7. 通阳化湿

通阳化湿法，源于叶天士“通阳不在温，而在利小便”一语。通阳一法，是叶天士针对外感湿热病湿遏气机，清阳被郁，三焦不畅而出现的临床见证所采用的一种治疗方法。通阳之法与治疗阳气损伤之温阳法有所不同。温阳法，是根据“虚则补之”之原则温补阳气。如脾肾阳虚之证，用药如附子、肉桂之类，良姜、干姜之属。而通阳是用于湿阻气机，阳郁不畅之证，通阳的目的在于“通”，而不在于“补”。所以叶天士明训“通阳不在温”，“不在温”指不是温补之法，而是温通之意，并非不用温性之药。温药才能助气化以宣通阳气，扫除湿阻。“利小便”是驱逐湿邪一种重要方法，但是单纯“利小便”并不能达到通阳的目的。小便通利，则说明阳气得通，升降有序，气化有权，病情可愈。因此准确地说“利小便”应理解为“使小便利”，小便利是阳气通畅的标志。本法早在《伤寒论》以五苓散治疗泄泻、消渴诸证中已有体现，薛雪在叶天士所论的基础上，将通法与温法并列为治疗久泻的二法，同时亦师仲景五苓散之意治疗阳郁湿滞之泄利证。

案例

湿多成五泄，阳气日衰，下元不振，向有下焦躄，用四斤丸得愈。夏秋当用脾胃药。

生于潜术　木防己　川萆薢　白茯苓　川桂木

按语：本案述证不详，仅提及向有下元虚损，并用四斤丸治愈下焦躄证，由此患者肾阳虚损可见一斑。从选方来看，基本上可以视为五苓散或苓桂术甘汤的变方。这类方剂习称苓桂剂，指《伤寒论》中以茯苓、桂技为主药的方剂，其中包括苓桂术甘汤、苓桂姜甘汤、五苓散等方剂在内。薛雪处方保留了这类方剂中最重要的药物茯苓、桂枝和白术，可见其对仲景学术研究之精。茯苓在方中有三个方面的作用：一是甘淡利水以消阴；二是行肺之制节之令而通利三焦；三是补脾固堤以防水泛，故为方中主药，列于首位。桂枝在本方的作用，主要是通阳以消阴。此方如有茯苓而无桂枝，则不能化气以行津液，如有桂枝而无茯苓，则不能利水以伐阴。所以苓桂相须相成，而缺一不可。至于白术则协茯苓补脾以利水。萆薢、防己类于仲景泽泻、猪苓之用，厚朴、陈皮则有温中燥湿的佐助之功。

五、女科

《扫叶庄医案》卷四，系经产淋带女科杂治，共收60余案，专从奇经论治者达21案之多，足见薛雪运用调理奇经法治疗妇科病的特色。关于奇经药物和方治，在《备急千金要方》和《千金翼方》里就有记载。至清·叶天士于此发挥尤多。与叶天士生活于同一地区、同一时期的薛雪，在这方面具有相似的学术理念，便不足为奇了。虽然妇科奇经用药是非常有特色的内容，但是由于这部分理论并未完全成型，笔者也只能结合叶氏所论，从薛雪医案中揣度其妙，管中窥豹，请方家指正。

1. 壮任督妙用龟鹿

督任二脉同源出胞中，督脉总督一身之阳经，为“阳脉之海”，任脉总任一身之阴经，为“阴脉之海”。叶桂曾云，“鹿性阳，入督脉”，“鹿茸壮督脉之阳，鹿霜通督脉之气，鹿胶补肾脉之血”，“龟体阴，走任脉”。龟板、鹿茸是任督二脉的基本用药。

案例

质偏于热，阴液易亏，女人肝为先天，月事虽准，而里少乏储蓄，无以交会冲脉，此从不孕育之因由也，凡生气阴血，皆根于阳，阳浮为热，阴弱不主恋阳，脊背常痛，当从督任二脉治。

鹿胎　当归　桂圆肉　桑螵蛸　元武版　茯苓　枸杞子　细子芩

按语：本案“阳浮为热，阴弱不主恋阳”，此为浮阳假热，实阴阳均俱不足。方以鹿胎温煦养阳补督，元武版滋阴潜阳充任，当归、枸杞子、桂圆肉养血敛阴，黄芩监制浮阳。补督任者治根本，阴阳充实，嗣育有根，生生不息。

2. 益冲任重在养血

冲脉与任、督脉，足阳明、足少阴等经脉均有密切联系，能调节十二经气血，故称“十二经脉之海”，又称“血海”。冲任二脉同起胞中，与女子月经正常的行止有密切关系。养血滋阴是冲任虚损用药的关键。

案例

天癸当绝，今屡次崩漏，乃冲任脉衰，久漏成带，延绵之病，且固其下。

乌贼骨　小生地　鲍鱼　茜草　阿胶　续断

按语：天癸当绝未绝之年，冲任二脉虚损，延为漏带。用生地、阿胶滋养阴血，阿胶尚有止血之功；鲍鱼乃血肉有情之品，充填精血之不足，亦与叶天士“柔剂阳药，通奇脉不滞，且血肉有情，栽培身内之精血”（《临证指南医案·虚劳·万案》）之论相合。乌贼骨、茜草、鲍鱼亦是《内经》四乌贼骨一藘茹丸的主要药物，在充养精血的基础上又可化瘀止血、固涩收带。本案药味精简，组方严密。

3. 平冲逆常以镇坠

冲脉，上至于头，下至于足，贯穿全身，成为气血的要冲。冲为十二经脉之海，气血之大汇，起于下焦，冲脉郁盛，气上里急，逆冲为病。治宜疏调肝肾滞气，兼用重镇之药，平冲降逆。

案例

冲卫为病，气逆而里急。

青皮　金铃肉　淡吴茱萸　橘核　元胡　乌梅　沉香　代赭石

按语：本案述证虽简，但是选方用药很耐人寻味，从中亦可体会冲脉用药的法度。冲脉亢逆于上，源于经气郁滞，所以重在疏达。青皮是破气消滞的峻药，吴萸下气开郁，二药一寒一热、一升一降；川楝子清热行气，泄气分之热，延胡索活血行气，行血分之滞，二药亦是一寒一热，一气一血。橘核也是善于疏通下焦郁滞的药物。这五味药通过升清降浊、行气活血，可以很好解除经脉的郁滞。另外的三味药中：乌梅味酸性敛，与前面的一组气分药相伍，防止行气耗散太过；沉香与代赭石则是降逆下气治标之品。纵观全方，疏达与酸敛、镇坠合用，配伍可谓严丝合缝、滴水不漏。

4. 摄带脉每用收涩

带脉环身一周，能约束纵行之经脉，经气虚寒则诸脉纵弛不收，为瘕疝麻木，甚或痿痹废弃而成沉疴。带脉用药，重在温补的基础上参合固摄。

案例

带脉横围于腰，维脉挟内外踝而行，劳伤受寒，脉络欹斜，不司拥护而为瘕疝，麻木不仁，非小病也，久而痿痹，废弃淹淹。

当归身　生于潜术　淡苁蓉　肉桂　鹿角霜

按语：本方以鹿角霜、肉桂温养收涩带脉，归身、苁蓉、白术补肝肾除寒湿。带脉固束，诸脉得约提携，瘕疝、痿痹可蠲。

5. 维脉病多关营卫

“维”有维系联络之意，阳维联络各阳经以归于督脉，阴维联络各阴经以归于任脉。《难经·二十九难》：“阳维维于阳，阴维维于阴，阴阳不能自相维，则怅然失志，溶溶不能自收持。阳维为病，苦寒热，阴维为病，苦心痛。”当维脉经气出现异常，常常出现阴阳失调的病象，桂枝汤调和营卫亦是调整阴阳平衡的一个切入点。所以，叶桂常用当归桂枝汤加鹿角霜、沙苑子、枸杞子等治疗，唐立三亦认为“后人以桂枝汤为治，可谓中肯”。薛雪亦深谙此旨。

案例

阳维失护，自觉背脊烘热，汗则大泄出不止，汗过则周身冰冷畏寒，且不成寐，寐则气冲心跳，汗亦自止，以阴不内守，阳不护外主治。

桂枝木　鹿茸　当归身　白芍　人参　柏子仁　左牡蛎　茯神

按语：阳维为病，苦寒热。以阳维纲维一身之阳而司外护故也。外护不周，开泄则身热汗出，阳弱则身冷畏寒。药用桂枝、白芍调和营卫，作为本方的基本骨架。阳维虚损者，当以温补，以鹿茸补益元阳，人参、当归身充养气血，此为扶阳的一面；柏子仁、茯神、牡蛎安神敛心液，此为益阴的一面。明乎此，则阴维为病之治，自能通达。

6. 入奇脉必辅宣通

奇经为病，不外虚损、郁滞两端。奇经郁滞重在宣通，奇经虚损虽重在滋养，但薛雪说“温补佐以宣通，其力可以入八脉”，叶天士也说奇经虚证“必辛甘温补，佐以流行脉络”，“奇经为病，通因一法，为古圣贤之定例”（《临证指南医案·产后》）。可见宣通一法在奇经为病的治疗中颇为重要，薛雪多遣小茴香、香附、桂枝、茯苓、当归、续断等药。

案例

产后失调，蓐劳下损，必殃奇经，心腹痛寒热，脊酸腰痿，形肌消烁殆尽，若缕缕而治，即是夯极，凡痛宜通补，而宣通能入奇经。

沙苑蒺藜　炒黑小茴香　人参　麋茸　当归身　炒黑杞子

又方：人参二钱、熟地五钱、紫石英一两、肉桂心七分、后加枸杞三钱。

按语：本案中，人参、当归、杞子、熟地当是温养奇经之类，而小茴、桂心之属，苦辛芳香通络。两组药物相伍，恰如沟渠竣通，江河之水可注于湖泊也。

【后世影响】

一、历代评价

薛雪以其《湿热论》名世，成为清代著名的温病学家。后世对其评价基本呈现两种情况。一方面是其后人受到重理学、轻技艺思想的影响，轻于表述薛雪在医学上的成绩。如其孙薛寿鱼在撰写薛雪墓志铭时“无一字及医”，《吴医汇讲》也转述了其曾孙的论断“不屑以医自见，故无成书”，这也引发了后世对《湿热论》是否为薛雪所作的怀疑。陆懋修就曾指出，“叶、薛、缪三家医案，非特用药之谬，彼此相似，即词句间亦多有雷同。明是一副笔墨，不问可知”“若一瓢薛先生，则著作才也。乃亦传有《湿热条辨》一册，自条自辨。其语句、药物与《温证论治》大略相同，岂薛先生有此不合体裁之作耶？……安知非即顾与吴一流人假托明贤，使为嚆矢”（《世补斋医书·文十六卷》）。另一方面，与薛雪过从甚密的袁枚则对其有很高的评价：“子之大父一瓢先生，医之不朽者也。”《清史稿》中亦称其“博学多通，于医时有独见。断人生死不爽，疗治多异迹。”（《清史稿·列传二佰八十九》）很多医家对《湿热论》的学术价值给予了很高的评价。如章楠指出，“吴门薛生白先生，有《湿热条辨》三十五则，论治甚详，宜参究之”（《医门棒喝初集·温暑提纲·证治大法·湿温》），“惟吴门薛生白著《湿热条辨》，以太阴阳明为主治，实为治暑之准绳。其论证也确，其辨治也当，有合乎圣经之理法者矣”（《医门棒喝二集·暑病源流论》）。《南病别鉴》收载了薛雪《湿热论》一书，书末有李清俊题跋，也表达了同样的感受：“其见之也确，其言之也详，其治之也各得其宜，可为后世法，莫能出其范围者。”任应秋认为“湿热之变因多端，能得其治疗之要者，此作之外，殊不多觏”，并荐曰：“尤宜习之而不可废”。

综合以上两种评价，结合对薛雪为学、行医历程的研究，笔者有两点认识。首先，薛雪骨子里面受“德成而上，艺成而下”思想影响很深，所以其后人对其“不屑以医自见”的评价绝非空穴来风。其次，无论《湿热论》是否是薛雪所作，其学术价值毋庸置疑，其在中医温病学说理论框架中的地位举足轻重。最后笔者还是想用一段薛雪与袁枚的对话，让薛雪自己点评自己从医的心路，“我之医即君之诗，纯以神行，所谓人居屋中，我来天外”。

二、学派传承

中医学对于外感温热病的研究源于《内经》时期，温病学说的确立可以追溯到金元之际，但是温病学派的真正兴起始自明末。特别是清代中叶，随着江南吴中医家对热病研究的日益兴盛，温病学说日趋成熟，其中最具代表性的便是叶天士与薛雪两家。前者著《温热论》，创卫气营血辨证，使温病的辨治理论从伤寒六经辨治中独立出来；后者著《湿热论》，弥补叶天士详于温热、略于湿热的不足，对湿热病的病因病机、发病特点、传变规律、辨证立法、遣方用药做了系统的阐发。这两本著作共同奠定了温病学说的理论基石，其后的很多温病学著作多是将两者等量齐观，常常一并收录作解。比如陈平伯《温热病指南集》（1809 年）、茅雨人《感症集腋》（1815 年）、潘道根《湿热、温热论二论批本》（1833 年）、章虚谷《医门棒喝》二集（1835 年）、王孟英《温热经纬》（1852 年）、宋兆淇《南病别鉴》（1878 年）、吴锡璜《中西温热串解》（1921 年）等，可见由叶薛二人创立的温热、湿热的两大纲领贯穿温病学理论发展的始终。集温病学说大成的吴瑭，正是将温热、湿热以三焦辨证统论一处，其选方用药多学于叶天士《临证指南医案》，而三焦辨证实来源于薛雪之《温热论》。由此可见，薛雪与其《湿热论》对温病学派的发展、成熟、传承可谓影响至深，他与叶桂一起成为温病学派的中坚，堪称吴医双璧、一时瑜亮。

三、后世发挥

薛雪的《湿热论》成书后，可能只有抄本流传，至今未见同治年之前的单行本。嘉庆年间，徐行刊刻《医学蒙求》（1809 年）、舒松摩重刻《医师秘笈》（1812 年）时，刊载是论。其后茅雨人《感症集腋》、潘道根《湿热、温热论二论批本》、宋兆淇《南病别鉴》等书均有刊载。道光年间，章虚谷在《医门棒喝》二集中首注是论。另外，陈平伯的《温热病指南集》亦有“湿温症条例”，旧题“江白仙先生鉴定”，其内容是保留了薛雪《湿热论》中的 19 条，加入了自己颇有心得的12条，吴金寿在刊刻《三家医案合刻》（1831年）时，将此部分收入，附于书后，名之为《温热赘言》。这就是王孟英在刊刻《温热经纬》时提到的江本、吴本的来历。王孟英将陈平伯所做的12条中的11条，与《医师秘笈》中的35条，合二为一，成为一个46条的文本，名之为《薛生白湿热病篇》，并为之作注，此本对该书的流传意义重大。清代的王旭高将该书证治方剂编成歌诀，是为《薛雪湿热论歌诀》，有一定影响。新中国成立后，全国中医院校《温病学》教材都选有《湿热论》原文并作注。二百多年来，后世对薛雪学术思想的发挥可归结为两方面。

（一）拓展了薛雪湿热类温病诊疗理论的应用

薛雪《湿热论》阐发了湿热类温病的发生、发展、辨治的一般规律，初步构建了湿热类温病的诊疗理论。其后的温病学家在此基础上，对湿热类温病中的具体疾病（如湿温）多有阐发，使得温病理论体系不断完备和丰富。近现代的名医丁甘仁、章次公、李聪甫等在薛雪湿热病诊疗理论指导下，治疗湿温病多获效验。系统总结《湿热论》的学术思想不仅对于研究湿热类温病意义重大，对于丰富内伤杂病中湿热证的证治方法也有很强的实践意义。

（二）完善了三焦辨证理论

三焦辨证，由刘完素在其《三消论》中肇始其端，之后罗天益亦有发挥。《湿热论》中蕴含的三焦辨证方法，为这一辨证理论的完备奠定了重要基础。其后的吴瑭，在此基础上将薛雪用于湿热类温病的三焦辨证方法应用于其他类的温病，使这一辨证理论得以最终完善。三焦辨证方法不仅适用于温病的辨治，也同样可以应用于其他内伤疾病的辨治，对于临床实践的指导意义深远。

综上所述，薛雪是清代温病学派的代表性医家，有《湿热论》《医经原旨》等医学著作传世。本文基于对薛雪医学著作的系统研读与分析，参考近现代对薛雪学术思想的研究成果，在目前尚未涉及或较为薄弱的研究领域进行深入挖掘与提炼，对其学术渊源、学术特色及临证诊疗规律进行了系统的阐述。薛雪辨三焦、详论湿热，注《内经》、畅达经旨，其《湿热论》一书奠定了中医温病学说的理论基石，对温病学派的发展、成熟、传承可谓影响至深。对于这样一位极富学识与个性的医家的学术思想的研究是非常必要的，同时也是颇具难度的，囿于自己的学识与能力，对薛雪的研究必有挂一漏万、未中肯綮之处，恳请方家不吝赐教。

中国中医科学院中医基础理论研究所　郑齐

【参考文献】

[1] 刘完素. 素问玄机原病式 [M]. 北京：人民卫生出版社，2005.

[2] 王惟一. 难经集注 [M]. 北京：人民卫生出版社，1959.

[3] 王纶. 明医杂著 [M]. 北京：人民卫生出版社，1995.

[4] 李时珍. 本草纲目 [M]. 北京：人民卫生出版社，2004.

[5] 吴有性. 温疫论 [M]. 北京：人民卫生出版社，1990.

[6] 张景岳. 景岳全书 [M]. 上海：上海科学技术出版社，1959.

[7] 李中梓. 内经知要 [M]. 北京：人民卫生出版社，1955.

[8] 叶天士. 临证指南医案 [M]. 上海：上海人民出版社，1976.

[9] 叶桂，薛雪. 温热论 湿热论 [M]. 北京：人民卫生出版社，2007.

[10] 薛雪. 医经原旨 [M]. 上海：上海中医学院出版社，1992.

[11] 薛生白，也是山人. 扫叶庄医案 也是山人医案 [M]. 上海：上海科技出版社，2010.

[12] 叶天士，缪希雍，薛生白. 三家医案合刻 [M]. 上海：上海科学技术出版社，2010.

[13] 柳宝诒. 柳宝诒医案 [M]. 北京：人民卫生出版社，1965.

[14] 永瑢. 四库全书总目提要 [M]. 北京：中华书局，1965.

[15] 徐忠可. 金匮要略论注 [M]. 北京：人民卫生出版社，1993.

[16] 张璐. 张氏医通 [M]. 上海：上海科学技术出版社，1993.

[17] 章楠. 医门棒喝初集 [M]. 北京：中医古籍出版社，1986.

[18] 章楠编注；王孟英评点. 增批评点伤寒论本旨 [M]. 宣统元年己酉蠡城三友斋石印本. 1909.

[19] 陆懋修. 世补斋医书·文十六卷 [M] //王璟. 陆懋修医学全书. 北京：中国中医药出版社，1999.

[20] 王泰林. 西溪书屋夜话录 [M] //王旭高医书六种. 上海：上海科学技术出版社，1965.

[21] 曹炳章. 暑病证治要略 [M] //肖永芝. 温病大成（第三部）. 福州：福建科学技术出版社，2007.

[22] 何时希. 中国历代医家传录（下）[M]. 北京：人民卫生出版社，1991.

[23] 陈道瑾，薛渭涛. 江苏历代医人志 [M]. 南京：江苏科学技术出版社，1985.

[24]《吴中医集》编写组. 吴中医集·温病类 [M]. 南京：江苏科学技术出版社，1989.

[25] 蒲辅周. 中医对几种急性传染病的辨证论治 [M]. 北京：人民卫生出版社，1960.

[26] 任应秋. 学习温病应该读哪些书 [J]. 哈尔滨中医，1964，7（6）：2.

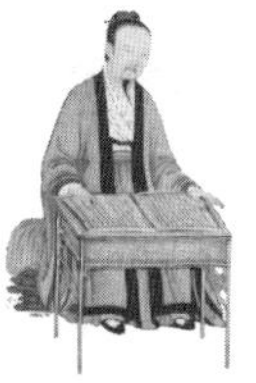

吴　谦

内容提要

吴谦，字六吉，生活于清雍正、乾隆年间。安徽歙县人，清代著名医家。后世称吴谦、张璐、喻昌为清初三大名医。吴谦主持编撰的《医宗金鉴》，内容简要，切合实用，在后世影响极为深远。在中医经典理论方面，吴谦亲自编纂《订正伤寒论注》和《订正金匮要略注》，以补、删、移、改、合、存疑正误等方法，重订张仲景原文。其自注、集注《伤寒论》条文；以表里、寒热，分析三阳、三阴；重视内因，强调邪从脏化；主张阴可相传，驳斥千古定论；认为厥阴必厥，揭示厥阴本质。其在骨伤科方面，系统总结清以前有关骨伤科的诊治内容，对人体各部位的骨度、损伤的内外治法论述详细，既有理论也重实践，图文并茂。其强调正骨手法的重要性，论述摸、接、端、提、按、摩、推、拿等 8 种整复手法，并创造改革多种固定器具。《医宗金鉴》共载方剂 1642 首，多为精挑细选以切合临床之实用。《医宗金鉴》流传到日本后，又形成了一些重刻本，对日本汉医也产生了一定的影响。

【概述】

一、生平简介

吴谦，字六吉，安徽歙县人。生活于清雍正、乾隆年间。因《清史稿》《歙县志》等文献记载欠详，加之目前尚未发现有关吴谦传记的可靠史料，故吴谦生卒年及生平事迹不可考。

据《清史稿·卷五百二·列传二百八十九》记载，乾隆四年（1739），吴谦奉敕与太医院院使刘裕铎为总撰修官，集清内府藏书、天下家藏秘籍和世传经验良方，主持编纂医书，历经3年完稿，后乾隆皇帝赐名《御纂医宗金鉴》。

据《医宗金鉴·奏疏》表述，乾隆四年十二月，太医院院使钱斗保及大学士鄂尔泰奏请修书的奏折中，吴谦和刘裕铎均列为御医。而书成之时，即乾隆七年（1742），吴谦和刘裕铎均已是太医院右院判。据考证，此当是《医宗金鉴》书成之日，乾隆皇帝特别褒奖编纂人员而晋级奖励的结果。由此可见，吴谦以诸生肄业于太医院，因编纂《医宗金鉴》等事，官至太医院院判，供奉内廷，屡受赏赐。

《医宗金鉴》出版后，清廷为表彰编撰此书的有功人员，除了加官晋爵以外，还每人奖励《医宗金鉴》一部，特铸小型针灸铜人若干作为奖品。上海中医药大学医史博物馆就保存了其中的一座铜人，其盒盖内面印有关于清廷嘉奖《医宗金鉴》编撰人员的说明文字。其中记曰："各按原职加一级外，特赏铜人像一个，是书一部，以资鼓励，而期将来医学日新月异，诸员更宜力加策勉也欤。"

据民国年间许承尧编纂的《歙县志》记载，吴谦是一位博学多识的医生，于医学理论和临证各科无所不精。考其内容，皆录自《清史稿·吴谦传》。

二、著作介绍

《医宗金鉴》是一部具有丛书性质的中医学全书。1749年即被定为太医院医学教学的教科书。此书荟萃历代重要中医著作，经选排、校订、删补、完善后编辑而成。书中论述了医经、伤寒、四诊、运气、方论、杂病、妇科、幼科、外科、眼科、正骨、痘疹与种痘、刺灸等，包括中医经典理论、诊法、方药、临证各科施治诸多内容，全面系统，内涵丰富。该书上自春秋战国，下至明清，将历代名著之精义，分门别类，删其驳杂，采其精粹，发其余蕴，补其未备，贯穿辨证论治，形成一整套理论与实践的方法体系。《医宗金鉴》全书共90卷，含子书15部。兹简要介绍如下。

（一）《伤寒论注》

《医宗金鉴》第1~17卷，为《伤寒论注》，23篇，各篇之下有170余论。其中，以六经病脉证并治、合病脉证并治为主体，还涉及差后劳复、阴阳易、坏病、温病、痉湿暍病、霍乱等脉证并治，及可汗、不可汗，可吐、不可吐，可下、不可下的内容，对于临床脉证鉴别多有利益。其后，另有平脉法、辨脉法、正误存疑篇等。

（二）《金匮要略注》

《医宗金鉴》第18～25卷，为《金匮要略注》，共8卷。此书基本按照《金匮要略》原文顺序，将有关方证条文的各家注解集合于条文之下，并对方论加以必要解释和按语。正误存疑篇列于最后。

（三）《删补名医方论》

《医宗金鉴》第26～33卷，为《删补名医方论》，共8卷，计190余方。其中，以名方为纲，讨论立方选药的意义，说理精当严密，集各家之长。书中指出遣方用药为临床之最终环节，对前人方书中能透发精意的古方萃而集之，不当者删而去之，未备者补之而成。

（四）《四诊心法要诀》

《医宗金鉴》第34卷，为《四诊心法要诀》，1卷。其中，共有要诀67首，除第一首为四诊总论外，其余66首涵盖了望、闻、问三个范畴的诊断内容。歌诀简单明了，切中要旨，歌诀之下皆有详细注释，注释多结合经典阐述理论，使其尽可能完备精准。另附订正《素问·脉要精微论》一则备考，有详细的注释和订正《素问》脉位图。

（五）《运气要诀》

《医宗金鉴》第35卷，为《运气要诀》，1卷。其中汇集五运六气之说，内容涉及太虚理气天地阴阳、五行生克制化、运气合脏腑十二经络、主运、主气、客运、客气、五音、五行、五运和六气的关系、五运六气分述、灾变相关、五行地化、虫畜谷果、运气为病、五运客运太过为病、六气客气主病、运气当审常变等运气的基础理论和运用方法，最后并附冲阳诸脉穴位。

（六）《伤寒心法要诀》

《医宗金鉴》第36～38卷，为《伤寒心法要诀》，共3卷，是配合《订正仲景全书》的内容而编写的歌诀部分。吴谦根据个人体悟和临床应用，将《订正仲景全书》的内容进行了重新编排。第36卷，先从“伤寒传经从阳化热从阴化寒”入手，其后是六经病各脉证、变病以及并病、同病、两感等内容，并对表证、里证、阴证、阳证和阴阳毒进行了论述。第37卷，包括辨表里、阴阳、寒热、辨舌苔、辨恶风、头痛、项强、身痛、辨汗等49个病和证的诊断内容。第38卷，主要是类伤寒五证和同伤寒十二证，以及易愈生证、难治死证等内容。最后是“汇方”和“伤寒附法”两方面的内容。

（七）《杂病心法要诀》

《医宗金鉴》第39～43卷，为《杂病心法要诀》，共5卷。内容涉及内科杂病的中风、类中风、伤风、痉病、破伤风、痹病、痿病、脚气、内伤、虚劳、汗证、失血、消渴、神病、癫痫、气病、遗精、浊带、痰饮、咳喘、肿满、疟疾、霍乱、噎膈、呕吐、诸泄、痢疾、疸病、积聚、疝证、头痛、眩晕、心腹诸痛、腰痛、癃闭、便秘等近40种内科杂病。此外，还有眼目、牙齿口舌、咽喉、肩背、胸胁等部位病证内容。其中，对各种病证的病因、病机、诊断、治疗，都进行了较为详细的阐述。

（八）《妇科心法要诀》

《医宗金鉴》第44~49卷，为《妇科心法要诀》，共5卷。妇科诸证与方脉无异，惟经、带、胎、产、杂证不同。其中内容，对此数证详加探讨，集数十种女科专著之精华，以经、带、胎、产为序，各类妇科疾病均得以纲举目张。

（九）《幼科杂病心法要诀》

《医宗金鉴》第50~55卷，为《幼科杂病心法要诀》，共6卷。其中包括小儿四诊总括、出生上下、惊风、痫证、疳证、吐证、泻证、感冒、瘟疫、暑证、霍乱、痢疾、疟疾、咳嗽、喘证、痰证、疝证、淋证、头痛、腹痛、黄疸、水肿、腹胀、发热、积滞、癖疾、汗证、失血、杂证等，共29门。各门之下，又有202个分论，其中详述小儿出生至发育过程中养护各法以及病患诊疗内容。小儿气血未充，形神怯弱，脏腑柔脆，且易生惊疳及变证，其病难于把握。《医宗金鉴》之《幼科杂病心法要诀》，则集中了清以前幼科相关疾病诊疗护理精华。

（十）《痘疹心法要诀》

《医宗金鉴》第56~59卷，为《痘疹心法要诀》，共4卷。内容分为痘疹诊断、痘形并治门、痘中杂证上、痘中杂证下、男妇年长出痘门、疹门等六个部分。各门之下，涉及近200分论。全面论述了痘疹的病原、形证、辨病、顺逆、治疗等内容。

（十一）《幼科种痘心法要旨》

《医宗金鉴》第60卷，为《幼科种痘心法要旨》，1卷。卷首对痘之病原、发病、病证、愈后进行了详细的分析，并对种痘法的起源、效果、注意事项、理论基础加以总述。还介绍了成书之时，种痘技术尚未能普及以惠泽百姓的背景，继而阐述编撰此书的目的和必要性。其内容包括种痘要旨、选苗、蓄苗、调摄、禁忌、可种、不可种、信苗、补种等18篇，提倡水苗法为最优。此书在当时誉为种痘之津梁。

（十二）《外科心法要诀》

《医宗金鉴》第61~76卷，为《外科心法要诀》，共16卷。其中，总论涉及十二经循行部位、十二经气血多少、痈疽与肿疡内外主方、溃疡主治类方、外用类方等。此外，还分述头、面、项、背、腰、眼、鼻、耳、口、唇、齿、舌、喉、胸乳、腹、腋、肋、内痈部、肩、臑、臂、手、下、臀、股、膝、胫、足各部外科病证及发无定处等，并对杂证部、婴儿部的辨证诊疗予以详述。

（十三）《眼科心法要诀》

《医宗金鉴》第77~78卷，为《眼科心法要诀》，共2卷。内容涉及五轮八廓、内外因、内障、外障、补遗等。据《灵枢》《备急千金要方》《外台秘要》《银海精微》等，详论五轮八廓及内障外障七十二证。

（十四）《刺灸心法要诀》

《刺灸心法要诀》为全书79~86卷，共8卷。内容涉及骨度、十二经文、奇经八脉、各部针灸要穴、灸疗、刺灸禁忌等，近200个分论。

（十五）《正骨心法要旨》

《医宗金鉴》第87~90卷，为《正骨心法要旨》，共4卷。内容包括外治法、经义、骨度、补遗、各部骨骼、内治杂证法等，涉及手法、器具、头面四肢各部骨骼、伤损内治等80余分论。其中，详论经络、骨度、部位、名目、手法等，并对部位、名目、手法绘图立说。

《医宗金鉴》自刊行以来，广为流传，仅《中国中医古籍总目》就记载有53种版本。现存清乾隆七年武英殿聚珍版，清道光、同治、光绪、宣统年间多种刻本，及1912年商务印书馆铅印本。通行本，为1957年人民卫生出版社据清乾隆武英殿聚珍版刊行的影印本等。

【学术思想】

一、学术渊源

吴谦生于古徽州，吸取方有执、汪昂、吴崑等新安名医的学术主张，但不偏不倚，以平易实用为旨，集众家之长，不断丰富个人学术思想。

吴谦以赵开美《仲景全书》为准，参照方有执《伤寒论条辨》，对原文按照方证进行了重新编排。吴谦《订正仲景全书·凡例》明确提出，此等注释，各有精义，经文如添羽翼。然众多诸家，难免有浮泛、隐晦之偏，使后学者难以适从。因此，是书舍弃历代诸家重复、冗沓之解，将其中中肯有据之说集注于本册。

《伤寒论注》所涉及医家论述及著作众多。医家有陶隐居、楼全善、成无已、许叔微、常器之、郭雍、李杲、张洁古、罗天益、朱震亨、滑寿、赵良、戴原礼、方有执、王三阳、唐不岩、沈亮哀、王肯堂、吴绶、李中梓，清初的喻昌、张璐、程应旄、林澜、周扬俊、沈明宗、程知、郑重光、张锡驹、魏荔彤、赵嗣真、张兼善、赵羽皇、柯琴、张志聪、徐彬、张令韶、吴人驹、闵芝庆、刘宏璧、高士宗等。著作有《洪范》《内经》《难经》《脉经》《名医别录》《图经》《活人书》《明理论》《内台方议》《外台方议》《尚论篇》等。

吴谦主持《医宗金鉴》编纂，主张全书内容避免崇尚新奇，以中医经典理论为其编纂之指导思想，广采历代众多医家之善长，不拘泥于一家一派之说，方论严谨不离经典，紧密结合临床，重实用，不求新出奇。《删补名医方论》中，认为《医方考》《医方集解》等书，均未能畅发前人之精意，故整理了历代各方书能透发古方精意者，“萃而集之，不当者删之，未备者补之”。

吴谦认为“正骨科向无成书，各家著述，惟《准绳》稍备，然亦只言其证药，而于经络、部位、骨度、名目、手法俱未尝详言之”。故以《证治准绳》为据，并考《灵枢》《素问》之骨度及经络，采辑《内经》至清代伤科相关诸书，“分门聚类，删其驳杂，采其精粹，发其余蕴，补齐未备”。集合前人精华的同时，亦多有创新。详论经络、骨度、部位、名目、手法等，于部位、名目、手法绘图立说，图文并茂。其正骨八法，更是将临床实践提升到了新的理论高度，对伤科学的发展起到了承前启后的作用。

综上，吴谦亲自编纂《订正伤寒论注》和《订正金匮要略注》，并主持《医宗金鉴》的总编修，博采历代众家之长，不偏不倚，以切合临床实用，是其注释、编修作品的最大特色，亦反映其个人学术渊源的特点。

二、学术特色

（一）《医宗金鉴》的编纂特点

中医教育史上并无集体编纂教科书的经验，早期曾作为教科书使用的编集性著作有宋代的《圣济总录》和《太平圣惠方》，但原书编纂主旨不是作为教材编纂的，内容博杂，不便教学。

吴谦等奉谕编撰一套供太医院诊疗与教学用的医学全书，以正医学，使医有所宗。原计划“成书两部，其小而约者，以便初学诵读；其大而博者，以便学成考究”。但后因诸多因素，只完成了“小而约者”一部，即适合初学者诵读的《医宗金鉴》。此书有图有说，有方有论，并有歌诀，便于记诵。

自1749年起，《医宗金鉴》被清太医院确定为医学生教科书。200多年来一直深受推崇，至今仍为中医临证、教学的常用参考书。台湾地区，将其作为中医师考试教材。作为中医古代教育史上最大规模的教材编修活动，吴谦主持《医宗金鉴》教材编撰的思路和经验是值得总结学习的。其主要编撰特点如下。

1. 分科编写，层次清晰

据谢观《中国医学大词典》介绍，《医宗金鉴》“首为订正伤寒论注十七卷，次为订正金匮要略注八卷，次为删补名医方论八卷，次为四诊要诀一卷，次为运气要诀一卷，次为诸科心法要诀三十五卷，次为正骨心法要旨四卷……改编之后，条例益清”。

《医宗金鉴》全书，分为临床基础和临证各科两大部分，论述了医经、伤寒、四诊、运气、方论、杂病、妇科、幼科、外科、眼科、正骨、刺灸、痘疹与种痘等；包括中医经典理论、诊法、方药、临证各科等诸多内容，全面系统、内涵丰富，通篇贯穿辨证论治，形成了一整套理论与实践方法体系。

如《订正仲景伤寒论注》的编撰体例，采取“首经文，次注释，次集注，次方药，次方解集解，其经文有缺误者，则加辩论于经文之下，以按字冒之，其于本条互相发明，而非专论本条者，加辩论于本注之后，亦以按字冒之，此逐条之次第也。俾后学了然心目，易于融会贯通”。

2. 歌诀体裁，便于记诵

《医宗金鉴》采用韵文歌诀形式，歌诀之下均有注释，以歌诀为经，注解为纬，歌诀适于背诵，简明精要，篇幅适度，便于教者讲解和学者记忆，特别符合中医学需记忆内容多的特点。如卷五十三《幼科心法要诀·感冒门》云：“小儿肌肤最柔脆，偶触风寒病荣卫，轻为感冒病易痊，重为伤寒证难退，夹食夹热或夹惊，疏散和解宜体会。”此以一首短歌诀，就将小儿外感病的特征、转归及治疗原则表述得十分清楚。又如，卷五十七《产后心法要诀·产后门》云：“产后阴虚阳气盛，微微自汗却无妨，头汗阴虚阳上越，周身大汗是亡阳。”阐明了产后自汗、头汗的病因病机和预后。

3. 图文并茂，生动形象

在医学书籍中，图解是十分重要的内容。有些内容以文字叙述无法使读者了解具体的治疗方法，可以用更为直观的图解来说明。

《医宗金鉴》之图解，不仅能准确表达内容，而且绘制十分精美。在《订正仲景全书伤寒论注》《四诊心法要诀》《运气要诀》《外科心法要诀》《眼科心法要诀》《刺灸心法要诀》《正骨心法要旨》中，均有图有说，十分形象。《痘疹心法要诀》《外科心法要诀》《刺灸心法要诀》和《正骨心法要旨》，图示占有很大比例，配上文字论述，使学习变得直观生动，易于理解掌握和加深印象。如卷五十七《痘疹心法要诀·痘形并证治门》共44幅插图，描述痘疹在小儿身体各部位的形态，40多个儿童形态各异，活泼可爱，比例准确，线条流畅。

4. 综合经典，继承创新

《医宗金鉴》是在历代医书中精选内容，集名家之精华，由编著者集体裁剪而成。如《杂病心法要诀》，以诸病作为纲目，将历代各家学说和证治精华收于其中。如李东垣治内伤、朱丹溪治郁等均有体现。但略去了诸家学术争议，便于初学者理解和把握。

吴谦认为，张仲景《伤寒论》和《金匮要略》，“诚医宗之正派，启万世之法程，实医门之圣书也”，故首先以订正注释两书冠首。在其他各科中，也不同程度上各有所本，体现了《脉经》《针灸大成》《妇人良方大成》等各科名著的主要内容。如《伤寒论》第54条：“患者脏无他病，时发热自汗出而不愈者，此卫气不和也。先其时发汗则愈，宜桂枝汤”。对“脏无他病”解释说：“脏，里也。无他病，谓里无他病。”又如《伤寒论》第277条：“自利不渴者，属太阳，以其脏有寒故也，当温之，宜服四逆辈。”对“四逆辈”解释说：“四逆辈者，指四逆、理中、附子等汤而言也。”此均体现了在继承的基础上发扬创新。

在个别学科的编纂中，还起到了新的总结提高作用。最突出者，如《正骨心法要旨》云：“正骨科向无成书，各家著述，惟《准绳》稍备，然亦只言其证药，而于经络、部位、骨度、名目、手法俱未尝详言之。”而《正骨心法要旨》图文并茂，对发展到清代的中医骨伤科学总结得最为深入恰当，更把骨伤科的临床实践提升到了一个新的理论高度。

总之，《医宗金鉴》开官修统编教材之先河，教学目的定位明确，编写形式便于理解记忆，使医学教材编纂有了依据和准绳。

5. 编纂样本，作为示范

《清史稿·吴谦传》云：“书成，赐名《医宗金鉴》。虽出手编定，而订正《伤寒》《金匮》，本吴谦所自撰。”“是书为……太医院诸人，合各省医家共同编辑……实则吴谦一人之原稿所扩充修正者。”（《历代史志书目著录医籍汇考·广录篇》）可见尽管《医宗金鉴》的编纂虽有多人参与，但为其付出最多者当是吴谦。

清乾隆年间，国力鼎盛。乾隆皇帝下谕太医院“尔等衙门该修医书，以正医学”。吴谦等人奉谕着手准备，朝廷也“将大内所有医书发出……集送太医院纂修成书”，并广搜民间验方。但在初期实施过程中，各项工作进展十分缓慢。自大学士鄂尔泰在乾隆四年（1739）十二月十二日奏请设医馆，选人才以撰医书，直至乾隆五年（1740）二月初七仍未开馆。和亲王奉旨即速查清未开馆的原因，即“纂修事宜、工食、什物等项，咨查各馆尚未移复，及行取各省医书之处，亦未咨部通行，其需用人员且未选定，是以至今未曾开馆”。说明纂修医书工作艰苦，工程浩大。然而，吴谦当时已开始进行编纂，其“于余暇时已删订《伤寒论》《金匮要略》，书成八九，稍加增减，即可告竣”。和亲王得知后，甚是高兴，即奏请乾隆皇帝曰：“窃思吴谦既称删订已成八九，兼之大内颁发医书，详加参考。诚如圣谕，纵天下之书，亦未必有过于此者也。请将大内所有医书，及吴谦删订未成之书，一并发于太医院，选择吉期，即行开关纂修。”可见，吴谦知难而进，先行编纂，在信心上、进度上、内容体例上都促进了清廷及早开馆纂书，促成这部医学巨著的编纂顺利开展，并为此书的最终编成立下了不可磨灭的功绩。

综上所述，《御纂医宗金鉴》为全书名称。“御纂”，源于编撰《医宗金鉴》为乾隆皇帝钦定。“医宗”意为此书为医学之属，且有“宗”可依。“金鉴”，即指铜镜。此书名称寓意该医书可供医者遵从，以此对照审查自己的医学行为。《医宗金鉴》的各册子书，较多地运用了“心法”和“要诀”作为名称。《医宗金鉴》总书名和子书名的命名，充分体现了编修者的宗旨及其撰述内容要则。

（二）《伤寒论》研究的成就

《医宗金鉴》中，《订正仲景全书》占1/3，外加《伤寒心法要诀》，集合了诸家阐发之精微，将错讹者加以订正，并详加注释，以利后学。

吴谦认为，张仲景《伤寒论》“启万世之法程，诚医门之圣书，但世远残阙，多编次传写之误。今博集诸家注释，采其精粹，正其错讹，删其驳杂，补其阙漏，予以行之天下，则大法微言，益昭诸万世矣”。故其以赵开美《仲景全书》为准，参照方有执《伤寒论条辨》，对原文进行重新编排和注释。

1. 重订《伤寒论》条文

吴谦认为，《伤寒论》“系千载遗书，错误颇多，虽经历代注家编次诠释，然各执己见，位置无常，难以为法”。因此，在参照方有执删削“伤寒例”，合并“平脉法”“辨脉法”置于篇后，分太阳病为中风、伤寒、风寒两伤三篇编次仲景条文的同时，还在若干处进行了修正，重新编排条文次序。

吴谦订正《伤寒论》的体例是，“是集《伤寒》，则首六经，次和病、并病，次差后劳复、食复、阴阳易，次坏病、温病、痉、湿、暍、霍乱，次可汗不可汗、可吐不可吐、可下不可下，次平脉、辨脉法，次一书之次第也。首纲领，次具证，次出方，次因误致变，次因逆成坏，此一篇之次第也。首经文，次注释，次集注，次方药，次方解集解，其经文有缺误者，则加辩论于经文之下，以按字冒之，其于本条互相发明，而非专论本条者，加辩论于本注之后，亦以按字冒之，此逐条之次第也。俾后学了然心目，易于融会贯通”。

可见，吴谦订正各篇条文，按首纲领、次脉证、次方药、次变证、次坏病的次序排列，使后学“了然心目，易于融会贯通”。还将各篇中合病、并病、坏病、温病等条文摘出独立成篇，又附入“三阳三阴经脉各图”和“伤寒刺灸等穴图”，利用于临床辨证施治运用。总之，吴谦删订《伤寒论》不求恢复原貌，而是致力于切合临床实用，使有法可依。

吴谦订正《伤寒论》条文的具体方法，有补、删、移、改、合、存疑正误等。

（1）补

《伤寒论》92 条："病发热头痛，脉反沉，若不差，身体疼痛，当温其里，宜四逆汤"。《医宗金鉴》按曰："身体疼痛之下，当有'下利清谷'四字。若无此四字，则当温里之文竟无着落矣，未有表病而温里之理也。阅后太阴篇中云：'伤寒医下之，续得下利清谷不止，身痛者，急当救之，四逆汤。'其义益明，遵经补之"。

（2）删

《伤寒论》68 条："发汗病不解，反恶寒者，虚故也，芍药甘草附子汤主之。"《医宗金鉴》按云："发汗病不解之'不'字，衍文也，发汗病不解，则当恶寒，何谓反恶寒？病解恶寒，始可谓虚。当删之。"

（3）移

吴谦以六经为纲，重新归类条文。宋版《伤寒论》共有条文 398 条，按六经病依次排列。但每章节主题与条文内容并不完全相符，其中最为典型的当是太阳病篇，共有条文 178 条，内容不仅涉及太阳病，还有阳明病、少阳病，甚至三阴病。如此多的内容与条文，共存于一篇之中，难免冲淡主题，不便于理解和学习。《医宗金鉴》则依据条文内涵，重新合理归类。最为成功的典范当属少阳病篇，即《医宗金鉴》卷五"辨少阳病脉证并治全篇"。宋版《伤寒论》"辨少阳病脉证并治"篇，收录第 263 ~272 条共 10 条原文。这 10 条原文的内容，根本不能反映少阳病的全貌。《医宗金鉴》将宋版《伤寒论》太阳病、阳明病及厥阴病篇中有关小柴胡汤证内容的条文，还有少阳兼太阳、兼里实、兼水饮的条文以及热入血室证治，全都移入"辨少阳病脉证并治全篇"中，完整地反映出少阳病本证和兼证内容，以及和解的正治法和权变法，使少阳病篇内容充实，主次分明。后世中医院校多种版本《伤寒论》教材的编写，也都参照这种归类法。

（4）拆合

《医宗金鉴》依据《伤寒论》条文的内容，对方证相同者合而论之。如第 18 条"喘家作，桂枝汤加厚朴杏子佳"，第 43 条"太阳病，下之微喘者，表未解故也，桂枝加厚朴杏子主之"。这两条原文所论，除病因不同外，证治相同，《医宗金鉴》中将其合而论之说："太阳病，下之微喘者，表未解故也，桂枝加厚朴杏子汤主之。喘家作，桂枝汤加厚朴杏子佳。"对条文内容前后不可分割者，在《医宗金鉴》中亦合而论之。如第 21 条"太阳病，下之后，脉促胸满者，桂枝去芍药汤主之"，第 22 条"若微寒者，桂枝去芍药加附子汤主之"。第 22 条若脱离第 21 条，单独论之，则无从谈起。《医宗金鉴》则合而论之说："太阳病，下之后，脉促胸满者，桂枝去芍药汤主之。若微寒者，桂枝去芍药加附子汤主之。"如此则前后连贯，自成体系。还有一些条文，一条中论述多个问题，若不分开，则使人茫然。如第 131 条"病发于阳，则反下之，热入因作结胸；病发于阴，则反下之，因作痞也。所以成结胸者，以下之太早故也。结胸者，项亦强，如柔痉状，下之则和，宜大陷胸丸"。条文前部分论述结胸与痞证的成因，后部分论述热实结胸，邪气偏甚于上的证治。《医宗金鉴》则分而论之，将"病发于阳，而反下之，热入因作结胸；病发于阴，而反下之，因作痞也。所以成结胸者，以下之太早故也"与"结胸者，项亦强，如柔痉状，下之则和，宜大陷胸丸”分成两部分叙述。

（5）改

《伤寒论》第165条：“伤寒发热，汗出不解，心中痞硬，呕吐而下利者，大柴胡汤主之。”《医宗金鉴》认为，此条中“下利”应改为“不利”。按曰：“下利之‘下’字，当是‘不’字，岂有上吐下利，而以大柴胡下之是乎?”注曰：“伤寒发热汗出不解，表尚未已也；心中痞硬大便不利，里病又急矣。呕吐，少阳、阳明兼有之证也。少阳、阳明两急，心中热结成痞，故以大柴胡汤，外解少阳发热未尽之表，内攻阳明成实痞硬之里也。”又如《伤寒论》第176条：“伤寒脉浮滑，此以表有热，里有寒，白虎汤主之。”《医宗金鉴》中，将“里有寒”改为“里有热”。按曰：“王三阳云：经文‘寒’字，当‘邪’字解，亦热也，其说甚是。若是‘寒’字，非白虎汤证矣。”注曰：“此言伤寒太阳证罢，邪传阳明，表里俱热，而未成胃实之病也。脉浮滑者，浮为表有热之脉，阳明表有热，当发热汗出；滑为里有热之脉，阳明里有热，当烦渴引饮。故曰：表有热里有热也，此为阳明表里俱热之证，白虎乃解阳明表里俱热之药，故主之也。”

吴谦治学严谨，鉴于《伤寒论》代远年湮，“传写多讹”，甚至“其有全节文义不相符合，绝难意解者”，特设立“正误存疑篇”附于卷末，以备参考。篇中对“承讹袭谬”之71段条文，予以“正误”；对“证不与脉符，药不与证合”之35段条文，予以“存疑”，充分显示了作者严谨的治学态度。

2. 注释《伤寒论》条文

吴谦在阐释《伤寒论》经文时，采用了自注和集注加批注的方法。在自注中，逐条诠释精解。如注释“厥阴之为病，消渴，气上撞心，心中疼热，饥而不欲食，食则吐蛔，下之利不止”时说：“此条总言厥阴病之大纲也……厥阴之脉，起足大指，循股内，入阴中，环阴器，抵少腹，贯心膈，其注肺热邪循经上逆膈中，故气上撞心，心中疼热也。饥而不欲食者，非不食也，因食则动蛔而吐，故虽饥而不欲食，食则吐蛔也。夫消渴多饥，饥不能食，则胃中所有者，但水与热耳。若更以厥阴热气夹胃撞疼，误认为转属阳明之实痛而下之，则胃愈虚，必下利不止矣”。其议论详明，不乏个人见解。

吴谦在集注中，博采诸家论著，除重点采用方有执、喻昌等错简重订派医家之说外，还引录了维护旧派论的成无己及介于两派之间的柯琴等医家的见解。采用的原则是，“取其精确，实有发明者”。如《伤寒论》云：“伤寒脉浮滑，此表有热，里有寒，白虎汤主之。”历代医家对此条的注释众说纷纭，但吴谦独引王三阳的注语说：“经文寒字作邪解，亦热也。”并加按语说：“此言伤寒太阳证罢，邪传阳明，表里俱热，而未成胃实之病也。脉浮滑者，浮为表有热之脉，阳明表有热，当发热汗出；滑为里有热之脉，阳明里有热，当烦渴引饮。故曰表有热，里有热也。此为表里俱热之证，白虎汤乃解阳明表里俱热之药，故主之。”其引文精确，持论公允，二者相得益彰。

《伤寒论》中，内容与条文最多的是太阳病篇。吴谦承方有执的三纲鼎立学说，以此来分类太阳病篇。其云：“卫分受邪，则有汗为虚邪，桂枝证也。荣分受邪，则无汗为实邪，麻黄证也。荣卫俱受邪，均无汗，皆为实邪，大青龙证也。大纲三法，用之得当，其邪立解，用违其法，变病百出。缘风为百病之长，故以风中卫为上篇，寒伤荣与风寒两伤，列为中下二篇。其条目俱详于本篇之下，俾读者开卷了然，有所遵循也。”同时，吴谦还用三纲学说来解释相关条文。如《伤寒论》第7条，言“病有发热恶寒者，发于阳也；无热恶寒者，发于阴也”。《医宗金鉴》注曰：“病谓中风、伤寒也。有初病即发热而恶寒者，是谓中风之病，发于卫阳也。有初病不发热而恶寒者，是谓伤寒之病，发于荣阴者也。”

《伤寒论》中有些条文，论述了病证但无具体的方药治疗。如《伤寒论》第89条，言“患者有寒，复汗也，胃中冷，必吐蛔”。《医宗金鉴》注释说：“患者有寒，谓胃中寒也。复发汗，谓汗而复汗也。胃寒复汗，阳气愈微，胃中冷甚，蛔不能安，故必吐蛔也，宜理中汤送乌梅丸可也。”这些有代表性的见解与注释，说明《医宗金鉴》对《伤寒论》的注释，与一味随文顺释，惟原文是从者相比，无疑更能积极地推动《伤寒论》研究的深化。

3. 以表里寒热分析三阳三阴

吴谦《订正伤寒论注》中，没有专门论述六经理论的篇章。但从六经病篇分析可以看出，他是从各经的不同位置，以表里、寒热来解析三阳、三阴经的。

吴谦认为三阳的实质是：太阳经主表，阳明经主里，少阳经主半表半里。其言“太阳主表，为一身之外藩，总六经而统营卫”，故以“太阳之为病，脉浮，头项强痛而恶寒”为提纲，以示表证、表脉，治宜解肌发汗。“阳明主里，内候胃中，外候肌肉，故有病经、病腑之分。”其经证有身热烦渴、不恶寒、反恶热、脉大之证，病变于胃，外候于肌肉；较之太阳营卫表证为深，故亦为里也。其腑证，按其病因不同，有太阳经失治，或治不得法，转入阳明的脾约证；又有阳气素盛，或胃有宿食，大阳之邪入里与阳明之邪互结，而成胃家实证；再有少阳经失于和解，或其人津液素亏，汗下失宜，转入阳明的大便难之证。论其证候轻重，胃家实最重，脾约证次之，大便难再次之。阳明腑证虽来路不同，但均以里实为病机。“少阳主春，其气半出地外，半出地中，人身之气亦如之，故主半表半里也。”半表为在外之太阳经，半里者实则以阳明为里，虚则以太阴为里。故《订正伤寒论注》认为，98条“伤寒五六日，中风，往来寒热，胸胁苦满，默默不欲饮食，心烦喜呕”，与264条“口苦，咽干，目眩”，是少阳经半表半里之范例。

吴谦对三阴病，均用寒热来辨析其实质。如对太阴病从脏腑属性而论，言“太阴湿土，纯阴之脏，故病一入太阴，则邪从阴化者多，从阳化者少”。若有腹满而吐、食不下、自利益甚、时腹自痛之证，“此太阴里虚，邪从寒化之证也……故腹满嗌干、不大便、大实痛，始为太阴里实，邪从热化之证也”。关于少阴病，其云：“少阴肾经，水火之脏，邪伤其经，随人虚实，或从水化以为寒，或从火化以为热。”从水化为寒者，有无热恶寒、身蜷、呕吐、下利清谷、四肢厥逆、精神萎靡、小便清白、脉沉微、舌淡苔白等。从火化为热者，有心烦不得眠、口燥咽痛、脉细数、舌红少苔等。对于厥阴病，是从患者的寒热体质而论。其云：“厥阴者，阴尽阳生之脏……若其人素偏于热则邪从阳化……若其人素偏于寒则邪从阴化。”从阳（热）化，则有消渴、气上撞心、心中疼热、口烂、咽痛、喉痹、痈脓、便血之证；从阴（寒）化，便成肢厥、肤冷、下利、除中、脉微欲绝之证。他还揭示三阴病寒热病机的不同特点，指出太阴经寒化病机为主，热化病机为次；少阴经寒化病机为本，热化病机为标；厥阴经热化病机为顺，寒化病机为逆。

可见，吴谦以证候立论，从表里、寒热分析六经病，揭示张仲景辨证心法，对指导临床实践大有裨益。

4. 重视内因，强调邪从脏化

《订正伤寒论注》强调，机体内在因素是外感热病发病与传变的先决条件。吴谦提出了“邪从脏化”的观点。其云：“六气之邪，感人虽同，人受之而生病有异者，何也？盖人之形有厚薄，气有盛衰，脏有寒热，所受之邪每从其人之脏气而化，故生病各异也。是以或从虚化，或从实化，或从寒化，或从热化。”

这种联系人体形、气、脏之厚薄、盛衰及寒热偏性的差异，阐发六经发病阴阳、传变虚实、证候寒热的观点，是十分可贵的，体现了中医的辨证思维特点，符合外感热病的发病规律。

六经证候的产生，是外感病邪与人体脏腑经络、气血津液相互作用的结果。此正如《伤寒论》所云：“病有热恶寒者，发于阳也。无热恶寒者，发于阴也。”基于上述以素体阴阳之偏盛偏衰来决定病发阴阳的认识，《订正伤寒论注》提出“邪从脏化”，是对《伤寒论》上述理论的进一步发挥。

5. 阴可相传，驳斥千古定论

传经为热，直中为寒，可谓伤寒传经理论的千古定论，为众多伤寒注家所认同。《订正伤寒论注》对此则提出质疑说：“自后汉迄今，千载以来，皆谓三阴寒邪不传，且以伤寒传经阴邪谓为直中，抑知直中乃中寒之证，非传经之邪耶。是皆未曾熟读仲景之书，故有此说耳。”吴谦打破旧论，反对“三阴寒邪不传”，主张寒热皆可传经，提出“阴可相传”“阴证相传变，阳邪可阴化”的观点，并指出合病、并病不仅可以出现在阳经，阴经亦可出现。

吴谦强调，传寒传热重在见症，岂有热传寒不传之理！《伤寒论》27 条云：“伤寒三日，三阳为尽，三阴当受邪”；318 条云：“伤寒四五日，腹中痛，若转气下趋少腹者，此欲自利也”；384 条云：“伤寒……却四五日，至阴经上，转入阴必利”等，均是阴可相传、传经为寒之明证。至于由于失治误治而阳从阴化、寒邪内传、病入阴经者，更是屡屡可见。

6. 厥阴必厥，揭示厥阴本质

关于厥阴病之实质，历代医家争鸣较多。吴谦认为，厥虽阴经俱有，但归属厥阴；若无厥证，则非厥阴病。

《订正伤寒论注》认为，“厥阴一病，不问寒热皆有厥，若无厥非厥阴也”。吴谦阐述其理说：“厥阴者，阴尽阳生之脏”“厥阴阴极阳生，故寒厥热厥均有之。凡厥者，阴阳寒热之厥也”。《订正伤寒论注》就厥阴“阴极生阳”之特点，又进一步指出：“其为病，阴阳错杂，寒热混淆，邪至其经，从化各异。若其人素偏于热，则邪从阳化，故消渴，气上撞心，心中疼热，蛔厥，口烂，咽痛，喉痹，痈脓，便血等阳证见矣。若其人素偏于寒，则邪从阴化，故手足厥冷，脉微欲绝，肤冷，脏厥，下利，除中等阴证见矣。”同时，揭示了厥阴与少阳的表里关系，指出：“少阴不解，传变厥阴而病危。厥阴病衰，转属少阳为欲愈。”此申明厥阴病之预后，认为二阴交尽，正虚已极，“阴阳消长，大伏危机”。

可见，《订正伤寒论注》对厥阴病病机、阴阳转化、寒热见症以及脏腑相合、预后转机等，都做了系统而精辟的论述，对后学不无启迪。

（三）《金匮要略》研究成就

《金匮要略》为张仲景《伤寒杂病论》之杂病部分，也是我国现存最早的一部诊治杂病的专书。由于《金匮要略》“文义古奥，系千载残编错简，颇多疑义，阙文亦得不少，承讹袭谬，随文蔓衍”，以致使后人虽欲登堂入室，却视之迂远，不免有束诸高阁之憾。吴谦注《金匮要略》，以林亿校本为底本，重理校，采用移、改、删、补，对原文重加订正，使失次者序之，残缺者补之，并博采群书，详加注释，对“全节文义不相符合，绝难意解者，虽勉强加注释，终属牵强，然其中不无可采之句”的条文，于卷末专汇“正误存疑篇”共28条。

1. 补

凡认为属漏字、文义不达、脉理不合治法，有此药但缺用此药之“证”，或有斯证而无治疗斯证之方药者，则补充以使完整。如“消渴小便不利淋病脉证并治”第2条：“趺阳脉浮而数，浮即为气，数即消谷而大坚”。此乃以脉论“中消”症见消谷善饥、大便坚硬的病机。《医宗金鉴》认为：“‘而大坚’，句不成文，‘大’字下当有‘便’字，必是传写之遗，当补之。”又如“腹满寒疝宿食病脉证并治”12条：“按之心下满痛者，此为实也，当下之，宜大柴胡汤。”《医宗金鉴》认为，仅据“按之心下满痛者”，未必宜大柴胡汤；既言“当下之”，则必具“当下”之证。故加按曰：“‘按之心下满痛’之下，当有‘有潮热’三字。若无此三字，则不当与大柴胡汤，是必传写之遗，当补之。”

2. 删

指删去衍文。凡认为属衍字、衍句者，一并删去。亦有据《伤寒论》条文互勘而删者。如“痉湿暍病脉证并治”第1条：“太阳病，发热无汗，反恶寒者，名曰刚痉。”《甲乙经》卷七无“反”字，古本“反”作“及”。《医宗金鉴》认为，刚痉既属太阳风寒表实发痉，则恶寒必有，无须言“反”，故“反”字属衍文。其云：“当删之”。“痉湿暍病脉证并治”第8条：“暴腹胀大者为欲解，脉如故，反伏弦者痉。”《医宗金鉴》认为，该条末句之“发其汗已，其脉如蛇”，与“脉如故，反伏弦者痉”当合为一句。那么，句首之“暴腹胀大者为欲解”，则整句属衍文，当删之。“腹满寒疝宿食病脉证并治”第20条：“其脉数而紧，乃弦，状如弓弦，按之不移。脉弦数者，当下其寒。脉紧大而迟者，必心下坚。脉大而紧者，阳中有阴，可下之。”将《医宗金鉴》与《伤寒论·辨脉法》对校，其原文“按之不移”以上与此基本相同，仅个别文字有出入。《医宗金鉴》认为，“辨脉法”为王叔和所加，不属仲景之文，且与下文医理不通。故云：“自‘其脉数而紧……脉弦数者’之十九字当删。阅《伤寒论·辨脉法》自知”。

3. 移

认为凡林亿校正本篇次不序，别篇错至该篇，篇中某条应该做该篇提纲，或某条医理不通，文义不贯，以及本属《伤寒论》而误至《金匮要略》者，皆当整篇、整条或部分进行移动。如《金匮要略》之“惊悸吐衄下血胸满瘀血病脉证治”篇，包括林亿本在内的其他版本，均放置在“黄疸病脉证并治”之后，“呕吐哕下利病脉证并治”之前，作为第十六篇。而《医宗金鉴》则将全篇移至“五脏风寒积聚病脉证并治”“痰饮咳嗽病脉证并治”之间，把它作为第十二篇来处理。

"消渴小便不利淋病脉证并治"第2条前段原文："寸口脉浮而迟，浮即为虚，迟即为劳，虚则卫气不足，劳则营气竭。"此以脉论述营卫气血不足的虚劳病，故《医宗金鉴》认为是错简于此，当移之"血痹虚劳病脉证并治"中。"妇人产后病脉证并治"第7条"产后七八日，无太阳证，少腹坚痛，此恶露不尽；不大便，烦躁发热……宜大承气汤主之。热在里，结在膀胱也。"《医宗金鉴》认为："'热在里，结在膀胱也'之八字，当在本条上文'恶露不尽'之下，未有大承气汤下膀胱血之理，必是传写之讹，当移之。"

4. 改

凡认为是讹字、错句、词义不明、于医理不属、随文演释而感牵强者，便做改动。如"肺痿肺痈咳嗽上气病脉证并治"第10条："大逆上气，咽喉不利，止逆下气者，麦冬汤主之。"此论肺阴不足，虚火上逆而致的气上逆证。句首之"大"字，当是"火"字，因形近而讹。故《医宗金鉴》按曰："大逆上气'大'字当是'火'字，文义病药始属，必是传写之讹。""血痹虚劳病脉证并治"第10条："若肠鸣，马刀侠瘿者，皆为劳得之。"《医宗金鉴》认为，瘰疬属虚劳范围，而瘿病不属虚劳，故径改"瘿"为"瘰"。其云："每经此证，先劳后瘰，先瘰后劳者有之，从未见劳瘿先后病也，必是传写之讹，当改之。""惊悸吐衄下血胸满瘀血病脉证并治"第5条："脉沉者，衄；浮弱，手按之绝者，下血。"《医宗金鉴》根据脉理，认为"衄吐属阳，当脉见浮弦；下血属阴，脉见沉弱"。因此指出："脉沉，当是'脉浮'；'脉浮'当是'脉沉'，文义始属。必传写之讹，当改之。"

吴谦不囿于随文演释，而以求是实用的态度，全面订正《金匮要略》，并有诸多精辟注释，确实给人面目一新之感。同时其校正持审慎态度，对疑难者不舍弃，专设"存疑"一篇。在整理研究《金匮要略》，提出了许多不易发现的问题，具有启发意义，是较好的注本之一。

综上，吴谦对《伤寒论》和《金匮要略》原文做了深入考证。其基于自身深厚的理论功底，收集各家疏注，逐条订释，删定补充，撰写了《订正仲景全书伤寒论注》和《订正金匮要略注》，占《医宗金鉴》1/3的篇幅，外加《伤寒心法要诀》。张仲景学术，被《医宗金鉴》尊为"医宗之正派"。

（四）伤科学研究成就

吴谦不仅重视经典理论研究，同时也重视临床诊治，强调理论联系实际，对中医内科、妇科、儿科、眼科、外科、针灸等都有详尽论述。特别在骨伤科方面，成就尤其突出。其中，《正骨心法要旨》系统总结了清以前有关骨伤科的诊治，对人体各部位的骨度、损伤的内外治法论述详细，既有理论也重实践，图文并茂。

1. 重视正骨手法

吴谦在《正骨心法要旨》的手法总论中，首先论述了手法的定义和重要性。其指出："夫手法者，谓以两手安置所伤之筋骨，使仍复于旧也。"但强调根据损伤轻重而辨证施法，严格选择手法适应证，以确定是否适宜手法治疗。如其所云："但伤有轻重，而手法各有所宜，其痊可之迟速，及遗留残疾与否，皆关乎手法之所施得宜，或失其宜，或未尽其法也。"强调医者当熟悉人体经筋骨骼的解剖和损伤的特点，才能正确地施行手法。其云："盖一身之骨体，既非一致，而十二经筋之罗列序属，又各不同，故必素知其体相，识其部位；一旦临证，机触于外，巧生于内，手随心法，法从手出，或拽之离而复合，或推之就而复位，或正其斜，或完其阙，则骨之截断、碎断、斜断，筋之弛、纵、卷、转、离、合，虽在肉里，以手扪之，自悉其情，法之所施，使患者不知其苦，方称为手法也。”但手法也有禁忌，如书中所云：“况所伤之处，多有关于性命者。如七窍上通脑髓，膈近心君，四末受伤，痛苦入心者。即或其人元气素壮，败血易于流散，可以克期而愈，手法亦不可乱施。若元气素弱，一旦被伤，势已难支，设手法再误，则万难挽回矣。此所以尤当审慎者也。”所以又言“正骨者，需心明手巧，既知其病情，复善用夫手法，然后治自多效”。

2. 明立正骨八法

《正骨心法要旨》，将正骨手法分为摸、接、端、提、按、摩、推、拿八种整复手法，并对其方法及作用加以详细解释。如其论接法云：“接者，谓使已断之骨，合拢一处，复归于旧也。凡骨之跌伤错落，或断而两分，或折而陷下，或碎而散乱，或歧而傍突，相其形势，徐徐接之，使断者复续，陷者复起，碎者复完，突者复平。或用手法，或用器具，或手法、器具分先后而兼用之，是在医者之通达也。”接法、端法、提法是骨折闭合复位的重要手法，现代仍广泛应用。

3. 制作固定器具

吴谦认为，“跌仆损伤，虽用手法调治，恐未能尽其所宜”，尚需视具体病情运用必要的器械，“用辅手法之所不逮”。其创制了不少整复固定器具，计有裹帘、振挺、披肩、攀索、叠砖、通木、腰柱、杉篱、抱膝、竹帘等 10 种。对这些器具的选料、制作、适应证、使用方法等都有详尽表述，且图文并茂，实施方便。

后世医家广泛采用以下固定器具。一是夹敷固定。此类器具最为常用，即为骨折、脱位后固定而设。如“披肩”用于肩关节损伤的固定；“通木”“腰柱”分别适用于脊柱中段及下腰部损伤的固定；“竹帘”“杉篱”适用于四肢长骨骨干的固定；“抱膝”用于髌骨骨折的固定。尽管其中一些器具得到了逐步革新和完善，但仍有不少器具因其卓著的临床疗效被继续延用，而改进后的新器械亦从上述器具的制作原理和方法乃至实施要领等方面，获得具有科学价值的启迪。二是骨折复位。如以“攀索”“叠砖”为器具的“攀索叠砖法”，系一种过伸脊柱骨折复位法，可用于屈曲型单纯性胸腰椎压缩性骨折患者。由于这一方法操作简单，效果可靠，现行全国中医院校骨伤教材仍将此法作为胸腰椎骨折牵引复位的主要方法之一。三是疏理气血。如“振挺”对头部外伤、骨未碎筋未断而瘀聚肿痛等病证，依法施用于患者，可“令五脏之气上下宣通，瘀血开散”。

对于损伤，多从气血论治且内外兼治。吴谦在强调手法复位和固定外，同时重视内外用药。外伤在伤及筋骨的同时，多伤及气血，或为气滞血瘀，或为气虚血瘀。从主治方药来看，如正骨紫金丹，主治跌打仆坠闪挫损伤，并一切疼痛、瘀血凝结；人身紫金丹，主治跌仆闪撞而气虚者；万灵膏，外用主治跌打损伤，消瘀散毒、舒筋活血、止痛接骨，兼去麻木风痰、寒湿疼痛等证。此外，还对人体损伤按部位分别论述其治法方药。一般的骨关节损伤，均可用内府正骨紫金丹或散瘀和伤汤、外用万灵膏；对跌打损伤，气血虚衰，下部腰、胯、膝、腿疼痛，酸软无力，步履艰难者，则内服加味健步虎潜丸；对损伤后肢体疼痛、活动不利者，外用海桐皮汤、八仙逍遥汤熏洗，以舒筋活血、定痛消瘀。全书共介绍伤科常用内外用方剂计 89 首。其中，内服方 63 首、外敷方 17 首、熏洗方 5 首，漱口、塞鼻、塞耳、揩搽牙齿方各 1 首。许多方剂在现代中医骨伤临床仍广泛使用。

（五）方药研究成就

《医宗金鉴》共载方 1642 首，多为前人方书中的实用验方。如主治痈肿疮毒及疥癣等疾的二味拔毒散，主治疮疡破溃、脓未尽之九一丹，主治血瘀气滞所致心腹胃脘疼痛的丹参饮等。在《医宗金鉴》各书中收录方剂数量如下：《删补名医方论》197 首，《杂病心法要诀》324 首，《妇科心法要诀》279 首，《幼科心法要诀》300 首，《痘疹心法要诀》124 首，《外科心法要诀》567 首，《眼科心法要诀》113 首，《正骨心法要诀》91 首。

在目前使用的全国高等医药院校中医系列教材中，经严格筛选出的代表方剂中，有不少出自《医宗金鉴》。举例如下。

《中医内科学》中，有 8 首方剂出自《医宗金鉴》，包括五味消毒饮、丹参饮、芎芷石膏汤、知柏地黄丸、封髓丹、柴胡清骨散、柴胡截疟饮、海藻玉壶汤。

《中医妇科学》中，有 7 首方剂出自《医宗金鉴》，包括五味消毒饮、龙胆泻肝汤、加味五淋散、荆防四物汤、茯苓导水汤、桃红四物汤、黄芪当归散等。

《中医儿科学》中，有 40 首方剂出自《医宗金鉴》，包括一捻金、二豆散、丁萸理中汤、下虫丸、五虎汤、五味消毒饮、木通散、匀气散、加味泻白散、加味消毒饮、加味六味地黄丸、加味温胆汤、加味六君子汤、朱衣滚痰丸、导赤散、杏苏饮、补肾地黄丸、扶元散、辰砂平胃散、养脏散、宣毒发表汤、益脾镇惊散、桃红四物汤、凉心散、清热甘露饮、清热和胃丸、清心涤痰汤、清热泻脾散、渗脐散、菖蒲丸、犀角消毒饮、犀角解毒饮、缓肝理脾汤等。

《中医外科学》中，有 43 首方剂出自《医宗金鉴》，包括九一丹、万灵丹、五宝散、五倍子散、五味消毒饮、止痛如神汤、化坚二陈丸、内疏黄连汤、红升丹、加味归脾丸、四物消风饮、白降丹、仙方活命饮、瓜蒌牛蒡汤、先天再造丸、托里消毒饮、托里透脓汤、竹叶黄芩汤、芩连二母丸、何首乌汤、苦参地黄丸、金黄散、知柏地黄丸、琵琶清肺饮、神灯照法方、神应消风散、活血散瘀汤、香贝养荣汤、除湿胃苓汤、凉血四物汤、消风导赤汤、海藻玉壶汤、调元肾气丸、桃花散、桑柴火烘法、柴胡清肝汤、通气散坚丸、清肝芦荟丸、清凉膏、黄连膏、疏肝溃经汤、葱归塌肿汤、磨风散等。

《中医眼科学》中，有 9 首方剂出自《医宗金鉴》，包括五味消毒饮、化坚二陈丸、内疏黄连汤、托里消毒散、肥儿丸、知柏地黄丸、香贝养荣汤、桃红四物汤、绿风羚羊饮等。

《中医伤科学》中，有 16 首方剂出自《医宗金鉴》，包括八厘散、八仙逍遥散、九一丹、三黄宝蜡丸、万灵膏、五味消毒饮、正骨紫金丹、加减补筋丸、龙胆泻肝汤、补筋丸、金黄散、知柏地黄丸、海桐皮汤、桃红四物汤、散瘀和伤汤、黎洞丸等。

由上可见，《医宗金鉴》所载方剂，均为中医临床各科的有效良方，其中尤以中医儿科和中医外科方剂收载相对较多，这也说明《医宗金鉴》确实是一部对于中医临床各科具有指导作用的重要著作。

【后世影响】

一、历代评价

《四库全书总目提要·医家类》评价《医宗金鉴》说："其官撰医书，如《圣济总录》《局方》等，或博而寡要，或偏而失中，均不能实裨于治疗，故《圣济总录》惟行节本，而《局方》尤为朱震亨所攻。此编仰体圣主仁育之心，根据古义而能得其变通，参酌时宜，而必求其征验，寒热不执成见，攻补无所偏施，于以拯济生民，同登寿域，涵濡培养之泽，真无微不至矣。"

清·徐灵胎评价《医宗金鉴》说："熟读是书，足以明世。"（《中国医学大词典》）。曹禾在其《医学读书志》中，称《医宗金鉴》为"诚万世遵行之盛典也"，"是编凡分十五门……每门又各分子目，皆有图有说，有方有论，并各有歌诀，以便记诵"。《中医学术发展史》认为"《订正仲景全书》博集诸家注释，采其精粹，正其错论，删其驳杂，补其缺漏，阐发仲景旨意"。

二、后世发挥

（一）中医教材之蓝本

自1749年，清太医院将《医宗金鉴》规定为医学生教科书起，此书一直被列为学习中医者的必读书，成为后世中医教育的教材蓝本，成为中医教育史研究的一个重要组成部分。如丁甘仁、谢观等始创中医学校时，"即以此书为教科蓝本"（《历代史志书目著录医籍汇考·广录篇》）。至今，台湾地区仍将《医宗金鉴》作为中医师特种考试教材和应试科目的参考书。国内也有中医院校以《医宗金鉴》的内容作为教材，开设了专门的教学课程。福建中医药大学海外教育学院还在国内率先开设了《医宗金鉴》的课程，可见此书在现代依然有一定影响。

（二）对中医临床之影响

"书成后，颁布天下。乾、嘉、道、咸、同五朝之习医者，于《内》《难》仲景之外，即以此书为入手方法。盖其平正通达，条理分明，所集方药虽多，而以理法为重，不拘泥于一偏之说。故全国可以通行。"（《历代史志书目著录医籍汇考·广录篇》）此书至今仍是中医常用的参考书籍。书中许多内容，无论是理论研究、临床诊断，还是方药运用，对现代中医学仍有很强的指导性。

特别是骨伤科临床方面，其在"手法总论"中强调的手法疗伤必须遵循的原则，目前依然在现代骨伤科临床继续沿用；书中记载的一些骨伤科治疗器具，目前仍有不少因其卓著的临床疗效而继续延用。

该书中还有许多有效方剂，用于现代中医临床并开展专题研究。如治疗乳癌、习惯性流产及美容美肤的方剂等。还有很多方药，被选入目前全国高等医药院校中医系列教材。此外，本书在内容上去其繁杂，统一各家学说，使医学理论和临床各科知识趋于规范化。

另有一则关于丁甘仁的医话，虽未直接评价《医宗金鉴》，但也有助于了解《医宗金鉴》对近代临床医家的影响。丁甘仁白天诊务繁忙，无暇读书，深夜则一直坚持苦读。某夜子时其弟子张伯臾见到，丁老深夜仍在朗朗背诵《医宗金鉴》“内科心法要诀”，大为感动。于是张伯臾询问其孙丁济万，得到答复说：“祖父虽读医书很多，但为执简驭繁，仍夜夜坚持背诵《医宗金鉴》要诀。”丁甘仁是我国著名的中医临床家、教育家。早期创办了上海中医专门学校，培养中医人才，成绩卓著。此例轶事中，虽未提到丁甘仁如何评价《医宗金鉴》，但其身体力行、以身示范，足以见《医宗金鉴》在其心中的地位。总之，《医宗金鉴》不仅有助于初学者研习中医，对于临床医生也大有裨益。

三、国外流传

《医宗金鉴》刊本曾流传到日本，也有日本当地学者据此重刻。而后，有的重刻本又传回到中国。兹简要介绍相关情况如下。

其一，此书从中国传入日本的情况。查《日本见藏中国丛书目初编》，《医宗金鉴》国内多个版本传入日本，主要版本有：①清乾隆七年（1742）武英殿刊本，清刊本；②1954 年上海锦章书局排印本；③1957 年人民卫生出版社据清乾隆四年（1739）本影印本。

其二，由日本学者重刻《医宗金鉴》的情况。查《日本见藏中国丛书目初编》，可知《医宗金鉴》在日本当地多次重刻。主要版本有：①日本江户天明六年（1786）抄本；②日本江户宽政三年（1791）天野俊英校刊本；③日本江户宽政十二年（1800）大阪河内屋喜兵卫刊本。

其三，重刻本又反传回中国的情况。查《中国中医古籍总目》，记有吴谦《订正伤寒论注》，日本宽政三年辛亥（1791）翻刻本（题《医宗金鉴伤寒论》）。

综上所述，吴谦主持编撰的《医宗金鉴》，内容简要，切合实用，在后世影响极为深远。在中医经典理论方面，吴谦亲自编纂《订正伤寒论注》和《订正金匮要略注》，以补、删、移、改、合、存疑正误等方法，重订张仲景原文。其自注、集注《伤寒论》条文；以表里、寒热，分析三阳、三阴；重视内因，强调邪从脏化；主张阴可相传，驳斥千古定论；认为厥阴必厥，揭示厥阴本质。其在骨伤科方面，系统总结清以前有关骨伤科的诊治内容，对人体各部位的骨度、损伤的内外治法论述详细，既有理论也重实践，图文并茂。其强调正骨手法的重要性，论述摸、接、端、提、按、摩、推、拿等八种整复手法，并创造改革多种固定器具。《医宗金鉴》共载方剂 1642 首，均为精挑细选，以切合临床之实用。《医宗金鉴》流传到日本后，又形成了一些重刻本，在学术上对日本汉医也产生了一定的影响。

安徽中医药大学　万四妹

【参考文献】

[1] 吴谦. 医宗金鉴 [M]. 北京：人民卫生出版社，1963.

[2] 谢观. 中国医学大辞典 [M]. 天津：天津科学技术出版社，1984.

[3] 廖品正. 中医眼科学 [M]. 上海：上海科学技术出版社，1985.

[4] 张伯臾. 中医内科学 [M]. 上海：上海科学技术出版社，1985.

[5] 江育仁. 中医儿科学 [M]. 上海：上海科学技术出版社，1985.

[6] 罗元恺. 中医妇科学 [M]. 上海：上海科学技术出版社，1986.

[7] 顾伯康. 中医外科学 [M]. 上海：上海科学技术出版社，1986.

[8] 郭霭春. 中国分省医籍考 [M]. 天津：天津科学技术出版社，1986.

[9] 李茂如，胡天福，李若钧. 历代史志书目著录医籍汇考 [M]. 北京：人民卫生出版社，1994.

[10] 李锐清. 日本见藏中国丛书目初编 [M]. 杭州：杭州大学出版社，1999.

[11] 严世芸. 中医学术发展史 [M]. 上海：上海中医药大学出版社，2004.

[12] 薛清录. 中国中医古籍总目 [M]. 上海：上海辞书出版社，2007.

[13] 梁永宣. 中国医学史 [M]. 北京：人民卫生出版社，2012.

[14] 沈敏南. 试评《医宗金鉴·订正伤寒论注》的学术思想 [J]. 安徽中医学院学报，1984 (1)：9－12.

[15] 姜建国.《医宗金鉴·订正伤寒论注》学术思想述评 [J]. 国医论坛，1987 (3)：45－46.

[16] 傅维康.《医宗金鉴》之编撰与洁廷顽奖 [J]. 医古文知识，1997，14 (5)：32.

[17] 陈英华，郑学宝，郑洪. 《医宗金鉴》与中医教材编纂 [J]. 中医教育，2001，20 (4)：5－7，9.

[18] 黄海.《医宗金鉴》伤寒部分教学心悟 [J]. 福建中医学院学报，2003，13 (3)：37.

[19] 黄海.《医宗金鉴》中的伤寒内容特色 [J]. 中华医史杂志，2003，33 (1)：7－11.

[20] 马红治. 清代“第一医官”刘裕铎 [J]. 中华医史杂志，2004，34 (4)：50.

[21] 张蕾，刘更生. 喻昌《寓意草》对张仲景思想的运用 [J]. 辽宁中医杂志，2007，34 (7)：899.

[22] 张存悌. 名人与中医 [J]. 辽宁中医药大学学报，2009，11 (7)：164.

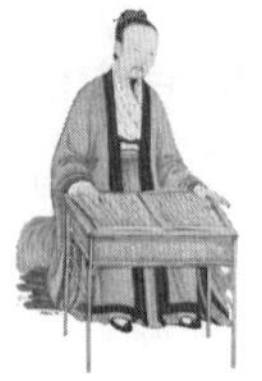

徐灵胎

内容提要

徐灵胎，名大椿，灵胎为其字，晚号洄溪老人，生于清康熙三十二年（1693），卒于清乾隆三十六年（1772），江苏吴江人，清代著名医家。徐灵胎对《内经》《难经》《神农本草经》《伤寒论》等中医经典著作的注解与辨析，多有独到的见解；结合临床实践体会，对辨证论治理论多有深刻阐发；对药性构成因素和配伍作用变化的认识，至今仍有启发意义；对前代和当时偏重温补的流弊，敢于直言予以驳正；临床辨证精准而治效迅捷，王孟英誉其犹穿穴膏肓，神施鬼设，足以垂医鉴而活苍生。其言皆有根本，其行足成模范，是中医学史上值得称道的理论家、评论家和临床家。本文重在阐述其生平、家学背景，治学基础，从医功力，对元气论及病、证、症之间关系的揭示，有关药性分析与配伍变化的辩证思考，以及临证思维的精确与治疗的胆略等。

【概述】

一、生平简介

徐大椿，字灵胎，晚号洄溪老人，生于清康熙三十二年（1693），卒于清乾隆三十六年（1772），江苏吴江人，清代著名医家。徐灵胎20岁入泮县庠成为秀才，更名大业（《征士洄溪府君自序》）。期间弟兄连病，乃弃举子业，转治医，故停用大业之名，其间所著《难经经释》至《伤寒类方》等五部医书仍署名大椿。乾隆二十五年钦召称字，遂以字灵胎作名，其后所著《兰台轨范》和《慎疾刍言》均署名灵胎。徐灵胎去世后，好友袁枚在所做的纪念文章之名《徐灵胎先生传》聊亦可证。此后隐居吴山洄溪画眉泉著书立说，故晚号洄溪老人。

灵胎家系望族，其祖父徐釚，字电发，号虹亭，康熙十八年以布衣举博学鸿词，授翰林检讨，纂修明史。"所著诗文，脍炙艺苑"，著有《菊庄乐府》，是集为当时朝鲜贡使仇元吉赞赏，以金饼购去，并著有《南洲草堂词话》《词苑丛谈》（《江南通志·卷一百六十五》），为清初著名辞章家。大椿之名，灵胎之字，即为祖父徐釚赋予。父养浩，号尊村，考授州司马不就选，精水利，曾聘修《吴中水利志》。

徐灵胎生于1693年夏历5月15日，江苏吴江下塘毓瑞堂祖屋。7岁入塾学，功课一般，但志气颇异，不愿像常人那样过普通的劳作生活。曾在岁试题诗云：徐郎不是池中物，肯共凡鳞逐队游。14岁时学习发力，在同学中显得突出。始研经学，究研《易》理，旁及诸子百家，开始注释《道德经》。18岁遵父命，讲求东南水利。20岁从师于周意庭，周意庭是明季大儒刘宗周的徒孙，师出名门，因此功课益进。同年入县庠补诸生为秀才，更名大业。期间历时半载，夜坐广庭，对照晋代天星图《鬼料窍》观星，考天星经度行次，周尽识之。开始习练武艺，参悟习练散打母子枪棍技击之法，两年后可举150千克巨石，身亦便捷。江苏督学曾推荐徐灵胎贡太学，其岁试于卷后写有"徐郎不是池中物，肯共凡鳞逐队游"之句，因志气张扬而被革除其廪膳生冠冕，便淡漠科举功名，随即弃去归家。更因期间亲属多人疾病连年，父殁，诸弟患疾，延叶天士不至，乃努力学医，遂行刀圭生涯。

关于治医之缘由和自学经历，徐灵胎在自传年谱中记述颇详："余之习医也，因第三弟患痞，先君为遍请名医。余因日与讲论，又药皆亲制，医理稍通。既而四五两弟又连年病卒，先君以悲悼得疾，医药之事无虚岁。家藏有医书数十种，朝夕披览，久而通其大义，质之时医茫如也。乃更穷源及流，自《内经》以至元明诸书，广求博采，几万余卷，而后胸有实获，不能已于言矣。"（《征士洄溪府君自序》）开始的出发点很朴素实际，上疗君亲之疾，下拯骨肉之厄。但徐灵胎的学习是有个人特色的，就是一旦学将起来不会满足于通其大义，一定要穷源及流，于是上溯《内经》，下及前朝，广求博采，排比梳理，并撰写医书发表见解。

徐灵胎35岁时，著刻《难经经释》1卷，以《内经》释《难经》，源流互证，间有发明。从源头从难处着手，为徐灵胎治学之门径。其读经典始于《易经》，读子书则始于《老子》。梳理源头，既是其治学之根本，亦是其成就之根本。其认真注释，细心揣摩，正本清源，学而有成。44岁时著刻《神农本草经百种录》1卷。此书之中，“择耳目所习见不疑，而理有可测者，共得百种，为之探本溯源，发其所以然之义，使古圣立方治病之心灼然可见。”（《神农本草经百种录》序）从本草源头开始，方能知药性之真。从药物之形、色、质、气、味等多角度，剖析药物的作用机制和临床功效，充分体现了徐灵胎独树一帜的辩证思维能力和善于比较分析的研究方法。其49岁时，著刻《医贯砭》2卷。《医贯》为明·赵养葵所作，发明薛己之说，力执六味地黄丸、八味地黄丸二方治诸百病。徐灵胎以为其害无穷，荒谬不经，力为辨砭，以正医林。65岁时著刻《医学源流论》，为其主要的医学论文集，充分反映了徐灵胎的医学理论建树和学术思想特点，集中了毕生治医的心得体会。其立言通达平正，虽无惊心动魄之语，但所论多切中时弊，于微细疑难屡有争议之处辨析尤为得力，显现了著者学博而通的深厚功底和丰富老到的临床经验，为徐灵胎之力作，深为后世称道。67岁时著刻《伤寒类方》，是书编撰7年，五易其稿，方无遗憾。集以方类证、方统条文之大成，为后世治伤寒的又一门径，向为研究《伤寒论》者所重视。72岁时著刻《兰台轨范》8卷。鉴于“时医不考病源，不辨病名，不知经方，不明法度”（《兰台轨范》序），每病以《内》《难》《伤寒》《金匮》为源，下沿《病源》《千金》《外台》支脉，考效近宋之方，前后井然罗列，履迹以为轨范。75岁时著刻《慎疾刍言》1卷，主要针砭医界时弊，如病证不辨，笼统阴阳虚实；治法单一，一方通治既已；滥用温补，不怕病死，只怕虚死。强调辨病精细、立法严谨、用方中肯。以上均为徐灵胎生前著述，充分体现出作者重视中医经典学习与研究，从实际出发，反对盲目跟风，提倡辩证思考的治学精神。至于徐灵胎身后刊行的《洄溪医案》，为咸丰五年王孟英得之于徐灵胎门人，次按梓行。书中有指教尤在泾相机施药和接手叶天士续治消渴的病案，与徐灵胎性格和事件的时间、地点吻合。《徐批叶氏临证指南医案》《徐批外科正宗》等，是为徐灵胎评议他人的著作，对后世亦有影响。

徐灵胎69岁和79岁时，两次应乾隆皇帝御召赴京。因首次“钦召称字，遂以字名”，以此开始，徐灵胎之书，署名不用大椿，均改作灵胎。治大学士文恪公蒋溥病时，乾隆称其“学问既优，人又诚实”（《征士洄溪府君自序》）。

清·袁枚所作《徐灵胎先生传》曾概括徐灵胎一生说：“先生生有异秉，聪强过人。凡星经、地志、九宫、音律，以至舞刀夺槊、勾卒嬴越之法，靡不宣究，而尤长于医。”（《小仓山房文集》）徐灵胎学识之广博由此可见一斑。同时其热心于社会事业，尤其在地方水利建设上，数次谏官省县，提出建议并得到施行。参与编修震、吴县志，主疆域勘定。徐灵胎“遍履其地，细察要害之处，必真确而后下笔”。对古乐府的字韵音律，通过亲试四呼五音唱法，加以改良，完成《乐府传声》的专著。徐灵胎所作的《洄溪道情》属于诗歌道情，是清代道情的代表作之一。《洄溪道情》扩大了道情的题材，以儒家的警世教化思想为主，半为警世之谈，半写闲游之乐。对民间以说唱形式，在劝诫、游览、庆吊、赠别等民俗交流唱和的提高，具有不可磨灭的贡献。因此，《乐府传声》和《洄溪道情》奠定了灵胎在中国历史上的曲学家地位。徐灵胎在史、地、人文不同方面的成就，也反映了其治医的基础。这在当今业中医者，是一个很好的模范。

二、著作介绍

关于治医取得的成就，徐灵胎谓："谓学医必先明经脉脏腑也，故作《难经经释》。谓药性必当知其真也，故作《神农本草经百种录》。谓治病必有其所以然之理，而后世失其传也，故作《医学源流论》。谓《伤寒论》颠倒错乱，注家各私其说，而无定论也，故作《伤寒类方》。谓时医不考病源，不辨病名，不知经方，不明法度也，故作《兰台轨范》。谓医道之坏，坏于明之薛立斋，而吕氏刻赵氏《医贯》，专以六味、八味两方治天下之病，贻害无穷也，故作《医贯砭》。谓医学绝传，邪说互出，杀人之祸烈也，故作《慎疾刍言》。"以上是灵胎在《自序》中明确记载的七部著作名称和各自的写作意图，至于《医略六书》以后的以灵胎或大椿属名的著作，灵胎自传中绝无一笔。灵胎这七部传世医著，再一次充分体现了灵胎的治学风格。中医基本经典主要是《内经》《难经》《本草经》《伤寒杂病论》等几部著作，灵胎于斯均有建树，实属罕见。

（一）《难经经释》

《难经经释》分上、下两卷，初刊于雍正五年（1727），按八十一难顺序逐条进行诠释。《难经》相传为扁鹊所作，内容多为《内经》释义，问难以发《内经》奥旨，"难者，辩论之谓。天下岂有以难名为经者？故知《难经》非经也"。故徐灵胎认为《难经》之名似有不当。《内经》广宏而《难经》偏狭，故徐灵胎又反其道，以《内经》释《难经》，而作《难经经释》。两经排比对参，考校厘定，从而疏释《难经》。

徐灵胎说："以《灵》《素》之微言奥旨引端未发者，设为问答者，俾畅其义也。"故结合《灵枢》《素问》以解释《难经》经义，以《内经》为本，对两经文义深入考证、校勘、辩论、阐释。尤其对《难经》引《内经》原文不全、不确，甚至歪曲之处，尽行指摘。《难经》有发明处则明言肯定，无作为处亦不遮掩。注释明晰而详尽，立意新颖而晓畅。再现《内》《难》经义，非经学深厚不可为也。在《难经》诸家注中独树一帜。

（二）《神农本草经百种录》

《神农本草经百种录》，1 卷，初刊于乾隆元年（1736）。《神农本草经》乃中药渊薮，正确理解《本经》药性，建立研究本草的有效方法，对于胪列药物、组方治病等意义重大。徐灵胎从《本经》上、中、下三品药物中采撷出上品 63 种、中品 25 种、下品 12 种，专以形、质、色、气、味、土宜、时令等，来"辨明药性，阐发义蕴"，著成《神农本草经百种录》。

《神农本草经百种录》虽名曰"百种录"，但不是随意地从《本经》抄录出 100 种药物，而是徐灵胎为解释药性（药物功效）之"所以然"，即某种药物之所以有此功效的机制解释而作。其选择的标准很明确，"但择耳目所习见不疑，而理有可测者，共得百种，为之探本溯源，发其所以然之义"。即选择经常耳闻目见且没有质疑，并在药性道理方面可以推测的药物 100 种，进行探本溯源，阐发药物药性的"所以然"。"知所当然，则用古之方，能不失古人之意；知所以然，则方可自制，而亦能合古人制方之义也。"所谓"知所当然"，即知道它是这样的；"知所以然"，即明白为什么是这样的。《神农本草经百种录》对药性的多角度阐发，体现了徐灵胎长于格物、心机灵动的不凡智慧，细细品嚼，真似又一重天。

（三）《医贯砭》

《医贯砭》分上、下两卷，初刊于乾隆六年（1741）。是为针砭明代医家赵献可《医贯》而作。《医贯》强调命门之火是人体之本，举凡外感内伤都源于“命门火衰”，故以六味地黄丸、八味地黄丸为统治之方。徐灵胎以经典理论为依据，以临床实践为佐证，以辨证论治为指归，节段评议驳辩《医贯》原文，阐述自己的见解。为使中医界不再盲目相信一种以偏概全、包治百病的医学理论，拘泥于二三成方治病之流弊，对《医贯》进行了理性深刻的辨析和鞭笞。尽管语言有些过激，甚至尖刻，但不避流俗，不怕责难，观点鲜明，直抒胸臆的豪爽气魄令人赞叹。应该说《医贯砭》对促进中医学术争鸣和学术思考具有推动作用。

（四）《医学源流论》

《医学源流论》分上、下两卷，初刊于乾隆二十二年（1757）。上卷52篇，下卷47篇，是徐灵胎医学论文的专集。从脏腑经络、辨脉论病、鉴药论方、治法异用、典籍论说、医家评价、医者难为、病家辨医等诸多方面加以阐说，较为全面地反映了作者数十年治医学用思考的心得体会、临床经验，尤其具有深刻的辩证法思想。有关元气学说的论述，辨病与辨证、病与主症、病与主方、方与主药的关系，亡阴亡阳之分辨，重视药性专能，提倡溯源治学，反对滥用温补等观点，对后世颇有影响。如“用药如用兵论”成为现代《医古文》教材中的名篇，而“医非人人可学论”“涉猎医书误人论”等，对于今天社会“中医庸俗化”现象，似乎人人都是“中医行家”的现状，也有警醒意义。

（五）《伤寒类方》

《伤寒类方》，1卷，初刊于乾隆二十四年（1759）。《伤寒论》注家惟众，编排各出新意。徐灵胎潜心于此卅载，成书七年，五易其稿，方遂心意，著成《伤寒类方》。认为《伤寒论》“非仲景依经立方之书，乃救误之书”“误治之后，变症错杂，必无循经现症之理。当时著书，亦不过随证立方，本无一定之次序”（《伤寒类方》自序）。因而以方类证，方统条文，方药虽简但所治之证杂驳，病出数经可以一方统治。将《伤寒论》113方分为桂枝汤、麻黄汤、葛根汤、柴胡汤、栀子汤、承气汤、泻心汤、白虎汤、五苓散、四逆汤、理中汤、杂法方等12类。每类始以主方，将相关条文聚类分析论说，所做诠释简单明了，切中肯綮，时有独到见解，读之一目了然。其为后世研究《伤寒论》的较佳范式之一，现代多种《伤寒论》教材在六经分证的基础上，亦是采用了以方类证的编排形式。徐灵胎此番条理经文所成是书，乃后世学用《伤寒论》之津梁。

（六）《兰台轨范》

《兰台轨范》，8卷。初刊于乾隆二十九年（1764），是徐灵胎以自身临证为基础，上溯《内经》《难经》《伤寒论》《金匮要略》《诸病源候论》根源，下沿唐宋支脉，把学思所至的病证和经历有效的方剂连缀一起，撰成本书，旨在“使学者有所持循，不至彷徨无措”。卷一是通治方，卷二以后继以风痹痿厥、虚劳、消证、伤寒、百合病、霍乱、癃闭、利、淋、痉、湿、暍、疟、痢、癫狂、痰饮、咳嗽、喘、鼓胀、水肿、诸血、噎膈、呕吐、泄泻、积聚癥瘕、诸痛、疫疠、情志、卧梦、五窍病、妇人、小儿诸病等。其方之末或有简短按语，在药物变化、药量损益、方剂效能等加以评说，供读者之临证参考。做“轨范”者非大家不可为也，充分体现了徐灵胎对自己学识能力的自信。

（七）《慎疾刍言》

《慎疾刍言》又称《医砭》，1卷。初刊于乾隆三十二年（1767），为徐灵胎晚年深感“世之医者，全废古书，随心自造，以致人多枉死，目击心伤”，故著此书以回归正道，匡弊治偏。内容有补剂、用药、中风、咳嗽、吐血、中暑、痢疾、阴症、老人、妇人、小儿、外科、治法、制剂、煎药服药、延医、秘方、诡诞、宗传等篇。世俗溺于补剂，惧怕攻邪，以致影响病者择医、医家施治，对医界流弊予以抨击，力使医家病者都能谨慎治疾。即所谓“以之治人，则敬慎可以寡过；以之治己，则明哲可以保身”。

（八）《洄溪医案》

《洄溪医案》，1卷。初刊于咸丰五年（1855），由王士雄（孟英）根据抄本，予以编次，加按语而刊行。医案稿本始由徐灵胎弟子金复村赠予吕慎庵，吕慎庵又转予王孟英的。王孟英“如获鸿宝，虽秘本而方药不甚详，然其穿穴膏肓，神施鬼设之伎，足以垂医鉴而活苍生”。全书为徐灵胎临证医案，收载内科杂病、时病、妇人病、小儿病、外科病案百余则。虽于徐灵胎身后80余年面世，但因其文理清晰，史实有征，所用手法平实，不尚奇方，与徐灵胎其人其学其术均相吻合。内容涉及内、外、妇、儿诸科，为研究徐灵胎临床经验提供了不可或缺的资料，且堪为后人临证参考。由于王孟英刊刻《洄溪医案》的影响，开始了刊行徐灵胎著作的第二次高峰。

徐灵胎涉猎广泛，才华出众，其学术思想和医学成就以及对中医学术的贡献，集中反映在这八部著作中。所批点同世叶天士的《临证指南医案》、明代陈实功的《外科正宗》也具有一定影响。通过对中医经典《内经》《难经》《神农本草经》《伤寒论》等研习、注疏、辨析、梳理，使其对中医学源流根柢悉聚于心，挥洒都是有源之水；重视实践，反复历验，悉心揣摩，成竹于胸，引发皆为中的之矢。故可以溯《源流》，说《慎疾》，砭《医贯》，做《轨范》，终成一代国医大家。厘清徐灵胎无师自通、治学成家的过程，足以启发鞭策中医的后继者。

【学术思想】

徐灵胎一生勤于治学，长于实践，富于思考，著述丰富，在中医学术领域颇多建树，下面仅择其主要方面予以简要介绍。

一、学术渊源

（一）家学背景

徐灵胎的治学过程是封建社会知识分子的典型经历。其家庭世为望族，“代有科第”。其曾祖为诸生领袖，授翰林院检讨，兵农医卜，天官地利，无不通晓，著有《文体正伪》《医略》等书数十卷。祖父举博学鸿词科，征翰林院检讨，纂修明史，尤擅词章。其父考授州司马，不就选而归，益耽于学。因此迨至灵胎，家族的长辈们则寄望于他，希冀其能秉祖承宗，光大家声。

（二）学有根柢

科举制度是封建社会取仕的主要途径，要通过八股文（时文）的学习和考试才能为官晋仕，因此八股文就成为封建社会的正统学习科目。明清间八股文的主要内容是以四书中的某一文句作为命题，按照格式（启、承、转、合）的写法予以论述，解释主要依据朱熹的《四书章句集注》。四书包括《大学》《中庸》《论语》《孟子》，长期以来一直作为封建统治阶级的教科书，是宣传宗法封建思想、维护封建统治的理论依据。但在引导树立以个人修养为基础、以服务社会为取向的人生观方面，也具有积极向上的一面。如《大学》的格物致知，诚意正心，修身齐家，治国平天下；《中庸》的“博学之，审问之，慎思之，明辨之，笃行之”；《论语》的“学而不思则罔，思而不学则殆”“己所不欲，勿施于人”；《孟子》的存心养性，深造自得，行有不得，反求诸己，“富贵不能淫，贫贱不能移，威武不能屈”，善养浩然之气，万物皆备于我等。从学习知识，树立公心，宽人抑己，和顺齐家，到服务社会，治理国家，这种对知识分子的社会要求或者说是引导目标，以及在治学的具体方法和做人的根本原则方面是催人奋进、砥砺向上的。徐灵胎 14 岁学八股文，“在同学中稍优，师诱奖之”。说明其对四书的理解和把握已经具备一定水平，并且掌握了学习的方法，对做人和治学都奠定了很好的基础。

（三）从难治《易》

徐灵胎在学习八股文的同年开始立志经学，因为经学是“终身不可尽之学”，问其师“经学何经为最难”，当得知《易经》最难学后，便毅然自学攻《易》，“取家藏注《易》者数种汇参之，有不能通者，尽心推测，久乃得之”。此为徐灵胎治学之最长处，也是其成功的主要原因，其一生治学都是按照这种路子走的。从最难处开始，从本原开始，既汇参诸家，又独立思考，知难而上，持之以恒，不半途而废，不轻易放弃，扎扎实实做学问。作为自学来说，从最难处开始尤其可贵。自学之时常见以简易入门的书籍开始，待有了一定基础之后，再向难处登攀，此为一般规律。徐灵胎自学反其道，从难从严，抵本致源。《易经》乃中华文明之磐砥，为中华民族至斯为止的总的世界观和总的方法论，是中华民族思想智慧之大成，一直作为认识论和方法论潜移默化地影响着国人的思维和观念，深入到几乎所有的人文和自然技术学科，医学尤甚。其中物极必反，“穷则变，变则通”的辩证法思想，至今还依然作为国人把握事物变化规律的主要根据之一。《易经》文义深奥，艰涩难懂，为经中之经，参通此经为灵胎日后治医产生了不可估量的影响。

（四）久注《德》《符》

在通《易》之后，徐灵胎“又复旁及诸子百家，而于《道德经》独有会心，因厌旧注多幽晦冗陋，遂详加注释，积二十余年方脱稿。后并注《阴符经》，合成一书”。《道德经》即《老子》，为中华古代两大思想流派之一的道家的根本典籍，该书以丰富的辩证法思想，发表了道家对自然界、人类社会、人本身等诸多现象和本质充满哲理的看法，看重柔以克刚，无为而治，清心寡欲，见素抱朴。“修道于身，爱气养神，益寿延年，其德如是，乃为真人。修道于家，父慈子孝，兄友弟顺，夫信妻正。修道于国，则君圣臣忠，仁义自生，礼乐自兴。人主修道于天下，不言而化，不教而治。”（河上公，《道德真经注》）而《阴符经》亦为道家经典，认为“治国之术百数，其要在清净自化；用兵之术百数，其要在奇正权谋”“心生于物，死于物”“圣人知自然之道不可违，因而制之”。天地运行，阴阳变化，与人事之间有相生相盗关系。当观天之道，执天之行，掌握天人暗合之机，行事合于天道，天人合发，则治国养生皆得其宜。徐灵胎所作《道德经注》《阴符经注》，收入《四库全书·子部·道家类》。《四库全书提要》评价说：“其训诂，推求古义，取其上下贯通者；其诠释，主乎言简理骇……研索较深，发挥较显，在《老子》注中尚为善本。附载《阴符经》一卷，诂以《易》理，义亦可通。”

（五）旁览理学

徐灵胎聪颖过人，精力充沛，一生好学，求知欲盛，兴趣广泛。“继又好览濂洛关闽诸书，每丙夜默坐潜阅”。濂洛关闽是宋代理学的四个主要流派，包括濂溪周敦颐（濂）、洛阳二程（程颢、程颐，即洛）、陕西张载（关）、讲学于福建的朱熹（闽）。虽然四个流派各有观点，但从总体上是对春秋秦汉以来儒家和道家思想的继承和发挥，认为自然界生成源于太极，太极动静产生阴阳万物，万物生生，变化无穷，人得其秀而最灵。太极而生，人极而圣，人极即诚，纯粹至善，模仿太极建立人极，要求人欲像天，通过主静、无欲才能达到这种道德的最高境界。中国古代思想文化中天人合一、以天喻人、诚静则天的底蕴，经过一代又一代哲人的不断梳理绪余，培育出一代又一代的新人。

（六）杂学其他

另外，徐灵胎在 18 岁时检阅水利书籍，讲求东南水利。20 岁对照天星图夜坐观星，历时半载，参见汉晋天文志及鬼料窍，考稽天星经度行次。同年还开始练身习武。其授业之师周意庭为名家高徒，身秉绝学，又精音韵乐理，灵胎处处得益匪浅。以上便是徐灵胎未治医之前的主要学习内容和掌握的知识，这些学问集富一身，为徐灵胎自学医业、成为一代大医奠定了极为有利的基础。

“凡欲为大医，必须谙《素问》《甲乙》《黄帝针经》《明堂流注》、十二经脉、三部九候、五脏六腑、表里孔穴、本草药对，张仲景、王叔和、阮河南、范东阳、张苗、靳邵等诸部经方。又须妙解阴阳禄命、诸家相法，及灼龟五兆、《周易》六壬，并须精熟，如此乃得为大医。若不尔者，如无目夜游，动致颠殒。次须熟读此方（指《备急千金要方》），寻思妙理，留意钻研，始可与言于医道矣。又须涉猎群书，何者？若不读五经，不知有仁义之道；不读三史，不知有古今之事；不读诸子，睹事则不能默而识之；不读《内经》，则不知有慈悲喜舍之德；不读《庄》《老》，不能任真体运，则吉凶拘忌，触涂而生。至于五行休王，七耀天文，并须探赜。若能具而学之，则与医道无所滞碍，尽善尽美矣。”此为药王孙思邈《备急千金要方》第一章“大医习业”的全部内容。按照孙思邈的大医标准，此时的徐灵胎，除了医学外，其他都达到了一定的层次，接近或满足了孙真人的大医的基础知识结构。因此日后灵胎专恃自学成为一朝国医，名垂青史，这是根本原因。

二、学术特色

（一）谨护元气，保全性命

1. 元气有定数

《医学源流论》首篇即揭出“元气存亡论”，就元气决定人之性命寿夭，其盛衰存亡实为人生死病老之关键所系，进行了较为全面的阐述。元气者，本原之气也，与生俱生，“受生之时已有定分”“成形之时已有定数”，即元气于人有一定数，不为后天损益而加减，但可因护持不当而损伤。徐灵胎举薪材与火的关系来说明元气的定数。薪材开始燃烧时火焰尚微，愈燃烧则火焰愈烈，直至薪材烧尽则火自熄。如欲薪火长燃，薪材质地要坚实，还要控制火焰程度，才可能燃烧长久。“故终身无病者，待元气自尽而死，此可谓终其天年者也。”由于元气不能修补，因此于人只得刻刻顾护元气，谨慎预防元气损伤。

2. 元气为根本

元气的“根本所在”即本初部位，“道经所谓丹田，《难经》所谓命门，《内经》所谓七节之旁中有小心”。虽然各家对元气根本所在处于身体前后位置的认识不同，但高下相当。如道家强调个人养生，偏重阴柔，故注意捧护身前下腹之丹田；医家专为他人治病，外法阳刚，故注重身后命门。不论丹田、命门均为元气的根本所在。元气存于命门丹田，分发于五脏，激发和推动以五脏为中心的全身各部位的生命活动，“五脏之真精，此元气之分体者也”。元气即五脏之根本，五脏的本源真气皆来自元气，是元气在五脏的分配。元气壮则五脏精气充沛，元气弱即五脏精气不足。

3. 元气强五脏

元气的形质特点，是“视而不见，求之不得”，没有具体的形式可以把握。在中医历代论述中，只此一点颇令人疑惑。很多名家都强调元气的重要，但如何观察元气状况，皆缺乏具体的论述。结合徐灵胎上述“五脏真精是元气分体”的观点，似乎可以这样推测：如果元气不足则五脏俱虚，而非一两脏的虚弱。如平常临床所见的心、肝、脾、肺、肾的阴阳气血的分别虚弱，以及肝肾阴虚、脾肺气虚、心脾两虚、脾肾阳虚、心肾阳虚等，就不应该属于元气虚弱。若于大病之后，重病日久，高龄或重大手术，严重精神创伤等，而见全身衰弱，五脏皆虚，就是元气虚衰了。

元气运行与气血紧密相关，“附于气血之内，宰乎气血之先”。气血周流全身，内而脏腑，外而皮毛，表里上下无处不到。元气则领附气血，无处不在，充满全身。元气于人的至要处，在于“阴阳阖辟存乎此，呼吸出入系乎此。无火而能令百体皆温，无水而能令五脏皆润。此中一线未绝，则生气一线未亡”。性命所系，惟在元气。阴阳开阖，呼吸出入，机体与外界交换协调的动力源于元气；五脏皆润，百体皆温，机体自身新陈代谢生生不息的动力源于元气。元气旺则生气强，元气弱则生气衰，元气绝则生气亡。

4. 元气决生死

元气对具体个体来说，是以五脏为中心的各种功能的协调状态，对医者来说是对观察对象全身状况的综合评价。判断患者的元气损伤与否，是医生临诊的重要内容，对于确定治疗原则，推测疾病预后等，有非常重要的意义。因为“疾病之人，若元气不伤，虽病甚不死；元气或伤，虽病轻亦死。而其中又有辨焉。有先伤元气而病者，此不可治者也；有因病而伤元气者，此不可不预防者也”。对于为医治病之人，“诊病决死生者，不视病之轻重，而视元气之存亡，则百不失一矣”。徐灵胎把对元气损伤情况的判断，提高到临床辨证诊病判决死生的至重地位，成为中医诊断学中的重要内容，很有深入探讨的必要。

5. 元气需谨护

元气于人关系如此重大，关乎生死存亡，医生临诊之时必须时刻留意谨护元气。如果“寒热攻补不得其道，则实其实而虚其虚，必有一脏大受其害。邪入于中，而精不能续，则元气无所附而伤矣。故人之一身，无处不宜谨护，而药不可轻试也”。认证不确，失治误治，病不去而损人元气，使病情加重，孟浪从事为医之大忌。辨证施治准确，遣方用药合度，不诛伐无过，不遗留后患，恰到好处，丝丝入扣，元气自能保全无虞。“邪盛为害，则乘元气未动，与之背城而一决，勿使后事生悔，此神而明之之术也”“不使其势已横而莫救，使元气克全，则自能托邪于外”。邪气虽盛，为医者但要识得是否已伤及患者元气，元气未伤之时，便要抓住时机鼓足力量，与邪气背城决战，驱邪即可祛病。切忌拖延，使病邪横行，元气受伤，延宕难治，而致医者悔于当初犹豫。治病重在辨元气之伤与未伤，且能治在元气未伤之时，便可达到明医的境界。

徐灵胎的元气论，其重点不在于个人平时保养元气，而重在强调医生诊病治人之际应当时刻留意顾护元气。其诊断意义在于诊病决死生者，要视元气之存亡；其治疗意义在于治病施方药时，应虑元气之损伤。确为中医治病活人第一要义。

（二）识病辨证，审证求因

徐灵胎经过长期实践，潜心钻研，博采众长，于辨证施治规律研究方面独步医林，给后人留下了许多值得继承发扬的学术思想。他较为明确地论述了病与证的概念区别，揭示了病与证的辩证关系，强调辨病与辨证的结合，针对疾病确立主方主药，提高辨证施治的精确性，以达到提高临床疗效的目的。

1. 诊病先定名

徐灵胎认为，诊治疾病之时，应按识辨病名、审证求因、选择治法等步骤进行。即“欲治疾者，必先识病之名能识病者，而后求其病之所由生，知其所由生，又当辨其生病之因各不同，而病状所由异，然后考其治之之法”（《兰台轨范·序》）。那么病名是如何确定的呢？“凡人之所苦谓之病”（《医学源流论·病同因别论》）。徐灵胎对疾病所下的定义，体现了中医学以人为本，重视患者自我感觉的诊断特点，是中医学传统的疾病命名方法。根据患者所苦的症状区别病情性质，进行疾病命名，指导临床治疗，是中医诊治疾病的最主要特点之一和优势所在。假定有四位患者，都有呕吐、腹泻、腹胀、腹痛的症状，但每位患者的四个症状表现各有侧重，即患者所苦不同，便可以诊断为四种病并确定相应病名。苦于呕吐者，病为呕吐；苦于腹泻者，病为腹泻；苦于腹胀者，病为腹胀；苦于腹痛者，病为腹痛。同一组症状，因症状之间有轻重差异，甚至是具体患者对症状的感受性的差别，就可以导致中医病名诊断的不同。更重要的在于，这种不同常被认为是由于疾病发生的原因不一，病机的差异，最终将可能出现四种针对病名诊断的治疗方法。这就是徐灵胎治病先识病名的根本所在。

2. 病乃症状群

除此之外，徐灵胎还举例介绍了根据症状群诊断疾病的方法。症状群是由若干症状（症）构成的。那么什么是症呢？“症者，病之发现者也”（《医学源流论·脉症与病相反论》）。症状是病的表现，病是通过症状而被发现的。通常由一组症状构成疾病，而构成某病的症状群就称为该病的本症。“一病必有数症。如太阳伤风，是病也；其恶风、身热、自汗、头痛，是症也；合之而成其为太阳病。此乃太阳病之本症也”“如疟，病也。往来寒热、呕吐、畏风、口苦，是症，合之而成为疟。此乃疟之本症也”（《医学源流论·病证不同论》）。这种由症状群确定的病名，是历代医家经不断实践摸索形成的疾病证候规律，多用于外感疾病的诊断。凡为医者不可不认真体察、细心揣摩，临证方能切中要领、丝丝入扣。

3. 病症有离合

徐灵胎对病、症的概念、区别及其关系的考察分辨，在古代医家中出类拔萃，而这些辨析的目的都是围绕审症求因、审因论治进行的。在病症关系上，他认为有四种情况，“有病同症异者，有症同病异者，有症与病相因者，有症与病不相因者。盖合之则曰病，分之则曰症”（《医学源流论·知病必先知症论》）。

关于病症异同的机制探讨，徐灵胎的认识非常透彻。其云：“病热则症热，病寒则症寒，此一定之理。然症竟有与病相反者，最易误治，此不可不知也。如冒寒之病，反身热而恶热。伤暑之病，反身寒而恶寒。本伤食也，而反易饥能食。本伤饮也，而反大渴口干。此等之病，尤当细考，一或有误，而从症用药，即死生判矣。此其中盖有故焉。或一时病势未定，如伤寒本当发热，其时尚未发热，将来必至于发热，此先后之不同也。或内外异情，如外虽寒而内仍热是也。或有名无实，如欲食好饮，及至少进即止，饮食之后，又不易化是也。或有别症相杂，误认此症为彼症是也。或此人旧有他病，新病方发，旧病亦现是也。至于脉之相反，亦各不同。或其人本体之脉，与常人不同。或轻病未现于脉。或痰气阻塞，营气不利，脉象乖其所之。或一时为邪所闭，脉似危险，气通即复。或其人本有他症，仍其旧症之脉。凡此之类，非一端所能尽，总宜潜心体认，审其真实，然后不为脉症所惑。否则徒执一端之见，用药愈真而愈误矣。然苟非辨证极精，脉理素明，鲜有不惑者也。”（《医学源流论·脉症与病相反论》）

由上可见，中医辨证验脉是需要下功夫练就的，需要医生具有清醒的头脑、敏捷的思维、扎实的学养、丰富的经验，是要医生能够掀开表面揭示本质。如徐灵胎所举，或病在初期，的证未至；或宿疾新感，合体错综；或虽有所欲，浅尝辄止；或认症不的，似是而非；或本脉即异，病脉随之；或病气轻浅，未扰于脉；或营气受阻，脉气不顺；或邪闭脉乖，闭开脉复等，诸多情况都会使医生在临证时产生疑惑，导致误治。总之，“辨证极精，脉理素明”，是中医生的基本功；而“潜心体认，审其真实”，是中医生的作业术。临床辨证舍此无余论也。

4. 异治在因别

审证求因，剖别病症与病因的关系，是确定治疗方向的关键，即所谓审因论治者也。对此，徐灵胎见解亦非常精当。“凡人之所苦谓之病，所以致此病者谓之因。如同一身热也，有风，有寒，有痰，有食，有阴虚火升，有郁怒、忧思、劳怯、虫症，此为病之因。知其因则不得专以寒凉治热病矣。盖热同而所以致热者不同，则药亦迥异。凡病之因不同，而治各别者尽然，则一病而治法多端矣”（《医学源流论·病同因别论》）。同病异治的根本道理，徐灵胎于此一节昭然皎皎矣！导致身热的原因很多，因风者见风证，因寒者俱寒象，因痰者显痰征，因食者有食伤，阴虚火升者脉证可据，郁怒忧思者情志以商，劳怯者缘自气馁，虫症者终于损伤，凡此种种皆可引起身热。同一病证可由多种因素引起，临床辨证在于能够辨别清楚具体病证的具体病因，针对病因进行施治，才会做到有的放矢，效如桴鼓。

5. 兼症或他因

“而病又非止一症，必有兼症焉。如身热而腹痛，则腹又为一症，而腹痛之因又复不同，有与身热相合者，有与身热各别者。如感寒而身热，其腹亦因寒而痛，此相合者也。如身热为寒，其腹痛又为伤食，则各别者也。又必审其食为何食，则以何药消之。其立方之法，必切中二者之病源而后定方，则一药而两病俱安矣。若不问其本病之何因，及兼病之何因，而徒曰某病以某方治之，其偶中者，则投之或愈，再以治他人，则不但不愈而反增病，必自疑曰何以治彼效而治此不效？并前此之何以愈？亦不知之。则幸中者甚少，而误治者甚多。终身治病而终身不悟，历症愈多而愈惑矣”（《医学源流论·病同因别论》）。

徐灵胎以上所述，为临床最为常见，也是临床中医生常常容易产生迷惑的情况。对于疾病的多个症状，是以一元病因来解释，还是能够判断出是由多元病因导致的，对于确定具体治法和遣方用药十分关键。如太阳伤寒，发热恶寒，无汗而喘，头、身、腰、骨节疼痛，尽管症状较多，总由寒邪侵袭太阳经脉，营卫郁遏，肺气不宣所致，辛温发散寒邪，诸症均可解除，即一治而诸症解。若上症之外，还见有烦躁，就要对烦躁的原因进行分析，源于原有内热，外束风寒不能透发，在治法上除辛温发散之外，还需辛凉提透内热而伍用石膏，方可切中外寒内热的病因病机，达到表里双解的效果。在掌握此病因病机致病的症状规律的基础上，对非此病因病机所产生的症状，一定要进行深入的分析和正确的判断，这样才可以保证治疗的有效性。

6. 论治尚具体

辨别病症、审证求因、确定治法之后，还要结合具体患者的情况遣药制方进行施治。其道理在于，“天下有同此一病，而治此则效，治彼则不效，且不惟无效而反有大害者，何也？则以病同而人异也。夫七情六淫之感不殊，而受感之人各殊，或气体有强弱，质性有阴阳，生长有南北，性情有刚柔，筋骨有坚脆，肢体有劳逸，年力有老少，奉养有膏粱藜藿之殊，心境有忧劳和乐之别，更加天时有寒暖之不同，受病有深浅之各异。一概施治，则病情虽中，而于人之气体迥乎相反，则利害亦相反矣。故医者必细审其人之种种不同，而后轻重缓急、大小先后之法因之而定。《内经》言之极详，即针灸及外科之治法尽然。故凡治病者，皆当如是审察也”（《医学源流论·病同人异论》）。

因时、因地、因人制宜，是中医临证辨治的重要原则之一。徐灵胎所列举的情况，都是中医临床辨证需要深入细致讲求的地方，或者说这些也是临床证候的重要组成部分。如果只注重患者的临床症状，而忽视了对上述情况的了解，可能在具体遣方用药时，就会考虑不够全面，影响治疗效果。徐灵胎以上所述，深得《内经》异法方宜之真谛，体现了中医个体化治疗的特点，值得医家予以重视。

7. 病症有主方

提倡主方主药，是徐灵胎具体施治时的主导学术思想，病、方、症、药相对，丝丝入扣，才能应手则愈，获得桴鼓之效。“一病必有一方，专治者名曰主方。而一病又有几种，每种亦各有主方。此先圣相传之法，莫之能易也”（《兰台轨范·凡例》）。具体运用专方治病时，其针对的目标是什么呢？“凡一病有一病之名，如中风，总名也。其类有偏枯、痿痹、风痱、历节之殊。而诸症之中，又各有数症，各有定名，各有主方”（《医学源流论·药误不即死论》）。分析这段论述可以看出，专方针对的施治目标是各有定名的“数症”。根据徐灵胎的论述，中风作为总名是没有主方专治的，其下的偏枯、痿痹、风痱、历节等几类不同病型（诸症），严格地说也没有针对性的主方，在此以下“又各有数症，各有定名，各有主方”，就是把偏枯、风痱等再分成若干症（数症），给这些症命名，然后各设主方。这同现代辨证施治的做法是一致的。现代中医的疾病分类方法，较之徐灵胎时代已有所变化，偏枯、风痱可以等同于中风，是中风的别名，痿痹、历节则属于痿病和痹病。但在临证中，中风、痿病、痹病是没有具体治疗方药的，只有将中风、痿病、痹病等再根据临床症状进一步辨证，才可以进行具体的治疗。即便是中西医结合的病证结合诊治，也是采用的类似模式。中医对缺血性脑血管病是不能治疗的，只有对具体的缺血性脑血管病患者，按照中医理论进一步辨证后，确定其属于气滞血瘀，还是风痰上扰，抑或痰瘀互结等，才可以对确定的证候进行针对性的治疗。徐灵胎此番论述，虽然是在强调方病（证）的对应性，同时也揭示了病证辨识的层次性和施行治疗的层次性。辨病结合辨证，辨病是为了更精确地辨证，而达到“一病必有主方，一方必有主药。或病名同而病因异，或病因同而病证异，则又各有主方，各有主药。千变万化之中，实有一定不移之法”（《兰台轨范·序》）。

“凡病尽然。医者必能实指其何名，遵古人所主何方，加减何药，自有法度可循”。而其反对的就是“不论何病，总以阴虚阳虚等笼统之谈概之，而试以笼统不切之药”（《医学源流论·药误不即死论》）。在临证中，医生必须能够确定具体患者的病名，病名确定后，要知古人有何方可治此病，而具体患者有何他症需要加减用药，是有古人制方的规矩准绳可以参照法循。反映了徐灵胎识病求实，不游移恍惚，遵古人方法的一贯思想。

临证制方遣药，徐灵胎推崇古方，认为“昔者圣人之制方也，推药理之本源，识药性之专能，察气味之从逆，审脏腑之好恶，合君臣之配偶，而探索病源，推求经络，其思远，其义精，味不过三四，而其用变化不穷”（《医学源流论·方剂古今论》）。古人组方，思虑全面，推察细致，用药精当，为千古不易之法。制方的目的在于，调剂药性之偏，或相辅以专攻，或相佐以兼治，或相反去其性，或相制减其毒。“故方之既成，能使药各全其性，亦能使药各失其性。操纵之法，有大权焉。此方之妙也”（《医学源流论·方药离合论》）。

（三）药有专能，性同用异

药性，是古代本草中关于中药的理论内容，但凡四气五味、毒性、功效主治、七情配伍、君臣佐使、升降浮沉、脏腑归经、用药禁忌、炮制、制剂宜忌、用量确定及折算等，都属于药性的范畴。所谓药性，概括说来就是药物的功用，《内经》叫作“五味阴阳之用”（《素问·至真要大论》）。辨明药性，首先就要明确药性的构成因素。《内经》论药性主要根据药物的气味，判别药性的阴阳属性、功用特点，即药物气味阴阳功用药性理论，奠定了中药药性的基本理论。

在徐灵胎看来，决定中药药性的影响因素是多方面的。灵胎下面所言集中概括了其对药性构成多因素的认识，其云：“凡药之用，或取其气，或取其味，或取其色，或取其形，或取其质，或取其性情，或取其所生之时，或取其所成之地，各以其所偏胜而即资之疗疾，故能补偏救弊，调和脏腑。深求其理，可自得之”（《神农本草经百种录·丹砂》）。取其气者，有寒热温凉平五气，可适病证之寒温；取其味与色者，可以五味五色入五脏，而补泻脏腑之虚实；取其形者，以药形比人形，随其形而治人体；取其质者，依其轻重举升沉降；取其性情者，或血肉有情以补，或钻营剔透而攻；药之生时成地皆得水土之力，各具气宜而用。这些认识，集中概括了他对药性构成多因素的认识，并常为后世论述药性的经典观念。

徐灵胎十分注重实践经验，不轻信推衍之论，尤其对药物更看重通过实践获得的真知，以避免被比附穿凿之学导入歧途。他认为，《神农本草经》“纯正真确”，客观记述了药物的效用。“字字精确，非若后人推测而知之者。故对症施治，其应若响”“仲景诸方之药，悉本此书。药品不多，而神明变化，已无病不治矣”“故论本草，必以《神农》为本，而他说则必审择而从之，更必验之于病而后可信”（《医学源流论·本草古今论》）。

宋代以后，本草理论有了较大的发展，如引经报使、升降沉浮、气味厚薄、四季用药等认识逐渐系统。其中，张元素、李东垣等医家，擅于以药物归经理论遣药制方，对后世临床用药组方影响明显。应当肯定，药物归经理论，作为对药物作用的一般归纳，对前人用药经验、规律的理解具有一定作用，对临床制方也有一定帮助。但徐灵胎认为，过分强调药物归经，“以某药专派入某经，则更穿凿矣”（《医学源流论·本草古今论》）。归经论既不能将药物药效备述周全，也存在比附牵强之处，若拘泥于此则有碍药物的正确使用。

徐灵胎结合自己的学用心得，提出药有专能、性同用异的观点，提醒人们注意那些药物理论所不能概括和解释的药物作用。一药作用多途，非执意归经而治病。其云：“盖人之气血，无所不通，而药性之寒热温凉、有毒无毒，其性一定不移，入于人身，其功能亦无所不到。岂有某药只入某经之理？即如参芪之类，无所不补，砒鸩之类，无所不毒，并不专于一处也。所以古人有现成通治之方，如紫金锭、至宝丹之类，所治之病甚多，皆有奇效。盖通气者，无气不通。解毒者，无毒不解。消痰者，无痰不消。其中不过略有专宜耳。至张洁古辈，则每药注定云独入某经，皆属附会之谈，不足征也”。又云：“以某药为能治某经之病则可，以某药为独治某经则不可。谓某经之病当用某药则可，谓某药不复入他经则不可。故不知经络而用药，其失也泛，必无捷效。执经络而用药，其失也泥，反能致害”（《医学源流论·治病不必分经络脏腑论》）。徐灵胎上述观点，论理凿凿，机智辩证，符合临床实际。《神农本草经》中对药物的记载内容，主要是指导临床应用方面的药物性、味、有毒无毒和治疗保健功效。仲景经方的组方依据即本于此，而不是依据药物的归经作用。因此，适当评价和应用归经理论，不滥不弃，方为公允。

既然认为药物归经理论常常“不足征”，那么临证制方遣药的依据是什么呢？徐灵胎认为，应该以药物的药性专能为根据。药性专能，是指具体药物所具有的不同于其他药物的特殊功效。在分析药物治疗疾病的机制时，徐灵胎阐述了药性专能（专长）的客观现象。“药之治病，有可解者，有不可解者。如性热能治寒，性燥能治湿，芳香则通气，滋润能生津，此可解者也。如同一发散也，而桂枝则散太阳之邪，柴胡则散少阳之邪；同一滋阴也，而麦冬则滋肺阴，生地则滋肾阴；同一解毒也，而雄黄则解蛇虫之毒，甘草则解饮食之毒；已有不可尽解者。至如鳖甲之消痞块，使君子之杀蛔虫，赤小豆之消浮肿，蕤仁生服不眠、熟服多眠，白鹤花之不腐肉而腐骨，则尤不可解者。此乃药物之专长。”（《医学源流论·药性专长论》）徐灵胎以上所述，是举例说明药性有专能、性同而用异的观点，是临床实践中得来的结论。这里可解者为性能（用）相应；不可尽解者为性同而用异，当辨其能而用之；不可解者性能不相应，不可强解，厚其能，薄其性，熟识而能用可也。可解与不可解，只是人们对药物作用机制的认识方法及其水平的表现。不要说徐灵胎所处时代有不可解者，就是当代不可解者也有很多，徐灵胎的可贵之处在于他不妄自议论、信口开河。

本草学以实践应用为目的，疗效是药物使用与否的依据。他曾举菟丝汁治面皯为例说：“以其辛散耶？则辛散之药甚多；以其滑泽耶？则滑泽之药亦甚多。何以他药皆不能去，而独菟丝能之”“凡药性有专长，此在可解不可解之间，虽圣人亦必试验而后知之”“但显于形质气味者，可以推测而知；其深藏于性中者，不可以常理求也”（《神农本草经百种录·菟丝子》）。在中药理论滞后于临床实践的矛盾中，作为医家要通过学习前人的用药经验和自身的不断实践，熟悉和掌握药性专能，进一步指导临床合理用药。“古人有单方及秘方，往往以一二种药治一病而得奇中。及视其方，皆不若经方之必有经络奇偶配合之道，而反神速者，皆得其药之专能也。药中有如此者极多，可以类推。”（《神农本草经百种录·菟丝子》）能得药之专长，便可得治之奇效。探索中药的药物专能，对提高临床疗效和现代科技条件下的新药开发，都有十分重要的意义，值得深入研究。

徐灵胎辨药精细，味不滥施，认为一味药的多方面治疗作用，在不同的组方条件下将有不同的效果。“在此方则取其此长，在彼方则取其彼长。真知其功效之实，自能曲中病情，而得其力。”一味药的多种功效，可通过不同配伍来表现。一类性质相同的药物，则要根据其气味色形而分别使用。“同一热药，而附子之热，与干姜之热，迥乎不同。同一寒药，而石膏之寒，与黄连之寒，迥乎不同。一或误用，祸害立至。盖古人用药之法，并不专取其寒热温凉补泻之性也。或取其气，或取其味，或取其色，或取其形，或取其所生之方，或取嗜好之偏。其药似与病情之寒热温凉补泻若不相关，而投之反有神效”（《医学源流论·药石性同用异论》）。

徐灵胎针对药物归经理论的牵强与穿凿，提出了药物专能说，其实质是强调临床实践在研究药物功效时具有根本的意义，重视前人的实践经验，以药物专能来确定应用的时机和目标，通过配伍来转换发挥药物多方面作用，开拓了临床用药和新药研制的新思路。

【临证经验】

徐灵胎临证经验颇难尽揽，聊以《洄溪医案》中笔者所能理会者概而举之。《洄溪医案》共记有56个病名，约百个病案。

一、中风治用续命汤

中风之病猝然而至，形仆神昏，多难挽救，易致夭亡，历代皆为大症。徐灵胎于此多作“虚邪贼风”，主以外风论治，与金元以来“类中”之论并不苟同。《洄溪医案》记有6例中风案，皆是新发卒中。发时均有意识不清，甚至不省人事，此于中风中当属危重症。其用小续命汤者有二，化用至宝丹者有二。查徐灵胎《兰台轨范》，记载两首续命汤。一首是《备急千金要方》小续命汤，一首为《录验》续命汤，即仲景《金匮要略》中风篇中的《古今录验》小续命汤。两首续命汤均为麻黄汤加味而成，但药物组成有所差异，《千金》续命汤加附子偏温，《古今录验》续命汤不加附子而用石膏偏凉。对于中风病机治法的认识，徐灵胎案中有“此正《内经》所谓虚邪贼风也，以辛热刚燥治之故非，以补阴滋腻治之亦谬，治以辛凉，佐以甘温，《内经》有明训也”。

案例

运使王公叙揆，自长芦罢官归里，每向余言，手足麻木而痰多。余谓公体本丰腴，又善饮啖，痰流经脉，宜撙节为妙。一日忽昏厥遗尿，口噤手拳，痰声如锯，皆属危证。医者进参、附、熟地等药，煎成未服。余诊其脉，洪大有力，面赤气粗。此乃痰火充实，诸窍皆闭，服参附立毙矣。以小续命汤去桂附，加生军一钱，为末，假称他药纳之，恐旁人之疑骇也。戚党莫不哗然。太夫人素信余，力主服余药。三剂而有声，五剂而能言。然后以消痰养血之药调之，一月后步履如初。

按语：患者身体素丰，嗜食肥甘，兼以豪饮，痰浊内盛，壅滞经脉，故手足麻木而痰多，已呈中风先兆，徐灵胎诫之以节制饮食。病发时突然意识丧失，小便失禁，牙关紧急，双手握固，痰声如锯，面赤气粗，脉洪大有力。此属中风闭证，极似脑出血病情。他医闭脱不分，欲进参附熟地等医脱之药，徐灵胎据证辨脉，主以小续命汤去桂附、加生军，三剂有声，五剂能言。再以消痰养血之药调之，一月后步履如初。徐灵胎案中有去“桂、附，加生军”之语，可能是用《千金》续命汤。若能用偏温之《千金》续命汤，与后世类中阴虚阳亢之见相形更远。说明徐灵胎胆识更超凡医。但览此案，其效之速亦非同一般。用续命治中风，实是中医一大法宝。

二、暑证阴阳之辨治

徐灵胎居地江南，夏季暑证尤多。暑热之时，汗出津伤亡阳，常有阴阳遽变，若医者善辨，则能转危为安，否则祸不旋踵。徐氏于此辨证论治尤精，常于时医迷惑处、错置处，拨乱反正，力挽狂澜，生人于一旦。

案例

毛履和之子介堂，暑病热极，大汗不止，脉微肢冷，面赤气短，医者仍作热证治。余曰：此刻即亡阳矣，急进参附以回其阳。其祖面有难色。余曰：辱在相好，故不忍坐视，亦岂有不自信而尝试之理，死则愿甘偿命。乃勉饮之。一剂而汗止，身温得寐，更易以方，不十日而起。同时东山许心一之孙伦五，病形无异。余亦以参附进，举室皆惊骇，其外舅席际飞笃信余，力主用之，亦一剂而复。但此证乃热证所变，因热盛汗出而亡阳，苟非脉微足冷，汗出舌润，则仍是热证，误用即死。死者甚多，伤心惨目。此等方非有实见，不可试也。

按语：徐灵胎医案中，对危重症的阴阳辨证记述较多，值得仔细玩味。阴阳是八纲辨证的总纲。“察色辨脉，先别阴阳”，即通过对患者色脉、症状的辨析，把握证候阴阳以及机转，是中医生的基本能力，在危重急难疾病时尤为重要。阴阳不错，治不离谱，阴阳不别，谬误即生。一般情况下的证的阴阳性质易辨，而危急重症时，极易出现阴脱亡阳、阴盛格阳等难辨的情况。上举徐灵胎二案，皆属于暑热汗出津伤，阳脱欲亡，危在一旦。临床见证不管其初病或寒，或热，或湿，或暑，病情发展至亡阳，而见“脉微足冷，汗出舌润”，就属亡阳之的证。因阳脱欲亡，急以参附固阳。不见此证，“则仍是热证，误用即死”。暑证用参附，“此等方非有实见，不可试也”。实见者，功力之见也，缜密之见也，大医之见也。此二案临证汲取之意甚多，不可淡忘也。

三、热深厥深辨畏寒

案例

洞庭卜夫人，患寒疾，有名医进以参附，日以为常，十年以来，服附子数十斤，而寒愈剧。初冬即四面环火，绵衣几重，寒栗如故。余曰：此热邪并与内，逼阴于外。《内经》云：热深厥亦深。又云：热极生寒。当散其热，使达于外。用芦根数两，煎清凉疏散之药饮之。三剂而去其火，十剂而减衣，常服养阴之品而身温。逾年，附毒积中者尽发，周身如火烧，服寒凉得少减，既又遍体及头、面、口、鼻俱生热疮，下体俱腐烂，脓血淋漓。余以外科治热毒之法治之，一年乃复。以后年弥高而反恶热，与前相反。如不知其理，而更进以热药，则热并于内，寒并于外，阴阳离绝而死。死之后，人亦终以为阳虚而死也。

按语：寒疾初患，当以辛温发散为治，给邪以出路。甫治即用参附，邪未提出，参附徒增内热已成邪，而寒疾不减，十年服附子数十斤，而寒愈剧。徐灵胎辨证为热邪并与内，逼阴于外。以芦根水煎清凉疏散剂，火去迅速而减衣，服养阴之品而身温。能如此独具慧眼，辨至根底，未尝不慨然叹其才秀也。尤其一年后，病者附子之毒外发，头、面、口、鼻俱生热疮，下体俱腐烂，脓血淋漓，以外科治热毒之法治之乃复，更证徐灵胎认证之真，亦明滥用参附之弊。寒热之判，势如水火，平常辨证确属不难。若寒极似火、热极如冰、真热假寒、真寒假热、寒热格拒等，辨证就需功力，辨证准确更为重要，若寒热辨证相反，祸莫大焉。此案道理当深求，为医者鉴。

四、喘脱亡阴亡阳之辨

案例

苏州沈母，患寒热痰喘，浼其婿毛君延余诊视。先有一名医在座，执笔沉吟曰：大汗不止，阳将亡矣，奈何，非参、附、熟地、干姜不可。书方而去。余至不与通姓名，俟其去乃入。诊脉洪大，手足不冷，喘汗淋漓。余顾毛君曰：急买浮麦半合，大枣七枚，煮汤饮之可也。如法服而汗顿止，乃为立消痰降火之方，二剂而安。盖亡阳亡阴，相似而实不同。一则脉微，汗冷如膏，手足厥逆而舌润；一则脉洪，汗热不黏，手足温和而舌干。但亡阴不止，阳从汗出，元气散脱，即为亡阳。然当亡阴之时，阳气方炽，不可即用阳药，宜收敛其阳气，不可不知也。亡阴之药宜凉，亡阳之药宜热，一或相反，无不立毙。标本先后之间，辨在毫发，乃举世更无知者，故动辄相反也。

按语：因喘而脱，大汗不止，亡阴亡阳，临床属急险重症，可危亡于一旦。观本案，喘汗欲脱，前有一名医，只见大汗不止，意为阳将亡，书方参附地姜。徐灵胎后诊，见脉洪大，手足不冷，喘汗淋漓。知是阴脱阳未亡，以浮小麦大枣汤服而汗止。于是徐氏就鉴别亡阴亡阳而多着笔墨。

亡阳者脉微，汗冷如膏，手足厥逆而舌润。亡阴者脉洪，汗热不黏，手足温和而舌干。亡阴在先，不治即可亡阳。亡阴之治，在于收敛阳气，不可遽予回阳，从本案的徐氏治法也可理出头绪。

五、血证阴阳补法之用

案例

洞庭吴伦宗夫人，席翁士俊女也。向患血证，每发，余以清和之药调之，相安者数年。郡中名医有与席翁相好者，因他姓延请至山。适遇病发，邀之诊视，见余前方，谓翁曰：此阳虚失血，此公（指徐灵胎）自命通博，乃阴阳不辨耶！立温补方加鹿茸二钱，连服六剂，血上冒，连吐十余碗，一身之血尽脱，脉微目闭，面青唇白，奄奄待毙，急延余治。余曰：今脏腑经络俱空，非可以轻剂治。亟以鲜生地十斤，绞汁煎浓，略加人参末，徐徐进之。历一昼夜，尽生地汁，稍知人事，手足得展动，唇与面红白稍分，更进阿胶、三七诸养阴之品，调摄月余，血气渐复。夫血脱补阳，乃指大脱之后，阴尽而阳无所附，肢冷汗出，则先用参附以回其阳，而后补其阴。或现种种虚寒之证，亦当气血双补。岂有素体阴虚之人，又遇气升火旺之时，偶尔见红，反用大热升发之剂，以扰其阳而烁其阴乎！此乃道听途说之人，闻有此法，而不能深思其理，误人不浅也。

按语：席氏女素有血证，发时名医在侧，断为阳虚失血，以温补方更加鹿茸，吐血十余碗，脉微目闭，面青唇白，奄奄待毙。徐氏救急以生地汁少调人参末，历一昼夜，人事渐苏，后滋阴和血而渐复。徐氏对血证治法和施用时机的把握，确有真谛，其案后论说已备，不赘评。但对生地绞汁浓煎调人参末徐进，急救如此大失血，既效且稳，可谓良法，值得记取。而对那位郡中名医，不知深浅，且对同行妄加贬訾的行为，更应为戒。

《洄溪医案》中，有许多力搿庸医、拨乱反正、拯危救厄的案例，较为充分地展现了徐灵胎擅治奇难大病的能力。同时，徐氏通过案后数语，将病证鉴别、病机异同、治法择取的道理讲得十分透彻。王孟英对《洄溪医案》大加赞赏：“余读之如获鸿宝，虽秘本而方药不甚详，然其穿穴膏肓，神施鬼设之伎，足以垂医鉴而活苍生。”（《洄溪医案》王孟英序）本文撷取了徐灵胎医案中的几则以供雅赏，但亦足见中医能治大症危病。今之中医当在此等救急本领上，多下些功夫为是。

【后世影响】

徐灵胎在世时，于苏浙吴中即负医名，《清史稿》载：“尤邃于医，世多传其异迹。”上述所举徐氏医案，亦可作为徐灵胎医学造诣水平与起死回生“异迹”之佐证。“大椿与叶桂，同以医名吴中，而宗旨异。”可见当时徐灵胎在区域范围，同叶天士医名一齐。尤其乾隆皇帝一再诏徵，并“嘉其朴诚，命入太医院供奉”，虽徐氏托词母病不就，但依然体现了徐灵胎其时的医名与影响。徐灵胎逝后次年（1773）开始编撰《四库全书》，共收入徐灵胎医学著作四部，即《神农本草经百种录》《伤寒类方》《医学源流论》《兰台轨范》，与金·刘完素同为《四库全书》收入医著最多的医家。

对于《神农本草经百种录》，纪昀提要云：“凡所笺释，多有精意。要于诸家本草中为有启发之功者。”对于《伤寒类方》，纪昀提要曰：“大椿以为（伤寒论）非机（张仲景）依经立方之书，乃救误之书。当时随症立方，本无定序。于是削除阴阳六经门目，但使方以类从，症随方证，使人可按症以求方，而不必循经以求症。虽于古人著书本意未必果符，而于聚讼纷呶之中，亦芟除葛藤之一术也。其中辨证发明亦多精到。”对于《医学源流论》，纪昀提要云：“持论多精凿有据，如谓病之名有万，而脉之象不过数十种，是必以望闻问三者参之；又如病同人异之辨，兼症兼病之别，亡阴亡阳之分，病有不愈不死、有虽愈必死，又有药误不即死，药性有古今变迁，《内经》司天运气之说不可泥，针灸之法失传，其说皆可取。而人参论一篇、涉猎医书论一篇尤深切著明……其切中庸医之弊者，固不可废也。”对于《兰台轨范》，纪昀提要云：“所录诸方亦多取于诸书，而宋以后方则采其义可推寻，试多获效者，其去取最为谨严。每方之下多有附注，论配合之旨与施用之宜，于疑似出入之间，辨别尤悉，较诸家方书，但云主治某症，而不言其所以然者，特为精密。”

以上罗列的纪昀关于《四库全书》所收徐灵胎医著的提要内容，充分反映了徐灵胎当时的学术影响之大。纪昀认为徐灵胎“最为谨严”，“持论多精凿有据”，分析“精意”，发明“精到”，论证“精密”，给予了较高的评价。同时纪昀的提要，也反映了徐灵胎既尊经独宗岐黄，论方但崇仲景，又独立思考，善于辨析，不畏世俗，不惧权威，敢于持论的学术风格。

在中国医学史上，徐灵胎被认为是尊经崇古的代表人物之一。“至于有欲救俗医之弊而矫枉过直者，有求胜古人之心而大言失实者，以致论病则自岐黄以外，秦越人亦不免诋排；论方则自张机《金匮要略》《伤寒论》以外，孙思邈、刘守真、李杲、朱震亨皆遭驳诘。于医学中殆同毛奇龄之说《经》”（纪昀《医学源流论》提要）。此段论说，将徐灵胎尊经崇古的言行描画得十分深刻。

徐灵胎深厚的中国传统文化功底，为其自学治医奠定了扎实的基础。通过仔细研读明以前近万卷的医学著作，能够将源流岐正辨析清楚，获得真知灼见，而后更加崇信《内经》《本经》《伤寒》《金匮》之是。如其在《难经经释》所说：“自古言医者，皆祖《内经》，而《内经》之学，至汉而分。仓公氏以诊胜，仲景以方胜，华佗氏以针灸杂法胜，虽皆不离乎《内经》，而师承各别。逮晋唐以后，则支流愈分，徒讲乎医之术，而不讲乎医之道，则去圣远矣。”徐灵胎认为晋唐以下，近术远道；并坚信“后人之书不可反以证前人”（《难经经释》凡例）。

在徐灵胎著作中，这种笃信古经、诽訾后世的言论较为多见，客观评价不一定全都正确。但作为中医业者，认真钻研弄懂中医早期经典著作，是登堂入室的最佳门径。即便现代之成名中医，也是把反复研读这些早期经典，作为最值得下功夫的基础。徐灵胎是看到了中医早期经典所揭示的道理，因此才形成了尊经崇古的坚定信念。

徐灵胎所著《伤寒类方》，对《伤寒论》113 方采用以方类证的形式进行编排，以方为纲，方统条文，分成 12 类，“每类先定主方，即以同类诸方附焉”（《伤寒类方》自序）。这种方法开创了《伤寒论》研究的新途径，徐灵胎也在自序中较为满意地说：“此书之成，后之读《伤寒论》者，庶可以此为津梁。”此种方法在当代广为效仿，成为诸多各级各类教材的通用模式。

中国中医科学院中医基础理论研究所　刘洋

【参考文献】

［1］刘洋. 徐灵胎医学全书［M］. 北京：中国中医药出版社. 1999.

源流，即對歷代中醫藥文獻進行研究，闡明文獻間的學術源流關系，對比相互間的异同；二是辨章各家學術，即對中醫經典及歷代醫家著作中所展現的理論思維、學術觀點和臨床經驗，以及由此提出的諸多概念、命題，進行系統分析，明確每部經典和代表性醫家的學術思想和實踐特色，并由此促進中醫理論與實踐的不斷創新與發展。二者緊密關聯，相得益彰，對于今人汲取歷史積澱、提煉理論內涵、啓發臨證思路，尤以後者更爲實用和切要。

在以《黄帝内經》爲代表的中醫經典奠定了中醫理論體系之後，後世醫家在繼承研究與探索過程中不斷有新的闡發和創見，使得這一理論體系不斷充實、提高，并向縱深方向發展。中醫歷代醫家，薪火承襲，結合自身的思考與實踐，創造性地回答了當時中醫養生防治過程中的新問題，在不同時代裏開辟了中醫理論發展的新境界。歷代醫家本身就是「活」的學術載體，他們刻意研精，探微索隱，華葉遞榮，日新其用。因此，中醫藥學術發展的歷史進程，始終呈現出一派繼承不泥古、發揚不離宗的繁榮景象。系統研究中醫歷代醫家的學術思想與診療經驗，能够在很大程度上拓展我們的理論視野，開拓臨證思路，豐富治療手段，并最終將推動中醫理論體系的不斷豐富與發展。因此，對中醫歷代醫家學術思想的整理與繼承研究，具有重要的現實意義。

中國中醫科學院中醫基礎理論研究所自2005年起，先後承擔國家973計劃課題「中醫學理論體系框架結構與内涵研究」(2005—2010)、科技部基礎性工作專項重點項目「中醫藥古籍與方志的文獻整理」之子課題「古代醫家學術思想與診療經驗研究」(2009—2014)、國家973計劃項目「中醫理論體系框架結構研究」(2013—2017)，以及國家中醫藥管理局重點研究室「中醫學理論體系結構與内涵研究室」建設規劃等項目，聯合全國十幾所高等院校及科研機構的七十餘位專家、學者，共同開展中醫歷代名家學術整理與研究，已歷時十餘年。所選醫家範圍，自漢末張仲景始，至民國惲鐵樵止，共102人，皆爲歷代具有代表性或學術特色突[illegible]醫家的研究，方面，力求準確、深入地把握醫家的學術精髓。現將階段性成果凝練精要，總結成冊，以資行業內外專家、學者以及在校師生研習中醫理論參考之用。

本書編委會由來自中國中醫科學院及全國高等中醫院校、科研機構和臨床單位的學者構成，有中醫基礎、臨床學科的資深專家，有國家及行業重點學科帶頭人，也有中青年骨幹教師、科研人員和臨床醫師等。編委會多次組織編寫工作會議和繼續教育項目培訓，邀請多位國內相關領域知名專家，對所有稿件進行審訂，最終由主編、副主編逐篇統稿、審定。全體作者以對中醫藥事業的拳拳之心，共同努力和無私奉獻，完成了這份艱巨的工作，以實際行動切實履行了繼承好、發展好、利用好中醫藥學術的重大使命。由于種種原因，本書難免有疏漏之處，敬請讀者不吝批評指正，以利于本書的不斷修訂和完善。

在本書即將付梓之際，全體作者感慨萬千！希望廣大讀者透過本書，能夠概要縱覽中醫藥學術發展之脈絡，擷取中醫理論之精華，傳承千載臨床之經驗，促進中醫藥學術在發展中完善、臨床水平在實踐中提高，中醫藥事業在創新中繁榮。

在此衷心感謝中國中醫科學院中醫基礎理論研究所、中國中醫藥信息研究所和研究生院以及山東中醫藥大學、安徽中醫藥大學、雲南中醫學院、湖南中醫藥大學、成都中醫藥大學、陝西中醫藥大學、北京中醫藥大學、浙江中醫藥大學、遼寧中醫藥大學、長春中醫藥大學、黑龍江中醫藥大學等單位，對此項工作的大力支持！衷心感謝所有參考文獻的作者及參與本書審定的各位專家！感謝北京科學技術出版社章健總編、侍偉主任及編校人員的大力支持！

研究中醫理論的歷史發展，可以從兩個方面着手：一是考鏡文獻源流，即對歷代中醫藥文獻進行研究，闡明文獻間的學術源流關係，對比相互間的异同，相對合理準確地闡釋其學術內涵；二是辨章各家學術，即對中醫經典及歷代醫家著作中所展現的理論思維、學術觀點和臨床經驗，以及由此提出的諸多概念、命題，進行系統分析，明確每部經典和代表性醫家的學術思想源流，即對歷代中醫藥文獻進行研究，闡明文獻間的學術源流關系，對比相互間的异同，相對合理準確地闡釋其學術內涵；二是辨章各家學術，即對中醫經典及歷代醫家著作中所展現的理論思維、學術觀點和臨床經驗，以及由此提出的諸多概念、命題，進行系統分析，明確每部經典和代表性醫家的學術思想和實踐特色，并由此促進中醫理論與實踐的不斷創新與發展。二者緊密關聯，相得益彰，對于今人汲取歷史積澱、提煉理論內涵、啓發臨證思路，尤以後者更爲實用和切要。

在以《黃帝內經》爲代表的中醫經典奠定了中醫理論體系之後，後世醫家在繼承研究與探索過程中不斷有新的闡發和創見，使得這一理論體系不斷充實、提高，并向縱深方向發展。中醫歷代醫家，薪火承襲，結合自身的思考與實踐，創造性地回答了當時中醫養生防治過程中的新問題，在不同時代裏開辟了中醫理論發展的新境界。歷代醫家本身就是「活」的學術載體，他們刻意研精，探微索隱，華葉遞榮，日新其用。因此，中醫藥學術發展的歷史進程，始終呈現出一派繼承不泥古、發揚不離宗的繁榮景象。系統研究中醫歷代醫家的學術思想與診療經驗，能够在很大程度上拓展我們的理論視野，開拓臨證思路，豐富治療手段，并最終將推動中醫理論體系的不斷豐富與發展。因此，對中醫歷代醫家學術思想的整理與繼承研究，具有重要的現實意義。

中國中醫科學院中醫基礎理論研究所自2005年起，先後承擔國家973計劃課題「中醫學理論體系框架結構與內涵研究」（2005—2010）、科技部基礎性工作專項重點項目「中醫藥古籍與方志的文獻整理」之子課題「古代醫家學術思想與診療經驗研究」（2009—2014）、國家973計劃項目「中醫理論體系框架結構研究」（2013—2017），以及國家中醫藥管理局重點研究室「中醫學理論體系結構與內涵研究室」建設規劃等項目，聯合全國十幾所高等院校及科研機構的七十餘位專家、學者，共同開展中醫歷代名家學術整理與研究，已歷時十餘年。所選醫家範圍，自漢末張仲景始，至民國惲鐵樵止，共102人，皆爲歷代具有代表性或學術特色突

究，闡明文獻間的學術源流關系，對比相互間的异同，相對合理準確地闡釋其學術内涵；二是辨章各家學術，即對中醫經典及歷代醫家著作中所展現的理論思維、學術觀點和臨床經驗，以及由此提出的諸多概念、命題，進行系統分析，明確每部經典和代表性醫家的學術思想和實踐特色，并由此促進中醫理論與實踐的不斷創新與發展。二者緊密關聯，相得益彰，對于今人汲取歷史積澱、提煉理論内涵、啓發臨證思路，尤以後者更爲實用和切要。

在以《黄帝内經》爲代表的中醫經典奠定了中醫理論體系之後，後世醫家在繼承研究與探索過程中不斷有新的闡發和創見，使得這一理論體系不斷充實、提高，并向縱深方向發展。中醫歷代醫家，薪火承襲，結合自身的思考與實踐，創造性地回答了當時中醫養生防治過程中的新問題，在不同時代裏開辟了中醫理論發展的新境界。歷代醫家本身就是「活」的學術載體，他們刻意研精，探微索隱，華葉遞榮，日新其用，因此，中醫藥學術發展的歷史進程，始終呈現出一派繼承不泥古、發揚不離宗的繁榮景象。系統研究中醫歷代醫家的學術思想與診療經驗，能够在很大程度上拓展我們的理論視野，開拓臨證思路，豐富治療手段，并最終將推動中醫理論體系的不斷豐富與發展。因此，對中醫歷代醫家學術思想的整理與繼承研究，具有重要的現實意義。

中國中醫科學院中醫基礎理論研究所自2005年起，先後承擔國家973計劃課題「中醫學理論體系框架結構與内涵研究」（2005—2010）、科技部基礎性工作專項重點項目「中醫藥古籍與方志的文獻整理」之子課題「古代醫家學術思想與診療經驗研究」（2009—2014）、國家973計劃項目「中醫理論體系框架結構研究」（2013—2017），以及國家中醫藥管理局重點研究室「中醫學理論體系結構與内涵研究室」建設規劃等項目，聯合全國十幾所高等院校及科研機構的七十餘位專家、學者，共同開展中醫歷代名家學術整理與研究，已歷時十餘年。所選醫家範圍，自漢末張仲景始，至民國惲鐵樵止，共102人，皆爲歷代具有代表性或學術特色突出的醫家。對于每位醫家的研究，

中医历代名家学术研究集成

下册

主编 潘桂娟

北京科学技术出版社

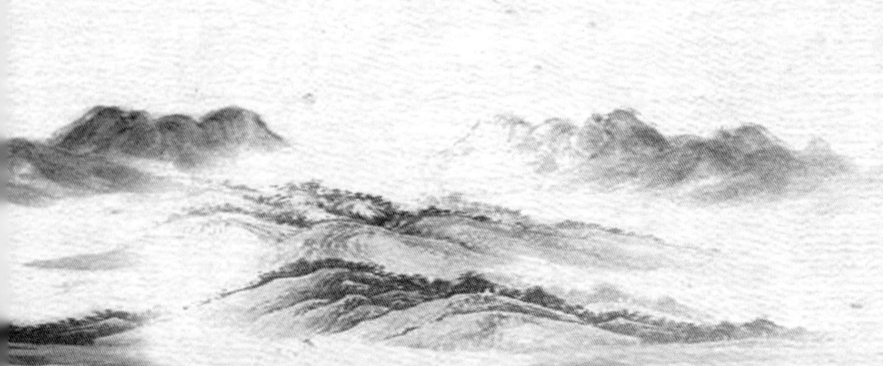

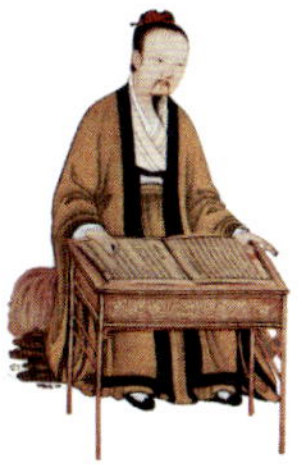

目录

下册

清代医家

民国医家

清代醫家

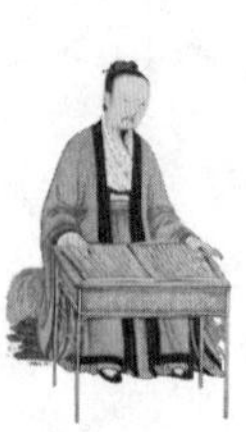

何梦瑶

内容提要

何梦瑶，字赞调，又字报之，号西池，生于清康熙三十一年（1692），卒于清乾隆二十九年（1764），南海云津堡（今广东省南海区）人，清代著名医家，著有《医碥》《三科辑要》，《幼科良方》《痘科良方》《妇科良方》（此三书内容与《三科辑要》相同，但夹注小字有异），《追痨仙方》《神效脚气方》《乐只堂人子须知》《伤寒论近言》等。何梦瑶在论脏腑、论脉、论诊病、论火热、论湿、论痰、论瘟疫、论虚损、论中风、论痹证、论喘证、论郁证、论妇科、论儿科痘疹、论方药以及脚气病、痨病等内科疑难杂病诊治方面，均有其自身特色，体现了其卓越的见解及丰富的临床经验。

【概述】

一、生平简介

何梦瑶，字赞调，又字报之，号西池，生于清康熙三十一年（1692），卒于乾隆二十九年（1764），南海云津堡（今广东省南海区）人。根据何氏家乡地方县志（即道光年间《南海县志》）记载，何梦瑶自幼聪颖，10岁能文，13岁工诗，即应童子试。初为诸生时很有文名。及长，博学多闻，旁通百家，举凡文史、音律、算术、历法等无所不通。其“纵论古今世事，烛屡跋不肯休”，于医学尤感兴趣，喜诵岐黄家言，其言“医虽小道，亦道也”。此外，其与朋友“极论西历、平弧、三角、八线等法”，说明何梦瑶对西方文化和科技知识亦有研究。

何梦瑶著有《医碥》《三科辑要》，《幼科良方》《痘科良方》《妇科良方》（此三书内容与《三科辑要》相同，但夹注小字有异），《追痨仙方》《神效脚气方》《人子须知》《伤寒论近言》《绀山医案》《针灸吹云》等医学著作，代表性著作为《医碥》。

何梦瑶生平留心乐律，旁通百家。除医学著作外，还著有《皇极经世易知》《算迪》《庚和录》《菊芳园诗钞》《岑溪县志》《三角辑要》《移灯余话》《比例尺解》《紫棉楼乐府》《罗浮梦缓》《秋菊金钱隘纪闻》《庄子故》《肇庆府志》《制义棼除》《胡金竹梅花四体诗笺》《大沙古迹诗》等。康熙辛丑年（1721），何梦瑶29岁，遇长州天牧惠公（惠士奇，康熙朝进士）督学广东，驻羊城九曜官署检考郡邑诸生，曾以《珠江竹枝词》试士。何梦瑶赋诗云：“看月谁人得月多，湾船齐唱浪花歌，花田一片光如雪，照见卖花人过河。”惠公非常喜爱，对何梦瑶很是器重，认何氏为“入室弟子，亲受业焉”。由此，何梦瑶与同时期的劳考兴、吴世忠、罗天尺、苏饵、陈世和、陈海六、吴秋等，并称为“惠门八子”。雍正甲辰（1724），大学士惠士奇再督粤学，考举优行。其言“何生文行并优，吾所素悉”，特免何梦瑶检试，并赞誉何梦瑶为“南海明珠”。

何梦瑶时常与惠士奇之子惠栋讲论文艺，成为莫逆之交。后来杭堇浦掌教粤东，也时常与何梦瑶唱和，其在《嘲杭病起》中吟道：“门外久疏参学侣，帘前渐立犯斋人。”《咏史》中吟道：“赵宋若生燕太子，肯将岁弊事仇人。”这时何梦瑶见知于人者，主要因其诗文。

雍正己酉年（1729），考选拔贡，策询水利，何梦瑶以医学作比喻，娓娓千言。获学士顾公极大赞赏，拔置第一。庚戌年（1730），何梦瑶在38岁时参加科试联捷，登进士第。曾在广西义宁、阳朔、岑溪、思恩等任县令，后任奉天辽阳州牧。何梦瑶提倡“治狱明慎，宿弊革除”，故有神君之称。其为官清廉，二十年两袖清风，“不名一钱而归悬壶自给”“贫不能具舟车”。虽居官位，却不热心做官，自愿为百姓治病。如值思恩县发生瘟疫，何梦瑶毅然为百姓“立方救疗，多所全活”。“风益烟江，霜轮沙碛”，行走于民间，不断为人治病，且疗效显著。

何梦瑶58岁时弃官自辽阳归里，遇学友罗天尺于羊城，然已发白齿豁，两人“共话前尘，恍然若梦”。何梦瑶恢倦宦海，潜心学术，旋即出任广州越秀书院、越华书院、肇庆端溪书院院长，并热心医学教育，且学生众多。何梦瑶虽为官多年，但若论其一生之功绩，则在于医而不在于政，盖政绩清廉只能惠民于一时一地，而医术之流传可泽民于万世。

二、著作介绍

（一）《医碥》

《医碥》全书共有7卷，前四卷除卷一开篇有部分基础理论内容外，主要阐述内科杂证的病因病机、辨证诊断及治疗方法；卷五论述四诊；最后两卷为方药，记述了各科病证所用诸方。《医碥》为何梦瑶“宦游粤西、服官辽左时所著”，最后成书于乾隆十六年（1751），现存乾隆年间同文堂刊本，6册；1918年两广图书馆刊本，7册；继1982年上海科学技术出版社据同文堂刊本排印后，1995年人民卫生出版社邓铁涛点校本出版。《医碥》是何梦瑶医学代表作，目前主要以此书研究何氏学术思想。

（二）《幼科良方》

论述了生下不啼、不乳、眼不开、吐不止、不大便、不小便等43种婴儿疾病的诊治、预防和护理方法，并记载了拭口、断脐、藏胞衣、浴儿等新生儿护理方法。卷末“保婴总论”一篇，主要基于张子和《儒门事亲》的儿科学术思想进行阐发。

（三）《痘科良方》

主要论述痘疹的病因病机以及不同症状与脏腑的对应关系，而后重点记述了痘疹自初热、见点、起胀、灌脓、收靥至落痂整个病程以及发热、头痛、腹痛、谵妄等并发症的治疗。其中“证治总论”一篇，包括论部位、论证、论脉、论药，以及调养禁忌。最后介绍了鼻苗种痘法。

（四）《妇科良方》

辑录了妇人行经、经闭、崩漏、带下以及胎前、难产、产后、乳证、前阴诸证等病证的治疗方法。最后附种子论。

（五）《追痨仙方》

又名《内伤仙方》，何梦瑶据宋刻本亲手影写，加以绘图。该书虽有某些臆测成分，但认识到痨病由痨虫感染而生。现存1918年两广图书馆刊本，1册。

（六）《神效脚气方》

脚气为岭南的地方病，何梦瑶着重加以研究。何梦瑶著成该书后即逝世。现存1918年两广图书馆刊本，2册。

1918年，两广图书馆刊印何梦瑶上述6部医著，名曰《医方全书》，共12册。其中，第1~7册为《医碥》，第8册为《幼科良方》，第9册为《妇科良方》《追痨仙方》，第10册为《痘疹良方》，第11、12册为《神效脚气方》。全书之首，有两广图书馆主人序言，称“何公报之为粤东医界古今第一国手，其所著医书，悉根据南方之地势，南方人之体质，调剂与北方不同，立方与北带亦异，故南带之人民效用其方法，无不百发百中，服其剂无不奏效如神”。可见，近代岭南医界特别推崇何梦瑶。

（七）《人子须知》

此书为何梦瑶遗稿，佛山僧互禅校订。卷一为四诊韵语，卷二为方剂，卷三、卷四为方剂临证运用及药物。为人子者，不可以不知医，知医者远而寿世，近而事亲，故是书名曰《人子须知》。其子何之蛟作序云："先君解组投林，舌耕糊口，取号砚农，教人以行为先，不尚文藻，尝曰仁为万善之本，孝乃为人之基，惟医术一端，行之可以济人，言之可以寿世。读者四诊明，方药备，从此深造，调阴阳，起夭折，远而寿世，近而迎亲，欲仁得仁，宁外是乎？爰目之曰《人子须知》"。此书现存光绪乙酉年（1885）佛山华文局刊本，2册。

（八）《三科辑要》

此所言三科者，指婴科、痘科、妇科。书首番禺后学潘湛深序曰："梦瑶何君，夙耽经史，兼擅岐黄，昔尝著《医碥》一书，其根究病源，常有深透数重之见；其辩论杂证，更有不遗毫末之思。询足见触类旁通，无法不备矣。而其于婴科、痘科、妇科，尤为研精殚思，批郤导窾，因辨证订方，辑成两卷，所载病情脉象，分条析缕，穷流塞源，实足补古人所未备。"现存光绪十二年（1886）广州拾芥园刊本，2册。

《三科辑要》正文内容，与《幼科良方》《痘疹良方》《妇科良方》基本相同，但夹注小字有异，基本内容此处不再累述。

（九）《伤寒论近言》

此书为何梦瑶对伤寒外感热病的学术观点。载于民国十六年（1927）广东中医药专科学校出版的《中医杂志》第3、4期。时任广东中医药专科学校教导主任廖伯鲁序言曰："按报之先生为吾粤名儒，学术行谊详载志乘，惟阮通志叙先生医学著述，未列《伤寒论近言》，可见当日已鲜流传，嗣闻版毁于火，传本更希。兹从卢朋著君藏本录出，庶先哲微言不至湮没云尔。"

【学术思想】

一、学术渊源

由于何梦瑶聪颖好学，涉猎极广，加之精于钻研，其医学方面知识相当丰富全面，著作几乎包含了内、外、妇、儿等各科内容。何梦瑶的代表作是《医碥》，全书贯串着何梦瑶卓越的见解及丰富的临床经验。此书集中体现了何梦瑶的学术思想特点。

《医碥》以王肯堂的《证治准绳》为蓝本，对王肯堂的理论既有继承又有所发展。王肯堂采摭明代以前医家学术之精华，编辑了《证治准绳》。此书的特点是，兼收各家所长，无门户之见；寒热温凉，用药无所偏废。《四库全书总目提要》曾给予比较中肯的评价，曰："于寒温攻补无所偏主。视缪希雍之余派，虚实不同但谈石膏之功；张介宾之末流，诊治未施先定人参之见者，亦得其平。"

何梦瑶对《证治准绳》一书很是推崇，誉之为"近代书医之冠"。其深受王肯堂的影响，以不偏不倚的态度对待各医家学说，在精研《证治准绳》的同时，“虑其奥博难读，因作《医碥》以羽翼之”。“芟其繁芜，疏其湮郁，参以己见，泐为一书”，《医碥》以《证治准绳》为蓝本，共7卷，前四卷为杂证，卷五为诊法，后两卷为诸方。

何梦瑶生当雍正、乾隆之际，正值张景岳温补学说盛行之时。张景岳属于温补学派，提倡“阳非有余，阴常不足”理论和肾命学说，时医深受张氏学说的影响，不论病之寒热虚实，用药往往偏于执固。而何梦瑶目睹此弊病，认为应加以纠正，加之何梦瑶很赞同王肯堂的观点，认为对各家学说当“无所偏倚”，因此结合王肯堂的《证治准绳》而作《医碥》。其在《医碥》自序中云：“或曰：方今《景岳全书》盛行，桂、附之烈，等于崐冈，子作焦头烂额客数矣。人咸谓：‘子非医病，实医医。是书出，其时医之药石欤！碥当作砭。’予笑而不敢言。”何氏用意不言而喻。由于《景岳全书》的盛行，时医滥用附、桂，《医碥》中“碥”，其一可以当作“砭”解释，即针砭时弊、救正其失的意思。如《医碥》凡例曰：“河间言暑火，乃与仲景论风寒对讲；丹溪言阴虚，乃与东垣论阳虚对讲，皆以补前人所未备，非偏执也。后人动议刘朱偏用寒凉，矫以温补，立论过当，遂开酷烈之门，今日桂附之毒，等于刀锯。梦瑶目睹时弊，不得不救正其失，初非偏执，读者幸勿以辞害意。”何氏目睹流弊，心怀恻怛，因此不觉言之重，而恨之切也。其二“医碥”为医学阶梯之意，体现了何梦瑶以此书作为帮助后学者学习《证治准绳》的一个阶梯，其谦逊之风可见矣。

故何梦瑶著《医碥》之目的有二，一为继承王肯堂的学术主张，二是当时医家偏于温补的流弊故而以“碥”为名。何氏善于思考总结，不盲从；不问流派，取长补短；兼容并蓄，继承创新的学术风格，足堪后学。

二、学术特色

（一）论脏腑

1. 脏腑经络，阐发详尽

何梦瑶在《医碥》开篇即论脏腑，可见其非常重视脏腑学说。其用简洁清晰的语言描述了部分脏腑的位置，如“喉在咽前，其系坚空，连接肺本，为气息之路”“心外有心包络，即膻中也”“肝叶中有胆，胆中有汁”“胃之下口连小肠……小肠之下口，右接大肠”“该喉窍有一会厌，覆之如皮如膜，发声则开，咽食则闭，故水谷下咽，了不犯喉”等。其寥寥数语，清晰明了。

何梦瑶在“藏府说”一章中，重点介绍了藏象学说，其内容有异于清代既往的一般医学著作。如其论六腑时，何氏写道：“胆、胃、大小肠、膀胱为腑，腑如库之贮物。胆所贮者汁，亦藏而不泻也。余所贮者水谷，则泻而不藏，虽有泻不泻之殊，而均有所贮，则均为之腑。但所贮者乃精汁与水谷滓秽不同，故胆独名为清净之腑。”何氏在“藏府说”中，还形象地描绘了肺“称华盖，虚如蜂窠”“胃在膈膜之下，其上之左有脾，形如刀镰，能动而磨食，使消化”“小肠后附脊膂，前附脐之上，左环周回叠积共十六曲，小肠之下口，右接大肠，当脐左回周叠积亦盘十六曲，其下为广肠”。这些内容反映了何氏对人体形态结构的重视。

对于三焦有形无形的认识，医者议论纷纷而无定论，何氏提出了自己的见解。其云：“三焦，经谓上焦如雾，中焦如沤，下焦如渎。亦未言其形状，论者皆纷纷如捕风捉影，毫无所指。惟张景岳谓即腔子，脏腑如物，人但知物之为物，而不知囊之亦为一物，其说甚通。”他还进一步阐释说：“三焦既即腔子，则为有形，有形则有经脉，凡腔子中之经脉，但不分地立名，难一指称，故将其与各脏腑络系者，分属所系脏腑，名曰某脏某腑经脉，而以其所系属者名三焦经脉。”由此可见，他对温补派代表张景岳的著作亦有所研究。何梦瑶进一步明确指出：“窃谓焦当作椎，人身脊骨二十一椎，上焦乃上七椎，中焦乃中七椎，下焦乃下七椎也，椎别作焦耳，观《灵枢·背腧》五、七、九、十一、十四各椎俱作焦可见。”此处之“焦”字，均系指位于某两节椎脊骨之间的“气道”，即何氏所谓“盖指腔子内、脏腑外之空际言，乃三焦火气游行之处也”，亦即张景岳所云：“诸焦字义，非专指骨节为言，盖谓脏气自节间而出，以行于肉理脉络之分，凡自上至下皆可言焦。”（《类经》）何氏认为三焦为脊骨、肌理之间，水谷精气津液出入之气道。何氏根据自己所掌握的藏象及相关中医学知识，对“三焦”这个医学史上有争论的议题，敢于提出与古人不同的见解，反映了他活跃的学术思想。

2. 五脏生克，自有心法

何梦瑶提出“五脏配五行八卦说”，其云：“心肺位居膈上，而肺尤高，天之分也，故属乾金，兑金；肝肾位下，而肾尤下，为黄泉之分，故属坎水……肾水得命门之火所蒸，化气以上，肝受之而升腾，故肝于时为春，于象为木，于卦为震雷、巽风；阳气上升，至心而盛，阳盛则为火，故心属火，于卦为离；脾脏居中，为上下升降之枢纽。饮食入胃，脾为行运其气于上下内外，犹土之布化于四时，故属土，于卦为坤、为艮。金、木、土皆配两卦，而水、火各主一卦，故五行惟水火之用为独专也。”何梦瑶所论，将乾、坤、坎、离、震、巽、艮、兑等八卦与五脏相配合。

关于五脏生克，何梦瑶也有独到见解。其云：“五脏生克，须实从气机病情讲明，若徒作五行套语，茫然不知的，实多致错误。”何梦瑶发挥了五脏互含、五行互藏的学术论点，认为水能克火，又能养火；金能生水，水亦生金。何梦瑶说：“予谓五脏无一脏无血液，是皆有水也。无一脏无气，是皆有火也。无一脏不发生，是皆有木也。无一脏不藏敛，是皆有金也。有气、有血、有发、有敛，是无一脏不平和，则皆有土也。知五脏各具五行，则其互相关涉之故，越推愈觉无穷，而生克之妙不愈可见哉……五脏互相关涉。”又曰：“诚能触类引伸，则五脏互相关系之故，无不了然矣。”何梦瑶强调，五脏之间的生克关系，当从五脏相生之气机，五脏相克之病情理解，若徒作五行套语，可能导致临证错误。

3. 重视脾胃，见解独到

何梦瑶特别强调脾胃对人体的“后天培养之功”，其云：“胃主进纳，脾主运化，饮食之气味精华，由脾胃以灌输周身，气日盛而体日充，先天之水火，赖此滋养以生生不息。”对于人体之病变，何氏指出“升降动静苟失其中，虽为肝肺心肾之不职，亦即脾之不职”。对于临证施治，则强调“然不以畏难而废治，全赖饮食以救弊补偏，故后天为要也”，充分强调了调理脾胃的重要性。至于明代以来的补肾、补脾之争，何梦瑶则根据临证体会指出：“知各脏之病皆关乎脾，则知脾气调和即各脏俱调和矣。故补脾不如补肾不过举要之词，固不若补肾不如补脾之论为得其全也。老人小儿尤以脾胃为主。”

4. 水火之论，独具匠心

何梦瑶在《医碥》中，对于五脏五行的认识，十分重视水与火的关系，认为“惟水火之用为独专”，并提出了不少独特的见解。该书“水火说”开篇即云：“男女媾精以成胎，精即水也，精中之气即火也。水火精气，妙合而凝，是为胎元。”说明了水火是胎元合成的基础，突出了水火在生殖上的意义。气血者，水火之大纲也，然水火乃先天之先天，血气为先天之后天。

何梦瑶以上论述，也从侧面回答了未尝饮食之胎儿，其血液从何而来的问题。前人皆言胃中水谷之清气，借脾运化成血，所以说化生于脾。但胎儿未尝饮食，先已有血，可见血为先天之水。然为先天之后天，不过借后天为长养，非全靠后天。人身中润泽之气，即水；温暖之气，即火。水得火则气常温而不至于寒，火得水则形常润而不至于槁。何氏能够把人体五脏五行气血融合为一体，论述水火先天后天关系，独具匠心。

又如“五脏生克说”，除了言明“亢则害，承乃制”等经典学说外，他还赞同赵养葵《医贯》水能克火又能养火、金能生水水亦生金等五脏相互影响的观点。其云：“予谓五脏无一脏无血液，是皆有水也；无一脏无气，是皆有火也；无一脏不发生，是皆有木也；无一脏不敛，是皆有金也；有气有血，有发有敛，是无一脏不和平，则皆有土也。知五脏各具五行，则其相互关涉之故，愈推愈觉无穷，而生克之妙，不愈可见哉？”何梦瑶对阴阳、运气、虚实寒热、标本、表里、气血、补泻等论，文字简而寓意深，均于实践中加以运用之后提炼写成，至今仍有其指导意义。

（二）论脉

《医碥·四诊·切脉》中，详细论述了脉之部位、形体、行动、歇止、脉配四时五脏、脉之胃气及各脉主病等。其说理清晰，文笔流畅，理析精粹，颇多创见。

1. 论脉之部位，学宗《内经》

何梦瑶在此篇中，详细阐释了《内经》三部九候的含义，使其理明晰易懂；同时还深入分析了寸关尺的命名、部位。如其所云：“何谓寸关尺？曰：自手肘中横纹至鱼际横纹得一尺一寸，所取诊者只长一寸九分，分为三部下部在一尺之内，故名为尺；上部在一寸之内，故名为寸；中部为上下交界之处、阴阳出入之所，故名曰关也。”使后世学医者有经可循，对诊脉部位的把握更加精准。

何梦瑶还根据自己的理解，对于疑难之处，设问释疑，析理明快。如“问：人身有脏有腑，此独候五脏而六腑止候胃，何也？曰：《内经》原以人迎候阳，以气口候阴，腑阳脏阴，此五脏所以候于气口也。至于手太阴，必胃气乃至，故胃气当并察也。”又如“问：膀胱、大小肠、命门、三焦诸腑，当候向何处？”何氏列举后人的三种说法：一说小肠从心候于左寸，大肠从肺候于右寸；一说小肠候左尺，大肠候右尺；一说小肠为火，从命门之火候于右尺，大肠属庚金，从左肾之水候于左尺。何梦瑶认为，脏腑相移，故“前说未可废也”。如前人将六部脉分配脏腑，几以肝胆为吴越。何氏曰：“此但言其理耳，实则何可泥哉？何则？部位虽分，气脉实贯，寸口三部，仅长寸许，除浮沉大小，不能无异外，其余迟数等脉，大概无殊，从未见有寸迟而关数，寸滑而尺涩者。”对于前人的观点，何氏不盲从，而是详加分析，阐明道理。又如，后世医家对于尺部所应脏腑，众说纷纭，无一定论。如有谓右尺主三焦、命门、右肾，有谓右肾即命门，故右尺主命门、三焦，使学者困惑不知何从。何梦瑶认为，三焦以位言即胸、膈、腹，以三焦元气言则为命门之真火，故三焦之名不立矣。故何氏去三焦、右肾之名，使之统归于命门，提出左尺候左肾、小肠，右尺候命门、大肠。何氏之说虽然使脉诊有所简化，作为一种新的见解，还需要进一步探讨。

何梦瑶对《内经》某些论述，亦持有不同看法。如其云：“《内经》谓少阴所在，其脉不应，历验不然，此伪说也，不必为其所惑。”

2. 论脉之形动，纲举目张

何梦瑶论脉之形体，以长短、大小、虚实、缓紧为纲，使散附于大，微附于小，芤附于虚，弦、革、牢附于紧，以禀赋、时令、主病为目，从而使脉理清晰明了，易于理解把握。其指出，长短以纵言，大小以广言，虚实以蕴积言，缓紧以张弛言，使学者对指下难明之脉象可以会意而通晓其义。

何梦瑶论脉之行动，仍采用纲目之法。其以浮沉、迟数、滑涩为纲，以禀赋、时令、主病为目，而使脉之义理明澈。

值得一提的是，何梦瑶将脉之形体和行动，明确分列而论之，因而使脉理更加明晰，足以见其对脉义的理解确为深刻，对脉象的研究实为深入。

3. 论脉之歇止，生动形象

何梦瑶曰：“脉之歇止者有三：结，脉来迟，时一止而复来者，曰结，如人之徐行而歇也。促，脉来数，时一止而复来者，曰促，如人之疾行而蹶也……结促之止无常数，代之止有常数。”何梦瑶将结比喻为人之缓慢行走而歇息，将促比喻为人之快速行走而蹶倒，使枯燥之脉象顿时栩栩如生。

4. 论脉之诠释，灵活求之

何梦瑶精读《内经》，结合自己的临证经验，总结出脉配四时五脏及主病（病位）的规律。其对《内经》原文还用夹注、按语给予注释，释义精辟，形象生动，易于理解。如何氏在“春脉如弦”后，对“如弦”二字夹注曰：“如弦，则非过弦可知，通指六脉言，非单指左关。”又按曰：“长、弦、紧三脉相似而不同，盖弦而软者为长，强者为紧也。此所言‘如弦’者，实即长……勿以此‘弦’字与他处弦紧‘弦’字同论”。仅此“如弦”二字，经何氏注释，其丰富的含义跃然纸上，后人不但对“如弦”能准确把握其含义，而且对与弦、紧、长三脉的异同亦了然于胸了。再如，何氏曰：“虚犹散也。惟两旁散，而中央不散，与上所谓去散者异矣。而中央曰坚，则亦非但收敛而已，亦与来急异也。”何氏对脉象的释义每每如此，充分体现了何梦瑶诊脉之细，注重辨脉。

纵观此篇，可知何氏辨脉灵活而不刻板。如曰：“浮主表病，亦主里虚；沉主内邪，亦主阳陷。其为虚热实热，内因外因，非参合四诊，安能细辨？而但从区区之部位为断，何异胶柱以鼓瑟也。”可见其辨脉灵活，不为局限。此思想贯穿于何氏的整个诊疗思路中，其明确指出“书不尽言，言不尽意，是在读者之领会耳”。即指读者应融会贯通，灵活把握。

5. 论脉之主病，条分缕析

何梦瑶在《医碥》中，共分析了 25 种脉象的主要表现，主病特点，每条脉象下又列举了相兼脉的主病。其列脉细致详备，行文简明扼要，文字清晰疏朗，方便后世之学。

何梦瑶除了对各种不同的脉象详细描述外，还对人迎、气门、男女脉之异同，脉之顺逆，脉证从舍等，采用举例以及说理等方法详加说明，其举例恰当形象，其说理深入浅出，亦值得后人研究。

何梦瑶重于实践、不拘泥于古人。这在《医碥》卷五之切脉篇，有充分的体现。如“论男女脉异同”云：“古谓男脉左大于右，女脉右大于左，验之不然。”何梦瑶基于自身临床实践，认为古人的说法有误便客观地予以指出。如其云：“问：子言六脉数则俱数，迟则俱迟，则经言七诊，谓独小、独大、独疾、独迟、独热、独寒、独陷下者皆病，其说非欤？曰：此以三部九候言，非言寸口。”

（三）论诊病

在诊疗疾病的过程中，何梦瑶除了重视脉诊，还非常注重问诊及望诊。何氏问诊非常细致，除了问寒热、问头身、问饮食、问二便，还注重问汗及血、问昼夜轻重、问七情。尤其在问血中，可以看出何梦瑶之细心。如何梦瑶在《医碥》中云：“咳血者，因咳嗽而出，痰中见血丝血点，此乃热伤肺络。肺少血，虽少亦出，恐致肺枯难治。又肺病久及肾，肾与冲脉并经出入，血从肾冲咳出者，其血必多（肾虽血少，合冲则多，须知）。其来喉必痒，或有声响，或有硬气自下冲上。咯唾血者，或随气逆火炎而唾（不用力）。或随痰而咯（用力，痰中有血散漫者是）。此肺肾之血也。”

在望诊中，除了察面、目、耳、鼻、唇齿、舌及手足外，还重视察身。如《医碥》云：“身轻自能转侧者可治，沉重不能转侧者难治。足冷恶寒，蜷卧向壁，为阴证。阳病者，不能俯，阴病者，不能仰。身目齿爪俱黄者，疸病也。脾病者，色黄而肉蠕动。肺病者，色白而毛败。头重视身，此天柱骨倒也，死。摇头，以手扪腮者，齿痛也。坐而伏者，短气也。身汗如油，形体不仁，乍静乍乱，喘而不休者，死。肉形脱者，脉虽调，亦死。皮肤润泽者生，枯燥者死。皮肤着者（皮肤枯燥着骨也），死。”可见何氏诊察之缜密。

（四）论火热

何梦瑶在长期的医疗实践中，体会到“凡病多火”，因此认同刘河间、朱丹溪之说。这种思想的形成，一者由于何氏生于广东，久居广西，南方气候炎热。他非常注意观察环境对人体的影响，仔细观察研究热带、亚热带地理气候条件下人体病变的特点，认为久居此地者，多由火热致病。再者，何梦瑶对“桂附之烈”“桂附之害”认识颇深，指出“桂、附之毒，等于刀锯”。

何梦瑶所谓“凡病多火”，其而“火”有丰富的内涵。如其云：“丹溪谓气有余便是火，此一火也，治宜清凉；气不足亦郁而成火，东垣所谓阳虚发热也，又一火也，治宜甘温以补其气，少加甘寒以泻其火。外感暑热燥气，增助内气成热，此一火也，治宜辛润清凉；外感风寒湿气，闭郁表气成热，亦一火也，治宜辛温发散。内伤饮食辛热之物，致火得热益炽，此一火也，宜以苦寒之剂消导之；内伤饮食生冷之物致火被遏，愈怒，又一火也，治宜辛热之剂消导之；肾水虚，致令下焦之火上炎，此一火也，治宜六味，壮水以制阳光；肾阴盛，逼其浮游之火上升，又一火也，治宜八味，益火以消阴翳。”

何梦瑶所论火证有下列数种，即气有余便是火，气不足郁而成火，外感暑热燥气增助内气成热成火，外感风寒湿气闭郁表气成热成火，内伤饮食辛热之物食积成火，肾水虚亏下焦之火上炎，以及醉饱见胃火，大怒见肝火，悲哀见肺火，房劳见肾火等。凡此十余种火证，虽然临床见证不一，但均与火有密切的关系。对于火、热与气的关系，其认为“热生于火，火本于气”；发热一由“气乖”，二由“气郁”。气乖，即气的运行有违正常规律；气郁，则是气的正常功能被遏制。气乖发热，有“阳亢发热”“阴虚发热”“阳虚发热”之不同。“气郁发热”，有“风寒郁热”“饮食郁热”“痰饮郁热”“瘀血郁热”“水湿郁热”“肝气郁热”“脾气郁热”等。何梦瑶还认为，热分脏腑、经络、三焦、昼夜、血气、虚实等，并详加论述。热、火、气同源共辙，互为因果。又因岭南日照时间长，故岭南人多黑瘦，黑瘦人多火，劳扰人多火。所以其强调，在论治上，切不可滥用温补和肆意攻伐。

何梦瑶在《医碥》凡例中，客观地评价了刘河间、朱丹溪关于火热的观点。其云：“河间言暑火，乃与仲景论风寒对讲；丹溪言阴虚，乃与东垣论阳虚对讲；皆以补前人所未备，非偏执也。”何氏的这段论述，应该说是对当时较盛行的各大医学流派较为恰当的评价。

何梦瑶对医者“泥于《医贯》之说，不论新病久病，非六味则八味，非补中则归脾”的思路和做法，斥之为“坐失时机”。他告诫后学者应该纠正这种敷衍了事的诊治态度。“卷二·火”载：“夫人非寒则热，非实则虚耳。今寒热虚实皆能生火，然则凡病多属火，河间、丹溪之言，岂不信哉！而张景岳辈不达其旨，极力谰诋，亦已过矣。或曰：虚火既不可用寒凉，是有火之名，无火之实，故景岳诸公直谓之非火，子何訾之乎？曰：虚火不可用寒凉，谓苦寒之味耳。若甘寒之品，何可废乎？盖虚火有二：其一可用温热，如内寒外热、下寒上热等证是也，目为非火犹可也；其一宜用甘寒，水虚火炎者是也，目为非实火则可，竟目为非火，可乎？至于滞下、消渴、吞酸、虫疳等证，明明属热者，亦概目为非火，且反谓之为寒，真菽麦不辨者矣。”何梦瑶之论火，实从临床实践而来，且与时人滥用温补，动则云引火归元，致生流弊有关。故又曰：“桂、附引火归元，此为下寒上热者言之。若水涸火炎之证上下皆热，不知用此引火引归何处？今日医者动用桂、附，动云引火归元，杀人如麻，可叹也！”何氏意欲补偏救弊，故不觉大声疾呼，言之深切如此。

对于各种火证，何梦瑶主张针对病因病机，辨证遣方用药。在治疗用药方面，何梦瑶从辨虚实、辨六气、辨脏腑入手。如实火热甚者，用黄芩、黄连、山栀、黄柏；宜下者，大黄、芒硝；心火，黄连、生地、木通；小肠火，木通；肝火，柴胡、黄芩；肝郁之火，青黛；胆火，龙胆草；脾火，白芍；胃火，石膏；湿火，苍术、茯苓、猪苓、木通；宿食热结，大黄、柴胡、升麻、葛根；肺火，黄芩、桑皮；燥火，生地、麦冬；大肠火，子芩；肾膀胱火，知母、黄柏；三焦火，山栀；上焦、中焦火，连翘；虚火，姜皮、竹叶、麦冬、童便、生甘草、人参、黄芪；血虚发热，当归、生熟地；无根之火游行作热，肾水干涸、相火上炎，六味丸、元参等。何梦瑶对于火证的辨治思路，至今还很有临床实用价值。

何梦瑶论火热，先论火，再论发热，后详书发热之理法方药，层层递进，思路清晰。何梦瑶所记录的治疗发热的方剂共16首，其根据病位和病性遣方用药。如黄芩一物煎、丹溪清金丸泻肺血分之火，泻白散泻肺气分之火，泻青丸、六味地黄清肝火，泻黄散、人参黄芪散清脾热等。何梦瑶论治火热既有标本之分，又有攻补之别，治疗火热诸证依古方用药有所发展。这些治则治法，符合南方的临床实际，体现了因人、因地制宜的原则，极大地丰富和发展了火热证的辨治。

（五）论湿

岭南位于我国最南端，南濒海洋，北靠五岭，属热带、亚热带气候，炎热而潮湿。《素问·异法方宜论》曰："南方者，天地所长养，阳之所盛处也。其地下，水土弱，雾露之所聚也。"因此，其民常易感受湿热之邪为病，热伤气阴，湿易困脾，所以其民又多气阴两虚体质、痰湿体质。何梦瑶身为岭南医家，对此有很深的认识，在其代表作《医碥》中对湿病的病因、病机、发展和特点，以及湿证的症状、脉象和治疗等，有一系列细致、精湛的论述。

1. 论湿明病机，内外为纲领

何梦瑶将湿分为外湿、内湿两大类。外感湿病主要病因是"得之冒雨卧湿，岚瘴熏蒸，外感湿气"，而湿邪侵犯人体的主要途径是从外而入。其云："雨露本乎天，清阳也，故伤于上，止犯皮毛（汗多衣湿不换，致湿气返入于内者，同之）；泥水本乎下，浊阴也，故伤于下，侵及骨肉。二者皆自外入。"又云："气血流行，不容少有阻滞，湿入不论多少，但能阻碍正气，则郁滞不行。"由此可见，主要是由于湿邪阻滞气血运行而为病。其致病轻者可为痹为痿，重者"逆入攻心，则昏迷沉重矣"。内伤湿病，何氏认为"饮食之湿，脾土所生之湿本乎人，皆自内出"。内湿的主要原因就是饮食伤脾，脾失健运，病从里发。内湿与外湿的病因各异，但两者的病变过程是相互关联的。外湿侵犯人体，可影响脏腑功能失调，导致水湿运化障碍。痰湿体质，亦可成为易受外湿侵袭而发为湿病的内在因素。

2. 辨湿详证候，掌握湿特点

何梦瑶论湿，重视湿邪致病的特点。如病程长、易夹邪，具有致病广泛性、季节性、重浊性的特点，病变与脾关系密切等。他认为，湿邪致病过程缓慢，缠绵难愈，无论外湿、内湿病，均"必积久乃然"。湿邪侵犯人体，致病范围相当广泛，其谓"上下中外，无处不到"，肌表、内脏均可涉及，"在上则头重，胸满呕吐，在中则腹胀痞塞，在下则足胫胕肿；在外则身肿重，骨节痛"。所以，湿邪在不同部位，其证候有不同的表现。湿邪常兼他邪合而伤人，即"挟风则为风湿，挟火则为热湿，挟寒则为寒湿……若感寒又感风者……所谓风寒湿合而痹也"。同时指出湿病有明显的季节性和湿性重浊的特点。其云："暑每兼湿，时当长夏，湿热大胜，蒸蒸而炽。人感之，四肢困倦，精神短少，懒于作动。小便黄赤者，热也。肢节疼痛，大便溏泄，身体沉重者，湿也。脉洪大（热也），而濡或迟（湿也）。"何梦瑶还具体地指出湿邪致病的各种证候表现。在论述痢、淋、赤白浊、带下等病时，对湿性污浊的特性，多有具体的描述。如其云："膏淋湿热伤气分，水液浑浊，如膏如涕，如米泔。"又如何梦瑶在"谷道痒痛"中云："多因湿虫，多做痔瘘"等。对湿病的脉象特点概括为："湿脉必缓，兼浮为在表，兼沉为在里，兼弦为风湿，兼数为热湿，兼迟为寒湿。"

何梦瑶在注意湿邪致病特点的基础上，结合脏腑部位，兼挟邪气和主病等，用灵活多样的方法治疗。如云："当分部位为治，随所兼寒热温凉以用药。又须察其为何脏之邪，如自病土虚生湿则补土，如火盛生湿则清心，如气郁成湿则升肝，如金寒水冷泛溢为灾则暖肾。所治之药各从所入，不特二术也。”

3. 治湿重理脾，处方善权变

何梦瑶对湿病的治疗很有心得，着重运用理脾和利小便之法，以除湿汤为主方，随证灵活变通。他认为“上吐下利二法，利比吐为多，以湿水也多就下”。用药处方多用除湿汤。诸如“小便秘，大便溏，五苓散吞戊己丸若兼感风，则证兼恶风，或额上微汗，除湿汤、桂枝汤各半帖，令微发汗。(不可大发)。”又如“酒面乳酪，停滞不化，除湿汤及苍白二陈汤消息之”等。

何梦瑶治湿病十分强调辨证论治，认为“当分部位为治，随所兼寒热温凉以用药，又须察其为何脏之邪”。即治湿要结合病因、寒热温凉特性、脏腑部位进行辨治。若湿“在外在上者汗之，以苦温甘辛之剂”。如风湿在表，宜用宣散表湿法，微发其汗；风药能胜湿，常用羌活胜湿汤等方；或用越婢汤发汗宣肺，除湿消肿。“在内在下者利之，以苦热酸淡之品”。如水湿内停，小便不利诸病，则用利水祛湿法，使湿从小便而去。“治湿宜利小便”，是因湿性就下，湿非挟痰食等浊物者，皆当由小便出也。故“利湿不利小便，非其治也”。治疗外湿入里，水肿、痰饮、霍乱、泄泻等病，常选用五皮饮、五苓散、茵陈五苓散、胃苓汤、猪苓汤等方。若湿从寒化，阳不化水，则用温化水湿法。治疗痰饮、阴水、肾着等证，常用苓桂术甘汤、肾着汤、实脾饮、萆薢分清饮等方。若湿从热化或湿热两盛及湿热下注的病证，如湿温、黄疸、泄泻、痢疾、淋证、痿证等，其善用清热利湿和清热燥湿法，方如茵陈蒿汤、八正散、加味二妙散、中满分消丸、白头翁汤等。对湿浊中阻者，则用芳香燥湿化浊法，常用平胃散、六和汤、藿香正气丸等。脾失健运，聚湿生痰则用燥湿化痰法，方如二陈汤、白术丸等。对于脉证俱实，水湿壅盛者，则用攻逐水饮法，方如十枣汤、疏凿饮子等。

何梦瑶治疗内湿，除察其兼化外，还结合脏腑辨证。其云：“又须察其为何脏之邪，如自病土虚生湿则补土，如火盛生湿则清心，如气郁成湿则升肝，如金寒水冷泛滥为灾则暖肾。”在治疗湿邪为病时，尤其注重脾、肾、肺三脏的调理。肺主气，有散布水津、通调水道的作用。其指出：“水与气本一物，气郁则水亦停，气行水自行”，故“治水当兼理气”。常用宣肺行水法，方如越婢汤、防己黄芪汤等，以达到利湿消肿的目的。脾胃中土，运化水湿，故脾阳受损、水湿停聚的病证，常用温中健脾法。其云：“胃虚不能制水，补土为主，补中益气汤、六君子汤等（实脾饮亦可)。脾气旺则水自行，不必加行气利水之品。”何梦瑶熟谙东垣升阳除湿法，认为“治湿宜利小便，若气虚下陷而利之，是降而又降也，当升其阳，所谓下者举之也”。因而，灵活运用调中益气汤、升阳益胃汤、清暑益气汤、升阳除湿汤等方。对脾虚湿滞者，用参苓白术散；脾阳虚者，用理中丸。肾主水，“若肾火虚，三焦气化不行，关门不利，水聚不出……若肾水虚，火炎，水从火溢，上积于肺”，均可为水肿。补肾阳，认为“惟《济生》肾气丸最验”，还有真武汤等；补肾阴，则用六味丸加麦冬、五味、牛膝、车前。此论补充了阴虚水肿病机及证治。总之，何梦瑶治疗湿病，既有基本大法，又强调辨证论治。

4. 岭南多湿病，治法有特色

由于特殊的地理位置、环境的影响，岭南地区脚气病特别多见。何梦瑶“考古证今，参以己见”，著成《神效脚气秘方》一书，认为脚气的主要原因是外感风湿邪毒和饮食失调，或酒湿伤脾所致。其病机主要是湿邪壅阻，气血壅滞不行。其病内连五脏而以肝、肾、脾为主，甚则上冲攻心。根据其足肿与否，辨为干脚气、湿脚气，治疗大法以宣壅逐湿为主，常配合针灸、按摩、外敷、外熨、饮食、运动、护理等多种方法，如麻黄裹足方、足踏丸方，运用药物外治、运动等以发汗祛湿。同时，何梦瑶对古人脚气禁用淋洗提出异议，详列多种洗方，并载明注意事项。主张配合使用黑豆、赤豆、生栗等食饵及祛湿药酒，以通经散邪，并针对广东人爱吃夜宵的习惯，提出"夜饭宜少，不食更好。盖夜食难消，最能壅滞气血也"。

何梦瑶治湿病，除了药物治疗外，还主张配合饮食、外治、运动、理疗等多种疗法，颇具针对性和地方特色。如饮食疗法中，选取岭南多产的冬瓜、鲤鱼、苡米和鸭作羹或粥，以治水肿和着痹。在外治法中，选用两广盛产的商陆、巴豆、车前、田螺、柳、桂、樟木等贴脐或烫洗以治水肿和痛痹。何梦瑶还认为饭后散步有助湿热散泄等。

（六）论痰

1. 阐发"痰"之形成

痰乃津液代谢失常而成，何梦瑶认为其成因无外乎寒凝热煎，其病机责之于脾肾失健，而痰病的形成与气失平和有关。

（1）热煎寒凝，斯痰始成

何梦瑶认为，痰之形成多因寒、因热所致，其云："苟气失其清肃而过于热，则津液受火煎熬转为稠浊；或失其温和而过于寒，则津液因寒积滞，渐致凝结，斯痰成矣。"其所言之"寒"，不单指"外寒"，也包括阳气虚衰之"内寒"；所言"热"，也不纯指"外热"，尚包括火热炽盛或阴虚内热之"内热"。

（2）痰之根源，在于脾肾

世医多强调脾肺和痰之间的关系，认为"脾为生痰之源""肺为贮痰之器"，然而何氏却更加注重作为先天之本的肾与痰之间的关系，他认为"痰之本，水也，原于肾，肾火虚，则水泛为痰，其痰清……火盛则水沸为痰，有浊沫"。虽强调先天的作用，何氏也没有忽视后天之本在痰形成中的重要作用，认为"痰之动，湿也，主于脾。或由脾气塞滞不行，或由脾气虚寒不运而生"。

2. 列举"痰"之表现

痰随气运行，内而五脏六腑，外而皮肉筋骨，无处不到。痰停部位不同，其临床表现各异。何梦瑶详细列举了痰在头、在皮毛、在目、在四肢、在脊、在两胁、在心胸等 18 个不同部位的症状和体征。如其在《医碥》中云："痰在两肋，肋胀痛如汤沸……痰在腰肾，腰间骨节卒痛，呼吸难任。痰在二便，癃闭秘结，遗同米泔，粪后鱼冻，妇人月水不通。痰在足，足腕酸软，步履如踏灰上。痰在梦，寐睡时魇，梦刑戮刀兵，梦入人家，四壁围绕……怪诞百般，不可殚述。"

3. 辨别"痰"之形症

由于痰饮的成因不同，停聚部位有异，临床表现也有明显差别。对痰饮进行准确的辨证，是治疗痰饮的前提和依据。何梦瑶对痰饮的辨证主要分为以下两方面。

（1）辨痰之寒热

辨痰之法，素有黄稠者为热，稀白者为寒之说。《医学入门》云："寒痰青，湿痰白……火痰黑，老痰胶。”（《医学入门》）诸家辨痰大体皆从此法，但何氏却有独到的见解。其在“卷二·痰（饮）”云：“此特言其大概而不可拘泥……伤风咳嗽，痰随嗽出，频数而多，色皆稀白，误作寒治，遂致困顿。后悟其理，方知为热极所致。盖火甚壅逼，频咳频出，停留不久，故未致于黄稠耳。迨火衰气平，咳嗽渐息，痰之出者，半日一口，反黄而稠，则火不上壅，痰得久留，受其煎炼所致。”因此认为，“黄稠之痰，火气尚缓而微，稀白之痰，火势反急而盛也”。又言“肾火盛，水沸为痰，其痰亦清稀”。何梦瑶认为稀白痰并非尽属寒，还进一步分析如何区分其寒热属性。其云：“大抵稀白而吐疏者必属寒；吐数而因伤风郁热者，及内伤雷龙火动者必属热；因于脾气，虚寒不能摄涎，频吐遍地者必属寒。”除此之外，再脉象合参，则知寒热无谬。以上所述，颇具临床参考价值。

（2）辨五脏之痰

何梦瑶认为，痰证所系脏腑不同，临床表现也有区别。其总结五脏之痰的特点如下：“风痰属肝，脉弦面青，肢体痛闷麻痹，便溺秘涩，心多郁怒，或成瘫痪，搐溺眩晕……热痰属心，脉洪面赤，烦热燥渴，多笑，眩晕嘈杂，头风烂眼，或背心一点冰冷，痰多稠浊……湿痰属脾，脉缓面黄，肢体重，倦弱嗜卧，腹胀食不消，泄泻，关节不利，或作肿块，麻木不仁……气痰属肺，脉涩面白，气上喘促，洒淅寒热，悲愁不乐，攻注走刺不定，两胁胀痛……寒痰属肾，脉沉面黑，足寒，心多恐怖，痞塞、骨痹，四肢不举。”（《医碥·痰饮》）

4. 论述“痰”之治法

（1）治痰先治气

对于痰证的治疗，何梦瑶宗朱丹溪、戴原礼之说，认为“善治痰者不治痰而治气，气顺则一身之津液亦随气而顺矣”。方选苏子降气汤、导痰汤，或小半夏茯苓汤加枳实、木香等。临证时，当辨清是气虚或是气滞。气虚者以补气为先，气滞者则以理气为主。如其云：“法在平调其气，热者使复清肃之常，凉风生而湿土燥；寒者使回阳和之令，旭日出而坚冰消。气得以平，痰源以绝，而后其停蓄于肠胃之内，肌肤之中者，乃可徐图。”此“平调其气”，寓意深刻，不仅言治痰当补气、理气使正气充足、气机调畅，而且尚包括清热祛寒，促使阴阳重新恢复平衡状态。此种“治痰先治气”的治疗原则，颇有创意。

（2）治痰分缓急

何梦瑶治痰，强调查病势之缓急，缓则治本，急则治标。其认为痰为标，致痰者为本。治病固当求本，但若痰势盛急，非攻无由去者，即便是虚人亦当先攻后补。因此，何梦瑶大胆运用吐、下、清等法治疗痰势盛急之证。如治风痰用吐法，治热痰用下法等。如书中所云：“若痰势盛急，度难行散，非攻无由去者，虚人可标本并治，攻补兼施。若势甚紧急，则虽虚人亦当先攻后补……夫人之虚，莫虚于中风者矣，犹必先攻后补，乃于寻常虚人反畏之耶?”并批评那些遇危急证，畏其虚而瞻前顾后之辈，“昧者乃畏其虚而不敢用，独不畏其死耶”。

何梦瑶认为，健脾、补肾、理肺、调气等治痰之源，属治本之法。其宗王肯堂，认为治痰固宜补脾，以复健运之常，使痰自化，多以白术丸等治之。“诸气者，皆属于肺。”“肺金之气一清，则周身之气翕然从之下降，前此上升浊邪，允绝其源矣。”射干麻黄汤可温肺散寒、化痰平喘，定喘汤则能清热宣肺、化痰定喘，两方均可调理肺气。对于气痰者，则以玉粉丸、局方桔梗汤、二陈汤化裁治之。何梦瑶治痰尤重补肾。肾火虚者，水泛为痰，其痰清稀，当温，宜用八味丸；肾火盛，水沸为痰，其痰亦清稀，盖龙雷动而雨水随之，卒然上涌，虽略带浊沫，终非黄稠可比，宜用甘寒壮水，方选六味丸。

治标之法，何梦瑶认为“当此咽喉闭塞之时，不吐去其痰，立即堵塞而死矣”，故当先吐其痰。何梦瑶治疗顽痰、窠囊之痰的一个鲜明特点是“必先去胃中之痰”。因为“窠囊之成，始于痰聚胃口，呕时数动胃气，胃气动则半从上出于喉，半从内入于络”，痰随气行，而痰得以居之，日增一日，酿成老痰、窠囊之痰。何氏另辟蹊径，治疗先去胃中之痰，以绝痰源，“俾胃经之气不急奔于络，转虚其胃以听络中之气返还于胃”时，再辨证施治；或“逐渐以药开导其囊而涤去其痰，则自愈矣”。其治痰之法，可谓独具匠心，深得治痰之妙。

(3) 治痰用药妙

何梦瑶治顽痰颇多效验，处方用药确有心得。其用方不拘一格，然独爱滚痰丸，用药更是技高一筹。他指出治老痰“非南星、半夏、茯苓、苍术可治”，应以青黛为主，配以顺气消痰、敛肺降火之品，如五倍、海石、苦梗、旋覆花、瓜蒌仁、芒硝。其治老痰用五倍、治痰核用乌梅这些收敛药，最值得玩味，非大手眼，不敢妄用也。何氏还收集了一些偏方、验方，丰富了治痰的方法。

此外，对于“遇夜安卧，晨兴盥漱，则吐痰独多”者，认为“不宜夜食”，更戒“遇夜劳扰不息”。此论对于痰证的治疗和护理是很有指导意义的。

总而言之，何梦瑶对痰证的诊治颇有独到之处。尤其他提出的“白痰”不独主寒，也主热的观点，之前的医家均未论及。另外，朱丹溪认为，痰之为物，在人身随气升降，无处不到。何氏则进一步指出，“痰随气行，既随气以出于肠胃之外，亦随气以入于肠胃之内，若潮之往返”“然则往者必令复返，外者必令复内，乃有出路”。否则，痰难返胃，迷留经络之中，难于消导，则为病。《证治汇补》云：“人之气道，贵乎清顺，则津液流通，何痰之有?”何氏认为，痰随气出入肠胃内外、昼夜往返如潮的过程为生理过程，先并不为病，而当痰出不返时才患痰证，这与既往医家的认识是不同的。

（七）论瘟疫

据史料记载，清朝初年，南方曾有多省暴发的瘟疫，给当时社会造成了极大的影响。如何提高瘟疫的诊治水平，是当时医家急于解决的问题。而何梦瑶生当其时，凭借其高超的医术以及令人敬仰的医德，造福一方百姓。其在广西任职期间，遇疫病流行，便立方救疗，挽救了很多百姓的生命。《广州府志》记载：“思恩患疫，立方救疗，多所全活。”在临床实践中，何梦瑶积累了丰富的治疗瘟疫的经验。《医碥》中有“瘟疫病篇”，明确指出：“瘟疫非伤寒也……此感天地之疠气也，邪自口鼻入内。”他根据实践体会，认为治疗瘟疫首当“逐邪”，介绍了瘟疫的汗法、下法，及下后变证、兼证、妇人小儿瘟疫、瘟疫后遗症的治疗经验，对达原饮、白虎汤、黄龙汤、败毒散等的应用加以分析，对后世瘟疫病的治疗有着重要的参考意义。兹简要介绍如下。

1. 论有源流，由博返约

何梦瑶《医碥》著“瘟疫病论”，在吴又可《温疫论》的基础上，对瘟疫病的治疗、传变、变证、兼证及妇人小儿瘟病等，进行了较为系统的归纳与总结。比较两书的内容，《温疫论》将温疫病的传变归纳为9条，即“有但表而不里者，有但里而不表者，有表而再表者，有里而再里者，有表里分传者，有表里分传而再分传者，有表胜于里者，有里胜于表者，有先表而后里者，有先里而后表者”。何氏则删繁就简，分为“传表、传里、表里分传、表里递传”。

2. 病因疠气，有别伤寒

何梦瑶根据临床体会，在《医碥·瘟疫病论》篇中写道：“瘟疫非伤寒也，世医误以为伤寒矣。伤寒感天地之常气，此感天地之疠气也。”明确指出，瘟疫是特异的致病物质侵袭人体而致病的。同时进一步认为：“邪自口鼻入，内不客脏腑，外不客经，舍于伏脊之内，去表不远，附近于胃，乃表里分界，是为半表半里，《针经》所谓横连膜原是也。”关于瘟疫的发病情形，其描述说：“病之始发，凛凛恶寒，甚则厥逆。阳热郁极而通，则厥回而中外皆热，始而恶寒，既而发热，非若伤寒发热而兼恶寒也。瘟初起，先憎寒，后发热，头痛身疼，脉洪而数，其脉不浮不沉，盖以邪在膜原故也。”此外，对瘟疫病的汗、斑、苔、脉的变化及临床意义都做了详尽的研究和记述。

何梦瑶认为，瘟疫和伤寒的区别主要有三点。一是病因不同。伤寒主要为感受“天地之常气”，而瘟疫则为感受“天地之疠气”。二是病位不同。伤寒病位在表，瘟疫病位在膜原，即半表半里。三是临床表现有异。伤寒主要以发热而兼恶寒为主要表现，瘟疫则主要表现为始而恶寒，既而发热。

3. 治疗述详，分类齐备

何梦瑶对瘟疫的治疗经验非常丰富。其《医碥》中，从瘟疫初起邪在膜原的治疗，到瘟疫传变的治疗逐一讲解，并附“瘟病备用诸方”，对大头瘟、时行风瘟、浪子瘟、虾蟆瘟等诊治进行阐述。其后论及汗法、下法、下后变证、兼证、妇人小儿瘟疫、瘟疫后遗症等。其根据病位、传变特点而制定的具体治法如下。

（1）邪伏膜原，当以疏之

瘟疫初起，邪在膜原，以先憎寒后发热，头痛，身疼，脉洪而数，其脉不浮不沉为主证。因邪不在经，汗之徒伤；邪不在里，下之无益，故治疗方法当以疏邪为重，而一般不用“汗”“下”之法，以达原饮为主方。达原饮由槟榔、厚朴、草果、知母、芍药、黄芩、甘草组成。此方中，槟榔、厚朴、草果三味，专为消滞破结而设，以使邪气速离膜原；后四味则起滋液和血，清燥和中之功。随症加减可如下法：邪溢少阳者，胁痛耳聋，寒热，呕而口苦，加用柴胡；邪溢太阳者，腰背项痛，加羌活；邪溢阳明者，目痛，眉棱骨痛，眼眶痛，鼻干，不眠，加干葛。若服上药，邪气不传里，一般一二剂药自解。

（2）邪传于表，当以汗之

服达原饮后其邪不传里者，若出现胸腹无胀满，谷食不绝，不烦不渴等证，当是“此邪气外传，由肌表出，或自发斑消，或从出汗解。斑有斑疹、桃花斑、紫云斑。汗有自汗、盗汗、狂汗之异。此病气使然，不必较论，但求得斑、得汗为愈病耳”。认为邪传于表，当以汗法。患者斑疹自消，或汗出而解，此邪自外传，顺证也，不用服药也可自愈。若汗出不彻而热不退者，证见发热，多汗，脉洪数，宜用辛凉解散之剂，以白虎汤为主方。若斑出不畅而热不退者，以举斑汤治之。若斑汗并行而热不除者，宜白虎合举斑汤治之。

（3）邪传入里，当以下之

何梦瑶根据服用达原饮后的表现，认为若服后“无汗无斑，外亦无头疼身痛，惟胸膈痞满，此邪传里也”。此时应根据邪气所传的部位分而治之。若邪传里之上者，证见欲吐不吐，或得少吐不快，治疗应宗《素问·阴阳应象大论》“其高者，因而越之”，治用涌吐之法，方用瓜蒂散。若邪传里之中下者，心腹胀满，不呕不吐，或燥结便秘，或热结旁流，或协热下利，或大肠胶闭，宜承气汤，取“其下者，引而竭之”之意。各证加减如下：若只有上焦痞满，而大便结者，去芒硝，即小承气汤；若不痞满，只便结者，去厚朴、枳实，加大芒硝量，并加甘草和之，即调胃承气汤；若上中下皆病，证见胸膈满闷，心腹胀满，大便秘结或热结旁流者，不可用吐法，而应用下法，以承气汤使邪气从下排出，上邪顺流而下，呕吐立止，胀满渐除。

（4）表里分传，当先治里

若服达原饮后邪不解，或病失治，邪气表里分传，“外则身热头痛，身疼，腰背项痛，眉棱骨痛，口苦耳聋，鼻干，内则胸膈心腹满闷，下部热结”。此时不可强求发汗，而宜用承气汤先通其里，里邪去则气通，乘势发于肌表。若表里证解后仍有发热，此为膜原之邪气未尽，宜用三消饮，即达原饮加大黄、葛根、羌活、柴胡、姜、枣，调之可愈。

（5）表里递传，分而治之

病之初起，见“发热，头痛身疼，口苦鼻干，而内无里证”者，宜用达原饮；邪离膜原，未出表者，脉洪大数，自汗而渴，宜白虎汤辛凉解散；由表传里，兼见“胸满腹胀，不思食，烦渴，舌上刺”，用“达原饮加大黄微利之”。病邪“在上者用吐方，在下者用承气下方”。邪从里出表者，宜用白虎汤。大下大汗后，表里证去，继而一身尽痛，身如被杖，甚则不可转侧，周身骨寒而痛，是因为邪去后气血虚，经饮食调养即可自愈。

何梦瑶治疗瘟疫强调“攻邪”，并进行了较为详尽的论述。对于邪气在表者采用汗法，而表里同病者，当先攻里，里邪去而后得汗。何氏强调下法在瘟疫病中的应用。苔黄者，邪入胃也，宜下；黑苔者邪毒在胃，宜下；舌芒刺，热伤津液，急下之；舌短、舌硬、舌卷，此为邪气盛，真气亏，急下之；白苔干硬如砂皮，急下之；有胃热表现，如唇燥裂，唇焦色，唇口皮起，口臭，鼻如烟煤者，宜下；内热盛，目赤，咽干，气喷如火，小便赤黑作痛，小便臭，扬手掷足，脉沉数者，当下之；心下满痛，腹胀痛，宜下；小便闭者，下之则小便通；大便闭，协热下利者，宜下；四逆脉厥体厥，此气闭也，宜下。

何梦瑶治疗瘟疫很少使用补法，而以攻邪为要，认为邪祛正自复，恐滋补有碍邪之弊，但对于虚弱之人，也认为不可一味攻伐。故其对于虚弱之人，主张攻补兼施。如夺液无汗者则滋其阴，阴液内充外溢，自然得汗；用下法后见四逆者，则用补法；妇人经水适断而感瘟疫，宜用柴胡养荣汤。

又如妊娠瘟病宜下者，何梦瑶主张“照前法下之，毋惑参术安胎之说而用补药，则大凶矣。但下药得下则已，勿过剂矣”。瘟疫用下法，不受妊娠之限，但下之而不可过剂，示后学者以规矩准绳和达变灵活之理。

何梦瑶《医碥》收录有治瘟病备用诸方。如“天行大头，发热头项肿，或喉痹肿痛，芩连消毒汤；时行风瘟，寒热，身头痛，咳嗽，神术散感冒声哑，（是浪子瘟）用败毒散；一乡人皆感冒咳嗽，（亦是瘟）用败毒散；一乡人多发热内热，逐瘟汤；岚瘴溪毒中人，病发则迷困躁狂，或声哑，（此败血毒涎乘脾也）玄妙散；肿头伤寒，玄黄辟瘟丹；虾蟆瘟，类伤寒，身生脓疱疹子，防风通圣散”等。这些内容，都是何氏的经验之谈，其中不少至今仍有很高的医学价值。总而言之，何梦瑶对温病的研究和经验总结，极大地充实和发展了中医温病学说的内容。

（八）论虚损

何梦瑶除擅长外感温热病证外，还潜心研究内伤杂病，并有许多独到的心得。《医碥》其实就是一本论述内伤杂病的专著，其立论涉及面广，内容丰富，药证俱细，参以己见，具有较高的临床价值。在众多杂病的论述中，“虚损”的分析，非常有见地。何梦瑶指出：“虚者，血气不足也，久则肌肤脏腑亦渐消损，故曰虚损。”虚损的成因，何梦瑶认为与劳力、劳心、劳房有关。劳者，久为病苦，不得安息，如劳苦不息者。且将虚劳的成因归纳为“关乎五脏”“责之于脾”“肾为最重”等。虚损一证，五湖四海皆有之。但岭南人多夜睡早起，劳心伤神，天长日久则脏腑虚损。何氏久居此地，故对此深有研究。

何梦瑶转引前人“五劳六极七伤”论。其云：“五劳：曰肺劳，其证面浮气短，皮枯毛悴，洒淅恶寒，咳嗽不宁；曰心劳，其证血脉虚少，男子面无血色，女子月经不通；曰脾劳，其证饮食减少，肌肉消削，大便溏泄；曰肝劳，其证口苦目病，胸胁引痛，筋病不能行；曰肾劳，其证骨痿不能久立，腰背不利，午后发热，盗汗骨蒸，小便黄赤而有余沥，茎中痛，小腹满急。又分六极：曰气极，肺病极也，喘促冲胸，恒欲怒，气少不足以言；曰血极，心病极也，面无血色，头发堕落，心痛，唇舌红赤；曰肉极，脾病极也，肌肉消瘦，四肢倦弱，身上常如鼠走；曰筋极，肝病极也，数转筋，爪甲枯痛，手足拘挛，胁下痛；曰骨极，肾病极也，手足痛，脊腰痛，不能久立，牙齿动；曰精极，脏腑皆虚极也，身无膏泽，眼无精光，耳常聋鸣，精神短乏，遗精白浊，骨髓空虚。又分七伤：曰阴寒；曰阴痿；曰里急；曰精速；曰精少，阴下湿；曰精滑；曰小便苦数，临事不举。”

何梦瑶认为，五脏之虚损，互相关联，互为因果，“五脏互相关涉，则五脏皆得。为一脏之病，故有本脏自病者，有他脏传来者”。这种对虚损认识上的五脏一体观，无疑是很切合临床实际的。脾胃主受纳运化，使精华之气上升于肺，肺布周身，充气血、濡脏腑。脾损则生化无源，必致气血愈亏而脏腑失养，虚损益甚，故责之于脾。虚损肾为最重，有以下两个方面的含义：一是肾见虚损，或水亏火旺，或阳虚水泛，或命门火衰，或阴阳俱虚，皆为虚损之重证；二是他脏之虚损，最后转归必形成肾之虚损。张景岳所谓“五脏所伤，穷必及肾”，亦是此义。何氏还将大骨枯槁、大肉陷、动作精神衰、真脏脉见等，列为临床虚损之危重证，这对于慢性消耗性疾病的诊断及预后判断，这些内容是可资临证借鉴的。

关于虚损的传变机理，何梦瑶本《难经·十四难》所言云：“积伤而成劳，积劳而致极，非一朝一夕之故矣……损阳者自上而下：初损肺，皮聚毛落；二损心，血脉空虚；三损脾，饮食不为肌肤；四损肝，胁痛筋病；五损肾，骨痿不能起床，损至肾则死矣。所谓五脏之伤，穷必及肾。损阴则反此，自下而上，至肺而死，所谓内伤以有咳嗽为重。”

对于虚损的治疗，何梦瑶主张“大纲须分气血阴阳”，如气虚者，扶脾保肺多用四君子汤、补中益气汤、保元汤等；血虚者，多用养肝清心之法，拟方四物汤、当归补血汤等；气血两虚者，十全大补汤、人参养荣汤等。“其中阴阳虚损，皆指肾言。阳虚者，肾中之火虚也，脉右尺必弱，八味丸主之。阴虚者，肾中之水虚也，脉必细数，六味丸主之。”何梦瑶认为虚损者阴虚居多，主张用苡仁、百合、二冬、桑白皮、地骨皮、丹皮、枇杷叶、五味子、酸枣仁之属，佐以生地汁、藕汁、乳汁滋其水源而降虚火。前人对于水虚火炎者喜用知母、黄柏，何梦瑶却认为知、柏乃泻实火之药，非能泻虚火，且其性苦寒，反伤胃阳。他还提出保精养血诸法，并对自己的临证经验进行总结，确是较好地掌握了虚损的诊治方法。

何梦瑶认为，虚损之疾百脉空虚，非黏腻之物填之不能实，非滋润之物濡之不能润，治法每用血肉有情之品，养身中形质。乃使饮食增而体血旺，充血生精而复其元气之不足。其用鳖甲、龟板胶、淡菜、海参、羊肉扶羸益精；用鹿茸、阿胶、羊骨温通，用河车固本；用人乳培元；用牛膝、骨髓壮骨；用龟板、鳖甲滋阴。

尽管何梦瑶严厉地批评俗医“矫以温补……滥用附桂，等于刀据”，但何氏并非不用附桂，在虚损后期，每多脾肾虚寒之证，何氏则力举桂附温补之功。其云：“若火虚者，脾肾皆寒，一味温补，无所顾忌”，认为凡是虚损之证，“受温补者易治”。其于温补药中首推人参，认为人参生凉熟温，本非热品，又质重气薄，是益阴之良品。用人参治疗虚损，有阳根于阴之义。因此，言“人参一味，除肺壅热、脉洪数者不宜外，余证皆不可少”。至于“服参必死”的说法，何氏斥之为误人之说。

何梦瑶对虚损的诊治，非常注意虚实夹杂的情况。这对后世研究虚证，特别是研究老年虚证，具有重要的启迪意义。如其云：“如欲行瘀血，加入醋制大黄末、玄明粉……欲行痰，加入竹沥之属。欲降火，加入童便之属。虚劳之证，大抵心下引胁俱疼，盖滞气不散，新血不行也，尤宜用膏子加韭汁、桃仁泥。”又云：“虚损久为劳瘵，积热骨蒸……火灼血干，虽用滋阴之剂亦不得效，以死血不去，则经脉壅塞，气血无以流通，热终不除也。若其人能食而大便结者，尚堪攻下，急用大黄䗪虫丸，以行其死血。”又说：“虚劳危证不受补，大便泄泻、筋骨痛极、偏睡、失音、脉弦数，皆危证也。”

另外，何梦瑶认为，虚损之疾，百脉空虚，非黏腻之物填之不能实，非滋润之物濡之不能润，因此提倡药物在治疗虚损时，宜采用熬煎膏剂等药物剂型，提倡食物疗法、脏器疗法等，对提高治疗虚损疗效和丰富治疗手段，颇有实用价值。

（九）论中风

何梦瑶在《医碥》中，对中风的认识及遣方用药，综合了《内经》、张仲景、刘河间、李东垣、朱丹溪所论并有所发挥。

1. 内风病因摒前说

金元以前医家，对中风病多从外风立论。金元时期，刘河间主火、李东垣主气、朱丹溪主湿，提出内风致病说，王履则以“类中”括之。而张景岳却认为，刘河间、李东垣、朱丹溪之说当为“非风”。

何梦瑶认为“内风外风，皆可言中”，不赞成使用真中、类中及非风说。其谓：“外风由于外感，内风由于内伤，此证有纯是内伤者，有内伤兼外风者。”总体上认为，中风病机以内伤真气衰为主，反对单纯外风论。其谓：“若单只感冒外风，不过为头疼、发热、自汗等轻症，如仲景《伤寒论》所云而已，乌有昏迷卒倒，濒于死亡。”真气衰是言内伤气血亏败日久，并非一朝一夕之故。对于内风的性质，何梦瑶认为“内风者，即人身中之气也”。

2. 据脉察势兼合参

何梦瑶认为，中风病来势急迫，脉象通常能反映病情变化，所以非常重视中风病的脉诊。中风常见之脉为“卒仆，六脉多沉伏，亦有洪盛者”，并可根据气口、人迎脉象的变化，来观察病位、病因病机、病程、轻重、吉凶、分辨疑似等。如从脉象推断病位，中腑兼中脏，左关脉浮弦者，当为中胆兼中心；左寸脉浮洪为中小肠兼中心；右关脉缓或浮大为中胃兼中脾；右寸脉浮涩而短为中大肠兼中肺；左尺脉浮滑为中膀胱兼中肾。从脉象推断病因，如浮大为风，浮紧为寒；风应人迎，气应气口。从脉象推断病机，如六脉多沉伏为邪滞于里，气不外达也。从脉象推断病程，如暴仆时多沉伏，苏醒时即转洪盛。从脉象推断轻重，如暴仆时多沉伏，苏醒时即转洪盛。此外，脉象可指示时令，如虚大为暑，不当暑则为虚浮涩，为湿；据脉象可辨别疑似，如微而数，沉而迟，为气中而非中风。平脉指示预后吉凶，如浮缓吉，坚大急疾凶。

何梦瑶重视脉诊，但不拘泥于脉诊，强调全面诊查，言“更当察时月气候，及其人之起居饮食，参以显证以定病之主名”。何梦瑶还善于观察全身症状，以辨别疾病。如区别中风与中气，何梦瑶针对身肢冷，谓“中风则身肢温，与此异”。前人对口眼㖞斜，有“左寒则右热，左热则右寒”之说。何梦瑶谓：“此为内有热而外感寒者言”，明示“大抵纯是内风而热不甚者，必无此症”。何梦瑶据《伤寒论》，悟出“三阴入脏则身无热，在经则身热”以别之。其根据症状判断中风之预后吉凶，指出“诸中，或未苏或已苏，或初病或久病，忽吐出紫红色者死”，及“发直吐沫，摇头上撺，面赤如妆或赤黑，汗缀如珠，皆不治”，又云半身不遂“不喑舌转可治”。

3. 急救闭脱先治标

何梦瑶辨治中风病分为闭证和脱证，急则治其标。何氏曰：“若痰涎壅盛，咽喉作声，证在危急。但见闭证，不见脱证者，不论何中，且先与治痰通关。”可见闭证急救何梦瑶主张从痰论治，以祛痰为先，他善用麻油、姜汁、竹沥调苏合丸或通关散及加南星、生半夏、薄荷末吹鼻，也主张用急救稀涎散和碧霞丹诸类涌吐法取涎。何氏急救治痰、用吐法仍不忘辨证，如虚寒者用三生饮加人参、竹沥、姜汁；无汗表实用三圣散；有汗里实用巴矾丸。若见口开、手撒、眼合、遗尿、声如鼾为脱症，何氏常以灸、药、熏等法回阳固脱。“其五症不全见者，速灸脐下气海穴。服参芪膏，亦有生者……眼上戴不能视者，灸第二、第五椎骨上各七壮，一齐下火，炷如半枣核大。”若脱证涎潮卒倒，则当扶入暖室中正坐，沃醋炭火内，当面熏之，气入鼻内，良久当苏。阴闭亦可用之祛痰急救。何梦瑶详审脱证病机予以急救，其火发阳暴脱者，用地黄饮子；纯气虚阳脱，用大剂参芪；水亏阳脱，先用参芪大剂峻补其阳，而后实其阴，继以生脉散滋其化源。

4. 治重病位崇药对

何梦瑶对于中风证内伤外风兼有者通常根据病位而施治，分为中经、中络、中血脉、中腑、中脏、中腑兼中脏等。中血脉主要分六经证治之，以小续命汤为主方加减，遵《灵枢》“巨针取之。益其不足，损其有余”，针、灸、药同用。如证见太阳，无汗恶寒，小续命汤倍麻黄、防风、杏仁，并针至阴、昆仑举跷，灸药同用；如但见少阳证，用“小续命汤八两加羌活四两、连翘六两”“灸绝骨”针灸药并用；如六经证混淆者，用小续命汤加味，“其证见少阳者，灸绝骨，见厥阴者，刺大敦，以引其热”。对小续命汤的组方、临床应用、禁忌何氏也进行了阐述，认为“小续命汤乃麻黄桂枝汤之变方，止可用于中血脉，然亦不可轻用。内热者尤忌，慎之”。

六经之外，中血脉亦分中经、中络，当别虚实而治之，如口眼㖞斜、肌肤麻木不仁为中络，实者用乌药顺气散，虚者宜大秦艽汤；㖞斜瘫痪不遂为中经，实者用换骨丹，虚者则小续命汤、黄芪五物汤。若中血脉血弱不能养筋者，病位在筋，用大秦艽汤。若中血脉兼中腑，先解表后攻里，邪解服愈风汤和解。中腑“必归胃，胃热蒸液成痰，由胃之大络入迷心窍，故不识人”，用三化汤、《局方》麻仁丸，或实用三化汤，虚者搜风顺气丸。中腑多兼中脏，中胆兼中肝用犀角散之类，中小肠兼中心用加味牛黄散之类，中胃兼中脾用防风散之类，中大肠兼中肺用五味子汤之类，中膀胱兼中肾用独活散之类。中脏“必归心，舌者心之苗，心经痰滞，筋脉不灵，无以运舌，故舌强难言。心火上蒸，舌下廉泉穴开，故吐涎也”。中脏闭证实用至宝丹、活命金丹、牛黄清心丸之类；虚用参附汤，脱证用参附汤倍参。

何梦瑶谓“中风必由于真气虚”“此证未有不因真气不周而病者”，认为中风以内伤气血亏败日久为内因，故立“治风之法，初得之当顺气”，在组方上十分推崇黄芪、防风药对，谓“黄芪为必用之君药，防风为必用之臣药，黄芪，助真气者也；防风，载黄芪助真气以周于身者也，亦能发散风邪”。并说煎二药熏之，治中风口噤取效。熏之如此，服之更效。何梦瑶以此为基本方随证加减，“多怒加羚羊角，渴加葛根汁、秦艽，口噤、口㖞亦加秦艽；恍惚错语加茯神、远志，不得睡加酸枣仁，内热加梨汁、人乳、生地黄汁，痰多加竹沥、荆沥，少佐以姜汁”。其对生鲜药汁作用非常认同，曰：“治此证用诸汁最妙，以其行经络、渗分肉捷于诸药也”，可谓见解独到。用诸汁方还有气虚中血脉之六君子汤加诸汁，及治失音不语方。

5. 内风论治遵三家

何梦瑶曰：“内伤亏败日久，极则必发，不必有所感触也。”认为内风证为单纯内风所致，何梦瑶谨遵河间、东垣、丹溪三家之说加以发挥，详审病机，随证治之。宗河间主火，以“心火暴盛，肾水虚衰”为论，何氏认为“其说甚是”。河间分虚实治之。治“实”分两步，肾火未虚者，先用大剂清心汤、泻心汤大剂降心火，次以防风通圣散发散内火；若大便闭塞，先以三化汤下火，再以羌活愈风汤宣气血、导经络调之。“虚”者若火盛阳暴脱，用地黄饮子急救；若肾水虚、真火挟肝风上冲者，用大剂六味地黄煎服；若至于阳脱，则先用参芪大剂峻补，后用生脉散实阴。承东垣主气，谓病多发于“四旬气衰之后，或再伤其气”，中血脉用六君子汤加诸汁，中脏用大剂参芪。秉丹溪主痰，“谓土湿生痰，痰郁成热，热极生风”，并特别指出内风亦有中血脉、中脏腑之分，在半身不遂、中风后遗症活血化痰法的应用上，何氏多依丹溪之法。

6. 辨证多从筋脉循

何梦瑶辨证首辨病机，简明扼要，多从筋脉求之，并据此施治，如谓口噤由“气血凝结于牙关，筋脉不能活动”；口眼㖞斜乃“风寒之邪，视诸经筋脉之虚而中之，左虚则左受寒，筋脉急引而㖞斜，右虚反此”；半身不遂为“五脏六腑，凡有一不周”；均可导致经脉偏枯；失音不语因肾虚火炎，“肾脉不至于上，则不得循咽喉，挟舌本”；语涩，有舌纵、舌麻，为“痰火盛则心脉干燥拘急”，四肢不举、身体疼痛等，皆病在筋脉。

7. 内外兼治百方生

何梦瑶治疗内风主要是强调辨证，其特点是以局部病变为主，临证详析机理，多采用单方、外治等方法，内服用药、食疗也易于取效。

内服有成药、汤剂、食疗、生鲜药汁、酒剂、涌吐剂、浓煎汤等。成药如治口噤之苏合丸；汤剂有治四肢不举虚证之十全大补汤加减；食疗有治半身不遂之羊肚酿粳米、葱白、姜、椒、豉等煮烂，日食一具；生鲜药汁有治失音不语之竹沥、荆沥、梨汁、生葛汁、人乳汁、陈酱汁；酒剂有治半身不遂之虎胫骨酒、黄芪酒；涌吐剂有治失音不语痰盛之橘红一斤，逆流水五碗，煮数滚去橘红，再煮至一碗顿服，白汤导之；浓煎汤有治遗尿之浓煎参芪汤峻补，少加益智子类啜之。

外治有擦牙，如治口噤以生南星、冰片、乌梅肉为末擦牙；搐鼻，如治口噤以郁金、藜芦末搐鼻；针刺，如治口噤针人中、颊车；灸治，如口眼㖞斜患处宜灸，目斜灸承泣；棉裹安牙，如治口噤白矾半两、盐花一分，细研，擦点牙根下，更以棉裹半钱匕安牙尽头；咬定，如治口噤之用生油浸甘草炭火上炙，候油入甘草，斡开牙关，令咬定甘草，后灌药极效；贴敷，如治口眼㖞斜，外捣蓖麻子一两、冰片三分为膏，寒月加干姜、附子各一钱外贴；热熨，如治半身不遂外用蚕沙两石，分三袋蒸热，一袋着患处，冷则再换一袋；点舌，如治失音不语外用龟尿点舌。

采用内外结合的治疗方法是何梦瑶论治内风又一特色，治口噤主张内外结合，内服苏合丸，外用擦牙、搐鼻等术；治口眼㖞斜内服清阳散、秦艽升麻汤，外则灸患处或内服通用牵正散，外贴蓖麻子、冰片等；治半身不遂内用丹溪化痰活血法，外用蚕沙热熨；治失音不语内服诃子汤等，外用龟尿点舌神效。

8. 养生防病避禁忌

中风病乃危证，治疗调养需谨慎小心，何梦瑶在治法、用药、饮食、灸治等方面提出禁忌，以防变证。治法上如“若不顺气，徒用乌附，又不活血，徒用防风、天麻、羌活辈，未见其能治也”。用药上如至宝丹、活命金丹之类“中血脉、中腑者不可用，恐其通窍，而引邪入筋骨，不能出也”。用药尺度上，如解表攻里治内外证俱有者“不可失于通塞，或一气之微汗，或一旬之微利，久之清浊自分，营卫自和矣”，饮食上如急救脱证涎潮卒倒“不可令吃一滴汤水，恐涎系于心络，不能去，必成废人”。如纯系内风火邪而㖞斜者，则为热灼，不可灸。

对中风病何梦瑶分外风、内风加以预防。易外中风症状为“手足渐觉不遂，麻痹不仁，或口眼㖞斜”或“人初觉大指次指麻木不仁，或不用”。易中内风症状为“语言塞滞，或胸膈迷闷，吐痰相续”，易中脉象为“六脉弦滑而无力”，在防治上反对用愈风汤、天麻丸预防，谓“适所以招风取中也”，主张综合养生，即养气血，节饮食，戒七情，远房帏。

（十）论痹证

何梦瑶继承《内经》“风寒湿三气杂至，合而为痹”的思想，认为痹证是因身中气血为三邪所闭滞而致病。同时他又进一步指出“风即寒也。虽曰风寒湿，实寒湿二者足以尽之”。何氏在《医碥》中明确提出：“外感之寒湿能痹，岂内生之寒湿独不痹乎？寒能滞气涩血，湿能停痰聚液，观之瘀血、痰饮之为痹，而初无外感者，可见矣。不特此也，内生之风亦为痹。内风者，热气之慓疾者也，热盛亦生湿生痰矣，热甚则血枯，死血阻塞经隧，则亦不通而痹矣。”何梦瑶又提出自己的见解，认为内风亦可为痹。在指出痹证以痛、麻、木为主要表现的同时，明确指出痹证的成因，即“气为寒湿所闭，气盛而寒湿微者，则走注而不甚痛。若气盛而寒湿亦盛者，则不甚流走而痛剧。气弱而寒湿甚者，则着而不行，亦不甚痛，或但麻木也……至寒之痛，必由于气盛冲击；湿之着，必由于气弱不运，固可推而得之耳。麻者非痛非痒，如千万小虫乱行，如麻之乱也，观于脚麻可知。木者不痒不痛，并不麻，顽然一物，自己肌肉如他人肌肉，按之不知，搔之不觉，如木之无知也”。对于“麻”的解释何梦瑶认同河间的“气涩致麻”，以及东垣的“气虚致麻”之说，认为“盖气盛能行，不麻；全无气不行，亦不麻；惟气衰不能运行流利，停滞此处，嘘其津液痰涎，纷乱沸动所致也”。对于医者言风者致麻，何梦瑶则认为误也。并举例说明：“观人之久坐而起则脚麻，及绳缚久，释之则亦麻，岂非气久不行，得起得释而微通，嘘其久滞之血液而然哉？”

关于痹证的治法，何梦瑶认为当首分虚实。虚人痹者，小续命汤加减，可按风寒湿分治：风胜倍防风，寒胜倍附子，湿胜倍防己。亦可按五痹分而论之：皮痹加黄芪或桂枝皮，脉痹加姜黄或红花，肌痹加葛根或白芷，筋痹加羚羊角或续断，骨痹加虎骨或狗脊。壮者，增味五痹汤，风痹以羌、防为主。“三痹通用木通（不见水者二两）。以长流水二碗，煎一碗，热服取微汗。不愈再三服，视所胜，照前方加味。三痹汤、独活寄生汤，并治各痹久不已，乘虚入脏。五苓散加附子治胞痹，加苍术治肠痹。气虚麻木，黄芪益气汤。冷痹，蠲痹汤。热痹，升阳散火汤加犀角、羚羊角。又，行痹，黄芪、苍术各酒炒二钱，姜一片煎，调威灵仙（酒炒）末，羚羊角灰，芥子末，温服。”痹证的治疗详实可据。

（十一）论喘证

何梦瑶认为喘有虚实之分，“实者有邪，邪气实也；虚者无邪，正气虚也”。外感六淫，内伤七情均可导致实喘，“六淫外邪壅闭肺气，以致胸满上喘也”“内伤者，七情五志之动火，酒食、痰湿之郁热上壅于肺而喘也。又有一等火郁甚者，其上冲作喘，与诸实喘无异”。虚喘总由虚致病，“有由于阳虚者……虚则不能运行下降，而但浮越于上也；有由于阴虚者，肝肾阴虚兼水火言。则火上炎，乃真元耗损，命门之火自下上冲也”。

喘证的治疗则应按实喘、虚喘分而治之。

“实喘治法：伤风寒者，五虎汤、三拗汤、定喘汤、华盖散。寒束热成痰者，陈皮汤，天寒加桂枝。乍进乍退，得食则减，食已即喘，是痰火，桔梗二陈汤。动作便有痰声，是痰，定喘汤加栝楼，三服后照痰证治之，甚者神仙住喘汤。止喘而无痰者，为气实喘，苏子降气汤。甚者加葶苈、前胡。七情郁结，上气喘急，实者四磨饮、四七散。诸实喘并忌敛涩升补、燥热酸咸之剂，宜降气清火，润肺辛散。”

“虚喘治法：肺气虚者，人参、五味、阿胶之属。人参为末，鸡子清投新水，调下一钱。劳即喘者，胡桃不去衣九钱，人参一钱，杏仁去皮尖二钱，姜、枣煎，带渣服……肾水虚者，相火由冲任直冲而上，非四物所能治，寒凉所能制，其痰为肾水所泛滥，亦非竹沥、枳、半所能化，必用六味加门冬、五味，大剂煎服，水升火降，喘自定。若肾水虚者，下焦阴寒之气，逼其浮阳上越作喘。外证面赤，烦躁，脉浮大而数，去死不远，用助元接真镇坠之药尚可回生。然不可峻骤，且先以八味丸、黑锡丹、养正丹之类煎生脉散送下。觉气稍定，然后以大剂参、芪、破故纸、阿胶、牛膝等以镇于下，又以八味加河车为丸，遇饥则服，方可保全。火从冲任逆上，则胃气之下行者，亦从之逆上矣。”

（十二）论郁证

何梦瑶对于郁证的理解也有别于其他医家。“郁者，滞而不通之义。百病皆生于郁。人若气血流通，病安从作？一有拂郁，当升不升，当降不降，当化不化，或郁于气，或郁于血。”既往多以吐训达，以汗训发，以下训夺，以解表、利小便训泄，以制其冲逆训折。而何氏认为，肝气不舒则木郁，肝喜调达通畅，只要能达到此目的的方法均可，不单升提向上可以达之，而发汗向外，甚而泻夺向下，都为达之之法。何梦瑶认为朱丹溪分六郁，制越鞠丸，大要以理气为主，盖气滞则血亦滞，而饮食不行，痰湿停积，郁而成火，气行则数者皆行。故所重在气，为不易之理。

赵献可以加味逍遥为主，谓“肝胆少阳木气，象草穿地而出，此时被寒风一郁，即萎软遏抑而不能上伸，惟温风一吹即畅达。盖木喜风，风摇即舒畅，寒风则畏，温风则喜……其郁甚而热者，加左金丸，热非寒品不除，故用黄连治火，实则泻其子也；郁非辛热不开，吴萸……服后木郁已舒，继用六味地黄汤加柴胡、芍药以滋肾水。逍遥，风以散之也，六味，雨以润之也，木有不得其天者乎？”何梦瑶认为赵献可此论虽精，此方可以通治诸郁之主张太过，但有举一废百之嫌。“六淫七情，皆足以致郁。如外伤于风、寒、湿三气，皆足以闭遏阳气，郁而成热固也。暑、热、燥三气，亦足令气郁，《准绳》谓：燥金收涩，收涩则伤其分布之政，不惟生气不得升，则收气亦不得降……至于七情，除喜则气舒畅外，其忧、思、悲、怒皆能令气郁结，而痰食之遏闭，水湿之停阻，又可知矣。”

何梦瑶认为“郁而不舒则皆由肝木之病矣”。其认同《准绳》之说，谓：“郁多在中焦，盖不论何脏腑郁结，皆关中土也。又谓用药兼升降，盖欲升必先降之而后得升也，欲降之必先升之而后得降也。越鞠之苍术，足阳明药也，气味雄壮辛烈，开发水谷气，上升之力多。香附，阴血中快气药也，下气之功多。一升一降，互用也（上升下降，则中焦之郁开矣）。”

（十三）论其他内科疑难杂病

1. 脚气病

脚气为岭南人易患的最险之病，却未见专书。何梦瑶校辑《神效脚气方》四卷。“脚气统论”曰：“风毒中人，随处悉能为病，偏著于脚何耶？盖五脏经络，心病起于手十指，肝脾肾病起于足十指，地之蒸湿毒气，足先受之，久而不差，渐至四指腹背头项。古人所谓微时不觉，痼滞乃知”，何梦瑶认为：“寒暑风湿之气皆本乎地，人或履之，所以毒亦易中于足也。因病由脚下起，故谓之脚气也。况五脏流注，脾与肾肝之经络皆起于足指，故有风毒脚气之病。”“脚气其证不一，或见食呕吐，憎闻食臭，或腹痛下利，或二便秘塞不通，或胸中忡悸，不欲见明，或精神昏聩，或善忘语错，或壮热头痛，或身体冷痛，或将觉转筋，或小腹不仁，或髀腿顽痹，或纵缓不随，或肿或不肿，或百节挛急，凡是之症，皆脚气候也。”何梦瑶根据自己的临证经验，对脚气病的表现做了非常详尽的描述。

脚气病的治法固多，惟孙思邈认为不得大补，亦不得大泻。何梦瑶治疗脚气病有其心得。以风引汤方，治脚气痹挛风毒攻注腰脚疼痛；牛膝汤方，治脚气手足缓弱、腰膝痹痛，上热下冷，或心闷，或呕逆。这些论述是对晋唐以来岭南医家诊治脚气病经验的总结与发扬。

2. 痨病

肺痨病本属传染病，为时医所困，何梦瑶特辑录《追痨仙方》论述痨瘵五脏所传诸证。“病者憎寒壮热，自汗，面白，目干，口苦，精神不守，恐畏不能独卧，其传在肝。病者寒热，面黑，鼻燥，忽忽喜忘，大便苦难或复清泻，口疮，其传在心。病者憎寒发热，面青，唇黄，舌举强不能，饮食无味，四肢羸瘦，口吐涎沫，其传在脾。病者憎寒发热，面赤，鼻干，口燥，毛折，略嗽喘急，时吐白涎，或有血线，其传在肺。病者憎寒憎热，面黄，耳轮焦枯，小便血浊遗沥，其传在肾。”

何梦瑶辑录的治法方药，如“天竺黄饮子，服时忌一切毒物，如治久卧床，枕此药，先看十指毛色，如藕白者可治，紫黑色者难治。桃仁散，有护心功效，须先服之护心。青蒿饮治痨疾，主药青蒿赤根者，取子一升、叶五两，阴干，桃枝三两，嫩者为佳，柴胡、甘草各一两，柳枝三两，嫩者，地骨皮二两，栀子仁一两，量患人虚实用……每服三钱，水一盏，乌梅两个，煎至七分，温服不拘时”。另外，柴胡散补虚劳，鳖甲煎补虚劳，治劳热止损止嗽等，也为近代医家治疗肺痨病提供了参考资料。

（十四）论妇科病

何梦瑶所著的《妇科辑要》，又名《妇科良方》，是专论妇科之书，全书共分为经期、胎前、临产、产后、乳证、前阴诸证、种子论、诸方八门，先简述理论，然后分证细述，最后将所用方剂进行汇总，简洁明了，易于掌握。何梦瑶妇科学术经验，渊源于明代王肯堂《证治准绳·女科》，同时吸取金元医家张子和、朱丹溪的经验，对于同代医家的经验何氏也不忽视。

书中第一门“经期”，先简述月经生理以及根据月经周期、经量、经色、经质等要点进行辨证，然后分述经行各证、闭经、崩漏、带下等共 19 个病证。第二门“胎前”，先简述诊断妊娠的方法及孕期用药之注意事项，然后分述恶阻、胞阻、子肿、子烦、子悬、子痫、子嗽、子淋、子瘖、转胞、激经、脏躁、胎不安欲堕、堕胎等共 20 个病证。第三门“临产”，先简述临产的诊断、造成难产的原因及待产方法，然后分述难产九证。第四门“产后”，先分述血晕、腹痛、小腹痛、胁痛、心胃痛等 28 个病证，然后总述产后治法。第五门“乳证”，分述乳不行、乳涌等共 7 个病证。第六门“前阴诸证”，分述阴肿、阴中痛、阴痒等共 8 个病证。第七门“种子论”，何氏首先阐述自己的见解，再引用前人之论述。第八门“诸方”，将前面所用之方剂按先后顺序汇总，说明方剂的药物组成、分量、制法、服法、宜忌等，便于查找运用。

1. 辨证多据经候与脉象

在妇科疾病的诊断上，何梦瑶认为“妇人病须问经候”。非常重视月经的问诊，他善于根据经量、经色、经质来辨别经病之寒热虚实。如论治月经先期，何梦瑶云：“下血多，色深红而浊者，为实为热，实者血有余也，芩连四物汤；若下血少，色深红而浊，则为热为虚，虚者血不足也，地骨皮饮子……血多色清淡者，实而无热也，胶艾四物汤；血多有块色紫稠粘腹痛者，实而兼瘀也，桃红四物汤；若血少色浅淡而消者，为虚且寒，乃气不摄血，故先期而来，非热逼也，当归补血汤、圣愈汤。”论胎孕脉，何梦瑶云：“羸弱之妇不必脉皆滑实，但按尺中应指，源源不绝便是。”对于经期腹痛的诊断何梦瑶也很有经验，曰：“腹之胀痛，若经后痛者，则为气血虚弱；若经前痛者，则为气血凝滞；先胀后痛及胀多者，气滞血也。先痛后胀及痛多者，血滞气也。”可见，何梦瑶在妇科诊断方面有着扎实的功底。何氏沿袭古法，但是不拘于古法，在妇人脉诊上何梦瑶有自己的体会，《医碥·男女脉同异》云：“古谓男脉左大于右，女脉右大于左，验之不然。盖人之右手，比左手略大，脉亦应之而右大于左，不论男女皆然也。惟男两尺恒虚，女两尺恒实，差不同耳。”

2. 病源多由情志

何梦瑶认为情志因素是妇人病常见的原因，病证多伴有气滞、气郁、血瘀等症状。《医碥·气》中云：“妇人性执，易于动气，痞满胀痛，上凑心胸。或攻筑胁肋，腹中结块，月水不调。或眩晕呕吐，往来寒热。正气天香散、四七汤酌用之。”“发热”中云：“恚怒不发，止自摧抑，则肝气不宣，郁而成热，妇人最多此证……木郁则达之，宜逍遥散。”“论积聚”云：“可见外感内伤皆足以郁滞其气血痰液，以成积聚，而在妇人尤甚。以妇人经产血行，或食生冷，或感风寒，且多恚怒忧郁，易致瘀滞也。”由此可知何梦瑶认为妇人月经不调、内伤发热、积聚等病都与情志不畅、气机失调有密切关系，治疗上亦以疏理气机为主，兼以化痰祛瘀。

3. 立论颇具特色

何梦瑶对妇科疾病的论述通常采用分证论治的形式，这与何梦瑶广纳诸家之言的医学思想是相符的，他对于病证的分析比较平正，又能突出岭南当地的特色。如论月经不调，他说：“先期者大概属热，亦有寒者，更须分虚实……后期亦有寒热虚实。”论血滞经闭，既有寒客子门之石瘕证，亦有血为热结迫肺作咳之证；论经断复来，何氏将其分为血热者，怒气伤肝，肝不藏血者，脾气虚寒不摄者，冲任虚损不固者等进行论述；论带下病既有因湿热者，也有因寒湿者；论产后腹痛有因风寒乘虚入于胞中滞血为痛者，有因伤食而痛者，有因怒而肝郁痛连两胁者，亦有痛而不胀喜揉按热熨或得食稍缓者。所有这些病证何梦瑶均分证论治，并无偏主，说明他在临床上病证认识比较全面。

由于岭南濒海地卑，春夏淫雨，雾湿特重。何梦瑶在长期的医疗实践中，发现此地患病者多见湿证，遂潜心研究，积累了丰富的治疗湿证的临床经验，非常善于祛除湿邪。除了内科杂病，在妇科疾病的治疗中，他也注意到了湿邪致病的特点。如他认为经崩除了由冲任损伤、脾虚不摄、暴怒伤肝所致外，而“更有因湿热者，热用知柏四物汤（四物汤加知母、黄柏）或荆芩四物汤（四物汤加荆芥、黄芩），湿用调经升阳除湿汤（黄芪、苍术、羌活、防风、藁本、升麻、柴胡、甘草、独活、蔓荆子），以补中胜湿。”岭南妇女所患血崩，多由湿邪致病，治疗上用黄柏、黄芩、荆芥、苍术、羌活、防风、四物汤等，使用清热祛湿养血之法，热伤阴血者则加知母以达滋阴清热之效，气虚不摄者则用黄芪、升麻等补气升提。

何梦瑶又认为带下病虽有湿热、寒湿之不同，但多由湿热所致，他说：“带脉横束周身，诸经湿热皆得遗于带脉，而冲任督三脉同起胞中，带脉所受湿热由之下注胞中……带下色黄者脾经之湿热，脾为热伤不能运化津液，则湿胜热蒸之而成稠浊之形也，色白者肺经之湿热，肺为热壅不能通调水道下输膀胱，停为痰饮而下……色赤者热伤血分也……又此常赤白相兼，不但血分热而且兼湿……色青者肝经郁热而伤脾动湿也，色黑者肾热则水液浑浊也……湿热盛者导水丸，微者清白散，赤加地榆、荆芥、黄芩，湿盛加二术”。何梦瑶对五色带下的成因作了详细的分析，认为各经湿热所化，并提出了相应的治法，其导水丸，由牵牛头末、水飞滑石、黄芩、川大黄组成，为清热逐水之峻剂，方后说明必须量虚实而服。清白散用黄柏、生地、白芍清热燥湿，凉血养阴；椿皮燥湿止带；贝母清化痰湿；少佐炮姜缓他药寒凉之性并能燥湿；甘草调和诸药，全方清热燥湿而不忘养阴，为清热化湿之缓剂。可见，何梦瑶治疗妇科湿热证有着丰富的经验，这与他身为岭南人，了解岭南湿热之气候特点和人民体质之特点有着密切的关系。

（十五）论儿科痘疹

何梦瑶《婴科辑要》《痘科辑要》，又名《幼科良方》《痘科良方》。《婴科辑要》，包括拭口、断脐、藏胎衣、浴儿、生下不啼、不乳、眼不开眼胞烂、吐不止、不小便、不大便、二便俱闭、肛门内合、胎黄赤青黑、初生无皮等儿科病证的诊治，另有末篇“保婴总论”。其中有很多何梦瑶自己的观点，如拭口，何梦瑶《婴科辑要》曰：“初生即用软棉裹指拭净口中不洁，继以胭脂蘸茶清擦口舌齿颊间，可免一切口病。古谓儿在胎中，口含血饼，需取之，恐咽下秽污之毒入于命门，为痘疮之根，非也。儿在胞中，惟藉氤氲精气以生养之耳，安得有血饼在口，如果藉此以生养，则血饼乃其至宝，又何恶毒之有耶？惟产时污血流入儿口，则有之矣。继用甘草煎浓汁棉蘸，令儿吮之，可解胎毒，胎热者黄连汁滴儿口。”

《痘科辑要》描述了儿科水痘发病全过程及其各种并发症。痘科后半部为疹证，即麻疹诊治，包括原疹、出疹、疹有轻重、疹脉、治疹大法、未出治法、见形治法、收退治法、身热不退、烦渴、谵妄、喘急、咳嗽、喉痛、失音、呕吐、泄泻、痢疾、腹痛、失血、饮食、唇口疮、疹与诸疹不同等。

（十六）论方药

何梦瑶《人子须知》四卷充分体现了何梦瑶的中药处方思想特点，卷一为经脉四诊心法，卷二至卷四，专言中药与方剂。

1. 药性总义

何梦瑶总结自《神农本草经》以来中药理论，并予以归纳曰：“药有青赤黄白黑五色，酸甘苦辛咸五味，膻焦香腥腐五气，温热平凉寒五性。按五行子母相生，则亦相通，故入肝者，并入心肾，心为肝子，肾为肝母，余效此。又有以形质相同而入者，如连翘形似心而入心，荔枝核似睾丸而入肾，药之枝入肢，皮行皮，红花、苏木汁红似血而入血之类。”

“酸者能涩、能收；苦者能泻、能燥、能坚，苦者多寒，故能泻热，热去则湿下行，故燥也，湿热去则无溃疡之虞，故肌肉坚凝；甘者能补能和能缓；辛者能散能润，辛者多热，寒凝水涸，得辛热则气行，蒸为津润能横行。”

“凡药轻虚者，浮而升；重实者，沉而降；味薄者，升而生；气薄者，降而收；气厚者，浮而长；味厚者，沉而藏；味平者，化而成；气厚味薄者，浮而升；味厚气薄者，沉而降……凡药根在土中者，半身以上则上升，半身以下则下降；药之为枝者达四肢，为皮者达皮肤，为心为干者内行脏腑；质之轻者，上入心肺，重者下入肝肾，中空者发表，内实者攻里，枯燥者入气分，润泽者入血分。”

“凡药有相须者，同类而不可离也，如黄柏与知母，破故纸与胡桃之类；相使者，我之佐使也；相恶者，夺我之能也；相畏者，受彼之制也；相反者，而不相合也；相杀者，制彼之毒也。肝苦急，以甘缓之，欲散以辛散之，过散当制以酸收之；其腑胆，寒则温之，热则清之。心苦散，散乱则气消，血失经作乱，缓亦消散之意，以酸收之五味子、柏叶等。心欲软不软则坚硬燥急，如血枯粪结，狂躁之类是也，以咸软之芒硝、玄明粉之属，降火则燥急自解，经文云‘以咸补之’，盖泻其邪，即所以补其正也。以甘泻之，缓其燥急即为泻。恶热以苦清之，如竹叶、石斛、黄连、石连等。喜静不静，则心役血耗，不能养神，甘凉补之，丹参、生地、麦冬等补血。多窍痰凝窍中，则梦魇惊动，辛温开之，远志、菖蒲等。其腑小肠火胜，心移热于小肠则便赤，苦寒清之导赤散。职主传水失职则水入大肠，甘苦渗之五苓散。”

2. 服药法则

何梦瑶非常重视服药的方法，分为急服、缓服、温服、空心服、食后服、临卧服、浓煎服、百十滚服等服法。如急服，有通口直饮重剂，治下者宜之；有趁热连饮轻剂偶剂，发汗宜之。缓服，有趁热徐徐小饮，治肺病宜；有不用气，随津自下，治咽喉病宜之。温服，有补药温服，取温补气；有平药温服，病不犯大寒热者宜。空心服，有五更空心服，病在肾，宜使其再睡一番，药入肝肾；有早起空心服，补下治下者宜。食后服，有食后即服，病在胸膈者宜。有食远方服，病在中脘者宜之；病在胸膈用竣下，恐饮食方在胃口，下早致胸结者亦宜。临卧服，有服后正卧；有服后左右侧卧，有服后去枕卧。浓煎服，治下部病者宜。一二滚服，发汗治上病者宜；百十滚服，温补治中脘病者宜；巳午未初服，于阴中提引阳气，宜补中益气汤等皆是。

3. 十二经补泻温凉药性歌诀

何梦瑶非常重视医学的传授，他编写药性歌诀来帮助学习记忆。如入心经药物，歌诀曰：“补心之药北五味，次用枣仁和远志，柏子丹参并麦冬，圆眼茯神归芍是，泻心犀角朱黄连，菖蒲木通次车前，栀子翘心并通草，三心更有竹灯莲。”又如入脾经药物，曰：“补脾白术与黄精，其次淮山扁豆呈，炙草苡仁和大枣，中州不足用皆灵。泻脾枳实莱菔子，次曲楂芽枳壳芷，厚朴槟榔陈腹皮，鸡内金兮使君子。凉脾不惟瓜蒌霜，更有黄芩与大黄，其次山栀并知柏，武夷茶及银花良。温脾二蔻二姜饶，草果二仁并二椒，巴豆二香苍术附，芜夷乌药谷芽焦。”再如入肾经药物，曰：“补肾杞子兼熟地，淫羊藿兮比五味，其次何生杜女巴，龟板豆皮海参是。泻肾朱苓次泽泻，知母茯苓及苡仁。凉肾苦参硝明粉，次用丹知滑地真。温肾鹿茸破故芷，鹿角胶兮次菟丝，大小筒香艾叶并，有时只用山茱萸。”

4. 中药分类收录

《人子须知》卷三为本草，何梦瑶分类为草部、木部、果部、谷部、菜部、金石部、虫介部。草部，收载黄芪、甘草、人参等共计143种中药；木部，收载茯苓、茯神、琥珀等59种中药；果部，收载大枣、桃仁、梨等30种中药与食物；谷部，收载粳米、糯米、麦芽等20种中药与食物；菜部，收载韭、葱白、大蒜等14种中药与食物；金石部，收载丹砂、石青、朴硝等22种中药；虫介部，收载五灵脂、牛黄、阿胶等28种中药。合计316种中药与食物，并对每一种药物以歌诀方式表述。例如，“茯苓甘温益脾气，脾气上升输于肺，化而为水通膀胱，云升雨降即其义，况其味淡能渗湿，故以行水属此味，然非湿热不可用，汗多便利益当忌，痘疮起胀贯浆时，渗涸为害勿轻试，白入气分赤入血，白渗兼补赤但利，其皮专行皮肤水，五皮饮中用之是”。又如，“大枣甘温，补血益气，润肺滋脾，调营和胃，多食损齿，中满尤忌”。再如，“大蒜消食破癥，辛温胃开脾健，炙疮毒气能通，拣取独头切片，捣贴足心治衄，引热下行功擅，若治中暑不醒，捣和地浆温咽，贴脐能达下焦，消水通行二便”。

5. 方剂分类及有效自拟方

何梦瑶将药方按照补益剂、发表剂、攻里剂、涌吐剂、和解剂、表里剂、消补剂、理气剂、理血剂、祛风剂、祛寒剂、祛暑剂、利湿剂、润燥剂、泻火剂、除痰剂、收涩剂、杀虫剂、痈疡之剂、经产之剂，对临床方剂进行归类。

如补益之剂，首列四君子汤，“四君子汤中和义，参术茯苓甘草比，益以夏陈名六君，祛寒补气阳虚饵，除却半夏名异功，或加香砂胃寒使”。次升阳益胃汤，“升阳益胃术参芪，半夏黄连草橘皮，苓泻防风羌独活，柴胡白芍枣姜随”。次列秦艽鳖甲散，“秦艽鳖甲散治风劳，柴胡地骨及青蒿，当归知母乌梅合，止嗽除烦敛汗高”。

何梦瑶收录前人方剂，同时也自拟有效方子，如在岭南地区瘴疟的治疗上，何梦瑶主张“诸疟发过三五次，表里邪皆清，即宜截之”。何氏主要用常山、蜀漆、草果、槟榔，自拟柴常汤，即小柴胡汤去半夏加常山、草果、槟榔、青皮、厚朴、首乌，用之甚效。

又如久痢予鸦胆丸，何梦瑶曰：“久痢而元气虚弱，湿痰败浊，色尘腐，如屋漏水，中原盖屋用泥，故漏水尘浊晦黑，或证转虚寒，色如鱼脑、如鼻涕、如胶冻，或脏腑败坏，如死猪肝鸡肝。”描述的似是今之阿米巴痢疾，在岭南此病较为多见。治此用鸦胆丸。鸦胆，去壳，槌去皮一钱，文蛤醋炒、枯矾、川连炒各三分，糊丸，朱砂为衣。或鸦胆霜、黄丹各一钱，加木香三分，亦可乌梅肉、朱砂为衣，二方均丸绿豆大，粥皮，或盐梅皮，或龙眼干肉，或芭蕉子肉包吞十一二丸立止。

【后世影响】

何梦瑶的精湛医术得到了很好的传承，他的学生很多，仅乾隆壬申年（1752）计有番禺崔锟士、广府陈简在、南海罗鼎臣等47人，共学课于何氏门下。师承其医术者，有南海郭元峰、新会陈国栋、郁南庞遇圣、钟时炯、番禺潘湛深、中山黄培芳等，广东地方文献均有记载。如《广州府志·陈国栋》载："陈国栋，字一隅，新会人，精于医……幼师南海何梦瑶，梦瑶深于医，国栋衍其传，由是活人甚众。"同时，何氏的医术也传给了自己的子孙后代，其子何之蛟、曾孙何清臣，亦以医名于世，何氏家族，传至九代，至今仍有人行医。同时，何梦瑶还积极从事教育、著述工作。曾先后在端溪、越秀、越华书院任院长以及执教。

何梦瑶对岭南医学所做的贡献是巨大的，广东人民为纪念这位"粤东医界古今第一国手"，在乌瞰广州市的越秀山顶镇海楼广州博物馆内，以及广州中医药大学广东中医药博物馆内，都摆放着他的肖像及《医碥》木刻本，供后人瞻仰。

综上所述，何梦瑶在论脏腑、论脉、论诊病、论火热、论湿、论痰、论瘟疫、论虚损、论中风、论痹证、论喘证、论郁证、论妇科、论儿科痘疹、论方药以及脚气病、痨病等内科疑难杂病诊治方面，不仅承袭了古人的言论，且均有其自身特色，体现了其卓越的见解及丰富的临床经验。何梦瑶不仅医学方面造诣颇深，而且对文学、诗词、算术、历法、音律等诸多学科都做出了卓越的贡献，故而被誉为"南海明珠"。

安徽中医药大学　许霞

【参考文献】

［1］黄帝内经素问［M］．沈阳：辽宁科学技术出版社，1997.

［2］张介宾．类经［M］．北京：人民卫生出版社，1965.

［3］李梴．医学入门［M］．北京：中国中医药出版社，1995.

［4］李用粹．证治汇补［M］．上海：上海卫生出版社，1958.

［5］何梦瑶．医碥［M］．北京：中国中医药出版社，2009.

［6］何梦瑶．乐只堂人子须知［M］．广州：广东科技出版社，2011.

［7］何梦瑶．三科辑要［M］．广州：广东科技出版社，2011.

［8］陈梦赉．中国历代名医传［M］．北京：科学普及出版社，1987.

［9］沈英森．岭南中医［M］．广州：广东人民出版社，2000.

［10］刘小斌．何梦瑶生平及著作考［J］．新中医，1987（1）：52－53.

［11］徐复霖．从《医碥》看何梦瑶的学术经验［J］．新中医，1980（2）：13－16.

［12］杨英豪，魏群，李华．羽翼《准绳》针砭时医———简评何梦瑶之《医碥》［J］．河南中医，1999，19（5）：20－21.

［13］李安民．清代名医何梦瑶的医学成就［J］．中医杂志，1998，39（11）：649－650.

［14］马小兰．浅论何梦瑶《医碥》之脉学成就［J］．中华医史杂志，2001，31（4）：224－226.

［15］张志斌．何梦瑶《医碥》的岭南特色［J］．广西中医药，1989，12（5）：35－36.

［16］刘志英，许永周．何梦瑶的湿病论［J］．新中医，1989（11）：54－55.

［17］王淑玲，洪素兰．何梦瑶辨痰治痰要旨［J］．中国医药学报，1998，13（5）：14－15.

［18］李宝峰．《医碥》论痰思想初探［J］．江苏中医药，1993（8）：35－36.

［19］李际强，罗翌．何梦瑶治疗瘟疫病学术思想探讨［J］．中医文献杂志，2009（2）：22－23.

［20］邱立新．何梦瑶论治中风病的特色［J］．中华中医药学刊，2007，25（12）：2625－2627.

［21］严峻峻．岭南医家妇科学术源流及临证经验整理研究［D］．广州：广州中医药大学，2001.

［22］刘小斌．岭南名医何梦瑶研究［C］//中华医学会医史学分会第12届1次学术年会论文集．重庆：中华医学会医史学分会，2008：176－193.

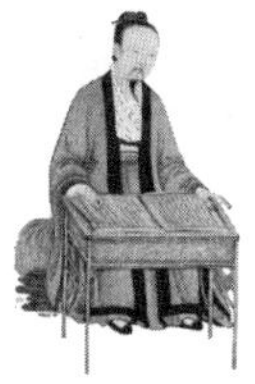

黄庭镜

内容提要

黄庭镜，字燕台，号不尘子，生于清康熙四十三年（1704），卒年不详，瀜川（今福建建宁县）人，清代著名眼科医家，著有《目经大成》。该书批判地继承了前代《秘传眼科龙木论》《原机启微》《银海精微》《审视瑶函》等眼科专著的学术成就，并将张仲景、刘完素、李东垣、张景岳、李中梓等历代名家的学术思想引入眼科，是一部集大成式的中医眼科经典之作。黄庭镜的眼科学术思想，多受金元易水学派与明代温补学派医家的影响，重视眼科温补治法，突破了宋金元以来“目不因火则不病”的片面认识，反对滥用寒凉的做法，敢于指斥当时弊端，有着鲜明的学术特色。黄庭镜充实了眼科五轮八廓学说；订正病名，纠正前人错谬；继承整理了金针拨障术，总结出了著名的“针拨八法”。本文梳理和提炼黄庭镜的五轮八廓学说、眼科十二病因说、眼科温补思想、眼科症状辨治经验、金针拨障术、眼科方药经验等方面的学术思想和诊疗经验，旨在促进中医眼科学理论的发展，阐明《目经大成》的“眼科温补思想”，同时为研究李东垣、朱震亨、张景岳等名家对中医眼科的影响提供研究思路，以丰富和完善中医眼科诊疗理论。

【概述】

一、生平简介

黄庭镜，字燕台，号不尘子，生于清康熙四十三年（1704），卒年不详，瀜川（今福建建宁县）人，清代著名眼科医家，著有《目经大成》。

黄庭镜出身于书香门第，攻读经史，以儒为业。幼时颖敏过人，深受其父喜爱，耳提面命，寝处与俱，逐事提训，悉心加以指点。及长，研习经史，乃父应酬笔墨皆交付之。黄父对其期望更厚，希望黄庭镜能参加科举考试，以继承父志。然黄庭镜参加科考不利，不久其父又因病辞世。因科考受挫，又遭此家庭变故，悲伤过度而损其双目，致患目疾。遂放弃科考，放浪形骸，悠游山水，每于花辰月夕，与二三知己，或扁舟，或名园，或溪桥山寺，携酒具、茶具、文具、丝竹乐器，啸傲其间。

黄庭镜因身患目疾，又已放弃科举，于是渐渐对医学产生兴趣。二十余岁时，忆先儒之言"虚度岁月，无恩泽及人，直造化中赘物"，顿时恍然大悟，乃广泛购求医书，尤其是眼科方面的著作，以救己度人。经过几年的学习，黄庭镜医术有成，医技上甚至超过了当地一些有名望的老医生。但是，在内障、头风等病的治疗上，黄庭镜犹不满足。

据黄庭镜自述，一次，有人告诉他有个名叫培风山人的隐者善治眼科内障等病，愿意为他引见。黄庭镜恳请求见，以此得见培风山人，拜于其门下，虚心求教。培风山人毫不隐瞒，将其眼科心法尽传黄庭镜，使其由此习得眼科内障诊治心法。培风山人传艺后，辞别南归，黄庭镜为其饯行。饯行之日，时"山叶翳红，江涛飞白"，培风山人歔欷起吟曰：马耳批风进八闽，星霜三易鬓垂银。命黄庭镜续之。黄庭镜续曰：知君到处留青眼，长恐江湖断送人。语冷而隽。培风山人以为知言，大笑策马而去。黄庭镜此段学医经历记载于其"自序"之中，但其门徒童德敦则认为，所谓培风山人为黄庭镜所杜撰，是其虚构的一个人物。

黄庭镜医术既高，游艺江湖，又得眼科秘技，于是声名鹊起，但其喜好交游，挥霍钱财，家用为之不继。在黄氏三十四岁之时，经其兄长规劝，改弦易张，外出经商行医，自豫而吴，五载方才归家。在这段时间里，撰著了眼科名著《目经大成》，将其眼科心得尽数辑录其间。黄庭镜的眼科学术思想，多受金元易水学派与明代温补学派医家的影响，重视眼科温补治法，突破了宋金元以来"目不因火则不病"的片面认识，反对一般眼科医家滥用寒凉的做法，敢于指斥当时弊端，有着鲜明的学术特色。黄庭镜发挥且充实了眼科五轮学说、八廓学说；订正病名，纠正前人错谬；继承整理了金针拨障术，总结出了著名的"针拨八法"。其所著《眼科大成》为中医眼科名著，对后世中医眼科的发展产生了巨大的影响。

二、著作介绍

《目经大成》，总计3卷。卷首为各种图式，包括脏腑表里三阳三阴轮廓贯通图表、五运之图、六气之图、五轮主属形图、五轮定位形图、八廓定位形图、八廓分属形图、开导前面针穴图、开导背面针穴图、太极阴阳动静致病图表、针割钩烙图式、针割钩烙用法等。正文则分为 3 卷，各卷又分为上下卷。卷之一为医论部分，包括五轮、八廓、脏腑、经络、五行、血气、水火、六淫、七情、诊断、治法等医论，阐发了其在中医基础理论及中医眼科学方面的见解。卷之二为证治部分，包括眼科十二病因、眼科八十一证及八种似因非证的病因病机、临床证治。卷之三为方剂部分，收录了眼科常用方剂 246 首，并将收录之方仿张景岳分为补、和、寒、热、攻、散、固、因八阵及外治类方，还对收录的方剂进行了主治、方义的解析。

中医眼科，自晋唐时期发展成为独立专科以来，历代名著辈出。如唐代的《龙树菩萨眼论》(已佚)、宋元时期的《秘传眼科龙木论》、元代倪维德的《原机启微》、明代前期的《银海精微》、明代后期的《证治准绳·目》、明末清初傅仁宇以《原机启微》和《证治准绳·目》为蓝本编纂的《审视瑶函》。这些眼科医书在民间流传甚广，历来为眼科医师所沿袭师法，师徒相授。而黄庭镜在眼科一途经验既丰，又多创见，所以对这些前代眼科著作不以为然，甚至对坊间流行最广的《审视瑶函》的评论更是言辞激烈。黄庭镜说："眼科古无善本，名家亦绝少发挥。行世者，惟《龙木论》《七十二症》《良方》《银海精微》诸俗刻。《原机启微》仅通，然太容易。《审视瑶函》系炒汇成书，疵弊多端。"还进一步批评眼科名著《审视瑶函》说："傅氏《瑶函》，眼科之能事毕矣。然其人晓医而昧儒，亦恨事也。谨阅所列证治，除依古抄来，了无折衷外，有理近而文法重复，牵强不达病情。有句妥而病药凿圆枘方，钮铻不入。有必须刀针，全不道及，支离汤散，说了又说。有既知无治，业已名言，一证一方，饾饤分俵。有自相矛盾，有不相符合，有当言故讷、当详偏略，种种疵弊，指不胜屈。"

这样一来，前代流传最广的各眼科名著几乎都被黄庭镜批驳，这也成了后世学者对黄庭镜颇有微词的原因，大都认为黄庭镜太过狂傲。但是，黄庭镜之所以敢于大胆批驳前贤，有相关的背景和缘由。首先，黄庭镜出身儒门世家，是一位儒医，其《目经大成》文采华丽，超过《审视瑶函》诸书，自不必言，正如其门徒童德敦所评价的"文词隽爽，老妪能解"。更为难得的是，黄庭镜对中医眼科基础理论研究甚为深入，将元代朱震亨学说、明代张景岳等温补学说引入了眼科专科范畴，倡导儒医太极、命门、相火之说。其次，黄庭镜在眼科金针拨障术方面也有杰出贡献，对金针拨障术的手术方法、宜忌、术后调护记载十分详尽。另外，黄庭镜在眼科病名诊断上也有一定贡献。如黄液上冲一证，在黄庭镜之前本名黄膜上冲，包括《审视瑶函》中都命名为黄膜上冲，黄庭镜经过临床实践观察，认为是液非膜，将本证改名为黄液上冲。他说："是证诸书皆曰黄膜上冲，傅氏本专家，所辑眼科目瑶函，曰'大全'，似无出其右者，曷亦相因称膜。不尘特正之曰液。盖液类浆水，比喻恰切，膜系皮属，凡薄而嫩、厚而韧、不动紧着者皆是，讵能上冲！看牛膱膜、猪膏膜可晓。明明浆汁之物，混沌名证，岂字典、字通、字汇俱未谋面耶？"这是符合临床实际的。但是也有一些病证的命名就不见得适合了。黄庭镜文化水平较高，撰著医书亦喜欢展示文采，于是表现在对一些病证的命名也"文采斐然"，矫枉过正。如有的病证命名为"春水扬波""长虹贯日""彩云捧日""火天夺日""流金凌木""冰壶秋月""虚潭呈月""剑横秋水"，文采美则美矣，但是就有些令后代学者摸不着头脑了，不知这些病证所指何病。

总体而言，黄庭镜是中医眼科史上少有的一位眼科名家，其著作《目经大成》在中医眼科学术史上也享有崇高的地位，与《秘传眼科龙木论》《原机启微》《银海精微》《审视瑶函》等并列为眼科最为有名的医著。

【学术思想】

一、学术渊源

黄庭镜《目经大成》全书近二十万字，是古代篇幅最长、内容最丰富的一部眼科学专著。该书不仅继承了清代以前《秘传眼科龙木论》《原机启微》《银海精微》《审视瑶函》等眼科学专著，还引入了历代各家学说，将李东垣、朱震亨、张景岳、李中梓等一些名家学术思想引入到眼科中来。黄庭镜文化水平较高，于眼科一途不仅临床经验丰富，对中医眼科理论钻研也颇深。这就决定了《目经大成》的一个特点：该书对前代的学问并非全盘接受，而是批判地继承，特别是对《原机启微》《审视瑶函》的态度表现得十分明显。虽然黄庭镜对前代的一些错误不吝指正，措辞激烈，且其批判不一定完全正确，并因此而受到后世学者的诟病，但黄庭镜这种敢于向权威挑战、勇于创新的精神，还是值得肯定的。

中医眼科学早在晋唐时期，已成专门。宋以后，中医眼科渐为兴盛，从宋、元、明到清初，出现了《秘传眼科龙木论》《原机启微》《银海精微》《明目至宝》《秘传眼科七十二症全书》《证治准绳·目》《审视瑶函》等一批具有很高学术价值和临床实用价值的眼科名著。黄庭镜青年时期患眼病而习医，深入研习了前代眼科专著。《目经大成·凡例》说："眼科古无善本，名家亦绝少发挥。行世者，惟《龙木论》《七十二症》《良方》《银海精微》诸俗刻。《原机启微》仅通，然太容易。《审视瑶函》系抄汇成书，疵弊多端。至时师症方串歌，尤鄙俚不足道也。"可见，黄庭镜是批判地继承了前代眼科学的成就。

由于黄庭镜出身儒门，青年时改习医业，文化功底深厚，故黄庭镜学习眼科与古代一般眼科医家有所差别。一般眼科医家的学习大多局限在眼科范畴之内，对中医理论、名家学术思想、其他临证各科（尤其是内科）往往用力不勤，用方也多局限在眼科方内。而黄庭镜从学医初始即是"广购医书"，为未来医术的成长打下了坚实的理论基础。从《目经大成》原文来看，黄庭镜对历代中医名家的学术思想也是用功颇深，又通内科，尤其擅用内科方或临证各科通用方治疗眼病。坚实的理论基础，并旁通临证各科，注定了黄庭镜最终能成长为一名优秀的中医眼科医生，撰著出《目经大成》这样高水平的眼科著作。黄庭镜用批判继承的眼光和态度将这些中医名家的学术思想（不局限于眼科的中医学术思想）引入到中医眼科范畴中来，这是《目经大成》鲜明的特点之一。历代医家的学术思想、医论、临证经验也就成为了《目经大成》重要的学术源头。其中，张仲景、刘完素、李杲、朱震亨、张景岳等医家对黄庭镜的影响尤深。

黄庭镜对张仲景学说研究颇为深入，十分推崇。在脉诊上，黄庭镜多以仲景脉法为据。如《目经大成·目不专重诊脉论》并在批判"太素脉法"时说："神明如仓公、扁鹊、仲景、叔和，亦无所谓《太素》也。”将仲景等人的脉法赞为“神明”，表达出对仲景脉法的推重。其次，在用方上，黄庭镜推崇仲景经方。他说：“仲景为医方宗匠，良有特识。”在《目经大成》眼科方剂八阵中，黄氏也引录了大量仲景经方，并对所引经方方义进行了深入阐述。黄庭镜对仲景《伤寒论》六经辨证也十分推崇，在《目经大成·十二因·因寒》一章集中讨论了仲景六经辨治法。当然，黄庭镜虽然推崇仲景学说，也不是一味全面盲从接受，如在经方的用量问题上，黄庭镜主张灵活变通、加减化裁，一以临证具体情况来决定用量准则。

金代名医刘完素为河间学派鼻祖，是金元四大家中的第一家。刘完素学术思想对黄庭镜也有较大影响。《目经大成》“暑火燥热异同论”“十二因因风”“青盲”诸篇都对刘完素的医论有所引用，还选录了刘完素地黄饮子、六一散、桂苓甘露饮、三花神佑丸、双解散等方。其对刘完素“玄府学说”也进行了发挥。

李杲脾胃学说与黄庭镜眼科思想也有密切的学术渊源关系。黄庭镜在眼科范畴内对李杲治法思想、阴火论、脾胃内伤思想都进行了继承发扬，并广泛选用李杲方治疗眼科杂病，如冲和养胃汤、补中益气汤、升阳除湿汤、胃风汤、升阳散火汤、清暑益气汤、羌活除湿汤、升阳除湿汤等。

明代医家张景岳对黄庭镜也影响颇大。黄庭镜在眼科方剂研究方面继承了张景岳“方剂八阵”的思想，《目经大成》整个卷三为方剂部分，全卷将两百多首历代名方与眼科方按照景岳“八阵”分类，别为补阵、和阵、攻阵、散阵、寒阵、热阵、固阵、因阵。在临证上，黄庭镜运用张景岳新方治疗眼科杂病。张景岳创制了不少名方，录于《景岳全书·新方八阵》中，传于后世，倍受推崇。黄庭镜《目经大成》卷三就录有不少景岳方，如大补元煎、左右合归丸、理阴煎、麻桂饮、大温中饮等。卷二眼科病证部分则广泛采用了景岳几首经典的方剂。如大小雷头风、目血、睛凸、电光夜照等病证均用到了大补元煎，睑靥、瞳神缩小用到理阴煎，迎风落泪用到左归饮，气翳用到左右合归丸，火胀大头用到麻桂饮、大温中饮等。

除上述医家外，张子和、朱震亨、赵献可、李中梓等名家也对黄庭镜有一定影响。如黄庭镜发挥了朱震亨气、血、痰、火、湿、食六郁说，以及其一些临证证治经验。李中梓对黄庭镜的影响也较大，《目经大成》部分医论即摘引自李中梓医著。

二、学术特色

（一）五轮八廓学说

五轮学说，是根据眼与脏腑密切相关的理论，将眼由外至内分为眼睑、两眦、白睛、黑睛和瞳神等五个部分，分属于五脏，分别命名为肉轮、血轮、气轮、风轮、水轮，借以说明眼的解剖、生理、病理及其与脏腑的关系，并用于指导临床辨证的一种学说。“轮”是形容眼珠形圆，灵活运转，有如车轮活动一般。五轮学说理论起源于《内经》。《灵枢·大惑论》云：“五脏六腑之精气，皆上注于目而为之精，精之窠为眼，骨之精为瞳子，筋之精为黑眼，血之精为络，其窠气之精为白眼，肌肉之精为约束，裹撷筋骨血气之精而与脉并为系，上属于脑，后出于项中。”这为五轮学说的形成奠定了基础。第一次明确提出五轮学说的则是北宋时期的《太平圣惠方·眼论》，其云：“肝脏病者，应于风轮，心脏病者，应于血（轮），脾脏病者，应于肉轮，肺脏病者，应于气轮，肾脏病者，应于水轮。”其后，《秘传眼科龙木论》《银海精微》《审视瑶函》对五轮学说皆有记载和论述。

八廓学说出现于南宋。陈无择的《三因极一病证方论》首次提出了“八廓”一词。《秘传眼科龙木论》论述了八廓的具体名称及其与脏腑的关系。元朝危亦林的《世医得效方》为八廓配属了“天、地、水、火、风、雷、山、泽”八卦名称，并给每一廓配属了眼位。明代前期，托名孙思邈所撰的《银海精微》又根据八廓各自所连属脏腑的生理特点，为八廓配属了别名，如肝为养化之廓，胆为清净之廓，膀胱为津液之廓，胃名水谷之廓，命门为抱阳之廓，大肠为传送之廓，小肠为关泉之廓，肾属会阴之廓。又说：“天廓属大肠，传送，肺金，干卦。火廓属心，抱阳，命门经，离卦。地廓属脾胃，水谷之海，坤卦。水廓属肾经，会阴，坎卦。山廓属胆经，清净，艮卦。风廓属肝经，养化，巽卦。雷廓属心，小肠经，关泉，震卦。泽廓属膀胱经，津液，兑卦。”明末清初的《审视瑶函》也记载了八廓学说，与《银海精微》略有差异。

黄庭镜《目经大成》卷之一，开篇即是“五轮”“八廓”两章，详尽探讨了五轮八廓的脏腑连属、生理意义、诊断意义，发挥和充实了五轮八廓学说。

1. 五轮学说

黄庭镜指出目之为体，圆灵照耀，具有视觉功能。目珠其生成，乃火中蕴血，血化为水，水中养为神膏，神膏护于瞳神，以气为运用，发为神光，烛照鉴视，有似日月。双目左阴右阳，顺逆旋转，运转如意，故定名为“轮”。根据眼部各个局部的脏腑连属，又分为五轮。

肉轮：上下两胞为睑，属土，内与脾胃相应，脾主肌肉，故此轮名为肉轮。脾体阴而用阳，其阳动而消磨水谷，其阴静而收摄血气，动静取决于眼睑。若出现烦劳欲得食，倦逸思睡，这就是其病之征象。又土质敦厚，发育万物，故其余四轮皆有赖于肉轮养护，并按时开阖。

血轮：眼两眦为血轮，两眦外侧为锐眦或目外眦、小眦，两眦内侧为内眦或大眦。眦头有肉如珠，属于火，内与心相应，心主血，因此两眦名为血轮。黄庭镜又认为火分为君火、相火二火，君火又称人火，通于目内眦；相火即是命门，又称天火，通于目外眦。

气轮：白睛属金，与肺相应，肺主气，故曰气轮。并认为气之周流，如环无端，金之刚劲，是轮独坚。白睛在五轮之中较为坚固。

风轮：黑睛属木，与肝相应，肝木主风气，故此轮名风轮。风轮又俗称神珠，至清至脆，不可随意触碰，晶莹如小儿之目为正，其色黄浊者，则为饮食郁气，情欲耗血所致。又木春生夏长，根枝连理，人身筋系于肝，故相火亦寓此风轮之间。

水轮：风轮下一圈收放者为金井，井内黑水曰神膏，犹如卵白涂以墨汁。膏中有珠，澄澈而软，状类水晶棋子，曰“黄精”，总名瞳神，均属于肾。肾为水火真源，神光幽潜之所，四轮不能视物，惟此明察秋毫，故此轮名曰水轮。

五轮与五脏相应，故五脏的病变都可以引起眼部疾病的发生。黄庭镜对此做了详细的论述，将五脏病机导致五轮病变的机制一一指出。

首先，论述了肺的生理功能失常导致目病气轮的机制。黄庭镜指出，脏应五轮，但一归乎气。《素问·至真要大论》说：“诸气膹郁，皆属于肺。”肺位至高，外主皮毛，六气乘之，先发红肿，为眵为泪等。且火居金上，气满则妄动，金受火克，气轮愈赤。肺金气轮又围在肝木风轮外，金能胜木，其病辄及风轮，风轮受损，瞳神亦自受损。肺主气，抑郁不舒，不时悲哭，则形容憔悴，双睛陷而不润，金水相生，导致内外神膏枯败。

其次，论述了心的生理功能失常导致目病血轮的机制。心主血，血在目为神火，过于思虑则扰攘而赤脉隐涩，脉粗不断，渐成胬肉，即所谓火生土。再有外因激发感触，风火合病，势必形成翳蚀之证。

再次，论述了脾的生理功能失常导致目病肉轮的机制。脾主肉，亦能暴发肿痛与疮疡、菌毒。《素问·痹论》云："饮食自倍，肠胃乃伤。"脾胃受损，上病于目。

再其次，论述了肝的生理功能失常导致目病风轮的机制。肝主风，若其人情志过激，善怒，怒则肝中相火上腾，头痛发热，上灼于目，甚至于目生障膜，畏光多泪，绝似外感，但脉不浮数，时瘥时复。

最后，论述了肾的生理功能失常导致目病水轮的机制。肾主水，水热则沸，寒则冰，动辄乱明，静能照物。房劳伤肾，而导致盲者万千。人若能善于保养，积气生精，炼精化气，那么虽年老而夜能读细书。如不善于保养，致肾受损，精气匮竭，则未老而昏花泣出，无故视而惑妄。

黄庭镜还在论述五轮的基础上，强调了辨治五轮在眼科临证诊治中的重要性。黄庭镜指出，精液之体重浊，静而属阴；神气之体轻清，动而属阳，阴阳不和，而目本病。而目病往往能在五轮各部表现出来，这叫"本病标现"。那么，临证就须详细诊查目病是从哪一轮开始，轮色如何，病在气在血，属虚属实，才能准确诊断。

2. 八廓学说

黄庭镜在《目经大成》中指出，眼部八廓即是八卦之位，以经络的连属，八廓各廓与各自相应的脏腑贯通相连。八廓能使目开合，有"开扩五轮"之意，故名之曰"廓"。其在八廓的名称、部位、脏腑相应等方面，进行了分别论述。

第一为行健廓。行健廓在八卦之中为"乾"卦，乾卦为天，行健廓有"天行健，君子以自强不息"之意。此廓在眼部的部位主白珠，即白睛，白睛相当于西医学的结膜、球筋膜和巩膜组织。在脏腑连属上，此廓络通大肠之腑，脏属于肺。肺居于高位，在人身为华盖，故属乾卦，故行健廓亦属乾卦。肺为相傅之官，治节出焉；大肠为传导之官，变化出焉。肺与大肠相为表里，上运清纯，下输糟粕，一宣一降，分疏泾渭。故此廓名为"行健廓"。

第二为宣化廓。宣化廓在八卦之中为"坎"卦，坎卦为水。此廓在眼部的部分主神膏，神膏即眼球膏状水液的内容物，相当西医学的玻璃体。在脏腑连属上，宣化廓络通膀胱之腑，脏属于肾。肾为作强之官，技巧出焉；膀胱为州都之官，津液藏焉。肾与膀胱相为表里，肾主气化水液，膀胱气化推动尿液排泄，肾之气主上升，膀胱之气主下降，水液由此宣化，故此廓名为"宣化廓"。

第三为靖镇廓。靖镇廓在八卦之中为"震"卦，震卦为雷。此廓在眼部的部位为青睛，又名黑睛、乌睛，相当于西医学的角膜。在脏腑连属上，靖镇廓络通胆之腑，脏属于肝。肝为将军之官，谋虑出焉；胆者中正之官，决断出焉。肝胆相为表里，在五行属木，木气主春生，故能鼓发生机。又肝在志主怒，邪莫能犯，为将军之官，靖镇四方，故此廓名为“靖镇廓”。

第四为虚灵廓。虚灵廓在八卦之中为“离”卦，离卦为火。此廓在眼部的部位为目内眦。虚灵廓为离卦属火，五脏之中，心属火，与小肠相表里，故虚灵廓在脏腑连属上，络通小肠之腑，脏属于心。心为君主之官，神明出焉；小肠为受盛之官，化物出焉。心与小肠相为表里，主会通水火，下济上行，神明出焉，故此廓名曰“虚灵廓”。

第五为资生廓。资生廓在八卦之中为“坤”卦，坤卦为地。此廓在眼部的部位为下眼睑。在脏腑的连属上，资生廓络通胃之腑，脏属于脾。脾胃为仓廪之官，五味出焉。脾胃相为表里，主腐熟水谷，输补水谷精微，化生气血津液，保合太和，司培元气，与大地资生万物相类，故此廓名为“资生廓”。

第六为育德廓。育德廓在八卦之中为“艮”卦，艮卦为山。此廓在眼部的部位为上眼睑。在脏腑的连属上，育德廓络通命门，脏固属于脾。脾命为亭毒之官，性质委焉。黄庭镜认为脾又与命门相为表里，主絪缊化醇，生而无灭，予而无夺，故此廓名为“育德廓”。

第七为定光廓。定光廓在八卦之中为“巽”卦，巽卦为风。此廓在眼部的部位为金井，金井又名瞳神、瞳仁、瞳子，相当于瞳孔及瞳孔以内的晶珠、神光、真血、视衣、目系等有形无形之物。在脏腑的连属上，定光廓经引髓海，络连肝膈。髓海为水之源，肝膈为木之寄。肝膈与髓海相为表里，主血脉舒敛，舒则敷荣，敛生内照，产生目部的照视（视觉）功能，故此廓名为“定光廓”。

第八为成能廓。成能廓在八卦之中为“兑”卦，兑卦为泽。此廓在眼部的部位为锐眦，即目外眦。在脏腑的连属上，成能廓经走膻中，络及肾脂。膻中为火之帅，肾脂为体之充。膻中与肾脂相为表里，主宗气动息，动应无方，息乃贞固，故此廓名为“成能廓”。

以上即为黄庭镜所论述的八廓，对于八廓的命名、连属、功能都有所阐述，较前代眼科医著详细。黄庭镜还用七律诗一首，概括了八廓，便于学者记忆。其诗云：“气轮行健始天工，水游神膏宣化同，育德上胞山在位，资生下睑地归功，青睛靖镇须雷动，内眦虚灵任火通，再益成能锐眦泽，定光金井静无风。”

需要指出的是，黄庭镜八廓学说与前代八廓说有所差异，最为突出的表现在于八廓的脏腑配属上，“黜三焦，以髓海、膻中另配肝、肾、脂、膈”，这是黄庭镜的创见，是基于《内经》藏象学说之上的发展。

（二）眼科十二病因说

对于眼科病因，陈无择在其“三因学说”的基础上，提出了“眼科三因学说”。《三因极一病证方论》论述“眼科三因”云：“病者喜怒不节，忧思兼并，致脏气不平，郁而生涎，随气上厥，逢脑之虚，浸淫眼系，荫注于目，轻则昏涩，重则障翳，眵泪胬肉，白膜漫睛，皆内所因；或数冒风寒，不避暑湿，邪中于项，乘虚循系以入于脑，故生外翳，翳论中所谓青风、绿风、紫风、黑风、赤风、白风、白翳、黄翳等，随八风所中，变生诸证，皆外所因；或嗜欲不节，饮酒无时，生食五辛，熟啖炙爆，驰骋田猎，冒涉烟尘，劳动外精，丧明之本，所谓恣一时之游佚，为百岁之固愆，皆不内外因。治之各有方。”宋元时期眼科专著《秘传眼科龙木论》及明末清初眼科专著《审视瑶函》，皆赞同陈无择“眼科三因学说”，两书皆全文引用了陈无择《三因极一病证方论》中关于“眼科三因”的论述。元代眼科医著《原机启微》将眼科分为“十八病”，包括有淫热反克之病、风热不制之病、七情五贼劳役饥饱之病、血为邪胜凝而不行之病、气为怒伤散而不聚之病、血气不分混而遂结之病、热积必溃之病、阳衰不能抗阴之病、阴弱不能配阳之病、心火乘金水衰反制之病、内急外弛之病、奇经客邪之病、为物所伤之病、伤寒愈后之病、强阳抟实阴之病、亡血过多之病、斑疹余毒之病、深疳为害之病等。“十八病”实际也是十八种病因病机，对后世眼科有一定影响。

在前代眼科病因学成就的影响下，黄庭镜也对眼科病因学进行了研究。大抵“眼科三因说”失之简，难以完全概括眼科病因，亦难以切实指导眼科临床，而《原机启微》“十八病”又太过繁琐，病因病机杂糅。故黄庭镜在《目经大成》卷二病证部分提出了“十二病因说”，将眼科病因归纳为因风、因寒、因暑、因湿、因厥郁、因毒、因疟、因胎产、因痘疹、因疳积、因他、无因而因十二种，较为符合眼科临床实际，且对临床各科都有一定指导意义。

1. 因风

因风致病部分，其篇首有七言古体诗一首，以述因风病之大概：“风兮风兮来无由，未解吾愠添吾愁。表虚引入肌肤去，不病肌肤病目系，有致惊搐与偏㖞，或成上视死亡多。若夫六经因风作，痛攻先在头巅着，洎而风变医无济，外证得来仍不治。血虚血热亦生风，昏痒痛泪不和同，热盛风生祸较酷，一类凝脂一痘毒，君不见无风火不炎，病情虽逆药通参。”

从诗中可以看出，黄庭镜认为风邪外感，可以引起肌肤、目系之病，亦有血虚血热而生内风致病。因风致病，可见惊搐、偏㖞、上视、头痛、目昏、目痒、目痛、目泪、凝脂翳、痘毒犯目等症状。并且指出风与火可合而为病，热盛可生风，无风火不炎。

黄庭镜认为，风属木，木属肝，肝窍在目，本乎一气。而久风多变热的原因是木能生火。火太盛则血耗损，久病气郁，郁又生火，火炎而又生风，转转相生。导致眼科内外障翳各种病证。风火为病，日浅郁深则见㖞斜者，郁浅日深则见翻者，血虚筋急则见振搐，火邪乘乱融和之气则成内障，风腾血涌则见眦帏赤胜烂、结为瘀肉则如鸡冠。若再因误用香燥药物，又不禁酒色，更可致阴愈亏而火益炽，火益炽而风弥烈，病变为花翳白陷、凝脂翳等证。

治疗上，黄庭镜主张以调气为先，清火次之。否则，风不住而火不熄，目终无清宁之日。

黄庭镜在“因风”篇中，还对中风病进行了论述，尤其阐发了真中风、类中风两者的异同。黄庭镜首先引用《内经》和《金匮要略》条文——“若夫中风之因，岐伯谓大法有四：曰偏枯，半身不遂而痛；曰风痱，身无疼痛，四肢不收；曰风癔，奄忽不知人；曰风痹，诸痹类风状也。《金匮要略》中风篇云：寸口脉浮而紧，浮为虚，紧为寒，虚寒所搏，贼邪不泻，邪在皮肤，㖞僻不遂。在经络，肌肤不仁，邪入腑，不识人。入脏，舌难言，口吐涎沫。治用大小续命、西州续命、排风、八风等汤。”此为真中风。

而以金元三大名医刘完素、李杲、朱震亨为代表的后世医家，论述的中风为类中风，非因真中风邪。

刘完素认为中风瘫痪，非肝木之风实甚，亦非外中于风，而是因调摄失宜，心火暴盛，肾水衰不能制心火，阴虚阳实，热气怫郁，心神昏冒，筋骨不用而猝倒无知。亦有因悲思等情志过极而致的，五志皆可化火，情志过激亦可致心火暴甚。治疗应以地黄饮子阴阳并补、开窍化痰。刘完素主张中风是因火而致，反映了其火热论的思想。

李杲认为中风猝然昏愦，不省人事，痰涎壅盛，语言謇涩，非外来风邪，乃本气自病。凡人年逾四旬，忧劳忿怒伤其气，多得此证。肥盛者，少壮间有之，亦是中气衰而使然。治疗上，应急用三生饮加人参一两。李杲主张中风病皆因中气虚衰而致，这反映了其重视脾胃内伤的学术特点。

朱震亨认为中风有气虚、有血虚，虚则生湿痰。左手脉不足及半身不遂者，以四物汤为主加姜汁、竹沥。右手脉不足者，以四君子汤加之。气血两虚，合用四物汤、四君子汤加南星、半夏。丹溪主张中风是因气、血、痰所致，反映了其重视气血痰郁病机的思想。

黄庭镜认为河间、东垣、丹溪三贤各发人所未发，一主火，一主气，一主湿，而中风无剩义矣。火、气、湿所致中风病是类中风而非真中风。若辨之为风，则当从真中风治之；辨之为火、气、湿，则治从类中风治之。

2. 因寒

因寒致病部分，其篇首亦有诗一首，以述因寒病之大概："寒令伤人无火郁，直据大中成冷厥，循经以入渐而深，内邪逼出方发热，热煎既久了无寒，谓从寒变成何说。风寒伤中本无常，或入于阴或入阳，就向阴阳求活法，初终于足任端详。"

黄庭镜认为伤寒为百病之祖，寒邪外犯，多循六经渐而深入，又可化为热证。前代眼科专书往往忽略伤寒而不论，这是不适宜的。黄庭镜指出临证治疗因寒诸病当以仲景《伤寒论》为纲领，并对伤寒六经证治做了简要论述。

太阳经为表之表，行于人身之背，邪入皮毛，先伤太阳，以恶寒、恶风、头痛、脊痛为主要症状特点。脉浮紧无汗者为伤寒，治以麻黄汤发之，得汗则解。浮缓有汗者为伤风，治以桂枝汤，邪散汗止则解。身热者，是邪气闭郁玄府肌腠，内气不能泄，郁而发热，非风寒之所生热。

阳明经为表之里，行于人身之前，阳明病以发热、恶寒、脉微大而长、鼻干、不眠为临证特点，治疗用葛根汤以解肌。

少阳经为半表半里，行于人身两胁之旁，以耳聋、胁痛、口苦、寒热往来、脉弦而数为主要临证特点，治疗以小柴胡汤和之。

邪气再为深入，则为邪入腑，如果脉沉而有力，不恶风寒，而反恶热，谵语，大渴，六七日不大便，则为热入肠胃，即所谓正阳明病，轻者用大柴胡汤，重者用三承气，大便通而愈。

邪气再为深入，则入少阴、太阴、厥阴三阴经，俱入脏而为里，治疗当辛温对症主治，不可凉散。若初起便恶寒，手足厥冷，或战栗，倦卧不渴，兼之腹痛吐泻，或口出涎沫，面如刀刮，不发热，而脉沉迟无力，此为阴证，不从阳经传来，轻则附子理中汤、四逆汤，重则九转丹、回阳饮以温之。

又有假阴假阳证，如太阳病，头痛发热，脉当浮而反沉，又似少阴，治用麻黄附子细辛汤。又如少阴病，脉沉，应无热而反发热，又似太阳，须用甘草附子干姜汤。阴证可见四肢厥冷，阳证有时也可以见到，阴证是因寒，主以四逆汤；阳证是因阳郁，主以四逆散。阴证可见下利，阳证亦可见漏底，阴证用理中汤，阳证用黄龙汤。

又有真阴真阳虚损发热，亦与伤寒无异，如恶寒自汗、胸膈饱闷，则用补中益气汤而愈。又有类似伤寒面赤、口渴、烦躁证者，有因阴虚而致的，治以六味地黄汤。又有下部恶寒足冷，或欲饮而反吐，即于六味地黄汤加肉桂、附子、五味子治之。

伤寒先由皮毛经络而入腑入脏，开始虽恶寒发热，而后转为热证者，是因其人必素有火。若中寒，直入脏腑，始终恶寒，而并无发热等，其人必无火。

3. 因暑

同样，因暑致病部分，其篇首亦有诗一首，以述因暑病之大概："大暑伤乎气，脉虚身则热，热极耗阴精，孤阳上飞越，忌下亦忌升，忌散复忌泄，此中有真意，高人参得得。"

黄庭镜认为暑邪酷烈，易伤及人身之气与阴精。暑为六气之一，夫暑乃六气之一，动静皆能中人。

所谓暑邪静而中人，是因身居深堂高阁，过受凉风，或食用瓜梨鲜果，以致阴邪郁遏阳气，热气不能伸越，而见头痛肌热、肢节酸疼、心烦吐泻、恶寒无汗等症状，此为静而得之，名为逆暑，治疗主以大顺散（干姜、肉桂、杏仁、甘草），不效加人参、附子。

所谓暑邪动而中人，是因长途跋涉，于日中行走，或因老弱农役炎蒸劳作，既耗元神，而又逼起真火，病见身热头痛、大渴引饮、汗大泄、恶热，此为动而得之，名为中暍。甚者昏倒不知人，手、足、背、心微冷，或吐，或泻，或喘，吐沫，治疗急以二气丹同苏合香丸料灌下。如无，研蒜水调香薷饮亦可。病势稍退，灵砂益元散、苍术白虎汤主之。

若体气素虚，可以用清暑益气汤、补中益气汤加减为当。若欲预防暑邪来害，夏令则以生脉散最为适宜。

黄庭镜还指出暑病与热病相似，但两者的区别在于热病脉盛、暑病脉虚。暑病治当调养元气而佐以解暑。若人呕吐甚，病情危笃，水米不入，入即吐，急用人参一钱、黄连三分、糯米一勺，浓煎候冷，徐徐咽下。尽一小盏，不吐，便可投药食矣，或炒盐煎水一杯亦效。

4. 因湿

因湿致病部分，其篇首有诗一首，以述因湿病之大概："寒冬蒙雾春苦雨，劳人更涉空江水，秋夏炎威敞四溟，石泉收汗茶解醒，外而内，稔受湿，元气虚，湿邪入，入肺喘满生，入脾肿胀成，入肝身痛风湿搏，入肾体重寒湿薄，久湿入心变湿热，仍发肿痛与痃疟，湿淫肠胃为濡泄，湿阻气血倦怠绝，湿在皮肤则顽麻，强硬不仁居经脉，湿邪上游眼沿烂，或胀微疼眵不彻。吁嗟！湿令如此胡为医？清温而利见真机。"

黄庭镜指出感受湿邪多因雨中或雾中行走，或涉水，或秋夏炎热时节为避炎暑，而身处湿冷之地，而本身正气不足，导致湿邪来犯。湿邪侵袭脏腑，入肺则见喘满，入脾则见肿胀，入肝与风邪相搏则见身痛，入肾与寒相搏则见体重，酿生湿热则见肿痛、痃疟，在肠胃则见濡泄，湿阻气血则倦怠，在皮肤则顽麻，在经脉则见强硬不仁，湿邪上游则眼沿烂，或胀微疼眵多。

湿邪有在天之湿，雨、露、雾是也。在天者本乎气，故先中表之营卫。

有在地之湿，泥、水是也。在地者本乎形，故先伤血肉筋骨。

有饮食之湿，茶、酒、乳、酪是也。夫饮食归水谷之海，故伤脾胃。

有汗液之湿，为汗出沾衣未经解换所致，伤人肌脉。

再有血溺阴渍之湿，脾土自化之湿。阳盛则火盛，变为湿热。阴盛则水胜，化为寒湿。其证总以发热恶寒，身重自汗，筋骨疼痛，小便闭涩，大便溏泄，腰痛不能转侧，跗肿肉如泥，按之久久始起等为特点。

对于治湿之法。湿邪在上者，当以汗法，即《内经》所说的“湿淫所胜，助风以平之”，治疗以羌活胜湿汤。

湿邪在下者升而举之，阳气得升则愈，治疗主以升阳除湿汤。又有湿邪下者利小便，即李东垣所说的“治湿不利小便，非其治也”，治疗主以四苓散。又有湿邪下者引而竭之，湿从外入，本来伤阳，过用渗湿之物，是重竭其阳，阳竭则精神萧索，而疾益淹留，改用辛温和剂，如平胃散、藿香正气散、理中汤、参苓白术散等而补益之，自然湿气日除。

湿自内生，变化颇多，然总不离酸痛、秘涩诸证。医者治疗应以意求之，以脉参之，以上述治法方药消息之。湿热发黄，或有兼证，更须斟酌。又有痰湿者，当求其本而治。

5. 因厥郁

因厥郁致病部分，其篇首亦有诗一首，以述因厥郁病之大概：“寒热薄煎食气血，尸痰蛔统名十厥，大知是症致命多，神珠卒尔病稀得，资身木火土金水，流行对待生无已，太过不及郁深沉，达发夺泄折能起。”

黄庭镜宗《内经》所论，指出郁病有五，即木郁、火郁、土郁、金郁、水郁。治郁应以“木郁则达之，火郁则发之，土郁则夺之，金郁则泄之，水郁则折之”为原则。

木郁达之，其所谓“达”是畅茂条达之意。肝性急，怒气逆胁，腋下或痛，火时而上炎。治以辛散，不愈则用逍遥散，或升散之品加厥阴引经报使药而从治之。久风入中为飧泄，则以清扬之剂四君子汤加桂枝、芍药举而散之。以上即所说的“达之”之法。有注解《内经》者认为“达之”是“吐之”之意，黄庭镜指出吐中虽有发散之义，但吐字不能概括达字之意。

火郁发之，有《内经》注家注为“汗之”之意。黄庭镜认为并非如此，并列举李杲升阳散火汤一方，认为“发之”是使穷其火势则已之意，“发”之意与“达”之意相近。且火在木中，木郁则火郁，即以达之之药发之，无有不应。

土郁夺之，有《内经》注家注为“下之”之意，如中满腹胀困甚，非咸寒峻下以劫夺其势，决不能平。黄庭镜则认为若食塞胃中，厥逆，不省人事，不吐则死，当以吐为上夺，而衰其胃土之郁，正如《内经》所说的“高者因而越之”，这也是“夺之”之意。

金郁泄之，《内经》注家注为渗泄、解表、利小便等治法。但黄庭镜认为肺主皮毛，纵诸气膹郁，解表则金气已达，若再加渗利，不惟已涉水郁，恐怕还会导致虚其虚而郁愈郁。

水郁折之，有《内经》注家注为“制其冲逆”之意。黄庭镜认为此固是妙解，然调其气，太过者才可折之，以其有所畏。又有谓折之为泻之，又当审视，凡水道皆气化，气止则化绝，非过而折，郁将转变为厥。由此言之，折之当需视具体情况而定。或用左右合归丸暖其肾气，气运则郁泄。或用补中益气汤升提肺气，使上窍开而下窍自通。或用建中汤助其脾土，以土制水。

金元四大家之中，朱震亨最为重视郁病的研究。黄庭镜对此十分推崇。他引述丹溪语云：“气血冲和，百病不生，一有拂郁，肇基于此。”（丹溪原话为“气血冲和，百病不生。一有拂郁，诸病生焉。故人身诸病多生于郁”）认为丹溪是由此而倡六郁论之说，即气郁、湿郁、热郁、痰郁、血郁、食郁，且认为六郁以气为先，气郁而成湿滞，湿滞而成热，热郁而成痰，痰滞而血不行，血不行而食不消，六者相因为病，并创制越鞠丸以治郁。后明代薛己因越鞠丸之理，而变逍遥散加减出入而治郁，黄庭镜认为尤为平允。

对于厥病，黄庭镜指出厥病有十，包括寒厥、热厥、薄厥、煎厥、食厥、气厥、血厥、尸厥、痰厥、蛔厥，统名十厥。并分别指出了十厥的临证特点和主治方药。

寒厥：阳气衰乏，阴必凑之，令人五指至膝上皆寒，此乃寒逆于下，治疗主以六物附子汤、八物回阳饮。

热厥：阴退则阳进，阴气衰于下，则阳往凑之，令人足下热，热甚则循三阴而上，治疗主以六味地黄汤。

薄厥：暴怒则火起，激血上行，令血菀于上，气乱于中，血气相搏而厥，治疗主以蒲黄汤。

煎厥：诸动属阳，烦则阳气张大，劳火亢矣，火炎则水干，故令精绝，是以迁延辟积至于夏月，内外皆热，孤阳飞越，如煎如熬，治疗主以人参固本丸。

尸厥：五尸之气暴淫于人，乱人阴阳，形气相离，不相顺接，令人暴厥如死，二十四味流气饮或苏合香丸主之。

痰厥：寒痰迷闷，四肢逆冷，姜附汤主之，或以理中汤。

蛔厥：吐蛔，亦姜附汤主之，或乌梅丸。

气厥：气为人身之阳，一有拂郁，阳气不能四达，故令手足厥冷，而致气厥。与中风相似，但中风身温，气厥身冷。治疗宜八物顺气散主之。

食厥：饮食自倍，适有感冒，胃气不行，阳并于上，须臾昏迷，身半以上闷而热，或心烦头痛，身半以下冷于冰铁，拥炉不热，为食厥。若医以为阴寒、中风，而温补之，立毙。治疗须阴阳淡盐汤探吐，食出即愈，或以平胃散加减，保和丸主之。

血厥：汗出过多，血少气并，血上不下，气亦拥塞，倏尔如死，气过血还，阴阳复通，移时方寤，为血厥。妇人多患血厥。治疗宜白薇汤、仓公散主之。

6. 因毒

黄庭镜重视“毒”这一致病因素，将“毒”列为“十二因”之一。其所谓“毒”是指外科疮疡流毒攻及于目，其实多讨论外科疮疡所致之“毒”。其诗云：“何事疡疮不罢，血气注留未谢，浊邪因此害清和，目病斯来也。道是酒肉淫，却似烟花惹，风流棒打始能痊，甘受几多下。”

黄庭镜认为疮疡之作，皆由膏粱厚味，酒色劳郁，耗损真元，外邪袭人，朋党作奸，致血气注留，内无从泄，发为肿痛。外似有余而内实不足，如再加肝虚毒胜，必循目络，侵扰清虚，法当澄清毒源，毒去目自愈。

肿高焮痛，脓水稠黏者，元气未损也，仙方活血饮解之，次用托里消毒散。

漫肿微痛，脓水清稀，元气衰弱也，用托里消毒散不应，加干姜、肉桂。

脓出反痛，气血虚也，八珍汤加黄芪、肉桂。

不生肌，不敛口，脾气虚也，四君子汤加芍药、木香。

恶寒、增寒，阳气虚也，十全大补汤加姜、枣。

晡热、内热，阴血虚也，四物汤加人参、白术。

欲呕、惯呕，胃气虚也，六君子汤加炮姜。

自汗、盗汗，心肾虚也，主以补心丹或都气丸。

食少体倦，脾气虚也，主以补中益气汤加半夏、茯苓。

喘促咳嗽，脾肺虚也，主以补中益气汤加麦冬、五味。

欲呕少食，脾胃虚也，主以椒梅理中汤。

腹痛泄泻，则虚寒矣，椒梅理中汤乌梅易附子。

小腹痞，足胫肿，脾肾虚也，十全大补汤加枣皮、山药。泄泻，足冷，则虚寒矣，再加香附。

热渴淋闭，此肾虚阴火，加减八味丸。

喘嗽淋秘，此肺肾虚火，加减八味丸及补中益气汤。

大凡怯弱之人，不必分其肿、溃，惟当先补胃气，以托里消毒散加减从事。或疑参芪满中，间有用者，加上许多凉散，所补不偿所损。又有泥于气质素实，及有痰不服补剂，专一败毒，亦是不当。

7. 因疟

因疟指病疟目病，病目疟病，反复变迁而言。其诗云："无痰无食不成疟，风寒外感仍能作，惟火沴秋金，邪魔入却深，脾寒肾气瘁，疟住还下痢，反复陷春阳，阴霾目减光。"

黄庭镜认为，疟病成因如《内经》所云"夏伤于暑，秋必病疟"，是因夏月冒暑，肺渴引水自救，过饮则阳明受湿，而热邪畏不敢发，伏而成祸。至秋金令行，暑温乘燥而出，被凉风一吹，两者复为所郁，既为所郁，必虚中而侮寒水，三经合病。阴阳混战，寒热往来，按期而发。发则头痛心烦，骨节酸痛，或呕或渴，神魂无主，虽汗过渐止，而肌肉已暗暗销脱。疟病有寒多热少、热多寒少，一日一发、间日一发、一日两发，子后午前、午后子前，先寒后热，先热后寒，但寒不热之牝疟，但热不寒之瘅疟，此在阴在阳、邪深邪浅之分，医者应详细诊查。

疟病治法：无汗要有汗，散邪为主；有汗要无汗，扶正为主。以青皮饮、麻桂饮随证加减。若胃中有郁痰伏结，用草果饮。不效，当补中益气倍柴胡加半夏、生姜，或建中汤、归脾汤。热盛寒少，加丹皮、栀子。久疟并前方俱不效者，可予八味丸、九转丹。

8. 因胎产

因胎产论孕妇产后或未产而目病。其诗云："为产血下阴已脱，浑身阳气随萧索，窍虚风动外邪并，五邪颠连疾其作，再加人事日相催，目病等闲年命薄，未产如病号兼胎，元自阴阳否塞来，邪恐有余正不足，医人须另出心裁。"

黄庭镜指出孕归临产时，百脉沸摇，困苦不堪；产后又血气俱伤，身体虚弱。一切外邪乘虚侵犯，正衰邪盛，内外交攻，而经脉精华渐萎，亦易并目。

治当大补微和，人参养荣、人参补胃、艾人理血等汤加减，不可施用寒凉法及辛散法，亦不可拖延病情，迁延时日，恐导致气乱血凝而病情深入。若怀胎之时，治疗尤须谨慎，孕妇中州否塞，阴阳间隔，火上水下，故目病足亦肿胀。目多假实而足真虚寒。治疗宜保胎流气饮、正气天香汤内护外劫，且益且损。

9. 因痘疹

因痘疹指痘疹致目病而言。痘疹即天花，在清代是常见的传染病。其病酷烈，常致不救，且易病而损目，故黄庭镜将此列为"十二因"之一。其诗云："痘疹元无种，平生只一遭，火威酷若吏，风利快如刀，作害侵空窍，攻坚入不毛，收成犹故我，造化小儿曹。"

黄庭镜指出，天花为毒最重。人生禀受以来，蕴积诸邪，深入脏腑，迨痘疹天行，感其气则六经百脉清纯太和之地皆被搅扰，有失生长化毓之源。毒内攻者痘疹必坏，毒上升者必损眼目。其症状有为流泪、赤烂，有为凝脂、黄液，有为花白、聚星，有为星月翳蚀，继则有凸者、焦者、冰瑕者、蟹睛者，有转风为㖞斜、为振跳牵引者。

不问痘之好坏，但见目有泪、畏光、微赤，急用黄丹、轻粉、威灵仙为散，吹耳中。不退，点以银朱或胭脂雪、飞雄丹。又不退，须调活血散、升解散，不则消毒饮、化毒汤或暂除人参、黄芪。

10. 因疳积

疳积亦是引起小儿目病的常见原因。篇首诗云："谷气积成疳，肝强木火炎，烁金而克土，五脏已伤三，腹大肌肤瘦，声干秘结兼，目盲命亦致，医者请详参。"黄庭镜指出，疳者甘也，是肥腻美味致病，疳积兼寒苦而言。凡小儿并无伤寒、疟疾，却发热烦渴，肌肉渐渐消瘦，筋青发竖，腹满不利，白珠带青，或黄，或枯瘁，黑睛浑浊，色如死后，抱轮微红，怕亮不睁，眼睫频眨，眵泪如糊，最后风轮上有白膜，膜上旋起黑晕，遂失明。此即是疳眼。其病根源于脾土，土燥则郁木，木受郁则风火无从而泄，脏腑皆受其害，而致疳积。疳有肥瘦，无分冷热。肥者形气充盈，胸腹不甚热，二便常利；瘦者手足细甚，项小尻削，二便不通。总由脾胃虚败，不能运行饮食，或饮食不常，损及脾胃，生痰生热，转风转虫。宜消积、消毒、杀虫。疳眼治疗则以保婴丸、治中宣化丸治其疳，疳去目徐瘥。

11. 因他

此因是指因其他病证而累及于目者。如伤寒，酷疟热郁，蒸损瞳神，蛊胀过饵姜附而肿，时疫之夺人元神，岚障之干冒正气。又如真阴销泄则靡，精绝昏盲，阳气烦劳则张，热胜惑妄。又如痰证之厥晕，火证之痛涩，气证之结郁，血证之赤疼。凡因病病目，外虽有标，治疗必问何因而致，即以因证治之。

12. 无因而因

无因而因是指目不应病而病。此多因先天禀赋亏欠，当生者不生，不当克者而克。如雀目、近视、残风、天旋、处子血怯、小儿肾虚，皆先天所受，与后天调摄无关。

（三）眼科温补思想

黄庭镜《目经大成》是中医眼科具有代表性的重要著作之一，向以风格鲜明、敢于突破前人定见、针砭时弊等特点著称。黄庭镜眼科临证能够超越前人，不落窠臼，对于当时眼科医界陋习敢于针砭时弊。尤其是对时医抱定“目不因火则不病”的教条而滥用寒凉降火的现象予以指斥，倡导张介宾、赵献可诸家温补之说，在眼科温热治法一途独树一帜。其眼科温补思想反映了明清温补学派对眼科专科的影响，以及清代眼科基础理论的发展和黄庭镜眼科辨证论治的学术特点。黄庭镜阐发命门学说，突破“目不因火则不病”的陈规，重视眼科温补治法，纠正当时眼科医界滥用寒凉的不良习气，在眼科专科范畴内引入明代温补学派思想，更是其重大创举。继《目经大成》之后，清代嘉庆年间顾养吾的《银海指南》，晚清郑钦安的《医理真传》《医法圆通》，近代陈达夫先生的《中医眼科六经法要》，都对眼科温补治法及温热治法的研究做出了诸多贡献。然而目前学术界对于眼科温热治法的研究重视不足，对黄庭镜眼科温补思想更是罕有论及者。深入探讨《目经大成》温补思想，对于进一步研究温补学派的学术内涵、明确温补学派对专科理论的影响、促进中医眼科基础理论的发展、倡导眼科临床辨证用药、纠正眼科临床上一些滥用寒凉的不良风气，都具有重要的指导意义。

1. 阐发命门学说，益火之源

命门一词，最早出自《内经》，在《内经》中原指目。《难经》中则指右肾，并认为命门为精神之所舍、元气之所系。金元时代，刘完素、张元素、李杲等人对命门有所论述，大都认为命门与肾相关，且相火出于命门。进入明代中后期，温补学派兴起，孙一奎、张介宾、赵献可诸家对命门进行了广泛的研究。孙一奎认为命门为肾间动气，是人体气化之根。张介宾认为命门为人身之太极，居两肾之中，兼具水火，藏先天元阴元阳，化生后天阴阳精气。赵献可亦认为命门在两肾之间，流出一身之水火阴阳。明代温补学派对命门的研究较为深入，且对临床温补治法方药具有切实的指导意义，对后世影响深远。

眼科作为中医学重要的专科之一，其理论一直伴随着中医基础理论的发展而发展。在黄庭镜《目经大成》之前，包括《秘传眼科龙木论》《原机启微》《银海精微》《证治准绳·目》《审视瑶函》等眼科名著，对命门理论的论述和应用不多。而到了黄庭镜时期，由于明代温补诸家巨大的影响，命门学说的内涵开始向眼科范畴扩展，黄庭镜便是全面将命门学说引入眼科的第一家。《目经大成》卷首与卷一有多篇医论论及命门，如卷首中有“太极阴阳动静治病”图表，卷一中有“内景图说”“水火说赞”“治病必求其本论”等篇。黄庭镜论命门多引述张介宾、赵献可之论。如《目经大成·十二经络贯通气血并手厥阴、手少阳改错》，即摘引赵献可《医贯》原文来阐述命门的生理意义和特点，“命门，阴中之阳，元气之精，生发之原也，不独专守相职。譬诸鳌山走马之灯，拜者舞者，行者走者，皆此一点真火以致之，此火一灭，万象无有。”《目经大成·内景图说》又云：“命门即在两肾曲并中间，主持诸气，陶养真火……赵养葵全部医书，以真火为宗旨，而加意于命门。”《目经大成·远视》则云：“火之原，命门真阳是也。”由于命门是一身元气之根，目作为人身的重要组成器官，与命门关系亦至为密切。《目经大成·五轮》中说：“命门，相火也，天火也，通于锐眦。”《目经大成·八廓》则说：“艮为上睑，络通命门。”命门不仅是真阳相火根源，且在部位上与眼部相通，这就决定了命门的生理病理变化必然影响到眼部的生理病理变化。

因此，在眼科临床证治方药上，命门学说便具有了指导性意义。“近视”一证，黄庭镜便认为与命门元阳不足有关，并以七言诗云：“双睛近觑是生来，不是生来却祸胎，真火不明真气弱，真阴一点亦危哉。瞳神远见足元阳，视短孤阴自葆光。”治疗上则明确当以“益火之源，以消阴翳”。又有以“目于夜间无灯无月，若电光闪焰，倏然见物。交睫则一片白光横于眼外，通宵不辄，甚而白光中恍惚能见指动”为主要症状特征的“电光夜照”一证，黄庭镜以五言诗指出本证病机：“黑夜无风雨，电光何自得，骄阳越命门，神珠显灵魄。摊书章句分，隔座人面识，莫快目重离，青盲犯在即。”其认为电光夜照与命门真阳浮越有关，所谓“一缕不绝真阳，未能摄养阴水，反随邪上走”。治疗上从而主张温补命门真阳，以大补元煎送加减八味丸或驻景丸。黄庭镜除在病证论述上引入命门学说外，在八味肾气丸、六味丸、九转丹等方剂的方义阐发中亦注意应用命门学说，这在古代眼科文献中是较为少见的。

2. 反对滥施寒凉，擅用温补

眼科疾病，历来认为火热证多、虚寒证少。如金代名医张子和亦善治眼科疾患，曾总结眼病特点说：“目不因火则不病。”指出了眼科多见火热证的这一特点。清代以前的眼科文献，如《秘传眼科龙木论》《原机启微》《银海精微》《审视瑶函》等在眼科病证的病机论述上，也多着眼于实火、虚火，选方用药多从疏风清热、清肝泻火、滋阴降火、养血填精等法着手，而对温热类药物、温补类药物的使用极其有限。受张子和“目不因火则不病”的著名论断与历代眼科医著的影响，后世眼科医家也往往各承家技，不加辨证，抱定“目不因火则不病”的教条，盲目地将眼科各证皆断为火热，凉药杂投，滥施清降。由于目位居于人身上部体表、又为肝所开窍的生理特点，以及火性上炎的病理特性等原因，眼科临床诚以火热证居多。但虽然阳证、火热证十居七八，阴证、寒证亦有十之二三。若遇阴证、寒证，不加辨别，妄认为火，滥用寒凉，则会给临床带来极大的弊端。黄庭镜有感于当时一般眼科医生滥施寒凉的现象，在其著《目经大成》中，将张介宾、赵献可等温补学派名家温补心法引入眼科，辨证施治，广泛应用。黄庭镜在《目经大成·制药用药论》中，指责不加辨证而滥用寒凉的医者说：“今之庸医，但见目病，即作火治。或难之，谬引非热不发、非寒不止之说为据，讵知本科有许多阴惫阳衰、假热假寒，当用甘温滋养之属，曷可独言是火而概施寒剂也?”实是对当时陋习的当头棒喝，这种针砭时弊、实事求是的精神当属难能可贵。

黄庭镜还对张子和“目不因火则不病”的论断进行了深入剖析。其认为不应该机械地抱定这一论断，而应该客观看待、具体分析。如《目经大成》卷之二上在阐述“覆杯”一证病因病机时，黄庭镜即指出：“张子和曰：目不因火则不病……但治疗之法，有寒凉以降火，有补水以配火，有添油以济火，有填灰以养火，有滋阴以制火，有培木以生火，有抽薪以退火，有沃水以灭火，有升阳以散火……故子和又曰：能治火者，一句可了。”黄庭镜并未全盘否定张子和的说法，但是却对这一说法的内涵进行了拓展，衍生出了寒凉降火、补水配火、添油济火、填灰养火、滋阴制火、培木生火、抽薪退火、沃水灭火、升阳散火等诸多治法。其中补水配火、添油济火、填灰养火等法，即是借鉴于张介宾、赵献可等温补医家，已将狭义的治火上升到了广义的治火层面上来，尤其针对了真阳不足、元气亏虚、虚阳浮越于上而致的假热虚火病机实质。在《目经大成》中，张子和“目不因火则不病”之“火”，已经不仅仅局限于实火与阴虚火旺之火之内，而扩展到了虚阳浮越等更为广泛的范畴。黄庭镜还指出：“火之原，与真精相为运用；火之邪，游行于外，与元气势不两立。故有火者，必元气伤者半，阴水亏者半，正治益炽，从治乃息。”这是对李杲阴火论、温补学派水火论的发挥，正是论述了阳虚阴盛、阴邪逼出坎宫之阳、虚阳浮越一证，其所谓“正治”即是清热降火，“从治”即是温阳潜降、引火归原之法。抓住了病机的实质，自然“从治乃息”。

在眼科各证之中，黄庭镜将温阳之法发挥得极为灵活，为前人所未逮。对暴风客热、眦帷赤烂、瞳神缩小、气翳、黄液上冲等传统认为火热证居多的病证，黄庭镜也指出“十中间有一虚寒”，训诫勿忘温补一法。如在《目经大成》卷之二上暴风客热证中指出：“又或选胜湖山，留心声伎，患成此症，始进补中益气汤加蔓荆子、防风；倘若脉沉迟，再加生姜、附子，继则神效黄芪汤，终与培元散，生熟地黄丸饮合瘥。”在眦帏赤烂证中指出：“或以六君子为主……寒湿加附子、干姜。”在黄液上冲证中指出：“十中间有一虚寒，入手须参、芪、桂、附温散，舍证从脉。”在论述瞳神缩小证时，黄庭镜更是敢于指出前人之不足。元代眼科名家倪维德，认为瞳神缩小为“强阳搏实阴之病”，治疗以抑阳酒连散等清热降火除湿。而黄庭镜则认为瞳神缩小是“因劳伤精血，阳火散乱，火衰不能鼓荡山泽之气生水滋木，致目自凋”，治疗应“大补气血，略带开郁镇邪，使无形之火得以下降，有形之水因为上升，其血归元，而真气不损，或挽回一二”，并举一瞳神缩小医案予以证明。案中，黄庭镜诊察患者脉沉迟而涩，处以人参养荣及张景岳理阴煎温补之药，病情稍好转，但病患亲属后仍以倪维德方降火除湿，遂致失明。除外，气翳证中，黄庭镜也附有温补得效案例。黄庭镜表兄次子，年十六，长夏病风热赤肿，前医治疗痊愈后，双目又得气翳，状如死人眼怕看，昼视如夜。黄庭镜诊其脉乱，又问得有腹满不思食、口渴需饮而小便多诸证，因悟前医寒凉过甚，邪虽去而脏气大损，遂予附子理中汤加当归黄芪，傍晚予左右合归丸，十五日全清。黄庭镜后又遇一气翳患者，仍以补中益气汤、夜服八味地黄丸而愈。后又遇一疔翳妇人，亦以补中益气合加味逍遥、归脾加附子防风汤等药而愈。由此可见，黄庭镜实是治眼科而善用温补者，能正确看待“目不因火则不病”的旧论，敢于突破前人藩篱，其要全在于辨证论治，认证准确。

3. 眼科八阵类方，温补为首

黄庭镜由儒入医，有着坚实的儒学功底。因此黄庭镜对朱震亨、张景岳等儒医颇具好感，学术上亦多宗其学。尤其对于张景岳温补之学大加赞赏，在眼科病因病机、治法方药等各个方面都受张景岳影响较深。《目经大成》3卷，卷一为医论部分，多引用命门之说，并且列有“增易景岳补和攻散寒热固因八阵小引”医论一篇，引用了《景岳全书·新方八略》的全部内容；卷二为病证部分，亦旁采张氏水火之论；卷三为附方部分，则几乎全盘依照张介宾古方八阵、新方八阵之例，将眼科常用方剂分为补、和、寒、热、攻、散、固、因等八阵与外治一类。八阵中，黄庭镜尤其重视补、热两阵，将补阵列于卷三上部之首，将热证列于卷三下部之首，补阵之方在八阵中方剂数量最多、篇幅最长，足见黄庭镜对眼科温补类方剂的重视程度。黄庭镜在临证中亦常用景岳左归、右归、理阴煎、七福饮、大补元煎等补益新方，如治疗迎风落泪用左归饮，治疗无时泪下用二气左归丸，治疗气翳用左右合归丸，治疗睑黡、瞳神缩小用理阴煎，治疗目暗、痰核用七福饮，治疗睛凸、电光夜照、目血、雷头风用大补元煎等。

《目经大成》卷三附方部分收录方剂246首，既有历代名方和历代眼科良方，亦有黄庭镜自己的经验方。书中不仅列出两百多首方剂的方名、组成、制法、主治，还对每一首方剂进行了详尽的方义解析，这在古代眼科专著中是不多见的。黄庭镜方解中，又以补、热两阵方剂的方解较有特色，对于眼科如何应用温热药、补益药有较大的参考价值。如解全真一气汤云："地黄、白术，先后天首选之品，功专补脾阳肾阴，但性质燥湿不协。妙在五味、麦冬、牛膝引入肺金，则纳气而滋化源，相克正所以相成。再有人参、附子驱驾药力，帮助真元，自然火交于下，水布于上。既济之象一得，燥涸偏胜之势敛矣。诚土中藏阳，水中补火之良方也。一切虚劳发热，喘嗽吐衄，服清热消痰等剂致目赤痛如锥，进此不惟对症，而病本可冀潜除。"方解中蕴含医理，探讨了药物的药理特性、配伍原理，并指出了"服清热消痰等剂致目赤痛如锥"的适应证候，便于学者把握。其余如解加减八味丸师法赵献可龙雷之火医论、从五脏功能解艾人理血汤、从三阴解张介宾七福饮、以命门真火说解九转丹、以黄庭镜自身亲历的暴盲医案解白通汤、以脾肾命门说解四神丸、解助阳活血汤时强调"治眼之药，多半苦寒，服之太过，则真元不能通达九窍，生脉收缩耳"等，皆各具特色，在眼科专著中独树一帜。

【临证经验】

一、眼科症状辨治理论

《目经大成》卷二列有"八十一证"探讨眼科证治，这"八十一证"实质为眼科81种病名。除此"八十一证"以外，黄庭镜还在卷二列有眼科常见症状的临床证治探讨，共计8种。这八大症状都是眼科临床常见的症状，出现于眼科各种病证。若能掌握此八大症状的治疗，则眼科临证思过半矣。因此，《目经大成》八大症状的探讨，十分有利于后世学者的掌握，也反映了黄庭镜在眼科病因病机、病证、症状等多方面的成就。因病因而治、因病证而治、因症状而治，构成了《目经大成》卷二证治部分的所有内容，也是全书的主体。本节对黄庭镜眼科八大症状临床辨治讨论如下。

（一）怕热羞明

主要症状：明亮之处，目珠于明亮之处痛涩畏避而不能开，甚至月夜不篝灯、落日闭户牖，犹不敢稍视。

病因病机：黄庭镜认为此证主要于心、肝、脾三脏有关，原在手少阴、足太阴、厥阴三经。总而言之，不过气盛血热，邪在阳分。亢阳侮阴，得凉而解，是以阴黑空旷之所则清爽。本证暴发为热有余，若久病不痛无泪则为血虚，血虚则胆汁少、肾气弱、真元败，不能运精华以敌阳光，故见怕热羞明。

治法方药：暴病用抑青丸，久病用滋阴地黄丸，不痛无泪者用平气和衷汤。若有兼证，则对证候脉处方。

（二）干涩昏花

主要症状：目开闭不自然，且干且涩，视物昏渺。

病因病机：多因劳瞻过虑、耽酒恣欲、五志之火熬伤神水而致。

治法方药：本立则清气自和，邪去而源泉随化。治宜驻景丸、还少丹滋源培本，人参固本丸、金水六君煎略带抑邪。不可错认为火证，妄施攻散。平素调养要知樽节，戒除酒色，饮食忌肥甘，宜清淡，以保神光。

（三）目痛

主要症状：病势已衰，黑睛骤然痛如针乱刺。

病因病机：黄庭镜认为黑属水，病属火，本证系水不足而火有余。多因患者不善于调养，或更劳力役精，致水下火上，水火未济，邪气搏击。

治法方药：宜探本穷因，量进养心汤、全真散、人参补胃汤，务使痛疏或止。有目未病，忽在此在彼，如针如炙，乃夏令失序，流火为殃。须记其始自何轮，今止某廓，可知将犯其经。又有体虚视劳，兼染淋浊之病，荣气不能上潮于睛。又有目先得干涩昏花，继而赤泪头疼，寒热交作，或旋去旋来，如风寒症状，多属荣卫虚损，腠理不密，外邪鼓动风痰。治法以橘皮竹茹汤、金匮肾气汤清其金而降其火，逍遥散、五苓散疏其风而利其水。

（四）目痒

主要症状：非平常目痒，而是如毒虫行走身上，令人战栗，难以忍受。

病因病机：黄庭镜认为其故非一。有风邪之痒；有火邪之痒；有邪退火拨搔息，气血得行，脉络通畅而痒；有抱病之目，久不治而痒，痒一番则病重一番。治后而痒，病必去速；无故而痒，病来定险。若痒难禁，时时频作，目觉低陷，及痒极揩擦而目脱出者，则病情深重。

治法方药：泪多者为血虚生火，须验目内有无病变，以决其病之进退。如无形可验，只是痒难忍耐，可暂点飞熊丹。痒不退，则用霹雳火。再无好转，须端详切脉用药。如弦浮泣出，此风邪，治以香苏散、芎苏饮。脉数而微芤，茶调疏肝散。因嗜酒而致者，葛花解酲汤。若沉迟濡小，须大补大热。

（五）视惑

主要症状：外表看目无病变，但自视物色颠倒紊乱，失去本来面目。如视正为邪、视定为动、赤为白、小为大、一为二之类。

病因病机：黄庭镜指出人身一脏一腑有真阴真阳，一曰真精真气，百骸滋其培渥，双睛赖以神明，宜恒自珍惜，毋使稍有耗损。倘放逸其心，逆于生乐，以精神徇智巧，以忧虑徇得失，以劳苦徇财利，以身世徇情欲，皆能耗伤真元。真元衰则脏腑不和，而神明失中，正气避位，而邪胜于一边，或饮食充胃，遏其隧道，脏气不得发越，则视正为邪；素有头痰，客感风气，风痰相搏，上干空窍，或阴虚寒战，牵引目系而阳光散乱，髓海不宁，则视定若动；左右差错，则视小为大、视一有二；视物精明所禀者为五脏之气，五色为五脏之征兆，若五脏火水未济、阴阳失调、脏气错乱，则视赤为白，视黑为赤。

治法方药：主以十味益营煎、瑞竹四神丸、滋阴地黄丸。因血亡昏惑者，昼饮归脾汤，夜吞都气益阴丸。此而不应，当根据患者平素所乐、所苦、所好恶，以及脉息形体，就前方增删，或补阵另选。

（六）妄见

主要症状：外表看目无病变，然目中妄见，如游丝、结发、飞蝇、舞蝶、蛇旗、绦环等物之状，色或青黑、粉白、微黄，看在眼外空中飞扬撩乱，倏灭倏生。仰视则上，俯视则下，又名云雾移睛。

病因病机：酒色财气或情志所伤，加以被风冒日，不慎寒暑，劳筋饿肤，极力役作，以致真阴元阳衰败，脏腑空虚。空生风，则邪从风走而精散；虚生火，则痰因火结而形成，而致妄见。若不善颐养，不加调治，则风、痰、火，都归胆肾二部，胆肾受伤而津液竭，不能升运精华以滋化源，则目中神光不用。岁深日久，神水遂凝而为翳，隐隐障于轮内，而致内障。

治法方药：急制既济丸、还睛夜光丸，早晚兼进。或昼调全真散，夜煎全真一气汤，日月不辄所见渐小渐除。若病到内障，可予针拨，然可治者十有四五，不可治者十有六七。若久立久视，一时昏花，及鞠躬、拾物、蹲踞，俟人起来头眩眼花，萤星炯炯，甚而瞑黑，少停始异，亦情欲消耗精气，故稍烦劳，则水火不交，而神光摇动，治疗可与八味丸、加减八味丸。

（七）电光夜照

主要症状：目于夜间无灯无月，若电光闪焰，倏然见物，交睫则一片白光横于眼外，通宵不辄，甚而白光中恍惚能见指动。又名神光自现。

病因病机：禀赋素弱，好动而有内癖，极劳饱欲，精血大损，一缕不绝真阳，未能摄养阴水，反随邪上走，故得是病。

治法方药：急宜大补元煎送加减八味丸或驻景丸。烦躁不宁，暂投养心丹一二服，使无根之火降而归经，自然神光内蕴，英华不致飞越。

（八）目晕

主要症状：目别无甚病，但见灯视月及隙漏之处，则有碗大一圈环影睛外。其色内青红而外紫绿，绝似日华月晕，故名目晕。

病因病机：水衰不能制火，水火相射，则乖戾之气激而上浮，故能无中生有。譬诸日与雨交，倏然成虹，其象亦红绿相间。凡人劳极久视，废眠强起，便有此弊。

治法方药：可予四君子汤合补水宁神汤，或平气和衷汤。

二、金针拨障术

白内障是眼科常见病，是指随着年龄增长而晶珠（晶状体）逐渐浑浊，视力缓慢下降，终致失明的眼病。中医学根据晶珠浑浊的部位、形态、程度及颜色等不同，将本病称为圆翳内障，或浮翳、沉翳、冰翳、横翳、散翳、枣花翳、偃月翳等。黄庭镜在《目经大成》中，将本病称为

“内障”，载于卷二下中，并有圆翳、滑翳等之分。

在古代，白内障历来即为疑难病症，药物治疗较为困难，但少数临床眼科医生掌握了金针拨障这一眼科手术，这是当时治疗白内障最为有效的治疗方法。金针拨障术起源于古印度，大约南北朝时期随着佛教的传播而传入我国。北魏所译佛经《大般涅槃经》记载：“百盲人为治目，故来造诣良医。是时，良医即以金锣决其眼膜，以一指示向言：‘见不?’盲人答言：‘我犹未见。’后以二指、三指示之，乃言少见。”《梁书·鄱阳王恢传》载：“后又久有目疾，久废视瞻，有北渡道人慧龙下针，豁然开朗。”《外台秘要》“天竺经论眼”说：“（白内障）此宜用金篦决，一针之后，豁若开云而见百日。”杜牧《樊川文集》也记载了眼医周师达、石公集行金针拨障之术。唐代刘禹锡、鉴真法师等也都曾接受过“金针拨障术”的治疗。另外，唐代许多著名诗人在诗作中都曾谈到古印度眼科及其金针拨障之术。如杜甫的“金篦空刮眼，镜像未离铨。”白居易的“案上漫铺龙树论，盒中虚贮决明丸。人间方药应无益，争得金篦试刮看。”刘禹锡则有著名的《赠眼医婆罗门僧》：“三秋伤望眼，终日泣途穷。两目今先暗，中年似老翁。看朱渐成碧，羞日不禁风。师有金篦术，如何为发矇。”李商隐《和孙朴韦蟾孔雀咏》云：“约眉怜翠羽，刮目想金篦。”直到北宋苏东坡还有《赠眼医王生彦若》一诗盛赞“金针拨障术”说：“运针如运斤，去翳如拆屋。”

中医眼科医著对金针拨障术亦多有记载。如《秘传眼科龙木论》有“金针一拨云飞去，朗日舒光五月天”之句。《审视瑶函》亦有金针拨障术手术方法的记载，然较为简略。对该术式记载较为详细的当数《张氏医通》《目经大成》两著。尤其是《目经大成》成书于《张氏医通》之后，纠正了《张氏医通》中关于金针拨障术的一些错谬之处，是研究金针拨障术的重要眼科医著之一。

黄庭镜指出，金针拨障术是当时治疗白内障的有效方法。如其诗有言：“无故双睛白似银，失明久作已亡身，神仙不泄天机妙，漫把金针暗度人。偶尔从高跌下，无意被人一打，神水挠而浑，年久凝成翳也。不怕不怕，自有金针在者。”可见其对本术式的推崇。

黄庭镜在“内障”一节，介绍了金针拨障术。在此同时，对白内障的临床特点、病因病机进行了分析阐述。他指出内障一病的特点是目无病失明，金井之中，有翳障于神水之上。初起目昏，次视惑，次妄见，甚乃成翳，色白或微黄，或粉青状，如星，如枣花，如半月，如剑脊，如水银之走，如膏脂之凝，如油之滴水中，如水之冻杯内。名曰圆，曰横，曰滑，曰涩，曰浮，曰沉，曰破散，曰浓厚，先一目得，病情继续发展则两目皆有。其病因病机皆由五味、四气、七情、六欲不知节之所致。归纳起来则有四点：五脏有偏胜，众腑失调候，弱阴艰强理，虚阳无补法。“五脏有偏胜”是指心、肝、脾、肺、肾各遂其初，以乐天和，一脏或有余，四脏俱不足。“众腑失调候”是指胃、胆、大小肠、膀胱各司厥职，少违功令，为燥为淫。“弱阴艰强理”是指天水不下，地水不上，急而欲滋之，遂使龙雷见。“虚阳无补法”是指壮火食气，气食少火，是曰阳无根，益之欲令实，翻致不能禁。根据四点病因病机的不同，则有脏病、腑病、弱阴病、虚阳病四种不同发病机制。

心者，五脏之专主，目，其窍也。又为肝之窍。肾主骨，骨之精为神水，肝木不平，内挟心火，神水莫制，为势妄行，上内为障，此为脏病。腑脉系络于脏，循于目，其精气亦上注而为目之精，精之窠为瞳子，瞳子受伤，则系络乃败，邪火乘之，发为内障，此为腑病。黑水神珠法于阴，白眼赤脉法于阳，阴伴阳齐故能视。阴微不立，阳盛亦孤，发为内障，此为弱阴病。劳役过多，心神倦怠，相火代行其事，相火一衰，百脉沸腾，发为内障，此为虚阳病。脏病者，气亏血损，邪中之则神光自现而精散，精散则视歧，故以一为二。腑病者，痰停火扰，邪中之则随眼系以入于脑，入脑则目眩以转，故视定为动。阴弱者，视觉微昏，常见空中有黑花，久则视渺、视近，神水淡绿色、淡白色，已而纯白则不见。阳病者，视物惑乱，状类不一，甚则若萤若电，时发时止，神水变色如前。然虽有脏、腑、阴、阳属病之分，而障成则一。

金针拨障治疗白内障，亦有其适应证和禁忌证。黄庭镜主要指出了以下内容，首先是适应证：目不赤痛，左右并无头风，瞳子不欹不侧，阳看能小，阴看能大，年未过六十，过六十而矍铄，知昼夜，见影动，皆可针拨。凡此则不能。其次是禁忌证，只要包括以下几点：第一，其翳黄如橙、红如朱、清如水晶，昏暗如羊眼，绿如猫睛者；第二，外看无一毫犯禁忌，针入翳坚如石者；第三，沉泊黄精者；第四，韧如皮膜，碎一孔而不能者；第五，着针睛珠病皱不胜力者；第六，通睛沉陷针难转拨者。以上六点皆不可强为针拨。术前针具的选用，亦为重要。黄庭镜认为，选针应用金针，取金与金合，不伤肺气，犹磁石引铁之义。必须用上好赤金子打造，长可六七分，大惟与缝衣针并，针尖略钝，不可大利。下用银钳一管，长五分。以象牙锉柄约三寸半，紧斗入内，通体水磨圆直。平素，金针要珍重收藏。行针之时，还要注意卫生，手术场所要庄严肃穆，不可喧哗，医者要平心静气。

手术的方法和过程，黄庭镜描述得更为细致。其将具体的操作概括为以下八法。

一曰审机。患者以冷泉洗眼毕，正襟危坐椅上，靠定头项，勿令转动。两手搦珠，心无妄想。如拨左眼，医师用左手大指、食指分开眼皮，即就二指捺住白睛。次用右手大指、食指、中指执针，令紧而直。名指略按眼眶，庶可动而察轮，静而观廓。

二曰点睛。针锋就金位去风轮与锐眦相半，正中插入，毫发无偏。随用疾逆泻荣，徐顺补卫。

三曰射覆。针锋深入无碍，即近黄精，慢慢斜回针柄，会须进不招愆，退而得所。

四曰探骊。针泊黄精，如意运用，使不晕不悸，不妨直自内寻，横从外觅。

五曰扰海。神龙即见，雾雨潜兴。闭目片刻，则风雷自息。然后重截云头，轻收虹脚。

六曰卷帘。障虽拨落，开手自能上去，必加力掉下，又放上来。务期上而不高，下而到底。

七曰圆镜。翳净用针干于金井中央、周遭浣涤。细看睛内，神水澄澈，颜色指动，一一映照，自尔远可识人，近能鉴物。

八曰完璧。回针将障送至护睛水内尽处，迟迟出针之半，少息再出，恐障复还原位。切莫缓在半日，急于一刻。

黄庭镜还说，八法之中，六法易传，惟独射覆、探骊两法巧妙，需要学者心灵手敏，深造自得则久而得之。另外，治疗内障中的圆翳、滑翳各有技巧。圆翳，非谓方圆之圆，乃两重相粘，中央夹有浊水，犹包子壁钱之象。凡针拨动荡，却不能脱落者是。须针锋望巽廓空中一刺，其浊水滚滚下流，或溢出于金井之外。再竖针，向内打圆按下，则瞳子了然矣。滑翳，亦非光滑之滑，乃圆翳未结，针入能散能聚，散之则大珠小珠上下交流，聚之，仍合而为一，如水银之走。本证不多见，针拨亦难以奏效。

金针拨障术是治疗白内障有效的方法，直到20世纪80年代，本术式在白内障的临床治疗中仍广泛使用。黄庭镜《目经大成》对发扬和推广金针拨障术做出了巨大的贡献。

三、眼科方药经验

黄庭镜在方剂学上也有颇多贡献。《目经大成》卷三即为方药部分。该卷收录方剂246首，即有眼科专科方剂，亦有内科、外科通用方剂。如前所述，黄庭镜受金元医家刘完素、李杲、朱震亨，以及明代温补学派医家薛己、张景岳、赵献可等人影响较深。在眼科临证时，不仅广泛吸取上述医家学术思想和眼科经验，还常用内科方剂治疗眼科疾病。卷二临床证治部分，很多病证的主治方剂即不囿于眼科专方。其卷三所收录方剂，很多出自张仲景《伤寒杂病论》、刘完素《宣明论方》、李杲《兰室秘藏》、张景岳《景岳全书·新方八阵》及历代各科名方。眼科专科方剂占的比例，反而远远小于这些临床通用方、内科方。这是黄庭镜《目经大成》相比其他眼科医著的一个鲜明特点。

卷三方剂的编排，是按照张景岳《古方八阵》《新方八阵》的体例进行编排的。黄庭镜将两百多首方剂分为补阵、和阵、寒阵、热阵、攻阵、散阵、固阵、因阵等八阵及诸药外治九大部分。黄庭镜还说："立方如临戎。古人品汇少而铢两多，是为劲兵，为正兵，飞龙翔鸟，直逼中军。今人铢两减，而品汇渐增，是为疑兵，为奇兵，声东击西，多多益善。然士非精锐，握奇不逢，风后猝遇虎豹之敌，奇正皆难策应，欲乘骄蹈险，置诸死地而能生，得乎？兹简其材略，可备缓急者，兼收详注，仿景岳补、和、攻、散、寒、热、固、因八阵，各数组名若干，凡百执事，知己知彼，法吾言而慎行之，则方从圆用，百战百胜矣。"可见，黄庭镜对景岳八阵类方的方剂编排方法的推崇。其卷一医论部分还全文收录了张景岳的《新方八略》，名为《增易景岳补和攻散寒热固因八阵小引》。

《目经大成》不仅按八阵编排收录了246首方剂，还对这些方剂的方义进行了解析，一定程度上反映了黄庭镜的医学思想。黄庭镜对方剂的方义阐述较为详细。每一首方之下，载其方剂组成、主治、方义、方歌。在解方的过程中，除对方剂配伍、药物性味主治进行解析之外，还阐述了自己的医学学术见解和学术主张。《目经大成》卷三部分实是一部不可多得的方论著作，惜因此部分是附录于《目经大成》这一眼科专书之后，故未受到学者的充分重视。现以下列数首方剂予以说明，以期在一定程度上反映黄庭镜在方剂学上的成就。

（一）人参养荣汤

组成：人参、白术、茯苓、甘草、黄芪（剂片蜜拌炒）、橘皮、肉桂、当归、芍药、地黄、远志（缓火炆，去梗）、五味子。

主治：脉极肉瞤，惊悸健忘，寝汗发热，食少气短，肌瘦目枯，毛发堕落。

方解：《内经》经文"脾气散精，上输于肺"，黄庭镜认为此即是地气上升之理。"肺主治节，通调水道，下输膀胱"，此为此天气下降之理。肺脾虚，则上下不交，荣血无所藉以生。是故肺虚则气短，毛发堕落。脾虚则食少，肌瘦目枯。脾肺两虚，自无血以养心，则百脉惫极，寝汗发热，惊悸健忘，筋肉不时振惕。黄芪、白术、茯苓、甘草、橘皮、远志养气之荣，当归、芍药、地黄、五味、桂心养血之荣。方名人参养荣，是因本方中人参为主要之魁首。并引述薛己语："气血两虚，莫能名状，勿论其病，勿论其脉，但用此汤，是可以言医已矣。"

（二）左右合归丸

组成：地黄八两，山药、枸杞、枣皮、菟丝子（炆极熟）、当归、鹿茸膏（炙）、龟胶各四两，杜仲（炒去丝）、牛膝各三两，附子、肉桂各二两。

方解：左右合归丸是黄庭镜临证运用较为广泛的一首方剂，主要用于阴阳两虚、元阴元阳不足、肾精虚损者，是从张景岳左归丸、右归丸两首补肾名方化裁而来。黄庭镜认为，两肾皆水也，由左右言之，有阴阳之分。左虚则火不安其位而妄动，燔灼真阴，发为咳喘衄咯，腰肢酸软，心跳不宁。右虚则水无制而洋溢，反克脾土，发为膨胀翻胃，泄泻不时，小水频作，虚淋寒疝，肢节痹痛，跗肿面浮，神疲气怯，食减增寒。方用地黄、枣皮、枸杞、当归、牛膝、龟胶味厚质润之品，以滋左肾元阴；山药、菟丝、杜仲、附子、肉桂、鹿茸甘平辛温之品，以培右肾元阳。阴阳足，则精血潜充，神气倍旺，是谓两肾在位。两肾在位则水火有所归矣，故曰左右合归。

（三）全真散

组成：黄芪、枸杞、当归、地黄、苁蓉、龟胶、枣皮、五味、人参、枣仁、山药、黄精各等份，蜜水调。

主治：精血消亡，形容憔悴，远视昏花，口不甘味。

方解：黄庭镜指出本方主治为虚损之证。治疗上，损其肺者益其阳，故用黄芪、枸杞、当归补肺阳。损其肾者滋其阴，故用地黄、苁蓉、龟胶滋肾阴。损其肝者敛其暴气，故用枣皮、五味自敛肝气。损其心者养其神志，故用人参、枣仁养心神。口不甘味，予以补脾，山药、黄精可充糗粮。黄庭镜还列出了本方的加减法：外有痰饮加白术、茯苓，有泛火加麦冬、天冬，血不归元加肉桂、鹿茸，虚极加附子、干姜。日三服，经旬不间断，则五脏皆治，故其方名全真。

（四）滋阴地黄丸

组成：大地黄三两，当归、枸杞、麦冬、人参、苁蓉各一两五钱，天门冬、五味、白芍、女贞各一两。

主治：瞳神散动，视物不清。

方解：黄庭镜认为瞳神于五轮属于水轮，于八廓属于为巽廓。瞳神散动，是水与风相搏，浪涛汹涌之象。瞳神静敛则能鉴，今而散动，则视物不清。法当女贞子、芍药、天冬、麦冬平其风实，人参、当归、苁蓉、五味、枸杞补其风虚，虚实调则巽地自善。倍地黄以镇火，又以资水木之源，再不致风威所撼。

（五）七福饮

组成：人参、白术、当归、地黄、枣仁、远志、甘草（身冷多汗去远志，用黄芪）。

主治：因产乳断，未产血动，目暗心怦。

方解：七福饮为张景岳《新方八阵》所创名方。黄庭镜解方云人参、白术、甘草补胃气也。胃气补，太阴治矣。当归、地黄滋精血也，精血滋，厥阴治矣。枣仁、远志宁心而交肾，心肾交，少阴治矣。太阴治则气能摄血，而动者可止；厥阴治则精能配气，而断者可通；少阴治则水火不相射，而生明照之神。去远志汗多忌散，用黄芪者，是因身冷须温。此方饮之自然获福，故名七福饮。

（六）茶调疏肝散

组成：夏枯草四两，香附子二两，甘草一两，山栀仁五钱。

主治：目睛夜痛，泪出不止，及点服苦寒之药反甚者，此方如神。

方解：黄庭镜认为，睛痛泣出，皆为肝之证候，治疗理当泻火，不效则止。之所以反而加重的原因，是夜为阴凉，药又属阴，寒水太过，复则大风。夏枯草四月开花，夏至则枯，秉阳气最纯，故治厥阴虚痛如神，以阳配阴也。香附、甘草，木根于土，栽者培之之义。且木能胜土，用防未然。其山栀、清茶，一泻曲直之火，不致动摇为风，正所以疏肝。故名疏肝。黄庭镜在本方之下还对茶的药用、食用价值进行了探讨。其云："茶本食物清品，名人赏识颇多。阅《茶经》、《茶谱》、《茶録》暨诸诗歌可见。不知质固芳洁，释滞涤烦，而性实苦寒，伐胃消肾，愈精者力愈猛。非饱膏粱厚味，不可当其锋镝。俭素之士，饭后一二瓯足矣。若以书斋供具，汲泉添火，无夜无明，或洞箫檀板，资其逸韵，一曲七碗，未有不耗元神。虽客散甘凉少留舌本，小便不禁者有之，清宵无寐者有之，甚则咽疼咳紧，胸腹虚膨，谷食渐减，面色如金，其不为腐肠物也几希。今亲友会晤，愿并前说，相告，摄生养重，谅有同心也。虽然，余平生知己，大半都由茶酒，倘为东道主，拘此不令尽欢，恐交疏隙起，其贾祸较嗜斯二者更深耳。"

（七）竹叶泻经汤

组成：柴胡、山栀、羌活、升麻、甘草、黄连、泽泻、赤茯苓、赤芍药、草决明、车前子、黄芩、竹叶。

主治：积热必溃，漏睛。其病瘾湿不自在，视物微昏，内眦开窍如针孔，按之则沁沁脓出，本经谓之漏睛。

方解：竹叶泻经汤，出自元代眼科名家倪维德《原机启微》一书，原方主治"眼目瘾涩，稍觉眊矂，视物微昏，内眦开窍如针，目痛，按之浸浸脓出"之证。倪维德本人对此方亦有解析："行足厥阴肝足太阳膀胱之药为君，柴胡、羌活是也；二经生意，皆总于脾胃，以调足太阴足阳明之药为臣，升麻、甘草是也；肝经多血，以通顺血脉，除肝邪之药，膀胱经多湿，以利小便，除膀胱湿之药为佐，赤芍药、草决明、泽泻、茯苓、车前子是也；总破其积热者，必攻必开，必利必除之药为使，栀子、黄芩、黄连、大黄、竹叶是也。"黄庭镜在倪维德的基础上，解析更为简明扼要。其认为本证是因热邪积聚，酝酿为邪毒，邪深不行，聚久不散，势不得不溃，而成漏睛。治疗当先理清阳，故用柴胡、羌活、茯苓、甘草。次泄浊阴，故用草决明、升麻、车前、泽泻；总破其积者，必开必利，黄芩、黄连、大黄是也；除其热者，必苦必寒，赤芍、山栀、竹叶是也。并指出若服用本方后目虽稍瘥，转觉便秘烦冤，此火已下降，只以杏仁一两、大黄二两、山栀仁四两，蜜丸。早晚服二三钱，当有效。其中杏仁微寒治烦，为烦为热之所致，山栀、大黄苦寒而利，治秘，为秘为积之不解。

（八）温经益元散

组成：人参、黄芪、白术、枸杞、当归、鹿茸、枣仁、肉桂各等份，附子、丁香减半，姜酒调。

主治：损虚成瘠，阴凑为寒，眩惕暴盲。

方解：黄庭镜认为寒为阴气，寒中阳经，犹能抗阴，其病易愈，寒中阴经，两阴相遇，如胶投漆。故病太阴、少阴，必重且危，病厥阴者死。本证为虚损阴凑，非外因而作。大多是因劳役而致汗尽津亡，或夜复花酒，髓枯血竭，恹恹哑病，瘦减腰围。或又因风餐水宿，冻馁交并，致脏气萧索，阴寒骤起。血得寒而凝结，寒遇凝而深入，似疟非厥，眩惕失明。治疗当用肉桂、附子、当归、枸杞、枣仁、姜汁温其经，人参、黄芪、白术、鹿茸、丁香、醇酒益其元。为较为典型的温补之方。

（九）分珠散

组成：槐花、蒲黄、丹皮、丹参、红花、苏木、紫草各一两，乳香、没药、血竭、朱砂、灵砂各五钱，四物汤调服。

主治：瘀血赤脉贯睛，血障，肉包睛。

方解：血生于心，藏于肝，上腾于目系，故肉胀脉粗而色赤。痛则热实，痒则风虚，脉弦而数，则热盛生风。若目多眵与气轮红紫，此为心火乘金。两睑赤胜烂，奇痒，此为风木侮土。治疗当用血分之药槐花、蒲黄、丹皮、丹参、红花、苏木、紫草、乳香、没药、血竭，且散且逐，载镇载和，而诸证可痊。或加用刀烙外治，日久睛光熠耀，黑白分明，故方名分珠。

（十）神应散

组成：当归、防风、蒺藜、川芎、细辛、菊花、白芷各三两，甘草两半，石膏六两，半生、半煨熟草乌五两，黑豆一升，同炆熟，去豆。

主治：目赤肿一二日，头眩头风。

方解：黄庭镜指出头痛有六经的分别，便应分经论治。然病已一二日，此盛热生风、久风动痰而致。故君以石膏泄其风热。臣以草乌散其风痰。川芎、防风、蒺藜、细辛、白芷、菊花，且佐且使，宣其风气。再用当归养血于疏风之后，又以济风药之燥。甘草调胃于降火之余，而兼缓风邪上逆。定风止痛，此散有如神应，故方名神应散。

（十一）二气左归丸

组成：白党参、黄芪、沙苑、鹿胶、龟胶、五味、枣皮各二两，地黄、当归、枸杞、苁蓉、葳蕤仁、山药各三两，夏枯草、肉桂、楮实子各一两，防风、菊花、茺蔚子各五钱。

主治：无时泪出。

方解：泪之化液，源于肾；泪之成水，由于肝。肝窍不密，虚风内作，无时泣出，法宜肝肾同治。故用人参、山药、夏枯草、肉桂、黄芪、防风、白菊、茺蔚子、楮实升发肝中阳气，且以疏内风而实窍窦。地黄、当归、枸杞、苁蓉、山茱萸、龟鹿胶、蕤仁、五味子、沙苑，顾养肾中阴血，自可滋泛火而通化源。曰二气左归者，阳气归肝，阴气归肾，肝肾位左，以故名之。宜龙眼、荔枝、大枣、姜煎汤，不时送下此丸二三钱。

【后世影响】

黄庭镜所著的《目经大成》刊刻问世后，由于该书具有较为完备的眼科证治体系、鲜明的学术风格，故对后世眼科的影响日渐深远。其主要影响如下。

第一，《目经大成》对一些眼科疾病证候特点的描述和病因病机的见解为后世医家所接受。如晚清眼科医家陈善堂的《眼科集成》，便大量引录了《目经大成》的原文，在暴发火眼证、脓泪时流证、漏睛证、混睛障证、眦帷赤烂证、瞳仁缩小证、神光夜现证、目流血证等病证中都直接引用了黄庭镜的观点，并附有《黄庭镜雷头风痛方论》等篇章。现代中医眼科学教材，也多引录了《目经大成》原文，如“新世纪全国高等中医药院校规划教材”《中医眼科学》中，胞生痰核、通睛、珠突出眶、真睛破损、近视、远视等病证，都引用了《目经大成》相关证候的描述。

第二，《目经大成》一些新订正的病名为后世医家所沿用。如前文所谈到的“黄液上冲”病名已为后世中医眼科学所通用，“新世纪全国高等中医药院校规划教材”《中医眼科学》评价说：“（黄庭镜）勇于实践，敢于革新，修订病名，如将多年沿袭的‘黄膜上冲’修正为‘黄液上冲’，使之符合临床实际。”又如今日中医眼科所通用的“宿翳”这一病名，也首见于《目经大成》“冰壶秋月”一证中。另外如近视、远视皆始自《目经大成》，已为今日眼科学所通用。

第三，《目经大成》方药、眼科术式对后世的影响。《目经大成》所收录的医方较广，不仅收录了大量历代眼科专科方，还收录不少临证各科通用方、名方、内科方等。按照八阵类方的方法，也对后世有所启发。如陈善堂《眼科集成》在眼科病证的选方用药及方论等方面，都多依黄庭镜的见解。眼科术式方面，《目经大成》对“金针拨障术”的记载在古代医籍中最为详细，“针拨八法”对“金针拨障术”手术过程的描述和概括具有历史总结性意义。“金针拨障术”这一术式，后来由唐由之等现代眼科名家所继承发扬。

第四，黄庭镜开启了广泛运用温热法、温补法治疗眼科疾病的先河，破除了部分医家对“目不因火则不病”论断的盲从，堪称为“眼科温补派”（或“眼科扶阳派”）第一家。黄庭镜之后，擅用温阳法治疗眼病的医家不断涌现，如顾养吾、刘松元、郑钦安、陈达夫等医家，及《银海指南》《目科捷径》《眼科奇书》《中医眼科六经法要》等眼科专著。顾养吾《银海指南》多采用温补之法；郑钦安、陈达夫等人则擅用伤寒经方治疗眼病；《眼科奇书》则明确提出了“外障是寒，内障是气”的独特观点，并广泛运用四味大发散（麻茸、蔓荆、藁本、北细辛，老姜为引）、八味大发散（四味大发散加羌活、防风、白芷、川芎，老姜为引）及附子等辛温之品治疗眼病。这些都是对黄庭镜《目经大成》广泛运用扶阳法治疗眼病的进一步发扬。

综上所述，黄庭镜是中医眼科史上较有影响的一位医家，所著《目经大成》为中医眼科古医籍中集大成的著作之一，向来为学者所珍视。黄庭镜在学术上敢于突破前人，不落窠臼，为中医眼科学的发展做出了极大的贡献。在五轮八廓学说、眼科病因病机学说、金针拨障术、眼科症状学研究、方论研究等方面，他不仅继承了前人的思想，还在一定程度上促进了中医眼科基础理论和临床术式的发展。尤其是对于金针拨障术的记载和阐述，在古医籍中堪称翘楚，是研究金针拨障术的重要资料。黄庭镜眼科的学术特点还表现在，吸收了金元以降、明清以来，各医学名家的医学思想，包括李杲脾胃学说、朱丹溪气血痰郁学说、明代温补思想，将中医基础理论的成果引入了中医专科，把内科、外科的一些理论用于眼科证治。其眼科温补思想更是独树一帜，破除了“目不因火则不病”的错误见解，具有十分重要的意义。

云南中医学院　汪剑

【参考文献】

[1] 黄庭镜. 目经大成 [M]. 北京：人民卫生出版社，2006.

[2] 张从正. 儒门事亲 [M]. 沈阳：辽宁科学技术出版社，1997.

[3] 张介宾. 景岳全书 [M]. 北京：中国中医药出版社，1994.

[4] 曾庆华. 中医眼科学 [M]. 北京：中国中医药出版社，2003.

[5] 傅仁宇. 审视瑶函 [M]. 上海：上海科学技术出版社，1959.

[6] 倪维德撰著；薛己校补. 原机启微 [M]. 上海：上海卫生出版社，1958.

[7] 葆光道人. 秘传眼科龙木论 [M]. 北京：人民卫生出版社，1958.

[8] 孙思邈. 银海精微 [M]. 上海：上海科学技术出版社，1956.

[9] 吴烈.《目经大成》针拨术切口与现代内眼手术 [J]. 中华医史杂志，2000，30 (2)：87 - 89.

[10] 赫建斌，刘德荣，曹雪艳. 黄庭镜《目经大成》的学术成就 [J]. 福建中医学院学报，2008，18 (1)：48 - 50.

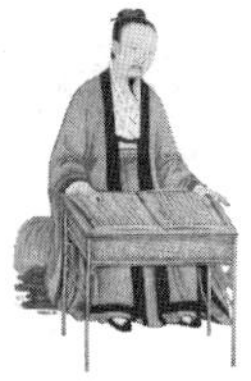

黄元御

内容提要

黄元御，名玉路，字元御，一字坤载，号研农，别号玉楸子，生于清康熙四十四年（1705），卒于清乾隆二十三年（1758），山东省昌邑人。清代著名医家。黄元御一生著述颇丰，在注疏经典方面，著有《伤寒悬解》《金匮悬解》《素问悬解》《灵枢悬解》《难经悬解》；在阐发经旨方面，著有《素灵微蕴》《四圣悬枢》《伤寒说意》；在融汇创新方面，著有《四圣心源》；在本草方面，著有《长沙药解》《玉楸药解》等。此外，在文史方面还著有《道德悬解》《周易悬象》《玉楸子堂稿》等。黄元御认为，中气为人身之本，故提出独具特色的中气升降论，对于气血精神疾病的诊治，皆从中气升降立论。甚至认为，阴虚证的产生也源于中气之虚衰。其重视阳气，贵阳贱阴，认为阳主阴从，并指出阳虚证的关键是脾土虚。概言之百病之源，源于阳衰土湿，故在治疗中崇尚补火建中，温阳补土。

【概述】

一、生平简介

黄元御，名玉路，字元御，一字坤载，号研农，别号玉楸子，山东省昌邑人，生于清康熙四十四年（1705），卒于清乾隆二十三年（1758）。清代著名医家。黄元御一生著述颇丰，在注疏经典方面，著有《伤寒悬解》《金匮悬解》《素问悬解》《灵枢悬解》《难经悬解》；在阐发经旨方面，著有《素灵微蕴》《四圣悬枢》《伤寒说意》；在融汇创新方面，著有《四圣心源》；在本草方面，著有《长沙药解》《玉楸药解》；在文史方面，著有《道德悬解》《周易悬象》《玉楸子堂稿》等。

黄元御出身于书香名门，系东汉豫州牧、太尉黄琬之后。其十六世祖黄恩甫，宋朝元祐年间由泗州（今江苏盱眙）迁居山东昌邑。其十一世祖黄福，字如锡，号后乐翁，明洪武十七年甲子（1384），乡荐以贡士，授项城主簿；永乐初年，迁工部尚书，掌交趾布、政二司事，随军平叛越南，"调度有方"；继任光禄大夫，户部、兵部尚书；历事明洪武、建文、永乐、洪熙、宣德、正统六朝，建树甚丰。其"器重才敏，周练世务，忧国忘家，老而弥笃"，著有《黄忠宣集》。黄福仰慕范仲淹为人，以"先天下之忧而忧，后天下之乐而乐"作为居官之准则，因此取"后乐"为号。其官退之后，将自己的居室取名为"后乐堂"。黄福的思想和功德，对黄元御有着深刻的影响。

黄元御的堂祖父黄运启，为清顺治戊戌（1658）进士，官至兵部给事；著有《平政纪略》《石嵩问答》等书。黄运启之子黄在中，任钱塘知县时政声卓著。黄元御的祖父黄运贞，廪贡生，候补训导，在昌邑城南隅造有别居学塾。黄元御的父亲黄钟，也是邑庠生。黄元御兄弟三人，两位兄长，黄德润为邑增生，黄德淳为监生。其堂兄黄德静为增生，对先秦诸子颇有研究，精于痘疹之诊疗，著有《离骚解》《痘疹集要》。

黄元御少年求学于金乡于子遽（字司铎），加之其"少负奇才，聪明过人"，"甫成童"即为"诸生"。"博极群书，尤邃于《易》，诸子百家，靡不精熟"。黄元御是一位很有抱负且致力于学问研究的人，"诸子百家书籍，过目冰消，入耳瓦解"。自称涤虑玄览，游思圹埌，古今无双。"常欲奋志青云，以功名高天下""世推为国器"。惜于盛年（清雍正十二年甲寅，1734）偶患目疾，误于医药，致使左目失明。

清代科制，五官不正，均不仕禄。黄元御迫于情势，"委弃试贴"而专致于岐黄之道。其立志曰："不能为名相济世，亦当为名医济人。"自此"上溯岐黄，伏读《灵》《素》，识其梗概，乃悟医源"，进而"考镜灵兰之秘，讵读仲景《伤寒》"，以其超人之天资，渊博之学识，探幽索奥，烛微察隐，"罄心渺虑，思黄帝、岐伯、越人、仲景之道，三载而悟"，终于成为一代名医。黄元御行医、教读不限于本省，足迹遍布北都（今山西太原）、清江（今江西淮阴）、武林（今浙江杭州）等地。其门人、弟子颇多，在江南一带颇有影响。

黄元御才思横溢，抱负高远，“勤求古训，极深研几”，重视实践，且极力奋进，“研田为农，管城作君，流连尺牍，爱惜分阴”。黄元御学术思想融贯岐黄、越人、仲景之要旨，钩沉致远；从阴阳五行运气阐述人体阳升阴降之理，不落前人窠臼，卓然自成一家。其于溯委究源、融会贯通医理之际，精研博采，撰著立言，自乾隆十三年戊辰（1748）至乾隆二十一年丙子，撰著医籍12部、《周易悬象》1部、《道德经悬解》1部。在短短17年之间，黄元御在“左目失明”“屡病中虚”“精力衰乏”的状况下，撰成上述著作，合计约200万言。黄元御在学术上，本于中医经典，敢于创见，不落前人窠臼，卓然自成一家，不愧为医中之杰。

二、著作介绍

黄元御终生刻苦奋进，精研博采，理崇《内经》，法必仲景，药从《神农本草经》。其学术特色是重视阳气，力主扶阳抑阴，崇尚脾土。黄元御对中医学典籍至为精熟，推崇黄帝、岐伯、越人、仲景为医界“四圣”，对《内经》《难经》《伤寒论》《金匮要略》精研而有深功，其医学造诣，多渊源于此。其著作从内容来看，大体可分为以下四类。

（一）注疏经典

黄元御针对当时医界“不思经旨，不究辨证，固守成方”的弊端，“杜门谢客，罄心渺虑，思黄帝、岐伯、越人、仲景之道，三载而悟，乃知夫圣人之言冥冥，所以使人盲也”。其认为，要想纠正当时医界不谈辨证、滥用寒凉的弊病，必须正本求源，应把四大经典，即岐黄的《内经》，秦越人的《难经》，张仲景的《伤寒论》和《金匮要略》，视为金科玉律，放到至高无上的位置，作为学医者必读之书。同时，黄元御还认为，四部经典代远年湮，多有残缺，尤其是经过后人多次整理，有颠倒错乱失其原貌之处，故其力主错简之说。这类著作主要有《伤寒悬解》《金匮悬解》《素问悬解》《灵枢悬解》《难经悬解》等。

1.《伤寒悬解》

《伤寒悬解》，14卷，卷首、卷末各附1卷。成书于乾隆十三年（1748）。黄元御对王叔和整理《伤寒论》的编次颇多疑议，力图“于破裂纷乱之中条分缕析，复其次第”。书中将《伤寒论》所载113条，分别六经病证，予以剖析贯穿，并注明本病、经病、腑病、脏病、坏病及传腑、传脏等不同情况，加以归纳整理，使之条理化，但其中也不乏主观片面的观点。

黄元御于气化学说研习至精，造诣甚高，且融贯于其全部医著之中，诸因机证治之阐释，立法、处方、遣药之意旨，无不以气化为本。故黄元御以气化学说诠释《伤寒》，也是其《伤寒悬解》的特色之一，是其精髓所在。《伤寒悬解·少阴全篇·提纲》曰：“少阴虽从君为化气，病则还其本原，寒水司权，有阴无阳。”如此则将心肾水火之关系、病证变化、从化本源、症状由来等阐释得至明至清，抉微灿然，为全篇经文的诠释，奠定了理论基础。不惟解读少阴，他经也是如此，除了以气化解伤寒外，黄元御尤其强调里气、阳气在伤寒发病、传经、治疗、预后中的重要性，形成了独具特色的《伤寒悬解》。

2.《金匮悬解》

《金匮悬解》，22卷，成书于乾隆十三年（1748），黄元御将《金匮要略》的篇目、条文重新进行调整编排，删去“杂疗方第二十三”等三篇。黄元御认为，《金匮要略》治内伤杂病，以扶助阳气、运化气血、温煦脏腑功能为大旨，同时兼采后世滋阴之说，推阐“阳自阴开，阴由阳降”之理，颇有见地。书中逐篇诠释原文，并详述四诊九候之法。在《金匮悬解》中，将《金匮要略》条文分成外感、内伤、外科、妇人四大部分，各部分又按原类病法分类，每类各为一卷，卷前加以短论对该卷内容进行提纲挈领的阐述。其云：“黄元御坤载于失次者序之，残缺者补之，扫尽俗家诸说，独探骊珠，遂使长夜漫漫，复睹智灯龙烛，岂非仲祖之功臣欤！”黄元御谓《金匮要略》治杂病，大旨主于扶阳气，以为运化之本，自滋阴之说盛行，而“阳自阴升，阴由阳降”之理，迄无解者，因推明其意以成此书。并于四诊九候之法，解释颇详。但在论治方面多从温燥立法，有其片面性。

3.《素问悬解》《灵枢悬解》

黄元御指出，《素问》《灵枢》代远年湮，至“秦汉而后”，已“韦绝简乱”，致使“乖错舛互，譬之棼丝，不可理矣”。因而，参互校正，倡错简之论，而作《素问悬解》《灵枢悬解》，旨在订正讹误，恢复其原貌。

《素问悬解》13卷，成书于乾隆二十年（1755）。将通行本《素问》81篇的主要内容，分为养生、藏象、脉法、经络、孔穴、病论、治论、刺法、雷公问、运气10类，重予编次。《灵枢悬解》9卷，成书于乾隆二十一年（1756）。将通行本《灵枢》81篇的主要内容，按刺法、经络、营卫、神气、脉象、外候、病论、贼邪、疾病9类，重予编次。

黄元御将《素问》《灵枢》通行本之错简者移正之，讹误者订正之，缺字者明示之。除极个别意义极为明了的经文外，每段经文均予诠释。释文探赜索奥，抉其微旨，条分缕析，融会贯通，内容宏富，文笔精练，特色鲜明。诚如《素问悬解·自序》所云：“淆乱移正，条绪清分，旧文按部，新意焕然。”如五运六气、南政北政，旧注以甲乙为南政，其余八干为北政。黄元御则谓天地之气，东西对峙，南北平分，何南政之少，而北政之多；并谓东西者，左右之间气，故不可言政，此南北二极之义，其论实为前人所未及。又如《素问悬解》中，黄元御据其精研《素问》20余年之心得，谓：“旧本此篇（指‘本病论’）误在‘玉机真脏论’，详其文理，与‘标本病传论’义同，而非一篇。‘本病论’原亡，取此篇补之。……旧本‘刺法论’亡，实误载于‘诊要经终论’内，未尝亡也，今取彼文，以补此篇。”黄元御之论独辟蹊径，实为《内经》研究著述中之翘楚，堪资后学研习。

4.《难经悬解》

黄元御以《难经》“旧本有伪，复多所更定”，著《难经悬解》2卷，成书于乾隆二十一年（1756）。其五月十六日开始写《难经悬解》，五月二十二日书竣，前后仅用7天时间。黄元御对《难经》颇为赞叹，如《难经悬解·自序》指出：“昔黄帝传《内经》，扁鹊作《难经》，《史记·仓公传》所谓黄帝、扁鹊之脉书，黄帝脉书即《内经》，扁鹊脉书即《难经》也。妙理风生，疑丛雾散，此真千古解人！其见五脏癥结，全恃乎此，不须长桑灵药，上池神水也。”

《难经悬解》分上、下两卷。黄元御将八十一难次序重新调整，并一一诠释，对人体尺寸部位、脉法病能、气血营卫分属、左肾右命、泻南补北等经旨，进行了充分的阐述和发挥。其认为

“岐黄而后，难《灵》《素》者，扁鹊耳”。其对《难经》的诠释，对继承和发扬扁鹊的高超医术有着重要的作用，可以“但使自今以往，当生者皆使之起，则扁鹊虽死，而其德大矣”！

（二）阐发经旨

1.《素灵微蕴》

《素灵微蕴》于乾隆二年（1737）开始撰写，成书于乾隆五年（1740），乾隆十九年（1754）修订。全书4卷26篇。一、二卷10篇，论述病因、病机和诊法；三、四卷16篇，通过医案、医话，论述内伤、杂病，探溯病源，剖析脉法。此书是黄元御通过多年对《内经》的学习并结合自己的临床实践，对《灵枢》《素问》所做颇具创建性的系统阐述，可谓自成一家。

纵观此书，前两卷包括胎化解、藏象解、经脉解、营卫解、脏候解、五色解、五声解、问法解、诊法解、医方解10篇，归纳阐释“四圣”所述人之脏腑功能、疾病、诊疗等基本理论，兼及前人论述、诊疗之得失。后两卷，包括齁喘解、吐血解、惊悸解、悲恐解、飧泄解、肠澼解、脾胃解、火逆解、消渴解、气鼓解、噎膈解、反胃解、中风解、带下解、耳聋解、目病解16篇，以其经治之病例及自身所患之目疾为本，阐释内科、妇科、五官科16种病证之原始要络，以概其内伤杂病之辨证施治的理法方药。既属医案，又非同一般医案，宗“四圣”之旨将病因、病机、诊断探讨分析得至精至微，治疗则调理脾胃以治其本，升清降浊以理其乱，而达阴平阳秘、气血调和、祛病延年之目的。黄元御以阴阳升降立说，尊崇《内经》、张仲景及孙思邈，虽多处诋毁历代名医，但不失为一部理论联系实践的有价值的医学著作。书后附跋《杝元赋》，对自己写作此书的原因和当时的心态做了剖析，可以说是黄元御性格的真实写照。

2.《四圣悬枢》

《四圣悬枢》，5卷，成书于乾隆十八年（1753）。《四圣悬枢·卷一》曰：“时分冬夏，病殊寒温，气候不同，感伤也异。《伤寒》著于仲景，温病阐于岐伯，各有妙解，水火判然。自叔和混热病于伤寒，伤寒之理既永晦于千古，温病之义亦长讹于百代。后世庸工纷起，杀运宏开……横览夭枉，怆恨实多，作温病解。”纵观此书，前四卷分别论述温病、疫病、痘病、疹病之原始要终，均以六经辨证；卷五设为问答，补述前四卷之未详者，使“疫疠之义，元之又元”。治疗温病、温疫、疹病，注重透表清气、凉营泄热、益阴伐阳，痘病、寒疫、疹病之讹，痛斥苦寒攻痘、戕伐阳气之谬。《四圣悬枢》中，黄元御之自拟方颇多，审其源流，亦宗“四圣”之旨，立方意旨彰显，遣药简洁，配伍精当，施之临床，卓有良效。如善用浮萍以治温，诚为良验。《四圣悬枢·卷一·温病解·脏腑治法》曰：“地黄泄阳助湿，至下之品，至于温病，土燥而木枯，则反为灵宝，莫佳于此矣。”此论即是黄元御洞悉内伤外感之不同、寒温异气之殊分的写照。《四库全书总目提要》曰：“其谓寒疫、温疫、痘病、疹病，皆由于岁气。世皆以小儿之痘为胎毒，非也。若能因其将发而急表散之，则痘可以不同。其说为宋以来所未有。”说明黄元御对疫疠病因认识之深刻，有别于宋以来诸医家。

3.《伤寒说意》

《伤寒说意》，10卷，成书于乾隆十九年（1754）。黄元御以《伤寒悬解》文简意奥，非初学者所能通晓，故汇通仲景大意而著此书，以开初学伤寒者之门径。其书仿《伤寒悬解》次第，分门别类，结构严谨，条理清晰，前后融贯，文笔精练，与《伤寒悬解》互为羽翼，一纵一横，抉《伤寒》之精蕴而无遗，堪资后学研习。

（三）融汇创新

《四圣心源》，又名《医圣心源》，10卷，撰于乾隆十八年（1753）。作者将岐伯、黄帝、秦越人、张仲景视为医中“四圣”。是书阐发《内经》《难经》《伤寒论》《金匮要略》诸书蕴义。前3卷，“天人解”“六气解”“脉法解”，是其基础理论部分；后7卷，“劳伤解”“杂病解”“七窍解”“疮疡解”“妇人解”，论述内科、外科、妇科病证之“原始要络”。此书既是一部以临床医学为主，结合基础理论的综合性医书；又是一部将医学、医术、医道融于一体的医学著作。黄元御的学术思想，在此书中可见大概。试将其学术观点归纳为以下几点。

首先，黄元御以中气为本，强调中气升降。他指出：“四维之病，悉因于中气。中气者，和济水火之机，升降金木之轴……人之衰老病死，莫不出于此。”因此，他认为“医家之药，首在中气”，强调“泄水补火，扶阳抑阴，使中气轮转，清浊复位，却病延年，莫妙于此。”（《四圣心源·劳伤解》）

其次，黄元御强调阳衰、水寒土湿、木郁因素。强调泄水补火、扶阳抑阴为治疗大法。《四圣心源·劳伤解》第一方黄芽汤，就是一首崇阳补火、培土泄水的方剂。该书“杂病解”篇所列51首方剂，其中有20首方剂是桂、姜、苓、甘配伍而成。《四圣心源》载黄元御自拟方140首，其中107方用甘草，73方用茯苓，70方用桂枝，39方用干姜。

此外，黄元御认为“肝脾俱陷”“胆胃逆行”为杂病常见病机，指出“大抵杂症百出，非缘肺胃之逆，则因肝脾之陷”，而“寒湿偏旺”，则是“脾陷胃逆之根”。其有关“肝脾为病，易于郁陷；胆胃为病，易于逆行”的认识，十分符合临床实际，对于立法用药有一定的指导意义。黄元御崇阳卑阴的观点，正如他所反对的朱丹溪贵阴贱阳的观点一样，都有其时代的局限性。但只要深入了解其内容，扬长避短，取长补短，这两种学说都可给人以启迪，同时对两者都不能过分苛求。

（四）本草求真

1.《长沙药解》

《长沙药解》，4卷，成书于乾隆十八年（1753）。黄元御指出，历代本草书籍瑕瑜互见，虽有博大精深，“直窥渊海”者，亦存在徒乱人意的现象，即使李时珍搜罗宏富之《本草纲目》，也失于选材不严，“细大不捐”。因而，黄元御独运匠心，将张仲景《伤寒论》113方、《金匮要略》75方，并所用药物160味，予以编次，斠诠其理，写出独具风格的《长沙药解》，以药名、药性为纲，而以用此药之药方为目，首论性味，次述功效，复将仲景采用本药之方剂，一一列出，药以统方，方以证药。其既明长沙法度，又详悉药物功用，并特别重视方剂组成、药物配伍。阳湖张琦在本书序言中十分确切地概括《长沙药解》的特点说：“排比方药，以求其性；贯串大义，以达其用；探赜索隐，钩沉致远。”黄元御力倡天人相应论，方药主张既“言物性”，又“与之析人理”。执简驭繁，重点突出，从而另辟蹊径，开从药物性能研究经方之先河。

2.《玉楸药解》

《玉楸药解》8卷，成书于乾隆十九年（1754）。《玉楸药解》自叙云：“癸酉春仲，既解长沙药性，仲景未用之药，散在后世本草数百千载，狂生下士，昧昧用之，以毒兆民。”“玉楸子悲忆昔人，怆念来者”，于甲戌六月“复作《玉楸药解》”。可见《玉楸药解》是为了补充《长沙药解》未解之药，纠正往日本草之非，以利兆民而作。该书从六月起笔，到八月二十五日书竣。所谓“诸家本草，其论有可用者，有不可用者，乃别择而为此书”。

《玉楸药解》载药291种，以药物来源分为草部、木部、金石部、果部、禽兽部、鳞介鱼虫部、人部、杂类部8卷。其中，卷一，草部，109味；卷二，木部，46味；卷三，金石部，36味；卷四，果部，34味；卷五，禽兽部，20味；卷六，鳞介鱼虫部，33味；卷七，人部，4味；卷八，杂类部，10味。每药之下，首述其性味归经，继述其功用主治，除个别药物引录《神农本草经》之论及辨前人论述得失外，均系黄元御之心得见解。本书结合病因病机阐述药物功效，注重药物间分析对比，强调药物配伍以明相辅相成，力主用药求本以使获得良效，反对服石求仙及滥用剧毒药物。遣方用药中也渗透出他贵阳贱阴、注重肝脾的学术特点。其论述本于临床，见解独到，文笔精练，详略有致，切于实用，阐述了其遣方用药的方法，充分反映出其遣方不求味多，用药不求价高，方简药效的突出特点，实羽翼《长沙药解》之佳作。

（五）其他著述

1.《道德悬解》

《道德悬解》，又名《道德经解》，现存一种王靖廷抄本，一函二册。但抄写确切年代及抄写人生平、与黄元御关系，尚待考察。

《灵枢悬解·自序》中说：“丙子二月，方欲作之（《灵枢悬解》），澹明居士请先解《道德》。《道德》（《道德悬解》）既成，于二月二十五日，乃创此草（《灵枢悬解》）。”可见，《道德悬解》写于丙子（1756）二月。从进入二月提笔述作，到二月二十四日稿成，可谓一挥而就。

2.《周易悬象》

黄元御很早就十分喜读《周易》。《周易悬象》亦作于丙子年。他在《伤寒悬解·自序》中说：“然文信不迁，《吕览》弗着，西伯非囚，《周易》何传，是巴蜀乃不韦之乐地，羑里为文王之吉宅也。仆也爱此两书，不敢续尾，今日顿启灵源，成兹元构，虽不媲美前哲，要亦可备一家之言也。”

黄元御不仅喜读《周易》，而且也乐于运用它，这对他的医学著述有着很大的帮助。后来的学者对此评价颇高。颜崇实在《黄元御遗书·序》中说道：“先生著书，以地元为主，以扶阳抑阴为义。窥其旨趣，盖原本大《易》，合符《河》、《洛》，约契《参同》，所谓阴阳会通，玄冥幽微者。”顾复初在《重刻黄元御医书·序》中说：“夫《易》言天道，而寄其用于卜筮，先生明《易》，而着其理于医术，天下事何浅之非深，何远之非近，岂独医为然哉！”他能用《周易》的理论对医理做出哲学的阐释，说明他对《周易》的研究是相当精透的。《周易悬象》《道德悬解》颇具特色，故为易、道研究的一家之说。可以说，黄元御是清代兼通医易的大家之一。

《四库全书》对黄元御的评语颇苛刻。其云：“大抵自命甚高，欲驾魏晋以来医者，上自黄帝、岐伯、秦越人、张机外，罕有免其诋诃者，未免师心太过，求名太急，惟其诂经乃颇能沿溯古义。”但对其《周易悬象》却颇为欣赏，谓：“在近人《易》说中，犹可谓有根据”。

3. 《玉楸子堂稿》

黄元御所著《玉楸子堂稿》的内容十分丰富，有医案医话、诗文词赋、杂说随笔诸类。其中的医案医话，在昌邑传抄很广。《玉楸子堂稿》内有药简价廉、治病灵验的民间土方、验方；有怪病、偏方，起死回生的神奇医案；也有天人相应，运用自然条件来却病养生的趣谈医话。由于人们在传抄《玉楸子堂稿》时各取所需，所以该书有多种内容和书名都各不相同的抄本流传，有的名为《玉楸诗稿》，有的名为《玉楸文稿》，有的则名为《黄元御医抄》。后来刻印出版的《黄元御医抄》竟有十数卷之多。黄元御所著《玉楸子堂稿》，因为立意新奇，语句流畅，情感奔放，妙笔生辉，被人称作“文驾魏晋之上”。

在黄元御的10余种医学著作中，《素灵微蕴》和《四圣心源》是综合性、系统性的医学著述，其他医著都是专著性的。他的10余种医著，全面而系统地阐述了中医的经典医学理论。

【学术思想】

黄元御为清代医学大家，“博极群书，尤邃于易，诸子百家，靡不精熟”。儒、道、易之哲学思想，对黄元御医学思想的形成，起到了至关重要的作用，可以说阴阳五行学说成为黄元御认识、阐释人体之理的基本理论。黄元御论治诸病，宗仲景“少阴负趺阳为顺也”之旨，并据其数十年临床心得，力主扶阳抑阴。另外，伤寒、温病、妇科，较之内伤，邪异而途殊，均有其特殊性，黄元御亦宗四圣之旨，参及己验，以六经辨治，但其重视中气升降、扶阳抑阴的理论则一以贯之。

一、学术渊源

黄元御读书勤奋，天资聪慧。他在《伤寒悬解·自序》中，回忆读书的情景时说，自己是“涤虑玄览，游思圹垠，空明研悟，自负古今无双”。可见他学习专心致志，治学态度严谨，对所学知识，不但能深刻领悟，而且还能提出自己的独到见解。《黄元御家谱》记载黄元御“有才学”。《黄元御神道碑》文中说：“先生少负奇才，常欲奋志青云，以功名高天下”。

雍正十二年甲寅（1734）八月，黄元御正当风华正茂的而立之年，不幸偶染目疾。又因庸医误治，致使他左目失明。这段人生旅途上的挫折，在他的著作中屡有记述。首先见于《素灵微蕴》一书中，此书卷四“目病解”，黄元御还以自己的目病治疗过程为例，用医案方式，写出了这段被“庸医损目”的经过。文中记道：“玉楸子中外条固，夙无苛殃。甲寅八月，时年三十，左目红涩。三日后白睛如血，周外肿起，渐裹黑珠。口干不饮，并无上热烦渴之证。延一医诊之，高冠严色，口沫泉涌，以为大肠之火，用大黄、黄连下之，不泄。又以重剂下之，微泄，不愈。乃意外有风寒，用滚茶一盆，覆衣熏蒸，汗流至踵，不愈。有老妪善针，轻刺白珠，出浊血数十滴如胶，红肿消退，颇觉清朗。前医犹谓风火不尽，饮以风燥苦寒数十剂，渐有飞白拂上，如轻雾蒙笼。伊谓恐薄翳渐长，乃用所谓孙真人秘方，名揭障丹，一派辛寒，日服二次。又有熏法，名冲翳散，药品如前，煎汤热覆，含筒吹熏，取汗如雨，每日一作。如此半月，薄翳渐长渐昏，蟹睛突出外眦，光流如电，脾阳大亏，数年之内，屡病中虚，至今未复。”

黄元御通过对庸医误药的分析，详细阐述了他左目失明，中气颓败的根源。他在《伤寒说意·自叙》中讲道：“世之最难长者，得意之事，玉楸子往往于失意之中，有得意之乐。若使得志，则必失意，若使得意，则必失志。圣人无全功，造化无全能，与其得志而失意，不如得意而失志。二者不可兼，宁舍彼而取此。此中得失，不足为外人道也，此中忧乐，未易为俗人言也。”然而，他有时又想效法前人，著书立说走“砚田为农”的笔耕之路，并因此取号“研农”，如其在第一部医著《素灵微蕴·序意》中言：“论书策以抒怀，垂文章以行远哉!”

黄元御学医，受其堂兄黄德静的影响较大。德静，邑增生，重廉洁，不苟取，不妄交，精痘科，著有《痘疹辑要》等书。黄元御在研读《伤寒论》过程中，不断提高自己的医学造诣。不仅在同黄德静等人交流时见地不俗，且在疾病诊治中也表现出自己的医学造诣和良医的才华。

二、学术特色

（一）中气升降学说

阴阳五行学说的核心内容，是阴阳五行的运动变化，生化胜复反映的是气的升降出入，也就是升降气化。升降学说，是研究气的运动变化以解释宇宙的一种古代哲学理论。它认为气是构成宇宙的最基本物质，气的不断运动变化而分成天地阴阳，即所谓“积阳为天，积阴为地”。天气下降，地气上腾，天地相交而化生万物，即所谓“天地交而万物生，阴阳接而变化起”。我国古代医家在医学实践中运用这一哲理以解释人体的生命活动及病理变化，这就形成了中医学独特的气机升降学说。

1. 万物归土

黄元御把对人体生命本源的研究和对天地本源的研究联系起来。其云：“人与天地相参也，阴阳肇基，爰有祖气，祖气者人身之太极也……祖气之内含抱阴阳，阴阳之间是谓中气，中气者土也。”黄元御以气化为基本观点，提出了“祖气”学说来揭示生命的本源。他认为“祖气”是生命的开始，“祖气”内含的阴阳，是生命本身固有的两种相互对立和相互消长的物质，只有阴阳的升降变化，方可使机体的生命发育。

黄元御重视中气，突出表现在他对中气生发化育作用的认识上。他认为人胚之化成和胎儿生长的过程都与中气有关：胚胎由土气所滋养，在成胎之始，两精相抟，二气妙凝，清气上升，浊气下降，阴阳肇基；血来濡养，化生神魂；气来温煦，化生精魄。气统摄于肺，血藏之于肝，而气血之根则在于土。“中皇运转，阳中之阴沉静而降，阴中之阳浮动而升。”由于中土之气的升降斡旋，而化五神，生五气，产五精，结五脏，开五官，“日迁月化，潜滋默长，形完气足，十月而生，乃成为人”。其云：“土者，所以滋生气血，培养胎妊之本也。木火以生长之，金水以收成之，土气充周，四维寄旺涵养而变化之，五气皆足，十月而生矣……土则四象之中气也，故养胎之要，首在培土。”

黄元御认为，脏腑的化生根于阴阳，而阴阳之变根于中气。中气升降脏腑得成：中气左旋，则为己土；中气右旋，则为戊土；己土上行，阴升而化阳，阳升于左则为肝，升于上则为心；戊土下行，阳降而化阴，阴降于右则为肺，降于下则为肾；肝属木而心属火，肺属金而肾属水。此为人五脏之五行。五脏生成之后，再化生六腑，而生化之源则在于中气，中气旺，则脏腑之气旺，中气衰，则脏腑之气衰。

中气升降，气血精神得以化生。黄元御指出："水谷入胃，脾阳消化，渣滓下传而为粪溺，精华上奉而变气血。气统于脾，血藏于肝，肝血温升而化阳神，肺气清肃而生阴精，五脏皆有精，悉受于肾。五脏皆有神，悉受于心，五脏皆有血，悉受于肝。五脏皆有气，悉受于肺。总由土气之所化也。"可见由于脾胃的升降，水谷得以运化，精微之气得以上奉而化生气血。脾气散精，气血流布，润泽五脏，精神得养，五脏安宁。

黄元御说："中气升降，是生阴阳。"中气升降，使全身气机协调统一。人体各部分功能的协调统一，是以脾胃为枢纽而调节与维持的。人体的生命活动离不开气血，而气血是由中气化生的，即源于脾胃。《内经》明确指出："人之所受气者，谷也。谷之所注者，胃也。胃者，水谷气血之海也。""五脏六腑皆禀气于胃"，而胃之营养全身，"必因于脾乃得禀也"。黄元御引申其义，认为人体精华的滋生输布，无不由于脾胃之升降。精华上奉而为气血，气统于肺，血藏于肝；肝血温升则化为阳神，肺气清降则化为阴精。如此则五脏皆受精于肾，受神于心，受血于肝，受气于肺。而血之流注，气之输布，皆统于中气。所以，气、血、精、神实为一物，悉由于中气之变化。中气升降在人体生命活动中起着重要作用。其升降有序，斡旋得宜，方能引动四旁，四维健运，人体才能健康无病，生生不息。

总之，黄元御论升降，统论五行升降；在五行升降之中，以中气升降为其纲领；在强调中气的同时，又提出了阴根阳根说。这些都是黄元御升降学说的特点。探讨其升降理论，对研究黄元御学术思想及临床实践都有一定的意义。

2. 百病由土

黄元御认为，中气一亏，阳衰土败，脾虚寒湿，则升降悖逆，致清阳不升，浊阴不降，或清浊相干，或水火不交，而诸病丛生。中气旺盛，脾升胃降，共同调节气血的生化及整个机体气机。若因某种因素导致了这一机制的失调，轻则生长缓慢，重则疾病百出，正如李东垣所说"内伤脾胃，百病由生"。"一刻不升则清气下陷，一刻不降则浊气上逆。浊气上逆则呕哕痰饮皆作，一切惊悸、眩晕、吐、衄、嗽、喘、心痞、胁胀、噎膈、反胃，种种诸病，于是生焉。"

关于中气升降失司之原因，黄元御多责之于阳衰土湿，认为"阳性动而阴性止，动则运而止则郁"。阳气健运，则清升浊降。若阳虚而中气不运，则升降无主，必然导致四维不维，五脏失调而发病。即所谓"脾陷胃逆……总以中脘之阳虚也"。又说："胃主降浊，脾主升清，湿则中气不运，升降反作，清阳下陷，浊阴上逆。"黄元御在解释土湿居多的原因时说："己土之湿为本气，戊土之燥为子气，故胃家之燥不敌脾家之湿，病则土燥者少而土湿者多……十人之中，湿居八九而不至也。"

同时，黄元御还认为，土湿系由水寒所致。如其云："胃气不降，原于土湿；土湿之由，原于水寒之旺。"又说："脾陷之由，全由土湿；土湿之故，全因水寒；肾寒脾湿，则中气不运。"阳虚、土湿、水寒，致使中气不运，升降失司，这是黄元御反复强调的一个重要方面。正是在这一思想指导下，他提出了“阳易衰而阴易盛”“阳盛而生病者千百之一，阴盛而生病者尽人皆是”的观点。其扶阳抑阴的治疗观，也以此为立论根据。

此外，黄元御还比较重视“木郁”病机，而木郁之由仍归咎于土湿水寒。他说：“厥阴肝木生于肾水而长于脾土。水土温和则肝木发荣，木静而风恬，水寒土湿不能生长木气，则木郁。”而木郁不达，又多化风化火之变。因为“木中孕火，其气本温，温气存则郁遏而生风热”。

黄元御认为，土湿为百病之源，提倡崇土扶阳，慎用滋阴补水。湿病多而燥病少，火复土燥则人易安，水盛土败则人易危。如其所云：“人之衰也，火消而水长，燥减而湿增，其大凡也。土湿不运，升降倒行，水木下陷而寒生，火金上逆而热作，百病之来，莫不以此。自此以往，阳火渐亏，阴水渐盛，火复而土生，则人存；水盛而土崩，则人亡。是以仲景垂教，以少阴之负趺阳者为顺，土胜为顺，水胜为逆。”

前人多谓黄元御倡扶阳抑阴，好崇阳补火，不无流弊。前已述及，黄元御尤重后天脾胃对人的重要性。其于内伤杂病，首重调理脾胃，握中央以驭四旁。黄元御所说的“补火”之“火”、“扶阳”之“阳”，系指脾阳；“泄水”之“水”、“抑阴”之“阴”，是指水湿之邪。诚如《重刻黄元御医书·序》所言：“其宗旨言，中皇转运，冲气布濩，水木宜升，金火宜降而已。”更何况黄元御于温病、温疫、疹病等热病之治，力主透表清气、凉营泄热，益阴伐阳，壮水之主，以制阳光。故所谓黄元御好崇阳补火之说，实属对黄元御医道缺乏全面了解所致。

3. 方药用土

黄元御曰：“医家之药，首在中气。”中气衰则升降窒，肾水下寒而精病，心火上炎而神病，肝木左郁而血病，肺金右滞而气病。所以，“四维之病，悉因中气。中气者，和济水火之机，升降金木之轴”。脾土主升降斡旋之责，培土健中则升降合宜，而滋阴泄火则伐削中气。再从湿病分析，“十人之中，湿居八九而不止”，因为“湿则中气不运，升降反作，清阳下陷，浊阴上逆。人之衰老病死莫不由此”。所以医家之药，首在中气，中气在二土之交。黄元御将气化的思想观点贯串于整个人体的生命过程。其云：“足太阴脾以湿土主令，足阳明胃从燥金化气，湿为本气而燥为化气，是以燥气不敌湿气之旺，阴易盛而阳易衰，一切内外感伤杂病，尽缘土湿也。”气机升降，全在于中气旺盛，脾虚寒湿，则升降悖逆。对阴、阳、气、血、精、神等诸病，黄元御皆以调补中气为首务。黄元御认为：“火盛则土燥，水盛则土湿，泄水补火，扶阳抑阴，使中气轮转，清浊复位，却病延年之法，莫妙于此！”其独到见解，足为后人师法。

黄元御于内伤杂病之治疗，首在调理脾胃，顾护中气，升清降浊，兼及四维。如《四圣心源·劳伤解》谓：“以故医家之要，首在中气。中气在二土之交，土生于火而火死于水，火盛则土燥，水盛则土湿，泄水补火，扶阳抑阴，使中气轮转，清浊复位，却病延年之法，莫妙于此。”证之临床，此法不但是治疗内伤杂病之法，亦是疗内伤而兼外感疾患之主法。黄元御据其数十年之临床心得，于内伤杂病多以阳衰土湿、水寒木郁、火金壅滞立论，所以立方遣药，注重健脾和胃、疏肝平胆、理气降逆、扶阳抑阴，实非专司崇阳补火，若读黄元御原著便知此言非虚。

黄元御以此为准绳，创制了黄芽汤（人参、甘草、茯苓、干姜），作为调理四维之病的基本方。其崇阳补火用参、姜，培土泄水则用甘、苓，方仅四味，而配伍严谨，效专力宏。由中气升降失调导致的他脏病变，亦可统用黄芽汤加味调补中气治疗。如心火上炎者加黄连、白芍以清心，肾水下寒者加附子、川椒以温肾，肝血瘀阻者加桂枝、丹皮以疏肝，肺气不降者加陈皮、杏仁以理肺等。当然黄元御调理中气也并非一味温升，对胃实不降者亦用承气类治之。

黄元御临证用药简洁，配伍精当。于内伤杂病方面，从阳衰土湿、水寒木郁立论。而其基点，无不系于中气不调，升降倒置。其立方遣药，注重健脾和胃、疏肝平胆、理气降逆、扶阳抑阴，善用茯苓、甘草、白芍、丹皮、桂枝、橘皮、杏仁、半夏、人参、干姜、附子。于伤寒、温病、疫病、痘疹方面，黄元御认为邪异则途殊，亦宗“四圣”之旨，参以己验，以六经辨治。其辨治伤寒，宗仲景之旨，造诣颇深，于《伤寒悬解》《伤寒说意》之中，屡处可见。其辨治温病、温疫、疹病，亦甚为精湛，注重透表清气、凉营泄热、益阴伐阳，善用浮萍、石膏、知母、元参、麦冬、黄芩、丹皮、生地。而于痘病、寒疫，则痛斥苦寒攻痘、戕伐无辜之谬。

（二）对伤寒学的贡献

黄元御学医之初，“考镜灵兰之秘，讵读仲景伤寒”，先后于乾隆十三年（1748）、乾隆十九年（1751）著成《伤寒悬解》与《伤寒说意》两书。《伤寒悬解》16 卷，基本依宋本条文原例依次顺解注释。黄元御治古医经，无不以错简为说，他不像其他主张错简重订的医家那样推崇方、喻二人，而是认为“四圣”之后，惟孙思邈不失古圣之意。黄元御重订《伤寒论》条文，不遵风寒营卫或三纲鼎立之说，而是尊仲景，宗热论，自成体系。首先他提出寒温异气，认为“冬伤于寒”并非指冬日感冒寒邪藏而未发，而是指冬寒之日未知调养，伤精蕴热，至春夏温热之气引发内热而发，故表里皆热，五脏六腑皆受病。其二，他提出伤寒六经非皆经病。惟太阳有经证，而他经均无纯粹之经证。阳明全言腑病，即使有经病也是腑病连经。三阴经皆言脏病，即使有经病，也是脏病连经。少阳一经居半表半里，言半脏半腑，少阳之经病乃脏病腑病连经。故经病总统于太阳一经，腑病脏病则各经分治。

《伤寒说意》则综合分类六经病篇，阐说大意奥旨。“卷首”注重理论编次，从内因、外因、传经、六经等内容，阐明伤寒的主要理论。《伤寒说意》虽有臆改仲景原文之嫌，但该书重新编次《伤寒论》，也有助于学习理解《伤寒论》的辨证体系。

黄元御在《伤寒说意》中，首先对原发、误治证候分别加以编次。《伤寒论》中的太阳病篇、少阳病篇，记载了许多原发、误治证候。《伤寒说意》则在太阳病篇、少阳病篇，对原发、误治证候分别加以编次。如太阳病分三篇：上篇为经、腑原发证候；下篇为误治后的结胸、痞证；中篇为误治后的一般证候。少阳病分两篇：上篇记载小柴胡汤证及太阳少阳、阳明少阳之合病；下篇记载少阳之坏病。这种注重原发、误治证候的分别编次，有益于辨别不同证候的特点。其次，将相类证候加以编次。《伤寒说意》的阳明病篇及三阴病篇，以相类证候编次。阳明病分上、下两篇：上篇为实证，包括阳明初病之表证、阳明腑证；下篇为虚证，包括溏泄哕噫、卫虚无汗、胃气上逆咳逆、湿旺心痞、汗下亡阳、谵语郑声等。三阴病虽不分篇，其章节顺序从虚证至实证加以编次，如太阴病篇包括提纲、痛满吐利、四逆汤证、腹满腹痛、发黄五章。按证候归类编次，对指导临床辨证有很大好处。

两书集中反映了黄元御的伤寒学术思想，其学术思想特点如下。

1. 首重中阳，一以贯之

崇中气，贵阳气，是黄元御治伤寒学的特色，也是其一贯的医学思想。以衄家为例，《伤寒悬解》说："衄家之证，火泄金刑，气伤血沸，宜清金敛肺，以回逆流，而必定降胃气，降胃必用半夏。近世误以血证为阴虚，半夏性燥不宜血家，非通人之论也。若上热非盛而衄时作，则全因中下湿寒……若大衄之后气泄阳亡，厥阴寒冷，宜加参以续微阳，清润之药切不可用。"黄元御之伤寒学术思想，师经方，法温补，而慎寒凉。如黄元御用温治衄，恐衄伤阳。苟若阳亡，虽有未亡之阴，谓之死阴。如果阴亡，尚有一线之阳，则阴犹能复生。

2. 力驳叔和，传经为热

传经为热，直中为寒，作为伤寒传经学说的重要内容，为大多数伤寒注家所赞同。黄元御认为，风寒侵入人体后由表及里进行传变，可按六经分为六个层次。其云："人之经脉自皮毛以至筋骨不过六层，太阳在表，次为阳明，次为少阳，次为太阴，次为少阴，次为厥阴。"他还注重风寒病因的不同传变规律，认为风邪传里易成热化之证，寒邪传里易成寒化之证。如黄元御曰："外感之病，入脏而生湿寒，来自伤寒者较多于中风；入腑而生燥热，来自中风者较多于伤寒。"另外，黄元御曰："脏阴衰者多传于阳明之腑……腑阳弱者，多传于太阴。"其以内因传变的疾病观，进一步指出："叔和混热病于伤寒……启后来传经为热之讹，注伤寒者数十百家，无不背仲景而遵叔和，一误之误，遗祸千古。"力驳伤寒传经为热之说，如《伤寒说意·理气解》云："风寒之伤人也，不能为寒，不能为热，视乎人之里气而为变者也。里气和平，则腑热不作，脏阴不动，终始在经，不能内传……里气非平，而表邪外束，腑阳盛者，则阳郁而生内热；脏阴盛者，则阴郁而生内寒……后世庸工，悖谬不通，乃有传经为热、直中为寒种种胡说，千载不得解。"依仲景"传经"与"直中"的概念而言，阳明病的"不能食，名中寒"，即是传经为寒；少阴热化证的"心中烦，不得卧"，即是直中为热。

黄元御力驳传经为热之说，与其贵阳气的思想密切相关。其云："阳生阴杀，显见之理。后世庸工，乃至滋阴而伐阳，泄火而补水，一临伤寒，先有传经为热语横塞胸中，至于证脉阴阳，丝毫不解，人随药死，枉杀多矣。"这里强调勿拘于传经为热说，必须根据证脉阴阳以断病求治，体现了黄元御辨证论治观和贵阳贱阴的思想。

3. 大倡三纲，论涉脏腑

风伤卫、寒伤营、风寒两伤营卫，被称为伤寒"三纲鼎立"之说。黄元御重视病因的辨证作用，认为风寒是伤寒病之病因，但由于风寒性质不同，会产生不同的证候。黄元御论涉脏腑，大倡是说，尝曰："风乃阳气之发扬，寒乃阴气之翕聚，气之不同也。"黄元御以前的错简重订流派，仅重视营卫与风寒外邪之联系，即风伤卫、寒伤营、风寒两伤营卫。黄元御还注重季节与风、寒二邪的关系，尝曰："风为春气，三春之月，天温日明，则人血淖液而卫气浮，故血易泻，气易行，以风不能伤也。值气凉而窍闭，得风气之疏泄，是以伤卫。寒为冬气，三冬之月，天寒曰阴，人血凝涩而卫气沉藏感之，以寒不能伤也，值气温而窍闭，得寒气之闭塞，是以伤营。"说明正常的风寒气候不足以致病，反常的风寒气候侵入人体才能发病。

黄元御认为："太阳经病不过风寒二者而已，风用桂枝，寒用麻黄，风而兼寒、寒而兼风，则有桂麻各半之方。”从而将大青龙汤证排除于三纲之外，并指出“垂青龙之方”，在于“灵通变化”，“以为风寒双感，误世非小也”。黄元御不仅认为“寒伤营者，营闭其卫，卫气外发则汗出而病解；风伤卫者，卫闭其营，营血外发则汗出而病愈”，而且还认为营卫的变动与脏腑有关。如其云：“营卫二气分司于肺肝，而总统于太阳。”黄元御将风寒、营卫、脏腑结合论述，较方有执《伤寒论条辨》仅从营卫论述更为确切全面。

将风寒营卫与脏腑结合而论，是黄元御伤寒两书的突出特点。如其云：“肝司营血，肺司卫气……风则伤卫，卫秉肺金之气，其性清降而收敛，则营郁而发热……寒则伤营，营秉肝木之气，其性温升而发散，得寒邪之束闭而营血愈发，则卫郁而恶寒。”风寒营卫对应肝肺，体现了人体营卫的整体观，是可贵的。

4. 分经分腑，腑经相连

六经发病分经腑（脏），则是黄元御伤寒学术思想的又一个重要特点。

黄元御认为，伤寒与温病发病不同。“温病内热素积，感必尽得”，而“风寒之家，起于外感，不缘内伤”。因此，伤寒发病之初，邪气稽留肌表，多有较为明显的经病阶段。只有当“里气不平”时，才由经病传于脏腑，形成脏病腑病。这是因为，“人之经脉至皮毛，以至筋骨，不过六层，太阳在表，次为阳明，次为少阳，次为太阴，次为少阴，次为厥阴……风寒感袭，受自皮毛，故太阳先病，经脉郁隆不得外泄，次第浸淫，相因而发”。从六经不同层次及六经各个阶段，论证六经分类经腑，阐发了经病腑病之说，确立了六经发病与辨证的大纲。

六经各有经病，但均由太阳一经所统，其道理是，“其人不入脏腑而但在经脉者，虽遍传六经而未经汗解，则必有太阳之表证；既有太阳表证，则不拘传至何经。凡在六七日之内者，中风俱用桂枝，伤寒俱用麻黄。此太阳之经病，而实统六经之经病，不须另立六经之法也”。黄元御首先肯定了六经皆有经病；其次，认为六经经病皆与太阳表证相关；再次，认为六经经病治无差异；最后，总结太阳总统六经经病。这些观点，从六经发病的整体着眼，从六经表证的治法着手，确有提纲挈领之妙。

经病腑病虽然有别，又非决然可分。故六经各经发病，常常有腑病连经、经病连脏的现象。如其云：“三阴篇全言脏病，太阴之桂枝，少阴之麻黄、细辛，厥阴之麻黄、升麻诸证，皆脏病之连经，非第经病也。”这里提出“连经”概念，进一步论证了六经发病的复杂性及六经分证的双重性。《伤寒说意》运用二经相似证候类比求其实质。如吐利之证候为阳明病、太阴病所常见，因病位不同，其病机亦有差别。黄元御曰：“太阴与阳明为表里，而升降不同，燥湿异性……阳明胃病之吐利，缘燥热之郁；太阴脾病之吐利，因湿寒之旺。”相似证候类比分析能审同析异，是揭示证候实质的可行方法。

5. 善用气化，主从合化

用气化学说释六经，始自明末清初医家张志聪，代有传人，黄元御亦是其中代表。《伤寒说意》《伤寒悬解》两书，不但在总论部分有专篇阐述气化思想，如言“六气司令”“一气独胜”“六气解”等，而且于每经病之篇首亦均以气化学说开篇，体现气化总统六经的指导思想。如“少阴篇”云：“少阴以癸水而化于君火……及其病则丁火上炎而为热，癸水下润而为寒，遂成冰炭矣。”而且指出：“少阴虽从君火化气，病则还其本源，寒水司权，有阴无阳。”其用气化学说，将少阴心肾水火之关系及从化缘由，阐述得较为明确，为少阴下面各条文方证之释，奠定了理论基础。

黄元御认为：“人有十二经，仲景伤寒但立六经者，从六气也”“经有十二，六气统之，两经一气，故亦曰六经”。这就是说，张仲景立三阴三阳六经的理论根据就是气化学说，六经即是六气，六气统领六经。具体而言，六气是“太阳寒水、阳明燥金、少阳相火、太阴湿土、少阴君火、厥阴风木”；病则“太阳是寒，阳明是燥，少阳是火，太阴是湿，厥阴是风，而惟少阴则不从热化而从寒化”。

综上所述，黄元御对伤寒学说确有独到的见解和深刻的阐发。如论传经、倡荣卫、分经腑、重中阳等。更为可贵的是，其将贵阳气、主气化、崇中气等学术思想贯穿、融汇到其治伤寒学之始终，在很多方面丰富了张仲景学说，实为其他伤寒注家所不及。

（三）对温病学的贡献

黄元御继承了《素问·热论》对温病的认识，结合张仲景的六经辨证，以营卫气血来解释温病病理，以调理脾胃为主治疗温病，以浮萍为常用药物，独具卓识，值得深入研究。

1. 本热论，分六经

黄元御关于温病的论述，主要集中于《四圣悬枢》之中。黄元御鉴于历代医家于瘟、疫、痘、疹四病，其论多杂乱无章，其药多孟浪不精，乃溯源《内经》《难经》，参以魏晋以来前贤之论，撰《四圣悬枢》5卷。第一卷论瘟病，第二卷论疫病，第三卷论痘病，第四卷论疹病。辨析四病原始要终，病因机转，以六经辨证解析八纲，所拟诸方均宗“四圣”之旨，并对时医多承家技、不辨温凉的弊端逐一予以批判。末卷伊公四问，补叙前四卷所未详者，是书发“四圣”之微蕴，参以自身临证经验，条分缕析，前后融贯，独具特色。《四库全书》评价《四圣悬枢》说：“谓寒疫、温疫、痘病、疹病皆由于脏气，世皆以小儿之痘为胎毒，非也；若能因其将发而急表散之，则痘可以不出，其说为宋以来所未有。”

黄元御在论温病时，首先定义了温病的概念：“秋冬感冒，名曰伤寒；春夏感冒，名曰温病。”“故秋冬之感证，统曰伤寒，春夏之感证，统曰热病。仲景之言伤寒，兼秋月之伤凉也；《素问》之言热病，兼春月之病温也。”这些议论明显继承了《素问·热论》的说法。

黄元御在《四圣悬枢·传经大凡》中，说明了温病传变的先后次第，即“一日一经，六日经尽，凡诸感病之大凡也。若伤寒，若中风，若温病、热病，若温疫、寒疫，若痘病、疹病，无不皆然。但温热必传脏腑，余则病由外感，原无内热，不必定传脏腑耳。程氏郊倩，谓温病传经，伤寒中风不传经，其论全非。惟两感之家，一日两经，则温热之所独有，而诸感病之所无也”。黄元御很扼要地说明了温病传变的先后次第，及温病最后入脏入腑是病变发展的必然趋势。例如，在《四圣悬枢·温病解》中的太阳经证，仅举出“头痛热渴”，温病卫闭而营郁，法当清营热而泻卫闭。一日之初，卫闭已见，营热方生，故一日太阳之治，宜凉金补水，而开皮毛，不易之法也。方用玄霜丹：浮萍、麦冬、元参、丹皮、芍药。阳明分列经证和腑证，经证举“目痛鼻干”，少阳经证仅举“胁痛耳聋”，太阴经证仅举“腹满嗌干”，少阴经证仅举“干燥发渴”，厥阴经证仅举“烦满囊缩”等。在三阳经之后，又列“三阳传胃”，在三阴经之后，又列“三阴入脏”，均简明扼要地加以说明。黄元御在“三阳传胃”中说：“温病内热素积，断无但在经络不传胃腑之理，缘其经热郁隆，外泄无路，而胃腑积热，自当感应而发。但胃热大作，必在三日之后，经热不解而后腑热郁动，此自然之层次。”他在“三阴入脏”中说：“温病内热蓄积，交春夏而受感伤，内热郁隆，原无但传经络、不传脏腑之理，第传脏传腑必在三日之外”；“阳盛于外而根于内，三日之内病在三阳，阳盛于外，故但是经热而已。三日之外，病入三阳而脏阴消烁，已化亢阳，则非止经热而已矣。积热郁伏，是以内传脏腑耳”。这种治疗方法，既有很好的疗效，也有很好的操作性，为按部就班、有条不紊地治疗温病提供了可遵循的依据。

由于温病与伤寒病因不同，初期的证候表现和发展趋势等都不一样，经过历代医学家的努力，至清代，叶天士在总结前人治疗温病经验的基础上，提出了以卫气营血作为温病的辨证纲领，为温病学的形成奠定了基础。而黄元御以六经辨治温病，可以说独树一帜，他既反对用麻、桂，也反对治疗温病一概用寒凉之品。今天看来，黄元御治疗温病的法和方，虽不及清代叶、薛、吴、王等温病大家的贡献，但其治温经验仍有值得借鉴参考的价值。

2. 以营卫，解气血

黄元御论营卫气血与叶天士不同，他认为温病主要由伏寒化温而来，疫病是感岁气之偏而得，对其发病的解释都是根据风伤卫，寒伤营。黄元御指出：“疫病之邪，虽备六气，而寒温为多。温疫感春夏之风，寒疫感秋冬之寒。风为阳邪，感则伤阳，寒为阴邪，感则伤阴。卫气为阳，故中于风。营血为阴，故伤于寒。”又云：“中风之病，己土与木火受之。木火主血，随己土而上升，以阴体而抱阳魂，故血常温升而内发，中风而血不外达，是以病在血分。气清而孕水，故气病则寒盛，而为伤寒；血温而孕火，故血病即热盛，而为温病。”

重视中气，是黄元御重要的医学思想。其尝谓：“土者气血之中，血化于己土而气化于戊土，血伤则己土病，气伤则戊土病也。”黄元御论中，还将营卫与脾胃对应。其云：“肺藏卫气，肝藏营血。寒伤营者，以卫气肃静，孔窍合而寒莫由入，是以不伤，惟血温而窍开，乃伤于寒。风伤卫者，以营血蒸动，孔窍开而风随汗解是以不伤，惟气凉而窍合，乃伤于风。然寒伤营血病则在卫，以营性升发，一被寒邪闭其皮毛，则营愈欲发，外乘阳位而束卫气，故卫闭而恶寒。风伤卫气病则在营，以卫性降敛，一被风邪开其汗孔，卫愈欲敛，内乘阴位而逼营血，故营郁为热。”黄元御认为，温病疫病中之温疫、疹病性质都属热，其基本病机改变是“卫闭营郁”，而疫病之寒疫及痘病的病机为“营闭而卫郁”。对各经症状也是从这一基本病理变化出发而加以阐释。如对太阳经证头痛热渴等主证解释说：“太阳以寒水主令，手太阳以丙火而化气于寒水，阴盛则壬水司气而化寒，阳盛则丙火从令而化热，故太阳以寒水之经而易于病热。温病之家，冬不藏精，相火升泄，伤其寒水闭蛰之气，火旺水亏由来已久，及其春夏并感，卫阳闭密，营热郁隆，寒水之气愈亏，故受病一日，即发热作渴而恶寒也。”这就对温病初起为什么性质属热者发热而不恶寒，性质属寒者发热恶寒解释得非常清楚，从而据此确立了相应的治法，即“温疫传腑，当清其腑热，以发营血；寒疫传脏，当温其脏寒，以发卫气”。

黄元御以六经辨治温病，以营卫气血解释疾病的发病机制，可以说是灵活运用《伤寒论》的典范，不愧为善学、活用张仲景学术之大家。

黄元御治病崇尚温补，主张扶阳抑阴，所以治疗温病重视中气是其温病学术思想的突出特点。虽然温病与伤寒及其他内伤杂病不同，但黄元御治温病仍非常重视中气。凡温病之属，其性属热，则其病变可归结为胃阳旺而脾阴衰。阳明以燥金主令，“胃土燥热，必伤脏阴，其肺脾津液，肝肾精血，久为相火煎熬，益以燥热燔蒸，脏阴枯竭则人死矣”。阳明戊土胃居三阳之长，温病阳盛之极，必皆归阳明胃腑。所以黄元御认为：“温病三日之外，三阴脏病悉以胃热为之根本，虽曰五脏六腑皆受病，而阳明胃腑实其纲领也，其里热发作不拘在何脏腑，总以泄胃为主而兼清本部。”

寒疫、痘病亦属温病，但其性质属寒，其病机可归结为脾阴旺而胃阳衰。一般认为，温病伤阴，故人多死于竭阴。而黄元御则认为，“寒疫之死，死于胃阳之虚”。又如痘病，黄元御认为“阳贵阴贱，凡病皆然，至于痘家尤为甚焉”“痘家自始至终全赖阳旺，阳减一分，则其异时发达收结，必有一分”，其治疗也理应“抑阴扶阳”。

黄元御治疗温病从调理脾胃入手，但治法灵活。黄元御以为仲景论温，但戒汗下火劫，未尝立法。温病治法，不离汗、下两义，但须清凉滋润而已。对待具体病证，尤其是温病，黄元御不局限于崇阳卑阴，对大黄、芒硝、石膏等寒凉之品也有较多应用。如以“麦冬润阳明之燥，以地黄滋太阴之湿”，重点在于纠正阴阳的盛衰，并非一味温阳燥湿。

（四）对妇科的贡献

黄元御的代表作《四圣心源》，对女科经、带、胎孕、产后、热入血室和骨蒸诸病证治，均本崇阳卑阴之论。其言治疗妇科疾病首在调经，而“调经养血之法，首以崇阳为主”。其次强调妇人杂病，病位多在肝脾两经，病机多为水寒土湿、木郁风动、邪气淫溢。黄元御妇科学术思想，发《素》《灵》《金匮》之微蕴，论点精辟，见解独特。笔者略举要者探讨于后，以供参考。

1. 调经养血，首崇中阳

黄元御认为，妇人之质有异于男子，病则多宜培补疏调，最忌寒凉伐泄。谓先哲仲景示以温经之法，可以作为妇科之准绳。黄元御从生理上精辟论述了脾、肾、肝三脏在妇科疾病方面的密切联系。尝言：血生于脾，藏于肝，而总统于冲、任二脉。脾统血，喜燥而恶湿；肾藏精，其性闭蛰，主冲任二脉；肝主疏泄，性喜条达，生于肾水而长于脾土。疏泄太过，则月事先期而至，甚则崩漏不止；疏泄不及，则月事后期方来，甚则闭结断绝。肝肾阴旺，经血凝瘀，紫黑成块，腐败不鲜，甚则绝产不生，以致亡身损命。故言治疗妇科疾患，首在调经，此乃黄元御心得之言。

黄元御认为：“调经养血之法，首以崇阳为主。”经血原化生于脾土，脾阳左旋，温升而生营血，血藏于肝而总统于冲任。肝主疏泄，性喜条达，生于肾水而长于脾土。若水土温暖，则生发之令行，肝木条达，月经调畅；反之，水土寒湿，不能生长肝木，则木气郁陷，疏泄不遂，冲任失调，月经病作。其云：“水谷入胃，脾阳磨化，渣滓下传而为粪溺，精华上奉而变气血。气统于肺，血藏于肝。肝血温升而化阳神，肺气清降而产阴精。”五脏之精气“总由土气所化生”。若“中气衰则升降窒，肾水下寒而精病，心火上炎而神病，肝木左郁而血病，肺金右滞而气病”。所以“四维之病，悉因中气”。首建中州以资经血生化之源，疏肝理气以调经期之先后，温肾潜阳以固其根本，多宜培补疏调，最忌寒凉伐泄。“医家之药，首在中气……泄水补火，扶阳抑阴，使中气轮转，清浊复位，却病延年之法，莫妙于此矣！”其云“经血之原化于己土，脾阳左旋，温升而生营血……血藏于肝而总统于冲任。阴中阳盛，生意沛然，一承雨露，煦濡长养，是以成孕而怀子”，所以强调“调经养血之法，首以崇阳为主”。

黄元御基于这种崇阳卑阴的学术思想，针对阳衰、水寒、土湿、木郁诸种病机，治从扶阳抑阴入手，处处顾护阳气，用药喜热而恶寒。如治经脉闭结立桂枝丹皮桃仁汤（桂枝、芍药、丹皮、桃仁、甘草、茯苓、丹参）；治经漏立桂枝姜苓汤（甘草、茯苓、桂枝、芍药、干姜、丹皮、首乌）；治经水先期立桂枝姜苓汤（同上）；治经水后期立姜苓阿胶汤（丹皮、甘草、桂枝、茯苓、干姜、丹参、首乌、阿胶）；治经前腹痛立苓桂丹参汤（丹皮、甘草、丹参、干姜、桂枝、茯苓）；治经后腹痛立归地芍药汤（当归、地黄、芍药、甘草、桂枝、茯苓、首乌）等。其辨证得体，常可应手取效。

2. 妇人杂病，多调肝脾

黄元御指出：“土湿木郁，生气不达，奇邪淫泆，百病丛生。”所以，妇人杂病，多在肝脾两经，且“阳虚积冷者多，阴虚结热者少，以其燥热在肝胆，湿寒在脾肾。土湿木郁而生表热者十之八九，土燥水亏而生里热者百无一二”。妇人杂病，多因水寒土湿，木郁风动，邪气淫泆所致。

验之临床，阳虚积冷者多，阴虚热结者少。因水寒土湿而致木郁者十之八九，因土燥水亏而生燥热者不过十之一二。太过不及，虽缘于脾湿肾寒，肝气郁陷，亦缘于肺胃降敛之失常。所以然者，脾胃同属中土，互为表里，胃喜润而恶燥，与脾互为既济。脾湿则胃逆，胃逆则肺无降路，故肺胃降敛失常。降敛不及，则肝气疏泄愈甚，降敛太过，则肝气郁遏愈加。治应溯本求源，首当健运中州，以资经血化生之源；疏肝理气，以调经期之先后；温肾潜阳，以固其根本。

另外值得一提的是，黄元御特别推崇当归芍药散。《金匮要略》云：“妇人腹中诸疾痛，当归芍药散主之。”黄元御认为，此论提纲挈领，当归芍药散组方简捷，药味平和无损，功能健脾渗湿，疏肝止痛，切中病机。不惟主妇人腹中诸疾痛，根据脉证加减化裁，适用于绝大部分妇科杂病。

【临证经验】

一、脉法精辟

黄元御省病问疾，首重脉诊，脉诊造诣极高，尤对《伤寒论·辨脉法》之诠释甚精。《伤寒悬解·脉法上篇》指出医生需“精熟仲景脉法，游心于虚静之宇，动指于冲漠之庭，以此测病，亦不啻鬼谋而神告已”。在《四圣悬枢·脉法解》中，对寸口脉法、寸口人迎脉法、三部九候脉法、脏腑脉象、四时脉体、真脏脉义等，均以《内经》《难经》、张仲景脉法为本，分别做了精湛的论述。黄元御对浮、沉、迟、数、滑、涩、大、小、长、短、缓、紧、石、芤、促、结、弦、牢、濡、弱、散、浮、动、代等二十四脉，以阴阳为纲，结合五行，精辟论述每种脉象的临床意义，以此阐发“四圣”之微旨，启迪后学。其具体学术特点如下。

（一）天人相感，脉法相应

天地之气，春生、夏长、秋收、冬藏。黄元御认为人与天地相应，所以人之脉象与四季相应，随四季气候之变化而变化。阳气主生长，故脉见升浮，所以春之脉升，夏之脉浮；阴气主收藏，故脉见沉降，所以秋之脉降，冬之脉沉。升降浮沉，随时令而变化，毫发不爽。故《素问·脉要精微论》云："天地之变，阴阳相应……阴阳有时，与脉为期……春日浮，如鱼之游在波；夏日在肤，泛泛乎万物有余；秋日下肤，蛰虫将去；冬日在骨，蛰虫周密，君子居室。"《伤寒论·平脉法》曰："春弦秋浮、冬沉夏洪。肾沉心洪、肝弦肺浮。"弦者，浮升之象；洪者，浮之极；浮者，金气方收，微有降意，而未遂沉；沉者，降之极。春脉沉而微浮，夏脉全浮，秋脉浮而微沉，冬脉全沉。

黄元御引用《素问·阴阳应象大论》所云"善诊者，察色按脉，先别阴阳"，认为五脏属阴在里，六腑属阳在表，属性不同，故脉象亦异。浮取而得之者为腑脉，多见数象；沉取而得之者为脏脉，多见迟象。所以然者，阳外而阴内也。《伤寒论·辨脉法》曰"浮为在表，沉为在里，数为在腑，迟为在脏"，即是此意。而平人之脉，则是腑气内交，脏气外济，阴平阳秘，脉象调匀，不浮不沉。寸脉本浮，一交秋冬，则见沉意；尺脉本沉，一交春夏，则见浮机。腑病则其气不内交，故脉象但浮而不沉，脏病则其气不外济，故脉象但沉而不浮。

（二）胃气为本，常脉细濡

黄元御认为，五脏皆禀气于脾胃。五脏之气，不能自至于手太阴，必附之于胃气乃能至。有胃气之脉曰常脉，或曰平脉。常脉之象，不浮不沉，不大不小，来去从容，细长和缓，有神有根，呼吸定息，脉来五至。肝脉弦，脉来软弱轻虚以滑，端直以长；心脉洪，脉来浮大，来盛去衰；肺脉涩，脉来轻虚以浮，来急去散；肾脉沉，脉来沉细以搏；脾脉缓，脉来濡缓，不疾不徐，来去从容。如是者均谓之常脉，得常脉者为平人。若邪气盛而精气衰，胃气败，四维失养，脉无胃气，则真脏脉独见，或弦，或钩，或毛，或石而坚。脉以胃气为本，故谓："有胃气则生，无胃气则死。"真脏脉见，病多危笃，难以救挽。所以然者，脾胃为后天之本，四维之母，母气亏败，子气必虚，故脉见真脏。

黄元御以细濡脉为常脉，来说明中气的重要性。细脉为肾之本脉，濡脉为脾之本脉。肾为先天，脾为后天，先后天之气旺，则脉见细濡。换言之，细濡脉为有胃气之脉，亦即常脉。所以，平人之脉均见细濡之象。脉见细濡，虽病也较易治，预后亦佳。若先天之气衰，则脉之细象不显；若先天之气绝，则脉之细象全无；若后天之气衰，则脉之濡象不显；若后天之气绝，则脉之濡象全无。脉不见细濡，即是无胃气之脉，真脏之脉，多属危候，或为不治之症。

（三）分候脏腑，升降脉验

气口即寸口，分寸、关、尺三部。《灵枢·经脉》云："经脉者，常不可见也，其虚实也，以气口知之。"所以，气口独为五脏主也。关前为寸，关后为尺，尺为阴而寸为阳，关为阴阳之中气。心与小肠，候于左寸；肺与大肠，候于右寸；肝与胆，候于左关；脾与胃，候于右关；肾与膀胱，候于两尺；三焦、心包，均属相火，随水下蛰，所以亦候于两尺。

黄元御以寸关尺分候脏腑，来诊察五脏之气的升降。若寸脉但浮而不沉，为阳气上逆而不下交于阴；若尺脉但沉而不浮，为阴血下陷而不上交于阳。如此则水火分离，上热而下寒，诸症丛生。升降阴阳之权，全在中土。土气冲和，则脾土升运，肝肾随之温升而化清阳；胃土顺降，心肺随之清降而化浊阴。阴阳交济，所以寸脉浮中带沉，尺脉沉中带浮。风为百病之长，肝为五脏之贼。内外感伤，多致土弱不能达木，致使木气郁遏，肝病下陷而胆病上逆。木邪横侵，克伐中土，致使脾之清阳不升，胃之浊阴不降，则两关脉大。肝脾郁而不升，则大脉见于左关；胆胃滞而不降，则大脉见于右关。戊土不降，碍甲木下行之路，胆木势必逆升，化生相火，上炎而刑肺金，肺金被刑，清气郁蒸而生上热，致使肺失清肃降敛之常，则右寸脉大。己土不升，碍肝木升发之路，生意抑遏，势必下陷，癸水虚寒而不温，则左尺脉大。肺金上逆而不降敛，致使君火失根而上炎，则左寸脉大。肝木下陷而行疏泄，致使相火泄露而不藏，则右尺脉大。大为有余之象，有余则病，故《素问·脉要精微论》言“大则病进”。黄元御云：“大则病进，正虚而邪旺也。”《素问·评热病论》云：“邪之所凑，其气必虚。”病进则正气必虚，虚则脉当见不足之象，故于脉之有余之中，当见不足之意。若能知此，则脉理之精蕴，可得之也。概而言之，两寸关大者，为浊阴上逆而上热作，两尺关大者，为清阳下陷而下寒生。两关寸大者，为气滞不降，两关尺大者，为血瓣不升。右关寸大而滞者，为肺胃气滞不降。右关寸大而弦短者，为甲木克伐戊土，胆胃气滞不降。左关尺大而涩者，为肝脾郁而不升。左关尺大而弦长者，为乙木克伐己土，肝脾郁陷不升。左关尺、右关寸大者曰“格”，系脾陷而胃逆，上热下寒之证。右关尺、左关寸大者曰“关”，系肺家虚弱，不能清肃降敛，因而心火无制而上炎。金弱不能制木，肝木旺而行其疏泄，致使三焦相火不秘而陷泄，胆木过旺，化生相火而上逆。更参脉之稍大、略大、略显等微细差别，以察邪正之消长、病势之浅深。

二、方药探讨

黄元御认为，遵“四圣”是业医之正道，再三告诫惟“四圣”为绳墨。如《玉楸药解》有言：“昔神农解药，黄帝传医，仲景先生继黄农，圣作明述于是备焉。”所以其遣方用药亦尊崇“四圣”，本于仲景、神农。

黄元御治方主要见于《四圣心源》，论药主要集中在《长沙药解》《玉楸药解》两书中。《玉楸药解》先明性味功能，继述其药用之方证，后分析方药功能，从而阐明用药规律。药性方用比较全面、纲目明晰是《长沙药解》的主要特点。现就药解两书特点试做概述。

黄元御在阐明方药的同时，往往与相类之药对比，寓以辨证之意。如于人参条下，针对白术与人参均能止渴，但其病机证治不同，辨证曰：“白术止湿家之渴；人参止燥证之渴。白术渗湿，散浊气而还清，清气飘洒，真液自滴（即白术助脾散精）。人参润燥，蒸清气而为雾，雾气氤氲，甘露自零（即和津益气，助其正津敷布）……加人参于白虎之内，化气生津，止渴涤烦，清补之妙未可言喻。”于大枣条下，大枣与人参同为补益之品，但二者功用有异，为教人明了其用，故对二药详加论述。其云：“大枣……气味甘香，直走中宫而入脾胃……味浓而质厚，则长于补血而短于补气。人参之补土，补气以生血也，大枣之补土，补血以化气也，是以偏入己土，补脾精而养肝血。凡伤肝脾之病，土虚木燥，风动血耗者，非此不可。”从此看出，虽名“药解”，其所阐甚深甚广，熟读之，则知其以药系方，以方言证，病机、辨证亦概其中，实有理法方药相贯之妙。

综观《长沙药解》对诸药所做论述，即知其“排比方药，以求其性；贯串大义，以达其用；探赜索隐，钩沉致远”之意。如甘草，先述其性味功用，曰：“味甘气平性缓，入足太阴脾、足阳明胃经……培植中州、养育四旁，交媾精神之妙药，调济气血之灵丹。”后以药带方，阐明证治。先论其为主药代表方曰：“《伤寒》炙甘草汤治……伤寒脉结代，心动悸者。”并分析其处方用药之义。其他如甘草泻心汤、甘草粉蜜汤、甘草汤等亦然。亦谈某方有此药之用，如四逆汤、四逆散、甘草干姜汤、甘草麻黄汤、调胃承气汤、白头翁加甘草阿胶汤，凡所论及，即引《伤寒论》《金匮要略》原文本义加以阐释，以明其用。随后又对甘草功用以“六经所化”理论加以探索，并归纳其用曰：“甘草气色臭味中正和平，有土德焉，故走中宫而入脾胃……脾胃者，精神气血中之皇，凡调济气血交媾精神，非脾胃不能，非甘草不可也。”甘草之功大用广即见，故首论之。然甘草之用有生、熟之异，亦加说明曰：“熟用甘温培土而补虚，生用甘凉泄火而消满。凡咽喉肿痛及一切疮疡热肿，并宜生甘草泄其郁火。”

（一）治本中阳，实践为先

重视中气升降，贵阳贱阴，以调理肝脾为主，是黄元御最基本的学术思想，贯穿于黄元御对人体的认识以及临床辨证、遣方用药等各个环节之中。而贵阳贱阴，是黄元御最基本的学术思想之一。这种思想的形成，也与其自身目病的经历有关。黄元御因患目疾，因庸医误治，屡用苦寒泄下，使脾阳大亏，数年之内，屡病中虚，因此对眼科用药有较多阐发。在《玉楸药解》中，对温香之药，如砂仁、补骨脂等称为上品，多誉扬之；而对苦寒之品，如礞石、硼砂等称之为“非循良之性”，尽属贬责之句。这和前面提到的黄元御主张扶阳抑阴、重视中气升降有关。黄元御将健脾温中、燥湿祛寒、疏肝解郁等法联系起来，形成了自己独特的学术观点。虽不免有所偏执，却是亲身体会的心得之言，也有可取之处。

《玉楸药解》中，涉及目痛之药甚多。如金石部 36 味药中，竟有 16 味药涉及目痛，可能与其患目疾失明有关。如炉甘石“最能收涩合疮，退翳除烂，但病根深重，不能点洗收效，必须服药饵，用拔本塞源之法”。说明应标本兼顾，内外并治。另外指出，贵重药物未必有效，如珊瑚“磨翳消障，功载本草，而取效甚难，至谓化血止衄尤妄”“磨翳退障，存此一说，然未能奏效”。这些说法应该都是临床实践后的体会。

黄元御认为，人身之贵，莫过阳气；阳复则生，阳旺则康。反之，阳气衰败，则水寒土湿，肝郁脾陷，枢轴不转，清浊不得升降，而导致各种疾病，甚至泯灭生机，令人损寿。如肉桂条载：“血中之温化火，为热之源也。温气充足，则阳旺而人康。温气衰弱，则阴盛而人病。阳复则生，阴胜则死”“阳神司令，阴邪无权，却病延年之道不外乎此”。黄元御把遗精崩带、癥结痹痛、失血吐衄等许多疾病的病因，都归结为水寒土湿、肝郁脾陷，从而确立了扶阳抑阴、疏肝健脾、升举清气这一重要的治疗原则。如“益智仁”条载：“男子遗精淋浊，女子带下崩漏，皆水寒土湿、肝脾郁陷之故。”“肉桂”条载：“凡经络堙瘀、脏腑癥结、关节闭塞、心腹疼痛等证，无非温气微弱、血分寒凝之故。”甚至认为“桂枝能温散发舒，性与肝合，得之脏气条达，经血流畅，是以善达脾郁……大抵杂病证百出，非缘肝脾之陷，则脾胃之逆，桂枝既宜于逆，又宜于陷，左之右之无不宜之。良工莫悉，殊效难详。凡润肺养血之药，一得桂枝，化阴滞而为阳和，滋培生气，畅达荣华，非群药所能及也”。其指出凡润肺养血之药，得到桂枝能化阴滞而为阳和，足见用药别有心得。

临证用药，必须辨证求因，抓住病之根本，才能取得良好的效果。黄元御尤其强调这一点。如其在“密蒙花”条中指出：“治病不求根本，不解眼病根源，浪用一切清凉发散之药，百治不得一效。”黄元御十分反对头痛医头、脚痛医脚的盲目用药方法。他曾指出：“菊花清利头目，治头目疼痛眩晕之症，庸工凡治头目，无不用之，今古相承，不见其效。不知头目眩晕，由湿盛上逆，浊气充塞，相火失根，升浮旋转而成，愚妄以为头晕而用发散之药，此十试不灵之方也。”因此，黄元御提出“但须精解病源，新制良方，用之得效”。

（二）扶阳抑阴，善调肝脾

黄元御在解释病因病机时，强调阳衰、水寒、土湿、木郁的因素。在治疗上强调泄水补火、扶阳抑阴为治疗大法。《四圣心源·劳伤解》首方“黄芽汤”就是一首崇阳补火、培土泄水的代表方。“黄芽汤，人参三钱，炙甘草二钱，茯苓二钱，干姜二钱，煎大半杯温服。中气之治，崇阳补火则宜参姜，培土泄水则宜苓甘”。《四圣心源》中载黄元御自拟方140首，其中107方用甘草，78方用茯苓，70方用桂枝，39方用干姜，以用温补之品较多，从而可以说明黄元御在治疗上明确强调了泄水补火、扶阳抑阴，处处重视中气的治疗大法。《四圣心源·杂病解》篇中所列举的51首方剂，有20首由桂、姜、苓、甘配伍而成。如鼓胀篇中的桂枝姜砂汤、苓桂浮萍汤、苓桂阿胶汤、苓桂半夏汤等。

黄元御认为，阳微火衰之因，必责之于脾。“木火之生长全赖脾土之升，脾土左升，木生于东而火长于南……脾土不升，木火失生长之政，一阳沦陷，肾气渐亡，则下寒而病阳虚。”（《四圣心源·劳伤解》）其在病机中提出的阳衰、水寒、土湿、木郁，基点无不系于中气之升降，其补火扶阳主要指温中燥土、温阳补火，实以培土健中为不易之法。如白术，先述其性味，后为说明白术“善止呕吐，升清阳而消水谷，能医泄利”之理，又云：“胃降则空虚而善容，是以食下而不呕；脾升则摩荡而善腐，是以谷消而不利。五行之性火燥而水湿，太阴脾土升自水分，从水而化湿；阳明胃土降于火位，从火而化燥。太阴之湿济阳明之燥，阳明之燥济太阴之湿。燥湿调和，中气轮旋，是以胃纳脾消，吐利不作。”先阐明了脾胃功能，后又从脾胃功能失职的角度加以论证。其云：“燥日消而湿日长，湿则中气凝郁，枢轴不运，升降反作，脾胃逆……水谷不消而为泄；胃逆……饮食不纳而为呕。”至此则呕、泄机制悉明。其又论功用主治曰：“补中燥湿，止渴生津，最益脾精，大养胃气，降浊阴而进饮食，善止呕吐；升清阳而消水谷，能医泄利。”继论其在《伤寒论》《金匮要略》中桂枝附子去桂加白术汤、越婢加术汤、麻黄加术汤、理中丸（汤）、白术散诸方中的运用。论中不仅阐明原文中证治，为便于临床运用，复以理中汤方为例，对方之配伍加以详析，以明白术之用。最后，结合临床体会，总结其配伍运用说：“白术性颇壅滞。宜辅之以疏利之品，肺胃不开加生姜、半夏以驱浊，肝脾不达加砂仁、桂枝以宣郁，令其旋补而旋行，则美善而无弊矣。”

黄元御认为，五脏之中肝脾关系最为重要。强调脾属土居中，为气机升降之枢轴，肝秉春生少阳之气，疏泄条达，具蓬勃生机。肝脾功能正常，则清升浊降、生机旺盛，疾病无处可存。因此，治疗中注意随其本性，临证多用苦温之味运脾燥湿，甘温之味升举清气，辛温之味助肝之温气疏泄条达，以升清降浊、调理枢机。治疗上的一个重要法则，就是“温升其肝脾，清降其肺胃”。凡此种种，可见其对药物体会深刻，应用灵活。自清代迄今，黄元御“肝脾为病，易于郁陷；胆胃为病，易于逆行”的病机观点，被后世医家广泛运用于临床，比较符合临床实践，具有一定的指导意义。

（三）结合因机，明辨异同

古人论述药物一般只列药物功效，而不做详细解释。黄元御对药物的认识，源于神农、张仲景，更通过医疗实践加以丰富。《玉楸药解》中，根据实践体会，结合病因病机来进行研究，提出许多独到见解。如其论述补骨脂能治阳痿遗精时说：“阳衰土湿之家，中气堙郁，升降失位，火金上逆，水木下陷，夜而阴旺湿增，心肾愈格，子半阳升之际，木气萌升，不能上达，湿气下郁，遂兴阳而梦泄，此宜燥土泄湿，升脾降胃，交金木而济水火。”而补骨脂正适其用。这样从病因病机上加以解释，则能使读者深刻理解药物的功效，便于辨证应用。黄元御治病喜用健脾燥湿、温中散寒、疏肝解郁之法，从一个侧面反映其重视中气升降的学术思想。黄元御精研《伤寒论》《金匮要略》数十载，“远考农经，旁概百氏”。《长沙药解》中内容，因袭前人者略，确有己见者详，详略有致，独具特色。如谓桂枝“入肝家而行血分，走经络而达营邪，善解风邪，最调木气，升清阳脱陷，降浊阴冲逆，舒筋脉之急挛，利关节之壅阻，入肝胆而散遏抑，极止痛楚，通经络而开痹涩，甚去湿寒，能止奔豚，更安惊悸”。芍药“入肝家而清风，走胆腑而泻热，善调心中烦悸，最消腹里痛满，散胸胁之痞热，伸腿足之挛急。吐衄悉瘳，崩漏胥断。泄痢与淋带皆灵，痔漏共瘰疬并效”。对方药诠释多有独到之处，为前人所未及。其论药性，高度概括，寥寥数语，即可概其大要。

临床上，同类药物，或功效相似之药，往往很难区别其应用。黄元御则善于运用对比方法，对作用相似的药物互相辨析，从而使医者可以准确地把握药物特性。如“南星功同半夏而猛烈过之”“松子仁与柏子仁相同，收涩不及而滋润过之”，而“红豆蔻调理脾胃，温燥寒湿，开通瘀塞，宣导瘀浊，亦与草豆蔻无异，而力量稍健，内瘀极重者宜之”。黄元御用分析对比之法，则能明确其异同。如苍术与白术，黄元御分析指出：“白术守而不走，苍术走而不守，故白术善补，苍术善行。其消食纳谷，止呕住泄亦同白术，而泄水开郁，苍术独长……白术入胃，其性静专，长于守；苍术入脾，其性动荡，故长于行。入胃则兼辛金而降浊，入脾则并走乙木而达郁。白术之止渴而生津者，土燥而金清也；苍术之除酸而去腐者，土燥而木荣也。白术偏入戊土，则纳粟之功多；苍术偏入己土，则消谷之力旺。己土健则清升而浊降，戊土健则浊降而清升。然自此而达彼者，兼及之力也；后彼而先此者，专效之力也。若是脾胃双医，则宜苍术白术并用。”如此，则苍术、白术之区别运用自然明了。再如，“草豆蔻调和脾胃，温燥寒湿，运行郁浊，推宕陈宿，亦与砂仁相仿，而性气顽烈，内郁稍重者宜之”。黄元御抓住了药物作用特点，强调医者可以根据效力之大小强弱，临证灵活选用。

（四）熟知药性，慎用毒药

药有个性之特长，方有合济之妙用。一药难治诸证，必须配伍得宜，才能发挥作用。黄元御在论述药物时，强调配伍之重要性，如何首乌“滋肝养血，则魂神畅茂，长生延年，理有必至，但宜加以扶阳之药，不可参以助阴之品”。益智仁“和中调气，燥湿温寒，遗精与淋浊俱治，吐血与崩漏兼医”，然“非泄水补火培土养中之药，未能独奏奇功”。黄元御精研本草，熟知药性。其论药性，高度概括。如论芍药“其败土伐阳虽未如地黄之甚，然泻而不补，亦非虚家培养之剂也”；猪苓“渗利泻水较之茯苓更捷”；天冬“润泽寒凉，清金化水之力十倍麦冬，土燥水枯者甚为相宜”；天竺黄“泄热宁神，止惊除痰”；枸杞“补阴壮水，滋木清风”；楮实子“起痿助阳，利水消肿”等。同时，特别强调必须配伍得宜，才能相辅相成，组成良方，获得妙用。

黄元御认为，温病有热性和寒性两大类，其中又以属热者为多。两者虽同属温病范围，但其病机不同。特别是初期阶段，如上文所述属热者为“卫闭而营郁”，属寒者为“卫郁而营闭”。观其治疗用药亦不相同，黄元御用药多根据《伤寒论》进行加减变通，如解表邪，热用浮萍，寒用紫苏，以麦冬润阳明之燥，以生地滋太阴之湿，以知母、天冬清金而壮少阴之水，以当归、丹皮、白芍凉血润燥而熄风。多数方剂皆以以上药物为主加减出入，其中以浮萍解表是其用药一大特点。黄元御运用浮萍以治春夏病感，外邪伤营卫，卫闭而营郁。浮萍之功，相当于麻黄而大于麻黄。选用浮萍，借其发散之性，以开泄卫气之闭。营热之郁亦通过表药发泄之，即“火郁发之”之意。如治疗温病，自制元霜丹、素雪丹、黄酥丹、紫玉丹、苍霖丹，皆用浮萍。黄元御在“温病解”中治疗用方共有8首，其中5方用了浮萍。又如在治温疫的16方中，有8方用了浮萍。在治疹病的20首方剂中，有11方用了浮萍。

此外，黄元御对药物功效禁忌的深刻认识，还反映在他慎用有毒药物，坚决反对服石求仙。黄元御认为，毒剧药物固然有一定的疗效，但毕竟对人体有很大的危害性，迫不得已方可用之，用时也要小量渐加，适可而止。故有“大毒治病，十去其六”之说。黄元御曾因庸医误用药而损目，亲身体会更使他感到必须慎用毒剧药物。如“轻粉辛冷毒烈，服之筋骨拘挛，齿牙脱落。庸工用其多治杨梅恶疮，多被其毒，不可入汤丸也。《本草》谓其治痰涎积滞，鼓胀水肿，良药自多，何为用其！”其在《玉楸药解》中，深刻地批判了服石求仙之说。如金屑，其云：“《本草》谓其能止咳嗽吐血，惊悸癫痫。方士制炼服饵，以为长生不死，荒诞极矣。或谓生者有毒，死者无毒，胡说之至！庸工每常用之。即至少服不致杀人者，而惊悸自有原本，镇重之物，何能得效！”

（五）遵古炮制，巧用剂型

黄元御一扫清代炮制日趋繁杂、华而不实的状况，而归真反璞，继承了古法炮制简单、实用的优点。如清代炮制半夏，有的用辅料达14种之多，时间长达三四十天之久。其书中对与半夏性质相近的南星的炮制方法仅载“水浸二三日，去其白涎”。显然，这与仲景制半夏仅曰“汤洗”是一脉相承的。其他，如木香“面煨实大肠，生磨消肿病”；牵牛子“去皮研末”；使君子空腹食仁，豨莶草、巴戟天宜用酒服或酒制等，都是颇有见地的。又如，黄芩“内行醋炒，外行酒炒”；百合“水渍一宿，白沫出，去其水，更以泉水煎汤用”；代赭石“煅红醋淬，研细绵裹入药煎”；

禹余粮“煎汤生用，作丸散煅红醋淬研细用”；生地“晒干生用。仲景方中生用，是用鲜者取汁”；对虫类药均“炒枯存性研细用”，以减少副作用，增强疗效；葛根“作粉最佳，鲜者取汁用甚良”。即使同一药物，采用不同的修治方法和药用部分，也会产生不同的疗效。如黄芪“蜜炙用……生用微凉，清表敛汗宜之”；甘草“上行用头，下行用梢，熟用甘温培土而补虚，生用甘凉泻火而消满。凡咽喉疼痛及一切疮疡热肿，并宜生甘草泻其郁火，熟用则去皮蜜制”。

黄元御临证，所选剂型和给药途径灵活多变，因病因药而异。芳香理脾药多炒研冲服，而不用汤煮，以免减弱药效。如白豆蔻“味辛气香……研细汤冲”；红豆蔻“味辛气温……去壳研用”；砂仁“味辛气香……去壳炒研汤冲服，则气足”。对虽属味辛气香，但不宜研细冲服的药物，则采用变通方法，改用小蜜丸，既保留其辛香之气，又可避免不良刺激。如“肉蔻辛香，颇动恶心，服之欲呕，宜蜜小丸，烘干汤送”。

血肉有情之品多熬膏服，以收缓图滋补之效。如鹿茸“研碎，酒煮去渣，熬浓，重汤煮成膏最佳”，虎骨“熬膏佳”。另外，须大量服用的草药，为了提高疗效，方便服用，亦熬膏服，如夏枯草“鲜者熬膏佳”。

剂型、用法灵活多变。如瓠芦一味，除入汤剂外，还有六种用法：有食疗法，“鲜者作羹，甘滑清利”；有散剂，“亚腰者连子烧研饮送，每服一枚，水胀腹满十余日消”；有浸渍剂，“煮汁渍阴，能通小便”；有滴鼻剂，“煎汤滴鼻……疗鼻塞牙疼”；有吹耳剂，“吹耳脓”；有灸法，“灸下部悬痈，能吐能泻”。又如，蓖麻子“性善收引，敷足则下胎衣，涂顶则收子肠，贴鼻口㖞斜，熏咽喉肿痹，熬膏贴肤拔毒透脓，纸捻入鼻开癃通闭”等。灵活多样的给药途径，无疑会提高临床疗效。

黄元御特别提出，即使是同一药物的同一剂型，采用不同的服法，亦可改其寒温之性，用于不同的疾病。如西瓜“甘寒疏利，清金利水……脾胃寒湿，取汁热服”。西瓜疏利虽可祛湿，甘寒却不能祛寒，经“取汁热服”之后，疏利之性不变，甘寒却化为甘温，既可祛湿又可祛寒，疗“脾胃寒湿”可谓十分适合。又如，青梨“甘寒清利……下寒者取汁温服”，“温服”不是热服，温而不热，既可保留其甘寒之性，又防其“泻胃滑肠”。黄元御用药之精巧，由此可见一斑。

【后世影响】

一、历代评价

黄元御对中医理论有深入的研究和较高的造诣，对经典中深奥缺疑、错简或悬而未解的地方多有校订、注解和阐发。其以岐黄之论为依据，重订诸条文，尤以错简之说而著名。在学术上亦敢于鸣辩，对宋元以降历代名医，尤其是刘河间、朱丹溪、薛立斋、张景岳等诸家学说极力批判，认为“泄火之论发于刘河间，补阴之法倡于朱丹溪，二悍作俑，群凶助虐，莫此为甚”。黄元御之所以对寒凉、养阴等学派如此深恶痛绝，究其原委，与其患目疾之后医者数以苦寒遣治，致令“中外条固，夙无苛殃”者，一变而成“脾阳大亏，数年之内屡病中虚”的切身体验是分不开的。黄元御毕生致力于经典的研究，在临床上特别推崇扶阳抑阴之说，有时难免有偏激之词，但瑕不掩瑜，其理论与经验十分值得探讨。

从有关历史文献来看，后人对他的指责同样严厉。如《清史稿》言其“自命甚高，喜更改古书，以伸己说；其论治病，主于扶阳以抑阴”；《四库全书总目提要》，于《周易悬象》条，言其“大抵自命甚高，欲驾魏晋以来医者，上自黄帝、岐伯、秦越人、张机外，罕有免其诋诃者，未免师心太过”；于《玉楸药解》条言其“大抵高自位置，欲驾千古而上之，故于旧说多故立异同，以矜独解”；于《金匮悬解》条，言其“大旨主于扶阳以为运化之本，自滋阴之说盛，而阳自阴升，阴由阳降之理，迄无解者”；于《四圣心源》条言其“于《素问》《灵枢》《难经》《伤寒论》《金匮玉函经》五书，已各为之解，复融贯其旨以为此书，其文极为博辩，而词胜于意者多”；于《素灵微蕴》条言“其说诋诃历代名医，无所不至，以钱乙为悖谬，李杲为昏蒙，以刘完素、朱震亨为罪孽深重，擢发难数，谓之善骂矣”。以上这些指责，查看黄元御《伤寒悬解》自序，公然“自负古今无双”。《四圣心源》曰：“此义魏晋而后，绝无解者。先圣之法，一线莫传，凌夷至今日，不堪问矣。”此外，还有“程氏郊倩较诸家，略有一线萤光，其余喻嘉言辈一字不解”的记载。事实确是如此，两者相较，誉之者一，毁之者七。奇怪的是，毁之者只从他个人心高气傲、目空千古、自命不凡这方面加以指责，而对于他的学术思想是否正确，学术成就的优点和不足，除《四圣悬枢》《金匮悬解》两条稍有触及之外，其余均只字不提。而对其批评历代名医，竟未见有人出言辩护驳斥。可见，后人对他的学术思想与成就还是心折的，不过嫌他批评别人犀利刻薄，故少论列，而所著亦不盛行。如《四库全书总目提要》，在《周易悬象》条下说：“国朝黄元御撰。元御字坤载，号研农，昌邑人。早为诸生，因庸医误药损其目，遂发愤学医。于《素问》《灵枢》《难经》《伤寒论》《金匮玉函经》皆有注释，凡数十万言，已别着录《医家类》中。大抵自命甚高，欲驾魏晋以来医者，上自黄帝、岐伯、秦越人、张机外，罕能免其诋诃者，未免师心太过，求名太急，惟其诂经乃颇能沿溯古义。其训释以观象为主，其观象以《说卦》为主，而参以荀九家之说，亦兼用互体。大抵缘象以明理，不纠绕飞伏、纳甲之术，亦不推演《河》《洛》先天之说，在近人《易》说中犹可谓学有根据。惟好以己意改古书。并《彖》《象传》于经，而合《文言》为一篇，此犹据郑玄本也（郑玄本《文言》自为一篇，见《崇文总目》）；改《乾卦》之次序，使与《坤卦》以下同，此犹据王弼本六十三卦之例也。割《系辞》十九卦之说移入《文言》，于古仅吴澄有此说见《易纂言》，斯已无据矣。至《系辞》全移其次第，并多所删节，又割掇《说卦》以补之，《说卦》更多所改正。直以孔翼为稿本，而笔削其文，别造一经，尤非古法也。”

二、学派传承

黄元御医名甚高，当时其门人、弟子颇多，江南一带影响尤甚。可惜其弟子大多没留下著作。又因为自视甚高，厚古薄今，对唐宋以后医家多有诋诃且言辞失之偏激，以致引来许多非议，在很大程度上影响了其学术思想的研究和传播。

（一）毕武龄

毕武龄，字维新，金陵人。生卒年不详，黄元御弟子。黄元御曾称赞他医术高明，“直与扁仓并驾”。黄元御医书八种完成之后，毕维新一再请求其笺注《内》《难》，至此四圣注解，终成完璧。现存有毕武龄乾隆年间的《伤寒说意》精抄本。

（二）于溥泽

于溥泽（1745—1804），字皆霖，又字芥林。号云巢，又号之莱山人。山东平度州古庄村人。清代医家。曾中举人并任官职，对诗词经学颇有研究。从名医黄元御学医，深得其传，治病颇多奇效。其学传于门人，凡平度名医率多出其门下。

于溥泽自幼聪颖，为学勤奋，诗文词赋名噪当时。29 岁时考中乾隆甲午科（1774）举人，曾任滨州州学训导。于溥泽除长经史之外，尤爱研读医书，中年之后潜心医学研究，对《素问》《灵枢》《伤寒论》《金匮要略》等经典医学名著，都有深入的研究，不避辛劳，常为百姓解除疾苦。于溥泽综合自己的理论研究和实践，除考订许多古代医书外，还撰写了《医学诗话》《云巢医案》《要略厘辞》（据考该书刊刻于 1828 年）等医学专著。至今尚有《伤寒指南》二卷传世，为医家所重视。

（三）张琦

张琦，初名翊，字翰风，江苏阳湖人，清代著名医学家。生于乾隆二十九年（1764），约卒于道光十三年（1833），享年 70 岁。嘉庆十八年中举，以眷录议叙知县。嘉庆十九年至道光三年，主要奔走于河北、京师一带。道光三年，发山东，署邹平县。道光五年，补馆陶，在馆陶 8 年，卒于官。为官期间，“政绩尤著”“民爱戴之”。

医学著作主要有《素问释义》10 卷，《本草述录》6 卷，并对《庄氏慈幼二书》做了批注。《武进阳湖县合志》载：“字翰风，阳湖人，兄惠言。琦嘉庆癸酉（1813）顺天举人。历官山东，邹平、章丘知县，补馆陶。精医术，治县时，值大疫，全活甚众。”《清代七百名人传》载：“张琦，字玉可……琦善医术，民有病者，设局自诊之。”

（四）包诚

包诚（生卒年不详），字兴言，又字子克，晚年号静父，泾县西乡包合村人，清著名学者、书法家包世臣长子。包诚从小随父寓居扬州，青年时曾游历山东，跟随他父亲的朋友张琦学医。后又不断自学、钻研，深通中医理论，其著作主要有《十剂表》《伤寒审症表》等。

《十剂表》是一本药物著作。包诚结合“十剂”之说，以十二经络为经，十剂为纬，按经列药，制成表格，编成《十剂表》，使各种药物的性味、功用等一目了然，便于随时翻检。其言“庶几求药性者，易于省览；而于处方治病者，亦不无小补焉”。该书于道光二十年（1840）刊刻，1982 年中医古籍出版社曾据此本影印再版。

早在随张琦学医时，张琦就令包诚校勘黄元御的《伤寒悬解》。包诚集 40 年之力，精心钻研，并结合自己的医疗实践，编成《伤寒审症表》一卷。《伤寒审症表》共有 8 张表格，其中六经病各 1 表共 6 表，汗下宜忌 1 表，伤寒类证 1 表。包诚主张从六经审证，认为经病主表，脏腑主里，腑病多实，脏病多虚。其从病性和病位两方面，明确各证的阴、阳、表、里、虚、实属性。该书同治十年（1871）刊刻于湖北，李鸿章之弟、湖广总督李瀚章作序，其后有光绪二十七年

（1901）上海商务印书馆铅印本、上海千顷堂书局石印本等。包诚还曾重新校订其师之子张曜孙的《产孕集》，并增补一卷，增加了不少治法、方药，名为《重订产孕集》。

（五）欧阳兆熊

欧阳兆熊，字晓岑（《光绪湖南通志》作字小岑），生卒年不详。野史载长左宗棠五岁，即生于1807年，号匏叟，湖南湘潭县锦石人。诗文皆法唐人，工词曲联句之属，书亦险劲，世不恒见，善医，有诗集。道光十七年（1837）中举人。道光二十年（1840）曾国藩得病，经欧阳兆熊、吴廷栋治疗、护理，两月始愈，三人遂成好友。

（六）庆恕

庆恕，字云阁，生卒年不详。清末名医。其书《医学摘粹》撰于1895年，同乡序中言"方悉浸沉于其中者二十余年"，可推断大致出生于1870年前后。当过太守，晚年回沈阳行医、教学，著有《医学摘粹》，学宗黄元御。曾任中国医学研究所名誉所长，医术、人品颇得时人称道。

《医学摘粹》为伤寒著作，撰于光绪二十一年（1895）。此书以黄元御《伤寒悬解》之序次，首列六经纲领，分列某经应现某证，某证应用某方，共计16类。并因证类方，先论证，后列方，并节录黄元御方解，以便读者按经认证，按证寻方。现存清光绪二十三年（1897）重刻本、1914—1915年排印本等版本。

（七）彭子益

彭子益（1871—1949），云南大理鹤庆人。清末至民国年间著名白族医学家。彭子益学术思想源于《易经》之河图洛书，结合《内经》等经典。彭书多次出现黄元御书中的一些常用词语，说明受其影响。但用药差异较大，对有些药的认识甚至是相反的，如石膏等。彭子益也提倡"培补中气"，他在深研黄元御医学的基础上，发展为中气升降"圆运动"之学。同时指出黄元御贵阳贱阴，崇补火土，只顾崇阳补火，不顾伤阴劫液，于阴以养阳之义，留有缺憾。因此，他结合王孟英之温病学说，提出"圆运动"的理论，借助现代科学说明中医，解决古今以来伤寒、温病学派之争的问题。彭氏主要提倡中气如轴、四维如轮的"圆运动升降"之学，强调十二经的升降气化，力主"培补中气"。

云南著名学者方树梅曾说："近代愈加奇形研习，从事著述，辨证之细，析理之精，皇皇巨著，为滇医界放大光明者，则以彭子益先生为最著。"这是对彭子益在近代云南医学史上的作用，给予的一个较高的评价。

（八）卢朋著

卢朋著（1876—1939），名雄飞，广东新会县潮莲乡人，是民国时期广东中医教育界著名人物，广东近代中医教育界的优秀理论家。其医著《四圣心源提要》是岭南医家医著研究中的一部分，也是《岭南中医文库·岭南医学史》编写内容之一。

1912年，卢朋著在广州惠爱路流水井开设卢仁术堂医馆，悬壶济世，愈人甚众，名噪一时。1924年后，卢朋著受聘于广东中医药专门学校任教师，著有《医学通论讲义》《医学史讲义》《医学源流讲义》《医学常识讲义》《方剂学讲义》《药物学讲义》《本草学讲义》《法医学讲义》等。

其中《医学史讲义》最为有名，是广东最早的医学史讲义，批判了“中国无医学史”的谬论，成为中医基础学科的重要课程之一。卢朋著于1929年7月，作为广东地区的代表之一出席了中医药界在上海召开的第二次教材编辑委员会会议，其部分讲义被此次会议收录。该次会议是近代中医教育史上的重要事件，标志着我国中医近代教育走向成熟。

卢朋著大力支持中医期刊，愿意公开自己的临床经验秘方，其所发表的论著，如载于《广东医药杂志》1926年第1卷第1期的“中国医学源流”，1927年第4期《中医杂志》的“百砚室医案”等，具有一定的学术价值。

卢朋著积极开展中医教育，历任中央国医馆名誉理事，广东中医药专门学校教员兼编辑主任、光汉中医学校教员，在新中国成立后广东地区中医药事业发展中发挥了奠基和开创作用。

综上所述，黄元御之所以对寒凉、养阴等学派深恶痛绝，对朱丹溪、薛立斋、张景岳等诸家学说竭力批判，认为“泄火之论发于刘河间，补阴之法倡于朱丹溪，二悍作俑，群凶助虐，莫此为甚”，究其原委，是与其患目疾之后医者数以苦寒遣治，致令“脾阳大亏，数年之内屡病中虚”的切身体验分不开的。黄元御受清代考据学派的影响，尊古崇经，拒绝汲取后世医家的学术理论和诊疗经验，这种做法固然不足为训，但其严谨的治学态度、注重实际的研究方法、对气化升降理论深入而精辟的见解及其学术思想的合理内核，仍然是值得研究和借鉴的。黄元御的学术思想，能融贯岐黄之道、秦越人及张仲景之要旨，钩沉致远。从阴阳五行运气阐述人体阳升阴降之理，不落前人窠臼，敢于创见，卓然自成一家，对中医学有较大贡献，不愧为医中之杰。因此，对待黄元御的学术观点，应吸取其中的合理内核，深入钻研，不因人废言，同时将其独特理论发扬光大，这才是正确的态度。目前，研究黄元御的学术思想的论著逐渐增多，其学术思想独特的魅力逐渐彰显。全面系统深入地研究其学术思想，准确、客观地阐述其医学思想，揭示中医学作为生命医学的特质，是研究的意义所在。

黑龙江中医药大学　林晓峰

【参考文献】

[1] 黄元御. 黄氏医书八种［M］. 福州：燮和精舍，1861.

[2] 孙洽熙. 黄元御医学全书［M］. 北京：中国中医药出版社，1999.

[3] 宋甲其. 清代名医黄元御［M］. 上海：东方出版中心，1998.

[4] 黄元御. 道德经悬解［M］. 周永年家藏本.

[5] 解达. 肖德常学术经验简介［J］. 辽宁中医杂志，1980（5）：12－14.

[6] 张奇文. 黄元御生平事迹考略［J］. 山东中医药大学学报，1980（4）：69－73.

[7]《素灵微蕴》研究编写组.《素灵微蕴》研究节选——“藏象解”［J］. 吉林中医药，1981（4）：50－55.

[8]《素灵微蕴》研究编写组.《素灵微蕴》研究节选——“悲恐解”［J］. 广西中医药，1981（2）：7－10.

[9] 吴荣祖. 六经主气与伤寒的传变［J］. 云南中医学院学报，1983（4）：12－19.

[10] 李克绍. 读《伤寒论》随笔（续三）［J］. 山东中医药大学学报，1983，7（2）：35－37.

[11] 吕志. 试论黄元御之扶阳气学术思想［J］. 中医药学报，1984（6）：23－24.

[12] 王世民，陈重光，郭万全. 白清佐先生的学术思想及临症经验介绍［J］. 北京中医，1985（1）：4－6.

[13] 朱邦贤. 崇阳黜阴的《素灵微蕴》［J］. 上海中医药杂志，1985（4）：42－43.

[14] 张谨墉. 黄元御学术思想浅探［J］. 山东中医药大学学报，1985，9（3）：45－46.

[15] 汪辉东. 试论黄元御扶阳抑阴学术思想［J］. 陕西中医，1985，6（11）：524－525.

[16] 姜建国. 黄元御治伤寒学思想述评［J］. 国医论坛，1986（4）：41－43.

[17] 陈家骅. 从《玉楸药解》探析黄元御的学术思想［J］. 山东中医杂志，1987（1）：9－12.

[18] 张登本.《素灵微蕴》述要［J］. 陕西中医函授，1988（3）：7.

[19] 严季澜. 试论黄元御的中气升降学术思想［J］. 北京中医，1988（2）：17－18.

[20] 沈敏南. 评黄元御的《伤寒说意》［J］. 山东中医药大学学报，1988（2）：17－18.

[21] 李嘉璞.《长沙药解》探寻［J］. 国医论坛，1988（2）：34－35.

[22] 张奇文，张志远，裴凤玉. 黄元御年谱初编［J］. 山东中医药大学学报，1989，13（1）：32－34.

[23] 张鸿彩. 黄元御治温浅谈［J］. 国医论坛，1989（3）：11－13.

[24] 孙洽熙，徐淑凤，李艳梅. 黄元御学术思想初探［J］. 国医论坛，1990（2）：21－23.

[25] 赵文举. 论黄元御升运脾阳的医学思想［J］. 上海中医药杂志，1990（4）：40－41.

[26] 刘桂荣，张志远. 黄元御“中气升降”浅探［J］. 山东中医药大学学报，1990，14（1）：20－21.

[27] 胡开庭. 麻瑞亭老中医治疗血证的经验［J］. 陕西中医函授，1990（1）：41－42.

[28] 张志远. 研《易》言医——魏、黄二家治学特色 [J]. 中医药学报, 1990 (6): 1-3.
[29] 朱鸿铭. 黄元御运用浮萍经验探讨 [J]. 中医杂志, 1990 (6): 57-58.
[30] 史兰华. 山东历代中医著作年表 [J]. 山东中医药大学学报, 1991, 15 (1): 53-57.
[31] 汪辉东. 黄元御诊治月经与产后病经验举隅 [J]. 甘肃中医学院学报, 1992, 9 (1): 33, 30.
[32] 迟炳周. 论黄元御执中治本的论治特色 [J]. 山东中医杂志, 1992, 11 (1): 5-7.
[33] 汪辉东. 黄元御论治血证的学术特色 [J]. 甘肃中医, 1993, 6 (6): 3-4.
[34] 汪辉东, 强爱萍. 从《长沙药解》探析黄元御的扶阳抑阴思想 [J]. 青海医药杂志, 1994, S2: 5-6.
[35] 赵文举. 黄元御象数医学特色初探 [J]. 中医药学报, 1994 (1): 4-7.
[36] 金东臣, 金东卫. 龙得风脉妙悟岐黄 [J]. 山东中医杂志, 1995, 14 (4): 187.
[37] 刘香春. 浅谈黄元御、陈修园应用运气学说在《伤寒论》研究中的贡献 [J]. 青海医药杂志, 1995, 25 (9): 9.
[38] 刘桂荣. 黄玉路“扶阳益气”说浅探 [J]. 山东中医药大学学报, 1996, 20 (4): 264-267.
[39] 汪辉东. 扶阳抑阴, 崇尚脾土——黄元御学术特色探析 [J]. 上海中医药杂志, 1997 (2): 5-6.
[40] 姜亦农. 黄元御学术思想浅析 [J]. 中医文献杂志, 1997 (1): 14-16.
[41] 毋桂花, 高建忠. 运用升降理论治疗慢性鼻窦炎体会 [J]. 中医耳鼻喉科学研究杂志, 2007, 6 (2): 8-9.
[42] 赵含森, 段学忠. 黄元御重视中气思想初探 [J]. 山东中医药大学学报, 1998, 22 (4): 303-304.
[43] 古代名医医案点评·黄元御·吐血案 [J]. 湖南中医药导报, 2001, 7 (3): 135.
[44] 穆俊霞, 李新毅. 张琦《素问释义》的学术思想 [J]. 中华医史杂志, 2001, 31 (4): 237-239.
[45] 蔡锡英, 柳少逸. 黄元御及其医学成就 [J]. 中医文献杂志, 2001 (4): 31-32.
[46] 汪晓筠. 黄元御从“中气升降”论治血证的学术特色 [J]. 江苏中医药, 2004, 25 (8): 6-7.
[47] 周正明.《长沙药解》的扶阳抑阴特色浅析 [J]. 实用中医内科杂志, 2004, 18 (4): 333-334.
[48] 陈瑜, 许敬生. 简论清代五位著名医家在《内经》训诂方面的成就 [J]. 江西中医学院学报, 2005, 17 (4): 30-31.
[49] 陈宇光. 黄元御理论特点概述 [J]. 中国社区医师, 2006, 2 (8): 66.
[50] 廖吉娜. 近代岭南名医卢朋著《四圣心源》提要研究 [D]. 广州: 广州中医药大学, 2007.
[51] 山东中医学院中医系. 黄元御学术研讨会论文选集 [C]. 山东: 山东中医学院中医系, 1986.
[52] 中华全国中医学会山东分会、昌邑县黄元御学术研究会. 首届黄元御学术思想研讨会资料汇编 [C]. 山东: [出版者不详], 1988.

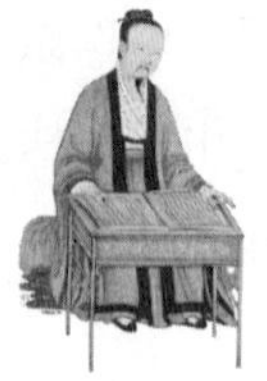

杨 璿

内容提要

杨璿（璇），字玉衡，自号栗山老人，生于清康熙四十四年（1705），卒于清乾隆六十年（1795），清代中州夏邑（今河南省夏邑县）人，精于治疗外感热病的著名医家。杨璿以贡生改习岐黄，“熟读《灵》《素》，更详热论”，面对“瘟疫盛行，死者枕藉”的残酷现实，对伤寒和温病进行了深入细致的研究，并积累了丰富的实践经验，终获大成。其治学精于外感热病，而于疫性温病更多心得。著成《伤寒瘟疫条辨》，旨在“务辨出温病与伤寒另为一门，其根源、脉证、治法、方论，灿然昌明于世”。他将瘟病与伤寒病明确区别开来，并对伤寒与瘟病的不同病因、症状表现、药的构成、施治方法总结出一套完整的治疗方案，尤其是对瘟疫的论述较前人有所发展，本书刻印后，曾广为流传。有人将其“悬贴通衢”，患时疫者，按法治之，获愈者甚众。可见书中方法，经得起重复验证，值得学习和研究。

【概述】

一、生平简介

杨璿（璇），字玉衡，自号栗山老人，清代中州夏邑（今河南省夏邑县）人，生于清康熙四十四年（1705），卒于清乾隆六十年（1795）。

杨璿生于“诗礼名族”，书香世家。“生平所为，光明正大”。自幼天资聪颖，能诗善文。早年通读四书五经，并对其进行注录，因多有见地，有“国士”之称。清代乾隆年间，被选为贡生，然举业未第，改习岐黄。“熟读《灵》《素》，更详热论”。杨璿学有渊源，上溯《内经》《伤寒》，于诸家经验亦融会贯通。其所处年代，传染病广泛流行，一生曾经历多次瘟疫流传。在漫长的习医、行医过程中，面对“瘟疫盛行，死者枕藉”的残酷现实，深痛世人“于病寒病温两者之辨不明，故处方多误，以致于杀人”（《伤寒瘟疫条辨·袁序》），遂对伤寒与温病进行了深入的探讨，并积累了丰富的实践经验。杨璿一生之中，甚为推崇刘完素和吴又可之说。杨璿在自序中云：“一日读《温疫论》，至伤寒得天地之常气，温病得天地之杂气，而心目为之一开。至伤寒自气分而传入血分，温病由血分而发出气分，不禁抚卷流连，豁然大悟。”晚年寓居江苏溧水县，正值当地瘟疫流行，以其方法疗之者，每获良效。于是“集群言之粹，择千失之得”（《伤寒瘟疫条辨·自序》），结合个人体会及临床经验，在79岁高龄时，著成《伤寒瘟疫条辨》，将瘟病与伤寒病明确区别开来，并对伤寒与瘟病的不同病因、症状表现、药的构成、施治方法有了完整的一套治疗方案。刻印后，曾广为流传。有人将其“悬贴通衢”，患时疫者，按法治之，获愈者甚众。可见书中方法，经得起重复验证。

二、著作介绍

《伤寒瘟疫条辨》，又名《寒温条辨》，共6卷。卷一为总论，论伤寒与瘟疫之别，载医论21条，从伤寒、瘟疫的病因、脉法、证候、治法等方面，一一详辨；卷二、卷三为辨证，对伤寒、瘟疫出现的相同症状进行辨证，共71条；卷四、卷五为医方辨，选正方181首，附方34首，绝大多数为前人成方，惟治温15方，乃出于自裁，颇受后人推崇；卷六为本草辨，对治寒温有关的190种药物的性味、归经、功效及主治等加以归纳、阐述。全书旨在“务辨出温病与伤寒另为一门，其根源、脉证、治法、方论，灿然昌明于世”（《伤寒瘟疫条辨·自序》）。全书以论述伤寒与瘟疫的病因、病机、辨证及处方用药的辨析为中心内容，尤其是对瘟疫的论述较前人有所发展，对后世影响较大。

【学术思想】

一、学术渊源

杨璿学有渊源，上溯《内经》《伤寒》，于诸家经验亦融会贯通。其所处年代，传染病广泛流行，一生曾经历多次瘟疫流传。面对“瘟疫盛行，死者枕藉”的残酷现实，对伤寒和温病进行了深入细致的研究。

其研究伤寒和温病，上溯到《内经》《伤寒论》，后及王叔和等历代医家学说，广搜博采，撷其精华，受诸家之影响，终于弄清伤寒与温病的联系与区别，阐明了瘟疫本质为郁热，并从病因病机、脉证方药等各方面进行了广泛而深入的论述，从而形成了郁热证较完整的论治体系，对后世瘟疫及杂病治疗产生了积极的影响。

对杨璿学术影响最深者，当推刘完素和吴又可。其在学术上崇尚刘完素，认为刘完素是第一个“能辨温病与伤寒之异治者”，对瘟疫病的病因，杨璿极力推崇吴又可的“杂气”学说，认为瘟疫病是由杂气所致。杨璿根据张仲景《伤寒论》中所论伤寒和温病的不同治疗方法，把伤寒、温病之治法均分为前后两节，认为二者在后一节治法上尚无大的区别，因为邪气入胃而成胃实之后，均须用承气类清里攻下治之；重要的区别是在前一节治法上，即二者的初起治疗不同，伤寒初起必须辛温发汗以解之，温病则断不可用辛温发汗之法，而只能用辛凉清解。

虽然伤寒温病均可应用下法，但二者于下法的应用目的和具体应用方法均有所不同。杨璿反复强调温病应用下法以“逐邪”为第一要义，杨璿此说虽是本于吴又可《温疫论》，然其所用诸方，较吴氏又有所发展。

二、学术特色

杨璿认为，在疾病谱中，温病与伤寒二者非为一病，有明显区别，且以温病危害最烈，故需多加研究。杨璿说：“世之凶恶大病，死生人在反掌间者，尽属温病，而发于冬月之正伤寒，百不一二，仲景著书独详于彼而略于此……王叔和搜罗遗稿……惜其杂以己意，以温病为伏寒暴寒，妄立四变搀入《伤寒论》中，以致无人不以温病为伤寒，无人不以伤寒方治温病，混淆不清，贻害无穷。”于是，勤加研讨。尤其是读过《温疫论》《伤寒缵论》后，对于伤寒与温病的认识，可谓“心目为之一开”“豁然大悟”，将伤寒与温病明确区分开来。为此，“集群言之粹，择千失之得，零星采辑，参以管见，著《寒温条辨》九十二则，务辨出温病与伤寒另为一门，其根源、脉证、治法、方论，灿然昌明于世，不复搀入《伤寒论》中，以误后学”（《伤寒瘟疫条辨·自序》）。在此基础上，阐明了瘟疫本质为郁热，并从病因病机、脉证方药等各方面进行了广泛而深入的论述，从而形成了较完整的郁热证体系，对后世瘟疫及杂病的治疗产生了积极影响。

（一）治病须知大运

杨璿于其著作之首篇“治病须知大运”，即明确提出，医生治病须通晓运气学说，然运气之中有大运、有小运，世上医者多留意于小运而轻视大运，这是错误的。杨璿认为，为医者应熟知大运而非小运，否则，常致误诊误治，贻害患者。杨璿说："天以阴阳而运六气，须知有大运，有小运，小则逐岁而更，大则六十年而易。大小有不合，大运于阳岁位居阴，是阳中之阴，犹夏日之亥子时也；大运于阴岁位居阳，是阴中之阳，犹冬日之巳午刻也。民病之应乎运气，在大不在小，不可拘小运，遗其本而专事其末也。譬之子平，以运为主，流年利钝，安能移其大局乎？病而与大小俱合无论矣。有于大运则合，岁气相违者，自从其大而略变其间也，此常理也。有于小则合，于大相违，更有于大运岁气俱违者，偶尔之变，亦当因其变而变应之。如冬温夏凉，怪病百出，俱不可以常理论也。总以大运为主，不以岁气纷更，强合乎证。又不设成见于中，惟证为的，与司天不合而自合，庶乎其近道矣。"

杨璿还列举古代先贤应用大运立法治病的例证阐发自己的观点。其"尝稽东垣李氏，一以补中为主；丹溪朱氏，一以滋阴为重；戴人张氏，一以荡涤为先，皆能表表于世。总得挈领提纲，故合一本万殊之妙。否则当年岂无岁气，而必各取其一耶。再以痘疹言之，有扼要于保元，有独取于辛温，有得意于清泻，是亦治痘之名手，何不见有逐年之分别耶！要知大运之使然，非三氏之偏僻也。如曰偏僻，则当年各操其一以应世，何以得各擅其胜乎"？然而，后学者不明其故，各效其一而不知通变；或畏其"偏僻"而第据证按时，侈谈岁气，以示高卓，这都是不明大运者。

杨璿还举出自己的亲身体验。其说："余留心此道，年近四旬，乡闱已经七困，肇于乾隆九年甲子，犹及谢事寒水大运，证多阴寒，治多温补，纵有毒火之证，亦属强弩之末。自兹以后，而阳火之证渐渐多矣，向温补宜重者变而从轻，清泻宜轻者变而从重。迨及甲戌、乙亥，所宜重泻者，虽极清极解而亦弗验矣，势必荡涤而元枭之势始杀。至甲申、乙酉，荡涤之法向施于初病者，多有首尾而难免者矣。历年已来，居然成一定局。间有温补者，什一千百而已，是大运转于相火矣。"

为避免后学死守运气，机械行事，杨璿又告诫说："凡时行之气，如正伤寒与冬温、风温、暑温、湿温、秋温、飧泻、痎疟、燥咳、吐痢、霍乱，并男妇小儿一切诸证及痘疹，民病火病十八九，何况温病从无阴证，得天地疵病旱潦之气，其流毒更甚于六淫，又岂寒水司大运者之所可同年语哉？自古运气靡常，纯驳无定，病故变态靡常，补泻无定，今之非昔，可知后之非今，先圣后圣其揆一也，易地则皆然矣，任胸臆者，断断不能仿佛。"正因如此，杨璿详加研讨，渐有心得，所以敢为来者言，其总结说："余于当事，时怀冰兢，惟恐偏僻致误，庶几屡经屡验，差可自信。"（《伤寒瘟疫条辨·治病须知大运辨》）

（二）详辨伤寒瘟疫之病因病机

1. 病因不同，杂气致疫

为了避免后世在概念上引起混乱，杨璿首先指出，温病即瘟疫，不得因其字异而以温病、瘟疫为两病。故杨璿所谓温病乃指疫性温病而言。

杨璿在学术上崇尚刘完素，认为刘完素是第一个"能辨温病与伤寒之异治者"，但又觉得他"对病源之所异者，亦未能道出汁浆"。杨璿畅发己意，力驳冬伤于寒而不即病，寒毒藏于肌肤，至春夏而发的"伏寒化温"说。其指出"由斯以谈，温病与伤寒同一根源也，又何怪乎后人治温病皆以伤寒方论治之也，殊不知温病另为一种，非寒毒藏至春夏变也”（《伤寒瘟疫条辨·温病与伤寒根源辨》）。并进一步分析严寒中人，均立即为病，没有藏伏人体之理。杨璿指出：“严寒中人，顷刻即变，轻者感冒，重则伤寒，非若春夏秋风暑湿燥所伤之可缓也。”感冒之轻证，尚有头痛身痛、发热恶寒、鼻塞流涕等症状，当即发病，不能容隐。严寒杀厉所中，又何能藏伏过时而变呢？再则，风寒侵人，未有不由肌表而入，肌表乃“营卫经行所摄之地”，“偶尔脱衣换帽，所冒些小风寒，当时而嚏，尚不能稽留，何况严寒杀厉之气，且藏于皮肤最浅之处，反能容忍至春，更历春至夏发耶”，不待辨而知误矣。

杨璿还明确指出，瘟疫与伤寒及风温、暑温、湿温、秋温、冬温等病的病因不同，瘟疫为感天地杂气而病，后者为感天地常气而病，两者毫无干涉。杨璿从病因的“杂气”与“常气”上，彻底地澄清了瘟疫与伤寒及非疫性温病的界限。对瘟疫病的病因，杨璿极力推崇吴又可的“杂气”学说，认为瘟疫病是由杂气所致。

杨璿认为，“杂气者，非温非暑非凉非寒，乃天地间另为一种疵疠旱潦之毒气，多起于兵荒之岁，秽亦有之，在方隅有盛衰，在四季有多寡”（《伤寒瘟疫条辨·温病瘟疫之讹辨》），与伤寒“得天地之常气”有着本质的差别。杨璿遵吴又可之说，又有创新，其认为温病“四时皆有，春夏较多，常年不断”，而瘟疫则是“偏于一方，沿门阖户”，发展了吴氏温病即瘟疫的认识，开瘟疫与狭义温病区别之先河。可见，杂气与六淫截然不同，它的特点一是种类“无穷”“其气各异”，为一切疫疠毒邪之总称，因其气各异，故谓之杂气；二是杂气皆毒，对人体的危害远比六淫严重；三是杂气存在于天地之间，“无形无声”，人体不易觉察，不似六淫之寒热温凉，人易感觉；四是各种杂气均有地域性、时间性和传染性；五是传染性的大小取决于杂气的强弱。

2. 邪伏不同，疫行中道

杨璿通过深入研究，提出了杂气是通过污染空气和水土而导致瘟疫流行。杨璿说：“种种恶秽，上溷空明清净之气，下败水土污浊之气，人受之者，亲上亲下，病从其类。”（《伤寒瘟疫条辨·杂气有盛衰辨》）杨璿的这种观点较之吴又可的杂气论又有了进一步的发挥。

关于杂气从口鼻而入，首先侵犯人体的部位，吴又可提出了著名的膜原说，认为“邪从口鼻而入，则其所害，内不在脏腑，外不在经络，舍于夹脊之内，去表不远，附近于胃，乃表里之分界，是为半表半里，即针经所谓膜原是也。”对此，杨璿不以为然。杨璿对“杂气”所犯部位及病机阐释提出了新的见解。杨璿从临床实践中观察到瘟疫毒邪即杂气侵伤人体，“一发则炎热炽盛，表里枯涸，内外大热”“一热即口燥咽干而渴。脉多洪滑，甚则沉伏”，呈现一派中焦热盛的证候，因此提出了“温热之邪，直行中道，初起阳明者十之八九”的中焦说。杨璿认为无论是从口入之邪，还是从鼻入之邪都必须“先注中焦”，而后才“分布上下”，引起上焦证候和下焦证候。中焦发病说有别于吴又可的膜原说，这一学说的确立，为讨论瘟疫病的传变和治疗奠定了基础。

3. 传变不同，疫窜三焦

对于瘟疫之邪侵入人体后的传变路径，吴又可提出了表里分传的观点，由于膜原居半表半里，邪入膜原后，其传变必然是向表或向里传变。杨璿分辨了伤寒与瘟疫在传变上的不同，指出：“伤寒得天地之常气，风寒外感，自气分而传入血分；瘟疫得天地之杂气，邪毒内入，由血分而发出气分。”（《伤寒瘟疫条辨·温病与伤寒根源辨》）伤寒是“先行身之背，次行身之前，次行身之侧，自皮肤传经络，受病于气分”（《伤寒瘟疫条辨·温病脉证辨》）。对于瘟疫，杨璿在中焦发病说的基础上，提出了疫邪在人体内是沿上中下三焦传变的观点。杨璿认为，温病的发生乃“天地之杂气，由口鼻而入，直从中道，流布三焦。散漫不收，去而复合，受病于血分，故郁久而发。亦有因外感或饥饱劳碌或焦思气恼，触动而发者，一发则邪气充斥奔迫，上行极而下，下行极而上……皆毒火也”（《伤寒瘟疫条辨·温病脉证辨》）。杨璿把疫邪总的分为轻清与重浊两种，轻清之邪浮而上，自鼻进入中焦后，“上入于阳”而阳分受伤，出现发热、头肿、项强痉挛等上焦证；重浊之邪沉而下，自口进入中焦后“下入于阴”而阴分受伤，出现脐痛、泻、肠鸣等下焦证。清浊二邪相干于中焦，使“气滞血凝不流，其酿变即现中焦证”。疫邪在人体内三焦流窜，引起多种变证。因此，杨璿指出：“温病怪证百出……其实不过专主上中下焦，毒火深重，非若伤寒外感传变无常。”瘟疫病来势凶险，变化多端，杨璿以三焦为主线，提纲挈领，执简御繁，为瘟疫病的辨证提供了新的思路。

从症状来看，毒火内伏，郁闭气机，表里阻隔，阴阳不通，则有憎寒壮热、头痛、骨节酸痛等表证；有口渴饮水无度，口气如火，烦躁不宁，甚或神昏谵语等里热证。毒热肆虐，充斥三焦，则见头面猝肿、咽喉肿痛、痰涎壅盛的上焦证；见上吐下泻、呕吐血汁、丹毒发斑、雷鸣腹痛的中焦证；见舌卷囊缩、腰痛如折、大便火泻、小便淋涩的下焦证。虽然症状复杂，变化多端，但总因“火郁三焦”而起，因此，“热郁三焦”是瘟疫病机的关键。这一观点对多种外感热病的辨证论治有着广泛的指导意义。

4. 郁热内炽，发病之由

杨璿论述瘟疫发病的病机关键时，反复强调“怫热内炽”，且瘟疫只有热证无寒证。怫热内炽即郁热。杨璿指出：“杂气由口鼻入三焦，怫郁内炽，温病之所由来也”（《伤寒瘟疫条辨·温病与伤寒治法辨》），又说：“温病得天地之杂气，由口而入，直行中道，流布三焦，散漫不收，去而复合，受病于血分，故郁久而发。”（《伤寒瘟疫条辨·温病脉证辨》）杨璿认为在温病（瘟疫）的发生发展过程中，杂气伏郁中焦，火毒内炽，流布上下，受病于血分，郁热外发的病机理论，始终能反映出温病（瘟疫）的病变特点。“温病由内达外，从血分出，始病不恶寒而发热。一热即口燥咽干而渴，脉多洪滑，甚则沉伏”“在温病，邪热内攻，凡见表证，皆里证郁结浮越于外也。虽有表证，实无表邪，断无正发汗之理”。可见，杂气郁伏，怫热内炽是温病（瘟疫）病变的症结所在，临床上各种表里虚实、真假寒热之证候均由邪热内炽、蒸迫内外上下而致。

5. 瘟异于寒，实无表邪

杨璿指出，伤寒邪气是自外传内，瘟疫邪气是由内达外。因此，“伤寒多表证，初病发热头痛，未即口燥咽干”；疫邪直行中道，发病即呈现一派里实热毒证候，但在体表也决不可能不发生相应变化，杨璿说：“温病皆里证，一发即口燥咽干，未尝不发热头痛”（《伤寒瘟疫条辨·证候辨》）。杨璿依据有诸内必形诸外的理论，揭示了体表症状产生的原因。杨璿认为体表证候的出现，并非邪气直接到达肌表，侵伤肌表所致，而是里证发越于外的表现。指出：“温热邪热内攻。凡见表证，皆里证郁结浮越于外也，虽有表证，实无表邪。”并详细阐述了恶寒、发热、头痛、身痛等表证产生的机制，认为恶寒是因“阳盛格阴所致”（《伤寒瘟疫条辨·恶寒》），头痛乃由“邪热郁结于内，上攻头面三阳”（《伤寒瘟疫条辨·头痛》）所致；“杂气怫郁三焦，表里阻隔，阴阳不通”（《伤寒瘟疫条辨·身痛》），则为身痛、骨节疼痛等。由于表证是里证的外在表现，并无表邪，因此，在治疗上反复告诫“温病无正发汗之理”，切不可因见表证而误认表邪，妄投发汗解表之剂伤人真阴，毁人性命。

（三）伤寒瘟疫的辨证

1. 辨证以阴阳为纲

临床上，温病（瘟疫）和伤寒的症状多有相似者，若不能分辨清楚，就会导致治疗上的混乱。杨璿非常重视温病（瘟疫）和伤寒的症状鉴别。在其《伤寒瘟疫条辨》卷二、卷三中用了大量的篇幅对温病（瘟疫）和伤寒的常见症状及相关病证逐一进行了详细的辨析。

杨璿对症状的辨析是以辨阴阳为纲的，其认为：“凡治伤寒温病，最要辨别阴阳。若阴阳莫辨，则寒热紊乱，而曰不误于人者，未之有也。”（《伤寒瘟疫条辨·阳证》）杨璿指出：诸如发热，恶寒，头痛，身痛，目痛，鼻干，不眠，胁痛，寒热而呕，潮热，谵语，詈骂不认亲疏，面红光彩，唇燥舌黄，胸腹满痛，能饮冷水，身轻易动，常欲开目见人，喜言语，声响亮，口鼻之气往来自如；小便或黄，或赤，或浑浊，或短缩；大便或燥，或秘，或挟热下利，或热结旁流；手足自温暖，爪甲自红活，都是临床常见的阳证表现。无论伤寒或温病（瘟疫），皆可见阳证，故最需分清是温病还是伤寒，断不可混同而治。例如，“伤寒阳证有表有里，随证治之……温病阳证，有表证无表邪，一于清热导滞而已”。

举凡阴证，杨璿列举如下：“或恶寒战栗，面时青黑，或虚阳泛上，面虽赤而不红活光彩；身重难以转侧，或喜向壁卧，或蜷卧欲寐；或闭目不欲见人，懒言语；或气微难以布息，或口鼻之气自冷，声不响亮；或时躁扰，烦渴不能饮冷；或唇青，或苔黑而滑，手足厥逆，爪甲青紫，血不红活；小便清白或淡黄，大便下利或寒结；或热在肌内之分，以手按之，殊无大热，阴胜则冰透手也”（《伤寒瘟疫条辨·阴证》）。杨璿明确指出阴证多见于伤寒末传寒中及阴寒直中三阴，并特别重申吴又可首倡的“温病无阴证”这一辨治温病的关键。

辨别阴证阳证，固为医者临床辨证的入门功夫。而辨别阴阳疑似证，在伤寒温病的临床辨治上就显得格外重要了。杨璿于论述阳证阴证之后，又分别深入探讨“阳证似阴”和“阴证似阳”二证，其论十分精彩。其云：“阳证似阴乃火极似水，真阳证也。盖伤寒温病，热极失于汗下，阳气亢，闭郁于内，反见胜己之化也。故凡阳厥，轻则手足逆冷凉过肘膝，剧则通身冰冷如石，血凝，青紫成片，脉沉伏涩，甚则闭绝。以上脉证悉见纯阴，犹以为阳证者，何也？及察内证，气喷如火，谵语烦渴；咽干唇裂，舌苔黄黑，或生芒刺；心腹痞满胀痛，舌卷囊缩，小便短赤，涓滴作痛；大便燥结，或胶闭，或挟热下利，或热结旁流，或下血如豚肝，再审有屁极臭者是也。”（《伤寒瘟疫条辨·阳证似阴》）

又云：“阴证似阳，乃水极似火，真阴证也。盖伤寒传变三阴而为阴证，或阴寒直中三阴而为阴证。阴胜于内，逼其浮游之火发于外，其脉沉微而迟，或沉细而疾，一息七八至，或尺衰寸盛，其证面赤烦躁，身有潮热，渴欲饮水，或咽痛，或短气，或呕逆，大便阴结，小便淡黄，惊惶不定，时常郑声，状类阳证，实阴证也。”（《伤寒瘟疫条辨·阳证似阴》）

上述“阳证似阴”之证，吴又可《温疫论》已论之。“阴证似阳”之证，吴氏以其不可见于瘟疫中，故未尝论述，杨璿则补论之，并承吴氏之说，更加明确地指出：“阳证似阴与阳证，伤寒温病家通有之，而阴证似阳与阴证，此只正伤寒家事，温病无阴证。”（《伤寒瘟疫条辨·阳证似阴》）此说补古人之未及，具有较高的临床指导意义。

2. 四诊合参，尤重脉诊

杨璿十分重视脉诊，其说：“伤寒温病不识脉，如无目瞑行，动辄颠陨。夫脉者气血之神，邪正之鉴也。呼吸微茫间，死生关头，若能验证分明，指下了然，岂有差错耶?”（《伤寒瘟疫条辨·脉义辨·脉义辨引》）伤寒脉法，与杂证自是不同，而温病脉法，与伤寒更是大异。故杨璿将张仲景、《内经》脉法揭于前，继以陶氏浮中沉三诊脉法，又继以温病与伤寒不同诊脉法，以便后学掌握。杨璿认为，若能洞悉于此，则于诊治大有裨益。

（1）总结仲景伤寒脉义

杨璿将伤寒脉大别为阴阳两类：浮、大、动、滑、数，为阳；沉、涩、弱、弦、微，为阴。临证关键是正确辨别脉证之顺否。阴证见阳脉者生，因阳生则阴长，故曰生。如厥阴下利，手足厥逆，脉数，微热汗出，是脉证相顺，故能自愈。反之，阳证见阴脉者则死。

至于寸关尺三部脉的关系及其脉义，尺寸脉反映了阴阳气的变化情况，寸微则阴气盛而为寒，尺弱则阴不足而阳气下陷而为热，即所谓“寸口脉微，名曰阳不足。阴气上入于阳中，则洒淅恶寒也。尺脉弱，名曰阴不足。阳气下陷入阴中，则发热也”（《伤寒瘟疫条辨·脉义辨·长沙伤寒脉义》）。

凭寸口脉的浮沉迟数，可判断病位的表里、脏腑。即“浮为在表，沉为在里，数为在腑，迟为在脏；若脉浮大者，气实血虚也”。还可凭脉形辨别邪气性质及部位，推测其证情。例如，“寸口脉浮而紧，浮则为风，紧则为寒。风则伤卫，寒则伤荣。卫荣俱伤，骨节烦痛，当发其汗也。”（《伤寒瘟疫条辨·脉义辨·长沙伤寒脉义》）

伤寒治疗方法的使用，不管脉象浮沉，均需视其脉之有力无力而确定。有力脉为正气足，无力脉为真气虚，后者不可行汗下之法。如汗法的应用，“伤寒表证，欲发其汗，脉浮有力者，乃可汗之。若浮而无力，或尺脉弱涩迟细者，此真气内虚，不可汗也，汗之则死”；又如下法的应用，“伤寒里证已具而欲下之，切其脉沉有力，或沉滑有力，乃可下之。若沉细无力．或浮而虚者，此真气内虚，不可下也，下之则死”（《伤寒瘟疫条辨·脉义辨·长沙伤寒脉义》）。可见脉象有力无力是衡量虚实的标准。

（2）温病的脉象大义

温病是由火郁三焦，内发于外，从血分而出，故初起“脉不浮不沉，中按洪长滑数，右手反盛于左手”，因“怫热在中，多见于肌肉之分”（《伤寒瘟疫条辨·脉义辨·温病与伤寒不同诊脉义》），故脉不甚浮。如若脉浮大有力或浮长有力，则为热越于外，邪欲外散之象，法当清里泄热，切不可发汗，它与伤寒大异也，“生死关头，全于此分”。若脉见沉伏，此乃“蓄热内逼，脉道不利”引起，正如杨璿所说：“若脉沉伏，不洪不数，但指下沉涩而小急，断不可误为虚寒”，“此伏热之毒，滞于少阴，不能发出阳分”。可见脉的浮沉不仅可以指导治疗，还可以判断怫热郁滞的程度，“温病脉，中诊脉洪长滑数者轻，重则脉沉，甚则闭绝”。此乃辨温病与伤寒脉浮脉沉异治之要诀。此外，从脉象还可知病情的预后，“凡温病脉沉涩小急，四肢厥逆，通身如冰者危”“两手脉绝或一手脉绝者危”“脉沉涩而危，状若屋漏者死”，“脉浮大而散，状若釜沸者死”。

固然“伤寒温病，必须诊脉施治”。但有脉与证相应者，有脉与证不相应者，因此，“宜审察缓急，或该从脉，或该从证，务要脉证两得”，切勿造次。“夫脉者不可一途而取，须以神气形色声音证候，彼此相参。以决死生安危，方为尽善”“望闻问切，四者缺一不可”。（《伤寒瘟疫条辨·脉义辨·长沙伤寒脉义》）

（四）对药物学的研究

古人之于本草，多重视药物的性味、阴阳、归经等，以此作为探讨药物作用机制的基础。杨璿同样采用了这一思路和方法，在对药物的研究中，形成了自己的特色，对药物的应用具有独到的经验。杨璿尤其强调，“夫药之为类多矣，治病不要求奇，神明存乎其人”（《伤寒瘟疫条辨·本草类辨》）。

例如，人参，味甘微苦，其阴阳属性是阳中微阴，归经是手太阴肺经，其作用特点是主升。因此，凡是阳气虚竭者，阴血崩溃者，可借人参回之于暂败之初，障之于决裂之后。正是因为“其气轻而不辛，所以能固气，惟其味甘而纯正，所以能补血”（《伤寒瘟疫条辨·补剂类》）。其治疗气虚为主的病证十分广泛，“凡虚而发热，虚而自汗，虚而眩晕，虚而困倦，虚而短气，虚而惊惧，虚而遗泄，虚而泻痢，虚而头疼，虚而腹痛，虚而饮食不运，虚而痰涎壅滞，虚而吐血衄血，虚而淋漓便闭，虚而呕逆烦躁，虚而下血失气等证，是皆不可不用者”（《伤寒瘟疫条辨·补剂类》）。杨璿还就人参所具有的气血分作用特点做出了比较，“第以气血相较，则人参气味颇轻，而属阳者多，所以得气分者十之八，得血分者十之二。总之为气分之物，而血分亦必不可少，未有气不生而血能自生者也”。杨璿引用扁鹊之语“损其肺者，益其气”，进一步说明人参的作用特点。人参具有良好的补气作用，故可使“肺气既旺，他脏之气皆旺矣”。人参对五脏六腑之气无所不补。然其性温，积温亦能成热，古人虽云虚火可补，但须分辨虚火机制而用。“若内真寒而外现假热之象，是为真正虚火，非放胆用之不可也”；此外，则需谨慎，杨璿说：“然有一等元阴亏乏，而邪火燔灼表里，神魂躁动，内外干枯，真正阴虚一证，谁为其非虚火？如过用人参，实能助热。若节菴云阳旺则阴愈消，《节要》云阴虚火动者不用。又云肺热还伤肺等说固有此理，不可谓其尽非。”（《伤寒瘟疫条辨·补剂类》）可见，虚火二字，必须分辨清楚，“当分实中有虚，虚中有实，阳中有阴，阴中有阳，就证论证，勿以成心而执偏见斯可以。若龙雷之火，原属虚火，如巴蜀有火井，投以水则燔，投以火则灭，是即假热之火，故补阳即消矣。至于亢旱尘飞，赤地千里，得非阳旺阴虚，而可以补阳生阴乎？或曰此正实火也，得寒则已。余曰不然。夫炎暑酷烈，热令大行，此为实火，非寒莫解。而干枯燥旱，泉源断流，是为阴虚，非水莫济。此实火与阴虚，亦自判然可别。是以阴虚而火不盛者，自可用参为君；若阴虚而火稍盛者但可用参为佐；若阴虚而火太盛者，则诚有暂避人参，而为甘寒壮水之剂，庶可收功”（《伤寒瘟疫条辨·补剂类》）。真不愧为经验家言。

又如，熟地黄，味甘微温，属性为阴中微阳，气薄味厚，降也。归手足少阴厥阴经，大补心血，滋培肾水，兼益藏血之经。杨璿认为，前人“此论盖得其大略，而未尽其奥妙”（《伤寒瘟疫条辨·补剂类》）。其结合自己的经验，做了进一步发挥。其云：“夫地黄产于中州沃土之乡，得土气之最厚者，其色黄，土之色也，其味甘，土之味也，得土之气味与色，而曰非太阴、阳明之药，吾不信也。惟是生用性寒，脾胃喜温，故所宜慎。至于熟则性平，禀至阴之德，气味纯净，故能补五脏之真阴，而于统血多血之脏为至要，岂非脾胃经药耶。”人之所以有生者乃气与血，故而人体有病多从气血入手调治。杨璿认为，调养气血之药常有大数，补气以人参为君，而芪、术为之佐；补血以熟地为君，而芎、归为之佐。然而在芪、术、芎、归之中，应用时又有所回避，且诸药与人参、熟地不可同日而语，“人参、熟地无有出其上者，故诸经之阳气大虚，非人参不可，诸经之阴血大虚，非熟地不可”。因此，举凡阴血亏损则为发热，为头痛，为焦思，为喉痹，为嗽痰，为喘气，或肾寒上冲为呕吐，或虚火载血于口鼻，或水湿泛溢于皮肤，或肾枯而泄利，或阴脱而跌仆，或阴虚而狂乱，或阴虚而神散，或阴虚而火升，或阴虚而躁动，或阴虚而刚急，或阴虚而水泛为痰，或阴虚而真气散失等证，“舍熟地何以填精补髓，滴滴归源，使先天后天之阴血大旺，而阳有以化乎”？就人参、熟地二者相较，因阳性速，“故人参少用暂用可以成功”，而阴性缓，“故熟地非多用常用难以奏效”。至于熟地的制用之法，杨璿自有主张。“有用姜汁炒者，则必中寒兼呕而后可。有用砂仁制者，则必胀满不行而后可。有用酒拌蒸者则必经络滞壅而后可。使无此三证，而妄用此治法，是不知用熟地者，正欲其静重而反为动散，以逆其性，是蛇足也。余意总不如用黑豆煮汤，肉黄皮黑，补脾补肾，鲜者洗净，干者泡透，循环津润，九蒸九晒九露，以熟为度耳”（《伤寒瘟疫条辨·补剂类》）。

又如，黄芪，“生凉，炙温。味甘气平，气味俱轻，升也，阳也”（《伤寒瘟疫条辨·补剂类》）。其作用特点是“专于气分而达表，故能补元阳，壮脾胃，充腠理，长肌肉，治虚劳，除虚热，气虚难汗可发，表虚多汗可止，其所以止血崩血淋者，以气固而血自止也”，此即经曰“血脱补气”之义。其所以治疗带浊泄痢，是因其气升而陷自起，即《内经》所谓“陷者举之”。由于其气味俱浮，专于气分，性不纯良，故而“表实者不宜用，里虚者宜少用，恐升气于表，而里愈虚也”。气实而误用，则致喘急、胀满、关格；血虚不可过用，否则致吐衄、痰壅咳嗽。

又如，白术，其气味阴阳及作用特点是，“味甘涩气温，气味俱厚，可升可降，阳中微阴，乳制润其燥，土炒窃其气，气温燥，故实脾胃，驱呕逆，止泻泄，祛劳倦，进饮食，除湿运痰，津液自生，味涩滞，故止汗实表”。然而，正是由于白术的这种特点，以致“痈疽得之反多脓，奔豚遇之反增气，上焦燥热”，故而，气多壅塞者不可用。临床用药时，可佐黄芩以安胎，君枳实以消痞。由于其作用广泛，因此“在气主气，在血主血，四肢困倦，目不欲开，怠惰嗜卧，不思饮食，当加用之”，可使“无汗则能发，有汗则能止”。

由上述可见，杨璿是真正识药、善于用药者，其经验可效可法。

（五）对方剂的研究

杨璿对于方剂的认识和应用，主张既有规矩，又能创新，如此方能满足临床需要。杨璿说：

"作方圆必以规矩，治病证必以古方，固也。但古方今病，焉能相合？是以罗太无曰：以古方治今病，正如拆旧屋凑新屋，其材非一，必再经匠氏之手。故用方者，不贵明其所当然，要贵明其所以然，则或增，或损，或奇方，或偶方，或合方，或以内伤方治外感，或以外感方治内伤，信手拈来，头头是道。"（《伤寒瘟疫条辨·医方辨引》）因此，杨璿于其著作中采辑常用效方阐其理，明其用，以启迪后学。

例如，其论述的第一方为麻黄附子细辛汤。原方主治：少阴病，脉微细，但欲寐，始得之，反发热，脉沉者，此乃太阳表热、少阴真寒之证。对于本方主治证的病机，杨璿解释说："病发于阴者当无热。今少阴始病，何以反发热？此乃太阳少阴之两感病也。盖太阳膀胱与少阴肾相为表里，寒邪感于少阴，故里有脉沉，由络达于太阳，故表有发热"（《伤寒瘟疫条辨·医方辨引》），此即太阳少阴之两感。本方主治方义，因本证有太阳之表热，故用麻黄以发汗，有少阴之里寒，故用附子细辛以温中，三阴之表发与三阳不同，三阴必以温经之药为表，故麻黄附子同用，方是少阴表发之证。按伤寒病两感者亦少，麻黄附子同剂，治法委是奇特，学者引申触类，可应无穷之变。杨璿将其论述扩展到温病中，指出："若是温病两感，则以双解散主之，此河间补仲景温病两感之治法"，并认为此二方，"乃辨温病与伤寒，发表攻里两感异治之要诀"。

又如，杨璿阐释麻黄汤证的发病机制时指出："足太阳经起目内眦，循头巅腰腘，故所过痛而不利，寒邪外束，人身之阳不得宣越，故令发热，寒邪在表不复任寒，故令恶寒，寒主闭塞，故令无汗，人身之阳既不能宣越于外，则必壅遏于内，故必作喘，寒邪刚劲，故令脉紧。"因此，其治疗用药也必然以病机为指导，所以，麻黄汤中，"麻黄辛温散寒故为君，佐以桂枝取其解肌，佐以杏仁，取其利气，入甘草者，亦辛温发散之意。抑太阳无汗，麻黄之用固也，若不量人品之虚实，时令之寒暄，则又有汗多亡阳之戒。汗多者宜扑粉，亡阳者宜附子汤。大抵麻黄性热，为冬月正伤寒无汗者宜之"（《伤寒瘟疫条辨·医方辨引》）。但是，此方于温病则断不可用。不仅如此，伤寒脉微弱而误用之，必致汗出不止，此时，可将患者头发披水盆中，再加糯米八两，炒研，龙骨、牡蛎、藁本、防风各二两，研为末和匀，周身扑之，此为良方。

又如，对桂枝汤的研究。关于其证之发病机制，杨璿说："风之伤人也，头先受之，故令头痛，风为阳，气亦为阳，同类相从则伤卫，卫气伤则无以固津液，故令汗出，其恶风者，卫气不能卫也，其脉缓者，卫气不能鼓也。"因此，组方时也以此为出发点。指出："桂枝味辛甘，辛则能解肌，甘则能实表，辛甘发散为阳，故用以治风为君，然恐其走泄阴气，故用芍药之酸以收之，佐以甘草、生姜、大枣，此发表而兼和里之意"。由于桂枝本为解肌，因此，如果出现脉浮紧，发热汗不出者，则不可与此方，否则表益实，而汗亦难出也。杨璿还指出，"本方温病断不可用，酒客亦不可用。抑不独温病酒客也，凡服桂枝汤作呕者，以胃热而服热药，两热相搏故也"。

又如，大青龙汤主治证为太阳中风脉浮紧。杨璿分析道："以中风而得紧脉，知为风寒两伤也。头痛、发热、恶寒、身痛皆表证也。不汗出，寒邪郁于腠理，而烦躁，风作烦，寒作躁。"（《伤寒瘟疫条辨·医方辨引》）至于本方的阐释，杨璿说："青龙者，东方甲乙木神也，主发育万物，方以发散为义，故名之，仲景曰，太阳伤寒，治以麻黄汤，太阳中风，治以桂枝汤，伤寒太阳证见风脉，是有头痛发热，无汗恶寒，但脉来不紧而缓，为伤寒且中风矣，与中风脉得浮紧一也，故二方并而用之，邪气外盛，人身之阳郁为内热，此石膏之所以加也。”如果过用大青龙汤，则可能出现亡阳狂躁之弊，筋惕肉瞤之害，急以真武汤大温大补之，此又仲景救坏证之良方。因此，若脉微弱，汗出恶风者，不可服用本方。

再如，小柴胡汤，其主治证的发病机制是：“邪在表则恶寒，邪在里则发热，邪在半表半里则恶寒且热，故令寒热往来。少阳之脉起目锐眦，故令目眩。胆者，中精之官，五脏取决于胆，咽为之使，故令口苦咽干。脉行两胁，故令胁痛。胆者肝之府，在五行属木，有垂枝之象，故令脉弦。”主治此证的药物，杨璿颇有研究。杨璿说：“柴胡辛温，辛者金之味，故用之以平木，温者春之气，故就之以入少阳。一云专主往来寒热，谓其能升提风木之气也。黄芩质枯味苦，枯者能浮，苦则能降，君以柴胡则入少阳矣。一云味苦不沉，黄中带青，有去风热之专功，谓其能散风木之邪也，然邪之伤人常乘其虚，用参草实其中气，使邪不得复传入里耳，一云少阳气血薄，全赖土膏滋润，则木气始得发荣，即经所谓胃和则愈之说。是以胃气不虚之人，虽有小柴胡证，而人参在可去也。邪初入里，以风寒外邪挟有形之痰涎，结聚于少阳之本位，所以里气逆而烦呕，邪在半表则荣卫争，故用姜枣之辛甘以和荣卫，亦所以佐参草以补中气，使半表之邪仍从肌表而散也。”至于后世用小柴胡汤去人参的流俗，杨璿颇为反对，认为此非仲景立方之本意；且指出滥用小柴胡之弊，认为“少阳经为动要之路，关系最重，小柴胡非套药也，今人不论何病，但见发热恶寒，便以小柴胡汤和解之，殊觉可笑”。其说的确入理。

上述可见，杨璿对经方具有深刻研究和丰富的应用经验，堪为后学师法。

【临证经验】

一、伤寒瘟疫的治疗经验

（一）伤寒瘟疫治有不同

由于温病和伤寒的病原、感受途径、邪伏部位、传变规律和病变性质皆大相径庭，因此，温病和伤寒的治法亦大不相同。

杨璿根据张仲景《伤寒论》中所论伤寒和温病的不同治疗方法，指出：“详仲景两条治法，于伤寒则用温覆消散，于温病则用刺穴泻热，温病与伤寒异治，判若冰炭如此。”（《伤寒瘟疫条辨·温病与伤寒治法辨》）具体言之，“伤寒以发表为先，温病以清里为主”（《伤寒瘟疫条辨·寒热为治病大纲领辨》）。杨璿把伤寒、温病之治法均分为前后两节，认为二者在后一节治法上尚无大的区别。因为邪气入胃而成胃实之后，均须用承气类清里攻下治之；重要的区别是在前一节治法上，即二者的初起治疗不同，伤寒初起必须辛温发汗以解之，温病则断不可用辛温发汗之法，而只能用辛凉清解。杨璿指出：“温病得于天地之杂气，怫热在里，由内而达于外，故不恶寒而作渴，此内之郁热为重，外感为轻，兼有无外感而内之郁热自发者，又多发在春夏，若用辛温解表，是为抱薪投火，轻者必重，重者必死，惟用辛凉苦寒，如升降、双解之剂，以开导其里热，里热除而表证自解矣。”（《伤寒瘟疫条辨·发表为第一关节辨》）杨璿认为，伤寒感受风寒之邪，由皮毛而入于经络，“认真脉证治法，急以发表为第一义，入里则不消矣。未有温覆而当不消散者，何至传入血分，变证百出哉”（《伤寒瘟疫条辨·温病脉证辨》）。

虽然伤寒、温病均可应用下法，但二者于下法的应用目的和具体应用方法均有所不同。杨璿反复强调温病应用下法以“逐邪”为第一要义。在下法的具体应用方面，“伤寒里实方下，温病热盛即下，其治法亦无大异。但伤寒其邪在表，自气分而传入血分，下不厌迟；温病其邪在里，由血分而发出气分，下不厌早。其证不必悉具，但见舌黄呕恶、痞燥满痛一二证，便于升降、增损双解、加味凉膈、加味六一、解毒承气等方，酌度病情上下、轻重缓急，下之以彻其邪毒，无不获效”。杨璿强调“大凡温病，邪热内炽，贵乎早治”“客邪贵乎早逐”，认为仲景的三承气汤“本为逐邪而设，非专为结粪而设也。若必俟其粪结而后下之，则血液为邪热所搏，变证迭起，是犹养虎遗患也。况多有溏粪失下，但蒸作极臭，如败酱，若藕泥，至死不结者。倘酌用前方，秽恶一下，邪热自此而消，脉证自此而退，岂徒孜孜结 粪而后行哉”（《伤寒瘟疫条辨·医方辨》）。杨璿此说虽是本于吴又可《温疫论》者，然其所用诸方，较之吴氏又有所发展。

（二）疫需解毒调理升降

针对瘟疫热毒炽盛的特点，杨璿提出了攻逐解毒的治疗大法。由于温病是感受“天地之杂气，无形无声，气交流行，由口鼻入三焦”（《伤寒瘟疫条辨·证候辨》），怫郁内炽而发病，故“治法急以逐秽为第一义，上焦如雾，升而逐之，兼以解毒；中焦如沤，疏而逐之，兼以解毒；下焦如渎，决而逐之，兼以解毒。恶秽即通，乘势追拔，勿使潜滋”。（《伤寒瘟疫条辨·温病脉证辨》）杨璿大大扩充了吴又可所列可用下法治疗的症状，诸如面黄、潮热、四逆、目直视、目反折等，均可用下法治疗。这一攻逐兼解毒的治疗思想，发前人所未发，当今名医姜春华先生赞曰：“伟哉！杨璿三焦均用解毒，而决之以清泻为大法，真谓治传染性热病之正鹄也。”

在攻逐解毒大法的基础上，杨璿十分重视体内气机的升降，其认为疫邪直入中焦后，上下流布，弥漫三焦，必然引起气机升降失调，如果“上焦之阳，下焦之阴，两不相交，则脾气于中难运，斯五液注下，而生气几绝矣”（《伤寒瘟疫条辨·温病脉证辨》）。因此，在攻逐解毒之时，又需沟通上下，协调气机，使三焦道路畅通，津液得复而不绝。

（三）宣清通法逐邪外出

杨璿论治温病，特别推崇刘完素、吴又可二人的观点。其于温病病原病机的论述多取材于吴又可的《温疫论》，然治疗温病却并未照搬吴氏的达原饮。其在治疗方面，多遵从刘完素的双解、凉膈之法，进一步发挥了刘完素的宣、清、通思想。杨璿认为杂气入侵，“必先注中焦，分布上下，故中焦受邪，则清浊相干，气滞血凝不流……”其酿变在中焦，流布于上下，故治宜宣通三焦之气机，清泄三焦之热毒，使内郁之热毒得以从内外上下而分消。杨璿能紧密联系病因病机与方药，直接指导施治，认为温病非泻即清，非清即泻，不需要很多的方剂。在其临床实践中创制了以升降散为基础加减而成的治温病系列方，计 15 首。杨璿指出：“按温病总计十五方，轻则清之，神解散、清化汤、芳香饮、大小清凉散、大小复苏饮、增损三黄石膏汤八方；重则泻之，增损大柴胡汤、增损双解散、加味凉膈散、加味六一顺气汤、增损普济消毒饮、解毒承气汤六方。而升降散，其总方也，轻重皆可酌用。察证酌脉，斟酌得宜，病之变化，治病之随机应变，又不

可执方耳。”（《伤寒瘟疫条辨·医方辨》）

1. 升降散为主方

升降散以僵蚕为君，蝉蜕为臣，姜黄为佐，大黄为使，米酒为引，蜂蜜为导。主治温病“表里三焦大热，其证治不可名状者”。杨璿认为，僵蚕“味辛苦气薄，喜燥恶湿，得天地清化之气，轻浮而升阳中之阳，故能胜风除湿，清热解郁……能辟一切怫郁之邪气”；蝉蜕“气寒无毒，味咸且甘，为清虚之品”“能祛风而胜湿……能涤热而解毒”；姜黄“气味辛苦，大寒无毒”，能“祛邪伐恶，行气散郁”；大黄“味苦，大寒无毒，上下通行”，荡涤肠胃，攻积导滞，泄热解毒；米酒“味辛苦而甘，今饮冷酒，欲其行迟，传化以渐，上行头面，下达足膝，外周毛孔，内通脏腑经络，驱逐邪气，无处不到”，且有和血养气，伐邪辟恶之效；蜂蜜甘平无毒，其性大凉，能“清热润燥，而自散温毒也”。诸药合用，辛味宣透疏散，寒凉清泄郁热，升降并施。此方“取僵蚕、蝉蜕升阳中之清阳；姜黄、大黄降阴中之浊阴，一升一降，内外通和，而杂气流毒顿消矣”（《伤寒瘟疫条辨·医方辨·升降散》）。

杨璿以升降散合大柴胡汤，为增损大柴胡汤，主治温病热郁腠理，里热燥结已甚，为内外双解之剂；以升降散合三黄石膏汤加减，为增损三黄石膏汤，主治表里三焦太热，五心烦热，两目如火，鼻干面赤，舌黄唇焦，身如涂朱，燥渴引饮，神昏谵语等证；以升降散合双解散，为增损双解散，能解散阴阳内外之毒，主治温毒流注，结于经脉，无所不至之证等。杨璿以升降散为基础的治温病（瘟疫）15 方，具有较高的临床实用价值。后世医家对杨璿瘟疫十五方尤其是升降散评价甚高。如蒲辅周曾云：“治疗急性病，尤其急性传染病，要研究杨璇的《伤寒瘟疫条辨》，余治瘟疫多灵活运用杨璿瘟疫十五方，而升降散为其总方。治瘟疫之升降散，犹如四时温病之银翘散。”

2. 遣药组方切中病机

杨璿吸取河间《伤寒直格》中关于外感热病阳热怫郁的观点，指出瘟疫是杂气由口鼻入三焦，怫郁内炽所致。杨璿认为刘完素特制双解、凉膈、三黄石膏以表里双解“诚得治温病郁热要诀，而非偏于寒泻”。由此，其用药裁方，均仿河间宣清通之法。宣法，是用辛凉解散之品，宣泄郁热。杨璿举例，三黄石膏汤“佐以荷、豉、蚕、蝉之辛散升浮者，以温病热毒至深，表里俱实，扬之则越，降之则郁，郁则邪火犹存，兼之以发扬则炎炎之势皆尽”，说明辛凉解散药用于瘟疫，不为解表，而是宣散郁热。此深合《内经》“火郁发之”旨意。杨璿治温病（瘟疫）15 方，均用僵蚕、蝉蜕为宣散主药，或酌情选配竹叶、荆芥、防风、柴胡、桔梗、牛子等，以升阳中之清阳。黄连、黄芩、黄柏、大黄等苦寒之品仅次于僵蚕、蝉蜕，取其清热解毒、攻下逐秽，以降阴中之浊阴。由于火毒深重是瘟疫特点，也是阳热怫郁的症结，清法可除火毒而散郁结，故是瘟疫主要治法。杨璿用清热泻火的黄连解毒汤为清法主方，酌配白虎、银花、连翘、龙胆草、板蓝根等。通法可散结导滞、祛热逐邪，包括寒下法，以承气为主，或单用大黄、芒硝。清利法，用导赤、六一散、车前子、泽泻等，目的是荡涤郁热，引其从水道外泄。行气法，用姜黄、广皮、泽兰等解郁散结。杨璿主张，瘟疫证情较轻者，以清法为主，共设 8 方，其中 7 方为宣清通并施。如神解散，宣药用僵蚕、蝉蜕、桔梗；清药用黄连、黄芩、黄柏、银花、生地，通药用木通、车前子；

只有增损三黄石膏汤为宣消并行，药用僵蚕、蝉蜕、薄荷、豆豉、黄连、黄芩、黄柏、山栀、石膏、知母。但若证情需要，则加大黄通泻。疫证重者，必用寒下通之，所谓“重则泻之”，共设6方，仍为宣清通并施。如增损双解散，宣药用僵蚕、蝉蜕、防风、荆芥、桔梗；清药用黄连、黄芩、山栀、石膏、连翘、生甘草；通药用大黄、芒硝、滑石、姜黄。

此外，杨璿还推崇吴又可“温病下不嫌早”“大凡客邪贵乎早逐”“承气本为逐邪而设，非专为结粪而设”的观点，列出温病（瘟疫）宜下52条，认为温病（瘟疫）邪气在里，下不嫌早，其证不必悉具，但见舌黄、呕吐、痞燥满病一二证，便于升降散、增损双解散、解毒承气汤等方中酌病情选用之，以泄邪毒，则无不获效。凡此种种，皆以宣通郁结、清泄邪热、逐邪外出为治，这种治法不仅适用于瘟疫病，对四时温病的治疗同样具有普遍的指导意义。

二、伤寒、温病症治辨析

杨璿不仅注重伤寒温病阴阳之辨、重视脉诊以辨证，而且强调相同症状的辨析，并阐发其机制，以为治疗之基础。杨璿列举了众多症状加以辨析，并辅以治法方药，论证有力。其论治经验丰富，为后学提供了详实、可供操作的资料。

（一）发热治疗辨析

杨璿认为，发热之证是温病和伤寒初期都可出现的症状，处理是否得当，关系到疾病的转归。杨璿说：“凡治伤寒温病，当发热之初最为紧要关隘，即宜详辨脉证治疗，此时用药稍不确当，必变证百出而成坏病矣。”（《伤寒瘟疫条辨·发热》）

温病发热，是杂气怫郁三焦所致，是邪气由血分发出气分之变，故不能用发汗法治疗。发热之治，当据其相兼症状判别轻重，进而选择治疗方药。例如，发热头痛，身痛而渴，是热之轻者，可用神解散、小清凉散之类；若发热气喷如火，目赤舌黄，谵语喘息，则是热之重证，宜用加味凉膈散、增损三黄石膏汤之类；至若发热厥逆，舌见黑苔，则属热之极者，需用加味六一顺气汤、解毒承气汤大清大下。

正伤寒之发热，应视发热的表里虚实而治。例如，翕翕发热属表热，可用桂枝麻黄各半汤、桂枝二越婢一汤、葛根汤；蒸蒸而热属里热，宜用白虎汤、黄连解毒汤、泻心汤。

伤寒为病有六经之分，每经又有标本之异，故其治疗又各不相同。太阳经以表为标，膀胱为本。因此，凡发热头项痛，腰脊强，脉浮紧无汗者，是寒在标，当用麻黄汤发汗；若为发热脉浮缓，自汗，则是寒在标，宜用桂枝汤和解；发热脉紧而兼缓，是风寒俱在标，用大青龙汤发汗；脉浮发热，烦渴，小便不利，为热在本，以五苓散两解。阳明经以肌肉为本，胃为标。因此，凡发热目痛，鼻干不眠，无汗，是热在标，方用葛根汤，热重加黄芩、知母；如表里俱热，渴饮水浆，汗出，脉洪数，乃热在标本，以白虎汤治疗；若不恶寒反恶热，或蒸蒸而热，内实，不大便，脉洪数有力，为热在本，调胃承气汤下之。少阳经主半表半里，脉弦，发热头痛，口苦耳聋，胸满胁痛，往来寒热，心烦喜呕，默默不欲食，应从中治，用小柴胡汤；若标病，只可用小柴胡加减；若邪气深入，不能传变，多以柴胡加芒硝汤，或大柴胡汤。总之，热在太阳忌下，热在阳明忌利小便，热在少阳忌汗、忌下、忌利小便。邪气传入三阴，除少阴经能发热外，一般不会发热。

不过，少阴发热有两种情况，初病即见少阴证，脉沉反发热，用麻黄附子细辛汤；如下利清谷，里寒外热，手足厥逆，脉微欲绝，而反不恶寒，此属阴盛格阳、内寒外热，选理中汤加附子，或通脉四逆汤。阳邪传入阴经下利属于热利，因阳陷入阴，所以外无热，当用白头翁汤、黄连阿胶汤一类治疗；若阴邪入阴经而下利，则属里寒自利，寒邪在里，拒阳于外，所以外热，必须用理中、四逆类。

由上可见，杨璿既得仲景之旨，又自有体会，后学当效法之。

（二）恶寒、恶风治疗辨析

1. 恶寒治疗辨析

伤寒之恶寒，其表现是：不见风亦恶寒，身发热而不欲去衣被，恶寒属表证范畴，但有虚实之分，有汗为虚，无汗为实。只要见到恶寒之证，即为表不解，即使患者有里热的表现而欲攻其热，也应当先解其表，选用麻黄汤、桂枝汤之属。只有不恶寒反而恶热时，方为表解，乃可清里，可用白虎汤、承气汤之属。临床上常有少阴病出现恶寒者，表现为蜷卧足冷，脉沉细，应用四逆汤温之，不可用发汗法。患者出现振寒，脉微细，则是内外俱虚，主用真武汤。

临床还有表现为背恶寒者，这是由于背为阳腑为阴，阳气不足，阴寒气盛，则背为之恶寒，阳微阴盛之机已露一斑。所以《伤寒论》云：少阴病一二日，口中和，背恶寒者，当灸之。药用附子汤。如果阳气内陷入阴中，表阳新虚，而见背微恶寒者，此即《伤寒论》所谓：伤寒无大热，口燥渴，心烦，背微恶寒者，白虎加人参汤主之者是也。上述二者“一为阴寒气盛，一为阳气内陷”（《伤寒瘟疫条辨·恶寒》）。属于阴寒内盛的，以其不能消耗津液，故于少阴病表现为口中和；阳气内陷的，因热灼津液为干，故于阳明病表现为口燥渴。二者虽均可见背恶寒，但要辨别阴阳寒热不同，从患者口中润燥可知，需要仔细审辨。

还有一种伤寒，出现恶寒、全不发热、六脉紧细的病证，此“乃素禀虚怯不能发热，此太阳寒伤荣证”，由于是极虚而感寒，故无正发汗之理，只能用理阴煎、大温中饮以滋其阴，此即云腾致雨之妙，是张景岳的治疗心得。可见，杨璿是善学者。

如果温病出现恶寒、口燥咽干、舌黄唇焦等病证，则是阳盛格阴，为内热则外寒，并非恶寒。因为“恶寒表证也，得就暖处便解，外寒重证也，虽进火烈不除”，故不能同于伤寒之病，治疗上，杨璿也有成熟的经验，即“轻则神解散，甚则升降散、增损双解散，岂可与正伤寒恶寒同日语哉”（《伤寒瘟疫条辨·恶寒》）。

2. 恶风治疗辨析

恶风之证，是指见风则恶，密室中则不恶。恶风属于表证，但发散之法又需根据具体情况而区分不同。若无汗恶风，则为伤寒，当用发汗法，选麻黄汤；有汗恶风则为中风，当用解肌法，选桂枝汤。又有里证虽剧，但恶风未罢者，当先解其表。还有汗多亡阳与感受风湿二者都可出现恶风之证，前者是汗出漏不止，亡阳外不固所致，故以桂枝加附子汤温其经而固其卫；后者乃风湿相搏，骨节烦疼，湿盛自汗而皮腠不密所致，方用甘草附子汤，散其湿而实其卫。

若温病出现恶风之证，实则等于恶寒，是其初期症状，与伤寒变化规律自是不同，所以杨璿说：“阳伏于内，阴隔于外，不过初病一二日，后则恶热不恶风寒矣，要之邪热内郁，轻则发越于外而手足温，重则内外格拒而通身凉，死生关头，惟在识与不识耳。”（《伤寒瘟疫条辨·恶风》）故而推荐选用神解、芳香、升降、凉膈等方，重在斟酌得宜，万无一失。杨璿之论，可谓用心良苦。

（三）头身痛治疗辨析

1. 头痛治疗辨析

伤害和温病之头痛之病变不同，治疗也有明显差别。而且，伤寒头痛因各经发病又有区分，治疗也应有别。

关于伤寒头痛，杨璿首先将各经发病情况做了明确区别。杨璿指出："太阴少阴，有身热而无头痛，盖二经皆不上头故也。厥阴，有头痛而无身热，盖厥阴与太阳汇于巅也。若身热又头痛，皆属三阳经也。"（《伤寒瘟疫条辨·头痛》）太阳经头痛，发热恶寒，无汗者，用麻黄汤；头痛，发热恶寒，有汗者，用桂枝汤。阳明经头痛，不恶寒，反恶热者，白虎汤；若不大便者，调胃承气汤；头痛重者，必衄，葛根汤去大枣加葱白。少阳经头痛，为头角痛或耳中痛，或口苦发热，或往来寒热，脉弦数，并宜小柴胡汤。厥阴经头痛，呕而吐沫者，用吴茱萸汤；而厥阴头痛，脉微浮者，为欲愈，如不愈者，用小建中汤。

若温病头痛，或头胀痛，乃"邪热郁结于内，上攻头目三阳，断不可发表"，温病所致头痛，禁用风药发散，恐邪气上升加重头痛，故用清泻里热法，则表证自退。头痛轻者用神解散、清化汤治之，重则用增损双解散、升降散合内外而治之。只要里气一通，则头痛自止，断不可拘于伤寒头痛当解表，不可攻里之说。

2. 身痛治疗辨析

身痛一证，既可出现于伤寒，也可出现于温病；伤寒病中又可见于多种情况。诸种身痛，其病机各有不同，选方用药亦自有差异。

伤寒三阳经病出现身痛，乃邪气郁闭所致，故以发散为主。"凡伤寒太阳病，身体痛，骨节痛，若恶寒无汗，脉浮紧者，麻黄汤汗之。若脉浮缓，恶风自汗者，桂枝汤和之。若风寒并中，脉浮紧而缓者，大青龙汤发之。"（《伤寒瘟疫条辨·身痛》）而少阴病之身体痛，则是阳气虚衰、寒湿阻滞所致，故用附子汤温经散寒、温肾助阳、祛寒化湿。上述阴阳二证，都可见身痛，但用药则相去云壤，关键在于辨别浮沉之脉，以为用药指标。如果治法相反，误发少阴经汗，则必动其血，或从口鼻出，或从目出，甚至下厥上竭而死，或可以当归四逆汤救之。

湿邪引发的身痛与上述身痛不同，故其治疗又自具特点。即所谓"凡一身尽痛，发热发黄，头上汗出，背强，小便不利者，湿也，茵陈蒿汤"。又有汗法不当出现的身痛，"凡发汗后，身疼痛，脉沉迟者，桂枝新加汤"。还有表里俱寒的身痛，"凡身痛下利清谷者，表里俱寒也"，杨璿采用仲景原文之方药，四逆汤先救其里，桂枝汤再救其表。

在温病发病过程中，由于杂气热郁三焦，而致表里阻隔，阴阳不通，故而出现身体痛、骨节痛，以及头痛项强、发热恶寒恶风、目痛鼻干不眠、胁痛耳聋、寒热而呕等，一切表证的症状类似于伤寒，然而实非风寒外感之邪。因此，"通宜清热解郁以清利之，如神解散、芳香散、升降散、加味凉膈散、增损双解散之类，随其轻重酌量用之"。用药准确，可使"里气一清，表气自透而外证悉平矣”。

杨璿还就温病出现表证的机制及治法的确定，提出告诫说：“故温病凡见表证，皆里证郁滞浮越于外也。不知者，一见身痛头痛、发热恶寒等证，便以为伤寒，而用麻黄青龙以发其汗，则坏病蜂起矣。”温病表证皆里证浮越于外而致，故不可正发汗。

（四）不眠、多眠治疗辨析

睡眠的正常与否，关键在于阴阳二者是否和谐。杨璿认为，“阳盛阴虚则昼夜不得卧，阴盛阳虚则嗜卧不欲起”，究其原因，“盖夜以阴为主，阴气盛则目闭而卧安。若阴为阳扰，故烦躁而不眠也”（《伤寒瘟疫条辨·不眠》）。具体到温病和伤寒病中，则又有不同情况，需区别对待。

1. 不眠治疗辨析

不眠一证，见于温病中，是因温病热郁三焦，阴不敌阳所致，可见大渴引饮、烦躁不眠，“轻则增损大柴胡汤，重则增损双解散，两解表里之热毒以治之”。

伤寒病出现不眠，既可见于不同经病中，也可见于误治之中，病机不同，治疗各异。如“太阳伤寒，脉浮数，身痛无汗，烦躁不眠，大青龙汤或麻黄桂枝各半汤”，此种不眠为邪闭阳郁所致；而“阳明经病，目痛鼻干不眠，葛根汤。内热多加黄芩知母，若自汗，脉洪数，经腑俱热，烦渴舌燥不眠，黄连阿胶汤”，此种不眠则是热盛，阳不入阴所致。至于误治所致者，又有种种不同。例如，有发汗后伤阳而气化不利之不眠，可见“脉浮数微热烦渴，小便不利”，用五苓散治之；又有大汗伤津之不眠，可见“胃中干燥，不眠，烦渴欲饮水”，慢慢增加饮水即可缓解；又有太阳伤寒，误以火劫取汗，致亡阳惊狂、起卧不安者，方用桂枝去芍药加蜀漆牡蛎龙骨救逆汤；又有“汗、吐、下后，烦渴不眠，剧者懊恼不眠，此邪热乘虚客于胸中，烦热郁闷而不得散也，栀子豉汤”；还有“下后虚烦不眠，参胡温胆汤、加味温胆二汤”（《伤寒瘟疫条辨·不眠》）。

2. 多眠治疗辨析

一般来说，患病之人常常影响睡眠。然而，伤寒之病反见多眠，考其原因，“以卫气昼则行阳，夜则行阴，行阳则寤，行阴则寐。阳气虚阴气盛，则目瞑，故多眠，乃邪气传于阴而不在阳也，昏昏闭目者，阴司阖也。默默不言者，阴主静也”。虽然如此，但不同经病之多眠，其发病机制不同，故用药不同。其云：“凡伤寒头痛发热，神昏多眠者，表证也，宜解表为先，疏表汤。若得汗后，脉浮细，身凉嗜卧者，此阳邪去而阴气复，可不药而愈。设胸满胁痛，风热内攻而喜眠者，邪传少阳也，小柴胡汤加桔梗、枳壳。少阴病得之二三日，表邪未悉并阴，但欲寐，脉微细，无里证者，麻黄附子甘草汤以微发其汗则愈。少阴病欲吐不吐，心烦多眠，自利而渴，小便色白者，真武汤。凡脉微细欲绝，或蜷卧恶寒向壁，或身重逆冷，皆属少阴，附子汤。”（《伤寒瘟疫条辨·多眠》）

温病亦可出现多眠。如三阳合病时，伴见目合则汗者，可用小清凉散合白虎清解郁热；谵语有热者，用增损三黄石膏汤加大黄。杨璿还就胃热多眠与少阴病多眠加以鉴别说：“盖凡胃中有热者，亦欲多眠，但神昏气粗而大热，绝不似少阴之蜷卧足冷也。”

（五）口渴治疗辨析

口渴乃临床常见症状，可出现于各种疾病中。在伤寒和温病中出现口渴，自有其发病特点。

且伤寒病中之口渴，亦病变多端，需详细诊察，恰当用药。所以杨璿说："凡伤寒发渴，或因热耗津液，或因汗下太过，当分六经而治。"（《伤寒瘟疫条辨·渴》）关于太阳病之渴，杨璿指出："太阳热在表不渴，若热入膀胱之本，脉浮数小便不利，微热发渴者，五苓散，切不可与白虎汤。"病在阳明，"阳明病脉长，标热不恶寒，无汗而渴者，葛根汤加黄芩、知母，减麻黄二钱"；若病情加重，"阳明热传胃中，本热恶热，濈濈汗出而渴，脉洪大而数者"，应用白虎汤，切不可与五苓散。若进一步发展，出现"阳明本热内实，或蒸蒸而热，潮热烦渴，口燥咽干，大便实者"，则应用调胃承气汤，或大柴胡汤。病在少阳，而见"脉弦数，口苦咽干，发热而渴，及心烦喜呕而渴，或往来寒热而渴"，宜小柴胡汤去半夏加陈皮、知母、麦冬、天花粉。病在太阴，表现"自利不渴"，只有少阴病可见口渴饮水。小便色白者，属下虚有寒，脉沉，应用附子汤温阳散寒祛湿。病在厥阴，表现为渴欲饮水者，少少与水即可，其中原因，杨璿认为，"以其传经尽，欲饮水为欲愈之候"。但"若身寒厥逆，脉滑而口渴者"，此为里有热，需用白虎加人参汤。杨璿总结说："凡阴证，烦躁口渴不能饮水，此虚阳上迫而为假热，脉沉足冷者，四逆汤加人尿、猪胆汁冷饮之。"（《伤寒瘟疫条辨·渴》）

温病发病初，即出现烦渴引饮，这是郁热自内而达外所致。"故《直格》曰：身热为热在表，引饮为热在里。温病本末身冷不渴，小便不赤，脉不洪数者，未之有也。轻则白虎汤加白僵蚕、蝉蜕、天花粉，重则增损三黄石膏汤加大黄。"但是，在疾病过程中，突然欲饮水者为欲愈，这是因为肠胃燥，不能散邪，得水则和其胃气，汗出而解。若不与水则干燥无由作汗，遂至闷乱也。因此，应当察邪热之轻重，宁少与之。否则，"若热少与多，不能渗化，则停蓄为支结，喘呕下利，肿满等证"（《伤寒瘟疫条辨·渴》）。还有另一种特殊情况，《要诀》曰："亦有下利清谷，纯是阴证，而反见渴者，此阴在下格阳于上，兼因泻泄，津液既去，枯燥而渴，虽引饮自少，而常喜温，不可投寒剂，宜理中汤加附子、四逆汤加人参以温之。"张景岳指出，水为天一之精，凉能解热，甘可助阴，非苦寒伤气者之比。阳虚无火者，当然不宜予水。有阴虚火旺者，元气既衰，精血又涸，则津液枯燥，多见鼻干唇裂，舌苔黑色，二便闭结。此种情况非同于前者，因此，"使非借天一之精何以济燃眉之急"，固先以冰水解其标，继以甘温壮水之剂培其本，水药并进亦无不可。"尚有外真寒而内假热，阴盛格阳之证，察其元气，非甘温大补则不足以挽回，察其喉舌，则些小辛热又不可以近口，有如是者，但将甘温大补之剂煎成汤液，用冷水浸冷饮之，此以假冷之味解上焦之假热，而以真热之性复下焦之真阳，是非用水而实亦用水之意。"（《伤寒瘟疫条辨·渴》）此即《内经》所云：伏其所主而先其所因是也。

杨璿在其著作中辨析了证候70余条，"俱从《伤寒论》中驳出温病证治之所以异来，令阅者了然于心"。其目的是要后学"不以温病为伤寒，不以伤寒方治温病，则患温者自以不冤矣"。温病虽然有轻者有重者，有最重者，但终归无阴证，与伤寒外感不同，并非六气为病，属于杂气致病。至于其表现则种种不一，始则发热，头痛身痛，舌上白苔，渐加烦躁渴饮水浆；或发热而加凛凛，或先凛凛而后发热，或昼夜纯热，或潮热，或往来寒热；或眩晕或呕吐，或痰涎涌盛，或呕汁如血；或口舌干燥，或咽喉肿痛；或咳嗽脓血，或喘呃吐蛔；或心腹痞满，或胸胁胀痛；或大便不通，或小水自利，或前后癃闭，或协热下痢，或热结旁流，或下血如豚肝，或如胶黏，或水泻无度；有舌黄苔黄黑苔者，有舌裂者，有舌生芒刺者，有舌色紫赤者，有唇崩者，有唇黑者；有鼻孔如烟煤之黑者，有目暗不明、目赤、目黄、目瞑、目直视、目反折者；有头汗、盗汗、自汗者，有手足心腋下汗者；有耳聋不闻声者，有头肿大如斗者，有喉痹颈肿滴水不能下咽者；有发狂如颠如痫者，有苦笑无常如醉如痴者，有弃衣登高踰垣上屋者；有厥逆身冷如冰者，有谵语昼夜不眠者，有昏迷不省人事者，有詈骂不避亲疏者；有蓄血、吐血、衄血、毛孔血、目血、舌血、齿缝血、大小便血者；有发黄者，有发斑者，有发疹者，有斑疹杂出者，有发颐、疙瘩疮者，有浑身火泡疮带白浆者；有首尾能食者，有绝谷一月不死者，有无故最爱反复者，有愈后渐加饮食如常者，有愈后饮食胜常二三倍者；有愈后耳聋眼花者，有愈后退爪脱皮落发者。至其恶状，甚有口噤不能张，腿屈不能伸，唇口不住牵动，手足不住振战，遗尿遗粪，圆睁口张，咬牙嚼舌，声哑不语，舌伸外搅沫如水浪，项强发痉，手足反张，肉瞤筋惕，骨痿足重，舌卷囊缩，循衣摸床，见神见鬼等。“凡此怪怪奇奇不可名状等证有相兼三五条者，有相兼十数条者，不可枚举。”总因血气虚实之不同，脏腑禀赋之有异，其受邪则一而已。等到邪气去尽，则一任诸证如失。古人所云知其一，万事异，知其要者，一言而终，不知其要者，流散无穷。所以温病治疗，抓住关键，并无多方。但须医生根据“寒热倚伏，表里参错，虚实循环”，能见之真而守之定，通乎权而达乎变，治病自然效如桴鼓。

杨璿认为，古今医术，非无温病之条，只是其相关内容皆编入于伤寒之中，“议论无非伤寒，所用之药，虽曰治温病，实治伤寒之的方也”，此等方论，但治伤寒未尝不验，若谬以治伤寒之方而治春夏之温病，是犹抱薪投火。杨璿指出：“盖温病自内达外，虽有表证，实无表邪，终有得汗而解者，必里热清而汗自出，前一节治法与伤寒不同。”（《伤寒瘟疫条辨·复病》）

关于伤寒病的用药，杨璿总结说：“凡治正伤寒发汗解表，温中散寒之药一概禁用。今特摘其尤者，如麻黄、桂枝、羌活、独活、白芷、葛根、细辛、浮萍、苍耳、苍术、艾叶、胡椒、故纸、茴香、肉桂、附子、干姜、豆蔻、益智等味。”古人亦未曾道破，杨璿则认为此由长期经验而来，临床不可再用，因温病无风寒与阴证之故。

杨璿进一步强调，当时的医家病家，“未有不以温病为伤寒者，未有不以伤寒方治温病者，此固风气之使然，亦习俗之旧染也”。杨璿告诫说：“误犯禁药，不过轻重之分，苟从死后而追悔前方，愚矣。”

为让后人明晰仲景用药特色，杨璿还总结仲景《伤寒论》用参姜桂附的方剂，总共有 80 多方，但此非温病所用。因温病是伏邪内郁，阳气不得宣布，积阳为火，阴血每为热搏，未解之前，麻黄、桂枝不可沾唇，暴解之后，余焰尚在，阴血未复，最忌参姜桂附，得之反助其壅郁，余邪伏留，不惟目下淹缠，日后必变生异证。杨璿特别列举误用治伤寒之药治温病的危害以示来者，如周身痛痹，或四肢拘挛，或流火结痰，或两腿钻痛，或劳嗽涌痰，或毒气流注，或痰核穿漏，皆骤补之为害也。即便是温病愈后，调理之剂，投之不当亦可以危害。因此提出，“莫若静养节饮食为第一”，慎言语，谨起居，戒气恼，寡嗜欲，都是病后所宜留神的。

总之，杨璿非常赞赏仲景的《伤寒论》，认为其“天苞地符，为众法之宗，群方之祖”，但是杂以后人知见，则反为尘饭土羹，莫适于用。为发扬光大仲景之学，于是不辞辛苦，经过千辛万苦的努力，“以自然之理，引申触类，阐发神明，温病一证，另辟手眼，却不于长沙论外，旁溢一辞”。杨璿将温病与伤寒区分开来，目的只有一个：“后有作者，庶不为冥索旁趋，得以随施辄效，端有望焉。”可谓用心良苦。

【后世影响】

杨璿对于温病学，重点发展了吴又可的瘟疫学说，不同于叶、吴之一脉相承。不仅理论上有所继承发展，治法方药上亦有所创新。

一、学派传承

杨璿的学术思想来源，除论述伤寒崇奉仲景外，其瘟疫学说主要源于刘河间、王安道、吴又可、张石顽及陈尧道等医家。

杨璿巧妙地融合了喻嘉言的“三焦辨证”说、张路玉的温病“由血分而气分”说及刘河间的“阳热怫郁”说，创立了以中焦为病变中心，以“邪热怫郁”为病机关键，以由中焦而涉上下，由血分而达气分，由里而达表为传变方式的理论体系，自成一家之言。特别是对“热郁三焦”病因病机治则的阐述及升降散的运用，实属发前人之未发。杨璿在继承前人瘟疫病学思想的基础上，建立了一套完整的瘟疫病学术体系。这一体系，以杂气为瘟疫之因，以内毒为疫病之实，以中焦为病变之枢，以三焦为传变之道，以逐秽解毒、调理升降为治疗之法，以宣、清、通为遣药制方之定式，以升降散等方为治疗之常用方，其理法方药环环相扣。杨璿的瘟疫病学术思想，实乃中医宝库中一颗璀璨的明珠，值得我们进一步发掘。

二、后世发挥

升降散本为温病郁热内伏所设，由于组方严谨精当，其宣郁清热之力卓著。其在急证中可药到病除，化险为夷。现广泛应用于内科杂病及疑难重证中，亦获良效。

已故名医蒲辅周先生在治疗时病中，常采用升降散随证化裁。蒲辅周认为：“温病最怕表气郁闭，热不得越；更怕里气郁结，秽浊阻塞；尤怕热闭小肠，水道不通，热遏胸中，大气不行，以致升降失灵，诸窍闭滞。”强调治法中以“透表宣肺，疏通里气而清小肠”，不使热邪内陷或郁闭为要点。其在治疗风热闭肺中投予桑菊饮加僵蚕、蝉蜕宣肺祛风，轻清透表，三剂而愈。

名中医赵绍琴根据杨栗山的学术思想，阐其精华而有所发挥，治疗温病时多着眼于“郁热”上，每多投以升降散而取效。如治“麻疹内闭”一证，辨为温热郁遏肺卫，内迫营血而见疹点隐隐、出而不透，急投宣肺开郁、解毒透疹之品，以升降散加连翘、赤芍、钩藤、芦根急煎。药后一剂气平疹出，神清热减；二剂大便畅通，麻疹透足，诸证一扫而愈。赵绍琴将该理论不但用于治疗温热病中之郁热证，对湿热病的治疗也独辟蹊径。常选用僵蚕、蝉蜕宣上焦肺气，气化则湿化，气行则湿行。姜黄辛开温通，行气解郁，宣通上下气机；大黄苦寒泄热、导滞通下，兼能燥湿，一宣一透，调达三焦，使湿不与热相搏，势必孤矣。赵绍琴在该方基础上加藿香、佩兰、苏叶以芳香化湿；或加菖蒲、防风、豆豉、杏仁以辛温宣透；或加黄连、黄芩、栀子以苦寒燥湿清热；或加竹叶、木通、滑石以淡渗利湿。此外赵绍琴还用该方治疗小儿遗尿、癫痫、贫血、低热、新生儿原发性血小板减少症等，多获良效。

据有关报道，升降散加减，还运用于各种急性传染病中，如流脑、麻疹、高热、病毒性肺炎等，其他如支气管炎、胆囊炎、腮腺炎、精神分裂症等；神经性耳鸣、耳聋、化脓性中耳炎、鼻窦炎、咽喉炎等；带状疱疹、痤疮、银屑病等辨证施治，常可取得满意疗效。

杨栗山所创升降散，不失为宣郁清热的有效方剂，它不但给人以方，更重要在于通过升降散调节人体表里三焦气机，宣郁清热，示人以规矩。

综上所述，杨璿生当传染病广泛流行的年代，面对“瘟疫盛行，死者枕藉”的残酷现实，对伤寒和瘟疫进行了深入细致的研究。他“集群言之粹，择千失之得”结合个人体会及临床经验，在79岁高龄时，著成《伤寒瘟疫条辨》，将温病与伤寒病明确区别开来，并对伤寒与温病的不同病因、病的症状表现、药的构成、施治的方法有了完整的一套治疗方案。其治学精于外感热病，而于疫性温病更多心得，对瘟疫的论述较前人有所发展，刻印后，曾广为流传。有人将其“悬贴通衢”，患时疫者，按法治之，获愈者甚众。书中所载方药经得起重复验证。

山东中医药大学　刘桂荣

【参考文献】

[1] 杨璿. 伤寒瘟疫条辨 [M]. 北京：中国中医药出版社，2002.
[2] 杨崇华. 对杨栗山《伤寒温疫条辨》的探讨 [J]. 新医药学杂志，1978 (6)：47 - 49.
[3] 盛增秀，陈勇毅.《伤寒温疫条辨》探要 [J]. 辽宁中医杂志，1986 (5)：1 - 3.
[4] 刘䓖文.《伤寒温疫条辨》温病制方选释 [J]. 中医函授通讯，1988 (5)：4 - 5.
[5] 王予英. 杨璿和《伤寒温疫条辨》[J]. 杏苑中医文献杂志，1994 (2)：23 - 24.
[6] 何艳秋. 论杨栗山的温热观 [J]. 浙江中医杂志，1995 (6) 247 - 248.
[7] 施锡璋.《伤寒温疫条辨》十五方制方用药特色探析 [J]. 四川中医，1997，15 (3)：2 - 3.
[8] 刘心毅，何斌. 杨璇温疫病学术思想探讨 [J]. 四川中医，1999，17 (5)：9 - 10.
[9] 南淑玲. 升降散临床应用近况 [J]. 吉林中医药，2002，22 (3)：61 - 62.
[10] 岳东辉.《伤寒温疫条辨》诊治温疫的特点 [J]. 吉林中医药，2006，26 (3)：3 - 4.
[11] 司东波.《伤寒温疫条辨》"两感"说探讨 [J]. 中国中医急症，2007，16 (3)：335.
[12] 马利. 升降散证治规律探讨 [J]. 现代中西医结合杂志，2010，19 (20)：2547.
[13] 叶进. 防治 SARS 可借鉴杨栗山的经验 [C] //中医药学术发展大会论文集. 北京：中华中医药学会，2005，823 - 824.

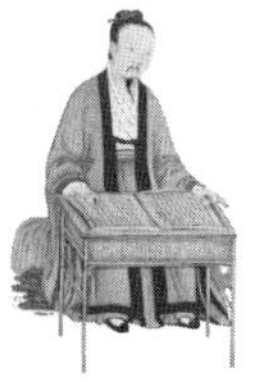

赵学敏

内容提要

赵学敏，字恕轩，号依吉，生于清康熙五十八年（1719），卒于清嘉庆十年（1805），浙江钱塘（今杭州）人。清代著名医家。他一生编撰了12种医书，称为《利济十二种》，共100卷。其中，《本草纲目拾遗》10卷，引经据典对《本草纲目》的药物加以补充和订正，还增录了药物716种，吸收了不少民间药物和外来药物，内容十分丰富。继李时珍之后，总结了明清以来的药物学成就，为我国药物史增添了新的一页。《串雅内篇》《串雅外篇》是他总结走方医经验而写成，系统地总结了“截、串、顶”三种治疗方法，尤其对外治法的总结可谓构思奇特，令后世学者大开眼界。赵学敏所提出丰富多彩的治疗手段，独具一格的治疗方法，严谨的方药炮制，精良的选方用药，以及专方专药论治等，都是值得今人认真研究和探讨的。

【概述】

一、生平简介

赵学敏，字恕轩，号依吉，生于清康熙五十八年（1719），卒于嘉庆十年（1805），浙江钱塘（今杭州）人。清代著名医家。著有医书12种，称为《利济十二种》，共100卷。《本草纲目拾遗》《串雅内篇》《串雅外篇》是其学术代表作。

据《杭州府志》记载："乾隆间，父总鹾下沙时，海溢疫作，捐俸延医合药，赖以生者数万人。学敏与弟楷，皆承父命学医"。其父为他们专辟了一个"养素园"，里面藏有古今医籍，栽植各种草药，在那里教他读医书，空暇时做默画铜人孔穴图的游戏。赵学敏经常去"养素园"翻看医书，同弟弟一同种植中草药，逐渐对医学产生了浓厚的兴趣，最后决定放弃科举考试而矢志于医学。赵学敏非常喜欢读书，自称"素有书癖"。凡星历、医卜、方技诸书，无不涉猎，遇有所得，随即抄录。仅《本草纲目拾遗》中所涉及的文献，就多达六百种。他读书很认真，凡是与预定选题有关的，他都打上记号，或加批语，或作摘录，或作提要，并一一抄在纸片上，然后分门别类，装订成册。几十年中，他积累的资料竟"累累千卷"。赵学敏不仅从书本上摘取资料，还在医疗实践中及自身经历体验中积累资料。设有"利济堂"为诊病疗疾之所，他为人治病总是先把患者的姓名、年龄、性别、发病原因和症状详细记录在本子上，然后经常去探望患者，观察病情的变化及用药后的反应，并加以记录。这些资料经过分析、综合，就成了很有用的医学资料。此外，他还经常深入民间实地调查医药，并亲自栽培药物。其书中所收载的药物，都经过实践检验的，有些药物还经过亲自种植、亲自尝试。

赵学敏取其家"利济堂"之名，汇选所撰医书12种，为《利济十二种》，内收《医林集腋》16卷、《养素园传信方》6卷、《祝由录验》4卷、《囊露集》4卷、《串雅》8卷、《摄生闲览》4卷、《药性玄解》4卷、《升降秘要》2卷、《本草话》32卷、《花名小录》4卷、《本草纲目拾遗》10卷、《奇药备考》6卷。这些著作涉及方剂、本草、摄生、祝由、眼科、花卉诸方面，内容十分丰富。但目前流传于世的，仅有《本草纲目拾遗》和《串雅》两种。

除以上著作之外，赵学敏还有一部著作名为《凤仙谱》，是一部独特的园艺兼及医药内容的著作。此书收入清代张潮、张渐所编《昭代丛书》别集中。道光二十四年（1844），吴江沈氏世楷堂刊行。书中"备药门"专门讲述凤仙花的性味、功能及主治，包括凤仙之花、叶、子、汁、全株等。书中赵氏引述多种文献，其内容已远远超过《本草纲目》凤仙花条，足补各种本草著作之未备，亦可见赵氏之医家本色。尤其令人惊讶的是，据《凤仙谱》赵学敏乾隆五十五年（1790）的"自序"，了解到赵氏还有许多未为人知的著述。据云，赵学敏于"序"前二十年原撰有《灌园杂志》书稿，由于"年来衣食奔走，藏稿箧中，未遑缮录成帙"。后来，"客岁归自里门，检阅旧作，半为鼠蠹耗尽"，书稿系丛书"鼠蠹"之余，仅存《蔬菜志》《丝桃杂编》《七七秘传》数种。以上诸种，现皆无存，此外还有《秋花志》《盆玩志》诸志，当时即"已无剩叶"。赵氏去世距今不过200余年，而著作大多散佚，实在令人惋惜。

二、著作介绍

（一）《串雅》

赵学敏之族人赵柏云为走方医，出所用有效之方授与赵学敏。赵学敏又合平生所录奇方，著成《串雅》。《串雅》分内、外篇，共八卷，其一千众条方或法，撰于清乾隆二十四年（1759）。《内篇》根据走方铃医的术语，按截（使邪外出）、顶（催吐）、串（泻下）及单方四类编辑。每类之下，分总治、内治、外治、杂治等，共收载427方。《外篇》专记各种治法及兽医、植物花木、虫害的治法等。全书多具廉（学敏称“贱”）、验、便三个特点，容易推广应用。《串雅》之书名，以“串”表示走方医术，以“雅”言其合乎规范。“雅”有“正”之义。如唐代陆德明在所著《经典释文》中有云：“《尔雅》所以训释五经，辨章同异，多释草木鸟兽之名，博览而不惑者也。尔，近也；雅，正也。言可近而取正也。”《串雅》之“串”指走方医，其意有二：一者以“串”泛指走方医术；其二，“串”乃“走动”“串门”义。北宋时期设立和剂药局，出现了坐堂医生，而走方医仍坚守着悬壶行医的传统。《串雅》之“串”反映了走方医穿街走巷的行医特点。《串雅》一书，是赵学敏独具慧眼，遵循“不悖于古，而利于今”“可济于世”的原则，在博采大量民间验方、秘方基础上，“弃俗从雅”，“删其眩异繁缛，参以秘笈所藏”整理成书。《串雅》保存和发掘了民间宝贵的医药知识。

（二）《本草纲目拾遗》

赵学敏在完成《串雅》等书的编写之后，于1765年完成了《本草纲目拾遗》，以补《本草纲目》之未备，并经过30多年的增订工作，使之更全面。该书共10卷。据统计，书中引据经史百家书目达343家，引据医药书达282家，还包括当时罕见的抄本和珍秘本。《本草纲目拾遗》收录了药物921种，有《本草纲目》没有收载的；有虽已收载而治法、形状记述不详的，则加以补充说明；有的药物《本草纲目》记载错误的，则予以改正；书中还有民间验方和当时传入我国的西药资料等。是我国继《本草纲目》之后的又一部有价值的本草著述。《本草纲目拾遗》，在赵学敏身后50多年，即1864年才得以刻印，1887年又进行重刻，并附于《本草纲目》之后，流传后世。

【学术思想】

一、学术渊源

赵学敏并非出生于医学世家，其学术渊源主要有前人医药著作、民间医药知识与海外医药知识三方面。赵学敏“素有书癖”，不仅遍读家中医书，还经常借书读、抄书读，广泛涉猎前人的医药著作，由经典旁及珍本、秘本，为其撰著医药著作打下了良好的基础。民间医药向来被人轻视，而赵学敏却能发现其中有价值的知识和经验，并积极搜集民间草药、民间验方及民间医说，从而掌握了大量第一手的民间学术经验。赵学敏的学术成就可谓大部分都来源于民间医药。在赵学敏所处的时代，西方文化开始向我国传播，随之医学知识和西方药物也同时传入。赵学敏也关注这些新知识、新事物，或收录进自己的著作，不但促进了海外药物在中国的流传，也为我们保留了西医刚传入中国时的原貌。

二、学术特色

（一）本草学方面

《本草纲目拾遗》的编纂意图，是为了补充《本草纲目》之不足，将该书所未收入之药物尽量搜罗无遗。从《本草纲目》问世，至《本草纲目拾遗》著成，其间大约200年的时间，虽不乏本草学专著问世，但其内容多数仅就旧有药物进行补充和研究，或仅是编纂方法不同，采批多寡有异。而从明朝中叶至清初，随着海外交通的逐渐发达，由南洋及其他国家直接输入或间接取得的药物学知识，较之李时珍所处的17世纪要丰富得多。这就使人们在药物学巨著《本草纲目》之外，有可能也有必要再增修一些新的内容。

《本草纲目拾遗》参考文献达600种，除医学、本草学专著外，涉及多种其他方面的著作。其弟赵学楷曾撰《百草镜》《救生苦海》《观颐录》等书（均未见刊行），《本草纲目拾遗》摘录前两种书的资料颇多。又如龙柏《药性考补遗》《食物考》，汪连仕《采药书》《草药方》，王安《采药录》，朱排山《柑园小识》《柑园杂识》，王玷珪《不药良方》，沈云将《食物会纂》，方以智《物理小识》，徐后山《柳崖外编》，关涵《岭南随笔》等，均多所引录。又如，《池北偶谈》《颜氏家训》《酉阳杂俎》《行箧检秘》《岭南杂记》《椿园闻见录》《李氏草秘》《珍异药品》《群芳谱》《三才藻异》《书影丛说》《秋灯丛话》等，以及各种地方志与笔记等多种类型文献的摘引，使本书广搜博采的特点尤为鲜明突出。

1. 对《本草纲目》进行补充

明代李时珍的《本草纲目》是一部药物学巨著，但在收集药物品种方面尚有脱遗；已收药物相关记述，也还存在一些不够恰当或有待补订的内容。有鉴于此，赵学敏下决心编写一部《本草纲目拾遗》。他泛览医药论著以及与医药有关的经史百家、地方志、边防外纪、笔记、札记等600多种文献，并将某些药材亲自移种于养素园。为了了解一些药物的形态、生长情况及其临床疗效，他同李时珍一样，经常咨询有阅历的亲友或访问请教有关人员（以普通民众居多），以弥补文献资料的不足。全书收载药物921种，其中新增716种为《本草纲目》所未载，161种属于对《本草纲目》已收药物的补订内容，其余为附述的一些草药，并收入了较多民间验方、治法和当时传入的西医药资料。如水部增收了春水、荷叶上露等24种；火部增收松柴火、荷梗火等21种及附药22种；土部增收观音粉、丹灶泥等18种；草部增收补订了金钱草、龄术、浙贝、鸦胆子、冬虫夏草等现今常用或不常用药物191种及附药37种；藤部增收雷公藤等25种及附药1种等。其中大多来自民间，在临床上有确切的疗效。如冬虫夏草治肺肾两虚、劳嗽、膈症；鹧鸪菜“疗小儿腹中虫积”；藏红花活血化瘀，散郁开结，治疗多种瘀血病证，及温病热入营血；千年健祛风湿、壮筋骨，用治风湿痹痛；鸦胆子治冷痢；臭梧桐治头风，以及金钱草、鸡血藤、胖大海等临床常用药。

赵学敏对一些民间流传的治法，常以亲身实践得到证实后始笔之于书。如赵学敏至奉化，听闻六月霜具有解暑毒的作用，他就“以百钱买得六月霜一束”，用它进行临床试验。在一次时疫病流行中，他“取一茎带子者，煎服之”，取得很好的效果，后来又因“屡试皆效”才将它收录下来。又如鸦胆子具有杀虫解毒作用，赵学敏经过多次临床观察，认为由鸦胆子组成的至圣丹，治疗痢疾有很好的效果，“治冷痢久泻，百方无验者，一服即愈”。赵学敏在《本草纲目拾遗》中，首次记载它的药效，并写道：“此方不忍隐秘，笔之于书，以公世用”。千里光，民间普遍认为它是清热解毒的良药，还流传着“有人识得千里光，全家一世不生疮”的谚语。赵学敏根据民间用药的经验，称它为“外科圣药”而载入《本草纲目拾遗》。我们在《本草纲目拾遗》的条目中，屡能看到“亲试神效”“屡试神效”“用之皆效”“后治数人多效”的记载，进一步证实赵学敏收载的药物和医方多数是经实践检验过的。

其他，如治疗跌打损伤的落得打，书中附有作者治验的记录；又如，治噎膈翻胃的石打穿，赵氏用于临床“十投九效”，还将这些药亲手种植于自己的药圃中。现在常用的西洋参、建神曲、千里光、金钱草、雪莲花、金莲花等，都是赵学敏最早载入本草书的。赵学敏收载药物的范围也很广泛，连市场上供应的药物商标也不遗漏。当时的药物商标称为药帖，有“金灿然药帖”“广和药帖”“许帖”等，他都一一收集。

《本草纲目拾遗》还对《本草纲目》所载药物进行了补充，如人参，《本草纲目》对人参的记载已十分丰富，但只有根和芦，赵学敏将其扩展到参条、参须、参叶、参子、太子参，如今这些部位都已入药使用。对冬虫夏草的形成，赵学敏作按语说：“物之变化，必由阴阳相激而成，阴静阳动，至理也……夏草冬虫乃感阴阳二气而生，夏至一阴生，故静而为草，冬至一阳生，故动而为虫……入药故能益诸虚，理百损，以其得阴阳之气全也。”《本草纲目拾遗》还是最早对石斛、白术等道地药材进行充分论述的本草学著作。其曰：“石斛一也，今产霍山者则形小而味甘；白术一也，今出于潜者则根斑而力大。此皆近所变产，此而不书，过时罔识。”

《本草纲目拾遗》增补药物的宗旨，首先是“取其便”，凡珍贵罕见之物极少取之，从而为药物的取用和普及提供了便利。当然，所谓便利，也是按当时的社会情况而言。如冬虫夏草一味，现如今已是珍贵的药材了。其次是“选录尤慎”，对于方、药，必审其确验才载入，若稍涉疑义，即弃而勿登。例如，由于草药为类过广，历来诸家众说不一，作者不敢轻信，往往采用园圃中曾经种植试验者录之，体现了其宁缺勿滥、严谨慎重的治学态度。

2. 收载了一些国外药物知识

赵学敏相当重视文献中有关国外的一些常用药，记述其产地、性状和功能，甚至连传闻的治法亦予以注意。书中列述强水、楼硫黄、西洋参、东洋参、阿勃参、香草、臭草、西国米、阿迷酒、龙涎香、吕宋果、金鸡勒、铁树叶、拔尔撒摩、金刚纂、锻树皮等外来药。在这些药物中，有不少为赵氏亲眼所见。如治疗疟疾的金鸡勒（即奎宁的原植物），产于西洋诸国，《本草纲目拾遗》记载赵晋斋（与赵学敏同一宗族）“自粤东归，带得此物，出以相示，细枝中空，俨如去骨远志，味微辛，云能走达营卫，大约性热，专捷行气血也”。至于主治和用法，赵学敏说：“治疟。

不论何疟，用金鸡勒一钱、肉桂五分同煎服；壮实人金鸡勒可用二钱。”（卷六“木部”）金鸡纳17世纪末已传进我国，18世纪中叶以后，在我国已用于医疗，而赵学敏则是第一位将金鸡纳的治疟作用载入本草书的。另如，“胖大海，出安南大洞山……土人名曰‘安南子’，又名‘大洞果’……治火闭痘，服之立起，并治一切热症劳伤，吐衄下血，消毒去暑，时行赤眼，风火牙痛”。胖大海是产于越南、印度、泰国、马来西亚等热带地区的药物，临床上用它治疗干咳失音、咽喉燥痛。我国第一个记载胖大海药用价值的也是赵学敏，他不仅记述了“胖大海”的清热解毒功效，而且又记述其主治吐衄、下血、赤眼、牙痛、痔疮漏管、干咳无痰、骨蒸内热等疾病。赵学敏对胖大海的功效，概括为“诸疮皆效功难尽述”。

《本草纲目拾遗》还吸取了一部分国外药物知识与治病经验。例如，书中“各种药露”写道：“凡物之有质者，皆可取露，露乃物质之精华。其法始于大西洋，传入中国。大则用甑，小则用壶，皆可蒸取。其露即所蒸物之气水。物虽有五色不齐，其所取之露无不白，只以气别，不能以色别也。时医多有用药露者，取其清冽之气，可以疏瀹灵府，不似汤剂之腻滞肠膈也。”书中收载诸多品种之药露及其效用，如金银露“气芬郁而味甘，能开胃宽中，解毒消火，暑月以之代茶，饲小儿无疮毒，尤能散暑”；薄荷露“气烈而味辛，能凉膈发汗”；玫瑰露“气香而味淡，能和血，平肝养胃，宽胸散郁，点酒服”；桂花露“气香味微苦，明目疏肝，止口臭”；茉莉露“气香味淡，其气上能透顶，下至小腹，解胸中一切陈腐之气”；姜露“辟寒，解中霜雾毒，驱瘴，消食化痰”；枇杷叶露“清肺宁嗽，润燥解渴，和胃”；甘菊花露“清心明目，去头风眩晕”等。

本书使我们了解西医药初期传入中国的情形。《本草纲目》是明朝的作品，而《本草纲目拾遗》成书于清乾隆乙酉年（1765），为时较近，故赵学敏就把一些西洋医药也搜集进去。例如，刀创水“出西洋，不知何物合成，番舶带来，粤澳门市之。治金创，以此水涂伤口，即敛合如故”，刀创水当是碘酒。另有记载奇功石，据云能催产、治疟、解热、治胃痛等，当是奎宁的粗制品，另条金鸡勒则是未制的原植物。香草条中，引有《泰西石氏本草》一书的名目，或者是最早的一本西医书籍的译本。从上述几味药的介绍来推测，可知当时的西药也是很粗糙的。李时珍所处时代的外来药材，限于南洋一带，远至印度而已；赵学敏时代则已到达欧洲。书中一再提及澳番带来及海舶带来云云，无疑当时西医药是经过葡萄牙人传入的。并有一条记述舶医秘其药方不售的故事，可见当时西医药的效验也颇受一部分人的重视。

从《本草纲目拾遗》中记载的这些国外药物知识及治病经验，可见赵氏锐意搜求国外流传应用的药物，反映了当时中西医药交流的一个侧面。

3. 改进《本草纲目》分类方法

据《本草纲目拾遗》“凡例”称，本书“虽主博收，而选录尤慎……必审其确验，方载入”。《本草纲目拾遗》大致遵循《本草纲目》的分类体例，但《本草纲目》无藤部，以藤归蔓类；赵学敏指出藤为木本，蔓为草本，不容牵混，故另分出藤部。其在《本草纲目拾遗》“凡例”中阐述理由说：“纲目无藤部，以藤归蔓类。不知木本为藤，草本为蔓，不容牵混，兹则另分藤、蔓部。藤部所列药物，包括现在常用的鸡血藤、雷公藤、藤黄等。又新增花部，《本草纲目》无花部，以花附于各种本条，然其中有录其根叶反弃其花者；或仅入其花名，又无主治者。因为另立花部，其枝梗有补遗者，亦附其后。如梅花附梅梗之类，可以例推。”该书还细分金石部为金部、石部，又增藤部、花部，删去人部。赵学敏云：“人部《本草纲目》收载不少，如爪甲代刀，天灵杀鬼，言之详矣。兹求其遗，必于隐怪残贼中搜罗之。非云济世，实以启奸……今特删之，而附其所删之意于此。”全书共分水、火、土、金、石、草、木、藤、花、果、谷、蔬、器用、禽、兽、鳞、介、虫共18部。

在药物分类次序方面，《本草纲目拾遗》前半部分沿袭《本草纲目》体例，依次为水部、火部、土部、金部、石部、草部；后半部略有调整，《本草纲目》为谷部、菜部、果部、木部、服器部、虫部、鳞部、介部、禽部、兽部、人部，而《本草纲目拾遗》则为木部、藤部、花部、果部、诸谷部、诸蔬部、器用部、禽部、兽部、鳞部、介部、虫部等。《本草纲目拾遗》则另立花部，载入梅花、丁香花、秋海棠、玫瑰花等。

4. 纠正《本草纲目》之讹误

对《本草纲目》中叙述讹误或疏漏之处，如硝石、硇砂、山慈菇、金锁匙、兰草、草乌、羊蹄菜叶、茵陈、丹皮、蟹、天竺黄等数十味药，《本草纲目拾遗》在篇首就予以正误订补。对《本草纲目》的错误进行修正，是本书的一大内容。其在药物正文卷前，以一卷篇幅专门列“正误”共36条。其中，大部分是指出《本草纲目》方面的讹误。

（1）纠正误分、误合现象

《本草纲目拾遗·凡例》中指出：“《纲目》有误分者、有误合者，如草部既列鸭跖草专条，何于杂草内又列耳环草？岂以其碧蝉儿花之名误分也。不知碧蝉花即鸭跖草。又于长生草下附红茂草，引《庚辛玉册》之通泉草乃蒲公英之别名。似此舛莾，不胜指数。至于贝母不分川象，大枣不分南北，以致功用相歧，传误匪浅，则悉为补正其缺。”再如“正误”中指出：“濒湖作《纲目》，于各条下，有《本经》者，先引《本经》，次列他书。而土部石碱一条，列作补遗。不知《神农本经》卤碱有专条，而不列入。据《本经逢原》云：卤碱即石碱也。”就是典型的误分现象。而误合的，如金鱼，“《纲目》金鱼条云：主治痢，而所用乃金丝鲤鱼。按金鱼虽有鲤、鲫、鲦诸种，殊不知鲤鱼中一种红鲤，名金鲤；鲫鱼中一种红鲫，名金鲫，皆有金鱼之名，与此全别。而东璧合为一则误矣。《纲目》本条气味下：甘平无毒，此指红鲤而言，并非今之金鱼也。”

（2）指出体例的不统一

《本草纲目》中有体例不统一处，赵学敏亦予以指出。如《本草纲目》石龙刍下附败席，灯心草下附灯烬。“一有主治，一无主治，岂以败席难列服器一门，而烬可入火部乎？未免体不一例矣。”

（3）指出药物记载混淆

《本草纲目拾遗》还指出《本草纲目》中药物辨认的错误。如：“草药有金锁匙，俗称金锁银开，乃藤本蔓延之草也。土人取以疗喉症极验。又名马蹄草，非马蹄细辛也；马蹄细辛即杜衡。濒湖于杜衡条后附方，引《急救方》中金锁匙，认为杜衡，误矣。”再如荷：“东璧谓即《上林》且，而不知且乃芭蕉之转声也。方以智《物理小识》，荷似蕉而小，又似芦稷，三月开红花，夏结绿刺，房内有黑子，其根似姜可菹，蛇不喜此，故又治蛊。”

（4）指出形态记载失误

如对及己的记载，“吴杭西湖岳坟后山，生一种草，高三四寸，一茎直上，顶生四叶，隙著白花，与细辛无二，土人呼为四叶莲。按此即《纲目》所载獐耳细辛，乃及己也。濒湖于及己条下载其形状云：先开白花，后方生叶，只三片，皆误。”再如半天河，赵学敏指出：“扁鹊饮上池之水，即半天河也，雨也。《纲目》必以树臼中水当之。误矣。”

（5）指出主治禁忌的记载失误

赵学敏还指出《本草纲目》中主治禁忌的记载有误。如其云：“《纲目》即云（南瓜）多食发脚气黄疸，不可同羊肉食，令人气壅。其性滞气助湿可知，何又言补中益气耶？前后不相应如此……南瓜本补气，即与羊肉同食，脾健者何碍？惟不宜于脾虚之人。”

（6）指出某些“不入药用”的错误

有些药物在《本草纲目》中被指为“不入药用”。如松化石，赵学敏指出：“濒湖石部不灰木后附松石云：松久所化，不入药用，殆未深悉其奥妙耳。”再如梅花，赵学敏言“《纲目》载梅花无治法，只言点汤煮粥助雅而致而已”。

5. 补充炮制内容

药物炮制能够改变药性。如“正误”中指出：“凡药有天生，有人造。濒湖《纲目》遇有人功制造者，辄备其法，亦可云博采无遗矣。独于草乌条附射罔，既列其主治之用，而不备其制造之法。仅于‘集解’下引《大明》一说，又不详细，予因考而补之，以全濒湖之苦心也。”于是，他根据《白猿经》记载的炮制法对其进行了详细的补充。某些药物《本草纲目》中已有炮制记载，而赵学敏又收集到其他方法，也予以补充。如仙半夏条，在描述了炮制法后指出：“《纲目》半夏条附方载法制半夏，其制法与此不同。”

（二）杂证治疗方面

1. 搜集走方医民间验方

走方医，又名铃医、草泽医、走医。其多以串铃周游于民间治病，送医送药上门，方便患者。走方医，“负笈行医，周游四方，俗呼为走方”，即今之所谓民间医生，曾被一些封建统治者或是读过几本古典医学著作的“正统”医生所轻视。赵学敏很了解这个情况，其在《串雅·原序》中感叹地说：“草泽医……人每贱薄之，谓其游食江湖，货药吮舐，迹类丐，挟技劫病，贪利恣睢，心又类盗，剽窃医绪，倡为诡异。”这种看不起走方医的言论，是对广大走方医的恶意诬蔑。民间医生的医技，多为“师师口授，教法相承”，通过长期的医疗实践，积累了丰富的防治经验，掌握了一技之长或有某些独到之处，一病一方论治，疗效显著。赵学敏从临床实际出发，看到走方医具有“操技最神而奏效甚捷”的突出优点，指出走方医“治外以针刺、蒸、灸胜，治内以顶、串、禁、截胜”（《串雅内编·绪论》）。他之所以对走方医具有这样的看法，是在和一位高明的走方医，他同一宗族的赵柏云晤谈之后，深感走方医术“颇有奥理，不悖于古而利于今”，遂决意编写一部这方面的专著。但又认为须下一番整理功夫，“弃俗从雅”，使串铃医术获得较广泛地流传，遂以《串雅》为书名。

走方医将自身经验视为珍宝，“其徒侣多动色相戒，秘不轻授”，更不愿披露于世，这就使得一些宝贵的诊疗技术被湮没或失传。《串雅》的功绩，首先就在于将这些民间的宝贵实践经验，“秘不轻授”的秘方、验方整理保存下来，为后世研究者提供了方便，是中国医学史上的一大贡献。《串雅》搜集整理了大量走方医的经验，其中3/10取自有丰富经验的老走方医赵柏云，3/10取自《百草镜》《救生苦海》，另3/10取自《养素园传信方》及江闽方本，余下1/10取自一些医生传用的成方。《内编》共有4卷9门，427条。《外编》共有4卷28门，593条。内容丰富，涉猎广博。既有“治未病”的预防思想，又有内、外、针、灸、食疗等具体详尽的治疗方法；既有中成药的炼制，亦有真伪药品的识别。具体地介绍了内、外、妇、儿、伤、五官、皮肤、虫病及急重病证等的治疗。赵学敏在《串雅·内编》所辑方427条，是经过细心筛选的。其在《串雅·原序》中，指出他对走方医之方是“录其所授，重加芟订，存其可济于世者”。这就明确地告诉我们，赵氏搜集之方是经过筛选的，其原则就是“可济于世”“不悖于古，而利于今”。《内编》的427条中，或丸散，或膏丹，或汤剂，皆辨证给方，并非泛泛而论。《内编》中凡有加减说明者，或详，或简，共有210余条。可见赵氏搜求方药时筛选之工，用心之苦，赵学敏在筛选辑方时是注重实效的。

《内编·凡例》中，在谈到收方来源时说：“是书采录得于柏云手抄者十之三，《百草镜》《救生苦海》者十之三，《养素园》及江闽方本十之三，其一则传于世医者。”《养素园》，当是《养素园传信方》；江闽方本，是指赵氏家藏医书。这似乎是概括了《内编》所辑之方的来源。《内编》之方在155种书中有所记载，早至晋代《崔氏方》和《肘后方》，晚至清代《石室秘录》和《惠直堂经验方》。但据“凡例”所述3/10采自赵柏云手抄，3/10来自赵氏家藏书，可知多数资料是出自赵氏兄弟之手。借此亦可以推知，赵学敏着意搜求的验方多是来自民间，而并非是转抄于历代之书，所以在条文中的病名或药名颇多地方色彩。

赵学敏的《串雅内编》，为后世保留了流传千年百年的验秘单方，使其成为中医学宝贵遗产的一部分，同时还为后世提供了研究民间医药发展的难得资料，其在中医学发展中的贡献是显著的。

2. 总结走方医截、顶、串三法

截、顶、串为走方医三大法。赵学敏高度评价说：“顶串诸术，操技最神，而奏效甚捷。”并释曰：“药上行者皆曰顶，下行者皆曰串，故顶药多吐，串药多泻。顶、串而外，则曰截。”

（1）截法

“截，截绝也，使其病截然而止。”（《串雅·绪论》）截法，有截除病根的作用。截类方药，书中分为3门介绍，有截药总治门15条、截药内治门78条、截药外治门85条。

在截药总治门、截药内治门中，着重介绍了常见的外感时疫、内科杂病以及一些神志疾病的治疗。选用验方药少经济、疗效迅速，用药论治与众不同，具有廉、验、便的特点。如治疗感冒风寒的发汗散，在以麻黄、甘草辛甘发散的基础上，佐以绿豆粉甘凉清解。既可以抑制麻黄辛燥之性，免发汗太过，又可以辅甘草甘凉清解之功。治瘟疫时气的普济丹，重用生大黄、制大黄清泻瘟疫火毒。生大黄通下泻热，制大黄清热解毒。泻下清上，苦寒直折，佐僵蚕疏风清热，散结止痛。三药又反佐姜汁为丸，以防苦寒伤胃之弊。又如，治疗中风的蜜犀丸，以槐花为主药，既可清肝热、平肝阳，清除肝风内动之病因，又能凉血止血，发前人之未发。此外，治九种喉痹用大皂角四十梃切碎，用水三斗浸一夜，煎至一斗半；入人参末五钱，甘草末一两，煎至五升，去渣，入无灰酒一升，釜煤二匕，煎如饧，入瓶封埋地中一夜，每温汤送服一匙，或扫入喉内，以恶涎吐尽为度，后含甘草片少许。治中风中痰用生石膏十两、辰砂五钱共研细末，大人、小孩皆可用。以青囊丸（香附、乌药）治气滞疼痛；普济丹（制大黄、生大黄、僵蚕、生姜）治一切瘟疫、时气，恶寒发热，昏迷头痛等症；仙桃丸（生川乌、五灵脂、威灵仙）酒糊丸，治手足麻痹，或瘫痪疼痛等，均有卓著疗效。在截药内治门中，还特别注重瘟疫的预防和地方病的治疗。如避瘟丹选用气雄味烈、芳香除秽的苍术、雄黄、甘松、香附、白芷、山柰等品点燃焚烧，达到辟瘟驱邪、净化空气的作用。如用雷丸为主治疗虫臌；用水蛭为主治疗血臌；用皂矾组方治疗黄肿；用常山防治疟疾等，在今天仍有一定的价值。

截药外治门，着重介绍了治疗外科常见病证的验方。这些验方中包括了中医外科验之有效的内外治法。内治中注意采用了消、托、补三大法则，如内服的散毒仙丹、阴阳黄，选用了银花、蒲公英、黄芩、大黄等品，体现了痈疮初起宜消散的原则。四金刚、五虎下西川所用当归、黄芪、生地、白芷、山甲等品，体现了扶正托补、治疗疮毒的原则。在外治中，选用了膏药、箍围药、掺药等方法，达到消散、促溃、生肌的作用。如治一切赤热肿痛，并痔漏诸毒，用京墨、熊胆、胡连、儿茶、牛黄各三钱，冰片一钱，麝香五钱各研末，用猪胆汁加生姜、大黄水浸取汁，醋少许，相对和药为锭，用时以冷水磨浓，用笔涂之，立愈。又如治湿气，用松香三斤。第一次姜汁煮，二次葱汁煮，三次白凤仙花汁煮，四次烧酒煮，五次闹羊花煮，六次商陆根汁煮，七次红醋煮。桐油三斤，川乌、草乌、白芥子、蓖麻子、干姜、官桂、苍术各四两，血余八两，加桐油熬至药枯发消，滴水成珠，滤去渣，入牛皮膏四两，烊化，用制过松香渐渐收之，离火，加樟脑一两，好麝香三钱，浓纸摊之，贴患处。这些特殊的外用方法以及膏药的熬制方法都是值得我们去研究的。

（2）顶法

“药上行者曰顶”“顶药多吐”，顶法多有涌吐作用。它是根据《内经》“在上者涌之”“其高者因而越之”的治疗原则制订的。常选用具有涌吐作用的瓜蒂、炒盐、皂角、白矾等药物因势利导，促使咽喉、胸膈以及胃内的有害物质涌吐外出，以解除危急。如齁喘痰积方治疗肺窍久积冷痰之证，用淡豆豉一两（蒸捣如泥），入砒霜末一钱，枯矾三钱，丸绿豆大。每用冷茶冷水送下七丸，甚者九丸，小儿五丸，即高枕仰卧，忌食热物。再如，皂矾顶治疗风痰壅上的卒中证，昏昏如醉，形体不收，或倒或不倒，或口角流涎，用皂荚末一两，生矾末五钱，腻粉五钱。水调一二钱，过咽即吐。阴阳汤治上焦欲吐，而不能吐者，用滚水、凉水各一碗，加炒盐一撮，打百余下，起泡饮之，立吐而愈。另有金线顶，治一切宜吐痰涎之证，涌吐效果甚佳。将金线重楼（俗名金线吊虾蟆。采得，去外黑皮）用石打碎，无犯铁器，晒干为末。风痰结胸，用药一钱，阴阳水和服，吐痰即愈；伤食成疟，临发时空心用药一钱，开水和服；噤口痢用药一钱，温凉水和服，即愈。但使用顶法应注意，体虚者千万忌用。

（3）串法

凡药物“下行者曰串”“串药多泻”，多具有泻下攻逐作用。串药多以牵牛、槟榔、大黄、巴豆为主药，常用于治疗痞积、水饮、鼓胀、心腹卒痛、发背痈疽而体质尚壮实者之病证。如备急丸治心腹诸疾，用大黄、巴豆、干姜各一两，捣筛蜜和为丸，如小豆大。每服三丸。凡客中恶心，腹胀满痛如锉刀，气急口噤猝死，以暖水或酒服之，或灌之。不愈再服三丸，腹中自然鸣转，但吐即愈。若口已噤者，灌之即愈。又如五香串治腹心气胁痞积，一切痛证。用沉香、丁香、木香、檀香、乳香（去油）、巴豆霜各三钱，大黄、甘草、郁金、苍术、五灵脂、陈皮、浓朴、雄黄各五钱，豆蔻肉六钱。上药共研末，醋糊丸如桐子大，朱砂二钱为衣。每服五丸，重者七丸、九丸，或至十一丸。空心热酒送下，忌生冷油腻，气虚之人及孕妇忌服。在以泻下剂为主的基础上，凡虫臌佐以雷丸杀虫，如八宝串。气痛佐以沉香、木香、檀香、乳香理气，如五香串等。攻下之剂易伤正气，又宜攻补兼施。如赵氏在八宝串条下便明确指出，大下之后“以淡米汤饮之”。惫乏已甚之人，急服“人参、茯苓、苡仁、山药、陈皮、白芥子”方，补益正气；牛郎串条下指出“随以温粥补之”，使下后正气充实，养正补虚。然串法中亦有以平淡药物通便利水取效者。如逐黄散（瓜蒌焙干）每服一钱，泻下黄水，治小儿黄疸、眼黄脾热等。

截、顶、串之方法各具特色，针对不同的病证，选药与众不同，治法多种多样，体现了走方医治病的独特之处。

3. 提倡辟疫，注重预防

明清以前，外治法多用于疾病治疗和调养，赵学敏打破常规将之用于疾病防治和保健之中。《串雅外编》禁生门36条中，主要介绍驱除害虫预防疾病的有26条，同时把禁生门列入诸门之首，更证明赵氏继承了中医“上工治未病”的预防思想，反对“死生有命”的天命观。

赵学敏提倡传统的辟疫防病措施，虽然对传染病和流行病的病原体和传染媒介还不甚了解，但《串雅外编》中已提到防虫驱虫的一些办法，如端午日取浮萍、闹羊花为末，清明日取鳖血和二药调匀，擦在房门上以禁蚊；用楝树枝，将酒糊涂之，悬挂空处，以辟蝇蚊等，都是消灭传染源和传染媒介的方法。如辟疫条文中指出：“凡入瘟疫之家门以麻油涂鼻孔中，然后入病家去则不相传染”“时疫大行，自家水缸内每早投黑豆一把，全家无恙”，又用“硫黄、棉花子烧熏蒸”预防臭虫，用“川椒捣烂涂入口鼻”预防油漆所伤等，这种简单朴素的预防措施在一定程度上起到了“群防群治”的作用。

赵学敏对传染病、流行病的治疗亦极为重视。如截疟用独囊蒜、雄黄、巴豆霜（去油）捣为末，为小丸，用朱砂为衣，临发前棉裹塞鼻等，具有一定的临床参考价值，从而为中医预防医学增添了新的内容。

【临证经验】

一、用药突出廉、便、验

突出廉、便、验，是民间医生自身条件、环境、服务对象和流动性等诸多方面的特定需要，也是他们生存、发展的基础。“廉”者，“药物不取贵”，是用便宜的草药，费用低廉，病家能接受。“便”者，药物来途容易，“山林僻邑仓卒即有”，用药简洁，取材简便，施治方法简而易行。“验”者，“以下咽即能去病”，疗效迅速，副作用少。廉、便、验三者有机联系，成为民间医生临证处方的基本原则。

《串雅》内、外篇中所用方药也很独特。其取材多是随手可取之物，如：蔬菜类，有蒜、葱、姜、萝卜、韭菜等；果品类，有桃、杏、梨、桑椹、大枣、西瓜、冬瓜等；肉类，有羊、牛、猪、鸡、鸭、鹅、鱼、虾、龟等。能做到取之易得，用之应手，疗效显著，方便病患。如用五更冷茶治邪热上攻，痰涎壅滞，翻胃吐食，十膈五噎，酒积、虫积、血积、气积诸般痞积，疮热肿痛；或大小便不利，妇人女子面色萎黄，鬼胎癥瘕，误吞铜铁银物等证。以五更冷茶送下三钱，天明可看所下之物，此药有疾去疾，有虫去虫，不伤元气脏腑。小儿减半，孕妇忌服。如此简单、便宜、随手可得的冷茶即可治疗多种疾病，当然会深受广大劳动人民的欢迎。

《串雅》内、外篇两书共载方680首，其中内服方有349首，以丸、散剂为主。该书方药来源甚广，其中有历代医家经验和名著名方，如《伤寒论》《本草纲目》《仙神隐》《橘旁杂论》、《本事方》、《养生经验合集》、《集简方》、《万病回春》、《存存斋医话》、《药谱明疗》、《鸡鸣录》、《医书汇参》、《石室秘录》、《鸡聚方要补》、《纲目拾遗》等。常用方有十全大补汤、四物汤、六君子汤、六味地黄丸、四逆散、逍遥散、二陈汤、良附饮、龙胆泻肝汤、当归龙荟丸等。治疗产后晕厥用扁鹊法，还有华佗危病方、诸葛解甲散。另外还载有西人用方，如日本国癣药等，如此构成了该书用方的广泛性、简便性和实用性的特点。

二、丰富外治方法

中医外治法有悠久历史，早在马王堆出土的《五十二病方》中就有熏、浴、敷、涂等外治法。《内经》亦有“治厥者必先熨调其经……火气已通，血脉乃行”的记载。至宋明时期，外治应用范围不断扩大，《幼幼新书》外治方法丰富，内容详备。《本草纲目》记载数十种中药外治法，治疗范围日渐扩大。赵学敏经过反复的临床实践并开辟药圃，亲自试种研究药物，不断考察，收集走方医单方、秘方用于临床，参以己见，分门别类加以整理。《串雅》内、外篇中记载的外用药具有鲜明的时代特点，其方便、简捷、取效快，是民间医生的特点。该书除收载外科病证所施用外治法外，还特别注意搜集民间对内科病证的外治经验。在给药途径上有敷、贴、洗、擦、浴、蒸、醉、针刺、艾灸、割开、麻醉、吹喉及探吐法、塞耳鼻法、踏坐法、灯照法、磁吸法等。在剂型上有丹剂、粉剂、锭剂、膏剂等。在配剂上有酒、醋、乳汁、唾液、童便、胆汁、蜜、米、面、油、葱汁、水浸取汁等。临证时多法合用，互相交错，内服外敷灵活应变。这些散在民间的外治经验，详实的记载对后世影响较大。薄贴法，即膏药贴在皮肤上，利用皮肤吸收各种药物有效成分的特性以治疗疾病。《串雅》用于敷贴的膏药有20多种，治疗内、外、妇、儿多种疾病。如书中用“太乙膏治一切痈疽、疮毒已成未溃者……腰膝疼痛……妇人经脉不通腹痛……一切疥疮……虎犬蛇蝎伤、刀斧伤，贴患处。”后吴师机在《理瀹骈文》中，据此方衍化了许多方，治疗各科诸多病证，用之均有卓效。

外敷法，即把药物研末，加酒、醋、水等调和敷于肌肤的治法。如书中治“足趾鸡眼，作痛作疮，地骨皮同红花研细敷之，次日即愈”。有人按此法用红花、地骨皮，共为细末，加适量的麻油调成糊状，用时先将患部表皮割掉，然后把药敷于患部，经治鸡眼25例，全部治愈，认为本法既无疼痛，疗效又高，颇为满意。又如一搽光方，药用蛇床子、苦参、芜荑各30克，雄黄15克，枯矾45克，硫黄、轻粉、樟脑各6克，川椒、大风子各15克，共为末，生猪油调敷，治疥疮及妇人阴蚀疮、漆疮、天火丹毒、诸恶疮，神效。再如开刀麻药，用草乌、川乌、半夏、南星、蟾酥、番木鳖、白芷、牙皂各0.9克，共为末，临时水调，敷1小时左右，即可达到开刀不痛的效果，对探讨中药麻醉颇有研究价值。

点法，即把药点在患部的一种治法。如治两眼流泪，或痛或痒，昼不能视物，夜不能见灯之烂弦风，药用羯羊胆去其中脂而填满蜂蜜，拌匀蒸之，候干，即入钵内细研为膏，点眼。又如，书中取痣饼药，以糯米百粒，石灰拇指大，巴豆3粒（去壳）研为末，入瓷瓶，放置窖中3日，每以竹签挑粟许，用碱水点痣上，自落。

搐鼻法，即把药物研成细粉，搐鼻中，如书中以中分散治惊风抽搐，用螳螂一个、蜥蜴一条、赤足蜈蚣一条研末，以一匙吹鼻内。又如，书中以探生散治小儿急慢惊风，药用雄黄、没药各3克，乳香1.5克，麝香0.75克，共为末，用少许吹入鼻中，有眼泪鼻涕可治。

熏法，是利用药物燃烧时产生的烟气熏患部的方法。如书中治小儿脱肛，以艾绒卷五倍子末成筒，放便桶内，以火点着，使烟熏入肛门，其肛自上。又如，用“川乌、草乌、两头尖各9克，硫黄、麝香、丁香各3克，木鳖子5个，共为末，以熟艾揉软合一处，草纸包裹熏患处，以治骨节疼痛，下元虚冷，诸风痔漏下血，一切风疮”。

蒸法，是通过药物煮沸后的蒸气或药物加热后的温热力作用于患部。如书中治鹅掌风用艾叶煮水倒入大口瓶内，令双手放瓶口熏蒸。书中有一种蚕沙蒸，用醇酒三升拌蚕沙五斗，瓶蒸于暖室中，铺油单上，令患者就患处一边卧沙上，厚盖取汗，治风冷气痹及瘫痪，无不效。

吹法，即把药物研成散剂，吹于耳鼻喉中。如书中吹喉药治急缠喉风、乳蛾、喉痹，以白矾9克、巴豆5粒（去壳），用铁勺将白矾化开，投巴豆在内，俟矾干，取出巴豆，将矾收贮，遇喉痛者以芦管吹之。喉科吹药往往比内服药奏效迅速，值得发扬。又如书中吹耳方，以冰片0.6克，煅炉甘石3克，枯矾0.9克，煅龙骨3克，海螺蛸、赤石脂各3克，橘皮炭9克，粉口儿茶9克，蚕茧壳2枚，煅石首鱼脑骨2枚，共为细末，用纸包固，以水浸湿，用火煨炭存性，和匀，再研吹之，治小儿耳内湿烂极效。

洗法，包括洗和浴。药物煎汤洗涤患部的曰洗，浸洗全身的曰浴，即用药液淋洗、浸泡患部的方法。《串雅外编》专辟有洗法门，如治风眼赤烂，以明净皮硝一盏，水三碗，煎融露一宿，滤净澄清，朝夕洗目，三日红即消散，虽年久亦愈。治癞头方，以蜗牛数十条煎水洗之，二次必愈。五枝浴治大风，用“柳、桃、桑、槐、楮五般枝煎浓汤，大缸浸坐没颈”浴全身。

熨法，是一种热敷法，将药物加热直接敷于患部；或将药物放在患部，再用汤壶或熨斗加热。如用药末或药物粗粒炒热布包外熨，以治疗风寒湿痹、脘腹冷痛等症。治痞积，用艾绒120克，做成痞块大小，用川椒120克拌艾中，粗草纸包放痞积上，以汤壶熨之，内有响声（肠鸣音）即消。又如治一切伤损，瘀血凝滞，气绝欲死者，用净土五升，蒸热，以红布重裹，作二包，替换熨之，勿过热，恐伤皮肉，痛止则已。

吸法，用吸入某些药物的烟或蒸气的方法治疗疾病，包括刺激喷嚏和吹喉法。如书中吸法门治水肿上气，以雄黄30克，款冬花0.6克，熟艾0.3克，以蜡纸铺艾，洒二末于上，圈成筒，烧煨，咽三十口则痊。治冬月喉痹“肿痛不可下药者，用蛇床子烧烟于瓶中，口含瓶嘴吸烟”。

坐药（踏药），是将药物为粉，装入布袋，接触患部，通过体温或另外加热，使药性挥发，直接作用于患部。如痔疮坐袋，“以乳香、没药、龙骨、赤石脂、海螵蛸、轻粉、木鳖各9克，共为末，以绢盛之，每日坐，不必洗，坐二十一日，无不愈。”还有湿疮踏袋等，方便实用。

塞法，是将药物捣烂成丸或布绵裹之塞入孔窍，使药物发挥作用。如治阴蚀，以蚯蚓3～4条（炙干为末），葱数茎（火上炙干为末），蜜一碗煮成膏，将药搅匀，纳入阴户，虫尽死矣。治风寒耳鸣，用乌头烧灰，石菖蒲等份为末，绵裹塞之，日再塞为效。又如治粪门生虫，以蛇床子、楝树根各9克，生甘草3克，碾为末，以蜜煎成，搓为一条，塞入粪门，听其自化，即止痒而愈。

放血法，急瘀将死，将口撑开看其舌处，有黑筋三股，男左女右，刺出紫血一点，即愈。刺血忌用针，须用竹箸、嵌碎瓷碗尖为妙。

贴法，是将药物磨碎或捣烂敷贴治疗。如用黄连末水调敷贴脚心，治小儿赤眼。

扎指法，是指用细线捆扎中指第一节治鼻衄，古代医书如《奇效良方》有记载，民间仍有沿用。

握药法，是将峻泻药物涂于掌中，达到攻坚破积的作用。如腹中积聚，用甘遂、巴豆、槟榔等药物涂掌中，既可以达到通泻作用，又可避免内服峻泻耗损正气，适用于年老体弱者。

钓法，是将药物用线系定，药物至喉间复牵出，可以用于骨鲠，将异物钓出，亦可用于咽喉疾患。如用巴豆钓入喉间治疗喉痹。

绑法，是将药物研制成饼，用布绵裹住，绑于身体一定部位治疗疾病。如膨胀取水，即是用轻粉、巴豆、生硫黄等峻猛药物绑于脐部，达到泻下逐水的目的。此类治法多用于气滞不通、水肿、尿闭等病证。

灸法，在《串雅》中特别注重隔药间接灸。如：湿土瓜根削平寸，塞耳内，以艾灸七壮，每旬一壮乃愈。如黄蜡灸治痈疽等毒，白面水和成块，照毒根盘大小作圈，厚一指高寸余粘肉上，外以绢帛加湿布围住。将黄蜡掐薄片入面圈内，以熨斗火运逼蜡化，即痛则毒浅，若不觉，至蜡滚沸，逐渐添蜡。又有“鸡子灸”，凡毒初起红肿无头，鸡子煮熟对劈去黄，用半个合毒上，以艾灸三壮即散。另有“碗灸”，治乳肿。碗一个，用灯草四根，十排碗内，头各露寸许，再用纸条一寸五分阔，用水湿了，盖碗内灯草下，纸与碗口齐，将碗覆患处，留灯草头在外，艾一大团放碗底，火灸之。艾尽再添至碗内流水气，内觉痛止方住。此法又称覆碗灸，类似于拔罐法，又融灸和罐于一体的一种外治法，它要求碗内要有水气，这是本条的独特之处。

磁吸、拔毒异法，实质上是磁疗法。铁屑研细，以好醋调之，煎二三沸捞取铁屑铺患处，将上好磁石一大块频频吸之则其毒自出也。

灌肠，大便闭塞服药不通者，沧盐三钱，屋搪烂草节七个，为末，每用一钱，竹筒汲入肛内一寸即通。

敷涂，治小儿赤眼，用黄连为末，水调，敷脚心。治收阴证伤寒，用鸡子放脐眼内一时一换，四五换即愈矣，阴气尽收于内。止自汗，郁金末，卧时调涂乳上。

滴鼻，治牙痛，用萝卜子十四粒研末，以人乳和之，左痛点右鼻，右痛点左鼻。头痛，生萝卜取自然汁，入生龙脑调匀，昂头，使人滴鼻孔，左痛灌右，右痛灌左，俱痛并灌之。

卧蒸，治发汗汗不出，烧地令热，去火，以水少洒之，布干桃叶于上，厚二三寸，安席叶上卧，温覆得大汗。

其他外治法，如以含噙药物法治咽喉疾患，以膏摩法治寒湿腰痛，以骑牛法专救溺死，以套指法治蛇头疔，以香橼包法治头风，以灯照消毒法治痈疽肿毒，以灌鼻出涎法治风痫，以卧地疗法治跌打损伤，以擦牙法治齿黄，以拔毒导法排脓液等。还有涂、导、烧、捏、按摩诸法，构思奇特，应有尽有，令后学者大开眼界。

《串雅》中记载的丰富的外治经验，有些已濒临绝迹。对于这些在民间长期医疗实践中积累起来的宝贵经验，应该努力研究发掘，丰富中医的治疗方法。

三、开辟急救新途径

《串雅》在“单方内治门”“起死门”“保生门”“奇药门”等篇章中都介绍了危重病伤的急救，为中医急救拓展了途径。

（一）急救善用峻猛毒药

在内服急救验方中，选药精良，配伍得当。《串雅》中救治危重病伤的范围很广，包括急发的猝心痛、中风不语及各种原因造成的误死、昏迷等。如“急痧将死”“人卒暴死”“小儿惊死”“产后晕绝”等，以及邪毒内陷的危重坏证，药物中毒，虫蛇咬伤，甚至包括溺水以及外伤所致的脑破折骨、损目破睛等抢救治疗。这些抢救方法颇具特色，如救治五绝（指缢死、压死、溺死、魇死、临产晕厥）猝死的“救绝仙丹”中，用山羊血、红花活血化瘀，人参益气扶正，半夏祛痰宣痹，苏叶理气，皂角刺通络，菖蒲、麝香醒脑通窍，药味相得益彰，有一定的急救回苏作用。

《串雅》在急救内服药中，尤其善用峻猛毒性药物。如治缠喉风和急性喉痹用“巴豆七枚（三生四熟，生者去壳研，熟者去壳炒，去油存性），雄黄（皂子大者，研），郁金一个（研细）共为细末，每服半茶匙，细呷；如口噤咽塞，用小竹管纳药吹喉中。须臾吐利即醒”。巴豆、雄黄、郁金，药性猛烈，具有涤痰解毒破瘀功能。根据福建中医研究所白喉防治小组的实践应用观察，用以上药物为主组成的“解白散”，治疗白喉引起的喉阻塞症确有良效。又如顶、串之法，药物多为峻猛的涌、泻之剂，方中常用巴豆、乌头、附子、蝎梢（蝎尾）、铅粉、砒霜等毒性药物，这些方法都值得发掘和认真研究。《串雅》组方精捷，直捣病所，常以二三味或四五味功专力大药物治疗疾病。如探生散，用雄黄、没药、乳香、麝香为末，吹鼻中如有眼泪、鼻涕可治，具有开窍醒脑、祛痰定惊、苏醒神志的作用。泻毒神丹，用大黄、生甘草、白矾、当归，水煎数碗饮之，立时大泻，治砒毒。回癫汤，用人参、白术、茯神、山药、苡仁、肉桂、附子、半夏水煎服，治羊癫症，常用于素体虚寒之癫痫大发作，可收缓肝理脾、温肾定痛之效。钉胎丸，用杜仲、续断、山药作糊丸，如梧子大，每服五十丸，空心米饮下，于受孕两月后内服，治习惯性流产（孕后三四月即堕者），本方见《本草纲目·杜仲》，引自杨起《简便方》，有滋补肝肾、固护胎元的作用；近年用于器官移植，如肾脏移植，有抗过敏、抗排斥疗效。

（二）急则治标，方法多样

赵学敏接受前人的学术思想，“但仍一线生机，务必立即救治”，主张“先通其关，其人自苏”。因而，《串雅外编》中“起生门”和“保生门”中，收集了当时流行于的民间危重病伤急救方法26条，包括了溺水、外伤性昏迷休克，以及外伤所致脑破、肠出重症。如在“急痧将死”急救条中指出：“将口撑开，看其舌处有黑筋三股，男左女右，刺出紫血一点，即愈。刺血忌用针，须用竹箸嵌碎瓷碗尖为妙。中间一筋，切不可刺。”又如，用“葱心刺入鼻孔中，鼻出血”而复苏，用“半夏末冷水和丸纳鼻中”治疗产后晕厥，用“葱白去须入咽中灌麻油四两”治疗卒心急痛。所用方药均开窍醒神，以急则治其标为主，这也是赵学敏外治治疗急症的一大特色。

在急救中，除了传统的内服方法，采用多种方法进行救治是《串雅》的特色。如对急痧危证采用刺络法，刺舌下左右黑筋，令出紫血即愈。突发昏迷或晕厥以及小儿急慢惊风，将辛香走窜药物纳入鼻中，使患者喷嚏而醒。如用葱白刺鼻取嚏治“卒中恶死”；用“探生散”（雄黄、没药、乳香、麝香）吹鼻取嚏救治小儿急慢惊风。用灯心草蘸油火爆手足心促使苏醒以治小儿惊厥等。这些民间急救验方和治法，都充分体现了治疗危重病伤的“留人治病”的急救原则。

此外，还有刺络、外敷、喷嚏、火爆、纳鼻、洗、钓、吹鼻、拔毒、骑牛等具民间特色的外治方法。

四、专方专药论治

走方医多具一技之长，或有独到之处，有些方药则只对一病一证有特效，即专病专方，专证专药。《串雅》可谓集专方专药之大成。清·徐灵胎在《兰台轨范·序》中说“欲治病者，必先识病之名，能识病名而后求其病之所由生，知其所由生又当辨其生之因各不同，而病状所由异，然后考其治之之法，一病必有主方，一方必有主药。”指出一病有一病的主方主药，要辨识疾病，辨病论治。《串雅》给我们提供了专方专药治疗专病的途径，所选用的每个验方，都针对具体病证。如“韦氏方”（茴香、青皮、荔核）治疝气；“截泻丸”（黄丹、枯矾、黄蜡、石榴皮）治久痢；“分水丹”（白术、车前子）治水泻等，即专病专方论治。《串雅》中专病专药的应用亦很广泛，如“单方内治门”“单方外治门”“单方杂治门”“单方奇病门”所介绍的药物，多是治疗某个疾病的专药。如“剪草”（剪草即茜草）专治血证，可治痨瘵吐血及血妄行等证。以剪草一斤，洗净晒干为末，入生蜜二斤，和为膏，以器盛之，不得犯铁器。每日蒸晒一次，九蒸九晒乃止。病患于五更时面东坐，不得语言，以匙抄药四匙食之，良久以稀粟米饮压之。药宜冷服，米饮亦勿大热，服后或吐或呕，均不妨。久病损肺咳血，一服即愈。寻常嗽血妄行，每服一匙可也，此药绝妙。又如“青藤”治一切风疾，兼治风湿流注、历节鹤膝、麻痹瘙痒、损伤疮肿等证。以青藤（出安徽太平荻港者上，二三月采之）不拘多少入釜内，微火熬七日夜成膏，藏瓮器中。同时先备梳三五把，量人虚实以酒服一茶匙后，将病患身上拍一下，即遍身发痒不可当，急以梳梳之，痒止，即饮冷水一口便解，风病皆愈，须避风数日。再如“生半夏”治中风不语、尸厥等证，以生半夏三钱为末，水丸如黄豆大，塞鼻孔中必喷嚏，如不止，以凉水饮之，立止。另有五倍子治盗汗；陈小麦治痈疽肿毒；白蒺藜治云翳初起等，都是专病专药的论治。如果我们深入研究，将疗效肯定的专方专药与辨证施治两者结合起来，则临床疗效自必更大。

从《串雅》全书内容来看，多数治疗方剂为药味不多的单方、验方。如治疗头风用香白芷、川芎、甘草、川乌为末，加细茶、薄荷汤调服，对“偏正头风，百药不效”。治妇女胎前产后伤风头痛用香白芷一味，蜜丸如弹子大，每嚼一丸，以清茶或荆芥汤化下。又如治疗水泻的分水神丹，白术一两，车前子五钱，水煎服。虽然所用药味不多，但效宏力专，临床疗效甚佳。

五、治病强身，药食同源

古有“药食同源”之论，认为食物也具有四气五味，其性各有所偏，可适用于人体复杂多变的疾患。赵学敏在临证之际参考前人论述，悉心体验，精心思考，将药物与食品配合，用以治疗疾病或作为日常保健之用。

如治疗“乳岩”用槐花炒黄为末，黄酒冲服三钱，即消。或用生蟹壳数十枚，放砂锅内焙焦，研细末。每服二钱，陈酒冲服，不可间断（蟹壳最能堕胎，妊娠者勿投）。又如治疗“疗疮走黄”，用陈年苔菜研末，敷上即消肿收口而愈。还有用萝卜子研末，以人乳和之，左痛点右鼻，右痛点左鼻，治疗牙痛。用木鳖子研泥，面烧饼作孔，纳药在内，以饼热覆在脐上治疗噤口痢；又用猪油、黄白蜡调匀入银朱，敷之治疗手足皲裂等。

《串雅外编》“食品门”中还记载了许多食疗保健的方子。如“醉茯苓”，将茯苓削如枣大的方块，安新瓮内，好酒浸之，纸封一重，百日乃开。其色当如饧糖，一日一块。久之可延年耐老，面若童颜。又如“桂浆渴水”，将桂末、白蜜以水三斗，煎取一斗，入新瓷瓶中，七日开之，气味香美。夏月饮之，解烦渴，益气消痰。还有“香橙汤”宽中快气，消酒；“仙人粮”治虚劳绝伤，年老衰损；“琼玉膏”常服开心益智，发白返黑，齿落更生，辟谷延年；“八仙茶”延寿固肾种子；“五香鸭”治胃口寒痛；“长寿粉”治痨瘵症等。

药食同源治疗疾病，以及养生保健的这些方法，具有取材容易、制作方便、可以长期配用的优点，对今天的临床治疗仍有一定的有效价值。

【后世影响】

一、历代评价

赵学敏在继承和发扬祖国医药学方面具有突出的贡献，所著《本草纲目拾遗》是对清中期以前的本草进行了一次系统的总结，为现代中药学发展提供了宝贵的资料。现代本草学家尚志钧在《历代中医文献精华》中指出：“该书是清代新内容最多的本草著作之一。”清代名医王孟英的曾祖王秉衡，很赞赏《本草纲目拾遗》。其云："赵恕轩《纲目拾遗》辨李氏之缺谬，最为精当。公摄其精华，附诸此编，所余者皆糟粕也，读者不必生不见全书之憾。"又谓："本草自李氏《纲目》集其大成，世皆宗之。后有刘氏之《本草述》，倪氏之《本草汇言》，卢氏之《半偈》，隐庵之《崇原》，石顽之《逢源》，香岩之《解要》，皆各抒心得，多所发明，学者所当互参也。而赵恕轩先生《纲目拾遗》，搜罗繁富，辨正多条，尤为李氏功臣，惜书无刊本，世罕知之。"近代名医张山雷撰写《本草正义》时，对各种药物的论述有许多取自《本草纲目拾遗》，并经常赞赏其"载之极详""言之甚详"。该书为本草学增补了大量的新鲜内容，特别是增补了作者切身的调查和考证成果，其中还含有很多自然科学史料，为中国药学宝库增添了财富，受到近现代医药史学者和药学研究人员的推崇。

赵学敏的《串雅内外编》是一部有关民间走方医的专著，从实际临床出发，认真总结了走方医的治疗原则和治疗经验，广泛搜集民间单方验方，书中记录了走方医常用的内治、外治、杂治、顶药、串药、禁药、奇药、针法、灸法、贴法、熏法、洗法、吸法、取虫等治病手段，又介绍了有关药物伪品、法制、食品、杂品等情况，揭示了走方医所用的简便治法和药物炮制、作伪的内幕。《串雅》中保存下来的宝贵的民间医药知识，不仅为研究走方医提供了第一手材料，促进了中医药学的流传与发展。

二、后世发挥

赵学敏所记录的一些民间验方疗效明确，后世医家将这些方药运用于临床实践，取得了较好效果，举例如下。

1."截头风"方治头痛

该方用香白芷 80 克（炒），川芎（炒）、甘草（炒）、川乌头（制）各 32 克。共碾为末，每服 3 克，细茶、薄荷汤调服。

案例

徐某，男，58 岁，工人。1972 年 12 月 8 日初诊。左侧偏头痛已年余，发作时呈闪电样刀割状剧痛。在上级医院脑部检查未发现异常，诊断为"三叉神经痛"。血压时有升高，寐差，感冒时头痛加剧，舌苔黄薄，脉沉弦。证属风邪留滞，偏头风证。处以截头风方，服药而痛减，药未尽而病除。

按语：该方主药白芷辛温通达，善治头面诸疾，疗风止痛，如李杲曰："白芷疗风通用，其气芳香，能通九窍"。川芎乃治头痛之主药，"头痛必用川芎。如不愈，各加引经药"。该药既有活血化瘀之效，又有通利血脉之功。川乌行经隧，破诸积冷毒，协同白芷、川芎以增强祛风镇痛之力，甘草和中益气，调和诸药，以除升散药物耗阴之弊。细茶、薄荷汤引下。共收散风、清热、止痛之效。所以时其病暴发、痛势甚剧的偏头痛疗效满意。该方对于风火牙痛、血管性头痛均有效，惟阴虚火旺者忌。

2."解恶丹"治痉证

该方由人参、天南星各 9 克，茯苓 15 克，附子 3 克组成。水煎服。

案例

沙某，女，26岁，农民。于1983年3月6日初诊。患者素体虚弱，近来“人流”一次，出血过多，面黄气短，精神疲惫，头目昏眩。于昨晚忽然四肢抽搐，口噤不开，项背强直。延医针刺，稍有好转。舌质淡红，脉弦细。证属气血亏虚，筋脉失养而成痉。即处以“解恶丹”方加阿胶（烊化）15克。煎服之。共服三剂而诸证悉除，以人参归脾丸善后巩固。

按语：方中人参大补元阳，配附子即参附汤，有固元、强心、救脱的作用。茯苓健脾以益气，阿胶补血而养阴，南星祛痰兼止痉。故该方对于元气大亏、阳气欲脱出现的手足厥逆、汗出、项背强直、四肢拘挛的津血亏虚证，有回阳救脱解痉的功效。如属外邪所中，邪壅经络，或热甚发痉，则另当别论。

综上所述，赵学敏是我国医学史上一位杰出的医药学家，他无论是在本草学方面还是在弘扬民间医药学方面都取得了相当大的成就。其所撰《本草纲目拾遗》对《本草纲目》进行了补充并新增大量临床常用药，同时也对《本草纲目》的分类方法进行了改进，并纠正了《本草纲目》中的一些错误，其中还记载了一些国外药物知识及治病经验，对于中西方医药交流起到了一定作用。书中记载的内容翔实丰富，被后世医家所推崇。《串雅内外编》则是集中体现了赵学敏在民间医药学方面的成就，他充分肯定走方医，高度重视民间医药，欲使这份重要的祖国医药学遗产“不致为庸俗所诋毁”。他系统地整理了民间的一套防病、治病经验，总结了“截、串、顶”三种治疗方法，尤其对外治法的总结更是构思奇特，应有尽有，令后学者大开眼界，它提出的丰富多彩的治疗手段，独具一格的治疗方法，严谨的方药炮制，精良的选方用药和专方专药论治，都是值得我们认真研究和探讨的。

安徽中医药大学　赵军

【参考文献】

[1] 赵学敏. 串雅全书 [M]. 北京：中国中医药出版社，2008.

[2] 赵学敏. 本草纲目拾遗 [M]. 北京：中国中医药出版社，2007.

[3] 范永生. 浙江中医学术流派 [M]. 北京：中国中医药出版社，2009.

[4] 陈仁寿. 从《串雅》看民间医药的学术和应用特点 [J]. 中医药信息，2009 (5)：133-134.

[5] 陶文强. 赵学敏及其著作串拾 [J]. 中国民族民间医药，2009 (5)：50-51.

[6] 段逸山. "串雅" 命名 [J]. 上海中医药杂志，2008，42 (4)：9.

[7] 傅维康. 赵学敏 "拾"《本草纲目》之 "遗" [J]. 上海中医药杂志，2005 (5)：47-48.

[8] 何国强. 浅述《串雅内编》《串雅外编》的用方特点 [J]. 中医研究，2004 (8)：63-64.

[9] 金芷君.《本草纲目》的珠联之作——《本草纲目拾遗》 [J]. 医古文知识，2003 (3)：29-30.

[10] 伊广谦. 赵学敏与《凤仙谱》[J]. 江西中医药杂志，2002，16 (9)：44.

[11] 张瑞贤. 浅谈赵学敏对《本草纲目》的补正 [J]. 中国药学杂志，1999 (2)：135-136.

[12] 张峻屹. 民间方剂学专著《串雅内编》[J]. 中国民族民间医药杂志，1998 (32)：45.

[13] 张仲源.《串雅外编》中的中医外治法 [J]. 中医外治杂志，1996 (3)：37-39.

[14] 刘建英. 清代名医赵学敏的食疗方精选 [J]. 中国食品，1993 (9)：10.

[15] 李志安.《串雅内外编》外治法应用举要 [J]. 河南中医，1992 (3)：144-145.

[16] 长青. 赵学敏 [J]. 山西中医，1990 (5)：45.

[17] 李镜清.《串雅》方治验二则 [J]. 新中医，1985 (3)：17.

[18] 杨殿兴.《串雅》评述 [J]. 成都中医学院学报，1984 (4)：30-33.

[19] 蔡景峰.《新修本草》《本草纲目》《本草纲目拾遗》介绍 [J]. 中医杂志，1984 (3)：65-66.

[20] 薛凤奎. 从《串雅内编》看民间验方的沿革 [J]. 新中医，1982 (2)：54-55.

[21] 郭振球. 赵学敏《串雅》的医学成就 [J]. 江西中医药，1981 (3)：4-5.

[22] 毕祝考. 赵学敏对发展民间医药的贡献 [J]. 浙江中医学院学报，1980 (3)：33-36.

[23] 余瀛鳌. 赵学敏在医药学上的主要成就 [J]. 新医药学杂志，1978 (11)：62-64.

[24] 林泉水. 走方医和祖国医学的关系 [J]. 新中医，1977 (3)：56.

[25] 荆小俦. 赵学敏著《本草纲目拾遗》读后记 [J]. 上海中医药杂志，1956 (3)：14-15.

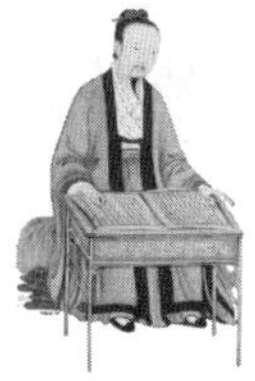

黄宫绣

内容提要

黄宫绣，号锦芳，生于清雍正八年（1730），卒于清嘉庆二十二年（1817），江西抚州人，清代著名本草学家，同时也是卓有成就的临床家。著有《本草求真》《脉理求真》等。《本草求真》，是在李时珍《本草纲目》基础上进行删节、编撰而成。黄宫绣强调治病首应识药性，同时以功效类列药物，是较早按功效分类比较完善的本草学著作。其于每味药后注明部属和卷首目录序号，不仅有利于查阅，而且有助于辨析药物的异同。《脉理求真》体现了认病必先明脉理、持脉贵在求变通、诊脉重在论临床的学术特点。书中采用“对待”“比类”“纲目”等方法，对脉象进行归类并阐明鉴别要点，凭借脉象对临床诊断和治疗加以论述。黄宫绣在本草学和脉学方面均成就较高，在后世具有一定的学术影响。

【概述】

一、生平简介

黄宫绣，号锦芳，生于清雍正八年（1730），卒于清嘉庆二十二年（1817），清代江西省抚州府宜黄县棠阴镇君山村人。清代著名本草学家，同时也是卓有成就的临床家。黄宫绣一生勤于著述，著有《医学求真录》《锦芳太史医案求真初编》《脉理求真》《本草求真》等。其代表性著作，为《本草求真》《脉理求真》。

黄宫绣出身于儒医世家，其父名为鹗，邑廪生，为当时名医，著有《理解体要》。黄宫绣幼承庭训，习举子业，后转而学医。为不使“千万人之死生系一人之工拙”，黄宫绣一生钻研“轩岐”之道，拯救民众之疾苦，认为医药“小之虽为技业之精，大之即为参赞之道，其功甚距，其理甚微，自非有真学问真见识”，难以成为有真才实学的医药家。其汲取百家之长，至中年即“于医研究有素，能阐真摘要，订伪辨讹”，声誉遍及赣、闽，为乾隆时宫廷御医。嘉庆九年（1804）恩赐举人，嘉庆十年（1805）钦授“翰林院检讨”，并赐“翰林第”横匾一块，现仍悬于黄宫绣故居门前。黄宫绣一生，在本草学和脉学方面成就较高，强调治病首应识药性，认病必先明脉理，在后世具有一定的学术影响。其与陈自明、崔嘉彦、严用和、危亦林、龚廷贤、李梴、龚居中、喻昌、谢星焕等，同被誉为江西省历史上十大名医。

二、著作介绍

（一）《本草求真》

《本草求真》，共计10卷，是在李时珍《本草纲目》基础上进行删节、编撰的研究性著作。此书一至七卷为上编，八至十卷为下编，共收载药物520种。黄宫绣有感于当时本草书多“理道不明，意义不疏”，况有“补不实指，泻不直论，或以隔一隔二以为附合，反借巧说以为虚喝”的现状，乃力纠时弊，集平素之治验，采百家之精粹，著成《本草求真》，后经其弟黄宫黻校订，其侄黄学羲校字，约付梓于乾隆三十四年（1769），于乾隆三十八年（1773）储于“四库馆”。

《本草求真》按药物品性分为七类，分别为补剂、收涩剂、散剂、泻剂、血剂、杂剂六类，共440种；食物类80种。每类又细分子目。如散剂分为散寒、散热、吐散、平散等。该书是较早的以功效分类比较完善的本草学专著，有助于辨析药物异同，指导临床选药。上编是本书的主要部分，对各药的形态、性味、功能主治以及禁忌等记述颇详。下编有三部分内容，一是脏腑病证主药，介绍心、肝、脾、肺、肾、大肠、小肠、胃、膀胱、胆、三焦等生理、病机、病证和药物之间的关系；二是六淫病证主药，以风、寒、暑、湿、燥、火等病因为中心，论述相关病证及药物治疗；三是药物总义，概括介绍药性及临床应用，包括论述药之阴阳，药之气味升降沉浮，药之五伤、五走、五过、子母相生，药之形性气质，药之佐使畏恶相反，药物炮制贵在适中等。该书从实求真，纠正古本草中的谬误，对于指导临床用药、鉴别药材真伪、药材炮制工艺等，具有一定参考价值。

（二）《脉理求真》

《脉理求真》，共计3卷，刊行于乾隆三十四年（1769）。卷一为“新著脉法心要”，首先介绍诊脉部位及脏腑分配，其次对浮、沉、数、迟等30种脉的形象、主病等做了详细论述。卷二为“新增四言脉要”，系据《诊家正眼》所载崔嘉彦“四言脉要”予以增删和注释而成。卷三，有汪昂所撰“十二经脉歌”“奇经八脉歌”，末附“新增脉要简易便知”。黄宫绣结合临床实际叙述脉理，采用对待、比类、纲目等方法，对脉象进行归类并阐明鉴别要点，并凭借脉象对临床诊断和治疗加以论述，颇具启示意义。

【学术思想】

一、学术渊源

黄宫绣出身于儒医世家，其父名为鹗，邑廪生，为当时之名医，著有《理解体要》。黄宫绣幼承庭训，先习举子业，少年熟读《四书》《五经》《春秋》，颇负盛名，被誉为有“绝人之资”，后转而学医。由于儒学根底深厚，故善于深究医理。其一生钻研“轩岐”之道，汲取百家之长，至中年即声誉遍及赣、闽，为江西省历史上十大名医之一。

本草学方面，黄宫绣非常重视《内经》，接受汪昂的药性归经思想，将五色入五脏的理论援引入药性理论，提出了以形、色、性、味来识别药物。如“凡药色青、味酸、气臊、性属木者，皆入足厥阴肝、足少阳胆经”等。在论述药性理论时，也时时从《内经》《难经》《神农本草经》《伤寒论》《金匮要略》等经典医籍的理论出发，展开阐述。如论麻黄，以“仲景用此以治寒入太阳无汗，其意甚深”切入，又言“盖缘津液为汗，汗即血也，在营则为血，在卫则为汗”，寒伤营，营卫不通则见“无汗发热而恶寒”。又如，茯苓“定魄”之义，黄宫绣解为“肺藏魄”，水去而魄自安。《本草求真》主要是对《本草纲目》的删节、编撰，黄宫绣高度认同李时珍的学术观点，重在阐述药物的临床实用，指出《神农本草经》论述中有不尽不实之处。但其并不盲目依从李时珍之说，认为论黄精能成仙之言荒谬不经。《本草求真》中，黄宫绣广泛参考金元四大家、张景岳、喻昌、张璐、王好古、汪昂、成无己、张洁古等历代名家学说，并结合自身实践所得，展开论述。特点有三，其一，广征博引。如论人参功用，就引用了张仲景、张洁古、李东垣、朱丹溪、王节斋之论述。其二，并不单纯辑录医家之言，而是从自身的临床经验出发，阐发自己的理论观点。其三，师古而不泥古。黄宫绣进行了大量的纠谬正讹工作，凡本草诸家书所载有失实之处，皆一一检出，或查考文献，循名责实，或从临床出发，述其药性。

脉学方面，黄宫绣于《内经》研究颇深，以理论脉。如《脉理求真·卷一·新著脉法心要》中“部位”篇，提出肺为“气之大会”，“候之以占终身”，而“胃气为诊脉之要”，并引《素问·经脉别论》《灵枢·营卫生会》之言，详述其理。其结合临床论曰：“每见阴虚血耗之人，日服六味、四物而不得阴长之力，其故实基此耳。”还指出，脉诊若未重视气口、胃气，则“胃气将绝，血何从生?”《脉经》作为现存最早的脉学专著，在规范中医脉学理论与实践，并将脉象与病证相结合诸方面意义重大。黄宫绣在脉理研究方面承其源流，但对于《脉经》的发挥、正误在《脉理求真》中也比比皆是，显示了求真务实的治学特点。该书中还可见黄宫绣博览《内经》《难经》《脉经》以下诸家脉学，如崔嘉彦《脉诀》、李言闻《四言举要》、李时珍《濒湖脉学》、冯兆张《脉诀纂要》、李士材《诊家正眼》、张景岳《脉神章》、张璐《诊宗三昧》、滑寿《诊家枢要》、李杲《脉诀指掌病式图说》、林之瀚《四诊抉微》、沈镜《删注脉诀规正》、李延昰《脉诀汇辨》、戴启宗《脉诀刊误》、蔡元定《脉经》、王执中《针灸资生经》、王宗显《医方捷径指南全书》以及汪昂《经络歌诀》。黄宫绣秉承“去乎肤廓……化裁尽变，推行尽通，洵医中之活泼，脉法之吃紧至要处”，从临床实际出发，臧否医家，扬弃理论。如《脉理求真》卷二为“新增四言脉要”，系据《诊家正眼》所附刻的崔嘉彦“四言脉要”予以增删和注释而成。黄宫绣评曰：“盖以初学脉理未谙，得此可为诵习。”卷三又载录汪昂所撰“十二经脉歌”“奇经八脉歌”。可见黄宫绣论脉学于众家，根于临床。

二、学术特色

（一）本草学研究

黄宫绣对《本草纲目》加以删节、编纂与研究，而成《本草求真》一书。此书在修正、补遗、研究《本草纲目》方面，具有一定特色和代表性。黄宫绣根据《内经》《难经》《神农本草经》《伤寒论》《金匮要略》等古典医籍的理论，广泛参考金元四大家、张景岳、喻昌、张璐、王好古、汪昂等历代名家学说，并结合自身见解，著成此书。黄宫绣治学严谨，凡有“一义未明，一意未达，无不搜剔靡尽，牵引混杂，概为删除……断不随声附和”“既于药品之宜反复申明，复于药性之忌多为诰诫”。其研究本草，论述药性，“每从实处追求，既不泥古薄今，复不厚今而废古，惟求理与病符，药与病对”。故其著作，概以“求真”冠名，体现了黄宫绣注重实践、探求真理的治学精神。

1. 删节《本草纲目》，由博返约

《本草纲目》全书共52卷，载药物1892种，附有药物图谱1109幅，方剂11096首，总结了16世纪以前的本草学理论，是明代本草学发展的丰碑，对后世本草学产生了深远影响。

清代研究《本草纲目》的视角之一，即是以筛取《本草纲目》内容为主，杂引各家，附以己说，编撰成书。如汪昂所著《本草备要》、吴仪洛所著《本草从新》、张秉成所著《本草便读》、李中梓所著《本草徵要》等。究其原因，是由于《本草纲目》在清代虽经多次镂版刊行，但因篇幅甚大，携带不便，影响其普及和利用。又因《本草纲目》收录药物务在全备，常用药和冷僻药皆取，使用不甚方便。因此，清代此类删节、编撰蔚然成风，黄宫绣所著《本草求真》即为个中翘楚。

黄宫绣并非原封不动地照搬《本草纲目》内容，而是客观地对《本草纲目》中或论述深度不够，或义理欠明，或缺如有误之处，进行阐发、补充和订正。黄宫绣对《本草纲目》所做删节性编纂的内容主要有二：首先是对药物的选择，以常用者为主，共收载520种；其次，对药物的阐述重在临床实用，主要论述药物的功用、药性、鉴别、炮制、宜忌，其余内容则删而不录。经过黄宫绣整理编撰的《本草求真》，以《本草纲目》所论为主，糅合各家，由博返约，注重实用，携带便利。虽源于《本草纲目》，但较其更具有简、便、验的特色。

李时珍在《本草纲目》中，指出《神农本草经》所论有不实之处，受到清代陈修园、黄元御等医家的强烈抨击，而黄宫绣却在《本草求真》中赞同李时珍的观点，言《神农本草经》所载药性“多有安五脏、定神志，并延年益寿、身轻黑发，及桑白皮、紫草补中益气等说。按此语多肤廓，不可无疑”。而对李时珍在《本草纲目》中仅列《神农本草经》主治为各药之首，并不专力逐字逐句注解的做法十分赞赏。

2. 以“功效”类列药物，编制索引

黄宫绣在《本草求真》中提出，“是集论症论治论效，总以药之气味形质四字推勘而出，则药之见施于病者，既有其因，而药之见施于病而即有效者，又有其故”。在清代众多的临床实用类本草著作中，《本草求真》的特色在于以“功效”类列药物的编写形式、阐释药物的具体应用、比较药物的药效机制异同等方面，粗线条地勾勒出了“功效”理论的立体结构，对现代中药学“功效”专项的确立与发展，产生了极大的影响。以功效分类本草，肇始于《神农本草经》三品分类法。至梁·陶弘景《神农本草经集注》，依药物自然属性分类，即“多以草木、昆虫、金石类为编次”。受其影响，这一形式成为其后历代诸家本草的主要编写形式。虽有明·王纶《本草集要》“药性分类”、明·贾所学《药品化义》最早提出中药功效专项“力”、清·汪昂《本草备要》在每药之下标出该药功效，但上述诸书仍是将药物依自然属性进行论述。至《本草求真》，方从整体上改变了本草书的编写体例，以“功效”类列并分述药物，系统地记述了药物的图像、形体、气味、功能、主治、鉴别、禁忌、制剂、配伍等理论，在形式上不落窠臼。

具体来看，《本草求真》采用的药物“功效”分类法，将520种药物按照治疗作用，分为补剂、收涩剂、散剂、泻剂、血剂、杂剂、食物等七大类。每一类中又分若干子目，在该子目药物之首加以概述，叙述这一类药的共同性。例如，补剂药又分为温中、平补、补火、滋水、温肾等五项，其子目第一项为温中药，黄宫绣先把温中的概念、温中的理论、温中药应用时的注意点做了全面的叙述，然后再对温中12味药分别介绍，其余各类叙述皆同此。如温中药有人参、黄芪、白术等，平补药有黄精、甘草、山药等，补火药有附子、仙茅、胡芦巴等，滋水药有干地黄、枸杞、龟板等，温肾药有熟地黄、肉苁蓉、何首乌等。其他章节如收涩剂分为温涩、寒涩、收敛、镇虚等四项；散剂分为散寒、驱风、散湿、散热、吐散、温散、平散等七项；泻剂分为渗湿、泻湿、泻水、降痰、泻热、泻火、下气、平泻等八项；血剂分为温血、凉血、下血等三项；杂剂分为杀虫、发毒、解毒、毒物等四项。

由此可见，以“功效”分类编写的优点在于，分类系统明细，药物排列合理，纲举目张，一目了然，有利于读者对药物性能、主治、功用等进行分析和比较，为临床用药带来极大方便。可以说，《本草求真》是较早的中药“功效”分类比较完善的中药学专著，使得中药“功效”在中药学中的核心地位逐步确立，奠定了现代中药学以“功效”分类的基础并开创编写体例。

但黄宫绣同时又不废此前本草方便检索之长，于卷后目录中按药物草、木、果、谷、菜、金、石、水、土、兽、鳞、鱼、介、虫、人等分部罗列药物，并于每药之后注明其书中编号。从而“俾气味既得依类而处，而形质亦得分类合观。庶泾渭攸分而学者自无亡津之叹”（《本草求真·凡例》）。此如本草文献学家尚志钧所介绍，“该书为读者查阅方便，特地编写两套目录。第1套是按药物作用相近而归类的，把520种药物按照全书排列的次序，标以自然号码……第2套目录，药物排列次序是按照自然来源编排的。为着寻查方便，在每味药物脚下注以号码和第1套目录药物号码相同……有了这两套目录，对于寻找药物是很方便的。”于每味药下面注明该药的部属和卷首目录序号，这不仅可称得是本草著作中很有进步的索引形式，利于查阅，而且有助于学者辨析药物的异同，指导临床遣药组方。

此外，黄宫绣注重中药功效，还体现在并不仅仅将其作为一种分类方法，同时也是《本草求真》中论述药性的指导性原则。该书无论是临证用药还是对药物应用机制的阐释，均从中药功效直接推出。如“淡竹叶”条，即清晰地反映出作者的这一思路。其云：“淡竹叶专入胃、心体轻气薄，味甘而淡，气寒微毒。据书皆载凉心缓脾，清痰止渴，为治上焦风邪烦热，咳逆喘促，呕哕吐血，一切中风惊痫等症。”可见作者首先列出功效，再将主治之证具于后，以功效统摄主治。

黄宫绣论药的另一个显著特点，是注重药物的直接功效，反对以“隔一隔二”的功效进行附会。如论生地黄功效凉血解热，“力专清热泻火，凉血消瘀。故凡吐血、咯血……审其症果因于热成者，无不用此调治……第书有言服此长肉生肌，止是热除血活以后长养之语；久服轻身不老，止是病去身安力健之词，未可因此认为辟谷成仙属实也”。条分缕析地说明了药物直接功效的应用，辨析了“隔一隔二”功效来由，并对前人的一些不经之词做出了合理解释。

3. 重视前人经验，师古不泥

黄宫绣十分重视前人的理论和经验，对成无己、张洁古、朱丹溪、李东垣、李时珍、喻嘉言等人的精湛论述一一采撷。如论人参功用，就引用了张仲景、张洁古、李东垣、朱丹溪、王节斋之论述，他说：“洁古谓其喘嗽不用，以其痰实气壅之故。若使肾虚气短喘促，岂能禁而不用乎？仲景谓其肺寒而嗽勿用，以其寒束热邪，壅滞在肺之故。若使自汗恶寒而嗽，岂能禁而不用乎？东垣谓其久病郁热在肺勿用，以其火郁于内不宜用补之故。若使肺虚火旺，气短汗出，岂能禁而不用乎？丹溪谓其诸痛不宜骤用，以其邪气方锐不可用补之故。若使里虚吐利及久病胃弱，与虚痛喜按之类，岂可禁而不用乎？节斋谓其阴虚火旺吐血勿用，以其血虚火亢之故。若使自汗气短，肢寒脉虚，岂可禁而不用乎？”因此提出人参的临床应用，“夫虚、实二字，最宜相较”。

论牡蛎功用，黄宫绣引甄权、王好古、成无己、张元素之论，曰：“权曰：病虚而多热，宜同地黄、小草用之。好古曰：牡蛎入足少阴为软坚之剂，以柴胡引之，能去胁下硬；以茶引之，能消项上结核；以大黄引之，能消股间肿；以地黄为使，能益精收涩止小便，肾经血分之药也。成无己曰：牡蛎之咸，以消胸膈之满，以泄水气，使痞者消、硬者软也。元素曰：壮水之主以镇阳光，则渴饮不思，故蛤、蛎之类能止渴也。”记述了牡蛎味咸而具软坚、消痞、止渴之功，可通过不同配伍而发挥不同功效。

但黄宫绣也并非是单纯载录，其中更有不少医家的卓越见解为黄宫绣所重，并进而阐发了自己的观点，对后世学者颇多启迪。如邵应节进七宝美髯丹，组方用赤、白首乌各一斤（黑豆拌，九蒸晒），茯苓半斤（乳拌），当归、枸杞、菟丝各半斤（俱酒浸），牛膝半斤（酒浸，同首乌第七次蒸至第九次），破故纸四两（用黑芝麻炒），蜜丸。黄宫绣针对此方用何首乌，评价说："是方以首乌为君，犹六味以地黄为君之意相同。汪昂谓人或以首乌加入六味丸中，是合两方为一方，一药有二君，殊非制方本意。其说甚是。"

论胡桃肉，黄宫绣引韩懋之语，云："（胡桃肉）与补骨脂一水一火，大补下焦，有同气相生之妙……破故纸属火，能使心胞之火相通；胡桃属水，主润血养血。血属阴恶燥，故油以润之，佐破故纸有木火相生之妙"。

论细辛，黄宫绣云："服能入肾润燥，非是火盛水衰，阴被阳涸而成，实因阴盛阳衰，火屈于水而致也。遇此辛以除寒，温以燥湿，则阴得解而不凝矣，岂刚燥不挠之谓也乎？"其又引李时珍之语，曰："气之厚者，能发阳中之阳也。辛温能散，故诸风寒、风湿、头痛、痰饮、胸中滞气惊痫者宜用之。口疮喉痹、䘌齿、诸痛用之者，取其能散浮热，亦火郁则发之之义也。辛能泄肺，故风寒咳嗽上气者宜用之，辛能散燥，故通少阴及耳窍便涩者宜用之"。评曰："世之论药性者，每鲜如此体会，但知就燥论燥，而致固执不通，独不思经有云：肾苦燥，急食辛以润之乎！"

同时，黄宫绣对前贤之言并不盲从，乃最难能可贵之处。在编著《本草求真》过程中，进行了大量的纠谬正讹工作，能做到师古不泥。凡本草诸家书所载有错误失实之处，皆一一检出，或查考文献，循名责实，或从临床出发，述其功能、主治。凡认为属荒诞不经者，即直言其谬。

如《神农本草经》谓白茅根能"补中益气"，黄宫绣却不予认同，评曰："至云能以补中益气，虽出《本经》，然亦不过因其胃热既除而中气自复，岂真补益之谓哉？经解之论，似未可信"。论苍术云："至云服能轻身长生，不过因其湿去之谓，岂真能入仙境之地哉？本草多有长生不老之说，欺世祸民，以致药品真义不出耳。"在硫黄等项下均有类似描述，驳斥了被李时珍斥为神仙方士之谬论的"延年神仙"等无稽之谈。

但对于李时珍的观点，黄宫绣也并不一味附和。如论黄精，黄宫绣对于李时珍谓其补中益五脏、久服不饥的观点极为认同；但就服此成仙一说，提出自己观点，"黄精，书极称羡，谓其气平味甘。治能补中益五脏，补脾胃，润心肺，填精髓，助筋骨，除风湿，下三虫，且得坤土之精粹。久服不饥，其言极是。但其所述逃婢一事，云其服此能飞，不无可疑。究其黄精气味，止是入脾补阴。若使挟有痰湿，则食反更助痰，况此未经火煅，食则喉舌皆痹，何至服能成仙？若使事果属实，则人参更得天地中和之粹，又曷云不克成仙耶？"

对于当时滥用阴药，喜用苦寒，欲通过"坚阴"而收补益之功的时弊，黄宫绣也力驳其谬。如论黄柏时指出："黄柏性禀至阴，味苦性寒，行隆冬肃杀之令，故独入少阴泻火，入膀胱泻热……非谓其真阴虚损，服此即有滋润之力也。故于实热实火则宜，而于虚热虚火，则徒有损而无益""奈今天下人不问虚实，竟有为去热治劳之妙药，而不知阴寒之性能损人气、减人食。命门真元之火，一见而消亡；脾胃运行之职，一见而沮丧。元气既虚，又用苦寒遏绝生机，莫此为甚"。其对张洁古、李东垣、朱丹溪等咸谓黄柏为滋阴之品的观点亦持异议。

论干地黄，黄宫绣指出："愚按：《本经》地黄虽列上品，而实性禀阴柔，与乡愿不异。譬诸宵人内藏隐隙，外示优容。描画阴药形象殆尽。是以举世名家，靡不藉为滋阴上品，止血神丹。历今弊仍不改。虽或用非其宜，得以稍清旺气，服之仍得暂安，非若人参之性禀阳明，象类君子，有过必知。阳药性劣，于病不合便知。是以师家敛手不敢用，病家缄口不敢尝，故宁用以地黄、门冬阴柔最甚之属，以至于死不觉。"揭示"用阴药杀人，人多不觉"，故庸医"宁以阴为主"。

诸如此类，还有驳汪昂之论荆三棱削成"刀柄"说；驳寇宗奭谓枳壳瘦胎、束胎之说；驳古书谓苦参补肾之说；驳古书谓难产妇手执石燕，能令胎下之说；驳李时珍、《别录》谓石南叶补火以思男之说；驳朱丹溪谓"附子雄悍无补，而且杀人"，认为"其言似谬"；驳李时珍论雷丸应声虫之说；驳张景岳论熟地性温，"有宜脾肾虚寒"，提出若"寒至上逆为呕，则寒已甚……真纯阴无火"，熟地用之，不能"令寒外散"，当为深忌。

对于药物性能，有些本草古籍只言其功，不详释其义；或"一毫牵引""义蕴难明"。黄宫绣觉得如此会给读者理解带来一定的困难，因此在《本草求真》"凡例"中阐明该书的论药原则为"就实讲明""逐一详解"。

如"刘寄奴"一药，古书记载可破血止血，却未言其功效机制。黄宫绣则进一步进行阐释，谓："缘血之在人身，本贵通活。滞而不行，则血益滞而不出，而癥瘕胀满愈甚。行而不止，则血愈滞而不收，而使血出益甚。寄奴总为破血之品，故能使滞者破而即通，而通者破而即收也……但性多走泄，不可过服，令人吐利不止"，说明刘寄奴适用于血瘀而致出血不止者，惟注意不可过服。在"王不留行"与"墨"条下，黄宫绣也据理详述其具止血兼行血之因。又如三七，黄宫绣指出，"世人仅知功能止血住痛，殊不知痛因血瘀而痛作，血因敷散而血止"，明言三七止痛，是从"散血"而"止痛"解。再如滑石一药，古书言其功能渗利，治能止渴。黄宫绣阐释说："因其湿热既渗，则脾胃中和，而渴自止耳。故书又载能理脾胃，义亦由此。"龙胆草一药，黄宫绣对古书言其"益肝胆之气"，并不人云亦云，而是阐明所谓益气者，"正以其能泻肝胆之热"而来。而在茯苓项下，黄宫绣将茯苓"定魄"之义，解为"肺藏魄"，水去而魄自安。

而桑白皮一药，有的本草书记载桑白皮入肺泻火，而同时又言其可治气虚之证。这易混淆观点，使后学者无所适从。黄宫绣根据自己的临床经验对此说予以纠正，指出："桑白皮辛甘而寒，能于肺中治火利水，俾火去而水自消，水去而火即灭。而气因尔自治"。盖火与元气不两立，肺中之火与水饮交结，则气逆不利，桑白皮通过泻火利水，使火去水消则气得安。一言以概之，桑白皮适用于肺中有水气及肺火有余者，而肺虚火衰水涸风寒作嗽者切忌。桑白皮所谓"补气"之用，与黄芪、人参甘温补气之品截然不同，乃邪去正自安之意，"能补元气之不足，不过云其气得自安"。

关于金银花的性味，一向有性温、性寒之辨。历代医家对其主治功效，也有"解毒""补虚养血"两种记载。黄宫绣从医理上对这一观点详加解释，曰："诸书皆言补虚养血，又言入肺散热，能治恶疮肠澼，痈疽痔漏，为外科治毒通行要剂。按此似属两歧，殊不知书言能补虚者，因其芳香味甘，性虽入内逐热，而气不甚迅利伤损之意也；书言能养血者，因其毒结血凝，服此毒气顿解，而血自尔克养之谓也。究之止属清热解毒之品耳……如谓久服轻身，延年益寿，不无过谀"。其提醒后世事医者，"凡古人表著药功，类多如是，但在用药者审认明确，不尽为药治效所惑也”。

黄宫绣论紫石英、白石英之甘与温，指出其本非润药、湿药，而《本草纲目·序例·十剂》却指其为湿剂。《本草求真》于白石英项下详解曰：“讵知书之言湿，有以湿为湿者，有以燥为湿者。以湿为湿，人易知；以燥为湿，人难明。兹而曰湿，是以燥以温为湿矣。石英性本辛温，辛则能以化液，温则能以滋润，故虽辛若湿。是以寒燥不润之症，得此辛以畅达，而滞不致见枯，此‘十剂’所以以辛以温为燥而言也。”可见黄宫绣论药不离理，说理以证药。

此外论槐角，黄宫绣曰“能疏肝经风热者，非是具有表性，得此则疏实”，实因“热除而风自息之意”，因此告诫习医者，“不可不细体会而详究耳”。论黄连，黄宫绣并不认同所谓“厚肠胃”之说，谓：“《别录》中有厚肠胃一语，互为传播，以至于今，谬尤莫辟，贻害无穷。讵知黄连止属泻心之品，除湿之味。即云肠澼能止，口干能除，痞满腹痛能消，痈疽疮疡能愈，肝虚能镇，与夫妇人阴蚀，小儿疳积，并火眼赤痛，吐血、衄血、诸毒等症，无不从此调治，亦何莫不因湿热火退而言，岂于湿除火退之外，尚有治效之著哉？况此性禀纯阴，在人肠胃素厚，挟有燥湿火热，服之过多，尚有偏性为害，而致胃阳顿绝，生气澌灭”。论枸杞，黄宫绣指出：“今人因见色赤，妄谓枸杞补阳，其失远矣！岂有甘润气寒之品，而尚可言补阳耶？若以色赤为补阳，则红花、紫草其色更赤，何以不言补阳而曰活血？呜呼！医道不明，总由看书辨药，不细体会者故耳！试以虚寒服此，不惟阳不能补，且更见有滑脱泄泻之弊矣。可不慎欤？”可见，黄宫绣既合理接受前贤学术经验，又能做到师古不泥，总能从临床实践出发加以判断。

4. 阐释方药理论，示以津梁

《本草求真》在药物“形性气质”“气味升降沉浮”“根梢上中下”“归经”“气味厚薄”“补泻”“宜忌”以及“五伤、五走、五过、七情、子母相生、佐使畏恶相反”等方面，总结了历代医家有关方药的基本理论，并结合自身临床实践，多有创见。

关于药物归经理论，正确掌握能使药有专司、力专用宏。但历代方书对于某药主入某经、兼入某经，往往论述繁杂，持论不一。黄宫绣“凡有类此不明，无不从实发挥”，结合功效分清归经之主辅。如知母味辛而苦，清肺而宁肾，而一些本草书偏置润肺不语，止言于水有滋，牵强混引，殊多不解。黄宫绣提出：“知母专入肺，兼入肾……味辛而苦，沉中有浮，降中有升，既能下佐黄柏以泄肾水，复能上行以润心肺，俾气清肺肃而湿热得解……若谓力能补阴，则大谬矣。”在药物鉴别方面，黄宫绣也侧重于从药物归经论述。如麦冬与天冬均属养阴清热之品，但黄宫绣强调“麦冬甘味甚多，寒性差少。天冬所主在肺，而麦冬所主则更在肺而在心”。半夏和贝母皆能祛痰，但“半夏兼治脾肺，贝母独清肺金；半夏用其辛，贝母用其苦……气味阴阳大有不同”。又如，在龟胶项下，黄宫绣论龟胶、龟板皆可治疗劳热骨蒸，但指出“龟胶专入肾，经板煎就，气味益阴，故《本草》载板不如胶之说……故补阴分之阳督脉，用胶不如用茸。补阴分之阴任脉，用板不如用胶”。

关于药品补泻，有的本草书多补泻混指，而黄宫绣则认为药品补泻有阴阳、气血、燥润之别，“俱以阴阳气血加以分辨”，论理明白。例如，白术和山药虽同属补脾之品，“山药……气虽温而却平，为补脾肺之阴。补脾阴……白术苦燥能补脾阳也”。龙眼、当归都能养心，但“龙眼专入心脾气味甘温……于补气之中温则补气又更存有补血之力润则补血”“当归专入心辛甘温润。诸书载为入心生血上品……能通心而血生，号为血中气药”。黄宫绣阐述药之在气在血，论茵陈曰：“治黄通剂，在人审其所因而酌治耳。若蓄血发黄，则治不在茵陈之列，以茵陈本属气分药也，于血则不能治矣”。

关于药物性味，黄宫绣多结合临床阐述功效主治。如论地骨皮云：“味甘气寒。虽与丹皮同治骨蒸之剂，但丹皮味辛，能治无汗骨蒸；此属味甘，能治有汗骨蒸。且丹皮原属入血散瘀之品，汗者血也。无汗而见血瘀，则于辛于寒最宜，若有汗骨蒸而更用以丹皮辛散，不竟使夺汗无血乎？经曰：热淫于内，泻以甘寒。地骨皮是也。”

关于用药法象，黄宫绣结合自己的学术见解，接受了汪昂的药性归经思想，即根据五色入五脏的理论，以形、色、性、味来区分用药，认为“凡药色青、味酸、气臊、性属木者，皆入足厥阴肝、足少阳胆经”“色赤、味苦、气焦、性属火者，皆入手少阴心、手太阳小肠经”“色黄、味甘、气香、性属土者，皆入足太阴脾、足阳明胃经”“色白、味辛、气腥、性属金者，皆入手太阴肺、手阳明大肠经”“色黑、味咸、气腐、性属水者，皆入足少阴肾、足太阳膀胱经”。

关于用药宜忌，从药物性味、功效、归经等几方面加以强调，“是篇既于药品之宜反复申明，复于药性之忌多为诰诫”，使医者“无临症歧亡之弊矣”。包括有以根据药物性味阐明宜忌者，如青蒿“性偏寒不温，虽曰于胃不犯，亦止就其血虚有热，服之得宜而言。若使脾胃素虚，及见泄泻，则于此终属有忌矣”；有以根据药物功效阐明宜忌者，如以杜仲安胎，诸书往往“不审气有虚实”，动辄用之，而“杜仲性补肝肾，能直达下部筋骨气血……在肾经虚寒者，固可用此温补以固胎元。若气陷不升，血随气脱，而胎不固者，用此则气益陷不升，其血必致愈脱无已”；有以根据药物归经理论阐明宜忌者，如黄宫绣在“解毒”篇提出“第人仅知金银花、牛蒡子、甘草为解毒之品，凡属毒剂，无不概投。讵知毒因心热而成者，则有黄连、连翘可解；因于肺火而成者，则黄芩可解；因于肝火而成者，则有胆草、青黛、蓝子可解……皆有深意内存，不可稍忽”。

5. 辨析功效异同，从实求真

黄宫绣论述药物时，强调不可盲目尊崇古意，务从“真处追求”“就实讲明”，其中就体现在对相似药物功效异同比较的重视上，这也反映出明清时期对中药功效认识的趋于成熟。可以说，对功效异同的辨析是《本草求真》的精髓，具有较高的临床实用价值。

“药多有形质相同，气味相等”，针对一般本草书分论多而合论少的情况，黄宫绣认为，“若使各为注释而不比类合观，则疑似莫辨”“本草分论虽多，而合论则少”，故“是篇尚论药味，凡有气味相同，无不先于篇首合同阐发，再于各味之中，又取相类以为分别”。即凡遇气味相同、同一功用者，都归纳在一起，先于篇首共同阐发其特点，再于各味之中取相类似者进行鉴别。

试举黄宫绣对枳壳、枳实的注释和比较为例。《本草求真》“下气篇”中，先将下气的药物共同进行阐发，之后在各味药论述中又与相类似者进行鉴别。例如，“枳壳专入肺、胃，兼入大肠苦酸微寒，功专下气开胸，利肺开胃”“枳壳体大气散，较之枳实，功虽稍逊而利气宽胸”“枳实专入脾胃气味与枳壳苦酸微寒无异，但实小性酷，下气较壳最迅，故书载有推墙倒壁之功，不似枳壳体大气散，而仅有利肺开胸宽肠之味耳。是以气在胸中，则用枳壳；气在胸下，则用枳实。气滞则用枳壳，气坚则用枳实"。

又如，泽泻、猪苓同为泻湿之类，黄宫绣在"泻湿"项下云："暑湿内闭，则有猪苓以宣之；水蓄烦渴，则有泽泻以治之。"而于猪苓项下，又进一步指出："性虽有类泽泻，同入膀胱、肾经，解热除湿，行窍利水。然水消则脾必燥，水尽则气必走，泽泻虽同利水，性亦类燥，然咸性居多，尚有润存。泽虽治火，性亦损气，然润能滋阴，尚有补在。故猪苓必合泽泻以同用，则润燥适均，而无偏陂之患矣。"

再如，羌活、独活，虽然此二药经常配伍使用，但其功效是不同的。在大多数《中药学》教科书中，羌活被列在解表药，独活被列在祛风湿药。黄宫绣在"驱风"篇总论中指出："风在太阳膀胱，症见游风攻头之，当用以羌活……风在少阴肾经，症见伏风攻头之，当用以独活。"而在羌活与独活药味项下则解释更详。有云："羌活专入膀胱，兼入肝、肾……专治太阳之邪上攻于头，旁及周身肌表，不似独活，专理下焦风湿，病在足少阴肾气分，而不连及太阳经也""独活专入肾辛苦微温，比之羌活，其性稍缓。凡因风干足少阴肾经，伏而不出，发为头痛，则能善搜而治矣。以故两足湿痹不能动履，非此莫痊。风毒齿痛，头眩目晕，非此莫攻……因其所胜而为制也。且有风自必有湿，故羌则疗水湿游风，而独则疗水湿伏风也。羌之气清，行气而发散营卫之邪；独之气浊，行血而温养营卫之气。羌有发表之功表之表，独有助表之力表之里"。进而分析说"羌行上焦而上理，则游风头痛、风湿骨节疼痛可治；独行下焦而下理，则伏风头痛、两足湿痹可治。二活虽属治风，而用各有到"，并告诫医生"不可不细审耳"。

诸如此类，通过黄宫绣言简意赅的"比类合观"，使得相似药物功效的异同一目了然，至今在临床仍有很高的实用价值。

6. 重视产地、真伪、炮制、剂量

《本草求真》对中药产地、药材质量、不同产地药物的区别使用、药材真伪鉴别、药物采摘时间、药物炮制方法、药物使用剂量等都有阐释。

（1）推崇道地药材

《本草求真》往往用"某某地产者良""某某地产者佳"字样推崇道地药材。如白术"出浙江于潜地者为于潜术，最佳"；白芍"出杭州佳"；细辛"产华阴者真"；薄荷"苏产气芳者良"；薰香"出湖岭者佳"；延胡索"出茅山佳"；款冬花"生河北关中者良"；橘皮"取广陈久者良"；蒙花"取蜀中产者良"；苏木"出苏方交、爱交州、爱州"；肉豆蔻"出岭南。似草蔻，外有皱纹，内有斑纹"；党参"参以黄润紧实似人者佳。上党虽为参产道地，然民久置不采，今有所云党参者，皆是假物……山西太行新出党参，其性止能清肺，并不能补益，与久经封禁真正之党参绝不相同"；防风"北出地黄润者佳，泗风车风不堪入药"等。对于银柴胡，《本草求真》更指出："出银州者良，故以银胡号之"。

（2）注重药材质地

《本草求真》不但推崇中药材产地，更注重药材质地，对药材形状也多有描述。如黄芪"出山西黎城，大而肥润箭直良"；大枣"北产肥润者良，金华南枣亦佳"；肉桂"桂出岭南，色紫肉厚，体松皮嫩。辛甘者佳"；枸杞"出甘州红润少核者良"；胡麻"皮肉俱黑者良。出于胡种大宛者尤佳”；巴戟天“川产中虽色紫微有白糁粉色，而理小暗者真”；续断“川产者良，状如鸡脚，皮黄皱，节节断者真”；杜仲“出汉中厚润者良”；五味子“北产紫黑者良”；诃子“出番船及岭南，色黑肉厚者良”；茵芋“出彭城海盐，茎赤，叶如石榴而短厚者佳”；冰片“出南番，老杉脂，白如冰，作梅花片者良”；苍术“出茅山，坚小有朱砂点者良”；厚朴“朴即榛树皮，以肉厚紫色者良”；升麻“里白外黑，紧实者良，名鬼脸升麻”；艾叶“取蕲州艾陈者良”；甘松“出凉州，叶如茅根紧密者佳”；大黄“川产锦纹者良”；黄连“出四川，瘦小状如鹰爪，连爪连珠者良”；没药“出南香色赤类琥珀者良”；秦皮“出西上，皮有白点，渍水碧色，书纸不脱者真”；黄柏“川产肉厚色深者良”；荆三棱“出荆地，色黄体重，若鲫鱼而小者良”；山楂“出北地，大者良”；乳香“出诸番，如乳头明透者良”；漏芦“出闽中，茎如油麻，枯黑如漆者真”。书中更指出劣药之危害性，如雷丸“皮黑肉白者良，若肉紫黑者杀人”；黄芪“瘦小色黑坚硬不软者，服之令人胸满”。指出冬葵子“经冬至春作子者，名冬葵子。春葵子亦滑，不堪入药。”

（3）区别使用

对于不同产地的药材，黄宫绣强调使用应当有别。如胡黄连“出于波斯国，近时秦陇南海亦有，气味功用，亦同黄连，故以连名，但此性专达下，大伐脏腑骨髓淫火热邪”；地黄“生于江浙者阳气力微，生于北方者纯阴力大，生于怀庆肥大菊心者良”；大戟“杭产色紫者良，北产色白者不堪入药”；石斛“取光润如金钗，股短中实者良，长而虚者名水斛，不堪入药”；龙眼“桂产者佳，粤东者性热，不堪入药”。对当归、川芎、川椒、草豆蔻等描述尤详，言当归“秦产（秦州、汶州所出），头圆尾多，色紫气香肥润，名马尾当归，其性力柔善补；川产尾粗坚枯，名鑱头当归，其性力刚善攻，只宜发散”；川芎“蜀产大块，黑白不油，辛甘者良；江南产者为抚芎，秦产者为西芎”；川椒“出四川，肉厚皮皱者是；秦产者名秦椒，味过辛烈，闭口者有毒杀人”“此秦地所产者，故言秦椒，大率椒株者皆相似，秦椒但叶差大，椒粒亦大而纹低，不若蜀椒皱纹高为异也”；草豆蔻“闽产名草蔻，如龙眼而微长，皮黄白薄而棱峭，仁如砂仁而辛香气和；滇广所产名草果，如诃子，皮厚黑而棱密，子粗而辛臭，虽是一物，微有不同”。还指出非道地药材之危害。其云莲子：“若使出自粤东，产于树上。大苦大寒，不宜入药。”指出不同产地品种药效有别，要注意鉴别。如“茵陈本有两种，叶细而青蒿者可用，若生子如铃，则为山茵陈矣，专于杀虫及治口疮”；川楝子“楝以川产为正，去皮取肉，去核用根；有雌雄两种，雄根色赤，无子，大毒忌火；雌根白子多微毒，可采，去青留白”；贝母“大者为土贝母，大苦大寒，如浙江贝母之类，清解之功居多；小者川贝母，味甘微寒，滋润胜于清热，不可不辨；川产开瓣者良，独瓣不堪入药”。对姜黄描述甚为细致，言“蜀川产者，色黄质嫩，有须，折之中空有眼，切之分为两片者，为片子姜黄；广生者，质粗形扁如干姜，仅可染色，不可入药，服之有损无益”。

（4）鉴别真伪

真伪鉴别，是《本草求真》的内容特点之一。书中简洁地阐明了药材的鉴别要点。如胡黄连“心黑外黄，折之尘出如烟者真”；阿魏“出西番波斯国中，至辨真伪，则但取少许，安置铜器一宿，沾处白如银色者真，以真最属难得；古人已有黄芩无假、阿魏无真之说矣”。黄宫绣对药市假药充斥现象深恶痛绝。如鹤虱，“药肆每以胡萝卜子代之，不可不辨”；荠苨，“市肆多取此苗以乱人参，不可不察”；仙茅，“川产者少，伪充者多，不可不辨”；覆盆子，“真者甚少，药肆多以树莓代充”；白附子，“此药久无真者，今惟凉州生，形如草乌头之小者，长寸许，干者皱纹有节，入药炒用”；郁金，“出川广，圆如蝉肚，外黄内赤，色鲜微香带甘者真；市人多以姜黄伪充”；菟丝子，“菟丝子最难得真，卖者有以水犀草子种出，形象绝似，药肆所贾，多属此物，然服之亦有微功”。由上可见，黄宫绣对药材真伪的鉴别可谓一丝不苟。

论大茴香曰：“茴香形类不一，据书所载，有言大如麦粒，轻而有细棱者，名大茴，出宁夏市中鲜有。他处小者，名小茴。自番舶来，实八瓣者名八角香。今市所用大茴，皆属八角，而宁夏之茴未见。余细嚼审八角茴味，其香虽有，其味甚甘，其性温而不烈，较之吴茱萸、艾叶等味更属不同。若似八角大茴甘多之味甘多则滞。而谓能除沉寒痼冷，似于理属有碍似应用宁夏茴为胜。管见如斯，未知有合后之同志否?”

论泽兰曰：“玩书所论泽兰，与《本经》兰草同为一类。其生泽旁，紫茎素枝，赤节绿叶，对节生有细齿，但兰草则茎圆节长，叶光有岐；泽兰则茎微节方，短叶有毛之为异耳。二物并于嫩时皆可刈佩，以其花叶皆香，置于发中能以辟垢省头，故虽呼为香草，俗则呼为孩儿菊。与于山兰，其花虽香，而叶绝无气者，迥不相同。兰草茎圆叶光，其性专主入气。虽书载有久服益气，轻身不老肤语，然究止属利水除痰，杀蛊辟恶，而为消渴良药。即《内经》所谓数食肥甘，传为消渴，治之以兰，以除陈气是也。泽兰茎方叶毛，虽书载有和血舒脾，长养肌肉之妙，然究皆属入脾行水、入肝治血之味，是以九窍能通，关节能利，宿食能破，月经能调，癥瘕能消，水肿能散，产后血淋腰痛能止，吐血衄血，目痛风瘫，痈毒扑损能治。”其篇幅直占泽兰项下之大部，足见作者对药材真伪的重视程度。

特别是对于蛤蚧的描述更为入神。从产区而言，“生于广南”。从性状而言，蛤蚧“绝与蛤蜊不类……身长七八寸，首如蟾蜍，背绿色斑，头圆肉满，鳞小而厚。鸣则上下相呼，雌雄相应，情洽乃交，两相抱负，自坠于地，往捕劈之，至死不开”。从功效而言，明清时期增多补肾助阳功效，“大助命门相火，故书载为房术要药。且色白入肺，功兼人参、羊肉之用。故用能治虚损痿弱，消渴喘嗽，肺痿吐沫等症”。从真伪而言，“口含少许，虽疾走而气不喘，则知益气之力为莫大焉”“但市多以龙子混冒，举世亦不深辨。如龙子则剖开而身多赤斑，皮专助阳火，虽治阳痿，性少止涩；蛤蚧则缠束多对，通身白鳞，兼温肺气，故肺虚喘乏最宜”。从入药要求而言，“尾不全者不效”，即求尾全为佳。

（5）采摘时间

在采摘方面，黄宫绣强调药材按四时生长采摘。如论何首乌与地黄二药，黄宫绣引冯兆张所言：“首乌苦涩微温，阴不甚滞，阳不甚燥，得天地中和之气。熟地、首乌虽俱补阴，然地黄禀仲冬之气以生，蒸虽至黑，则专入肾而滋天一之真水矣。其兼补肝者因滋肾而旁及也。首乌禀春气以生，而为风木之化，入通于肝，为阴中之阳药后天之阳，故专入肝经以为益血祛风之用血活则风散，其兼补肾者，亦因补肝而兼及也”。黄宫绣认为此论“极透辟，直冠先贤未有，不可忽视”。

（6）讲究炮制

为保证临床用药疗效，黄宫绣还在多处强调药材炮制的重要性，言“制药贵在适中”“不及则功效难求，太过则气味反失”。《本草求真》所收载的药物中有263种为炮制药物，其中53种药物阐明了炮制作用或炮制后的临床应用。如蒲黄“以生用、熟用炒黑，分其治法耳。以生而论，则凡瘀血停滞，肿毒积块，跌仆伤损，风肿痈疮，溺闭不解，服之立能宣泄解除。以熟焦黑，则凡吐血下血、肠风、血尿血痢，服之立能止血。”

如在酸枣仁项下指出：“炒研用，炒久则油香不香，碎久则气味俱失，便难见功。”在五味子项下曰：“北产紫黑者良，入补药蒸，嗽药生用。”在吴茱萸项下曰：“陈者良，泡去苦烈汁用，止呕黄连水炒，治疝盐水炒，治血醋炒。”在香附米项下曰：“炒黑则止血分补虚，盐水浸炒则入血分润燥，青盐炒则补肾气，酒浸炒则行经络，醋浸炒则消积聚，姜汁炒则化痰饮。”在山栀子项下曰：“治上宜生，治下宜炒宜黑”。以黄连为例，就有10种制法：“心火生用，虚火醋炒用，胆火猪胆汁炒，上焦火酒炒，中焦火姜汁炒，下焦火盐水炒或童便炒，食积火黄土炒，湿热在气分吴茱萸炒，在血分干漆水炒，眼赤人乳炒。”半夏项下也列有10种制法：“其用姜汁浸造，名生姜曲；矾水煮造兼姜糊入，名矾曲；同皂角煮造炼膏，名皂角曲；同白芥子等分煮造有竹沥三分之，名竹沥曲；同麻油浸造，炒干为末造成，名麻油曲；同黄牛胆与蜜造，名牛胆曲；同香附、苍术、抚芎和半熬膏造，名开郁曲；同芒硝十分之三，煮与大黄煎膏造，名硝黄曲；同海粉、雄黄各十分之五，炼蜜造，名海粉曲；同生黄牛肉熬膏，名霞天曲；并照造曲法草盦七日，待生黄衣，悬干挂风处。至用曲治之症，则随制药能治病症之性以为治焉。”体现了从药物配伍理论，引申为“以药制药”的炮制方法。

又如，酸枣仁的炮制方法不同，功效亦有所不同。其炒用可治不眠，生用可治胆热多睡。此种说法古已有之，如《本草纲目》中引录：“按五代史后唐《刊石药验》云：酸枣仁，睡多生使，不得睡炒熟。”李时珍也认同该观点，言“熟用疗胆虚不得眠，烦渴虚汗之证，生用疗胆热好眠”。黄宫绣从药物功效出发，对此进一步阐发说：“生则能导虚热，故疗胆热好眠，神昏躁倦之证；熟则收敛津液，故疗胆虚不眠，烦渴虚汗之证收肝胆虚热不眠。”

（7）强调剂量

黄宫绣认为，剂量也可能改变药物功效。如合欢皮一向被当作安神之药，可治不寐，《本草求真》则认为合欢皮少用可以安神，重用则可以解郁。言合欢皮“气缓力微，用之非止钱许可以奏效，故必重用久服，方有补益怡悦心志之效”。

7. 辨“脏腑”和“六淫”病证而用药

《本草求真》虽为本草学专著，但全书非常注重中医基础理论，对脏腑学说的探讨尤为突出。《本草求真》按脏腑、六淫、气血等系统归类药物，根据病位、病因、病机选择用药。他根据五脏六腑及六淫所致不同病证，依据药物的作用及特点来选用。其中，“诸病通用药”分为“脏腑病证主药”和“六淫病症主药”等项，每项又根据各种不同病证的性质分出若干细目，再于各细目叙述不同治法与用药。除“六淫病症主药”中“气”“消渴”以病机统属药物外，其余项均以功效统摄。如“肝”则有补肝气（杜仲、山茱萸）、补肝血（荔枝、阿胶）、疏肝气（木香、香附、柴胡等）、平肝气（珍珠、龙骨等）、破肝气（三棱、枳实）、敛肝气（酸枣仁、炒白芍）等30项；六淫“风”下，有祛风（荆芥、藁本、桂枝）、祛风湿（海桐皮、豨莶草、苍耳子）、祛风热

（辛夷、牛蒡子、木贼等）、祛风寒（杏仁、淫羊藿）、祛风气（芎䓖、麝香）等10项。

这种“脏腑病证主药”和“六淫病症主药”的提出，究其源头可追溯至《神农本草经》“诸病通用药”的创立，但宋以前在形式上主要采用“病症—药物”框架。如呕吐对应厚朴、橘皮、人参、半夏、麦门冬、白芷、生姜等。这些药物在呕吐中发挥不同的功效，所以在采用“诸病通用药”时，尚需参考药物的“气”“味”等性能。后世陶弘景意识到这一做法“未尽其理”；李时珍在各病症之下又细分若干子目，以“证”或“功效”统药；缪希雍于《本草经疏》设“诸病应忌药总例”等。至《本草求真》，黄宫绣将“诸病通用药”分为“脏腑病证主药”及“六淫病症主药”等项目。从这一变化可以清楚地看到功效认识的成熟与完善。建立“证或功效—药物”体系，标志着辨病或辨症模式向辨证模式转化的完成，而功效的成熟正是与辨证模式转化同步的。

黄宫绣对“功效”认识的成熟，一改宋以前统言药物或补或泻或温或清之习惯，即大多为对病和对症的功效，“脏腑病证主药”及“六淫病症主药”绝大多数为针对证候者，能够立足功效分析说明病证用药理由。如黄芪由益气而直言补肺脾气，龙胆由泻火而直言大泻肝胆实火，何首乌由滋水补肾而直言养血益肝等。黄宫绣不单对功效的认识较前深入，还将功效与性能有机结合，既突出了药物的个性特征，又阐发了前贤未竟之义，增强了掌握和遣使药物的准确性。

如黄宫绣的“脏腑病证主药”理论，至今仍对临床上根据不同病证选方和加减用药具有一定的指导作用。如《本草求真·脏腑病证主药》对肺病用药的论述，有以下几个方面。第一，用药宜温和。“肺为清肃之脏，处于至高，不容一物。故经以此配金，谓其禀气肃烈，脏适与之相均也。……肺虽以凉为贵，而亦恐其过寒，以致气不克伸金寒而锈。仍当治以温和，如燕窝、饴糖、甘菊、胡桃肉之类是也。”第二，补肺重收敛。“至于肺气久泄，逆而不收，是犹金之锋利太过，则当急为收藏金锐而泄，如粟壳、木瓜、乌梅、诃子、五味子、蛔粉之属是也。经曰：肺欲收，急食酸以收之，以酸补之。”第三，与“补土”“滋水”同用。“若使肺气空虚，而肺自嗽不已，是为金空而鸣；肺气衰弱，而气不得上升以胜，是为金衰而钝，皆当用以人参、黄芪、桔梗以为振拔，或兼白术补土以生金。惟有肺气内伤，声哑不开，是为金破不鸣，治当滋水清肺，如熟地、山药、枸杞、阿胶、天冬、麦冬、人参之类。”

在论述六淫证治功效时，黄宫绣也就一些医家的观点加以发挥。如对于“风”和“湿”的类比，黄宫绣在《本草求真》中将喻嘉言在《医门法律》中的观点触类引申，将风的变化规律按照临证实际，给予了细致的阐发。喻嘉言已看出“风”“湿”相近，但是他并未深入剖析其中的道理，对“风湿”的概念辨别不清。而黄宫绣云：“则知风随时易，其变靡定。是以风在于肝，其风为热；风在于脾于肾，其风为寒为湿；风在于胃于肺，其风为燥；风在于脾于肝，其风为痰为湿。随其脏腑气候以分。”也就是说，风气在不同脏腑的证候特点是不同的，这加深了对于风邪善行数变的致病特点的认识。随后，黄宫绣在后文中还列述了各个脏腑经络的风药不同，甚至风邪和其他邪气兼夹时，用药对策的变通等。

8. 注重食物入药

《本草求真》全书著录药物520种，其中收入食物类的有80种，其他各类也有以食物入药者。例如，补剂类，有龙眼、大枣、荔枝、饴糖、鸡肉、牛肉、鲫鱼、蜂蜜、陈仓米、山药、扁豆、鸭肉、鸽肉、羊肉、燕窝、虾、枸杞子、胡麻、猪肉、胡桃肉、鹿胶、海狗肾、犬肉等；收涩类，有肉豆蔻、莲子、莲须、芡实、牡蛎、酸枣仁、金樱子、木瓜、乌梅等；散剂类，有生姜、葱、天麻、决明子、白花蛇、葛根、香薷、淡豆豉、大茴香、小茴香、干姜、川椒、胡椒、麦芽、大蒜、薤、胡荽、白芥子、槟榔、五加皮、橘皮、青皮、荷叶、神曲等；泻剂类，有鲤鱼、赤小豆、田螺、天花粉、竹沥、白果、淡竹叶、柿蒂、梨、西瓜、食盐、雪水、熊胆、鳢鱼胆、茶茗、杏仁、荞麦、薏苡仁、麦冬、百合、萱草、山楂、粳米、米醋、阴阳水等；血剂类，有砂糖、酒、韭菜、海螵蛸、猪尾血、兔肉、青鱼胆、桃仁、莲藕、螃蟹等；杂剂类，有芦荟、金银花、荠苊、绿豆等。以上所述，对于日常百姓的饮食养生、疾病预防具有指导意义。

（二）脉学造诣

黄宫绣重视脉理和药性，强调“认病必先明脉理，治病首应识药性”。其脉学理论切合临床且精炼实用，深受后世医家推崇。黄宫绣对脉学的精辟见解，集中体现在《脉理求真》中。该书结合临床实际叙述脉理，阐析了脉法中若干重要问题，是一本切合实用的脉学专著。

1. 诊病必先明脉理

自王叔和《脉经·卷一·脉形状指下秘诀》正式规范二十四种脉名及其脉形描述，其后的脉学著作大都以二十四脉为准则，成为千古之师法。清代以降，许多医家对传统的二十四种脉象进行研究，提出了不少新观点和新见解。如黄宫绣在《脉理求真》中，将脉象概括为浮、沉、数、迟、长、短等三十种，就其脉象、主病等内容进行了详细的论述。

（1）以“对待”“比类”“纲目”分类脉象

中医之脉诊，诚如王叔和所说：“脉理精微，其体难辨。弦紧浮芤，展转相类，在心易了，指下难明。”黄宫绣认为，正确地鉴别各种脉象，是诊断疾病的关键；通过诊察脉象的变化，不仅可以对疾病进行即时诊断，还可以进行预后的判断，因此采用“对待”“比类”“纲目”等方法将脉象进行归类。

“对待”，即将形体相反的两种脉象分为一组，以示区别。例如，“浮与沉，一升一降之谓也；数与迟，一急一慢之谓也；疾则较数而更甚矣。滑与涩，一通一滞之谓也；实与虚，一刚一柔之谓也；长与短，一盈一缩之谓也；大与小，一粗一嫩之谓也；细则较小而愈极矣。紧与缓，一张一弛之谓也；革与牢，一空一实之谓也；动与伏，一出一处之谓也；洪与微，一盛一衰之谓也；促与结，一阴一阳之谓也”。如上所述，“对待既明，则病阴阳表里虚实可知”。

“比类”，即将形体相似的两种脉象分为一组，并阐明其鉴别要点。如“洪与虚虽属皆浮，而有有力、无力之分；沉与伏虽应重按，而有着筋、着骨之异；数以六至为名，紧则六至不及，疾则六至更过，弦则左右双弹，状如切紧绳也。迟以三至为名，缓则仍有四至而徐徐不迫。实与牢本兼弦与长，而实则浮、中、沉俱有，牢则止于沉候见矣。洪与实皆为有力，然洪则重按少衰，实则按之益强矣。革与牢皆大而弦，而革以浮见，牢以沉见矣。濡与弱、微，皆细而软，然濡以浮见，弱以沉见，而微则以浮、沉俱见矣。细与微，皆属无力，而细则指下分明，微则模糊不清。短与动，皆无头尾，而短为阴脉，其来迟滞；动为阳脉，其来滑数矣。促、结、涩、代，皆有一止，而促则数时一止，结则缓时一止，浮则往来迟滞似歇，代则止有定数矣”。如上所述，“比类既明，则诸疑脉可辨”。

“纲目”，即按脉的形体、至数、往来之象、部位、举按等原则，对脉象进行提纲挈目。如“凡脉有言形体，曰洪、曰散、曰弦、曰革、曰肥、曰横，是即大脉之属也。有言形体，曰细、曰微、曰弱、曰瘦、曰萦萦如蜘蛛，是即小脉之属也。有言至数，曰疾、曰急、曰动、曰促、曰击、曰搏、曰躁……是即数脉之属也。有言至数，曰缓、曰代、曰结、曰脱，……是即迟脉之属也……有言部位之则，则曰高、曰惵、曰涌、曰端直、曰条达、曰上鱼为溢，是皆长脉之目矣。有言部位之则，则曰抑、曰卑、曰不及指、曰入尺为复，是皆短脉之目矣”。如上所述，“纲目既明，则脉自有所归”。

（2）重视脉象“胃、神、根”

脉象之“胃、神、根”，向来是历代医家探讨的重点，在诊脉时尤其重视“胃气”。如《素问·平人气象论》云：“人以水谷为本，故人绝水谷则死，脉无胃气亦死。”《素问·玉机真脏论》云：“脉弱以滑，是有胃气，命曰易治。”《灵枢·终始》云：“谷气来也，徐而和。”可见自《内经》起，历代医家就不仅把“胃气”看作是形成脉象的基础，而且将“胃气”看作人体生理、病机信息的载体。黄宫绣言脉，也特别重视脉之胃气，将“胃脉”置于诸脉之首，谓：“盖元气之来，脉来和缓；邪气之来，脉来劲急。必得脉如阿阿，软若阳春柳，方为脾气胃脉气象耳……不见有和缓之气，则为真脏脉见，而为不治之症矣”。并描述有胃气之脉象为“脉缓和匀，不浮不沉，不大不小，不疾不徐，意思悠悠”。同时指出，“胃气中和，旺于四季”，其脉象表现各不相同，“其在于春，脉宜微弦而和，夏宜微洪而和，秋宜微浮而和，冬宜微实而和”。可见重点在于胃脉有“和缓之气”，不然，则为真脏脉见，而为不治之症。至于“今人混将时令克应推循过极”，黄宫绣对此时弊深恶痛绝，认为“殊失胃气之本矣”。可见，脉之有无胃气，对判断疾病预后之良否具有重要的意义，可以说这是脉诊的一大特色。

（3）详辨脉象，发挥《脉经》

黄宫绣在脉理研究方面求真务实，也体现在对于《脉经》的发挥、正误。《脉经》作为现存最早的脉学专著，在规范中医脉学理论与实践，并将脉象与病证相结合诸方面做出了巨大的贡献。但《脉经》论脉的基本思路之一，是以“脉”为中心列出一系列病证，这对于理解和掌握脉诊的临床意义以及对规范性的强调是必要的；而另一方面，它使“脉”与“病证”的关系变成了简单、机械的对应关系，使得医家临证时，不是从病证的内在机制中去分析和理解脉象，而是根据“脉象”对疾病和证候做出判断，在某种程度上桎梏了后世医家对“脉诊”在整个辨证过程中的理性使用。因此，黄宫绣指出：“盖脉以候病，其可去取者，不加详辨，则名目愈多，脉理愈晦。”如在讨论“迟脉”的诊断学意义时指出：“迟为虚寒不振，阳气不舒，故见迟滞。若迟而见浮，则为表寒；迟而见沉，则为里寒；迟而见涩，则为血病；迟而见滑，则为气病；迟兼滑大，则多风痰、头痹；迟兼细小，则为真阳亏弱；或阴寒留蓄而为泄泻，或元气不营于表而寒栗拘挛，总皆元气亏损，不可妄施攻击。然亦有热邪内结，寒气外郁，而见气口脉迟者；又有阳明腑症悉具，而见脉迟有力者；又有太阳脉浮，因误下结胸，而见脉迟者；又有余热未清，而脉多迟滞。”明确提出：“总在知脉起止，及察证候以分虚实，讵可一见脉迟，便认为寒，而不究其滑涩虚实之异哉？”又如，论伏脉时指出：“伏为阻隔闭塞之候……仍须详其所因，分其为寒为火、是气是痰、是新是旧，而甄别之……岂可一见脉伏，而即妄用疏导乎？”论牢脉时指出：“牢为坚积内着，胃气将绝之候。故或见为湿痉拘急、寒疝暴逆、坚积内伏，治甚非易。倘不审其所因，而谓牢为内实，用以苦寒，或因思食而以濡滞恣啖，则其病益固矣。”体现了黄宫绣以脉辨病机的学术思想，同时也提醒医者要做好脉之“常”与“变”的判断，在诊脉时应知常达变。

2. 持脉贵在求变通

黄宫绣不仅阐述脉理独具心得，更可贵的是结合自己的临床经验，提出“持脉之道贵在变通”的卓越见解，云：“持脉之道，贵乎活泼。若拘泥不通，病难以测。”自从《脉经》提出左寸关尺候心、肝、肾，右寸关尺候肺、脾、命门的理论后，后世都作为圭臬，诊脉时拘于“上以候上，中以候中，下以候下”的方法。黄宫绣认为，这种定位诊断法验证于临床，也有不尽相同者，提出：“头痛在上，本应寸见，而少阳、阳明头痛，则又在于两关；太阳头痛，则又在于左尺。是痛在于上者，又不可以上拘矣。”主张“六部之浮，皆可以候心、肺；六部之沉，皆可以候两肾；六部之中，皆可以候肝、脾”。

黄宫绣还提出，诊脉不能仅限于寸关尺六部，还应参照气口、胃气变化的精辟见解，云：“五脏六腑，其脉靡不悉统于肺。肺虽五脏之一，而实为气之大会，故于右关之前一分号为气口，候之以占终身焉”。同时，气又必须藉胃之水谷以为输布而灌溉全身，脾胃为气血生化之源，为诸气之统司。由于气口、胃气在脉诊中所居的重要位置，因此诊脉时必须兼顾。如阴虚血耗之人，日服六味丸、四物汤而不得阴长之力，就是没有从诊胃气入手。如果胃气将绝，血又从何而生呢？为此，黄宫绣提示后人，诊脉“岂尽于六部是求，而不归于气口、胃气是诊乎”？这是黄宫绣研究脉理，反对拘泥、崇尚变通的又一体现。

同时，黄宫绣虽然精研脉学，但亦不轻视望、闻、问三诊的重要性，主张四诊合参，反对单独凭脉断病。如《脉理求真·卷一·脉兼望闻问同察》云：“夫望、闻、问、切，乃属医家要事。若仅以脉为诊，而致以寒为热，以热为寒，以表为里，以里为表，颠倒错乱，未有不伤人性命者矣。”

3. 诊脉重在辨临床

求真务实，是黄宫绣治学的主要精神。因此《脉理求真》一书，对临床诊脉实用价值颇高。《脉理求真》在凭藉脉象诊断疾病虚实、确定疾病部位、判断疾病预后等几方面，都有颇具指导性的论述。

（1）凭藉脉象诊断疾病虚实

黄宫绣通过长期临床观察发现，同一病证有时可呈现不同的脉象，此时脉象是判断疾病虚实的重要依据。他归纳了多种病证的虚实脉象，如“口舌生疮，必与洪疾为实，虚则多属中气不足”“腹虽胀满而脉见微弱者，必胃虚也……此宜从脉之虚，不宜从症之实也”，诸如此类，不胜枚举。这些论述不仅为中医诊断提供了切实可行的理论依据，而且对于治疗用药也具有指导意义。如口舌生疮者见洪疾之脉，为心火上炎之实证，治宜清心泻火，用导赤散之类；如见虚缓之脉，则是中气不足之虚证，应补中益气，予四君之属。

（2）借助脉象确定疾病部位

中医强调“治病求本”，当局部发生病变时，应究其所属脏腑，确定病位。但疾病的发生、发展是错综复杂的，有时很难明确分辨病变脏腑。如齿属肾，齿龈属胃，而齿痛患者往往累及齿与齿龈。黄宫绣认为，此时可借助脉象来确定病变脏腑，即“齿虽属肾，而齿龈则属于胃，故辨齿痛脉象，须以尺濡、尺洪断其虚实，寸关洪数与弦，断其肠胃风热，未可尽以肾求也”。

（3）根据脉象判断疾病的顺逆、预后

患者之脉与证如果一致，则为顺证。也就是说，脉象即使无力或实数，只要与证候相应，就不必多虑，如黄宫绣所云：“虚症而见虚脉，此顺候也”。“痞胀、水肿、积聚、黄疸，虽其病因不同，形症各别，然终宜见有余之脉，则真气未绝，而治尚可愈矣。”如果脉证不一致，则为逆证，预后较差，如“喘症无非风痰内涌，当以浮滑为顺。若至肢寒、沉涩，亦非吉兆，故曰为逆”“如其吐见弦急，泻见浮弦，并吐泻交作而见迟微、厥逆，皆属不治，故以必死为断也”“肝脉宜弦，弦属本脏。然必和滑而缓，则弦乃生；若使中外坚搏强急之极，则弦其必死矣”。

（4）论述了情志内伤的脉象特征

《脉理求真》中，论述了情志内伤的脉象特征。精神因素与发病的关系早已引起人们的重视，如《礼记》中记载“百病怒起”“忧郁生疾”。《内经》进一步将情志内伤关联到具体脏腑，提出怒伤肝、喜伤心、思伤脾、悲伤肺、恐伤肾。后世医家不断充实和发展这一理论，但多详于论证而略于论脉。黄宫绣针对这一缺省，系统地论述了情志内伤的脉象特征，提出：“喜伤心而脉散”“怒伤肝而脉急”“恐伤肾而脉沉”“惊伤胆而脉动”“思伤脾而脉短”“忧伤肺而脉涩”“悲伤心而脉促”。七情受伤之脉既明，对辨证论治自有一定的参考价值。

（5）论述了奇经八脉病变的脉象特征与临床意义

《脉理求真·卷一·新著脉法心要》“奇经八脉”篇中介绍了奇经八脉发生病变后在两手寸口部位呈现的一类特殊脉象，“非神而明之，莫能洞窥其奥，晓然于指下也”。奇经八脉病变有如下特点与临床意义。①在生理情况下和一般病证时均不显现，只有在奇经发生病变时，才会显现于寸口部位。“若脏气安和，经脉调畅，八脉不形；即经络受邪，不致满溢奇经。惟是正经邪溢，转入于奇。”②具有严格的诊断定位意义，某一奇经病变只呈现一种特定脉象。“冲则直上直下弦长而中央牢坚实，病苦逆气里急属寒实……带脉中部左右弹而横滑两关滑紧，病苦腹痛腰溶溶若坐水中邪在中。”故掌握该特定脉象之后，临床上某种脉象一旦出现，即可判断为相应奇经之病。③脉象特征明显。奇经之病脉均为有力脉，多由紧、实、弦、长等有力脉组成，即黄宫绣所称“刚劲不伦”；同时奇经之病脉的辨认又与紧脉的高频率出现密切相关，应引起重视。④奇经病变一般病情急重，因此奇经之病脉多出现于病情急剧之时，需及时辨认清楚。“凡此八脉，每遇五痫七疝，项痉背强，发歇不时，内外无定之症，刚劲不伦，殊异寻常之脉，当于奇经中求之。”说明辨奇经八脉之病脉对防止误诊、误治或失治，殊属重要。⑤治疗上，临床确认奇经之病脉后，有利于及时正确地确立治疗原则，即“用针用灸，则奇经之病，必求奇经之穴以治之”。选方用药，亦当以归入相应奇经为标准，尤其有助于指导引经药的选用。

【临证经验】

一、探索医家用药要旨，以理论药

《本草求真》并非惟药议药，而是以理论药的一部著作。在每项细目总论中必先详叙其理。如在《本草求真·卷三·散剂》之“散寒”项下明确指出：“伤于六淫者，宜散则散，自有经络之殊，邪气之异。轻而浅者，其邪止在皮毛，其散不致过峻；若至次第传变，邪已在经，其散似非轻剂可愈，迨至愈结愈深，则邪已入不毛，其邪应从下夺，又非散剂所可愈矣。”系统地阐述了使用各类药物的理论依据、使用方法和注意事项。有理有叙，论药不离理，说理以证药，虽未示以医案，但已为我们勾勒出了临证按理选药的轮廓，确是一部“既与数先哲相若”“发前人所未发”的药物专著，能够“俾令后学，始有津涯”。

在介绍每一味药物时，《本草求真》按名称、气味、形质、归经、功用、主治、禁忌、配伍和制法等先后次序分别介绍。叙述时把气味、形质、归经、功用、主治等有机地联系起来，如气味、形质联系归经，归经联系功用，功用联系主治。全书书写格式，是把每味药的主要内容，以单行大字书写，在叙述过程中，遇有引证资料或需要解释的名词时，即以双行小字夹注于单行大字中。例如，收涩剂中的补骨脂，介绍其主治、功用，用大字书写云：“凡五痨七伤……用此最为得宜”。对于“五痨”“七伤”的解释，即用双行小字夹注于“五痨”“七伤”之下。这样可以将药物的用药经验加以提取，并在理论上进行阐发，更好地与临床结合起来。又如，在薏苡仁项下，详辨痿证；在麦冬项下，详辨嗽之外感、内伤；在生地、红花项下，就“血论”展开精彩论述。这些使得后世学者在阅读此书时能密切联系临床实际，不至于纸上谈兵，流于泛泛。

如论麻黄，黄宫绣的大段论述，可谓精彩纷呈，云：“仲景用此以治寒入太阳无汗，其意甚深。盖缘津液为汗，汗即血也，在营则为血，在卫则为汗，寒伤营，营血内涩，不能外通于卫，卫气固密，津液不行，故无汗发热而恶寒。方用麻黄、甘草同桂枝，引出营分之邪达之肌表，佐以杏仁泄肺而利气，是麻黄虽太阳发汗重剂，实散肺经火郁之邪。其在十剂，有曰轻可去实，葛根、麻黄之属是也”。黄宫绣认同李时珍所谓麻黄虽为太阳发汗重剂，实为发散肺经火郁之药，而麻黄为肺经之专药的观点，曰：“弘景曰：麻黄疗伤寒解肌第一药。时珍曰：麻黄乃肺经专药，故治肺病多用之。张仲景治伤寒无汗用麻黄，有汗用桂枝，未有究其精微者。时珍常思津液为汗，汗即血也。在营则为血，在卫则为汗。夫寒伤营，营血内涩，不能外通于卫，卫气闭固，津液不行，故无汗发热而恶寒。夫风伤卫，卫气外泄，不能内护于营，营气虚弱，津液不固，故有汗发热而恶风。然风寒之邪，皆由皮毛而入，皮毛者肺之合也，肺主卫气，包罗一身，天之象也。是证虽属乎太阳，而肺实受邪气，其症时兼面赤怫郁，咳嗽有痰，喘而胸满诸症，非肺病乎？盖皮毛外闭，则邪热内攻，而肺气膹郁，故用麻黄、甘草同桂枝引出营分之邪达之肌表，佐以杏仁泄肺而利气。汗后无大热而喘者，加以石膏。朱肱《活人书》夏至加石膏、知母者，是泄肺火之药，是则麻黄汤虽太阳发汗重剂，实为发散肺经火郁之药也”。

论牛黄用于中风治疗，黄宫绣曰：“中风须辨真伪，真则外有表证可察；伪则内有虚证可寻。真则表证见而神志无恙；伪则表证既无而精气全失。真则本气或亏，本血或损，加以外邪内袭而成偏废；伪则真阴既槁，真阳既耗，迨其将绝不固而见厥仆。真则新邪复唤旧邪，而致新旧交感；伪则里虚既甚，而更增虚益危。真则面赤唇焦，牙关紧闭，上视强直，掉眩烦渴；伪则面青或白与黑，痰喘昏乱，眩晕多汗，甚则手足厥逆，脱症全具。真则阳浮而数，阴濡而弱，及或浮滑沉滑，微虚微数；伪则两尺沉滑，微细虚散欲绝，及或寸关搏指，弦滑洪数。又中风开口则心绝，手撒则脾绝，眼合则肝绝，遗尿则肾绝，气喘面黑鼻煤则肺绝。”因此，提出用药原则为“用药始宜辛热以祛外邪，继宜辛润甘润以固血脉”。

论五灵脂，黄宫绣引李仲南之论：“五灵脂治崩中，非止治血之药，乃去风之剂。风动物也，冲任经虚，治风伤袭营血，以致崩中暴下，与荆芥、防风治崩义同。方悟古人识见深远如此。此亦一说，但未及肝血虚滞亦自生风之意。按冲为血海，任为胞胎，任脉通，冲脉盛，则月事以时下，无崩漏之患，且易生子”。详辨五灵脂“治崩”之理，乃为“去风”之剂，而非治血之药。

论常山治疟疾，黄宫绣认为，常山“功专引吐行水，为除疟疾老痰积饮要药”。首先提出，“疟无不挟痰挟热以成，然亦有风痰、寒热、食气之分”。随即，提出治则如下。首先，“治须分其阴阳虚实表里以定”“如疟果因伤寒寒热，及时气温疫，而致黄涎聚于胸中、心下牢固不解，则当用此引吐，然亦须在发散表邪，及提出阳分之后而用之”。其次，提出“其用又当审其所见部位，及药佐使以治”“常山得甘草则吐，水在上焦者宜之；得乌梅、山甲则入肝，水在胁下者宜之；得大黄则利水，邪热交结而成内实者宜之；得小麦、竹叶则入心；得秫米、麻黄则入肺；得龙骨、附子则入肾；得草果、槟榔则入脾”。最后提出，常山易损正气，用之宜慎，“然此阴毒之草，其性悍暴，虽有破瘴逐饮之能，而亦终损真气，所以仲景治疟方中，从无及此”。

论川楝子治疝，黄宫绣首先提出，治疝先辨“是寒是热，是偏是平”；所痛之处“自下而上”，抑或“从上而下”；强调“治病要在辨证”。其记载了病案一则：“昔绣治一族叔，字次周，阴疝，其症是偏不平，毫无一症混杂。乃有附城一医，必执古方，用以川楝，绣谓病症不杂，何须用是？然终谓其古方所用川楝，稽书何无一语活动，间有指属反佐，亦无一语申明，以致蒙混不解。绣只据理投服，随手辄应，而不为方所执。及阅张璐《本经逢原》，其辨川楝功用分为阴阳二疝，及有错杂之邪必用川楝之说，始叹理道本同，而古人则先于我而获。”最后得出结论：“故凡疝因热邪及因蛊虫内蚀，宜于川楝。若使脾胃虚寒，症属阴疝，则川楝其切忌焉。”

黄宫绣论桂枝，“其体轻，其味辛，其色赤”，而具行散走窜、散寒通阳之功，可“横行于臂”，引诸药行至肩、臂、指，治疗痹痛之经络气血壅滞不通；又云“行痹，其证则有因风、因湿、因寒、因痰、因瘀、因虚之异，须用桂枝以为向导”，强调桂枝在痹痛治疗中的关键作用。

桂枝、葛根都是临床最常用的解表药，常被冠以“解肌”之名。但关于此二药如何解肌，历来也是仁者见仁、智者见智。黄宫绣认为，葛根辛、甘、凉，“轻扬升发，能入足阳明胃经，鼓其胃气上行，生津止渴。兼入脾经开腠发汗，解肌退热”。若风寒伤及太阳，传入阳明，则循经而痛，胃被寒邪阻滞，则气不得达表，气不宣通则郁而发热，葛根轻扬升发，可肌解热退。黄宫绣又云“葛根一味，必其于头额挟之处，阳明经行于面额，痛如刀劈，方谓邪传阳明，其药可用”，进一步强调了葛根为阳明经之要药也。指出桂枝“止烦出汗，驱风散邪，为解肌第一要药”，详解桂枝“无汗能发，有汗能收”的原理。关于“发汗”，列举了麻黄、桂枝的配伍，指出“用桂枝以调其营，营调则胃气自和，而风邪莫容，遂自汗而解，非若麻黄能开腠理以发其汗也”；关于“止汗”，则列举了桂枝、白芍的配伍，指出“汗多用桂枝者，以之调和营卫……非桂枝能闭汗孔也”。

黄宫绣在《本草求真》中还十分重视药物之间的配伍运用，并从医理论之。如在芍药项下，论白芍、当归以滋养肝血时，论曰：“白芍专入肝……味酸微寒无毒，功专入肝经血分敛气……气之盛者，必赖酸为之收，故白芍号为敛肝之液、收肝之气，而令气不妄行也”。在当归项下，云：“当归气味辛甘，既不虑其过散，复不虑其过缓，得其温中之润，阴中之阳，故能通心而血生，号为血中气药。故凡一切血症阴虚，阳无所附，而见血枯、血燥、血闭、血脱等症则当用此主治……古方合白芍、芎䓖、地黄同用，名为四物汤总剂。盖谓得芎以为长养生发之机，地黄以为滋补化源之自，白芍以为救阴敛阳之本，则血始能以生”。论白芍、黄芪、人参益气养血敛汗，曰“血属有形，凡有形之物，必赖无形之气以为之宰，故参、芪为生血要药”，因此白芍“同黄芪、人参则敛虚汗”，总结指出，白芍“同白术则补脾，同参、芪则补气，同归、地则补血，同芎䓖则泻肝，同甘草止腹痛，同黄连止泻利，同防风发痘疹，同姜、枣温经散湿”。

从气血同源、津血同源、阴阳互根等角度，也可以看到黄宫绣对于具体药物的精彩评论。如论枸杞子，“据书皆载祛风明目，强筋健骨，补精壮阳，然究因于肾水亏损，服此甘润，阴从阳长，水至风熄，故能明目强筋。是明指为滋水之味，故书又载能治消渴”。论干姜，“大热无毒，守而不走……同归芍则能入气而生血”等。黄宫绣还论述了大量补血之品的药性功效以及相关医理，如“心无血不用……有血以运心，则心得以神其用”。龙眼肉，“气味甘温，多有似于大枣，但此甘味更重，润气尤多，于补气之中又更存有补血之力。故书载能益脾长智，养心保血，为心脾要药”。熟地，“味厚气薄，专补肾脏真水，兼培黄庭后土，土厚载物，诸脏皆受其荫，故又曰能补五脏之真阴……阳浮而狂躁，或阴脱而仆地，阴虚而神散者，非熟地之守不足以聚之。阴虚而火升者，非熟地之重不足以降之。阴虚而躁动者，非熟地之静不足以镇之。阴虚而刚急者，非熟地之甘不足以缓之。阴虚而水邪上沸者，舍熟地何以自制？舍熟地何以归元？阴虚而精血俱损，脂膏残薄者，舍熟地何以厚肠？且犹有最玄最妙者，则熟地兼散剂能发汗，以汗化于血，而无阴不作汗也。熟地兼湿剂能回阳，以阳生于下，而无阴不回也。然而阳性速，故人参少用亦可成功；阴性缓，熟地非多难以奏效”。另如对当归、白芍、阿胶、首乌、鹿角胶、紫河车等，皆从医理出发，详论药性，为后世认识和运用补血之品多有启示。

二、总结医家专科用药，推重妇儿

《本草求真》引据经史百家书目甚多，记载了不少专科用药经验，并加以理论上的提高，堪称后世医者临床用药的指针。其中，在妇科、儿科用药方面的论述，更是颇具特色。

如论杜仲一药，黄宫绣辨“脉证虚实”，阐明“胎动症类甚多”，须“细心揣摩”，不可“徒守其一曲，以应无穷之变”，并对杜仲安胎一说提出自身见解，云：“胎因气虚而血不固，用此益见血脱不止，以其气不上升反引下降也。功与牛膝、地黄、续断相佐而成。但杜仲性补肝肾，能直达下部筋骨气血，不似牛膝达下，走于经络血分之中；熟地滋补肝肾，竟入筋骨精髓之内；续断调补筋骨，在于曲节气血之间之为异耳。独怪今世安胎，不审气有虚实，辄以杜仲、牛膝、续断等药引血下行。在肾经虚寒者，固可用此温补以固胎元。若气陷不升，血随气脱，而胎不固者，用此则气益陷不升，其血必致愈脱无已”。论紫苏安胎，主治则截然不同，认为紫苏虽为安胎和胃药，“用之不过取其辛香，暂调胃寒气滞之症”，若虚人“概用久用”，则会伤及正气。

另如，朴硝治妊娠期妇女脏腑积聚之热邪深固证，黄宫绣认为朴硝的应用指征，必为“热邪深固，闭结不解，用以苦咸以为削伐，则药与病符，自不见碍。好古曰：硝利小便而堕胎，然伤寒妊娠可下者，用此兼大黄引之。直入大腹润燥软坚泻热，而母子俱安。经云：有故无殒，亦无殒也。此之谓欤”。

花蕊石温而酸涩，原属劫药，有化血之功，可下胞衣。与赤石脂同用，治疗子死腹中，胞衣不下。黄宫绣指出，花蕊石“号为性温，然究味酸而涩，其气亦平，故有化血之功耳。是以损伤诸血，胎产恶血血运，并子死腹中，胞衣不下，服之体即疏通，瘀血化为黄水……但此原属劫药”。

在竹茹项下，黄宫绣旁征博引，提出产后三方：“《金匮》之治产后虚烦呕逆，则有竹皮大丸；《千金》之治产后内虚烦热短气，则有竹茹汤；产后虚烦头痛，短气闷乱不解，则有淡竹茹汤”。而针对妇女产后多虚、多瘀、多寒的体质，黄宫绣在藕项下引孟诜语曰：“产后忌生冷，独藕不忌，谓其能散瘀血也”。

在儿科用药方面，僵蚕项下，黄宫绣用《仁存》开关散治疗小儿风痰，以白僵蚕炒、白矾半生半烧等份为末，每以一钱，用自然姜汁调灌，得吐顽痰立效；小儿则加薄荷一味。又以僵蚕煎汤洗，治疗小儿惊痫，肤如鳞甲，黄宫绣认为此乃“胎元气血不足，得此辛咸煎汤除垢，则鳞自去”。

又如，以灯草治疗儿科夜啼，“以灰涂乳上”，可使“儿饲不夜啼”。

在礞石项下，黄宫绣引喻昌所言“小儿惊风”，强调不可用金石等药，云：“喻嘉言曰：惊风二字，乃古人妄凿空谈。不知小儿初生，以及童幼，肌肉筋骨，脏腑血脉，俱未克长，阳则有余，阴则不足，故易于生热，热甚则生风生惊，亦所恒有，后人不解，遂以为奇特之病。且谓此病有八候，以其摇头手动也，而立抽掣之名；以其卒口噤、脚挛急也，而立目斜乱搐搦之名；以其脊强背反也，而立角弓反张之名。相传既久，不知妄造，遇此等症，无不以为奇特。而不知小儿腠理不密，易于感冒风寒，病则筋脉牵强。因筋脉牵强生出抽掣搐搦，角弓反张，种种不通名色，而用金石等药镇坠外邪，深入脏腑，千中千死。间有体坚症轻得愈者，又诧为再造奇功。遂致各守专门，虽日杀数儿，而不知其罪矣”。此论可谓振聋发聩，一改往日妄投金石之时弊。

再如，黄宫绣认为，紫草性寒，小儿脾实则可，小儿脾虚则易作泻，“奈世误以为宣发之药，不论毒闭与否辄用，殊失用药意义矣”。

三、整理前贤用药经验，正误创新

黄宫绣在广泛继承前贤方药运用经验的基础上总结提高、正误批谬，同时有所创新。诸多成就不仅体现在方药学方面，还涉及临床各科。在《本草求真》载述的内容中，有不少为古代医家用药经验的有得之见。黄宫绣旁征博引，也对此做了自身见解的阐发，兹举例以说明。

（一）阐明药物功效主治

黄宫绣在长期的临证中，发现了一些药物的新功能。如针对命门火衰证，《本草求真·卷八·脏腑病症主药》云命门“火居两肾之中，为人生命生物之源……此火衰之说也，是以之味。则有宜于附子、肉桂、鹿茸、硫黄、阳起石、仙茅、胡巴、淫羊藿、蛇床子、远志、蛤蚧、雄蚕蛾、川椒、益智、补骨脂、丁香之类”，即谓“益火之源”是也。针对命门真阴不足者，该篇又云“火因水涸，则当制火。如熟地黄、山茱萸、山药、枸杞之类是也”，即谓“壮水之主”。从上可以看出，治疗命门病证的主要药物，有附子、肉桂、鹿茸、硫黄、阳起石、仙茅、胡巴、淫羊藿、蛇床子、远志、蛤蚧、雄蚕蛾、川椒、益智、补骨脂、丁香、熟地黄、山茱萸、山药、枸杞等。其中如肉桂，黄宫绣直接写明该药可补“真阴”“真阳”或补“命门相火”之类，体现了清代自李时珍以来对命门学说的新阐发，云：“肉桂专入命门、肝气味纯阳，辛甘大热，直透肝肾血分，大补命门相火……血脉不通，死胎不下，目赤肿痛，因寒因滞而得者，用此治无不效。盖因气味甘辛，其色紫赤，有鼓舞血气之能；性体纯阳，有招导引诱之力。昔人云：此体气轻扬，既能峻补命门，复能窜上达表以通营卫，非若附子气味虽辛，复兼微苦，自上达下，止固真阳，而不兼入后天之用耳。故凡病患寒逆，既宜温中，及因气血不和，欲其鼓舞，则不必用附子，惟以峻补血气之内加以肉桂，以为佐使。如十全大补、人参养营之类用此，即是此意”。

（二）评述临床用药时弊

对于临床用药的时弊，黄宫绣也有不少重要论述。针对有些医家认为芍药“产后不宜妄用者，以其气血既虚，芍药恐伐生气之意也”，黄宫绣引冯兆张之论，指出：“产后芍药佐以姜桂，制以酒炒，合宜而用，有何方之可执哉？倘腹痛非因血虚者，不可误用，盖诸腹痛宜辛散，而芍药酸收故耳。”“又曰：今人用芍药，则株守前人一定之言，每于产后冬月，兢兢畏惧，及其芩、连、栀子，视为平常要药，凡遇发热，不论虚实辄投，致令虚阳浮越，惜哉！”同时提出了自己的观点：“然用之得宜，亦又何忌”“至云产后忌用，亦须审其脉症及脏偏胜若何耳，不可尽拘。如脏阳脉症俱实者，虽在产后，亦所不忌；脏阴脉症俱虚，即在产前，不得妄施。凡治病以能通晓脉症虚实为是。”

四、注重名方方义阐释

黄宫绣对许多名方方义加以阐释，展示了深厚的功力。以下试举数例说明。

泽泻项下，黄宫绣指出：“时珍曰：地黄丸用茯苓、泽泻者，乃取其泻膀胱之邪气，非接引也。古人用补药，必兼泻邪，邪去则补药得力，一辟一阖，此乃玄妙。后人不知此理，专一于补，所以久服必有偏胜之害矣。汪昂曰：六味丸有熟地之温、丹皮之凉、山药之涩、茯苓之渗、山茱之收、泽泻之泻，补肾而兼补脾，有补而必有泻，相和相济，以成平补之功，乃平淡之神奇，所以为古今不易之良方也。即有加减，或加紫河车一具，或五味、麦冬、杜仲、牛膝之类，不过一二味，极三四味而止，今人或疑泽泻之泻而减之，多拣本草补药，恣意加入，有补无泻，且客倍于主，责成不专，而六味之功，反退处于虚位，失制方之本意矣。此近世庸师之误也”。认为“俾其补不偏胜，则补始无碍耳。岂曰泽泻补阴，功同于地黄之列哉？第其湿热不除，则病症莫测，故有消渴呕吐，痰饮肿胀，脚气阴汗，尿血泄精种种等症病症皆因湿热为害。用此甘淡微咸以为渗泄精泄安可渗利，因于湿热而成，不得不渗利耳。”以六味地黄丸为例，阐述了方剂配伍“有补必有泻之理”，泻湿热之邪若“浊气既降，而清气上升”，则能“一除而百病与之俱除”。

在四苓散、五苓散等方中，猪苓均与泽泻同用，黄宫绣论猪苓时，首先对二者进行了鉴别，云：“性虽有类泽泻，同入膀胱肾经，解热除湿，行窍利水除膀胱血分湿热，然水消则脾必燥，水尽则气必走。泽泻虽同利水，性亦类燥，然咸性居多，尚有润存；泽虽治火，性亦损气，然润能滋阴，尚有补在。”随即指出：“故猪必合泽泻以同用，则润燥适均，而无偏陂之患矣。”而猪苓易耗津液，滋阴剂中，常弃用猪苓。黄宫绣指出：“以故滋阴药中，止有泽泻，而不用及猪苓，正谓此耳。故六味丸有泽泻，无猪苓。”

论地肤子，黄宫绣曰：“凡小便因热而见频数及或不禁，用此苦以入阴，寒以胜热，而使湿热尽从小便而出也。但虚火偏旺而热得恣，固当用以清利，若不佐以补味同入，则小水既利而血益虚，血虚则热益生，热生而淋其益甚矣。故宜佐以牡蛎、山药、五味收涩之剂。俾清者清，补者补，通者通，涩者涩，滋润条达而无偏胜为害之弊矣。”

论莪术，黄宫绣指出：“壮人无积，惟虚人则有之”，乃因气血不顺畅之故。针对该证型，应采用“养正则邪自除”之法。故应用莪术行气破血之时，当以参、术补助，盖莪术“属磨积之味，若虚人服之，最属可危”。

如没药项下，黄宫绣强调乳香宜与没药的配伍使用，云：“乳香气味辛温，既能行气活血，又有没药之苦以破其瘀，则推陈致新，自有补益之妙。是以古方，乳香必同没药兼施生肌散，每每相兼而用，谓其可止疼痛，义由此也”。

甘草有“国老”之誉，为诸名方中使用频率极高的单味中药。黄宫绣有论：“昔人言其有火能泻……取生用性寒，以泻焚烁害耳。至书有云，炙用补脾，是能缓中气不足，调和诸药不争……入润剂则养血，并能解诸药毒，及儿胎毒，以致尊为国老。”

“附子无姜不热”，黄宫绣亦有论，干姜“大热无毒，守而不走。凡胃中虚冷，元阳欲绝，合以附子同投，则能回阳立效，故书则有附子无姜不热之句，与仲景四逆、白通、姜附汤皆用之。且同五味则能通肺气而治寒嗽，同白术则能燥湿而补脾，同归、芍则能入气而生血”。

丁香、柿蒂伍用，出自《济生方》柿蒂汤，治疗胸满呕吐，呃逆不止。黄宫绣论曰：“柿蒂味苦气平，虽与丁香同为止呃之味，然一辛热一苦平，合用深得寒热兼济之妙。”此配伍主治呃逆诸症，证属寒热错杂者。其中丁香性温，温中降逆，下气止痛，温肾助阳；柿蒂苦涩，降气止呃。丁香以升散为主，柿蒂以涩敛下行为要。二药伍用，一散一敛，一升一降，相制为用，温中散寒、和胃降逆，止呃逆甚妙。

【后世影响】

一、历代评价

黄宫绣在本草学和脉学方面成就较高，是“盱江医学”的杰出代表医家，与陈自明、崔嘉彦、严用和、危亦林、龚廷贤、李梴、龚居中、喻昌、谢星焕等，同被誉为江西省历史上十大名医。

清·秦承恩曾在《本草求真·叙》中记载：“宜黄黄太学宫绣，以其故父为鹗所著《理解体要》二卷，所自著《医学求真录》数卷，并《本草求真》数卷。”又云：“宜黄，古临川郡也。计是郡之谈理者，宋有象山、元有草庐、明则康斋，皆以绝人之资，发其自得之学。黄君之书，其资既与数先哲相若，且能于章句、训诂之余，不溺于口耳词华之习，荟萃儒家者流，以为此书可不谓能自拔于流俗之外者欤。”

清·王光燮在《本草求真·叙》中说道：“宜川太学姓黄讳宫绣号锦芳者，……予阅是书，即已了如指掌，判若日星，更知于医研究有素，故能阐真摘要，订伪辨讹，发前人所未发，俾习为儒而未学夫医者，固一览而知其道，即素未为儒而始学夫医，亦甫读而得其要，斯岂庸医浅儒所能道其万一者乎。”

清·纪昀在《四库全书总目提要·卷一百五·子部十五》评黄宫绣《医学求真录》云：“国朝黄宫绣撰。宫绣宜黄人。是书成于乾隆庚午。据其凡例，称尝著《医学求真录》十六卷。别钞其篇首总论，勒为五卷，以标明其宗旨。议论亦明白易解，然不无臆脱。如论风土不齐，而云西北人不可温补，则未免胶柱而鼓瑟矣。”

清·孙殿起在《贩书偶记续编·卷九》目录中，收录黄宫绣所撰《本草求真》9 卷（《图》1 卷、《主治》2 卷）、《脉理求真》3 卷，乾隆三十八年文奎堂本。

民国·赵尔巽在《清史稿·卷一百四十七·志一百二十二》目录亦收录黄宫绣所撰《本草纲目求真》11 卷与《脉理求真》1 卷。

二、后世发挥

黄宫绣《本草求真》对后世影响较大者有三：①以中药“功效”类列药物，有助于学者辨析异同，指导临床，并对中药“功效”在中药学中核心地位的逐步确立产生了极大影响；②于每味药下面注明该药的部属和卷首目录序号，是本草著作索引形式的创新，使之便于查阅；③《本草求真》的编写形式，与现代《中药学》教材的编写体例无本质差异。总之，在中药功效理论的发展历史上，《本草求真》是中药功效分类方面比较完善的药学专著。

脉学方面，黄宫绣治学严谨，务求实际，虽精研脉学，仍主张四诊合参，反对单凭脉断病。《脉理求真》的脉学理论至今对指导临床脉诊颇具价值。如《脉理求真·卷一·新著脉法心要》“以脉主病”篇云：“浮为风，紧为寒，虚为暑，濡为湿，数为燥，洪为火，此六淫应见之脉也。”又如对结脉的临床意义，历代医家均有不同论述，有认为因寒痰血瘀，癥瘕积聚者；亦有认为属气血不足，阴阳亏虚者。《脉理求真》曰："结是气血渐衰，精力不继，所以继而复续，续而复断。凡虚劳久病，多有是症，然亦有阴虚、阳虚之别……仍需察结之微甚，以观元气之消长。"此说对分辨结脉的临床主病、主证有指导意义。另如，黄宫绣针对奇经八脉之病的探讨亦属精当，可指导后世临床诊治。

综上所述，黄宫绣在充分继承的基础上结合自身临床实践，强调认病必先明脉理，治病首应识药性，在脉学和本草学方面总结、正误，并且有所创新。黄宫绣不仅是一位卓越的脉学及本草学专家，而且是一位侧重于理论联系实践的临床家。黄宫绣论药、论脉"每从实处追求，既不泥古薄今，复不厚今而废古"，故其著作概以"求真"冠名，体现了求真务实的学术风范。黄宫绣是"盱江医学"的杰出代表，其著作及学术思想已引起不少后世学者的重视，未来也有必要深入加以研究、继承和发扬。

安徽中医药大学　赵黎

【参考文献】

［1］黄宫绣．本草求真［M］．北京：中国中医药出版社，2008.

［2］黄宫绣，张秉成，张效霞，等．脉理求真脉诊便读［M］．北京：学苑出版社，2010.

［3］汪昂．本草备要［M］．北京：人民卫生出版社，2005.

［4］尚志钧，林乾良，郑金生．历代中药文献精华［M］．北京：科学技术文献出版社，1989.

［5］严世芸．中医各家学说［M］．北京：中国中医药出版社，2003.

［6］叶定江，原思通，丁安伟，等．中药炮制学辞典［M］．上海：上海科学技术出版社，2005.

［7］王健民．黄宫绣与《本草求真》［J］．江西中医药，1983（3）：28－29.

［8］尚志钧．《本草求真》简介［J］．皖南医学院学报，1984，3（1）：43－44.

［9］杨卓寅．江西十大名医谱（续）［J］．江西中医药，1987（1）：10－11.

［10］朱肇和．黄宫绣与《本草求真》［J］．甘肃中医学院学报，1987（4）：46－47.

［11］张同君．试析《本草纲目》对明清药学的影响［J］．药学通报，1988，23（11）：641－645.

［12］杨梅香．李时珍对发展中医药理学说的贡献［J］．药学通报，1988，23（11）：645－648.

［13］梁茂新．《本草纲目》对清代本草学的影响［J］．时珍国药研究，1992，3（1）：1－3.

［14］董俊峰．合欢皮不治失眠之我见［J］．时珍国药研究，1993，4（2）：9.

［15］张昱．《本草求真》评介［J］．江西中医药，1994，25（3）：6，9.

［16］李志刚．对57例结脉的临床分析［J］．吉林中医药，1994（5）：27.

［17］濮正琪．黄宫绣本草学说浅析［J］．江西中医药，1995，26（4）：2－3.

［18］齐云．论中药功效在明清的成熟［J］．中医文献杂志，1997（3）：14－16.

［19］高晓山．浩海之中取精华——值得推荐的《本草名著集成》［J］．中国中医基础医学杂志，1999，5（5）：62.

［20］高春华，李江秋，徐高柏，等．《本草求真》的求实之处［J］．中药材，1999，22（6）：312－313.

［21］张志枫．清代“脉学”概述及研究进展［J］．医古文知识，2000（1）：29－33.

［22］李廷利，刘立，孙加源，等．生、炒酸枣仁催眠作用的实验研究［J］．中医药学报，2001，29（5）：35－36.

［23］霍长虹，郝书存，李作平，等．合欢皮水煎剂催眠作用的药理实验研究［J］．河北医科大学学报，2002，23（4）：216.

［24］李玉娟，梁鑫森，肖红斌，等．生、炒酸枣仁镇静催眠作用及化学成分比较［J］．沈阳药科大学学报，2003，20（1）：35－37.

［25］王鸿谟．奇脉探讨［J］．山东中医杂志，2003，22（9）：515.

［26］陈勇，孙晓波，张廷模．论《本草求真》对中药功效理论的贡献［J］．四川中医，2005，

23（6）：5－6.
［27］万少菊．“盱江医学”印象［J］．中医药文化，2007（2）：28－31.
［28］林殷，郭华，林毅，等．命门用药之特点初探（一）——命门用药概述［J］．北京中医药大学学报，2008，31（3）：162－164.
［29］曾祥法．中药功效在中药（本草）学中地位的时代变迁［J］．湖北中医杂志，2008，30（5）：28.
［30］杨欣，李洪波，陈诚，等．金银花药性与功效的文献考证［J］．中国实验方剂学杂志，2010，16（18）：220－222.
［31］李海洋，王志红．中医学“命门”研究进展［J］．云南中医学院学报，2011，34（2）：63.
［32］邹来勇，陈建章，喻国华．盱江医家黄宫绣学术形成及其思想价值探讨［J］．时珍国医国药，2011，22（3）：689－690.
［33］袁经权，周小雷，王硕，等．蛤蚧本草再考［J］．中药材，2011，34（3）：474－477.
［34］陈建章，邹来勇．浅谈盱江医家黄宫绣的学术思想及价值［J］．中国中医基础医学杂志，2011，17（4）：377－378.
［35］荣蔚．中药里面有“二活”［J］．开卷有益（求医问药），2011（5）：44－45.
［36］陈建章，邹来勇．盱江医家形成因素探析［J］．时珍国医国药，2011，22（10）：2511－2512.
［37］贾玉梅，吴韵文，王君明．桂枝配葛根“解肌”之浅析［J］．中药与临床，2012，3（2）：48－50.
［38］徐春娟，王李俊，张丽萍，等．黄宫绣《本草求真》重视中药材产地考释［J］．农业考古，2012（6）：243－245.
［39］徐春娟，裴丽，陈荣，等．清代医药学家黄宫绣学术思想的现代发掘［J］．时珍国医国药，2013，24（1）：211－213.
［40］徐春娟，陈荣，裴丽，等．盱江医学针灸学术思想初探［J］．时珍国医国药，2013，24（6）：1435－1437.
［41］夏循礼．黄宫绣《本草求真》食物基原本草药物研究［J］．中医研究，2014，27（2）：64－68.
［42］张维文．从历代补血方剂探讨补血法处方规律［D］．北京：北京中医药大学，2005.
［43］林渊．控制单味干姜在复方中功效发挥方向的多因素研究［D］．成都：成都中医药大学，2006.
［44］陈建杉．控制芍药在复方中功效发挥方向的诸因素研究［D］．成都：成都中医药大学，2006.
［45］孙洪生．不寐病证的文献研究与学术源流探讨［D］．北京：北京中医药大学，2006.
［46］张林．张仲景辨治疼痛的方法及其特点研究［D］．北京：北京中医药大学，2007.
［47］张桂菊．补肺法儿科文献研究［D］．济南：山东中医药大学，2007.
［48］梁克玮．呃逆病证的古今文献研究与学术源流探讨［D］．北京：北京中医药大学，2009.
［49］吴新明．中医学“风”的理论研究［D］．北京：中国中医科学院，2009.

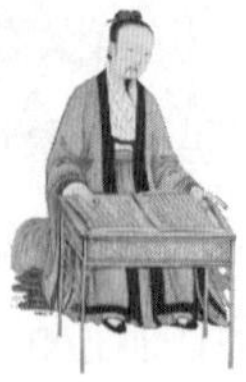

余 霖

内容提要

余霖，字师愚，又字以行，安徽桐城人，约生于清雍正四年（1726），卒年已不可考，清代温病名家，著有《疫疹一得》传世。余霖在温病学领域的主要建树有四。其一，深入阐发了疫疹的病因与运气相关，病机为胃气亏虚，外受疠气；其二，疫疹辨识以形状与色泽为其要点；其三，辨析疫疹与伤寒的差异；其四，集成创新了疫病防治思路，提出重用石膏的独特见解，临床倡导运用清瘟败毒饮加减化裁治疗疫疹。余霖对温病学说的传承与发展颇有影响，后世医家在此基础上，进一步拓展了清瘟败毒饮在临床各科诊疗中的实际应用，对治疗危症、重症属于气营两燔证者疗效显著，指导意义深远。

【概述】

一、生平简介

余霖，字师愚，又字以行，安徽桐城人。据《疫疹一得》蔡氏“序”云：“桐城余师愚先生……今年且将七十矣，得摄生之术，貌古而神腴”，故推测余霖约生于清雍正四年（1726）。卒于乾隆年间，具体年代已不可考。

据赵尔巽等撰《清史稿》“艺术一”载：“乾隆中，桐城疫，霖谓病由热淫，投以石膏，辄愈。后数年，至京师，大暑，疫作。医以张介宾法者多死，以有性法亦不尽验。鸿胪卿冯应榴姬人呼吸将绝，霖与大剂石膏，应手而痊，踵其法者，活人无算。霖所著曰《疫疹一得》，其论与有性有异同，取其辨证，而以用达原饮及三消、承气诸方，犹有附会表里之意云。”可知余霖曾游历京师，并自此以善用大剂石膏治疗热疫而名闻医林。从《疫疹一得》吴氏“序”云：“予（吴氏）甲辰至京，见其车马仆从甚盛，自王公以下，无不折节相向”，其盛名可见一斑。

二、著作介绍

余霖因其父染疫为庸医所误不救，遂潜心研究疫病。通过对本草的研究，发现“石膏性寒，大清胃热，味淡而薄，能表肌热；体沉而降，能泄实热”，最终悟出“非石膏不足以治热疫”的心得，并在前人记述的启发下，创制清瘟败毒饮，在治疗热疫的临床实践中，活人无数。余霖在论及编写刊发《疫疹一得》的原因时说：“遇有其症，辄投之，无不得心应手。三十年来，颇堪自信，活人所不治者，笔难罄述。窃思一人之治人有限，因人以及人无穷，因不揣鄙陋……著为《疫疹一得》，欲以刍荛之见，公之于人，使天下有病斯疫者，起死回生，咸登寿域。”

据余霖“自序”所言，《疫疹一得》成书于清乾隆五十九年，初刻本现已不存，王孟英《温热经纬》卷四“余师愚疫病篇”汪曰桢按语，说明了其中的原因。其文云：“余氏以亲所试验者笔之于书，发前人所未发，非妄作也。无如世皆崇信温补，余氏之书非所乐闻；间有信余氏之论者，又不问是否燥热为病，随手妄施，以致误人。论者益复集矢于余氏矣。此余氏之书所以不行于时也。然岂余氏之过哉。”可见，明代薛己、赵献可、张介宾等温补学派的思想，在清代雍乾时期仍占据主流位置。如纪昀《阅微草堂笔记·卷十八》“姑妄听之四”曰：“乾隆癸丑春夏间，京中多疫。以张景岳法治之，十死八九。”当时医生大都尊崇温补学说，难以接受余霖用大剂量石膏的做法；间或有一些医生尝试使用石膏法，但又不加辨证，造成误治。一般舆论便将这种过错归咎于余霖，导致了《疫疹一得》在社会上难以推广刊行。其实，余霖运用石膏治疗疫病，遵循辨证论治原则，并非一概论之。正如吴序所说：“师愚无必用石膏之意，而有必用石膏之时。观入秋数日以来，未尝轻用凉剂，其意亦可见矣。乃谤之者谓师愚非石膏不立剂，是诬人，甚至以谤师愚之故，并谓石膏为断不可用。”

《疫疹一得》现存较早的版本，为清嘉庆八年（1828）延庆堂刻本，较好的版本为中国医学科学院图书馆藏清抄本，即《续修四库全书》影印本。本节原文及研究所据底本为后者，参校本为延庆堂刻本及 1996 年人民卫生出版社郭谦亨、孙守才点校之排印本，他校本为《温热经纬》1959 年人民卫生出版社排印本。

《疫疹一得》全书分为上、下两卷。根据原书顺序，卷上主要介绍了运气格局、运气与疫病关系、疫病与伤寒的鉴别、疫病学术源流、治疗原则及 52 种典型症状；卷下主要介绍了瘥后 20 症、瘟毒发疮、娠妇疫疹、疫疹之形、疫疹之色、疫疹不治之症及疫疹验方 30 首。卷末附验案 12 例。

据笔者考证，是书内容有辑、著之分。辑录的内容主要集中在卷上"参合六十年客气旁通图"（辑自明·汪机《运气易览》卷二"论六十年客气"）、"运气之变成疫"（辑自南宋·陈无择《三因极一病证方论》卷五"五运论"及明·楼英《医学纲目》卷二"诊一岁病症相同"）。此外，人民卫生出版社 1996 年版，卷上还有"运气便览"（辑自明·朱权《乾坤生意》之"运气证治"）。其余内容均为余霖心得之作。

【学术思想】

一、学术渊源

从文字记载来看，余霖的学术渊源主要有三个方面：第一，受运气学说的启发；第二，受张仲景理论的影响；第三，承后世医家之所长。

（一）运气学说的启发

通过《疫疹一得》辑录的文献来看，余霖的运气学术思想，主要来源于《内经》《三因极一病证方论》《乾坤生意》《黄帝内经素问注证发微》《运气易览》和《医学纲目》等。

余霖重视运气学说，自序谓"参合司天、大运、主气、小运，著为《疫疹一得》"。该书开篇便辑录"参合六十年运气旁通图""运气便览""运气之变成疾"以及"论四时运气"多篇专论，可以推知其疫疹发病思想的形成受到了运气学说的启发。他强调说："医者不按运气，固执古方，百无一效。"余霖治疗疫疹代表方"清瘟败毒饮"的创制，与其推崇运气学说的思想有直接关联。余霖在《疫疹一得·论疫疹因乎气运》中说："乾隆戊子年，吾邑疫疹流行，一人得病，传染一家，轻者十生八九，重者十存一二，合境之内，大率如斯。初起之时，先恶寒而后发热，头痛如劈，腰如被杖，腹如搅肠，呕泄兼作，大小同病，万人一辙。有作三阳治者，有作两感治者，有作霍乱治者。迨至两日，恶候蜂起，种种危症，难以枚举。如此而死者，不可胜计。此天时之疠气，人竟无可避者也。原夫至此之由，总不外乎气运。人身一小天地，天地有如是之疠气，人即有如是之疠疾，缘戊子岁少阴君火司天，大运主之，五六月间，又少阴君火，加以少阳相火，小运主之，二之气与三之气合行其令，人身中只有一水，焉能胜烈火之亢哉?"可知清瘟败毒饮确是根据火年运气而立方。

（二）伤寒学说的影响

余霖认为，张仲景论冬至后为正伤寒，也就是说非冬至后，不过以类推其治。一般医生研究张仲景学术思想，究心于七十二症，至于“冬至后”三字，丝毫不去理会。因此，无论春、夏、秋、冬，俱以伤寒法进行治疗。余霖指出，寒只是四时气运之一，特指冬月因寒受病。而对于“仲景所谓至春变温、夏变热、秋变湿，亦略而不察，且立言附和……是以肆行发表攻里，多至不救”。

在吴又可比较伤寒、瘟疫差异的基础上，余霖充分汲取和分析了伤寒学说的典型表现，并以此作为疫疹的比较对象，进而提炼出寒热先后、头痛、汗、呕、自利及斑疹等6个方面的鉴别依据，充分体现了余霖对于伤寒学说研究的深入。

（三）火热学说的继承

针对当时医家面对疫疹妄行发表、攻里的思路，余霖经过研究，认为从热性疫病治疗应当贯彻刘完素火热学说。他说：“（热疫之治）至河间清热解毒之论出，有高人之见，异人之识，其旨既微，其意甚远。”可惜后人没有采取辨证视角看待火热学说，认为刘完素的观点过于偏激。到了明代《冯氏锦囊》亦云“斑疹不可妄为发表”，余霖认为这一论断为“大中至正之论，惜未畅明其旨”。明末吴又可“辨伤寒、瘟疫甚晰，如头痛、发热、恶寒，不可认为伤寒表证，强发其汗，徒伤表气，热不退，又不可下，徒伤胃气。斯语已得其奥妙。奈何以瘟毒从鼻口而入，不传于胃而传于膜原，此论似有语病。至用达原、三消、诸承气，犹有附会表里之意”。

余霖比较推崇的是“熊恁昭热疫之验，首用败毒散去其爪牙，继用桔梗汤，同为舟楫之剂，治胸膈、手六经邪热。以手、足少阳俱下膈络胸中，三焦之气为火，同相火游行一身之表，膈与六经乃至高之分，此药浮载，亦至高之剂，施于无形之中，随高下而退胸膈及六经之热”。

据笔者臆测，“熊恁昭”可能为清代江西医家“熊立品，字圣臣”（1703—1780），抑或与其有关。考熊氏所著《治疫全书》卷五“治疫诸方”谓：“人参败毒散，治四时瘟疫通用……喻嘉言释曰：‘更有发斑一证最毒。惟用人参入消斑药内，全活者多。’人参败毒散加味，即本方加黄芩、大黄、薄荷、生姜四味，治瘟疫初起一二日，身热头痛，舌白或黄，或渴。此药表里乘行，药后退热一二日，究非痊愈。因浮越三阳经之邪将罢，而陷入胃腑之邪未清。又或口渴舌黄，津液枯槁，眼赤面红，二便秘涩，热乃如前，脉沉数有力者，用桔梗汤加大黄微利之。若或发狂谵语，昏冒躁扰不宁，再加芒硝，名凉膈散……桔梗汤治上焦热，脉洪数，无汗多渴者。此方取用桔梗载药上行，以治胸膈，并浮越阳经之热。用大黄以通胃中结滞。”

二、学术特色

（一）对疫疹病因病机的阐发

余霖认为，瘟疫一症每与运气有关。如他在自序中说：“参合司天、大运、主气、小运，著为《疫疹一得》。”在该书中专列“论疫疹因乎气运”一篇，指出疫疹乃“一人得病，传染一家，轻者十生八九，重者十存一二，合境之内，大率如斯。初起之时，先恶寒而后发热，头痛如劈，腰如被杖，胀如搅肠，呕泄兼作，大小同病，万人一辙。有作三阳治者，有作两感治者，有作霍乱治者。迨至两日，恶候蜂起，种种危症，难以枚举。如此而死者，不可胜计。此天时之疠气，人竟无可避者也。原夫至此之由，总不外乎气运。人身一小天地，天地有如是之疠气，人即有如是之疠疾”。例如，他对乾隆戊子年疫病流行，解释道：“缘戊子岁少阴君火司天，大运主之，五六月间，又少阴君火，加以少阳相火，小运主之，二之气与三之气合行其令，人身中只有一水，焉能胜烈火之亢哉？医者不按气运，固执古方，百无一效”“予因运气而悟疫症，乃胃受外来之淫热，非石膏不足以取效耳”。认为疫症之流行与四时运气的关系很大。又云：“天有不正之气，人即有不正之疾，疫症之来，有其渐也，病如一辙，苟不参通司天、大运、主气、小运，受病之由，按经络源流而施治，焉能应手取效。”

余霖还认为，疫症之作，除与天时运气有关外，尤应责之于热毒。如谓：“瘟既曰毒，其为火也明矣。且五行各一其性，惟火有二，曰君曰相，内阴外阳，主乎动者也。火之为病其害甚大，土遇之而赤，金遇之而丽熔，木遇之而燃，水不胜则涸，故《易》曰‘燥万物者，莫熯乎火’，古人所谓元气之贼也。以是知火者，疹之根；疹者，火之苗。”由此观之，余霖论疫疹之因重在运气与火毒淫热二端。

对于疫疹病机的认识，余霖认为主要是由于胃虚而感受四时不正之疠气。他曾说：“疫疹者，四时不正之疠气。夫疠气，乃无形之毒，胃虚者感而受之。”对吴又可的瘟毒从口鼻而入，不传于胃而传于膜原之说，指出“此论似有语病”。余霖认为，惟有“时行疫疹，未经表下，如热不一日而即发”者，因其胃本不虚，偶染邪气，不能入胃，犹之墙垣高大，门户紧密，虽有小人，无从而入，疫邪才达于膜原；而对“有迟至四五日而仍不透者”，则认为是“其发愈迟，其毒愈重”。此类疫疹，非属胃虚受毒已深，即为发表攻里过当之故。因“胃为十二经之海，上下十二经，都朝宗于胃，胃能敷布于十二经，荣养百骸，毫发之间靡所不贯。毒既入胃，势必亦敷布于十二经，戕害百骸，使不有以杀其炎炎之势，则百骸受其煎熬，不危何待。瘟既曰毒，其为火也明矣”。因此，对于疫疹发病的机制，余霖既重视火毒疠气，又强调胃气的盛衰，在分析吴又可“邪伏膜原”之说的基础上，突出了与胃及十二经的关系。

（二）对疫疹的辨识

余霖在疫症中重视对疹的辨识，并以形状及色泽为要点。如疫疹一出，其外形松活浮洒于皮面，不论色泽如何，或红，或紫，或赤，或黑，这些都是热毒之外观，虽有恶症，但预后良好；若疹出紧束有根，如从肉里钻出，其色青紫，宛如浮萍之背，多见于胸背，此属胃热将烂之色，即宜大清胃热兼凉其血为治，以使松活色退，否则不能挽回险象。

疫疹的色泽以活红为佳，因血之体本红，血得其畅，则红而活，荣而润；若疹色淡红，以有美有疵，色淡而润为佳；若淡而不荣，或有娇而艳，干而滞，则为血热较重；色泽深红者，较淡红为重，也为血热，凉其血则可转为淡红；如色艳红如胭脂，此为血热极盛的征象，较深红更恶，必大用凉血始转深红，再凉之而转淡红；如疹色紫赤如鸡冠花，较艳红而火更盛，若不急凉之则必转变黑；若疹细碎如粟米，红者谓之红砂，白者谓之白砂，疹后多见此症，为余毒尽透的表现，愈后常见蜕皮；若初病未认为疫，后十日半月而出，烦躁作渴，大热不退，毒发于颔者，病多危重。

从上可知，余霖通过辨识疫疹形色，重点判断血之活滞、毒之轻重、热之在表在里，以确定治疗和预后。

（三）疫疹与伤寒的鉴别

瘟疫与伤寒之辨，吴又可虽著《温疫论》畅明其旨，但每遇临证仍易混淆，故余霖撰著“疫与伤寒似同而异”一文，详加鉴别。他认为，伤寒初起，先发热而后恶寒；疫初起，先恶寒而后发热，一二日后但热而不恶寒。伤寒头痛较轻，不至如破；而疫病头痛如劈，沉不能举. 伤寒无汗全身无别；而疫病则下身无汗，并以头汗更盛。因头为诸阳之首，火性炎上，毒火盘踞于内，五液受其煎熬，热气上腾，如笼上熏蒸之露，故头汗独多。伤寒少阳见呕者，胁必痛，耳必聋；疫症之呕者，胁不痛，耳不聋，因内有伏火于胃，毒气上冲，频频而作。伤寒太阴自利者，腹必满；疫症自利者，腹不满。余霖从发热恶寒、头痛、呕、自利等方面加以区别，充实了瘟疫与伤寒的辨证内容。此外，还指出伤寒无斑疹。其云：“予每论热疫不是伤寒，伤寒不发斑疹。”因此，有无斑疹，也是伤寒与疫病的一大区别。

【临证经验】

一、疫疹主方清瘟败毒饮的用法

余霖指出，疫疹之治，自汉以来，多仿伤寒类推其治，肆行发表攻里，多至不救。至刘河间清热解毒之论出，确有高人之见，异人之识，其旨既微而其意甚远，但后人未能广其说，而反以为偏。惟《冯氏锦囊》论及斑疹不可妄为发表之说，惜乎亦未畅明其旨。吴又可著《温疫论》，对伤寒、瘟疫辨证甚析，如头痛、发热、恶寒不可认为伤寒表证，强发其汗而徒伤表气；热不退，又不可下，以徒损胃气。惟熊恁昭《热疫之验》首用败毒散，继用桔梗汤，同为舟楫之剂，以治胸膈六经之邪热，膈与六经乃至高之分，此药浮载，亦至高之剂，施于无形之中，随高而退胸膈及六经之热。余霖甚为赞赏熊恁昭之法，他说：“予今采用其法，减去硝黄，以疫乃无形之毒，难以当其猛烈，重用石膏，直入戊己，先捣其窝巢之害，而十二经之患自易平矣。”

余霖治疫最为擅用的，是他所创制的清瘟败毒散一方，以重用石膏为其特点。他认为该方能治一切火热，表里俱盛，狂躁烦心，口干咽痛，大热干呕，错语不眠，吐血衄血，热盛发斑，不论始终，都可以此方为主，随证加减。因该方泻十二经之火，斑疹虽出于胃，亦受诸经之火相助，故重用石膏，直入胃经，使其敷布于十二经，退其淫热；佐以黄连、犀角、黄芩，泻心肺火于上焦；丹皮、栀子、赤芍，泻肝经之火；连翘、玄参，解浮游之火；生地、知母抑阳扶阴，泻其亢甚之火而救欲绝之水；桔梗、竹叶载药上行，使以甘草和胃。可见所选皆为大寒解毒之剂，并重用石膏，先平其甚者，而诸经之火，自无不安。在具体施用时，若疫症初起，恶寒发热，头痛如劈，烦躁谵妄，身热肢冷，舌刺唇焦，上呕下泄，六脉沉细而数，即用大剂；沉而数者，用中剂；浮大而数者，用小剂；如斑一出即用大青叶加升麻四五分，以引毒外透，此为内化外解、浊降清升之法。

此外，根据疫疹形色，余霖也提出了方药加减法。如疫疹之形松浮，本方加大青叶、玄参。紧束有根，本方加石膏、生地、犀角、玄参、桃仁、紫草、川连、红花、连翘、归尾。疫疹之色红活，本方加大青叶、玄参。淡红，本方加大青叶、玄参。深红，本方加大青叶、玄参、生地。艳红，本方加大青叶、生地、石膏、丹皮、玄参。紫赤，本方加石膏、生地、玄参、川连、犀角、丹皮、桃仁。红白砂，本方小剂加生地、当归、蝉蜕。

二、疫疹五十二症的辨证与治疗

（一）头痛目痛

头痛目痛，是伤寒常见症。但是太阳阳明头痛不至于倾侧难举。疫疹伴随的头痛，其痛如劈，两目昏冒，常人难以忍受。其原因在于火毒弥散十二经，邪乘阳位。治疗应采用釜底抽薪的思路，撤去火毒，诸痛即解，疫疹便会透发出来，方以清瘟败毒饮，加大石膏、玄参剂量，增加菊花。此时，如果误用辛凉表散的方法，毒火燔灿，便会转为闷证。

（二）骨节烦疼，腰如被杖

骨与腰，皆为肾经所联属。热淫之气流布肾经，便会出现骨节和腰部的疼痛。应当治以宜清瘟败毒饮，增石膏、玄参，加黄柏。一旦误用温散，死不终朝。

（三）遍体炎炎

热宜和，不宜躁。如果热至遍体炎炎，而非昏沉肢冷者，就应当采用发扬热淫的办法。这是因为，此时病患气血尚堪胜毒，一经清解，而疹自透。一旦采用发表的办法，体内的热毒必将内伏。治以清瘟败毒饮，增石膏、生地、丹皮、黄芩、黄连。

（四）静躁不常

临床表现为有似乎静而忽躁，有似乎躁而忽静。和癫狂作比较，前者火胜发扬的程度更高一些，而后者兼有火气郁遏之机。考察其病机当为毒火内扰，以致坐卧不安。治以清瘟败毒饮，增石膏、犀角、黄连。

（五）火扰不寐

胃为六腑之海，热毒壅遏，阻隔上下，故火扰不寐。宜用清瘟败毒饮，增石膏、犀角、黄连，加琥珀。

（六）周身如冰

疫疹初起，周身如冰，色如蒙垢，满口如霜，头痛如劈，饮热恶冷，六脉沉细。此为阳极似阴，毒之隐伏重症。治疗时应当重清内热，使毒热外透。这种真热假寒证，常常会出现身忽大热、脉转洪数、烦躁谵妄、大渴思冰的情况。治以清瘟败毒饮，增石膏、丹皮、犀角、黄连，加黄柏。如果医者热作寒治，妄投桂、附，必致药误而亡。

（七）四肢逆冷

四肢属脾，逆冷症状的出现，在杂证中常可因脾经虚寒、元阳将脱而致。但在疫疹中则大相径庭，病患常通身大热，而四肢独冷。余霖认为，此证为烈毒郁遏脾经，邪火难以透达于外所致。治疗应当重清脾热，而手足自温。治以清瘟败毒饮，增石膏。

（八）筋抽脉惕

筋为肝属，需要肝血的濡润滋养。一旦热毒流于肝经，斑疹不能寻窍而出，筋脉受其冲激，便会发生抽惕若惊的表现。治以清瘟败毒饮，增石膏、丹皮，加龙胆草。

（九）大渴不已

杂证出现精液枯涸、水不上升、咽干思饮等症状，病患虽欲饮水而常不及半杯。疫疹出现大渴则思冰饮水，百杯不足。这是因为毒火熬煎于内，非冰水不足以救其燥，非石膏不足以制其焰。当时医工嘱咐病患戒生忌冷，病家奉为至言，即温水亦不敢与。以致患者常常唇焦舌黑。应当治以清瘟败毒饮，增石膏，加花粉。

（十）胃热不食

一般杂病，重视胃气为本。如果遇到不食的情况，主要是因为胃气虚衰，常常难以挽回病势。在疫疹发病过程中，如果出现不食的症状，大都是由于邪火犯胃，热毒上冲，常伴有频频干呕、旋食旋吐的情况。胃气邪火一清，不食的状态就会改善。治以清瘟败毒饮，增石膏，加枳壳。

（十一）胸膈郁遏

胸膈为上焦心肺之地，一般邪气不易侵犯。但邪火上炎，易及于心，以火济火，移热于肺，金被火灼，造成肺燥愈甚。胸膈郁遏，临床常见气长吁出。治以清瘟败毒饮，增黄连、桔梗，加枳壳、蒌仁。

（十二）昏闷无声

心之气出于肺而为声。昏闷无声，缘于窍因气闭，气因毒滞；心迷而神不清，窍闭而声不出。治以清瘟败毒饮，增石膏、犀角、黄芩、黄连，加羚羊角、桑白皮。

（十三）腹痛不已

杂病腹痛，多由胃气偏弱，寒热不适，水停食积，与真气相搏而痛作。疫疹腹痛，或左或右，或痛引小肠，病机为毒火冲突，发泄无门。如果按寻常腹痛，分经络而进行治疗，则必致危候。如初起只用败毒散，或凉膈散加黄连，其痛立止。

（十四）筋肉瞤动

筋肉瞤动，在伤寒则为亡阳，在疫疹则不然。汗为心之液，为血之所化。血生于心，藏于肝，统于脾。血被火邪煎熬，筋失其养，故筋肉为之瞤动。宜用清瘟败毒饮，增石膏、生地、玄参，加黄柏。

（十五）冷气上升

疫疹发病过程中，常可见到病患自言胃出冷气，这并非真是胃中有寒，而是肝气自下而上，中夹相火，其热尤甚。余霖提示，这种冷气上升感觉，其根本是火极似水，热极之征。宜用清瘟败毒饮，增石膏、犀角、生地、丹皮、黄连，加龙胆草。

（十六）口秽喷人

疫疹患者常常口中臭气，令人难近。缘于毒火熏蒸于内，以至于口秽喷人。治以清瘟败毒饮，增石膏、犀角、黄连。

（十七）满口如霜

伤寒病舌苔满口如霜，当为寒证，治以温散。疫证见此，舌必厚大，为火极水化之象。宜用清瘟败毒饮，增石膏、犀角、生地、连翘、黄连，加黄柏。如果不加辨证，误用温散，舌苔旋即变黑。提示温热疫病，满口如霜，病必见重，最宜详慎。

（十八）咽喉肿痛

咽喉为水谷道路，呼吸出入场所。疫疹发病过程中，一旦感受毒火熏蒸，常易造成咽喉肿痛，临床治疗亟当清解，以开闭塞。宜用清瘟败毒饮，增石膏、玄参、桔梗，加牛蒡、射干、山豆根。

（十九）嘴唇焮肿

脾之华在唇。嘴唇焮肿，为火炎土燥之征。治以清瘟败毒饮，增石膏、连翘、黄连，加天花粉。

（二十）大头

头为诸阳之会，头面肿大，起于毒火上攻。治以清瘟败毒饮，增石膏、玄参，加银花、马勃、僵蚕、板蓝根、紫花地丁、归尾，脉实者量加酒洗生大黄。

（二十一）脸上燎疱

脸上燎疱，宛如火烫，大小不一，有红有白或紫黑相间，痛不可忍，破流清水或流血水，治同上条。

（二十二）痄腮

腮为肝肾所属。有左侧肿，有右侧肿，有右及左或者左及右的情况，名曰痄腮。如果不急用清解，延误病情，就会形成大头瘟，治同上条。

（二十三）颈肿

颈部属足太阳膀胱经循行，热毒入于经脉则颈肿。宜用清瘟败毒饮，增石膏、玄参、连翘、桔梗，加银花、夏枯草、牛蒡、紫花地丁、山豆根。

（二十四）耳后肿硬

耳后为肾经所循，此处肿硬，多属病势不佳。治以清瘟败毒饮，增石膏、玄参、生地、丹皮、连翘，加银花、天花粉、板蓝根、紫花地丁。耳中出血者，不治。

（二十五）吐舌弄舌

舌为心之苗。心属火，火侵及心，二火相并，吐舌弄舌。宜用清瘟败毒饮，增石膏、犀角、黄连、玄参，加黄柏。

（二十六）红丝绕目

目为肝、脾、肺、肾所属。红丝缠绕，此为脾火传肺，肺传肾，肾传肝。治宜重清脾热，兼治三经，而红目退。切不可误以为眼科疾病进行治疗。方以清瘟败毒饮，加菊花、红花、蝉蜕、归尾、谷精草。

（二十七）头汗如涌

头为一身之元首，最轻清而邪不易干。疫疹患者出现通身焦燥，而独头汗如涌。其病机属于烈毒鼎沸于内，热气上腾，而汗出如淋。宜用清瘟败毒饮，增石膏、玄参。

（二十八）咬牙

齿为骨之余。杂病中，以切牙为血虚。疫疹切牙，属于肝经热极。肝为血海，被火煎熬，牙失其养，故频频而作。治以清瘟败毒饮，增石膏、生地、丹皮、栀子，加龙胆草。

（二十九）鼻衄涌泉

疫疹患者出现鼻衄如泉，其病机为阳明郁热，上冲于脑；脑通于鼻，故衄如涌泉。用清瘟败毒饮，增石膏、玄参、生地、黄芩、黄连，加羚羊角、生桑白皮、棕榈灰。

（三十）舌上珍珠

舌上出现白点，状如珍珠，为水化之象。较之紫赤黄黑诸种舌象，及古人谓之芒刺者，病势更重。宜用清瘟败毒饮，增石膏、犀角、黄连、玄参、连翘，加天花粉、银花。

（三十一）舌如铁甲

疫疹初起时，患者苔如腻粉，此为火极水化之象。如果医者误认为寒，妄投温燥，就会加重病势，表现为苔腻加重，体内津液愈耗。由于水不上升，二火煎熬，舌苔常常变白为黑，质地也坚硬如铁甲，敲之嘎嘎有声，并且言语不清。治之如果得其法，舌甲就会整体性脱落。宜用清瘟败毒饮，增石膏、玄参、犀角、黄连、知母、连翘，加天花粉、黄柏。

（三十二）舌丁

疫疹患者常常舌上发丁，或红或紫，大如马乳，小如樱桃，三五不等，流脓出血。宜用清瘟败毒饮，增石膏、犀角、连翘、黄连，加银花。舌上成坑，愈后自平。

（三十三）舌长

热病愈后，舌出寸余，累日不收，名为阳强。因犯房劳而得。以片脑为末，涂于舌上，应手而缩。长数寸者不救。

（三十四）舌衄

舌衄为血热上溢心苗所致。宜清瘟败毒饮，增石膏、黄连、犀角、生地、栀子、丹皮，加败棕灰。

（三十五）齿衄

齿衄，为阳明、少阴二经之热相并。宜用清瘟败毒饮，增石膏、玄参、黄芩、黄连、犀角、生地、丹皮、栀子，加黄柏。

（三十六）谵语

心主神，心静则神爽。心为烈火所燔，则神不清而谵语。宜用清瘟败毒饮，增石膏、犀角、黄连、丹皮、栀子，加黄柏、胆草。

（三十七）呃逆

疫疹患者出现呃逆的病机有三类，一为胃热上冲，二为肝胆之火上逆，三为肺气不能下降。宜用清瘟败毒饮，增石膏，加竹茹、枇杷叶、柿蒂、羚羊角、银杏仁。如过呃逆症状不止，即用四磨饮，以沉香、槟榔、乌药、枳壳，各磨数分，仍以本方调服。

（三十八）呕吐

邪入于胃则吐，毒犹因吐而得发越，这种情况于病势为顺。如果出现干呕，则表明病势较重。其病机为内有伏毒而不得外解，此时应当急用清解，不容稍缓。宜用清瘟败毒饮，增石膏、甘草、黄连，加滑石、伏龙肝。

（三十九）似痢非痢

疫毒移于大肠，临床就会出现里急后重，赤白相兼，或下恶垢，或下紫血的表现。从症状来看与痢证似是而非。患者必当伴有恶寒发热，小便短赤，治应清热利水。宜用清瘟败毒饮，增石膏、黄连，加滑石、猪苓、泽泻、木通，这种似痢的表现就会消失。如果医者误用通利止涩之剂，常常延误病情，以致不救。

（四十）热注大肠

毒火注于大肠，有下恶垢者，有利清水者，有倾肠直注者，有完谷不化者。其病机为毒火侵犯，脾胃不能消化水谷，而非脾虚。较之前证似痢者，病势稍轻。临床常表现为身大热，气粗壮，小溲短，唇焦紫，大渴喜冷，腹痛不已，四肢时而厥逆。治疗应顺其势而加以清利。治同上条。

（四十一）大便不通

疫疹患者大便不通，是因为毒火煎熬，大肠枯燥而不能润下。治疗不可徒攻其闭结。宜用清瘟败毒饮，加生大黄，或外用蜜煎导法。

（四十二）大便下血

毒火侵犯五脏，易造成三阴脉络不和，血乖行度，渗入大肠而便血。宜用清瘟败毒饮，增生地，加槐花、侧柏叶、椆棕灰。

（四十三）小便短缩如油

小便短缩如油，为膀胱热极的表现，是小溲短赤而涩，热毒甚者，则溲色如油。宜用清瘟败毒饮，加滑石、泽泻、猪苓、木通、通草、萹蓄。

（四十四）小便溺血

溺血，表现为小便出血而不痛。血淋，则小腹阴茎必兼胀痛。疫疹患者小便溺血，总由血因热迫造成。治以清瘟败毒饮，增生地，加滑石、桃仁、茅根、琥珀、牛膝、棕榈灰。

（四十五）发狂

疫疹患者常可见到发狂骂詈，不避亲疏，甚则登高而歌，弃衣而走，逾垣上屋，力倍常时；或语生平未有之事，未见之人，如有邪附的表现。其病机为阳明邪热，上扰神明。宜用清瘟败毒饮，增石膏、犀角、黄连、丹皮、栀子，加黄柏。

（四十六）痰中带血

疫证之痰，皆属于热，痰中带血，皆为热极之征。宜用清瘟败毒饮，增石膏、黄芩、生地，加瓜蒌仁、羚羊角、生桑白皮、棕榈灰。

（四十七）遗尿

疫疹患者出现遗溺，并非肾虚不能收摄，而是由于热炽于内，不能自持。患者必昏沉谵语，遗不自知。宜用清瘟败毒饮，增石膏、犀角、黄连，加滑石。

（四十八）喘嗽

诸病喘满，皆属于热。上气喘嗽，厥在胸中，遏在手阳明、太阴。胸中为太阴肺之分，手阳明大肠为肺之表。二经邪热逆于胸中，则发为喘嗽。宜用清瘟败毒饮，增石膏、黄芩，加桑白皮、羚羊角。

（四十九）发黄

黄者中央戊己土之色，属太阴脾经。脾经夹热，不能下输膀胱，小水不利，经气郁滞，淫热熏蒸，湿浊壅遏，则发作为疸，周身如金。宜用清瘟败毒饮，增石膏、栀子，加茵陈、滑石、猪苓、泽泻、木通。

（五十）循衣摸床（撮空）

患者出现循衣摸床、撮空，其病机属肝经淫热。肝属木，木动风摇，风自火出。肢动，即为风淫之疾。宜用清瘟败毒饮，增石膏、犀角、黄连、栀子、丹皮，加龙胆草。

（五十一）狐惑

狐惑之状，其人默默欲眠，起卧不安，目牵不闭。虫蚀其肛为狐，蚀于喉为惑。一般狐惑病的发生，缘于病患内热食少，肠胃空虚，三虫求食不得，蚀人五脏。当验其上、下唇，上唇有疮，虫蚀其喉，下唇有疮，虫蚀其肛。宜以清瘟败毒饮，增石膏、犀角，加苦参、乌梅、槐子。

（五十二）战汗

杂证元阳将脱的情况，临床表现有先寒后战，寒极而战。疫疹战汗，则缘于热毒盘踞于内，表现出遍体炎炎。热极之症，其产生是由于医者治疗疫疹，投以寒凉，火被水克，其焰必伏。火伏于内，必生外寒，阴阳相搏则战，一战而经气输泄，大汗而解，不必服药。若尚有余热，服用小剂量的清瘟败毒饮即可。

三、疫疹瘥后二十症的辨证与治疗

余霖列举了20种疫疹瘥后常见症状，并提出了相应的治疗思路。

（一）四肢浮肿

疫疹瘥后四肢浮肿，多由于脾土受伤，脾虚不能制水。饮食骤进，气血滋荣，流于四肢，夜晚则如常，白天则浮肿。需要等到脾气健运即可自愈。切不可误用温补。治以加味六君子汤。

（二）大便燥结

瘥后饮食渐增，而大便数日不行，且病患亦无所苦，其病机为营液未充。应当避免投以通利之剂。治以当归润燥汤，气虚者加人参、黄芪。

（三）皮肤痛痒

热疫为病，气血被毒火煎熬。瘥后饮食渐进，气血滋生，润皮肤而灌筋骸。皮肤出现或痛或痒，宛如虫行，是向愈的表现。不过数日，气血通畅，即可自愈。治以八珍汤。

（四）半身不遂

疫疹失治于前，毒火邪气流于下部，滞着经络，以致腰膝疼痛，甚者起不能立，卧不能动。切不可以痿证误治。宜用小剂量的清瘟败毒饮，加木瓜、牛膝、续断、萆薢、黄柏、威灵仙。

（五）食少不化

瘥后不欲饮食，食亦不化。其病机为脾胃虚弱，宜采用健脾养胃的方法，进行调养。治以加味异功散。

（六）惊悸

瘥后惊悸，其病机属于血虚。宜养血镇惊。治以茯神镇惊汤。

（七）怔忡

瘥后怔忡，其病机属于水衰火旺，心肾不交。宜补水养心。治以琥珀养心汤。

（八）失音

瘥后，有声不能言，此为水亏不能上接于阳。宜补水。治以六味地黄汤。

（九）郑声

瘥后，声颤无力，语不接续，名曰郑声。乃气虚也。治以补中益气汤。

（十）喜唾

瘥后喜唾，缘于胃虚而有余热。可以乌梅十个、北枣五枚，俱去核，共杵如泥，加炼蜜丸弹子大，每用一丸噙化。治以梅枣噙化丸。

（十一）多言

言为心之声。热扰于心，则病中谵妄；余热未净，则瘥后多言。治以加味参麦饮。

（十二）遗精

精之主宰在心，精之藏制在肾。瘥后遗精，为心肾气虚，不能管摄而导致。治宜交通心肾。治以茯神汤。

（十三）恐惧

瘥后触事易惊，梦寐不宁，为毒火余热未尽；热极生痰，痰与气搏，故恐惧。治以补胆防风汤。

（十四）昏睡

瘥后，终日昏睡不醒，或错语呻吟，此因邪热未净，伏于心包络所致。治以参麦黄连汤。

（十五）自汗盗汗

心之所藏，在内为血，在外为汗。汗为心之液，而肾主五液，所以汗症一般都从心和肾论治。阳虚不能卫外而为固，则外伤而自汗；阴虚不能内营而退藏，则内伤而盗汗。治以加味归脾汤。

（十六）心神不安

瘥后心神不安，为疫疹病程中心血亏损，尚未恢复。治疗宜养心。治以宁志丸。

（十七）虚烦不寐

瘥后气血两虚，神不守舍，故烦而不寐。治以酸枣仁汤。

（十八）劳复

大病瘥后，早犯女色而病者，为女劳复；女犯者为男劳复。临床表现为头重不能举，目中生花，腰背疼痛，四肢无力，憎寒发热，阴火上冲，头面烘热，心胸烦闷。《活人书》以豭鼠屎汤主之；有热者，竹皮汤、烧裈散主之。《备急千金要方》以赤衣散，虚弱者以人参三白汤调赤衣散进行治疗。脉沉细，逆冷，小腹急痛者，以当归四逆散，加附子、吴茱萸，调赤衣散救之。更以吴萸一升酒拌炒，熨小腹最妙。凡男卵缩入腹，女乳缩，脉离经者，为危候难治。治以加味当归四逆汤。余霖常用麦冬汤，每每取效。

（十九）食复

瘥后余热未尽，肠胃虚弱。不能食而强食之，热有所藏，因其谷气留搏，两阳相合而病者，称为食复。治法与伤寒食复同。治以香砂平胃散。

（二十）阴阳易

男子病后，元气未复，而妇人与之交接得病者，称为阳易。女子病后，元气未复，而男子与之交接得病者，称为阴易。临床表现为男子则阴肿入腹，绞痛难忍；妇人则乳抽里急，腰胯痛引，腹内热攻胸膈，头重难抬，仰卧不安，动摇不得，最危之症。治以当归白术汤。

四、瘟毒发疮的诊疗

瘟毒发斑是毒火外散的表现，而瘟毒发疮是毒火内聚的征兆。疮发初时，恶寒发热，红肿硬痛，此时毒火具备发扬特性；而但寒不热，平扁不起，就属于毒火内伏。

疫疹的发疮，从部位来看，没有什么特异性，或发于要地，发于无名，发于头面，发于四肢。但是从脉象来看，疮症之脉洪大而数，疫则沉细而数。从发热先后来看，疮症先热后寒，疫则先寒后热。从头痛特点来看，疮症头或不痛，疫则头痛如劈，沉不能举。

临床表现不一而同，有目红、面赤而青惨者，有忽汗忽燥者，有昏愦如迷者，有身热肢冷者，有腹痛不已者，有大吐干呕者，有大泄如注者，有谵语不止者，有妄闻妄见者，有大渴思水者，有躁如狂者，有忽喊忽叫者，有若惊若惕者。余霖指出，临床如果误以疮症而进行治疗，病情常常难以挽回。

五、娠妇疫疹的诊疗

娠妇兼有其他疾病，原则上治疗应以安胎为先。惟独疫疹发病，切不可以如此。母之于胎，一气相连，母病即胎病，母安则胎安。胎赖血以养，母病热疫之症，热即毒火，毒火蕴于血中，所以母之血亦为毒血，毒血会对胎儿造成一定影响。应当急治其血中之毒，而不可先行安胎。一般认为，胎热则动，胎凉则安。母病毒火最重之症，胎儿自然也受煎熬。治疗应极力清解凉血，使母病一解，而不必安胎，自无不安。

至于瘥后，以及病中适逢经来，当以类推。余霖告诫，若以产后、经期，药禁寒凉，则误人性命，其病速危，而应当采用急治其标的办法。

六、疫疹不治之症

疫疹初起，六脉细数沉伏，面颜青惨，昏愦如迷，四肢逆冷，头汗如雨，其痛如劈，腹内扰肠，欲吐不吐，欲泄不泄，男则仰卧，女则覆卧，摇头鼓颔，百般不足。此为闷疫，病势最终，朝不保夕。欲挽回于万一，必须要用大剂清瘟败毒饮进行治疗，否则预后不佳。

七、验案举隅

（一）疫疹紫黑相间治验

正阳门外，蒋家胡同口内，祥泰布铺，祁某，晋人也。长郎病疫，原诊谢以不治，又延一医，亦不治。及至邀余，已七日矣。诊其脉，六部全伏；察其形，目红面赤，满口如霜，头汗如雨，四肢如冰；稽其症，时昏时躁，谵妄无伦，呕泄兼作，小水癃闭，周身斑疹，紫黑相间，幸而松活，浮于皮面，毒虽盛而犹隐跃，此生机也。查看前方，亦用犀、连，大剂不过钱许，乃杯水之救耳！予曰：“令郎之症最险，不畏予药过峻，死中求活，不然，变在十四日。”祁恳甚切。予用大剂，石膏八两，犀角六钱，黄连五钱，余佐以本方之味，加伏龙肝一两，滑石五钱，木通三钱，猪苓、泽泻各二钱，更加生地一两，紫草三钱，归尾三钱，大青叶二钱。以色紫黑也，连投二服。

至九日，脉起细数，手足回温，呕虽止而泄如旧，仍用本方去伏龙肝，又二服。

至十一日，脉转洪数，头汗遂止，黑斑变紫，小水亦利，大便亦实，但妄谵如前，身忽大热，烦躁更甚，大渴不已，以火外透也，仍用本方去滑石、木通、猪苓、泽泻，加花粉、山豆根。以喉微痛也，更以冰水与服，以济其渴。

又二帖，色转深红，热势稍杀，谵妄间有，犹渴思冰，投本方减生地五钱，去归尾、紫草、豆根、花粉。

又二服，诸症已退十分之三，药减四分之一，但饮水而不思食。祁疑而叩曰：病虽减，而十数日不食，尚能生乎？予曰，生矣，按法治之，二十一日方可痊愈。

又二服，斑化多半，胃气渐开，热亦大减，照本方药减四分之二，去大青叶。

又二服，斑点全消，饮食旋食旋饿，方能起坐，诊其脉，尚有六至，犹有余热，不即清之，其势复张，更难为力，犹用石膏二两四钱，犀角三钱，黄连二钱，余亦类减。

十九日，用石膏一两二钱，犀角二钱，黄连一钱，加乌梅三个，酸以收之也。予曰：前言二十一日，方能成功，今已十九日矣，令郎如此，可见前言之不谬也。祁某喜曰：若非立定主意，几为众口所误，初立此方，体全堂不肯卖药，叩其所以，言误开分两，以八钱为八两、六分为六钱耳。予历指同乡服此得痊者颇多，虽卖，犹嘱以再三斟酌。

二十日，犹用石膏八钱，犀角钱半，黄连八分，加洋参二钱，麦冬三钱，归身二钱，川芎一钱，以调气血。

二十一日，用八珍汤加麦冬、五味，立方需大纸一张。昨言初方药店不肯发药，今令郎已愈，录一治法于方前，计服石膏、黄连、犀角若干，使彼知予用药之奇，即药铺亦未之见也。

按语：瘟疫之症，以发斑为危候。本例患者感受疫气，延医七日而未见好转，遂毒火熏蒸于上则“目红面赤，头汗如雨”，内伏于内则“满口如霜，四肢如冰”，侵入于胃肠则“呕泄兼作”，壅盛于膀胱则“小水癃闭”，扰及神明则“时昏时躁，谵妄无伦”，外发于周身则“周身斑疹，紫黑相间”，据此则可知其病机深重，邪火内炽。察其斑疹“幸而松活，浮于皮面”，说明“毒虽盛而犹隐跃”，尚未成实，此必当为一线之生机。余霖果断采用重剂石膏八两、犀角六钱、黄连五钱及清瘟败毒饮原方加减，径取胃腑，使其寒凉之性敷布于十二经，直折火势。值得指出的是，本案用大剂连投十五帖，计用石膏六斤余，犀角七两余，黄连六两余。此前人所未有，后人所未见，非确有胆识必不敢用。余霖认为，疫疹发作，来势凶猛，用药必须给予毒火迎头痛击。但这种用药思路，在一般医生看来，过于“孟浪”，因此常常出现“医家不敢用，病家不敢服，甚至铺家不敢卖”的“三不敢”情况。此最贻误病情，终至不救，当为医家切记。

（二）疫疹紫黑兼呃逆治验

丙午夏四月，塞道掌侄孙兆某者，病疫已十一日，原诊辞以备后事。塞公另延一医，用理中汤，兆某妻舅工部员外伊芳公，素精医术，不肯与服。曰：若治此症，非余某不可。其家因有人进谗言予用药过峻，惧不敢请，伊芳公力争，恳予甚切。予因知遇之感，慨然同往。诊其脉，沉细而数；验其症，周身斑点，紫黑相间，加以郁冒直视，谵语无伦，四肢如冰，呃逆不止，舌卷囊缩，手足动摇，似若循衣。此实危症，幸而两目红赤，嘴唇焦紫，验其是热。查看前方，不过重表轻凉，此杯水投火，愈增其焰，以致变症蜂起。

予用大剂，更加玄参三钱，大青叶二钱，使其内化外解，调服四磨饮。本家惧不敢服，伊芳公身任其咎，亲身煎药，半日一夜，连投二服，呃逆顿止，手足遂温，次日脉转洪数，身忽大热，以毒外透也。予向伊公曰：按法治之，二十一日得痊。但此剂不过聊治其焰，未拔其根，药力稍懈，火热复起。一方服至五日，病势大减，药亦减半。服至八日，药减三分之二，去大青叶。服至十日，药减四分之三，以后诸症全退，饮食渐进。计服石膏五斤十四两，犀角四两六钱，黄连三两四钱，举家狂喜，始悔进谗言之误也。

按语：疫证过程中出现呃逆，常为胃火上冲，肝胆之火亦相随而助虐。肺金之气不能肃降，火热之气循清道而上冲喉咙。本例患者延医数位，所聘医工大都在卫表着眼，故难见冰释之机。余霖据“诊其脉，沉细而数；验其症，周身斑点，紫黑相间，加以郁冒直视，谵语无伦，四肢如冰，呃逆不止，舌卷囊缩，手足动摇，似若循衣”，认为是火毒内闭，真热假寒之重症。所幸“两目红赤，嘴唇焦紫”，尽管病情深重，但并未斫尽真阳外显之象。因而采用大剂清瘟败毒饮，酌加玄参、大青叶，共奏清热解毒、透热于外、凉血消斑之功。此外，本例伴随患者热透达表及热势消退的全部过程，宜减少相应药味和剂量，并最终收取全功。“计服石膏五斤十四两”，可见余霖善用、敢用石膏，所传不虚。

【后世影响】

一、历代评价

余霖以擅用石膏大剂治疗疫疹类疾病而享誉杏林，也正是因为这一临床特色受到一些医家的“诟病”。这些医家往往未能深刻领会余霖运用石膏辨证施用的心悟。如前文中《温热经纬》卷四“余师愚疫病篇”汪曰桢按语所云。当然，大部分后世医家对余霖的学术思想和临床见地还是十分赞赏的。

如王学权《重庆堂随笔》记载：“疹为疫气，惟余师愚知之，故所著书，名曰《疫疹一得》，治疫专用大剂石膏，晓岚先生目击其技之神，载入《阅微草堂笔记》。道光间，归安江笔花宗其法，《医镜》载：‘尝治一时疫发斑，用石膏至十四斤，而斑始透，因叹师愚之道为不孤’。”

赵尔巽等所撰《清史稿》“艺术一”载：“霖，字师愚，安徽桐城人。乾隆中，桐城疫，霖谓病由热淫，投以石膏，辄愈。后数年，至京师，大暑，疫作，医以张介宾法者多死，以有性法亦不尽验。鸿胪卿冯应榴姬人呼吸将绝，霖与大剂石膏，应手而痊，踵其法者，活人无算。霖所著曰《疫疹一得》，其论与有性有异同，取其辨证，而以用达原饮及三消、承气诸方，犹有附会表里之意云。”

《续修四库全书总目提要》云：“清余霖撰。霖字师愚，桐城人。父死于疫，发愤治医家言，桐城复遇疫，重用石膏，治之辄愈。后游京师，乾隆甲子、癸丑两年，疫大作，用其法奇效，全活甚众，纪昀《阅微草堂笔记》载其事。霖撰是书，发明其义，上卷论证及治法，下卷诸方及医案。其方以自制清瘟败毒饮主治，石膏为君，大剂六两至八两，中剂二两至四两，小剂八钱至一两二钱，他药随证加减，遇重证有服石膏至七八斤始愈者。其论司天、在泉，各有所主，客行天令，居于主气之上，天有不正之气，疫来以渐，传染一辙，用药过峻数倍于前人。又论瘟疫与伤寒，似同而异。又论治疫之法，谓刘河间清热解毒之说有高人之见，后人未广其论，反以为偏。《冯氏锦囊》亦云，斑疹不可妄为发表，惜未畅明其旨。吴又可辨伤寒瘟疫甚晰，戒强汗伤表，强下损里，已得奥妙，惟以毒从口鼻入，不传于胃而传于膜原，似有语病。至用达原、三消、承气，犹有附会表里之意。独熊氏热病验治，首用败毒散，继用桔梗汤，退胸膈之热为妙法，今采用其意，减去硝黄之猛烈，重用石膏，直入戊己，以捣其窝巢。诸说皆持之有故。海宁王士雄采是书入自著《温热经纬》中，有所删节补正，称其独识淫热之疫，别开生面。案：霖之主用石膏，其取法渊源仍出于白虎汤，似无足异，第因剂之过峻，临诊群疑众谤，能持定力，遂成其名。后来浅医无辨证之识，滥用其法，贻害正复不鲜。前人论吴又可之达原饮，专宜于治湿温，窃谓是书之清瘟败毒饮，专宜于治淫热。二者得失，亦复相等，要之皆近代治疫家之能自立一帜者。王士雄《温热经纬》注中商订诸条，较为切当，可备诤义也。”

二、后世发挥

余霖所创制清瘟败毒饮一方，对于中医临床治疗热性病证影响颇为深刻，后世医家在诸多方面予以精彩发挥。特别是在传染病防治方面，清瘟败毒饮被广泛用于治疗脑膜炎、流行性出血热、乙脑、非典型性肺炎（SARS）、流感高热不退、登革热、耐药性伤寒、手足口病及流感、病毒性肝炎及腮腺炎等。此外，在皮科疾病防治方面，对于治疗银屑病、氨苄西林皮炎、别嘌呤醇药疹及中毒性表皮坏死松解症等急性皮肤病也有重要作用。

总之，清瘟败毒饮在治疗危症、重症属于气营两燔证者疗效显著。由现代药理研究可知，清瘟败毒饮具有解热、抗炎、抗菌、抗病毒等作用。临床医生对于清瘟败毒饮加减化裁和临床发挥，在针对性治疗相关感染性疾病，避免抗生素滥用等方面，具有重要的现实意义。

综上所述，余霖是清代温病学派代表性医家，其代表作《疫疹一得》是在精研《内经》《伤寒论》及刘完素、吴有性等前辈医家学术思想的影响下，通过长期大量临床实践总结出来的。余霖的学术思想，进一步充实了温病学说有关疫疹的病因病机、疫疹的主症与兼症、清瘟败毒饮的加减化裁，特别是在石膏的使用经验等方面的理论认识，对于中医温病学的传承与发展，具有重要的学术贡献和深远影响。

中国中医科学院中医基础理论研究所　陈曦

【参考文献】

[1] 余师愚. 疫疹一得 [M]. 北京：人民卫生出版社，1996.

[2] 余霖. 疫疹一得 [M]. 北京：人民卫生出版社，1956.

[3] 余霖. 疫疹一得 [M] //续修四库全书・子部 医家类. 上海：上海古籍出版社，1996.

[4] 裘沛然. 中医历代各家学说 [M]. 上海：上海科学技术出版社，1984.

[5] 王学权. 重庆堂随笔 [M]. 南京：南京科学技术出版社，1986.

[6] 赵尔巽，等. 清史稿 [M]. 北京：中华书局，1977.

[7] 中国科学院图书馆编纂. 续修四库全书总目提要 [M]. 济南：齐鲁书社，1996.

[8] 张沛，谭行华. 从清瘟败毒饮浅谈余霖疫疹治验 [J]. 国医论坛，2014，29 (1)：11 – 12.

[9] 傅建忠. 余霖生平及其《疫疹一得》考 [J]. 安徽中医药大学学报，2014，33 (4)：13 – 15.

[10] 沈维艳，王飞，徐伟，等. 清瘟败毒饮古今之用 [J]. 黑龙江中医药，2012，54 (6)：4 – 5.

[11] 陈建杉，江泳. 浅话余霖治疫思想 [J]. 成都中医药大学学报，2011，53 (2)：16 – 17.

[12] 张志斌. 王士雄《温热经纬》的学术理论研究 [J]. 浙江中医杂志，2009，53 (1)：4 – 5.

[13] 王秀莲，李悦，常淑枫，等. 历史上华北中医对疫病防治的贡献 [J]. 河北中医，2009，30 (10)：1555 – 1556，1592.

[14] 王秀莲. 温疫学派学术思想及治疗经验探讨 [J]. 天津中医药，2006，22 (4)：294 – 296.

[15] 郑晓红. 余霖制清瘟败毒饮与运气的相关性探讨 [J]. 浙江中医杂志，2005，49 (12)：512 – 513.

[16] 刘景源. 明清时期中医疫病学与温病学的形成与发展（上）[J]. 中国中医药现代远程教育，2004，2 (1)：31 – 34.

[17] 张鸣钟，张苓. 历代名医热病治法选析 [J]. 中医研究，2004，16 (1)：2 – 3.

[18] 梁润英. 余霖治疫特色 [J]. 河南中医学院学报，2003，18 (6)：65 – 66.

[19] 商敏凤，张瑞贤. 余霖・石膏・非典——薛崇成老中医的文章读后 [J]. 江西中医学院学报，2003，15 (3)：7 – 8.

[20] 干祖望. 吴医、越医 [J]. 江苏中医，2001，45 (3)：39.

[21] 俞恩芝. 气营两清法治疗小儿全身炎性反应综合征 121 例临床观察 [J]. 中西医结合实用临床急救，1999，5 (6)：20 – 21.

[22] 冯全生. 张之文教授论温疫学说 [J]. 成都中医药大学学报，1995，37 (2)：8 – 11.

[23] 储全根，顾植山.《中医临床传统流派》评介 [J]. 江苏中医，1993，37 (10)：40.

[24] 陈德宁. 余霖治疫“按症加减”心法初探 [J]. 安徽中医学院学报，1987，6 (4)：14 – 16.

[25] 蔡定芳. 要重视温疫学说的研究 [J]. 南京中医学院学报, 1987, 18 (1): 6.
[26] 王景洪. 试论温病学派的贡献及局限 [J]. 陕西中医学院学报, 1986, 8 (3): 1-4.
[27] 杜建. 余霖对温病学说的贡献 [J]. 福建中医药, 1986, 30 (4): 13-15.
[28] 陆文彬, 陈予舟. "余师愚疫病篇"论治急症大观 [J]. 吉林中医药, 1985, 6 (3): 1-3.
[29] 姜春华. 余霖学术介绍 [J]. 中医药学报, 1985, 12 (3): 1-2.
[30] 毛俊同. 温疫学家余霖 [J]. 南京中医学院学报, 1983, 24 (1): 68-70, 74.

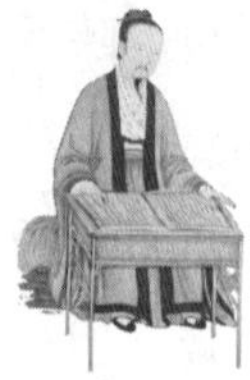

郑梅涧

内容提要

郑梅涧，名宏纲，字纪原，以号行，别号雪萼山人，生于清雍正五年（1727），卒于清乾隆五十二年（1787），安徽歙县人。清代著名医家，尤精于喉科，代表作为《重楼玉钥》。郑梅涧毕生注重重大疫病和危急重症的临床实践和学术创新，在疫病治疗方面，提出疫病初起就是虚证的治疫思路，创“养阴清肺”法治疗疫病白喉；在脉学方面，提出脉诊“三法参伍”说，可提高脉诊的准确率，有重要的实用价值，其寸口脉“经络分候定位”说，亦值得深入研究；在临床辨证治疗方面，强调“阴阳、寒热、虚实、经络、脏腑、禀赋”十二字审证，随“运气”变化而遣方用药；在喉科学方面，立“喉症忌表、辛凉而散、拦定风热、气血并治”等治则新学说；创“刀针灸熏、洗敷吹噙、内服外治”相辅并用的疗法，具有疗效的叠加效应；在儿科学方面，郑梅涧源自临床实践，立“补阴扶阳”准则，及禀赋薄弱患儿的治疗方法，对当今医疗背景下的儿科治疗学，仍具有科学性和实用性；在针灸学方面，郑梅涧在我国首部中医喉科针灸专著中，论述针刺的手法、要领和补泻秘诀的针灸诸则；详述治喉病常用腧穴的部位、取穴、进针、出针等针刺操作方法及功用和主治，提出了针灸治疗咽喉口齿唇舌疾病的“开风路针”“破皮针”和“气针”三针学说。

【概述】

一、生平简介

郑梅涧，名宏纲，字纪原，以号行，别号雪萼山人。生于清雍正五年（1727），殁于乾隆五十二年（1787）。安徽省歙县郑村人。清代著名医家，尤精于喉科，代表作为《重楼玉钥》。

郑梅涧出身于中医世家。《中医大辞典》记载，郑宏纲为“清代喉科名医”。郑梅涧也是我国古代惟一享誉“名医”的五官科医家；《新安医学精华丛书·前言》谓郑梅涧是“新安医学的十大代表医家”之一。

郑梅涧术业精湛，济世惠民；大医仁心，誉满杏林。中医喉科名著《重楼玉钥》是郑梅涧的代表性著作。《重楼玉钥》阐述中医喉科的生理、病机、诊断预后、危急重症，详论喉科36种喉风的症状演变和施治用药；《重楼玉钥》也是我国首部中医喉科针灸专著，论述针灸治疗诸则，详述治喉病常用腧穴，提出了针灸治疗咽喉口齿唇舌疾病的“三针学说”，载有郑氏常用针灸处方。

郑梅涧勇于挑战重大疫病，白喉和天花是其所处时代危及中华民族生存繁衍的重大疫病，郑氏首次指出疫病初起就有虚证，首创“养阴清润”法治疗疫病白喉的治疫思路与方法。咽喉口齿感染性热病方面，创“喉症忌表、辛凉发散、拦定风热、气血并治”治则，创“三针”学说，运用“刀针灸熏、洗敷吹噙、内服外治”多种疗法相辅并用治疗咽喉口齿唇舌疾病。

郑梅涧还著有《箑余医语》《痘疹正传》等著作传世。《箑余医语》在中医基础理论、脉诊、辨证思维、儿科基础理论与治疗方面提出了卓有见地的新学说、新方法。在脉诊方面创“三法参伍”说、寸口脉“经络分候定位”说；在辨证施治方面提出十二字审证说；在儿科学方面，提出“生殖孕育说”“元阳为后天生生之柄、真阴存养真阳说”，“补阴扶阳”准则，及禀赋薄弱“易感儿”的治疗方法。《痘疹正传》是一部治疗清代重大疫病“天花”的专著，其治疗疫病的学术思想有待进一步整理。

二、著作介绍

（一）《重楼玉钥》

1. 成书年代

从方成培的《重楼玉钥》序文可知，《重楼玉钥》的成书年代在1768年以前。据郑景岐所传家藏资料，现存人民卫生出版社影印本《重楼玉钥·原叙》署名“乾隆戊子仲秋上浣岫云山人方成培书于碧山之苍松翠竹山房”。“乾隆戊子”为1768年，古人多在著述成书之后，才由别的学者写叙于书首。“方成培叙”完成于“乾隆戊子仲秋上浣”，故在1768年8月10日以前，《重楼玉钥》已经成书。契友方成培，在1768年为《重楼玉钥》作序，并在书中加有按语。1792年至

1795年间，郑枢扶在读父亲郑宏纲医著《重楼玉钥》时亦加有按语。

2. 著作作者

《重楼玉钥》书共两卷，其作者为郑梅涧。据家藏资料及历代口述，先师黄明生传徒时，曾出秘书以授，即家藏的手写本《喉口三十六证》，此书甚简。郑氏以此为基础，参以父辈和自己的临床经验，多次增订扩充，以臻完善，并订书名为《重楼玉钥》。书成之后，契友方成培、郑氏长子郑枢扶、三子郑既均分别在《重楼玉钥》书中加有文字。

（1）方成培

方成培，号岫云，歙县西乡环山人。乾隆戊子（1768），郑宏纲与邑人方成培相互论医，交同莫逆，方见此书，推崇备至，亲为作序，并在《重楼玉钥》书中加有按语。方成培还为郑氏提供3首家传秘方，即“严氏赤麟散”“秘授甘露饮”“圣功丹”，由郑枢扶在1792年至1795年间录入《重楼玉钥》上卷。

（2）郑枢扶

在1792年至1795年间，郑梅涧长子郑枢扶在研习该书时，将“批注”“心得”以按语形式陆续加入《重楼玉钥》，凡18条。所加批注均冠以“枢扶氏曰”，以资区别。外界缺乏对郑宏纲与郑枢扶的生平事迹的了解，一些刻本将作者署签为“郑梅涧枢扶著”，医学史文献曾将郑氏父子混为一人，实缘于此。

《重楼玉钥·梅涧医语》“又论喉间发白治法及所忌诸药”，亦为郑枢扶所加。“喉间起白如腐一症，其害甚速……余与既均三弟疗治以来，未尝误及一人，生者甚众。经治之法，不外肺肾，总要养阴清肺，兼辛凉而散为主”。此医语中“余与既均三弟”，可证为郑枢扶所撰的文字，叙述创制“养阴清肺汤”的经过。

（3）郑既均

郑既均是郑梅涧第三子。《重楼玉钥·梅涧医语》凡二则，医语“论喉间发白症”为郑宏纲与儿辈论医时的讲话，郑既均笔录于《重楼玉钥》上卷。医语云：“喉间发白之症。予经历十余，俱已收功。此症属少阴一经。”家藏资料中，“此症属少阴一经”上，尚有“此父亲大人在日经验之症，述与焘等知悉”。又云：“字段，外传并出版的《重楼玉钥》脱此段文字。”据郑景岐整理家藏郑氏谱牒所知，“焘”即“郑既均，名承洛，字既均，号杏庵，老年又名焘。系郑氏第三子，生于清乾隆二十年（1755），殁于道光十年（1830）”，精于喉、内、妇、幼各科。生平著述较多，今幸存者有《杏庵医案》《烂喉风》（又名《咽喉伤燥论》）《熟地黄论》《医叹》《痘科秘奥》（与兄枢扶合编）《胎产方论》《燕窝考》等书。

《梅涧医语》二则，均为郑梅涧之子整理时补入书中，作为附录而并行于世。结合郑宏纲子辈在《重楼玉钥》所加的批注按语、郑枢扶撰“又论喉间发白治法及所忌诸药”的内容，可以认为，《重楼玉钥》记录了以郑宏纲为主的新安郑氏喉科三代五位医家（郑于丰、郑于蕃，郑梅涧，郑枢扶、郑既均），凡80余年的学术思想和临床经验。

3. 现存著作版本

《重楼玉钥》是郑梅涧喉科的代表性著作，国家首批名老中医郑景岐先生对家传著作的版本研究具有权威性和独到发现。

古人著述无功利性，《重楼玉钥》系郑梅涧为传承家传学术经验而撰写。《重楼玉钥》经作者多次修撰，每为亲友传抄，不胫而走。由于传抄的时段不同，传抄人所需内容不同，外传的《重楼玉钥》的篇幅与内容亦有差异。如新安歙县书肆“徽城乙照斋”率先付梓的《精选喉科秘要良方》，其篇幅不及现行通行本之半，没有下卷的针灸内容，可知它是《重楼玉钥》最早传世的一个雏形本。现在流行的《重楼玉钥》通行本，是人民卫生出版社影印的“道光十九年己亥（1839）喜墨斋翻刻本”。

基于《中医图书联合目录》等文献调研，结合家藏文献分析，《重楼玉钥》的现存版本及梓行年代如下。

（1）手写本《喉口三十六证》

此为郑梅涧之父、叔（郑于丰、郑于蕃）所得师承秘本《喉口三十六证》。

（2）《精选喉科秘要良方》，徽城乙照斋木刻本

此本刻年不详，缺针灸内容，且篇幅较小，为《重楼玉钥》的雏形本。

（3）嘉庆四年（1799）刻本

此本名为《咽喉总论》，一册（不分卷）。见于清·杨润（浣亭）、曹施周（沛霖）辑刊的丛书《遵生集要》（又名《醒医六书》）。丛书收有吴有性《温疫论》、杜清碧《舌镜》、景冬阳《增补方论》、戴天章《存存书屋摘抄》、新安郑氏喉科《咽喉总论》、倪东溟《产宝家传》6 种古医籍。

从内容分析，《咽喉总论》为《重楼玉钥》上卷。据《遵生集要》丛书凡例所示，“今有新安郑氏家藏《咽喉论》一册，绘其全图，方治之妙，原序已备言之，毋庸复赘，兹并刻其方图于后”，可知此书为新安郑氏喉科所著。《咽喉总论》脱方成培的“叙”和《重楼玉钥》下卷。

（4）嘉庆十五年（1810）本，书名《咽喉口齿玉钥全函》

嘉庆十五年（1810），清宫御前太医，新安医家汪燕亭刊刻出版《聊复集》，嘉庆十五年京都琉璃厂韫宝斋版。《聊复集》收载《重楼玉钥》上卷，名《咽喉口齿玉钥全函》，此为《重楼玉钥》上卷的全本。

汪燕亭，字必昌，清代乾嘉间新安歙县富堨人。约生于 1765 年，卒年不详。因严父慈母多病，乃习医以痊母病。曾游吴越，历齐鲁，至燕赵，入京都，而以术显选入太医院，任御前太医九年。平昔观院中同跻身怀良技者甚多，往复研究，获益良多。又因南旋谋先人之墓穴事宜，离开京都前，取平生所学，采辑成编，于嘉庆十五年（1810）纂成《聊复集》5 卷，同年由京都琉璃厂韫宝斋刊刻而流传海内。该书卷一为“医阶辨脉”，卷二为“医阶辨证”，卷三为“医阶辨药”，卷四为“眼科心法”，卷五为书名“咽喉口齿玉钥全函”。

《咽喉口齿玉钥全函》为《重楼玉钥》上卷，有方成培的“叙”，脱提署，脱《重楼玉钥》下卷，无津门冯相棻的“序”及桐乡孙学诗的“序”。

（5）道光十八年（1838）苏城喜墨斋木刻本，书名《重楼玉钥》

道光十八年版封面提“道光戊戌年　重楼玉钥　谦吉堂藏版”，书末提“苏城皋辕西喜墨斋

刻印”。此为《重楼玉钥》的全本和足本。

道光十九年己亥（1839）喜墨斋据初刻本翻刻。1958 年，人民卫生出版社首次影印 1839 年喜墨斋翻刻本并出版，在其后的 50 余年间，人民卫生出版社多次印刷发行。

其后梓行的版本依次有：清咸丰五年乙卯（1855）重刻道光二十五年本，清光绪四年戊寅（1878）重镌本，清光绪五年己卯（1879）刻本，清光绪七年辛巳（1881）骆孝先刻本，清光绪七年申报馆据谦吉堂板铅印本，清光绪十三年丁亥（1887）芋国重刻本，清光绪二十六年重镌本，清光绪二十六年（1900）杭州景文斋刻本，1916 年老二酉堂藏版刊本，1917 年大成书局石印本，1917 年大东书局石印本，1917 年章福记书局石印本，1930 年中医书局石印本。1956—1992 年，人民卫生出版社据道光十九年喜墨斋本出版影印本，凡 5 次印刷。

4. 主要内容

（1）书名内涵

《重楼玉钥》书名之“重楼”，源于道教经典著作《黄庭经》，谓咽喉为“十二重楼”“重楼”“重堂”。《黄庭经・若得章第十九》云：“重重楼阁十二环，自高自下皆真人。”（《黄庭经医疏》）《黄庭内景经・黄庭》还把咽喉称作“重堂”，言“重堂焕焕明八威”。注解《黄庭经》的梁丘子曰：“重堂，喉咙名也。一曰重楼。”

《黄庭经》继承汉代“五脏神”之说，以身体脏腑各有所主的理论为基础，结合道教人身百脉关窍各有司神之说，并以七言韵文加以表述。其中有十四章着重阐述了人体五脏及胆腑的生理作用。安徽中医药大学周楣声教授对《黄庭经》“重重楼阁十二环，自高自下皆真人”疏注曰：“道家认为人体喉管有十二环，宛如重重楼阁；在喉管以上的头面部分有五官七窍，在喉管以下有各种脏腑，都由真气灌注，环环相扣，浑然一体。”（《黄庭经医疏》）此段经文说明了咽喉与头面五官七窍、躯体五脏六腑的整体关系，重楼是五官七窍、五脏六腑的机枢。

《重楼玉钥》书名之“玉钥”，钥匙的美称，如清・唐孙华《门神同查夏仲恺功戏作》诗云：“阖外未闻持玉钥，篸头惟见倚铜镮。”“重楼玉钥”指咽喉危急重症如重楼之门被锁闭，作者希望本书成为启锁的玉钥匙，故名之《重楼玉钥》。

（2）主要内容

《重楼玉钥》全书凡两卷。上卷内容 17 篇，分别阐述咽喉的解剖部位、生理、病证、诊断和预后；阐述危急重症、不治之症，阐述喉科疾病的病名、病位、症状和治疗用药；列述喉科 36 种喉风名称、发病部位、症状演变、施治用药。本书最早记载白喉，并创立治疗白喉的基本法则和有效方药“养阴清肺汤”。

下卷内容 39 篇，为我国首部中医喉科针灸专著。论述针刺的手法、要领和补泻秘诀的针灸诸治则；详述治喉病常用七十三个腧穴的部位、取穴、进针、出针等针刺操作方法及功用和主治等。郑氏提出了针灸治疗咽喉口齿唇舌疾病的“开风路针”“破皮针”和“气针”三针学说。

5. 学术价值

《重楼玉钥》学术上的原创性贡献，主要体现在四个方面。其一，“养阴清肺，辛凉而散，养阴清肺汤治白喉”；其二，“喉症忌表，气血并治，拦定风热，治疗急性热病”；其三，“内服外治，洗敷吹噙，刀针灸熏，相辅并用”；其四，提出“开风路针”“破皮针”和“气针”三针学说。郑梅涧基于临床经验认为，当外感热病属风阻咽喉，汤水不进时，治疗的顺序依次为吹药→针→放血→内服，针法为“开风路针”。郑梅涧认为，经络为“气”循行的通道，风邪壅阻经络，需用“开风路针”疏通经络之壅滞。

（二）《箑余医语》

1. 成书年代

《箑余医语》未记载撰年。分析书名的变化和《重楼玉钥续编·郑枢扶序》可知，《箑余医语》为郑宏纲晚年所作。此书是郑氏对中医基础理论、脉诊、辨证施治、中药药性理论、法与方的关系等方面的创新性发微，期望是书为儿辈学习中医的难点进行解疑答惑。

2. 现存著作版本

《箑余医语》成书后，郑氏南园喉科后裔医家代代相传，世系珍藏。现传至郑氏医学 14 世（南园喉科 9 世）郑日新，仍保存完好。1959 年，应安徽省卫生厅要求，南园喉科 8 世传人郑景岐整理《箑余医语》，并发表于《安徽卫生》1959 年 6 期。《安徽卫生》刊载本今存。

3. 主要内容

《箑余医语》书名“医语”，表述了郑梅涧医学学术方面独到的心得。古代学者著书立说，非常重视书的命名。书稿的改动显示，郑梅涧亲笔手写本的书名原提《梅涧医麈医语》，书成后易名，改定为《梅涧箑余医语》。分析《梅涧医麈医语》到《梅涧箑余医语》的书名变化，可以窥及郑氏从著书立说到传承学说的著述心路。

笔者解读《梅涧医麈医语》书名的内涵，初识如下：“麈”，是古书上说的一种鹿类的动物，尾巴可以拂尘，此是麈尾（用麈的尾毛做的拂尘）的省称，如“挥麈”（挥动麈尾，以掸灰尘）。“医麈”，指用麈尾掸去医学的浮尘，展示医学的真容。古代学者为谦谦君子，对学术上的新见解，谦虚地称为只是掸去蒙盖在真理上的浮尘。

郑梅涧最终将《梅涧医麈医语》改为《梅涧箑余医语》。从手写本《箑余医语》书后附《授医秘录·序》及《余傅山医案》分析，郑氏在《梅涧医麈医语》和《授医秘录·序》及《余傅山医案》完成后，打算将此手写本作为课徒传承学说、答疑解惑的用书，而易名为《梅涧箑余医语》。“箑”，《说文》解释为“扇也”。《广韵》谓为“扇之别名”。此用如动词，作“扇扇子”解。“余”，此作“后”解。“箑余医语”，从字面的理解，可以直释为“扇扇子后所作的医语”。深入理会作者命名的良苦用心，笔者认为《箑余医语》内涵深刻，体现了郑梅涧对中医学术“承”与“传”过程中的道德规范和学术责任的认识。

《箑余医语》书名的内涵，分“承”与“传”两个方面。就继承者而言，要尊敬老师。古徽州倡导孝道，炎热酷暑的夏季，子孙辈常为老人扇扇子，呈送的既是丝丝凉风，更是后辈的孝心；从中医师徒关系看，呈上的是后学弟子“尊师”的实际行动。就传授者而言，为师者教授后学，无论酷暑严寒，都要著书立说、解惑答疑，以传承中医为己任。

《箑余医语》6000 字，内容涉及中医基础理论、脉诊、辨证施治、中药药性、法与方的关系，治疗过程中的“病不执方”及运用“托散”法治外感等。《箑余医语》言简意赅，阐微发隐，立论精辟，具有诸多独到的发明创新，特色鲜明，有着重要的学术价值。

4. 学术价值

《篁余医语》是总结郑梅涧毕生学术创新的重要著作。该书首次以经络功能发隐“命门学说”，指出命门具有“储元气、生水火”和“气的通道”功能；脉诊方面，创“脉诊部位说”和“三法参伍”脉诊诊法；在辨证施治方面，《篁余医语》从“十二字审证、谙熟药性、依法立方、病不执方”四要点，阐述“药贵中病论”；《篁余医语》还倡“托散”法治外感。在中医儿科学术思想与临证经验方面，所论及的生殖孕育学说、阴阳学说、补阴扶阳准则，“易感儿”外感的因机证治，以及儿科四大病证的惊风、痘疹等，均识独见卓，立论精辟。

研读《篁余医语》发现，郑梅涧“生殖孕育学说”“命门学说”“阴阳学说”“补阴扶阳准则”“托散治外感”等学术思想，奠定了郑枢扶、郑既均创制“养阴清肺汤”的理论基础。

（三）《痘疹正传》

郑梅涧撰。有旧写本和手抄本存世。痘疹也叫天花，是由天花病毒所致的恶性传染病。古代大约60%的人会受到它的威胁，1/4的感染者会死亡，幸存者中的一半以上会留下麻面或失明，直到清初，痘疹依然被视为不治之症。其猖獗可怕，一如现在的艾滋病，令人谈痘色变。由于牛痘疫苗的普及，痘疹成为人类消灭的第一个传染病，痘疹的中西医治疗均无人再研究。但郑氏勇于挑战重大疫病的精神，值得进一步发扬光大。郑氏《痘疹正传》治疗痘疹的方药，对治疗病毒性感染性疾病仍有参考价值。该书内容及学术精华有待整理。

（四）《授医秘录·序》

郑梅涧撰。有郑氏手写本和手抄本存世。并精选《授医秘录》中的《余傅山医话》精华内容附于《篁余医语》之后。

《授医秘录》内容有脉学、《伤寒论》阐义、临床经验三部分。脉学记录了新安汪宦和余傅山两位医家对脉学的论述，论寸关尺所候脏腑，寸关尺三部为何能察其虚实、决其死生之理，相似脉象的鉴别等。《伤寒论》阐义，是余傅山依据其临床经验，评价和阐发《伤寒论》相关条文内涵意义。临床经验部分，记录了余傅山、吴篁池、汪宦、黄刚、汪双泉对痰饮、癫痫、尿浊、中风、黄疸、劳瘫、产后、闭经、惊风、痰证、积聚等证的临床见解，并介绍了丁翔、汪宗进、谢朴、黄予石诸位新安名医的治疗经验。《授医秘录》未梓行，目前国内有两个手抄本，其一为郑梅涧亲笔抄录，名之曰《余傅山医话》，经郑氏嫡传后裔的世代相传，现珍藏于安徽中医药大学郑日新教授处。郑梅涧于序文中云：“其临证立方，不愧为明哲之士。”

《授医秘录·序》及后附的《余傅山医话》，除版本学价值外，郑氏喉科后学传人均珍藏并研析此书，对整理郑氏喉科学术流派的理论渊源，也有着重要的学术价值。

除以上医学著作外，还有郑梅涧手写本《灵药秘方》等存世。笔者对郑宏纲手写本《灵药秘方》进行了初步研究，研究论文见于《中医文献杂志》2003年第3期。

【学术思想】

一、学术渊源

郑梅涧是新安郑氏医学的学术传人。新安郑氏医学起源，可上溯于明代嘉靖初年（1522），开山传人为郑赤山。

据郑梅涧之子郑枢扶《重楼玉钥续编·自叙》云："先高祖赤山公，瀚七代祖也，性好堪舆，精研岐黄。渊源已久，代不乏人。"此序说明郑氏家传医学开山传人为郑赤山，且传至郑宏纲之子郑枢扶代不乏人。又有《明处士郑赤山君克深墓志铭》谓："君姓郑，讳思穆，字克深……性无系吝，好周人急……君生弘治癸亥年八月二十六日巳时。"（《明清徽商资料选编》）此墓志铭示郑赤山公生于明代弘治癸亥年即1503年，结合郑枢扶之序，推测其"精研岐黄"，青囊济世，"以用人急"的年代，约为明代嘉靖初年（1522）。

从家乘谱牒及家传医学文献等可知，郑氏医学传至郑梅涧父亲郑于丰（号讱斋，1692—1767）已有6代。1711年，郑宏纲父亲郑于丰、叔叔郑于蕃（号仰山，1694—1765）又得到闽人黄明生先生异授喉科。

郑枢扶《重楼玉钥续编》，记载了清康熙五十年（1711）郑于丰、郑于蕃授受喉科的过程。其云："闽人黄明生先生，异授喉科，治验如神，活人甚多，心窃慕焉。因思利济于人，是科为最，计与商之，而先生不可。其时叔祖仰山公向讱斋公曰：窥先生之秘，非礼莫能为也。于是具币帛束金百两，负笈于先生之门。先生曰：予非吝而不传，实有因耳。昔授受时，曾立不传之誓，违之则主乏嗣，既诫于前，何可背于后耶？仰山公曰：今恳先生之秘者，实存济人之念耳，如能广以济人即先生自济也，先生何乐而不为焉？请熟筹之。如是俯可，出其书以授，乃嘱曰：珍之。仰山公曰：惟惟。讱斋公旋里，命父伯辈咸究心焉，凡患喉疾实症者依法疗之，无不神效，而先生年近六旬，果无嗣而殁。仰山公携遗像一帧而归，供奉于书室中，由是数十年来，活人甚广。"

新安郑氏医学得黄明生先生异授喉科后，郑于丰（南园）、郑于蕃（西园）一源双流，世系相传，代有发展。

郑梅涧家居新安歙县，新安医学和徽文化对郑宏纲的学术成就也产生了重要影响。

二、学术特色

在郑梅涧的生活年代，危及中华民族生存繁衍的重大疾病是疫病白喉、天花及咽喉口腔的感染性热病。郑梅涧勤于临床，勇于探索，在以上三个方面均有所成就和著述，其学术著作《重楼玉钥》《痘疹正传》是治疗疫病、热病的专著。源于临床实践的诊疗方法和学说，至今仍有效地指导临床，值得进一步研究。

（一）创养阴清肺法治疗疫病

疫病白喉曾在我国数度大流行，给中华民族带来了巨大的灾难。郑宏纲是世界上成功治愈白喉第一人。他在医疗实践基础上，创白喉“热邪伏少阴，盗其母气”之病因病机学说，确立“养阴清肺”基本治疗法则，为创制“养阴清肺汤”奠定了理论基础和方药构成基础。在其后的二百年间，中医用此方法治疗白喉，活人无算。

现代有学者全面比较了中西医防治白喉的历史，高度评价了新安郑氏喉科的贡献，指出新安郑氏喉科“确定‘养阴清肺’为其基本原则，‘养阴清肺汤’为治疗白喉的专病专方，注重辨病与辨证相结合，取得良好疗效。在现代医学尚未发现有效预防方法之前，中医中药曾挽救了无数白喉患者的生命，为我国人民战胜白喉做出卓越的贡献。中医防治白喉的方法与经验是近代中医学术史上的一个重大创新，为人类征服传染病提供了宝贵的经验”。

为全面解析郑梅涧治疗疫病白喉的学术思想，拟在介绍白喉的流行情况与治疗情况的基础上，就其所创病因病机学说、治法、方药，对创制“养阴清肺汤”的贡献、研究其治疫思路的意义诸方面进行初步研究。

1. 流行与治疗情况

（1）流行情况

白喉是一种烈性传染病，《重楼玉钥》首次报告白喉在我国初次流行的时间为1775年以后，首次说明白喉具有传染性，首次记载白喉的主症、易感人群和疾病预后。其云：“喉间起白如腐一症，其害甚速。乾隆四十年前无是症，即有亦少。自二十年来，患此者甚多，惟小儿尤甚，且多传染。”

据李庆坪对白喉流行状况的研究，白喉“每次相隔都是七八年左右”的流行周期。1774年至1902年的百余年间，我国先后发生了4次白喉大流行。我国将白喉列为乙类传染病。传染病的病原携带者在诊断后，限时于24小时内上报国家卫生防疫机构。

（2）死亡率

国外死亡率，从诺贝尔医学奖资料可知，欧洲当时的白喉死亡率为48%。1889—1894年间，欧洲每年都有5万多名儿童死于白喉；德国人埃米尔·冯·贝林（Emil von Behring，1854—1917）就是因为发明白喉抗毒素，使白喉的死亡率从48%降到了13%，而获得首届诺贝尔医学奖。

国内死亡率，清代缺少白喉死亡率的数据，《重楼玉钥续编·论白腐证》仅载曰：“染是疾者甚多，每为误治而夭者，不知凡几。”可以想见，白喉大流行时苍生沦丧、横夭莫救。

新中国成立后，实施白喉类毒素接种，尤其是1978年我国开始实施计划免疫以后，白喉发病率和死亡率大幅度下降。

（3）白喉的治疗

1775年前后，白喉在我国初始流行，中医界对此尚无有效方法。经考证，1775—1787年，郑宏纲首先用中医药方法成功治疗白喉，是我国也是全球首位治愈白喉的医家。《重楼玉钥·梅涧医语》云：“喉间发白之症，予经历十余，俱已收功。”说明郑氏用中医中药的方法治疗十余例白喉，均取得了良好的效果，无一例死亡。

其后，郑枢扶、郑既均继承父亲郑梅涧的衣钵，遵从“热邪伏少阴，盗其母气”的病因病机学说，并凝练为“虚、燥”二字，立“养阴清肺，兼辛凉而散”治则，进一步筛选优化处方，于

1794 年前后创“养阴清肺汤”治疗白喉，亦达到“未尝误及一人，生者甚众”的水平。

在“养阴清肺汤”发明 100 年以后，国外在白喉防治方面也取得了重大进展。德国人埃米尔·冯·贝林在 1891 年圣誕节，首次成功地用羊血清，治愈了一例在柏林医院住院的白喉患儿，为人类征服白喉迈出了重要的一步。1892 年他与法兰克福化学制药公司合作，1894 年生产和销售白喉疫苗，有效遏制住白喉的流行与传染。

我国在新中国成立以后，才实行白喉疫苗预防措施。此前，即从 1775 年到新中国成立初期近二百年间，主要依靠中医药防治白喉。由上可知，在养阴清肺汤发明后的二百年间，白喉曾经在我国数度大流行。“养阴清肺”这一原则始终被后世医家奉为圭臬，养阴清肺汤曾挽救了无数白喉患者的生命。

2. 创新病因病机

郑梅涧提出“热邪伏少阴，盗其母气”的白喉病因病机学说，颇具创新性。《重楼玉钥·梅涧医语》云：“此症属少阴一经，热邪伏其间，盗其肺金之母气……邪伏少阴，盗其母气，非臆度也。”“热邪伏少阴，盗其母气”，指出了病位为肺肾，病性属本虚标实，本为肺肾俱虚，标为热邪。

（1）“热邪伏少阴”解析

“伏”，“隐藏”之意，从传染性疾病发病过程的角度认识，可以理解为疾病的潜伏期。“热邪伏少阴”，属中医伏气学说范畴。

伏气学说，是阐述温病病因病机的重要理论。“伏气”一词，首见于《伤寒论·平脉法》之“伏气之病，以意候之”，其理论溯源于《素问·阴阳应象大论》“冬伤于寒，春必病温”。后世医家不断深入研究，发展了伏气学说的理论。其中心内容可概括为：病邪的性质有“寒”“热”两种，疾病发生过程有“邪伏”“外发”两个环节，邪伏的根本原因是邪盛正弱，邪伏部位有伏藏于少阴、藏于肌肤、藏于骨髓等不同。

郑梅涧从“伏气学说”认识白喉，认为白喉病因病机为“热邪伏少阴”，即病性为“热”之邪伏藏于少阴。

（2）“子盗母气”解析

白喉病因病机中，“子盗母气”的重要意义，是首次指出疫病初期就有虚证。“子盗母气”是中医五行学说的病机术语。生理上的“母子关系”，是用五行说明五脏间相生的关系，如五行中金生水，金为母，水为子；由此说明的五脏间相生，则肾为子，肺为母；“子盗母气”又称“子病及母”，指疾病时由“子”病累及“母”病。

中医认为，母病及子，病情较轻；子病及母（子盗母气），病情较重，多为五脏虚损性疾病互相影响的病机。由此可知，郑氏所云“热邪伏少阴，盗其母气”，即指出疫病白喉的病因病机，同时也指出了疫病白喉初期就属虚证。这种认识，对现代中医药防治急性传染病的思路当有借鉴。

“热邪伏少阴，盗其母气”，指出了疫病白喉的中医病机特点、发病及临床证候变化特征、传变规律等。“病因病机”与相应的“理法方药”紧密关联，故分析病因病机，是为确立相应的治则，进一步筛选优化处方，提供理论依据。

3. 确立治法方药

郑梅涧所言“热邪伏少阴，盗其母气”的病因病机，指出了病位在肺肾，病性属本虚标实，其用“养阴清肺”法治疗白喉，坚持滋养阴液，注重清润通腑。

《重楼玉钥·梅涧医语》云：“治法必以紫正地黄汤为主，方除紫荆皮、茜草二味。此二药开结、破肝血之燥热。今喉间之白，因邪伏于少阴肾经蓄久而发，肝失水养，非喉本症风热结于血分可比。故此二药最不相宜，用之复伤其阴，而白反弥漫不解。只用紫正汤，微加细辛，清解少阴之邪。初服一二剂，其白不增不减，略转微黄色，十有九治。若服药后白反蔓延呛喉，是邪伏肾经，肾阴已伤，元气无从送邪，即不治矣。此症服药，大便解出结粪，地道通，而肺气行，邪从大便出，其白即转黄色，七日后愈矣。”

“医语”内容涉及治疗白喉的方药、治法，“润下”与疗效的关系。

（1）方药与“养阴清肺”法

郑梅涧云：“治法必以紫正地黄汤为主。”紫正汤由“紫荆皮二钱，荆芥穗八分，北防风八分，北细辛四分去节”组成；地黄汤由“小生地二钱，京赤芍八分，苏薄荷六分，牡丹皮八分，牙桔梗八分，生甘草六分，净茜草一钱，引加灯心二十节”组成。

郑梅涧治疗白喉，方选紫正地黄汤，减紫荆皮、茜草，细辛在四分的基础上再减量，加减后的处方为“小生地二钱，京赤芍八分，苏薄荷六分，牡丹皮八分，牙桔梗八分，生甘草六分，荆芥穗八分，北防风八分，北细辛（小于四分），引加灯心”。地黄汤君药为小生地，在全方中剂量最大，生地黄养阴清热，生津润下通便。紫正汤君药为紫荆皮，郑氏将其删去。故删减后的处方更注重“养阴清肺”。

郑枢扶与郑既均总结其父郑梅涧的学术思想，凝炼为“虚燥”二字，故结合病因病机分析，结合医语中紫荆皮、茜草“复伤其阴”的表述，分析方药君臣佐使构成，本方药治则为“养阴清肺”法。

（2）“润下”与疗效的关系

郑梅涧从临床中体会到大便通畅对疾病转归的重要性。他说：“此症服药，大便解出结粪，地道通，而肺气行，邪从大便出，其白即转黄色，七日后愈矣。”分析全方组成，惟有君药小生地具有生津润下通便的功效。“养阴清润”法具有润下通便的功效，下法不用峻猛之将军大黄、芒硝，而用润下之生地，恐峻下伤津耗液，体现了治疗热性疫病刻刻顾护津液，“存得一分津液，便得一分生机”的治疗学思想。

（3）疗效与意义

郑梅涧在《重楼玉钥·梅涧医语》云：“喉间发白之症，予经历十余，俱已收功。”古人著述无功利性，郑氏基于所创病因病机学说的方药，治疗十余例白喉，均取得了良好的效果，无一例死亡，疗效有非常显著的意义。进而说明，郑氏所创白喉病因病机学说，并非凭空臆想，而是源于临床医疗实践，有临床数据支持。

4. 对创制“养阴清肺汤”的贡献

郑梅涧首创白喉病因病机学说，用“养阴清肺”法，方选紫正地黄汤减味治疗白喉。养阴清肺汤，是在郑宏纲所用方药基础上筛选优化而成。试比较如下。

郑梅涧治疗白喉用方，紫正地黄汤减紫荆皮、茜草两味药，细辛在四分的基础上再减量，具体药物和剂量为“小生地二钱，京赤芍八分，苏薄荷六分，牡丹皮八分，牙桔梗八分，生甘草六分，荆芥穗八分，北防风八分，北细辛（小于四分），引加灯心”。

郑枢扶与郑既均继承父亲郑梅涧“养阴清肺”的治疗思想，以“虚燥”立论治疗白喉，反复筛选优化其处方，从临床实践中体会到白喉宜忌药物74种，约在1795年发明了养阴清肺汤，创方的治疫思路、适应病证、病因病机、治则治法均未变，所创养阴清肺汤如下：“大生地二钱，麦冬一钱二分，生甘草五分，元参钱半，贝母八分去心，丹皮八分，薄荷五分，炒白芍八分，不用引。质虚，加大熟地，或生熟地并用。热甚，加连翘，去白芍。燥甚，加天冬、茯苓。如有内热及发热，不必投表药，照方服去，其热自除。”

比较两方可知：养阴清肺汤8味药中，有4味药源自郑宏纲处方（生地、丹皮、薄荷、生甘草），君药未变，并将“京赤芍八分”易为“炒白芍八分”，加3味药（麦冬一钱二分，元参钱半，贝母八分去心）以增强“养阴清润”之力。

（二）辨证创“十二字审证”说

郑梅涧《箑余医语》辩证创“十二字审证”说，辨证的十二字分为“阴阳、寒热、虚实、经络脏腑、禀赋”五组。其内涵有八：①十二字五组呈平行关系；②阴阳、寒热为或然证，虚实为必备证；③临床辨证顺序是先辨“阴阳、寒热”，再从“阴阳”或“寒热”中辨别“虚实”，并确定病位之“经络脏腑”，最后辨禀赋，即本质厚薄；④虚实审证为十二字审证的核心；⑤率先将禀赋（本质厚薄）引入辨证纲领；⑥弃用定病位之“表里辨证”；⑦用“经络脏腑”定病位；⑧用“审证”替代“辨证”。

与当今公知公用的“八纲辨证”比较，“十二字审证”的辨证思维缜密，辨证理论框架构建合理，辨证辨人合一、疾病定位精确，全面准确地反映了中医辨证的精髓。

1. 与八纲辨证的相同点

八纲辨证是中医各种辨证的基础，新安医家程国彭《医学心悟》（1732）曰：“变证百端，不过寒热虚实表里阴阳八字尽之。”郑梅涧十二字审证中，“寒热、虚实”两组四字与八纲辨证相同。

“寒热”是鉴别疾病属性的两个纲领，任何疾病所表现的证可为寒证和热证两大类。寒热辨证，是应用寒性药物或热性药物治疗病证的主要依据。“虚实”是鉴别邪正盛衰的两个纲领。“邪气盛则实，精气夺则虚”。任何疾病所表现的证可分为虚实两类。虚实辨证，是采取祛邪（泻实）或扶正（补虚）治疗方法的依据。

2. 不设辨证总纲及原因

郑梅涧十二字审证的“阴阳”是指证型为“阴证”和“阳证”，而不是辨证的总纲。分析郑梅涧辨证理论框架不设“阴阳”为总纲，是因“阴阳”之总纲，已经具体体现在“阴阳、寒热、虚实、脏腑经络”之内，只要能正确的识别以上四组十字，也就能分清阴阳总纲。另外，禀赋之本质厚薄，不宜区分阴阳。

3. 病位辨证的取舍变化及原因

郑梅涧在临床辨证疾病位时，以“脏腑经络”辨证取代“表里”的病位诊断，分析其原因，笔者认为，郑梅涧晚年在治疗表证时，已经弃用“发表不远热”的辛温解表法，而采用“辛凉而散”或“托散”的方法（详后），故表证的辨治，更注重于证的寒热虚实属性。此外，病位在不同“脏腑经络”的治疗方法，在清代已渐趋成熟。

4. 禀赋辨证的意义

郑梅涧在中医辨证首次把“禀赋”即本质厚薄作为“审证”的纲领。本质厚薄属“三因制宜”学说的“因人制宜”范畴。

“三因制宜”学说，是中医辨证施治的重要法则，它强调治疗疾病要根据季节、地区以及人体的体质、性别、年龄等不同而制定适宜的治疗方法。由于疾病的发生、发展与转归，受多方面因素的影响，如时令气候、地理环境等，尤其是患者个体的体质因素，对疾病的影响更大。郑梅涧抓住“三因制宜”的核心内容，强调“体质”因素在辨证施治中的重要性，特色鲜明。

《素问·异法方宜论》曰：“圣人杂合以治，各得其所宜，故治所以异而病皆愈者，得病之情，知治之大体也。”审“证”寒热虚实，体现了中医辨证论治原则性；审“人”本质厚薄，体现了中医辨证论治的灵活性，两者结合所致的“同病异治”，充分体现了中医辨证论治原则性与灵活性的高度统一。

（三）以经络学阐述命门学说

命门学说，是中医阐述生命本质、生命之源的理论。命门学说问世后有较多的学术争鸣。郑氏以经络学阐释命门，对命门的位置和功能有多方面独到的见解，特别是命门功能的“通道说”具有新意。

“命门”一词，出自《内经》。自《难经》开创命门学说以降，后世医家从形态、部位、功能三个方面，从不同的视角阐发、补充而形成并不断发展。从形态言，有有形与无形之论；从部位言，有右肾和两肾之间之辨；从功能言，有主火与非火之争。

就诸医家关于命门的学术争鸣，郑梅涧认为，要正确理解对《难经》“命门候于右肾”持否定态度医家的本意。他说：“命门候于右肾，定于秦越人之《难经》，后人非之，则妄矣。然后人之非秦越人右候命门之说，亦未为不是，实未尝以意逆志耳。”郑氏关于命门位置、形态、功能的认识如下。

1. 命门的位置

郑梅涧认为，命门位于两肾之间的“命门”穴。他说：“命门一穴在两肾中间”“两肾中间一穴，后通督脉，前通任脉”。从现代解剖学定位，“命门”穴位于第二腰椎与第三腰椎棘突之间。

2. 命门的功能

（1）从命门“功能说”的视角，认同“命门候于两肾”学说

郑梅涧从阴阳学说的理论认识到，人身“元气”按其“静”“动”，分“阴”“阳”，右肾候元气之“阳”，左肾候元气之“阴”。他说：“其（命门）元气之动者，偏阳，属右肾，动而阳也，则蕴煜而热，是为生火之原；其元气之静者，偏阴，属左肾，静而阴也，则沉静而冷，是为生水之原。”

（2）命门是元气、宗气、君火、相火升降运行的通道

郑梅涧强调“元气”和“宗气”相因互根，君火、相火藉元气、宗气以“运用化育”。他说：“人身二气相因，互为生生之本；二火无体，即因于二气以为运用化育之端倪。是以先天之祖气（即元气、始气也），资生于后天之宗气（即大气、胃气也），以深其源；后天之宗气，必借先天之祖气，以神其化”“盖两肾中间一穴，后通督脉，前通任脉，而先天元阳氤氲之一气，乃由此窍偏达右肾，而上蒸于三焦，即相火也。祖气潜于髓海，由命门达于精血之海，则下焦是也”“三焦之气，根于元气，而元气实由命门而达”。

郑氏基于中医基础理论，结合道家养生理论，阐述命门的位置和功能，首次以经络功能发微“命门学说”，从“通道说”认识命门功能，指出命门是人身先天“元气”和后天“胃气”相因互根的通道，丰富和完善了中医命门学说。

（四）辨证治疗学特色

1. 药性理论源自“三才”观，临证须谙熟

郑梅涧强调，临床治疗要“谙熟药性”，中药理论中的“性”“味”“运行趋势”，既源于临床实践的总结，也源于对自然界“天、地、人”三才的观察和感悟。《箑余医语》“药贵中病论”指出，先贤仰取象于“天”，赋药“性”之寒热温凉；俯取度于“地”，述药“味”之咸苦酸涩；中取法于“人”，论中药“运行趋势”之升降守走，临证必须谙熟之。郑氏认为，临证时还要知道药性的偏颇和不足，及如何选用起监制作用或互补作用的药物，方能“药贵中病”。

2. 方有“君臣佐使”，临证须依法立方

郑梅涧强调“依法立方”，即按照方剂“君臣佐使”理论选方遣药。中医方剂“君臣佐使”理论认为：针对主病或主证起主要治疗作用的药物为君药，药力居方中之首。辅助君药加强治疗主病或主证的药物，或对兼病或兼证起治疗作用的药物，为臣药。佐药分“佐助”“佐制”“反佐”三种：协助君、臣药加强治疗作用，或直接治疗次要兼证为“佐助”药；用以消除或减缓君、臣药的毒性或烈性为“佐制”药；根据病情需要，用与君药性味相反而能在治疗中起相成作用，为“反佐”药。引方中诸药以达病灶的引经药，或具有调和诸药作用的调和药，为使药。

郑梅涧选方遣药，悉本经旨，强调立方的过程就是确定处方君臣佐使的过程。其在《箑余医语》“药贵中病论”说：“定以君臣佐使而立方。方之为言法也，往哲立方，可为法于后世者，审乎药之寒热温凉，本乎天之气也，审乎味之咸苦酸涩，本乎地之味也，审乎药之升降守走，符乎人之性也。虞此药之太过，而以彼药监之，虞此药之不及，而以彼药翼之；左宜右宜，任意定方，无非法也。”

郑梅涧批评“庸工夹杂用药”，推崇张景岳严谨的依法立方。他说：“岂今之庸工，夹杂用药，可同日而语哉！景岳老人言：今人动言一补一消，与其用消，何如勿补，与其消补两用，何如小补不消，实为至理之言。若景岳新方，出入运用，不出数十味，已如武侯用兵，神奇莫测，其学问造至洗髓伐毛之候矣。有心于医者，当熟玩其书以立基，而参考他书可也。”

3. 多种辨证方法结合，始可立方酌药

郑梅涧认为，临证辨证须从疾病的性质、疾病的病位、患者的体质三方面，进行详细全面的

辨证，方能“立方酌药”。《篁余医语》云：“只要阴阳寒热认得真，审得确，再从中辨明虚实二字，详病在何经、何络、何腑、何脏，然后举笔立方，细心酌药。如此业医，未有不操胜券而中窍者也。”前已述及，郑梅涧临床辨证强调“寒热虚实禀赋”五纲，此处又指出经络辨证和脏腑辨证。寒热虚实辨证是辨识疾病的病性，经络辨证和脏腑辨证是辨识疾病的病位，禀赋强弱辨证是辨识患者的体质。如此全面审认，立方酌药，必定能“操胜券而中窍”。

4. 气迁证异，临证须病不执方

“病不执方”，是郑梅涧临证处方的重要原则。他在《篁余医语》“药贵中病论”一节指出，由于“气若有迁变，病情各殊异”，临床处方要“病不执方，移步换形”。

（1）气若有迁变

《篁余医语》“气若有迁变”，语涉《素问·气交变大论》“太过不及，岁化无穷，气交迁变，流于无极”。故“气”当为五运六气之“气”，指风、火、热、湿、燥、寒六种气候的转变。“迁变”，即“变迁”。“气有迁变”谓天之六气的变迁，会对人体产生影响。病不执方之“执”，坚持也，即治疗疾病不能固执地坚持使用某一个方剂。郑梅涧按照“天人相应”的观点，临证处方随“五运六气”的变化而变化，是郑氏对“因时制宜”“同病异治”治疗学说的发微和应用。

（2）病情各殊异

郑梅涧在《篁余医语》中所云“病情各殊异”，指同一病名的疾病，因为疾病的发展阶段不同，轻重不同，病因不同，兼夹症不同，患者的禀赋强弱不同，以及病证治疗前后变化，病情会有很大的差别。治疗时需要随病情的变化，即“证”的变化，相应变化处方，所谓“移步换形”，灵活施治，体现了郑梅涧对“同病异治”规律的运用。

郑梅涧关于气有迁变、病情殊异，临证须病不执方的治疗观，特别是随“运气”的变化，临证处方要有变化的治疗观，具有鲜明的特色。

（五）脉诊“三法参伍”说

脉诊是中医诊病的重要方法，郑宏纲对脉诊有深入的研究，并提出脉诊“三法参伍”说，对提高脉诊的准确率，有重要的参考价值。寸口脉蕴含着人体的生理信息和病证信息，寸口脉诊是以局部反映全体、微观反映宏观的中医独特诊断方法。

寸口脉诊的理论与实践经历了一个不断发展完善的过程，古医家先后发明寸口脉三种分候人体信息的方法，三种方法均见于中医典籍。后之学者产生困惑，无所适从，或仅选其中的一种方法浅尝辄止。《篁余医语》就三种诊脉方法进行了研讨，并提出临床应用时的“三法参伍”说。“三法”，指寸口脉分候三种不同的人体信息的方法，三种诊脉方法在古代脉学典籍中均有记载。具体为：①以寸关尺三部候人体“上中下”三部；②以寸关尺三部候“五脏六腑”；③以寸口脉位的深浅候“五脏”。

“参伍”，语出《周易·系辞》“参伍以变，错综其数”。“参伍”一词，还见于《内经》以下两篇。《素问·三部五候论》云：“形气相得者生，参伍不调者死。”《素问·八正神明论》云：“以日之寒温，月之虚盛，四时气之浮沉，参伍相合而调之。”《说文解字》段注“参伍”曰：“凡言参伍者，皆谓错综以求之。”王冰注：“参谓参校，伍谓类伍。参校类伍而有不调，谓不率其常则病也。”据《周易·系辞》结合《内经》两处用“参伍”的原意，“参伍”是参校类比以推求的意思。“三法参伍”，即三种脉诊方法所候信息“以相参合”之意。

《箑余医语》“三法参伍”说，涉及寸口脉诊理论的“脉部”“脉力”“脉位”三要素。“脉部”指寸关尺三部，即解剖学的水平定位；“脉力”指切脉时下指的轻重，所谓“浮、中、沉”或“举、寻、按”，古人以“轻手循之曰举，重手取之曰按，不轻不重，委曲求之曰寻”；“脉位”指不同“脉力”所获取的寸关尺三部脉深浅位置，笔者喻为解剖学的垂直定位，即诊脉时手指触诊寸口的力度弱，探及寸口脉的浅部，手指触及寸口的力度强，探及寸口脉的深部。

1. 脉部“候五脏六腑”法

寸口脉“候五脏六腑”的方法：脉部分寸关尺三部，“脉力”分轻、重两个级别，分别候取六腑和五脏。即轻取寸关尺三部，所获脉象信息属“表”候“六腑”，重取寸关尺三部，所获脉象信息属“里”候“五脏”。具体为左寸表候小肠，里候心与包络；左关表候胆，里候肝；左尺表候膀胱，里候肾；右寸表候大肠，里候肺；右关表候胃，里候脾；右尺表候三焦，里候命门。

郑梅涧强调，学习寸口脉诊“候五脏六腑”法，“必须先识五脏平脉，然后能知病脉”，他详细列举了寸关尺三部分候五脏六腑平脉的要点如下。

“左寸：表以候小肠，里属心与包络，先以轻手得之，是小肠表也；后以重手得之，如六菽之重取之，是心，里也。心主血脉，位在肺下，接至血脉而得者为浮，稍加力，脉道粗大为大；又稍加力，脉道润软为散，此乃浮大而散，不病之脉也；若见于皮肤之间，则浮矣；见于筋骨之分，则沉矣。

左关：属胆于表，候肝于里，先轻手得之是胆，表也；后重手如十二菽之重取之，肝也，里也。肝主筋，位在脾下，按至筋平，脉道如挣弦者为弦；脉迢迢然，出于指外为长，此弦长不病之脉；若不出于筋上，见于皮肤血脉之间，则浮矣；入于筋下，见于骨上，则沉矣。

左尺：表属膀胱，里候肾，先轻手得之是膀胱，表也；后以重手如十五菽之重得之，是肾，里也。肾主骨，位在肝下，按至骨上得之为沉；又重手按之，脉道无力为濡；举指来疾流利者为滑，此乃沉濡而滑，不病之脉；若出于骨上，见于皮肤血脉筋肉之间，则浮矣；入至骨内，则又沉矣。

右寸：表候大肠，里候肺，先以轻手得之，是大肠，表也；后以重手如三菽之重得之，是肺，里也。肺主皮毛，位居最上，接至皮毛得者为浮；稍加力，脉道不利为涩，又稍加力，脉道缩入关中；上半指不动下半指微动，为短，此浮涩而短，不病之脉；若见于皮肤之表，则浮矣；入于血脉肌肉之分，则沉矣。

右关：表候胃，里属脾，轻手得之，胃也，表也；后重手如九菽之重得之，脾也，里也。脾主肌肉，位在心下，按至肌肉，脉如微风，轻扬柳梢者，为缓；又稍加力，脉过敦实为大，此缓大不病之脉也；若见皮毛之间，出于肌肉之上，则浮矣；入于肌肉之下，见于筋骨之分，则沉矣。

右尺：表为三焦，里为命门，先轻手得之，三焦也，表也；后以重手如十六菽之重取之，命门也，里也。命门属相火，气与肾通也”。

郑梅涧说：“以上论五脏六腑不病之脉，先熟玩而识之，乃后以何脉参见，断其何病，则鲜有失矣。”

2. 脉部“候人体上、中、下部”法

寸口脉“候人体上、中、下部”法的方法。脉部分寸、关、尺三部，“脉力”以获取最清晰脉象为度。即以寸、关、尺三个部位，分别候取人体上、中、下部，寸脉候身躯上部，关脉候身躯中部，尺脉候身躯下部。

本法源自《内经》提出上（寸脉）以候上（身躯上部），下（尺脉）以候下（身躯下部）的“上竟上、下竟下”原则。《素问·脉要精微论》说：“上竟上者，胸喉中事也；下竟下者，少腹腰股膝胫足中事也”。

《难经·十八难》进一步指出：“上部法天，主胸以上至头之有疾也；中部法人，主膈以下至脐之有疾也；下部法地，主脐以下至足之有疾也。”这是把躯体划分为胸、膈、腹三部，由于心肺居于胸中，故应于两寸；肝脾居于膈下，故应于两关；两肾居于脐下，故应于两尺。

郑梅涧根据《难经·十八难》的观点，由博返约，阐述寸口脉“候人体上、中、下部”法的临床应用，指出“其三部分配何脏，亦不必太拘，寸以候上部，关以候中部，两尺候下部”。

3. 脉位“候五脏”法

寸口脉位“候五脏”方法：“脉部”不细分寸关尺三部，“脉力”由“轻”逐渐加重到“按之至骨”，分五种级别的力度；“脉位”由浅至深分五层，《箑余医语》分为“皮毛”“血脉”“肉”“筋”“骨”五层，分别候“肺”“心肺”“脾胃”“肝”“肾”五脏。

郑梅涧在研讨“脉力”分候脏腑时说：“轻手与皮毛相得者，六部皆肺；再稍重与血脉相得者，六部皆心肺也；再加重与肉相得者，六部皆脾胃也；再稍重与筋相得者，六部皆肝也；按之至骨者，六部皆肾也。”

郑梅涧强调指出，中医脉诊脉部“候脏腑”、脉部“候人体上、中、下部”和脉位“候五脏”的三种方法，临证当“用此三法，参伍察之，不失一矣”（《箑余医语》）。三种诊脉方法是中华民族几千年来的中医学术经验智慧的结晶，可以提供全身的生理信息和病证信息。

4. 相类、相兼脉象的鉴别

郑梅涧脉诊理论中还强调了相类、相兼脉象的鉴别在临证治疗中的重要性。他说：“脉体不易识认，此而不明，医药何处捉摸?”

郑梅涧以浮脉及其相类、相兼脉所候病证为例，说明辨识不同脉象的重要性。“如浮者举之有余，按之不足。浮脉为阳，凡洪大芤革之属，皆其类也，为中气虚，为阴不足，为风，为暑，为胀满，为不食，为表热，为喘急；浮大为伤风，浮紧为伤寒，浮滑为宿食，浮缓为湿滞，浮芤为失血，浮数为风热，浮洪为狂躁。虽云浮为在表，然真正风寒外感者，脉反不浮，但其紧数而略兼浮者，便是表邪，其证必发热无汗，或身有酸痛是其候也。此举脉之一端，约略言之，欲究其全体精微之处，须熟读古人论脉诸书，自睹其旨”。

（六）寸口脉“经络分候定位”说

郑梅涧在《箑余医语》脉诊一节中，通过“大小肠”“三焦”的脉部分候阐述，认为寸关尺三部脉诊既分候脏腑，也分候经络，提出寸口脉“经络分候定位”说，即寸口脉也蕴含着“经络”的生理信息和病证信息。

寸关尺三部脉诊分候何种人体信息，特别是“大小肠”“三焦”的脉部所候，曾经历不同学术观点的争鸣，学术争鸣使中医脉诊理论渐趋完善。

秦越人《难经》首创寸口脉的寸尺二部脉法，王叔和在《难经》基础上，将寸尺二部脉法发展为寸关尺三部脉法；把《内经》遍身诊脉法之三部加以发挥，释为掌后脉口寸关尺三部，并以寸关尺三部各有天地人三候，合为九候。这是最早的寸口三部九候提法，并在《脉经》中创立寸关尺三部的“脏腑分候定位学说”，即左手依次候心小肠、肝胆、肾膀胱，右手依次候肺大肠、脾胃、肾膀胱的脏腑分配观点，完善了独取寸口脉法的理论与方法。

后世医家对《脉经》脏腑定位的大小肠、三焦脉位有不同的学术观点。如清初三大名医之一的喻嘉言认为，大小肠不应候于寸部，他说：“五脏定位原不殊，但小肠当候之于右尺，以火从火也。大肠当候之于左尺，以金从水也。三焦属火，亦候于右肾。膀胱属水，亦候于左肾。一尺而水火两分，一脏而四腑兼属，乃天然不易之至道”。

郑梅涧就“大小肠”“三焦”脉位的学术争鸣进行研讨，他在《箑余医语》中引述王叔和等学者的观点说：“王叔和以手之腑脏，候于上部，以足之腑脏，候于下部，虽大小二肠之腑，质居于下，而其经络，实属于手，出于上部。今诊太渊一脉，原以百脉皆朝宗于肺，又候大肠小肠二腑，于心肺二脏，不惟表里相因，而其脉络，亦实在于上部，固亦不惟无理。自喻嘉言据《内经》之言，以大破其法。”

郑梅涧从经络和脏腑的视角诠释“大小肠”“三焦”脉位，认为寸关尺三部的分候定位，既分候脏腑，又分候经络，经络之“大小肠”以其与肺、心经的表里关系，候于两寸；六腑之“大小肠”，以其在躯体的位置，候于两尺。同理，经络之“三焦”候于寸，六腑之“三焦”候于右尺。他说：“近思诊脉大小二肠之经，脉必候于两寸，而大小二肠之腑，脉必候于两尺。三焦（上焦附心肺、候心主、附心）候心主之脉，亦候于寸，三焦心主之脏，脉亦候于右尺（下焦附两尺、候火、原根于命门也），如此却有至理也。至于以浮沉为内外，更与脏腑之表里不容，并将《内经》一片改去矣”。

郑梅涧以图示说明经络在寸口脉循行相通的路径。

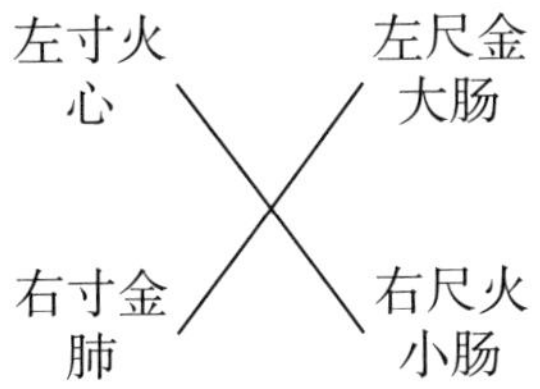

左寸心火，通于右尺小肠命门之火；右寸肺金，通于左尺大肠之金。心小肠属血，肺大肠属气，左右相通，故左亦有气，右亦有血也。

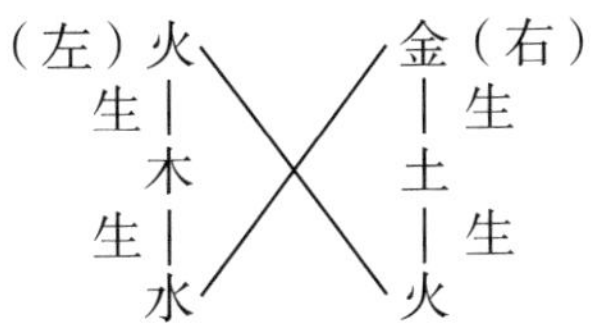

右尺金水相生，而上乎左寸，复下通于右尺，此先天之本也。右尺火土相生，而上乎右寸，复下通于左尺，此后天之本也。左右相下，终始无端，正合十二经流注循环之妙。此皆造化自然之理，不待一毫勉强安排者也。

郑梅涧的脉诊临床经验和学术观点，值得继承和进一步研究。

【临证经验】

一、喉科临床经验

（一）多种疗法相辅并用

郑梅涧治疗咽喉疾病，创“刀针灸熏、洗敷吹噙、内服外治”多种疗法相辅并用的治疗方法。如《重楼玉钥》中，郑氏治疗咽喉口齿唇舌疾病，用内服外治、洗敷吹噙、刀针灸熏，相辅并用的方法。《重楼玉钥·诸风秘论》曰：“喉风……有可吐者，有可下者，有可发散者，有可洗可漱者……若用针刀，俱要逐一对症，先用药降定，然后下药调理。”指出了多种方法综合应用治疗疾病。郑氏治疗急性疾病的顺序，多为先外用“吹药”噙含，次用刀针，再用内服中药；诸风病证愈后，继以中药调理本经不足。

（二）创“喉症忌表”新说

郑梅涧对表证治疗有所创新，提出“喉症忌表”学说。其基于表证治疗法则的沿革和对阴阳学说的理解，并从咽喉的生理特性和临床实践中体会到，治疗咽喉表证不宜使用辛温药物发散表邪。如《重楼玉钥·咽喉诸症禁忌》曰：“凡咽喉诸症，切不可发表”，创“喉症忌表”新说，指导喉痹等外感热病治疗。

治则是在辨证论治精神指导下制定的原则，在疾病治疗的立法、处方、用药等方面具有指导意义。治疗方法从属于治则，包括在治疗原则指导下制定的对某一证候的具体治法。中医治疗外感热病治疗法则，有一个知之不多到知之较多，不断进步，不断发展、完善的过程。

咽喉诸症的治疗，忌发表、宜配以补益的治则，可溯源于《内经》。《内经》强调咽喉病证与阴阳气血的关系，指出形体过于劳苦，精神苦闷的人，多发生咽喉疾病，宜用各种味甘的药物补益调治。《素问·血气形志》说：“形苦志苦，病生于咽嗌，治之以百（甘）药”。盖嗌主天气，咽主地气。天者阳气，地者阴气，此阴阳气血皆伤，病生咽嗌，宜甘药以补之。此为后世指出了补法治疗咽嗌病证的用药原则。

汉代，《伤寒论》治表证用辛温发散的麻黄汤、桂枝汤。但《伤寒论》峻汗禁例中指出：“咽喉干燥者，不可发汗”，这是指不可用辛温峻汗之剂，如麻黄汤、大青龙汤等。后世喉科医家治喉痹等外感热病初起，均沿用“发表不远热”“辛温宣散”的发表方法。如明代，王肯堂《证治准绳·杂病》认为，治疗喉痹以“发散”“取痰”为法，并指出应随病情变化，采取不同的治法。其曰：“初起通用甘桔汤，不效加荆芥一钱半，重者如圣汤。”清《经验喉科紫珍集·上卷》《增删喉科心法》，均荐用《摄生众妙方》荆防败毒散（荆芥、防风、羌活、独活、柴胡、川芎、枳壳、茯苓、甘草、桔梗、前胡、人参、生姜、薄荷），荆防败毒散系辛温宣散发表之剂。随着中医学术的发展和外感热病治疗法则的不断进步、创新，咽喉急症的治则治法也渐趋完善，后世医家用“辛凉解表”法取代“发表不远热”“辛温宣散”，治疗外感热病表证。

郑氏喉科治疗咽喉诸症执养阴，忌发表。1768 年，《重楼玉钥》颇具创新性地指出“咽喉诸症，切不可发表”。1773 年，清代著名医家沈金鳌《杂病源流犀烛》也提出“喉症最忌发汗”的“喉症忌表”说，其云：“咽喉症，皆火病也。……喉症最忌发汗，误人不浅，或针砭出血，即汗之之义。”

1804 年，继承父亲衣钵的郑枢扶，在《重楼玉钥续篇·咽喉辨证》中，总结其临床经验时指出：“喉症最忌发表，无论初起恶寒发热与否，只需辛凉而散，兼养阴以治之，不必祛热而热自除，喉患亦渐松减。”郑枢扶解释说：“六气之中，感发喉患，不独风寒与火，而暑、湿、燥亦然。惟暑、湿成咽痛者特稀，每感燥而发者多，盖因肾水不足故也。若临证不辨明，一见发热，便施表散，凡属风者，虽得其宜，或由寒者，则非辛温不可。其属火者，固宜清降，亦当辨其虚实与郁，惟实火宜清降，虚火则当壮水，郁火则宜升发，至湿与燥，又岂可表散耶。”

郑枢扶基于“阅历”和“验效”，进一步发微父亲郑宏纲“喉症忌表”学说。他指出，喉痹等咽喉病证，“初起似疟，怯寒发热者，乃喉患之本象也，并非外感风寒，切勿妄用羌、独活，秦艽、苏叶、桂枝等味，盖喉患本发于脏腑，非太阳膀胱表症也。若谓开首必须表散，以为层治次法，此依稀影响之医，从事俗见，究无根柢之学。殊不知火被升散而愈炽热，得辛温更致阳盛则闭，必轻则致重，重则致危，莫可挽救”。

探析“喉症忌表”的原因有二。其一，咽喉的生理特点致“喉症忌表”。中医咽喉生理特点为“咽需津濡，喉需液养”，治疗喉痹要注意刻刻顾护津液，所谓“存得一分津液，便得一分生机”，发表药多属于辛温之品，易劫阴伤津，故治疗喉痹当慎用辛温发表。其二，治疗法则创新与进步致“喉症忌表”。随着中医学术的发展，治疗法则在不断创新与进步，喉痹等咽喉病证的治则治法也更趋完善。先前治喉痹等咽喉病证初起，用“发表不远热”“辛温宣散”的发表方法，已被后世医家的“辛凉解表”法取代。郑氏喉科在大量的临床实践中，于此有失败的教训和成功的经验，颇具创新性地提出“喉症忌表”、忌辛温发散，只需辛凉而散兼养阴，即可祛邪热的治疗法则，攻补兼施，具有理论创新特点。

（三）创“拦定风热”“气血并治”治则

郑梅涧创“拦定风热”“气血并治”治急性热病治则。喉风诸症多属于急性热病范畴，在喉风诸症的内治方面，郑氏首创“拦定风热”“气血并治”的治疗法则，忌发表，执养阴。《重楼玉钥》指出，“喉风诸症初起，必作寒发热、头痛，大便秘结、小便赤涩，以紫正散、地黄散合服，勿离其药，乃气血并治”；“大凡用药，自内攻出为上策，取痰攻上为中策，沉为下策。热重者，令去内热，用药取病归上，拦定风热”。

中医治疗疾病主张治病宜早，意义有二，一是早期治疗，轻病防重，即在疾病早期及时予以治疗，防止病情发展；二是先证而治，既病防变，即在疾病传变过程中，在证候尚未显露或微露端倪之时给予预防性治疗，防止并病或变证的发生。如《温热经纬》所称“先安未受邪之地”，是治病宜早的另一层含义，即“治未病”的精神。

咽喉外感疾病实证病位在“上”在“表”，其疾病发展的趋势易向“下”入“里”。郑氏治咽喉疾病实证，首创“拦定风热”“气血并治”的治则，既分表里，又执养阴，注重病势的“截断扭转”，防止疾病的传变，祛邪扶正，简便验廉，副作用小，是感染性疾病治疗领域发明创造，具有理论创新和应用创新的特点，值得进一步研究。

（四）创“三针学说”

郑梅涧医德高尚，针术精深。方成培在《重楼玉钥·原叙》中有云：“郑梅涧……救危起死，不可胜数。余尝见有垂毙者，先生刺其颈，出血如墨，豁然大愈，其妙如此。”郑梅涧强调说：“凡诸病之作，皆由血气壅滞不得宣通，宜用针刺者，以针法开导之。当用灸者，以灸法温暖之。”临床主张“以针法开导经络，使气血通利，风痰自解，热邪外出”。

江西中医药大学魏稼教授在研读《重楼玉钥》后，将郑梅涧的针灸论述概括为“开风路针”“破皮针”“气针”的“三针学说”，兹进一步解读如下。

1.“开风路针”学说

开风路针，指开通风邪壅滞经脉之路。“开风路针”学说的精要，包括病因病机、治疗机制、适应病证、治疗具体方法四个方面的内容。

（1）病因病机

郑梅涧认为，咽喉诸症的病因病机非只一端，但感受风邪，风壅肺胃经络是主要矛盾。他说：“喉风诸症，皆由肺胃脏腑深受风邪，郁热风火相抟，致气血闭涩，凝滞不能流行，而风痰得以上攻，结成种种热毒。”故《重楼玉钥》将各种喉症均以“喉风”命名之，篇目亦名之为“喉风三十六证”。

（2）治疗机制

郑梅涧认为，喉风治疗宜开通风壅之路，故又称开风路针。“所谓开风路针者，盖喉风都是风邪，按穴针刺，开其风壅之路，使之外出也”；“喉风诸症……故宜以针法开导经络，使气血通利，风痰自解，热邪外出”。

（3）适应病证

“开风路针”适应的病证，有叉喉风、咽疮风、鱼鳞风、双松子风、帝中风、双燕口风、重腭风等。双缠风“初起，外颈红肿至咽喉，亦皆满塞，不分红白，渐四围俱肿……一若颈项遍肿及头亦肿者，属极重症，却可治，须开风路针”。可见，此法可用于极重症。

（4）治疗方法

郑梅涧经验，开风路针要根据病情轻重“按穴针刺”。其顺序和具体方法是“先从少商、少冲、合谷，以男左女右，各根据针法刺之。若病重者，再从囟会、前顶、百会、后顶、风府、颊车、风池诸穴针之。留肩井、尺泽、曲泽、小海、少海、商阳、中冲、照海、足三里、隐白诸穴，看病势轻重用之，不可一时针尽。如遇喉风极重之症，方可周身用针。开通周身经络，使风热结邪得杀其势，而气血遂能流利营运。佐以奇药内治，自无不神效”。

郑氏开风路针必用少商、少冲、合谷三穴，盖少商属手太阴肺经，少冲属手少阴心经，二穴相配，能清泻心肺邪热；合谷与少商为手阳明大肠经表里配穴，能使肺胃之热从大肠而泻。病重精选督脉诸穴，理论源出《素问·骨空论》之“督脉者，以其督领经脉之海也”。病极重周身用针，意在开通周身经络。

2.“破皮针”学说

“破皮针刀”，是用针刀刺破皮肤以治疗喉症的针法，其学说精要包括三个方面的内容。

（1）破皮针具

《重楼玉钥》记载治疗疾病所用破皮针具名为“破皮针”和“破皮刀”。《灵枢·九针十二原》载有九种针具：镵针、圆针、鍉针、锋针、铍针、圆利针、毫针、长针、大针。《灵枢·官针》曰：“九针之宜，各有所为；长短大小，各有所施也，不得其用，病弗能移。”指出九针的形状、用途各异，据情选用，方可去病。《重楼玉钥·斗底风》原注说：“破皮针即铍针也。”因铍针形如刀剑，加之适应病证的破皮范围较大时，如“重腭风”“木舌风”“重舌风”“合架风”“角架风”，郑氏则称为“破皮刀”。适应病证的破皮范围较小时，如“爆骨搜牙风”“牙痈风”“悬瘭风”“驴嘴风”“鱼腮风”“双搭颊风”“瘰疬风”“乘枕风”，则称为“破皮针”。

（2）刺激部位

郑梅涧用“破皮针”刺激部位多为患部及其附近。如：“斗底风”，取胸前青筋边；“双燕口风”，取靠肿处；“木舌风”“重舌风”，取舌下弦两边无筋处；“合架风”，取红肿处；“爆骨搜牙风”，取齿肿处或牙缝中有红紫血管处；“悬瘭风”，取红肿处；“驴嘴风”，取两旁肿处；“瘰疬风”，针核上；“穿颔风”，取肿头等。

（3）操作方法

主要有刀切法、针刺法、针挑法三种。刀切法，用于“重腭风”“合架风”等；针刺法，用于“悬瘭风”“驴嘴风”等；针挑法，用于“爆骨搜牙风”等。

3.“气针”学说

气针，是指行针于十四经气穴，以“开导经络，气血通利”，使经络中“气”行的一种针法。其学说的精要，包括“气针为先锋”“调气为目标”“判断疾病预后”三方面。

（1）气针为先锋

郑梅涧治疗喉风诸病方法的先后顺序，是先针刺、后用内服药物。《重楼玉钥》认为，气针是“诸药之先锋”，“后再以诸药奇方层层调治”，可以大大提高疗效，是治疗“喉风之妙诀”所在。

（2）调气为目标

先针后药，行“针”以调气为目标。《内经》称穴位为“气穴”，如《素问·气穴论》曰：“气穴三百六十五，以应一岁”，气穴者，谓周身三百六十五穴，为气脉通流之处，可以按穴而针灸，故云气穴也。郑氏认为气行血脉通利后，再用“诸药奇方层层调治”可以大大提高疗效。

（3）针刺判断疾病预后

郑氏临床经验：针刺时针路有血，为气行血脉通利；“针路无血，乃风热壅塞，则受郁邪日深，最为险症，多致不救”。

（五）“托散”治外感

表虚之人外感，是临床常见病。郑氏认为：“表虚之人，中气素常必弱……表气中气，不可分而为二，其实循环无端，外能合里实，里亦能令外也。”

郑氏强调，治表气、中气虚弱的外感，遵仲景和解之旨，用托散之法，方如补中益气、小柴胡汤、参苏饮、桂枝汤等；须知方中参、芪诸药无补邪之义，亦无补虚之义。“小柴胡汤之妙，全在参、甘两味，养汗以开玄府；犹参苏饮之人参，助肺气以托邪；桂枝汤之甘芍，和营血以发卫；补中益气之参芪，助升提以散表。”

二、儿科临床经验

（一）患儿补阴扶阳准则

婴童体质的强弱，导致对疾病致病因素的易感性，及疾病发生过程中不同的倾向性。临证辨别小儿体质状况，对于指导辨证、权衡用药，具有提示作用。

郑梅涧以阴阳为总纲，辨治先天不足之儿。他说：“人身之真阳真阴，一而二，二而一者也。必扶真阴，方能葆裕真阳，又必滋育真阳，乃能活蓄真阴。真阴如水，真阳如水中生气，生气非水不留，水非生气不活也。”他依据患儿先天不足的程度，制定治则、选方遣药，提出“扶真阴”“水火渐培”及“培补”的补阴扶阳准则。

1.“扶真阴”法

“扶真阴”法，用于婴童之禀赋“厚者”和“稍厚者”。郑梅涧指出：“婴童之禀赋厚者，真阳原不必培，惟扶真阴，而真阳自生。”而“禀于父母阴精阳气之本原不足”的“患儿稍厚者，只宜六味”。

郑梅涧认为，根据“真阴存养真阳”的理论，婴童先天禀赋厚者，仅需“扶真阴”，真阳则自生；婴童禀赋稍厚者，亦仅需“扶真阴”，“若骤服八味，转恐妨于真阴”。

2.“水火渐培”法

《箑余医语》指出：“水火渐培”法，用于“禀赋甚薄”“命门真火微弱”患儿。“水火渐培”法的辨证指征为“面色青而兼淡白”，“大便或溏，小便短小”。病机为“命门之真火微弱”所致的“后天脾土弗能胜变化之权”。

命门真火微弱，本应力扶微阳，治宜“扶火以深生水之源”。但小儿其水无根，不胜桂、附等辛烈峻猛的扶阳之品，故需“渐扶”的“水火渐培”法治之。具体方法为，“先须六味壮水，培其真阴，使真水渐生有根，然后以八味、鹿茸等药，扶起真阳”。

对“先天不足之儿”的治疗，郑梅涧根据经验指出：“惟有养金以生水之源，复于水中补火以生土，使将来之六阳健运有常，六阴之生活有基，其理至精，其法至妙……如益元生脉散，养金之正方也；如四君、六君、五味、异功诸方，培土以滋金之化源也；至水中补火，不外八味一方，或先服六味地黄丸合生脉散，以深天一之水，然后以八味，滋扶地二之火；相儿之赋质，斟酌用之，能补造化之弗及。”

养金正方“益元生脉散”，为益元汤与生脉散的合方，益元汤出自朱肱之《活人书》方，后陶华、汪昂均选入自己的著作中，组成是炮附子 3 克，干姜 3 克，麦冬 3 克，五味子 3 克，知母 3 克，黄连 3 克，人参 3 克，艾叶 3 克，炙甘草 3 克，生姜 10 克，大枣 3 枚，葱白 3 茎，同煎，煎成后再加童子便一匙，冷服。专为元气虚衰、阴寒内盛而设。本方有补益真元、引无根之火下行归原的功用，故名益元汤。生脉散源于《医学启源》，由人参、麦门冬、五味子组成，具益气生津的功效，用于气阴两伤、短气自汗、脉虚者。

3.“培补”法

“培补”法用于“命门祖气禀受有亏”患儿。“培补”法的辨证指征为“语迟行迟，腰膝不强，及易感、易停滞”，病机为“小儿命门祖气不足，则不能生真阴，即无以吸真阳”，治宜速知“培补”。具体方法为“或从六味以养真水，或从八味以扶真阳，庶免羸尪之患”。

（二）反复外感患儿的辨治特色

郑梅涧擅长治疗反复外感患儿。现代医学把呼吸道反复感染的儿童称“易感儿”，反复外感不仅影响患儿的生长发育和智力发育，也严重影响患儿的身心健康。郑宏纲在《箑余医语》中总结了诊治该类患儿的因机证治要点。

1. 病因

郑梅涧强调，“禀赋不足”“命门祖气禀受有亏”，是易感儿反复外感的病因。他说：“婴儿禀赋不足，每日必多喷嚏，此后天脾肺之弱也。肺主皮毛，脾主肌肉，由肌肉皮毛腠理不密，是以易感外邪。外邪乘入膻中，大气隧道，呼吸内外，有所阻滞，是以微则以喷而通，稍重则病矣”；“凡小儿命门祖气不足，则不能生真阴，即无以吸真阳。如语迟行迟，腰膝不强，及易感、易停滞，率皆命门祖气禀受有亏”。

2. 病机

郑梅涧在《箑余医语》中，论述“易感儿”反复外感的病机，认为和“命门”“膻中”“中气”有关。他说：“盖命门为呼吸之枢纽，膻中为呼吸之道路，膻中有滞，即内外阻隔。凡轻感外邪，可以得喷嚏而通；重则内外不通，而壅入经络，遂有发热、恶寒、头痛、身疼等症”“本元禀受不足，一感外邪，中气先弱，无以驾驭外感”；“元气重伤，而表邪乘虚直入矣”。

3. 治疗

郑梅涧对“易感儿”反复外感的治疗，“体厚”患儿用“表散发汗”法；“禀受不足”患儿用“护元”法，认为护元就是解表，方用补中益气汤及六君加升柴等方加减。他说：“体厚之儿，可以表散发汗而愈。若本元禀受不足，一感外邪，中气先弱，无以驾驭外感，故必消息于补中益气汤及六君加升柴等方，护元以解之。”（《箑余医语》）

郑梅涧还对“易感儿”治未病提出具体的治疗方案：若属“命门祖气禀受有亏”患儿，治用“培补”法，方“从六味以养真水，或从八味以扶真阳”。

当今，治疗外感性热病滥用苦寒，所谓“清热解毒，以抗感染”，误区多多。郑氏的“表散发汗”法，特别是“护元就是解表”说，对中医药治疗小儿外感病证，具有重要的理论指导意义。

（三）小儿惊风的病因与治疗

惊风是小儿时期常见的一种急重病证，属中医儿科四大要证之一，以临床出现抽搐、昏迷为主要特征，又称“惊厥”，俗名“抽风”。其中伴有发热者，多为外感热病所致，一般以1～5岁的小儿为多见，年龄越小，发病率越高。其证情往往比较凶险，变化迅速，威胁小儿生命。清代医家沈金鳌（1717—1776）《幼科释迷》云：“小儿之病，最重惟惊”。

清中叶以前，中医论治惊风多施以镇惊截风治疗，以致变证丛生。清代喻嘉言反对惊风之说，他基于《伤寒论》痉病理论，认为小儿“惊风”，实为“伤寒痉病”。喻嘉言谓：“（世俗）凡治小儿痉病，妄称惊风名色，轻用镇坠之药者，立杀其儿。”

郑梅涧在《箑余医语》中，描述了世俗庸医妄用金石之品镇惊治抽搐，以苦寒之药治发热，以致变证丛生的情景。他说：“无奈时庸以惊骇之惊字，误认为筋骨之筋字，一见小儿手足搐搦，不问其虚，动以金石之药妄投，害人不胜其数，是皆不知审症，而夭人生命也……见因发热不解，动以苦寒之药，壅遏表邪，留连于肌表，久而入经入络，小儿气血几何，奚能堪受迁延而至于搐搦神倦，又易以治惊之药，杀人反掌，深感痛恨。”

郑梅涧从实用的角度，“精透”地将惊风的病因分为“外因”“内因”，将惊风的治疗分为发作期和未发病两个时段，发作期用“伤寒之病痉”论治，未发病则“滋生水火化源”，简捷易懂，“足以起后学沉痼之心”。

郑梅涧认为，惊风“外因者，或外感风寒，或外伤湿热，如伤寒中之病痉是也”；“内因者，赋质本薄，阴阳不足，营血不能养肝，所以不能生心庇胆，遂易于惊骇。”惊风发作期以伤寒痉病辨治，“当辨明表里，或从解肌，或从温散，或从补中，先贤种种成法，可遵可循”。未发病时，“斯在平日以六味、八味，滋生水火化源，则阴血自能荣木，不惟不致易于惊骇，由此生土生金，即可由此勿致易伤易感矣”。

郑梅涧提出，未发病时期用“六味、八味”。“滋生水火化源”治未病的思想，具有一定的创新性，至今仍有重要的实用价值，值得进一步研究。

（四）“手足心热”的因机证治

小儿“手足心热”为临床所常见。表现为仅“手足心热，而无他疾”；“凡赋质先天不足之儿及脾土每受伤食，而为时医过于克伐者，多有之”。郑梅涧从经络的循行部位，认识“小儿手足心热”的原因。他说：“手心为厥阴心包络，足心为足少阴肾，手足心热者，明系阴虚阳越之见端。”治当养精以化气、培土养金以生水之源。方药用六君子汤、六味地黄丸、生脉散诸方，六君子汤、生脉散两方常合用。郑梅涧指出：“所谓治求其本，《内经》之旨也。纵有内伤外感，亦必照顾阴分用药。缘平居已见手足心热，其阴虚阳越之端倪，业经发现，若再表散、消导，益耗其阴，越伤其阳矣。”小儿“手足心热”，“勿误认为火为热，而妄用清凉，致生他变”。

【后世影响】

一、历代评价

由于年代外远，加之郑氏喉科学术经验是以医学家族链传承，外界对郑梅涧知之甚少，兹通过相关文献介绍历代学者和医家对“其人”“其书”“其学”的评价和褒贬，以展现其在中国医学史上的地位与影响。

（一）对郑梅涧的评价

方成培是郑梅涧的契友，在《重楼玉钥·原叙》中介绍了郑梅涧“救危起死”“未尝受人丝粟之报”的崇高医德。《重楼玉钥·原叙》云：“吾乡郑梅涧先生，性好岐黄家言，其先世得喉科秘授，故于此尤精，远近无不知之，救危起死，不可胜数，予尝见有垂毙者，先生刺其颈，出血如墨，豁然大愈，其妙如此，而未尝受人丝粟之报。”

谢观《中国医学大辞典》“郑梅涧”条，介绍了郑氏善用针灸治病：“梅涧施治，亦以针收奇效，而今失其传授”。

（二）对《重楼玉钥》的评价

在郑梅涧的医学著作中，仅有《重楼玉钥》外传并梓行，被业界认为是喉科第一书。

1. 孙学诗的评价

后世医家认为，郑氏喉科是学科指南。如孙学诗在《重楼玉钥·孙序》说：“《重楼玉钥》一书，为喉科指南，其间或针或药，诸法赅备，足以补《经验秘传》所不及，洵喉科中之见所未见者。”

2. 谢观《中国医学源流论》的评价

近代谢观所著《中国医学源流论》，其权威性为中医界和中国医史界所公认，是二十世纪研究中国古代医学发展的重要著作。此书对中国古代医籍考证严谨，对中医药学术源流传承、演变分期和正误得失做出了客观的评价。秦伯未在该书序言中称，“海内医家，叹为绝作”。谢观《中国医学源流论·咽喉科》中，评价郑宏纲《重楼玉钥》一书的学术价值谓：“咽喉一科，古书传者甚鲜，明医惟《薛立斋医案》中有《口齿类要》一卷，此外更无论著。盖自宋以来，医家之著书者，多以读书人而改业医，或好研究医道，其草泽铃医之流，仍抱专家之传者，则多不甚能著书。世之所谓儒医者，亦不屑师其人。然专科之术，非有师授不能通。此现今医书所以属于内科者汗牛充栋，而他科则寥寥也。喉科专家书之传者，无过于《重楼玉钥》”。

谢观《中国医学大辞典》“重楼玉钥”条评价说：“此书当系专门秘授，其精要处，均在针石。”

3. 《喉科秘诀》的评价

《喉科秘诀》，见于《三三医书》第一集，题名破头黄真人撰，刊于 1922 年，是近代喉科专著。《喉科秘诀·弁言》论中医喉科著作的内容和价值时，也将《重楼玉钥》排在众多喉科专著的第一位。如《喉科秘诀·弁言》云："晚近喉科之书，如郑梅涧先生《重楼玉钥》，张善吾先生《白喉捷要良方》，杨龙九先生《囊秘喉科》，吴氏之《延后二十四症歌诀》，张氏之《七十二症图说》，曹炳章先生之《喉痧症治要略》，张若霞先生之《通俗咽喉科学》，于喉科症治，类多阐发。时中华民国十有一年八月十八日大埔何光约明谨书于南阳槟榔屿大山脚杏和堂医寓。"

4. 时逸人的评价

中医名家时逸人，对《重楼玉钥》评价说："《重楼玉钥》初、续编，皆歙县郑氏所编订，治法平安，方亦扼要。"

5. 张赞臣的评价

长于喉科的沪上中医名家张赞臣指出，喉科书籍在清代"出现最多，有的记载咽喉疾病的治疗经验，有的发挥对咽喉疾病的鉴别，据不完全的统计，约有二三十种"。其将《重楼玉钥》排在第一，并认为"在理论上较为完备的是郑梅涧的《重楼玉钥》"。

6. 任应秋的评价

中医名家任应秋主编的全国高等医药院校试用教材《中医各家学说·喉科学说》中说："喉科专著之传者，无过于《重楼玉钥》"。

（三）对郑氏喉科学术的评价

谢观所著《中国医学源流论·咽喉科》指出，郑氏治疗，亦以针刺收效，其确为专家传授可知，而世无能通其术者，徒能取其养阴清肺一方，托之神怪，可慨也已。

南京中医药大学干祖望教授高度赞扬郑宏纲提出的"喉症忌表"，"在医界树有百折不挠的地位"。其云："白喉郑氏提出'忌表'之论，非徒在医界树有百折不挠的地位，而且竟在民间也家喻户晓。"

二、学派传承

（一）传承脉络

新安郑氏医学，得黄明生先生异授喉科后，郑于丰（南园）、郑于蕃（西园）一源双流，其后代反复实践，博采众家之长，不断充实完善，终于在学术上自成体系，迄今行医已近500年，历传16世，代有传人。新安南园喉科、西园喉科，"一源双流"，可考的业医者有41人，撰有学术著作、医案的医家有11人。传承脉络见下表。

	医家名字		大小方脉世系（代）	咽喉口齿世系（代）	宗族谱系（世）
传承脉络	郑赤山		1		20
	郑德孚		2		21
	郑国器		3		22
	郑士寰		4		23
	郑以相、郑以显		5		24
	以下南园世系	以下西园世系			
	郑于丰	郑于蕃	6	1	25
	郑宏纲（梅涧）	郑宏绩，郑宏宪	7	2	26
	郑承瀚（枢扶） 郑承洛（既均）	郑承湘 郑承海	8	3	27
	郑钟寿（祝三） 郑鲁峰	郑世麟，郑世麈（玉辉） 郑世麈继妻许氏女医生	9	4	28
	郑应和	郑永柏，郑永杓	10	5	29
	郑雨仁	郑靖	11	6	30
	郑维林（墨西），郑维第（次仲）， 郑维皓（石川）	郑维熊（渭占），郑维夔， 郑维虞，郑维骊	12	7	31
	郑克洵（景岐）	郑克状	13	8	32
	郑日新	郑铎	14	9	33
		郑公望、郑葶、郑园	15	10	34
		郑翼、郑辛夷	16	11	35

（二）受业弟子的成就和业绩

郑梅涧学术思想，对郑氏喉科后世医家产生了重大影响，形成了以其为代表人物的新安郑氏喉科学术流派。郑宏纲后世医家继承郑宏纲衣钵，所取得的成就和业绩简介如下。

郑枢扶（1746—1813），新安郑氏医学第 8 世（南园喉科 3 世）传人，师承父亲郑梅涧。《中医大辞典·郑瀚》云："郑瀚，清代喉科医家。一作郑承瀚，字若溪，号枢扶。歙县（今属安徽）人。为喉科名医郑梅涧（宏纲）之长子……承家学，亦擅长喉科，并通儿科、针灸。积多年临证经验，复采古今方书，除补充其父郑梅涧之《重楼玉钥》一书外，并于 1804 年撰成《重楼玉钥续编》，章洪均（叔和）录存，于 1923 年由裘庆元（吉生）校刊印行，并附郑氏《喉症白腐》，论述白腐证较详。其于喉科治法，亦倡用养阴清热等法。另有《咽喉辨证》《喉白阐微》《痘科切要》等书。"

郑宏绩，新安郑氏医学第 7 世（西园喉科 2 世）传人。《中医大辞典·郑宏绩》云其系"清代喉科医家。字慎斋，号禹东。歙县（今属安徽）人。为郑梅涧之堂兄弟，其父郑于蕃、伯父郑于丰均为福建喉科医生黄明生弟子，亦精喉科。子承湘、孙麟等亦以医名。世称'西园喉科'"。

民国《歙县志·卷十·方技门》云“宏绩精喉科，为南丰黄明生弟子”。

郑承湘，新安郑氏医学第8世（西园喉科3世）传人。《中医大辞典·郑承湘》云其系“清末医家。字雪渔，歙县（今属安徽）人，为当地喉科名医郑宏绩之长子。少攻举子业，后承继家学，潜心医学，撰有《伤寒金匮经方简易歌括》《医汇简切》《医学正义》《症治正名类参》《愚虑医草》《喉菌发明》等书”。民国《歙县志·卷十·方技门》云其业医“治效甚著”。

郑承洛（1755—1830），新安郑氏医学第8世（南园喉科3世）传人，师承父亲郑宏纲。《中医大辞典·郑承洛》云其系“清末医家。字既均，号杏庵。歙县（今属安徽）人。为当地喉科名医郑梅涧（宏纲）之第三子，初攻举子业，能诗文，后专攻医学，与其兄郑瀚（一作承瀚）朝夕共同钻研医学，亦精喉科。撰《熟地黄论》《咽喉伤燥论》《杏庵医案》等书”。郑承洛还撰有《医叹》、《痘科秘奥》（与兄枢扶合编）、《胎产方论》、《燕窝考》等书，今存。

郑承海，新安郑氏医学第8世（西园喉科3世）传人。《中医大辞典·郑承海》云其系“清末医家。字青岩。歙县（今属安徽）人。为当地喉科名医郑宏绩之次子，郑承湘之弟，亦继家学，撰有《喉科杂证》一书。”

郑麐，新安郑氏医学第9世（西园喉科4世）传人。《中医大辞典·郑麐》云其系“清末医家。字玉辉。歙县（今属安徽）人。为当地喉科名医郑宏绩之孙，承家学”，辑有《喉科秘钥》一书，由许佐廷（乐泉）增订，于1868年刊行。

郑麟，新安郑氏医学第9世（西园喉科4世）传人。《中医大辞典·郑麟》云其系“清末医家。字应文。歙县（今属安徽）人。为当地喉科名医郑宏绩之孙，亦通医学，撰有《灵素汤液溯源》一书”。

郑钟寿（1806—1863），系郑既均第五子，新安郑氏医学第9世（南园喉科4世）传人。国医大师李济仁《新安名医考·郑钟寿》云：“郑钟寿，字祝三，清·嘉庆同治年间歙县郑村人，生于清嘉庆十一年，殁于同治二年。著有《祝三医案》问世”。其书今存。

郑应和，新安郑氏医学第10世（南园喉科5世）传人。名大樽，字樾恩，号应和，郑钟寿长子。今存《应和医案》数卷。

郑靖（1867—1930），字纂钦。新安郑氏医学第11世（西园喉科6世）传人。民国《歙县志·卷十·方技门》云其“克缵先绪，尤笃友于之谊，著《郑氏先德录》《醉菊吟》，世称西园喉科。”

郑沛（1860—1918），字雨仁，号问山，郑应和次子。新安郑氏医学第11世（南园喉科6世）传人。沛幼承家学，著有《运气略解》《问山医案》。民国《歙县志·卷十·方技门》云：“沛，字雨仁，俱世其学”。

郑渭占（1886—1966），歙县人。新安郑氏医学第12世（西园喉科7世）传人。民国三十年（1941），经县政府批准，作为歙县知名喉科中医，出任歙县“中医审查委员会”委员，负责办理歙县喉科中医审查登记工作。今存《郑渭占医案》数卷。

郑墨西（1889—1959），名维林，字墨西，郑雨仁之长子。新安郑氏医学第12世（南园喉科7世）传人。今存《墨西医案》数卷。

郑景岐（1918—1992），歙县人。新安郑氏医学第13世（南园喉科8世）传人。安徽中医药大学主任医师，国家首批500名名老中医。首届中国中医学会耳鼻喉科专业委员会顾问，新安医学研究会顾问。1942年悬壶梓里事喉科（咽喉口齿唇舌疾病）和大方脉；1956年整理出版郑枢扶遗著《喉白阐微》；1959年整理出版郑宏纲遗著《箑余医语》；1962年奉调安徽中医学院，创建中医喉科教学和临床科室；1964年参编全国中医院校二版教材《中医喉科学》；1984—1987年完成卫生部科研课题"《重楼玉钥》校勘整理研究"；1989—1990年完成《续重楼玉钥》《咽喉辨证》《喉白阐微》等书的校勘整理研究。存有《景岐医案》数十卷。

郑铎，新安郑氏医学第14世（西园喉科9世）传人，安徽省歙县中医院副主任医师，国家中医药管理局新安医学郑氏喉科流派工作室西园喉科学术传人，安徽省级非物质文化遗产"西园喉科"代表传承人，研发国药准字新药1种。

郑日新，新安郑氏医学第14世（南园喉科9世）传人，国家首批名老中医学术继承人，师承伯父郑景岐。郑日新现为安徽中医药大学教授，主任医师，国家第五批老中医专家学术经验指导老师，国家中医药管理局新安医学郑氏喉科流派工作室负责人。郑日新在理清传承脉络的基础上，以代表性医家郑宏纲为重点，进行初步的研究工作，承担与郑氏喉科相关的国家973计划子课题、安徽省科技攻关重点课题等科研项目6种；发表相关论文28篇，出版相关学术著作1部（获中华中医药学会学术著作一等奖），研发国药准字新药1种，新药临床批件1种。

三、后世发挥

（一）养阴清润治则与养阴清肺汤治疗白喉

郑梅涧以紫正地黄汤加减拟方，且"经历十余，俱已收功"，创"热邪伏少阴，盗其母气"病因病机学说，为其子郑枢扶、郑既均筛选优化父亲处方，创制"养阴清肺汤"奠定理论基础。"养阴清肺汤"的发明，是新安医学郑氏喉科两代三位医家（郑宏纲、郑枢扶、郑既均）共同实践的成果，是学术经验积累叠加的效应，是我国中医药工作者防治疫病的科技智慧结晶。自1795年发明养阴清肺汤至今，养阴清肺汤的应用领域不断拓宽，分析新中国成立后的医学文献，计341篇文献报道了采用养阴清肺汤治疗疾病的研究成果，治疗疾病病种有扁桃体炎、扁桃体周围脓肿、咽炎、干燥综合征、咳嗽、儿科肺系疾病、支气管扩张咯血、肺痨、经期吐衄、喘嗽、浅层角膜炎症、眼科血症、病毒性角膜炎、小儿口腔炎、口腔扁平苔藓、食管癌放射性气管炎、便秘等30余种疾病有效。还有学者进行了养阴清肺汤镇咳、祛痰、抗炎作用的药理研究。新近，养阴清润法治疗感染性疫病研究不断深化，如南京中医药大学博士生课题、国家自然基金课题，均在此基础上进行了深化延伸研究。当今出现的"非典""甲流""手足口病"等传染病，呼唤我们进一步挖掘、整理、掌握中医学治疫思想和经验，为治疗新的疫病提供思路与方法。

（二）"拦定风热""气血并治"的传承

郑梅涧治喉风诸症初起，创"拦定风热""气血并治"的法则："喉风诸症初起，必作寒发热、头痛，大便秘结、小便赤涩，以紫正散、地黄散合服，勿离其药，乃气血并治，能理气散血，逐风痰，不使邪热壅塞""科内所定方药总在拦定风热，在上不下，然后随症治之，自获效神速"

(《重楼玉钥》)。郑氏喉科流派传人继承衣钵，如第13世传人郑景岐清热化毒治乳蛾案。

案例

朱某，女，28岁。始由左耳下颈部疼痛，左关及喉核高肿，上起白膜，大如蚕豆，疼痛不能吞纳，今已四日，语言不清，寒热不解（T 38.4℃），左侧颈部漫肿颇甚，大便三日未行，脉弦数，舌苔淡黄。风热痰浊互结，发为单蛾，势颇不轻。从肺胃清热化毒治之。

紫荆皮10克　炒大力子10克　连翘10克　丹皮6克　焦山栀5克　生石膏12克　板蓝根10克　银花10克　赤芍5克　薄荷（后下）5克　马勃5克　瓜蒌仁12克　象贝母12克　夏枯草10克　火麻仁（杵）12克，一帖。吹药圣功丹（《重楼玉钥》方）。

二诊，药后大便通，寒热轻（T 38℃，P 105次/分），喉痛稍减，除火麻仁、瓜蒌仁，再服二剂，诸症十退八九，守原法减其制，又服二剂而痊。

（《郑景岐医案》）

按语：该患者起病表现为耳下疼。中医认为喉核与耳的经络相络属，现代西医认为是舌咽神经耳支的牵涉痛，其病位仍是在喉核。肺与大肠相表里，腑气不通，病已涉入胃腑。

郑景岐治风热乳蛾，运用“拦定风热”“气血并治”的治则，注重肺胃之热的消解和通泄，注重解毒、利咽、消肿、凉血、活血对表热的治疗，舍弃“发表不远热”的原则，弃用辛温发表之荆芥、防风，而取“辛凉而散”的薄荷、银花、连翘之辛凉，以治“气”；方药中注重凉血活血，如丹皮、赤芍、山栀、紫荆皮之属以治“血”；下法不用峻猛之将军大黄、芒硝，而用润下之火麻仁、瓜蒌仁，且中病即止，及时停用，恐伤津耗液，三组药物体现了郑宏纲“拦定风热”“气血并治”的治疗学思想。

（三）咽喉危急重症斗底风、叉喉风治法传承

郑梅涧认为，斗底风、叉喉风是咽喉危急重症。斗底风似与颈前脓肿、颈胸部蜂窝织炎等继发急喉风有关，叉喉风似与急性喉炎、急性会厌炎、会厌脓肿、喉部神经血管性水肿继发急喉风相似。“此症初起，吞咽不下，但胸前红肿渐至结喉，一时难安。初起能咽水者可治”；“如病势紧急、汤水不能下、遍身作痛、气喘眠卧不得、循屋下行、胸前赤肿、凡吐痰涎后仍不退者，百无一治”。叉喉风，“先咽喉作紧，风痰上涌，多有绵涎，内紧外浮，肿不能饮食，渐至咽喉紧闭，如叉叉住。甚则头面浮大，其患最速。宜急治之。若一二日不知治者，多致殒命”。

第13世传人郑景岐继承衣钵，治“外缠喉合并斗底风重证”案如下。

案例

程某，女，26岁，1991年7月12日。始于左颏下坚肿，渐及颌颈之间，迄今六日，已达右额，下及于颈项，右额间尤甚，并趋胸前亦有漫肿之势，右嗌内微肿，疼痛，勺水难下，强之则呛，憎寒发热，脉至滑数，证属风热顽痰为患，兼触温毒，况复妊娠三四月，势非轻观，应机为顺（T 38.9℃）。

连翘10克　山豆根10克　紫荆皮9克　川连2.5克　炒僵蚕5克　炒大力子9克　象贝母10克　赤芍5克　薄荷5克　银花10克　射干5克　炒黄芩5克　二地丁各20克　旋覆花（包）10克　漂昆布、海藻各10克　夏枯草10克　海石15克。

一帖煎服，吹药回生丹加味，吹噙勿断。

二诊：热轻未净，憎寒已止，胸、颈及左颏颔之间红退，肿热较消，右耳下仍色赤灼热，其肿高突如故，语音已清，苔腻稍薄，症延七日，为势稍轻，冀再进一阶方可放心（患者曾陆续咯韧痰，但不甚多，涎仍略绵，口噤稍松）。为初诊方去海石、僵蚕，加生石膏15克，2帖煎服。

三诊：寒热悉退，右耳前腮肿仍坚达于颏下，其势略平，左腮颏颈部结喉胸胁之间肿消八九，已不痛，红退，并不灼热，口噤稍松，右耳下以迄缺盆肿硬呈条索状。于是疼痛牵引，顾盼仍欠灵活，舌苔黄白而腻，脉至仍索，当再原法出入（涎不绵，已无韧痰，喉不痛）。初诊方去山豆根、海石、银花、射干，加草河车9克，菊花9克，钩藤（后下）15克，另用乌梅肉塞尽牙根处。

前后计七诊，服药十一帖。后之诊治，守原法出入加减，而获全功。

（《郑景岐医案》）

按语：缠喉风是中医喉科的危急重证，来势凶险，“走马看咽喉”即谓此。

郑景岐认为，咽喉红肿连及颈项，甚至胸前颈项如蛇缠绕之状，称缠喉风。缠喉风有外缠喉、内缠喉之分，部位上有双缠喉、单缠喉之别。外缠喉指红肿疼痛达于外者，《重楼玉钥》“诸风秘论”云：“痰涎气血结聚于咽喉，肿达于外，麻痒且痛而紧，是为缠喉。”《重楼玉钥》“单缠风”“双缠风”即为外缠喉，亦称“兜腮”。内缠喉，指咽喉作紧疼痛在先，风痰壅盛而致痹阻，《重楼玉钥》“叉喉风”即是。

从现代医学的角度看，内缠喉多为会厌、声门及咽后、咽旁间隙的急性感染性疾病；外缠喉多为咽喉口腔炎症蔓延至舌下隙、颌下隙的急性感染性疾病，称作“卢德维氏颈炎”。外缠喉可向下发展蔓延至胸壁和纵隔，《重楼玉钥》称“斗底风”，列为36风之首，西医称“卢德维氏颈炎胸部并发症”，病势更为凶险。外缠喉临床表现为初起咽颈部红肿疼痛，牙关紧闭，吸气性呼吸困难，颈部活动受限，喉水肿而声嘶哑，全身见气营两燔之脓毒血证。颈部脓成后，见口底肿胀加剧，颈前颈侧肿胀、质硬，触诊坚如木板，穿刺多无脓液。出现胸部并发症时，胸前壁红肿疼痛，锁骨上窝、胸骨上窝肿胀而凹陷之解剖标志消失，如肿胀向纵隔蔓延，患者多于1~2日内死亡。

引起外缠喉的解剖学基础为：人体头颈部在解剖结构上存在许多潜在筋膜间隙，彼此不相连，故颈部在伸缩转动和吞咽时可最大限度地自由运动；遇有邪毒感染侵犯，又可有效地分割、局限病灶；同时，当邪盛正衰时，又是邪毒蔓延发展的径路。从病证因机分析，总由风热邪毒壅滞，痰涎败血积聚，化腐成脓，邪毒传入营血，邪盛正衰而致危症。

缠喉风属危急重症，合并斗底风则更凶险。郑景岐治予清热解毒、散结退肿、化痰利咽诸法，取连翘、象贝母为君药，清热散结，海石、海藻、昆布诸品散结化痰，亦具特色。利咽消肿活血之紫荆皮、山豆根、炒僵蚕则为治咽喉肿痛要药。郑氏喉科吹药回生丹（《重楼玉钥》方）加味，亦是疗效的关键，患者治疗后吐出韧痰而热渐退，肿渐消。

综上所述，中华民族优秀传统文化的组成部分——徽文化，孕育了一代名医。郑宏纲医德高尚、医术精湛，在基础理论、辨证思维、脉学方面均有所发微，在喉科（咽喉口齿疾病）、儿科、针灸学等方面均有建树。郑氏脉诊“三法参伍”说，可提高脉诊的准确率，有重要的实用价值。郑氏“寒热虚实禀赋”五纲审证、结合经络辨证和脏腑辨证、立方酌药随“运气”而变的辨证治疗方法，特色鲜明。郑氏提出疫病初起就是虚证的治疫思路，创“养阴清润”法治疗疫病白喉，对当今疫病新病种的中医药防治，具有启迪思路的作用。郑氏治疗上呼吸道感染性热病，创“喉症忌表、辛凉而散、拦定风热、气血并治”治则新学说；创用“刀针灸熏、洗敷吹噙、内服外治”相辅并用的疗法，具有疗效的叠加效应。郑氏立儿科“补阴扶阳”准则及禀赋薄弱患儿的治疗方法，具有科学性和实用性，值得当代中医儿科参考借鉴。郑氏提出针灸治疗咽喉口齿唇舌疾病的“三针学说”及其针灸处方，有待进一步研究。郑宏纲围绕重大疫病和危急重症的临床实践及其学术成就，砥砺后之来者全面承传其学术精华，启迪后人结合临床需求继续创新。

安徽中医药大学　郑日新　郑铎

【参考文献】

［1］郑梅涧．重楼玉钥［M］．北京：人民卫生出版社，1958年影印道光十九年（1839）喜墨斋翻刻本．

［2］郑梅涧．箧余医语［M］．郑梅涧手写本．

［3］郑梅涧．痘疹正传［M］．郑梅涧手写本．

［4］郑梅涧．授医秘录［M］．郑梅涧手写本．

［5］谢观．中国医学大辞典［M］．上海：商务印书馆，1921．

［6］谢观．中国医学源流论［M］．上海：澄斋医社，1936．

［7］破头黄真人．喉科秘诀［M］．杭州：三三医社，1922．

［8］张海鹏，王廷元．明清徽商资料选编［M］．合肥：黄山书社．1985．

［9］任应秋．中医各家学说［M］．上海：上海科学技术出版社，1980．

［10］周楣声．黄庭经医疏［M］．合肥：安徽科学技术出版社，1991．

［11］沈金鳌．杂病源流犀烛［M］．北京：人民卫生出版社，2006．

［12］中医大辞典编委会．中医大辞典［M］．北京：人民卫生出版社，2002．

［13］王士贞．中医耳鼻咽喉科研究［M］．北京：人民卫生出版社，2009．

［14］王键，陈雪功．新安医学精华丛书［M］．北京：中国中医药出版社，2009．

［15］李庆坪．我国白喉考略［J］．医学史与保健组织，1957，2：97．

［16］郑梅涧．箧余医语［J］．安徽卫生，1959，6：22－27．

［17］魏稼．郑梅涧、夏春农的针灸学说［J］．江西中医药，1985，6：49．

［18］郑日新．新安医家方成培传略［J］．安徽中医学院学报，1994，11（2）：12－13．

［19］郑日新．方成培与郑氏喉科［J］．中华医史杂志，1994，24（3）：175－177．

［20］叶启慈．反复呼吸道感染［J］．实用儿科临床杂志，1999，17（6）：547．

［21］林志勇．《重楼玉钥》三十六症喉风病名今析［J］．上海中医药杂志，1999，12：12－14．

［22］杨志伟，于竞进．我国白喉流行病学特点分析［J］．中国计划免疫，2000，6（1）：13．

［23］郑日新．郑梅涧手抄本《灵药秘方》初步研究［J］．中医文献杂志，2003，21（3）：9－11．

［24］刘向荣，纪明慧．小儿反复呼吸道感染相关因素分析［J］．齐鲁医学杂志，2003，18（4）：442．

［25］郑日新．新安郑氏喉科医学述略［J］．安徽中医学院学报，2003，22（5）：13－16．

［26］余永燕．近代中医防治白喉病史略［J］．中华医史杂志，2004，34（2）：79．

［27］王键，郜峦，黄辉．新安医学的形成因素和学术价值［J］．中医文献杂志，2009，27（3）：1－4．

［28］童光东，刘惠玲．郑枢扶创白喉虚燥论［J］．安徽中医临床杂志，1994，6（4）：54.
［29］时逸人．咽喉病之研究［J］．复兴中医，1914.
［30］张赞臣．中医的咽喉科［J］．中医杂志，1955（8）：4.
［31］干祖望．白喉及它的一切在我国的发展史［J］．新中医药，1954（11）：6.

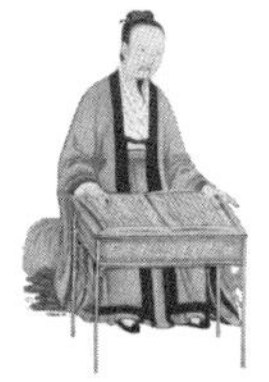

俞根初

内容提要

俞根初，名肇源，字根初，生于清雍正十二年（1734），卒于清嘉庆四年（1799），浙江绍兴人，清代著名伤寒学家，“绍派伤寒”的创始人。著有《通俗伤寒论》，经后人整理传世。俞根初生于世医之家，幼承家学，遍读古今医书，汲取各家之长，对张仲景学术研究尤深，且多有发挥。其注重临床实践，擅治外感热病，每能起沉疴，救危亡，疗效卓著。其辨治外感时病，遵张仲景之旨，兼参温病学说，结合六淫致病理论，以六经统摄三焦、气血辨证，从表里寒热论治外感病，既不同于伤寒学派，又异于温病学派，倡寒温合法，颇有特色。其统一外感病名和分类，创六经气化辨证体系（创立六经形层、发展六经气化学说、再创“三化”学说），完善伤寒诊断方法，为伤寒立新法、创新方。其临证诊疗中，治外感以开郁为先，治火化证重视袪除内生之邪；用药芳香宣透、轻清灵动；喜用果实，擅用鲜品药汁等，皆具特色及临床价值。

【概述】

一、生平简介

俞根初，名肇源，以字行，生于清雍正十二年（1734），卒于清嘉庆四年（1799），浙江绍兴人，清代著名伤寒学家，“绍派伤寒”的创始人。

俞根初出生于世医家庭，对岐黄之学自幼耳濡目染，加之勤奋好学，弱冠之年便精通《内经》《难经》等医学经典，而对伤寒一门研习尤深；其业医近半个世纪，擅治伤寒时证，论病议证多有卓识，临证治病多应手奏效，而立之年即名噪乡里，并著有《通俗伤寒论》3卷，经后人整理传世。

俞根初在学术上秉承张仲景，复参张景岳、朱肱、陶节庵、方中行、吴又可诸家，倡导“以六经钤百病”“以三焦赅疫证”，注重临床实践经验，辨病识证，重视四诊合参，尤其是六经所主舌脉、目候，亦重腹诊；治病则以去邪为要，重视透达；六经之治独重阳明，亦是其慧眼所见；遣方用药，常集众善精华，法度严明，效验颇丰。此外，还十分重视瘥后调理，堪为治养并重之典范。

俞根初之学术，为“绍派伤寒”奠定了坚实的理论基础。“绍派伤寒”提法，始见于何秀山为《通俗伤寒论》所作序文。其云：“吾绍伤寒有专科，名曰绍派。”其学说源起《内经》《难经》《伤寒论》，萌芽于明·张景岳《景岳全书·伤寒典》(1624)，形成于清·俞根初《通俗伤寒论》(1776)，滥觞于清中叶，迄至民国，通过何廉臣、曹炳章等人的不断阐发，邵兰荪、胡宝书等人的大力发展，遂使“绍派伤寒”扬名全国，盛行于世，而成为誉满杏林的一朵奇葩。俞根初可谓“绍派伤寒”开山功臣，《通俗伤寒论》堪称“绍派伤寒”的不朽之作、奠基之著。

二、著作介绍

俞根初精于《内经》《难经》，对《伤寒论》及外感病证研究尤深。但因诊务太过繁忙，惟在诊余之暇，将临证心得记录成篇，为《通俗伤寒论》3卷，成书于清乾隆四十一年（1776）。原著惜已亡佚，但其内容完整地保存在后代的各种版本中。

《通俗伤寒沦》为熔伤寒、温病于一炉之专著。其内容“一曰伤寒要诀，二曰伤寒本证，三曰伤寒兼证，四曰伤寒夹证，五曰伤寒坏证，六曰伤寒复证，七曰瘥后调理诸法”，条理明晰，一目了然；俞根初论病议证宗法仲景，紧紧围绕六经展开，并巧熔六经、脏腑、三焦、气血辨证于一炉，提出“以六经钤百病，为确定之总诀；以三焦赅疫证，为变通之捷诀”的新观点；至于遣方用药，设有六经用药法、三焦用药法、六淫病用药法；列方101首，并以法统方，分为发汗剂、和解剂、攻下剂、温热剂、清凉剂、滋补剂六大类，呼应六经之治。此外，对伤寒诊法，俞根初尚结合个人临床经验，提出了一系列新的见解。例如，观目、察舌、验口齿、按胸腹、问渴否、询二便、辨新久、查旧方等，补充前人之未备。最后，俞根初通过总结先贤经验，结合临床实践，单独列举调理诸法，使全书理、法、方、药、护一应俱全。

总之，《通俗伤寒论》一书内容详实，通俗易懂，能有效指导临床，在当时医界享有“四时感证之诊疗全书”的美誉。该书不仅继承了张仲景《伤寒论》的学术思想，而且融入了后世温病学说的精华，同时又结合浙绍一带的地理特点，三因制宜，对张仲景理论的继承发扬和中医外感病学的发展都做出了重要贡献，是浙绍地区对中医学术传承与发展的一个重要里程碑。故何秀山推崇俞根初为“绍派伤寒”的领袖，推崇《通俗伤寒论》为“绍派伤寒”的奠基之作。

《通俗伤寒论》有四种传本。①1916 年，绍兴医药学报社铅印本《通俗伤寒论》，为何秀山增订本，是迄今见到的最早版本。②1932、1933、1934 年，上海六也堂书药局铅印本《通俗伤寒论》，为何廉臣增订本。2004 年连智华以何廉臣本为底本进行点校，为突出此书经何廉臣校勘，特命名为《增订通俗伤寒论》。③1956 年，杭州新医书局及上海卫生出版社出版的《重订通俗伤寒论》为同一传本，均为徐荣斋增订本。1959 年，科技卫生出版社铅印本以及 1959 年上海科学技术出版社铅印本，为徐氏再吸收各地读者反馈意见后修改再版。④2002 年，中国古籍出版社出版了《三订通俗伤寒论》，为浙江中医学院连建伟在徐氏基础上对此书进行修订，纠正了徐氏引用中西汇通之说的一些偏颇之处，并校勘了误文、脱漏、衍文等。

【学术思想】

一、学术渊源

（一）源本《内经》《难经》

《素问·热论》曰：“今夫热病者，皆伤寒之类也。”清·张志聪《黄帝内经素问集注》解释道：“凡外淫之邪，始伤表阳，皆得阳气以化热，故曰：凡热病者，皆伤寒之类也。”又《难经·五十八难》曰：“伤寒有五，有中风，有伤寒，有湿温，有热病，有温病，其所苦各不同。”此“伤寒有五”之“伤寒”即泛指外感病无疑。可见《内经》《难经》都以伤寒之名总括外感疾病，而俞根初谓“伤寒，外感百病之总名也”，并以“伤寒”立论，概述一切外感病证的因、证、脉、治，乃源于此也。

《素问·热论》还提出：“伤寒一日，巨阳受之，故头项痛，腰脊强。二日阳明受之，阳明主肉，其脉侠鼻络于目，故身热，目痛而鼻干，不得卧也。三日少阳受之，少阳主胆，其脉循胁络于耳，故胸胁痛而耳聋。……四日太阴受之，太阴脉布胃中络于嗌，故腹满而嗌干。五日少阴受之，少阴脉贯肾络于肺，系舌本，故口燥舌干而渴。六日厥阴受之，厥阴脉循阴器而络于肝，故烦满而囊缩。”此以六经传变概括伤寒热病由表入里的传变规律、各经病证证候表现，对俞根初“六经形层”“六经病证”等相关理论的形成都有很深的影响。

此外，俞根初所倡导的外感病证“六经气化”辨治体系，其六经的内涵虽非局限于《内经》所言之六经，其气化学说较《内经》亦有所不同，但无疑是据《素问·六微旨大论》等七篇大论所探求的五运六气和气化学说发展而来。俞根初的诊疗思想亦多源于《内经》。如俞根初根据

《灵枢·大惑论》之“五脏六腑之精气皆上注于目”的论断而非常重视目诊，并认为“凡病至危，必察两目，视其目色以知病之存亡也，故观目为诊法之首要”。再如治疗方面，对湿病的治疗，俞根初就依据《素问·至真要大论》“湿淫于内……以淡泄之”之说，指出“湿宜淡渗”而立淡渗利湿法，以“二苓、薏、滑”为主药治之。

综上可见，俞根初之学术源本《内经》《难经》，固然这与《内经》《难经》作为中医理论体系的奠基之作是密不可分的，但同时也说明俞根初学说是有本之木，而非无源之水。

（二）学宗张仲景

张仲景创造性地把《内经》《难经》等古典医著中的基本理论运用于临床实践，并经过长期的检验、总结和提高，创立了理法方药俱全、辨证体系完整、辨证思维灵活的六经辨证论治体系，因而为历代医家所重视和运用。俞根初为享誉浙绍的中医大家，自幼熟读《内经》《难经》，对《伤寒论》的研习亦必有功力，因此对仲景之学推崇备至，其惟一著述即冠以“伤寒”二字，且书中内容“篇篇以六经展开，法法与仲景相合”，足资证明。

俞根初提出“以六经钤百病，为确定之总诀”，在论述伤寒本证、夹证、杂证、复证时，均以六经为纲。当然，俞根初所论之“六经”，与《伤寒论》之“六经”不尽相同，对六经病证的描述与《伤寒论》之六经病证也有一定差异，但都是在仲景六经理论的基础上发展拓宽而来。具体而言，俞根初对“六经”的认识主要有两点：一是“太阳主皮毛，阳明主肌肉，少阳主腠理，太阴主肢末，少阴主血脉，厥阴主筋膜”；二是“太阳内部主胸中，少阳内部主膈中，阳明内部主脘中，太阴内部主大腹，少阴内部主小腹，厥阴内部主少腹”。这种认识拓展了仲景“六经”的内涵，把与脏腑经络紧密相联系的皮肤、腠理、肌肉、四肢、血脉、筋膜融入六经之中，使六经与脏腑（及其络属部分）构成了一个有机整体，因而对六经病证的发病、传变及转归的阐释更加全面中肯。

此外，俞根初所立“六经治法”——汗、下、和、温、清、补六法，未出仲景治法范围之右，只不过俞根初善解仲景经旨并结合临床实际，活学活用而已。如治疗风寒表证，俞根初只取仲景辛温发汗之法旨，却不用麻、桂二汤而另拟苏羌达表汤治之。对其中原委自注云：“浙绍卑湿，凡伤寒恒多挟湿，故予于辛温中佐以淡渗者，防其停湿也。河南高燥，凡伤寒最易化燥，仲景于辛温中佐以甘润者，防其化燥也。辛温发汗之法虽同，而佐使之法则异。治正伤寒证，每用以代麻桂二汤，辄效。”不难看出，俞根初学术是宗法仲景，而立足临床实际并有所发展和突破。

（三）旁参寒温诸家

俞根初生性慧悟，终其一生精究外感病的辨证治疗，学富五车，博闻强识，不仅对经典烂熟于心，亦善于汲取后世寒温诸家之精粹，汇集众长，创造性地熔寒温于一炉，提出寒温宜统一，以灵活辨治外感病证。兹将对俞根初学术思想形成有重要影响的寒、温诸家分述于下。

1. 朱肱、方中行、陶节庵对俞根初的影响

朱肱、方中行、陶节庵，都是有名的伤寒大家，各自均从不同角度对《伤寒论》进行过阐发。以上三位医家，对俞根初都有一定的学术影响。

朱肱秉持《难经》对伤寒的广义、狭义之分，认为广义伤寒为外感病证之总称。俞根初亦曰：

“伤寒，外感百病之总名也。”朱氏在诊治疾病时主张病证结合，强调“因名识病，因病识证”，并谓：“天下之事，名定而实辨，言顺则事成。又况伤寒之名，种种不同，若识其名，纵有差失，功有浅深，效有迟速耳。不得其名，妄加治疗，往往中暑乃作热病治之，反用温药；湿温乃作风温治之，复加发汗，名实混淆，是非纷乱，性命之危，危于风烛。”（《活人书》）因此，根据脉证与病因，勘定了广义伤寒中各种疾病的名实，详举狭义伤寒、伤风、热病、中暑、温病、温疟、风温、温疫、中湿、湿温、痉病、温毒等12种病证的鉴别和辨证施治。俞根初受此启发，把伤寒感证的病证类型分为五大类：伤寒本证、兼证、夹证、坏证、复证，将朱氏所列的热病、中暑、温病、温疟、风温、湿温、痉病等归于伤寒兼证，即将寒温统一起来，再各列具体的病名，诸如热病伤寒、风温伤寒、湿温伤寒、暑湿伤寒等，以彼此区别，同中辨异，避免混为一谈。

陶节庵著《伤寒六书》云：“夫伤寒二字，盖冬时天气严寒，以水冰地冻而成杀厉之气，人触犯之，即时病者，为正伤寒……其余春夏秋之时，虽有恶寒身热、头痛，亦微，即为感冒非时暴寒之轻，非比冬时气正伤寒为重也。如冬感寒不即病，伏藏于肌肤，至春夏时，其伏寒各随时气改变为温为热者，因温暑将发，又受暴寒，故春变为温病……其伏寒至夏，又感暴寒，变为暑病。”俞根初在论述伤寒本证时分为小伤寒、大伤寒（即正伤寒）、两感伤寒、伏气伤寒等，与此论不无关联，其所论伤寒兼证，即寒兼他邪或他邪兼寒，也多是受此启发。另外，在伤寒诊法中，陶氏主张“先观两目……次看口舌……后以手按其心胸至小腹，有无痛处……再后问其大小便通利若何，有何痛处，及服过何药，方知端的。务使一一明白，证脉相对，庶得下药无差”。其论述虽简，但伤寒的诊断要点已囊括其中，俞根初诊治疾病时重视观目、按腹，并形成较为系统的观目、按腹诊病法，受此影响不可谓不深刻。

方中行深究《伤寒论》，对六经的认识颇有见地。他认为“六经之经，与经络之经不同”，将六经称为“六部”，其《伤寒论条辨》开篇绘“阳病在表自外而内之图”“阴病在里自下而上之图”，以区域来阐释六经实质，将五脏、六腑、四体、百骸，周身内外都囊括其中。这对俞根初六经形层理论的形成有着直接影响。此外，方氏认为《伤寒论》六经辨证不独适用于伤寒，而是适用于所有疾病，故《伤寒论条辨·或问》曰：“六经岂独伤寒之一病为然哉，病病皆然也。”提出六经纲领说，所谓“经为纲，变为目，六经皆然也”，并认为六经又以太阳为纲，其余五经为之变，皆统属于太阳。这对俞根初启发颇多，乃提出“六经钤百病，为确定之总诀”，而《通俗伤寒论》首列太阳诸病证，然后再述其余五经“或火化，或水化，或水火合化”之变，说明其亦是以太阳为纲的。

2. 张景岳、吴又可、喻昌、叶天士对俞根初的影响

“绍派伤寒”启蒙于《景岳全书·伤寒典》，故俞根初受张景岳的影响尤为深刻。例如，张景岳在《伤寒典·伤寒总名》中说：“凡病温病热而因于外感者……皆谓之为伤寒”。将“伤寒”作为外感百病之总名，俞根初《通俗伤寒论》开篇则更为明确地提出“伤寒，外感百病之总名也”。张景岳把温病、暑病统属于伤寒总名之下，又从六经的角度对伤寒热病发斑、发黄、发狂、风湿、下利、温疫等症加以阐发；俞根初则直接将上述病证分别定名为“发斑伤寒”“发黄伤寒”“发狂伤寒”“漏底伤寒”等进行论述。再如，张景岳反对“伤寒无补法”之说，认为“凡临证者，但

见脉弱无神，耳聋手颤、神倦气怯、畏寒喜暗、言语轻微、颜色青白、诸形证不足等候，便当思顾元气”（《伤寒典·论虚邪治法》），细辨虚损之在阴在阳，采用扶正祛邪的治法和方药，而不可“任意攻邪”。俞根初宗此并结合临床实践，创制了加减葳蕤汤、九味仓廪汤、参附再造汤等多个滋补祛邪的方剂，至今仍广为临床所用。此外，张景岳、俞根初对伤寒的六经传变规律，均认为既可传手亦可传足，也是一脉相承的。

吴又可、喻昌、叶天士皆为温热病大家，学术各有专长。吴又可立“戾气论”，创“邪伏膜原说”，制达原饮，认为温疫之邪居于半表半里之膜原，“邪不在经，汗之徒伤表气，热亦不减，又不可下，下之徒伤胃气，其渴愈甚”，宜“使邪气溃败，速离膜原，是以为达原也”。喻昌认为：“温疫之邪则直行中道，流布三焦，上焦为清阳，故清邪从之上入，下焦为浊阴，故浊邪从之下入，中焦为阴阳交界，凡清浊之邪必从此区分，甚则三焦相溷。”俞根初整合二贤之论，结合临床实际，即疫证传变多迅疾如雷，感则流布三焦，难拘一隅，因而提出“以三焦赅疫证”，并仿吴氏制熔宣上、疏中、达下于一炉之柴胡达原饮。叶天士创卫气营血辨证诊治温热病，俞根初撷其精华，融入六经气化辨证体系中。此外，俞根初在外感病诊法上重视验口齿，治疗用药上主张用量轻，注重宣畅气机，善用芳香淡渗之品等，受到叶氏的影响是显而易见的。

综上所述，俞根初之学，源于《内经》《难经》，法崇仲景，兼取寒温诸家。可见，俞根初既长于宗法经旨，又擅于拾散金碎玉，且勇于推陈出新，熔铸已身的同时而有所建树。其《通俗伤寒论》一书，汇集寒温两派之精髓，创立六经气化辨证体系，使寒温统一，故被称为“四时感证之诊疗全书”，俞根初也因此被推为绍派医学的领袖。

二、学术特色

（一）对外感病的学术贡献

1. 统一外感病命名和分类

病证结合的思想，早在《内经》就已发端，《素问》中有以病名作为篇名者，如“痹论”“痿论”等，并列治病之十三方；而张仲景在《伤寒杂病论》中则更是明确以“辨××病脉证并治”作为篇名，提示临床诊治疾病当首辨病名，再据病辨证，最后施以对病对证的方药治疗，才能快速起效，及时地阻止病疾的传变。

俞根初在临床实践中发现，外感病证与杂病相比，传变多难预测，死生常悬反掌之间，故要求辨治必须迅速缜密、准确无误。仲景以辨病为辨证之先决，《伤寒论》以六经病名总括伤寒虽可执简驭繁，但由于时代局限，其论终究详寒略温，未能概全外感病的证治规律；随着外感病学的发展，尤其是温病学说的发展，卫气营血辨证、三焦辨证的提出，充实了外感病的辨治理论，但同时又因辨治体系不同于仲景六经辨证体系，便形成了寒、温两大学派，因而对外感病证的命名就呈现出了门类众多，甚至病名、证名交叉混淆，纷繁复杂的局面，临证之际则常令人莫衷一是。这对外感病的准确辨证和及时救治，无疑造成了一大障碍。

基于上述情况，俞根初乃从统一病名入手，开篇就提出“伤寒，外感百病之总名也。有小证，有大证，有新感证，有伏气证，有兼证，有夹证，有坏证，有复证”。然后，再从感邪与发病途径的角度，将伤寒本证分为小伤寒（四时感冒）、大伤寒（正伤寒）、两感伤寒、伏气伤寒（肾伤寒，伏阴、伏阳）、阴证伤寒（直中）。其次，根据邪气兼夹主次的不同，立“伤寒兼证”专章，介绍了21种伤寒兼证的因证脉治，其中寒邪为主导兼他邪者有伤寒兼风、湿、痧、疟、疫等；以他邪为主导兼寒邪，或二邪兼发者，有风温伤寒、风湿伤寒、春温伤寒、湿温伤寒、热病伤寒、暑湿伤寒、伏暑伤寒、秋燥伤寒、冬温伤寒、大头伤寒、黄耳伤寒、赤膈伤寒、发斑伤寒、发狂伤寒、漏底伤寒等。再者，依据“其病内外夹发”的差异，论述了16种伤寒夹证的因证脉治。最后，分述失治、误治令病情恶化之坏证以及调摄不慎使病情反复之复证。如此一来，不仅使病名统一，分类明晰，纲举目张，切合实用，更重要的是，这实际上已经把属于温病范畴的风温、春温、湿温、暑湿、秋燥、冬温、大头瘟等病证归入了伤寒之中，从而使外感病在命名方式上实现了伤寒与温病的结合，亦使外感病在分类体系上达到了伤寒与温病的统一。俞根初这一做法，可令医者对名为“伤寒”的外感百病，“其间寒热杂感，湿燥互见，虚实相混，阴阳疑似”的复杂情况有比较清晰和系统的了解，对这些病证的治疗难易有比较正确的估计。正如俞根初所言：“治伤寒尚难，治伤寒兼证稍难，治伤寒夹证较难，治伤寒复证更难，治伤寒坏证最难。”总之，其从理论到实践两方面更加直接地体现出寒温融合的特色。

2. 创六经气化辨证体系

俞根初学识渊博，擅于在继承前人的基础上，大胆推陈出新，其创立的六经气化辨证体系，就是在仲景《伤寒论》六经辨证理论的基础上，将后世许多有关六经的新内涵以及温病学派的学术精华融入其中而形成的。

俞根初首先将经络与脏腑、血脉、皮腠、肢体等紧密地结合在一起，视为一个有机的整体，大大拓宽了传统六经的内涵。其次，把传统的气化学说与六经辨证、脏腑辨证、三焦辨证、气血辨证有机结合起来，层层递进，细腻入微，辨证结果前后互参，以便总体上把握疾病的发展和转归。最后，总结外感疾病的演变规律，以寒热为纲，创造性地提出“三化”学说，从而形成了辨治外感病证的六经气化辨证体系。在该辨证体系里，俞根初提倡寒温统一，熔寒温两大辨证体系于一炉，建立了外感病证的统一辨证模式，对中医外感病学的发展做出了重要贡献。

（1）丰富六经内涵，创立“六经形层”说

《伤寒论》开创六经辨证体系后，受到后世医家的高度重视，历朝历代均有许多医家对六经实质内涵进行研究探讨。正如恽铁樵所云：“《伤寒论》第一重要之处为六经，凡谈伤寒者无不于此致力，凡注伤寒者亦无不于此致力。”然各家认识不尽相同，“仁者见仁，智者见智”，众说纷纭。

《素问·热论》所言六经，系指经脉而言，对六经证候的阐述也是以经络的循行部位及其特点为主要依据的。宋代名医朱肱就以此为据，认为《伤寒论》之六经系指经络，故以经络论三阴三阳，并指出“治伤寒先须识经络，不识经络，触途冥行，不知邪气之所在，往往病在太阳，反攻少阴；证是厥阴，仍和少阳，寒邪未除，真气受毙。”明代医家方有执则反对朱氏之说，认为“若以六经之经，断然直作经络之经看，则不尽道，惑误不可胜言，后世谬讹，盖由乎此”“六经之经，与经络之经不同”，提出六经六部说——“六经者，犹儒家六经之经，犹言部也，部犹今六部之部，手足之分上下，犹宰职之列左右”。其后，清代伤寒大家柯韵伯亦认为，“夫人一身之病，俱受六经范围者，犹《周礼》分六官而百职举，司天分六气而万物成耳……仲景之六经，是经界之经，而非经络之经……是分六区地面，所该者广，虽以脉为经络，而不专在经络上立说”。其创六经地面说，提出“腰以上为三阳地面，三阳主外而本乎里”“腰以下为三阴地面，三阴主里而不及外”，将六经看作全身的六个分部或者分区。

基于上述诸家对六经的认识，俞根初进一步扩大六经的应用范围，丰富六经的内涵。他认为六经是外感病邪中人浅深程度和进退传变的六个层次，并将胸腹按六经进行划分，提出“六经形层”说，即“太阳经主皮毛，阳明经主肌肉，少阳经主腠理，太阴经主肢末，少阴经主血脉，厥阴经主筋膜”“太阳内部主胸中，少阳内部主膈中，阳明内部主脘中，太阴内部主大腹，少阴内部主小腹，厥阴内部主少腹”。这种认识，使六经不仅包涵六经之经络，还包涵脏腑及其紧密相联的四肢、血脉、肌肉、皮毛、腠理、筋膜等，将整个人体内外上下全部包含在六经之中，从而加强了经络与脏腑及四肢百骸之间的横向联系，也加强了六经之间的纵向联系。同时，还使得经络、脏腑、四肢百骸之间密切联系在一起，有利于充分阐明外感病邪对人体损害部位的关联规律以及病证传变规律。

由此可以看出，俞根初通过拓展六经的内涵，使六经涵盖了脏腑、经络及四肢百骸，提出六经形层说，为气化学说与脏腑经络的有机结合提供了理论支撑和物质基础。可以说，正是由于俞根初扩大六经之内涵，密切了六经与脏腑、四肢百骸的联系，六经气化辨证体系才能赅括一切外感疾病而无遁形。此正如何秀山所说：“病变无常，不出六经之外。”而六经形层这一概念，则是六经气化辨证体系的理论前提。

（2）发展六经气化学说

气化学说，肇始于《素问》运气七篇。其中，《素问·六微旨大论》云：“少阳之上，火气治之，中见厥阴；阳明之上，燥气治之，中见太阴；太阳之上，寒气治之，中见少阴；厥阴之上，风气治之，中见少阳；少阴之上，热气治之，中见太阳；太阴之上，湿气治之，中见阳明，所谓本也。本之下，中之见也，见之下，气之标也。”《素问·至真要大论》又云：“少阳太阴从本，少阴太阳从本从标，阳明厥阴不从标本，从乎中也。故从本者化生于本，从标本者有标本之化，从中者以中气为化也。”提出六气化生三阴三阳并为之主，即火化少阳，燥化阳明，寒化太阳，风化厥阴，热化少阴，湿化太阴；亦阐明了六气标本中见的气化组成及其规律和程序，为后世六经气化学说奠定了理论基础。

《内经》奠定了六经气化学说的理论基础，至东汉张仲景虽没有明确指出气化之说，但确实发展和运用了《内经》气化理论。自仲景《伤寒论》传世以后，便有无数医家对其进行注解、阐释和发挥，其中就有“气化派”主张用气化理论来解释《伤寒论》六经病证，以明代张景岳，清代张志聪、张令韶等为代表，尤以张景岳、张志聪影响较大。

张景岳《类经图翼·经络》描述“标本中气”为：脏腑居里为本，十二经居表为标，表里相络居中者为中气，六经六气各有所从、所主之不同，而人身经络、脏腑与天之六气本、标、中气相应等。又进一步运用标本中气的气化学说与天人相应等理论全面注解《伤寒论》，阐述了人体六气的产生和分布、运行的规律。

张志聪以《内经》标本中气的气化学说与天人相应等理论来阐释《伤寒论》的六经病。其在《侣山堂类辩·伤寒论编次辩》指出“天有六气，地有五行，人秉天地之气而生，兼有此五行六气”；其《伤寒论集注·凡例》言“三阴三阳谓之六气，天有此六气，人亦有此六气”。而人身六气，内生于脏腑，外布于体表，即“君相二火，发源于肾；太阳之气，生于膀胱；风气本于肝木；湿气本于脾土；燥气本于胃金”。然后各循其经，分主所属皮部，即“太阳、阳明、少阳，太阴、少阴、厥阴，乃人身经气，而各有分部。太阳分部于背，阳明分部于胸，少阳分部于胁，太阴分部于腹，少阴分部于脐下，厥阴分部于季肋、少腹之间，如七政丽天，各有方位。”并提出了“六经气化为病说”，即所谓“夫百病之生，总不出于六气之化，如感风寒暑湿燥火而为病者，病天之六气也。天之六气，病在吾身，而吾身中又有六气之化……或中于阴，或中于阳，有中于阳而反病寒者，有中于阴而反病热者，是吾身之阴中有阳，阳中有阴，标本阴阳之气化也。”基于上述认识，张志聪从三阴三阳六经气化来认识伤寒，探讨伤寒三阴、三阳的病机；他始终强调三阴三阳之病，是“气与气相感”的六经气化为病，并非经络本身为病。但正由于他过分强调阴阳之气化，甚至反对以脏腑经络论六经，使其六经气化理论失去物质基础，而显得有点“机械套用《内经》气化学说”及离临床实际之味，与其“人身之六气，内生于脏腑”的观点有自相矛盾之嫌。

俞根初吸取各家之要，于张志聪的不足之处着力发挥。他首先拓宽六经的内涵、创立“六经形层”，视经络、脏腑、气血为一个有机整体，使六经气化有了坚实的临床基础；然后将气化学说与六经辨证、脏腑辨证、气血辨证、三焦辨证紧密结合起来，把六经病证分为标证、本证、中见证及兼证。

俞根初所述标证，应是指该经经络受邪而发生病变的表现，亦即所谓的“经证”。如太阳标证：头痛身热、恶寒怕风，项强腰痛、骨节烦痛等，系足太阳膀胱经与足少阴肾经相表里，太阳本寒而标阳，少阴本热而标阴，少阴之热气蒸化太阳之寒水化为卫阳，寒邪侵袭太阳，卫阳奋起相争，而寒性收引，令阳郁不伸，故发热；又由于寒邪束表使阳不外达，肌表失温，故恶寒恶风；寒邪凝滞太阳经脉，经气不舒，故头身疼痛、项背强直。

俞根初所言本证，当是指该经所属之脏腑发生病变的表现，亦即所谓的“腑证”（阳经）或“脏证”（阴经）。如太阳本证，渴欲饮水、水入则吐、小便不利等，系太阳表邪不得外解而循经内传，干犯膀胱，使州都气化失常，故小便不利，而气不化津，则水津不布，停蓄体内。故虽渴欲饮水，但饮入之水不得输布，反与体内蓄水相搏，因而水入即吐。少阴本证，四肢厥逆、腹痛吐泻、下利清谷等。少阴虽为君火，但以藏为用，其体常虚，邪陷少阴，损伤元阳，而出现四肢厥逆；少阴火衰，太阴难暖，故腹痛吐泻，下利清谷。

俞根初所论中见证，当是指兼有与该经相表里之经脉及其脏腑发生病变的表现，正如张景岳所说“兼见于标本之间者，是阴阳表里之相合，而互为中见之气也”。即表里经同病，如太阳中见证：太阳标证而兼有大便不实、小便清白，甚则男子遗精，女子带多，腰脊坠痛，痛如被杖，甚或气促而喘等症。此为寒邪外侵，复因肾气先虚，肾中阳气不足以抵御阴寒，寒邪从太阳中络直入少阴肾经，使肾气化不及，固摄无权，故小便清白，甚则男子遗精、女子带多；肾阳不足，脾土失温，腰府失养，故大便不实，腰脊坠痛、痛如被杖；肾阳亏虚，不能纳气归根，故气促而喘。

俞根初所论之兼证，则是指与该经经络相通之经所属脏腑，或与该经所属脏腑之功能密切相关的脏腑发生病变的表现，亦即外感挟气滞、湿停、食积等。如太阳兼证：可兼见鼻塞流涕、鼻鸣喷嚏、咳嗽痰白，甚则喘而胸满等肺经证；可兼见肢懈嗜卧、口腻腹泻等脾经证候；还可兼见饱闷恶食、嗳腐吞酸等胃经证候。太阳经为一身之藩篱，主一身之表，而肺外合皮毛，与太阳经共同主表，所谓"太阳者毫毛其应，上与肺相关，形寒则伤肺"，二者彼此联系、相互影响。俞根初亦认为："正伤寒（寒重于风）先伤足太阳经，冷伤风（风多于寒）多先伤手太阴经也。"风寒外袭，使肺失宣降，故见上述肺系兼证；太阳表邪，失于汗解，或汗出不彻，每易致停湿，若其人素体脾虚，水湿运化乏力，则更易生湿，故有上述脾经湿滞之兼证，俞根初治太阳表证之苏羌达表汤，用茯苓、生姜辛淡发散以防停湿即缘于此。胃为水谷之海，受气取汁以灌注全身，故俞根初认为"邪在太阳，须藉胃汁以汗之"。若外邪内侵，使胃气郁滞，不能取汁作汗以驱邪，反而通降失调，致食停胃脘，故见饱闷恶食、嗳腐吞酸等胃经兼证。

总之，俞根初所谓六经标、本、中见证、兼证，都是以脏腑经络为基础的。

此外，俞根初认为，"邪热传入胃经……外而肌腠，内而肝胆，上则心肺，下则小肠、膀胱，无不受其蒸灼"。故他将气分证归属在阳明证和阳明兼证之中。俞根初还认为，血与厥阴经所属脏腑关系密切。其云："手厥阴为包络，内含胆火，主行血通脉；足厥阴为肝脏，下含肾水，主藏血活络。"故将血分证归属于厥阴证。这样，气血辨证也融入六经气化辨证体系之中，气血亦就成为六经气化辨证体系的物质基础之一。

综上可见，由于俞根初拓宽六经的内涵，建立"六经形层"，使其所论之气化得以建立在脏腑经络气血的基础之上，六经之标、本、中见、兼证所反映的都是脏腑经络气血发生病变的表现。正因如此，俞根初将气化学说与脏腑经络气血等紧密地结合起来，发掘出六经证的新内涵，对其发生的机制有新的见解：将气分证和血分证分别统属于阳明证与厥阴证；阐发《内经》"中阳留经，中阴留腑"之精义，而悟出"三阴实而邪不能容，邪正互争，还而归并于胃腑而成下证"的规律；创造性地提出"三阴阳明"之概念，即太阴阳明（其证有二：一为肺胃合病，其人素有痰火，感受外邪转属阳明而成；一为脾胃合病，既有脾湿又有胃热，湿热合而为病）、少阴阳明（即心火亢盛而兼阳明腑实）、厥阴阳明（为肝气郁结，或肝血不能外达，而兼阳明腑实），补仲景之不逮。

俞根初匠心独运，用气化学说和脏腑、经络、气血辨证理论，将六经证分为标证、本证、中见证、兼证，在临床实践中既有利于快速准确识证，又有利于正确判断疾病的发展趋势，以采取相应的正确治疗措施阻断病情进展。可以说，将气化学说与六经辨证、脏腑辨证、三焦辨证及气血辨证进行有机结合，是俞根初六经气化辨证体系的核心内容。

（3）在六经气化理论下，再创"三化"学说

俞根初面对四时外感病证"寒热杂感，湿燥互见，虚实混淆，阴阳疑似"的错综复杂情况，通过六经气化理论将其分为标证、本证、中见证和兼证，并用 79 个汤证加以概括。而在数十年的临床实践运用中，俞根初进一步总结出四时外感病证的演变规律——"三化"学说。其云："伤寒一证，传变颇多，不越乎火化、水化、水火合化三端。从火化者，多少阳相火证、阳明燥实证、

厥阴风热证；从水化者，多阳明水结证、太阴寒湿证、少阴虚寒证；从水火合化者，多太阴湿热证，少阴、厥阴寒热错杂证。”并明确指出：“从火化者为热证，从水化者为寒证，从水火合化者为寒热错杂之证。”对火化之热证与水化之寒证的形成，俞根初认为与经脉的寒热属性有关。如阳明属燥金，以燥气治之，且多血多气，故邪传阳明多为阳明燥实证；少阳以火气治之，且内寓相火，故邪传少阳多为少阳相火证；厥阴属风木，以风气治之，且中藏相火，故邪传厥阴多为厥阴风热证；太阴属湿土，以湿气治之，故邪传太阴多致水湿停聚，而成太阴湿证；少阴以热气治之，本热而标阴，且内藏元阳，邪陷少阴易损耗元阳，故常现少阴虚寒证。而对水火合化之寒热错杂证的形成，俞根初认识到与少阴、厥阴所候脏腑的特性有关。其云：“手少阴心主热气，中含君火”，与水相济则安；“足少阴肾主生阳，中藏寒水”，有火温煦则常。故邪陷手足少阴，扰乱心肾之水火平衡，而多成寒热错杂之证。“手厥阴为包络，内含胆火，足厥阴为肝脏，下含肾水”，故邪传手足厥阴二经，其证亦多寒热错杂。

同时，俞根初认为，外感病的“三化”转归，尚与患者的体质和感邪之性质息息相关。其云：“凡太阳伤寒，其邪有但传少阳阳明而止者，有不传少阳阳明越传三阴者，各随其人之体质阴阳，脏腑寒热。”例如，同为太阳寒邪传里，若“其人脾阳素虚”，则“内陷太阴”，致水湿内生，而形成邪从水化之太阴寒湿证；但若其人素有胃热，阳经表邪传入太阴，令脾湿与胃热相兼为患，则形成水火合化之太阴湿热证，可见伤寒病证的传变与体质息息相关。而其所谓“风寒风湿治在太阳，风温风火治在少阳，暑热燥火治在阳明，寒湿湿温治在太阴，中寒治在少阴，风热治在厥阴”，虽表面上是讲治疗的切入点，但实际上是道出了因感邪性质的不同，邪气侵犯机体的部位有异，其变化趋势就有差别，即外感病证的“三化”演变与感邪性质密切相关，所以才有治疗着眼点的不同。

此外，俞根初之“三化”学说，还非常强调与足阳明胃的关系，这也是俞根初诊治伤寒独重阳明的理论依据所在。他说：“凡伤寒证，恶寒自罢，汗出而热仍不解，即转属阳明之候，当此之时，无论风寒暑湿所感不同，而同归火化。”足阳明胃性本燥，又多血多气，则邪入阳明自然易从火化；但若素体胃气不强，水湿内停，则邪传阳明亦可从水化，形成“太阳表邪虽解而阳明中有水气”之阳明水结证，这是常中之变。因而“邪传阳明胃腑，其症甚多，以水谷之海，各经皆秉气于胃也，故病有太阳阳明，有正阳阳明，有少阳阳明，有少阴阳明，有太阴阳明，有厥阴阳明”。

综上所述，俞根初认为若阳明胃实，则邪传胃经从火化，并且胃经之火还易干及他经而致他经亦从火化；倘若阳明胃虚，则邪气入胃亦从水化，而邪传他经者更因胃气虚羸，失于充养和卫护而易从水化。何秀山对此领悟颇深，在“太阴兼证”后按曰：“其眼目全在阳明，必以趺阳不负为顺。如胃家实者，既吐泻则湿郁已发，而风木自息；若胃家不实而阳虚，则风木必挟寒水以凌脾，吐利不止而四逆。”说明太阴寒湿证的形成与胃家不实有关。其在“少阴本证”后按曰：“盖少阴虽属君火，以藏为用，其体常虚，惟赖太阳卫之于外，而表寒不侵，阳明镇之于中，而里寒不起，……惟胃阳失守，寒水无制，故厥阴之风而厥逆，挟太阴之湿而下利。”说明胃阳失守是导致少阴虚寒证的关键因素。其在“厥阴中见证”后按曰：“阳明气实，则肝火自由少阳而散，苟胃阳不支，则木邪乘土，必撤阳明之阖，而为太阴之开，以致吐利交作。”说明厥阴证之吐利与胃阳不支有关。可见，胃气之强弱，对外感病之“三化”有着直接的影响。

综观俞根初的“三化”学说，还反映了其六经气化辨证体系的本质。“气化”一词，本源于运气学说。俞根初的“三化”学说中寓含从病机角度阐释“气化”内涵之意。其所谓的“火化证”，就是人体在各种致病因子的作用下，激起机体正气的抵抗，导致脏腑经络功能亢进，脏腑经络之气产热过多所变生的热证。此时机体处于阳热偏亢的状态，而气血津液必须在阴阳平衡的状态下才能发挥其正常的温养濡润作用，阳热亢盛，气血津液的运行、化生必然失常，就会产生滞气、瘀血、痰浊等内生邪气。这些内生邪气，反过来又影响脏腑的功能，阻碍气血津液的正常运行和转化。如痰浊使肺的宣肃功能失常，水饮可致膀胱气化不利，瘀血不去新血不生等。水化证，则是致病因子使脏腑经络功能处于低下状态，致脏腑经络之气产热不足所变生的寒证。此时机体处于阴寒偏盛的状态，气血津液同样不能发挥正常的温润濡养作用，其运行、化生也会失常而产生滞气、瘀血、痰浊、水饮等内生邪气。这些内生邪气，亦必反过来影响脏腑的功能，阻碍气血津液的正常运行、转化。如湿浊内阻，则影响脾胃的运化功能，水谷精微不仅不能化生气血津液，反成湿浊痰饮等。水火合化，则是兼有火化和水化的病机，不必赘述。可见俞根初的“三化”学说中，“气”，既指脏腑经络、气血津液、各种内生之邪，又指功能，即脏腑的功能、气血津液的功能、内生之邪的致病作用；“化”，指变化、转化、化生。所谓“三化”，就是指机体在多种致病因子的作用下产生的，受病邪性质、机体体质、受病脏腑经络的阴阳属性以及足阳明胃功能状态等因素影响的各种变化、转化和化生。

总之，俞根初从错综复杂的疾病演变过程中，提炼出提纲挈领的“三化”论，才使临证者能执简驭繁，有效地防治疾病。故可以说，“三化”学说是俞根初六经气化辨证体系之精髓。

3. 完善伤寒的诊断方法

《素问·阴阳应象大论》云：“以治无过，以诊则不失矣。”说明正确的诊断是有效治疗的前提条件。俞根初深得经旨，非常重视疾病的诊断方法，因此他在继承前人经验的基础上，通过数十载临床实践的不断摸索，总结出了如何诊察伤寒时病复杂变化的一套有效方法。其云：“凡诊伤寒时病，须先观患者两目，次看口舌；以后用两手按其胸脘至小腹，有无痛处；再问其口渴与不渴，大小便通与不通；服过何药，或久或新，察其病之端的；然后切脉辨证，以症证脉，必要问得其由，切得其象；以问证切，以切证问，查明其病源，审定其现象，预料其变证；心中了了，毫无疑似，始可断其吉凶生死，庶得用药无差，问心无愧。毋相对斯须，便处方药。此种诊法，最关紧要，此余数十年临证之心法也。”由此可见，俞根初诊察伤寒感证，有其独特的方法，先后有序，环环相扣，条理清晰，形成了一个系统、完整的诊断程式。其舌脉诊、观目法及按胸腹法，不仅集前贤之大成，更有新的创见，颇具特色。

（1）观目法

《灵枢·大惑论》曰：“五脏六腑之精气，皆上于目而为之精。精之窠为眼，骨之精为瞳子，筋之精为黑眼，血之精为络，其窠气之精为白眼，肌肉之精为约束，裹撷筋骨血气之精而与脉并为系，上属于脑，后出于项中……目者，五脏六腑之精也，营卫魂魄之所常营也，神气之所生也。”俞根初对此简言概括为“五脏六脏之精，皆上注于目，目系上入脑，脑为髓海，髓之精为瞳子”，并据此认为“凡病至危，必察两目，视其目色，以知病之存亡也，故观目为诊法之首要”。

对于目诊，俞根初的经验是：观目察色，首以目之开闭别阴阳，即“开目欲见人者阳证，闭目不欲见人者阴证”；次察目色、目珠、眼胞和目中所见等以辨病变脏腑、感邪性质、病性寒热等。如“目瞑者鼻将衄，目暗者肾将枯；目白发赤者血热，目白发黄者湿热；目眵多结者肝火上盛；目睛不和者热蒸脑系；目光炯炯者燥病，燥甚则目无泪而干涩；目多昏蒙者湿病，湿甚则目珠黄而眦烂；眼胞肿如卧蚕者水气，眼胞上下黑色者痰气；怒目而视者肝气盛，横目斜视肝风动”“热结胃腑，虽日中亦谵语神昏，目中妄有所见；热入血室，惟至夜则低声自语，至夜目中如见鬼状”“目现赤缕，面红娇艳者，阴虚火旺”。再观目态变化与神气有无以测病吉凶，如“目不了了尚为可治之候，两目直视则为不治之疾”“瞳神散大者元神虚散；瞳神缩小者脑系枯结”“目睛不轮，舌强不语者元神将脱”“凡目有眵有泪，精采内含者，为有神气，凡病多吉；无眵无泪，白珠色蓝，乌珠色滞，精采内夺，及浮光外露者，皆为无神气，凡病多凶；凡目睛正圆及目斜视上视、目瞪目陷，皆为神气已去，病必不治；惟目睛微定，暂时即转动者痰；即目直视斜视上视，移时即如常者亦多因痰闭使然，又不可竟作不治论”。

由此可见，俞根初之目诊，首辨阴阳，次诊病况，三断预后。在瞬息万变的时病感证中，可令医者不过受纷繁复杂的证候之困，而通过观察患者之目，迅速测定精气存亡，辨别寒热虚实，抓住主要矛盾，及时治疗，以挽救患者于毫末。俞根初目诊法，确得望目之真谛，可师可法，诚如何廉臣先生所说：“俞根初以观目为诊法之首要，洵得诊断学的主脑”。

（2）按胸腹法

腹诊起源于《内经》《难经》，而张仲景在《伤寒杂病论》中记载了丰富的腹诊内容，开启了腹诊应用的先河，之后历代医家亦各有发挥。但在俞根初之前，有关腹诊的论述呈散在零星的状态，未成体系，不尽完善。惟至俞根初始集先贤精华，融入个人心得而汇为专论，使之系统化，并命名“腹诊”，推其为“诊法之第四要诀”。

《灵枢·胀论》曰：“夫胸腹，脏腑之廓也。”俞根初云：“故胸腹为五脏六腑之宫城，阴阳气血之发源，若欲知其脏腑何如，则莫如按胸腹，名曰腹诊。”而“欲知其脏腑何如”，需先知脏腑何在，故俞根初将胸腹按部分为三停，分候五脏六腑。其云：“上停名胸，在膈上，心肺包络居之，即上焦也。膈下为胃，横曲如袋，胃下为小肠，为大肠，两旁一为肝胆，一为脾，是为中停，即中焦也。脐以下为下停，有膀胱，有冲任，有直肠，男有外肾，女有子宫，即下焦也”。可见俞根初对胸腹解剖知识非常熟悉，因而其按胸腹法自然可验可法。

胸腹部切诊方法，俞根初谓：“宜按摩数次，或轻或重，或击或抑，以察胸腹之坚软，拒按与否？并察胸腹之冷热，灼手与否？以定其病之寒热虚实。”其手法分为轻、中、重按法，如轻手循抚胸上而脐下，知皮肤之润燥，以辨寒热；中手寻扪，有无压痛，以察邪气之有无；重手推按，察其痞硬、疼痛，以辨脏腑之虚实沉积，犹如“诊脉中浮沉之法也”，此为腹诊基本方法。具体内容可分为以下三个方面。

1）按胸

俞根初认为：“按胸必先按虚里”。虚里为脉之宗气所聚处，按之可测吉凶。俞根初的经验是，

"按之应手，动而不紧，缓而不急者，宗气积于膻中也，是为常"。其病变如"按之微动而不应者，宗气内虚；按之跃动而应衣者，宗气外泄""按之弹手，洪大而搏，或绝而不应者，皆心胃气绝也，病不治。虚里无动脉者必死。即虚里搏动而高者，亦为恶候，孕妇胎前症最忌，产后三冲症尤忌，虚损痨瘵症，逐日动高者切忌。惟猝惊疾走大怒后，或强力而动肢体者，虚里脉动虽高，移时即如平人者，不忌"。虚里为脉之宗气所聚，与寸口六部相应，诊虚里的优越之处在于，"往往脉候难凭时，按虚里脉确有可据"。例如，厥脱闭证，脉多伏而不现，或散乱不收，细察虚里，可明辨宗气之盛衰。"浅按便得，深按不得者，气虚之候。轻按洪大，重按虚细者，血虚之候。按之有形，或三四至一止，或五六至一止，积聚之候。"

按胸除诊虚里候宗气盛衰外，还有按胸膈、胁肋，可候相应脏腑之虚实与病之所苦。如"按之胸痞者，湿阻气机或肝气上逆""按之胸痛者，水结气分或肺气上壅""胸前高起，按之气喘者，则为肺胀""膈间突起，按之实硬者，即是龟胸"。肝居胁部，胆附其中，两胁候肝胆，故"若肝病须按两胁，两胁满实而有力者肝平"；若肝胆为病，"按其胁肋胀痛者，非痰热与气互结，即蓄饮与气相搏""按其膈中气塞者，非胆火横窜包络，即伏邪盘踞膜原""两胁下痛引小腹者肝郁""男子积在左胁下者属疝气；女子块在右胁下者属瘀血；两胁空虚，按之无为者为肝虚；两胁胀痛，手不可按者，为肝痈"。

2）按腹

俞根初曰："按腹之要，以脐为先。"因为"脐间动气，即冲任脉"。冲任两脉，同起于胞中，根植于肝肾，皆行于脐之上下左右，冲为血海，任主胞胎，司调节五脏阴血之职。俞根初认为，冲任为脐间动气之源，与虚里同为生命活动的征兆之一，诊冲任与虚里都可判断疾病预后吉凶，但于病之辨寒热真假则诊冲任尤为可据。其诊法是："密排右三指，或左三指，以按脐之上下左右，动而和缓有力，一息二至，绕脐充实者，肾气充也。一息五六至，冲任伏热也。按之虚冷，其动沉微者，命门不足也。按之热燥，其动细数，上支中脘者，阴虚气冲也。按之分散一息一至者，为元气虚败。按之不动，而指如入灰中者，为冲任空竭之候。"而辨寒热真假的经验是："按冲任脉动而热，热能灼手者，症虽寒战咬牙，肢厥不利，是为真热而假寒。若按腹两旁虽热，于冲任脉久按之，无热而冷，症虽面红口渴，脉数舌赤，是为真寒而假热。"另外，冲任脉动之高低还可推测热势轻重，即"动而低者热尚轻，动而高者热甚重"。

除按脐诊冲任外，还可按全腹以辨寒热虚实。如"以手按之痞硬者，为胃家实""凡满腹痛，喜按者，属虚。拒按者，属实。喜暖手按抚者，属寒。喜冷物按放者，属热。按腹而其热灼手，愈按愈甚者，伏热"。

3）察有形实积

诊察有形积滞，虽可从问诊中了解一些原委，但总不如直接触摸积块来得确切。俞根初的经验是："水结胸者，按之疼痛，推之漉漉；食结胸者，按之满痛，摩之嗳腐；血结胸者，痛不可按，时或昏厥，因虽不同，而其结痛拒按则同""按腹而其热烙手，痛不可忍者内痈；痛在心下脐上，硬痛拒按，按之则痛益甚者，食积；痛在脐旁小腹，按之则有块应手者，血瘀；腹痛牵引两胁，按之则软，吐水则痛减者，水气"。虫病按腹则有三个特点，即俞根初所谓"三候"，即"腹有凝结如筋而硬者，以指久按，其硬移他处；又就所移者按之，其硬又移他处，或大腹或脐旁或小腹，无定处，是一候也。右手轻轻按腹，为时稍久，潜心候之，有物如蚯蚓蠢动，隐然应手，是二候也。高低凸凹，如畎亩状，熟按之，起伏聚散，上下往来，浮沉出没，是三候也”。但“若绕脐痛，按之磊磊者，乃燥屎结于肠中，欲出不出之状”，又当与虫积区别。

由此可见，俞根初之按胸腹法，可以诊察到脏腑之虚实、病之所苦、预后吉凶，为治疗提供最为直接的证据。而中医腹诊能如俞根初这般系统者，确实前无古人。可以说，俞根初是中医腹诊之集大成而又有所创建者，正如徐荣斋所云：“俞根初腹诊法，能补中医诊断法之不逮，可法可传”。

（3）舌脉诊

俞根初首创六经之下以各经主脉、主舌（苔）统领为纲，再细分相兼脉、夹杂苔（舌）为其目，以纲统目，纲举目张，便于辨证识证，对临床诊断有很高的实用价值。兹以太阳病为例，加以说明。

对于脉诊，俞根初说：“太阳脉浮，浮为在表。浮紧浮迟，皆主表寒；浮数浮洪，皆主表热；浮而细涩，浮而软散，凡证皆虚；浮而紧数，浮而洪滑，凡证皆实。”俞根初所言，说明浮脉为太阳病主脉，而其相兼之迟、紧、洪、数、细、涩、散、软脉等，为辨其寒热虚实的依据。对于舌诊，俞根初说：“太阳表证初起，舌多无苔而润，即有亦微白而薄，甚或苔色淡白，惟素多痰湿者，苔白滑，舌色淡红，素禀血热者，苔虽微白，舌色反红；若传入本腑，膀胱蓄溺，苔多纯白而厚，却不干燥，膀胱蓄热，苔多白兼微黄，薄而润滑。”这段文字，说明太阳病之舌苔多为白苔，但随患者体质、病理变化层次的不同，其舌质颜色和舌苔的厚薄又有相应改变。俞根初如此诊脉辨舌，以脉证舌、以舌证脉，相互映证，使得临床诊断更加准确，同时有助于在细微之处诊察到疾病复杂的兼夹情况及病证传变的差别，以便采取有效的治疗措施，提高疗效。

俞根初的伤寒诊断方法，除上述以外，还有看口齿、问渴否、询二便、查旧方等，内容翔实丰富。总的来讲，对中医诊断方法的完善，乃至中医诊断学的发展都产生了重要影响。

4. 为伤寒立法创方

在伤寒感证的治法方面，俞根初首先效法仲景立汗、和、下、清、温、补六法以应六经证治，在此基础上进一步于六法之下针对各自的具体病情确立若干细法。如汗法中有辛温发汗法、辛凉发汗法、养血发汗法、益气发汗法、和中发汗法、滋阴发汗法等；下法中有峻下结热法、缓下结热法、急下停饮法、攻补兼施法等；补法中有滋阴润燥法、滋阴益气法、滋阴濡络法、补阳镇冲法、回阳兼补气血法等。

其次，俞根初大胆拓宽治法范畴。其云：“发表不但一汗法，凡发疹、发斑、发瘖、发痘，使邪从表而出者，皆谓之发表；攻里亦不仅一下法，凡导痰、蠲饮、消食、去积、通瘀、杀虫、利小便、逐败精，使邪从里而出者，皆谓之攻里。”这般慧眼之见大大扩展了发表、攻里的内涵，为更多的祛邪手法提供理论基础。

此外，俞根初还提出：“按经审证，对证立方，六法（即六经正治法：汗、和、下、清、温、补）为君，十法为佐，治寒伤已无余蕴。”总览俞根初之书，其“十法”虽并无实指，但是提示了医者应既能守常，又能通变，不可拘泥一法一方，而当广纳诸家治法，博采众贤良方。

《通俗伤寒论》共载方101首，其中有68首新方是俞根初根据病证类型、地域、人情、气候之不同依法创制，也是俞根初在临床中应用六经气化辨证诊治外感病证的具体体现。外感时病，病邪有风、寒、暑、湿、燥、火等种种不同，其证治有发散、清泄、凉润之殊，更因人之禀赋厚薄不一、体质强弱不同，感邪后病情传化因此而异，且在疾病传变过程中大多都会产生水湿、痰饮、瘀血等内生之邪，进一步导致脏腑功能障碍，从而形成一系列错综复杂的病证。为辨识这些盘根错节的病证，俞根初创立“三化”学说，又细分六经病证为标证、本证、中见证、兼证，提纲挈领，穷尽这些病证的变化规律。在临床辨治这些病证的过程中，俞根初深感“古方不能尽中后人之病”，乃在广泛继承诸家先贤经验的基础上，大胆创新，依据外感病的传化规律，结合人、地、时选方、创方以治之。

综观俞根初《通俗伤寒论》所创、所选的101方，有两个特点和一大贡献。

（1）特点

其一，俞根初的创方、选方思路可归结为纵横两线。

所谓横线，是囊括了伤寒感证的各种不同实际情况而创立或选用的方药。如同属发汗剂，俞根初所创苏羌达表汤（辛温发汗法）、葱豉桔梗汤（辛凉发汗法）以分治风寒外感与风热外感，用香苏葱豉汤（理气发汗法）、葱豉荷米汤分别治疗小儿、妇人外感，以加减葳蕤汤（滋阴发汗法）、参附再造汤（温阳发汗法）、七味葱白饮（养血发汗法）分别治疗阴虚表寒证、阳虚表寒证、血虚表寒证，可见俞根初既宗经旨——“其有形者，渍形以为汗，其在皮者，汗而发之”——表证宜汗，又能知常达变，针对临床实际情况灵活用方。

所谓纵线，是根据病情的轻重、证候繁简而创立或选用的方药。如同为少阳证，表里证皆轻者用柴胡枳桔汤，表里证俱重者用柴芩双解汤，少阳胆火炽盛者用蒿芩清胆汤，少阳阳明合病者用柴胡白虎汤（取白虎汤合小柴胡汤化裁而得），少阳证兼有血虚者用柴胡四物汤（取小柴明汤合四物汤加减而成）等，可见俞根初处方用药擅于根据病情轻重、证候繁简而施，病情轻则方药轻，病情重则方药重，证候简则方药简，证候繁则方药繁，总以祛邪中病为度。

其二，俞根初制方，君臣佐使配伍严谨。

以蒿芩清胆汤为例，何秀山注解云：“足少阳胆，与手少阳三焦，合为一经。其气化一寄于胆中以化水谷，一发于三焦以行腠理，若受湿遏热郁，则三焦之气机不畅，胆中之相火乃炽，故以蒿、芩、竹茹为君，以清泄胆火；胆火炽，必犯胃而液郁为痰，故臣以枳壳、二陈，和胃化痰；然必下焦之气机通畅，斯胆中之相火清和，故又佐以碧玉，引相火下泄，使以赤苓，俾湿热下出，均从膀胱而去，此为和解胆经之良方”。由此可见，俞根初所创方剂，紧扣病机，配伍精当，君臣佐使各司其职又相辅相成，而为有制之师，效专力宏。

（2）贡献

俞根初之方可发温病诸家之不逮。吴又可立达原饮治疗邪伏膜原证，以草果、槟榔、厚朴开达膜原以破结逐邪，芍药、知母、黄芩清里泄热。俞根初将此方去掉芍药、知母，而加柴胡、枳壳、桔梗、青皮，名之柴胡达原饮，以柴胡畅达膜元气机，黄芩苦泄膜原郁火，枳壳、桔梗宣发上焦，厚朴、草果疏理中焦，青皮、槟榔开达下焦，荷梗轻清透邪，甘草益脾和中，合力使膜原之伏邪从三焦外达肌腠、下走肠腑而解。正如何秀山方后所按：“（该方）虽云达原，实为和解三焦之良方，较之吴氏原方，奏功尤捷。”

喻昌主张从三焦论治疫证，即所谓“上焦如雾，升而逐之，兼以解毒；中焦如沤，疏而逐之，兼以解毒；下焦如渎，决而逐之，兼以解毒”。而俞根初则深感疫邪传变迅疾，难拘一隅，故创峻下三焦毒火法，制解毒承气汤。方用银花、连翘、黄芩、栀子宣上以“升而逐之”，黄连、枳实畅中以“疏而逐之”，黄柏、大黄、西瓜硝、金汁达下以“决而逐之”，雪水、绿豆亦解火毒。此集喻昌三焦治疫之理于一方，通治三焦，收效犹捷。

叶天士治疗温病之热陷心包主以清营凉血开窍，而俞根初将热陷心包归于厥阴火化证。除宗叶氏治以清营凉血之药外，还善用介类通灵、幽香通气及流痰行瘀之品。并且，俞根初治疗热陷心包证，条分缕析，较之叶氏有所发展，更为全面。具体而言，俞根初对热入心包蒸灼津液成痰之痰蒙神昏证，治以清宣包络痰火法，方用玳瑁郁金汤；对热陷心包络，瘀阻心窍之神昏者，治以清宣包络瘀热法，方用犀地清络饮；对邪聚包络，痰瘀互结清窍之惊厥俱发者，治以清宣包络痰瘀法，方用犀羚三汁饮；外邪初陷于心胃之间，心包气郁之心烦不眠、心中懊侬者，治以清宣心包气机法，方用连翘栀豉汤；心包气机开通后，血液亏耗，血虚生烦者，治以清润心包血液法，方用五汁一枝煎；肺胃痰火实热内壅心经包络，致神昏谵语，甚则不语如尸者，治以清泄包络心经实火法，方用增减黄连泻心汤；热陷心包，舌赤无苔，神昏，小便短涩者，治以清降包络心经虚火法，方用导赤清心汤；热结在腑，上蒸心包，致神昏谵语，甚或不语如尸者，治以心与小肠并治法，方用犀黄承气汤。

5. 重视调护

中医诊治疾病，素来主张治疗与调护相结合，即所谓“三分治七分养”。早在《素问·脏气法时论》就有“毒药攻邪，五谷为养，五果为助，五畜为益，五菜为充，气味合而服之，以补精益气”之论。《素问·五常政大论》则进一步指出：“大毒治病，十去其六；常毒治病，十去其七；小毒治病，十去其八；无毒治病，十去其九。谷肉果菜，食养尽之，无使过之，伤其正也”。足见“养”的重要性，这大抵也是老百姓所谓“是药三分毒”的理论依据了。

然而，多数医生却认为，只要诊断明确、辨证无误，就能药到病除，因而常常忽略药后、瘥后的调养。俞根初却认为，瘥后调理与患者能否痊愈有着相当密切的关系，若瘥后调理不当，常可致疾病复发或另起他证，使前治之功付之枉然。其实，注重调理的思想，在《伤寒论》中就已有很明确的体现。仲景不仅在许多方剂后详列调理方法，如桂枝汤后的“将息”和“禁忌”等，还有“辨阴阳易瘥后劳复病脉证并治”专篇论述因瘥后调摄失当致病情复发的辨证治疗。俞根初学宗仲景，因此亦十分重视调理方法，并通过博学多识和临床实践不断积累和总结经验，集腋成裘，乃于《通俗伤寒论》中专设瘥后调理诸法。具体包括药物调理法、食物调理法、气候调理法、起居调理法，以期引起后学者的注意，并极大地丰富了中医瘥后调养及康复方面的内容。

综上所述，俞根初于外感病的贡献在于：第一，提出“伤寒，外感百病之总名也”，使外感病名和分类得以统一，为寒温融合找到突破口；第二，以六经辨证为主体，汇集脏腑辨证、三焦辨证、气血辨证之精华，并与气化学说有机结合，创立了六经气化辨证体系，成为能统治寒温的新辨证体系；第三，完善了“伤寒”诊法，建立起伤寒感证的诊断程式；第四，丰富了伤寒治法的内涵，创制了许多有效的方剂；第五，重视调护，强调治养并重，完善了中医调护方法。综合上述五个方面，可以认为《通俗伤寒论》为理、法、方、药、护俱全的统治四时感证的诊疗全书。

（二）对杂病的学术贡献

《通俗伤寒论》虽以论伤寒感证为要义，但其所主张的“以六经钤百病”已然将杂病囊括其中。此正如俞根初所说：“善治伤寒者，其致力虽在杂病未研之先，而得心转在杂病悉通之后。”何廉臣在《重订通俗伤寒论·六经方药》后亦按曰：“先祖谓伤寒专科，必先通杂证，而后能善治感证，今观俞根初方法，益信而有征。”由此可见，《通俗伤寒论》虽为辨治外感病证而设，其内容实际包含了诸多杂病辨治之法。俞根初对杂病的贡献主要体现在以下几个方面。

首先，俞根初通过拓展六经的内涵，将气化学说与脏腑功能紧密联系起来。这一学术思想，就决定了其制方用药必然以脏腑的功能为基础，故俞根初所制之方亦可治疗杂病。其次，俞根初将六经辨证、脏腑辨证、气血辨证融入六经气化辨证体系，将五脏六腑、经络、气血津液、四肢百骸视为一个有机整体，以“三化”学说来概括疾病演变规律、阐明病机，用六经病证来描述错综复杂的疾病临床表现，即所谓“百病不外六经”；当外感病日久，损伤脏腑经络的功能，则多演变为杂病或者外感兼杂病。俞根初虽不提杂病字眼，而都以六经气化辨证体系辨治，这在有意无意间实际上已为以六经气化辨治杂病做了有益的探索。

此外，俞根初治疗外感时，充分考虑了患者的体质禀赋、饮食嗜好、情志偏倚等多种因素，故《通俗伤寒论》许多关于伤寒感证的诊治论述中，实际蕴有丰富的治杂病经验。

【临证经验】

一、治外感以开郁为先

俞根初认为，伤寒感证虽千变万化，但究其根本不过是“一气之通塞耳，塞则病，通则安”。故提出“凡伤寒病，均以开郁为先”，并指出“如表郁而汗，里郁而下，寒湿而温，火燥而清，皆所以通其气之郁也”。

俞根初指出，风邪袭人必先郁肺气，故治风邪犯表宜用宣气泄卫药，轻则薄荷、荆芥，重则羌活、防风，而杏仁、蔻仁、橘皮、桔梗尤为宣气之通用。而寒邪侵袭，虽宜汗宜温，但尚应视病变部位之不同佐以理气疏郁之品。如病在上焦，佐生姜、蔻仁；病在中焦，佐厚朴、草果，或丁香、花椒；病在下焦，佐小茴香、沉香，或吴茱萸、乌药，以辛香开郁，逐邪外出。此外，治疗风湿，俞根初常用温散之品微发其汗，通用羌活、防风、白芷，重则白术、苍术、麻黄、桂枝，令风邪随汗而散，湿郁随汗而解；治疗湿热，则以芳淡之品宣化之，通用蔻仁、藿香、佩兰、滑石、木通、茯苓、猪苓、茵陈、泽泻之类，辛香疏气以解热郁，甘淡渗湿以除湿遏；治疗燥病，虽有凉燥、温燥之分，治有温润、凉润之异，但俞根初认为宣气达郁则一，通用桔梗、橘皮、杏仁、瓜蒌皮等；治疗火郁者，宜发，发则火散而热泄，轻扬如葱白、豆豉、薄荷、连翘，升达如升麻、葛根、柴胡、川芎以发散之。

除以上所述，尤须注意的是，治疗温病热证，俗医往往急于清火而忽于里滞，不知疏郁导滞，一味极力凉解而反成冰伏。俞根初深知其害，在治法上不局限于清泄火毒，更注重开郁除积，其创制的枳实导滞汤足资证明。本方以小承气合黄连、槟榔为君，苦辛通降，善导里滞而泻火解毒，佐以连翘、紫苏宣上，山楂、神曲疏中，木通导下，令开者开、降者降，温邪火毒自可透发而不致内郁猖獗。

总之，俞根初重视开郁治疗的观点，实得外感证治之精要，值得传承发扬。

二、治火化证注重祛除内生之邪

俞根初在“六经总诀”中说：“惟所伏之邪，在膜原则水与火互结，病多湿温；在营分则血与热互结，病多温热。邪气内伏，往往屡夺屡发，因而殒命者，总由邪热炽盛，郁火熏蒸，血液胶凝，脉络窒塞，营卫不通，内闭外脱而死。”从中可以看出，火热之邪易与痰浊、水饮、瘀血等内生之邪互结，胶着难去，相兼为患而愈发猖獗。此正如薛生白所言：“热得湿而愈炽，湿得热而愈横。”故俞根初治疗火化证时，十分注重治疗内生之邪，拔除邪热依附之所，令热无附而成孤邪以利速解。其实，前述俞根初运用轻清宣透之药，一部分也是出于此意。

如俞根初治疗伏暑内陷入厥阴心包，与痰瘀互结，酿生厥阴风火，扰乱清窍，致痉厥并发，终日神昏不语，或错语呻吟之危候，用犀羚三汁饮。方中除用清热凉血、熄风开窍之品外，还用天竺黄、皂角刺、淡竹沥、鲜菖蒲汁、生藕汁等轻宣辛窜之品直达病所，消痰逐瘀以助除火，恢复神窍横通四布之常。又如，下焦蓄血急证系由瘀热结于血室，瘀热不去，反上蒸心脑，症见谵语如狂、小腹窜痛、带下如注、腰痛如折、大便秘结等，俞根初制桃仁承气汤治之。本方以仲景桃核承气汤去桂枝，合犀角地黄丸加失笑散而成，祛瘀之力峻猛，急除下焦瘀滞，使邪热无所依附而速解。

三、用药特点

（一）芳香宣透

由于江南卑湿，地多秽浊，当地居民体质禀赋较中原及北方人娇弱，又复“恣食生冷油腻，故湿证居多”，所以俞根初诊治疾病十分重视芳香化浊。另一方面，俞根初认为“凡伤寒病，均以开郁为先，如表郁而汗，里郁而下，寒湿而温，火燥而清，皆所以通其气之郁也，病变不同，一气之通塞耳”，所以还非常注重宣通气机，透发上焦，宣畅中焦，疏达下焦。因此，俞根初多用芳香化湿、辛通宣气之品，诸如苏叶、薄荷、辛夷、葱白、桔梗、防风、白芷、淡竹叶、菊花、桑叶、藿香、石菖蒲、佩兰、蔻仁、砂仁、草果、厚朴、橘皮、枳壳等。

（二）轻清灵动

轻清灵动是俞根初用药的又一特色，尤其在治疗外感表证中体现得更为突出。此乃遵“治上焦如羽，非轻不举”之意，法“轻可去实”之旨。一是常用薄荷、连翘、金银花、苏叶、淡豆豉、淡竹叶、白芷、防风、桔梗等轻清之品；二是其用药剂量十分轻灵，以现代公用剂量折算俞根初当时的用药剂量，大都在 3 ~ 4.5 克之间，少则 1 ~ 1.5 克，多亦不过 6 ~ 9 克（特殊者除外）。此外，其药物煎煮溶剂亦多具灵动活泼之性，如七味葱白汤采用百劳水煎药，“以长流水盛桶中，以竹杆扬之数百，名百劳水”。长流水本性灵动，再扬之百数，则更具宣郁流利之功。

（三）喜用果实

果实药，在当时民间有“果实郎中”之称，故当时江浙一带医家多喜用果实药，俞根初自然也不例外。其常用者如金橘饼、雪梨、莲子、龙眼、大蜜枣、红枣、荸荠、扁豆、西瓜等，在其诸多方剂中比比皆是。这些果实，实际也多是百姓平日常常食用之品，以之入药不仅可以使药味可口，提高依从性，亦寓有药食同源、药食同功之意。

（四）擅用鲜品及药汁

俞根初强调“凡伤寒病，均以开郁为先”，并认为“伤寒证治，全藉阳明”，而藉阳明者，藉胃汁、胃阴、胃津、胃液是也。所以俞根初喜欢用新鲜药品，因为鲜品入药，不仅能保持药物的本质特性，更具有清灵宣透、滋养濡润之妙，治疗外感时病颇为切用。其常用者，如鲜生地、鲜茅根、鲜芦根、鲜藕节、鲜梨皮、鲜冬瓜皮、鲜荷叶、鲜西瓜皮等。此外，他还常用鲜汁入药，取其质淳味厚、药专力宏，直入病所以驱逐邪气。诸如鲜生姜汁、鲜生地汁、鲜薄荷汁、生藕汁、鲜茅根汁、鲜菖蒲汁、鲜竹沥汁等，均为其惯用之品。

【后世影响】

一、历代评价

（一）推崇肯定

《通俗伤寒论》自出版行世以后，推崇俞根初之学术，在临床上运用俞根初理、法、方、药诊病疗疾的医家众多。其中，何秀山、何廉臣、曹炳章、何幼廉、何筱廉、张山雷、徐荣斋、连建伟等，均是擅用俞根初之学而远近闻名者。何廉臣谓：“其辨析诸症，颇为明晰；其条列治法，温寒互用，补泻兼施，亦无偏主一格之弊；方方切用，法法通灵。”徐荣斋更推俞根初之书为“四时感证之诊疗全书”。随着上述医家对俞根初医学的应用和不断发扬，逐渐形成了一个极具特色的中医学术流派——“绍派伤寒”，对江浙一带乃至全国外感病的诊治都产生了较大影响，并且促进了中医外感疾病寒温统一辨治体系的发展。

（二）批评商榷

俞根初之学术虽受后世医家大力推崇，其书享誉“四时感证之诊疗全书”，但也并非足赤完璧，瑕疵亦在所难免。后世对书中的某些内容，提出批评商榷者不乏其人。例如，曹炳章认为，俞根初原著“前后章节有重复处，学说有不相衔接处，亦有顾此失彼处”。徐荣斋则撰文对俞根初关于“伤寒转痉”“伤寒转厥”部分，提出批评与商榷。主要包括以下两方面。

首先，关于“伤寒转痉”部分，其认为俞根初在论述病因中所引11家文献，的确找不到由伤寒而致痉的因素，与下面真正论“伤寒转痉”的“证、脉、治”三段，几乎不相呼应。俞根初“伤寒转痉”的证、脉、治，是围绕着题意的，是恰当的；而病因则不但不涉及“伤寒转痉”，相反地强调内伤致痉，与下面的证、脉、治完全脱离，感觉是张冠李戴，是不恰当的。

其次，关于“伤寒转厥”部分，俞根初在论述因、证、脉三方面是围绕题材而发挥的，在论治方面，却把煎厥、薄厥、尸厥、血厥、酒厥、脱阳、脱阴等治法列于蚘厥、热厥、寒厥及阳厥、阴厥之后。从因、证、脉、治四个方面的叙述角度来看，俞根初虽逐层发挥，可是叙述范围却也逐层扩大了些。例如，论“因”只阴、阳、寒、热四厥；论“证”却增入“脏厥”和“蚘厥”；论“脉”更增入“尸厥”“血厥”与“脱元”；论“治”则反客为主，把“煎厥”“薄厥”“尸厥”“血厥”“脱元”等杂病厥的治疗内容，驾乎“蚘厥”及阴、阳、寒、热四厥之上了。

此外，郁觉初在盛赞俞根初学术成就之际，指出其书亦为有瑕之瑜。其云：“俞根初的某些学术观点，现在看来尚有值得商榷之处。如在病证命名上，为求统一，任何病均冠以伤寒之名，难免有病名重叠、千篇一律之嫌；又如将疝气、肺痨、哮喘等内伤杂病以及经、产、妊娠等妇科疾病亦罗列于伤寒之列，亦有内容庞杂、界限欠清之弊。”

以上所言俞根初的不妥之处，对一位医生来讲勿须惊奇，毕竟金无足赤、人无完人。相反可以从这些小瑕疵中汲取经验教训，更利后来之学。总之，俞根初之作有失误的情况，但对其学术价值无太大影响，瑕不掩瑜，此之谓也。

二、学派传承

（一）对“绍派伤寒”形成与发展的影响

“绍派伤寒”，语出何秀山《通俗伤寒论前序》。其云：“吾绍伤寒有专科，名曰绍派”，其渊源上溯明清，下逮民国，三百多年间，以治外感病证见长，且力主寒温统一而闻名医界；其学术理论萌芽于明代张介宾，成形于清代俞根初，以《通俗伤寒论》成书为标志。俞根初作为“绍派伤寒的领袖”和奠基人，对绍派伤寒的形成与发展，都产生了重大的影响。主要有以下几方面。

其一，提出“伤寒”为外感百病之总称，倡导寒温统一论，创病证分类法。其二，创立六经气化辨证体系，并“以六经钤百病”，统论所有外感疾病；传变主“三化”，注重审查兼夹病证。其三，丰富伤寒诊断方法，尤其是着力阐发腹诊，成为“绍派伤寒”独特诊法的重要内容。其四，论治尚六法，常数法并用，重视祛湿与畅达气机，施治主清化淡渗，制方用药多轻灵活泼，且好用芳香清化之品，尤其是鲜品、鲜汁。其五，强调药后、瘥后的调护。

俞根初的学术思想，为“绍派伤寒”确定了理论体系及辨证论治的原则，可谓集“绍派伤寒”学理之大成。俞根初之后，“绍派伤寒”继承者才人辈出，诸如何秀山、章虚谷、何廉臣等，均属勤于临床耕耘、殷于著书立说者，不断为“绍派伤寒”添色增彩；也有一生忙于临床，无暇著述而负有盛名者，如邵兰荪、傅再扬等，通过实践“绍派伤寒”学术以推广之。“绍派伤寒”，经上述诸贤的继承与发扬光大，乃成为一个名遐医林的独特学派。

（二）对寒温统一派的影响

自温病理论体系建立以后，伤寒与温病学派就开始了激烈的学术争鸣，这般寒温之辨有力地促进了中医外感热病理论的发展，到清代中期便出现了寒温关系发展的新兴派系萌芽，即寒温统一派。

俞根初从临床实践出发，进行了融合伤寒与温病两种学说于一体的有益探索。俞根初《通俗伤寒论》以六经辨证为纲，参合脏腑辨证、三焦辨证、气血辨证，并与气化学说有机结合，以认识和概括外感疾病的发生、发展和演变规律，从而形成了寒温统一的六经气化辨证体系。后世相继有医家沿着俞根初提供的思路不断进行寒温统一的摸索。其中，章巨膺就明确提出要“统一伤寒温病的认识”。而从20世纪50年代末到80年代，万友生先后发表和出版的《寒温纵横》《寒温统一论》《热病学》等著作，更是掀起了寒温统一呼声的高潮。其后，这种呼声一直连绵不绝，至今不衰。很多医家纷纷著书立说，倡导寒温统一，如方药中、裘沛然、时振声、邓铁涛等。俞根初倡导寒温统一，其影响显而易见。

三、后世发挥

不仅以上主张寒温统一的众多医家深受俞根初之学的影响，后世还有许多医家亦受俞根初影响，并进一步发挥其学术思想。例如，周禹锡在《伤寒论研究纲要》中，曾提出伤寒六经证有正病、兼病、化病、坏病等，不难看出这是受到了俞根初“伤寒……有小证，有大证……有兼证，有夹证，有坏证……”之伤寒分型理论的影响。俞根初所创的“凡病伤寒，均以开郁为先”的治疗原则，被后世寒温各派诸多医家所认同和采用。此外，俞根初创制的许多方剂亦经久不衰，且现代中医临床对俞根初方剂的运用不仅仅局限于外感病，施于杂病同样效验。例如，蒿芩清胆汤被广泛用于治疗内、妇、儿各科疾病，如急性结膜炎、急性胆囊炎、胆石症、急慢性胃炎、胆汁反流性胃炎、急性阑尾炎、功能性消化不良、小儿秋季腹泻、慢性胰腺炎、急性肾盂肾炎、急性盆腔炎、更年期综合征、亚急性甲状腺炎、抑郁症、神经官能症等，凡中医辨证属湿热郁阻少阳、三焦气化不利者皆有良效。

综上所述，俞根初取各家之长，一生审证察病，尤对张仲景学术研究发挥较深，秉承张仲景六经辨证之旨意，又旁参张景岳、朱肱、陶节庵、方中行、吴又可诸家，或辨或析，有扬有弃，开创“绍派伤寒”，从统一外感病名和分类、创六经气化辨证体系、完善伤寒诊断方法、为伤寒立新法创新方、重视调摄护理等方面进一步发展了张仲景伤寒学术思想。其临证诊疗中，治外感以开郁为先，治火化证重视祛除内生之邪；用药芳香宣透、轻清灵动；喜用果实、擅用鲜品药汁等，皆具特色及临床价值。此外，还从伤寒中析出温病证治，汇集众善精华，触类旁通，六经三焦，勘证求源，寒热温凉，必求其平，熔铸伤寒、温病于一炉而独树一帜，倡导“寒温统一”，成为寒温合法之先行者。可见，俞根初之学确为真知卓识，能发蒙昭昭，启昧扫盲，指引后学。诚如张山雷评价其学术成就：“取之不尽，用之不竭。老医宿学，得此而扩充见闻；即后生小子，又何往而不一览了然，心领神悟。”

成都中医药大学　江泳

云南中医学院　韦章进

【参考文献】

[1] 俞根初著；连建伟订校．三订通俗伤寒论［M］．北京：中医古籍出版社，2002.

[2] 李经纬，蔡景峰．中医人物词典［M］．上海：上海辞书出版社，1987.

[3] 刘渡舟．伤寒十四讲［M］．天津：天津科学技术出版社，1982.

[4] 周仲瑛．中医内科学［M］．北京：中国中医药出版社，2003.

[5] 陆雪秋．俞根初《通俗伤寒论》传本研究［J］．中华医史杂志，2008，8（1）：57－60.

[6] 张霆，刘海涛．绍派伤寒源流及学术思想浅析［J］．四川中医，2002，20（9）：6－8.

[7] 沈元良．绍派伤寒的启源浅述［J］．光明中医，2006，21（5）：4－5.

[8] 杨路歌．蒿芩清胆汤现代研究与临床应用纂要［J］．中医药学刊，2004，22（8）：1505－1506.

[9] 彭彤．蒿芩清胆汤的临床应用概况［J］．吉林中医药，2003，23（12）：54－55.

[10] 徐荣斋．关于“我对《重订通俗伤寒论》的疑问商讨”的商讨［J］．江苏中医药，1965（5）：29.

[11] 郁觉初．俞根初与《通俗伤寒论》［J］．安徽中医学院学报，1985（4）：6－8.

[12] 陈天祥．俞根初与《通俗伤寒论》［J］．中医杂志，1983（1）：6－9.

[13] 董汉良，胡再永．《通俗伤寒论》治外感表证制方用药特色［J］．陕西中医，1996，17（1）：44.

[14] 华浩明，许济群．俞根初制方用药法管窥［J］．上海中医药杂志，1987（4）：34－35.

[15] 彭坚．对外感病辨治体系的历史考察［J］．中华医史杂志，1999，29（2）：70－73.

[16] 张宏瑛．浅析俞根初《通俗伤寒论》的特色辨证［J］．浙江中医杂志，2011，46（1）：7－8.

[17] 沈钦荣．俞根初辨治感证理论初探［J］．中华中医药学刊，2011，29（2）：2725－2726.

[18] 沈元良．试论俞根初对外感病学发展的贡献［J］．浙江中医杂志，2010，45（1）：34.

[19] 沈敏南．评述《重订通俗伤寒论》［J］．浙江中医学院学报，1989，13（6）：32－33.

[20] 沈元良．三化寒温融合辨证论［J］．浙江中医杂志，2010，45（8）：557.

[21] 孟庆云．论气化学说［J］．中医杂志，2007，48（5）：389－391.

[22] 陈铭．谈谈气化学说［J］．陕西中医，1985，1（4）：55－56.

[23] 沈钦荣，方本荣．俞根初《通俗伤寒论》诊法特色初探［J］．安徽中医临床杂志，1997，9（1）：48－49.

[24] 叶新苗．论俞根初《通俗伤寒论》的诊断特色［J］．浙江中医学院学报，1996，20（5）：47－48.

[25] 沈元良．绍派伤寒诊法特色述要［J］．浙江中医杂志，2011，46（10）：731.

[26] 贾育新. 中医腹诊之临床意义 [J]. 光明中医, 1999, 14 (3): 8 - 11.
[27] 王邦言. 中医腹诊浅议 [J]. 陕西中医, 2004, 25 (4): 336 - 337.
[28] 邹万成. 对俞根初"三化"学说实质的探讨 [J]. 湖南中医药导报, 2004, 10 (1): 2 - 3.
[29] 沈钦荣. 俞根初伤寒瘥后调理经验述要 [J]. 中医临床保健, 1992, 4 (2): 52 - 54.
[30] 沈钦荣. 俞根初治外感病特色 [J]. 中国医药学报, 1992, 7 (6): 11 - 13.
[31] 王明杰. 论"伤寒以开郁为先" [J]. 成都中医学院学报, 1984 (4): 1 - 3.
[32] 唐志英. 俞根初论治外感热病热入心包八法探析 [J]. 浙江中医杂志, 2005, 40 (5): 142 - 143.
[33] 曾玮恩. 论绍派伤寒大家俞根初对仲景学术的继承与发扬 [D]. 北京: 北京中医药大学, 2011.
[34] 莫家舜. 俞根初《通俗伤寒论》祛湿方剂的配伍规律研究 [D]. 杭州: 浙江中医药大学, 2010.
[35] 邹万成. 俞根初学术思想之研究 [D]. 长沙: 湖南中医学院, 2003.
[36] 刘柳. 清代中期至民国前期寒温融合派代表医家的辨证特点 [D]. 广州: 广州中医药大学, 2011.
[37] 武建设. 俞根初"六经方药"方方有法, 法法不同——读连建伟《三订通俗伤寒论》[N]. 中国中医药报.

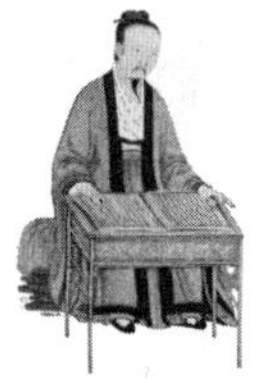

陈平伯

内容提要

陈平伯，字祖恭，生卒年代不详。其代表性著作《外感温病篇》，是论述风温的专著，约成书于清嘉庆十四年（1809）。该书篇幅不长，仅有12条，专论风温，为温病学的重要文献之一。其学术思想，主要是系统阐发了风温的因、机、证、治。其对风温的辨证，是在分清卫、气、营、血及脏腑之所属的同时，以肺胃病机贯穿始终，论传变亦不离肺胃，治法重在肺胃邪热，紧扣肺胃病机而用药，清热生津是最基本的治疗法则。其提示，风温传变迅速，要严密观察，及时投药，严防动风、内陷之变，对后世启迪极大。其总以轻透为要旨的治疗思想，和前贤医家有所不同。其学术上自成一家，内容简朴切实，在继承和发展叶天士温病学术思想方面起到了重要的作用，故为历代临床医家所重视，至今仍有指导临床的实用价值。

【概述】

一、生平简介

陈平伯，字祖恭，生卒年代、师承关系、行医地域均不详。据现存文献记载，著有《外感温病篇》，是论述风温的专著，约成书于清嘉庆十四年（1809）。后世未见原著刊刻本，仅在王孟英《温热经纬》中有署名陈平伯著的内容，该书篇幅不长，仅有12条，专论风温。陈平伯的学术思想，主要体现在对风温病的认识，系统阐发了风温的因、机、证、治，尤其对风温治疗有独特的见解和临床意义，特别是从肺胃论治风温，对后世启迪极大，为温病学的重要文献之一。

二、著作介绍

《外感温病篇》虽然所论以风温为主，然而其证治内容对温病具有普遍的指导意义，所以王孟英将其列入《温热经纬》，作为学习温病学的必读之作。后世虽未获《外感温病篇》原本，但据清代江白仙、吴子音、王孟英等医家著作中所载，内容基本相同。此篇初见于江白仙编著的《温热病指南集》，该书把本篇与薛生白的《湿热病篇》合为一书，署名陈祖恭著。后吴子音又将该书易名为《温热赘言》，内容分为“温热病大意”和“风温症条例”两个部分。之后王孟英把本篇收入《温热经纬》，更名为《陈平伯外感温病篇》。本书作者究竟是谁，历来仍有争议，王孟英《温热经纬》署名陈平伯著，并加以说明：“究难考实，姑从俗以标其姓字，俟博雅正之”。现亦从王孟英之说，暂且将其作为陈平伯所著。

全文共有12条。第1条概论温病的病因与发病，即《温热赘言》中的“温热病大意”；第2条为风温病提纲；第3条至第12条论述风温病的具体证治，包括风温犯肺者2条、兼及阳明者4条、热灼营阴者2条、其他兼证3条。1964年南京中医学院所编《温病学讲义》，后附《外感温病篇》，并对原文进行了阐释、选注，加以按语。其后，高等中医药院校四、五版《温病学》教材均收入此篇，六、七版《温病学》教材未予收入。

全篇列载12条，言简意赅，说理透彻，立法遣方，甚有法度。除条首附注及第1条为论病之提纲外，其余诸条均列症、因、药、法，示后学以规矩，列药30余味（至宝丹未计算在内）。本文以王孟英《温热经纬》所载为据，就其对风温的病机认识、辨证论治、用药特点等学术思想进行探讨。

【学术思想】

一、学术渊源

风温之名，首见于张仲景《伤寒论》，其文曰：“太阳病，发热而渴，不恶寒者，为温病，若发汗已，身灼热者，名曰风温”。晋代王叔和在《伤寒例》中所提出的风温则是感受寒邪，发病过程中复感风邪而致的热病。唐代孙思邈《备急千金要方》引《小品方》之葳蕤汤作为治疗《伤寒论》所述风温的主方。至宋代，庞安时对风温病的病因及证治提出了新的看法，他在《伤寒总病论》中指出：“其人素伤于风，因复伤于热，风热相搏，即发风温。四肢不收，头痛身热，常自汗出不解，治在少阴厥阴，不可发汗，汗出则谵语”。至清代，叶天士《三时伏气外感篇》明确了风温是感受时令之邪所致的春季新感温病。陈平伯继承叶天士新感温病学说，在叶天士“风温者，春月受风，其气已温”的新感风温的理论认识基础上，结合临床实践，对风温的发病季节、病因病机和证治做了系统的论述，丰富了风温辨证论治的内容。可见，陈平伯风温学术渊源汇集诸家之长，然其私淑医家、家传师承渊源关系实难考证。

二、学术特色

（一）风温发病多在春月冬初

陈平伯在叶天士理论的基础上，结合临床实践，对风温进行专门论述。《外感温病篇》曰：“风温为病，春月与冬季居多，或恶风或不恶风，必身热，咳嗽，烦渴”，指明了本病的发生季节和初起临床特点。

从临床来看，风温病确实是冬、春季常见的外感热病。风温好发于冬、春季的原因，正如陈平伯所云：“春月风邪用事，冬初气暖多风，故风温之病多见于此。”直接阐明了其发病季节多见于“春月”和“冬初”。因春季风木当令，气候温暖多风，故邪易传播；此际肝木行令，时值阳气升发，人体腠理疏松，卫外功能降低，若因起居不慎、寒温失调，即可感受风热病邪留著而发病。冬季虽属寒气当令，但如气候反常，应寒反暖，或冬初气候温暖多风，亦可感受风热病邪而发病。结合现代认识，风温发病需具备两个条件，一是要有外在的致病因素，感受春季或冬季的风热病邪，二是要有内在的正气不足，如素禀正气不足，或起居不慎、寒温不调导致卫气功能下降等，邪自口鼻而入，侵入机体，而发为风温。

（二）风温病机以肺胃贯穿始终

陈平伯对风温病因病机的认识，突出邪在肺胃，并将肺胃和卫加以联系。从肺主卫，胃为卫之本，病邪必伤卫气，而推论到肺胃为必犯之地。其指出，不仅风温初起邪在肺胃，即使在病程的不同阶段，病机的传变也离不开肺胃。风温病机重在肺胃并贯穿始终的认识，是其从实践经验中概括总结出来的。

1. 风温病机以肺胃为中心

陈平伯以“风温外薄，肺胃内应，风温内袭，肺胃受病”，而突出风温邪在肺胃的病因病机。由于肺主宣发肃降，通调水道，故风热病邪侵犯肺脏必致宣肃功能失常，继则煎灼津液而成痰；又因胃为卫气之本，肺脉下行胃腑，络属大肠，外邪客肺，胃必内应。故整个病机依次分为八个阶段。

（1）外感温邪，肺失宣肃

此为风温初期主要病机。温邪侵袭肺卫，卫气被郁，肺失宣畅，继而影响其肃降下行，肺气上逆，故发咳嗽之证。本期仅肺失宣肃而上逆，但尚未达到气滞壅塞程度。

（2）热邪入里，壅滞肺气

温邪壅肺，肺失宣肃，其气上逆，久则气机壅阻窒塞不通，不通则痛，故轻则胸闷不舒，重则发为胸痛。由于邪热炽盛灼津成痰，痰热互蒸，壅塞气机，故本期特点为邪热壅肺、痰热阻肺，甚则痰热结胸。

（3）肺热炽盛，化火成毒

病邪不解，气机壅滞，郁久则热甚化火成毒。热毒内陷营分可引动肝风，火毒挟痰可蒙蔽心包，热窜血络则迫血妄行等。病机特点是火毒炽盛，内陷营血。

（4）热邪久羁，耗伤肺阴

风热阳邪，化火成毒，必伤肺阴，致发疹、咳痰等，亦可灼伤阴津；阴津不足，不能制阳，则邪火更甚，肺阴更伤。

（5）肺热不解，必及于胃

王孟英说："是由上焦气分，以及中下二焦者为顺传"，故肺之气分热盛不得外泄，必下传于中焦阳明胃经，导致胃热炽盛或肺胃热炽。阳明之脉走鼻交頞中，上荣于面，故面目红赤，鼻鼾。

（6）胃热炽盛，化火成毒

胃属阳腑，喜润恶燥。风热内袭，郁久即可化火成毒，火毒内陷厥阴则闭窍动风，深入血分必耗血动血。

（7）胃热炽盛，耗伤阴津

正如陈平伯所说"温邪内逼阳明，精液劫夺"。胃为水谷之海，精微物质化生之源，全身脏腑气血皆赖于此，阳明胃热耗伤阴精必影响全身。故陈平伯指出："人之阴气，依胃为养。热邪内灼，胃液干枯，阴气复有何资而能渗诸阳灌诸络。"

（8）肺胃影响全身各脏腑

风温病机重点虽在肺胃，但失治误治，或热毒炽盛上壅诸窍，下迫于肠，内扰心神，外阻阳气，并及肝、胆、脾、心包等，则出现全身病变。①热灼肺胃，引动肝风，风火内旋。轻则肝胃不和，重则"热邪内盛，胃津被劫，肺失所资，木为火之母，子能令母实，火旺金囚，水无所畏，反侮所不胜，是以筋脉失养，风火内旋，瘛疭惊痫"。②肺热壅盛，蒸劫太阴脾湿。如陈平伯所说："风热之邪，与湿相合，流连不解，日数虽多仍留气分，由肌肉而外达皮毛，发为白疹。"③肺胃热盛，下迫肠腑，则下利。④肺胃热毒上壅阳络，同气相求，故易感受外邪并发大头瘟。⑤热毒炽盛深入阳明营分，内陷厥阴。如陈平伯所说："风温热毒，内壅肺胃，侵入营分，上下内外，充斥肆逆，气营两燔，故见神迷痉厥瘛疭。"

2. 风温传变亦不离肺胃

因风热为阳邪，从口鼻而入，鼻气通于肺，肺位最高，首当其冲。肺居上焦，主一身之表，并宣发卫阳。风热病邪从口鼻而入，必先侵犯肺卫，所以陈平伯说："风属阳邪，阳邪从阳，必伤卫气"。风温外袭，卫气与邪抗争则发热，卫阳被郁不能外达则恶风寒，开合失司故汗出，肺失宣肃其气上逆必咳嗽，因而风温初起即见一派肺卫症状。陈平伯认为，本病发生除与肺卫有关外，与胃也密不可分。这是因为，胃居中焦，开窍于口，主受纳水谷、化生精微，为卫气之本。风温袭卫，必下及于胃。故其在第 1 条提纲中指出："但风邪属阳，阳邪从阳，必伤卫气。人身之中，肺主气，又胃为卫之本。是以风温外薄，肺胃内应，风温内袭，肺胃受病，其温邪之内外有异形，而肺胃之专司无二致。"可见他是从肺主卫，胃为卫之本，病邪必伤卫气，而推论到肺胃为必犯之地。又说："风温为燥热之邪，燥令从金化，燥热归阳明，故肺胃为温邪必犯之地。"据此，陈平伯讨论风温病机，突出邪在肺胃，并把肺胃和卫联系在一起。不仅风温初起邪在肺胃，即使在病程的不同阶段，病机的传变也离不开肺胃。如第 2、3 条为风温犯肺；第 4、5、8、10 条为肺胃热盛；第 6、7、9 条为邪热郁肺的兼变证；第 11 条为肺热伤津，热盛动风；第 12 条为肺胃痰热，走窜包络。全篇皆以邪在肺胃为核心病机而贯穿始终。风温致病，从表入里，病位由上及下，病情由轻转重，本可按卫气营血辨证，但本病病机重在肺胃，肺胃证明显。正如自注所说："其温邪之内外有异形，而肺胃之专司无二致，故恶风为或有之证，而热、渴、咳嗽为必有之症也。"可见，陈平伯论风温发病重肺胃之说颇合病机，其对风温的病机认识是有一定的临床基础的，是从其实践经验中概括总结出来的，对指导诊断治疗均有重大意义，实发前人之所未发。

3. 风温辨治重在肺胃邪热

由于风温病机以肺胃为中心，故在辨治上，陈平伯注重肺胃邪热。而辨证方法是沿用叶天士的卫气营血辨证。由于风温病位在肺胃，故临床表现为"或恶风或不恶风，必身热，咳嗽，烦渴"等肺胃见症，在临床辨证时，抓住热、咳、渴、神志改变，确系关键。对风温不同阶段的辨治注重肺胃之邪热，无论病程的初、中、极、末期，都以肺胃邪热为主，从而为治疗提供了依据。

（1）风温初期证治

陈平伯认为，风温初期临床表现具有两大特征。一是发热重，恶风寒轻，或不恶风寒而头痛。如陈平伯所说："身热畏风，头痛咳嗽，口渴，脉浮数，舌苔白"，为邪在肺卫之表证。二是邪郁肌表，肺胃内应，故初起即具有邪客肺胃的症状，如咳嗽、口微渴、苔白等。陈平伯指出，"邪在肌表，肺胃内应"，治当"凉解表邪"。

（2）风温中期证治

风温中期为邪在气分。陈平伯据其程度不同，治法有轻重之别。轻证乃肺胃同病，邪热渐次入里，热灼肺胃见"身热，咳嗽，自汗，口渴，烦闷，脉数，舌苔微黄"，治当"凉泄里热"；若肺卫热邪不解，由卫入气，蒸迫肺胃，导致热毒内壅肺胃，络气阻遏，而见"身热口渴，目赤咽痛，卧寐不安，手足厥冷，泄泻脉伏者"，应"升散热毒"，临床证见恶风寒消失，发热加剧，呈高热（壮热、灼热），苔由白转黄，舌红等里热证候明显，咳嗽、口渴、汗出等肺胃症状较前严重，甚则喘息。此期又可分成三个阶段：首先是肺热炽盛，剧烈咳嗽，甚则喘息，鼻翼扇动，胸闷，咯痰黄稠，这是因为痰热壅肺，肺失宣肃所致；其次是肺热下传于胃，导致胃热炽盛，灼伤阴津故大热、大渴引饮，汗大出，脉洪大等；最后是肺热及胃，胃热窜肺，温邪内逼阳明，津液劫夺，肺胃相互影响，邪热更甚，神机不运，常见有"身热自汗，面赤，神迷，身重难转侧，多眠睡，鼻鼾，语难出，脉数者"，临床表现为咳喘、口渴、汗出加剧，当"泄热救阴"。此外，邪在气分还有各种兼证，其治法也体现了治在肺胃的思想。如风毒上壅阳络出现"头目胀大，面发疱疮”等，此为“兼上”，治当“清热散邪”；若邪热由肺胃下注大肠，出现“口渴下利，苔黄谵语”等肠热下利证，此为“兼下”，是因“大肠与胃相连属，与肺相表里，温邪内逼，下注大肠则下利。治之者，宜清泄温邪，不必专于治利”。风温兼外证，主要表现为外发的白痦和斑疹。若风邪挟太阴脾湿，风热与湿热相合，流连不解，常见“胸闷，不知饥，身发白疹如寒栗状”等症，治当“凉解之”。

（3）风温极期证治

陈平伯根据叶天士“卫之后方言气，营之后方言血”和“温邪上受，首先犯肺，逆传心包”的传变理论，对风温极期证治总结如下：风温极期，表现为热灼肺胃之营阴，导致肝风内动，如“身灼热，口大渴，咳嗽烦闷，谵语如梦语，脉弦数，干呕者，此热灼肺胃，风火内旋”，甚则“身热痰咳，口渴神迷，手足瘛疭，状若惊痫，脉弦数者，此热劫津液，金囚木旺”，治以泄热和阴，清肝熄风；或见邪窜包络，肺胃热毒炽盛，阻遏清阳，表现为“热渴烦闷，昏愦不知人，不语如尸厥，脉数者，此热邪内蕴，走窜心包络”，“逼乱神明，闭塞络脉”，治以“泄热通络”，用“犀角、连翘、焦远志、鲜石菖蒲、麦冬、川贝、牛黄、至宝之属”；若热毒夹痰蒙蔽心包，扰乱神明，毒壅肺胃，充斥肆逆，证见轻则烦躁、卧起不安，谵语如梦中呓语，重则神昏谵语，或多眠睡，语难出，神迷，昏愦不知人，“闭者宜开，故以香开辛散为务”，佐以清热解毒，化痰开窍，“当用犀角、连翘、焦远志、鲜石菖蒲、麦冬、川贝、牛黄、至宝之属，泄热通络”；若金囚木旺，动风瘛疭，惊痫者，选羚羊角、钩藤、连翘、川贝、青蒿之类清热化痰熄风；若内壅肺胃而侵入营分者，目赤唇肿，气粗烦躁，舌绛齿板，痰咳，甚至神昏谵语，下利黄水者，治当“解毒提斑”。陈平伯此处所说的“提斑”二字较难理解，因本证尚无斑疹出现，而且即使有斑疹，也不能用提斑之法。按现在的观点来理解，也许是本证所用之药多用于营血分证，为治疗斑疹常用药物，故将此法称为“提斑”，而所谓提斑也是凉血化斑之意。但文中所列葛根一味属发散升提之品，用于本证不太妥当，由此也可看出，当时一些医家可能持有斑疹可用升提之法以提斑的观点。

（4）风温后期证治

对于风温后期证治，《外感温病篇》虽未专条论述，但书中多条原文皆论及肺胃阴伤的表现，诸如口渴、齿板、身重难侧、久咳不愈，低热不退，舌红，苔燥或光剥无苔等。陈平伯多次提到“和阴”“救津”等治法，麦冬、石斛、知母、花粉、元参等是其常用之品。从临床来看，风温热象偏重，易伤阴劫液，故养阴生津在风温的治疗中至关重要。风温后期，津液受损，甘寒濡润之品可清养肺胃津液，必当应用。即使邪热亢盛之时，陈平伯也注意“泄热和阴”或“泄热救津”。如原文第4条“热灼肺胃，风火内旋”，在用羚羊角、川贝、连翘、青蒿清肝胆之热同时，配合麦冬、石斛、知母、花粉养肺胃阴液。第10条“温邪内逼阳明，津液劫夺，神机不运”，用石膏、知母、麦冬、半夏、竹叶、甘草之属，实为仿白虎汤及竹叶石膏汤之意，清胃热而滋阴液。

【临证经验】

一、风温用药紧扣肺胃病机

《外感温病篇》论病机，以邪在肺胃为核心而贯穿始终，临床表现为“或恶风或不恶风，必身热，咳嗽，烦渴”等肺胃见证。因风温病位在肺胃，具有热象偏盛、化火成毒、化燥伤阴的病机特点，故陈平伯对风温不同阶段的治疗注重肺胃的邪热。纵观陈平伯治疗风温，药证俱备，无一成方，列药30余味（成药至宝丹等不计），配置极有法度，鲜明地体现了其治疗思想。

（一）首用辛凉

风温初期，邪袭肺卫，证见“身热畏风、头痛、咳嗽、口渴、脉浮数、舌苔白”，病邪在表，治肺为主，重在宣肺透邪，药用薄荷、前胡、杏仁、桔梗、桑叶、川贝之属凉解表邪。可见陈平伯用药严守“治上焦如羽，非轻不举”之法度，与吴鞠通银翘散、桑菊饮组方原则基本一致，所用药物桑叶、薄荷为辛凉解表之品；杏仁、川贝辛润止咳；妙在桔梗配伍前胡，一升一降，能使肺气宣肃复常，颇切病机。本期虽为表证，但性质属热，故禁用辛温大热之品。此确如陈平伯所说：“邪留于表，故脉浮数，表未解者，当先解表，但不同于伤寒之用麻桂耳。”可见其效法仲景而不守，方本仲景之法而不拘其方药，临证灵活变通。

（二）继用辛寒

风温中期，温邪内袭，热壅肺胃，故证见“身热、咳嗽、自汗、烦闷、脉数、口渴、舌苔微黄”。此为病邪入里，热在肺胃也，治当清泄里热，肺胃同治。但本期为无形热炽，尚未化火成毒，故宜用辛寒透泄邪热，调理肺胃气机。具体用药，则根据肺胃邪热之偏盛而有侧重。以咳喘、胸闷等肺热为主者，陈平伯认为“当用川贝、牛蒡、桑皮、连翘、橘皮、竹叶之属，凉泄里热”。所用药物中，连翘、竹叶、桑皮清泄肺胃之热，川贝、橘皮止咳化痰，牛蒡辛凉疏解。可见其强调治肺不离辛宣，用药不忘化痰。现代临床对肺胃热盛的治疗，还酌情加重清热药，如黄芩之类；若肺热壅滞较甚，则取麻杏石甘汤之义；如口渴、大汗、心烦、面赤、脉洪大之胃热偏盛者，则仿白虎汤之义，重用石膏、知母之类。注意禁用苦寒，以防败胃伤阳之弊。

（三）再用苦寒

风温极期，邪热化火，毒壅肺胃，内陷厥阴，则在清泄肺胃的基础上，急用苦寒清热解毒，熄风开窍，败毒宣络。具体治疗，则据主症选药组方。如大头瘟，“头目胀大，面发疱疮”，宜清宣肺胃，解毒消肿，“当用荆芥、薄荷、连翘、玄参、牛蒡、马勃、青黛、银花之属以清热散邪”，或“终不若仿普济消毒饮之宣络涤热为佳”；若风温热毒，内壅肺胃，“深入阳明营分”，证见“身大热、口大渴、目赤唇肿、气粗烦躁、舌绛、齿板、痰咳，甚至神昏谵语、下利黄水者……用犀角、连翘、葛根、元参、赤芍、丹皮、麦冬、紫草、川贝、人中黄解毒提斑”，因本证涉及的病变范围较大，除有肺胃热盛的表现，还有肠热下利的症状，甚至邪入营分，累及心包，病情危重，治以气营两清，所用药物犀角、连翘、元参、赤芍、丹皮、麦冬、紫草、人中黄等，均有清泄气营邪热的作用，而麦冬与元参又能滋养阴液，川贝则能止咳化痰。

（四）终用甘寒

风温后期，肺胃阴伤，余热未尽，证见口渴、齿干、低热不退、久咳不愈、脉细数，舌红苔燥乏津，治以清养肺胃为主，不忘凉泄余热，药选甘寒之品，如石斛、花粉、知母、麦冬等。因温热炽盛、易耗阴津，故不仅在风温后期强调甘寒清养肺胃，即便在风温极期伴有阴伤者，也主张清滋并用，强调“泄热和阴”或“泄热救津”。

二、风温用药强调轻透养阴

陈平伯认为风温病机以肺胃为中心，故治疗也紧扣肺胃病机而用药，其治法是在分清卫、气、营、血及脏腑之所属的同时，以清热生津为基本法则。清热方面，强调轻提外透，避用苦寒沉降，以透为祛邪之路。既体现了“轻可去实”的治疗特点，又与前贤医家不同。养阴方面，以清养肺胃为大法。无论清热或养阴，所用之药皆体现了叶天士《温热论》“上者上之”之旨。其用药特点体现如下。

（一）祛邪强调轻提外透

在风温治疗上，陈平伯主张以祛邪为主，强调轻提外透，少用或不用苦寒沉降之药物，冀使外来之邪从外而解。邪在肺胃，部位偏上，以透为祛邪之路。善用薄荷、荆芥、防风、升麻、柴胡、葛根、金银花、连翘、桔梗、青蒿等质地轻扬、气味轻薄之品。如风温初期邪在肺卫，用薄荷、桔梗、前胡、桑叶以轻清透表。中期邪在气分，如属风温挟下利证，陈平伯认为病之本在肺，源清流自洁，治疗上用“葛根升提，不任硝黄之下逐也”。若在肺胃之气分轻证，治疗以牛蒡子、桑皮、连翘、橘皮、竹叶等，辛凉清气，轻清外透；若风温毒邪入于阳明，出现气分重证时，陈平伯认为此时应“乘其邪犯气分，未入营阴，故可升散而愈”。以升麻、黄芩、犀角、金银花等“升散热毒”，使热毒得以外透。对于风温外发斑疹、白痦，其治斑以葛根、犀角、丹皮、赤芍、连翘、紫草、人中黄等，以“解毒提斑”；其治痦则选荆芥、防风、牛蒡子、连翘等以透邪为治，以免内遏生变。极期邪窜包络，陈平伯仍主张外透其邪。除用犀角、菖蒲、牛黄、至宝等泄热通络外，仍用连翘、青蒿等透邪外出。由上可见，陈平伯的治疗思想完全紧扣肺胃病机而用药，其治法是在分清卫、气、营、血及脏腑之所属的同时，总以轻透为要旨。这一看法和前贤医家有所不同。如叶天士说：“入血就恐耗血动血，直须凉血散血。”此言病位较深、病情严重时，就不宜用轻透之品。陈平伯突破了前贤的认识，强调风温在各个不同阶段中，其病机中心离不开肺胃，故仍可用轻透之品。这一认识是陈平伯的一大发挥，也体现了“轻可去实”的治疗特点。证之于临床，确有例证，如近世《蒲辅周医案》中，用桑菊饮加味治一风温犯肺（腺病毒肺炎）的小儿患者，就不用苦寒之剂，而以轻剂取胜。宣肺以散上受之风，透风以清在表之热，两剂即得微汗，再剂身热已退。

（二）养阴注重轻养肺胃

温病易伤阴津，治疗以保津为第一要义。故有“存得一分津液，便有一分生机”之谓。《外感温病篇》中治疗津伤之法甚多，疏风透外勿使伤津，凉泄里热以保其津，这是以祛邪达到护津之目的。陈平伯在祛邪的同时，更注意直接滋养阴津。其曰：“风温为燥热之病，燥则伤阴，热则伤津，泄热和阴又为风温一定之治法也。”故常用麦冬、石斛、花粉、玄参等清养肺胃。为避免养阴生津之滋腻，宁可加温燥之药监制，也不可不用。如其在“清热散邪”法中，以银花、连翘、荆芥、薄荷等祛邪为主，而酌加玄参以养津；在“解毒提斑”法中，合以玄参、麦冬养肺胃之阴；而在“泄热和阴”法选药时，用羚羊角、青蒿、知母以清肺胃之热，并合麦冬、石斛、花粉之救护津液；在“泄热救津”法中，以石膏、知母、竹叶清泄阳明，合以麦冬存津液，为防麦冬之滋腻，加半夏温燥以监制；在“熄风清热”法中，以麦冬合入凉肝熄风剂中；在“泄热通络”法里，以麦冬、鲜石斛合入开窍药中。凡此种种，颇得用药之妙。由于病机以肺胃为中心，故养阴注重清养肺胃，所用之药体现了“上者上之”之旨，精心选药，于病情十分贴切。

【后世影响】

一、历代评价

《外感温病篇》是否为陈平伯所著，未能考实，姑存疑义。此篇论温病虽不若《温热论》《温病条辨》《时病论》等完备，但内容简朴，切实可法，迄今仍有临床实用价值，在继承和发展叶天士温病学术思想方面起到了重要的作用，故为历代临床医家所重视，为温病学重要参考文献之一。

王孟英认为，陈平伯本篇不足之处有三：其一，缺“伏邪”之认识；其二，“嗽而且闷”用麦冬则嫌其滋；其三，白疹、汗、渴、脉数仍以荆防表散欠当。对于察舌辨证之记录不详，亦为本篇缺点。

二、后世发挥

由于该著篇幅不长，全文仅有12条，且专论风温，未能受到后世医家的足够重视，故现代研究者较少。读此篇时，若能参考《温热论》《伤寒指掌》《温病条辨》等著作，则对外感温病有比较全面的认识。

综上所述，陈平伯的学术思想，主要体现在其系统阐发了风温的因、机、证、治。其对风温的辨证，是在分清卫、气、营、血及脏腑之所属的同时，以肺胃病机贯穿始终，论传变亦不离肺胃，治疗重在肺胃邪热，紧扣肺胃病机而用药，清热生津是最基本的治疗法则。清热强调轻提外透，避用苦寒沉降；养阴以甘寒生津之品，首用辛凉，继用辛寒，再用苦寒，终用甘寒。

其提示，风温传变迅速，要严密观察，及时投药，严防动风、内陷之变。陈平伯的临证经验，也主要体现在对风温的治疗有其独特之处，特别是从肺胃论治风温，对后世启迪极大。其总以轻透为要旨的治疗思想和前贤医家有所不同。其学术上自成一家之论，内容简朴切实，在继承和发展叶天士温病学术思想方面起到了重要的作用，故为历代临床医家所重视，至今仍有指导临床的实用价值。

安徽中医药大学　刘兰林

【参考文献】

［1］王孟英. 温热经纬［M］. 北京：人民卫生出版社，1956.

［2］彭胜权. 温病学［M］. 北京：人民卫生出版社，2000.

［3］沈仲圭. 陈平伯的《外感温病篇》［J］. 成都中医学院学报，1979，5（2）：31－34.

［4］刘兰林.《外感温病篇》风温病机辨治浅析［J］. 安徽中医学院学报，1989，8（4）：2－4.

［5］刘兰林. 陈平伯风温治疗学思想浅探［J］. 河南中医，1997，17（6）：339－340.

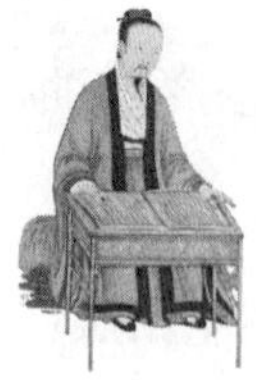

陈修园

内容提要

陈修园，名念祖，号慎修，一字良友，生于清乾隆十八年（1753），卒于清道光三年（1823），福建长乐人，清代著名医家。著有《灵素节要浅注》《金匮要略浅注》《金匮方歌括》《伤寒论浅注》《长沙方歌括》《医学实在易》《医学从众录》《女科要旨》《神农本草经读》《医学三字经》《时方妙用》《时方歌括》《景岳新方砭》《伤寒真方歌括》《伤寒医诀串解》《十药神书注解》等。陈修园主张《内经》为体，张仲景方为用，强调中医经典为临证的基础，认为张仲景专以方药为治，集诸贤之大成。陈修园在《伤寒论》研究方面，深受张志聪、高世栻、张令韶等影响，主张维护旧论，反对擅改原文；继承发展了“六经气化学说”，运用气化学说解释六经，细化分经审证，以标本中气、开阖枢解说伤寒。治学方面，主张理本《内经》，法熟仲景；创阅读仲景著作之法，告诫医人读仲景书时，须反复诵读体悟，于无字处阐微。陈修园一生致力于医学普及教育，勤于著述。其著作深入浅出，由博返约，通俗易懂，朗朗上口。陈修园的医学思想和著作对后世产生了广泛的影响。

【概述】

一、生平简介

陈修园，名念祖，号慎修，一字良友，生于清乾隆十八年（1753），卒于清道光三年（1823），福建长乐人，清代著名医家。

《清史稿》有传，记曰："陈念祖，字修园，福建长乐人。乾隆五十七年举人。著伤寒金匮浅注，本志聪、锡驹之说，多有发明，世称善本。嘉庆中，官直隶威县知县，有贤声。值水灾，大疫，亲施方药，活人无算。晚归田，以医学教授，门弟子甚众，著书凡十余种，并行世。"关于陈修园的生平，从其著作中时人的序跋及门人及子孙相关记述，亦可见其大致轮廓。

陈修园祖籍为福建省长乐县江田乡溪湄村。早年丧父，幼时起随祖父陈居廓（字天弼）诵读经史，兼习医学。如其长子陈蔚在《长沙方歌括》卷六记载："先严少孤，家徒四壁。半治举子业，半事刀圭家。"医儒并举，是陈修园生平最突出的特点。

清乾隆五十二年（1787），陈修园35岁时，就读于福州鳌峰书院，师从孟瓶庵。乾隆五十七年（1792），陈修园乡试中举。次年赴京会试，未中进士，遂留寓北京，悬壶行医。同年，陈修园回到福建，在吴航书院执教。嘉庆六年（1801），陈修园出任直隶保阳（今河北保定）县令。如《时方歌括》"小引"记载："辛酉岁到直供职。"嘉庆二十二年（1817），陈修园升任直隶知州，次年代理正定府知府。嘉庆二十四年（1819），陈修园结束仕宦生涯，回归故里行医讲学，讲学于榕城嵩山之井上草堂。

陈修园于宦海沉浮之中，仍攻读岐黄之学，并为人诊治疾病。乾隆五十八年（1793），陈修园赴京会试，由于未中进士，遂留寓北京，悬壶行医。其间曾逢光禄寺刑部郎中伊云林患中风，诸医束手，陈修园投剂霍然而愈，从此名震京城。陈修园的《时方歌括》《时方妙用》等书就是他任直隶保阳县令间编著的。如《医学从众录》魏敬中序所云："尝奉檄勘灾恒山，时水沴之后，疾疫大作。先生采时方百余首，刊示医者，如法诊治，全活无数。"相关史实，《清史稿》有如下记载："嘉庆中，官直隶威县知县，有贤声。值水灾，大疫，亲施方药，活人无算"。

陈修园重视医学普及教育，强调中医经典是中医入门和学习的根基，言"学医始基，在于入门。入门正则始终皆正，入门错则始终皆错"（《时方歌括》凡例）。他编写的医学著作，能兼采众家之长、荟萃时人医学研究新成就。其著有《灵素节要浅注》《金匮要略浅注》《金匮方歌括》《伤寒论浅注》《长沙方歌括》《医学实在易》《医学从众录》《女科要旨》《神农本草经读》《医学三字经》《时方妙用》《时方歌括》《景岳新方砭》《伤寒真方歌括》《伤寒医诀串解》《十药神书注解》等。

陈修园中医理论造诣很深，临证经验非常丰富。提出了"理本《内经》，法熟仲景"的医学主张，强调中医经典的学习。他认为张仲景就是医中的孔子，故尊仲景为师。在伤寒的学习、研究方面，他继承发展了张志聪等人的学术思想，主张维护旧论，反对擅改原文。主张六经统治百病，在《伤寒论浅注·凡例》提出："且疾病千端，治法万变，统于六经之中。"这种六经统百病的思想，贯穿于陈修园所著仲景书之中。他提倡"六经气化学说"，细化分经审证，用标本中气、开阖枢解说伤寒，提出临证当以存津液为治伤寒之要。

综观陈修园的一生，半治举子业、半事刀圭家的生活状态终其一生。医儒汇通，医德高尚，医术精湛。他主张遵从医学经典，师法仲景，以医学教育、医学普及为己任，广纳门徒，著书立说。他的医学思想和著作对后世产生了广泛影响。

二、著作介绍

（一）《灵素节要浅注》

《灵素节要浅注》，12 卷，约刊于清同治四年（1865）。此书分类选辑《内经》原文，加以浅要注释，分为道生、藏象、经络、十二图经、运气、望色、闻声、问察、审治、生死、杂论、脉诊、病机、病证等。书中阐明古训，语言简练，浅显易懂，切合实用。是学习《内经》的重要参考书。现有光绪元年南雅堂刻本等多种版本。

（二）《神农本草经读》

《神农本草经读》，4 卷，约成书于清嘉庆八年（1803）。据《神农本草经读》蒋庆龄序中记载，陈修园曾经撰写过一部六卷本的《神农本草经读》，1802 年冬，陈修园回乡服丧期间，取旧著的 6 卷，遴选实用的药物 100 余种，撰成本书。全书共收载药物 165 种，分为上、中、下三品。其中，来自《神农本草经》的药物共计 118 种，另本草附录收录 47 种药物。《神农本草经读》是陈修园阐述自己学术思想的重要著作，编写该书时，陈修园已年届知命，经验丰富，在许多味药的注解中记述了个人的耳闻目见，临症心得，间取张隐庵、叶天士等医家的见解，是一部融医药研究于一体的医学著作。该书有桂云堂刻本等多种版本。

（三）《伤寒论浅注》

《伤寒论浅注》，6 卷，约成书于清嘉庆元年（1796），初刊于嘉庆二年（1797）。陈修园认为"叔和编次《伤寒论》有功千古"，故此书按王叔和编次的《伤寒论》原文，删去他认为是王氏所增补的平脉辨脉篇、伤寒序例、诸可与诸不可等篇。除了注释伤寒原文外，该书卷首有张仲景原序、凡例、《伤寒论》读法、上中下本标中气图、脏腑应天本标中气图等，卷尾附门人跋。作者于《伤寒论》注家中，特别推崇张隐庵、张令韶二家之说，自创在原文中衬以小注的注释形式，读者既可分别阅读经、注，也可连贯阅读。注文以二张学说为主，兼采诸家精义以求阐明经旨。该书文字晓畅，言简意赅，深入浅出，是影响较大的《伤寒论》的注本。刊刻的数量和版本非常多，现存几十种清刻本，多种石印本，如清嘉庆二年三让堂刻本、光绪扫叶山房校刻本等。

（四）《伤寒真方歌括》

《伤寒真方歌括》，6 卷，刊于清道光二十一年（1841）。该书卷首有林寿萱序。全书以六经为纲，分经辨证。以歌括的形式叙述了医方的组成、主治、服法，共计歌括 96 首。每篇篇首先录《伤寒论》主要条文，次作七言绝句阐发其义，再次附上方解。末附魏念庭《伤寒论》跋语。现存20余种清刻本。如道光二十一年（1841）抄本等，1958年上海科学技术出版社铅印本。

（五）《伤寒医诀串解》

《伤寒医诀串解》，6卷，约成书于清道光二年（1821），初刊于咸丰六年（1856）。此书融汇各家对《伤寒论》的解说，采取分经审证方法编写，以串解的形式阐明陈修园研读《伤寒论》的心得，冀使读者对《伤寒论》诸篇均有纲领性认识。该书以经证腑证为纲论三阳，以阴化阳化为纲来论三阴，以六经气化学说阐述伤寒诸证。该书不仅切近临床，对学习《伤寒论》也很有帮助。原书缺漏一卷，后经其侄陈道著补订刊行。现有清咸丰六年味根斋刻本、南雅堂刻本，光绪十八年铅印本等多种刊本，1958年后有多种排印本。

（六）《金匮要略浅注》

《金匮要略浅注》，10卷，25篇。约成书于清嘉庆二十五年（1820）。据陈元犀《金匮方歌括·小引》记载："辛未年（1811）秋孟，元犀趋保阳，承欢膝下。窃见家君公事稍暇，取《伤寒》《金匮》等书业已三四注者，而又更易其稿……《金匮浅注》亦成其半。"1811年，陈修园已经反复注释《伤寒论》《金匮要略》二书，直至1820年完成该书，写作时间非常漫长，可见陈修园极为珍视该书。本书采用衬注方式，使原文与注文既可以连读，又可以分读。文中选取部分医家的医学思想，结合作者多年的从医经验，多角度阐发其义。后附其子陈元犀的按语，进行要点的分析和总结。从而层层剖析，畅达经义，讲明医理，使其深入浅出，一气呵成，明白晓畅。本书正文之前，列《金匮要略浅注读法》七则，对读者颇有裨益，是学习和研究《金匮要略》的主要参考书目之一，至今仍有一定影响。现存30余种，如道光十年（1830）刻本、光绪二十年（1894）上海顺成书局石印本、1958年人民卫生出版社铅印本等。

（七）《金匮方歌括》

《金匮方歌括》，6卷，约成书于清道光十年（1830）。此书是陈修园次子陈元犀奉父命，遵照陈修园《金匮要略浅注》的内容编写的歌括。书中将《金匮要略浅注》中的方剂、主治、药用剂量和煮服法等，用诗歌形式加以概括，言简意赅，便于记诵，并附方解。现存20余种清刻本，1963年后有多种排印本。

（八）《长沙方歌括》

《长沙方歌括》，6卷，约成书于清嘉庆十三年（1808）。陈修园之长子陈元豹，根据父亲的要求，将《伤寒论浅注》中的主治、药物、用量及煮服法等，以歌括的形式加以编撰。此书明白晓畅，通俗易懂，在医学普及方面受人称道。此书主要版本有：同治九年奎壁堂刻本、光绪二十九年湖南益元书局刊本、清光绪三十四年宝庆经元书局刊本、上海锦章书局石印本等。

（九）《时方歌括》

《时方歌括》，2卷，约成书于清嘉庆六年（1801）。此书上卷，为补可扶弱、重可镇怯、轻可去实、宣可决壅、通可行滞、泄可去闭等六剂；下卷，为滑可去着、涩可固脱、湿可润燥、燥可去湿、寒能胜热、热可制寒等六剂。全书共载方108首，以七言歌诀形式记录医方的组成、主治、功用、服法、禁忌。陈修园还采集了罗东逸、柯韵伯等医家的论述及自己临证的心得，一一详于歌后。选方切于实用。有《南雅堂医书全集十六种》等20余种清刊本，1956年人民卫生出版社影印本及多种排印本。

（十）《时方妙用》

《时方妙用》，4卷，约成书于清嘉庆八年（1803），是一部颇具影响的医学著作。此书按照四诊合参的原则，将望闻问切的诊断依据一一加以分析，并列述多种常见病证，其中以内科杂病为主，兼及妇科、眼科等病证。重点介绍这些病证的常用方及临床应用。各病证均举出主证，配以主治方剂和加减方法。叙述简洁，选方恰切，流传广泛。《时方妙用》的版本较多，有陈修园医书全书本，有敦厚堂本等多种版本。

（十一）《医学三字经》

《医学三字经》，4卷，约成书于清嘉庆九年（1804）。此书以三言歌诀的形式写成。卷一、卷二，叙述医学源流，并附以作者自己的观点；论及内科、妇科、儿科常见病的症状、诊断和治疗。卷三、卷四，记述了临床常用诸种药方，分析其疗效和方剂配伍等。此外，书后附录了作者的脏腑说及四诊运用说。全书通俗易懂，明白晓畅，朗朗上口，便于记忆，为历代广大读者所接受。《医学三字经》的版本颇多，有陈修园医书丛书本，有单行本。有同治九年奎壁堂刻本、光绪二十九年益元书局校刊本、《陈修园医书四十种》上海锦章书局石印本等。

（十二）《女科要旨》

《女科要旨》，4卷，陈修园著，陈元犀韵注，约成书于清道光十一年（1820）。主要论述经、胎、产、杂病及外科病证。卷一论调经、种子，卷二论胎前，卷三论产后，卷四论杂病、外科。书中就妇产科及常见外科病证做了详细的论述，讲解病机简明透彻，所选附方切于实用。现存道光二十二年南雅堂刻本、光绪十五年江左书林校刻本及1935年重庆中西书局铅印本等30余种刊本。

（十三）《景岳新方砭》

《景岳新方砭》，4卷，又名《新方八阵砭》，约成书于清嘉庆七年（1802）。此书是陈修园针对张景岳《新方八阵》中的自拟方及其相关论述而作。书中的编排体例，依据张景岳《新方八阵》之补、和、攻、散、热、固、寒、因八阵的顺序，对该书所载190首“新方”逐一剖析和辩驳。本书以评论的形式写成，对于学习和研究临证各科疾病的辨证施治和理法方药，均有较高的参考价值。《景岳新方砭》曾经多次刊刻，因此版本较多。据1991年中医古籍出版社出版的《全国中医图书联合目录》记载，该书现存有嘉庆九年甲子（1804）刻本、道光十年庚寅（1830）芸香堂刻本、咸丰八年戊午（1858）光霁堂刻本等41种不同版本。

（十四）《医学实在易》

《医学实在易》，8卷，该书完成于陈修园在直隶保阳任职期间，但是并未刊行，直到1819年，陈修园辞仕返乡后，在学生的一再请求下出版刊行。卷一列脏腑易知、经络易知、四诊易知、运气易知。卷二至卷四，记录内科杂证60余种，分列于表证、里证、寒证、热证、实证、虚证、盛、衰等八类之中。卷五至卷七，为各证各方，与前八大类相呼应。卷八为补遗并外备诸方、妇人诸病方治。陈修园编纂此书时，在体例上颇下了一番功夫。由于担心内容过于平易，转开简便之门，他就在每证后节录《内经》相应的原文，穷源竟委。为了方便阅读学习，陈修园先用表、里、寒、热、实、虚、盛、衰八大类别，来类分60余种内科杂证，次依八大类给出各证用方。条理清晰，是习医的入门必读之作。有光绪二十四年善成堂刊本等多种清刊本，1959年以来有多种铅印本刊行。

（十五）《医学从众录》

《医学从众录》，8卷，约成书于清嘉庆二十四年（1819）。陈修园广泛采撷晋唐以后诸家经验，收载民间验方，参附己见，编纂而成。前七卷，以内科杂病的辨证论治为主，按病分篇进行论述。后一卷，则为妇人杂病诊治。此书堪为初学指南。该书刊行以后影响较大，曾经多次翻刻，因此版本较多。现有南雅堂藏版、光绪二十二年珍异书局校印本等。

（十六）《十药神书注解》

《十药神书注解》，1卷，约成书于清咸丰六年（1856）。此书是陈修园归田之后，对《十药神书》的重新订注，附于《伤寒论》《金匮要略》之后。《十药神书》为元代著名医家葛可久著，是一部论述肺痨病证治的专著。书中载有10首治痨方剂，故名之为《十药神书》。《十药神书注解》，按天干顺序详细地论述了10首方剂的药物组成、用量、用法及主治病证。陈修园在旧注基础上，对方剂的用法分析透彻，观点新颖，另辟蹊径。此书有陈修园医书丛书本等多种版本。

【学术思想】

一、学术渊源

自古习医大致可分为师承、私淑、祖传等几种方式。纵观陈修园的相关文献，虽未专门记载其学医情况，但可以大致梳理出如下线索。

（一）幼承庭训，家传医术

陈修园幼年丧父，跟随祖父陈居廓学文习医，其祖父可称得上是陈修园的医学启蒙老师。《医学从众录·卷一》“虚痨续论”记载：“先祖选严公曰：补水以制相火，为相火有余而言也。”从中可以看出其祖父具有一定的医学素养，并能指导陈修园诵读医书。陈修园还从其祖父手中受得一些验方。如《时方妙用》卷二“哮症”言：“余家传有哮喘断根神验药散。”在祖父的熏陶下，其青年时代就已经成为一位颇有主见的医生了。此时，陈修园几乎是医与儒并进。其长子陈蔚在《长沙方歌括·卷六》记载：“先严少孤，家徒四壁。半治举子业，半事刀圭家。”

（二）自学经典，私淑仲景

由于陈修园自幼习举子业，并接受了书院教育，深厚的文化功底与宋明理学的治学方法和主张，深深地影响了陈修园。因此，陈修园在学习和传播中医的道路上，始终主张读经典，师仲景，这大概也是陈修园自学中医的心得体会。

《内经》自问世以来，被历代医家奉为圭臬。陈修园就曾写道："夫医家之于《内经》，犹儒家之四子书也。日月江河万古不废。"（《灵素节要浅注》序）如果把《内经》看作是万古不变的医学之根本，需要反复研读，那么张仲景之学则是中医学能够长久流传造福人类的最实用的方法。陈修园在诸多书中直接尊张仲景为"仲师"或者"师"，将张仲景与儒门之孔子相提并论。可见，陈修园内心中真正的老师当属张仲景。

对于医学经典之间的关系，陈修园提出了"学者当以《内经》为体，以仲景书为用"（《金匮要略浅注》"读法"）的主张，认为学习中医当以《内经》《难经》等经典为理论根本，以张仲景著作指导临床。对中医经典的反复研读，铸就了陈修园深厚的中医理论功底，使他可以在临症时学以致用，用中医经典指导临床，终成一代名医。

（三）博采众方，尤重钱塘

陈修园不仅崇尚中医经典的学习与推广，他还在阅读中医经典的过程中找到了"知音"，并且学习吸收了这些"知音"的医学主张和临床实践经验。

据《清史稿·艺术志》有关记载，陈修园"著伤寒、金匮浅注，本志聪、锡驹之说，多有发明，世称善本"。在《医学三字经》中，陈修园对张志聪和高世栻大加赞赏，称二人为"大作者"，认为其"所注《内经》《本草经》《伤寒论》《金匮》等书，各出手眼，以发前人所未发，为汉后第一书"（《医学三字经》"医学源流第一"）。在《伤寒论浅注·凡例》中，也明确记录了他对"二张"医学思想的认可，"惟张隐庵、张令韶二家，俱从原文注解，虽间有矫过枉正处，而阐发五运六气、阴阳交会之理，恰与仲景自序撰用《素问》《九卷》《阴阳大论》之旨吻合，余最佩服。今照二家分其章节，原文中衬以小注，俱以二家之说为主。"可见，陈修园对二张的学术思想和著作非常认可，而且佩服。《伤寒论浅注》中的诸多注释，都参考了张隐庵、张令韶的思想。可以认为，陈修园的学术思想，似私淑张志聪、高世栻。但是在临证实践上，陈修园的眼界更加开阔，从《时方妙用》《医学从众录》《医学实在易》中，可看出陈修园通晓诸家之长。

无论是张志聪、张锡驹，还是高世栻，都是钱塘人。钱塘医派是一个有着鲜明学术特征的群体，以张志聪为核心，前有卢之颐和张遂辰，后有张志聪、高世栻等人。张遂辰在《伤寒论》研究方面颇有造诣，首倡"维护旧论"，主张维护《伤寒论》原有编次，与"错简重订"之说，形成截然不同的看法。张志聪是这一学术群体之集大成者。

张志聪，字隐庵。约生于明万历三十八年，约卒于清康熙十九年。他受业于张遂辰，又得卢之颐的真传，医学功底深厚，对《灵枢》《素问》《神农本草经》《伤寒论》研究尤深。其主张"维护旧论"，在《伤寒论》研究方面有许多精辟的见解。提出了六经之"气化学说"，重视五运六气，认为"学者当于大论中之五运六气承之，伤寒之义，思过半矣"。认为"医学入门，当从伤寒始，先难其所难，而后易其所易"。指出《伤寒论》以重视和护养胃气为重要法则。在教学方面，张志聪仿书院教学模式，创医学论讲式教学，在侣山堂论医讲学。晚年将师生讨论的内容编辑成书，著成《侣山堂类辨》。

张锡驹，字令韶，与张志聪同出一个师门，也主张"维护旧论"，赞同张志聪论治伤寒时重视"养护胃气"，强调《伤寒论》在临床上的指导作用。

高世栻，字士宗。张志聪的弟子。《清史稿》记载高世栻“乃从张志聪讲论轩岐、仲景之学，历十年，悉窥精奥”。其协助张志聪著《伤寒论集注》《素问直解》，仿《侣山堂类辨》体例著《医学真传》。

陈修园把钱塘医家视为“知音”，并不自觉地接受了他们很多学术主张，如：“维护旧论”，反对“错简重订”“三纲鼎立”之说；继承和发展张志聪的“气化学说”，对《内经》的注释，多取张志聪、高世栻之论，同时参以己意。陈修园受张志聪等钱塘医家的影响，其书中同样汇集了其儿孙、弟子的思想火花。钱塘医家在注释上力求浅明易懂，以利医理之阐发。此与陈修园著书多“深入浅出，返博为约”的风格完全吻合。侣山堂的讲学方式，对陈修园也有一定影响。

总之，陈修园的医学启蒙老师是其祖父，深厚的国学功底和儒学思想是陈修园从医的思想基础；综观其医学论著，是以《内经》为根本，以张仲景为宗师，以《伤寒论》《金匮要略》为津梁，通晓各家之长，尤重钱塘医家。

二、学术特色

（一）启迪后学，普及中医

陈修园是中国医学史上杰出的中医教育家。千百年来，中医能够存续下来，并得到广大民众的认可，与它确切的疗效和在民众中的普及密切相关。中医理论之于普通百姓可谓是艰涩难懂，如何转难为易，使得中医易懂、易学、易记、易用，陈修园做出了很好的榜样和示范。邓铁涛教授曾谈道：“清代除《医宗金鉴》为法定的医学教材外，陈修园医书十六种可算是中医自学丛书或教学之书。我国长江以南以此书自学或授传者实在不少。文章浅，易入门；歌好读，容易记。虽然解放之前有私立中医学院校之设，但能入学者人数不多，读陈修园书而当医生者甚多，现在的名老中医中，亦不少是私淑于陈氏的。”可见，陈修园的著作成为众多医生成才的必修课本，并且受到大家的喜爱和拥趸。甚至有些书商将“陈修园”作为品牌，把其他医家的著作也掺入陈修园医书之中刊行。

陈修园的医书，几乎涵盖了中医学的主干课程。其中，中医经典类，有《灵素节要浅注》《神农本草经读》《伤寒论浅注》《伤寒真方歌括》《长沙方歌括》《伤寒医诀串解》《金匮要略浅注》《金匮方歌括》等，是学习中医四大经典的重要教材和参考书。其次，中医临床实用教材，有《医学实在易》《医学从众录》。还有中医入门教材，如《医学三字经》《时方歌括》《时方妙用》等。这些著作是陈修园基于自身的理论功底、临证心法与经验，集成各家学术编写而成。

陈修园对中医著作的编注，不追求“博与新”，只做到“浅与易”。如其所云：“以补前人所未备，非务博也，亦非有意求新也”“于‘浅’之一字加意焉”。因此，综合陈修园的医学著作，可以看出这样几个特点。

1. 强调入门，浅易取胜

作为儒医的陈修园，曾执教于吴航书院、清源书院、井上草堂，深知中医入门教育的重要性。其早期著作《时方歌括·凡例》中谈道：“学医始基，在于入门。入门正则始终皆正，入门错则始终皆错。此书阐明圣法，为入门之准。”这一理念，在《医学三字经》《医学从众录》中，均反复加以强调。《医学三字经》“小引”中写道：“童子入学，塾师先授以《三字经》，欲其便诵也，识途也。学医之始，未定先授何书，如大海茫茫，错认半字罗经，便入牛鬼蛇神之域，余所以有三字经之刻也。”在陈修园心目中，如果入门就出现偏差，将很难改正了。面对浩如烟海的中医典籍，学医之始要以中医经典为准绳，才不会出现偏差。

陈修园推崇《伤寒论》《金匮要略》，但感叹张仲景之后缺乏真正的“知音”。究其原因，认为“仲景专以方药为治，而集群圣之大成。医门之仲景，即儒门之孔子也。但其文义高古，往往意在文字之外，注家不得其解”。陈修园忧时医“其道之弗明，而因陋就简，以徇时好”，于是因势利导，编著大量医学普及著作。其在“浅”“易”二字上下功夫，使深奥难懂的经典通俗易懂；对浅近的时方，用中医经典诠释，使其内容深刻。综观陈修园的医学著作，多以“浅注”“要旨”等命名，体现了文字浅易、内容深邃的特点。陈修园的医经注释，皆以“浅”来冠名，如《灵素节要浅注》《伤寒论浅注》《金匮要略浅注》等。从另一角度看，其以“浅”字命名也是自信的表现，于浅近的语言中可看到其大智慧。陈修园的弟子何鹤龄谈到学习《伤寒论浅注》的感受，请“龄百回读之，第见循循善诱，由浅而深。章节起止条辨处，则丝毫不紊；前后照应，互异处，其血脉相通不难。其注疏考核，无微不到；而难其至理名言，皆于虚字处会出，尤于无字处道来者也。”

为了使医书易读易诵，文化底蕴深厚的陈修园或亲自编写歌括，或要求儿子编写歌括。中医著作需要背诵的内容很多，大量采用韵文歌括形式，是通俗化的一项良策。陈修园医书大多夹杂歌括，其中最著名的当数《医学三字经》。该书共计 24 节，728 句，2184 字，但却包涵着全部中医（内科）理论和技术。这本书成为清末至民国年间学医者的必读之书。

2. 医学普及，先俗后雅

医学教育、科普读物的生命，在于科学性与通俗性的统一。在这方面，陈修园可称得上楷模。陈修园在《医学实在易》“凡例”中说：“此书采集《神农本经》《内经》《难经》仲景《千金》《外台》《圣济》《活人》各书之精华，及元明诸家时贤著作，择其纯粹者约千百言于尺幅之中，而又以时俗浅近之语出之。人人可以共晓。即素未习医，偶然得病，尽可按证用药，丝毫不错，妙在浅而易知也。”他所说的“纯粹者”，是指符合经典的观点和方法，对这些经典的诠释方法，陈修园采用了“时俗浅近之语”。他编纂医书的目的，是为了“人人可以共晓”中医，即使从没学过医学的人，偶然得病，也可以按证用药，丝毫不错。用时俗浅近的语言解说中医，让中医的方药成为百姓生活必备，不是一件容易的事情。既需要作者拥有足够坚实的功底和丰富的临证经验，还要有仁爱百姓的高尚医德和专业自信。

陈修园揭示了编写教材和科普著作的途径，“以时法列于前，仲师法列于后，由浅入深之意也”（《医学三字经》凡例），即先普及，后提高，先俗后雅，这是其一以贯之的做法。陈修园以张仲景为宗师，切实做到“悉遵古训”，“不曰《灵》《素》，则曰南阳”。但其发现人们“畏其难者中阻”，只好采取由浅入深的“从众”途径。从陈修园出版著作的先后次序来看，先行出版的是《时方歌括》《时方妙用》《医学三字经》等内容浅近的著作，而经典类著作则是经不断修改，请朋友、弟子阅读、讨论，踵事增华，然后才面世的。

例如，《时方歌括》的读者群是“中人”。在“时方歌括小引”中写道：“为中人以下立法，徐可引以语上之道也。”可见陈修园著书之时，已考虑到读者的接受程度。他虽然已较早完成注释《金匮要略》《伤寒论》的著作，但因担心读者相对较少，加之资金匮乏，故一直没有出版。陈修园在“时方歌括小引”中谈道：“余向者汇集经方而韵注之，名为《真方歌括》，限于赀而未梓。”又说：“向著《真方歌括》，非《内经》即仲景，恐人重视而畏远之。”其最先出版的是《时方歌括》《时方妙用》之类较为浅近易懂易用的书籍。如其所云：“每值公余，检阅时方，不下三千首。除杂沓肤浅之外，择其切当精纯，人人共知者，不可多得，仅收一百八首而韵之，分为十二剂，以便查问。”（《时方妙用》“小引”）

3. 撷取众长，荟萃精华

教材编写，往往不要求作者提出新的见解，但要能兼采各家之长，荟萃时人的新成就。如陈修园所云：“余前刻数种，采集固多，而独出已见者亦复不少。惟此刻以二张为主，又博采各家独得之言，融会大旨，而为小注，去取则有之，杜撰则无也。”（《伤寒论浅注》“凡例”）由此可见，陈修园毫不避讳《伤寒论浅注》的主要注释，来自“二张”及各家之言，融各家之说于一书。

陈修园晚年，采用当时最著名的八位医家的医学主张和临症经验，斟酌去取，以切时用，著成《医学从众录》。自序云：“余观近今医士，不学者无论，有能读薛立斋、王金坛、赵养葵、张景岳、张石顽、李时珍、李士材、喻嘉言八家之书，即为不凡之士，尚可与言。盖此八家，虽未能合《内经》之旨、仲师之法，而书中独得之妙，亦复不少。兹且就世俗所共奉者，采其名言，录其方治，约数十方，而取其一二方；约数百言，而括以一二言。”（《医学从众录》“自序”）

在处理各家不同的医学思想时，“群言淆乱衷于圣”，是他处理不同流派取舍的原则。例如，陈修园注释《金匮要略》，不仅广泛参考唐宋以来的医学著作，而且还注意到“赵以德、胡引年、程云来、沈目南、喻嘉言、徐忠可、魏念庭、尤在泾辈所著之书盛行于海内，凡业医者无有不备”（《金匮要略浅注》“凡例”）。当时，这些医家的著作极为流行。于是，陈修园在注释过程中，“取其能发挥本文之旨者，重订而收录之，以为迎机之导。至于囿于气习处，惑于异说处，逞其臆见处，前后不相贯通处，不得不为之改正。然改正处，以《素问》《灵枢》为主，以《难经》为辅，以《千金》《外台》等书而推广之，以各家诸刻而互参之，必求其与仲师本章本节上下节有阐发无滞碍者，然后注之”（《金匮要略浅注》“凡例”）。《伤寒论浅注》“凡例”云：“至于各家有一得之处，必注其姓名，盖以作家苦心不容没也。”

4. 分享经验，示教读法

朱熹在《朱子读书法》中提出，读书须“循序渐进，熟读精思，虚心涵泳，切己体察，着紧用力，居敬持志”。即读书要循序渐进，不可急于求成。读书不仅要读字面意思，还要思考体味才能愈久愈深，实际上读医学经典也是如此。

陈修园经历了科举与书院教育，对读经典也有自己的体会，所以在《金匮要略浅注·读法》中提出：“读其正面，须知其对面，须知其反面，须知其旁面，则顺逆分合，如织锦回文，字字扣得着”。这是其学习过程中悟出的方法。他还建议学医者读《周易》和理学类著作，言“读《周易》及熟于宋儒说理各书者，更易发明。余治举子业，凡遇理致题，得邀逾分许可者，半由得力于此”。其与学子们分享学习医学的经验，医易相关，理学思维对学习医学有很大影响。

陈修园总结了研读张仲景著作的次序。读书是有先后顺序的，这种思想来源于理学。朱熹就曾经提出读四书五经的次序，即“先读《大学》，以定其规模；次读《论语》，以定其根本；次读《孟子》，以观其发越；次读《中庸》，以求古人之微妙处”。陈修园继承了这一传统，建议学习张仲景著作，须先读《伤寒论》，再读《金匮要略》。其云：“《金匮要略》，仲景治杂病之书也，与《伤寒论》相表里。然学者必先读《伤寒论》，再读此书，方能理会。盖病变无常，不出六经之外。《伤寒论》之六经，乃百病之六经，非伤寒所独也。《金匮》以《伤寒论》既有明文，不复再赘，读者当随证按定六经为大主脑，而后认证处方，才得其真谛。”（《金匮要略浅注·读法》）

（二）师法仲景，继承发扬

陈修园是继张志聪、张令韶诸家之后，伤寒学派的代表人物之一。其将张仲景比作儒门之孔子，尊张仲景为宗师；认为张仲景专以方药为治，集诸贤之大成。在《伤寒论》研究方面，继承和发扬了张志聪等医家的学术思想，主张维护旧论，反对错简之说，赞同六经气化论，提出分经审证，以“存津液”为治伤寒之宗旨。

1. 以原论为本，否认错简说

北宋林亿等在所校订的《伤寒论》书中写道：“今先校订张仲景《伤寒论》十卷，总二十二卷，证外合三百九十七法，除重复，定有一百一十二方。”针对文中提到的三百九十七法，后世学者众说纷纭。元代王履《医经溯洄集》中有“伤寒三百九十七法辨”，认为《伤寒论》三百九十七法，不包括辨脉法、平脉法与可汗不可汗等，因为这些是王叔和增入的。明·黄仲理作《伤寒类证辨惑》中提出：“仲景之书，六经至劳复而已，其间具三百九十七法，一百一十三方，纤悉具备，有条而不紊者也……‘辨脉法’，‘平脉法’，‘伤寒例’三篇，叔和采摭群书，附以己意，虽间有仲景说，实三百九十七法外者也。”此后，方有执、喻嘉言等响应这个主张，以己意重订伤寒。舒驰远、柯韵伯等则删去“辨脉”“平脉”“伤寒例”。如此形成了以方有执、喻嘉言为代表的错简重订派。自明清以后，“辨脉法”“平脉法”“伤寒例”“辨痉湿暍病脉证治”等前四篇，及“辨不可发汗病脉证治”等后七篇遭到删削。现今通行版本均据此说，仅录其主体部分，即始于辨太阳病脉证并治上，终于辨阴阳易瘥后劳复病脉证并治，共计10篇。

张志聪等医家，反对上述这种随意删削《伤寒论》的做法。陈修园也继承了这一思想，故在《伤寒论浅注·凡例》中，陈修园明确指出：“但其文义高古，往往意在文字之外，注家不得其解，疑为王叔和之变乱。而不知叔和生于晋代，与仲景相去未远，何至原书无存耶……要知‘平脉’‘辨脉’‘伤寒例’，诸‘可与不可与’等篇，为王叔和所增，增之欲补其未详，非有意变乱也。然仲景即儒门之孔子也，为叔和者，亦游、夏不能赞一辞耳。兹故于其所增者削之。”陈修园认为：“成无己注《伤寒论》，不敢稍参意见而增删移易，盖好由于信也”。

陈修园还用了一个形象的比喻，其云：“如诗家之集李集杜，虽皆李、杜句，究竟非李、杜诗也。”意思是调整了先后顺序，虽然语言未变，但是次序变了，如同李白、杜甫的诗，诗句顺序变化了，就不是李杜的诗了。以此来反对所谓“错简”的说法。维护旧论，反对错简，体现了陈修园严谨的治学态度，尊重经典，不擅自改动古籍，也是对历史和后人负责任的态度。

2. 辨标本中气，明六经气化

伤寒六经气化思想，源自《内经》运气学说。如《素问·六微旨大论》云："少阳之上，火气治之，中见厥阴；阳明之上，燥气治之，中见太阴；太阳之上，寒气治之，中见少阴；厥阴之上，风气治之，中见少阳；少阴之上，热气治之，中见太阳；太阴之上，湿气治之，中见阳明。所谓本也，本之下，中之见也。见之下，气之标也。本标不同，气应异象。"

从气化角度诠释《伤寒论》六经者，首推清张志聪和张令韶。张志聪的《伤寒论集注》，首次运用《内经》标本中气学说，阐释《伤寒论》的六经病。陈修园熟读《内经》《伤寒论》，认可张志聪、张令韶的六经气化学说。如《伤寒论浅注·凡例》云："惟张隐庵、张令韶二家，俱从原文注解，虽间有矫枉过正处，而阐发五运六气、阴阳交会之理，恰与仲景自序撰用《素问》《九卷》《阴阳大论》之旨吻合，余最佩服。"还指出"仲景《伤寒论》六经，与《内经·热病论》六经，宜分别读"，强调"六气之本标中气不明，不可以读《伤寒论》"。

3. 创分经审证，阐发《伤寒论》

陈修园晚年穷其一生研究经验，立足六经气化理论，创分经审证法。此法体现出方证的联系及其传变、转归的机制。这是陈修园研究《伤寒论》的主要创新思想，集中体现在其晚年力作《伤寒医诀串解》之中。《伤寒医诀串解》，按照《伤寒论》六经传递次序排列，采取分经审证方法，对六经诸证详细辨析，使其证治分明。以卷一太阳篇为例：先提出太阳病主一身之表的总特征，将太阳病归为经证、腑证、变证三大类，以问答体形式总结了三大证的传变规律、特点和治法。

（1）太阳经证

最大的特点是"头痛项强，发热恶寒"，遇到该证，要辨虚邪、实邪。如何辨虚实？须看脉象，若脉缓、自汗、恶风属虚邪，宜桂枝汤。若过八九日，脉浮紧、无汗恶寒，属实邪，宜麻黄汤。

（2）太阳腑证

病邪传变，表邪不去，必入于里，膀胱为表中之里也。而太阳腑证有蓄水、蓄血的区别。太阳病，口渴、烦躁不得眠，脉浮，小便不利，水入口即吐，是膀胱蓄水证，宜五苓散。太阳病，其人如狂，小腹硬满，小便自利，脉沉，属膀胱蓄血证，宜桃仁承气汤。

（3）太阳变证

陈修园认为，汗下失宜，从阴从阳不一。治疗时，若患者是不应下而下，又下利清谷，身体疼痛，用四逆汤，以救清谷之里；用桂枝汤，救身疼痛之表。大汗大下利厥冷，用四逆汤。若发汗太过，遂漏不止，其人恶风，小便难，四肢微急难以屈伸，桂枝加附子汤。若发汗太过，动其荣血，而卫邪反内伏，其人仍发热，心下悸，头眩，身瞤动，振振欲擗地者，真武汤。

分经审证法，把原本复杂的理论用清晰的条目表述出来，既切近临床，又对后世学习中医、研读《伤寒论》有非常大的帮助。

4. 存津液为治伤寒之要

"存津液"，是陈修园多年研究伤寒的心得，而且在其著作中多次提到并且具体举例说明"存津液”的含义，以“存津液为治伤寒之要”。例如，《伤寒论浅注》中一百余处提及“津液”。《长沙方歌括》卷首说：“《伤寒论》一百一十三方，以存津液三字为主。”《医学三字经》说：“长沙论，双高坚。存津液，是真诠。”在自注中又说：“存津液是全书宗旨，善读书者，读于无字处。如桂枝汤甘温以解肌养液也；即麻黄汤直入皮毛，不加姜之辛热，枣之甘壅，以外治外，不伤营气，亦养液也；承气汤急下之，不使邪火灼阴，亦养液也；即麻黄附子细辛汤用附子以固少阴之根，令津液内守，不随汗涣，亦养液也；麻黄附子甘草汤以甘草易细辛，缓麻黄于中焦，取水谷之津而为汗，毫不伤阴，更养液也。推之理中汤、五苓散，必啜粥饮。小柴胡汤、吴茱萸汤皆用人参，何一而非养液之法乎。”（《医学三字经·伤寒瘟疫第二十二》）

陈修园还举桂枝汤为例，指出桂枝汤的作用是和平解肌，方药全都是养液之品。麻黄汤的作用是轻清走表，不加姜、枣，以外治外，不伤营气，也是养液的意思。无奈当时的医生常用芎、苏、羌、独、荆、防、苍、芷等苦燥辛烈之品，伤及阴气。更痛心于闽之时医的陋习，常用二陈汤发汗。

“存津液为治伤寒之要”的思想基础，是陈修园认识到了津液的存亡在伤寒传变中的作用。他总结了自己治疗和研究的经验，针对太阳病诊治，提出亡津液分“津液干涸”“津液不行”两种情况。

陈修园针对《伤寒论》“太阳病，发汗后，大汗出”条，认为这是阳明水谷之津液竭尽，所以出现“胃中干，烦躁不得眠，得欲饮水者”，病机是土燥于中，心不交肾，则人身内水耗竭，需外水自救。只宜少少与饮之，令胃得水而不干，但是切不可误与五苓散。这是举例说明津液竭尽的诊治。

“若脉浮，小便不利，微热，消渴者”，病机是脾气不能转输，胃之津液不行，不能布散水气，所以需要五苓散治疗。这属于“津液不行”。

陈修园认为，发汗后胃之津液有“干竭”与“不行”之分别。“太阳病”至“胃气和则愈”，言津液干竭。“若脉浮”至末言“津液不行”，当作两截看。他认为，汗有血液之汗，有水津之汗。伤寒，汗出而渴者，水津之汗也。汗出而脾虚，津液不能上输而致渴，汗出而不渴者，血液之汗也。心主血脉，用茯苓甘草汤调和经脉。

津液也是疾病转属的关键。《伤寒论浅注·辨阳明病脉证》云：“何缘得太阳阳明病？答曰：太阳之津液从胃腑水谷而生。患太阳病，若发汗，若下，若利小便，此皆亡胃中之津液。胃中无津液而干燥，其太阳未解之邪热，因转属于阳明。前言太阳阳明，今试重申其转属之义”。陈修园认为，太阳之本寒，从阳明之燥化，小便数，是津液下渗，所以大便必硬。之所以大便硬，是因为津液之不足，非胃家之有余，即使长时间不大便，也不觉痞满。治疗时，亡津液形成的胃热脾弱之证，是津液竭而渴欲饮水之人，应该少少与之水，以润其燥。他主张“助脾气以转输，多饮暖水以出汗，则内外俱松。须知病从太阳而入者，仍从太阳而出也。此散不能养液，但以阳明病与转属阳明者，或异或同，可分可合，亦视治者之活法耳”。（《伤寒论浅注·辨阳明病脉证》）

【临证经验】

一、临证“以脾肾为中心”

“以脾肾为中心”的思想，是陈修园临证的重要特点。陈修园在《灵素节要浅注》中，解释了脾、肾的生理特点。他认为脾为气血生化之源，五脏皆受气于脾，脾为五脏之本。同时，还提出胃是五脏六腑之本，可见脾胃皆为脏腑之本，关系密切。脾胃处于中焦，具有枢机之作用。因为土能生水，所以肾虚可采用健脾之法。若脾肾虚损，则须从补脾入手。因此在临证上，陈修园擅长温补，尤其重视温补脾肾。由于陈修园赞同脾肾相合则可以生人的观点，在治疗妇人诸证时，更是强调脾胃。提出种子之法，在于调经；调经之法，在于脾胃；妊娠安胎，要顾护脾胃，兼补肾气；治疗产后诸症，强调调理脾胃的医学主张。他在治疗内科杂症时，也重视脾肾的作用。如认为脾病为消渴病之根本，需采用理脾法治疗消渴。

二、兼收经方、时方和民间验方

陈修园在临床诊治时，对经方、时方乃至民间验方都兼收并蓄，注重临床实效，但是对各家医方的解释，悉遵《伤寒论》《金匮要略》。其总结自己 30 年来的医学实践经验，广采各家之说，先后编撰了《时方歌括》《时方妙用》《医学三字经》《医学实在易》《医学从众录》等著作。采用以时方推经方的方法，先介绍人们喜闻乐见简单易懂的时方，然后介绍更有效易行的经方。

方剂的分类大致有“十剂”“十二剂”之分。《时方歌括》“小引”中说：“唐宋以后，始有通行之时方，约其法于十剂，所谓宣、通、补、泄、轻、重、滑、涩、燥、湿是也。昔贤加入寒、热，共成十有二剂。虽曰平浅，而亦本之经方。”陈修园《时方歌括》选择了以经方为本的“十二剂”，对方剂进行分类。

至于十二剂与经方之间的关系，陈修园写道：“轻可散实，仿于麻黄、葛根汤；宣可决壅，仿于栀豉、瓜蒂二方；通可行滞，仿于五苓、十枣之属；泻可去闭，仿于陷胸、承气、抵当之属；胆导，蜜煎，滑可去着之剂也；赤石脂、桃花汤，涩可固脱之剂也；附子汤、理中丸，补可扶弱之剂也；禹余粮、代赭石，重可镇怯之剂也；黄连阿胶汤，湿可润燥之剂；麻黄连翘赤小豆汤，燥可去湿之剂也；白虎、黄连、泻心等汤，寒可胜热之剂也；白通、四逆等汤，热可制寒之剂也。”（《时方歌括》“小引”）

以下简要介绍几首陈修园认可的有效方剂及其临床运用。

1. 以“小建中汤”为治虚劳第一方

陈修园主张，治疗虚劳以温脾为主，甘温建中法是虚劳的求本之治，指出小建中汤加减诸方是治虚劳的神剂。如《医学实在易》说：“虚劳以小建中汤为第一方，时医未解，而多诋之。兹得张心在之论甚妙。”他基于张心在的理论，以炉火烧饭的生活常识，解释温脾土的治疗原则。其在《医学实在易》“实证”云：“窃尝观于炉中之火而得之。炊饭者，始用武火，将熟则掩之以灰，饭徐透而不焦黑。则知以灰养火，得火之用，而无火之害，断断如也。五志之火内燃，温脾之土以养之，而焰自息。方用小建中汤。”

2. 治水第一方“消水圣愈汤”

消水圣愈汤，记载于《时方妙用》，是陈修园集自己多年的诊疗经验，取经方变化而成。但使用此方，要求诊断准确，不可有偏差。其云：“必两手脉浮而迟，足趺阳脉浮而数，诊法丝毫不错，一服即验，五服全愈。否则，不可轻用此秘方也。”（《时方妙用·肿证》）并告诫使用者不要以为此“一方可以统治斯病也”。

消水圣愈汤的组成如下。

天雄（一钱，制） 牡桂（二钱，去皮） 细辛（一钱） 麻黄（一钱五分） 甘草（一钱，炙） 生姜（二钱） 大枣（二枚） 知母（二钱，去皮）

水二杯半，先煎麻黄，吹去沫，次入诸药，煮八分服，日夜作三服，当汗出如虫行皮中即愈。水盛者，加防己二钱。

在《金匮要略浅注》卷六中，陈元犀详细记录了这个方子的形成，以及载入《时方妙用》的经过。其云：“先君从原本上下文搜讨，得其要紧，从经方中加出一味，名消水圣愈汤，授政有先叔，屡试屡验，奉为枕秘。厥后，此方刻入《时方妙用》中，彼时一齐众楚，无一人能发其旨，以致无上名方，反为俗论所掩。己卯秋，先君以老归田，重订旧著，命余读之后，颇有所悟，遂于《时方妙用》中一节，录此方并方论，附于本节之后。”

在《金匮要略浅注》卷六中，陈元犀不仅记录该方，还记下自己的使用经验：“方中天雄难得，不妨以附子代之。菌桂绝无佳者，不妨以桂枝尖代之。方用天雄（炮）一钱，牡桂（去皮）二钱，细辛一钱，麻黄一钱五分，甘草（炙）一钱，生姜二钱，大枣二枚，知母（去皮）三钱，水三杯半，先煎麻黄至二杯，去上沫，次入诸药，煎八分服，日夜三服，当汗出，如虫行皮中，即愈。”

3. 野老传陈修园治肿奇方

陈修园尊重经典，善于博采众长，也不拒绝民间医疗经验。正所谓“礼失求诸野”。《时方妙用》中有如下记载：“野老某，年八旬有奇，传予奇方。用生金樱根去粗皮一两半，吴风草三钱，香菌极小团结者七枚，水煎服。一服小便即通而肿愈。余细绎此方极妙，麻黄大发汗，而根又能止汗；橘肉生痰壅气，而皮又能化痰顺气；蚕因风而致僵，反能驱风如神，此大开大阖之道。金樱子之大涩小便，即可悟其根之大通小便矣。吴风草，原名鹿衔草，能除湿热，故《素问》与泽泻、白术同用，以治酒风。更妙是小香菌一味，此物本湿热所化，用之于除湿祛热队中，同气相感，引药力至于病所，而诸药之性一发，则湿热无余地以自藏，俱从小便而下矣。此必异人所授遗下，所谓礼失而求诸野也。惜余未试。”（《时方妙用·肿证》）

4. 陈氏家传哮喘断根神验药散

陈修园家传有哮喘断根神验药散。药物组成：“入麝五分，姜汁调，涂肺俞、膏肓、百劳等穴，涂后感觉麻瞀疼痛，切勿便去。俟三炷香足方去之，十日后涂一次，如此三次，病根去矣。”（《时方妙用·卷二·哮症》）

三、妇科诊疗经验

（一）调经重脾胃

陈修园论治妇人月经不调，注重脾胃。陈修园从辨名入手，解释“月经”之名。认为古人称“月经”为“月信”，不止称谓确切，而且月事之有无、多少、迟速，及一切治疗之原委，全都包括在“信”字之中，“夫五行之土，犹五常之信也。脾为阴土，胃为阳土，而皆属信；信则以时而下，不愆其期”。（《女科要旨·卷一》）此言脾胃和则血自生。陈修园还指出，治疗月经病要辨阴阳，而“阴阳”就是“脾胃”。调脾胃治疗月经病的主要方子，就是四物汤加减。

（二）推崇“温经汤”

陈修园认为，“温经汤”是治疗月经病的良药。《女科要旨·调经》中说：“若求其所以然之妙，《金匮》温经汤一方，无论阴阳、虚实、闭塞、崩漏、老少，善用之无不应手取效。此不特今之习女科者闻之吐舌，即数百年来注《金匮》之家，或识见不到而不能言，或珍为枕秘而不肯言。今修园老矣，不得不择人而传之。”

（三）调经之原则

陈修园认为，妇人有先病然后才导致月经不调的，也有因月经不调又生各种毛病的，在治疗的过程中可遵循这样的原则，“如先因病而后经不调，当先治病，病去则经自调；若因经不行而后生病，当先调经，则经调病自除”（《女科要旨·调经》）。

陈修园治室女闭经案如下：“忆予于乾隆辛丑岁，朱紫坊黄姓之女，年二十二岁，始因经闭，服行经之药不效，后泄泻不止，食少，骨瘦如柴，服四神、八味之类，泻益甚，而五更至天明数次，便后带血。余主用《金匮》黄土汤，以赤石脂易黄土，以干姜易附子，每服加生鹿茸五钱，意以先止其泄泻便红，然后再调其经水。连服八剂，泄泻如故，而经水通矣。又服五剂，泻、血俱止。后服六君子汤加干姜收功。可知鹿茸入冲任督三脉，大能补血，非无情之草木所可比也”（《女科要旨·卷一》）。

（四）女科慎用之药

《女科要旨》记载，陈修园曾与诸生讲学于嵩山之井上草堂，为某些医生自夸为女科名手而感慨叹息。其告诫弟子，“女科本无纯粹可观之书，而世上医辈更不必深求之也。然而相传习用之药，不自知其为害人之品者则有四”。他认为以下四种妇科常用药的药性为后人篡易，使用时需谨慎。

一是丹参。若把丹参当成调理胎前、产后之常药而动辄用之，攻伐无过，则脏气大伤。

二是益母草。《本草经》记载：茺蔚子味辛微温，主明目益精，除水气，久服轻身。茎主瘾疹痒，可作浴汤。一名益母，一名益明，一名大札，生池泽。其中无一字言及妇人经产之症，却被医生们当成女科常用药。

三是何首乌。时医认为，熟地黄大补阴血，恐其腻膈减食，就用何首乌代替。陈修园指出：“惟于久疟偶用之，取其味涩之能截疟也；久痢偶用之，取其味苦之能坚肠也。若谓其能滋阴补肾，如《开宝》所夸之效，吾不信也。”进而质问道：“盖药之能滋润者，必其脂液之足也；药之能补养者，必其气味之和也。试问滞涩如首乌，何以能滋？苦劣如首乌，何以能补？正与地黄相反，何以谓其功用相同而相代乎？”

四是郁金。一般医生认为妇人之病多由于抑郁，郁金能解诸郁，为妇人之良药。陈修园发现《神农本草经》没有记载这种药物，至《唐本草》才有记载，《唐本草》记载：郁金味苦寒，主血积，下气生肌，止血，破恶血，血淋、尿血、金疮。陈修园认为，郁金“解郁”之作用，不见经传，医人切不可惑此邪说。

（五）创“新定所以载丸”

陈修园在《女科要旨·胎前》中记载：“余内子每得胎三月必坠，遵丹溪法用药，连坠五次。后余赴省应试，内子胎适三月，漏红欲坠，先慈延族伯字廷义，以四物汤加鹿角胶、补骨脂、杜仲、续断各二钱，一服而安。令每旬一次。余归，已六个月矣，阅其方，大为一骇！叹曰：补骨脂，《本草》载其坠胎，又合鹿角胶、杜仲之温，川芎之行以助之，竟能如此之效！设余在家，势必力争，又以白术、黄芩坠之矣！此后凡遇胎漏欲坠之症，不敢专主凉血；而半产应期而坠者，专主火衰论治。扁鹊谓：命门为男子藏精、女子系胞之所。胎孕系于命门，命门之火，即是元气，以此养胎，故有日长之势。譬如果实，生于春而结于夏；若春夏忽作非时之寒气凉风，则果实亦因之以黄陨矣。惟用大补大温之剂，令子宫常得暖气，则胎自日长而有成。若非惯患半产，不必小题大做。凡得胎后，预服扶胎之药，以防漏坠，只用平补之法，余新定所以载丸，最验。”

“新定所以载丸，治胎气不安不长，妇人半产，或三月或五月按期不移者，必终身不能大产，惟此丸可以治之。

白术一斤（去皮芦，置糯米上蒸半炷香久，勿泄气，晒干，研为末）　桑寄生六两（以自收者为真，不见铜铁，为末）　川杜仲八两（炒去丝，为末）　人参八两（焙为末）　云茯苓六两（生研为末）　以大枣一斤擘开，以长流水熬汁迭丸，如梧桐子大，晒干退火气，密贮勿令泄气。每早晚各三钱，以米汤送下。

按：白术为补土之正药，土为万物之母而载万物，故本方取之为君。茯苓感苍松之气而生，苗不出土，独得土气之全而暗长；桑寄生感桑精之气而生，根不入土，自具土性之足而敷荣。一者伏于土中，俨若子居母腹；一者寄于枝上，居然胎系母胞。二物夺天地造化之神功，故能资养气血于无形之处，而取效倍于他药也。杜仲补先天之水火，而其多丝尤能系维而不坠。人参具（三才）之位育，而其多液尤能涵养以成功。今年甲子，四百一十四甲子矣。此方从读书颇多、临症颇熟悟出。盖自唐宋以后，著女科书之前辈，不下数百人，未闻有一人道及于此，今特为补论，大为快事。”

四、陈修园医案选录

陈修园诊疗经验丰富，在其著作中常常以自己治疗的经验现身说法，诠释经典，力推经典，告诫后人。今采撷其中较有代表性的医案以飨同道。

案例1　中风、痹证案

壬戌岁（1802），念祖在保阳供职，制宪熊大人召诊。诊得两手脉厚而长，惟左手兼些弦象两寸略紧。(念祖)谓脉厚得土之敦气，以厚道载厚福，脉长寿亦长，非谀语也。但弦为风脉，紧为痛脉，紧在两寸，恐上半身有痹痛等症也。大人云：所言俱对。但背上及手腕痛，或愈或作，约有五年余。指头麻木，十年前颇甚，今略麻而不木矣。念祖曰：风在骨节而作痛，妙在痛处，痛是气血与风邪相拒，非若偏枯之不痛也。书谓中指麻木，三年内必有中风之患。以中指属手，心主之经故也。今拇指、食指为甚，特肺与大肠之气不调，不甚为害。然必须治之于早也。薛雪云：服风药以预防中风，适以招风取中。念祖师其意而不用其方，拟用黄芪桂枝五物汤常服。

黄芪　桂枝尖　生芍药（以上各二钱）　生姜（四钱）　大枣（二粒，擘）　水煎服。

昔人云：人在风中而不见风，犹鱼在水中而不见水。风，即气也。人在气交之中，得风以生，即宋儒所谓“和风一至，万物皆春”是也。因风以害，即释氏所谓“业风一吹，金石乌有”是也。人身五脏，而肝为风脏，乃生死之门户。无病，则风和而气息脉息俱和，不见其为风。有病，则风疾而气息脉息亦疾，遂露出风象，甚至目直手足动摇抽掣，汗出如珠，痰涎如涌等症，大显出风象，治之不及矣。惟指头麻木时，或眩运时，或历节作痛，病未甚而治之于先，则肝得所养，斯不为风病矣。肝属木而主春，阳春有脚，能去而亦能来，别有所以留之之道。吾于邵子之诗悟之。《内经》云：神在天为风。又曰：大气举之。庄子云：万物以息相吹也。孟夫子谓：塞乎天地之间。佛经以风轮主持大地。异同处实有一贯之道焉。兹方也，认定肝为风脏，取桂枝通肝阳，芍药滋肝阴，阴阳不偏，是为和气，亦即和风也。盈天地间，皆风而皆气，气贵善养。黄芪之补，是《养气章》勿忘工夫。大枣之缓，是《养气章》勿助工夫。且倍以生姜之雄烈，所以还其刚大浩然之体段。圣贤之一言一字，包涵万有，自可以互证而益明。

又拟丸方（时常服食之方与救病之方不同，故取和平之品，与五谷五菜同功。古云：药以治病，食以养人。此方取义等于食物，即勿药意也）。

熟地黄（六两）　于潜白术（六两，米泔浸一宿，去皮切片，饭上蒸，晒）　怀山药（三两，生姜汁拌炒）　甘枸杞（三两，隔纸烘）　川附子（二两炒）　上肉桂（一两去皮，不见火，研）　人参（二两，饭上蒸软，切片隔纸烘，研）　鹿茸（去毛切片，酥炙，勿伤焦）　麦冬（二两，绍酒润，晒烘）　五味子（二两，盐水浸，炒味）

（根制研末，炼白蜜丸如桐子大，用朱砂五钱研末为衣、晾干。每早以米汤送下三钱。忌食萝卜、芸苔、诸血、生蒜。）

此方与黄芪五物汤相表里。黄芪五物汤，补气以治风，所重在肝，肝为风脏，风者，天地之噫气也。气和即风和，鼓舞动荡，无有不周，即孟子所谓“塞乎天地之间”是也。此方补肾，亦是养肝。肝属木，为东方之生气。庄子云：野马也，尘埃也，生物之息以相吹也。然而木生于水，乙癸同源，所重尤在于肾。《内经》云：肾藏志。又云：肾者，作强之官。夫曰作强，则为刚大浩然之根本，即孟子所谓“夫志气之帅”是也。圣贤言包万有，虽《养气章》主学问而言，而尊生之道，亦在其中。自汉医后，无一人谈及，鲜不以念祖之论为创，其实有所本而言。方中，熟地补先天肾水，白术补后天脾土。然欲补肾，必先聚精，故取枸杞涵精气之完足，以佐熟地所不及。欲补脾，必先厚土，故取山药具土气之冲和，以佐白术所不及，而为脾肾之总根者，则在命门。命门之外为两肾，坎外之偶也。两肾之中，为命门，坎中之奇也。方中附子入命门血分，肉桂入命门气分，二药温养水脏，为生生之本。即邵康节先生所谓“地下有雷声，春光弥宇宙”是也。又合生脉散人参、五味、麦冬之酸甘化阴，俾辛热之阳药不僭，再加鹿茸，为血气所长，较无情之草木倍灵。外以朱砂为衣者，取其色赤入心。《内经》云：心藏神，肾藏志。朱子《论语》注云“心之所之谓之志”是也。各家之说不足凭，而《内经》为三坟之一，证之圣经贤训，字字相符，医与儒，原非二道也。

（《时方妙用·中风》）

案例2 水肿案

庚午秋七月，前任天津尹丁名攀龙，过余旅寓，见其面上皮里黧黑，环唇更甚，卧蚕微肿，鼻上带些青色。余直告之曰：君有水饮之病根，挟肝气而横行无忌。此时急疗可愈，若迟至二十日，病一发作，恐医日多，方日杂，总不外气血痰郁四字，定出搔不着痒之套方，即有谈及水饮，缓治以六君、二陈加减，峻治以滚痰、黑锡专方，此敷衍题面，而题理、题神则尽错矣。以药试病，试穷则变计，虽卢扁莫何！丁君心怪言之过激，弗听。至七月下旬病作，中秋后渐重。九月下旬邀诊，余告之曰：向者所陈之弊，今一一蹈之。

前说明病发后毋庸用药，非自今推诿。然无中生有之治法，惟《金匮·咳嗽篇》用十枣汤。云：咳家其脉弦者，有火，此主之。又云：支饮家咳烦胸中痛者，不卒死，至一百日或一岁，亦宜用此汤。推病根成于旧岁冬初，未及一岁，且病发止六十余日，尚在百日之内。喻嘉言《医门法律·咳嗽续论篇》言之甚详，俟有识有胆者用之。而余则不能。坐中有一老医力争不可，余姑拟龙、牡、甘、苓行水化气等药而去，遂不复延。

嗣余奉委到高阳办理赈务，闻渠延医满座，日以熟地、枇杷叶、炮姜、附子、肉桂、人参，服之不断，渐至大喘，肿胀吐血，大衄，耳目俱出血，小水全无而殁。此皆怪灾病之新案。

（《长沙方歌括·征引一》）

案例3 咳嗽案

候补知县叶名钧，偶患咳嗽，微发热，小便不利。余曰小青龙汤一服可效。渠怪而不服，另延姑苏叶天士之族侄诊之。说水不制火，火气刑金，日以地黄两许，麦冬、阿胶、枇杷叶、贝母之类为佐。二十余日后，与余相遇于北关官廨，自言咳嗽已愈，惟早起气觉短促，余无他病。余察其面部皮里膜外伏青黯之色，环口尤甚，按其脉数而弦芤，重按之散而无神。遂直告之曰：此群阴用事，阳光欲熄之候，宜抛去前药，以白术、附子浓煎，调生姜自然汁半杯，六七服，尚可急救。叶公以余言太激而不答。是晚，自觉倦怠异常，前医仍用熟地一两，党参五钱，枸杞、麦冬、阿胶各三钱，杜仲、酒芍、当归各二钱，炙甘草一钱，服之，次早神昏不语，痰涎如涌。渠胞弟惊告。余曰：前言一线残阳，扶之尚恐不及，况以熟地等助其阴霾之气乎？今阴霾之气，上弥天际，痰涎涌盛，状如中风。盖以肝为风木之脏，人当东方生气将脱之顷，往往外呈此象，其实与中风无异也。诊其脉，弦数散乱，三五不调，余直辞不治，次日未刻果殁。

（《长沙方歌括·征引一》）

案例4 伤寒案

嘉庆戊辰，吏部谢芝田先生令亲，患头项强痛，身疼，心下满，小便不利。服表药，无汗反烦，六脉洪数。初诊疑为太阳阳明合病，谛思良久曰：前病在无形之太阳，今病在有形之太阳也。但使有形之太阳小便一利，则所有病气，俱随无形之经气而汗解矣。用桂枝去桂加茯苓白术汤，一服即瘥，惟夜间不寐。特告曰，此名虚烦，因辛热遗害。若用枣仁、远志、茯神等药，反招集其所遗而为孽，病必复作矣。用栀子豉汤，即愈。

（《长沙方歌括·卷三》）

案例5　伤寒案

嘉庆己巳季春，曹扶谷明府，患头痛项强、恶寒等证，自差次回垣后，更增出寒热往来，欲呕胸满等证。家严诊其脉数中见小，按之虚不应指。骇谓之曰：阳证见阴脉，法在不治，所幸者大小便如常，神识颇清，正虽虚而尚未溃。察其胸满欲呕、寒热往来之证，俱是病气欲从枢转之象，当乘机而利导之。遂令一日服小柴胡两剂，柴胡每剂八钱。次日再诊，以上诸证虽退，而心胸懊侬不安，语言错乱无次，实觉可忧。又诊其脉略缓，遂为之喜曰：邪从枢转而出，故寒热等证俱平；正为邪热所伤，故烦昏等证并见。此时须当救正，但“救正”二字，不读《伤寒》《金匮》便以人参误事。立主用栀子豉汤，从离坎交媾处拨动神机。服后停药，静候三日。值阳明主气之期，申酉为阳明正旺之时，戊癸相合自愈。果如言应期而效。

（《长沙方歌括·卷三》）

案例6　大小儿遗精案

道光庚辰岁，予大小儿年二十六岁。初病时少腹满，两旁相去有六寸远结二痈，长三寸，阔二寸，不红不痛，其气似相通状，大便不通，发作寒热，食少。医者纷纭不一，或以托里发散，或用下法，药多不效。至二三日之后，少腹满，渐高胀及腹上，及胸胁，逆气冲及咽喉，药物饮食不能下咽，气喘，冷汗出，四肢厥，有一时许竟目直口开。予不得已，用大温回阳之剂灌之，其初不能下咽，后约进有四分之一，其气略平些，苏回。予查其病症，云夜夜泄精，或有梦，或无梦，泄时知觉。以手捏之，有二三刻久方止，夜夜如是，后惊不敢睡，至鸡鸣时亦泄。诊其脉弦细芤迟。余思良久，方觉阴寒精自出句。生二痈者，乃阴寒聚结也，治之非大温大毒之品，不能散阴寒之结。非大补元气，不能胜阴邪之毒也。后用四逆、白通、理中、建中等汤数服，病症渐渐而瘥。此足见长沙之法，运用无穷。愿后之学人，深思而自得焉可。

（《金匮方歌括·卷三》）

案例7　妇人阴挺案

阴挺证，坊刻《外科》论之颇详，大抵不外湿热下注为病。薛立斋以补中益气汤、加味逍遥散、六味地黄丸、知柏八味丸为主，以当归芦荟丸、龙胆泻肝汤之类为辅，可谓高人一着，而究治无一效，何也？盖为前人“湿热”二字误之也。予在籍时，医道颇许可于人，治疗三十七载，阅历不为不多，而阴挺证，从未一见。意者古人用心周到，不过得所闻而备其病名乎？

迨至辛酉以县令发直候补，公余之顷，时亦兼理斯道，方知直隶妇女，十中患此病者，约有三四，甚者突出一二寸，及三四寸，大如指或大如拳，其形如蛇、如瓜、如香菌、如虾蟆不一。或出血水不断，或干枯不润，或痛痒，或麻木不一，以致经水渐闭，面黄食少，羸瘦咳嗽吐血，而寒热往来，自汗盗汗，病成劳伤而死。轻者但觉阴中滞碍，而无其形，或有形亦不甚显，无甚痛害。若经水匀适，尚能生育，时医名之曰瘔，又名吃血劳。所用之药，均无一效，或用刀割，一时稍愈，旋且更甚。余亦尝按前人之法而治之，亦未见效。未知何故。后读《内经》《金匮》《千金》等书，及各家秘藏等本，寻其言外之旨，而参以所见所闻，颇有所悟。因知此证南人不患，即偶有之，治亦易愈。北人常患，治皆罔效，自有其故。盖以南人之阴挺，由于病变，书有其方，按法多效。北人之阴挺，由于气习，病象虽同，而病源则异，所以弗效。其云气习奈何？北俗日坐湿地，夜卧土炕，寒湿渐积，固不待言。男子劳动而散泄，妇人则静而常伏，至春夏以及长夏，湿得暑气之蒸，上腾有如蒸饭。妇女值经水之适来，血海空虚，虚则善受，且终日坐于湿地，而勤女红。土得人气而渐干，湿随人气以内入，即《金匮》胞门寒伤之义。更有甚者，长夏干土，得雨之后，则土中之虫，无不蠕动，一闻血腥之气，虫头上仰，嘘吸其气。虫为阴类，血为阴汁，以阴从阴，毒气并之，即为阴挺之病根。推而言之，即不坐湿地，凡妇女不用马桶，蹲于厕中而便溺，厕中为污秽幽隐之处，更多湿虫之潜伏，其毒气皆能随其血腥之气而上乘之也。余家山中，每见小儿坐于湿地，多患阴茎肿胀，或作痛痒，俗谓“蚯蚓吹”也。治者揭开鸭嘴含之，以鸭喜食蚓也。或以花椒白矾汤洗之，以椒能胜寒，矾能除湿也。知此而阴挺之病根，更瞭如指掌矣。医者不察其由，止按成方以施治，无怪病日增剧。更有一种渔利之徒，以下水消肿攻毒之峻药为丸内服；又以蟾酥、硼砂、芒硝、麝香、雄黄、冰片、阿魏、白砒之类外敷，为害更烈。余所以不忍默然而坐视也。予于此证之，初患者，以五苓散料，加蜀椒、黄柏、小茴、附子、沙参、川芎、红花之类，蜜丸，每服四钱，一日两服。外以花椒、苦参、苍术、槐花煎汤，入芒硝熏洗。又以飞矾六两，铜绿四钱，五味子、雄黄各五钱，桃仁一两，共为细末，炼蜜为丸，每重四钱，雄黄为衣，纳入阴中，奇效。或久而成劳，经水不利，以温经汤、肾气丸主之。而龟板、鳖甲、蒺藜之类，随证出入加减，亦有愈者，笔楮难尽。惟于《金匮》妇人杂病及全部中，属词比事，得其一言二字，以启悟机，断无不可治之证矣。

妇人有得此证者，不肯声张，以致毒攻脏腑，经脉不调，经闭，永不生育，面黄肌瘦，四肢无力，腰腹疼痛，不思茶饭，咳嗽痰喘，乍寒乍热，自汗盗汗。如有一月至一年之症，不知道者，或用刀割患处，命在旦夕。如遇此症，只用此丹一丸，重者二丸，坐入下部即愈。

（《金匮要略浅注·卷九》）

案例 8　咳嗽案

癸亥岁，司马公之媳，孀居数载，性好静，长日闭户独坐，得咳嗽病。服生地、麦冬、百合之类，一年余不效。延余诊之，脉细小而弦紧，纯是阴霾四布、水气滔天之象，断为水饮咳嗽。此时若不急治，半月后水肿一作，卢扁莫何！言之未免过激，诊一次后，即不复与商。嗣肿病大作，医者用槟榔、牵牛、葶苈子、厚朴、大腹皮、萝卜子为主，加焦白术、熟地炭、肉桂、附子、茯苓、车前子、牛膝、当归、芍药、海金沙、泽泻、木通、赤豆、商陆、猪苓、枳壳之类，出入加减。计服二个月，其肿全消，人瘦如柴，下午气陷脚肿，次早亦消，见食则呕，冷汗时出，子午二时，烦躁不宁，咳嗽辄晕。医家以肿退为效，而患者时觉气散不能自支。又数日，大汗、呕逆、气喘欲绝。又延余诊之，脉如吹毛，指甲黯，四肢厥冷。余惊问其少君曰：“前此直言获咎，以致今日病不可为，余实不能辞其责也。但尊大人于庚申夏间将入都，沾恙一月，余进药三剂全愈，迄今三载，尚守服旧方，精神愈健，岂遂忘耶？兹两次遵命而来，未准一见，此证已束手无策，未知有何面谕？”渠少君云：“但求气喘略平。”所以然者，非人力也。余不得已，以《金匮》桂苓甘术汤小剂应之（茯苓二钱，白术、桂枝、炙甘草各一钱）。次日又延，余知术拙不能为力，固辞之别延医治。后一日殁。旋闻医辈私议，桂苓甘术汤为发表之剂，于前证不宜。夫桂苓甘术汤岂发表剂哉！只缘汤中之桂枝一味，由来被谤。余用桂枝，宜其招谤也。噫！桂枝之屈于不知己，将何时得以大申其用哉！

（《神农本草经读·桂枝》）

案例9　脚气案

凡有人久患脚气，不自知别。于后因他病发动，疗之得瘥。后直患呕吐，而复脚弱。余为诊之，乃告为脚气。病者曰：“我平生不患脚肿，何因名为脚气？”不肯服汤。余医以为初发，狐疑之间，不过一旬而死。故脚气不得拘定以肿为候。有肿者，亦有不肿者。其以小腹顽痹不仁者，脚多不肿。小腹顽后不过三五日，即令人呕吐者，名脚气入心。如此者，死在旦夕。凡患脚气到心难治，以其肾水克心火故也。

（《医学从众录·脚气》）

案例10　霍乱案

道光三年，家君（陈修园）年七十一岁，于三月初旬，右胁之旁生一疮疖，大约有二指长，不及一寸，其痛时竟如刀刺。城中诸外科无不延而诊之，每敷药而痛更甚。端午后肌肉渐消，饮食亦渐减，再后一月，日间只饮稀粥，多不过一二茶钟。新秋以后病转剧，烦躁不宁，日夜不得安枕，水米不能沾牙者十余日。犀不得已急备后事。忽于中秋夜半略醒，犀以米汤半杯饮之，更见饱胀。犀思天下岂有半月绝谷之人尚能生存之理，婉劝家君，每日强饮粥数匙。三日后，每早晚可进一茶杯，精神甫定，即命犀曰：我数年所著之书尚未完备，即霍乱、吐泻二条，亦须重补。前三年患此病而死者十有八九，其实皆死于药。霍乱一证，今有无知辈以“绞肠痧”疾食谷则死之实证，妄名为“干霍乱”，以伤寒霍乱证名为“湿霍乱”，两峰相峙，其药互相通用，贻害岂止一二人乎！命录仲景理中汤、孙真人治中汤，一以正群言之失，亦以见古人立法之纯也。

（《医学实在易·寒证·霍乱吐泻》）

案例11　闭经案

忆予于乾隆辛丑岁，朱紫坊黄姓之女，年二十二岁，始因经闭，服行经之药不效，后泄泻不止，食少、骨瘦如柴，服四神、八味之类，泻益甚，而五更至天明数次，便后带血。余主用金匮黄土汤，以赤石脂易黄土，以干姜易附子，每服加生鹿茸五钱，意以先止其泄泻便红，然后再调其经水，连服八剂，泄泻如故，而经水通矣。又服五剂，泻、血俱止。后服六君子汤加干姜收功。可知鹿茸入冲、任、督三脉，大能补血，非无情之草木所可比也。

（《女科要旨·调经》）

案例12　腹满案

城西李某，患腹中满闷、倦怠懒言等证。医用逍遥散，服三十剂，小便绿色，脚痿弱。延余诊之，六脉数而弦。余曰：病在中土，土气本缓而变数。数者，缓之反也。且兼弦象，弦为土贼。

误药，大伤土气。先以石斛、薏苡之类，先取其淡以补脾，嗣以大药救之。李某云：甘本入脾，今谓淡以补脾，何义？余曰：《洪范》有“炎上作苦，润下作咸”等句，皆就本物之味言之。惟于土，则曰“稼穑作甘”，以土本无味可指，故指土之所生而言也。无味即为淡，五味皆托始于淡，淡为五味之本。五脏皆受气于脾，脾为五脏之本，此理甚妙。李某持方商之前医，谓药方太薄，议进大补元煎，日服一剂。半月后，大喘大汗，四肢逆冷。适余为盐台，坚留署中治病。前医用贞元饮加味，即理阴之类，夜用六味回阳饮三剂。次早余到，肢冷如冰，汗出如涌，六脉全无，气喘，痰声漉漉。余曰：此因误服参、地过多，致下焦阴气上凌阳位，痰涎水饮闭塞气道，《内经》名为冒明晦塞。反以贞元饮、六味回阳饮与前此所服大补元煎，皆重用地黄附和阴气，令阴霾四布，水势滔天，托回阳之名，以促其归阴。余每年目击服此药枉死者数十人。午后阴气用事，必不能少延，果如言而殁。附此以为喜用地黄、当归、枸杞、人参者戒！

（《景岳新方砭·补阵》）

案例13　治消渴医案

辛亥岁，到义溪，有一妇人，产后一年，口渴不止。服药不效，予用四君子汤，加麦冬、乌梅、生干姜。蜜丸弹子大。令其噙化，三日知，十日痊愈。方中妙在白术之苦燥，干姜之辛热，所以鼓胃气而升其水液也。

（《医学从众录·消渴》）

案例14　病家择医之戒

有一张姓者，疟愈后，日饮水数升，小便不利。有用四苓加木通，服之三日，溺时茎痛，一日夜尿不及半小盏，尿盆底如朱砂，日更医，遍服利水之药，形肿日增。有一老医马姓，主以《济生》肾气丸，早吞五钱，暮服六君子汤一服，许以半月必愈。服至二十余日不效，又增出不寐、气喘、呕逆之逆证。病家极恼前医之失，而求治于予。予诊其色，鼻准黄润，诊其脉虽细小中而却有缓象。直告之曰：此证误在前医，救在后医，止守前此丸汤并进，再十日必效，予无别法也。病家埋怨已极，誓不再服，叩头求请另方。予不得已，以权辞告之曰：前方虽佳，但日服不改，病气与药气习以为常，所以不效。今且用茯苓四钱，蛤蜊粉三钱，灯草十四寸，煎水服之，三日后再服前此之药方，必另有一番好处。病家喜而服之，是夜小便如涌，其肿亦退去十分之七，皮肤中时见汗意。再一服，大汗如雨，肿全消，而神气亦复。喜告于予，予令其遵马先生丸汤之法。渠弗听，从此即不服药，半月病愈体康。到寓面谢时，还痛说前医之过。甚矣哉！医道之弗明也！

（《金匮要略浅注·卷六》）

【后世影响】

陈修园是一位伟大的中医教育家、中医科普大家，也是中医临床实践的践行者。他的学术思想和学术影响随着其著作广泛流传。直到今天，他的医学著作依然是学习中医的重要参考书。

一、历代评价

在中国中医教育史上恐怕很少有人能够像陈修园这样，有充分的学术自信和能力，为中医普及和中医教育贡献出如此众多的精品力作。正因为如此，他的医学思想随着其著作的流行影响了一代又一代中医人。

《四库全书总目提要·医家类及续编》评价道："念祖墨守仲景，笃信经方，或谓其变化较少，治效未必尽符。然宗派纯正，议论明确，实足以阐发先贤，津梁后学，故晚近医者多奉为圭臬。"

陆懋修在《书陈修园伤寒论金匮要略浅注后》写道："修园《伤寒论浅注》，本张隐庵、张令韶二家言，撇去叔和重集诸篇，但就六经分解，适得三百九十七节。谓一节便是一法，即此为三百九十七法。"

晚清著名医家唐容川应该是陈修园的一位知音，他的名著《血证论》中，有18次提及陈修园，如"本书补救论"中写道："世之读朱丹溪书者，见其多用凉药，于是废黜热药，贻误不少，而丹溪不任咎也。盖丹溪之书，实未常废热药。世之读陈修园书者，见其多用热药，于是废黜凉药，为害尤多，而修园不任咎也。盖修园之书，实未尝废凉药。两贤立论，不过救一时之偏，明一己之见。"该文从一个侧面可以看出陈修园的医学思想不仅影响了唐容川，而且在当时也拥有众多的追随者。唐容川在谈血证治法时，两次引陈修园的方药，如"宁血法"，他记载了陈修园化裁仲景的麦门冬汤，去粳米，加白蜜，滋补其阴。在"补血法"中，记录了陈修园基于"血虽阴类，运以阳和，心肺之阳一宣，如日月一出，爝火无光，诸般邪热俱除，血自不扰，而循经矣"的理论，采用温补肺阳之法，用保元汤的甘温除大热，使肺阳布，阴翳自消。唐容川记录了陈修园认为"气咳"的病机是肺肾不交，水天俱虚。所以采用二加龙骨汤，加阿胶、麦冬、五味子的方子。至于因肾经阴虚，阳无所附，气不归根出现的浮喘咳逆，陈修园用二加龙骨牡蛎汤，加阿胶、麦冬、五味子，其中附子少用，只作引导耳。此外，唐容川在"古今方共八十二条"中，更是对陈修园的主张大加赞赏，有7处引陈修园的评价。唐容川还在陈修园《伤寒论浅注》《金匮要略浅注》的基础上，踵事增华，撰写了《伤寒论浅注补正》和《金匮要略浅注补正》，凡是唐容川认为陈修园注释有讹误之处的，用"正曰"；认为学要补充注释的则冠以"补曰"。

谢观《中国医学源流论·清代学派》中称："陈修园之明白晓畅，足以启悟初学，亦自有独到处。"

邓铁涛教授也有同样的评价："清代除《医宗金鉴》为法定的医学教科书外，陈修园十六种可算是中医自学丛书或教学之书。我国长江以南以此书自学或者授传者实在不少。文章浅，易入门；歌好读，容易记。……读陈修园书而当医生者甚多。现在的名老中医中，亦有不少是私淑于陈氏的。"

岭南名医何炎燊初学医时，陈修园的书如《医学三字经》《医学实在易》《时方妙用》等，对他有很大的启蒙作用，但又带他走了一小段弯路。陈氏是崇古尊经者，常固执己见，又对古代医家时有不恰当的批评，如说张景岳像个厨子，薛立斋是骑墙派等，而更令何炎燊走弯路的，是陈氏将一些浅近的医书如《本草备要》《万病回春》《医宗必读》等，视为浅陋不足道，却极力推崇其认为说理精辟的著作。《医学三字经》中有“大作者，推钱塘”（指张隐庵，他是钱塘人）这句话。何炎桑遵从陈修园的“指导”，以为要成名医，必须具有高深的医学理论。“故彼时京城医士，不知有温病治法，动泥伤寒成方。京官宅中患者，因此不敢延本京医生，而必求南人治之者，盖多所惩戒也。其时书铺中所鬻医籍，陈修园书则过问者多，叶氏、吴氏之书则购者寥寥。”可见，清代以来，陈修园学术思想影响很大。

二、学派传承

（一）子孙后人

经常跟随陈修园学习，参与陈修园书籍编写工作的主要有两个儿子，即长子陈元豹、次子陈元犀。

陈元豹，名蔚，号古愚。曾参与陈修园多部著作的编注，在《长沙方歌括》小引中，陈修园提及“公余取《伤寒论》原文重加注疏。书成，附此六卷于后，命男蔚按方而细注之”。陈元豹还参与了《金匮要略浅注》《金匮方歌括》《伤寒论浅注》《长沙方歌括》《女科要旨》《神农本草经读》《医学三字经》《时方妙用》《时方歌括》《景岳新方砭》等著作的编写校订工作。

次子陈元犀继承父业，医术高超。元犀，字道照，号灵石。他曾参订《灵素节要浅注》，整理出版《金匮要略浅注》，并请林则徐为该书作序，奉父命为《金匮方歌括》韵注。在《金匮方歌括·小引》中元犀回忆道：“一日，命元犀取《金匮方》，按分两并煮服等法韵注之，仿《伤寒一百一十三方歌括》体裁。元犀退而遵训，拟作六卷，家君见而乐之，遂即改正，命缮附于《金匮浅注》之后。”此外，元犀还参与主持了《伤寒论浅注》《长沙方歌括》《医学实在易》《医学从众录》《女科要旨》《神农本草经读》《医学三字经》《时方妙用》《时方歌括》《景岳新方砭》等著作的整理出版工作。

孙男陈心典，字徽庵，陈元犀的长子。陈修园对陈心典的培养也倾注了大量的心血。在《女科要旨》卷端，陈心典回忆少时随祖父陈修园北上赴任，目睹其祖父公余不忘著书教子，陈修园曾“命先伯父（指陈元豹）拟注《伤寒论浅注》为前集，命先君（指陈元犀，下文同）拟注《金匮要略浅注》为后集，剖析详明，以示来者。更遗《女科要旨》一书，命先君韵拟之，未及付梓”。心典以继承祖业为己任，陆续整理出版了大量的陈修园医籍，如《灵素节要浅注》《金匮方歌括》《长沙方歌括》《医学实在易》《医学从众录》《女科要旨》等，是整理出版陈修园医著的关键人物。

陈修园的孙子陈心兰，字芝亭，参与了《灵素节要浅注》《金匮方歌括》《长沙方歌括》《医学实在易》《医学从众录》等书。曾孙陈彩、陈文缟、陈敏，侄孙男陈亭参与了《灵素节要浅注》的校订工作，跟随陈修园学习的侄子陈道著纂集了《伤寒医诀串解》，并为《伤寒论浅注》加注按语。

（二）弟子生徒

陈修园弟子众多，在陈修园的医书中，多次提到了受业林礼丰（受业约斋林永镐）、薛步云

（清梯，见《伤寒论浅注》）、何鹤龄、黄奕润、林士雍、后学周宗超（余通家周宗超）、受业汪桂小山、受业门人周易图（世昂）、受业门人胡明怀（芝山）、受业门人郑保纪（弼斋）、受业门人林士雍（裕京）、受业南城廖封廷（芳斋）、受业吴玉光、受业年愚侄程绍书（宗禹）、受业侄定中（德本）。这些弟子也参与到陈修园诸多医书的整理编写出版工作中。

如《伤寒论浅注》卷一，辨太阳病脉证篇载："受业薛步云按：火劫发汗，今人少用此法，而荆、防、羌、独、姜、桂、芎、芷、苍、橘之类，服后温覆逼汗，皆犯火劫之禁。读仲景书宜活看，不可死板。"从字里行间可以发现其弟子薛步云承师之教诲，已是很有见地的医生，且敢于把自己在临证中的经验写入陈修园的著作中，而一句"读仲景书宜活看"，更是陈氏思想医学主张的再现。

林礼丰曾记载陈修园对他的教育："岁壬午，丰得拜见夫子，忝附门墙，夫子出所著《金匮要略浅注》十卷，命丰读之。领受之余，益见夫子之高且大也，其苦心于济世活人之术，岂浅鲜哉。"

陈修园对自己门人弟子的学术见解很尊重。《伤寒论浅注》卷三记载："余尝与门人言，仲师不独审病有法，处方有法，即方名中药品之先后亦寓以法。所以读书当于无字处著神也。受业门人答曰：此方中桂枝视他药而倍用之，取其入心也。……彼时不禁有起予之叹。""起予"，通常指老师受到弟子的启发。孔子曾说过"起予者商（卜夏）也"。

陈修园的子孙、门人相当深入地参与了其医书的著述工作，形成一个类似张隐庵学派那样的学术集团，为陈去世后整理出版其遗著留下了一支实力雄厚的队伍。

三、后世发挥

陈修园的医学思想，随着其著作的普及流行而影响着后世的医家。

陈修园所著医书，从19世纪初相继问世以来100多年间，不断有人整理、编辑、出版，"凡所刊《伤寒》《金匮》若干种，海内不胫而走，奉为圭臬"（《灵素节要浅注》杨序）。从陈修园医学著作的出版情况来看，《灵素节要浅注》《伤寒论浅注》《伤寒真方歌括》《长沙方歌括》《医学实在易》《医学三字经》《医学从众录》《伤寒医诀串解》《金匮要略浅注》《金匮方歌括》《女科要旨》《神农本草经读》《时方妙用》《时方歌括》《景岳新方砭》《十药神书注解》等单行本共出版发行了近400余种。

陈修园医学丛书，最早见于咸丰九年（1859），即陈修园去世后36年，三山林氏校刻了《陈修园先生晚余三书》；至咸丰十年（1860）又有经纶堂刻本《公余医录六种》；光绪十五年（1889）江左书林刻本《公余书录五种》，这些是少而真的陈修园医学丛书。同治四年（1865）文奎堂首刻《南雅堂医书全集》（又名《公余十六种》），后有28家书庄、书堂、书局翻印。此16种全是陈修园的著作。同治五年（1866）维经堂刻本《陈修园医书十五种》，也是集陈修园的著作。但在此前，即有掺入他人之书的《陈修园医书二十三种》，系同治元年（1862）经纶堂刻本，书中除陈修园撰注的17种医书之外，将佚名著者3部及王士雄撰著的3部纳入其中。此间，又有务本书局刻本《陈修园医书十八种》，将陈氏16种，加入竹梅居士的《急救经验良方》和王士雄的《霍乱论二卷》。自此以后，便没有不掺入他人著作的陈修园医学丛书。如《陈修园医书二十一种》《陈修园医书二十四种》《陈修园医书二十八种》《陈修园医书三十种》《陈修园医书三十二种》《陈修园医书四十八种》《陈修园医书五十种》《陈修园医书六十种》《陈修园医书七十种》等。收书最多者，有《陈修园医书七十二种》（又名《南雅堂医书全集》），自1915年重庆中西书局始刊，到1955年上海锦章书局石印，共有9家出版。从《公余医录》到《陈修园医书七十二种》等合订丛书的发行次数高达500余期，发行范围远及日本。

据记载，琉球国国王患风症，多方诊治没有效果。琉球中山国的使臣吕凤仪曾来到福建，看到陈修园的《伤寒论浅注》深受启发，便依该书为琉球国王拟一药方，差人送给琉球国王，一服便愈。

陈修园在张仲景学术研究方面，也占有重要的地位。在对六经的认识上，他赞同标本中气说，反对错简论，是《伤寒论》六经气化学说的重要代表人物。这些思想同样通过其编著的著作广为流传。

晚清唐容川，就是深受陈修园医学思想影响的一位医家。唐容川不仅在补注中补正了《伤寒论》《金匮要略》，而且在其《血证论》中，将陈修园与朱丹溪、张景岳、喻嘉言并提，“言痢证者，说法不一。张景岳主温，朱丹溪主凉，喻嘉言主发汗利水，陈修园主寒热合治，皆有至理”。他还分析了当时习医者读书的弊端，即不加分析地学习。“世之读朱丹溪书者，见其多用凉药，于是废黜热药，贻误不少，而丹溪不任咎也。盖丹溪之书，实未常废热药。世之读陈修园书者，见其多用热药，于是废黜凉药，为害尤多，而修园不任咎也。盖修园之书，实未尝废凉药。”从这些语言中，可以总结出陈修园的学术思想影响之大。

在临证经验上，唐容川对陈修园的主张颇有发挥。如其云：“而陈修园谓血虽阴类，运以阳和，心肺之阳一宣，如日月一出，爝火无光，诸般邪热俱除，血自不扰，而循经矣。故又有温补肺阳之法，用保元汤。甘温除大热，使肺阳布，阴翳自消。设有痰饮咳嗽者，加五味杏仁，或用六君汤，加炮姜五味。《内经》云：形寒饮冷则伤肺。上二方，为形寒者立补肺之法。凡阳虚生外寒，及浊阴干上焦者，用以扶肺之阳，洵属良剂。然失血之人，多是阴虚，若执甘温除大热之说，妄投此等药料，鲜不致误？故年来从修园法者，能医杂证，而不能医虚痨，以其偏于补阳故也。”唐容川认为陈修园治血证偏于补阳，对于形寒之人有效。

唐容川还对陈修园如下的学术观点大加赞赏。陈修园认为，“肾开窍于耳，而肾脉却不上头，肾与心交，假道于心腑小肠之脉，以入耳中，名曰听宫，为司听之神所居，其形如珠，皮膜包裹真水，若真水破，而耳立聋。有为大声所震而聋者，皮膜破也。或聋或不聋者，心肾不交也。宜磁朱丸，以交心肾。有先耳鸣而后聋者，肾虚不能闭藏阴气，窒塞于阳窍也。宜六味丸去丹皮，加磁石、五味、龟板，令阴气自盛于本宫，不触于阳窍而愈。若外感暴聋，总不外少阳一经，足少阳胆脉绕耳叶，手少阳三焦脉入于耳，邪气壅塞，听宫为其所掩，宜逍遥散去白术加黄芩、半夏、生姜、竹黄、羚羊角、玉竹治之。风火交煽，宜防风通圣散。肝火炽甚，宜当归芦荟丸。尺脉弱者，宜桂附地黄丸。尺脉数者，宜大补阴丸。俱加磁石、菖蒲、肉苁蓉。神而明之，存乎其人，非笔楮所能尽”。他认为陈修园说得最清楚。同时他进一步阐发道：若遇到久病之人，以及产妇，中宫大虚，不能堵塞肝肾之气，以致虚火上冲而出现耳鸣的人，虽系胆与肾中之火，但要填补脾胃以堵塞之。用归脾汤加柴胡、山栀子、鱼鳔、莲子、五味治之。或者四君子汤加莲米、芡实、薏苡仁、黄精、白芍、淮山药。对于“地黄汤”，唐容川引陈修园语说明：“人之既生，以后天生先天，全赖中宫输精及肾，而后肾得补益，谓此方非补肾正药。”

陈修园的医书对现当代医家影响也很大。在干祖望医话中提及“中医三字经”即陈修园《医学三字经》，他认为该书共计 24 节，728 句，2184 个字，却包涵了全部中医（内科）理论和技术。

在《俞慎初教授运用陈修园时方的经验》一文中，记录了著名老中医俞慎初教授运用陈修园《时方歌括》《时方妙用》所载方剂的经验，如他临证喜用新采消瘰丸。气滞胃痛、胃脘胀痛反复不已，俞老采用了陈修园从海坛得来的百合汤加丹参一味，组成加味百合汤，治疗效果极佳。

近现代，许多医生将百合汤应用于临床实践，也颇有疗效。如老中医步玉如用百合汤治疗肺失宣降，气郁化火引起的胃脘痛，屡试屡效。

此外，还有医人运用陈修园健脾燥湿治疗消渴的主张，在临床上取得了很好的效果。通过学习陈修园的《女科要旨》，治疗不孕症，在临床上也取得了令人满意的效果。陈修园对附子的研究，总结出：“仲景用附子之温有二法，杂于地黄泽泻中，如冬日可爱，补虚法也；佐以姜桂之热，佐以麻辛之雄，如夏日可畏，救阳法也。”现代医人发挥了陈修园的思想，在临床上重用附子，以附子回阳之功治疗取得了很好的效果。

综上所述，作为张仲景学术的杰出传人，陈修园从医 50 余年，始终致力于中医普及教育工作，给当今中医普及、中医教育提供了宝贵的经验。他崇古而不泥古，重视中医经典的学习，强调理论与临床实践结合，尊仲景为师。在中医理论方面他赞同标本中气说，强调六经气化思想，反对错简重订说，在临床治疗方面，他学习各家经验并有所创新。陈修园在中医教育与普及方面的卓越贡献，其高超的医术，高尚的医德，足以使其载入史册，为后人所景仰。

长春中医药大学　崔为

【参考文献】

[1] 陈修园．灵素节要浅注［M］．清同治九年庚午奎壁堂刻本，1870.
[2] 陈修园．金匮要略浅注［M］．清同治九年庚午奎壁堂刻本，1870.
[3] 陈修园．金匮方歌括［M］．清同治九年庚午奎壁堂刻本，1870.
[4] 陈修园．伤寒论浅注［M］．清同治九年庚午奎壁堂刻本，1870.
[5] 陈修园．长沙方歌括［M］．清同治九年庚午奎壁堂刻本，1870.
[6] 陈修园．医学实在易［M］．清同治九年庚午奎壁堂刻本，1870.
[7] 陈修园．医学从众录［M］．清同治九年庚午奎壁堂刻本，1870.
[8] 陈修园．女科要旨［M］．清同治九年庚午奎壁堂刻本，1870.
[9] 陈修园．神农本草经读［M］．清同治九年庚午奎壁堂刻本，1870.
[10] 陈修园．医学三字经［M］．清同治九年庚午奎壁堂刻本，1870.
[11] 陈修园．时方妙用［M］．清同治九年庚午奎壁堂刻本，1870.
[12] 陈修园．时方歌括［M］．清同治九年庚午奎壁堂刻本，1870.
[13] 陈修园．伤寒真方歌括［M］．清同治九年庚午奎壁堂刻本，1870.
[14] 陈修园．伤寒医诀串解［M］．清同治九年庚午奎壁堂刻本，1870.
[15] 陈修园．十药神书注解［M］．清同治九年庚午奎壁堂刻本，1870.
[16] 陈修园．景岳新方砭［M］．清道光十年庚寅芸香堂刻本．1830.
[17] 陈修园．南雅堂医案［M］．上海群学书店石印本．1920.
[18] 陈修园．家藏心典［M］．清道光十一年辛卯文焕堂刻本，1831.
[19] 陈修园．医医偶录［M］．清同治十三年甲戌蜀川蓬莱友善堂刻本，1874.
[20] 陈修园．医学逢源［M］．清同治十年（1871）唐九如堂刻本，1871.
[21] 陈修园．伤寒医约录［M］．清二酉堂刻本.
[22] 赵尔巽．清史稿［M］．北京：中华书局，2012.
[23] 李驹．长乐县志［M］．福州：福建科学技术出版社，1993.
[24] 唐容川．血证论［M］．北京：人民卫生出版社，2005.
[25] 王咪咪．唐容川医学全书［M］．北京：中国中医药出版社，1999.
[26] 刘石坚．岭南中医药名家何炎燊［M］．广州：广东科学技术出版社，2009.
[27] 陆拯．近代中医珍本集：医话分册［M］．杭州：浙江科学技术出版社，1994.
[28] 邓铁涛．试论陈修园［J］．新中医，1979，5（2）：20－23.
[29] 宋大仁，周绍奇，俞长荣．陈修园传［J］．福建中医药杂志，1957，2（3）：40－39.
[30] 沈仲奎．陈修园及其《医学从众录》［J］．中医药学报，1983（1）：27－29.
[31] 陈绍宗，刘孔藤．陈修园《伤寒论浅注》评介［J］．福建中医药，1990，21（3）：61－62.

[32] 孟庆云. 陈修园的出版公案［J］. 江西中医药，2003，34（10）：44－45.
[33] 黄昭明. 对陈修园“附子如冬日可爱，如夏日可畏”论点的临床实践［J］. 福建医药杂志，1980（6）：22－24.
[34] 俞慎初. 陈修园学术经验简介［J］. 福建医药杂志，1980（6）：26－30.
[35] 盛国荣. 从《灵素集注节要》看陈修园对运气理论的认识［J］. 福建中医药，1985（1）：11－14.
[36] 蔡友敬. 陈修园对《伤寒论》的研究［J］. 福建中医药，1985（1）：15－18.
[37] 王民生. 试评陈修园的虚痨论［J］. 福建中医药，1985（4）：46－47.
[38] 傅瘦生. 谈对陈修园学术的研究与评价［J］. 福建中医药，1986（6）：2－5.
[39] 李光春. 陈修园治疗吐泻经验初探［J］. 福建中医药，1987（2）：12－13.
[40] 戴月笙. 陈修园治疗血证的经验［J］. 上海中医药大学，1988（2）：36－37.
[41] 郑伟达. 谈陈修园治疗妇科病的特点［J］. 福建中医药，1988，19（1）：9－10.
[42] 黄强. 陈修园论治消渴——理脾法初探［J］. 福建中医药，1990，21（6）：18－20.
[43] 王自强. 陈修园的脾肾观［J］. 福建中医药，1992，23（3）：31－33.
[44] 刘德荣，杨云明. 俞慎初教授运用陈修园时方的经验［J］. 福建中医学院学报，1994，4（1）：4－6.
[45] 吴允耀. 陈修园热病五法述微［J］. 山东中医学院学报，1994，18（3）：179－180.
[46] 刘德荣. 陈修园论治泄泻经验初探［J］. 福建中医学院学报，1998，8（4）：35－36，39.
[47] 林慧光，阮少涵. 陈修园研究《金匮要略》的特点初探［J］. 福建中医学院学报，2000，10（3）：35－37.
[48] 刘德荣. 陈修园《医学从众录》辨证用药经验初探［J］. 云南中医学院学报，2001，24（1）：21－23.
[49] 林慧光，芮立新. 陈修园对脾胃学说的实践与发挥［J］. 中国医药学报，2002，17（8）：458－460，511.
[50] 林慧光. 陈修园对《伤寒论》存津液的发挥［J］. 福建中医学院学报，2003，13（1）：46－48.
[51] 赵富生. 从《医学三字经》看陈修园应用小柴胡汤的经验［J］. 中国社区医师，2006，22（302）：44－45.
[52] 邱明义. 陈修园医学教育思想和方法初探［J］. 福建中医药，1988，19（1）：2－5.
[53] 甘慧娟. 清代中医科普大家陈修园［J］. 福建中医药，2000，31（4）：32.

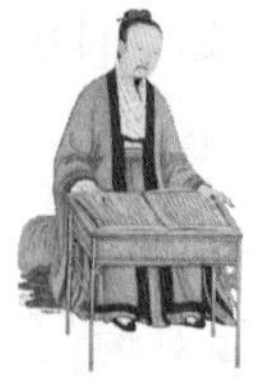

吴鞠通

内容提要

吴鞠通，名瑭，字配珩，以号行，生于清乾隆二十三年（1758），卒于清道光十六年（1836），江苏淮阴人；清代著名医家，后世称其为温病四大家之一，著有《温病条辨》《医医病书》《吴鞠通医案》。吴鞠通明确提出了四时温病的范围和种类，为温病病种的划分确立了理论依据。在辨证方面，他创造性地提出了三焦辨证理论，治疗上确立了一整套三焦分证的治则，归纳出辛凉解表、清热化湿、透营清热、养阴生津等治法，制订了银翘散、桑菊饮、三仁汤、加减复脉汤等温病名方。同时，吴鞠通根据温病的病机特点指出了各种治疗禁忌，内容涉及治法、方剂、服法、药量等方面。吴鞠通不仅精通温病，而且博通诸科，对内伤杂病如痹证、痢疾、疟疾、痉病以及妇儿疾病的辨治也颇具特色，融三焦辨证于杂病辨治之中。

【概述】

一、生平简介

吴鞠通，名瑭，字配珩，以号行，生于清乾隆二十三年（1758），卒于清道光十六年（1836），江苏淮阴人，清代著名温病学家。吴鞠通早年攻举子业，因父、侄相继为时医误治而病逝，故年十九岁时即弃儒从医。二十六岁时离开家乡到京师谋求发展。经朋友介绍，他找到了抄写《四库全书》的工作，因而得以博览群书，尤其是有机会阅读很多当时难以见到的医学名著，如吴又可《温疫论》及叶天士《临证指南医案》等。这些著作对吴鞠通学术思想的形成，起到了很重要的作用。

吴鞠通受吴又可《温疫论》影响颇大，深感其论述极有创见，又合于实情，便仔细研究，沉潜涵泳数年，其间医道大进。乾隆五十八年（1793）北京温疫大行，时医以伤寒法治之不效，诸友人请吴鞠通诊治。其以治温病法疗之，活人甚众，从此声名大振。鉴于当时多数医者治温病不知变通，致使患者"不死于病而死于医"，吴鞠通遂归纳自己治温病所得，倡导"三焦辨证"纲领，著书立说，以示规矩。其结合临证经验，历时六载撰成《温病条辨》一书，系统总结和论述温病的证治规律和理法方药。

鉴于当时医生在医理、证治、用药等方面流弊颇多，吴鞠通于清道光八年（1828）71 岁时，在其友汪廷珍力促下，开始写作《医医病书》。一是为"生民死于俗医之不明道"以矫医界时弊，同时亦是为补《温病条辨》"未及内伤及杂证"之缺。该书成于 1831 年，当时并未刊行。吴鞠通在晚年还将一生治验整理成册，完成《吴鞠通医案》一书，辑录了他于 1793—1833 年间的医案，对后学的影响深远。此外，吴鞠通还于 1825—1826 年间点评章楠所著《医门棒喝》，评语只有二十余条，字里行间反映出他直率中肯、绝不滥加褒贬的治学态度。

吴鞠通一生大部分时间生活在北京，前后达 50 年之久。关于吴鞠通生平，见述于史料者并不多，但从其著作、医案及友人评述中可知其崖略。其知识渊博宏富，人称"论甚豪，上下古今，了如指掌"；其医术高明，"所医者皆奇效""沉疴怪证，无不应手而愈"；其学风谦逊，自言"瑭故历取诸贤精妙，考之《内经》，参以心得，为是编之作。诸贤如木工钻眼，已至九分，瑭特透此一分，作圆满会耳，非敢谓高过前贤也。"（《温病条辨·凡例》）但由于其为人"心直口快，性刚气傲""所论与他医不同"，因此也致"毁誉不一"。另一方面，他十分痛恨那些以医术为手段妄抬身价、重索谢资、既骄且吝的"俗医"。而他本人，"原非至亲及穷乏者，不为立方"，并且"虽遇危疾，不避嫌怨"，总以救治患者为怀。清道光十六年（1836），吴鞠通因长子病故，精神备受刺激，以致抑郁成疾，衄血不止而逝世，享年七十九岁。后有其子、侄辈传其学术。

吴鞠通不仅博览群书，博采众长，勤于实践，勇于创新，而且医德高尚，心怀救人济世之心，对患者认真负责，满腔热忱。正如《温病条辨》序中所述："其临证也，虽遇危疾，不避嫌怨。其处方也，一遵《内经》，效法仲祖。其用药也，随其证而轻重之，而功若桴鼓。其殆智而勇，勇而仁者哉！"

吴鞠通的学术思想及其成就，集中反映在对温热病的认识上。特别是他所创立的温热病三焦辨证论治纲领，丰富和完善了温热病辨证论治的学术体系，有力地指导了外感温热病的临床实践和理论研究，在后世产生了极为深远的影响。

二、著作介绍

吴鞠通著有《温病条辨》《吴鞠通医案》《医医病书》等著作。《温病条辨》为其温病学代表作；《吴鞠通医案》则是其一生临床实践的客观记录，《医医病书》为医论、医话著作，也是其学术体系的重要组成部分。

（一）《温病条辨》

吴鞠通所著《温病条辨》，是中医温病学术发展史上一部里程碑式的著作。后世有学者认为，自《伤寒论》问世以来，在外感热病专著中，《温病条辨》是最全面、最系统、集大成、有创见、切实用的一部著作，被誉为“温病之津梁”“温病传世之作”，堪称“羽翼伤寒”。吴鞠通在温病研究方面，重继承善发扬，遵经而不泥古，博采众长，勇于创新，提出了许多独到的学术见解。

对于《温病条辨》的成书年代，学术界其说不一。《温病条辨》吴鞠通自序云：“癸丑岁（1793），都下温疫大行，诸友强起瑭治之，大抵已成坏病，幸存活数十人。其死于世俗之手者，不可胜数。呜呼！生民何辜，不死于病而死于医，是有医不若无医也。学医不精，不若不学医也。因有志采辑历代名贤著述，去其驳杂，取其精微，间附己意，以及考验，合成一书，名曰《温病条辨》，然未敢轻易落笔。又历六年，至于戊午（1798），吾乡汪瑟庵先生促瑭曰：来岁己未，湿土正化，二气中温厉大行，子盍速成是书，或者有益于民生乎！瑭愧不敏，未敢自信，恐以救人之心，获欺人之罪，转相仿效，至于无穷，罪何自赎哉！然是书不出，其得失终未可见。因不揣固陋，黾勉成章，就正海内名贤，指其疵谬，历为驳正，将万世赖之无穷期也。”有学者据此序言认为，1798 年为吴鞠通写作并完成此书的年代。但也有学者通过本书的初刊年代、他人序言及全书内容等分析，认为本书开始写作于 1798 年，初稿完成并定稿刊行于 1813 年。如：嘉庆癸酉年（1813）苏征保序曰：“嘉庆甲子（1804），出所著治温法示余，余向之急欲订正者，今乃发复析疑，力矫前非，如拨云见日，宁不快哉。阅十稔而后告成，名曰《温病条辨》。”说明吴鞠通从开始著书到定稿刊行历时达 15 年之久，足见其治学之严谨，著书之认真。

吴鞠通著《温病条辨》，仿效张仲景《伤寒论》的写法，以条文分论，逐条叙证，文字较为简单扼要，以便记诵，故名曰“条辨”。但又恐过分简单而医理难以完全阐明，条文后又自加分注，对条文中未尽之意进行阐述，使之一目了然，便于理解，以免后人妄注，曲解原意。这种写作方式，是该书的一大特色。

《温病条辨》共 6 卷，内容结构是以三焦为纲，病名为目，把六经辨证和卫气营血辨证穿插于三焦各病之中。卷首“原病篇”引《内经》论温、暑、热病的 19 条经文，作为全书的指导思想和立论依据。此外，还有 4 篇序文和 14 条凡例。其中，自序和凡例对于了解吴鞠通的学术思想及指导阅读都有帮助。卷一、卷二、卷三为全书的中心内容，即以三焦为纲，分为上、中、下 3 篇，病名为目，按温热、湿温两大类分述温病的证治规律。卷一“上焦篇”，“凡一切温病之属上焦者系之”。在温病病证方面，此篇首先明确本书所重点讨论的9种温病的病名，其次又以兼湿与不兼湿分为两类分别加以论述。卷二“中焦篇”，“凡温病之属中焦者系之”。在温病发展、传变过程中，此期是极期。邪热炽盛，正气未衰，正邪交争剧烈。在温病理论方面，本篇更加丰富与完善了下法，并重视对下后以及并发症的处理。原则性地提出温热类温病禁止纯用苦寒、淡渗利小便、连下等三禁。卷三“下焦篇”，“凡温病之属下焦者系之”。在温病发展过程中处于终末期。此时正气已虚，邪气留恋，因此治法上体现扶正与驱邪兼顾。在理论上丰富发展了甘寒、咸寒滋阴诸法，总结了湿证三焦证治的纲领。在上、中、下3篇中，均以病名为目，重点论述了风温、温热、暑温、伏暑、湿温、秋燥、冬温、温疟及痢疾、痹证、黄疸等病证，分述各病在上、中、下三焦的表现和诊治方法。三焦篇共238法，198首方。卷四为杂说，收医论18篇，讨论有关温病的杂说、救逆、病后调治或补述《温病条辨》及其他著作之未备者，皆是出于吴鞠通多年的临证体会与读书心得。其中不乏所创新说，见解独到，是研究吴氏学术思想的重要资料。卷五为解产难，收入吴鞠通产后调治与产后惊风等医论17篇。卷六为解儿难，记述了吴鞠通论治小儿急、慢惊风与痘证的医论24篇。卷四、卷五、卷六共记述医论59篇。

需要强调的是，吴鞠通在《温病条辨》中将温病分为9种，“有风温，有温热，有温疫，有温毒，有暑温，有湿温，有秋燥，有冬温，有温疟”。此说影响极大，构成了当代《温病学》病证分类的主流认识。《温病条辨》创立的温病三焦辨证理论，与张仲景伤寒六经辨证理论、叶桂温热病卫气营血辨证理论互为羽翼，成为温病创新理论之一。

（二）《吴鞠通医案》

《吴鞠通医案》4卷，为吴鞠通晚年搜集、总结一生的临床治验而成，是临床诊疗过程的客观记录。此书当时未刊行，只有手抄本，后刊于1916年。书中所载，多为温病、伤寒、杂病、妇儿科医案。其中卷一、卷二为温病、伤寒医案，列出7种疾病，72例医案；卷三为杂病医案，32种疾病，197例医案；卷四为妇儿科医案，16种疾病，84例医案。多数案例内容翔实完整，能够真实地反映出吴氏诊治疾病的具体思维过程。吴鞠通尤其擅长于温病，能从医案的辨证治疗中示读者以规矩。书中有很多连续治疗且记载较为完整的医案，有利于读者了解疾病发展及治疗的全过程。从《吴鞠通医案》收录的300余例验案来看，辨证准确、论治精当、记录完整、说理透彻，屡获奇效。

（三）《医医病书》

《医医病书》为吴鞠通晚年所著，成书于清道光辛卯年（1831）。全书72篇，上下2卷，每卷2编，当时未曾刊行，只有手抄本，流传甚少。此书是吴鞠通感叹时医之谬妄而作。吴鞠通针对当时医界存在的种种弊端，其内容涉及范围较广，议论诊治，语多中肯，且补《温病条辨》论内伤杂病之不足。全书以医论、医话形式谋篇，内容涵盖医德修养、学医门径、医者弊病、读书心得、诊病技巧、学术观点、治则探讨、方剂研究、用药经验等，参以已见，见解精辟。书中“言外感甚少，因此前有《温病条辨》已详言之。此书一以医流俗之病，一以补前刻所不及，盖前未及内伤及杂证也。”本书详论医理，且补《温病条辨》未及内伤杂证之缺，也是作者对内伤杂病治疗经验的再次总结。其以时时重视阳气、处处顾护胃气为要旨，反对恣用滋阴补虚，对后世有着深远的影响。

《医医病书》《温病条辨》和《吴鞠通医案》共同体现了吴鞠通学术体系的理论价值和临床实用性。此书之价值，正如胡沄在《医医病书》序中所说“当与君《温病条辨》及未刻医案，并传不朽”。

【学术思想】

一、学术渊源

吴鞠通注重继承中医经典，博采众家之长。其在温病学方面的学术思想，秉承《内经》《伤寒论》等经典著作，同时吸收和借鉴吴又可、叶天士等明清医家的学术成就。正如他在《温病条辨·杂说》中所述：“《灵枢》《素问》《神农本草经》《难经》《伤寒论》《金匮玉函经》，为医门之经；而诸家注论、治验、类案、本草、方书等，则医之子、史、集也。经细而子、史、集粗，经纯而子、史、集杂，理固然也。学者必不可不遵经，不遵经则学无根底，或流于异端。然遵经太过，死于句下，则为贤者过之。”他还指出，《温病条辨》“悉遵《神农本草经》《内经》《难经》《玉函经》《临证指南》，以及一生体验为准”。《温病条辨·凡例》云：“故历取诸贤精妙，考之《内经》，参以心得”。总之，其以中医经典为根底，善于博采众家之长，强调以实践体验为准。

（一）以《内经》为本

吴鞠通重视经典，尤其视《内经》为经中之经，其学术思想受《内经》影响最深。《温病条辨》是其基于《内经》理论，并博采历代名贤精妙，结合自身实践经验而写成。正如《温病条辨·凡例》所述：“瑭故历取诸贤精妙，考之《内经》，参以心得，为是编之作。”第一，其将《内经》理论作为该书的立论基础，故在书中开篇列“原病篇”，引用《内经》19条原文，均为温、热、暑病之论，并加以精辟的解释，阐明温病之本始。内容包括温病的病因、发病、病机、临床表现、辨证方法、鉴别诊断、预后和治法及善后调理等。吴氏将其置于卷首，显然是将其作为辨治温病的指导思想。该篇从内因和外因两个方面阐发温病病因，还特别阐述《内经》“冬伤于寒”与“不藏精”的含义。

第二，《温病条辨》的三焦辨证和三焦治则理论，也都源自《内经》。他引《内经》中“三焦”论述，运用到三焦证治理论之中。如《灵枢·营卫生会》说：“上焦出于胃上口，并咽以上，贯膈而布胸中……中焦亦并胃中，出上焦之后……下焦者，别回肠，注于膀胱而渗入焉。”“上焦如雾，中焦如沤，下焦如渎。”分别用上、中、下三焦代表人体不同部位的脏腑及其生理功能。吴氏正是在深刻领会这些论述的基础上，通过临床实践体会到温病的发生、发展与三焦所属脏腑有着密切的关系，创立了温病三焦辨证理论，并提出了相应的治疗原则，从而形成了比较系统的温病辨证论治体系。

第三，在温病诊断方面，吴鞠通受《内经》影响颇深。如《素问·平人气象论》谓：“人一呼脉三动，一吸脉三动而躁，尺热，曰病温。”《灵枢·论疾诊尺》篇说：“尺肤热甚，脉盛躁者，病温也。”吴氏认为脉动数即为躁，并将其与尺肤热作为诊断温病及与太阳中风鉴别的重要依据。如他在《温病条辨》上焦篇第三条指出：“太阴之为病，脉不缓不紧而动数，或两寸独大。尺肤热，头痛，微恶风寒，身热，自汗，口渴或不渴而咳，午后热甚者，名曰温病。”并注释说：“头痛，恶风寒，身热，自汗，与太阳中风无异，此处最足以相混，于何辨之？于脉动数，不缓不紧，证有或渴，或咳，尺热，午后热甚辨之。”

第四，处方用药讲究性味配伍，各方条下，必注明用《内经》何法，或直接引用经方。如遵“风淫于内，治以辛凉，佐以苦甘”之训，制用银翘散、桑菊饮、白虎汤等辛凉之剂；遵“热淫于内，治以咸寒，佐以甘苦”之训，制用清宫汤、牛黄丸、紫雪丹等方。而且，为使学者明了各方所用《内经》之法，吴鞠通特于各方条下一一注明。如桑杏汤注“辛凉法”，清营汤注“咸寒苦甘法”，生脉散方注“酸甘化阴法”等。同时，吴鞠通能巧妙运用《内经》之方。如根据经文“卫气留于阳，则阳气满，不得入于阴，则阴气虚，故目不瞑”为一切不寐之总纲，用半夏汤主治“温病愈后，嗽稀痰而不咳，彻夜不寐者”。

第五，重视运气学说，认为气候变化和温病的发生及流行密切相关。《温病条辨》开篇就引用《内经》运气七篇大论原文：“《六元正纪大论》曰：辰戌之岁，初之气，民厉温病；卯酉之岁，二之气，厉大至，民善暴死；终之气，其病温。”指出：“叙运气，原温病之始也。每岁之温，有早暮微盛不等，司天在泉，主气客气，相加临而然也。”说明每年发生的温病有早晚、轻重之不同，是由于每年的司天、在泉、主气、客气循环和它们之间的相互加临有所不同的缘故。吴鞠通从《素问·六元正纪大论》所列六十年运气变化与疾病流行的关系中，总结出了自然气候的异常变化，特别是非时之温热是造成温病发生和流行的重要原因。

吴鞠通有关温病的学术思想源于《内经》，但他遵经而不泥古。其云：“学者必不可不遵经，不遵经则学无根底，或流于异端。然遵经太过，死于句下，则为贤者过之。”他认为“信经太过则凿”，提出“择其可信者而从之，不可信者而考之”。他虽然遵崇《内经》，但犹认为“可信者十之八九，其不可信者一二”。例如对《内经》所列许多热病禁刺的“死证”，认为由于汤药的发展及其所长，死证亦有回生之可能。他一再指出“药之得法，有可生之理”“留得一分正气，便有一分生理，只在留之得法耳”。他还创制了不少针对“死证”益阴以留阳的有效方法。此外，他指出《素问》病机十九条中未记燥证，主张补其未备。他历引喻嘉言、沈目南之论，参合个人经验，进一步完善了外感秋燥理论。

（二）学宗张仲景

吴鞠通走上从医之路，受到张仲景的影响很大。如《温病条辨》自序中所言：“缘瑭十九岁时，父病年余，至于不起，瑭愧恨难名，哀痛欲绝，以为父病不知医，尚复何颜立天地间，遂购方书，伏读于苫块之余。至张长沙‘外逐荣势，内忘身命’之论，因慨然弃举子业，专事方术。”因此，其为医一生，不仅谨遵《内经》之理，而且对张仲景学术也崇尚有加。关于这一点，在其所著《医医病书》及医案中有充分的体现，从《温病条辨》中也可见一斑。

如吴鞠通在《温病条辨》凡例中说：“是书虽为温病而设，实可羽翼伤寒……伤寒自以仲景为祖，参考诸家注述可也；温病当于是书中之辨似处究心焉。”又说：“《伤寒论》六经，由表入里，由浅入深，须横看。本论论三焦，由上及下，亦由浅入深，须竖看，与《伤寒论》为对待文字，有一纵一横之妙。”朱彬在该书序言中亦评述说：“余来京师，获交吴子鞠通，见其治疾，一以仲景为依归，而变化因心，不拘常格，往往神明于法之外，而究不离乎法之中，非有得于仲景之深者不能。”可见，张仲景《伤寒论》对其影响之深。从学术渊源来看，《温病条辨》温病学说的形成，与《伤寒论》一脉相承，是对张仲景学术的继承和发展。

《温病条辨》在写作体例上仿照《伤寒论》。如吴鞠通所说：“是书仿仲景《伤寒论》作法，文尚简要，便于记诵，又恐简则不明，一切议论，悉以分注注明，俾纲举目张，一见了然，并免后人妄注，致失本文奥义。”他崇尚仲景，把《伤寒论》遵为医门之“金科玉律”，许多方证条文都是引用张仲景原文或略加改动。治疗温病，所用之方也多选自《伤寒论》和《金匮要略》。在《温病条辨》198 方中，用张仲景原方 30 余首，如桂枝汤、栀豉汤、一物瓜蒂汤、竹叶石膏汤、白虎汤、白虎加人参汤、大承气汤、小承气汤、调胃承气汤、小柴胡汤、小建中汤、五苓散、乌梅圆、白头翁汤、茵陈蒿汤、黄连阿胶汤等。原方进行加减者有 50 余首，如著名的“五承气汤（宣白承气汤、牛黄承气汤、导赤承气汤、新加黄龙汤、增液承气汤）”；以白虎汤为基础方的白虎汤类方，包括白虎汤、白虎加人参汤、白虎加桂枝汤、苍术白虎汤、化斑汤等。

张仲景《伤寒论》在治疗原则上非常重视“保液存津”。吴鞠通在《温病条辨》中也指出，温病“始终以救阴精为主”。吴鞠通认为，患温病者，精气先虚；温属阳热之邪，最易伤阴。他说：“盖热病未有不耗阴者，其耗之未尽则生，尽则阳无留恋，必脱而死也。”“温病之人，精血虚甚，则无阴以胜温热，故死。”因此，他把津液的存亡看作是温病或死或愈的关键所在，分别三焦，历列生津、增液、填精之法。特别在温病后期，治疗即以存津液为第一，“存得一分津液，便有一分生机”。他还从《伤寒论》中演变出许多治则，如吴鞠通参照仲景保津育阴的治疗大法并加以发挥，把救阴存津贯彻于温病治疗之始终，灵活创制复脉诸方。《温病条辨》指出：“夫春温、夏热、秋燥，所伤皆阴液也。”“温病伤人身之阴……温邪久羁中焦，未有不克少阴癸水者，或已下阴伤，或未下而阴竭……故以复脉汤复其津液。”复脉汤，即《伤寒论》之炙甘草汤。吴鞠通对于下焦温病，热邪深入，阴精枯竭之证，据该方加减变化创制加减复脉汤诸方，有救逆汤、一甲复脉汤、二甲复脉汤、三甲复脉汤等。对于邪去津液未复者，又设有增液汤、牛乳饮、益胃汤以复其阴；对气液俱耗者，又设生脉散、三才汤两补气液，治法总以养阴补津为主。吴鞠通之保津育阴诸法及其所创养阴诸方，于杂病亦宜，心、肝、脾、肺、肾、胃之阴伤，皆可用之。

在治疗方面，吴鞠通遵张仲景之法而不拘泥。其在《伤寒论》三承气汤基础上化裁五承气汤，赋予“承气”新义，从而大大发展了通下攻邪的治疗法则。吴鞠通一面继承“急下存阴”的学术观点，采用《伤寒论》三承气汤，同时又创制了宣白、导赤、牛黄、增液承气汤，新加黄龙汤等，或把通下与扶正结合起来，标本兼顾。如《温病条辨·中焦篇》曰：“阳明温病，下之不通，其证有五：应下失下，正虚不能运药，不运药者死，新加黄龙汤主之。喘促不宁，痰涎壅滞，右寸实大，肺气不降者，宣白承气汤主之。左尺牢坚，小便赤痛，时烦渴甚，导赤承气汤主之。邪闭心包，神昏舌短，内窍不通，饮不解渴者，牛黄承气汤主之。津液不足，无水舟停者，间服增液，再不下者，增液承气汤主之。”对承气汤的加减化裁，更赋予了新的意义。吴鞠通治疗湿热，还有很多方剂，皆宗仲景之法而善化。邪在上焦者，喜用杏仁开肺气之郁闭，以浚水之上源；邪在中焦者，喜苦降辛开以畅气机；邪在下焦者，“但当利其小便”，每用滑石、通草淡渗通利。临床上，吴鞠通常兼施三法，权衡湿与热之孰轻孰重及病变之部位，各有侧重。

《温病条辨》在辨证思想、治疗法则、方药运用等方面深受《伤寒论》影响，并与之有着千丝万缕的联系。吴鞠通不仅继承了张仲景学说，并有所充实和发展。如其对外感病的认识更为提高，理论更为深化，并创立了一些新法新方，丰富了中医外感病学。如朱彬在《温病条辨》序中所言：“昔人谓仲景为轩岐之功臣，鞠通亦仲景之功臣。”

（三）取法吴又可

吴又可所著《温疫论》，是我国第一部温疫专著。吴鞠通在京城抄录《四库全书》时有幸认真研读此书，该书对其学术体系的形成有很大影响。吴鞠通在《温病条辨》自序中说：“检校《四库全书》，得明季吴又可《温疫论》。观其议论宏阔，实有发前人所未发，遂专心学步焉。”吴鞠通把其中的许多学术思想融会于《温病条辨》之中。《温病条辨》之中，有20余处提及吴又可之论。

《温病条辨》中体现了吴又可温邪从口鼻而入的发病学观点，用以说明温邪的侵入途径和传变规律。《温疫论》曰：“伤寒之邪，自毫窍而入；时疫之邪，自口鼻而入。”而吴鞠通在《温病条辨》亦云：“温病由口鼻而入，自上而下，鼻通于肺，始手太阴。”而在论述湿热之邪入侵人体时，又继承了吴又可邪伏膜原的观点。其云：“湿热受自口鼻，由膜原直走中道。”中焦篇吸收《温疫论》应下失下及下后变证的处理等内容，在《温疫论》基础上创制出许多新的方剂；下焦篇所列犀角地黄汤证、桃仁承气汤证、抵当汤证等，出于《温疫论》“蓄血”论。在温病病因方面，吴鞠通认为除六淫之外，“戾气”间亦有之。在温病用药方面，主张慎用黄连等苦寒之品等，皆受吴又可影响。此外，《温病条辨》中许多证候的病机以及临床表现均源于《温疫论》。如大承气汤证中的临床表现，取材于《温疫论》的“应下诸证”；《温病条辨·中焦篇》的下后诸证，取材于《温疫论》中的“下后脉浮”“下后脉复沉”等。

从另一方面来看，《温病条辨》对吴又可理论和治法并没有全面继承，如治疗邪伏膜原证的达原饮、治疗温病后期痰瘀阻络的三甲散等名方，在《温病条辨》中没有收入。此外，吴鞠通对吴又可的学术亦不是全面肯定的。他认为《温疫论》中有许多治法“断不可概施于今日也”“其法亦不免支离驳杂”，并指出《温疫论》中“有矫枉过正，不暇详审之处”。

（四）师承叶天士

叶天士的学术思想，对吴鞠通影响最大。叶天士学术高超，其著作《温热论》和《临证指南医案》对吴鞠通学术思想的形成至关重要。吴鞠通指出：“惟叶天士持论平和，立法精细，然叶氏吴人，所治多南方证，又立论甚简，但有医案散见于杂证之中，人多忽之而不深究。”（《温病条辨·凡例》）因而，感到有必要把前人有关温病的理论和治疗方法加以系统地整理，进行较为全面的论述。《清史稿》称吴鞠通“学本于桂”，为《温病条辨》作序的苏征保亦谓其“近师承于叶氏”。吴鞠通研究温病，遍考晋唐以来诸贤议论，但发现元代以前医家，皆未得温病本真，惟叶天士持论平和，立法精细。故其温病学说的形成，受叶氏的影响最为直接，最为深刻。

吴鞠通对叶天士推崇备至，视其医案可遵可法，尤其推崇其治疗温病的理法方药。《温病条辨》中的很多理法方药，都是吴鞠通在叶天士医案的基础上整理而成的。书中还大量录用《临证指南医案》中的温病医案，涉及的条文有97条，方剂有101个。吴鞠通将这些医案分门别类，并基于三焦理论加以分析，创立温病三焦辨证学说。他赞扬叶天士善用古方，集众家之长且“博而能精”“精思过人”“持论平和，立法精细”“迥出诸家之上”。因此，吴氏一再表明，就是要将这些散见于医案中的“散金碎玉”整理出来，“摭拾其大概，粗定规模，俾学者有路可寻”。从以下几点可以看出吴鞠通对叶天士学术的继承。

第一，吴鞠通创立温病三焦辨证理论，直接受叶天士的影响。叶天士在温病辨证方面，虽然提出了卫气营血辨证理论，但是也非常注意三焦分证，在对温病辨证时提出了“温热须究三焦”。他在《临证指南医案·暑门》中说：“仲景伤寒，先分六经；河间温热，须究三焦。”在《临证指南医案·痧证》中说：“须分三焦受邪孰多……上焦药用辛凉，中焦药用苦辛寒，下焦药用咸寒。”这些思想，与日后吴鞠通提出的三焦辨证理论有很多相似之处。吴鞠通提出的治疗三焦病证分别主以“轻、平、重”及其相应药性的选择，都是以叶天士理论为基础的。

第二，《温病条辨》中的许多条文源于《临证指南医案》。如桑菊饮、清营汤、宣痹汤、三仁汤等，共有240余条。《温病条辨》的理法方药，很多是在叶天士医案的基础上加以整理提高而成，采用其医案达80余例之多。吴鞠通在叶天士治风温病案处方的基础上，创立了桑菊饮；在叶天士治温热病案处方的基础上，创立了清营汤；在叶天士治暑温病案的基础上，创制了连梅汤。此外，还据叶天士医案创制了沙参麦冬汤、五汁饮等方剂，用于温病中期肺胃阴伤之证，以甘寒生津；根据叶天士医案创制出增液汤、增液承气汤、护胃承气汤等方剂，以补药之体作泻药之用，务存津液，突出了温病使用攻下之法、重视保护阴液的特点。这些新方剂的创立，都是在原方基础上加减、变化后赋以新名。经吴鞠通整理提高，叶天士治疗温病、养阴保津的理论更加系统和全面，发扬了叶天士的学术思想和临证经验，并将叶天士医案升华到一个新的理论境界，也为后世留下了宝贵的财富。

第三，吴鞠通以三焦辨证为纲辨治温病，并不否定叶天士所创卫气营血辨证，而是像对待六经辨证一样，将其有机地贯穿于三焦辨证之中。如上焦温热类病，基本上是按卫、气、营、血四个层次加以阐析：温邪袭卫，见于辛凉平剂银翘散证，辛凉轻剂桑菊饮证；气分热炽，见于辛凉重剂白虎汤证；气血两燔，见于玉女煎去牛膝、熟地加细生地、元参方证；邪热传营，见于清营汤证；邪热入血动血，见于化斑汤证、犀角地黄汤证，以及清宫汤、安宫牛黄丸、紫雪丹等方证条文。

第四，继承叶天士诊断方法，如辨舌、诊脉，温邪逆传理论是对叶天士理论的继承与发挥。特别应该指出的是，吴鞠通发扬了叶天士保津养阴的治疗法则，总结出辛凉保津、急下存阴、甘寒生津、咸寒滋阴、育阴潜阳诸法。

但吴鞠通对叶天士也并不盲目崇信。如他指出：“叶氏博而能精，其不精者十之一二，如不识燥证，误用桑白皮之类。”还指出叶天士立论甚简，其治多南方证，由于气候、地域不尽相同，亦不可拘执。因此，他的许多著名方剂虽源于叶天士医案，但不少都有化裁和创新。

因此，吴鞠通的学术思想，特别是其温病学说，是远宗《内经》、仲景之旨，发扬吴又可之说，师承叶天士之论，博采百家精华而成。吴鞠通“抗志以希古人，虚心而师百氏”，如李东垣、刘河间、喻嘉言等。吴氏治温首方银翘散，便是以李东垣清心凉膈散加减而成。吴鞠通在银翘散方论中说：“用东垣清心凉膈散，辛凉苦甘。病初起，且去入里之黄芩，勿犯中焦；加银花辛凉，芥穗芳香，散热解毒；牛蒡子辛平润肺，解热散结，除风利咽，皆手太阴药也。”如其论温病以三焦为纲辨证论治，亦受到刘河间的学术影响。刘河间把三焦作为温热病的分期，即把热性病之初期称为上焦病证，把温热病后期称为下焦病证。如《素问病机气宜保命集·小儿斑疹》中提出，斑疹“首尾不可下者，首曰上焦，尾曰下焦”，即把三焦病变作为外感热病的分期，即上焦为初期，中焦为中期，下焦为后期。所以吴鞠通论曰：“温病由口鼻而入，自上而下……故病始于此，必从河间三焦定论。”他赞同喻嘉言治温疫以逐秽解毒为要义的观点，同时认可喻嘉言所谓《内经》燥证脱简之论，在书中专论“秋燥”。吴鞠通把各家学说和自身实践结合起来，集诸家论述温病辨证论治之大成，汇编而成《温病条辨》。

吴鞠通对刘河间、王安道、吴又可等人在温病学术方面的造诣给予了充分的肯定，而且在书中还采纳了王叔和、李东垣、陶节庵等10余位医家的观点，涉及的医籍或其他著作有20余种。同时，吴鞠通对经典所论和前人经验采取“择其可信者而从之，不可信者而考之”的态度，充分体现了“采辑历代名贤著述，去其驳杂，取其精微，间附己意，以及考验”的特点，其提倡独立思考，重视临床实际，可谓取诸家之长，而成一家之言。

二、学术特色

吴鞠通在继承前贤理论和证治经验的基础上，通过自身的丰富临床实践，深刻地体会到，温病的发生、发展与三焦所属脏腑的病机变化有密切的关系；在温病过程中，这些脏腑病变的传变和诊治有一定规律。这些规律可以用三焦进行归纳，从而创立了温病三焦辨证理论：即肺与心包为上焦，脾与胃为中焦，肝与肾为下焦。上焦、中焦、下焦的病变，分别反映了温病初期、中期、后期的病机特点及温病发展变化过程的大体规律。吴鞠通在这一基础上又提出了三焦病变的治疗原则，形成了独具特色的温病辨证论治体系。

（一）温病三焦辨治理论

吴鞠通在温病辨证方面，在力主寒温、阴阳、水火疾病性质不同的前提下，提出辨证必究脏腑病位，在继承《内经》按五脏辨治热病的基础上，取法于刘河间，提出辨治温病必以三焦为纲，倡导三焦辨证纲领。

1. 以三焦辨病变部位和脏腑

《温病条辨》以三焦辨病变部位和脏腑，即在上焦属心肺病变，在中焦属脾胃病变，在下焦属肝肾病变。然而吴氏并非简单地将病位分为上、中、下三焦，而是巧妙地将六经辨证和卫气营血辨证的内容融于其中，即先以三焦为纲，分病位上下之浅深，继以六经分脏腑经络之不同，再以卫气营血分表里之次第，形成纵横交错的立体辨证体系，使温病病位的划分更加精细入微。

2. 以三焦辨病性和病邪传变规律

《温病条辨》以三焦辨别病性：在上焦为表热证，在中焦为里热证，在下焦为里虚证。对于温病的发病和传变规律，吴鞠通认为："温病由口鼻而入，鼻气通于肺，口气通于胃。肺病逆传则为心包，上焦病不治，则传中焦，胃与脾也；中焦病不治，则传下焦，肝与肾也。始上焦，终下焦。"这一观点，主要是说明温病初起，病邪多从口鼻而犯于肺，为温病初期，病势轻浅，所以初起时多表现为上焦肺卫病证。继则有病邪传胃与传心包之不同，可以分别引起热盛阳明和热闭心包。如传入中焦，邪热亢盛可导致胃阴耗伤。如邪热进一步耗及肝肾真阴，到疾病后期则可以出现真阴耗伤或虚风内动。上焦温病为温病初期，病势轻浅，不治可传中焦；中焦温病为温病中期，是正邪相争的极期，不治可传下焦；下焦温病为温病晚期，正邪相争的最后阶段，正气已虚。这一传变反映了温病由表入里、由轻转重、由实到虚的发病规律。

3. 以三焦确立温病治疗原则

吴鞠通对温病的脉、证、治，均按三焦详加辨析，要求治上不犯中下，治中不犯下，并提出"治上焦如羽，非轻不举；治中焦如衡，非平不安；治下焦如权，非重不沉"的原则。

（1）治上焦如羽

上焦病证，指邪犯肺卫所致卫分证。由于"肺位最高，药过重则过病所，少用又有病重药轻之患"。此处"轻"是指"轻可去实"，即选取药物性味偏于轻薄而不用过于苦寒沉降之品，剂量不宜过重，如蝉蜕、桔梗、菊花、桑叶、薄荷等质地疏松轻浮者之类；气薄而入肺经药物，如淡豆豉、牛蒡子等；煎药时间也不宜久，如银翘散、桑菊饮用药剂量宜轻，且煎药时间宜短，以使药物的轻清升浮之性能够充分发挥。

（2）治中焦如衡

中焦病证，包括足太阴脾经、足阳明胃经、手阳明大肠经等气分证。是因为邪在中焦，其势已盛，而人体正气尚实，故治疗以祛邪为主，邪去则人体阴阳可恢复平衡。在选方用药上，中焦用药既不能失之太薄，亦不可过于厚重，介于二者之间，故称为"衡"。同时，中焦病变每有热盛阴伤或表现为湿热蕴阻，用药又当权衡其邪正虚实或湿热偏盛，平衡升降出入之枢纽，以防偏倚之弊，类似以秤量物的"衡"。中焦病证邪热较盛，治以祛邪，温热类用白虎汤、承气汤之类，湿热类用王氏连朴饮之类。

（3）治下焦如权

下焦病证，系肝肾真阴耗竭，甚则阴虚而动风所致。故其治疗用重浊味厚质重之品以滋补真阴，平息虚风。只有药性下降，才能直达病所，与秤之砣，即"权"之义相似，如熟地、阿胶之类味厚滋腻之品；或贝石重镇类及血肉有情之品，鳖甲、龟板、龙骨、牡蛎、海参、鲍鱼等以滋填肝肾之阴；亦指药物的剂量重，煎药时间长，如大定风珠汤、复脉汤等方剂。

此外，吴鞠通在注重温病须及时祛除热邪的同时，还非常强调应处处顾护阴液，提出"温邪致病，喜辛凉、甘寒、甘咸以救阴"，并总结三焦辨证养阴用药的规律。此外，还根据三焦阴伤之不同选取相应方剂，如上焦以沙参麦冬汤为主，中焦以益胃汤为主，下焦以加减复脉汤为主。

由上可见，吴鞠通所创三焦辨证强调脏腑定位，三焦辨证的本质主要是脏腑辨证，反映出温病传变的动态规律，并提出了相应的治疗法则。三焦辨证汲取了六经辨证和卫气营血辨证之长，又弥补了各自的不足，其与卫气营血辨证又相互补充，相辅相成，分别反映了温病病程变化中纵与横的关系，使温病的病位划分更加精细，更为系统。因而，在吴鞠通提出三焦辨治纲领后，可以认为温病学的理论体系已趋于完善，也是温病学走向成熟的标志。

（二）温病病因病证特点

1. 温病病因

对于温病病因，各家认识不同，各执己见，吴鞠通兼收并蓄，融会贯通，提出温病“三因说”。其一，伏气所致。如《素问·阴阳应象大论》所言“冬伤于寒，春必病温”，《温病条辨》原病篇所言“伏气温病，如春温、冬咳、温疟”。其二，新感而发。如《素问·六元正纪大论》所说：“庚申之岁，初之气，温病乃起”，乃司天时令现行之气引起的温病。其三，戾气致病。如“更有非其时而有其气，如又可所云戾气”。吴鞠通提出温病之伏气、新感、戾气“三因说”，使温病病因说臻于完善。此外，吴鞠通认为，温病的发生与流行，与气候异常变化因素及社会因素有关，认为运气学说对温病的预防和治疗有很大的指导意义。他还指出“凶荒兵火之后，虽应微之岁亦盛”，这一思想在当时历史条件下也无疑是难能可贵的。

2. 温病分类

关于温病的分类，吴鞠通论述了 9 种温病的证治。①风温。“风温者，初春阳气始开，厥阴行令，风夹温也。”②温热。“温热者，春末夏初，阳气弛张，温盛为热也。”③温疫。“温疫者，疠气流行，多兼秽浊，家家如是，若役使然也。”④温毒。“温毒者，诸温夹毒，秽浊太甚也。”⑤暑温。“暑温者，正夏之时，暑病之偏于热者也。”⑥湿温。“湿温者，长夏初秋，湿中生热，即暑病偏于湿者也。”⑦秋燥。“秋燥者，秋金燥烈之气也。”⑧冬温。“冬温者，冬应寒而反温，阳不潜藏，民病温也。”⑨温疟。“温疟者，阴气先伤，又因于暑，阳气独发也。”

在这 9 种温病中，风温、温热、冬温属于温病无异议。关于暑温和湿温，他说：“经谓先夏至而病温，后夏至而病暑。可见暑亦温之类，暑自温而来，故将暑温、湿温一并收入温病范畴。”关于温疫和温毒，他认为温疫是温病中传染性、流行性之较强者，温毒属于温病之兼毒者，故亦列入温病之中。秋燥之所以属于温病者，是因为秋燥之偏温者，以热盛伤阴为主，因此亦列属温病。关于温疟以及痢、疸、痹等，吴氏认为“多因暑温、湿温而成”，因此亦兼而论之。

3. 温病病证

吴鞠通根据温病病证是否挟湿，而划分为温热和湿热两大类，同时提出相应的治疗原则。一是温热类，即温病之不兼湿者，包括风温、温热、温疫、温毒、冬温、温疟以及秋燥，沿上、中、下三焦传变，按卫、气、营、血四个阶段由浅入深发展，在传变发展过程中始终体现着温热伤阴这一特点。在治疗上“温病之不兼湿者，忌刚喜柔”，以清热养阴为特点。上焦用清法，清热以保津；中焦无形热盛仍然用清法，有形热结用下法，急下以存阴；下焦以滋阴法为主，药用如生地、麦冬、元参、牡蛎、鳖甲、龟板、白芍等甘寒、咸寒、酸寒之药。二是湿温类，即温病之兼湿者，包括暑温、湿温、伏暑、湿热疫，在沿三焦传变发展的过程中，始终体现着湿邪弥漫、阻滞气机这一特点。在治疗上“忌柔喜刚”。上焦用轻宣肺气，化湿泄浊法；中焦用辛开苦降，宣畅气机，健脾开胃法；下焦用淡渗利湿法。药用如黄芩、黄连、枳实、厚朴、木通、滑石等，以芳化、苦温、苦寒、淡渗为主。三焦湿热病的治疗都以祛除湿浊、宣畅气机为原则。吴鞠通对上、中、下三焦湿热病的治法，可以用开上、畅中、渗下来概括。因此，辨温病分温热、湿热，用药分刚燥、柔润，也是吴氏论治温病的学术特色之一。而汪廷珍在《温病条辨》按语中说：“温热、湿热为两大纲”，故在于此。

另外，因为湿热邪气有弥漫三焦的特点，所以治上焦要兼顾中、下焦，治中焦要兼顾上、下焦，治下焦也要兼顾上、中焦。综合剖析书中治疗湿热病方剂的配伍，可以明显看出处处兼顾三焦的特点。

（三）温病治疗禁忌

吴鞠通不仅确立了各种温病病证的治疗方法，而且根据温病的病机特点指出了各种治疗禁忌，涉及治法、方剂、服法、药量等，这在温病学专著中是很少见的。这些治疗禁忌，具有很重要的临床指导价值。

1. 温热治疗禁忌

吴鞠通所论温热病治疗禁忌，主要有三个方面。一是忌辛温发汗。吴鞠通在“上焦篇”第4条“银翘散方论”中说：“温病忌汗，汗之不惟不解，反生他患”。第16条中也说：“太阴温病，不可发汗，发汗而汗不出者，必发斑疹，汗出过多者，必神昏谵语。”其所谓忌汗，是指不可用辛温发汗法，如麻、桂之类，以免温散之品助热耗阴。二是忌淡渗利尿。他在“中焦篇”第30条中说：“温病小便不利，淡渗不可与也，忌五苓、八正辈。”三是慎用苦寒药。他在“中焦篇”第31条中说：“温病燥热，欲解燥者，先滋其干，不可纯用苦寒也，服之反燥甚。”“此用苦寒之禁也”。说明温病热盛而阴伤者，用苦寒之品有化燥伤阴之弊，故“不可纯用”。然而，在温病过程中如邪热炽盛，化火化毒、苦寒清热并非不可投用，只是在使用苦寒之品时，每应注意热盛阴伤的病机特点，每要配合甘寒生津之品，以取清热养阴之效，而无苦寒伤阴之弊。这些方面，也充分体现了吴鞠通治疗温热病处处注意保护津液的学术思想。

2. 湿温治疗禁忌

吴鞠通在“上焦篇”第43条中明确提出治疗湿温的三禁。一是忌辛温大发汗，以防湿邪随辛温发表之药上逆，内蒙心窍则神昏，上蒙清窍则耳聋、目瞑、不言。其云：“汗之则神昏耳聋，甚则目瞑不欲言。”“汗之”是指误以为风寒在表而投用辛温解表剂以冀发汗，如用于湿温初起，发汗后湿邪不能祛除而徒伤卫阳、阴液。二是忌苦寒峻下，以防重抑脾阳之升，湿邪乘势内溃。其曰：“下之则洞泄。”“下之”是指攻下。湿温初起虽有腹满脘痞，但并非是肠道结滞，更不是热结肠腑，误用攻下，反伤脾阳。三是忌滋腻壅补，以防阴柔敛邪助湿。其曰：“润之则病深不解。”“润之”是指滋润养阴。湿温初起有午后身热等证，如误认为是阴虚而用养阴之剂，有恋邪助湿之弊。需要说明的是，对吴鞠通所谓湿温初起三禁，也不能过于拘泥。如湿温初起，邪在卫气时，虽不能用麻黄汤之大辛大温发汗之法，但可用微辛微温、芳香宣透之药，如藿香、豆豉等，宣通卫气，微微透汗，以利湿热透化。

3. 温病发汗之禁

吴鞠通在书中曾多处提到温病禁汗，且指出误用汗法后的种种坏证，以示告诫。如“温病忌汗，汗之不惟不解，反生他患”。所谓忌汗，是指不可用辛温发汗法，如麻、桂之类。因为误汗既可以伤阳，又可以伤阴。误汗伤阳，即所谓“汗为心液，心阳受伤，必有神明内乱、谵语癫狂，内闭外脱之变”。误汗伤阴，所谓“汗为五液之一，未始不伤阴也……温病最善伤阴，用药又复伤阴，岂非为贼立帜乎？”“风温咳嗽，虽系小病，常见误用辛温重剂销铄肺液，致久嗽成劳者不一而定。圣人不忽于细，必谨于微。”吴鞠通温病忌汗并非指不可疏散表邪。吴鞠通所创银翘散有疏风泄热之功，亦属汗剂范围，但其性辛凉，与辛温解表法不同。吴鞠通又指出，在某些特定情况下，辛温解表亦属可用之列。如温病初起兼有风寒外搏者，可暂用辛温以解表寒。湿热类温病初起，其治疗主以芳香化浊，亦多属辛温之品。吴鞠通说：“湿为阴邪，非温不解。”此类辛温药与辛温发汗剂当然迥然有别。即便是所用的辛凉解表之剂，如银翘散，其中也有荆芥、淡豆豉等辛温之品，旨在加强该方疏散表邪之力，与单纯的辛温解表剂并不相同。

4. 温病淡渗之禁

吴鞠通说：“温病小便不利者，淡渗不可与也，忌五苓、八正辈。”温热病最易伤阴，常可见到尿少或无尿，这是因为温病的小便不利，无论是见于上、中、下焦，还是卫分、气分、血分，都是因为邪热损伤津液而致，所以治疗必须生津滋阴增液，非淡渗利尿所宜。因此，治温热病切忌淡渗利小便药，如猪苓、泽泻、车前子、滑石之类，以防其再度伤阴。此时如误投淡渗利水之法，非但不能通利小便，反可更伤阴液。而湿热病中，利小便则为常用之法，“治湿不利小便，非其治也”，湿邪困阻三焦，均可配合此法，使湿邪从小便而去。

5. 斑疹用药之禁

吴鞠通说：“斑疹用升提则衄，或厥，或呛咳，或昏痉，用壅补则瞀乱。”说明治疗温病斑疹不可用升提、壅补之法。对于斑疹如具体区分，斑属阳明热盛，内迫血分而外溢于肌肤，对斑的治疗当主以清热凉血化斑。如误用升提，势必助热动血伤阴。疹则多属手太阴风热内窜营分，外现于血络，其治疗当主以透发，只是不宜用升、柴、麻、桂等辛温升提之品，以防助长火热之势。吴鞠通指出，如果误用升提发散的药物，鼓动热血上行，则出现衄血；升提太过则必然导致阴竭于下而充塞于上，阴阳之气不相顺接，出现昏厥或四肢厥冷。至于壅补之法，对于邪热亢盛者固然有助邪之弊，但对正气不足而斑疹透发无力或甫出即隐者，补益之法亦当酌用，每有托斑透邪之效。故斑疹禁壅补亦是针对其一般情况而言，并不意味对斑疹之治绝对不用补法。但若是正虚邪陷之阴斑，则补气升陷之品又不可不用。吴氏又指出，“斑疹阳明证悉具，外出不快，内壅特甚者，调胃承气汤微和之，得通则已，不可令大泄，大泄则内陷”。吴鞠通认为，斑疹亦不可大下，以防过泄损伤正气而致邪气内陷，“斑疹虽宜宣泄，但不可太过，令其内陷。斑疹虽忌升提，亦畏内陷”。

6. 方剂应用禁忌

吴鞠通对治疗温病的一些方剂提出使用禁忌。如论白虎汤时曰：“白虎本为达热出表，若其人脉浮弦而细者不可与也，脉沉者不可与也，不渴者不可与也，汗不出者不可与也。”指出白虎汤的适应证是阳明无形邪热浮盛于外；提出白虎汤四禁，若见脉浮弦或沉，是邪或在表，或在半表半里，或属阴虚血少，或为热结于里，故不可用白虎汤。脉象、症状不相符，意味着病机不相符。如不渴，为邪热不盛，津液未伤，亦不可用白虎汤。如汗不出，为邪遏于里，非浮盛之热，故亦不宜白虎汤。

论上焦病新加香薷饮方时，吴鞠通指出："只许辛凉解肌，辛温又不可用。"论清营汤时，吴鞠通曰："若舌苔白滑，灰滑，淡黄而滑，不渴者，乃湿气蒸腾之象，不得用清营汤柔以济柔也。"论中焦病用大承气汤时指出："非真正实热蔽痼，气血俱结者，不可用也。"对于下焦病，吴鞠通指出："壮火尚盛者，不得用定风珠、复脉。邪少虚多者，不得用黄连阿胶汤。阴虚欲痉者，不得用青蒿鳖甲汤。"总之，对下焦病证要根据邪正虚实的具体情况，确定扶正祛邪的重点。

此外，吴鞠通对小柴胡汤、五苓散、八正散、泻白散等，都提出了应用禁忌。吴鞠通提出的这些禁忌，旨在告诫我们使用这些方剂时要注意其适用范围，临床可加减使用。关键在于辨证准确，灵活应用，使其切合病情。

7. 初愈饮食禁忌

在温病治疗过程中，饮食的宜忌与疗效息息相关，故吴鞠通对这个问题亦非常重视，在书中多次提到愈后的饮食。吴鞠通在"原病篇"中，引《内经》中热病的饮食禁忌说："帝曰：热病已愈，时有所遗者，何也？岐伯曰：诸遗者，热甚而强食之，故有所遗也……帝曰：病热当何禁之？岐伯曰：病热少愈，食肉则复，多食则遗，此其禁也。此节言热病之禁也，语意自明。大抵邪之着人也，每借有质以为依附，热时断不可食，热退必须少食，如兵家坚壁清野之计，必俟热邪尽退，而后可大食也。"

如"中焦篇"阳明热病中，吴鞠通说："阳明温病，下后热退，不可即食，食者必复。周十二时后，缓缓与食。先取清者，勿令饱，饱则必复。复必重也。"即指出在攻下之后必须防止暴饮暴食，注意饮食调养，勿令食复。在湿热病的治疗中，饮食禁忌尤为重要。这是因为湿热病病程长，且以中焦脾胃为病变中心，脾胃又主运化水谷饮食，若不注意饮食禁忌，使脾胃运化功能受损，营养物质得不到吸收，药物也难以发挥其作用，将给治疗带来很大困难。因此，生冷、甜滞、油腻、辛辣、坚硬有渣之类食物均为所忌。湿热病愈后，宜少食静养，以防食复、劳复，谨防感冒，以防外感引动余邪而复发。

总之，吴鞠通提出的各种治疗禁忌，既继承了前人经验，又参以自己的心得，与其治疗方法是相辅相成的。对这些治疗禁忌，应知其常而明其所以禁之理，又须识其变，故处方用药当全面兼顾、灵活运用，不可拘泥于诸种禁忌。

（四）温病"救阴保津"论

吴鞠通认为，温邪伤人致病多自上焦而中焦、下焦，病变由浅而深，病势、病情逐渐加重，即一般规律为"始上焦，终下焦"。在此过程中，尽管病机多样、病情复杂，但往往伴有阴液消耗的病机，津液的盛衰关系到患者或死或愈，因而提出治疗温病当以"救阴精"为要务的思想。正如吴鞠通在书中所云："温为阳邪……最善发泄，阳胜必伤阴。""其耗之未尽则生，尽则阳无以恋，必脱而死也。"《温病条辨》提出"始终以救阴精为主"，处处体现了"救阴保津"的治疗思想。《温病条辨》共238法，而以清热救阴为治者近乎一半，系统全面地总结了救治温病伤阴的经验，且辨证井然，立法周全，遣药精巧，理足方效。因而任应秋赞曰：“温热病之应养阴，亦夫人得而知之，但究应如何育养，亦惟吴瑭最有成熟的经验。”足见吴鞠通对治疗温病之顾护阴液之重视。

1. 辛凉保津养阴

吴鞠通十分强调“预护其虚”“防伤阴于前，治伤阴于后”，针对温病初期病证，创立了辛凉保津护阴的治疗方法。温邪初入上焦，病势表浅。吴鞠通认为：“温病忌汗，汗之不惟不解，反生他患……自口鼻吸受而生，徒发其表亦无益也。”强调忌汗保津，宜采用辛凉平剂银翘散、辛凉轻剂桑菊饮轻煎频服，调和营卫，津液得布，自然透邪而不伤阴。邪渐入里，邪热旺盛，吴鞠通强调“退热而保津液”，称“非虎啸风生，金飚退热而不能保津也”，主张采用辛凉重剂，用白虎汤，重用石膏辛寒解肌，配知母清热保津养阴。而“脉浮大而芤，汗大出，微喘，甚至鼻孔煽者，白虎加人参汤主之；脉若散大者，急用之，倍人参”。脉象浮大而芤，则阴虚而阳不固也，阳生阴长，单纯补阴，则有鞭长莫及之虞，以白虎退邪热，人参固正气，阳能生阴，救其化源，亦寓救津液之义。邪热未尽，肺津已伤，用甘寒养阴之品滋养阴液，加以辛凉之品清泄余热，方如沙参麦冬汤、清燥汤。

2. 清里增液存阴

邪入中焦，耗伤脾胃之津较剧，吴鞠通多用甘寒泄热、增液生津的方法。中焦温病，邪正剧争，胃热盛，致胃阴耗损，肠腑不通，或见湿热困脾。在肠多为实证。在胃者，虚实兼杂，清胃实为急，养胃阴犹重。当救已耗之胃阴，袪胃腑之热。吴鞠通对于阳明温病脉浮而促，热势重，病势急者，以大剂辛寒甘寒之剂逐邪外出，予辛凉合甘寒法，减味竹叶石膏汤。阳明温病，多见肠腑不通，腑气不通则邪热留着，与燥粪相结为患，更增阴伤，大实证者，承气汤类荡涤下之。吴鞠通对腑实阴伤者治以滋阴攻下法，投以增液承气汤。若其人阴素虚，不可行承气者，增液汤主之。增液汤出自《温病条辨·中焦篇》第11条：“阳明温病，无上焦证，数日不大便，当下之，若其人阴素虚，不可行承气汤者，增液汤主之。”增液汤用于素体阴虚、复患温病、肠道失润、燥屎内结的患者。其将此类便结形象地比喻为“无水舟停”，也将这一治法归纳为“增水行舟”法。吴鞠通以咸寒苦甘法创制增液汤“增水行舟”，以补药之体作泻药之用，也是吴氏对张仲景中焦阳明实热便结治疗方法的发挥。

3. 滋肾复脉育阴

下焦温病多为温病后期阶段，邪少虚多，主在足少阴肾经与足厥阴肝经。平素肝肾不足之人，感受温邪之后更易出现下焦温病。其以真阴大伤为病变之重心，故吴鞠通养阴亦以滋填为法，滋肾阴以固诸阴之本，益水源以养木熄风。吴鞠通主张采用咸寒复脉养阴之法，以复脉汤为代表方剂。如“下焦篇”第4条云：“劳倦内伤，复感温病，六七日以外不解者，宜复脉法。”并指出：“温病已汗而不得汗，已下而热不退，六七日以外脉尚躁盛者，重与复脉汤。”如见身热面赤、口干舌燥、脉虚大、手足心热等一派阴精亏损、虚热内扰之象，用加减复脉汤；热邪深入少阴，阴虚阳亢，致心中烦、不得卧者，用黄连阿胶汤泻南补北；若见夜热早凉，热退无汗，伴舌红少苔、口干舌燥者，用青蒿鳖甲汤以清络搜邪；阴虚动风，兼见瘛疭痉厥者，用三甲复脉汤、大定风珠以滋阴熄风。五脏以肾为本，肾为水脏，温病津枯液竭，邪热伤肾，宜用咸寒药，尤其是血肉有情之鳖甲、龟板、阿胶等，质重入肾，滋阴柔肝，补髓填精，潜阳熄风，又无碍祛邪，最能使下焦脉复阴生。

总之，吴鞠通对温病后期调理以保津养阴为主。《温病条辨》曰："至调理大要，温病后一以养阴为主。饮食之坚硬浓厚者，不可骤进。间有阳气素虚之体质，热病一退，即露阳亏，又不可固执养阴之说，而灭其阳火。故本论中焦篇列益胃、增液、清燥等汤，下焦篇列复脉、三甲、五汁等复阴之法，乃热病调理之常理也。"吴鞠通将保津养阴一法贯穿于温病始终，理法方药，丝丝入扣，值得借鉴和效法。

（五）温病"五大危重证"论

吴鞠通在《温病条辨·卷一》中，首次对温病中5种危重病证的病机做了深入的阐述。其云："细按温病死状百端，大纲不越五条。在上焦有二：一曰肺之化源绝者死；二曰心神内闭，内闭外脱者死。在中焦亦有二：一曰阳明太实，土克水者死；二曰脾郁发黄，黄极则诸窍为闭，秽浊塞窍者死。在下焦则无非热邪深入，销铄津液，涸尽而死也。"吴鞠通认为，上焦病证有轻有重，其中肺之化源欲绝和内闭外脱者属重危之证；中焦重危病证，如邪气太盛导致肾水枯竭而土克水者死，湿热壅盛，浊邪塞窍，气机不通，亦属重危。温病下焦危证一般发生于疾病的后期，一般属邪少虚多。病情虽已缓解，但因阴精已大衰，所以病情仍然较重。若正气渐复，驱除余邪外出则可逐渐向愈。但若阴精耗尽，津液枯涸，阳气失于依附，则可因阴竭阳脱而死亡。

吴鞠通所言温病五大危重证，基本上概括了温病发展过程中常见的各种危象，对于指导温病的临床诊断和治疗有着重要的意义。虽然吴鞠通所言死证，现在已有许多已成为可治之证，但吴鞠通之理论对正确认识、早期预测及诊断温病危证险证，仍有重大的现实参考意义。

（六）温病服药论

吴鞠通治疗温病十分强调用药剂量及其服药方法。吴鞠通针对各种不同病证，按治疗要求的不同，采取不同的服用方法，切忌病重药轻、病轻药重之弊。《温病条辨》共载方剂200余首，其中不仅都列有用药剂量，而且大多注明具体服用方法，更切于临床实用。正如《温病条辨·凡例》所说："方中所定分量，宜多宜少，不过大概而已，尚须临证者自行斟酌。盖药必中病而后可，病重药轻，见病不愈，反生疑惑；若病轻药重，伤及无辜，又系医者之大戒。古人治病，胸有定见，目无全牛。故于攻伐之剂，每用多备少服法；于调补之剂，病轻者日再服，重者日三服，甚则日三夜一服……医者全在善测病情，宜多宜少，胸有确见，然后依经训约之，庶无过差也。"

如吴鞠通指出，杏仁汤、桑菊饮、宣痹汤等辛凉芳香、宣畅气机之剂，宜采用一日二服法；而白虎汤、黄连阿胶汤、清营汤等用一日三服法，服药间隔亦不尽相同；对于病情较重者，吴鞠通采用一日四次服药法，白天三次，夜间一次；温病后期，阴液损伤，所用增液汤等生津养阴之品，多采用频服法；承气汤等作用猛烈，则根据病情及药后反应随时增减服药次数。至于煎药方法，则根据药物升降浮沉、气味厚薄之不同加以掌握。如轻清达于上焦的银翘散，宜武火速煎，待"香气大出，即取服，勿过煮"，以防过煮味厚而入于中焦。对于含有石膏、滑石等矿物药的方剂，如白虎汤，吴氏采用多用水、多取药汁的方法。总之，吴鞠通根据病证、病情及治疗要求，采取不同的服药次数、间隔时间、药量等，这对于临床治疗用药具有参考价值。

【临证经验】

一、杂病诊治经验

（一）痹证

吴鞠通诊治痹证，学术特点鲜明，继承前贤并有所创新，尤其对湿热痹的诊治有其独到之处。吴氏认为，痹有寒、热两类，不能只见寒痹而不顾热痹。《温病条辨·中焦篇》第65条自注说："经谓风寒湿三者合而为痹，《金匮》谓经热则痹，盖《金匮》诚补《内经》之不足。痹之因于寒者固多，痹之兼乎热者亦复不少。"在吴鞠通之前，痹证的治疗多从《素问·痹论》，认为痹证的病因在于外感风寒湿邪，内有五脏虚损，营卫不从。《内经》之后，各家都秉承经论，从感受风寒湿邪气的角度认识痹证，治疗上独重祛风散寒除湿，补益五脏，调和营卫。此外，受到明清时期补火派学术思想的影响，时医治疗痹证常常在祛风散寒除湿的同时，参入温补肾阳以及滋阴填精的药物，滥用补药之风盛行。虽然也有医家认识到湿热致痹，如张仲景、孙思邈、朱丹溪等人，但是都没有非常深入的论述，未能形成系统的学术体系。吴鞠通在总结前人经验的基础上，系统阐述了湿热致痹的观点，提出了"痹之因于寒者固多，痹之兼乎热者亦复不少"的论断，吴鞠通关于痹证"痹有寒热，热湿尤多"的思想独具一格。

对于痹证的治疗，吴鞠通认为"大抵不越寒热两条，虚实异治。寒痹势重而治反易，热痹势缓而治反难"，强调寒、热、虚、实的辨证思想。对热痹、湿热痹的治疗，吴鞠通多用苦辛凉淡渗通利之品，如防己、滑石、薏苡仁等，并创制加减木防己汤、宣痹汤、杏仁薏苡汤等名方。吴鞠通治痹注重分清标本缓急，急则治标，缓则治本，提出治疗痹证当慎用补益的学术思想。在选药上反对滥用补药，往往待病情稳定之后方补益正气。如他在《医医病书·痿痹论》中说："近医之病，见痿痹皆云血虚，悉从丹溪之说，用六味等阴柔，恣意补阴。"指出了时医滥用补益药的弊端。对于久病他还注重辨别是否夹痰夹瘀，这些经验都值得借鉴。此外，吴鞠通治疗湿热痹，石膏往往重用。吴鞠通在治疗湿热痹时，强调痹证的病位在手太阴肺这一病机，在治疗上常重用石膏，以清手太阴肺经之热，石膏性味辛甘大寒，功效清热泻火、除烦止渴，能够清肺胃两经之热，《疫疹一得》中说："石膏性寒，大清胃热；性淡气薄，能解肌热；体沉性降，能泄实热。"吴鞠通使用石膏时，是常用药量的四五倍，在热邪较盛、热势较重时甚至更多。吴鞠通在《医医病书·用药分量论》中说："用药分量，有宜多者，少则不效。如暑、痹证、痰饮、脉洪者，用石膏每至数斤、数十斤之多，是其常也。"

案例

昆氏，二十六岁。风湿相搏，一身尽痛，既以误汗伤表，又以误下伤里，渴思凉饮，面赤舌绛，得饮反停，胁胀胸痛，皆不知病因而妄治之累也。议木防己汤两开表里之痹。桂枝（六钱）、防己（四钱）、生石膏（一两）、炙甘草（三钱）、杏仁（四钱）、苍术（五钱）、生香附（三钱）。煮三杯，渣再煮一杯，四次服。

十二日，胁胀止而胸痛未愈，于前方加薤白、广皮，以通补胸上之清阳。薤白（三钱）、广皮（三钱）。

十四日，痹证愈后，胃不和，土恶湿也。姜半夏（一两）、茯苓（五钱）、秫米（二合）、生姜（三钱）。水五碗，煮两碗，渣再煮一碗，三次服。

十六日，痹后清阳不伸，右胁瘕痛。半夏（六钱）、广皮（二钱）、青皮（钱半）、乌药（二钱）、薤白（三钱）、桂枝（二钱）、吴萸（一钱）、郁金（二钱）。煮取两杯，渣再煮一杯，三次服。

（《吴鞠通医案·痹》）

（二）痢疾

吴鞠通对痢疾的诊治，在继承张仲景及诸医家经验基础上，详细论述痢疾的病因病机及预后并加以补充。在病因病机上，吴鞠通曰：“湿热内蕴，夹杂饮食停滞，气不得运，血不得行，遂成滞下，俗名痢疾，古称重证。”认为是湿热内蕴，夹杂食滞，气血不行所致。在痢疾治疗上，吴鞠通除应用前人所述解表、清里、温中、利湿、固涩等法外，还提出了一些自己的见解。

第一，吴鞠通认为痢疾初起挟表，当用逆流挽舟法。如《温病条辨》第2卷88条曰：“暑湿风寒杂感，寒热迭作，表证正盛，里证复急，腹不和而滞下者，活人败毒散主之。”本条适用于痢疾初起、发热恶寒、头身重痛等有表证者，治当采用陷者举之之法，以鼓舞正气，驱邪外达。吴氏用活人败毒散扶正祛邪，使下陷之中气举之向上，此即谓喻嘉言之“逆流挽舟”法。此条治法充分体现了《温病条辨》在治痢方面所蕴含的既病防变、防治结合的思想。

第二，寒热互见，温清并施。对于久痢上犯阳明而现寒热错杂、虚实互见之证，《温病条辨》师法仲景，选用乌梅丸。如第3卷72条：“久痢伤及厥阴，上犯阳明，气上撞心，饥不欲食，干呕腹痛，乌梅丸主之。”方用细辛、干姜、桂枝、附子及川椒温里祛寒；黄连、黄柏清热燥湿；人参、当归补益气血；乌梅酸甘敛阴。全方温清并施，扶正祛邪。

第三，痢久伤及下焦，脾肾同调。吴鞠通认为，久痢的病机是邪留正伤，正虚邪实，久痢的病位主要在脾肾，病性以寒湿为主，兼有湿热。因此，对久痢的治疗，或温脾，或温肾，或阴阳两补，或燥湿，或固肠，或兼清利湿热。温脾，可用加味参苓白术散，兼清热燥湿者用乌梅丸；温肾，可用参茸汤、三神丸；温脾温肾，用双补汤；阴阳两补，用加减理阴煎、参芍汤、肉苁蓉汤；补阴，用人参乌梅丸；固肠，用桃花汤、地黄禹余粮汤。久痢患者，如确属正尚未大虚，“饮食不减”者，亦可间以利湿、清热为主进行治疗。

第四，噤口痢，根据湿热偏重，虚实多少，治法及方药各异。噤口痢实证偏于热重者，白头翁汤主之；噤口痢实证偏于湿热太重者，泻心汤主之；噤口痢邪少虚多，中焦虚弱者，补益中焦，四君子汤主之；噤口痢邪少虚多，中焦及下，胃肾俱败者，肉苁蓉汤主之。

在预后判断方面，吴鞠通补充了具体经验。其总结说：“初起腹痛胀者易治；日久不痛并不胀者难治。脉小弱者易治，脉实大数者难治。老年久衰，实大小弱并难治，脉调和者易治。日数十行者易治，一二行或有或无者难治。面色便色鲜明者易治，秽暗者难治。噤口痢属实者尚可治，属虚者难治。先滞（俗所谓痢疾）后利（俗谓之泄泻）者易治，先利后滞者难治。先滞后疟者易治，先疟后滞者难治。本年新受者易治，上年伏暑、酒客积热、老年阳虚积湿者难治。季胁少腹无动气疝瘕者易治，有者难治。”吴鞠通在条文中总结了10种易治与难治情况，提示后学治痢要结合病邪的轻重浅深、正气的强弱、年龄老幼、新病及宿疾等方面综合分析，才能得出正确的判断。

案例

丁氏，五十八岁。滞下白积，欲便先痛，便后痛减，责之积重，脉迟而弦，甚痛，盖冷积也，非温下不可。熟附子（五钱）、广木香（三钱）、小枳实（三钱）、生大黄片（五钱）、广陈皮（五钱）、南楂炭（三钱）、厚朴（五钱）、焦白芍（三钱）、良姜炭（二钱）、黄芩炭（三钱）、槟榔（三钱）。

梁，二十八岁。滞下白积，欲便先痛，便后痛减者，责之有积，用温下法。炒白芍（二钱）、广皮（二钱）、枳实（一钱五分）、黄芩（二钱，炒）、木香（一钱）、槟榔（一钱五分）、云连（一钱，炒）、生大黄（三钱，酒炒黑）、浓朴（三钱）、熟附子（三钱）。水五杯，煮两杯，分二次服。

（《吴鞠通医案·滞下》）

（三）疟疾

吴鞠通论治疟病的内容，散见于上、中、下三焦各篇。

首先，《温病条辨·温疟门》50～53条论述了温疟、瘅疟、肺疟、心疟的证治，分别用白虎加桂枝汤、五汁饮、杏仁汤、加减银翘散主治。

其次，中焦篇“湿温门”74～85条详细分析了湿热疟及疟邪损伤正气的证候及治方。他认为，疮家湿疟，忌用发散，苍术白虎汤加草果主之。疟伤胃阳，胸中痞结者，用草果知母汤、加减人参泻心汤等。疟伤胃阴，津液不复者，用麦冬麻仁汤。脾疟，即表现为寒起四肢、腹满、腹泻、呕逆为主者，用露姜饮，或加味露姜饮；夹热者，用黄连白芍汤；湿重者，名湿疟，用厚朴草果汤。正疟，即少阳疟，其偏寒重者，用小柴胡汤加减；其偏热重者，用青蒿鳖甲汤。疟疾久治不愈，多与中气不足有关，用补中益气汤扶正，助正达邪。

再次，下焦篇“湿温门”58～62条论及太阴三疟、少阴三疟、厥阴三疟、疟母证治。分别以温脾汤、扶阳汤、减味乌梅圆、鳖甲煎丸治之。同时明确指出疟久不解，胁下有块者，即属久疟。久疟的病机主要是“邪留正伤”。“胁下成块”的病机是“疟邪久扰，正气必虚，清阳失转运之机，浊阴生窃踞之渐，气闭则痰凝血滞，而块势成矣。胁下乃少阳、厥阴所过之地，按少阳、厥阴为枢，疟不离乎肝胆，久扰则脏腑皆困，转枢失职，故结成积块，居于所部之分”。因此，疟母应定位在肝胆，性质属正虚而气滞血瘀痰凝。

由此可见，疟疾从邪气性质来看有湿重与热重之分，从病变部位来看有上、中、下三焦之别，从邪正关系来看有邪实与正虚之异。吴鞠通告知后学，本论列疟证，寥寥数则，略备大纲，不能遍载。然于此数条反复对勘，彼此互印，再从上焦篇究来路，下焦篇阅归路，其规矩准绳，亦可知其大略矣。“从上焦篇究来路，下焦篇阅归路”，正体现了温病“始上焦，终下焦”的传变规律。

案例

朱，八月二十五日，三十二岁。体厚，本有小肠寒湿，粪后便血，舌苔灰白而厚，中黑滑，呕恶不食，但寒不热，此脾湿疟也，与劫法。生苍术（五钱）、生草果（三钱）、槟榔（三钱）、生苡仁（五钱）、杏仁（三钱）、茯苓（五钱）、熟附子（一钱）、黄芩炭（二钱）。煮三杯，分三次服二十八日，前方服三帖而病势渐减，舌苔化黄，减其制，又三帖而寒来甚微，一以理脾为主。于术（三钱，炒）、蔻仁（二钱）、益智仁（二钱）、广皮（三钱）、半夏（三钱）、黄芩炭（二钱）、生苡仁（二钱）。煮三杯，分三次服七帖而胃开。

（《吴鞠通医案·疟》）

（四）痉病

在温病学形成之前，对痉病尚未有过系统论述。《温病条辨》中对痉病的辨治颇具心得，不仅在三焦篇里论述了许多温热病中出现痉病的证治，而且在《温病条辨·解儿难》中还列有“痉因质疑”“湿痉或问”“痉有寒热虚实四大纲论”“小儿痉病瘛病九大纲论”“小儿易痉总论”“痉病瘛病总论”等，对痉病的成因、种类、证治要点等都有较全面而系统的论述。

关于痉病之成因，《内经》曰：“诸痉项强，皆属于湿。”而《温病条辨·解儿难》则认为，诸痉项强，应为“皆属于风”。吴鞠通提出：言诸痉项强，皆属于风者，因其所见之证，“皆风木刚强屈拗之象”，其病因病机总与“风”字有关。正如吴鞠通所说：“以卒得痉病而论，风为百病之长，六淫之邪，皆因风而入。以久病百病之长，六淫之邪，皆因风而入。以久病致痉而论，其强直背反瘛疭之状，皆肝风内动为之也。似‘风’之一字，可以包得诸痉。”认为风为痉病之成因。但吴鞠通所谓风可包括诸痉者，是就其总病机而言，若细究致痉之因，则并不限于风邪而论。他认为凡外感六淫，内伤饮食，病中失治误治，久病气阴耗损，胎前产后失血，小儿跌仆惊吓，过暖汗出伤阴等因素均可致痉。尤其对小儿易痉之理，论述精详。

关于痉病的分类，吴鞠通在《温病条辨·解儿难》中，把痉分为九种，即寒痉、风温痉、温热痉、暑痉、燥痉、湿痉、内伤饮食痉、客忤痉和本脏自病痉九种。吴鞠通认为：痉虽有九种，分证繁多，但就其性质而论，总不离寒、热、虚、实四纲。其曰：“六淫致痉，实证也；产妇亡血，病久致痉，风家误下，温病误汗，疮家发汗者，虚痉也。风寒、风湿致痉者，暴证也；风温、风热、风暑、燥火致痉者，热痉也。俗称慢脾风者，虚寒痉也；本脏自病痉者，虚热痉也。”

关于痉病的治则，吴鞠通认为，虚寒之痉以温补为主，虚热之痉以滋阴为要。痉之成因不一，证情复杂多变，故治疗并无固定之法，更无固定之方，全在临证者随机应变，灵活运用，但治病务须求本。吴鞠通指出，凡遇痉病，“只治致痉之因，而痉自止，不必沾沾但于痉中求之。若执痉以求痉，吾不知痉为何物”。故其所列治法方药，虽非专为痉病而设，然诸痉无不在其治中。六淫致痉祛邪为先，邪去正安，则痉可自止。祛邪之法须据邪之性质和病变部位而立。如据风寒、风热、暑湿等，分别选用桂枝汤、葛根汤、杏苏散、银翘散、新加香薷饮、三仁汤之类加减；若六气化火，深入气分，宜清气泄热为主，酌情选用白虎、承气之类；若神昏谵语，热入心包，则可选用“三宝”以熄风。此外，吴鞠通还针对前人把痉病、瘛病混为一谈的情况，从病因、病机、症状表现等方面加以鉴别。

案例

张，十三岁，乙酉六月初三日。脉沉细而弱，舌苔白滑，幼童体厚纯然，湿邪致痉一年有余。苍术炭（三钱）、云苓皮（五钱）、川椒炭（三钱）、白蔻仁（一钱）、生苡仁（六钱）、广皮（三钱）、桂枝（三钱）。四帖。

初八日，痉证发来渐稀，效不更方。八帖。

十六日，脉至沉至细至缓，舌白滑甚，湿气太重，故效而不愈。于前方中加劫湿而通补脾阳之草果，调和营卫之桂枝、白芍、甘草。五帖。

二十一日，痉证脉沉细至缓，舌白滑，湿气太重，与温淡法，发来渐稀，未得除根，于前方内去刚燥，加化痰。桂枝（四钱）、苡仁（五钱）、半夏（六钱）、白芍（三钱，炒）、益智子（二钱）、炙甘草（一钱）、广皮（三钱）、云苓（五钱）、姜汁（三匙，冲）。

二十五日，服前方四帖已效，舌苔仍然白滑，六脉阳微，照前方再服四帖。

二十九日，前方已服四帖，诸证皆安，惟痰尚多，再四帖。

七月初九日，前方又服九帖，痉证只发一次甚轻，已不呕，吐痰尚多，脉甚小，照前方再服。

（《吴鞠通医案·痉》）

二、胎产病诊疗经验

吴鞠通在妇科病诊治方面也有独到之处。其《温病条辨》中专列“解产难”一卷，有论十七篇，详述产后诸证的治疗及保胎等，所论别具新意。其对张仲景妇科学术思想有所继承与发展，自制良方，颇多独特见解，足以启迪后人。

（一）产后三病

《金匮要略》中谓：“新产妇人有三病：一者病痉，二者病郁冒，三者大便难。”对于产后之证，张仲景认为痉病是由于产妇血虚，汗出多，筋脉失于濡养，加之表虚，风邪侵袭所致；郁冒是由于阴液亏，受寒邪外束所致；大便难是由于津液耗伤，不能濡润胃肠所致。吴鞠通宗张仲景之意，引尤怡《金匮要略心典》所云：“血虚汗出，筋脉失养，风入而益其劲，此筋病也；亡阳血虚，阳气遂厥，而寒复郁之，则头眩而目瞀，此神病也；胃藏津液而灌溉诸阳，亡津液胃燥，则大肠失其润而大便难，此液病也。三者不同，其为亡血伤津则一，故皆为产后所有之病。”吴鞠通遵尤怡之论，产后三证症状虽然不同，但皆以亡血伤津为病变基础，只是分别表现于筋、神、液三方面。以润筋、守神、增液为大法，提出了用一甲复脉汤、二甲复脉汤、三甲复脉汤、大小定风珠及专翕大生膏来治疗，因“皆能润筋，皆能守神，皆能增液故也”。对于单纯大便难者，主张用增液汤来增液行舟。上述方剂对于有外感者，仍可灵活应用。

（二）产后瘀血证

吴鞠通论产后瘀血，也继承张仲景学术并有所发展。在论及败血上冲犯及他脏时，指出“败血上冲有三……此败血冲心多死……此败血冲胃……此败血冲肺。大抵冲心者，十难救一；冲胃者，五死五生；冲肺者，十全一二。”认为败血上冲是产后瘀血之危重病证，临床可根据上冲部位的不同，给予适当的治疗方法。败血冲心，用花蕊石散，或琥珀黑龙丹；败血冲胃，用五积散或平胃散加姜、桂，不应，送来复丹；呕逆腹胀，血化为水者，以下瘀血汤。败血冲肺，证见面赤，呕逆欲死，或喘急者，以人参、苏木，甚则加芒硝荡涤之。

在治疗癥瘕病的时候，吴鞠通仿《金匮要略》鳖甲煎丸，以鳖甲守神入里，专入肝经血分，能消瘕；与诸虫药同用，取其走者降之意；合桃仁、红花、益母草等味行血，苏木、香附、麝香等味行气；基于气分、血分共同运化之意，创制了化癥回生丹。吴鞠通临证时对于寒凝血瘀的病案，运用张仲景温经汤和胶艾汤加减治疗多获良效。此外，吴鞠通对世人不识药性而误用药物也深为感慨，对产后妄用生化汤，产后不可用白芍，误用芎归等多有议论。明确指出：“当归、川芎，为产后要药，然惟血寒而滞者为宜，若血虚而热者断不可用……世人不敢用白芍，而恣用当归、川芎，何其颠倒哉。”他不认同生化汤为“产后必服”之剂，认为产后瘀血腹痛可用，然产后虚证应慎用，反对“不问孕妇之身体、脉象，一概投药”。

（三）产后虚实证

吴鞠通对产后虚实之证力主辨证施治。对于实证的治疗，要求邪势已衰即止。其指出：“但治产后之实证，自有妙法，妙法为何，手挥目送是也。手下所治系实证，目中、心中、意中注定是产后。识证真，对病确，一击而罢。”治疗方法上，主张三焦辨证用药，上焦病用药要轻，不能侵犯中焦；治中焦病，不能用重镇，以免侵犯下焦。强调说：“治上不犯中，治中不犯下，目中清楚，指下清楚，笔下再清楚，治产后之能事毕矣。”其强调时时维护中、下二焦，即所谓“不诛伐无辜”。这对于保护正气以及虚弱之体的康复，具有重要意义。对于产后有外感疾病在上焦阶段，虽说“治上不犯中”，然用药不可太轻，须用多备少服的方法。至于服药剂量，可以灵活掌握。若服药后外感已解，主张立即补虚。吴氏经常运用上述方法治疗产后温病或暑病，都很快治愈。在鉴别治疗上，指出腹痛拒按则“化瘀”，喜按即“补络”。对于产后病虚实证的治疗意义颇大。

三、小儿病诊疗经验

吴鞠通在《温病条辨·解儿难》中，对小儿生理、病变特点及诊断、治疗方面也提出了许多独到的见解，在儿科学方面也具有一定建树。

（一）小儿养护原则

在小儿养护方面，吴鞠通强调说：“小儿无冻饿之患，有饱暖之灾。”其针对衣着温暖过度之害说：“全赖明医参透此理，于平日预先告谕儿之父母，勿令过暖汗多亡血，暗中少却无穷之病矣。”对于饮食过饱致病，吴鞠通说：“盖小儿之脏腑薄弱，能化一合者，与一合半，即不能化，而脾气郁矣。再小儿初能饮食，见食即爱，不择粗细，不知满足。及脾气已郁而不舍，有拘急之象，儿之父母犹认为饥渴而强与之食。日复一日，脾因郁而水谷之气不化，水谷之气不化脾愈郁，不为胃行津液，湿斯停矣。”吴鞠通这种养育小儿“宁饥勿饱，宁寒勿暖”的观点，在今天更具有现实的指导意义。

此外，吴鞠通还对医者提出未病先防、既病防变的治未病要求。指出：“细观叶案治法之妙，全在见吐泻时，先防其痉，非于既痉而后设法也。故余前治六淫之痉，亦同此法，所谓上工不治已病治未病，圣人不治已乱治未乱也。”吴鞠通重视儿科调摄和养护，体现了未病先防、防重于治的思想。

（二）小儿生理及病变特点

吴鞠通对小儿为纯阳之体的说法有着独特的见解。《四库全书目录摘要·小儿药证直诀》说：“小儿纯阳，无须益火。”刘河间《宣明论方·小儿门》说：“大概小儿病者，纯阳多热，冷少。”明代万密斋《育婴家秘·鞠养以慎其疾四》说：“小儿纯阳之气，嫌于无阴。”清·叶天士《临证指南医案·幼科要略》也说：“按襁褓小儿，体属纯阳，所患热病最多。”吴鞠通在此基础上，对“纯阳”之说进行阐发说：“古称小儿纯阳，此丹灶家言，谓其未曾破身耳，非盛阳之谓。”明确地指出了“纯阳”非“盛阳”之义。因而小儿阳气虽显，实也稚嫩。吴鞠通将稚阳稚阴之说并举，认为“小儿脏腑薄，藩篱疏，易于传变；肌肤嫩，神气怯，易于感触”，小儿卫气不固，肌肤柔嫩，神气怯弱，加上寒温不能自调，乳食不能自节，故较成人易感时邪。又因脏薄肤嫩，不耐邪之侵袭，传变亦较速。如风温、春温、暑温等，感邪则易从阳化热、由温化火而传变。

（三）小儿病须四诊合参

清·夏鼎《幼科铁镜·望形色审苗窍从外知内》曰：“望、闻、问、切，医家之不可少一者也，在大方脉则然，而小儿科，则惟一望为主。”吴鞠通深谙此理，认为“古称难治者，莫如小儿，名之曰哑科。以其疾痛烦苦，不能自达。”其在论述痘证“行浆务令满足论”时也说：“近时之弊，大约有三……二由于不识浆色，此目力之不精也。”可见其诊断小儿疾病，强调四诊合参，尤重望诊。

吴鞠通对儿科医生提出了较高的要求，指出“不精于方脉妇科，透彻生化之源者，断不能作儿科也”。他痛斥那些“不求岁气，不畏天和，统举四时，率投三法，毫无知识，囿于见闻，并不知察色之谓何、声之谓何”的儿科医生。并对那些不求精细辨证，“头痛医头”“执痉以求痉”的儿科医生也予以批驳。他认为“心如澄潭，目如智珠，笔如分水犀者”，方能担当起儿科之重任。

（四）小儿用药原则

吴鞠通结合小儿生理及病变特点，提出了小儿用药原则。认为“其用药也，稍呆则滞，稍重则伤，稍不对证，则莫知其乡，捉风捕影，转救转剧，转去转远”。主张小儿用药，贵在轻灵，中病即效，过则有伤正之虞。同时指出，小儿生机蓬勃，不可过用苦寒之品，以防伐生生之气。如调小儿之味，酸甘化阴时宜甘多酸少。吴鞠通批评“世人以小儿为纯阳”重用“苦寒”药，强调“苦寒药，儿科之大禁”，并指出“小儿之火，惟壮火可减，若少火则所赖以生者，何可恣用苦寒以清之哉”。虽如此，吴鞠通又看到，小儿“惟较之成人，无七情六欲之伤，外不过六淫，内不过饮食胎毒”，治以“存阴退热为第一妙法”。此“存阴退热，莫过六味之酸甘化阴也，性温润中，与辛淡合用，燥火则不可也”。

吴鞠通对小儿痉、疳、痘、疹四证用药，也皆有独到之处。如治痉病，“风温之病痉者轻而少，温热之致痉者多而重也。药之轻重浅深，视病之轻重浅深而已”。强调儿科用药“分量或用四分之一，或用四分之二，量儿之壮弱大小加减之”。痘证初起，“大约辛凉解肌、芳香透络、化浊解毒者，十之七八；本身气血虚寒，用温煦保元者，十之二三”。且“痘证禁表药”。此外，还对发汗解表药麻黄、羌活，疳疾用全蝎，痘疹用大黄，以及钱仲阳泻白散等方药的利弊，逐一进行了论述，皆颇具心得，可择善而从。吴鞠通创立了不少行之有效的儿科方药，沿用至今。

【后世影响】

一、历代评价

《温病条辨》是论述温病辨证论治的专著，被誉为中医温病学的经典著作，认为此书是治温病所必读之书、“治温之津梁”“是书一出，大江南北三时感冒取则有凭焉”等，足见该书的价值与影响。

现代学者许家松认为，《温病条辨》是在继承《内经》《伤寒论》的基础上，全面、系统、有创见、集大成地论述温病辨证论治的一部专著。《温病条辨》全面继承了《内经》关于温、热、暑病的论述，以此作为指导思想和理论基础，贯穿于全书理法方药之中。同时，《温病条辨》大量应用了《伤寒论》的理法方药。《温病条辨》虽然直言不讳师承叶天士，取论于刘河间，取长于吴又可、喻嘉言，取法于罗谦甫等人，但是，吴鞠通都以《内经》论温热的精神加以融会贯通，并经过个人临床验证，集其大成而又加以整理提高。在上述基础上，吴鞠通全面地、系统地、有创见地论述了温病的辨证论治规律。他所创立的三焦辨证纲领，正确地反映了多种热性病的传变规律，强调了按脏腑进行定位诊断和治疗。在治疗方法上，他提出养阴、清热两大法则，正确地总结出温病的治疗规律。他创制的许多名方，经过近二百年的考验，至今仍广泛应用，疗效可靠。他对温病的论述，从温、暑、湿、燥，到疫、毒、疟、痢、疸、痹，极为广泛而全面；对每一种病，从发病到善后调理，理法方药贯穿一致，系统而严密。因此，可以说在明清温病学著作中，《温病条辨》是最具系统性、完整性的一部。因此《温病条辨》问世近二百年来可谓流传不衰，至今仍有系统学习和研究的必要。

《温病条辨》的问世，标志着由吴又可、叶天士等先行者创建的温病证治体系，经过吴鞠通的系统论述、整理提高，趋于成熟与完善。因此在温病学史上，《温病条辨》是一部里程碑式的著作。不仅如此，从《伤寒论》问世以来，在论述外感热性病的著作中，《温病条辨》也算得是最系统、最完整的一部，因此，堪称为“羽翼伤寒”之作。

二、后世发挥

吴鞠通《温病条辨》问世之后，即成为中医临床医生的重要参考书。其以理论的创新性和指导临床的实用性，而成为学中医者必修的课程之一，至今仍有效指导着外感热病和许多内科杂病的诊治。吴鞠通创立的温病三焦辨证方法，分析病因病机，确定病变部位，判断病势轻重，把握病情传变，为确立治疗方法提供依据。《吴鞠通医案》为其晚年搜集一生的临床治验总结而成，所收录的300余例验案，辨证准确、论治精当、记录完整、说理透彻，对其后各家诊治温病和临床相关疾病颇具参考价值。

综上所述，吴鞠通作为一代名医，为温病学的发展做出了杰出的贡献，其学术思想可谓是中医学的瑰宝，其所著《温病条辨》及其诸多温病医案，成为温病教学、科研、临床的重要参考文献。吴鞠通明确提出了四时温病的范围和种类，为温病病种的划分确立了理论依据。在辨证方面，他创造性地提出了三焦辨证理论，由上及下、由浅入深，旨在“认证无差”。确立了三焦分证的治则，归纳出辛凉解表、清热化湿、透营清热、养阴生津等治法，制订了银翘散、桑菊饮、三仁汤、加减复脉汤等温病名方。吴鞠通创立三焦辨证理论，制定三焦治疗大法，被后世称为温病四大家之一。当今，面对新发突发传染病，寻找新的诊疗思路、方法及药物，有效地应对现代传染病的威胁，成为当前和未来中医界面临的重大课题。因此，吴鞠通的治学精神和学术成就值得继承与发扬。系统总结研究吴鞠通学术思想和诊疗经验，对温病理论的继承与发展，对于防治新发突发传染病和感染性疾病，具有重要现实意义。

中国中医科学院中医基础理论研究所　刘寨华

【参考文献】

［1］李刘坤．吴鞠通医学全书［M］．北京：中国中医药出版社，2005.

［2］吴瑭．温病条辨［M］．北京：人民卫生出版社，2005.

［3］方药中，许家松．名家中医温病汇讲［M］．北京：人民卫生出版社，2009.

［4］杨进．《温病条辨》导读［M］．北京：人民军医出版社，2008.

［5］刘景源．《温病条辨》通俗讲话［M］．北京：中国中医药出版社，2008.

［6］闫东庆．浅析《温病条辨》痢疾治法特点［J］．中国中医急证，2007，9（16）：1117－1118.

［7］申霞．吴鞠通妇产病学思想特色探析［J］．中医研究，2006，19（10）：62－63.

［8］李应存．吴鞠通产后病论治特色初析［J］．贵阳中医学院学报，1994，16（4）：1－2.

［9］沈开金．吴鞠通儿科学术观点浅探［J］．吉林中医药，2003，23（2）：3.

［10］陈禧，上官慎康．吴鞠通对中医儿科的贡献［J］．中医杂志，2011，52（16）：1435－1437.

［11］张慎泰．吴瑭与中医儿科学［J］．国医论坛，2007，22（4）：49－50.

［12］张志斌．吴瑭及其《温病条辨》的学术思想研究［J］．浙江中医杂志，2008，43（1）：1－4.

［13］周丽雅，岳冬辉，孙耀东．吴鞠通学术成就探析［J］．中国中医基础杂志，2007，13（2）：160－161.

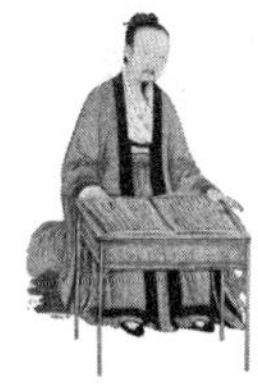

王清任

内容提要

王清任，一名全任，字勋臣，生于清乾隆三十三年（1768），卒于清道光十一年（1831），直隶省（今河北省）玉田县人，清代著名医家，著有《医林改错》。王清任秉承家学，自青年时代开始行医，坚持“亲治其症，屡验方法”；倡导“业医诊病，当先明脏腑”，基于实际观察厘定人体脏腑的解剖位置，提出对人体脏腑及脑之结构形态的某些独特认识，并在其临床诊治中有所体现。王清任重视人体气血，尤其善用活血逐瘀法治疗疑难病证。其主要学术成就，是丰富了中医诊治气虚、血瘀证的理论与方法，创制了活血逐瘀系列方剂，用于相关病证并取得了切实的疗效；为后世医家诊治血瘀证，拓宽了思路，积累了经验，带来了有益的启示，产生了广泛的学术影响。

【概述】

一、生平简介

王清任，一名全任，字勋臣，生于清乾隆三十三年（1768），卒于清道光十一年（1831），直隶省（今河北省）玉田县人，清代著名医家，著有《医林改错》，以重视脏腑解剖及善用活血逐瘀法而闻名于医林。

王清任自幼习文，少年习武，曾做过武庠生。其秉承家学，21 岁开始正式行医，曾游历行医滦州、奉天等地，后至北京开设“知一堂”药铺，成为嘉庆至道光年间名噪京师的医家。据《玉田县志》记载：“王清任，字勋臣，武庠生，纳粟得千总衔，性磊落，精岐黄，名噪京师。其论人脏腑，与古方书异。盖尝于野冢市曹诸凶秽地，寻术审视，非訾言也。所纂《医林改错》，已不胫而走。”

王清任曾为了应试武科，研习《四书》《武经》等课程。同时，为了应对练武受伤等意外情况，他还学习了医疗相关知识，如针灸及骨伤治疗等。这些医学知识，为王清任日后行医奠定了一定基础。王清任重视人体气血，善用活血逐瘀法并创制活血逐瘀系列方剂，是其毕生医疗实践的结晶，也是其留给杏林后人的宝贵财富。王清任倡导“业医诊病，当先明脏腑”，基于实际观察厘定人体脏腑解剖位置，形成对脏腑结构形态的独特认识，并在其气虚、血瘀相关病证的诊治中有所运用。王清任所述“脑髓说”，在前人基础上也有所发挥。

总而言之，王清任重视脏腑解剖，重视人体气血并结合临床诊疗实践，总结和阐明气虚、血瘀所致多种病证的诊治，创制益气活血方剂和活血逐瘀系列方剂，拓宽了中医临床诊治相关疑难病证的思路，在后世产生了广泛的学术影响。

二、著作介绍

王清任著述《医林改错》的目的，如其在该书“自叙”中所云：“余著《医林改错》一书，非治病全书，乃记脏腑之书也。其中当尚有不实不尽之处，后人倘遇机会，亲见脏腑，精查增补，抑又幸矣。记脏腑后，兼记数症，不过示人以规矩，令人知外感内伤，伤人何物，有余不足是何形状。”

《医林改错》，共计两卷。从该书内容来看，是王清任一生学术研究和业医实践的总结，由上卷、下卷和附录组成。兹简要介绍如下。

上卷，侧重于理论阐述，亦论及临床诊治。具体内容依次为：医林改错脏腑记叙，脑髓说，气血合脉说，心无血说；方叙，包括通窍活血汤所治之症目、加味止痛没药散、通气散、血府逐瘀汤所治之症目、膈下逐瘀汤所治之症目等。

下卷，侧重于临床诊治，亦论及相关理论。具体内容依次为：半身不遂论叙，瘫痿论，瘟毒吐泻转筋说，论小儿抽风不是风，论痘非胎毒，少腹逐瘀汤说，怀胎说，痹证有瘀血说，辨方效经错之源，论血化为汗之误等。

附录包括：蛼气论并治法，惊风论并治法。

《医林改错》成书后，于清道光十年（1830），即王清任去世前一年，由京都隆福寺三槐堂雕刻成书而刊行于世。其后被反复刻印，国内外皆有流传。

【学术思想】

一、学术渊源

（一）立足解剖视角，质疑传统理论

王清任在《医林改错·上卷·脏腑记叙》中，立足于解剖学的视角，对传统藏象、经络理论、脉诊，特别是有关脏腑形态结构的内容，提出全面的质疑和批判，涉及《内经》《难经》及王叔和、陈无择、袁淳甫、虞天民等各家所论。其对人体气血及相关病证的阐述，均未离其解剖学视角。而且，对于活血逐瘀方剂的运用，也有特别明确的定位。如其所云“余不论三焦者，无其事也。在外分头面四肢，周身血管；在内分膈膜上下两段。膈膜以上，心肺咽喉，左右气门，其余之物，皆在膈膜以下。立通窍活血汤，治头面四肢、周身血管血瘀之症；立血府逐瘀汤，治胸中血府血瘀之症；立膈下逐瘀汤，治肚腹血瘀之症”等。

（二）基于观察所见，描述人体脏腑

王清任在《医林改错》中，所描述的人体脏腑结构形态，以及绘制的“亲见改正脏腑图”共25件，基本上源于其30年的解剖观察所见。但其对人体脏腑结构形态的描述，特别是有关脏腑及人体器官生理功能的论述，既非前代中医典籍所记载，也并非来源于西医知识，是王清任基于实际观察总结而成，其中还包括结合中医相关知识的思辨性论述。如对“气府”“血府”“卫总管”“荣总管”“脑髓”等的结构形态观察和生理功能阐述等。

（三）结合临床实践，论述气血证治

《医林改错》载有处方33首，具有活血逐瘀作用的方剂有23首。所论诊治经验，皆源于自身临床诊疗实践，故后世运用上述方剂也颇多效验。其中，上卷所论通窍活血汤、血府逐瘀汤、膈下逐瘀汤、加味止痛没药散、通气散等主治病证及其临床经验，以及下卷所论半身不遂、瘟毒吐泻转筋、小儿抽风、痘病、难产、痹证等治法与方剂，是王清任一生相关实践的总结。其中，对于血瘀证和气虚血瘀证的诊治经验具有重要的参考价值。

（四）认可三部著作，以为医学之源

王清任在《医林改错》中，但凡提到的医家和著作，以质疑和批判者居多。但其中也从正面提到几位医家和几部著作。如指出其中三部著作为“医学之渊源”。其云：“查证有王肯堂《证治准绳》，查方有周定王朱橚《普济方》，查药有李时珍《本草纲目》，三书可谓医学之渊源。”又云：“可读可记有国朝之《医宗金鉴》，理足方效有吴又可《温疫论》，其余名家，虽未见脏腑，

而攻伐补泻之方，效者不少。”（《医林改错·上卷·方叙》）王清任提到的几部著作确有学术价值，但未见史上其他医家称其为“医学之渊源”者。

二、学术特色

（一）论“业医诊病当先明脏腑”

王清任认为，古人书中所论脏腑多与实际解剖形态不符，“立言处处自相矛盾”，主张“业医诊病，当先明脏腑”。如《医林改错·上卷》云：“余尝有更正之心，而无脏腑可见，自恨著书不明脏腑，岂非痴人说梦；治病不明脏腑，何异盲子夜行！”因此，在病死和行刑尸体以及动物身上进行解剖观察，历时42年，绘制出脏腑图，特别是对心、肺、肝、胃、肾、气管、血管等脏器组织描述得较为详细，以图文结合形式阐述了脏腑解剖概念及生理功能，旨在纠正既往文献中有关脏腑解剖的某些错误认识。王清任论脏腑解剖时提到的不少概念，如会厌、左气门、右气门、卫总管、荣总管、气府、血府、津门、津管、遮食、总提、珑管、出水道等，在其论述气血理论及具体病变时亦有体现。

仅以气府、血府、卫总管、荣总管为例，其言：“气府乃抱小肠之物，小肠在气府是横长。小肠外、气府内，乃存元气之所”“血府即人胸下膈膜一片，其薄如纸，最为坚实，前高后低，低处如池，池中存血，即精汁所化，名曰血府”。又云：“气府存气，血府存血，卫总管由气府行周身之气，故名卫总管。荣总管由血府行周身之血，故名荣总管。卫总管体厚形粗，长在脊骨之前，与脊骨相连，散布头面四肢，近筋骨长，即周身气管；荣总管体薄形细，长在卫总管之前，与卫总管相连，散布头面四肢，近皮肉长，即周身血管。”又云：“如外感中人，风入气管，其管必粗，按之出肤。寒入气管，管中津液必凝，凝则阻塞其气，按之跳动必慢。火入气管，火气上炙，按之跳动必急。”由上文可见，其某些解剖概念，既不同于西医，也非出自中医，而是有其独特的含义。

（二）论“灵机记性不在心在脑”

《医林改错·上卷·脑髓说》云：“灵机记性不在心在脑一段，本不当说，纵然能说，必不能行；欲不说，有许多病，人不知源，思至此，又不得不说……不知咽喉两旁，有气管两根，行至肺管前，归并一根，入心，由心左转出，过肺入脊，名曰卫总管；前通气府、精道，后通脊，上通两肩，中通两肾，下通两腿，此管乃存元气与津液之所。气之出入，由心所过，心乃出入气之道路，何能生灵机、贮记性？灵机记性在脑者，因食生气血，长肌肉，精汁之清者，化而为髓，由脊骨上入脑，名曰脑髓。盛脑髓者，名曰髓海。其上之骨，名曰天灵盖。两耳通脑，所听之声归于脑……两目系如线，长于脑，所见之物归于脑。瞳人白色是脑汁下注，名曰脑汁入目……鼻通于脑，所闻香臭归于脑。”以上王清任所论“灵机记性不在心在脑”，是侧重从解剖学视角而论。

王清任还以小儿发育和脑的病变为例，说明灵机记性在脑。如其云：“看小儿初生时，脑未全，囟门软，目不灵动，耳不知听，鼻不知闻，舌不言；至周岁，脑渐生，囟门渐长，耳稍知听，目稍有灵动，鼻微知香臭，舌能言一二字；至三四岁，脑髓渐满，囟门长全，耳能听，目有灵动，鼻知香臭，言语成句。所以小儿无记性者，脑髓未满；高年无记性者，脑髓渐空。”此外，关于脑的病变，王清任谈到“脑气虚，脑髓小，脑气与耳窍之气不接，故耳虚聋；耳窍通脑之道路中，若有阻滞，故耳实聋……脑受风热，脑汁从鼻流出，涕浊气臭，名曰脑漏”等。王清任还指出，痫证即是“元气一时不能上转入脑髓”所致。又言“小儿久病后，元气虚抽风；大人暴得气厥，皆是脑中无气，故患者毫无知识”（《医林改错·上卷·脑髓说》）。

（三）论“治病之要诀在明白气血”

《医林改错·上卷·气血合脉说》云：“治病之要诀，在明白气血，无论外感内伤，要知初病伤人何物，不能伤脏腑，不能伤筋骨，不能伤皮肉，所伤者无非气血。气有虚实，实者邪气实，虚者正气虚……血有亏瘀，血亏必有亏血之因，或因吐血衄血，或溺血便血，或破伤流血过多，或崩漏，产后伤血过多。若血瘀，有血瘀之症可查。”此概论气血异常是外感内伤一切病变的基本病机。从《医林改错》全书内容来看，不仅在解剖学层面提出了“气府”“血府”的概念，而且尤为重视气虚、血瘀所致病证的诊治，创立了益气、活血、逐瘀系列方剂，并且记载了临床诊治有效的案例。

王清任在论述气虚时，特别强调元气的重要性，并指出元气虚衰的多种表现，以及补益元气在疾病预防方面的意义。如其论“半身不遂”时，即指出该病在发病前即有三十几种元气虚衰的表现；发病后所见半身不遂、口眼㖞斜、口角流涎、大便干燥、小便频数或遗尿不禁、语言謇涩、口噤咬牙等，也皆是元气虚衰所致。

故言“亏损元气是其本源”。其论多种病证导致“小儿半身不遂”时，也指出“皆是气不达于四肢”所致。其论“小儿抽风不是风”时，同样指出该病在发病前即有20余种气虚的表现。在分析抽风的临床表现时，多次提到“气虚不固肢体也”“气虚不上升也”“气虚不固津液也”“气虚不归原也”“气虚无疑”等。王清任在治疗半身不遂、瘟毒吐泻转筋、小儿抽风、痘疮、难产、瘫腿、脱肛、老年人溺时疼痛等病证时，所运用的补阳还五汤、可保立苏汤、止泻调中汤、保元化滞汤、助阳止痒汤、足卫和荣汤、黄芪桃红汤、黄芪赤风汤、黄芪防风汤、黄芪甘草汤等方中，分别用到黄芪、人参、党参、白术等。

关于血瘀所致病证的诊治，《医林改错》中的记载更为丰富。从活血逐瘀方剂“所治之症目”来看，通窍活血汤主治的头发脱落、眼疼白珠红、糟鼻子、耳聋年久、白癜风、紫癜风、紫印脸、青记脸如墨、牙疳、出气臭、妇女干痨、男子劳病、交节病作、小儿疳证；血府逐瘀汤主治的头痛、胸痛、胸不任物、胸任重物、天亮出汗、食自右胸下、心里热、瞀闷、急躁、夜睡梦多、呃逆、饮水即呛、不眠、小儿夜啼、心跳心忙、夜不安、肝气病、干呕、晚间发热；膈下逐瘀汤主治的积块、小儿痞块、痛不移处、卧则腹坠、肾泻、久泻等，皆与血瘀相关。此外，还有主治半身不遂的补阳还五汤，主治瘟毒吐泻转筋的解毒活血汤，主治痘疮的通经逐瘀汤，会厌逐瘀汤、助阳止痒汤，主治少腹积块疼痛的少腹逐瘀汤，主治血鼓的古下瘀血汤，主治痹证的身痛逐瘀汤等。

（四）创制活血逐瘀系列方剂

《医林改错》载有处方33首，具有活血逐瘀作用的方剂有23首。现选择其中具有代表性并在后世多有应用的方剂介绍如下。

1. 代表方剂及主治病证

（1）通窍活血汤（《医林改错·上卷·方叙》）

通窍活血汤方：赤芍一钱，川芎一钱，桃仁三钱，研泥；红花三钱，老葱三根，切碎；鲜姜三钱，切碎；红枣七个，去核；麝香五厘，绢包。用黄酒半斤，将前七味煎一盅，去渣，将麝香入酒内，再煎两沸，临卧服。方内黄酒各处分量不同，宁可多二两，不可少；煎至一盅，酒亦无味，虽不能饮酒之人，亦可服。大人一连三晚，吃三付，隔一日再吃三付。若七八岁小儿，两晚吃一付；三两岁小儿，三晚吃一付。麝香可煎三次，再换新的。关于方内麝香，王清任特别指出："市井易于作假，一钱真，可合一两假，人又不能辨。此方麝香最要紧，多费数文，必买好的方妥，若买当门子更佳。"王清任所编通窍活血汤方歌如下："通窍全凭好麝香，桃红大枣老葱姜，川芎黄酒赤芍药，表里通经第一方。"王清任以通窍活血汤方主治以下病证。

1）头发脱落

王清任云："伤寒温病后头发脱落，各医书皆言伤血，不知皮里肉外，血瘀阻塞血路，新血不能养发，故发脱落。无病脱发，亦是血瘀。用药三付，发不脱，十付必长新发。"（《医林改错·上卷·方叙》）

2）眼疼白珠红

王清任云："眼疼白珠红，俗名爆发火眼。血为火烧，凝于目珠，故白珠红色。无论有云翳、无云翳，先将此药吃一付，后吃加味止痛没药散，一日二付，三两日必痊愈。"（《医林改错·上卷·方叙》）

3）糟鼻子

王清任认为，糟鼻子"色红是血瘀，无论三二十年，此方服三付可见效；二三十付可痊愈""舍此之外，并无验方"（《医林改错·上卷·方叙》）。

4）耳聋年久

王清任云："耳孔内小管通脑，管外有瘀血，靠挤管壁，故耳聋。晚服此方，早服通气散，一日两付，三二十年耳聋可愈。"（《医林改错·上卷·方叙》）

5）白癜风

王清任认为，白癜风，乃"血瘀于皮里，服三五付可不散漫再长，服三十付可痊"（《医林改错·上卷·方叙》）。

6）紫癜风

王清任指出，紫癜风亦属"血瘀于肤里，治法照白癜风，无不应手取效"（《医林改错·上卷·方叙》）。

7）紫印脸

王清任指出，紫印脸是"脸如打伤，血印色紫成片，或满脸皆紫，皆血瘀所致。如三五年，十付可愈。若十余年，三二十付必愈"（《医林改错·上卷·方叙》）。

8）青记脸如墨

王清任指出，青记脸如墨属"血瘀症，长于天庭者多，三十付可愈"（《医林改错·上卷·方叙》）。

9）牙疳

王清任指出，“牙者骨之余，养牙者血也。伤寒、瘟疫、痘疹、痞块，皆能烧血，血瘀牙床紫，血死牙床黑，血死牙脱，人岂能活？再用凉血凝血，是促其死也。遇此症，将此药晚服一付，早服血府逐瘀汤一付，白日煎黄芪八钱，徐徐服之，一日服完。一日三付，三日可见效，十日大见效，一月可痊愈。纵然牙脱五七个，不穿腮者皆可活”（《医林改错·上卷·方叙》）。

10）出气臭

王清任指出，“血府血瘀，血管血必瘀，气管与血管相连，出气安得不臭？即风从花里过来香之义。晚服此方，早服血府逐瘀汤，三五日必效。无论何病，闻出臭气，照此法治”（《医林改错·上卷·方叙》）。

11）妇女干劳

王清任指出，妇女有“经血三四月不见，或五六月不见，咳嗽急喘，饮食减少，四肢无力，午后发烧，至晚尤甚。将此方吃三付或六付，至重者九付，未有不痊愈者”（《医林改错·上卷·方叙》）。

12）男子劳病

王清任指出，男子劳病“初病四肢酸软无力，渐渐肌肉消瘦，饮食减少，面色黄白，咳嗽吐沫，心烦急躁，午后潮热，天亮汗多”“查外无表证，内无里证，所见之症皆是血瘀之症。常治此症，轻者九付可愈，重者十八付可愈。吃三付后，如果气弱，每日煎黄芪八钱，徐徐服之，一日服完。此攻补兼施之法。若气不甚弱，黄芪不必用，以待病去，元气自复”（《医林改错·上卷·方叙》）。

13）交节病作

王清任指出，“无论何病，交节病作，乃是瘀血。何以知是瘀血？每见因血结吐血者，交节亦发，故知之。服三付不发”（《医林改错·上卷·方叙》）。

14）小儿疳证

王清任指出，小儿“疳病初起，尿如米泔，午后潮热，日久青筋暴露，肚大坚硬，面色青黄，肌肉消瘦，皮毛憔悴，眼睛发睡”“后遇此症，细心审查，午后潮热，至晚尤甚，乃瘀血也。青筋暴露，非筋也；现于皮肤者，血管也。血管青者，内有瘀血也。至肚大坚硬成块，皆血瘀凝结而成。用通窍活血汤以通血管，用血府逐瘀汤去午后潮热，用膈下逐瘀汤消化积块，三方轮服，未有不效者”（《医林改错·上卷·方叙》）。

如上所述，王清任将通窍活血汤用于治疗头发脱落、眼疼白珠红、糟鼻子、耳聋年久、白癜风、紫癜风、紫印脸、青记脸如墨、牙疳、出气臭、妇女干劳、男子劳病、交节病作、小儿疳证等。虽然这些病的症状各不相同，但外在多有皮肤颜色改变的现象，共同特点是头面、四肢、皮肤、周身血管血瘀。方中以赤芍、川芎、桃仁、红花活血行血，葱姜通阳，麝香开窍，黄酒通络助药力，佐以大枣缓和诸药之性，全方共奏通络开窍、活血行血之功效。

（2）血府逐瘀汤（《医林改错·上卷·方叙》）

血府逐瘀汤方：当归三钱，生地三钱，桃仁四钱，红花三钱，枳壳二钱，赤芍二钱，柴胡一钱，甘草二钱，桔梗一钱半，川芎一钱半，牛膝三钱。水煎服。王清任所编通窍活血汤方歌如下：

"血府当归生地桃，红花甘草壳赤芍，柴胡芎桔牛膝等，血化下行不作劳。"王清任以血府逐瘀汤方主治以下病证。

1）头痛

王清任指出，"头痛有外感，必有发热、恶寒之表证，发散可愈；有积热，必舌干口渴，用承气可愈；有气虚，必似痛不痛，用参芪可愈。查患头痛者，无表证，无里证，无气虚痰饮等症，忽犯忽好，百方不效，用此方一剂而愈"（《医林改错·上卷·方叙》）。

2）胸痛

王清任指出，"胸痛在前面，用木金散可愈；后通背亦痛，用瓜蒌薤白白酒汤可愈；在伤寒，用瓜蒌、陷胸、柴胡等皆可愈。有忽然胸痛，前方皆不应，用此方一付，痛立止"（《医林改错·上卷·方叙》）。

3）胸不任物

王清任云："江西巡抚阿霖公，年七十四，夜卧露胸可睡，盖一层布压则不能睡，已经七年。召余诊之，此方五付痊愈。"（《医林改错·上卷·方叙》）

4）胸任重物

王清任云："一女二十二岁，夜卧令仆妇坐于胸方睡，已经二年。余亦用此方，三付而愈。"（《医林改错·上卷·方叙》）

5）天亮出汗

王清任云："醒后出汗，名曰自汗；因出汗醒，名曰盗汗，盗散人之气血，此是千古不易之定论，竟有用补气、固表、滋阴、降火服之不效，而反加重者。不知血瘀亦令人自汗、盗汗，用血府逐瘀汤，一两付而汗止。"（《医林改错·上卷·方叙》）

6）食自右胸下

王清任指出，"是自胃管而下，宜从正中。食入咽，有从胸右边咽下者。胃管在肺管之后，仍由肺叶之下转入肺前，由肺下至肺前，出膈膜入腹。肺管正中，血府有瘀血，将胃管挤靠于右，轻则易治，无碍饮食也；重则难治，挤靠胃管，弯曲细，有碍饮食也。此方可效，痊愈难"（《医林改错·上卷·方叙》）。

7）心里热（名曰灯笼病）

王清任云："身外凉，心里热，故名灯笼病，内有血瘀。认为虚热愈补愈瘀；认为实火，愈凉愈凝。三两付血活热退。"（《医林改错·上卷·方叙》）

8）瞀闷

王清任指出，瞀闷"即小事不能开展，即是血瘀。三付可好"（《医林改错·上卷·方叙》）。

9）急躁

王清任指出，此急躁是指"平素和平，有病急躁，是血瘀。一二付必好"（《医林改错·上卷·方叙》）。

10）夜睡梦多

王清任指出，"夜睡梦多，是血瘀。此方一两付痊愈。外无良方"（《医林改错·上卷·方叙》）。

11）呃逆（俗名打咯忒）

王清任指出，“因血府血瘀，将通左气门、右气门归并心上一根气管从外挤严，吸气不能下行，随上出，故呃气。若瘀血甚，气管闭塞，出入之气不通，闷绝而死”“无论伤寒、瘟疫、杂症，一见呃逆，速用此方，无论轻重，一付即效。此余之心法也”（《医林改错·上卷·方叙》）。

12）饮水即呛

王清任云：“饮水即呛，乃会厌有血滞，用此方极效。”（《医林改错·上卷·方叙》）

13）不眠

王清任云：“夜不能睡，用安神养血药治之不效者，此方若神”（《医林改错·上卷·方叙》）。

14）小儿夜啼

王清任云：“何得白日不啼？夜啼者，血瘀也。此方一两付痊愈。”（《医林改错·上卷·方叙》）

15）心跳心忙

王清任云：“心跳心忙用归脾安神等方不效，用此方百发百中。”（《医林改错·上卷·方叙》）

16）夜不安

王清任云：“夜不安者，将卧则起，坐未稳，又欲睡，一夜无宁刻。重者满床乱滚，此血府血瘀。此方服十余付，可除根。”（《医林改错·上卷·方叙》）

17）肝气病

王清任云：“无故爱生气，是血府血瘀。不可以气治，此方应手效。”（《医林改错·上卷·方叙》）

18）干呕

王清任云：“无他症，惟干呕、血瘀之症。用此方化血，而呕立止。”（《医林改错·上卷·方叙》）

19）晚发一阵热

王清任云：“每晚内热，兼皮肤热一时，此方一付可愈，重者两付。”（《医林改错·上卷·方叙》）

综上所述，血府逐瘀汤用于治疗血瘀所致头痛、胸痛、胸不任物、胸任重物、天亮出汗、心里热、瞀闷、急躁、夜睡梦多、呃逆、饮水即呛、不眠、小儿夜啼、心跳心忙、夜不安、肝气病、干呕、晚发一阵热等。血府逐瘀汤是王清任创制活血方剂中应用最广泛的一首，用于治疗19种血府血瘀证。血府逐瘀汤是由四逆散合用桃红四物汤加味而成，方中用桃仁、红花、赤芍、川芎活血化瘀、配伍当归、生地养血活血，瘀血去而不伤血。气行则血行，以柴胡、枳壳行气理气。牛膝活血逐瘀，通经引血下行，桔梗载药上行，一上一下，确保气机畅达，甘草通百脉而缓急，此方是活血化瘀、行气止痛的代表方剂。

（3）膈下逐瘀汤（《医林改错·上卷·方叙》）

膈下逐瘀汤方：五灵脂二钱，炒，当归三钱，川芎三钱，桃仁三钱，研泥，丹皮二钱，赤芍二钱，乌药二钱，元胡一钱，甘草三钱，香附钱半，红花三钱，枳壳钱半。水煎服。王清任所编膈下逐瘀汤方歌如下："膈下逐瘀桃牡丹，赤芍乌药元胡甘，归芎灵脂红花壳，香附开郁血亦安。"王清任以膈下逐瘀汤方主治以下病证。

1）积块

王清任指出："积块日久，饮食仍然如故，自然不在肠胃之内，必在肠胃之外。肠胃之外，无论何处，皆有气血。气有气管，血有血管，气无形不能结块，结块者必有形之血也。血受寒则凝结成块，血受热则煎熬成块。竖血管凝结则成竖条，横血管凝结则成横条；横竖血管皆凝结，必连接成片；片凝日久，厚而成块。既是血块当发烧。要知血府血瘀必发烧。血府，血之根本，瘀则殒命。肚腹血瘀不发烧。肚腹，血之梢末，虽瘀不至伤生。无论积聚成块在左肋、右肋、脐左、脐右、脐上、脐下，或按之跳动，皆以此方治之，无不应手取效。病轻者少服，病重者多服。总是病去药止，不可多服。倘患者气弱，不任克消，原方加党参三五钱皆可，不必拘泥。"（《医林改错・上卷・方叙》）

2）小儿痞块

王清任云："小儿痞块，肚大青筋，始终总是血瘀为患。此方与前通窍活血汤、血府逐瘀汤三方轮转服之，月余，未有不成功者。"（《医林改错・上卷・方叙》）

3）痛不移处

王清任云："凡肚腹疼痛，总不移动，是血瘀。用此方治极效。"（《医林改错・上卷・方叙》）

4）卧则腹坠

王清任云："患者夜卧，腹中似有物，左卧向左边坠，右卧向右边坠，此是内有血瘀。以此方为主，有杂症，兼以他药。"（《医林改错・上卷・方叙》）

5）肾泻

王清任云："五更天，泻三两次，古人名曰肾泄，言是肾虚，用二神丸、四神丸等药，治之不效，常有三五年不愈者。病不知源，是难事也。不知总提上有瘀血，卧则将津门挡严，水不能由津门出，由幽门入小肠，与粪合成一处，粪稀溏，故清晨泻三五次。用此方逐总提上方瘀血，血活，津门无挡，水出泻止，三五付可痊愈。"（《医林改错・上卷・方叙》）

6）久泻

王清任云："泻肚日久，百方不效，是总提瘀血过多，亦用此方。"（《医林改错・上卷・方叙》）

综上所述，膈下逐瘀汤主要用于治疗积块、小儿痞块、痛不移处、卧则腹坠、肾泻、久泻等。此方是王清任针对膈膜以下、上腹部积块而设。积块的形成多是因气血运行不畅而形成瘀血，久则凝结成块。方中赤芍、川芎、当归、桃仁、红花活血化瘀，五灵脂破血逐瘀，丹皮清热凉血，配伍枳壳、香附、乌药、元胡行气止痛，以助活血之力，甘草调和诸药。膈下逐瘀汤以活血药配伍行气药为主，逐瘀破结力量较强，意在消除各种积块。

（4）少腹逐瘀汤（《医林改错・下卷・少腹逐瘀汤说》）

少腹逐瘀汤方：小茴香七粒，炒，干姜二分，炒，元胡一钱，没药二钱，研，当归二钱，川芎二钱，官桂一钱，赤芍二钱，蒲黄三钱，生，五灵脂二钱，炒。水煎服。王清任所编少腹逐瘀汤方歌如下："少腹茴香与炒姜，元胡灵脂没芎当，蒲黄官桂赤芍药，种子安胎第一方。"王清任以少腹逐瘀汤方主治以下病证。

1）少腹积块疼痛

王清任云："此方治少腹积块疼痛，或有积块不疼痛，或疼痛而无积块，或少腹胀满，或经血见时，先腰酸少腹胀，或经血一月见三五次，接连不断，断而又来；其色或紫，或黑，或块，或崩漏兼少腹疼痛，或粉红兼白带，皆能治之，效不可尽述。"（《医林改错·下卷·少腹逐瘀汤说》）

2）不孕症

王清任云："更出奇者，此方种子如神，每经初见之日吃起，一连吃五付，不过四月，必存胎。"其举例云："道光癸未年，直隶布政司素纳公，年六十，因无子甚忧，商之于余。余曰：此事易耳。至六月，令其如君服此方，每月五付，至九月怀孕，至次年甲申六月二十二日生少君，今七岁矣。"（《医林改错·下卷·少腹逐瘀汤说》）

3）多次小产

王清任以此方安胎。其云："此方更有险而不险之妙。孕妇体壮气足，饮食不减，并无损伤，三个月前后，无故小产，常有连伤数胎者。医书颇多，仍然议论滋阴养血、健脾养胃、安胎保胎，效方甚少。不知子宫内先有瘀血占其地，胎至三月，再长，其内无容身之地，胎病靠挤，血不能入胞胎，从傍流而下，故先见血。血既不入胞胎，胎无血养，故小产。如曾经三月前后小产，或连伤三五胎，今又怀胎，至两个月前后，将此方服三五付或七八付，将子宫内瘀血化净，小儿身长有容身之地，断不致再小产；若已经小产，将此方服三五付，以后存胎，可保无事。"（《医林改错·下卷·少腹逐瘀汤说》）

综上所述，正如王清任所言，"此方去疾、种子、安胎，尽善其美，真良善方也"（《医林改错·下卷·少腹逐瘀汤说》）。方中小茴香、干姜、官桂温经散寒，通达下焦，元胡、没药行气散瘀，消肿止痛，蒲黄、五灵脂活血祛瘀，散结止痛，当归、川芎、赤芍养血活血，散瘀调经。少腹逐瘀汤主要用于治疗少腹积块疼痛，并具有种子、安胎之功效。

（5）身痛逐瘀汤（《医林改错·下卷·痹证有瘀血说》）

身痛逐瘀汤方：秦艽一钱，川芎二钱，桃仁三钱，红花三钱，甘草二钱，羌活一钱，没药二钱，当归三钱，灵脂二钱，炒，香附一钱，牛膝三钱，地龙二钱，去土。"若微热，加苍术、黄柏；若虚弱，量加黄芪一二两。"王清任所编方歌云："身痛逐瘀膝地龙，羌秦香附草归芎，黄芪苍柏量加减，要紧五灵桃没红。"王清任以身痛逐瘀汤方主治诸种痹证。王清任指出："凡肩痛、臂痛、腰痛、腿痛，或周身疼痛，总名曰痹证。明知受风寒，用温热发散药不愈；明知有湿热，用利湿降火药无功；久而肌肉消瘦，议论阴亏，随用滋阴药又不效。至此便云：病在皮脉，易于为功；病在筋骨，实难见效。因不思风寒湿热入皮肤何处作痛，入于气管，痛必流走；入于血管，痛不移处。如论虚弱是因病致虚，非因虚而致病。总滋阴，外受之邪归于何处？总逐风寒，去湿热，已凝之血，更不能活。如水遇风寒，凝结成冰，冰成风寒已散。明此义，治痹证何难。古方颇多，如古方治之不效，用身痛逐瘀汤。”（《医林改错·下卷·痹证有瘀血说》）王清任认为，痹证用温热发散药不愈，用祛湿降火药无功，用滋阴药无效，是因为风寒湿热入于血管而血液凝滞，瘀阻静脉骨节，故提出逐瘀活血、通经活络之法治疗痹证，拟身痛逐瘀汤，将活血化瘀与祛风除湿药物结合使用。方中羌活、秦艽祛风除湿，桃仁、红花、当归、川芎活血祛瘀，没药、五灵脂、香附行气活血止痛，牛膝、地龙逐瘀活血，通经络而利关节，甘草调和诸药。全方具有活血祛瘀、祛风湿活络、通经止痛之功。

（6）通经逐瘀汤（《医林改错·下卷·论痘非胎毒》）

通经逐瘀汤方：桃仁八钱，研，红花四钱，赤芍三钱，穿山甲四钱，炒，皂角刺六钱，连翘三钱，去心，地龙三钱，去心，柴胡一钱，麝香三厘，绢包。水煎服。王清任所编方歌云：“通经甲皂麝香龙，逐瘀赤芍桃与红，连翘柴胡毒可解，便干微用大黄攻。”王清任以通经逐瘀汤方主治痘疮夹斑疹。王清任指出：“此方无论痘形攒簇，蒙头覆釜，周身细碎成片，或夹疹夹斑，浮衣水泡。其色或紫，或暗，或黑，其症或干呕、烦躁、昼夜不眠，逆形逆症，皆是瘀血凝滞于血管，并宜用此方治之。”（《医林改错·下卷·论痘非胎毒》）王清任认为，痘疮发病，因血管内血中浊气，遇天行瘟毒，自口鼻而入，达于血管，将血管中浊气与血自毛孔而出。痘疮之病情发展顺逆在于感受邪气的轻重和治疗是否得当。治疗时必须“辨明瘟毒轻重，血之通滞，气之虚实”，立通经逐瘀汤抢救逆痘。方中连翘、柴胡解毒，透邪外出，麝香、穿山甲、地龙、皂角刺通络逐瘀，赤芍、桃仁、红花活血化瘀。全方解毒活血，力保逆痘回转。

（7）会厌逐瘀汤（《医林改错·下卷·论痘非胎毒》）

会厌逐瘀汤方：桃仁五钱，炒，红花五钱，甘草三钱，桔梗三钱，生地四钱，当归二钱，玄参一钱，柴胡一钱，枳壳二钱，赤芍二钱。水煎服。王清任所编方歌云：“会厌逐瘀是病源，桃红甘桔地归玄，柴胡枳壳赤芍药，水呛血凝可立痊。”王清任以会厌逐瘀汤治“痘后五六天后，饮水即呛”（《医林改错·下卷·论痘非胎毒》）。王清任指出，出痘五六天后，多出现饮水呛的症状。此症并非不治之症。饮水呛主要缘于瘟毒烧炼会厌，血凝于此，不能盖住气门，故饮水时渗入其中即引起呛咳。方中桃仁、红花、赤芍活血化瘀，生地、当归养血活血，枳壳、柴胡调畅气机，桔梗载药上行，直达会厌之处，玄参解毒利咽，甘草调和诸药。

（8）补阳还五汤（《医林改错·下卷·瘫痿论》）

补阳还五汤方：黄芪四两，生，归尾二钱，赤芍钱半，地龙一钱，去土，川芎一钱，桃仁一钱，红花一钱。水煎服。王清任所编方歌云：“补阳还五赤芍芎，归尾通经佐地龙，四两黄芪为主药，血中郁滞用桃红。”王清任以补阳还五汤治疗半身不遂症。王清任认为，半身不遂的根本原因为元气亏虚，故设立补阳还五汤，补气和活血有机结合，尤其重用黄芪以补元气，配合当归、赤芍、川芎、桃仁、红花活血化瘀，地龙逐瘀通络。全方有补气活血、通络逐瘀之效。

（9）解毒活血汤（《医林改错·下卷·瘟毒吐泻转筋说》）

解毒活血汤方：连翘二钱，葛根二钱，柴胡三钱，当归二钱，生地五钱，赤芍三钱，桃仁八钱，研，红花五钱，枳壳一钱，甘草二钱。水煎服。王清任所编方歌云：“解毒活血连翘桃，红花归壳葛赤芍，柴胡甘草同生地，吐泻良方用水熬。”王清任用解毒活血汤治疗瘟毒初起吐泻之证。

王清任认为，“瘟毒自口鼻入气管，由气管到达血块，将气血凝结，壅塞津门，水不得出，故上吐下泻”。瘟毒烧炼血液，壅塞气血通路，导致血液瘀阻，故治疗瘟毒当以清热解毒、活血凉血为先。方中将清热解毒与活血化瘀法合用，连翘、甘草清热解毒，葛根、柴胡祛邪达表，当归、生地凉血活血，赤芍、桃仁、红花活血祛瘀，配伍枳壳行气理气。全方祛邪解毒以治疫，活血凉血以安内。

2. 活血逐瘀方剂用药分析

《医林改错》活血逐瘀方剂用药分析

方剂名称	活血化瘀药	辅药	佐使药
通窍活血汤	赤芍、川芎、桃仁、红花	麝香	大葱、生姜、大枣
血府逐瘀汤	当归、桃仁、红花、赤芍	生地、枳壳、柴胡、桔梗、川芎、牛膝	甘草
膈下逐瘀汤	当归、川芎、桃仁、赤芍、红花、五灵脂	丹皮、乌药、枳壳、延胡索、香附	甘草
补阳还五汤	当归、赤芍、地龙、川芎、红花、桃仁	黄芪	—
解毒活血汤	当归、赤芍、桃仁、红花	连翘、葛根、柴胡、生地、枳壳	甘草
急救回阳汤	桃仁、红花	党参、附子、干姜、白术	甘草
通经逐瘀汤	桃仁、红花、赤芍、穿山甲、皂角刺、地龙	连翘、柴胡、麝香	—
会厌逐瘀汤	桃仁、红花、生地、当归、赤芍	桔梗、玄参、柴胡、枳壳	甘草
止泻调中汤	当归、川芎、红花	黄芪、党参、白术、白芍、附子、良姜、官桂	甘草
助阳止痒汤	桃仁、红花、赤芍、皂角刺、穿山甲	黄芪	—
足卫和荣汤	当归、枣仁、桃仁、红花	黄芪、白术、党参、白芍	甘草
少腹逐瘀汤	当归、没药、川芎、赤芍、蒲黄、五灵脂	小茴香、干姜、延胡索、官桂	—
古开骨散	当归、川芎	血余炭、龟板、黄芪	—
古没竭散	没药、血竭	—	—
黄芪桃红汤	桃仁、红花	黄芪	—

续上表

方剂名称	活血化瘀药	辅药	佐使药
古下瘀血汤	桃仁、䗪虫	大黄、甘遂	—
身痛逐瘀汤	川芎、桃仁、红花、没药、当归、五灵脂、地龙	秦艽、羌活、香附、牛膝	甘草
癫狂梦醒汤	桃仁、赤芍	柴胡、香附、半夏、木通、青皮、陈皮、桑皮、苏子、大腹皮	甘草
龙马自来丹	地龙	马前子	香油
刺猬皮散	刺猬皮	—	黄酒
硇砂丸	硇砂、皂角子	—	干醋
黄芪赤风汤	赤芍	黄芪、防风	—
加味止痛没药散	没药、血竭	大黄、朴硝、石决明	—
通气散	川芎	柴胡、香附	—
玉龙膏	当归、川芎、乳香、没药、穿山甲	白蔹、升麻、连翘、银花、川乌、象皮、冰片、麝香、轻粉	香油

王清任治疗血瘀证，在组方配伍方面，以“少用则活，多用则破”为原则，用药贵在精准，切中病机。

《医林改错》中，王清任自创活血逐瘀方剂23首，共用活血逐瘀药16种，按使用频率依次排列为：桃仁、红花、当归、赤芍、川芎、没药、五灵脂、穿山甲、大黄、牛膝、血竭、丹皮、延胡索、蒲黄、乳香、土鳖虫。其中桃仁、红花两味使用次数最多，其次为当归、赤芍、川芎，是王清任活血化瘀法的基本药物。红花、当归、川芎，辛香质轻上行，善于养血活血；桃仁、赤芍质重性重下达，善于活血破癥。

王清任运用上述方剂时，根据具体病证之病因病机立法组方配伍。如活血止痛，配伍蒲黄、五灵脂、元胡、乳香、没药；通经活血，配伍皂刺、山甲、地龙；散寒活血，配伍干姜、炮姜、小茴香、肉桂、乌药；清热凉血活血，配伍大黄、丹皮；清热解毒，配伍连翘、柴胡等。

3. 针对血瘀部位立法处方用药

王清任运用活血化瘀法，以瘀血停着部位为着眼点给予针对性治疗，善用不同引经药，引诸药直达病所。《医林改错》中共有8首活血逐瘀类方，均是针对不同部位的瘀血而命名和使用。

根据“胸痛”“胸不任物”“心跳心忙”等症状，确定瘀血停着在胸中血府，故治以血府逐瘀汤。方中取柴胡、桔梗载药直达胸中，疏达气机，配枳壳、牛膝，一升一降，一气一血，使气机调畅，血运正常。根据胁下“积块”“痛不移处”“卧则腹坠”等症状，确定为血瘀在膈下，治以膈下逐瘀汤。若瘀血在胁、腹部，以香附、乌药疏肝理气，顺气降逆，开胸利膈。根据“头发脱落”“眼疼白珠红”“糟鼻子”“耳聋年久”“白癜风”“紫癜风”“紫印脸”“青记脸如墨”等，判定血瘀在头面，治以通窍活血汤。对于瘀血在头面诸窍者，取老葱、鲜姜、黄酒辛散通窍之功，载诸药上达头面巅顶孔窍。若瘀血在会厌部位，则用会厌逐瘀汤，以桔梗、玄参载药上行，清润会厌。根据“少腹积块疼痛”，或“少腹胀满”，及月经不调、崩漏兼少腹疼痛等症状，判断血瘀在少腹，治以少腹逐瘀汤。瘀在少腹，以小茴香引经，当归、川芎配干姜、肉桂，引药下行，直趋下元，温经散寒。瘀在血管立通经逐瘀汤，以穿山甲、皂角刺、地龙、麝香等动物入药，性专行散，取其善于走窜无所不至，通利血管经络。王清任活血化瘀明辨病位，灵活运用引经药，使活血药力更加集中，直接作用瘀血停着部位，极大地提高活血方剂的临床疗效。

4. 针对病证之病机而论治

王清任在临床诊治过程中，并非凡病皆单纯使用活血逐瘀法，而是针对具体病证的病因病机而论治，在其立法组方用药上均有体现。

王清任以解毒活血汤治疗瘟毒吐泻转筋，谓：“瘟毒自鼻入气管，由气管达于血管，将气血凝结，壅塞津门，水不得出，故上吐下泻……以解毒活血汤治之，活其血，解其毒，未有不一药而愈者。”（《医林改错·瘟毒吐泻转筋说》）解毒活血汤，以活血化瘀为主，辅以连翘一味，以清热解毒消瘟。

王清任以身痛逐瘀汤治疗血瘀痹证，指出“总逐风寒，去湿热，已凝之血，更不能活。如水遇风寒，凝结成冰，冰成风寒已散。明此义，治痹证何难”（《医林改错·痹证有瘀血说》）。方中以秦艽、羌活祛风邪，用桃仁、红花、当归、川芎等活血逐瘀，祛风与活血并用，但活血药用量大于祛风药，血行以促风灭，风祛以助血行。身痛逐瘀汤治疗痹证日久，肢体关节疼痛、酸楚、麻木、重着、活动障碍等疗效颇佳，是以活血逐瘀辅以祛风除湿以治疗痹证顽疾。

王清任还将化痰法与活血化瘀法有机结合，创癫狂梦醒汤治疗癫狂。其云：“癫狂一症，哭笑不休，詈骂歌唱，不避亲疏，许多恶态，乃气血凝滞，脑气与脏腑气不接，如同做梦一样。”（《医林改错·下卷》）气郁则血行不畅，气机不畅则痰生，气、痰、瘀交阻即可发为癫狂，治当解郁、祛瘀、化痰三者兼施。故癫狂梦醒汤以活血化瘀配合化痰解郁法，柴胡、香附、青皮疏肝解郁，半夏、陈皮、苏子理气化痰，以桃仁、赤芍活血化瘀。现代以来以该方加减，广泛用于治疗老年性痴呆、失眠、精神分裂症、癔症等。

少腹逐瘀汤，是针对寒凝血瘀而创制的温经活血逐瘀方剂，主治寒邪客于胞脉，气血充任失调，瘀血内阻胞宫，引起少腹疼痛、月经不调、不孕症等。《医林改错·少腹逐瘀说》云：“此方治少腹积块疼痛，或有积块不疼痛，或疼痛而无积块，或少腹胀满，或经血见时，先腰酸少腹胀，或经血一月见三五次，接连不断，断而又来；其色或紫，或黑，或块；或崩漏兼少腹疼痛，或粉红兼白带，皆能治之，效不可尽述。”方中将温经散寒与活血化瘀法结合使用，赤芍、川芎、蒲黄、当归、五灵脂活血化瘀，小茴香、干姜、延胡索、官桂等辛温药物温经散寒止痛。

如上所述，王清任基于气血理论及临床实践经验，总结和阐述气虚、血瘀的证候特点与病因病机；根据益气、活血、逐瘀法，创立益气、活血、逐瘀系列方剂，诊治相关疑难病证，丰富了中医学有关气虚、血瘀的辨证论治理论。

【临证经验】

一、病证诊治

（一）半身不遂

王清任在《医林改错》中，阐明半身不遂之本源，在于元气亏损；与半身不遂并见的某些症状，也均属气虚所致。对于气虚血瘀所致半身不遂，王清任治以补阳还五汤。

1. 元气亏损是半身不遂之本源

王清任明确指出，元气亏损是半身不遂的本源。如《医林改错·下卷·半身不遂论叙》中，论"半身不遂本源"说："或曰：君言半身不遂，亏损元气是其本源。何以亏至五成方病，愿闻其说。余曰：夫元气藏于气管之内，分布周身，左右各得其半。人行动坐卧，全仗元气。若元气足则有力，元气衰则无力，元气绝则死矣。若十分元气，亏二成剩八成，每半身仍有四成，则无病。若亏五成剩五成，每半身只剩二成半，此时虽未病半身不遂，已有气亏之症，因不痛不痒，人自不觉。若元气一亏，经络自然亏虚，有空虚之隙，难免其气向一边归并。如右半身二成半归并于左，则右半身无气；左半身二成半归并于右，则左半身无气，无气则不能动，不能动，名曰半身不遂。不遂者，不遂人用也。如睡时气之归并，人不能知觉，不过是醒则不能翻身；惟睡醒时气之归并，自觉受病之半身，向不病之半身流动，比水流波浪之声尤甚；坐时归并，身必歪倒；行走时归并，半身无气，所以跌仆。人便云因跌仆得半身不遂，殊不知非因跌仆得半身不遂，实因气亏得半身不遂，以致跌仆。"

2. 半身不遂以前先兆症状皆属气虚

王清任指出，元气亏虚所致半身不遂非一日而成，在发病前多有种种先兆。列举了"元气既亏之后，未得半身不遂以前"的偏瘫先兆症状，"皆是元气渐亏之证"。如《医林改错·下卷·半身不遂论叙》中，"记未病以前之形状"说："或曰：元气既亏之后，未得半身不遂以前，有虚症可查乎？余平生治之最多，知之最悉。每治此症，愈后问及未病以前之形状，有云偶尔一阵头晕者，有头无故一阵发沉者，有耳内无故一阵风响者，有耳内无故一阵蝉鸣者，有下眼皮常跳动者，有一只眼渐渐小者，有无故一阵眼睛发直者，有眼前常见旋风者，有常向鼻中攒冷气者，有上嘴唇一阵跳动者，有上下嘴唇相凑发紧者，有睡卧口流涎沫者，有平素聪明忽然无记性者，有忽然说话少头无尾、语无伦次者，有无故一阵气喘者，有一手常战者，有两手常战者，有手无名指每日有一时屈而不伸者，有手大指无故自动者，有胳膊无故发麻者，有腿无故发麻者，有肌肉无故跳动者，有手指甲缝一阵阵出冷气者，有脚指甲缝一阵阵出冷气者，有两腿膝缝出冷气者，有脚孤拐骨一阵发软，向外棱倒者，有腿无故抽筋者，有脚趾无故抽筋者，有行走两腿如拌蒜者，有心口一阵气堵者，有心口一阵发空、气不接者，有心口一阵发忙者，有头项无故一阵发直者，有睡卧自觉身子沉者，皆是元气渐亏之症。因不痛不痒，无寒无热，无碍饮食起居，人最易于疏忽。”

3. 半身不遂兼见症状亦属气虚

元气亏损所致半身不遂症，同时可见口眼㖞斜、口角流涎、大便干燥、小便频数或遗尿不禁、语言謇涩、口噤咬牙等。王清任认为，上述兼见症状也主要是由于元气亏虚所致，并就此做如下辨析。

（1）辨口眼㖞斜

《医林改错·下卷·半身不遂论叙》“口眼㖞斜辨”说：“古人立歪斜之名，总是临证不细心审查之故。口眼㖞斜并非歪斜，因受病之半脸无气，无气则半脸缩小；一眼无气力，不能圆睁，小眼角下抽；口半边无气力，不能开，嘴角上抽。上下相凑，乍看似歪斜，其实并非左右之歪斜。尝治此症，凡病左半身不遂者，歪斜多半在右；病右半身不遂者，歪斜多半在左。”但王清任同时指出：“前论指兼半身不遂而言，若壮盛人，无半身不遂，忽然口眼㖞斜，乃受风邪阻滞经络之症。经络为风邪阻滞，气必不上达，气不上达头面，亦能病口眼㖞斜，用通经络散风之剂，一药而愈，又非治半身不遂方之所能为也。”

（2）辨口角流涎

《医林改错·下卷·半身不遂论叙》“辨口角流涎非痰饮”说：“尝治此症，见所流尽是清水，并非稠痰，明明气虚不固津液”“试看小儿气不足时，流涎者十有八九；高年人气衰时，流涎者十有二三，再以他症互相参看，流涎者属气虚无疑。”

（3）辨大便干燥非风火

《医林改错·下卷·半身不遂论叙》“辨大便干燥非风火”说：“或曰：患半身不遂兼大便干燥，古人名曰风燥，言其病有风、有火，有是理乎？余曰：若是风火，用散风清火润燥攻下药，大便一行，风散火清，自当不燥。尝见治此症者，误用下药，下后干燥更甚，总不思平素出大恭时，并非大恭顺谷道自流，仍用气力催大恭下行。既得半身不遂之后，无气力使手足动，无气力使舌言，如何有气力到下部催大恭下行。以此推之，非风火也，乃无气力催大恭下行，大恭在大肠中日久不行，自干燥也。”

（4）辨小便频数、遗尿不禁

《医林改错·下卷·半身不遂论叙》“辨小便频数、遗尿不禁”说：“或曰：小便频数，遗尿不禁，有火有虚，有分别乎？余曰：有尿溺时，玉茎内疼痛，尿一点一滴而出，兼之色红，乃是火证。若高年人或虚弱人，尿长而痛，其色清白，乃属气虚。尿孔张开，尿流而不知，名曰遗尿。不禁者，尿欲出，而人禁止不溺，尿仍自出，此专指小便自病而言。若半身不遂兼小便频数，遗尿不禁，绝无玉茎疼痛之苦，此是气虚不固提也。”

（5）辨语言謇涩非痰火

《医林改错·下卷·半身不遂论叙》“辨语言謇涩非痰火”说：“或曰：说话不真，古名语言謇涩，前人论舌之本，有痰有火，此理想来不错。余曰：非痰火也。舌中原有两管，内通脑气，即气管也。以容气之往来，使舌动转能言。今半身无气，已不能动，舌亦半边无气，亦不能全动，故说话不真。试看小儿气不足不能行走时，高年人气衰时，说话俱不真是其证也。”

(6) 辨口噤咬牙

《医林改错・下卷・半身不遂论叙》"辨口噤咬牙"说:"或曰:既无风火,如何口噤咬牙?余曰:口噤自是口噤,咬牙自是咬牙,古人以口噤、咬牙混成一症,何临证粗心之甚!口噤是虚,咬牙是实;口噤是牙紧不开,咬牙是叩齿有声。在伤寒、瘟病、杂证、妇科,有虚证口噤者,有实证咬牙者,独半身不遂,有口噤,绝无咬牙;亦有口噤太甚,下牙里收,其声如锉,似咬牙,实非咬牙,亦虚证也。如无半身不遂,又无他症相兼,忽然口噤不开,乃风邪阻滞经络,气不上达之所致,用疏通经络之剂而即愈。"

4. 半身不遂症治法与方药

王清任云:"元气归并于左右,病半身不遂。"(《医林改错・下卷・瘫痿论》)治以益气活血通经之法,方用补阳还五汤。"此方治半身不遂,口眼歪斜,语言謇涩,口角流涎,大便干燥,小便频数,遗尿不禁"。补阳还五汤组成:黄芪四两,生,归尾二钱,赤芍钱半,地龙一钱,去土,川芎一钱,桃仁一钱,红花一钱。水煎服。

王清任言此方用法时说:"初得半身不遂,依本方加防风一钱,服四五剂后去之。如患者先有入耳之言,畏惧黄芪,只得迁就人情,用一二两,以后渐加至四两;至微效时,日服两剂,岂不是八两。两剂服五六日,每日仍服一剂。如已病三两个月,前医遵古方用寒凉药过多,加附子四五钱;如用散风药过多,加党参四五钱;若未服则不必加。此法虽良善之方,然病久气太亏,肩膀脱落二三指缝,胳膊曲而搬不直,脚孤拐骨向外倒,哑不能言一字,皆不能愈之症;虽不能愈,常服可保病不加重。若服此方愈后,药不可断,或隔三五日吃一付,或七八日吃一付;不吃,恐将来得气厥之症。方内黄芪不论何处所产,药力总是一样,皆可用。"(《医林改错・下卷・瘫痿论》)

(二) 小儿抽风

1. 小儿抽风源于气虚

《医林改错・下卷・论小儿抽风不是风》指出,抽风发作之时,"项背反张,两目天吊,口噤不开,口流涎沫,咽喉痰声,昏沉不省人事",皆属于气虚所致。其中,"项背反张,四肢抽搐,手足握固,乃气虚不固肢体也。两目天吊,口噤不开,乃气虚不上升也。口角涎沫,乃气虚不固津液也。咽喉往来痰声,非痰也,乃气虚不归原也"。王清任以高年人久病寿终之时的状态做比喻说:"试看高年人久病寿终时,或项强身重,或露睛天吊,或牙紧流涎,或痰声拽锯,或冷汗淋漓,一派气脱之症,明明显露。以抽风之两目天吊,口噤流涎,痰声拽锯互相参看,则抽风之症,气虚无疑。元气既虚,必不能达于血管;血管无气,必停留而瘀。"总之,小儿抽风源于气虚,进而可能导致血瘀,成气虚血瘀之证。

2. 抽风以前先兆症状皆属气虚

王清任指出,小儿抽风在发病前多有种种先兆。如《医林改错・下卷・论小儿抽风不是风》指出:"凡将欲抽风之前,必先见抽风之症,如见顶门下陷,昏睡露睛,口中摇舌,不能啼哭,哭无眼泪,鼻孔扇动,咽喉痰声,头低不抬,口噤无声,四肢冰冷,口吐白沫,胸高如碗,喘急气促,面色青白,汗出如水,不能裹乳,大便绿色,腹内空鸣,下泄上嗽,肌肉跳动,俱是抽风之兆。前二十症不必全见，但见一二症，则知将来必抽。”可见小儿抽风，亦非一日而成，早有脾肾气虚乃至阳虚在先，才有上述种种抽风先兆症状。

3. 小儿抽风治法与方药

关于小儿抽风的治疗，王清任言“其中有可治者，有不可治者……若露睛天吊，不食不哭，痰鸣气喘，病虽沉重，乃可治之症；若天庭灰色，肾子上缩，或脉微细，或脉全无，外形虽轻，乃不治之症”（《医林改错·下卷·论小儿抽风不是风》）。

王清任以健脾补肾、养血活血法，治疗小儿抽风症，方用可保立苏汤。其云：“此方治小儿因伤寒、瘟疫或痘疹、吐泻等症，病久气虚，四肢抽搐，项背后反，两目天吊，口流涎沫，昏沉不省人事，皆效。”（《医林改错·下卷·论小儿抽风不是风》）可保立苏汤组成：黄芪一两五钱，生，党参三钱，白术二钱，甘草二钱，当归二钱，酸枣仁三钱，炒，山茱萸一钱，枸杞子二钱，破故纸一钱，核桃一个，连皮打碎。水煎服。王清任所编方歌云：“可保立苏故纸枣，术归芍药参芪草，山萸枸杞水煎服，一个核桃带核捣。”

关于可保立苏汤的用药分量和具体用法，王清任云：“此方分量指四岁小儿而言。若两岁，分量可以减半；若一岁，分量可用三分之一；若两三个月，分量可用四分之一，又不必居于付数。余治此症，一日之间，常有用两三付者。服至不抽，必告知病家，不可因不抽，遂不服药，必多服数付，气足方妥。”（《医林改错·下卷·论小儿抽风不是风》）

（三）瘟毒吐泻转筋

《医林改错·下卷·瘟毒吐泻转筋说》记载：“上吐下泻转筋一症，古人立名曰霍乱……至我朝道光元年，岁次辛巳，瘟毒流行，病吐泻转筋者数省，京都尤甚，伤人过多，贫不能葬埋者，国家发帑施棺，月余之间，费数十万金。”可见，当时疫病大范围流行，患者病情十分严重。

1. “瘟毒吐泻转筋”之病因病机

王清任看到“彼时业医者，有用参术姜附见效者，便言阴寒；有用芩连栀柏见效者，则云毒火”，指出此病“不分男女老少，众人同病乃瘟毒也……芩连效在初病，人壮毒盛时；姜附效在毒败，人弱气衰时”。对于“有芩连姜附服之不效，而反有害者”，王清任根据临床观察，提出此病有气血凝结之病机。如其云：“试看针刺而愈者，所流尽是黑紫血，岂不是瘟毒烧炼。瘟毒自鼻入气管，由气管达于血管，将气血凝结，壅塞津门，水不得出，故上吐下泻。”（《医林改错·下卷·瘟毒吐泻转筋说》）

2. “瘟毒吐泻转筋”之治法与方药

王清任治“瘟毒吐泻转筋”，重视分清“有余”与“不足”之症。邪毒“有余”之症，治以针刺法或解毒活血汤；阳气“不足”之症，治以急救回阳汤。其言“解毒活血汤与急救回阳汤两方界限分清，未有不应手而愈者，慎之慎之。”

（1）有余之症，针刺或并用解毒活血汤

关于“瘟毒吐泻转筋”初起的治疗，《医林改错·下卷·瘟毒吐泻转筋说》云：“初得，用针刺其胳膊肘里弯处血管，流紫黑血，毒随血出而愈……此穴名曰尺泽。人气管周身贯通，血管周身亦贯通。尺泽左右四五根血管，刺之皆出血，皆可愈；尺泽上下刺之，亦可愈。总之，用针所刺而愈，皆风、火、气有余之症。不足之症，愈针愈坏。”王清任又云：“仓促之时，用针刺取其捷便也。一面针刺，一面以解毒活血汤治之。活其血，解其毒，未有不一药而愈者。”

王清任治疗“瘟毒吐泻转筋”初起病证，使用解毒活血汤。此方清解瘟毒，散除邪气，同时活血化瘀，改善气血运行。解毒活血汤组成：连翘二钱，葛根二钱，柴胡三钱，当归二钱，生地五钱，赤芍三钱，桃仁八钱，研，红花五钱，枳壳一钱，甘草二钱。水煎服。王清任所编方歌云：“解毒活血连翘桃，红花归壳葛赤芍，柴胡甘草同生地，吐泻良方用水熬。”此方中，连翘、甘草，清热解毒；葛根配柴胡，透邪解毒，祛邪达表；当归、生地凉血活血，赤芍、桃仁、红花活血祛瘀；枳壳行气散瘀，疏理气机以助活血之功。

（2）不足之症，当从速服用急救回阳汤

王清任指出：“此症得之最速，伤元气最快，一半日可伤生，若吐泻一两时后，或半日后，一见腿抽，便是腿上气少；一见胳膊抽，便是胳膊上气少。如见眼胞塌陷，汗出如水，肢冷如冰，漫言凉药有害，即余所立解毒活血汤亦有过无功。此时无论舌干口燥，大渴饮冷，一时饮水数碗，放心用姜附回阳汤，一付可夺命。此法非浅医所能知也。”王清任云：“若吐泻一见转筋身凉、汗多，非此方不可。莫畏患者大渴饮冷不可用。”（《医林改错·下卷·瘟毒吐泻转筋说》）

王清任以急救回阳、活血化瘀法治疗“瘟毒吐泻转筋”之亡阳证。急救回阳汤组成：党参八钱，附子八钱，大片，干姜四钱，白术四钱，甘草三钱，桃仁二钱，研，红花二钱。水煎服。王清任所编方歌云：“急救回阳参附姜，温中术草桃红方，见真胆雄能夺命，虽有桃红气无伤。”方中用大量的人参、附子、干姜、甘草（即四逆汤加人参）回阳救逆，扶助正气；白术健脾补中，以助回阳之力；因阳气虚易致血瘀，故佐桃仁、红花活血化瘀。

（四）出痘

1. 论痘乃瘟疫所致

王清任通过对痘的观察和思考，提出痘是“遇天行，触浊气”所致。如《医林改错·下卷·论痘非胎毒》指出，痘“乃胞胎内血中之浊气也。儿在母腹，始因一点真精凝结成胎，以后生长脏腑肢体，全赖母血而成；胞胎内血中浊气，降生后仍藏荣血之中，遇天行触浊气之瘟疫，由口鼻而入气管，由气管达于血管，将血中浊气逐之自皮肤而出，色红似花，故名天花；形圆如痘，故名曰痘。总之，受瘟疫轻，瘟毒随花而出，出花必顺；受瘟疫重，瘟毒在内逗留，不能随花而出，出花必险；受瘟疫至重，瘟毒在内烧炼其血，血受烧炼，其血必凝，血凝色必紫，血死色必黑，痘之紫黑是其症也。死血阻塞道路，瘟疫之毒，外不得由皮肤而出，必内攻脏腑，脏腑受毒火煎熬，随变生各脏逆症。正对痘科书中所言，某经逆痘，不知非某经逆痘也，乃某经所受之瘟毒也。痘之顺逆在受瘟疫之轻重”。（《医林改错·下卷·论痘非胎毒》）如上所述，痘属于瘟疫。痘之形状、颜色、病情及预后转归等，均与感受瘟毒之轻重密切相关。

2. 论痘浆不是血化

王清任根据痘浆颜色的变化，推断出痘浆的生成并非血化，乃是感受瘟毒之邪与血液、津液逼迫至皮肤所致，而前人对此认识存在误差。《医林改错·论痘非胎毒》云：“痘出时是红色，五六天后忽变清浆，次变白浆，次变混浆，次变黄脓，终而结痂，古人谓痘浆总是血化，若是血化，红血必能变白色”“痘本血管内血中浊气，遇天行触浊气之瘟疫，自口鼻而入气管，达于血管，将血管中浊气与血，并气管中津液逐之自毛孔而出，所以形圆色红。五六天后，痘中之血仍退还血管，痘内止存浊气津液”。王清任通过临证观察发现，痘发病过程中浆液颜色由白变混，由混变浊，质地由清稀到黏稠，由黏稠到脓干直至结痂，并指出痘之浆液颜色和质地的变化，是由瘟毒炽盛，蒸炼津液而产生的。《医林改错·论痘非胎毒》云：“津液清，名曰清浆；清浆为瘟毒烧炼，稠而色白，故名白浆；白浆再炼，更稠而混，故名混浆；混浆再炼，稠如疮脓，故名黄脓；将黄脓炼干而结痂。”痘未透出浆液，此为瘀血阻塞血之道路之故。此如其所言，“痘不行浆，皆因血不退还血管，血不退还血管，皆因血管内有瘟毒烧炼，血凝阻塞血之道路，若通血管之瘀滞，何患浆之不行”（《医林改错·下卷·论痘非胎毒》）。

3. 治痘重在通经逐瘀

王清任主张，治痘时当首先辨明瘟毒轻重、气之虚实、血之通滞。血道通开，则痒自止。《医林改错·论痘非胎毒》云：“治痘之紧要，全在除瘟毒之方法。瘟毒不除，花虽少而必死；瘟毒若除，花虽多不致伤生。痘科书中，但论治胎毒，而不知治瘟毒，纵知治瘟毒，而不知瘟毒巢穴在血。若辨明瘟毒轻重，血之通滞，气之虚实，立救逆痘于反掌之间，此所谓知其要者，一言而终耳。”其指出：“无论痘形攒簇，蒙头覆釜，周身细碎成片，或夹疹夹斑，浮衣水泡，其色或紫，或暗，或黑……皆是瘀血凝滞于血管。”因此，以通经逐瘀汤（桃仁、红花、赤芍、穿山甲、皂角刺、连翘、地龙、柴胡、麝香）治痘。

王清任还对出痘后的多种变证都有周全考虑。如痘后饮水呛者，治以会厌逐瘀汤；痘后泄泻不止者，治以止泻调中汤；痘后转为痢疾者，治以保元化滞汤（黄芪、滑石）；痘后身痒者，治以助阳止痒汤；痘后抽风者，治以足卫和荣汤；病久气虚者，治以可保立苏汤等。王清任治痘的经验，对后世有较深的影响。解毒活血法至今广泛应用于中医临床，治疗各种传染性疾病。

（五）痹证

《医林改错·下卷·痹证有瘀血说》指出：“凡肩痛、臂痛、腰痛、腿痛，或周身疼痛，总名曰痹证。明知受风寒，用温热发散药不愈；明知有湿热，用利湿降火药无功；久而肌肉消瘦，议论阴亏，随用滋阴药又不效。至此便云：病在皮脉，易于为功；病在筋骨，实难见效。因不思风寒湿热入皮肤何处作痛，入于气管，痛必流走；入于血管，痛不移处。如论虚弱是因病致虚，非因虚而致病。总滋阴，外受之邪归于何处？总逐风寒，去湿热，已凝之血，更不能活。如水遇风寒，凝结成冰，冰成风寒已散。明此义，治痹证何难。”谈到治疗痹证的方剂，王清任言“古方颇多，如古方治之不效，用身痛逐瘀汤”。

（六）癫狂

《医林改错·下卷》记载：“癫狂一症，苦笑不休，詈骂歌唱，不避亲疏，许多恶态，乃气血凝滞，脑气与脏腑气不接，如同做梦一样。”王清任以癫狂梦醒汤治疗此病。癫狂梦醒汤：桃仁八钱，柴胡三钱，香附二钱，木通三钱，赤芍三钱，半夏二钱，腹皮三钱，青皮二钱，陈皮三钱，秦皮三钱，苏子四钱，研，甘草五钱。水煎服。王清任所编方歌云：“癫狂梦醒桃仁功，香附青柴半木通，陈腹赤桑苏子妙，倍加甘草缓其中。”

二、临床经验方

1. 古开骨散治难产

古开骨散为治难产方，王清任用此方时重加黄芪。《医林改错·下卷》云："古人原有开骨散，服之有效者，有不效者，其方总论活血开骨，不重用力劳乏"，而王清任"每用开骨散，重加黄芪，不过一时胎即下"。其所用古开骨散：当归一两，川芎五钱，龟板八钱，血余一团，烧灰，加黄芪四两，生。水煎服。

2. 古没竭散治胎衣不下

古没竭散为治胎衣不下方。王清任用此方，以分量加倍而取效。《医林改错·下卷》云："至胎衣不下，古人原有没竭散，始而用之，有效有不效。"王清任言"继而加倍用之，胎衣立下"，还特别指出"药味要紧，分两更重要"。

3. 古下瘀血汤治血鼓

古下瘀血汤，治血鼓。何以知是血鼓？腹皮上有青筋，是血鼓腹大。桃仁八钱，大黄五分，䗪虫三个，甘遂五分，为末冲服。水煎服，与前膈下逐瘀汤轮流服之，方妥。(《医林改错·下卷》)

4. 抽葫芦酒治周身肿

抽葫芦酒，治腹大，周身肿。自抽干葫芦，焙为末，黄酒调服三钱。若葫芦大，以黄酒入内，煮一时，服酒颇效，取其自抽之义。(《医林改错·下卷》)

5. 蜜葱猪胆汤治通身肿

蜜葱猪胆汁，治通身肿，肚腹不大。猪胆一个，取汁，白蜜四两，两味调和一处；葱头四个，带白一寸，黄酒半斤。用酒煎葱两三沸，将酒冲入蜜胆内，服之，立效。(《医林改错·下卷》)

6. 刺猬皮散治遗精

刺猬皮散，治遗精，梦而后遗，不梦而遗，虚实皆效。刺猬皮一个，瓦上焙干为末，黄酒调，早服，实在效，真难吃。(《医林改错·下卷》)

7. 小茴香酒治白浊

小茴香酒，治白浊，俗名骗白，又名下淋，精道受风，汤药全不效。小茴香一两，炒黄，为粗末，黄酒半斤烧滚，冲，停一刻，去渣，服酒。(《医林改错·下卷》)

8. 硇砂丸

治瘰疬鼠疮，满项满胸破烂流脓，无不应手取效。硇砂二钱，研细，皂角子一百个，干醋一斤。前二味入醋内，浸三日，入砂锅内熬之，将干，将锅底硇砂拌于皂子上，候干，以微火焙干，或以炉台上炕之。每晚嚼五粒或八粒，一日早晚或吃两次，以滚白水送。然干则皂子过硬，为末服亦可。方内硇砂有红、白二种，余所用是红色者。未知白色硇砂功效若何。硇砂红色者，出库车北山洞中，夏令从洞中出火，人不能近前；冬令回民赤身近洞取之。本草言西域盐卤熬成者，误也。(《医林改错·下卷》)

9. 龙马自来丹

龙马自来丹：马钱子八两，地龙八条，去土，焙干，为末，香油一斤。将香油入锅内熬滚，入马钱子炸之，待马钱子微有响爆之声，拿一个用刀切两半，看其内以紫红色为度，研为细末，再入前地龙末，和均，面糊为丸，绿豆大。每付吃三四分，临卧服，盐水送。若五六岁小儿，服二分，红糖水送。如不为丸，面子亦可服。如吃斋人，去地龙亦可。（《医林改错·下卷》）

10. 黄芪赤风汤

痫症，俗名羊羔风，每晚先服黄芪赤风汤一付，临卧服丸药一付，吃一月后，不必服汤药，净吃丸药，久而自愈。愈后将丸药再吃一二年，可保除根。病源记前“脑髓说”中。黄芪赤风汤：黄芪二两，生，赤芍一钱，防风一钱。水煎服，小儿减半。治瘫腿，多用一分，服后以腿自动为准，不可再多。如治诸疮、诸病，或因病虚弱，服之皆效。无病服之，不生疾病。总书数篇，不能言尽其妙。此方治诸病皆效者，能使周身之气痛而不滞，血活而不瘀，气通血活，何患疾病不除。（《医林改错·下卷》）

11. 黄芪防风汤

黄芪防风汤，治脱肛不论十年、八年，皆有奇效。黄芪四两，生，防风一钱。水煎服，小儿减半。（《医林改错·下卷》）

12. 黄芪甘草汤

黄芪甘草汤，治老年人溺尿玉茎痛如刀割，不论年月深久，立效。黄芪四两，生，甘草八钱。（《医林改错·下卷》）

13. 木耳散

木耳散，治溃烂诸疮，效不可言。不可轻视此方。木耳一两，焙干，研末，白沙汤一两，和匀。以温水浸如糊，敷之，缚之。此方与刺猬皮治遗精，抽葫芦治鼓症，义同。明此义，方可以学医。（《医林改错·下卷》）

14. 玉龙膏

玉龙膏，即胜玉膏。治跌打损伤，贴之颇效。香油一斤，白蔹、升麻、当归、川芎、连翘、银花、甲片、川乌、象皮各四钱，乳香一钱半，末，轻粉三钱，末，冰片三分，末，麝香三分，末，白占（即白蜡）二两。将前九味药入油内炸枯色，去渣，入官粉三盒，离火，再入乳、没、粉、片、麝搅匀，再将白占投入于内，摊贴之。此膏去官粉，即糕子药，贴破烂诸疮，其效如神。（《医林改错·下卷》）

【后世影响】

一、历代评价

清·唐容川在《血证论》中，不仅载录王清任所创制的通窍活血汤、血府逐瘀汤、膈下逐瘀汤，治疗上焦、中焦、下焦瘀血之证，还对王清任善治血瘀证予以肯定。如其在《血证论·卷八》所载“血府逐瘀汤”方下云：“王清任著《医林改错》，论多粗舛，惟治瘀血最长，所立三方，乃治瘀活套方也。一书中惟此汤歌诀‘血化下行不作痨’句，颇有见识。凡痨所由成，多是瘀血为害，吾于血证诸门言之綦详，并采此语以为印证。”唐容川在《血证论·卷八》所载“膈下逐瘀汤”方下，又言“王清任立方，即当芎失笑散意，治中下焦瘀血可用。王清任极言瘀血之证最详，而所用药则仍浅近，然亦有可用云”。

张锡纯赞同王清任根据瘀血停着的部位而活血逐瘀。如《医学衷中参西录·方剂篇·第一卷》云：“玉田王清任著《医林改错》一书，立活血逐瘀诸汤，按上中下部位，分消瘀血，统治百病，谓瘀血去而诸病自愈。其立言不无偏处，然其大旨则确有主见，是以用其方者，亦多效验。”

二、后世发挥

清·唐容川在《血证论·卷五》论述“瘀血”证治时，引用王清任创制的通窍活血汤、血府逐瘀汤、膈下逐瘀汤，治疗瘀血在上焦、中焦、下焦之证。如其云：“瘀血在上焦，或发脱不生，或骨膊、胸膈顽硬刺痛，目不了了，通窍活血汤治之，小柴胡汤加归、芍、桃仁、红花、大蓟，亦治之。瘀血在中焦，则腹痛胁痛，腰脐间刺痛着滞，血府逐瘀汤治之，小柴胡汤加香附、姜黄、桃仁、大黄，亦治之。瘀血在下焦，则季肋少腹，胀满刺痛，大便黑色，失笑散加醋军、桃仁治之，膈下逐瘀汤亦稳。”此外，对于瘀血在肌肉证，也以血府逐瘀汤加醋炒大黄治之。如其云：“瘀血在肌肉，则翕翕发热，自汗盗汗。肌肉为阳明所主，以阳明之燥气，而瘀血和蒸郁，故其证象白虎。犀角地黄汤加桃仁、红花治之，血府逐瘀汤加醋炒大黄，亦可治之也。”（《血证论·卷五》）

张锡纯在《医学衷中参西录》共创立 25 首活血化瘀方剂，在组方上也明显借鉴了王清任以活血化瘀为主的用药特点。但张锡纯认为，血瘀重症必当破血逐瘀，而王清任选用的一般活血化瘀药，力轻效弱。张锡纯组方时采用破血逐瘀之品，常用乳香、没药、三棱、莪术等重捣巢穴。如《医学衷中参西录·方剂篇·第八卷》云：“盖血既离经，与正气全不相属，投之轻药则拒而不纳。”张锡纯还善用虫类药，取其走窜通络、活血祛瘀之效。如张锡纯创理冲丸治疗妇人癥瘕，即是在活血化瘀药中加入水蛭，以破瘀血。从用药特点上看，张锡纯用药更为峻猛，善于破血逐瘀。

现代有关王清任学术研究的论文，以活血逐瘀法及其方剂居多，论文内容多属对其活血逐瘀学术思想的研讨及其临床运用的报道。现代以来，活血化瘀法广泛运用于多种疾病的治疗并开展了深入的研究。其中，对王清任的活血逐瘀方剂及其化裁应用，多有临床和科研报道，具有较高的关注度。举例如下。

血府逐瘀汤，治疗冠心病心绞痛疗效显著，已成为临床治疗冠心病的常用有效方剂。实验研究也证实，血府逐瘀汤可改善血液流变学，改善凝血和纤溶功能，调节血管内皮细胞分泌，阻止动脉粥样硬化，促进机体氧自由基清除，改善心肌缺血缺氧及心功能等。

补阳还五汤，广泛应用于中风急性期、恢复期、后遗症期的气虚血瘀证。有研究证实，补阳还五汤能减轻脑水肿，抑制脑过氧化物生成，对血管内皮细胞有保护作用；可提高血小板功能，改善患者异常的血小板活化和纤溶活性，改善其不良血液循环状态；通过抗氧化而发挥抗脑缺血再灌注损伤的作用，能显著减少脑缺血大鼠皮层梗死面积。补阳还五汤还对脑缺血后红细胞免疫功能有调节作用，对脑缺血后脑组织损伤有保护作用。

少腹逐瘀汤，用于治疗原发性痛经、子宫肌瘤、子宫腺肌症、子宫内膜异位症等妇科杂病效果显著。有研究证实，少腹逐瘀汤可升高子宫组织中一氧化氮水平，降低钙离子水平，改善卵巢功能，调节异常的激素水平，影响血液流变学指标，调节机体免疫功能等。

综上所述，王清任强调“业医诊病，当先明脏腑”，言“灵机记性不在心在脑”，指出“治病之要诀在明白气血”，善用活血逐瘀法治疗疑难病证，是其在学术上的突出特色。王清任的主要学术成就，是创制活血逐瘀系列方剂，为活血逐瘀法在后世中医临床中的运用拓宽了思路，积累了经验；对后世医家诊治气虚、血瘀所致多种病证带来了有益的启示，产生了广泛的学术影响。

中国中医科学院中医基础理论研究所　张玉辉

【参考文献】

［1］王清任．医林改错［M］．上海：上海科学技术出版社，1966.

［2］唐容川．血证论［M］．北京：人民卫生出版社，2005.

［3］张锡纯．医学衷中参西录［M］．北京：人民卫生出版社，2006.

［4］刘美文，许白华．王清任学术思想的形成与发展［J］．河北中医学院学报，1994，9（91）：24－27.

［5］王敬兰，艾永敏，陈玲燕．王清任生平事迹及其学术思想［J］．河北中医药学报，2000，15（4）：17－20.

［6］马艳春，李成文．王清任瘀血理论及脑髓说探讨［J］．中医药信息，2008，25（6）：6－8.

［7］李冀，王烨燃．王清任活血化瘀法用药特点探析［J］．辽宁中医杂志，2008，35（6）：826－828.

［8］张海啸，杨叔禹，曹洪欣，等．王清任的气血相关理论及用药特点［J］．时珍国医国药，2009，20（1）：246－247.

［9］王新，荀淑娟．《医林改错》气血理论初探［J］．长春中医学院学报，1997，13（62）：63.

［10］王浩中，董斌，沈宏春，等．从《医林改错》谈王清任的学术创新［J］．长春中医学院学报，2005，21（3）：178－179.

［11］叶宇齐，王佩娟．少腹逐瘀汤治疗原发性痛经的机制研究［J］．长春中医药大学学报，2012，28（3）：551－553.

［12］张梅奎，尹岭，张学文．补阳还五汤治疗缺血性中风的研究进展［J］．中国中医基础医学杂志，2002，8（9）：74－79.

［13］杨佳昕，海英．王清任补阳还五汤治疗中风病文献研究［J］．实用中医内科杂志，2012，26（11）：10－12.

［14］辜小恒．王清任化瘀理论的临床应用［J］．江西中医学院学报，1997，9（4）：1－2.

［15］李林．王清任解剖学对中医的影响［J］．光明中医，2007，22（2）：15.

［16］王烨燃，王凯旋．王清任中风理论及其临床应用考释［J］．实用中医内科杂志，2008，22（4）：13－14.

［17］容兆宇．血府逐瘀汤对37例冠心病心绞痛患者细胞因子及氧自由基的影响［J］．中医研究，2006，19（7）：26－28.

［18］马殿信．血府逐瘀汤治疗气滞血瘀型冠心病心绞痛的临床疗效观察［J］．实用心脑肺血管病杂志，2009，17（9）：769－770.

［19］茅晓．王清任"气虚致中"学说及其临床应用［J］．山西中医，2002，18（1）：38－39.

［20］杨付明．张锡纯与王清任益气活血法运用的比较研究［J］．江苏中医药，2006，27（5）：

10－11.
[21] 蒋桂希，咏初. 王清任活血化瘀法临床应用［J］. 湖北中医学院学报，2002，4（3）：50－51.
[22] 章熙振，顾保群.《医林改错》气血论治浅析［J］. 南京中医药大学学报，1998，14（3）：137－138.
[23] 孙达武. 论王清任对活血化瘀的贡献［J］. 中医药导报，2006，12（9）：6－8.
[24] 王锋，孙德舜. 浅析王清任活血化瘀法［J］. 中医药通报，2011，10（6）：33－34.
[25] 白东浩. 试论王清任在治瘀方面的几点创新［J］. 疾病监测与控制杂志，2011，5（9）：578－580.
[26] 王金桥. 试论王清任调气活血的组方思想［J］. 山东中医药大学学报，2012，36（5）：389－391.
[27] 陈秀琪，孙遇钦. 王清任的学术思想及其影响［J］. 山东中医药大学学报，1991，4（4）：10－11.
[28] 孔沈燕，马学芳，李胜涛. 王清任活血化瘀法初探［J］. 四川中医，2004，22（12）：5－6.
[29] 夏永良. 王清任活血化瘀方剂用药规律探讨［J］. 中医药学刊，2006，24（1）：95－96.
[30] 年莉. 血府逐瘀汤临证应用研究［J］. 中医药学刊，2004，22（4）：702－705.
[31] 宫洪涛，朱慧民，张振强. 血府逐瘀汤临证应用研究［J］. 中国中医急症，2002，11（4）：290.
[32] 龙建新. 王清任制方用药探析［J］. 河南中医，2005，25（4）：21－22.
[33] 谢文光. 王清任运用黄芪的经验［J］. 江西中医药，1985（1）：48－50.
[34] 李新华. 王清任血瘀理论成因探析［J］. 湖南中医学院学报，2006，26（3）：4－5.
[35] 张其成. 王清任学术思想研究［J］. 中医文化，2003（2）：4－7.
[36] 王敬兰，艾永敏，陈玲燕. 王清任生平事迹及其学术思想［J］. 河北中医药学报，2000，15（4）：17－20.
[37] 黄德弘，刘孟渊. 王清任气血理论和调气活血组方思想特色探析及运用体会［J］. 上海中医药杂志，2014，48（5）：26－29.
[38] 周长胜，程如海，李雪芹. 王清任脑髓说探讨［J］. 云南中医学院学报，2001，24（2）：18－19.
[39] 张京春. 王清任活血化瘀医方与心脑血管疾病的治疗［J］. 中西医结合心脑血管病杂志，2003，1（7）：389－391.
[40] 李睿. 王清任活血化瘀方剂应用特点及临床体会［J］. 中国中医基础医学杂志，2006，12（2）：153－155.
[41] 秦荣. 王清任活血化瘀法及其制方用药特点探讨［J］. 江西中医药，2007，38（9）：11－12.

[42] 徐远. 王清任调气活血组方思想的内涵及临床运用 [J]. 北京中医药大学学报, 2009, 32 (1): 5-8.
[43] 蒋芳莉, 贾静鹏, 蒋森. 王清任《医林改错》与血瘀学说的发展 [J]. 山西医药杂志, 2004, 33 (9): 753-754.
[44] 马华强, 马海英. 王清任《医林改错》学术特色浅议 [J]. 中国中医药现代远程教育, 2009, 7 (12): 179.
[45] 徐梅, 赵莉, 张婷婷, 等. 王清任"五逐瘀汤"在妇科临床中的运用 [J]. 上海中医药杂志, 2012, 46 (1): 85-87.
[46] 吴沐基, 莫小燕. 浅谈《医林改错》中血府和血府血瘀的学术特色 [J]. 光明中医, 2009, 24 (2): 225-226.
[47] 欧阳建军. 试论王清任制五首逐瘀汤的思维特色 [J]. 中医研究, 1996, 9 (1): 8-10.
[48] 田虎, 王素改. 试论王清任活血化瘀法及其成就 [J]. 天津中医药大学学报, 2006, 25 (4): 204-206.
[49] 叶效兰, 汪晖, 乐江, 等. 少腹逐瘀汤对子宫的解痉和抗炎作用 [J]. 中国医院药学杂志, 2002, 22 (6): 329-332.
[50] 陈志霞. 浅谈王清任的瘀血理论特点及活血化瘀法的现代临床应用 [J]. 国医论坛, 2005, 20 (2): 47-49.
[51] 熊平, 王浩中. 浅析王清任辨治血瘀证的特色 [J]. 河北中医, 2004, 26 (12): 959-960.
[52] 葛少勇. 浅析《医林改错》对半身不遂的认识 [J]. 现代中医药, 2009, 29 (3): 56-57.
[53] 潘大为. 论王清任的神明观 [J]. 中华中医药杂志, 2009, 24 (2): 124-127.
[54] 张大明, 杨建宇. 对王清任脏腑改错的再思考 [J]. 中国中医药现代远程教育, 2008, 6 (9): 1074.

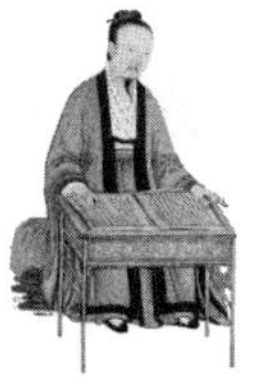

章虚谷

内容提要

章虚谷，名楠，以字行，其生卒年代不详。根据其自序和著述年代推算，他生活于清乾隆中后期及道光年间，是一位跨近代史边缘的医林人物，会稽上虞道墟（今浙江绍兴）人，著有《医门棒喝初集》《灵素节注类编》《伤寒论本旨》。其从医由读叶天士医案开悟而入门，其后对《内经》和《伤寒论》也有比较深刻的理解，并能融会贯通诸家之论而有所取舍。章虚谷就医学理论中向有争议而又比较重要的问题，结合自己的体会写成《医门棒喝初集》以警醒时流；在《内经》《伤寒论》及温病学说的整理与阐释方面也多有发挥。所著《灵素节注类编》，从八个方面提纲挈领，发挥经义，有理论特色；所著《伤寒论本旨》，阐释《伤寒论》，发挥温病学说，对外感热病颇有见地。在临床辨治方面，重视疏利气机，辨虚实、表里；强调温病察舌、验齿，亦重视四诊合参；对虚损、痧证、痘疹、痢疾及温暑诊治，也多有己见并附以医案。章虚谷将从医之心，喻为“春雨涨溪，以竹作筏，尽吾心力”的慈悲胸怀，值得从医者敬仰与学习。

【概述】

一、生平简介

章虚谷，名楠，以字行，其生卒年代，历史上未见明确记载。根据其自叙和著述年代推算，生活在清乾隆中后期及道光年间；又因其著《医门棒喝二集》，成于清道光十五年（1835），故其卒年当在其后，是一位跨近代史边缘的医林人物；会稽上虞道墟（今浙江绍兴）人，著有《医门棒喝初集》《灵素节注类编》《伤寒论本旨》。

章虚谷幼年羸弱多病，因此留意于医学，从钻研叶天士医案而入医门，还曾去粤、冀、吴门等地遍访名医。经约30年潜心向学，钻研前人医学理论与临床经验，对《内经》《伤寒论》，乃至金元四大家、吴又可、张景岳、吴鞠通等医家的学术特点，有了比较深刻的认识。章虚谷儒医皆通，在医理发挥及临证方面均有很深的造诣；不仅精通伤寒，而且对温病学说颇有发挥；对《内经》理论的整理与阐释，也具有自身特色。

章虚谷就医学理论中向有争议而比较重要的问题，融汇各家之说，结合个人心得，于清道光五年乙酉（1825）写成《医门棒喝》初稿。其所以用此书名，旨在阐明医理，评论诸家之流弊以警醒时流。其后，章虚谷于清道光八年戊子（1828）重游广东，对旧稿加以整理，并经同乡田晋元（雪帆）评点，于次年己丑（1829）由浙江海宁人应秋泉、纪树馥等在广州刻版问世，即《医门棒喝初集》。章虚谷鉴于《内经》年代久远及“其文义多古奥难解，间有脱讹”，故于清道光十四年（1834）春著成《灵素节注类编》一书，因当时未刻版刊行，故后世知者鲜矣。清道光十五年乙未（1835），章虚谷又写成《伤寒论本旨》（一名《活人新书》），因先于《灵素节注类编》校刊问世，又被称为《医门棒喝二集》，由浙江山阴人陈祖望、钱昌等校刻行世。浙江科学技术出版社，于1986年出版了《灵素节注类编》，即《医门棒喝三集》。此书据称由绍兴世医杨森茂医师珍藏，杨氏得之于清末名医赵晴初，而赵氏则得之于章虚谷后人，当是据章虚谷未刊稿印行者。

章虚谷著书的宗旨是“洞见本源，救正阙失”，对《内经》《伤寒论》均有所发挥，并推动了温病学说的发展。其学术观点与理论建树，既继承传统，又融会新知，论理重在详辨，务求理明义尽，体现了执着求索的治学精神。

二、著作介绍

（一）《医门棒喝初集》

《医门棒喝初集》，共计4卷，医论27篇，附13篇，冠以条例10则，杂论医理、诊法及内儿各科病证治法，并附医案，是一部杂论性质的医论专著，体例仿徐大椿《医学源流论》。在此书中，章虚谷结合自身的临床实践心得，讨论了医学理论中一些向有争议而又比较重要的问题。其中，27篇医论分别是：卷一为六气阴阳论、太极五行发挥、人身阴阳体用论、伤寒传经论；卷二为辨《贯珠集》温病伤寒掺混之误、麻桂青龙汤解、方制要妙论、温暑提纲、评《温病条辨》、评王于圣《慈航集》、《千金方》房术论、虚损论；卷三为《素问》辨疑、论景岳书、论易理、平心论；卷四为痧胀论、萎仁辨、原痘论、治痘论、疹瘄辨、治疹论、评《痘科正宗》、望闻问切、医病须知、医称小道、性说。

（二）《医门棒喝二集》

《医门棒喝二集》，即《伤寒论本旨》，又名《活人新书》，共计9卷。卷一为“申义起至医本于易论止”；卷二为太阳上篇、太阳中篇、太阳下篇；卷三为阳明全篇；卷四为少阳篇、合病并病篇、太阴篇、少阴篇、厥阴篇；卷五为汗吐下后并误治诸证、藏结结胸痞证、差后复病、阴阳易病；卷六为风寒湿热温暑病总论、风寒湿热病证治、霍乱病证治、痉病证治、温病大旨、温热病证治、《内经》温热病论（附叶氏《温病论》）；卷七为暑病源流论附问答、暑病证治（附薛雪《湿热条辨》）；卷八为脉证合参、脱绝脉证；卷九为汇方集解。此书主要内容，是阐释《伤寒论》及发挥温病学说。书中卷六、卷七部分，以叶天士和薛雪两家所论为主，继而阐发了外感温病理论。

（三）《医门棒喝三集》

《医门棒喝三集》，即《灵素节注类编》，共计10卷，统编为8类。例言“今体会经义而分门类：一曰禀赋源流，二曰摄养为本，三曰阴阳脏腑，四曰营卫经络，五曰四诊合参，六曰外感内伤，七曰治法准则，八曰运气要略。”其体例为：“虽分门类，仍将各篇原题标出，以备考证。如关两门要义者，两门俱收，注于一门，可随时查阅。”每一类下分为总论及经解两个部分，总论提纲挈领，发挥精义；后节录《内经》原文节段，每段经文之后详加阐释。

【学术思想】

一、学术渊源

（一）读叶天士医案开悟而入医门

章虚谷初学医时，“十年不知端绪”，后阅读吴县叶天士医案而颇受启发，谓自此略窥医理之奥，而见诸家意旨所在。自此力攻叶天士学术，由此入门且医术大进。章虚谷认为，叶天士“实传仲景之心印”，并在《伤寒论本旨》中对《温热论》做了较为详细的注释和深刻的发挥。在《医门棒喝初集》里，章虚谷对叶天士的尊崇之意也处处可见。如《医门棒喝初集·自序》云“后读吴门叶天士先生医案，见其发明奥旨，如点龙睛，而镕铸百家，汇归经义”；《医门棒喝初集·条例》亦云“惟吴门叶天士先生论风温二十则，分营卫气血，传变治法，最为精当”；《医门棒喝初集·卷一·伤寒传经论》之“附论伏暑”篇又曰“余于温暑提纲，已论其概，而《叶氏医案》，辨治尤详，皆当参阅”。实可看出章虚谷对叶天士学术思想的高度认同。

（二）植根于《内经》与《伤寒论》

章虚谷在《医门棒喝初集·卷三·平心论》曰："是故学者，必先参究《灵》《素》、仲景之文，通达其义理，一若吾心之所欲言者。然后博览诸家。"其学术思想植根于《素问》《灵枢》《伤寒论》，这从他所著《灵素节注类编》与《伤寒论本旨》的目的与内容可见一斑。

《灵素节注类编》对《内经》进行节取注解、分类编辑，体现了章虚谷对中医理论体系之框架的认识。论述医理时，章虚谷也坚持从流溯源，秉承经典。如《医门棒喝初集·卷三·〈素问〉辨疑》将诸医家对《素问》条文误解之处一一阐释，如"秋伤于湿，冬生咳嗽"等，主张论述时应知其理之所归，以经为旨。又如，《灵素节注类编·卷一·禀赋源流总论》从《素问》经旨出发，提出了中医体质学说，认为体质可归纳为"或有阳盛阴弱者，或有阴盛于阳者，或有阴阳皆弱者，或有阴阳皆盛者"四种类型，并提出了体质在疾病转归中的作用，临证可参体质来立法组方。

章虚谷研究《伤寒论》受方有执影响，认同"错简重订"之说，把"风伤卫""寒伤营""风寒两伤营卫"，定为《伤寒论》的基本精神，创立了"三纲"学说。著《伤寒论本旨》，依方分篇目，依三纲订正条文，补充论中未备，并削去"伤寒例"，节录"平脉法""辨脉法"。该书结合自身学术心得，阐发了《伤寒论》条文；而创新之处亦本于经典，如在遵循仲景学说基础上，以叶天士和薛雪两家所论出发，对《伤寒论》中论述欠详尽的"温病"理论多有发挥。在《医门棒喝初集》医理阐述与医案自按中，皆从《伤寒论》经旨出发，处处可见"仲景曰""推广仲圣之遗意也""仲圣之法"等，言之有据。

（三）深受理学及儒家思想的影响

1. 宋明理学的浸润

宋明理学对章虚谷的影响，主要体现在以下两个方面：一为疑经创新的学术风气；一为尊经崇圣的"正统"观念。前者直接促使了金元四大家的学术争鸣，并影响到明清医学理论的发展，对章虚谷治学思路亦有影响。如章虚谷辨析张景岳与朱丹溪的阴阳之有余不足论；批判吴又可混指一切温病为瘟疫且不辨伏气为病；不赞同吴鞠通将风温、瘟疫并为一类，不分轻重深浅；对古代医家的痘疹论提出质疑等。章虚谷在精研《内经》《伤寒论》的基础上，对温病多有发挥，亦是理学活泼学风的体现。而后者，可体现在《内经》被奉为中医理论之圭臬，张仲景亦被称为"仲师""医圣"。章虚谷对《内经》《伤寒论》推崇有加，秉承经典，以经为旨，反对妄自发挥；对《伤寒论》中论述欠详尽的"温病"理论的阐发亦本于张仲景学术思想。

宋明理学对章虚谷学术思想架构的影响，包括"体用说""太极说""先后天说""性理之说"等，主要集中在《医门棒喝初集·卷一》诸篇。如《医门棒喝初集·六气阴阳论》认为"体"即形质，"用"即功能，论相火、君火："君火为体，相火为用，体用虽二，究其源，实则一火而已……所以六气之序，君火之后，次以相火，从体发用之意也"。《医门棒喝初集·卷一·人身阴阳体用论》又结合"先后天说"，曰："阴阳之体，兆于赋形之先，故名先天。阴阳之用，已成血气形质，故名后天。原其体则浑然而莫可形容，论其用则迁流变化生生不穷。"

2. 儒学与佛家思想影响

理学以儒学为基础，参引道、佛，在章虚谷的著述里表现得尤为突出。阐释具体医学问题时，往往联系易、儒、道、佛之说展开论述。首先，《医门棒喝》之书名便取佛语“棒喝”，即警醒时流之意，其书中思想亦多有禅宗顿悟之风。其次，儒家的“致中和”思想在章虚谷的著作中也有体现。如《医门棒喝初集·论易理》云：“夫致中和，天地位焉，万物育焉。天地之大德曰生者，得中和之道也，中和者，阴阳两平，不偏不倚……失中而非道矣。”明确把“阴阳两平，不偏不倚”归结为“中和”理论。

而章虚谷辨析阴阳二气的特点，强调应从临床出发而反对空谈理论。他针对朱丹溪的“阳常有余，阴常不足”论，指出：“乾阳为统天，而万物资始。坤阴为顺承，而万物资生……所以言一阴一阳之谓道，见得二气流行，生化万物，其性能不同，其功用则一……则尊卑扶抑之说，全是儒家为治世之道设喻而已”。指出临床中所见病证，或当扶阳，或当抑阴，惟辨证施治，不能执一定之法。

章虚谷在《医门棒喝初集·六气阴阳论》与《医门棒喝初集·太极五行发挥》中，以《周易》卦象的阴阳爻的变化结合时令节气，解释了六气流行的特性和发病机理，如释“凡病伤寒而成温者，先夏至日者为病温，后夏至日者为病暑”（《素问·热论》）时，指出前者是有火无湿，后者是火湿相合，均从阴阳进退消长之理进行分析；言自然界六气，名虽有六，实则只是阴阳二气的进退而已。

又如章虚谷援引张景岳之论：“是以《易》之书，一言一字皆藏医学之指南。”但又在《医门棒喝初集·卷三·论易理》中，谈到了“易象”与《易经》的区别，明确指出“易象为大道之源，医理、儒理具在其中；《易》辞为儒者之言，可用治世不可治病也”。

3. 提出儒与医俱为大道

章虚谷在《医门棒喝初集·自题》中云：“或者问曰：子论古已多，又与时人辩驳不朽，将以沽名也？求胜也？答曰：皆非也。既不索求，岂不自寻劳苦乎？答曰：譬如春雨山溪骤涨，行人趑趄。余适有竹数竿，急为作筏，虽不能济多人，亦尽吾心力而已。”足见医者仁心。同时他把学医看作是自己的所好，不觉其苦，“当其好也，无不发愤忘食，乐而忘疲，不知老之将至者。余好在此，自觉可乐，未见劳苦也”。

章虚谷从医与儒皆是社会同样不可或缺的内容出发，提出“医非小道……非可小视也”。《医门棒喝初集·医称小道》云：“尝思天下无二道，自格致诚正，而致参天地赞化育，岂不为儒者之大道乎！但人察天地气化而生，凡八风之来，六气之变，皆能致疾。虽其参赞之能，而猝婴非常之疾，气血溃乱，性命卒不能留，则所谓大道者，亦不可恃矣。”又云：“若溯其极，实与儒理一致，故称儒医。儒者治国，医者治身；治国为大，治身为小，而实有相须之道焉……医之称小道者，非藐之也。以其实卫于大道而不可罔，故称小道，而与大道一源也。”

综上所述，研究《医门棒喝》与中国哲学的相关性，有助于了解章虚谷的学术思想架构，理解《医门棒喝》的著述方法及思路。

二、学术特色

（一）《内经》研究特点

《灵素节注类编》，为章虚谷多年潜心研究《内经》所著，是分类研究《内经》的代表性学术著作。从编撰体例来看，全书共计 10 卷，统编为 8 类："今体会经义而分门类：一曰禀赋源流，二曰摄养为本，三曰阴阳脏腑，四曰营卫经络，五曰四诊合参，六曰外感内伤，七曰治法准则，八曰运气要略"。每一类下分为总论及经解两个部分，经解多结合章虚谷自身学习体会或感悟。该书是作为对《内经》进行节取注解、分类编辑的重要著作之一，其分类框架有自身特色，注释内容不拘于古人。

章虚谷在《灵素节注类编·自序》云："前以一得之愚，著《医门棒喝》四卷……复将《灵》《素》要妙之文，节取注解，分类编辑。"在《伤寒论本旨·序》云："是故《灵》《素》首明天人合一之理……余已节录要旨，分类编注。"可见《灵素节注类编》的编撰目的与要旨。

该书节选经文较为丰富，正如《灵素节注类编·例言》所述："今凡深奥简古之文，息心体会，详细辨注，必明其不易之理；其有文义明晰易解，毋须赘注者，则略之"。只要实用皆取之，并详加阐释。如《灵素节注类编·阴阳脏腑总论》，先论述五行、阴阳、脏腑配属及脏腑功能异同等，后提出"故五脏、六腑及心包络共成手、足阴阳十二经……必先熟脏腑生化之理、经络流行之道，方能辨病之表里虚实而治之，是故学人首当究心，而不可忽者也"。

同时，章虚谷《医门棒喝初集》《伤寒论本旨》在论述医理、阐述方义时，也往往从《内经》经旨出发。如《医门棒喝初集·〈素问〉辨疑》中章虚谷将诸医家对《素问》条文误解之处一一阐释，认为"秋伤于湿，冬生咳嗽"等不解之处，"辞简义广，精韵难窥"，应予以精研，"若不得其解，阙疑可也。设上下文足以相证，而疑误显然者，据理辨之，以俟明者论定"。

（二）《伤寒论》研究特点

张仲景所著《伤寒论》，是中医学讲究"辨证论治"而又自成体系的经典著作。研究《伤寒论》之风，自晋唐的王叔和、孙思邈至宋金元的林亿、成无己等，经久不衰。自宋以后，也有诸多医家对《伤寒论》的注解乃至条文加以发挥，辨疑质难。明代方有执在《伤寒论条辨》中始发"错简"之论，由于张仲景在明代已被尊为"仲师""医圣"，认为《伤寒论》章节不可改动，便将矛头直指王叔和、成无己，提出"错简重订"之说。章虚谷受方有执学术影响较大，即把"风伤卫""寒伤营""风寒两伤营卫"定为《伤寒论》的基本精神，创立了"三纲"学说。这一认识，对促进学术争鸣，深入研究《伤寒论》，起到了一定的推动作用。其不足之处在于，过分强调了"三纲鼎立"之说，在发挥中失之于牵强附会。章虚谷著《伤寒论本旨》，依方分篇目，依三纲订正条文，补充论中未备，并削去"伤寒例"，节录"平脉法""辨脉法"。

《伤寒论本旨》共计 9 卷。内容主要是阐发《伤寒论》条文，以经为旨。同时在遵仲景之道的基础上，以叶天士和薛雪两家所论出发，对《伤寒论》中论述欠详尽的"温病"理论多有发挥。

1. 对"伤寒例"的认识

《伤寒论》中的"伤寒例"，在宋臣校定本中位居"辨脉法""平脉法"之后，六经辨治之前。此篇内容较杂且涉及广泛，并于多处引用《内经》等古文献；又有"今搜采仲景旧论"之语，显非张仲景原作，故明初黄仲理首先提出其为"叔和采摭群书，附以己意"；方有执又推出"错简"说，主张当予以删削，自此以后一直多有争论。问题主要集中在"伤寒例"的作者与价值上。

关于“伤寒例”的作者，有认为成于张仲景者，有认为成于王叔和者，有认为成于成无已者。也有认为“伤寒例”不单是王叔和之言，亦有张仲景之辞。章虚谷即持此观点，云：“王叔和既辑仲景之论，又援《素问》之言，杂以己意。”

关于“伤寒例”的价值，有医家持完全否定态度，认为“伤寒例”使仲景之道晦而不明；也有部分医家持肯定态度，认为“伤寒例”为《伤寒论》之纲领。前者如方有执，认为“仿例而行，仲景之道反愈晦”，故提出“伪不容有，无之可也。既应无之，削之可也，故从削”，是最早提出删削“伤寒例”的医家。章虚谷从其言，认为“伤寒例”与仲景之旨不合，徒使后世学者惑于多歧。在《医门棒喝初集·卷二·辨〈贯珠集〉温病伤寒搀混之误》中亦云：“国初张路玉先生，集《伤寒缵论》，独谓此数条，是仲景论温热病证治，注家不辨，混入伤寒例中。”章虚谷赞同张璐之说。

2. 提出“微汗治湿痹”

章虚谷在研究《伤寒论》的基础上，总结出“微汗治湿痹”的法则。《伤寒论本旨》云：“无汗，则当发汗以解之也。值天阴雨不止，则其湿胜于风；若大发其汗，阳气奔腾，而风为阳邪，随气而泄，湿邪阴滞，故反遗留而病不愈也。若治风湿者，必通其阳气，调其营卫，和其经络，使阴阳表里之气周流，则其内湿随三焦气化，由小便而去，表湿随营卫流行，化微汗而解。阴湿之邪既解，风邪未有不去者。”盖风湿之邪，乃风邪与湿邪相合而成。风为阳邪，其性轻扬，容易表散；湿为阴邪，其性重浊、黏滞，易阻碍气机，难以骤除。如发汗过多，则风气虽去而湿邪仍在，故不可大发其汗。

3. “**摶**”“搏”二字之辨

《伤寒论》及历代注本，对“摶”（现写作“抟”）、“搏”二字的使用和释义，一直说法不一。在释义方面，对“相搏”有释为搏击者，有释为相合并者，还有释为相互作用者，莫衷一是。致使“相抟”“相搏”歧义丛生，令学者无所适从。章虚谷释曰：“以风寒湿邪抟结，故八九日而不能解。”对《伤寒论·辨脉法第一》“脉浮而数，浮为风，数为虚，风为热，虚为寒，风虚相搏，则洒淅恶寒也”，章虚谷注曰“风邪在表则身热，中气不固则内寒，‘风虚相抟’者犹言相糅也”，明确了“抟”的内涵。

4. 对“胃家实”的认识

《伤寒论》180 条云：“阳明之为病，胃家实是也”。何谓“胃家实”？后世医家有从病因病机解释，有从证候症状解释，有从发病解释，有从文章结构解释等，其说不一。章虚谷则侧重于从病因病机阐发“受邪”之说，指出“胃家实”包括经证及腑证：“胃家者，统阳明经腑而言也。实者，受邪之谓。”这里的“实”字，指“胃家”受邪所致的病变。由于阳明多气多血，喜润恶燥，以降为顺，一旦感邪，病证百出。关于阳明病的病机，章虚谷解释说：“此言风热两阳邪劫其津液，而成燥渴”“凡温病初感，发热而微恶寒者，邪在卫分；不恶寒而恶热，小便色黄，已入气分矣”。

5. 阐发制方与用药之理

章虚谷对于制方与用药之理的阐述强调，方药治病之妙在于以药之偏纠病之偏，兼顾到人之表里、阴阳、虚实、寒热。《医门棒喝初集·方制要论》曰："要妙者，药性气味也；配合制度，实不外阴阳五行之理耳""夫人禀阴阳五行之气以生，气有偏驳则病，药得阴阳五行之偏，是故以偏治偏，必归于平而后病愈"；又云："无不以药性气味之阴阳，合乎人身表里阴阳虚实寒热者，是故投无不效，而七方十剂之法，亦尽具于中。"章虚谷围绕发病之因、人之体质、药性气味，方药随宜变换，阐发制方和用药之理。兹举例如下。

（1）制方之理举隅

1）桂枝汤

对于桂枝汤及其主治证，章虚谷论述较为详尽，颇得张仲景之旨。《伤寒论》全书中，取桂枝汤之意而进行加减化裁之方数目颇多，有用于解表者，有用以补虚降逆者，有用以补阴助阳者，有用以调血治血者，有用以治疗水气病者等。章虚谷认为，张仲景将此方加减后虽然涉证广泛，然而仍有规律可循。如《伤寒论本旨》论桂枝汤曰："此方立法，从脾胃以达营卫，周行一身。融表里，调阴阳，和气血""脾胃为营卫之本，营卫为脾胃之标，凡治营卫之病，必从脾胃立法也"。

对于桂枝汤调和阴阳的功用，章虚谷论曰："阳胜则阴从阳，阴胜则阳从阴，阴主收摄，阳主疏通，以其姜桂之辛多，芍药之酸少，则阳胜于阴，阴从阳而疏通者也；假使阴阳均平，则疏通之力少；若阴胜于阳，则阳从阴而收摄矣"。因此，无论调阴还是调阳，终归属于桂枝汤调和阴阳的范畴。从这个角度来说，无论是桂枝去芍药汤、桂枝加桂汤属阳胜走表者，还是桂枝加芍药汤、小建中汤属阴胜走里者，均属于桂枝汤的加减方范畴。

2）小柴胡汤

小柴胡汤是张仲景和解少阳的主方。《伤寒论本旨》曰："人身阳气，由肝胆而升，从肺胃而降；邪客少阳，则升降不利。柴胡味薄气清，专疏肝胆之郁，以升少阳之气；黄芩味薄苦降，凉而解热，同半夏从肺胃散逆止呕。此三味通调阴阳，以利升降之气也。人参、甘草补中，姜、枣调营卫，上下表里之气皆调达，故为少阳和解之主方。凡见一证属于少阳者，即可用小柴胡汤和解，不必诸证悉具也。其有兼证者，须加减治之。"此即章虚谷一贯提倡的"利机枢"法，机枢一转则"阴阳可调，升降可顺，根本可固，营卫可和，气血可平"。

3）四逆散

四逆散是调和肝脾的名方，后世医家对其化裁而创逍遥散、柴胡疏肝散等方剂，因而被誉为"疏肝祖方"。后世医家对此条的注释可谓见仁见智，发挥颇多，争议亦不少，包括少阴阳郁说、邪入阴枢说、肝胃气滞说等。其中，持少阴阳郁说者，以成无已为代表，认为此条的病机是少阴阳郁，不能透达于四末，故以四药使气机调畅，郁阳得伸而四逆可除，即"四逆散以散传阴之热也"。章虚谷赞同此说，认为此"四逆"非彼"四逆"，将四逆散中的"四逆"与《伤寒论》中其他条文中出现的"四逆"区别开来，除四末寒冷程度不同外，章虚谷还补充了此条的脉象为"其脉必沉细而数也"；后来还补充道，用本方后"自当再清其邪，此方乃先治厥也"。章虚谷在四逆散方解中云："言邪由阳经入阴者，邪入日深，则阳郁日甚，不能循环四肢，则阴阳经脉不相交接而厥逆矣……四肢禀气于脾胃者也，故以柴胡升少阳之清，枳实降阳明之浊，芍药、甘草调和肝脾”。

（2）药性释义举例

1）甘草

关于麻黄汤中甘草的作用，章虚谷曰：“加甘草和脾胃，以缓麻、桂迅发之性，使阳气敷布于心脾肺胃之间，以达周身经络，则三焦之水气蒸腾以化汗，其邪自随汗解矣……因此方纯乎发表，故先煮麻黄，又用甘草以缓其性，使阳气周行，以取微似有汗。若发散迅速，大汗淋漓，阳气不及周行而外奔，其邪反未能出也，故甘草止用一两，不同于桂枝汤之甘草重用，取其守中，为调营卫之法”。可见甘草与麻黄的配伍意义，有协同和制约两个方面的作用，取“微似有汗”之意。

2）大黄

历代对大黄的使用，医患双方畏其峻猛，多求稳当，宜服时却往往不敢服，积习相沿，牢不可破。时至明清，诸医家受补土派、滋阴派和温补派等观点影响更甚。而章虚谷则认为，对大黄的使用需辨证对待，须“当其证之宜用，良医违众议而用之”。如《医门棒喝初集·虚损论》，针对时医所云“虚人不任攻夺者，用蒌仁代之似较稳当”的说法提出辩驳，认为这种做法“欲图稳当，反受其害”，缘“大黄气香，能解秽开胃；性寒，能清邪热；味苦化燥，而能去湿；其力峻猛，直下肠胃，能破积滞。是故虚人挟积，不妨少用大黄以退病。昔人有与参、术、姜、附并用者，正是虚人治法也”，而不可以其代以蒌仁伤败胃气。

3）蒌仁

《医门棒喝初集·蒌仁辨》云：“瓜蒌，本名栝楼，甘凉滑润之品也……是但宜于燥、火二气之病。若寒若湿，断非所宜。《本草》言其能涤荡胸中痰腻，亦是火燥二气，郁蒸津液所成之痰，非湿蕴之痰，此不可不辨也。”况且当时绍兴一带医生多用瓜蒌仁代替瓜蒌实，则更显滋腻。临床若属“湿热之邪，黏滞难化”，应采用的治法是“芳香苦辛，开泄疏通”，若误用蒌仁，则“甘凉油润，凉不足以去热，而油润助湿，甘更壅气。故不能退病，反碍其胃”。章虚谷并在该篇后附“误用蒌仁治案”，结合临床实践再详加阐释。

（3）煎服方法

在《伤寒杂病论》中，凡方中有麻黄者，如麻黄汤、厚朴麻黄汤、射干麻黄汤、麻杏薏甘汤、越婢汤、越婢加半夏汤、越婢加白术汤、大青龙汤、小青龙汤等，张仲景于服药法均先明示“先煮麻黄，去上沫”。章虚谷《伤寒论本旨》释曰：“先煮麻、葛者，杀其轻浮升散之性，使与诸药融合，以入肌肉营卫而疏通之，则邪自可外解矣。岂有一方而发汗固表互用，以自相悖之理。”该段话批驳了王子接“发营卫之汗为先，而固表收阴袭于后”的观点，意在阐明本方用药与煎法皆属相辅相成为功。究其原因，主要是麻黄轻发，气厚力猛，发汗之力强，为治太阳伤寒表实第一药。先煎以衰其烈性，而取微汗；上浮之沫能使人心烦，故要先煮并去除之。

（三）温病学研究特点

1. 注释温病学论著

《清史稿》记载：“大江南北言医，辄以桂为宗，百余年来，私淑者众。最著者，吴瑭、章楠、王士雄。”而章虚谷对温病学的最大贡献在于，其编撰《医门棒喝》时，将舒松摩《重刻医师秘笈》所载薛生白《湿热病篇》，以及唐大烈《吴医汇讲》所载叶天士《温证论治》收编于内，并加以注释。

叶天士《温证论治》的早期来源有两个版本：其一，见于门人华岫云所编《续选临证指南医案》，名《叶天士温热论》（后世简称为《温热论》），后王孟英将其编入《温热经纬》，名之为《叶香岩外感温热篇》；其二，见于唐大烈《吴医汇讲》（系医学期刊的合订本，1792 年刊印）卷一，名为《温证论治》。两种传本编次不一，但内容大致相同。章虚谷于 1825 年编著《医门棒喝》时，从“唐本”收入“叶论”，题名为《叶氏温病论》，并对原文加以注释，并多为后世采用。

《湿热病篇》，相传是清代薛雪所作，后世虽未获原本，但《陈修园医书七十二种》、章虚谷《医门棒喝》、王孟英《温热经纬》等著作中，均有记载与评议，内容基本相同，是湿病与湿温病的惟一专著。此篇最早见于舒松摩《重刻医师秘笈》，名为《湿热条辨》。章虚谷将其收入《医门棒喝》并加以注释。由于其后的王孟英将其收入《温热经纬》，题名为薛生白《湿热病篇》，故该文以一篇二名而传世。至于此篇是否薛雪所作，后人疑议颇多。但观《湿热病篇》之内容，对湿热病之病因病机、辨证论治的论述以及所用药物，都有独到见解，对湿热病辨治具有重要意义。因此，可称之为湿热病辨治的代表文献。

临床上湿热为病，正如朱丹溪所谓“十之八九”，最为多见；江南诸省天热地湿，更是如此。叶天士之论重点论述温热病，薛雪之论专论湿热病，二者相得而益彰，使温病学体系更为完备而垂范后世。章虚谷早年受叶天士及薛生白学说影响很大，因此在《伤寒论本旨》中以这两家学说出发，对温病学说加以整理和阐发。

章虚谷对叶天士卫气营血辨证纲领的阐释，补充了主要兼证，论述了传变特点、治疗方法和辨证要点等。如《温热论》第 8 条章虚谷按曰：“凡温病外感，发热而微恶寒者，邪在卫分；不恶寒而恶热，小便色黄，已入气分矣；若脉数舌绛，邪入营分；若舌深绛烦扰不寐或有谵语，已入血分矣。”对卫气营血各个阶段的临床表现，能揭示要领，抓住特征，切合临床实用。

对薛雪提出的“湿热证，属阳明、太阴经者居多”，章虚谷释曰：“胃为戊土属阳，脾为己土属阴。湿土之气，同类相召，故湿热之邪，始虽外受，终归脾胃也。”

综上所述，可见章虚谷对于叶、薛二家温病学思想的认同与发挥，对推动温病学发展起到了一定作用。

2. 评议各家并阐发新义

（1）评“救阴不在血而在津与汗，通阳不在温而在利小便”

唐大烈《吴医汇讲》所载叶天士《温证论治》云：“热病救阴犹易，通阳最难。救阴不在补血，而在养津与测汗；通阳不在温，而在利小便。”王孟英《温热经纬》认为，于“血”“津”上加“补”“养”二字，已属蛇足；于“汗”上加一“测”字，则更与“救”字气不相贯，于是改为“救阴不在血而在津与汗”。但章虚谷认为“测汗者，测之以审津液之存亡，气机之通塞也”，去“测”字则晦涩费解。同时，章虚谷对叶天士这句话评价极高，盛赞此言是“发古未发之至理也”，认同这是叶天士对温热病理论深入研究和探讨的结果。养阴与通阳二者之中，所谓“救阴犹易，通阳最难”，即“若湿热亦必黏滞难解，须通阳气以化湿”，即可采用“苦辛法”，开泄气机，通利二便。

（2）完善温病之“苦辛法”

叶天士《温热论》第4条云：“其中有外邪未解，里先结者……宜从开泄，宣通气滞，以达归于肺……是轻苦微辛具流动之品耳”。《临证指南医案·痞》云：“湿热，非苦辛寒不解。”故此，提出针对湿热可采用“苦辛法”。章虚谷对“苦辛法”释曰：“湿遏热伏，必先用辛开苦降以泄其湿，湿开热透”；又云：“三焦升降之气，由脾鼓动，中焦和则上下顺”。即“苦辛法”具调理气机之功，脾胃是气机升降之枢纽。

章虚谷还补充了“苦辛法”治疗温病的舌诊特点。如对叶天士《温热论》第21条加注“脾瘅而浊泛口甜者，更当视其舌本。如红赤者为热，当辛通苦降以泄浊”；对薛雪《湿热论》第31条加注“若舌苔薄而滑者，邪未胶结，可吐散。如舌苔厚而有根，浊邪痰结，须重用辛开苦降”。并补充道：“此言苔白为寒，不燥则有痰湿，其黄白相兼，灰白而不渴者，皆阳气不化，阴邪壅滞，故不可乱投苦寒泄泻，以伤阳也。其外邪未解而里先结，故苔黄白相兼而脘痞，皆宜轻苦微辛，以宣通其气滞”。

（3）议叶天士“挟湿加芦根、滑石”

叶天士《温热论》第2条云：“温邪则热变最速。未传心包，邪尚在肺，肺主气，其合皮毛，故云在表……挟湿加芦根、滑石之流……或渗湿于热下，不与热相搏，势必孤矣。”这里所说的湿邪应该有表里之分。正如章虚谷所注：“其挟内湿者，清热必兼渗利之法，不使湿热相搏，则易解也。”又注：“或遇阴雨连绵，湿气感于皮毛，当先去表湿，使热外透可解，否则湿闭其热而内侵，病必重矣”。章虚谷之意，即针对内湿挟有表证者，应使湿邪及时从表透解，而不与热相搏；同时使湿热从下而走，得以两清。而芦根与滑石二药，前者入肺胃二经，能理肺滋阴，清热生津，通利小便；后者“上能利毛腠之窍，下能利精溺之窍”。临床上虽“温邪则热变最速”，若能辨证准确，及时投以“芦根、滑石之流”，则可截断病势。

（4）以“频下法”治二便不利

章虚谷在《医门棒喝初集·蒌仁辨》中阐明了湿热致“二便不通”的病机，乃“湿邪壅遏，三焦气化不宣，多致二便不通”，并提出治疗法则，即“芳香开泄，三焦气行，其便自通”。吴鞠通作评赞其属“正论”。章虚谷又倡“频下法”，曰：“湿热凝滞，大便本不干结，以阴滞瘀闭不通。若用承气猛下，其行速而气徒伤，湿仍胶结不去，故当轻法频下”。总之，湿热之邪凝滞而缠绵，只宜缓攻，不可峻下，以使下不伤正。

3. 对相关问题的辨析

（1）阐释温病分类

章虚谷评论吴又可和吴鞠通学术的重点，即是对于温病的分类问题，认为吴鞠通将风温、瘟疫并作一类，不分轻重浅深，遂于《医门棒喝初集·卷二·温暑提纲》中详辨温病为春温、风温、暑温、湿温、瘟疫五种，分列论治。

章虚谷对温病是辨证论治的，不受季节所限，也并非按照四时分类。在文中对五种温病的因、证、脉、治都做了一定的阐述。

针对春温，章虚谷云："然皆为春发之病，均名春温也""春温者，寒邪久伏化热，热由内发，故初病发热而渴……不恶寒……其脉必数"。

针对风温，章虚谷论述颇详："风温者，冬至一阳来复，则阳进阴退，立春以后，阳气渐旺，由热而温。若又可所言温和之气，原不患者，殊不思《灵枢经》云：虚风贼邪，四时皆有，人感虚风，而当温和之候，即成温病，故方书称为风温……故四时皆有邪风，而春令温暖，又为风木主令，故风温之病较三时为多"。该段文字说明，风温的发病是不能局限于立春之后的；风温之为病，因气候变迁，人感温暖之候而成温病；又因外感之邪无不兼风，故风温之病较三时为多。

针对暑温，章虚谷云："如人本有伏气之邪，蓄热已深，而发病于暑湿之令……若无伏气，而但感暑令热邪，体质多火者，热从火炽，湿随汗去，是暑而偏于火盛，皆名暑温也。"

针对湿温，章虚谷云："湿温者，夏感湿温，及四时温病，而体质阳虚多湿者……皆湿热为病，是名湿温也"。此言湿温病不仅只是夏感暑湿，而是四时皆有；凡是湿因热蒸引起的体重酸痛等诸病，皆名湿温。

针对瘟疫，章虚谷云："瘟疫病发，往往一方相类""瘟疫者，由六气错杂，秽恶酿成"。

分类既明，则治疗可知。如对春温之治，"宜清内热为主"；风温之治，"先解卫分之邪"；湿温之治，"宜苦温芳香，以宣三焦气化，使小便通利为法"；暑温之治，首用辛凉，继用甘寒，再用酸泄、酸敛；瘟疫之治，"初用达原饮，开泄膜原，使邪传化……凡治疫病，于应用方中必加芳香逐秽"。其中，又根据体质虚实、时令季节不同而详加辨证。

（2）论伤寒与温病之别

在温病学发展过程中，由于历代医家学术见解不同，对温病与伤寒两者的关系认识不尽一致，在学术上产生过许多争论。

章虚谷认为，温病的致病原因、邪入途径、病变部位、病机变化等，均与伤寒不同，概念不容混淆，治疗必须严格区分。《医门棒喝初集·辨〈贯珠集〉温病伤寒搀混之误》云："缘伤寒之邪，自表入里，有一分表邪未尽，即有一分恶寒。故虽兼里证，仍当温散，先解其表。若表已解，而邪入胃，寒化为热，仍不恶寒，而反恶热，方用白虎、承气等法，以清其里。是表寒为致病之本，里热为传变之标。若温病，由伏气者，邪自内发，未病时，已郁而成热，一旦触发，势如燎原。故急清里，则表热亦除，是内热为发病之本，表热为传变之标。即或非伏气蕴酿，凡感温热，终是阳邪。故虽阳虚之人，亦须凉药清解，则与伤寒之邪，标本不同，阴阳迥异，岂可稍容牵混哉？"

总之，伤寒与温病由于感邪性质不同，其演变发展不同，治疗上亦不同。伤寒为感受寒邪，其初起在表，表证自应解表，即寒郁于表则宜温散；温病虽有伏气温病与外感温病之别，但其治疗均应以清热为治疗原则之一。

章虚谷又曰："仲景论六经外感，止有风、寒、暑、湿之邪。论温病由伏气所发，而不及外感。或因书有残缺，皆未可知。后人因而穿凿附会，以大青龙、越婢等汤证为温病，而不知其实治风寒化热之证也。其所云：太阳病，发热而渴为温病，是少阴伏邪出于太阳，以其热从内发，故渴而不恶寒。若外感温病初起，却有微恶寒者，以风邪在表也，亦不渴，以内无热也，似伤寒而实非伤寒。”章虚谷认为，《伤寒论》中所论的外感只有风、寒、暑、湿，论温病也只有伏气而没有谈到外感温热。

在辨证与治疗方面，章虚谷云：“仲景所云：发热而渴，不恶寒者为温病也。以其内热，故初病即渴；以邪非外感，故不恶寒。与风温之邪，由外感者，又为不同”。并用以药测证之法，指出“既用黄芩、白虎必非伤寒合病，实为内发之温热也”。对于寒温治法之别，章虚谷反复提及，“盖寒为阴邪，伤人之阳，故或通阳以疏邪，或扶阳以托邪，俱用辛温之法……温热阳邪，伤人之阴，故初病即宜凉解。与伤寒初起治法，冰炭不同矣”。

值得指出的是，温病与伤寒，初起的证候表现和治疗方法虽有明显区别，但病邪一旦由表入里，治疗方法又大多相同。故章虚谷云：“是以温病初起，治法与伤寒迥异；伤寒传里，变为热邪，则治法与温病大同。”如伤寒之邪传里化热之后，在治疗上也应凉解泄热，所以有“伤寒与温病始异而终同”之说。

（3）辨析新感与伏邪

新感与伏邪，是温病发病类型中两个重要的概念，分别从不同角度揭示了病因与发病情况的复杂性，围绕二者的学术争鸣有力地推动了温病学的蓬勃发展。伏气学说的源起，当追溯于《素问·阴阳应象大论》的“冬伤于寒，春必病温”；其后，王叔和、汪石山等阐而发之，至叶天士《临证指南医案》中的“伏于少阴”，就是伏气温病；“首先犯肺，逆传心包”，就是新感温病。至此，温病明确具有伏气、外感两种，伏气、外感学说发展到了一个新的阶段。而章虚谷对于伏气、外感，进一步加以透彻发挥，曰：“当令冬归藏之候，其邪从经入络，气血流传于经，邪伏于络，则不觉也。即经所谓邪藏肌肤耳”“夫人身五内腑，外营卫，于中十二经、十五络、三百六十五孙络、六百五十七穴，细微幽奥，曲折难明。今以一郡一邑之地，匪类伏匿，犹且不能觉察。况人身经穴之渊邃隐微，而邪气如烟之渐熏，水之渐积。故如《内经》论诸痛诸积，皆由初感外邪，伏而不觉，以致渐侵入内所成者也。安可必谓其随感即病，而无伏邪者乎”。从正虚、邪盛角度进行阐释，并建议将“伏气”改称“伏邪”。至于伏邪所藏部位，章虚谷认为可在肌肤与少阴，举例说：“余方悟冬伤寒之邪，藏于肌肤之言为确，而辛苦之人尤多”“此因贫苦之人，为食衣单，冬受寒冷，邪伏少阴，至春阳旺，邪郁化热，劫烁肾阴”。

至于外感温热和伏气温热的区别，章虚谷举出伏气是寒化热，热从内部发出，表现出口渴而不恶寒；外感温热是邪在表，因此恶寒，热不在内，因此不渴。即口渴而不恶寒者，为伏气温病；恶寒而口不渴者，是外感温热。两者的区分，就在于是否恶寒和口渴。章虚谷又云：“盖风为百病之长而无定体，如天时寒冷则风从寒化，而成伤寒，温暖则风从热化而为温病，以其同为外感，故症状相似而邪之寒热不同，治法迥异。”可见章虚谷认为，寒温同是外感，风因寒冷而使人成伤寒，风因温暖而使人成温病，寒温原因不同，所以治法也应有异。

关于伏邪温病的治法，考虑到一般病情较重，病程较长，若伏邪不能外达或透邪不尽则变证迭起，治疗颇为棘手。《医门棒喝初集·伤寒传经论》“附论伏暑”中提及治疗经验：“余尝用姜、附、草果、茅术、厚朴之类，中气弱者，加参以升阳开浊，使正气得振，热邪透发，再用白虎等法清之而愈”。吴鞠通在此处作评，一言以概之，认为应用“辛凉轻解”之法。

（四）体质学说研究特点

章虚谷对于体质学说的阐发，主要集中在《医门棒喝初集·卷一·人身阴阳体用论》与《灵素节注类编·卷一·禀赋源流总论》；在医理评议与医案讨论时，也时时体现体质论的基本观点。

1. 体质差异与分类

《灵素节注类编·禀赋源流总论》曰：“其为医者，不知禀赋源流，何以保卫性命乎？”又云：“人之体质，或偏于阴，或偏于阳，原非一定，岂可谓之常乎？”指出人的体质存在明显的差异，如“人禀赋有偏胜强弱之殊”“人生禀质南北不同……东南木火之方，则多热，西北金水之方，则多寒”“酒客湿热内盛”。说明先天禀赋的差异、地理环境的不同、饮食习惯的区别，是形成不同体质的重要因素。因此，他强调在辨别体质时应“知天时，知地理，识人生禀赋源流、风土气化变异”。

章虚谷强调体质差异与分类，本于《内经》阴阳二十五人之论。言“人身之阴阳，营卫经络脏腑而详辨之”，即从人之形态、气质、色泽、脉象、病机特点，包括营卫气血、脏腑经络的功能状态诸方面，以阴阳之盛、旺、虚、弱为分类方法，归纳为“或有阳盛阴弱者，或有阴盛于阳者，或有阴阳皆弱者，或有阴阳皆盛者”四种类型。具体来说，阳盛阴弱之质，表现为“形瘦色苍，中气足而脉多弦，目有精彩，饮食不多，却能任劳，每病多火”；阴阳皆盛之质，表现为“体丰肌厚，脉盛皮粗，食啖倍多，平时少病，每病多重”；阴盛于阳之质，表现为“体丰色白，皮嫩肌松，脉大而软，食啖虽多，每生痰涎，目无精彩者，寿多不永，或未到中年，而得中风之病”；阴阳皆弱之质，表现为“形瘦脉弱，食饮不多，目无光彩，神气昏庸者，必多贫夭，常多病”。

2. 体质在疾病转归中的作用

《灵素节注类编·禀赋源流总论》云：“人体质不一，受邪虽同，而病变不同”“邪之阴阳，随人身之阴阳而变也”“外邪伤人，必随人身之气而变……故人身阳气旺即随火化而归阳明，阳气虚则随湿化而归太阴”。指出邪气侵犯人体，其发病类型取决于体质特征，因而应重视体质因素对疾病发生与转归的影响。其演变规律，阳盛者易发三阳病，阳虚者可直中三阴，阴虚者易发为温热病。如关于阴虚证，章虚谷曰：“此阳旺阴虚之质也，每病多火，须用滋阴清火”。关于阳虚证，章虚谷曰：“人身阳气虚，邪随湿化而阴暑病”。其总结说：“人之体质，阴阳强弱，皆各不同，故病之变态，莫能测料。”

探讨暑病源流时，章虚谷指出：“人身阳气旺，邪随火化而阳暑病；人身阳气虚，邪随湿化而阴暑病也”“邪气伤人，随人禀体而化。禀体多火，暑随火化燥；多寒，暑随寒化湿”。认为一阴生于夏至，其湿已动，于时气为相火司令，而为病则是火湿二气合而成暑。偏于火者为阳，偏于湿者为阴，体强多火成阳证，体弱多湿成阴证。

在判断厥阴病预后时，章虚谷有“邪入之其人，阳旺则热多厥少，阳虚则热少厥多，阳胜则邪外出而愈，阴胜则邪内陷而死”等论述，认为阳气旺盛的体质，能够抗邪外出，疾病向愈；阳虚的体质，无力抗邪，易致邪气内陷。

再如，在论及肥胖人痰湿体质易发中风时，言“如体丰色白……每生痰涎”“或未到中年，而得中风之病”。

3. 依据体质确立治法，遣药组方

章虚谷认为：“治病之要，首察人体质之阴阳强弱，而后方能调之使安”。指出确立治则，既要考虑邪气的性质及强弱，更应顾及体质的偏颇，并一针见血地指出：“病因症状虽同，而禀质强弱不同，则治法自殊，此所以一药可以治众病，一病又不可拘一药治之也”。这种思想，也是中医学“异病同治，同病异治”的体现。如章虚谷又云：“人体质有强弱，受邪有重轻，凡邪重而体强者，则伤太阳经，为麻黄桂枝汤证；体弱者，邪从太阳直入少阴，为四逆白通汤证”。

章虚谷分析《伤寒论》第164条曰：“表犹不解而恶寒，故当先解其表，宜桂枝汤；表解不恶寒者，再攻其痞……若虚弱人表未解而误下之，必下利清谷，身体疼痛，又当用四逆先救其里，桂枝汤后救其表也”。其“虚弱人”乃指《伤寒论》第91条之体质，二条对举，说明体质虚实不同，表里先后治则不同。

章虚谷在确立治法后，遣药组方仍以体质为依据。其云：“阴旺则多寒，能受热药；阳旺则多火，能受凉药。阳虚则易生湿；阴虚则易变燥”“阴阳俱盛之质，禀厚胜，利削伐，须用重药，如大黄、芒硝、干姜、桂附之类。寒热之药，彼俱能受。若用轻药，反不能效也。阴阳两弱之质，不能受大补、大泻、大寒、大热之药，宜和平之味，缓缓调之。阴盛阳虚之质，虽病热邪，药不可过寒，更伤其阳，阳微则防其脱，热退须用温补扶阳。阳胜阴虚之质，每病多火，须用滋阴清火”。体质强弱不同，对有毒及峻猛药物的承受能力各异，所以章虚谷在使用此类方药时，对剂量审度极为严格。如对通脉四逆汤注云“干姜三两，强人用四两”，其意在此。

当然，章虚谷虽重体质，但总以临床实际出发，提出“凡感温热，终是阳邪，故虽阳虚之人，亦须凉药清解”，可见辨证仍须综合考虑。

4. 据体质学说分析前人医论

章虚谷对体质学说的贡献，还体现在以体质学说认识前人的论点。一些屡有争议的学术见解，如刘河间“六气皆从火化”，以寒凉主治；朱丹溪“阳常有余，阴常不足”，以温经补阳主治，为何所论相去甚远？章虚谷对此有点睛之评：“人生禀质南北不同，景岳与河间、丹溪相去百数年，且其时气化、其地风土各不同，不可相非也。又如张子和，所治多藜藿中人，故其议论以汗、吐、下为妙法；薛立斋为太医，所治多膏粱中人，故其方案多和平温补，以缓见其功……证随人之强弱而变，治法有先后缓急不同，必当审宜而施也”。这一见解，令人阅后有顿悟之感。

5. 阐明先天禀赋及寿夭说

章虚谷云：“阴阳精气，禀受于天，而女子尽于七七，男子尽于八八，乃天地气化之常数也。”又云：“禀质有厚薄，其无病者，得尽天寿”“灵明，则禀气清；灵昏，则禀气浊；灵强，则禀气厚；灵弱，则禀气薄，此贤愚寿夭所由分”。

综上所述，章虚谷的体质论以《内经》为基础，结合临床多有发挥，对后世从医者有一定指导意义。

（五）对各家学说的评议

章虚谷认为，学医之方法，于诸家之说“要在读者因流溯源，知其理之所归”，当“舍其短而用其长，随时取益，变化无方而理无不合矣”，以为“医理渊微，愈辩驳则愈明显”，故敢于独立思考，发表不同见解。

1. 对金元各家的评议

章虚谷学医 10 年后，读叶天士医案受到启发，认为叶氏能够“熔铸百家，汇归经义，与千百年前仲景心心相印”，比较完整地继承了《内经》的学术思想。而认为金元诸家及张景岳，不过从自己的阅历出发，或论外邪，或论内伤；或主补气，或主滋阴，只是发明《内经》理论的一个侧面，而非全经之旨。因此主张学医者应从流溯源，全面地掌握《内经》理论。

章虚谷指出，刘河间论六气皆从火化，固然正确，但只可论六气之邪；发病则根据人之体质而有变异，不能概用寒凉。特别强调，对于外邪伤人，必须结合患者的禀赋进行分析。如感受暑邪，人禀体多火，则暑随火而化燥；禀体多寒，则暑随寒而化湿，必须随证审察。

至于李东垣所言相火为元气之贼，张景岳言相火为元气之本，章虚谷认为是看问题的角度不同所致。指出李东垣论其变，张景岳道其常，两说皆各有理，不可偏废。至于朱丹溪“阳常有余，阴常不足”的观点，引《内经》“一水不胜二火”为理论依据，章虚谷指出实则《内经》是论阴阳偏胜之病，非论阴阳之理，君火、相火实即火之体、用。

2. 对张景岳的评议

章虚谷认为，张景岳作为温补学派的医家，在纠正朱丹溪滋阴派的寒凉时弊方面功不可没，但在治疗热性病时常不分伤寒、温病而一味温补，形成另一流弊。许多医家滥施温补，只将张景岳温补理论的精髓学得一知半解，忽视“两纲六变”之辨证施治的总原则，阴阳不分，寒热、虚实、表里不辨。明末清初的医家，如叶天士（《景岳全书发挥》）、陈修园（《景岳新方贬》）等，对张景岳的医学思想多提出批评。

章虚谷在《医门棒喝初集·论景岳书》中，指责张景岳“一心重阳”“论外邪证治不切于理，而偏涉于补……内伤证治偏执扶阳”“竟将伤寒、瘟疫同作一病而用补法，无怪世俗不分邪正，但云补正即可去邪也……不明六气变化之理，辨证论治焉能善哉”。认为张景岳对内因和外因的六气为病辨别不明，指出“世之诵景岳者，不分内伤、外感，但云‘补正即可去邪’，偏执己见，伤人而不自觉”“不识六气之变，故论外邪证治，不切于理，而偏涉于补；不明禀赋源流，故论先天后天皆错，而内伤证治，偏执扶阳”。但同时也肯定“景岳所论阴证似阳、戴阳、格阳等证，诚有发古未发之功，学者必当参悟其理。悟理方能辨之，真自不可因其所短，而没其所长也。”

除对张景岳的医学思想进行评议外，章虚谷还是最早对张景岳医易思想加以评论的医家。如在对待理与气的关系上，针对张景岳提出的“因形以寓气，因气以化神”这一论点，章虚谷坚持“理在气先”，认为“所以能生阴阳五行万物者，盖有主宰存乎其先，即易所谓妙生万物之神也”，批驳张景岳“言神由气化，则是先有气，而后有神也，可见先生本未明易”。而针对张景岳的扶阳抑阴之论，章虚谷批曰：“景岳以扶阳抑阴论医，自谓原本《易经》，实则误人不浅”。

3. 对吴又可的评议

章虚谷接受和发挥了吴又可的某些温病理论，如改变前人以脉为主的诊病倾向，着重于应用舌诊辨治温病，与叶天士、吴鞠通、王孟英等著名温病学家，共同丰富和创立了一套适用于温热病的察舌规律，并把舌诊与卫气营血、三焦辨证有机地联系在一起。关于吴又可等医家对于膜原理论的发挥，章虚谷也认同“白苔如积粉”是温热疫邪的诊断特征，是邪伏膜原的标志，并提出了对于“膜原”位置与概念的理解，推动了“邪伏膜原”理论的发展。

但章虚谷同时批驳了吴又可虽注意到伤寒、温病牵混之害，撰著《温疫论》以辨别之，却又不辨伏气为病，又混指一切温病为瘟疫的谬误。《医门棒喝初集·温暑提纲》云：“古无‘瘟’字，‘温’‘瘟’义同。所谓‘厉’者，状其气之暴厉，而与寻常有别，即后世所称‘瘟疫’也……而与温病不同者，在‘厉’之一字，岂可谓温病即瘟疫乎。又可复言风寒暑湿等，为天地之常气，瘟疫乃天地别有一种厉气，竟谓瘟疫与六气无涉者……可见不明六气变化之理，遂亦不辨伏气发病，将春温风温等，概指为瘟疫。”遂详辨温病为春温、风温、暑温、湿温、瘟疫五种，分列论治。而对于伏气，他认为根据《内经》经义，是主张有伏气的，但认为应改称“伏邪”。

4. 对吴鞠通的评议

《医门棒喝初集·评〈温病条辨〉》中，章虚谷高度评价《温病条辨》道：“宗叶氏大意，从河间分三焦立法，引《经》正名，分晰伤寒、温病之异，多有发明”。但同时指出吴鞠通将风温、瘟疫并作一类，不分轻重浅深，不知瘟疫与风温见证大异，已属“辨证未清”；而冬伤寒、春病温的伏气一证，亦不分析论列。主张初起恶风寒者用桂枝汤，不恶寒而渴者主以银翘散。疫气结于膜原，若用开肺之法，则病深法浅，病重药轻，为“立法失当”，故“桂枝、银翘两方，均不可以治瘟疫”。

此外，章虚谷又在《医门棒喝初集·〈素问〉辨疑》批吴鞠通将《素问》“秋伤于湿，冬生咳嗽”之“湿”字，臆解穿凿，大乖义理。从易理、《内经》《伤寒论》经旨出发，认为实乃“秋伤于燥，冬生咳嗽”之讹。章虚谷与吴鞠通的相互问答与切磋，体现了“理虽无穷，是非一定，故愈辩驳则理愈明”的治学精神。

综上，章虚谷的学术特色主要体现在对《内经》《伤寒论》、温病学说的注释、评论与阐发，发展了中医体质学说，并对金元四大家、张景岳、吴又可、吴鞠通等医家的学术思想做了褒贬与发挥。

【临证经验】

章虚谷认为，治病之理，贵在辨证论治，“理有一定而法无定，法有定而方无定，方有定而病则无一定也，执一定之方，治不定之病，其焉能合哉”。姜春华教授评曰：“此言极精当……及其临病也，乃以一定之理而无定一定之法，处一定之方，方随病定，病之变化千头万绪，然处病之理则一也，医不能执方以治病，惟可执理以治病。”

一、重辨证论治

“辨证论治”是中医学的精髓，张仲景是辨证论治的创导者和实践者。而“辨证施治”作为专门术语，早在明末周子干《慎斋遗书》中即已出现。《医门棒喝》中亦有“辨证论治”的记载，见于《医门棒喝初集·论景岳书》："凡治伤寒、瘟疫，宜温补者，为其寒邪凝滞，阳不胜阴，非温不能行，非温不能复也。竟将伤寒、瘟疫同作一病而用补法，无怪世俗之不分邪正，但云补正即可去邪也。即此数则观之，可知景岳先生不明六气变化之理，辨证论治，岂能善哉"。

（一）强调辨证，尤重虚实表里

章虚谷遵循张仲景有是证用是方的思想，云"论伤寒杂病，纲举目张，必详辨脉证，而后始立一方，又反复辨其疑似异同，则方药随宜变换"，盖"治病制方固难，而辨证尤难也"。认为后世医家"不详脉证，但题病名。如云伤寒者用某方，伤暑者用某方，兼某病者，用某方"的做法，导致后学"不知辨证，记诵许多方头。每临一病，遍试其方，幸而合者鲜矣"。故章虚谷提倡"每临一病，胸无成竹，惟审其虚实、阴阳、表里、寒热，设法制方，求其合病而止；药虽不同古方，法度自然合古。如《叶氏医案》之所以为传仲景心印者，正因其善能变化而无丝毫执滞，仍不出圣道法度故也。学者必由是而学也，方为医道正宗，否则尽是旁门左道"（《医门棒喝初集·平心论》）。

《灵素节注类编》中，凡提及辨证论治，重在详辨虚实。章虚谷节取《素问·通评虚实论》"邪气盛则实，精气夺则虚"，予以深入阐释："薛生白曰：邪气盛则实，精气夺则虚，此二句为治之大纲……实而误补，固必增邪，犹可解救，其祸小；虚而误攻，元气忽去，莫可挽回，其祸大"。章虚谷又以自身所见病案反驳，阐述其理，曰："余亲见有病伏暑发疟者，其人信景岳书，而用补气等药，其邪暂伏，疟止；不数日复发，更认为虚，而服熟地等剂，即变闷痧；邀余视之，不可解救，是夜而卒。盖风寒之邪在表者，误补犹可解救，虚人且当助内以托邪；若暑湿之邪，初由膜原而归脾胃，故虽虚不能用补法，而为难治，必须轻药从缓调之，急则生变也。是故虚而挟邪者，必辨其邪之浅深表里为要也"。该段文字中谈到，患者若属体虚而夹杂邪气者，"虽虚不能用补法"，必须辨清病邪深浅、表里，再去施治。

（二）四诊合参，提倡查舌验齿

随着温病学说的提出及渐至成熟，明末至清代中叶，"温病察舌"由吴又可首开先河，改变前人以脉为主的诊病倾向，而后经叶天士、薛生白等著名温病学家的充实、丰富，创立了一套适用于温热病的察舌规律，并把舌诊与卫气营血、三焦辨证有机地联系在一起，从而确立了温病察舌辨证施治的原则。章虚谷接受了叶天士等温病大家辨证尤重察舌、验齿的理论，曰："观舌质，可验证其阴阳虚实；审苔垢，即知邪之寒热浅深""盖脾主肌肉，卫者，肌肉也，唇舌为肌肉之本，故视之可验病之吉凶也""五脏病则有各证各色现于外，而可验也，其或目不明，耳不聪，鼻不利，口不欲食，舌不知味者，亦可知其病发于何脏，而审其所因以治之也"。认为脏腑的虚实，气血的盛衰，津液的盈亏，邪正的消长，病情的顺逆，都可从舌象变化上反映出来。

章虚谷尤其重视舌苔的变化，《伤寒论本旨》云"厚者邪重，薄者邪轻"，将舌苔的厚薄作为邪气轻重的反映之一。每将舌体上生成舌苔比喻为地上之生草，认为胃气、胃阴等是舌苔形成的物质基础，故"凡辨舌，有苔垢之分，苔如地上之草，根从下生；垢如地上浮垢，刷之即去。无根者，表分浊气所聚，其病浅；有根者，邪气内结，其病深也。有根之苔，又当分其厚薄、松实，厚者邪重，薄者邪轻；松者胃气疏通，实者胃气闭结也。"

又如验齿，《温热论》曰：“温热之病，看舌之后，亦须验齿，齿为肾之余，龈为胃之络，热邪不燥胃津，必耗肾液。”章虚谷按曰，牙齿“上半截润，胃津养之；下半截燥，由肾水不能滋其根，而心火燔灼”。盖温病最易损耗胃津，劫烁肾液，所以验齿之润燥、垢浊，对判断人体整体病变的热邪轻重、津液存亡，具有临床意义。又如，叶天士是以痛与不痛辨齿缝出血之属虚属实，大抵属实者，不惟疼痛，多兼龈肿；属虚者，齿龈不痛且不肿。章虚谷说：“齿缝流清血，因胃热者出于龈，胃火冲激故痛；不痛者出于牙根，肾火上炎故也。”属胃热炽盛者，以清泻阳明为治；属肾火偏亢者，以滋阴降火为法。

但应指出的是，总体上章虚谷非常重视四诊合参，针对“伤寒凭脉不凭舌，温病凭舌不凭脉”的论断，有不同看法。《灵素节注类编·四诊合参总论》曰：“四诊者，望闻问切也。望以辨色，闻以辨声，问以辨证，切以辨脉。盖人禀气血以生，气血不和而为病，有诸内者，必形诸外，但病变多端，其脉其证皆有真假，差之毫厘，失之千里，故圣人立法，必以四端互相参合，方无错误。”《医门棒喝初集·望闻问切》又云：“望、闻、问、切，名曰四诊，医家之规矩准绳也。四诊互证，方能知其病源，犹匠之不能舍规矩而成器皿也。”

章虚谷对脉诊亦多发挥，颇有心得。在《灵素节注类编·卷四·四诊合参总论》明确指出：“本门最详者脉也，脉为气血流行之象，而有升降出入，故当与营卫经络、阴阳脏腑诸门同观。必得悟其神理，指下方能明其为和、为病、为虚、为实。”另外，章虚谷在此提及的脉法，并不局限于独取寸口，足见其对《内经》论述四种脉诊方法的精熟程度。书中“诊尺肤以合色脉”的论述，更是给后世以启发，曰：“尺肤者，卫气所行者也，故脉之缓急滑涩，而尺肤亦然，脉小则尺肤减瘦，脉大则尺肤贲起。贲起者，隆厚也。至其病变，则色脉与尺肤有不相应，是营卫气血偏驳不和，必审其微甚而调之。”

此外，章虚谷亦精于将望色与辨脉相结合，在诊治热病中体现较为明显，云：“《素问·刺热论》曰：肝热病者，左颊先赤；心热病者，颜先赤；脾热病者，鼻先赤；肺热病者，右颊先赤；肾热病者，颐先赤。病虽未发，见赤色者刺之，名曰治未病也。此未病而色先现于面者，当先治之，其后虽发，亦必轻而易愈，是不可忽也”。章虚谷深知热病传变最速，面色变化出现于脉象变化之前，当先施治，其阐释均立足于临床展开。

但章虚谷同时指出，症状与脉象并非一一对应，“殊不知一脉所主非一病，一病所现非一脉。若不察外证而凭脉用药，未有不误人性命者。假如脉浮弦数动，证现畏寒、身热、头痛，则为外感之邪；倘无畏寒、身热等证，则为阴虚内伤。此一脉所主，非止一病矣”。可见，同样一个“脉浮弦数”，既可见于外感，又可见于内伤，临床辨证必须四诊合参。不可将伤寒与温病两种疾病，以及将切脉与望舌两种诊法，完全对立起来。

总之，强调辨证，尤重虚实表里；四诊合参，提倡查舌验齿，是章虚谷在辨证论治中的突出特点，并且重申了“惟凭脉证，不执死方”的观点，驳斥了世医“治病不辨脉证，但执古法以求效”的错误做法。具体可在《医门棒喝初集》诸医案中得以体现。

二、病证诊治

除伤寒、温暑病证外，章虚谷在《医门棒喝初集》还对虚损、痧症、痘疹、痢疾等病证的病因病机、临床见症、治则治法以及遣药组方做了详细论述。

（一）虚损诊治

1. 诊治虚损，先辨阴阳，次分上下

《医门棒喝初集·卷二·虚损论》曰："治虚损，当先辨阴阳，次分上下。阴虚者最忌助气，阳虚者大禁寒凉，上损则清金为先，下损必固肾为本""本元亏为虚，脏真伤为损，故总名内伤"。章虚谷认为，虚损疾病的发生，与脾胃、肝胆、肾元的关系最为密切。"夫阴阳之气，禀于肾元；生化之权，操乎脾胃。故肾元亏损，禀质不足者，全赖脾胃生化以滋培……然脾胃之能生化者，实由肾中元阳之鼓舞，而元阳以固密为贵。其所以能固密者，又赖脾胃生化阴精，以涵育耳……是故脾胃与肾元并重，用虽二而体则一也。"关于脾肾与肝胆的关系，章虚谷云："阴阳虽禀于肾，而生生之气，出于肝胆，清阳自左而升，阳生于阴也。脾土健运，而胃气下行，浊阴从右而降，阴生于阳也。此一升一降，实为阴阳旋转之机枢，而与天地同其造化者。"

章虚谷还指出，虚损须辨虚实，"虚损有真假之分，尤不可不辨""纯虚者，补之尚易；纯实者，攻之不难。无如纯虚、纯实之证少，而虚实错杂之证多也。正虚挟邪，执用补法则锢其邪；执用攻法则正气脱"，并举临证见有"心跳头眩，梦寐不安者""咳嗽""吐血"三例详辨之；提出不可"不明六气外邪之脉证，则实者误补；不明人身阴阳虚实之脉证，则虚者误攻"。

2. 治疗虚损，欲培根本，当利机枢

章虚谷提出，治虚损当脾胃、肝胆与肾元并重，欲培其根本必先利其机枢，云："利机枢三字，真为治虚损要法，亦为治虚损秘诀也""虚损之人，气血既亏，阴阳运行，不能循度，初多窒滞，故欲培其根必先利其机枢"。具体而言，用药不可一味求补，否则"气血愈郁，反增其困"，治疗应顾护肝胆的生理特性"喜凉润而条达"，宜体用并调，同时健运脾土，通降胃腑，机枢自利。

章虚谷还提出，临证对于风寒之邪与暑湿之邪的治法也大相径庭。"假如风寒之邪，初入经络，邪郁在表，身中阳气不伸，故身热头痛。但用辛温发散，表之汗出，则身凉而愈"；若"热邪内结，腹满坚痛，其人元气不亏，可用大黄等药攻下，则邪去而安"；若"或汗邪不能通，或屡表不汗，神气委顿，此中虚不能胜邪，须用参、芪、归、芍之类，佐以疏散，补托解邪，则汗出身凉"；若"下元素亏，初感风寒，即入阴经，但冷不热，或厥逆腹痛，下利清谷，当用姜附理中等汤，以扶元阳，则风寒自去"，即所谓"攻其邪，邪去则正自复也；补其正，正旺则邪自除也"。

暑湿发病，"从口鼻吸受，由膜原而走中道，漫延三焦，故必分三焦论治。膜原在肺胃间，邪入膜原，肺胃皆病"。因此在发病初期，症状表现为"胸闷不食"；愈后多日，或胃尚不开，或余邪隐伏，得食复发，缠绵难愈。治疗上，虚人不可用补法，"补则反锢其邪，故必先为清理"；"权其体之强弱、邪之轻重，以准药之缓峻"，清补兼施。盖暑湿为无形之邪，在半表半里之间，治疗上应化其三焦之气，或从小便而去，或从汗解，若有形积滞于肠胃，方可采用大黄之属。否则，本虚之人攻其肠胃，则表邪乘虚内陷，多成坏证；若不顾伏邪在内，执用补法，又使邪与气血胶固难清，临证不可不察。

（二）痧证诊治

痧证，又称痧胀、痧气、砂证等。《医门棒喝初集·痧胀论》曰："夫痧者，杂证中之一证，今名目多于杂证，使人目眩，而莫知其绪。"提出痧证之名，起于后世，古方书名干霍乱。其发病为外感错杂邪气，上吐下泻，挥霍缭乱，其邪闭结，欲吐不能，欲泻不得，而有暴绝之虞；"若邪闭营卫，按经穴刮之，气血流行，邪从毛孔而泄，肤现红点如沙子"，因而得名"痧证"。由此可看出，痧证是指当秽气或外感六淫之邪侵入肌肤后，施用挑痧、放痧、刮痧等疗法治疗，以致皮肤出现红色斑点者而得名。

究其病因，章虚谷指出"若痧证之因，实与瘟疫一类，以其邪气郁遏，故变证尤多卒暴"，均为疫邪而感；而"瘟疫由膜原传变；痧证之邪，浅深不一"。痧证的治则，因其"六气错杂闭郁"，应以"开郁"为治疗大法。

章虚谷同时指出痧证应与杂证相鉴别，临证万万不可见有头胀、胸闷、腹痛等证则妄用辛散开窍、破气破血之品，否则"气血伤残，邪仍不解"。

（三）痘疹诊治

章虚谷在《医门棒喝初集·原痘论》中，首先对古人"痘出于脏属阴，故治宜温；疹出于腑属阳，故治宜凉"的观点予以驳斥，认为其病因"胎毒"与"疫厉"有所不同。痘毒发于先天混元，具阴阳全体，虽出于脏而非属于阴，赖后天血气以成，故而发病为红盘白顶：红盘，血也；白顶，气也。因此在治疗上不可偏阴偏阳，"必使气血温和而毒始化"。而所谓温者，"阴阳两平之气也"。在治则上提出"治痘之要，全在辨毒气之重轻，元气之强弱，而权衡补泻，必使毒气尽出于外，元气始能获全"，纠正了治痘"七日前凉解，七日后温补"的谬误。

章虚谷还提出痘毒由五脏而发的不同临床见症及治则。若痘出肝胆，粒坚而根深附骨，一痘二三顶，发时必先惊惕，痘毒易长易浆，治宜甘寒辛润，益血和血。若痘出心脏，赤而尖圆，痘毒易发易浆，治宜清火解毒。若痘出于脾，发热不甚，毒难宣发，痘粒大而顶平，中软不坚，根在肉中，或肌肉漫肿，并见饮食不进，精神倦怠等。或有作泻者，要防止其内陷于肾。痘塌色灰为凶，此时万万不可误用寒凉攻泻，否则脾阳下泄，转为危证。治宜扶脾为主，利气和血以导其毒。若痘出于肺，毒难化而难出，出者形扁色白，根浮于皮，中虚多空壳，难成浆，初起必咳嗽喉痛，治宜甘温以培土生金，辛凉芳散利肺以疏毒，忌大凉大热之药。故"脾肺二脏之痘，皆为险证也"。若痘出于肾，或其身黑点，隐隐在肉内；或毒盛一拥而出，不分颗粒，皆为逆证，须察其内证，方可言治。

而疹为后天胎毒，由君、相二火触动，自肾而传心肺，出于皮毛，偏于阳而实出于脏，又名瘄，或名麻。"火者疹之根，疹者火之苗"，但临证须辨虚实之分，云："口不甚渴，脉不洪数，其非实火而征矣"。指出了疹瘄与一般外感风温的出疹有所不同。前者由内达外，从心营出肺卫，当卫气出入阴阳，营卫交会之际，瘄毒因而发越，表现为潮发三日，而毒始尽出，一生只发一次，表现为先口渴，后身热，治宜疏解。而后者外感风温，由外传里，郁于营卫而成疹，一出之后旋即消化，先外热，初起口不渴，治宜疏解透发。

疹瘄的治疗方面，章虚谷纠正了治疹必用升麻葛根汤的谬误，继而点明了临证须辨斑、疹。

“热闭营中，故易成斑疹，斑从肌肉而出属胃，疹从血络而出属经”，认为“斑”者为“赤色成片，或如锦纹，扪之无形，不成颗粒”，未发透用表散，宜升麻葛根汤；已发透而清里，宜白虎汤；兼内实积滞，宜承气汤。而“疹瘖”从毛窍而出，故有颗粒，临床或可不药而愈；若不能透发者，或升散，或通利，或补托，随证而施。

（四）痢疾诊治

章虚谷认为：“痢疾之所以结滞者，由邪气与食积凝聚故也。所以凝聚不行者，由脾气不能运化故也。要知邪结在腑，其伤在脏。邪结为实，正伤为虚。腑实脏虚，故为重病。”从脏腑功能进行分析，认为“脏应实，实则气旺，能运化周流；腑应虚，虚则通畅无积滞之患”；今虚者反实，实者反虚，致肾伤而开阖失司，则便下不禁；脾伤而转运不前，则津液下溜，而积垢停滞，故古有称痢疾为“滞下”之名。

关于痢疾的治则，其病因由内伤饮食、外受六淫，其因不一，必当随证审察，温凉补泻之法无一不用。如张仲景之乌梅丸治久利，“其药寒热补泻，酸苦甘辛，错杂并陈”，章虚谷颇为推崇。而一般治则为初起宜开泄外邪以化积，重者兼用大黄以破滞；若兼元气已伤，则增扶助脾胃之品，助其运化。章虚谷特别指出，自汪昂《本草备要》将瓜蒌实误作瓜蒌仁以来，绍兴一带医家“不明腑实脏虚之理，虚实寒热之殊”，盲目以蒌仁为君，佐以香、连、槟、枳，为治疗痢疾通套之法，更加之瓜蒌仁甘凉油润，无祛邪之能，有败胃之害，“其害有难言尽”，医家所当慎之。

三、验案萃举

章虚谷医案主要集中在《医门棒喝初集》中，现将其医案摘录如下，分为风寒、温暑、儿科痘疹、内科虚损等几个方面，展示其临证全貌，得窥其临证经验。

（一）风寒治案

《医门棒喝初集·蒌仁辨》记载：“一齐姓妇女，年三十余，体盛阳虚之质。丁亥正初，卧病七八日，水米不进。邀余视之，状甚委顿，不能起坐，语声低不能闻。按脉濡迟无力，右寸关沉弦而涩。据述初起发热头痛而畏寒，服紫、薄、知、芩、栀子、连翘类，即觉口干难忍。食梨、蔗等水果，遂不思粥食。胸腹满闷，大便四五日不解，头即不痛，身亦不热，但觉胃寒而已。余令人按其胸腹空软，但虚满耳，舌苔薄而微白。余曰：此本感受风寒，因凉药而邪内闭，胃肠被郁，故即口干。又食生冷，则中阳更伤。肺胃伏邪不出，须用辛温开解……服后腹中鸣响，胀满渐减。其亲戚见病势沉重，又延别医诊之。言是风温，遂用时方。闻大便多日不解，即加蒌仁五钱、大黄三钱……余曰：此本虚寒邪伏，故服党参、姜、桂温补热散之药，阳气转动，腹鸣胀减。若服大黄、蒌仁以寒遇寒，如冰益水，更使凝结。大便必然不通，元气止存一线。再服苦寒攻药，元气先脱……乃用温补气血，调理半月，始得下床。”

章虚谷自按曰：“若风寒之邪，何至误作温病而不辨哉……夫用姜桂附子而大便始通，其寒凝甚矣。且其脉象证状，显然虚寒。奈何全不辨别，犹投知芩大黄，是真以人命为儿戏也。”

（二）温暑治案

案例1

《医门棒喝初集·蒌仁辨》记载：“城东有徐姓人，种园为业，年近五旬。丙戌夏初，患温病六七日……其人昏愦不省人事，大便流粪水不止。按脉，寸关散漫不应，尺部摆荡下垂。轻按皮肤则凉，重按肌肉，热如火。其妻言病初起时，发热畏寒而口渴，今泄利不止，口即不渴，而神昏矣。余意必因服蒌仁等凉药，脾气滑泄，热邪陷入太阴也……随告病家曰，若服余药，必要仍然发热口渴，及有汗出，方有生机。遂用生党参三钱，加柴、葛、升麻、苏、朴、甘草、姜、葱两剂……连服数剂，调理渐安。”

章虚谷自按认为，此贫苦人食力而衣单，冬受寒凉，邪伏少阴，滞春阳旺，郁邪化热，发为畏寒发热而口渴，运用“火郁发之，木郁达之”之法，应先辛甘微温，升散其郁，发汗祛邪，则内热透发，之后清内热即可。他严厉谴责了前医“不辨邪之深浅，人之虚实，谓通大便，即可退病”的刻板通套治法，指出伤寒、温病虽不同，但“辨邪之深浅，人之虚实”是治病之准则，为医者当谨守。

案例2

《医门棒喝初集·虚损论》记载：“有一体盛肌松之人，春令患风温，身热头痛、咳嗽喉疼。屡用辛凉疏解，咳嗽喉疼差愈，但身热不退，其邪反郁。肢体隐隐如疹状，烦扰不安。观舌，边黄中白而皆滑，始悟其中寒外热，而有湿痰，故辛凉不能解热也。乃用二陈汤加附子一剂，其身大热，满舌皆黄，再用辛凉，加藿、朴数剂随愈。”

章虚谷认为，其人患风温，又为阳虚之人。若以凉药，中气先馁，不能运药以祛邪。故先用辛温通阳，使中阳振，再用凉药，则迎刃而解。

案例3

《医门棒喝初集·虚损论》记载：“有一面白体盛人，夏月患暑温，服凉解数帖而愈，以邪轻故也。旬日复感，自服苏合丸，覆被发汗，津液大泄，热邪内陷。又兼少年多欲，其脉空数无根，余告以难治……忽记来复丹方，中有灵脂，专入厥阴。暑湿浊邪，与伤寒不同，故前药不效。灵脂以浊攻浊，兼有硝黄，直达至阴，助本元以祛邪，必当奏效……夜即安睡至晓，而无谵语。又连进三服，身热即退，忽解小便甚长，色深碧，稠如胶浆。”

章虚谷认为，该证乃湿热之邪乘虚陷入肝肾，故与伤寒之热入血室，病同而邪不同。而苏合香丸中冰片、麝香等物辛温走窜，温暑大忌；治则先补肾元而救其本。由于粤地木火之地，肝风易炽，常多痉厥，故不可用人参。处方皆师仲景之意，而变化其法，因宜裁制。

其上所述“体盛肌松之人”“面白体盛人”两案，章虚谷按曰：“以上两证，一以外热中寒而挟痰，先治中寒，用二陈汤加附子；一兼肾元空虚，先救其本，故又重加熟地，虑其碍中，又加厚朴……设非熟地、附子先扶肾元，邪陷至阴之经，而正气将脱，又何能使邪外出乎！若肾元既空，腑气又窒者，熟地不能进，参又不可用，则为无法可施矣。”吴鞠通加批文曰：“治病之难，难在审证也。”

案例4

《医门棒喝初集·温暑提纲》记载：“丁亥春有贫妇人，年逾五十，身发寒热，头肿如斗，目闭鼻平，颈以下肢体皆不肿，胸闷不食。医用消毒饮不效，继投大黄更危困。邀余论视，脉弦迟无力，面晦无泽，唇舌皆淡白，微有薄苔……此风邪客三阳经也……乃重用荆、防、柴、葛散风，佐牛蒡、杏仁、厚朴利膈清痰，加干姜、甘草温中以解凉药……调理数日而愈。”

章虚谷按曰：“《经》言面肿为风，阴经不上头面，此风邪客三阳经也。且脉证虚寒不解，其阳经风邪，反凉泻其内，无怪益困矣。”驳斥了世医“治病不辨脉证，但执古法以求效”，认同张仲景“惟凭脉证，不执死方”的观点。

案例5

《医门棒喝初集·蒌仁辨》记载：“城中青道桥吴姓男子，年二十余，患热病。先有医者，与吴又可达原饮两服，至第四日，邀余诊视。其身微热，头疼不甚，口渴饮不多，舌苔薄而黄，胸腹无胀满，不思食，略进稀粥，大便不解，小便黄，神色不爽，夜有谵语。余察诸证，全是热邪闭伏之象，但诊其脉，右手弦软而迟，左手寸关全无，惟尺部略见……断不宜妄投凉药以遏其邪。遂重用当归、桂枝，佐连翘、赤芍，以通其营。加知母、厚朴，以清肠胃……诸证皆退，调理而安。”

章虚谷按曰：“此证原系热病，何以脉象竟同阴寒……上年冬间赴山东，投亲不遇，盘费短少，奔走长途，落魄而归。余方悟冬伤寒邪，藏于肌肤之言为确……盖风伤卫而寒伤营，因其年少，元气未亏，邪不能内干，而侵入营中，与血气搀混……历春至夏，阳气升散，其病始发……脉证如是，热邪尚轻，而营血凝滞特甚。若用凉药，血得凉则凝，而邪愈闭，虽有斑而不出矣……服桂枝等方至六剂之多，其脉始出，而邪始达。”

（三）儿科痘疹治案

案例1

《医门棒喝初集·治痘论》记载：“无亲昆弟，止一子，甫二龄，于丁亥季春出痘，时值寒水客气，多雨少和。闻其发热三日而见苗，见苗即身凉。余谓顺证无虑，故不视之。经医者用药，服五六日，忽言证危难治，于是惊惶，邀余观之。其痘虽多，尚分颗粒；惟因禀弱，面白气虚；痘出脾脏，故形平扁……脾脏痘毒，必由胃达肺，故宜疏利肺胃之气，毒始透发，医以凉血攻毒，入心肝经药治之，余毒壅胃，遂致咬牙，痘顶塌陷，而见坏象。余用参芪保元汤，加芎、归、厚朴、山楂等扶气疏毒……咬牙已除，饮食亦进，痘形渐起，浆甚清稀……又调理数日，痂落渐愈。”

案例2

《医门棒喝初集·治痘论》记载：“五岁一童出痘，服药失宜，灌浆未足而遽回，烦渴不安，胃不纳食，便溏不固。余视痘形，本属脾脏，色灰塌陷。此因过服凉药，余毒内留，脾阳下泄，本为难治。勉用人参、丁香、升麻、葛根，升阳解肌；牛蒡、厚朴，清胃疏毒……继又清养肺胃，调理旬余而安。”

章虚谷分析，此毒乃由胃达肺，壅于经络，肺为娇脏，毒最难出，故拟治法思路为升阳解肌，清养肺胃，开窍疏毒。采用人参、升麻，佐以丁香，扶正透毒；并用麻黄、石膏，透发肺气，开窍逐毒。

对于以上两案，同为脾脏痘证，章虚谷按曰“一用桂、附挽回，一用麻黄、石膏收功，以其禀气，各有不同；痘之时日，迟早亦异”，缘“人禀质有阴阳强弱不同，故痘有虚实寒热之异”，故治痘也需“温凉补泻皆备”，但“痘毒之出，全赖元气鼓运”。

案例3

《医门棒喝初集·治疹论》记载：“孝廉黄笑山先生令媛，年十余岁，出瘄，见点已五日。经幼科以常规升提表散之药治之，其毒总不透发……余诊脉，虚弱带数，惟左关尺沉弦而滞……知肾脏蕴毒未出，乃重用元参，佐以知母、归须、赤芍、犀角、羚羊、连翘、甘草……渐安而愈。”

章虚谷认为，前医皆认该证作外毒内陷，而屡用升散之品，致使肺气大泄，“喘急烦扰而危殆”。是证热毒内伏，又有先天元阳薄弱，恐其“毒难传化”，故也可于清凉透发之中，稍佐附子，可以“助其元阳，送毒而出，否则难以透发”。

（四）内科虚损治案

案例1

《医门棒喝初集·虚损论》记载：“肖山何先生，夏月不爽，自谓受暑。食西瓜一大枚，又服凉药数帖。后无所苦，惟胃不开……尚行动自如，小便淡黄，大便干，多日不解。胸腹无胀闷，面色如常，舌红而光无苔，酷似胃阴不足，但不喜汤饮。脉则浮中皆无，按之至骨，萦萦如蛛丝而已……余乃屏去热药，重用鹿角胶，佐枸杞、当归、参、芪、苁蓉、广皮等，温润养阳……始觉脉形稍粗，饮食略加……其胃始开，脉亦渐充。其间二十余日，不出大便，胃开后，大便一二日即解。”

章虚谷力驳有医者称之为“有火而进凉药”，认为此证“固非火邪；舌虽光，不欲汤饮，亦非胃阴不足。脉微如是，元阳大亏。幸而小便淡黄，大便坚固，肾气略为有根。”认为此时“若再服凉药必死”。思考后认为鹿角“得阳之气为最”，其功胜于桂附，血肉有情，能助生气矣，故能生效。

案例2

《医门棒喝初集·虚损论》记载：“丁亥仲春，有七十老人，数年前患疟，病根未除，每至夏秋即发。去冬至春，忽病呕吐战振，筋脉掣痛，愈后屡发。或见其小便黄赤，大便干而少，面有红光。谓是肝郁化火，火逆犯胃作呕，胃阴不足，故小便黄赤，大便干少也。余诊脉，虚涩少神，观舌苔，白腐而厚……中焦湿聚，气化不行，下焦反燥，故大便干而少也。其面有红光，因呕多肺气逆，虚火浮于经脉之故……面红便少而赤者，上下之假热。舌苔白腐者，中焦之真寒。且脉虚涩，非火可知。又兼疟病根由，膜原必有结邪，故病发呕吐。而畏寒发战，营卫不通也。遂用姜制半夏为君，佐参、苓、附子、干姜、生姜、桂枝、芍药、乌梅、草果仁。一剂，即甚效。继又去乌梅，加厚朴。连进十余剂，每剂附子用至三钱，胃口开而病愈。大便反溏，小便反清。”

本方证为真寒假热证，辨证的要点在于辨舌：舌苔厚腻者，胃中阴浊凝聚也；色白，相火衰弱已极。脉虚涩，更知非实火之证。治宜辛温苦降以祛浊，佐凉以清火。服后以“大便反溏，小便反清”取效，“盖三焦气化，则水道行，而阴浊下”。

案例3

《医门棒喝初集·虚损论》记载：“余在粤东曾治四人，而两人用桂附八味加牛膝、牡蛎等而愈。有两人先伤凉药，残焰无存，虽用桂附等竟不能救……悬壅属肾，故虚火必悬壅下垂甚长，喉旁虽肿亦软，而色不紫赤仅红或淡，或痰湿熏蒸而腐烂……虚火脉必无力，或数或迟，尺部无根，以此为辨。或虚火而兼外邪，须先表散外邪，再用引火归原之法。”

章虚谷指出，上述咽喉肿痛四人均属“虚阳上浮”，不可习用凉药。临床辨证若“实火在心肺间，故但喉旁肿硬，其色紫赤而悬壅不甚下垂……实火尺脉沉实，寸关搏指而不流利，以风火内闭故也”；治疗用药上，“若实火误用桂附则立毙”。而虚火则不然，需“辨之的确”。

综上，章虚谷在医案中主要讨论了风寒、温暑、痘疹、虚损等病证，从中我们可以看到章虚谷临证尤重察舌、按脉，首辨虚实、阴阳，对儿科痘疹、内科虚损辨治较有心得，值得后世医家参考。

【后世影响】

一、历代评价

清·纪树馥在《医门棒喝初集·纪序》曰：“余读其书，知于是道折肱者久，而凡别疑似于几微，订沿袭之讹谬，其论也切，其辨也详矣。夫阴阳系乎血气，损益酌夫盈虚，毫厘千里，死生系焉。顾或轻为尝试，鲜不以生人之术杀人于不自知，岂果忍于为是者，失则暗与诬，无有如此书之提唱指归也。章子积数十年悉心阅历，博极群书，为之剖厥指，正厥归，缕析条分，发蒙振聩。意若不争之力，生命莫全，不持之严，宗依莫定，盖为医门中护法有如此者。此而不广其传，将偏执艺术，胶固不通者流，方沾沾自诩为有得，安望大发觉寤于当头棒喝下耶?”

清·田鼎祚在《医门棒喝初集·田序》评曰：“虚谷章子殷殷以卫生救弊为心，准经稽古，举诸家之可疑者，详辨其得失……章子笃嗜性命之学，参儒释之理。故于医也，溯流穷源，力究十余年，未得其绪，而志益锐。久之，豁然悟轩岐之旨，犹未尽仲景变化之用也。今又潜心十余年，始有左右逢源之乐……而经旨既明，灼见诸家之偏，伤流弊之害，冀有以补救。于是择其尤者而表明之……反复详辨，语无不切，必期理明义尽而后已。综其所集，不过十万言，阐发圣经之秘奥，救正诸家之阙失，而于先天、后天事物之理，几已括之。不仅为医，而儒释之道并贯矣。”

清·田晋元在《医门棒喝初集·田序》点评《医门棒喝》书名说：“夫天下所重者，莫若性命。儒道，性命之正禅，究性命之微。其能保卫性命者，医也。三者，其道一而已矣。然欲明其道，则又各由其门而入焉。禅门之有棒喝，使人觉悟性命之道耳。”“六气阴阳论、太极五行发挥等篇，将先天后天之奥，阳阳变化之微，阐发殆尽，毫无遗蕴。而土为太极之廓一语，尤发千古之秘，直溯夫混元未辟之先，而独立其极。较杨子之谈元，生公之说法，尤为精妙而明确。其驳正丹溪、景岳诸公处，批郤道窾，迎刃而解。使起丹溪、景岳于九京而问之，亦当俯首无辞。与诸人问答，则又大扣大鸣，小扣小鸣，反复辨难，疑义尽析，示以指南。又解圣经君相二火为体用，燥为风寒风热所化，暑为湿火相合而成，灼见秋伤于湿之文为讹，皆亘古所未道，如拨云雾而见青天也。论伤寒传经，疏解方义，穷元极妙，辨析温病混入伤寒之误，皆大阐仲景心法。暨夫温暑提纲、痘疹等论，则明立法程，申《灵》《素》之旨，而正诸家之失。统而论之，先生不独明于医，而且明于易，明于天文历律，而融贯百家。故于医理之精微奥妙，阐发无余。”

清·韩凤修在《医门棒喝初集·韩序》曰：“会稽章君虚谷，以久病娴此术，天性敏妙，上究羲《易》《内经》之奥，下及诸名家书，无不淹贯。而其辨论溯流穷源，一衷于是，积年得稿若干帙，名之曰《医门棒喝》，盖以警世之动以良医自命者，不啻大声疾呼之也。章君出其稿问世，余深幸是书之传，非徒救一世之弊，诚有补于医道者。”

清·史善长在《医门棒喝初集·史序》曰：“非穷其理，乌能善其用；非多读书而善悟，又乌足言穷理。此章子虚谷《医门棒喝》一书所为有功于医学也。”评论其人：“虚谷，越之会稽人，性恬澹不为利动，不为势慑。少羸善病，因究心岐黄，究日孜孜不倦。”评论其书：“《医门棒喝》四卷……论阴阳变化之理，天人合德之要，昔人所误，今人所疑，无不原始要终，条分缕析。虽以予之愦愦，犹复心领神会，况习其业而将善其用者哉。知其于此道，不啻三折肱矣……是书不诚为觉岸之清钟，迷津之宝筏也哉。”

清·柳宝诒在《温热逢源·卷上》三篇中，即“详注仲景伏气化温证治各条”“详注仲景暴感暑热证治各条”“详注仲景兼感湿温证治各条”，均保留了章虚谷按语，可见对其学术观点颇为倚重。

清·雷丰在《时病论·附论·古今医书宜参考论》曰：“阅古吴叶香岩之《临证指南》，可知临时之圆变，用药之灵机。阅若耶章虚谷之《医门棒喝》，可知名家之疵谬，醒医家之聋聩。阅淮阴吴鞠通之《温病条辨》，可知寒伤于足经，温伤于手经。阅吴门周禹载之《温热暑疫全书》，可知温热暑疫受病之源各别。此皆时贤之书，亦宜备考”。雷丰将章虚谷与叶天士、吴鞠通、周扬俊等医家并称，是对其在温病学方面所做贡献的充分肯定。

清·孙殿起在《贩书偶记续编·卷九》收录章虚谷所撰“《伤寒论本旨》九卷……道光十六年丙申仲夏偶山书屋刊本”、“《医门棒喝》四卷、《二集》九卷……同治六年仲春聚文堂刊本”“《医门棒喝》四卷……道光九年己丑刊本。”

民国·赵尔巽《清史稿·卷五百二·列传二百八十九》曰：“同里薛雪名亚于桂，而大江南、北言医辄以桂为宗，百余年来私淑者众，最著者吴瑭、章楠、王士雄。”

《中国医学百科全书·七十六·医学史》记载：“章楠（十八、十九世纪），清末医家。字虚谷，浙江会稽人。因幼年多病而专究医学，读医家著述，颇受叶天士医案影响，并曾到广东、苏州、河北等地求师。撰有《医门棒喝》（1825），意在‘阐明医理，评论诸家之流弊，以警动世’而故名。临证部分主以叶天士、薛生白温病说为基础，尤其推崇叶天士之说。他对温病的阐述，对王孟英编纂的《温热经纬》一书影响较大。在医学理论上，推崇张仲景辨证论治理论，对张景岳之说多所抨击，有一定见地。另有《伤寒论本旨》，强调伤寒与温病之不同，对六经、六气等概念，有所阐发，但也有不尽全面之处，如把温病机械地按四时分类，并有单从字面上推敲之弊。”

《中华古文献大辞典·医药卷》释《医门棒喝》：“医论。清·章楠撰。四卷。楠字虚谷，会稽（今浙江绍兴）人。博览群书，善取众家之长。研究《伤寒论》受方有执影响，在温病方则推崇叶天士、薛生白，对温病学有一定贡献。撰有《伤寒论本旨》等书。本书旨在‘阐明医理，评论诸家之流弊，以警动世’，故名。成书于道光五年（1825）。据《郑堂读书志》载：‘今观其书，自六气阴阳论，以迄性说，凡二十六篇，冠以条例九则……其体例颇与徐洄溪《医学源流论》相似，而综其大旨，总以叶天士《临证指南》为宗。’全书论述中医理论、诊法、内外科以及痘疹证治，并附有医案。另一刊本将上述内容作为初集，另以《伤寒论本旨》九卷作为二集，以讨论伤寒、温病以及汇方集解等。有道光十五年（1835）偁山书屋刻本，同治六年（1867）聚文堂刻本，一九二五年绍兴墨润堂书苑石印本。”

二、后世发挥

章虚谷对后世的影响，包括学术理论、临床实践及医德伦理等诸多方面。尤其在温病阐发上，《清史稿》将章虚谷与吴瑭、王世雄等温病大家并称，认为百余年来私淑叶天士者虽众，三人俱是“最著者”。

吴鞠通除对章虚谷的《医门棒喝初集·评〈温病条辨〉》篇末加评文外，对章虚谷发挥医理及临床心得处多予赞许，对其“文繁词费”处亦直言指摘，不稍假借，态度公允，褒贬得当。如在《医门棒喝初集·伤寒传经论》赞同观点：“学医必先从《内经》入手，熟读深思，自有妙悟；其次细读《伤寒论》，按经辨证，因证辨脉。脉证既明，然后读叶氏辨舌之论，临证乃有把握……论传经必以脉证为凭。”在《医门棒喝初集·温暑提纲》认同“暑宜轻清，湿宜芳淡，为初治之良法”的治疗法则。

吴鞠通的批评与建议之处，如针对《医门棒喝初集·温暑提纲》章虚谷提出治疗春温“宜清内热为主，如黄芩、知母，佐甘草和中，姜、枣调营卫……但必加柴、葛为使”的观点，吴鞠通则评曰：“伏气温病最忌姜、枣，柴、葛不及荷、蒡、银、翘之稳当”。同篇针对风温，章虚谷提出“先解卫分之邪，宜薄荷、荆芥、紫苏、杏仁、贝母、葱、豉之类……亦可稍加柴胡为使”，吴鞠通则评曰：“既有葱、豉，何必柴、苏”。

另外，关于“湿热病”辨析，薛雪在《湿热病篇》中明确提出湿热病“不独与伤寒不同，且与温病大异”，故将湿热病从温病学中独立出来而自成体系。章虚谷基于以阴阳进退解释六气变化的一贯主张，注解曰：“暑因湿火郁蒸而气浊，由口鼻吸受，蓄于膜原，流传三焦，必归脾胃。治法不独异于伤寒，亦与温热迥别”。但雷丰在《时病论》中，又对章虚谷将其统称为湿温，提出了不同见解；强调湿热病应从湿温中独立出来，绝不应与湿温混为一病。

“暑必兼湿”，出自叶天士《温热论·叶天士三时伏气外感篇》所言“长夏湿令，暑必兼湿”，指出长夏暑气虽盛，湿气当令，感受暑邪的同时，必定兼感湿邪。章虚谷一方面认识到“外邪之气必随人身之气而变”，即暑邪发病是否挟湿，除了夏令气候情况外，还取决于人体的体质不同，但最终认同“火湿合化而成暑”。后世对此素有争议，如王世雄等医家则持“暑多兼湿”的观点。

又如，“温邪上受，首先犯肺，逆传心包”，见于《温热论》之首，是叶天士提出的温病常见传变规律之一。关于“逆传心包”的涵义，后世医家众说纷纭。章虚谷云：“所以言温邪上受，首先犯肺者，由卫分而入肺经也。以卫气通肺，营气通心，而邪自卫入营，故逆传心包也。《内经》言：心为一身之大主而不受邪，受邪则神去而死。凡言邪之在心者，皆心之包络受之，盖包络为心之衣也。”章虚谷还以五行生克乘侮之说，来解释温邪逆传之理：“心属火，肺属金。火本克金，而肺邪反传于心，故曰逆传”。即温邪按卫、气、营、血顺序依次渐传者，为顺传；而卫分之邪经肺而骤传心包者，为逆传。但后世多根据这一说法，不仅把此处“肺”说成是卫，“心包”说成是营，而且还把由卫入营称为“逆传”，这易造成概念上的混乱。其一，此处之“肺”并不是指卫，“心包”也不是指营。其二，由卫入营并不是逆传。温病证候传变，一般多从卫分开始，而传入气分，渐次传入营分、血分。但这只是一般演变情况，由于温邪类别的差异，以及患者体质强弱等不同，温病过程中证候的相互转化，其形式不是固定不变的。卫、气、营、血的传变情况是复杂的，根本就没有所谓顺传与逆传之分。当然，邪热在肺不解，下传中焦，进而深入下焦为顺传；若上犯心君则为逆传。不可将“邪陷心包”与“邪热入营”这两个不同的概念混淆。可见，此类学术争鸣直率中肯，有助于切磋技艺、弘扬学术。

王学权在《重庆堂随笔·读〈全体新论〉》辨临证若见“渴喜热饮”，并非是“中寒水亏”，曰：“渴喜热饮，渴不多饮，温热证多有之，皆属痰饮阻遏气机。景岳书偏尚温补，世多尚之。叶天士先生《景岳发挥》、尤在泾《医学读书记》、章虚谷《医门棒喝》皆力辨其非，学者不可不读也”。

周学海在《读医随笔·方药类》论桂枝曰：“桂枝是温通血脉之为寒闭者。吐血病中，有一种肾寒而元阳虚者，胃寒而中气怯者，皆令血脉不能通畅，遂旁溢而妄行……每以桂枝为君治之，应手辄效，章虚谷亦盛称桂枝能通血脉之寒闭也……而世人每谓桂能动血，一见血证，辄循例概禁用桂，误哉！”

赵晴初在《存存斋医话稿·卷一》论温下法：“大黄同桂附用，是温下法……马元仪《印机草》中干姜同栝楼用，是即苦辛开降法化为辛润开解法。栝楼润燥开结，荡热涤痰，为胸膈热郁之圣药，其性濡润，谓之滑肠则可，若代大黄作下药用则不可。吾乡章虚谷有‘蒌仁辨’，言之甚详”。

综上所述，章虚谷一生精研医学，以博学卓识著称，是一位具有多方面学识素养和高深造诣的临床医生与理论大家。在学术观点上，章虚谷推崇叶天士，注释了叶天士《温热论》，作为外感温病的治法；注释了《湿热条辨》（旧题薛雪撰），作为暑病的治法；与吴鞠通互相评点，切磋学术；在继承前说的同时，能发表自己的见解，对于温病学的发展做出了一定的贡献。对金元诸家、张景岳、吴又可等医家学说，章虚谷均能从自身实践经验出发，提出真知灼见，阐发医论，著成《医门棒喝》初集；将对《内经》《伤寒论》、温病诸医著的注释、发挥，著成《灵素节注类编》《伤寒论本旨》。章虚谷著书的宗旨，是“洞见本源，救正阙失”，他孜孜不倦的钻研精神、严谨的治学态度与高尚的医德医风，值得后学者借鉴与学习。

安徽中医药大学　赵黎

【参考文献】

［1］章楠．医门棒喝（初集医论）［M］．北京：中医古籍出版社，1999.

［2］章楠编注；（清）王孟英评点．增批评点伤寒论本旨［M］．宣统元年己酉蠡城三友益斋石印本.

［3］章楠．灵素节注类编·医门棒喝三集［M］．杭州：浙江科学技术出版社，1986.

［4］田代华整理．黄帝内经素问［M］．北京：人民卫生出版社，2008.

［5］杨上善撰；李克光，郑孝昌主编．黄帝内经太素语译［M］．北京：人民卫生出版社，2005.

［6］张景岳．类经［M］．北京：中国医药科技出版社，2011.

［7］柳宝诒；温热逢源［M］．北京：人民卫生出版社，1959.

［8］雷丰．时病论［M］．北京：人民卫生出版社，2007.

［9］王学权．重庆堂随笔［M］．北京：人民军医出版社，2012.

［10］周学海．读医随笔［M］．北京：中国中医药出版社，2007.

［11］赵晴初．存存斋医话稿［M］．北京：人民军医出版社，2011.

［12］赵尔巽．清史稿［M］．北京：中华书局，2014.

［13］孙殿起．贩书偶记续编［M］．上海：上海古籍出版社，1980.

［14］柴中元．热病衡正［M］．上虞：浙江省上虞县科学技术协会，1984.

［15］姜春华．姜春华论医集［M］．福州：福建科学技术出版社，1986.

［16］李经纬，程之范，马堪温，等．中国医学百科全书［M］．上海：上海科学技术出版社，1987.

［17］庄树藩，段成功，单书健，等．中华古文献大辞典·医药卷［M］．长春：吉林文史出版社，1990.

［18］何绍奇．读书析疑与临证得失［M］．北京：人民卫生出版社，1999.

［19］田合禄，周晋香，贾跃胜，等．五运六气临床应用大观：天人合一诊疗法［M］．太原：山西科学技术出版社，2005.

［20］曹梓材．医林闲话［M］．广州：花城出版社，2006.

［21］田合禄，田蔚．医易智慧：生命与八卦［M］．太原：山西科学技术出版社，2007.

［22］刘景源．刘景源温病学讲稿［M］．北京：人民卫生出版社，2008.

［23］任应秋．内经研习拓导讲稿［M］．北京：人民卫生出版社，2008.

［24］文彬，贺松其．外感热病证妙谛［M］．北京：人民军医出版社，2008.

［25］刘时觉．浙江医籍考［M］．北京：人民卫生出版社，2008.

［26］谢仲墨．温病要义（续）［J］．中医杂志，1957（9）：497－499.

［27］姜春华．医不可执方治病［J］．上海中医药杂志，1962（10）：10.

[28] 杨森茂. 章虚谷遗著《灵素节注类编》钩沉 [J]. 浙江中医学院学报，1980（3）：8 –11.
[29] 王辉武. 略谈《湿热病篇》的学术特点 [J]. 成都中医学院学报，1981（2）：16 –18.
[30] 郭池. 论逆传营分与逆传心包 [J]. 陕西中医学院学报，1981（2）：55.
[31] 吴越人. 谈救阴与通阳 [J]. 上海中医药杂志，1982（2）：27.
[32] 肖永林. 医海珠玉 [J]. 吉林中医药，1982（3）：29.
[33] 冯济凤. “邪陷心包”与“邪热入营”的区别 [J]. 贵阳中医学院学报，1982（4）：56 –57.
[34] 朱文锋. 伤寒、温病之凭脉、凭舌辨 [J]. 贵阳中医学院学报，1982（4）：27 –29.
[35] 陈培村. “通阳不在温而在利小便”浅识 [J]. 辽宁中医杂志，1982（6）：37 –38.
[36] 肖永林. “温邪上受，首先犯肺，逆传心包”之我见 [J]. 吉林中医药，1983（2）：38 –39.
[37] 匡奕璜. “暑必兼湿”之说是否正确？为什么？[J]. 江西中医药，1983（3）：62.
[38] 楼定惠，张松耕. 桂枝二越婢一汤方证小议 [J]. 陕西中医，1983，4（3）：43 –44.
[39] 倪承恺. 谈谈暑必兼湿与暑多兼湿 [J]. 辽宁中医杂志，1983（8）：13 –14.
[40] 李滨. “温邪上受，首先犯肺，逆传心包”溯源与质疑 [J]. 山东中医学院学报，1984，8（4）：67 –68.
[41] 张正昭.《伤寒论》质疑三则 [J]. 甘肃中医学院学报，1985（1）：15 –16.
[42] 任春荣.《各家学说》辅导专栏：伤寒学派辅导材料（续）[J]. 现代中医药，1985（3）：53 –64.
[43] 周尔文.《伤寒论》少阳枢机问题的探讨 [J]. 中医药学报，1985（4）：21 –23.
[44] 茅晓. 简评所谓景岳“重用热药”“偏执扶阳”说 [J]. 陕西中医，19856（5）：233 –234.
[45] 谢辅弼. 对“湿遏热伏”机理及“泄湿透热”的看法 [J]. 四川中医，1985（9）：12.
[46] 张锡江，周克诚. 舌诊 [J]. 河北中医，1986（4）：41 –43.
[47] 易瑞云，易元福. 试谈中医诊断的思路和特点 [J]. 安徽中医学院学报，1986，5（1）：16 –18.
[48] 李斯炽. 谈虚损 [J]. 山东中医杂志，1987（6）：7 –8.
[49] 王付.《伤寒论》肝肾气逆证治辨析 [J]. 安徽中医学院学报，1989，8（1）：15 –16.
[50] 沈超英. 王士雄《温热经纬》对温病学的贡献 [J]. 安徽中医学院学报，1989，8（4）：4 –7.
[51] 张雪亮.《伤寒论》倒装文法笔谈 [J]. 浙江中医药大学学报，1989，13（6）：41 –42.
[52] 王清华.《金匮要略》治痹述要 [J]. 陕西中医，1989，10（7）：331 –332.
[53] 马丁. 试论慢性布病与肺脾肾的关系 [J]. 现代中医药，1990（2）：15 –17.
[54] 苏凤哲. 喻昌《尚论篇》学术思想探讨——兼谈对后世的影响 [J]. 山东中医学院学报，1990，14（3）：19 –23.
[55] 刘晖桢. 试论章虚谷及其《医门棒喝》[J]. 浙江中医杂志，1991（1）：27 –28.
[56] 宋咏梅，宋昌红.《医门棒喝》体质学说探微 [J]. 山东中医学院学报，1996，20（2）：130 –131.

[57] 张炳立. 叶天士论绛舌证治 [J]. 天津中医学院学报, 1996 (2): 6 -7.
[58] 董胡兴. 章楠利机枢法探讨 [J]. 浙江中医杂志, 1996 (11): 483 -484.
[59] 刘芳. "温热病邪逆传心包"之我见 [J]. 长春中医学院学报, 1996, 12 (55): 11.
[60] 王庆侠. 胃气、胃阴、浊气与舌苔 [J]. 甘肃中医学院学报, 1998, 15 (2): 7 -8.
[61] 许金俊, 倪良玉. 叶氏"挟湿加芦根、滑石"浅议 [J]. 江苏中医, 1998, 19 (11): 45.
[62] 吴正治, 郭振球. 肝脏生理病理述要 [J]. 山东中医药大学学报, 1999, 23 (2): 95 -98.
[63] 杨金萍.《伤寒论》体质思想探析 [J]. 山东中医药大学学报, 1999, 23 (4): 187 -188.
[64] 喻嵘, 吴勇军, 陈大舜. 明清医家对张景岳阴阳互济法及其左、右归方的探析 [J]. 中国中医基础医学杂志, 2000, 6 (3): 49 -51.
[65] 李飞滕. 论桂枝汤的应用 [J]. 陕西中医函授, 2000 (5): 20 -21.
[66] 顾植山, 陆翔. 易学对中医学思想的影响 [J]. 中华医史杂志, 2001, 31 (3): 160 -164.
[67] 王大姝. 宋本《伤寒论》中"相搏"为"相抟"之讹误考 [J]. 南京中医药大学学报 (社会科学版), 2001, 2 (4): 190 -192.
[68] 李连成, 刘秉昭. 湿病源流 (续) [J]. 中国医药学报, 2001, 16 (6): 8 -12.
[69] 姜静娴. 谈汗法的祛邪特点与作用机理 [J]. 中国医药学报, 2002, 17 (2): 76 -77.
[70] 孟庆云. 宋明理学对中医学理论的影响 [J]. 中华医史杂志, 2002, 32 (3): 131 -134.
[71] 郑洪, 任继学, 邓铁涛. 中医禀赋学说探微 [J]. 中国中医基础医学杂志, 2002, 8 (4): 15 -18.
[72] 叶义远, 马璇卿, 蒋恬. 胆道蛔虫症证治体会 [J]. 辽宁中医杂志, 2002, 29 (8): 471.
[73] 高颖, 王永炎. 从循证医学角度谈中医药防治脑卒中的研究 [J]. 中国临床康复, 2003, 7 (1): 56 -57.
[74] 傅维康. "辨证施治"术语的最早见载 [J]. 医古文知识, 2003 (2): 25.
[75] 刘景源. 温病学的形成与发展及文献版本源流 (三) [J]. 中医教育, 2003, 22 (2): 47 -51.
[76] 郑洪, 邓铁涛, 任继学. 禀赋系统研究探要 [J]. 中医药学刊, 2003, 21 (11): 1843 -1845.
[77] 张广军, 胡森. 桂枝去桂加茯苓白术汤考辨 [J]. 实用中医内科杂志, 2004, 18 (1): 50 -51.
[78] 肖相如. "解肌"是运用桂枝汤的基础析义 [J]. 辽宁中医杂志, 2004, 31 (9): 741.
[79] 郜东梅. 儒家"中和观"对中医生理学的影响 [J]. 辽宁中医杂志, 2004, 31 (11): 909 -910.
[80] 高嘉骏. 膜原部位初探 [J]. 北京中医药大学学报, 2005, 28 (5): 14 -16.
[81] 梁华龙. 对阳明病的再认识 [J]. 河南中医, 2005, 25 (6): 3 -6.
[82] 李冀, 赵雪莹. 浅析桂枝在桃核承气汤中的配伍意义 [J]. 辽宁中医杂志, 2005, 32 (11): 1121.

[83] 吕昊哲，常惟智. 浅谈《伤寒论》中方剂的特殊煎煮服用方法 [J]. 中医药学报，2006，34 (5)：59 -60.
[84] 苟洪静，刘鹏，步瑞兰. 从《医门棒喝》看宋明理学对章楠的影响 [J]. 辽宁中医药大学学报，2006，8 (6)：28 -30.
[85] 夏桂成. 从太极八卦时辰钟结合图探析生殖节律（续2）[J]. 南京中医药大学学报，2007，23 (1)：1 -3.
[86] 徐成贺. 关于张仲景药物煮服法的研究 [J]. 国医论坛，2007，22 (1)：1 -4.
[87] 步瑞兰. 中医回归背景下研究生教育之思考 [J]. 中国医药导报，2007，4 (4)：94 -95.
[88] 刘果. 再论四逆散方证 [J]. 北京中医，2007，26 (6)：339 -341.
[89] 徐仪明. 论易学太极阴阳说与中医之关系 [J]. 中南林业科技大学学报（社会科学版），2008，2 (2)：1 -6.
[90] 张云云，张海梅，郭德莹，等. 168 例缺血性脑卒中患者体质特点研究 [J]. 上海中医药杂志，2008，42 (2)：31 -34.
[91] 窦一田，曹式丽.《伤寒论》麻黄连翘赤小豆汤之湿热兼表与瘀热在里证辨析 [J]. 辽宁中医杂志，2008，35 (12)：1850 -1851.
[92] 李心机. 伤寒学、《伤寒论》与《伤寒论》学 [J]. 山东中医药大学学报，2008，32 (3)：219 -222.
[93] 王洪京，赵明. 消化性溃疡脾胃湿热证的理论探讨 [J]. 中医研究，2008，21 (4)：6 -9.
[94] 丁振学. 谈舌苔之真假与有根无根 [J]. 山东中医杂志，2008，27 (10)：714 -715.
[95] 温桂荣.《伤寒论》下焦蓄血证病位探析 [J]. 中华中医药学刊，2009，27 (10)：2218 -2220.
[96] 温桂荣. 桃核承气汤的常见症状探析 [J]. 中华中医药杂志，2009 (S1)：40 -41.
[97] 侯淑峰，尹艳，杨智荣，等. 解析中医“九种体质”的理论渊源 [J]. 中华中医药学刊，2010，28 (9)：1956 -1957.
[98] 董琳. 清代慎用大黄的文化史探析 [J]. 南京中医药大学学报（社会科学版），2011，12 (3)：151 -154.
[99] 沈钦荣. 章虚谷学医心路初探 [J]. 浙江中医杂志，2011，46 (5)：313 -314.
[100] 杨丹，翟双庆. 章虚谷著《灵素节注类编》学术成就 [J]. 中医药学报，2012，40 (6)：142 -145.
[101] 王洪彬，李晓泓，莫捷，等. 古代医籍中更年期辨质调治探讨 [J]. 时珍国医国药，2012，23 (7)：1756 -1757.
[102] 王洪彬，李晓泓，孙志芳，等. 更年期因质致病探析 [J]. 时珍国医国药，2012，23 (9)：2286 -2287.
[103] 许冠恒.《医门棒喝初集》温病学思想初探 [J]. 山东中医药大学学报，2014，38 (1)：46 -48.

[104] 盛增秀. 略论浙籍医家对温病学说传承与发展的贡献 [J]. 浙江中医杂志, 2014, 49 (9): 625 - 629.

[105] 刘霁堂. 明清 (1368—1840) 医学道德发展史研究 [D]. 广州: 广州中医药大学, 2005.

[106] 陈霁荣. 《伤寒论》营卫学说思想及其与桂枝汤相关性研究 [D]. 北京: 北京中医药大学, 2005.

[107] 常惟智. 历代方论有关方剂配伍理论的研究 [D]. 哈尔滨: 黑龙江中医药大学, 2005.

[108] 冯雪梅. 温病湿热证证候规范化研究 [D]. 广州: 广州中医药大学, 2007.

[109] 张天佐. 古代中医医德文献 (言论篇) 整理研究 [D]. 北京: 北京中医药大学, 2007.

[110] 张蕾. 宋臣校定本《伤寒论》的文献研究 [D]. 济南: 山东中医药大学, 2007.

[111] 薄化君. 时振声伤寒学术特色的初步研究 [D]. 北京: 北京中医药大学, 2007.

[112] 肖巍. 张景岳医学思想的哲学探源 [D]. 长沙: 湖南大学, 2007.

[113] 邢可. 温病气分证、营分证客观化指标的相关性研究 [D]. 成都: 成都中医药大学, 2008.

[114] 薛松. 张景岳医易思想研究 [D]. 北京: 北京中医药大学, 2008.

[115] 陈志伟. 苦辛法在温病中应用之研究 [D]. 南京: 南京中医药大学, 2009.

[116] 柴琳. 辛开苦降法治疗内伤脾胃病的理论研究和临床应用 [D]. 广州: 暨南大学, 2009.

[117] 周冠中. 体质评估的关键因素探讨 [D]. 北京: 北京中医药大学, 2011.

[118] 方艳丽, 方正浩. 新生儿上呼吸道感染的治疗体会 [C] //第 28 次全国中医儿科学术大会暨 2011 年名老中医治疗 (儿科) 疑难病临床经验高级专修班学术论文汇编. 宁波: 中华中医药学会儿科分会, 2011: 598 - 599.

[119] 马维骐. 《中诊》教材中某些概念略谈 [C] //全国第十三届中医诊断学术年会论文汇编. 南昌: 中华中医药学会, 2012: 328 - 330.

[120] 范铁兵. 浅析湿病当微发其汗、利小便 [N]. 中国中医药报, 2011 - 4 - 22.

[121] 范铁兵. 浅析"阳明之为病, 胃家实是也" [N]. 中国中医药报, 2011 - 5 - 23.

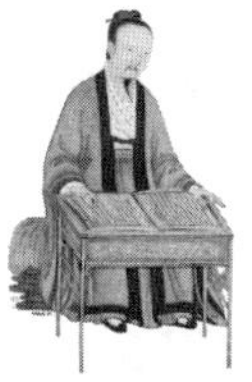

王旭高

内容提要

王旭高，名泰林，字旭高，晚号退思居士，又号九龙山人。生于清嘉庆三年（1798），卒于清同治元年（1862），清代名医。王旭高著作丰硕，现在流传的大致如下：《王旭高临证医案》《环溪草堂医案》（家谱作《退思斋医案》）、《医门要诀》（即《医学刍言》《医学入门》）、《温疫论歌诀》《温疫明辨歌诀》《十药神书歌诀》《外科证治秘要》《运气证治歌诀》。《王旭高医书六种》，包括：《退思集类方歌注》，又名《伤寒一百一十三方歌诀》；《医方证治汇编歌诀》，包括家谱所载《医方歌诀串解》和《选方约注》；《增订医方歌诀》《医方歌括》《薛雪湿热论歌诀》《西溪书屋夜话录》等。王旭高学术积淀深厚，颇多建树，尤以肝病论治和方剂最见功力；在脾胃病、外科温病证治方面有独特认识。王旭高弟子众多，诊疗之余亲自编写教材及众多歌诀，以便弟子诵习，堪称医界师表。

【概述】

一、生平简介

王旭高，名泰林，字旭高，晚号退思居士，又号九龙山人。生于清嘉庆三年（1798），卒于清同治元年（1862）。江苏无锡西门外坝桥人，世居锡之西门外梁溪之坝桥下，其居住之处门前小桥临波，溪水萦迴，故名其居为环溪草堂、环溪西屋，书斋名西溪书屋。王氏原为无锡望族，先祖为宋王皋，扈跸南渡，为迁锡第一始祖，王旭高为其二十五世裔孙。其父名启贤，一生业儒，王旭高共有兄弟5人，旭昌、旭明、旭景、旭升，王旭高，其季也，故小名五官。

王旭高自幼颖悟，读书过目成诵，弱冠时即已能贯通经史子集，戚党均以大器目之。及长，赴江阴南菁书院应考，因试卷上溅有墨渍，遂不第。于是绝意制举。其舅父为高锦庭，精擅内外科，乃执贽焉，尤擅外科，即后世外科三大流派中的“心得派”。高氏当时成就显赫，影响遍及江浙，著有《疡科心得集》。王旭高学医先从《内经》《难经》入手，继而研究《伤寒论》《金匮要略》，得其奥旨，心不旁骛，勤求古训，穷究医典，旁及疡科诸书、古今名医方案，尝谓于古书则研究古训，于后人书则分别疑似，取精去粕。诚如其所云：“读书须识正旨，眼光着纸，勿为纸上陈言所瞒，庶几有益。”王旭高勤学苦练，必求其所以然之故而后止，遂得舅父衣钵。于10年后，即清道光初年悬壶问世。先以外科行，及舅父殁，乃继其业，求治者日众，后渐浸及内科，无不应手奏效，后乃专力于内科，名噪江浙间。他对于医术苦攻力学，贯穿古今，精通内外，是后世仅以专科著称的医生无法相比的。清咸丰十年（1860），王旭高已63岁，为避兵灾，始移诊于乡间寺头镇，继又迁至常熟韩山头王家桥（今属张家港市），寓居门人顾灿卿家。因先生无子嗣继业，出其生平著述整理为定本，授之顾氏。柳宝诒所见“王家桥顾君莲（灿）卿本”系王旭高晚年之作，就是指定本而言。此定本后传给章成器，章氏授徒时即以之为教本。王旭高住顾家约半年，至岁末即返故里，越年病故于环溪草堂，享年65岁。

王旭高虽为当时名医，然绝不骄矜自恃，乃朴实无华。当时医生出诊，大都肩舆代步，雇轿夫数人，相互替换。而王旭高家从不备轿，饲白马一头，有园丁一人，既为司阍，兼以饲马。先生于城内出诊往往步行，远道者才驰马以赴，既可迅速，而又省费，其勤俭之风，尤为难得。

王旭高诊病，有来请者，必先至贫家，而后及于富家。人不解其意，王旭高曰：“贫者藜藿之体，类多实病与重病，急而相求，宜早为治，否则贻误病机。富者养尊处优，类属轻症与虚症，调理者居多，略迟无妨，故不得不有缓急先后也。”平时对贫者来诊，不计诊金，或必还之。甚至无力售药者，于药方上角，书“记账月结”四字，加盖私章，病者持方至本城药店取药，可不付药资。若远道病者，察其病之浅深，预为之计，自初疾至疾愈，改方不收分文，以此人咸感其德。尤其是认真负责的工作态度，如疑难证求治者，必沉思渺虑，疏方与之。厥后或效或否，或有无力再往诊者，先生必悉访之，令其再诊，以竟厥功。故其所存方案，无不光坚响切，无模糊影响之谈，较近贤之专以灵变取巧者，有高下之别。

当咸丰时，太平军兴，王旭高移居于北乡寺头镇，而远近闻之，应诊者云集。张聿青在其日记《如梦录》中，曾记其父甫崖亦在寺头设诊，乡民初皆信王而不重张，足见王旭高之声誉非幸致也。

二、著作介绍

（一）《王旭高医案》

《王旭高医案》，亦称《王旭高临证医案》，共 4 卷。卷之一为外感病案，卷之二及卷之三为内科杂病案，卷之四含咳嗽门、疝气门、遗精淋浊门、痉厥门、杂病门、妇人门、产后门、幼科门、外疡门等内、妇、儿、外各科。部分病案后有按，而有按者多为“渊按”。本书最早于 1897 年由其弟子常熟方仁渊（耕霞），据刘石香（旭高侄婿）所赠藏本辑，在无锡以活字板选印。方氏序云：“原书十卷，约得五六，厘为四卷。”1936 年，又由裘吉生辑入《珍本医书集成》之医案类，由世界书局印行。新中国成立后，再由上海科学技术出版社重印，现在流行版本较多。

（二）《环溪草堂医案》

《环溪草堂医案》，共 4 卷。卷一为外感病案，卷二为内科杂病案，卷三含内、妇、儿各科病案，卷四主要为外科病案。部分医案后有注、渊按、诒按等。1900 年，江阴柳宝诒据其抄录所得之七种王氏医案，再参考方氏刊本，选其精粹，定名《环溪草堂医案》，刻入《柳选四家医案》中。此本后有石印，最为通行。1949 年后，此书亦重印，现多收载于《王旭高医学全书》《王旭高临证医书合编》之内。

（三）《医门要诀》

此书概述了中医临证各科辨证论治常法，内容涉及外感六淫、内科杂病、妇科病等的辨证论治。书中详辨各证寒热、虚实，注重气机升降在机体的重要作用。内容简要，颇有见解。《医门要诀》，原为抄本。周小农在 1938 年得此书于陈士钧处，经订正加按后交千顷堂印行，列为“国医丛刊之九”，以单行本发售，1960 年 9 月，北京中医学院诊断教研组根据江阴许履和之传本整理，由人民卫生出版社出版，名《医学刍言》。经查此书和《医门要诀》是同书异名，不过编次稍异，《医门要诀》有周、陈二君之按语为不同耳。

（四）《吴又可温疫论歌括》《温疫明辨歌诀》

《吴又可温疫论歌括》，除《温疫总诀》为四言外，其余均为七言歌诀的形式，记述了温疫的初起、传变、症状、治法、方药等内容。《温疫明辨歌诀》，应为《吴又可温疫论歌括》的补充，主要内容是温疫辨证及温疫各种兼证的辨证。现二书合编入《王旭高医学全书》《王旭高临证医书合编》内。

（五）《葛可久十药神书歌诀》

《葛可久十药神书歌诀》，以葛可久所著《十药神书》编成歌诀，并于书前附有总诀。现合编入《王旭高医学全书》《王旭高临证医书合编》内。

（六）《外科证治秘要》

《外科证治秘要》，为论治外科之书，共分47章，详细论述了外科各种疾病的证治。现有中医古籍出版社单行本，也合编入《王旭高医学全书》《王旭高临证医书合编》内。

（七）《运气证治歌诀》

《运气证治歌诀》，又名《退思集首集》，是王旭高论述运气学说之专辑。书中主要内容有：总论，《三因》司天运气方，附方，附司天运气图歌、司天在泉六淫治例、六淫治法歌。现编入《王旭高医学全书》《王旭高临证医书合编》。

（八）《王旭高医书六种》

《王旭高医书六种》包括：①《退思集类方歌注》；②《医方证治汇编歌诀》；③《增订医方歌诀》（虞山曹仁伯增订）；④《医方歌括》；⑤《薛雪湿热论歌诀》；⑥《西溪书屋夜话录》（仅存肝病证治一篇）。周小农学医时，曾抄到上列③～⑥计四种，至1916年又于华松岩君处得到上列①、②种残本。据华君云："东房桥（无锡北乡斗山附近）有王氏门徒，佚其姓名，因年老时卒发狂病，将所抄医书全部沉之河中，某只捞得此一束。"故已散佚不全。经周氏校对，并请吴县陆晋笙先生整理订正，于1922年同前抄之四种并交上海千顷堂书局石印，此六种除《薛雪湿热论歌诀》完整外，其他五种，都有残缺。

王旭高的医学著述，除以上列出者，可能尚有遗漏。足可见先生著述甚丰，但年久散佚不齐，亟待搜集整理，以免湮没不彰。

【学术思想】

一、学术渊源

王旭高广涉经典，勤读百家，学术源流深厚，尤其于喻嘉言、王晋三、徐灵胎、叶天士、薛生白诸子，颇多推崇。王旭高的著作，多有其学术渊源。其所著《伤寒一百一十三方歌诀》，是从王晋三《古方选注》而演释；《退思集类方歌注》是从徐灵胎《伤寒类方》化裁；《医方歌诀》亦本《兰台轨范》通治方而作，据汪氏手抄本又称《丸方歌括—附增补汤头歌诀》。王旭高认为，汪昂《汤头歌诀》，列方不足，而为之增补，然其歌括有一特点，与汪昂不同，方中每多联系对比。例如六君子汤，汪昂所举为四君子汤加陈皮、半夏一方及香砂六君子汤，而王氏《增补汤头歌诀》则云："六君子汤方有二，甘酸辛通各专主，黄芪山药合四君，方名亦号六君子。四君加酸枣仁姜，胡洽以之治振悸。或加姜汁与竹沥，半身不遂痰厥饵。"比之汪昂《汤头歌诀》，又深入一步。又如，增补汤头方中，将《伤寒论》《金匮要略》治水气诸方汇编，而又能提示精要。如云："水气门中三（十）五条，症多错杂难摹揣，拨其大旨两言明，只在浮沉分表里，足肿曰水面肿风，先后上下分彼此，恶风无汗汗之宜，小便不利利之是，脉沉虽寒必温经，脉浮而下须兼使。"以上数语，是王氏研究《金匮要略》水气病得出的经验，如能掌握这个治则，治水气肿胀即可有规律可循。王旭高学习勤奋，至老不倦，曾告诉其门生说："余自习医以来，兢兢业业，造次于是，颠沛于是，历练卅余年，成就些微事业，多从困苦谨慎中得之。"王旭高指导门人学习内科杂病诊治，除另编《医学刍言》一书外，尚有《退思集》上题词二首，可谓王旭高学医的格言，录之如下。

第一首：退有余闲颇致思，轩岐家秘在于斯，知方然后堪求治，得诀回来好作医；明理必须遵古训，见机也要合时宜，莫嫌言浅无深意，下学工夫上达基。

第二首：伎巧多由规矩生，巧中规矩是精英，旁通曲畅从心悟，类聚群分本物情；术可传人原切近，文能寿世要归诚，学无少长争先达，笃志躬行事竟成。（下署"退思居士自题"）

从上面二首题词中，似可看出王旭高指示学医方法，要在切问而近思。所谓"知方""得诀""明理""见机""规矩""心悟""旁通曲畅""类聚群分""归诚""笃志躬行"等语，无一字不从实践中所得，如能细玩这二首诗意，即可以知先生毕生之精神矣。

二、学术特色

（一）肝气、肝风、肝火论

王旭高一生从医，造诣极深。临证严谨认真，存有众多医案，对医学颇多建树，尤以肝病论治和方剂最见功力、贡献之大，世人称其为"治肝楷模"。王旭高关于"肝病证治"的临床见解，主要体现在《西溪书屋夜话录》中。书中首列"治肝卅法"，首句即云："肝气、肝风、肝火，三者同出异名。其中侮脾乘胃，冲心犯肺，挟寒挟痰，本虚标实，种种不同，故肝病最杂而治法最广。"这就是他对肝气、肝风、肝火三者关系的理解。

由于肝主藏血，其性刚强，故称体阴而用阳，性喜条达而恶抑郁，与精神情志的调节功能有着密切的关系。在内科疾病中，外因多以风邪侵袭为诱导，内因多由情志怫逆而引发。若病从肝起，其初为肝用过强，或气郁而化火，或阳动而上扰，甚则肝风翕张，皆属于标实。病久不愈，则肝体受伤，然气火风阳之变动，依然存在，此乃本虚而兼标实。其中有挟寒者，乃偶受寒凉侵袭所致；而挟痰者，即指痰浊的滋生。故谓"挟寒挟痰，本虚标实，种种不同"。及至病势发展，则上犯心肺，侵侮脾胃，下及肾脏。因此，肝病最为复杂，而范围甚广。

然肝病虽杂，却以"肝气、肝风、肝火"统之，均为肝用太过所致。始于气郁，化而为火，盛则为风，故郁而不疏为肝气，气郁化火为肝火，阳升无制为肝风。其临床表现虽然复杂多变，而其基础则为肝失疏泄、肝气郁结。一旦肝之疏泄失职，或疏泄不及，或疏泄太过，往往致肝之经气不利，肝经所过部位胀闷疼痛；且影响往往及于各脏腑，而致脏腑功能紊乱。

1. 肝气论治

王旭高认为，肝气多为郁怒伤肝，木失条达，疏泄无权，肝气自郁于本经，气机阻滞而成。盖肝宜升，胆宜降，肝郁则失其条达之性，两胁气胀或痛。肝气犯脾胃，则见脘痛、呕恶、嗳气、吐酸诸症；肝气横逆冲心，则多见热厥心痛；肝气上冲犯肺，猝得胁痛，上气而喘；肝气久郁，则营气痹窒、血行瘀阻等。肝主疏泄，气以条达为顺，故肝为多气易郁之脏。若郁怒伤肝，临床则表现出气机不条达、疏泄失常的病证。因此，王旭高治肝气病，以疏通条达为主。

下列八法，均为肝气的不同见症及施治，其具体运用如下。

（1）疏肝理气法

王旭高认为，“如肝气自郁于本经，两胁气胀或痛者，宜疏肝”。本法适用于郁怒伤肝，肝气阻滞，见症多为两胁胀痛，得嗳乃舒，脉弦、苔薄白等。此肝气自郁本经，疏肝即可条达。药用香附、郁金、苏梗、青皮、橘叶之属，即《内经》所谓“肝欲散，急食辛以散之”之义。《局方》香苏散（香附、苏叶、陈皮、甘草、生姜、大枣、葱白），《验方新编》香郁散（青皮、香附、郁金、生姜），均为本法的理想方剂。如气滞兼寒凝肝脉，见胁胀不适、口淡、畏寒、舌淡、脉弦迟者，加吴茱萸温中散寒，下气止痛；如兼热而见胁痛胀满、发热、口渴、小便黄、脉弦数、苔微黄者，加丹皮、山栀，清肝泻火；兼痰而胁胀、痰饮泛溢、脉弦滑、苔白滑腻者，加半夏、茯苓，用此二药以燥湿化痰。

肝气之痛，与胃痛、腹痛不同，在部位和症状等方面均有区别。肝气痛在胁，兼有胀满气逆，虽按摩不能稍减，但不作大痛；胃痛、腹痛在脘腹部，其痛喜按或拒按，大便溏或结，其脉有寒则沉迟或沉细，有热则数，有痰则滑，不似肝气之脉必弦。

（2）疏肝通络法

如其疏肝不应，肝气郁久，必导致肝络瘀阻，因肝体阴藏血，肝郁则血瘀。此乃病久入络之证，属实证。故以旋覆、新绛、归须、桃仁、泽兰叶等疏肝通络、和营行瘀，此取《金匮要略》旋覆花汤之意。

本法除适用于肝气久郁，入络成实外，对妇女肝郁经闭之证，亦甚适宜。但不论是久郁致瘀或肝郁经闭，本法的临床见症均有胁间刺痛，或有块结，唇舌干燥，二便少通，脉沉弦或沉涩等。无瘀结者慎用。

（3）柔肝法

如其肝气胀甚，疏之不应，反而更甚者，此乃肝失柔顺之常，一偏而为刚强。肝气郁久，结果呈二：其一是久郁血行受阻，即前之疏肝通络法之证；其二是郁久则自戕，木失濡润，即本法之证。肝体阴而用阳，性刚而喜柔。所谓柔肝之法，是针对“肝为刚脏”而言，以甘缓养血育阴之药以益肝体，使其用条达和畅。考肝的生理特征为体阴用阳，肝郁者，即肝之阳郁而不能四旁，阳郁致血燥，血燥必阴亏，阴亏木强，如再用疏肝，则愈疏愈燥，胀满更甚，故必柔肝。肝又为刚脏，柔则不刚。柔肝当滋肾，因肝阴由肾水而生，此母子相生、乙癸同源之义。故本法选用当归、枸杞子、柏子仁、牛膝四药，滋水柔木，肝肾双补。适用于胁痛隐隐、头晕眼花、腰膝酸软、心烦梦多、舌红、脉细弦或数。如兼夜热、虚烦、唇干属虚热，加天冬、生地。王氏谓本法有兼寒而加苁蓉、肉桂者，是因疏肝太过，下焦肝肾气伤，肾阴不足，肝阴下泄，致腰酸体倦，阳痿遗精诸症，是兼寒非恶寒，作下元虚寒解，故取苁蓉、肉桂，调补下元。

（4）缓肝法

本法适用于肝气甚而中气虚之证，如胁痛、少食，面色苍白，口淡乏味，虚软无力，脉虚弦等。此因木强失柔，中气不足，恃强侮脾而成。此法是以甘缓先制强肝，使不传脾。《素问·脏气法时论》谓“肝苦急，急食甘以缓之”，故取白芍缓肝，炙草、大枣、橘饼、淮小麦等以补中，意为《金匮要略》甘麦大枣汤加味。

(5) 培土泄木法

若肝强，失柔顺之意，当柔肝。柔肝不及，强木必外发，侮脾乘胃。其证治可有两端，因脾虚招致肝克者，用本法培土泄木；因强木乘胃者，则用泄肝和胃。如肝气乘脾，脘腹胀痛者，乃土虚又招木侮，气机为之痹阻，是前之缓肝法适应证进一步发展而来。此邪已犯脾，如胁胀、脘胀闷而痛、口淡、食不运化、大便溏薄等，法以补土为主，兼以泄木。六君子汤培土运脾，加吴茱萸、白芍、木香，抑肝泄木。临床凡见肝旺脾虚者，均可选用本法。

(6) 泄肝和胃法

本法适用于肝木犯胃证。肝气乘胃则胃气失降，而现脘胁胀闷或痛、嗳气吐酸、苔黄、脉弦实，甚则中脘热闷、二便秘结，而成肝胃火逆证。这是肝郁气逆，夹火反胃之证，当用"泻肝和胃"法，方选二陈加左金丸，二陈燥湿化痰、理气和中；左金丸取黄连泻子之义（实则泻其子）；吴茱萸辛开，加金铃子同奏清泻肝热、引热下行之效，此治肝一面；再用白蔻等降逆和胃，成肝胃平治之法。

(7) 泄肝法

本法适用于肝气上冲于心。肝气之所以冲心，是母实累子之故。见症多为热厥心痛，如心痛烦闷、两胁胀急、脉弦数劲等。此乃气郁化火，气火上逆之证，当用"泄肝"法，王旭高以金铃子散缓急镇痛，合左金丸辛散泻火。如脉沉弦、苔白、肢厥闷乱等，是厥阴寒热错杂，加蜀椒、桂枝、白芍，泻肝以散凝寒，成辛开苦降酸泻之法。辛开则肝气调达，苦降则胆腑得通，酸泻则木不失柔。故治肝胆病者，苦、辛、酸三法合用，为泄降肝气、平冲降逆的主要方法。

(8) 抑肝法

本法适用于肝气犯肺，与冲心同属实证。但冲心是母实累子，犯肺是木火刑金。见症是胁胀、胸膈满闷、上气喘逆。此乃肝气反侮，肺失肃降之证，宜用"抑肝"之法。取吴萸汁炒桑皮、苏梗、杏仁、橘红等降逆行气，使肝气散而肺自安。如肝逆犯肺日久，致木火刑金者，便成肺燥，则应取"肝火证治"中的清金制木法。

上述肝气证治八法，既有其独立性，又有关联性。疏肝理气和疏肝通络二法，一以散气为主，一以散瘀为主，均属肝气郁结之实证治法。柔肝与缓肝二法，则为肝之虚证治法。前者侧重于养阴柔肝，后者侧重于补中缓肝。总的目的，乃欲制肝气不外侮。而培土泄木与泄肝和胃二法，则是针对肝气外侮凌土之候。侮于阴土者，为土弱木强，补中宫以泄木，使脾气运而肝气得平；乘于阳土者，为肝实胃逆，则降逆为主，泄肝和胃平治。至于泄肝、抑肝二法，一是泻子，一是安肺，均属肝气实于外脏，非徒单纯治肝可愈。

2. 肝风论治

肝风，既可上冒巅顶，也能旁走四肢。其成因有二。一是肝阳亢盛化风，王旭高认为"内风多从火出"。因肝属木，木火相扇，风自内生，肝火久而不愈者，均有导致肝风内动之可能。二是阴亏血少致木性失柔，失柔则木强风动。前者着重熄风，后者着重养肝补水涵木。然二者似分又不可分，因肝阳亢盛多由阴亏，阴亏多现阳亢，故历来对肝风之治，熄风养阴涵木每多相兼。肝风“上冒者，阳亢居多，旁走者，血虚为多”，要言不烦。究其病性，本虚标实之证。本虚乃肝肾精血亏虚，标实乃肝阳上亢之象。

肝风一证，主要症状多见上冒巅顶，头痛目眩；肝风旁窜四肢，则筋脉掣引，肢麻肉瞤，虚惊，烦扰，脉弦；甚则拘挛，口眼㖞斜，舌强不语，昏仆。肝为风木之脏，体阴而用阳，而主升主动，且肝主筋，临床所见风证，一般为肝所主，《素问·至真要大论》云：“诸风掉眩，皆属于肝”。其起因则为阳亢和肝火发展而来，正如王旭高所言：“内风多从火发，气有余便是火。”治则从柔体济刚着眼，具体治法需根据寒热虚实调治。

（1）熄风和阳法

本法又称为凉肝法。肝亢动风，上扰清阳，症见头目昏眩，甚或面颊发红等，取羚羊角、丹皮、甘菊、钩藤、石决明、白蒺藜诸药。本法只适用于肝风初起、肝阳不甚亢者，治以凉肝泻火，以熄风阳，故称“和阳”。

（2）熄风潜阳法

如肝风上扰，用上法不效者，说明肝阴不足，肝阳偏亢，非凉肝可愈，宜滋阴潜阳，如牡蛎、生地、女贞子、玄参、白芍、菊花、阿胶等药滋养肝阴，以制肝阳，使不致上扰，滋肾以养肝阴，介类以潜肝阳，亦寓重以镇逆之意。其见症除具有上述“熄风和阳”诸症外，尚有虚烦、躁扰、不寐、面赤诸症。

（3）培土宁风法

本法又称为缓肝法。适用于肝风上逆，又兼胃阴不足。肝风上逆，土虚不能植木，见症有眩晕、面赤、肢麻、眼花、不寐、纳减、心下嘈杂等。宜两顾肝胃，药用人参、甘草、白芍、麦冬、甘菊、玉竹之属。王氏“培土宁风”所用之药，大致可分为两类：一则补益脾胃之气，如人参、大枣、甘草；一则滋养脾胃之阴，如麦冬、白芍、玉竹，以滋养阳明气阴，柔泄厥阴风木。

本法与“肝气论治”中的缓肝法有不同之处。“肝气论治”中的缓肝法，所治中虚多为脾气虚，肝气犯脾，用药略偏甘平；本法亦治中虚，是由肝逆而胃阴不足，用药略偏甘寒。甘平益脾，甘寒益胃，然缓肝则一。

（4）养肝法

本法适用于营血不足，肝木失荣。盖肝藏血，血不足则四肢、筋脉失去濡养，致肝风旁走四肢，见肢节麻木、牵掣、头晕、腰膝酸软等症。药用生地、归身、枸杞子、牛膝、天麻、制首乌、三角胡麻之属，养血熄风，濡润筋脉，取其“治风先治血，血行风自灭”之义。

（5）暖土御风寒

“此非治肝，实补中也。”即此法不是治肝风，是因中土阳虚，外遭风寒之邪侵犯，引动风木挟浊阴（痰饮）上犯所致的风虚头重、眩晕苦极、不思饮食、口吐痰涎等症。因为这种虚风，既不属肝，亦非外风，乃阳虚生寒，清阳不能上升，所以头重作眩，有似风状，实非肝风，因此名曰虚风。此乃中焦虚馁，阳气不升，髓海不足，虚风内动之证。治宜温中暖土，振奋阳气，以御风寒。取《近效》白术附子汤（白术、附子、甘草、生姜、大枣），温中暖土，补中降逆，外御风寒，而并非治肝。

以上肝风证治五法，熄风和阳与熄风潜阳二法，实际是阴虚肝阳亢盛动风之轻重不同的两种治疗方法。前者重在袪风，后者重在养阴。而养肝法非但养肝阴，更在于养营血，较熄风潜阳法多出一途。培土宁风、暖土御风寒二法，均从脾胃着手，前者重在养胃阴，除肝风；后法重在补脾阳，除虚风。

此外，王旭高尚有平肝、搜肝二法。“平肝”多用金铃子、蒺藜、钩藤、橘叶等药。“搜肝”所治证，为先有内风而后有外风，或有外风引动内风者，多用天麻、羌活、独活、薄荷、蔓荆子、防风、荆芥、僵蚕、蚕蜕、白附子之属以搜风。

3. 肝火论治

此论肝火，似指肝之自病而成。肝火形成有两途：一是肝气郁久化火，所谓“气有余便是火”，此虽化火，仍宜兼予理气；二是肝阳亢盛，火逆冲激而成，治疗宜清宜泻。二者均有联系，未可截然分离。

因火性燔灼，故肝火为病，能游行于三焦，使一身上下内外皆病，见症错综。又肝火有虚实之分，虚火本于阴亏，实火标在阳亢。虚火，一般表现为五心烦热，颧赤，口渴，唇干，舌赤质润，头晕眩冒，不寐，脉虚弦而数；实火，则表现为肌肤燔灼，目赤，烦躁，吞酸，胁痛，二便少通，苔黄质赤，脉弦数实；甚则狂躁，淋闭，上下溢血等。

（1）清肝法

肝火燔灼，上逆为患，肝火在上在外者，既能灼肺阴，又能激心阳。此乃肝之亢阳游行于中、上二焦。见症头晕胀痛，面红目赤，口苦口干，急躁易怒，不眠或噩梦纷纭，胁肋灼痛，便秘尿黄，耳鸣如潮；或耳内肿痛流脓，或吐血衄血，舌红苔黄，脉弦数等。故取羚羊角、丹皮、黑栀、黄芩、竹叶、连翘、夏枯草，以清肝泻火。

（2）泻肝法

上述“肝气论治”中有“泄肝”一法，是指辛散发泄以散其肝气。本法称“泻肝”，是就苦寒凉泻而言，适用于肝火在内在下之证。所谓在内在下，是指肝火郁于下焦。下焦火郁，多见大便秘结，小便黄赤热痛；甚或尿血、便血等。肝火内郁，必有胁痛，或兼目赤、惊惕诸症。以泻青丸、当归龙荟丸、龙胆泻肝汤三方，随见症之不同而选用，苦寒直折其火。

上述清肝、泻肝二法，临床运用时虽有在上在外与在下在内之分，但很难强作区分。有时肝火在下，同样可表现为目赤肿痛之上热证；而在上之肝火，有时亦表现为少腹挛痛、小便热痛等。此因肝胆之火，寄于三焦之故。

肝火与诸火亦宜鉴别。心、肺之火，亦在上在外，但不似肝之目赤肿痛、头眩、耳项肿痛；大肠、小肠火在下在内，但无肝火兼有腹胁奔迫，亦无肝火兼有在上之症。

（3）清金制木法

“肝火上炎，清之不已，当制肝”。肝火上炎，当然是用清肝、泻肝法。但“清之不已”是什么原因呢？主要是肝火已外发犯肺，单纯用苦寒清泻已无效，宜转用本法。

肝火上炎，清之不已，则火必伤阴，并侮肺金。肝气上逆犯肺，则不宜专用抑散，必须清金制木，用沙参、麦冬、石斛、枇杷叶、天冬、玉竹、石决明等清金养肺以平肝，使肃降有权，以制木火之亢逆。但应注意，肝火上炎，常挟心火，形成二火刑金的局面。因此，临床上除了有肺燥咳嗽、胸膈闷热、鼻干、口舌干燥等症外，尚或出现心中烦热、咳血等症。上述诸症的出现，再加上胁胀闷，脉弦数，则可诊为木火刑金无疑。故木火刑金者，除清金制木外，每兼以泻心火，有时还兼滋水，使之涵木，此又为隔二隔三之治。

（4）泻子法

肝火亢极，延及内外俱盛，如面赤，烦躁，惊扰不宁，吐血，衄血，便血，头目昏眩，两胁满痛，二便闭结，脉洪数，苔黄质红等。此肝火亢盛，心火亦动，属于实热。则清肝在外，还可采用“泻子”方法，取甘草、黄连之属泻心火，即“实则泻其子”之治。

本法名为“泻子”，知火之盛在肝，故有头目昏眩、胁痛胀满等症；倘无此证，则属心火亢盛，可直名为泻心法。于此知王旭高所谓泻子法，必兼有治肝，否则不能云“泻子”。治肝可用清肝、泻肝二法，以助“泻子”。

（5）补母法

本法适用于肝之虚火，是由肾水不足、肝阳耗阴而成，阴血不能涵养肝木，以致阴虚火旺。治虚火不可折、不可抑，应补其虚。补虚火莫如“壮水之主，以制阳光”。王旭高选用六味地黄丸和大补阴丸，即是补水涵木，亦“虚则补其母”之治。肾虚本身亦有火炎，但肾虚不胁痛、不眩晕。本法云补母者，知火自肝起，不在肾，故补肾宜兼养肝较妥，亦含“乙癸同源”之意。

（6）化肝法

所谓化肝，是指清化肝经郁火。此由郁怒伤肝，气逆动火，致烦热胁痛，胀满动血等症，用张景岳化肝煎（青皮、陈皮、丹皮、山栀、山药、白芍、泽泻、贝母）治疗。张景岳名之为化肝煎，就是清化肝经之郁火。如前所述，肝郁久，可致血行瘀阻，可致失柔，失柔则化火。故取上药清化郁火，与清肝法有共通之处。但清肝法着重清浮游之火，治在上；化肝法清郁火，治在中。

（7）温肝法

王旭高云：“如肝有寒，呕酸上气，宜温肝，肉桂、吴萸、蜀椒；如兼中虚胃寒，加人参、干姜，即大建中汤法也。”这是肝经有寒，肝气上逆之证。宜温中降逆，驱寒止呕。仲景以腹中寒，上冲皮起、出现有头足上下痛不可触近者，为大建中汤证。王氏将此列入“肝火论治”中，并名之曰“温肝”，未知用意如何？要之，则当解为阴火上乘肝脾，而为胁胀呕酸，上似“戴阳”之候。当否？待考。然此方对肝脾凝寒，浊阴上逆，确是有效。

以上六法（温肝法例外）中，清肝、泻肝二法，分别治肝火上下游溢，为治肝火实证之折法；化肝法治肝经郁火；清金制木、泻子、补母三法，其治虽不在肝，但均系肝火所致。肝火亢盛刑金，用清金制木兼泻子；肝火亢盛累子者，则泻子兼清肝；肝虚火炎，则补水涵木。六法可分可合，如清肝、泻肝常互用；清金制木不及者，亦可兼予补母等。

肝气、肝风、肝火，是肝病中常见的以病因命名的病证。其临床表现，简单地说，为肝气郁结，肝火旺盛，肝风内动。因为内风多从火出，而气有余便是火，所以说，肝气、肝风、肝火，三者是同出异名，不过见症略异，治法亦有差别。

除以上所述肝气八法、肝火七法、肝风五法外，王旭高还提出镇肝、补肝、敛肝、平肝、散肝、搜肝、补肝阴、补肝阳、补肝血、补肝气等补充十法。其实，补充十法与上列各法，是密切联系着的。

补肝法（炙首乌、菟丝子、枸杞子、枣仁、萸肉、芝麻、沙苑子）与柔肝和养肝二法是相同的，且可分别包括补肝阴（地黄、白芍、乌梅）、补肝阳（肉桂、川椒、苁蓉）、补肝血（当归、续断、牛膝、川芎）、补肝气（天麻、白术、菊花、生姜、细辛、杜仲、羊肝）等四法，只是阴阳、气血名词的不同。镇肝法（石决明、牡蛎、龙骨、金箔、青铅、代赭石、磁石）可属于“肝风论治”中的熄风潜阳重剂，而平肝法（金铃子、蒺藜、钩藤、橘叶）则可属于熄风和阳的轻剂。无论肝气、肝风、肝火，均可相其机宜，配合运用。

更有搜肝、散肝、敛肝三法，亦是临床上常用的。可以独立为一法的是搜肝，此法在上述肝气、肝火、肝风三大证治中未论及。王氏认为，肝风为内风，固不必待言，但也有因外风引动内风的，则当用搜肝法。外风去则内风自平，故用天麻、羌活、独活、薄荷、蔓荆子、防风、荆芥、僵蚕、蝉衣、白附子；临床见症，如头面麻痹抽动、四肢麻木、口眼㖞斜、肌肤不仁或半身不遂等，此属外风范畴，不属于阳亢肝风。其所以附在治肝三十法中，可能兼有肝之内风。尚有敛肝之药，如乌梅、白芍、木瓜等。散肝药，如逍遥散，经言“木郁达之”。又言“肝欲散，急食辛以散之”，即是散肝之义，似应归属于疏肝理气法中。

以上所述，即是王旭高肝病证治三十法。肝病证治三十法，貌似杂乱无章，而实则结构比较周密，立法比较严谨，殊非泛泛之谈。虽因原篇理论部分大半残缺，无法弄清其学说渊源，但从现存的这一残篇及柳选《环溪草堂医案》《王旭高医案》来看，立法不拘成方，用药轻灵，酷似叶天士。例如，“肝风论治”中的养肝法，用药为生地、枸杞子、牛膝、天麻、炙首乌、三角胡麻、归身。而《临证指南医案》治胡某的肝风，所立的缓肝润土熄风法，药用炙首乌、归身、枸杞子、桑叶、三角胡麻、柏子仁、茯神、天冬等。又如“肝火论治”中所用的清肝法，药用羚羊角、丹皮、黑栀、黄芩、竹叶、连翘、夏枯草。《临证指南医案》治陆某肝火内动致鼻衄，所用的清肝通络法，药用羚羊角、丹皮、黑栀、连翘、夏枯草、蚕沙、钩藤、青菊叶。再如“肝气论治”中的培土泄木法，药用六君子汤加吴茱萸、白芍、木香。而《临证指南医案》治张某木犯太阴湿土，所用补土泄木法，亦取六君子汤为主方加丹皮、桑叶、生姜、大枣。

对王旭高肝病证治的立法，应全面联系起来看。例如，“肝火论治”中的温肝一法，药用肉桂、蜀椒、人参、干姜、吴茱萸等温热之品，若单从肝火出发，显然不适用。须知此温肝法之治肝火者，是因下焦阳虚，浊阴激动龙雷之火上浮，即李东垣所称的“阴火乘脾”，是用以散脾之浊阴，安下焦厥阴相火，非指肝之实火。又如补肝气一法，药用细辛、菊花、天麻、白术、生姜、杜仲、羊肝等药，其中细辛、天麻、菊花，很难看出有补的作用，竟云补肝气，似不可解？须知此云补肝气，应与上之搜肝一法联看，是外风之证，经用羌、独、荆、防等搜风药后，外风缓解，肝气受害，则一以细辛、天麻、菊花仍去外风，一以杜仲、羊肝之类补肝气。诸如此类，应前后对比联看，才能得其真味。

不仅肝病证治三十法本身相互联系，王旭高在肝病证治中，也将五脏紧密联系起来。肝为风木之脏，主动主升，又为将军之官，易生嗔怒，所以其为病也，每每是气火有余，风阳上扰。王旭高抓住肝气、肝风、肝火三者，深得肝病证治要领。但肝为刚脏，在正常情况下有赖于肾水的涵养，营血的濡润，肺金的制约，脾土的栽培，方能遂其条达畅茂之性。在治肝病时，亦必调整五脏之间的生克制化关系，才能起到拨乱反正的作用。上述三十法中，治标治本，兼顾虚实，泻子补母，培土制木，以及乘侮冲逆，兼夹诸治，就是为了调整肝木与四脏之间的关系，考虑周到，方法具备，所以为临床所常用。

当然，这是王旭高的独到经验，亦有规矩准绳之意义，但若有一篇导论，则能够更好地提纲挈领。肝病证治也有值得商榷之处。首先，治法罗列繁复，如既云补肝，又有补肝阴、补肝阳、补肝血、补肝气；且补肝诸法，与柔肝、养肝均有密切联系。其次，有些治法所举例子，用药不够妥帖。如抑肝法，理应理气开郁，免致肝气犯肺，而王旭高仅用桑皮、苏梗、杏仁、橘红理肺止喘，不是抑肝的根本治疗。肝病证治中，疏肝不用柴胡，散肝才用逍遥散，郁怒仅用化肝煎，可能是受柴胡劫肝阴说之影响。

（二）对肝病病因的认识

王旭高之《西溪书屋夜话录》详于肝病治法，而略于病因病机之发挥。然所著《王旭高临证医案》及《环溪草堂医案》，对肝病病因有颇多论述，故探讨之以补其不足，以利临床使用。

1. 外感六淫，皆致肝病

肝病之因以内伤为多，然六淫外邪侵袭所致亦不少。王旭高所著《环溪草堂医案》及《王旭高临证医案》，对六淫致肝病颇多论述。如治咳嗽案，谓其人“一月以来，咳嗽上引头痛”，是由于“风邪袭肺，肺气失宣……振动肝胆之阳”而肝阳上亢所致。治中风案中，谓病者“口角流涎，舌謇而涩，右肢麻木”，认为乃“风中廉泉，痰阻舌本”，即风挟痰涎阻滞筋脉所致。火性炎上，火热之邪最易导致肝之疏泄升发太过而为病，甚至引动肝火。肝火一动，诚如王旭高所言：“肝火燔灼，游行于三焦，一身上下内外皆能为病，难以枚举”。如治失血案，谓其人“血色紫而有块”，病因“属肝火乘胃，瘀凝上泛也”。另治一案，其人“牙龈痒痛出血，而发牙疳，舌红碎裂，头眩心烦，营阴内亏”，辨为“肝经郁火，乘犯阳明”所致。此外，寒、暑、湿、燥，皆可致肝病。

综观王旭高医案，其论六淫致肝病，总结起来可归纳为以下三个方面的致病特点：一是风暑、燥邪所致肝病，以肝风为主；二是火热之邪既可发为肝火，又能形成肝风；三是寒、湿邪致肝气凝滞为病。由此根据病因病机特点进行论治，丰富了肝病病因理论，为肝病治疗拓展了临证思路，有利于指导肝病辨证论治。

2. 情志内伤，肝病主因

王旭高认为，肝主疏泄，调畅气机，气机调畅则气血畅达，人之精神情志则舒畅开朗，故肝与精神情志关系尤为密切。情志致病，主要影响到肝主疏泄及肝主藏血的功能。王旭高认为，情志发为肝病，主要包括以下因素。

（1）怒则气逆

《素问·阴阳应象大论》说：“在脏为肝……在志为怒。”一般来说，怒是人对外界刺激的正常情志反应。但若突然过怒或经常发怒，就会伤肝，即所谓“怒伤肝”。而怒对肝的影响，《素问·举痛论》曰："怒则气逆，甚则呕血及飧泄。"《素问·生气通天论》曰："大怒则形气绝，而血菀于上，使人薄厥。"王旭高指出，怒可导致肝气逆乱发为肝病。例如，其医案中记载，其人"章门结块硬痛，寒热脉数，小便短少"，诊其"症属肝痈"，并嘱"防其内溃，咳吐脓血而剧"。分析其病因病机，乃"怒则肝气逆，而血菀于上"所致。另治虚劳案，王旭高曰："先咳嗽而四肢无力，肺脾两虚，加以怒动肝木侮脾，土益受戕"，故而出现"脘腹胸胁撑攻……大便溏薄"等症状。

王旭高认为，怒还可引动肝风肝火。如其治一人"不时头昏脚软"，病因病机乃"营血内亏，不能涵木，加以恼怒，肝风暗动"，须"防其跌仆"。此乃怒动肝风。另治咳血案，其人"久咳带血，今又音哑咽痛"。王旭高曰："此怒动肝火，肺失清肃，所谓金破不鸣。"又治一人"耳生痈肉，名曰耳菌，最属淹缠，久久不已，防有血出翻花之变"。王旭高指出，其乃"郁怒伤阴，木火上乘窍络"所致。由此可见，其论怒致肝病，肝气、肝风、肝火三证皆见。

（2）悲哀抑郁

王旭高认为，悲哀过度可致情志抑郁不解，甚则郁而化火，致相火妄动而发肝病。如治遗精案，王旭高分析其病与丧子有关，患者悲愤抑郁，肝火偏盛，小水淋浊，渐至遗精，日无虚度，加上左少腹睾丸气上攻胸，心神狂乱，龈血目青，皆肝火亢盛莫制也。王旭高曰："经云：肾主闭藏，肝司疏泄。二脏皆有相火，其系上属于心，心为君火，君不制相，相火妄动，虽不交合，精亦暗流走泄矣。"另治呕唠案，"据述病由丧子悲伤，气逆发厥而起，今诊左脉沉数不利，是肝气郁而不舒，肝血少而不泽也，右关及寸部，按之滑搏，滑搏为痰火，肺胃之气失降，而肝木之气上逆，将所进之水谷津液，蒸酿为痰，阻塞气道，故咽嗌胸膈之间，若有膹塞，而纳谷有时呕噎也"。并认为"夫五志过极，多从火化，哭泣无泪，目涩昏花，皆属阳亢，而阴不上承之象，目今最要之证，乃胸膈咽噎阻塞。"

此外，王旭高认为，悲哀太过可直接影响肝，导致肝藏魂的功能失常，诚如《灵枢·本神》说："肝悲哀动中则伤魂，魂伤则狂妄不精。"一如治徐案，其人"初起病发如狂，今则心跳少寐，头眩口干，略见咳嗽"，病因病机乃"丧弟悲哀太过，肝阳升动无制"所致。另如前遗精案，其人悲愤抑郁，肝火偏盛，亦表现为"心神狂乱"。由此可知，王旭高认为悲哀发为肝病，亦是肝气、肝火、肝风皆见。

（3）惊动肝胆

《素问·举痛论》曰："惊则气乱"。王旭高认为，猝遭惊恐，可致气血运行失常，进而可致精神情志失常；或惊动肝阳，至肝阳内动。如其治神志异常案，其人"寡居十载，愁肠苦心，牙龈出血，有时若痫，其病已久。兹一月前，猝遭惊恐，遂神糊语乱，口吐紫血，腹胀不食，两脉模糊，难以捉摸"。王旭高分析道："此乃惊动肝阳，神魂扰乱，血随气逆，是即薄厥之属。"

又如，其治中风案，认为其病因乃"惊动肝阳，风阳与骨中之痰浊，交互入络，营卫运行之气，上下升降之机，阻窒碍滞，周身皮肤肌肉关节，麻木不仁，胸脘不畅，饮食无味，口多涎沫，头昏心悸，风阳抑郁不伸，痰浊弥漫不化，苔白而裂，大便干燥，胃虽有湿，而肠液已枯矣"。由上可知，王旭高论惊致肝病，乃以肝气、肝风为多。

（4）忧思抑郁

忧思为脾之志，“忧则肝气移于脾，肝气不守，故心气乘矣”（《素问·玉机真脏论》王冰注文），耗损心脾可发肝病。说明忧可导致心、肝、脾三脏病变。王旭高基于此，认为忧思抑郁可发为肝气郁结；亦可耗伤心脾之营，导致营液耗损，风阳内动；或情志抑郁而化火。如治月经不调案，其人“内热夜甚，经事两月不来，脉沉而数”。析其病因病机乃“忧愁抑郁，耗损心脾之营，而肝木僭越，胸中气塞……热伏营血之中”，此为肝气。

另治头痛案，王旭高分析说：“情怀郁勃，肝胆风阳上升，右目昏蒙，左半头痛，心嘈不寐，饥而善食，内风掀旋不息，痛势倏忽不定，营液消耗，虑其痉厥。”此为肝风。

王旭高尝治某案，“唇口肿痛，头眩耳鸣，食少无力，时常太息”，谓其病因病机为“情怀郁抑，元气内亏，心中难过，虚火肝风上逆”所致。可见，王旭高认为，忧思过度亦可发为肝气、肝风、肝火之证。

另外，中医学认为“肝主谋虑”“胆主决断”，王旭高在此基础上认为，久郁易损肝胆之气导致肝胆劳损之证。如治神志异常案，王旭高曰：“情志郁勃，心肝受病，神思不安，时狂时静，时疑时怯，心邪传肺，则心悸不寐而咳嗽，肝邪传胆，则目定而振栗”。其治疗用清心化痰、凉肝镇怯法，且方中用川芎一味入猪胆内，以线扎好入煎，既疏木郁，又壮胆气，实乃开启后思。

综上所述，王旭高所论情志内伤发为肝病，表现在以下三个方面。一是情志太过。如大怒，可导致肝脏疏泄太过而形成肝气，进一步可引动肝风、肝火。二是悲哀惊恐过度可致肝气内郁，或引动风阳，甚则惊动肝胆，导致神魂扰乱的表现。三是忧思抑郁，形成肝气、肝火、肝风之证或肝胆劳损的表现。

（三）脾胃病证治

王旭高以善治肝病见称于医林，但细读《王旭高医案》则知其所长，非惟治肝而已，对脾胃的论治尤多足以称道之处。王旭高根据《内经》“胃者五脏之本也”的理论，及《金匮要略》“肝病治脾”的防治思想启示，融合了严用和调心脾、李东垣升脾阳、张景岳温脾肾、胡洽治胃、叶天士养胃阴等学说，淹贯众长，卓然成为一家之言，并灵巧地运用于临床实践，把一些矛盾交错、症情险杂的案例，处理得条理井然，收到较理想的疗效。

1. 培土泄木法

王旭高认为，此法可用于脾弱肝强之证。其在《西溪书屋夜话录》中指出：“培土泄木，肝气乘脾，脘腹胀痛，六君子汤加吴茱萸、白芍、木香，即培土泄木法。”如《王旭高医案》“虚劳门”张案曰：“气虚则脾弱肝强，侮其所胜，食即饱胀，腹中气冲作泄也。扶土泄木，一定法程。炙甘草、防风根、砂仁、陈皮、冬术（川朴五分，煎汁拌炒）、焦神曲、茯苓、炮姜、白芍（吴萸三分，煎汁拌炒）。”又如《王旭高医案》编者方仁渊于黄疸案按语中说：“虚黄一证，并非黄疸，乃中虚木胜……宜崇土疏木，调补中气。”这种治法，王氏广为应用，在其医案中不胜枚举。

2. 扶土生金法

王旭高认为，肺虚久咳，脾失健运，导致肺脾两虚而产生的咳嗽吐血，痰多清稀，食欲减退，脘腹作胀，便溏乏力，或浮肿、舌淡苔白等症，可采用扶土生金法。如《王旭高医案》“吐血门”

庞案，以生脉六君子汤保肺生金，调元益气。方用“生脉散保肺清金，六君子去术，嫌其燥，加扁豆培养脾阴。土旺自能生金也”。又如，“虚劳门”张案，“土衰金不生”，亦用益元气、补脾土之法，药用炙甘草、当归、白芍、冬术、党参、怀山药、黄芪、麦冬、茯神、五味子，红枣。若已动肝火则配合降火之品，如《王旭高医案》“吐血门”雷案，“久咳带血，今又音哑咽痛，此怒动肝火，肺失清肃，所谓金破不鸣，宜培土生金，稍佐降火。沙参、甜杏仁、白扁豆、元参、茯苓、桔梗、生苡仁、蝉衣、川贝、玉竹、白蜜、猪板油。同蜜烊化，冲服”。此外，王旭高用扶土生金法治肺痿。如《环溪草堂医案》中就有生胃津以上供于肺的记载，实取义于《内经》“治痿独取阳明”之论。

3. 崇土利水法

王旭高对于脾肾阳气虚弱，运化失司，水湿不能排泄，而致身倦乏力、少气懒言、浮肿、腹水、舌淡苔腻等症，常用理中汤、五苓散之属。其认为水肿病欲泄水，必崇土。如《王旭高医案》鼓胀水肿门惠案，“湿伤脾肾之阳，先腰痛后足肿，脘中作痛，口沃酸水。用甘姜苓术汤合五苓散加味。”本门施案，“面色黧黑，腹满足肿，脉沉而细，此脾肾之阳不化，水湿阻止于中。”方用五苓散加健脾和中之品，强调崇土利水的重要性。对于其他病符合脾阳虚水湿停之病机者，亦可用。如《王旭高医案》“噎膈反胃门”祝案，提出“法以温导、崇土利水”的治则，药用炮姜、陈皮、苍术、半夏、白术、党参、泽泻、枳实、瓜蒌仁、蔻仁、谷芽、熟附子。

4. 温脾润肠法

王旭高对于中阳不足，肠道传化无力，津枯液乏，而大便秘结者，别具巧思，立温土润肠法。如“虚劳门”赵案“脉沉数，手足冷，胸闷食少，脾胃衰弱，大便干燥者，肠中之津液枯也”，治法当温中土、润大肠。仿菟丝子丸加减，药用吴茱萸、淡苁蓉、花槟榔、怀牛膝、砂仁、柏子仁、川熟附、陈皮、菟丝子、茯苓、怀山药。方仁渊在本案按语中说：“槟榔一味，取其沉降直达下焦，引领辛润诸药之大肠耳，非欲其破滞气也。”

5. 培土宁风法

脾胃为后天之本，气血生化之源。若先天禀赋不足，或素体脾胃虚弱，则气血生化乏源，致机体正气不足，卫外不固，易为风邪所袭；土虚木壅，致肝气郁滞，郁久则化火伤阴，使筋脉失濡，而变生内风；脾胃亏虚，则生血不足，肝无所藏，亦可致筋脉失养，血不荣络而虚风内动；阴血既亏，久必耗伤肝肾之阴，阴虚阳亢，水不涵木，而致阳亢化风；中土失职，则水湿不化，痰浊内生，积而生热，痰火郁结生风；中土既虚，则气血不足，气虚则行血无力，血虚则流行缓滞，以致瘀血内结，风自内生；小儿伤食积滞，损伤脾胃，生痰化热，痰热上壅而动风。王旭高曰：“肝风上逆，中虚纳少，宜潜阳明、泄厥阴，如人参、甘草、麦冬、白芍、甘菊、玉竹，培土宁风，亦即缓肝法也。”（《西溪书屋夜话录》）如《王旭高医案》“虚劳门”赵案，“心肾虚而不交，脾肝虚而不调，内风上扰，头眩心跳，中土少微，不寐纳少。交济坎离，须借戊己以为媒；欲平肝风，亦宜培土。党参、归身、白芍、冬术、茯神、远志、枣仁、神曲、沙苑子”。王旭高运用此法灵活多变，或如上单用，或与他法合用。如《王旭高医案》“肝风痰火门”唐案，“肝风太旺，肝阴又虚”，治用“佐金以平木，培土以熄风，养血以柔肝”。

6. 健脾化痰法

健脾化痰之法，王旭高较为常用。而尤善用之于治疗疟疾、中风等病。如《王旭高医案》“疟疾门”严案，“近患三疟两月”，强调治疗以“培养中气，启胃化痰，是为扼要”，“上方以六君子汤坐镇中宫，补脾健胃，气运则痰湿自化，气旺则津液自生”。方仁渊深明王氏之义，按云：“各种疟疾，所因不同，所治各异，要不离太阴、阳明——脾胃也。脾胃一病，痰湿自生。谚云‘无痰不作疟’，其信然欤!”

7. 健脾化湿法

由于湿重伤脾，脾不健运而产生的饮食减少，便溏肢肿，肢体困重，舌苔厚腻等，王氏每用健脾化湿法，以平胃散、理中汤加减。如《王旭高医案》“噎膈反胃门”高案，“坤土阳微湿胜，腹中不和，用平胃、理中合剂。”此法不但用于内科，王氏还灵活地运用于外科。如“外疡门”缪案：证属脾家有湿热瘀伤，诊为“脾痈”，药用党参、炙甘草、陈皮、白术、川朴、木香、吴茱萸、干姜、当归、川芎、白芍、六神曲、茯苓、肉果、砂仁。

8. 温脾通下法

王旭高认为，脾阳不足，阳气不行，冷积阻结于肠间，以致大便秘结或下痢，当用温脾通下法。如《王旭高医案》“积聚门”丁案，“脉迟细，脘中有块，纳食撑胀，腹中漉漉作声，嗳腐吞酸，大便坚结。此脾胃有寒积也。当以温药下之，仿温脾法。附子（制）、干姜、枳实、大黄、桂木、陈皮、半夏”。又如《王旭高医案》“痢疾门”陆案，“下痢而得促脉”，“形衰畏冷，而小便清长者”，为“脾胃之阳微特者”。“腹中痛为有积，立方从此设想，寻其罅而通之补之，亦治病之机巧也”。用“附子枳实理中汤，送下驻车丸”，以温脾通下。

9. 暖土御风法

《西溪书屋夜话录》曰：“暖土以御寒风，如《金匮》《近效》白术附子汤，治风虚头重眩苦极，不知食味，是暖土以御寒风之法，此非治肝，实补中也。”阳虚之体，尤其是老年患者风虚眩晕之证，采用化痰、滋肝肾等法罔效者可用此法。临床多见眩晕，漾漾欲吐，面色苍白无华，舌质淡白而胖，四肢寒冷，形体畏寒，脉象沉细无力等阳虚证。《王旭高医案》“虚劳门”石案，“中风门”吴案、陆案，“肝风痰火门”王案等皆是。

10. 补脾升阳法

由于脾虚气陷而致的腹泻、腹胀下坠、脱肛、低热等症，王旭高每用补脾升阳法，以李东垣补中益气汤为主化裁。如《王旭高医案》“虚劳门”冯案：“夜凉昼热，热在上午，此东垣所谓劳倦伤脾也。上午热属气虚，用补中益气汤补气升阳。”又如薛案复诊，“腹中鸣响，气向下坠”，以及王案之“肛门先发外疡，疡溃之后，大便作泻”，皆属脾虚气陷，以补中升阳法治疗。

11. 培土舒郁法

思虑忧郁易伤及肝脾，导致气机运动失常。如叶天士认为，情怀失畅，肝脾气血多郁。因此，气机郁滞首当责之于肝脾。临床上既表现为肝郁气滞，又呈现脾气虚弱。疏肝郁十分重要，但也应培中土，以固其本。王旭高常用此法，如《王旭高医案》“噎膈反胃门”秦案，“七情郁结，痰气凝聚，胸膈不利，时或呕逆，症将半载，脾胃大虚。前用四七、二陈，降气化痰，今参入理中，兼培中土，当顾本也。四七汤合二陈汤。理中汤加丁香、木香、蔻仁。”为治郁另辟新径。

12. 醒脾化浊法

脾居中焦，灵动不居，性喜燥而恶湿，喜清淡而恶浊腻。湿浊之邪多易困遏脾阳而导致健运无力。王旭高则用醒脾化浊，恢复脾运化功能，湿浊乃除。如《王旭高医案》“伏暑门”吴案。“暑湿伏于太阴，中焦阳气不化，神蒙若寐，身热不扬，肢冷脉濡，手指牵引，舌根牵强，风痰阻络之象，服过通阳益阴，云蒸化雨之法，病亦无甚增损。然舌苔灰白厚指，口泛甜味极甚。中宫有浊，阳不舒化，仿缩脾饮醒中化湿浊。浊化则口甜减，阳舒则蒙昧清。党参、乌梅、淡干姜、草果、炙甘草、砂仁、茅术、大生地、茯苓、生姜、大枣”。

综上所述，王旭高调理脾土之法，集历代大家之长，其辨证之精湛、变化之多端、运用之灵活，足以资助后学。

（四）温邪“从外入内由气传营，热自内出由营达气”

王旭高论温邪，多遵叶天士《外感温热篇》，温病的诊治也多遵从叶天士。王旭高在《王旭高医案》中屡次提及叶氏所创的温病理论，诊治温病多遵《外感温热篇》所论之法。王旭高和叶天士一样，诊治温病非常重视舌诊。如《王旭高医案》“温邪门”宋案：“大凡温邪时症，验舌为先。”又如“伏暑门”顾案，复诊记曰：“苔白而薄者，肺液伤也。”“温邪门”严案：“然叶氏云：初起舌即干，神略糊者，宜急养正，微加透邪之药。若昏愦而后救里，有措手不及之虞矣。”此条载于叶天士《外感温热篇》第十九条：“初病舌就干，神不昏者，急加养正透邪之药，若神已昏，此内匮矣，不可救药。”

王旭高论温邪入营治法云“从外入内由气传营，热自内出由营达气”，实遵叶天士“入营犹可透热转气而解”之说。王旭高在“温邪门”宋案四诊中说：“叶氏云：邪乍入营，犹可透热，仍转气分而解，如犀、羚、元、翘等是也。”与叶天士《外感温热篇》中治疗营分证所用药物相同。

王旭高在治疗温病发斑时指出，初起系阳明胃火极盛，当以白虎汤、玉女煎加犀角、生地治之。如“温邪门”杨某六诊所见：“口臭喷人，胃火极盛，斑疹虽见，透而未足。目赤神糊，脉洪口温。急急化斑为要。古法化斑，以白虎为主。今仍参以犀地清营解毒，再复存阴玉女煎。犀角、黑膏、麦冬、竹黄、大生地、知母、沙参、洋参、菖蒲、人中黄、芦根、石膏。”中期则认为是少阴阴液不足，阳明胃火有余，用玉女煎治疗。如上案八诊，“际此阴伤火旺，少阴不足，阳明有余，惟景岳玉女煎最合”。后期耳聋无闻，肾阴大伤，余邪未尽，用复脉汤合黄连阿胶汤化裁。如上案十一诊，“耳聋无闻，舌干难掉，阴津大伤。用复脉法。大生地、麦冬、元参、洋参、阿胶（川连三分，拌抄）、生甘草、鸡子黄。”

另外，王旭高在“温邪门”蔡案三诊中说：“养阴不在血而在津与汗，叶氏之名言”。又在“温邪门”宋案三诊中说：“救阴不在肾而在生胃津，去湿不可燥而在通小便。盖汗生于津，津充汗出而热解；小肠为心之腑，小便通利，心火降而神清。”这显然是对叶天士认为的“救阴不在血，而在津与汗，通阳不在温，而在利小便”这句名言的发挥。无怪乎清代医家方耕霞在评价王旭高医案时说：“深得叶氏心传。”

（五）对于鼓胀病的独特认识

1. 命名详备，认识全面

《王旭高医案·鼓胀水肿门》共计搜集验案 36 则，其中较明确属鼓胀病者就有 17 例，不少验案都有二诊、三诊。书中对鼓胀的不同命名达 7 种之多。"鼓胀"为其统称，多指"水臌"；因于气滞、血瘀的则称"气臌""血臌"；单腹胀，名之"单胀"；木旺乘脾、腹胀如鼓，属"痹胀"；因日久则可形成"疟臌"，顽癣、疮疡可引发"疮臌"。由此可见，王旭高对鼓胀病因的认识比较全面而深刻，其虽身处江南水乡无锡，然其行医足迹遍涉苏、锡、常乃至苏北地区，同时这也是他勤于临证、多加揣摩的结果。

2. 阐述病机，自有心法

历代医家如巢元方、朱丹溪、张景岳、喻嘉言等，对鼓胀病机均有论述。诸如酒食不节、情志内伤、蛊毒入侵等因，造成肝脾肾三脏受病，致气滞、血瘀、水湿郁积腹中，以致腹部日渐胀大，形成"鼓胀"。

王旭高从脏腑辨证的角度提出，鼓胀一般是因于"脾虚有湿""肾虚有寒""脾胃之阳不化，水湿阻滞于中""湿热挟气，填塞太阴"，而且与"脾虚营卫不和""肝横气血凝滞"有关。其中"血臌"更是因于"肝气错乱，脾土受困"发生"血海凝瘀"所致。这些观点为其鼓胀病采取健脾益肾、活血化瘀、利水消肿之法则提供了理论依据。

同时，王旭高强调，治鼓胀应注重肺脾，指出："诸湿肿满，皆属于脾，而肺主一身之气化，俾得肺气宣通，斯风与湿自然而解"。因此，在 17 则医案中，多贯穿以健脾理气行水之品酌选组方。

3. 组方选药，独具匠心

王旭高治鼓胀注重肺脾，强调健脾理气以行水，但也并非一成不变。对于肝强脾弱，导致气滞湿阻水停者，不乏泄木和中、崇土疏木、理气逐水之治；脾肾阳虚者，选用温阳泄水等法，控涎丹、舟车丸皆在用方之列。如奚氏肿胀案，因其湿热在"肠胃之间，横连膜原"，认为"欲去其水，必理气而决渎三焦之道路"。他巧妙地选用大葫芦一只利水消肿，纳以黑白丑以逐水，以莱菔子化痰消积，砂仁理气和胃，再用温通助气化之陈酒，寥寥数味。合健脾理气、逐水消胀于一炉，匠心独具。

尤其值得一提的是，一般医家认为厚朴易苦燥伤阴，破气败脾，肝病阴虚者不宜。而王旭高的鼓胀案中，川朴一药竟出现 16 方次之多，尚不包括水肿病用川朴，耐人寻味。王旭高之所以喜用理气、行气甚则破气之品，意义有二：一在畅达气机，流通气血，因气畅则瘀滞自不能留；二是气行则水行，理气行气可以载水下行，达到逐水消胀之目的。因鼓胀病，症见大腹胀满，舌苔黄腻或浊腻，由于湿浊中阻，故可投以厚朴以收宽胀利水之功效。

王旭高治鼓胀的高明之处，还在于他正确的辨证思路，以及用药适量、适度，刚柔相济，既能中病，又不伤正。这对鼓胀本虚标实顽重病证来说，实为比较稳妥的治疗大法，值得后人效仿。

（六）外科病证治

王旭高师从其舅父高锦庭，高锦庭擅长外科，为后世外科三大流派中的"心得派"。而王旭高悬壶之初即以外科起家，可谓师出名门，学有渊源。《外科证治秘要》一书，言简意赅，辨证得其要领，论治明其常法，体现了王旭高的外科学术思想和诊疗特点。

1. 疮疡论治，痈疽为纲

王旭高认为："凡外疡名目虽多，以痈疽为提纲，疽属阴而痈属阳也……诸疮痛痒，皆属心火，故外疡多火证，然每每兼风、兼湿，若真正阴寒之证，百中仅一二耳……外疡以'寒、热、虚、实'四字为提纲，治法以'温、清、攻、补'四字为要领。湿有阴阳之别，阳湿近于热，阴湿近于寒，故有湿热证，有寒湿证。酷暑炎蒸，痈疽、丹毒、疮疖最多，以湿热时令也。《易》曰：'水流湿，火就燥。'惟燥不独病，多由火证之余，转而为燥，燥必伤津，故治燥必以生津。治火证、阳证、实证之方：肿疡未溃时，如银花、丹皮、连翘、黑栀、大贝、花粉皆可用……身热必兼解散，故防风、秦艽、荆芥皆可用。发于上部多兼风，牛蒡、薄荷；发于下部多兼湿，萆薢、苡仁；发于中部多兼气，苏梗、枳壳。古法：上部加川芎，下部加牛膝，中部加木香；上焦火用黄芩，中焦火用黄连，下焦火用黄柏。景岳云：热者多实，寒者多虚，故寒疡阴证多因气血两虚，用药必兼温带补，如十全大补汤，是补其气血而温通之也。寒甚者，热药要加重，附子、炮姜皆可用。"

2. 阴寒外疡，多用阳和

王旭高认为，《外科证治全生集》的"阳和汤"，为治一切阴寒外疡妙方。凡阴寒凝结，自经入骨，而发外疡，皮色不变，漫肿酸痛，身无寒热，或微有热，但口中不渴，疡处喜暖恶冷者，服之必效。其用肉桂暖下焦，去筋骨之沉寒；炮姜暖中焦，去脾胃之寒湿；白芥子通经络，消皮里膜外之寒痰；熟地黄补益精血；鹿角胶温养精髓；再复麻黄一味，妙不可言。夫麻黄中空外直，气味辛温散寒，既能透出肌肤毛窍之外，又能深入积痰凝血之中。凡药力所不到，惟此能达之。领桂、姜、芥、地、鹿角，温之、化之、通之，此如阳春一至，寒皆转为温和，此和之义也。或云：熟地黄得麻黄，则不腻膈；麻黄得熟地黄，则不发表。不知此方之义，正取其通里发表也。

3. 湿证用燥，巧加配伍

王旭高指出："湿证宜燥药，然过燥恐动火而劫津，故湿而兼热者，如苍术与黄柏同用，湿既结毒为疡，血络必受其伤，故必佐之以当归，辅之以独活，以此四味作骨子。如证重者加萆薢，苡仁佐独活，此扩而充之之法也。湿兼寒者，用苍术、肉桂或桂枝，亦必用当归、独活。若推而广之，加五加皮佐苍术；磨鹿角佐桂枝；加续断、牛膝佐当归；加桑枝、桑寄生佐独活，此治寒湿之法，与上湿火，皆在下部足膝之疾。凡风热、风火之证，多在于上部，如头面颈项等处，用牛蒡、薄荷、荆芥辛凉散风，大贝消肿，银花、甘草解毒。如火重加羚羊角、犀角、鲜地、石斛。如去风痰加僵蚕。通络加钩钩，咽喉证加玄参、桔梗、山豆根。便秘不通加大黄、玄明粉。治疔疽实证，亦不外此。疽发项背，初起用防风、鲜首乌、皂角刺、羌活、当归、连翘、银花、甘草等。十余日后脓不透，加黄芪。脓溃后去皂角刺、羌活，加广皮、谷芽等。此疽门之治法也。若阴疽脓不透，宜温补托毒，如肉桂、鹿角、人参皆可加入。乳痈必用蒲公英、香附；囊痈必用橘核、山楂；肛门痈必用槐米、黄芩；下疳必用龙胆草、木通；喉证必用桔梗、玄参、山豆根；痈肿坚硬，必用川山甲；鱼口必用全虫；胸腹必用苏梗、枳壳；手臂痛而不红必用姜黄、威灵仙；脚、膝、腿必用牛膝。皆随证部位而加之。”

（七）方剂学成就

王旭高著有《退思集类方歌注》《医方证治汇编歌诀》《增订医方歌诀》及《医方歌括》等四部方剂学著作。在陆晋笙、周小农汇编刊刻的《王旭高医书六种》中，方剂著作占了很大比重。王旭高在方剂研究上的造诣和特色，也是其医学成就的重要组成部分。王旭高很重视方剂学，可从方歌和临证处方两方面看到他的研究成果。他曾编撰多首方歌，穿插自身经验，用以传道授业。“知方然后堪求治，得诀回来好作医”，充分体现了王旭高对方剂歌诀的重视。

1. 集辑名方，从流溯源

历代方书，汗牛充栋，书中载方数万者，却往往令人难以适从。王旭高认为，业医贵在掌握要方，精思而熟读之，方可临证应变无穷。后汉张仲景著《伤寒杂病论》，为后世医方之祖。其方治病，虽千头万绪，而条理不紊。故王氏方剂著作，一以张仲景方为宗，并集张仲景以下医方之长，采摭集辑历代名方500余首。其中，《退思集类方歌注》261方，《医方证治汇编歌诀》132方，《增订医方歌诀》27方，《医方歌括》114方。

《退思集类方歌注》以张仲景方为主，并附历代医家名方，按麻黄汤类、桂枝汤类、葛根汤类、白虎汤类、承气汤类等，分为24类方剂，类别分明，源流清晰。如承气汤类中，王旭高先列述大承气汤、小承气汤、调胃承气汤三方，后附以刘完素所创当归承气汤方。前三方主治阳明腑实证，后一方主治瘀血便溺秘结，为调胃承气汤之化裁。前者为源，后者为流。承气汤类方除注疏张仲景14方外，王氏又罗列陶节庵黄龙汤、许叔微温脾汤、张子和木香槟榔丸、李东垣枳实导滞丸、《局方》凉膈散、转舌膏等各家名方10余首。黄芩汤类方中，以张仲景黄芩汤为先，续以刘河间黄芩芍药汤、芍药汤、导滞汤、姜氏东风散等，皆临床功效卓著之名方。再如柴胡汤类方中，不仅有类方之源的小柴胡汤等，张子和的柴胡饮子、张介宾的5首柴胡饮方及严用和清脾饮皆一并收录。

《医方证治》以辑录解析各家常用名方为主，王旭高谓之曰“通治方”。如钱仲阳六味地黄丸、李东垣滋肾通关丸、朱丹溪大补阴丸、张介宾补阴益气煎、左归饮、右归饮、大补元煎、《指迷》茯苓丸、《韩氏医通》三子养亲汤、《局方》四君子汤、平胃散、逍遥散、来复丹、青州白丸子等方皆收入。其中，绝大多数方剂适用范围很广。王旭高强调“虽云通治，亦当细切病情，不得笼统施用也”。

《增订医方歌诀》则按补益、发汗、攻下、和解4大类辑录要方，如补益类之许学士人参清肌散、严用和菟丝丸，发汗类之《金匮》越婢汤、《局方》三拗汤，攻下类之海蛤散、六一承气汤，和解类之芍药甘草汤、芍甘附子汤。

《医方歌括》载述半夏秫米汤、侯氏黑散、风引汤、《千金》磁朱丸、《圣济》茯神汤、《局方》枇杷叶散、《妇人良方》钩藤汤等杂病方甚众。

总之，王旭高上自张仲景经方，下迄历代名方，由源到流，精选集辑，将切于临证应用之经效良方汇于一统。

2. 精炼方歌，熔古化新

王旭高的方歌颇具特点，不仅仅是为了便于诵读，帮助记忆而已，也是一种研究方剂的方法。内容包括考证源流，病机分析，辨证用药，类方联系，阐发自己的经验等，是综合性的概括。所以，将500余常用要方编成歌诀，加以注释，融汇方药配伍、辨证用药、类方比较、个人心得，以利传道授业，是王旭高方剂学著作的突出特点。

如白虎汤歌诀谓："白虎汤清气分火，石膏知母甘草佐。再加粳米煮成汤，止渴除烦功用播。汗多热盛最相宜，无汗恶寒大不妥。脉滑洪长舌燥干，阳明邪热之为祸。纵使肢寒亦用清，此名热厥医休左。"歌诀文笔流畅，易诵易记，字里行间还附有大量注文用以解析。如王旭高注云："白虎汤清阳明气分之热邪，调胃承气汤导阳明血分热邪""石膏清火，知母滋阴，甘草缓阳明之津气""因石膏性重，知母性滑，恐其疾趋于下，另设煎法，以米熟汤成，俾辛寒重滑之性，得粳米、甘草，载之于上，逗留阳明，而成清肃肺胃之功""汗多热盛，是白虎之证""无汗恶寒，是白虎之大禁"。故有"最相宜""大不妥"之别。王旭高进一步指出，如遇"脉滑而四肢厥冷，内有烦渴谵语等见证，此谓热厥，治宜清解，误用热药则死"。最后还指出，如"病久津枯胃火焚，原方加入人参可"，此即白虎加人参汤，"补虚清火以生津，中暑膈消力能荷"。在类方的鉴别应用上，王旭高则云："白虎桂枝治温疟，但热无寒白虎酌"，而"苍术白虎治湿温"，脾胃伏火泻黄散，水亏火盛玉女煎。经王旭高注疏解析，众多白虎类方的主治证型、病机要点皆清晰明了。

在柴胡汤类方中，王旭高载张子和柴胡饮子，并有歌诀谓："柴胡饮子即小柴，去夏加黄归芍偕，略施汗下兼攻补，热积三焦疟亦佳。"此方治三焦积热，略施攻补，深中肯綮。王旭高对张介宾的五个柴胡饮之应用更是熟稔。如歌诀曰："一柴胡饮从寒散，'一'为水数，从寒散也。地芍黄芩陈草赞，内有火而外有邪，四时不正皆能判。"即以凉散法治四时外感。"二柴胡饮散从温，'二'为火数，从温散也。厚朴细辛陈夏存，甘草生姜解外感，内无热渴此方尊。"此为温散之方。"三柴胡饮三为木，'三'为木数，从肝经血分也。归芍陈姜炙草六，素禀阴虚外感因，肝经血少咸宜服。"此治血气虚弱之外感方也。"四柴胡饮四为金，'四'为金数，从气分也。姜草当归须用参，加入陈皮宽膈滞，气虚外感此能任。"元气不足之外感，当用此方。"五柴胡饮从脾胃，'五'为土数，从脾胃也。地芍归陈术草汇，徒散外邪非善全，兼培气血斯为贵。"此属培补中焦以治外感。

历代名家方剂，经王旭高编就歌诀后，熔古而化新，提纲挈领，功用突出，便于后学揣摩习用。如陶节庵柴葛解肌汤，歌诀云："柴葛解肌汤节庵，羌膏芷桔芍芩甘。三阳经病邪居表，合解三阳法可参。"如此等等，从经方到时方，由成方到新制方，共列方533道，为歌331首（从《王旭高医书六种》中四个部分统计），可以说是洋洋大观。较之《汤头歌诀》，理论性强，也更为实用。王旭高认为，方歌乃轩岐家秘所在，故"明理必须遵古训""得诀回来好作医"，只有知方得诀，方可学有所成而为医。其用心之苦，可见一斑。

3. 裁制验方，推陈出新

在集辑要方、编撰歌诀的同时，深入临床，谨慎裁制验方，使王旭高的方剂著作更具创新精神。《退思集》麻黄汤类方中，王旭高先宗仲景之旨，列麻黄汤、麻黄加术汤、麻黄杏仁甘草石膏汤、大小青龙汤等，并尾随厚朴麻黄汤，专列一则个人验方"心咳汤"，由北沙参、石膏、牛蒡子、杏仁、桔梗、甘草、麦冬、半夏、茯神、远志、小麦等药组成。王旭高认为："五脏六腑皆令人咳，究不离乎肺经。此心咳一证，虽属心火上逆，以余验之，其始多由外感。夫外感温邪，必先肺卫而及心营，观经文'咳则心痛'句，义可推矣。逮至咳呛不已，震动心胞之火，势必上逆，而为咽肿喉痹。"他强调，对前人经验必当深思而细绎之，自有悟处。前人虽谓生脉散加茯神、远志能治心咳，但遵用而不甚见效。故从临证实际出发，参入开泄肺经之药，重用小麦煎汤代水，治之乃效如桴鼓。王旭高分析此方药物，特别指出小麦之性甘平，为心之谷，缓心宁气，故大有殊功。

再如治疗痰饮凌心，蒙蔽神明，而神乱若痴，人皆以为痰火，王旭高治以苓桂术甘汤加远志，通阳以开心窍，获得疗效。又如腹胀结癖，寒热似疟半年一案，王旭高认定是脾虚而营卫不和，治以连理汤加陈皮，运中而通降气机，阐发了喻嘉言"刚中柔剂，能变胃而不受胃变"之旨。又如脾胃寒积，脘中有块，纳食撑胀，而大便坚结，治以温药下之，从温脾汤中去人参、甘草之满中，加桂、术、枳实、陈皮、半夏，辛通苦降以温下之，能够辨实于虚。另如胃寒脘腹雷鸣切痛，甚时作胀，呕吐酸苦水一案，诊断水寒之气侮脾，中阳不足，治以温通方法，用附子理中去甘草，加川椒、吴茱萸、水红花子，温阳泄浊，祛寒止痛。再如内伤咳嗽一案，脾肾两虚，先生用滋燥兼行，标本同治方法，以黑地黄法两补脾肾，合二陈以和胃，菀贝以利肺，药品无多，而层层都到。又如小儿咳喘，痰多食少，又畏服药，王旭高用药枣方法，以平胃六君加川贝、榧子，治脾虚而湿热蒸痰，又符合幼儿特点，实属灵心巧想。

新方桂枝黄芪鳖甲汤，亦系王旭高手订。该方由桂枝、白芍、黄芪、防风、秦艽、当归、鳖甲、浮小麦、炙草、姜、枣组成。用以治久疟营虚卫弱，汗多洒淅恶风等症。曾治一人，病后元气未复，复感风邪，舍于腠理，与卫气并居，而病为疟，症见病发于夜而多汗。先生诊视患者后，认为"疟发于夜，是邪在营分，营气不能与卫气和谐，故多汗恶风"。故宗仲景桂枝汤，合玉屏风散，参入秦艽鳖甲汤意。患者一服而汗减，三剂而疟轻。后又减去黄芩、防风、秦艽三药，而复入四君子汤，调理十日痊愈。据王氏记载："后凡用治久疟营卫虚微，而邪仍留恋者，随证加入补气血药一二味，少佐柴胡以提之，无不应手辄效。"同时，根据病状表现，用方有"操纵之妙"，有连服数剂者，有间日服一剂者；或有今日服此方，明日服消导药一剂，后日再服此方者。王旭高指出："盖久疟之人，脾胃虚薄，饮食稍有不节，便生胀满，故方药之用必疏补兼施。"此言治疟当重视疏理气机，健补脾气。

（八）其他

王旭高《医学刍言》，是饱览诸家著作，参以己得而成。书中概要论述了临床常见病（证）的辨治原则，其中尤以"六淫治法"专篇独树一帜。如其论治"火"则分"实火虚火""三焦火""五脏六腑火"，并谓"实火宜苦寒，黄芩、黄连、黄柏、山栀，甚则大黄；虚火宜甘寒，鲜地、鲜斛、鲜沙参、玄参、麦冬、雪梨汁、甘蔗浆……上焦火，黄芩、桑皮、甘草……下焦火，川柏、知母"。

关于"燥证"，王旭高提出有"内燥""外燥""气燥""血燥"之分，制有"内燥宜滋""外燥宜清"的治则，发展了燥证证治法则。

【临证经验】

一、医案特色

（一）学本《内经》宗仲景

王旭高学本《内经》，尤得仲景心传，善用经方治病。如：一人心境沉闷，意愿不遂，近因患疟，又多饮烧酒之后，如醉如狂，语言妄乱，伴小水短赤、大便不通、渴欲饮冷二日。王旭高诊其脉小弦滑沉，舌苔薄白，乃曰“疟必有痰，酒能助火，痰火内扰，神明不安”，证属少阳、阳明同病，并已连及厥阴，弥漫心包，仿仲景柴胡加龙骨牡蛎汤，以柴胡、黄芩、半夏、茯苓、龙骨、牡蛎、菖蒲、大黄、竹沥、姜汁、铅丹、甘草等组方为治。按仲景此方，原治“伤寒八九日，下之，胸满，烦，惊，小便不利，谵语，一身尽重，不可转侧者”。王旭高则用于少阳、阳明同病并及厥阴之证，于原方中去桂枝之辛散，参、枣之补中，以调少阳之枢机，又除阳明之实热。此方铅丹、龙牡之品，镇摄心神，尤为要药，增入竹沥、菖蒲，专以化痰开窍。可谓“平日有真学，临时有巧思”。

王旭高在治肝法上屡有创获，其治肝病案亦远法张仲景。如治内风一案，其人病后心中嘈热，胸前跳跃，继而气攻背脊，如火之灼，或大或小，或长或短，皆在经络脊脉之中。王旭高阐发其病机说：“肝为风脏而主筋，心为火脏而主脉，心包络与三焦相为表里，俱藏相火，心包主里，三焦统领一身之络……良由病后络脉空虚，相火内风，走窜入络”，故施治之法，“非清不足以熄火，非镇不足以定风”，“络脉空虚，使非堵截其空隙之处，又恐风火去而复入”，故采用清火、熄风、填窍三法并举，仿仲景“风引汤”法，药用寒水石、紫石英、龙骨、牡蛎、滑石、生石膏、赤石脂、大黄、甘草等，镇心、清热、熄风，并加大生地、羚羊角、石决明等养血平肝。可见王氏既娴于仲景法，又不拘泥于仲景方。

（二）为方博达谙各家

熟谙历代名家之长，博采众方，化裁与之，是王旭高医案的一大特色。除仲景方外，历代名家如胡洽、王焘、许叔微、陈无择、张洁古、张从正、李东垣、张介宾、秦之桢、叶天士、喻嘉言等众多论治方药皆有采摭，诚属“为方博达，不名一师”。例如：一人“痰火迷心，神呆语乱”，上年夏季曾发，治之而愈，今又复作，脉浮小弱，舌红苔薄白。王旭高诊曰：“盖由风入心经，蕴热蒸痰所致。用《本事》独活汤法”，以独活、防风、黄芩、山栀、玄参、石菖蒲、胆星、茯苓、竹叶、鲜生地等与服。考许叔微《普济本事方·卷一》独活汤，乃为“中风肝胆筋骨诸风”所设，仅独活、防风、茯苓、甘草等四药为王氏组方所取，盖取其意而不袭其方。又如治一人“便泄数次，黏腻垢污”，连日沉迷嗜卧，少寐则神烦，自觉不安，屡起更衣，倦乏不堪。此症虽已经治，但仍便泄不止，苔白。王氏议曰：“拟和中化浊，仿子和甘露饮”，选野于术、洋参、赤苓、泽泻、滑石、藿香、鸡距子、葛花、木香、橘红、通草、竹茹等治之，宗其法而不用其方。

王旭高谓："读书须识正旨，眼光着纸，勿为纸上陈言所瞒，庶几有益。"如其对柯韵伯《伤寒来苏集》将仲景麻黄杏仁甘草石膏汤证之"汗出而喘，无大热者"句，改作"无汗而喘，大热者"，提出异议说："以余阅历，喘病肺气内闭者，往往反自汗出，外无大热，非无热也，热在里也，必有舌红烦渴见症。用麻黄是开达肺气，不是发汗之谓；重用石膏，急清肺热以存阴，热清喘定，汗即不出而阳亦不亡矣。"仲景栀子豉汤方下，有"得吐止后服"句。前人因指此汤为上涌之剂，方中栀子为吐药。柯韵伯则指豆豉"可令人吐"，并以瓜蒂散用豉汁和服致吐为据。王氏则指出："栀子豉汤是阳明清泄之方，不是上涌之剂。"此均为其"读书勿被书瞒蔽"之例。王旭高学习不单靠书本，举凡同道学验、民间秘法，也都穷搜博采。如曾将同道黄乐亭用资生丸加味治疗湿热牙漏方，无锡东门杨氏用瓜蒂末搐鼻治水肿、黄疸之秘法，友人陆觐扬论仲景茯苓桂枝甘草大枣汤"治心下悸宜用桂枝，脐下悸宜用肉桂"，陈正阳以为《医方集解》如圣散中之白矾"不如易以月石"等说，都记录在他的著作中。

王旭高治病本于《内经》，故效法前贤，又常合经旨而互参。可谓学有渊源，根底扎实。如一人先受"冷雨淋背"，后又"竭力鼓棹"，并"劳碌入房，夹杂于中"，以致身热咳嗽，历时四十余日。形肉消脱，卧床不起，饮食能进，痰气腥臭。王旭高析其证为"肺先受邪，而复伤其阴"，乃参合《素问·痿论》旨义，自谓"阴虚者，阳必凑之，肺热叶焦，则生痿躄"，并进而阐发曰："一损损于肺，皮聚毛落，至骨痿不能起床者死。"着力以养阴、散邪并投，方以沙参、紫菀、茯苓、地骨皮、川贝、玉竹、薏仁，合八仙长寿丸。待二诊，患者依旧"卧床不能行动，形肉消削，咳嗽痰臭，舌红无苔，脉细而数"，是皆津液消耗，燥火内灼之象。再思经论"治痿独取阳明"句，原理在"阳明主润宗筋，胃为气血之源"，乃拟生胃津以供于肺，仿喻嘉言清燥救肺汤施治，方由沙参、阿胶、杏仁、玄参、麻仁、天冬、麦冬、玉竹、茯苓、桑叶、枇杷叶组成。所增天冬、玉竹等味，乃为益养胃阴所设。药后病情获安。柳宝诒因此称王旭高"议病立方，深合《内经》痿论之旨"。

此外，王旭高仿崔行功"枳实理中"法，"转运中阳"治腹痛；拟张介宾金水六君同都气丸法，补肾纳气、化痰蠲饮治阴虚痰饮；选李东垣滋肾丸合煎剂治吐血后呃逆不止，以及撰用荆公妙香散"补益心脾"疗惊悸等，皆能启迪后学，开阔思路。

（三）相反相成见妙义

临证治病，寒因热用，热因寒用，宜以去塞，通以行滞，此乃论治之常法。只要辨证准确，往往各见其效。王旭高治病，审证精细，颇善权变，其通涩兼行、润燥并用等法，虽谓治出二途，却相反相成，殊有巧思。

如《环溪草堂医案》"痢疾门"载一案，患者屡发喉证三五年，今秋龈肿出血，多服凉药及西瓜等物，遂患下痢赤白，常有干粪夹杂其中，延及百日，近见坚栗而痢更甚。王旭高诊之曰："从来肺有积热者，大肠必燥……夫脾受瓜果之寒湿，既下流于大肠而为痢，则大肠之燥当除。今独不然，竟若燥与湿各树旗帜，相为犄角之势，岂非以脾属中土而主湿，大肠属燥金而主津，津亏则燥益坚，脾虚则湿愈甚耶?"察其证当属湿燥两伤，或通或塞，均非所宜，乃施润燥兼行之法，选全瓜蒌、当归、木香、川连、甘草、升麻、藕、陈火腿足骨为方。燥以除湿，湿以润燥。

润燥二法，本自互立，今随证通变，润燥并施，乃别辟新径，各奏其功。

又如治一人“小便频数，溺后有血丝血块”，王旭高诊为“膀胱有热，肾虚有火，逼冲任之血而下走前阴”所致，乃以通涩并举之法，遣用生地黄、阿胶、川连、赤茯苓、龟板、黄柏、大黄炭、血余炭、车前子等。其中，生地黄、阿胶、血余炭，乃取其补涩之意；赤苓、黄柏、车前子等，则扬其通利湿热之长。通涩二法，虽治各一端，然相兼并用得宜，则相得益彰，奏效如响。患者药后即血止。

王旭高对虚实夹杂之证，立法施治，精审细腻，其“寓清于补”“寓补于泄”等法，堪为后学楷模。有一人患消渴，服苦泄之品（川连、麦冬、蛤壳、建兰叶、鲜楝树根皮）后，大便坚且难，化溏粪而易出，然脉仍数涩，舌红而碎，并见头晕、目眩、口渴消饮、带下、月事不至。王旭高精思慧想，辨其证属“血虚而兼郁热，郁热日甚，脏阴日烁”所致，而“月事不至，血日干而火日炽，头眩目花、带下，皆阴虚阳亢之见症”。其认定“脏阴为治本之缓图，清郁热乃救阴之先着”，故以“寓清泄于通补之中”法（川连、黄芩、黑山栀、生地、当归、阿胶、川芎、白芍、建兰叶等）。药后诸恙悉减。原案邓养初认为，此治由苦泄“转方兼滋营阴，故获效转捷”。此可谓点睛之笔。另有“小便门”案，有谓“前有淋浊之新恙，后有肠红之旧疾，皆由于阴虚而有湿热”，王旭高乃以“寓育阴于利水清热”法（猪苓、茯苓、阿胶、生地、槐米、枳壳、六一散、血余炭、侧柏炭）而取效。柳宝诒曾按此案云：“两证贯穿一线，用药自然亲切。”此亦属肯綮之言。

（四）用药纯正取轻灵

王旭高临证制方遣药，颇属审慎。他认为“立法但取其轻灵，用药先求其无过”。许多案例均显示了这一特点。如治一久病之人“去冬常患火升，交春木旺，肝胆阳升无制，忽发寒热，头面红肿，延及四肢，焮热痒痛”。本月以来，肿势已减，四五日前，偶然裸体伤风，遂增咳嗽音哑，痰多口干，舌白，续发寒热，“胃气从此不醒，元气愈觉难支”。王旭高辨析此证为“风火交扇，痰浊复甚，阴津消涸，阳不潜藏”，并指出：“清火养阴，计非不善，抑恐滋则碍脾；化痰扶正，势所必需，又恐燥则伤液”。因而，其酌古斟今，取其纯正之法，以《金匮》百合知母地黄汤，合《本事方》神效雪羹（北沙参、知母、鲜生地、蛤壳、海浮石、蝉衣、豆卷、青果、海蜇、地栗、百合、珠粉），清热化痰而不伤脾胃，养液生津亦不碍痰湿。

又治一人，病心悸少寐，呕吐清水，咽痛，腹胀。王旭高析其证为“血不养心，胃有寒饮，虚火烁金，肝木乘中”。此相兼为病，选方最难熨帖，“盖补益心血之药，多嫌其滞；清降虚火之药，又恐其滋；欲除胃寒，虑其温燥劫液；欲平肝木，恐其克伐耗气”。乃仿胡洽之法，以“胃为气血之乡，土为万物之母，一举而三善备焉”，乃处一方，取党参、冬术、云茯苓、半夏、枣仁、扁豆、陈皮、山药、秫米煎汤与服。不惟平正通达，且可验之临证。王旭高认为，“用方最宜加谨，过清恐伤脾胃，早滋恐恋余邪”，因此，他拟用甘凉法平调脾胃、治疗痧疫，还以“理气疏郁”法，药取“辛通而不耗液者”，治肝胃气痛；以“芳香宣窍”法治暑病；以“温运通阳”法治大便坚涩等，既灵活又纯正，深为后学所称许。

（五）法不拘一贵变通

证之变端百出，论治之法总不能以通套成法以概其余，据证立法，勤思变通，乃是王氏医案的另一特色。

王旭高喜以复方治病。如一内伤患者，胸脘阻塞而攻冲，寒热、大便溏、饮食少、右脉细、左脉弦。王氏则抓住“中虚营卫不和”“肝逆攻冲”等病机，拟四君子合逍遥、加左金为治；治“身热不扬，小水不利，头额独热，心胸痞闷，舌苔白腻，底绛尖红”之湿遏热伏之证，因此证“气机不利，三焦不宜”，故以栀子豉汤“上下宣泄”，鸡苏散“表里分消”，二陈汤“中以和之”，以冀其三焦宣畅。有时王旭高又将煎剂和丸剂结合运用，如治先后天不足之虚损证，便以六君子汤增损煎汤，又另投由熟地、菟丝子、牛膝、白芍、龟板、杞子、鹿角胶、萸肉、河车等制成的丸药。哮喘一症，常因肺脾肾三脏相干为病，其根据“发时治上（肺胃）”“平时治下（脾肾）”的原则，分列“发时服方”及“平时服方”进行治疗。小儿患病服药颇为棘手，王氏乃思深而法备，独创“药枣”一法。曾治一例脾虚而湿热蒸痰之咳喘，患儿病已半载，性畏服药。乃以平胃六君汤加川贝、榧子，同研末，取大枣去核，每枣纳入药末二分，同煮后，将枣取出晒干，一日可服五六枚，“此病服之遂愈”。

二、验案萃举

（一）闭经溢乳，顺气为先

《王旭高医案》记载：“舒，乳房属胃，乳汁血之所化。无孩子而乳房膨胀，亦下乳汁，非血之有余，乃不循其道为月水，反随肝气上入乳房，变为乳汁……夫血，犹水也；气，犹风也。血随气行，如水得风而作波澜也。然则顺其气而使下行，如风回波转，不必参堵截之法，涩其源而止其流……可与知者道，难为俗人言也……元精石、赤石脂、紫石英、牡蛎、乌药、寒水石、郁李仁、大生地、白芍、茯神、归身、焦麦芽。”

古谓“冲为血海”，隶于阳明，又为肝脉所属，能“导气而上，导血而下”，为妇人月经之本。人身气为血之帅，血为气之母，故气安而血自安。妇人乳汁为血所化，源出于胃，随冲气运行，升则为乳，降则为经水。今“肝、胃、冲三经之气皆有升无降”，血亦不循常道，形成闭经溢乳之反常现象。王旭高认为其治不必参堵截法以塞源止流，主张以顺气为先导，兼以清火熄风，熔治肝、胃、冲于一炉。方选风引汤合四物汤加减，冀血循常道，风回波转，而奏全功。今取紫石英、寒水石、牡蛎、元精石等重镇清热之品，以治肝、胃、冲三经气火风之逆升。在四物汤中去辛温走窜之川芎，以生地易熟地，其养血熄风之效更佳。另加乌药顺气，茯神、郁李仁利水安神，且二药配伍，尚能润以济渗。尤妙在麦芽回乳，元精石滋阴降火。全方构思灵巧，立论深邃，后人评其“此等议论，全是精心结撰，毫无依傍，非胸有积理者不能道”，可谓切中肯綮。此本罕见之病，不管疗效如何，其议论深合病机，思路清晰，有理有据，实足使后学大开眼界，求之古今医案，诚不可多得。

（二）病机错杂，专治其胃

《王旭高医案·虚劳门》记载：“赵，血不养心，则心悸少寐。胃有寒饮，则呕吐清水。虚火燥金，则咽痛。肝木乘中，则腹胀。此时调剂，最难熨帖。盖补养心血之药，多嫌其滞；清降虚火之药，又恐其滋；欲除胃寒，虑其温燥劫液；欲平肝木，恐其克伐耗气。今仿胡洽居士法，专治其胃。以胃为气血之乡，土为万物之母，一举而三善备焉。请试服之。党参、冬术、茯苓、半夏、枣仁、扁豆、陈皮、怀山药、秫米。”

王旭高辨其为血不养心，寒饮停胃，虚火烁金，肝木乘中之病机。结合复诊“阴虚则阳不藏，水亏则木自旺，金衰不能制木，脾弱更受木刑”之补述，此乃一例五脏交病，虚实兼见，寒热夹杂之病。王旭高宗李东垣“内伤脾胃，百病由生”之学术思想，从“专治其胃”立论。胃主纳，脾主运，二者之纳运有别，体用各殊，但皆为气血生化之源，后天之本，故习惯上常脾胃并称。王旭高抓住“胃为气血之乡，土为万物之母”之要领，依据“久病宜调补脾胃，胃和则卧能安寐，升降自调，转运得所，生长之机自复”之理论，取胡洽居士法，专治其胃。胡洽居士方，系四君子汤加酸枣仁、生姜。《医方集解》谓其治“振悸不得眠”。从来久病总以胃气为要，所谓“有胃气则生”。四君子汤功能补气补土，气旺生血则心有所养，补土既可御肝木之侮，又能生金以制木，从而使土无所侮，金有所恃，亦理偏就和之法。复加酸枣仁养心安神。秫米配半夏，即《内经》治“胃不和则卧不安”之方。更以山药、扁豆滋养脾阴，且矫白术之燥，并去甘草之满中，生姜之温散，全方不寒不燥，不刚不柔，面面俱到，达到“立法务取轻灵，定方必求无过”之境界，诚一举而多善备焉。

（三）脑疽诊治，切中病情

《环溪草堂医案·卷四》记载了一则脑疽病案。

杨，悲哀恼怒则伤肝，肝阴伤则虚阳上亢，烁及三阳，从三阳总会之所，而疡生焉，证名脑疽。及今两候有余，脓水见而不多，火势极盛，腐肉未化，坚肿未消，切诊脉左部弦洪，右部细小。大便艰结，小溲频数。显属气虚下陷之体，肝阳上升之病。夫气虚宜补，肝阳宜镇，镇肝抑火，固外疡所必然，而补托化脓，亦高年所宜讲。所虑者阴分不充，气将日陷，肝阳无制，脓水腐肉，无朝生暮长之功，气血亦无以滋生，势将渐蹈于陷机。拟方呈政。羚羊角一钱五分，石决明五钱，僵蚕二钱，细生地五钱，川贝一钱五分，茯苓二钱，丹皮一钱五分，橘红一钱，制半夏钱半，竹茹一钱二分。二诊：议扶正潜阳，气血兼顾，同徐先生酌夺。参须七分，当归钱半，石决明一两，茯苓二钱，生地三钱，制半夏一钱，黄芪一两，粳米一撮。

三诊：昨投补托，参入镇肝，小溲之数大减，不可谓非佳兆，从此陷者升，气渐蒸腾而上，可为生肌去腐之助。所以昨晚定方，竟从十全大补参商，乃药未服，胸脘似闷。自云平素之肝气，因交芒种而发。夫肝气者，肝火冲击胃脘之痰饮也。痰饮宜化，气虚宜补，既用补托，不能不先化痰饮。因思舌苔白腻，胸闷呕哕，前人每用温胆一法，此证既属高年气虚，古人补法之中，未始无兼而行之者，则十味温胆之谓也。仿其意以立方，补不嫌壅滞，化不嫌香燥，参酌至当，庶几内脏安而外疡有益。昨方加：麸炒枳壳一钱，制香附一钱，磨郁金五只，蔻仁五分，竹茹（姜汁炒）钱半。

四诊守方。

五诊：日中至黄昏，为阳中之阴，此时痛势最甚，必有阴火上乘，邪火因而愈炽。昨用补托，脓水甚多，想正气得扶，毒便外出，今日诊脉左部略平，惟发际之坚肿火候未退，而脾胃仍不思饮食，当从昨方运以调胃之法，参以镇火之品备正。台参须（盐水炒）七分，于潜术钱半，石决明七钱，细生地四钱，川贝三钱，枳壳五分，鲜石斛二钱，陈皮（盐水炒）五分，茯苓钱半，僵蚕一钱，连翘钱半，赤芍钱半，竹茹（姜汁炒）四分。另，水炙黄芪一两，夏枯草一两，煎汤代水。

六诊、七诊守方。

八诊：补气顾阴为剂，昨日自朝至暮，神气清朗，胃气亦开，脉情亦和，何乐如之。据述丑寅之际，自觉不适，似梦非梦，语言错误，此心营内虚，相火上乘。意者昨晚珍珠停服乎。夫调理高年重虚之体，因事制宜者，尤当因时服药。鄙意欲阳分服补气之方，一交阴分加养阴之品，质之同道先生，以为然否？

人参条一钱，于潜术钱半，细生地三钱，朱茯神二钱，酸枣仁（川连汁炒）三钱，川贝母一钱，杏仁钱半，麦冬肉钱半，归身一钱，陈皮五分。

另，黄芪、藕各一两，煎汤代水，辰初服一盏。后加：赤芍一钱，夏枯草钱半，左牡蛎三钱，丹皮一钱，金箔三张，燕窝二钱。煎一小杯，冲珠粉一分。酉正服。

九诊因暑令累湿，去参芪以图标（化湿）。

十诊湿得化而阴大伤，故又从柔润以顾阴。

十一诊：右关一部和缓有神，不特饮食知味，而梦寐亦安，何快如之，至左脉之弦，亦和于昨，此波平浪静之时，正休养生息之候，慎劳动，节饮食，培植脾胃，以扶初生之阴，其在斯时乎。于潜术，云茯苓，川贝母，麦冬肉，上绵芪，五味子，人参条一钱。煎汤送下前药。另，燕窝二钱，煎汤送下珠粉一分半，晚服。

十二诊又见湿累，健脾化湿。

十三诊：用补从湿热一边着手，随补随通，湿去而正自复，此东垣先生所以高于诸名家也，而夏秋为尤宜，昨日立方，从此着想，竟能安适，夫病者自云安适，则真安适矣。今既脉静神怡，阴生之节已在目前，补气调胃，和平其制，此际立方，正无事求其奇也。川贝母，橘红，薏苡仁，云茯苓，粳米，漂海蜇，大地栗，香谷芽，鲜荷叶。另，煎人参条一钱，朝暮空心服。

十四诊：古人夏至之日，有定心气以待晏阴之成文，此无他，动则耗阳，静则生阴也。养阴之道，何独不然，寡言语以养气，慎思虑以养心阴，从此日积月充。目视多怪，梦寐多劳等疾，亦可因阴壮而安，所谓阴能敛阳也。用药亦不外乎此。酸枣仁盐水炒，朱茯神，肥玉竹盐水炒，川贝母，橘红，枇杷叶，鲜荷叶，粳米，獭肝磨冲，一分。另，煎人参条二钱，空心不时服。

十五诊：脾宜升则健，胃宜降则和。便溏数次，脾气不和也。宜其精神稍倦，左脉带弦，右部略软，腹中隐痛，必冷积留于肠间，幸纳食尚多，胃气尚和，然高年当大病之后，亦不宜多降，拟钱氏参苓白术散加味。云茯苓，于潜白术，白扁豆，陈皮，怀山药，六神曲，炮姜，苡仁，奎砂仁，建莲肉，大枣。另，煎人参条一钱，过药。

十六诊：守方参苓白术散加谷芽。

十七诊：脾胃向安，心神不宁，宁神立方。

（《环溪草堂医案·脑疽》）

脑疽是指生于脑后项部的有头疽，多由湿毒积热上壅所致。本病例邪盛正虚，虚陷、火陷、干陷三陷变局交互发生，内伤、外感纠集一身。然王氏能在重视舌脉辨证的基础上，重视形体，审察时度，处方用药，切中病情，或从本图，或从标治，活活泼泼如盘滚珠。并针对老年人的特点，刻刻维持元气，顾护津液，终于力挽狂澜，救患者于垂危之乡。该案诊治特点如下。

1. 阴虚湿体，随通随补

本案患者杨氏，生活于朱门富裕人家，先天至足之体，年届八旬，智虑仍周，数年中操持劳心，更因晚年悼子伤痛，悲哀恼怒，耗伤阴液，辟积于夏，暑邪耗气伤阴，阴分不足而肝木失柔，虚阳上亢，燔及三阳总会之所，此其一。其二，居海隅卑湿之地，加以平日茶饮常多，高年气弱，变而成饮。因而气虚、阴伤、痰饮、火毒错综一身。气虚者宜补，肝阳者宜镇，镇肝抑火，固外疡之要机，然补托化脓亦高年所宜备。但舌苔垢腻，胸脘易痞，浊腻有质之品已属难投，而况长夏令行，正湿气当权之日。这样，滋补和化湿就成为治疗过程中必须解决的主要矛盾。王氏认为，化湿补虚此一定不易之治法，湿浊之体交暑湿之令，论时论体，不宜峻补。目前，调理之法，惟有补气之中略加健燥，随补随通，湿去而正自复。如三诊，本欲在一、二诊扶正潜阳、气血并顾之基础上，从十全大补峻补，然药未服，即有胸脘似闷之感，补托不能，于是仿十味温胆汤之意补化兼行。得药后，并无胀满闷滞等患，且能安寐两时，受补可知。至十二诊，有湿之胃而当湿令大行之时，高年气弱不能运食物，故有舌苔浊厚而带灰色之外见。王氏一方面用藿梗、醋半夏、赤苓、豆卷、白豆蔻、苏梗、枳壳理气化湿以通之，另一方面又用参须煎汤送服以补之，熔通、补、化滞于一炉，三者并行不悖，相辅相成。

2. 揆度时令，识病用药

重视天时季节变化，昼夜阴阳消长，又是王旭高察病用药特点之一。如五诊：日中至黄昏，为阳中之阴，此时痛势最甚，必有阴火上乘，邪火因而愈炽。八诊：丑寅之际，自觉不适，似梦非梦，语言错误，此心营内虚，相火上乘。丑寅之时，生机潜藏，万物开始萌动，阳气始升，邪气乘其势也，此审时察病之谓。在用药方面，其据《内经》昼夜阴阳生长盛衰变化规律，针对不同病情分别不同的服药时辰，以便更好地和调阴阳。首先，朝服阳分补气之方，一交阴分则加养阴之品。八诊："另，黄芪、藕各一两，煎汤代水，辰初服一盏。后加：赤芍一钱，夏枯草钱半，左牡蛎三钱，丹皮一钱，金箔三张，燕窝二钱。煎一小杯，冲珠粉一分。酉正服。"辰时为阳气渐旺之时，进益气扶阳之品，酉时为阴气渐盛之时，进清凉养阴之剂，随阴阳消长变化而扶持之，顺其势也。更何况老年体弱之人，生机渐少，此亦益气养阴之一法。其次，十诊时，"惟每日下午精神较怯，睡觉亦见神情恍惚，神气不安，夏至在迩，阴气大剥之候，而体中真阴大伤，未免因时而动，动而太过，则飞扬之虞，不能不虑及之"。斯时，王旭高在用咸降法的同时，酉正服珍珠粉，亥服参条。观其所述，阴阳失调较八诊为重，阴虚之体交耗阴之时，孤阳失于维系而有飞越之虞。酉时阴气渐盛，阳气潜伏，而阴虚之体，无力维系阳气，不免有阳气躁动离绝之险，因此顺其阴长阳伏之规律，以珍珠粉先进，助微弱之阴气，镇潜越阳。待时交亥时，阴气至盛，气虚之体，真阳不足，又恐被泯灭一线生阳，故又以参条煎汤服之，一助气虚之体调和至盛之阴，二为阳生阴消之子时提供生发之动力，实为养阴扶阳之要着。其用心之苦，考虑之周，足堪师法。

再次，养阴之品多重浊滋腻，湿滞之躯，于长夏湿令，断属难投，但“待秋令之后，燥令大行，或可渐加阴药”。此湿体养阴之妙作也。

3. 诊治疾病，重视护理

纵观本案疾病的发生、发展，与情绪、节气、饮食均有密切关系。患者杨氏来自丰食之家，平素膏粱厚味，其体多火多湿，此关乎饮食；更因晚年悼子伤痛，悲哀耗阴生火，此关乎情绪；病发夏季，暑湿当令，弱体尤易见累，此关乎季节。因此，王氏在重视辨证施治的同时还相当重视护养调理。如在病情许可的情况下，每多用燕窝、獭肝、人参等名贵滋补药物，既能稳定患者的思想情绪，又能滋养身体，扶持正气。嘱咐患者，慎劳作，节饮食，体现了王旭高治病的全面性。

此外，本案在诊治过程中，为了充分发挥药物的治疗作用，有利于扶正托毒，常采用煎药汤代水的传统方法，亦值得后人借鉴。但是本案系外疡，未列出外治之法和方药，虽可能是其师高锦庭《疡科心得集》中所列一般的常规疗法，但终有美中不足之感。

【后世影响】

王旭高诊余，常与及门诸弟子讲述医事，以治疗心得贯穿于方解中，于《伤寒论》《金匮要略》之要旨，独得其妙。年近不惑时，为传道解惑，王旭高曾广设绛帐，门下士习业者，每年以十数计。王旭高诲人不倦，亲自编写教材《医学刍言》《外科证治秘要》二书，以作内、外两科入门之阶梯。为指导学生学习《伤寒论》《金匮要略》《温疫论》《温疫明辨》《湿热论》《十药神书》《外科正宗》以及运气学说，还将这些书的主要内容编为歌诀，“以便诵习”，要求“学者精思而熟读之”。他昼则带领学生随诊抄方，夜则聚学生于书斋西溪书屋中，秉烛讲授，树其医德，强调医者要有“仁心”；指导学习方法，强调“读书要识正旨……勿为陈言所瞒”；分析讲解自己的临床心得治验以及教训，以示规矩而戒蹈覆辙。其推心置腹，循循善诱，娓娓不倦，每至于深更半夜。王旭高于我国传统医学教育工作上，用力特勤，贡献极大，堪称医界之师表。其知名之门生有缪礼和、顾灿卿等，缪氏生平不详，顾氏早逝，传术于章成器，为民国时常熟一方名医。

综上所述，王旭高先从其舅父高锦庭学医，师从外科，后渐浸及内科，学术积淀深厚，对医学颇多建树，尤以肝病论治和方剂最见功力；在脾胃病、外科证治方面成绩斐然；对于鼓胀病也有独特认识；对于温病传变，认为温邪“从外入内由气传营，热自内出由营达气”。王旭高临床，辨证精准，处方巧思。王旭高弟子众多，诊疗之余亲自编写教材及众多歌诀，以便弟子诵习，堪称医界之师表。

安徽中医药大学　许霞

【参考文献】

[1] 黄帝内经灵枢 [M]. 沈阳：辽宁科学技术出版社，1997.

[2] 黄帝内经素问 [M]. 沈阳：辽宁科学技术出版社，1997.

[3] 张机. 伤寒杂病论 [M]. 石家庄：河北科学技术出版社，1994：57.

[4] 王旭高. 王旭高临证医书合编 [M]. 太原：山西出版集团，山西科学技术出版社，2009：7.

[5] 王旭高. 王旭高临证医案 [M]. 北京：学苑出版社，2012.

[6] 沈凤阁. 叶香岩外感温热篇、薛生白湿热病篇阐释 [M]. 南京：江苏科学技术出版社，1983.

[7] 任应秋. 中医各家学说 [M]. 上海：上海科学技术出版社，1986：254.

[8] 无锡县志编纂委员会. 无锡县志 [M]. 上海：上海社会科学院出版社，1986：1028.

[9] 陈梦赉. 中国历代名医传 [M]. 北京：科学普及出版社，1987：439.

[10] 徐彦敏. 追访王旭高先生遗事 [J]. 江苏中医，1983（5）：27－28.

[11] 褚玄仁. 王旭高生平学术简介 [J]. 江苏中医，1997，18（1）：45－46.

[12] 吴良士. 王旭高医学著述考 [J]. 江苏中医杂志，1982（1）：44－45.

[13] 黄文东. 王旭高治肝法探讨 [J]. 上海中医药杂志，1982（2）：7－8.

[14] 胡方林，刘仙菊. 清代名医王旭高肝病辨证特点 [J]. 湖南中医药导报，2002，8（9）：512－513,517.

[15] 张醒民. 王旭高肝病三纲辨治初探 [J]. 四川中医，1997，15（11）：2－3.

[16] 徐嘉民. 王泰林治肝三十法初析 [J]. 江苏中医杂志，1981（3）：6－10.

[17] 易法银，胡方林. 王旭高肝病论治特色 [J]. 上海中医药杂志，2003，37（2）：42－44.

[18] 胡方林. 王旭高论情志致肝病探析 [J]. 国医论坛，2002，17（3）：47－48.

[19] 俞栩. 王旭高的脾胃理论与实践——《王旭高医案》读后 [J]. 新中医，1979（5）：20－22.

[20] 禄保平. "培土宁风法"探析 [J]. 上海中医药杂志，2004，38（1）：39－40.

[21] 秦宗昌，于素坤. 王旭高理脾12法刍议 [J]. 江苏中医，1990（9）：33－35.

[22] 张坚石. 叶天士对王旭高学术思想的影响 [J]. 吉林中医药，1990（1）：39－40.

[23] 周振龙. 王旭高鼓胀病证治经验 [J]. 江苏中医，1994，15（5）：44.

[24] 李维义.《外科证治秘要》学术思想探微 [J]. 中国民间疗法，2008（1）：4－5.

[25] 茅晓. 论王旭高方剂著作的学术成就 [J]. 中医杂志，1993，34（4）：200－202.

[26] 程昭寰.《西溪书屋夜话录》评讲 [J]. 辽宁中医杂志，1982（1）：47－49.

[27] 方凡，江一平. 王旭高脑疽诊治特色 [J]. 中医杂志，1986（7）：54－56.

[28] 彭景星，彭慕斌. 王旭高医案赏析 [N]. 中国中医药报，2004－9－16.

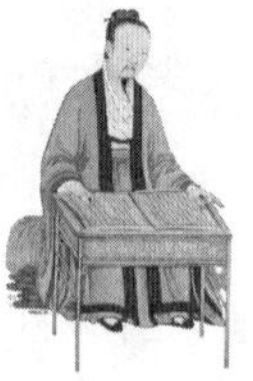

费伯雄

内容提要

费伯雄，字晋卿，自号砚云子，生于清嘉庆五年（1800），卒于清光绪五年（1879），江苏武进孟河人，清代著名医家，孟河医派的奠基人，著有《医醇賸义》《医方论》《食鉴本草》《费伯雄医案》等。其中，《医醇賸义》是其代表作。所著诸书，详于杂病，略于伤寒。学术上，他认为《内经》《难经》奠定了中医学的理论基础，必须认真研究；张仲景的著作理论联系实践，理法方药俱备，应当奉为典范；金元四大家各有所长，亦各有所偏，要舍其偏而取其长；其他历代医家的著作也有诸多可取之处，应广泛涉猎，以增加见识。由于费伯雄能熟读经典、通晓百家，又能做到取长舍短、择善而从，所以在医学上造诣很深，达到了醇正不杂、出奇制胜的境界。其立论以和缓为宗旨，主张治病以平淡之法获取神奇之效，认为疾病虽多，不越内伤、外感，不足者补之以复其正，有余者去之以归于平，毒药治病去其五，良药治病去其七，亦即和法也，缓治也。他认为天下无神奇之法，只有平淡之法，平淡之极，乃为神奇。费伯雄对慢性病尤其有深刻阐述，辨病重点以六气和五脏分类，治虚劳善于调肝养阴为其特点。费伯雄在医学多个方面均有建树，论述中风，分明标本；调理虚劳，重视脾肾；施治杂病，顾护正气；阐释燥证，治分温凉；并用药食，延益年寿。补泻兼顾、轻剂见功、平和制胜、治法精微，是其处方的突出特点。而且，他还创制了诸多新方，为许多病证的诊治提供了新的方法。此外，费伯雄善于饮食调理，主张清淡，讲究宜忌，重视胃气。费伯雄的学术思想和临床经验，大大地丰富了中医学术，拓展了后学者的思路。

【概述】

一、生平简介

费伯雄，字晋卿，自号砚云子，生于清嘉庆五年（1800），卒于清光绪五年（1879），江苏武进孟河（今江苏省常州市新北区孟河镇）人，清代著名医家，孟河医派的奠基人，孟河四大家（费伯雄、马培之、巢崇山、丁甘仁）之一。

费伯雄原籍为江西广信府锴山县（今江西省上饶市铅山县），官宦世家出身。明亡后费家弃官从医，寄寓镇江，四世祖费尚有因避战乱，从镇江丹徒迁居孟河。费家行医，至费伯雄已历七世。费伯雄家学渊深，其祖父费国祚、父亲费文纪均精于医学。

费伯雄自幼聪慧好学，4岁能诵古诗，6岁入塾就读，研习举子业。长大以后，善晓天文，精于技击；文章诗赋、琴棋书画靡不通晓。清道光十二年（1832）为贡生，后因科场失意，淡于仕途，从而改习医学。他先儒后医，秉承家学，又博览多种医著，谙熟医学经典，精研《内经》《难经》《伤寒论》《金匮要略》等多种典籍，还仔细钻研金元四大家等先贤之学，深刻领悟，为日后的行医、著书打下了坚实的基础，外加勤于临证，故收获良多。

费伯雄医术精湛，"况用拯危殆，能夺造化权""日济什百人"，还多次为当时中国的达官显贵和皇亲国戚诊疾治病。道光十二年（1832），为江苏巡抚林则徐的母亲治疗痢疾，深得林则徐赏识。后经林则徐推荐而两度奉诏入宫，第一次为道光朝皇太后医治肺痈（用鱼腥草），效果明显，道光皇帝赐匾额题曰："是活国手"。第二次为道光皇帝医治失音（用西洋参、玉蝴蝶、安南子、霍石斛等），效果良好，痊愈后，道光皇帝御赐大红冷金对联一副，联曰："著手成春，万家生佛；婆心济世，一路福星"。咸丰六年（1856）清军江南大营主帅向荣在丹阳患咯血，费伯雄手到病除，向荣愈后赠"费氏神方"匾额一块及三品顶戴。一时之间费伯雄名闻大江南北，远近求医者接踵而至，门前时常舟楫相接，而且大多数是疑难杂症患者，各地同行也时常前来求教，俨然为中国东南地区杏林所重。在清朝咸丰、同治年间，费伯雄以医术闻名全国，《清史稿·卷五百二·列传二百八十九》评价他说："清末江南诸医，以伯雄为最著。"

费伯雄著作较多，其中《医醇賸义》《医方论》《食鉴本草》《费伯雄医案》比较有影响。临证方面，费伯雄擅长内科，外感病（如伤寒、各种温病等）、内伤杂病（如中风、眩晕、痢疾、哮喘、肺痈、虚劳等）均为其所长，尤以虚劳、调理最具心得。此外，外科、妇科、儿科、皮肤科、喉科、眼科等也多有涉猎。

二、著作介绍

费伯雄行医，不囿门户之见，一生注重临床，讲求实效，不尚空谈，著述非常丰富，医著有《医醇賸义》《医方论》《食鉴本草》《脉法》《长寿谱》《救命针》等，以及后人辑录的《费伯雄医案》等，还批校了《医学心悟》，审定了《咽喉脉证通论》。但其著作散佚颇多，现存著作中流传较广、影响较大的有《医醇賸义》《医方论》《食鉴本草》《费伯雄医案》等，其中《医醇賸义》是其代表作。这些著作皆内容平实，言简意赅。费伯雄不惟精医，并工诗文，而且能书，善画兰竹。一生著述繁多，不仅有医方论著多部，更有诗词文集《费晋卿文集》《留云山馆文集》《留云山馆偶存》及《留云山馆诗文钞》各1卷行世。被誉为："诗原本性情，文得欧阳神。"下面对其主要医著予以介绍。

（一）《医醇賸义》

原书名为《医醇》，共24卷。此书是费伯雄晚年为针砭时弊、醇正医学，不致贻误后人而著，是其几十年的治学心得和临床经验总结，集中反映了费伯雄的学术思想，是他的代表作。该书于1859年付梓，但刊刻仅半年时间，尚未完成，即毁于战火。其后作者追忆《医醇》中的内容，但仅得"不及十之二三"，整理成书，遂改名为《医醇賸义》，初刻于清同治二年（1863年）。

《医醇賸义》全书共4卷，文章26篇，载方480余首，其中自创新方近200首。卷一列脉法、四家异同、重药轻投辨、同病各发、中风、中寒、暑热湿；卷二列秋燥、火、劳伤、脑漏、鼻衄、齿牙出血、关格；卷三列咳嗽、痰饮、结胸、痎疟、黄疸、三消；卷四列痿、痹、胀、下利、诸痛、三冲。全书以归醇纠偏为宗旨，立论务为和缓，治法以清润、平稳见长，治虚劳最重脾胃。该书卷帙不繁，言语精炼，论病、析因、立法、述方、用药井然有序；叙述病情言简意赅，立论中肯，不偏不倚，以切脉、察舌为诊法的重点，以症状为辨证的主要依据，以治法、方药为施治的主要内容。其中，尤以对慢性疾病的阐述为多，理、法、方、药完备，辨证施治内容精详。在编排上，以病名为主进行分类，以"首察脉，次辨证，次施治"为大纲。叙述具体病证时，先讨论症状，辨析、阐释病因病机，其后载录自拟方剂，再附以前辈医家的成方，使读者既能体会作者立方之旨，又能参照古人治病之方，从而举一反三，触类旁通。该书既叙述前人的观点，又提出自己的看法，在临床关键处直抒己见，以《内经》《难经》《伤寒论》《金匮要略》等医学典籍为依据，当辩则辩，当驳则驳，既不盲从古人，也不全盘否认古人。本书理论联系实际，所述病证论理简明、辨证精当。特别是书中所述的一些治法、成方，都是作者从自己多年临床经验中提炼、总结出来的，立意新颖，配伍严谨，疗效较好，切实可用，为近代医家所推崇和应用。本书对指导临床辨证施治和处方用药上颇有裨益，是一部比较切合临床实用的医著。

（二）《医方论》

《医方论》成书于清同治四年（1865）。全书共4卷，旨在阐明方义、申明指征，为初学者拟定成方使用要领以启发后学，内容通俗易懂，义理精当，触类引申，由博返约，是具有较高临床参考价值的实用型方剂学著作。该书依据清初汪昂《医方集解》中叙述方剂的次序，逐方予以评述，共评论358首方剂，删去原书各方的主治和注文，并根据自己的临证经验加以选录，在每方之下简论方义，再附以个人临床运用的经验，是联系医学理论和临床实践的桥梁性著作，可以帮助学者登堂入室，非常实用。

费伯雄在此书中论理精当，深入浅出，浅显易懂，通过对大量前人方剂的评议，阐明了自己对理、法、方、药、辨证施治、化裁古方等方面的诸多独到见解，体现了他"医贵醇正"的治学主张。例如：九味羌活汤中，生地滋腻太过，不如用白芍；知柏八味丸苦寒太过，徒伤胃气，不如用介类潜阳、生津、益髓；益气聪明汤中，升麻量多，可以减半，以升清开窍；妇人多郁，逍遥散宜加丹参、香附以调经；对燥证的治疗，他通过对润肠丸、活血润燥生津汤、炙甘草汤、清燥汤等方剂的阐述，提出了“以通为润”、温散与清润并用等治燥之法，超出了单纯使用清润之法治燥的框架，与《医醇賸义》中的有关内容相互发明。费伯雄在此书中强调辨证论治，反对滥用方药。从本书中可以看出费伯雄在方剂学理论研究方面的见解和成就，他的这些论述弥补了前人组方的不足之处，使得前人一些没有清晰阐明的观点得以昭彰，对后世深入学习方剂理论、理解方义、灵活运用成方、临证选药组方、正确掌握制方之法及方剂临床用途，都有一定的指导意义，起到了一定的阐幽发微、补偏纠弊的作用。

（三）《食鉴本草》

《食鉴本草》约刊刻于清光绪九年（1883）。全书共1卷。该书先将食物按谷、菜、瓜、果、味、禽、兽、鳞、甲、虫10类分述其功用、主治、宜忌，再将病因按风、寒、暑、湿、燥、气、血、痰、虚、实10门分述其食疗方法，末尾附以多种民间验方。本书是一部食疗专著。其所列10类（100种）食物都是人们日常食用之品，并按其对于养生的重要性而先后排列。在每一类食物中，先总论该类食物在养生中的作用，包括作用与副作用，然后逐条介绍各种食物的性质、食物合用的宜与忌，适用于何种体质或病证，以及多种注意事项。所述10类病因，分别列举了多种药膳（有粥、汤、膏、饼、酒、茶、片、粉、糕、乳、煎、羹、肉等，其中以药粥为主），共计74首，每一种药膳都阐述了其所主病证，方法大多简单、易行、安全、有效，确为经验之录，不乏其临床意义。但全书言禁忌多于效用，有些不符合现实，如鳝鱼多吃生霍乱等。另外，论六气缺火一门，也是其不足之处。

（四）《费伯雄医案》

《费伯雄医案》系后人收集、整理而成，分内、外、妇、儿、眼、喉、皮肤7科，记载500多个医案。费伯雄医案，以质朴醇真见长，案语无华丽辞藻修饰；立方选药，不恃稀奇，用药平淡，剂量轻微，每寓神奇于平淡之中；养营调肝，尤为特长。对肝风的治疗，有镇、柔、滋、驯、祛风化痰五法，所用方药，与《医醇賸义》遥相呼应，也是其学术思想在临床上的具体体现。另外，少数病种中夹有医话，这是费伯雄著书特色，往往是先医话，后医案，如眼科、妇科中的胎前疾患均有医话。带下一门有附方，也有一定的价值。

（五）《怪疾奇方》

《怪疾奇方》，1卷，系费伯雄早年手稿。全书“志怪赏奇，承先启后”，收载怪疾奇方148条，144证，152方。其中的部分内容，见于明代李时珍《本草纲目》各家札记和清代鲍相璈《验方新编》奇病各门等。书中有些奇病，目前已经能初步探知机理，但有些怪疾，现在还很难解释清楚，只能留待今后进一步去探索。部分内容仍然不失其保留价值，可以作为参考使用。

据《中华古文献大辞典·医药卷》记载，清代汪汲辑《怪疾奇方》1卷，集汉唐至明清诸名家奇疾方为一书，成书于清嘉庆六年（1801）。本书收集夏子益《奇疾方》和《梅师方》《疡医大全》等44部书中怪证，共145种。诸如遍身波浪声、舌上血出、视物倒置、四肢坚如石等。其证皆罕见，而其治法则平常。其辨证精详，方药对证，方皆注明来源，但不著方名。其药物简单，主治简略，如用淡豆豉治疗舌上出血如针孔等，并附有天成中进士侯宁极药谱等。并载有多部书中近九十味药物的别名，如荆芥又名静风尾，自然铜名金山力士等。本书对治疗奇难怪证及正确运用中药有一定参考价值。

费伯雄编撰的《怪疾奇方》，最早由众香室主人（具体姓名不详）刊行于清光绪十年（1884）。细考书中内容，与清代汪汲所辑《怪疾奇方》相似，但无天成中进士侯宁极药谱及药物别名等。首次刊发时间比汪汲所辑书晚了 83 年，可以推断出费伯雄之书或许并非费伯雄本人所著，而是前人医著的手抄本。

【学术思想】

一、学术渊源

费伯雄出生于中医世家，到他为止，已历七代，因此家学深厚，其祖父费国祚、父亲费文纪均精于医学。费伯雄自幼耳濡目染，潜移默化，日积月累，受益良多。费伯雄天资聪颖，而立之后，淡于仕途，弃儒从医。由于他先儒后医，既秉承家学，又博览群书，谙熟医学经典，精研《内经》《难经》《伤寒论》《金匮要略》等多种典籍，还仔细钻研金元四大家、喻昌等先贤之学，深刻领悟，外加勤于临证，故收获颇多，为日后的行医、著书积淀了深厚的学养和丰富的经验。

费伯雄治学主张师古而不泥古，认为《内经》《难经》必须悉心研究；《伤寒论》《金匮要略》理法俱备、方药齐全，应当奉为典范；金元四大家各有所长，也各有所偏，要取长舍偏；其他诸位名家应当尽可能多研读，以开拓视野、启迪思路。在学术观点上，他既不拘泥于古人的成法，又不刻意标新立异，悉心诊察，灵活辨证，善于变通化裁，立论以平稳、和缓、醇正为宗旨，独树一帜，自成一家。他既秉承家学，发扬光大，又勤求古训，广撷众长，在自身数十年临证经验的基础上，结合前辈医家的观点，取其精华，去其偏执，补其不足，灵活辨证，以疗效为先，逐渐形成了自己清润平和为主、平中见奇的特点，尤其是在运用脉法和调治内科杂证方面独有心得，是近代治疗虚劳的名家。

费伯雄治学非常重视医学典籍的研究，同时旁通诸家，又善于取长舍短，能“青出于蓝而胜于蓝”。正如他在《医方论・发凡》中所云：“学医而不读《灵》《素》，则不明经络，无以知致病之由；不读《伤寒》《金匮》，则无以知立方之法，而无从施治；不读金元四大家，则无以通补泻温凉之用，而不知变化。”他尤其尊奉张仲景为“立方之祖，医中之圣”，认为《伤寒论》《金匮要略》“开启屯蒙，学者当奉为金科玉律。后起诸贤不可相提并论”（《医醇賸义・四家异同》）；并将金元四大家总结为“张、刘两家，善攻善散”“李、朱两家，一补阳，一补阴”，治法虽然大有不同，但都是在前人经验的基础上仔细辨证、灵活施治，再通过长期的临床实践积累总结而出的治疗方法。后世医家应当学习金元四大家勇于创新的精神，师其法而不泥其方，这就是所谓的“和法缓治”。例如，朱丹溪喜欢用苦寒的知母、黄柏，但是，气血虚弱之人使用这些药物会损伤

“脾胃生长之气”，只要学习其壮水养阴之法就可以了；李东垣喜欢用甘温益气健脾之法，后世医家不必“动辄升、柴”，但习其温补脾胃之法足矣！

二、学术特色

由于费伯雄幼承庭训，禀受家学，博览典籍，悉心钻研，勤于实践，善于思考，勇于创新，甘于奉献，故学验俱丰，闻名全国。费伯雄“仁心济仁术”“名士为名医”，由于医术精湛，声名卓著，曾两次奉诏进京为清朝皇族权贵诊病。他主张学医必须谙熟医理，精通经典；注重临床，讲求实效；倡导醇正和缓、平淡见奇，治法以清润、平稳为主，善治内伤杂病，尤其是虚劳。下面就费伯雄学术特色的几个方面分别加以阐述。

（一）论述中风，分清标本

费伯雄论述中风，从临床辨证实际出发，悉心研究，在前人认识的基础上多有创见。他认为六淫中的风虽然可以导致中风，但是人体正气的盛衰才是患病与否的关键所在。如其云：“卫能捍外，营能固内，腠理秘密，毛窍不开，斯贼风外邪无能侵犯。否则正气一虚，外风乘间伺隙，由表入里，而病亦由浅入深矣。”又云：“中风之证，皆由气血损亏，外风乘隙而入”，经、俞、络、溪失去灌养而发。其次，将中风病位由浅入深分为不同层次。如其所云：“卫气不能捍外，则风入于肌肉，故手指麻木，而肌肉不仁，若是者名曰中络”“营血不能固内，则风入于经脉，故身体重着，步履艰难，若是者名曰中经”“由此而深入，则为中腑。腑者，胃腑也。胃为六腑之长，职司出纳。风入于胃，胃火炽盛，水谷之气不生津液而化痰涎，痰随火升，阻塞灵窍，故昏不知人也”“由此而深入，则为中脏。脏者，心脏也。心体纯阳，风性飙举，风火上扰，神明散乱，故舌不能言，而口流涎沫”。

费伯雄治中风讲究内外主次、轻浅深重，指出中风之病必营卫先虚，使得外风得以乘虚而入，由表入里。因此，病变也就由浅入深，由轻转重。凡中络、中经的病都轻浅，皆由营卫不足，外风入中于肌肉、经脉，病变的主要原因是外风；凡中腑、中脏的病都深重，咸由外风入侵，引动内在的肝风，两风合力，兼夹气、火、痰入中于胃腑、心经，病变的原因主要是内、外二风。无论中络中经、中腑中脏，治疗大法不越攘外、安内两途。中络、中经治以攘外为主，即以祛风通络为主；中腑、中脏治以安内为先，即一方面开窍醒脑以复神明，一方面平肝敛肝以安内风，使在内之肝风不动，“去其内应而勾结之患除，虽有邪风，孤立无援，亦将自退矣”。他认为，治气、火、痰以“保障灵府之法，无如治脾胃以实中州。脾气旺，则积湿尽去而痰气不生；胃气和，则津液上行而虚火自降”，但在“仓猝之时，病势危急，则又当逆而折之，虽峻猛之剂，不能不随证而施矣”。

关于中风病因，他赞成喻昌的观点，反对河间主火、东垣主气、丹溪主痰之说，认为“因火召风，因气召风，因痰召风，反以火、气、痰为主，而风往从之，标本倒置”，主张“其人有火、气、痰偏胜之处，因中于风，则有火者为风火，有气者为风气，有痰者为风痰。风为主，而火与气与痰，乃与风合并交作，方为标本分明”。

（二）调理虚劳，重视脾肾

虚劳是多种慢性虚弱证候的总称，以脏腑功能衰退、气血阴阳不足为主要病机。费伯雄很注意通观整体，精于脏腑辨证，继承前人“肾为先天之本，脾为后天之本”以及气血生化的理论，通过长期临床实践，重视气血与脾肾在虚劳中的重要地位，提出了“理虚劳，治气血，独重脾肾”的观点。同时，他还强调虚劳的治疗应以中焦脾胃为念，主张平补、缓治，用药不燥不腻，反对阴寒滋腻之品，以免伤阴败胃，被称为近代以善治虚劳名世的医家。

费伯雄在《医醇賸义·劳伤》中，引用秦越人（即扁鹊）的观点说：“虚劳则必有所损”“虚而感热……一损损于肾，骨痿不起于床……三损损于脾，饮食不能消化”。又说：“自上而下者，过于胃则不可治；自下而上者，过于脾则不可治。”因此，费伯雄论治虚劳非常重视脾肾两脏，他专立“虚劳最重脾肾论”予以阐述。其明确指出：“虚劳内伤，不出气血两途。治气血者，莫重于脾肾”“水为天一之元，气之根在肾；土为万物之母，血之统在脾”。肾藏精化气，为先天之本；脾属土统血，为后天之本，故谈气血就离不开脾肾。“命门火衰，便不能熏蒸脾土，百病从此而生。”劳心、纵欲等致使气血日渐耗损，则头眩耳鸣、心烦神倦、口燥咽干、食少短气、腰酸足软等症蜂起，虚象毕见。治疗虚劳离不开调治脾肾。

唐代医家孙思邈主张“补脾不如补肾”，宋代医家许叔微主张“补肾不如补脾”。二贤均知脾肾二脏的重要性，而且二脏可以相互资生，但各有偏重，立论似乎对立。费伯雄认为，脾肾二脏作用相成，不可偏废，应当并重。气能生血，血能生气，两者相互资生，互相为根。“救肾者必本于阴血，血主濡之，主下降，虚则上升，当敛而降之；救脾者必本于阳气，气主煦之，主上升，虚则下陷，当举而升之。”治肾以阴血为本，注重敛降；治脾以阳气为本，注重升举，“宜善为温养，不可过燥”。这些论述溯源求本，详析病机、治法，医理精湛、周密，非常可贵。

当时医家治疗虚劳，要么用四物汤加知母、黄柏，要么以大造丸加龟板、黄柏，一派阴寒、腥浊、苦燥药物，对脾胃生生之气损伤很重，不但不能补养气血，反而会败坏气血。须知“人身之气血，全赖水谷之气以生之”“脾胃不败，则正气犹存，病家所以重胃气也”。因此，费伯雄反对损伤胃气的孟浪做法，主张用“不足者补之，以复其正”的和缓治法。为了纠正时弊，他制定了两个新方用于治疗虚劳：阴虚火动，皮热骨蒸，食少痰多，咳嗽短气，倦怠焦烦者，用新定拯阴理劳汤（人参、甘草、麦冬、五味子、当归、白芍、生地、丹皮、苡仁、橘红、莲子）治疗；阳虚气耗，倦怠懒言，行动喘急，表热自汗，心中烦躁，偏身作痛，用新定拯阳理劳汤（人参、黄芪、白术、甘草、肉桂、当归、五味子、陈皮、生姜、红枣）治疗。前方宗生脉散意，药用甘寒，以人参、甘草益气，苡仁、莲子健脾，麦冬、生地滋阴，当归、白芍养血，橘红理气化痰，丹皮凉血散瘀，五味子补肾精，滋化源而养阴血。后方宗保元汤、补中益气汤意，药用甘温，以人参、黄芪、白术、甘草益气健脾，陈皮理气和胃，生姜、红枣调补脾胃，当归补血和营，肉桂、五味子温肾阳、补肾精，补真元而益阳气。两方均立法和缓，不燥不腻，无温燥伤阴、苦寒败胃之弊；兼顾气血、脾肾，大力培补脾气，调理后天之本以化生气血，补益先天之本以生精化血，充分体现了费伯雄调治虚劳重视气血、脾肾的学术思想。

（三）施治杂病，顾护正气

慢性疾病或病因疑而未明、杂而多歧，或病情寒热虚实错综复杂，或症状千头万绪、纷繁芜杂，加上病程天长日久，患者体质羸弱，正气亏虚，所以诊治颇为棘手。脾胃为后天之本，气血生化之源。脾胃伤则正气虚，正气虚则病难治，诚如明代医家李中梓在《医宗必读》中所说："脾……犹兵家之饷道也。饷道一绝，万众立散；胃气一败，百药难施"。费伯雄继承了前人论治脾胃病的观点，认为"土为万物之母，脾胃不败，则正气犹存，病家所以重胃气也"。

费伯雄在治疗中风、秋燥、虚劳、痹、胀、诸痛、三消等病时，经常从调治脾胃入手。如他在治中风时提出："无如治脾胃以实中州。脾气旺，则积湿尽去，而痰气不生；胃气和，则津液上行，而虚火自降。治病大法，无过于斯。"费伯雄时刻不忘顾护脾胃正气。如反对滥用升、柴、知、柏等药，即便当用之时亦暂用而不久用；治"伏暑引饮，脾胃不利"的清暑丸（半夏、甘草、茯苓），用茯苓、甘草益气健脾扶正；治疗胃燥的玉石清胃汤，用人参、山药、麦冬、茯苓等药顾护脾胃之正气；治疗脾火的加味泻黄散，用石斛养胃阴，茯苓、甘草益气健脾，粳米益气生津；论虚劳内伤，认为病因病机以精血不足、脏腑元气亏损为主，病初"气血尚盛"，病中"愈劳愈虚"，及至损及脏腑，则"荣血渐耗，真气日亏……疾不可为矣"。"气血旺盛，（脾肾）二脏健康，他脏纵有不足，气血足供挹注，全体相生，诸病自已"。脾胃功能正常，则可以源源不断地化生气血，充实人体正气，祛除各种病邪，延缓病情进展，赢得治愈生机。所以可以说："久病不理脾胃，非其治也。"

在杂病的治疗中，费伯雄非常重视调理营血、滋养胃阴。这是他立法、施治的一大特点。尤其是调营法，广泛地运用于内、外、妇、儿等科，如中风、痿证、痹证、肝胃气痛、眩晕、肝风内动、呕吐、便秘、癃闭、月经不调、外伤、目疾，以及小儿解颅、龟背等病证。费伯雄调营，所选药物一般不出当归、白芍、红枣等药。其根据疾病的不同，或单独使用，或配伍使用。其配伍选择也是依据营血亏虚的程度，以及病变与营血之间的关系来决定的。费伯雄指出："一水能济五火，肾是也；一金能行诸气，肺是也。肾为下渎，肺为上源，金水相涵，方能滋长。"但"胃为水谷之海，五脏六腑之大源"，无论金气还是肾水，皆得胃之所养。"有胃气则生，无胃气则死"，一旦胃阴枯涸，土焦则胃气也随之而亡。所以，对于阴虚而关于胃者，即以清养胃阴法治之，往往起沉疴于危亡之际。

费伯雄治病组方，时刻不忘顾护正气。如治疗火证，多以少量黄芩、黄连配伍麦冬、天冬等清润为主，同时佐以茯苓、甘草等甘淡之品顾护脾胃；治疗中寒，着重温补脾阳，盖因"脾阳不运，虚则寒生"，他所制治中寒四方，均以白术、茯苓、甘草、大枣等补益脾胃。另外，他治疗脾胃病，注重甘辛温补、甘凉滋润；健脾、行气、消滞同用；慎用辛热、苦寒之品，反对盲目攻下；考虑不良嗜好对脾胃的损伤，如饮酒等；善于使用食物调补脾胃（如薏苡仁、莲子、山药、红枣等）。

费伯雄从脾胃入手论治疑难杂证，补益气血，顾护正气，协调阴阳，在前人已有的"久病必虚""久病必瘀""怪病多痰""五脏之伤，穷必及肾"等认识之外，另辟蹊径，别开法门，为疑难杂证的诊治提供了新的思路和方法，丰富了中医学的治疗理论。

（四）阐释燥证，治分温凉

燥邪是六淫之一，为秋季所主之气。《素问·至真要大论》“病机十九条”中，没有谈到燥邪致病特点。金代医家刘完素在《素问玄机原病式》中增补了“诸涩枯涸，干劲皴揭，皆属于燥”的燥病病机，使得《内经》的六气病机臻于完善。明末清初医家喻昌著《医门法律·秋燥论》，首次指出《内经》中的“秋伤于湿”是“秋伤于燥”的错简，治法忌辛香行气，宜润剂治燥，创制了清燥救肺汤。清代医家吴瑭在《温病条辨》中，创制杏苏散、桑杏汤、增液汤等方，丰富了中医对燥症治疗的方法。

费伯雄赞成喻昌改《内经》中的“秋伤于湿”为“秋伤于燥”的做法，认为这是“独具只眼，大声喝破”，但对其“秋不遽燥，大热之后，继以凉生，凉生而热解，渐至大凉，而燥令乃行焉，此则燥字义，乃作大凉解”的说法提出了异议。他认为“秋日燥烈，言暴及干”，当属于阳邪，怎么能一味作凉解释？同时，他也不同意喻昌“秋不分不燥”的看法，认为不符合实际情况。他不赞成此前医家普遍认为燥证只发生在秋分以后的半个秋季的认识，他还依据那些医家的观点驳斥他们，说如果冬至以后才是伤寒，春分以后才是春温，夏至以后才是三气，那么，冬至以前、春分以前、夏至以前、秋分以前的4个45天感受的分别是哪一种病邪？所患的又是哪一种病？费伯雄认为，燥是干的意思，它是相对湿而言的。立秋以后，湿气已去而燥气已来，故燥证的产生应当发生在秋季。但是，初秋时天气尚热，故盛行燥热证；深秋时天气已凉，故盛行凉燥证。燥贯穿于整个秋季，兼以寒热而分为凉燥证和燥热证两种，这样考虑就比较周全了。“若专主一边，遗漏一边，恐非确论。”这种认识比较符合客观实际，简单、易学、易懂、易记。尤其他是对于凉燥的论述，补充了喻昌秋燥偏于温燥的不足。

费伯雄辨治燥证的突出之处在于，以脏腑为纲，以温凉为目，条分缕析，一目了然。他将燥证分肺燥、心燥、肝燥、脾燥、肾燥、胃燥、小肠燥、大肠燥8种，均用自制方来治疗。其中，肺燥分为两种情况：肺受燥热，发热咳嗽，甚则喘而失血，用清金保肺汤（天冬、麦冬、南沙参、北沙参、石斛、玉竹、贝母、茜根、杏仁、蒌皮、茯苓、蛤粉、梨、藕）治疗；肺受燥凉，咳而微喘，气郁不下，用润肺降气汤（沙参、蒌仁、桑皮、苏子、杏仁、旋覆花、橘红、郁金、合欢花、鲜姜皮）治疗。这完全符合其治疗燥证先分温、凉的学术思想，前方治疗燥热证，方中使用一派寒凉药物，清热养阴润肺，体现了清、润的治法；后方治疗凉燥证，用了沙参、蒌仁、桑皮、杏仁等寒凉药物养阴润肺，又用了苏子、旋覆花、橘红、鲜姜皮等温性药物来散寒理气，体现了温、润的治法。两者同中有异，异中有同，均用柔润药物养阴润肺治燥，但又分别用了寒性药物清热泻火、温性药物散寒理气。

在燥证的施治上，费伯雄认为“生津、养血本润燥之正法”（《医方论·卷三》），外燥善用辛润之法，内燥善用甘润之法。他在《医醇賸义·秋燥》中自制的清金保肺汤、润肺降气汤、养心润燥汤、清燥解郁汤、涵木养荣汤、当归润燥汤、泽下汤、女贞汤、苁蓉汤、玉石清胃汤、滋阴润燥汤、清燥润肠汤等，大多都是遵循此原则而创制的，充实了燥证的治疗方药。其后附录了前人成方滋燥养荣汤、大补地黄丸、润肠丸、导滞通幽汤、清凉饮子、元戎四物汤、大补丸（即大补阴丸）、清燥救肺汤、琼玉膏、麦门冬汤、活血润燥生津汤、黄芪汤等。这些方子皆以滋阴生津、养血润燥为大法，热者寒之，配用清法；寒者温之，配用温法。同时结合患病脏腑的生理功能和病证特点予以用药。肺主气之宣降，故用杏仁、桑白皮、苏子、旋覆花、瓜蒌皮、瓜蒌仁等直接或间接调理肺气；心主血脉、藏神，故用丹参、当归等养血调血，人参、茯神等宁心安神；肝藏血、主疏泄，故用当归、白芍、熟地、枣仁等补肝血、养肝体，木瓜、橘饼等疏理肝气；脾主运化，为气血生化之源，故用人参、山药等益气，当归、白芍等养血；肾藏精，故用女贞子、牛膝、肉苁蓉、杜仲、菟丝子等来补益肾精；胃喜润，主降，故用麦冬、石斛、玉竹等来润燥养阴，用石膏等清降胃气。此外，还用一些药物治疗、改善症状，如痰多加贝母、瓜蒌，溲溺涩痛用琥珀、灯心等，标本兼顾，思虑周密。

同时，费伯雄认识到，燥证的表现并非如此单纯，往往兼夹他证，因此治疗的手段也各不相同。他在《医方论》中通过评议前人的方剂，阐述了自己的一些治燥见解。如其提出“以通为润”“温散与清燥并用，使外邪清则正气醒，而血脉复”、燥湿（清燥汤中用苍术、白术、陈皮、黄柏等）等治燥之法。另外，他主张“清金保肺必先甘凉养胃，以胃为肺之来源，脾为肺母也”，是从五行生克及脾胃为后天之本的角度来制定治法的。这些观点都丰富了燥证的治法。

费伯雄关于燥证的论述，既纠正了前人的误解，悉发秋燥之根本，确立了治燥的两大法门，充实了燥证的治疗方法，至今仍为中医学教科书和中医临床辨治燥证所沿用。

（五）并用药食，延益年寿

费伯雄善于使用清淡、平和的蔬菜、瓜果、谷物等辅助药物来防病治病，保健养生，益寿延年。单用一种食物即有效，如松子“润燥明目……久服轻松不老”，大麦“久食多方健行，头发不白，治蛊胀”等。两种及两种以上的蔬菜、瓜果、谷物等配合起来，去粗取精，扬长避短，可以发挥更好的作用。在数十年的临证过程中，他也总结、制定了许多食疗、药膳方，以备临床之需。如祛风用的“葱粥”，散寒用的“干姜粥”，清暑用的“绿豆粥”，利湿用的“苡米粥”，化痰用的“茯苓粥”，健脾用的“建莲粥”，补血用的“阿胶粥”等。粥，味甘性平，作用温和，价廉效优，可以补益脾胃，男女老幼咸宜。脾胃不虚，则胃得腐熟、脾得运化，有利于食物、药物的吸收，从而使气血生化有源。气血旺盛，则五脏六腑、四肢百骸得其所养，精、气、神充沛，故体健寿长。

他阐述了自己在“饥饱劳疫，得病几危”的情况下，服用了秘传“延寿丹”，竟然出现了“向须发全白，今发全黑，而须黑其半；向之不能步履，今且步行如飞”的奇迹，说明了药物延缓衰老的独特功效。他还提出了两条运用药物延年益寿的原则：一是必须持之以恒，“凡人每无恒心，一服辄欲见效。经书明示以久服二字，人不明察，咎药无功，误矣！”二是强调在服用药物的同时，必须加强自身修养，即“虽药力如是，必药力与德行并行不悖，乃自获万全矣”。

【临证经验】

一、方药运用

费伯雄饱读中医古籍，学养深厚，临证经验非常丰富，敢于并善于创新。他强调“执古方以治新病，往往有冰炭之不入者，尤不可以不审”，认为师古而不泥者“乃为善学古人”。他既善于化裁前辈医家的方子（如治疗中风的加味桂枝汤、治疗伤暑的加味白虎汤、治疗下利的加减平胃散等），又在充分继承前辈医家精辟见解的基础上，根据脏腑的生理特点和疾病的发生发展规律，创制了大量的新方（如治疗胃燥的玉石清胃汤、治疗鼻衄的豢龙汤、治疗黄疸的导黄汤等），丰富了多种疾病的认识。《医醇賸义》一书共载方480余首，其中作者自创新方近200首。这些方剂均是从费伯雄亲身实践中得来的，立意新颖而不尚奇异，讲究实效而不弄玄虚，体现了作者重视辨证施治、善于化裁古方、运用灵活、平中见奇的特点，堪称后世运用古方之师。由于他审度悉心，考虑周密，构思精巧，药方疗效卓著，所以影响较大。

费伯雄制方，一般都要辨别病因、脏腑，以病因为纲，以脏腑为目，分类制方；法随证立，方从法出，临证善于权变；深谙药性，用药面面俱到，多而不杂，层层设想；标本兼顾，擅长治本；紧扣病位所在脏腑的生理功能和病证特点；善用五行生克之法。此外，他在方剂运用方面的特点，大致还有以下几点。

（一）补泻兼顾

费伯雄在《医醇賸义·四家异同》中谈到，金元四大家中，张子和、刘河间善于攻散，重在祛邪，体现了“邪去则正安”的思想，但用药比较峻猛；李东垣、朱丹溪善于补益，李善补阳，朱善补阴，重在扶正，体现了“正盛则邪退”的思想，但每易互相诋毁。费伯雄认为，四大家并非势同水火，完全对立，而是既对立又统一，名相反实相成。他举发热一证来说，凡是热病都是伤寒一类的，即外感病，所以张仲景用桂枝汤、麻黄汤等治疗外感发热，重在攻散也；内伤发热，李东垣用甘温之法治疗阳虚发热，朱丹溪用苦寒之法治疗阴虚发热，重在补益也。这些先贤的论述“各出手眼，补前人所未备”，但要“随证治证，未尝混施”，师其长而避其短，用其利而弃其弊，学习李东垣、朱丹溪时要注意“升、柴、知、柏，非可常用”“后人但师其温补脾胃及壮水养阴之法可也”，他告诫后世习医者要“于各家之异处，以求其同处，则辨证施治，悉化成心，要归一是”。

费伯雄用药特别强调要严格遵守“不足者补之以复其正，有余者去之以归于平”“毒药治病去其五，良药治病去其七”的和缓思想，毋虚虚实实，毋使正伤，毋伐天和。他主张重病用重药，不使姑息养奸，坐失良机；轻病用轻药，不致药过病所，反伤正气。

临床上，疾病种类虽多，大体不出虚实两类，治法不过补泻两种。但单纯的虚证或单纯的实证毕竟相对少见，临床比较多见的是虚实夹杂之证，所以治法上要做到补泻兼顾，不可偏废。他所自制的近200首方剂中，大多数都是补泻兼顾，不恃偏激。若病情虚实夹杂，以虚为主，则补泻兼施，以补为主。反之，虚实夹杂，以实为主，则补泻兼施，以泻为主。治实不忘虚，攻邪时兼顾扶正，使邪气去而正气不伤；治虚不忘实，扶正时兼顾祛邪，使正气补而邪气不留。他在制方用药时，或寓补于泻，或寓泻于补，祛邪而不忘正，扶正而不忘邪，总以护固本源为宗旨。总之，费伯雄的治法灵活机动，因病情变化而变化，而不墨守成规，拘泥不化。

费伯雄喜欢用当归、白芍、熟地、红枣、人参、白术、山药、茯苓、炙甘草、杜仲、川断等扶助正气，同时根据具体病情的需要，结合活血、祛湿、理气、化痰等法，或一种，或数种，补泻兼顾。如头痛因于风者，肌表不固，太阳受风，巅顶作痛，鼻窍微塞，时流清涕，自制香芷汤来治疗。该方由香附二钱、白芷六分、当归一钱五分、川芎八分、防风一钱、桑叶一钱、菊花二钱、蝉衣一钱、蔓荆子一钱五分、桔梗一钱、黑芝麻三钱组成。“时流清涕”，风寒所作也，故用辛温的白芷、防风疏散风寒之邪，白芷兼能通窍止痛；然风为阳邪，郁结日久可以化热，故用辛凉的桑叶、菊花、蝉蜕、蔓荆子疏散风热、清利头目，并使全方不至过于温燥；“巅顶作痛”，病位牵连厥阴经，故用性平、入厥阴经的香附疏肝解郁、理气止痛，性温、入厥阴经的川芎疏风止痛，兼能活血祛瘀，盖“治风先治血，血行风自灭”也。因病在上焦，故用桔梗开宣肺气，为诸药舟楫，引药上行。方中大多数药为疏散之品，易伤津耗血，故用甘辛、性温、质润的当归养血润燥兼活血祛瘀，重用味甘、性平的黑芝麻补益精血、肝肾。以此二味扶助正气，其中黑芝麻为本方中用量最大的药物。由此方可见，费伯雄在治疗实证用泻法时，常常寓补于泻，使泻中有补，祛散风邪而不耗损正气。

费伯雄在使用补剂时，亦常常寓泻于补，使全方补中有泻，而不盲补、呆补，补而不滞。如他为治疗虚劳而自制的新定拯阴理劳汤和新定拯阳理劳汤，均是寓泻于补的方子。其中，新定拯阴理劳汤，用麦冬、生地滋阴，当归、白芍养血，人参、甘草益气，在使用大量补益药的基础上，用苦辛、微寒的丹皮凉血清热、活血散瘀，辛苦、温燥的橘红理气行滞，监制养阴碍胃之弊，使全方补而不滞，寒而不凝；新定拯阳理劳汤，用人参、黄芪、白术、甘草补气健脾，当归、红枣养血和营，本属于阳虚气耗之证，仍然配伍辛温的陈皮、生姜行气和胃，正体现了寓泻于补的制方思想。费伯雄遣药制方的突出特点是，或寓补于泻，或寓泻于补，补泻兼顾，而有主次之分。

（二）轻剂见功

气血的化生、方药的收效，皆依赖于胃的受纳、脾的运化。脾胃病则后天之本损伤，气血生化不足，中焦气机失常。气血生化不足则四肢百骸失养，中焦气机失常则一身气机紊乱，由此则诸症蜂起。费伯雄深受李东垣脾胃学说的影响，临证处方常以小量久服取效。在《医醇賸义·重药轻投辨》中，费伯雄举了一个轻剂取效的病例，男性患者顾某中脘不舒，饮食减少，其脉左关甚弦，右部略沉细，费伯雄认为是肝气太强、脾胃受制所致，制抑木和中汤（蒺藜四钱、郁金二钱、青皮一钱、广皮一钱、炒茅术一钱、厚朴一钱、当归二钱、茯苓二钱、白术一钱、木香五分、砂仁一钱、佛手五分、白檀香五分），服用三剂即愈。而前医用大承气汤治疗，芒硝、大黄各用七、八分，厚朴、枳实各用五六分，结果无效。费伯雄认为，张仲景三个承气汤是针对胃实大证而设立的，脾胃不和属于小恙，用大承气汤治疗则药力太猛，与其重剂轻投，不如轻剂重投。医家用药试人，病家以身试药，流毒无穷。

通观费伯雄在《医醇賸义》中创立的方剂，（汤剂）每味药物药量多数为一至三钱，小者用五分，大者不过六钱。《医醇賸义》以及《孟河费氏医案》两书，由他自制的75首方剂中，用大热大寒药如附子、石膏、黄连各不过一二处。诸药轻量联用是其用以补偏救弊的常法，如疏泻肝气类方中，理气药用量很轻，如青皮、广皮、厚朴、砂仁、乌药、枳壳等每次用一钱，木香、佛手、降香、檀香、沉香仅用五分，然而一方之中理气类药物配伍颇多，平均每方达到7.5味之多。轻药联用，既可以避免辛燥劫阴之弊，又可以达到“轻药重投”之效。费伯雄对火盛下利，昼夜不休，作渴，腹痛，时下脓血，用自制的消炎化毒汤治疗，此方由黄连六分、黄芩一钱、大黄四钱、银花二钱、甘草五分、花粉二钱、木通一钱、青皮一钱、当归一钱五分、赤芍一钱、淡竹叶二十张组成。“昼夜不休”“时下脓血”，此病非常重，而一剂药的总药量才一两五钱左右，由此可见其善以轻剂见功之一斑。

诸如承气汤之类的猛剂作用很强，易致脾胃损伤，如果用量很大，就会加重脾胃负担和损伤，即使是使用大剂补药，也容易造成虚不受补，甚至会出现气滞腹胀、胸闷、厌食、呃逆等。正确的做法是，小剂量长期持续服用，积小胜为大胜，由量变到质变，所谓“王道无近功，多用自有益”（《临证指南医案·虚劳》），这样才能取得满意的疗效，并尽可能减少不良反应。

小量久服治病的方法，可以起到“轻可去实”“四两拨千斤”的作用。即使治法和方药出现失误，也容易纠正，所谓“船小好调头”是也。对诸如慢性虚损性疾病、代谢失常性疾病等多种现代病的治疗，有很好的借鉴意义，拓宽了中医方药使用的思路。

（三）平和制胜

费伯雄认为，历代医家除张仲景之外，“各有专长，亦各有偏执”“天下无神奇之法，只有平淡之法，平淡之极，乃为神奇；否则炫异标新，用违其度，欲求近效，反速危亡，不和、不缓故也”。费伯雄以“一生精力……大畅和缓之风”，主张“不足者补之，以复其正；有余者去之，以归于平，是即和法也、缓治也。毒药治病去其五，良药治病去其七，亦即和法也、缓治也”。其云：“求其纯粹以精，不失和、缓之意。”（《医醇賸义·自序》）费伯雄“醇正和缓，以平淡而见奇功”的学术思想，是在深刻领会中医典籍和几十年丰富临床实践的基础上产生的，是去粗取精，提炼升华而形成的。他主张的“和缓”非不思进取之谓也，既不是平庸无功、敷衍了事，也不是不求有功、但求无过的消极举措，而是大概类似于中国古代倡导的“中庸”思想。中庸者，“中不偏，庸不易”也。他临证大多使用寻常、平和的药物，既不过于苦寒，也不过于温燥，更不用有毒药物，尝言“吾之所谓醇者，在义理之的当，而不在药味之新奇”，既不太过，又非不及，乃是平中见奇，稳中求功。以平淡、和缓、轻灵为宗旨，药性平淡，药力和缓，所选药物既能发挥治疗作用，又没有留邪伤正的弊端；用药不以炫奇、峻猛求功。他在《医醇賸义·发凡》中赞赏“东垣、丹溪，一补阳，一补阴，实开两大法门”，但“升、柴、知、柏非可常用，故方中凡有此四味者，概不多录”。

费伯雄毕生大力倡导“和缓”之风，以冀后学“一归醇正，不惑殊趋”，谆谆告诫后学当于各家异处求其同，不能胶柱鼓瑟，机械搬用。例如，论治“关格”一病，费伯雄发扬古训，认为其病位“实由于中上焦，而非起于下焦”，其主要病机应当为“心肝两经之火煎熬太过，营血消耗，郁蒸为痰；饮食入胃，以类相从，谷海变为痰薮，而又孤阳独发，气火升痰”所致。故临证时应当“治之以至和，导之以大顺，使在上者能顺流而下，则在下者亦迎刃而解”。据此，他在调养营卫的基础上，兼用三种治法：肝气犯胃，食入作吐，自制归桂化逆汤，以平肝理气；痰气上逆，食入呕吐，自制人参半夏汤，以和胃化痰；孤阳独发，阻格饮食，甚则作呃，自制和中大顺汤，兼清君相之火。以上所述费伯雄治疗“关格”的三种治法，充分体现了其议病用药以和缓醇正为要旨的思路和特色。

费伯雄辨证精细、准确、周正，用药轻灵、平正、贴切。通观其自制的近200首方剂，其中所选药物绝大多数都是药性平和之品，而且剂量也普遍较轻，遵循性平药轻、不失和缓的制方规则。如治疗鼓胀“腹胀，身皆大，大与肤胀等，色苍黄，腹筋起”，费伯雄认为色苍黄为脾之本色，“苍则木气胜而见于脾，腹起青筋则肝邪炽盛而脾土败坏，证势甚危。当扶土抑木，兼化阴邪”，故自制扶抑归化汤。方中参、白术、陈皮、附子、姜、砂仁温脾扶土以制水，青皮、厚朴、木香理气利水，蒺藜、木瓜柔肝抑木，茯苓、牛膝、车前子利水达下。方中药性平和，甚合鼓胀本虚标实之病机，充分体现其“和缓”的制方准则，病情虽然危笃，治法依然和缓。

在《费伯雄医案》中，大补大泻、大辛大热、大苦大寒、大温大清之方药使用极少，有毒之品更是几乎不用，而多以轻剂清品、平淡之法奏效。如治疗“时病”，多从疏解、清解、和解立法，药物多用荆芥、豆豉、葛根、薄荷、连翘、竹叶、菊花、藿香、佩兰、茅根等清淡之品，体现了他轻疏灵动的用药特点；即使是热毒深重，也只不过加青黛、马勃以及小剂量的黄连、栀子，几乎没有将黄连、黄芩、黄柏、大黄、栀子、石膏等并用的病例，惟恐苦燥之品伤阴、败胃。例如：邪滞结胸，壮热，神昏，谵语，舌焦起刺，面目红赤，此热入包络，滞入胃中所致，姑拟清神导滞，以望生机：丹参、琥珀、柏子仁、川连、枳壳、山栀、薄荷、厚朴、连翘、青皮、灯心、荸荠等。

治疗内伤杂证，费伯雄也习惯于用平淡、轻灵、柔润之药。如滋肾柔肝用女贞子、潼蒺藜、黑料豆、龟板、白芍、牛膝等；养阴多用凉润的沙参、麦冬、天冬、石斛、天花粉、黑芝麻、燕窝等；清肺常用桑白皮、瓜蒌皮等；化痰喜用半夏、天南星、天竺黄、贝母、蛤粉、杏仁等；养血和营用当归、白芍、丹参等；健脾用莲子肉、山药、白术、茯苓、陈皮等；祛风用天麻、菊花、僵蚕等；疏肝多用佛手、玫瑰花等；理气用青皮、陈皮、木香、枳壳、厚朴、降香等；利湿用地肤子、赤茯苓、车前子、木通等。费伯雄在长期医疗实践中，积累了丰富的用药经验，亦能体现其轻淡醇和的用药原则。例如：他常同用潼蒺藜与白蒺藜，肝肾两调，用治“肝气”“肝风”；用荞饼顾护脾土；用甜瓜子“治腰腿疼痛，凡肢体痿废疼痛者必用之”。此外，金橘“下气快膈”，用以加强疏肝理气功效；鸡子清“除心下伏热，止烦满咳逆”，用于肝火刑金之咳嗽音暗；梧桐花“善祛风除湿”，故多用于风湿诸疾等。

当然，费伯雄善于使用平淡之法，并不等于说他从不使用峻剂，在非峻品重剂不能取胜时，只要辨证准确，病情需要，他仍然会果断使用峻剂猛药。此正如其所云：“如仲景三承气汤颇为峻猛，而能救人于存亡危急之时，其峻也，正其醇也。”例如：《孟河费氏医案》“妇科”案第五：“怀孕八月，气阻于中，暑风外迫，猝然发厥，神昏不语，目闭口噤，柔痉不止，卧不着席，时时齘齿。”尽管患者是怀孕8个月的孕妇，费伯雄毅然决然地投下“川纹军四钱（生磨汁），净芒硝二钱，酒炒当归三钱，姜炒川厚朴一钱，炒枳实一钱，大丹参片五钱，盐水炒杜仲一两，高丽参四钱，陈仓米一合”，药后“孕安而邪亦净”。《素问·六元正纪大论》曰：“有故无殒，亦无殒也。”此方猛药生大黄、芒硝与大剂量的杜仲、人参、当归合用，祛除病邪而不至于损伤胎元。可见费伯雄既通晓医学经典，又不囿于成法古方，有胆有识，辨证精准。

（四）治法精微

治法是在辨析症状，审明病因、病机之后，有针对性地制定的治疗法则。它是指导遣药组方的原则，联系辨证和遣药组方的纽带。临床上，许多病证的病因都很复杂，再加上治疗时要适当兼顾疾病所涉及脏腑的生理功能和病证特点，因此，经常需要多种治法联合使用才能使法证合拍，做到脉因证治环环相承、理法方药丝丝入扣，从而提高临床疗效。

清代以来，南方医家对病因病机的分析愈加周密，治法更加精微，费伯雄是其代表之一。费伯雄思虑缜密，临证时治法的运用既考虑全面，又突出重点。例如：《医醇賸义·同病各发》中的一个病案，患者身无他苦，饮食如常，惟彻夜不寐，间日轻重，如发疟然，一载未愈。脉左关独见弦数，余部平平。费伯雄辨证为少阳与厥阴同病，甲乙同源，互相胶结，他制定了甲乙归藏汤来治疗，连服数十剂，就治愈了。

甲乙归藏汤，由珍珠母八钱、龙齿二钱、柴胡（醋炒）一钱、薄荷一钱、生地六钱、归身二钱、白芍（酒炒）一钱五分、丹参二钱、柏子仁二钱、夜合花（合欢花）二钱、沉香五分、红枣十枚、夜交藤四钱组成。甲指甲木，为胆；乙指乙木，为肝。病在肝胆，肝藏血，主疏泄，体阴而用阳，喜调达而恶抑郁，故用归身、白芍养血补肝和营，以补肝体；柴胡、薄荷疏肝理气解郁，以利肝用；夜属阴，病历一年，阴伤可想而知，故用重剂生地养阴生津；阴血不足，心神失养，故用柏子仁、夜交藤、夜合花养心安神，夜合花兼能疏肝解郁；左侧关脉弦数，是因肝经有热，上扰心神则不寐，故用珍珠母、龙齿清肝热、平肝阳、安心神；久病必瘀，故用丹参活血祛瘀；沉香潜降气机；红枣益气养血，补益脾胃。

此方深得宋代许叔微珍珠母丸的制方之旨，把握了阴血不足、风阳内动这一病机特点。病机的各个方面，不论大小，都照顾到了。但全方用药又有轻重主次之分，滋肝阴、养肝血、重镇安神、养心安神是主体治法；疏肝理气、潜降气机、活血祛瘀、补益脾胃也予以兼顾。诸药合用，消补同施，邪正兼顾，标本并举，全面考虑，主次分明。

临床上许多疾病的病因都非常复杂，轻重缓急不一。而“方从法出”，“法随证立”，多种治法联合使用，才能使疾病的各个方面都能照顾到；轻重、主次分明，才不至于出现证重药轻而杯水车薪、证轻药重而药过病所的情况，使法、证更好地统一，方能药到病除。

（五）名方例释

1. 滋生青阳汤

组成：生地四钱，白芍一钱，丹皮一钱五分，麦冬（青黛拌）一钱五分，石斛二钱，天麻八分，甘菊二钱，石决明八钱，柴胡（醋炒）八分，桑叶一钱，薄荷一钱，灵磁石（整块同煎）五钱。

功用：滋阴疏肝，潜阳熄风。

主治：肝风。头目眩晕，肢节摇颤，如登云雾，如坐舟中。

方义分析：头目眩晕，如登云雾，如坐舟中，是肝阳上亢所致。肢节摇颤，是肝风内动之征。肝阳上亢、肝风内动，是由于内热导致肝肾阴虚、阴不制阳所致。因此，治疗要平肝潜阳、熄风止痉以治标，滋补肝肾、清泻内热以治本。故重用质润液多、味甘苦性寒的生地滋养肝肾；麦冬、石斛微寒味甘，养阴清热，益胃生津；石决明、磁石均咸寒质重，入肝经，重用以平肝潜阳，清肝明目；天麻甘平，熄风止痉，平肝阳，止眩晕；菊花、桑叶苦甘性寒，平肝明目；病位在肝，肝藏血，主疏泄，体阴而用阳，故用白芍养血柔肝，柴胡、薄荷疏肝解郁；久病必瘀，故用丹皮活血散瘀。本证是在热病后期、津液大伤的基础上产生的，热病后期，热入血分，方中生地、丹皮兼能清热凉血；体内仍有余热，菊花、桑叶、柴胡、薄荷均能疏散热邪。此方思虑周密，既考虑到了病机的方方面面，又结合了脏腑的生理功能和病证特点，标本兼顾。诸药合用，共奏滋阴疏肝、潜阳熄风之功。

2. 鹅梨汤

组成：鹅管石（煅，研）五分，陈麻黄（蜜炙）五分，当归一钱五分，茯苓二钱，蒌仁四钱，苏子一钱五分，桑叶一钱，橘红一钱，半夏一钱，贝母二钱，杏仁三钱。梨汁两大匙，姜汁两小匙，同冲服。

功用：化痰平喘，疏风止咳。

主治：咳嗽。风痰入肺，久经吼咳者。

方义分析：风痰特征为痰质稀色白，夹有泡沫，外感风邪与内蕴痰浊，两者内搏气道，肺气不利，故痰鸣哮吼；肺失宣降，肺气上逆，发为咳嗽；痰饮致病，病势缠绵，反复发作，病程较长，经久不愈。治疗当外疏风邪、内化痰浊、上调肺气。鹅管石，性温入肺，温肺散寒，治疗寒嗽；梨汁，味甘性凉，入肺经，润肺化痰；麻黄陈用则发散力缓，蜜炙则能益肺，味辛性温，宣肺平喘；杏仁肃肺降气、平喘止咳，与麻黄相配，一宣一降，以恢复肺气之宣降，增强平喘之力；瓜蒌仁、贝母甘寒，润肺化痰清热；半夏、橘红辛温，燥湿化痰理气。四药均能化痰，因风为阳邪，加之病久易于化热伤阴，故寒性瓜蒌仁、贝母用量之和，大于温性半夏、橘红用量之和。温燥药易耗伤阴血，加之久病必瘀，故用味甘辛质润的当归养血活血；桑叶苦甘性寒，疏散风邪；苏子降气化痰，止咳平喘；脾为生痰之源，故用茯苓健脾渗湿；生姜汁开痰止呕。此方针对病机，考虑全面，有主有次，有条不紊；既化已成之痰，又消未成之痰；标本兼顾，邪正共调；药食并用，作用温和。诸药合用，共奏化痰平喘、疏风止咳之功。

3. 玉华煎

组成：玉竹四钱，五味一钱，麦冬三钱，沙参四钱，党参四钱，茯苓二钱，白术一钱，山药三钱，川断二钱，牛膝二钱。元米一撮，煎汤代水。

功用：益气养阴，润肺健脾。

主治：痿躄。足膝无力，不能任地。

方义分析：《医贯·内经十二官·形景图说》云："肺，两叶白莹，谓之华盖"，肺体色白晶莹如玉，古代又称华盖，故本方名玉华煎，意谓治肺之方也。费伯雄认为，本方所主之证的病机为"肺热叶焦""肺阴耗散，肺气空虚"，所以用味甘性寒质润液多的玉竹、麦冬、沙参养阴润肺、益胃生津；党参、山药、元米味甘性平，益气养阴；茯苓、白术皆入中焦，健脾祛湿。上述八味药物入脾胃经，能补益脾胃，在此亦有"培土生金""治痿独取阳明"之意。"肺为主气之脏""肺阴耗散，肺气空虚"，正虚则固藏功能失职，故用酸味的五味子敛肺气、生津液；"元气薄弱而不能下行”，故用川断、牛膝补益肝肾、强壮筋骨；久病必瘀，用牛膝兼能活血祛瘀。玉竹、沙参、党参均用四钱，麦冬、山药均用三钱，可见费伯雄立方重在补益肺之气阴；白术性燥，仅用一钱；川断性温，用二钱，另外一意在于大队寒凉药中配入少许温性药物，使全方不至于过于寒凉而伤阳。此方思路清晰，用药精细，诸药合用，共奏益气养阴、润肺健脾、补益肝肾之功。

4. 丹青饮

组成：赭石三钱，麦冬（青黛拌）一钱五分，杭菊二钱，石斛三钱，潼蒺藜三钱，白蒺藜三钱，沙参四钱，桑叶一钱，橘红一钱，贝母二钱，杏仁三钱，旋覆花（细绢包扎好）一钱。

功用：潜阳疏肝，养阴清热，止咳化痰。

主治：肝经之咳。痰少胁痛，易怒头眩。

方义分析：《素问·咳论》云：“肝咳之状，咳则两胁下痛，甚则不可以转，转则两胠下满。”痰少者，肺热阴伤，金失濡润也；胁痛、易怒者，肝气郁滞，木失疏泄也；头眩者，肝阳上亢，痰浊上犯，清窍被扰也。清代陈修园《医学三字经·咳嗽》云：“咳嗽不止于肺，而亦不离乎肺也。”肺主气，司呼吸，故用杏仁肃肺止咳；桑叶、菊花苦甘性寒，疏散肺热，平降肝阳；热易伤阴，故重用沙参、麦冬、石斛养阴清热，益胃生津；贝母味甘苦性微寒，清热化痰，润肺止咳；橘红理气化痰；旋覆花味苦性降，降气化痰；代赭石质重沉降，白蒺藜（即刺蒺藜）苦降入肝，皆能平肝潜阳，白蒺藜还能疏肝解郁、祛风明目；潼蒺藜（即沙苑子）补养肝肾明目。其中，费伯雄善于将潼蒺藜与白蒺藜同用，肝肾并调，治疗肝气郁滞、肝风内动之类的病证。西汉刘向《说苑》云：“高山之巅无美木，伤于多阳也；大树之下无美草，伤于多阴也。”阴阳失调，为患甚多。此方以轻润之品养阴，甘寒之品清肺，辛凉之品散热，质重之品潜阳，肝肺并调，阴、阳、热、气、痰共治。诸药合用，共奏潜阳疏肝、养阴清热、止咳化痰之功。

5. 调营敛肝饮

组成：归身二钱，白芍（酒炒）一钱五分，阿胶（蛤粉炒）一钱五分，枸杞三钱，五味五分，川芎八分，枣仁（炒，研）一钱五分，茯苓二钱，广皮一钱，木香五分，枣二枚，姜三片。

功用：养血和营，疏肝止痛。

主治：肝虚作痛。操烦太过，营血大亏，虚气无归，横逆胀痛。

方义分析：肝虚者，阴血不足也。操烦太过则阴血暗耗，肝体失养；足厥阴肝经“布胁肋”，肝气郁滞，疏泄失常，则两胁胀痛。《素问·脏气法时论》云：“肝苦急，急食甘以缓之”“肝欲散，急食辛以散之，用辛补之，酸泻之”。肝藏血，主疏泄，体阴而用阳，“肝无补法，养血便是补肝”。《素问·阴阳应象大论》曰：“精不足者，补之以味。”故此方用入肝经的当归身、白芍、阿胶、枸杞子补益肝血，当归还能活血，白芍、阿胶尚能养阴；酸枣仁味甘性柔，益肝补血，养心安神；五味子酸甘性温，养阴生津，宁心安神；川芎辛散温通，入肝经，活血行气止痛，与酸味敛营的白芍、五味子、酸枣仁相配，辛散、酸收并用，相反相成，具有养血调肝之妙；茯苓甘淡性平，健脾益气，宁心安神；生姜味辛性温，入胃经，和胃止呕；大枣味甘性温，入脾经，益气养血，两者合用，调补脾胃，化生气血，是虚证治本之举也；陈皮、木香均辛苦性温，行气止痛，与大量柔润补益药同用，补中有行，使全方补而不滞。此方是在四物汤合酸枣仁汤的基础上加减而成的，用药不凉不热，不腻不燥，不滞不破，醇正和缓，平淡见奇。诸药合用，共奏养血益气、和营止痛、疏肝理气之功。

6. 羚羊角汤

组成：羚羊角二钱，龟板八钱，生地六钱，白芍一钱，丹皮一钱五分，柴胡一钱，薄荷一钱，菊花二钱，夏枯草一钱五分，蝉蜕一钱，红枣十枚，生石决明（打碎）八钱。

功用：清肝泻火，滋阴柔肝。

主治：头痛，因于火者。头痛如劈，痛连目珠。

方义分析：火性炎上，肝开窍于目，痛连目珠，是肝火为患也；头痛如劈者，邪剧也，故应先清肝火。方中羚羊角、生石决明咸寒，夏枯草苦寒，皆入肝经。李时珍《本草纲目》引楼全善语云："夏枯草治目珠疼，至夜则甚者，神效"。三药合用能清肝明目，消肿止痛，善治肝火炽盛导致的头痛、头晕、目赤肿痛、羞明流泪等病证。火易伤阴，故重用皆入肝经，甘咸性寒的龟板、甘苦性寒的生地养阴清热，补水制火。《素问·六元正纪大论》曰："火郁发之。"故用味辛性凉、入肝经的柴胡、薄荷、菊花、蝉衣疏散肝经郁热；肝藏血，主疏泄，故用白芍、红枣养血柔肝，柴胡、薄荷疏肝解郁；火热亢盛，致血分受热，故用生地、丹皮清热凉血；血受火热煎熬，致粘生瘀，故用丹皮活血散瘀。此外，薄荷还能清利头目，菊花尚能平肝明目，夏枯草兼能养肝明目，皆有助于目珠疼痛的治疗。本方辨证精微，面面俱到；用药周密，主次分明；邪正兼顾，攻补同施；标本并治，源流俱澈。诸药合用，共奏清肝泻火、滋阴柔肝之功。

7. 去恶平胃散

组成：当归一钱，川芎一钱，桃仁一钱，炮姜五分，山楂炭三钱，广陈皮一钱，茅术（炒）一钱，厚朴一钱，木香五分，砂仁一钱，苏木三分，降香五分。

功用：化瘀燥湿，行气止呕。

主治：新产之后冲胃。恶露未行，不耐久坐，平卧太早，胸脘痞懑，时时作哕。

方义分析：产后百脉空虚，营血大亏，若恶露未行，瘀血内蕴，上犯于胃，致使胃气上逆，则可见时时作哕；脏腑虚弱（以脾为主），水湿内生，与瘀血均可阻滞气机，则见胸脘痞懑。治疗当祛瘀养血，燥湿行气，降逆止呕。营血亏虚，用甘辛性温质润的当归补血活血，化瘀生新；川芎辛温，楂炭酸甘微温，均能活血散瘀行气；桃仁苦辛性平，苏木甘咸辛平，皆可活血祛瘀通经。降香化瘀止血，理气止痛；木香、砂仁行气止痛、化湿止呕；广陈皮、茅苍术、厚朴，均味辛苦性温，理气燥湿，消痞除胀；炮姜温经散寒止痛。此方是在生化汤合平胃散的基础上加减而成的。产后血气不足，温煦失司，故用药宜温，全方皆用温性药物。产后正气亏虚，不宜大攻，瘀血内阻，不宜大补，方中所用药物大多比较平和，而且用量很轻，所以既不会造成气血壅滞，也不会导致正气大亏。诸药合用，共奏化瘀燥湿、行气止呕之功。

二、饮食调理

在药物治疗疾病的同时，配合使用饮食的方法进行调理，这是费伯雄治病的一大特色。其宗

“毒药治病去其五，良药治病去其七”之说，使患者做到“食养尽之”，不为食误，以“食”代药。饮食既能养生以防病，又能辅助药物以治病，一举两用。在运用饮食调理时，费伯雄的实践经验主要有以下几个方面。

（一）主张清淡

醇正和缓，注重清淡、平和，是费伯雄医学思想的精华所在。他主张多食谷物、蔬菜、瓜果之类，少食鸡、鸭、鱼、肉等食物。如其在《食鉴本草》中说：“人之养生，全赖谷食为主”“菜性属阴，职司疏泄，日用之不可缺”“瓜为菜佐”“果实能滋阴”。因此在该书的编排上，首列谷、菜、瓜、果，同时他又指出“阴之所生，本于五味。味能伤耗人之五脏，善养生者，以淡食为主”，而诸鱼“多食动风热中”，诸兽肉能“助湿生火”，因此，“俱宜少食”。体现了他饮食宜清淡、少食肥甘厚腻的养生思想。据清代医家余听鸿《诊余集》记载，费伯雄曾经治疗一个食参致使目盲的患者，嘱咐患者服用孟城青皮梨汁数月而愈，足以证明其善于借助饮食方法治疗一些疾病，以及平淡之中建奇功的特点。

（二）讲究宜忌

费伯雄在每一类食物中，都论述了食物的副作用、食物合用的宜与忌以及多种注意事项。例如：粳米“过熟乃佳。须堆过冬春，粘热之性乃减，不独易于消化，且最能补胃，老弱小儿更宜。陈稻新碾者尤佳。凡新谷初成，老人体弱者不可食”。又如，绿豆“能清热解毒，不可去皮，去皮则壅气。服药人不可食，令药无力。作枕明目”。在“禽”类中，总论则言“凡属羽飞，皆能养阳，然人身阳常有余，阳盛而复补阳，阴益消矣”，分述鸡肉“难消化，有风患者食之即发，老鸡有大毒，抱鸡（即孵卵母鸡）食之生疽”“不可与蒜、薤、芥菜、李子、牛、犬、鲤同食，生痈疽”。这些论述可以供日常饮食参考。但是有些禁忌多于效用，有些不符合现实，如多吃鳝鱼生霍乱等。

（三）重视胃气

食物大多作用平和，可以补益人体脏腑精气。费伯雄养生善于使用药粥，粥由米成，味甘性平，入脾胃二经，作用温和，能益气生津，顾护胃气，滋养胃阴，益人气血。粥借药力，药借粥力，相得益彰，是保健养生、防病治病、延年益寿的良方。人以胃气为本，通过调理胃气，使脾胃不虚，胃得腐熟、脾得运化，有利于食物、药物的吸收，从而使气血生化有源。气血旺盛，则五脏六腑、四肢百骸得其所养，正气充足，则“邪不可干”，不易患病，即使患病也易康复；人体的精、气、神充沛，则体健寿长。例如他创制的莲肉膏，由莲肉120克、粳米120克、茯苓60克、砂糖适量组成。制法：取莲肉、粳米炒熟后，与茯苓共研为细末，用砂糖加热后所成饧调膏，每次服10克，白滚汤送下。主治：病后胃弱，不消水谷。其中，莲肉、粳米健脾益气，茯苓健脾渗湿，合用共治体虚胃弱，食物不化；用砂糖加热后所成饧调膏，味道甘甜可口，而且有补益作用，便于长期服用。《食鉴本草》中载有大量的药粥，如祛湿用的“薏苡粥”，祛痰用的“茯苓粥”，补虚用的“人参粥”“山药粥”“芡实粥”“莲子粥”“扁豆粥”等，均可以调补胃气。

三、病证萃举

（一）痹证论治

痹证在《素问·痹论》中有专篇予以讨论，费伯雄在此基础上依据病因将痹证分为风痹、痛痹、着痹3种，按照脏腑分为肺痹、心痹、肝痹、肾痹、脾痹、肠痹、胞痹7种。

风痹：历节作痛。病位：经络。治法：主以养血，辅以通络，佐以祛风。方用温经养荣汤。

痛痹：表现为筋骨拘挛疼痛。病位：筋骨。治法：调养气血，温通经络。方用龙火汤。

着痹：表现为重着难移，腰间如带五千钱。病位：肌肉。治法：补土燥湿。方用立极汤。

肺痹：表现为烦满喘而呕。肺胃同病。方用桑朴汤。

心痹：表现为烦则心下鼓，暴上气而喘，嗌干善噫，恐。心经主病而兼肾病。治法：养心营，通心气，补火生土制水。方用通阳抑阴煎。

肝痹：表现为夜卧则惊悸，多饮，小便数，上为引（渴而引饮），如怀（腹大如怀物）。肝经主病，波及脾胃。治法：养血疏肝，兼调脾胃。方用三灵汤。

肾痹：表现为善胀，尻以代踵（两足废而不能行），脊以代头（天柱不振）。治法：发肾中之阳。方用消阴来复汤。

脾痹：表现为四肢懈惰，发咳呕汁，上为大塞。脾病而兼肺胃病。方用安贞汤。

肠痹：表现为（口渴）数饮而出不得，中气喘争，时发飧泄。病在小肠。方用加味木通汤。

胞痹：表现为少腹、膀胱按之内痛，若沃以汤，涩于小便，上为清涕。方用利济汤。

在用药方面，风痹、痛痹、着痹，皆用川断、独活、当归、红枣、生姜等药物。独活味辛苦，性微温，祛风湿，止痹痛，解表；川断味苦甘辛，性微温，补肝肾，强筋骨，消肿止痛；当归，补血活血，散寒止痛。《素问·痹论》云："荣（营）卫之气亦令人痹"，生姜祛风散寒，红枣益气养血，药食两用，作用温和，内调脾胃，外和营卫。不同之处，风痹除祛风（秦艽）之外，还用了养血（熟地、白芍）、通络（桂枝、桑枝）、舒筋（木瓜）、行气（木香）等治法；痛痹除散寒（肉桂）之外，还用了益气（党参、茯苓、白术）、养血（白芍）、补阳（苁蓉、角霜）、祛湿（蚕沙）、理气（木香）等治法；着痹除了祛湿（茅术、苡仁）之外，还用了健脾（党参、茯苓、白术）、补阳（破故纸、杜仲）、散寒（附子）、活血（牛膝）等治法。

费伯雄在脏腑之痹的治疗上，肺痹注重肃肺祛湿、化痰止咳；心痹注重补益脾胃、养血和营、宁心安神、通阳抑阴；肝痹注重养血疏肝、安神潜阳、健脾祛湿；肾痹注重补肾温阳、祛风除湿、活血理气；脾痹注重健脾祛湿、肃肺和胃；肠痹注重利湿通淋、肃肺和胃；胞痹注重利水渗湿、理气和血。

《素问·痹论》分述风痹、寒痹、湿痹时，所云"胜"字的潜台词，是这三种痹证均同时感受风、寒、湿邪，只不过各有侧重而已。费伯雄医案中，多见祛风、散寒、除湿、养血、补肾、强筋、活血等法并用，只是根据不同患者的具体病情而有所侧重。例如：某患者，寒湿浸淫骨节，肢节作痛。药用：姜制附片一钱半，桂枝尖一钱，西潞党三钱，当归（酒炒）二钱，川断（酒炒）三钱，秦艽一钱，羌、独活（酒炒）各一钱半，丝瓜络（酒炒）一钱半，防己二钱，杜仲三钱，茯苓三钱，制乳、没各一钱半，威灵仙二钱。方中附片、川断、杜仲补肾助阳、强筋壮骨，桂枝尖、丝瓜络祛风散寒通络，羌活、独活、威灵仙、秦艽、防己祛风湿、止痹痛，党参、茯苓、当归益气养血，制乳、没活血行气、消肿止痛。其中当归、川断、羌活、独活、丝瓜络均酒炒，概酒性升散，能通利血脉，有助于疏散风、寒、湿邪。此案因寒湿为患，故治以温、散、通为主，兼补。

综合来看，费伯雄治痹证有以下几个特点：①选药平和，用量较小，立意缓治，务求醇正。②扶正（益气、养血、补阳等）与祛邪（祛风、散寒、除湿等）兼顾，均用行气、祛湿之法。③不用虫类药物“搜剔络中、混处之邪”（《临证指南医案·疟》）。

（二）咳嗽论治

费伯雄在《医醇賸义》中，对内伤咳嗽进行了较为详细的论述。《素问·咳论》曰：“五脏六腑皆令人咳，非独肺也。”所以他在“咳论”对咳嗽分类的基础上，以脏腑为纲，结合寒热、虚实对内伤咳嗽进行辨证。他把肺脏之咳详列于前，心、肝、脾、肾之咳条载于后，五脏传腑之咳附后，自制新方20首治疗咳嗽，大大丰富了咳嗽的治疗思路和方剂。

肺经之咳：①肺热而咳：上焦微喘，肌表漫热，口燥咽干。用玉环煎治疗。②肺寒而咳：咳吐痰沫，胸脘作懑，肌肤凛冽。用姜桂二陈汤治疗。③肺虚而咳：肌表微热，神倦气短，不时火升，失血咽痛。用保肺济生丹治疗。④虚之甚（碎金不鸣）：火升体羸，咳嗽失血，咽破失音。用金水济生丹治疗。⑤肺实而咳：胸脘喘满，时吐稠痰。用降气和中汤治疗。⑥实之甚（塞金不鸣）：痰气闭结，语音不出。用金牛汤治疗。⑦嗜饮太过，伤肺而咳。用加减葛花汤治疗。⑧风痰入肺，久经吼咳。用鹅梨汤治疗。⑨肺气壅塞，致成肺痈，咳吐脓痰，气甚腥秽。用石花汤治疗。⑩肺叶痿败，喘咳夹红。用白胶汤治疗。

心经之咳：痰少心烦，夜不成寐。用玄妙散治疗。

肝经之咳：痰少胁痛，易怒头眩。用丹青饮治疗。

脾经之咳：胸懑痰稠，食少体倦。用术米汤治疗。

肾经之咳：或呛或喘，痰味咸而有黑花。用山虎汤治疗。

五脏传腑之咳：①脾咳不已，则胃受之。胃咳之状，咳而呕，呕甚则长虫出。用加味二陈汤治疗。②肝咳不已，则胆受之。胆咳之状，咳呕胆汁。用西清汤治疗。③肺咳不已，则大肠受之。大肠咳状，咳而遗矢。当培土化热，兼以熄风。用回风养脏汤治疗。④心咳不已，则小肠受之。小肠咳状，咳而失气，气与咳俱失。用洁宫汤治疗。⑤肾咳不已，则膀胱受之。膀胱咳状，咳而遗溺。用加味茯菟汤治疗。⑥久咳不已，则三焦受之。三焦咳状，咳而腹满，不欲饮食，多涕唾，而面浮肿、气逆。用通理汤治疗。

综观费伯雄治疗内伤咳嗽，有以下几个特点：①肺经之咳分类较多（先分寒热、虚实，虚实又各分微、甚两种情况），其他四脏之咳单一。②肺经之咳中，肺热而咳治疗重在甘凉滋润（用玉竹、沙参、麦冬、石斛养阴清肺，贝母、蒌皮、梨汁清热润肺化痰），肺寒而咳重在温阳化饮（用炮姜温肺散寒，用桂枝、茯苓、白术温阳化饮）。③注意患者嗜好，适当兼顾（嗜酒太过伤肺，则加葛花、枳椇子等解酒化湿、醒脾和胃）。④治咳不得专事治肺。他遵循《素问·咳论》所云

"五脏六腑皆令人咳，非独肺也"，认为"心、肝、脾、肾四经各有咳嗽之证，不过假途于肺耳！"所以他还针对除肺以外的其他四脏六腑之咳嗽，自制了10首方剂。

总之，费伯雄治咳，主张根据脏腑分类论治，注重顾护正气，全面调理脏腑功能，不得仅治肺脏，贵在辨证论治，务必标本兼顾。他善用质轻性浮之品，而且用药剂量很轻，示人以"治上焦如羽，非轻不举"之理；慎用峻猛、固涩之品，不会见咳止咳，而以消除病因为务。

（三）痰饮论治

痰饮是人体水液代谢障碍所形成的产物，又是一种新的致病因素，可以导致脏腑功能失调，继而引起各种复杂的病证。在脏腑中，肺、脾、肾、三焦、膀胱与痰饮的形成关系密切。费伯雄治疗痰饮，遵循张仲景《金匮要略》"病痰饮者，当以温药和之"的原则，并说痰饮"一有瘀蓄，即如江河回薄之处，秽莝积聚，水道日隘，横流旁溢，必顺其性，因其势而利导之"，他依照张仲景对痰饮的分类自制方剂进行治疗。

痰饮："痰饮者，水从胃出，下走肠间，辘辘有声，胸中微痞，头目作眩"，用桂术二陈汤治疗。此方用二陈汤去掉滞气致胀、助湿碍水的甘草，加上桂枝温阳化气；白术健脾益气、燥湿利水；车前子、泽泻利水渗湿；枳实破气化痰；牛膝活血利水。诸药合用，共奏温阳健脾、利水化饮之功。

悬饮："悬饮者，水流胁下，咳吐引痛。胁乃肝胆之位，水气在胁，则肝气拂逆，而肺金清肃之令不能下行，故咳而引痛也"，用椒目瓜蒌汤治疗。张仲景用十枣汤治疗悬饮，但此方中大戟、甘遂、芫花作用峻猛，而且有毒，非身体壮实、正气充沛者不能使用。费伯雄用作用相对平和而且无毒的药物来替代。此方中椒目、桑白皮、葶苈子泻肺利水；全瓜蒌、半夏、橘红、苏子理气止咳、燥湿化痰；茯苓健脾渗湿；白蒺藜疏肝解郁；生姜温散水湿、和胃止呕。诸药合用，共奏肃肺疏肝、利水化饮之功。

溢饮："溢饮者，水气旁流于四肢也。脾受水邪，溢入四末，故肢节作肿，身重无力"，用桂苓神术汤治疗。此方由苓桂术甘汤、二陈汤加减而成，用白术、茅术健脾燥湿；薏苡仁、茯苓健脾渗湿利水；半夏、广皮、厚朴、砂仁理气燥湿化痰；桂枝温阳化气；生姜温中和胃。全方表里通达，邪正兼顾，标本并治，诸药合用，共奏温运脾阳、分消水饮之功。

支饮："支饮者，水停心下，入于胸膈，咳逆倚息短气，其形如肿"，用桑苏桂苓汤治疗。此方用五苓散加减而成，方中用茯苓、猪苓、泽泻利水渗湿健脾；桑白皮、苏子、杏仁肃肺平喘化痰；半夏、橘红、大腹皮理气化痰燥湿；桂枝温阳化气；生姜温中和胃。诸药合用，共奏肃肺化痰、燥湿利水之功。

留饮："留饮者，留而不去也。心下痞满，作哕，头眩"，用芎归桂朴汤治疗。此方用茯苓健脾渗湿；厚朴、枳实、广皮、半夏降气燥湿化痰；桂枝温阳化气；生姜温中和胃。由于留饮为患时日已久，久病必瘀，故用川芎、当归活血祛瘀；水饮上犯清窍，故用天麻、菊花平肝潜阳止眩。诸药合用，共奏化痰消痞、化瘀平肝之功。

伏饮："伏饮者，伏而不出也。痰满喘咳吐，发则寒热，背腰痛，其人振振身瞤剧。此乃三阳之气为阴邪遏抑，郁而不舒"，用桂枝半夏汤治疗。此方由苓桂术甘汤合二陈汤加减而成，方中用半夏、广皮、白芥子、贝母理气化痰燥湿，由于伏饮病位深幽隐秘，故用辛温透达的白芥子去皮里膜外之痰饮，利气散结；白术、茯苓、甘草健脾益气祛湿；厚朴理气燥湿；紫苏行气宽中；桂枝温阳化气；生姜温中和胃。由于辛燥药物较多，容易耗气伤阴，所以用了少量甘缓益气的甘草。诸药合用，共奏温化水饮、祛痰行气之功。

综合分析费伯雄自制的6首治疗痰饮的方剂，基本上都是在半夏、陈皮（或橘红）、茯苓（均能祛湿，意在因势利导、治病求本也）、桂枝（痰饮属阴，宜温之；“气化而出，无所为饮也”）、生姜（“停饮之人，往往呕吐”）等药物理气燥湿、温阳化饮、健脾和胃的基础上加减而成的，用药轻灵、温和，标本、邪正兼顾。6首方剂是由苓桂术甘汤、泽泻汤、二陈汤、小半夏汤、枳术汤、葶苈大枣泻肺汤、厚朴大黄汤、控涎丹、神术汤等古方化裁而来的，可谓师古而不泥古。所用药物大多数是平和之品，偶尔使用峻猛药物，用量也很小。

（四）鼻衄论治

鼻衄者，鼻腔出血也。费伯雄批评当时某些医家“因方书犀角地黄汤条下，有统治吐血、衄血之语，一遇鼻衄，即以犀角地黄汤治之，究竟百无一效”，明确指出“其弊在拘执古方，不明经络”。犀角地黄汤为清热解毒、凉血散瘀之剂，适用于热毒深陷血分、耗血动血而导致的吐血、衄血等出血证，而该方多用心肾之药，用于因肝火蕴结、肺阴损伤导致的鼻衄不但不适宜，反而会偾事。通过长期临证实践，他认为“鼻衄之症，其平日肺气未伤，只因一时肝火蕴结，骤犯肺穴，火性炎上，逼血上行，故血从鼻出，而不从口出”，从而确立了鼻衄从肝论治的认识。费伯雄主张师古而不泥古，“不可徒执古方，拘而不化”，讲究“自出手眼，辨症察经”，鼻衄与心肾无关，多与肝肺关系密切，所以临证选方用药不能不明脏腑、经络。

他自制豢龙汤：羚羊角一钱五分，牡蛎四钱，石斛三钱，麦冬（青黛少许拌）一钱五分，南沙参四钱，川贝（去心，研）二钱，夏枯草一钱五分，丹皮一钱五分，黑荆芥一钱，薄荷炭一钱，茜草根二钱，牛膝二钱，茅根五钱，藕五大片，来治疗鼻衄，“无不应手而效”。治病必求于本，鼻衄是因肝火蕴结所致，所以首先要清肝泻火，方中用羚羊角、夏枯草、丹皮、牡蛎、青黛清泄肝火（气分、血分之热并清）、平肝潜阳；木火刑金，则伤肺阴，故用麦冬、南沙参、石斛、川贝清热养阴润肺、益胃生津，胃气清润，则化源不绝，肺有所滋（培土生金）；经云“火郁发之”，且过用寒凉药易致血凝留瘀，故用少量黑荆芥、薄荷炭散风调肝兼止血。此外，还用茜草根、茅根、藕止血（凉血止血、化瘀止血、收敛止血并用）治标；因火性炎上，致使血随火热上逆而出血，妙在他在方中加入一味牛膝引火、血下行。全方思虑缜密，用药周匝，标本兼顾，主次分明。诸药合用，泻肝不伐肝、润肺先润胃、止血不留瘀，共奏清肝泻火、养阴润肺、凉血止血之功，充分体现了费伯雄的醇正思想。

（五）消渴论治

费伯雄论述消渴，分上消、中消、下消分别加以叙述。

“上消者，肺病也”，症状为“咽燥烦渴，引饮不休”，病机是“肺气焦满，水源已竭”“肺火炽盛，阴液消亡”，治法是“于大队清润中，佐以渗湿化痰之品”，方剂用自制的逢原饮（天冬、麦冬、南沙参、北沙参、胡黄连、石斛、玉竹、蛤粉、贝母、茯苓、广皮、半夏），以梨汁半杯冲服。

“中消者，胃病也”，症状为“食入即腐，易于消烁”，病机是“痰入胃中，与火相乘”，治法是“清阳明之热，润燥化痰”，方剂用自制的祛烦养胃汤（鲜石斛、石膏、天花粉、南沙参、麦冬、玉竹、山药、茯苓、广皮、半夏），以甘蔗三两煎汤代水。

“下消者，肾病也”，症状为“饮一溲一，或饮一溲二，夹有浊淋，腿股枯瘦”；病机是“肾阴久亏，孤阳无依”；治法是“急宜培养真阴，少参以清利”；方剂用自制的乌龙汤（龟板、生地、天冬、南沙参、蛤粉、女贞子、料豆、山药、茯苓、泽泻、车前子），以藕三两煎汤代水。

一般认为，消渴的基本病机是阴津亏损、燥热偏胜，所以不宜使用温燥、渗利、芳化、辛散等品伤阴。成书于清代道光年间的《医学传心录》在论述二陈汤加减时亦说：“二陈半夏性本燥，血虚发渴皆不要。”费伯雄却偏偏用之，他治疗下消的治法是“急宜培养真阴，少参以清利”。从字义上看，既养阴，又利湿，两者似乎自相矛盾，实则不然，此相反相成之用也。例如，《金匮要略》猪苓汤中用猪苓、茯苓、泽泻、滑石利水渗湿，又用阿胶滋阴润燥；麦门冬汤用了大剂量质润的麦冬养阴生津，又用了少量性燥、能燥湿的半夏化痰；《小儿药证直诀》六味地黄丸重用了熟地、山药等养阴，却又用了泽泻、茯苓等渗湿。水被胃受纳以后，传输到脾进行运化，脾的功能正常则散精。反之，阳虚、气虚、气滞等造成水湿内生。此外，因脾喜燥而恶湿，使用大量寒凉滋润之品容易滞气、碍脾、伤阳。但在使用时要注意轻重主次的关系，消渴即使使用温燥、渗利、芳化、辛散等药物，也应控制药味数量、剂量、使用时间等，不能让这些药喧“宾”夺“主”，从而导致相反结果的发生。

费伯雄在自己拟定的三个治疗消渴的方子中，均用食物（分别用了梨汁、甘蔗、藕）冲服或煎汤代水，三者甘凉滋润，能滋阴生津、开胃消食，药食并用，加入作用平和的食物，可以少用不良反应相对稍大的药物，使全方作用更加温和、稳妥。

另外，费伯雄治疗消渴善于补益脾胃，亦是其特点之一。如常在方中加上山药、茯苓等味甘性平的药物益气健脾，概因脾胃为后天之本，人身之气血、津液等均由脾胃化生。脾胃受纳、运化功能正常，则可以源源不断地吸取营养，充实正气，从而从根本上治疗虚证，毕竟消渴从本质上来说还是一个虚证，此亦图本之举也。

费伯雄通过长期的临床实践，认为三消为病常常挟痰，主张在具体施治时，要在甘寒（或甘凉）养阴清热的大原则下，根据上消、中消、下消所病脏腑的不同，分别佐以渗湿化痰、润燥化痰（直接化痰）、清利（间接化痰）等治法，才能契合病机，提高临床疗效。费伯雄关于三消挟痰之说，立意新颖，匠心独运，不仅丰富了痰病学说的临床内容，而且为消渴病治疗另辟蹊径。

（六）肝病论治

《岳美中论医集》尝云：“临床所见杂病中，肝病十居六七。疾病之多既如此，而病情之复杂又如彼，因之对治疗方法的研讨是颇为重要的。”“肝者，将军之官，其体阴，其用阳，故为刚脏”（《费伯雄医案·中风》）；肝为藏血之脏，血属阴，阴能制阳，营血不足，则阴不制阳，易致肝阳上亢或肝风内动。肝为阴中之阳，主疏泄，“五脏惟肝为最刚，而又于令为春，于行为木，具生发长养之机，一有怫郁，则其性怒张，不可复制”（《医方论》）“风阳易动，不宜暴怒”。在

《费伯雄医案》中，阐述了多种肝病的病机，如：肝气肆行，“驱脾经之湿痰上升，流窜筋节”而发为“中风”；“风痰上升，阻塞灵窍，不能言语”；“先天本亏，血不养筋”，导致“痿证”；“肝气太强，上犯虚里，中脘不畅，作哕”，“甚则发厥”；“肝营久亏，肝阳渐动，风火上升，心神烦扰”；“肝木横亘于中，上犯胃经，下克脾土”而致“肝胃气痛”，“甚则作呕、作泻”；“肝阳太旺，四肢枯燥”；“肝阳上升，头眩心悸……头角作痛”；“肝气偏盛，冲脉受伤”，使“女子月经不调”；“水不涵木，肝阳上升，乳中起核”；“水不涵木，肝火克金，呛咳咯血”等。

费伯雄常用的治肝方法有：滋肝养阴、柔肝养血、疏肝理气、清肝泻火、平肝潜阳、镇肝熄风、温肝散寒与滋水涵木。此外，还配合健脾、和胃、养心、肃肺、清肺、补肾、利胆以及化痰、通络、分利等法。在多数情况下，他常常数法合用，但有轻重主次之分。

费伯雄在临床实践中积累了许多治疗肝病的用药经验。例如：他善用龙骨、牡蛎、龟板、珍珠母等重镇安神、平肝潜阳药；喜欢用羚羊角清肝热、平肝阳、息肝风等。在肝病用药的剂量上，正如后来秦伯未在《谦斋医学讲稿》中说的那样，“滋补肝肾的药，用药较重，潜镇药亦重，调气和血、清热降火是一般用量，柴胡、薄荷用来宣散郁火，多不超过一钱”，轻重法度一丝不苟。他还自制了30多首治疗肝病的方剂，如“抑木和中汤”“调营敛肝饮”“涵木养营汤”“解郁合欢汤”“滋生清阳饮”“羚羊角汤”等，都是从临床实践中得来的，而且组方都紧扣病因病机，多措并举，配伍严谨，契合临床实用。

此外，在治疗肝病的过程中，他还注重从脏腑的生理功能以及五行相生的角度来思考问题。由于肝藏血，肾藏精，精血可以相互转化；肝属木，肾属水，水能生木。肝、肾两脏在生理上密切联系，在病理上相互影响，每致铜山西崩，洛钟东应的情形。他在《费伯雄医案》中阐述了多种肝肾失调的病机。如“肾水久亏，水不涵木，使肝阳无制”“肾水久亏……肝营不足，发脱目昏”“水不涵木，肝火克金，呛咳咯血”“水不涵木，肝阳上升，乳中起核”“肝阳上升，肝风内动”等。治疗时，常常滋肾阴、养肝血并重。如《费伯雄医案》中记载“某，水不涵木，肝阳上升，脾胃受克，失血之后，不时呛咳，饮食不加，势将成损，姑拟壮水柔肝，清肃肺胃。天门冬、麦门冬、怀山药、茜草根、象贝母、海蛤壳、南沙参、生龟板、参三七、女贞子、苦杏仁、北沙参、潼沙苑、黑料豆、桑白皮、莲子肉”，即是此例。

（七）下利论治

由于“外感各有主病，内伤各有主经”，因此，费伯雄主张论治下利要先分外感、内伤两种情况，才能做到执简驭繁，驾轻就熟。

外感六淫中，“风入肠胃，故为飧泄，内犯于肝”“寒气中人，腹痛下利，内犯于肾”“暑湿郁蒸，腹痛下利，兼有赤白，内犯于脾”“燥气中人，口渴心烦，下利白滞，内犯于肺”“火邪炽盛，渴饮不止，下利脓血，频数不休，内犯于心”。这就将外感病与五脏联系起来了，体现了中医“天人相应”的观点。治法：“感于风者表解之”“感于寒者温通之”“感湿热者清利之”，“感于燥者清润之”“感于火者涤荡之”。感风下利，表现为身热、脉微弦，用自制的回风外解汤治疗；感寒下利，表现为腹痛、手足冷、舌白、口不渴、脉沉细，用自制的温中化浊汤治疗；感暑湿者，表现为烦渴、腹痛、下利脓血，用自制的粉米汤治疗；感燥下利，表现为咽干作渴、腹痛、下利白滞，用自制的金玉保和汤治疗；火盛下利，表现为昼夜不休、作渴、腹痛、时下脓血，用自制的消炎化毒汤治疗。

内伤病中，病位不同，表现各异。“伤于肝者，胁痛，腹痛，作哕，下利”“伤于肾者，腹痛，腰痛，身冷，下利”“伤于脾者，胸懑，身重，哕恶，食少，下利”“伤于肺者，口燥，咽干，微咳，下利”“伤于心者，烦躁，渴饮，下利不休”。治法：“伤肝者解其郁”“伤肾者保其阳”“伤于脾者运其中”“伤于肺者存其津”“伤于心者泄其亢”。肝郁下利，表现为胁痛、腹痛、噫气、食少，用自制的大顺汤治疗；肾气虚寒下利，表现为腹痛、完谷不化、手足俱冷，用自制的立命开阳汤治疗；脾虚下利，表现为食少、神疲、胸腹时痛，用自制的大中汤治疗；肺热移于大肠者，表现为口燥、微咳、下利白滞，用自制的育金煎治疗；心火下陷者，表现为烦扰不安、下利脓血，用自制的蒲虎汤治疗。内伤下利，以脏腑所主之经的某些特征来辨别，强调从经而分，审经辨证，治疗“随所主之经以施治”，简单易行。所选之方组方严谨，圆机活法，切合临床实际。

费伯雄所论下利，以外感、内伤分述下利的症状、病因、病位、治法、用方，条分缕析，井然有序，论述严谨，尤其是辨认证候、审查经脉、治随所宜而灵活变化，值得后世医者学习。

【后世影响】

一、历代评价

与费伯雄同时代的两朝帝师、咸丰六年状元翁同龢，及其侄同治二年状元翁曾源，曾在1872年求治于费伯雄。事后翁同龢在其所著《翁同龢日记》中说到，费伯雄“年七十二三，目光奕然，声音甚圆亮”，对当时诊治的三个人的诊断结论“皆要言不烦”。翁同龢发出了“嗟乎！倘人海中有此医，则无误药之病矣，为之感恻”的感叹。

民国谢观《中国医学大词典》，评价费伯雄“世以医名……达官贵人，咸踵门求治，其处方以清润平稳为主，而治效独著”，《医醇賸义》“立论颇平正”。

普通高等教育中医药类规划教材《中医内科学》第七版在“方剂索引”中选用了费伯雄在《医醇賸义》一书中自创的去恶平胃散、羚羊角汤、滋生青阳汤，以供中医本科院校学生及中医临床工作者学习和使用。

费伯雄等孟河医家的出现，也对当地经济、文化的发展繁荣起到了不可忽视的推动作用。此正如《清史稿·卷五百二·列传二百八十九》所云：“咸（丰）、同（治）间，以医名远近，诣诊者踵相接，所居遂成繁盛之区。”

二、学派传承

费伯雄的著作及其理论、经验、医德，对后世的影响都比较大。他是孟河医派的奠基人、孟河四大家之首，在家族中也培养和造就了费绳甫等名家。

费伯雄的儿子费应兰，孙子费承祖、费荣祖、费绍祖，玄孙费赞臣，六世孙费季翔等均继承了祖辈医业，以医名世。此外，门下弟子还有屠坤、谭良、丁松溪、刘连荪、姜崧生等。

马培之（1820—1903），1880 年为清朝慈禧太后诊治后名声日隆，以内科成名，以外科见长，得其祖父马省三真传，早年曾向费伯雄学过医。巢崇山（1843—1909），悬壶沪上 50 年，擅长内、外两科，刀圭之术尤为独到，是费伯雄寄子，也是马培之的学生。丁甘仁（1865—1926），清朝末年、民国初年名医，能兼收并蓄马培之内、外、喉三科之长，为上海一大名医，享誉沪上，是马培之的女婿，且问学于马，丁的堂兄丁松溪也学医于费伯雄。四家在学术上相互影响，且有师从关系。丁甘仁于 1916 年创办上海中医专门学校（现在上海中医药大学的前身），桃李满天下，誉名遍沪上，期间为全国培养了一大批中医骨干人才，如程门雪、黄文东、丁济万、秦伯未、章次公、曹仲衡、刘佐彤、陈耀堂、张伯臾等，这些人直接影响了民国后期、解放初期中医学术思想的发展轨迹。清朝中后期，以费伯雄、马培之、巢崇山、丁甘仁为代表的“孟河医派”，创造了“吴中名医甲天下，孟河名医冠吴中”的辉煌。

到清末民初，孟河四大医家的许多医家已陆续向东发展，费伯雄晚年寓居泰兴；马培之去了无锡，晚年则定居苏州；巢崇山到了上海；丁甘仁先迁苏州，后来又到了上海；费绳甫也迁居上海。其他孟河派名医还有：余听鸿迁常熟；贺季衡迁丹阳；邓星伯迁无锡等。至民国前期，孟河医派都有相当大的发展和深远的影响，孟河四大医家门人纷纷向外发展至江苏以及整个江南一带，并逐步将影响波及至全国各地。

三、后世发挥

费伯雄长孙费绳甫（即马培之的外甥，字承祖，1851—1914）幼承庭训，克绍箕裘，深得费伯雄学术精华，他诊脉精细，辨证明确，用药不杂，以善治危、大、奇、急诸病而名震上海，是孟河医派的中坚力量。费绳甫既能继承祖业，又能创新、发挥，他取李东垣、朱丹溪二家之长，谓东垣补阳、丹溪补阴，此治病两大法则而不可偏废。他善于养胃阴（主以气味甘淡）兼顾益胃气，对养胃阴尤其娴熟；用回阳救逆法治疗危、急、重证。治虚劳，他主张清润平稳；治癫狂，主张清火化痰，滋阴潜阳；治眩晕，主张养肾阴、纳命火。在诊病上，费绳甫提出了切病有四要（即见证、病源、气候、体质），注意六勿（即勿好奇、勿执一、勿轻妄、勿畏缩、勿躁焦、勿延误），指出医者要在疑似之间辨其真情，于隐微之区观其变化，就能明察秋毫而随机应变，次第奏功。用药之道，他主张轻病用轻药而轻不离题，重病用重药而重不偾事。此外，他在治疗伤寒、时疫、霍乱、痧胀等热性病、流行病方面都有独到的经验。费绳甫一生忙于诊务，无暇著述，晚年著《临证便览》传世，以传授医术于后辈，子孙视为不传之秘。

综上所述，费伯雄是清代著名医家，传世有《医醇賸义》《医方论》《食鉴本草》《费伯雄医案》等医著，《医醇賸义》是其代表作。他上承家学，旁通前贤，重视经典，谙熟时病，采古今学术之精华，无地域门派之偏见；服膺《内经》《难经》、张仲景、李东垣、朱丹溪之学，推崇东垣温补脾胃、丹溪壮水养阴之法。费伯雄通晓诸科，于脉学、燥证等外感病以及中风、虚劳、眩晕、痢疾、哮喘、肺痈等内伤杂病尤有心得；毕生补偏纠弊，戒偏戒杂，主张“和治”“缓治”；喜用古方，善制新方；用药平和，以轻剂取胜，讲究扶正，不忘祛邪；重视食物的运用，主张清淡，讲究宜忌，重视胃气。费伯雄是孟河医派的奠基人，其子孙及门人遍布中国东南地区，促进了当地经济、文化的发展，而且多次诊治当时的权贵，对后世影响颇大。

安徽中医药大学　吕明安

【参考文献】

[1] 刘祖贻，孙光荣. 中国历代名医名术［M］. 北京：中医古籍出版社，2002.

[2] 王永炎. 中医内科学［M］. 上海：上海科学技术出版社，1997.

[3] 吴敦序. 中医基础理论［M］. 上海：上海科学技术出版社，1995.

[4] 张元凯，时雨苍，杨伯棠，等. 孟河四家医集［M］. 南京：江苏科学技术出版社，1985.

[5] 巢崇山，等. 孟河四家医案医话集［M］. 太原：山西科学技术出版社，2009.

[6] 赵曰瑞.《医醇賸义》发微［J］. 江苏中医杂志，1985，4：8-9.

[7] 严忠. 从《医醇賸义》看费伯雄的学术思想［J］. 浙江中医学院学报，1991，15（4）：35-36.

[8] 尹璐. 费伯雄的学术思想探析［J］. 辽宁中医药大学学报，2007，9（4）：76.

[9] 张兴华，费国斌. 费伯雄学术思想初探［J］. 江苏中医杂志，1980（5）：11-14.

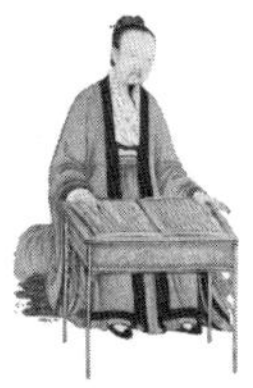

吴师机

内容提要

吴师机，原名樽，又名安业，字尚先，生于清嘉庆十一年（1806），卒于清光绪十二年（1886），浙江钱塘（今杭州市）人；在“外治”方面卓有建树，著有我国第一部外治学专著——《理瀹骈文》。吴师机博采众长，益取其精，对内病外治做了较为系统的理论阐发。提出“外治之理即内治之理，外治之药即内治之药，所异者法耳”，建立了理、法、方、药较为完备的外治法学术体系。吴师机提出外治用药须用药味厚重者方能有效，并根据外治之理即内治之理，将诸多的外治法进行归类，确立了三焦分治法。其以上、中、下三焦为纲，进行辨证施治，用药尤以膏药为主。吴师机详细地总结了内、外、妇、儿、五官科疾病的外治经验，《理瀹骈文》载方千余首，除最为常用的膏药外，还有脐疗、穴位贴敷等方法，均为中医外治法优势之所在。

【概述】

一、生平简介

吴师机，原名樽，又名安业，字尚先，晚年取坡仙遗意，又署杖仙，别号潜玉居士，生于清嘉庆十一年（1806），卒于清光绪十二年（1886），浙江钱塘（今杭州市）人。著有我国第一部外治学专著——《理瀹骈文》。

吴师机出生于文学世家。祖父吴锡麟，为乾隆年间进士，曾任编修官、祭酒，诗才超群，骈文清华明秀，名重一时，著有文集问世。父亲吴清鹏，嘉庆二十二年进士第三名，任编修官、顺天府府丞。后告归，主讲于乐仪书院。

吴师机幼承家学，随父居住在扬州，于诗文之外，又兼精医学，尤其致力于外治法的研究。吴师机曾于道光十四年（1834）中举人，为候选知县，次年入都（即北京），以微疾不应试，自此淡于功名，绝意仕途，客游广平。咸丰三年（1853），太平天国农民起义时，奉母亲之命避兵，居住在江苏泰州东北乡俞家垛，在此设立了存济堂药店，从此开始行医生涯。战争时期，药物来源缺乏，平民因病致死者颇多。加之当地居处潮湿，疫疾流行，又有沤田农作的习惯，每值春播农民多涉水耕种，故痹证发病率很高，此外鼓胀患者亦较多，并有不少其他病证。鉴于此，吴师机为了解除贫民病痛，结合当时情况广泛采用外治方法。其中尤以薄贴（即膏药）治病特色鲜明，疗效卓著。同治四年（1865），金陵（今南京）收复，他重返扬州城设存济堂药局，以膏药施治，岁活五、六万人。又集资于北乡公道桥建立书塾以益乡民识字习文。吴师机一生侍奉母亲且非常孝顺，中年丧偶后未再娶妻，其子炳恒，孙男养和，均承其志，以行医为业。吴师机医德高尚，治学严谨。常谆谆告诫为医者当尽其心，无论贫富应一视同仁，尤其是贫苦病家，更应尽力周济。至于膏药的配制，强调虽无人所见，也不可偷工减料，更不可乘人之急，挟货居奇；对于诊务也是认真负责，凡前来就诊者，皆不辞辛苦，尽心诊治，深受患者的爱戴。

吴师机的外治法，除广泛吸取前人著述中有关学术经验外，个人对此亦有很多创见及发明。外治法具有简、便、廉、验的优点，其主治范围很广，又可以避免某些内服药物引起的不良反应，治疗时往往不妨碍劳作，且可解穷人无钱购药之难，因此深受劳动群众的欢迎。《理瀹骈文》序跋中曾记载，吴师机使用膏药为人治病，初起人们心存疑虑，久病、重病者尤甚，以为膏药疗效不佳，登门求医者每天只有一二十人，但往往在数次治疗后，疾病竟获痊愈。由于民众广泛宣传，求治者越来越多，以至门庭若市，每日竟达数百人。其弟官业曾生动描述当时患者的就诊情况说："凡远近来者，日或一二百人，或三四百人，皆各以时聚……拥塞于庭，待膏之救，迫甚水火。"（《理瀹骈文・吴序》）

吴师机基于中医理论和临床实践，对内病外治做了系统的理论阐发和经验总结。提出"外治之理即内治之理，外治之药即内治之药，所异者法耳"，建立了理、法、方、药较为完备的外治法学术体系。吴师机提出，外治用药须用药味厚重者方能有效，并根据外治之理即内治之理，将诸多的外治法进行归类，确立了三焦分治法。其以上、中、下三焦为纲，进行辨证施治，用药尤以膏药为主。吴师机详细地总结了内、外、妇、儿、五官科疾病的外治经验，《理瀹骈文》载方千余首。其中，除最为常用的膏药外，还有脐疗、穴位贴敷等方法。总之，吴师机在"外治"方面卓有建树，尤其在"内病外治"方面成就突出，影响深远。

二、著作介绍

吴师机经过长期丰富的临床实践，使其外治方法日臻完善。同治三年（1864），吴师机将自己多年研习医学、治疗疾病之心得著书立说，撰成《理瀹骈文》。该书初名《外治医说》，后更名《理瀹骈文》。从此书跋文中所述可知，书名系借取晋·程本《子华子》中"医者，理也，理者，意也；药者，瀹也，瀹者，养也"之义，以明外治亦有理之意，并书以骈文体裁，故更名。吴师机自述该书历经二十寒暑，十几易其稿，内容不断有所补充、订正，才告完成。此书是吴师机惟一的医学著作，成书于同治三年（1864），第一次刻印于同治四年，先后再版七次。1955 年人民卫生出版社根据同治九年（1870）刊本出版了影印本。1984 年人民卫生出版社又出版此书的赵辉贤注本。此注本以影印本为底本，以同治、光绪年间数种刊本予以互校，并予注释。

全书分为四大部分，有正文，有夹注，理法方药一应俱全。第一部分"略言"，内容有三个方面：其一，论述外治法治疗疾病的理论依据与学术渊源；其二，论述内、外之理同而法异，外治必按内治之理，即明阴阳，识脏腑，从辨证出发，方能补内治之不足；其三，论述膏药的作用，制方遣药的特点，敷贴穴位的选择，以及主要膏药的适应证等。第二部分"续增略言"，论述三焦分治。即根据病位分别论治。第三部分"理瀹骈文"，详细论述内、外、妇、儿、五官科疾病的外治法，载方千余首。第四部分"存济堂药局修合施送方并加药法"，主要论述存济堂药局炼制的 21 首膏药方，以及临床加减方法。书中以膏方应用为主，系统整理和总结千余年来的外治经验，以经典理论指导外治膏方运用。认为外治与内治，医理药性相通，一从内治，一从外治，殊途同归。如书中所言："病多从外入，故医有外治法。经文内取、外取并列，未尝教人专用内治也。"（《理瀹骈文·略言》）外治之理遵内治之理，法为内治之变，其理通彻之后，"诸书皆无形而有用"。除膏方之敷贴法外，书中记载多种外治方法，如吸、取嚏、室、涂、覆、餐、点、塞、擦、扎、握、熏、熨、蒸、填、坐、枕、夹、佩、发泡、抹、贴、敷等，对后世眼科、五官科及皮肤科用药有很好的指导作用。

《理瀹骈文》为吴师机数十年膏方治验总结，指出"膏可以统治百病""膏药治病无殊汤药，用之得法，其响立应"。书中记载清阳、散阴、金仙、行水四大膏药，以统治阳热、阴寒、六郁五积、三焦湿热之证，所治病证多而效验。另有清肺、养心安神、健脾、温胃、通经等相应脏腑所宜之膏。

【学术思想】

一、学术渊源

中医外治法源远流长。其实早在原始社会茹毛饮血的时代，人们为了生存，外出觅食及与禽兽搏斗的过程中，难免会发生外伤或疾病，人们逐渐发现使用树叶、草茎之类涂敷创面、伤口，或以石块叩击身体的某个部位，或用火烘、烤之后能消减疼痛或止血，可使病情好转。虽然年代难以考证，但这些发现便是外治法的最初萌芽。追溯最早记述中药外治作用的史籍，当属《山海经》。书中就有“熏草，麻叶而方茎，赤华而黑实，臭如蘼芜，佩之可以已疠”的记载，另有“黄藋，其状如樗，其叶如麻，白华而赤实，其状如赭，浴之已疥”的描述。而 1973 年出土的《五十二病方》则载有许多外治法，在该书记载的 283 首方剂中，外治方占据一半，有熏、浴、洒、沃、傅、涂、膏、封等多种用法。其中，傅药方就有 70 余首。《内经》《伤寒杂病论》所载已如前述。晋末出现了我国现存的第一部外科专著《刘涓子鬼遗方》，共收 151 方，外治膏方达 69 首，薄贴方也有 6 首。其中以水银膏治疗皮肤病的记载，比其他国家早了六个世纪。同时期的著名医家葛洪，在其著作《肘后方》记载了续断膏、丹参膏、雄黄膏、五毒膏等大量膏药的应用及具体制法。其用狂犬脑组织治疗狂犬咬伤，实为开创了免疫法治疗狂犬病的先例。唐代的《药性论》首载了冰片、蟾酥，为外治的广泛应用打下了基础。《备急千金要方》《千金翼方》《外台秘要》等方书，大量记述了外治法在临床各科的应用。如《备急千金要方》仅熏洗法，就有烟熏法、气熏法、淋洗法、浴洗法、坐浴法、浸洗法、泡洗法等。孙思邈注重敷贴脚心在防病治病中的应用，并注重小儿疾患的外治，大大丰富了儿科外治的内容。如创五味甘草生摩膏方，涂摩于手心和心口，预防小儿感冒。《外台秘要》眼疾 24 门中，载方 148 首，外治者达 90 首，丰富了眼科外治的内容。这一时期，还创立了脐疗膏药，如紫金膏、太乙膏、阿魏化痞膏等。宋金元时期，诸子蜂起，百家争鸣，大大推动了中医学术的发展，也推动了中药外治的发展。迨至明代，承接唐宋盛世医药事业的进步，中药外治得以更加丰富。以《本草纲目》为代表，记述了不少穴位敷药疗法，收载数量众多的外治或内外并治单验方，并有涂、扑、擦、吹等数十种外治法，其范围涉及临床各科。《类经图翼》对脐的生理及重要性作了理论上的阐述，并载有一些验方，如隔盐、川椒灸脐治疗不孕症等。清代具有代表性的贡献已如吴师机所述。吴师机探讨了外治法的学术渊源并以此为基础，建立了自己的学说。

吴师机指出：“外治法，针灸最古。自汉代张仲景易针灸为汤液，百代宗之。”又云：“《内经》用桂心渍酒以熨寒痹，用白酒和桂以涂风中血脉，此用膏药之始。仲景桂枝汤治风寒，调和营卫，实祖于此。”“仲景《伤寒论》，有火熏令其汗，冷水噀之，赤豆纳鼻，猪胆汁蜜煎导法，皆外治也。”（《理瀹骈文·略言》）同时，还提到《金匮要略》中有盐附堪摩、矾浆浸法。此外，吴师机还列举孙思邈《备急千金要方》、王焘的《外台秘要》，金代张从正《儒门事亲》，元代罗天益《卫生宝鉴》，明李时珍《本草纲目》，清叶天士《临证指南医案》，赵学敏《串雅内编》、

《串雅外编》，鲍相璈《验方新编》、吴鞠通《温病条辨》等历代医家对外治法的发展应用，受到启迪并作为理论依据。他指出：“经文内取、外取并列，未尝教人专用内治也。若云外治不可恃，是圣言不足信矣。”又云：“昔叶天士用平胃散炒熨治痢，用常山饮炒嗅治疟，变汤剂为外治，实开后人无限法门。吾人用膏，即本于此。”（《理瀹骈文·略言》）

二、学术特色

（一）提出“外治即内治之理”

吴师机博采众家之长，益取其精，对内病外治的作用机理、制方遣药、作用途径、敷贴部位及穴位等方面，做了较为系统的理论阐发。其提出“外治之理即内治之理，外治之药即内治之药，所异者法耳”，建立了理、法、方、药较为完备的中医外治法学术体系。

吴师机提出“外治之理即内治之理”之说，并多次在《理瀹骈文》中强调这一机理，如“内外治殊途同归之旨，乃道之大原也”。其指出外治与内治一样，均是以中医基本理论为指导的，所以在病因、病机、辨证等医理方面是相同的。在临床运用上，内治与外治也并没有很大的区别，“所异者，法耳”，只是在方法上不同。这些外治与内治机理统一的原则，一直有效地指导着吴师机的临床实践。综观《理瀹骈文》全书，分析古今治验名方，无不是在这一原则的指导下进行的。外治方剂的组方——“膏方取法，不外于汤丸，”临床施治——“大凡外治用药，皆本内治之理，而其中有巧妙处，则法为之也。”（《理瀹骈文·续增略言》）

（二）强调外治亦须辨证论治

外治法的使用过程中，也要运用脏腑、经络、气血等基本理论，及阴阳、表里、虚实、寒热等辨证方法，对四诊所收集的病情资料进行综合、分析，辨清疾病的病因、性质、部位和邪正之间的关系，判断、归纳、推理病机，再根据其主证确立相应的治则，遣方用药。《理瀹骈文》充满了辨证论治的思想。其施法之要，首重辨证，证之阴阳、寒热，病位之在表在里、在脏在腑，均慎审细辨，做到“辨证分明”。

吴师机在《理瀹骈文》中提到，施治之法有五，包括“审阴阳”“察四时五行”“求病机”“度病情”“辨病形”。“审阴阳”以知病之表里寒热，邪正虚实；“察四时五行”以知四时所伤、五脏病变而施治；“求病机”以明证之原委，洞察风、寒、暑、湿、燥、火的变化；“度病情”以析五志所伤之为病及五志对疾病的影响；“辨病形”根据外在症状，以确定病之所在何脏何腑。

《理瀹骈文》中，首先明确提出八纲辨证在外治领域的应用。吴师机说：“形症昭著，务细核其六变（即寒热、表里、虚实之变）。”在用药上，“有表里寒热虚实分用之膏”。八纲辨证，是中医辨证论治的总纲，同样在中医外治领域也起到提纲挈领的作用。

（三）指出外治亦必求本

“本”者，即阴阳也。中医理论始终贯穿着阴阳学说，所以在辨证论治时必须结合阴阳的盛衰、消长和转化分析病情，抓住阴阳的变化才能把握本质，做到辨证无误，施治效捷。吴师机指出："外治必如内治者，先求其本。本者何？明阴阳，识脏腑也。"（《理瀹骈文·略言》）吴师机强调，导致疾病的根本原因是气血阴阳的失调，外治和内治一样，是通过药物来调整失衡的气血阴阳，以达到治疗的目的。其外治求本，主要体现在以下几个方面。

一察所因：像内科疾病诊疗那样"求其本"，细察引起疾病的病因，诸如风胜、湿胜、热胜等六淫邪毒，蛇虫、食物、药物等特殊之毒，外来伤害，情志内伤，饮食不洁，房事损伤等。

二望形色："谓高耸、平塌、软坚，与鲜明、昏暗、板活也"，主要指辨别皮损突出或陷入皮肤程度、软硬度、颜色深浅亮暗等。"痈不尽红也、疽不尽白也"，主要指根据颜色红或白辨痈、疽之部位的深浅。"疔不尽硬也"，"疔怕软不怕硬"，主要指根据疔的软硬程度来判断疔的病程与愈后，疔软是气血不充的表现，大部分病程较长或愈后不佳；疔硬则大部分病程较短，愈后较好。

三分表里：谓受之外者，法宜温托，若寒则皮毛之邪引入骨髓；受之内者，法宜寒利，若温，则骨髓之病上彻皮毛，助邪为毒。

四审阴阳："治主当缓"、"治客当急"，指治疗应分清缓急，急则治其标，缓则治其本。还要注意过用寒凉、热燥会引起疾病阴阳性质的转变，"过用寒凉，阳变为阴；过用热燥，阴变为阳。"

五看部位、经络：言"上焦壅塞实候，中焦皆涩滞候，亦乘虚而作，下焦多虚损候"，是指根据部位来判别疾病的虚实，并论述了消、托、补的宜忌之法。

（四）阐明外治法的作用特点

1. 可弥补内治法之不足

外治法，对"不肯服药之人"或"不能服药之证"来说，是一种很好的治疗措施。吴师机指出："倘遇不肯服药之人，不能服药之症，而其情其理，万万不忍坐视者，又将何法以处之。"（《理瀹骈文·略言》）故对"不肯服药之人"或"不能服药之证"，医者倘不知外治，则束手无策，患者亦只得坐以待毙。

2. 可及时避免不良反应

内服药物只能通过胃肠吸收，一旦出现不良反应，就必须停止服药。但是对于已经服用的药物，只能通过服用拮抗药物对抗，以减轻不良反应带来的危害。综观吴师机的外治方法，除以膏药为主，并扩大它的治疗范围外，并有敷、熨、熏、浸、洗、盦、擦、坐、嗃、嚏、缚、刮痧、火罐、推拿、按摩等方法。这些外治法不仅方法多种多样，而且应用灵活。一旦出现了不良反应，可以随时中断治疗，避免药物带来的进一步伤害。

3. 可灵活掌握配伍禁忌

吴师机指出："误人者非必毒药也。所见不真，桂枝下咽，承气入胃，并可以毙。即一味麻黄，一味黄连，一味白术，一味熟地，用不得当，贻害无穷。愚者自是而不知其非，旁观皆窃笑之。明者心知之而不肯自言，未尝不愧且悔也。然焉能吐而出之乎。"（《理瀹骈文·略言》）可以看出，内服药物应用不当，常带来毒副作用，尤其是有毒药物的应用，在临床上更应慎之又慎。但外治之方，无论采用何种剂型，主要是作用于机体的某一部位或病灶处，除了直接的治疗作用外，对全身阴阳、气血、脏腑的影响，较内服之剂要小得多。所以，外治方对于配伍的禁忌没有内治之剂那样严格，显示出较大的灵活性。有时为了觅取更好的疗效或难治之证而无它策可施之时，可灵活掌握配伍禁忌而用药。例如《外科大成》治疗癣病时，芍药与藜芦，或草乌与白芨，或甘草与芫花，每用反药。

4. 可用峻猛毒药以取效

外治法，对于峻猛、剧毒类药物的应用比较灵活，也不像内治之剂那样严格。而有些恶病、疑难杂证，恰恰需要使用峻猛、剧毒之品才能有效。

此外，外治法具有“简、便、廉、验”的特点。所以，临床如果能够佐用外治法，则可以弥补内服药的不足。

（五）总结外治法用药法则

1. 常规用药

根据“热者寒之”“寒者热之”“虚者补之”“实者泻之”的原则，对于阳证则用清凉之品，如黄连、生地、蒲公英；对于阴证则用温经散寒之品，如附子、桂枝等。主要取辨证论治之内服汤丸。吴师机明确提出：“膏方取法，不外于汤丸，凡汤丸之有效者皆可熬膏。不仅香苏、神术、黄连解毒，木香导滞，竹沥化痰，以及理中、建胃、调胃、平胃、六君、六味、养心、归脾、补中益气等，为常用之方也。”这些方剂都是严格按照君臣佐使原则配伍，但是药力相对比较缓和。

2. 特殊用药

虽然内服汤丸均可用于外治，但为了提高疗效，吴师机提出外治用药须用药味厚重者，方能有效；药性平和之品，效能甚微，主张“运用药物组方，就中去平淡无力味，易于他方厚味之品”。

吴师机常用的厚味药有以下几种：生猛竣烈类，如川乌、草乌、生附子、生南星等。这些药物毒性大，药性峻猛，外用时能刺激穴位，有利于鼓舞经气，如川乌外用溃坚祛腐，可用治痈疽肿毒、久生疥癣；辛辣温热类，如生姜、干姜、花椒等。这些药物虽无毒，但对体表有较强刺激作用，可直按刺激穴位，增加皮肤渗透力，用以助它药渗入体内。如花椒可治阴痒带下，湿疹皮肤瘙痒；芳香走窜类，如丁香、白芷、川芎、吴茱萸等，因为对皮肤无刺激作用，且吸收良好，故可用于外治；活血化瘀类，如红花、桃仁、大黄等，其有活血和加速药物渗透以及畅通经气的作用。如大黄外用可治烧烫伤、痈肿、冻疮等。大凡姜、葱、槐、柳、木鳖、蓖麻、石菖蒲、穿山甲、轻粉之类，为许多外治方最常用之药。酒、蒜、桃、芥、椒、艾之属，延胡索、木通、细辛、威灵仙、木香、苏合香及其他行气开窍走窜之品随证加用，如细辛具有散寒祛风、消肿止痛功效。在药性较为平和的外治方中，还要加上引药，“必得通经走络，开窍透骨，拔病外出之品为引”；“假猛药、生药、香药，率领群药，开结行滞，直达其所”（《理瀹骈文·续增略言》）。所以吴师机外治法往往选用厚味之猛药、生药及香药，如巴豆、牵牛、草乌、苍术、威灵仙、乳香、没药、肉桂、半夏、南星、麝香、冰片、花椒、葱姜等。这些药物均比较峻猛，在一定程度上具有直接祛除病因或减轻症状的神奇功效。

（六）指出外治法的途径和部位

吴师机认为，药物外治主要是经过皮肤毛窍和五官九窍吸收而发挥作用的。其云：“人身八万四千毫孔，皆气之所由出入，非仅口鼻之谓。其可见者，热而汗，气之出也。汗而反，气之入也。”（《理瀹骈文·序》）故可通过皮肤毛窍给药。“外治非谓能见脏腑也，然病之所在，各有其位，各有其名，各有其形……就病以治病。皮肤隔而毛窍通，不见脏腑恰直达脏腑也。”（《理瀹骈文·续增略言》）吴师机还指出：“诸阳聚于头，十二经脉三百六十五络，其血气皆上于面，而走空窍”。（《理瀹骈文·续增略言》）因五官九窍通十二经，故也通过五官九窍给药。无论药物是经过皮肤毛窍还是五官九窍吸收，都要通过经络布达于全身以发挥作用。药物本身及附加按摩等手法刺激，又可疏通经络，加强气血运行，调整阴阳，帮助机体恢复健康。

因为外治法是通过经络起作用，故选择部位应该在“经络穴道”上。其中俞穴是脏腑气血在体表的聚集点，较为常用。吴师机曰：“视病所在，上贴心口，中贴脐眼，下贴丹田，或兼贴心俞与心口对，命门与脐眼对，足心与丹田应”。（《理瀹骈文·略言》）“贴穴不过前后身上中下三部，大约心口脐眼为多。”五官九窍通十二经，凡塞法、点法等，用于任何一孔窍，一般皆可通治诸疾，可分别选用。如上部病变多选鼻、眼、耳窍，尤以鼻为主；下部病变多置于肠道、阴道。亦可按下病上取法，上病下取法，如点眼治疗腰痛，坐导治疗喘嗽、鼻衄、吐血等。

三、外治法及其应用

（一）外治法的种类

1. 膏药法

有治上焦风热，及内外热证的清阳膏；治疗中焦郁积的金仙膏；治疗下焦寒湿的散阴膏；还有云台膏、行水膏、养心安神膏、清肺膏、滋阴壮水膏、健脾膏、扶阳益火膏等。凡遇重证，酌用糁末，其效更佳。

2. 浸浴法

即用药液洗浴或浸渍的方法。如用桂枝、细辛、羌活、防风等煎水沐浴，治伤寒阳虚不作汗；以茜草、梧桐叶煎汤浸足治热痢。

3. 外敷法

如以田螺、芒硝、麝香捣烂敷脐治癃闭。用大黄捣碎敷脐治伤食和腹痛；用醋调大黄粉敷脐治吐血，蚯蚓捣烂，加吴茱萸灰，热醋调敷足心，治疗心脾热毒之唇菌等。

4. 涂搽法

即以药粉加赋形剂涂擦局部的方法。如用乳没粉加木瓜酒涂擦颈部，治疗因肾虚风寒所致的颈背痛；或用鸡毛蘸药液扫揉局部，如用猪胆汁调芒硝水溶液扫揉胃部，治热性胃痛。

5. 嚏法

以鹅不食草或皂角、细辛研细末，吹进鼻孔取嚏，能开上窍、升清阳、利下窍，治风热头痛、便秘、癃闭等证。

6. 坐法

将药或炒或研，布包后坐于身下，也可煎汤熏蒸、坐浴。如以艾叶一斤坐身下，微火烘足，治水泻。

7. 填塞法

用药粉填塞患部或耳、鼻、脐。如用半夏粉填脐治吐泻，藿香、陈皮末填脐治鼻塞。

8. 点滴法

用药液点眼、鼻、耳或患部。如用延胡、牙皂、青黛、麝香水磨滴鼻治风。

9. 掺法

将药粉掺于皮肤或创口上。如用朱砂、雄黄、黄柏、薄荷、硼砂、冰片等细末治口舌生疮。

10. 枕睡法

将药物装于袋中作枕头用。如用荆芥塞枕治外感项强，菊花、丹皮、白芷、川芎制枕治眩晕、偏头痛。

11. 佩挂法

将药物研细装于布囊中，佩戴在身上治疗以及兜肚等。如用羌活、细辛、柴胡等研末灌囊，防治四时感冒。

12. 发泡疗法

用蒜、生南星、生半夏等捣敷，令其发泡。如用蒜泥敷足心治咯血。

13. 吸拔法

如拔罐及用蚂蟥吸毒等。

综观吴师机外治方法，除以膏药为主，并扩大它的治疗范围外，还有吸、取嚏、窒、涂、覆、餐、点、塞、擦、扎、握、熏、熨、蒸、填、坐、枕、夹、佩、发泡、抹、贴、敷等。其他，如烘、烧、照、灸、熏、熨、酒醋疗、蜡疗等温热法，是以温热作用于机体的方法；此外还配合应用推拿、刮痧、火罐等疗法。

（二）三焦分治法

因外治法包括的种类繁多，吴师机根据外治之理即内治之理，将诸多的外治法进行归类，确立了三焦分治法。以上、中、下三焦为纲，根据病变部位与病情的不同，分别进行论治。

1. 上焦之病治法

（1）取嚏发散法

吴师机指出："头至胸为上焦，心肺居之。"明确了上焦的具体位置，即头面部及胸部（心肺）的病变均属于上焦之病。"大凡上焦之病，以药研细末，嗃鼻取嚏发散为第一捷法。不独通关、急救用闻药也。"吴师机经过数十年的临床，总结出上焦之病治疗最有效、最简便、最快捷的方法是嚏法。"连嚏数十次，则腠理自松，即解肌也。涕、泪、痰涎并出，胸中闷恶亦宽，即吐法也。盖一嚏实兼汗吐二法，不必服葱豉汤也"（《理瀹骈文·续增略言》）。吴师机指出，嚏法融合汗、吐二法于一体，兼具汗、吐的作用。其云："前贤治伤寒、中风、伤风、时疫、温证（由肺逆传，尤宜取嚏）、喉风、赤眼、牙疼等证，皆有嗃药，亦使病在上者从上出也。"凡外感热病之表证及上部病变，如头痛、耳聋、目疾，及胸膈热痰相扰的胸闷呕吐、呃逆等，主要用嗃嚏法。"其方多以皂角、细辛为主，藜芦、踯躅花为引，随证加药。"药物选择以皂角、细辛为主，藜芦、踯躅花为引，临证灵活加减。

吴师机还列举了许多临证实例，如伤风热，头疼、赤眼、喉肿、牙疼者，用羌活、防风、荆芥、川芎、白芷、薄荷、细辛、蔓荆子、踯躅花、雄黄、硼砂、青黛、黄连各一钱，生石膏、风化硝各二钱，鹅不食草三钱，僵蚕一钱五分，蝉蜕五分，皂角一两研末，含水吹鼻。含水者，但取其气上行，不令药入喉也；毛养生治重伤风，单用鹅不食草一味研嗃，涕泪出即清爽；王好古解利伤寒，用藿香、藜芦、踯躅花研末嗃鼻。此方可代藿香正气散用，亦可合不换金正气散用。如治冬月正伤寒头痛，以麻黄易藿香亦可；时感及湿温等证，用辟温散，苍术五钱，细辛三钱，大黄、贯众、姜厚朴、法半夏、川芎、藿香、羌活、柴胡、前胡、生甘草、防风、白芷、荆芥、独活、枳壳、香附、薄荷、陈皮、神曲、炒石菖蒲、草蔻仁、香薷、广木香、丁香、雄黄、桔梗各一钱，朱砂五分，皂角二两研末嗃鼻。曾有发热、头疼、恶寒、无汗并吐泻者，用此取嚏而汗自出，泻亦止。是发散之中即兼升提，一法两用，较服升药（升麻之类）尤速；大头瘟及时毒焮肿喉痛，用延胡一钱五分，川芎一钱，藜芦五分，踯躅花二分五厘嗃鼻，嚏出脓血痰涎为度；中风吐痰用皂角藜芦明矾嗃鼻，或以人参藜芦并用，一取其相反为用，一取其攻补兼施，适宜虚弱者，又是活变之法。

（2）其他适宜治法

治疗上焦之病，嚏法为第一捷法，但是并不只有嚏法。除嚏法外，上焦之病，尚有涂顶（顶为百会穴，此一穴与腿上足三里穴、背后膏肓穴、脚底涌泉穴，百病皆治）、覆额（额属天庭，主百病，患者黑气出天庭者凶，故急证多用生姜擦天庭）、罨眉心（眉心属肺主咽喉，吕祖有一枝梅试法，小儿多治此）、点眼（眼主五脏，肝病尤宜治此），塞耳（耳属肝、肺、肾，又鼻耳相通，故鼻衄、齿衄、牙痛及疟疾者每治耳）、擦项（项为太阳经风门、天柱所属，风常从此入脑。截衄有涂项方）及肩，又有扎指（中指属心。鼻衄，分男左女右扎此。产妇鼻衄，非此不救。疟疾亦有扎指法。少商穴，治喉证用三棱针刺之即散）、握掌（掌亦属心，心主汗，故握药能发汗。治积聚及老人虚寒便秘，握药又能下积。中风，用蓖麻仁半粒，捣烂涂掌上，摊掌于纸簿，掌上置碗，以热水冲入碗中，静坐片时亦汗）、敷手腕（大指二指手背微窝处为经渠穴，治牙痛久而不愈，用蒜泥敷之，过夜起一小泡，挑破愈，并治喉肿）、涂臂（黄疸有涂臂大肉方。疟疾取内关穴、曲泽穴。又，曲池穴为手三阴所汇之处，乃治手经要穴也）之法等。

2. 中焦之病治法

吴师机指出："胸至脐为中焦，脾胃居之。"明确了中焦的具体位置，即胸部至脐部（脾胃）的病变均属于中焦之病。"中焦之病，以药切粗末炒香（炒香则气易透，且鼻亦可兼嗅），布包缚脐上为第一捷法。"吴师机经过数十年的临床实践，总结出治疗中焦病最有效、最简便、最快捷的方法是缚熨法。痞积、吐泻、腹痛、黄疸等皆可以按照中焦之病来论治。常用药物有葱、姜、麦麸、食盐、酒、醋等，炒热装入布袋缚熨。

具体应用如：治疗风寒，用葱、姜、豉、盐炒热，布包掩脐上；治疗霍乱，用炒盐，布包置脐上，以碗覆之，腹痛即止；叶桂治疗痢疾，用平胃散炒热缚脐上，冷则易之；治疗疟疾，用常山饮炒热敷脐上，其发必轻，再发再捆，数次必愈是也。此法无论何病，无论何方皆可照用。再如治疗黄疸，用百部根放脐上，酒和糯米饭盖之，以口中有酒气为度；又有用干姜、白芥子敷脐者，以口中辣去之，则知由脐而入无异于入口中，且药可逐日变换；另外治疗伤寒食积，寒热不调者，用一寒一热之药为饼置脐上，以熨斗盛炭火熨；治疗阴证，用炮姜、附子、肉桂、麝香、吴萸末，绵裹放脐内，上盖生姜片，以葱切成碗粗一大束，扎好放姜上，熨斗熨，或烙铁烙，葱烂再换，此是加一倍法，皆逼药气入肚。治疗风痛，敷药后以桑枝燃火逼之；治疗乳痈，捣葱铺乳上，以瓦罐盛炭火逼之，汗出而愈，畏炭火者用瓦罐盛热汤，或糠火熨或手摩，皆可治。

缚熨法为第一捷法，但是并不只有缚熨法。中焦之病，至背后脾俞、胃俞有须兼治者，又有熏脐、蒸脐、填脐（太乙熏脐法、附子填脐法）等方法，及布包轮熨等法（脾实，用枳壳、陈皮炒熨。脾虚，用糯米炒熨，能助脾运；阴寒证用吴萸、蛇床子炒熨之类）。

总之，炒、熨、煎、抹与缚之法，调理脾胃，可以疏中焦之沤，通天地气，而蒸腾营气以化精微。

3. 下焦之病治法

（1）坐导法

吴师机指出："脐至足为下焦，肝肾大小肠居之。"明确了下焦的具体位置，即脐部以下（包括肝、肾、大肠、小肠、膀胱及双腿）的病变均属于下焦之病。下焦之病采用坐导法，即"下焦之病，以药或研或炒，或随证而制，布包坐于身下为第一捷法。"

吴师机认为，水肿、泄泻、脱肛、疝气、子宫脱垂、阴痒、便秘等，皆可以按照下焦之病来论治，而下焦之病无不可用坐法。凡有病宜从二便治者均可用此法。如治疗水肿、小便不通，捣一斤葱坐身下，水从小便出；治疗水泻不止，用艾一斤坐身下（并可缚脚心至膝盖），微火烘脚，则泻自止。另外治疗疝病，用灶心土或净砂，炒，加川椒、小茴末拌匀，隔裤坐，并用布袋盛药夹囊下又是一法；治疗妇人痨证亦可用坐法，痨多属肝肾之损，故治在下部，可烧热砖淋药水，布包垫毡片坐法。下焦治法尤其适宜于内服药不能到达、避免伤败胃气、治下而不犯上中二焦及上病宜釜底抽薪等病，如治鼓肿及秘结，有煎药水倾桶中坐熏者，即用峻药（如硝、黄、遂、丑、轻粉之类）亦不至大伤元气；治疗久痢人虚或血崩脱肛者，不敢用升药，用补中益气煎汤坐熏，产妇阴脱用四物煎汤加龙骨入麻油熏洗。或泻或补任用。

（2）其他适宜治法

下焦之病的治疗方法，还有摩腰法（腰为肾府。《简便方》用黄蜡、麻油为丸，如胡桃大，摩腰，俟腰热扎之，并可摩腹中诸病）、暖腰法、兜肚法等。此外，还有选择命门、脐下、膝盖、腿弯、腿肚、脚跟、脚趾、足心等部位的方法。如：火衰者往往选择命门。脐下三寸为下丹田，即关元穴；脐下二寸为气海，一寸为阴交，皆为肝肾要穴。腿弯即委中穴，膝盖腿弯，皆足三阴所汇，故阴证及三阴疟皆敷膝盖，如治伤寒有熏腿弯法，治疗喉证有刺委中穴法，治痧者亦有之；治鱼、禽、兽骨卡喉者，用灰面四两，冷水调敷膝盖一时之久，其骨不知消归何处。腿肚主要是三里穴，三里穴在膝盖下三寸外旁，属阳明胃经，亦是下部要穴。脚跟与肺肾俱相通，治肺肾宜知此位置。脚趾与手指同，灸穴甚多，亦有掐法、扎法等。足心即涌泉穴，凡治下部肝肾之病，皆宜贴足心。引热下行，如衄血、吐血、水泻、噤口痢、赤眼、牙痛、耳痛、喉风、口疳等证，假阳证，皆宜用附子、吴萸、川乌等药敷足心，或微火烘之，亦有贴大蒜片者。又有囊盛川椒踏者，浸热汤者，亦有加牛膝、蚓泥为导者。治孕妇热证、保胎，用凉药敷脐下，并用井泥涂足心。治阳虚者，古有涌泉膏。缩阳有擦足心法。

4. 活用“三焦分治”法

“三焦分治”法并不是一成不变的，在诊疗过程中，应当根据实际情况灵活应用。吴师机指出“上焦之证下治，下焦之证上治，中焦之证上下分治，或治中而上下相应，或三焦并治”。如治鼻衄者，清肺热并清胃热与肾热，即是三焦并治的方法。不仅可代替内服，还可助膏药所不及。在“辨证分明”的前提下，随证加减，疗效确切的古方（此应当指内服方）都可以用为外治。

（三）膏药的应用

1. 三焦通治

吴师机临床诊治专以膏药为主，因其较汤药方便。具体运用，首分三焦。

上焦风热，及内外热证并用清阳膏。外感风热，初起头痛者，以一膏贴太阳及风门，风即散，无传经之变。内热者，兼贴膻中。夹食，并贴金仙膏。如邪热入里，用清阳法，加硝石散糁膏贴；欲下者，贴膏后用硝黄散，以鸡子清调，敷胸腹，虽结胸亦能推下，屡试皆验。

中焦郁积，用金仙膏为多，气痛、腹痛贴脐立效。疟疾，先用此膏贴胸口，化其痰、食、暑、湿，即轻。数发后可以截住者，用散阴膏加药末（肉桂、丁香、吴茱萸、威灵仙、白胡椒、白芥子、草果），贴项第三、四两骨中间；先用生姜擦后再贴，并贴一膏于脐上（不必加药），再以生姜两块捣敷膝盖。轻者即愈，重者两张亦愈。三阴疟，虽数年者亦效。又如痢疾，无论老少，皆用金仙膏，一贴胸口，一贴脐上。轻证半日腹响泄气，小便通利，胸中廓然即愈；重证逐渐减轻，不过数日亦愈。吴师机云：“此证夏秋最多，余治愈不止万人，特为拈出。”

下焦寒湿，用散阴膏为多。若上热下寒者，贴足心；脾虚泄泻者，贴脐。风寒湿痹，筋骨疼痛，及跌打闪挫，一贴即愈。

吴师机自制膏方共数十种。其中以清阳膏、散阴膏、金仙膏、云台膏、行水膏用之最广、最验。吴师机自述每年施膏一二十万张，其中五膏十居八九。云台膏即夔膏，通治外科痈疮诸证，而清阳、散阴、金仙三方，则为内病外治之膏。

（1）清阳膏

清阳膏统治四时感冒、风温、温证、热病、温疫、温毒、热毒，一切脏腑火证。由薄荷五两，荆穗四两，羌活、防风、连翘、牛蒡子、天花粉、元参、黄芩、黑山栀、大黄、朴硝各三两，生地、天冬、麦冬、知母、桑白皮、地骨皮、黄柏、川郁金、甘遂各二两，丹参、苦参、大贝母、黄连、川芎、白芷、天麻、独活、前胡、柴胡、丹皮、赤芍、当归、秦艽、紫苏、香附子、蔓荆子、干葛、升麻、藁本、细辛、桔梗、枳壳、橘红、半夏、胆南星、大青、山豆根、山慈菇、杏仁、桃仁、龙胆草、蒲黄、紫草、古葶苈、忍冬藤、红芽大戟、芫花、白丑头、生甘草、木通、五倍子、猪苓、泽泻、车前子、瓜蒌仁、皂角、石决明、木鳖仁、蓖麻仁、白芍、生山甲、白僵蚕、蝉蜕、全蝎、犀角片各一两，羚羊角、发团各二两，西红花、白术、官桂、蛇蜕、川乌、白附子各五钱，飞滑石四两。又：生姜（连皮）、葱白（连须）、韭白、大蒜头各四两，槐枝（连花角）、柳枝、桑枝（皆连叶）、白菊花（连根叶）、白凤仙草（茎花子叶全用一株）各三斤，苍耳草（全）、益母草（全）、马齿苋（全）、诸葛菜（全）、紫花地丁（全即小蓟）、芭蕉叶（无蕉用冬桑叶）、竹叶、桃枝（连叶）、芙蓉叶各八两，侧柏叶、九节菖蒲各二两。以上皆取鲜者，夏秋合方全，内中益母草、地丁、蓉叶、凤仙草等组成。此方本双解散、败毒散诸方组成，主治上焦风热及内外热证。外感风热，初起头痛者，用清阳膏贴太阳及风门；连脑疼者，并贴脑后第二椎下两旁风门穴；鼻塞贴鼻梁；咳嗽及内热者，贴天突穴、膻中穴，或兼贴肺俞。夹食者，加贴金仙膏；若邪热入里，欲用清法者，加硝石散糁在膏内贴；若是须下，贴膏后再用硝黄散（即承气诸方加减），以鸡蛋清调敷胸腹，虽结胸亦能推之使下，吴师机用上方治疗，屡试屡验。

（2）散阴膏

散阴膏统治伤寒阴证、寒中三阴、阴毒等证。由生附子五两，白附子四两，生南星、生半夏、生川乌、生草乌、生麻黄（去节）、生大黄、羌活、苍术各三两，川芎、当归、姜黄、细辛、防风、甘遂、延胡、灵仙、乌药各二两，独活、灵脂、黑丑头、荆穗、三棱、莪术、藁本、赤芍、白芍、紫苏、香附、白芷、青皮、陈皮、天麻、秦艽、枳实、厚朴、槟榔、远志肉、益智仁、杜仲、牛膝、川续断、紫荆皮、桂皮、五加皮、宣木瓜、吴茱萸、蛇床子、补骨脂、大茴、巴戟天、胡芦巴、巴豆仁、杏仁、桃仁、苏木、红花、草果、良姜、皂角、骨碎补、自然铜、刘寄奴、马鞭草、红芽大戟、商陆、芫花、防己、甘草、木鳖仁、蓖麻仁、生山甲、蜂房、全蝎、蛇蜕、荜拨、甘松、山柰、黄连、黄柏各一两，发团二两。炒蚕砂二两四钱、干地龙十条。又：生姜、葱白各二斤，韭白、大蒜头、桑枝、苍耳草（全）各一斤，凤仙草（全株）约二三斤，槐枝、柳枝、桃枝各八两，干姜、艾、侧柏叶各四两，炮姜、菖蒲、胡椒、川椒、白芥子各二两组成。此方本五积、三痹诸方推广之，主治下焦寒湿。若上热下寒，贴足心；脾虚泄泻贴脐；风寒湿痹、筋骨疼痛及跌打闪挫，一贴即愈。

（3）金仙膏

金仙膏，一名开郁消积膏。通治风、寒、暑、湿、气、血、痰、食六郁五积诸证。由苍术五两，上白术四两，羌活、川乌、姜黄、生半夏（姜制）、乌药、川芎、青皮、生大黄各三两，生香附、炒香附、生灵脂、炒灵脂、生延胡、炒延胡、枳实、黄连、姜制厚朴、当归、灵仙、黑丑头（半生半炒）、巴仁各二两，枯黄芩、黄柏、生蒲黄、黑山栀、川郁金、莪术、三棱、槟榔、陈皮、山楂、麦芽、神曲、南星、白丑头、苦葶苈、苏梗、藿梗、南薄荷、草乌、独活、柴胡、前胡、细辛、白芷、荆芥穗、防风、连翘、干葛、苦桔梗、知母、大贝母、甘遂、大戟、芫花、瓜蒌仁、防己、腹皮、天花粉、赤芍、白芍、枳壳、茵陈、川楝子、木通、泽泻、车前子、猪苓、宣木瓜、皂角、苦杏仁、桃仁、苏子、益智仁、良姜、草果、吴萸、红花、木鳖仁、蓖麻仁、僵蚕、全蝎、蜈蚣、蝉蜕、生山甲、生甘草各一两，发团二两，飞滑石四两。又：生姜、葱白、韭白、薤白、蒜头、红凤仙、白凤仙（全）、槐枝、柳枝、桑枝各一斤，榆枝、桃枝各八两，均连叶，石菖蒲、莱菔子、干姜各二两，陈佛手干、小茴、艾各一两。共用油四十斤，分熬丹收，再入净松香、生石膏各四两，陈壁土、明矾各二两，雄黄、轻粉、砂仁、白芥子、川椒、广木香、檀香、官桂、制乳香、制没药各一两，牛胶四两（酒蒸化），或加苏合油，临用加沉、麝组成。此方本六郁、利气诸方而成，主治中焦郁积，能和气血，疗脾胃诸病，气痛、腹痛用之立效，并治疟痢。疟疾，先用此膏贴胸口，化其痰、食、暑、湿，即轻。又如痢疾，无论老少，皆用金仙膏，一贴胸口，一贴脐上。轻证半日腹响泄气，小便通利，胸中豁然即愈；重证逐渐减轻，不过数日亦愈。吴师机云："此二证夏秋最多，余治愈不止万人，特为拈出"。

（4）云台膏

云台膏通治外科诸证、包括一切无名肿毒疔毒。由生大黄五两，木鳖仁三两，元参、生地、忍冬藤、生甘草节、南薄荷、土贝母、朴硝各二两，生黄芪、当归各一两六钱，茅苍术、羌活、独活、防风、连翘、香附、乌药、陈皮、青皮、天花粉、川芎、白芷、山栀、赤芍、苦杏仁、桃仁、生草乌、生川乌、生南星、生半夏、生黄柏、黄连、细辛、五倍子、僵蚕、生山甲、蜈蚣、全蝎、露蜂房、黄芩、蝉蜕、蛇蜕、干地龙、蟾皮、生牡蛎、皂角、红花、蓖麻仁各一两，发团二两四钱，蜘蛛七个。又：生姜、葱白、大蒜头各四两，槐枝、柳枝、桑枝各八两，苍耳草、凤仙草、野紫苏、紫地丁、益母草、石菖蒲二两，川椒一两。两共用油三十斤，分熬丹收。再入铅粉（炒）一斤，净松香八两，金陀僧、陈石灰、黄蜡各四两，漂铜绿、枯矾、生矾、银朱、扫盆粉、明雄、制乳香、制没药、官桂、丁香、樟脑、苏合油各一两。

（5）行水膏

行水膏统治暑湿之邪与水停不散诸证。苍术五两，生半夏、黄芩、防己、黄柏、苦葶苈、甘遂、红芽大戟、芫花、木通各三两，生白术、龙胆草、羌活、大黄、黑丑头、芒硝、黑山栀、桑白皮、泽泻各二两，川芎、当归、赤芍、黄连、川郁金、苦参、知母、商陆、枳实、连翘、槟榔、郁李仁、大腹皮、防风、细辛、杏仁、胆南星、茵陈、白丑头、花粉、苏子、独活、青皮、广陈皮、藁本、瓜蒌仁、柴胡、地骨皮、白鲜皮、丹皮、灵仙、旋覆花、生蒲黄、猪苓、牛蒡子、马兜铃、白芷、升麻、川楝子、地肤子、车前子、杜牛膝、香附、莱菔子、土茯苓、川萆薢、生甘草、海藻、昆布、瞿麦、萹蓄、木鳖仁、蓖麻仁、干地龙、土狗、山甲各一两，发团二两，浮萍三两，延胡、厚朴、附子、乌药各五钱，龟板三两，飞滑石四两。又：生姜、韭白、葱白、榆白、桃枝各四两，大蒜头、杨柳枝、槐枝、桑枝各八两，苍耳草、益母草、诸葛菜、车前草、马齿苋、黄花地丁（鲜者）各一斤，凤仙草全株，干者用二两，九节菖蒲、花椒、白芥子各一两，皂角、赤小豆各二两。两共用油三十斤，分熬丹收。再入铅粉（炒）一斤，松香八两，金陀僧、生石膏各四两，陈壁土、明矾、轻粉各二两，官桂、木香各一两，牛胶四两（酒蒸化，如清阳膏下法）。如外证拔毒收水，可加黄蜡和用。又龙骨、牡蛎皆收水，亦可酌用。

此外，吴师机尚有养心安神膏、清肺膏、滋阴壮水膏、健脾膏、扶阳益火膏等，凡遇重证，酌用糁末，其效更佳。

从以上可见，吴师机运用膏药，也是分三焦论治。膏药不仅可治疗慢性病，而且也能治疗某些急性病。至于膏药贴法，不专主一穴，如治太阳经外感，初起以贴两太阳、风池、风门、膻中穴；更用药敷天庭，熏头面腿弯，擦前胸后背，两手心、足心，以分杀其势。其余诸经，可仿此推广。若脏腑病，则视病所在，上贴心口，中贴脐眼，下贴丹田。或兼贴心俞与心口对，命门与脐眼对，足心与丹田应。如属重证，酌用糁末，专治尤应。如属外科病，除用云台膏贴患处外，随证选用一膏贴心口以护其心，或用开胃膏开胃进食，以助其力。

2. 膏方用药特点

膏药的作用，与汤药殊途同归，但膏药之用药，亦有不得不与汤方异者，"汤主专治，分六经，用药一病一方，日可一易，故其数少而精；膏主通治，统六经，用药百病一方，月才一合，故其数广而多”（《理瀹骈文·续增略言》）。同时膏中之药，必得通经走络，开窍透骨，拔病外出之品为引，如姜、葱、韭、蒜、白芥子、花椒，以及槐、柳、桑、桃、蓖麻子、凤仙草、轻粉、山甲之类，均不可少，不独冰片、麝香。膏药必得气味俱厚，方能得力。虽苍术、半夏之燥，入油则润；甘遂、牵牛、巴豆、草乌、南星、木鳖之毒，入油则化，并无妨碍。又炒用、蒸用、皆不如生用；勉强凑用，不如换用。总要假猛药、生药、香药，率领群药，开结行滞，直达其所，俾令攻决滋助，无不如志，一归于气血流通，而病自已。

（1）猛药

是指药性峻厉或有毒之品，这些药物在内服方中是应禁用或慎用的，在外治方中却是不可缺少的要药。如乌、附、斑蝥、砒、硇、硫黄、芫花、大戟、轻粉之类。

（2）生药

不经炮制，气味俱厚之品，在内服汤丸中必须经过炮制方能入药，在膏药则宜生用，如生半夏、生南星等。“虽苍术，半夏之燥，入油则润；甘遂、牵牛、巴豆、草乌、南星、木鳖之毒，入油则化”（《理瀹骈文·略言》）。诸如此类的有毒之品，“炒用、蒸用，皆不如生用”。

（3）香药

是指芳香辛透之品。吴师机常用的香药如苏合香、冰片、麝香、乳香、没药、十香丸之类。吴师机还指出膏中用药必须有通经走络、开骨透窍、拔病外出之品为引，如姜、葱、韭、白芥子、花椒以及槐、柳、桑、蓖麻子、凤仙草、穿山甲之类，均不可少。

即使用补药，必用血肉之物，则与人有益。如牛肉汤、猪肾丸、乌骨鸡丸，鳖甲煎、鲫鱼膏之类，可以仿加。但须注意，外治者，气血流通即是补，不必从药补为补。这是吴师机积数十年之苦心，领会前人精义，取得来之不易的成果，尤得力于张从正。

3. 膏药的功用

膏药的功用，吴师机认为：“一是拔，一是截。凡病所结聚之处，拔之则病自出，无深入内陷之患；病所经由之处，截之则邪自断，无妄行传变之虞。”

4. 膏药应用经验

（1）一般情况下，膏药热者易效，凉者次之。盖热性急而凉性缓；攻者易效，补者次之，以攻力猛而补力宽缓。然而大热之证，给以凉药，其气即爽；极虚之证，受之以补，其神即安，这里关键在于药贵对证。

（2）多遵循“热者寒之”“寒者热之”“实者泻之”“虚者补之”的原则。但是热证可以用热药，病邪得热则行，以热引热；同时热药又能引邪外出之故，这就是所谓“从治”方法。虚证可以用攻药——当先祛邪，不可以助邪遗患；同时亦具有同气相感之意，虚体亦能胜任。但这些都是临床之变证，应斟酌应用。

（3）膏方可以寒热并用，消补兼施。古法在汤药治病时，往往有寒热并用者，有消补兼行者，膏药亦如此。《外科精要》有贴温膏、敷凉药法，足为用膏药秘诀。推之外治，亦可贴补膏，敷消药，此即扶正逐邪之义。若治一身两种病，则寒热消补虽同用，而上不犯下，下不犯上，中不犯上下，更无顾忌。

（4）至于膏药贴法，不专主一穴，如治太阳经外感，初起以贴两太阳、风池、风门、膻中穴；更用药敷天庭，熏头面腿弯，擦前胸后背，两手心足心，分杀其势，即从刺法推出。若脏腑病，则视病所在，上贴心口，中贴脐眼，下贴丹田；或兼贴心俞与心口对，命门与脐眼对，足心与丹田应，如属重证，酌用糁末，专治尤应。如属外科病，除用云台膏贴患处外，随证选用一膏贴心口以护其心；或用开胃膏使进饮食，以助其力，可以代内托法治外证，亦不必再另服药。

（5）膏与药不可混淆，膏与药分为二，临证需灵活掌握。有的但用膏而不用药，有的竟用药而不必膏，有的膏与药兼用。有的膏自膏，药自药，以相反相济为用，有的膏即药，药即膏，以相佐相益为用。古人以熬者为膏，撮者为药，膏与药合之而两全。今人混言膏药，膏与药离之而各妙。膏者，纲也；药者，目也。膏以帅药，药以助膏。膏判上中下三焦、五脏六腑，表里寒热虚实，以提其纲。药随膏而缕析，以为之目。膏有上焦心肺之膏，有中焦脾胃之膏，有下焦肝肾之膏；有专主一脏之膏，脏有清有温；有专主一腑之膏，腑有通有涩；又有通治三焦、通治五脏、通治六腑之膏；又有表里寒热虚实分用之膏、互用之膏、兼用之膏。药则或糁膏内，或敷膏外，或先膏而用洗擦，或后膏而用熏熨。膏以帅药，药以助膏。充分体现了中医辨证论治及治病求本的理论。

5. 膏药熬制的经验

膏药古时叫作薄贴，多以植物油、铅丹为基质，经过熬制糁以其他药物而成，即熬者为膏，撮者谓药，膏为基质，固定不变，药则随治疗用途而灵活运用。根据基质的不同，膏药有黑膏、白膏、油膏、胶膏、松香膏、绿松膏、银黝膏、玉红膏之别，《理瀹骈文》所用膏药多为黑膏药。

关于膏药的熬制，吴师机有着丰富的经验，对其制作过程阐述颇详。“每干药一斤，约用油三斤或二斤半；鲜药一斤，约用油斤半或一斤。先浸后熬，熬枯后去渣，将油再熬至滴水成珠，秤之，视前油约七折上下。每净油一斤，下炒黄丹六两收。盖膏蒸一回老一回，嫩则尚可加丹，老则枯而无力，且不能粘也。”制膏关键在于防止膏的“嫩”及“老”。嫩则膏药太软，而粘性过强；老则膏药粘性小，易于脱落。适当的稠度是油熬炼至滴一点于冷水中时，油滴不在水面扩散。并述“膏成后，将锅取起，俟稍温以皮胶一二两，醋酒炖化，乘热和入，则膏粘……须搅千余遍令匀，愈多愈好，浸水中出火毒。”这些经验值得参考。

【临证经验】

一、脐疗经验

（一）脐疗原理

《理瀹骈文》中所载外治疗法，虽分上、中、下三焦，然以中焦应用最为广泛，中焦又以脐疗应用最多。脐通五脏六腑、十二经脉和奇经八脉，是人体阴阳气化之总枢，也是调整人体功能的最佳作用点。

脐（神阙）与经脉关系非常密切。尤其是与奇经八脉的任脉、督脉、冲脉和带脉直接关联。任脉是神阙所在之经，督脉贯脐中央，冲脉挟脐上行，带脉过脐。神阙穴隶属任脉，任脉与冲脉相交会，与督脉相表里。任脉、督脉、冲脉“一源三歧”，三脉经气相通。同时，任脉与督脉周循全身，分别总督阳脉与阴脉，在防治疾病中具有十分重要的作用。

任脉为“阴脉之海”，能“总督诸阴”，对全身阴经有总揽的作用，其脉气与手足各阴经相交会。因任脉联系所有阴经，故脐可通过任脉与全身的阴脉相连通。督脉为“阳脉之海”，能“总督诸阳”，它的脉气多与手足三阳经相交会。督脉又与阳维脉交会于风府、哑门。故脐又可通过督脉与诸阳经相联系。冲脉上至头，下至足，贯穿全身，为“十二经之海”、“五脏六腑之海”，能调节十二经气血，其脉气在头部灌注诸阳，在下肢参入三阴。故脐可通过冲脉与十二经脉相通。带脉横行腰腹之间，能“约束诸经”，足部阴阳经脉都受带脉约束。又由于带脉出自督脉，行于腰腹，腰腹部是冲、任、督三脉气所发之处。故脐可通过带脉与足三阴经、足三阳经以及冲督相联系。

脐与脏腑密切相关。脐与脏腑的联系主要通过经脉，而表里脏腑经脉之间的络属关系，又使得脐既与五脏相通，又与六腑相通。

脐与心脏、小肠相通，与肝、胆相关，与脾、胃相关联，与肺、大肠直接相连，肾和膀胱可通过带脉通脐，脐与三焦相通。

经络是人体组织结构的重要组成部分，外与皮肤腠理、四肢百骸相连，内与五脏六腑相接，以联系全身各部。选用相应的药物作用于脐部，既有穴位刺激作用，又通过经络传导，充分发挥药物功效，使机体失调的状态趋于平衡，达到消除疾病的目的。神阙穴是保健常用穴位，具有健脾益胃、温补下元、益气固脱的作用。如对虚脱患者在神阙穴艾灸，常使患者回阳复苏。中医治病用药无论是内服还是外用，都是通过药物的作用调整人体阴阳平衡，促进身心健康。脐疗属于外治之法，虽然给药途径和方法与内治法不同，但其治疗疾病的原理是一致的。

（二）脐疗部位

吴师机对“脐”重视有加，以“脐”作为中心，除外“脐”或“脐眼”，其他还有“脐上”“脐下”“对脐”（即命门穴）“胸脐”“腹”“心脐”“脐旁”（天枢穴）等部位也应用较多。可以看出吴师机之脐疗选择的部位是以脐为中心，包括整个脐周都是常用的施药部位，足见脐部治疗在吴师机外治系统中的重要性。

（三）脐疗方法

《理瀹骈文》的脐疗方法，包括以膏药贴脐（膏可单用亦常与药掺用。药则或糁膏内，或敷膏外，或先膏而用洗擦，或后膏而用熏熨，膏以帅药，药以助膏）、敷脐、熨脐、填脐、熏脐、抹脐、罨脐、涂脐诸法。既可以单用一法，亦有混合诸法应用者。如阴虚火炎喘者，宜用清肺膏贴心口、背心，滋阴膏贴脐下；虚寒喘者，宜用温肺膏贴心口、背心，健脾膏贴当脐，扶阳膏贴脐下；热秘，先用大黄、芒硝、皂角煎抹脐腹，再用膏糁硝石末贴脐，参用文中通大便方；阳水先肿上体，身热便闭，膏贴心口、脐上，参用行水膏贴脐两旁，加五皮饮及八正散、疏凿饮子、三花神祐丸之类，或煎抹或炒熨并缚脐。阴水先肿下体，身冷便利，膏贴心口、脐上，参用散阴膏贴后对脐处，再加木香顺气汤及肾气丸、实脾散、复元丹药料，或煎抹或炒熨并缚脐。其中，吴师机在治疗转筋欲死时“盐填脐中大炷艾炙之”，实开后世隔药灸脐法之先河。

（四）脐疗作用

《理瀹骈文》中所记载的脐疗方法，主要有以下治疗作用。

1. 温通阳气，回阳救逆

脐疗采用温热药物，能使阳气温通或脱阳得固，从而达到回阳救逆的目的。可用于阳虚、脱阳、寒厥之证。

2. 健脾和胃，升清降浊

脐为中下焦之枢纽，脐疗可增强脾胃机能，使清阳得升，浊阴下降，以健脾止泻，和胃降逆。可用于治疗胃痛、痞满、反胃、呕吐、泄泻、痢疾、呃逆等。

3. 通调三焦，利水消肿

三焦主决渎，脐疗能激发三焦的气化功能，使气机畅通，经络疏通，小便自利，达到消肿目的。可用于治疗小便不利、腹水、水肿、黄疸等。

4. 调理冲任，温补下元

冲为血海，任主胞胎，冲任督带与生殖及妇人的经、带、胎、产息息相关，故药物温脐可调理冲任，固经安胎。可用于治疗阳痿、遗精、早泄及妇女月经不调、痛经、崩漏、带下、滑胎、不孕等。

5. 通经活络，行气止痛

脐通百脉，选用温热性药物贴脐治疗后，借用药物的温通作用，可激发经络之气，能达到通经活络，理气和血，“通则不痛”的目的。可用于治疗痹证、手足麻木及诸酸痛等。

6. 敛汗固表，涩精止带

脐疗能收敛人体的精、气、神、津液，调整脏腑阴阳平衡，使气血调畅，营卫通利，发挥敛汗固表，涩精止带的作用。临床常用于治疗自汗、盗汗、梦遗、滑精、久泄、带下、惊悸、失眠等。

7. 强壮祛病，养生延年

脐为先天之命蒂，后天之气舍，先后天本源于此，是强壮保健的要穴。脐疗具有补脾肾，益精气之功，用于治疗虚劳诸疾，并可养生、防病以延年益寿。

综上所述，《理瀹骈文》重视脐疗，不仅治法最多、应用最广，就连脐周部位都举足轻重，脐可统治全身疾病。吴师机有关脐疗的理论阐发与实践总结，为后世发展为一种独特疗法——脐疗，奠定了坚实的基础。

二、疮痈疖肿等病外治法

（一）治疗法则

吴师机提出“外治之理，即内治之理”。并多次在《理瀹骈文》中强调这一机理，如“内外治殊途同归之旨，乃道之大原也”。疮痈疖肿等病的外治与内治一样，均是以中医基本理论为指导的，所以在病因、病机、辨证等医理方面是相同的。疮痈疖肿等病外治法的运用，也必须遵循中医临床诊疗的根本原则——辨证论治，需“审阴阳”“察四时五行”“求病机”“度病情”“辨病形”；强调“治病必求于本”，通过药物来调整失衡的气血阴阳，以达到治疗目的；针对疮痈疖肿等病的辨证，吴师机强调必须“一察所因”“二望形色”“三分表里”“四审阴阳”“五看部位、经络”。

（二）主要药物

吴师机提出，外治用药须用药味厚重者方能有效，主张“运用药物组方，就中去平淡无力味，易于他方厚味之品”。吴师机常用的厚味药，包括川乌、草乌、生附子、生南星等生猛峻烈类药物。这些药物毒性大，药性峻猛，外用时能刺激穴位，有利于激励经气。生姜、干姜、花椒等辛辣温热类药物无毒，对体表有较强刺激作用，可直按刺激穴位，增加皮肤渗透力，用以助它药渗入体内；丁香、白芷、川芎、吴茱萸等芳香走窜类药物，大多易快速发挥作用；还有红花、桃仁、大黄等活血化瘀类药物，具有加速药物渗透转运以及畅通经气的作用。大凡姜、葱、槐、柳、木鳖、蓖麻、石菖蒲、穿山甲、轻粉之类，是许多外治之方最常用的药物。酒、蒜、桃、芥、椒、艾之属，延胡索、木通、细辛、威灵仙、木香、苏合油及其他行气开窍走窜之品，则随证加用。在药性较为平和的外治方中，还要加上引药，“假猛药、生药、香药，率领群药，开结行滞，直达其所”。

较为常用的外治药物，如下。

川乌辛、苦、热，大毒，可祛风除湿，温经散寒止痛，外用溃坚祛腐，可用治痈疽肿毒、久生疥癣；草乌辛、苦、热、大毒，可搜风除湿，温经散寒止痛，用治跌打损伤，瘀血肿痛，阴疽肿毒；生附子辛、甘、热，有毒，可回阳救逆，补火助阳，散寒除湿，通络止痛，用治寒湿脚气，阴疽疮漏；天南星苦、辛、温，有毒，可燥湿化痰，祛风止痉，散结消肿，应用于痈疽疮疥，痰核肿痛，毒蛇咬伤。

生姜辛、温，可散寒解表，降逆止呕，化痰下气，解毒；干姜辛、热，可温中散寒，温肺化痰，回阳通脉，温经止血；花椒辛、热，有小毒，可温中止痛，燥湿杀虫止痒，可治阴痒带下，湿疹皮肤瘙痒等；丁香辛，温，可温中暖肾，香身除臭，固齿润发；白芷辛，温，无毒，可祛风燥湿，消肿止痛，通窍排脓，用于头面皮肤风痹燥痒等；川芎辛，温，无毒，具有活血行气，祛风止痛，香口除臭的功效，为治头面风要药；吴茱萸辛，苦，热，能散寒止痛，疏肝下气，温中燥湿，可治寒湿脚气肿痛。

当归甘，辛，性温，具有补血活血，润泽肌肤，乌须生发，坚固牙齿功效，治疗肌肤皲裂，须发花白，风屑垢腻，黄褐斑等；红花辛、温，具有活血通经，祛瘀止痛之功效；桃仁苦，平，具有活血祛瘀，消斑悦颜功效，常用于治疗面部黑斑，黄褐斑，寿斑，雀斑，皮肤干燥粗糙，粉刺，扁平疣等；大黄苦、寒，具有泻下攻积，清热泻火，止血，解毒，活血祛瘀之功效。

细辛味辛，性温，有小毒，具有散寒祛风，消肿止痛功效；木香辛，苦，寒。具有平肝止痛，解毒消肿功效，用于痈肿疥疮等证。

疮痈疖肿等病发于体表，有形可见，易于觉察，很大一部分使用外治法即可痊愈，而且外治法作用迅速，简、便、廉、验，易学易用，使用安全，毒副作用少，患者易于接受。对很多疮痈疖肿等病，中药外治法与内服法有异曲同工之妙，若能内外兼治，则更能提高疮痈疖肿等病的疗效。吴师机对疮痈疖肿等病的外治法，从理法方药方面进行了总结，为后世研究奠定了坚实的基础。

三、穴位贴敷疗法

（一）穴位贴敷的原理

关于穴位贴敷的理论基础，《理瀹骈文》开篇就指出“外治之理，即内治之理”，无论外治内治，都需“先求其本”。五气生五味，五味应五脏，此乃相应相感之理。药物有寒、热、温、凉四气，酸、苦、甘、辛、咸五味。气为阳，味为阴。气厚者阳中之阳，薄者阳中之阴，味厚者阴中之阴，薄者阴中之阳。气薄则发泄发散，厚则发热温燥，味厚则降泄，薄则通利渗湿。辛甘发散为阳，酸苦涌泄为阴，咸味涌泄为阴，淡味渗泄为阳。轻清上浮为阳，重浊沉降为阴。药物感自然阴阳偏盛不同，则性味不同，以药物性味调人体脏腑虚实盛衰，此乃同气相求之理。

《理瀹骈文》中对穴位敷贴作用机理的描述为“切于皮肤，彻于肉理，摄于吸气，融于渗液”。药物通过皮肤，由外而内，渗达于里。皮肤既是人体的屏障，又是感气之通道。《素问·皮部》曰“百病之始生也，必先于皮毛，邪中之则腠理开”，故“善治者治皮毛，其次治肌肤，其次治筋脉，其次治六府，其次治五藏”。皮肤腠理是人体内外之“气”的交换中介，“气”之中人，先于皮毛，皮肤隔而毛窍通，邪气由皮肤腠理入而致病，药气亦经皮肤纹理入而治病，皆所谓“人身八万四千毫孔，皆气之所由出入，非仅口鼻之谓……皮肤隔而毛窍通，不见脏腑，恰直达脏腑也”。(《理瀹骈文·续增略言》)

（二）穴位贴敷的部位

吴师机博采众长，其膏方外治受叶天士临证启发而得。叶天士用平胃散炒熨治痢，用常山饮炒嗅治疟，变汤剂为外治，吴师机受此启发，改用膏方敷贴治病。取穴时分三焦取穴，头至胸为上焦，上焦心肺居之。胸至脐为中焦，中焦脾胃居之。脐至足为下焦，下焦肝、肾、大小肠、膀胱居之。三焦之病各有所统之方，各有所主之穴，另有配穴随证加减。膻中、背心两处，尤为上焦要穴，治病握总之处。太阳穴则头疼所必治，百会、足三里、膏肓及涌泉穴，百病统治之穴，非独治上焦病证。

百会，又名三阳五会，是因为五脏六腑、奇经三阳、百脉会于此穴。

膻中，为气之所会，后天之气海，其气布于胸中，故膻中能治一切气分之病。

膏肓，为足太阳膀胱经穴，在第四胸椎棘突下两旁，穴近心膈，与内之心膈相对应，主治虚弱瘦损，五劳七伤诸病，梦遗失精，上气咳逆，痰火发狂健忘。

足三里，是众所周知的保健要穴，是足阳明胃经的合穴。足阳明胃经循行从头至脚贯穿人体，补足三里而能健脾，泻足三里而能平肝、降逆通肠。

神阙，为中焦病证统治之穴，位于脐中。脐为先天之结蒂，后天之气舍，真气之所藏，元气之所生。脐与气、物之化相关，为一身之主，应变无穷。神阙居腹之中央，为阴中之阳，可转气化之机，助物化之变。中焦如沤，非温不化，敷贴之法，或蒸，或熏，或熨，或烙，总以温热为法，乃可化中焦积滞、六腑郁结。

涌泉，为肾经井穴，经气所出之，通下焦肝肾，凡下焦肝肾之病，皆宜贴足心。涌泉穴位阳经之末阴经之始，因此可引阳热下行。

脐下关元、气海、阴交，皆肝肾要穴。膝盖腿弯，皆足三阴所会，故阴证及三阴疟皆敷膝盖。关元，为人体阴阳元气相交之处，是历代养生家聚气凝神之所，为先天之气海。气海，为人体气之所归之穴，如百川皆汇于海，可调人体气息升降。阴交，为冲脉、任脉、足少阴肾经交会之处，阴交属任脉，任脉、冲脉、足少阴经脉交汇于此，又属三焦之募穴，因此腹部三脉之病证均可取之。

另外，治外感病取穴太阳、风池、风门、天庭、前胸、后背、手足心；治脏腑，视病位所在，上贴心口，中贴脐眼，下帖丹田，或兼贴心俞与心口对，命门与脐眼对，足心与丹田应。治外证贴患处以治外，贴心口以护心，或用开胃膏增饮食，助正气以愈外患。

吴师机穴位敷贴取穴灵活，既可以三焦同贴，祛病防传；也可以三焦分贴，有其证用其穴。三焦上下相贯，以气相通。上焦心肺生气之源，中焦脾胃水谷之海，下焦肝肾元气之根，上中下三焦相互影响，五脏六腑相互化生，正气相感，邪气相传，一焦受邪，三焦同治，祛邪气而防传变。三焦分贴，有其证，用其穴，整体病证，三焦同调；局部病证，辨病在何部，重点进行敷贴。如清阳膏治四时感冒，证在上焦。头疼贴太阳穴；连脑疼者，并贴风门穴；咳嗽及内热者，贴天突穴、膻中穴，或兼贴肺俞穴。还可以局部取穴，集药力于一处。

（三）敷贴方药

敷贴方药同前述膏方用药，其法通于汤丸。凡汤丸行之有效者，其方皆可熬膏以用。此不赘述。

“讲于未然，试于当然，救于已然，防于复然”，是吴师机对膏方之用的概括描述。以药物为主的内服汤药和以经脉俞穴为主的外治方法，在治疗及预防疾病方面各有特色。膏方穴位敷贴结合两者之长，既可发挥药物性味对人体气血阴阳的调整作用，又可起到激发经气，调理经脉脏腑的作用。穴位敷贴在临证中使用方便，可根据具体情况随时更换膏方或药物，更好实现因人、因时、因证的个体化治疗特色。

综上所述，穴位敷贴的膏方用药，需辛窜之味开经通络，透达之品以引药深入，味厚之药驱邪安正。膏方配伍效汤方组法，而用药广略以取胜。另有掺药、敷药以补膏方之不足，增膏方之效。取穴之法，遵守针灸选穴原则，而有三焦之法。三焦分治，各有主穴，以统治三焦病证。穴位敷贴膏方贴法，辨病因、病位、病邪性质不同，或用一膏，或多膏同贴，并无定法，全在医理明晰、药性通彻之上灵活运用。

四、温病外治法

吴师机认为，人身有上中下三部，气贯通其中。上焦心肺居之，中焦脾胃居之，下焦肝肾大小肠居之。关于三焦病变之外治，吴师机主张上用嚏法，中用填法，下用坐法，同时指出温病外治亦应如此。《理瀹骈文》中有关温病的外治法，为温病防治的发展开辟了新路径。

春多风热，易患风温，如夹疫兼毒则为温疫、温毒。治上焦风热，或温疫，温毒，都可外敷清阳膏，清阳膏可治一切脏腑火证。如伏寒化温的春温病，吴师机也主张用清阳膏外敷，只有春疫才用五仙膏贴胸。夏生暑湿，偏于热则为暑温，用行水膏。此膏可统治暑湿证，消暑在于利湿，湿从小便出，则暑证自除。暑湿之中以湿为主即湿温，宜用金仙膏治疗。秋为燥金，多犯秋燥，初起亦可用清阳膏贴治。如燥热伤肺用清肺膏贴胸口及背心。大头瘟常发于冬春二季，以头面尽肿为主证，表证重者用荆防败毒散或普济消毒饮煎汁抹胸口；里证重者用龙虎双降散，防风通圣散加玄参、牛子煎汁抹胸口或背心；局部肿痛明显可用蚯蚓泥加白糖，开水调扫，或用燕泥加醋调扫，或用大黄、黄连、芒硝、赤小豆、芙蓉叶、桑叶、车前子、雄黄、白芷、白蔹研末和白蜜调涂，还可用清阳膏掺青黛末贴肿处。如肿块不散成脓，用云台膏贴，乌龙锭敷。两腮硬肿为痄腮，亦可按前法施治，或用碧雪丹煎抹后贴。

高热，神昏，痉厥和各种出血证候，统称为温病四大重证。吴师机总结了许多治疗这些重证的外治法。高热是温病中最常见的重证，用大黄、芒硝、井底泥调敷太阳穴，或用朴硝涂顶，或用葶苈子煎汤淋头可以退热。神志不清，风痰阻闭者用生菖蒲、生艾叶同生姜、葱白、麻油、醋炒热，布包熨头顶、胸背，痰即出，闭则开，神可清。用牛黄丸或苏合香丸化开擦胸，也可治温热或湿热之闭。痉又称惊风，急惊风多属实热证，急惊发痉可用蜂蜜水擦背心，或用代赭石敷足心，或用老蚯蚓与麝香捣匀敷脐，或以胆星丸化开擦背或敷脐。如牙关紧闭用皂角、僵蚕、蜈蚣，麝香研末，用生姜蘸药末擦牙；如兼痰闭心窍用青金锭入木香汁和蜜擦胸，或用胆星、全蝎、牛子、朱砂，巴豆仁，掺入薄荷膏中贴心口，或用杏仁、桃仁、糯米，胡椒、栀子捣烂，以鸡蛋清和面敷足心，上法均可止痉、开窍、醒神。入血分常致衄血、吐血、便血、尿血，可用清阳膏外敷。如衄血用此膏贴心口、背心，衄血久用黄芩浸水磨白芨涂鼻梁，并用洪宝膏醋涂脑后及项背；如血仍不止，以生地蘸陈墨汁塞鼻，加龙骨末、血余炭效更好；危急者用井水及醋浸湿纸搭囟门，或把头发浸水中，并用大蒜敷两足心。吐血用清阳膏贴胸口、背心，或用犀角地黄汤煎汁抹胸背后，再贴清阳膏。便血用清阳膏贴脐及肛门，或用川芎、当归、黄连、槐花煎水洗肛门，再贴清阳膏。尿血用清阳膏贴小腹，或用蒲黄、旱莲草、车前子煎水洗小腹后再贴。热盛发斑，重如锦纹，紫黑者用猪胆汁调芒硝扫；红斑、紫斑稠密者宜用生地、黄连、黄芩、防风、荆芥、连翘、栀子、红花、赤芍煎水外扫，以化其毒。

温病具有传染性和流行性，吴师机总结了许多预防温病的外治法。辟温散能解毒，用玉枢丹涂鼻，可辟暑秽。以辟瘟线香烧烟，吸之可祛瘟邪，用同仁堂辟瘟方绢包佩身上，可辟邪解毒。用独活、大黄、香附、柴胡、苍术、细辛、吴萸研末，绛囊盛装，佩于前胸可辟温毒。

总之，吴师机是中医学术发展史上卓有成就的外治专家，其临床擅于运用外治法，不但医术精湛，且医德高尚。《理瀹骈文》的问世，标志着中医外治学术体系的建立，为后世留下了丰富的外治理论和临床经验，值得深入研究与运用。

【后世影响】

一、历代评价

吴师机在总结前人成就的基础上，又发挥了自己的独特见解，从理论上加以阐发，使外治法的理法方药更加系统、完备。其别具一格的外治法专著《理瀹骈文》问世之后，先后再版七次，因记叙详实，具有简、便、廉、验的优点，切合临床实用，故被后人称为“外治之宗”，影响颇为深远。正如1881年广东省重刊本序中所云：“久已风行海内，其制膏药之方尤为匠心独具。”又如，晚于吴师机的医家张锡纯，用葱白、米醋炒热熨法治疗肠胃积滞、腹中胀满，光绪、慈禧所用的治腰痛熨方、洗擦方、活血止痛熏洗方等，均源于《理瀹骈文》。

二、后世发挥

吴师机的外治法，对于疾病的预防和治疗，具有简、便、廉、验的优点。在《理瀹骈文》中，在人体“脐”和脐周部位施治受到了足够的重视。其在脐部治疗全身疾病，为后世将其发展为一种独特疗法——脐疗，奠定了基础。药物敷脐疗法，可广泛应用于内、外、妇、儿、五官、皮肤等各科疾病，并可应用于养生保健。诚如吴师机在《理瀹骈文》中所说：“中焦之病，以药切粗末炒香布包敷脐上为第一要法”。又说：“对上下焦之病，也可用敷脐而上下相应。”药物敷脐疗法在我国已有两千多年的历史，正因为其具有操作简单、方法灵活、适应证广、疗效卓著、安全无毒副作用等优点，故能流传至今，并越来越受到人们的重视。所谓“外治之理，即内治之理；外治之药，即内治之药”。亦即在脐中用药，由外而治，只是给药途径和方法不尽相同，其治疗疾病的原理是一致的，实为殊途同归。

穴位敷贴的理论基础，是中医理论中的整体观，但以阴阳为核心。取穴之法，遵守针灸选穴原则，而有三焦之法。三焦分治，各有主穴，以统治三焦病证。穴位敷贴膏方贴法，辨病因、病位、病邪性质不同，或用一膏，或多膏同贴，并无定法，全在医理明晰、药性通彻之上灵活运用。就病治病，适其病所是穴位敷贴治病直接有效的一大特点。穴位敷贴可用于疾病从预防到治疗，从防复发到调体质的各个方面，凡汤丸针灸应用之处，敷贴皆可起效。穴位敷帖无汤丸之苦，针刺之痛。然用膏之时亦需谨辨病证虚实寒热，对证用膏，虚虚实实。吴师机《理瀹骈文》中穴位敷贴的理论与方法，目前主要是应用于哮喘、支气管炎、过敏性鼻炎等反复发作的呼吸系统疾病预防和治疗。

《理瀹骈文》中将鼻腔给药从机理到辨证论治都做了总结。鼻腔给药是中医内病外治的有效手段，属于外治的方法。从剂型上来看，有滴鼻剂、散剂、鼻塞剂、吸入剂等多种，从使用方面来看，可滴鼻，可吹入，可塞入，救急等，各有所用，服用十分方便。而且鼻腔给药具有起效快、服用方便等特点。一般给药后几分钟至几十分钟即可起效，可治疗临床多种病变。受吴师机启发，近年来，人们对发挥全身作用为目的的鼻黏膜给药方法给予极大的关注，中药鼻腔给药制剂的研究有必要在临床经验的基础上，开发出更多更好的中药鼻腔用药制剂。

疮痈疖肿等病发于体表，有形可见，易于觉察，很大一部分使用外治法即可痊愈。而且外治法作用迅速，简、便、廉、验，易学易用，使用安全，毒副作用少，患者易于接受。对很多疮痈疖肿等病，中药外治法与内服法有异曲同工之妙，若能内外兼治，则更能提高疮痈疖肿等病的疗效。吴师机对疮痈疖肿等病的外治法，从理法方药方面进行了总结，为后世研究奠定了坚实的基础。

综上所述，外治法在中医文献中，虽有很多散在记载，但专门用外治法治疗各科疾病的，当首推吴师机。其博采众家，益取其精，提出“外治之理，即内治之理；外治之药，即内治之药，所异者法耳”。吴师机对内病外治的原理、制方遣药、作用途径、敷贴部位及穴位等，做了较为系统的阐发，使其成为理、法、方、药较完备、较系统的学术体系，被后世称为“外治之宗”。其所总结的外治法，对于疾病防治具有简、便、廉、验的优点，显示出了广阔的应用前景。

山东中医药大学　江涛

【参考文献】

[1] 吴师机. 理瀹骈文 [M]. 北京：中国中医药出版社，2007.

[2] 旷惠桃. 浅谈《五十二病方》中的外治法 [J]. 湖南中医学院学报，1983，03 (1)：65 –68.

[3] 曾昭铎，刘小斌. 吴尚先《理瀹骈文》版本考 [J]. 广州中医学院学报，1985，2 (04)：37 –39.

[4] 何永，杨军等. 《本草纲目》牙病外治发微 [J]. 山东中医药大学学报，1998，22 (3)：211 –213

[5] 萧守贵. 浅谈《千金要方》对中医外治法的贡献 [J]. 中华医史杂志，1999，29 (4)：238.

[6] 陈梦慈. 应用双黄连粉针外敷治疗褥疮 [J]. 黑龙江护理杂志，2000，6 (11)：26.

[7] 耿秀君. 双黄连粉针剂外敷治疗口腔溃疡 42 例 [J]. 中国民间疗法，2000，8 (5)：19 –20.

[8] 王国庆、丁文利. 浅述《千金要方》外治法 [J]. 山西职工医学院学报，2001，11 (1)：27.

[9] 赵法新，蒋维英，赵晓东，等. 子和汗法与现代药浴 [J]. 中医研究，2002，15 (4)：9 –10.

[10] 雷磊，尤昭玲.《本草纲目》中的妇科病外治疗法 [J]. 中医杂志，2002，43 (5)：395 –396.

[11] 朱庆文. 论中医外治的发展道路 [J]. 中医外治杂志，2003，12 (2)：34 –35.

[12] 何国强，周世印，张和平. 浅述《串雅内编》《串雅外编》的用方特点 [J]. 中医研究，2004，17 (4)：63 –64.

[13] 邓磊.《伤寒论》外治法述要 [J]. 光明中医，2004，19 (5)：11 –12.

[14] 袁燕萍. 穴位敷疗法的临床研究近况 [J]. 针灸临床杂志，2004，20 (12)：53 –55.

[15] 林良才，杨小波.《理瀹骈文》对中医外治法发展的贡献 [J]. 中华实用中西医杂志，2005，18 (7)：1029 –1030.

[16] 赵春丽. 浅谈《理瀹骈文》的思想方法及其临床指导意义 [J]. 吉林中医药，2005，25 (11)：3 –4.

[17] 吕生辉，李湛民. 从三焦论治前列腺炎 [J]. 山西中医学院学报，2006，7 (1)：15 –16.

[18] 邢建伟. 中药穴位敷贴疗法临床研究进展 [J]. 江西中医药，2006，37 (3)：20 –21.

[19] 陶汉华. 关于大青龙汤几个问题的探析 [J]. 山东中医药大学学报，2007，31 (3)：186 –187.

[20] 马玉侠，高树中，等. 脐疗研究现状与发展趋势 [J]. 中医外治杂志，2008，17 (5)：

3－4.

[21] 秦庆福，年莉.《肘后备急方》的方剂学成就 [J]. 天津中医药大学学报，2008，27（1）：9－10.

[22] 钱虹. 孙思邈《备急千金要方》的针灸学术思想浅析 [J]. 中国民族民间医药，2009，29（7）：55－56.

[23] 孙颖. 孙思邈对五官病论治初探 [J]. 中国中医药现代远程教育，2011，19：17－18.

[24] 陈仁泽. 张仲景外治法的文献及理论研究 [D]. 北京：北京中医药大学，2010.

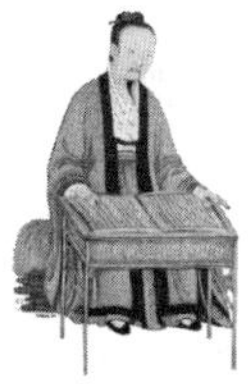

王孟英

内容提要

王孟英，名士雄，号潜斋，以字行，浙江钱塘（今杭州）人。生于清嘉庆十三年（1808），卒于同治六年（1868）。清代温病名家，与叶桂、薛雪、吴瑭并称为“温病四大家”。一生著述颇多，代表作有《温热经纬》《霍乱论》等。在前代温病学家叶桂、薛雪、陈平伯、吴瑭、余师愚等人的基础上，通过深入的临床实践，在温病理论多个方面提出了新的见解和观点，推动了温病学乃至中医理论的发展，深受后世学者推崇。学术上倡气化枢机论，以气化、枢机为辨证关键；对补法提出“药以对证”“恰合病情为补”的观点；善用食材入药，注重饮食预防及调护治疗。临证经验方面，诊断上强调四诊合参，尤其长于舌诊与脉诊；认证精准，善于把握病机；处方遣药善用轻清之品，用药灵动，同时对于急证重证又能果断处以重剂峻剂；善用经方，长于化裁，师其法而不泥其义；对于复杂病情，证候纷杂者，他有时善抓病证关键，有时面面俱到、诸证兼顾，有时治分先后、条理分明，充分体现了大医风范。

【概述】

一、生平简介

王孟英，名士雄，号潜斋，晚号梦隐，别号野云、半痴山人，随息居士、随息子、睡乡散人、华胥小隐，居室题名潜斋、归砚、随息。祖籍浙江海宁县，曾祖时迁居钱塘，遂为钱塘（杭州）人。生于清嘉庆十三年（1808），卒于同治六年（1868）。王孟英为清代温病名家，与叶桂、薛雪、吴瑭并称为“温病四大家”。

王孟英出生于医学世家，曾祖以下世代为医。王孟英少时家贫，14 岁时父亲病逝，临终前嘱曰：“人生天地间，必期有用于世。”王孟英认为“有用于世者，莫如医”，向舅父俞桂庭陈述了自己学医济世的愿望与决心，舅父对王孟英的志向予以大力支持，为他延请良医为师，并承担其家事，赠以斋名曰“潜”，嘱王孟英“潜心学问，勿以内顾为忧”（《重庆堂随笔·弁言》）。因为家贫，王孟英在父亲挚友金履思的推荐下，至金华盐业做会计，其间刻苦自励，奋发图成，于工作之暇“披览医书，焚膏继晷，乐此不疲”“闭门苦读者十年，手不释卷者永夜”，甚至“不问外事，摈弃一切”。加之素禀聪颖，好学善悟，很快即有所成。1924 年夏，年仅 17 岁的王孟英辨证明确、力排众议，治愈了周光远的阳脱危证，从此医名始震。道光年间，江浙一带霍乱流行，王孟英尽力施救，活人甚众。咸丰五年（1855）太平军下南京，为避乱，孟英移居海宁北乡之渟溪（今海宁市斜桥公社路仲大队）。咸丰十年（1860）太平军攻克杭州，王孟英于 1861 年避于嘉兴之濮院。同治元年（1862）时局略见稳定，王孟英迁居上海，正值上海霍乱流行。可见，因于战乱不断，王孟英一生动荡不安，居无定所，生活艰难，于道光年间所著《霍乱论》书版亦毁于兵火。而疫病的多次流行，一方面使王孟英屡次遭遇失去挚亲好友的痛苦；另一方面，在面对大量瘟疫患者的情况下，王孟英积累了丰富的温热病、霍乱证等病的诊疗经验，是其成为温病大家的重要客观条件。王孟英以自己高超的医术和高尚的医德，救治了许多危重患者，并广搜效方，著书立说，传播医学知识和自己的诊疗经验。王孟英传世著作众多，反映出其对中医理论深入的领悟、独到的学术见解和临证经验，对后世产生了深远影响。

二、著作介绍

王孟英一生著述甚富，惜毁于兵灾者过半。今所传者，有其心得之作，如《温热经纬》《霍乱论》《归砚录》等；有王孟英自辑其案而成者，如《乘桴医影》；有他人辑其医案或医方而成者，如《王氏医案》《王氏医案续编》《王氏医案三编》等；有王孟英自辑临证效方而成者，如《四科简效方》（后人将其分拆为《内科简效方》《女科简效方》《幼科简效方》《外科简效方》）《潜斋简效方》等；有王孟英辑录、选评先贤医书而成者，如《圣济方选》《古今医案按选》《柳州医话良方》《女科辑要》《医砭》《言医》《校订愿体医话良方》《洄溪医案》等；又有《重庆堂随笔》，系王孟英曾祖父王学权所撰，历四代艰辛而成。现简述如下。

《温热经纬》5卷，成于咸丰二年（1852）。是王孟英的代表作。王孟英在大量临床实践的基础上，“以轩岐仲景之文为经，叶薛诸家之辨为纬”（《温热经纬·序》），辑集各家医论，阐发自己的见解，集中反映了王孟英的温病学思想。

《霍乱论》2卷，成书于道光十八年（1838）。同治元年（1862），作者重新修订，更名为《随息居重订霍乱论》，增至4卷。该书详论霍乱病的病情、治法、医案、方药，是一部理论联系实践的霍乱病专著。

《随息居饮食谱》1卷，成书于咸丰十一年（1861）。该书详述331种药食的性味和功效，并载述了许多民间食疗便方，是较为系统的食疗专书。

《王氏医案》（《回春录》）2卷，刊于道光二十二年（1842）。为医案著作，系仿缪仲淳《先醒斋医学广笔记》之例辑录而成，所录皆王孟英之验案，凡91则。

《王氏医案续编》（《仁术志》）8卷，成书于道光三十年（1850）。为医案著作，由王士雄撰，张鸿（字柳吟）等复辑王孟英医案续编而成，载王孟英医案300余则。

《王氏医案三编》3卷，刊于咸丰四年（1854）。为医案著作，由徐然石再辑王孟英医案而成，收录医案145则。

《归砚录》4卷，成书于咸丰七年（1857）。系王孟英行医治学见闻及经验辑录，全书上溯《灵枢》《素问》，下纂诸家，抉其奥义，阐发医理，并于卷四载录医家病案，颇多独到见解。

《潜斋简效方》1卷，刊于1853年。是书前半部分载治疗内、外科杂病为主的简效之方，为王孟英自采简效诸方，收录民间验方100余首；后半部分载医论、医话，主要内容为医籍评述及临证诊治等。

《四科简效方》4集，成书于道光十八年（1838）。以内、外、妇、幼科编为甲、乙、丙、丁4集，是四科常见病证的验方选集，共录方600余首。

《鸡鸣录》，原有上下两卷，下卷佚，成书于清咸丰二年（1852）。全书分为女科、儿科、养生、虚劳、哮喘、反胃及痛等18门，辑录各科验方600余首。药味简单，方便易求而疗效确凿。

《重庆堂随笔》2卷，王孟英曾祖父王学权原著。王学权自清嘉庆十三年（1808）撰《医学随笔》，越二载，书未脱稿而病逝。后经其子永嘉辑注，其孙大昌校正，曾孙王孟英评注付梓，易为现名，并辑入《潜斋医学丛书》。以随笔形式论述六气致病、虚劳病证治、方剂分析、药性及四诊合参等内容。

《沈氏女科辑要按》，为王孟英评按之作。原书为清代沈又彭（字尧封）所撰，成书于乾隆二十九年（1764）。道光三十年（1850），由徐政杰（字蔼辉）补注，王孟英为之续按后刊行。王孟英按语多补充书中所引诸家或沈氏论述之不足，提出自己在妇科方面的见解，每多画龙点睛之笔，并附医案4则。

《洄溪医案按》，为王孟英评按之作。原书为清代徐大椿（曾名大业，字灵胎，晚号洄溪老人）晚年著作。徐大椿去世后80余年，王孟英根据抄本予以编次加按，于清咸丰五年（1855）刊刻问世。

《柳州医话良方》（又名《柳州医话》）1卷，成书于清乾隆三十五年（1770），为王孟英评按之作。原著为清·魏之琇（字玉璜，号柳州）所撰，王孟英辑评。由王孟英辑《续名医类案》中的按语85条、附方29首、单方103条汇编，复加评按而成。

《校订愿体医话良方》。《愿体医话》原系清·扬州史典（史搢臣）所著（1838），经王孟英校订予以付梓，名《校订愿体医话良方》。

《言医选评》，是对《裴子言医》的评述之作。《裴子言医》（简称《言医》）系明末（1778年）浙江名医裴一中（字兆期）所著，共4卷，初刊于崇祯十七年（1644）。咸丰元年（1851年），王孟英选论《言医》中50篇加以评述，后被刊入《潜斋医学丛书八种》和《潜斋医学丛书十四种》中，书名题为《言医选评》，不分卷。

参订《医砭》，不分卷，为王孟英评按之作。原书为清代徐大椿著《慎疾刍言》（1767），后经海丰张鸿（字柳吟）补辑，易名《医砭》，在于针砭医之通弊。王孟英于道光三十年（1850）参订。该书不分卷次，内容包括补剂、用药、中风、咳嗽、吐血、中暑、痢疾、阴证、老人、妇人、小儿、外科、治法、制剂、煎药服药法、迎医、秘方、诡诞、宗传等，王孟英间以按语，评论允当。

《古今医案按选》4卷。王孟英选清·俞震（字东扶）《古今医案按》予以评议，缺者补之，略者详之，理未明者发明之，辑为4卷。

【学术思想】

王孟英一生多次经历温热、霍乱等病的流行，故对于这类疾病的研究极为精深，积累了丰富的经验。对温病的辨证施治，多有独到见解，为温疫学说的发展、温热学说的完善都做出了不朽贡献。

一、学术渊源

王孟英是晚清著名温病学家，集前代温病研究之大成，对之前的温病学理论，包括医学经典著作和前代医家相关学说，进行了系统全面的整理和总结，并提出自己新的见解，促进了温病学说的发展和完善。

“温病”之病名最早见于《内经》。《素问·六元正纪大论》载有“气乃大温，草乃早荣，民乃厉，温病乃作”。在温病病因和发病方面，《素问·阴阳应象大论》提出：“冬伤于寒，春必病温”。对温病学具有深远影响的伏气病因学说即肇源于此。《素问·刺法论》曰：“五疫之至，皆相染易，无问大小，病状相似”，为后世温疫学说的形成奠定了基础。在治疗方面，《内经》中提出了许多相关治则。如《素问·热论》提出：“其未满三日者，可汗而已；其满三日者，可泄而已。”同时还根据病因病机确立了治则，《素问·至真要大论》提出：“风淫于内，治以辛凉，佐以苦甘”“热淫于内，治以咸寒，佐以苦甘”“湿淫于内……以苦燥之，以淡泄之”“热者寒之”“燥者濡之”等。另外，在《难经》和《伤寒杂病论》中也有相关论述。这些成为后世温病学派医家阐发温病理论的重要文献依据，但当时对温病相关内容仍然论述较少且不系统，并把温病置于伤寒体系之中，未能使温病形成独立的体系。

从晋代至元代，在病因学方面，晋代医家王叔和明确提出“伏寒化温”学说与“时行之气”的观点，对后世创立新感温病说以及疫病学说产生了深远影响。晋代葛洪在《肘后方》中对温疫病的病因有所阐发：“岁中有厉气，兼挟鬼毒相注，名曰温病。”认为温疫病的发生是自然界中存在的“厉气”所致。宋代郭雍提出有感受春季的时令之邪而发为温病者，为后世温病分为伏气温病和新感温病的理论奠定了基础。金元四大家之一的刘完素，在病因方面提出“六气皆从火化”“六经传受，由浅至深，皆是热证，非有阴寒证”等鲜明的观点；在外感热病治疗上，主张应用寒凉药物清热为主，强调对热性病的治疗投用清热解毒之品。元末王安道明确反对把伤寒与温病混为一谈，认为应从概念、发病机制和治疗原则等方面区分温病与伤寒。对温病表证的治疗应以清里热为主，解表兼之。至此，对温病的认识便开始从伤寒学说体系中摆脱出来，这是温病学自成体系的开端，也是温病学说发展过程中的重要转折点。

时至明清，对温病的认识更加深化，理论上日臻完善，治疗上不断丰富，创造性地总结出一套比较完整的辨证论治理论和方法，使温病学形成为独立的学科体系。明代汪机明确提出“新感温病”之说，将温病分为“伏气”和“新感”两类。吴有性的温疫专著《温疫论》，在温疫的致病原因、受邪途径、病变部位、治疗方法、传染流行等方面都提出了独特的见解。清代涌现出大量专门致力于研究温病的医家及温病学专著，其中以喻昌、叶桂、薛雪、吴瑭等人的观点及著作最具代表性。喻昌提出疫病按三焦分治及对温病秋燥一病提出新的见解。叶桂《温热论》创立了温病卫气营血辨证论治的理论体系，提出了卫气营血各阶段的治疗大法，其他如舌诊、斑疹白痦的辨别等均丰富了温病学的诊断学内容。薛雪所著《湿热病篇》，对湿热性质温病的病因、病机和辨证论治做了全面、系统的论述，进一步完善了温病学的内容。吴鞠通所著《温病条辨》创立了温病三焦辨治体系，标志着温病学辨证理论体系的基本形成。

王孟英作为温病学之集大成者，其代表作《温热经纬》，正是在上述学术背景下形成的。该书以《内经》《伤寒论》《金匮要略》中有关热病的论述为经，以叶天士、陈平伯、薛生白、余师愚等诸家温病条文为纬，附以后世诸家的注释，总结了之前各家的观点和学说，又结合自己的体会，提出了独到的见解。《温热经纬》一书溯本求源、纲举目张，对温病学的理论和证治进行了较全面、系统的整理。王孟英的其他著作也体现出其对前人的继承和发展。可见，了解王孟英所处的时代背景和学术渊源，梳理温病学发展的源流，对于深入理解王孟英学术思想有重要意义。

二、学术特色

（一）对温病学说的贡献

王孟英治疗温病法宗叶桂、薛雪、吴瑭，杂病则取朱震亨、喻昌、秦皇士、沈尧封诸家，对张仲景《伤寒论》尤有心得。更可贵者，王孟英法宗前人，又融会贯通，师其意而不泥其迹，学术上多有自己的独到之处，被誉为温病四大家之一。《温热经纬》是王孟英的代表作，集中反映了他对温热病的认识。

1. 温病当辨新感与伏气

伏气之说，源于《素问・生气通天论》“冬伤于寒，春必病温”，及《金匮真言论》“藏于精者，春不病温”。新感温病的病因学，起源晚于伏气说。张仲景《金匮要略方论・痉湿暍病脉证治》之“中暍”即为新感暑病；晋代王叔和《伤寒例》中言“冬月有非节之暖者，名曰冬温”，冬温也属于感受温邪即病的新感温病。宋代郭雍《伤寒补亡论》中提出：“冬伤于寒，至春发者，谓之温病；冬不伤寒而春自感风寒温气而病者，亦谓之温。”可见，郭雍对外感病发病的认识已不局限于伏气所致，已经认识到新感因素的重要地位。后世依据此内容，将温病的致病因素分为新感与伏气两大类。

清代温病学家叶天士《温热论》、薛雪《湿热病篇》、吴鞠通《温病条辨》、余师愚《疫疹一得》等均以论述新感为主，较少涉及伏气温病的内容，甚至有些温病学家从一定程度上否定了伏气温病的存在，如陈平伯《外感温热篇》只对常见新感温病——风温进行了较为系统全面的论述。针对当时医学界重视新感、忽视伏气学说的倾向，王孟英明确主张新感与伏气温病都非常重要，既不可只重视新感温病，而忽视伏气温病；又不能只承认伏气温病，而否定新感学说。在其著作《温热经纬》中将《内经》热病的有关论述，命名为“内经伏气温热篇”，指明《内经》所论温病皆是从伏气立论。同时又辑录张仲景外感热病治疗的相关内容，加以分门别类，分别命名为“仲景伏气温病篇”“仲景伏气热病篇”“仲景外感热病篇”“仲景湿温篇”“仲景疫病篇”等，明确把伏气温病与新感的热病、湿温、疫病等同列。王孟英认为后世论温病者，当推叶天士所著《温热论》和《幼科要略》。《温热论》可谓专述新感温病，为使内容与篇名相符，王孟英将其更名为《叶香岩外感温热篇》，并全文收载，重点加以阐释发挥。《幼科要略》则既论述新感温病，也包括了伏气温病，遂将其更名为《叶香岩三时伏气外感篇》。

在伏邪的诊断方面，王孟英指出伏气温病自里出表，从血分达气分，故病初往往舌润无苔垢，脉软，或弦或微数，口未渴而心烦恶热，宜投以清解营阴之药。及至邪从气分而化，苔始渐布，然后再清其气分之邪。伏邪严重的，初起即有舌绛、咽干，甚至有肢冷、脉伏的假寒之象，急宜大清阴分伏邪，继而必厚腻黄浊之苔渐生。更有一种伏邪深沉的病变，病邪不能一起外出，虽治疗得法，而苔退舌淡之后，过一二日，舌复干绛，苔复黄燥。此时，看似病情反复，实为伏邪逐步外透之象。可见，王孟英主要通过对舌象及其动态变化的观察，来审视邪伏深浅以及病邪外出的层次确立具体治疗方法。

治疗伏气温病，以邪气畅达外出为顺，以邪气伏藏内陷为逆。所以，伏气温病治疗之关键在于能因势利导，就近逐邪。具体言之，即是根据邪气所在部位、邪气性质、脏腑生理特性及机体正气的强弱等，去除影响邪气外发的因素，使正气充足，气机流通，升降出入正常，才能使邪气由深入浅、由里及外，从而使病情痊愈。对于伏邪从血（营）分发出者，王孟英主张以“大清阴分伏邪”，待邪气转出气分后，再予以清解气分。这一观点在其医案中多有体现，王孟英曾明言：“余医案中，凡先治血分，后治气分者，皆伏气病也，虽未点明，读者当自得之。”

2. 辨六气对暑独有发挥

王孟英对六气的属性有深刻认识。其云：“所谓六气，风、寒、暑、湿、燥、火也。分其阴阳，暑统风、火，阳也；寒统燥、湿，阴也。言其变化，则阳中惟风无定体，有寒风、热风；阴中有燥、湿二气，有寒、有热。”（《温热经纬·卷三》）明确了六气的阴阳属性以及风、燥、湿三气的变化特点。

风分风寒、风热，燥分温燥、凉燥，湿分寒湿、湿热，属性分阴阳，具体病证又有阴阳两方面的发展变化。暑邪则不同，暑本热邪，为夏月时气。以前诸家论暑多强调分动静阴阳，如张元素，以静而得之为中暑，属阴证；动而得之为中热，属阳证。叶桂赞之曰：“洁古以动静分中暑中热，各具至理”；张景岳则有“因暑而受寒者为阴暑”“因暑而受热者为阳暑”之说。王孟英却认为，“妄立阴暑、阳暑之名者，亦属可笑……其实彼所谓阴者，即夏月之伤于寒湿者耳。设云暑有阴阳，则寒亦有阴阳矣。不知寒者水之气，热者火之气也，水火定位，寒热有一定之阴阳。”又云：“暑乃天之热气，流金烁石，纯阳无阴。”（《温热经纬·卷三》）认为寒、暑二气，不比风、燥、湿有可阴可阳之不同。

王孟英纠正了时人对暑邪、暑病的不当认识。①驳斥暑分阴阳说。针对张洁古、张景岳等人的暑分阴阳的观点，王孟英明确加以批驳，反对妄立阴暑、阳暑之分。他直斥：“或云阳邪为热，阴邪为暑者，甚属不经！”他认为暑分阴阳往往直接影响暑病用药的寒热温凉之性。“暑为阳气，寒为阴气，乃天地间显然易知之事，并无深微难测之理，而从来歧说偏多，岂不可笑！更有调停其说者，强分动得、静得为阴阳。夫动静惟人，岂能使天上之暑气，随人而判别乎？况《内经》有阴居避暑之文，武王有樾荫人之事，仲景以白虎汤为热病主方，同条共贯，理益彰彰。何后贤之不察？而好为聚讼以紊道，深文以晦道耶！”认为暑邪属阳，道理显而易见，并不需要用复杂的学说去阐释；从惟物的角度出发，暑分阴阳之说更加没有必要，反致混乱。②纠正“暑必挟湿”说。在王孟英之前，对于暑邪性质的认识温病学派各名家已有定论，如叶天士认为“暑必兼湿”，章虚谷明言“长夏湿令，湿土与相火合气，乃名为暑”（《医门棒喝·卷二·湿暑提纲》）。王孟英论暑邪则明确把湿邪排除在外，与上述温病诸家不同。王孟英首先肯定了暑邪挟湿致病尤为常见，“此言长夏湿旺之令，暑以蒸之，所谓土润溽暑，故暑湿易于兼病，犹之冬月风寒，每相兼感”。也就是说在长夏季节，暑湿常常相兼为患，亦如冬季风、寒相兼为患类似。继而王孟英又纠正了“暑必挟湿”说，他说：“暑令湿盛，必多兼感，故曰挟。犹之寒邪挟食，湿证兼风，俱是二病相兼，非谓暑中必有湿也。故论暑者，须知为天上烈日之炎威，不可误以湿热二气并作一气，始为暑也。”（《温热经纬·卷三》）他认为夏季湿盛，暑邪多兼挟湿邪为患，就像外感寒邪内挟食积、风湿常常相合致病类似，而这并非代表了暑邪之中一定兼有湿邪。暑性属火，其性酷烈，为烈日之炎威，湿为阴邪，其性黏腻淹滞。“暑”与“湿”性质不同，所以，断不可认为湿与热相合才是暑邪。

另外，王孟英还剖析了阴暑之说。他认为所谓“阴暑”实为夏季感受寒邪所致。夏季天气炎热，在许多地区湿邪也较为常见，加之饮食不洁等原因，可致太阴内伤，湿饮停聚。夏月腠理疏通，毛窍大开，因贪凉睡卧湿地或恣嗜生冷等因，致寒邪侵袭皮毛肌腠而发病。王孟英在《温热经纬·三时伏气外感篇》中说：“因畏热贪凉而生寒湿之病，乃夏月之伤寒也。虽在夏令，实非暑证，昔人以阴暑名之，谬矣。譬如避火而溺于水，拯者但可云出之于水，不可云出之于阴火也。”

王孟英还根据所谓“阴暑”的特点，提出治疗原则：“凡寒湿为病，虽在暑月，忌用凉药，宜舍时从证也。昔贤虽知分别论治，惜不能界画清厘，而创阴暑等名，贻误后学不少。”明确指出，夏月发生寒湿为病，也须忌凉药，宜温散。

（二）气化枢机论

《素问·六微旨大论》云：“出入废则神机化灭，升降息则气立孤危”。王孟英以《内经》气化升降学说为基础，结合历代医家对“气”的论述及自己的体会，认为人体脏腑组织的正常生理活动都赖于“气化”正常，枢机畅达，指出“人气以成形，法天行健，本无一息之停”。正常状态下，人身之气应当是运行不息的，“人身气贵流行，百病皆由愆滞”（《王氏医案三编·卷二》），治法惟宜疏通，务使气机畅达，正气宣布，邪气消弭，则愆度自调，人即安和。

1. 气化与枢机为辨证关键

王孟英临床辨证注重气机。对于各脏腑与气的关系，论述说：“性主疏泄者肝也，职司敷布者肺也，权衡出纳者胃也，运化精微者脾也，咸以气为用者也。”肝、肺、胃、脾虽所司不同，功能各异，但均“以气为用”。病理状态下，“肝气不疏，则郁而为火；肺气不肃，则津结成痰；胃气不通，则废其容纳；脾气不达，则滞其枢机。一气偶愆，即能成病。”（《王氏医案三编·卷二》）

对于证候错综复杂，涉及多脏腑、多经络的病证，王孟英以枢机论为理论基础，常把气化、枢机作为辨治疾病的关键。如王孟英治何氏妇案，患者于冬日患腹胀善呕，他医误与鸦片烟，又杂进温补、滋阴等药，病情日益加重。迁延至春日，骨立形销，诸医束手，延请王孟英以决其死期。患者饮而不食，两腿肿痛，挛不能伸，痰多善怒，腹胀坚高，昼夜呻吟，小便短涩如沸，大便日泻数十行，脉弦细数，舌绛无津。脉色相参，万分棘手。所幸目光炯炯，音朗神清，为神气未夺之象，尚可图治。王孟英分析病因病机如下：“证本由木土相凌，为呕为胀，皆因误治。洋烟提涩其气，令疏泄无权；蒜灸劫耗其阴；温补涸津，更阻气机；滋填使运化无权、枢机不利；轻投补药，更阻气机。”指出，种种误治，终致气愆其道，津液不行，血无化源，病势日重。在治疗上取轻清之法，忌投刚燥，使热泄而液自生；并佐以养血之品，同时须避滋腻，宜取流通。方以沙参、竹茹、丝瓜络、银花、楝实、枇杷叶、冬瓜皮、黄柏、当归、麦冬、枸杞、白芍出入为方，用水露煮苇茎、藕汤煎药。四剂后，危势即挽，脉柔溲畅，泻减餐加，原方加减调理而渐愈。此案见证繁杂，阴阳气血、五脏六腑无不涉及，难以措手。王孟英以“气”为辨证关键，以宣通气机为治疗原则，全用平淡轻清之剂，贵在流通。（《王氏医案三编·卷二》）

根据温热病邪顺传的机制，王孟英指出：“肺胃大肠一气相通，温热究三焦以此一脏二腑为最要。”（《温热经纬·卷四》）肺主气，司肃降，主一身之治节，为气机升降出入之枢机；胃主和降，其气下行为顺，处中焦而为三焦之转枢；大肠为传导之官，能接受由胃经过小肠下注之浊物而主排泄。在罗氏妇案中，病家先患痰嗽，气逆碍眠，后兼疟痢并作，他医束手。脉见滑数，口渴苔黄，不饥脘闷，溺似沸汤。王孟英诊后曰：“无恐也。虽见三证，其实一病，盖肺胃大肠，一气流通，暑伏肺经，始为痰嗽，失于清解，气逆上奔，温纳妄投，胃枢塞滞，郁遏成疟，渴饮汗多，热甚寒微，病情毕露，温化再误，转入大肠，赤白稠黏，无非热迫，不必见证治证，但治其暑，则源清流自洁矣。”方处苇茎汤加滑石、黄芩、竹茹、石膏、厚朴，不旬日而三证悉瘳。是案病见三证，肺失清解、胃枢被滞、大肠热结，病涉上、中、下三焦，王孟英之所以能并为一病，最终以清暑宣肺理气治之，辨证关键在于“一气流通”。(《王氏医案三编·卷二》)

又如潘肯堂室案，仲冬陡患气喘，医治日剧。诊之两气口脉见虚促，为肺经所主，乃肺为痰壅、气不流行之象；苔腻痰浓；同时兼见足冷面红、不饥不寐、自汗等证。正虚邪实，王孟英抓住病变关键，认为其“无非痰阻枢机，有升无降耳”。与石膏、黄芩、知母、天花粉、旋覆花、代赭石、瓜蒌仁、通草、竹沥、芦菔汁、梨汁等药。一剂知，三剂平，调理善后而安。(《王氏医案续编·卷八》)

2. 调畅气机为治疗大法

在治疗上，王孟英受喻昌“大气论”影响较大。喻昌“大气论”言：“诸气之中，统摄营卫、脏腑、经络，而令充周无间，环流不息，通体节节皆灵者，全赖胸中大气为之主持。”王孟英亦十分注重通达胸中之气，胸为气海，肺为气主，凡出入呼吸，统摄调节，皆属于肺。故用药注重通达肺气。

如沈峻扬令妹案，患者年逾五旬，体素瘦弱，不能寐者数夜，证至濒危。目张不能阖，泪则常流，口开不能闭，舌不能伸，语难出声，苔黄不渴，饮不下咽，足冷不温，筋瘛而疼，胸膈板闷，溲少便秘，身硬不柔，脉弦细软涩，重按如无。王孟英认为，证由情志郁结，怒木直升，痰随之而上，堵塞华盖，以至于治节不行、脉道不利。治疗上宜予以宣肺，待气行则诸证可自愈。方用紫菀、白前、兜铃、射干、菖蒲、枇杷叶、丝瓜络、白豆蔻，服后一剂知，四剂瘳。此案病起于肝，诸证杂见，全身上下，从头面五官，到四肢胸腹，均有见证，论治颇难入手。王孟英认为，此乃“治节不行，脉道不利”，故治专于肺，以宣肺气、调气机为治疗大法，仅四剂轻清之药竟愈重疾，令人称叹。(《王氏医案三编·卷三》)

与上案相似，又有陆厚甫室案。产后经旬，偶发脘痛，误用温补药后，证见寒热气逆，自汗不寐，登圊而不能解，卧则稀水自流，口渴善呕，久不纳谷。他医均以为证属不治，诊脉弦数而滑。王孟英辨为本属阴亏、肝阳侮胃之证，因误投温补涩滞之剂，气机全不下降，以致诸证蜂起。与沙参、竹茹、川楝子、延胡索、栀子、黄连、橘皮、贝母、杏仁、石斛、枇杷叶等药为剂，旨在肃肺以和肝胃，服药后覆杯即安。继而随证加减，去杏仁、贝母、竹茹，加知母、花粉、苁蓉、白芍、橘核、海蛇，解宿垢而愈。是案辨治重点在于通达肺气以肃肺为治，气机畅达则各证皆减，效甚速捷。(《王氏医案续编·卷二》)

再如金愿谷中翰案，患便秘，广服润剂而不效，粪黑且坚如弹丸，必旬余始一更衣，极其艰涩。脉迟软，舌润不渴，小溲甚多，久患痹证。王孟英认为法宜补气，待津液濡布，中气充足，则便溺如常矣，非凉润药所能治。予大剂人参、白术、橘皮、半夏，加旋覆花以运转中枢；鸡膍胵以宣通大肠之气；佐血余、苁蓉，旨在流通腑气。如法服之，数日即解，且较畅润，至三十剂其病若失。是案气虚而滞，虽曰补气为主，治法却重在运转枢机。用药更是注重宣畅流通，除参、术温补不行，他药各有所司，均以行、通、导为特点。(《王氏医案三编·卷二》)

3. 处方配伍行运之品

王孟英认为：“气贵流通，而邪气挠之，则周行窒滞，失其清虚灵动之机，反觉实矣。惟剂以轻清，则正气宣布，邪气潜消，而窒滞者自通。”（《温热经纬·卷四》）在气化枢机理论指导下，王孟英处方多用轻清灵动之品，无论证之虚、实、寒、热，治之补、泻、温、清，都十分注重配伍理气、行血、宣肺、通腑之品，如枇杷叶、杏仁、旋覆花、薤白、瓜蒌、厚朴、苁蓉、菖蒲、桔梗等为常用之药，取其条达升降气机之用，使补而不滞，滋而不腻，祛邪而不碍气机。而小陷胸汤、瓜蒌薤白汤、温胆汤、雪羹汤等方亦为常用方剂，每与解表、清气、攻下、养阴、逐瘀诸法配合应用。

如叶昼三侄女案，患者上年四月分娩，产后三月患赤痢，其家碍于产后，不敢服药。延至今年春季，已近一年，肌消膝软，见食欲呕。脉左细软，右滑数。王孟英断为伏暑为病，以清润为治，方处沙参、陈仓米、当归、白芍、续断、木瓜、扁豆、黄连、石斛、石莲、荷蒂、枇杷叶、橘皮，送服驻车丸而愈。此案汤剂以清伏热、生津液为法，方中配伍当归以助血行、木瓜理气、枇杷叶下气。清润中注意配伍理气、行血之味。（《王氏医案续编·卷三》）

又如周鹤庭室案，新产晕汗，目不能开，心若悬旌，毫无恶露，脉虚弦豁大。王孟英处以三甲、紫石英、丹参、琥珀、甘草、小麦、穞豆衣等药，覆杯而安，数服即愈。是案以滋阴镇逆为治，仍注意兼行血之品，灵动而不滞。此为治疗阴虚配伍行血药例，体现了滋而不腻的用药特点。（《王氏医案续编·卷八》）

王孟英方中注意配伍行气、行血、宣透药者，医案中比比皆是，均反映出其对运化枢机的重视，不再枚举。可见，疏通气机的原则始终贯穿于王孟英对疾病诊治的全过程。张柳吟眉批云：“运枢机，通经络，为孟英用药秘诀，无论用补用清，皆不离此意。”陆守先亦于《王氏医案·自序》云：“孟英之学，得力于枢机气化，故其为方，于升降出入，手眼颇有独到。”

（三）药以对证为补

王孟英治温病擅用凉润清解、甘寒养阴之法，然绝非囿于寒凉一途。传世医案中，亦有一些以温补取效的实例。数量虽然不多，却能反映出王孟英不仅会用补法，而且擅用补法，对“补”的含义有独到见解。

1. 针砭蛮补之时弊，指出补法不可滥用

王孟英所处年代，世人多喜进补，闻补则喜。而时医一方面为迎合患者心理，另一方面对温病认识不足，易惑于寒热之假象，故多喜用温补。故在医案中，已经前医治疗、因温补而致误案数量颇多。罗大中等曾对陆士谔所辑《王孟英医案》进行统计，书中记载了前医误治的医案 352 则，其中误用温补者 173 例，占全部误治医案近半数之多。如在《归砚录·卷三》记载了郡中朱姓一案，患者素有饮癖在左胁下，发则胀痛呕吐，始发甚轻，医每以补剂疗之，发益勤而甚。王孟英曾诫之曰：“此饮癖也，患者甚多，惟以消饮通气为主，断不可用温补，补则成坚癖，不可治也。”然病家不信，依然处以温补之法。后因情志郁结，其病大发，痛极呕逆，神疲力倦。他医仍大进参附等剂，大肆温补。热气上冲，痰饮闭塞，其痛加剧，肢冷脉微。医者不察，更以肢冷脉微为寒象，重用参附。患者每饮药一口，即觉痛如万箭穿心，哀求免服。其妻环跪泣求曰：“名医四人合议立方，岂有谬误？人参如此贵重，岂有不效？”勉饮其半，火沸痰壅，呼号宛转而绝。由此案足见当时的温补之风及其弊端。这也是王孟英医案中多用清润，而温补应用较少的原因。

又如钱氏妇案，患者病愈后欲常服补药，王孟英止之曰：“病痊体健，何以药为？吾先慈尝云，人如欹器，虚则欹，中则正，满则覆。世之过服补剂，致招盈满之灾者比比焉，可不鉴哉!”（《王氏医案三编·卷二》）针对无病亦喜用补的时弊，明确指出健康无病之人不可用补。并以“欹器”盛物以做比喻，平人用补必然会破坏机体的平衡状态，不仅不能养生健体，反而会导致疾病的发生。

2. 对证合病为补

言及补法，世人多理解为人参、白术、黄芪、首乌等补益正气之品，以及补中益气汤、金匮肾气丸等补益之方。王孟英却指出，药以对证、恰合病情为补，这与叶天士所谓“六腑以通为补”“胃以喜为补”意义相通。

王孟英认为处方用药贵在对证，“补”之含义当辨证来看。其云：“投之得当，硝、黄即是补药，投而不当，参、术皆为毒药”，喻之曰：“譬如酒色财气，庸人以之杀生，而英雄或以之展抱负；礼乐文章，圣人以之经世，而竖儒反以之误苍生。药之于医也亦然，补偏救弊，随时而中，病无定情，药无定性，顾可舍病而徒以药之纯驳为良毒哉?”（《随息居重订霍乱论·第二治法篇》）指出“药无定性”，应当针对具体病证具体看待，不可拘泥于某药为补药而滥用泛用。凡切合于病情，能够补偏救弊者，均为补法。又言：“补中益气，原是成方，与证不宜，于体不合，即为毒药”。（《王氏医案三编·卷一》）王孟英再次强调，并无绝对意义的补益药、补益方，用之得当、与证相宜、于体相合，才是真正的进补之道。

如王孟英治毛允之冬温案，患者误经辛温药表散伤津、滋腻药而热邪愈锢、温补药更窒气机、攻下剂复劫其阴。其病温邪未去，气阴已虚。以清热生津为治，处沙参、紫菀、麦冬、知母、花粉、兰草、石斛、丹皮、黄芩、桑叶、栀子、黄连、木通、银花、橘皮、竹茹、芦根、橄榄、枇杷叶、地栗、海蛇为方。此案邪气未净、正气已亏。王孟英治之以清润生津之品，指出：“搜剔余邪，使热去津存，即是培元之道……何必执参、茸为补虚，指硝、黄为通降哉?”即是以对证、清润为补，使热邪去而津液得存、元气得复，与一般对补益的理解不同。(《王氏医案·卷一》)

对于《素问》中“劳者温之”之语，王孟英亦有独到认识。如治屠绿堂之五子案，患痰嗽数年，近因悲哀病作，他医误投参、术，病益甚。王孟英诊曰：“此阴虚劳嗽，嗽久而冲气不纳则呕吐，非胃寒也。经言：劳者温之。亦温养之谓，非可以温补施之者。”方用西洋参、熟地、苁蓉、二冬、茯苓、坎板、牡蛎、紫石英、葳蕤、枇杷叶、橘皮，服之而安。此案治疗阴虚劳嗽，所用皆清润之品，同时配伍宣畅气机，亦是以对证为“温养”之补法，而非一般意义上的“温补”。（《王氏医案·卷二》）

3. 补宜据病用药

对于补药的功效，王孟英指出：“所谓补药者，非能无中生有，以增益人身气血也，不过具裒多益寡，挹彼注此之能耳。平人服之，尚滋流弊，况患者乎？故经言不能治其虚，焉问其余。夫既虚矣，尚曰治而不曰补，可不深维其义乎?”所谓以“补”法“治虚”，须对应具体病情“裒多益寡”。即使对于虚证，亦当“治”虚，即根据病情灵活辨证，而非单纯意义的“补”虚。又言：“用补亦要用得其宜，方能奏效，非一味蛮补即能愈疾也。”运用补法，绝不泥于时医常用之参、术，而是辨证用药，根据病位、体质灵活处方，使之恰合病情。

如邵子受之妻吐血案，患者肌肤枯涩，口渴，脉虚大。王孟英辨为气分之阴亏，温补既非，滋填亦谬。方处人参、黄芪、二冬、知母、百合、葳蕤、石斛、桑叶、枇杷叶，气阴双补，投之而愈。此为辨气虚、阴虚例。(《王氏医案·卷二》)

如张春桥疟证案，证见寒少热多，间二日而作，甫两发形即消瘦。脉弦而细，尺中甚数，疾作于子夜，口干嗜饮，王孟英辨为足少阴热疟。方用元参、生地、知母、丹皮、地骨皮、天冬、龟板、茯苓、石斛、桑叶。一剂疟止，再以滋阴善后而愈。张柳吟赞曰："此证，世人但知其为三阴疟，笼统治以温补之法，从未闻有分经用药者。今提出少阴二字，创立清凉之剂，用药精当，取效敏捷，法似新奇，理自完足，所谓活人治活病，全以活泼运之也，可以启人慧悟，垂作典型。"(《王氏医案·卷二》) 与此相似，又有王汇涵室痰嗽案，证属虚，他医用黄芪、白术、二陈、故纸、附子、肉桂等温补之品，不仅无效，且增气滞兼劫阴津。王孟英曰："固虚证之当补者，想未分经辨证，而囫囵颟顸，翻与证悖，是以无功。"辨虚在少阴，投以熟地、苁蓉、坎板、胡桃、百合、石英、茯苓、冬虫夏草等药，一剂知，旬日愈。此为先辨虚在何经，然后用补例。(《王氏医案续编·卷四》)

如袁某患噫案，噫声闻于邻。俞某与理中汤，后与旋覆代赭汤皆不效。王孟英诊之，尺中虚大，气自少腹上冲，断为病在下焦。用胡桃肉、故纸、韭子、菟丝、小茴、鹿角霜、枸杞、当归、茯苓、覆盆、龙齿、牡蛎。服一剂，其冲气即至喉而止，不作声为噫矣。再剂寂然，多服痊愈。此为辨上、中、下三焦例。(《王氏医案·卷二》)

如姚树庭案，以古稀之年患久泻，群医杂治无效，以为不治之证。王孟英诊之，右关独见弦象，按之极弱，断为土虚木贼之证。他医所治，虽然也在温补，理原不悖，然终不对证。姜、附、肉蔻、骨脂之类，反助肝阳，鹿茸、熟地之类又碍气机斡旋，故温补之下，愈补愈泻。王孟英用异功散，加山药、扁豆、莲子、乌梅、木瓜、芍药、蒺藜、石脂、余粮，扶脾抑肝，兼以收摄下焦，服之果效。病确属虚，然除脾气虚弱以外，尚有肝阳偏盛，前医用温补而不愈者，皆因未能辨清脏腑，对证用药。此补辨脏腑例。(《王氏医案·卷一》)

对于确属虚损的病证，亦有放手大补之例。如乔有南案，患者年三十九岁，患牝疟二旬，医治罔效。孟英视其脉微无神，倦卧奄奄，便秘半月，溺赤不饥，痰多口甘，稍呷米饮，必揉胸捶背而始下，苔色黑腻而有蒙茸之象。断为精、气、神三者交虚之证，绝非时行伏暑。与人参、白术、肉桂、附、沉香拌炒熟地、鹿角、石英、苁蓉、枸杞、当归、茯苓、杜仲、酸枣仁、菟丝子、山茱萸、橘皮、霞天曲、胡桃肉等，出入为大剂，投十余帖，寒热始有热，而苔色乃退，口不作渴，甘痰亦日少，粥食渐加，即裁桂、附、白术，加石斛，又服七剂，解黑燥大便甚多，凡不更衣者，四旬二日矣。寒热亦断，安谷溲澄而竟愈。叹曰："温补亦治病之一法，何可废也，第用较少耳。世之医者，眼不识病，仅知此法可以媚富贵之人，动手辄用，杀人无算，岂非将古人活世之方，翻为误世之药，可不痛恨耶!"此大补精气例，足见王孟英善用补法。(《王氏医案·卷二》)

4. 补应因人而异

虚证宜补，而补剂药物的选用，性味的厚薄，功效的缓峻，用量的多少，都不可一概而论，除根据病情辨证外，还须结合个人体质，因人制宜。

王孟英于《随息居重订霍乱论》中指出："附子、干姜，非攻荡之品，何以强人乃可加倍用？盖无论补泻寒热诸药，皆赖身中元气载之以行。故气强者，堪任重剂，若气弱者，投剂稍重，则气行愈馁，焉能驾驭药力以为补泻寒热之用耶？"认为药物进入人体，必须依赖于身中元气推动，才能行至机体各处，发挥作用。故运用补剂，应根据人体正气的强弱，辨证用之。

如陈雪舫令郎小舫案，年甫冠，人极清癯，患疟，王孟英为之治愈后，继以养阴善后。西洋参不过一钱，生地不过三钱。患者病后阴虚，理应滋阴，而养阴生津药不仅所选药物较为平和，而且用量极轻。王孟英释曰："缘其禀赋极弱，不但攻散难堪，即滋培稍重，亦痞闷而不能运也。芪、术之类，更难略试，故量体裁衣，乃用药之首务也"。正因为患者禀赋极弱，正气不足，无力运化，故用补更要注意选药、用量，以免补而成滞。（《王氏医案三编·卷三》）

（四）注重顾护阴津

温病易伤阴津，故历代温病学家均重视对阴津的顾护，如叶天士提出治温病以保津液为要，吴瑭以"实其阴而补其不足"作为温病的治疗原则之一。王孟英对于温病的治疗，亦是以保阴为第一要义，这在王孟英著作及医案中得到了充分的体现。同时，在具体用药上又有自己的特色。

1. 顾护阴津为第一要务

《伤寒论》云："吐利止而身痛不休者，当消息和解其外，宜桂枝汤小和之"。对于其中"消息""小和"的含义，王孟英做了进一步的阐释和发挥，指出张仲景一再强调的深义在于护阴保津。王孟英是这样解释的："详其一曰消息，再曰小和之者，盖以吐利之余，里气已伤，故必消息其可汗而汗之，亦不可大汗而小和之也。况热霍乱后，津液尤虚者，岂可妄施汗法乎？故余但以轻清为制也。"（《随息居重订霍乱论·第一病情篇》）王孟英认为，除温热伤津耗液外，患者吐、利、汗，医者常用的汗、吐、下诸法，均损耗津液，临床上不容忽视。

在临证治疗中，更是突出了王孟英对阴津的重视，以及阴津对人体的重要作用。如戴氏妇案，产后恶露不多，服山楂、益母草酒煎。数日后发热自汗，口渴不饥，眩晕欲脱，彻夜不眠。王孟英诊为阴亏，云："人身天真之气谓之阳，阳根于津，阴化于液，津液既夺，则阳气无根而眩晕，阴血不生而无寐。若补气养阴，则舍本求末，气血不能生津液也。惟有澄源洁流，使津液充而气血自复，庶可无忧。"方用西洋参、黄芪、龙骨、牡蛎、葳蕤、百合、甘草、麦冬、生薏仁、生扁豆、石斛、木瓜、桑叶、蔗浆投之。一剂即安，数剂得愈。患者气阴两亏，王孟英的治疗原则是"使津液充而气血自复"，处方以滋阴生津为主要思路，辅以益气之品。（《王氏医案·卷二》）

2. 甘凉濡润以养胃补肾

王孟英论治温病，强调存胃津、补肾阴，主张甘凉濡润，力戒温燥。

1）存胃津

王孟英对喻昌"人生天真之气，即胃中之津液"的论点，推崇备至。认为胃中津液不竭，人必不死；若耗尽而阴竭，如旱苗之根，叶虽未枯，亦必死无疑。故指出"救阳明之液"是治疗温热诸病的真诠，治温热病首宜瞻顾及此。温病宜顾护胃津，不仅温散燥烈伤津之品宜忌用、慎用，拘泥于"温病下不嫌早"、专用承气辈急下存阴者，也非善治。在对薛生白湿热病篇的按语中说：

“凡治感证，须先审其胃汁之盛衰，如邪渐化热，即当濡润胃腑，俾得流通，则热有出路，液不自伤，斯为善治。若恃承气汤为焦头烂额之客，讵非曲突徙薪之不早耶”。(《温热经纬·卷四》) 寒证篇亦论曰：“吐利可发汗者，伤寒霍乱也。脉平为邪已解。而小烦者，以吐下后胃气新虚，不能消谷，故霍乱病，晬时内不可便与饮食，必待胃渐下行为顺，而仓廪始开也。暑热霍乱，尤夺胃津，溉以甘凉，自能思谷。”(《随息居重订霍乱论·第一病情篇》) 强调胃津的重要性。临证多用石斛、沙参、西洋参、花粉、麦冬等，及西瓜汁、梨汁、蔗汁等，甘凉生津。

2）滋肾阴

王孟英认为“近代患者，类多真阴不足，上盛下虚者十居八九。”(《温热经纬·卷五》) 若真阴枯涸，感受温邪而致肝风陡动，病见壮热神昏、舌绛无津、筋掣、茎缩等危证。王孟英常用犀角地黄汤佐三甲、二至以滋填真阴。如钱闻远仲郎案，患感后汤姓医误进桂、朴、姜等温燥之剂，而致痰血频咯，神瞀耳聋，谵语便溏，不饥大渴，苔黑溲少，彻夜无眠。范、顾二医迭进轻清，黑苔渐退，舌绛无津，而外证依然，不能措手。王孟英诊其脉皆细数，辨为真阴素亏，营液受烁。方用西洋参、生地、二至、二冬、龟板、燕窝、竹茹、贝母、银花、藕汁、梨汁、百合等药，甘寒之中配伍咸寒，以生津填精滋肾阴为治。二剂病减，五剂热退，旬日后痊愈。(《王氏医案续编·卷五》)

3. 中病即止，生津善后

祛邪之法，汗、吐、下、温、清、燥等，用之不当，均伤阴津，故必须用之得当，且恰合时机，谨防药过病所，诛伐阴津。对于霍乱病的治疗，王孟英指出：“（寒霍乱）重者多兼正虚，一俟阳回，热药不可再投，但宜平补元气，如液伤口燥者，即须凉润充津，盖病或始于阳虚，而大下最能夺液，不知转计，必堕前功。”(《随息居重订霍乱论·第二治法篇》) 王孟英强调寒霍乱的治疗用温补之法，待阳气一回，则不可再投热药，以防伤津夺液。

王孟英案中，不管是虚证补益案，还是实证峻下案，抑或是热证清解案，均十分注意顾护阴气津液。方中常配伍生津之药，且病势一缓，即加减调方，去刚燥之药，加生津养阴之味。如周光远案，患霍乱转筋甚剧，仓促间误服青麟丸钱许，病势益甚。王孟英诊时，脉微弱如无，耳聋目陷，汗出肢冷，音哑肉脱，危象毕见。病势危急，药恐迟滞，先浓煎参汤，亟为接续，随以人参、白术、茯苓、白芍、附子、肉桂、干姜、扁豆、木瓜、薏苡仁、莲实为方。服后诸证皆减。因患者乃气分偏虚之体，不禁吐泻之泄夺，又因误服苦寒之剂，微阳欲绝，故以真武、理中合法以复脾肾之阳。次晨再视，脉起肢和，即于方中去附子、肉桂、干姜，加黄芪、石斛，服旬日痊愈。王孟英论曰：“凡吐泻甚而津液伤，筋失其养，则为之转，故治转筋者，最要顾其津液，若阳既回，而再投刚烈，则津液不能复，而内风动矣。此寒霍乱之用附、桂，亦贵有权衡，而不可漫无节制，致堕前功也。”此案回阳方中已有顾津之品，而阳回之时，又马上去温燥刚剂，足见对阴津的重视。(《随息居重订霍乱论·第三医案篇》)

（五）重视饮食防护

王孟英十分重视饮食在疾病中的预防、治疗及调护作用，认为饮食“处处皆有，人人可服，物异功优，久服无弊”，主张食疗防治疾病。针对“人莫不饮食，鲜能知味”，编撰《随息居饮食谱》1卷，按水饮、谷食、调和、蔬食、果食、毛羽、鳞介等7类，记述了331种食物的性味及功效，对一些食物有独到的见解。在临证过程中，擅用饮食疗法，有以食为药者，有药食同用者，又有用食疗法治疗急证者，应用巧妙，堪为后世师法。

1. 以食代药

王孟英在疾病的预防和治疗中，均善用食物入药。有以食物配伍成方剂的，如以橄榄、芦菔组成“青龙白虎汤”，以生绿豆、生黄豆、生黑大豆组成“三豆饮”，以漂淡海蜇、鲜荸荠合为“雪羹汤”，以猪肚、莲子相伍为“玉苓丸”等。这些均为王孟英临证常用之方。

以青龙白虎汤与加味三豆饮为例。青龙白虎汤，方用橄榄、生芦菔，水煎服。王孟英分析说：“橄榄色青，清足厥阴内寄之火风，而靖其上腾之焰；芦菔色白，化手太阴外来之燥热，而肃其下行之气。合而为剂，消经络留滞之痰，解膏粱鱼面之毒，用以代茶，则龙驯虎伏，脏腑清和，岂但喉病之可免耶？且二味处处皆有，人人可服，物异功优，久服无弊，实能弭未形之患，勿以平淡而忽诸。”加味三豆饮，方用生绿豆、生黄豆、生黑大豆（或用生白扁豆亦可）、生甘草、金银花，水煎服。王孟英认为，“此方药极简易，性最平和，味不恶劣，易辨易服，不必论其体质，久服无弊，诚尽善尽美之王道药也。”分析曰：“原方用赤豆，性燥伤阴，予以黑大豆易之，更有补阴之绩，虽燥令燥体，皆无碍矣。再益银花、甘草，而化毒之功尤胜。或疑银花性凉，似难久用，不知三豆皆谷也，性能实脾，得银花以济之，更觉冲和。况小儿体禀纯阳，极宜此甘凉补阴之味。”（《王氏医案·卷二》）

对于一些病证，王孟英以食代药，看似简单平淡，甚至有时仅用一种食物，却多效若桴鼓，令人称奇。如治一角妓案，患呃累日，破身太早，身体素虚，久病阴血日虚，他医误以温燥助热，遂致下焦不摄。因患者素性畏药，王孟英用一味鸡子黄，连进数服而安（《随息居重订霍乱论·第三医案篇》）。如翁嘉顺室案，产后发热，为风温证，脉浮数而弦，便泻无溺，因肺热所迫，大渴无苔，胃汁受烁。与天生建中汤即蔗汁频灌。药主大剂甘凉，津回舌润，渐渐痊愈。（《王氏医案续编·卷一》）如赖炳也令堂案，病者年近古稀，患左侧半身不遂，王孟英以伏痰治，六七剂腿知痛，诸证皆减。既而腿痛难忍，其热如烙，王孟英令涂葱蜜以吸其热，痛果渐止。此案为饮食药外用法例。（《王氏医案续编·卷四》）

病后气阴多伤，以食为补是最好的调养方法。如秋粟之室案，孕中患疟，王孟英从清解透发为治。愈后，复苦脘痛呕吐，勺水不纳，药亦不受，授以藕汁、芦根汁、梨汁，少加姜汁，和入蔷薇露、枇杷叶露、香橼露，皆养阴生津之品，徐徐呷之渐愈。（《王氏医案三编·卷三》）又如周光远君姑案，患者七十八岁，年事已高，腹痛及腰，机关不利，痰出甚艰，夜不能瞑。为肝肾大虚，脉络失养。处以滋肾填精养阴之品，日以递愈。继用一味桑椹，善后而康。桑椹归肝、肾经，有滋阴补血、生津润燥之效，对于此案肝肾亏虚的善后极为恰合。（《王氏医案三编·卷三》）

2. 药食同用

王孟英常将食品与药味结合运用，有将饮食作为药味之一而入处方的，如海蛇、荸荠、蔗汁等均是王孟英常用之品；有饮食煮水，以之煎药的；有以饮食、药物同用，相辅相成的，共同起到祛邪、扶正、宣通的作用。

如邵可亭患痰嗽案，高年孤阳炽于内，时令燥火搏其外，津液素干。以白虎汤合泻白散，加西洋参、贝母、花粉、黄芩，大剂投之，并用北梨捣汁，频饮润喉，以缓其上僭之火。数帖后病势渐减，改投苇茎汤合清燥救肺汤，加海蛇、蛤壳、青黛、荸荠、竹沥为方，旬日外梨已用及百斤而喘始息。继加坎板、鳖甲、犀角，以猪肉汤代水煎药，大滋其阴而潜其阳。火始下行，诸证渐减。一月已来，共用梨二百余斤，终收全效。（《王氏医案·卷二》）梨有天生甘露饮之誉，王孟英称其“温热燥病及阴虚火炽津液燔涸者，捣汁饮之立效。此果中之甘露子，药中之圣醍醐也”（《重庆堂随笔》）。案中又有猪肉汤代水煎药之法，王孟英曾言“猪为水畜，其肉最腴，大补肾阴而生津液”，并言“尝用治肾水枯涸之消渴，阴虚阳越之喘嗽，并具奇效”（《王氏医案·卷一》）。以之代水煎药，取滋养肾水之义。

如庄晓村病疟案，证因暑热，却误服姜枣汤三日，疟作甚剧，目赤狂言，汗如雨下，脉洪滑无伦，舌深黄厚燥。王孟英令取西瓜一枚，任病者食之；方从白虎，用生石膏一两六钱，病即霍然。（《王氏医案续编·卷一》）与之相似者，又有赵子循室，产后误用生化汤等。本阴虚之体，血去过多，木火上浮，酷暑外烁，津液大耗，兼有伏痰之候。以白虎汤加减投之，且以西瓜汁助其药力，数日渐安。（《王氏医案续编·卷七》）再如陈妪霍乱转筋案，取西瓜汁先与恣饮，方用白虎加味，覆杯而安。此三案均为天然白虎与药方白虎同用，食与药相辅相成。（《王氏医案续编·卷二》）

又如徐然石妻案，三十二岁，忽患四肢酸痛，早晚尤甚，屡经温补误治，手足拘挛，日夜号痛，如受炮烙，眠食俱废，痰韧如石，皮肤燥裂，鳞起如松。至夏更加两腋肿核，阴户疮糜，痛不可支。王孟英以为营分素亏，阴液尽烁，幸病在经络，尚可图治。予西洋参、元参、生地、天冬、麦冬、知母、花粉、银花、甘草、葳蕤、石斛、丝瓜络等药，出入为剂。用竹沥、梨、蔗诸汁和服。酷暑之时，则加生石膏、西瓜汁。计烧沥之竹四五十竿，榨浆之蔗七八十枝，捣汁之梨五六十斤，绞汁之瓜三四十枚。痛渐以减，疮渐以平，肤渐以蜕，食渐以增。调治痊愈。即是以梨汁、蔗汁等协助药物，共达生津养阴之功。（《王氏医案三编·卷二》）

3. 食疗可愈急证

食疗多为平淡轻清之品，性味较为平和，偏性不显，故一般人多认为，食疗法仅能用于疾病较轻及愈后调理。而王孟英却在治疗某些急证时巧妙、快捷地运用了食疗法。

如蔡西斋令正案，腹有聚气，时欲攻冲，他医误进温补摄纳，愈服愈剧。酷暑之时，其发益横，日厥数十次。诊得脉数舌绛，面赤睛红，溺如沸汤，渴同奔骥，少腹拒按，饥不能食。王孟英曰：“事急矣，缓剂恐无速效。”令以豆腐皮包紫雪一钱，另用海蛇、荸荠煎浓汤，俟冷吞下，取其芳香清散之性，直达病所也。服后腹如雷鸣，浑身大汗，小溲如注，宛似婴儿坠地，腹中为之一空，其病已如失矣。（《王氏医案三编·卷一》）

又如陈妪案，患者年已七旬，辛亥秋患霍乱转筋甚危，目陷形消，肢冷音飒，脉伏无溺，口渴汗多，腹痛苔黄，自欲投井。王孟英先取西瓜汁命与恣饮，方用石膏、知母、麦冬、黄芩、黄连、竹茹、木瓜、威灵仙，略佐细辛分许，煎成徐服，覆杯而瘥。是案热势弥张，阴津耗损，病势甚急。先令饮西瓜汁者，一者取其快捷，不必待煎汤成药，另一方面，是因西瓜汁为天生白虎

汤，取其甘凉清热生津之功。(《随息居重订霍乱论·第三医案篇》)

再如季杰之妾案，病发甚急，诊为新凉外束，伏暑内发。绛雪、玉枢丹灌之皆不受。泻至四五次，始觉渐热，而口大渴，仍不受饮，语言微謇。王孟英急令捣生藕汁徐灌之，渐能受，随以黄芩、黄连、薏苡仁、川楝子、栀子、石斛、桑叶、竹茹、蒲公英煎服，痛即减，吐泻亦止，改用轻清法而愈。是案因胃不纳药，先用生藕汁救急，徐徐灌之，待暑邪稍清、津液稍复、胃气稍缓，可以受药时，再服汤剂治疗。(《随息居重订霍乱论·第三医案篇》)

另外，王孟英还将食疗法用于产科病的急救。如一少妇分娩，胞水早破，胎涩不能下，俗谓之沥浆生，催生药遍试不效。孟英令买猪肉一二斤，洗净切大块，急火煎汤，吹去浮油，恣饮之，即产，母子平安。(《王氏医案·卷一》) 又有王氏妻案，患者即将分娩，已见红矣，胎忽上冲作呕。寅夜事急，以酱油和开水一钱与服，取咸能润下之义，果入口即安。(《王氏医案·三编》)

4. 注意饮食时机

王孟英在对霍乱病的阐发中，指出病中要注意饮食时机。一般认为，“得谷者昌，百病之生死，判于胃气之存亡，犹之兵家饷道，最为要事”，故有胃气、能得谷者，在疾病发展过程中预后才好，病中可用米汤等养胃气。王孟英指出时邪霍乱痧胀则不然，“以暑湿秽恶之邪，由口鼻吸入肺胃，而阻其气道之流行，乃否塞不通之病，故浊不能降而腹痛呕吐，清不能升而泄泻无嚏，或欲吐不吐，欲泻不泻，而窃踞中枢，苟不亟为展化宣通，邪必由经入络，由腑入脏而滋蔓难图矣。凡周时内，一口米汤下咽，即胀逆不可救者，正以谷气入胃，长气于阳，况煮成汤液，尤能闭滞隧络，何异资寇兵而赍盗粮哉！”明确指出要“忌米汤”。然而，亦不可一概而论，死守“忌口”之说，“惟吐泻已多，邪衰正夺者，犹之寇去民穷，正宜抚恤，须以清米汤温饮之，以为接续，不可禁之太过，反致胃气难复，知所先后，则近道矣。”(《随息居重订霍乱论·第二治法篇》) 王孟英于此说明，一方面，邪气尚实之时宜忌口，以防谷气入胃，阻滞气机，更碍实邪；另一方面，津液过伤、邪势已衰、正气大虚者宜温饮清米汤，以渐复胃气。

疾病已愈，善后调理亦要注意不同食物的饮食时机。“凡霍乱吐泻皆止，腿筋已舒，始为平定。若暴感客邪而发者，即可向愈。口渴，以陈米汤饮之；知饥，以熟芦菔、熟凫茈，或煮绿豆，或笋汤煮北方挂面啖之。必小溲清，舌苔净，始可吃粥饭、鲫鱼、台鲞之类。油腻、酒醴、甜食、新鲜、补滞诸物，必解过坚矢，始可徐徐而进，切勿欲速，以致转病。”对于伏邪不能尽去者，要等待患者知饥，然后以饮食如前法消息之自愈。干霍乱“痛止为平，苔净口和，便坚溺澈为痊，饮食消息之法同上”。寒霍乱轻者，“得平即愈，但节饮食，慎口腹可也……饮食调理，亦凭苔色、便溺而消息之可也”(《随息居重订霍乱论·第二治法篇》)。临证时要注意察舌、察二便，待苔色净，二便调，即邪气已衰，方可予饮食法调理善后。

(六) 治未病思想

1. 预防霍乱病

王孟英在《随息居霍乱论·卷二》列有“守险”一节，专门论述预防霍乱的方法和重要意义。在霍乱流行之时，提出净水源、洁居处、积德、节饮食、忌酒、衣勿过暖、投药入井、室中焚药、川椒涂鼻等方法以“守险”，预防霍乱。首先在认识霍乱病因时，王孟英谓“人烟繁萃，地气愈热，室庐稠密，秽气愈盛，附郭之河，藏垢纳污，水皆恶浊不堪”，明确指出“秽气、浊水”是疫病发生与传播的重要原因，说明王孟英已经充分认识到环境污染和疫病发生之间的必然联系，故而大力提倡改善环境卫生以预防疾病，并提出许多有效的具体措施。第一，保证水源洁净。“平日即宜留意，或疏浚河道，毋使积污，或广凿井泉，毋使浊饮”，提出保持水源清洁的方法，并告诫人们勿饮用污浊之水。另外，夏秋季节，将白矾、雄黄置于井中，以解水毒，将降香、菖蒲投水缸内，以去秽浊。第二，“敛埋暴露，扫除秽恶”，以保身杜病。第三，选择居处。强调空气流通及环境清洁，住房不论大小，必要开爽通气，扫除洁净；即使不得已居于市廛湫隘之区，“亦可以人工斡旋几分，稍留余地，以为活路”；还提出室中焚大黄、茵陈以解秽避患，枇杷叶代茗茶，杜绝一切外感时邪的预防方法。第四，节饮食。认为“饱暖尤为酿病之媒”，饮食不节，易于阻滞中焦气机，枢机不畅，则百病丛生，故而力倡节饮食，忌厚味，戒醇酒，“但择轻清平淡者而食之”。第五，慎起居。“冬夏衣被过暖，皆能致病，而夏月尤甚”“亦勿过于贪凉，迎风沐浴，夜深露坐，雨至开窗”。这些积极的预防措施将霍乱疫邪扼杀于萌芽，控制传染的源头，切断传播途径，与近代的预防思想极为相似，也体现了环境医学的思想。

2. 重视疾病先兆

王孟英注意到，因人蕴湿者多，暑邪易于深伏，一朝猝发，渐至阖户沿村，风行似疫。医者不知原委，每以理中、四逆致误。王孟英每治愈此证，必询其人曰：岂未病之先，毫无所苦耶？或曰：病前数日，手足心如烙。或曰：未病之前，睹物皆红如火。王孟英总结后言：“岂非暑邪内伏，欲发而先露其机哉？”又言：“智者苟能早为曲突徙薪之计，何至燎原莫救乎？”（《随息居重订霍乱论·第一病情篇》）于此，王孟英注意收集资料，积累经验，以冀在疾病未发之时即可窥得征兆，抓住最好的治疗时机。

3. 预防疫病侵染

某年秋燥冬暖，略无霜雪，河井并涸。杭州一带自九月间起，天花流行，十不救五。王孟英根据秋燥冬暖之天令及小儿痘疫的发病情况，认为天令发泄，不主闭藏，预测入春恐将多喉患，特组方加味三豆饮方，使未曾布痘者预服免患，将出者恣饮冀轻。又劝人频服青龙白虎汤以杜春来喉恙。其言果应，三春不雨，喉疹甚多，医者不悟其致病之因，仅知发散，正如火上添油。王孟英则胸有成竹，一以仲圣白虎汤为救焚主剂；若已及于营分者，用晋三犀角地黄汤相机加减；又刊青龙白虎汤与锡类散方广为印送，赖此以活者不可胜数（《王氏医案·卷二》）。在治疗吴雨峰明府家仲郎两孙之痘疹案中，儿科医为两孙种痘，半月间，合家传染。王孟英往诊时见有三郎耕有、四郎小峰尚未病，亟曰：已病者固当图治，未病者尤宜防患传以青龙白虎汤代茶恣饮，竟得无恙（青龙白虎汤详见“饮食”条）。种痘是预防天花的妙法，但须“慎于择时”，这也是其积极预防思想的体现。（《王氏医案·卷二》）

4. 预防疾病复发

癸巳秋，周光远患疟，王孟英辨证为足太阴湿疟，以金不换正气散，三剂而安。次年秋，复患疟，自服前药三剂，病亦霍然。王孟英曰：“疟情如是，恐其按年而作”，处崇土胜湿丸，嘱明年夏令即预服，健脾祛湿，以堵御之。迄秋果无恙，以后再不复发（《王氏医案·卷一》）。再如王雪山案，久患下部畏冷，吞透土长寿丹未百丸，齿痛目赤，诸恙蜂起。王孟英察脉弦滑，与多剂石膏药，兼以当归龙荟丸频服。新疾既瘳，腿亦渐温，令其常饮柿饼汤，以杜将来之恙。是案下部畏冷，极似虚寒之证，然后脉证合参，可知其为真热假寒。清解之后，令以柿饼汤善后，取柿饼味甘性寒、清肺润肺之功。(《王氏医案续编·卷四》)

【临证经验】

一、辨证诊断特色

处方用药，重在恰合病情，而要治疗对证，处方得当，正确地诊断疾病是首要也是关键的一步。王孟英在诊断方面深有造诣，临证灵活运用四诊，尤其对舌的诊察最为突出。

(一) 精于舌诊，四诊合参

王孟英对叶桂舌诊经验研习颇深，特别注重舌诊在温热病诊断中的应用。于《温热经纬》中批注《温热论》时说："至必验之于舌，乃治温热之要旨。"(《温热经纬·卷三》)

1. 补充前人的舌诊经验

对于前人的舌诊经验，王孟英多有补充。如叶桂云："舌绛鲜色者，为包络受病。"章虚谷释为："纯绛鲜泽者，言无苔也，为胃无浊结，而邪已离卫入营，其热在心包也。若平素有痰，必有舌苔。"王孟英根据自己的临床体会，指出："舌纯绛鲜泽，虽为热入营分之征，而实际上是兼有痰阻，故舌面不甚干燥，如兼胸闷者，更为有痰之依据，不必一定见有苔垢才为有痰之征。"引用茅雨人的观点佐证："凡起病发热胸闷，遍舌黑色而润，无其他险恶情状者，此为胸膈素有伏痰。"(《温热经纬·卷三》) 纠正了章虚谷痰证必有舌苔的观点。

2. 辨舌为辨证关键

王孟英临证，有以舌诊为辨证关键者。如胡音员梅案，患者年已逾冠，因夜坐感寒，患头痛恶寒，呕吐肢冷。起因、症状皆似寒，而王孟英独以舌绛脉数，断为斑疹之候，须以清解。果如言疹发。(《王氏医案续编·卷六》) 又如张柳吟荆人案，患头痛，偏左为甚，医治日甚。延半月，痛及颈项颊车，始艰于步，后艰于食，继致舌强语謇，目闭神蒙，呼之不应，日夜沉睡。医者察其舌黑，以为热证，灌犀角、牛黄、紫雪等凉剂，无效。王孟英言："苔虽黑而边犹白润，唇虽焦而齿色尚津，非热证也。"如法治之，投药如匙开锁，数剂霍然。(《王氏医案三编·卷一》) 此二案，均以舌诊为辨证要点，特别是后一案，患者舌黑，黑舌一般提示热证，而王孟英注意到苔虽黑而边犹白润，与单纯的黑苔大不相同，结合齿尚有津，断为绝非热证。

温病病程中，舌色、舌苔的变化，提示热邪的进退、津液的存亡，故以此可以帮助辨别疾病的发展趋向，以舌象变化作为疾病进退的征兆。舌色渐润、苔退知饥、舌布新苔等作为康复标志。舌润表示津液来复，苔退指厚腻、黄燥、垢苔等病理性的舌苔退掉，表示邪气已退；舌布新苔表示胃气已苏。如许自堂孙子社患感二十八日，诸医束手。王孟英诊之，左部脉数，右手脉俨若鱼翔，痰嗽气促，自汗瘛疭，苔色灰厚，渴无一息之停，病已垂危。先以竹叶石膏汤加减，五剂，气平嗽减，汗亦渐收，苔色转黑，舌尖露绛，改投元参、生地、犀角、石膏、知母、花粉、竹叶、银花等药。又五剂，瘛疭渐减，舌绛渐退。病家又误治以巫，病者即谵妄不安，神昏如醉。王孟英予紫雪钱余，仍用前方，重加竹沥，服八剂，下黑便如胶漆，黑苔渐退，右脉至数始清，惟烦渴不减，令其恣啖北梨，舌才不燥，痰出亦多。又六剂，舌色变淡，溲出管痛，热邪得从下行矣。案中通过治疗，患者由苔色灰厚，到苔色转黑、舌尖露绛，至黑苔渐退，再到舌色变淡，邪气渐退，舌诊始终作为辨证要点，反映了疾病的发展过程。(《王氏医案续编·卷二》)。

3. 四诊合参，不拘于舌诊

王孟英注重舌诊，但亦强调四诊合参，不可拘于单纯的察舌辨证。如痰湿内阻一般见白苔，章虚谷认为“非大温，其湿不去”。王孟英提出：“还须问其口中和否？如口中自觉黏腻，则湿邪渐趋化热，大温之药即不可用，而须改用淡渗苦降微凉之剂。有口渴而喜热饮，为邪虽化热而痰饮内盛，宜温胆汤加黄连。”王孟英指出，白苔多为寒湿内阻之象，然而亦有热证而见白苔者，临证须与问诊结合，方不致为假象所蒙蔽。如谢氏妇案，素体孱弱，属阴虚暑疟久延。舌色鲜赤无苔，他医以之为脱液之象，广投养血而不见功。王孟英视之曰：“舌虽无苔，色绛而泽，此非脱液，乃液为痰隔而不能上布，故不生苔。如果脱液，讵能如是之鲜泽哉？盖痰虽因火灼成，究是水液所结，其潮气上腾，舌自不燥。”与竹茹、贝母、菖蒲、瓜蒌、黄芩、桔梗、蛤粉、枇杷叶等药。痰果渐吐，三日后热减知饥，白苔渐布，改用养阴清热而瘳。此案舌鲜赤无苔，极易辨为津耗血亏之虚证，而王孟英却抓住舌色之“鲜泽”，结合患者病因、素体、兼证等因素，辨为痰湿内阻之实证。于此，王孟英指出：“临证必先辨其病属何因，继必察其体性何似，更当审其有无宿恙，然后权其先后之宜，才可用药。”又说：“热证有见白润苔者，亦痰盛于中，潮气上蒸也。此不可遽施凉润，先宜开以辛通，而昧者但知苔色白润为寒证之的据，遂不详勘其兼证，而妄投温燥补以误事者多矣。”强调辨舌固然重要，亦要全面结合四诊资料，同时注意辨析患者的病因、体性、宿恙。(《王氏医案三编·卷三》)

4. 从舌从脉或从证应灵活

疾病见证复杂多变，有时会出现虚实、寒热、真假错杂的情况。四诊中，有提示为寒者，有提示为热者，有提示为虚者，有提示为实者，临证难以决断真假。特别是多证均显寒象而实为热证，或多证均显热象而实为寒证者，最易混淆。然而，不管假象如何惑人，必有征兆可考，只有谨慎、细心审察，灵活取舍四诊资料，方可明确辨证。王孟英医案中有以舌诊为辨证关键，舍脉、证而从舌象者；亦有舌为假象，舍舌象而取脉、证者，均反映出医家深厚的临床造诣。

舍脉从舌、证，如陈春湖令郎子庄案，体素弱，季秋患腹痛自汗，肢冷息微，均以为元虚欲脱之证。王孟英诊之，脉虽沉伏难寻，而苔色黄腻，口干溺赤，舍脉从舌、证，以清热理气药而愈。患者自汗、肢冷、息微、脉沉伏难寻，均似虚证，王孟英以舌苔黄腻，以及问诊得知之口干溺赤，舍脉从舌，辨为实热证。(《王氏医案续编·卷三》)

与上案相似，吴宪章案是舍证求舌、脉而辨死证。患者年逾花甲患感，他医以湿温治之，尚能起榻理事。证见谷食略减，便溏溲少，苔色腻黄，舌尖独黑。脉左寸数疾，余皆软大。证似不重，而王孟英以舌、脉断为不治，不肯予方。其云：“以脉象舌色察之，是平昔曲运心机，离火内

亢，坎水不制，势必自焚，况兼湿温之感乎！”果数日而殒。(《王氏医案续编·卷七》)

舍舌求脉，如费伯元案，患者烦躁不眠，苔白似寒，左脉弦细而数，右软滑。辨为阴虚之体，心火炽盛，肝风内动，而痰盛于中。以此治之果愈。患者苔白似为寒象，王孟英以脉断为痰实证。(《王氏医案续编·卷四》)

舌诊是中医诊断中的重要内容之一，尤其是对于温病的诊断，更具有特殊价值。王孟英的舌诊特色、经验，对今天的临床有重要的参考意义。

（二）把握病机，认证精准

王孟英临证善于把握病机，判断精准，对于疾病的发展又有较强的洞察力和预见性。而且，对于重证、危证，又敢于承担责任，总以治病救人为己任。周光远曾赞之曰：“孟英学识过人，热肠独具。凡遇危险之候，从不轻弃，最肯出心任怨以图之。”(《王氏医案·卷二》)在其医案中，有不少是处方数剂后毫不见效，甚至出现变证，病家、他医皆疑王孟英治法有误者，而王孟英辨证精准，成竹在胸，力排众议，坚持用药，最终获愈，关键就在于对病机及疾病转机的充分把握。

1. 变证迭现，心有定见

有些疾病，用药后病情继续加重或变证迭现，最具迷惑性，极易误认为药不对证而更方易法。这就需要医者对于病情的发展有较强的掌控能力和预见性。

如嘉顺风温案，患者初发热即舌赤而渴，脉数且涩，为素有阴虚，值忧劳哀痛之余，五志内燔，温邪外迫。王孟英急处以清营之法，继投凉血之剂，而病不稍减。王孟英言：“我肠最热，奈病来颇恶，治虽合法，势必转重。”病果日重，昏瞀耳聋，自利红水，目赤妄言。王孟英以犀角地黄汤，加银花、石膏、知母、石斛、栀子、贝母、天花粉、兰草、菖蒲、元参、竹沥、竹茹、竹叶、凫茈、海蛇等出入互用。服至十余剂，舌上忽布浊垢苔，口气喷出，臭难向迩，手冷如冰，头面自汗，病家均以为绝望。王孟英予以甘寒频灌。三日后，汗收热退，苔化肢温。至此犀角共服三两许，继以滋阴善后而康。是案药对证而病反日剧，乃因病情发展，服药未及时日。王孟英接诊之初，就预见了疾病的发展趋势，第一次处方后即向病家明言病情将会加重，使其有心理准备，坚定服药信心。(《王氏医案续编·卷一》)

又如濮树堂案，起即四肢厥逆，脉伏恶寒，发热头痛，左为甚，口渴。他医与葱、豉等剂发散后热虽退，脉仍伏，四肢冷过肘膝，大便频行，俨似阴厥，众皆以为虚寒。王孟英独以其渴饮溺赤，断为热证。与凉解药，热果复发，而肢冷脉伏如故。至第七日，大便泻出红水，溺则管痛，呕恶烦躁，彻夜不瞑，人更危之。王孟英曰：热邪既已下行，可望转机。以白头翁汤加银花、通草、黄芩、白芍、竹茹、滑石、知母、石斛、栀子、川楝子、羚羊角之类。投三日后红水始止，四肢渐和，却颇有昏瞀谵语，用王孟英犀角地黄汤一剂。四肢热而脉显滑数，苔转灰黄，大渴遗溺，患者自述如卧烘箱上。于前方加元参、银花、竹叶、生石膏、知母、贝母、栀子、石斛一剂，夜间安寐，而苔转黑燥。前方复加天花粉服一剂，热退而头面汗多，懒言倦寐，小便欲解不通。诸戚友咸以为危。群医亦均云挽救不及，病家惶惶无措。王孟英言：“今生机已得，不过邪去真阴未复，但当恪守予法，自然水到渠成，切勿二三其德，以致为山亏篑。”予西洋参、生地、苁蓉、麦冬、川楝子、白芍、知母、石斛等药。一剂溺行索粥，再服黑苔退，三服神清半朗，舌润津回。

再调治而安。此案变证颇多，热邪下行外出过程中，出现诸多骇人之证，如便血、昏瞀谵语、遗溺、苔黑、小便不通等，他医数次以为病危。而王孟英恪守清利之法，终收全功。（《王氏医案续编·卷二》）

再如治其妻案，产后三日发病，王孟英辨为胎前感受风温，兼挟痰食内滞之证，亟宜撤热以安营，以元参、白薇、栀子、知母、竹茹、旋覆、菖蒲、枳实、瓜蒌为方，服之热虽退而脉不减。仍用此方。越二日复麻冷而后热，惟舌稍润，苔较薄，再饮之，热即退，吐胶痰数碗，略进稀糜。间一日又发寒热，众将以为虚证宜补，王孟英却复与前所处清解药，热渐短，渴递减，逾日寒热犹来，亦不更方。至十一朝，始下黑燥矢而寒热乃休，即能安谷。此案产后三日即用清解，且一方贯穿始终，十剂方安。其间寒热不止，症状反复，全凭医家之卓识定力，终于守方而愈。（《王氏医案三编·卷一》）

2. 症状似危，实为病之转机

疾病在恢复过程中，由于实邪出表，或阴气来复及正邪交争等原因，有时会出现类似危重的症状。看似病情转重，实为疾病转机之佳兆。王孟英擅辨病之转机，故可从容以对。

病发寒热，为气机宣达、郁热外泄之佳兆。如高若舟腹胀案，患者腹胀，误经温补，饮食日减，其痞日增，肌肉渐消，卧榻半载。王孟英诊为肝郁气结之证，因肝郁而生热，又因误补而凝痰。以疏肝理气为治，服药后诸证虽递减，然时发寒热，四肢酸痛，或疑为疟。王孟英独断为气机宣达，郁热外泄，病从外出之佳兆。顺应病势，用秦艽、柴胡、豆卷、羚羊、蚕沙、桑枝之类，迎而导之，条达肝气。寒热渐息，攻冲亦止。（《王氏医案续编·卷一》）

瘖疹遍发，为肺邪得泄之佳兆。如金晓耕案，发热二旬，他医误与表散、温补等法，即见泄泻，小水不行，口干肌消，势濒于危。王孟英诊右寸独见沉数，断为暑热锢于肺经之证。与白虎、苇茎、天水，加黄芩、桔梗、杏仁、贝母为方。服后头面瘖疹遍发，密无针缝，明如水晶光，人皆危之。王孟英独言此为肺邪得泄之佳兆。果肤润热退，泻止知饥。又服甘凉濡润二十余剂，始愈。（《王氏医案续编·卷一》）

沉寐三昼夜，为阴气来复之佳兆。如赵铁珊乃郎子善案，阴虚挟郁，暑邪内伏，以犀角地黄汤加味凉血清瘀为治，三日间共下七十余次而止，始加西洋参、麦冬以生液。病者疲惫已极，沉寐三昼夜，人皆危之。王孟英却曰："听之，使其阴气之来复，最是好机。"果如言向愈。（《王氏医案续编·卷一》）

大汗如雨，为阴气复、邪气解之佳兆。如关颖庵案，患寒热，误服温燥及小柴胡等，自汗神昏，苔黑舌强，肢掣不语，唇茧齿焦。王孟英以伏暑辨治，与犀角地黄汤加滋阴剂，大剂服八九日始得转机，续与甘凉充液六七剂，忽大汗如雨者一夜，人皆疑其虚脱。王孟英曰："此阴气复而邪气解也，切勿惊惶。"果渐安谷，投以滋补而愈。（《王氏医案续编·卷一》）

谵语滔滔，是向愈之佳兆。如顾竹如孝廉令爱案，温邪传入心包，耳聋不语，舌不能伸，遗溺便秘，昏不识人，苔黄腻，脉滑数，下证悉具。与白虎汤去粳米、甘草，加石菖蒲、元参、犀角、鳖甲、天花粉、杏仁、竹叶、竹黄、竹沥，清解为治。服一剂即出现谵语滔滔，病者家属疑药不对病，王孟英曰："不语者欲其语，是转机也。"坚持服至四剂，痰出、舌伸、便下，神志渐

清。继而更方，兼以养阴增液而愈。(《王氏医案续编·卷二》)

症见滞下，为热由腑出之佳兆。如孙渭川案，年逾七旬，脉象六阴，按之如无，偶患音嘶痰嗽，舌绛无津。王孟英用甘凉清润法，音开而嗽不已，仍与前药，转为滞下，色酱溺赤，脐旁坚硬，按之有跳动感，舌犹枯绛，渴饮不饥，人皆危之。王孟英曰："热由腑而出。"高年阴液难充，故处以凉润为方，服十余剂痢止，加减服至一月，病愈。(《王氏医案续编·卷二》)

肢肿风疹，为阴液复而邪欲出之佳兆。如汤西塍案，阴虚劳倦，湿温毒重，处以清解之法，兼以养阴。数剂后忽然肢肿，遍发风块，瘙痒异常，或疑证之有变。王孟英言此为"阴液充而余邪自寻出路"，顺应病势，与轻清药数帖而瘥。(《王氏医案续编·卷七》)

3. 药既对证，守方可效

辨证处方虽然对证、恰合病情，然而因为疾病过重，短时间内药难及病，故暂时难以见效；又有遣方用药均无问题，但因疾病正在迅速发展的过程中，用药后不仅不见效，反而日渐加重。均须假以时日，方可显效。这就需要医者辨证准确、处方坚定。

如姚雪蕉孝廉之太夫人案，患者年逾花甲，患感两月，医皆束手。身已不能转侧，水饮难于下咽，声音不出，便溺不通。王孟英诊为热邪日久，津液被劫，又屡经误治，津液剥削殆尽。因气结津枯，咽喉仅容点滴，难以下药，故处甘凉清润之方，嘱不限时刻，不计多寡，频以小匙挑入，使其渐渗入喉。一日之间，仅灌一小杯许，其危可知。灌至旬余，气机始渐流行，药可服小半剂矣。人见转机之难，无不议论旁生，而王孟英镇静不摇。日以向愈，粥食渐加，惟大解久不行，深以为忧。王孟英独以为"水到渠成，谷食安而津液充，则自解矣"，指出久不纳谷之胃，不任荡涤攻伐。坚服清润之剂，至有欲解之势，连与补气益血之药，又加蜣螂一对，热服即解。大便总计五十日不行，闻者莫不惊异。是案颇为棘手，患者年事已高，本身精气已亏；又因热久劫阴，阴津耗竭殆尽；更兼水饮难于下咽，药食难入。无奈之下，王孟英以小量频灌之法，使汤药得以缓渗以入。患者年高病重，每日所进药量又不足，故旬余方见小效，足见转机之难。而且，五十日大便不行，他人皆以此为忧，而王孟英辨证准确，直待"水到渠成"，稍以药助，即便通而愈。其间若心志不坚，因效缓而更用急药急法；或因便结而肆用通导消伐胃气之法，则前功尽弃。(《王氏医案·卷二》)

又如张养之案，素服温辛之药，已亥九月间患恶寒头痛，自服温散不效，密帐之中、炉火重裘尚觉不足以御寒，口吐涎沫，毫不作渴，胸腹无胀闷之苦，咳嗽频作，证颇似寒。而王孟英以脉极沉重，按至骨则弦滑隐然，大便坚燥，小便不多，口气极重，辨为积热深锢、气机不达之证，主用大苦寒以泻之。二三帖后病不略减，众皆生疑，王孟英言其为热伏深重，药未及病，更重用芒硝、大黄、犀角，果得下大便如胶漆，畏寒递减，糜粥日增。是案证见一派寒象，极易辨为寒证，王孟英以脉象断为真热假寒证。用药二三剂后全无效验，众皆疑药不对证，而王孟英独以为辨证用药无误，药对证而病不愈的原因是药轻病重，"热伏深重，药未及病"，故加大药剂，重用苦寒直折热邪，果得病解。(《王氏医案·卷一》)

（三）擅辨真假热寒

王孟英指出："大凡有形之邪，皆能阻气机之周流，如痰盛于中、胸头觉冷、积滞于腑、脐下欲熨之类，皆非真冷。”（《王氏医案·卷二》）因有实邪阻滞，气机不畅，阳气被邪气所阻，不能正常宣达布散，故多外见一派阴寒之象，如苔白、肢冷、畏寒、胸中脐下冰冷、喜热敷等症状。临床上霍乱、暑湿、伏邪、痰饮诸病均易阻滞气机，而致真热假寒证，临证不可不察。

1. 霍乱证寒热真假辨证

王孟英认为，霍乱首当分寒热：一种是时疫霍乱，多为热霍乱；一种是非时疫霍乱，多为寒霍乱，二者当严格区分。在病机上，二者亦不相同。非时疫霍乱，多是肠胃素虚之人为湿浊饮食所伤，致使阴阳二气乱于肠胃胸中，无火以化，使湿留不行，证见飧泄下注，甚至挥霍撩乱，吐泻交作；时疫霍乱则为温热留著中焦，脾胃升降气机阻滞，清者不升，浊者不降，清浊相干，乱于顷刻，发为霍乱。热霍乱最易阻滞气机，郁遏阳气，从而出现真热假寒证。

于此，王孟英指出：“倘热霍乱因暑邪深入而滞其经隧，显脉细肢寒之假象者，必有溺赤便臭、口渴苔黄之真谛，临诊慎毋忽焉。”具体辨证方法如下：“凡伤暑霍乱，有身热烦渴，气粗喘闷，而兼厥逆躁扰者，慎勿认为阴证，但察其小便必黄赤，舌苔必黏腻，或白厚，宜燃照汤澄冷服一剂，即现热象”。以小便黄赤、舌苔黏腻为辨证要点。伏热更重者，“甚或手足厥冷，少气，唇面爪甲皆青，腹痛自汗，六脉皆伏，而察其吐出酸秽，泻下臭恶，小便黄赤热短，或吐下皆系清水，而泻出如火，小便点滴，或全无者，皆是热伏厥阴也。热极似阴，急作地浆，煎竹叶石膏汤服之。”对于热伏更甚者，诊断上以小便情况及吐出、泻下物综合参之。“又有吐泻后，身冷如冰，脉沉欲绝，汤药不下，或发哕，亦是热伏于内，医不能察，投药稍温，愈服愈吐。验其口渴，以凉水与之即止，后以驾轻汤之类投之，脉渐出者生。”此以口渴为辨证要点。（《随息居重订霍乱论·第一病情篇》）

2. 暑湿证寒热真假辨证

暑邪挟湿，阻遏清阳，而致真热假寒者，王孟英无专篇论述，但从医案中可以考察其辨证经验。

郑凤梧案，患者年六十余，秋季患霍乱，证见恶寒厥逆，烦闷躁扰，口不甚渴，或以为寒。王孟英察得脉细欲伏，苔白而厚，乃暑湿内蕴未化也，用燃照汤清暑理气化湿而愈。此案以烦闷躁扰、脉伏、苔厚为辨证关键。（《随息居重订霍乱论·第三医案篇》）

丁姓案，苔薄色白而不渴，但觉口中黏腻，患者略通医术，欲从寒湿治疗。王孟英曰：“中焦原有寒湿，所以不渴，然而黏腻，岂非暑入而酿其湿为热乎？”用胃苓汤去甘草、白术，加薏苡仁、川连、半夏、枇杷叶，二剂愈。此以口中黏腻作为辨证关键。（《随息居重订霍乱论·第一病情篇》）

钱某案，证见自汗、肢冷、脉无，平日贪凉饮冷，人皆谓寒证，欲用大剂热药。王孟英曰：“苔虽白，然厚而边绛，且渴甚，头大痛，不可因寒凉致病，而竟不察其有暑热之伏也。”遂以五苓散加减清暑利湿，服后脉稍出，汗渐收，吐利亦缓。头痛吐利皆止，苔色转黄，热象始见。随用清暑和中而愈。此以舌象、口渴为辨证关键。（《随息居重订霍乱论·第一病情篇》）

潘翼延案，病起于大热之时啜冷石花一碗，证见腹痛痞闷，四肢渐冷，上过肘膝，脉伏自汗，神困懒言。他医以病起于饮冷，且证见寒象，诊为阳虚阴暑，脱陷在即，意欲大剂温补回阳。王孟英视时面色垢滞，苔腻唇红，是既受暑热，骤为冷饮冰伏，大气不能转旋所致，故见肢冷脉伏，二便不行，是为闭证，当与脱证鉴别。急取六一散一两，以淡盐汤搅之，澄去滓，调下紫雪一钱。

翌日再诊，伏脉已出，疼痛已除，溺行肢热，口干舌绛，暑象毕呈，化而为疟，与多剂白虎法而痊。是案辨证关键在于面色垢滞、苔腻唇红。(《王氏医案续编·卷一》)

季杰之妾案，秋夜陡患霍乱，腹痛异常，诊其脉细数而弦，肢冷畏寒，盖覆甚厚，询其口不渴，而泻亦不热，极似寒象；然而小溲全无，吐者极苦，舌色甚赤，新凉外束，伏暑内发也。辨证关键在于小溲全无、吐者极苦、舌色甚赤。(《王氏医案续编·卷一》)

徐有堂室痢证案，患者误服温补，痢出觉冷，他医更以为寒象而投以燥热之剂。证见发热无溺，口渴不饥，腹痛且胀，巅痛不眠，脉弦细，沉取甚数，舌绛无津，乃暑热胶锢，阴气受烁之象。与清解滋阴剂合白头翁汤为剂，次日诸证得减，痢出见热，热象始见。分析其病因，乃暑热之邪挟身中有形之垢浊，邪得补而愈炽，浊瘀之邪被壅而愈塞，继而耗其真液之灌溉，阻其正气之流行。液耗则出艰、无尿，气阻则觉冷而见寒象。是案暑热胶锢，又经误补，气机更滞，阻遏清阳，故见假寒之象，辨证关键在于无溺、口渴、脉沉取而见数象、舌绛。(《王氏医案续编·卷一》)

3. 痰饮证寒热真假辨证

痰饮内停，变证最多，故有“怪病多痰”之谓。痰饮易于阻滞气机，郁遏清阳，因此临床上亦常出现真热假寒证。且因痰饮停留病位不一，临床见证最为复杂多变。

对于痰饮在肺，咳吐痰涎者，古人多以痰黄稠为热，稀白为寒。王孟英认为此种辨证法仅能言其大概，临床不可拘泥。以外感病来说，伤风咳嗽，痰随嗽出，频繁而量多，痰多稀白，如误作寒治而用温药，多致病情恶化。这是因为火盛壅迫，频咳频出，停蓄时间不长，故痰沫未至于黄稠。一旦火衰气平，痰出反缓慢而少，痰色反黄稠，因火不上壅，痰得久留于气道，受其煎熬所致。所以黄稠之痰，火气尚缓而微，稀白之痰，火气反急而盛。当用辛凉解散，而不宜温热。临床不要为痰色稀白之假象所惑。

如徐月岩室案，患周身麻木，四肢瘫痪，口苦而渴，痰冷如冰，气逆欲呕，汛愆腹胀，频饮极热姜汤则似乎畅适，深秋延至季冬，服药不愈。王孟英诊脉沉弦而数，问曰：“溺热如火乎？间有发厥乎？”病者言是。遂以清润药送下当归龙荟丸，服之递效。此案患者痰冷如冰，喜热姜汤，证极似寒，而王孟英察色按脉，辨为热证，一问中的。(《王氏医案续编·卷二》)

又如石符生疟证案，经他医治疗后，恶寒日甚，谷食不进，惟饮烧酒姜汤，围火榻前，重裘厚覆，胸腹痞闷，喜以热熨，犹觉冷气上冲，频吐黏稠痰沫，一派寒盛之象。王孟英诊其脉沉而滑数，苔色黄腻不渴，便溏溺赤，辨为暑湿失于清解，复误治以温补，酿成痰饮，盘踞三焦，阻塞气机，故见真热假寒之象。予以大剂苦寒药而安。(《王氏医案·卷一》)

二、处方遣药特色

(一) 善用轻清之品

1. 用药轻清灵动

王孟英治疗温病，无论邪在卫、气、营、血，多宗叶桂之法，概以轻清透解为立法宗旨。对温邪犯肺的治疗，指出：“温邪仅宜清解，上焦之治，药重则过病所。”(《温热经纬·卷三》)叶天士所确立的辛凉轻剂，章楠认为以吴人气质薄弱，故用药多轻淡，是属因地制宜之法。王孟英却认为其用药有极轻清平淡者，取效更捷，如真懂其道理所在，药味分量或可权衡轻重，至于治法则不可改易。温病邪在气分，叶天士言“到气才可清气”。于此，王孟英指出所谓“清气”即以轻清之品宣展气化，如山栀、黄芩、瓜蒌、芦根等。邪在气分，不可贸然使用寒滞之药，即使是厚朴、茯苓等亦在禁例。陆士浦曾赞其治疗伏病：“大抵用轻清流动之品，疏动其气机，微助其升降，而邪已解矣。此其法虽宗香岩叶氏，而灵巧锐捷竟有叶氏所未逮者。”

如胡氏妇案，病者患疟，寒少热多，自云阴分素亏，他医误进清解凉营之药，热愈炽；改用养阴法，又见呕恶烦躁，自欲投井。脉至滑数，右寸关更甚。舌淡白而光滑，俨似无苔，其实有苔如膜，满包于舌。证属阴虚感暑，兼以痰阻清阳，初治失于开泄所致。以菖蒲、竹茹、黄连、半夏、旋覆花、茯苓、苏叶、枳壳、枇杷叶为小剂，取其轻清开上之用，两服舌即露红，呕止受谷，疟热亦减。又二服疟证即止，再以清养善后而安。是案病在上焦，王孟英以小剂轻清之品开上，正所谓“治上焦如羽，非轻不举”。(《王氏医案三编·卷三》)

如陈吉堂令郎子堂案，甲寅春，连日劳瘁奔驰之后忽然大便自遗，并非溏泻，继言腹痛，旋即倦卧不醒，及唤醒，仍言腹痛，随又沉沉睡去。他医或以为痧，或以为虚，难以决断，邀王孟英决之。王孟英分析病情，身不发热，二便不行，舌无苔而渴，脉弦涩不调，非痧非虚，乃事多谋虑而肝郁，饥饱劳瘁而脾困，因于食滞于中也。予槟榔、枳实、橘皮、半夏、山楂、神曲、莱菔子、川楝子、元胡、海蛇，服二剂后，痛移脐下，稍觉知饥，可见食滞已经下行。去山楂、神曲，加栀子、白芍，服一剂更衣而愈。是案肝郁、食滞，法应消导解郁，而王孟英处方皆选槟榔、橘皮等轻清消导之品，骇人之重证，以平淡轻剂，二剂知，三剂愈。杨素园赞曰：“半痴用药至轻，而奏效至捷，良由手眼双绝。”(《随息居重订霍乱论·第三医案篇》)

又如谢某案，患咳嗽，卧难偏左。王孟英切其脉，右寸软滑，辨为肺虚而痰贮于络。以苇茎、丝瓜络、生蛤粉、贝母、冬瓜子、茯苓、葳蕤、枇杷叶、燕窝、梨肉投之，果愈。此案病在肺络，故王孟英处方轻清，取丝瓜络、枇杷叶等取其轻清入络之意。更伍以燕窝、梨肉，以食入药，增加清润之功。(《王氏医案续编·卷五》)

2. 重病有轻取之法

王孟英尝云“重病有轻取之法”，认为药贵对证，虽平淡之品亦有奇功。曾言：“气贵流通，而邪气挠之则周行窒滞，失其清虚灵动之机，反觉实矣。惟剂以轻清，则正气宣布，邪气潜消，而窒滞自通，误投重药，不但已过病所，病不能去，而无病之地反先遭克伐。”(《温热经纬·卷四》)临证治验中，急证重证亦有以轻清取效者。

如金愿谷舍人次郎魁官案，九月间患五色痢，日下数十行，七八日以来噤口不食，腹痛呻吟，危在旦夕。他医有主人参以补之者，有主生军以荡之者，举家惶惶，不知所措。王孟英则诊为暑挟食证，认为病由误服热药而致。以轻清取之，方用北沙参、黄连、鲜莲子、栀子、黄芩、枇杷叶、石斛、扁豆、银花、桔梗、山楂、神曲、滑石。覆杯即安，旬日而起。噤口痢，其证痢下无度，且噤口不食，为痢病中最为措手、危重者。而王孟英却以轻清取之，沙参、莲子、杷叶、扁豆、银花等药，皆属轻清之品，且性味平和。噤口痢因于虚热在胃，补虚则碍热，清热则妨虚，攻补难施，这也是此证难治的重要原因之一。王孟英以轻清之药投之，为噤口痢的治疗开阔了思

路。(《王氏医案·卷二》)

又如幼儿心官案，患微热音嗄，夜啼搐搦。儿科医生谓其生未三月，即感外邪，又兼客邪，复停乳食，证极重也，疏方甚庞杂。王孟英不以为然，用蚱蝉三枚煎汤饮之。蚱蝉功能清热熄风、开声音而止夜啼，一药而兼具数效，与纷杂病证恰合。用之果覆杯而愈。赵笛楼闻而叹曰：用药原不贵多而贵专，精思巧妙，抑何至于此极耶！此案中，患者年极幼，未满三月，又停乳食，夜啼搐搦，身热音嗄，病势骇人。而王孟英竟以一味蚱蝉且量仅三枚而愈之，令人咋舌。(《王氏医案三编·卷一》)

（二）危证重证，重剂大剂取效

王孟英处方，多以轻清灵动为特点。对于危重之证，当峻攻或峻补者，又能果断处以重剂取效，曾言："既患骇人之病，必服骇人之药，药不瞑眩，厥疾勿瘳。"

如罗元奎案，夏日猝发寒热，旋即呕吐不能自立，胯间痛不可挡，焮赤肿硬，形如肥皂荚，横于毛际之左。王孟英曰："此证颇恶，然乘初起，可一击去之也。"重用金银花六两，生甘草一两，皂角刺五钱，水煎和酒服之。一剂势减，再剂病若失。热毒炽盛，痈疽将发，起势甚为猛烈。王孟英乘其初起，以双花、皂刺、生甘草清热解毒透发，大剂攻之，药味简单，取功专力猛之意，效若桴鼓。(《王氏医案·卷一》)

如许自堂令孙子社案，病家患感，延至秋末，时已二十八日，诸医束手。诊之脉左部数，右手俨若鱼翔，痰嗽气促，自汗瘛疭，苔色灰厚，口渴无一息之停，十分危急。王孟英以为大热之证，十二日间，共处大剂寒凉二十四帖，计用犀角三两有奇，而险势始平。又经旬余调治，便溺之色始正。前后共下黑矢四十余次，苔色亦净。证极危急，王孟英连用大剂寒凉达二十四付，方挽危势。用药之果敢，令人称叹。(《王氏医案续编·卷二》)

如朱某案，患痢，已经服过表散药、荡涤药、滋腻药，皆不效，且势濒于危。神气昏沉，耳聋脘闷，口干身热，环脐硬痛异常，昼夜下五色痢数十行，小便涩痛，四肢抽搐，时时晕厥。王孟英诊曰："此暑湿之邪，失于清解，表散、荡涤，正气伤残，而邪传入厥阴，再以滋腻之品补而锢之，遂成牢不可破之势，正虚邪实，危险极矣。"与白头翁汤加楝实、苁蓉、黄芩、黄连、栀子、白芍、金银花、石斛、桑叶、橘叶、羚羊角、牡蛎、海蛇、鳖甲、鸡内金等药，大剂频灌，一帖而抽厥减半，四帖而抽厥始息。旬日后便色始正，溲渐清长，粥食渐进。半月后脐间之硬始得尽消。改用养阴，调理逾月而康。是案患者屡经误治，正气被残，阴津亏乏，正虚甚，而同时邪实更甚，故势极危急。于此，王孟英毅然处大剂白头翁汤加味以清利湿热，重剂频灌，收效甚快。攻利之中，又加有苁蓉、鸡内金等以转运枢机，石斛、牡蛎、海蛇等滋阴养津。从中亦可得窥王孟英转枢机、顾阴津的思想。(《王氏医案·卷二》)

对于高年患者，亦本着"有是证而用是药"的原则，必要时果断处以重剂。如顾云忱案，体丰年迈，患疟于秋，脉芤而稍有歇止。用清解祛痰之法，病不稍减，而大便带血。王孟英诊曰："暑湿无形之气，而平素多痰，邪反得以盘中，颇似有形之病。"此时若用清解之法，则恐药不胜邪。治疗必须先攻逐痰饮，使邪无所依而后病可自去。方用桃仁承气汤加西洋参、滑石、黄芩、黄连、橘红、贝母、石斛为方，送礞石滚痰丸。径服二剂，下黏痰污血甚多，疟即不作，再用清润法善后。桃仁承气汤与礞石滚痰丸均为峻下峻攻之方，此方对于老人可谓峻极，然有是证而用是方，所谓有故无殒也。于此峻攻方中，王孟英还是配伍了西洋参、石斛以滋阴养津，其处处顾护阴津的思想可见一斑。(《王氏医案·卷二》)

妇科病的治疗，经期用药往往较为和缓，以免破血，且偏温补，忌用寒凉，以防寒凝血瘀。此是常法，临床上亦有变数。如姚小蘅太史令侄女案，初秋患寒热而汛至，医用正气散两帖，遂至壮热狂烦，目赤谵语，甚至欲刎欲缢，势不可制。王孟英按其脉洪滑且数，见苔色干黄，舌尖绛，证见脘闷，腹胀拒按，畏明口渴，气逆痰多。与桃仁承气汤加犀角、石膏、知母、花粉、竹沥、甘菊。有人提出质疑，认为热虽炽而汛尚行，何必大破其血而又加极寒之药？王孟英却以为不仅当用破血之剂，且一二剂尚不足以济事。果如其言，服两大剂后始得大便，而神清苔化，目赤亦退，改用甘寒以清之，继而又不更衣，又用小承气二剂。数日后病复，又投小承气汤二剂。凡前后六投下剂，方得痊愈。再与清养而瘳。是案不仅用桃仁承气汤破血逐瘀，又加味犀角、石膏等大寒之品，乍看正是犯了妇科经期用药之大忌。然而，此案患者痰热偏盛，不得如此大剂痰热难清。药虽峻烈，然皆因证而处，恰合病机，故治病而不伤正。(《王氏医案续编·卷二》)

其他又有沈裕昆室脘痛案，投以重剂豁痰药；顾奏云患感案，三日间犀角服至两许等，此不赘述。

（三）精研仲景经方

王孟英对张仲景极为推崇，对《伤寒论》有深入研究。其代表作《温热经纬》即是以《内经》《伤寒论》为“经”，足见王孟英对仲景之论的重视，并列“仲景伏气温病篇”“仲景伏气热病篇”“仲景外感热病篇”“仲景湿温篇”“仲景疫病篇”，阐发张仲景的观点。临证治疗善用经方，且多有化裁，反映了王孟英对经方及仲景思想的独到认识。

1. 善用经方，灵活化裁

王孟英医案多用经方，如白虎汤、竹叶石膏汤、小陷胸汤、瓜蒌薤白白酒汤、甘麦大枣汤、旋覆代赭汤等均是常用之方。然而用经方原方者较少，大都经过加减变化，反映了王孟英对经方的独到理解。

如白虎汤，王孟英治疗霍乱病时提出白虎汤“粳米须用陈仓者，或用生苡仁亦妙”。易粳米为陈仓米，以防新米力厚助邪；或用生苡仁，兼有健脾燥湿之用，化裁后更适合于霍乱病湿浊偏盛的特点。又进一步论述加减如下：“白虎汤神于解热，妙用无穷，加人参则补气以生津，加桂枝则和营而化疟，加苍术则清湿以治痿，变而为竹叶石膏汤，则为热病后之补剂。余因推广其义，凡暑热霍乱之兼表邪者，加香薷、苏叶之类；转筋之热极似寒，非反佐莫能深入者，少加细辛、威灵仙之类；痰湿阻滞者，加厚朴、半夏之类；血虚内热者，加生地、地丁之类；中虚气弱者，加白术、苡仁之类；病衰而气短精乏者，加大枣、枸杞之类，无不奏效如神也。”(《随息居重订霍乱论·第四药方篇》)

又如对于治疗脏躁的名方甘麦大枣汤，王孟英亦有独到的理解和应用。如朱氏案，患者素性畏药，虽极淡之品，服之即吐。患晡寒夜热，寝汗咽干，咳嗽胁痛。月余后，渐至减餐经少，肌消神疲。王孟英诊之，左手脉弦而数，右部涩且弱。王孟英认为此证难在“既多悒郁，又善思虑，所谓病发心脾是也。而平昔畏药，岂可强药再戕其胃，诚大窘事”。再三思量，以甘草、小麦、红枣、藕四味，煮汤频饮勿辍。病者尝药大喜，径日夜服之。逾旬复诊，脉证大减。王孟英论曰：“此本仲圣治脏躁之妙剂，吾以红枣易大枣，取其色赤补心，气香悦胃；加藕以舒郁怡情；合之甘、麦，并能益气养血，润燥缓急，虽若平淡无奇，而非恶劣损胃之比，不妨久任，胡可以果子药而忽之哉！”恪守两月，病果霍然。此案患者病发心脾，胃气已虚，且素畏药，极难处方，王孟英竟以甘麦大枣汤化裁，平淡之味而愈大病，令人称奇。且以红枣易大枣，以入心经，又加藕以解郁，加减化裁后，不失仲师原意，却又更加契合病情。（《王氏医案续编·卷一》）。

其他又有竹叶石膏汤“宜用地浆煎更妙”，清热同时更兼顾养脾土；《金匮》麦门冬汤，以竹叶易半夏，用于气液两亏、不能受重剂峻补者等，不胜枚举。

2. 善用经方合方

除对经方灵活加减化裁外，王孟英还多用经方合方，有经方与经方合方者，亦有经方与他方合方；有诸方功效相似，相辅相成，以增药效者；亦有立法迥异，以照顾兼证者。这种合方应用，以及上文所言之经方加减，从所加药物来看，味数大都较多，但药力较为单一，合方或加减后，经方的应用仍不失其法度。而这种大量的加味、合方，又较叶桂、薛雪、吴瑭三家更具特色。

（1）经方与经方合方，功效相辅相成者

如何叟案，年八旬，冬月伤风，面赤气逆，烦躁不安，伤风亦有戴阳证，真阳素扰，痰饮内动，卫阳不固，风邪外入，有根蒂欲拔之虞。用东洋人参、细辛、炙甘草、熟附片、白术、白芍、茯苓、干姜、五味、胡桃肉、细茶、葱白，一剂而瘳。此案为真武、四逆合用，以回阳镇饮、攘外安内。（《王氏医案·卷一》）又有黄履吉截疟后浮肿案，误经温补，呃逆不休，气冲碍卧，饮食不进，势濒于危，请王孟英以决死期。王孟英方处瓜蒌薤白合小陷胸、橘皮竹茹汤，加柿蒂、旋覆花、苏子、香附、代赭石、紫菀、枇杷叶为方。四剂而瘳。经方瓜蒌薤白汤与小陷胸汤合方，又加味理气转运枢机之品。此二案经方合方，功效相似，前案均为温阳，后案重在理气，取其相辅相助之义。（《王氏医案续编·卷二》）

（2）合方补泻兼施，兼顾正虚邪实者

如赵菊斋仲媳案，素患阴虚内热，时或咯血，经王孟英治愈。后又因产后患泻，他医先误进温热，咳嗽乃作；又改用养营之法，滑泄更加。王孟英投以甘麦大枣配梅、连之法，证渐轻减。继又为他医作蛮补而误，腹痛减餐，日下数十行，皆莹白坚圆，如白葡萄之形，上萦血丝。于此，王孟英予仲景当归生姜羊肉汤，每剂吞鸦胆仁二十一粒，以龙眼肉为衣。两服而便转溏，痛即递减。再行调理而愈。经方生姜羊肉汤温补治虚，鸦胆子清利湿热治下利，合方应用，补泻兼施。（《王氏医案·卷七》）与此相似，又有婺源詹耀堂子案，年二十患霍乱，服姜桂数剂，泄泻不止，大渴而脉弦数。予白头翁汤合封髓丹，加银花、绿豆、石斛，一剂知，二剂已。经方白头翁汤清利湿热，封髓丹滋养肾阴，二者合方，正虚、邪实得以兼顾。（《随息居重订霍乱论·第三医案篇》）

（3）经方与他方合方，所治各有偏重者

如韩名谅之儿妇案，孕中患热病，诸医皆碍于孕中，惟恐用药损于胎儿，率以补血为方。旬日后势已垂危，急请王孟英诊之。王孟英诊断为胎已腐朽，宜急下之。以调胃承气汤合犀角地黄汤，加西洋参、麦冬、知母、石斛、牛膝投之，胎落，神气即清，热亦渐清，次与养阴生津之品调治而安。调胃承气汤与犀角地黄汤均可清除热邪，调胃承气汤使热邪从下而解，犀角地黄汤善清血分之热，二方于清热之中又各有所长。（《王氏医案·卷一》）又如徐艮生室案，年四十余，于酷暑之时患痞，沈悦亭连与清解之剂，而不能杀其势。王孟英视其体厚痰多，脉甚滑数，扬掷谵妄，舌绛面赤，渴饮便涩。与大剂白虎汤加犀角、元参、银花、花粉、贝母、大黄、竹叶、竹茹、竹沥，送服滚痰丸。服后大便下如胶漆，脉证渐和。白虎汤与滚痰丸均针对邪实，然白虎汤重在清无形之热，而滚痰丸功在逐有形之实邪，配伍清热生津化痰之品，诸证兼顾。（《王氏医案续编·卷三》）

3. 师仲景之法而不泥其方

王孟英案中亦有仅用仲景之法、取经方之义，而不用其方而取效者。如急下存阴，为《伤寒论》阳明病篇提出的治法之一。因腑中热实炽盛，煎灼津液，病势危急，当急下之以保阴津，方用大承气汤。王孟英在具体应用中，有进一步的创新和发挥，仅取其义，而不拘泥于大承气汤。

如张养之妻案，饮食如常，肌肤消瘦，信事如期，色紫淡，两腓发热，别处仍和，面色青黄，隐隐有黑气，脉似虚细，而沉取略见弦滑。王孟英辨为阳明有余，少阴不足，土燥水涸之证。证当急下存阴，治以甘寒，以西洋参、生地、白芍、石膏、知母、黄柏、茯苓、栀子、麦冬、花粉、楝实、丹皮、木通、天冬等，大剂服用，急清其热，服至数斤而愈。王孟英于此案中分析："仲景有急下存阴之法，方用大承气汤。然此案不同，仲景大承气法用于外感，有余之邪可以直泻，而从下解。而此患者为内伤，无形之热不可攻泻。急治存阴之理则一，而具体治法则二。"指出此证与仲景急下存阴证有异，一为无形之热，一为有形之实，证候不同，故取其法而变其方。（《王氏医案·卷一》）

如郑芷塘令岳母案，年逾花甲，仲春患右手足不遂，舌謇不语，面赤便秘。他医以中风治之，予以疏风药不效，第四日延诊于王孟英。诊得右脉洪滑，左脉弦数，为阳明腑实之候，故疏石菖蒲、胆星、知母、花粉、枳实、蒌仁、秦艽、旋覆花、麻仁、竹沥为方。病家虑便泻欲脱，置不敢用，又迁延至二旬，病势危急。再延王孟英诊时，苔裂舌绛，米饮不沾，腹胀息粗，阴津欲竭，症状危急，非急下存阴不可。即以前方加大黄四钱绞汁服，连下黑矢五次，舌謇顿减，渐啜稀糜。继与滋阴生津合方，渐收全绩。是案患者有腑实证，法当急下存阴，王孟英取仲师之义，以大黄绞汁入方而取效，可谓深得仲景之旨。（《王氏医案续编·卷三》）

（四）处方兼顾诸证

临床证候有时错综复杂，有兼多脏同病者，有寒热并见者，有虚实夹杂者等，诊治颇为棘手。对此，王孟英有时善抓病证关键，如前气化枢机论中所述，不管是多脏抑或是多经之病，均以气、枢机作为辨治关键，证候纷杂，治法则一，这是一法；王孟英又面面俱到，于病证各方面均有兼顾，此又一法。

1. 多法同用

如钱塘姚欧亭案，患者年逾六秩，初夏偶患大泻，后苦脾约，极其艰滞，大便先硬后溏。又见汗出神惫，步履蹇滞，间或纳食如梗，呕吐酸辣，六脉迟软，苔色白润，不渴，小便清长，腹无胀痛。王孟英分析说："既不宜润，更不可下，以中虚开阖无权，恐一开而不复阖，将何如耶？亦不可升提，盖吐酸食梗，已形下秘上冲之势，又素吸洋烟，设一阖而竟不开，又将何如耶？"以人参、白术、橘皮、半夏、旋覆花、白芍、鸡内金、木瓜、枇杷叶为方，十二剂后大便通畅，再行调理而安。此案便秘因于中气之虚，且年事已高，阴津之虚亦当兼顾；纳食如梗，呕吐酸辣，气有上逆之势，故不可升提。是证大便艰涩而不宜用通下之法，阴津亏乏而不宜用滋腻之品，气虚而不宜用益气升提之剂，处方难以措手。王孟英方仅九味，参、术补益中气，以治其本；橘、半、旋三味，调畅气机，有升有降；芍药酸能养阴；稍加鸡内金消导；木瓜、枇杷叶兼能养津。诸药相伍，治兼调气、养阴、生津、益气，足见配伍之妙。（《随息居重订霍乱论·第三医案篇》）又如康康侯案，面色黄若烟熏，头汗自出，呼吸粗促，似不接续，坐卧无须臾之宁，便溺涩滞，色浑赤而味极臭，心下坚硬拒按，形若覆碗。舌边紫苔黄，不甚干燥。患者自言口渴甜腻，不欲饮食，苟一合眼，即气升欲喘，烦躁不能自持，胸中懊侬，莫可言状。王孟英细察其脉，见滑数之象，而右歇左促，且肝部间有雀啄，气口又兼解索。症状纷杂，王孟英断为缘于湿热而经误补，致使病邪漫无出路，充斥三焦，气机为其阻塞而不流行，日久凝滞成痰饮，诸证由是而生。于温胆汤中加薤白、蒌仁，通其胸中之阳；合善治饮痞之小陷胸汤以清热化痰、宽胸散结；参以栀子、淡豆豉泄其久郁之热，以除懊侬；佐以兰草，涤其陈腐之气而醒脾胃。连投二剂，各恙皆减，脉亦略和。是案通阳、泄热、醒脾、理气诸法合用。（《王氏医案·卷二》）又有康康侯司马夫人案，泄泻多年，纳食甚少，稍投燥烈之药，咽喉即痛。已经多医治疗，皆不能获效。王孟英断为脾虚饮滞、肝盛风生之候。用人参、白术、橘皮、半夏、桂枝、茯苓、川楝子、白芍、木瓜、蒺藜为治。方虽小，然健脾、涤饮、平肝兼顾，丝丝入扣，面面俱到。果然投之渐愈。（《王氏医案续编·卷一》）

2. 上下分治

如高某案，患两膝后筋络酸痛，略红肿，卧则痛不可当，彻夜危坐。王孟英切脉虚细，苔色黄腻，咽燥溺赤。与知母、石斛、栀子、川楝子、牛膝、豆卷、桂枝、竹沥为方，送虎潜丸，旬日而愈。是案阴虚于下，火炎于上，煎剂以治其上，丸药以培其下，井井有条。（《王氏医案续编·卷二》）

3. 标本同治

如姚某案，患者年未三旬，烟瘾甚大，因母亲去世劳瘁悲哀之际，感受温邪，胁痛筋掣，气逆痰多，壮热神昏，茎缩自汗。脉见芤数，舌绛无津，医皆束手。王孟英与犀角、羚羊角、元参、知母壮水熄风，肉苁蓉、楝实、鼠矢、紫石英潜阳镇逆，沙参、麦冬、石斛、葳蕤益气充津，花粉、栀子、银花、丝瓜络蠲痰清热，一剂知，四剂安，随以大剂养阴而愈。患者久食鸦片，津液素亏，又感受温邪，分析脉证可知，病有阴虚阳越、热炽液枯之险，且根蒂不坚，其危可知。王

孟英标本并治，方得挽回。(《王氏医案续编·卷四》)

4. 多脏兼顾

如吴酝香大令宰金溪案，自春时感冒而起，延至冬季，痰多气逆，肌肉消瘦，诸证蜂起，耳鸣腰痛，卧即火升，梦必干戈，凛寒善怒。脉弦细，左寸与右尺甚数，右寸关急搏不调，病者颈垂不仰，气促难言，舌暗无苔，面黧不渴。王孟英诊为病起于劳伤挟感，又因平素善饮，失于清解，"内伏之积热，久锢深沉，温补杂投，互相煽动，营津受烁，肉消痰多，升降失常，火浮足冷，病机错杂，求愈殊难"。治疗应分经论治，方处以石膏、知母、花粉、黄芩等清肺涤痰，青蒿、鳖甲、栀子、金铃等柔肝泄热，元参、女贞、天冬、黄柏等壮水制火，竹茹、旋覆、杷叶、橘红等宣中降气，出入为方，间佐龙荟丸，直泻胆经之酒毒，紫雪丹搜逐隧络之留邪。服之渐效。是案王孟英处方功兼清肺、柔肝、壮水（滋肾）、宣中（理脾）、泻胆，多脏腑兼顾，并注意以紫雪丹入络。(《王氏医案续编·卷六》)

5. 三焦分治

如屠敬思案，素体阴亏，久患痰嗽，动则气逆，夜不能眠，频服滋潜之品，而纳食渐减，稍沾厚味则呕腐吞酸。左脉弦而微数，右脉软滑兼弦。王孟英分析病情，认为此乃水常泛滥，土失堤防，肝木过升，肺金失降。病起于久投滋腻，湿浊内盛，非但无益于下焦，反而妨碍中焦运化，升降不调。以肉苁蓉、黄柏、当归、芍药、熟地、丹皮、茯苓、楝实、砂仁研成末，藕粉为丸，早服温肾水以清肝；以党参、白术、枳实、菖蒲、半夏、茯苓、橘皮、黄连、蒺藜生晒研末，竹沥为丸，午服培中土而消痰；暮吞威喜丸，肃上源以化浊。三焦分治，各恙皆安。之所以选用丸剂，目的是避免汤药助痰生湿。是案中患者上焦当清肃，中焦当培运，下焦当滋肾清肝。诸法相碍，清则碍下，补则滞中。王孟英采取早、中、晚三焦分治的方法，分别处以丸剂，既能三焦兼顾，又不致清补互碍。(《王氏医案续编·卷八》)

（五）病势有缓急，治疗分先后

临床病证又有难以面面俱到、综合治疗者，就须考虑遣方用药的先后次序。先祛邪后补虚，继而滋阴生津培补，是王孟英用药次第的总法。除此之外，还有以下几种情况。

1. 先清后下

对于热邪炽盛，充斥上下者，王孟英主张先清上，即清解无形之热邪；然后清下，清泻有形之热邪。如庄半霞案，闱后患感，日作寒热七八次，神气昏迷，微斑隐隐。王孟英认为此因平素饮酒，积热内蕴，挟感而发，又误投温补，故致热势弥盛。先用白虎汤清透热邪，三剂后斑化而寒热渐已；继用大剂苦寒之药，泻下结热；旬日后与甘润滋濡之法，养热伤之阴津，两月始得痊愈。是案先以白虎汤清下，待上热已清，继用苦寒之药泻下，最后用总法养阴生津调理。(《王氏医案·卷二》)又如石芷卿案，病者患感，他医误投柴、葛等药，热势暂时消退后复热更甚。王孟英先以栀子、豆豉、黄芩、黄连清解升浮之热，待热邪下归于腑，脉来弦滑而实，径用承气汤下之。服后下黑矢，次日大热大汗，大渴引饮，王孟英认为此为腑垢行而经热始显之兆，与竹叶石膏汤，二剂安。继以育阴充液，调理而愈。是案亦是先清解上热，再用承气汤清泻腑中实邪，仍以总法调理。(《王氏医案·卷二》)

2. 先治营后治气

对于热邪兼扰气血，营分、气分俱病者，王孟英主张先治营，后清气。如胡蔚堂舅氏案，年近古稀，壬寅夏感受暑湿，误投温散之剂，以致谵语神昏，势濒于危，肛前囊后之间溃出腥脓，疮口深大。王孟英以其病来迅速，腥秽异常，辨为身中久蕴厚味湿热之毒，挟外受之暑邪，无所宣泄，下注而成此证。同时舌强而紫赤，脉细而滑数，可见客邪炽盛，伏热内蕴，阴分甚亏，有热灼津涸之虞。综上，此案素有湿热，又兼暑邪、阴虚。先用清营之剂，三投而神气渐清；次以凉润阳明，便畅而热去脓净；再改用甘柔滋养，调养而安。是案先清营分血热，再凉润阳明，后宗总法甘柔滋养。（《王氏医案・卷二》）又如段春木之室案，患烂喉，内外科治之束手。骨瘦如柴，肌热如烙，韧痰阻于咽喉，不能咯吐，须以纸帛搅而曳之。患处红肿白腐，龈舌皆糜，米饮不沾，汛事非期而至，按其脉左细数、右弦滑。王孟英诊曰："此阴亏之体，伏火之病，失于清降，扰及于营。"先以犀角地黄汤清营分，而调妄行之血；续与白虎汤加西洋参等，肃气道而泻燎原之火；兼之外用锡类散，扫痰腐而消恶毒；继投甘润药，清余热而充津液，日以向安，月余而起。是案先以犀角地黄汤清营分血热，再以白虎汤清解气分热邪，后用甘润调理。（《王氏医案・卷二》）

3. 先清上焦、运中焦，后培下焦

如程燮庭乃郎芷香案，春天病温，精关不固，旬日后陡然茎缩寒战。王孟英诊为平日体丰多湿，厚味酿痰，故苔腻不渴，善噫易吐。风温乘其阴亏阳扰，流入厥阴。处方午后进肃清肺胃方，以解客邪，蠲痰湿而斡枢机；早晨投凉肾疏肝法，以靖浮越，搜隧络而守关键。病果递减。而患者易生嗔怒，病多复发，每复必茎缩寒战，甚至齿缝见紫血瓣，指甲有微红色，溺短而浑黑极臭。王孟英认为，此时上焦已清，中枢已运，应当填肾阴、清肝热为治，故投西洋参、二冬、二地、肉苁蓉、天花粉、知母、黄柏、黄连、川楝子、石斛、白芍、紫石英、牡蛎、龟板、鳖甲、鸡子黄、阿胶之类，大剂连服二十余帖，诸恙渐退。（《王氏医案续编・卷一》）

处方诸证兼顾与用药次第而施，二者似乎矛盾，而在临证过程中却均是王孟英根据病情灵活辨证施治的体现。其法二，而其理一也。

【后世影响】

一、历代评价

后世对王孟英医案评价甚高。如陆士谔言："清贤医案，惟孟英案最为善本，因叶天士等医案，编者不善选择，治效各案与未效各案，兼收并蓄，读者颇难判别，惟王孟英案，编印时孟英及身亲见，且最后之《归砚录》为孟英自作，所录各案，绝无一案不效者，读者因见证之精确，悟撰方之灵巧，进更变化，不越规矩准绳，故读此书，胜读各家医案多多也。"（《分类王孟英医案・卷二》）张山雷亦赞曰："以王孟英之临证轻奇，处方熨帖，亘古几无敌手。"（《经方实验录第二集・上卷》）石念祖对王孟英医案亦大加赞赏，曾于《王孟英医案绎注・序》中言："虽大旨为救温补而设，实则随证制方，丝丝入扣，果得融会贯通，则古今医籍兼读可，缓读亦可。”

二、后世发挥

近现代对王孟英的研究很多，对其著作及学术进行探讨的专著主要有石念祖绎注之《王孟英医案绎注》、陆士谔编校之《分类王孟英医案》、曹炳章编撰之《王孟英疟痢验案》、张景捷类编之《王孟英温热医案类编》、张之文编撰之《王孟英温病证治精萃》、盛燮荪编著之《王孟英医籍精华》、盛增秀编撰之《王孟英医学全书》及《重订王孟英医案》等。近30年来，有关研究学者发表相关学术论文百余篇，内容丰富，涉及王孟英生平、对温病学的贡献，以及在血证、痰证、老年病、妇科病、疟证、霍乱病、肺病、外科病、杂病、温病、情志病、饮食、救急等各方面的辨治经验、用药特色等各个方面，对于深入探讨王孟英学术思想、指导临床医疗均有重要价值。

综上所述，王孟英作为温病大家，首先在温病学方面取得了突出成就。王孟英晚出于叶桂、薛雪、吴瑭、余霖等温病学家，能够撷取前人所长，将其融会贯通，并在此基础上进行发展和创新。其代表著作《温热经纬》，以《内经》和《伤寒论》的理论为经，以叶桂、薛雪等的观点为纬，兼采各家注释，结合王孟英本人的医学观点和临证经验，间附己见，阐述了温病学的一些重大问题，补充了叶桂详“新感”略“伏气”的不足，发明了“伏气”温病的病因证治，明确提出了“新感”和“伏邪”两种辨证纲领，对温病传变之顺逆有精辟的阐释；对一些传统观点如“暑必挟湿”与“暑分阴阳”等，也做了卓有见地的辨析，对学习温病理论及指导温病治疗有现实意义。王孟英经历了霍乱病的流行，对霍乱病有专门研究，著《霍乱病》专篇，“首病情，次治法，次医案，次药方，凡四篇”，论霍乱病情及防治方药。不仅挽救了许多霍乱病的危重患者，其辨治霍乱的理论和经验，对于霍乱病的预防、诊断、辨证、治疗、用药等均做出了重要贡献。王孟英精于临证，传世医案甚丰，见于《王氏医案》《王氏医案续编》《王氏医案三编》《归砚录》及《乘桴医影》等著作中。这些医案不仅是理论与实际相结合的真实写照，而且还是王孟英临床经验及思维活动的反映。如王孟英的温病学思想、气化枢机论、对补法的独到认识、以顾护阴津为第一要务的思想、饮食疗法、治未病的预防学思想，以及长于察舌辨脉的诊断学特色，用药轻清灵动、擅用经方而师法不泥、对于复杂病情长于全面照顾兼证、用药次第先后分明的用药处方特色，都在医案中得到了充分体现。这些诊疗思路与方法，对于后世直至今天的中医学理论与临床研究均有重要的借鉴意义。

山东中医药大学　张蕾

【参考文献】

[1] 王孟英，陆士谔. 王孟英医案［M］. 北京：中国中医药出版社，1997.

[2] 王孟英. 随息居饮食谱［M］. 天津：天津科学技术出版社，2003.

[3] 王孟英. 潜斋医话归砚录［M］. 天津：天津科学技术出版社，2005.

[4] 王孟英. 温热经纬［M］. 北京：人民卫生出版社，2005.

[5] 盛增秀. 王孟英医学全书［M］. 北京：中国中医药出版社，2006.

[6] 王孟英，石念祖. 王孟英医案绎注［M］. 北京：学苑出版社，2009.

[7] 王孟英. 随息居重订霍乱论［M］. 北京：中国中医药出版社，2008.

[8] 沈又彭，王孟英，张寿颐. 沈氏女科辑要笺疏［M］. 山西：山西科学技术出版社，2010.

[9] 王孟英. 重订王孟英医案［M］. 北京：中国中医药出版社，2011.

[10] 王学权. 重庆堂随笔［M］. 北京：人民军医出版社，2012.

[11] 罗大中，梁嵘. 王孟英纠误医案中舌诊作用的分析［J］. 中医研究，2008，21（1）：56－58.

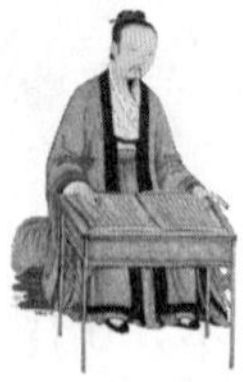

陆懋修

内容提要

陆懋修，字九芝，生于清嘉庆二十三年（1818），卒于清光绪十二年（1886），江苏元和县人，是清代后期著名医家。陆懋修学宗《内经》《伤寒论》，更承家学并得王朴庄之真传，阐释《内经》奥义，发扬仲景伤寒之学，发挥运气学说，阐释阳明温病理论，辨别温病、瘟疫，重订医书，对后世产生了一定的影响。其临证诊疗，每以《内经》之理为据，以仲景之论为法，并具有一定的创新性、实用性，值得借鉴。著有《世补斋医书》前、后集。前集医著6种（33卷），阐发《经》《论》以明理，展现了其在五运六气（大司天理论）、伤寒（广义伤寒论）、温病（阳明温病论）、瘟疫（寒、温疫病论），以及“不使病大”而为不谢方等方面的学术思想；后集重订医书4种（25卷）以辨误，亦不乏创见，有一定的参考价值。本项研究前后合参，综其所论，对其学术思想及其临证经验进行了介绍与阐发。

【概述】

一、生平简介

陆懋修，字九芝，又名勉旃，号江左下工，又号林屋山人，江苏元和（今江苏吴县）人。生于清嘉庆二十三年（1818），卒于清光绪十二年（1886），是清代后期著名的医家。

陆氏家族世以儒显，人才辈出。陆懋修六世祖先陆肯堂，为康熙二十四年状元。陆肯堂之子陆秉鉴、陆赐书均考取了进士。陆赐书一支，子陆元鼎、孙陆企曾、曾孙陆文三代亦业儒，至第五代陆嵩（字希孙，又字听之，号方山）为"廪贡生"，道光二十六年（1846）中举人，以词章名于时。陆懋修为陆嵩之子，幼承家学业儒，师从其父之门弟子、一代名流袁雪斋。陆懋修能诗，著有《岭上白云集》12卷、《窳翁文钞》4卷（未见）。《黎里续志·卷十一·寓贤传》谓之"博学能文章，兼通医理。七试省闱不得志，遂专力于医。"及至陆懋修的儿子陆润庠获同治十三年（1874）状元，陆氏一门再次以儒显。

陆懋修在医学上的成就，亦有一定的家学渊源。陆懋修祖父陆文，以理学名世，亦精于医，开陆家通医学之先。陆懋修在《述先》一文中记载了其治疗时疫的事迹，并谓之"尝客游河洛，所至以医学见知于当道钜公"。陆懋修父陆嵩，继承了其父陆文的儒医传统，在医学上亦颇有造诣。据陆氏后人所说，其著有《医门辨证引方》2卷，并辑录明代名医易大良、卢复、孙一奎的医案，编成《易卢孙三家医书》（亦名《卫生宝鉴》）。陆懋修述曰："我先人方山府君，以经学词章名于时，于大父医学尤得心传大旨。"陆懋修承家学，更对于中医经典著作《内经》《伤寒论》颇有研究，更受到其外曾祖王朴庄医学思想的影响，在医学上的成就远远超越了其先辈。

陆懋修曾寓居吴江县黎里镇，据光绪二十五年《黎里续志·卷十一·寓贤传》载，当其时"求医就诊者无虚日"。咸丰年间，太平军北进，陆懋修一家为避乱而迁至上海，遂以家传医术治病谋生。陆懋修医术高明，求诊者众，名著于时。这一时期，也是陆懋修真正致力于临床，以医技悬壶济世的一段时期。

同治五年（1866）袁兰升序云"今与余同客峰泖间"，知其时陆懋修仍居于上海。其序中更言，"君方著书未分卷，他日必裒然成大集"。此外，更有同治六年（1867）费延厘为之序，曰："君之书以表彰仲景为事，出即以仲景方活人，语有阴德耳鸣，吾知后必有食其报者"。由此推知，此一时期，陆懋修著书立说已有所成。

同治十三年（1874）其子陆润庠登第中状元，光绪六年（1880）充会试同考官补左赞善，之后陆懋修随之就养入都，定居北京，专心致力于著述。清光绪十二年（1886）卒，享年68岁。

二、著作介绍

陆懋修一生著述颇丰，其传世医著合刊为《世补斋医书》前集、后集。

（一）《世补斋医书》前集（正集）

1.《文》

《文》共16卷，127篇医论，集合了有关六气大司天、伤寒、温病、瘟疫、用药、病论、评点医家、重订医书序论及答问等内容，基本囊括了陆懋修在理论和临床上的基本认识及创见。其中，卷一论六气大司天，卷二、卷三、卷四论伤寒，卷五、卷六论温病与瘟疫，是《文》论的核心内容，也是陆懋修主要学术思想的展现。

2.《不谢方》

《不谢方》，1卷。陆懋修以"已疾之后未病之先即当早为之药"为上，立意"不使病大"，将轻浅之小疾"消弭于无形"，病家不及知而病愈，故而不谢，因此谓之"不谢方"。其制方30首，涉及风寒、伤寒成温、冬温、春温、风温、湿温、风热、夏暑、秋燥、湿痎、燥痎、寒饮、女科、儿科等30种病证。

3.《〈内经〉难字音义》

《〈内经〉难字音义》，1卷。陆懋修感《内经》字字珠玑，而学者苦于其中难字，置而不读，难免有所失，摘《灵枢》《素问》难字，注音并引古注以证其字义。另附《灵枢略》《素问·遗篇》难字释义。

4.《〈伤寒论〉阳明病释》

《〈伤寒论〉阳明病释》，4卷。陆懋修释伤寒病独重阳明，认为"凡勘病必先能治伤寒，凡堪伤寒病必先能治阳明"。对于阳明病，陆懋修以腑为里、经为外为论，将之分以经病、腑病。书中，卷一阳明经病释42条，卷二阳明腑病释36条。另外，集古代医家之释论，为阳明病集释，包括卷三阳明经病释143条、卷四阳明腑病126条。

5.《〈内经〉运气病释》（附《〈内经〉遗篇病释》）

《〈内经〉运气病释》，9卷。陆懋修摘录《六节藏象论》《天元纪大论》《五运行大论》《六微旨大论》《气交变大论》《五常政大论》《六元正纪大论》《至真要大论》中关于天人气交之病的421条内容，并予以注释，另附宋代陈无择《三因极一病证方论》中五运时气民病证治方10首、六气时行民病证治方6首及清代缪问所作方解为第9卷，名为《〈内经〉运气病释》。此外，另附《遗篇》《刺法》《本病》两篇有关五疫证治的内容19条为释。

6.《〈内经〉运气表》

《〈内经〉运气表》，1卷。陆懋修认为运气之学，有不能图而宜于表者，于是易图为表，辅以简洁的文字描述，作五气经天表、五行化为六气表、五运合五音太少相生表、司天在泉左右间气表、阴阳五行中运年表、六正六纪上中下年表、客气加临主气年表、五运齐化兼化表、运气中上顺逆年表、六元本标中气治法年表、五行胜复表、司天在泉胜复补泻合表等13表。

（二）《世补斋医书》后集（续集）

陆懋修重订医书4种、25卷，包括傅山《傅青主女科》9卷（合为3卷）、戴北山《广瘟疫论》5卷（重订名为《广温热论》）、汪绮石《理虚元鉴》5卷、王丙《伤寒论注》等12卷（其中包括了《伤寒论附余》《伤寒例新注》《读伤寒论心法》《回澜说》《时节气候决病法》），合为

《世补斋医书》后集。其内容简介参正文。

（三）其他著作

据李经纬主编《中医人物词典》考证，陆懋修还撰有《〈内经〉音义》初、再、三、四稿及《素问难字略》《二十四品再易稿》（一作《本草二十四品》）《宏维新编》《仲景方汇录》《水饮活法》《医林琐语·世补斋杂缀》等，今存稿本。另有《史崧灵枢音释》《金匮方论》《太阳寒水病方说》等抄本传世。

【学术思想】

一、学术渊源

陆懋修的医学成就，一方面受家学的影响，更重要的则是得益于其对中医经典的热爱与研读及其外曾祖王朴庄医学思想的熏陶。

（一）尊《经》崇《论》

1. 勤求岐黄之训

《内经》是我国现存医学文献中最早的一部经典著作，也是中医学的奠基之作，被奉为“医家之宗”。“中医学发展史上所出现的许多著名医家和不少医学流派，从其学术思想和继承性来说，基本上都是从《内经》理论体系的基础上发展起来的”。

陆懋修钻研《内经》，下了很深的工夫。其感于原文字字珠玑而又诘屈难懂，医家置而不读的现象，几易其稿，作《〈内经〉难字音义》1卷，摘《内经》中的难字予以正音、释义。陆懋修在学术方面的成就以伤寒、运气之学为主，皆与其深厚的《内经》功底有着密切的关系。陆懋修认为，仲景《伤寒论》取法于《内经》，与《素问》六经、热病及五运六气之论有着很深的渊源关系。其论曰：“仲景之圣，亦惟取法于《内经》而已。则苟欲治病，《内经》故不可不读”“莫若揭此七篇病因治法，以求六经病所由来，而六经之何由而病，病之何由而治，即可以《内经》之言名仲景之法，并可以知今人之病无一不出于《内经》之言”《世补斋医书·文十六卷》。此外，其对疫病的认识，亦本于《素问》“遗篇”，正如其所说：“疫之为病，所不同于寻常温热者，正赖有此二篇以明之也”。陆懋修精研岐黄，汲取《内经》之医理，融会贯通，为其医学之路奠定了坚实的基础。

2. 精研仲景之论

陆懋修对《伤寒论》的尊崇相较于《内经》而言，有过之而无不及。他认为，仲景之《伤寒论》为百病立法，杂病、温病与伤寒之治没有差别，都可以归于六经之变。这种认识，深刻地体现在其对于温病的认知和治疗上。陆懋修基于仲景六经辨证，反复申明温病隶属于阳明病，成为继王朴庄之后，“以寒统温”的代表人物。陆懋修的医学思想，对于当时“一遇温热病，无不力辟（避）伤寒方”的时弊，起着“补偏救弊”的积极作用。然陆懋修对于《伤寒论》尊信太高，对超出伤寒之外的后世温病学派颇有成见，诋毁太过，失于偏颇和过于保守。即便如此，陆懋修在伤寒方面的成就仍然是很突出的，不失为“仲景功臣，不得不推为清季治伤寒者一钜子也”。《四库及续修四库医书总目》

《内经》《伤寒论》是中国医学史上的经典著作。陆懋修尊《经》崇《论》，发皇古义，论医理常以《内经》《伤寒论》为据，临证亦每取法于其中。因于对《内经》《伤寒论》的精通与执着追求，陆懋修也显现出了“崇古尊经”的一面，但这并不妨碍其融会新知，在医学上有所成就。因此，一个医家的成就绝不是偶然的，也没有捷径可走，对于中医经典的学习是必由之路。

（二）秉承柯琴、尤怡之论

陆懋修在伤寒学方面的认识深受清代柯琴、尤怡两位伤寒大家的影响。

1. 发挥柯琴“六经为百病立法”的观点

柯琴（1662—1735），字韵伯，号似峰，浙江慈溪人，清初医学家，著有《伤寒论注》《伤寒论翼》《伤寒附翼》，合称《伤寒来苏集》。柯氏打破六经的束缚，以方类证，汇集方证条文，研究伤寒病证，提出了六经为百病立法的观点，谓：“仲景之六经为百病立法，不专为伤寒一科”“伤寒杂病，治无二理，咸归六经节制”。

陆懋修撷取其观点，在《文·书柯韵伯〈伤寒论翼〉后》中进一步指出：“仲景杂病即在《伤寒论》中，而伤寒中亦最多杂病，参错而见。故仲景之六经为百病立法，伤寒又为百病之首。伤寒杂病，治无二理，总归六经之变。见人于治伤寒时，但拘伤寒，不究六经中有杂病之理。治杂病时，又以《伤寒论》之六经为专论伤寒，绝无关于杂病。韵伯可谓善识时弊者矣。嗟乎！伤寒而外皆杂病，病不离乎六经。自不读《伤寒论》，既不知伤寒所重在六经，又不知六经即兼言杂病，而六经之分则惟《伤寒论》有之。故凡不能治伤寒者，亦必不能治杂病。”《世补斋医书·文·十六卷》陆懋修于伤寒以广义为论，及其临证治外感、内伤多施以经方，与柯氏的影响不无关系。正如其自己所说：“余之治伤寒也，即从《来苏集》入手，故能不以病名病，而以证名病。亦能不以药求病，而以病求药。即治杂病，亦能以六经分之，是皆先生之教也。”

此外，柯琴在《伤寒来苏集·伤寒论翼·温暑指归》中根据肠胃的功能及外感热病的传变特点，提出了“阳明为成温之薮”的论断。陆懋修以阳明病概温病，将温病纳入阳明病的证治体系之中，与之有着密不可分的联系。

2. 采撷尤怡《伤寒贯珠集》伤寒寒、温之论

尤怡，字在泾，号拙吾，晚号饲鹤山人，清代长洲（今江苏吴县）人。尤怡于仲景之学钻研甚深，著有《伤寒贯珠集》8 卷，不但对《伤寒论》原文进行了逐条注解，还采用以六经为纲、治法为目、以方类证的方法，对《伤寒论》原文次序做了重新的编排和归类，突出了伤寒治法特色。尤怡就六经各提其纲，于正治法之外，又列各经之变治法。如太阳原出之病以正治之法，其他则赅以权变法、斡旋法、救逆法及类病法；于阳明腑病有正治法、明辨法及杂治法；于少阳有和解表里正治之法、和解而兼汗、下之权变法；太阴则有经病发汗之法、经脏俱病先里后表之法；少阴治法不外清法、下法、温法、生死法；厥阴有寒热，治则有清法、温法之别。

陆懋修以辛散、寒泻、温补概括伤寒方，提出“一部《伤寒论》，只有三种方”。其中，对于

温、清二法，陆懋修尤有心得，指出：“古今之病，不外寒热两途。古今之治，不外温清两法。”这些认识与尤怡的思想有着一定的渊源关系。尤怡在《伤寒贯珠集·少阴篇》论曰：“传经之病，以阴气之存亡为生死；直中之病，以阳气之消长为生死。”于《厥阴篇》曰：“阴受病而厥者，势必转而为热，阴盛而阳争之也；或阳受病而热者，甚则亦变为厥，阳盛而阴被格也。夫阳盛而阴格者，其厥非真寒也，阳陷于中，而阴见于外也。”陆懋修对于伤寒寒、温的认识即本于此，即其所说：“后人泥于《伤寒论》之寒字，总说仲景但知治寒，不知治温，皆由不识《伤寒论》自有温清两法故耳。先生（尤怡）于各经分证已极明晰，而于少、厥温清之辨尤足破世人之愚。余乃就先生意推之六经，知六经中各有温法、清法，且有温清合法……此即先生所以明温清之原，而余意实本于先生，则先生之饷余者非浅矣。”这也是陆懋修“以寒统温”的医学思想之所本。

（三）承袭王朴庄之学

王丙（1733—1803），号朴庄，生活于清代乾嘉年间，江苏吴县人，在当地颇有医名，是陆懋修的外曾祖父。王丙精于《伤寒论》，其以孙思邈《千金翼方》为蓝本，为《伤寒论》作注，有《伤寒论附余》2 卷、《伤寒例新注》1 卷、《读伤寒论心法》1 卷、《回澜说》1 卷、《时节气候决病法》1 卷传世，其书经陆懋修重订收入《世补斋医书》中。陆懋修以广义论伤寒、以伤寒统温病，以气化论伤寒、阳明辨温病，及其“大司天”论等基本学术观点，皆与王朴庄有着直接的渊源关系，正如其所言“余之私淑于公久矣”。

1. 主张“以寒统温”

清代中叶后，以叶天士、薛雪等为代表的温病学派悄然兴起，时医治温热多从其说。一时时方之用盛行，经方之用没落，甚至更有些医家治温热力避伤寒方。针对这种状况，王朴庄推崇仲景之论，采王叔和之说，认为《伤寒论》“专论外感”，坚持以《伤寒论》为外感热病的诊治基础，反对后世温病学派辨治温病的理论。谢观先生在《中国医学源流论·温热学》中评论说：“方此等（叶、薛之说）议论盛行时，叶派可谓光焰万丈，而反对之论，亦即起于是时，则王朴庄其先河也。”

其较有代表性的观点，是基于王叔和、庞安常伏气温病说，将温病、暑病纳入其中。如其在《伤寒例新注》中引庞安常之论，曰：“严寒时，奔走荷重劳力之人，皆辛苦之徒也，当阳气闭藏，反扰动之，令郁发腠理，津液强渍，为寒所搏，腠理反密，寒毒与营卫相浑，则病成矣。其不即时成病者，寒毒藏肌肤间，至春夏阳气发生，与毒相搏，因春温气而变者，名温病；因夏暑而变者，名热病；因暑湿而变者，名湿温。以病本由冬时中寒，故通谓之伤寒焉。”陆懋修指出：“庞说如此，足以为《难经》伤寒共有五种之证。”是以，陆懋修本《内经》“热病者皆伤寒之类”、《难经》“伤寒有五”之论，提出“温热之病本隶于《伤寒论》中，而温热之方并不在《伤寒论》外。”

2. 以气化论伤寒

王朴庄受张遂辰、张志聪六经气化学说的影响，将标本中气理论与伤寒六经辨证相结合，来理解、解释与辨治伤寒六经病证。其在《伤寒论注·卷一》《读伤寒心法》中，提出了“六经提纲，专主气化”“六经提纲，专取气化”的论断，是陆懋修“六经提纲，皆主气化”思想的直接来源。王氏在《读伤寒论心法》中论言："六经之气本也，三阴三阳标也。阴阳之经，相为输应，则中气也。如太阳以寒水为本，寒水以太阳为标，太阳以少阴为中气，少阴亦以太阳为中气也。凡六经提纲，专主气化之动处言之。"陆懋修继承这一学术观点，以气化立论，用标本中气理论将六气与六经联系起来解读伤寒六经病提纲，提出："凡六经之分，在寒水、燥金、相火、湿土、君火、风木之六气，不仅为足六经手六经也"。

3. 以阳明辨温病

陆懋修基于"阳明为成温之薮"的病机观，明确地指出伤寒阳明病就是温病，温病即阳明病。这一观点，远承柯琴，近则受王朴庄以阳明寒凉法辨治温病的影响。其在《伤寒论附余·湿温》论温疫时指出，"温风挟湿、燥火直犯阳明、太阴湿土之化为温疫，此等证，原莫逃于伤寒阳明篇大法"。温病之理亦可以此推知。陆懋修更有感于后世温病学派对温病的认识偏离了"阳明为成温之薮"这一基本点，一方面痛批喻嘉言、叶天士、吴鞠通等"歧说"，一边极力论辩其阳明病说，成就了其辨治伤寒阳明病的专长。

4. 运气学方面

陆懋修对"大司天"理论的认识和阐发，亦是"本于外曾祖王朴庄先生"。

王朴庄提出了大气司天的观点及其推演方法：前三十年为司天、后三十年为在泉，依三阴三阳次序，依次更迭，分析六气气化周期规律。王氏并没有对大气司天做专篇的论述，只是在《伤寒论附余·寒疫》中运用其理论分析了苏东坡所推崇的圣散子方的应用，以及各家学说的形成和特点。

陆懋修在《文》16卷中，作"六气大司天"上、下两篇，对大气司天的理论进行了介绍和阐发，并对"三元甲子"做了考证。至此，大司天理论才始得彰显，亦开始为后世医家所关注。陆懋修曰："余因公之言，作大司天论，两篇推阐前后，使人易晓，以不没公之苦心。"其传承、发扬之心可见一斑。

小结：谢观先生在《中国医学源流论》一书中，简明扼要地道出了陆懋修医学思想的基本渊源，谓："九芝之学，近承王朴庄，远实导源于尤在泾。尤怡《伤寒贯珠集》，谓少厥二经，实有温清二法，九芝乃本此推之六经也。"一语概之，陆懋修之学，基于勤求岐黄之训、精研仲景之论，从柯琴、尤怡之言，承王朴庄之学。

二、学术特色

（一）运气学术思想

陆懋修对于五运六气的研究，主要集中在《文·六气大司天（上、中、下三篇）》《〈内经〉运气病释》《〈内经〉遗篇病释》《〈内经〉运气表》等著作中，其贡献体现在对"大司天"理论、《素问》"运气七篇"及"遗篇"运气病的阐发上。

1. 阐发"六气大司天"理论

六气大司天的思想，源于中医五运六气学说与象数易学"元会运世"说的结合。乾嘉时江苏吴县的名医王朴庄，从大气变迁理论分析了苏东坡所推崇的圣散子方治疗疫病"所全活不可胜数"

到“杀人如麻”的前后迥异效果及各家学说的形成。陆懋修继承其说，作“六气大司天”上、下两篇，对六气大司天理论做了专门的阐释。

（1）确立了“六气大司天”的名称，明确了其推演规律，并作“大司天三元甲子考”

王朴庄提出了大气司天的理论，但并没有命其名，也没有将其推演规律明确记载下来。陆懋修在继承的基础上，进一步阐明了其推演规律，并作“大司天三元甲子考”，列“黄帝八年起第一甲子下元”至清代“同治三年七十七甲子上元”（计4620年）中77个甲子三元与司天在泉之气的加临关系。

第一甲子起于黄帝八年，从下元厥阴风木运始，以厥阴为下元、少阴为上元、太阴为中元，复以少阳为下元、阳明为上元、太阳为中元，和前后三元，而配以厥阴、少阴、太阴、少阳、阳明、太阳六气。例如：黄帝八年为第一甲子下元，前三十年厥阴风木司天主气，后三十年少阳相火在泉主气，因此第一甲子为风火之气用事；第二甲子始于黄帝六十八年，二阴少阴君火主前三十年，相应的阳明燥金主后三十年，这样第二甲子火燥用事等等，余皆顺次类推，至清同治三年第七十七甲子燥火用事。

（2）以六气大司天之变迁详析各家学说，打开了研究各家及学术流派形成的新视角

陆懋修继承王朴庄之说，认为古代各家临证各有侧重，并非各执一偏，而是大气司天使然。太阴湿土司天、太阳寒水在泉，或太阳寒水司天、太阴湿土在泉时，以湿寒、寒湿主气，当以温散温补为治；当厥阴风木司天、少阳相火在泉，或者少阳相火司天、厥阴风木在泉，为风火、火风主气，当以凉泻清滋为治。是故“古人之用寒用温，即各随其所值之大司天以为治。而在其人，道与时合。往往有不自知者，其人而当湿土寒水、寒水湿土之运，则以温散温补为治者，非偏矣。其人而当风火火风、燥火火燥之运，则以凉泻清滋为治者，非偏矣”。古圣昔贤著书立说，皆是补偏救敝，其补泻温凉，各随其运，而非个人所偏好、偏长。如：仲景时值第四十九甲子，厥阴风木、少阳相火主事，当时习用乌药、附子辛热之物而多误，仲景以桂枝、麻黄等温剂治中风、伤寒之病，而以葛根芩连汤、白虎汤、承气汤、柏皮汤以及栀子豉汤等清热之剂治温热、湿温之病；刘河间倡寒凉因于时值六十五甲子燥火用事；儿科大家钱仲阳减《金匮》肾气丸桂、附之温燥，变温阳之剂为养阴之方，及其治疗痘疹亦用清法，其时同于河间仍在六十五甲子燥火用事之时；宋医陈文中擅用十一味木香散、十二味异功散等温补之剂，是值六十六甲子寒湿用事；李东垣开创温补脾土一派，专事升阳，因时也在六十六甲子寒湿主气；王海藏《阴证略例》以阴证立论，擅用温补，以其年幼于李东垣二十岁，仍在第六十六甲子寒湿主事之时；朱丹溪力倡清热滋阴，因于时值六十八甲子火燥用事而然；明·汪机庚寅年痘灾盛行，不止燥火之年，亦是第七十一甲子燥火主事；至明·万密斋、聂久吾治疗疾病，首重保元、专事温补，是第七十二甲子寒湿主事；张介宾同在第七十二甲子寒湿主事，故其亦专于温补；至吴又可、周禹载论治瘟疫多用寒凉，是第七十三甲子风火用事之故；王朴庄《伤寒论注》时值第七十五甲子寒湿用事，故其以温散温补见长。

另外，陆懋修运用大司天理论分析了历代医家痘疹之治的特点。钱仲阳以清法治疗痘疹，值六十五甲子燥火主气；陈文仲主温补，值六十六甲子寒湿；朱丹溪治痘疹以清热解毒，值六十八

甲子火燥。至康乾间，医生习用费启泰《救偏琐言》寒凉之法多不验，是乾隆九年时转入第七十五甲子太阴湿土司天、太阳寒水在泉，应以温为治。而王朴庄“之所治无不以温散温补见长，盖公故明了大司天之六气，而自知其所值为湿寒也”《文十六卷》；又同时代“毗陵庄在田著《遂生编》以治痘，《福幼编》以治痉，切戒寒凉，全活无算”。至陆懋修时，交第七十七甲子，阳明燥金、少阴君火当令，故“每于痘主清热解毒”。

陆懋修更以其治疗霍乱的亲身经历来佐证其论。同治二年，上海霍乱流行，时医以其手足厥逆，竞用丁、附、桂、姜等辛热之品，往往为害。陆懋修指出，其证皆是热证。从大司天分析来看，同治三年即交七十七甲子上元阳明燥金、少阴君火，因其气太过，未至而至之故。陆懋修顺应六气大司天，“以石膏、芩、连清而愈之，或以凉水调胆矾吐而愈之”。

陆懋修对六气大司天理论笃信不疑，但他并没有拘泥于此。因为他懂得大气候周期只是一方面的因素，更有当年五运六气因素的影响，“而况地形之南北有高下，人身之禀赋有强弱，且于抱恙之新久尤有分别，凡所以随机而应变者，本非一言可竟”。

总之，陆懋修系统阐发大司天理论，并运用大司天理论分析医学流派的证治规律及疫病的发病、治疗规律，为中医医家流派、各家学说的研究以及疾病的临床分析提供了新的思路，同时也是对运气学的重要发展。

2. 注解《素问》运气病证治

陆懋修节选《六节藏象论》以及“运气七篇”“遗篇”有关运气病证的内容进行了阐释，内容涉及病证的因、机、证、治、方等各个方面。归纳其注解精义之处，举例如下。

陆懋修以气之太过、不及与气之胜复为把握运气病因病机的关键。其引用《素问·六节藏象论》曰：“未至而至，此谓太过，则薄所不胜，而乘所胜也”“至而不至，此谓不及，则所胜妄行，而所生受病，所不胜薄之也”。此民病之所由作也。另外，陆懋修也十分重视《素问·五运行大论》所论“气有余，则制己所胜而侮所不胜；其不及，则己所不胜侮而乘之，己所胜轻而侮之，侮反受邪，侮而受邪，寡于畏也”。此“亦民病所由作，而治法所从出也”。

六气太过、不及而为病，其病证特点决定于太过、不及之气以及其胜复之气。如：阳明司天，燥气下临，肝气上从，民病胁痛、目赤、掉振、鼓栗、筋痿不能久立等病证。陆懋修分析指出：“燥气临下，木之所畏，故肝气亦从而上逆也。肝窍在目而主风主筋，己所胜者，轻而侮之，皆天气所生病也”。

在治法方面，陆懋修对六气胜复、客主相胜、六气主时补泻、岁宜、五郁治法均随文做了注解。其中多随文解义，但也不乏精彩之论。如：对于火、热之治“以酸收之，以苦发之”，释曰“热越而不能敛，则以酸收之；热郁而不能散，则以苦发之”“火盛则越，以酸收之；火郁则伏，以苦发之”。火热之治又有“以苦发之”“以苦泄之”，其释曰“以苦发之者，上热甚则非用苦之阳不能发越也。以苦泄之者，下热甚则非用苦之阴不能涌泄也”。

在制方方面，陆懋修选取陈无择《三因极一病证方论·卷五》中“五运时气民病证治”10方，太宫运（六甲年）附子山萸汤、少宫运（六己年）白术厚朴汤、少商运（六乙年）紫菀汤、太商运（六庚年）牛膝木瓜汤、太羽运（六丙年）黄连茯苓汤、少羽运（六辛年）五味子汤、少角运（六丁年）苁蓉牛膝汤、太角运（六壬年）茯苓汤。“六气时行民病证治”6方：厥阴风木司天（巳亥十年）敷和汤、少阴君火司天（子午十年）正阳汤、太阴湿土司天（丑未十年）备化汤、少阳相火司天（寅申十年）升明汤、阳明燥金司天（卯酉十年）审平汤、太阳寒水司天（辰戌十年）静顺汤。方后，引清代江阴名医缪问（芳远）之注以分析方义，陆懋修自己没有过多的理论发挥。

3. 作“运气十三表”

陆懋修认为“运气之学，非图不明”，但考虑到又有“不能图而宜于表者”，于是易图为表，辅以简洁的文字描述，作十三表：五气经天表、五行化为六气表、五运合五音太少相生表、司天在泉左右间气表、阴阳五行中运年表、六正六纪上中下年表、客气加临主气年表、五运齐化兼化表、运气中上顺逆年表、六元本标中气治法年表、五行胜复表、司天在泉胜复补泻合表等。陆懋修作表意在便于查验，对运气推演来说是一个有利的工具。

4. 强调运气之学不可胶于定法

五运六气学说，自“运气七篇”之后，历代医家有不少的发挥和运用，一方面推动了运气学说的发展，另一方面也出现了固化推演的不良倾向。一些医家摒弃望、闻、问、切辨证诊断的传统方法，只问病者生日、得病日，采用固定的干支推演程式诊病、治病，与五运六气之学所强调的“不以数推”的理念相去甚远。这种情况，在宋代已然兴起。如宋代沈括在《梦溪笔谈》中评论说：“医家有五运六气之术……今人不知所用，而胶于定法，故其术皆不验”。到了元明时期，马宗素、程德斋的《伤寒钤法》、熊宗立的《素问运气图括定局立成》刊行，使一类固定的运用干支推演诊断疾病、判断疾病生死预后的情况愈加严重。陆懋修对此深恶痛绝，指出：“运气之学，坏于马元素（马宗素）之徒。至以某年生人、于某日得某病、当用某药为言……再有程德斋者，作《伤寒钤法》以得病日干支用药。自由此等人，而明其大义者转不肯以此为言，此学由是失坠”《文十六卷》。

运气学的推演模式，是把握气化规律不可或缺的工具，陆懋修所提倡的“大司天”即是建立在六气推演格局之上的。因此，陆懋修所批判的并不是运气学的推演方式，而是对其推演方式的歪曲理解和错误运用。气化有常有变，知常达变，离不开医者的灵活把握；因气制宜，辨治疾病，也离不开医者的全面分析和灵活运用，没有“钤法”“定局”可依。另外，陆懋修对于五运六气的研究，并没有停止在推演的方法层面，而是抓住了运气学的灵魂——气化思想，且将其运用在了对伤寒的理解和临床实践上。另外，运用五运六气理论分析相关疾病的证治，是对辨证论治方法的丰富和补充，但气化只是疾病发生、发展过程中的一个因素，而不是惟一因素。因此，遵循五运六气规律来分析、治疗疾病，应视具体情况，切不可拘泥和盲目夸大其用，更不可拘泥于干支推演。是故，成法可稽，掌握圆机活法也很重要，而把握运气学的核心思想和理念更为重要。

（二）伤寒学术思想

1. 以广义论伤寒

陆懋修引《素问·热论》“今夫热病者皆伤寒之类也”“人之伤于寒也，则为病热”“凡病伤寒而成温者，先夏至日者为病温，后夏至日者为病暑”，以及《难经·五十八难》“伤寒有五，有中风，有伤寒，有湿温，有热病，有温病”的论点，指出《伤寒论》之伤寒为广义之伤寒，包括了中风、伤寒、湿温、热病、温病。同时，陆懋修还指出，《素问》言热病是针对寒必化热的传变结果，而仲景言伤寒则是针对寒之病因。伤寒为病，初为寒，后必化热，《伤寒论》温、热、寒、凉四法皆备，无论风、寒、温、热、湿温无不于论中列方。在《伤寒论》中列有中风、伤寒、湿、暍、温病的条文可为明证。除此之外，陆懋修更以府（县）、钟（镛）、鼎（鼐）、尊（罍）、金（五金）、候（五候）为喻以解广义、狭义之疑惑。

2. 以气化论六经提纲

陆懋修基于《内经》“标本中气”理论，承张志聪、张锡驹及王朴庄的六经气化学说，指出：“六经之分，在寒水、燥金、相火、湿土、君火、风木之六气，不仅为足六经、手六经也”（《文十六卷》）。其以“六经提纲，皆主气化”（《文十六卷》）立论，对六经提纲予以解释。

太阳之为病，即寒水之气为病。寒为病，宜温散；水为病，宜利水。伤寒转入阳明，则燥金为病而成热、成实。少阳气化为相火，口苦、咽干、胁痛、耳聋等，但见一证便是相火之病。太阴病本于湿土，属寒者多，以腹满为辨证要点。少阴，本阳而标阴，从标从本，从标为足少阴肾水，从本则手少阴君火，因此有寒化、热化两端。厥阴病为风木病，标阴而本阳，凡厥阴病以消渴为纲中之纲。陆懋修运用气化学说对六经病的提纲进行了分析，对其病理特点和治疗大法做了一定程度的揭示。

运用“标本中气”理论分析六经病的病理机制、证治规律，形成了研究伤寒的一个独特的理论体系——六经气化学说，可以说是“标本中气”理论的实践。陆懋修推崇六经气化学说，在认识六经病证机制及其治法时也多有应用，但在理论上没能在二张的基础上有所超越。实际上，时至今日，对于六经气化学说的研究仍然是一个难点，有待于进一步深入研究。

3. 提纲挈领归纳伤寒治方

（1）以辛散、寒泻、温补归类伤寒方

陆懋修在“伤寒方论二”一文中开篇提出：“一部《伤寒论》，只有三种方：一曰辛散，桂、麻诸方是也；一曰寒泻，膏、黄诸方是也；一曰温补，姜、附诸方是也”（《文十六卷》）。其以升麻、葛根、柴胡、细辛等辛散之类统于桂、麻，以黄芩、黄连、黄柏、栀子等寒泻之品统于膏、黄，以吴萸、蜀椒等温补之药统于姜、附，将《伤寒论》113 方皆统于辛散、寒泻、温补三类方之下。其中，姜、附、桂、麻为温法；膏与黄为清法；桂枝与石膏，芩、连与干姜，附子与大黄为温清合法；补法则统于人参、大枣、甘草等，是补阴气，不是补阳。陆懋修进一步总结指出：“桂、麻以辛散者祛寒，膏、黄以撤热者救阴，姜、附以辛热者回阳，人参以养阴者退热。病在太阳，则用麻、桂；病在太、少，则用柴胡；病入阳明，则用葛根；病入少、厥，则用细辛。此仲景之辛散也。非寒不泻，芩、连、膏、黄，仲景之泻药。非温不补，萸、椒、姜、附，仲景之补药。”（《文十六卷》）对于《伤寒论》113 方，陆懋修以数语括之，提纲挈领，在临床应用上有很大的参考价值。

（2）以寒温两法论伤寒治寒、温热之方

陆懋修认为，古今之病，不外寒热两途，古今之治不外温清两法，伤寒之论不独有治寒之方，更有治温热之方。在“伤寒方论三”中，陆懋修对于每遇温热病则避用伤寒方者，予以了批评，指出伤寒方不止桂枝汤、麻黄汤两类辛温之方，其若葛、芩、连、栀、柏之统于膏、黄寒凉清解者，不可忽视。这也是陆懋修阳明温病论的核心内容，前已详论，此不再赘述。但就寒、温之法的选择来讲，陆懋修除参之以证、脉外，更合之以时，结合六十年大司天理论，指出：“以医者当身所值六十年之气化，计之湿寒、寒湿之运，则以能用桂、麻、姜、附为长。风、燥二火之运，则以能用芩、连、膏、黄为长。六六三百六十年，宜从温法者二，宜从清法者四。即言六气不过寒热两途，即言六气之治亦不过温清两法，而《伤寒论》为法俱备”。

4. 阐发六经证治特点

（1）太阳病发汗、利水法

太阳主表，为心肺之阳，统一身之营卫，实寒水所司。陆懋修指出，卫气疏泄而行于外，风能中之；营气固密而行于中，寒能伤之。是以太阳病有中风、伤寒之别。

对于太阳病伤寒、中风，喻嘉言有“三纲鼎立”说，即：风伤卫，用桂枝汤；寒伤营，用麻黄汤；风寒两伤营卫，用大青龙汤。陆懋修对“三纲鼎立”说不以为然，认为桂枝汤、麻黄汤、青龙汤三方“乃三级也，非三纲”（《文十六卷》）。其“三级说”，以病由轻而重，方亦由轻而重。风伤卫为太阳病之轻者，以汗出、头项强痛为主证，用以桂枝为主的桂枝汤；风既伤卫，寒又伤营，出现无汗、喘，兼骨节烦痛等证，则用以麻黄、桂枝为主的麻黄汤；至风寒两伤营卫之后，无汗而又加烦躁者，用石膏、麻黄、桂枝为主的青龙汤。三方皆以发汗为务，正如其所说：“桂、麻、青龙所以为汗法之三级也”（《文十六卷》）。

另者，太阳本寒水，以膀胱为腑，邪入里为犯本，出现渴欲饮水、小便不利等证，用五苓散以解表利水。陆懋修总结太阳病证治要点，提出：“太阳病以发汗为出路，又以利水为去路”（《文十六卷》）。可谓提纲挈领、画龙点睛之论。

（2）阳明经病、腑病证治

在伤寒的研究中，陆懋修独重阳明病，其以“阳明病，有病经、病腑之不同”（《文十六卷》），对阳明病方、证、治做了深入分析。

阳明经病：以身热、汗自出、不恶寒反恶热、始虽恶寒二日自止、目痛、鼻干、不得眠或多睡眠、脉大而长为证候特点。太阳病初入阳明表，以发汗为先务：脉浮缓，汗出，恶风，表未解者，用桂枝汤；脉浮紧，无汗而喘者，宜麻黄汤；脉浮，无汗，或兼自利者，宜葛根汤。邪离太阳入阳明，或本阳明热邪达表则正阳明病，葛根黄芩黄连汤为主方。阳明里热，浅者虚烦懊侬，以吐为正务，栀子豉汤探吐。里热盛，渴饮，多汗，壮热者，清火为要务，主以白虎汤；偏虚，白虎加人参汤。陆懋修总结说：“阳明在经之证，无不以汗为先务，吐为正务，清火为要务”。（《文十六卷》）

阳明腑病：阳明经证失治而致胃家实而为阳明腑病，当以承气法撤热救阴。阳明腑证以胃实大便难、潮热、日晡热、谵语、昏不识人，甚则循衣摸床、撮空理线、脉滑而实为证候特点。阳明腑证，有太阳阳明、正阳阳明、少阳阳明之分，即：太阳阳明者（脾约），脾不能为胃行其津液，麻子仁丸主之；少阳阳明，木不疏土，大柴胡汤主之；正阳阳明，为胃家实，主以承气汤。

阳明腑证用承气之法，其辨证关键在于“病先问其汗出之多与不多，小便之利与不利，以验邪热之炽与不炽，即可知津液之伤与不伤。再问其脐腑之痛与不痛，矢气之转与不转，而后可辨其燥屎之结与不结，以消息乎大下、微下之间”。(《文十六卷》)

（3）少阳相火病和解之法

少阳为枢，主半表半里，出则连及太阳，入则连及太阴。其治宜和法，以小柴胡汤为主方，“为和解之局”。邪偏于表，治从柴胡桂枝汤，以半量柴胡汤、桂枝汤合方两解太阳、少阳。同时，对汗、下两误入少阳之和局，陆懋修也有着精彩的论述，其论曰：“因其误汗，而胸胁满微结者，仍当微汗而解，则有柴胡加桂枝汤之治。因误下而胸胁满微利者，又当微下而解，则有柴胡加芒硝汤之治。散结除满，用此二方，是又为汗、下两误者作和局也。”（《文十六卷》）若结之甚，而为痞满者，可以泻心三方、旋覆代赭汤、黄芩汤、干姜黄芩黄连人参汤散结除满，皆不外和解之局。少阳，相火所寄。火热结于里，寒热往来，用大柴胡汤，是和解解结热法。

（4）太阴、阳明虚实辨治

太阴、阳明，同居中土。胃为阳，脾属阴；太阴脾为阴道虚，阳明胃为阳道实。胃为腑，脾为脏。胃司纳，脾主输。胃恶燥，脾恶湿。胃喜降，脾喜升。二者差别如是，因此脾胃之病不可混称，脾胃之治亦不可混淆。陆懋修还对太阴、阳明常见的腹痛、发黄、格吐、肝木侮土等病证的不同特点予以辨析（见下表）。

太阴阳明病证辨析

病证	太阴脾（阴土）	阳明胃（阳土）
腹痛	满而时痛	满而大实痛
	理中、四逆、厚朴生姜半夏甘草人参汤间有用桂枝加芍药汤、桂枝加大黄汤	栀子厚朴汤、承气汤
发黄	黄色晦暗（阴黄）	黄色鲜明（阳黄）
	理中汤、四逆汤	茵陈蒿汤、栀子柏皮汤
格吐	寒格——朝食暮吐	热格——食入即吐
	附子理中汤、厚朴生姜半夏甘草人参汤	泻心汤、干姜黄芩黄连汤
肝木侮土	宜补	宜泻

可见，太阴、阳明土之阴阳、虚实不可不辨。病因在土脏、土腑不同以为虚实，而补泻随之，不可以土一概而论。

（5）少阴寒、热之化

陆懋修认为，当以寒化、热化两途论少阴病之由起，以寒、温两法论治少阴病。

少阴标阴而本阳，其化从本从标。邪从标从水化为阴，从本从火化为阳。从标治在回阳，从本治在救阴。少阴之治，回阳、救阴二法不可偏废。脉沉，反发热，为少阴之表证，主以麻黄细辛附子汤、麻黄附子甘草汤；下利，咳，呕，烦渴，用猪苓汤；心烦不得眠，用黄连阿胶汤。病皆从本之火化，治取本，以撤热为救阴法。少阴附子汤、真武汤、通脉四逆汤、白通汤、吴茱萸汤、桃花汤等方证，皆是病从标阴之化，治宜从标，以驱寒回阳法。

（6）厥阴厥、利寒热辨治

厥阴为阴之尽，即为阳之初生。又厥阴之上，风气主之，中见少阳。其经属阴而脏不寒，每多阴阳错杂、寒热互形之证，而尤重在厥、利两证。

厥：厥阴阴极生阳，故厥阴之厥，热厥多而寒厥少。厥阴从中见之少阳相火而化，即为热厥。热与厥交替往来，至厥时，不可因手足逆冷，而认作虚寒，投以姜、附等大辛大热之品。其实，并非当其热时属热，当其厥时即为寒；而是其热时固然属热，当其厥时亦因为热。厥深者热亦深，厥微者热亦微。至厥热之胜复虽有多种情况，但总以厥热之多少为辨。热为阳邪向外，厥为阳邪向内。厥多为病进，热多为病向愈。热厥之治，重在清里热。如脉滑而厥者，里有大热，以白虎汤清之。所谓“其热不除，其厥不已”（《文十六卷》）。有厥无热，甚则一厥不复热者，为寒厥。如四逆汤厥逆而兼恶寒、汗、利者，当归四逆汤内有久寒者，吴茱萸汤脏厥吐涎沫者，均属寒厥，治宜温法。

利：陆懋修指出，厥阴下利亦为属热者居多。厥阴热利下重，湿热者以白头翁汤，热结旁流者宜小承气汤，此二方“治厥阴热利之法尽之矣”（《文十六卷》）。厥阴下利而见戴阳、格阳证者，必用四逆汤、通脉四逆汤以及白通汤、白通加猪胆汁汤等破阴回阳。此则治寒利之法。此外，陆懋修还总结了厥阴下利死证六条：厥冷微喘；躁不得卧；厥不止；汗出不止；脉不还；脉反实者。此六证，是为有阴无阳，难治。

（三）温病学术思想

清代自叶天士之后，温病学派逐步兴起。时医按图索骥，习用轻清避用伤寒方成为流弊。陆懋修目睹其祸，奋笔疾书，提出了阳明温病说，主张“以寒统温”。

1. 以寒统温——温病隶属于伤寒

陆懋修，从广义论伤寒，将温病纳入伤寒范畴。其指出：“凡温热之治，即当求诸伤寒之论”“温热之病为阳明证，方亦不在《伤寒论》外”（《文十六卷》）。对于伤寒与温病的寒、热不同之称的问题，陆懋修从《素问·热论》“热病”“伤寒”之论为切入点，指出：“《素问》之言热，言病之既；仲景之言寒，言病之朔。”比而观之，则知“寒之必化为热，而温之必本于寒”。从而，陆懋修从名称及疾病转化上，将寒温统一了起来。

后世某些医家，拘泥于《伤寒论》之寒字，认为仲景但知治寒，不知治温。陆懋修认为是这些医家不识《伤寒论》有温清两法的缘故。陆懋修将温病归属于伤寒，但并没有将二者混淆在一起，本质上还是有区分的。如其提出“伤寒起自太阳，惟辛温始可散邪，不得早用辛凉；温热起自阳明，惟辛凉始可达邪，不得早用辛温”（《文十六卷》）。

2. 阳明温病说——温病即阳明证，治取阳明法

陆懋修认为温病即是阳明证，温病的发生有两途，或始自阳明，或由伤寒太阳证传入阳明，即所谓“阳明为成温之薮”。是以，在治疗上以伤寒阳明法为温病立法。其基本辨治思路为：温病初起当辛凉达邪，邪祛则热退，以仲景之葛根芩连汤为代表方剂；若邪热入里，则主以辛寒泄热，里邪一清，外邪自解，以白虎汤、栀子豉汤、黄芩汤等为代表方剂；若成腑实者，则取苦寒泻下，

用承气汤类。在用药上，推崇用芩、连、膏、黄等寒凉之品以凉治温。选方则以葛根黄芩黄连汤为主方，诸承气法、栀豉法酌用，湿热则以大黄黄连泻心汤泻心法。在“温热病说”文后，陆懋修列仲景葛根黄芩黄连汤、白虎汤、大承气汤、五苓散、黄芩汤、大黄黄连泻心汤、茵陈蒿汤、栀子豉汤、四逆散、白头翁汤等十方，刘河间升麻葛根汤、凉膈散、天水散三方，以及《肘后》葱豉汤、《肘后》葛根葱白汤、节庵柴葛解肌汤、《局方》柴葛升麻汤、羌活冲和汤、荆防败毒散、黄连解毒汤、三黄石膏汤、苍术白虎汤等方为温热病选方。

同时陆懋修又指出，伤寒方有桂、麻者，不可用于温热病专属阳明之候，但可用于伤寒病欲转阳明之候；无桂、麻者，则可用于伤寒已入阳明之候及温热病发自阳明之候。

总之，陆懋修以“温病归属于阳明病”为立足点，将温病纳入阳明病的体系之中，以阳明病之理法方药为温病立法。这一思想，贯通了《伤寒论》与温病，对于消除“一遇温热病，无不力辟（避）伤寒方”的时弊，无疑有着积极的意义。在临床上，只要辨证准确，以阳明方治疗温病的确卓有成效。从这一点上看，陆懋修独重阳明病，以阳明病论温病也无可厚非。然而实际上，伤寒与温病确实各有特点，虽有互通之处，但却不能完全混为一谈，更不能以阳明病等同于温病，更不能因此而否定温病学说。从这一点上说，陆懋修又失于偏隅。正如柳宝诒所说：“陆九芝谓温热必发于阳明……但只举温病之一端，而不可以概温病之全体。”（《温热逢源》）此说十分中肯，也是后世学者研究陆懋修温病学术思想应该注意的问题。

（四）瘟疫病学术思想

1. 瘟疫明义

陆懋修认为“疫之称谓，不可不明”（《文十六卷》），其考《说文解字》《系传》《释名》《一切经音译》结合《素问·刺法论》，对“疫”进行了解释，认为疫病与温病不同，具有流行性、传染性的特点，其言“惟其皆病，若役使然，故谓之疫”（《文十六卷》）。又“瘟”与“疫”，古今异名，疫即是瘟，瘟即是疫。疫有寒热，即有温疫与寒疫之分，故又不可将“温疫”等同于“瘟疫”。一语概之，即“不传染而有热无寒者是曰温，传染而有寒有热者，是为疫”（《文十六卷》）。

2. 瘟疫治法

陆懋修根据《内经》“运气七篇”以及“遗篇”的内容，提出：五疫之至，各随其所值之年，由伏而发。其治尽于“木郁达之，火郁发之，土郁夺之，金郁泄之，水郁折之”五法。

此外，陆懋修主张以温清两法分治寒温两疫。其取法于《伤寒论》，指出温疫“芩、连、栀、柏之统于膏、黄者可用”，寒疫则“吴萸、蜀椒之统于姜、附者可用”（《文十六卷》）。

3. 瘟疫选方

瘟疫之发，以温疫多见。且陆懋修十分重视运气之学，因此，对于瘟疫选方的问题，举温疫之方——运气五瘟丹冠于诸方之首。其方出自韩懋所著《韩氏医通》一书，因其神验而被后人命名为“代天宣化丸”。其方是以预防、治疗温疫为主的方剂，由大黄、甘草梢、黄芩、黄柏、山栀、黄连、香附、紫苏叶组成。君药者，据值年大运而立，其量倍于他药。

甲己年（土运）——甘草梢；

乙庚年（金运）——黄芩；

丙辛年（水运）——黄柏；

丁壬年（木运）——山栀；

戊癸年（火运）——黄连。

运用其方，首先须明确其针对的是温疫，再明岁气之所属、时令所宜，而后才能正确应用。

此外，陆懋修又举李东垣所创治疗温疫的普济消毒饮以概寒法，以苏东坡所载巢元修所藏治疗寒疫的秘方圣散子以概温法。外用则以玉枢丹、红灵丹、苏合香丸、牛黄清心丸、人马平安散、诸葛行军散，分治温疫、寒疫。

小结：陆懋修对于疫病的认识是很深刻的，其特点归纳起来有二：一则重视五运六气与疫病的关系；二则强调疫有温疫、寒疫，二者不偏废。这两点，给我们深刻的启示：在疫病的诊治过程中，一定要结合运气的大环境详加辨证，才能更好地发挥中医药的巨大疗效；疫病以温疫多见，寒疫流行较少，后世医家积累的经验也极其有限，陆懋修举圣散子以治寒疫，给我们提供了重要启示。

（五）曲突徙薪——“不谢方”

曲突徙薪，是《汉书·霍光传》记载的一个有关救火的典故。意思是说，焦头烂额救火于危难的人，往往能居功受到酬谢；曲突徙薪，防患于未然、消祸于无形者，往往为人所忽视。此即所谓“曲突徙薪亡恩泽，焦头烂额为上客”。陆懋修借此为喻，指出人们常以医能治大病为上，而不以医不使病大为能。自古医者治病往往都是如此。《鹖冠子·世贤第十六》载一则对话，很有深意，“王独不闻魏文侯之问扁鹊耶。曰：‘子昆弟三人，其孰最善为医？’扁鹊曰：‘长兄最善，中兄次之，扁鹊最为下。’魏文侯曰：‘可得闻耶？’扁鹊曰：‘长兄于病视神，未有形而除之，故名不出于家。中兄治病，其在毫毛，故名不出于闾。若扁鹊者，镵血脉，投毒药，副肌肤间，而名出闻于诸侯。’魏文侯曰：‘善’。”

治病于未形之前，防微杜渐的医生才是高明的医生。然而，这样的医生其高明之处往往不为人所知，其声名往往不彰。陆懋修不以此为虑，他考虑防患于未然，不使病大，尽快治愈疾病，不求病家知恩图报。此即其立方三十为“不谢方”的深意。

陆懋修“不谢方”为轻浅之病而立，立意“不使病大”，涉及风寒、风寒夹食、风寒夹痰、风寒夹湿、伤寒成温、冬温、春温、风温、湿温、风热、夏暑、秋燥、湿痰、燥痰、寒饮、结胸、痧疹、疟、痢、淋浊、失血、腰痛、耳聋、阳为阴遏、肝阳不升、女科调经、止带、胎前、产后、儿科病等三十病证。本文择其要，举例如下。

1. 外感辨治兼参时气之宜

对风寒、风热、伤寒成温、冬温、春温、风温、湿温、夏暑、秋燥等常见的时令病，陆懋修其根据时气特点加减制方，用药或温散，或凉散，或清透，或凉润，或表里双解，再根据兼夹证加减运用。具体举例如下。

风寒（小伤风）：宜温散，可用防风、荆芥穗、紫苏叶、生姜之辈疏风散寒，以桔梗、枳壳调气之升降，炙甘草和中。忌早用寒凉。其夹食者，择温散之味，加健运脾胃、理气之药，如神曲、麦芽、莱菔子、鸡内金类；夹痰者，则宜防风、荆芥类祛风寒，寒水从热化即为痰，再治以温胆汤（半夏、陈皮、茯苓、炙甘草、枳实、竹茹）理气化痰，合三子养亲汤（苏子、莱菔子、白芥子）祛痰结；夹湿者，宜羌活、独活、防风温散风寒，苍术、厚朴、藿香、木香理气化湿于中，猪苓、茯苓、泽泻泻湿于下焦。

风热（风温轻者）：宜凉散，取薄荷、桑叶、淡竹叶、山栀、连翘疏风清热，枳壳、桔梗调气，羌活、独活、柴胡、白芷、升麻、葛根等轻清之品随证加减。

风温：风温多发于春，凡目赤、颐肿、牙痛、喉痧为其微者。治以疏风清热如防风、薄荷、桑叶、桔梗，清热解毒如连翘、金银花、射干、马勃之类。

伤寒成温：伤寒传入阳明即化热成温病，治宜葛根芩连汤（葛根、黄芩、黄连、甘草）清解阳明，以栀子豉汤（栀子、淡豆豉）清透温热之邪，合牛蒡子、连翘、丹皮、赤芍、桔梗清气分之热，共奏清透表里热邪之功。寒既化热，有三忌：一忌桂、麻辛温助热之味；二忌滋腻碍邪之品；三忌珠、黄、冰、麝等开窍之品虚其心气。

冬温：冬月病热，其轻者宜用凉润之品，如玉竹、白薇，以赤芍、丹皮、桑白皮、知母、杏仁、桔梗清透里热。

春温：春月病热，其轻者宜表里两解，柴胡、薄荷、桑叶、葛根疏散表热，黄芩、黄连、连翘、山栀、赤芍、丹皮清里热。

湿温：多见于长夏、初秋，初起宜清、宜燥、宜渗，以白芷、苍术燥湿，薏仁、厚朴、川楝子行气和中，猪苓、赤苓、泽泻淡渗利湿。

夏暑：暑热初起宜清暑、理气、化湿，青蒿、黄连清暑热，香薷、苏叶、扁豆衣、宣木瓜、厚朴化湿和中，赤苓、泽泻淡渗利湿。

秋燥：秋燥之初起在肺卫，多咳逆证。治宜辛凉甘润，如薄荷、桑叶、川贝母、牛蒡子、栝楼、桔梗、甘草。

2. 痰饮结胸，重视兼治标本

陆懋修以理脾、理气为治痰之本，再以祛痰为治标之法。病寒饮者，以温药和之；病燥痰者，治以润肺；痰饮结胸者，理气和胃解结，开通上下。

湿痰：痰在脾为湿，治脾宜燥，半夏、陈皮、茯苓、枳壳、竹茹、莱菔子、白芥子、厚朴、苏梗、藿梗，甚或砂仁、豆蔻温燥之品。

燥痰：痰在肺为燥，治肺宜润，选用润燥化痰之品如杏仁、知母、贝母、紫菀、款冬花、枇杷叶、栝楼根、冬瓜子，旋覆花、橘红理气消痰。

寒饮：法宜温中，二陈汤（半夏、陈皮、茯苓、甘草）、白术健脾化痰，枳实理气，干姜、附子温化寒饮。

结胸：治不外和胃解结，开通上下，二陈汤、瓜蒌实化痰解结，枳实、厚朴理气、开通上下，黄芩、黄连、干姜，清温并用以和胃。寒实结胸去寒凉之芩、连，加薤白温中通阳、下气散结。水结胸加附子温阳。

3. 痧疹之治，升散清凉合法

痧之原出于肺，疹之原出于胃。治痧宜治肺，以升达为主，佐以清凉；治疹宜治胃，以清凉为主，少佐以升达。痧疹，本属两证，其初起可异病同治，宜升散、清凉合用，升散、清凉之比重可根据证候特点权衡而定。

陆懋修治痧疹，选用升麻、葛根、柴胡轻浮上行之品以升散发表，解毒透痧疹，黄芩、金银花、连翘、牛蒡子、山栀、生甘草轻扬清凉之品轻宣热邪，赤芍、元参清透血分热邪。其自注云："二证升散清凉，宜合而用之，不可偏废。"（《不谢方》）

4. 阳为阴遏，治宜升阳散火

阳气为阴寒所抑，陆懋修认为其治法贵在升阳散火，以达火郁。正如《素问·六元正纪大论》所说"火郁发之"。陆懋修法东垣升阳散火法，用升麻、柴胡、羌活、独活等升阳风药升发脾胃阳气，青皮伍柴胡升发少阳春生之气，则诸阳皆升；与此同时，更以黄芩、半夏辛开苦降以散火，合陈皮、茯苓、白术、甘草健脾除湿和中。其法集升阳、散火、升发少阳、和脾胃于一方，其立法十分精当。

5. 肝阳不升，治宜升畅条达

陆懋修认为木火宜升畅，其条达则无病。肝阳不升，是肝郁不伸，治宜畅达。正如《素问·六元正纪大论》所说"木郁达之"。陆懋修畅肝法，从两个方面着手：一以柴胡、川楝子、木香、香附等畅达肝气，一以赤芍、当归、川芎、郁金、丹皮等调达肝血。此外，有火者加羚羊角，达郁加越鞠丸、逍遥丸之属。

除以上所列举的几个方面之外，陆懋修还列出了儿科病、妇科经带病、疟、痢、淋浊、失血、腰痛等病证的处方。分析其方，也多有精义。如：疟初起宜散邪为先，治痢着眼于湿、热、食积三者，淋浊以清热、利湿、通淋为治，失血之证初起不废理气达郁活血、清热降火之法等。此不赘述。

陆懋修以医者当以治未病为能，预先消疾病于萌芽方为大医。自古选方成书者，多不堪清浅之病。基于此，陆懋修以"不使病大"为出发点，立三十方。其方特色有三：从病证初起之所因及其发展规律入手，详加辨证，在疾病加重之前将其消弭于无形，此其一；其方配伍精当，注意宜忌，此其二；立方不载分量，意在本于实际，使医家随证重轻临时酌量，此其三。

（六）其他学术贡献

1. 注解《内经》难字

历代对于《内经》的训诂研究，主要有两种形式：一是以注释为主，而旁涉词义读音、句读、校勘等内容；一是以解释、注音、校勘《内经》的疑难字词为表现形式。自隋代医家全元起始，注家辈出。这些注本，以理论注解为主，在注解原文的过程中也会涉及一些关键文字的考证、正音、释义。清代小学兴起，文字、音韵、训诂等成为了专门学问。在这一背景下，对古医籍的训诂随之兴起。对于《内经》字义的训解，与陆懋修同时代就有四家：陆懋修《〈内经〉难字音义》、胡澍《素问校义》、俞樾《内经辨言》以及孙诒让的《札迻·素问》。其中，以陆懋修《〈内经〉难字音义》所涉字、词条数目丰富。其逐篇汇集《灵枢》《素问》中"字之难者"以及"字本非难而音义别者"420余个字、词（包括少数短语），广引《说文解字》《尔雅》《广韵》《一切经音义》《释名》及相关史书、经书、医书的内容，予以正音、释义。举例如下。

《灵枢·邪气脏腑病形》“消瘅”的音义：对瘅，二音（dān、dǎn）、二义（湿热病、黄病）微细的差别辨析如下。瘅，都寒切。《尔雅·释诂》：瘅，劳也。《史记·仓公列传》：风瘅客脬。《索隐》：瘅，病也。《素问·脉要精微论》：瘅成为消中。注：瘅，谓湿热病也。又得案切。亦作“疸”。《汉书·严助传》：南方暑湿，近夏瘅热。注：瘅，黄病。《山海经·西山经》：翼望之山有兽，名曰讙，服之已瘅。注：黄瘅病也。义微别。

《灵枢·逆顺肥瘦》“法式捡押”的注解：陆懋修引《汉书·黄霸传》“郡事皆以义法令捡式”。注：捡，局也。《扬子法言》：蠢迪检押，注：检押，犹隐括也。《后汉书·仲长统传》昌言法诫篇：是妇女之检押。注：检押，犹规矩也。

《素问·生气通天论》“足生大丁”的注解：丁，本作‘疔’。《集韵》：疔，当经切。音，丁。病创也。按：足生大丁，谓膏粱厚味足以致疔毒之大。王注谓：丁生于足。林校谓：饶生大丁。皆失之。

《素问·生气通天论》“魄汗”释义：陆懋修引《灵枢·本神》《素问·宣明五气论》《素问·六节藏象论》“并精而出入者，谓之魄”“肺藏魄”“肺者，气之本，魄之处也。其华在毛，其充在皮”，解释说“汗出皮毛故曰魄汗”。

当代的钱超尘先生，对《〈内经〉难字音义》评价说：“综览《内经音义》全书，无甚发明，所解亦不尽为难字，且双音词、词组与字杂出，体例亦不严谨。间有少数可采者。”“引用大量书证以证明发挥《内经》有关字或词的读音、意义，对于研读《内经》，亦为一助。”钱先生的评价是十分客观的。其《〈内经〉难字音义》除了字词条目以多取胜外，精义确实略显不足。但是，陆氏对一些字、词的注音、注解，对正确理解《内经》原文还是很有帮助的。

2. 重订医书

陆懋修重订医书 4 种、25 卷，包括：傅山《傅青主女科》9 卷（合为 3 卷）、戴北山《广瘟疫论》5 卷（重订名为《广温热论》）、汪绮石《理虚元鉴》5 卷、王丙《〈伤寒论〉注》等 12 卷（其中包括了《〈伤寒论〉附余》《〈伤寒例〉新注》《读〈伤寒论〉心法》《回澜说》《时节气候决病法》），合为《世补斋医书》后集。

（1）移易篇次，改定体例

明末清初著名医家傅山所著《傅青主女科》，是一部十分实用的女科专著，至今仍广泛指导着临床。该书分为上、下 2 卷，上卷分带下、血崩、鬼胎、调经、种子等 5 门，共 38 条、39 证、41 方；下卷论妊娠、小产、难产、正产、产后，共 39 条、41 证、42 方。书后附《产后编》上、下 2 卷，主要论述产前产后方证宜忌及产后诸疾的证治。《产后编》2 卷是否为傅氏之作有所争议，但目前流传版本多附载此 2 卷。陆懋修重订所据抄本及海山仙馆本也附有此 2 卷。陆懋修认为原书《女科》与《产后编》本属两书，篇目赘见，于是以其最初见到的抄本与后来得到的海山仙馆本互相校对，将原书 8 卷（后附“生化编”一编）并为 3 卷：调经、种子、崩漏、带下为上卷；妊娠、小产、临产、产后合为中卷；生化编为下卷。

明代汪绮石所撰《理虚元鉴》是一部治疗虚劳证的专著。汪绮石以《素问》《灵枢》为理论根据，结合朱丹溪、李东垣的学术观点，提出“治虚有三本（肺、脾、肾是也）”“治虚二统（统之于肺、脾而已)”。陆懋修认为这种观点是对“专事肾家者徒以桂附益火，知柏滋阴”的超越。《文十六卷》惜陆懋修当时所见为传抄本，体例混乱，于是重定体例，厘定篇次：其体例分为5卷，以理虚总论为第1卷，所列病证为第2卷，治病余论为第3卷，用药宜忌为第4卷，脉法列方为第5卷。

(2）附加己见，径改原文

《广温热论》原名《广瘟疫论》，是清代医家戴天章（字麟郊，号北山）在吴又可《温疫论》的基础上增删而成的一本温病专著，共有4卷，另附方1卷。陆懋修以其书“温热与伤寒辨，条分缕析，诸病疏明”，但又感于其书瘟疫与温病的混淆，对其书进行了重新厘定。

陆懋修认为温病可以统称为温热，不可与瘟疫混称，戴氏之书名“瘟疫”却非专论瘟疫，而是广泛涉及了温热病的内容，于是在重订其书时，更其名为《广温热论》，书中凡称“时行”“疫疠”者均改为“温邪”，“瘟疫”改为“温热”。除此之外，陆懋修更在原书卷首补入“世之治伤寒者，每误以温热治之；治温热者，又误以伤寒治之”(《文十六卷》)，以揭示其书的主题。其后，清末民国医家何廉臣在其基础上重订为《重订广温热论》。

另外，在《文十六卷·文十三》中载有“重订吴又可《温疫论》序”。文中指出吴又可《温疫论》“实论疫中之温者，不论疫中之寒者。且只言疫中之温者，不论疫中之寒者”(《文十六卷》)，因此更其书名为《温疫论》。文中陆懋修还说明对书中混杂不清者也予以一一厘定。然而，此书并未见，推测是重订了戴氏《广瘟疫论》的缘故。

(3）夹杂评注，指引阅读

陆懋修对王朴庄的著作进行校注，而为《校正王朴庄伤寒论注》12卷。陆懋修进行了文字校勘和简短的评注，其文义不尽者则加按语以抒己意。例如在《〈伤寒论〉注·卷一》“太阳病用桂枝汤法”下，针对王氏“六经提纲，专主气化”，加注强调“气化”二字，并指出气化为寒水、燥金、相火、君火、湿土、风木等六气之化。其他评注，亦有发挥，此不详述。正如黄丕烈《玄珠密语·跋》中所说：“懋修为其弥甥，实传其学，校语要义发挥甚多”。陆懋修校注王朴庄之著作，也使其学术得到传承与传播。

小结：陆懋修重订医书特点有三：其一，厘定篇次，删繁补漏；其二，附加己见，直改原文；其三，夹杂评注，指引阅读。陆懋修的重订医书工作毋庸置疑是值得肯定的，其中夹杂的其学术观点也颇有价值。但以校勘学的观点来讲，其径改原文的做法是不足取的。这一点提醒我们在校勘时需要做到“毋意，毋必，毋固，毋我”，避免妄改原文。

3. 针砭时弊

在《世补斋医书·文十六卷》有多篇评论性的文章，对时弊、庸医、假药进行了批评，堪为警世之言，亦是救世之良药。

(1)“防其”说

疾病有一定的发展规律，尤其温病的辨证在陆懋修时卫气营血、三焦传变规律及其辨证理论已经成熟。医家能够预计病势的下一步发展，往往先一步用药预防，本无可厚非。但若病势并没有因此被截断，而是随着医家所防一步步发展，就存在问题了。陆懋修就《续苏谈》所论，从病家的推波助澜，到医家的投其所好，对当时“防其之医”的不良之风进行了揭露。

如人得寒热病，医先以一“虚”字告病家，正合吴下之人多自认为虚，喜轻清平和之药的喜好。进而按日开方，“防其留恋增重”“防其虚”“防其昏谵”“防其肝风动，防其热入心包”“防其脱”，步步为营，却致疾病留连不去步步深入。这样就形成了一种奇怪的现象——一面按日开方，而所防皆验。然而，病家却并不以这种“防其东而东，防其西而西，防其来者自来，防其去者竟去”的现象为怪，认为这正是病之天然之节奏，医家能预知，是眼力高强，有先见之明；而及时截断、扭转病势，一候之内愈疾者，却被病家视作病轻。陆懋修慨叹曰：“医道之坏也！人谓坏自医家，吾谓坏自病家。人谓当责医家，吾谓当责病家。盖医有不得不然之势焉，实病家迫之使然也。”

对于这种现象，陆懋修也切身体会，他在“脉有力无力说”中载有一案。

里门某姓一独子，年才冠，新婚病伤寒中之温证，表热不退，里热已成。阳明之脉浮大而促，葛根芩连证也。热再盛，则白虎、承气证也。医执病在上焦、不在中焦之见，用辛凉轻剂，药不及病。越日更医，方且防其劫津，用滋润之元参、麦、地，谓是养阴退阳。或又防其昏厥，用疡科之脑、麝、珠、黄，谓是清宫增液，药不中病，病不待也。未已大医来，诊其脉。出语人曰：迟矣，迟矣，脉无力，而重按全无，明日即防脱矣。尚作何等病观耶？病家习闻夹阴之说，病适留恋增重，适如所言，意本以虚为疑，乃大叹服。参、芪并进，手写熟地炭、生地炭，口中则议投姜、附。临行诵盲左之言曰：虽鞭之长，不及马腹。而明日果然。(《文十六卷》)

温热之病，表热不退、里热已成，脉浮大而促者，是热邪既盛，当辛凉重剂为用；热极盛者，则辛寒泄热，甚则苦寒泻下，如此则可撤热祛邪。若偏执病之初处在上焦，用药过于轻清，则往往药不任病，热邪深陷入里。是而落入步步为防的窠臼，用滋润防其劫津、清宫增液防其昏厥，及至防脱而脱。陆懋修力纠其弊，主张适时应用伤寒葛根芩连汤、栀子豉汤、白虎汤、承气汤等方截断扭转病势，其立意“防其病”之医难以企及。

总之，不以临床实际情况为据，固守卫气营血、三焦传变规律，初则用药轻淡，继则滋阴滥用，后又常以补虚为务，致疾病缠绵难愈。这种步步为营，却步步失陷，疾病步步深入的情况，绝非“病本有是天然之节奏”。“病家不咎其手法之疏，转赞其眼力之高”，使这种“防病”治法蔚然成风。陆懋修痛心疾呼，对揭露、扭转时弊起到了积极的作用。

（2）论过桥麻黄

吴下之地，病家多自以为体质薄弱，畏惧麻黄峻汗发表。医者为了不使病家有所疑惧，遂用麻黄浸豆发芽而成豆卷。凡遇伤寒需用麻黄发汗解表时，即予以此豆卷代替，即后世所谓“过桥麻黄”之所源出。其用出之于明末清初医家马元仪之手。陆懋修在《文十六卷·论过桥麻黄》一文中述曰：“往者，吾苏老医马元仪以方书麻黄，每为病家疑惧。维时病家恒向医家取药，故元仪得预用麻黄汤浸豆发芽，凡遇伤寒无汗应用麻黄者，即以汤浸之豆卷畀之”。(《文十六卷》)陆懋修在《冷庐医话》中也提到：“吴人畏服重药，马元仪预用麻黄浸豆发蘖，凡遇应用麻黄者，方书大黄豆卷，俾病家无所疑惧。”可见，马元仪之用麻黄浸豆卷是顾及病家畏惧心理的变通之举，是不得已而为之。然而，若病家取药于肆，没有经麻黄浸泡的豆卷并无解表发汗之功。于是，有医家易豆卷为豆豉。当时医者又因江西豆豉本就由麻黄蒸制，又恐药力不逮，遂再用麻黄同捣，亦是取马元仪之意，而美其名曰“过桥麻黄”，云是避重就轻之法。

豆豉味辛，性偏凉，多作辛凉解表药用，经与麻黄同制转为辛温，具有和麻黄相似的发汗解表之功，适用于无汗之伤寒。然而，在临床实际运用中，有些医家、病家不问病之可发汗、不可发汗，以其“过桥”“旁写”而忽视麻黄的发汗作用，见表证即用之，则为一时之误。陆懋修曰：“遇无汗之伤寒，则不论正写、旁写，皆为对证。若有汗之中风，汗多之温热，则麻黄正在禁例，不因旁写而减成也。药虽旁写，下咽则同。今之用麻黄于应用葛根时，本与元仪之治伤寒无汗者相反，岂在过桥不过桥哉！奇在病家，果以旁写之故，更不问病之可发汗、不可发汗，直认作过桥而大啖之也。葛根之不敢用，而独敢用麻黄耶?”(《文十六卷》)

(3) 论假石膏

假石膏的出现与过桥麻黄一样，也是因病家畏用，医家变通与其他药物一起炮制而得。此即陆懋修所云：“以不足发表之豆豉与滋腻阴寒之生地，二味同捣，名曰黑膏。即于二味外，再加石斛一味，其意盖因豆豉之与生地本有膏名，而石斛又有一石字在上，遂美其名曰假石膏。”据陆懋修之言，其时“明知此时之当用石膏矣，奈病家畏真而喜假，于是乎假石膏行，而真石膏遂废”(《文十六卷》)。

假石膏，以豆豉发散代其辛，滋腻寒凉之生地养阴、石斛清胃热代其甘寒，三者合用在一定程度上具有石膏的部分功效，但不能替代石膏集辛、甘淡、寒之性于一身所具备的散热、清热、泄热之功效。同时，陆懋修也指出，假石膏也不是不可用。如热病，热退身凉、神清脉静，而津亏液伤、元阴未复时，可做善后调养之用。与此同时，陆懋修也指出了因病家而起的另一弊病，即认为苦寒伐胃、甘寒益肾，喜甘寒而恶苦寒之药。然而，热邪在胃，正赖苦寒伐胃者除胃热。可见，甘补苦泻不可拘泥，且甘寒、苦寒的选择，更不当附和病家的喜好，而是当以病之所宜为用。

(4) 论黑膏不全方

黑膏之始，有猪肤、生地、豆豉、雄黄、麝香等五物，为凉血之剂，主治温毒发斑。《肘后方》《外台秘要》等均载之。

病至发斑而为阳毒，则津枯液涸，阴无以化。毒炽而斑不消，危殆已极。必君猪肤、生地汁，以滋阴而润肤；臣豆豉蒸发而达邪；佐雄黄、麝香消斑而解毒。

至后世，有以生地、豆豉为黑膏者，用于温病初起。至于黑膏方发生的转变，陆懋修认为“乃因《医宗必读》正书豆豉二物，而以猪肤三物列入制度中，低一格书之，人遂但见正书之二物，不见并列之三物，仍名之曰黑膏”。黑膏原方以猪肤、生地为君，主要用于温热末期阳毒发斑，医家去君药猪肤及佐药麝香、雄黄后，用于温病初起，与原方之意差别甚大；且黑膏之名皆因猪肤而得，去猪肤而仍谓之黑膏就更有些不妥了。陆懋修曰：“今乃用之于病初起时，此时发表清里，为法正多，病亦未甚危笃。其去阳毒发斑，安危远甚，亦何取于此义而为之乎?”其说为是。

4. 评点医家

陆懋修对某些医家、著作及其学术观点的评论，言语犀利，有中肯可采之处，但亦有武断偏执之见。因此，需要以客观的态度对待其评论。

（1）论叔和与“序例”及“平脉法”“辨脉法”

陆懋修论叔和与“序例”及“平脉法”“辨脉法”，认为“伤寒例”多为仲景之言，而“平脉法”“辨脉法”为叔和所自言。如其指出：“《序例》中言，本多仲景之言……于《序例》之外，更有平脉法、辨脉法之作，绝不类仲景语。此则并诸‘可’与‘不可’篇，皆叔和所重集，为叔和所自言”。（《文十六卷》）至于仲景序言所说“并平脉辨证，为《伤寒杂病论》合十六卷”，可理解为“平其脉，辨其证，以成此十六卷之论。非论外别有平脉、辨证两篇”。（《文十六卷》）

（2）论喻嘉言“温证三篇”

喻嘉言认为温病与伤寒迥异，而仲景《伤寒论》详于治伤寒，而略于治温病。于是，将温病与伤寒区分，对温病的因、机、证、治、方等进行了探讨。陆懋修持阳明温病说，主张以寒统温，反对将温病独立于伤寒之外，因此对喻嘉言所立“温证三篇”大加批判，称其为“始作俑者”。实际上，陆懋修与喻嘉言在用《伤寒论》寒凉方治温病上没有分歧，二者的分歧在于：陆懋修倾向于以伤寒概温病，温病治法是属伤寒治法；而喻嘉言倾向于温病独立于伤寒，温病治法亦与伤寒治法有所不同。

（3）评黄元御

黄元御是清代医家，以知识渊博、著述之丰，加之其锐利笔锋而闻名。陆懋修认为其确实称得上是医门大宗，对其伤寒“阳盛入腑，阴胜入脏”、杂病“木火宜升，金水宜降”的学术观点颇为认可，称其“高出于不知阴阳、不识升降者之上”（《文十六卷》）。与此同时，陆懋修对其与自己不合的学术观点予以了否定。举例如下。

浮萍升散之用：黄元御用浮萍为主药，自制数方，治疗温病卫闭而营郁，认为可借浮萍之性，开泄卫气之闭，营热之郁，使邪从外解。陆懋修认为其方之用不在于浮萍，更在于方中葛根、石膏、大黄之类，黄元御突出浮萍一味，有沽名钓誉之嫌。此外，黄元御治温病，夏月常以浮萍代麻黄，陆懋修不以为然。

分证列方，自定分量：陆懋修承继其外曾祖父王朴庄对伤寒方剂量的考证，认为伤寒方一两准其时七分六厘，一升准六勺七抄。其认为黄元御对“古今权量，全无考订”，其“分证列方，自定分量”（《文十六卷》），十分不妥。如黄元御“意以为轻于汉代者已三分之二，亦知其重于汉代者且十倍而强”，既不合仲景意，更不合黄元御自己本意，势必会影响仲景方的疗效。

“阳贵阴贱”之说：“贵阳贱阴”之论是黄元御的基本学术观点，其思想贯穿于黄元御对人体、疾病病机证治以及养生延年等各个环节中。陆懋修则认为阴阳贵贱不可一概而论，其关键在于病之所宜。病有阳虚而致阴盛者，贵扶阳以抑阴；病有以阴盛而致阳虚者，贵壮阳以配阴。此则宜于黄氏“贵阳贱阴”之法。反之，则不然。陆懋修更以《内经》《伤寒论》相关内容佐助其论，驳斥黄元御的观点。除此之外，陆懋修坚持老年人阴易亏而阳易强的观点，批评滥用温热药补阳之风，主张老年治法以养阴为主。

除以上所列举的例证之外，陆懋修对黄元御直改《内经》之字、论解阳明病、《四圣悬枢》

之命名以及论先哲之是非等内容也加以批驳，对《四圣悬枢》六经之论、七方之制取用浮萍，则认为是黄元御窃于《松峰说疫》。陆懋修认为黄元御堪为“一代之大医”，对其批评也是毫不客气，冠之以“呈其陋劣”“自贻笑柄”“僭妄”等词汇。陆懋修批评与自己观点不合的医家，往往言语刻薄、不留余地，这点与黄元御有几分相似。

（4）论王清任《医林改错》及其补阳还五汤

王清任受西医学的影响，十分关注人体脏腑解剖知识。在传统中医普遍轻视人体解剖的情况下，王清任却亲自检验尸体，辨别脏腑的位置，并以此为据，改医林之错。尽管其论不免有谬误之处，但仍不失为中国医学史上具有创新精神的医家。然而在清代，这种观念是难以令人接受的。在这一点上，陆懋修和大多数人一样持保守观念，对其做法加以批判，认为“是教人于胔骼堆中、杀人场学医道”（《文十六卷》）。

对于王清任补阳还五汤，陆懋修也提出不同看法。其一，其方黄芪补气而名补阳，方多活血化瘀之品而称补阳；其二，黄芪用量过重，也不合“还五”之名；其三，世人以其方通治中风不妥。补阳还五汤以补气活血化瘀为治法，是王清任气虚血瘀理论的代表方剂，也是在临床上行之有效的方剂。显而易见，陆懋修对是方确实有一定的偏见。但是，陆懋修的观点也并不是空穴来风，也揭露了其方在盛行过程中存在的一些问题。陆懋修在“论补阳还五汤”开篇即指出：“今日都门有风行之方，曰补阳还五，以治中风诸病及老年人一切虚证”《文十六卷》。由此可见，补阳还五汤因被用来治疗中风、虚证而为人们所推崇。流行之中，难免会有或固守成方、或失于辨证的现象出现，弊端就会显现。陆懋修一番评论，也是具有一定的警醒作用的。

（5）评温病学派及著述

明清以降，温病学说蓬勃发展，温病学家辈出，如喻嘉言、叶天士、吴鞠通、薛雪、杨栗山、章虚谷等，对温病的因、机、证、治均有所发明，温病逐步成为独立于伤寒之外的一大学科。陆懋修厚古薄今思想十分浓厚，对温病学说的兴起视而不见，固守“以寒统温”的观念，对温病学派诸多的著作和学术观点予以驳斥。举例如下。

陆懋修对《温热论》“温邪上受，首先犯肺，逆传心包”的温病初起病机的观点，予以否定，认为邪入阳明即是温病。对《临证指南医案》记载的临证经验，不顾临证实际情况，以己意妄加批驳。并臆断《温热论》《临证指南医案》均是托叶天士之语，非叶天士本意。至吴鞠通创三焦辨证，由上及下，由浅入深，与《伤寒论》六经辨证“有一纵一横之妙”《温病条辨》。陆懋修以芩、连、膏、黄为治温病之要药，对三焦用药规律亦颇有微词。杨栗山用升降散，以僵蚕为君、蝉蜕为臣、姜黄为佐、大黄为使、米酒为引、生蜜为导，治疗温病表里三焦热证。陆懋修却偏执己见，认为“特将僵蚕、蝉蜕之不担重任者，加入芩、连、膏、黄方内，使人人看似杨氏新方，而不知不觉已暗将伤寒方愈人”（《文十六卷》）。其复古思想之严重，可见一斑。

笔者认为，陆懋修对温病的偏颇之见，一方面与其偏执于《伤寒论》有关，另一方面与当时医学氛围和时弊有关。其时叶、吴温病之学盛行，一些医家用药偏执一端，避仲景方不用，时弊迭出，陆懋修力倡伤寒方法存矫枉之意。然而，矫枉不能过正、以偏不能概全，这也是对待陆懋修温病学术思想应该注意的问题。

小结：陆懋修学术思想有着较为丰富的内容，其中不乏精华之论，可为学习和借鉴之用。其勇于创新、大胆质疑的治学精神，也是我们学习的典范。另外，陆懋修有一些偏执之论，是不可回避的事实，当代学者可以从中汲取教训，引以为戒。“海纳百川，有容乃大”。于医者自身，于中医学术而言，皆是。

【临证经验】

一、临证杂论

（一）辨药

1. 辨葛根与桂枝、麻黄

（1）葛根、桂枝辨

陆懋修总结仲景《伤寒论》葛根、桂枝之用，认为葛根主阳明温病，桂枝主太阳中风，即恶寒而有汗用桂枝，不恶寒而有汗且恶热者用葛根。阳明之葛根，犹太阳之桂枝，均为达表之用，如桂枝汤、葛根芩连汤，而葛根黄芩黄连汤中之芩、连，则尤似桂枝汤中之芍药，用以安里。陆懋修更总结指出：“桂枝协麻黄治恶寒之伤寒，葛根协芩、连治不恶寒之温热。其方为伤寒、温热之分途。”

（2）葛根、麻黄辨

伤寒用药以辛温，温热用药以辛凉。桂枝辛温为太阳伤寒之要药，葛根辛凉为阳明温热之要药。陆懋修以徐之才“十剂”之“轻可去实”论麻黄、葛根之用，曰：“麻黄之轻扬，可去伤寒之实。葛根之轻扬，可去温病之实”“欲去太阳之实，非辛温之麻黄不可；欲去阳明之实，非辛凉之葛根不可。”（《文十六卷》）

2. 辨犀角与升麻、膏、黄

（1）犀角、升麻辨

医有谓“如无犀角，代以升麻”之说。也有谓升麻性升，犀角性降，升降悬殊，不可相互替代之说。陆懋修以临证实践得出结论，认为升麻与犀角性皆升，不同的是犀角以降为升，升降相因为用与升麻有着很大不同。犀角，酸苦咸寒，可入于里而达于表，即其性降，可入于至幽至隐之地；又性外达，可拔内陷之邪升出于表。凡属三焦大热，诸见恶血及阳毒发斑色紫黯者，为犀角所主。升麻，能升而不能入于里，其有透邪外达之功，而无拔邪外出之功。因此，欲达深陷之热邪外出，犀角不可代以升麻。凡属痘疹初起，喉痧初发及伤寒病温之里热未炽，宜先透达者，为升麻所主。若误投犀角则有引邪内入之虞。陆懋修更引聂久吾、韦君绣之论，指出表不解宜疏达向外者，不可以犀角引贼入室。

总之，二药共同之处在于升、透，不同之处在于犀角能升更能降入于里，能透更能清，可以清透内陷之热邪。因此，“如无犀角，以升麻代之”之论不可奉为教条。

（2）犀角、膏、黄辨

陆懋修擅用阳明方，而阳明以白虎汤、承气汤为主方，方中又以石膏、大黄为主药。陆懋修指出："凡属胃病，无不以此二药而愈"。(《文十六卷》) 针对当时温热之病宜清宜下时便用犀角的流弊，陆懋修指出犀角为心药，其用当以心病神昏为辨；《伤寒论》中，神昏之证皆系于阳明证条下，是属胃热神昏，而非心病，因此宜以石膏、大黄清胃热。基于此，陆懋修对神昏之证进行了辨别，强调神昏证不专属于心，神之昏不昏在乎胃之清不清。如酒醉之人神昏言语无论、饱食之人一时神昏瞀乱及痰塞之人神昏而瞑眩无知等，均是在于胃而非关于心，则知"神昏之为病全属于胃，即知神昏之用药决不在心"(《文十六卷》)。基于此，陆懋修认为神昏属胃，犀角亦属胃药。石膏、大黄、犀角三者均属胃药，其区别在于：石膏清阳明经热，大黄清阳明腑热，犀角清阳明血热。可见，病必涉血，方可用犀角；心主血，亦即病涉于心方可用犀角，不可早用而领邪归心。

《神农本草经》载石膏"除邪鬼"、大黄"安和五脏"，即是石膏、大黄治疗阳明神昏之明证。石膏能清阳明经热，经热清则如邪鬼的症状自除；大黄能清阳明腑热，腑热清则五脏自安。故大黄、石膏主热在胃家。而犀角之除邪热，是热在血室。因此，神昏一证，主治在胃，以石膏、大黄为主药；膏、黄不能愈，而热入心包、既入血室者，必用犀角。

3. 辨附子、人参

附子通行十二经，有温阳救逆之功，仲景回阳救逆诸方均以之为用。陆懋修认为附子有补阳之大力，亦以其为破阴补阳之要药。其指出："仲景真武汤、四逆汤、通脉汤、白通汤，皆以附子通行十二经，为斩关夺隘之计，以救垂危，而方皆不以附子名。独至附子汤，一用人参，而反以附子名其方者，何也？以方中有补阴之人参在，恐后世反轻附子而重人参，故特名附子汤，以示所重仍在附子之补阳，可见补阳之药惟附子足以当之，而非人参之任乎。"

对于人参之用，陆懋修认为人参补气，不足以补气之阳，但足以补气之阴。举例仲景方如新加汤、小柴胡汤以人参和阴，白虎汤、竹叶石膏汤则是以人参救阴，附子理中汤、吴茱萸汤等刚燥之剂用人参养阴以配阳。另外，陆懋修更总结指出："仲景之于人参，半为欲行汗下，恐伤津液，故必加以扶助。半为汗下之后，津液已伤，故必施其救援。无非以阴济阳之妙"。陆懋修之说，纠正了人参补气等于补阳的认知误区，彰显了人参补阴之偏功。实际上，人参补气，有补阴之功，亦有补阳之效，其论又不免失之偏颇。

(二) 论方

1. 三阳表里方

陆懋修在《文十六卷·葛根黄芩黄连汤解》中指出，太阳、阳明、少阳均有表里证。其曰："阳明之有葛根芩连汤也，犹太阳之有大青龙，少阳之有小柴胡也。太阳以桂、麻解表，石膏清里；少阳以柴胡解表，黄芩清里；阳明则以葛根解表，芩、连清里。表里各不同，而解表、清里之法则一。太阳证有表里，青龙汤皆主之。少阳证有表里，柴胡汤皆主之。若阳明证而有表里，则此汤皆主之。"

陆懋修有鉴于太阳不废青龙汤，少阳不废柴胡汤，而葛根芩连一方独见遗于阳明，医家不以之为阳明主方，常见下利才用，不下利即不用，而其方功用却并非如此狭窄，故广申其用。陆懋修指出："孰知此方之所用者宏，而所包者广乎。方中芩、连二物，非独仲景黄芩汤、黄连汤、诸泻心汤皆本于此，即后世升麻葛根汤、柴葛解肌汤之类，虽似变局，亦皆不外此方之成法。凡由太阳、少阳陷入阳明为阳邪成实之证，不论有下利无下利，皆以此方为去实之用。”

2. 驱阴回阳四方

真武汤、四逆汤、通脉四逆汤及白通汤，均有回阳救逆之功，主病入脏而为纯阴无阳之证，但四方各有所侧重。陆懋修提纲挈领总结其方特色，认为真武汤补助阳气，四逆汤运行阳气，通脉四逆汤通达内外之阳气，白通汤宣通上下之阳气。故阳气衰微不能内固，主以真武汤；阳气退伏不能外达者，主以四逆汤；阴盛于内，格阳于外者，主以通脉汤；阴盛于下，格阳于上者，主以白通汤。另外，其补充说：“进而求之。四逆但能益阳，必加葱白乃能通阳；白通但能通阳，必加胆汁乃能入阴。如此分别，一方自有一方之用，不可移易假借。”（《文十六卷》）

3. 女科生化汤

生化汤出自《傅青主女科·产后编·上卷》，其方组成为当归（八钱）、川芎（三钱）、桃仁（十四粒，去皮尖，研）、黑姜（五分）、炙草（五分），有化瘀生新、温经止痛之功，是胎前产后要方。陆懋修对《傅青主女科》十分推崇，对其书进行重订，对生化汤予以专题论说。方中川芎、当归二药合为佛手散，治妇人胎前产后诸疾，如佛手之神妙。陆懋修曰：“凡胎前产后，彻始彻终，总以佛手散芎、归二物为女科要药。”（《文十六卷》）同时，陆懋修也明确指出，产后宜补气血，不必妄补，去瘀血则新血自生化，是为补。方中炮姜量轻，是借以为行气之用，助芎、归、桃仁以逐瘀生新，而甘草补之。不可以其为温补之用，而以干姜、生姜、肉桂、附子、吴茱萸等掺入。

（三）辨治

1. 丹痧斑疹辨

陆懋修对丹痧、斑疹之名、因、证、治等进行了辨析，指出：丹、痧、斑、疹四者，丹与痧类，常合称丹痧，或称为痧；斑与疹类，合称斑疹，或称为疹。丹痧之病，痧轻丹重；斑疹之疾，疹轻斑重。痧、疹高出于皮肤而成点；丹、斑平出于皮肤而成片。

丹痧，其原出于肺，先有痧邪，而始发表热。其治在肺，以升达为主，而稍佐以寒凉，不可早用寒泻。斑疹，其原出于胃，因表热不解，已成里热，而蕴为疹邪。其治在胃，以清凉为主，而稍佐以升达。由此可知，升、清两法为丹痧、斑疹正治之法，其升以升麻、葛根、柴胡之属，清则以黄芩、栀子、桑叶、丹皮之类。及至表解，内蕴之邪方张，不可仍执清散之方，当以寒泻为法。陆氏总结曰：“痧于当主表散时，不可早用寒泻。疹于当主苦泄时，不可更从辛散。大旨升达主升、葛、柴之属，清凉主芩、栀、桑、丹之属。惟宗仲景葛根芩连一法，出入增减，则于此际之细微层析，皆能曲中而无差忒，此治痧疹之要道也。”（《文十六卷》）

在临床上，医家治此证者，主辛散则禁寒泄，主寒泄则禁辛散，常两失之，不仅为痧与疹，而为丹为斑。其证除见痧、疹、丹、斑外，更有脘闷、发热之状。陆懋修辨治曰：“四者之齐与不齐，以脘闷之解与未解为辨。有是四者，热必壮，四者之解与不解，以汗出之透与未透为辨。故当正治痧疹时，必兼行升清两法，表里交治，务使痧疹与汗并达。”（《文十六卷》）同时，陆懋修也指出痧疹当发出之际，患者里热盛，每闷极不可耐，稍一辗转反侧，其点即隐，病邪反从内陷，是病情发展的关键时期，发汗透疹必得其法。若汗不如法，有二弊：一则汗方出时，毛孔尽开，新风易入；一则汗已大出，不可再汗。此时，非特痧疹立隐，且津液既泄，热必益炽，变端由之而起。

2. 哕逆冷热辨

哕，气逆之为病。对于哕证，自《内经》以降，不少论著进行过讨论，但多歧义。陆懋修利用小学训解之法，广参相关论著，作“哕逆有冷热两种说”，从“哕”之本义、哕与相似病证的鉴别及张仲景《伤寒论》所论分冷哕、热哕，对其因、机、证、治进行了解析。

陆懋修指出，哕有气逆、郁之义。古之“哕”，非为呕吐，是指“打呃”，俗谓“吃忒”，即今之呃逆（膈肌痉挛），需与呕、吐、咳逆、噫、噎等证区别；“吐”，直冲而出，物出无声；“呕”，必作势而出，或声物兼出，或干呕声出无物、其声恶浊而若断；“哕”，但有声而无物，其声短促而联属；“咳逆”，嗽之有声，与嗽不相甚远，与哕大相悬绝；“噫”，为饱食息，“噎”为塞喉。皆与哕不同。

对于病因病机，陆懋修曰：“仲景时之哕，多得之极吐汗下，属冷者多；今则每由失汗失下得之，故属热者多。”其临证，每多见胃风、胃火之哕，因病致虚（包括极吐汗下）之哕。是以，以寒热为辨。

寒哕：谷入于胃，胃气上注于肺。寒气与谷气相乱，气并相逆而为寒哕，即冷呃。主以丁香柿蒂汤、生姜半夏汤、橘皮竹茹汤等辛热温中之剂。

热哕：胃中实热，气逆为呃，为热哕，亦即热呃。主以大、小承气汤。

另外，陆懋修亦指出，《内经》以草刺鼻取嚏之法、无息疾引之法、大惊之法治哕亦可取用。

3. 暑疟暑痢论

陆懋修认为暑疟、暑痢之证，实证居多，虚证多由久病而成。其曰：“疟有虚疟，痢有虚痢，无不因乎病久而成。阴虚则宜补阴，阳虚则宜补阳，皆所以治疟、痢也。若夏秋之交，感受暑湿热之疟、痢，则是疟、痢之实者。而亦作虚治，即不然亦不敢作实治，则其疟其痢势必久而不除，终则果变为虚，或成疟母，或成休息痢。”

疟病之初，多热者宜凉散，多寒者宜温散。而又因无痰不作疟，必兼导痰。陆懋修更提出，疟不为汗衰，宜以柴胡取汗以和解少阳，挟暑则必用香薷。对此，张山雷有不同看法，认为疟“初起感凉较重，畏寒甚盛者，可稍以柴胡升发散寒，如其汗出甚多，则虽发作之时，寒热俱甚，柴胡即不可概施。发汗太甚，变幻必厉。”（《张山雷医集》）至于“挟暑必用香薷”之论，张山雷指出：“香薷确能发汗，凡暑病畏寒无汗，薷固可用。若寒少热多而有汗，则亦在禁例。”张山雷之论，可谓是对陆懋修疟论之补充和发展。

痢，古称滞下，滞而不下之故。陆懋修指出，凡里急腹痛后重，频并虚坐努责，数至圊而不能便，皆以滞而不下之故。其治之要：不可升提兜涩，不可滋腻温补。必用厚朴以泻满，枳实以导滞，槟榔以达下。重则需用生大黄。挟暑者兼用香薷饮、天水散诸方。

陆懋修概括疟、痢之治曰：“疟无截法，以发为截；痢无止法，以通为止。发，正所以截之也。通，正所以止之也。欲截欲止者，不可误也。”

4. 喘壅喘脱辨

陆懋修本于《内经》气化理论指出，人在气交之中，呼则气出，吸则气入，人体内之气与身外之气相为用。陆氏以正气、病气来认识人体之气，指出："凡所谓阴气、阳气、卫气、营气、中气、宗气、水谷之气，皆就吾身之气之正者言之。凡所为热气、冷气、陷下气、逆上气、升降不利之气，皆就吾身之气之病者言之。"

人体之气呼则出，吸则入，亦赖于天地之气，内气与外气息息相通。喘壅一证，往往胸高膈满，掇肚抬肩，是气为邪壅，内气不得通，外气不得入，郁而为病。此时此际，关键在于通其气、疏其郁，"有宜散表以通其气者，有宜疏里以通其气者，有宜清热逐寒以通其气者，有宜消食导痰、行瘀解结以通其气者"（《文十六卷》），不可认作喘脱证而抑之、遏之、降之、纳之。另外，喘壅之证，最忌滋补，不可做虚证妄治，其"一经滋补，始但阻滞乖忤，继则周身壅闭，内气愈不通，外气愈不入。不通不入，其气乃绝"。喘脱之证，是外之气不能入，内之气但有出，无气以续之喘，谓之上气不接下气，视同少阴息高之证，与喘壅证不可混为一谈。

张山雷评论曰："九芝此论，盖亦有为而言，罗举正气病气诸端，见得凡是实邪闭塞，误与补药之大害，为庸医迎合富贵家心理，浪投补药者，痛下针砭，亦是医医病之一法。"另外，陆懋修在文中有"是气也，呼则出，吸则入，得天地之清宁。其数常，出三而入一"之说，张山雷认为其言不可信，指出："无患者呼吸空气，一出一纳无斯须之间，出入之数，无不调匀，奚有出少纳多或出多纳少之理?"（《文十六卷》）其言为是。

5. 霍乱

霍乱之病，有因贪凉饮冷而得者，有因湿热之气熏蒸所致者，有夏饱食冒暑而得者，其证有寒有热。

其寒者，多因贪凉、冷饮困遏中阳所致，即所谓"凡由高堂大厦，乘凉饮冷而得之者"。其治药宜用热，仲景有理中、四逆诸方，后世亦有浆水、大顺、复元、冷香饮子诸方。此外，《伤寒论》中所载霍乱，则有既吐且利，而大汗出，脉欲绝者；有吐利汗出，发热恶寒，四肢拘急，手足厥冷者；有恶寒脉微，利止亡阴者；有下利清谷，汗出而厥，吐已下断，汗出而厥者。其证必有吐有利，有汗恶寒，为寒邪直入厥阴之霍乱。其治宜理中汤、四逆汤、四逆加人参、四逆加猪胆汁诸方，用以运行上下、通达内外。

其热者，则多因湿热之气所致。此即陆懋修所谓："春分以后，秋分以前，少阳相火、少阴君火、太阴湿土，三气合行其令。天之热气则下降，地之湿气则上腾。人在气交之中，清气在阴，浊气在阳，阴阳反戾，清浊相干，气乱于中，而上吐下泻。"治此湿热之霍乱，宜以和阴阳、分清浊为治疗原则，不可尽用寒药，可兼用具有温散温通之功的芳香化湿之品，如藿藿、平陈、胃苓等汤，不可用姜、附、丁、萸等大辛大热之剂。又有不吐不泻而挥霍撩乱者，则多得之饱食之后，猝然冒暑，阳气退伏于内，不能外达于表所致。其证脉道每先不利，而反见畏寒，医家不可以之为寒。如陆懋修曰："凡夏月猝然冒暑，惟食填太阴，亦曰饱食。填息一证，为病最速，为祸最酷，而人多忽之。即有知者，亦仅以停食为言，绝不信其为闭证之急者。闭则手足肢冷，六脉俱伏，甚则喜近烈日，此乃邪闭而气道不宣，非气脱而脉绝不续。其畏寒也，正其热之甚也……此证只欠一吐而已。”陆懋修常以凉水调胆矾催吐治疗饱食填息之霍乱，每获良效。除吐法之外，亦可取熨葱灼艾、热汤沃洗等外治法，温散、温通助阳气外达，切不可误用温药以助长其热。此外，更有四肢厥逆，甚至周身如冰，而竟不恶寒，反恶热者，此更是内真热外假寒，即厥阴经中热深厥深之象，轻亦热微而厥微。其治宜用苦寒之剂，佐以挑痧、刮痧等法，刺出恶血以泄热毒，此则并不宜于温散温通，更不可误用四逆汤、理中汤及姜汤等温剂。

陆懋修所处的时代，霍乱多有流行，每以热霍乱多见，其常以石膏、黄芩、黄连等清热之品加减为治，每多获效。而某些辨证不明的医家，每多误治为寒证，因之陆懋修对热性霍乱颇为重视，其根据运气分析，提出了“属寒者少，而属热者多”“热者居其九，寒者居其一”的论断。张山雷评论曰：“此是疫疠之气，其发生也，随阴阳之气化而变迁，必不可执一而论。吾知九芝生今之时，当必曰霍乱一证，寒者居其九，热者居其一矣。”（《文十六卷》）尽管如此，陆懋修对于热霍乱的深刻认识，还是给后世留下了宝贵的经验。如张锡纯就将陆懋修之论录于《医学衷中参西录》，谓：“所录二则，皆于霍乱之证有所发明，故详志之，以备采择。”

6. 咳嗽

《素问·咳论》曰：“五脏六腑皆令人咳，非独肺也。”陆懋修认为肺为华盖，其位最高，为诸气出入之道路，因此咳无不涉于肺。咳与嗽有别，其有声有痰者谓之嗽，有声无痰者谓之咳，而其标皆因于痰饮。而痰与饮又有别，其本皆出于水。水之稠者为痰，水之稀者为饮。稠则嗽之即出，稀则非咳不出。另外，又饮之咳而不出者，其标为肺燥之干咳，而病之本却在于脾之湿。陆懋修曰：“有咳而不出者，人遂谓为干咳。共目为肺之燥，而不知其为脾之湿。非独湿与干相反，且并水饮两字，从此亦不闻于世，而其所用药无非滋润之品。饮证得之，愈润愈燥，遂成炎上之火。及其火既上炎，而煎熬津液，变为骨蒸。卧则喘作，动则汗出，痰气腥秽，喉破失音，变为痈痿劳怯之状，皆可预计。病至此，不可为矣。”（《文十六卷》）

《金匮要略》中，分“肺痿肺痈咳嗽上气病脉证治第七”“痰饮咳嗽病脉证治第十二”两篇论咳嗽，一则主达表散壅，一则主涤饮利气。其中，肺痿、肺痈之咳嗽，起因多责之于外感，其表证未罢者，达表利气法为要。若妄用马兜铃、蛤蚧、紫菀、阿胶、沙参、二冬、二地、龟板、鳖甲等滋腻恋邪之品，往往致邪气留恋不解，日久便积为痨病，正所谓“伤风不醒便成痨”。是以“劳之为病，本不能救于已成之后，而必使之不成于未劳之先”。

对于咳嗽之治，陆懋修总结曰：“有表宜散，有壅宜达，有饮宜涤，有气宜利，及其有火则宜泄宜降。”咳嗽无论新久，执其法万无不止之理。

7. 痰饮

“痰饮”之名，始于张仲景《金匮要略》，其“痰饮咳嗽病脉证治第十二”篇中有二饮、四饮、五饮之别，陆懋修分别予以辨析。

二饮，指留饮、伏饮，是以病之新久言之，其特点是留而不去、伏而不出。

四饮，指悬饮、溢饮、支饮、痰饮。悬，谓悬于一处，每聚胁下，故胁痛；溢，谓溢于四旁，每渍肌肤，故肤肿；支者，如木之有枝，或左或右，每易上逆，故胸膈喘满而不得卧。分而言之有三，为悬饮、溢饮、支饮，合而言之总为痰饮。

五饮，水饮留于五脏谓之五饮。水在肝，胁下支满，故嚏则引痛。水在心，筑筑然悸动，火与水为仇，故不欲饮。水在脾，脾恶湿，故身重。水在肺，吐涎沫，肺不得清肃，故渴欲饮。水在肾，肾本为水脏，正不胜邪，故脐下悸，欲作奔豚。五饮，久而不愈，而或悬或溢或支之无定者，皆可成留饮、伏饮。

水饮之患，病机关键在于气化，其所关者为阳气、水、胃与脾、肺。天一生水，有气以为之母，有胃以为之海。故饮入于胃，游溢精气，上输脾、肺，下输膀胱，水精四布，五经并行，以灌溉周身。若阳失运行，水不通调，则阴气即化为水而成病。陆懋修曰："但有一毫阳气不到处，即为水之所伏留。"从其初而言，则水停于胃，流于胁，泛于肌肤，逆于胸膈，此四饮所由来。从其继而言，则水由胃而上入阳分，渐及于心肺；下入阴分，渐及于脾肝；至肾而剧，此五饮所由来。

饮之为病，症状多端。其病之初起，多因于风寒，往往畏风，畏寒，汗闭，溲闭，咳逆，倚息不得卧，甚则肤肿。其或时而头目眩晕，是水邪怫郁，阳气不升；其时而口干舌燥，是水邪阻遏津液不上潮。辨其脉多弦，或双弦，或单弦。其舌则多光滑无苔，即所谓镜面舌。

痰饮之治疗，以助阳发汗、利小便、导痰涤饮为宜，随证酌加他药。陆懋修谓："振胃阳以逐寒水，宜汗则汗，宜利则利"。（《文十六卷》）其兼虚者，亦不可遽补，即使高年，亦必先通后补，即补亦惟参、术、姜、附是宜。其久咳肺虚者，多是因于水寒在胃，虽宜行补剂，亦宜益气以通阳，不可益阴而助病，可辨证择用小青龙汤及理中汤、真武汤。此外，陆懋修对于饮证平时用药、宿饮除根提出了行之有效的方法。

饮证平时服枳术丸法：枳实、白术各以 2∶1、1∶1、1∶2 为比例做三料，根据具体病情宜补宜泻、多寡久暂而选择应用。另外，陆懋修更充分考虑气化因素的影响，根据不同季节气化特点，选择不同的汤药送服枳术丸。这一点，充分体现了辨证论治、因时制宜的精神。陆懋修按曰："《金匮》君枳臣术，汤以荡之。枳多术少，以泻为主。易水君术臣枳，丸以缓之。术多枳少，以补为主。至于宜泻宜补，多寡久暂之间，则孰君孰臣？有此三料，患者可自为转换也。此方主治甚多，而治心下坚大、边如旋盘者尤验。"

宿饮除根服控涎丹法：控涎丹出于南宋陈无择的《三因极一病证方论》，又名妙应丸、子龙丸。王子接在《绛雪园古方选注》中注曰："控，引也。涎，读作羡，湎涎也，水流貌，引三焦之水湎涎出于水道也。白芥子色白入肺而达上焦，甘遂色黄入脾而行中焦，大戟色黑入肾而走下焦。故白芥子走皮里膜外之水饮，甘遂决经隧之水饮，大戟逐脏腑之水饮。三者引经各异，湎涎于水道则同，故复之为方，当审证采用可也。"陆懋修按曰："甘遂能行经隧之水，大戟能泄脏腑之湿，白芥子能搜皮里膜外之痰。主治甚多，而背寒如掌大一块者，非此不能去之。"

8. 燥证

《素问·至真要大论》提出"病机十九条"，其中六气病机独缺"燥"一条。刘完素在《素问玄机原病式》一书中补充了"诸涩枯涸，干劲皴揭，皆属于燥"。到了清代，喻嘉言提出了"秋燥"的学术观点，在理论上强调燥邪伤肺，对秋伤于燥、燥伤肺的致病理论进行了阐发，并创制了清燥救肺汤，治疗燥热伤肺证。陆懋修认为喻嘉言补出秋燥一层，自有卓见，功不可没，但燥邪致病之说及其所创清燥救肺汤，独指肺金之燥而言，不足以概诸燥。

陆懋修指出，燥之一证，非必燥邪所致，可由他证转属而来：有由风来者，风为阳邪，久必化燥，则十九条内“诸暴强直，皆属于风”；有由湿来者，湿为阴邪，久亦化燥，则十九条内“诸痉项强，皆属于湿”。并且寒亦化燥，热亦化燥。燥可由他病转属，非必有一起即燥之证。陆懋修认为《内经》所以不言燥，“正令人于他证中求而得之”。可见，陆懋修所论之“燥”较喻嘉言所论之外燥范围更广，实际包括了风、湿、寒、火等诸邪为病，由表及里，出现的内伤阴津的一类病证。基于这一认识，其对伤寒六经病证进行了分析，提出了“六经皆有燥证”的认识，其症状特点为：太阳燥证，人病头项强直，项背强几几，脊强而厥，腰似折，腘如结，髀不可以屈；阳明燥证，头面动摇，缺盆扭痛，卒口噤，齘齿，脚挛急，卧不着席，轻亦口干舌苦；少阳燥证，口眼㖞斜，手足牵引，两胁拘急，半身不遂；太阴燥证，若腹痛吐利，胸内拘急；少阴燥证，恶寒蜷卧，尻以代踵，脊以代头，俯而不能仰；厥阴燥证，睾丸上升，宗筋下坠，少腹里急，阴中拘挛，膝胫逆冷。

从以上所列病证可以看出，陆懋修与喻嘉言所强调的秋燥之气伤肺金不同，陆懋修不以五脏为论，而是以六经辨证，其所归纳提炼出来的伤寒燥证，皆是就燥伤阴津、阴血而致的筋急证而言。同时，其指出：“肺固属金，而手、足阳明之胃、大肠正属燥金，为六气之一。而可独指肺金为燥哉?”加之其伤寒独重阳明的思想，也就不难理解其“六经之燥，则惟阳明一条最为重候”的论断了。总之，陆懋修燥证之论，是超越了外燥的范畴，而专注于以六经辨治内燥而形成的理论认识。

二、特色治法

（一）老年益阴治法

《素问·五常政大论》曰：“阴精所奉其人寿，阳精所奉其人夭”。《素问·阴阳应象大论》曰：“年四十，而阴气自半也，起居衰矣”。据此，陆懋修认为老年人阴易亏而阳易强。也正因此，陆懋修十分推崇徐灵胎提出的“阴盛者十之一二，阳盛者十之八九，而阳盛之太盛者，不独当补阴，并宜清火以保其阴”（《慎疾刍言》）。是以，提出老年治法之要在于“就其阴阳之偏胜而损益使平”，以“董文敏所传延寿丹一方最为无弊”。陆懋修书中载言：“思翁年登耄耋，服此神明不衰，须发白而复黑，精力耗而复强”。陆懋修自己亦取其意养生，近七十岁时“须发未见二毛，灯下能书细字”。可见其方确有养生延年之效。陆懋修在“老年治法”后附延寿丹方。

何首乌七十二两，豨莶草十六两，菟丝子十六两，杜仲八两，牛膝八两，女贞子八两，霜桑叶八两，忍冬藤四两，生地四两，桑椹膏一斤，黑芝麻膏一斤，金樱子膏一斤，旱莲草膏一斤，酌加炼熟白蜜捣丸。

方以白赤首乌以开合为功，取七十二两为君。豨莶草助生发之气、菟丝子平助阴阳，各十六两为臣。佐以杜仲、牛膝、女贞子、霜桑叶各八两补肝肾，清阴火；生地黄、忍冬藤又减半为四两，甘寒而益阴清火。臣、佐共为七十二两与君合。而以桑椹膏、黑芝麻膏、金樱子膏、旱莲草膏各一斤，滑润、涩止、益肾阴为使。诸药合方，成养阴退热之功，其法本于《素问·生气通天

论》："阴平阳秘，精神乃治"。宗其法而言，"无非养下虚之元，清上盛之热"。(《慎疾刍言》)

延寿丹方被陆懋修同时代的谢元庆汇编入《良方集腋》，于方后有加减活法："阴虚人加熟地黄一斤；阳虚人加附子四两；脾虚人加人参、黄芪各四两，去地黄；下元虚人加虎骨一斤；麻木人加明天麻、当归各八两；头晕人加玄参、明天麻各八两；目昏人加黄甘菊、枸杞子各四两；肥人湿痰多者加半夏、陈皮各八两"。陆懋修以其方为阴虚设，认为谢氏方后加减与方本意不类，是属画蛇添足。

显而易见，尽管谢氏加减法具有一定的参考价值，但陆懋修却持否定的态度。陆懋修立足于老人多阳盛阴虚的观念之上，重视延寿丹养阴清热的功效，认为阴足则无阳亢之患，自然达到阴平阳秘的健康状态。这对于一见老人病即补火助阳的偏弊起到了很好的纠正作用。

现代名医秦伯未对陆懋修推荐使用的延寿丹十分推崇，其在"防老方——首乌延寿丹之我见"一文中，指出："清末陆九芝所著《世补斋医书·卷八》有'老人治法'一文，推荐老年进补当以延寿丹最为优越"。并提出了延寿丹的滋补具有不蛮补、不滋腻、不寒凉、不刺激四个优点。因此，在临床上可以阴虚为辨证要点，本着辨证论治的原则加减运用。

(二)"逸者行之"治疗逸病

《素问·至真要大论》提出"劳者温之""逸者行之"，早将劳与逸截分两病。但自《内经》以降，历代医家对劳病多有论述，而对逸病关注较少。陆懋修谓："自逸病之不讲，而世但知有劳病，不知有逸病。然而逸之为病，正不小也。"其在《文十六卷》中作"逸病解"一文，专论逸之为病。

陆懋修提到了陈无择的"疟备三因，饥饱劳逸"，张子和所云"饥饱劳逸，人之四气"。实际上，在二者外，刘河间对劳、逸为病的证治也做过精辟的论述。如其在《伤寒直格·内外八邪》中，提出"外有风寒暑湿，内有饥饱劳逸"，将"逸"专列为八邪之一，与劳相对。并进一步对逸病做深入的解释：逸，"非奔逸之逸，乃逸豫怠惰而生病也""久逸则导引以宣其积滞之气"。陆懋修对此颇有体悟，"悟李东垣升阳散火之方，不用阳药，又不用阴药之妙，则以其人另是阳为阴遏之病，不是阳虚，亦不是阴虚也，此即河间逸病也。"

陆懋修对于逸病的病机做了深入思考，提出："逸之病，脾病也"。对逸病的治疗，并没有停留在导引行气上，在用药上提倡行湿健脾、导滞理气之法，在行止上则主张小劳以治其逸，取"流水不腐，户枢不蠹"之意。

陆懋修对逸病的阐发，发展了《内经》"逸者行之"的理论，弥补了后世对逸病的忽视，对当今物质丰富、生活相对安逸的现代人而言，其现实意义不言而喻。张山雷评曰："九芝特立此论，可以为无数生灵针膏肓而起废疾，当奉作一则救世格言读。"(《张山雷医集》)

(三) 小儿惊风清温补泻之法

小儿惊风，古混称于惊痫、风痫等病证中。宋代《太平圣惠方》提出惊风证，将之与痫区分开，并提出了急惊风、慢惊风。后又有钱乙、方有执、喻嘉言、陈复正、庄在田等医家都有不同程度的发挥。陆懋修则吸取诸家之长对小儿惊风的证候、病机、治法及方药进行了阐发。

证候：风之既动，入阳明，呕；入太阴，泻；窜入筋中，则挛急；流入脉络，则反张。惊风的证候名称十分繁杂，多是医家、病家根据症状特点而命名的，如：天钓惊、看地惊、马蹄惊、蟹沫惊、虾蟆惊、乌鸦惊、弯弓惊、撒手惊等。陆懋修将这些纷繁复杂的证候，概括为俯仰、怵惕、躁扰三证。

病机：陆懋修从广义伤寒立论，指出"小儿之惊风，小儿之伤寒也。甚则伤寒中之温病热病也。急惊风是三阳证，慢惊风是三阴证。"其病机关键为"风动"，而尤以"热极生风"为多见。

治法：对于惊风之治，陆懋修提出清法、温法及清温合法。急惊风者，属热、属实，宜用清法；慢惊风者，属寒、属虚，宜用温法；急慢惊风者，则寒热虚实错杂，宜清温合用、补泻兼行。此即其所说："凡病不外寒热两途，治亦不越温清两法。其所谓急惊风者，病之热、之实也。宜用清法者也，即泻也。其所谓慢惊风者，病之寒、之虚也。宜用温法者也，即补也。其所谓急慢惊风者，则不定其为寒热、为虚实也。宜用温清合法者也。"

方治：陆懋修认为，伤寒方可"却其病于未成惊之先"。其项背强几几者，用葛根汤；有口噤齘齿，背反张，脚挛急，卧不着席者，用承气汤或葛根芩连汤、白虎汤、栀子柏皮汤，此皆急惊之治。其有泻利之久，为阳不内固者，仲景用真武汤；其厥冷，为阳不外卫者，用四逆汤、白通汤、通脉四逆汤、吴茱萸汤，此治慢惊者。

陆懋修以伤寒方治疗惊风证，以"小儿之惊即是伤寒，即是伤寒中之温病热病"的立论，是在对"惊"与"痉"考证的基础上提出的。昔陈复正就曾认为小儿惊风之病，非由惊而生风，当易去"惊风"二字，并谓："将欲以痉字、痓字易之，又虑其不入俗。因思幼科以搐掣名惊，今即以搐字易惊字，屏去祸害之惊，祛除笼统之风，总名之曰搐，庶不骇听，而又不失病痉之本来。复以急惊、慢惊、慢脾之入石堆者，易之为误搐、类搐、非搐。"（《幼幼集成》）而喻嘉言、方有执等，则明确提出"惊即是痉"。陆懋修对此十分认同，并试图以训诂之学予以证实。

笔者认为，以惊为痉者，是就强急的病证表现而命名。然而，宋代钱乙"惊风"之说，也并非如陈复正等所误解的"因惊致风"病机立论，而是以"心主惊，肝主风"的脏腑辨证而言。因此，其二者病名之争并无原则上的问题，只是认识问题的角度不同而已。且以证言，痉之为病甚广，不止惊风病。

（四）从"水"论治妇科经带病

陆懋修以"癸水"为论，提出："经带二者，皆水也。人惟不知经之为水，故治之不得其道。夫经岂血之谓乎？乃天一之水耳。天一之水，出自坎宫，至阴之精而有至阳之气。其色赤，阴中阳也。"（《文十六卷》）陆懋修认为经水不可以血视之，其论据有三个方面。其一，妇人有娠，即以经水养胎，则不月；若有子，即以经水化乳，亦不月。乳液之色白，胞衣中水亦白色，皆不可名血。其二，女子七七，天癸竭，经尽而血不亏。其三，男子也有天癸，可知天癸非女子血。据之，陆懋修对月经病的病机、证治提出了自己的看法：女子月经病，先期者，为水中火旺；后期者，为火旺水亏；先后无定期者，为水火不调；经欲行而先作痛者，为水火交战之象。其亦从水，即"能治火乃能治水，能治水乃能调经"。

女子水病往往多见于带下。带下病，有白沃下流，为白带；有脾有湿热，土不治水而为黄带；有肝之火郁而为青带者；有肾之火炽，反见胜己之色而为黑带者；有湿热流行带脉之间，而为赤带者。其中，赤带淋漓不断者，宜于利水逐湿清热，而医家有以之为血亏者，而收之敛之，滋且腻之，追补涩之，往往自此遂成鼓胀，或变为干血劳。

在《妇科经带论》一文末，陆懋修再次强调妇科经带病治水的重要性，并总结提出："必能治水，乃能治带。必能治带，乃能调经"。女子以血为本，经带之病自古多从血治。而血水同源，陆氏"治水"原则的提出，开阔了妇科经带病治疗的思路。

（五）从风、火、燥论治真中风

《素问·风论》曰："风者，百病之长也。"风之为病也尤多：《内经》风寒客于人，皮肤泄则洒然，寒闭则热而闷者；《伤寒论》之中风，即今所谓伤风，皆是。此与《金匮要略》风之为病当半身不遂、脉微而数者不同。陆懋修指出："中经、中腑、中脏者，则经所谓风气入通于肝，及所谓诸暴强直，皆属于风；诸风眩掉，皆属于肝。此则真中风也。"中风之病，刘河间主火之说，认为其病机是热甚兼燥，而以热为主。至李东垣则以气言，气因火郁。朱丹溪则以痰言，痰因火结。陆懋修认为刘河间火热之说为中风的主要病机，而李东垣、朱丹溪虽一主气，一主痰，实皆主火，而亦皆为通论。陆懋修认为，中风的病机关键为风火交煽，其论曰："人身无内风不招外风，无内火不起内风，风由于火，火又生风，风火交煽，风为标而火为本。苟得内火之降，则内风熄。苟得内风之定，则外风除"。是以，陆懋修提出："治风之要，尤在清火。火之不降，风必不除"。其更引缪仲淳之言曰："休治风，休治燥，治得火时风燥了"。对于选方，陆懋修推荐喻嘉言所创制的以清火为主、佐以祛风的祛风至宝膏。

陆懋修以风、火、燥论中风，与其所倡导的"大司天"理论关系十分密切。陆懋修生活在嘉庆二十三年（1818）至光绪十二年（1886）间，值七十六甲子少阳相火司天、厥阴风木在泉，以及阳明燥金司天、少阴君火在泉的一段时期。正如陆懋修自己所说："余所值为燥火之运，故人病多属燥火。若在寒湿湿寒运中，当不如是。"（《文十六卷》）

三、临证举隅

陆懋修虽多有临诊经历，但却没有临证医案传世，在《世补斋医书》仅有"自记治验两则"。另外，在该书序、跋之文中，有对其临证的相关记载。本文一一辑录，以为临证举隅。

案例 1

咸丰己未，泾阳张文毅公督兵皖江，军事旁午，以湿热遘疾，群医震惊不能疗，九芝故出公门下，飞骑千里，招致军中，进数剂，立瘥，文毅德之，优礼而归。

（《世补斋医书·袁兰升序》）

案例 2

今中丞太康刘公，于辛酉令上海时，得结胸证，以时方玄参、麦、地，濒于危，九芝视之，贡以枳、朴辈，数服即解。

（《世补斋医书·袁兰升序》）

案例 3

余友青浦胡海霞明经亦见此证，于温病中飞艇延治，至则医已连进丁香，且议投肉桂矣。余曰：此证必见五臭全，方可活。谓臭汗、臭痰、臭屎、臭尿，及放空亦臭也。乃仅予以芩、连、丹、芍，少佐元明粉，而未及三日，五臭已全，病若失。

（《世补斋医书·文十六卷·呃逆有冷热两种说》）

案例4

家君适于壬午夏病热，喜立日中，且恶凉饮，脉则皆伏。群医咸谓为三阴证，慈未之敢信也。质于师，师惊曰：此温热之大证，阳极似阴者也，误用辛热必殆。乃迭进芩、连、膏、黄辈，十余剂而热象大显，石膏用至斤许，病乃渐退。窃思此疾当畏寒脉伏时，谁则知其为大热者？若非家君早令习医，受吾师至教，鲜克济矣。

（《世补斋医书·文十六卷·濮贤慈跋》）

案例5

今年春，（保）病温，群医束手，先生以大承气汤下之，一药而霍然。保年七十矣，栀芩苦寒也，朴黄峻下也，乃力排众议，毅然行之，非有真知灼见，不惑于补阴补阳之说者，曷能若此。

（《世补斋医书·陆崇保序》）

以上几则医案，多为温热治验，陆懋修以阳明清法、下法取效，其善用经方治疗温热病确实是有独到之处，其医术之精专亦可窥得一隅。其弟子方连轸谓："每见吾师用药，必先分经辨证，而于阳明病尤应手立效"。其言不虚。

对于陆懋修的医术，潘霨赞言："病者遇之，轻病不知其何以已也，重病不知其何以活也"。袁兰升曰："治无不效，效无不速"。这些评价虽是溢美之词，但也绝非浮夸。陆懋修虽无诊籍传世，其寓居吴江县黎里镇时，"求医就诊者无虚日"（《黎里续志》），即是最好的证明。

【后世影响】

一、历代评价

冯金鉴（心兰）在《世补斋医书·重订傅青主女科·序》中评价陆懋修的著述，谓："先生之书，率皆发人所未发，解人所难，晦者显之，略者详之，凡有妄解妄注，假名错简之处，不惮烦言辩驳厘正之。大抵先生之书，前集各种，以明理为主，后集各种，以辨误为主，其意盖欲病者不为医所误，医者不为书所误。"其言虽多有溢美之辞，但却表现出了其救世之苦心。

陆懋修《世补斋医书》刊行后，在民国时期流传颇广。如新中国成立前，丁甘仁等在上海创办上海中医专门学校，首任教务长赵吉浦先生，以陆九芝为近代经方大师，曾将其所著《世补斋医书》列入主要参考书。

陆懋修所作《世补斋医书》，也受到恽铁樵、张山雷、陆渊雷、章巨膺等近代医家的推崇。如张山雷赞陆懋修《不谢方》及《世补斋》为救时之良药；恽铁樵则作《温病明理》解寒温之纠纷，每采陆懋修温热病说。受其影响，陆渊雷、章巨膺亦持如是观。如章巨膺谓："所著《世补斋医书》于温热病说理纯正，独排众异。伤寒温病真理未泯，赖有此书"。另外，其对于陆懋修从天时转变的关系，以运气学说来分析医学流派不同的理论亦是十分赞赏。

其有反对者，如章次公。其认为陆懋修“以寒统温”的争辩，是没必要的门户之争，无益于学术的进步。因之，对陆懋修做了毫不客气的批评，以之为“妄人”，责其“直以齿牙胜人，然究其实则枵然无物者”。

由是观之，无论正面评价，抑或是负面评价，陆懋修在学术方面的影响，还是集中在了五运六气及阳明温热病说两个方面。

二、后世发挥

（一）五运六气方面

六气大司天理论，从气候变迁的影响与中医学术流派的形成之间的关系为关注点，开启了人们思考中医学术流派形成的新视角。章巨膺对此十分赞赏，他在1960年11月刊《新中医》发表“宋以来医学流派和五运六气之关系”一文，对此进行了阐释。认为王朴庄、陆懋修提出的大气司天的岁运循环之说是有一定道理的，尤其从天时转变的关系，以运气学说来分析医学流派不同的理论，是很有学术价值的创建。章巨膺指出：“气运更迭变换，是否真的有规律性，影响于疾病是否也成规律，暂时不能以科学来论证，但可考核各家历史年代，从这个学说中摸到线索。”不能因为科学所不能解释，就否认这些事实，说古人全是臆说。如“张洁古与刘河间同时人，同是寒凉派，而弟子李东垣却是补土派与师道相反，王朴庄以温补见长，而外曾孙陆九芝却为寒凉派与祖道不同，从师弟相反和祖孙不同的事例寻求缘故，则因年代已远距离，气运已经转变，当时也不知其所以然也。”章氏同时也注意到，运用六气大司天理论追踪历代名贤论著，不同学派的产生多符合于大气的转变，但是“偶然有天灾人祸与生活习惯的交乘，失掉经常规律而为例外”。其中，小儿与人事关系极少，没有七情的内伤，只有六淫的外烁，所以“以小儿痘证而论，医者主治的方法或主寒凉或主温补，符合于岁运更为真确”。

宋向元在“试论宋元学派产生的原因——对章巨膺先生〈宋以来医学流派和五运六气之关系〉提出几点意见”一文中，从不符合岁运转变的医家学派及按岁运推定的医家派别的归属，及岁运历史年表的“推算”等问题着手，对“各家学派各随岁运气候应时产生”的观点提出了异议，认为学派的产生有多方面的原因，而根本原因在于中医药学术本身内部存在的矛盾。

诚然，中医学术流派的形成是多方面的原因共同作用的结果，可以从不同的角度、维度来看待，任何单一的角度、因素都无法全面准确地说明其原因。然而，每个影响因素都有着不可替代的作用，每个角度看待问题都有着不同的意义。因此，笔者认为从气候变迁的视角看待医学流派的形成，是值得我们思考的。正如章巨膺总结说的：“王朴庄、陆九芝等以《内经》五运六气、司天在泉之学说来推论医学流派形成的缘故，言之成理，持之有故，可以进一步加以探讨。”

（二）伤寒温病方面

陆懋修以广义论伤寒，力倡阳明温病说，寓温热病治疗于伤寒之中，对纠正时弊起到了积极的作用。与此同时，陆懋修固执地认为，温热之治不在《伤寒论》之外，对超出《伤寒论》的后世温病学派的学术观点大肆批评，反作用力由之而生，引发了寒温大讨论，推动了外感热病理论的发展。

1. 对纠正热病避用伤寒方之偏弊起到了积极的影响

自叶天士、吴鞠通之后，温病学派迅速崛起，温病学家层出不穷，他们继承和发挥叶吴之学，不但推动了其理论的传播，更将其理论应用于临床实践，直接促进了温病时方的广为流传。且吴地之人体质薄弱，不若北方之人坚实，外感后以卫气营血或三焦辨证步步为营的治法颇有效用。一时不但医者相习成风，病者亦甚为受用，对于"一遇外感病，力辟伤寒方"的时弊起到了推波助澜的作用。至陆懋修所处的晚清时代，叶天士、吴鞠通的温病学说影响更是日渐隆盛，时医多固守温病学派治温之法，选用时方而力辟伤寒方，甚至有些医者只识时方，不知经方。更有甚者，有的医家按图索骥，不分轻重缓急，辄用清淡之品，往往延误病情，使病邪顺着卫—气—营—血、上焦—中焦—下焦的传变而步步深入。即使如此，时医也不以之为误，反认为是"不得不然之势"，亦步亦趋地随着病情的发展而用药，以防止下一步的病传。然而，往往因病重药轻或者药证不符，病势不但不能被截断，反而随着医家所防一步步发展，甚则直至亡脱。对此，陆懋修叹曰："从未有防其东而东，防其西而西，防其来者自来，防其去者竟去，而曰吾以是为防也，则弗如其无防矣"。陆懋修做《续苏谈防其说》一文，对这一现象进行了揭露。

运用卫气营血或者三焦辨证理论辨治温病，若药证对应，本无可厚非。但若只固守温病之学而不知伤寒之论，则有失根本；若仅能认识温病发展规律，墨守成规，不能截断扭转其传变，则与庸医无别。例如，在温病邪热乖张之时，纵然患者体质不坚，但若早一步涤荡病邪，运用《伤寒论》苦寒开泄之法，必不致邪气深入。事实上，在温病学派兴起之前，对于温热病的治疗，医家也常常加减伤寒辛凉、苦寒之剂为用，伤寒与温病并非相对。陆懋修所处时代，医家治温热病力辟伤寒方，虽为一时之弊，但却贻误不浅。陆懋修以广义论伤寒，提出："一遇温热病，无不力辟伤寒方，更无人知温热之病本隶于《伤寒论》中，而温热之方并不在《伤寒论》外者。"陆懋修寓温热病治疗于伤寒之中，对纠正时弊起到了积极的作用。

2. 引发了寒温大讨论，推动了外感病理论的发展

陆懋修秉持"法不离伤寒，方必遵仲景"的思想，对超出《伤寒论》内容范畴之外的以叶天士、吴鞠通为代表的温病学派，在学术上和感情上均无法接受，出于对《伤寒论》的执着和卫道精神，不但拒绝和贬斥温病学派的学术观点、辨治体系，甚至对于温病学派在《伤寒论》的基础上所创立的一些行之有效的方剂亦予以否定。因其言辞激烈，以致寒温之争波澜再起，引发了中医界对于外感病的寒温大讨论。

（1）恽铁樵

民国时期的医家恽铁樵就十分推崇陆懋修"以寒统温"之说，认为温病之治"亦当以《伤寒论》为准"。在治法上，遵从陆懋修之说，以《伤寒论》辛凉者为治温病之方。和陆懋修一样，对于后世温病学派的学术观点，恽铁樵持以反对态度。恽铁樵曰："九芝先生之反对叶派可谓热烈，而其崇拜《伤寒论》之坚定，亦迥非我辈后生小子所可几及者。"其对于温病学派的偏见和批评，措辞亦相当激烈，相较于陆懋修，其言辞之刻薄有过之无不及。就核心观点而言，恽铁樵

并不认可伏气温病的理论，也更为直接地否定了温邪致病的病因观，认为伤寒才是一切外感热病的病因。这一观点，很明显与陆懋修的观点有所不同，使寒温之争又增添了新的争论点。其从学者，陆渊雷承其论，更为尖锐地抨击温病之学。他在《伤寒论今释》中说："温病之说，最缴绕而最无理，至今为中医学进步之大障碍……温热诸论，乃徒乱人意而已。鄙意，诚能审证用药不误，则伤寒家固能治温热，温热家亦能治伤寒。若斤斤于伤寒温热之异名异原异治，未见其有当也。温热家言论，罄竹难书。"

（2）祝味菊

祝味菊综合了中医传统的正邪说，并借鉴现代医学的认识，提出了伤寒辨证的"五种阶段"论，对陆懋修阳明温病说予以肯定。其在《伤寒质难》中说："温热病者，病之偏于热也，即病者反应之偏于亢盛也，非实有温热之邪也。亢盛之反应，即五段中之阳明也。伤寒可以包括温热，而温热仅占伤寒之一格而已"。又云："陆九芝曰：'伤寒传入阳明，遂成温病。'其言是也。"但是祝味菊并没有全盘否定温病学说，而是主张"以历史目光，追溯昔贤之环境与其著书立说之动机"，在学术观点上需要明辨瑕瑜。如叶天士好用辛凉，祝味菊认为是环境使然。其谓："天士出类拔萃，力矫时弊，知感之不宜温补也，创温热之门，以立异于伤寒。其用辛凉，乃为气盛而误补失表之用，所谓时时轻扬法也。彼时之人，气盛者多，疾病之反应，每易趋向太过，故可凉可清者亦多。叶天士力反时尚，独创新法，亦医林之俊杰也。后人不识气盛可清之理，恣用寒凉，去真远矣。"可见，祝味菊虽主张"以寒统温"，但对温病学派的认识，已经由激烈的攻击、诋毁，逐步向学术争鸣理性回归。

（3）章巨膺

章巨膺曾师从恽铁樵，受其影响早年崇奉《伤寒论》，力推陆懋修"以寒统温"之说，反对叶、吴温病之学，认为论温而跳出《伤寒论》范围，即是歧途。其在《温热辨惑》一书中，着力阐发陆懋修阳明温病之理，辟除温病学说之"谬误"。在"导言"中论曰："清末吴门陆九芝氏深恶叶、吴之邪说，数为文驳斥其谬，反对至为激烈。其议论谓伤寒传入阳明，遂成温病。仲景治温方法悉在伤寒阳明病篇中，可谓要言不烦。所著《世补斋医书》于温热病说理纯正，独排众异。伤寒温病真理未泯，赖有此书。"

然而，在晚年时，章巨膺对温病学的认识有了很大的转变，认为伤寒、温病立论的思想方法和精神实质是一致的，温病学说是《伤寒论》的发展，不再片面地主张"以寒统温"，而是主张融会贯通，将二者统一起来。如其在"统一伤寒温病学说的认识"（最早发表于 1959 年第 3 期《上海中医杂志》）一文中指出："在卅年前，我也片面地崇奉仲景，不同意叶、吴，这是在学习过程中最大的弯路，以后逐年在临床实践中才陆续体会到温病学说的重要性，它不仅不能与《伤寒论》学说对立，恰恰能羽翼《伤寒论》的不足，如果在临床上全面掌握，融会贯通，灵活运用，交互分析，那么在热性病的治疗上真能左右逢源，得心应手，因此我们必须把两者学说紧密地结合起来，统一认识，发挥更大的作用。"

显而易见，章巨膺以开放、积极的态度看待温病学术的发展，已经实现了从"以寒统温"的主张向"寒温一统"学术思想的转变。而这种转变，也突出地代表了寒温之争的最终走向。

（4）章次公

章次公指出陆懋修“以寒统温”之说是以偏概全，认为温病学说是对《伤寒论》的发展，温病学的辨证与仲景六经辨证是“异曲同工”，主张寒温统一、经方与时方相结合。其论曰：“叶氏之代表著作《温热论》，推断病情之演变，把握体质之强弱，举营、卫、气、血四字为纲领，其归纳证候之方法，凭藉客观的事实，固与仲景之划分六经，异曲同工者也……治伤寒者，固不能舍仲景书，然徒守仲景一家之言而无视他人，则治伤寒者，岂南阳一帙外，晋唐以后之方书，并可付之秦火矣！故吾尝谓陆氏医论，始终不出学究评文之气息，虽欲轩之，亦仅守一先生言之经生僻见而已。”

其对于陆懋修抨击温病学派的做法并不十分认同，还做了毫不客气得批评。其进一步评论认为：“仲景之书，确是大经大法，有启迪后人的作用。清代叶天士等总结前人的理论与经验，阐发温病学正是对《伤寒论》的发展。惜乎宗仲景者，每歧视清代温热家言，而温热家亦诋毁经方，互相水火，历三百年而未已，其实均门户之见而已”“清代伤寒温病之争，历数百年而未已，如驴转磨，如蝇攒纸，其无补于医药之进步，可断言也。学如积薪，后来居上，此学术进化之公例也。”

从以上言论可以看出，章氏对于温热学说的发展及其与仲景伤寒之间的关系的评价是较为客观的，是寒温走向统一的最具代表性的观点。其对于学术争鸣中的负面现象——门户之见提出的批评犹如棒喝，对于寒温学术的交融、统一起到了积极的影响。

学术的传承与发展，经常伴随着不同学术主张的交流、碰撞，甚至是学派之间的论战，对学术进步往往具有积极的意义。然而，学术争鸣中往往又会有攻讦甚或诋毁，皆是门户观念滋生偏见而引起的，确如章次公先生所说，是无补于医药之进步的。但是，因之而引发的争鸣，激起了医家对于寒温的思考，推动了中医外感病理论的发展。

综上所述，陆懋修学宗《内经》《伤寒论》，更承家学并得王朴庄之真传，阐释《内经》奥义，发扬仲景伤寒之学，发挥运气学说，阐释阳明温病理论，辨别温病、瘟疫，重订医书，对后世产生了一定的影响。其临证诊疗，每以《内经》之理为据，以仲景之论为法，并具有一定的创新性、实用性，值得借鉴。陆懋修富有批判精神，于补偏救弊及推动学术争鸣有着积极的影响。

中国中医科学院中医基础理论研究所　张立平

【参考文献】

［1］陆懋修．世补斋医书［M］．清光绪十年（1884）刻本．

［2］陆懋修．世补斋医书［M］．1912 年上海江东书局石印本．

［3］陆懋修．陆懋修医学全书［M］．北京：中国中医药出版社，1999.

［4］黄帝内经素问［M］．北京：人民卫生出版社，1963.

［5］难经［M］．北京：中国医药科技出版社，1998.

［6］神农本草经［M］．北京：科学技术文献出版社，1996.

［7］张仲景．伤寒论［M］．北京：人民卫生出版社，1987.

［8］鹖冠子（附提要）［M］．北京：中华书局，1985.

［9］刘完素．伤寒直格 伤寒标本心法类萃［M］．北京：人民卫生出版社，1982.

［10］刘完素．素问玄机原病式［M］．北京：人民卫生出版社，1956.

［11］汪石山．汪石山医学全书·运气预览［M］．北京：中国中医药出版社，1999.

［12］王肯堂．王肯堂医学全书·医学穷源集［M］．北京：中国中医药出版社，1999.

［13］汪绮石．理虚元鉴［M］．北京：人民卫生出版社，2005.

［14］吴又可．温病八大名著·瘟疫论［M］．北京：中国中医药出版社，1995.

［15］喻嘉言．喻嘉言医学全书·尚论后篇［M］．北京：中国中医药出版社，1999.

［16］傅山．傅青主女科［M］．上海：上海人民出版社，1978.

［17］叶天士．温病八大名著·外感温热论［M］．北京：中国中医药出版社，1995.

［18］叶天士．临证指南医案［M］．上海：上海人民出版社，1976.

［19］薛生白．温病八大名著·温病条辨［M］．北京：中国中医药出版社，1995.

［20］徐灵胎．慎疾刍言［M］．南京：江苏科学技术出版社，1984.

［21］柳宝诒．温热逢源［M］．北京：人民卫生出版社，1959.

［22］谢元庆．良方集腋［M］．北京：人民卫生出版社，1990.

［23］戴天章．广温热论［M］．北京：人民卫生出版社，1992.

［24］王子接．绛雪园古方选注［M］．北京：中国中医药出版社，1993.

［25］黄元御．黄元御医学全书［M］．北京：中国中医药出版社，1996.

［26］黄元御．四圣心源［M］．北京：中国中医药出版社，2009.

［27］王清任．医林改错［M］．北京：人民卫生出版社，1991.

［28］刘时觉．四库及续修四库医书总目［M］．北京：中国中医药出版社，2005.

［29］张寿颐．张山雷医集［M］．北京：人民卫生出版社，1995.

［30］恽铁樵．恽铁樵医书合集（上）［M］．天津：天津科学技术出版社，2010.

［31］祝味菊．伤寒质难［M］．福州：福建科学技术出版社，2007.

[32] 陆渊雷. 伤寒论今释 [M]. 北京：学苑出版社，2008.

[33] 章巨膺. 章巨膺论伤寒 [M]. 上海：上海中医药大学出版社，2009.

[34] 朱良春. 章次公医术经验集 [M]. 长沙：湖南科学技术出版社，2002.

[35] 谢观. 中国医学源流论 [M]. 福州：福建科学技术出版社，2003.

[36] 秦伯未. 秦伯未医文集 [M]. 长沙：湖南科学技术出版社，1983.

[37] 朱良春. 医学微言 [M]. 北京：人民卫生出版社，1996.

[38] 刘渡舟. 伤寒论临证指要 [M]. 北京：学苑出版社，2003.

[39] 方药中，许家松. 黄帝内经素问运气七篇讲解 [M]. 北京：人民卫生出版社，1984.

[40] 柴中元. 热病衡正 [M]. 上虞：浙江省上虞县科学技术协会，1984.

[41] 邓铁涛. 邓铁涛医集 [M]. 北京：人民卫生出版社，1995.

[42] 程士德. 内经讲义 [M]. 上海：上海科学技术出版社，1984.

[43] 钱超尘. 内经语言研究 [M]. 北京：人民卫生出版社，1990.

[44] 中国医学百科全书编辑委员会. 中国医学百科全书·七十六·医学史 [M]. 上海：上海科学技术出版社. 1987.

[45] 黄树则. 中国现代名医传（一）[M]. 北京：科学普及出版社，1985.

[46] 裘沛然. 中国医籍大辞典 [M]. 上海：上海科学技术出版社，2002.

[47] 张学群，等. 苏州名门望族 [M]. 扬州：广陵书社，2006.

[48] 方春阳. 中国历代名医碑传集 [M]. 北京：人民卫生出版社，2009.

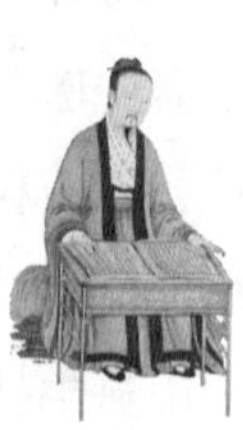

马培之

内容提要

马培之，生于清嘉庆二十五年（1820），卒于清光绪二十九年（1903），江苏武进孟河人，是孟河医派“四大家”之一。著有《医略存真》《外科传薪集》《马评外科症治全生集》等。马培之家族世代业医，其随祖父马省三学医16年，尽得其传，精通内、外、喉诸科，尤以外科见长。光绪六年（1880），马培之应诏进京为慈禧太后诊疾，颇得赞赏，由此医名大振。晚年寓居苏州、无锡行医。其在中医外科领域，推崇王氏全生派，同时亦能吸收正宗、心得两派之精华而发明之；强调外症不能着眼于局部，要内外兼治；在使用古代各种丸、散、膏、丹等从内而治之外，还刀针结合、内外并举，具有辨证施治的整体思想。世人称其“以外科见长而以内科成名”。马培之带出弟子多人，如邓伯星、沈奉江、马伯藩、丁甘仁、贺季衡、巢渭芳、吴庚生均为名医。

【概述】

一、生平简介

马培之，名文植，字培之，晚年号退叟，因曾进京为慈禧太后治病而获称马徵君。生于清嘉庆二十五年（1820），卒于清光绪二十九年（1903），江苏武进县孟河镇人，清末著名医家，孟河医派“四大家”之一。其著作有《医略存真》《外科传薪集》《马培之外科医案》《马评外科症治全生集》《纪恩录》等。著作藏版名“怡云室”。

马培之出身于世医之家，祖从明代马院判起，即世代业医。祖父马省三，字吾庵，清嘉庆、道光年间孟河名医，精内外科，享盛名，其《论症十六则》收载于马培之《医略存真》中。因为无子，复以女婿蒋汉儒（名玉山，后更名为马伯闲）为嗣。马伯闲（马培之之父），精医学，以医闻名于当时。马培之 13 岁时，其父暴病而亡，由祖父马省三抚养，后随祖父学医 16 年，尽得其传。同时，还师从于费伯雄。费伯雄独子费应兰，娶马培之妹妹为妻，两家建立了更为亲近的姻亲关系。马培之既从嗣祖学，尽得外科家传，又旁及王九峰、费伯雄之学，存真务实，独出手眼，世人称其“以外科见长而以内科成名”。其精通内、外、喉三科，并治疗伤寒有突破。光绪六年（1880），马培之 60 岁，被苏州巡抚举荐进京为慈禧太后治病，治疾著效，慈禧御赐匾额“福”和“务求精要”两幅，并御赐“徵君”之名，遂名声大振，宫廷里传出“外来医生以马文植最著”的声誉。马培之此后去苏州行医，开设门诊的一条街取名为马医科巷；晚年去无锡行医，方留心著作。马培之有五子，均未专业岐黄。马培之之侄马伯藩、马希融，孙马日初以及门人，继承了马培之之学，从事中医外科，均以医名于世，医术世代相传。其带出弟子多人，如邓伯星、沈奉江、马伯藩、丁甘仁、贺季衡、巢渭芳、吴庚生等均为名医。

二、著作介绍

（一）《医略存真》

《医略存真》，全书 1 卷，刊于光绪二十二年（1896），为怡云室藏版木刻本。马培之晚年召其子辈整理其医案，著成此书。本书共 35 个条目，其中外科 24 条，内科 11 条。首条，列马培之祖父马省三对外科方面的专论 16 则，继则是作者对某些疾病的经验论述 34 条。从其凡例所言“是刻阐前人所未备，本《内经》以立言，务存精要”来看，实属补缺救弊之作。

（二）《外科传薪集》

《外科传薪集》，成书于 1892 年，是近代中医外科的重要代表著作，是我国近百年来甚受欢迎的外科临证专书。本书记述了作者外科临床备用方剂共 200 余首，不分类，说明也较简略。1959 年，人民卫生出版社出版了《外科传薪集》单行本，《近代中医珍本集·外科分册》《中医外科伤科名著集成》《中医古籍临证必读丛书·外科卷》《珍本医书集成》等均载有此书。

（三）《马培之外科医案》

《马培之外科医案》，撰于1893年，全书收载医案58例，每个病案不仅有关于病情的详细记述，且有深透的论述和分析，有的还有专论附于后，反映了马培之颇深的学术造诣与丰富的临床经验。本书医案理法方药赅备，辨析详明，是临床工作者的重要参考书。1930年，上海中医书局出版《马培之外科医案》1册，系马培之中年时门人汇录抄本，对外科各症的记载尚不完全。据《马培之外科医案·序》记载，1955年，其门人范凤源整理马培之著作时，选择家藏马培之晚年医案中属于外科者，及《医略存真》稿本中有关外科之文，补充药味，汇录成册，仍用旧名，由千顷堂书局出版。《三三医书（第一集）》、《近代中医珍本集·医案分册》等书中，均收载有此书。

（四）《马培之医案》

《马培之医案》，不分卷。因马培之内外兼擅，外科医案已有专书，故其弟子将内科医案单独提出，汇编成册。本书选择有代表性的六家抄本，相互对勘。删其同而存其异，选其理法方药较全者，共得内、妇、儿三科，49个病种，588个医案。此书于1985年由江苏科学技术出版社出版。《宋元明清名医类案》《清代名医医案精华》《孟河四家医案医话集》中均载有此书。

（五）《孟河马培之医案论精要》

《孟河马培之医案论精要》，不分卷。此书作者吴中泰根据马培之入室弟子王宝廉亲手抄录马培之先生内外科医案4册、经验秘方3册、集验良方1册编纂而成。书中所选马培之医案588例，医论39篇，包含内科、外科、妇产科、马氏集验良方四大篇，较为全面地反映了马培之的学术思想和临床经验，对马培之的医案整理研究十分到位。本书于2010年由人民卫生出版社出版。

（六）《马评外科症治全生集》

《马评外科症治全生集》，成书于光绪三十四年（1908）。马培之擅长外科，推崇王氏全生派。其云："国朝王氏洪绪撰《全生集》，说尤完美，是书务审病因，而辨章阴阳强弱不失累黍，故世推为善本"（《马评外科症治全生集》）。书中记录了清·王洪绪的痈疽疮毒总论、临证医案、诸药治法及外科方剂及马培之的批示。马培之对此书并非盲目崇拜，而是批判地加以吸收。

（七）《纪恩录》

《纪恩录》，属医史类，不分卷。内容是马培之在京城为慈禧太后治病的日记。首刊于光绪十四年（1889），再版于光绪十八年（1892），均系木刻本。该书绝大部分内容，记载的是每天为慈禧诊脉用药的方案记录，少数有王公大臣求诊的方案。故虽称日记，其主体仍为一部医案。内中对宫中礼仪、增此物品记载详细，读之虽感累赘，但却为今天提供了一份不可多得的宫廷日常记录。又由于成书于慈禧摄政时期，所以书中处处流露出对帝王的诚惶诚恐之情，书名为《纪恩录》，亦属对慈禧感恩戴德之意。

（八）《青囊秘传》

《青囊秘传》，以邓伯星手抄《青囊秘传》本为最佳；又得马培之所集江湖铃串、民间单方二种，则以巢次芳（巢渭芳之子）传录《马培之经验方》本最精。1892 年，周小农刊出马培之《外科传薪集》一册 219 方，仅只《青囊秘传》的十中一二；而 1956 年马泽人在《中国秘方验方集编》中所献马培之方 130 首，亦只是《马培之经验方》中一小部分。

（九）《伤寒观舌心法》

《伤寒观舌心法》，不分卷。此书是马培之根据张诞先之《伤寒舌鉴》、徐灵胎之《舌鉴总论》充实发挥而成。全书分为伤寒舌象九类，每类首列总论为纲，各病种舌象为目，附有示意图 134 幅，并逐条变成五字四句歌诀，以便习诵。马培之自序，称为观舌心法序，因其内容属于伤寒之苔舌辨证，故称《伤寒观舌心法》。此书于 1985 年由江苏科学技术出版社出版。

【学术思想】

一、学术渊源

（一）尽得家传，兼拜名师

马培之出身于世医之家，祖从明代马院判起，即世代业医。马培之继承家传，学有所本，渊源有自。家传医学理论，是其学术思想启蒙的一部分。随祖父马省三（清代嘉庆、道光年间孟河名医）习医的 16 年间，尽得其传。马培之既从嗣祖学，尽得外科家传，又旁及王九峰、费伯雄之学，存真务实，独出手眼，“比之晚近外科诸家，实能融贯众科以自辅”。

（二）遵循《内经》，学有根本

中医经典是马培之学术思想的活水源头。从其著作的字里行间，能够感受到他对《内经》理论的重视。例如，马培之指出：“用药非精熟《灵》《素》，按脉辨证，平章阴阳，无以应手辄效”。他对于能够阐发《内经》要义于临床证治的后世医家也特别重视。如其所云：“《灵》《素》不可不参，张、刘、李、朱四家，尤不可不研究。假如内外两症夹杂，当如何下手，岂可舍内而治外乎。”（《医略存真·辨陈伯平〈外科正宗〉之说》）

马培之基于《内经》理论，视人体内外为统一整体。其云：“疮疡之生，概由六淫伤于外，七情扰于中，气血阻滞经脉，隧道为之壅塞，所以无论恶候危证，还是疥癣小患，无一不由内而达于外，故痈疽可以内散，破溃之后亦以内收。”（《医略存真·自序》）以《医略存真》为例，凡概念及相关理论阐述，悉遵《内经》所论。如阐述痫厥病机，言“《内经》则以肾虚为本”；谈到肿胀一病，引《灵枢》之分类，言“《灵枢》有水与肤胀、鼓胀、肠覃、石水”；叙述痿病，言“经谓五痿皆生于热，而起于肺，以肺为五脏华盖，主大气，管一身，行属金而性畏火”等。而且，马培之在很多医论中都引《内经》原文。例如，《医略存真·温热论治》中开篇即曰：“《素问·至真要大论》篇曰：风淫于内，治以辛凉，佐以甘苦；热淫于内，治以咸寒，佐以苦甘；湿淫于内，治以苦热，佐以酸淡”。论疵疽一病，引《灵枢·痈疽》所云：“发于膝者，名曰疵疽，其状大痈，色不变，寒热，如坚石，勿石，石之者死；须其柔，乃石之者生。”马培之著作中，此类《内经》原文还有很多，在此不一一列举。

（三）博采众长，师古不泥

马培之穷其一生研习中医学术，对中医各科皆有深入研究，尤以外科见长。认为病无常病，药无常方，不可拘泥成法而漫无变通。在其治学及临证过程中，皆提倡博采众家之长。马培之在脉理上的精奥之处，皆取经典之训，遣方用药悉以张仲景方为基础，又强调不能“舍成法而师心自用”；广收博采众家效方以及民间验方，并合家藏秘方、自制验方，整理成书，如《外科传薪集》《青囊秘传》共载有内服、外用之丸、散、膏、丹共1000余方。以上充分体现出马培之深求实学、兼采众长、善于总结的治学特点。

马培之对辨病拘泥古方，不究脉理个案，持有自己的看法。如其云：“今之业疡医者，每执《正宗》一书攻消补托成法。然其论治似偏于补，有禁用针刀并追蚀之药，如乳岩、瘰疬、瘿瘤、痔漏。近世每惑其说，而施此法。至初溃已溃之证，毋论疔疮、时毒、鬓疽、肛痈等，均执旧方，一概托里消毒，八珍、十全大补，补中益气，而误于补。此总缘视症之未明，脉理之未究，经穴之未详，虚实之未辨，以致胸无把握，依样画葫芦耳。”（《医略存真·辨陈伯平〈外科正宗〉之说》）马培之认为，陈实功立方，乃当时之气运，以施其治疗，非拘补托也。现如今的医家不能一味追求效仿古代名医的治疗方法，只拘泥在古人的成方而“不识变通之妙”，否则“犹胶柱鼓瑟，鲜能和其节奏者矣”。

马培之推崇王洪绪“全生派”，在论述病案的治法时，多提到《外科全生集》治法。其云：“是书务审病因，而辨章阴阳强弱不失累黍，故世推为善本。”但马培之师古而不泥，对其书中有效治法，评价为“此治法极是”，同时也指出了书中某些不足之处。在《马评外科症治全生集》中，马培之共评述113条，附秘方8则。此外，在《医略存真·刀针当用不当用之辨》中还提到：“《全生集》乃谓疔疮以外，概不用针，譬之水势甚涨，不为疏导，必致决裂溃败，不可拯援。与其奔冲而患甚，孰若疏利而患小乎。大凡外疡肿痛者，脓成至七分，即当针刺；若至十分，空陷必大，甚而肤色紫暗，皮与肉离，溃久不敛，遂成败症。”马培之认为，刀针之法乃“疡科之首务”，不能一概禁之，用好刀针，则要视病情、部位而定。又如，王洪绪在《外科症治全生集》中提到，“以红白明疮疡之阴阳”“认定红白两色，是痈是疽，治即全愈”，“症之根盘逾径寸而红肿者谓痈，白陷者为疽”。但马培之对此观点持有不同看法，认为不能拘泥于红白之色而区别疮疡之阴阳，所谓“诊视之时，全在察脉观色观形”。

二、学术特色

（一）治疗外疾，内外兼治

马培之精通内、外、喉三科，有着高深的造诣和成就，尤以外科见长。强调外症不能只着眼于局部，要内外兼治，言“浑内外而为一，乃探源之始也”。

马培之非常强调外科医生要有广博的理论基础和扎实的内科功底。他在书中批评当时江浙一带仕宦之家重视内科而轻视外科，因而治外科众症只一味地按《外科正宗》之法，以致贻误病情。如其云：“余见仕宦之家，每重内科而轻外科。谓疡科不按脉理，即外患亦延方脉家服药。此风江渐为最，是固因外科不谙脉理所致，然究未知内外之行并不悖也。即方脉家亦以外患为小恙，往往藐视外科，至其用药，则又徒执《正宗》成法，疮之外溃，俱投补托，而寒热虚实，亦复茫然……误人之处，岂浅鲜哉。”（《医略存真·辨陈伯平〈外科正宗〉之说》）马培之认为，《内经》论症原无内外之分，其原因在于“内伤诸疾，皆情欲所钟，元气先耗，继及脏腑；脏腑不和，则气血乖错，不能周行于身，而百病见矣。疮疡之生也，六淫伤于外，七情扰于中，气血阻滞经脉，隧道为之壅塞，有随激随发者，有积久而发者，无论恶症险候，即疥癣之小患，无一不由内而达于外”。正因为如此，当时医家称马培之“以外科见长而以内科成名”。

马培之治疗疡症时，既重视内在因素，又注意外在变化；以辨证论治为原则，随证选用治法。如《马评外科症治全生集》云：“近时业疡科，遇疾即录方照服，既不凭脉，亦不辨证，贻误匪浅……而其要者，贵审脉而已。”在治法上，不局限于体表用药和排脓，而是将内、外（刀、针、烙、灸等）治法加以配合。如《医略存真》中指出：“瘕痹可以内消，痈疽可以内散，破溃之症亦可内收，何尝于方脉外另树一帜乎?”此言外科疾病的治疗，应内、外治法结合。基于上述，可见马培之认为，对外科疾病应内外兼治，除了在刀针手法上需要真传口诀之外，尚需要深厚的内科功底。

（二）外科辨证，全面精要

辨证论治是中医的精髓。我国中医外科的辨证，早在宋代就已经提出了整体与局部、内在病机与疮疡外观相结合的思想。

马培之认为，“外科不能不明脉理，无论痈疽疮疡，症虽现于外，病必由于内”，主张辨证治疗。其云：“在气在血，入经入络，属脏属腑，舌苔可辨，脉理可参，一一切按，而密勘之，庶克有济。”若“视症之未明，脉理之未究，经穴之未详，虚实之未辨，以致胸无把握”，则治病只是“依样画葫芦耳”。因此，马培之一再教导其弟子说：“表里寒热虚实，全在临症时察脉辨色，庶不致误。”

马培之强调外科辨证论治的重要性，在其《医略存真》和《马评外科症治全生集》中，均有充分体现。如《医略存真》中涉及很多外科疾病，都强调“凡此全凭眼力手法，以脉证合参，庶无查误”。如《医略存真·论脑疽对口真伪之别》中慨叹：“吁！每见今之病家、医家，悉以疡科为肤浅之学，不究脉理，改延方家，切脉立方，但知补托，不辨疮之形势，与火毒之甚，虽按脉而未解数大之象主何症也，致用药多舛，良可慨夫!”又如，王维德在《外科症治全生集》中，称“认定红白两色，是痈是疽，治即痊愈”。又云：“外科之虚实，发现在患……不请谙息，尽可救人。”马培之则指出：“不能以红白二色分阴阳也，须知阴中有阳，阳中有阴，有真寒假热，有真热假寒。如执色白之说，则有色白按之烙手，脉洪数者，其将作疽治欤？泥色红之说，其有色红按之不热，脉不洪数者，其将作痈欤?”以病程言，“初起属阳，溃久血衰，变为阴寒者，断不可施痈药”。又如，关于气候因素对外科疾患的影响，马培之指出，光绪四年气候偏热，“夏秋所患皮白诸症，属热者多……大暑至白露，太阴湿土司令，客气虽属寒水，然有伏热，一二日后，寒亦化热。当时治法，均以凉剂而效，投温药者，十无一消。此岁月之热证也”。此足以见外科辨证之重要。

（三）既求方脉，刀圭亦精

马培之认为，“凡业疡科者，必须先究内科，《灵》《素》不可不参，张、刘、李、朱四大家，尤不可不研究；痈疽可刺，刀针之不能不用，而不可乱用；至外用之丹散，亦当详审看症”。马培之非常重视外科医生临证技艺的培养，包括方药应用，刀针、火灸的施行，有效验方之搜集和应用等。

马培之反对王洪绪“力戒刀针手法”，指出“刀针有当用，有不当用，有不能不用之别，如谓一概禁之，非正治也”（《马评外科症治全生集》）。他认为外科用刀针，主要在于排脓引流；一概禁之，痈脓任其自溃，势必至筋烂骨伤，腐败不起，故“针固疡科之首务”。至于如何用好刀针，马培之认为，一是掌握时机，如外疡脓成至七分即当用刀针；若至十分，空陷必大甚，肤色紫暗，皮与肉离，溃久不敛，遂成败症；若皮白而脓肿在筋骨之间，早刺反泄其气，脓亦难出。二是分清部位，凡在头顶以上及咽中之症不可轻刺。三是针对疾病，如痈疽可刺，而瘿瘤、恶核、石疽、乳岩及凡坚硬之症并禁用针，针之立败。又如，疔疮多为内腑积热，邪搏于经，血凝毒聚，切不可以艾灸，助其火势，亦不可轻易动刀，如脓未成只能用刀剔破或用针刺入分许，使药性可以入内，冀其止痛消散；若刀深入则胬肉突出，溃脓之后肿不能消。由此看来，马培之运用刀针有严格的适应证，并非滥用刀针，或者忌用刀针，其稳健通达，不失大家风范。

（四）遣方用药，和缓平正

马培之遣方绵密，用药和缓平正。观察马培之医案用药，因热证十居八九，故方以阴寒之品为要，但组方达到泻火不伤阳，祛湿不伤阴，养阴不伤正，扶正不敛邪。如黄连与干姜，法夏与麦冬，生地与西洋参，元参与连翘等，均为马培之的常用药对。《医略存真·汤火伤》中，以“雷真君逐火丹”（当归四两、生黄芪三两、茯苓三两、大黄五钱、甘草五钱、黑荆芥三钱、防风一钱、黄芩三钱）治疗水火烫伤，并解释说：“服此方大有意义，当归为君，以之和血。黄芪为臣，托其正气，使火邪不致内攻。茯苓泄肺金之热。大黄、黄芩泻阳明之火。甘草解毒定痛。荆、防使火邪仍从外出。屡用屡验，分量不可丝毫增减。”足见其组方之细密周到、用量之精细准确。

马培之用药平和，反对滥用峻猛之药。从《马培之外科医案·颈核》中，可以看出其反对用峻猛之药拔核，认为“核出而根不化，且有头项俱肿，发热不食而败者，其猛烈盖可知矣”。马培之不赞同《外科全生集》“子龙丸常服”的方法。其云：“夫大戟、甘遂，乃行水劫痰之峻品，即炮制得宜，亦大损气，故有呕吐、泄泻，甚至不保其生，则此法不可行也。”在博考前方的基础上，认为“惟逍遥散合二陈，标本兼施，最为可恃……各随其症加减，庶有效验。若专治外患，不审本原，气血既衰，变即蜂起，可不惧乎”。又如，《马培之外科医案·痈疽疮疡用药禁忌》中云：“古方之消散膏丹，用蟾酥、蜈蚣、全蝎，取其以毒攻毒，而瘰疬、马刀、失荣、乳癌等症，以蟾酥等外治，每每起泡皮腐。盖七情火郁于里，不得以辛温有毒之品外治。即如风火热毒，湿热疮痍癞癣，古方有用轻粉、雄黄、硝、矾、花椒等药，用之反增痒痛，肌肤疡腐。总之，皮色红热及色白，而皮肤燥裂者均不宜温燥之药敷搽，只可辛凉之品。”总之，马培之强调，临床上不仅不能随意应用药性峻猛之内服药，即使是外用药，也应该根据病情、病位等，辨证、合理地使用，杜绝滥用峻猛之药。

马培之在重视辨病辨证的同时，也非常强调“药力”。《医略存真·辨陈伯平〈外科正宗〉之说》中云：“看症辨证，全凭眼力；而内服外敷，又在药力；药性不究，如何应手？假如火毒疮疡，用辛燥之药外治，立增其痛，立见腐烂。”所谓讲究眼力，就是要能深入剖析病情，抓住疾病症结所在；讲究药力，就是要注重药物的性能、专长、配伍、炮制等，以利药效充分发挥。诚如《医略存真·自序》所云：“古人治一病，立一方，何药为君，何药为佐，君以何药而能中病之的，佐以何药而能达病之里，或炒，或煅，或姜制，或酒浸，或蜜炙，或生切，或熟用，或生熟并进；孰升孰降，孰补孰泻，孰为攻伐，孰为调和，孰宜辛凉，孰宜甘苦，孰宜咸寒酸淡；若者养荣，若者和卫，若者入于经络，若者通乎脏腑，若者治乎三焦，皆几费经营配合而成，大有精意存乎其间。后之学者，必穷究前人用意之所在。”

马培之一生收集验方甚多，而且用于临床，有效者皆公开流传。《外科传薪集》载方 218 首，内容涉及内、外、妇、喉、眼、口齿诸科。剂型有丸、散、膏、丹，用法有内服、外搽、点、吹等。许多方剂有较高的实用价值。

【临证经验】

一、疔疮

马培之云：“疔疮名目甚繁，先贤以青、黄、赤、白、黑五色，分别五脏之疔，已尽之矣。其刺治法、刺法，宜汗、宜下、宜清，亦已详备”。此前之外科诸家，已将疔疮的种类和治法论述得很详细，马培之没有再做过多描述，只是对艾灸予以否定。其云：“惟艾灸毋论何部，断不可施。”（《医略存真·疔疮刺法》）他认为疔疮的病因病机，主要是“皆内腹积热，邪搏于经，血凝毒聚，各随脏腑而发”，故不可施用艾灸之法。

马培之在医案中，详细介绍了蛇头疔、红丝疔、锁口疔、黄鼓疔等。其云：“《正宗》之天蛇毒，即蛇头疔，谓心火旺动，攻注而成，用艾灸五壮可消。夫疔生于指面者最重，皮厚难穿。生于指背、指肚、爪甲旁者较轻，其皮薄，易溃易愈。指面之疔，每见皮肉紫黑干烂，痛则连心，即挑破外面，亦无脓水，此等最恶，指头必落，此与足指脱疽相等”“红丝疔生于脉门，形如米粟，或有白泡，霎时即起红丝，一二时即走至云门、天府”（《医略存真·疔疮辨讹》）。

马培之治疗疔疮，主要以清热解毒、清散化疔为主，多用五味消毒饮、黄连解毒汤加减。在外治上，强调疔疮不能用艾灸，也不能轻易动刀。其云：“如脓未成，只用刀剔破外皮，或用针刺入分许，使药性可以入内，冀其止痛消散。若到深入则胬肉突出；溃脓之后，脓不能消；脓为火烁，内生多骨。迁延时日，非虚而不敛之为。”（《医略存真·疔疮辨讹》）又云：“急用针于斑点上挑刺，约入一二分，挤去毒血，一日挑一次，多则三次，少则二次，重者转轻，轻者散矣。”（《医略存真·疔疮刺法》）

案例 1

姚右，蛇头疔破溃，指节须脱，急宜清解火毒。连翘、银花、甘草、黄芩、丹皮、天花粉、赤芍、地丁草、大贝母、菊花。

案例2

陶左，锁口疔疮，头不硬，致毒气走散，急为清散。牛蒡子、甘菊、银花、赤芍、连翘、地丁草、大贝、草河车、淡竹叶、野菊花头。

案例3

黄鼓疔走黄，疔毒散漫，肿及胸颈，内热便闭，防其内陷，拟化疗解毒。地丁草、银花、赤芍、大贝母、连翘、黄芩、天花粉、人中白、元参、薄荷、桔梗、淡竹叶、野菊花头。

（《马培之外科医案·疔疮》）

二、脑疽

脑疽，俗称“对口”。关于脑疽之病因，马培之云：“风为六淫之长，阳经蕴热，风邪从点而入，入则营卫不利，血脉凝泣，始生疙瘩，或正或偏，或红根白头，三两日间，即作焮痛……若初生疙瘩，麻痒木而不痛，颈项作强，此得于膏粱厚味，或嗜色欲，脏腑邪热蕴结。”（《医略存真·论脑疽对口真伪之别》）

马培之在治疗脑疽时，强调要通过仔细诊察来辨证，具有高超的辨证水平。其将脑疽分为“内因症”和“外感症”，并指出相应的治疗大法。其云：“对口，由七情发者宜补，六淫发者宜散宜发”。外感风热之邪，邪毒凝聚肌表以致气血运行失常而成脑疽，此乃阳证，治疗宜清散，脓成则清热解毒，溃则养阴清托；恣食膏粱厚味，脾胃运化失常，湿热火毒内生，致脏腑蕴毒而发脑疽，属阴证，治当温托，溃当大补。又有暑湿热之症常与阴证表现相似，均“疮平漫肿，肿而不坚，不甚作痛，内兼胸闷，舌白口渴作恶”，治法只宜清其暑湿，参芪亦当慎用。“以脉合参，庶无差误”。

马培之特别指出，“阳证慎用参芪”。如其云：“参芪甘温补气，气为阳，阳经伏热，必损其阴，阴伤则热愈炽。又耳后为少阳之经，少阳乃胆与三焦，二经常多气少血，参芪咸在所禁。”（《医略存真·论脑疽对口真伪之别》）

案例1

巢右，四十余，患正对口两旬余，疮平肉紫，热如火燎，日夜疼痛不止，连及头巅两耳，主家已为之置备后事，邀予观之，乃是阳证，想误服参、芪、肉桂，询之果然。予云：“此是风热之症，引动肝火，非败症也。”随用猪眼膛肉，加冰片同捣贴之，立时止痛。用疏风清热：防风、荆芥穗、白芷、菊花、川芎、赤芍、僵蚕、甘草、当归。加黄连，一剂痛减其半，肿热亦退。又一剂脓渐来，后用养血化毒：当归、白芍、川芎、生地、甘草、穿山甲、木通、僵蚕、白薇、银花。调理而愈。

案例2

本城毛抑之，年六十余，患正对口五日，就诊于予，似有白头，硬如白果大，木不知痛。予云：“此阴症也。”其体素丰，喜食炙煿，脉沉小不见数象。用蟾酥饼贴之。蟾酥酒化，没药去油，乳香去油，明雄黄、巴豆霜各二钱，潮脑、朱砂各一钱，轻粉五分，麝香三分。各为细末，用蟾酥酒和丸，如绿豆大，或为饼，贴疮上，以膏盖之。

服疏通腠理之剂：防风、川芎、赤芍、荆芥穗、全当归、白芷、僵蚕、陈皮、甘草、独活、桂枝、薄荷。两帖，硬如钱大，尚不知痛。用阳和汤两帖，略知痛痒，已大如酒杯，随点刀，初下一分，继之二分，犹不知痛，直下至四分，方才知痛，插入蟾酥条。次日肿高，稍见微脓，仍插二日，脓渐来，肿痛日甚，用托里消毒，加肉桂，服二三剂：银花、当归、生黄芪、天花粉、连翘、黄芩、白芍、牡蛎、生甘草、枳壳、香白芷。腐如酒杯口大，肿亦渐收，始终温补：人参、白术、川芎、当归、白芍、熟地、肉桂、木香。两月而愈。

案例 3

北门外姚左，年近五旬，夏月患正对口十日，疮平顶起蜂窠，如钱大，四围平板，如茶碗口大，微红微热，不甚知痛，胸痞，舌苔白腻，此乃暑湿热交蒸于上，非阴疽也。始用疏散两剂，肿仍不收，四围大寸许，用蟾酥条插入蜂窠内，以红膏贴之，四围用铁箍散，内服荆、防、厚朴、滑石、藿香、枳壳、赤芍、当归、陈皮、薄荷。两剂根脚守定，胸次渐舒，原方去荆、防，加当归。又两剂，渐腐渐脓，换服养阴，解暑化湿。又两剂，疮势渐退，仍不甚痛，稍用党参则胸闷；直至腐脱生新，均以养阴养胃之品，沙参、怀药、归、芍等两月收功。

（《医略存真·论脑疽附治验三则》）

案例 4

某，正对口疽初起，形如豆大，不甚作痛，头昏，颈背作酸，时恶寒热，心胸烦闷，脉沉细而数，体质素亏，风暑湿邪内蕴，治当疏达。荆芥、防风、粉葛根、赤芍、甘菊、当归、川芎、广皮、薄荷、银花、粉甘草、大贝母、陈酒。

（《马培之外科医案·脑疽》）

案例 5

对口由七情发者，宜补；六淫发者，宜散宜发。素体有湿，与热相搏，致发偏脑疽，溃久脓多，而硬不消，当以消化。南沙参、丹皮、薏米仁、连翘、大贝母、甘草、银花、赤芍、藕、功劳叶。

二诊：对口，脓已渐清，肿亦渐消，似可收敛，仍以前法加减。前方加当归，去功劳叶。对口疽腐烂，又受风温，头目肿胀，急为疏解。薄荷、黄芩、丹皮、竹茹、银花、连翘、茜草、荆芥、赤芍、菊花、甘草、马勃、大力子。

（《马培之外科医案·对口》）

案例 6

风湿热，交熏于上，偏对鬓疽，肿硬有头。惟对口疮根散漫，均非小恙。腑气不爽，宜内疏黄连汤加减：薄荷、黄连、赤芍、当归、连翘、陈皮、银花、生甘草、桔梗、大贝、黑栀、淡竹叶。

（《马培之外科医案·对口》）

案例 7

风与湿热交蒸于上，滞于血脉，致偏对口。症已两候，腐如杯大，尚未得脓，四周木硬，便闭，小溲不利，脉象虚细数，气血皆亏，幸疮头高肿作痛，拟和营托里。生首乌、赤芍、当归、瓜蒌仁、皂角、白芷、银花、连翘天虫、甘草、陈酒。

二诊：偏对口稍得微脓，疮生腐翳，根脚不收，腑气不通，毒火无由下泄，虑其散漫，急为清托。南沙参、天花粉、赤芍、白薇、当归、大贝母、丹皮、银花、蒲公英、连翘、角针、瓜蒌仁、甘草、红枣。又洗方：功劳叶、香白芷、银花、甘草。

三诊：对口腐脓渐脱，脉弦细数，口中干苦作渴，阴虚胃热不清，当养阴清热。北沙参、茯苓、天花粉、麦冬、生地、粉甘草、麦冬、生地、怀山药、丹皮、川石斛、川贝母、甘蔗、当归、毛燕、红枣。

（《马培之外科医案·对口》）

三、发背

马培之认为，发背是由于外邪侵入，导致血液运行不畅，影响营卫正常运行，寒气化为热而腐肉，肉腐则为脓所致。此病发于项背部者，病情较重，不易透脓，内陷变证多见。如下列医案中，马培之主张“俟其火毒退后，再进养阴清托”。

案例1

张右，昔年道经昆陵，族兄兆祥，治张姓女背疽旬余，脓出而肿不消，邀余往观。至其处，则有方脉三位，为彼立方。主人请余进，验毕出外，三医仍在座，兆兄立而参酌，欲加败毒之味一二，咸曰：“不可。”余语兆兄：“症必败，盖委去。”伊云：“非死疾。”余谓：“火毒如斯之盛，脓已发泄，而肿反增，脉数且大，舌绛口干，苔黄便结，日进参、芪、熟地、于术等品，是助其火毒，势必内攻，速宜弛手。”言竟而去。主人询之兆祥：令弟何返之疾？告之云云。后复聘余，辞以无暇，然察主人心诚，不忍其为庸医所误，力嘱兆兄改用黄连、生地。俟其火毒退后，再进养阴清托：石斛、天花粉、麦冬、白芍、贝母、丹皮、连翘、沙参、玄参、甘草、银花、当归。一月而瘥。

（《医略存真·论脑疽对口真伪之别》）

案例2

某，气虚挟痰，疽发于背，盆大脓少，脉象细软。处方：黄芪、甘草、白术、茯苓、银花、大贝、桔梗、陈皮、当归、熟地、白芍、川芎、肉桂、地丁、连翘。外用发背夹纸膏化去腐肉。乳香四两，血竭四两，没药四两，儿茶四两，铅粉四两，东丹四两，铜绿四两，银朱四两，研细末，用菜油摊平油纸上，以细针刺小孔无数，将油纸隔肉贴之。次日，一切腐肉尽落纸上。发背肉色紫暗作黑，坚硬而痛，用发背止痛丹。发背止痛丹：桑螵蛸三两，益母草二两，焙干为末，加麝香二钱，掺上，立时止痛。去腐血甚效，不论已溃未溃，均可应用；如不痛，则不用之。

（《马培之外科医案·发背》）

案例3

蔡右，暑湿热滞于血脉，致成脾肚发之患，现已顶平，根脚蔓延，恶寒发热，当清散化毒。蒲公英、连翘、银花、甘草、角针、郁金、薄荷、赤芍、大贝、陈皮、白蔹。

二诊：脾肚发疮头软，根脚稍收，脓亦渐出，内热未清，当以清托。酒黄芩、南沙参、赤芍、甘草、陈皮、连翘、角针、大贝、银花、蒲公英。

（《马培之外科医案·上发背》）

案例4

曹左，脾肚发，外溃烂势大，当以托里。当归、甘草、连翘、银花、大贝、天花粉、黄芪、赤芍、陈皮、绿豆。

（《马培之外科医案·上发背》）

案例5

刘左，中发背偏右，已将半月，形长八寸，按之木硬，疮头平塌，尚未得脓，根盘散漫；发热口干，汗出渴饮，痰多作恶，舌苔腻黄。肝脾积热，痰浊聚于胃腑。防其内陷，急为清热化毒和中，希疮根收束收脓为要。南沙参、酒黄芩、云茯苓、银花、象贝母、连翘、甘草、橘红、赤芍、枳壳、绿豆、法半夏、竹茹。

二诊：原方去酒黄芩，加左金丸、当归。

三诊：发背脓尚未来，疮头未起，根盘散漫不收，发热哕恶已减，胸闷未舒，胃为浊阻，故谷食不旺。不能托毒，仍宜和中托里。原方去绿豆、枳壳，加川芎、厚朴、佛手、姜。

四诊：哕恶已愈，胸闷未舒，背疽脓出不畅，顽腐阻隔，内腐而外不溃，脾元已弱，胃气不苏，仍托里和中。原方去佛手、厚朴、左金丸、竹茹，加南沙参、枳壳、瓜蒌皮、川郁金。

（《马培之外科医案·中发背》）

案例6

心肾并亏，烦劳过度，厥阴少阳之风上扰，阳明浊痰藉以上承，蒙蔽清窍，两耳先痛，痛后闭鸣，如风涛之声，久经失聪，鼻塞流涕，邪害空窍，拟养阴清泄上焦。麦冬、蝉衣、菖蒲、石决明、泽泻、南沙参、荷叶、桑叶、丹皮、黑山栀、陈皮、蒺藜、蔓荆子。

二诊：风阳较平，耳聋较聪，暑湿之邪，结于营分，又患对心发，肿硬有头，当以清化。赤芍、大贝母、天花粉、生甘草、丹皮、银花、连翘、夏枯草、角针。

三诊：对心发疮头已起，曾得微脓，根盘尚未收束，当以清托。原方加当归、竹茹、南沙参。

四诊：对心发大脓渐来，肿亦渐收，还宜清托。原方加川石斛、绿豆。

五诊：对心发脓尚不畅，右旁肿势又复散漫，急为托里追脓，以冀收束为佳。当归、北沙参、赤芍、角针、大贝母、银花、生甘草、蜂房、葱，煎洗。外敷铁箍散。

六诊：对心发脓水渐出，根脚立定，日作微恶寒热，四周红晕散大，阴虚不能束毒，还宜清托。

（《马培之外科医案·中发背》）

四、瘰疬

马培之认为，瘰疬多因忧思恚怒而致肝气郁结，气郁伤脾，脾失健运，痰湿内生，结于颈项而成；日久痰浊化热，或肝郁化火，下烁肾阴，热胜肉腐而成脓；溃后脓水淋漓，耗伤气血，经久难愈；或因素体肺肾阴亏，以致阴虚火旺，肺之津液不能输布，灼津为痰，痰火凝结而形成。其言“瘰疬皆不足之症，有阴虚肝火凝结者；有脾虚痰气凝结者；有风痰风湿相结者”。

马培之治瘰疬，博览前人之方，指出慎用峻猛之法。如其云：“甚至出核用冰蛳、三品一条枪，追蚀用斑蝥、巴豆，内服用全蝎、蜂房，尤近卤莽灭裂。尝见有用冰蛳等法，核出而根不化，且有头项俱肿，发热不食而败者，其猛烈盖可知矣。”马培之不赞成上述治法，指出峻猛之药不可轻投。如其云：“近行《全生集》谓：子龙常服可消。夫大戟、甘遂，乃行水劫痰之峻品，即炮制得宜，亦大损气，故有呕吐泄泻，甚至不保其生，则徒法之言，不可行也。”马培之指出，瘰疬一症属虚者居多，“肝火盛者则痛，气与痰凝者则不痛，推之可移者易治，附结筋脉不动者难治”。其对颈部瘰疬有如下说法：“若生项侧，核坚而大者，是为石疽恶候，与失荣相等。”故强调不能轻投猛药，言“子龙丸乃化痰泄水之峻剂，只可施于壮实之人，但有一二核坚硬者可服，亦不宜多投，致伤血气”。还指出禁用针刺，言：“项侧乃少阳部分，多气多火少血之经。缘忧思恚怒而起。《全生集》用阳和汤，亦不可轻投；禁忌针刺，针必散大，不可救药。”故马培之治疗瘰疬，多用养阴清热、和营化痰之法。在《外科传薪集》中，载有专治瘰疬的方剂，如鲤鳞丸。

案例 1

程左，肝火上扰，颈项瘰疬窜及腋下及胯，发热，脉数，遍体经络掣痛，宜逍遥散加减。当归、薄荷、南沙参、连翘、粉甘草、赤芍、僵蚕、丹皮、柴胡、大贝母、夏枯草。

（《马培之外科医案·瘰疬》）

案例 2

某，肝脾两亏，痰气凝滞，颈右窜生痰疬，一核已延红色，势必破溃。间时恶寒发热，二气乖和，脉象沉弦小疾。血虚木郁不达，拟养营调畅肝脾。当归、陈皮、川贝母、法半夏、参须、茯苓、于术、佩兰、香附、丹参、生牡蛎、红枣。

（《马培之外科医案·瘰疬》）

案例 3

徐左，脾肾不足之质，少阳相火夹滞于脉络中，少阳而下阳明，项侧瘰疬延及腋窝两胯，劳则寒热作痛。拟和营清肝化痰。当归、白芍、川芎、川贝母、法半夏、佩兰、柴胡（醋炒）、北沙参、白术、丹皮、甘草、生姜、红枣。

二诊：少阳阳明之经瘰疬，间致寒热作痛，脉象左关细弦，右关小滑。阴虚木火内郁，阳明湿痰流窜经络。难以速效，还宜养营清肝化痰，徐徐调之：北沙参、当归、夏枯草、柴胡、大力子、元参、丹皮、半夏、蛤粉、川贝母、竹茹、红枣。丸方：另加海风藤、白芥子、茯苓、白术、白芍、生姜，以红枣、竹沥泛丸。

（《马培之外科医案·瘰疬》）

案例 4

葛右，疬恙自颈窜至胸膺胛窝，破溃深大，内热脉数经闭，谷食不香，势入损门。急为养阴清热。沙参、石斛、佩兰、鳖甲、功劳子、象贝母、粉丹皮、青蒿、陈皮、茯苓、甘蔗。

（《马培之外科医案·瘰疬》）

案例 5

史左，肝肺阴虚，痰热上升，颈左右痰疬肿大，内热呛咳，涕中夹血。当养阴以清肝肺。沙参、石决明、象贝母、元参、丹皮、瓜蒌皮、杏仁、石斛、夏枯草、竹茹、蛤粉、枇杷叶。

（《马培之外科医案·瘰疬》）

五、流注

马培之指出："流注生于夏令，太阴司天在泉之岁最多。曝日躬耕，夜天露卧，暑为寒束，气道不行，随处结肿。"（《马评外科症治全生集·流注》）就病因病机而论，马培之认为流注多因湿痰凝聚而致，"脾有湿痰，肝气大旺，营卫不利，以致胸腹不舒"（《医略存真·流注》）。

关于流注的治法，马培之言"湿痰凝滞者，固当温散。其有勤劳之辈，不受外寒，内伤脾土，脾气滞而不行，湿痰因之停滞，治当流气行痰，可望消散"。此言流注治宜清热解毒、祛痰通络；暑湿交阻证，要兼清暑化湿；痰湿内蕴者，要流气行痰。

案例 1

某，脉象两关细弦，而右兼涩，脾有湿痰，肝气大旺，荣卫不利，以致胸腹不舒，腰髀作痛，不能转侧。左肋痰注成漏，间日必服通利之剂，而胸腹顿舒。然取快一时，恐伤胃气，宜和荣卫化痰，兼平肝木。当归、茯苓、黑丑、川楝子、青皮、苡米、陈皮、丹参、淮牛膝、半夏、郁李仁、丝瓜络。

（《马培之外科医案·流注》）

案例 2

叶左，本木旺水亏，脾多痰湿，肝风晕厥之疾数年。去冬渐至卧床不起，肝肾血液俱疲。春分后木挟相火用事，湿痰随风火之气充斥三焦，眩晕发热，遍体作痛。疑以旧恙复萌，讵知脊骨之旁结为痈毒，约半月有余。是穴乃肝经部位，火湿凝聚络中所致。肝热最易上升，湿火熏蒸胃腑，始则发热谵语，后渐热退神安。乃湿热之邪，归并下焦，是外患之见，非旧恙之复萌也。现已成脓半月，未得更衣，齿干苔燥，阴伤而湿火不化。症虽属外，而药饵尤当治内。幸脉波和而关微弦象，似可无虞。拟用甘寒育阴，兼和中润下之治：南沙参、麦冬、川石斛、大贝、柏子仁、瓜蒌仁、苡米仁、茯苓、天花粉、藕、青皮、甘蔗。

（《马培之外科医案·流注》）

案例 3

某，流注臂臑已成，右肾俞穴结肿，痛难转侧，为患最剧，急为和气化痰：苍术、乌药、半夏、全蝎、当归、川芎、桂枝、苏叶、赤芍、陈皮、独活、酒。

（《马培之外科医案·流注》）

案例 4

某，背俞痰注痛，脓从肋缝而出，难以速愈，兼之发热面浮，胸腹饱胀，泄泻，脉滑数，痰湿滞脾症，非轻候，当先其内。小川朴、茯苓、神曲、砂仁、鸡内金、苡米仁、麦冬、枳壳、青皮、生首乌、鲜荷叶。

（《马培之外科医案·流注》）

案例5

某，右腰间湿痰流注，肿硬已久，托里消毒。党参、白芍、白术、陈皮、桑枝、半夏、白芥子、当归、桂枝、黄芪、赤芍、牛膝、茯苓。

（《孟河马培之医案论精要·流注》）

六、流痰

马培之认为，流痰之病的病因病机，在于“脾胃气弱，水谷之精不归正化，变饮生痰”，以致“痰湿滞于经络，致成痰注，硬附于骨，腰酸骨痛”（《马培之外科医案·流痰》）。

马培之治疗流痰，多用和营活血、养阴化痰通络之法。

案例1

尤右，右腰外侧流痰，发于正产之后；溃经半月，脓稀色红，脉细弦数，舌白苔灰口燥，腰下筋脉阵阵掣痛。阴分大伤，络血有热。急为养阴清络，定后再进调养。生地、当归、北沙参、甘草、丹皮、丝瓜络、藕节、陈皮、白芍、云茯苓、粟壳、女贞子、鳖甲、红枣。

二诊：服二帖后脓减色淡，仍以前法进治。

（《马培之外科医案·流痰》）

案例2

宋左，营卫不和，痰湿滞于经络，致成痰注，硬附于骨，腰酸骨痛，已放三处，左缺盆穴与右颊车肿硬较甚，深防滋蔓，将来破溃，有伤筋蚀骨之虞。当归、僵蚕、白芥子、制南星、粉甘草、法半夏、云茯苓、赤芍、广橘络、乌贼骨、独活、炒竹茹。另：指迷茯苓丸150克，每服9克，开水送下。

（《马培之外科医案·流痰》）

案例3

杨左，肝脉布于两胁，胃脉络于胸中。阴虚肝旺之体，素有失红之患，寒凝胃之膜外，与痰气交结。胸右承满穴，结硬木不作痛，肋下又起一核，则串通。近又咯红，其色紫，痰凝聚日多，将来惟恐酿脓，溃难收口。拟和营活血，化痰通络。大丹参、瓜蒌皮、南沙参、煅瓦楞、广郁金、新绛、甜杏仁、川贝母、杜苏梗、橘红络、枇杷叶、鲜竹茹、藕节。

（《马培之外科医案·流痰》）

案例4

金左，脾肾久亏，胃之生气不旺，湿痰滞于腠理，项背四肢，流痰六七处，漫肿而软，内脓已成。神羸，脉象细弱，便溏，胸闷谷少。脾为后天资生之本，急为扶土和中。党参、冬术、茯苓、木香、怀山药、砂仁、佩兰、陈皮、法半夏、芡实、谷芽、干荷叶、红枣。

二诊：胸腹较松，食谷知味，胃气稍苏，脾元仍弱，大便尤溏，仍宜扶土调中。党参、冬术、怀山药、煨木香、砂仁、料豆、益智仁、茯苓、陈皮、芡实、煨生姜、红枣。

三诊：日来脾土仍弱，便溏腹痛，胃口又呆。用补火生土。每日服四神丸6克。党参、白术、黄芪、破故纸、怀山药、炙甘草、陈皮、佩兰、小茴香、茯苓、肉桂、煨姜。

四诊：脾肾久亏，中阳不运，湿痰停留于胃，气升作恶，谷食不香，遍身痰注五六处，均已成脓。神羸、力乏，颈痛不能转顾。气血两衰，损怯堪虞。先为扶土和中，嗣后再为峻补。党参、白术、陈皮、茯苓、制半夏、白蔻、佩兰、焦谷芽、炙甘草、干姜、白芍、佛手。

（《孟河马培之医案论精要·流痰》）

案例5

某，脾肾不足，湿痰留于经络，荣卫不利，始则足痛，继之背驼，咳嗽发热，股腿结肿三处，成为龟背流痰。脉象虚细涩数，亏损已极，姑拟益气养阴。西洋参、全当归、料豆、杏仁、女贞子、怀山药、牡蛎、参须、石斛、法半夏、红枣、毛燕、贝母。

（《孟河马培之医案论精要·龟背流痰》）

案例6

某，龟背驼在脾俞，又患流痰，腰右硬溃，足膝软弱，不能任步。气血俱伤，无以荣养筋骨，已成残废。拟脾肾并培，多服乃佳。党参、生地、山药、怀牛膝、白芍、杜仲、陈皮、女贞子、料豆、川断、归身、冬术、红枣。

（《马培之外科医案·龟背流痰》）

案例7

痰之为病，缘脾胃气弱，水谷之精不归正化，变饮生痰。由胃旁流于胁，右肋作痛，时作时止，业已有年。气痰凝滞积结为窠囊，于是攻注背之胃俞，漫肿作痛，成为痰注。外溃数月，脓多而肿不消，左旁皮现红紫之色，又将破头。神羸面色皖白，短气乏力，动则作喘，足肿至膝，气血两虚，脾肺肾三脏皆亏。外恙内空过大，且通于胃腑，极难完固。拟调脾胃，兼养胃生阴之法，内腑安和而外患可冀收口。台参须3克、西洋参3克、薏苡仁9克、炒白芍4.5克、煅牡蛎9克、黑料豆9克、云茯苓6克、肥玉竹9克、广皮2.4克、杏仁3克、全当归6克、炒于术6克、毛燕9克、红枣3枚。

二诊：去杏仁，加霍石斛9克、佩兰4.5克。

三诊：昨进养阴清托，虚阳渐平，呛咳胁痛亦减，似有转机，宗前法进治。原方去佩兰、杏仁，加川贝4.5克、百合15克。

四诊：疮患脓已大减，精神渐复，脉仍带数，阴中之热未清，咳嗽而痰不爽，仍培气血以和肝脾。原方去薏苡仁，加米炒麦冬4.5克、炙生地4.5克。

五诊：迭进育阴清热，咳嗽、短气、胁痛、跗肿均已大减，惟内热不净，外患脓色稠黄。脓乃血化，阴气大伤，小溲频数，气分亦弱，拟养阴清热为主，而益气左之。原方去麦冬、石斛，加金樱子（绢包）4.5克、炒丹皮4.5克、功劳子9克。

六诊：外患脓已大减，内膜未能完固，卧则脓水自流，是症本通于胃之脉络，仍培气血以补内膜。大生地9克、山萸肉4.5克、百合9克、炒白芍4.5克、生绵芪9克、象牙屑9克、杜仲9克、当归4.5克、麦冬4.5克、别直参6克、炙甘草1克、茯苓6克、黄丝娟1块。

丸方：西琥珀6克、象牙屑6克、黄蜜9克、枯矾6克、黄蜡9克、人指甲（朱砂拌炒）3克、制乳香3克、制没药3克、朱砂3克。上药为末和匀，先将黄蜜煎熬，再用黄蜡熔化，再入上药，泛为丸，如绿豆大，每服七粒，然后再加，加至十三丸则不再加。

膏方：熟地180克、归身90克、炒白芍60克、百合90克、五味子30克、杜仲125克、别直参90克、山萸肉42克、怀山药90克、沙苑90克、于术90克、炙甘草18克、黄芪90克、茯神90克、广皮45克、桂圆肉90克、红枣125克、麦冬60克。上药煎汁3次，去渣，用冰糖125克收膏。

（《马培之外科医案·胃俞流痰》）

案例8

某，肾俞痰，溃久左右两空，窜及尾闾，行则伛偻，肾脉大伤，气血皆损，幸饮食如常，拟十全大补汤主之：炙生地、大白芍、山萸肉、冬术、当归、云茯苓、潞党参、川杜仲、炙甘草、生黄芪、引红枣。

（《孟河马培之医案论精要·肾俞流痰》）

七、无头疽

（一）多骨疽

马培之云："多骨症有疮疡溃久脓水结成者，有先骨胀而后破溃出骨者""是疽生于胫骨或与足跗，而臂与头额亦间有之。身半以下者湿兼热也，身半以上者湿兼痰也"。指出其病机在于"荣卫不和，脾气不从，以致湿痰停滞，郁蒸化热，而为腐骨"（《马培之外科医案·多骨疽》）。马培之医案中，对多骨疽的治法如下：初起隐痛时，用"川芎、当归、二陈、赤芍、羌活、秦艽、僵蚕、竹茹"等，清热化湿，行瘀通络。特别指出，不可徒用温补，要加以消散；胫骨疼痛，热度炽盛，症状明显者，治以清热利湿、和营托毒；脓毒蚀骨证，治宜调补气血、清化余毒。《外科正宗》对多骨疽，治以"肾气、十全、固本、养营诸方"。马培之认为，这些治法适于已经溃烂之时，"非初起之治"。多骨疽多生于湿热，初起之时乃湿热之症，断不可徒用温补。马培之治疗多骨疽，"以川芎、当归、二陈、赤芍、羌活、秦艽、僵蚕、竹茹等消散"，还针对不同部位施治。例如，"在臂者加桂枝、桑枝，兼进指迷茯苓丸；在头者加防风；日久不消，加人参须、白术扶脾；在下者胫骨肿痛，宜化骨至神丹加知母、黄柏，以利湿清热""如溃之不敛不出者，始可与肾气、养荣等方补托"。

案例

某，附骨疽，破溃成漏。大生地、山萸肉、当归、远志、泽泻、甘草、鹿角胶、怀牛膝、白芍、茯苓、白术、红枣、桑枝。

（《马培之外科医案·多骨疽》）

（二）石疽

马培之指出，石疽的病因病机为情志不遂，抑郁伤肝，荣卫不和，脾气不从，以致湿痰停滞，郁蒸化热，发为石疽。治疗石疽，内治未溃者宜疏肝解郁、行瘀散结；已溃者宜养营理气、化痰消

坚。马培之曰："只有服补养气血之剂，以解阴凝，庶可保延岁月。"（《马培之外科医案·石疽》）

案例 1

某，抑郁伤肝，思虑伤脾，肝脾荣损，气动于中，木火夹痰上升，少阳经气郁结颈左，发为石疽。硬坚如石，肩项酸胀，牙紧喉痹，脉细神羸，已入沉，势难挽救。姑念远来，拟方回府调理：党参、冬术、当归、川芎、白芍、香附、大贝、清半夏、陈皮、茯苓、甘草、煨姜、红枣。

（《马培之外科医案·石疽》）

案例 2

陶右，心肝抑郁不遂，气化为火，火与痰升，颈左发为石疽。坚肿色红，势将外溃，溃则难愈。姑拟养荣清肝化坚：北沙参、川芎、白芍、元参、香附、清半夏、大贝、当归、连翘、中生地、左牡蛎、橘叶。

（《马培之外科医案·石疽》）

案例 3

林左，肝脾郁结，气与痰滞，石疽坚肿，咽肿喉痹，牙紧颈酸，项胀。厥少不和，经络壅塞，七情至伤之病，治调非易。脾胃又薄，便溏，食入作呕吐，慎防脾败。姑拟扶土和中，冀其纳谷为幸。焦白冬术（枳实二分同炒）、佩兰、木香、枳壳、砂仁、陈皮、潞党参（藿香炒）、半夏、郁金、谷芽、炙甘草、茯苓、金橘叶。

二诊：呕吐已止，饮食加增，石疽肿亦较退，似有转机。但牙紧未松，喉痹未舒，脉沉弦涩。阴伤木郁，痰气凝痹，尚在险途，恐未为可恃。姑从原法治之。党参、冬术、川芎、当归、半夏、砂仁、陈皮、枳壳、佩兰、广郁金、白芍、橘叶。

三诊：石疽肿硬稍松，七情至伤之病究难消散，因日来饮食加增，精神稍复。姑拟原方进治。党参、当归、清半夏、佩兰、冬术、白芍、陈皮、炙草、川芎、茯苓、大贝、老姜、橘叶。

四诊：日来精神饮食倍增，石疽坚肿亦见收束，是万亿之幸也。宜香贝养荣汤主之：党参、当归、白芍、陈皮、白术、川芎、茯苓、清半夏、大贝、香附、炙甘草、牡蛎、红枣、橘叶。

五诊：恙势日见起色，宗前法治。生地、蒲黄（炒）、当归、陈皮、大贝、白芍、潞党参、川芎、茯苓、香附、清半夏、牡蛎、远志、金菊叶、红枣、姜。

（《马培之外科医案·石疽》）

案例 4

痰气血积于肝络，少腹两旁，石疽坚肿，木不知痛。姑拟温消，冀其不溃乃吉。当归、赤芍、桃仁、茯苓、肉桂、清半夏、陈皮、甘草、延胡、瓦楞子、生姜。

（《马培之外科医案·石疽》）

案例 5

湿瘀凝滞经络，委阳穴石疽坚肿，色紫，及内侧足肚木肿，夜分热痛。将来难于收敛，急为利湿化凝，以冀收束为要。生首乌、归尾、甘草、没药、连翘、川草、赤芍、桃仁、黄柏、泽兰、淮牛膝、广皮、桑枝。

（《马培之外科医案·石疽》）

案例6

郁怒伤肝，气滞于络，络血因之留阻，胸胁作痛，继之乳根坚肿，石疽大症，脉来弦强，动劳喘气，自汗盗汗。肝阴伤，肾气不摄，症势极重。拟育阴柔肝，以化坚结。北沙参、牡蛎、当归、大贝、白芍、远志肉、泽兰、茯神、丹参、广皮、橘叶、瓜蒌子、藕节。

（《马培之外科医案·石疽》）

（三）疵疽

马培之指出，此病“诸疡书皆不载，症亦罕见”。其行医过程中，也只见过二三例。马培之认为，此疽之形成，缘于邪气侵袭营卫，稽留脉中，血脉凝泣，气滞而不行，壅而生热；热盛则肉腐，肉腐则生脓，热陷于骨，则筋髓减而骨露，治疗宜化瘀通络；应与痰病相鉴别，不要误用温补之法。

案例1

方左，疵疽右膝漫肿而热，疡科重症。姑拟利湿化凝，保其不溃乃吉。归须、赤芍、川牛膝、没药、川黄柏、防已、桃仁、白芷、甘草、制半夏、泽兰、茯苓、桑枝、藕节。

（《马培之外科医案·疵疽》）

案例2

张左，右膝跌伤起见，气血滞凝络中，成为疵疽。肿溃势大，内翻流水，为疡科恶候。脉虚细数，右部小滑，掌心作燥。阴分大伤，阳明胃经，又有湿痰。途中又兼感冒，咳嗽痰多。先宜轻剂疏之。南沙参、杏仁、橘红、甘草、瓜蒌皮、冬桑叶、桔梗、法半夏、大贝、茯苓、枇杷叶。

二诊：刻下气血已亏，又值严寒之际，调养得宜，不受外寒，可望痊愈。西洋参、大生地、丹皮、龟板、霍石斛、云茯苓、女贞子、白芍、怀牛膝、北沙参、红枣、藕。

（《孟河马培之医案论精要·疵疽》）

八、乳病

（一）乳疬

马培之认为，乳疬是因肾气不充，肝失所养，阳明湿痰凝结为患所致。对于乳疬，马培之治以补益肝肾，兼以化痰理气之法。

案例

张左，脉象左弦右滑，阴虚肝旺，阳明胃经又有湿痰，痰热交结，左乳发疬肿大，按之作痛。防其酿脓，急为养阴清肝，兼以化痰。南沙参、瓜蒌、僵蚕、大贝母、法半夏、连翘、蛤粉、赤芍、夏枯草、橘红、甘草、丹皮、金橘叶。

（《孟河马培之医案论精要·乳疬》）

（二）乳癖

马培之指出，乳癖多因情志不遂，郁怒伤肝，思虑伤脾，肝脾郁结，气滞痰凝所致。对于乳癖，马培之治以疏肝解郁、化痰散结之法。多用逍遥丸、逍遥散加减。

案例 1

俞右，郁怒伤肝，思虑伤脾，肝脾郁结，气滞痰凝，乳癖肿大如斗，破流脂水。湿热归并阳明，症势过大，虑难完功。拟养营疏肝、化痰散结。当归、全瓜蒌、瓦楞子煅、法半夏、茯苓、青皮、蛤粉、白芍、泽兰、连翘、大贝母、甘草、藕。

案例 2

崔右，肝郁不舒，胃停痰湿，乳癖数年，不时胀痛，常吐白沫。当解郁疏肝，兼阳明之治。当归、制香附、青皮、法半夏、丹参、川郁金、白蒺藜、炒白芍、全瓜蒌、金橘叶、佛手。兼服八味逍遥丸，一日二次。

（《孟河马培之医案论精要·乳病》）

（三）乳核

马培之在医论中，对乳核有详细描述，并和乳岩对比而论。其云："乳核，男妇皆有之，惟妇人更多，治亦较难。乳头为肝肾经二经之冲，乳房为阳明气血会集之所。论症核轻而癌重。论形核小而癌大。核如颈项之瘰疬，或圆或扁，推之可移。癌如山岩之高低，或凹或凸，似若筋挛。"就乳核病机来说，马培之认为多由肝脾郁结所致。如其云："痰气凝滞而成核，气火抑郁则成癌。核则硬处作痛，癌则硬处不痛，四围筋脉牵掣作疼。"（《医略存真·乳岩、乳核辨》）

马培之对于乳房结核类病变，早期治以清肝散结，溃后养营调和肝胃，兼化痰结。其云："气滞于经，则脉络不同，血亦随之凝泣。郁久化火，肿坚掣痛，非痈疽可用攻补诸法。"特别指出，不可一味用参、术以滞其气，否则使得气盛加之火旺，加重破溃。马培之指出陈实功在《外科正宗》中言艾灸针刺治疗此病的谬误之处，言乳核"断不可刺，刺则必败且速"。

案例 1

李右，肝气夹痰，左乳房结核三月余，幸未做痛，可冀消散，宜清肝散结。当归、柴胡、连翘、赤芍、香附、僵蚕、青皮、大贝母、夏枯草、全瓜蒌、蒲公英、橘叶。

（《马培之外科医案·乳核》）

案例 2

程右，乳核胀大，形如李大，恙由情志内伤，肝气郁结，胃经痰浊凝结所致。拟清肝解郁，化痰散结。当归、赤芍、大贝母、连翘、法半夏、僵蚕、橘红、蛤粉、全瓜蒌、夏枯草、粉甘草、橘叶。

（《马培之外科医案·乳核》）

案例 3

黄右，乳核久年，日渐肿大，有时痛而色紫，按之空软，势将破溃，溃后得脓乃吉。拟养阴疏肝，散结化瘀。北沙参、夏枯草、炙鳖甲、瓜蒌、连翘、当归、泽兰、藕节、丹皮、赤芍、大贝母、煅瓦楞。

（《马培之外科医案·乳核》）

案例 4

张右，肝胃气火郁结，左乳房结核，硬如杯大，内热胸闷，月事不调，拟养阴清气化坚。北沙参、橘叶、法半夏、当归、连翘、全瓜蒌、夏枯草、赤芍、僵蚕、青皮、象贝母、郁金。

二诊：乳核见松，发热头眩胸闷亦减，原法。北沙参、赤芍、香附、法半夏、郁金、丹皮、象贝母、连翘、青皮、橘叶、当归、全瓜蒌、甘草。

（《马培之外科医案·乳核》）

案例5

程右，脉弦细尺弱，肝脾两伤，又多肝郁，两乳房结硬，似如筋挛，经事行则作痛，恼怒亦痛，带多谷食不香，月事少而色淡，寒热时作，气血乖和，养营调畅肝脾，以舒木郁。当归、丹皮、冬术、郁金、炙甘草、陈皮、香附、白芍、柴胡、川贝母、茯苓、橘叶、红枣。

（《马培之外科医案·乳核》）

案例6

程右，肝胃气火夹痰凝结，右乳房结核有年，因恼怒烦劳，忽然胀大，坚硬有头，左乳又起，腋窝焮核，势将破头，溃则难愈，脉象弦大而滑，素有痰喘。拟养阴清肝化坚。瓜蒌子、瓦楞子、茯苓、当归、连翘、蛤粉、大贝母、法半夏、赤芍、夏枯草、郁金、藕节。

（《孟河马培之医案论精要·乳核》）

（四）乳岩

马培之在医论中，将乳岩和乳核对比而论，言“乳岩，男妇皆有之，惟妇人更多，治亦较难”。乳岩较乳核来说，病势较重，形状较大。马培之云：“核如颈项之瘰疬，或圆或扁，推之可移。癌如山岩之高低，或凹或凸，似若筋挛”。又云：“癌则硬处不痛，四围筋脉牵掣作疼。”究其病因，马培之认为乳岩皆因气火郁结而致。如其云：“再论乳岩，乃七情致伤之症，以忧思郁怒，气积肝胃而成。气滞于经则脉络不通，血亦随之凝泣，郁久化火，肿坚掣痛。”（《医略存真·乳岩、乳核辨》）马培之治疗乳癌，多用养阴清肝、化痰散结之法。

案例1

某，乳岩破溃，乳房坚肿、掣痛。定有翻花出血之虞，难治之症。姑拟养阴清肝。生地、当归、白芍、黑栀、生甘草、羚羊片、丹皮、瓜蒌、大贝母、连翘、蒲公英。

（《马培之外科医案·乳癌》）

案例2

某，乳癌一年，肿突红紫，甫溃两日，筋脉掣痛。难治之症，勉以养阴清肝。北沙参、麦冬、大贝、丹皮、当归、羚羊角、黑栀、连翘、甘草、泽兰、藕。

（《马培之外科医案·乳癌》）

案例3

某，肝郁乳核气化为火，抽引掣痛，恐酿成乳岩大症，宜清肝汤主之：当归、瓜蒌、丹皮、夏枯草、连翘、大贝、黑山栀、泽兰、北沙、白芍、金橘叶。

（《马培之外科医案·乳癌》）

案例4

某，血不养肝，肝气郁结，右乳胀硬，乳头掣痛，势成岩症。急为清肝解郁，冀消化为要。

全瓜蒌、青皮、甘草、白术、薄荷、当归、柴胡、白芍、黑栀、丹皮、蒲公英、橘叶。

（《马培之外科医案·乳癌》）

案例5

某，暴怒伤阴，厥气火偏旺，与阳明之痰热交并于络，以致乳房坚肿，颈颜链接数核，或时掣痛，已成岩症，脉数右洪，气火不降，谨防破溃。急为养阴清肝。羚羊片、天门冬、全瓜蒌、大贝、丹皮、黑栀、鲜石斛、连翘、泽兰、赤芍、黑元参、蒲公英。

（《马培之外科医案·乳癌》）

案例6

某，气虚生痰，阴虚生热，气火夹痰交并络中，乳岩坚肿，痛如虫咬。此阳化内风，动扰不宁，每遇阴晦之日，胸闷不畅，阴亏液燥。宜养阴清气化痰，缓缓图之。天冬、羚羊、夜合花、橘叶、郁金、海蜇、蒌仁、茯苓、川贝母、泽兰、连翘、荸荠。

（《马培之外科医案·乳核》）

案例7

杨右，左乳房结肿三年，现已破溃，渗流血水。幸肿不坚，犹有三分生机，姑拟清肝以化。羚羊角3克、鲜生地9克、甘草1.2克、连翘4.5克、牡丹皮7.5克、大贝母6克、赤芍7.5克、黑山栀7.5克、金银花9克、蒲公英9克。

二诊：肝火较平，血亦渐止，颇有转机，宗原方治。鲜生地24克、川连1.2克、大贝母9克、黑山栀7.5克、犀角0.9克、天花粉9克、元参9克、羚羊角0.9克、丹皮6克、忍冬藤9克、人中黄2.4克、生白芍9克、参三七（磨冲）0.9克、芦根30克、柏叶6克。

三诊：乳岩腐势未定，日夕刺痛不安，渗流血水，火郁于里，幸肿硬渐松，腐处定痛可止矣，仍以羚羊犀角地黄汤主之。羚羊角3克、石膏9克、丹皮6克、大贝母6克、粉甘草1.2克、赤芍7.5克、犀角（磨冲）1.2克、细生地9克、天花粉9克、连翘7.5克、银花6克、酒芩7.5克。

四诊：乳岩腐已尽脱，惟肝火未静，痛则血出，还宜养阴凉血清肝。丹皮9克、白芍7.5克、人中黄2.4克、象贝6克、犀角（磨冲）0.9克、鲜生地24克、天花粉9克、银花9克、川连1.2克、知母9克、黄芩7.5克、芦根30克。

（《马培之外科医案·乳岩》）

九、喉病

（一）喉风

喉风分急喉风、慢喉风。马培之云："缘积热在中，风痰鼓动，骤然上涌，才觉胸膈不利，旋即紧痛，咽塞项肿，汤饮难入，势极险暴"（《医略存真·喉风》）。

马培之治疗喉风，首先分清虚实。如其云："大法，起势速者为急喉风，属实；起势缓者为慢喉风，兼虚。虚实各殊，治法亦宜分别。"急喉风通常先用开关散吹鼻取嚏，"嚏则肺气宣而壅可开也"。用探吐风痰法，消除患者呼吸困难："兼用桐油或土牛膝根探吐稠痰，吹以秘药汤药能入，即可议治"。对于慢喉风的治疗，言"杨梅结毒，喉烂项肿，治以内服再造丹，外吹秘药"。

案例

某，风热痰涌，不能食，几经气闭，用土牛膝根捣汁一杯，加陈醋少许（约一调羹）。即用以漱喉，吐去，痰即涌出。俟痰出后，再用汁漱喉。吹以秘药，另服下药：牛蒡子、蝉衣、桔梗、连翘、杏仁、赤茯苓、桑叶、薄荷、丹皮、大贝母、天花粉、茅根。

（《马培之外科医案·喉风》）

（二）喉蛾

《医略存真》有如下描述："生喉之两旁，一边曰单蛾，两边并起曰双蛾。"其临证特点正如马培之所云："红而肿突作痛，或起白腐斑点，不溃不脓。"就病因病机而言，马培之指出，咽喉为肺胃之通道，一旦肺胃之火循经上升，风热之邪外乘，风火邪毒相搏，挟痰瘀凝滞，互结于咽部，发为本病。《医略存真·喉蛾》云："少阴肾亏，肺肝痰热互结，伏火易平，而结痰难化。"

马培之认为，治疗喉蛾初起，即风热所致急性喉蛾宜疏泄，用疏风清热利咽法，常用银翘散等；治疗慢性喉蛾，用养阴兼散结化痰法。即治疗喉蛾，"初宜疏泄，久则养阴而兼散结化痰，自愈"。还可结合刺法和烙法，"初起刺血即平。日久不消，可用烙法，间两三日烙一次，不过三次可除，否则结硬难消，且易举发"。

案例1

某，喉蛾初起，肿痛发赤。荆芥、生地、薄荷、桔梗、牛蒡子、甘草、连翘、丹皮、灯心。又方：桑叶、菊花、连翘、薄荷、甘草、玄参、赤芍、丹皮、茯苓、泽泻。

（《马培之外科医案·喉蛾》）

案例2

某，喉蛾已久，肿痛发赤不退。桑叶、杏仁、天花粉、天冬、麦冬、大贝母、薄荷叶、炙前胡、马兜铃、北沙参。

（《马培之外科医案·喉蛾》）

案例3

某，喉蛾日久，误用刀砭，庸医出矣。荆芥、薄荷、麦冬、郁金、菊花、小生地、大刀子（炒）、僵蚕（炒）、桔梗、明矾、粉甘草。

（《孟河马培之医案论精要·喉蛾》）

（三）喉痹

马培之指出，喉痹"痛而咽门微肿，或淡或红，或起粟粒，或生白点，或有痰或无痰，咽门或紧或宽，饮食难咽，最易缠绵"。究其病因病机，其引《内经》之论："经云一阴一阳结，谓之喉痹。一阴者少阴君火也，一阳者少阳相火也。"马培之认为，喉痹多由"忧思忿怒，君相之火上犯于咽，痰涎藉以上升，凝结成痹"所致。

马培之所论喉痹治法如下："痰盛则肿，热甚则痛，以致或起白点，或生烂斑，治当清心利咽为主。"对于阴虚喉痹，强调以养阴为主；有兼清肃肺胃者，有兼清火化痰者。"属虚者，又当滋水清金"（《医略存真·喉痹》）。

案例 1

某右，咽痛三日，喉痒作呛痰多，饮食难进。诊其脉，沉迟且细，咽喉色白，咽门两条红筋，体虚寒克肺系，用温开之法：前胡、半夏、橘红、枳壳、杏仁、苏子、牛蒡、蒌皮、桔梗、枇杷叶。一剂，痛减一半，色亦转红。原方两剂而愈。

（《马培之外科医案·喉痹》）

案例 2

某右，始则喉际作痛，继生白点，咽关肿胀；数年来或轻或剧，兼作咳呛，喉际作梗。迩来夜热烦躁不寐，寝则汗出，经事后期，脉象虚数，左关弦而右关滑，君相不静，阳明积痰不清，神不安舍，舍空则痰火居之。拟养阴清肃肺胃，以安君相。北沙参、龙齿、枇杷叶、枳壳、竹茹、麦冬、瓜蒌皮、合欢皮、蛤粉、象贝母、丹皮、茯神。

二诊：当归、柏子仁、龙齿、怀山药、浮小麦、佩兰、麦冬、西洋参、生熟甘草、生地、紫石英、枣仁、红枣。

三诊：服前方诸恙较好，惟盗汗尚未全收，夜寐乃未安静。原方去紫石英，加玄精石、茯神。又膏方：加牡蛎、阿胶、女贞子、白芍。

（《马培之外科医案·喉痹》）

案例 3

袁右，脉弦细涩，血虚气滞，居经不调，内热腹痛，胸脘不舒，喉痹肿痛，甚则破烂。当育阴清火化痰。沙参、丹参、丹皮、台乌药、泽兰、生地炭、香附、枳壳、黑料豆、小胡麻。

（《马培之外科医案·喉痹》）

案例 4

葛右，肾阴不足，心肝气火上浮，内热喉痹，咽起白腐烂斑，胸闷头眩，症势不轻。养阴清气化痰。沙参、鲜石斛、元参、丹皮、合欢皮、贝母、天花粉、细生地、马勃、梨皮、淡竹叶、大麦冬、瓜蒌皮。

（《马培之外科医案·喉痹》）

案例 5

杨右，气郁喉痹，数年不已，常常作梗，宜降肺气为主。蒺藜、制半夏、茯苓、香附、白蔻、橘皮、公丁香、枳实、柿蒂、佛手、沉香。

（《孟河马培之医案论精要·喉痹》）

（四）烂喉痧

马培之书中，描述烂喉痧乃“曩时罕见，近今盛行，每岁火太过之年，温热流行，金受火灼，发热咳嗽咽痛，即起白腐烂斑，面红目赤，甚至咽门发黑，即不可救。比户传染，京师为盛，俗谓闹嗓子”（《马培之外科医案·烂喉痧》）。烂喉痧，即今时所说猩红热。马培之认为，烂喉痧的病因乃外感温热疫毒，从口鼻而入，侵犯肺胃二经，上于肺胃门户则咽喉肿痛，外达皮肤则为痧疹。

烂喉痧的总体治则是清热解毒。马培之强调辨证施治时，“色白者，宜辛凉；色红者，宜清凉；淡红者，宜清养；见白腐烂斑者，宜苦降，不宜再以辛散；至时行疫症，当兼解毒；属气者，当顺气开痹。此治法大略”。又言“表里寒热虚实，全在临证时察脉辨色，庶不致误”。马培之还强调，“若无寒热头疼项肿，最忌发汗，以积热在中，火动痰生，风痰上壅，天气闭塞也，宜降不宜升”。

案例

庚辰应招入都，时伴送官忠观察心一之亲桂姓患此，邀余往诊。其室向南，玻璃亮阁上，日光烘逼，卧炕靠窗，阳气蓬勃，时值冬亢，久未雨雪，天气本燥，已是冬不藏精，卧榻前设火两炉，又为热度蒸逼可知，予至时急令撤去。观其咽门肿而色淡，满喉痰护，舌苔后半白滑，边尖浅绛，脉浮洪右滑不甚数，已四日不食矣。令先用郁矾泡水含之，后用秘药，清涎、柳华掺和吹入，片时即能饮茶一碗，随用清肺利膈法。桔梗、甘草、射干、牛蒡、杏仁、山豆根、板蓝根、银花、连翘、玄参、黄芩。一剂立愈。

二诊：喉肿已消一半，痰涎已少，脉已收敛，食粥已可两碗。仍昨方减去开药，嘱再服一剂。

（《马培之外科医案·烂喉痧》）

（五）锁喉毒

马培之认为，锁喉毒是由心与小肠积热，又复外感风寒凝结而成。治疗锁喉毒，马培之多用散风清热、化痰利咽之法。

案例

沈乳儿，锁喉毒外肿内闭，痰鸣气促，险症也。羚羊片、蒌仁、牛蒡子、橘红、元参、射干片、桑皮、僵蚕、连翘、竹油。

二诊：锁喉毒外肿已退，痰鸣亦减，仍从前方加减。照前方去连翘，加桔梗、丹皮。

三诊：锁喉毒渐能哺乳，哭声不出，喉外尚肿。牛蒡子、蒌仁、杏仁、桑皮、贝母、橘红、苏子、僵蚕、竹油。

（《马培之外科医案·锁喉毒》）

【后世影响】

一、历代评价

马培之以内、外、喉三科兼擅著称，于外科成就最为卓著，后人称其“与费氏同为孟河医派之中坚”，誉其为“江南第一圣手”。

光绪六年（1880），江苏巡抚承旨荐马培之应诏入京，为慈禧太后诊病，药到病除。慈禧大悦道“马文植能述病源，脉理精细”，并赐“务存精要”皇匾一块，以表彰马培之的医术。自此马培之医名震于四海，大江南北几至妇孺皆知。晚年寓居无锡、苏州，其在苏州设诊之所，至今仍称“马医科巷”。可见世人对其评价之高。

马培之以医济世，医名远布，内、外、喉三科兼擅，于外科特具卓识，为马氏医家中造诣最深、医术最精、影响最广者。如《马评外科症治全生集·马评汤序》中记载“誉满江南，一时叩门求药者踵武相接”。《马评外科症治全生集·马评吴序》中记载“见其就诊者日数百辈”。《纪恩录·吴元炳奏牍》中云“素精医道，遐迩知名，各处就诊之人，往往目不暇接”。后人称其“与费氏同为孟河医派之中坚”“江南第一圣手”。

二、学派传承

（一）中医外科的杰出传人

中医外科辨证，在宋元时代就提出了整体与局部、内在病机与疮疡外观相结合的思想。如《圣济总录》中，提出内外兼顾判断预后之“五善”“七恶”的具体指征。其后，宋·陈自明、元·齐德之又做了进一步论述。马培之在继承前代学术经验的基础上，就如何传习外科之精要，提出了明确的思路。

马培之既承家技，又学习陈实功《外科正宗》、王维德《外科证治全生集》、高秉钧《疡科心得集》三派之长处。“正宗派”主内外并治，内治善用消托补，外治善动刀针；“全生派”主阴阳辨证，反对刀针，力主温通；“心得派”吸取温病学说，长于清热养阴之法。马培之学“正宗派”而不泥于补托，他反对滥用参芪；学“全生派”而不废弃刀针手术，认为刀针乃“疡科之首务”；学“心得派”则不拘于凉解。故马培之在外科学术方面，迥非株守一家之技者所可比，不愧为近代外科一大名家。

就外科辨证而言，马培之认为，除了观察疮疡的性质、部位、进程等之外，还应考虑天时、方土、禀赋、嗜好、性情等诸多因素，审视病情在气在血、入经入络、属脏属腑等。其重视《内经》有关机体与环境统一的整体观，辨证时重视四诊合参。他强调外科治病，同样要谙熟脉理，同时也非常重视舌诊，并著有《伤寒观舌心法》。马培之在《医略存真》《马评外科症治全生集》等著作中，均提及四诊合参，此类医案甚多。

（二）“孟河四大家”之一

孟河医派，是明末清初发源于江苏孟河的一大中医学派，2007年被列入常州市第一批非物质文化遗产。其以“费、马、巢、丁”四大家为代表，以高深的学术造诣、丰富的临床经验，对中医学术发展做出了卓越的贡献，是我国近代史上颇具活力的中医流派。后人赞曰：“吴中名医甲天下，孟河名医冠吴中”。从清末民初开始，马培之高足贺季衡及其门徒等人不断将马培之的学术思想和临床经验发扬光大，逐渐形成马培之流派（即孟河马派），成为孟河医派承前启后的重要分支。

孟河医派的主要学术特点如下。其一，揽中医之大成，以《内经》《伤寒论》《难经》为宗，兼容温病学和金元各家学术思想，并将各派学术融为一炉；汲取各家精华，融会贯通，应用于临床。其二，孟河医派诸家不持门户之见，互敬互学，相互渗透。其三，不拘泥古方，在理论和实践方面勇于探索，形成自身学术特色。其四，孟河医派治病以和缓为原则，治疗方法多样，有汤药、丸散、针砭、刀圭，内治与外治相结合。

马培之充分继承了孟河医派的学术特点，遵循《内经》之旨，视人体内外为统一整体，重视外科医生的中医基本理论素质培养；博采众长，师古而不泥于古方；用药和缓，反对重剂；重视刀针使用，善于积累和使用有效验方。

三、后世发挥

马培之在学术传承上“传内亦传外”，对孟河医派的学术继承、发扬、传播起到了重要作用。马培之弟子众多，最杰出者如丁甘仁、巢渭芳、沈奉江、邓星伯、贺季衡等。丁甘仁、巢渭芳卓然成家，分别开创了孟河“丁氏流派”及“巢氏流派”。

（一）丁甘仁（1865—1926）

孟河四大家之一，师从马培之，初行医于孟河，后迁到苏州，最后定居上海行医，成为清末民初名医。丁甘仁勤学深研，对马培之的治疗经验积累甚富。因此，能兼收并蓄马培之内、外、喉科之长。丁甘仁对内科疾病，宗《伤寒论》《金匮要略》，并结合其师马培之的经验进行治疗，尤其擅长治疗中风证。丁甘仁继承了孟河前辈的经验，最早主张伤寒、温病学说统一，熔经方、时方为一炉，创寒温融合辨证体系，开中医学术界伤寒、温病统一论之先河。在治疗急性传染病时，丁甘仁结合了孟河马派特色与温病学说，在脉学方面则集经典与费氏脉理之长，形成了自己的诊脉特色。丁甘仁在外科疾病治疗上继承师学，亦有许多独到之处，并自制各类外科药品，如外用敷贴膏药、油膏敷药、药线、散药等。他还擅长外科手术，如治痈时以中式手术刀切开排脓血，还常采用古法“火针”穿刺肿疡，排出脓血以消肿疡，用以代替外科手术刀等。

（二）贺季衡（1866—1934）

贺季衡师从马培之，继承了马培之的学术衣钵，是清末民国初一位杰出的临床医家。通过50余年的临床实践，不但将“马派”之学术发扬光大，而且开创了“马派”支流——丹阳贺派。贺季衡7岁患肠痈，寝至年余而致右足微屈，延请孟河马培之医治而愈。故此，他少年便有心于医学，以弟承兄业（其兄亦为马培之门生，学成归里早逝）。其立志学医后，先至其兄处习读《内经》及本草学著作，“遂取仲兄书尽读之”。14岁至孟河习修，拜于马培之门下，马培之端详再三曰：“今得季衡，吾道于丹阳又得一传人矣。”由于他天资聪颖且勤奋好学，备受马培之喜爱，遂将其所有珍方秘籍一一传授。受业6年，学成将归时，马培之执其手而语曰：“吾门衣钵在子矣。”

马培之是精通内、外、喉三科的全科医生，贺季衡则主要继承其内科精要。马培之治疗脾胃病注重调营畅中，贺季衡则在继承马培之脾胃学术思想的基础上，注重从气阴论治。贺季衡在调理脾胃时，以益气理气、滋养胃阴为法，善用“于术”等以益气，用滋阴药以养胃。

贺季衡精通《内经》学说，熟谙《伤寒论》《金匮要略》。对《张氏医通》《温热经纬》《温病条辨》《景岳全书》等不同时期医家的著作，都有深入的研究。他一生博览群书，从不管窥一见；善于将各家医派的精华融会贯通并运用于临床，将自己完全置身于书海与患者之中。

数年以后，其不断治愈他人医治之不愈者，声名鹊起。每日应诊者数以百计。民国时，贺季衡被推任中央国医馆名誉理事、江苏省国医馆董事，曾为不少国民政府要员看过病。晚年著有

《指禅医案》手稿，记载了他毕生所诊治的疑难杂症。

（三）巢渭芳（1869—1929）

巢渭芳，名大洪，父早亡，为马培之寄子。先药而后业医，得马培之亲授，并得马培之真传，擅长内、外、妇、儿各科，尤长于时病，对时病急症有独到之功。治伤寒有特长，且精于应用火针治疗肠痈和化脓性外科疾病，深得患者信服。巢渭芳一生留居孟河，业务兴旺，名重乡里，为孟河医生留居本地之佼佼者。孟河四大家中，惟有巢渭芳前后四代均在孟河行医。

巢渭芳继承马培之"以外科见长而以内科成名"，内外俱精。内科中擅于治疗时病，外科中擅长大针排脓治疗肠痈，于刀针使用上尽得马培之真传。巢渭芳认为，治疗疾病重在辨证明确，这一点受马培之影响很大。巢渭芳提出"药有专任，贵在不失时机，求稳每致贻误，顾全反觉掣肘"。意思是说，用药不能面面俱到，也不要片面求稳，在关键时刻，须审症求因，有针对性地用药，才能起到良好的效果。曾有病家向他赠送"愿为民医，不作良相"匾额。著有《巢渭芳医话》一册，是他一生诊疾治病的经验总结。除授徒雷周绪、贡肇基等人都有成就外，其儿子巢少芳、孙子巢念祖、曾孙巢重庆都秉承祖业，世代为医，悬壶孟河、万绥等地，为当地民众服务。

（四）邓星伯（1861—1937）

邓星伯，名润生，一字福溶，无锡人。江南名医。祖廷贤、父雨亭，均以医名世。12 岁丧父，依母抚育。幼年习经史，承家学，为儿科。27 岁从孟河马培之学医，历 3 年尽得内外奥秘。中年以后声名日著，日诊二三百人，苏浙京沪求诊者络绎不绝，远至闽粤鲁豫。不论内外妇科，每诊一病，口答手批，立中其要。

邓星伯对于刀圭与否，判别尤严，这也是传承了马培之的学术思想。马培之主张："刀针不能不用，而不可乱用。"时人称邓星伯揆阴阳、辨五色，施方术，一锤定音，口碑载道。清皇族某，患湿温伤寒，被荐应征入京，施治获愈。清末苏州藩台朱某，聘邓星伯为医药顾问，每以电报请出诊。妻朱氏，亦工外科。1937 年秋，日机轰炸，受惊而殁。遗著《医案》12 册，惜已经遗失。新中国成立后油印《邓星伯或问》医话一册，门人有数百十人。

（五）沈奉江（1862—1925）

沈奉江，名祖复，字礼庵，以号行。祖籍浙江湖州，后迁居无锡。幼年聪慧，读史书，过目成诵。考取秀才之后，屡试不中，乃应城西高、凌两氏聘请，教书六七年，同时攻读医书。光绪二十年（1894）随马培之习医，问难质疑，洞见症结，学业日精。常随师为清廷名公巨卿治病，默识心语，对古今医方法理，融会贯通。返回无锡后，设诊所于崇安寺中隐院，求治者众，闻名一时。1922 年秋，沈奉江与同道严康甫、华实孚、邓季芳等组织无锡中医友谊会，沈奉江任理事。翌年春创办《医钟月刊》，任名誉编辑，发表"中西医学系统论"等多篇文章。所著《全球医通》藏稿散失，所刊者有《医验随笔》《医通》《锄经堂文稿》等。

综上所述，马培之继承家学，又博采众家之长；其医理精深，慎思明辨，经验丰富，特色突出。其“以外科见长而以内科成名”，疏方绵密而平和，效如桴鼓。在外科方面，他强调外症不能仅着眼于局部，还要内外兼治；在使用古代各种丸、散、膏、丹等从内而治之外，还刀针结合，内外并举，具有辨证施治的整体思想。所著《外科传薪集》，是我国近百年来甚受欢迎的外科临证专书。马培之不愧为近代中医名家与巨匠、孟河医派与中医外科的杰出传人。

中国中医科学院中医基础理论研究所　苗苗

【参考文献】

［1］马培之. 马培之外科医案［M］. 北京：人民卫生出版社，2008.

［2］吴中泰. 马培之外科医案［M］. 北京：人民卫生出版社，2010.

［3］吴中泰. 孟河马培之医案论精要［M］. 北京：人民卫生出版社，2010.

［4］朱雄华，蔡忠新，李夏亭，等. 孟河四家医集［M］. 南京：东南大学出版社，2006.

［5］张元凯. 孟河四家医集［M］. 江苏：江苏科学技术出版社，1985.

［6］阳原，李泰菜. 中国史纲［M］. 北京：中华印书局，1932.

［7］赵尔巽. 清史稿［M］. 北京：中华书局，1977.

［8］蔡冠洛. 清代七百名人传［M］. 北京：中国书店，1984.

［9］陆拯. 近代中医珍本集：医案分册［M］. 杭州：浙江科学技术出版社，1994.

［10］王洪绪. 外科症治全生集［M］. 北京：中国中医药出版社，1996.

［11］陈实功. 外科正宗［M］. 北京：中国古籍出版社，1999.

［12］吴在德，吴肇汉. 外科学［M］. 北京：人民卫生出版社，2003.

［13］李曰庆. 中医外科学［M］. 北京：中国中医药出版社，2007.

［14］朱彭寿. 清代人物大事纪年［M］. 北京：北京图书馆出版社，2005.

［15］李夏亭. 孟河医派三百年［M］. 北京：学苑出版社，2010.

［16］黄煌. 马培之学术思想和经验简介［J］. 新中医，1984，16（4）：52－53.

［17］万太保. 马培之外科学术思想探讨［J］. 江苏中医，1995，16（10）：35－36.

［18］张如青，胡蓉. 禁宫内外名医的智慧在闪光［J］. 中医药文化，2006，1（2）：44－47.

［19］吴亚旭，路晔，周奇峰. 孟河马培之生平及外科学术思想研究［J］. 时珍国医国药，2009，20（7）：1724－1727.

［20］周奇峰，吴亚旭，路晔. 孟河马培之外科学术思想探析［J］. 浙江中医药大学学报，2010，34（3）：305－306.

［21］徐传花，黄丽云. 马培之治疗月经病经验［J］. 长春中医药大学学报，2010，26（3）：351－352.

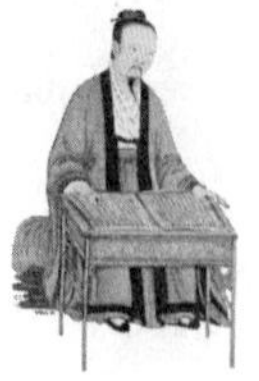

郑钦安

内容提要

郑钦安，名寿全，以字行，生于清道光四年（1824），卒于清光绪三十二年（1906），四川邛崃人，晚清著名医家，著有《医理真传》《医法圆通》《伤寒恒论》等。他在扶阳法与伤寒研究方面卓有建树，后世学者称其为“火神派”或“扶阳学派”的开山鼻祖；临证心法独到，擅用干姜、肉桂、附子而起沉疴、愈痼疾，以擅用姜、桂、附等辛温之品而名著于世。本研究对如何科学、全面、客观地对待郑钦安开创的“火神派”学术进行了比较深入的探讨。认为“火神”心法的立论基础是辨证论治，根本目的是针砭时弊，火神派治疗阳虚证、疑难重证的经验具有巨大价值。本文重点阐述了郑钦安乾坤坎离学说、真阳学说、万病一气学说、六经气化学说；总结了郑钦安在内科、外科、妇科、儿科、眼科等方面的临床经验。近年来，郑钦安学术受到中医界的广泛关注，如何正确对待郑钦安扶阳学说成为学界的一个焦点。本项研究对于如何正确继承郑钦安的学术思想和临证经验，避免片面理解其“火神心法”，阐明其运用干姜、肉桂、附子等温热药物的学术思想和临证经验，都具有重要的意义。

【概述】

一、生平简介

郑钦安，名寿全，以字行，生于清道光四年（1824），卒于清光绪三十二年（1906），四川邛崃人，晚清著名医家，著有《医理真传》《医法圆通》《伤寒恒论》三部著作。时人称其为“郑火神”“姜附先生”，后世更有学者认为郑钦安为中医“火神派”开山鼻祖。郑钦安出生于蜀南邛州东路白马庙（今四川邛崃市前进乡虎墩村白马庙）。邛崃古称临邛，唐代白居易《长恨歌》“临邛道士鸿都客”中的临邛即是指此。邛崃筑城置县已有2300余年，与成都（益州）、重庆（巴郡）、郫县（鹃城）并称为巴蜀四大古城。当地风物华美，历史源远流长，汉代时为富商巨贾云集之地，又是西汉才女卓文君的故乡，卓文君和司马相如演绎的中国经典爱情故事“凤求凰”就诞生在这里。郑钦安从小生活于此文化底蕴深厚之地，为其日后的成长打下了坚实的文化基础，儒医皆通，于医学一途很有创见。

郑钦安祖父郑守重，乃嘉庆年间恩贡，曾任溪县教谕。父亲郑守智，初攻科举，后屡试不第，退而办私塾。郑钦安出身儒门世家，又为郑守智独子，5岁即从父读书，年稍长则博览群书，16岁已遍读四书五经。后随父由邛崃迁居省城成都，学医于成都双流儒医刘止唐。刘止唐为当时蜀中名士，习儒而通医，儒学上尤精经史，医学上则精《内经》《伤寒论》。郑钦安在刘止唐指导之下，潜心研读《周易》《内经》《伤寒论》《陈修园医书一十三种》诸书。郑钦安在《医理真传》“叙”中自述：“余蜀南临邛人也，迁居于成都省城，学医于芷唐刘太父子，指示《内经》《周易》《太极》，仲景立方立法之旨。”披览医书70余种，遂穷究天地盈虚消长之理，人身阴阳合一之道，仲景立法垂方之旨，博学深思，兼采众家之长，医术日精。道光二十八年（1848），24岁时，悬壶蓉城成都，誉冠一时。

郑钦安明析阴阳，引《易》入医，推崇《伤寒论》，尤其以善于辨治阳虚一证著称。郑钦安沉潜于《周易》《内经》《伤寒》数十年，引易入医，学术风格独树一帜，临证用大剂量干姜、肉桂、附子等温燥之品起沉疴、愈痼疾，效若桴鼓，其医著《医法圆通》一书中，处处可见“急宜大剂回阳”等字眼，故有“郑火神”“姜附先生”雅号。因其学验俱丰，学术风格独特，誉满川、滇诸省，学者一时为盛，由此开创“火神”一脉，今世俗称其门户为“火神派”或“扶阳学派”。

二、著作介绍

郑钦安治学严谨，医技精湛，踵门求治者，应接不暇，屡起沉疴，活人无数。行医课徒之余，撰成《医理真传》《医法圆通》《伤寒恒论》三部著作，皆流传至今为后世学者所珍视。

（一）《医理真传》

《医理真传》4卷，刊行于1869年，论乾坤坎离、阴阳五行之理，主医易汇通，结合易理阐述医理，以阴阳坎离为纲，强调真阴真阳为性命之本，讨论阳虚证、阴虚证及杂病的辨治。郑钦安在《医理真传》中指出医学一途，其难不在于用药、识证，而在于辨识阴阳，若阴阳辨识不明，用药即误。其自述在刘止唐先生门下学习医学及理学，其后二十多年，方悟出人身阴阳合一之道与仲景立方垂法之美。后又阅清代名医陈修园医书，认为陈伯平医书"酌古准今，论深注浅，颇得仲景之微"，但在辨识阴阳、灵活用药等方面，有略而未详之处。因此，《医理真传》一书传阴阳辨识之要，以明仲景之学，亦以补充陈修园未及之处，这是郑钦安写作《医理真传》的主要目的，亦是其主要学术内容。

（二）《医法圆通》

《医法圆通》4 卷，刊行于 1874 年，主要为讨论杂病之书，论杂病以阴阳为实据，辨明阴阳虚实及杂病处方圆机活法，并批驳时医弊端，示以用药法眼。郑钦安自述偶悟天地一阴阳之理，天地分之为亿万阴阳，合之仍为阴阳。以此乃大悟六经还是一经，人身五脏五气还是一气，三焦还是一焦，六经、五脏、三焦不过是一气流行分布上下、左右、四旁而成。故临证之时，万病总是在阴阳之中。于是郑钦安乃著《医法圆通》，列临证杂病证治数十条，并探讨伤寒六经证治，以明阴阳圆通之理，谆谆嘱咐学者应知圆通变化，故书名《医法圆通》。

（三）《伤寒恒论》

《伤寒恒论》10 卷，刊行于 1869 年，是编发明仲景之学，考释伤寒，详释方义，细析脉理。《伤寒恒论》为郑钦安注解伤寒之作，对《伤寒论》原文进行了逐条发明。卷一到卷三为太阳上、中、下三篇，卷四到卷六为阳明上、中、下三篇，卷七为少阳篇及伤寒合病、伤寒并病、伤寒坏病、伤寒痰病，卷八为太阴篇，卷九为少阴上、下两篇，卷十为厥阴上、中、下三篇及过经不解、瘥后劳复、瘥后食复、阴阳易病、太阳少阴总论、麻脚瘟说、辨认内外发热证至要约言、问答等内容。

【学术思想】

一、学术渊源

郑钦安擅用附子、干姜、肉桂等辛温之品温扶阳气，在学术上又受到乃师刘止唐理学思想、历代医家扶阳学说的影响。

在扶阳学说方面，郑钦安学说与张仲景《伤寒论》经方、明代温补学派关系密切。郑钦安在临证上多采用仲景经方，尤其是四逆汤、附子理中汤、桂枝汤运用非常广泛，因此郑钦安也是中医学术发展史上具有代表性的经方家之一。对于明代温补学派，郑钦安则有继承，更有发展。虽然都善用扶阳之法，但在具体临证运用上，也有一定区别。首先，郑钦安用药虽偏温热，但又反对温补滋腻，他认为明代温补学派崇用的甘温益气之人参亦是养阴滋腻之品，更毋论张介宾所常用的熟地。其次，相对而言，明代温补医家则多用时方，甚至是大量的自拟方，如张景岳"新方八阵”。而郑钦安崇尚伤寒之学，倡导六经辨证，用方上多尊伤寒经方，少用时方。再次，明代温补学派在辨证论治方面，立足于先后天，或侧重于脾，或侧重于肾，善用甘温之味，且倡言命门中含先天水火，流出元阴元阳，为全身阴阳之根。而郑钦安虽亦以水火坎离立论，但重视的是心肾水火相交，认为坎水在人为肾，离火在人为心，心肾相交为人身立命之根，论水火以心肾二脏为主。因此，郑钦安对明代温补学派扶阳思想有所继承，但同时又重视伤寒、重用附子，形成了自身鲜明的风格。

郑钦安出身理学门户，青年时拜于理学大师刘止唐门下，故有深厚的理学功底。刘止唐为郑钦安指示太极之理，这对郑钦安医学学术的成长带来了巨大的影响。《医理真传》《医法圆通》《伤寒恒论》多以太极、八卦、理气、性命之说来阐述医理，前承朱丹溪、张景岳等儒医之学，后启扶阳理气之论。在《医法圆通》中明确提出了“万病一气说”，指出“二气浑为一气”“三焦还是一气”“五气还是一气”“六经还是一气”“万病还是一气”。而一气流布、进退、盈缩，便为人体阴阳、三焦、五脏、六经、四肢百骸、五官九窍。郑钦安所说的这一气，实质便是指浑然不可分解的、阴阳之先的太极，故万病皆生于太极一气阴阳动静之中。因此，郑钦安学说是有其理论基础的，理学太极说与郑钦安学术有着密切的渊源关系，研究郑钦安学说，不能只看到其应用干姜、肉桂、附子的现象，而应该深层次思考其医学思想的理论基础与学术渊源。

二、学术特色

（一）乾坤坎离说

郑钦安在中医学术上一个鲜明的特色，就是重视阴阳辨证。其在《医理真传》“叙”中说：“医学一途，不难于用药，而难于识证。亦不难于识证，而难于识阴阳。阴阳化生五行，其中消长盈虚，发为疾病。万变万化，岂易窥测。”为使后世学者能准确辨识阴阳，郑钦安在著作中处处都在指点阴阳真机。要明辨阴阳，自然要识阴阳之本源及阴阳之变化，《医理真传》即以“乾坤大旨”“坎卦诗”“坎卦解”“离卦诗”“离卦解”“气血两字作一卦解”数篇以开宗明义，这数篇所论构成了郑钦安学说的理论基础，其原理及运用在《医理真传》《医法圆通》等书中贯穿始终。

《易》学是阴阳学说的源头，在《易经》及《易传》中，阴阳学说臻于完备，对阴阳的本质、变易都有了详细的探讨与运用。而阴阳学说同时又是中医学之理论基础，故前人有“医易同源”“医易相通”或“医源于易”等说法。在郑钦安之前，就有张介宾、孙一奎、赵献可、黄元御等医学名家以《易》理证医理，并广泛运用于基础理论与临床证治。与郑钦安同时代略晚的四川名医唐宗海亦重视“医易相通”之说，撰著有《医易通说》《医易详解》《血证论》诸书发挥其学。而郑钦安出身儒门世家，自幼饱读儒家经典，及长又随儒医刘止唐。刘止唐教授郑钦安医学的特色是，既授以《内经》《伤寒》，又指示《周易》《太极》。这种讲授医学的方法，其目的是要郑钦安知晓医道本源。且蜀中历来为《易》学极盛之地，自汉以来，四川地区便曾出过严君平、扬雄、范长生、卫元嵩、袁天罡、李鼎祚、陈抟、来知德等易学大师，故古时即有“易学在蜀”之说。在师授及蜀地文化环境的影响下，郑钦安亦精通《易》学，以《易》释医，探求医理。

《周易》云：“太极生两仪，两仪生四象，四象生八卦。”以八卦相错说明天地自然界的运动变化规律。八卦即乾、兑、离、震、巽、坎、艮、坤八个卦象，分别代表了天、泽、火、雷、风、水、山、地八类自然界事物。八卦都是由阴阳两爻演化而来，根据阴阳得气的多少，乾卦为父，坤卦为母，震卦为长男，坎卦为中男，艮卦为少男，巽卦为长女，离卦为中女，兑卦为少女。八卦之中，郑钦安最为重视乾、坤、坎、离四卦，认为乾、坤、坎、离四卦为世界之源，人体脏腑气血生成也与此四卦有关，通过探讨四卦的生成阐述了人体的脏腑气血生理。

郑钦安首先认为乾、坤、坎、离四卦为世界之源，而乾、坤两卦又为坎、离之源。乾、坤在八卦中代表天与地，故是自然万物生成之根本。《医理真传》卷一“乾坤大旨”开篇即明确乾、坤两卦的根本地位：“乾为天，属金，纯阳也。称为老父、老阳、老子，又名曰‘龙’。坤为地，属土，纯阴也。称为老母、老阴。”而乾坤交媾，化生六子。此六子即是震、坎、艮、巽、离、兑六卦，乃由乾卦三阳爻与坤卦三阴爻阴阳交媾而成。郑钦安说：“乾之初爻，乘于坤之初爻，而生长男，震也。乾之二爻，乘于坤之二爻，而生中男，坎也。乾之三爻，乘于坤之三爻，而生少男，艮也。故曰乾道成男。坤之初爻，乘于乾之初爻，而生长女，巽也。坤之二爻，乘于乾之二爻，而生中女，离也。坤之三爻，乘于乾之三爻，而生少女，兑也。故曰坤道成女。”乾坤是“六子”之父母，故为世界之源，人身阴阳亦源出于此。

“六子”之中，郑钦安认为坎、离两卦为人身阴阳之根本——“乾坤六子，长少皆得乾坤性情之偏。惟中男、中女（即坎、离），独得乾坤性情之正。人禀天地之正气而生，此坎离所以为人生立命之根也。”坎卦为两阴爻中一阳爻，离卦为两阳爻中一阴爻，故郑钦安说两卦得“乾坤性情之正”，而人体要禀受天地正气方能有生，所以坎离为人生立命之根。郑钦安认为人体阴阳的根本真阴、真阳源出坎离水火两卦，从坎离两卦水火相交中出。以“坎卦诗”“坎卦解”“离卦诗”“离卦解”，探讨了人体真阴、真阳源出之理。

郑钦安首先以坎卦解释真阳之根源。《医理真传》卷一“坎卦诗”云：“天施地孕水才通，一气含三造化功，万物根基从此立，生生化化沐时中。”坎卦之象为两阴爻中含一阳爻，其中之阳爻，为乾父一阳落于坤宫。郑钦安认为，此中一阳即是真阳之源。“坎为水，属阴，血也，而真阳寓焉。中一爻，即天也。天一生水，在人身为肾，一点真阳，含于二阴之中，居于至阴之地，乃人立命之根，真种子也，诸书称为真阳。”此坎中真阳为一身阳气之根。在人身，肾为坎水，故真阳即是肾中之阳，郑钦安在临证中十分重视，处处重视顾护真阳，是为其善用干姜、肉桂、附子温热之品的理论依据。究其根本，得益于坎卦之理。对于真阴，郑钦安则以离卦解其生成。“离卦诗”云：“地产天成号火王，阴阳互合隐维皇，神明出入真无定，个里机关只伏藏。”离卦之象为两阳爻中含一阴爻，此一阴爻即是真阴。郑钦安说：“离为火，属阳，气也，而真阴寄焉。中二爻，即地也。地二生火，在人为心，一点真阴藏于二阳之中，居于正南之位，有人君之象，为十二官之尊，万神之宰，人身之主也，故曰心藏神。”离中一阴即为真阴，在人身心为离火，故此真阴即心中之阴，所以说为“神明出入”“万神之宰”“人身之主”。真阴、真阳是人身阴阳之根，一身阴阳的萌动即来自于真阴、真阳的运动相交。如郑钦安在《医理真传·离卦解》中说：“坎中真阳，肇自乾元也。离中真阴，肇自坤元二也。一而二，二而一，彼此互为其根，有夫妇之义，故子时一阳发动，起真水上交于心。午时一阴初生，降心火下交于肾，一升一降，往来不穷，性命于是乎立。”坎中真阳、离中真阴相交，往来运动，流出一身之阴阳，方有人生性命。郑钦安还以坎、离两卦解气血之理。郑钦安认为，气无形而寓于血之中，血有形而藏于气之内。气与血，一阴一阳，气属阳而血属阴，二者相寓互藏，可以坎、离二卦解。人身为一团血肉之躯，属阴，全赖一团真气运行其中而立命，正似两阴中一阳的坎卦之象。郑钦安又借坎离卦理指出了人身真气的重要性。

郑钦安重视阴阳之理，反复强调临证诊病要明辨阴阳，认为识得阴阳，临证方不致乖谬。故其三部著作中的第一部《医理真传》开篇即以《易》理以论医理，用乾坤坎离以证人身阴阳生成之理，以自然界的规律说明人身生理规律。人生于天地之间，人身内部与自然界相互联系、相互通应，在形态结构、生理功能上亦有相似之处，故古人谓之“人身是一小天地”。乾坤坎离能说明天地阴阳之产生，同样亦可说明人身阴阳的源流。郑钦安乾坤坎离说构成了其全部学说的根本，其真阳学说、万病一气学说、伤寒之学、临床证治皆源出于此。

（二）真阳学说

郑钦安出生于儒门世家，熟谙《易》理，引《易》入医，其《医理真传》开篇即以乾坤坎离诸卦立论。这是郑钦安“真阳学说”的基础，亦是其圆通心法的根本。郑钦安认为天地乾坤媾生万物，天施地孕生出坎水，地产天成生出离火，坎离水火为万化立基。而人禀天地正气而生，坎离亦为人身立命之根，坎水在人为肾，离火在人为心。从卦理论，肾为一点真阳含于二阴之中，而心为一点真阴藏于二阳之中。肾中一点真阳，郑钦安又把它命名为相火、命门火、龙雷火、无根火、阴火、真火、先天元阳、下阳、坎中一阳、元气、先天真气等；又因乾为龙，坎水为乾分一气落于坤宫，故肾中真阳亦名龙、真龙、初生之龙、坎宫之龙、水中之龙等。郑钦安在其著作中，对肾中真阳有着许多不同的称谓，看似混乱，其实是借此以强调肾中真阳的重要性。郑钦安强调“真阳为一阳落于二阴之中，是立水之极，是阳为阴根”，而人身是一团血肉之躯，全赖这团真气运于其中立命，肾中真阳即为性命根源，有此真阳，“死机便转成生机”。重视真阳的重要性，是郑钦安“真阳学说”的根本内容。

郑钦安又认为，真阳是初生之龙，不能飞腾而兴云布雨，惟潜于渊中，以水为家，安其在下之位。换而言之，便是真阳宜潜宜藏，以潜藏为顺，不得随意飞越，这是郑钦安从医易理论出发，阐发的真阳的基本生理特性。在《医理真传》与《医法圆通》二书中，处处都在强调这一生理特性的重要性。《医理真传·坎卦解》云：“历代诸家，俱未将一阳潜于水中底蕴搜出，以致后学茫然无据，滋阴降火，杀人无算，真千古流弊，医门大憾也。”郑钦安基于“滋阴降火”的流弊，提出了真阳潜藏的重要性，也正是其善用姜、桂、附等温热药物的立论依据。

潜藏于肾中水底的真阳又具有蒸腾之性，可蒸腾气化肾水上济于心。与此同时，心中真阴，又降心火下交于肾。肾中真阳与心中真阴互为其根，如郑钦安在《医理真传·离卦解》中说：“子时一阳发动，起真水上交于心，午时一阴初生，降心火下交于肾，一升一降，往来不穷，性命于是乎立。”而对于真阴真阳二者的交济，郑钦安着墨更多的是真阳的蒸腾气化。因为从生理功能而言，肾中真阳蒸腾则肾水上交于心，肾水充济心中真阴，心阴足则真阴自然下降。《医法圆通》云：“真火上腾，必载真水上升以交于心，故曰离中含阴。又曰气行血随，水既上升，又必复降下。水下降，君火即与之下降，故曰阴中含阳……水火互根，其实皆在坎也。”真阳是水火升降的“发机”之处，气化是水火升降的原动力，真阳不熄，升降不歇。若无真阳蒸化，水火阴阳不交。蒸腾气化是郑钦安“真阳学说”中所阐发的真阳的生理功能。故依郑钦安所论，人体最为重要的是肾中真阳的潜藏，真阳虽潜于水中，但其蒸腾气化却是水火升降的发机根本，水火升降全在于真阳气化的发动推行。论述真阳的“潜”与“发”，构成了郑钦安学说的基本内容。

郑钦安在强调肾中真阳重要性的同时，也重视中阳，认为中阳是真阳潜藏的辅助。真阳潜于水中，需要以土封固。郑钦安认为水是无土而不停蓄，土覆水上，水在地中，而水中有龙（真阳），故龙亦是无土而不潜藏。同时，水中真阳须得中阳的温煦，水才不至于寒极。地得龙潜而才能冲和，水土合德，世界大成。郑钦安在《医理真传·三焦部位说》中论述，上焦为天，中焦为地，下焦为水，而中阳处于上下焦水火交济之间，故为调和阴阳水火的气化枢机。郑钦安在其治疗中也处处体现这一思想，其认为：“阳气即回，若无土覆之，火光易熄，虽生不永”，真阳如同灰中之火，灰覆之则长存。故郑钦安在治疗真阳飞越的同时，亦注意温补中阳，说明其一方面重视先天真阳，另一方面亦很重视后天中阳。中阳是真阳的封固，中阳充足才利于真阳的潜藏。

正如上文所述，郑钦安十分强调肾中真阳的潜藏之性，在其所论的病证之中，半数以上皆是阳虚阴证。所以其在论阳虚阴证病机时，大多主真阳腾越，不能固守于下，而致生机断灭。郑钦安认为，倘若能识真阳飞潜之运，何患无方。郑钦安所论真阳腾越的原因机制，分析归纳起来有如下数条：第一，阳气受伤，群阴即起，阴气太盛，逼出元气真阳，真阳为群阴阻塞，不能归根。这实际上即是阴盛格阳，阴寒内盛，格阳于上。第二，真阳虚衰，不能镇纳诸阴，肾中坎水阴气上腾，一线之阳光亦附阴气而上腾，元阳上浮，真气暴出。第三，少阴心之君火不足，阴气蔽塞太空，犹如地气上腾为云为雾，遂使天日无光，阴霾已极，龙乃飞腾。即所谓龙因水盛而游，真阳不潜。第四，脾土太弱，或阴盛逼出中宫之阳，无土覆火，光焰易熄，火不能潜藏，真阳外越。郑钦安在《医理真传》卷二数十条病证末尾云：“以上数十条专论阳虚，指出先天真气上浮。反复推明：真气，命根也，火种也，藏于肾中，立水之极，为阴之根，沉潜为顺，上浮为逆。病致真气上浮，五脏六腑之阳气已耗将近，消灭剥削，以至于根也。”郑钦安以真阳腾越为阳虚重证，认为五脏之病久必及肾，极为重视真阳腾越这一病机，其所论述的需用姜桂附诸药的数十条病证，大半以此为基本病机。

郑钦安的“真阳学说”论理独到，既重视真阳的潜藏，又重视真阳的蒸腾升降，以真阳飞潜腾越为阴证的根本病机，为其独特发挥，成为郑钦安“真阳学说”的理论核心。

（三）万病一气说

郑钦安重视人体真阳，认为真阳是一身阳气之根，故又称之为真气、元气、真元之气。由于此一气为根本之气，因此全身各处之气均来源于此一气之根。而人身病患往往会累及气机，或因气的生理失常而引发病患，主要包括气的盛衰与气的运行，气的病证是气血津液病证、五脏内伤杂病的根本。因此，郑钦安对这根本一气（真气、元气）是极为强调的，在其第一部著述《医理真传》中，便已表达出了对人体根本之气的强烈重视程度。

如在对三焦的论述中，郑钦安认为三焦为气化之三焦，上焦统领心肺之气，中焦统领脾胃之气，下焦统领肝肾之气，人体一气分布，化为上中下三焦之气。《医理真传·三焦部位说》云："三焦之气，分而为三，合而为一，乃人身最关要之府，一气不舒，则三气不畅，此气机自然之理，学者即在这三焦气上探取化机，药品性味探取化机，便得调和阴阳之道也。"三焦之气分布人体上中下三部，关联五脏，而来源却是真元一气一分为三的变化，其核心实质即是说三焦为真阳气化所生，源自一气。

对于伤寒六经，郑钦安亦指出六经根源自真阳之气，他将太阳、阳明、少阳、太阴、少阴、厥阴六经亦称为六步，认为六经是真阳一气流布人身不同状态的六个阶段。据《医理真传·六经定法贯解》所述，真阳之气原寄于肾，因肾与太阳膀胱相表里，一气发动，从太阳经开始，而后循行诸经，昼夜循环，周而复始，六经源自一气。《医理真传·太阴经证解》更加明晰地论述说："夫人身立命，全赖这一团真气流行于六步耳。以六步合而观之，即乾坤两卦也。真气初生，行于太阳经，五日而一阳气足。真气行于阳明经，又五日而二阳气足。真气行于少阳经，又五日而三阳气足。真气行于太阴经，五日而真气衰一分，阴气便旺一分。真气行于少阴经，又五日而真气衰二分，阴气便旺二分也。真气行于厥阴经，又五日而真气衰极。阴气旺极也……人活一口气，即此真气也。"根据真气运行不同阶段盛衰的不同，即分作六经。郑钦安强调六经一气贯通，反对将六经割裂来对待，分裂六经的关系，反对仅从证候提纲上单独研究六经中的某一经，而不知六经一气贯通的要义。六经证治都可以从真气盛衰、流布情况方面来辨析。郑钦安说："人活天地之气，天道有恒，故不朽，人心无恒，损伤真气，故病故死……后代注家专在病形上论三阴三阳，固是究未领悟气机，指出所以然之故。以致后学无从下手，虽记得三阳三阴，而终莫明其妙也。"（《医理真传·六经定法贯解》）

推而广之，不仅三焦，亦不仅六经，全身脏腑、经络、气血、津液、官窍皆可归于一气。《医理真传·阳虚证问答》总论中提出："但有形之躯壳，皆是一团死机，全赖这一团真气运用于中……水谷之气与先天之真气相依而行，周流上下四旁，真是无微不照者也。"《医理真传》之后，随着郑钦安学术思想的进一步深入，郑钦安对真阳一气的认识更为成熟，以至于在其五十岁时所撰著的第三部著述《医法圆通》中更为明确地提出了"万病一气"的学说。

郑钦安撰著《医法圆通》，在"叙"中即全盘托出其多年的临证心得，可谓其全书主旨，也是其晚年医学临证的主要指导思想。郑钦安说："始明仲景之六经还是一经，人身之五气还是一气，三焦还是一焦，万病总是在阴阳之中。仲景分配六经，亦不过将一气分布上下、左右四旁之意，探客邪之伏匿耳。"三焦、五气、六经皆源出一气。书中卷三、卷四有"万病一气说""食气篇""一气分为六气说"几个篇章探讨了个中原理。

《医法圆通·万病一气说》将各种疾病的病机都归结为一气之盈缩，即一气的盛衰。一气即是一元，一元即是元气真阳，一气盈缩即是元气的盛衰运动。《医法圆通·万病一气说》云："病有万端，发于一元。一元者，二气浑为一气者也。一气盈缩，病即生焉。有余即火，不足即寒。"并论述了一气盈缩的外在征象，一气盈缩是如何影响脉证的，或者如何通过望闻问切四诊判断一气之盈缩。如在脉，其云："脉来洪大，气之盈也；脉来数实，脉来浮滑，气之盈也，间亦不足。脉来迟细，气之缩也；脉来短小，脉来虚弱，气之缩也，间亦有余。脉来劈石，脉来鱼尾，脉来雀啄，脉来釜沸，脉来掉尾，脉来散乱，气之绝也。”又如在面色，则云：“推之面色如硃，气盈之验，亦有缩者。面青有神，气盈之验，亦有缩者。面白有神，气盈之验，亦有缩者。面黄有神，气盈之验，亦有缩者。面黑有神，气盈之验，亦有缩者。”在饮食起居，则云：“食健力健，言气之盈。食少力少，本气之缩。”由此可见，万病皆可归结为一气，一气的盈缩运动影响到人体是否发病。郑钦安云：“病也者，病此气也。气也者，周身躯壳之大用也。用药以治病，实以治气也。气之旺者宜平，气之衰者宜助，气之升者宜降，气之陷者宜举，气之滞者宜行，气之郁者宜解，气之脱者宜固，气之散者宜敛。知其气之平，知其气之变，用药不失宜，匡救不失道，医之事毕矣。”治万病皆可求之于一气。

《医法圆通·食气篇》进一步强调了先天一气的重要性。从郑钦安看来，气即是阳，先天一气即是真阳之气，此一气与人体生命的存在有着密切的关系。《医法圆通·食气篇》说：“夫人之所以奉生而不死者，惟赖有此先天一点真气耳。真气在一日，人即活一日，真气立刻亡，人亦立刻亡。故曰人活一口气。气即阳也，火也。又曰：人非此火不生。此火一存，凡后天一切食物，下喉一刻，立刻煅炼。食物之真气，皆禀诸先天、先地之真气，与人身之真气，本同一体。借食物之真气，以辅人身之真气，故人得食则生，不得食则死。所以食物健旺之人，肌肉丰隆，精神倍加，由其盗得天地生物之真气独厚也。今人只知饮酒、食肉以养生，谁知还是天地之真气，日日在灌溉，呼吸不住在充周也。”人之有生，得自先天一气，而后天食物中禀受天地之真气，食物即以长养先天一气。有此一气相续不绝，人乃有生。

此先天一气与人体发病亦息息相关。郑钦安在《医法圆通·食气篇》阐述了一气不调酿生疾病的机制——“人不能保全身内之真气，则疾病丛生。疾病者何？邪之为也。邪气之来，无论内邪外邪，皆是阻隔天地之真气，不与人身之真气相合，身即不安，故曰病。必待邪去，而天地之真气与人身之真气，仍旧贯通合一，始言无病。”真气是人身根本之气，人体外感邪气，影响脏腑、气血功能，都会导致真气不调，阻隔天地真气与人身真气的贯通合一，真气不调则病生。郑钦安此所言真气，也包含了人体正气的内涵在里。《医法圆通·邪正论》云：“凡天地之道，有阴即有阳，有盈即有虚，有真即有伪，有邪即有正。试问邪正之道若何？邪也者，阴阳中不正之气也。不正之气，伤于物则物病，伤于人则人病。治之调之，皆有其道。欲得其道，必明其正。正也者，阴阳太和之气也。太和之气，弥纶六合，万物皆荣。人身太和充溢，百体安舒。太和之气有亏，鬼魅丛生，灾异叠见，诸疾蜂起矣。”这里所说的太和之气出自《易》，亦称“大和之气”，指天地冲和之气，《易·乾》曰：“保合大和，乃利贞。”朱熹《周易本义》云：“太和，阴阳会合冲和之气也。”郑钦安认为，在自然界为天地之真气，在人身则同于真气、元气、真阳、元阳，即是所谓“一气”。一气调和，太和充溢，百体安舒，人则不病；反之，则疾病蜂起。治疗的关键在于祛邪为急，调和真气为先。郑钦安说：“故曰圣出而立法垂方，祛邪为急。明人身脏腑之由来，五行分布，阴阳充周，天人一气之道，借草木之真气以胜邪。邪居在上，则以能制在上之邪之品以攻之，邪去自然正复。”（《医法圆通·食气篇》）调治当明保生之要。天地即是我身，我身即是万物之身，万物、我身、天地原本一气，此即天人一气之道。

郑钦安重视伤寒，精研六经之理，将六经概括为一气，这也是其“万病一气说”的重要内容之一。《医法圆通·一气分为六气图说》，便是以万病一气之理贯解伤寒六经之理。郑钦安认为，六气即是六经，六经即是六气。六经六气包括太阳寒气、阳明燥气、少阳暑气、太阴湿气、少阴火气、厥阴风气，都是由一元真气分化而来。真气分为六气之后，气机自下而上，自内而外，真气充满周身，布护一定不易，成为六层真气，即六经。第一层为太阳寒水气化出路，真气病此则畏风恶寒，治之法宜宣散。第二层为阳明燥气，外邪自此化为燥邪，病则恶热，治之法宜清凉。第三层为少阳所主，居半表半里之间，法宜和解。第四层为太阴湿气，真气病此则吐泻，治之法宜温中。第五层为少阴所主，“少阴有两法，一邪从少阴心火为病，则火证居多，法宜清润。一邪从少阴肾水为病，则阴寒为重，法宜温经散寒。”第六层为厥阴所主，“厥阴有两法，一邪从风化为病，风为阳邪，故曰热深厥深，下攻而便脓血，上攻而为喉痹，法宜养阴清热。一从阴化为病，多见爪甲青黑，腹痛，法宜回阳。”郑钦安认为六经实质就是真气分化，真气充满周身的六个层次，六经根源还是一气。

郑钦安的“万病一气说”，是建立于其“真阳学说”的基础之上的，是对“真阳学说”的进一步发挥。郑钦安对人身真阳极其重视，认为真阳即是元阳、真气即是元气、气即是阳，人身全身各气皆根源于此真阳一气。因此，只要把握好此“一气”，便能执简驭繁，论治全身各处疾病。

郑钦安“万病一气说”是有其根源的，究其根本，源自中国传统文化的“元气论”。在中国古代哲学中，气是宇宙万物的共同构成本原，而元气又是气之本原。西汉儒学大师董仲舒在《春秋繁露》中说：“元者，为万物之本。”东汉王充认为，元气是天地间自然存在的精微物质，是宇宙万物的惟一本原。这个本原即是“一”，与《易》中所说的“太极”、《老子》中所说的“道”名异而实同。《易传》说：“易有太极，始生两仪，两仪生四象，四象生八卦。”《老子》说：“道生一，一生二，二生三，三生万物。”都是对万物之上的“元一”的强调，都认为万物都源自于“一”。宋元理学兴起之后，“元气论”思想被进一步发展了。北宋理学大师周敦颐，在《周易》的基础上著《太极图说》，提出“无极而太极，太极动而生阳，动极而静，静而生阴，静极复动。一动一静，互为其根。分阴分阳，两仪立焉。阳变阴合，而生水火木金土。五气顺布，四时行焉……二气交感，化生万物，万物生生而变化无穷焉”的宇宙演化模式，认为万物生化源自于太极动静。北宋邵雍则从易理象数上进行了论述。邵雍认为先天地有一个太极本元，太极是天地之始，太极是“一”，它可以推演而变化出物质世界的无限多样性，“一分为二”就有了天地，“二分为四”“四分为八”就有了“天之四象”日月星辰与“地之思想”水火木石。日月星辰之“变”就有了寒暑昼夜，水火木石之“化”就有了风雨露雷……用这种“一分为二”的程式推演下去，就可以从太极本元不断分化出万事万物。北宋另一位理学大师张载，重视“气一元论”的思想，建立了“气本论”的哲学体系。张载认为“太虚即气”，太虚包容世界万物，是气的本体，气是宇宙的统一本原，用“气”这个统一的本原解释客观存在的一切现象。其在强调世界永恒运动的同时，把一切形式的变化最终归结为气的聚散。北宋程颢、程颐也重视世界一元的研究，提出理气的宇宙观。北宋这些理学家的学术思想，被南宋理学集大成者朱熹所继承发扬，经改造后成为明清两代封建社会的正统思想，为后世带来了巨大的思想。

中医基础理论的发展受哲学发展的影响。在“元气论”及宋元理学的影响下，一些医家将

"一元"思想引入了医学理论中，并在医学范畴内将之发扬光大。如元代朱丹溪本为理学传人，便将周敦颐《太极图说》的理学思想引入了医学之中，提出了"相火论"的学术思想，认为自然万物都来源于相火之动，"天非此火不能生物，人非此火不能有生"。明代孙一奎指出两肾间有"动气"，号曰命门，又曰元气，内含一点真气，为生生不息之根。张介宾、赵献可也重点论述了肾间命门，认为命门是阴阳之根，人身太极流出一身之元阴元阳。这些医家都出身儒门，自然受到理学思想的影响。郑钦安亦出身儒门世家，又拜在蜀中名士儒医刘止唐门下习儒而兼医，刘止唐为之指示《内经》《周易》《太极》，故其医学思想也容易受到儒学哲学理论的影响，郑钦安"万病一气说"，即脱胎于"元气论"及宋元理学理气论，又借鉴了明代温补诸家的命门、太极的医学思想。

总之，郑钦安"万病一气说"是对"真阳学说"的进一步发挥，其意在于执简驭繁，究其根本。万病都可以追溯其根源，从真元一气气机盛衰、运行的角度上探讨发病机制，这对于探究太极、阴阳、五行、三焦、六经本质有着重要意义，亦是郑钦安临证处方用药的指导性思想。

（四）六经气化说

郑钦安在学术上十分重视张仲景学说，认为仲景立法垂方惟美，并说他所披览的 70 余种医书没有不讲仲景之法的。清代后期，福建名医陈修园所撰著的医书在四川一带影响很大，部分地区甚至将陈修园医书作为习医课徒的教材。郑钦安到中年时购得陈修园医书 13 种，对其医论深心佩服，认为陈修园医书颇得仲景之微，亦且明透，惟间有略而未详者。故郑钦安撰著《医理真传》时，论伤寒部分对陈修园医书多有借鉴发挥。陈修园是清代伤寒学派的重要代表医家，其研究《伤寒论》的主要特点是六经分经审证。如将太阳病分作经证、腑证和变证，阳明、少阳皆分经腑，太阴有阴化、阳化，少阴有水化、火化，厥阴有寒化、热化，并融入六经气化之说。如此分证深得六经六气之旨，对于掌握六经病机、传变特点和证治规律极有帮助。受陈修园影响，郑钦安研究伤寒也以六经为重点，注重六经分经审证与六经气化的研究，且较陈修园更加明晰，自云以明仲景立法垂方之苦心，补陈修园先生之未逮。

郑钦安研究伤寒，首先注重伤寒六经分经证治，其次注重以"标本中气"六经气化理论来探讨六经病机及六经传变的机制，借以探讨六经本质及临床证治。六经各有标、本、中三气为主。如太阳以寒气为本，少阴为中气，太阳为标；阳明以燥为本，太阴为中气，阳明为标；少阳以火为本，厥阴为中气，少阳为标；太阴以湿为本，阳明为中气，太阴为标；少阴以热为本，太阳为中气，少阴为标；厥阴以风为本，少阳为中气，厥阴为标。客邪入于六经，有从中化为病，有不从中而从标化为病，有本气为病，从而产生各经不同的病证。

对于六经气化，郑钦安还从"万病一气"的角度出发，十分强调六经一气流通。郑钦安在《医法圆通·伤寒溯源解》中指出："太阳为三阴三阳之首，居于寒水之地，其卦为坎。坎中一阳，即人身立极真种子，至尊无二，故称之曰太阳。如天之日也，太阳从水中而出，子时一阳发动，真机运行，自下而上，自内而外，散水精之气于周身，无时无刻无息不运行也。"真阳自太阳开始，循环六经，一团真气流行于六步，依次循行于太阳、阳明、少阳、太阴、少阴、厥阴，每五日循行一经，根据其阴气、阳气的盛衰，别为六经。由此，六经证治，只需依此阴阳盈缩、一气进退，便能以一而执万端。

六经分治方面，郑钦安指出了六经各自的提纲病情："一曰太阳，以脉浮、头痛、项强、恶寒八字为提纲，恶寒二字为病情。二曰阳明，以胃家实三字为提纲，恶热为病情。三曰少阳，以口苦、咽干、目眩六字为提纲，喜呕二字为病情。四曰太阴，以腹满而吐，食不下，自利益甚，时腹自痛，若下之，必胸下结痛二十三字为提纲，食不下三字为病情。五曰少阴，以脉微细、但欲寐六字为提纲，但欲寐三字为病情。六曰厥阴，以消渴，气上冲心，心中疼热，饥而不欲食，食则吐蛔，下之利不止二十四字为提纲，不欲食三字为病情。"（《医理真传·伤寒六经提纲病情》）这样一来，六经各自的主证便较为明晰，便于学者掌握。而六经气化原理、六经证治、六经用药，郑钦安在《医理真传》《医法圆通》等著作中不仅进行了专篇讨论，在杂病论治中亦多有体现和运用。

1. 太阳经气化及证治

郑钦安认为六经之中，太阳是一身之藩篱，病邪初入，必定由此而入。从易理来讲，太阳居于坎宫子位，为寒水之区，与膀胱一腑相属。人身的气机，每日从十二时辰中的子时发起，子为一阳初生，故曰太阳，犹如太阳从大海升起，此时海水水性主寒，故曰太阳寒水。太阳初升，光照一身上下四旁，无微不照，所以在人身主皮肤，统营卫，为一身之纲领，御邪之藩篱。太阳膀胱经与少阴肾经相表里，太阳的底面即是少阴，少阴肾经中的真阳即是太阳初生阳气之根源。真阳之气机发动，必先于太阳经，而后行于阳明、少阳、太阴、少阴、厥阴诸经，昼夜循环，周而复始。真阳于太阳初生，此时尚为稚弱，太阳又为寒水之经，四面皆是寒水。因此若太阳病，发汗太过则易伤及少阴肾经中之真阳。或外感寒邪，客于太阳寒水地界，则阻碍真阳升法运行之气机，变生太阳诸证。总体而言，太阳以风、寒、热、湿、燥、火六气中的寒气为本，少阴为中气，太阳为标。太阳、寒、少阴即是其标本中气。从太阳病情上来看，则可分为太阳经病与太阳腑病，太阳经病又可分为伤风证、伤寒证、两感证，太阳腑病可分为蓄水证、蓄热证、蓄血证、癃闭证。

太阳经病以脉浮、头项强痛、恶寒发热为主要特点。其中风邪伤及太阳卫分，则为伤风证，以脉浮、头项强痛、恶寒发热兼有自汗、恶风为特点，治疗主以桂枝汤。寒邪伤及太阳营分，则为伤寒证，以脉浮、头项强痛、恶寒发热兼有无汗为特点，治疗主以麻黄汤大开腠理，发汗解表。风、寒合邪两感太阳营卫，则为两感证，以脉浮、头项强痛、恶寒发热兼有壮热、烦躁、脉浮紧为主要特点，治疗则以大青龙汤营卫两解，风寒并驱。若太阳经病不解，不传于下一经则必定传于太阳腑，而见太阳腑病。

太阳腑病，是因邪气由太阳之经转入太阳之腑所致，以口渴而小便不利为主要特点。治疗以五苓散化太阳之气，气化一行，小便亦利，邪气从小便而出，病邪由此而解。太阳腑病又分为蓄水、蓄热、蓄血、癃闭。蓄尿证是因寒邪束于太阳经，太阳气机不运，所储之水不能出，上涌而见小腹作满，治疗以五苓散倍桂，以化太阳之寒气，气化一行，小便得出。寒邪入腑，从太阳之标阳而化为热，热甚则必涸其所注之水，见小腹不满而便不利，此则为蓄热证，治疗以五苓散去桂、加滑石，以清利其热。寒邪入腑，阻碍太阳气机，血行失常，不得归经，流入腑中，聚而不散，而见以少腹硬满为主症，则为蓄血证，治疗以五苓散加桃仁、红花、当归、万年霜，从小便以逐其瘀。癃闭证则以尿不得出为主要特点，是因三焦气机不运、水道壅塞所致，治法宜升提。

太阳经病亦有不传本经之腑而传阳明、少阳者。三阳经证同见，名为三阳并病，以三阳之法治之，如用桂枝汤加葛根、柴胡，桂枝汤为太阳经主方，葛根入阳明，而柴胡入少阳。又有太阳传阳明而不传少阳者，名二阳为病，以二阳法治之，如桂枝加葛根汤。又有三阳经证与太阴腹满、自利同见的，即于三阳表药中合理中汤法治之。有经证初见，转瞬而见少阴之身重、欲寐证者，为太阳表及于少阴里，治以少阴之法，如麻黄附子细辛汤。表里不通，壮热烦躁者，以大青龙汤治之。太阳经证误下遂利者，以桂枝加葛根汤治之。太阳病过汗，汗不止者，桂枝加附子汤治之。下后损伤胸中阳气，而致脉促胸满者，桂枝去芍药汤治之。郑钦安对仲景太阳病兼证、变证各加减法也做了简明而清晰的总结，指出“仲景之法，总在活法圆通，并无死法，方方皆有妙义，轻重大有经权，学者先将六经提纲、病情熟记于心，方能见病知源”（《医理真传·六经定法贯解》），主张明了六经之要义，方能运用圆通、灵活掌握。

在《医法圆通》中，郑钦安论述了“太阳用药图”“桂枝汤圆通应用法”“太阳经腑用药图”“麻黄汤五苓散圆通应用法”等相关内容。

“太阳用药图”提出桂枝汤是调和阴阳第一法，其图中云：“仲景原文治自汗恶风，体痛头疼，脉浮缓者，名曰中风。桂枝汤，太阳卫分主方也，以自汗、恶风为大眼目。调和阴阳第一法。”图下还对太阳中风证自汗、恶风症状进行了分析：“风为阳邪，善动，从毛窍而入。风动于中，血液不藏，毛窍疏而不实，故见自汗出，恶风。”“桂枝汤圆通应用法”则对桂枝汤方理进行了分析。郑钦安认为桂枝汤为调和阴阳之方，其功用彻上彻下、能内能外，临证运用此方时不应死守陈方、不敢变通而拘泥于治伤风证，凡是属于太阳经地面之病，皆可用此方。并在其后附临证各科运用桂枝汤验案10条，以说明桂枝汤的变通运用。如治一患者病胸腹痛、背亦彻痛者，郑钦安认为太阳之气从下而上至胸腹，若寒邪阻逆太阳，气机不畅，则见胸腹痛，太阳经又行于身之背，腹中之气不畅，而背亦受之，故以桂枝汤治愈。又治一小儿角弓反张、手足抽搐，郑钦安认为太阳经行于身之背，若风邪中于背，太阳经气不舒，经气闭塞，因此见角弓反张，而桂枝汤能宣散太阳经之风邪，故仍以桂枝汤治愈。又治一患者周身作痒，伴时时恶风者，郑钦安认为人身周身毛窍为太阳寒水出路，若风寒之邪外犯而不得入，逆滞于皮肤，抑郁生热，则见周身作痒，而桂枝汤能宣散太阳经抑郁之气，故仍以桂枝汤治愈。又如治疗一患者恶风、下痢，日数十次者，郑钦安认为乃风邪犯于太阳，表气不通，里气不顺，邪气陷于下，因而见下痢，桂枝汤能宣风外出，表气顺则太阳之气升而不陷，故予桂枝汤治愈。凡此种种，郑钦安桂枝汤10条医案涉及内、外、妇、儿临床各科病证，体现了郑钦安对六经辨证的广泛运用与发挥，以及临证运用桂枝汤的“圆通心法”。

“太阳经腑用药图”论述了麻黄汤、五苓散两方的临床证治。图中论麻黄汤云：“麻黄汤，太阳营分主方也。以无汗、恶寒为大眼目。仲景原文治太阳病。头痛发热，身疼腰痛，骨节疼痛，无汗恶寒而喘者，此方主之。”图下对麻黄汤证情进行了分析：“寒为阴邪，从毛窍而入，寒主静而不动，毛窍密而不疏，故见无汗恶寒。”论五苓散则云：“五苓散，太阳腑分主方也，以口渴、小便不利为大眼目。原文治发汗后，烦渴欲饮水者主之。”图下解析了五苓散证，并强调了太阳病桂枝汤、麻黄汤、五苓散三方的重要性。其云："邪不传经而传腑，故见口渴，小便不利。五苓散功专利水，水道利则太阳气舒，邪亦从此而解。桂、麻二方，是祛邪从上出者也。五苓散是祛邪从下出者。惟此三方，可称太阳首尾专主之方也。"其后"麻黄汤五苓散圆通应用法"，则列麻黄汤验案 3 则及五苓散验案 3 则。如治一患者两脚弯发起红色包块，且疼痛剧烈，郑钦安认为脚弯为太阳经循行之道，若为寒邪闭束，气机阻碍，郁遏则起红色包块而痛甚，而麻黄汤力能散太阳之寒，故以麻黄汤治之而愈。五苓散验案如治一患者，头晕、咳嗽、呕吐、腹胀、小便短少，郑钦安认为病系膀胱气化不运，水湿之气不得下降，气机反于上，水湿上干清道，而见此证，五苓散功能利水，水气下降，气机自顺，故用此方则愈。

2. 阳明经气化及证治

对于阳明一经，郑钦安指出阳明主燥，客寒之气自太阳传入阳明，寒邪即化为燥邪，燥邪入于阳明经，阻碍真阳运行之机，则发为阳明病诸证。从标本气化而言，阳明以燥为本，因阳明胃与太阴脾相表里，故以太阴为中气，阳明为标。

阳明病也有经证、里证、腑证的区别。阳明经证此时系寒邪初入阳明之经，寒气尚有一线未化尽，尚未完全化燥。故其临床特点是：前额连及眼眶胀痛，鼻筑气而流清涕，发热不恶寒。阳明主肌，故治疗用葛根汤解肌，祛邪从肌而解。若阳明经证不解，有传少阳经而二阳合病者，则以葛根汤合柴胡汤治之。若阳明经证不解而传入阳明之里，燥热之邪气盘踞胃中，邪热之气与胃中之气二火交煽于中，邪热炽盛，则变生阳明里证。阳明里证的临床特点是：口燥、心烦、汗出、恶热、渴欲饮冷。治以白虎汤。若阳明里证不解，邪热传入阳明之腑，热盛灼尽阳明胃肠中之血液、津液、宿谷，胃中枯槁，胃火旺盛，大便闭塞，则见阳明腑证。阳明腑证的主要临床证候是：张目不眠，声音响亮，口臭气粗，身轻恶热，大便闭塞。以痞、满、燥、实、坚、谵语、狂走等病情为特点。治法主以大、小承气汤苦寒陡进，推荡并行，以灭火邪。

在《医法圆通》中，有"阳明经证用药图""葛根汤圆通应用法""阳明经用药图""白虎汤圆通应用法""阳明里证用药图""大承气汤圆通应用法"等数篇，探讨了阳明病方药证治。

"阳明经证用药图"探讨了葛根汤的临证运用心法。图中云："本经以胃家实三字为提纲，此方是言其邪初入而治之也。葛根汤，是因邪在太阳之经输而设，其实又治太阳与阳明合病必自下利。"图下解析葛根汤证云："盖太阳主开，阳明主阖。今阳明为太阳之邪所逼，不从本经之阖，而从太阳之开，开于下，故下利也。""葛根汤圆通应用法"则举葛根汤验案 4 则以论葛根汤圆通心法。如云治一患者上下眼睑红肿疼痛剧烈，郑钦安认为上下眼睑为阳明所主，今为风热所闭郁，抑郁发为红肿痛甚，葛根汤能解阳明风热，故治之而愈。又如治一患者两乳红肿发热，郑钦安亦认为两乳为阳明所主，邪气外感而伏于两乳间，而见红肿痛甚，葛根汤能祛阳明之邪，故以此方治愈。

"阳明经用药图"以讨论白虎汤临证运用为主。图中云："白虎汤，阳明腑分主方也。服桂枝汤大汗出后，大烦渴不解，脉洪大者主之。又云渴欲饮水，无表证者，此方主之。"图下解析白虎汤证云："此方本列于太阳篇中，而又曰治阳明腑证者，盖以太阳之邪，服桂枝汤大发汗，表邪既解，而阳明之血液已伤。阳明乃气多血多之腑。今血液骤伤，阳明之内热立作。若不急用白虎以清热，人参以养血液，邪火益盛，即有不可扑灭之势，故白虎又是阳明之腑方也。”“白虎汤圆通应用法”则举白虎汤验案5则以论白虎汤之圆通心法。如治一患者牙龈红肿疼痛，饮冷饮，郑钦安认为牙龈乃阳明所主，若胃火聚于上，则见红肿痛甚，又见饮冷，知其为邪火伤阴，以白虎汤清胃而愈。又如一患者两乳红肿痛甚，郑钦安认为两乳乃阳明脉过之所，今见红肿痛甚，是因胃中之邪热壅滞所致，白虎汤专清胃热，热邪去而肿自消，故治之而愈。

“阳明里证用药图”以探讨大承气汤临证运用为主。图中云：“阳明病脉迟，虽汗出不恶寒者，其身必重，短气腹满而喘，有潮热者，此外欲解，可攻里也。手足濈然汗出者，此大便已硬也。大承气汤主之。若汗多微发热，恶寒者，外未解也。其热不潮，未可与大承气。若腹大满不通者，可与小承气微和胃气，勿令大泄下。”图下解说凡用大承气汤必须审察的确，以胃家实三字为提纲。胃家实以大小便不通、大便硬而腹满、狂妄奔走、叫骂不避亲疏、潮热谵语等为临床特点。“大承气汤圆通应用法”则举大承气验案3则以论本方之圆通心法。如治一患者头晕、昏乱无主，三五日一发。郑钦安认为头晕原本不是运用下法的证候，但因患者阴血虚极，不能制约其亢龙（亢盛的阳气），龙奔于上，则浊火乱其神明，故昏昏无主，以大承气汤可制约其亢盛之阳气，故治之而愈。

3. 少阳经气化及证治

郑钦安认为少阳一经，“少阳之上，相火主之”，因此以火为本。因少阳胆与厥阴肝相表里，故以厥阴为中气，少阳为标。少阳病也有经证、腑证、半表半里证之分。

少阳经证以头痛在侧、耳聋、喜呕、不欲食、胸胁满、往来寒热等症状为主要临床表现。对于少阳经证这些症状的机制，郑钦安进行了论述。其认为少阳病由阳明病发展而来，往往因为外犯之寒邪传至阳明化为燥邪，燥邪之客气未尽，遂传入少阳。六经之中，少阳为枢机，为枢转阴阳之道，燥邪自阳明犯于少阳，则阻碍少阳条达之气机，正邪相击，头两侧属少阳，故见两侧头痛。少阳胆经入耳，燥邪侵袭，则清窍闭塞，而见耳聋。少阳胆木性喜条达，呕吐气动，能使木气稍泄，故病喜呕。少阳木气不舒，克伐脾土，而不欲食。胸胁为肝胆所主界限，肝胆不舒，则胸胁胀满。少阳外接太阳、阳明，内与太阴接壤，为阴阳交界之区，故为半表半里，邪气犯于少阳，出与阳争则热，入与阴争则寒，故见寒热往来。治少阳经证主以小柴胡汤疏少阳之气，少阳木气疏泄，则枢机复其枢转功能，邪气即可从枢转而出。少阳腑证则以口苦、咽干、目眩为提纲。其因燥邪入于少阳之腑，少阳以火为本，燥与热合成一家，热甚则胆气泄，故见口苦、咽干。肝开窍于目，肝与胆相表里，表病及里，里热太甚，必伤肝中所藏之血液，故见目眩。治疗主以黄芩汤清少阳里热，里热一解，邪自灭亡。而郑钦安所论少阳半表半里证相当于疟病。郑钦安说邪在三阳则以表论，邪在三阴则以里论。半表者从阳分，半里者从阴分，而疟疾往来之寒热则取决于少阳。邪在少阳，不能从枢转而出，直趋阳明地界，阳明主燥热，故病者发热，为热疟。邪气从少阳趋于太阴，太阴主寒，故病者发寒，为寒疟。

《医法圆通》中有“少阳经用药图”“小柴胡圆通应用法”两篇以探讨小柴胡汤临床证治。“少阳经用药图”图中云：“口苦、咽干、目眩为提纲。小柴胡汤治发热，口苦，耳聋，其脉弦者。又治太阳、阳明二经发热不退，寒热往来。”郑钦安还十分强调少阳经感邪的途径，认为少阳感邪终究由太阳而来，治少阳实是治太阳。图下解析小柴胡汤方义云："此方虽名为少阳方，究竟总是太阳经所感受的这一点邪气种子不能从胸出去，逆于胸胁之间，阻其少阳升降之机，故少阳之经证作。其方治少阳，实是治太阳也。""小柴胡汤圆通应用法"则举小柴胡汤5种临床运用，以说明小柴胡汤临床功能颇多，加减变化之无穷。如论小柴胡汤治两耳红肿痛甚。郑钦安认为两耳前后俱属少阳所主，两耳红肿疼痛，是因风热之邪聚于少阳。而小柴胡汤力能治少阳风热，故以小柴胡汤治之。又如论小柴胡汤治疗吐酸不食。郑钦安认为不食而吐酸，是因木气不舒，上克脾土，土畏木克，故不食。酸属木，乃是禀少阳热气所化，土木相凌，故见不食而吐酸。而小柴胡汤力能疏泄少阳木气，少阳之气舒，即不克制脾土，两经之气平而病可愈，故以小柴胡汤治之。

4. 太阴经气化及证治

对于太阴一经，郑钦安认为"太阴之上，湿气主之"，故以湿为本。太阴脾与阳明胃相表里，故太阴以阳明为中气，太阴为标。太阴病则有经证、五饮证、着痹行痹证、阳黄阴黄证之分。

太阴经证以腹满而吐、食不下、时腹自痛、自利益甚、手足自温为主要临床特征。对于太阴经证这些症状的机制，郑钦安也进行了论述。郑钦安说太阴主湿而恶湿，少阳热邪传入太阴，即从湿化，湿气太甚，阻滞中脘，邪乘于上则腹满而吐，邪乘于下则腹痛自利。四肢禀气于胃，邪犯脾未犯胃，故有吐利而手足尚温。太阴经证的治疗则当以理中汤为主。另《伤寒论》有桂枝倍芍药汤一方，是太阳经证误下，而寒邪陷入太阴之内的主治之方，是还寒邪于太阳之表。太阴五饮证实质即是水病。郑钦安认为"饮"是"水"之别名，饮证可以一"水"字概括。太阴主湿，湿即水，水盛则土衰，土衰即不能制水，以致寒水泛溢，或流于左，或流于右，或犯心下，或直下趋，或化为痰，从而才有五饮的别名。治疗五饮则以温中健脾、除湿行水、燥脾为主因势利导。着痹、行痹，郑钦安则认为痹为不通之意，风胜为行痹，寒胜为着痹，风为阳而主动，风行而寒湿随之，故流走作痛，寒为阴而主静，寒停不行，风湿附之，故痛处有定。风寒湿三气闭塞经络，若忽尖起，不红不痛，为溢饮，法当温中除湿。对于阳黄、阴黄，郑钦安则说黄为土之颜色，为湿热蒸动，土象外呈，故周身皮肤尽黄。阳黄是邪气从中气（太阴以阳明为中气）而化，阴黄是邪气从本（太阴以湿为本）而化。阳黄主以茵陈五苓散治之，阴黄主以附子理中汤加茵陈治之。

《医法圆通》有"太阴经用药图""理中汤圆通应用法"两篇以论太阴经临床证治。"太阴经用药图"图中云："以腹满而吐、食不下、时腹自痛自利、不渴为提纲。理中丸，治霍乱吐泻，寒多不饮水者。"图下还有论述认为太阴病主方应为理中汤，而《伤寒论》太阴篇中的桂枝加芍药汤、桂枝加大黄汤皆是为太阳误治、邪陷于太阴而设，皆非太阴病主方。"理中汤圆通应用法"则有理中汤临床上的其中灵活运用，以说明理中汤的加减变通。如以理中汤治疗吐血，郑钦安认为吐血多由中州脾土失运，阴血遂不归经，瘀滞闭塞清道，清阳不升，阴血僭上，以致吐血，而理中汤能调中州之气，中州健运而血自归经，故以理中汤治之。又如以理中汤治疗四肢浮肿，郑钦安认为四肢属土，土虚则元气发泄，不能潜藏，故见四肢浮肿，而理中汤能温暖脾胃，脾胃有权而元气不致散漫，故以理中汤治之。又如以理中汤治疗呃逆不休，郑钦安认为呃逆有寒有热，若属于胃寒者，理中汤能温中，中寒去而呃逆自止，故以理中汤治之。

5. 少阴经气化及证治

少阴一经，郑钦安认为“少阴之上，君火主之”，故少阴以热为本，少阴心与太阳小肠相表里，故少阴以太阳为中气，少阴为标。少阴病多由太阴传来，太阴客邪未罢，势必传于少阴，所以治少阴必兼治太阴，若全不见太阴证，而专见少阴证，则方可专治少阴。分证治疗上，少阴病则有经证、协火证、协水证之分。

少阴经证的临床特点是脉微细、但欲寐，其原理是因少阴病元阳亏虚，不交于阴，阴气虚弱，不交于阳。主治当以麻黄附子细辛汤，此用麻黄附子细辛汤不是为发汗，而是欲令阴阳交而水火合。郑钦安认为本方立法之奇，无过于此。少阴协火证则以病见心烦不眠、肌肤燥炽、小便短而咽中干为主要临床特征。其病因病机是因患者真阳素旺，客邪入而附之，即从阳化而为热，热甚则血液必亏，不能养心而心烦不眠，不能润泽而肌肤燥熯、小便短而咽中干。治法宜养阴以配阳，主以黄连阿胶汤分解其热、润泽其枯。少阴协水证则以病见目瞑倦卧、声低息短、少气懒言、身重恶汗、四肢逆冷为主要临床特点。其病因病机是因患者真阳素弱，客邪入于其中，即从阴化，阴气太盛，阳气欲绝，故见上述证候。治法宜回阳，阳旺则阴气自消，主以四逆汤等方。

《医法圆通》中有“少阴经用药图”“麻黄附子细辛汤四逆汤圆通应用法”两篇以论少阴经临床证治。“少阴经用药图”图中云：“主方四逆汤治下利清谷、三阴厥逆、恶寒、脉沉而微者，此方主之。麻黄附子细辛汤治少阴病反发热、脉沉者，此方主之。以脉微细、但欲寐为提纲。”图下解四逆汤说，少阴乃水火交会之地，元气之根，人身立命之主，若病至于此，则元气衰极、剥至于根，而四逆汤是为专救这一点元气而设。郑钦安进一步还强调少阴肾中这一点元气（即真阳）能于全身彻上彻下，包罗天地。因此，四逆汤不独为少阴立法，上中下三部皆包罗其中，姜附实是立一身阳气之极。

“麻黄附子细辛汤四逆汤圆通应用法”，则有麻黄附子细辛汤临床圆通应用 3 条，四逆汤临床圆通应用更是多达 23 条。

如运用麻黄附子细辛汤治疗周身皮肤浮肿、内冷自重。郑钦安认为周身浮肿、内冷自重是因先天之阳衰于内，寒湿之邪内生，故见身重内冷。寒湿太盛，则真气不藏，散于周身，无阳以运化，故见浮肿。治疗以麻黄附子细辛汤温肾扶阳、祛阴逐寒。又如以麻黄附子细辛汤治疗喷嚏不止，郑钦安认为此因少阴受寒，麻黄附子细辛汤力能祛少阴之寒。又如以麻黄附子细辛汤治疗腰痛难以转侧，郑钦安认为腰痛难以转侧是因肾不藏温，阴寒阻滞于内而致，而麻黄附子细辛汤能温经散寒。

由于郑钦安重视真阳，故其医书中对四逆汤的临床运用相当广泛，仅“麻黄附子细辛汤四逆汤圆通应用法”一篇中即有 23 种用法。如以四逆汤治疗头脑冷，郑钦安认为脑为元神之府，清阳聚会之处，之所以冷者，是因命门火衰，真气不能上充，而四逆汤能扶助先天真阳，真阳旺而气自上充。又如以四逆汤治疗气喘痰鸣，郑钦安认为气喘痰鸣是因一点真气衰弱，不能镇纳浊阴之气，阴气上腾，渐干清道，故见痰鸣，而四逆汤能温下焦之阳，故能治之。又如以四逆汤治疗舌黑唇焦、不渴、少神之症状，郑钦安认为舌黑唇焦多因阳明胃火而作，此必定兼烦躁口渴饮冷等症状，但本证舌黑唇焦却见不渴、少神，乃因真阳衰极，不能熏蒸津液于上。四逆汤能回先天之阳，阳气一回，津液复升，焦枯立愈。又如以四逆汤治疗朝食暮吐、完谷不化，郑钦安认为饮食入胃，其运化之机，全在先天命门这一点真火，真火衰弱，不能腐熟水谷，而成完谷不化、朝食暮吐。四逆汤能补下焦命门之火，故能治之。又如以四逆汤治疗头摇而面白少神，郑钦安认为头摇一证，人皆认为因风而致，但本证头摇而面白少神，当因清阳不升，元气虚极，不能镇定所致。四逆汤能扶阳，真阳一旺，即能镇定上下四旁，故能治之。又如以四逆汤治疗鼻涕如注而面白少神，郑钦安认为鼻流涕一症原有外感、内伤的区别，而本证兼见面白少神，是因真阳衰于上，不能统摄在上之津液所致。四逆汤能扶坎中真阳，阳旺自能统纳，故能治之。又如以四逆汤治疗发热、谵语而见无神、不渴，郑钦安认为发热谵语，世人皆认为是热伏于心，热扰心神，而致神无所主。但热伏于心应兼见精神不衰、口渴饮冷、小便短赤等，而本证兼见为无神、不渴，是为真阳衰极所致，发热是因阳越于外，谵语是因阴邪乘于心、神无所主。四逆汤能回阳，阳回则神安热退，故能治之。凡此种种，可见郑钦安对少阴寒化证、真阳浮越证及四逆汤的重视程度，亦是其临床善用温热的依据所在。

6. 厥阴经气化及证治

厥阴一经，因“厥阴之上，风气主之”，故认为厥阴以风为本。又因厥阴肝与少阳胆相表里，故厥阴以少阳为中气，厥阴为标。厥阴病亦有经证、纯阳证、纯阴证、寒热错杂证之分。

厥阴经证以“消渴，气上冲心，心中疼热，饥而不欲食，食则吐蛔，下之利不止”为主要临床特征。对于厥阴经证各临床证候的病因病机，郑钦安进行了分析论述。郑钦安认为，厥阴之木气，从下起而上合于手厥阴心包络，心包络主火，与厥阴风木风火相煽，故能消，火盛津枯，故见渴。包络为心之外垣，心包火动，故热气撞心、心中疼热。木气太盛，木凌脾土，土畏木克，故饥而不欲食。蛔虫禀厥阴风木所化，故吐蛔。木克土，脾土虚弱，若更下之，则下利不止。当以当归四逆汤、乌梅丸两方为主方。厥阴纯阳证则以“热深厥深，上攻而为喉痹，下攻而便脓血”为主要特点，其治疗，在上则以黄连、二冬、阿胶、鸡子清，在下则以黄连、二冬、阿胶、鸡子黄润燥救阴。厥阴纯阴证以“目瞑倦卧、身重懒言、四肢逆冷、爪甲青黑、腹痛拘急等”为主要症状，原由客邪入厥阴，不从中化，而从标化，标为至阴，客邪亦阴，故病见纯阴，治疗宜回阳，阳回则阴消。寒热错杂证乃标阴与中气同病，以腹中急痛、吐利厥逆、心中烦热、频索冷饮、饮而即吐为主要临床特征，法宜大剂回阳，少加黄连汁同服。

【临证经验】

一、治法方药经验

（一）益火消阴

郑钦安十分强调辨识阴阳，指出万病不出阴阳二字，医者临证若不将阴阳两纲辨识清楚，动手便错。阴阳两纲之中，郑钦安针对当时市习滥用寒凉之偏，提出要重视阳虚证的证治。学者初读郑钦安《医理真传》《医法圆通》两书时，初步印象便是郑钦安处处都在强调温阳、补火、消阴，似乎郑钦安于阴阳一途十分偏激，不愧为“郑火神”。但是细读郑钦安医书，对于寒凉一法，郑钦安并未偏废，《医理真传》一书临证部分，分为“阳虚证问答”与“阴虚证问答”两大部分。其中“阴虚证”问答，几乎通篇都是在讲寒凉补阴治法，郑钦安医书只不过是对温阳补火消阴等治法强调较多而已，这实与当时市习滥用寒凉的现象有关。因此，郑钦安医书强调温阳补火消阴，很大程度上是为棒喝时医之偏见。在这种纠偏的行医过程中，注定名医郑钦安会在阳虚证证治与温阳补火消阴治法积累更多的经验，成为温阳一脉的代表医家。所以可以说，郑钦安并非偏执温阳，而是善用温阳。

郑钦安对于温阳法的应用，突出的特点又表现在益火以消阴的学说之上。其益火以消阴的治法溯其根源，源自唐代王冰“益火之源，以消阴翳”说。正如前文所论，郑钦安十分重视人身真阳，认为人身真阳是一身阳气之根，有阳则生，无阳则死。若真阳受损，阳气虚弱，则不能镇纳群阴，一线之元阳欲绝，阴邪群起。因此，在治法之上，当以姜、桂、附等辛温回阳之品大补真火，以拯一线元阳，真火补足，阴邪自然消散。这就是郑钦安临证益火消阴治法的根本原理。《医法圆通》有“益火之源以消阴翳辨解”一篇，指出益火消阴当以姜、桂、附等品及四逆、白通等方为主，反对以阳八味（八味丸）益火消阴的一般见解，这又是郑钦安临证的一大特色。篇中说：“前贤云：益火之源，以消阴翳，阳八味是也。此方此语相传已久，市医莫不奉为准绳，未有几个窥透破绽，予不能无疑也。疑者何？疑方药之不与命名相符。既云益火之源，以消阴翳，必是在扶助坎中一点真气上说，真气一衰，群阴四起，故曰阴翳。真气一旺，阴邪即灭，故曰益火。方中桂、附二物，力能扶坎中真阳，用此便合圣经，何得又用熟地、枣皮之滋阴，丹皮之泻火，山药、茯苓、泽泻之甘淡养阴则利水乎？推其意也，以为桂、附之辛热属火，降少升多，不能直趋于下，故借此熟地、枣皮沉重收敛之品，而使其趋下。又以丹皮之苦寒助之，更以苓、泽利水，使阴邪由下而出。似为有理，独不思仲景治少阴病，四肢厥逆，腹痛囊缩，爪黑唇青，大汗淋漓，满身全是阴翳，何不重用此熟地、枣皮、丹皮、苓、泽之品，而独重用姜、附、草三味起死回生，其功迅速。由此观之，仲景之白通、四逆，实益火之源，以消阴翳者也。”郑钦安于此实质是强调阳虚一证，真阳大损，当以姜、桂、附单刀直入补火以消阴，反对杂合阴柔之品。其重点在于阴翳的理解之上，郑钦安引出少阴病四逆汤证“四肢厥逆，腹痛囊缩，爪黑唇青，大汗淋漓”的例子，指出此证即是火衰而导致“满身全是阴翳”，故可知，郑钦安所指出的益火消阴是针对的阳虚重证，损及真阳，阳虚欲脱者，以少阴病四逆汤证为代表。当此之时，真阳欲脱，全身阴邪为盛，即现阳虚阴证诸候，只当大补真火，回阳救逆。阳回阴消，便是益火消阴机制。

郑钦安长于温阳，擅用姜、桂、附，但并非一味滥用，其运用是针对的阳虚证候，并有其辨识标准和依据。《医理真传》有“辨认一切阳虚证法”一篇，以探讨温阳补火法运用的适应证。在此篇中，郑钦安说：“凡阳虚之人，阴气自然必盛。外虽现一切火证，近似实火，俱当以此法辨之，万无一失。阳虚病，其人必面色唇口青白，无神，目瞑，倦卧，声低，息短，少气，懒言，身重，畏寒，口吐清水，饮食无味，舌清滑或黑润青白色，淡黄润滑色，满口津液，不思水饮，即饮亦喜热汤，二便自利，脉浮空，细微无力，自汗肢冷，爪甲青，腹痛囊缩，种种病形，皆是阳虚的真面目，用药即当扶阳抑阴。”这是典型的阳虚证候，临证不难辨识。然又有阴极似阳、真寒假热之证，由于假象重重，更加难以辨识。郑钦安于此多有深入，进一步将其“真相”指出。其云：“然（阳虚）亦有近似实火处，又当指陈。阳虚证有面赤如朱而似火者，有脉极大，劲如石者。有身大热者，有满口齿缝流血者。有气喘促，咳嗽痰涌者。有大小便不利者。”（《医理真传·辨认一切阳虚证法》）这些假热证候实质皆是阳虚重证，以致虚阳外越、元阳暴脱所致。由此，郑钦安在书中将阳虚证情层层剥离，详解分解，在《医理真传·阳虚证问答》中列出了20余篇益火消阴法的阳虚适应证候。

（二）潜阳归肾

郑钦安重视人身真阳。在其著作中，大篇幅地论证了真阳宜潜宜藏的特性和真阳腾越是阳虚阴证中心病机的观点。郑钦安根据这些观点，从而提出了潜阳归肾等治疗法则。综观郑钦安所述的诸多病证，可以发现其治疗大多都主潜阳归肾、回纳元气。这是基于真阳以潜藏为顺的生理特性，并符合真阳腾越的基本病机。郑钦安在《医理真传·阳虚证问答》中云：“三阴之方，以温中收纳，回阳降逆，封固为要。”同时又说真火伏藏，命根永固，又得重生。其《医法圆通》中也反复强调“以回阳收纳为要”。其在著作中提出的潜阳、封髓、回阳、纳气、归肾、归根、沉潜、镇纳、收纳等诸多治法，其实都是名异而实同，目的都在于潜其真阳，归纳于肾，恢复真阳的潜纳。归结起来，便是“潜阳归肾”这一核心治法。《医理真传·君相二火解》云：“凡见阴气上腾诸证，不必延至脱时而始用回阳，务见机于早，即以回阳镇纳诸方投之，方不至酿成脱证之候矣。”郑钦安是主张阴证早期亦要运用潜阳归肾之法的，故可知其潜阳归肾法运用之广泛。在《医理真传》“头面忽浮肿”“眼中常见五彩光华”“两耳心忽痒极欲死”等症状，以及《医法圆通》中心病不安、头痛、目病、耳病肿痛、喉蛾等病证中，郑钦安都着重阐述了真阳腾越的病机，力主运用潜阳归肾之法。由此，郑钦安为什么善用姜桂附等热药的问题，也就迎刃而解了。其对姜桂附的运用都是对潜阳归肾法的体现，乃是紧扣病机的。

郑钦安不仅提出了独特的“真阳学说”与“潜阳归肾”的治法，而且对“潜阳归肾”法的具体运用也颇具特色，可谓是心法圆通、匠心独具。大致有如下数条特点和思路：第一，温阳消阴，真阳自返。郑钦安认为，阳虚之人，群阴必然即起，阴气太盛则逼出元气真阳。《医法圆通·益火之源以消阴翳辨解》中说：“真气一衰，群阴四起，故曰阴翳；真气一旺，阴邪即灭，故曰益火……仲景之白通、四逆，实益火之源以消阴翳者也。”郑钦安自云所用诸方，皆从仲景四逆一方搜出。姜桂附诸药温阳而消阴，特别是附子能补坎中真阳，阴气消尽，太空为之廓廓，则真阳自返。故郑钦安擅用姜桂附，由此可见。第二，纳气归肾，收潜真阳。郑钦安常用潜阳丹、封髓丹诸方，云是纳气归肾之法。其中尤其盛赞砂仁一味，两方皆用之。其认为，砂仁辛温能纳五脏之气而归肾。郑钦安对潜阳、封髓的运用颇具匠心，正是对“真阳学说”与“潜阳归肾”法的高度发挥。第三，通阳化气，龙藏雨止。针对肾气不藏，真阳不能镇纳诸阴，而肾水泛溢者，郑钦安主用通阳化气之法，方如桂苓术甘汤。郑钦安认为桂枝能化膀胱之气，通坎中之阳。阳气通而水邪散，水与真阳俱自下行，为龙行治水之象，阳通则肾化气行水，真阳易于潜纳。第四，交通阴阳，开其道路。真阳潜于水中，蒸腾气化则水火升降。郑钦安常用白通汤、封髓丹、桂枝龙牡汤之类交济阴阳。《素问·生气通天论》云：“阳不胜其阴，则五脏气争，九窍不通。”故阴阳交济而水火升降，上下交通，则腾越之真阳返归肾位的窍路气道畅通无阻，方得顺势潜藏，易潜易纳，导入肾中。郑钦安解白通汤，说葱白一物能引离中之阴，下交于肾；生附子又能启水中之阳，上交于心，阴阳交媾，而水火互根。郑钦安又针对此理制补坎益离丹，升降水火，交接心肾，潜纳真阳。第五，补土覆火，封固其阳。这是郑钦安“真阳以土封固”理论的具体运用。其主张以干姜、甘草、砂半理中汤之类温补中阳，培中宫之气，即大补其土以伏火，火得覆而气潜藏，气潜藏而水亦归其宅。郑钦安这种以土封固中阳而潜阳归肾的理论，可谓真知灼见，斯得水土合德之妙也！

（三）寒凉补阴

正如前文所述，郑钦安擅用温阳益火消阴，但是并不偏废寒凉之法，其《医理真传·阴虚证问答》便为寒凉养阴之专篇。郑钦安重视阴阳两纲，将疾病判为阳虚证、阴虚证两端。但其所说的阴虚证是从伤寒方药角度出发运用寒凉邪火养阴法所适应的阴虚阳证，与一般所说的阴虚证有所区别。通常所说的阴虚证一般强调的是津液精血等阴液亏少，滋润濡养功能减退，无以制阳。而郑钦安所说的阴虚证实际是与阳虚证相对应的阳亢证，以邪火内生、阳亢伤及阴液为主要特征，矛盾的重点与一般的阴虚证不同。因此，郑钦安学说才会在此基础上，派生出寒凉泻火以养阴的独特思想。

郑钦安在《医法圆通·壮水之主以制阳光辨解》一篇中，对其寒凉补阴治法的机制进行了探讨。郑钦安说：“前贤云：壮水之主，以制阳光，六味丸是也。此方此说，相传有年，举世宗之而不疑，群医用之而不辨，予不能无说也。窃思此方，必是为邪火伤阴立说，并不是言坎中阳旺立说。今人动云阴虚火旺。阴虚便说是肾水虚。火旺便说是肾火旺。统以六味丸治之，其蒙蔽有年矣。予特辨而明之。阴者，水也。阳者，火也。水火互为其根，合而为一，不可分为二也。水从火里生来，故曰天一生水。阳旺一分，阴即旺一分；阳衰一分，阴即衰一分。试问阴虚火旺何来？所谓制阳光者，明是教人泻邪火也。邪火始能伤阴，真火实能生阴，此邪正关键，用药攸分区处，岂堪混淆莫辨。要知邪火窃发，无论在于何处，皆能伤血，即以三黄、白虎、承气，与此六味丸，按定轻重治之，皆是的对妙法。今人不明阴阳一气，不明邪正机关，专以此方滋肾中之元阴，泻肾中之元阳，实属不通。”郑钦安指出邪火实能伤阴，真火实能生阴，认为壮水之主以制阳光即是泻邪火。

如《医理真传·阴虚证问答》中“头脑独发热，心烦热，小便短赤，咽干者，何故？”郑钦安认为其病机是心热移于小肠，小肠热移于肾，小肠血液为热所灼，肾水为邪火所扰，不能启真水上腾。其实热是主要矛盾，阴虚是次要矛盾。故其治疗“法宜清热养阴，降火为主，方用导赤散”。又如“问曰：鼻尖红肿，上牙龈肿痛，大便不利，烦躁谵语，口渴饮冷者，何故？”郑钦安认为其机制是元阴不足于胃，胃火旺盛，阴血衰甚。为元阴不足在先，而火内生，火生太烈，又反伤其阴血。故其治疗“法宜泻火救阴为主，方用大承气汤主之”。又如“问曰：大肠脱出数寸，肛门如火，气粗而喘，欲饮冷者，何故？”郑钦安认为，其机制是元阴不足于肺，肺火旺，而大肠之火亦旺，火上逼肺故喘，火下逼肠故肛出。故治疗“宜滋阴邪火，方用大黄黄连泻心汤，或葛根黄连黄芩汤亦可”。郑钦安将诸条皆断为元阴不足、邪火太盛，而需泻火养阴，但其选方用药之中却少用传统所谓的补阴药，而多用苦寒泻火为主，其个中原因在于郑钦安所言的阴虚证实则多是阳亢证、实火证，邪火不灭而见阴液受伤，此时只需直折火势，邪火灭而元阴得救，故方有寒凉养阴之法。

《医理真传》中，有“辨认一切阴虚证法”一篇可谓上论之佐证。篇中说：“凡阴虚之人，阳气自然必盛。外虽现一切阴象，近似阳虚证，俱当以此法辨之，万无一失。阴虚病，其人必面目唇口红色，精神不倦，张目不眠，声音响亮，口臭气粗，身轻恶热，二便不利，口渴饮冷，舌苔干黄或黑黄，全无津液，芒刺满口，烦躁谵语，或潮热盗汗，干咳无痰，饮水不休，六脉长大有力，种种病形，皆是阴虚的真面目，用药即当益阴以破阳。然亦有近似阳虚者，历指数端。阴虚证，有脉伏不见，或细如丝，而若阳虚极者，有四肢冷如冰，而若阳绝者，有忽然吐泻，大汗如阳脱者，有欲言不能，而若气夺者。此处不过具其一二，余于阴虚证作有问答数十条，反复推明，细玩便知。”从本篇亦可得之，郑钦安所言阴虚其实是阳盛伤阴证，方才有篇中所言各种证情。从此方能明了其寒凉泻火以养阴的各种原理。

（四）善用经方

郑钦安崇尚伤寒之学，在临证之中，主要以伤寒经方为主，少用时方，承袭了《伤寒论》经方药用精当、药简效宏的特点，继承发扬了张仲景《伤寒论》“温扶阳气”大法，尤其重视伤寒“少阴病”诸方。从《医理真传》《医法圆通》两部医书看，郑钦安治疗阴证主要以四逆汤、白通汤、麻黄附子细辛汤、附子甘草汤、干姜甘草汤、理中汤、附子理中汤、苓桂术甘汤等为主。治疗阳证则以白虎汤、大承气汤、小承气汤、调胃承气汤、葛根黄芩黄连汤、大黄黄连泻心汤等为主。其是为典型的经方家，亦有少量的自制方剂，但亦仿伤寒经方为法度，如补坎益离丹、潜阳丹、姜附茯半汤等。

补坎益离丹乃郑钦安自创治疗心阳虚的一首方剂，由附子八钱、桂心八钱、蛤粉五钱、炙甘草四钱、生姜五片等五味药组成，实由四逆汤加桂心温心阳、蛤粉温肾阳而成。郑钦安认为本方能补先天之火以壮君火，能调和心、肾、脾胃上下枢机，药品虽少，而三气同调。这是对伤寒方、伤寒法的高度发挥，由经方加减进退而来。正如郑钦安自己所说：“把这病之阴阳实据，与夫药性之阴阳实据，握之在手，随拈一二味，皆能获效。”（《医法圆通·各证辨认阴阳用药法眼》）又如郑钦安自创的潜阳丹，方含西砂一两（姜汁炒）、附子八钱、龟板二钱、甘草五钱等四味药，是在《伤寒论》甘草附子汤或四逆汤的基础上加砂仁、龟板而成。是为纳气归肾法所创，附子能补真火，砂仁能宣中宫一切阴邪而纳气，龟板能通阴助阳，甘草能补中伏火。又如郑钦安自创的姜附茯半汤，该方由生姜二两、附子一两、茯苓八钱、半夏七钱四味药组成，功能回阳降逆、行水化痰。郑钦安自解姜附茯半汤说：“生姜辛散，宣散壅滞之寒；附子性烈纯阳，可救先天之火种，真火复盛，阴寒之气立消；佐茯苓健脾行水，水者痰之本也，水去而痰自不作；况又得半夏之降逆化痰，痰涎化尽，则向之压于舌本者解矣。清道无滞，则四肢之气机复运，而伸举自不难矣。”（《医理真传·阳虚证问答》）可见，郑钦安自制方完全是在灵活掌握伤寒方、伤寒法的基础上化裁而来。因此，此类自制方虽非伤寒方，却是深得伤寒法，以致学者一见方药，便能知出自《伤寒》。

对于后世时方，郑钦安也未一味偏废。其在《医法圆通·用药弊端说》中说："时方如四君、六君、四物、八珍、十全、归脾、补中、六味、九味、阴八、阳八、左归、右归、参苏、五积、平胃、柴苓、逍遥、败毒等方，从中随证加减，亦多获效。大抵利于轻浅之疾，而病之深重者，万难获效。"郑钦安认为时方加减亦能获效，只是病情深重者还是需要以经方独取。除外，如封髓丹也为郑钦安所常用。

二、内科证治经验

郑钦安为清代名医，悬壶蓉城时，誉满一时，因此郑钦安于临床积累了大量丰富的经验，尤其善治杂病，以内科为长。《医理真传》《医法圆通》收载了不少郑钦安在杂病证治方面的经验。如血证、中风、肺病咳嗽、喘证、肾病腰痛、头痛、心悸、心痛、遗精、汗证、淋证、痢证、呃逆等方面，见解独到。现以血证、中风、咳嗽、喘证、腰痛、痢疾、呃逆为例，撷取部分讨论如下。

（一）血证

郑钦安说关于血证证治，其时市风，一见出血，红光遍地，人人皆谓之火，治疗一味滋阴降火，凉血止血。郑钦安对这种错误现象进行了批驳。《医法圆通》卷四有"失血破疑说"一篇，郑钦安在该篇中说："今人一见失血诸证，莫不称为火旺也。称为火旺，治之莫不用寒凉以泻火。举世宗之而不疑，群医信之而不察。所以一得失血证，群皆畏死，由其一经失血，死者甚多，不知非死于病，实死于泻火之凉药耳。然则，凉药其可废乎？非即谓凉药之可废，但失血之人，正气实者少也，不可不慎。"其亦认为血证因正气虚衰而致阴邪上逆者，十居八九，邪火炽盛所致者十仅一二。对于正气虚衰、阴邪上逆而致血证者，郑钦安主张应大胆使用辛温药，绝对不可喜服清凉而恶辛温，否则每每致死。

郑钦安在"失血破疑说"中，还以天之日月为喻，说明人身气血之理。其云："不观天之日月，犹人身之气血乎。昼则日行于上，而月伏于下，夜则月行于上，而日伏于下，人身气血同然。失血之人，血行于上，而气伏不升可知。欲求血之伏于下，是必待气之升于上，气升于上，血犹有不伏者乎。知得此中消息，则辛温扶阳之药，实为治血之药也。又可怪者，人人身中本此气血二物，气为阳，法天，火也；血为阴，法地，水也。故曰人非水火不生活。水火二字，指先天先地真气，非凡世之水火也。愚夫愚妇，固说不知，而读书明理这之士，亦岂不晓？明知血之为水，水既旺极而上逆，何得更以滋水之品助之。此其中亦有故，故者何？惑于血色之红也，不知血从火里化生出来，经火锻炼，故有色赤之象。岂得以色红，而即谓之火，即宜服凉药乎？此处便是错误关头。"认为血证不可一味滥用凉药。该篇还附有七绝两首，以说明其理。其一云："吐血都传止血方，生军六味作主张。甘寒一派称良法，并未逢人用附姜。"其二云："血水如潮本阳亏，阳衰阴盛敢僭为。人若识得升降意，宜苦宜辛二法持。"以郑钦安所见，血本属水，血证以水旺极上逆者居多，此时应以姜、附等品补火消阴，则血证可退。《医法圆通》"血证门"也有同样讨论。

《医理真传》卷四，还分别讨论了血证的吐血、大便下血、小便下血三证。分别提出了吐血三要、下血二要、小便下血二要等辨证方法。

如吐血，郑钦安提出其要有三，有阳虚，有阴虚，有外邪阻滞。吐血三要各自的辨证要点是：阳虚吐血以言语无神，脉息无神，面色无神，气衰力竭，困倦喜卧，不思饮食，咳多清痰为主要临证特点，审察上、中、下三部，何处病情独见，便可按法治之也；阴虚吐血以言语有神，面色有神，脉息有神，吐虽多不觉其病，咳多胶黏之痰为要点，察其上、中、下三部，何处病形独现，便可识其脏腑之偏，则用药亦可有据；风寒阻滞吐血以发热、头疼、身痛，脉浮或紧为要点，看定提纲，亦可按法治之。治疗阳虚吐血，法宜辛甘化阳之品，调其中土，扶其元阳，如甘草干姜汤、理中、建中之类。治疗阴虚吐血，法宜苦甘化阴之品，如泻心汤、导赤散、黄连阿胶汤之类。治疗风寒阻滞吐血，法宜升散清凉为主，如桂枝汤、麻黄汤、葛根汤之类。

下血两要即是阴阳二字，即阳虚下血与阴虚下血。阳虚下血者，是下焦之阳不足，不能统摄；阴虚下血者，是下焦之阴不足，阴虚则火旺，火旺逼血外溢。阳虚下血者，治疗宜培中下之阳，方用四逆汤、理中汤。阴虚下血者，宜培中下之阴，方用泻心汤、六味地黄汤、当归补血汤。除此阴阳两要，下血又要分粪前血与粪后血，便溏或硬，以判断病位与病性虚实。粪前血者，失血在肠；粪后血者，失血在脾胃。先血而粪硬者，胃火旺所致，可用白虎加人参汤、麻仁丸等方；先血而粪溏者，乃因脾不摄血，可用理中汤、建中汤等方；先粪便而血后来者，心火旺所致，可用导赤散；粪溏而血后来者，乃因心血虚，可用当归补血汤、参枣汤等方。先便后血为远血，主以黄土汤；先血后便为近血，主以赤小豆当归散。

小便下血则有二要，以痛或不痛区分。痛为血淋，按淋证治疗。不痛为尿血，多因脾阳不足，不能统摄脾中阴血所致。治疗法宜理中汤加桂圆，或甘草干姜汤加五味子。若渴喜饮冷，善消食者，则为胃火迫血下行，宜人参白虎汤等方清胃。亦有心移热于小肠，而致血下行者，法宜导赤散清心。

（二）中风

对于中风证治，郑钦安将其分为中风（狭义）、中痰、中食。狭义的中风证，郑钦安认为是因邪气外中所致，以猝倒昏迷，口眼㖞斜，或身软弱，或周身抽掣为主要临床症状。但是郑钦安反对专主祛风化痰的治法，认为祛风化痰只会耗散人体元气，增加病情。郑钦安说人身原凭一气包罗，无损无伤，外邪无由得入，内邪亦无由得出，凡得此疾者，必其人内本先虚，一切外邪始能由外入内，一切内邪始能由内出外，闭塞脏腑经络气机，而令中风，不能一味责之邪气。故治疗上主张在先天真阳虚衰这一病机上下手，但扶其真元，内外两邪皆能绝灭，是不治邪而实以治邪，未治风而实以祛风。

中痰一证，郑钦安认为痰皆由内而生，半由太阳失运，水液不行，聚而为痰。或由中宫火衰，转输失职，水湿生痰。或由心阳亏损，不能镇纳浊阴，水泛于上，而痰证生。中痰者多因素秉阳衰，积阴日盛，饮食不运，气机不宣，忽然感受外邪引动痰邪，阻滞气机，寒痰上通，堵塞清道，表现为人事昏迷、喉中痰响、脉滑等证候。治疗宜扶阳为先，祛痰为末，方用姜附汤、姜桂茯半汤、真武汤之类。

对于中食，郑钦安指出病由其人中气素虚，运化气衰，阴邪已经发动，偶遇饮食入内，阻滞不进，闭其清道，人事猝倒，形如死人。若平常气实之人，日日酒食厌饱，则不会发生中食。故中食者，亦必其气先衰于内。治疗宜先探吐之，吐后急温补脾土。

（三）咳嗽

咳嗽一证，郑钦安认为首先要区分是从外而入者，还是从内而出者，即外感与内伤。外感者，责之风寒暑湿燥火之邪外犯，闭其太阳外出之气机，气机不畅，逆于胸膈。胸中乃肺之地面，气欲出而不出，发为咳嗽。外感咳嗽一般有发热、头疼、身痛等症状，根据感邪的不同，还有不同的兼证和临床特点。如感风邪者，兼自汗恶风；感受寒邪者，兼无汗恶寒；感受暑邪者，兼口渴饮冷，人困无力；感受湿邪者，兼四肢沉重，周身觉冷而酸疼，不甚发热；感受燥邪者，兼吐痰胶黏，喜饮清凉；感受火邪者，心烦，脉洪，小便短赤，饮冷。内伤咳嗽者，有阴虚、阳虚。但以阳虚阴盛多见，阴虚也有十居一二。阳虚咳嗽者，证见困倦懒言，四肢无力，人与脉息无神，唇舌青淡白色，而喜热饮，食少心烦，身无发热，即有发热，多在午后，不像外感咳嗽终日发热。其病因心肺之阳不宣，不能化其本经之阴邪，逆于胸中，而发咳嗽。阳虚咳嗽又有陈寒入肺、脾胃阳虚、肝肾之阳不足、水泛于上等证型。

治疗上，外感咳嗽，感于风者，以桂枝汤、祛风散之类。感于寒者，散其寒而咳嗽自已，如麻黄汤、小青龙汤之类。感于暑者，清其暑而咳嗽自已，主以益元散、清暑汤之类。感于湿者，渗其湿而咳嗽自已，主以二陈汤、桂苓术甘汤之类。感于燥者，润其燥而咳嗽自已，如甘桔汤、麦冬饮之类。感于火邪，散其火、清其火而咳嗽自已，如导赤散、葛根芩连汤之类。

阳虚咳嗽者，若心肺阳虚，扶其阳而咳嗽自止，主以姜桂茯半汤、温肺饮之类。脾胃阳衰者，舒其脾胃而咳嗽自止，如半夏生姜汤、香砂六君汤、甘草干姜汤之类。肝肾阳衰，水邪泛上者，温其肾而咳嗽自止，如真武汤、滋肾丸、潜阳丹加吴茱萸之类。

阴虚咳嗽者，其人水少火多，临证多表现为饮食易消，精神言语声音必壮，心性多躁暴，肌肤多干粗，吐痰胶黏，喜清凉，脉必细数，恶辛辣热物。治疗宜黄连阿胶汤、六味地黄之类。

若久病无神，皮肉如火炙而无润泽，喜热恶冷，此因真气衰极，不能熏腾津液而灌溉肌肤，十有九死。又有咳嗽阳虚阴盛已极，元阳将脱，气喘痰鸣，六脉浮空，或劲如石，唇青爪甲黑，周身大热，自汗。是为脱绝危候，急宜大剂回阳饮。

（四）喘证

对于喘促一证，郑钦安认为喘证可分五大类，有因外感风寒而致者，有太阳证误下而致者，有胃火上攻而致者，有湿痰水饮闭塞而致者，有元气欲脱而致者。

因风寒而致者，是因风寒之邪，闭塞肺气，肺气发泄不畅，上壅而喘。临床特点为发热、头痛、身疼。治疗风寒喘证法宜宣散，如麻黄汤、定喘汤、小青龙汤之类。

因太阳误下而致喘证者，病由太阳之邪未解，壅塞发泄不畅，本宜开启腠理，俾邪早出。医者若不明其理，见其发热，以为火盛，妄用攻下，客邪下陷，愈不得出，壅于胸膈，呼吸错乱，而生喘证。治法宜举其所陷之邪，如桂枝汤去芍药倍桂，或重加甘葛。

因胃火上攻而致喘证者，病由胃中素有伏热，与外来之热邪相合，或胃中有停滞生热，热甚则邪火上攻，热逼于肺，致生喘证。其证见大渴饮冷，口臭气粗，二便不利等。法宜攻下，如大小承气汤、白虎汤之类。

因痰湿水饮而致喘证者，病由太阳气化失调，脾胃转输失职，水湿停滞，痰水日盛，上干清道，壅塞太甚，呼吸错乱，而致喘证。其证见食少痰多，清水上涌，喉中不利。治法宜温中除湿，如桂苓术甘汤，理中加砂仁、半夏、茯苓之类。

因元阳将脱而喘者，病由其人阳衰阴盛已极，逼阳于外，阳气不得下趋潜藏，元阳外越，阴阳两不相接，呼吸错乱，而致喘脱。其证见面白唇青，口舌黧黑，人无生气，全是一团纯阴。法宜回阳收纳，如吴茱萸四逆汤加丁香、胡椒、砂仁之类。

（五）腰痛

腰痛一证，郑钦安认为可分为阳虚腰痛，阴虚腰痛，外邪闭束所致腰痛，湿气闭滞所致腰痛。

因阳虚而致腰痛者，或由其用心过度，亏损心阳；或由饮食伤中，损及脾阳；或由饮食伤中，损及脾阳；或由房劳过度，亏损肾阳。下焦之阴寒自盛，阳微而运转力衰，腰痛立作。其证见身重畏寒，精神困倦。法宜峻补坎阳，阳旺阴消，腰痛自已。如阳旦汤、术附、羌活、附子汤之类。

阴虚而致者，乃因肾阳素旺，火盛血伤，元阴日竭，真阳无依，而作腰痛。证见小便赤而咽干，多暴躁，阳物易挺，喜清凉。治法宜养阴，阴长阳消，肾气自摄，腰痛自愈。如滋肾丸、地黄汤、封髓丹倍黄柏加地骨皮之类。

因寒而致者，乃因外感寒邪，从太阳而入少阴，闭其肾中真阳运行之气机，而作腰痛。证见发热畏寒，或兼身痛、咽干不渴、时时欲寐。治法宜温经散寒，寒散而腰痛自已。如麻黄附子细辛汤、附羌汤之类。

因湿滞而致腰痛者，由其人素禀劳苦，久居湿地，湿邪肾界，阻其运行之机，故腰痛。证见四肢沉重，常觉内冷，天阴雨更甚，腰重如有所系。法宜温经除温，湿去而腰痛自已。如肾着汤、桂苓术甘汤加附子细辛之类。

（六）痢疾

对于痢证一证，郑钦安推崇清代名医舒驰远之说，将痢疾辨为四纲：秋燥、时毒、滑脱、虚寒。并认为四纲之中，燥证十居其八，时毒十居二三，滑脱与虚寒十居四五。燥证之痢者，证见里急后重，日虽数十次，精神不衰，喜饮清凉。治法宜清润，如甘桔二冬汤。时毒之痢，证见里急后重，发热身疼，并具有传染性，是因时行不正之气，由外入内，伏于肠胃，与时令燥气相合，胶固肠胃而成痢。治法宜升解，如人参败毒散、葛根芩连之类。滑脱与虚寒之痢，其病因病机都因中宫阳衰，运转力微，阴邪盘踞肠胃，阻滞元气运行之机，虽有里急后重，粪出尚多，却不像秋燥与时毒之痢，每次便时，不过几点，其证多见面白无神，四肢困倦。治法宜温固为主，如附子理中汤、理脾涤饮方之类。

（七）呃逆

呃逆一证，郑钦安认为有阳虚、阴虚、元气将绝三类。因阳虚而呃逆者，乃因脾胃中宫之阳不足，以致阴邪隔据于中，阻其呼吸往来接续之机。证见无神，安静，不食不渴。法宜温中降逆为主，如理中汤加吴茱萸、半夏之类。因阴虚而致呃逆者，乃因阴虚火旺，火邪隔拒于中，阻其上下交接之气。证见躁暴，饮冷恶热，精神不衰，二便不利。法宜苦寒降逆为主，如大小承气汤之类。因元气将绝而致呃逆者，盖以元阳将绝，群阴顿起，阻其升降交接之机，其人或大汗自汗出，或气喘唇青，或腹痛囊缩，或爪甲青黑，或头痛如劈，目眥欲裂，耳肿喉痛，种种病情，皆宜大剂回阳降逆，如吴茱萸四逆汤、白通汤之类。郑钦安还批驳当时市习，一见呃逆，不分阴阳，一味以橘皮、半夏、竹茹、丁香、柿蒂等药治之，抑或见效，但需明辨阴阳。

三、外科证治经验

外科方面，郑钦安多强调内治。《医法圆通》中有“外科约言”一篇，集中论述了外科的圆通治法。

郑钦安指出外科又谓疮科，凡疮之生，无论发于何部，皆可统以阴阳两字判之。由此将外科病证统分为阴证与阳证。外科阴证，其证见疮皮色如常，漫肿微疼，疮溃多半清水，清脓，黄水，血水，豆汁水，腥臭水。其人言语、声音、脉息、起居动静，一切无神，口必不渴，即渴定喜滚饮，舌必青滑，大小便必成疮。病因阴盛阳微，不能化阴血以成脓，故见以上病形。治法宜辛甘化阳为主，初起以桂枝汤加香附、麦芽、附子调和营卫之气，或麻黄附子细辛汤、阳旦汤皆可。疮溃而脓不稠，可用黄芪建中汤、附子理中汤。阴盛者，可用回阳饮、白通汤、黄芪甜酒炖七孔猪蹄、羊肉生姜汤之类。

外科阳证，其疮红肿痛甚，寒热往来，人多烦躁，喜清凉而恶热，大便多坚实，小便多短赤，饮食精神如常，脉息有力，声音响亮，疮溃多稠脓。其病皆由邪火伏于其中，火旺则血伤。治法宜苦甘化阴为主。初起以桂枝汤倍白芍，加香附、麦芽、栀子治之。或麻杏石甘汤，或人参败毒散加连翘、花粉之类。疮溃可用当归补血汤加银花、生地、白芍之类；或补中益气汤加生地、银花之类。

又有外科疮疡而见真阳暴脱者，证见疮痛如刀劈，忽然红肿，其色虽红，多含青色，人必困倦无神，脉必浮大中空，或大如绳，或劲如石，其唇口舌必青黑，每多旦发夕死。治疗宜急于回阳收纳。

四、妇科证治经验

妇科方面，《医法圆通》有女科门专篇论之，主要探讨了经水先期而至、经水后期而至、经来淋漓不断、经水来多而色紫成块、经水来少而色淡、经水将行而腹痛、经水行后而腹痛、妇人经闭不行、崩、带、求嗣、妊娠、妊娠产后诸疾等证。调治月经方面多以温固元气、扶阳抑阴等法为主，指出要慎用寒凉。治崩则主张以大甘大温以挽救脱绝，如大剂回阳饮、甘草干姜汤之类，要慎用凉血止血之品。带证治疗则分为湿热下注与下元无火两大证型，湿热下注主以葛根芩连汤，或黄连泻心汤加茯苓、泽泻、滑石之类，下元无火则主以大补元阳、收纳肾气，方用潜阳丹加破故纸、益智仁，或回阳饮加茯苓、肉桂，或苓桂术甘汤加附片、砂仁之类。

五、儿科证治经验

儿科方面，《医法圆通》有“小儿诸疾约言”一篇以总论儿科证治。篇中郑钦安强调小儿初生，只要安静，审无胎中受寒，无胎中受热，切不可用药以戕之，以伐生生之气，反对滥用苦寒以清胎毒的做法。该篇后半部分还讨论了痘证（天花）的治疗。

六、眼科证治经验

郑钦安于眼科一门也颇多造诣，其眼科证治与其他眼科医家大相径庭，风格独特，虽非眼科专科医家，但在眼科医学一途也颇多心法见解。郑钦安眼科的内容散见于《医理真传》《医法圆通》两书的各个章节，但合而视之，却是一个有机联系的整体。其作为中医“火神派”的开山鼻祖，一个以内科为主的临床医家，郑钦安眼科具有既有别于一般眼科医家，又有别于其他内科医家的独特风格和理论。这些理论是郑钦安重视阴阳两纲、倡导温阳扶阳、推崇伤寒经方思想的具体体现。郑钦安眼科对于眼科专科医生突破惯性思维，丰富完善眼科基础理论，有着重要的意义。综合来看，郑钦安眼科经验主要有以下三大特点。

（一）眼科六法，分症为纲

以《秘传眼科龙木论》为代表的眼科专书常将目病分为72证，甚至更多，如《银海精微》有81证，《审视瑶函》则称108证。眼科“七十二症”甚至已成为了“目病”的代名词。而郑钦安认为分证愈细，证治愈繁，主张以阴、阳、虚、实、外感、内伤六法为纲，统率眼科诸证。《医理真传·卷四》云：“目症有云七十二症，有云三百六十种，名目愈多，旨归即晦，今为之总其大纲，括以阴阳两字为主，余不足录。”《医理真传·卷三》说：“目科虽云七十二症，总不出阴阳虚实四字。”又于《医法圆通·卷一》中说：“眼科有七十二种之别，名目愈多，学者无从下手，予为之括其要，统以外感、内伤两法判之，易于明了。”郑钦安是以六法为纲，以阴、阳、虚、实、外感、内伤六证统括眼科诸证，执简驭繁。从临床来看，郑钦安之论亦是切合临床实际的，不管“七十二症”也好，“一百零八症”也好，其发病机制皆不出阴、阳、虚、实、外感、内伤六者，临床证治若以此六法为纲，便能明辨眼科诸证病理，对证下药，虽简亦精。

郑钦安还对眼科六法纲领的具体运用做出了论述，详细区分了六证，尤其是阴证阳证的区别。郑钦安治学，首分阴阳，其认为：“医学一途，不难于用药，而难于识证，亦不难于识证，而难于识阴阳。”（《医理真传·叙》）郑钦安在其书中反复辨明了阴阳是总纲，万病总是在阴阳之中，这一观点在其眼科证治中亦是贯穿其中。《医理真传·卷四》中说：“阳证两目红肿羞明，眵翳障雾，赤脉贯睛，目泪痛甚，小便短，大便结，喜饮冷者是也。阴证两目微红，而不羞明，即红丝缕缕，翳雾障生，而不觉痛甚，二便如常，喜饮热汤者是也。”郑钦安在此点明了眼科阴证阳证的纲领，又因典型阴证易于辨识，故而着重强调了阴证中的难点——真寒假热。眼科阳证固然是有明显的热象在外，阴证亦常见热象，但此为假热之象，郑钦安提出了“两目微红，而不羞明”“红丝缕缕，翳雾障生，而不觉痛甚”“二便如常”“喜饮热汤”，这四点作为辨识眼科真寒假热的要点。学者如以郑钦安之论为据，临证识病则自能了然于胸中。

对于眼科外感与内伤，郑钦安亦明确了相应的纲领性内容。《医法圆通·卷一》中说：“无论何邪由外入内，初起定见恶风、畏寒、恶热、红肿胀痛、羞明流泪、赤脉缕缕等情。”这是明确了外感类眼病的特点。对内伤眼病的特点，则说：“定无羞明红肿痛甚、恶热喜冷，其人少气懒言，身重嗜卧，面色青白，脉或虚细浮大中空，种种情形，皆是内伤虚损而生也。”郑钦安的外感内伤之分，实际亦是虚实之分，其认为眼科外感为实，而内伤由于多伤于七情，“七情之扰，总属伤神，神者，火也，阳也，气也”，故内伤多伤于阳气，多为虚。

（二）六纲之下，参合脏腑

郑钦安在六纲之下，亦强调脏腑部位相参，主张合六法以辨治。具体内容是：第一，阴阳之下，以部位辨脏腑。《医理真传·卷四》中于辨识阴阳二证内容下说：“务看从何部发起，即在此处求之便了，部位亦不可不知，上眼皮属胃，下眼皮属脾，白睛属肺，黑睛属肝，瞳子属肾，两眦属心。”阴阳参以六部，更为明晰。第二，外感内伤之下，亦详辨脏腑及六气。于眼科外感，则说：“从外感者，多由染天行时气而作，看是何邪干于何部。干于肺者，白睛受病；干于心者，两眦受病；干于肝者，黑珠受病；干于肾者，瞳子受病；干于脾者，上下眼皮受病。”于内伤，认为由于内伤有七情之别，则会出现不同脏腑的损伤。如过喜损心阳，发为赤翳障雾；过怒损肝阳，发为青翳障雾；过于忧思损脾阳，发为黄翳障雾；过于恐惧损肾阳，发为黑翳障雾；过于悲哀损肺阳，发为白翳障雾。需要说明的是，郑钦安虽然亦重视眼科脏腑分布，但更为重视的仍然是阴阳两纲，认为机要不在脏腑，仍在阴阳。郑钦安说：“目科以五脏所属，名为五轮。风轮主肝，黑珠也；血轮主心，两眦也；气轮主肺，白睛也；水轮主肾，瞳子也；肉轮主脾，上下眼皮也。又分八廓……其要原不在此，学者务要在二气（阴阳）偏盛上求之。”（《医理真传·阴虚证问答》）

可见，在郑钦安眼科证治中，阴阳两纲为重中之重，是核心内容，脏腑辨证是统摄于阴阳、虚实、外感内伤之下的。郑钦安此种见解，原意在于执简驭繁，是鉴于“近来市习，一见目痛，并不察究外内虚实”的情况，意欲警醒学者应重视根本的阴阳虚实内外纲领。

（三）火神眼目，方药心法

郑钦安在其《医理真传》与《医法圆通》两书中，列出了10条眼科病证专论。对于这些病证的治疗，郑钦安主要从阴阳两纲着手，主要分为阴证与阳证两大类。其中，重点讨论了眼科阴证的治疗。

眼科阴证共有8条，包括有《医理真传》中的“眼中常见五彩光华，气喘促者”“两目忽肿如桃，头痛如裂，气喘促，面唇青黑者”，以及《医法圆通》中的目痛欲裂、眼胞下垂、白眼轮青、目肿如桃、目常直视、目光如华等。综观这些病证，可以发现郑钦安皆主阳虚阴盛。如在“眼中常见五彩光华”条下，郑钦安论述病机说：“此五脏之精气发于外。夫目窠乃五脏精华所聚之地，今患者常见五彩光华，则五气之外越可知。而兼气喘，明系阴邪上干清道，元阳将欲从目而脱。”又如在“两目忽肿如桃”条下，郑钦安说：“此先天真火缘肝木而上，暴发欲从目脱也。夫先天之火，原寄于肾，患者阴盛已极，一线之元阳，即随阴气而上升……面唇青黑，皆系一团阴气，元阳上脱已在几希之间。”余六条，亦持大致相同之论。由此可见，郑钦安十分重视眼科阴证，反复阐述了阳虚阴盛、元阳（又称真阳、真气、真火、真龙等）暴浮、阳气附阴气而上、暴脱于目的病机，这与通常眼科多主风热、阳热或肝肾不足的风格大不相同，可谓独树一帜。郑钦安基于上述病机，提出了回阳收纳的重要治法，在其书中处处皆可见“急宜回阳”“大剂回阳”“纳气归肾”等字眼，倡以收纳浮越于目之元阳，下归于肾的治法。在对眼科阴证的选方用药上，郑钦安眼科也与其他眼科医家不同。其他眼科医家，多用时方，多为疏风、清热、补肝益肾药物；而郑钦安则以伤寒经方为主，参以时方与自拟方，以温热药物为主。所用经方如四逆汤、真武汤、理中汤、建中汤、白通汤、乌梅丸等，所用时方如封髓丹等，自拟方如潜阳丹、补坎益离丹、桂苓姜半汤等。药则多用附子、干姜、桂枝、砂仁、半夏、白术等辛温之品。郑钦安眼科用药颇具特色，与传统眼科用药相比，实是别开生面。在《医法圆通·卷一》中，郑钦安说："近来市习，一见目痛，并不察究外内虚实，多用虫退、木贼、红花、菊花、决明、归尾、赤芍、荆芥、防风、薄荷、生地、夜明砂、夏枯草、冬桑叶、谷精草，与夫壮水明目丸、杞菊地黄丸、滋肾养肝丸，如此等方药，治外感风热、血虚，每多立效，若七情损伤，由内出外之目疾，鲜能获效。"由此可见，郑钦安遣方用药与其他通常眼科医家的显著区别。究其原由，全在于郑钦安重视伤寒经方，倡用经方治眼病，以及对回阳收纳一法的灵活掌握。近代眼科大家陈达夫先生亦倡用伤寒方、六经法治目疾，与郑钦安可谓不谋而合，共为眼科医界别样风骨。郑钦安在"眼中常见五彩光华，气喘促者"条下尚有七绝诗一首，诗云："阴云四合日光微，转瞬真龙便欲飞。识得方名封髓意，何忧大地不春归。"诗中，郑钦安明白无误地指出了收纳回阳的眼科心法，可谓郑钦安眼科的最佳注解。

对于眼科阳证，郑钦安亦是心法独擅。郑钦安认为内伤多是阴证，而外感多是阳证。其在《医理真传·卷四》中指出了眼科阳证的治疗大法："再审外感、时气传染者，照外感发热，升解清凉法治之。"《医理真传》中，还列出了"两上眼皮红肿痛甚，下眼皮如常，渐渐烦渴饮冷者"及"两目两眦赤脉缕缕，痛甚，舌肿厚，小便不利者"两条眼科阳证病证，进行了病因病机及治法方药的讨论。其观点具有以下特点：首先重视按部位辨脏腑。如说："夫上眼皮属阳明胃，下眼皮属太阴脾，今在胃而不在脾，故上肿而下不肿。"又如："夫大小眼角属心与小肠，二经元阴不足，元阳之气便盛而为病。"其次，在眼科阳证的治疗中重视保存元阴津液。如在"双眼皮红肿痛甚"条下说："此元阴不足于胃之上络，胃中之火遂发于上，而津液伤也……法宜灭火救阴为主，方用人参白虎汤。"人参白虎汤正是治疗阳明气热津伤的代表方。在"两目两眦赤脉缕缕"条下也说："此元阴不足，而少阴火沸也……法宜养阴清热为主，方用大剂导赤散加洋参、黄连主之。"可以看出，即使在治疗眼科阳热证之上，郑钦安也与其他眼科医家有所区别，这一区别实质仍然在于郑钦安对伤寒方、伤寒法的活用。

【后世影响】

郑钦安为"火神派"鼻祖，弟子及私淑者众多。郑钦安一脉，可谓名医辈出，其弟子及私淑其"火神心法"较为著名者主要有卢铸之、祝味菊、吴佩衡、补晓岚、戴云波、刘民叔、范中林等人，近来则有唐步祺、卢崇汉等人。其中以卢铸之、祝味菊、吴佩衡等人影响较大。

卢铸之（1876—1963），为郑钦安嫡传弟子，得郑钦安亲传。卢铸之乃四川德阳人，出身于中医世家，光绪年间，其姑父颜龙臣亲率卢氏赴成都拜郑钦安为师。十一年学成后，卢氏又遵师命游历四方，考察各地，三年后乃返成都，于光绪末年开设"养正医馆"。卢铸之在学术上发扬郑钦安学说，指出“医之阴阳至理，本于易”，将易理融入医学理论，强调立命在于以火立极，立法在于以火消阴，阳为主，阴为从，临证中亦善用大剂量姜桂附，时人尊称为“卢火神”。卢铸之继乃师衣钵，民国时为成都一方名医，以姜、桂、附等温燥之品治疗霍乱、结核时疫名噪一时。齐白石曾刻章赠送卢氏，称卢氏为“金寿老人”。卢氏著有《卢氏医学心法》《金匮要略恒解》《郑钦安先生医书集注》《卢氏临证实验录》《本草药性配合阐述》等书，至今在成都仍有传人。

民国时期，上海名医祝味菊（1884—1951）少年入川，拜蜀中名医刘雨笙为师，33 岁时移居上海。祝氏学术上亦推崇伤寒之学，治病首重阳气，好用温热重剂，尤以擅用附子见长，有“祝附子”的美誉，其学术风格形成于移居上海之前，亦为蜀中火神传薪而有创见者，当为郑钦安私淑。祝氏著有《伤寒质难》《伤寒新义》《伤寒方解》等书，学术个性鲜明，为陆渊雷、章次公等名家所叹服，在上海名噪一时，成为上海“火神派”领军人物，其门徒众多，如陈苏生、王兆基、徐伯远、徐仲才、胡觉人等，儿科名医徐小圃亦为之折服，效法祝氏。

近代云南名医吴佩衡（1886—1971），系四川会理县人。18 岁时拜四川会理名医彭恩溥为师，22 岁时开始独立行医，曾任云南中医学院院长。吴佩衡学术上发扬仲景学说，尊“温扶阳气”之法，宗郑钦安“水火立命”说，谙熟坎离水火、心肾交济之理。临证上常以温热大剂力挽麻疹逆候等沉疴大疾，被尊为“吴附子”。吴佩衡十分推崇郑钦安《医理真传》《医法圆通》两部著作，在云南中医学院任教期间，曾多次印行两书，以之指导学生学习。至今，云南中医学院图书馆，尚存有吴佩衡所整理的郑钦安《医理真传》《医法圆通》两书油印本。吴佩衡著作有《伤寒论新注》等，并有后人整理的医案刊行。吴氏学说在云南影响极大，号称“吴氏流派”。

近年来，郑钦安学术思想及临证经验广受学者重视。20 世纪 80 年代，唐步祺出版了《郑钦安医书阐释》，是第一次对郑钦安医著的系统整理。著名中医学家郭子光则在 1988 年主编西南西北片区高等中医院校试用教材《中医各家学说》时，将郑钦安学说收录于教材。并作为明清时期的代表医家之一，进行专篇专节讨论。这是第一次、也是迄今惟一一次将郑钦安学说收编入中医院校教材。20 世纪 90 年代以后，不少学者整理研究了郑钦安学说，特别是近十年来，相关论文及著作大量涌现，研究趋于高潮，中医“扶阳论坛”等民间学术会议定期召开，郑钦安学术思想成为了重点研究内容。

综上所述，郑钦安是清代后期以来，医学风格鲜明、医学成就突出的少有的一个医家。自郑钦安殁后，近百年来对其学术思想继承发扬者大有人在。郑氏门墙亦是一时人才济济。近二三十年来，学界对郑钦安学术思想逐渐重视，以至于近十年来达到高潮，大批学者重视学习郑钦安学说，研究“火神”学术蔚然成风。学术的兴起固然可喜，但目前对郑钦安学术思想研究尚存在以下几个问题：第一，目前的大多数研究仅停留在现象研究的层次，对于郑钦安学术深层次的思想内涵挖掘不够，对于郑钦安学说的研究脉络尚不清晰。第二，不少研究者片面夸大郑钦安广泛运用温热药物的现象，而没有认识到郑钦安之所以广泛运用温热药物是建立在辨证论治的基础之上的，其本身还有大量运用寒凉药物的经验。研究者片面的夸大容易误导学者。因此，如何研究郑钦安思想，以及后代学者对待郑钦安学说应该抱有什么样的态度，这些都是至关重要的。郑钦安

《医理真传·坎卦解》云："历代诸家，俱未将一阳潜于水中底蕴搜出，以致后学茫然无据，滋阴降火，杀人无算，真千古流弊，医门大憾也。"郑钦安先生著作中多可见类似论述，其常常是一面阐述自身观点，一面又同时批驳"市习"，其根本精神是在针砭当时医家不辨阴阳寒热而恣用寒凉的弊端。因此可知，郑钦安之所以在其著作中以大量篇幅阐述阳虚证治法，倡用温热治法，目的是在于纠时风滥用寒凉之偏。我们研究郑钦安医学学术思想，不能只是看到其重用温热药物的现象，更重要的是要阐述清楚这些现象背后的真实含义，掌握其正确运用的原则。

云南中医学院　汪剑

【参考文献】

[1] 郑寿全. 医理真传 [M]. 北京：中国中医药出版社，1993.

[2] 郑寿全. 医法圆通 [M]. 北京：中国中医药出版社，1993.

[3] 郑钦安. 伤寒恒论 [M]. 北京：学苑出版社，2009.

[4] 陈先赋. 四川名医传 [M]. 成都：四川科学技术出版社，1991.

[5] 赵立勋. 四川中医药史话 [M]. 成都：电子科技大学出版社，1993.

[6] 郑钦安原著，唐步祺阐释. 郑钦安医书阐释 [M]. 成都：巴蜀书社：1996.

[7] 汪剑，和中浚. 四川“火神派”概况及其学术思想特色探讨 [J]. 四川中医，2007，25 (4)：16－17.

[8] 汪剑，和中浚. 郑钦安真阳学说与潜阳归肾法理论探讨 [J]. 四川中医，2007，25 (6)：1－2.

[9] 张文平，刘亮. 郑钦安学术思想探析 [J]. 四川中医，2004，22 (1)：3－4.

[10] 宋兴. 清代名医郑寿全运用辛温药物的探讨 [J]. 中医杂志，2001，42 (10)：581－583.

[11] 汪剑，和中浚. 清代名医郑钦安眼科辨治心法探析 [J]. 江西中医学院学报，2007，19 (2)：15－16.

[12] 周磊，彭玉兰，刘力红. 浅述郑钦安对阴阳学说的应用 [J]. 广西中医药，2009，32 (4)：50－51.

[13] 李康铭. 浅论郑钦安的中医元气观 [J]. 中国中医药现代远程教育，2009，7 (3)：10－11.

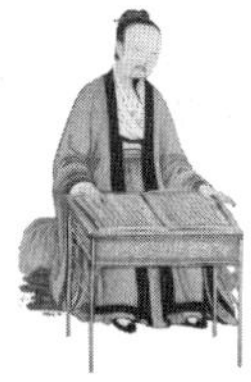

汪　宏

内容提要

汪宏，字广庵，约生于清道光十六年（1836），卒年不详；安徽歙县人，长于望诊研究，学术代表作为《望诊遵经》。此书持论悉遵《内经》，兼采各家之说，内容丰富，提纲挈领，切于临床实用，堪称中医望诊研究的一部佳作。《望诊遵经》中，论及望诊的重要性、望诊的基本要诀；结合人体周身部位、四时、五方、气质等因素，论述正常人的气色、面部望诊所对应的部位、色诊的具体内容等；详细地阐明了气色与病证的关系，望体表具体部位，及望汗、血、痰、便、溺、月经等的要点与提纲；论述了望诊所见在多种疾病辨证论治中的意义。汪宏所著《望诊遵经》，使中医的望诊理论和方法更加丰富、更加系统，更便于临床实用，颇具参考价值。

【概述】

一、生平简介

汪宏，字广庵，约生于清道光十六年（1836），卒年不详；安徽歙县人，著有《望诊遵经》《注解神农本草经》《本经歌诀》《入门要诀》《本草附经歌括》等。上述五部著作，加上《脉诀》（宋崔嘉彦撰，明李言闻删补），合为《汪氏医书六种》。其中，《望诊遵经》为汪宏的学术代表作，对后世有一定的影响。另据民国二十六年《歙县志·卷十五·艺文志》记载，汪宏还著有《伤寒论集解》《金匮要略集解》，但未见原书传世。

据《望诊遵经·后跋》记载，汪宏14岁那年，随曹姓亲戚出行时，适逢当地一位程姓医家施送膏丹；程氏“见其手不释卷，志在于医，问答之间，以为非寻常可及，故出家藏之典籍，搜秘授之篇章，任其揣摩，正其讲解”。其后，汪宏“复问道于陈思槐，问医于周洁川，阅历二十余载”，著成《望诊遵经》。此书持论悉遵《内经》，兼采各家之说，内容丰富，提纲挈领，切于临床实用，堪称中医望诊研究的一部佳作。《望诊遵经》中，论及望诊的重要性、望诊的基本要诀；结合人体周身部位、四时、五方、气质等因素，论述正常人的气色、面部望诊所对应的部位、色诊的具体内容等；详细地阐明了气色与病证的关系，望体表具体部位，以及望汗、血、痰、便、溺、月经等的要点与提纲；论述了望诊所见，在多种疾病辨证论治中的意义。汪宏所著《望诊遵经》，使中医的望诊理论和望诊方法更加丰富、更加系统，更便于临床实用，颇具参考价值。

汪宏还曾致力于医学知识的普及，著有《入门要诀》一书，以明脏腑经络，四时运气；药本神农，方系仲景，式为先导，以教初学临证知辨寒热虚实、风寒暑湿、脏腑经络、标本先后。又作《本草附经歌括》3卷，详分土、金、石、草、谷、菜、果、木、虫、鳞介、禽、兽、人等部，细述各药之主治功用、应用禁忌，务使学者清晰易明。最后又附药性相反诀、药性相畏诀、妊娠禁服诀等，使人知遣用法度。此外，汪宏认为，后世药物代增，然主治愈乱，于是有心校勘《神农本草经》，并按宋人目录编集成书。后于兵灾之时得宋臣校正单行古本，汪宏喜若获璧，随取时文为之重校，又聚古书为之注释，目录悉如旧本，对认为属后人增删者概复旧貌，疏解病证博引《灵枢》《素问》《备急千金要方》《外台秘要》等，有疑则析，一一分解，终成《注解神农本草经》6卷。

综观汪宏一生之主要学术成就，是著成《望诊遵经》并得以传世。此书作为中医望诊之专著有一定影响，汪宏也因此而闻名于古今。

二、著作介绍

（一）《汪氏医书六种》

据《中国中医古籍总目》记载，《汪氏医书六种》所收书目包括如下。①《注解神农本草经》，6 卷，卷首 1 卷，清・汪宏注，程端参订。②《本经歌诀》，著者佚名。③《入门要诀》，清・汪宏撰。④《望诊遵经》，清・汪宏撰。⑤《本草附经歌括》，3 卷，清・汪宏撰。⑥《脉诀》，宋・崔嘉彦撰，明・李言闻删补。以上著述，以《望诊遵经》影响最为深远。另据民国二十六年《歙县志・卷十五・艺文志》记载，汪宏还著有《伤寒论集解》《金匮要略集解》，但未见原书传世。

（二）《望诊遵经》

《望诊遵经》分上、下两卷，汪宏撰于 1875 年。此书持论悉遵经义，兼采各家之说，内容丰富，提纲挈领，切于临床实用，具有重要的参考价值。

“望诊上”所论内容依次为：诊法常以平旦，望色常宜定静，明堂周身部位，明堂六部提纲，面貌分应脏腑，五官分应五脏，五色分应五脏，相气十法提纲，望法阴阳总纲，五色相应提纲，五色主病提纲，部色主病提纲，四时望法相参，四时气色主病，昼夜阴晴相参，五方望法相参，气质望法相参，老少望法相参，居养望法相参，变色望法相参，望色先知平人，色以润泽为本，五色交错合参，五色十法合参，五色六部合参，气色部位合参，气色门户合参，色病宜忌合参，气色声音合参，气色脉象合参，气色病症合参，推广望色大意，主病条目大意，青色主病条目，赤色主病条目，黄色主病条目，白色主病条目，黑色主病条目，主病条目附识等。

“望诊下”所论内容依次为：目分脏腑部位，眼目形容提纲，眼目气色提纲，睑色望法提纲，面目望法相参，眼目形容条目，眼目气色条目，望舌诊法提纲，望舌形容条目，望舌气色条目，诊舌苔垢条目，诊舌津液条目，诊口形容提纲，诊口形容条目，诊唇望法提纲，诊唇形容条目，诊唇气色条目，四白望法提纲，牙齿望法提纲，牙齿望法条目，诊鼻望法提纲，诊鼻形容条目，诊耳望法提纲，眼眉望法提纲，髭须望法提纲，发鬓望法提纲，诊头望法提纲，面形分属五脏，面容分属五脏，诊腹望法提纲，诊背望法提纲，诊手望法提纲，诊足望法提纲，毫毛望法提纲，腠理望法提纲，尺肤望法提纲，诊皮望法提纲，诊肉望法提纲，络脉望法提纲，络脉主病提纲，诊筋望法提纲，诊骨望法提纲，爪甲望法提纲，诊乳望法提纲，脐府望法提纲，肾囊望法提纲，阴茎望法提纲，诊汗望法提纲，诊血望法提纲，诊痰望法提纲，大便望法提纲，诊溺望法提纲，月经诊法提纲，形体周身部位，身形望法提纲，身容望法提纲，形容望法大纲，行止动静提纲，诊坐望法提纲，诊卧望法提纲，身容四法提纲，意态望法提纲等。

本书主要版本有光绪元年（1875）求志堂刻本，光绪十四年（1888）歙东汪村竹里汇刻《汪氏医学六种》本，1937 年大东书局繁体竖排《中国医学大成》本，1959 年上海科学技术出版社繁体竖排本等 10 余种。

【学术思想】

一、学术渊源

汪宏自少年时代起从医，启蒙老师为程应笙。据汪宏在《望诊遵经・后跋》之后的“广庵自记”中云：“程珽先生乃父讳镛，字应笙，生平乐善不倦，其育婴赈贫，施药造桥，皆善举也，而邻里乡党被其泽者尤众。不才至衢，蒙其提拔，赖以裁成，特愧以不舞之鹤，为杨公辱耳。《管子》曰：生我者父母，知我者鲍叔。余于程老夫子亦云。”由此中所述，可见程应笙堪称是汪宏从医的启蒙之师。此外，汪宏还曾“问道于陈思槐，问医于周洁川”。

汪宏的学术代表作为《望诊遵经》。“遵经”之意，正如书中“翁序”云：“盖自神农尝百草，黄帝作《内经》，而医道以兴，亦医道以备。厥后虽仲景采方，叔和集脉，《千金》《外台》汇针灸杂法，然皆不过广其诊之之意，益其治之之方耳。自兹以降，诊法愈疏，治法愈乱。甚至有定之药性，不守旧而从新；无定之病情，不言诊而论治。至于今业岐黄之术者，竟昧《灵》《素》之书矣！此吾友汪君所以精思极论，著望诊之法，定《遵经》之名也。经者何？道之常也。遵经者何？以《内经》之道，万世可常行，万世所当遵也。遵经而言望诊者，何也？治病必先知诊，诊病必先知望；望诊之法，必遵乎《内经》也。曷言乎遵《内经》也，法始于《灵》《素》，道本于岐黄，遵经则不惑于邪，遵经则不离于正。以《内经》考《遵经》，则《遵经》之法愈著；以《遵经》解《内经》，则《内经》之理益明”。

汪宏研究诊法的思想背景，在《望诊遵经》“自叙”中亦有明确的阐述。其云：“昔轩辕氏定《本草》，作《内经》，卢、扁、雷、桐，莫不遵其规矩；汉、晋、唐、宋，鲜能出其范围。今读其遗文，会其旨趣，其法门有二：一曰诊，一曰治。望闻问切者，诊法也；针灸药石者，治法也。将欲治之，必先诊之。非诊无以知其病，非诊无以知其治也。顾欲诊知其诊之所当然，究其诊之所以然，则凡天地古今之理，南北高下之宜，岁时气候之殊，昼夜阴晴之辨，以致赋禀强弱之不齐，老少居养之各异，莫不著见于四诊焉。岂但明乎血气经络皮肉筋骨，与夫病之五脏六腑，症之七情六淫也哉。盖著乎外者本乎内，见于彼者由于此。因端可以竟委，溯流可以穷源，是故寒热之法，因诊而定；标本先后之理，因诊而分；七方十剂、八法九针，莫不因诊而决用舍焉。昔贤所谓明理者，明此理也；辨证者，辨此证也。理不明则证莫能辨，证不辨则治莫能分。故治病必须知诊，诊病必须遵经。”总之，汪宏认为，医之法门不外“诊”与“治”；“将欲治之，必先诊之”。汪宏既重望诊，可见其视“望诊”为“诊”之首要。

从《望诊遵经》来看，汪宏主要基于《素问》《灵枢》研究和阐明望诊。同时，对《难经》《伤寒论》《金匮要略》《脉经》《扁鹊华佗察声色要诀》《备急千金要方》等亦有引用。其中，也必然融入了汪宏的临床经验和研究心得。汪宏在望诊方面的主要贡献，是其开创性地撰写了《望诊遵经》这部专著，提要钩玄、提纲挈领，全面系统地阐明了中医望诊的理论与方法，为临床提供了重要参考。

二、学术特色

“望而知之谓之神”，是中医诊病的最高境界。望诊从整体到局部，内容十分丰富。汪宏强调，先贤所谓明理，也即辨证，亦即知诊。中医临证的思维应为先诊，再辨，继而决定治法。其云：“理不明则证莫能辨，证不辨则治莫能分”。

在《望诊遵经》中，汪宏遵循《内经》的望诊理论与方法，参考部分典籍有关望诊的内容，结合自身的临床经验和研究心得，对望诊之时间、动静、部位、主病，以及身形、体态、排泄物、色泽，结合天时地理，体质老少，声音脉象，条分缕析，务尽其辨。后人鲜有出其右者。对于《内经》诊法的继承和发扬，也少有如汪宏所论之详尽周全者。这在当时普遍重视脉诊而轻视望诊的风气下，可谓独树一帜。汪宏所论望诊，多有理论创见和学术发挥。

（一）遵循经典，阐明望诊要诀

中医学认为，人体是一个有机的整体，人与自然亦是一个有机的整体，这种整体观贯穿了中医学对人体的认识、对于疾病的把握，以及诊疗的全过程。汪宏在《望诊遵经》上卷望法总论中，并列“四时气色主病”“昼夜阴晴相参”“五方望法相参”“居养望法相参”等篇，认为诊法的运用必须结合自然界天时地理等不同情况而进行。对于望诊的要诀和基本方法，汪宏做了具体的总结，颇具临床参考价值，更应该引起诊法理论研究的重视。

1. 诊法常以平旦

汪宏强调望诊为四诊之首，详述望诊的原则和要点并提出诊法提纲。其阐明诊法四时、颜色、气色、部位、病证、脉象及其相互参照。与其他望诊专著和专篇不同的是，《望诊遵经》开篇即论述望诊的若干要诀，如“诊法常以平旦”“望色常宜定静”等篇，指出望诊时医生需要注意的各种事项，明确了望诊适宜的时间，及医生、患者的状态。如“诊法常以平旦”篇中，将《内经》“诊法常以平旦”的理论运用到望诊之中，强调“穷源探本在清晨，时平可辨邪和正，法定能分假与真，有疾音容俱转变，无疴色脉自调匀”。此指诊察患者时，应在患者气血未乱的清晨进行，此时能够观察到患者的真实状态。指出平旦之时天道阴阳中正，黎明甫起，人身志气清灵，故而观形以验温凉，平能合度；察色能瞻动静，法不离经。此时诊病，可辨三因之虚实，五脏之盛衰。汪宏此说实源于《内经》，如《素问·脉要精微论》云：“黄帝问曰：诊法何如？岐伯对曰：诊法常以平旦，阴气未动，阳气未散，饮食未进，经脉未盛，络脉调匀，气血未乱，故乃可诊有过之脉。”汪宏对此颇为推崇，认为应当遵循，当为“万世皆师范”。

2. 望色常宜定静

汪宏指出，望诊时应注意做到医者静心安定，气息调匀。“看视宜恬静”，做到静心调神，认真诊察，仔细辨别患者反映于外的征象。如《望诊遵经·望色常宜定静》中说：“医家看视宜恬静，邻里瞻观慢博询，休谈长与短，应辨假和真。成败所关，死生攸寄，脉息岂无隐微。”望诊时，周围的环境也应安静，光线充足为宜。如《望诊遵经·望色常宜定静》中说：“平明诊法已敷陈，望色还须气息匀。更待伊人心志定，聆音察理论精神。扶持当缓缓，言语莫频频。坐卧情和洽，寒温服适均。”上述望诊要诀、望诊方法和注意事项等，均对临床有非常重要的参考价值。

3. 参以四时五方

汪宏根据《内经》诊法理论，指出望诊应当参照四时、昼夜、地域；提出由于禀赋气质、老幼、贫贱富贵等差异，人的生活习惯、居养方式等有别，均不同程度地表现在面色上，望诊时应注意参照这些差异。

汪宏强调，色有四时之不同，当气色合参。如其论“四时望法相参”时说：“凡观五色之殊，当审四时之变。经曰：春气在经脉，夏气在孙络，长夏气在肌肉，秋气在皮肤，冬气在骨髓。气之内外，既因乎时。色之浮沉，当因乎气。故可以气之内外，而知其色之浮沉；亦可以色之浮沉，而知其气之内外。”

汪宏指出，昼夜阴晴对人体的气血运行皆有影响，人之气色也会随之产生变化。如“昼夜阴晴相参”篇中说：“既讲春夏秋冬之异，须知昼夜阴晴之殊……昼则气行于阳，色之见也，当光辉而外映；夜则气行于阴，色之见也，当明润而内含。晴则气热，热则气淖泽，淖泽则黄赤。阴则气寒，寒则血凝泣，凝泣则青黑。此皆其应也。色之应乎昼夜阴晴者，常也。不应乎昼夜阴晴者，病也。夫百病多以旦慧、昼安、夕加、夜甚。色当因病之旦慧、昼安、夕加、夜甚也。”

汪宏指出，望诊当参照五方地域之不同，不同地域对人的气色也会有一定影响。如《望诊遵经·五方望法相参》中说：“夫人之有是身也，资始于天，资生于地，禀精气以成形。藉阴阳而赋命，顾天地有五方之殊。斯气化有五行之异，风土于焉而变，气色由是而分矣。经曰：东方之人多青，南方之人多赤，西方之人多白，北方之人多黑，中央之人多黄。此相应之谓也。然相应者色之常，不相应者色之变。或常或变，而无过不及者。平色也，或常或变。而有过不及者，病色也。”《素问·异法方宜论》中，有关于东、南、中、西、北五方之人，体质、肤色各不相同的论述，汪宏则基于此论有所发挥。

4. 辨析个体差异

汪宏指出，禀赋气质之不同，气色亦不同。如《望诊遵经·气质望法相参》云：“夫色之同于众人者，气候之常；而不同于众人者，赋禀之变。故夫气质不齐，形色亦异。”

汪宏指出，年少与年老者，因气血状态不同而气色亦有别。年少者血气充盛，色多润泽；年老者血气肌肉衰枯，营卫不利，则色多憔悴。如《望诊遵经·老少望法相参》中说：“夫是故老者之色多憔悴，少者之色多润泽也。”

关于贫贱富贵及居养之差异，对人之气色的影响，《望诊遵经·居养望法相参》中说：“形志苦乐不同，气体居养各异。老少强弱既讲，富贵贫贱须详。藜藿之家，原难例于肉食。文绣之体，岂可比之布衣。贫贱者，形容枯槁，面貌黧黑，因受酷热严寒之困。富贵者，身体柔脆，肌肤肥白，缘处深闺广厦之间。此居养之不齐，而气色所由异者也。”

5. 变色望法相参

《望诊遵经》强调，望诊应考虑到可能影响到患者外在征象变化的各种因素，如饮酒、遇冷、情绪变化等。如《望诊遵经·变色望法相参》所云：“望诊之法，有天道之殊，有人事之变。故凡欲知病色，必先知常色。欲知常色，必先知常色之变。欲知常色之变，必先知常色变中之变。”

（二）纲举目张，阐述望诊方法

1. 望神法

望神，是中医望诊的重要组成部分，其核心是基于中医对于“神”的认识，将重视“神”的思想用于诊察疾病，实际上是基于整体观念从最高层次去把握人体状态。对“神”的诊察，贯穿了中医诊法的各个方面，是中医诊法的灵魂。

汪宏在《望诊遵经》中，处处体现了对“神”的诊察的重视，将其贯穿于望诊的具体方法之中。在形诊、色诊、目诊、姿态诊中，均强调要首先重点察“神”之状态，并以此来判断疾病的顺逆生死。如《望诊遵经·目分脏腑部位》云："凡观气色，当视精明。精明者，目也，五脏六腑之精也……脏腑阴阳，形容气色，有诸中，形诸外。要皆以神为本也。寤则神栖于目，寐则神处于心。神也者，视瞻平正，黑白分明，容色精爽，光彩清莹，朗朗然，不可须臾离也。神之昭著于目者盖如此。"此提示望目之神可测知疾病的轻重，预知病势的盛衰。因而，望神在目诊中占有重要的地位，也对后世医家启示良多。

2. 望色法

《望诊遵经》之论色诊，辨析精当，内容丰富。其中，着力说明气色与病证的关系，是为望色理论之精髓。尤其所论五色主病条目，搜罗广博，极为详尽。其具体内容如下。

（1）望色之常——平人之色

汪宏认为，望诊之时，先知其常，才能知其变，然后方可知其病证。强调望色先知平人，"凡欲知病色，必先知平色"，指望诊时医者应首先做到了解平人之色，才能与病色相比较，获得正确的诊断信息。汪宏指出，平人之色为"不浮不沉，不清不浊，不微不甚，不散不抟，光明润泽，血华其色也，精神彰于面也，此色之本也"。同时，还基于《内经》所论"脉以胃气为本"，指出色以润泽为本，润泽者生，沉夭者死。如《望诊遵经·色以润泽为本》中说："色脉之变，虽有万殊，理义之旨，初无二致。"认为望色和察脉的基本原理是一致的，"《灵》《素》论脉以胃气为本，望色以润泽为本。凡诊脉有胃气者生，无胃气者死。凡望色润泽者生，沉夭者死。然则色之润泽，岂非犹脉之胃气乎？"强调平人之色必有润泽，"色之润泽，色之神也"。此言色贵有神，如同脉贵有神。汪宏还进一步解释其所言润泽的含义说："盖润泽者，血气之荣；光明者，润泽之著。有血气即有润泽，有润泽即有光明也。夫光明润泽者，气也；青赤黄白黑者，色也。有气不患无色，有色不可无气也。合言之，而气色之见不可离。"汪宏这种重视色之润泽的观点，对后世对望诊的阐发与运用有很大的影响，汪宏阐明了色诊中气和色的基本内涵，指出"气"乃色之关键。"有气不患无色，有色不可无气"，此为色诊理论的精髓所在。

（2）望色部位——面部脏腑部位

《望诊遵经·明堂周身部位》中，根据《灵枢·五色》所论，对面部各部位界定如下：鼻部称为明堂，眉间称为阙，额称庭（颜），颊侧称为藩，耳门称为蔽。面部各部位与五脏相关的位置是：庭（额）为首面；阙上（眉心上）为咽喉；阙中（印堂、眉心）为肺；阙下（下极、山根、鼻根）为心；下极之下（直下、年寿、鼻柱）为肝；肝部左右（鼻柱旁）为胆；肝下（面王、准头、鼻尖）为脾；方上（鼻翼、脾两旁）为胃；中央（颧骨下）为大肠；夹大肠（颊）为肾；明堂以上（鼻翼旁）为小肠；明堂以下（人中）为膀胱、子处。同时指出男女在面部脏腑分属上有如下之不同："男子色在面王，为小腹痛，下为卵痛……女子在于面王，为膀胱子处之病。"除此之外，汪宏将面部分属脏腑与明堂之部位区分开来，认为应将《素问·刺热论》所言"肝热病者左颊先赤，肺热病者右颊先赤，心热病者颜先赤，肾热病者颐先赤，脾热病者鼻先赤"，作为诊断热病时的主要参考，同时将脏腑、经脉诊法和色诊之不同部位结合起来。如《望诊遵经·面貌分应脏腑》所云："设或色见少阳之部，诊得少阴之脉，或色见太阳之部，诊得厥阴之脉，此为阴阳争见，表里皆病，所谓两感者是已。"

汪宏指出，明堂望法不仅有五脏之不同，也要区分六部。同时介绍了六部的基本划分："中央脏腑之部为内，四旁肢节之部为外，横分之为上下，竖分之为左右也。"望诊时应注意色在内外、上下、左右之不同以及变化，可以判断疾病的走向和疾病的部位。其云："色见于内部者，其病在内。色见于外部者，其病在外。色从外部走内部者，其病自外走内。色从内部走外部者，其病自内走外。内者重，外者轻。从内走外者，脏传腑，腑传表，由重而轻也。从外走内者，表传腑，腑传脏，由轻而重也。此内外之辨也。以上下言之，色见于上部者，其病在上；色见于下部者，其病在下；色从下部走上部者，其病自下走上；色从上部走下部者，其病自上走下。上为阳，下为阴。阳病者，上行极而下；阴病者，下行极而上。阳病自上走下为重，自下走上为轻；阴病自下走上为重，自上走下为轻。此上下之辨也。"就左右而言，除了判断病势和病位以外，更以男女为区分，以判断疾病之逆从。六部合参，更应与五色交错相互参合，才能"察其色之所起，辨其色之所向，以推其顺逆，而断其吉凶焉"。

（3）望色之病——五色善恶顺逆

汪宏以《内经》所论五色主病、善恶顺逆为基础，在《望诊遵经》中设"五色分属五脏""五色相应提纲""五色主病提纲"等篇，对"五色善恶顺逆"进行了比较全面的阐述。其主要内容有以下几个方面。

1）五色分应五脏

在《内经》"以五色命脏"的基础上，汪宏进一步阐述了"青为肝，赤为心，黄为脾，白为肺，黑为肾"的理论，强调应该"以色应脏，以脏合形"，通过诊察不同部位及气色来了解相应脏腑的状态。汪宏十分强调"气色"在色诊中的作用。其云："五脏之气，见于气色，因以气色分五脏""察其何部何色，而断其何脏何腑也。举凡皮肉血脉筋骨，亦以气色部位分之"。强调通过判断气色之浮泽、沉浊，来判断病位在脏在腑。同时，阐述了色诊时需要参考的因素，比如诊察之部位，色之深浅浓淡，以色分脏腑之阴阳等，其言"矧气色有阴阳，部位有阴阳，脏腑病症又各有阴阳，参而伍之，错而综之，可以象求，难以数推矣"。由此可以看出其诊法之精妙所在。

2）五色主病

汪宏具体论述了五色所主疾病不同，其言"且明其病之应乎色，色之主乎病也"。《望诊遵经》中，论及"青色主病条目""赤色主病条目""黄色主病条目""白色主病条目""黑色主病条目"等，较《内经》中所论"五色主病"更为丰富而具体。以赤色为例，他说："然热有表里阴阳虚实之辨，色有浮沉清浊微甚之分。推而言之，则四时六部，亦各不同。"其以部位来分，有额赤、颐赤、目痛鼻干面赤、两颊微赤、环目鼻而青、颊赤面青、颊上赤青唇白等不同；以赤色的不同部位来分，有面赤如醉、面色缘缘正赤、面赤而光、面赤而郁、面少赤、面赤斑斑如锦纹之不同；以色之动态变化来分，有面赤不退、面赤渐退等不同；以不同体质来分，有妇人、小儿、老者之不同；更参合以其他症状、脉象等综合考虑，内容全面，辨析精当，切合临床，十分实用。

3）五色交错

《望诊遵经·五色交错合参》中，提到了五色交错的色诊内容。其中，包括分见、间见、色之相生与色之相克等。如几种病色互见时，相生者属吉，疾病向好；相克者属凶，预后不良。分见，指的是六部之色各不相同。间见，指的是五色相乘，有相生和相克之不同。如文中说：“窃谓五色交错，有分见者焉，有间见者焉，生克于是乎推，吉凶以此而断。所谓分见者，六部之色，彼此不同也。如青赤分见，赤黄分见，黄白分见，白黑分见，黑青分见，此色之相生者也。青黄分见，黄黑分见，黑赤分见，赤白分见，白青分见，此色之相克者也。所谓间见者，五色之着，彼此相乘也，如青赤间见，赤黄间见，黄白间见，白黑间见，黑青间见，此色之相生者也。青黄间见，黄黑间见，黑赤间见，赤白间见，白青间见，此色之相克者也。凡相生者顺，相克者逆，然皆各有浅深，则亦各有虚实，是必察其泽夭，而后决其成败。倘色夭不泽，虽相生亦难调治，色泽不夭，虽相克亦可救疗，要在合乎四时。参以十法而明辨之，毋致按图索骥也可。”

4）色病宜忌

汪宏在《望诊遵经》中，还论及色病宜忌。此指色诊时应与疾病的性质互相参考，以判断病情的吉凶顺逆。如《望诊遵经·色病宜忌合参》云：“尝谓色分五行，则有生克。色分阴阳，则有宜忌。盖阳病而见阳色，阴病而见阴色者，宜也。阳病而见阴色，阴病而见阳色者，忌也。”意为如疾病的性质和表现于外的色诊阴阳属性一致，病情为顺；若疾病的性质和表现于外的色诊阴阳属性不一致，则病情为逆。又云：“凡色病相应者，宜也；相反者，忌也。”

（4）望色之变——相气十法

汪宏提出的“相气十法”，旨在观察五色精微之变，据此可对疾病之顺逆安危做出分析与判断，这在中医诊断中具有十分重要的意义。“相气十法”是汪宏在《内经》诊法理论的基础上，更为重视“气色理论”的体现。如《素问·五脏生成》篇论及“五色微诊，可以目察”，以及“五脏之气”“精明五色”等概念。其所言“五色”，并非单纯指青、赤、黄、白、黑五色，而是指疾病反映在面部的色泽变化，即“气色”。汪宏在《望诊遵经》中，非常强调望诊中“气色”的意义。汪宏“相气十法”中的浮沉、泽夭等，在《灵枢·五色》也有提及，用以审察气色的各种不同变化，进而用于人体状态的分析与判断。汪宏在《内经》基础上，又有充分的发挥和补充，进而提出“相气十法”。

“相气十法”即浮沉、清浊、微甚、散抟、泽夭，分别用以判断疾病的表里、阴阳、虚实、新久、轻重，以及依据气色的变化推断病情的变化规律。如《望诊遵经·相气十法提纲》提出：“大凡望诊，先分部位，后观气色，欲识五色之精微，当知十法之纲领。十法者，浮沉、清浊、微甚、散抟、泽夭是也。”可见汪宏对于“相气十法”的重视程度，及其在疾病诊断中的实用价值。汪宏又云：“盖十法者，辨其色之气也。五色者，辨其气之色也。气者色之变，色者气之常……分言之，则精微之道显；合观之，则病症之变彰。”由此可见，五色仅辨气之色，而十法不仅分候病证之表、里、阴、阳、虚、实、新、久、轻、重；而更是辨五色精微之变，是“色之气”，强调在疾病过程中“五色精微之变”对于疾病转归和预后的判断具有指导意义。故汪宏强调，各部位的五色主病都必须与“相气十法”结合，才能既掌握疾病的基本病机，又能掌握患者的整体状态和病情的阴阳、表里、虚实、新久、轻重和预后。“相气十法”和五色诊察所见合参，对于人体状态及疾病信息的把握，则更为全面和准确。

3. 望目法

汪宏强调目之神在目诊中的重要意义，形容“神之昭著于目”，指出“脏腑阴阳，形容气色，有诸中，形诸外，要皆以神为本也”。同时阐明目诊的意义，是通过对“目”之“形、容、气、色”的诊察，测知内在脏腑的状态。他描述正常有“神”之目，应为“视瞻平正，黑白分明，容色精爽，光彩清莹，朗朗然”。进而，汪宏从目形、目态、目色、睑色等方面，以提纲和条目两种形式，详细阐述了目诊的以下具体内容。

关于目之形容，汪宏指出：“以形象察气质，以开阖分阴阳，以目睑辨虚实，以眼珠决死生。”其中，形象是指目之形状，如目大、目小、目深、目漏、目高、目下、目偏倾、目端正等。由于目为肝之外候，所以视目之外形可测知肝之状态；开阖，是指目之动态，如瞋目、瞑目、目不合、目不开、目纲筋急而不合、目纲筋纵而不开、目圆、目小、口眼㖞斜、口目动作、昏睡露睛等。以此判断疾病之阴阳寒热属性、精气存亡及预后等。目睑，是指眼睑的形态变化，“上睑属脾，下睑属胃”；针对眼睑的形态、开阖状态，如睑动迟、睑动速、上睑气壅、下睑微肿、目胞肿痛、目眶陷下等，可以判断脾胃功能的正常与否及疾病之虚实。眼珠，是指瞳子的状态，如目肿胀、目陷下、上视、下视、斜视、直视、目转目运、目睘戴眼等，以判断疾病预后及生死。

在目之气色方面，汪宏指出，应“以目色分五脏”，即从明暗、清浊、浅深等方面来诊查。具体而言，“明则神气充足，暗则神气亏虚；清者病在阳，浊者病在阴。浅深者，言乎其虚实也。合而论之，则深而清明者为太过，浅而浊暗者为不及，太过者病在外，不及者病在内”。汪宏强调，临床上要兼顾明暗深浅及五色，判断病之虚实寒热；必要时与面部色诊、望神等相互参合，灵活运用。

汪宏将“相气十法”用于目诊之中，“察其泽夭，以知成败，察其浮沉，以知浅深，察其清浊，以知阴阳，察其微甚，以知虚实，察其散抟，以知远近”，同时强调参合五色之相应来判断常变，参合五行生克来判断病情顺逆，参合其气色部位、五色主病等综合分析，更要四诊合参以明确诊断，处处体现了中医诊法理论的整体观和辩证观，非常具有临床价值。同时，汪宏还列有“眼目形容条目”“眼目气色条目”，详细论述了各种情况下的目诊内容，非常丰富具体，贴近临床，可供临证参考，此处不再一一赘述。更重要的是，通过对于汪宏目诊理论的分析，可以深悟其通过局部以测知整体、通过外部以测知内部的诊法思维，以及通过各种诊法所获信息以综合判断的诊断模式，对临床更有裨益。

汪宏所论目诊，其中很多内容非常贴近临床，较之此前诊法著作所论目诊，更加具体且易于掌握。《内经》《伤寒论》《诸病源候论》中，也都有过类似的散在论述，汪宏所论确有很大的发挥，内容更为丰富并切于实用。

4. 望舌法

汪宏在《望诊遵经》中，对望舌法的总结可谓简明扼要，具体包括以下五个方面，即形容、气色、苔垢、津液和部位。汪宏指出：“五者分论，则其体明；五者合观，则其用达矣。”其强调从五个方面进行综合判断，并指出这五者的根本，在于“求神”。如《望诊遵经·望舌诊法提纲》中说：“而五者之变，又在求神。神也者，灵动精爽，红活鲜明，得之则生，失之则死，变化不可离，斯须不可去者也。是又五法之本也。”说明其对于望舌之神的重视程度，并认为由此可以判断疾病的预后转归。汪宏在“诊舌形容条目”“诊舌气色条目”“诊舌苔垢条目”“诊舌津液条目”等篇中，分别就舌之形容、气色、苔垢、津液和部位这五个方面，分别进行了详细的论述。

望舌之形容，包括舌之有刺无刺、舌之裂纹、舌肿、舌痿、舌偏斜、舌缺陷、舌战动、舌纵舌缩、舌裂舌烂、舌卷舌短、舌强舌硬、弄舌、啮舌等。通过与舌相关的经脉循行以及舌所外应的脏腑等，以判断病位、病势、气血之虚实。望舌之气色，包括舌质之颜色浅深，以判断病性。望舌之苔垢，包括舌苔之厚薄、颜色、舌苔之变化等，以判断疾病的转归变化。望舌之津液，包括滋润、滑涩等，以分疾病之寒热、表里、虚实。望舌之部位，指各脏腑通过经脉与舌的联系，如手少阴通舌本，足少阴夹舌本，足厥阴络舌本，足太阴连舌本、散舌下，将舌的部位有所划分，分为舌本、舌尖、舌中、舌边等部位，同时与形容、气色、苔垢、津液等相互参合以获得准确的诊断信息。

在非常系统地论述了诊舌提纲之后，汪宏从临床诊病的角度出发，将舌诊的内容分形容、气色、苔垢、津液和部位五篇，分条目进行了详细的介绍，其篇幅和对舌诊的内容虽然不能与舌诊专著相比较，但具有一定的临床参考价值。

5. 望口唇法

“口者脾之窍，心之外户也。”汪宏在《望诊遵经·诊口形容提纲》中，论述十法如下：“察之之法，盖有十焉。曰张、曰噤、曰撮、曰僻、曰振、曰动、曰颏落、曰口啮”。汪宏以此判断疾病的燥湿寒热，并详细解释了口张、口噤、口撮、口僻、口振、口动、口颏落、口啮等的临证表现和诊断学意义，如《望诊遵经·诊口形容提纲》中说：“张则开而不闭；噤则闭而难开；撮则上下有蹙聚之形；僻则左右有缓急之状；振者寒栗鼓颔，急急摇振；动者开阖其口，频频运动；颏落者似张，而颏不能阖；口啮者似动，而啮不频开。燥由津液之干，湿属唾涎之滑。是故张主虚；噤主实；撮为邪正交争，正气衰而邪气胜；僻是经筋相引，急为正而缓为邪；振乃阳明之虚，动缘胃气之绝；颏落者，颊车不收，病在阳明之脉；口啮者，肾脏将败，病达胃腑之经。是皆口之形容也”。并且强调应该“合之四诊，参之五官”。

在望唇法方面，汪宏首先指出：“唇也者，齿之垣也，脾之官也，肌肉之本也”。根据这种脏腑和官窍之间的联系，所以“视唇之好恶，可以测知脾之吉凶”。并且通过对唇色、唇之纹理、唇之形态等，判断脾的功能状态。如“黄色小理者脾小，粗理者脾大，揭唇者脾高，唇下纵者脾下，唇坚者脾坚，唇大而不坚者脾脆，唇上下好者脾端正，唇偏举者脾偏倾。”同时，从唇之常态和病态、唇的不同部位、唇之气色等，来判断疾病的性质、津液的缺失与否等。如论唇之形，有唇肿、唇痿、唇短缩、唇不收、唇烂、唇反、唇焦干、唇枯槁、唇疮、唇裂、唇内生疮、唇上碎裂等，用以判断疾病的病位和性质。论唇之态，有唇口僻、唇口撮，用以判断疾病所在的不同部位；论唇之色，有唇赤、唇深赤、唇淡红、唇淡白而黑、唇深赤而暗、唇青而深、唇青而淡、唇白者、唇黄等，同时兼顾色之浅深及色之明润枯暗，分别判断疾病的虚实寒热，预测疾病的预后转归。同时，与舌诊的内容相类似，汪宏特别注意对“神”的诊察，也就是对唇之“气色”的诊察。如《望诊遵经·望唇诊法提纲》中说：“莫不以神为本，夫神也者，明润精爽，而有血色者也，得则生，失则死。”

6. 望牙齿法

关于望牙齿法，汪宏在《望诊遵经·牙齿望法提纲》中说：“及其病而察其变，则又有提纲焉。一曰形容之变，二曰气色之变。察其滋润干燥，可知病之寒热。察其枯槁明亮，可决病之死生”。意指望齿包括“形容”和“气色”两方面。论齿之形容，如“形容之变者，咬牙为邪入于胃，断齿为风入其经，下齿龋者手阳明，上齿龋者足太阳。长而枯者，骨先绝。脱而落者，症多凶。”论齿之气色：“齿忽黄，为肾虚；齿忽黑，为肾热；滋润者，津液犹充；干燥者，津液已耗；形色枯槁者，精气将竭；形色明亮者，精气未衰。”同时，强调与其他官窍诊互相参合考虑，言“合五官，参四诊，而吉凶之辨，虚实之分，了然如指掌矣”。此外，还交代了诊察齿龈之形色当与诊唇方法一致。

7. 望鼻法

汪宏基于“盖鼻者，肺之合也”，提出了诊鼻望法之提纲。其云：“第色虽当辨，形亦宜分，望之之法，又有提纲焉。”指出应从部位和气色两个方面来望鼻之变化，并参以脏腑六部提纲和“相气十法”之要领，特别强调要与声音、臭味、情志、脉等参合以明确诊断。如《望诊遵经·诊鼻望法提纲》中说：“分其部位，则脏腑六部之提纲是已；辨其气色，则阴阳十法之提纲是已。其相乘之理，合之部位可推也。其相应之理，合之气色可推也。”其论鼻之色，遵《金匮要略》所论，包括鼻头色青、鼻头色微黑、鼻色黄、鼻色白、鼻微赤非时等，并提出“宜以四时参之，以十法辨之”。其论鼻之形，则包括鼻大、鼻小、鼻肿起、鼻陷下、鼻扇张、鼻仰息、鼻枯槁、鼻蚀烂、鼻窍干燥、鼻柱崩坏、鼻下红肿如疮、鼻流浊涕、鼻流清涕、鼻渊、鼻衄、鼻生息肉、鼻生粉刺、鼻痔等。其中不仅包括通过辨鼻形来诊断疾病的寒热虚实，更有通过诊鼻来诊断具体疾病，以及通过望鼻之分泌物来诊断疾病等。

8. 望毛发法

在望毛发方面，《望诊遵经》所论内容非常详尽，具体包括“眼眉望法提纲”“髭须望法提纲”“发鬓望法提纲”“毫毛望法提纲”等，对体表不同部位的毛发分别进行望诊方面的阐述。

关于望眼眉，指出包括形容和气色两方面，如眉系倾、眉冲起等；指出“眉睫堕落者，疠风之证；眉毛频蹙者，疼痛之容”，强调要重视眉毛之润泽枯槁等。关于眉中之色，引前人之说曰：“黄色入目一年期，黑色从眉绕目悲；若然白色连眉目，知是皮肤肺疾微。眉中若见青赤黑，远候还须半年期；近看三五七日内，忽然暴死更无疑”。

关于望髭须，汪宏指出，“须属肾，禀水气而下生”，所以女子和宦官没有胡须。其指出，“分部位而言，则唇上曰髭，属手阳明；颏下曰须，属足少阴阳明；两颊曰髯，属足少阳”。通过判断须髯的生长状况、不同年龄的变化、脱落情况，测其相关经络气血的充盛与否。如《望诊遵经·髭须望法提纲》中说：“其经血气盛，则美而长。气多血少，则美而短。气少血多，则少而恶。气血俱少，则其处不生。气血俱热，则黄而赤。气血俱衰，则白而落。察其经络之部位，可知其经络之血气矣。然部位虽殊，要皆属于肾，通于经而生于冲任焉。”临床上有一定的诊断价值。

关于望发，汪宏认为，“肾之华在发，血之荣以发；发者血之余，血者水之类”。对于头发的不同生长部位进行区分。其云：“以部位分之，头上曰发，耳前曰鬓，中行属督脉，二行属太阳，三行属少阳；头维额角，足阳明也；曲鬓悬颅，足少阳也。”通过望不同部位毛发的枯泽、颜色、生长状况等，判断相应经络气血的状态。并且提出望发之六法。其云：“察之又有六法焉。曰逆上，曰冲起，曰直，曰落，曰润泽，曰枯槁。”

关于望毫毛，提出“毫毛有长短粗细美恶，由气血有多少清浊盛衰，是皆因人而异者也”。其描述人身之毫毛因具体疾病不同而各有变化，包括毫毛毕直、毫毛折落、洒洒然毛耸、洒洒然毛立、毛焦、毛悴、毛败、毛枯等及其所主之病。强调诊察毫毛时，“当以粗而长者为血多，细而短者为血少；耸与直立为邪实，焦与枯败为正虚；悴同折主死，美而泽主生”。以此作为望毫毛的提纲。同时，言“善诊者，察毫毛，观气色，听声音，参脉证，可以知其吉凶矣”。此强调了整体和局部诊法相结合及四诊合参的观念。

9. 望形体法

关于诊形望法，汪宏之论述更加精微细致，除对整体之身形和坐卧等状态的阐述外，还包括了身体各部位、五体之筋骨皮等局部的诊察内容。

（1）望身形法

汪宏指出：“诊形之法，必先知经络之部位，辨形体之浅深，审其异同，察其常变，其病情乃可测焉。”指出形诊的前提，是对经络部位和人体正常状态的把握；对于人之身形的判断，应该首先分别刚强与柔弱、肥与瘦；通过外在不同部位的变化，以测知疾病所在的脏腑。如“心肺有邪，其气留于两肘；肝有邪，其气留于两腋；脾有邪，其气留于两髀；肾有邪，其气留于两腘”等。关于形诊的临床意义，其言“善诊者，推而极之，变而通之。按形体之浅深，审部位之经络，合之气色，参之形容，则其病虽异，而其应不穷”。强调要根据形体的部位，同时参合气色形容，方可对于变化多端的疾病做出正确的判断。具体内容包括身动、身肿、身强痛、身痿弱、身陷下等，并具体分析了身肿的不同情况。其云：“上肿曰风，下肿曰水。从上肿下者属气，其邪在外。从下肿上者属水，其邪在内。先肿而后痛者，形伤气。先痛而后肿者，气伤形。无形而痛者，阴之类。有形不痛者，阳之类。无形而痛者，其阳完而阴伤之也。有形不痛者，其阴完而阳伤之也。”

（2）望行止坐卧法

形诊，也包括对人身行止动静、坐卧状态的观察。汪宏指出：“诊法之分动静，犹太极之分阴阳也。太极动而生阳，静而生阴，犹人身之动属乎阳，静属乎阴也。”他认为：“行有迟速，止有屈伸”，而“就行而言，则速为阳，迟为阴。行之速者，阳之阳。行之迟者，阳之阴。就止而言，则伸为阳，屈为阴。止之伸者，阴之阳。止之屈者，阴之阴。阴阳之要，有表里焉，有脏腑焉。”身之行止的异常表现，如癫、狂、弃衣而走、身重难行、坐而欲起、卧而蜷身、乍静乍乱、水浆不入、形体不仁等。通过这些表现于外的身体状态或举止行为，可以判断疾病的阴阳属性及具体病变。汪宏还指出，形诊应注意“观动静之常，以审动静之变，合乎望闻问切，辨其寒热虚实，化而裁之，推而行之，可谓知阴阳矣”。

关于人之坐卧状态，汪宏言“虽一动一静，莫不有昭著者焉”。对“坐”的观察，包括对坐而仰者、坐而伏者、坐而叉手冒心者、坐而以手护腹者、坐而下一脚、坐而掉两手、坐而不得眠、眠而不得坐、坐不能起、立不能坐、坐而欲起、坐不欲起、坐卧不定等，从而判断病性之虚实和病变之脏腑。还强调“应合五官而察之，合五体而辨之”。关于“卧”的观察，论述了人体于躺卧之时的不同状态，如多睡者、无睡者、但欲寐者、不得眠者、转侧不能者、起卧不安者等。“其形又有仰伏舒卷之殊，内外左右之异”等。

（3）望头法

望头，包括察头之形，如骨部皆大、骨部皆小、皮肉肿起、皮肉陷下、囟陷、囟肿、骨缝不合、头项皆软等；头之动态方面，包括仰首病在阳，俯首病在阴，蹙额者头痛，皱眉者心忧，头项强直则邪气实，头垂倾欹则正气虚，头独动摇责之风也，头难回顾则属寒等。汪宏强调诊头望法应“视上下以辨其经络，审左右以究其逆从”。

（4）望面法

《望诊遵经·面形分属五脏》中，汪宏从两个方面论述了对于面形的诊察。一是因形层以分之，指的是“皮有厚薄泽夭，肉有肥瘦消长，脉有小大迟数，筋有粗细缓急，骨有大小坚脆，太过者为有余，不及者为不足”，以此判断疾病的盛衰虚实。二是因经络以分之，指根据不同经络在面部的循行部位不同，言“肿起者为实，陷下者为虚。肿起为太过，其病在外；陷下为不及，其病在内”。具体包括两目鼻面肿、耳前后并额角肿、脑后项下肿起，以辨别病位。也有通过面肿、面目肿大、面浮肿、短气面肿、面目浮肿、面目浮肿至项、面肿色苍黑等，参考其他症状诊断疾病。

（5）望腹法

汪宏指出：腹诊应区分腹之局部上下。论腹之外形，包括根据皮厚色苍、皮薄色泽、肿起、陷下、腹肿胀、腹消减等，判断病邪属性和疾病虚实；望腹壁青筋以判断病情的轻重，《望诊遵经·诊腹望法提纲》言“筋未青，涨高起者，可治；筋已青，涨高起者，不可治”；还论及通过观察腹形以诊断妊娠妇女所怀男胎女胎之不同。

（6）望背法

汪宏指出，“以体之刚柔言，则背阳而腹阴；以用之动静言，则背阴而腹阳”“上下标本不同，左右逆从亦异”，必要精求诊法之理。论背之形，包括背肿起、陷下、龟背、脊疳、背烂透膜、背平病水；论背之态，包括脊强、反折、背曲肩随、项强腰折、颈直背强、骨枯髓减、腰脊不举、呼吸摇肩、转摇不能、反张等。还分别列出其主病，至今仍为临床所参考。

（7）望手法

汪宏基于诸经脉与手的联系，从形和容两个方面来论述望手之法。其论手之形，包括形盛、形瘦、手之壅肿、手之枯细、左右偏枯、手指堕落、手掌肿无纹、手背肿至腕等；论手之态，则包括强、痿、撒手、握手、手之伸、手之屈、屈不易伸、伸不易屈、屈而不伸、伸而不屈、汗漏不止、手足拘挛、挛急转筋、弛纵不收、瘛疭不定、振摇不定、两手不举、四肢不收、掣衣扬手、循衣摸床、叉手冒心、交手目瞀、捶胸、拒按、手如数物、手不欲动、指不用、臂不遂、手足䕷习、手足亸曳等，强调应“合形容而诊之”，并言“按经络而验之审其寒温，察其部位，参四诊以究同异，分三因而辨本标。病症之殊，疗治之变，庶乎知所适从矣”。在每一诊法的后面，汪宏都要给出几句有关此诊法的具体应用之心得，并强调临证时应诸法合参、综合考虑。

（8）望足法

望足同样包括形和容两个方面，除按照经络之辨以外，论足之形，包括形盛、形瘦、胫肿跗肿、胫枯脚小、胫有大小、股无生肉、足下平满、脚底先穿、十指堕落、十趾不用、两腿消瘦、独膝肿大、足肿至踝、脚肿上胫、独足肿大、足趺瘇肿、两膝如斗等；论足之态，包括足屈伸、强痿、拘急、纵缓、瘛疭、振掉等。所论述内容，均非常详尽。

（9）望五体法

望五体，包括对筋、皮、肉、骨等具体部位的诊察，其具体诊察方法如下。

关于望筋法，《望诊遵经・诊筋望法提纲》云：“寒则见其筋挛反折，热则见其弛纵不收。在阳筋则见其不能俯，在阴筋则见其不能仰。见于膝则行走难以屈伸，见于身则左右难以动摇。损在筋者，筋缓不能自收持。痹在筋者，筋挛不可以行走。筋极肝伤，则腰背相引，难以俯仰。筋死肝绝，则舌卵卷缩，不能展舒。及夫痉痫瘛疭，癞疝阴病，纽痛肿痛，口目僻急，皆可按部位而知经筋也。”认为可望其筋而知其病。

关于望皮法，汪宏分析了诊皮之法与尺肤诊、腠理诊的区别所在。《望诊遵经・诊皮望法提纲》中说：“诊尺肤之法，可察皮之滑涩。诊腠理之法，可察皮之粗细。然皮不仅观尺肤，法不仅观腠理，则夫周身之皮，当讲周身之法。”具体包括观察周身皮肤的宽缓和紧急、皮肉相裹与否、薄皮弱肉或厚皮坚肉、皮之虚实、皮肤肿胀与消减、润泽与枯槁、皮肤肿痛、皮肤溃烂、皮毛焦、皮肤著、皮聚毛落、皮枯毛折、皮毛虚弱、皮肤顽痹、身冷肤硬、皮肤薄著、皮肤不收、皮肤空疏、肌肤甲错、身皮甲错、皮肤溃而有疡者、皮肤脱若蛇皮、皮生黑斑、皮肤之色、润燥等。汪宏总结说：“则寿夭诊于缓急，强弱诊于厚薄，消减肿胀以诊其虚实，润泽枯槁以诊其盛衰。八者交参则诊视之法备。”

关于望肉法，汪宏指出：“观肌肉之消长，可知脾胃之盛衰”“观形当以肌肉为先也”。因为人身肌肉乃察胃气之本，认为肉坚则寿，肉脆则夭，并应参合其他诊法以综合考虑。

关于望骨法，汪宏指出“盛则见其筋骨劲强，衰则见其形容伛偻”。如“大骨枯槁，大肉陷下，皆为死证者”。由此可见，汪宏对于局部望诊，亦各有其纲领，内容详尽精妙，贴近于临床。

在形诊中，汪宏还在“诊乳望法提纲”“脐府望法提纲”“肾囊望法提纲”“阴茎望法提纲”中详细阐述了有关乳房、脐部和二阴的望诊内容。如运用诊乳之法以判断妇人的生理状态和易受孕程度。望脐方面，言“胎中之息在脐，道家之息在脐”“脐也者，人之命蒂也”。尤其是儿科，通过望脐可知小儿的整体状态。有关肾囊阴茎，也从形色两个方面进行了具体论述。包括望其外形、大小、状态等，并言“当参四诊，辨其寒热虚实，察其轻重浅深，庶可识常通变矣”。

10. 望爪甲法

汪宏遵循《内经》所言“爪者，筋之余，胆之外候也”，针对爪甲之形、色进行了详细分析。《望诊遵经・爪甲望法提纲》言：“爪厚色黄者胆厚，爪薄色红者胆薄，爪坚色青者胆急，爪濡色赤者胆缓，爪直色白无约者胆直，爪恶色黑多纹者胆结。”同时，详述爪甲之色主病，属诊法专著中之最精细论述。其云：“爪甲青者多凶，爪甲赤者多热，爪甲黄者疸病，爪甲白者寒证；爪甲黑者，或因血瘀而痛，或因血凝而死。要之润则吉，枯则凶。”其通过望爪甲之颜色、枯润来诊断疾病及其预后。如“若其人本来心性和雅，今忽弊急，言未竟便住，以手剔脚爪，此人心死，名曰行尸”等，对临床也有一定参考价值。

11. 望络脉法

有关望络脉法，汪宏禀承《内经》有关论述并进一步加以发挥。如其云：“络脉之部，知其病而察其部，则察其部而知其病矣。”具体内容，论及络脉之色，色青主寒且痛，赤则有热，暴黑为留久痹等，以测知其虚实寒热。

12. 望二便法

汪宏的大便望法提纲，从大便情势言，暴注下迫属热，澄澈清冷属寒，出黄如糜肠中热，肠鸣渗泄肠中寒，濡泄因于湿，飧泄伤于风；从粪质而言，鹜溏者，泄泻之病，大肠寒；如羊矢者，噎膈之病，大肠枯；如水倾下者，属湿；完谷不化者，为寒；泄泻无度者，肠绝；下利清谷者，里寒；自利清水色纯青者，少阴病。更有大便兼黑红赤白，或状如鱼脑鼻涕豆汁，或兼蛔虫等之辨。

望小便方面，汪宏言闭癃者属三焦实，遗溺者属三焦虚，并分析小便不止或小便不通等各种情况。如观察尿液的清浊、颜色等，分析血淋、膏淋、石淋、气淋等尿液性状的改变及临床意义等。

13. 望尺肤法

关于望尺肤法，汪宏言“尺肤者，尺泽至高骨之肤也”，因“肤在脉外”，所以望肤可以通过尺肤诊法来实现。汪宏系统论述了望尺肤的六种方法，“曰缓、曰急、曰滑、曰涩、曰贲而起、曰减而少气”。其中，“夫缓者尺肤纵缓不急也，急者尺肤紧急不缓也。滑则不涩，而有流利之容。涩则不滑，而有蹇滞之貌。贲而起者，沸起之状。减而少气者，损少之形”。同时还阐述了相关病因病机及所主疾病。《望诊遵经·尺肤望法提纲》强调，“是又诊尺肤以参脉证，参脉证以决死生矣”。汪宏还指出，有关尺之部位及手之寒温是属于切诊的内容之一，应当互相参考。

14. 望汗、血、痰法

观察人体所排出的各种分泌物，也是望诊的重要内容。包括汗、痰、妇人白带、异常出血等。汪宏主要从汗、血、痰三个方面进行了详细的论述。

（1）望汗法

关于望汗法，汪宏主要从部位和形色等方面，论述了望汗液之内容。其中，部位指“在阳经之部者属乎阳，在阴经之部者属乎阴”。如头额汗出则病在诸阳；手足汗出则病在于胃；心窝汗出则属心气亏虚等。形色则包括：汗之有无、汗之多少、汗之性状颜色等。如微微似欲汗出、漐漐如水流漓、黄汗、白汗、红汗、汗出如血、汗出不流、汗出如浴、汗出如油、汗出如流珠、汗大如贯珠不流、濈濈然汗出、漐漐然汗出、汗出不止、夺血无汗等。汪宏详细阐述了各症所主之病机，并据此判断疾病之预后，同时还指出：“故善诊汗者，必视寒暑，观冷暖，察动静，知其汗之常，以审其汗之变。夫而后可按部位，辨形色，以分其表里，而判其虚实焉”。充分反映了其诊病的灵活性和知常达变的特点。

（2）望血法

关于望血法，汪宏认为离经之血出于九窍，并予以详细论述。其云：“出于小便曰尿血，曰血淋。出于大便，曰肠风，曰血痔。从鼻出曰鼻衄，从舌出曰舌衄，从齿龈出曰齿衄，从汗孔出曰肌衄，因呕而出曰呕血，因吐而出曰吐血，因咯而出曰咯血，因唾而出曰唾血，因咳而出曰咳血，因嗽而出曰嗽血。”并且针对出血之颜色、多少、浓淡、出血之势的变化等，对病情加以详细分析。如其所言，“先疾而后徐者，其势渐减；先凝紫而后鲜红，先少而后多，先徐而后疾者，其势渐增，亦皆可以相参也”。

（3）望痰法

关于望痰法，汪宏指出：“痰因病生，病以痰著。”其基于前贤之论，指出：“痰形稠而浊，饮色稀而清；寒痰青，湿痰白，火痰黑，热痰黄，老痰胶。其滑而易出者，湿痰属脾。燥而难出者，燥痰属肺。清而多泡者，风痰属肝。坚而成块者，热痰属心。有黑点而多稀者，寒痰属肾。病新而轻者，清白稀薄。病久而重者，黄浊稠黏”，强调“因痰涎之形色，诊病之浅深也”。同时，根据痰之变化来预测疾病的进程，言“由稀而稠者，病日退；由稠而稀者，病日进”。

15. 月经诊法

月经及带下情况，古今妇科临床多作为问诊内容，由患者加以陈述。《望诊遵经》中，从望诊角度亦有论述，可资参考。如汪宏云：“带之为病属乎任，经之为病属乎冲。而经色之分，又当以红紫辨寒热，浓淡分虚实，鲜败分新久。六法合观，则红紫浓淡鲜败之变，皆可交推以解。而其寒热虚实新久之变，亦可错综而知。”关于带下，汪宏具体指出：“五色带下，伤肝则青如泥色，伤心则赤如红津，伤肺则白如鼻涕，伤脾则黄如烂瓜，伤肾则黑如衃血。五色各应五脏，五脏俱虚，五色并下，是皆血之为病也”。

以上简要阐述了汪宏有关体表各部位的色诊提纲，从眼目、舌口、唇齿、鼻耳、眉须、头面、腹背、手足、毫毛、腠理、肌肤、筋脉、骨骼、乳脐等部位的形容气色，到汗、血、便、溺、痰、妇女月经及带下等异常所见，以辨识疾病之表里、虚实、寒热、阴阳，并对疾病的顺逆安危予以分析和判断。

（三）望色平脉，力主四诊合参

《望诊遵经》虽然是一部望诊专著，但仍强调四诊合参的重要性。汪宏在其自序中言“故治病必须知诊”，首篇即论述了“诊法常以平旦”而不独指望诊也，提出“有疾音容俱转变，无疴色脉自调匀”；在“五色十法合参”中，论及“病情深奥，望法精微，间有隐于此而显于彼者，其病盖又有遁情焉，故必参伍于脉症，错综于声音，察之至精，问之至确，然后决其病焉可也”，强调各种诊法在诊病辨证中的意义；更专门以“气色声音合参”和“气色脉象合参”等篇说明诸种诊法合参的重要性，认为“异同难逾四诊，参而伍之，错而综之，虽虚实不齐，脏腑相胜，而生克可推，吉凶可断焉”。

【后世影响】

关于对汪宏及《望诊遵经》的评价，以下资料有参考价值和启示意义。

《望诊遵经》“胡序”云：“今取汪君所著读之，观形辨色，察五官，分六部，昼夜阴晴因乎候，老少居养视乎人。且推之四时五方，以穷其变；参之声音脉象，以会其归。条分缕析，纲举目张，使览是书者无事阐幽索隐，而已瞭然于心目之间，何其用心之详且尽乎！”

《望诊遵经》“翁序”云：“以《内经》考《遵经》，则《遵经》之法愈著；以《遵经》解《内经》，则《内经》之理益明……至其辨色之精，观形之确，书中提纲挈领，灿若列眉。”

《望诊遵经》“陈序”云：“窃思医道之难也，不难于行其道，特难于明其理。理有未明，欲无误于世也难，欲有济于世也更难。吾友广庵先生，悯举世之多误，念斯道之难明，故因《灵》《素》之微言，述气色之奥旨，岁夏著成《遵经》一书。予于观感之余，始知先生学本《内经》，法遵前圣，凡医家之至理，无不洞彻而精明。然医理虽明，未常矜其明，炫其明，以己之明，斥人之不明，正所谓格致深而精微尽悉，学问至而意气胥平者也。予也自揣原未深知医理，第思轩岐问答而后，历代不无补救之文，宋元授受以来，当世实少承先之士。今观先生所著之书，其立说也黜华崇实，其备法也酌古斟今，且举前人所已言者，能达其意；前人所未言者，复补其辟，正不徒循气候以观气色，分五行以察五脏而已也。盖千变万化，道其详者不一端，而探本穷源，握其要者有一定。医林中继往开来，不可为先生信之乎。”

《望诊遵经》程珽“后跋”云：“捧读之下，见其上发岐黄之秘奥，下收唐宋之精华，持论则酌古参今，措辞则洞心爽目。盖其学博，其虑周，故其言尽……惜乎不集方，不论脉，岂先难而后易欤？抑将有意不相袭也？然则是书略其所详，详其所略，殆亦视夫寡有者乎？不尔年仅四旬，继此而述，必有可观者焉！”

曹炳章在《中国医学大成》中对其评价说：“全书提纲挈领，叙述分明，虽不及西医诊断学的详博，亦未有过于是者，非经实验，曷克臻此。”

还有现代学者指出：“《望诊遵经》全书详则不厌其辞，略则不嫌其简，条分缕析，纲举目张，使人一读之后无需阐幽索隐，即已昭然若揭，一目了然，为医所必读，医所必阅，具有重要的中医诊断价值。”

综上所述，汪宏遵循《内经》之论，参以历代各家之说，结合自身临床经验及研究心得，著成《望诊遵经》，使中医学的望诊理论与方法，得以提要钩玄、提纲挈领、全面系统地阐明，更加便于临床实用。汪宏对望诊的研究与阐明，对当代中医学术的继承与发展也具有重要的启示和借鉴意义。

中国中医科学院中医基础理论研究所　杜松

【参考文献】

[1] 汪宏. 望诊遵经 [M]. 北京: 学苑出版社, 2011.

[2] 李济仁. 新安名医考 [M]. 合肥: 安徽科学技术出版社, 1990.

[3] 严世芸. 中国医籍通考 [M]. 上海: 上海中医学院出版社, 1993.

[4] 王乐匋. 新安医籍考 [M]. 合肥: 安徽科学技术出版社, 1999.

[5] 薛清录. 中国中医古籍总目 [M]. 上海: 上海辞书出版社, 2007.

[6] 李济仁. 大医精要——新安医学研究 [M]. 北京: 华夏出版社, 1999.

[7] 周雪梅.《望诊遵经》的学术意义浅探 [J]. 安徽中医学院学报, 2008, 27 (3): 1-2.

[8] 张红梅, 陈雪功.《望诊遵经》释疑 [J]. 时珍国医国药, 2009, 20 (8): 2093-2094.

[9] 蒋力生, 刘春援. 诊法源流简论 [J]. 江西中医学院学报, 1999, 11 (1): 21-24.

[10] 郑红斌. 略述《望诊遵经》对内经理论的继承发挥 [J]. 浙江中医学院学报, 1987, 11 (3): 37-39.

[11] 魏凤敏. 试论中国医学《望诊遵经》之学术思想 [J]. 中国城乡企业卫生, 2008 (1): 87-89.

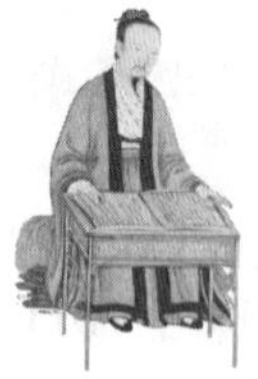

雷　丰

内容提要

雷丰，字松存，号侣菊，又号少逸，生于清道光十三年（1833），卒于清光绪十四年（1888）。祖籍福建蒲城，后随父亲迁居浙江衢县柯城。清末著名医家。代表著作为《时病论》，建立了包括理法方药的四时外感病辨证论治体系。其学术特色，主要体现在对伏气与新感病证的辨析，对外感病发病时令节气的重视，对运气学说的发挥与运用，提倡寒温统一，区分温病与瘟疫等方面。同时注重临床实践，善于治疗外感病，记录了许多效验方药和医案。雷丰的学术思想和诊疗经验，经过后世众多医家的学习和实践，产生了重要的学术影响。本文既介绍了雷丰对《内经》四时六淫邪气致病、伏气学说等理论的发挥、对运气学说的灵活运用、对因人制宜思想的实践创新，又展示了雷丰诊治外感病的精湛医术、精彩医案和效验方药，还讨论了方剂的化裁运用及药物配伍规律等。

【概述】

一、生平简介

雷丰，字松存，号侣菊，又号少逸，祖籍福建蒲城，后随父亲迁居浙江衢县柯城，生于清道光十三年（1833），卒于清光绪十四年（1888），为清末著名医家，长于四时外感病辨证论治。

雷丰出身于医学世家，其父别号逸仙。根据《衢县志》记载，雷丰幼承父训，天资聪颖，勤奋博学，长于诗文、书画、医学，旁及星卜。晚年自号侣菊布衣，有医术、丝竹、书画“三绝”之誉，功底深厚，才华横溢，尤精医道。雷丰当时以医道闻名三衢，好学勤读，不耻下问，虚心求教，因此学业大进。即使在贫困之中，仍然矢志医学。后经孝廉程大廉举荐去医官局供职，从此医名不胫而走，求诊者日众。他研究医理很精详，著有《时病论》等书。

雷丰医德高尚、学风严谨、客观求实。他对劳苦大众的疾患深寄同情，悉心治疗，不计报酬，一生恪守以病家“性命为重，功利为轻”的信条，行医治学认真负责，严肃正派。其门人江诚也以医德高尚而闻名，他鄙视权贵，若有贫困患者求医，甚至不取诊金。雷丰的外孙龚香圃，在衢州麻疹、天花流行之际，创办儿科诊所，上下午出诊，晚上研究病案，实行贫病减半收费，赤贫者免费，求医者日以百计，治愈率甚高，名声传遍城乡。可见雷丰在传授医道的同时也以身作则，用敦厚的品行教化自己的学生和后代子孙。

雷丰的治学态度，从其代表著作《时病论》中就能看出梗概。该书以体例简洁、逻辑严密、思路清晰、结构严谨为特点，颇具可读性，便于学习掌握。从《时病论》所举临证医案来看，危证与轻证并载，既有成功的治疗经验，也有失败的教训。在《时病论》卷末附论中，雷丰特意撰写多篇文章，强调医生应当注重品德修养，博学广闻，认真负责。在“医毋自欺论”中说：“医者依也，人之所依赖也。医毋自欺，斯病家有依赖焉。”言明为医之道生死攸关，若怀欺心即容易用错药物，令患者存亡莫卜，使济人之方沦为欺人之术。在“医家嫉妒害人论”中指出：“夫医以苏人之困，拯人之危，性命为重，功利为轻，而可稍存嫉妒哉！”雷丰认为，医生相互嫉妒，对患者贻害无穷。例如，因嫉妒而忽略患者情势，用药故意与前医相反，往往导致患者病情加重。另外，雷丰在孙思邈提倡的医生应当“胆欲大而心欲小”基础上，专门撰写“治轻证宜细心，重病宜大胆论”，阐明轻浅之证，如果不细加辨证，容易延误病情；沉重之证，过于小心慎药，无异于杯水车薪。在“古今医书宜参考论”中，雷丰指出医家不可执古书而不读今书，亦不可执今书而不读古书，参考古今才能中和医理，领悟古今之人的禀赋体质差异，知常达变。足见雷丰为医治学严谨、实事求是的精神。

二、著作介绍

（一）《时病论》

《时病论》是一部论述时令病的专书，从时病分类、辨证论治、立法处方到配伍用药，皆自成体系，多有独到的见解，为后世医家所推崇，是一部具有实际参考价值的佳作。

《时病论》成书于光绪八年（1882），广为流传，影响深远，汇聚了雷丰及其父亲雷逸仙两代人的学术思想精华，由雷丰整理成书。雷逸仙曾说过："一岁中杂病少而时病多，若不于治时病之法研究于平日，则临证未免茫然无据。"（《时病论·自序》）雷丰谨记父训，并感慨古代医籍虽浩如烟海，而很少有专门论述时病的医书。于是，他立志要著述辨治时病的专著。雷逸仙的《医博》《医约》两书亡佚后，雷丰手中仅留有数百条方证和医案，都是他平时跟随父亲学习和行医时根据自己的见闻记录下来的，其中也有涉及时病的内容，于是他将留存的方证和医案详细加注，分类整理，编成《时病论》4卷。

《时病论》对中医温病学说的贡献很大，主要内容是对温病和其他时令病证诊治的总结与阐发。雷丰指出："甚矣，医道之难也！而其最难者尤莫甚于知时论证，辨体立法。盖时有温热凉寒之别，证有表里新伏之分，体有阴阳壮弱之殊，法有补散攻和之异，设不明辨精确，妄为投剂，鲜不误人。"因此，他认为一位合格的医生，首先应当是一名擅长诊治外感病的"时医"。因而主张"为时医必识时令，因时令而知时病，治时病而用时方，且防何时而变，决何时而解，随时斟酌"，进而为时医著书立说，写成《时病论》8卷。此书约十万字，以《素问·阴阳应象大论》中"冬伤于寒，春必病温；春伤于风，夏生飧泻；夏伤于暑，秋必痎疟；秋伤于湿，冬生咳嗽"为全书之纲领，集四时六气之病为目，分述时病的病因、病机、辨证、立法、证候等内容，并备有常用方剂。卷一首论"冬伤于寒，春必病温"，阐发伏气致温的见解；卷二论"春伤于风"，分述伤风、冒风、中风、风寒、风热、风湿、寒疫七种时病，认为"此七者皆春令所伤之新邪"，不同于伏气为病。卷三至卷八分别论述夏季伏气之病16种，新感之病13种；秋季伏气之病18种，新感之病7种；冬季伏气之病2种，新感之病4种。全书论病总计72种，拟治法64则，备撰成方106首，选医案87个。所列"诸法"之后，详载用途及方药，加注方解，目的是让读者既能通晓医理，又能掌握方剂，更能灵活变通。此书立论新颖，理论联系实际，临床经验丰富，理法方药俱全，治法和成方多切于实用，故流传甚广，备受后世医家推崇。

（二）其他著作

经雷丰编撰整理的书很多，如《时病论》《雷少逸医案》《医法心传》《脉诀入门》《病机药论》《药赋新论》《本草诗三百首》《灸法秘传》《医家四要》等。但是这些著作中，能集中反映雷丰本人学术思想的，主要是《时病论》，其余几本书多为整理他人或他书内容而成。其中《医法心传》是雷丰对师祖程芝田医学思想的整理编辑；《灸法秘传》是清代针灸学家金冶田传给亲戚雷丰，由雷丰整理编著的灸法著作；《医家四要》实为雷丰儿子雷大震和门人江诚、程曦合著，是取雷丰平日选读之书及有关医著，分类别门，括歌汇赋，而编撰成书。其中有人将雷丰《时病论》8卷、程曦等《医家四要》4卷、程芝田《医法心传》1卷合订为丛书，称为《雷氏慎修堂医书三种》，又名《医学三书》。《医学三书》刊于1887年，现存清光绪十年甲申（1884）至十三年丁亥（1887）三衢雷慎修堂养鹤山房刻本豫章邓灿堂手梓，民国年间成都昌福公司铅印本。

【学术思想】

一、学术渊源

雷丰主要师承于父亲雷逸仙，而且青出于蓝而胜于蓝，名声更盛于其父。雷逸仙曾师从于清代名医程芝田。程芝田，字瘦樵，安徽歙县人，家世业医，嘉庆、道光年间在衢州行医济世，颇有医名。

雷逸仙早年研习儒业，好读书，喜吟诗，曾与武林许叶帆、龙邱余元圃、徐月舲等人酌酒赋诗，迭相唱和，著有《养鹤山房诗稿》。后来雷逸仙弃儒学医，成为程芝田的入室弟子。雷逸仙刚出师时在龙邱行医，后又从福建搬迁到浙江衢县，行医于市。雷逸仙晚年曾集录古人医书，编成《医博》一书，共40卷；他还根据自己的临床经验和行医心得，撰写《医约》4卷。雷逸仙所著之书中，有许多观点很新颖，发前人所未发。这两本书曾被众多通晓医学的朋友争相借抄，都交口称赞书中阐述的医理精妙。咸丰十年春季，有位名叫虞拱辰的邻居愿意出资刊印雷逸仙的两部著作。可惜当时城西传来太平军起义的消息，大家仓皇出逃，刊印之事于是落空。等到起义军退去，雷丰父子立即同返柯城，向原先借书的诸位朋友索要书稿，惟恐数十年心血写成的医书湮没失传。但是这两本书在此次祸乱中丢失，书稿未能要回。其后未满两年，雷逸仙逝世，《医博》《医约》二书终归亡佚。此外，雷逸仙尚留有《逸仙医案》2卷，由外曾孙龚香圃编定而成。

就雷丰的学术渊源来看，他不仅仅是继承家学，而且还非常重视研习古今医书，博采众家之长。《时病论》附论中，雷丰专门写了"古今医书宜参考论"，谈及医家必须博览群书，不可执古书而不读今书，也不可执今书而不读古书，医理贵得中和之道。他推荐习医者应当读的医书包括《神农本草经》《内经》《难经》《伤寒杂病论》《临证指南医案》《医门棒喝》《温病条辨》《温热暑疫全书》等。另外，雷丰还建议大家要学习金元四大家、李中梓、喻昌、吴又可、王宇泰、张介宾、张志聪、张路玉、薛立斋、柯韵伯、李沈目、陈修园、程观泉、王孟英、费伯雄等医家的医学著作。可见，雷丰的学术思想受到众多医家的影响，而经过雷丰自己的临床参悟后加以发挥，自成一家风格。不过，笔者通过研究，认为对雷丰影响较大的还是《内经》的五运六气学说、六淫邪气致病学说、伏气学说、体质学说等思想。

二、学术特色

（一）重视时令节气

《时病论》是论述四时外感病的专著。关于"时病"的界定，雷丰说："时病者，乃感四时六气为病之证也，非时疫之时也"。(《时病论·凡例》) 从书名便能看出作者对"时令"的重视。

雷氏父子依据多年的临床实践和经验积累，发现一年之中外感病的发病率要明显高于内伤杂病，而感受四时六气而发病的外感病，随着四季寒暑的推移又会呈现出不同的时令特征。因此，雷丰在《时病论·自序》中，提出"知时论证，辨体立法"的主张。其含义是要仔细分辨外感病病性之温热凉寒、病位之表里上下、发病之新感与伏气、患者体质的阴阳强弱，从而确定散、补、攻、和等具体治法，做到辨证明确，精准用药。

雷丰对外感病的诊断十分强调“知时”，认为对于外感病的辨证和治疗，必须根据季节时令，结合病证特点，方能丝丝入扣。他将这种精细的辨证过程简称为“知时论证，辨体立法”。其中之“体”字在古代汉语中有多种含义，如本体（事物的主要部分）、规格、法式、格局、准则等。笔者认为，此处“体”即是对“时”的强调。从《时病论》的书名、目录到具体内容，皆在论述四时六气更迭中的疾病演变，以及根据时令气候特点确立的治法方药，字里行间无不处处强调“时令”与“六气”的变化规律。而风寒暑湿燥火等“六气”的异常，正是导致外感病产生的原因，即“六淫”；临证施治也需分辨六淫病机。因此雷丰很重视“时令六气”，将其称之为“体”。“知时”就是要注重时令节气。雷丰对“知时”的具体处理方法，就是以四时为纲，六气为目，明察时令，按时分病。不同季节发生的外感病，总是呈现不同的规律性，因为每个季节盛行的六气不同。比如，春季多为风邪致病、夏季多为暑邪致病、长夏和秋季多感湿邪或燥邪、冬季多感寒邪。这是对《内经》四时发病理论的继承。

雷丰的创新之处在于，对发病时令的划分更加细致，紧扣二十四节气，将发病节气作为鉴别疾病类型和确立治法方药的一种依据。他发现，即使在同一个季节发生的外感病，由于节气变化造成同一季节内会出现多种气候特点，不同节气发病的外感病，其临床表现也不尽相同。如早春偏寒，晚春偏热；初秋偏湿，暮秋偏燥，其间发生的外感病病情自然不同。又由于邪气强弱、体质差异等因素，导致外邪侵犯部位的深浅不一，感邪后疾病发作的时间也有先后之别，因此在治疗上也要因时制宜。按照发病时令节气来详细划分和研究各时期的外感病，更有助于掌握外感病的变化规律。

关于不同病证发病节气差异的论述，《时病论》中比比皆是。例如，对“晚发”等冬季感受寒邪，伏寒化温而发生的五种伏气温病之鉴别，雷丰指出必须结合发病节气加以辨析。在大寒至惊蛰节气发病的，称为风温、春温；在春分至立夏节气发病的，称为温毒；发生于清明至夏至节气的，称为晚发。这种分类方法，也符合《内经》“先夏至日为病温”的说法。大寒至惊蛰节气，为厥阴风木主气，风邪触发体内的温热伏邪，而成风温；初春尚有余寒，寒邪触发体内的温热伏邪，发为春温；春分至立夏，为少阴君火主气，自然界阳气旺盛而上升，温热伏邪自内而发，称为温病、温毒；晚发也属于伏气温病，但比上述病证发病晚一个节气。伏气潜伏时间越长，发病时病情越严重。如果冬季伏寒化温，到立夏之后发作的，则称为“热病”。另外，虽然同是春夏季节的外感病，有时其病因却可能是寒邪，雷丰也给这些病证取了不同的名称，以便于初学者鉴别。例如，春季气候本应转温，却反为暴寒天气，感受寒邪而发病，称为“寒疫”。雷丰认为“寒疫”多发生于春季，如果立夏、小满、芒种、夏至感受暴寒而发病也可算作“寒疫”；但处于小暑、大暑时令感受暴寒而发病，则应称为“阴暑”。

对于四季外感病，雷丰都根据发病节气不同进行了详细分类。例如，关于“夏伤于暑”的各种病证中，雷丰指出“伤暑”“冒暑”“中暑”“暑风”“暑温”“暑咳”“暑瘵”等病证，发生于季夏的小暑、大暑节令；“疰夏”发生于春末夏初；“热病”发生于孟夏；“霉湿”发生于农历五月的梅雨季节，属于夏至节令。关于秋季发生的外感病，雷丰指出“伏暑”“秋暑”发生于立秋之后的初秋时令；湿邪为病多出现在秋分之前，大暑至白露节气，正值太阴湿土主气，故容易发生“伤湿”“中湿”“冒湿”“湿热”“寒湿”“湿温”等病证；燥邪致病则常发生于秋分之后、立冬之前，此时阳明燥金主气，故多出现“秋燥”病证。至于“冬伤于寒”诸证，雷丰认为应当发生于立冬之后、立春之前。其中“中寒”一证，较“伤寒”“冒寒”为病深重，有寒邪直中三阴的临床表现，因而“中寒”病证多发生于立冬之后的严寒时节。

由此可见，雷丰对于外感病发病季节时令的研究是很深入的，将二十四节气纳入其划分不同病证的时间划分方法当中，更为细致地把握时令气候变化对疾病发生发展趋势的影响，对于外感病的鉴别和进一步立法处方有着重要的临床价值。

（二）发扬运气学说

“知时”的同时，还须懂得中医运气学说的要领，并善于权变。上述所言时令节气对发病类型的影响，溯其根由还是受到了运气学说的启发。因为每一个运气年中“六部气”的划分就是以节气为分界，如大寒、立春、雨水、惊蛰属于初之气，春分、清明、谷雨、立夏属于二之气，小满、芒种、夏至、小暑属于三之气，大暑、立秋、处暑、白露属于四之气，秋分、寒露、霜降、立冬属于五之气，小雪、大雪、冬至、小寒属于终之气。由此可见，雷丰以发病节气鉴别疾病类型的方法，也是受到运气学说的启发。

《时病论》的附论中，雷丰专门撰写“五运六气论”一篇，申明研究运气学说对于外感病防治的重要性：“治时令之病，宜乎先究运气。《经》曰：不知年之所加，气之盛衰，不可以为工也。戴人云：不读五运六气，检遍方书何济。由是观之，治时病者，可不知运气乎！近世之医，皆谓五运六气，与岁多有不应，置之弗习，是未达夫天地之常变也。”（《时病论·附论》）雷丰认为，用运气学说预测气候变化虽然不可能百分之百准确，但是五运六气学说揭示的自然规律却是客观存在的，这对研究外感病的发病和辨证施治规律很有帮助。个别医家认为运气学说没用而主张废弃，那是由于他们没有领会运气学说的精神，即掌握五运六气变化的“常”与“变”。因此他又指出：“先宜熟此有定之常，然后审其无定之变可也。倘欲深求底蕴，再考《内经》，慎毋惑于飞畴运气不足凭之说耳。”

《时病论》能够广为流传的原因之一，就在于对《内经》五运六气学说的深刻领会，并且将之灵活运用于临床实践，总结出一套较为系统的外感病辨治理论。其并非简单地将运气学说当作预测气候变化的工具而束之高阁，也不是谈玄说妙地对运气学说进行理论发挥。运气学说自唐代王冰补入《内经》之时起便争议不止，虽然宋金元时期的医家普遍关注运气学说的价值，但是从临床角度加以阐发的多半是偏于一隅。例如，刘完素主要是从火热病机进行发挥，张元素则主要基于运气学说对药性理论进行发挥等。相比之下，雷丰研究运气学说的成功之处，在于他找到了一个既能紧密结合临床实际，又能充分发挥运气学说专长的切入点，即外感病辨治体系。因为外感病的病因是六淫之邪，六气异常的变化就是六淫，研究六气变化最适宜参考的学说当然非运气学说莫属。因此也可以将《时病论》看作一部从临床角度发挥《内经》五运六气学说的成功之作。

雷丰对外感病的辨证，始终围绕六气为中心，根据患者发病的时间，分析风寒暑湿燥火之太过不及，再结合患者的临床表现，时令与病证相互参照印证，做出诊断，最后依据六气五行更胜的规律确立治法、选择方药。“霉湿时病”案记载：“东乡刘某，来舍就医，面目浮肿，肌肤隐黄，胸痞脘闷，时欲寒热，舌苔黄腻，脉来濡缓而滞。丰曰：此感时令之湿热也，必因连日务农，值此入霉之候，乍雨乍晴之天，湿热之邪固所不免。病者曰：然。丰用芳香化浊法，加白芷、茵陈、黄芩、神曲治之。服五帖，遂向愈矣。”（《时病论·临证治案》）此案中，雷丰从整体上预知梅雨季节湿热偏胜的气候特点，当看见患者浮肿为患，又考虑到其从事常常冒触湿邪的职业，自然就可以排除其他原因，因而明确指出“此感时令之湿热也”。既然是湿热为患，其立法当然是祛湿清热，所以选用其自拟“芳香化浊法”方（藿香叶、佩兰叶、陈广皮、制半夏、大腹皮、姜厚朴、鲜荷叶），其方化湿为主，清热之力不足，因此又加茵陈、黄芩之类，共奏清热祛湿之功。

“阴虚疰夏”案记载：“江苏张某，于麦秋患头晕目眩，食减神疲，偶患头痛。一医作水不涵木治之，虽未中机，尚称平稳。一医作风湿侵脾治之，服之神气更疲。邀丰诊之，脉濡且弱，毫无外感之形，见其呵欠频频，似属亏象。丰曰：此阴虚之体，过于烦劳，劳伤神气所致，所以前医滋补无妨，后医宣散有损。张曰：头痛非外感乎？曰：非也。外感头痛，痛而不止；今痛而晕，时作时止，是属内伤。曰：何证也？曰：疰夏也。当用金水相生法去玄参、知母，加冬桑叶、穞豆衣、省头草治之，服至第三剂，诸疴皆屏矣。”（《时病论·临证治案》）这则医案看似平平，但其中却蕴含着深刻的医理。雷丰分析认为，疰夏多发病于春夏之交，此时白昼长而天气暴暖，患者忽然眩晕头疼、身倦脚软、身热纳呆、频频呵欠、心烦自汗，是由于三月属辰土，四月属巳火，五月属午火，春夏之交正是火土交旺之际；火土旺而金水自衰，金衰则不能制木，木动而生内风，因此令患者眩晕头疼。金为土之子，子虚则盗母气，脾神困顿，因而出现身倦足软、身热纳呆。又由于水衰，不能上济心火，因而频频呵欠、心烦自汗。这都是因为时令之火为患，并非春夏之温热邪气致病。若失治误治，则会埋下痨病的病根，治疗宜用金水相生法。从时间来看，“疰夏”从农历三月即春末夏初开始发病，结合上一则医案，其发病正好是“麦秋”。麦秋指初夏，并非秋季。初夏正是麦子成熟的季节，而秋天是谷物成熟的收获季节，因此古人引申称初夏为“麦秋”。而对于“疰夏”发生的关键，雷丰概括为“火土交旺，金水并衰”，前者指时令特点，后者言病机要点。而“疰夏”的主证是“眩晕、倦怠”。“眩晕”的病机，多跟肝木有关。此正如《医学三字经》所言：“眩晕症，皆属肝。肝风木，相火干”。所以，一般的医生见到此类患者，很自然地想到用“滋水涵木法”，所用之药可想而知，大约就是天麻钩藤饮、羚角钩藤汤之类。临床实践结果显示，用“滋水涵木法”治疗此类病证效果并不理想，滋阴平肝很容易加重脾气的损伤，因而“倦怠”更甚。雷丰则不同，他看到病机的关键在于“金水并衰”，因此将治疗的重点从“肝”转移到“肺肾”。雷丰的“金水相生法”，所选药物为东洋参、麦冬、五味子、知母、元参、炙甘草。他分析说：“人参补肺，麦冬清肺，五味敛肺，此千金生脉饮也。主治热伤元气，气短倦怠，口渴汗多等证。今以此方治疰夏，甚为合拍。加色白之知母，以清其肺，复清其肾；色黑之元参，以滋其肾，兼滋其肺；更以甘草协和诸药，俾金能生水，水能润金之妙耳。”（《时病论·拟用诸法》）上方中并没用羚羊角、钩藤等清热平肝之药，全方滋而不腻、气阴兼顾，因而不伤脾气，又能佐金平木。此法设置之妙，刚好与“疰夏”病机丝丝入扣。

限于篇幅，仅举此两例病案，足可见雷丰对运气学说运用之巧妙。从《时病论》来看，虽然未更多论及“司天”“在泉”等运气学内容，但是从其书名、提纲，到病证分类、说理论治、方药分析、临证医案，都在彰显运气学说的价值。

（三）探讨时病分证

雷丰所倡导的“知时”是多层次的。从《时病论》的目录来看，首先第一个层次的时间划分是四季，即春、夏、秋、冬，以“冬伤于寒春必病温大意”“春伤于风大意”“春伤于风夏生飧泄大意”“夏伤于暑大意”“夏伤于暑秋必痎疟大意”“秋伤于湿大意”“秋伤于湿冬生咳嗽大意”“冬伤于寒大意”为提纲。

从目录中可以看出，四季中的任何一季都包含两个子提纲。其中一个是新感时邪发病，另一个是伏邪发病。虽然感受同一种外邪，但新感与伏邪在临床表现上有很大差异，因此雷丰将两者分开论述。可以看出，雷丰对外感病的第二个层次划分即新感和伏气。

雷丰所说“知时”的第三个层次，应该是对疾病发作节气的划分。他甚至将发病节气作为诊断和命名外感病的重要依据。对于新感病而言，感邪即发，所以其病名就多以当季时令邪气直接命名。比如，伤风、冒风、风寒、风热、风湿等即为“春伤于风”的新感病，伤暑、冒暑、中暑、暑温、霉湿等为“夏伤于暑”的新感病，伤湿、冒湿、湿热、寒湿、湿温、秋燥等是“秋伤于湿（燥）”的新感病，伤寒、中寒、冒寒、冬温等为“冬伤于寒”的新感病。

对于伏邪发病而言，邪气入侵人体的部位深浅不同，伏邪潜伏的时间长短不一，其发病证候特点和发作时间也各异。因此，发病节气对于区分不同的伏气就显得尤其重要。于是，雷丰也将发病节气作为划分和命名伏邪病证的凭据。如春温、风温、温病、温毒、晚发，其病机都是冬季伏寒化温所致，只是由于发病节气不同而形成不同病证。可见，雷丰对伏邪发病节气的重视是有临床意义的，不同节气发作的外感病有其特定的规律性。

总体来说，雷丰提倡“知时”的第一个层次是针对初次感受外邪的时间而言，划分为四季风、暑、湿、寒四个大纲；第二个层次是对感邪后发病时间先后的划分，分为新感和伏气；第三个层次是对发病时间的精细定位，根据发病节气不同，区分具体的外感病证类型。这样便于详细归纳总结各类外感病证的临床特点和治疗规律。

（四）详辨外感病证

雷丰提出的“知时论证”，其中“论证”就是辨证，详细分析各种外感病的临床表现，以此来确定感邪的性质、新感或伏气、病邪所处层次之浅深等，为立法处方提供依据。临床上，要鉴别不同的外感病证，仅仅“知时”是不够的。这一点，上文所述春季伏气五种类型的鉴别也可作为例证。因为无论是鉴别新感和伏气，或是鉴别同一季节的不同伏气类型，都需要从患者的临床表现入手。

从《时病论》的多则医案中，可以看出雷丰对患者临床证候观察之认真、辨析之精细，所以他能够发现易被常人所忽视的细节，正确地鉴别两种相似的病证，做出恰当的诊治。比如“风湿误为风温”医案中，雷丰观察到患者的症状是“寒热身疼，舌苔虽黄，黄而滋腻，口虽作燥，不甚引饮”，因而得知前一位医生作为风温是误治，用风湿之药而获效。在“飧泄误为食泻”医案中，雷丰根据“诊得两关，一强一弱，气口之脉不紧”，判断此证非食泻，而是因伏气所致之飧泄，治之获效。在“休息痢疾误认肠风”医案中，雷丰指出，虽然两病均见便中带血，然休息痢有痢疾病史在先，而肠风因感受外风，随感随发，由此可做鉴别。在“温疟误为暑热”医案中，雷丰观察到患者每次发热之后都有洒淅恶寒的症状，于是按温疟诊治而获效。在“中湿误作虚风”医案中，因患者眩晕神疲，前一位医生按虚风内动治疗而病情加重，雷丰发现患者脉象沉小而滑，但四肢不冷、无口眼㖞斜，因此断定该证乃宿伏之痰与外湿相搏而发病。在“伏湿作嗽认为冬温”医案中，雷丰指出“冬温之病，必脉数口渴”，因患者脉不数、口不渴而可否定冬温，又兼右脉滞、舌苔白滑、痰多、胸闷，所以诊断为“伏湿作嗽”。通过上述案例，不难看出雷丰十分重视患者临床表现对外感病鉴别诊断的意义。

由此可见，雷丰将“知时”和“论证”两者紧密结合起来，这种做法对于外感病的详细鉴别诊断和疾病命名皆很重要，这种提法本身也是创新，而且具有很实用的临床价值。自《内经》开始便非常重视时空因素对人体生命现象的影响。尤其是外感病证，具有明显的时令特点。每个时令流行的外感病有其共性，因为同一时令的气候特点相似，患者在同一时令感受的外邪相同，临床表现自然相近。因此，雷丰以时令季节来命名外感病证，总结不同时间段常见外感病的临证规律，充分发扬了《内经》因时制宜的精神。

（五）提倡寒温统一

在对待寒温问题上，《时病论》因不拘寒温之分，故克服了历来寒温对立之局限，并且建构出一套包容寒温的时病辨治方法体系。关于寒温统一辨证模式，有不少医家和学者试图探索更为合理和完善的方案。雷丰的时病辨证体系，对此具有一定参考价值。

寒温之辨由来已久，是中医发展史上一次范围广、持续时间长的学术争鸣。自金元时期刘完素提出“热病只能作热治，不能从寒医”的观点，寒温之争便从此拉开了序幕。寒温之争，打破了宋以前“方不离伤寒、法必遵仲景”的观念，开辟了百家争鸣的新局面。尤其在清代，随着温病学说的逐步发展和成熟，温病学说和伤寒学说之间的论争更加白热化，寒温之争的影响甚至延续至今未止。从起源上说，病因病名概念的含糊不清是导致寒温之争的重要原因。《素问·热论》说“今夫热病者，皆伤寒之类也”，还有“人之伤于寒也，则为病热”。《难经·五十八难》则说“伤寒有五，有中风，有伤寒，有湿温，有热病，有温病”，又使“伤寒”概念具有狭义、广义之分。“伤寒”之概念，为后世的寒温之争埋下伏笔。寒温之争的内容很丰富，涉及寒温概念的范畴、寒温的病因、病机、传变、治法等。寒温之争的本质在于：伤寒是否可以涵盖温病的概念、临床治法和处方。伤寒学派认为张仲景《伤寒论》为外感全书，甚至是杂病专书，温疫和温病可以涵盖于伤寒之内；而温病学派则认为伤寒不能囊括温病。然而事实上，张仲景之《伤寒论》中虽然寒温并论，但详于寒而略于温。《伤寒论》对伤寒的治法虽然很完备，六经辨证对外感病与杂病均有普遍指导意义，但对于温病的治疗尚不完善。寒温之争，其实是医家们面对改变了的疾病谱，根据基于临床实践的创新理论与崇古尊经思想之间的较量。寒温之争推动了温病学说的成熟，促进了中医外感热病学的发展。但是如何统一寒温，迄今尚无被广泛认可的模式。

雷丰《时病论》的辨证体系，属于寒温并举的一种辨证方法。这种辨证方法，既不以寒统温，亦不舍寒求温；既不单独刻板地遵照六经辨证、卫气营血辨证、三焦辨证中的任何一者，而且又不排斥三者。他的特点是平等地看待六气，不仅仅言寒、温两者，认为外感病的治疗当从分辨六气入手。

为了证明六气致病的重要性，雷丰所撰“伤寒书统治六气论”，试图借助经典所述来转变人们对寒、温的偏见。他指出，张仲景的《伤寒论》中已经包含治疗风、寒、暑、湿、燥、火六气的方法，并非仅为寒邪而设；首列桂枝汤以治风，又有白虎汤以治暑，五苓散以治湿，炙甘草汤以治燥，大小承气以治火，这些内容表明《伤寒论》是统治六气之书，而后人误认为专治寒邪，那就大错特错了。他又发挥说，伤寒之“寒”字并非指寒邪，而是足太阳寒水之经；足太阳经分布于体表，凡六淫之邪侵犯人体必先伤于寒水之经，所以叫“伤寒”。

面对六经辨证和三焦辨证孰是孰非的争议，雷丰的观点是，风、寒、暑、湿、燥、火六气都从体表侵犯人体，其传变途径自表向里、由浅入深，所以六经辨证普遍适用于六淫为病；而三焦辨证则比较适合于辨治瘟疫或秽浊，因为瘟疫或秽浊之气从口鼻而入，自上传下，分为三焦更有利于临床辨证。

对于“伤寒”的概念，雷丰认为最好不要用广义伤寒来统称外感病。虽然自古就有此惯例，但这样命名容易掩盖六气各自的致病特点。雷丰提倡将发病于小雪至小寒节令、伤于寒邪所得之外感病称为“真伤寒”。《时病论》的四季外感病名中所说的“伤寒”也是指狭义伤寒。另外，雷丰认为当时某些医生将各种外感病混称为伤寒的做法极为不妥。比如俗医所说的温病伤寒、热病伤寒、痧证伤寒、疮疡伤寒，其实病因分属于伏气、痧秽、湿热等病邪，而非寒邪致病；而夹痰伤寒、夹食伤寒、夹气伤寒、夹血伤寒等病证，其实是伤寒的兼证，严格来说不应该笼统混称为伤寒。

由此可知，雷丰关于寒温问题的观点是鲜明的。他主张寒温统一，而不偏于寒温中的一者；统一寒温的方法是从六气辨治外感病，创建四时六气为纲目的外感病辨证体系；他还对寒温问题中存在争议的概念进行了鉴别，主张以“时病”统称外感病，而“伤寒”则专称伤于寒邪的狭义伤寒。

（六）区分时病瘟疫

关于温病与瘟疫是否相同的问题，雷丰专门撰写“温瘟不同论”，强调两者的差别。他指出，两者的病因、病位、传变途径、病势缓急、证候特点、治法方药皆存在明显差异，因此不可混淆。雷丰说：“温热本四时之常气，瘟疫乃天地之厉气，岂可同年而语哉。”又说：“温病之书，不能治瘟疫；瘟疫之书，不能治温病。”（《时病论·附论·温瘟不同论》）所以，雷丰不赞同吴鞠通、吴又可等人将瘟疫和温病混称的提法。

对于瘟疫，他接受吴又可的观点，认为瘟疫之邪从口鼻而入，伏舍于半表半里，横连膜原；传变迅速，病情严重，初起便可出现高热、头身疼痛、腮项肿大、呕血、喉痛、便秘等症状；而且具有强烈传染性，沿门合境，互相传染；瘟疫多发生于社会动荡、兵变灾荒之年；其病名如大头瘟、疙瘩瘟、瓜瓤瘟、虾蟆瘟、鸬鹚瘟、杨梅瘟、葡萄瘟等；治疗瘟疫可参考吴又可的《温疫论》。

四时之温病，则与瘟疫明显不同，如春之春温、风温，夏之温病、热病，长夏之暑温，夏末秋初之湿温，冬季之冬温。这些温病发病具有一定的季节性，每年都会出现，病情也没有瘟疫那样严重。雷丰在《时病论》中详细记载了治疗各种温病的方药。他在《时病论·凡例》中强调："是书专为时病而设。时病者，乃感四时六气为病之证也，非时疫之时也。故书中专论四时之病，一切瘟疫概不载入。倘遇瘟疫之年，有吴又可先生书在，兹不复赘。"

可见，雷丰为了突出时邪六气与瘟疫厉气的区别，指出"瘟疫"与"温病"是不同的疾病，不可混称。他还特意强调《时病论》所论外感病只涉及温病，而不包括瘟疫。

（七）重视伏气学说

重视伏气，是《时病论》的一个突出特点。书中的伏邪发病理论，在继承前人观点的基础上又有所创新。雷丰驳斥刘松峰、陈平伯等人否定伏气的说法，又阐述了伏气的发病机制、形成条件、临床特点、治疗方法等内容。

1. 伏气学说的源流

伏气学说，起源于《内经》。《素问·阴阳应象大论》云："冬伤于寒，春必温病；春伤于风，夏生飧泄；夏伤于暑，秋必痎疟；秋伤于湿，冬生咳嗽。"《素问·生气通天论》中也有类似的论述，明确指出四时所感外邪可潜伏于体内，延迟发病。《时病论》正是将《素问·阴阳应象大论》的八句经文作为全书的纲领，将外感病分为伤于外邪"感之即病"的新感时病，及"不即病"的伏气病。雷丰强调，两者"相去天渊，当细辨之"。

回顾伏气学说的发展，"伏气"一词最早出现于《伤寒论·平脉法》："师曰：伏气之病，以意候之，今月之内欲有伏气。假令旧有伏气，当须脉之。"张仲景并未对"伏气"的含义进行解释。到晋代王叔和在《伤寒例》中言："冬令严寒……中而即病者，名为伤寒；不即病者，寒毒藏于肌肤，至春变为温病，至夏变为暑病，暑病者热极重于温也；是以辛苦之人，春夏多温热者，皆由冬触寒所至，非时行之气也。"王叔和运用伏气学说阐释温病的病因，并对伏邪伏藏的病位和伏邪的致病特点做了初步归纳。这为伏气温病的形成奠定了理论基础，因而王叔和被尊为伏气温病的创始人。伏气温病学说在清代得到了充分的发展，但仅仅限于温病的范畴，而不涉及其他几种外邪的伏气理论。虽然早在《内经》中就已经提出四季感受风寒暑湿皆可形成伏邪，但这一理论长时间内未引起医家的重视。随着伏气理论的不断发展，直至清代，医家又将伏气的研究逐渐扩展到温病以外的外感疾病。例如，叶子雨的《伏气解》指出："伏气之为病，六淫皆可，岂仅一端。"还有刘吉人的《伏邪新书》，对伏邪的概念加以扩展。他说："感六淫而不即病，过后方发者总谓之曰伏邪，已发者而治不得法，病情隐伏，亦谓之曰伏邪；有初感治不得法，正气内伤，邪气内陷，暂时假愈，后仍复作者亦谓之伏邪；有已发治愈，而未能尽除病根，遗邪内伏后又复发亦谓之伏邪"；又说："夫伏气有伏燥、有伏寒、有伏风、有伏湿、有伏暑、有伏热。"这样就扩大了伏气学说的范围。

2. 雷丰的六淫伏气学说

《时病论》对风、寒、暑、湿、燥等六淫伏气病皆有论述。如春温、风温、温病、温毒、晚发，为冬之伏寒化温；飧泄、洞泄、风痢，为春之伏风发于夏秋之际；伏暑、暑疟、风疟、寒疟、湿疟、温疟、瘅疟、牝疟等病证，因夏之暑邪伏留，至秋复感凉风，暑与风凉合邪为病；秋之伏气至冬季发为咳嗽，雷丰称为“伏气咳嗽”而分燥、湿两种，干咳因体内有伏燥，痰嗽因体内有伏湿。可见，雷丰论述的伏邪发病不仅仅局限于伏气温病，而且涉及其他几种外邪。这对研究六淫伏气致病规律很有贡献；他对疟疾、咳嗽等伏气病变的阐述，对临床同病异治的鉴别诊断也具有指导意义。

（1）伏邪伏藏的病位

关于伏邪的部位，王叔和提出“寒毒藏于肌肤”，吴又可在《温疫论》中又提出“邪伏膜原”，这些都是针对伏气温病而言。雷丰对于伏邪的部位，又有新的认识。因为六淫邪气侵犯人体的部位有特定倾向性，所以雷丰指出，伏寒多潜藏于肌肤，或骨髓，或足少阴肾经；伏风之气，内通于肝，次传于脾；伏暑内舍于营分；伏湿之气，内伏于脾（包括膜原），上传于肺；伏燥之气，内伏于肺。雷丰对伏气部位的论述，涉及脏腑、经脉、气血、五体等不同层次，又根据不同邪气的性质明确指出具体部位。此外，同一种邪气潜伏的部位也会由于体质的差异而不同。例如，雷丰多次谈到寒邪潜伏的部位，“其藏肌肤者，都是冬令劳苦动作汗出之人；其藏少阴者，都是冬不藏精肾脏内亏之辈”（《时病论·卷一》）。因两者体质差异，虚损部位不同，所以伏邪潜藏的部位有别。

（2）伏邪形成的条件

至于邪气潜伏的原因，雷丰认为有内、外两方面因素。从外邪来说，是由于感邪轻浅，所感受的六淫之邪不太强烈，不足以立即兴风作浪。如“夏令伤于暑邪，甚者即患暑病，微者则舍于营”（《时病论·卷五》）；又如“夫冬伤于寒，甚者即病……微者不即病，其气伏藏于肌肤，或伏藏于少阴”（《时病论·卷一》）。另一方面，从人体内因而言，是因为局部或整体的正气虚弱。雷丰言：“此即古人所谓最虚之处，便是容邪之处。”（《时病论·卷一》）如上文提到的劳苦汗出，则肌腠疏松，气随汗泄，卫气不充；冬不藏精，则肾脏亏虚。由于机体内在正气的虚损，又为邪气潜伏创造了条件。这就是雷丰关于邪气潜伏条件的两点总结：感邪轻微、机体内虚。

（3）伏邪发病的形式

雷丰指出，伏气的发病形式主要有三种。第一种，是新感外邪引发伏邪，新邪与旧邪相兼发病。例如，秋之伏湿或伏燥，至冬稍感寒邪，即会引发痰嗽或干咳。冬之伏寒化温，至春由寒邪触发者为春温；由风邪触发者为风温；由温热邪气触发者为温毒。第二种，是由于邪气伏藏后性质转变，重阴必阳，随自然界阴阳消长，得其时而发。例如，春季的温病、晚发两种病证，因冬季感受微寒，伏寒化温，至春季阳气升发开泄，温热伏邪自内发外，不需要外邪引动。第三种，也是伏邪自发，未经新邪引动。对于第三种情况的原因，雷丰未做太多解释，仅说“不因外邪而触发者，偶亦有之”（《时病论·卷一》）。但细考其医论和医案可以发现，其实雷丰揭示了伏邪在体内传变转化，邪势渐盛，正气渐衰，伏邪得“虚”而发病的情况。例如，夏季之飧泄，是由于“春伤于风，风气通于肝，肝木之邪，不能条达，郁伏于脾土之中，中土虚寒，则风木更胜，而脾土更不主升，反下陷而为泄也”（《时病论·飧泄》）。以上所述，是由于风气内伏，邪势渐盛，木郁土虚，正不胜邪而发病。此即得“虚”而发，“虚”指人体的正气虚损；同时“虚”又是相对的，是与邪气相比而言。

可见，雷丰对伏气病证是非常重视的。他对伏气理论的阐释有所创新，主要在伏气潜伏部位、形成条件和发病形式等方面，提出了一些新的见解。

【临证经验】

一、诊疗特点

（一）重视个体差异

雷丰遵循《内经》因人制宜的思想，重视针对不同个体进行个性化的病机分析，选择不同的治法方药。这在他的医论和医案中都有充分的体现。

1. 感邪性质和病位因人而异

雷丰在《时病论·自序》中强调，人的体质有“阴、阳、壮、弱之殊”，临证当明辨其差异，治疗亦因人而异。不同体质的人容易感受的外邪不同，再加上邪气侵犯和伏藏的部位不同，使得疾病发展和转归的倾向也有差异。以伏气温病为例，雷丰根据前人理论，将易感人群分为两类：冬伤于寒春必病温者，多为劳苦之辈；冬不藏精春必温病者，多为富贵之人。这两种人患伏气温病后，疾病发展的趋势也有各自特点。雷丰指出：“必须辨其孰为劳苦之辈，孰为冬不藏精之人，最为切要。试观病势由渐而加，其因于劳苦者可知。一病津液即伤，变证迭出，其因于冬不藏精者又可知。”（《时病论·风温》）

即使是在同一季节发生的外感病，由于人的生活习惯和职业环境等差异，临床可以看到性质截然相反的两种病证。例如，雷丰引用张介宾的观点说：“阴暑证，或在于表，或在于里，惟富贵安逸之人多有之，总由恣情任性，不慎风寒所致也。阳暑证，惟辛苦劳役之人多有之，由乎触冒暑热，有势所不容已也”（《时病论·伤暑》）。雷丰的学生江城指出，实际上临床碰到的阴暑证多于阳暑证，但是许多医生治疗夏季伤暑之病，不知道分辨阴暑和阳暑，一见到发热就用凉药治疗，往往害人不浅。

性质相同的邪气伤人，其侵犯和伏藏的部位也因人而异。这与个人体质差异和感邪途径不同等因素有关。如虽然同为冬感微寒之伏邪，劳苦汗出之人，邪气伏藏于肌腠；而冬不藏精之人，邪气伏藏于足少阴肾经。又如秋季伤湿之病，雷丰指出有表、里之分。“在表由于居湿涉水，雨露沾衣，从外而受者也。在里由于喜饮茶酒，多食瓜果，从内而生者也”（《时病论·秋伤于湿大意》）。可见，生活习惯、体质禀赋差异，造成了所感伏邪性质和病位的不同。

2. 治法处方因人而异

由于人的体质存在差异，治疗疾病也应该因人制宜，遣方用药要考虑到个人的体质特点。雷丰在以下几个方面处理得比较恰当。

（1）虚人外感莫忘扶正

虽然外感病的治法整体上以祛邪为主，但要兼顾正气。尤其是有些疾病只发生于体质虚弱的人，所以治疗时更需要扶助正气。例如，“鬼疟”的发生，雷丰指出“患是证者，都系体弱属阴之人，而强壮属阳之体，无一患者”（《时病论·鬼疟》），所以其治疗方药中选用雄黄等温热之药驱疟。又如，伏气温病中若出现阳明实热之证，本来当用大小承气汤急下存津，但雷丰考虑到“受温热之病，弱体居多，虽有是证，不能遽用是药”（《时病论·拟用诸法》），于是创制“润下救津法”，选用调胃承气汤，且将芒硝改为元明粉，取其性稍缓之义，又合用吴鞠通的增液汤，以图存阴养液。

（2）体质不同而同病异治

由于人的体质差异，即使相同的病证也会出现不同的病机，因而有必要同病异治。例如，治疗疟疾的前三个医案，虽同为暑疟之证，却采用三种治法而获效。雷丰分析说：“如靳案本体虚寒，得温补而愈。叶案暑热劫络，得清剂而安。郑案夹湿变胀，得破削而宽。可见医法有一定之理，无一定之方，倘胶于某证某药，则钝根莫化矣。”（《时病论·临证治案》）

（3）关注病程中个体变化

有些疾病在发展过程中，人的身体情况会随病情变化而发生改变，因而临证当仔细分辨，治疗时灵活变通。例如，医案“久疟阴虚及阳”中患者本为阴虚体质，形体羸弱，脉象纤细无力，午后潮热，前面所服一百多个方子，无非人参、黄芪、白术、甘草，或是地黄、芍药、当归、阿胶等，多为养阴益气之药，未见明显效果。经雷丰诊察后，发现患者病程日久，阴损及阳，由原来的阴虚证转变为阴阳两虚证，于是选用制首乌、淡附片、鳖甲、青蒿、鹿角霜、羌活、东洋参、炙甘草、生姜、红枣等药。此方阴阳并补、标本兼顾，患者服药二剂后病情明显好转，继续调治而病愈。

3. 个体差异的多角度观察

《时病论》中因人制宜的思想体现在多个方面。从他的医案可以发现，雷丰对影响个体疾病的众多因素都有仔细的观察和记录，涉及年龄、性别、职业、嗜好、性情、体形、体质、生活境遇、妇女的不同生理阶段等多方面内容。他对年龄的描述，如年逾六旬、望七之年、望八高年、年方舞象、年将耳顺、年届古稀、大耋高年、年届赐鸠等；对妇女生理阶段的记录，有产后、孕期、经期的不同；对患者体形的描述，如素来矍铄、平素清癯、素来清瘦、素常轻健、形素丰肥、体素丰满等；对职业的记录，如商贩、农夫、差役、家庭主妇、浣衣妇、文人等；对患者嗜好的记录，如向吃洋烟、嗜茶饮、喜食瓜果等；对患者体质的描述，如阴虚弱质、禀体属阳、木火体质、气虚之体、气实之人、阳虚之体、体素来多病、其体本孱、脾胃素亏之体、赋禀素亏、中土本属虚寒、吸烟弱质等。对患者情志特点的描述，如性情多郁等；对患者生活境遇的描述，如孤帏数载、寡居五载、闺中待字等。

雷丰临证重视对患者个体特征的辨析，从体质特点、社会角色、年龄阶段、性别特征等多个角度，充分演绎和示范了因人制宜的学术思想。

（二）临证圆机活法

圆机活法、临证权衡，是雷丰临床治疗疾病的一大特色，也是他的一贯主张。临床上遇到的时令病或是杂病，由于患者体质差异、年龄阶段不同、妇女生理阶段的特殊性、失治误治、兼证变证等因素，会表现得病变多端，证情纷杂。因此雷丰提倡，临床治病要把握病机，立法遣方师古不泥，灵活变通。他在《时病论·附论》“治时病常须会通论”中明确指出：“弗执定某证之常，必施某法，某证之变，必施某法，临证时随机活法可也……皆当审其虚实，通其活法，则不但治时病可以融会，即治杂病亦有贯通之妙耳。”

雷丰指出，如果按照惯例治疗时病：因于风者，宜以解肌散表法；因于寒者，宜以辛温解表法；因于暑者，宜以清凉涤暑法；因于湿者，宜以增损胃苓法；因于燥者，宜以苦温平燥法；因于火者，宜以清凉透邪法。这些都是治疗外感六淫之常法，通用之定法。至于反常之变证，不定之活法，临证者又不可不知：如春温条中，有舌绛齿燥，谵语神昏，手足瘛疭，昏聩不语之变证；湿温条中，有或笑或痉，撮空理线，舌苔黄刺，或苔转焦黑之变证。

雷丰医案里提到的各种变证，大多由于医生不擅于通常达变，仅仅依靠常规方法来处理临床上各种复杂的病证，往往造成失治、误治。例如，“风湿误为风温”医案中记载：“须江毛某，贩柴来城，忽然患病，曾延医治乏效，来迓于丰。见其所服之方，皆作风温论治，诊其脉，弦而缓，考其证，寒热身疼，舌苔虽黄，黄而滋腻，口虽作燥，不甚引饮。丰曰：此属风湿时邪，实非风温伏气，就目前厥阴主气而论，风温之病似矣。不审今春淫雨缠绵，地中之湿上泛，随时令之风而袭人，遂成诸证。况无咳嗽口渴，又无滑数之脉，显然非风温也，宜从风湿立法。以平胃、神术、葱豉三方合为一剂，连进数服而安。”这则医案，前一位医生只是根据常规经验，认为厥阴主气的时令发生的外感病多为风温病，因此但见发热、苔黄便有辛凉解表之方，患者服药无效；雷丰则洞悉该年春天阴雨绵绵，风热之令又夹湿邪，因而用祛湿解表的方法，湿去则热退而愈。可见，临床上权衡比较、知常达变，不仅是针对证候特点而言，也包括掌握气候变化的规律。

临床上的变证，往往没有固定模式。如春温也会出现湿温的变证，湿温也会出现春温的变证。以此类推，暑温、冬温诸病都会出现难以预料的变证。虽然《时病论》中不可能将所有变证都做详细介绍，但医生必须学会圆机活法，临证变通，那么所有的变证自然能够处理得当。例如，“赤痢亦有属寒温补得愈”医案中记载：“古黔黄某之母，望六之年，忽患痢疾，曾延医治未应，始来邀丰。阅前医之方，系洁古芍药汤加减。询其痢状，腹痛即坠，坠则欲便，下痢皆赤。按其脉，右部缓怠而迟，左部细小而涩，舌无荣，苔白薄。丰曰：此脾土虚寒，寒湿窃据，阴络之血，得寒而凝，凝则气机不行，清气不升而陷，所以有腹痛、后坠、赤痢等证，即进补中益气加炮姜、附片，令服二帖，遂中病矣。后用皆参、芪、术、附为君，约半月而愈。”临床上，一般的医生看见赤痢，就认为是湿热损伤血络，一定会用凉血止血、化湿清热的方剂，虽然这也符合临床大部分赤痢的病机，但却不能以偏概全。雷丰的学生程曦指出，王海藏曾说过血被寒气凝滞、血络不通也会出现赤痢，用热药则血自止。这则医案，患者年高体寒，又无湿热之舌象、脉象，因此雷丰大胆使用补气升提、温阳散寒的治法而获效。这也是审证准确、擅于灵活变通的表现。

虽然临床上疾病变证很多，但变中又有不变的法则。雷丰指出，在各种疾病发展过程中，如果看见舌绛齿燥，病机为热伤津液，则清热保津法可以通用；如果谵语神昏，病机为热扰神明，则祛热宣窍法可以通用；如果手足瘛疭，病机为热极生风，则“清离定巽法”可以通用；如果昏聩不语，病机为痰袭心包，则宣窍导痰法可以通用。雷丰所说的“不变”之原则，就是根据患者的临床表现，辨明病机，若病机相同就可以用同一种治法，异病同治。

可见，雷丰非常重视临证知常达变。能够临证权变、随机活法，是高明医生与一般医生的区别。只有认真观察患者的证候表现，辨明病机，才不至于误诊、误治。而且临床复杂的变证当中又有不变的法则，那就是审察病机、辨证论治。只要病机相同，就可以异病同治。至于临床治疗方法的灵活多样，方药的裁减得当，又需要广泛地阅读前人书籍、积累医学知识，还需要长期的临床实践和经验积累，而雷丰在以上几个方面都表现得非常卓越，所以不愧为一代名医。

（三）贯通时病杂病

雷丰临证不但擅长于时病辨证，对杂病的治疗也得心应手。因为临床上遇到的疾病往往病机复杂，常有时令病与杂病相兼夹的情况，所以擅长治疗时病的高手也必须熟悉杂病的诊治。《时病论》中也有部分关于杂病的论述，书中提到的有些病名，显然与内伤杂病关系密切，如中风、痰泻、食泻、饮泻、痰疟、食疟、鬼疟等。雷丰针对这些病证设立的治法方药，用来治疗病机相同的内伤杂病也能收到良好疗效。因此，雷丰说：“皆当审其虚实，通其活法，则不但治时病可以融会，即治杂病亦有贯通之妙耳。”（《时病论·附论》）

雷丰的医案也记载了多个时病与杂病相间的病例，治疗时既要考虑祛除外邪，又要兼顾内伤杂病的调治。例如，“产后三疟久缠”医案中，患者于产后气血未复之际，偶沾外邪，患三日疟，纠缠半载未愈。雷丰辨证后认为，此属奇经本虚，疟邪窜入于阴，阴虚及阳之证，因此治疗选择在疟疾未发之日，大补奇经之阴阳，使正气复充，邪气自退，用人参、熟地、鹿角霜、狗脊、龟板、牡蛎、炙芪、桂枝、姜、枣，服二十余剂，疾病痊愈。雷丰对此评价说，倘若只考虑外邪，用常山、草果专治疟疾，而不考虑产后气血亏虚，便是舍本求末。

又如“血亏液燥加感燥气”医案中，患者为女性，素来形体清瘦，有习惯性便秘，显然已有营血不足、津液亏损的内伤杂病。近来又添畏寒、咳嗽、胸闷不舒、左脉偏涩、右脉弦劲，又有燥邪犯肺的临床表现。雷丰分析说，此属阳明本燥，加感燥之胜气，肺经受病，气机不宣，所以大便更加难解，于是用苏梗、杏仁、陈皮、桔梗、瓜蒌皮、薤白、淡豆豉、葱叶，辛润其肺，解其肺燥。服二剂后，咳嗽和畏寒消除，但未痊愈。再用原方去苏、陈、葱、豉，加马兜铃、紫菀、柏子仁、火麻仁，服四煎，得燥屎数枚，但肛门痛裂。最后又加麦冬、当归、生地、生黑芝麻，调理善后，始获痊愈。可见，临床治疗内伤和外感相兼的时令病，治疗时病和调理内伤杂病两者必须兼顾，否则难以生效。

总之，雷丰临床精通时病辨证，而且善于贯通杂病。《时病论》中也有部分内伤杂病的论述。雷丰在诊治时令病时，非常注意诊察患者平素所患的内伤杂病，考虑到两者病机的相互影响。其治疗原则就是审其虚实、通其活法。

二、证治规律

（一）伏气病证

1. 伏气病证的临床特征

（1）初起便见里证

因伏气内藏，邪自内发外，所以初起必见里证。如伏气温病，因伏寒化温，内热为本，新邪为标，发病初起便可出现口渴、咳嗽、心烦、自汗、咽喉肿痛、发颐、脉滑或数等症状，甚至出现神昏、谵语、手足瘛疭、发斑、发疹等临床表现。这些临床表现，或因内热伤津，或因热伤营血，或因热扰心神所致。又如夏季之飧泄、洞泄、风痢，开始便是腹痛、腹泻等里证。

（2）感邪轻发病重，传变迅速

伏气病因有伏邪先伤于内，邪势渐盛，仅需稍感新邪，即可里应外合，激发疾病，传变迅速，势不可挡。因此，伏气病都比新感时病病情严重，邪气伏藏越久，发病症状越重；伏邪势力越强大，其传变越迅速。如春季的伏气病证"温毒"，由于人感暖冬之气，当时未发病，到春夏之交，邪气伏藏日久化为火毒，此时又新感温热时邪，伏毒自内而出，表里皆热，病证初起便表现出脉象实大、心烦热渴、咳嗽喉痛、舌绛苔黄，甚至出现发斑、发疹、发颐、喉肿等症状。又如，冬季之痰嗽、干咳，稍感微寒便咳嗽剧烈，顽固难治。

（3）所患病证与新感邪气性质不一定相符

由于是伏邪发病，伏邪的性质与新感外邪不一定相同，所以会出现感此邪而发彼病的情况。例如，冬感寒邪，却发为干咳、痰嗽，内现燥象、湿象；秋感凉气，却发为温疟，内现暑象；春感微寒，却发为春温，内现热象等。

（4）发病初期便出现虚象

由于伏气盘踞于体内，耗伤正气在先，所以起病便可显现虚象。例如，春季的伏气温病，起病便有口渴、心烦、脉数等津液损伤的临床表现；夏季的伏气飧泄、洞泄，起病便有中气虚寒下陷的临床特征。以上皆是《时病论》中伏气发病的临床特点。

2. 伏气病证的治疗要点

由于伏气病证有以上临床特征，在制定治则治法时也相应地考虑上述特点。

（1）治疗伏气病，注重里证

伏气病的病机特点是里证为本、表证为标，所以治疗重点在里证。例如，春季温毒，初期治疗便要用清热解毒之法方能奏效。又如，秋季的各种疟疾，治疗时应当依据辨证结果，采用清暑、化湿、理气、化痰、消食等法，铲除伏邪盘踞之根，利于伏邪外达和正气恢复。又如，冬季痰嗽、干咳虽皆由微寒引发，治疗之时痰嗽仍以燥湿化痰为主，干咳则仍以清润肺金为主。雷丰还指出，如果伏气病表现出的里证性质相同，即使新感外邪不同，也可采用相同的治法。他以春温、风温为例，两个病证"新感之邪虽殊，伏藏之气则一。是故种种变证，可同一治"（《时病论·风温》）。

（2）治疗伏气病，要给伏邪以出路

伏气发病之时，无论是新感外邪引动，还是伏邪自发于内，其出路皆是自内向外。此时新邪欲入而旧邪欲出，形成交争之势；或是伏邪自发，由内泛逸于外，邪势鸱张。治疗的原则应当因势利导，给伏气以出路；若误用收敛、补固之法，则会闭门留寇；若祛邪药力不足，则伏邪之根难尽。例如，"春温甫解几乎误补""风温入肺胃误作阴虚腻补增剧"两则医案，皆因误用补法，固闭伏邪，使病情加重。又如，"风痢病一误再误"医案，因更医调治，误用止涩之药，便血虽减少，而腹痛加剧，甚至出现四肢厥冷等危重之候。又如，"截疟太早变成肿胀"医案，本来是暑疟夹湿之证，伏邪本有外达的趋势，因误用截法，阻碍伏邪出路，体内伏藏之暑邪不得表散，湿邪不能下行，湿热交阻于中，气机郁滞而成肿胀。

（3）辨明伏气性质，切忌火上浇油

由于伏气病常由新感外邪引发，容易出现多种邪气夹杂，表里病性不符，感邪轻而发病重等特点。因而，临床对于伏气病的辨治颇为复杂。若辨不清伏气的性质，误用相反的治法，很容易延误病情。例如，“春温过汗变证”医案，前一位医生因未辨清患者体内有伏热，但见外寒表证，便用荆芥、防风、羌活、独活等辛温解表药。虽然服药一剂得汗之后身热退清，再服二剂便助长内热，于是病情加重，出现身热如火、大渴饮冷、其势如狂的临床表现。又如，谈到春季“温病”时，雷丰说：“是病表无寒风，所以忌乎辛散，若误散之，则变证蜂起矣。”（《时病论·温病》）

又如“伏暑过服辛温改用清凉而愈”医案，因为是秋季发病，天气转凉又兼阴雨，前一位医生看见患者发寒发热，就以为是外感风寒，于是用辛散风寒之药。患者得大汗而热退尽，但到第二天中午，热势复燃，汗多口渴，患者的痰喘旧病复发，脉象滑数有力，舌苔黄黑无津。经雷丰辨证后，发现此为伏暑病，理当先用微辛以透其表，而患者所服荆芥、防风、羌活、白芷等药过于辛温，越发劫津夺液，使得伏邪化火，金脏被刑，所以引发痰喘。

（4）治疗伏气病，必须兼顾正气的亏损

许多伏气病由于邪气内伏日久，起病就有正气亏耗的临床表现，因此在祛邪外出的同时，还必须固护正气。还有的伏气病，因病程日久转为虚证，更应该用扶正祛邪之法。例如，伏气温病未发病时，就已因内热耗损津液。所以雷丰指出：“凡有一切温热，总宜刻刻顾其津液。在阴虚者，更兼滋补为要耳。”（《时病论·风温》）又如，“飧泄”因风木偏胜，克伐脾土，导致中土虚寒，脾气下陷而为泄，雷丰制定的治法就注意固护脾气，用“培中泻木法”“补火生土法”“暖培卑监法”“补中收脱法”等。又如，“洞泄”的治疗，雷丰提出“脾虚以补中为先，肾虚以固下为亟，风胜佐之疏透，湿胜佐之渗利，临证之顷，神而明之，则旋踵之祸，庶几免焉”（《时病论·洞泄》）。又如，“暑疟”的治疗，雷丰指出“初起多实，宜以祛邪为先；患久多虚，宜以养正为主”（《时病论·暑疟》）。又如，医案“产后三疟久缠”，雷丰的治法是选疟疾未发之日，用阴阳双补之法，大补奇经八脉，使正气充足复故，正胜而邪气自退。

总之，雷丰系统阐述了伏气发病规律和治则治法，包括他的临床医案所总结的经验，对当今临床治疗很多类似伏气病证的传染性疾病、自身免疫系统疾病、过敏性疾病等具有实用的参考价值。

（二）湿邪病证

1. 湿邪发病的时间规律

雷丰对湿邪的认识有其独到之处，《时病论·卷六》“秋伤于湿大意”记录了有关湿邪发病季节和病证治疗的内容。此外，雷丰认为“土寄于四季之末，四时皆有湿气”，在这一观点指导下，《时病论》对秋季以外其他季节出现的湿邪病证也有论述。例如，发于春季的风湿，发于夏季的湿泻、湿痢、秽浊、霉湿，发于冬季的痰嗽等。

虽说四季皆有湿病，但湿邪的发病季节相对集中于夏秋二季。如《时病论·卷四》“夏伤于暑大意”中，有关于“霉湿”的论述，就是湿邪病证的一个代表性证候。雷丰说：“霉湿之为病，在乎五月也。芒种之后，逢丙入霉。霉与梅通。其时梅熟黄落，乍雨乍晴，天之日下逼，地之湿上蒸，万物感其气则霉，人感其气则病。”指出农历五月的梅雨季节，是湿邪病证的高发季节。另外，《时病论·卷六》又说：“盖一岁之六气者，风、君、相、湿、燥、寒也。推四之气，大暑至白露，正值湿土司权，是故谓之秋伤于湿。鞠通先生列湿温于夏末秋初，诚有高见。”这里又提出夏末秋初为湿邪偏胜的季节。从湿邪病证分布的集中度来看，夏秋两季确实是湿邪病证的多发时令。

此外，由于五运六气的变迁，在某些季节会出现短暂的湿邪偏胜气候。如果太阴湿土作为客气加临到其他时令，也容易发生湿邪病证。例如，在“风湿误为风温”医案中，雷丰指出：“此属风湿时邪，实非风温伏气，就目前厥阴主气而论，风温之病似矣。不审今春淫雨缠绵，地中之湿上泛，随时令之风而袭人，遂成诸证。”本则医案虽发病于春季，按常规当出现风温证，但由于当年春季雨多湿胜的气候特点，因而出现了风湿证。可见，临床对于外界湿邪有无的判断，既要根据四季气候规律掌握湿邪常规发病季节，又要注意观察天气变化和五运六气变迁，灵活把握外界湿邪的异常变化。

概而言之，雷丰所说湿病存于秋，是指湿作为主气，时间在夏末秋初；四时皆有湿，是指湿作为兼气，如风湿、风温夹湿、暑病夹湿、湿疟等。

2. 湿邪感受途径及传变

雷丰指出，感受湿邪主要有内、外两条途径，因此伤湿有表里之分。表湿多由于居湿涉水、雨露沾衣、晨冒雾露，或云瘴山岚，湿从外受；里湿由于喜饮茶酒、多食瓜果，湿从内生。湿邪也可从内、外两途同时感受，如寒湿证即因先伤于外湿，后伤生冷而成。此外，湿邪还可以从口鼻侵入，犯上中二焦，如霉湿证因天地间霉湿浊气从口鼻而入，壅遏上中二焦气分而成。

从湿证的传变转归来看，表湿若不及时治疗，再次感受湿邪，病证会向里传变。如霉湿证倘或遭遇连朝风雨，人冒触雨湿，即患身痛腰疼，恶寒发热。雷丰解释说，此因湿邪由太阳之表，传入于少阴之里，即《内经》所谓“雨气通于肾”。另外，感受湿邪之后，有寒化、热化之不同。若感湿之后，又内伤生冷，多转化为寒湿证；若湿邪郁遏不得宣通，湿酿成温，温未化热之时为湿温证，化热之后为湿热证。雷丰指出湿温证最难速愈，若属寒湿之证辛散即可，若为湿热之证清利即可，湿温却很难把握用药的寒热尺度。

3. 四季湿邪病证的诊治

《时病论》中涉及湿邪的病证有 14 种，不同季节的湿病，其证候特点和治疗方法各异。

春季厥阴风木主气之时，若春雨连绵，地气泛湿，感外邪后成风湿证；其证候为头痛、发热、微汗、恶风、骨节烦痛、体重微肿、小便欠利、脉来浮缓；治疗宜用“两解太阳法”，疏通膀胱经之表湿，兼利膀胱之里湿，还应当分辨病证属风邪偏胜还是湿邪偏胜，辨别患者体质属阴虚或阳虚，再行加减进退。

夏季之湿泻、湿痢、霉湿也属湿邪病证。雷丰指出“泄泻之病，属湿为多”，所以夏季的各种泄泻多属湿邪病证，其中以湿泻证为典型代表。湿泻因湿邪侵脾，脾失健运，不能渗化，清浊不别，水谷并入大肠而成泄泻。其临床表现为脉象缓涩、水泻但腹不痛，或腹中微痛、胸脘痞闷、口不渴、小便黄赤、大便稀溏；治疗湿泻当渗利膀胱，用“通利州都法”，使湿从小便去则泻自止。湿痢因春伤于风，到夏季发病，属于伏气致病。关于发病时令，程曦指出湿痢发于湿土之令。雷丰认为湿痢当分寒湿、湿热两种病机。寒湿痢的临床表现是腹痛绵绵、肛门重坠、胸脘痞闷、口不渴、不思饮食、小便清白或微黄、痢下色白或如豆汁、脉象缓迟，宜用“温化湿邪法”加木香治疗。湿热痢的临床表现为里急后重、口渴而饮水不多、忽思饮食但食而乏味、小便热涩、痢下赤色或淡红焦黄、脉象濡数，当用“通利州都法”去苍术，加木香、黄连治疗。霉湿是因霉湿浊气壅遏上中二焦气分而成，临床表现为胸痞腹闷、身热汗出、时欲恶心、右脉迟钝、舌苔白滑，治疗用“芳香化浊法”，开畅气机则湿邪自解。倘若连朝风雨，患者身痛腰疼、恶寒发热，湿邪由太阳之表传入于少阴之里，治疗宜表里两解，用“二活同祛法”。若兼腹痛泄泻，可加煨葛根、木香。

秋季的湿邪病证相对较多，其中伤湿、中湿、冒湿、湿热、寒湿、湿温为新感湿病，湿疟、瘴疟、秋暑属于伏气湿病。伤湿有表里之分。表湿证，湿从外受，束于躯壳，临床表现为头胀痛、胸闷、口不渴、身重痛、发热、体疲、小便清长、舌苔白滑、脉浮缓或濡小，治表湿多以风药胜湿，使表湿之邪从微汗而解，雷丰用“辛散太阳法”减去桂枝、淡豆豉，加苍术、厚朴。里湿证，湿从内生，湿邪踞脾，临床表现为肌肉隐黄、中脘痞闷、口渴不欲饮水、身体倦怠、微热汗少、小便短赤、舌苔黄腻、脉沉缓，治疗里湿宜利小便，用“通利州都法”。中湿以猝然昏倒、神志昏迷为特点，与中风颇为相似，与中风的区别在于其无口眼㖞斜、不仁不用的临床表现，而且脉象沉缓、沉细、沉涩；治疗中湿宜化湿祛痰、开窍醒神，雷丰用“增损胃苓法”去猪苓、泽泻、滑石，加苏子、制半夏、远志、菖蒲；若喉间痰声鼎沸者，宜加苏合香丸，分两次灌服。冒湿因冒触早晨雾露、云瘴山岚、天阴淫雨、晴后湿蒸所致，初起似有外物蒙蔽，临床表现为首如裹、遍体不舒、四肢懈怠、脉濡缓，治疗用“宣疏表湿法”取其微汗，贵徐不贵急，使湿从表解；若湿邪入里，临床表现为脘中痞闷、微热汗少、小便短赤，则宜改用通利之方。湿热多发于长夏，天地间湿热交蒸，临床表现为身热有汗、烦渴溺赤、苔黄润泽、脉洪数，治疗用“通利州都法”；若大便秘结，加瓜蒌、薤白，开其上以润其下；如大便未下，脉形实大有力，是湿热夹积滞，宜加元明粉、制大黄。寒湿证，湿又兼寒，外伤于湿，内伤生冷，临床表现为头有汗而身无汗、遍身拘急而痛、不能转侧、近之则痛剧、小便清白、脉缓近迟，治疗用“辛热燥湿法”。湿温是湿酿成温、温未化热之证，变证最多，难以一一描述，临证时宜随机活法：若临床表现为始恶寒、后但热不寒、汗出胸痞、口渴不引饮、苔白或黄、脉或洪或缓或伏或细，治疗宜用“清宣温化法”去连翘，加浓朴、大豆黄卷；若头痛无汗、恶寒身重，有邪在表，宜用“宣疏表湿法”加葛根、羌活、神曲治疗；若口渴自利，是湿流下焦，宜“清宣温化法”去半夏，加生薏苡仁、泽泻治疗；若足胫冷、腹满，是湿邪抑遏阳气，宜用“宣阳透伏法”去草果、蜀漆，加陈皮、腹皮；若寒热似疟、舌苔白滑，是邪遏膜原，宜用“宣透膜原法”；若失治，变为神昏谵语，或笑或痉，是邪逼心包，营分被扰，宜用“祛热宣窍法”，加羚羊角、钩藤、元参、生地；若撮空理线、苔黄起刺或转黑色、大便不通，此属湿热化燥，闭结胃腑，宜用“润下救津法”，以生军易熟军，加枳壳，增强攻下之力；若苔不起刺、不焦黄，不可乱投“润下救津法”。

《时病论》还记述了秋季的伏气湿病，即湿疟、瘴疟和秋暑。湿疟为湿气伏于太阴所致，临床表现为恶寒重、发热轻、一身尽痛、有汗、手足沉重、呕逆、胀满、脉象缓钝不弦，治疗用“宣透膜原法”；若素体阳气虚寒，可加老蔻、干姜；若素体阴虚有热，须慎用此法。瘴疟因天气炎热，山气湿蒸，人感山岚瘴气所致，发时昏闷、一身沉重，或寒甚热微或寒微热甚，可有间日发作，或狂言妄语或口喑不言等变证；初起之时，其病机为邪郁气分，严重者血瘀于心，痰涎聚脾；治疗宜先用“宣窍导痰法”，并探吐其痰，然后辨轻重表里分别施治，轻者在表宜用“芳香化浊法”加草果、槟榔，重者在里宜用“和解兼攻法”治疗。秋暑发于初入秋时，湿土主气，暑湿交蒸之令，临床表现为壮热烦渴、蒸蒸自汗、脉洪濡或数，治疗宜用“清凉涤暑法”。

冬季的“痰嗽”也属湿邪伏气病证，因秋分前先伤于湿，湿邪内伏于脾，酿久成痰，痰湿袭肺，冬季又感受寒气而成；其临床表现为胸脘不舒、痰色稀白、口不渴、苔白润、脉弦滑或微紧、右寸关脉不调。此属秋湿伏气，治疗当理脾为主，渗湿化痰为佐；宜用“加味二陈法”，若有恶寒发热者加苏梗、前胡，气喘者加旋覆花、苏子，随证加减。

总之，雷丰对湿邪病证的阐释较为详尽，对四时湿病皆有论述，但湿邪病证以秋季为多，其他季节湿邪多为兼气。雷丰还总结了湿病的感邪途径、传变规律、病证特点、治疗方法和效验方药。

(三) 燥邪病证

雷丰不但对湿邪有独到的见解，对燥邪的研究也很细致。燥邪的阴阳属性，长期以来一直是个争议的话题，雷丰在参考多位医家观点的基础上，结合临床实践提出了自己的见解，并创制治疗燥邪病证的几首方剂，颇有临床效用。

1. 燥邪发病时令

雷丰首先界定了燥气所主的时令，指出秋季并不全是燥气主令，秋分至立冬这段时间，才是六气中燥金主气的时令。他赞同喻嘉言的观点，认为燥气行令于秋分以后。但是，雷丰与喻嘉言在燥邪的认识上又有一定差异。喻嘉言认为，燥为整个秋季的主令，立秋至秋分间四十五日属初秋，天气尚且炎热，有热燥之证，深秋天气转凉，有凉燥之证。而雷丰则认为，初秋不应该有燥证，燥性属凉，他提出的“秋燥”病证只发生于秋分之后。

2. 燥邪阴阳属性

关于燥邪的阴阳属性，雷丰赞同沈目南的观点，认为“燥属次寒”，其属性当为阴性，凡治初患之燥气当宗凉性拟法。同时，雷丰对燥气属热的观点进行了辩驳。他指出盛夏暑热炎蒸，人体自然出汗，汗出则肌肉潮润而不燥；深秋燥气行令，人体肺金应之，气机收敛，津液不布，而肌肤干燥枯槁。由此可知，干燥是因火不当令所致，故燥性属凉。如果认为燥性属热，就与真相大相庭径了。其门人江诚分析说：依据四季时令的变化，由春温而后夏热，由秋凉而后冬寒，因而推断沈目南引《性理大全》燥性属凉之说，是符合四季阴阳消长规律的。

雷丰门人程曦，则从六气胜复亢害规律进行论证。他认为，喻嘉言引用《周易》“水流湿，火就燥”之理提出的“热燥”之说，是指燥之“复气”，属于燥之“对化”，为“标”；而沈目南所论“燥病属凉”，并将燥称为“次寒”，这是讲燥之“胜气”，属于燥之“正化”，为“本”。只有从时令变化的角度洞悉燥气属性的本质，才能将燥气的胜复、正对、标本的变化了然于胸。

3. 燥邪病证分类

就燥邪病证而论，雷丰仍分为新感和伏气两大类。其中，“秋燥”为秋季发病的新感燥邪病证；“干咳”为冬季发生的伏气燥邪病证。

（1）新感燥邪病证

“秋燥”因燥气客留体表所致，其临床表现为头微痛、畏寒、无汗、鼻塞、咳嗽、舌苔白薄，治疗宜用“苦温平燥法”。若燥邪入里化热，出现热渴、有汗、咽喉痛等症状，此时燥之凉气已化为火，而成燥而兼热之证，治法宜变温润为凉润，方药用“苦温平燥法”减去紫苏、荆芥、桂枝、白芍，加元参、麦冬、牛蒡子、象贝母。若患者出现咳嗽、胸疼、痰中带血，此属燥热化火，肺络被燥火所伤，治疗宜清润凉血，方药用“金水相生法”去东参、五味子，加西洋参、旱莲草。若患者无上述临床表现，仅是出现腹胀、便秘，此属燥邪内结、盘踞于里之证，治疗宜用“松柏通幽法”（松子仁四钱、柏子仁三钱、冬葵子三钱、火麻仁三钱、苦桔梗一钱、瓜蒌壳三钱、薤白头八分、酒洗大腹皮一钱，白蜂蜜一调羹）。

（2）燥邪伏气病证

“干咳”因秋分之后感受燥邪，燥气内伏于肺，当时未发病，到冬季金寒水冷之时，又感受寒邪而发病。其临床表现为咳逆、少痰，即便有痰亦清稀量少、喉间干痒、咳剧则胸胁引疼、脉沉有力、舌苔薄白少津。治疗“干咳”当用“温润辛金法”。雷丰论述说：“肺属辛金，金性刚燥，所以恶寒冷而喜温润也……肺得温润，则咳逆自然渐止”（《时病论·卷七》）。“干咳”患者若出现胸胁疼痛，可于“温润辛金法”中加旋覆花、橘络；若表现为咳逆艰难，再加松子仁、款冬花；若患者咳剧，震动血络而出现喉痛、咯血、脉转沉滑或沉数，此为燥气已化为火，治疗当用“清金宁络法”；若患者咳逆气短、甚则出汗、咽喉干燥，治疗当用“金水相生法”。

4. 燥证传变转归

从燥邪病证的传变和转归来看，其趋势为由表入里，由上及下。秋金收肃之时，燥气首先侵犯体表，内合于肺，多表现为肺系干燥之证。若未及时治疗，燥邪内传肠胃，病在于里；严重者，可出现肝燥、肾燥、血枯虚燥诸证，此皆属内伤病范围，《时病论》中未详论。燥邪之伏气病证“干咳”，病程相对较长，若蹉跎失治，很容易转化为体虚痨损诸证，宜及早防治。

5. 润燥选药规律

雷丰创制的治燥方剂，无论治疗温燥、凉燥、表里诸燥，皆突出一个“润”字。燥邪初犯的“秋燥”属凉燥，用“温润”之法，代表药物如款冬花、紫菀、杏仁；若燥邪入里化热，用“凉润”之法，代表药物如元参、麦冬、象贝；若燥邪化火，伤络动血，则用“清润”之法，再加凉血止血之品，代表药物如玉竹、生地、旱莲草、冬桑叶。为了达到润燥的效果，雷丰的治燥方剂中，经常选用富含油脂的种仁类药物，如杏仁、松子仁、柏子仁、冬葵子、火麻仁、瓜蒌仁等。

总而，雷丰在纵观诸家见解的同时，对外感燥邪的性质特点、发病时令、病证规律和治疗方药进行了全面总结和辨析，并自创“苦温平燥法”“金水相生法”“松柏通幽法”“温润辛金法”“清金宁络法”等治疗外感燥邪病证的经典良方。

（四）咳嗽

咳嗽是时令病中的常见症状。肺为娇脏，外感六淫或内伤因素皆容易犯肺作咳。此正是《素问·咳论》所言“五脏六腑皆令人咳”。雷丰作为研究时病的名家，在临床上遇到的咳嗽病证是非常多的，他对咳嗽的治疗也很有心得，总结出治疗咳嗽的十种方法，为临床辨治咳嗽提供了有益的参考。

雷丰的治咳十法，即辛温解表法、微辛轻解法、辛凉解表法、清宣金脏法、温润辛金法、清金宁络法、金水相生法、甘咸养阴法、苦温平燥法、加味二陈法。这十种治法，涵盖了治疗风、寒、暑、湿、燥、火等六淫犯肺的咳嗽病证，不但适用于外感病引发的咳嗽，也可通过辨证灵活运用于内伤咳嗽。

1. 新感咳嗽的治疗

“辛温解表法”[防风一钱五分，桔梗一钱五分，杏仁（去皮尖，研）一钱五分，广陈皮一钱，淡豆豉三钱，葱白五寸]，治疗春温初起、风寒寒疫及阴暑秋凉等证；“微辛轻解法”[紫苏梗一钱五分，薄荷梗一钱，牛蒡子一钱五分，苦桔梗一钱五分，瓜蒌壳二钱，广橘红（去白）一钱]，治疗冒风之证，头微痛，鼻塞，咳嗽；“辛凉解表法”[薄荷一钱五分，蝉蜕（去足翅）一钱，前胡一钱五分，淡豆豉四钱，瓜蒌壳二钱，牛蒡子一钱五分]，治风温初起，风热新感，冬温袭肺咳嗽；“清宣金脏法”[牛蒡子一钱五分，川贝母（去心）二钱，马兜铃一钱，杏仁（去皮尖，研）二钱，陈瓜蒌壳三钱，桔梗一钱五分，冬桑叶三钱，枇杷叶（去毛，蜜炙）三钱]，治热烁肺金，咳逆胸闷，身体发热；“甘咸养阴法”[大干地四钱，炙龟板三钱，阿胶（另炖冲）二钱，旱莲草三钱，女贞子二钱，牡丹皮一钱五分，淡菜三钱]，治热伤血络，损及阴分，潮热咳嗽；“苦温平燥法”[杏仁（去皮尖，研）三钱，陈橘皮一钱五分，紫苏叶一钱，荆芥穗一钱五分，桂枝（蜜水炒）一钱，白芍（酒炒微焦）一钱，前胡一钱五分，桔梗一钱五分]，治燥气侵表，头微痛，畏寒无汗，鼻塞咳嗽。

2. 伏气咳嗽的治疗

雷丰对外感咳嗽的认识，不但注意对新感六淫咳嗽的辨证，而且还关注伏气引发的咳嗽。在《时病论·卷七》的“秋伤于湿冬生咳嗽大意”中，雷丰认为，秋季感邪当时未发病，到冬季演变为咳嗽，分为两种证型，即痰嗽和干咳。痰嗽由伏湿发展而成，感邪时间在立秋以后秋分以前，立秋、处暑、白露节气。此因先伤于湿，湿气内踞于脾，久酿成痰，上渍于肺，肺气壅塞，治节无权，到冬季稍感寒气，外寒引动潜伏之湿痰，痰随气逆，而成痰嗽。干咳因伏燥为病，感邪于秋分之后，秋分、寒露、霜降节气，燥气内侵于肺，当时未发病，到冬季阳气潜藏，而成金寒水冷之干咳。在治疗上，痰嗽宜理脾为主，渗湿为佐，用加味二陈法；干咳宜理肺为主，润燥为佐，可用温润辛金法、清金宁络法、金水相生法等。若伏气为凉燥，临床表现为干咳无痰、喉痒胁疼，用“温润辛金法”[蜜水炒紫菀一钱，蒸百部一钱，松子仁三钱，款冬花一钱五分，杏仁（去皮尖）二钱，蜜水炒广陈皮一钱，冰糖五钱]；若伏燥化火，临床表现为喉痛、咳血，用“清金宁络法”［麦冬（去心）三钱，肥玉竹二钱，北沙参三钱，元参一钱五分，细生地三钱，旱莲草三钱，冬桑叶三钱，枇杷叶（去毛，蜜炙）三钱］；若久咳肺肾之阴并亏，用“金水相生法”［东洋参三钱，麦冬（去心）三钱，五味子三分，知母一钱五分，元参一钱五分，炙甘草五分］。

3. 治疗咳嗽的药对

在治疗咳嗽的方剂中，擅于使用药对是雷丰的一大特色。例如，杏仁配淡豆豉，宣降兼施，共奏透邪解表、宣肺平喘之功。杏仁配川贝母，寒温并投，润降兼施，利气消痰止咳。桔梗配杏仁，一升一降，升清降浊，止咳化痰。桔梗配苏梗，一升一降，调畅气机，宽胸理气，增强宣肺止咳之力。牛蒡子配瓜蒌壳，宣降结合，清利同施，新邪伏气均得透达。紫菀配款冬花，温润化痰，降气止咳。紫菀配百部，降气祛痰，润肺止咳，于化痰中寓润肺之意，润肺又不碍祛痰，故无论新久虚弱之咳嗽均可选用。薄荷配蝉蜕，相互为用，升散之力倍增，共收散风热、利咽喉、行肌表、透斑疹、祛风、止痒、止咳之效。冬桑叶配枇杷叶，桑叶平肝，杷叶降肺，顺其左升右降之势，使升降如常，则咳逆自安。麦冬配元参，一入肾，一入肺，金水相生，养阴生津，润燥止渴。生姜配半夏，生姜既能制半夏之毒，又可增半夏止呕之功，和胃、降逆、止呕、化痰，主治痰湿咳嗽。半夏配陈皮，两药均入脾、肺二经，两者合参，相互为用，祛湿化痰，通畅气机，咳嗽自除。这些药对两两相配，或宣降并用，或收散相济，或药力相须，或药性相制，皆能切中病机，共同达到增强止咳功效的目的。

以上便是雷丰治疗咳嗽的特色：针对六淫咳嗽，创立治咳十法；治疗伏气咳嗽，明辨伏气性质；治咳诸方，善用药对，增强药效。

（五）中风

“中风”有广义、狭义之分。广义之“中风”，是临床常见病证，以猝然昏倒、不省人事，或㖞斜舌强、痰响喉间为主要临床表现，以发病急骤为特点。狭义之“中风”，指感受风邪引发的卒中。中风病名带“风”字，其发病与气候变化有一定的关系，由外邪引发的中风称为“真中”，未感外邪而自发者称为“类中”，但都以脏腑内伤为病本。所以雷丰说：“古人谓类中为多，真中极少，是书专为六气而设，故论真中为亟耳。观夫卒中之病，在春中风为多，在夏中暑为多，在秋中湿为多，在冬中寒为多，是以中风之病，详于春令。”（《时病论·卷二》）

1. “真中”分四类

雷丰对“真中”的论述，分为中风、中暑、中湿、中寒四类，但四者同中有异。其中，前三种病证均有忽然昏倒、不省人事的临床表现。如中风者常有口眼㖞斜、舌强言謇、痰响喉间等证；中暑可见身热汗微、气喘不语、牙关微紧或口开等证，虽状若中风，但无口眼㖞斜，其脉洪濡或滑而数；中湿脉象多沉缓、沉细或沉涩，且无口眼㖞斜、不仁不用之证候，此即丹溪所说的“湿热生痰”之证；中寒者常有猝然腹痛、面青吐泻、四肢逆冷、手足挛蜷、或昏闭身凉、或微热不渴等证候。而中寒又分浅深三阴之别，如太阴中寒，则脉象沉缓、中脘作痛；少阴中寒，则脉象沉细、脐腹作痛；厥阴中寒，则脉象沉迟、少腹作痛。若中风出现口开则心绝，目合则肝绝，手撒则脾绝，鼾睡则肺绝，遗溺则肾绝；又有摇头上窜、汗出如油、脉大无伦或脉小如纤，均为预后不佳。

2. “真中”四证治疗

对于“真中”四证的治疗，雷丰创立了顺气搜风法、活血祛风法、宣窍导痰法、清暑开痰法、却暑调元法、增损胃苓法、挽正回阳法等方剂。

（1）顺气搜风法

治风邪中经，左右不遂，筋骨不用。药物组成有：台乌药一钱，陈橘皮一钱五分，天麻一钱，紫苏一钱五分，甘菊花一钱，参条二钱，炙甘草五分，宣木瓜一钱，桑枝三钱。

（2）活血祛风法

治风邪中络，口眼㖞斜，肌肤不仁。药物组成有：全当归（酒炒）三钱，川芎一钱五分，白芍（酒炒）一钱，秦艽一钱五分，冬桑叶三钱，鸡血藤胶一钱，橘络二钱。

（3）宣窍导痰法

治风邪中脏中腑，及痉发昏倒等证。药物组成有：远志（去心）一钱，石菖蒲五分，天竺黄二钱，杏仁（去皮尖，研）三钱，瓜蒌实（研）三钱，炒僵蚕三钱，皂角炭五分。

（4）清暑开痰法

治中暑神昏不语，身热汗微，气喘等证。药物组成有：黄连一钱二分，香薷一钱，扁豆衣三钱，姜汁炒浓朴一钱，杏仁（去皮尖，研）二钱，陈皮一钱五分，制夏一钱五分，益元散（入煎）三钱，荷叶梗七寸。

（5）却暑调元法

治暑热盛极，元气受伤。药物组成有：煨石膏四钱，飞滑石三钱，白茯苓三钱，制半夏一钱，东洋人参或西洋人参二钱，麦门冬（去心）二钱，粉甘草六分，粳米一撮。

（6）增损胃苓法

治暑湿内袭，腹痛水泻，小便热赤。药物组成有：苍术（米泔炒）一钱，姜汁炒浓朴一钱，广陈皮一钱五分，猪苓一钱五分，白茯苓三钱，泽泻一钱五分，水飞滑石三钱，藿香一钱五分。

（7）挽正回阳法

治中寒腹痛，吐泻肢冷，或昏不知人，脉微欲绝。药物组成有：东洋参（米炒）三钱，白茯苓三钱，土炒于潜术一钱，炙粉甘草五分，安桂（细锉，分冲）八分，淡附片八分，炮姜炭六分，泡淡吴茱萸八分。

对于中暑、中湿的抢救，还要配合使用苏合香丸，以醒神开窍。这些治法和方药，对于治疗许多病机相合的内伤杂病也仍然是适用的。

（六）腹泻

对于泄泻的治疗，雷丰很重视类证鉴别。他将多种内伤泄泻也附入“春伤于风夏生飧泄”之中，以便学医者临证分辨。《时病论·卷三》据泄泻的病因、病机不同，分为飧泻、洞泻、寒泻、热泻、暑泻、湿泻、痰泻、食泻等。

飧泻、洞泻，为春季伏气至夏季发病。因春季伤于风邪，风气通于肝，肝气旺而克伐脾土，脾虚湿盛而下陷为泄泻。可见，虽是伏气发病，脏腑内伤已在其病机之中，所以对内伤泄泻的治疗也有启发意义。但飧泻、洞泻两者有虚实之分：飧泄偏于脾虚，所以完谷不化，因其脾虚，治疗不宜过用渗利之药，宜用培中泻木法、补火生土法、暖培卑监法、补中收脱法等；洞泄偏于湿盛，所以身体沉重、小便红赤、直倾而下，因其湿盛，治疗不宜偏于补固，可用培中泻木法加苍术、泽泻，或补火生土法加煨葛、荷叶等。

寒泻、火泻、暑泻、湿泻、痰泻、食泻则非伏气泄泻。其中寒泻的临床特点是脉迟、小便清、腹中绵绵作痛，治疗可用暖培卑监法去潞党参、益智仁，加木香、山楂炭。火泻则脉数、小便黄赤、痛一阵、泻一阵，可用通利州都法去苍术，加黄芩、黄连治疗。暑泻则有烦渴、面垢等临床表现，治疗可用清凉涤暑法，如果夹湿者当佐木通、泽泻，湿盛于暑者宜仿湿泻之法治疗。湿泻的特点是胸痞、口不渴，宜用通利州都法治疗。痰泻的特点是时泻、时不泻，宜以化痰顺气法治疗。食泻的特点是嗳气吞酸、泻下物腐臭，当用楂曲平胃法治疗。若口渴饮水、水下复泻、泻后大渴，名为溢饮滑泻，治疗宜用增损胃苓法去厚朴、苍术，加白术、甘草。

此外，夏季以腹泻为主证的疾病还有痢疾，痢疾又分为风痢、寒痢、热痢、湿痢、噤口痢、水谷痢、休息痢、五色痢。风痢，似肠风有便中带血的临床表现，但伴有腹部痛坠的感觉，如体素寒者，宜用培中泻木法加木香、苍术治疗；体素热者，宜本法去吴萸、炮姜，加黄芩、黄连、煨葛根治疗；如夹湿者，临床表现为胸闷溺赤，宜佐赤苓、泽泻治之；夹食者，临床表现为吞酸嗳腐，宜佐山楂、浓厚朴。寒痢，泻下稀水，质清味腥，而且腹中痛甚，当去其寒，兼扶脾土，治疗宜用暖培卑监法佐以山楂炭、木香。热痢，泻下物如鱼脑，质地稠黏，伴有肛门窘迫，而且腹痛，治疗宜用清痢荡积法，加楂肉、槟榔。湿痢，泻下物色如豆汁，而且胸闷、腹疼，若偏寒湿者腹部绵痛，而且肛门后坠、胸脘痞闷不渴、不思谷食、小便清白或微黄、痢下物色白或如豆汁、脉缓近迟之象，宜用温化湿邪法加木香治疗；偏热湿者，表现为里急后重、忽思饮水但不多、忽思饮食但乏味、小便热涩、痢下赤色或淡红焦黄、脉来濡数，当用通利州都法去苍术，加木香、黄连治疗。噤口痢，下痢而不欲饮食，或呕吐而不能饮食，用独参汤合陈仓米浓煎频服。水谷痢，临床特点为糟粕脓血杂并下，当用暖培卑监法治疗。休息痢，以时发时止为特点，可用调中畅气法加减。五色痢，其特点是五色脓血相混而下，虚者宜补，用补火生土法；实者宜泻，用清痢荡积法。

总之，泄泻和痢疾均以腹泻为主证，而且以夏季为高发季节，证候多端，临床治疗宜分别病机，辨证施治。

三、方药特色

（一）融治法方剂为一体

雷丰在《时病论》中创立了时病治法 64 条，此 64 条治法中每一法都附有完整的主治证候、方药组成、方义解析和服用方法等内容。其实，这 64 条治法就代表 64 个方证，只不过这些方证是以治法作为名称，即“方以法名”。

雷丰将临床诊疗过程概括为“首先论证，其次立法，其次成方，又其次治案”四个步骤。其中，他认为立法尤其重要，反复强调“不可拘于某病用某方，某方治某病”。他提倡用法而不用方，以法统方。因而《时病论》在论述每个病证之后只列治法用药，未另设方剂之名，而是“方以法名”。为了体现治法的重要性，雷丰甚至将部分成方直接改用治法来命名。如“解肌散表法”其实就是桂枝汤，“补气升阳法”其实是补中益气汤，“润下救津法”就是增液承气汤。

“方以法名”是《时病论》的一个显著特点。无论从方剂的命名，还是医书的编写体例来看，这都是一种创新。这种创新缩短了理论思维和临床实际之间的距离，将证候、治法和方剂融为一体，因此适合于初学者学习、记忆和掌握，更符合临床需要。例如，“微辛轻解法”，其主治证候为“冒风”之证，临床表现为头微痛、鼻塞、咳嗽，方药组成为紫苏梗、薄荷梗、牛蒡子、苦桔梗、瓜蒌壳、广橘红。雷丰对“微辛轻解法”的方义解析说：“凡新感之风邪，惟冒为轻，只可以微辛轻剂治之。夫风冒于皮毛，皮毛为肺之合，故用紫苏、薄荷以宣其肺。皆用梗而不用叶，取其微辛力薄也。盖风为阳邪，极易化火，辛温之药，不宜过用，所以佐牛蒡之辛凉，桔梗之辛平，以解太阴之表，及蒌壳之轻松，橘红之轻透，以畅肺经之气，气分一舒，则冒自解矣。”（《时病论·卷二》）通过他的分析阐释，读者对“微辛轻解法”的临床适用范围和组方用药规律，便能了然于胸。再加上“微辛轻解法”这个方名，再次提醒读者此方剂的效用，自然令读者印象深刻。

《时病论》中每一条治法都是根据不同病证设立的，即“法随证立”。治法是连接理论与实践的桥梁，雷丰设立的时病治法及方剂很精细，这反映出他对临床病证观察的细致及其辨证思维之缜密。例如，雷丰将“春伤于风”诸证，从感邪深浅的角度分为“伤风”“冒风”“中风”；从兼夹外邪性质不同，分为“风寒”“风热”“风湿”。雷丰针对“伤风”证，创立“解肌散表法”；针对“冒风”证，创立“微辛轻解法”；针对“中风”证创立多条治法，其中风邪中经用“顺气搜风法”，风邪中络用“活血祛风法”，风邪中脏中腑用“宣窍导痰法”；“风寒”证，有“辛温解表法”；“风热”证，有“辛凉解表法”；“风湿”证，有“两解太阳法”。

雷丰“方以法名，法随证立”的做法，其实构建出一个外感时病辨治的方证群。《时病论》这种详细的病证分类和治法辨析，有助于训练读者的理论思维；雷丰构建的外感时病治法体系，则便于初学者准确选择不同外感病证的治疗方药，快速用于临床时病辨证。

（二）化裁成方以为已用

雷丰的医学功底很深厚，他博览古今医书，融汇医理，了然于心，师古不泥，化裁前人成方，自创新方。他曾撰“古今医书宜参考论”提醒医家：不可执古书而不读今书，也不可执今书而不读古书，必须观今鉴古，广泛阅读诸家医书，才能悟透医理“中和之道”，而不偏执于一家之言。

至于临床遣方用药，雷丰非常擅于化裁古人成方。《时病论·附论》“成方须损益论”指出：“临证即有对病之成方，亦当谅体之虚实，病之新久而损益之。”虽然由古至今广为流传的成方不多，但是如果能因时、因地、因人制宜，掌握方剂加减化裁的规律，临床运用自会得心应手。雷丰举例说，方剂加减运用的方法是灵活多样的。例如，二陈汤治一切痰饮为病，若除去陈皮，即成海藏消暑丸，可以治疗伏暑烦渴。减一味药则主治之法相去径庭。平胃散治一切湿气为病，加入芒硝则成女科之下胎方，治疗死胎不下。加一味药而主治之法相悬霄壤。气虚用四君汤，血虚用四物汤，倘若气血两虚则二方合用而成八珍汤。此即深一层之病必须加深一层之方。利湿用五苓散，清热用三石（石膏、滑石、寒水石），倘若湿热俱盛则二方合用，而成桂苓甘露饮。固本丸治虚劳亏损证，减去麦冬、生地，而成三才汤，用于治疗三焦亏证。此即轻一等之病可以减少佐助之药。香苏饮治四时感冒，减去香附、紫苏，而名二贤汤，用于治疗膈中痰饮。此即轻一等之病可以减去为君之药。上述方剂加减方法很多，不胜枚举，医生必须临证权衡，当加则加，当减则减，不可拘泥于某病用某方，某方治某病。临证若能随机应变，则沉疴痼疾也能好转。

《时病论》拟用的64条治法，大多由古代名方加减化裁而成。例如，“辛温解表法”由麻黄汤演化而来，以防风、桔梗代替桂枝祛在表之寒邪，以淡豆豉、葱白代替麻黄解表发汗，以杏仁、陈皮开畅上中二焦气分。因此，全方具有解表散寒之力，但无麻黄汤之峻猛。又如，“金水相生法”由生脉饮加味而成，方中加色白的知母以清肺及肾，加色黑的元参以滋肾及肺，再加甘草协和诸药，全方形成金能生水、水能润金之妙。又如，“营卫双调法”由桂枝汤加味而成，脾胃是营卫生化之源，方中加入黄芪、当归、潞党参，通过健脾益气增强桂枝汤调和营卫的功效，因而适合于治疗脾胃虚弱的虚疟、痨疟。又如，“挽正回阳法”由陶节庵回阳救急汤减去陈皮、半夏、五味子而成，其实就是四君子合四逆汤加肉桂、吴茱萸，即补阳气又破阴除寒，共奏扶正救逆回阳之功。又如，“甘热祛寒法”由四逆汤加药性大热的吴萸，用于治疗寒邪直中三阴之证。此外，“补火生土法”由四神丸化裁而成；“两解太阳法”“通利州都法”均由五苓散加减化裁；“调中畅气法”由六君子加减等。还有很多治法，均由成方化裁而成，不便一一详解。可见，雷丰之立法就是为了遣药组方，遣药组方的过程也就是立法的具体体现。

总之，《时病论》中雷丰自创的治法方剂，虽然多从古法、古方演化而来，但却加减精当，配伍合理，治法方药颇具特色，深受近代医家推崇。

（三）方药配伍简切平正

1. 方药配伍严谨

雷丰指出，“病有千变，而药亦有千变”（《时病论·卷四》），而且“古云用药如用兵，孰为主将，孰为先锋，指挥得法，自可望其破垒耳”（《时病论·卷五》）。雷丰制方立法贴切，配伍严谨，确能“方从法出，法随证立”，使治法与病机丝丝入扣，方药与立法浑然一体。

他自创的方剂做到了以法统方，随机拟法，同时又常数法合参，灵活变通，自然切合病机。总体来看，其配伍特点有三：一是利用君臣佐使的组方原则，将方药配合成一个有机整体，令其理法方药一气贯通；二是随机将数法融于一方，又使诸法能互相协调，共同御邪治病；三是善于根据四时气候的不同灵活组方，或升降同用，或透泄结合，或攻补兼施，皆能使药证吻合。

（1）其方君臣配伍和合者，例如“凉解里热法”。此法治疗温热内炽、暑温、冬温诸证。该方以芦根为君，取其性味甘凉，形质中空，不但能去胃热，而且能透肌表之邪；佐豆卷之甘平，花粉之甘凉，辅助芦根清胃除热；更佐石膏，凉而不苦，甘草解毒和中。石膏、甘草二味即张景岳之“玉泉饮”，用以治阳明胃热。大凡寒凉之药，每多伤脾败胃，但雷丰所创“凉解里热法”却君臣和合、凉而不滞。

（2）其方中数法合用者，例如“两解太阳法”。此法治疗风湿证。雷丰分析说，风湿证因风邪无形而居外，湿邪有形而居内，所以用桂枝、羌活、防风解其太阳之表，使风邪从汗而出；用茯苓、泽泻、生苡米渗其膀胱之里，令湿邪从小便而利；又用桔梗通天气于地道，能宣上又能下行，可使风湿之邪分表里而解。可见，“两解太阳法”将祛风胜湿法和利水渗湿法二法合于一方之中而成。

（3）其方中升降并用、透泄结合者，例如“清宣温化法”。此法治疗伏暑，或湿温初起之证。方中取连翘之清宣，寒而不滞；取杏仁之温化，温而不燥；用瓜蒌壳宣上焦之气，陈皮化中焦之气；以茯苓、制半夏、甘草消伏暑于内；佩兰、荷叶解新邪于外也。全方有升有降、宣泄透达，能使伏郁于上中二焦气分之邪得以宣化，留滞下焦之湿得以渗利，因而新感湿温、伏暑皆能驱散。

（4）其方攻补兼施者，例如“双甲搜邪法”。此法治疗久病不愈之三日疟。该方用穿山甲搜深踞之疟；鳖甲搜阴络之邪；取木贼中空而轻，桂枝气薄而升，二药共同透发深入于阴分之邪，使其还出阳分之表；又以何首乌养阴，鹿霜助阳，人参益气，当归补血。全方阴阳气血并补，搜邪截疟共用，令正气复故、邪气外达，疟疾自解。

2. 方药简切平正

雷丰创制的方剂，还以简切平正而见长。所谓简切，即组方简要精炼，切中病机；所谓平正，即用药平和中正。雷丰选药组方严谨细致，“所用诸药，佥细心参究，不敢随意妄用以误人”（《时病论·凡例》）。

雷丰组方简切，体现在他创制的方剂药味精专、用药量轻。他的全部方剂药味都不算多，少者四五味，多者八九味。其方中药物剂量也不大，最重者五钱，最轻者三分。例如，“甘热祛寒法”，治疗寒邪直中三阴之证，雷丰仅用炙甘草二钱、淡干姜一钱、淡附片一钱、淡吴萸一钱。全方共四味药，不过五钱重，便可驱散三阴寒邪。又如，“祛热宣窍法”，用连翘三钱、犀角一钱、川贝母三钱、鲜石菖蒲一钱。全方药量共八钱，加牛黄至宝丹一颗用药汤化冲，能治疗神昏谵语、不语、笑、痉等热邪窜入心包之证。以上两方只是举例，雷丰自创的方剂多是这种风格，足见其方剂药物的精炼简要。

雷丰组方用药平和中正，所选药物大部分性质温和。《时病论》全书用药 199 味，按照药物出现频率高低排列，前几位的依次是甘草、陈皮、生姜、茯苓、半夏、厚朴、人参、苍术、白术、连翘、杏仁。可见，雷丰常用的药物多为中正平和的王道之剂，很少有大寒大热之品。即使用到药物偏性较大的附子、肉桂、吴茱萸、生石膏、寒水石等物，因药物剂量较小，整个方剂也不致过于峻猛伤人。

无论是用药精简，还是选药平和，都不足概括《时病论》全部的方剂创制特点。雷丰自创 64 法广受称赞的关键，还在于其立法选方立足临床，组方用药皆能切中病机。例如，雷丰创“辛凉解表法”，治疗风温初起、风热新感、冬温袭肺咳嗽。方中用薄荷、蝉蜕轻透其表；以前胡、淡豆豉宣解风邪；因“温邪上受，首先犯肺”，故佐瓜蒌壳、牛蒡子开畅肺气。全方取“辛凉”之性，升降配合，用药清轻灵动，使气分舒畅，令新邪、伏气均得透达。《时病论》中，无论是雷丰自创诸法，还是备选成方，皆能紧扣病机，根据临床需要灵活应变。

通过上述例子，便可看出雷丰创制的方剂配伍严谨，用药精炼简要、平和中正、切合病机。

（四）治温注重祛热护津

擅长治疗温热病，也是雷丰的一大特点。《时病论》中记载了“辛凉解表法”“凉解里热法”

“清热解毒法”“却热熄风法”“祛热宣窍法”“清凉透邪法”“清热保津法”“清凉荡热法”“润下救津法”“清凉透斑法”“清离定巽法”等多种治法。总体来看，雷丰治疗温热病非常重视“祛热”和“护津”。

1. “祛热”分层次

“祛热”须根据热邪深浅，分不同层次进行清泄。治疗温病初起诸证，雷丰主张清宣肺卫。如“辛凉解表法”“微辛轻解法”等方证中，常用薄荷、瓜蒌壳、牛蒡子等既能清肺又可透热之品。若热邪内陷，但尚在中上二焦，则须透转里热，使热邪从内出表而解。如“清凉透邪法”，用鲜芦根、石膏、连翘、竹叶、淡豆豉、绿豆衣等轻清凉透之药。无论热邪伏气，还是新感热邪内陷，皆可透转而出，得微汗而解。若是热邪深入阳明，或三焦大热，则须直折清泄。如“清热解毒法”“清凉荡热法”等方证中，用连翘、银花、知母、石膏等药清泄里热。若热入心包，多因痰随火升、蒙闭清窍，治疗用“祛热宣窍法”，方中贝母清心化痰、菖蒲入心开窍、牛黄至宝丹开窍醒神。若热极动风证，可用“却热熄风法”“清离定巽法”，以菊花、羚羊角、冬桑叶等物平肝熄风，加钩藤、木瓜等药舒筋缓急。若热盛动血发斑之证，雷丰仍着力于清热透邪，而不急于凉血，他主张以清胃解毒为主，用“清凉透斑法”，方中用银花、连翘解毒，用芦根、大豆黄卷透发阳明之热，取荷叶之轻升透发，热势一透则斑自消散。

可见，雷丰治疗温热病很重视祛除热邪，而祛热之法又灵活多样，总须分层次、辨证候，选择不同的祛热方法。

2. “护津”宜及时

雷丰治疗温热病的另一个理念，就是要重视保护津液。《时病论·卷一》中指出：“凡有一切温热，总宜刻刻顾其津液，在阴虚者，更兼滋补为要耳。”在这种指导思想下，雷丰创制了润下救津法、甘咸养阴法、金水相生法、甘寒生津法等多首养阴护津的方剂。其中“润下救津法”，治疗热在胃腑、壮热口渴、神昏谵语、舌苔黄燥、脉沉实有力之证，药用大黄、玄明粉、甘草、玄参、麦冬、生地黄，即增液承气汤法，清热而又顾护阴津。“甘咸养阴法”治疗热伤血络、潮热咳嗽、阴分亦亏之证，药用生地黄、龟板、阿胶、旱莲草、女贞子、牡丹皮。“金水相生法”治疗疰夏体热、食少心烦、体倦脚软、自汗久咳之证，药用人参、麦冬、五味子、知母、玄参、甘草。“甘寒生津法”治疗瘅疟但热不寒、手足热而欲吐之证，药用生地黄、麦冬、连翘、竹叶、沙参、石膏，蔗汁、梨汁为引。

此外，《时病论》中的多首方剂中均有养阴护津之品，诸如玄参、生地、麦冬等药。例如，清热解毒法、润下救津法、清金宁络法中，全都用到了玄参、生地、麦冬等三味药；而却热熄风法、清热保津法、清离定巽法、金水相生法、甘寒生津法等方剂中，则至少选用了玄参、生地、麦冬等三种药中的二味。因为热病本易伤津液，所以无论是专门养阴生津的方剂，还是祛热清泄的方剂，雷丰均注意使用保护津液的药物，做到了“刻刻顾其津液”。

（五）治湿擅用平胃二陈

湿邪的病变部位比较广泛，表里上下无所不及，症状也相对复杂，因此治疗湿病必须根据具体的病位和证候等因素详细辨析。雷丰在《时病论》中总结了治疗湿邪病证的用药规律。湿侵皮肤，宜用麻黄、桂枝、苍术、白术等药，使湿从汗解，也可以用羌活、防风、白芷等风药以胜湿。水湿积于肠胃，导致肚腹肿胀者，宜用甘遂、大戟、芫花、牵牛等药物，以其攻下疏导水道，使水湿之邪从下排出。若寒湿浸渍肌肉筋骨之间，出现拘挛疼痛、麻痹不仁等症状，宜用干姜、附子、丁香、肉桂等阳热之药，以温散经络中的寒湿之邪。若湿邪浸渍脏腑之内、肌肤之外，程度轻微不严重的，宜用白术、苍术、厚朴、半夏等药，健脾以燥湿。若水湿之邪停聚于小肠、膀胱，出现水肿、口渴、小便不利等临床表现，宜用猪苓、茯苓、车前子、泽泻等药，以渗利疏通之法，令湿从下解。上述用药规律，包括解表发汗、疏风化湿、疏导攻下、温阳化湿、健脾燥湿、渗利水湿等多种法则，为我们临证治疗湿邪病证提供了执简驭繁的纲领。

从组方特点来看，雷丰自创的治湿方剂，多以平胃散和二陈汤为基础方，再根据具体病证灵活加减化裁。

1. 二陈汤之类方

其中，以二陈汤为基础方化裁的方剂，如芳香化浊法、清宣温化法、加味二陈法、培土泻木法、化痰顺气法、祛暑解毒法、却暑调元法、清暑开痰法、治乱保安法等。以“芳香化浊法”为例，其药物组成有藿香叶、佩兰叶、广陈皮、制半夏、大腹皮、浓厚朴、鲜荷叶。此法在二陈汤基础上，减去茯苓、甘草；加藿香、佩兰之芳香，以化其浊；以陈皮、半夏之温燥，以化其湿；佐大腹皮宽胸腹之气，浓厚朴畅脾胃之气，使上焦、中焦气机宽畅，则湿浊不能凝留；又加荷叶之升清，清升则浊自降。因为在二陈汤燥湿的基础上，加强了芳香、清升、畅气等药力，所以“芳香化浊法”能更好地治疗霉湿和秽浊之气。又如，“清宣温化法”由二陈汤加连翘、杏仁、瓜蒌壳、佩兰叶、荷叶，在温燥湿邪基础上增加了清热、宣透之力，因而可治疗伏暑、湿温初起等证。又如，“加味二陈法”由二陈汤加生薏苡仁、杏仁、生姜、饴糖而成，方中薏苡仁助茯苓利湿，杏仁助陈皮利气，生姜助半夏消痰，饴糖助甘草和中，增强顺气消痰之功效，而更适用于治疗痰嗽。又如，“治乱保安法”由二陈汤去陈皮、甘草，加广藿香、台乌药、广木香、茅苍术、阳春砂仁、伏龙肝，全方增强了燥湿、理气之功效，因而能治暑湿扰乱中焦之霍乱吐泻。其余几首方剂也由二陈汤加减化裁而成。

2. 平胃散之类方

以平胃散为基础方化裁的方剂，如楂曲平胃法、增损胃苓法、宣透膜原法、宣阳透伏法、宣疏表湿法、温化湿邪法等。“楂曲平胃法”由平胃散加山楂、神曲，增强了消食止泻之力，用于治疗伤食泄泻和食疟。“增损胃苓法”由平胃散去甘草，合五苓散去桂枝、白术，加滑石以清暑渗湿，增藿香以止泻和中，因而可治疗暑湿泄泻。“宣透膜原法”取平胃散之厚朴、甘草，加半夏、槟榔、草果、黄芩、藿香、生姜，共奏畅气调中、破阴化湿之功，祛除盘踞膜原之湿疟。“宣阳透伏法”以平胃散去陈皮，加淡干姜、淡附片、草果仁、蜀漆、白豆蔻，在化湿畅气的基础上增强了宣阳散寒的功效，用于治疗阴寒偏胜的牝疟。“宣疏表湿法”以平胃散去厚朴，加防风、秦艽、藿香、砂仁壳、生姜，于化湿之上更添疏风解表之力，用于治疗遍身懈怠不舒之冒湿证。“温化湿邪法”以平胃散去甘草，加藿香、豆蔻壳、神曲、生姜，增强了温中化湿之效，用于治疗寒湿痢。

综观雷丰创制的治湿诸法，其遣方用药主要有两大特色：一是善于根据湿邪的表里、浅深、具体病位、临证表现，灵活选择驱逐湿邪的途径和特效药物；二是治湿诸法，喜用平胃散和二陈汤作为基础方，再根据病证需要加减化裁。

（六）外感贵于轻宣透达

重视轻宣透达，也是雷丰组方用药的一大特点。无论是新感外邪侵袭，还是伏邪留滞不散，祛邪外出都是治疗的关键。在选择祛除外邪的药物时，雷丰喜欢用轻宣、灵动、清透之品，使邪气自内透达于外。

1. 透邪药物选择

雷丰常选的透邪药，也具有一定的特征。透邪药物一般质地较轻或中空通透，药用部位多为叶、花、梗、皮，如薄荷、佩兰、苏梗、银花、绿豆衣等质轻之药。透邪药物多具有上浮、升散的药势，如芦根、荷叶、桔梗、荆芥、防风等升浮之药。透邪药物一般药性灵动，多具散风之效，如防风、羌活、荆芥、薄荷、钩藤、青蒿、连翘、木贼、蝉蜕等。不宜选用滋腻、补固、呆滞之品。透达热邪、暑邪时，多选择药性清凉之品，如芦根、石膏、牛蒡子、薄荷等。透达湿邪常用藿香、佩兰。但方药组成不可过于温燥，否则容易化热。因此在化湿基础上多加连翘、瓜蒌壳、荷叶等药性清透之品。

2. 透邪方药配伍

为了便于邪气透达外出，雷丰还注意运用升降相配的药物，使气机顺达，通畅邪气外出的道路。宣降肺气之配伍。如“辛凉解表法”中薄荷、前胡之宣散，与瓜蒌壳、牛蒡子之清降相配，令肺气舒畅，则新邪伏气均能透达。升清降浊之配伍。如“芳香化浊法”中鲜荷叶、藿香叶、佩兰叶之芳香轻升，与广陈皮、制半夏、大腹皮、浓厚朴之宽顺降气，令清升浊降，则湿邪不能留滞。宣提渗利之配伍。如“两解太阳法”中羌活、防风、桔梗之开宣上升，与茯苓、泽泻、生薏苡仁之渗利相配，令肺气开宣、膀胱通利，表里湿邪随之而解。开上润下之配伍。治疗燥邪盘踞于里，引起腹胀便闭的“松柏通幽法”中，也用到了升降配伍法，方中苦桔梗、瓜蒌壳、薤白头开畅上焦气机，配合松子仁、柏子仁、冬葵子、火麻仁、白蜜滑利润肠，大腹皮宽肠畅气，共奏开上润下之功。这些升降相应的配伍方法，能使上焦肺气开宣、中焦脾胃和调、下焦水道通利、大肠传导通达，有利于体内邪气的透达，因而常在透邪诸法中出现。

《时病论》中对轻宣透达药物的使用相当普遍，在以下治法中都有运用，如辛温解表法、凉解里热法、祛热宣窍法、辛凉解表法、清凉透邪法、清凉透斑法、微辛轻解法、宣窍导痰法、两解太阳法、培中泻木法、通利州都法、温化湿邪法、调中畅气法、祛暑解毒法、清暑开痰法、清离定巽法、清宣金脏法、芳香化浊法、二活同祛法、清营捍疟法、辛散太阳法、宣透膜原法、清宣温化法、宣疏表湿法、苦温平燥法、松柏通幽法等。

【后世影响】

雷丰对于外感病的辨证论治，尤其是对新感、伏气、兼证、夹证和变证的诊治与研究，对后世医家影响较大。《时病论》至今是众多临床医生治疗外感病证的常备参考书，篇幅虽小但切合实用。雷丰的学术思想在《时病论》成书以后，就受到广泛关注，尤其是对温病学派和新安医学流派的发展产生了一定影响。

一、历代评价

《时病论》自成书以后，屡经翻刻，流传广泛。后人对本书增补批注者很多。如陈秉钧逐条批注著《加批时病论》8卷，用来作为门徒的课本；何筱廉重加按语，并新增陆晋笙《新编雷氏六十法歌诀》著《增订时病论》8卷；彭光卿提取《时病论》之纲领，据其所述列为图表，编《时病分证表》3卷。

《时病论》现存主要版本有清代光绪九年汗莲书屋刻本、光绪柯城雷慎修堂刻本、光绪二十四年（1898）上海著易堂养鹤山房刻本、宣统元年石印本，以及1923年上海广益书局石印本、1956年人民卫生出版社铅印本等20余种刊本。足见《时病论》影响之巨大。

二、学派传承

雷丰的医学思想影响很广，师从者众多。其亲传弟子有其子雷大震，以及江诚、程曦二位门生，他们在当时皆享有医名。雷大震，字福亭，尝与程曦、江诚等合撰《医家四要》，现有刊本行世。程曦，字锦雯，安徽新安（今安徽徽州地区）人，著作有《医家四要》及《仙方注释》。江诚，字抱一，浙江三衢（今衢州）人，著作有《医家四要》及《医粹》《本草诗补》。因为程曦是新安医学中的代表人物，所以有学者在新安医学研究中提到，雷丰对新安医学派发展具有一定影响。

雷丰的外孙龚香圃，也是较有声望的近现代中医名家。龚香圃（1892—1987），原名时瑞，号六一子，衢县城关（今柯城区）人。14岁自学《药性赋》《汤头歌诀》等书，随师上山采药。17岁在父亲指导下攻读《时病论》及其《医家四要》，研读《内经》《伤寒论》《金匮要略》《神农本草经》等医籍。成年后在城南开设六一堂中药店，坐堂门诊，号称六一子，主治内科、妇科。1923年，衢州麻痘流行，小女夭折，立志专攻儿科医术，钻研《痘症金镜录》《痘诀》《麻科活人书》等儿科医学名著，以儿科为主，兼治妇科。1935年，衢州麻疹、天花流行，龚香圃创办儿科诊所，后在新驿巷旧居开设六一子诊所，名声传遍衢州。1947年，整理出版《麻科证治》。其行医70年，从事儿科治病50余年，成为当地著名的儿科专家。先后编著《医药补略》《逸山医案》《小儿疳积》《麻疹经验谈》《小儿疰夏》《麻科证治》《有效验方随笔》等，晚年发表《气功静坐法》。《医林荟萃》第一辑中收有《龚香圃儿科经验专辑》。

三、后世发挥

由于雷丰的《时病论》切合临床实践，后世许多医家常在自己著作中引用雷丰的观点、方剂或医案以增添色彩。现代也有学者，对雷丰的方剂进行临床观察研究。

清代张景焘著、曹炳章增订的《馤塘医话》中引用了雷丰的一则医案，用以说明产后外感当驱邪为先，不可胶执于产后宜温忌寒及大补气血之说。《张聿青医案》治疗喘证，采用了雷丰的方剂。《重订广温热论》中多处选用雷丰的方药，并引用雷丰的医案来阐述温病兼证的证治规律。清末民初医家王松如在撰写《温病正宗》时，以雷丰的观点为引导进行发挥论述，书中关于六淫邪气新感、伏气的观点，外感病证的命名分类，以及温病过程中阴津的重要性等思想，都深受《时病论》的影响。《重订通俗伤寒论》也认同雷丰对病名所做详细考证。徐荣斋还根据《时病论》关于湿证的论述加以发挥，指出临床上有一种尚未达到“痹证”程度的“风湿证”。治疗必须分清是风胜，还是湿胜。风胜用祛风通络、清热利湿等法；湿胜则当照顾患者阳气的不足。

新中国成立后，云南中医李幼昌将雷丰的多种治法方剂运用于临床常见病、多发病的治疗，取得良好的疗效。例如，运用雷丰“治乱保安法”治疗急慢性消化系疾病；运用“通利州都法”治疗尿路感染、结石类疾病；运用“培中泻木法”治疗肝脾不调证及血失统藏所致消化道出血、紫癜等诸多病证。四川省第五人民医院医生朱晓青，运用雷丰的“清宣温化法”治愈湿温久烧不退 20 例。他总结说，湿温证的治疗要改善中焦湿困脾土、温运乏力之困境，雷丰的“清宣温化法”与张仲景“治痰饮者，当以温药和之”的思想一脉相承。方中用苦温药振奋脾阳以治本，又兼用清热法治其标，再配合宣通气机之药以畅达三焦，正好切合湿温病的病机。

综上所述，雷丰在《时病论》中，从病因、病机、症状、治法、方药、医案等方面详细阐明了外感六淫疾病的诊治规律，构建了一个层次分明、理法方药兼备的外感六淫疾病的辨证论治体系。他对外感病证的新感与伏气、兼夹证和变证等的鉴别和诊治，做出了颇具创新性的贡献。《时病论》中列举四时外感病证 70 余种，自拟治法方剂 60 多种，切合临床实际，对后世影响颇深，是一部具有重要参考价值的著作。雷丰本人医德高尚，治学严谨，著书立说，后世传人和私淑者众多。雷丰的学术思想，亦对温病学派产生了重要的影响。

云南中医学院　柳亚平

【参考文献】

[1] 王德宣．温病正宗 [M]．北京：中医古籍出版社，1987.
[2] 雷丰．时病论 [M]．北京：人民卫生出版社，1980.
[3] 吴大真，余传隆．中医辞海：下册 [M]．北京：中国医药科技出版社，1999.
[4] 魏桥主编；浙江省人物志编纂委员会编．浙江省人物志 [M]．杭州：浙江人民出版社，2005.
[5] 戴天章撰；何廉臣重订．重订广温热论 [M]．福州：福建科学技术出版社，2010.
[6] 俞根初撰；徐荣斋重订．重订通俗伤寒论 [M]．北京：中国中医药出版社，2011.
[7] 宋咏梅，张思超．《时病论》及其主要学术特点 [J]．山东中医杂志，2007，26（9）：654－655.
[8] 陈承施．试论雷丰的医德修养 [J]．福建中医药，1986（6）：6.
[9] 陈茂蒙．"寒温统一"之我见 [J]．中医药临床杂志，2008，20（5）：513－515.
[10] 周鸿艳，宋诚挚．寒温之辨对中医学学术流派的影响 [J]．中医药信息，2008，25（3）：4－6.
[11] 杨雨田，武俊青，杨悦娅．伏气学说的历史沿革 [J]．中医文献杂志，1999（2）：10－11.
[12] 朱骏骁．雷少逸辨治"四中"述要 [J]．江西中医药，2004，35（11）：18－19.
[13] 刘纳文，吴月芹．浅析《时病论》对湿邪病证的辨证论治 [J]．山西中医，2008，24（6）：1－2.
[14] 朱骏骁．雷丰论治咳嗽常用药对探析 [J]．江西中医药，2009，40（10）：13－14.
[15] 胡振义，熊楠华．试论雷少逸学术思想及其治温经验 [J]．江西中医药，1999，30（6）：47－48.
[16] 黎忠民，刘秀君．试探《时病论》的制方用药特点 [J]．四川中医，1992，10（1）：8－9.
[17] 朱晓青．用雷少逸清宣温化法治湿温久烧不退 20 例 [J]．四川中医，2004，22（11）：52.
[18] 罗珊珊．李幼昌运用雷少逸法诊治常见多发病经验 [J]．辽宁中医杂志，2006，33（10）：1239－1240.
[19] 景月华．清代寒温论辩之研究 [D]．北京：中国中医科学院，2004.

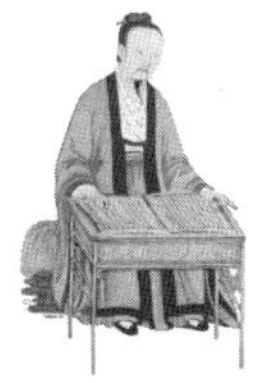

柳宝诒

内容提要

柳宝诒，生于清道光二十二年（1842），卒于光绪二十七年（1901），江苏江阴周庄人，晚清著名医家。《江阴县志》称其“为人和厚好学，能文工书，尤长于医”。柳宝诒在温病理论发展方面具有重要贡献，特别是对伏气温病的病因病机和辨证论治有着独到的见解，如在《温热逢源》及其医案中所提出的“养阴托邪”“攻下逐瘀”“凉血祛瘀”等法，对温病的临床诊治有重要的指导意义，在温病学说中占有重要地位。此外，柳宝诒曾采尤在泾、曹仁伯、王旭高和张仲华诸家医案，编撰成《柳选四家医案》，按病分目，并加按语，分析病机，处方颇为理致，为医家所推崇。另撰《温热逢源》3卷，《素问说意》《惜余医话》4卷等。

【概述】

一、生平简介

柳宝诒，字谷孙，号冠群，生于清道光二十二年（1842），卒于光绪二十七年（1901）。江苏江阴周庄人。柳宝诒祖籍浙江宁波，乾隆年间迁来江阴周庄。柳宝诒出身清贫，周岁丧父，十岁亡母，由祖母含辛茹苦抚养成人。他自幼用功勤读，手不释卷。年岁稍长即博览群书，经史子集之外，旁及历代医学文献。同治4年岁考，柳宝诒取得第一名的优异成绩。他与江阴京宦左都御使陈名侃结为盟兄弟，曾以优贡入京，考取知县。但因其时清政府腐败，便决然回到江阴，沉潜于岐黄之术。柳宝诒行医30余年，澄琴一带，活人无算。从之学医者，有常熟金石如等近10人，其后皆为一方妙手。

柳宝诒起居于江阴周庄南街敦伦堂。厅前左首侧屋三间，名曰“惜余小舍”。惜余者，古人有“三余读书”之说，谓“夜者日之余，雨者晴之余，冬者岁之余”。柳宝诒以终日繁忙，惟此“三余”之时，可供研读，故当珍惜，因自名为“惜余主人”。其主要学术著作就诞生于此。柳宝诒有感于当时乡间药物质量低劣，炮制不守法度，于是在清光绪十六年（1890）在周庄镇东街自设药店，名为“柳致和堂”。药店的命名，是从医道着想，他亲撰的《致和堂跋》中说：“万物所藉以生养者，太和元气也。天时人事，或失其和，则病矣。医药者，将以调其不和者，俾得致其和也。导其惟药之功，违其和即药之过。然则选药之精，制药之宜，所以呈致和之功能者，将于是乎在，而谓可鲁莽从事哉？颜其额曰‘致和’，借以自勖，并以勉诸同志云。”除了饮片道地之外，其自制丸、散、膏、丹种类多样，远销于江浙，广受欢迎。柳致和堂炮制的加皮酒、玫瑰酒，曾于1915年获美国旧金山巴拿马世博会银奖。

此外，柳宝诒能文能书，其书法遒劲润朗，其行书学文征明、董其昌，其草书与同时同乡苏峨、孟起凤齐名。他开出的医方，虽寸笺片纸，也常为书法爱好者所珍藏。

柳宝诒的主要学术贡献在于其独具创见地阐发了伏邪温病的理法方药，进一步补充了温病学说关于病因的认识。这也就使其成为清代温病四家之外，最为重要的温病研究者之一。柳宝诒所提出伏气温病理论，改变了清以来温病学说多尚新感，临床处方专崇轻清的学术氛围。这一学术贡献，完善了温病学说基本理论，对于临床实践具有极大的推动作用。此外，柳宝诒在治疗肝病、肾病、妇科等方面具有其独到的见解。

二、著作介绍

柳宝诒临床医术精湛，理论造诣较高，撰辑著作众多。据《中国医籍大辞典》记载，现存柳宝诒亲撰著作，主要有5种：《温热逢源》《素问说意》《惜余医案》《惜余小舍医案》《仁术志》等；编辑前人著作主要有3种：《评选环溪草堂医案》（王旭高）、《柳选尤怡医案》（尤在泾）、《柳选四家医案》（尤在泾、曹仁伯、王旭高、张仲华）等。

据后人考证，除上述著作之外，柳宝诒尚著有《柳冠群医案》（上下卷）、《惜余医话》《素问释意》及《柳致和堂丸散膏丹释义》等，分别为江阴当地中医收藏。《疟痢逢源》一书在抗战中亡佚。

此外，柳宝诒亲撰的非医学著作，主要有《东兴缪氏宗谱·蓉堂先生述略》《澄江苏氏族谱·锡之公传》和《汇川公传》等。

由于受到文献获取的影响，本次研究仅据笔者所见之著作，介绍如下。

（一）《温热逢源》

《温热逢源》成书于1900年。是书上卷辑录《内经》《难经》《伤寒论》中关于伏气化温的原文，博引各家论述，广为注解，并阐发己见。中卷就明、清医学名家吴又可、周禹载、张石顽、蒋问斋等温热病中伏邪、疫病之发病论治，加以商榷辨正。下卷计十六则，详述伏气温病之辨证，其外发须辨六经形证与暴感风温病原不同；分析病初之脉象舌苔本无一定；对伏温从少阴初发、少阴外达三阳的阐述，乃至伏温热结胃腑、上灼肺金、内燔营血、外窜血络、内陷诸证以及兼夹为病、胎产经带诸宿病等论说，均为经验之谈。在伏温热结胃腑证治、伏温外窜血络发斑疹喉痧等证治，和伏温化热郁于少阴不达于阳等篇后列举病案，皆属危证，颇具卓识。全书既采先哲之精华，又合诊治之心得，系论治伏温之专著。

据裘吉生所撰《温热逢源·提要》："《温热逢源》三卷，原稿系清季澄江柳宝诒先生未曾刊行之遗著，市上流行《柳选四家医案》即先生已刊之作。读其书者，咸知先生于温热证有独到之见地。裘君吉生于数年前，用自印书籍向无锡承梦琴君交换得之，又经无锡周小农君精校一次。书内论辨多有发人所未发，不特为搜求柳宝诒遗书者，所欲先睹，即研究温热者，亦必欢迎；盖数年来怂恿付印者邮书不绝。"可以得知，该书原为柳宝诒手稿或承梦琴抄本，复由近代名医无锡周小农精校，由裘吉生刊行于世。

（二）《柳选四家医案》

《柳选四家医案》成书于1900年，八卷。本书包括尤在泾《静香楼医案》2卷、曹仁伯《继志堂医案》2卷、王旭高《环溪草堂医案》3卷、张仲华《爱庐医案》24则，系柳宝诒精选四位清代江南名医部分医案的合编，并加以评按而成。病种范围较广，涉及内、外、妇、儿各科。

其中，尤在泾《静香楼医案》2卷，原系抄本，附刻于《医学读书记》后，柳宝诒又从后人抄藏本中的尤在泾医案"选精粹者"，充实成本书，分为32门，并加按语。尤在泾论治杂病，重视脾胃，主张"培补中气为要"，擅用培土生金之法，对李东垣甘温除热法深有心得，亦注重肾气，藉肾气丸以培元固本。外感病方面，尤在泾治仲景学而消息变化又具特色，治伏气、新感，皆能淹贯古方，善达邪气，"于医道中可谓能树一帜者"，名重于世，故柳宝诒盛赞之能与叶桂、徐大椿、王子接等联镳接轸，辉映后先。

曹仁伯的《继志堂医案》2卷，系柳宝诒从曹仁伯学生所录存的医案中选编而成，是曹仁伯医案《过庭录存》《延陵弟子纪要》之外的另一种医案刊本，以内科杂证为主，对湿热阴虚等复杂病情的诊治颇具特色，善从清胃腑入手，寻辟蹊径。对发热下利之证，曹仁伯用小柴胡汤升阳退热，盖经旨《绪余》、张从正汗法治利、喻昌逆流挽舟法之变化。曹仁伯以擅治疑难病症著称，曾说："思之思之，鬼神通之，苦心所到，必有一恰合之方，投之而辄效者。"诚阅历之语，值得后人重视。翁同龢颇神其术，为医案纪事作按。

王旭高的《环溪草堂医案》，分为上、中、下3卷，以内科杂病为主，是柳宝诒根据王旭高学生的多种抄本以及顾莲卿本、方耕霞刊本选辑而成。所载医案皆《王旭高临证医案》所未载者，两书互相阐发，为研究王旭高学术思想与临床经验的主要参考书。王旭高擅长治疗肝病，总结有"治肝三十法"，并以肝气、肝风、肝火三者为纲，分立诸法为目，在医案中多有体现。

张仲华的《爱庐医案二十四则》，系柳宝诒从友人抄本中精选加评而成。张仲华治病用药，思路深细，遣药精到，颇能独开生面，发人所未发，殊为难能。惟刻意争奇，议论有过于艰深者，立方有流于纤巧者，柳宝诒深戒之曰："方药之道，动关性命，非如词章曲艺，可以随人好恶，各自成家，是必博稽精采，慎所从违，庶几可法可师，不致贻误来学。"为真切之论。

（三）《柳宝诒医案》

系据晚清名医柳宝诒《临证治验案》《惜余医案》《仁术志》三书抄本整理编次，"删其重复，去其疑如，分门抄写，加以圈校"而成。全书6卷，内容包括温热病、内科杂病、妇人、小儿病等医案100余则，分列37门。具有叙述病情切要，分析证候细致，立法处方有根有据的特点。1965年，本书经张耀卿整理，由人民卫生出版社出版。

（四）《柳宝诒医论医案》

本书主要为编者从苏锡澄地区征集，有关柳宝诒医案抄本4种、医论14篇；与1965年张耀卿编《柳宝诒医案》对勘后，集其未收者177例。其中以肝气门、鼓胀门、妇人门论述为多，对于全面了解柳宝诒学术思想具有一定学术价值。其中"肝病证治条例"，具有较高的理论创见。柳宝诒将肝病分虚实调治，提出治肝实7法和肝虚5法，论证详细，用药切实，可与王旭高"治肝三十法"相媲美。主要版本见江一平等辑校《吴中珍本医籍四种》，由中国中医药出版社，1994年3月1版。

（五）《柳致和堂丸散膏丹释义》

为柳宝诒在周庄东街开设"柳致和堂"药店的自制"药典"。其中记载了柳宝诒处方配制的保赤金丹、秘制半夏、带下丸、姜粉痧药、参茸卫生丸等，均以显著的疗效受到患者欢迎。柳宝诒将柳致和堂制备的丸、散、膏、丹分门列目，将各方的药品修制、配伍、治病之理逐方详解汇集成书，于光绪二十五年（1899）木刻刊行。该书扉页，由晚清名儒俞樾题写。

【学术思想】

一、学术渊源

柳宝诒六七岁时，即随当地缪镜千从举子业，"亲几席者有年"。至于柳宝诒弃文从医的学术传承情况就不甚明了。但是，从柳宝诒的现存著作中不难发现，其熟谙经典、博及各家的学术功力。笔者拟从传统文化的深厚积淀与医学思想的悠久渊源，来考究其学术思想的形成与发展历程。

（一）江阴地方医学的悠久渊源

江阴为江南文明起源的中心地带之一，其见诸文字记载的历史有2500多年。江阴早期在青铜时代已成为“长江下游第一城”。至宋末元初，著名文学家陆文圭（1252—1336），开启了近世江阴悠久文化的活水源头。陆文圭，字子方，号墙东，江阴人。南宋咸淳九年（1273），陆文圭参加乡试，以一篇《春秋》中式。南宋王朝灭亡以后，陆文圭就隐居在江阴东乡，学者们都称他为墙东先生。元至元二十八年（1291），陆文圭在吴县县学执教。陆氏博通经史百家，兼及天文、地理、律历、医药、算术之学，在江阴华士地区讲经传道近50年，培养了大批文化人才。自此江阴人文荟萃，历朝历代名医辈出，从儒通医者亦不乏其人，陆文圭是江阴有史记载的第一位医学家，被尊为江阴中医鼻祖。

据《江阴县志》记载，自元至清，江阴地区钟灵毓秀，名医辈出。如元代名医“吕逸人善医，施药济人”。吕氏后人吕夔，字大章，本姓承，依舅氏改姓吕。原本为儒后从医，“一时神效，呼为吕仙”。地方志载：“吴中疫，（吕夔）裹药囊，日治百家，全活无算……嘉靖间，隶太医院，著有《运气发挥》《经络详据》《脉理明辨》《治法捷要》等书。”其子吕讲、吕读“医名俱如其父”。吕读子吕应钟任太医院吏目“传禁方而变通之，能望气决人生死，或谈笑间疗人痼疾”，著有《葆元行览》《世效单方》。此外，地方名医林愲，号为“中蘼先生”，学术上遵崇《丹溪心法》，据载其“治多奇效”。世医七代的名医缪坤“自察脉审方外，端居诵读，不接尘世”，著有《方脉统宗》。庄履严著有《医理发微》。

时至清代，地方志载名医更是层出不穷。如程邦连，精研朱丹溪著述，“决死生，百不一爽”。叶时隆自明初即以喉科传家。戚赞、王百朋、祝道行、钱洼、王文焕、司马鸿、姜礼、苏廷荫、姜健、赵洞章、张廷夔、吴景范、费椿龄、吴士瑛等皆以医名。其中，对江阴地区医学发展具有重要历史意义的是姜礼、姜健、姜大镛等祖孙数代。据顾植山在《江南杏林一奇葩》文中介绍，清代初期，龙沙地区的医家以姜氏为最，历200余年，传家学九氏，“名噪大江南北，数百里间求治者踵相接。”据《风劳鼓膈四大证》“瞿简庄序”，姜健曾游至苏州与叶桂同时应诊，凡有叶氏弃诊者转至姜健处，其多可治愈。叶桂叹为观止，曾亲赴江阴华士拜谒姜健，并邀其出山，后被婉拒。可见，姜氏医名之显著。

清代乾嘉时期，江阴龙砂地区已是医家荟萃，形成了名医群体，影响远远超过了江阴的周边地区。正是在这样的浓厚医学传统氛围下，到了清代晚期孕育出了一代名医柳宝诒。与柳宝诒同时稍早的医家有吴达（字东旸，著《医学求是》），稍后又出现了曹颖甫、朱少鸿和承淡安等医学大家。

（二）柳宝诒医学知识的深厚积淀

柳宝诒自幼博览群书，文化功底深厚，又在医学之乡的环境中历久熏陶，其重视医学传统，特别强调对《内经》的研究，著有《素问说意》。撰著《温热逢源》3卷，从六经探讨伏气温病，取法仲景，博览并蓄喻昌、吴又可、周禹载、张璐、叶桂、徐大椿、蒋问斋、章楠、吴瑭、陆九芝等数十名医家学术观点，或加以辨正，或加以取舍，进而详细阐述自己的学术见解。

1. 继承《素问》《灵枢》伏气化温理论

（1）温邪为伏气内发

《灵枢·诊疾论尺》云：“冬伤于寒，春生热。”《素问·生气通天论》云：“冬伤于寒，春必病温。”《素问·金匮真言论》云：“藏于精者，春不病温。”柳宝诒在《内经》温邪伏气内发思想的启发下，认为冬令受寒随时而发者为伤寒，郁久而发者为温病。温病当中又可再分为叶桂、吴瑭所论的随时感受之温邪，以及《内经》所说的伏气内发之温邪。

（2）伏气发温，随时而变

《素问·热论》：“今夫热病者，皆伤寒之类也……凡病伤寒而成温者，先夏至日者为病温，后夏至日者为病暑。暑当与汗俱出，勿止。”柳宝诒指出，《素问》此文说明伏气发温，随时而变。热势较轻者为温病，热势较重者为暑病。但《内经》所称的暑与热并无分别。其称夏至后为病暑，实际上是指暑为温的变名，不可认为是另外一种邪气。之所以分开来讲，是因为伏气发于夏至以后，其治法略有不同。

（3）伏温脉证，与众不同

柳宝诒认为，伏气温病发作时，有尺肤发热的表现，同时伴有脉数且躁的特点。《灵枢·论疾诊尺》云：“尺肤热甚，脉甚躁者，病温也。其脉盛而滑者，病且出也。”《素问·平人气象论》云：“人一呼脉三动，一吸脉三动而躁，尺热，曰病温。”柳宝诒据此推导出伏气温病的脉证特征，且如果脉象兼盛滑，说明热邪已动，有外出之象，进而深刻描述了伏温发病的脉证。

《内经》中还有伏温初发的其他鉴别要点。如《灵枢·热病》曰：“热病，不知所痛，耳聋，不能自收，口干，阳热甚，阴颇有寒者，热在髓，死不可治。”又曰：“热病已得汗，而脉尚躁盛，此阴脉之极也，死。其得汗而脉静者生。热病者脉尚躁盛而不得汗者，此阳脉之极也，死。脉盛躁，得汗静者生。”形容伏温初发，神情呆钝，其状如绘。阳热甚者，其热邪之浮于外者已甚。阴颇有寒者，其寒邪之伏于阴者尚未外透。其热深在骨髓，故不可治。

再如，《素问·刺热论》中，“肝热病”的表现为“小便先黄，腹痛多卧，身热，热争则狂言及惊，胁满痛，手足躁，不得安卧；庚辛甚，甲乙大汗，气逆则庚辛死。刺足厥阴、少阳。其逆则头痛员员，脉引冲头也。”

“心热病”的表现为“先不乐，数日乃热，热争则卒心痛，烦闷善呕，头痛面赤，无汗；壬癸甚，丙丁大汗，气逆则壬癸死。刺手少阴、太阳。”

“脾热病”的表现为“先头重，颊痛，烦心，颜青，欲呕，身热，热争则腰痛不可用俯仰，腹满泄，两颔痛；甲乙甚，戊己大汗，气逆则甲乙死。刺足太阴、阳明。”

“肺热病”的表现为“先淅然厥，起毫毛，恶风寒，舌上黄，身热，热争则喘咳，痛走胸膺背，不得大息，头痛不堪，汗出而寒；丙丁甚，庚辛大汗，气逆则丙丁死。刺手太阴、阳明，出血如大豆，立已。”

“肾热病”的表现为“先腰痛胻酸，苦渴数饮，身热，热争则项痛而强，胻寒且酸，足下热，不欲言，其热则项痛员员澹澹然；戊己甚，壬癸大汗，气逆则戊己死；刺足少阴、太阳。”

柳宝诒一方面详细解读了诸脏热病的表现与机制，更从中发现了“《内经》叙列五脏热病，惟肝、肾两节，多其逆一层，他脏无之。可见热病伤阴，惟肝、肾为最要”（《温热逢源·卷上》）的伏温治法关键。

（4）伏温治法，养阴为要

《素问·玉版论要》：“病温虚甚死。”柳宝诒认为：“经言藏于精者，春不病温。则凡病温者，其阴气先虚可知。使或虚而未至于甚，则养阴透邪，治之如法，犹可挽回。若病温者而至虚甚，则热邪内讧，阴精先涸，一发燎原，不可治矣。”（《温热逢源·卷上》）其指出，温热病未有不伤阴者，实其阴以补其不足，实为治温热之大纲。

2. 发挥《难经》伏温病机观点

《难经·五十八难》提出“伤寒有五”，即“有中风，有伤寒，有湿温，有热病，有温病”。柳宝诒认为，“五十八难”所说的五种伤寒病证，中风伤寒，即仲景论中所列之证，是感而即发。寒邪郁伏造成的发病中，风温是因感受温风而发；热病是因感受暑热而发，即夏至后之暑病；湿温是因感受湿邪而发。虽然随时随病，各异其名，但由于受寒则一，故皆谓之伤寒。五种病证，前二条是感寒而即病，后三条是寒伏于内，兼挟别气而病。

《难经》指出，伏温之病，随经可发，即“温病之脉，行在诸经，不知何经之动也，各随其经所在而取之”。柳宝诒受此启发，认为邪伏少阴，随气而动，流行于诸经，或乘经气之虚而发；或挟新感之邪气而发。伏气温病发作的时候，或由三阳而出，或由肺胃；最重者热不外出，而内陷于手足厥阴；或肾气虚，不能托邪，而燔结于少阴。因此，温邪之动，路径多歧，随处可发。刚发作时，不能指定发于何经，也就不能刻定见何脉象。

《难经》曰：“阳虚阴盛，汗出而愈，下之即死；阳盛阴虚，汗出而死，下之而愈。”柳宝诒加以发挥，指出伏气温病治疗，初起还是可以使用伤寒套路。他说：“寒邪初受，未经化热，卫阳被遏，则阳虚而阴盛，此即暴病之伤寒。但用辛温助阳，以发其汗，则邪解矣。若未曾入腑化热，而遽下之，则里气伤而表邪陷，即死矣。若邪郁久而化热，阴液被烁，则阳盛而阴虚，此即伏气之温病也。里热既盛，当急下以救阴则生。若再用辛温，误发其汗，则阴愈烁而变证蜂起。是以受病之始，都属寒邪，故仍以伤寒为提纲也。”

3. 承续仲景伏气化温证治

（1）温邪内伏少阴之提纲

柳宝诒认为，《伤寒论·平脉法》明确指出了温邪内伏少阴的思想。“伏气之病，以意候之，今月之内，欲有伏气。假令旧有伏气，当须脉之。若脉微弱者，当喉中痛似伤，非喉痹也。病患云：实咽中痛。虽尔，今复欲下利。”温邪化热内动，脉当数大，但是见到了微弱的脉象，说明是正气弱而不能托邪，邪郁不达之象。热不外达而循经上浮，因为少阴之脉循喉咙，热郁既久，则阴液腐败，故不但咽痛，而复欲下利。故而，柳宝诒将此条文定为温邪内伏少阴之证的提纲。

（2）温邪内伏少阴的脉证并治

柳宝诒将《伤寒论》《金匮要略》的若干条文作为温邪内伏少阴证的证治准则。例如：“少阴病（脉微细但欲寐也），二三日，咽痛者，可与甘草汤；不瘥者，与桔梗汤。”又“少阴病，下利咽痛，胸满心烦者，猪肤汤主之。”“少阴病，得之二三日以上，心中烦，不得卧，黄连阿胶汤主之。”柳宝诒认为，温病自里而出表，先少阴而后出太阳；伏气为病，皆自内而之外，不止春温一证。四时之气，皆有伏久而发的情况。以上少阴病三条，均与传经热邪不合，其为伏邪所致无疑。

如“少阴病，下利六七日，咳而呕渴，心烦不得眠者，猪苓汤主之。”“少阴病，得之二三日，口燥咽干者，急下之，宜大承气汤。”柳宝诒指出，这两条也是伏邪为患。如系传经热邪，则从始病数起，决不止二三日；如从传至少阴数起，则不应二三日始见口燥咽干也。

如“太阳病，发热而渴，不恶寒者，为温病。”柳宝诒引用章楠的注解，认为少阴之表为太阳，热邪从里出表，即有发热头痛之太阳病。不恶寒，就可断定并非新感之邪。热从内发故渴，仲景恐人错认为太阳伤寒伤风之证，故特标明，谓此是伏热内发之温病。之所以没有标明少阴温病，是因为伏气条内已申明咽痛下利为少阴初发之温病的缘故。

再如，桂枝汤误治例，原文为：“服桂枝汤，大汗出后，大烦渴不解，脉洪大者，白虎加人参汤主之。”柳宝诒认为，桂枝汤治风邪伤卫，表病而里和的太阳中风证。用之得当，则微汗而解。此例则是温邪自内而发，误用桂枝，适以助邪而耗液，故大汗大渴，热势转甚。主以白虎，所以泄热解烦；因阴液被劫，故加人参以救之，充分体现了其“救护阴液”的主导思想，与仲景学说关联之密切。

4. 博览众家思想，集成伏温学说

柳宝诒的伏气温病学说，上承《内经》《难经》《伤寒》《金匮》，下及历代诸家。对其学说形成产生影响的医家，主要有王叔和、喻昌、章楠、王孟英、吴瑭、徐灵胎、张璐、陈平伯、陆懋修、滑寿、沈宗淦、周禹载、王履、沈尧封、杨素园、尤在泾、方有执、张兼善、吴崑、沈亮辰、皇甫谧、朱肱、成无已、倪冲之、汪谢城、张凤奎、蒋问斋、吴又可等。在《温热逢源》的著作中，柳宝诒主要对于周禹载、蒋问斋、张璐、吴又可的温病学术思想进行了探究与考辨。在《柳宝诒医论医案》中，还保存了柳宝诒对叶桂《温热论》、吴瑭《温病条辨》的心悟与点评。正是在与前人学术思想不断学习、比较、切磋、琢磨的过程中，柳宝诒完成了伏气温病理论的系统建构。

（1）辨正周扬俊《温热暑疫全书》各条

周扬俊，清代医家，字禹载。撰《温热暑疫全书》4卷，依次论温、热、暑、疫诸病，选辑《伤寒论》《温疫论》原文，阐述并评价了温病学说发展的历史与代表医家的特色观点。

柳宝诒大体赞同周扬俊对各家学说的评述，认为前人并没有明确区分开暑病、疫病、伏气温病，容易造成后人的认识混乱。柳宝诒指出，前人研究伏气温病的问题主要有：①伏气温病的概念不清。关于“温病为伤寒变证”之说，乃是“不明伏气发温之理，而以温病为伤寒变证，故于温热源流，愈说愈远”。②在治疗上不能以伤寒法治疗温病。柳宝诒认为《诸病源候论》载崔文行的“解散法”，庞安常倡言和解为主，皆系伤寒治法，后人遵之以治温热，则势必贻误不少。至于丹溪、东垣有关温热施治之论，“不过一隙微明，于温热病之治法，仍未从源头悟澈也”。认为“温热治法，自仲景以后，无一人得其门径。至河间始有清泄邪热之法，与仲景黄芩、白虎之治，先后同符。惜其于疏邪化热诸法，犹未随证变化，曲尽病情也”。③强调春时温病、夏时热病均有暴感、伏气之说。柳宝诒赞同周扬俊批评张元素、李东垣以动静分暑之阴阳，“而于伏气一层全未道及”，乃“舍本逐末”。并指出张凤逵虽“畅论暑病，独开生面”，但“其所论，亦只就暑病之暴感者言之”，并不适用于伏气。而“温病中之伏气暴感，治法迥殊”，不容混淆。④认为伏气温病与疫邪所致的疫病成因不同，治法有异，应予区别。而吴又可所论之温疫治法，所以又“与伏气所发之温热病相合者甚多”，乃是因为“想又可当日，于伏气、疫气两证，未能分析清楚，因误指伏气为疫病者，亦复不少，故其书中论治，虽称疫邪，而方治每与伏气相合也”。

（2）辨正蒋宝素《医略》“伏邪篇”

蒋宝素，号问斋。撰《医略》13 卷，其中“伏邪篇”阐释了伏气温病的相关内容。柳宝诒认为，蒋宝素著《医略》13 篇，使得伏温一病，始昭然而大白于天下，且历引《内经》、仲景之文，非常详备。但其所撰“伏邪篇”，掺入吴又可关于膜原的观点，认为伏邪与温疫同条共贯，是概念混淆。

柳宝诒认为，温疫与伏气温病“病原见证，两者截然不同”。温疫邪气，自外而内，从口鼻而入，邪气性质湿热秽浊，藏于膜原，而发为寒热、痞闷、呕恶等证。伏温邪气，自内而外，从经络内袭，邪气属风寒性质，伏于少阴，发为寒热、身痛症状。因此说，蒋宝素不能细加审别，而伏邪论中，每每将膜原之说牵扯掺混，导致学者转有多歧之惑。为了使“伏邪疫邪不致更相牵混”，于是柳宝诒将蒋宝素“伏邪篇”原文，按其“伏寒化热，由少阴而发”的学术观点，逐条加以辨正。

从其辨析内容来看，虽然处处体现了伏气温病里热伤阴的病机特点和泄热养阴的治疗大法，但对照蒋氏原文则不无牵强附会之嫌。

（3）辨正张璐《伤寒绪论》温热各条

张璐，字路玉。撰《伤寒绪论》2 卷，于正伤寒外，详列四时外感、类伤寒各病，收集各家之说，阐释十分详细。柳宝诒认为，张璐所述的冬温、春温、温疫等证与温热病，未能寻源溯流，条分缕析，致使学者产生困惑。于是又按其伏气化温的观点，“录其有关于温热病者若干条，为之详加评论”。其主要精神有：①强调地域因素，认为南方外感病之重且险者皆温热病。正伤寒病间或有之。②“温热病是由内达外”，与两感于寒的内外合邪之证，由于来源各异，不可同日而语。张璐“未能明辨其原，故论治亦无确见也”。③“外感风温之邪，冬春间时有之”，治疗当宗叶、吴辛凉之法，张璐主以阳旦汤是“经脉未清”，并不对证。温邪初起，用葱、豉取汗最稳。若阴津不足，用清养胃阴最妙。④赞同张璐提出的温病三种不治之证：第一，邪气郁伏不达；第二，正虚不能托邪；第三，阴气被烁涸。⑤赞同张璐提出的黄芩汤、白虎汤为热病正治法。

（4）辨正吴又可《温疫论》各条

柳宝诒通过辨正吴又可《温疫论》各条，提出了吴又可温疫之论不合伏温之理，但温疫中后治法则“与伏温大概相合”的见解。柳宝诒从伏气化温的认识出发，认为吴又可所谓“温疫秽浊之邪，由口鼻吸受，藏于膜原而发，将伏气化温之病，概行抹煞”。又谓：“又可所指之温，既未得伏温之真谛；所论之疫，又未得疫证之全体。”但柳宝诒在评述吴又可之论“似无足取”之后，也承认吴又可之论“虽不免有粗疏之弊，亦岂容一概摒弃。况篇中所论应下失下、下后诸变证，曲折详尽，多阐前人未发之秘，堪为临证圭臬者，正复不少。”因之“爰采论中，与伏温相合者各条，复列于下，并分系于各篇之后而详论之”。从其所引条文及评注内容来看，主要突出了辨析“伏温与疫邪异同”与论述温疫白虎、承气等治法亦合伏气温病之治。

（5）评述叶桂温病思想

柳宝诒认为，历代医家论述温病，大都附于“伤寒篇”中，所论皆伏气发温之证，所谓“类伤寒”，因此，从未有专论暴感之温邪者。叶桂《温热论》的出现，倡导首用寒凉的治法，从此暴感之温病才有了一定的治疗准则。但是叶桂提出的“温邪上受，首先犯肺”，并未说明是暴感温病还是伏气温病的病机，易于导致后人研究的混淆。同时，柳宝诒还指出，叶桂实际上已经将伏气温病的理法包含于《温热论》中，如“逆传心包”一证，皆因“伏温蕴热过重，有热壅肺胃，由肺胃熏蒸而陷入者；有热不外达，径由阴经而陷入者，是乃伏温中至重之证”（《柳宝诒医论医话·论“温邪上受，首先犯肺，逆传心包”》）。叶桂在行文过程中，并未明确地分而论之，以致后人将暴感、伏气温病相混，导致治法不能丝丝入扣。

（6）论吴鞠通三焦辨证不适于伏气温病

柳宝诒从整体上肯定了吴鞠通《温病条辨》的重要学术价值，认为其为“温热病中发聋振聩之书”，认为该书思想传承叶桂，写作上处处以伤寒、温病比较分析，“上则推本河间，近则渊源叶氏，议论明畅，治法森列”。但是从“冬伤于寒，春必病温”“太阳病，发热而渴，不恶寒者，为温病”的中医经典理论来看，温病论治当分六经。进而柳宝诒认为，吴鞠通墨守叶桂“温邪上受，首先犯肺”成法，谨遵轻灵时方之技巧，武断地认为“温病皆因新感伤肺而起，不信伏邪之说”。这种做法，脱离了六经的辨证方法，而以三焦立论，有违传统。进而，柳宝诒比较了伏气温病分别从六经辨证、三焦辨证指导治疗的优劣。总的精神，认为吴鞠通三焦辨证难以解释伏气温病发于下焦肝肾、伏邪自少阴外达的病机，因而无法指导临床针对性的治疗。

笔者认为，柳宝诒之所以会产生对六经辨证的青睐，并排斥三焦辨证。原因有二：其一，柳宝诒力倡伏气温病，主张里热外发，其对温病发病规律的理解，主要是由里出表的传变过程；其二，吴鞠通所述“三焦辨证”同样是来源于实践的理论总结，是对暴感温病诊疗规律的提炼，而非仅仅针对伏气温病。从叶桂“入营犹可透热转气”一语可以推断，类似伏气温病郁热外发的情况，叶、吴均并未排斥，在卫气营血辨证中，相当于热入营血阶段；在三焦辨证中，应属下焦证候。柳宝诒之说，当与叶、吴论述参看。

二、学术特色

“明辨温病，取法六经，托里养阴”的伏气温病诊疗理论，是柳宝诒学术思想的最大特色。柳宝诒对伏气温病的研究，主要论点见于所著《温热逢源》。此外，柳宝诒的医案及其评选的《四家医案》中，也都可以看到关于伏温的讨论。

（一）提出伏气温病理论的缘由

清代以来，先有吴又可提出温疫论，并由此形成了兼讲温疫和温病的一派。相关著作有《温疫论》《广瘟疫论》《重订广温热论》等。再有周扬俊、叶桂、薛雪、吴鞠通、王士雄等，主张外感时令温热病一派。相关著作有《温热暑疫全书》《外感温热论》《湿热条辨》《温病条辨》《温热经纬》等。此外，还有主张寒温统一的一派，此类著作主要有陆懋修《阳明病释》、杨栗山《伤寒瘟疫条辨》、俞根初《通俗伤寒论》、雷丰《时病论》等。这些医家都为温病理论在清代的发展贡献出自己独到的学术思想和临床经验。

同早期医家一样，柳宝诒伏气温病理论的提出，也是基于前人不断的积累之上的。通过研究，笔者认为柳宝诒之所以重新诠释伏气温病理论，原因有三点。

第一，柳宝诒临床所见南方患者出现正伤寒的情况极少，但是南方人的体质确实又较北方人容易受寒。如《素问》所言，“正邪”之中人，人体不会出现明显的异常感受，但是这种寒邪容易潜伏于人体。《伤寒例》认为“含毒藏于肌肤”，《诸病源候论》认为“寒毒藏于肌骨”，《温疫论》认为“邪伏膜原”等。究竟人体所受寒邪归于何处，又如何得以释放？这个问题如果不搞清楚，伏气温病理论就难以成立。

第二，柳宝诒临床所见外感热病患者出现发病隐蔽、传变较快、病势凶险的特征性表现。这些新出现的证候往往表里同病，甚至表证不显便会突然出现厥阴证候。临床辨证时，用叶、吴的温病学说难以解释和对证治疗，用仲景自太阳而阳明的传变理论也难以说明，而且此类疾病又不具有传染性和流行性。究竟是出现一种新的疾病，还是现有温病理论到了需要革新的时候？柳宝诒面对此类问题，只能发皇古义，融汇新知，对现有外感热病发病理论提出创新。

第三，自《素问》提出“冬伤于寒，春必病温”，“冬不藏精，春必病温”，以及“温疟者，得之冬中于风，寒气藏于骨髓之中，至春则阳气大发，邪气不能自出，因遇大暑，脑髓烁，肌肉消，腠理发泄，或有所用力，邪气与汗皆出，此病藏于肾，其气先从内出之于外”的伏气温病思想外，其间仅有《伤寒例》、庞安时、郭雍、吴又可、喻昌等略做发明，历代医家大都对“伏气温病”少有阐发。因此，造成人们对“伏气温病”理论难以形成系统化的认识。加之，明清以来，温病、瘟疫流行，许多医家伤寒、温病、瘟疫不分，新感、伏气难辨，辨证论治更是五花八门。病原不清，处方自然难以切中病情，以至于临证处方难有规矩可言，临床疗效更是差强人意。

鉴于上述客观的原因和实际临床所见，柳宝诒再次思考“伏气温病”的理论内涵，认为“若夫温病，乃冬时寒邪伏于少阴”，或者春季阳气生发，或者人体阳气内动，即可发病。结合临床实际需求，柳宝诒对“伏气温病”的病因病机、发病特点和辨证论治进行深入的系统梳理，成为必然。

（二）伏气温病的基本概念、形成原因与病位

柳宝诒认为，温病就其形成原因而言，可以分为暴感与伏气两类。暴感温病，就是叶、吴等医家论述的感而即病，初期多见手太阴肺的相关证候。伏气温病则是感受寒邪，由内而发的一种情况。《素问》最早对伏气温病做了阐述，如“冬伤于寒，春必病温”和“藏于精者，春不病温”。因此，对于伏气温病，柳宝诒主张从两个层面加以认识。其一，冬季伤于寒邪，至春天自然界阳气生发，邪气也随之外达；其二，冬季过于耗散人体精气，造成寒邪内伏少阴。这是辩证地从内外两个方面对伏气温病的形成原因进行阐述。柳宝诒认为“伤于寒，正春月病温之由；而冬不藏精，又冬时受寒之由也”。

伏气温病的思想，学术源头在于《素问》，从学术发展史来看，伏邪概念的提出，却晚于明·

汪机“新感温病”想法约300年。至1840年医家蒋宝素（号问斋）撰《医略十三篇》才明确这一说法。

柳宝诒认为，冬寒伏邪藏匿之地在于少阴。这是因为，其一，《素问》明言“冬不藏精”，藏精之处无非少阴；其二，伏气温病，病势沉重，发作迅猛，变化多端，极易伤津耗液，从而体现出病邪深伏的特点。这一特点，正与少阴主冬季闭藏，在人为肾，主津液相关。

进而，柳宝诒进一步推导出伏气温病的发病规律与肾气的盛衰强弱有关。如果患者肾气轻微损耗，尚能鼓动邪气外达，那么伏邪就能够由少阴转出三阳而解，病势较轻。一旦患者肾气大虚，则伏邪多藏匿不出，伏郁在内，不得外达，病情严重，变化莫测。据此，柳宝诒批驳了王叔和编次《伤寒论·伤寒例》所提出的“寒毒藏于肌肤”之说，认为人体常态下，卫气循行于体表，顾护腠理，外邪难以伏匿于体表；即便伏匿于皮肤腠理之间，发病也不可能深重莫测。

柳宝诒继承了蒋宝素在“伏邪”问题上的学术观点，但也指出了其中的不足。他认为，蒋宝素援引吴又可“膜原”理论，认为伏邪隐匿于膜原的观点是难以成立的。柳宝诒认为：“试思膜原之邪，专在气分，即使善于传变，亦何至有先里后表，但里不表，里而又里，如后面所称九传之变证哉！至所叙初起证情，以及舌苔脉象，大略是暑湿浊邪蒙蔽中焦之证，与疫疠恶毒之邪，沿门阖户，如霍乱、烂喉、捻颈等险恶之证，传染不已者，亦不相同。”彼则暑热秽浊之邪，此则冬寒伏气，从病源、发病、症状等方面进行比较，是应该可以辨别的。

（三）伏气温病的发病特点及临床诊断

柳宝诒认为，冬时寒邪之所以能够久伏，而不为人所知，其原因在于冬季以寒邪为当令之气，其中于人，难以被察觉。如《灵枢·邪气脏腑病形》曰：“正邪之中人也微，先见于色，不知于身；若有若无，若亡若存；有形无形，莫知其情。”邪之所凑，其气必虚。正是由于少阴精气的不足，造成了伏邪得以隐匿的先机。

柳宝诒特意引用了《灵枢·热病》描述热病的一些文字。例如：“热病，不知所痛，耳聋，不能自收，口干，阳热甚，阴颇有寒者，热在髓，死不可治”。又如：“热病已得汗，而脉尚躁盛，此阴脉之极也，死。其得汗而脉静者生。热病者脉尚躁盛而不得汗者，此阳脉之极也，死。脉盛躁，得汗静者生。”其他还有《素问·热论》《素问·刺热论》等。引用上述素材，柳宝诒无非都在强调邪伏部位较深，一旦发作，病势极为险恶，即使能够由内及外，透出三阳，其治法也不同寻常。因此，在诊断本病的时候，柳宝诒强调应当注意若干问题。

1. 首先辨明温病、伤寒

伤寒病，为冬月感受寒邪，寒邪由皮毛渐次而内入，初见三阳病证，如太阳病则见头项强痛而恶寒。三阳不解，逐渐传入三阴。此外，尚有留于三阳者；有结于胃家者；也有直中三阴者。大凡伤寒病，初期即见寒邪束表之象。化热内传之后，出现热证。

伏气温病，病缘冬时寒邪伏于少阴，待春季阳气生发，伏邪化热而由少阴外透。此时，根据邪气透发的病位不同，而见证各异。如发于太阳则见头项强痛等证，与伤寒类似。但伤寒初期里无郁热，所以恶寒不渴，小便清澈。伏气温病除了表证类似伤寒之外，里热郁盛的征象比较明显。如口渴溲赤，尺肤热，骨节痛等种种内热症状。

2. 需要分清伏温外发、暴感风温

柳宝诒认为，伏气温病的发生，是由于寒邪伏郁，至春而发，阳气内动，化热外达。如《素问》所言“冬伤于寒，春必病温”等，皆指此类伏气外发造成的温病。此外，在发病地域方面，柳宝诒指出，伏气温病南方尤为多见。

暴感风温，属于春夏季节感受风热，邪从手太阴而入，郁于肺部，咳嗽发热甚则发疹的温热病证。如《素问》“风淫于内，治以辛凉”，叶桂“温邪上受，首先犯肺”之类。

3. 伏温外发应据六经分证

柳宝诒认为：“凡外感病，无论暴感伏气，或由外而入内，则由三阳传入三阴；或由内而外达，则由三阴而外出三阳。六经各有见证，即各有界限可凭。”他主张伏温辨证从六经着手，赞同张璐、蒋宝素的观点，将经络循行与脏腑相关联，总结六经形证。如引《医略》所载：“少阴脉贯肾，络于肺，系舌本，故口燥，舌干而渴；厥阴脉循阴器，而络于肝，故烦满而囊缩。”

4. 伏温诊断当分辨阴阳逆顺

柳宝诒认为，伏温诊断当分辨阴阳逆顺。伏邪由内外达，病势为顺；内溃阴分，无法透达于三阳，病势为逆。他说：“凡病之阴阳淆乱者，其故有二：一则由乎正虚，如阳虚者阴必凑之，则阴病可淆于阳矣；阴虚者阳必扰之，则阳病可淆于阴矣。一则由乎药误，如病在阴而误投阳药，则阳气为药所伤，而阴病淆于阳矣；病在阳而误投阴药，则阴气为药所伤，而阳病淆于阴矣。”其在分析阴阳、顺逆时，仍立足于脏腑经络。其云：“寒邪潜伏少阴，寒必伤阳；肾阳既弱，则不能蒸化而鼓动之。每见有温邪初发，而肾阳先馁，因之邪机冰伏，欲达不达，辗转之间，邪即内陷，不可挽救，此最难着手之危证。”此时症见神情呆钝，倦卧耳聋，时或烦躁，足冷及膝，指尖、耳边、鼻准亦冷，两便不利，腰俞板硬，不能转侧，脉迟细而弱，呕恶不能纳水饮等。

5. 力倡伏邪辨证权衡标本缓急

伏气温病，外证复杂，变化多端，或从阳化，或从阴化，或兼挟他邪而发，不一而定。因此，诊断的时候，需要分清标本缓急。柳宝诒认为“临病者，须将正气邪气，表病里病，新邪旧邪，孰本孰标，孰缓孰急，孰轻孰重，一一衡量得宜”。柳宝诒的这些观点，主要体现在“伏温外挟风寒暑湿各新邪为病”和“伏温兼挟气郁、痰饮、食积、瘀血，以及胎产经带诸宿病”等篇中。前者主要阐明新感邪气与伏邪相兼为病，结合时令、体质的差别，进行判断；后者明确病因病位，详细说明时病兼内伤的判别。如“中宫先有食滞，或因病而积，为热邪所燔，阻结于胃，劫烁胃津，此可攻之证也”。

6. 认为温病初发脉象舌苔不可拘一而定

温病的脉象，古人认为右手脉象大于左手脉象。这种情况一般是指邪热之达于肺、胃者而言。伏气温病初发，邪热郁于少阴，或连及厥阴，左手关尺两部常常出现弦数之脉。更有邪机深伏，郁湮不达，病象颇深，而脉象转见细弱不鼓之象；直到治疗时，托邪化热，脉象始渐见浮硬。这是因为肾气先亏，不能鼓邪外达，其证必非轻浅。因此，诊断本病需要全面分析，不可仅仅抓住某个征象就妄加判断。

再如，临床中常常以舌苔厚薄对病情进行分析，但这只是一般用来判别邪入于胃，或者暑热秽浊之邪指征。如果伏邪隐匿，舌上也会呈现无苔的情况，与常人相似。这是因为病邪深居，并未涉及胃腑。

再如舌本为心、脾营气所结，故营分有热，舌底必绛；心火亢盛，舌尖必红。但是常常可以见到伏邪深藏下焦，而舌底不见紫绛的情况。针对伏邪发病种种变异的情况，柳宝诒指出："故视病者，必细察见证，再合之色脉，乃有把握；若徒执脉象、舌苔，而求病之寒热、浅深，则误者多矣。"

柳宝诒反复强调，他临证多年，已经证实伏温初起，凡病邪深藏者，脉证往往不统一。如果临床忽略了这些，而被一些表面现象所掩盖，必然会出现误诊。

【临证经验】

一、伏气温病治疗经验

（一）寒温分治

柳宝诒认为，伏温与伤寒，从病因、病机、病位、病性等各个方面来看，均存在着较大差异。因此治疗温病，必须首先了解寒温分治的关键。这个关键就是伤寒初期无里热，伏邪初起则标见于外，而里热的表现更为突出。所以，柳宝诒认为，伤寒入手治法，只在发表；伏温初期，需重清里。

（二）六经分治

基于伏邪外发六经的不同见证，应当采用不同的治疗方法。在柳宝诒看来，温病与伤寒，尽管病性不同，用药不同，但是病邪传变都可遵循六经传变规律。他引用了《伤寒绪论》《医略十三篇》中有关六经病的论述，归纳了伏邪外达的六经形证。

表证：发热、恶寒，身痛，四肢拘急、喘。

太阳经证：头痛、项脊强、脉浮、脉伏。

阳明经证：目痛、鼻干、唇焦、漱水不欲咽、尺寸俱长。

少阳经证：耳聋、胸满、胁痛、目眩、口苦、苔滑、脉弦。

半表里证：呕吐、寒热往来、头汗、盗汗。

太阴经证：腹微满、脉沉实、自利。

少阴经证：口燥咽干而渴、咽痛、下利清水、目不明。

厥阴经证：少腹满、囊缩、舌卷、厥逆、消渴。

太阳腑证：口渴、溺赤。

阳明腑证：潮热、谵语、狂乱、不得眠、自汗、手足汗、便闭。

这些症状，照柳宝诒看法，伏气温病更多常见。热化传变的种种变证，其实就是伏温，而不是一般的伤寒热化。如："少阴病，得之二三日，口燥咽干者，急下之，宜大承气汤。"柳宝诒认为，这些症状的发生，若是传经热邪，不至于初期二三日即见少阴见证；若是寒邪直中，那就难以出现口燥咽干等热象，而又需急下以存阴。

再如“服桂枝汤，大汗出后，大烦渴不解，脉洪大者，白虎加人参汤主之。”柳宝诒认为，桂枝汤治风邪伤卫，表病而里和者，用之得当，则微汗而解。而伏气温病，温邪自内而发，误用桂枝，反而佐助郁热，伤阴耗液，故大汗大渴，热势转甚。故仲景主以白虎，泄热解烦；因阴液被劫，故加人参以救之。因此，他认为伏气外发的温病，应当根据仲景六经进行辨证论治。

（三）养阴补托，泄热透邪

柳宝诒认为，大凡治疗伏温，必须先了解其“阴气先虚”的特点。对这点有了充分认识，也就不难理解，凡虚而未甚者，只要及时予以养阴透邪，治之如法，往往可以得以挽回；而热邪郁盛，阴液先伤，一发不可收拾。伏气温病出现的重证危证，往往就是由于虚甚之所致。《素问·玉版论要》谓：“病温，虚甚死。”俗语说“伤寒偏死下虚人”，此点不能不引起临床的注意。

1. 养阴补托是扶正基础

临床所见“有温邪化热已出三阳，而未尽之邪尚有伏于少阴而未化者……其热有半出于阳，半恋于阴者”，前者为肾气不充，“专用凉泄，则邪机愈滞，设用温化，又属抱薪救火”，惟“温托”一法为当，主张师仲景少阴病治例，用“麻黄汁制豆豉，附子汁制生地”，参“凉肝熄风治标之药”；后者乃阴气不足，况“邪已化热，则邪热燎原，最易灼伤阴液，阴液一伤，变证蜂起，故治伏温病，当步步顾其阴液”，且滋阴可以保肺，达邪为了清里，乃有“助阴托邪”之立法，其推崇西洋参、生地、石斛、沙参、白芍、麦冬等，“无论发表、攻里剂中，均可加入”。综观柳宝诒扶正透邪之论，虽有温托之议，然毕竟为或见之例。“在温病以养阴为主，以温热必伤阴液也”；至于挟邪新感，则强调分别缓急而兼治之；“伏邪重者，仍当以伏邪为主”，要在“随机应变”，令各有出路。

2. 泄热透邪是祛邪防变

柳宝诒认识到，透邪是治温热病的关键。病之初起，虽无一定传变路径，没有一定的特征性症状，但“或出三阳，或由肺胃，总以外达为顺”，用药当以“托邪外达，勿任留恋”，宜“黄芩汤加豆豉、元参，为至当不易之法”。

若热结胃腑，无形之热，可从经气而达，以白虎汤出入；倘挟中焦有形之滞（食积、痰浊），而热结于中，则又当攻下，承气、泻心、滚痰等方随选，皆在“清泄达邪”之中。

烙灼营血，或上行清道，或下行浊窍，因邪重者，凉血泄邪为治，犀、地、栀、丹之属。缘血虚者，养血清热为法，地、芍、胶、玄之类，而总以“凉阴泄热为主脑”。外窜血络，有发疹（肺）、透斑（胃）之别，总以“清营透邪，疏络化斑为主”，鲜生地为必用之药，“欲兼疏散之意，重则用豆豉同打，轻则用薄荷叶同打”，方则有清营、化斑或玉女煎之类，酌加牛蒡、蝉衣、浮萍等。总之，勿论其邪居何所，分辨症状究病机，争取邪从外解，寻求最近之途径，以免内陷。

伏气温病，从病性上来说，属于阳邪致病，其病机又可以归纳为阳盛阴虚，所以“治热以寒”当为不啻之理。柳宝诒研究了蒋宝素、吴瑭等人的经验，认为伏气温病当以攻邪为主，邪去则正复，攻其邪即所以救其阴；另一方面，阴液充沛，自然能够制衡郁热，即养阴所以泄其热。但是，这些方法在临床工作中需要根据具体情况，在疾病发展的各个阶段，有侧重地使用。可以说，养阴补托、泄热透邪是柳宝诒治疗温病的关键方法。

（四）具体治法

柳宝诒治疗伏气温病的总的原则是清泄里热，务使少阴伏邪透达于外。出现变证、兼证，就需要针对不同情况，随机立法。

1. 伏温从少阴初发

由于阳气内动，寒邪化热，病患表现外虽微有形寒，而里热炽甚，不恶风寒，骨节烦疼，渴热少汗。治当助其阴气，以托邪外达，勿任伏气留恋。处方常用黄芩汤加豆豉、元参。由于黄芩汤为清泄里热之专剂，加以豆豉为黑豆所造，本入肾经，又蒸罨而成，与伏邪之蒸郁而发相同，且性味和平，无逼汗耗阴之弊，故豆豉为宣发少阴伏邪的对之药。再加元参以补肾阴。一面泄热，一面透邪，凡温邪初起，邪热未离少阴者，其治法不外如此。至兼挟别项外感，或兼内伤，或邪虽未脱少阴，而已兼有三阳见证者，均宜临证参酌施治。

2. 伏温外达三阳

伏气外达三阳，是邪不留恋于阴，病势最顺，当从六经立法。外发太阳，则恶寒发热，头项疼，腰脊强，治以阳旦汤合豉、芩；至于阳明，则壮热鼻干，不得卧，宜豉、芩合葛根、知母；达于少阳，则寒热往来，口苦胁痛，宜豉、芩合柴胡、山栀。其宗旨是透邪，其立意在清热。其邪初出三阳，或兼新感，外有恶寒无汗等症，则桂、葛、柴胡自当参用。若里热已甚则不宜桂枝，壮热汗多则不宜葛根，内风易动则不宜柴胡，此则又在临时之化裁。

3. 伏温结于胃腑

此类病证当分在经、在腑。伏邪在经，则烦渴多汗，狂谵脉洪，用白虎汤；在腑则齿垢唇焦，晡热，舌苔焦黄，神昏谵语，脉沉实，当以承气汤。治疗中应当审时度势，善用大黄，或泄热，或解毒，或疏瘀，或泄气。切勿贻误时机，留邪生变。只要认证清楚，确系热在于胃，则白虎、承气据法投之，可以取效反掌。

案例 1

光绪初年冬仲，徐君声之，因欲服补剂，属为定方。予诊其脉，两尺浮数弦动而不静。予谓据此脉证，当发冬温，补剂且从缓进。因疏方，黄芩汤加生地，嘱其多服几剂。当其时饮啖如常，并无疾苦。勉服三两剂，即停不服。迨十二月十七，忽振寒发热。两日后，渐觉神情昏糊困倦，热势蒸郁不达，神呆耳聋面垢。此少阴伏邪，化热外达。其势外已入胃，而内发于阴者，尚未离少阴之界，而并有窜入厥阴之势，病情深重而急。予以至戚，谊无可诿，不得不勉力图之。先与栀、豉、黄芩二剂，继进清心凉膈法两剂，均无大效。而痉厥昏谵，舌燥唇焦，病势愈急。乃用调胃承气，加洋参、生地、犀角、羚羊、元参养阴清泄之品。两剂之后，始得溏粪如霉酱者二遍。间进犀、羚、地、芍、豆豉、栀、丹、芩、元参，养阴熄热，清透少阴之剂，而热仍不减。

乃再与调胃承气合增液法，又行垢粪一次。此后即以此法，与养阴清泄之法相间迭用。自十二月二十三起，至正月初十，通共服承气八剂，行宿垢溏黑者十余次，里热始得渐松，神情亦渐清朗。用养阴之剂，调理两月而痊。

柳按：此证少阴伏邪本重，其化热而发也，设热邪全聚于胃，即使热壅极重，犹可以下泄之药，背城借一，以图幸功。乃中焦之热势已剧，而伏热之溃阴分者，又内炽于少、厥两阴之界，岌岌乎有蒙陷痉厥之险。不得已用助阴托邪之法，从阴分清化，使其渐次外透。其已达于胃者，用缓下法，使之随时下泄。战守兼施，随机应变。如是者，将及两旬，邪热始得退清。假使攻下一两次后，即畏其虚而疑不能决，则其险有不堪设想者。然则焦头烂额，得为今日之上客者，幸也。

（《温热逢源·卷下》）

案例2

长媳徐氏，戊戌七月，患感冒挟肝气发热，脘痛呕恶不纳者，五六日。八月朔，得大解颇畅。余谓大便一通，病可松也。不意至夜，寒热大作，恶心干呕，彻夜不止。与左金、平胃、温胆、泻心，均无寸效。至初五日，烦躁口渴，舌燥起刺。予以其质弱阴亏，虑其不耐壮热，急思乘早击退，冀免淹缠，遂用凉膈合泻心法，佐以洋参、石斛等。连进两剂，得大解两遍，呕恶即止，而里热不减，间服养阴泄热药一二剂，大便仍不行，而舌苔灰热转浓。乃改用调胃承气合增液法，间日一进。每进一剂，即行一次，粪色或黄或黑，或溏或结。又进三次，至十五日，方中大黄重至五钱，乃腹中大痛，宿粪畅行。当时冷汗肢厥，几乎气脱不回。急进人参以扶正气，始渐定。自此次畅行后，里热渐松，用药总以养阴扶胃为主。每间三四日，大解不行，即用人参汤送大黄丸药一服，或泻叶汤一盏，大便始行，而粪色仍黑紫如酱。至九月初，乃能渐进米汤稀粥。然每至三五日大解不通，即觉胃热熏郁，须与清泄，得大解始平。至九月十九日，服泻叶汤后，忽然宿垢大行，得黑粪半桶之多；然后积热浊热，始得一律整肃，不再有余热熏蒸矣。自初病至此，共用大黄三两零，元明粉一两零，人参参须二三两，洋参、麦冬各十余两，鲜地、石斛各一斤，其犀、羚、珠粉等味，用数少者不计焉。

此证因阴虚质弱之体，患此大病，米饮不沾唇者一月，而得全性命者，缘自病迄今始终以扶正养阴为主，故虽屡频危殆，而卒获保全。其积垢行至一月有余而始净，则初念亦不及料也。然从此可知，时病之余热不除，皆由积垢不清所致，断不可顾虑其虚，转致留邪生变也。又此证最易惑者，其脉始终细弱，毫无实象。惟将见证细意审察，究属体虚证实，惟有用洋参、鲜地、石斛、大黄，以养阴泄热，为至当不易之治。确守不移，始得回一生于九死也，亦幸已哉！

（《温热逢源·卷下》）

4. 伏温上灼肺金

少阴之系，上连于肺。邪热由肾系而上逆于肺，则见肺病。况温邪化热，火必克金，则肺脏本为温邪所当犯之。肺中津液，熏灼成痰，阻窒肺隧，平日每多痰咳，更值温热上蒸，痰得热而痰更胶黏，热附痰而热愈留恋，其为咳为喘，意中事也。肺络不通，则胸胁刺痛；热郁日甚，则痰秽如脓，或咳红带血，无非热灼金伤所致。治之者，当清泄肺胃。原因在于肺中之热，皆由胃腑上熏。先清胃热，为釜底抽薪之法。处方当清泄邪热为主，多以千金苇茎汤、鲜石斛、鲜沙参之类，而慎用滋腻、温燥之品。

5. 伏温伤血内燔外窜

温邪化热外出，其熏蒸于气分，为烦热、口渴等症。其燔灼于营分，血为热扰，每每血由肺络而溢出为咳血，由吐而出为吐血，上行清道为鼻衄、齿衄，下行浊窍为溲血、便血。凡此皆血为热邪所迫，不安其络，因而上溢下决。惟血既外夺，则邪热亦随血而泄，病势宜由此而减，乃为吉象。若血既外夺，而里热仍盛，昏谵烦躁，仍不轻减，即属重证。原因有二：一则伏热重而蒸郁过深，络血虽溢，而里热之留伏尚多也；一则营阴虚而为燔灼所伤，阴血枯竭，而不能托邪外出也。治疗总则以邪热凉阴为主。内燔营血时，血虚则以滋养，邪时则用清泄，务必使血止热亦解。外窜血络时，总以清营透邪、疏络化斑为主。

6. 伏邪化热郁于少阴

伏温之邪，为冬时之寒邪。感受之由，本因肾气之虚，寒邪乘机得入。其乘春阳之气而外达，亦以肾气暗动，促进了邪气化热而出的病势。如果其人肾阳虚馁，则邪机冰伏，常会发生有半化半伏、欲达不达的情况。如出现热象炽盛，或已见昏谵、痉厥之候，少阴之伏邪尚有未经化热，仍留滞于阴分时，就热象论，已有热扰厥阴之险，清泄之药不容缓。但是内伏之邪，又会因为肾气内馁，不能化达。如果专用凉泄，则容易造成邪机愈滞；如果使用温化的办法，又可能如抱薪救火。辗转之间，内则阴液干涸，外则邪热蒙闭。迟之一二日，即不可挽救。此等证情，在温病中为最险重之候。治法可以仿照喻嘉言用麻黄附子细辛汤及麻黄附子甘草汤两方以透邪，增入生地以育阴扶正。而当温邪活动，必有热象外现；其甚者邪热蒙陷，已有痉厥之象。此时麻附细辛等辛温热药，就并非适合了。但应师其意而变其制，如用麻黄汁制豆豉，附子汁制生地，至凉肝熄风治标之药，仍宜随证参入。

案例 1

及门生金石如，戊戌三月初旬，患时感。初起恶寒发热，服疏散药一剂，未得汗解，而热势转淡，神情呆钝，倦卧耳聋，时或烦躁，足冷及膝，指尖耳边鼻准亦冷，两便不利，腰俞板硬，不能转侧，脉迟细而弱，呕恶不能纳水饮，惟嚼酱姜稍止，舌苔浓燥微灰。此由新感引动伏邪，而肾阳先馁，不能托邪化热，故邪机冰伏不出；其已化之热，内陷厥阴，欲作痉厥。证情极为险重。赵生静宜先往，用栀、豉、桂枝、羚羊角，合左金法，小便得通，足温呕止，余则证情如故，邪仍不动。议用麻、附，合洋参、生地等扶正托邪，而余适至，遂令赶紧煎服。两进之后，尺脉始弦，而神情之呆钝、腰脊之板痛仍尔也。拟用麻黄制豆豉，附子制大生地，桂枝制白芍，合人参、牛膝、元参、淡芩、羚羊、生牡蛎等味出入。

三剂后，以舌苔灰浓而干，又加大黄。服后忽作寒栗战汗，而腰脊顿松，随得大解，而里热亦泄，神情爽朗，调理一月而愈。此证就邪之深伏而未化热者论之，则只宜温托，大忌寒凉；然痉厥神糊，舌苔灰燥，若再助其热，势必内陷厥阴，而为昏狂蒙闭之证，无可挽也。就邪之已动而化热者论之，则只宜清泄，何堪温燥；然脉情迟细，神呆形寒，经腑俱窒，若专用凉化，则少阴之伏邪不出，迁延数日，势必内溃，而为厥脱之证，其去生愈远矣。再四筹审，决无偏师制胜之理。不得已，取喻氏法以治其本，合清泄法以治其标，一面托邪，一面化热。幸赖少阴之气，得扶助而伸。凡经邪腑邪，已化未化之邪，乘肾气之动，一齐外达。故战汗一作，大便一行，而表里诸病若失也。

（《温热逢源·卷下》）

案例2

黄村桥范养逵令郎，于戊戌夏间患三疟，至八月初服截药而止。至二十外，忽然遗泄数次，遂发寒热，如日作之疟。先寒后热，迨外热已甚，而下体骨节仍寒，须再作寒栗一次，随啜热粥一碗，然后得汗而解。延至九月初，已十余发矣。一日当啜粥助汗之时，忽然头晕目暗，冷汗肢厥，如欲脱之状，超时始定。此后遂卧床不起，惟胃纳尚不大坏，缠绵不愈。予往诊时，十月中矣。予谓从前三疟，是暑湿之邪。迨愈而复作，是引动少阴伏邪，乘少阳新病之虚而出；而肾阳先馁，不能托邪，故寒栗日甚，而热势反不重也。此当用温经托邪之法，用桂枝汤加人参、当归、生地、附子汁制牛膝，仍用柴胡、豆豉、黄芩等味出入，十余剂。中间迭见惊悸痉惕诸证，又加龙骨、牡蛎、羚羊角等味，随证治之而愈。此证当疟疾再发之时，诸医仍用暑湿门套方，服二三十剂，而病情毫无增减。病者自言不起，每夜分辄有谵语。病家疑神疑鬼，医家莫测其病原所在。其故皆由近日医家，不囿于吴又可膜原之说，即泥于吴鞠通三焦之论，而绝不知有少阴伏邪随经发病之理。故遇此等证，便觉毫无把握，轻者迁延致重，重者无法挽救，近年所见不少矣。

（《温热逢源·卷下》）

7. 伏温化热内陷，手足厥冷，发痉厥、昏蒙等证

伏温由少阴而发，外出于三阳经证，内结于胃腑，则见阳明腑证。其证虽深浅不一，但由阴出阳，于病机为顺，均在可治之例。惟有伏邪已动，而热象郁滞，不达于三阳，亦不归于胃腑，而即窜入厥阴者，在手厥阴则神昏谵语，烦躁不寐，甚则狂言无序，或蒙闭不语。在足厥阴则抽搐蒙痉，昏眩直视，甚则循衣摸床。此等凶证，有兼见者，有独见者，有腑热内结、邪气充斥而溃入者，有阴气先亏、热邪乘虚而陷入者，有挟痰涎而蒙闭者，有挟蓄血而如狂者。

凡遇此等重证，柳宝诒认为，先为热邪寻找出路为第一要法。如在经者，从斑汗解；在腑者，从二便出。此时，扶助正气就应放在第二位。此即邪热所以养阴。凡热重昏谵，至夜增剧，舌底绛色，此热灼于营也，以犀角地黄为主方。烦躁不寐，口渴舌板，神情昏扰，热郁于上也，以凉膈散为主方。神志烦乱，小溲赤涩，舌尖干红，热劫心阴也，异赤各半汤为主方。面赤神烦，大渴多汗，热燔阳明之经也，白虎汤为主方。大便秘结，或热结旁流，唇焦齿垢，舌刺焦黄者，热结阳明之腑也，以三承气为主方。热蒸痰升，蒙闭神明者，加用至宝、紫雪、菖蒲汁之类。痉掣搐搦，肝风升扰者，加用羚羊角、钩藤、石决明之类。伏温内陷出现的变证往往纷繁，治法难以一一例举，而总以祛邪扶正两意为提纲。

扶正之法，在温病以养阴为主。柳宝诒认为，除了人参以外，西洋参甘凉养津，施于温热伤阴者，最为合用。其他药物，如生地滋肾阴，白芍养肝阴，石斛养胃阴，沙参养肺阴，麦冬养心阴。如遇虚体或久病阴伤者，无论发表攻里剂中，均可加入上述养阴生津药物。若热已窜入厥阴，而伏邪仍藏于少阴，热气尚伏而不扬，宜于清泄中仍兼疏托。或热已内陷营阴，而伏邪走行于经络之中，表气郁而不达，宜于凉营中再参透表。有一种最为严重的情况，邪热内燔，而外表反无热象，甚至肢厥肤冷，脉涩数而不畅，必得大剂泄热透邪，才能使得热势外扬，脉象转见洪大，常常可以避免出现厥深闭脱的危证。

8. 伏温挟湿内陷太阴，发黄疸、肿胀、泄利等证

温邪挟湿，则为湿温。感受湿之轻者，仍以温邪为主，略参化湿。其湿之重者，与热相合，初起宜参芳香宣化，迨湿邪化燥，用苍术白虎汤清热燥湿。这其中有一种湿热蕴于太阴，初起不见湿象，但觉热象蒸郁不扬，脘闷口甜，而胃口无病，仍可纳谷，舌上不见浊苔，其湿热深郁于脾脏，或发黄，或腹满肢肿，或泄，或便秘，或呕恶，或小水赤涩，甚则热郁日深，脾营受伤，则舌底绛色，或薄苔罩灰黄而不甚燥。此等病，治之最难得手。治疗时，必须仔细考量太阴之湿与少阴之热，孰轻孰重；再看其湿热所伤，或为脾气，或为脾阴；其兼挟之病，或为痰积，或为瘀滞，均应仔细辨析，方可用药。用药之法，须得轻、清、灵的特点，冀其缓缓疏化。柳宝诒建议医者可以参考吴鞠通《温病条辨》上、中焦湿温各条。此外薛雪《湿热条辨》颇为其所取法。

9. 伏温阴阳淆乱，见证错杂

伏温由阴而出于阳，于病机为顺。若病发于阴，而即溃于阴，不达于阳，此病机为逆。若是乎阴阳两层，界限分明，安有淆乱者哉！凡病之阴阳淆乱者，其故有二：一则由乎正虚，如阳虚者阴必凑之，则阴病可淆于阳；阴虚者阳必扰之，则阳病可淆于阴。一则由乎药误，如病在阴而误投阳药，则阳气为药所伤，而阴病淆于阳；病在阳而误投阴药，则阴气为药所伤，而阳病淆于阴。临证时，需要仔细分析正气邪气，表病里病，新邪旧邪，标本轻重缓急，从表里虚实入手。有当先顾本元，而正气一旺，邪自解散；有当急祛外邪，必得邪气速退，正气乃复。有证虽错出，而发于一原，只需专治其本，而各证自退，所谓缓则治其本者；有证虽在标，而病机甚急，必须先治标病（如小便不利之类），而本病从缓，所谓急则治其标者；有病势蔓延，欲治其根，而正气不支，只可先披其枝叶，而用渐衰渐胜之法者；有病情纠结，必除其根，而各证自退，不得不攻其坚垒，而用擒贼擒王之计者。此外还有寒热错杂，如阴虚而挟寒饮，阳虚而挟肝火，两相妨碍，其用药更难措手。总宜于轻重缓急，权之极精，方可论治。

10. 伏温外挟风寒暑湿各新邪为病

伏温之邪，由春夏温热之气，蒸动而出，此其常也。亦有当春夏之间，感冒风寒，邪郁营卫而为寒热，因寒热而引动伏气。初起一二日，第见新感之象，意其一汗即解。乃得汗后，表证略减，而里热转甚。昧者眩其病状，几若无可把握。不知此新邪引动伏邪之证，随时皆有。治疗时，须审其伏邪与新感，权衡轻重。若新感重者，先撤新邪，兼顾伏邪。伏邪重者，则专治伏邪，而新感自解。新病引动伏邪，大致亦与兼挟风寒者相似。

兼挟湿邪之证，有外感之湿，有内伏之湿。伏气既动，则热自内发，蒸动湿邪，与伏温之热混合，为病最属缠绵难愈。治疗时，须视其湿与热，孰轻孰重。须令其各有出路，勿使并合，则用药易于着手。再湿邪有宜温燥者，如平胃之类；有宜渗利者，如苓、泽之类；有宜通泄者，如车前、滑石之类；有宜清化者，如芩、连、栀、柏之类。以上皆专治湿邪之法。

若与湿热并合，则为湿温，见证最繁且杂。其治法须随机应变，初起有芳香化湿者，如胃苓、正气之属；而通宣三焦者，如三仁、滑石之属；中焦热重，有清泄阳明者，如苍术、石膏之属；有苦泄太阴者，如茵陈、芩、连之属。总之，须细察见证，如湿重者，自当治湿；若伏邪重者，仍当以伏邪为主。

11. 伏温兼挟气郁、痰饮、食积、瘀血，以及胎产经带诸宿病

平时有气郁之病，则肝木不畅，络气郁滞，温邪窜入肝络，即有胸板胁刺、咳逆等证。邪郁不达，久而化火，即蒙冒厥阴而有昏痉之变。素体痰饮内停，抑遏温邪，不得疏越，郁之即久，外冒之痰浊尚未蒸开，而内藏之津液早已干涸。一旦热势猝发，如烈火燎原不可措手。胃肠先有食滞，或因病而积，为热邪所燔，阻结于胃，劫烁胃津，此可攻之证。须得大便通行，积去而热邪乃随之而解。平时有瘀血在络，或因病而有蓄血，温热之邪与之纠结，热附血而愈觉缠绵，血得热而愈形胶固。或早凉暮热，或外凉内热，或神呆不语，或妄见如狂，种种奇险之证，皆瘀热所为。治疗时，必须导去瘀血，热邪随瘀而下，病势方可转危为安。

有胎前犯温病者，热邪燔灼，易于伤胎。治疗时，除蓝布冷泥护胎外，治法亦别无善法。只要眼明手快，认清病机，迎头清泄，勿令邪热留滞伤胎，便为得法。古法每于当用方中，加入四物，名曰护胎。如当用者，尚无大害；若不当用而用之，则滋腻滞邪，非徒无益，而反增其害。产后血舍空虚，百脉俱弛，当此而温病猝发，最易陷入血络，急则为痉狂等险候，缓则留恋血室，燔灼营阴，延为阴损之候。治疗时，须处处回护阴血，一面撤邪，一面养血，勿令热邪深陷，方可为安。此外，兼挟经带为病，与胎产相类似，不外虚则邪陷、实则瘀阻两层。总之，在治疗此类疾病的时候，可以适当参考内伤治法，但总以养阴补托、泄热透邪为基本原则。

二、杂病治疗经验

（一）疟疾治疗经验述要

柳宝诒本著《疟痢逢源》一书，作为《温热逢源》的姊妹篇，专述疟疾、痢疾。此书为苏州名医曹沧洲作序，手稿为其子剑寒保存 30 余年，抗战时寄存于上海外滩中国银行，在战乱中遗失，未能梓行，实为可惜。

柳宝诒治疗疟疾的经验，现在可考的只见于《柳宝诒医案·疟疾》。试疏理如下。

柳宝诒治疗疟疾的基本思想源于《素问·疟论》《金匮要略·疟病脉证并治》。他将疟疾的种类从症状上分为寒疟、温疟和疟瘅；从发作时间上分为间日疟、四日疟。

柳宝诒继承《素问·疟论》“痎疟皆生于风”的说法，认为疟疾为风木之邪致病。其中，先寒后热的“寒疟”，病机为“夏伤于大暑，汗大出，腠理开发，因遇夏凄沧之小寒，寒迫之，藏于腠理皮肤之中，秋伤于风，病盛矣。”先热后寒的“温疟”，病机为“先伤于风，而后伤于寒，故先热而后寒，亦以时作”。但热不寒的“疟瘅”，病机症状为“阴气绝，阳气独发，则少气烦惋，手足热而欲呕”。从人体禀赋上来讲，脾阳不足的人更容易感受此病。

柳宝诒对于疟疾的治疗十分细致。他认为疟疾的病因为风木之邪藏于阴分，所以疟疾必伤肝脾；总的治疗原则应采取“养风木以助生发之气，培中土以复健运之本”的办法；针对不同类型疟疾的成因，分别处治。如间日暑疟的病机为邪气兼挟暑湿之邪，伏藏于膜原，阳明热气偏胜，治疗采用辛凉清热、芳香疏达的办法。用药如豆豉、蔻仁、槟榔、青皮、青蒿、荷叶、薄荷、连翘等。三疟发作，常常兼挟痰饮、伏温、新感诸多邪气，应当根据具体情况具体分析。四日疟较为少见，但也不能忽视。柳宝诒认为，四日疟的理论，仅见于《素问》，大旨是“气远道深，较

三疟而愈迟。”但是并未提出明确的治疗方法，以致后人无所遵循。他据经文引申道：“《素问》以三日发者，邪入于腑，此则四日发者，更深一层。其邪必入于脏，与此病所见诸证，恰相符合。从此论治，似有路径可寻。三阴各有见证，此病专在厥阴，更兼少阴。在古法中，惟鳖甲煎为最妙，兹拟仿其意而变通之”，并通过实践验证了这一想法。这不能不说是柳宝诒的创新。

疟疾的善后，柳宝诒也非常重视。他认为，疟疾为风木邪气致病，风木首克脾胃，次燥阴液，所以培土益阴的方法是最为常用的。常用的药物有白芍（桂枝炒）、炙甘草、于术、绵芪、山药、茅芦根等。

（二）痢疾治疗经验

柳宝诒治疗痢疾的经验，也仅存在《柳宝诒医论医案》记载的一则医论与九则医案之中。

这则医论名为《吕文清痢疾论治》，主要介绍了柳宝诒关于休息痢的诊疗思路。其认为，休息痢的发生缘于痢疾治疗时未能彻底，兜涩之剂用之过早，或食用了荤油酸敛之物，以至于余邪留滞在大肠曲折之处。人体精、液与气血，流行周身，每到此处，即受邪气蒸化而形成秽垢。伤及气液者，表现为白垢；影响营血者，转化为红垢。所以休息痢常常绵延经年，尽管已经排出很多秽垢之物，但是总是难以痊愈。

柳宝诒指出，休息痢的治疗，首先需要明辨病性之虚实。尽管休息痢的形成，是由于肠中秽垢所致，但痢久正虚，或体质素弱，或年老气衰，往往造成邪少虚多的虚证。其治疗宜采用温养脾肾、扶助正气的办法，使得气机渐旺，则余邪得出。如果患病之时，兼挟积寒、湿热及痰瘀，阻滞于肠道之中，常常形成实证。治疗时，如有寒积则用温化，湿热用清泄，痰瘀用攻消。与痢疾初期治疗采用煎剂荡涤不同，休息痢的治疗，应当采用丸药，缓缓化之。当肠中宿垢涤清之后，再用培补之品善后。此外，实证还可以采用消补兼施治法，扶正祛邪并用。如以补中益气汤、四君子汤、八珍汤等送下疏积导滞的丸药。又如柳宝诒采用温补兼以疏通法，治疗脉象虚软、清晨气滞、脏真暗伤者，药用党参、炙甘草、白术、山药建中，用归身炭、砂仁、荷叶蒂、陈皮疏泄，用四神丸、炒杜仲、炮姜炭温脏。

其他类型的痢疾，柳宝诒也常常采用健脾阳、滋胃阴、化痰气法加以治疗。如由疟转痢，经腑交病，所下垢腻如痰者，证见神倦肢清、脉弱舌滑、苔色白燥。说明脾阳与胃阴双重受伤，而痰气尚阻未畅。药用白术、炙甘草、红枣、茯苓、木香、炮姜、桂枝温运脾阳，白芍、麦冬、太子参、西洋参滋养脾阴，半夏、枳实、橘红化解痰气。

总体来讲，柳宝诒治疗痢疾常常采用疏涤浊滞、调肝健脾、健运脾阳、滋养胃阴等法。如有血痢又应根据寒热见证，或清畅营血，或温营利气。遇有兼夹外证时，则表里兼治。

（三）痰饮治疗经验述要

柳宝诒认为，痰与饮同出一源。饮就是积水，而痰是积水熬炼而成。痰的形成缘于常人嗜欲过多，情志之火熏于肺，饮食之毒蕴于胃。刚发作时是烁饮而为痰，继而痰热壅滞，就会产生咳嗽等很多变证。因而，临床对痰证的治疗，柳宝诒提出了很多自己的见解。

1. 疏肝调中化痰法

柳宝诒认为，“肝木郁结侮陷中土……中土为木气所触，则痰浊上泛”，形成肝郁痰阻之证。

临床每见脘腹作胀，纳谷欲呕，胸胁攻撑作痛，咳喘，甚则神志昏蒙，脉多弦硬不畅，又以左关为甚，或弦滑，舌苔腻。

此证肝郁是致病之原，脾胃是受害之处，而痰浊则是二者功能失调的产物。所以，柳宝诒着眼于肝和脾胃气机的调理，常用金铃子、枳壳、青皮疏肝泄木；半夏、川贝、竹茹、指迷茯苓丸和胃化痰；茯苓、于术、苡仁健脾化湿。俾肝气调达，脾胃功能有序，则痰化津布而恙安。

若兼肝气犯胃，痰浊上逆者，习用旋覆花、代赭石、川连、半夏平肝降逆，和胃化痰；若痰阻入络，则仿叶氏治络法，每用旋覆花、橘络、青葱管、丝瓜络、瓜蒌皮、归尾等出入；如寒加桂枝，痰瘀交阻加桃仁、丹参、乳香、琥珀；脘腹撑痛为主者，加九香虫、降香片等。

2. 清肝熄风化痰法

肝郁化火或木失水涵，阳升风动，复为痰浊所遏，风木不得疏泄，上扰于巅则头痛且胀，眩晕耳鸣；内扰于心，则烦躁不安，惊悸怔忡；蒙扰心包，则神志不清，语言错乱，或痫仆吐涎；肺络被阻，则胸胁窒闷，咯血瘀紫夹痰；横犯于胃，则胀闷作呕，嘈杂不适；下注于肾，则梦遗滑泄。

风阳挟痰用事之疾，柳宝诒每于清肝火、潜风阳之中佐以化痰之法。清肝常以山栀、丹皮、羚羊角、赤白芍、竹茹为主，或用当归龙荟丸；潜熄风阳，多取刺蒺藜、钩藤、菊花、天麻、羚羊角、石决明、龙骨、牡蛎、磁石之类，化痰和胃，加石斛、川连、竹茹、半夏、陈皮等；肃降和络，加旋覆花、橘络、百合、川贝、黛蛤散之属；痰蒙心包，则加豁痰开窍之竹沥、天竺黄、白金丸、姜汁、石菖蒲、郁金、制胆星等。对于阴虚木燥、痰浊内阻者，柳宝诒提出："此时若与滋腻养阴，则助其痰浊；若进温燥，又恐助肝火""当养肝泄木以治其本，清火化痰以治其标"。治疗"以滋肝之药为主，佐以清神化痰，取药品纯润而不燥烈者"。取羚羊角、牡蛎、生地、赤白芍与陈胆星、竹茹等相伍，颇具巧思。

（四）肝病治疗经验述要

柳宝诒认为，肝属木，得春令生发之气，喜条达而恶郁遏。郁则怫其性情而为肝气之病。木性化风，风木不和，则上越而为肝风之病。木能生火，木郁火旺，则攻窜而为肝火之病。柳宝诒的治肝思路，受到清代名医王旭高的影响，同时也有其自身的理解。他继承王旭高"肝气、肝风、肝火"治肝三纲的观点，而对其30种具体的方法，则根据自己的实践进行编排。他以三纲为经，虚实为纬。从病机上看，肝气、肝风、肝火三者，分别描述了肝病由轻而重的三个发展阶段。从病性上讲，肝病大致可以分为虚实两类。

就肝病实证的治疗原则，柳宝诒指出："凡治肝实之病：一曰泄肝气，二曰疏肝瘀，三曰泻肝火，四曰祛肝寒，五曰镇肝逆。此五者，治肝之有余也。此外，肝气逆于肺，则有清金平木一法；肝木内克于脾，则有实土御木一法。凡肝实者，宜用此法。"

关于肝病虚证的治法，柳宝诒完全沿用了王旭高的四种补肝法。虚证的治疗原则主要是"凡治肝虚之病：一曰扶肝气，二曰养肝血；三曰敛肝阴，四曰熄肝阳。此四者，治肝不足之病也。此外有水不涵木者，更有滋水生木一法，乃乙癸同源之意也。凡肝虚者，宜用此法。"

1. 泻肝气法

肝气喜条达而恶抑郁，每因情志变化而致气机升降失调。情志抑郁常可导致肝气郁结不舒，而见两胁胀痛、攻撑不舒之证，以金铃子、玄胡索、沉香、青皮、郁金、香附、苏梗等疏肝理气通络。脾胃属土，若肝脾不调，木气干于脾，则见脘胁胀满，宜培土泄木，药用六君子加木香、砂仁、鸡内金、白芍、香橼。肝气犯胃则见脘中撑痛、呕吐酸水之证，宜泄木和胃，用药如左金丸、二陈加白芍、砂、蔻仁、木香、沉香。若肝气上逆于肺，金不制木，上逆侮肺，则见咳促哽噎，宜清金平木，药用旋覆花、代赭石、前胡、百合、丹参、紫菀、枳壳、郁金、枇杷叶、红梅花、绿梅花。少腹乃肝经所循，若少腹胀痛，肝气郁陷于下，宜疏木达郁，药用柴胡、川芎、当归、白芍、青皮、木瓜、乌药、沉香、吴萸、橘核、香附、玄胡。若肝气郁滞则水湿痰浊亦滞，浊积壅阻，结块而成胀，宜泄木之中兼化浊积，用小温中丸合平胃散、二陈配用。

案例

肝木犯胃则呕，犯脾则胀，犯肺则气逆。木病久必归中土，腹胀纳艰，大便不时溏泄，乃中气更伤之病。动作气逆，肝气上逆于肺，故有偏卧之疾。久病正虚，未便专用疏泄。拟和胃健脾，兼佐泄木调气之法。法半夏、生于术、鸡内金、东白芍、小青皮、广郁金、奎砂仁、刺蒺藜、左牡蛎、旋覆花、川百合、檀降香、枇杷叶、木蝴蝶。

（《柳宝诒医论医案》）

2. 疏肝瘀法

肝藏血而不滞，缘于肝气条达舒畅。故气为血帅，气滞则血瘀。肝气郁滞，日久必然伤及血分，导致血瘀络阻。若血瘀于肝经血络，则胁肋刺痛，宜疏瘀通络，用药宜归须、桃仁、红花、牛膝、丹参、乳香、玄胡、旋覆花；血瘀于少腹，结块作痛，治以疏通瘀络，宜用三棱、莪术、牛膝、红花、桃仁、楂炭等。

3. 泻肝火法

肝火之证，病机有二：其一为外感邪气袭肝，郁而化火；其二为内伤肝气郁结，久郁化火。肝火每随经气的运行或炎上或郁中或注下为病，柳宝诒视其病发部位不同分治用药。曰："有上越巅顶者，为头痛目赤、耳聋颧红，宜羚羊角、黑栀、杭菊、夏枯草；有窜入血络者，为咯血、衄血、牙宣、舌衄等证，宜清火方中加犀角、鲜地、玄参、赤芍、丹皮、银花；有扰及心包者，为癫狂不寐、怔忡惊悸等证，宜用犀角、川连、龙齿、牡蛎、磁石、朱砂、金银箔、铁落、真珠、竹叶、山栀、丹皮、青黛、枣仁；有播及中焦而嘈杂吐酸者，宜川连、山栀、竹茹、夏枯草；有胃液被灼而烦渴善饥者，苦寒慎用，宜用甘寒，竹叶石膏加西洋参、石斛、二冬、二地、知母、白芍；有注于下焦者，淋浊遗泄，便秘溺涩，在妇人则见经水不调、带下不止等证者，宜龙胆泻肝、当归龙荟、大黄、黄连、黄柏、玄参、牡蛎、木通、栀子、丹皮。"

案例

木火挟痰，内犯清净之府，嘈胀目黄，内热唇燥，皆属木火为病。用清泄之法。羚羊角、川连、茯神、生草、桑枝叶、半夏、枳实、洋参、刺蒺藜、广皮、白芍、黑山栀、竹二青。

（《柳宝诒医论医案》）

4. 祛肝寒法

肝阳亏损原因有二：一为外邪直中，寒凝肝脉；一为肝阳虚损，阳虚阴盛。若寒邪袭肝，经脉拘挛，肝气内逆，发为肝厥，见腹痛吐泻、四肢厥冷之证，柳宝诒以乌梅丸加减以温肝散寒；倘肝阳亏虚，温养失调，则用“鹿角、阿胶、黄芪、胡芦巴、苁蓉、杜仲、萸肉、川芎、当归、五味、羊肉、东洋参、大小茴、干姜等，以扶益肝阳。”

5. 镇肝逆法

肝为将军之官，谋虑出焉，易化火生风，扰及神明。柳宝诒在治疗过程中，除用熄风之物外，还以重坠之品镇其逆。如肝阳亢逆无制，致头痛、眩晕、心悸、狂躁等证，其以龙骨、牡蛎、代赭石、金银箔、铁落、磁石、朱砂等镇肝降逆。

6. 扶肝气法

肝为刚脏，为病多易成实，肝气虚损的情况比较少见。肝气虚的表现，主要以肝脏的生理功能减退为主要表现，柳宝诒常以黄芪、萸肉、川芎、五味、干姜等味补之。

7. 养肝血法

肝藏血，血主濡之。若肝血亏虚，一则濡养失调，一则血虚肝亢。其为血虚不濡者，胁腹隐痛，病势徐缓，延绵不止，则用归脾汤加疏肝之品，或建中汤加当归身、木香之类养血止痛；肝血虚衰，阴不敛阳、阳亢化风，则在平肝之中加入滋肝之物，如当归、白芍、生地、熟地、阿胶之类。

8. 敛肝阴法

肝脏体阴而用阳。若肝阴亏损，则阴虚阳亢，治若纯以潜阳，则阴虚难复；辄投疏泄，则愈耗气阴，欲平其亢逆，必以敛阴潜阳为务。其以为宜生地、熟地、当归、白芍、甘枸、苁蓉、阿胶、龟板、菟丝、沙苑、乌梅等养肝阴，若血虚阴亏，肝阳化风，其拟“归芍、二地、阿胶、龟板、牡蛎、栀子、沙苑、桑葚、天麻、首乌、料豆等柔熄之品，甚则眩晕痉掣，肢厥多汗，急宜三甲复脉、大定风珠掺入珠粉等以熄风固脱。”

9. 平肝阳法

肝风为病，每因木郁化火，或血虚木燥，或热甚至极所化，其既可上扰巅顶，又能横窜经络，复或内扰胃腑，治必以平熄为要。故曰：“肝风上升于头者，巅痛头晕，耳鸣目眩，宜羚羊角、石决明、明天麻、夏枯草、丹皮、黑料豆、刺蒺藜、钩藤；有内风灼于胃口，烦扰不寐，嘈杂呕酸，宜左金、二陈、木瓜、乌梅、竹茹、枳实、白芍、枣仁；有外感经络者，四肢痉挛，麻木牵强，宜羚羊角、刺蒺藜、当归、白芍、丝瓜络、木瓜。”

案例

风木不静，阳明内虚，故有眩晕诸疾，此不独血虚肝旺，兼以痰气内阻，拟熄风培土。盐半夏一两五钱、制料豆二两、归身二两、刺蒺藜四两、党参三两、白芍二两、明天麻一两、于术一两五钱、茯苓三两、广皮一两五钱、丹皮一两五钱、菊花一两、木瓜一两、枣仁三两、川连三分炒黑。共为末，用大生地四两，夜交藤四两，煎浓汁泛丸。

（《柳宝诒医论医案》）

此外，还有肝气逆于肺的清金平木法、肝木内克于脾的实土御木法、水不涵木的滋水生木法等。

（五）妇人病治疗经验述要

柳宝诒关于妇人病的论述，主要见于《柳宝诒医案》及《柳宝诒医案医话》中。现将其临床经验分述如下。

1. 瘀热内蕴是主要病机

妇人病的主要病机，柳宝诒强调瘀热内蕴，认为经、带、胎、产诸端皆由此致。妇人瘀热内蕴病机的产生，主要有两个原因，其一是血瘀日久化热，如柳宝诒指出："腹痛病历多年，营血日耗，肝火转炽，因瘀而热"；二是热灼血络而瘀，如柳宝诒认为："产后寒热时作，温邪乘新产而发，瘀阻腹痛。"其指出温邪内伏是外来之热源；热由内生者，多归属肝经郁热。

柳宝诒指出，经水先期而淡，当责之肝经有火，血不能藏，血少则淡。纳谷不多，则血无生长之源。头晕内热，皆为肝失血养导致。治疗时应滋养肝木以为藏血之地，药用生地、当归、白芍、丹皮、枣仁、茯神、枸杞等；培养脾土以开生血之源，药用砂仁、木香、茯苓、白术、党参等，而调补奇经之法，也应顾及。

月经病瘀热证的妇科特点，表现为"经漏紫而不畅""少腹刺痛，经速而少，此下焦瘀热阻"。柳宝诒强调不可一概以后期主寒，经迟可因血热瘀凝导致。柳宝诒认为："内有瘀结之火"则见"时复冒眩"，下则"癸水迟期，色带黄紫"，说明木火内盛，能使营气不畅，经水自然至而不至。

柳宝诒不但认识到"带下俱是湿证"的基本病机，并且就湿、瘀、热相结合所致带下病的特点分别论治。如柳宝诒论述："向患淋带，湿浊流陷，瘀湿内蕴，下注奇经"，内湿蕴久化热，任、带、奇脉受损。

在胎产方面，柳宝诒指出新感、伏邪与内生之火亦可使瘀浊互结，发为胎产之病，其病机为"木火挟郁痰升逆于上，间作鼻衄，胎火上浮""时邪从产后而发，瘀阻腹痛，气窒热蕴"。特别是胎前犯及温病，热邪燔灼，易于伤胎。临证更需认清病机，迎头清泄，勿令邪热留滞伤胎，便为得法。产后血舍空虚，百脉俱弛，当此而温病猝发，最易陷入血络，急则为痉狂等险候，缓则留恋血室，燔灼营阴，延为阴损之候。治之者，须处处回护阴血，一面撤邪，一面养血，勿令热邪深陷，乃为得手。

瘀热致病，易生变端，导致证候纷繁，如"经水先期，瘀热流注膀胱"而见小溲淋闭；瘀湿下注奇经，"带下不止，病经数载，癸水参差不期"而致经带同病；"腹痛营络壅阻，郁久暴崩"而致血不归经。

柳宝诒基于伏气温病的主要学术观点，提出妇人并应重视瘀热病因，对指导临床实践具有重要意义。

2. 悉心审证，多方周全

柳宝诒临证处方时，特别留意患者体质、考察生活习惯，明辨经带虚实、分析内外寒热。

（1）兼顾患者素体

柳宝诒认为，"素质阴虚"或"平日俱有曲蘖之性"者，多易致肝郁化火，营血不得归经，而灼伤阴络。

又如，“向来肝气不和”，近患疟疾，肝脾兼病，经停一年，而无瘀阻见证，“想因营血涩少所致”（《柳宝诒医论医案·调经门》）。

妇人常易肝气郁闷，因此柳宝诒在治疗肝郁气滞停经患者时，强调除了用药以外，“（此）病关情志，须畅怀调摄，乃能奏效”（《柳宝诒医论医案·调经门》）。

（2）明辨经带虚实

柳宝诒认为，经迟实证有“肝郁化火，内耗胃阴”，是为营气不充，经早而少，多为“下焦瘀热内阻，奇经不能疏畅”；虚证则为“肝脾不营，冲任血少”。经停，虚证多见“脉多虚数”，实证常有“脉多弦数”。对于经带同病，亦须详审，瘀湿带下，反复不止，致阴液枯损，营血不充，则经迟神倦。妇人病情易变，经早腹痛，心悸难寐，多为血虚气滞，木燥火浮，所谓“阴血虚则木火甚，气机窒则营络阻”。

（3）分析内外寒热

对于妇人病发热的诊察，柳宝诒从寒热发作时间、程度轻重分别外感内伤。

柳宝诒认为，新感与伏邪引发寒热，多为“午后寒热，入夜愈重”“晨起形寒发热”，常兼见少腹撑痛，病程较长，多为邪热与瘀血互阻，不得透达所致。

内伤寒热的特点为“晚热少寐”“内热形寒”“虚热上烘”“上热下寒”，兼见经量不匀、带下腰酸、脉象细弱等，多为肝肾阴亏，血络失养。

总之，柳宝诒指出，外邪所致寒热在妇科最易邪滞奇经，而致瘀热内阻；内伤寒热多易致奇经失养，阴损营亏。

3. 调气养营是关键手段

柳宝诒对于瘀阻络伤而致经、带、胎、产等病，认为“经候愆迟，带白腰酸，营分虚而不畅，亦因气阻所致。气为血帅，自当以调气为先。”对于肝气逆行，肺气痹阻，奇经失调，经水不匀，带下腰酸，头晕筋惕者，注意标本缓急，告诫“俟气分疏达，再议调补可耳”。

治带下，善调脾气以升清，不一味苦寒燥湿，而在养阴健脾中以行束带之法。对“带下不已，阴液枯损”者，则兼顾带脉以充营血。若肝气不调，营血瘀阻，带浊不愈，则疏通瘀浊，“冀得气营两畅，方可专意培补”。

柳宝诒诊治瘀热的特点，还表现为防患于未然，阻断病势的发展。如“少腹板滞，营络瘀阻，恐其郁火暴崩”，先予通络和瘀；带下经乱，舌苔晦浊，则先予调气通痹，以清带脉，再行培益脾肾，而养奇经。他认为经带同病，涉及气、血、水三端，因气为血帅，气停水阻，气滞瘀凝，当以调气为先，所谓“疏肝和气，为治血之本”。

养营托邪，为柳宝诒诊治妇人温病的又一特点。盖温热病邪，易伤阴血，阻滞络脉，善用鲜生地与豆豉同打。治产后伏邪与瘀血互结，蒸蕴化热，瘀阻气室，当归与白薇同用，疏养中而具透达之性。柳宝诒运用补托一法，权衡邪正盛衰，立方虚实兼顾，相得益彰。

【后世影响】

一、历代评价

（一）伏气温病学说的学术意义

顾植山等在《中医文献学》教材中指出："清末柳宝诒所著的《温热逢源》，对《内经》《难经》《伤寒论》中有关温热病的原文进行了深入分析，就前人的见解提出商榷，集中对伏气温病的病因、症状及治疗原则进行了阐述，提出'养阴透邪'等治法，完善和发展了伏气温病学说。"（《中医文献学》）

柴中元在《热病衡正》一书中评价道："《温热逢源》卷帙不繁，但柳宝诒议论，多能独抒己见，极少人云亦云……如谓吴又可误认伏邪为疫邪等，这虽是一家之言，竟不同于老生常谈，故很有参考价值。"（《热病衡正》）

黄煌认为，柳宝诒《温热逢源》明确了伏气温病与新感温病的区别，揭示了伏温的辨证大纲与传变特点，创立了助阴托邪的法则，是对温病学说的充实。柳宝诒温病学说的价值，还不仅仅是学说的本身，还在于柳宝诒继承创新的研究思路。他一句伤寒六经分证，而又不拘泥于《伤寒论》的治法方药，研究温病则又能另出新意。这在寒温之争剧烈的清末，不能不说是一个创新。

陈大舜《中医各家学说》认为："柳宝诒发挥《内经》之旨，倡'伏气温病'之说，对温病的病因、病理、诊断、治法等均有较系统的阐发……成为当时别具一格的温病学家。丰富了温病学说的内容。"（《中医各家学说》）

（二）对《柳选四家医案》《柳宝诒医案》等著作的评价

干祖望认为"《柳宝诒医案》《柳选四家医案》……都是实用性、可读性极强的宝贵遗产"。（《干祖望医书三种》）

黄煌认为，作为供门人研读的《柳选四家医案》，问世后即很受中医界的欢迎。据《中国中医古籍总目》记载，该书从光绪三十年（1904）到1957年的50多年中，已刻印9次。柳宝诒选案的特点有二，其一，选近人近邑的名医医案，如长洲尤在泾、无锡王旭高、常熟曹仁伯、胥江张仲华，均为清代江南名医。由于时代和地域相近，文风与疾病类型相近，此医案读来自然通俗易晓，切合实际。该书所选均为立法严谨、用药切实的医案。柳宝诒说："窃念方药之道，动关性命，非如词章曲艺，可以随人好恶，各自成家"，故所选之案"必博稽精采，慎所从违，庶几可法可师，不致贻误来学"。其二，在医案的评注方面，柳宝诒重视理法方药的贯穿，重视古法古方的变通，并能从临床实际出发，做出实事求是的评注，认证精切，方药妥当者肯定之，欠缺者则指正之，并能道出自己的临床心得。这对帮助初学者通过阅读医案学习名家的用药思路与临床经验，训练辨证论治的技能，无疑是很有意义的。柳宝诒以后，医界均重研读医案。施今墨先生创办华北国医院，曾编《医案讲义》。近代浙江名医张山雷，执教于浙江黄墙中医学校，亦以讲解医案为课程。

民国谢观曾评价道："柳宝诒之《惜余医话》……称佳著。"（《中国医学源流论》）

二、学派传承

据江阴市致和堂中医药研究所顾植山介绍，当年柳宝诒开坛授课，培养了不少后学名家。柳宝诒重视传承教育，弟子达百余人，其中成名者如薛文元、邓养初、金石如、吴晋丰、魏用宾、郭吉庆、王定怀、承宝庭、柳颂如、赵静宜、沙蔼士、邓佩春、王宝如等，俱为医学名家。（《江阴文史资料（第七辑）》）

同时，因柳宝诒的学生薛文元，再传弟子章巨膺及同乡晚一辈的曹家达、朱少鸿等俱悬壶上海，柳宝诒学术思想在近代上海中医界有重要影响。

（一）薛文元

薛文元（1867—1937），名蕃，柳宝诒嫡传弟子，医名望重于上海，是上海市国医公会和全国医药团体总联合会的发起创办人之一。1931年冬，上海中国医学院创办未久，濒临倒闭，薛文元受上海国医公会委派出任院长，使中国医学院出现空前的安定和兴旺，办学规模和社会地位、师资力量等都超过当时国内其他中医学校，因而被誉为"国医最高学府"。

薛文元的入室弟子盛心如，也长期在中国医学院任教，并担任过事务主任、训育主任等职。在薛文元、郭柏良任院长期间，中国医学院培养的学生成为著名医家的有朱良春、颜德馨、梁乃津、何志雄、陆芷青、董漱六等。

（二）邓养初

邓养初，一名养秋（生卒年月不详），世居江阴县占文桥（现沙洲县南沙乡），承其父邓子英之家学，复得名师柳宝诒、章竹座之熏陶，所学益醇，以擅治伤寒、温病著誉，声名远播澄锡琴诸邑。当时求治之众，门庭若市，其论病处方，思路深细，药不虚设，按语词藻华丽，洵一时高手。

邓养初著有《临证心得录》。其谓温病用下法，有外感伏气之分，验舌验唇之别。外感邪犯肺胃，气分先燥，故苔色必变；而伏邪发于少阴，血分必烁，故唇多焦黑。于杂病则注重调理肝经，指出肝胆病，如脉来弦滑或弦大，则多肝火郁勃，胃有停痰，致气不下降而为痛为呕，最宜苦辛酸法。苦以降火，辛以开痰，酸以制横而平厥气，则痛呕自平。而逍遥散治肝火证为千古妙剂，此方之妙，全在柴、薄二味，惟脉见涩滞者宜之。盖气火同源，火郁则气无不滞，气滞则脉道亦必失畅，故惟脉来涩滞者为宜。若脉转弦数或弦滑，则郁火已变为元阳，营阴必伤，即不可复用柴、薄以升散矣！

邓养初毕生好学，诊病之余，深研《柳选四家医案》，心有所得则做眉批。南京中医学院许履和先生谓："邓氏学问渊博，经验宏深，其眉批匠心独运，识见高超，堪与柳按媲美。"（见《增评柳选四家医案》，江苏科技出版社1983年版）实为允当之评价。

邓养初之生徒有夏子谦、任丹廷、黄载熙等，子逵儒继其业。

（三）金兰升

金兰升（1865—1938），名清桂，号石如，晚年又号冬青老人，居金家村（今属沙洲县）。初习举子业，博览群书，又喜书画金石。二十三岁时欲投江阴名医柳宝诒之门习医，柳初以年老辞，兰升当即赋诗一首呈于柳，诗云："郭外闲游眺，春风乐送迎。得时花作态，在野草无名。旧事空惆怅，新诗写性情。欲消尘俗虑，柳下独听莺。"柳阅诗后爱其才华，乃列门下。

金兰升以擅治黄疸、鼓胀等杂病称著，在民国时期与王士希、章成器齐名，人称"三鼎甲"。制有金氏铁霜丸、参珠犀珀散等，治虚黄及阳黄日久不退之"湿热夹毒"型黄疸有显著疗效，曾屡起沉疴。黄谦斋《追题十三浪子图》诗有"此老鸦窠桂兰从，刀圭起废关格通"之句以纪其实。他存心仁慈，晚年某夕突然昏晕仆地，醒后即起而应诊，家人都劝其稍事休息，他说："无妨，病者在，不可使久待。"左右皆为之感动。其遗著有《补缺山房医案》10 卷，《金氏丸散验方》等，均已散佚不全。

（四）夏子谦

夏子谦（1877—1947），世居江阴县云亭镇，其本儒家，为清末秀才。弱冠时习举子业，尝至定山顶峰庵面壁读书，深夜不辍，山风峭厉，侵入肺腑，以是得寒喘疾，乃弃儒习医，从占文桥邓养初先生学。1926 年，夏氏在城内行医，曾任江阴县中医协会理事，与马泽人、蒋镜寰先生等共襄协会事务。每年夏季，城乡各地举办义务施诊所，夏氏受聘按期应诊。临诊时，深思明辨，仔细周详，不以贫富分轩轾，日诊数十号无倦容。日寇侵华，先生迁回云亭继续行医。当时老百姓进城，要向城门口日寇行鞠躬礼，先生深以为耻，因订例"出诊不进城"，八年中间，先生出诊只到南外、东外，城内人虽高其诊金，不应也。身居乱世，不为利诱，而以民族气节为重，其德行良可嘉也。

夏子谦由儒而医，精内科，生平致力于《伤寒论》《金匮要略》，而对《温病条辨》钻研更有心得。晚年擅长调治内伤杂病，喜用瓜蒌薤白汤展化胸汤以利升降，对痰阻气郁诸证，辄能应手取效。尝用乌梅丸合等药甘草汤柔肝缓急，以治霍乱转筋，可谓师古而能化。先生处方平正稳妥，习惯用馆阁体正楷书写方案。现存有《实验临证医案》两卷，乃其门人整理编次。

夏子谦一生授徒甚众，有章巨膺、焦少鸿、柳新一、柳汉民、夏敏求、程晋璞、杨士贤、王观泉、周学庠、沈永才、薛铭章、张本仁、徐济成、卞颂禧、夏纲等。

（五）章巨膺

柳宝诒的三传弟子章巨膺，1929 年与徐衡之、陆渊雷等共同筹建上海国医学院，主讲《伤寒论》及温病学。1933 年，襄助恽铁樵举办中医函授事务所，主持教务，并主编《铁樵医学月刊》。恽铁樵去世后，乃独任其事。1936 年任教于上海中国医学院、上海新中国医学院，并受聘新中国医学院教务长。新中国成立后，任上海第一中医进修班副主任，1956 年与程门雪等受命筹建上海中医学院，任教务长。一生从事中医教育事业，桃李满天下。主要弟子有何任、王玉润、钱伯文、凌耀星等。章氏认为，《伤寒论》是对《内经》理论的运用和发展，强调要在学好《内经》理论的基础上学习《伤寒论》；在伤寒与温病的关系方面，章巨膺曾说："在卅年前，我也片面地崇奉仲景，不同意叶、吴。""崇奉仲景，不同意叶、吴"，恰是柳宝诒的观点，反映了章氏早期对柳宝诒学术思想的传承。尽管章氏后来对叶、吴的看法有所改变，但仍强调温病属于伤寒的一部分，故章氏多据《内经》阐释《伤寒论》，从《伤寒论》而论温病；又曾发表《宋以来医学流派和五运六气之关系》一文，从五运六气的角度分析中医各家学说形成的原因。章氏重视《内经》《伤寒论》和五运六气，不离龙砂医学本色。

上海中医专门学校、中国医学院和新中国医学院，是新中国成立前上海办学时间最长、影响最大的三家中医学校。那时，《柳选四家医案》在上海中医界流传极广，几乎人手一册。这与曹颖甫、薛文元和章巨膺分别主持三校教务时的推介有一定关系。自此，可见柳宝诒在近代中医学术发展史的学术传承与影响。

三、后世发挥

柳宝诒的伏气温病学术思想，得到了后世医家的广泛应用与发挥。如：江阴朱氏中医，被称为“一门三杰”（朱少鸿、朱凤嘉、朱莘农）。朱少鸿之子朱凤嘉在《论伏邪伤寒证治之概要》中，就发挥了柳宝诒的伏邪思想。其谓：“伏邪为病，包括温暑”“天下之病，孰有多于伏邪者乎?”朱少鸿之弟朱莘农的著名观点是“夹阴伤寒”。其云：“盖缘先天少阴之素虚，偶一不慎，而寒邪直中虚处”“足见少阴阴阳亏虚，寒邪才能深入。”与柳宝诒少阴伏邪学说一脉相承。且朱氏在《夹阴证治》文中明言“余本无才，不能作此一篇……但夏子谦岳叔、曹惠昌先生，再三对余申说，故余不揣冒昧，略挥其意，以释是病之疑点”。夏之谦的老师是柳宝诒的著名弟子邓养初，朱氏此论与柳宝诒学术思想之传承渊源亦很清晰。

当代学者对于柳宝诒的伏气温病学术思想也十分推崇。如高辉远认为，无论伏气温病，或新感引动伏气，都应采用柳宝诒“伏气由内而发，治之者以清泄里热为主，其见证至繁且杂，须兼视六经形证，乃可随机立法”，使其温热之邪不致内炽。（《中国百年百名中医临床家丛书：高辉远》）

董建华也十分赞同柳宝诒“治疗伏气温病，当步步顾护阴液”的主张，并付之临床应用。其医案记载：“李某，女，71 岁。1982 年 5 月 4 日初诊。寒热往来，已半月余，头晕、身痛、口苦胁痛，干呕心烦，口干不欲多饮，尿少而黄，舌质红绛，中裂无苔，脉象细弦数。辨证属春温晚发，邪热未清，表里失和、营分已伤。处以清胆泄热、养阴生津法，药用黄芩 10 克、青蒿 10 克、银柴胡 6 克、竹茹 6 克、芦根 20 克、滑石 10 克、石斛 10 克、天花粉 10 克、桑叶 6 克、桑枝 15 克、杏仁 10 克、丝瓜络 5 克。二诊：上药 3 剂，寒热往来已退，胃津得复，舌面复生薄黄苔，脉象弦细，表里通达，再加养阴清热善后。药用沙参 10 克、麦冬 10 克、丝瓜络 5 克、生竹茹 5 克、生谷芽 5 克、生地 10 克、芦根 15 克、黄芩 6 克、杏仁 20 克、全瓜蒌 15 克、桑枝 15 克。服上方 3 剂而病愈。”董建华指出，本例用黄芩、青蒿、银柴胡疏通少阳，宣展气机，清其郁热；芦根、天花粉、石斛养阴清热。由于清热之时，顾护阴液所以疗效神速。这是遵循柳宝诒提出的“邪已化热，则邪热燎原，最易灼伤阴液，阴液一伤，变证蜂起，故治伏气温病，当步步顾其阴液”。董建华认为，柳宝诒之论，颇中要领，临床不可忽视。（《中国百年百名中医临床家丛书：董建华》）

综上所述，柳宝诒作为晚清中医学家的代表，在温病理论发展方面具有重要贡献，特别是对伏气温病的病因病机和辨证论治有着独到的见解，如在《温热逢源》及其医案中所提出的“养阴托邪”“攻下逐瘀”“凉血祛瘀”等法，对温病的临床诊治有重要的指导意义，在温病学说中占有重要地位。此外，柳宝诒在治疗疟疾、痢疾、痰饮、肝病以及妇人病方面的特色诊疗经验，都为后人所广为传习。柳宝诒及其传人的学术影响在近现代中医学术发展史中，留下了光辉的一笔。

中国中医科学院中医基础理论研究所　陈曦

【参考文献】

[1] 柳宝诒. 温热逢源 [M]. 北京：人民卫生出版社，1959.

[2] 尤在泾，等著；柳宝诒评选. 柳选四家医案 [M]. 北京：中国中医药出版社，1997.

[3] 柳宝诒著；张耀卿整理. 柳宝诒医案 [M]. 北京：人民卫生出版社，1965.

[4] 柳宝诒. 吴中珍本医籍四种：柳宝诒医论医案 [M]. 北京：中国中医药出版社，1994.

[5]《中国医籍大辞典》编撰委员会. 中国医籍大辞典 [M]. 上海：上海科学技术出版社，2010.

[6] 严季澜，张如青. 中医文献学 [M]. 北京：中国中医药出版社，2011.

[7] 柴中元. 热病衡正 [M]. 浙江省上虞科学技术卫生局（内部资料），1984.

[8] 任应秋. 中医各家学说 [M]. 北京：人民卫生出版社，2000.

[9] 干祖望. 干祖望医书三种 [M]. 济南：山东科学技术出版社，2002.

[10] 谢观. 中国医学源流论 [M]. 福州：福建科学技术出版社，2003.

[11] 中国人民政治协商会议江苏省江阴县委员会文史资料研究委员会. 江阴文史资料（第七辑）[M]. [出版信息不详]，1984.

[12] 高辉远. 中国百年百名中医临床家丛书：高辉远 [M]. 北京：中国中医药出版社，2004.

[13] 董建华. 中国百年百名中医临床家丛书：董建华 [M]. 北京：中国中医药出版社，2004.

[14] 张耀宗. 柳宝诒生卒年代与事迹新证 [J]. 南京中医学院学报，2002（2）：54.

[15] 陆文彬. 柳宝诒《温热逢源》及其学术思想初探 [J]. 上海中医药杂志，1985（7）：39.

[16] 祝耀长. 中医柳冠群先生纪实 [J]. 江苏中医，1982（9）：35.

[17] 姚石安. 柳宝诒诊治妇科病特色探析 [J]. 江西中医药，1991，22（6）：10.

[18] 黄煌. 晚清名医柳宝诒及其学术成就 [J]. 中华医史杂志，1987，17（1）：23.

[19] 顾植山，吴厚新. 江南杏林一奇葩——龙砂医学说概 [J]. 中医药文化，2012（4）：23－25.

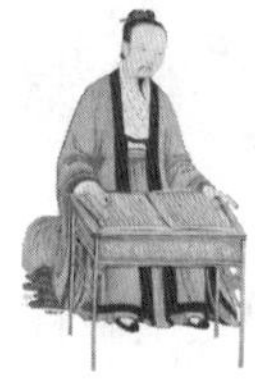

唐宗海

内容提要

唐宗海，字容川，生于清道光二十六年（1846），卒于清光绪二十三年（1897）。清末著名医家，四川彭县三邑人。素以血证诊疗理法方药的创新性和实用性享誉医林。唐宗海一生著述颇丰，其代表作为《血证论》。书中所创治吐血“四要法”，即止血、消瘀、宁血、补虚，是对中医血证诊疗理论的系统总结与提升，对于后世临床诊疗影响至深。唐宗海医学思想的认识基础是周易之学，医学思想的核心是气化理论，阴阳水火气血论是其主要理论创新，血证诊疗是其临床实践最大特色。此外，唐宗海基于气化理论，对于本草药性的理论发挥，也为清末本草学发展抹上浓重的一笔。

【概述】

一、生平简介

唐宗海，字容川，生于清道光二十六年（1846），卒于清光绪二十三年（1897），四川彭县三邑人。“先世居江西泰和，明纪迁湖南武冈，清初溯江入蜀，分支居金堂、广汉、彭县。”唐宗海曾祖一代以耕田为生，逐渐富裕，但是到了祖父一代家境逐渐贫穷。唐宗海幼年时，母亲替人刺绣，供唐宗海上学。清代咸丰年间，为了避开战争之祸，唐家举家迁于四川广汉。唐宗海自幼跟从李本生习文，战争平定后又跟随四川新都县王利堂学习理学。唐宗海欲举子业，但因其父身体多病，遂开始留心于医学。唐宗海于1885年考取举人，1889年考取进士，授礼部主事。就其为举子业看来，唐宗海早年并非以医为主业。

1868年，唐宗海为调治其父唐瑞麟羸弱多病的身体，开始涉猎医学书籍。1873年，其父唐瑞麟突然吐血，继复转为下血，经查阅各医书，施治无效，招请名医，亦无良策。其父血证病情反复发作越6年而卒。

唐宗海因父亲患病之苦，下决心精研岐黄之学，开始积极寻找学习医学的途径，尤其是血证治疗的门径。唐宗海曾言：“时里中人甚诩乡先辈杨西山先生所著《失血大法》，得血证不传之秘，门下抄存，私为鸿宝。吾以先君病，故多方购求，仅得一览。而其书议论方药究亦未能精详，以之治病，卒鲜成效。乃废然自返，寝馈于《内经》、仲景之书，触类旁通，豁然心有所得，而悟其言外之旨，用治血证，十愈七八。”（《血证论》）

唐宗海通过自学掌握了一些基本医术，虽未能挽回其父的生命，但1879年其妻患血证时，他已经能自行治愈其妻。唐宗海在习举子业的同时，也发出“大丈夫不能立功名于天下，苟有一材一艺，稍足补救于当时，而又吝不忍传，陋哉”（《血证论》）之语，表达了寄希望于医学以实现自身价值的内心愿望。自癸酉至甲申（1873—1884）凡11年，唐宗海总结了治疗其父亲与妻子病证的临床经验，在此基础上开始着手撰写《血证论》，并于1884年完稿。此书一出，唐宗海随即名闻三蜀，曾居家筑室授徒，有徒弟数十人从其学。

唐宗海曾于光绪戊子年游学江南，秋季至沪上，与邓云笠、云航昆仲交厚，医道闻于沪中一时。邓云航曾经赞佩说：“每有疑证问之，辄应如响。凡人身脏腑经络，明若观火，其谈三焦更能发前人所未发。医不能疗者，一经容川诊治，沉疴顿除，人俱惊为神奇。”（《伤寒论浅注补正·序》）

唐宗海于光绪己丑年中进士，授礼部主事，因妻卒告假回故里。明年春季，拜谒凤楼书院吕调阳，探讨天地阴阳、人物气化之理，钟鼎秦汉文字之奥。其后唐宗海著《医易通说》即渊源自此。是年奉母赴京，所著《血证论》为京师名宿叹为观止。

唐宗海生活的时代，西学东渐，人多诋毁传统中医。因此唐宗海明确指出，西医初出，详形迹而略气化，有所长亦有所短；中医略形迹而详气化，有所短更有所长。唐宗海力主汇通中西，匡扶医道，归于一是。因此，其摘《灵枢》《素问》诸经，录其要义，兼中西医说融汇而解之，著成《中西汇通医经精义》2卷。

光绪二十二年（1896），唐宗海掣签选得广西来宾县知县，后奉母欲取道鄂、湘，溯江而上，抵鄂而母不幸病卒。翌年（1897），扶母入峡归川，抵万县弃舟登陆，途径梁山、大竹地区，值疫病流行，途中染病，其尽力扶母柩至家，延10余日而卒，终年51岁。

二、著作介绍

唐宗海一生著述颇丰。代表作为《血证论》《医学一见能》《中西汇通医经精义》《金匮要略浅注补正》《伤寒论浅注补正》《本草问答》《医易通说》《六经方证中西通解》《痢证三字诀》和《医柄》等10部。

（一）《血证论》

《血证论》成书于1884年，是唐宗海对中医理论与临床贡献最大的著作，也是对中医血证诊疗及理法方药的系统集成与创新之作。其主要学术观点有：①水火气血互根互用，均与血证病机密切相关；②调气、治水、降火、补泻脏腑是其治疗血证的总则；③血证多虚，宜在辨证的基础上分别补脾、补肾、补阴、补阳。是书共8卷。第1卷为总论，主要包括“阴阳水火气血论”“男女异同论”“脏腑病机论”“脉证生死论”“用药宜忌论”以及“本书补救论”，系统介绍了血证诊疗的病因病机、诊疗规律、用药法度等内容；第2～5卷分别为“血上干证治十四条”“血外渗证治七条”“血下泄证治六条”“血中瘀证治五条”，包括吐血、呕血、咯血、唾血等以气机升降出入失常为主要病机的具体病证及其理法方药；第6卷为“失血兼见诸证”，主要论述失血证的伴随症及其诊治；第7、8卷为方解。是书翻刻版本多至20余种，而且最早的刻本，清光绪十年甲申（1884）刻本尚在。

（二）《中西汇通医经精义》

该书成于1892年，又名《中西医判》《中西医解》《中西医学入门》，是集中体现唐宗海医学思想的代表著作之一。《中西汇通医经精义》主要以中医基本理论阐释为主，兼以西医知识注释《内经》的有关内容。唐宗海试图将其认为中医、西医之间原理一致的内容互相训解，直接“汇通”。另一方面，其将西医的解剖学与中医气化理论互相结合，说明人的生理功能与病理性质，以取长补短。上卷论述人身阴阳、五脏所属、脏腑所合等内容。其写作方法是中医理论与西医理论并立，夹叙夹议。下卷论，论及脑、髓、骨、脉、胆、胃、大肠、小肠、三焦、膀胱等解剖部位及功能，并附有详细的西医解剖图片加以说明。从其内容来讲，是书作为中西汇通时代的代表著作的意义比其本身的学术价值更大。

（三）《六经方证中西通解》

此书是一部内容丰富，风格独特，在理论与临床两方面均能够全面反映唐宗海学术思想的著作。全书以十二经厘为十二卷，每卷首列本经总论，上本灵素要旨，下参各家学说，间出一己之见，以阐明六经之理，颇多独创之论。每经下分表、里、寒、热、虚、实六证，随证遣方用药，并附方义，使得中医理法方药一线贯穿，既畅医理，也有助于临床。本书附方十分丰富，一般临床常用的经方与时方都有收录，并附有唐宗海自制验方，可供临床采用。同时又依据西医知识，以求融通。方中用药，尤善应用阴阳气化、形色气味以阐明药理，且行文深入浅出，明白畅晓。

据本书整理者“唐宗海学术研究会”介绍，唐宗海卒后，该书手稿原本由其子唐镜民珍藏。抗日战争时期，唐镜民之子唐重岳将稿本寄存于同窗好友广汉王孟侠家。当时，广汉王孟侠、钟焕如各抄录全书一部。新中国成立后，刘静斋、唐爱之据钟焕如抄本又各抄一部。现在唐宗海手稿原本与钟焕如、刘静斋抄本均佚，王孟侠抄本则仅存三焦与胆两卷。现存完整的抄本，为唐爱之老中医1961年抄录。1983年，唐宗海学术研究会据此本整理校正付梓印制。

（四）《本草问答》

《本草问答》成书于1893年，全书共3卷，以问答形式阐明中药的性味、归经、相制相畏等理论问题。唐宗海以中医本草为主，发挥中医气化理论，与西人之说互证，以厘清对中医药物学理论的疑虑。此书论说源自唐宗海个人临床实践经验，故内容具有重要的临床指导意义。

（五）《医学见能》

此书又名《医学一见能》，意在使读者通过本书的学习能够基本处理临床常见病证。此书的特点为切合实用，短小精炼。《医学见能》刊行于清光绪十六年庚寅（1890），而根据文献记载，此书刊行不久，原版即遭到焚毁，流传逐致绝迹。直至1929年，秦伯未将家藏本详加校订，增编辨证总诀及方药歌括，并附眉批79条发行于世，名曰《秦批医学见能》。

（六）《医易通说》

《医易通说》又名《医易详解》，内容是唐宗海通过对《易经》的理解来论述中医理论的基本原理。书中以相当的篇幅谈及《易经》理论，论述医学多涉及气化玄妙之理，故文中难免有古奥难懂之处，以致此书的流传面较窄，翻刻版本也相对较少。

（七）《痢证三字诀》

《痢证三字诀》成书于清光绪二十年甲午（1894），是一本不足五千字的小册子，是唐宗海对痢证治疗的经验总结。此书与张子培所著《春温三字诀》合刊为《春温痢证三字诀》一书，而合刊本多附于其他医书或丛书之后。

（八）《伤寒论浅注补正》

唐宗海尊经崇古的立场是很明确的，故对经典理论的探究情有独钟。就《伤寒论》《金匮要略》而言，唐宗海认为陈修园对此二书的注释最能反映张仲景医学思想的原貌。即使如此，亦认为还有可补正说明之处，故在《伤寒论浅注》的基础上加以“补正”。《伤寒论浅注补正》特点有二：其一，明确三焦实质，并且常用三焦之生理、病理来解释伤寒诸证的病机和症状；其二，立足六经气化，结合西医理论注释《伤寒论》。《伤寒论浅注补正》成书于1892年，全书7卷。

（九）《金匮要略浅注补正》

《金匮要略浅注补正》成书于1893年，全书9卷，是对陈修园《金匮要略浅注》的补充和订正。该书以《内经》和仲景理论为基础，结合西学进行解释贯通，以阐明其精义。

（十）《医柄》

此书仅在唐宗海学术研究会所撰“唐宗海传”中列举，其书未见，内容不详。

【学术思想】

一、学术渊源

唐宗海自述其学术理论“寝馈于《内经》、仲景之书，触类旁通”（《血证论·序》）。经典理论和历代各家思想是唐宗海学术的活水源头，从其著作的字里行间，完全能够感受到他对《内经》《伤寒论》等经典著作的重视。他提倡治学应好古而不迷信古人，博学而能取长舍短。

唐宗海也曾与友人，包括邓氏兄弟、张士骧、陆润庠等论究医理，又与同年的秦仪鸿（名渐和），共同讨论医书中的“医治之逆”。唐宗海也积极吸取他人的学术经验。如他认为秦仪鸿的议论，“其说颇通”（《金匮要略浅注补正·序》）。可见，唐宗海确实与同道讨论医理，体现了其对医理探究的喜好。故而在唐宗海的著作中，透露出深刻论辩的探究味道。

（一）学本《内经》

尽管唐宗海在其著作中并未过多引用《内经》原文，但是从其理论表述的内容来看，却处处体现了《内经》的基本精神。

关于天人相应的辨析，唐宗海认为人为天地之气所合化，受五运六气变化影响，人之五脏本于五行，然后发之为百骸，推之为万物，万物莫不本于五行。五行之气偏则为病，草木各得五行之气，借以调五脏之偏，药之功用以著。

唐宗海阐述六经气化学说，本于《内经》标本中气理论。其云：“少阳之上，火气治之，中见厥阴；阳明之上，燥气治之，中见太阴；太阳之上，寒气治之，中见少阴；厥阴之上，风气治之，中见少阳；少阴之上，热气治之，中见太阳；太阴之上，湿气治之，中见阳明。所谓本也，本之下中之见也，见之下气之标也。本标不同，气应异象。”

唐宗海认为三焦为通行水、气之通道，源于《素问·灵兰秘典论》“三焦者，决渎之官，水道出焉”。膀胱气化功能与水火、气血具有密切相关性，源于“膀胱者，州都之官，津液藏焉，气化则能出矣”。

唐宗海划分血证为血上干、血下泄、血中瘀、血外渗四型，源于《内经》“升降出入，无器不有”之说。吐血、咯血等症的病机为“病机十九条”中“诸逆冲上，皆属于火”。诸逆谓吐、咳、呕等，凡是冲脉气逆，头目、咽喉、胸中受病，均系肝与下焦之火，挟冲脉上行有关。

唐宗海还发展了《内经》的一些认识。如“男女异同论”所言，女子为月信，男子有髭须，即见于《内经》。依据此说，他明确否定“男子血贵，女子血贱”（《血证论·男女异同论》）的观点，提出男女不同之处，是女子有月经，男子无月经。其机制是“所主不同，升降各异”（《血证论·男女异同论》），而“义出《内经》，非创论也”（《血证论·男女异同论》）。这是唐宗海研读《内经》并结合自己的经验，体悟出的言外之意。

对于三焦，唐宗海也参考《内经》原文加以解释。唐宗海指出历史上多数医家“不知《内经》明言，焦理纵者，焦理横者”（《血证论·脏腑病机论》）。“焦理纵”与“焦理横”，即为三焦有名有形的依据。除了《内经》以外，唐宗海还援引王清任的《医林改错》和西医解剖的观点作为论证依据。他认为三焦是“人身上下内外相联之油膜”（《血证论·脏腑病机论》），而此油膜有纵向者、有横向者，纵横为纹理，故有名有形。

另外，唐宗海还广为发挥《内经》义理，并在临床实际运用。他说：“又有用咸以止血者……此《内经》咸走血之义。”“血者喜阴而恶寒，寒则涩而不流，温则消而去之。”（《血证论·吐血》）其依据正是《素问·调经论》所言“血气者，喜温而恶寒，寒则泣不能流，温则消而去之”。

（二）宗法仲景

唐宗海临证组方用药多推崇张仲景。他认为，《伤寒论》序中“天布五行，以运万类，人禀五常，以有五脏，经络腑腧，阴阳会通”为全书大义，并且将其融会贯通于自身理论之中，强调其重要性，指出“病之用药，亦因药在万类中，同禀五行之运，故借以治人之病。”（《伤寒论浅注补正·仲景原序》）

唐宗海治疗吐血多降冲逆，他说：“仲景治血以治冲为要，冲脉丽于阳明，治阳明即治冲也。阳明之气，下行为顺，今乃逆吐，失其下行之令，急调其胃，使气顺吐止，则血不致奔脱矣。此时血之原委，不暇究治，惟以止血为第一要法。”（《血证论·吐血》）在血证患者治疗过程中忌用发汗的问题上，唐宗海直接引用了《伤寒论》“亡血家不可发汗”的告诫。他认为：“衄家不可发汗，汗则额陷，仲景已有明禁。以此例推，可知一切血证均不宜发汗，医者慎之。”（《血证论·鼻衄》）血证用攻下法，也是遵循《伤寒论》急下存阴法为依据。唐宗海说：“血证火气太盛者最恐亡阴，下之正是救阴，攻之不啻补之矣。”（《血证论·用药宜忌论》）

此外，唐宗海论述痢证便脓者，亦师仲景之法。他说：“吾今借仲景之法证之，乃得有胆有识之术。仲景云：阳明病，脉数，下不止，必协热而便脓血。少阴病，下利便脓血者，可刺。厥阴病，脉数而渴者，必圊脓血，以有热故也。此虽无方，然曰可刺，曰有热故也，已示人泻湿清热之法。防风通圣散去麻黄、芒硝，加赤豆、防己，为表里泻实之大剂，地榆散为清热之通剂。仲景又曰：少阴病，下利便脓血者，桃花汤主之。此汤温涩，似与可刺、有热之说大相径庭，不知病久则热随脓血而泻，实变为虚，观痈脓溃后属虚损，则知便脓血久而属虚证。譬之天时，其初则酷暑流金，转瞬而凉飚振落，衣夏葛者，不得不换冬裘矣。况肠胃血液既化为脓，恐其滑脱，故主桃花汤温涩填补之。一服愈，余勿服者，仲景意谓此乃急时涩脱之法。”（《血证论·便脓》）

在方剂运用方面，《血证论》一书引用小柴胡汤60余次。其他如炙甘草汤、泻心汤、肾气丸、黄土汤、白头翁汤、麦门冬汤等，均为唐宗海治疗血证的常用处方。此外，还有根据仲景方剂之立意灵活化裁处方。如治便血脏毒者，仲景以赤豆当归散主之。唐宗海根据张仲景立方之意，采用解毒汤，他认为“取防风、枳壳等疏理其气，即赤豆芽义也；取大黄、赤芍等滑利其血，即仲景用当归之义也”（《血证论·便血》）。诸如此类，师法仲景、注重方义、灵活辨治的事例，不胜枚举。

（三）撷取各家

唐宗海在形成血证诊疗思想并撰写《血证论》时，也广纳各家之说。如经过学习杨西山《失血大法》后，唐宗海认为此书“未能精详，以之治病，卒鲜成效”（《血证论·序》），因而“寝馈于《内经》、仲景之书，触类旁通”（《血证论·序》），对治疗血证之方法进行集成创新。

唐宗海常常对其他医家的理论，如张仲景、朱丹溪、李东垣、陈修园、王清任、杨西山等，能够有甄别地进行撷取，师其长处，不断提升自己的理论内涵，丰富诊治手段。如对唾血的辨治，唐宗海赞同高士宗和朱丹溪，并加以自己的心得。他说：“高士宗曰：偶然唾血，一哈便出者，不药可愈，谓其血近胃，如先血后便为近血一般，故不药可愈。吾谓亦宜少用清味之药，可服甲己化土汤加银花、竹茹、莱菔汁。丹溪又谓唾血皆属于肾，是混唾、咯为一证，而以肾血之来，其路最深，其证最重，用保命生地散治之。吾谓先唾痰水，唾久然后唾血者，此血来路远，其证深，可用丹溪法治之。然亦有丹溪法所不能治者。”（《血证论·唾血》）

唐宗海常常在一个问题上比较各家之说的优劣，再结合自身体会提出较为中肯的结论。如痢证，唐宗海说：“查对各书言痢证者，说法不一。张景岳主温，朱丹溪主凉，喻嘉言主发汗、利水，陈修园主寒热合治，皆有至理。”（《血证论·便脓》）他指出以上四家治痢方法的理论实源于仲景。其云：“朱丹溪谓湿热蒸灼，气血为黏腻，用黄连解毒汤，是即仲景白头翁汤意也。”（《血证论·便脓》）在横向比较各家之说后，唐宗海结合自己的体会提出看法。他说：“知理肝之法，而治血痢无难。肝藏血，即一切血证一总不外理肝也。各书痢证门无此论说，予从各书旁通会悟而出，实先从吾阴阳、水火、血气论得其原委。”（《血证论·便脓》）

又如，唐宗海对陈修园和王士雄关于玉女煎的认识进行对比与评价，认为前人在此方的应用上存在误解，并勇于提出自己的看法。他说：“陈修园力辟此方之谬，然修园之所以短于血证者即此。可见，夫血之总司在于胞室，而胞宫冲脉上属阳明。平人则阳明中宫化汁变血，随冲脉下输胞室。吐血之人，胞宫火动气逆，上合阳明，血随而溢。咳嗽不休，多是冲阳上合阳明，而成此亢逆之证。方用石膏、冬、母以清阳明之热，用牛膝以折上逆之气，熟地以滋胞宫之阴，使阳明之燥平，冲脉之气息，亢逆之证乃愈矣。景岳制此方，曾未见及于此，修园又加贬斥，而王士雄以为可治阴虚胃火齿痛之证，皆不知此方之关冲脉，有如是之切妙也。麦门冬汤治冲逆，是降痰之剂；此方治冲逆，是降火之剂。”（《血证论·方剂解下》）

再如，唐宗海认为调理脾胃必须分阴阳，故发明脾阴学说。其云：“但知宜补脾阳，而不知滋养脾阴。脾阳不足，水谷固不化；脾阴不足，水谷仍不化也。譬如釜中煮饭，釜底无火固不熟，釜中无水亦不熟也。予亲见脾不思食者，用温药而反减，用凉药而反快。予亲见催乳者，用芪、术、鹿茸而乳多。又亲见催乳者，用芪、术、鹿茸而乳转少，则以有宜不宜耳。是故宜补脾阳者，虽干姜、附子转能生津；宜补脾阴者，虽知母、石膏反能开胃。补脾阳法，前人已备言之，独于补脾阴古少发明者。予特标出，俾知一阴一阳，未可偏废。”（《血证论·男女异同论》）

可见，唐宗海对其他医家观点的继承，抱有扬弃的态度。如他认为王清任的理论多粗糙而有错误，只善于治疗瘀血，《医林改错》惟有“血化下行不作劳”这一句话很有见识，但也认为王清任的通窍活血汤、血府逐瘀汤和膈下逐瘀汤在临床上很有价值。再如，唐宗海认为杨西山《失血大法》理论粗糙，难以切合临床，但对其所创“甲己化土汤”却推崇备至。

总之，唐宗海学习各家而不泥古法，或继承，或改良，或批评，或创新，既体现了其良好的理论辨识能力，也展示出其临床经验的独到。

二、学术特色

（一）医易同源为思想基础

唐宗海每谈医论，常引易理。他认为，世界万物之理，皆备于易理之中，故中医之理也源于易；即使当时新传入中国的西学，亦在易理的范围之内；化学、电学、蒸汽动力学等，虽在中国未曾发明，但都能从易理中得到解释。

唐宗海解说医理时，常引易理加以说明，但发现听者不知医与易相通之理，遂感叹当时医者虽知道人身脏腑阴阳，但难以看到人身脏腑本于天地之阴阳，更谈不上发明天地阴阳之易理。因此，唐宗海撰著《医易通说》，阐明“医易同源”之旨。其云：“惟于易道，见有合于医理者必引申之，为医学探源，为易学引绪。”唐宗海以易理阐释中医理论，主要集中在以下几个方面。

1. 阐明生命本源

唐宗海认为，自然界以及人类形成都体现了阴阳太极变化之理，即易理。他认为，太极是天地万物之根，太极化生两仪，则有阴有阳，两仪化生四象，则阴中有阳、阳中有阴。四象衍生为八卦，八卦之气化生天地，天地交感使得先天八卦转变为后天八卦，后天八卦化生万物。可以说，两仪生阴阳，而天地万物皆从阴阳生。在中医理论中，如《素问·阴阳应象大论》曰：“阴阳者，天地之道也，万物之纲纪，变化之父母，生杀之本始，神明之府也。”《素问·生气通天论》曰：“自古通天者，生之本，本于阴阳。”《素问·宝命全形论》曰：“人生有形，不离阴阳。”这些都说明了太极阴阳之理，而且指出了自然界万物都是由一阴一阳所生。

唐宗海阐明阴阳生四象（太阳、少阴、太阴、少阳），四象交感，互根互用，演变为八卦，即乾、坤、巽、兑、艮、震、离、坎。其言先天八卦由一到八，如序列其数，则乾一、兑二、离三、震四、巽五、坎六、艮七、坤八。他在《医易通说·先天八卦》中指出，人之初胎在母腹中，其生长发育过程，颇合先天八卦之象，即每一月与一卦相应，起于乾一，终于坤八。“第一月只是一点元阳之气以应乾一……第八月肌肉皆成以应坤八”，形体俱全。而孕满八个月出生者易养，若不满八月，则子难养。所谓的先天不足，即指胎元而言。根据先天八卦之数，唐宗海还指出人在胎中，形体脏腑生成的顺序，如先生头，为乾一；次生肺，为兑二；次生心，为离三；最终生肌肉，为坤八。自然界之气，从先天八卦之数，唐宗海则解释：“乾居一数者，盖肇造天地之先，太极初分，先有天阳，只一点光气而已，故乾居一数，有此一点光气。次有润泽之气，故兑泽居二……山水具而地体成，故坤地居八。”故乾代表天，兑代表泽，离代表火，震代表雷，巽代表风，坎代表水，艮代表山，坤代表地。

唐宗海阐明先天八卦主气，后天八卦主运。运主成物，气主生物，而天地间之万物，其秉气以生者，多秉于先天卦气。先天卦气是万物生成的基本原理，而卦气属性与方位各有不同，故随其所在之方位的差异，必对当地之生灵万物，有不同程度的影响。如先天坤卦与震卦合为复卦，动物秉气血之生，鹿角于冬至前后解下而生新茸，是应值月复卦一阳生之义，故中医用鹿角补阴中之阳气。又如麋，受先天乾卦与巽卦之影响，乾、巽合为姤卦，麋角于夏至前后解下而生新茸，是应值月姤卦一阴生之义，故中医用麋角补阳中之阴血。可知卦气之影响万物，可因产地之不同而有用药优劣之分。而植物之属性亦然，唐宗海云："人参秉北方坎水之阳而补气，朱砂秉南方离火之阴而补血……人身脾为太阴坤土，故地黄为补阴要药。凡辨药能详卦气，则更深远。"（《医易通说·八卦方位》）凡此种种，皆系先天卦气影响生灵万物之明证。这些都是从易理来说明太极阴阳即是造化万物之根源，同样也是人生命之本源。

唐宗海认为，先天卦变为后天卦，即使一草一木亦有可验。先天八卦只是气化流行，而后天八卦则是秉气成形，其变化之实证，小至草木，大致人身，皆可应验有证。而之所以有先天、后天的区别，只是说明造物先后之顺序，并非断然的分开而无所关联。

然而，先天卦气仅仅是"气"的流布，而尚未成为具体的"形"。唐宗海指出："一自天旋地转，经纬互交，运之所至，气斯变焉。先天八卦之方位，遂变为后天八卦之方位矣。"（《医易通说·后天八卦》）通过自然运转，原本先天卦气，经过"气运交变"，而形成后天八卦。因此，先天八卦之方位，亦转为后天八卦之方位。故唐宗海云："天与地一往一来，将先天八卦之气，变而为后天八卦之运，则万物成矣。"（《医易通说·总纲》）先天、后天只是"体用不同"，故唐宗海以为"先天为体，后天为用。先天八卦主气，后天八卦主运，各有不同"。而无论是先天或后天，都能影响万物的生成。人类为万物之一，自然也受到先天、后天的气、运影响。如唐宗海解释："有如人身胚胎，是为人身之先天；及其成形，是为人身之后天。人之先天，在母腹中，以脐通呼吸。人之后天，出母腹中，以鼻通呼吸。"（《医易通说·后天八卦》）

唐宗海也从卦象来解释六气，言离为火，而离卦中爻是阴爻。坎为水，而坎卦中爻是阳爻。从离和坎卦可以看出，火中有阴，水中有阳，体现阴阳互根。因为阴中有阳、阳中有阴，才能有化水以及化火的转变。唐宗海指出，先天坤卦变为后天坎卦，其道理是"北方有冰海，则全是坤纯阴之气所凝。冰得日光而化，是为纯阴中得一阳，遂化为水。遍地球之水，所以流而不冰者，以地心纯是热汁，故能化水，是即坤变为坎之义"（《医易通说·后天八卦》）。而先天乾卦变为后天离卦，唐宗海解释为，乾为天为寒，而"日光下交于地，而后生热。地在南方，正当天顶，先天之乾，位在南方，故天顶为阳光所聚，得南方地球之阴体，承受其光，遂成离火"（《医易通说·后天八卦》）。

2. 阐发脏腑功能

唐宗海运用易理论述人体脏腑生理功用，主要分为五行与八卦两方面。根据易理，唐氏认为先天、后天之八卦，可视为体用之别。而先天以体对待，先天八卦，"盖大造之匡廓也。既有此匡廓，于是天旋地转，以生昼夜，遂有河图之九数。昼夜既生，积为四时，遂有洛书之十数"。唐宗海又云："洛书者，五行之根源也。其数以一、三、五、七、九，属之于天；以二、四、六、八、十，属之于地。天左行，地右行，天行五步，地亦行五步，二五媾精，逐生成水、火、木、金、土，故名曰五行。"（《医易通说·先天八卦》）中医五行配五脏，可知木属肝、火属心、土属脾、金属肺、水属肾，而五脏亦可配洛书之十数，即木属八、火属七、土属五、金属九、水属六。唐宗海还指出，阴阳二气相交则化为五行，因此人秉五行之气而生，所以人与五行关系密切。如《素问·脏气法时论》云“肝主春，足厥阴少阳主治，其日甲乙”，而愈于丙丁，加于庚辛，持于壬癸，起于甲乙。

对于五行所代表的属性，唐宗海认为“非执有象之五物言也”，五行学说的哲理，乃是“以五行括尽天地之气化”（《医易通说·先天八卦》）。人类万物在此气化之中，必受此五行之气化影响。故唐氏又云：“五方之民，性各有偏，人有厚薄，性亦不齐，然皆秉天地之五行。”（《医易通说·先天八卦》）五行影响人类万物，人的性情有厚薄偏正，实皆受到五行气化的影响。除此之外，人的脏腑依其五行属性的不同，亦有不同之性情。唐宗海解释说：“仁者木之性，出于肝。义者金之性，出于肺。礼者火之性，出于心。智者水之性，出于肾。信者土之性，出于脾。”（《医易通说·先天八卦》）可知人类的肝、心、脾、肺、肾五脏，皆具有仁、义、信、礼、智五种性情。

唐宗海运用后天八卦两卦之间的相互关系，尤其是水火、坎离、阴阳的关系，论述人体脏腑生理功用。如他在解释“心者，君主之官，神明出焉”时说：“《内经》云：肾主髓，髓者肾精所生，肾与心，原互为功用，髓筋通于心，乃肾交于心，合为离卦，中含坎水之象，所以能司神明也”。又说：“神乃生于肾中之精气，而上归于心，合为离卦，中含坎水之象。惟其阴精内含，阳精外护心脏之火，所以光明朗润，而能烛物。盖神即心火，得肾阴济之，而心中湛然，神明出焉。”这些都是从易理加以说明，心之所以藏神而主神明，绝非心之一脏之作用所能实现，而必须心肾相交，水火既济，才能使真精内含而真光外发，神明于是能出。

唐宗海还指出：“天地之功用寄于坎离。日者，离之精。水者，坎之气。化生人物，全赖水火。盖乾南坤北，一交而变为坎离，所以后天功用，全在水火。”以心配离火，肾配坎水。心肾相交于脾土，人秉土气以生，故医重坤土。而道家所重者，取坎填离而变为纯乾。

综上所述，唐宗海比较详尽地阐述了河洛五行、八卦与人体各脏腑的生理功能；尤其对心肾与坎离的关系，着重从生理与病因病机的角度进行了论述。从以上论述中可以看出，唐氏对于天地交泰、阴阳交感、水火交易以及气血转化的认识，奠定了其阴阳水火气血论的思想基础。

（二）气化学说为理论脉络

唐宗海认为，气化理论是中医理论之精髓，指出：“唐宋以后医学多讹，西法近出，详形迹而略气化，得粗遗精皆失也。”（《中西汇通医经精义·例言》）此言中医学在唐宋之后，对气化理论传承不足，而西医又过分重视人体解剖，而不了解气化，以致医学发展“得粗遗精”。唐宗海认为气化理论决定了中医学的根本特点。他指出：“气化二字，自唐以下，无人知之，吾于此特详言曰：火交于水，即化为气。”（《中西汇通医经精义·脏腑之官》）并采用“蒸汽”的产生原理，对气化理论进行直观浅显的解释。他说：“观西法以火煎水而取轻气，即是火交于水，化气之一证”“西法以火煎水取气无异”（《中西汇通医经精义·脏腑之官》）。气化理论贯穿于唐宗海的学术思想及诊疗实践的理法方药之中，主要体现在以下几个方面。

1. 发明阴阳水火气血论

阴阳、水火、气血，是气化理论范畴中与人体关系最为密切的概念。早在唐宗海之前，就有医家对此加以研究，如明代名医李中梓为温补培元学说的倡导者，主张人体以阴阳水火的互济、调和作为基础。论治则主张补气在补血之先，养阳在滋阴之上。他阐述了阴阳交合则万物化生、阴阳分离则万物息的基本原理。他认为人身之水火，即是阴阳，即是气血，三位一体，异称而同理。李中梓于阴阳二端非平均而对待，而是更重视阳，以维持其相对的平衡。

与李中梓不同，唐宗海关注的是阴阳、水火、气血两两之间的相互转化关系。唐宗海阴阳水火气血涉及的内涵溯源易卦，广泛论述了阴阳水火气血之间的联系；水火除了既济以外，更重要的是气的生成依赖水与火的相交，心火下而蒸肾水化为气；水能化气，火能化血；阴阳、水火并重。

唐宗海认为，气化理论是中医学最具特色的内容，是与西方医学最大的区别所在。因此，《血证论》一书从气化理论入手，着力探讨阴阳、水火、气血的相互转化机制，并将其作为开宗明义的首论。人的健康主要依赖于气血的正常流通，疾病的发生与气血状态的改变有很大的关系。同时，气与血相互影响，紧密联系。所以，围绕气血关系立论，是唐宗海贯穿其全部著作的主要思路。

以下就水气互化、火能化血、阴阳水火间横向联系以及运用阴阳气血水火论解析组方配伍原理进行阐述。

唐宗海认为："气与水本属一家，治气即是治水，治水即是治气。"（《血证论·阴阳水火气血论》）唐宗海受易象的启发，发现"气著于物，复还为水"（《血证论·阴阳水火气血论》），气能凝结成水，水亦能化解为气。以"易之坎卦，一阳生于水中"（《血证论·阴阳水火气血论》），认为水是生气的根源。唐宗海结合道家修炼"取坎填离"的思想，认为人身之气生于丹田气海之中，丹田气海即是肾与膀胱所在。脐下归宿之水，依赖口鼻吸入的天阳之气，引动心火下济，蒸动肾和膀胱，使水转化为气。气生成以后，伴随太阳经脉布护于外，成为卫外之气。此气上交于肺，成为呼吸的动力。

气即是水，水即是气。气游行出入所到之处，水同样也能遍及。唐宗海说："气之所至，水亦无不至焉。"（《血证论·阴阳水火气血论》）所以气经太阳经布护于外而为卫外之象，水借太阳之气达于皮毛成为汗液。水化气蒸腾于上，是为津液；气化水流行于下，是为溲水。气和水在生理上能互相维系，水能转化成气，气也能转化成水。

因为"气生于水，既能化水；水行于气，亦能病气"。水与气相辅相成，相病相患。在病理上也是互为因果的，包括两种情况。

第一，水病及气。若蒸腾无力，水停不化，在外就会太阳之气不达，汗不得出；在内就会津液不生，痰饮交动。

第二，气病及水。如肺之制节失肃，气不得降，因而癃闭滑数，以及肾中阳气不能镇摄水液，就会产生痰饮和泄泻。

2. 火能化血

生理上，火能化血，火为血制，二者相互联系。火为心之所主，心能化生血液，濡养周身。火能化为血，血的颜色与火一致，皆为赤色。同时，火的属性为阳，阳易亢上，是受到了阴血的荣养制约，火才不至上炎。由火化生的血液下注，“内藏于肝，寄居血海，由冲、任、带三脉行达周身”，发挥其正常的生理功能。病理上，火病可致血病，血病也可造成火病，二者相互影响。

（1）血病及火

如“血虚，则肝失所藏，木旺而愈动火，心失所养，火旺而益伤血”（《血证论·阴阳水火气血论》）。血虚，肝无所藏，由于肝体阴而用阳，阴失其守，则肝火上亢。心亦失血养，木火相生，便会煎熬血液。

（2）火病及血

一为火化太过。因“血由火生，补血而不清火，则火终亢而不能生血”（《血证论·阴阳水火气血论》）。所以，唐宗海指出：“滋血必用清火诸药。四物汤所以用白芍，天王补心汤所以用二冬，归脾汤所以用枣仁，仲景炙甘草汤所以用寸冬、阿胶，皆是清火之法。至于六黄汤、四生丸则又以大泻火热为主，是火化太过，反失其化，抑之即以培之，清火即是补血。”（《血证论·阴阳水火气血论》）

二为火化不及。如“火化不及而血不能生者，仲景炙甘草汤所以有桂枝以宣心火，人参养荣汤所以用远志、肉桂以补心火，皆是补火生血之法”（《血证论·阴阳水火气血论》）。此外，还有“血寒、血痹者，则用桂枝、细辛、艾叶、干姜等，禀受火气之药以温达之，则知治火即是治血”（《血证论·阴阳水火气血论》）。

所以，唐宗海说：“血与火原一家，知此乃可与言调血矣。”（《血证论·阴阳水火气血论》）

3. 水火气血的横向联系

水与气、火与血属性不同而相互联系的关键，在于人体之中气与血的相互作用、不可分割。因为“血生于心火，而下藏于肝；气生于肾水，而上主于肺”（《血证论·阴阳水火气血论》）。同时，在下焦，血海、气海同居脐下；在上焦，肺通调水道（气），心主乎血脉（血），又“并域而居”。所以唐宗海说：“运血者即是气，守气者即是血。气为阳，气盛即为火盛；血为阴，血虚即是水虚。一而二，二而一者也。人必深明此理，而后治血理气，调阴和阳，可以左右逢源。”可知，气血的延伸内容，已然涵括了水火阴阳。“水、火、气、血固是对子，然亦互相维系，故水病则累血，血病则累气”（《血证论·阴阳水火气血论》）。

4. 解析制方机制

水火、气血的变易转化关系，不仅是唐宗海治疗血证的主要思路，同时也是其遣方用药的理论依据。以下仅举两例加以说明。

（1）滋水以补气，补气以利水

治气即是治水，治水即是治气。如小柴胡汤，仲景自注云：“上焦得通，津液得下，胃气因和。”通津液即是和胃气。如清燥救肺汤，生津以补肺气；猪苓汤，润利以除痰气；都气丸，补水以益肾气；即如发汗，所以调卫气也，而亦戒火攻以伤水阴，故用白芍之滋阴，以启汗源；用花粉之生津，以救汗液。即此观之，可知滋水即是补气。

补中益气汤、六君子汤、肾气丸皆补气之方，亦滋水之方。无形之水阴，生于下而济于上，为气所奉养；有形之水质，入于口而化于下，依赖气的传导作用。故补中汤用陈皮、白术以制水，六君子用茯苓、半夏以利水，肾气丸亦用利水之药，以佐桂附。桂附以气药化水，苓泽即以利水之药化气，真武汤尤以术苓利水为主，此治水之邪，即以治气。与滋水之阴，即以补气者，并行而不悖。

（2）补火以生血，清火以补血

血色，火赤之色。火为心之所主，化生血液，以濡周身。火为阳，而生血之阴，即赖阴血以养火，故火不上炎，而血液下注，内藏于肝，寄居血海，由冲、任、带三脉行达周身，以温养肢体。如血虚，则肝失所藏，木旺而愈动火，心失所养，火旺而益伤血。因此，血病即火病。治法宜大补其血。因为血由火生，补血而不清火，则火终亢而不能生血，故滋血必用清火诸药。

5. 发挥六经气化学说

《伤寒论》六经气化学说，是对《内经》气化理论的具体应用和发展。尽管在《伤寒论》中未明示“气化”概念，亦无“标本中气”的说法，但历代医家借助气化理论，解读《伤寒论》六气的病机、脏腑经络病机，以及六经辨证用药，使六经辨治体系得到不断的充实与创新。后世伤寒学家张志聪、陈修园等，根据标本中气学说研究《伤寒论》，形成了《伤寒论》六经气化一派。

唐宗海秉承陈修园医学思想，强调三阴三阳多为气化失常而为病。指出张仲景序中所言“夫天布五行，以运万类，人禀五常，以有五脏。经络腑腧，阴阳会通”概括了全书之大义。即《伤寒论》虽“以六气立论，而此序则以五行开宗，五行为体，六气为用，人秉五行而有五脏，然后有六腑。有五脏六腑，遂有经络腧穴，而成为三阴三阳，总皆秉天之阴阳，以为人身之阴阳”（《伤寒论浅注补正・仲景原序》）。他主张“先知五行以为体，又知六气以为用，然后可以读《伤寒》《金匮》，然后可以治男女百疾”（《中西汇通医经精义・六经六气》）。唐宗海对六经病的认识，并不只局限于六气为病，具体阐释中也结合了脏腑、经络等。他还指出应秉承张仲景之旨，“其间脏腑经腧，贯通会合，必先洞悉，而后可见病知源；病之用药，亦因药在万类中，同禀五行之运，故借以治人之病，要皆天地万物，阴阳一体之义”（《伤寒论浅注补正・仲景原序》），而这是他补正陈修园“浅注”的宗旨。

唐宗海言道：“天有风、寒、湿、燥、火、热之六气，以充塞万物，人秉之而有六经，脏腑各有一经，合为六经，所以应天六气也。”（《中西汇通医经精义・六经六气》）又指出：“必知经气之所主，而后病情可识矣。此等气化，乃生人所以然之理，见病之原委，皆尽于此。”（《中西汇通医经精义・六经六气》）可以看出，唐宗海相当重视六经六气之气化，而且认为是辨病的关键。

关于六经六气标本中气的分属规律，《素问・六微旨大论》云：“少阳之上，火气治之，中见厥阴；阳明之上，燥气治之，中见太阴；太阳之上，寒气治之，中见少阴；厥阴之上，风气治之，中见少阳；少阴之上，热气治之，中见太阳；太阴之上，湿气治之，中见阳明。所谓本也，本之下中之见也，见之下气之标也。本标不同，气应异象。”

唐宗海明确指出：“人身十二经，皆以脏腑为本，经脉为标。”（《医易通说・天干》）他进一步阐明，某经之上某气治之，“之上”所指为脏腑。以脏腑为本，经脉为标，是因为“天有六气，人秉之而有六经，六经出于脏腑”，故脏腑为“之上”。而“脏腑各有一经脉，游行出入，以布其化，而经脉中所络之处，名为中之见也”（《中西汇通医经精义·六经六气》）。“中之见”，是言脏腑本气循经脉下行而中络者。所谓络者，乃指表里互相维络的关系，如足少阳胆经络于肝，足厥阴肝经络于胆；手少阳三焦经络于心包，手厥阴心包经络于三焦；足太阳膀胱经络于肾，足少阴肾经亦络于膀胱等。

依据《内经》开、阖、枢理论表述，唐宗海阐明了人身气化与六经六气的相合规律。他认为，太阳膀胱，气化上行外达于皮毛，以卫外为固，故太阳主开。凡邪自外入，皆太阳不能主开之过。阳明胃经主纳水谷，化精汁洒行五脏六腑，化糟粕传入大肠小肠，其气化主于内行下达，故阳明主阖。凡是呕逆、自汗等，皆阳明不能主阖之过。少阳三焦内主膈膜，外主腠理，内外出入之气，均从腠理往来，故有邪在腠理则寒热往来，太阳之气不得外达诸证，上下往来之气均从膈膜行走，故有结胸、陷胸，邪欲入胃则呕，甚则呕吐不止诸证。凡此皆少阳不能司其转枢之过也。手太阴肺主布散，足太阴脾主运行，凡血脉之周流，津液之四达，皆太阴司之，故太阴为开。足厥阴肝经主藏下焦之阴气，使血脉潜而精不泄，手厥阴心包络主藏上焦之阴气，使阴血敛而火不作，故厥阴为阖。手少阴心经内合包络，下生脾土，故能为二经之转枢。足少阴肾经上济肺金，下生肝木，亦能为二经之转枢。

唐宗海认为，前贤注解存在不足。其中，《内经》所论之“阴阳气化”是指六经六气而言，“形未悉”所指的是脏腑形迹与其所附之气。此为唐宗海认为必须补正之处。正如唐宗海所言，“惟于各经本气尚未发明，余特补之”（《伤寒论浅注补正·仲景原序》），故对各经本气加以阐述。各经为太阴、少阴、厥阴、太阳、少阳、阳明，即六经；而本气指的是风、火、热、湿、燥、寒六气，即脏腑之本气。在此基础上，唐宗海着重对六气进行了详细的概念辨析。

（1）火与热

唐宗海认为，少阳之上，火气治之，主要是指少阳经之上，三焦、胆腑，司人身之火气。其云：“三焦之原，根于肾系，名曰命门，由肾系……后附于脊，与肝相连，通于胆系。命门坎中一阳，行于三焦，只是阳气不名为火，惟上通于胆，得肝木之生化则成火矣。”（《伤寒论浅注补正·仲景原序》）唐宗海解释道：“空中有火，丽木则明，盖必丽于木而后称为火。故三焦中之阳气乃火之根。惟上合于胆，乃为丽木则明之火，是胆为火之焰，三焦为火之根，而肝木则是生火之物，故论火以胆与三焦为主。胆中所藏之火，出入皆以三焦为路道，而托根又在肾系，故胆与三焦同司火化。”（《伤寒论浅注补正·仲景原序》）

故唐宗海认为肝胆包络皆司相火，而心为君火这种说法有误。并指出：“《内经》只曰少阴之上，热气治之，不名君火也……然同是一热气也，而根于肾中，为坎阳，藏于心中为离火，位分既殊，而名之曰君火生阳，亦属义有可通。”（《伤寒论浅注补正·辨少阴病脉证》）

唐宗海又云：“少阴之上，热气治之，盖少阴心肾同司热气，不得名火。热与火后世无分晓，故混称君火、相火，不知天之阳气，必丽于木乃为火之实体。若发于水中，积为烈日，亦只是热气，不名为火。故《内经》曰少阴之上，热气治之。少阴坎中之阳气，上交于心而为心阳，如天之有日，司人身之热气，与火不同，乃先天之阳，化生气血之本也，火与热其辨如是。”（《伤寒论浅注补正·读法》）

（2）燥与湿

唐宗海指出，燥气与火热不同。因火热皆属阳，而燥气有阴燥、阳燥之分，且燥与湿属于相互对待。他认为“湿为水火相交之气，燥为水火不交之气”，而水火之所以不交，则是由于金性之不能收止水火，而水火各反其宅。故“神名蓐收，令司秋月，草木枯槁，水泉濁竭，是为燥金用事之验”（《伤寒论浅注补正·读法》）。唐宗海曰：“人秉燥金之气为阳明经，夫金气不收而水火不交，是为燥，则燥者水火消耗之气也。肠胃所以能化饮食，以其燥能消耗之也，燥化不足则不消水，燥化太过则伤津液，阳燥是水不济火，此证最多，阴燥是火不蒸水，此证间有，此阳明之上燥气治之之义也。”（《伤寒论浅注补正·读法》）

“湿为土之本气，土旺于长夏，是水火相蒸之候。水火相合，遇木则腐而成土，遇金则化而归土，故土又旺于四季。因水、火、金、木相合而化，然后成土，所以《洪范》以土居五行之末，必水火相蒸，才能有湿气，然后能腐化百物以成土。土在天地间，乃阴体之极大者也。人秉之而为太阴脾经，脾之气化全以湿气为主，故曰：‘太阴之上，湿气治之’。”（《伤寒论浅注补正·读法》）毋令太过不及，则脾土安和。唐氏认为：“脾与胃相为表里，是为燥湿互相为用。究湿之气化，非寒非水，乃水与火交而后成湿焉。长夏之时，所以湿气用事者，正阴阳交媾之时，水火相蒸之候，故土居中央，央者阴阳交会之义，鸳鸯鸟不独宿，亦取阴阳交会之义。盖‘阴阳’二字双声合为一音，即‘央’字也。土居中央者，即阴阳相交，水火合化之义也。”唐氏认为湿不得以阴邪概括，因湿兼寒热二者而成，所以或偏寒，或偏热。湿是火蒸水而发，“故多用不寒不热之药以渗利之，为治湿正药”（《伤寒论浅注补正·辨太阴病脉证》）。

（3）寒与风

经云：“太阳之上，寒气治之”。意即太阳经气居外以为卫，也称为元阳之气，而此气实发于膀胱寒水之中。膀胱为肾之腑，主小便。凡人饮入之水，从肠胃入三焦油网，从油网入膀胱，如天之有海，水之有壑，应北方寒水之气，而能导引心火，清利三焦，皆赖寒水之功用。假如人无此寒气，则不足以济燥火热。所以寒水之气，不可太过，亦不可不及。而此水之所以具有化气卫外功能，又赖心火下交而水化为气。唐宗海认为：“人身应之而有太阳膀胱寒水之腑，以司人周身之水，称为寒水。以水之本性原寒，而又名为太阳经者，以水中化气上行外达，则又为卫外之巨阳，故称太阳经焉。”（《伤寒论浅注补正·辨太阳病脉证》）

唐宗海指出，寒是水化气升，为太阳寒水之气；而风则是化阳生阴，退位厥阴风木之气化；厥阴是阴之尽，阴尽阳生则和风生。唐宗海解释说：“厥阴者，以其体阴，又曰风气治之；以其用阳，阴尽阳生，是为和风，风气和而百体畅。”（《伤寒论浅注补正·读法》）唐宗海又言：“《内经》云厥阴之上，风气治之。风者，阴阳摩荡之气……人身秉此风气，是生厥阴肝木之脏；肝膈下连于肾系，为水生木；肝膈上连包络，合为一经，为木生火。三者合化，氤氲畅达而血气得以周流，为此厥阴风气之和也。风之为病，又由于水冷火热不得其平之故。”（《伤寒论浅注补正·辨厥阴病脉证》）

唐宗海基于西方气候之学，认为风的形成是因为“空中之气有冷热二种，空气热则涨而上升，他处冷空气即来补之，试于室中热火，门之上下各有孔，则上孔之热气必外出，下孔之冷气必内入”（《伤寒论浅注补正·辨厥阴病脉证》）。因此，他主张风有两种。其云：“其一为自冷处吹向热带之风，如热带内气候常热，则气涨而升；南北两极气候常冷，则南北两极生风，吹向热带中去。一为自热处吹向冷处之风，盖风既会于热带，复散而回转，吹向冷处。”（《伤寒论浅注补正·辨厥阴病脉证》）

唐宗海又根据易学之理加以解释，其云：“如《周易》之巽卦，热带在南而风生于北，故其卦二阳在上而一阴在下也。吹往北者，阴极阳回，如《周易》之震卦，虽《易经》训震不名为风，然震训东方也。《内经》云东方生风，应春气，阳回阴退之象，故上二阴爻而下一阳爻，阳生阴退，为得其和。在人属厥阴肝经，厥者，尽也逆也，阴尽而阳生，极而复返，故曰厥阴。”（《伤寒论浅注补正·辨厥阴病脉证》）

唐宗海根据上述认识，指出：“若肝木挟肾水，发而为寒风，如风从冷带吹来者也，遂发厥利。若包络挟心火，发而为热风，如风从热带吹来者也，遂发脓血。或寒热互相进退，为厥热往来。”（《伤寒论浅注补正·辨厥阴病脉证》）他也据此理论，认为风非阳邪。其云：“风为阳邪，是但知热风而不知寒风也……若执定风为阳邪，于厥阴风气治之之理，固不能通，且与中风杂病亦多不合。”（《伤寒论浅注补正·辨厥阴病脉证》）

从以上论述不难看出，唐宗海阐明“各经本气”极为重视水火气化与六气的关系。另一方面，唐氏也把标本中气与脏腑形质联系起来，进一步完善了这一学说。

（三）深化脏腑理论内涵

治病首先需要明了脏腑及其附属经脉、分布、主病，而后才能从容处治。他说：“业医不知脏腑，则病原莫辨，用药无方，乌睹其能治病哉？”（《血证论·脏腑病机论》）脏腑辨证，在《金匮要略》《中藏经》中早有论述，经钱乙、张元素等人的发挥而日趋完善，成为中医诊疗过程中的重要辨证模式。

唐宗海对心、包络、肝、胆、胃、脾、肺、肾、膀胱、三焦、小肠、大肠等脏腑、经脉的生理、主病进行阐述。尤其是对肺阳、脾阴、三焦等内容，有自己独到的创见，故笔者在此重点论述。

1. 重脾阴之润泽滋养功能

“脾阴”的本来含义，古代医家已有所论及。如缪仲淳《先醒斋医学广笔记》说：“世人徒知香燥温补为治脾虚之法，而不知甘寒滋润益阴之有益于脾也。”万密斋《养生四要》说：“受水谷之入而变化者，脾胃之阳也。散水谷之气成荣卫者，脾胃之阴也。”《慎斋遗书》指出：“胃不得脾气之阴，则无运转，而不能输（精）于五脏。”

综合历代医家观点，唐宗海指出：“脾称湿土，土湿则滋生万物，脾润则长养脏腑。胃土以燥纳物，脾土以湿化气。脾气不布，则胃燥而不能食，食少而不能化。譬如釜中无水，不能熟物也……脾阳虚则不能统血，脾阴虚又不能滋生血脉。血虚津少，则肺不得润养，是为土不生金。盖土之生金，全在津液以滋之，脾土之义有如是者。”（《血证论·脏腑病机论》）脾称湿土，就是因为其依赖于润泽长养万物。脾阴与脾阳同为脾气功能的反映，二者的区别在于阳统血而阴养血，两者共同维持脾的生理功能。

所以，唐宗海说："李东垣后，重脾胃者但知宜补脾阳，而不知滋养脾阴。脾阳不足，水谷固不化；脾阴不足，水谷仍不化也。譬如釜中煮饭，釜底无火固不熟，釜中无水亦不熟也。予亲见脾不思食者，用温药而反减，用凉药而反快。予亲见催乳者，用芪、术、鹿茸而乳多。又亲见催乳者，用芪、术、鹿茸而乳转少，则以有宜不宜耳。是故宜补脾阳者，虽干姜、附子转能生津；宜补脾阴者，虽知母、石膏反能开胃。补脾阳法，前人已备言之，独于补脾阴古少发明者。予特标出，俾知一阴一阳，未可偏废。"（《血证论·男女异同论》）

脾阴虚者，津亏而乏濡润，消磨与运化涩滞，症见口燥唇干、喜饮、口淡无味、大便干结、舌红干苔少或镜面舌等。这是因为脾之阴液亏乏，则消磨水谷、运化精微之力锐减，诸症生焉。脾阴虚则津液不能布散，濡润失职，致令"胃燥而不能食，食少而不能化"（《血证论·脏腑病机论》），故病"隔食，大便难，口燥唇焦"。通过观察患者的表现，也可能加深对此类证候的理解。如唐氏所云："停食病，食入反吐，粪如羊屎，可知无津液则食不能化之故矣。观噤口痢，咽干津竭，食不得下，可知无津液则食不能纳之故矣。"（《血证论·饮食》）

此外，脾阴虚不能滋生血脉，致令"血虚火旺，发热盗汗"。还有因脾阴不足，致"血虚津少，则肺不得润养，是为土不生金"。盖因"土之生金，全在津液以滋之"（《血证论·脏腑病机论》）。

在具体处方用药中，唐宗海将炙甘草汤去桂枝加白芍，将四君子汤加黄精、山药、玉竹，将小柴胡汤去半夏加花粉等，用于血证的治疗，都体现出其重视脾阴的学术思想。

2. 重肺阳之宣发温化功能

唐宗海说："肺为乾金，象天之体。又名华盖，五脏六腑受其覆冒。凡五脏六腑之气，皆能上熏于肺以为病。故于寸口肺脉，可以诊知五脏。肺之令主行制节，以其居高，清肃下行，天道下际而光明，故五脏六腑皆润利而气不亢，莫不受其制节也。肺中常有津液润养其金，故金清火伏……肺开窍于鼻，主呼吸，为气之总司。盖气根于肾，乃先天水中之阳，上出鼻，肺司其出纳。肾为水，肺为天，金水相生，天水循环。肾为生水之源，肺即为制气之主也。"（《血证论·脏腑病机论》）唐氏同时注意到《灵枢·邪气脏腑病形》中有"形寒寒饮则伤肺"的记载，促使其对肺阳问题进行研究。

唐宗海对"肺阳"的认识，受到陈修园的影响。陈修园曰："血虽阴类，运以阳和。'阳和'二字，指心肺而言也。心肺之阳宣布，如日月一出，爝火无光，诸般邪热之气俱除，血无所扰，则循行常道矣。"（《时方妙用》）而陈修园的理论则来自南朝齐·褚澄。《褚氏遗书·津润》云："血虽阴类，运之者，其和阳乎。"《血证论》中提及肺阳的有3处，其论述肺阳的基本生理功能，有以下三点。

第一，肺阳具有温化蒸腾的作用。因阳性主动，所以能够促进肺阴和津液的生化流行。肺阳能够蒸化肺阴为气，然后推动呼吸运动。津液的代谢，在下靠肾阳，在中靠脾阳，在上靠肺阳。在宣降水液过程中，肺气以宣降敷布为主，肺阳则以温煦津液为主。

第二，肺阳具有宣发输布的作用。肺有宣发肃降的功能，以输布水谷精微，这主要是依赖肺气的作用。然一气之中，又可分为阴阳两个方面。肺气之中，应包含肺阴、肺阳，而只有肺阳才真正具有宣散的功能。阴主敛降，阳主升散，而肺气既能宣发升散，又能肃降收敛，其阴阳的分别应是明确的。在肺阳的宣发鼓舞下，津液、卫气上行至头面，外达于肌表。

第三，肺阳具有温养卫外的作用。阳主温煦，在内温养脏腑，在外温养形体。肺阳的作用，是对内温养肺心胸膈，对外温养鼻窍皮毛。皮毛围护人体体表，直接与环境接触，故皮毛能否得到温养，关系到人体对环境的适应能力。肺阳温养皮毛，则皮毛功能健全，具有抗御外邪的能力。

3. 三焦为人体气化道路

（1）三焦为人体水液之通道

唐宗海将三焦视为一种人体中的膜状结构。唐宗海所谓的膜网、网膜、油网等，基本上都是指三焦或其某一部分而言。唐宗海认为，气化之理本为西医所不知，因为解剖形质的方式并无法看到气化的脏腑。但是唐氏仍然以解剖所见，力图阐明三焦结构。唐宗海认为，《内经》、仲景之书，早已将三焦功能说清楚。唐氏解释“焦”之古字说：“从采，有层折可辨也；从韦，以其膜像韦皮也；从焦，有皱纹，如火灼皮也。西医以连网二字形之，古圣只一个膲字，已如绘其形也，后又改作焦字。《集韵》云：膲者，人之三焦，通作‘焦’。引医经上焦在胃上口，中焦在胃中脘，下焦当膀胱上口，已将三焦之形指出。省文作‘焦’，而后人遂不可识，亦何不考之甚也。”（《伤寒论浅注补正·辨少阳病脉证》）可见，唐宗海认为三焦是一种有皱纹、层折可辨的膜状物质。唐宗海所谓的“三焦”概念，乃是吸收西方解剖学之理论来证明中医学，此乃受西医对人体构造描述的影响所致。他说：“近人不知三焦实有其物。焦，古作膲，即人身之油膜，西医名为连网，乃行水之路道。《内经》所谓‘三焦者，决渎之官，水道出焉’，盖水之路道，全在三焦油膜之中。凡人饮水入胃，胃之通体，有微丝管将水散出，走入油膜。”（《伤寒论浅注补正·辨太阳病脉证》）可见，唐宗海还是遵循《内经》之说，认为三焦为人身内“水”的道路。

（2）三焦（腠理）为营卫之道路

三焦属于六腑之一，而腠理是人体的皮下组织，二者亦有相关之处。其云：“腠者，皮肉相凑接也，理者，有纹理，乃人周身膜网有缝隙窍道也。按之西医诸说，而鸡冠油与连网，皆即三焦也。”（《伤寒论浅注补正·辨太阳病脉证》）又言：“脉管之外皆是网膜，《内经》名腠理，为卫气往来之所。”（《伤寒论浅注补正·辨太阳病脉证》）唐宗海从人体由内而外的关系来看，认为皮肤内与脉管外，都是网膜，也是三焦，也叫腠理，唐宗海自己有一套对肌肉与腠理关系的认识。而这一理论，也明显是吸收西医的知识而来的。他说：“喉鼻皮毛皆肺所司，故太阳之气上合于肺。皮毛内之肥肉，名为肌肉，肥肉里、瘦肉外夹缝中之油网，名腠理，以其有纹理也。腠理即三焦之所司，以其从内油网透出而生此膜，腠外与内油网同是一物，故皆属三焦。由腠理入瘦肉即与筋连，筋亦连内之油网，而内油膜膈即三焦之府也。”（《伤寒论浅注补正·辨太阳病脉证》）三焦腠理是所谓“营血卫气”的出入路径，所以当邪气侵犯人体时，同样也会经由三焦这条路径向身体内部传导，这就是导致疾病的主要原因。讨论从皮毛到人体内部的三焦过程中，唐宗海举出一个无形的“中间概念”来解释三焦，即营卫。在讨论人身“营卫”概念时，唐宗海认为：“营出中焦，卫气出于下焦。”（《中西汇通医经精义·营卫生会》）又云：“人受谷气，清者为营，浊者为卫，似营卫皆中焦矣，而此又别之曰，卫气出于下焦，则尤为探源之论。”（《中西汇通医经精义·营卫生会》）并指出卫气出于下焦，营气出于中焦，试图将营卫具体化。他说：“荣卫往来之道路，则在三焦膜腠之中，三焦内为油网，外为白膜，包肉连筋，外达皮毛，连属四肢，皆三焦所统御也。”（《金匮要略浅注补正·中风历节病脉证并治》）唐宗海将营卫概念具体化的第一步论证，依赖于明确营卫流通的道路，而这条道路就是三焦。

唐宗海在讨论卫气时引经文解释道：“卫气由内达外，先从分肉而出，故先及分肉皮肤最外一层，阳气由内充于外，以卫皮毛，此为卫气之能事也。详膀胱营卫条。腠理乃分肉之外，皮肤之内，油膜是也。有皱纹，故曰腠理，内发于三焦，乃卫气所行之道路，故气足则肥。”（《中西汇通医经精义·全体总论》）这已经说明了卫气的功能及其循行的形质道路。依据唐宗海所言，卫气还需透过三焦油膜之沟通，才能达到“充皮肤，肥腠理，司开阖”之功用，维护身体正常生理功能。三焦无所不在，亦即营卫气化，无处不在。

（3）三焦之枢（膈膜）为水火之道路

唐宗海指出：“《内经》谓少阳为枢，正言其从阴出阳，责在腠理，如户枢，当内外之界也。从下而上，责在胸膈，亦如户枢，当出入之界也。凡此皆是少阳三焦，膜中路道，为脏腑周身内外之关键。故伤寒六经皆有少阳证，而仲景不列入少阳，使各从其类也。”（《伤寒论浅注补正·辨少阳病脉证》）腠理与膈膜皆为三焦之枢，腠理言其内外之出入，而膈膜言其上下之出入。膈膜跟腠理一样，皆属于三焦之府。关于膈膜之形迹，唐宗海曰：“胸有大膈膜，发于背脊，连于肝系，由肝系背脊之间，循肋骨尽处。至于胸前，此膈下之白膜下连油网，是为中下二焦，此膈上之白膜，循腔子内上至肺系，以入心包，又后至于背脊之上，是为上焦，胸与背道路之相通者，皆在此膈膜内也。”（《金匮要略浅注补正·胸痹心痛短气病脉证并治》）

唐宗海指出：“心火下交于血室，要从此膈中行，膀胱水中元气，上于肺为呼吸，亦从此膈中行”（《伤寒论浅注补正·辨太阳病脉证》）。故“膈膜中是水火游行之路”（《伤寒论浅注补正·辨少阳病脉证》），而当此道路受阻时则病发。如“水火交结于膈中，即为结胸”“脐下之气上于肺为呼吸，并外达皮毛为卫气，皆要从膈中而出，气不得出于膈，则为水结，火不得下于膈，则为火结，此痞结陷胸之所由来”（《伤寒论浅注补正·辨少阳病脉证》）。

虽然腠理即三焦之所司，但是唐宗海阐明腠理时，主要是从人体气化出入角度来看；而解释三焦时，则是从人体水火气化升降角度来看。至于膈膜虽然也阐明水火升降，却主要体现少阳“枢”的特点。三焦、腠理与膈膜，综合起来作为唐宗海解释水火升降出入的实体依据。

必须指出的是，在深入阐述三焦概念的时候，唐宗海始终是立足于中医气化理论，希冀借助三焦相应解剖结构，来构建人体气血营卫流行的通道。其实，仔细分析就会发现，唐宗海的三焦概念，并没有真正的与人体特定的解剖结构建立起对应关系。只是用“网膜”“腠理”“板油”“膈膜”等文字符号所取代，而非实体观察所得。在这些虚拟概念的具体运用中，唐宗海依旧根据中医气化理论，运用理论思维模拟人体气血、水液、营卫等功能的实现过程，而并非像解剖学那样做到肉眼可见的程度，只不过将中医三焦术语，以现代医学术语取代而已。

（四）发挥本草药性理论

唐宗海对本草药性的认识，源于传统文化中阴阳太极变化之理以及中医气化理论。以此为基础，唐氏具体阐发了辨别药性的思路与方法，认为形态色泽、四气五味、药用部位、生长环境、采摘季节等因素，决定了药物之功效。他认为“论药者，或以地论，或以时论，或但以气味论，各就其偏重者以为主，而药之真性自明”（《本草问答》）。

与刘若金《本草述》、卢之颐《本草乘雅半偈》、张志聪《本草崇原》等本草药性著作不同的是，唐宗海《本草问答》的特点在于：①注重辨析药物相互之间的功效差异，进而了解药性；②从药物在不同组方配伍中的功效，阐述其药性特点。在临证使用方面，唐宗海的用药经验较之以往著作，确有便于应用之处。

1. 以药性之偏纠正人体阴阳之偏

《本草问答》开篇，首先回答了本草为什么能治病的问题。其云：“天地只此阴阳二气，流行而成五运，金、木、水、火、土为五运，对待而为六气，风、寒、温、燥、火、热是也。人生本天亲地，即秉天地之五运六气，以生五脏六腑。凡物虽与人异，然莫不本天地之一气以生，特物得一气之偏，人得天地之气全耳。设人身之气偏胜偏衰则生疾病，又借药物一气之偏以调吾身之盛衰，而使归于和平则无病矣。盖假物之阴阳以变化人身之阴阳也。”（《本草问答·卷上一》）

上述解释，源于唐宗海独特的认识，即继承《易》中阴阳太极思想。唐氏认为，天地之五运六气，化生人体五脏六腑。万物生于阴阳，人禀受天地之全气，而本草只得一气之偏。疾病的产生是由于人体阴阳气化出现偏胜偏衰，所谓“偏阴偏阳谓之病气”。药物就是通过其气之偏，来调节人体脏腑经络气化失常的偏颇状态，促进阴阳平和。

2. 本草阴阳之“性”

唐宗海言道：“中国经神农尝药，定出形色气味，主治脏腑百病”（《本草问答·卷上一》）。所谓“形”指的是药物的形状、质地、药用部位等因素，“色”指药物的颜色、色泽等因素，“气”是指寒、热、温、凉四气，“味”是指酸、苦、甘、辛、咸五味。《内经》认为，天地自然之气化生万物之四气五味。如《素问·六节藏象论》云：“天食人以五气，地食人以五味。”唐宗海认为，药物的形色气味，古人论述十分精辟，是药理之大纲，但只是从形色气味上论辩，而如蛇畏蜈蚣、蜈蚣畏蟾蜍、蟾蜍畏蛇，相制相畏之理，则难以解明。因此，应从本草之“性”来论。

唐宗海基于阴阳气化之理认识本草之性。其云：“原其所由生而成此性也。秉阳之气而生者其性阳，秉阴之气而生者其性阴。或秉阴中之阳，或秉阳中之阴，总视其生成以为区别。盖必原一物之终始与乎形色气味之差，分而后能定其性矣。”（《本草问答·卷上一》）例如，人参生于北方，北方属水，于卦为坎，坎卦外阴而内阳，又生于树林阴湿之地，秉寒水阴湿润泽之气，故味苦甘而有液汁；发之为三桠五加，其形态是阳数，为阴生阳。所以人参于甘苦之中饶有一番生阳之气。人身天气，由肾水中上达于肺，生于阴而出于阳。因此，人参大能化气生津，如坎中之阳。

唐宗海主张，从阴阳气化的角度认识本草以及其功能，辨识的内容应包含形色气味、风寒火热燥湿六气、木火土金水五行、药用部位、生长环境、采收季节等因素。只有这样，才能全面了解本草阴阳之“性”。

3. 本草气味的升降浮沉

唐宗海认为，升降浮沉之理本于天地之气的升降交流。气本于天，味成于地，本于阳以气为主，其性上升外达而浮；本于阴以味为主，其性内行下达而沉。同是气分药，应视其形色气味的不同而仔细分辨。形不同之分，如薄荷、辛夷，二者同为辛味，气皆轻清上升。但薄荷细草，丛生不止一茎，故能四散；辛夷生于树梢，花朵尖锐向上，专主上达，主散脑与鼻孔等巅顶孔窍之风寒，而无薄荷四散旁达之作用。味不同之辨，如麻黄与薄荷，二者生态形状相似，皆具上升外散轻扬之气，但薄荷味辛兼得地之味，故兼能入血分散风；麻黄则无大味，纯得天之轻扬之气，专主气分，透达周身上下之皮腠。同为降下作用的药物，而形质气味不同，则降中有别。"夫降而沉者，味必苦，质必重；降而散者，味必辛，气必香；降而渗利者，味必淡，气必薄……降而攻破者，味必厚，气必烈，功兼破血乃能攻积。"（《本草问答·卷上五》）阐发出中药功用同中有异、异中有同、千差万别、灵动活泼的特征，提示医者在临床中应细心体会，准确辨析。

4. 药味辨识遵循物极必反之理

五行之五味为酸、苦、甘、辛、咸，分别归属于五脏之肝、心、脾、肺、肾，而辨别其味须遵循"物极必反"之理。唐宗海以《素问·阴阳应象大论》"重阴必阳，重阳必阴"，"寒极生热，热极生寒"，以及《素问·六微旨大论》"物之生从于化，物之极由乎变"为依据，阐释阴阳相互转化之理，即"物极必反"之理。

味不变而性变，如苦之味者能补火，但是味极则物极必反，故得相反之性，则苦不补而反泻火，此变化为味不变而性变。如得酸（木）之味者，反得金之性；得辛（金）之味者，反得木之性；得苦（火）之味者，反得水之性；得咸（水）之味者，反得火之性，皆为味不变而性变，此物极必反、相反相成之理。

具体以苦味为例，五行中"苦"为火之味，脏归心，季为夏。苦为火之味，而从五行来看应该补火，而苦反能泄。理由是因为物极必反，阳极生阴。唐宗海从卦象来解释，离为火，而离卦中爻是阴爻。坎为水，而坎卦中爻是阳爻。从离卦和坎卦可以看出，火中有阴，水中有火，体现阴阳互根，而物极必反则遵循阴阳转化之理。离卦到了物极必反，火变水，以阴爻的水象为主，阳退留阴之象，故能泻火燥湿。苦为火之味，从卦的体系来看，离卦中有阴爻，含有水之寒性，物极必反，则水之寒化为主，故能泻火。大黄、黄连、栀子等味苦之药皆能泻火燥湿。黄连之味正苦，故正入心经以泻火。栀子味苦，像心包，故泻心包络之火。连翘味苦，也像心包，而质轻扬，则轻清上达，清心与上焦头目之火。大黄味苦，形大而气烈，色黄走脾胃，而清热泻火之力强。

土主中央，运四旁，万物皆由土生；甘为土之味，缓为土之性，性味不变，甘味入脾补土，味甘性缓，缓则迟缓，其性不变，因达不到"物极"的程度而"未极"。五行中甘为土之味，脏归脾，季为长夏。从药物的功效来看，味甘的药物能补能缓。甘为脾之正味，故纯甘之味归脾经，而如果有兼味则入相应的脏腑。就具体药物而言，甘草为纯甘之味，所以能补脾益胃。山药味甘兼酸而色白，味甘入脾，酸味入肝，色白入肺，故能补脾而兼补肝肺。苍术甘而苦燥，故健脾燥胃去湿。芡实甘味少而涩性多，是得土之味少，而得金收之性多。而且芡实生于水中，是属肾，故用以收涩以及止泻利。赤石脂味甘而质黏涩，所以能填补止泻利。牛肉甘温，大补脾胃。羊肉甘而有膻气，得木之温，故补脾兼补肝。猪肉甘而兼咸味，故得水土之寒性，能滋脾润肾。木香味甘而兼微辛，其香气归脾，而又得木气之温，能疏土，而且木香的形状是茎五、枝五、叶五、节五，皆合脾土之数，故能理脾也。梨味甘而含水津，故能润脾肺。荔枝味甘酸而生东南，东南为火木之气，故归脾与肝而温补。

5. 药用部位往往决定药性

本草的药用部位，往往决定了药物的性味功效。如药用部位是枝叶者，其性多升散，花同枝叶；药用部位是芒刺者，其性多透达；是根者，多上升；是子实者，多下沉；是中间茎部者，其性多调和；药用部位纤维色白者，其作用部位多在三焦腠理；结节藤蔓者，其作用部位多为筋骨关节等。例如，黄芪根长数尺，深入土下吸引黄泉水气上生其苗叶。根中虚松窍大，引水气极多，故能补气。人身气生于肾，由气海循三焦而达口鼻，与黄芪之气由松虚孔窍上苗叶相同。由此推知黄芪补一身上下、三焦内外之气，其功用由肾及脾达肺，提肾气，升脾气，补肺气；从下达上，从内托外。不但把黄芪的功效与黄芪的生长特征联系起来，而且把人体生理、医理与药物功效也形象而直观地联系起来。

综上，唐宗海对于药物的认识，多取药物生长性状之象、生长环境、气候条件等因素综合考虑，通过对药物之间的比较去了解药性，也常常在组方配伍中理解药物功效。这一点较之以往本草著作单论药物性味功效，更加有利于临床药物的选用。

【临证经验】

一、血证诊疗

（一）血证的病因病机

平人血液畅行脉络，流行循经，一旦血液溢于脉外，即为血证。唐宗海所论血证，是指由于气血失和，导致血液运行不循其常道，或血上干，或血外渗，或血下泄，或血中瘀，以出血为临床表现的病证。通览《血证论》一书，唐宗海根据气机“升降出入”的运动方式与脏腑虚实特点，将血证划分为若干类，即“血上干”“血下泄”“血外渗”“血中瘀”。另外，还有“失血兼见诸证”。血证的病因、病机极为复杂，大致可以划分为如下几类。

1. 血随气逆，血上干证

气为血之帅，气机冲和则血循常道，畅流全身。气机冲逆，气迫血走，血离常道，随气上溢而为吐血、呕血、咯血等证。兹举数例以明之。

（1）吐血责之于胃

唐宗海认为吐血的机制为：“人身之气游于血中，而出于血外……其气冲和，则气为血之帅，血随之而运行；血为气之守，气得之而静谧。气结则血凝，气虚则血脱，气迫则血走……方其未吐之先，血失其经常之道，或由背脊走入膈间，由膈溢入胃中……又或由两胁肋走油膜入小肠……逆入于胃，以致吐出。”（《血证论·吐血》）吐血之证，尽管来路不一，而病位均在于胃。他说，凡人吐食“皆胃之咎。血虽非胃所主，然同是吐证，安得不责之于胃”（《血证论·吐血》）。由于阳明之气，下行为顺，吐血的病机主要是胃气“失其下行之令”（《血证论·吐血》），血随气逆所致。而胃气之所以上逆，与邪气壅实及冲脉之气失调有关。他说：“试思人身之血，本自潜藏，今乃大反其常，有翻天覆地之象，非实邪与之战斗，血何从而吐出哉。”（《血证论·吐血》）所以逆上者，以其气实故也。说明邪盛气实，迫血妄行，是吐血一证发生的关键。因此，唐宗海又说：“血之归宿，在于血海，冲为血海，其脉丽于阳明，未有冲气不逆上，而血逆上者也。”（《血证论·吐血》）

（2）呕血责之于肝

与吐血不同，呕血是血出有声，重则其声如蛙，轻则呃逆，气不畅遂而已。同是血出口中，治与吐血无异。但吐无声，而呕有声。以轻重论，则吐轻而呕重。吐则其气尚顺，呕则其气更逆。以脏腑论，吐血其病在于胃，呕血其病在于肝。呕血常因肝胆火旺，疏泄失常，气机逆乱，“清气遏而不升，浊气逆而不降”（《血证论·呕血》），横逆犯胃所致，亦归气机逆而上冲之属。

（3）咯血责之于肾与膀胱

咯血是痰中带有血丝。唐宗海认为，咯血的机制是由于“肾经之气不化于膀胱，而反载膀胱之水上行为痰。膀胱者胞之室，膀胱之水随火上沸，引动胞血随之而上，是水病兼病血也”（《血证论·咯血》）。这一机制与女性绝经和《伤寒论》“热结膀胱”十分相似。其云：“观女人先发水肿然后断经者，名曰水分，是水病而连累胞血之一证。又观《伤寒论》热结膀胱，其血自下。夫热结膀胱是水病也，而即能惹动胞中之血从小便而下，又水病兼动胞血之一证也。”据此，唐宗海认为肾水泛溢为痰，能够牵引胞血，以致咯痰带血。即所谓“咯血出于肾者，乃肾气不化于膀胱，水沸为痰，而惹动胞血之谓也”（《血证论·咯血》）。

当然，气虚不能摄血，亦可导致吐血、衄血，但其实为血随气泄，故此处不加详述。

2. 血随气泄，血下泄证

血下泄证，大致可分虚实两端。虚者，由于气虚失却统摄，致血无归附；实者，由于气火、湿热下注，迫血下泄。兹举数例，加以说明。

（1）便血

《素问·灵兰秘典论》云：“大肠者，传导之官，化物出焉。”大肠与肺互为表里。肺为清金，大肠即为燥金。肺主气司呼吸，大肠之所以能传导，主要是依赖于气。不独大肠赖肺气之传送，小便亦赖肺气以化行，充分体现出肺金制节、金行清化在这一环节的重要作用。大肠位居下部，又系肾之所司。《素问·金匮真言论》言肾“开窍于二阴”，故需肾阴充足，大肠润畅才能正常传送。大肠之病，虚证多由中气虚陷、肾阴虚不能润肠而致；实证多为湿热下注，肺经遗热传于大肠，肝经血热渗漏入肠而成。

（2）尿血

唐宗海认为，膀胱与血室，在人体中的位置非常接近。热入血室则蓄血；热结膀胱则尿血。尿血是水分的病，之所以会干动血分，是因为膀胱与血室并居而受累的缘故。尿血的原因大致有内外两个方面：外因为太阳阳明传经之热结于下焦。内因是心经遗热于小肠，肝经遗热于血室。二者病机均是热结下焦，血随气泄。结热之证，其血溺出，皆有淋滴不通之象，为尿血之实证也。

此外，也有虚证。溺出鲜血，如尿长流，绝无滞碍。其病因病机主要是肝阴不足化火、心经血虚火旺、脾气虚寒失统、房劳伤肾失摄、肺虚制节不下等。

（3）崩漏

崩漏是指非经期而下血。血量少者名曰漏下，多则名为血崩。行经而去血过多，如水之流不能止者，亦是血崩。古名崩中，是指血为中州脾土所统摄。脾不摄血，是以崩溃，故名崩中。示人治崩，必治中州脾土。土旺则月水有信，土虚则失信而漏下，甚则崩中矣。治法总以治脾为主。

（4）带下

带下为妇人常见病。因为带脉下系胞宫，中束人身，居身之中央，属于脾经。脾经土气冲和，则带脉宁洁，而胞中之水清和。若脾土失其冲和，不能制水，带脉受伤，注于胞中，就会发为带证，白浊污杂。治法采用和脾利水。治脾即是治带，而治带即是治水。其病机为脾土失守，中气下陷，气不治水，带随气泄。

3. 气火炽盛，迫血妄行，血外渗证

唐宗海认为："血之为物，热则行。"（《血证论·吐血》）热伤阳络则衄血；热伤阴络则下血；阳明燥热则鼻衄；肝胆三焦相火内动，挟血妄行，则耳衄；胃火上炎，血随火动，则齿衄；心火亢盛，血为热逼而渗出，则舌衄；心经火旺，血脉不得安静，因而带出血丝，则咯血；心肺火盛，逼血从毛孔中出，则为血箭；心经遗热于小肠，则尿血等。此皆火热内盛、逼血妄行所致。

（1）血箭

血从毛孔中流出，有似箭之喷射，故名血箭。多为心肺火盛，逼血从毛孔中出。

（2）血痣

血痣初起，其形如痣，渐大如豆，触破时长流血水。多为肝经郁火、瘀血凝聚而成。

（3）血瘙

癣疥血点、血疙瘩、一切皮肉赤痒，名色不一，今统称之血瘙，皆由血为风火所扰。火甚则起点，起疙瘩；风甚则生虫生痒。

4. 瘀血阻络，血行失常，血中瘀证

凡离经气血停留体内，不论色黑成块或清血、鲜血，都是瘀血。瘀血"与荣养周身之血已睽绝而不合"（《血证论·瘀血》），不但阻碍新血之化机，而且可成为血证之因，导致出血不止，或再次出血。唐宗海言"经隧之中，既有瘀血踞住，则新血不能安行无恙，终必妄走而吐溢矣"（《血证论·吐血》），即是此意。此外，他还指出，凡有所瘀，莫不壅塞气道，阻滞生机，久则变为骨蒸、干血、痨瘵等证。可见唐宗海十分重视瘀血之为病。

（二）血证的治疗原则

在唐宗海以前的医家，曾就血证的治疗提出各种各样的原则。如明·缪希雍《先醒斋医学广笔记·吐血》中载有治血原则，即"宜降气不宜降火、宜行血不宜止血、宜补肝不宜伐肝"。清初张璐提出宜以调补阴阳入手，偏于温补。王清任则主张调和气血为宜，重在活血祛瘀。唐宗海总结前人的医学思想，并结合自己的体会，对血证的治疗原则提出了自己的独到见解。

1. 治血重在和气顺气

唐宗海宗法《内经》，认为气血两者，气占主导地位。他说："天地之大，总是以阳统阴；人身之生，总是以气统血。"（《血证论·产血》）"人之生也，全赖乎气，血脱而气不脱，虽危犹生。一线之气不绝，则血可徐生，复还其故，血未伤而气先脱，虽安必死"（《血证论·脉证死生论》）。在血证病机方面，他认为血证的发生均与气病有关，没有气病而血不病者。"其气冲和，则气为血之帅，血随之而运行……气结则血凝，气虚则血脱，气迫则血走，气不止而血欲止不可得矣"（《血证论·吐血》）。依据这些理论，唐氏认为和气顺气是治疗血证的关键，提出"表则和其肺气，里则和其肝气，而犹照顾脾肾之气，或补阴以和阳，或损阳以和阴，或逐瘀以和血，或泻水以和气"（《血证论·用药宜忌论》）的治疗原则。

2. 补脾土之统摄，泻阳明之逆火

唐宗海在血证治疗过程中，尤为重视脾胃后天。他认为"以后天生先天，故水火两脏，全赖于脾"，故提出"治血者，必治脾为主"，"治气，亦宜以脾为主"（《血证论·阴阳水火气血论》）。气与血的生成都依靠脾。心主血，但是需要脾胃运化食物成汁，奉养于心，才能变化为血。气生于肾，但是也依赖脾胃运化食物为水，下输送到肾再化为气。脾为生化之源，也主统血。"脾主统血，运行上下，充周四体，且是后天，五脏皆受气于脾，故凡补剂，无不以脾为主。"（《血证论·吐血》）"脾为阴中至阴，盖五脏俱属阴经，而脾独名太阴，以其能统主五脏，而为阴之守也。其气上输心肺，下达肝肾，外灌溉四旁，充溢肌肉，所谓居中央，畅四方者如是。血即随之，运行不息，所谓脾统血者，亦即如是。世医不识统血之义，几指脾为贮血之器，岂不愚哉。脾能统血，则血自循经而不妄动。"（《血证论·唾血》）他指出，心在上，化血下行，随冲脉以藏于肝；肾水之阳，化气上行，随冲脉以交于肺，由肺散布以达肌肤，都以脾为枢纽。血之运行上下，全赖脾气统摄。因此，首补脾土为治疗血证的一大法则。

唐宗海认为，阳明之气以下降为顺，阳土喜润恶燥；若阳明燥热津伤，则血液沸腾而外越，见崩漏、下血等证。若阳明之气实逆上，则血亦随气上行而外逆，而见吐血、呕血等证。说明阳明之气上逆，阳土燥热津伤与血海不安、不静、不藏是有直接关系的。如《素问·痿论》所述："阳明者，五脏六腑之海也……冲脉者，经脉之海，主渗溪谷，与阳明合于宗筋……会于气街，而阳明为之长。"唐氏说："冲为血海，其脉丽于阳明，未有冲气不逆上，而血逆上者也。"（《血证论·吐血》）而阳明之气以下行为顺，所以逆上者，是因为气实迫血妄行的缘故，故治阳明即是治冲也。又说："治冲脉独取阳明。仲景既引其端，后人亦即当扩而充之。"（《血证论·吐血》）他认为"惟有泻火一法，除暴安良，去其邪以存其正"（《血证论·吐血》），使之胃气下泄，则心火有所消导，而胃中之热气亦不上壅，斯气顺而血不逆。唐氏通过大量的临床实践总结出"泻胃夺实，凉胃润燥"是治血凉血的一大法则，明确提出"治阳明即治冲"的学术观点。临床上唐氏将平冲降逆、清泻阳明之法广泛用于多种血证，均取得了较好疗效。

3. 肺主治节，调气为主

肺为华盖，覆盖五脏六腑，因而唐宗海提出，肺"主行治节，以其居高，清肃下行，天道下际而光明，故五脏六腑皆润利而气不亢，莫不受其治节也"（《血证论·脏腑病机论》）。唐氏比喻肺如云，能下降雨露，以滋养五脏，五脏则不亢，故肺能治节五脏。《血证论》中强调肺的肃降，因血下行为顺，上行为逆，提出肺为调气之主。唐宗海在血证补虚的过程中，尤为重视先补肺胃。他说：“补法不一，先以补肺胃为要。肺为华盖，外主皮毛，内主治节，肺虚则津液枯竭，喘嗽、痿燥诸证作焉。因其治节不得下行，故气上而血亦上，未有吐血而不伤肺气者也，故初吐必治肺，已止尤先要补肺”“则凡一切血证，其当清金保肺以助其治节”（《血证论·吐血》）。

4. 重视肝及冲任带脉，尤重冲脉

肝为藏血之脏，血之所以能够运行周身，主要是依赖冲、任、带三脉的统领作用，而血海、胞中又为血所转输归宿之所，肝则司主血海和冲、任、带三脉。所以补血总以补肝为要。明·李时珍曾言肝“有泻无补”（《本草纲目·龙胆》），其目的在于恐补木盛而侮虚土。唐宗海认为，木之所以克土，是因为肝血虚，肝火扰及胃中；肝气虚，水泛脾经，而并非是肝经之气血有余，所以“一切血证一总不外理肝也”“治血者必调气，舍肝肺而何所从事哉”（《血证论·鼻衄》）。

在上述关系中，唐宗海尤为重视对冲脉之气的调治。唐宗海认为，冲脉本属肝经。其循行部位与全身动脉有关。而在生理情况下全身血气运行的动力即出于冲脉，所以有冲脉为“十二经之海”“为总领诸经气血的要冲”和“血海”之称。唐宗海指出，冲脉起于血室，肝则司主血海，两者在生理、病理上有着息息相关的紧密联系。凡周身之血，总视血海为治乱，血海不扰，则周身之血无不随之而安。血之归宿，在于血海。冲为血海，其脉丽于阳明，未有冲气不逆上而血逆上者。所以冲脉气逆和血海的治乱，在血证及其复发中起着极其重要的作用，故治肝亦是治冲，宁气即是宁血。

（三）血证治疗“四法”

在临床实践中，唐宗海总结出通治血证之大纲，即止血、消瘀、宁血、补虚，可以根据病情参酌使用。

1. 止血法

止血是唐宗海治疗血证第一法，其中充分贯彻了“止血先治气”的总原则。止血一法，继承了《内经》“急则治标”的原则。唐宗海认为：“血之原委，不暇究治，惟以止血为第一要法。”（《血证论·吐血》）在病因病机上，一方面他根据《内经》的气血相关理论，认为血证的发生均与气病有关，“其气冲和，则气为血之帅，血随之而运行……气结则血凝，气虚则血脱，气迫则血走，气不止而血欲止不可得矣”（《血证论·吐血》）。另一方面，他还汲取了历代血证理论的内容。如朱丹溪“气有余便是火”（《金匮钩玄·火》），张景岳“血动之由，惟火惟气”（《景岳全书·血证》）等论述。治疗上，唐宗海认为仲景“治血以治冲为要，冲脉丽于阳明，治阳明即治冲”，同时借鉴王肯堂治血“法当顺其气，气降则血归经”（《证治准绳·杂病》）的主张，提出止血一法应“独取阳明”，以泻火降逆止血为主。

唐宗海认为：“所谓止血者，即谓此未曾溢出，仍可复还之血，止之使不溢出，则存得一分血，便保得一分命，非徒止已入胃中之死血已耳。”（《血证论·吐血》）由于“人之生也，全赖乎气，血脱而气不脱，虽危犹生。一线之气不绝，则血可徐生，复还其故”（《血证论·脉证死生论》），故唐宗海认为止血之要，“必以治病气为主”“止血之法虽多，而总莫先于降气”，因“血证气盛火旺者，十居八九”，“惟泻火一法，除暴安良”“亟夺其实，釜底抽薪”，法宗仲景，独取阳明，以泻心汤之类泻火降气，急下存阴。他首推大黄之功力，认为：“其妙全在大黄降气即以降血”；“凡属气逆于血分之中，致血有不和处，大黄之性，亦无不达。盖其药气最盛，故能克而制之，使气之逆者，不敢不顺。既速下降之势，又无遗留之邪”。（《血证论・吐血》）

血证虽以实热证居多，但唐宗海指出“十中一二（指虚证、寒证），为之医者不可不知也”。如失血证见“喘促昏愦，神气不续，六脉细微虚浮散数”之脱证，“独参汤救护其气，使气不脱，则血不奔矣”。若“阳不摄阴，阴血因而走溢”，“甘草干姜汤主之”，以阳和而阴血内守。若瘀血不行而血不止，则采用血府逐瘀汤。至于气随血脱的危证，便非血药可治，而当以独参汤急救。此外，因于伤风者，宜小柴胡汤加味；因瘟疫伏热者，用犀角地黄汤。

2. 消瘀法

消瘀法是指祛除体内瘀滞之血的治法。早在《伤寒论》和《金匮要略》中，张仲景采用下法（方用抵当汤）和攻法（方选桃仁承气汤），治疗蓄血证，首开祛瘀止血之先河。其后，历代治血重视消瘀，大都宗法仲景之说。正是基于前人有关瘀血的观点，唐宗海提出消瘀为治血第二大法，并以花蕊石散为通治瘀血之主方。

在消瘀的同时，唐宗海也十分重视审证求因和辨证施治。如属气血虚而血瘀者，采用圣愈汤加味；若属寒凝血滞者，则依据《素问・调经论》“血气者，喜温而恶寒，寒则泣而不能流，温则消而去之”之法，方宗仲景柏叶汤或合四物汤以柔药调之，或合泻心汤反佐之。同时，他还独创性地提出，治瘀血须“分别部居，直探巢穴”（《血证论・吐血》），即依据瘀血留着的部位及其表现的症状特征，分别采取针对性的治法。

唐宗海云“其经脉中已动之血，有不能复还故道者”，是为瘀血。“凡有所瘀，莫不壅塞气道，阻滞生机”“日久变证，未可预料，必亟为消除，以免后来诸患”（《血证论・吐血》）。唐宗海运用消瘀之法，首先针对“瘀血着留在身，上下内外又各有部分不同”（《血证论・吐血》），随机应变，灵活治疗。

如血瘀上焦，胸、背、肩膊疼痛麻木、逆满等症，用血府逐瘀汤或人参泻肺汤加三七、郁金、荆芥；血瘀中焦，腹中胀满，腰胁疼痛，用甲己化土汤加桃仁、当归、姜黄，化瘀生血；血瘀下焦，腰以下及少腹痛，用芎归失笑散加减；伴大便秘结者，轻则用大黄，重则用桃仁承气汤、抵当汤，破血逐瘀；瘀血流注，四肢肿痛，用小调经汤加知母、茯苓、桑皮、牛膝，化瘀消肿。

唐宗海又以瘀血在经络脏腑间的病变，权衡其浅深轻重，分别其标本缓急，辨证论治。如气为血滞，聚而成瘀，以九气丸散气解血；“血积既久亦能化为痰水”，胶结成瘀，用抵当汤、下瘀血汤之类活血逐瘀。瘀血乘肺攻心，病势危笃，药贵神速，方能化险为夷。以上所言，乃消瘀法之大略。

3. 宁血法

唐宗海依据《内经》“急治其标，缓治其本”的原则，认为止血、消瘀虽已寓有宁血之义，但用药多峻猛，重在攻邪，属急则治标；宁血才是溯本求源、缓则治本之法。依据唐宗海的观点，血证的发生，从根本上讲是由气血失和、冲气逆乱所致。即在病机上，他根据《内经》“冲为气街”“冲为血海”及“仲景治血以治冲为要”之理论，认为气升血逆是血证发病的一大关键。

唐宗海云：“吐既止，瘀既消……其血复潮动而吐者，乃血不安其经常”“血之所以不安者，皆由气之不安故也，宁气即是宁血”（《血证论·吐血》）。至于宁气，唐宗海首推和法“为血证第一良法。表则和其肺气，里则和其肝气，而尤照顾脾肾之气”（《血证论·吐血》）。唐宗海还认为冲脉属肝，丽于阳明，其本在肾，用和法就是调肝和胃，治冲宁血。

唐宗海推崇小柴胡汤，认为其能够达表和里，通水津，撤邪火，升清降浊，左宜右有，加减得法，则尽其妙。或因相火怫郁，动血而吐蛔者，亦可用小柴胡汤加减，内调升降，外和出入，使气血和顺。

唐宗海“将宁血旨意，重加发明，以尽其用”（《血证论·吐血》）。方选仲景麦门冬汤和《济生方》之四磨汤（亦取仲景桂苓五味汤之意），降逆平冲为主，从而达到宁冲以宁血的目的。而且其宁血一法，也时时恪守血证病因病机随证权变。如属外感风寒，荣卫不和者，用香苏饮加味；胃经遗热，气燥血伤者，用犀角地黄汤或白虎汤，轻证用甘露饮；肺燥喘逆者，用清燥救肺汤；肝经风火者，用逍遥散加味或当归龙荟丸；肾阴虚，阳无所附者，用二加龙骨汤加味等。

4. 补虚法

在治血过程中，唐宗海提出补虚为治血的收功之法，即用“封补滋养之法”，以补其正，续其失。唐氏论补，又分五脏与阴阳。从阴阳而言，他根据朱丹溪之“阴血易亏而难成”，及“阳常有余，阴常不足”之理论，认为当“补阳者十之二三，补阴者十之八九”，十分强调滋补阴血的重要性。在调治五脏之中，唐宗海尤其重视补益肺、脾、肝三脏。他认为以先补肺胃为要，且要先补肺。气能生血，气乃肺所主，则肺气虚弱，可引起血虚。若肺失宣发肃降，则血之生化乏源，同样也会导致血虚。他认为，吐血已止先要补肺，调养后天着重补脾，补血总要以补肝为要。他说：“未有吐血而不伤肺气者也。故初吐必治肺，已止尤先要补肺。”（《血证论·吐血》）肺有治节五脏六腑的作用，补肺则诸窍通调，五脏受益。常用辛字润肺膏，滋补肺中阴液，此为治足痿、肠燥的良剂。黄坤载设地魄汤，亦能补土生金，补金生水，唐宗海对其补肺之法十分赞赏。此皆滋补肺阴，为失血必有之证治。此外，对于肺阳的培补也是唐宗海治血证的一大特色，立温补肺阳之法，用保元汤甘温除大热，使肺阳布护，阴翳自消。

唐宗海提出调养后天着重补脾。“脾主统血，运行上下，充周四体，且是后天，五脏皆受气于脾，故凡补剂，无不以脾为主。”（《血证论·吐血》）其于心、脾、肾的补法，亦各具特点。唐宗海根据吴鞠通“善治血者，不求之有形之血，而求之无形之气”，及《灵枢·决气》“中焦受气取汁，变化而赤是为血”等理论，在补血时，他提倡用人参养荣汤、当归补血汤之类以补气而生血，并把仲景炙甘草汤视为“大补中焦”的“补血第一方”。

唐宗海提出补血总以补肝为要。肝血虚者，用《局方》四物汤以调经补血；肝经气虚或肝血不畅，则加以辨证施治。其云：“肝为藏血之脏，血所以运行周身者，赖冲、任、带三脉以管领之，而血海、胞中，又为血所转输归宿之所，肝则司主血海，冲、任、带三脉又肝所属，故补血者总以补肝为要。”（《血证论·吐血》）

唐宗海认为：“邪之所凑，其正必虚，去血既多，阴无有不虚者矣。阴者阳之守，阴虚则阳无所附，久且阳随而亡，故又以补虚为收功之法。”（《血证论·吐血》）补虚之法，当在补血的同时，分别阴阳，辨别脏腑，而后补之。

在运用补法过程中，唐宗海提出瘀血未清者，忌用补益。他说：“如邪气不去而补之，是关门逐贼；瘀血未除而补之，是助贼为殃。”（《血证论·用药宜忌论》）所以，“实证断不可用补虚之方，而虚证则不废实证诸方，恐其留邪为患也。”（《血证论·吐血》）补血法务须在邪清瘀消之后方可应用。

综观以上四法，均是围绕止血扶正这一目的而施用。四法之间，前后兼顾，互相关联，难以截然分开，止血往往兼用消瘀之药，消瘀又常寓有宁血之意，宁血又蕴有止血之用，补虚有时亦具有止血之功，临证当根据各种血证的不同情况而恰当运用。

（四）血证的用药禁忌

汗、吐、下、和为治疗疾病的常用治法。然而，血证具有独特的病因病机，所以应该对上述四法区别对待使用。

1. 忌汗

唐宗海师法仲景，认为伤寒过汗伤津液，吐血既伤阴血，又伤水津，造成水血两伤。所以《伤寒论》有衄家忌汗之戒律。吐血、咯血与衄血一样，都属于失血。如用发汗，则气即外泄。发泄不已，血随气溢而不可遏抑。所以，即使血证兼有表象，一般只采用和散，不得径用麻、桂、羌、独。发汗方法如果用之得当，亦非全不可用。如果系因外感失血，可尝试从外表散，但亦须敛、散两施。在处方中必须刻刻顾护津液，严格遵守“血家忌汗”的原则。

2. 禁吐

许多血证是由于气机上逆而造成的。如果医者但见有痰涎而采用吐法，会加重气机上逆的病势，造成气上不止、血随气脱的严重后果。治疗这类失血的办法是“高者抑之”，即扭转气机上逆的态势，则血不上溢。具体的方法主要有降其肺气、顺其胃气、纳其肾气三种。通过逆转气机，气下则血下，血止而气亦平复。血家最忌是动气，不但病时忌吐，即便是失血愈后，兼感杂证，亦不得轻用吐药。否则，往往因吐法用的时机不合，造成新的血证。知血证忌吐，则知降气止吐，便是治血之法。

3. 主下

下法能够折其上冲之气，唐宗海十分推崇这种治法。因为，多数血证病机属于气盛火旺，血随气腾，势不可遏。针对这种情况，应该早用下法，以折其上炎之势。早在《伤寒论》中，仲景对阳明证、少阴证便立有急下以存阴之法。因血证火气太盛，最容易导致亡阴。采用下法正是釜底抽薪，劫阳救阴。此时用这种峻下攻法，堪比补益。需要注意的是采用下法的具体时机。如果实邪久留，正气难支，或大便溏泻，因脾气先虚，当亟治其本，则不可使用峻下的方法，只可缓缓调停，纯用清润降利。

4. 宜和

唐宗海认为和法为“血证之第一良法”（《血证论·用药宜忌论》），在表则和其肺气，在里则和其肝气，而尤照顾脾肾之气。或补阴以和阳，或损阳以和阴，或逐瘀以和血，或泻水以和气，或补泻兼施，或寒热互用。许多妙义，未能尽举。总而言之，唐宗海所论的和法乃是调其气血、和其阴阳、损其有余、补其不足，实属“以平为期”、中正平和之义。

5. 议补

唐宗海认为血家属虚劳，应该采用“虚则补之”的办法。但针对不同病因病机的血证，需要采用不同的补法。如外邪未尽而采用补法就会闭门留寇。如瘀血未除而进补，便会助邪为虐。在所有的补法中，当补脾者十之三四，当补肾者十之五六，补阳者十之二三，补阴者十之八九。另外，还有针对气随血脱的补气以摄血法、水冷火泛的引火归元法等。

（五）血证的预后判断

作为一名合格的医生，应能够对病患的预后提前做出判断。不同学者对血证预后的判断都有自己的认识。如高士宗以吐血的多少辨别危重，《医旨绪余》以内伤和外感分轻重，《三指禅》以出血的部位辨别血证轻重。唐宗海通过实践认识到，前人对辨别血证生死轻重尚有不足之处。认为考察病患预后，总的原则是“欲辨死生，惟明脉证”。唐宗海认为在此原则下，需要抓住以下几个方面。

第一，“定血证之死生者，全在观气之平否”（《血证论·脉证死生论》）。

在气与血的相互关系中，应当是气主血随。他说：“夫载气者，血也；而运血者，气也。人之生也，全赖乎气。血脱而气不脱，虽危犹生。一线之气不绝，则血可徐生，复还其故；血未伤而气先脱，虽安必死。”（《血证论·脉证死生论》）

第二，“发热者难治”（《血证论·脉证死生论》）。

唐宗海指出：“吐血而不发热者易愈，以荣虽病而卫不病，阳和则阴易守也。发热者难治，以血病气亦蒸，则交相为虐矣。”（《血证论·脉证死生论》）荣为血，卫为气。气血二者，以气为主，故卫不病者病易愈，血病气亦病者难治。

第三，“上气咳逆为难治”（《血证论·脉证死生论》）。

气病不能为肾所纳，是血证危重的指征之一。如唐宗海所云：“吐血而不咳逆者易愈，咳为气呛，血伤而气不呛，是肾中之水能纳其气以归根，故易愈。若咳不止，是血伤火灼，肾水枯竭，无以含此真气，故上气咳逆为难治，再加喘促，则阳无所附矣。”（《血证论·脉证死生论》）

第四，“大便溏则上越下脱，有死无生”（《血证论·脉证死生论》）。

大便不溏者，说明其生化之源尚健，故能犹有转机，可用滋阴之药，以养其阳。若大便溏，是中气下陷，土宫失守，气不摄血，血上越而气下脱，其病危重。

第五，“脉数者难治”（《血证论·脉证死生论》）。

脉不数者易治，因为其气尚平。脉数者难治，为其气太疾。浮大革数而无根者，虚阳无依；沉细涩数而不缓者，真阴损失。以上所述皆为难治之证。若有一丝缓象，尚可挽回。若无缓象，或兼代散，便很难挽回了。凡此之类，均是阴血受伤而阳气无归，所以不治。若阴血伤，而阳气不浮越者，脉虽虚微迟弱，亦不难治。但用温补，无不回生。

笔者认为，唐宗海判断血证预后的主要依据是，考察病患气血的状态，而又以气为主。这也从一个侧面反映了唐氏“气主血随”的一贯思想。

（六）血证证治举隅

1. 血上干证治

血上干，即出血见于上窍者，如吐血、呕血、唾血、咯血、鼻衄、齿衄、舌衄等。现以吐血为例，介绍其辨治要点及方药。

正常状态下，人之气血畅行脉络，充达濡养肌肤，流通循环无滞，称为循经，意即在脉道中循行。如果不循其道，溢出肠胃之间，随气上逆，则为吐血。

吐血之证，病情有轻有重。病情重者，其血之来，辟辟弹指，漉漉有声，多伴有胸痛或胁肋疼痛；病情轻者，则无声响。其中有来于肺者，有来于肝者。如来于肺者，必背痛，因肺为华盖，位在背与胸膈，血由背脊而来，气迫血行，不得其和，故胸背痛，当以治肺为主；来于肝者，多见两胁疼痛，因肝为藏血之脏，位在胁下，血由胁肋而来，当以治肝为是。不过肝肺虽系血之来路，而其吐血，实由胃主之。因血之归宿在于血海，冲为血海，其脉丽于阳明，治阳明即治冲也。阳明之气下行为顺，若吐血，是失其下行之令，当急调其胃，使气顺则血止，故治吐血以胃为主。另外，血入胃中，则胃家实，虽不似伤寒证以胃有燥屎为胃家实，但其血积于胃，亦属实证。所以在治疗时，同样可以泻邪夺实，釜底抽薪，以仲景泻心汤主之。若血多者，加童便、茅根；喘满者，加杏仁、厚朴；血虚者，加生地、当归；至血脱不归根者，加人参、当归、五味、附片；有寒热者，加柴胡、生姜，或加干姜、艾叶以反佐之。总之，以泻心汤随证加减，灵活运用。泻心汤方名泻心，实则泻胃，胃气下泄，则心火有所消导，胃气不逆，故气顺而血止。

唐宗海特别注重大黄的功用。其云："大黄一味，能推陈致新，以损阳和阴，非徒下胃中之气也。即外而经脉肌肤躯壳，凡属气逆于血分之中，致血有不和处，大黄之性，亦无不达，盖其药气最盛，故能克而制之，使气逆者不敢不顺，即速下降之势，又无遗留之邪，今人多不敢用，惜哉！"（《血证论·方解上》）他还指出，吐血之证，属实证者十居六七，大都为火盛邪实，逼血妄行，其时补肾水以平气，迂阔之谈，补心血以配火，不及之治。故惟泻火一法，除暴安良，能去其邪以存其正。

吐血证属虚寒者，十中仅一二。虚证多因出血太多，如刀伤出血，血尽而气亦尽，证见喘促昏愦，神气不续，六脉细微，虚浮散数，为危脱之证，当急用独参汤救护其气，使气不脱则血不奔也。至于寒证，为阳不摄阴，阴血因而走溢。其证必见手足清冷，便溏遗溺，脉细微迟涩，面色惨白，唇口淡和；或内寒外热，真寒假热，治宜甘草干姜汤主之。以阳和运阴血，则虚热退而阴血自守。由于血系阴汁，刚燥之剂，乃其所忌。然阴寒甚者，阳虚不能摄血，亦当用姜附；上热下寒，芩连姜附同用亦可。

2. 血下泄证治

血下泄，即出血之见于下窍者，如便血、尿血等。现以便血为例，介绍其辨治要点及方药。

便血为肠病，其中有中气虚陷，湿热下注者；有由肺经遗热，传于大肠者；有由肾经阴虚，不能润肠者；有由肝经血热，渗漏大肠者，乃大肠与各脏相连之义。但病所由来，则自各脏而生，至病已在肠，则不能复还各脏，必先治肠以去其标，后治各脏以清其源，才能病愈而永不复发。

先便后血者为远血，先血后便者为近血，在《金匮要略》中即已分类。但近血尚有二证。一为脏毒下血，一为肠风下血。脏毒下血，肛门肿硬，疼痛流血，与痔漏相似。若大肿大痛，大便不通者，用解毒汤；如大便不结，肿痛不甚者，无须重剂，用四物汤加地榆、荆芥、槐角、丹皮、黄芩、土茯苓、地肤子、苡仁、槟榔治之。脏毒久不愈者，必治肝胃，血者肝所司，肠者胃之关，治宜清胃散加银花、土茯苓、防己、黄柏、苡仁、车前子，升清降浊，使阳明之湿热不再下注，则脏毒自愈。治肝宜龙胆泻肝汤、逍遥散。

肠风下血，肛门不痛，仅是出血，且血出多清；而脏毒下血，其血多浊。这是两者的区别。治疗总以清火养血为主，火清血宁，风亦自熄，方用槐角丸。但须注意，病由外风协热而致者，必开举之。因为“治病三法，高者抑之，下者举之。吐衄所以必降气，下血所以必升举也。升举一法，非第补中益气之谓，升提疏发，皆是升举”。葛根黄芩黄连汤加荆芥、当归、柴胡、白芍、槐花、地榆、桔梗治之。若为肝经风热内扇而下血者，必见胁腹胀满，口苦多怒，或兼寒热，治宜泻青丸加减出入。

至于远血，即古所谓阴结下血，黄土汤主之。也有用理中汤加归芍，或归脾丸，或补中益气汤者。总之根据具体病情，相机出入而用之。

3. 血中瘀证治

血中瘀，如瘀血、蓄血、血蛊等，涉及的病种和病证变化范围较宽，不能逐证论述，这里仅举数条为例，介绍辨治要点及方药于下。

如瘀血攻心，心痛头晕，不省人事，无论产妇及吐衄家，都是危候，急降其血，而保其心，可用归芎失笑散加琥珀、朱砂、麝香治之；或归芎汤调血竭、乳香末亦佳。

如瘀血乘肺，咳逆喘促，鼻起烟煤，口目黑色，用参苏饮（即人参、苏木二味）保肺祛瘀。此皆危急之候，凡吐血即时毙命者，往往是血乘于肺、壅塞气道所致。若肺实气塞者，但去其瘀，可用葶苈大枣泻肺汤加苏木、蒲黄、五灵脂、童便治之。

瘀血在经络脏腑之间，则周身作痛，以其堵塞气之往来，故滞碍而痛。“通则不痛”，用佛手散加桃仁、红花、血竭、续断、秦艽、柴胡、竹茹、甘草，酒引；或用小柴胡汤加当归、芍药、丹皮、桃仁、荆芥，尤为通治内外之方。

瘀血在上焦，或发脱不生，或骨膊胸膈顽硬刺痛，目不了了，通窍活血汤治之。小柴胡加归、芍、桃仁、红花、大蓟亦治之。

瘀血在中焦，则腹痛，胁痛，腰脐间刺痛滞着，血府逐瘀汤治之。小柴胡汤加香附、姜黄、桃仁、大黄亦治之。

瘀血在下焦，则季胁少腹胀满，刺痛，大便黑色，失笑散加醋军、桃仁治之，膈下逐瘀汤亦可。

4. 血外渗证治

血外渗，是由于各种因素导致的血液不循常道、溢于体表之外的出血性病证。有汗血、血箭等。以汗血为例，介绍辨治要点及方药于下。

伤寒汗出过多，造成虚烦不寐，是由于伤及血分之阴。心主血，血分之阴伤，则心气为之不宁。

有伤寒，当从汗解。如果不得汗解，便会从鼻衄而愈，其衄名为红汗。阳分之邪，宜挟阳分之水，发而外出。如果不能外出，就有可能是乘阴分之血，如从鼻衄渗出，名为红汗，是为阳邪干阴的典型症状，所以说“阳乘阴则吐衄。”若阳乘阴而内逆者，发为吐衄；阳乘阴而外泄者，发为皮肤血汗。血者，心之液。皮毛者，肺之合。治法宜清心火，火清则阳不乘阴；兼治肺金，肺调则皮毛不泄。凉血地黄汤，加桑皮、地骨皮、蝉蜕、百合、蒲黄治之。血虚火甚者，当归六黄汤治之。气虚血少者，当归补血汤，加桑皮、地骨、丹皮、蝉蜕、棕榈炭、黄芩、秦皮治之。外用煅石散扑之。仿仲景汗出不止，用温粉扑法之意。或用桃花散扑之亦可。

皮毛为肺之所合，汗血宜治肺金，以敛皮毛。人参清肺汤加蒲黄最为适宜。血为肝之所司，肝火亢烈，逼血妄行，宜使用当归芦荟丸，从内以攻治。胃火亢甚，亦能汗血，这是因为胃主肌肉，热蒸肌肉，所以导致汗血，需要处以竹叶石膏汤，加蒲黄、蝉蜕、丹皮治之，犀角地黄汤亦治之。

二、杂病诊疗

（一）杂病证治以六经为纲，表里寒热虚实为目

唐宗海诊治杂病的学术思想，较为系统而全面地反映在《六经方证中西通解》中。现以“足太阳膀胱经方证”为例，说明唐氏对这类病证的诊疗经验。

唐宗海认为，膀胱形如猪脬（音飘），长圆形，位置在肚脐后下方，前面紧贴少腹，后面油膜与大肠相连。唐代以后的医生大都认为，膀胱有下口无上口，全凭气化以入。这种观点，唐宗海是加以否定的。他赞同当时西医解剖的知识以及王清任的看法，认为唐以后的医生没有注意膀胱上口，是因为对三焦的位置与功能还没有完全理解。他认为，《内经》中提到的“膀胱者，肾之腑也”“三焦者，决渎之官，水道出焉”，以及“膀胱者，州都之官，气化则能出矣”，才是膀胱生理功能的实质。他赞成陈修园的见解，即“肾中阳气达于膀胱，由膀胱上达胸膈，而合于肺，以充发于周身以卫外，全是膀胱外达之气，故呼其名曰太阳膀胱。太阳之气能化，则津液能上升而外达，出而为汗。所谓出者，汗出也，非溺出也”。但是唐氏又指出陈修园并没有真正解释清楚津液、气化的含义。

唐宗海认为，肾与膀胱，总管人体水液。从卦象上来看，属于坎卦，外阴内阳，而阳入于阴，就会产生气的生化。人身心主火，肾主水，凡吸入之气，从肺至心、气管，由心而下，附脊而行，从肾系入连网，以至于丹田。心为火脏，吸入之天气是阳气，阳气与心火同类，又由心管而下，遂入肾中，直抵丹田，以熏蒸膀胱，这就是火交于水的全过程。膀胱肾脏之水，得火熏蒸，遂化为气，由膀胱中透出，发于皮毛则为汗，出于口鼻则为气息，存于身中则为津液。此气行身之背，其性于毛肤可能通达。肺合皮毛，肺为水之上源，膀胱为其下流。因此，发汗兼治肺，利小便也兼治肺。膀胱之里便是丹田，女子为血室，为肝所司，所以肝经、血室有热，也能侵及膀胱，为溺血等证。

1. 表证证治

《内经》论六经标本，以在内的脏腑为本，在外的经络为标。膀胱经司寒水，膀胱本为阴

腑，但经络名为太阳，主卫护周身。所以太阳膀胱本寒而标热，其气化失常时，人体便出现发热恶寒的症状。邪气侵犯太阳，则皮毛发热恶寒，而鼻塞喘息。其经行身背，所以就有项背强痛的表现。

治疗的时候，需要区分病位在肤表、肌表还是经脉。邪袭肤表，闭塞皮毛就会出现淅淅恶寒、身热不得汗出等症状。由于皮毛为肺之所合，所以治疗应当采用兼利肺气、以开毛孔的方法，宜麻黄汤、十神汤。兼感湿气时，宜采用芎芷散。兼夹热象时，宜用麻杏石甘汤。寒热表现较轻时，应处以人参败毒散、冲和汤。

邪入肌表时，邪气与正气胶着于肌肉之间，卫气不能外达于皮毛，所以不能卫外为固，就会出现自汗的症状。肌肉，是脾之所合，宜兼和脾胃以解肌，桂枝汤主之；轻证则用香苏散、荆防饮。兼夹湿气时，可采用玉屏风散、防风苍术散；兼有热象时，处以清肌汤。

邪伤经脉时，由于膀胱经循行后背，便会出现项背强痛，甚至角弓反张的临床表现。发病同时有汗者，称为刚痉，治以葛根汤；无汗者，谓之柔痉，处方桂枝加葛根汤。太阳经多气少血，常常会发生血不荣经的情况，无论刚痉、柔痉，总以养血为主，宜用防风汤。太阳经脉，其循行上项、至风府、达巅顶、交于目大角眦而上。督脉与太阳经脉同行，而上均与脑相连。所以太阳经脉感受风邪，常常导致头痛、眩晕，宜用芎䓖散。兼有痰湿者，用清晕化痰丸。唐宗海还发现，由于脑与太阳经通，风寒之邪，触于脑而传变，也会发生发痉，角弓反张，头角至地、身拱如桥。风性迅急，寒风发痉，如天寒而筋冻；热风发痉，如火灼而筋焦，此时就应采用滋养肝肾而止风。寒风所致者，宜采用防附汤、乌头汤；虚寒大便泻者，宜采用地黄理中汤。风热所致者，宜用羚羊汤、竹沥饮；虚热阴不足者，宜六味地黄汤、虎潜丸。

2. 里证证治

从解剖位置来看，膀胱位置在小腹之前，膀胱之后是夹膜，即是丹田，又名血海、气海、胞宫。二者同居一处，所以太阳病有热入血室、热结膀胱两病。而且太阳之气，透出丹田，循油膜而上至胸前之大膈，乃散出于皮毛，所以胸膈为太阳出入之路。胸膈是三焦之隔膜，胸膈不能达出太阳之气，则为痞满、结胸、陷胸等证，须兼少阳三焦治之。这些都是里证。

3. 寒证证治

太阳为寒水之经，寒为本气，同气相求，所以常易感受寒邪而为伤寒病证。凡感受风寒邪气，先闭塞皮毛，发热恶寒而无汗。由于太阳之气与邪气相争，所以发热，寒水之气与邪气相合则恶寒。邪气入于肌肉则毛孔空虚，正气不能至于皮毛，不得收摄，所以自汗出。侵及经脉，由于阳气输布受到了风寒阴邪的阻滞，所以凝滞作痛。邪入腠理，以至于腹中，就会导致腹痛。循经脉入膀胱，则寒水凝结，为小便不利。寒气上凌，夹水入心肺，便会产生咳、悸等情况。这些都是外感入内之寒邪所导致的。又有太阳气虚产生的寒证，则发为小便遗溺、饮证、咳嗽、心下悸、脐下有物上冲等，这些均是由膀胱寒水之气内发引起的。

具体的治法，表寒兼里寒者，发热恶寒，身痛腹中疼，有痰饮及咳嗽等证，用五积散。寒热心下有水气，咳逆上气者，用小青龙汤。寒水泛为饮，宜用真武汤、奔豚汤。水气凌心，宜用苓桂术甘汤、桂苓甘枣汤或奔豚丸。

4. 热证证治

热结膀胱则小水不清，须清热以化之。肺为水之上源，肺金如被火克，上源不清，就会移热于膀胱，小便黄赤而短，宜用桑白皮饮、知母饮。膀胱与小肠同系太阳经，小肠为心之腑，膀胱为肾之腑，是水火互相倚伏。所以小肠之热也能侵及膀胱，为小水不利、尿结。又膀胱与胞宫相连，胞与血海，肝之所司，肝木之火也能侵及膀胱，为血淋证，宜用龙胆泻肝汤、柴胡清肝汤。肾为膀胱之主，肾阴虚则膀胱水阴不足，而阳气有余则为热，属于脏伤腑，是肾移热于膀胱，应处以通关丸、猪苓汤、知柏地黄汤。此外，唐宗海还指出，小便为三焦所司，因此三焦火结，也会出现小便不利的情况，宜用必效散、五淋散等。

5. 虚证证治

膀胱虚证多由于肾虚兼及膀胱而成。肾阳虚便是膀胱虚证，临床表现为腰痛恶寒、小便频数、呼吸气短，病机为水中阳气不能上升，宜用八味肾气丸、苓附汤。小便冷结，或下白浊，以及肾精寒冷的病证，应采用巴戟丸和萆薢分清饮。如膀胱虚寒，遗尿，小便不能收禁的患者，宜用黄芪术附汤、近效白术散、茴香饮治疗。小便不利的病机，总由膀胱津液枯涸，小水之窍收缩干涩、尿窍作痛，宜用猪苓汤、猪脬汤。肺为水之上源，兼及肺金时，还应兼用茯苓清肺汤。肾主水液，肾阴不足兼及膀胱时，治以补阴济阳汤和牛膝散。

6. 实证证治

太阳邪气内陷，从胸膈而入，会形成结胸、陷胸等水火交结的病证。胸前微满者，为水气停中，火气被郁，主要表现为干呕，用小柴胡汤治疗。心下结，呕水不止者，为上述病情的进一步演变，宜用大柴胡汤。心下结，按之则痛，脉浮滑者，为小结胸证，水火结而未甚，宜用小陷胸汤。从心下至脐，坚硬而痛不可按者，为水火结甚，宜用大陷胸汤、大陷胸丸。水结而火不结为寒实结胸，无热证者，应用白散方。若水气微停滞，胸前满，小便不利的患者，宜采用五苓散。火结胸膈者，用大黄黄连泻心汤。水结心下者，心下痞硬，引胁下痛，用十枣汤。邪气从经脉入膀胱者，溺结不通，为蓄水证。寒结膀胱者，用五苓散；热结膀胱者，用必效散；血结膀胱者，用抵当汤、桃仁柴胡汤等。

（二）痰饮病诊疗特色

唐宗海对痰饮病的认识与诊治有独到的见解，主要特点有三，即：调气化，运化痰饮；畅三焦，辨位处治；创新法，血病治痰。

1. 调气机，运化痰饮

人身饮食之水，经口而入，由膀胱而出为溲，在脾则运化为精微物质，在肺为津液而宣发肃降，在肾则水化为气。在生理活动中，体内水液有序运化而不留着为患。在人体气化正常状态下，津液布散而不聚，则不会凝结为痰饮。

痰即是水，水即气之所化，故痰病无一不涉及气。气寒则为寒痰，为火不化水所成，以补火为主。干姜补脾火，以土治水；附子补命门真火，以火化水；茯苓利水，半夏降水。饮酒之人，每生热痰，为脏腑之热蒸腾水液而为痰，当以知母、硼砂、花粉清利之。其脏寒者，为水不化气而停饮，宜砂仁、白蔻、芫花、茯苓以温利之。下寒上热，为在下之水不化，则反上，而上之热又熏之，则凝痰，此宜以桂、附、苓、半为主，略加芩、麦为辅。痰结心膈之间，则非牛黄不能透达，瓜蒌仁以润降痰，川贝母色白气平，形尖而利，故降肺以去痰。南星辛散能散风，故去风痰。然风痰有寒热二证，豨莶草苦降，亦云治风痰是治热以去痰，与南星正相对待。礞石坠降，必用火硝煅过，其性始发，乃能降痰，性烈而速，为燥降之品。化红皮树生于礞石山上，大得礞石之气，且苦辛散降，功胜陈皮。凡行气之药皆能行痰，可见痰为气不化之所生。

在方剂使用方面，二陈汤可谓去除痰饮之通剂，方由半夏、陈皮、茯苓、甘草组成。唐宗海认为，痰饮为水所聚，故水为痰之本，故用茯苓治水，以治其本；水火相蒸化湿，而湿为痰之动，茯苓渗湿，以镇其动；半夏降逆，陈皮行气、顺气，甘草调中。诸药共用，有行气渗湿、降逆化痰的功效。唐氏发现张仲景治疗痰多者，常加茯苓，呕者多用半夏。唐氏认为半夏非祛痰药，其有辛降之性，属降气之药。取半夏之义，如同唐氏用大黄泻下之功，与治疗瘀血的原理一致，目的是让上逆之气下顺，则痰饮不上泛。苏子降气汤与旋覆代赭汤的运用也体现这一思想。苏子降气汤主治水泛为饮、痰饮留滞、气阻而为之喘咳。方用苏子、生姜、半夏、前胡、陈皮，宣除痰饮，痰饮去而气自顺。旋覆代赭汤是治痰饮作呃之剂，方取人参、甘草、大枣以补中，用生姜、旋覆花以去痰饮，用半夏、代赭石以镇逆气。中气旺则痰饮自消，痰饮清则气顺，气顺则呃止。

在清火除痰方面，唐宗海认为礞石滚痰丸可用于实热顽痰证，证属肺胃火盛，煎灼水液，水凝为痰。方用黄芩清肺中之火，大黄泻胃中之火，以清火治之。然痰本水湿所成，故佐以礞石之悍燥以除水。痰留在体内，气则阻而不利，故用沉香以速降之。二黄得礞石、沉香，则能直攻老痰巢穴浊垢之处。

在滋肾制肺方面，唐宗海言："夫痰饮之病，其标在肺，其本在肾，肾水上泛，是为痰饮。"（《血证论·咯血》）猪苓汤专主滋阴利水，用于肾阴虚、水泛为痰者。方中阿胶润燥，滑石清热，与猪苓、茯苓、泽泻合用，以达到祛痰之功。肾主水，痰之根源于肾，肺为水之上源，则制肺以治其标，治肾者以治其本。他又曰："肺为水之上源，水不清而凝为痰，痰不降而牵动血，治肺之痰，又是治咯血捷法。盖痰血之来，虽由心肾，而无不关于肺者也。太平丸为治肺通剂，紫菀散、保和汤皆善涤除肺痰，补泻兼到。"（《血证论·咯血》）

2. 畅三焦，辨位处治

只有通过辨析三焦，才能真正理解"四饮"，即痰饮、溢饮、支饮、悬饮。故唐宗海在《金匮要略浅注补正·痰饮咳嗽病脉证并治》中解释道："饮者水也，停茶停酒，漩液唾涕皆是，而分稠者则为痰，清者则为饮，合津液者为漩唾，走皮肤者为水肿。惟仲景立四饮之名，而大略已赅。但此四者，仲景皆就犯饮之处所而分别之。"欲明水饮为患所犯途径与病位，则需首先理解三焦。唐氏认为三焦为水液所走之路径，四饮皆为水所化，而不同之处在其停留之部位。如唐氏认为："痰饮之人，素盛者，水气充于肌腠也；今反瘦者，则以肌腠之水气，反入于内而走肠间，不走网膜中矣。故肠中沥沥有声。"（《金匮要略浅注补正·痰饮咳嗽病脉证治》）

"悬饮者，水在胁下，胁下有油一大片，俗名板油，上连胸膈，水停板油中不得下，咳则引痛，悬庋于此，故名悬饮。必知板油，然后知所悬之处，板油上连肝系，故属肝之部分。"（《金匮要略浅注补正·痰饮咳嗽病脉证治》）

"溢饮者，水入膈膜，不下走网油，以达膀胱，而溢出腠理，以走四肢，故称溢焉。"（《金匮要略浅注补正·痰饮咳嗽病脉证治》）

"支饮者，水在油膜中，不下走膀胱，而上犯于肺，如木支上发之象，故称支饮。犯肺则走皮肤，故为肿。夫饮入于内，则素盛者反瘦；饮出于外，则素瘦者反肿。合观此节，而三焦腠理，水道膜油之义，无不显然。"（《金匮要略浅注补正·痰饮咳嗽病脉证治》）

可见，三焦为人体气化之道路，水不化气则停而为痰饮。四饮名称、病位有异，而病机总为三焦气化失常。

3. 创新法，血病治痰

痰饮与血证常互为因果，胶结为害。从阴阳水火气血的理论基础出发，血运依赖气之推动，血又载气；气为阳，气盛即为火盛；血为阴，血虚即是水虚。疾病状态下，水病则累血，血病则累气。如气分之水阴不足，则阳气乘阴而干血。阴分之血液不足，则津液不下而病气。故汗出过多则伤血，下后亡津液则伤血，热结膀胱则下血，是水病而累血。

根据临床实践，唐宗海认为吐血、咯血，必兼痰饮，如血虚则精竭而水结，痰凝不散。他还指出："夫咯血之证，未有不与痰为缘者。"（《血证论·咯血》）人身之气以运血，人身之血即以载气。血少则气多不能载，则壅于内而为热。热则水津被灼，煎熬成痰，故火旺则痰盛。痰盛则阻滞气机，气阻则壅积，而益生其热，故痰甚而火盛旺，火盛旺则血不宁。痰饮属水病，水病累气，气病又累血，血病又加重痰饮，造成一种恶性循环。

从咯血与脏腑的关系论述，咯血病机主要从心、肾、肺三脏而起。肾气下行，则水出膀胱。但如果肾不化气，水凝结为痰，则反载膀胱之水上行为痰。膀胱之水随火上沸，引动胞血随之而上，则水病兼血病，是水泛为痰，而牵引胞血，上为血丝。治疗方面，唐宗海认为猪苓汤最为适合，既能化膀胱之水，而兼滋其血，再加丹皮、蒲黄，可清血分。凡痰之原，血之本，此方兼到。或可用地黄汤加旋覆花、五味子、天冬、麦冬、蒲黄。火甚者，用大补阴丸加海粉、牛膝、云苓、丹皮、蛤蚧。此数方，皆以利痰立法，就"肾主咯血"之说以治疗。故"肾水化于膀胱，故泻膀胱即是泻肾。膀胱与血室同居一地，膀胱之水不泛，则自不动血室之血矣。数方皆治膀胱，兼治血室，故效"（《血证论·咯血》）。

痰为肾之所主，而血为心之所主。水（肾）火（心）互根，肾病及心，心病亦及肾。心经火旺，则血脉不得安宁，因而痰中带血，用导赤饮加黄连、丹皮、血余、蒲黄、天冬、麦冬、尖贝、茯苓治之；地骨皮散加茯苓、射干、旋覆花、牛膝，太平丸亦治之。此数方，皆以咯血出于心之说以立法。咯血又与肺有关系，心与肺的部位相邻，肺气咳逆犹易牵动心部之血，故痰咳者，往往带出血丝。肺为水之上源，水不化则凝为痰，痰不降而牵动血。故治肺之痰，又是治咯血之法。痰血源于心肾，但是又离不开肺。太平丸为治肺通剂，紫菀散、保和汤，皆善能涤除肺痰，补泻兼到。

（三）痢疾诊疗特色

1. 临床辨治，立足肝肺

痢疾多由湿热或疫毒外侵引起，亦可因七情内伤或恣食生冷秽浊之物，损伤脾胃，积滞壅结，使肠道传导失常所致。唐宗海认为痢疾乃六淫中的哪邪，湿热相蒸，以致脏腑功能失调所致，病机以肝木侮肺乘脾为主。他说："金木沴，湿热煎……若其人之肝木太旺，遇金来制之，而木不受制，遏郁生火，则热气不退，火反克金，金气不得清肃，因之湿亦不化，与热相蒸，蕴结血气，于三焦肠胃之间酿为腐秽胶黏之汁，则成痢矣。"（《痢证三字诀》）阐明了肝肺失调是产生痢疾的主要病机。

作为痢疾主症之一的里急后重，唐宗海也认为跟肝肺有关。其指出："肝迫注，故下逼；肺收摄，故滞塞。"（《痢证三字诀》）肝主疏泄，木气疏，则气条达而升发；木气泄，则顺利而下降；木气不疏则郁滞，木气太泄则暴注。痢多发于秋天，正是"秋金收敛之令，肺金不应受邪，故金必与木争，木愈泄金愈收，是以逼迫艰涩而成其里急后重也"（《痢证三字诀》）。

关于痢疾的治疗，唐宗海认为，历代医家治痢都未超越《伤寒论》理法的范畴。如朱丹溪主凉药治痢，用黄连解毒汤，即张仲景白头翁汤之意；张景岳主温药治痢，用佐关煎，即张仲景下利不止，用四逆汤、桃花汤之意。世医又沿袭套用"调血则便脓自愈，调气则后重自除"（《血证论·便脓》）之语为千古治痢之定法，言调血辄用归芍，用尽而无效；言调气不离陈皮、木香，多服而无功。

唐宗海认为，痢虽属脾病，但治痢必须注重肝肺。其言道："凡泄泻之症皆出于肠胃，而胃与大小肠又皆统于脾经，故此痢症亦无不归属于脾者。然其致痢之由实不责脾而责在肝肺。肺金不能顾母，肝木郁而克土，以致脾土受邪，但当治肝肺，则脾经自治。"（《痢证三字诀》）据此拟定白头翁汤加石膏、知母、杏仁、桔梗调肺气；枳壳、槟榔、麦芽、当归、白芍、甘草疏肝气。症状轻者，则可以用小柴胡汤加归、芍、杏仁、桔梗、槟榔、麦芽、花粉调和肝肺。创造性地总结出肝肺并治为治痢法则，发前人所未备，实属难能可贵。

唐宗海对痢疾因证施治，理法方药完备，条理井然，用药灵巧，颇具特色。

（1）白痢治肺

白痢乃水浊气滞之故，并指出治白痢从治肺气入手。病轻者用银菊散，病重者用白虎汤加杏仁、厚朴、桔梗以利肺气，使肺不收涩；加白芍、黄芩、甘草以平肝，使肝不侮肺、脾土不受克则病愈。

（2）红痢治肝

红痢总属血分为病。肝藏血，肝木内寄相火，血足则能济火，火平则能生血。肺属金，克制肝木；肝不得条达，而失其疏泄之令。故唐宗海认为治疗上应以疏肝为法，用白头翁最佳。他说："白头翁无风独摇，有风不动，一茎直上能引肝气上达，使不下迫，则后重自除。"也可以用金花汤加炒荆芥、地榆、归尾、槟榔、杏仁、白芍、青蒿。若肝火太旺，则用芩连黄柏大泻肝火，火清血静，则病愈。

（3）噤口痢除湿益胃

噤口痢是胃液受湿热熏蒸，尽化为浊滞，不能例行消化功能，则下痢不食。世医一见噤口痢，多用丹溪石莲汤。但因石莲涩滞，洗涤胃中浊滞无功；大黄黄连汤，虽有泻火除湿的作用，但无滋补胃液之能，两方皆不能化浊生津，终未得进食之本。因此，唐氏强调泻火除湿与滋养胃液相结合，主张用大柴胡汤加石膏、花粉、人参，既能攻逆生津，开胃进食，又可调肝理肺，两面俱顾，实与他治痢重肝肺的思想是一脉相承的。

2. 痢后调理，贵补脾阴

痢后大量伤阴耗液，须以补阴为正法。若妄用补阳，必有火热更伤阴液之虑，故对痢疾初愈的善后调理，重视补脾阴。其云："痢后当补脾阴，宜归地养荣汤。而不当补胃阳，故姜、桂、砂、陈、术、芪、苓、附，皆非所宜，惟用白芍、当归、麦冬、人参、玉竹、山药、石斛、黄精、山萸肉一派滋养脾阴之药，则大能补益，令人肥健。"（《痢证三字诀》）从以上用药不难看出，唐氏对痢后滋补脾阴亦是很谨慎的，并非用血肉厚味之品峻补，而以草木之品轻养。

（四）外科痈脓诊疗特色

痈脓是中医外科常见病证。唐宗海运用血证理论治疗外科痈脓，也是其实践特色之一。唐宗海将瘀血视为外科病证的主要原因。"离经之血"即是瘀血。血离开了经脉，则与荣养周身之血绝离而不能再相合。此血在身，不能加于好血，而反阻新血之化机。唐氏认为"血块为瘀，清血非瘀，黑色为瘀，鲜血非瘀"的常见说法并不准确，指出清血、鲜血虽是刚离经之血，但亦是瘀血。此瘀血不去，则能导致新的病证。血瘀于躯壳之间者，容易造成痈脓。

唐宗海认为，"脓者，血之变也"（《血证论·吐脓》），如果血不阻气，气不战血，则血调气和，疮疖不生。血滞气则凝结为痈，气蒸血则腐化成脓。人身之气，是水所化，气即水。故血得气之变蒸，亦化而为水，但较水更浓，此水则为脓。当血还未化成脓时，采用消瘀的办法，能够阻止脓的产生。当血化为脓，脓同于水，故逐水则脓自排。

血随气运行，气盛则血盛，气衰则血竭，气滞则血滞，气升则血腾。血之运行依赖气之运行，所以瘀血之运行，也依赖气之运行。所以气不运则与血结，血为气所蒸则化为脓。故治疗必须调气，气顺才能行血，血行则不化为脓。

瘀血变化成脓的病机是血凝不散，为气所蒸，化而成脓。由于血属阴性，气属阳性，阴从阳化，故脓似水。气之所化为脓而非水，是因为脓为血所化，不失血之本质，故稠浊似水，实则水与血交并而成形。故凡去脓之药，即是去水之药，而提脓之药，又即是干水之药。治疗宜服八珍汤加苡仁、木通，六君子汤加当归、赤豆芽。外敷则用化腐生肌散，提脓加龙骨，生肌加珍珠。而此处所谓"干水"就是排脓之药。治则为脓已成，则以排脓为主，治法上采用逐水的办法。

脓不排出，任其发展，则易在不同部位形成变证。脓之成形，由于血结；疮痈形成，亦由血结。疮痈，不论病因是寒凝，或是热结，或是风肿，或是湿郁，皆为血凝聚而成。治疗初起先宜散血，血散则寒、热、风、湿均随血散。其继则需调脓化毒，治法宜托里透疮，蒸血成脓，促进脓液排出。内痈有脓则用薏苡，排脓汤用枳桔，以达到行气的作用，因行气即是行脓。如果脓未形成，则应当破血，血行则气散，气散则痈愈。如脓未形成，则可用大黄牡丹皮汤下之。

【后世影响】

唐宗海作为清末著名医家，素以血证诊疗理法方药的创新性和实用性享誉医林。在那个西学强势传播东方的年代里，以唐宗海为代表的一批中医药实践者，融汇新知，超越包容，用他们自己的智慧，立足中医经典，兼收并蓄西学，不断丰富与发展中医药基本理论。由于受到时代的限制，尽管其著作中存在现今看来较为浅陋的观点，但这并未影响唐宗海对中医理论继承与创新做出重要贡献。唐宗海在其著作中始终坚持的是中医原创思维方式，始终继承的是中医药的经典理论，其哲学思想、创新理论、诊疗经验，对于当前中医药学术发展依然具有重要启示作用。

清代刘锦藻所撰《清朝续文献通考》中说："近世医家，喜新者偏于西，泥古者偏于中，二者未将中外之书融会贯通，折衷至当。唐宗海慨之，研精覃思，著此五种书（兹据《唐氏中西医学汇通五种》提要而言），执柯伐柯，取则不远。"

《清史稿》载："清代医学，多重考古，当道光中，始译泰西医书……光绪中，唐宗海推广其义，证以《内经》异同，经脉、奇经、各穴及营卫、精气，为西医所未及。著《中西汇通医经精义》，欲通其邮而补其缺……足以启后者。"可见，当时之人对唐宗海的推许和重视了。

在具体学术观点方面，唐宗海的中西医学汇通思想、血证诊疗理论、痢疾证治经验和本草药性学说最为后世学者所推崇。如清代周岩著《本草思辨录·大黄》赞叹道："独近人唐容川云：'三焦者，决渎之官，水道出焉。三焦即膈膜油网，水从胃中四面微窍渗入油网，从油网入膀胱。若水走肠间则为停水，水停而不行于三焦，则水不化气而津不生，是以口舌干燥。治法宜将未入肠间之水，引之走三焦故道；既停肠间之水，从肠间而下夺。'此据西医油网之说，征以《内经》三焦，核之是证是方，无不吻合，实胜旧解。"

又如，《敖氏伤寒金镜录·虫碎舌》曰："唐容川曰：小承气汤，重在小肠。故仲景提出'腹大满'三字为眼目。盖小肠正当大腹之内，小肠通身、接连油网，油是脾所司，膜网上连肝系，肝气下行，则疏泄脾土而膏油滑利。肝属木，故枳、朴秉木气者，能疏利脾土，使油膜之气下达小肠而出也。又用大黄归于脾土者，泻膏油与肠中之实热。此小承气所以重在小肠也。其不用芒硝，以小肠不秉燥气，不取硝之滑润也。"

再如，张锡纯在《医学衷中参西录·论痢证治法》指出："唐容川曰：'《内经》云：诸呕吐酸，暴注下迫，皆属于热。下迫与吐酸同言，则知其属于肝热也。仲景于下利后重便脓血者，亦详于厥阴篇中，皆以痢属肝经也。盖痢多发于秋，乃肺金不清，肝木遏郁。肝主疏泄，其疏泄之力太过，则暴注里急，有不能待之势。然或大肠开通，则直泻下矣。乃大肠为肺金之腑，金性收涩，秋日当令，而不使泻出，则滞塞不得快利，遂为后重。是以治痢者，开其肺气，清其肝火，则下痢自愈。'此论甚超妙，其推详痢之原因及治痢之法，皆确当。"

又如，《医学衷中参西录·少阴病苦酒汤证》记载："唐容川曰：此节所言生疮，即今之喉痈、喉蛾，肿塞不得出声，今有用刀针破之者，有用巴豆烧焦烙之者，皆是攻破之使不壅塞也。仲景用生半夏正是破之也。余亲见治重舌敷生半夏立即消破，即知咽喉肿闭亦能消而破之矣。且半夏为降痰要药，凡喉肿则痰塞，此仲景用半夏之妙。正是破之又能去痰，与后世刀针、巴豆等方较见精密，况兼蛋清之润，苦酒之泻，真妙法也。”

当然，由于时代和个人学力所囿，今天我们再重新审读唐宗海所说的“汇通”思想，不过是文字上强相比附而已，并没有从实质上得出客观、合理的结论。再如，唐宗海崇尚远古，认为唐宋以降，中医学术发展每况愈下，一蹶不振。这样一味崇古，徒见其故步自封。宋元以后的医学，特别是对病机的发明，因其临床经验的日益丰富，历代医家总结出不少符合临床实践的内容，如张元素的脏腑病机论、刘完素的火热论、李杲的脾胃论、朱震亨的相火论，无论在经验还是理论上都有很大的提高，一概加以否定，也是不客观的。

中国中医科学院中医基础理论研究所　陈宇谨　陈曦

【参考文献】

[1] 唐宗海. 血证论 [M]. 北京：人民卫生出版社，1990.

[2] 唐宗海. 中西汇通医经精义 [M]. 上海：上海古籍出版社，1996.

[3] 唐宗海. 六经方证中西通解 [M]. 成都：唐宗海学术研究会，1983.

[4] 唐宗海. 本草问答 [M]. 北京：学苑出版社，2011.

[5] 唐宗海. 医学见能 [M]. 兰州：甘肃人民出版社，1982.

[6] 唐宗海. 医易通说 [M]. 北京：中医古籍出版社，1989.

[7] 王咪咪，李林. 唐容川医学全书·痢证三字诀 [M]. 北京：中国中医药出版社，2006.

[8] 唐宗海. 伤寒论浅注补正 [M]. 北京：学苑出版社，2012.

[9] 唐宗海. 金匮要略浅注补正 [M]. 北京：学苑出版社，2012.

[10] 赵尔巽. 清史稿 [M]. 北京：中华书局，1977.

[11] 刘锦藻. 清朝续文献通考. [M]. 杭州：浙江古籍出版社，2000.

[12] 陈先赋，刘继安，庄巨川，等. 唐宗海传 [J]. 成都中医学院学报，1983 (3)：67－68.

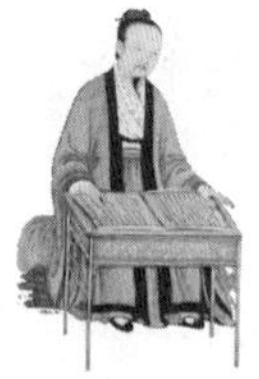

周学海

内容提要

周学海（1856—1906），字澄之（或潜初、健之），安徽建德人，晚清时期著名医学家。其校勘评注《内经》《伤寒杂病论》《神农本草经》《脉经》等古医籍，辑为丛书，推广传承；创新中医“位、数、形、势”脉诊纲领，发扬形色诊法，提高证治疗效；集中医理论大成，系统阐述气血精神论、升降出入论、承制生化论、虚实补泻论等，提出诸多创见，促进了中医基础理论的发展。他的代表著作为《读医随笔》《脉学四种》《伤寒补例》《形色外诊简摩》《重订诊家直诀》等。

【概述】

一、生平简介

周学海，字澄之（或潜初、健之），据《散原精舍文集》卷六“浙江候补道周君墓志铭”记载，其生于清咸丰六年（1856），卒于清光绪三十二年（1906）。安徽建德人。晚清时期著名医家。

据《清史稿·列传二百八十九·周学海传》记载：“周学海，字澄之，安徽建德人，总督馥子。光绪十八年进士，授内阁中书，官至浙江候补道。潜心医学，论脉尤详，著《脉义简摩》《脉简补义》《诊家直诀》《辨脉平脉章句》。引申旧说，参以实验，多心得之言。博览群籍，实事求是，不取依托附会。慕宋人之善悟，故于史堪、张元素、刘完素、滑寿及近世叶桂诸家书，皆有评注。自言于清一代名医，服膺张璐、叶桂两家。证治每取璐说，盖其学颇与相近。宦游江、淮间，时为人疗治，常病不异人，遇疑难，辄有奇效。刻古医书十二种，所据多宋元旧椠藏家秘笈，校勘精审，世称善本云。”

周学海出身官宦门第，其父周馥，字玉山，曾任两江总督，后移督两广。周学海生而好学，自幼入塾，沉酣经史词章之学。因才华出众，光绪乙酉（1885）应试拔萃，戊子（1888）参加乡试取中，壬辰（1892）通过殿试，赐进士出身。先后就任内阁中书、浙江候补知府、江南扬州府粮捕、河务水利同知等，诰授通议大夫三品衔。

中年以后，因积劳多病而发奋专攻医学，从《内经》着手，日夜研求，继而遍阅《伤寒论》《脉经》《神农本草经》《备急千金要方》等名著，博览群籍，饶有心得，且不取依托附会，实事求是，精益求精。其尤其信服清代名医张璐、叶桂两家，证治每取张璐之说，并结合自己的临证体会，学验俱丰。虽为官公务繁忙，但随身携带医书，点校评注。每到一处，凡遇求诊之人，不论僚友乃至百姓，莫不有求必应，应手辄验，遇疑难病症，每有奇效，故一时颂声著于长江南北。

清代朴学兴起，考据之风盛行，清儒用考据的方法，从文字、音韵、训诂、校勘的角度研究古籍，考证古义，取得了很大成绩。乾嘉后期，一些学者把精力投向以《内经》为代表的中医古籍，并对此进行了专门的研究，使古医经的本义大白于世。受其影响，周学海也运用考据方法，对中医古籍进行了大规模的整理研究。光绪十七年辛卯（1891），周学海据宋元刻本、藏家秘笈，校勘精审古医书12种付梓，以饷后学。其后，又陆续评注史堪、张元素、刘完素、滑寿、叶桂等名医著作。周学海学术思想不仅贯穿其中，而且集中地体现在《读医随笔》《脉学四种》等个人著作之中，对中医理论体系的提高、中医诊断学的发展做出了巨大贡献。由于周学海声名昭著，而成为清代名医载入《清史稿》列传者之一。

周学海积大半生精力，辑名家之书，扬众医之长，抒个人之见，历30年《周学海医学丛书》乃得观成。惜呕心沥血，积劳成疾，心力交瘁，未及周甲而与世长辞。周学海一生淡于名利，虽承官宦贵显之后，而布衣蔬食，生活简朴，惟尽心尽力潜心医学，其刻苦钻研之精神，非一般读书人所能及，真乃学者之楷模。

二、著作介绍

周学海校注、编著医书，合为《周学海医学丛书》，为3集32种，清宣统三年辛亥秋十月（1911）终得大成，全部由安徽建德福慧双修馆雕版印刷刊行。

（一）代表著作

1.《读医随笔》

1891年成书。《读医随笔》为作者综合基础理论，结合临床诊疗实践，汇集读书体会而成。全书分为6卷：卷一证治总论，卷二上形气类、卷二下脉法类，卷三、卷四为证治类，卷五方药类，卷六评释类。《读医随笔》之“气血精神论”“升降出入论”“承制生化论”“虚实补泻论”四大论，对于中医基础理论的发扬，具有重要学术价值和贡献。对于脉法，多有创见；对于临床因、机、证、治，多有论述；脉以亲诊之悟，药以亲尝之效，虽云详记备忘于已，实乃遗后人之珠玑矣！

2.《脉学四种》

《脉学四种》包括《脉义简摩》《脉简补义》《诊家直诀》《辨脉平脉章句》，分别于1892—1893年间成书。周学海治医，先治脉，次治药，临证尤善脉学，集各家之长，提出位、数、形、势、微、甚、兼、独辨脉纲领，并论二十四脉象会通，以及临证诊脉技法，对切脉、脉象、主病等阐述甚详。尤其论痰病脉象可谓独一无二。诊法虽重视脉诊，又相参望形色神态、闻声音气味、问症状主次，四诊合参，相辅相成。该著作为中医诊断学做出重大贡献，极具参考价值。

3.《形色外诊简摩》

1894年成书。全书分为2卷：上卷专论望形，包括形诊总义、生形（生理）、病形（病理），以及络脉形色等；下卷以望色为主，包括面色总义、面色应病、目色应病、舌色应病，以及外诊杂法类等。该书自序：“是编也，《内经》三诊之文全在；《难经》以下，择其切要，能补《内经》未备者收之。”论述望诊为主，问诊、闻诊为辅。三法之与切脉，又互为主辅。该著作为中医诊断学形色望诊之专书，多有发挥，临证切用。

4.《重订诊家直诀》

成书时间未详。《重订诊家直诀》是在《脉学四种》和《形色外诊简摩》基础上，重新整理，由博返约，特撮其要而成，故应在1894—1895年。全书分为卷上，包括指法总义、二十四象会通、八法总义，尤其突出位、数、形、势、微、甚、兼、独；卷下，包括独取寸口本义、三关脉体通考、气血形势直解等17篇，主要发挥脉法纲领、疑难脉象，后附外诊撮要，以概诊法之全。

5.《内经评文》

1896年成书。包括《素问评文》24卷和《灵枢评文》12卷。全书根据通行本《素问》《灵枢》的编次，进行点评。评注充分剖析文章结构层次，评说文气神韵；点明诵读重点，利于吟诵记忆；借助训诂校勘，彰显经文要旨；尊经而不盲从，疑古而不武断；释义每能独出心裁，而不人云亦云。辨析医理清晰，疏通文理流畅，故为学习和研究《内经》的重要参考书。

6.《伤寒补例》

1905年成书。全书包括2卷：卷上9篇，专题论述《伤寒论》之理论，如“三阳三阴分经名义”“两感有三”“伤寒重病多是下焦伏寒”等；卷下8篇，重点论述伤寒证治、诊法，以及杂记，如“牢脉病机”“发汗别法”等。自叙曰“有见辄录，积久成帙”，为“拾遗发覆”之作。对于研究《伤寒论》理法颇有裨益。

（二）校勘评注医学书籍

《周学海医学丛书》初集收载周学海校勘古医书12种；二集、三集也有评注、注释、增辑的古代名医著作。所校各书，必遵原著，从不妄作修改。凡其有校勘或存疑之处，均在文中以小字添加案语，并参考多部版本，以证其说，校刻甚精。其中华佗所著《内照法》，存本量仅有明刻本（残）、清刻本，周学海“得孙氏平津馆本”及“坊本”后重新整理刊刻，对于《内照法》的传世起着重要的作用。《清史稿·周学海传》称：“刻古医书十二种，所据多宋元旧椠藏家秘笈，校勘精审，世称善本云。”对于相关古医书研究具有重要的参考价值，也是现代流行的重要版本。

周学海校勘评注的医学书籍如下。

《神农本草经》3卷，魏·吴普等述。《本草经疏》30卷，明·缪希雍著。《脉经》10卷，晋·王叔和撰。《脉诀刊误集解》3卷，元·戴起宗著。《增辑难经本义》2卷，元·滑寿本义，周学海增辑。《中藏经》3卷，附方1卷，汉·华佗著。《内照法》1卷，汉·华佗著。《诸病源候论》50卷，隋·巢元方撰。《脉因证治》4卷，元·朱震亨著。《小儿药证直诀》3卷，宋·钱乙著。《阎氏小儿方论》1卷，宋·阎孝忠著。《小儿斑疹备急方论》1卷，宋·董汲著。《诊家枢要》1卷，元·滑寿著，周学海注。《脏腑标本药式》1卷，金·张元素著，周学海校正。《金匮钩玄》3卷，元·朱震亨著，周学海评注。《三消论》1卷，金·刘完素著，周学海注。《温热论》1卷，清·叶桂著，周学海注。《幼科要略》2卷，清·叶桂著，周学海注。《评点叶案存真类编》2卷，清·叶桂著，周学海类评。《印机草》1卷，清·马元仪著，周学海评注。《评注史载之方》2卷，周学海评注。《慎柔五书》5卷，明·胡慎柔撰，周学海评注。《韩氏医通》2卷，明·韩懋著。

【学术思想】

一、学术渊源

（一）《内经》评注钩玄

周学海研究医学，始于《内经》，认为“《素问》《灵枢》，医之祖也，即文之祖也”。因此，对《内经》义理法度深入探讨，品评文理，阐发医理，以著《内经评文》；并对《内经》中之精髓关键之处详细阐述，而记于《读医随笔》；更将《内经》对人体生理、病理、诊断、治疗等方面的认识贯穿于周学海所著医书之始终，“内益于身心性命，外裨于文章功力”，为周学海成为一代名医奠定了坚实的基础。

周学海《内经评文》36卷，分为《内经评文素问》《内经评文灵枢》两部，仍按原《素问》《灵枢》篇目次序进行评注。周学海自幼沉酣经史词章之学，故在品评文章中重于经文结构、文理神韵的研究为其一大特色。评文以旁注、夹注、篇末小结形式，对《内经》全文逐篇分节分段予以评说，以使经文文理清晰，层次分明，井井有条，便于深刻领会经义。例如，“阴阳应象大论”为《素问》著名篇章，读者读之，每有望洋兴叹之感。周学海评文按照经文思路，指点前半篇“重发阴阳”，“以明治病求本之义”，“为立论本旨”，其中，一一道明阴阳“以体象言”“以性情言”“以功用言”“叙无形之阴阳”“叙有形之阴阳”“叙阴阳之变”“叙天地之道”“叙人身清浊”“叙物性之气味”“叙病变”等。后半篇“重发应象”，“从四时说到人身应四时阴阳，各有纪纲”，其中分叙四时五脏阴阳，评注“所生”“所主”“所胜”“所伤”；“实发象字，遥应篇首求本”，再“叙阴阳之变”“紧承配天配地”“补叙诊法”“叙治法”，终末“应篇首治字，结束通篇，收局宽博有余”。读来主题明确，条分缕析，令人耳目一新，回味无穷。篇末小结点题：“象者，天地、日月、四时、万物、脏腑、经络、四肢、爪发皆是也，皆不离乎阴阳也。篇中句句是应象，中间罗列极富，头绪极繁，却处处以整齐之笔出之，此驭繁之捷法也。”此论医理透彻清晰，并指出“前半重发阴阳，分正变两意：后半重发应象，分体用两意。体即象也，用药调治之道也。一大篇中包数小篇，而起伏转折，线索一丝不乱。文中三快：义理透快，笔气雄快，读一篇而全书之纲领条目无不毕具，更为之大快”。此论文理，飘逸潇洒，寓文于医，可谓其长。篇中尚有注疏，例如，“九窍为水注之气”，周学海注曰：“当是器之，本经‘气’‘器’每通用，如‘阴器’多作‘阴气’”。“阴阳者，万物之能始也”一句，注曰“能当作终”。文中颇为费解之处，经周学海评注，令人顿开茅塞。评文中常用“挺接”“一顿”“分叙”“总冒”“缴上”“起下”等词，便于通读记忆，且利于研求经旨。

尤为可贵的是，周学海虽对《内经》颂扬有加，但亦敢于勘误求真，实非抱残守缺者之所及。书中对《内经》提出错简、脱衍、讹误等有百余处，例如，对《素问·通评虚实论》“暴厥而聋，偏塞闭不通，内气暴薄也……不从内，外中风之病，故瘦而留著也”中的“瘦”字，注曰“为瘅之讹也”，颇为妥切，足见周学海知识渊博、治学严谨之特点。

（二）《伤寒论》理论补例

《伤寒论》为中医经典著作，虽传世不朽，百家莫及，但某些叙证过于简单，常与方药不相对，令初学者难读难释。周学海先读《内经》《难经》，接读《金匮》，参以《外台》《千金》等著作，并结合临诊体会，有见辄录，积久成帙，名曰《伤寒补例》，并在《读医随笔》中亦多有议论。

《伤寒论》理论核心在于六经辨证。六经即太阳、阳明、少阳、太阴、少阴、厥阴，为三阴三阳之合称。对于三阴三阳之名义，前人注解众说不一。周学海在《伤寒补例》“三阳三阴分经名义”“伤寒论读法十四条”等篇中指出，阳明之义“有体之阴阳，有性之阴阳，有气之阴阳，有象之阴阳，有数之阴阳，有部位之阴阳，有功用之阴阳，有角立之阴阳，有相生之阴阳，有交变杂错之阴阳”，即“凡属对待之象，皆可命以阴阳”，万象可通于一义，而不能拘于一义。三阴三阳名义亦是如此：若以经络、脏腑而论，则“经络之三阴三阳，以其所行之部分表里言之”“脏腑之阴阳，以其脏腑之本气刚柔清浊言之”；若以气血清浊而论，则三阳经之气血，亦运行于三阴；三阴经之气血，亦运行于三阳，故“气血之阴阳，当各从脏腑之本体求之，与分经之阴阳，两不相涉”。此外还有以六气或脉象等释三阴三阳者，皆颇牵强附会，不可取之。

伤寒伏气发病说，源于《素问·阴阳应象大论》中“冬伤于寒，春必温病”一语。其后，《伤寒论·伤寒例》中亦论之，而《温热经纬》卷二有“仲景伏气温病篇”“仲景伏气热病篇”明确论及伏气证治。周学海提出质疑：“何德一言伏气，便专属于温病，与伤寒截然无涉”，并直接论述“伏气发病者，其机亦有二：一为触发，一为晚发”。

久寒下伏，有因新感风寒而触发，有因春月时阳上升而触发，有因饮食劳倦而触发。新感风寒触发，外证与伤寒相似而有所不同；时阳与饮食劳倦触发，外证与冬温、春温相似而有所不同。必须详细辨证，施治不误，则刻期而已。“晚发是伤寒正病。”下焦伏寒，日久化湿，留连淫溢，以渐上行，故病之来势甚缓，不似触发者之暴急。脉阴阳俱紧，口中气出、唇干口燥、踡卧足冷等，皆晚发见证。“冬月伏寒，发于春夏”或“上月伏寒，发于下月”等皆属晚发。

周学海于“伤寒论读法十四条”一篇中明确指出“伤寒传变气化说”，伤寒传变“需将‘传’字看的活。非邪气有脚，能自初中转变，步伐止齐也。病证变见何象，即为邪伤何经，如少阳主行津液，津液灼干，即少阳证。阳明主运渣滓，渣滓燥结，即阳明证”。他批评某些读《伤寒》之人，不谨察病证机制，而含混其词曰：“邪入少阳故尔，邪入阳明故尔”，并直言“当在气化上推求，不得专在部位上拘泥”。

周学海论及寒热气化之真际，认为“六经传次，本不必依仲景篇次”。不必过于拘泥前人越经传、表里传等次序，而应当根据三阳三阴的气化来分析其病机。“寒化热化，各视本体之阴阳虚实”，所谓“本体”即气化。故“少阴主下焦之气化津液，津竭气散，即见少阴证，此从热化也。从寒化者，阳气不足而下泄，寒水淫溢而上逆，总是何脏受伤，即何经见证。”

周学海提出“合病并病真假两感有三说”，认为“前人分别合病并病，语多牵强”“需识合病并病之中，有真假不同”。例如，邪气未及彼经，而彼经为之扰动者，其见证亦因之不同。素胃寒者，一伤于寒，即口淡，即便滑；素阴虚者，一伤于寒，热气内郁，即喘喝，即口渴，可见未必是邪传阳明，或邪传太阴。由此观之，当是“两阳同感，谓之合病；由此连彼，谓之并病”。周学海所言合病、并病其义见长，具有一定的参考价值。周学海发挥“两感”之义，提出“两感有三：有阴阳两感，有脏腑两感，有寒温两感”“阴阳两感者，阴阳两经并感于寒毒也”。《内经》所谓两感，大意如此，阴阳两经同时并感，固属两感；而故寒先伏于下焦，新寒复中于上焦，亦属于阴阳两感。并且太阳少阴两病未必不兼见阳明太阴证，阳明太阴两病未必不兼见少阳厥阴证，周学海将此项亦列阴阳两感项下，可谓机圆法活，独有创意。“脏腑两感者，外经与脏腑同感于寒毒，非传腑传脏之谓也。”“寒温两感者，寒温两毒相伏，非伤寒化温，温病转寒之谓也。”此两感之说，是发挥《内经》本意，引申而来。例如，脏腑两感者，或由饮食伤于肠胃，或由呼吸入于胸中，外感风寒而合内寒上冲于肺，下侵于肾，于是恶寒发热、筋骨强痛之中，又有咳嗽、呕吐、泄泻、腹痛之苦。急者温中发表并用，缓者先救其里，后攻其表。寒温两感者，若冬月寒伏下焦，入春感于风温而发病，其证初起上见喘粗，声如瓮中，渐见面目胕肿，神志昏迷，反胃干呕。大法当先治其温，后治其寒。周学海对合并并病、两感理论的认识，突破了前人所论述的涵义范围，予以新的解释，而且列举临证体会、治法进行论证，有理有据，可以说是对《内经》《伤寒》理论的发挥和完善，在中医基础理论和临床实践中可予以借鉴。

（三）传承宋、金、元、明名医精华

周学海仰慕宋、金、元、明时期名医之善悟，故于史堪、张元素、刘完素、滑寿等人著作进行深入研究，对重要医籍皆有评注，对于宋、金、元、明时期名医学术思想之精华的传承，起到承前启后的作用。

周学海整理归纳宋·钱乙《小儿药证直诀》，校正金·张元素《脏腑标本药式》，注释金·刘完素《三消论》，评注元·朱震亨《金匮钩玄》，注释元·滑寿《增辑难经本义》《诊家枢要》，朱震亨《脉因证治》，评注《史载之方》等，不仅评注钩玄、校正勘误，又多有发挥创见。

例如，周学海《增辑难经本义》序文评说："王九思所辑，今读其词多繁拙而少所发明，至滑氏始能晓畅。徐氏虽好索瘢，犹可引人以读《内经》也。张天成氏、丁履中氏肤庸极矣！丁氏尤多臆说。今主滑氏《本义》，其诸家之议可互发者附之"。周学海对《难经本义》的整理补注特点有三。其一，补充、详释滑氏未尽言之处。如一难关于营卫二气昼夜循行五十周次的论述，周学海认为："滑氏直以行昼、行夜释之，虽觉斩截，而未见分晓。"以《内经》所论对滑氏观点详加解释。其二，引经据典，参证诸家观点。周学海在对《难经》评注中参阅了徐灵胎、丁德用、张世贤、吕广等诸家注释，其中尤其重视徐灵胎之说。常据《内经》《伤寒论》《脉书》医理对《难经》或各家注释进行评定，阐发己说。其三，周学海评注多有理有据，论证详尽，观点公允，常有新意。如在八难评注中，周学海引《内经》原文，批注滑氏分谷气和元气为二之说。驳斥徐氏"未有生气已绝而寸口脉尚平"之说，并以"卒病脏器暴绝于内，未及变见于寸口"和"久病脏气隐已向绝，而寸口未败"之例论证《难经》所言之状。

（四）服膺清代名医张璐、叶桂

周学海曾注释清代名医叶桂的《温热论》《评点叶案存真类编》《幼科要略》，并评注清·马元仪《印机草》等著作。在清代名医中，尤其服膺张璐（号石顽）、叶桂（天士），在周学海著书中每每提及，且多加赞许。例如，《读医随笔·虚劳损极有内因外因两大纲》曰："读张石顽劳损门治案，悉仿乌、虫之义，攻令便血、吐血，使瘀尽而病除；又有用辛温透表之法，使汗出而邪尽，真开千余年之蒙昧，而上接仲景真传者也"。

周学海对叶天士"久病必治络"说极为赞赏，力排众议，加以阐述。例如《读医随笔·虚实补泻论》云："叶天士谓：久病必治络。其说谓病久气血推行不利，血络之中必有瘀凝，故致病气缠延不去，必疏其络而病气可尽也。徐灵胎、陈修园从而讥之。然刘河间力发玄府之功用；朱丹溪治久病，必参用郁法；滑伯仁谓每用补剂，参入活血通经之品，其效更捷；史载之方多用三棱、莪术；王清任方多用桃仁、红花。不皆治络之谓耶？且《内经》之所谓升降出入，所谓守经隧，所谓疏气令调，所谓去菀陈，非此义耶？"

二、学术特色

周学海治学严谨，文思敏捷，善于总结，提升理论，尤其在中医基础理论方面多有建树。《读医随笔》《脉学四种》最能代表周学海学术思想之精华。

（一）气血精神论

周学海在《读医随笔》卷一“证治总论”篇中专题发挥“气血精神论”，卷二上“气能生血血能藏气”，又重点论述了气血之间的关系。气血精神是人体构成生命和维持生命活动的基本物质，故周学海极其重视，列专篇以阐发之。他将气血精神概括为三气、四精、五神，“凡此十二者，为之大纲，而其变则通于天地万物，而不可以数纪”。

1. 气有三，主于命门

根据气的来源、分布及功能等的不同，气可以分为三类：宗气、营气、卫气。

（1）气有三

1）宗气

宗气又称“大气”，为人体的后天之气，来源为脾胃所运化的水谷精微及肺所吸入的自然界的清气。周学海引证《灵枢·五味》：“谷入于胃，其精微者，先出于胃之两焦，以溉五脏，别出两行，营卫之道，其大气之转而不行者，积于胸中，命曰气海”。更加重视水谷精微对宗气生成的重要性。宗气积于胸中，称为“气海（上气海）”。宗气的功能，向上走息道以行呼吸，向内贯注于心肺之脉有助心行血之功，并向下经气街分布于下肢与人体运动相关。故周学海谓：“宗气积于胸中，出于喉咙，以贯心肺，而行呼吸焉。”“宗气留于海，其下者注于气街，其上者走于息道。”“宗气者，营卫之所合也，出于肺，积于气海，行于气脉之中，动而以息往来者也。”人体的呼吸言语及肢体运动、筋力强弱都与宗气密切相关。

宗气有郁结病，有劳倦病。宗气“虚则短促少气，实则喘喝胀满”，甚至出现痿痹不用的病证。宗气之盛衰，候在虚里。虚里为胃之大络，贯膈络肺，出左乳下，其常则动而应脉，其变则动而应衣，为宗气外泄。

2）营气

营气源于脾胃所运化的水谷精微，为水谷最为精粹柔和部分所化，是血液的重要组成部分。周学海引证《灵枢·营卫生会》原文，以此说明营气的来源和功能，曰：“营气者，泌其津液，注之于脉，化而为血，以荣四末，内注五脏六腑，以应刻数焉。”“中焦受气，泌糟粕，蒸津液，化其精微，上注于肺脉，乃化而为血，以奉生身，莫贵于此，故独得行于经隧，命曰营气。”营气出于中焦脾胃，以濡脏腑、筋骨、肌肉、皮肤，充满运行于血脉之中。周学海发挥经旨，谓之“营气者，湿气也”，“凡经隧之所以滑利，发肤之所以充润者，营气之功用也”。说明营气有濡润、营养机体之功，血脉运行滑利之效。

营气有湿病、燥病。营气“虚则皴揭槁涩，实则淖泽梼肿，光浮于外”，并引《灵枢·寿夭刚柔》谓：“营之生病也，寒热少气，血上下行。”

3）卫气

卫气本于命门，源于脾胃所运化的水谷精微，为水谷精微中之“悍气”所化，“卫气者，出其悍气之疾，先行于四末分肉皮肤之间，而不休者也”。其性慓疾滑利，运行于脉外，不受脉道的约束，外而皮肤肌腠，内而胸腹脏腑，布散全身，发挥其“温分肉，充皮肤，肥腠理，司开合”的作用。正常情况下，“卫气和则分肉解利，皮肤调柔腠理致密矣”。“卫气者，热气也。凡肌肉之所以能温，水谷之所以能化者，卫气之功用也”，强调了卫气对人身的温煦作用。

卫气有寒热病，卫气“虚则病寒，实则病热”。《灵枢·寿夭刚柔》谓：“卫之生病也，气痛，时来时去，怫忾贲响，风寒客于肠胃之中，寒痹之为病也，留而不去，时痛而皮不仁。”

综上所述，三气的生理功能分别为，“卫气者，热气也。凡肌肉之所以能温，水谷之所以能化者，卫气之功用也”。“营气者，湿气也。凡经隧之所以滑利，发肤之所以充润者，营气之功用也。”“宗气者，动气也。凡呼吸言语声音，以及肢体运动、筋力强弱者，宗气之功用也。”周学海对于卫气、宗气功用的认识，切于医理，堪称名句，故常为现代中医理论研究所引用。

（2）主于命门

“气之主，主于命门”，周学海此说源于《难经》。《难经》所论“气者，人之根本也”；有曰：“脐下肾间动气者，人之生命也，十二经之根本也，故名曰原。三焦者，元气之别使也，主通行三气，经历于五脏六腑”。可为气主于命门之理论依据。

（3）三气病变

1）肉苛

《素问·逆调论》云：“人之肉苛者，虽近衣絮，犹尚苛也，是谓何疾？岐伯曰：荣气虚，卫气实也。荣气虚则不仁，卫气虚则不用，荣卫俱虚，则不仁且不用，肉如故也。”肉苛，是指肌肉顽木沉重，不知痛痒寒热的病证。常见于痿、痹、中风、麻木等病证。肉苛病机，周学海谓之“卫气不到则冷；荣气不到则枯；宗气不到则痿痹而不用。故肌肉枯槁缩瑟，而光彩不发”。

2）三气之并

周学海列举《素问·调经论》，以为“此数病者，是三气之并而相乱也”。包括气血以并，阴阳相倾，气乱于卫，血逆于经，血气离居，一实一虚。血并于阴，气并于阳，故为惊狂；血并于阳，气并于阴，乃为炅中；血并于上，气并于下，心烦惋，善怒；血并于下，气并于上，乱而善忘。气之所并为血虚，血之所并为气虚。血气相失，故为虚焉；血与气并，故为实焉。

3）三气之虚实相胜

《素问·调经论》之“阳虚生外寒、阴虚生内热”“阳盛生外热”“阴盛生内寒”以及《素问·生气通天论》之“阴不胜其阳”“阳不胜其阴”，周学海认为皆“三气之虚实相胜，所谓阴虚阳往，营竭卫降，即其事也”，其病因病机为外感六淫，或劳倦内伤，厥气上逆，宗气、营气、卫气失常，虚实相胜，导致阴阳失调而病生。

4）营卫不和

气行之乱，大率卫强营弱，营为卫扰，卫为营滞，营卫相干，而有漏汗、水肿、痰壅、血滞、出血、怒狂之变；营竭道涩，卫气内伐则不瞑；营盛肤湿，卫气久留则多卧等，从生理、病理方面以证气血精神为营卫所主宰，此为周学海之创见，亦有一定道理。

2. 精有四，主于肾

周学海论精，分类为四，“精之以精、血、津、液，列为四者”。何以四者皆赅于精？主要是依据精的概念——“精者，有形者也，有形则有质，以其质之所别，有四等之不同也”。四者特性皆“有形”“有质”，故从属于精，但因其质各自不同，故判为四名。“四者各有功用，而体亦不同。”

（1）精有四

1）血

“血之质最重浊”“血者，水谷之精微，得命门真火蒸化，以生长肌肉、皮毛者也”。

2）津

“津之质最轻清”“津亦水谷所化，其浊者为血，清者为津，以润脏腑、肌肉、脉络，使气血得以周行通利而不滞者此也”。

3）液

“液者清而晶莹，浓而凝结，是重而不浊者也”“液者，淖而极厚，不与气同奔逸者也，亦水谷所化，藏于骨节筋会之间，以利屈伸者”。

4）精

“精者，合血与津液之精华，极清极浓，而又极灵者也，是神之宅也”“精者，血之精微所成，生气之所根据也。生气者，卫气之根，即命门真火是也，精竭则生气绝矣。髓与脑，皆精之类也”。

精、血、津、液四者形质不同，故其生长、功用亦各自不同。精、血、津、液四者亦作为生命物质，为人体生命活动所必需。周学海认为“四者之在人身也，血为最多，精为最重，而津之用为最大也”。

周学海论及，汗即津也，其与血，并非一物，但以气机相应。故三气为阳，而营为阳之阴，以气与津并与。四精为阴，而津为阴之阳，以津随气行。故精绝者，津耗也。故叶香岩《温热论》谓养阴不在补血，而在生津。

（2）主于肾

“精之主，主于肾”，源于《内经》。《素问·上古天真论》云：“肾者主水，受五脏六腑之精而藏之。”《素问·六节藏象论》云：“肾者主蛰，封藏之本，精之处也。”肾藏精，人体之精源于先天而充养于后天，肾中所藏之精包括源于父母生殖之精的先天之精，是人体生命的原始物质；又包括源于水谷的后天之精。先后天之间存在着“先天生后天，后天养先天”的生理关系。先后天之精相互依存、相互促进、相互结合，共同构成了人体之精。在人体的生命过程中，先天之精要有后天之精的不断滋养才能发挥其促进生长和维持生殖的生理功能；后天之精也必须依赖先天之精的活力资助，才能源源不断地化生，另外五脏六腑之精充盛亦可藏于肾，使肾精充盛。人身之精主于肾，为历代名家所遵循之论，周学海对此又进行了反复的强调。

（3）精、血、津、液病变

精、血、津、液易于亏耗，故其病变对于生命活动影响较大。“精竭则生气绝矣。”“凡气血中不可无此（津），无此则槁涩不行矣。”

《灵枢·决气》所论精脱、血脱、津脱、液脱为之例证，“精脱者，耳聋；气脱者，目不明；津脱者，腠理开，汗大泄；液脱者，骨属屈伸不利，色夭，脑髓消，胫酸，耳数鸣；血脱者，色白，夭然不泽，其脉空虚”。

汗出过多，亦可伤及精、血、津、液。《素问·经脉别论》所谓：“饮食饱甚，汗出于胃；惊而夺精，汗出于心；持重远行，汗出于肾；疾走恐惧，汗出于肝；摇体劳苦，汗出于脾。”周学海解析，此非汗出于脏，各因其脏气之动，鼓津以外出。

3. 神有五，主于心

周学海论神，据五脏所藏，为神、魂、魄、意与智、志。神的含义与精、气不同，主要贵在“有用”，即生命活动的体现，以体现作用不同，而分为五。神为生命活动之主宰，为五脏六腑之大主。“神者，无形无机而有用者也，以其用之所成，故推见五性之大本也。”

（1）五神

《素问·宣明五气》曰：“心藏神，肺藏魄，肝藏魂，脾藏意，肾藏志。”《难经·三十四难》曰：“脏者，人之神气所舍藏也。故肝藏魂，肺藏魄，心藏神，脾藏意与智，肾藏精与志也。”关于神、魂、魄、意、志，《灵枢·本神》谓之：“两精相搏谓之神，随神往来者谓之魂，并精而出入者谓之魄，所以任物者谓之心，心有所忆谓之意，意之所存谓之志，因志而存变谓之思，因思而远慕谓之虑，因虑而处物谓之智。”魂是人的意识活动；魄是与生俱来的感知觉和运动能力；意、志是人类特有的理智、理性等精神活动。心神统率魂、魄、意、志诸神，是精神活动的主宰，故张介宾说：“心为五脏六腑之大主，而总统魂魄，兼赅意志。”

五神的物质基础为气血，藏之于五脏，而外应五志，故曰：“五神者，血气之性也。喜、怒、思、忧、恐，本于天命，人而无此，谓之大痴，其性死矣。”

神欲静，静则神藏，静则神养。“神之病，其变不可测，而又最不易治，则其本末不可不知也。”神的正常与否在于五脏，五脏气血充盛则神藏，气血失调则神病。反之，神病亦可伤及五脏。

（2）五性

周学海称喜、怒、思、忧、恐为“五性”。根据《灵枢·本神》等篇章，分叙“五性之相制”：即悲胜怒，恐胜喜，怒胜思，喜胜忧，思胜恐。“五性之病机”，即怒则气上，喜则气缓，悲则气消，恐则气下，惊则气乱，思则气结。“五性之病之虚实”，即肝气虚则恐，实则怒；心气虚则悲，实则笑不休。五性之病因、病形与其死期，如心怵惕思虑则伤神，神伤则恐惧自失，破䐃脱肉，毛悴色夭，死于冬；脾忧愁不解则伤意，意伤则乱，四肢不举，毛悴色夭，死于春；肝悲哀动中则伤魂，魂伤则狂妄不精，不精则不正当人，阴缩而挛筋，两胁骨不举，毛悴色夭，死于秋；肺喜乐无极则伤魄，魄伤则狂，狂者意不存人，皮革焦，毛悴色夭，死于夏；肾盛怒不止则伤志，志伤则善忘其前言，腰脊不可以俯仰屈伸，毛悴色夭，死于长夏；恐惧而不解则伤精，精伤则骨酸痿厥，精时自下。故五脏主藏精者也，不可伤，伤则失守而阴虚，阴虚则无气而死矣。

（3）主于心

“神之主，主于心”，源于《内经》，《素问·灵兰秘典论》等篇皆有论及。周学海在着重论心为神主的同时，亦称“脑又神之会也，故凡有思忆，则目上注”，颇为可取。然而，又谓神“复从于胆”，并引《素问·奇病论》“口苦者，病名曰胆瘅……此人者，数谋虑不决，故胆虚气上溢，而口为之苦矣”，以及“六节藏象论”“凡十一脏皆取决于胆也”，华佗谓“胆实热则精神不守”，从而证之“心胆神之主”，此说似觉牵强，不敢苟同。

（4）神的病变

1）情志过极导致气机失调

周学海引证《素问·痹论》“阴气者，静则神藏，躁则消亡”，《素问·生气通天论》“阳气者，静则养神，柔则养筋”，阐述“大抵神之充也，欲其调；神之调也，欲其静”。神的病变，总由神失宁静而致。大怒则形气绝，或暴怒伤阴，暴喜伤阳等，以致“厥气上行，满脉去形，生乃不固”，故“神之病，其变不可测，而又最不易治”。

五性七情过极，为神病的主要病因。怒则气上，喜则气缓，悲则气消，恐则气下，惊则气乱，思则气结，可为概括。

2）情志过极损伤五脏

周学海提出“脾、肺、肾三脏，不言神病者，已具肝、心二脏之病之中，可推而知也”，明确神病多见于肝、心二脏，而脾、肺、肾三脏涵盖其中，并非不病。

五性七情内伤，损伤五脏。五脏之精气血为五性七情活动之基础，故怒伤肝，喜伤心，思伤脾，忧伤肺，恐伤肾，五性七情内伤可以损伤相应之脏。同时，情志内伤又具有复杂性和交织性，如愁忧恐惧则伤心，心怵惕思虑则伤神；脾忧愁不解则伤意；有所堕恐则伤肝，肝悲哀动中则伤魂；有所惊恐则伤肺，肺喜乐无极则伤魄；肾盛怒不止则伤志。

周学海又言“神病多征于梦”，如《灵枢·淫邪发梦》所言，可见其论细致周到。

周学海据《内经》的论述对治法也提出了见解，“经曰：死于秋、死于冬，则治之不当用秋、冬之剂可知矣；死于春、死于夏，则治之不得用春、夏之剂可知矣。秋、冬之剂者，寒燥敛降之剂也；春、夏之剂者，温热升散之剂也”。

4. 气能生血，血能藏气

周学海不仅遍阅中医经典及各家著作，而且参考了19世纪末西医学著述，其言“所谓气生血者，即西医所谓化学中事也”。关于气血相关的论证，“前贤谓：气能生血，血不能生气，固矣。然血虽不能生气，气必赖血以藏之”。在生理上，气能生血，生血之气为营气，其“发源于心，取资于脾胃，故曰心生血，脾统血。非心脾之体，能生血统血也，以其脏气之化力能如此也”，故营盛即血盛，营血相依为命，不可分离。“所谓血藏气者，气之性情彪悍滑疾，行而不止，散而不聚者也。若无以藏之，不竟行而竟散乎？惟血之质为气所恋，因以血为气之室，而相裹结不散矣。”藏于血中之气为卫气、宗气，其气具有“彪悍滑疾”之性，行而不止，散而不聚，且血之质为气所恋，血可与气相裹结而使之不竟行竟散，又血之所以维气，以其中有肝肾之敛性使然，“肝之味酸，肾之味咸，酸咸之性，皆属于敛。血之所以能维气者，以其中有肝肾之敛性在也。故曰肝藏血，非肝之体能藏血也，以其性之敛故也。精由血化，藏气之力更强，故又必肾能纳气，而气始常定也。明乎此，则知气血相资之理，而所以治之者，思过半矣”。故血盈则藏气。

气虚之时，虽未见失血的症状，但可见面色淡白，“常见人之少气者，及因病伤气者，面色络色必淡，未尝有失血之症也，以其气力已怯，不能鼓化血汁耳”。故气虚则血少，营衰则血衰。血虚血脱之时，亦会见到气的病变，“人之暴脱血者，必元气浮动而暴喘；久脱血者，必阳气浮越而发热；病后血少者，时时欲喘欲呕，或稍劳动即兀兀欲呕，或身常发热”，其原因是“血不足以维其气，以致气不能安其宅也”，故血少则气散。这些病变与肝肾的关系最为密切，“此其权主乎肝肾”。在治疗中，“血虚者，当益其气；气暴者，尤当滋其血”，因“生血之气，荣气也。荣盛即血盛，荣衰即血衰，相依为命，不可离者也。藏于血之气，卫气也，宗气也。气亢则血耗，血少则气散，相辅而行，不可偏者也”。

气血精神相互关联，密不可分，故周学海论曰：“大气者，精之御也。精者，神之宅也。神者，气与精之华也。”又论三气、四精、五神，“此十二者，尤必以营卫为之宰”。三气为阳，而营为阳之阴，以气与津并；四精为阴，而津为阴之阳，以津随气行。气中有津，气津不离。津液相成，神乃自生。神借津以养，又因气之盈亏，而神为之累。周学海气血精神之论，可谓继往开来，传承创新。

（二）升降出入论

周学海继承前人的学术思想，并结合自己的临床实践，发扬《内经》升降出入的理论。《读医随笔》分别从天地之气升降出入、人体之气升降出入、脉象变化升降出入、升降出入异常病机、调理气机升降出入治法等方面，阐述了升降出入辨证理论，对中医理论和临床有着重大的意义。

升降出入是气机运动之最基本形式，天地之气、人身之气的运动莫不如此。升降出入理论出于《内经》，后世医家加以发扬光大。周学海《读医随笔》卷一“升降出入论”将《素问·六微旨大论》关于升降出入的理论冠于篇首，接叙王冰之注、河间之说、东垣之论、吴瑭之辨等，则升降出入理论源流几乎阐发无余。周学海进一步概括其义为：“升降出入者，天地之体用，万物之橐龠，百病之纲领，生死之枢机也。”可谓是对气机升降出入理论重要性的高度评价。继而更举天地之气、人身之气、脉象、病机、治疗，一一条析。

1. 天地之气升降出入

周学海认为“四时之气，春生、夏长、秋收、冬藏，其行也，如轮之转旋，至圆者也”，循环往复。而“斡旋之机妙”正在于气机升降出入。如春气自下而上，直行者，是冬气横敛已极，坚不可解，若径从横散，则与冬气骤逆矣。气不可逆也，故先从直行以活其机，而后继以夏之横散也。即冬气横敛已极，则先从春气自下而上之直行以活其机，继以夏之横散；夏气疏散已极，则先从秋气直降，继以冬之横敛。同时，“转旋之机不可骤”，“即如春日未尝无秋风，而春之后，决不可继以秋也；夏日未尝无冬风，而夏之后，决不可继以冬也”。如此，才能维持大自然之四时阴阳更替、生态协调平衡。

四时八节所属之气的升降出入也有其方位，即吴鞠通《温病条辨》有曰：“风之体不一，而风之用亦殊。春风自下而上，夏风横行空中，秋风自上而下，冬风刮地而行。其方位也，则有四正、四隅，此方位之合于四时八节也”。

天地之气升降出入的规律包括：升已而降，降已而升，升中有降，降中有升，出入寓于升降之中，升降寓于出入之内，出入中复有出入。“升者未尝不可以直降，降者未尝不可以直升；横行未极，则散者未尝不可以横敛，敛者未尝不可以横散。”

2. 人体之气升降出入

（1）玄府为人体升降出入的道路门户

周学海引证刘河间关于人体升降出入的门户为“玄府”的论述，从《内经》玄府为汗孔，又称气门、鬼门、腠理，为泄汗泄气之孔窍与门户、气液之隧道纹理的“玄微之府”，进一步拓展为全身气机“出入升降道路门户”，谓：“然玄府者，无物不有，人之脏腑、皮毛、肌肉、筋膜、骨髓、爪牙，至于万物，悉皆有之，乃出入升降道路门户也。”“故知人之眼、耳、鼻、舌、身、意、神、识，能为用者，皆由升降出入之通利也。”

玄府之病理变化，则闭塞不用，升降出入失常，“目无所见，耳无所闻，鼻不闻香，舌不知味，筋痿、骨痹、爪退、齿腐、毛发堕落、皮肤不仁、肠胃不能渗泄者，悉由热气怫郁，玄府闭塞，而致津液、血脉、荣卫、清浊之气不能升降出入故也”。

（2）五脏六腑的气机升降出入

关于五脏六腑的气机升降出入，周学海则对数家之说，如肝气升、心气浮、肺气降、肾气藏；或曰左升右降，脾胃中气为之枢纽，加以评论：“止论升降，不论出入，是已得一而遗一，况必以升降分属左右，则尤难通之义也。左右俱有阴阳，俱有升降”。并补充完善脏腑气机升降出入理论，曰：“气之开合，必有其枢。无升降则无以为出入，无出入则无以为升降，升降出入，互为其枢者也”。《素问·阴阳应象大论》曰：“浊气在上，则生䐜胀；清气在下，则生飧泄。”周学海认为脏腑的生理功能是升其清阳，降其浊阴，摄入所需，排出所弃，故升降出入运动是脏腑的特性。呼吸“无一瞬或停者”，为气机升降出入运动使然；饮食水谷“常出三而入一，故谷不入，半日则气衰，一日则气少矣”，是为出入之数；“阳在外，阴之使也；阴在内，阳之守也”等《内经》所言，乃出入之机。

（3）人体之气顺应天地之气的升降出入

周学海认为：“圣人必顺四时，以调其神气也。”人与天地相参相应，人体之气必须应四时之气的升降出入，以调神气。人体之气顺应四时之气，即升降浮沉之至理也。因此，医者立法方药“且如升阳或散发之剂，是助春夏之阳气令其上升，乃泻秋冬收藏殒杀寒凉之气。天地之气，以升降浮沉，乃生四时。如治病，不可逆之。故顺天者昌，逆天者亡。夫人之身，亦有四时天地之气，不可只认在外，人亦体同天地也”。即经谓：“升降浮沉则顺之，寒热温凉则逆之”。又如李东垣曰：“圣人治病，必本四时升降浮沉之理，权变之宜，必先岁气，无伐天和。仲景谓阳盛阴虚，下之则愈，汗之则死；阴盛阳虚，汗之则愈，下之则死。”

（4）脉象变化升降出入

气机升降出入表现于脉象，以三部九候论，三部寸关尺，“以候形段之上下，以直言之也”。以人迎气口论，气口候阴主中，人迎候阳主外。以脉法论，“左寸心、关肝、尺肾，右寸肺、关脾、尺命，亦言直也；三菽肺，六菽心，九菽脾，十二菽肝，按至骨肾，亦言横也。升降出入，虽分横直，统归于阴阳之嘘吸而已”。气机升降出入正常，则脉象以应四时有弦、钩、毛、石而从容和缓之动；从三部九候、人迎气口及各部所主脏腑可诊而知之，知常达变。

以病论脉，病在上则见于寸，病在下则见于尺，病在里则见于沉，病在表则见于浮。里寒表热，则沉紧浮缓；里热表寒，则沉缓浮紧。上虚下实，则寸小尺大；上实下虚，则寸强尺弱。扁鹊所谓“阳脉下坠，阴脉上争，会气闭而不通，阴上而阳内行，下内鼓而不起，上外绝而不为使，上有绝阳之络，下有破阴之纽”之脉乱，《难经》所谓“至脉从下上，损脉从上下”之损至之脉等，皆为气机升降出入异常，而脉象为之有变的表现，在诊断疾病、辨别证候时具有重要的应用价值。

3. 升降出入异常病机

气机升降出入异常而导致人体各种病理变化，称“气机失调”。气机失调归纳为气机郁滞、气逆、气陷、气闭、气脱等方面。气机升降出入运动流通，郁结不畅为气机郁滞；气应下而反上或气应上而反下之升降异常为气逆或气陷；气应外达而反内闭或气应内守而反外脱之出入异常为气闭或气脱。周学海论曰：“其在病机，则内伤之病，多病于升降，以升降主里也；外感之病，多病于出入，以出入主外也。伤寒分六经，以表里言；温病分三焦，以高下言，温病从里发故也。升降之病极，则亦累及出入矣；出入之病极，则亦累及升降矣。故饮食之伤，亦发寒热；风寒之感，亦形喘喝。此病机之大略也。”

无论外感六淫还是内伤七情，都是由病邪影响人体气的升降出入，进而影响脏腑功能而发病的。周学海认为外感与内伤对气机的影响不尽相同。

周学海认为，气的升降出入是相互影响的。因此，虽然外感与内伤对人身气机升降出入影响不同，但二者也是互相影响的。从综合病机概括，推及具体病证病机，如偏枯，“是横病，不是直病”“横气不能左右相通”，故发为半身不遂，汗出偏沮之病。而痿证是“直气不能上下相济”，故发于下肢痿弱不用之病。虚劳为“真气不能布于周身”。“阴气先伤，则吸力先微，内不能至肾，至肝而还，而有骨痿之事矣；若阳气先伤，则呼力先微，外不能至肺，至心而还，而有皮聚毛悴之事矣”。此外，喘咳、尸厥、劳痹、积聚、痈疽、麻木、疼痛等，皆气机阻滞结塞等病机所致。正如《素问·举痛论》曰：“百病生于气也……怒则气上，喜则气缓，悲则气消，恐则气下，寒则气收，炅则气泄，惊则气乱，劳则气耗，思则气结”。外感六淫、内伤七情、饮食劳逸诸因素皆可引起气机失调，气机失调则发为各种病证。

4. 调理气机升降出入治法

（1）调理气机升降出入纲领

周学海论及调理气机之治法，首先着重“必明于天地四时之气，旋转之机，至圆之用，而后可应于无穷”。调理气机升降出入之法，为“气之亢于上者，抑而降之；陷于下者，升而举之；散于外者，敛而固之；结于内者，疏而散之”。又应辨别病情深浅轻重，则不可以径行，若直升、直降、直敛、直收，多致败事；当曲而治之，为治法之要妙。

周学海把影响到气机的病证分为气亢于上（升太过、降不及）、气陷于下（降太过、升不及）、气郁于内（入太过、出不及）、气散于外（出太过、入不及）四大类，又以虚实为纲分为八个证候类型，并制定了相应的治则治法，间有一两个证候为代表，如此大致形成了一个辨证论治的雏形。例如，审气逆之有余不足，有余则先疏而散之，后清而降之；不足则先敛而固之，后重而镇之。审气陷之有余不足，有余则先疏而散之，后开而提之；不足则先敛而固之，后兜而托之。气郁于内，有余则攻其实而汗自通，可先用承气，后用桂枝；不足则升其阳而表自退，可用升麻、柴胡益气升阳之类。气散于外，有余之自汗由肠胃之实所致者，当下其实而阳气内收；不足之自汗由脾肺之亏而表虚所致者，当宣其阳而卫气外固。

（2）调理气机升降出入注意事项

周学海认为医生必须明于升降出入之机，以协调平衡为要，矫枉过正，则变生他病。

升降出入之治法“用之不可太过”，升发太过，不但下气虚，而里气亦不固，气喘者将有汗脱之虞；降逆太过，不但上气陷，而表气亦不充，下利者每有恶寒之证；收敛太过，不但里气郁，而下气亦不能上朝；疏散太过，不但表气疏，而上气亦不能下济。故医生必须明于升降出入之机，以协调平衡为要，矫枉过正，则变生他病。

升降出入之治法又当“先求邪气之来路，而后开邪气之去路”。病在升降，举之、抑之；病在出入，疏之、固之；或病在升降而斡旋于出入，或病在出入而斡旋于升降。在上禁过汗，在内慎攻下，此为阴阳盈虚消长之理。

（3）调理气机升降出入常用中药

周学海总结出升降出入之治法的常用中药，如“升、柴、参、芪，气之直升者也；硝、黄、枳、朴，气之直降者也；五味、山萸、金樱、覆盆，气之内敛者也；麻黄、桂枝、荆芥、防风，气之外散者也”。

综上所述，升降出入分言之，为出入，为升降；合言之，总不外乎一气而已矣。周学海“观东垣《脾胃论》浮沉补泻图，以卯酉为道路，而归重于苍天之气。考其所订诸方，用升、柴、苓、泽等法，实即发源于长沙论中葛根、柴胡、五苓之意，引而伸之，所谓升之九天之上，降之九地之下。虽内伤、外感殊科，而于气之升降出入，则无以异耳!”

（三）承制生化论

承制生化论是五行学说的核心内容，广泛应用于说明人体生理、病理、病机、诊断、治疗等诸多方面。周学海《读医随笔·承制生化论》专题阐述了这一理论，说理明确，在继承前人论述的基础上颇有发挥。

1. 承制生化为万物和谐的内在机制

承制生化论源于《素问·六微旨大论》，经文曰：“相火之下，水气承之；水位之下，土气承之；土位之下，风气承之；风位之下，金气承之；金位之下，火气承之；君火之下，阴精承之。亢则害，承乃制，制则生化”。

（1）承制是万物内部所存在的固有规律

周学海认为：“所谓承者，非从其外而附之，乃具其中而存之者也……制也者，万物之所以成始而成终也”。承制是万物内部所存在的固有的规律，由此以有生化、有始终。“天地一倾轧之宇也，阴阳一摩荡之气也，五行一倚伏之数也，万物一推移之象也，四时一更代之纪也。此之谓日新，此之谓不息。”“且夫五行之相生相制也，万物由此而成，万法由此而出。”其强调“承者，隐制于未然，斯不待其亢而害，消于不觉矣”“其制也，非制于既亢之后也”。承与制密切相关，承隐制中，制在承内。例如，“火承以水，则火自有所涵而不越；水承以土，则水自有所防而不滥；土承以木，则土自有所动而不郁；木承以金，则木自有所裁而不横；金承以火，则金有所成而不顽。”

（2）承制是万物之间平衡的调节机制

承制相克能有效地防止事物过于亢盛而为害，其结果是有利于生化，“至于制之云者，世皆以为抑其生之过，而不知制者，正以助其生之机也。木得金制，则不致横溢而力专于火矣；火得水制，则不致涣散而精聚于土矣。此言生也”，则有利于万物之生，为制中有生。“木亢不成火，以其湿也，得金制之，则木燥而火成；火亢不成土，以其燥也，得水制之，则火湿而土成，此言化也”，则有益于万物之化，为制中有化，制中有生，五行之间相互生化，相互制约，通过这种固有的内在联系和自我调节机制，维持了五行系统自身的协调与稳定，并为“诸乾坤阖辟阴阳不测之妙”。如果事物间失去了承制关系，也就无所谓生化，那么事物也就无法发展下去而终现灭亡，“不制则不生，不胜则不复，而天地之机息矣，人物之类灭矣”。

2. 承制生化理论应用于运气胜复

（1）承制生化论言万物之常与人体之常

“世间无物不本于五行也。天地之气，有常有变。风，其性升，其体寒，其用温，其化燥；寒，其性敛，其体湿，其用寒，其化风；暑，湿热之合也，生于郁，体用俱同湿热，其化风燥；湿，其性重，其体热，其用湿，其化寒；燥；其性降，其体风，其用燥，其化火；火，其性散，其体燥，其用热，其化湿。此顺化也，亦曰传化。更有对化，即湿极化燥、寒极化热是也。对化有虚有实。传化是气机更代之常，对化是气机愤激之变，故必极而后化也。又有兼化，亦虚化之类也。又有合化，如风合热而化燥，寒合湿而化热，亦实化之类也。五行之气，金木皆有燥，水土皆有湿，但金燥而敛，风燥而散，土湿而热，水湿而寒，火则能燥能湿，其燥者木亢而水不交也，其湿者土郁而木畅也。故火得风而焰长，以器掩之，而器即润矣。此五行生化之性情也。四时更代，成功者退，一盛一衰，互相牵制，不独天地之气然也。”

周学海将五行承制生化运用说明五脏与运气之间的关系，曰：“肝主东方风木，其体温润，是土气也。木克土，即为土所供奉也。其性疏泄，是木之正气也。其用燥，凡湿得风则干，是金气也。金克木，木含金气即为金所制伏，不使疏泄太过也。心主南方火热，其体干燥，凡物必干燥始能着火，又物得火则坚，是金气也。火克金，即为金所供奉也。其性大热，是火之正气也。其用蒸，凡物为火所逼则潮，是水气也。水克火，火含水气即为水所制伏，不使炎热太过也。脾主中央湿土，其体淖泽，是水气也。土克水，水为土之奴，当供奉。夫土者也，其性镇静，是土之正气也。静则易郁，必借木气以疏之，土为万物所归，四气具备，而求助于水与木者尤亟。何者？土不可燥，亦不可郁，故脾之用主于动，是木气也。肺主西方燥金，其体劲洁，是木气也。其性清肃，是金之正气也。其用酷烈，酷暑烈火，火使人畏，金亦使人畏，是金中有火神也。火有光明，金亦有光明者也。肾主北方寒水，其体流动，是火气也。其性沉下，是水之正气也。其用温润，是土气也。由是观之，五行之中，各有五行，不待外求，而本体自足。此天地相生相成，自然之数，当然之常也。”

（2）承制生化之变则为万物之害与人体之病

周学海指出万物都具备五行之气，但有常有变，变则胜者亢，不胜者害，“天下无一物不备五行，四时无一刻不备五行之气，但有多寡之数，盛衰之宜。一或营运有差，则胜者亢，而不胜者害矣”。可见承制生化之变则为万物之害、人体之病，这种亢害之变可亢害他者亦可亢害于自身，“亢之害也，木亢则土害，土害则水肆而火熄，土愈失发生之源矣；火亢则金害，金害则木横而土微，金愈乏资生之本矣。土、金、水仿此。此亢之害，害乃于他者也。亦有亢之害，害反及于身者。”

五行胜复，源于《内经》七篇大论的运气学说。周学海言胜复，“所谓胜者，亢之害也；所谓复者，承之制也”。胜复的发生原因是一行有余或一行不足，如“气有余，则制己所胜，而侮所不胜；其不及，则己所不胜，侮而乘之，己所胜，轻而侮之。侮反受邪，侮而受邪，寡于畏也。此胜复之大数也”。

胜之机为依据五行同类而过则相胜、五行相克之所不胜一行胜其所胜一行。“风伤肝，燥胜风；热伤气，寒胜热；湿伤肉，风胜湿；燥伤皮毛，热胜燥；寒伤血，湿胜寒。此胜之气也。又曰：风胜则动，热胜则肿，燥胜则干，寒胜则浮，湿胜则濡泻，甚则水闭肿。此胜之证也。”复之机则为“有余而往，不足随之；不足而往，有余随之。”胜复之大数为“侮反受邪，侮而受邪”，即相乘相侮恃强凌弱为胜，而递相承制克其偏亢为复。

周学海言五脏胜复之气为病，以肝为例，引证宋·史堪（字载之）所论：“如木之受病，本于肺金所制，则不过肺气有余，凌犯于肝，生眼昏、背痒、耳无所闻、胸痛、体重诸病耳！若乃木化之盛，肝气妄行，大伤于脾，则金必相救，邪反伤肝，能使人体重、烦冤、胸痛引背、两胁满痛引少腹。”

五脏胜复之气为病有轻重之分，“胜之为病轻，复之为病重；胜则所不胜者，顺受其克，复加报怨仇焉，此不可不知也”。复之病所以重者，是由于“复之气以积久而力浓，胜之气以发泄而无余也”“所谓胜至，报气屈伏而未发也，胜至而复，复已而胜，无常数也。”在治疗的时候需要注意，“谓治胜气者，宜预安其屈伏，无令复气之反侮也”。

周学海将承制生化理论应用于运气胜复与治法相结合，以甘温除热为例进行说明，“即如甘温除大热一事，岂真大热而可用甘温耶？是必虚热也。夫所谓虚者，何也？气虚则心寒，寒非热也；血虚则必燥，燥为次寒，亦非热也。其热何也？是亢极而见胜己之化也。燥为金气，热为火气，寒为水气。燥之化热，是化其所不胜，以火克金，即经之所谓承也；寒之化热，是化其所胜，火反侮水，即仲景之所谓横，是阴阳二气之对化也。虚热生于寒，燥热由虚生。虚、热二字，当折看，不当连读。惟其虚也，燥也，故以甘润燥，以温煦寒也。虚燥去而热自除，是真火蒸腾，而物转润矣。故不知者以为大热，其知者以为寒燥；不知者以为甘温除大热，其知者以为甘温除寒燥；不知者以为反治，其知者以为正治”。

3. 承制生化理论应用于辨证论治

周学海将承制生化论广泛运用于说明病机、辨证、治法、遣方用药上，相互之间融会贯通指导临床，他说："明斯义也，其于病气胜复倚伏之机，治法气味合和之道，豁然贯通矣乎！谨采先哲之名谈，一得之管见，有关于运气之旨，病机之变，治法之要者，条列于下，以备观览焉。"

（1）亢害承制理论应用于说明病机

承制之实言其常，"实者能生能化"；承制之虚言其变，"虚者不能生化"。周学海宗河间《素问玄机原病式》之旨，论及承制之虚，认为"五行之理过极，则胜已者反来制之"。例如，火热过极，反兼于水化，犹疮疡属火，而反腐出脓水；谷果肉菜，热极则腐烂，溃为污水之类。病机理论又有顺化（传化）、对化，"必极而后化"；亦有兼化（虚化）、合化（实化）等，皆与五行承制生化密切相关，深究其理，对于辨证施治具有重要的指导意义。

周学海言五脏性情之承制生化，秉承于《内经》情志过极损伤相应之脏理论，首先论及情志所伤，再论五脏性情之承制生化之病变。"怒伤肝，悲胜怒；喜伤心，恐胜喜；思伤脾，怒胜思；悲伤肺，喜胜悲；恐伤肾，思胜恐"，提出"又胆为中正之官，谋虑久不决则伤胆也；肝为将军之官，郁怒不得发则伤肝也。恐惧不止，注而为思；思虑不得，激而为怒；盛怒不止，郁而为悲，喜无节，则易恐；悲太过，则易喜。此五脏性情之承制生化也"。

周学海以肝脾相传为例，说明五脏之间亢害承制相传的病机特点。"如肝邪实，则肝之正气不能生火，而土之化源已虚。肝邪来逼，略无救援，既经传脾，肝脾合气，邪力愈大，正气愈微，势如破竹。初或数日而传一脏，继则一日而传一脏，或一日而传数脏矣。当其初传，化源已绝，用药补泻，皆穷于无可施，故曰其势凶而急也。何也？所谓邪实者，以其得母气之生助也。肝挟水邪而克土，则火不能生；脾挟火邪以克水，则金不能助故也。是同一相乘相克，而其吉凶缓急，如是悬隔，临诊决病，视人生死，其可不尽心乎？故越人、仲景论治未病，皆曰见肝之病，必先实脾，是当其未传而急防之也。急防云者，抑木之亢，扶土之衰，仍资火气，以导木之去路，培土之来源。其法攻补兼施，辗转斡旋，如隔二隔三，泻南补北，良工心苦，正为此耳!"

（2）承制生化理论应用于诊断

周学海言承制生化应用于诊断，有如脉诊，六气之至，脉象应气而动，如"厥阴之至，其脉弦；少阴之至，其脉钩；太阴之至，其脉沉；少阳之至，大而浮；阳明之至，短而涩；太阳之至，大而长"。六气太过不及，则脉象随之而变，如"其至也，或太过，或不及，更有涩极似滑，弦极似缓，虚寒似热，大热似寒，病内寒而脉中空，邪外充而脉内陷"。一般规律为"脉从病反者，脉至而从，按之不鼓，诸阳皆然；诸阴之反者，脉至而从，按之鼓甚而盛也。"以脉象作为辨证依据之一，则治则治法有据，遣方用药方能正确。

（3）承制生化论应用于治病

承制生化论应用于治病，临证自能灵活运用，随机应变。故"于承制之实，必能安其屈状，而始有防危之功；于承制之虚，必能查其本原，而后为见真之智也。且夫五行之相生相制也，万物由此而成，万法由此而出。"例如，"桃为肺之果，核主利肝血；杏为心之果，核主利肺气：皆制化之理然也"。故文中曰："盖天地所生之万物，咸感五运六气之生化，明乎阴阳生克之理，则凡物之性，皆可用之而生化于五脏六腑之气矣。”治病应用此理，以调节阴阳五行协调平衡。火性炎上，当以水制，可用“似得寒水正化”之大黄，又可用润下药物。

周学海言治病之法，多处以承制生化论加以阐述。“如太阳寒水之胜而克火矣，治之者，必以甘温土性之药制水，以苦温火性之药扶火是矣。然水之亢者，不可徒制也，必有以顺其性而导之，故复以酸温木性之药，开水气滋生之路，即以培火气发生之源也，佐以所利，资以所生，法至密矣。而未已也，如此治之，则水必退，火必进，水衰火锐，土气又将上僭矣。故仍以咸寒水性之药小佐其间，合酸温木性以并力制土，此所以安其屈伏，无使胜复之相寻无已也。”

1）五胜、五郁之治法本于承制生化论

周学海根据《素问·至真要大论》说明五行相制之理，曰：“木得金而伐，火得水而灭，土得木而达，金得火而缺，水得土而绝。此五行之相制也”。由此展开五郁治法之纲要，曰：“木郁达之，火郁发之，土郁夺之，金郁泄之，水郁折之”。进而提出五胜、五郁之治法，曰：“折其郁气，资其化源，无翼其胜，无赞其复。迎而夺之，恶得无虚；随而济之，恶得无实。又曰：佐以所利，资以所生，是谓得气。此五胜、五郁之治法也”。五行胜复理论应用于五胜、五郁之治法，原则是“先用泻者，制其胜也；后用补者，安其复也”。

故木位之主，其泻以酸，其补以辛，而厥阴遂先酸后辛矣；火位之主，其泻以甘，其补以咸，而少阴、少阳遂先甘后咸矣。土、金、水仿此。

2）药物气味之用本于承制生化论

“又如气味之用，互用生化。经曰：服寒而反热，服热而反寒者，不治五味属也。五味入胃，各归其所喜攻，酸先入肝，苦先入心，甘先入脾，辛先入肺，咸先入肾。久服增气，物化之常也。气增而久，夭之由也。盖以自来用药者，只求其气，不求其味。但取气寒以治热，而不知寒之苦者入心化火也；但取气热以治寒，而不知热之咸者入肾化水也。味久则化气者，经曰：味归形，形归气。又曰：五味入口，藏于肠胃，味有所藏，以养五气。故五味久服，即增气也。味阴气阳，阳动而散，阴静而留，留则久积力浓，与脏气协议而化，用药者当知防微矣。”

3）制方之法本于承制生化论

周学海言制方之法必本于五行承制生化之理，以柯韵伯论“四神丸”方义为例证。四神丸治疗脾肾阳虚之五更泻，其病机为“鸡鸣至平旦，天之阴，阴中之阳也。阳气当至不至，虚邪得以留而不去，故作泻于黎明”“其由有四：一为脾虚不能制水；一为肾虚不能行水。故二神丸君补骨脂之辛燥者，入肾以制水；佐肉豆蔻之辛温者，入脾以暖土；丸以枣肉，又辛甘发散为阳也。一为命门火衰，不能生土；一为少阳气虚，无以发陈。故五味子散，君五味子之酸温，以收坎宫耗散之火，少火生气，以培土也；佐吴茱萸之辛温，以顺肝木欲散之势，为水气开滋生之路，以奉春生也。此四者，病因虽异，而见症则同，皆水亢为害。二神丸是承制之剂，五味散是化生之剂也。二方理不同而用则同，故可互用以助效，亦可合用以建功。合为四神丸，是制生之剂也，制生则化，久泄自瘳矣。”

药物又有气味之用，互有生化。例如，取气寒以治热，而不知寒之苦者入心化火；取气热以治寒，而不知热之咸者入肾化水等，故“用其味者，必审其气；用其气者，必防其味”。制方应用必须遵循承制生化规律，方能取得事半功倍的治疗效果。

承制生化理论如此重要，故周学海谆谆教诲曰：“业医者，必讲求‘亢害承制生化’六字，而善用之，于是每遇一病，可以逆而制之，亦可顺而导之，调其气使之平，而生化之常复矣。”“明斯义也，其于病气胜复倚伏之机，治法气味合和之道，豁然贯通矣乎！”

（四）虚实补泻论

周学海在《读医笔记》“虚实补泻论”“病后调补须兼散气破血”“发明欲补先泻夹泻于补之义”等篇论及虚实证治规律，谓之“虚实者，病之体类也。补泻者，治之律令也”。虚实为辨证纲领之一，而虚补实泻又是其证治的基本大法。

1. 虚实辨证，状各不同

虚实辨证，医籍中其义甚繁。周学海在《读医随笔》中云：“有以正气盛衰分虚实者，所谓脉来疾去迟，外实内虚；来迟去疾，外虚内实也。有以邪盛正衰分虚实者，所谓邪气盛则实，精气夺则虚也。有以病者为实，不病为虚者，所谓内痛外快，内实外虚；外痛内快，外实内虚也。有以病者为虚，不病为实者，所谓阳盛阴虚，下之则愈，汗之则死；阴盛阳虚，汗之则愈，下之则死也。有以病在气分无形为虚，血分有形为实者，白虎与承气之分也。有以病之微者为虚，甚者为实者，大小陷胸与泻心之辨也。有以病之动者为虚，静者为实者，在脏曰积，在腑曰聚是也。有以病之痼者为实，新者为虚者，久病邪深，新病邪浅也。有以寒为虚，以热为实者，阳道常实，阴道常虚之义也。有以寒为阴实阳虚，热为阳实阴虚者，阴阳对待，各从其类之义也。有以气上壅为实，下陷为虚，气内结为实，外散为虚者，是以病形之积、散、空、坚言之也。至如从前来者为实邪，从后来者为虚邪，此又五行子母顺逆衰旺之大道也。”其中，周学海认为可以正气盛衰分虚实、以邪盛正衰分虚实、以病或不病分虚实、以病在气分血分无形有形分虚实、以病之微甚分虚实、以病之动静分虚实、以病之新久分虚实、以寒热分虚实、以五脏病证传变分虚实等，而虚实之大法当据《素问·通评虚实论》“邪气盛则实，精气夺则虚”来辨证。又有虚实夹杂者，皆当详细鉴别。

虚实辨证见于《内经》《难经》《伤寒论》等诸书之中。例如，华佗《中藏经》载有五脏之虚、五脏之实、腑虚、腑实之证，除各种症状表现外，当诊其脉，观其经，看在何部何经，而断其脏腑。又有上虚、上实、下虚、下实之病证，状各不同。日·丹波元坚云：“尝论列虚实夹杂之证治，甚为明备。其文曰：为医之要，不过辨病之虚实也已。虚实之不明，妄下汤药，则冰炭相反，坐误性命，是以临处之际，不容毫有率略矣。”此外，“至虚有盛候，大实有羸状者，诚医之所难也”。“惟医之所最难者，在真实真虚，混淆糅杂者而已”。真虚假实或真实假虚，关键在于辨证，假证发露，抑遏真情，只要用心体察，辨其疑似，自可判断，而不难处治。虚中兼实或实中兼虚，必须精虑熟思，所析毫厘，而其情其机，始可辨认。及其施治，则补泻掣肘，而为棘手。又有自实而生虚、自虚而生实之虚实相因病证，表里上下之病例亦不可不知，不可不辨。

2. 虚实补泻，机圆法活

周学海认为，补泻之法，以八法而言，则汗、吐、下为泻法；温、清、和为补法。又有正补正泻法，如四君补气、四物补血之类；有隔补、隔泻法，如虚则补母、实则泻子之类；有兼补、兼泻法，如调胃承气、人参白虎之类；有以泻为补、以补为泻法，如攻其食而脾自健、助其土而水自消之类；有选用攻补法，如补泻两方，早晚分服，或分日轮服之类；有并用补泻法，兼补、兼泻法等。要之，治虚之道，“当先顾正气，正气存则不致于害，且补中自有攻意，盖补阴即所以攻热，补阳即所以攻寒”。治实之道，“当直攻其邪，邪去则身安”。

3. 补泻用药，五脏苦欲

补泻用药可从《素问·脏气法时论》本五脏苦欲之性而治之。其文曰：“肝苦急，急食甘以缓之；心苦缓，急食酸以收之；脾苦湿，急食苦以燥之；肺苦气上逆，急食苦以泻之；肾苦燥，急食辛以润之”“肝欲散，急食辛以散之，用辛补之、酸泻之；心欲软，急食咸以软之，用咸补之，甘泻之；脾欲缓，急食甘以缓之，用苦泻之，甘补之；肺欲收，急食酸以收之，用酸补之，辛泻之；肾欲坚，急食苦以坚之，用苦补之，咸泻之”。亦可根据运气学说司天、在泉六气之胜复，以明补泻。

4. 虚实补泻，继承创新

周学海论述虚实补泻法颇具特色之处如下。第一，“病在气分而虚不任攻者，补其血而攻其气；病在血分而虚不任攻者，补其气而攻其血”。第二，“病久气血推行不利，血络之中必有瘀凝，故致病气缠延不去，必疏其络而病气可尽”。第三，补泻“大旨总视胃气之盛衰有无，以为吉凶之主”。第四，“凡服补益者，必先重服利汤，以攘辟其邪，以开补药资养之路也，或间攻于补，必须功力胜于补力，此非坏补药之性也”。第五，“富病属气血之郁滞，贫病属气血之匮乏”“富贵安逸者之气滞，必待重施攻散”“治贫病，佐以参、术、归、地，其效甚捷”。

周学海关于虚实补泻之论，结合经典理论、诸家学说于个人历险，其意可师，其论可行，至今仍有重要的指导意义和应用价值。

（五）脉诊纲领论

周学海治医，尤重脉诊。《重订诊家直诀》自序有言：“医有四科：曰脉、曰证、曰药、曰方。知脉而后知证，知药而后能方，故脉尤汲汲也。”辨证施治之中，必知脉法脉理，其后选方择药。故以荟萃百家名论，参以西说，并合以已之读书临证心得，而撰《脉学四种》，为中医诊断学脉诊理论之专著。

1. 脉学理论的搜集整理

《脉学四种》包括《脉义简摩》《脉简补义》《诊家直诀》《辨脉平脉章句》。《脉学四种》以《脉义简摩》居首，字数较多，阐述脉法脉理之正义；其次《脉简补义》，为《脉义简摩》之续集，补脉法脉理之余义；《辨脉平脉章句》阐发仲景脉学理论之古义；而《诊家直诀》则为周学海系统抒发个人观点之本义。

《脉学四种》的重大贡献在于周学海对脉学理论的大量文献进行整理，并追求对脉之义理的探讨研究。《脉学四种》引用书目包括中医 95 种，日本、欧西等国医学著作 4 种，从《内经》以降至清末，有关脉学理论著作之精华几乎囊括其中，鲜为人用或脉法失传者亦不肯遗漏，附录其内，可谓承前启后、继往开来之力作。

周学海引用诸书论脉，详于脉法脉理，而略于脉象主病，“脉学先求脉体，脉体既得，进求脉理，则脉之源流无不了彻，而各脉主病，无待烦言，自能应于无穷”。批评李濒湖《脉学歌诀》重于脉象主病，只求其简；而略于脉理虽便于省记，不待思索，但却有“简而空疏，意象虚涵”之弊，故谓之“《脉学》出而脉法坏”。如此则“讲脉者无劳心苦思之功，而脉法中少心得之士”，以致成为学习脉学只图便捷，不求甚解，轻视脉理之积习。为了“挽回天下之积习，以反于大中至正之路”，周学海著《脉学四种》，并疾呼“简不为功”，反其义而用之，命己著为《脉简》，集自古阐述脉法脉理之书，博观约取，本着“考之于古而有所本，反之于身而有所信，征之于人而无不合，斯施之于病而无不明”之原则，深入钻研脉法脉理，识脉之所以然，义理可以一贯，乃可称活人之术。

2. 脉诊纲领的创新

前人论脉，有二十七脉、二十八脉、三十脉等名目。周学海集各家学说，提要钩玄，概要为“位、数、形、势、微、甚、兼、独”八字诊脉纲要，著于《重订诊家直诀》和《脉简补义》之中，以博返约，言简意赅。

周学海论及脉法脉理，借鉴《灵枢·邪气脏腑病形》以缓、急、大、小、滑、涩立纲而以微、甚纬之之法，援引滑伯仁“察脉须识得上、下、去、来、至、止”之诀，而立“位、数、形、势、微、甚、兼、独”八法。

“位、数、形、势”为正脉之提纲，称“脉之四科”。《重订诊家直诀》卷上以“位、数、形、势”为题，论述较详。位即三部九候，或在寸，或在尺，或在浮，或在沉。数以纪数多寡，数与滑促，其数皆多；迟与涩结，其数皆少；屋漏、雀啄、虾游、鱼翔，皆属此类。形为血之端倪，脉挺亘于指下而静。势乃气之征兆，脉起伏于指下而动。形势分见互见，各有妙蕴。平人气血相融，则形势相洽，气血稍病，则形势彼此胜负。例如，形微胜于气，则形劲于外，气悍于中，可见动与大；气不甚悍，可见弦与紧；气甚不足，可见细与芤。气微胜于形，则形弱于外，气悍于中，可见洪与滑；气不甚悍，可见濡与弱；气甚不足，可见散与微。形势分见，皆气血偏绝之死脉。例如，釜沸脉为血不为气，势之独见；真肝脉至、真心脉至为气不运血，形之独见。

“微、甚、兼、独”为变脉之提纲，故亦为《重订诊家直诀》卷上之题目，详加论述。微、甚者，主要体察形势，权衡轻重。兼、独者，脉象兼见、脉象独见之谓。脉之所见，必有兼象；而一般脉无单见。而且，有因兼独而分，兼独每因微甚而见，形形色色，必须明辨。例如，宽而兼厚，以实兼实，为甚实；薄而兼窄，以虚兼虚，为甚虚；厚而兼窄，为微实；薄而兼宽，是微虚。此外还有相间迭呈之类，如阳中伏阴、阴中伏阳等。

周学海经验，“每诊一人，即于各部中按此八字次第求之，反复寻之，则真假无遁情，而气分血分之病矣，到指便见”。指到脉上，即心先拟其脉象，为浮、为沉、在寸、在尺；继调其息，观其为迟、为数；继观其体，究其为长、为短、为虚、为实、为滑、为涩，审此三者，指下已有定象。进而揣其微、甚，为独见一脉，抑或兼见何脉，并察上下起伏之盛衰、动止之噪静，尤其来去之势，则病之本原诊断无疑。

周学海认为，人有百病，脉有万变，二十八脉，不过是悬拟其象，以明大纲，并非人体脉象皆尽于此。因此，归纳八字之纲领，了然心中，彼此参互，临床自有条理。如果不知探原，拘泥文字，心中了了，指下难明，逐末忘本，即将脉名增为百数，亦不足以盖天下之变。可见明于脉法脉理，执简驭繁，纲举目张，切合临床实际，具有指导意义。

【临证经验】

一、诊法发挥

周学海临诊着重形色外诊，望、闻、问、切四诊合参。《形色外诊简摩》自序中明确指出：“夫望、闻、问有在切之先者，必待切以决其真也；有在切之后者，指下之疑又待此以决其真也。三法之与切脉，固互为主辅矣。三法之中，又望为主，而闻、问为辅。”四诊以望为首，以切居末，是医生诊察次序，并非有轻重缓急之别。四诊之中，取决于脉，但又必须主辅相参；其次以望为三诊之本，佐以闻、问。故《形色外诊简摩》书中特别详述望形、望色、望舌、望五官，占全书十之八九，书末方才略点按、嗅、闻、问之法，以概其全。

（一）望诊之中，形诊为上

《形色外诊简摩》分为上、下两卷，卷上专论形诊。形诊总义在于身形内应脏腑部位、身形内应脏腑病证。身形以脏腑为核心，五脏与六腑相合，内阅五官七窍，外应五体、五华，又有经络气穴相关，以外知内，以常达变，则知所病。是篇内容多辑《内》《难》之文，论述人身身形之生理病理，周学海用心可谓明矣。

1. 形诊当辨体质各异

此为周学海论述形诊独具特色之处。“形诊望形类”一章选《灵枢》之论，别为三形之人篇、阳人阴人篇、五人篇、二十五人篇，说明三形之人即肥、膏、肉之人形体禀赋不同，肥瘦大小各异，而人身皮肉之温、气血多少，各自不同；重阳、重阴之人阴阳之气不同，“阳人血清而气滑”“阴人血浊而气滞”，则神思性情又各自不同；太阴之人、少阴之人、太阳之人、少阳之人、阴阳和平之人“其态不同，其筋骨气血各不等”，其性情亦各自不同；二十五人形，是先立五形，别其五色，而二十五人悉具。

除此之外，尚有三阳上下气血多少形状、六经气血多少、皮之厚薄、寿夭肥瘦勇怯、忍痛不忍痛、胜毒不胜毒形状、善病善忘善饥善瘖善寐、人身气血盛衰时日之辨等，各篇皆从诸方面论证形诊体质，从而为临证奠定基础。

在生理上辨别身形体质的不同，目的在于“血气之所生，别而以候，从外知内”，又“可知叙三人、五人、二十五人诸篇，均为施治之本，非徒托空言而已”。

2. 形诊当辨络脉形色

此为周学海论述形诊独辟新意之说。“络解篇”论及络的内涵。“络有二说：一经脉之分支者，以其能从此经络于彼经也。在三阳之部曰阳络，在三阴之部曰阴络。一脏腑之膜与系也。膜能包络脏腑之体，系能连络脏腑于身，此皆之阴络”。这样，就扩大了络脉的范围，把脏腑的包膜和体内固定脏腑的系带网膜等也包括进去，从而以观察络脉形态色泽的异常表现，为辨证论治提供依据。“络形篇”与“络色篇”则进一步阐述络脉形色的改变以诊察分析病证。经络虚实、气血盛衰、病有浮沉、脏腑失调等皆可使络脉形态、色泽发生变化。如“寸口候经，所谓经不可见，其虚实以气口知之也。尺肤候络，所谓皮之部也。脉实则满而急，络实则膹起而缓”“络色之变，皆由血生。青黑皆血寒而瘀，而有浅深之辨。黄赤皆血热而沸，而有燥湿之殊。白者，血少之甚也。黄兼赤者为湿热，兼白兼青者为湿寒。青兼赤者为寒热相搏。赤多为紫，是热极而血涌聚于此，又有毒也。纯青纯黑，推之不动，血已死也，神昏不知人。血脉通于心，若络色或赤或黑，而腹内作痛，神气清明者，此病在小肠及脉络中也”。

（二）望色之要，气化神明

周学海形色外诊之法，卷下多论色诊。面、目、舌等部位皆内应脏腑，故为色诊必察之处。然而诊察的关键又在气化神明。例如：“面部之内应脏腑也，有以筋所结，有以脉所过，有以气化所通，有以神明所发”。《灵枢·五色》所载面部内应脏腑，外应肢节并男女左右顺逆，《素问·刺热论》所载面部内应脏腑之部位以及热病色诊方法，皆为气化之事；而舌心、耳肾、鼻肺、唇鼻、目肝、眉胆，则神明之事。所谓气化神明之义，周学海进行了详尽的论述。

五脏气化之正位，如额心、鼻脾、颐肾、左颊肺，此高下左右，以应五脏气化之正位。

脏腑气化之旁溢，如面色皆属于心，两目四周皆属于肝，两颊皆属于肺，唇四白皆属于脾，两颧两耳皆属于肾，颊车皆属大肠，舌下两窍皆属胆，又属肾，此旁见侧出，以应脏腑气化之旁溢。

气化之所通，如目分属五脏，目为肝窍而出于脑，脑受五脏之精；舌分属五脏，舌为心窍而本于胃，胃为脏腑之海，皆气化之所通。

神明所发，所谓“神明者，性情之有知觉者也”，即形体官窍的感觉运动。如耳的听觉、目的视觉、鼻的嗅觉、口的味觉以及人的发音等，“皆有五脏知觉以主之，而非外窍所能为也，故曰神明所发也”。

气化神明理论应用于色诊，则一是“病在气化者，视气化之部；病在神明者，视神明之部”。通过观察五脏气化之正位、脏腑气化之旁溢、气化所通之官窍，以及形体官窍的感觉运动等，分析病情。二是“病在气化，失其色；病在神明者，失其知觉功用也”，明确指出气化病变重在观察上述部位色泽的改变，而神明病变重在观察形体官窍、感觉运动功能是否异常。

（三）舌诊之辨，要在根本

周学海论述舌诊，首先从舌部舌色及咽喉内应脏腑入手，继则论及舌质、舌苔。“舌质舌苔辨”“舌苔有根无根辨”指出前人之论舌诊，或只论舌苔，不论舌质，“混苔与质而不分”；或只论舌苔有地无地，“只可以辨热之浮沉虚实，而非所以辨中气之存亡”。临证必须舌质、舌苔合参，辨别舌苔有根无根，进而对伤寒、温病、杂病等施以舌苔辨证。

1. 察病之吉凶重在舌质

周学海认为舌为心窍，又分属五脏。舌之伸缩展转则筋之所为；舌尖上红粒细于粟者为心气挟命门真火而鼓起；舌面白色软刺乃肺气挟命门真火而生出。舌苔乃胃气所熏蒸，主于六腑。舌苔可刮而去者，气分之事；不可刮则渐侵血分，内连于脏。舌质有变，全属血分与五脏，尤其舌质络脉变化更为重要。瘀血阻络，真气不能上朝，则舌光滑不起软刺；浊血满布于细络，则舌通体隐蓝；败血满塞于中，则舌强硬而死。故“舌苔无论何色，皆属易治；舌质既变，即当察色之死活。”舌质隐隐犹见红活，脏气尚未败坏；柢里全变，干晦枯萎，毫无生气，是脏气不至，为真脏之色。

2. 舌苔贵在有根

舌苔之地，为苔之里一层；舌苔之根，舌苔与舌质之交际。舌苔有根乃胃气上潮、肾阴上濡而生。薄苔必均匀铺开，紧贴舌面之上；厚苔必四周有薄苔辅之，亦紧贴舌上，似从舌里生出。若舌苔“四周洁净如截，颇似一物涂在舌上”，或“如久经水浸之形”，或“灰黄滞黯，四面无辅”，此为舌苔无根之象，当亟急救。否则，阴阳两竭，五脏衰败，胃气已绝，不可救治。

此外，周学海通过辑录前人舌苔辨证的理论，对伤寒、温病、杂病的诊断、治疗、控制传变、判断预后都有重要指导意义。

（四）诊脉技法，痰病脉象

1. 诊脉技法，微妙体悟

古人言脉常谓：“易学难会，易了难明。”其原因是脉理执书勤奋可以研读，条目可以日夜熟背，但是临证之决断，诊疗之凭据确不易学习，其中之心得体会甚是难以言表，非多年临证，细心体味，反复发掘方能体悟其中之微妙。周学海精研脉理，融会贯通，众中选精合为“位、数、形、势、微、甚、兼、独”八法，使后人学脉能有所规矩，执简双繁。后将临证取脉之微妙体会心得，写于“脉象丛说十条”，为后学在临证时得以施展应用，以解心中易了、指下难明之困。此中大多为临证常见，但旧论少提之事。

（1）脉有两侧

“脉要精微论曰：尺内两傍，则季肋也。尺外以候肾，尺里以候腹。中附上，左外以候肝，内以候膈；右外以候胃，内以候脾。上附上，右外以候肺，内以候胸中；左外以候心，内以候膻中。”王冰注此云：“两傍，两尺外侧也。”而李中梓则认为：“外二字，诸家皆说两侧，此必脉形扁阔，或有两条，否则于义不通矣。观易卦六爻，自下而上，上三爻为外卦，下三爻为内卦，则上下之为内外不昭然乎？故内者每部之后半部也，外者每部之前半部也。”

周学海认为，李中梓的论述非常新颖，但诊脉时确也有两侧诊法，而且不是李中梓指的扁阔与两条的这种情况，并加以详述：“凡指平按脉上，其形如此，及侧指于内侧拍之，而其形如彼，及侧指于外侧拍之，而其形又如彼矣。此可以脉之缓急滑涩，察病之虚实寒热。”将手指平放在脉的正上方，体会其形状，然后将手指向内侧按之，体会其形状如何，再将手指向外侧按之，体会其形状如何。如此可以诊脉之是缓是急、是滑是涩，可以诊病是虚是实、是寒是热。“内侧主里，外侧主表，只可取以与正脉合参，不能专恃此以决病，亦不能如正脉之分二十八脉，各有主病也。”诊脉体的内侧可以诊里证，诊脉体的外侧可以诊表证，但是这种方法只可以作为正脉的参考，与正脉一起结合判断疾病，不能单凭此法来诊断疾病的性质，也不能像正脉那样分出对应二十八种脉象。周学海举例说明此理。“吾每诊正脉微弱，侧诊弦而兼滑，则知有痰饮矣。其微弱，乃气虚，又为痰饮所困耳。又如外侧见弦内侧见滑，便是表寒里热，与浮弦沉滑同断，余仿此。”

周学海每当诊正脉之时，如果正脉微弱，而侧诊弦滑，凭借经验便知道是有痰饮的病证。因为其正脉微弱，说明患者气虚，侧诊弦滑，说明患者有痰饮，故诊断气虚之人为痰饮所困阻的虚实夹杂之证。又如患者如果诊脉外侧见脉弦而诊脉内侧见脉滑，便知道外有表寒，而内有里热，因为外侧为表，内侧为里，此证与前人所说浮取脉弦、沉取脉滑是同一病证的诊断。其余诸病诊脉，亦是同理。

（2）脉有内曲外曲

在“脉有内曲外曲”篇中，周学海通过临证经验揣摩对脉体的曲直变化加以论述。首先引用《素问·脉要精微论》中的条文说明何为内外。所谓外，指的是脉体向外偏移，接近手阳明大肠经循行的一侧；所谓内，指的是脉体向内靠近，接近手厥阴心包经循行的一侧。故曰：“推而外之，内而不外，有心腹积也；推而内之，外而不内，身有热也。所谓外者，脉外近臂前廉，手阳明大肠脉之部也；所为内者脉内近大筋，手厥阴心包脉之部也。”其后，又举《素问·阴阳别论》和张石顽的例子论古今之癖。“阴阳别论曰：阴阳结斜，多阴少阳曰石水，少腹肿。向来注者，罔知斜曲之义。夫结者，坚而涩也；斜者，如弓之曲也。多阴少阳者，谓其斜之弓曲向内，近于少阴、而远于阳明也。石水、少腹肿，是为单腹胀，即心腹寒积之类也。张石顽诊赵明远曰：左手三部弦大而坚，从人迎斜内向寸，是为三阳经满溢，入阳维之脉也，当有颠仆不仁之虞。所谓斜内向寸者，必先外越，乃折而内向上寸也。三阳满溢，即《内经》身热之类也。”周学海认为，《素问·阴阳别论》中提到的斜就是指的曲，即如弓之曲；其多阴少阳是阴邪重而阳不足。此处之斜，应当是脉体曲向内，贴近少阴而远离阳明。而之前注释《内经》的医家很少留意，也没说明斜是什么含义，更没有说明斜与曲的异同。

（3）脉有两岐三岐

周学海针对脉体有其他分支的情况进行论述。“凡人寸口之脉，本有三岐，而向无三动。三岐者：一由寸口直上白鱼也，一由寸口内入掌心也，一由寸口外上合谷也。”周学海认为，一般人在寸口的脉体原本可以有三条分支，但是这三条分支不会都如脉体进行搏动。这三条分支，一个是由寸口直接向上通于鱼际，另一个是由寸口向内通向掌心，再一个是由寸口向外通向合谷穴的方向。此详细内容可以参看《灵枢·邪客》。“其动也，或见其一，或见其二，未见有三脉全动者。独见一脉，其形多粗；兼见二脉，必然一大一细；倘两脉并大，当有风火上壅之患矣。”脉体的搏动，可以见到一个分支搏动，也可以见到两个分支搏动，但没有三个分支都搏动的临证情况。一支搏动独见者，其形状多较粗，两支搏动者见者，一定是一大一小，如果两支都大说明有风火热证上壅为患。

（4）脉有双线

周学海脉诊临证的心得甚为细致，对于诊脉时出现的各种情况体察细微。既提出“脉有两岐三岐”，其后又提出脉有双线，并与之上的两岐三岐相区别。“双线与两岐不同，上卷‘三关脉体考’已言之矣。双线必一大一细，未见有两线并大者，或细脉加于大脉之上，或细脉浮于大脉之下，或两脉平行，大居细外，细居大外。”所谓双线，一定是一线大而一线细，没有见过两条线同样大小的；或者细的一支在大的一支上面，或者细的一支在大的一支下面；或者可以有两脉平行出现的情况，大在外而细在内，或细在外而大在内。周学海“尝诊寒湿脾败，下泻上喘，浮之细脉滑疾，重按大脉坚牢挺亘，无甚起伏，此虚阳外浮，死阴内结也。”由于寒湿而使脾气衰败之证，表现为下泻而上喘，气脉则可见两线之征，细支在上为滑疾之势，大支在下重按为坚牢挺直之状并且没有起伏之势，此为虚阳外越，阴邪内结，阴阳不能相交而成之证。周学海经历诸多临证，认为通过两线脉的情况来判断表里疾病的证候特征，这个方法特别灵验。“故据此以辨表里，尤为显然而无遁者。”

（5）脉有动摇

周学海所说脉有动摇之象，是脉体本来自然的现象。另外，不同的经脉在不同的月份表现亦不相同，因为不同经脉气血所旺的时间不同。周学海借扁鹊之言而论，“此所谓动摇，是脉之本象，非如紧脉之因病而见也。扁鹊曰：少阳之脉，动摇六分，正月、二月王；太阳之脉，动摇九分，三月、四月王；阳明之脉，动摇三分，甚至跳，五月、六月王；少阴之脉，动摇六分，七月、八月王；太阴之脉，动摇九分，九月、十月王；厥阴之脉，动摇三分，十一月、十二月王。此动摇之本于自然者”。

脉体动摇，为正常人的一种现象，所有人都会出现。“夫常脉之动摇，人人所共有，亦人人所必有。”究其原因，周学海认为是由呼吸之气相互激荡而产生的，是人体正常的生理现象。脉体动摇，不同于紧脉的产生，紧脉是由于寒热相搏而产生的。“泰西有《审脉表》：凡脉之起，而将落未落旋转之际必有震撼之迹，此起之嘘力大盛，与吸力两相激荡之势也。若紧脉，热为寒束，其动摇即在脉势初起之始，乃热力与寒相搏，脉形挺亘，故动摇之势亦显，世遂以动摇专属之紧矣。”

（6）脉有头本

“脉有头本。头者，先至之气阳也；本者，后至之气阴也。先至者，突搏击于指；后至者，横于指下。”周学海对脉气阴阳、先后之至论述曰：“《内经》曰：脉之动也，阳气前至，阴气后至。‘辨脉’曰：脉来头小本大者，名曰覆，病在表也。上微头小者，则汗出；下微本大者，则为关格不通，不得尿。盖脉之来也，自筋骨之分而上于皮肤之际，乍击于指，引阳气之前至也，谓为头；即应与指，而脉尚未去，横度指下，此阴气之后至也，谓之本；有来之初势有力，而旋即衰弱，不见脉气之横趋者，此头大本小也；有来之初势不甚有力，而旋即脉气涌涌续上者，此头小本大也。”临证之时，先后以辨；阴阳既定，随证即可断表里上下之疾患。脉来头小本大者，是病在表，为阳不足；而阳主外，是邪气犯表阳气不得外达之意。上微头小者，则汗出。微者不足也，大虚也，此是阳不足，为表虚，所以自汗出。下微本大者，则为关格不通。下微则阴虚于下，是阴中之阴肾气微也，所以为关格，气不下至，则尿不得出。列举《脉如》言以证其义。“《脉如》曰：动前脉盛，气有余；动前脉衰，气不足；应后脉盛，血有余；应后脉衰，血不足。此正与头本之义相发明也。故头本者，就脉来之际分前后，以别阴阳气血，非谓来为头，去为本也。旧说有指为寸尺，指为浮沉者，皆未合云。”先后之言相互为证，临证之脉正和此义。

（7）脉有俯仰

正常之人，脉应当寸脉稍浮，而尺脉稍沉，关居其中。诊脉之时，食指应当略轻，而无名指应当略重。所谓俯仰者，或者寸沉而尺浮，此为前俯后仰，或者寸相较正常更浮而尺相较正常更沉，此为前仰后俯。“平人之脉，寸浮尺沉，关脉在中。诊时食指略轻，名指略重，此常法也。若所谓俯仰者，或寸沉尺浮，是前俯后仰也；或寸更浮，尺更沉，是前仰后俯也。此三部之俯仰也。又有一部二部前后相为仰俯，此皆常有之事，业道者不可不知。”周学海称《脉经》中言，见此俯仰之脉多为阴阳二维经脉之病证。“《脉经》曰：从少阴斜至太阳者，阴维也。尺沉寸浮。动若肌肉痹、僵仆、羊鸣、手足相引，甚者失音不能言。从少阳斜至厥阴者，阴维也。尺浮寸沉。动若癫痫、肌肉淫痹、汗出恶风，此前后俯仰之专脉也。二维有病，即见此脉。”但周学海认为，平时诊脉时此种俯仰之脉甚是常见，而多用此法来诊气的升降与强弱，并非必是阴阳二维之患，并有扁鹊之言为证。“其实寻常诊脉，多用此法，以审气之升降强弱，奚必二维耶？又《脉经》：阴阳结斜，多阴少阳，前仰后附，浮少沉多，所谓肝肾并沉，为石水也。扁鹊曰：不俯不仰，不低不昂，此为平脉。此俯仰二字所本也。”

（8）脉有散漫无边

血行脉中，外有约束，此是脉之所成。脉无所约束，则无以成脉。脉书多以脉见散者，为病重，亦称死证。周学海在此处发挥，平生临证之时，特有见人脉体散无边际，但竟而不病之事。此种脉象多见于关，亦有于寸，但从无尺见。后学当于此留意，不可皆作散脉而论。“脉体所以常直者，以有管束之也，无管则不成脉矣。故书以为脉而见散，其人必死，为其气不充也。乃寻究生平所诊，竟有生而脉体散漫，似其气充管中，又溢管外，不见边际者。此脉多见于关，亦有见于寸，独尺部尚未之见。盖尺部之内，肉多坚厚，寸关之分，皮薄肉淖，其脉管有因而宽弛者，浮沉俱无脉形，指下一片，满指俱动，起伏有力，长年如此，略无病苦，非禀赋之独殊耶？”

（9）脉有隐伏不见

伏脉主病，厥证、痛极、邪闭，常为邪深病重之脉。但常人亦有六部脉皆沉伏不显者，此称六阴脉。“浮脉谓之六阴。有极沉细者，有并沉细而无者，皆常脉也。但有一手如此者，有两手如此者，有六部正位如此，而尺泽之下仍见脉者。”此六阴脉，学人大多已经知晓，但也有关尺两脉正常，而两寸独伏者，此为少见，但需留意，遇此当向尺部退一部脉来诊之，以关为寸，尺为关，尺后为尺，便可得脉。“更有关尺见脉，而两寸独伏者，此当退一步诊之，以关为寸，以尺为关，以尺后为尺也。”临证之时又有见者，体格健硕，肌肉丰满而坚实，而两尺脉常藏于肉下而不易诊见，需诊关脉时看是否与尺脉相通再行判断。“又尝诊皮急肉坚者，两尺脉藏肉下不见，诊时须诊关脉后半部，是否深与尺通，再单指重按尺部，以意测之。”

（10）脉有无数细丝

脉见有无数细丝，周学海以临证之经验，言此多为有痰之征，痰湿黏滞，气血不畅，故似有无数细丝。见此当虑心包与肺胃有痰。“此痰脉也。气过指下，似觉拖带黏涎，宛然中有无数细丝，此心包络与肺胃之有痰也。必有嘈杂恼侬，呼吸不利之证。此余所身历者也。若常见此脉，且兼洪弦，又贪厚味，多房事，身肥项短，时觉骨节不便，胸膈不舒，眼目少神，梦寐不安，久必有类中风矣。”多因患者贪肥厚之味，不节房事，身肥项短，痰湿内阻，胸膈不通，后常有中风之虑。脉有无数细丝介于滑涩之间，形滑而势涩，言虽简而理以明，此又一周学海之心得，临证之时当多加玩味。并引叔和、《内经》之言以证此论。“此脉形势，介在滑涩之间，而实不可以滑涩之名也。痰多气弱，故其形似滑，而其势甚涩也。”“王叔和以系水交驰为死脉，真阳尽，而脉中津液悉化为痰也。系水者，悬水多股，即无数细丝也。《素问》：脉至如弦缕。缕止言其细，非言其多也。不可强为援据。其丝忽断忽续而不聚，故遂主死矣。”

2. 痰病论脉，独树一帜

痰是人体水液代谢障碍所形成的病理产物，分为有形之痰和无形之痰。有形之痰，指视之可见、闻之有声的痰液，如咳嗽吐痰、喉中痰鸣等，或指触之有形的痰核。无形之痰，指只见其征象，不见其形质，但以治痰的方法有效，从而推测其病因为痰。因痰所致疾病，称为痰病。痰随气流行，内而五脏六腑，外而四肢百骸、肌肤腠理，可停滞而致多种疾病。由于其致病面广，发病部位不一，且又易于兼邪致病，因而在临床上形成的病证繁多，症状表现十分复杂，故有“百病多由痰作祟”之说。

（1）痰病相关脉象分类

痰病脉象，散见于周学海《脉学四种》。《脉学四种》记载与痰病相关脉象论述 91 处，其中《脉义简摩》42 处，《脉简补义》33 处，《重订诊家直诀》15 处，《辨脉平脉章句》1 处，涉及脉象 35 种。见下表。

痰病相关脉象及其分类

分类	脉象
滑脉类	滑、滑实、滑大、浮滑、沉滑、弦滑、软滑、滑结、洪而滑、细滑
涩脉类	涩、短涩促结、散大涩艰、弦数紧涩
迟脉类	迟、迟弱、迟兼滑大
沉脉类	沉、沉实有力、沉细、沉兼弦涩、弦坚牢直
其他脉象	弦、浮、数、动、伏、结、促、实、短
特殊脉象	喘、躁、解、厥

可见，《脉学四种》中痰病相关脉象以滑脉类脉象为主。滑脉类、涩脉类、迟脉类及沉脉类脉象，多以兼脉多见。

（2）痰病相关脉象

历代医家将滑脉作为痰证主脉，涩脉多见于瘀血、伤精、亡血等。周学海在《脉学四种》创造性提出“滑涩脉皆见于痰病”新论。如《脉简补义·诸脉补真》云：“脉滑则主痰，而痰亦见涩。”《重订诊家直诀·二十四象会通》云：“如滑主痰也，而痰亦见涩。”滑脉、涩脉皆见于痰病，但有寒、热、虚、实之相反，痰病，久则涩，寒则涩，虚则涩；新则滑，热则滑，实则滑。

周学海在《脉学四种》命名喘脉、躁脉、解脉等新脉象，皆与痰病有关。如《脉简补义》论及喘脉主痰火湿热，曰：“其兼数而实者，为痰火湿热之病，应指振撼实大有力，出多入少也。”解脉主热痰风火，“有乍见此脉者，热痰风火上壅无疑”。躁脉主痰凝气郁，“在新病实病，为痰凝气郁，与结、涩同论。”

诊脉技法，可注意脉之两侧，以诊痰病。如《脉简补义·脉象丛说十条》云：“吾每诊正脉微弱，侧脉弦而兼滑，则知有痰饮矣。其微弱，乃气虚，又为痰饮所困耳。”

（3）痰病相关脉象的临床意义

1）根据脉象以测痰病之病机辨证

痰病病机辨证包括：实证（痰浊内阻和痰瘀互结）、虚实夹杂、寒热错杂。

伏脉主痰浊内阻、伏痰留饮。如《脉义简摩·郭元峰二十八脉集说》云：“伏痰留饮而沉……伏脉更深于沉，须推筋著骨，细寻方见……主老痰胶固。”

结脉主痰瘀互结。痰瘀互结又有邪实、因虚致实之分。单纯痰瘀互结，则属于实。如《脉简补义·滑涩动结促辨》云：“结脉即涩脉之实者，凡凝痰瘀血，寒食停滞，以及久坐久思，气郁血滞之属于寒实者，悉主之。”《脉义简摩·陈修园二十八脉纲目》云：“迟而时止为结……主气郁血壅痰滞。”脾失健运，痰湿内生，或气虚生痰等，则属于因虚致实。如《脉义简摩·郭元峰二十八脉集说·结脉》云：“少火衰弱，中气虚寒，失其乾健之运，则气血痰食，互相纠结，运行之机缄不利，故脉应之而成结也。”《脉义简摩·病脉有定象无定象》云：“右脉盛，左手无脉，主痰结气虚。”

脉有起伏主里有痰饮，寒热错杂，多见于吸毒者。如《重订诊家直诀·脉有起伏中途变易》云：“一种脉气正与此相反，其初起，自沉而中也，艰涩少力，由中而浮也，躁疾如跃；其返也，亦由浮而疾下于中，由中而沉，迟弱无势，轻按重按，指下总是如此，其人嗜好洋烟，饮食不强，阴痿不起，此表分病而里有痰饮，又上虚热，下虚寒也，治法当疏中温下。”

2）根据脉象以决痰病之病位

根据脉象，可判断痰病发生之部位。《脉学四种》中痰病部位包括膈、膻中、胸中、气道、胸膜、胃脘、肺、脾、肝、肾、心包络、上焦、中焦、三焦、脉络、经络等。右关浮者，主风痰在膈（《脉义简摩·郭元峰二十八脉集说》）。促脉，主痰壅阴经，积留胃腑（《脉义简摩·郭元峰二十八脉集说》）。脉见迟弱，主凝痰宿食，填塞膻中（《脉义简摩·郭元峰二十八脉集说》）。解脉，主热痰风火上壅（《脉简补义·脉象丛说十条》）。两关滑实，主中焦痰结（《脉义简摩·妊娠杂病脉证》）。

3）根据脉象以判痰病之预后

周学海认为，脉象与证候合参可作为判定痰证预后的证据之一。如《脉义简摩·脉证顺逆》云：“脉浮滑，大便润者顺，痰气阻逆，胃气未艾也。弦数紧涩，涎如蛋清，大便燥结者逆，气血枯竭，痰火菀结也。”《脉义简摩·诸病应脉》云：“痰喘，脉滑大，顺；沉细，逆。身温，顺；肢冷，逆。”

4）根据脉象以别痰病体质

某些特殊体质人群易患痰病。如脉数而形充肥泽之人，多痰湿郁滞，经络不畅而蕴热（《脉义简摩·郭元峰二十八脉集说·数脉》）。平素重浊，因病而得謇涩之脉，则为气血凝滞，痰涎胶固之兆（《脉义简摩·大小清浊四脉》）。

5）根据脉象以诊未发痰病

痰病有隐伏未发、无症可见者。根据脉象，并试用祛痰方药，可判定是否为痰病。《脉义简摩·伏疾脉》举例：“又如诊得脉弦滑，决其有痰，而其人自言无痰，及进活痰之剂，遂痰动而出多者，此皆隐伏未发之疾也。”

脉诊作为中医的特色诊法，闪耀着独特的光辉，其蕴含着中医对人体、生命的揣度与理解。历经千年，无数医家的呕心沥血将这种古老神奇的诊法不断地继承发展，但是由于年代久远、时代变迁，很多理论、方法已不能详为人知，因此历代不断有医家深入经典加以自验，传为论著以留后人。周学海中医造诣颇深，尤善脉学，凭借多年临证经验及对经典的不断研究，著成《脉学四种》，可为近代脉学集大成者。

二、证治理论

（一）外感病

伤寒与温病皆为外感热病，两者既有联系又有区别。周学海认为，从发病类型别之，则“温病发于伏气者，由口鼻吸受，伏于膈上膜原，侵淫三焦血分。其即病者，亦由口鼻散布肺胃，消灼津液，血分浊恶也。伤寒发于伏气者，由足胫浸受，伏于筋络骨节，侵淫肌膜气分。其即病者，乃由腠理布于上焦，闭遏阳气，气分搏激也”。从病理变化别之，则热传阳明，伤寒、温病始异终同；但寒传太阴，则两者迥异。从证候特点别之，则“伤寒有初起即见寒死证，无初起即见热死证。其有热死者，日久失治也，否则先有温邪内伏也。温病有初起即见热死证，无初起即见寒死证。其有寒死者，日久失治也，否则先有寒邪下伏也”。从轻、重、死证别之，则“伤寒重症自下而上，温病重症自上而下。伤寒死证自上而下，温病死证自下而上。伤寒在下而不上，轻证也；在上而不下，轻之轻也。温病在上而不下，轻证也；在下而不上，轻重之间，未可知也”。

1. 伤寒

伤寒表证分为风寒表实和表虚，周学海《读医随笔·伤寒伤风俱有戴阳》便有分述，曰：“发热，恶寒，无汗，脉紧，为伤寒。发热，恶风，有汗，脉缓，为中风。”中风汗出，风为阳邪，表虚不固，风邪使肌表腠理开泄，汗出则伤及津液。风寒束表，寒性收引，经气输布不利，卫阳被束，肌表腠理收缩，无汗则津液并未亏损。故“治伤寒者，亦有时不可径用辛温；而治伤风者，断不可不佐以清润”。

周学海《读医随笔·方药类》将伤寒之方分为四派，即“桂枝、麻黄、葛根、青龙、细辛为一派，是发表之法也；理中、四逆、白通、真武为一派，是温里之法也；柴胡、泻心、白虎、栀豉为一派，是清气分无形虚热之法也；承气、陷胸、抵当、化瘀为一派，是攻血分有形实邪之法也”。周学海对小柴胡汤见解独到，认为此为“治寒热往来之方”，而非“治疟之正方”，并提出小柴胡汤的应用时机问题，过早则会引邪入里，邪至少阳时，以此兼升兼降以缓疏。

2. 温病

温病是由温邪引起的以发热为主症，具有热象偏重、易化燥伤阴等特点的一类急性外感热病，按其发病类型可分为新感温病和伏邪温病。周学海对《素问》“冬伤于寒，春必病温”与“冬不藏精，春必病温”等独有心得，认为前者为感受冬时闭藏之令太过而发，治宜“宣郁而解表”；后者为按跷汗出或疏泄伤精而致，治宜“固本而养阴”。可谓理清法晰。

伏邪温病根据病邪伏藏的部位不同，又各具特点，周学海《读医随笔·温疫脉沉》载“逆冬气则少阴不藏，肾气独沉”，邪伏少阴，治疗以猪肤汤、麻辛附子汤加减以达毒存阴；《读医随笔·伏邪皆在膜原》载“膜原者，夹缝之处也”“空阔无所拘束之部”，邪伏膜原，“不碍大气之往来”，临床表现“隐隐常不自在”，治疗时“药力不能直达其处”，故“膜原之邪不易治也”；《读医随笔·温热发斑其人反清》载“温毒之极，至于发斑，而人清反异于平日者，此为不治”，即“元神离根而外越”，病情危重，与其临证所见之虚劳将死之人的其人反清病机相同，即“回光返照”之意。

（二）内伤病

周学海从《内经》着手，日夜研求，遍阅《伤寒论》《脉经》《神农本草经》《备急千金要方》等名著，将“脉、证、药、方”谓之“医有四科”，在《读医随笔》中对内伤病做了详细的论述。

1. 脏腑病证

（1）肺系病证

1）咳嗽

咳嗽病名首见于《内经》，是内外之邪干肺，肺失宣降，肺气上逆所致。前人多以有痰无声、有声无痰分咳嗽，周学海认为，咳嗽难以截然分开，咳与嗽仅是“多少、厚薄、难易咳出有不同耳”。《素问·咳论》指出咳嗽是由“皮毛先受邪气，邪气以从其合也”。“五脏六腑，皆令人咳，非独肺也”，并以五脏、六腑、四时“决其病之吉凶”，认为病由腑入脏为病重，周学海则认为咳是“由脏出腑者为日久”，因“咳之为病，五脏皆为之振动，内气不宁，渐离其根”，即为“真气外脱”。周学海对各类咳嗽做了详细阐述，并提出风寒咳嗽日久致水饮上射，浮热逆升者为“小青龙证”，为误用凉药导致“风寒永无出路”而成，并非“咳劳”。

2）喘

喘首见于《内经》，“肺病者，喘息鼻张”，其症状轻重不一，周学海将喘分为“气急、气逆、气短、气脱”，并概括其病因为“寒、热、虚、实”。气急、气逆、气短，病位在肺，涉及胃。气脱病位在肾。气逆严重可发生气脱。

既往按三焦辨喘，而周学海提出上、中二焦之病“乃哮”而“非喘”，风寒由俞络内侵，伤于太阳，受寒即发者为“风寒重于痰饮”，邪气在上之哮，治疗以小青龙汤；浊气在中因天寒肺气激发者为“中焦痰饮”，为阳明之哮，治疗以平胃散；“清气在下”乃“有呼无吸”之真喘，治疗以黑锡丹。

（2）心系病证

1）厥证

厥证是以突然昏倒、不省人事、四肢厥冷为主要临床表现的病证。病情轻者，一般短时间内苏醒，但病情重者，则昏厥时间较长，严重者甚至一厥不复而导致死亡。周学海认为，厥证虽有寒热之分，但“统归于热”。虚厥为荣气消耗，卫气失其所系；实厥为卫气逆乱，病在脉外。厥为气病，气病日久，则滞入血脉。

2）水气凌心

水邪并非专指有形之水，外感、饮食、情志皆可导致。寒邪伤中，以伤心为最急，周学海补充“脾阳不足，下焦寒盛，自然心气下陷，肾气上凌”之“内虚”而水气凌心；又有“饮食寒冷及难化之物，坐卧不动，困遏中气，自损脾阳，遂致水饮泛溢膈上，心气不得上升”之水气凌心。寒自外来者，气猛而急，寒自下上犯者，气沉而锐。邪浅，脉弦滑，日久及血分则脉细紧；邪重，心气虚则脉多细涩，心气实则脉搏大滑动；水气凌心，脉动而应指无力，人惨淡委顿则预后不好。

（3）脾胃系病证

如呕哕吐。《内经》首论呕、哕、吐。《素问·举痛论》云：“寒气客于肠胃，厥气上出，故痛而呕也。”《素问·宣明五气》云：“胃为气逆，为哕”。《素问·至真要大论》云：“诸呕吐酸，暴注下迫，皆属于热”。前人认为寒邪外束，气行横窍不利而上冲，或寒邪上压，热郁于下，升降失常而发生呕哕，周学海则补充“肠胃秘结，浊气上蒸，肝肾血热，火气上浮”，虽“无寒遏于上”，也会导致“愠愠欲吐”，此为干呕。干呕与哕病因相同，只是轻重不同，均是胃失和降，气逆于上所致。吐多由于外感风邪、肝热、胃热，或是寒气上攻所致。

（4）肝系病证

1）中风

中风是以猝然昏仆、不省人事、半身不遂、口眼㖞斜、语言不利为主症的病证。周学海认为，对于中风的辨证，应列出其病性之虚实，一为方、证的“阴阳虚实”，主张以“阴虚阳虚”两大纲来进行辨证，本在“正气大虚，转运之无权无以自主，而猝为时令升降敛散之气所变乱，以失其常度也”；二为病位之“实在上焦，虚在下焦”。治疗上应分清阴虚和阳虚，而总须重佐以活血。对于真中和类中，周学海认为，真中“必感异风，猝伤脑气”，其证不多；所见者多为类中，对于真中的治疗可以使用灸法。

2）黄疸

黄疸是以目黄、身黄、小便黄为主要症状的病证，其中以目睛黄染为本病的重要特征。周学海认为：“黄之为色，血与水和杂而然也”。黄疸分阳黄、阴黄，治疗必“或汗或下，必以苦寒清燥，佐入行瘀之品”；黑疸是女劳疸、谷疸、酒疸日久不愈，“肾虚燥而脾胃湿热”导致，有“病在中焦”和“病在下焦”之别，治疗总需兼用“化血”之品。

3）痫

痫以突然意识丧失、甚则仆倒、不省人事、强直抽搐、口吐涎沫、两目上视或口中怪叫、移时苏醒、一如常人为特征。发作前可伴眩晕、胸闷等先兆，发作后常有疲倦乏力等症状。痫病其伤在血，总归于肝。

（5）肾系病证

如寒湿致病。寒湿从下而受可致厥逆、痉厥、妊娠痹证、寒湿内伏等诸病。病因多由久在湿地坐卧，则寒湿之气尽从太阳、少阴深入。若内之真阳稍怯，邪气从涌泉上入胫骨，内侵腰俞、肾俞，则肾阳不得下降，大便溏滑，两胫时冷，筋骨酸胀，精神萎软，呼吸气高，两腿沉重。治之当仿少阴伤寒治法，加以温行湿邪之品，方能奏效。亦有寒湿下受，上入背膂，肾阳不得下降，所致面赤、足冷、背反张、目脉赤之候，感受饮食、惊恐、风寒暑湿则发。并有妊娠痹证、寒湿内伏之病案，寒湿下受直伤少阴，变证多端，搜治匪易。

2. 肢体经络病证

（1）痉证

痉证是指以项背强直、四肢抽搐，甚至口噤、角弓反张为主要临床表现的病证。周学海认为，痉之起病是“湿重而气滞”或“血燥而气涩”，病位在筋。论痉“当以虚实分之”。实者或因风、寒、湿之外邪，其来也骤，筋中之本气未亏，邪正格拒而成，即“筋中气滞，外邪持之”；或因成于燥，无论湿热、湿寒，日久都会伤津化燥，津液凝结而导致痉证。虚者因津枯血败，筋无所养，而导致痉证。刚、柔二痉皆属于实，寒盛为刚，风盛而内热者为柔；热病之痉即为虚。病在经者为轻；时缓时急，一日数见者病入里为重。治疗大法总归于“调肝”。风寒之痉、产后之痉属风寒，以桂枝葛根主之，产后痉佐以养血。湿热之痉、热病之痉属阳明内实者，承气汤主之；属厥阴者，拟大剂生地，少加桃仁擂浆冲服，或再加防风。

（2）痿病

痿病是指肢体筋脉弛缓、软弱无力、不能随意运动，或伴有肌肉萎缩的病证。周学海认为，阴虚而阳气外散致痿。

3. 其他杂病

（1）内伤发热

内伤发热有实热、虚热之辨。周学海论述瘀血发热和虚劳阳虚发热颇具特色。

瘀血发热，患者自觉腹中发热，非实火、阴虚发热，而是“瘀血”。气属阳，主动，血属阴，血能载气，故周学海认为血为“人身最热之体”。瘀血发热分为以下两种，一为血在其道，虽瘀而能行：患者常觉得如热汤淋过，是心虚血滞；自觉有火热感从胸腹上冲至咽喉，是肝脾郁逆而血上冲。治以凉化，佐以行气。二为瘀血积于膜络而不行：两肋内或当胸如火，心窝中常如椒桂辛辣状，如破皮疼胀状，喉中作血腥气者。多由寒热病后、大渴饮冷、大怒、劳伤、饮食不节、经水不尽所致。治以温化，佐以行气。

虚劳阳虚发热，病因多由过劳、过汗或房事过度等引起。症状表现为足冷不热，心中热，久按皮肤反不热，气平身静，不能随意转动身体，口渴不欲饮水，颧红，额头晦暗，神志清楚，嗜卧懒动，声低气弱。舌苔薄白，或淡红无苔，或舌黑润，或舌尖有黑紫点，舌心正常。脉迟弱或浮虚而促，或沉细，或结代，或涩，或应指无力。治疗以温补为主，佐以微酸敛阳；兼外感者，以补为主，加散表药物；外感重的，应按虚人外感治疗，以散为主，佐以温补药。

（2）虚劳

虚劳又称虚损，是以脏腑亏损、气血阴阳虚衰、久虚不复成劳为主要病机，以五脏虚证为主要临床表现的多种慢性虚弱证候的总称。周学海总结了前人治疗虚劳之方药，如四乌贼骨一藘茹丸“纯从血分攻补”，实开千古治劳之妙诀；小建中汤，治劳之初起；复脉汤，治病后阴虚不复；薯蓣丸，治久病大虚，纯补之剂；大黄䗪虫丸，治久病血痹，通脉生新之剂。劳病“乃先因气虚”，气属阳主动，血属阴主静，气虚日久，“气不能运血”，故治疗皆从血分入手。周学海认为李东垣的补中益气汤是“杜渐防微”之品，后世以参、芪补虚而气壅，用桂、附补虚而燥热，不了解真正用意。

周学海提出“真劳病少，假劳病多”，并将虚劳分为“内因”“外因”两大纲进行辨证。内因为主之虚劳，病因多由劳倦忧思内因而起者，可兼夹外邪，脉象多为弦芤，或紧涩。治疗当采用补正而兼祛邪，走守并用，多用甘酸苦辛药，不可重用补气、补火、破气。外因为主之虚劳，多因风寒暑湿外因而渐致，脉多紧细或弦滑。治疗当重用温里发表以鼓阳撑邪，攻血理气以开结降浊，药物多用苦辛类，不可妄用补血降气、生津补火。

周学海虚劳的选方用药以辨证为前提，分清其病因，“若夫真正虚损，不夹外邪者”，皆应用“金石之精、血肉之华”，否则只能伤人，不能益人。周学海将传尸鬼注与虚劳加以区分，前者治疗应重用杀虫攻血。

（3）痰饮

痰饮的病因学含义是指体内水液代谢障碍所形成的病理产物；作为病证术语是指水液代谢障碍，停积于某一部位而导致的一类病证的总称。痰饮形质有别：痰，稠而极黏；饮，其性为水，清而不黏。痰多因脾气不足，健运失职；饮多因命门之火不足，三焦气化失运所致。饮多以补火理气为治本，发汗利小便为治标。痰当健脾兼疏理三焦，以助其气之升降运化为治本，宣郁破瘀为治标。痰饮常相兼出现，但需二者“病各有所本，证各有所重”，饮证兼痰者，治饮则痰自消；因痰生饮者，痰去饮自消，视其痰饮的轻重，可以酌情加入化痰治饮的药物。

（4）奔豚

《金匮要略》有“病从少腹起，上冲咽喉，发作欲死，复还止，此从惊恐得之”的记载。周学海《读医随笔·厥逆奔豚脚气攻心》专论奔豚病机为下焦寒湿，或膀胱气逆，或本无外邪，肝肾内冷，阴风鼓动水邪上掩心肝，为奔豚之急证。治疗宜宣温重镇，如黑锡丹之类；而轻证宜宣通心肺清阳，温化肝肾伏阴。

【后世影响】

（一）脉诊纲领的推广应用

周学海对于中医诊法的研究，功专力宏，特别是对脉诊理论和实践的发展创新，更显成果卓著。

1. 正脉提纲

周学海对脉诊理论和实践最重要的贡献是创立脉诊纲领——正脉之提纲“位、数、形、势”；变脉之提纲“微、甚、间、独”。尤其“位、数、形、势”作为诊脉提纲，流传至今，中医诊断学很多教材都引用和遵循这一理论，推广应用；中医脉诊的现代研究也以这一理论作为主要研究思路和技术路线，开展脉诊仪的研制。

周学海将“脉、证、药、方”谓之“医有四科”（《重订诊家直诀·自序》），尤重于脉；将“位、数、形、势”谓之“脉之四科”（《重订诊家直诀·指法总义》）。诊脉指法有各种方法，如举、按、寻、推、初持、久按、单持、总按；或上竟、下竟、内推、外推、浮按、中按、沉按；或侧指法、挽指法、辗转指法、俯仰指法、操纵指法；或移指法、直压指法等。周学海深入研究这些指法，分析、归纳脉法规律，即“位、数、形、势”而已。

“位、数、形、势”将三部九候部位、脉之速率多寡、脉之形象变化、脉力之盛衰概括无余，故称“正脉之提纲”，纲举目张，诚为“脉学之上乘，诊家之慧业也”。周学海在《重订诊家直诀·位数形势》中列举中医学历代医家之脉诊理论和实践，加以论述发扬，旨在推广应用。

2. 变脉提纲

在此基础上，周学海提出“微、甚、间、独”，作为变脉之提纲，以“体察形势之权衡”。《重订诊家直诀·微甚兼独》详论古人立二十八脉，而病脉之变有万，若以“位、数、形、势”了然心中，然后“微、甚、间、独”彼此互参，则临诊自有条理。故周学海论脉以“位、数、形、势”为经，以“微、甚、间、独”为纬，百病之虚实寒热全从此八字上分合剖析，而自推见本原。

（二）中医基础理论的丰富发展

周学海精通中医经典著作和历代医家学术精华，丰富发展中医理论体系，主要体现在《读医随笔》卷一“证治总论”之“四大论”，即气血精神论、升降出入论、承制生化论、虚实补泻论，对中医基础理论的基本概念、基本原理和基本规律进行深刻解析，至今仍具有重要影响和指导意义。

1. 气血精神理论

气血精神是人体生命活动的基本物质及其功能活动。道家称“精气神”为三宝，周学海进一步解释：“不言血者，赅于精也”。周学海发挥《内经》精神，有独创见解。第一，气血精神的分类。气有三，即宗气、营气、卫气。精有四，即精、血、津、液。神有五，即神、魂、魄、意、志，以及喜、怒、思、忧、恐五性。第二，气血精神之间的关系，相互化生，相互为用。第三，气血精神与五脏的关系，“各生于五脏，而五脏之中，又各有所主”。气之主为命门，精之主为肾，神之主为心。现在《中医基础理论》研究专著以及教科书，多以周学海的气血精神理论为核心进行阐述，在临床实践中亦具有重要指导作用。

2. 气的运动理论

气的运动，称为“气机”。升降出入是人体生命活动的运动形式。“升降出入，互为其枢。”天、地、人、生皆以升降出入运动为体用、为橐龠、为纲领、为枢机。四时之气，生长收藏，斡旋机妙，在于气机升降出入；人体内而脏腑，外而肌肉，纵横往来，并行不悖，出入如此，升降如此，无一瞬或停，故圣人必顺四时，以调神气。论六淫之邪，从太阳而入，至厥阴而极，邪气进而正气退行，开、阖、枢三者最为要旨。病机大略，则外感之病，多病于出入；内伤之病，多病于升降。脉象大略，则三部九候亦有升降出入，三部寸关尺以候形段之上下升降，九候浮中沉以候形层之上下出入。治法大略，则病在升降，举之，抑之；病在出入，疏之，固之，或病在升降而斡旋于出入；或病在出入而斡旋于升降。周学海阐述气的运动理论，承前启后，继往开来，在中医历代医家中乃最为完备和最为系统者。其后，论及气的运动理论，多引用周学海之论，并广泛应用于教学、科研、医疗各学科领域。

3. 五行制化理论

承制生化论是协调人体生命活动生理状态的重要机制。以承制生化论天地运气之旨，在于“亢则害，承乃制”，承者隐制于未然，制者既抑其生之过，又助生之机。以承制生化论病机之变，在于承制之虚实，实者能生能化，虚者不能生化，此论源于河间，又高于河间。以承制生化论治法之要，在于安其承制之实，始有防微之功；察其承制之虚，后有见真之智。制方之法、气味之用、性情相盛，皆本于五行承制生化之理。周学海运用五行承制制化理论说明自然界的生态平衡、人体生命活动的生理平衡、辨证论治以康复回归平衡之道，发挥《内经》运气之机，辨析历代医家之论，使之更为简明实用。

4. 虚实补泻理论

虚实补泻论是治疗人体生命活动异常的基本大法。周学海以虚实为病之体类，以补泻为治之律令，申明其义。中医病机学说以邪正盛衰为纲领：疾病的发生以正气不足为内在根据，邪气为重要条件；疾病的发展在于邪气盛则实，精气夺则虚；疾病的变化在于正邪盛衰消长和虚实进退；疾病之转归在于正邪存亡。周学海论及虚实，则有阴阳、气血、寒热、动静、微甚、真假、内外、上下、前后等虚实之辨；论及补泻，则有八法补泻、正补正泻、隔补隔泻、兼补兼泻、以泻为补、以补为泻等。“要之，病之实，实有百也，病之虚，虚有百也；实之泻，泻有百也，虚之补，补有百也。”（《读医随笔·虚实补泻》）周学海虚实补泻理论在临床实践中具有理论意义和应用价值。

（三）古代医籍的薪火相传

周学海辑《周学海医学丛书》校勘医书12种，包括《神农本草经》《本草经疏》《脉经》《脉诀刊误集解》《增辑难经本义》《中藏经》《内照法》《诸病源候论》《脉因证治》《小儿药证直诀》《阎氏小儿方论》《小儿斑疹备急方论》，多据宋、元刻本及藏家秘籍，采用审订文献、辨别真伪、校勘谬误、注疏和诠释文字等考据之学方法，考证古文，发皇新义，进行整理研究，对古籍的推广流传具有促进作用。

周学海校勘古籍，以求证、求实、求真为特色，甚为严谨考证，一丝不苟。例如，校坊刻本《内照法》按：“此卷，原刻讹误，不可读。今检《内经》诸书，略为厘正如右。而差错仍多，无书可据，未敢辄改。”周学海之校勘医书12种，给学术界提供了严谨求索的治学理念和方法，给后世留下宝贵的考证校勘之医书版本，学术影响极为深远。

周学海评注古医籍12种，包括《内经评文》《诊家枢要》《脏腑标本药式》《金匮钩玄》《三消论》《温热论》《幼科要略》《叶案存真类编》《印机草》《评注史载之方》《慎柔五书》《韩氏医通》，取之诸家，为之“分析腠理，指点起伏，使览者见其脉络，贯通义理，昭著抑扬顿挫，情韵流连，足以发人之神智”（《内经评文·自序》），凡前人有未发明者，或有误解者，皆一一阐明而纠正，使滑寿、张元素、刘河间、朱丹溪、叶天士等中医大家之学，存其精微，广其功用，活人济世。周学海严厉批评“竞名利，从嗜欲，大道之要，漠不关及，坐使古法失传，荡然无存”之徒，认为“和阴阳，拯夭札，儒者之责也”，因而，积30年之精力，“口不绝吟，手不停批，寒不思衣，饥不思食”，即使公事在身，也是书簏自随，丹铅满几，昼夜不辍，乃得观成。周学海治学精神，为今之士，以为榜样，当效仿之。

综上所述，周学海精于《内经》《伤寒杂病论》等经典著作，详于王叔和、刘河间、张璐、叶桂等历代医家之学术，集中医理论之大成，系统阐述气血精神论、升降出入论、承制生化论、虚实补泻论等，提出诸多创见，促进了中医基础理论的发展；校勘精审《神农本草经》《中藏经》《内照法》《脉经》《诸病源候论》等古医籍，传承发扬；创新中医“位、数、形、势”脉诊纲领，发扬形色诊法，提高证治疗效；代表著作有《读医随笔》《脉学四种》《伤寒补例》《形色外诊简摩》《重订诊家直诀》等，神于医而雄于文，昭于中华医学之史，成为后世景仰楷模！

辽宁中医药大学　郑洪新　李敬林

【参考文献】

[1] 周学海. 周氏医学丛书［M］. 安徽建德福慧双修馆影印本，1936.

[2] 郑洪新，李敬林. 周学海医学全书［M］. 北京：中国中医药出版社，1999.

[3] 曹辉，曾科. 安徽周氏：家学渊源，代有人出［J］. 新闻天地，2011，(3)：29 -33.

[4] 杨涛，冯兴志，李浩，等. 周学海《形色外诊简摩》的学术意义［J］. 安徽中医学院学报，2012，3 (2)：5 -7.

[5] 葛琦. 周学海《伤寒补例》介绍［J］. 中医杂志，1983，24 (12)：70.

[6] 郑洪新. 周学海对中医基础理论研究精华［J］. 辽宁中医学院学报，2000，2 (2)：92 -94.

[7] 冯明. 浅论周学海升降出入辨证理论及治法［J］. 中国医药学报，2004，19 (2)：79 -81，129.

[8] 黄明贵. 周学海运用补泻法的经验［J］. 湖北中医杂志，1988，6：30，52.

[9] 张治国，杨杰. 论脉象与“位、数、形、势”的关系［J］. 中华中医药杂志，2009，24 (9)：1123 -1127.

[10] 王德春. 略论周学海对中医脉学的贡献［J］. 云南中医杂志，1988 (3)：33 -34.

[11] 张治国，杨杰，向丽华，等. 周学海《脉学四种》中的痰证与脉象［J］. 中医杂志，2010，51 (11)：1049 -1050.

民國醫家

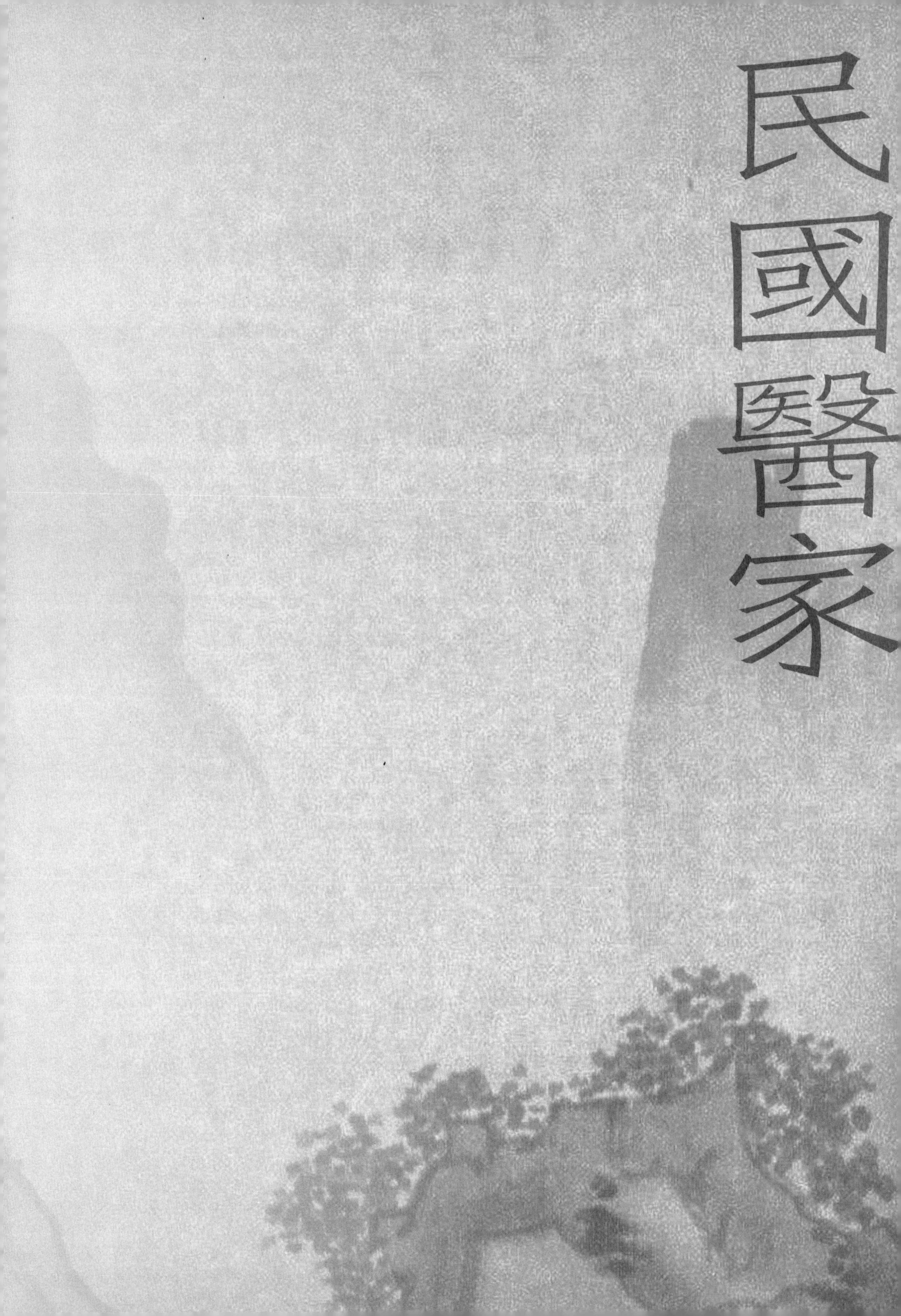

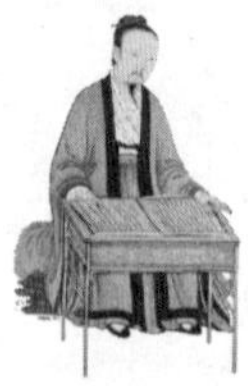

张锡纯

内容提要

张锡纯，字寿甫，生于清咸丰十年（1860），卒于民国二十二年（1933），河北盐山县人。自幼诵读经史百家，青年时始学中医，对中医理论研究颇深，临床经验丰富，并自学西医。主张中西医互济互用，取长补短，是近代中医史上的著名医家，也是主张中西医汇通的代表人物之一。认为中医之理多包括西医之理，西医用药于局部，重在病之标；中医用药求因，重在病之本。因此，其在理论、临床等方面，引用中西医理论相互印证，加以阐发，做了许多大胆的尝试。其主要学术思想，以气血升降理论为核心，在阐释气机紊乱、脏腑失调、奇经病证等方面发明甚多，释理详明透彻，医术独到，临证施治，师古而不泥古，参西而不背中，有突破性成就。所用方剂多系自拟，自创方剂 160 余首，其中镇肝熄风汤、寿胎丸、清带汤、活络效灵丹等名方至今仍在临床广为应用。张锡纯不但发展了古人学说，而且扩大了中药效用。一生足迹南至湖北，北至辽宁，名噪全国，与陆晋笙、杨如候、刘蔚楚并称“医林四大家”；又与慈溪张生甫、嘉定张山雷有“名医三达”之誉。

【概述】

一、生平简介

张锡纯，字寿甫，生于清咸丰十年（1860），卒于民国二十二年（1933），祖籍山东诸城。明永乐二年（1404），其先祖迁居直隶盐山（今河北省盐山县）。张锡纯是近代中医史上的著名医家，主张中西医汇通的代表人物之一。

张锡纯出身于书香门第，其家族累世业儒。先祖张友三信奉范仲淹“不为良相，则为良医”之说，曾言后世子孙，读书之外，可以学医。其父张彤元，字丹亭，为庠生，善诗画、通医理，曾著有《莲香斋诗稿》。张锡纯年幼时，便在父亲的指导下读书。年龄稍长后，其父禀先祖之训，谓诵读之暇，游艺于医，为益良多。故常以方书教授张锡纯，并亲自为其指示大意。除承继家学之外，张锡纯亦曾私淑当地名医刘肃臣、皮隆伯等之学。1881 年，张锡纯补博士弟子员，首赴顺天乡试落第。1885 年，年仅 25 岁的张锡纯，曾治愈邑中名医高鲁轩、毛仙阁束手之温病危证，名声大振。1893 年秋，张锡纯再赴顺天乡试落第。这对张锡纯打击很大，“虽在壮年，而淡于进取。遂广求方书，远自农轩，近至国朝著述诸家，约共搜阅百余种”（《医学衷中参西录·前三期·自序》），孜孜研究医学数年，并开始接触西医之学，“颇喜其讲解新异，多出中医之外。后又十余年，于医学研究功深，乃知西医新异之理原多在中医包括之中”（《医学衷中参西录·第五期第一卷·论中医之理多包括西医之理沟通中西原非难事》），中西汇通，为人疏方，常能得心应手，挽回沉疴。

1904 年，清政府废科举、兴学校，张锡纯成为盐山县学代数与几何学教员。1909 年，所著《医学衷中参西录》前三期结稿。1912 年，张锡纯应德州驻军统领黄华轩之邀，任军医正。曾随军至武汉，后辗转于大名、广平、邯郸、邢台、德州等地，医术颇受一些军政要人重视，名扬于时。1918 年初秋，张锡纯从汉口至沈阳，出任立达医院院长之职，医绩卓著。同年，《医学衷中参西录》第一、二册相继印行于沈阳，在医界影响颇大。1923 年，直奉战争后，张锡纯辞去立达医院院长之职，返回关内并悬壶于沧州。1926 年，由沧州移居天津，应前清道尹胡尚彝之请任其专馆教员，同时兼任陆军某师军医处长。1927 年，张锡纯成立中西医汇通医社，开业行医。迨至 1932 年，数年之间，医社曾几经搬迁。1933 年春，张锡纯开设国医函授学校，学制四年，收授弟子 500 余人，遍及全国。虽年事已高，仍亲订讲义，兼及教务，积劳成疾，于 1933 年 9 月 17 日（农历八月八日），因心脏病卒于天津法租界 24 号路求志里中西汇通医社。

张锡纯医术精湛，与江苏陆晋笙、杨如候及广东刘蔚楚，同负盛名，被称为“医林四大家”；与慈溪张生甫、嘉定张山雷，并称“名医三达”。医界称其为“执全国医坛之牛耳者”（《医学衷中参西录·第四期·序》）。其弟子如隆昌周禹锡，如皋陈爱棠、李慰农，通县高砚樵，祁阳王攻醒，深县张方舆，天津孙玉泉、李宝和，辽宁仲晓秋，盐山李心泉、孙蕊榜、付仙舫，烟台蒋亦敏，长沙朱静恒，汉口肖介清，当阳席文介，安徽吴安鼎，永定黄润光等，均为一方名医。私淑其学者更是不胜枚举。所著《医学衷中参西录》影响极大，曾多次刊行，流传颇广，当时各省所立中医学校，多以此书为讲义。山西《医学杂志》称之为“医书中第一可法之书”（《医学衷中参西录·第四期·序》），《绍兴医药学报》称为“医家必读之书”（《医学衷中参西录·第五期第八卷·盛泽王镜泉登绍兴医报论〈医学衷中参西录〉为医家必读之书》）。

张锡纯对中医理论研究颇深，临床经验丰富，并自学西医学；主张中西医互济互用，取长补短，认为中医之理多包括西医之理，西医用药于局部，重在病之标；中医用药求因，重在病之本。因此，在中医理论、临床论治等方面，引用中西医理论相互印证，加以阐发。

二、著作介绍

《医学衷中参西录》全书共7期、30卷，约80万字。前三期为张锡纯自拟医方；第四期专讲中西药物，是以又名“药物学讲义”；第五期为张锡纯登载于各省医学报刊杂志的论文之汇集，并将数年来各处医学报刊杂志对《医学衷中参西录》的评论亦一并汇集在一起，共6万余言，故名为增广五期；第六期为临床验案，该期李重儒“序”中曾把此期内容名为《志诚堂医案》；第七期为张锡纯之子张荫潮将张锡纯遗著《伤寒论讲义》及最后手写温病验方11首编辑成书；第八期乃张锡纯之孙张铭勋于1957年献出的遗稿。

《医学衷中参西录》本是从1918—1934年分七期陆续刊行的。第一期1918年出版，第二期1919年出版，第三期1924年出版，1929年又将三期合编，分上、下两册出版，共8卷，即现行的前三期合编，前后共印行5版。第四期1924年出版，共1册，5卷，曾印行4版。第五期1928年出版，分上、下两册，共8卷，共印行3版。第六期1931年出版，共1册，5卷，曾印行2版。第七期于1934年出版，共1册，4卷，曾印行2版。第八期为未经出版的遗稿。

1957年，河北省卫生工作者协会经多方搜集《医学衷中参西录》各种版本，对每期的最后版本进行了校勘，将原书七期、七册与遗稿改装为三册，前三期为第一册，五期及遗稿八期为第二册，四、六、七期为第三册，并由河北人民出版社出版。1974年，河北新医大学《医学衷中参西录》修订小组又在1957年版的基础上进行了修订，做了较大删节和归并，并调整了编次，已失原书之貌。1985年，由王云凯、杨医亚、李彬之校点，河北科学技术出版社出版的《医学衷中参西录》初校本，将原书按先后发行顺序编订为上、中、下三册，即前三期为上册，四、五期为中册，六、七期及增补第八期为下册。惟第六期第五卷“种菊轩诗草”，未予选入。2002年重校本，又在1985年初校本的基础上，将第六期第五卷“种菊轩诗草”补入，内容更加完整。

此外，张锡纯尚撰有《代数鉴源》《易经图说》，但未刊行。

【学术思想】

一、学术渊源

在近代中医发展史上，张锡纯是一位卓然不群的中医学家，治学严谨，学有渊源，师古不泥，勤于实践，博采众长，衷中参西，敢于创新，这与其所处时代及其当时的社会文化氛围有着密切的关系。

清末民初，正当西风东渐，古续茫茫，群情惶惑，莫衷一是之时，当时的国民政府欲废除中医，张锡纯于义愤之余，慨然上书云："近闻京中会议，上峰偏西医之说，欲废中医中药，不知中医之实际也。且中医创自农、轩，保我民族……是以我国民族之生存，实甲于他国之上也"，"今若将中医中药一旦废却，此于国计民生大有关系。"

张锡纯的中医学术思想皆本于《内经》《神农本草经》及仲景学说，对《易经》《丹经》、道家、养生家、气功家之说，亦皆潜心研究。正如其在"自述"中所说："《本经》与《内经》……为医学之鼻祖，实即医学之渊海也。迨汉季张仲景出，著《伤寒》《金匮》两书，为《本经》《内经》之功臣。而晋之王叔和，唐之孙思邈、王焘，宋之成无己，明之喻嘉言，又为仲景之功臣。若张志聪、徐大椿、黄元御、陈念祖诸贤，莫不率由仲景上溯《本经》《内经》之渊源。"

清末，随着西学东渐，西医学说亦大量传入中国。张锡纯所处的历史时代，新学与旧学交讧。守旧派每訾新学为呆滞，视之若惊；维新派辄诋旧学为空虚，对新学趋之恐后。新旧之间常互相抵牾，终难沟通。张锡纯认为，"夫医学以活人为宗旨，原不宜有中西之界限存于胸中。在中医不妨取西医之所长，以补中医之所短；在西医尤当精研气化，视中医深奥之理原为形上之道，而非空谈无实际也"（《医学衷中参西录·第五期第一卷·人身神明诠》）。这一观点代表了早期中西汇通医家，如唐容川、罗定昌、朱沛文等人的基本主张，即以中医为本，西学为辅，借鉴西医学的生理、病理、药理等知识，来阐释中医学理论体系。

二、学术特色

（一）衷中参西，阐释理法方药

1. 借鉴西医生理，阐释中医脏腑

张锡纯认为，"学医工夫，须先明人身之生理。全身之肢体、脏腑、经络皆生理攸关也"（《医学衷中参西录·第五期第一卷·论中医之理多包括西医之理沟通中西原非难事》）。他兼取中、西生理之学，更参以中国传统哲学论及生理之处，综合解释中医学脏腑理论的内涵，形成了较有特色的脏腑理论体系。

张锡纯取西医血液循环与《难经》有关论述相比较，认为《内经》谓肺朝百脉，《难经》谓肺为五脏六腑之所终始，即西医所谓血脉管及回血管之循环。人之脏腑皆有血脉管与回血管，其回血管之血，由心至肺将二氧化碳呼出，是诸脏腑之回血管至此而终。迨吸进氧气，其血乃赤，归于心而散布于诸脏腑，是诸脏腑之血脉管自此而始，故曰五脏六腑所终始。因为肺能终始诸脏腑，是以诸脏腑之病，可于手太阴肺经之寸口动脉候之，而寸口之动脉遂可分其部位而应诸脏腑。

中医认为心主神明，精神意识思维活动主宰于心，临证所处安神之药重在调心，而多与脑无涉。张锡纯则基于《内经》"头者，精明之府"与"心者，君主之官，神明出焉"的论述，认为中西之说皆涵盖于《内经》之中。正因为头中藏神明，故名曰府，此乃西医神明在脑之说；所谓出者，言人之神明由此而发露，此乃中医神明在心之说。所以，认为神明之体藏于脑，神明之用

发于心。

对于三焦实质的阐释，张锡纯上溯《内经》《脉经》之说，下及陈无择、徐灵胎、王清任、唐容川诸家，认为唐容川谓三焦即网油，其根蒂连于命门，诚为确当之论，并进一步阐发西医所谓水道，即中医之所谓三焦。其根蒂连于脊骨自下上数七节之处（张锡纯认为其处即为命门），在下焦为包肾络肠之脂膜，在中焦为包脾连胃之脂膜，在上焦为心下之脂膜，统名为三焦，能引水液下注于膀胱。《素问·灵兰秘典论》所谓“三焦者，决渎之官，水道出焉”，显然谓三焦为水道，其名虽异，其实则同。

中、西医学对于脾、胰腺的论述，差异很大。张锡纯则由《难经》“脾重二斤三两，扁广三寸，长五寸，有散膏半斤”的论述，推断散膏即为胰腺。其指出散膏“即脺也，为脺之质为胰子，形如膏，而时时散其膏之液于十二指肠之中，以消胃输于肠未化之余食，故曰散膏，为脾之副脏”（《医学衷中参西录·第五期第一卷·论中医之理多包括西医之理沟通中西原非难事》）。并借鉴西医生理中对脾生理功能的论述，认为“脾之正脏，《内经》谓其‘为营之所居’，即西人脾能制白血球之说也。由斯知，凡古书言脾统血者，指脾之正脏而言也。凡言脾化食者，指脾之副脏散膏而言也”“凡言脾色黄，脾味甘者，亦指散膏而言也。散膏与脾为一脏，即脺与脾为一脏也”（《医学衷中参西录·第五期第一卷·论中医之理多包括西医之理沟通中西原非难事》）。把脾之运化功能归于脾之副脏胰腺，进而把胰腺又归属于脾，对中西医生理学理论进行了汇通融合。

2. 融合西医病理，阐释疾病病机

张锡纯擅长融合中医学的经典病机理论与西医病理学，阐释疾病的发病机制。

对于中风实证之病机，张锡纯结合《内经》对诸厥证的论述，以及西医所讲脑充血之机制，认为《内经》所论诸厥证，所谓血之与气并走于上及血菀于上为薄厥、肝当治不治为煎厥，即西医所谓之脑充血。“夫所谓厥者，即昏厥眩仆之谓也。大厥之证，既由于气血相并上走，其上走之极，必至脑充血可知”（《医学衷中参西录·前三期合编第七卷·治内外中风方·加味补血汤》）。对于该病之预后，张锡纯结合西医所述脑充血之病理，认为气反则血随气下行，预后较好。若其气上定不反，血必愈随之上行，其脑中血管可至破裂，出血不止，预后较差。

对于中风虚证之病机，张锡纯曰：“脑充血者，其脑中之血过多，固能伤其脑髓神经。脑贫血者，其脑中之血过少，又无以养其脑髓神经。是以究其终极，皆可使神经失其所司也。”（《医学衷中参西录·前三期合编第七卷·治内外中风方·加味补血汤》）因此会出现身形软弱、肢体渐觉不遂，或头重目眩，或神昏健忘，或觉脑际紧缩作疼，甚或昏仆移时苏醒致成偏枯，或全身痿废、脉象迟弱等表现。

3. 衷中参西，确立治则治法

依据中西汇通所述疾病病机，张锡纯所确立的疾病治则治法，与传统中医辨治思路有所不同，这在《医学衷中参西录》中有着很特色鲜明的体现。

例如，对于脑充血所致中风实证的治疗，除治以清火、镇肝、降胃、敛冲之外，还依据西医所述脑充血之机制，辅以引血下行之法，重用赭石、牛膝之类，使充血得以缓解。实践证明，脑中血管破裂不至甚剧者，皆可挽回。对于脑贫血所致中风虚证的治疗，除应用补血之法外，还需采用升血之法，重用生黄芪使大气充足以助血上升。

再如，对于内伤黄疸证，医者多责之于脾胃湿热，而治以清热利湿之法。张锡纯则结合西医病理，认为黄疸的形成不尽属湿热，有系胆石阻塞胆汁入小肠之路，或胆管肿胀窒塞胆汁入小肠之路；又有系小肠有钩虫所致者。所以，治则治法应同时兼顾这几个方面，若但以治脾中湿热治之，是知其一而遗其三。临床用药时，张锡纯之所以会选择《金匮要略》硝石矾石散，便是缘于“矾石能治脾中湿热，硝石能消胆中结石，二药并用又能除虫及胆管肿胀”，“且矾石为皂矾，为其系铁与硫氧化合而成，且又色青，故能入肝胆以敛胆汁之妄行，兼有以金制木之义”（《医学衷中参西录·前三期合编第七卷·治内外中风方·加味补血汤》），所以无论脾有湿热、胆有结石、肠有钩虫或胆管因热肿胀，投以此方皆可治愈。

4. 衷中参西，论述方药功效

对于方药的作用机制与功效，张锡纯也擅长衷中参西，进行综合论述，认为“中西之论药性，凡其不同之处，深究之又皆可以相通也”（《医学衷中参西录·第五期第一卷·人身神明诠》）。

例如，张锡纯认为消渴的形成有时缘于膵脏发酵，多酿甜味，由水道下陷，其人小便遂含有糖质。迨至膵病累及于脾，致脾气不能散精达肺则津液少，不能通调水道则小便无节，是以渴而多饮多溲。并以自拟滋膵饮进行治疗。该方由生黄芪、生山药、生地、山萸肉、生猪胰子组成。对于方中药物的功效，张锡纯认为山药所含之蛋白质能滋补脾脏，使其散膏充足；猪胰子与鸡内金同为化食之物，诸家《本草》皆谓其能治消渴，猪胰子即猪之膵，人之膵病，即可用之以补膵。

再如，张锡纯喜用生代赭石治疗胃气不降。对于其药效机制，张锡纯融合中西之理，总结为六个方面：其重坠之力能引胃气下行，一也；既能引胃气下行，更能引胃气直达肠中以通大便，二也；因其饶有重坠之力，兼能镇安冲气使不上冲，三也；其原质系铁氧化合，含有金气，能制肝木之横恣，使其气不上干，四也；为其原质系铁氧化合，更能引浮越之相火下行，而胸膈烦热、头目眩晕自除，五也；其力能降胃通便，引火下行，而性非寒凉开破，分毫不伤气分，因其为铁氧化合转能有益于血分，六也。前三个方面从传统医理而论，后三个方面则借鉴西学分析其制肝、降胃、引相火下行、益血之功用。

（二）气血津液病变辨治特色

1. 气病辨治特色

（1）大气为诸气之纲领

1）阐释大气内涵

早在《内经》中便有对“大气”的表述，内涵主要有三：一为邪气，如《灵枢·五色》云：“大气入于脏腑者，不病而卒死矣。”二为充溢于天地间的自然界之气，如《素问·五运行大论》云：“地为人之下，太虚之中者也。帝曰：冯乎？岐伯曰：大气举之也。”三为宗气，如《灵枢·五味》云：“谷始入于胃，其精微者，先出于胃之两焦，以溉五脏，别出两行，营卫之道；其大气之抟而不行者，积于胸中，命曰气海，出于肺，循喉咽，故呼则出，吸则入。”《金匮要略》桂枝加黄芪汤下，有“大气一转，其气乃散”之语。其后，清代喻嘉言在《医门法律》中说：“五脏六腑，大经小络，昼夜循环不息，必赖胸中大气，斡旋其间。”

张锡纯综合诸家之说，并多有发挥，认为“大气积于胸中，为后天全身之桢干”（《医学衷中参西录·第五期第一卷·大气诠》）。指出《内经》之所谓宗气，亦即胸中之大气；人身之气，从飞门至魄门，实乃一气。“此气有发生之处，有培养之处，有积贮之处。天一生水，肾脏先成，而肾系命门之中，有气息息萌动，此乃乾元资始之气……此气既由少火发生，以徐徐上达，培养于后天水谷之气，而磅礴之势成；绩贮于膺胸空旷之府，而盘据之根固。是大气者，原以元气为根本，以水谷之气为养料，以胸中之地为宅窟者也。夫均是气也，至胸中之气，独名为大气者，诚以其能撑持全身，为诸气之纲领，包举肺外，司呼吸之枢机，故郑而重之曰大气”（《医学衷中参西录·前三期合编第四卷·治大气下陷方·升陷汤》）。

大气之功用，除“司呼吸之枢机”外，又为周身血脉之纲领，以贯心脉行血；而且，此气尚能撑持全身，振作精神。心思脑力、官骸动作，莫不赖乎此气。

2）大气病变以陷下为险

张锡纯认为，大气失常以陷下为主，而汉、唐以下诸书，但知注重元气，不知注重大气。即使偶尔言及，亦略而不详，对大气在人身之真作用及大气下陷病之危险，未尝深入阐发。

大气下陷的形成，认为“多得之力小任重，或枵腹力作，或病后气力未复勤于动作，或因泄泻日久，或服破气药太过，或气分虚极自下陷”（《医学衷中参西录·前三期合编第四卷·治大气下陷方·升陷汤》）。然而，亦有因为外感证而致大气下陷者。例如，张锡纯在升陷汤方后所列医案中记载，一人年四十许，于季春得温证，延医调治不愈，留恋两旬，病益沉重。其两目清白无火，竟昏愦不省人事，舌干如磋，却无舌苔。问之亦不能言语，周身皆凉，其五六呼吸之顷，必长出气一口。其脉左右皆微弱，至数稍迟。此亦胸中大气下陷所致。张锡纯分析曰：“盖大气不达于脑中则神昏，大气不潮于舌本则舌干，神昏舌干，故问之不能言也。其周身皆凉者，大气陷后，不能宣布于营卫也。其五六呼吸之顷，必长出气者，大气陷后，胸中必觉短气，故太息以舒其气也。”（《医学衷中参西录·前三期合编第八卷·治女科方·固冲汤》）

大气下陷所致的主要临床表现为：气短不足以息，或努力呼吸，有似乎喘；或气息将停，危在顷刻。其脉象沉迟微弱，关前尤甚。其剧者，或六脉不全，或三五不调。此乃大气下陷不能司肺呼吸所致。其兼证，主要包括以下四个方面：

其一，寒热往来。此缘于胸中大气，即上焦阳气，其下陷之时非完全下陷，亦非一陷而不复上升。当其初陷之时阳气郁而不畅则作寒，既陷之后阳气蓄而欲宣则作热，迨阳气蓄极而通，仍复徐徐上达，则又得微汗而寒热可解。

其二，咽干作渴。此缘于津液不能随大气上蒸所致。

其三，满闷怔忡。此因呼吸不利而自觉满闷。心在膈上，原悬于大气之中，大气既陷，心脏无所附隶，故怔忡。

其四，神昏健忘。此乃大气下陷，不能上达于脑，脑髓神经无所凭借所致。

在《医学衷中参西录》中，论述大气下陷所致病证的范围非常广泛。除前所述外，尚有便血、溺血之证，在妇科更有因之血崩者（《医学衷中参西录·前三期合编第八卷·治女科方·固冲汤》），又有因大气下陷，而经血倒行、吐血、衄血者（《医学衷中参西录·前三期合编第八卷·

治女科方·加味麦门冬汤》)。又有因大气下陷，致脾胃运化之力减弱而致少食者，或脾胃之气亦欲陷下而转至多食者（《医学衷中参西录·前三期合编第八卷·治女科方·固冲汤》)。诚如张锡纯所言："是知大气既陷，诸经之气无所统摄，而或上或下错乱妄行，有不能一律论者。"（《医学衷中参西录·前三期合编第八卷·治女科方·固冲汤》）

因为大气下陷所致病证具有广泛性与复杂性，故张锡纯强调临床上要注意大气下陷证与几种类似证的鉴别，以免出现误诊。大气下陷而导致的喘证，不能误认为肺气上逆之喘证，若处以肃降肺气之品，必然会使陷者益陷，凶危立见；其兼证寒热往来，应与半表半里证、肝气郁滞证之寒热往来相鉴别；咽干作渴，应与津液亏虚证以及水饮内停之五苓散证相鉴别；满闷怔忡，应与胸阳痹阻所致之心胸满闷惊悸相鉴别；神昏健忘，应与心肾亏虚所致者相鉴别。大气下陷证所见的胸中之短气及脉象沉迟微弱，与寒饮结胸相似，应予以鉴别。张锡纯认为，诊其脉似寒凉，而询之果畏寒凉，且觉短气者，寒饮结胸也；诊其脉似寒凉，而询之不畏寒凉，惟觉短气者，大气下陷也。且即以短气论，大气下陷之短气与寒饮结胸之短气，亦自有辨。寒饮结胸之短气，似觉有物压之；大气下陷之短气，常觉上气与下气不相接续。大气下陷所致之倒经，乃大气下陷后，纲领不振，不能运转胃气使之下降，无权镇摄冲气使不上冲，因而血溢于上，应当与单纯性冲胃之气上逆所导致的倒经相鉴别。大气下陷致脾胃之气亦随之陷下，而见多食者，应与消渴相鉴别。张锡纯认为，大气下陷证还应与李东垣所论之中气下陷证相鉴别。中气诚有下陷之时，然不若大气下陷证之危重。若间有因中气下陷，泄泻日久，或转致大气下陷者，可仿李东垣补中益气汤之意，于张锡纯自拟之升陷汤中，去知母加白术。若但大气下陷，而中气不下陷者，白术亦可不用，恐其气分或有郁结，而且黄芪、白术并用，易生胀满。

3）临证活用升陷之法

针对大气下陷的病机，张锡纯专拟"治大气下陷方"一节，以升陷汤为基础，或伍以回阳升陷，或参以理郁升陷，或配以醒脾升陷，又制成回阳升陷汤、理郁升陷汤、醒脾升陷汤三方。在三升陷汤后，张锡纯附载治愈医案二十余则，其病之症状，有呼吸短气者，有心中怔忡者，有淋漓大汗者，有神昏健忘者，有声颤身动者，有寒热往来者，有胸中满闷者，有努力呼吸似喘者，有咽干作渴者，有常常呵欠者，有肢体痿废者，有食后易饥者，有二便不禁者，有癃闭身肿者，有张口呼气外出而气不上达者，有肛门突出者，有女子下血不止者，有经水逆行者。种种病状虽难尽述，但皆由活用升陷之法而愈。诚如张锡纯自言："至随证活泼加减，尤在临证者之善变通也"（《医学衷中参西录·第五期第一卷·大气诠》)。"气病门"下，亦载有治愈"大气下陷兼小便不禁""大气下陷""大气下陷身冷""大气下陷兼消食""大气下陷兼疝气""大气下陷兼奔豚"诸案。现着重以升陷汤、回阳升陷汤、理郁升陷汤、醒脾升陷汤为例进行说明。

升陷汤方，由生黄芪、知母、桔梗、柴胡、升麻组成。以黄芪为主药，取其既善补气，又善升气，与胸中大气有同气相求之妙用。惟其性稍热，故以知母之凉润为济。柴胡为少阳之药，能引大气之陷者自左上升；升麻为阳明之药，能引大气之陷者自右上升。若大气下陷过甚，至少腹下坠，或更作疼者，宜将升麻倍用。桔梗为药中舟楫，能载诸药之力上达胸中。气分虚极下陷者，酌加人参以培气之本，或再加山萸肉以敛收气分之耗散。

回阳升陷汤方，由生黄芪、干姜、当归身、桂枝、甘草组成。用治心肺阳虚，大气又下陷者，症见心冷、背紧、恶寒，常觉短气。该方之妙，在于用桂枝、干姜温心肺之阳，达到回阳升陷之目的。

理郁升陷汤方，由生黄芪、知母、当归、桂枝、柴胡、乳香、没药组成。在升陷的基础上，伍用柴胡、桂枝以疏气分郁结，配以乳香、没药以通经络郁滞，用治胸中大气下陷，又兼气分郁结，经络湮瘀者。若兼见胁下撑胀，或兼疼者，加龙骨、牡蛎。张锡纯认为此二药"性虽收涩，而实有开通之力"，"用龙骨、牡蛎，以敛戢肝火，肝气自不至横恣，此敛之即以泻之，古人治肝之妙术也"（《医学衷中参西录·前三期合编第四卷·治大气下陷方·理郁升陷汤》）。

醒脾升陷汤方，由生黄芪、白术、桑寄生、川续断、山萸肉、龙骨、牡蛎、川萆薢、甘草组成。方中除用黄芪、白术、甘草以升补脾气外，尚用黄芪与桑寄生、续断以升补肝气，更用龙骨、牡蛎、萸肉、萆薢以固涩小肠。用治脾气虚极下陷，小便不禁。

（2）擅理气化，重在调肝

张锡纯认为，"人之元气，根基于肾，萌芽于肝，培养于脾，积贮于胸中为大气，以斡旋全身"（《医学衷中参西录·前三期合编第四卷·治气血郁滞肢体疼痛方·培脾疏肝汤》）；肝脏为人身元气萌芽之脏，而且"肝主疏泄，原为风木之脏，于时应春，实为发生之始，肝膈之下垂者，又与气海相连，故能宣通先天之元气，以敷布于周身，而周身之气化，遂无处不流通也"（《医学衷中参西录·第七期第四卷·厥阴病乌梅丸证》）；人身元气的正常输布必须依赖于肝之宣通，亦即人身气化有序的正常发挥以肝作为枢机。

与其他医家相比较，张锡纯拓展了肝主气化发生失常所致病证的范围，而且临证处方不囿于四逆散、柴胡疏肝散、逍遥散诸方，用药组方常有新奇之处，给人耳目一新的感觉。

例如，脾主四肢肌肉，脾虚不能布散水谷精微，四肢失养可令人腿疼，一般医者大抵皆能知之。而对于肝虚可令人腿疼，却鲜有论述。张锡纯认为，肝虚之所以会导致腿疼而且常觉发热者，因肝主疏泄，中藏相火，肝虚不能疏泄，相火即不能逍遥流行于周身，以致郁于经络之间，与气血凝滞，而作热作疼，所以热剧之处疼痛亦剧。张锡纯自拟曲直汤治疗此证。该方由山萸肉、知母、乳香、没药、当归、丹参组成。张锡纯对方中山萸肉功效的论述颇见匠心："山茱萸得木气最厚，酸收之中，大具开通之力，以木性喜条达故也。《神农本草经》谓主寒湿痹，诸家《本草》多谓其能通利九窍，其性不但补肝，而兼能利通气血可知。"（《医学衷中参西录·前三期合编第四卷·治气血郁滞肢体疼痛方·曲直汤》）所以取其补肝疏肝，通利气血，并以知母泻热，更以当归、乳香诸流通血气之药佐之，用治肝虚气化失常所导致的腿疼。

其次，对于肝郁之证，医者多用开破肝气之药，若遇木胜乘土以致不能饮食者，更谓伐肝即可扶脾。张锡纯却认为，人之元气萌芽于肝，凡物之萌芽，皆嫩脆易于伤损，肝既为元气萌芽之脏，若一味开破则必然损伤元气之萌芽。因此，对于肝郁脾弱而见胸胁胀满、不能饮食者，自拟升降汤进行治疗。该方由野台参、生黄芪、白术、广陈皮、川厚朴、生鸡内金、知母、生杭芍、桂枝尖、川芎、生姜组成，妙在"惟少用桂枝、川芎以疏肝气，其余诸药无非升脾降胃，培养中土，俾中宫气化敦厚，以听肝气之自理”（《医学衷中参西录·前三期合编第四卷·治气血郁滞肢体疼痛方·升降汤》）。升降汤本为肝郁脾虚证而设，张锡纯却把它列为“治气血郁滞肢体疼痛方”中的第一首方剂，其内涵或正如其自己所言：“从来治腿疼、臂疼者，多责之风寒湿痹，或血瘀、气滞、痰涎凝滞，不知人身之气化壮旺流行，而周身痹者、瘀者、滞者，不治自愈，即偶有不愈，治之亦易为功也。”（《医学衷中参西录·前三期合编第八卷·治女科方·升肝舒郁汤》）

再如，妇女阴挺之证，医者多从脾论治，认为脾气亏虚，失其升清之功，无力升举脏器而致，常处以补中益气之剂。张锡纯却从肝与气化之关系入手，认为阴挺当从肝论治，其曰：“肝主筋，肝脉络阴器，肝又为肾行气。阴挺自阴中挺出，形状类筋之所结。病之原因，为肝气郁而下陷无疑也。”（《医学衷中参西录·前三期合编第八卷·治女科方·升肝舒郁汤》）并自拟升肝舒郁汤进行治疗，该方由生黄芪、当归、知母、柴胡、乳香、没药、川芎组成。方中黄芪与柴胡、川芎并用，补肝即以疏肝，而肝气之陷者可升。当归与乳香、没药并用，养肝即以调肝，而肝气之郁者可化。又恐黄芪性热，与肝中所寄之相火不宜，故又用知母之凉润以解其热。

2. 血病辨治特色

（1）治痨先治瘀，治瘀即治痨

痨瘵的形成，医者多责之于肺肾阴虚。随着病情迁延，又逐渐出现气血两虚、阴阳两虚。治疗以滋补肺肾之阴为主，后期可佐以益气、养血、温阳之品。张锡纯则认为，痨瘵者多兼瘀血。

“痨瘵者多兼瘀血”，意即痨瘵可致瘀血，瘀血亦可形成痨瘵。人身经络，皆有血融贯其间，内通脏腑，外溉周身，血一停滞，气化即不能健运，痨瘵恒因之而成。依据病因病机的不同，可分为“瘀在经络”与“瘀在脏腑”两种类型。有因痨瘵而瘀血者，其人或调养失宜，或纵欲过度，气血亏损，流通于周身者必然迟缓，血即因之而瘀，其瘀多在经络；有因瘀血而成痨瘵者，其人或有跌伤碰伤，或力小任重，或素有吐衄证，服药失宜，以致先有瘀血，日久浸成痨瘵，其瘀血多在脏腑。

依据痨瘵与瘀血之间的关系，张锡纯确立了治痨先治瘀、治瘀即治痨的治疗原则，其谓“治虚劳必先治血痹，治血痹亦即所以治虚劳也”（《医学衷中参西录·前三期合编第一卷·治阴虚劳热方·十全育真汤》）。对于虚痨的治疗，张锡纯临证常选用十全育真汤进行加减。瘀血在脏腑者，尤须多用破血之药，瘀血尤重者，可用张锡纯自拟之理冲汤、理冲丸；瘀血在经络者，可用资生汤加当归、丹参。

细阅张锡纯治疗虚劳之方，便可发现其组方原则，常于补药剂中加三棱、莪术以活血。张锡纯曰：“愚于破血药中，独喜用三棱、莪术者，诚以其既善破血，尤善调气。补药剂中以为佐使，将有瘀者瘀可徐消，即无瘀者亦可借其流通之力，以行补药之滞，而补药之力愈大也。”（《医学衷中参西录·前三期合编第八卷·治女科方·理冲汤》）鸡内金亦是张锡纯治疗虚痨常用之活血药，因其“能化瘀血，又不伤气分”（《医学衷中参西录·前三期合编第八卷·治女科方·理冲汤》）。若患者身体羸弱，脉象虚数者，张锡纯常用其代替三棱、莪术；迨气血渐壮，瘀血未尽消者，再用三棱、莪术。若男子痨瘵，三棱、莪术宜少用，或用鸡内金代之亦可。

另外，张锡纯认为“肺劳之证，因肺中分支细管多有瘀滞”（《医学衷中参西录·第五期第三卷·论肺劳喘嗽治法》），并自拟曼陀罗膏进行治疗。该方由曼陀罗花（洋金花）、硼砂、远志、生石膏组成。之所以用远志与硼砂，乃是因“远志、硼砂最善化肺管之瘀……且远志、甘草、硼砂皆为养肺之品，能多生津液，融化痰涎，俾肺脏阖辟之机灵活无滞，则肺劳之喘嗽自愈也”（《医学衷中参西录·第五期第三卷·论肺劳喘嗽治法》）。

（2）活血亦为柔肝法

肝脏体阴而用阳，性喜条达。医者选用柔肝之药，常取当归、芍药、柏子仁、玄参、枸杞、阿胶、鳖甲之类。张锡纯则常在此类药物的基础上，灵活佐用活血之品，以达到柔肝疏肝的目的。

张锡纯参考西医所论肝脏为回血管会合之处，若肝体发大，或肝内有热，各管即多凝滞壅胀，认为疏达肝郁之药，如柴胡、川芎、香附、生麦芽、乳香、没药等皆可选用，而又宜佐以活血之品，如桃仁、红花、樗鸡、䗪虫之类。而活血药中尤以三七之化瘀生新者为最紧要之品，宜煎服汤药之外，另服此药细末，则肝体之木硬者指日可柔。除应用三七、桃仁、红花等活血药外，张锡纯亦常选用芳香之品，通行经络瘀滞以达到柔肝的目的。例如，其所制新拟和肝丸，用治肝气郁结，肝中血管闭塞，及肝木横恣侮克脾土，症见胁下胀疼，或肢体窜疼，或饮食减少、呕哕、吞酸，或噫气不除，或呃逆连连，或头疼目胀、眩晕、痉痫等。该方中张锡纯并没有应用时医习用的香附、青皮、枳壳、延胡等开气之品，也没有用柴胡、川芎等升气之品。恐病者连连服之，肝病未除，而元气已弱，而是用甘草之甘以缓肝，芍药之润以柔肝，连翘以散其气分之结，肉桂以抑肝木之横恣，朱砂以制肝中之相火妄行。并且，选用冰片、薄荷冰等芳香通窍之品以通其血管之闭，起到柔肝之效。

（3）癥瘕不尽属瘀血

张锡纯所述女子癥瘕的形成原因及辨治方法，主要包括两个方面。

一是因产后恶露未净，凝结于冲任之中，而流走之新血，又日凝滞于其上以附益之，遂渐积而为癥瘕。若病至数年，常症见腹内有肿块，硬如铁石，月经闭塞，饮食减少，日久还可形成痨瘵。治宜攻补兼施，活血化瘀，佐以益气养血，方用其自拟理冲汤进行治疗。

二是癥瘕不尽属瘀血，亦有因冷积而导致者，这是张锡纯论治癥瘕的一个特色。因瘀血而导致的癥瘕，其人必碍生育，月经恒闭。与之相较，因为冷积而形成的癥瘕，其人不碍生育，月经亦屡见。这是两者的主要差别与鉴别点。张锡纯治疗冷积所导致的癥瘕，若病者身形壮实，可冲服炒熟牵牛末下之，所下之积恒为半透明白色，状若绿豆粉所熬之糊。若病者身形稍弱者，亦可用黄芪、人参诸补气之药煎汤，送服牵牛末。若畏服此峻攻之药者，亦可徐服丸药化之。方用胡椒、白矾各二两，再用炒熟麦面和之为丸，如桐子大。每服钱半，一日两次。服至月余，癥瘕可消。另外，“论女子癥瘕之法”中载有治沧州贾官屯张锡纯妇医案，病者上有寒阴，下有寒积，张锡纯重用附子以温暖宣通，病者泻下白色冷积而愈。

若以上两型兼见，无论血瘀冷积，皆可日服真鹿角胶四五钱，分两次炖化服之，日久亦可徐消。张锡纯认为鹿角胶“能入冲任以通血脉，又能入督脉以助元阳，是以无论瘀血冷积，皆能徐为消化也”（《医学衷中参西录·第五期第七卷·论女子癥瘕治法》）。

3. 津液病辨治特色

（1）心肺阳虚，易致水饮

水饮之形成，缘于津液输布失常，医者多责之于脾失运化、肺失宣降及肾失开合。张锡纯则常求之于心肺，临证擅长通过温补心肺之阳以温化水饮。

张锡纯认为，心肺之阳对津液之正常输布具有重要的宣通作用。“心肺居临其上，正当太阳部位，其阳气宣通，若日丽中天暖光下照。而胃中所纳水谷，实借其阳气宣通之力，以运化精微而生气血，传送渣滓而为二便。清升浊降，痰饮何由而生”（《医学衷中参西录·前三期合编第三卷·治痰饮方·理饮汤》）。若心肺阳虚，脾胃即不能借其宣通之力，以运化传送，于是饮食停滞胃口。若大雨之后，阴雾连旬，遍地污淖，不能干渗，则痰饮内生。

心肺阳虚形成水饮，可进一步导致诸多病证的继发。如饮停于胃口则满闷；溢于膈上则短气；渍满肺窍则喘促；滞腻咽喉则咳吐黏涎；甚或阴霾布满上焦，心肺之阳不能畅舒，转郁而作热；或阴气逼阳气外出为身热，迫阳气上浮为耳聋。病证虽多，但诊其脉则弦迟细弱。临证时当用药补助其上焦之阳，张锡纯自拟理饮汤进行治疗。该方由白术、干姜、桂枝、炙甘草、茯苓、生白芍、橘红、厚朴组成。组方之关键在于用桂枝、干姜，温助心肺之阳而宣通津液。

（2）痰之标在胃，痰之本在肾

医者常谓“脾为生痰之源，肺为贮痰之器”，认为痰饮之生成其本在脾，易停滞于肺，其标在肺。张锡纯则认为，痰之标在胃，痰之本原在肾。肾主闭藏，以膀胱为腑，其闭藏之力，有时不固，必注其气于膀胱。膀胱膨胀，不能空虚若谷，即不能吸引胃中水饮，速于下行而为小便，此痰之所由来。再者，肾之上为血海，奇经之冲脉也。其脉上隶阳明，下连少阴。因其下连少阴，故肾中气化不摄，则冲气易于上干。因其上隶阳明，冲气上干，胃气亦多上逆，不能息息下行以运化水饮，此又痰之所由来。

百病皆由痰作祟，痰邪治病非常广泛。例如，痰涎郁塞胸膈，则满闷短气；渍于肺中，则喘促咳逆；停于心下，则惊悸不寐；滞于胃口，则胀满哕呃；溢于经络，可致肢体麻木或偏枯；留于关节，着于筋骨，可致俯仰不利、牵引作疼；若随肝火上逆，尚可见眩晕等证。

对于痰证的治疗，张锡纯认为世医治痰，习用宋代《局方》二陈汤作为治痰之总剂，不知二陈汤能治痰之标，不能治痰之本。其自拟之理痰汤，由生芡实、半夏、黑芝麻、柏子仁、生白芍、陈皮、茯苓组成。方中应用芡实、黑芝麻、柏子仁，便是对“痰之标在胃，痰之本原在于肾”这一理论的具体临床实践。诚如张锡纯所言：“重用芡实，以收敛冲气，更以收敛肾气，而厚其闭藏之力。肾之气化治，膀胱与冲之气化，自无不治，痰之本原清矣。用芝麻、柏实者，润半夏之燥，兼能助芡实补肾也。”（《医学衷中参西录·前三期合编第三卷·治痰饮方·理痰汤》）

（三）脏腑辨治特色

1. 心病辨治特色

张锡纯以简驭繁，临证把诸多心病分为“心机亢进”与“心脏麻痹”二纲，然后在每纲之下再分为不同证型，予以相应方药进行治疗。

(1）心机亢进之辨治

张锡纯认为心机亢进可分为以下五型。①阳明胃热，上扰心脏。病者感受外邪，在表不得汗解，由表入里，热邪炽盛于阳明胃腑之中，上蒸心脏，而致心机亢进，其脉洪而有力，或数。治疗可用大剂白虎汤以清其胃；若更兼肠内有燥屎，大便不通者，酌用大、小承气汤以涤其肠，则热由下泻，心机之亢进者自得其平。②下焦阴损，君火浮越。病者下焦阴分虚损，不能与上焦阳分相维系，其心中之君火亦随之浮越妄动，遂致心机亢进。其人常苦眩晕，或头疼、目胀、耳鸣，脉象上盛下虚，或摇摇无根，至数加快。治以张锡纯自拟加味左归饮，方由大熟地、大生地、生怀山药、甘枸杞、怀牛膝、生龙骨、生牡蛎、净萸肉、云苓片组成。该方在左归饮的基础上，酌加牛膝、龙母、牡蛎，壮水之源以制浮游之火，则心机之亢者自归于平和。③心火素盛，胃火上冲。病者心阳素旺，胃腑积热又复上升熏灼，以致心机亢进，其人五心灼热，脉虽有力而不数。张锡纯主张宜治以咸寒之品，盖心体属火，味之咸者属水，投以咸寒之品，是以寒胜热、水胜火也。如朴硝、太阴玄精石及西药硫苦皆为对证之药。④思虑伤心，痰热互结。张锡纯认为人之元神藏于脑，人之识神发于心。人常思虑，其心必多热，以人之神明属阳，思虑多者，其神之阳常常由心发露，遂致心机因热亢进，其人恒多迷惑。因其思虑所生之热恒与痰涎互相胶着，所以其脉滑而有力。当治以大承气汤，但厚朴宜少用，以清热降痰；再加生赭石、甘遂以助其清热降痰之力。⑤肝气上逆，上干心脏。若肝木之气过升，肺金之气又失于肃降，则金不制木，肝木之横恣遂上干心脏，以致心机亢进。若更兼冲气上冲，其脉象之弦硬有力更异于寻常。病之轻者，必先脑中作疼，或间觉眩晕，或微觉半身不利，或肢体有麻木之处。病之重者，心机亢进，鼓血上行之力甚大，能使脑部血管破裂，出现中风入脏腑之表现。张锡纯治以自拟建瓴汤，方由生山药、牛膝、生赭石、生龙骨、生牡蛎、生地黄、生杭芍、柏子仁组成，用时磨取铁锈浓水煎服。诸药相伍，既能清肺、镇肝、敛冲，又能引血下行，恰合病机。

另外，张锡纯强调，心机亢进当与两种类似证相鉴别。

1）怔忡

张锡纯说："有非心机亢进而有若心机亢进者，怔忡之证是也。"（《医学衷中参西录·第五期第三卷·论心病治法》）心主血脉之功能正常，气血充足，心脏搏动和缓有力，无病之人并不觉其跳动不安。惟怔忡患者，其人气血虚损，心机虽未亢进，但神明失其凭依，亦时觉心中跳动不安，其脉象多微细，或脉搏兼数。对于此类患者，宜用山萸肉、酸枣仁、怀山药诸药保合其气；龙眼肉、熟地黄、柏子仁诸药滋养其血；更宜用生龙骨、牡蛎、朱砂诸药以镇安其神明。气分虚甚者可加人参，血分虚且热者可加生地黄。

2）心脉痹阻而致心脏悸动

张锡纯认为，"心体肿胀，或有瘀滞，其心房之门户变为窄小，血之出入致有激荡之力，而心遂因之觉动者，此似心机亢进而亦非心机亢进也。其脉恒为涩象，或更兼迟"（《医学衷中参西录·第五期第三卷·论心病治法》）。此类病证与心机亢进不同，宜以张锡纯自拟活络效灵丹化其心脉痹阻，则血之出入复归于和缓而无激荡之弊，诸证自愈。张锡纯亦常在此方基础上加用菖蒲、远志，两药共为细末，服时用红糖冲水送下，"因菖蒲善开心窍，远志善化瘀滞，且二药并用实善调补心脏，而送以红糖水者，亦所以助其血脉流通也”（《医学衷中参西录·第五期第三卷·论心病治法》）。

（2）心机麻痹之辨治

张锡纯主张心机麻痹可分为以下四型。①阳明热极，亢进变为麻痹。阳明热盛，上扰心脏，当处以白虎汤以清其热，如前所述。若不即时投以白虎汤，心机由亢进而转为心脏麻痹，脉由洪大有力之极，渐变为细小无力。宜急投大剂白虎加人参汤，将方中人参加倍。②心阳素虚，胃饮上凌。病者心阳素虚，更兼胃中所积之寒饮溢于膈上，凌逼心脏之阳，不能用事，而致心脏渐欲麻痹。此证间有心中觉热，或周身发热，或耳鸣欲聋等种种表现，脉象异常微细，脉搏异常迟缓。治以理饮汤，方中桂枝、甘草能温补心阳，桂枝合干姜能温暖上焦心肺之阳以宣通胃中寒饮。③毒邪内蕴，麻痹心脏。张锡纯认为，“有心脏为传染之毒菌充塞以至于麻痹者，霍乱证之六脉皆闭者是也。治此证者，宜治其心脏之麻痹，更宜治其心脏之所以麻痹，则兴奋心脏之药，自当与扫除毒菌之药并用”[①]。临证喜用樟脑所升之冰片，兴奋心脏以除其麻痹；用朱砂、薄荷冰，扫除毒菌以治心脏之麻痹。方剂可选张锡纯自拟之急救回生丹、卫生防疫宝丹。④心体虚弱，心脏麻痹。病者心体虚弱，心中神明不得宁静，若失其根据，常惊悸不安，此证型很容易误认为心机亢进。其现象似乎与心脏麻痹相反，若误断为“心机亢进”而投以西药麻醉之品，亦可取效于一时。而究其原因，实亦由心体虚弱所致，惟投以强心之剂，乃为根本之治法。

2. 肝病辨治特色

（1）肝行肾气

历代医家对“肝肾同源”“乙癸同源”“精血同源”等有较多论述，但鲜有提及“肝行肾气”者。明清医家已发现肝主疏泄与肾主蛰藏之间存在着一定的关系，尤其是在二便方面，但其认识尚处在实践阶段，至晚清张锡纯先生著《医学衷中参西录》洋洋数万言，其中对肝行肾气之论，颇有发挥。

张锡纯曰：“《内经》谓肝主疏泄，肾主闭藏。夫肝之疏泄，原以济肾之闭藏，故二便之通行，相火之萌动，皆与肝气有关，方书所以有‘肝行肾气’之说。”（《医学衷中参西录·前三期合编第二卷·治喘息方·薯蓣纳气汤》）但他并没有步其他医家之后尘，没有局限于从二便来讨论“肝行肾气”的内涵，而是通过着重探讨肝肾之开合对全身气化的调节作用来分析其内涵。并以此理论为基础，进一步确立了临床调节“肝行肾气”的完备辨治体系。这正是其创新发挥之处。

张锡纯认为，“人之肺脏下无透窍，而吸入之氧气，实能隔肺胞，息息透过，以下达腹中，充养周身。肝肾居于腹中，其气化收敛，不至膨胀，自能容纳下达之气，且能导引使之归根”[②]。可见，张锡纯所表达的“肝行肾气”的内涵，其关键点在于强调肝能助肾纳气，使气有所归，则全身气机畅达，气化有序。若肝行肾气之正常功能发生失常，则会导致各种病证的产生。例如，张锡纯认为喘证的病理机制主要包括两个大的方面：一是冲气兼挟胃气上逆，进而并迫肺气亦随之上逆；二是肝行肾气的正常功能发生障碍。因肾失其闭藏之性，肝遂不能疏泄肾气使之下行，更迫于肾气之膨胀，转而上逆。其逆气可由肝系直透膈上，亦能迫肺气上逆，从而导致喘证的发生。对于后者，张锡纯自拟薯蓣纳气汤进行治疗。该方由生山药、大熟地、萸肉、柿霜饼、生杭芍、牛蒡子、苏子、甘草、生龙骨组成。其中，用地黄、山药以补肾，萸肉、龙骨补肝即以敛肾，正是对“肝行肾气”理论的具体实践。

（2）肝主脱证

“凡人元气之脱，皆脱在肝”（《医学衷中参西录·前三期合编第一卷·治阴虚劳热方·来复汤》），把肝与元气之脱联系在一起，是张锡纯肝病辨治中最具有特色的一部分。其立论基础依然是肝与气化间的密切相关性，“因人之脏腑惟肝主疏泄，人之元气将脱者，恒因肝脏疏泄太过”（《医学衷中参西录·第七期第一卷·太阳病小青龙汤证》）。

正是因为肝与脱证有着密切关系，所以治疗脱证时当急用酸敛之品直趋肝脏以收敛之。张锡纯认为，一切补助气分之药，皆不能有益于元气。而且，萸肉救脱之功，较人参、白术、黄芪更胜。“盖萸肉之性，不独补肝也，凡人身之阴阳气血将散者，皆能敛之。故救脱之药，当以萸肉为第一。”（《医学衷中参西录·前三期合编第一卷·治阴虚劳热方·来复汤》）其临证治疗脱证多重用山萸肉，或兼用他药以辅之，即危至极点，亦能挽回。

张锡纯把元气之脱分为上脱与下脱，两者之鉴别关键在于脉诊。如脉若水上浮麻，为上脱之征；脉沉细欲无，则为下脱之征。无论上脱、下脱皆责之于肝，皆可以山萸肉为主药进行治疗。其上脱者，宜辅以人参、赭石，人参得赭石能引气下行；若阴虚不能系阳，更宜加熟地黄、生山药以滋阴。其下脱者，宜辅以人参、黄芪；若下焦泄泻不止，更宜加白术以止泻。

另外，临床上有至要之证，其病多症见大汗不止，或少止复汗，而有寒热往来之象；或危极至于戴眼，不露黑睛；或无汗而心中摇摇，需人按住；或兼喘促。虽然病因不尽在肝，但张锡纯主张应该急则治其标，宜应先敛肝，以防元气之虚而欲脱。此时宜重用敛肝之品，使肝不疏泄，即能杜塞元气将脱之路。至汗止，怔忡、喘促诸疾暂愈，而后徐图其他治法。宜重用山茱萸净肉至二两，敛肝即以补肝；而以人参、赭石、龙骨、牡蛎诸药辅之。

（3）肝虚寒证与温肝法

历代医家对肝脏有无补法多有争议，即使持肝有补法之论者，临证用药亦多偏于滋补肝阴。对于肝之阳气亏虚所导致的肝虚寒证，则少有论述。张锡纯则认为，“谓肝虚无补法者，非见道之言也”（《医学衷中参西录·前三期合编第四卷·治大气下陷方·醒脾升陷汤》）。其在《医学衷中参西录》中虽未列专节讨论肝气虚寒证，但由书中不少医案却可略见其辨治思路。

肝气虚寒证的诊断要点在于病者左脉微弱或沉迟，常症见饮食减少、身体羸瘦，或胁部、腰腿及四肢作疼，或小便难，或有寒热等。基本病机为肝气虚，肝阳不振，气机不得畅达。每遇此证，张锡纯擅用黄芪温补肝气。其谓：“肝属木而应春令，其气温而性喜条达，黄芪性温而升，以之补肝，原有同气相求之妙用。愚自临证以来，凡遇肝气虚弱，不能条达，一切补肝之药不效者，重用黄芪为主，而少佐以理气之品。”《医学衷中参西录·前三期合编第四卷·治大气下陷方·醒脾升陷汤》例如，“醒脾升陷汤”下载有一案：一少妇心中寒凉，饮食减少，坐时觉左半身下坠，寝时不敢向左侧，屡服温补兼理气之药不效。张锡纯诊其左脉微弱不起，辨为肝气虚证。治以生黄芪八钱，柴胡、川芎各一钱，干姜三钱，煎汤饮下，须臾左侧即可安卧。又服数剂，诸病皆愈。再如，“曲直汤”下载治奉天王云生一案，病者两胁下连腿作疼，其疼剧之时，犹如锥刺，且尿道艰涩，滴沥不能成溜。诊其脉亦右部如常，左部微弱。张锡纯辨为肝气亏虚，不能条达气机。投以曲直汤，加生黄芪八钱、续断三钱而愈。

（4）肝气上逆与镇肝法

以往对张锡纯镇肝法的讨论，往往局限于肝中相火挟气血上冲脑部而引起的中风，以及治疗此证的镇肝熄风汤。但细阅《医学衷中参西录》便可发现，实际上张锡纯所论镇肝法的内涵远远不止于此，镇肝法的应用范围非常广泛，现择其要，略述如下。

1）镇肝用治胃气上逆

“论吐血衄血之原因及治法”中载镇冲降胃汤，用治吐衄证。患者症见右脉弦长有力，时觉有气起自下焦，上冲胃腑，饮食停滞不下，或频作呃逆。张锡纯认为此源于冲气之上冲，恒与肝气有关系。所以方中用龙骨、牡蛎，不但取其能敛冲，而且又能镇肝。

“论痢证治法”中，张锡纯论及暑热之痢恒有噤口不食者，多因肝胆之火挟胃气上逆，其人闻食味即恶心欲呕，所以不能进食。当用朱砂以降胃镇肝，甘草以和胃缓肝，竹茹以平其逆气，薄荷冰以散其郁热。

“温病兼冲气上冲”中，载治奉天郑伯恕一案。病者素有痰饮，又遇肝火上逆挟痰饮上涌，连连呕吐痰水，诊其左脉弦硬而长，右脉洪滑而长。此乃温病之热已入阳明之腑，又兼肝火挟冲气上冲。故重用白虎汤以清阳明之热，而以龙骨、牡蛎等镇肝泻肝、降冲理痰之品辅之。

在“受妊呕吐”中，张锡纯指出，恶阻呕吐原系妊妇之常，若诊脉见左关独浮而有力，则系肝气胆火上冲，所以呕吐特甚。宜急治以镇肝降胃之品。

2）镇肝用治肺气上逆

在“总论喘证治法”中，张锡纯指出，肾主闭藏，统摄下焦之气化，兼以收纳呼吸之气。若肾虚不能统摄其气化，转挟冲气上冲，而为肾行气之肝木，至此不能疏通肾气下行，亦转随之上冲，便可导致喘证的发生。当治以滋阴补肾之品，而佐以生肝血、镇肝气及镇冲、降逆之药。

在“答金履升问治吐血后咳嗽法”中，张锡纯指出，若吐血过多，下焦真阴亏损，以致肾气不敛，冲气上冲，喘嗽甚者，当滋阴纳气，敛冲镇肝，方能有效。

3）镇肝用治心神不宁

“治癫狂方”中，载调气养神汤一方，用治病者因思虑过度伤其神明，或更因思虑过度暗生内热，其心肝之血消耗日甚，以致心火肝气，上冲头部，扰乱神经，致神经失其所司，知觉错乱，以是为非，以非为是，而不至于疯狂过甚者。方中之柏子仁，性善养肝，兼能镇肝，与龙骨、牡蛎之善于敛戢肝火、肝气者同用，则肝火、肝气自不挟心火上升以扰乱神经。

“心虚不寐”中，载治天津徐友梅不寐案。病者左脉浮弦，为肝血虚损兼肝火上升之征象。人之睡时魂藏于肝，若因肝脏血虚，火升魂不能藏，是以不寐。其所处方药中重用赭石，便是取其镇肝潜魂之用，更佐以龙骨、牡蛎诸收敛之品以安保其神魂。

（5）肝气下冲与升肝法

临床所见肝气失常，以肝气上逆者为多，肝气下冲之病证鲜有论及者。张锡纯则在“治女科方”中的“固冲汤”条下，论述了肝气下冲肾关而致血崩的病因病机及治疗方法，补充和完善了肝病辨治体系。

张锡纯认为，血崩证的形成多因其人暴怒，肝气郁结，不能上达，而转下冲肾关，致经血随之下注，俗名之为“气冲”。其治疗应分病情之缓急而予以不同方法。若初得其证，病情较缓，不甚剧烈者，可于收补下元之药中，佐以升肝理气之药。张锡纯在“固冲汤”条下，收录其子张荫潮治血崩证之经验，“先用固冲汤不效，加柴胡二钱，一剂即愈，足见柴胡升提之力，可为治崩要药”（《医学衷中参西录·前三期合编第八卷·治女科方·固冲汤》）。若血崩之证属病情骤急者，尽管有因暴怒气冲而得者，但当其血大下之后，血脱而气亦随之下脱，则肝气之郁者，转可因之而开。而且病情危急当急治其标，应当急用涩补之品，待病情缓解后再处以升肝、疏肝、固冲之品。

（6）脑气筋病皆与肝有涉

张锡纯认为，“人之脑气筋发源于肾，而分派于督脉，系淡灰色之细筋。肝原主筋，肝又为肾行气，故脑气筋之病实与肝脏有密切之关系也”。（《医学衷中参西录·第五期第三卷·论肝病治法》）因此，临证每遇惊痫、癫狂、眩晕、脑充血等证，凡属西人所谓脑气筋病者，张锡纯多从肝论治。例如，“痫痉癫狂门”中，张锡纯治疗“痫风兼脑充血”，处以镇肝熄风汤；治疗“受风瘛疭”，清其肝热，散其外感，兼治以镇安神经之药；治疗“神经错乱”，处以镇肝、降胃、敛冲之剂，更兼用凉润滋阴之品，以养肝血，清肝热。

纵观张锡纯从肝论治脑气筋病所用之方药，大致可分为三类：一是铁锈、铅灰、金银箔之类，取五行金能制木之理；二是羚羊角、青黛、芍药、龙胆草之类，以清肝润肝；三是赭石、牛膝之类，以镇肝降冲，引血下行。三类方药中又尤以铁锈最为常用，列举如下。

“治痫风方”中，载加味磁朱丸，用治痫风。服用该丸时须以铁锈汤送服。因相火生于命门，寄于肝胆，相火之暴动实与肝胆有关。而且，肝胆为风木之脏，内风之扇动，亦莫不发轫于肝胆。铁锈乃金之余气，取金能制木之理，镇肝胆以息内风；又借其重坠之性，以引相火下行。

该节中又载一味铁氧汤，用治痫风及肝胆之火暴动而成胁疼，或头疼目眩，或气逆喘吐，上焦烦热，乃至一切上盛下虚之证。方用长锈生铁和水磨取其锈，磨至水皆红色，煎汤服之。因铁锈为金之余气，金可制木，故能镇肝胆之逆。

在“小儿痉病治法”中，张锡纯认为痉病之因惊骇而得者，当以清心、镇肝、安魂、定魄之药与蜈蚣并用，用朱砂、铁锈水、生龙骨、生牡蛎诸药。

在“答徐庄君问其夫人荡漾病治法”中，张锡纯论及诸风掉眩，皆属于肝，荡漾即眩晕也。此中必有肝风萌动，以助胃气、冲气上升不已。所以用铁锈水煎药，借铁锈之金气以镇肝木，更用其重坠之力，引肝中所寄龙雷之火下降。

3. 脾胃病辨治特色

（1）擅理脾阴

张锡纯曰：“治阴虚专责重于脾，人亦多不解。陈修园谓：脾为太阴，乃三阴之长。故治阴虚者，当以滋脾阴为主，脾阴足，自能灌溉诸脏腑也。”（《医学衷中参西录·前三期·例言》）临证治疗阴虚痨热、咳喘等病证，常用生薏米、生山药等滋补脾阴，赖脾阴充足则一身之阴虚可得缓解。

例如，阴虚痨热之证，张锡纯认为若病者其脉甚数，必是脾阴受伤，宜于滋阴药中，用甘草引之以归脾，更兼用味淡之药，如薏米、石斛之类。若阴虚之甚者，其周身血脉津液皆因之枯涸，必用生山药等富含汁浆之药以滋补脾阴，以达到灌溉周身之液的目的。

再如，张锡纯自拟之滋培汤，用治虚劳喘逆，饮食减少，或兼咳嗽，并治一切阴虚羸弱诸证。张锡纯曰："脾体中空，能容纳诸回血管之血，运化中焦之气，以为气血宽闲之地，有时失其中空之体，或变为紧缩，或变为胀大，以致壅激气血上逆迫肺，亦可作喘。且脾脉缓大，为太阴湿土之正象，虚劳喘嗽者，脉多弦数，与缓大之脉反对，乃脾土之病脉也。"（《医学衷中参西录·前三期合编第二卷·治喘息方·滋培汤》）故重用生山药以滋脾之阴，佐以白术以理脾之阳，脾脏之阴阳调和，自无或紧缩或胀大之虞。

（2）消化饮食以君火为主

脾胃主运化水谷，为后天之本。胃之腐熟功能的正常发挥，有赖于肾中相火缓缓上济，则胃中之少火充沛，再辅以脾之运化，则饮食得以化为水谷精微，布散于全身。若胃阳不足，或脾气亏虚，则饮食不得腐熟，气血生化无源。医者常处以温补脾胃之剂，如四君子汤、附子理中丸之类。张锡纯则认为，方书但谓命门之火能化食，而不知脐下气海居于大小肠环绕之中，其热力实与大小肠息息相通，故丹田之元阳尤能化食。但是，此元阳之火与命门之火所化者，乃肠中之食。至于胃中之食，则又赖上焦之心火、中焦之胆火以化之。心为太阳之火，如日丽中天，照临下土，而胃中之水谷遂可借其热力以熟腐。此火一衰，脾胃消化之力顿减。

基于病者君火亏虚，多有纳呆与寒饮留滞并见的情况，张锡纯临证多用理饮汤进行治疗。方中之桂枝、干姜、甘草，辛甘化阳，温补君火，则胃中所纳水谷，借其宣通之力，运化精微而生气血，传送渣滓而为二便。清升浊降，胃腑得通则无纳呆，痰饮亦无由而生。

4. 肺病辨治特色

张锡纯论治肺病，执外感、内伤两端，与其他医家相较，并无特别之处。但其厘外感肺病为三期的动态辨治，却颇具特色，现简述如下。

初起之时，病者或时时咳嗽，吐痰多有水泡，或周身多有疼处，舌有白苔，或时觉心中发热，脉象浮而有力。张锡纯认为，"外感风邪，有时自皮毛袭入肺脏，阻塞气化，即暗生内热；而皮毛为风邪所束，不能由皮毛排出炭气，则肺中不但生热，而且酿毒，肺病即由此起点。"（《医学衷中参西录·第五期第三卷·论肺病治法》）所以治疗时不能单用发汗解表之法，而应兼清肺内所蕴之毒热，以防疾病进一步发展。疾病初期即处以清透并举之法，是其创新之处。张锡纯习惯先用西药阿司匹林，白糖冲水送下，俾周身得汗，继用玄参、天花粉、金银花、川贝母、硼砂、甘草，煎汤服用，以清内蕴之毒。若热不退者，可于汤药中加生石膏，以加强透表解肌之力。

若初起失治，病势加剧，吐痰色白而黏，或带腥臭。此时亦可先用阿司匹林发汗，但恐病者身体虚弱，不堪发汗，宜用生山药煎汤送服，使汗化有源，服后微似有汗即可。后再用生山药煎汤送服粉甘草细末、三七细末、川贝细末，化肺中所蕴之毒瘀。张锡纯之所以应用三七化除肺中瘀血，亦缘于他对肺病发病机制的独到认识，即：肺朝百脉，医者治肺失宜，常使血瘀肺络，久而生热，导致热、瘀、毒蕴结。

若病又失治，病情进一步加剧，时时咳吐脓血，肺病已至三期，当用清凉之药以清其火，滋润之药以养其血，滑降之药以祛其痰，芳香之药以通其气，更以珠黄之药解其毒，金石之药填其空，兼数法而行之。还应酌加牛蒡子、瓜蒌仁以泻其脓，送服三七细末以止其血。

5. 肾病辨治特色

（1）温补相火宜补肾中元气

张锡纯认为，温补相火宜补肾中元气，其原因有二：一是元气为人身之原动力。“人之始生也，氤氲化醇，胚胎初结，中间一点动气，似有脂膜绕护，乃先天资始之气，即气海中之元气也。此元气得母荫育，渐渐充盛，以生督任二脉；又渐渐充盛，其气冲开督脉，由后上升，复通于任脉，由前下降，以生全身”（《医学衷中参西录·第五期第一卷·元气诠》）。因此，欲补后天之水火，宜培补元气。二是相火始生，其热力犹微也。凡欲补相火，须兼补肾中元气，元气旺则流行于周身加速，磨荡于经络之力倍增，相火之热力，亦因之而增。

以方药为例，敦复汤为张锡纯所拟补相火之专方。该方由人参、附子、生山药、补骨脂、核桃仁、山萸肉、茯苓、生鸡内金组成。用治下焦元气虚惫，相火衰微，致肾弱不能作强，脾弱不能健运，或腰膝酸疼，或黎明泄泻，一切虚寒诸证。方中除用附子、补骨脂之大热纯阳，直达下焦，以助相火之热力，核桃仁之温润多脂，峻补肾脏，以厚相火之根基外，更以人参为君，与萸肉、茯苓并用，借其收敛下行之力，大补肾中元气，元气既旺则相火自生。

（2）丰富了心肾相交的内涵

1）心肾相交重在君火相火相交

历代医家对心肾相交的讨论，多着眼于心火下降、肾水上升，水火既济。张锡纯则把心肾相交的重点，放在了君火与相火之相交上。他说：“人之元神在心，人之元气在肾。欲心肾相交者，须于有意无意之间，运心中元神随呼吸之气息息下降，与肾中元气会合。”（《医学衷中参西录·前三期合编第二卷·治阳虚方·敦复汤》）

心肾君相之火相交的关键，在于引心中君火下济相火以培补相火。相火既旺，自能发挥其温煦之功。诚如张敬亭所言：“心火之热力大矣哉！闻之肾为先天，脾为后天，二脏不失职，诸脏皆和。然非君火之阳光有以普照之，肾与脾亦无以伸其用。盖肾中相火虽亦能熏蒸脾土，腐熟水谷，不过依君火之末光以成功也。”（《医学衷中参西录·第五期第一卷·元气诠》）张锡纯自言其体质属于心火颇旺而相火少衰，饮食不忌寒凉，畏坐凉处。常于食前服用生硫黄，甚见效验。后习道家导引之术，默运心火下行与肾气互相交感之法，数日觉下元温暖，即不欲再食硫黄。再如，“敦复汤”条下载有戈翔高应用张锡纯心肾相交之理，使君火下煦相火，热力充于周身，治愈自身寒饮证的医案。

2）对心肾失交证治的发挥

早在《伤寒论》中，张仲景便制定了心肾失交所致心烦不眠等心神不安之证的治疗方药，即黄连阿胶汤。张锡纯对此又有所发挥。其曰：“盖人之心肾，原相助为理。肾虚则水精不能上输以镇心，而心易生热，是由肾而病及心也；心因思虑过度生热，必暗吸肾之真阴以自救，则肾易亏耗，是由心而病及肾也。于是心肾交病，思虑愈多，热炽液凝，痰涎壅滞矣。”（《医学衷中参西录·前三期合编第三卷·治痰饮方·龙蚝理痰汤》）治疗此类因思虑生痰，因痰生热，神志不宁者，张锡纯也没有局限于黄连阿胶汤，而是处以自拟龙蚝理痰汤。即在理痰汤的基础上，以龙骨、牡蛎代芡实，又加赭石、朴硝。龙骨、牡蛎能宁心固肾，安神清热，而二药并用，又为治痰之神品。又恐痰涎过盛，消之不能尽消，加赭石、朴硝以引之下行。

另外，张锡纯还拓宽了心肾失交致病的范围及辨治方法。例如，老年患者下焦虚惫，加之心阳亦虚，不能下济于肾，致下焦气化不摄，痰涎随冲气上泛，而致痰气郁结，胸膈满闷，胁下作疼。治以自拟期颐饼，方中之芡实大能敛冲固气，统摄下焦气化，且与麦面同用，一补心，一补肾，使心肾相济，水火调和，而痰气自平。

（3）阴虚肾燥致泄泻

肾中元阴元阳为一身阴阳之根本，其他脏腑之阴虚已久必累及肾阴，阴虚则燥，此所谓“阴虚肾燥”之内涵。又因肾开窍于二阴，若阴虚肾燥导致肾之气化功能发生障碍，不能分利津液，水液偏渗后阴，则大便滑泄、小便不利。

治疗此类泄泻，既要补肾之阴以治其燥，此为治本；又要辅以通利小便之药，利小便即所以实大便，此为治标。标本兼顾，泄泻方止。张锡纯治以自拟薯蓣芣苢粥。该方重用生山药至一两，佐以生车前子四钱，同煮作稠粥服之。方中山药能固大便，阴虚小便不利者服之，又能利小便。车前子能利小便，而性兼滋阴，可为补肾药之佐使，又能助山药以止大便。而且二药皆汁浆稠黏，同作粥服之，能留恋肠胃以止泻。

（四）奇经八脉病辨治特色

1. 八脉以冲为纲

（1）八脉以冲为纲的内涵

“八脉以冲为纲”，是对冲脉生理功能之重要性及其病变之广泛性的概括。张锡纯曰：“人之血海，其名曰冲。在血室之两旁，与血室相通。上隶于胃阳明经，下连于肾少阴经。有任脉为之担任，督脉为之督摄，带脉为之约束。阳维、阴维、阳跷、阴跷，为之拥护。”（《医学衷中参西录·前三期合编第八卷·治女科方·温冲汤》）对冲脉在八脉中的重要性做了精辟概括。若冲脉生理功能失常，又可导致诸多病证的产生，如咯血、衄血、倒经、呕吐、眩晕等，妇科疾病更是多以冲脉失常为要，张锡纯在《医学衷中参西录》中做了大量颇具特色的阐发。

（2）冲脉失常以上逆为要

张锡纯对冲脉失常的论述，大多围绕冲气上逆而展开。究其病机，主要以肾虚与胃虚为基础。张锡纯曰：“冲者，奇经八脉之一，其脉在胞室之两旁，与任脉相连，为肾脏之辅弼，气化相通。是以肾虚之人，冲气多不能收敛，而有上冲之弊。”（《医学衷中参西录·第五期第七卷·论冲气上冲之病因病状病脉及治法》）“冲为血海，居少腹之两旁。其脉上隶阳明，下连少阴。少阴肾虚，其气化不能闭藏以收摄冲气，则冲气易于上干。阳明胃虚，其气化不能下行以镇安冲气，则冲气亦易于上干。”（《医学衷中参西录·前三期合编第八卷·治女科方·加味麦门冬汤》）若再遇肝气上逆，更能加重冲气之上逆。他在《医学衷中参西录·前三期合编第八卷·治女科方·加味麦门冬汤》中还说："盖冲气上冲之证，固由于肾脏之虚，亦多由肝气恣横，素性多怒之人，其肝气之暴发，更助冲胃之气上逆"。冲脉失常致病的范围非常广泛，举例如下。①血逆之证。张锡纯认为，诸般血逆之证多因冲气上逆而致。如吐血之证，多由于胃气挟冲气上逆；衄血之证，多由于胃气、冲气上逆，并迫肺气亦上逆；倒经之证，缘于冲中（脉）之气上干，冲中（脉）之血随之上逆。临证时应遵循"治血以治冲为要"的治疗原则。②痰饮。张锡纯曰："冲气上干，胃气亦多上逆，不能息息下行以运化水饮，此又痰之所由来也。"（《医学衷中参西录·前三期合编第三卷·治痰饮方·理痰方》）冲气上逆，导致胃气失其息息下行之常，或亦转而上逆，阻塞饮食，不能下行，可酿生痰浊。可处以理痰汤。该方以半夏为君，以降冲胃之逆；重用芡实，以收敛冲气，更以之收敛肾气，而厚其闭藏之力。③喘证。张锡纯曰："肾虚气化不摄，则上注其气于冲，以冲下连肾也。夫冲为血海，实亦主气，今因为肾气贯注，则冲气又必上逆于胃，以冲上连胃也。由是，冲气兼挟胃气上逆，并迫肺气亦上逆矣，此喘之所由来也。"（《医学衷中参西录·前三期合编第二卷·治喘息方·薯蓣纳气汤》）可治以薯蓣纳气汤，重用生山药以补肾敛冲。④呕吐。张锡纯认为，呕吐之证多因胃气、冲气并而上逆所致，可处以薯蓣半夏汤。该方以半夏为降胃安冲之主药，配以生山药，在上大能补肺生津，则多用半夏不虑其燥，在下大能补肾敛冲，冲气得养，自安其位。⑤脑充血诸证。张锡纯曰："肝木失和，风自肝起。又加以肺气不降，肾气不摄，冲气、胃气又复上逆。于斯，脏腑之气化皆上升太过，而血之上注于脑者，亦因之太过，致充塞其血管而累及神经。"（《医学衷中参西录·前三期合编第七卷·治内外中风方·镇肝熄风汤》）因此，可导致中风、眩晕、头痛等病证的产生。可处以镇肝熄风汤，方中重用生赭石之目的便是降逆镇冲。

（3）妇科辨治尤以调治冲脉为要

张锡纯治疗妇科疾病，尤其重视对冲脉的调理，或降冲，或温冲，或固冲，或活血调冲，在其所拟"治女科方"中多有体现，现略述如下。

1）降冲

冲气失常以上逆为要，妇科病中的妊娠恶阻与倒经，亦多由冲气上逆而致，当治冲降逆。

张锡纯自拟安胃饮治疗妊娠恶阻，该方由清半夏、净青黛、赤石脂组成。若服后吐仍未止或其大便燥结者，去赤石脂加生赭石。若恶阻之剧者，饮水一口亦吐出，其气化津液不能下达，以至于大便燥结，旬余不通。其甚者，或结于幽门（胃下口）、阑门（大小肠相接处），致上下关格不通，满腹作疼。病若至此，病情危急，非大力之药不能挽回，应重用生赭石。"生赭石压力最胜，能镇胃气、冲气上逆，开胸膈、坠痰涎、止呕吐、通燥结"（《医学衷中参西录·前三期合编第二卷·治喘息方·参赭镇气汤》），借赭石镇逆之力，以折其上逆之机，气化得平，则诸证得愈，此正《内经》所谓"有故无殒，亦无殒也"。

倒经缘于冲胃气逆者，张锡纯用自拟加味麦门冬汤进行治疗。该方于大补中气以生津液诸药中，用半夏以降胃安冲，且以山药代粳米以补肾敛冲，则冲中（脉）之气安其故宅，冲中（脉）之血自不上逆，而循其常道。但是倒经缘于胸中大气下陷者，用加味麦门冬汤治疗则无效，两者应进行鉴别。张锡纯认为，人之大气斡旋全身，为诸气之纲领。大气充满于胸中，自能运转胃气使之下降，镇摄冲气使不上冲。若大气下陷，纲领不振，则诸气气机紊乱。所以，冲气、胃气之逆，非必由于大气下陷，而大气下陷者，实可致冲胃气逆。因此，应针对大气陷下激发冲胃气逆的病机，从本论治，处以升陷汤，大气得升则冲胃气逆自然得除，气机复归于平衡。

2）温冲

温冲法，张锡纯常用以治疗不育之证。张锡纯曰："女子不育，多责之冲脉。郁者理之，虚者补之，风袭者祛之，湿胜者渗之，气化不固者固摄之，阴阳偏胜者调剂之。冲脉无病，未有不生育者。而愚临证实验以来，凡其人素无他病，而竟不育者，大抵因相火虚衰，以致冲不温暖者居多。"（《医学衷中参西录·前三期合编第八卷·治女科方·温冲汤》）可治以温冲汤。该方由生山药、当归身、乌附子、肉桂、补骨脂、小茴香、核桃仁、紫石英、鹿角胶组成。方中附子、肉桂、补骨脂、核桃仁、鹿角胶皆为补助相火之品；生山药能补肾气以助相火；重用紫石英，取其性温质重，能引诸药直达于冲中（脉）。诸药合用，相火得充则冲脉无寒。

3）固冲

张锡纯常用固冲法治妇女血崩、月经过多等病证。

张锡纯曰："女子血崩，因肾脏气化不固，而冲任滑脱也。"（《医学衷中参西录·第五期第七卷·论血崩治法》）当治以固冲汤。该方由白术、生黄芪、煅龙骨、煅牡蛎、萸肉、生杭芍、海螵蛸、茜草、棕边炭、五倍子组成，共奏补肾固冲之效。若冲任滑脱不甚，病虽不致崩漏，却见经水行时多而且久，过期不止或不时漏下。当治以安冲汤。此方由白术、生黄芪、生龙骨、生牡蛎、大生地、生杭芍、海螵蛸、茜草、川续断组成。两方相较，组方原则基本一致。但固冲汤中龙骨、牡蛎均为煅用，与张锡纯喜生用，两药有所不同。张锡纯阐释曰："此方独用煅者，因煅之则收涩之力较大，欲借之以收一时之功也。"（《医学衷中参西录·前三期合编第八卷·治女科方·固冲汤》）另外，两方中皆用海螵蛸、茜草，张锡纯对此二药的认识颇为独特，并没有把它们作为活血化瘀之品，而是用其固崩、止血、敛冲之效。他说："愚对于此二药，其能治崩带洵有确实征验，其能消癥瘕与否，则又不敢遽断也。"（《医学衷中参西录·第四期第四卷·海螵蛸茜草解》）

4）活血调冲

活血调冲之法，可用治妇女癥瘕。女子癥瘕的形成，多由产后恶露未净，凝结于冲任而致。癥瘕形成之后，又可进一步导致阴虚作热、阳虚作冷、食少劳嗽等证。可治以理冲汤。该方由生黄芪、党参、白术、生山药、天花粉、知母、三棱、莪术、生鸡内金组成，方药配伍亦颇具张锡纯特色。从来医者调气行血，习用香附，而不用三棱、莪术。张锡纯则认为，若论耗散气血，香附犹甚于三棱、莪术。若论消癥瘕，十倍香附亦不及三棱、莪术。临证擅用三棱、莪术以消冲中瘀血，再伍用人参、黄芪诸药，使瘀去而不伤正。人参、黄芪等补药，得三棱、莪术之流通，则补而不滞，而元气愈旺。元气既旺，更能鼓舞三棱、莪术以消癥瘕。

2. 带脉病辨治特色

张锡纯对带脉失常所致病证的辨治特色，主要体现在对带下证的病机认识与治疗方法上。张锡纯认为，带下证的基本病机，主要包括两个大的方面。一是带脉失于约束。"奇经带脉，原主约束诸脉，冲任有滑脱之疾，责在带脉不能约束"（《医学衷中参西录·前三期合编第八卷·治女科方·清带汤》)。带下本为冲任之证，但之所以名为“带”，便是因为带下之基本病机为带脉不能约束。二是带脉瘀滞。张锡纯曰：“带下似滞下之说，愚向持此论。”“其病非仅滑脱也，也若滞下。然滑脱之中，实兼有瘀滞。”(《医学衷中参西录·前三期合编第八卷·治女科方·温冲汤》)

基于对带下病机的特殊认识，张锡纯强调，治疗带下时既要用收涩之品，又要佐以化瘀通滞之药，可选用张锡纯自拟清带汤。该方由生山药、生龙骨、生牡蛎、海螵蛸、茜草组成，用龙骨、牡蛎以固脱，用茜草、海螵蛸以化滞，更用生山药以滋真阴固元气。四药汇集成方，其能开通者兼能收涩，能收涩者兼能开通，相助为理，相得益彰。因带脉其所瘀滞者，有因寒、因热之不同，故临证时又要根据寒热之不同，酌加温热或寒凉之药。另外，张锡纯认为，没食子味苦而涩，苦则能开，涩则能敛，一药而具此两长，与其所拟清带汤之意相合。临证时除用清带汤治疗带下外，可用没食子、儿茶、白矾、石榴皮等煮水洗之。亦可用没食子捣烂或研细作粉，煎服。

3. 督脉病辨治特色

张锡纯认为，“督脉上统脑髓神经”，“实为脑髓神经之根本”(《医学衷中参西录·第五期第二卷·羚羊角辨》)。西医所谓脑髓神经之病，多有督脉失常之病理基础。治疗时亦应根据相应病机，灵活佐以调节督脉之药，略述如下。

“羚羊角辨”中，列有治疗沧州赵春山之幼子一案。病者因感受温病而发痉，昏昏似睡，呼之不应，肌肤发热，脉甚有力。张锡纯认为，此证因温病之气循督脉上行，伤其脑部，所以发痉，昏昏若睡，即西医所谓之脑脊髓炎。治疗宜先单用羚羊角煎汤灌下，因“羚羊之角乃其督脉所生，是以善清督脉与神经之热也”(《医学衷中参西录·前三期合编第七卷·治内外中风方·加味补血汤》)。后继用生石膏、玄参、薄荷叶、连翘煎汤饮下，一剂而脉静身凉。

“治内外中风方”中，载加味补血汤，用以治疗因脑部贫血而成虚寒内中风证。症见身形软弱，肢体渐觉不遂，或头重目眩，或神昏健忘，或觉脑际紧缩作疼；甚或昏仆，移时苏醒，致成偏枯，或全身痿废，脉象迟弱。该方由生黄芪、当归、龙眼肉、鹿角胶、丹参、乳香、没药、甘松组成。其中，用鹿角胶者，“因鹿之角原生于头顶督脉之上，督脉为脑髓之来源，故鹿角胶之性善补脑髓。凡脑中血虚者，其脑髓亦必虚，用之以补脑髓，实可与补血之药相助为理也”(《医学衷中参西录·前三期合编第七卷·治内外中风方·加味补血汤》)。

“论脑贫血痿废治法答内政部长杨阶三先生”中，载干颓汤，用治肢体痿废，或偏枯，脉象极微细无力者。该方由生黄芪、当归、枸杞、萸肉、乳香、没药、鹿角胶组成。张锡纯认为，督脉为脑髓神经之根，萸肉性善补肝，枸杞性善补肾，肝肾充足，元气必然壮旺，则自脊上达至督脉必然流通。用鹿角胶者，“诚以脑既贫血，其脑髓亦必空虚，鹿之角在顶，为督脉之所发生，是以其所熬之胶善补脑髓，脑髓足则脑中贫血之病自易愈也”(《医学衷中参西录·第五期第三卷·论脑贫血痿废治法答内政部长杨阶三先生》)。

(五) 外感伤寒温病辨治特色

1. 六经可统温病

张锡纯认为“伤寒与温病始异而终同”(《医学衷中参西录·第五期第五卷·〈伤寒论〉中有

治温病初得方用时宜稍变通说》)，而且《伤寒论》中原有温病，浑同于六经分篇之中，均名之为伤寒，未尝明指为温病。况且温病之原因各殊，或为风温，或为湿温，或为伏气成温，或为温热，受病之因既不同，治法亦随证各异。所以温病之治法按《伤寒论》六经分治最为妥当。

张锡纯以六经分治温病的思想，见于《医学衷中参西录》第七期遗稿“温病遗方”中。但因张锡纯病逝时《伤寒讲义》方告结束，温病正在开端，仅得遗方十一首，后经其子张荫潮整理，将遗著《伤寒论讲义》与温病验方十一首编辑成书，作为《医学衷中参西录》第七期。所以，“温病遗方”中仅有“太阳经”一篇。虽难见其他五经中温病之治法方药，但由此亦可对张锡纯六经分治温病的思想有大致了解。

观张锡纯太阳经中温病之辨治，共十三首方剂，大致可分为四大部分。

第一，太阳经风温证，又分为风温轻证、重证。

其一，太阳经感受风温之轻证，症见畏风轻，身体酸软，懒于动作，头不疼，肌肤不热，舌似无苔而色白，脉象微浮，至数如常。宜用轻清辛凉之剂发之，方用薄荷叶、连翘、大葱白煎服。

此条之意义，相当于伤寒太阳病之提纲证。张锡纯把《伤寒论》所言“太阳病，发热而渴，不恶寒者，为温病。若发汗已，身灼热者，名风温。风温之为病，脉阴阳俱浮，自汗出，身重，多眠睡，鼻息必鼾，语言难出”，作为张仲景论温病之提纲。并认为风温初起可处以麻杏石甘汤。但因薄荷、连翘、蝉蜕，在仲景之时皆未尝应用，故于温病之初原宜辛凉解肌者，皆以麻黄发之，且为防麻黄之热，又以石膏佐之。若仲景之时薄荷、连翘、蝉蜕诸药已有广泛应用，则仲景必不用麻黄而用薄荷、连翘、蝉蜕诸药。所以张锡纯治疗风温初起之证，直接处以薄荷、连翘、大葱白。

其二，太阳经感受风温之重证，症见头疼，周身骨节皆疼，肌肤热，不畏风，心中亦微觉发热，脉象浮数似有力，舌苔白厚。宜于前方中去葱白，加天花粉、菊花，以加重清热之效力。

第二，太阳湿温证，症见身体酸懒，甚觉沉重，头重懒抬，足重懒举，或周身肌肤重按，移时微似有痕，或小便不利，其舌苔白而发腻，微带灰色，其脉浮而濡，至数如常。在薄荷叶、连翘的基础上，加用黄芩、苍术、木通以清热利湿。若其人肌肤发热，心中亦微觉热者，应去苍术之燥，加滑石以加强清热利湿之效。

第三，太阳温病的发展演化，又分两种情况。

其一，温病旬日不解，邪入太阳之腑，症见小便发黄。当于发表清热药中，加清利膀胱之药。列有两方：滑石、连翘、蝉蜕、地肤子、甘草煎服；生石膏、滑石、连翘、蝉蜕、地肤子、甘草煎服。

其二，温病至七八日不解，渐见阴虚，其症轻者，用玄参、麦冬、连翘、菊花、蝉蜕煎服；若见四肢扰动不安等阴虚生风之兆者，认为此乃外感重还太阳欲作汗也，处以生地黄、生山药、玄参、枸杞、萸肉、柏子仁、生枣仁、甘草煎服。

第四，内有蕴热，复受外感，证属太阳经者，分为两种。

其一，温病肺有痰火，又为风邪所袭，症见初得即喘，其肌肤不恶寒而发热，心中亦微觉发热，脉象浮而长。可选《伤寒论》麻杏石甘汤，但应重用其中之生石膏，减麻黄、杏仁、甘草之量。

其二，内有伏气化热，后受外感之触动，症见表里俱热，舌苔白厚，中心似干，脉象浮而有洪象。张锡纯认为，其病虽连阳明而仍可由太阳汗解。在薄荷叶、连翘、天花粉的基础上，加用生石膏以清内热。若伏气化热已入心包，又有外感束其表，症见未病之时，心中常常发热，后为外感触发，则其热益甚，五心烦躁，头目昏沉，其舌苔白厚，且生芒刺，口中似有辣味，脉浮数有力。方用鲜地黄、玄参、天花粉、知母、麦冬以凉润清散，再合用西药阿司匹林发汗，内清外解，遍体得汗则愈。

综上所述，张锡纯以太阳经为纲统治温病，可见其中已经包括了温病常用的辨治方法。虽然无法得见其余五经之辨治详情，但由此太阳经可以推断，张锡纯六经分治的核心在于取六经以统领融合温病诸多辨治方法，以达以简驭繁的目的。

2. 温病之法详于《伤寒论》

张锡纯在《医学衷中参西录》中，专列“温病之治法详于《伤寒论》解”一节，来阐发其以《伤寒论》之方论治温病的观点，“至于六经分编之中，其方之宜于温病者不胜举”（《医学衷中参西录·第五期第五卷·温病之治法详于〈伤寒论〉解》）。张锡纯认为，《伤寒论》一书原以中风、伤寒、温病平分三项，特于太阳病首篇详细言之，示人以入手之正路。至后论治法之处，则三项中一切诸证皆可浑统于六经，但言某经所现之某种病宜治以某方，不复别其为中风、伤寒、温病，此乃纳繁于简之法，亦即提纲挈领之法。所以，《伤寒论》之方剂通过灵活加减配伍，皆可用于治中风、伤寒、温病。

张锡纯把麻杏石甘汤作为温病风温之方剂，可以薄荷叶、连翘、蝉蜕代替麻黄。再如，通过分析《伤寒论》中有关大青龙汤的条文，张锡纯认为诸条所论皆为温病之明征。而且该方中用大剂生石膏，若是伤寒必不重用生石膏，只有温病可重用生石膏以清燥热救真阴为急务。所以此方可用于温病，因温病宜凉不宜热，故用时又可以连翘代桂枝以逐外感。《伤寒论》中用小青龙汤治外寒内饮之证，尤适于外感痰喘。用该方治疗温病时，宜酌加生石膏，以制麻黄、桂枝、干姜、细辛之热。温病之中亦有小柴胡汤证，多兼呕吐黏涎，为少阳之火与太阴之湿化合而成，宜于方中酌加生石膏以清少阳之火，则黏涎自能化水从小便而出。

除取《伤寒论》以上诸方，用治温病初起病证外，张锡纯认为，“至温病传经已深，若清燥热之白虎汤、白虎加人参汤，通肠结之大小承气汤，开胸结之大小陷胸汤，治下利之白头翁汤、黄芩汤，治发黄之茵陈栀子柏皮等汤，及一切凉润清火育阴安神之剂，皆可用于温病”（《医学衷中参西录·第五卷·温病之治法详于〈伤寒论〉解》），只需临证时灵活变通用量，酌情加减配伍。

3. 温病初起清透并举

张锡纯认为，风温多系脏腑间先有蕴热，因其冬日薄受外感，未能遽发，所感之邪伏于三焦脂膜之中，随春阳而化热，继又薄受外感，所化之热邪受激动而骤发。初则外表略有拘束，历数小时即表里俱壮热。南方之人肌肤松浅，温邪易于解散，医者多用银翘散、桑菊饮诸方以清解，多有效验。但北方之人，多于温病初得不能解散，致温病传经深入，浸成危险之证。因此，主张温病初期即应透表与清热并用。张锡纯常用石膏清解内热，薄荷叶、蝉蜕、连翘辛散透表，并自拟清解汤、凉解汤、寒解汤三方进行治疗。

清解汤由薄荷叶、蝉蜕、生石膏、甘草组成，用治温病初得，症见头疼、周身骨节酸疼、肌肤壮热、背微恶寒无汗、脉浮滑。凉解汤由薄荷叶、蝉蜕、生石膏、甘草组成，用治温病表里俱觉发热，脉洪而兼浮者。寒解汤由生石膏、知母、连翘、蝉蜕组成，用治温病周身壮热，心中热而且渴，舌上苔白欲黄，脉洪滑，或头犹觉疼，周身犹有拘束之意者。清解汤与凉解汤方药物组成相同，只是用量有别，寒解汤则又在两方用药的基础上加上了知母。张锡纯强调，三方虽皆以汗解为目的，但临证时需视表邪内热之轻重以分途施治。其表邪重内热轻者，用清解汤；表邪内热平均者，用凉解汤；表邪轻内热重者，用寒解汤。

此外，即使温病阳明热实，张锡纯亦主张在应用白虎汤的同时，加薄荷少许，或连翘、蝉蜕少许。“因方中石膏原有解肌发表之力，故其方不但治阳明腑病，兼能治阳明经病，况又少加辛凉之品引之，以由经达表，其得汗自易易也”（《医学衷中参西录·第五期第五卷·伤寒风温始终皆宜汗解说》）。如此则清透并举，往往服后即可得汗而解。至于伏气温病，即使毫无新受之外感者，亦可在清解内热的基础上，佐以透表发汗之品。因“伏气之伏藏皆在三焦脂膜之中，其化热后乘时萌动，若有向外之机，正可因其势而利导之，俾所用之药与内蕴之热化合而为汗”（《医学衷中参西录·第五期第五卷·答人问〈伤寒论〉以六经分篇未言手经足经及后世论温病者言入手经不入足经且谓温病不宜发汗之义》）。

温病清透并举的治疗原则，亦被张锡纯用于儿科温热病的治疗中。因儿科温热诸证多与痧疹并至。温热之病，初得即知。但是，痧疹初得之时，其毒内伏而外无征象，常延至数日始出；又或不能自出，必服托表之药方出。因此，治疗时，当少用清表痧疹之药，不然恐其毒盘结于内，不能发出，其温热之病亦不能愈。即使是治疗温热兼痧疹初起即并发者，亦应于治温热药中时时少加清表痧疹之品，以防痧疹之毒内蕴而不能透出。

4. 善用经方灵活化裁

张锡纯对经方的应用特色，主要体现在两个方面。一是把经方用于温病的治疗之中，前文“温病之法详于《伤寒论》”中曾有讨论，不再赘述。二是对经方本身的灵活化裁，或调整剂量，或加减药味，以突出经方治疗目的，加强效用，颇具特色。例如，应用麻黄汤时，恐汗后邪仍不解，由太阳转入阳明，加知母以解其内陷之热。应用大青龙汤时，当重用生石膏以化其蕴热，其热化而欲散，自有外越之机，再用辛凉解肌之薄荷代替方中之麻黄，以利导之，使汗出至易。应用小青龙汤时，即使所遇之证分毫不觉热，亦必加生石膏五六钱，使药性之寒热归于平均。若遇证之觉热，或脉象有热者，则必加生石膏一两或更多。若因病者脉虚而加人参于汤中者，即使其脉分毫无热，亦必加生石膏两许以辅之，病者方能承受人参温补之力。若其证或兼烦躁，或表里壮热者，又宜加生石膏至一两半或二两，方能奏效。陷胸汤诸方，医者恐方中甘遂力量迅猛，又因吴又可有瘟疫忌用黄连之说，多惧而不用。张锡纯因此取治结胸诸方而制成荡胸汤，于大陷胸汤中取用芒硝，于小陷胸汤中取用瓜蒌实，又于治心下痞硬之旋覆代赭汤中取用代赭石，而复加苏子以为下行之向导，用以代替大陷胸汤、丸，或小陷胸汤。应用承气汤时，大黄、芒硝皆用至七八钱，厚朴、枳实不过用二钱。或仿调胃承气汤之义，皆减去不用，而外加生赭石细末五六钱。其攻下之力不逊于大承气原方，而较诸原方更为稳妥。

《伤寒论》诸方中，张锡纯又尤以对白虎汤的应用最具心得。张锡纯主张临证应用白虎汤时，应根据病者脉象之差异而灵活变通。脉洪滑者，为阳明腑实，当投以大剂白虎汤原方；脉浮滑者，知病犹连表，当于方中加薄荷叶，或加连翘、蝉蜕，服后即可由汗解而愈；脉滑而厥者，当用白茅根煮汤煎药。另外，以白虎汤为基础，制成许多新方，使白虎汤的临证应用更趋广泛。略述如下。

白虎承气汤：即白虎加人参汤，但煎服时石膏不煎入汤中，而以所煎之汤将石膏送服。用治《伤寒论》大承气汤证，脉数至一息六至以上，不能用大承气汤强下者。

镇逆白虎汤：方由生石膏、知母、半夏、竹茹粉组成。用治伤寒、温病邪传胃腑，燥渴身热，白虎汤证具，其人胃气上逆，心下满闷者。张锡纯阐释，此犹是白虎汤证，但因其人胃气上逆，心下胀满，粳米、甘草不可复用，而以半夏、竹茹代之，取二药之降逆，以参赞石膏、知母之功。

白虎加人参以山药代粳米汤：该方以山药代替白虎加人参汤中之粳米。用治寒温实热已入阳明之腑，燥渴嗜饮凉水，脉象细数者。张锡纯认为，粳米之用不过在于调和胃气，而山药兼能固摄下焦元气，使元气素虚者，不致因服石膏、知母而作滑泄。且山药多含浆汁，最善滋阴，白虎汤得之，既祛实火又清虚热，内伤外感，须臾同愈。

通变白虎加人参汤：该方即《伤寒论》白虎加人参汤，以芍药代知母、山药代粳米。用治痢证夹杂外感，其外感之热邪随痢深陷，以致痢为热邪所助，症见痢下或赤或白或赤白参半，下重腹疼，周身发热，服凉药而热不休，脉象确有实热者。方中以人参助石膏，能使深陷之邪徐徐上升外散，消解无余。加以芍药、甘草以理下重腹疼，山药以滋阴固下，诸药合用则热退而痢愈。

仙露汤：该方由生石膏、玄参、连翘、粳米组成。用治寒温阳明证，表里俱热，心中热，嗜凉水，而不致燥渴，脉象洪滑，而不致甚实，舌苔白厚，或白而微黄，或有时背微恶寒者。张锡纯认为，《伤寒论》白虎汤为阳明腑病之方，而兼治阳明经病。仙露汤为阳明经病之药，而兼治阳明腑病。因其所主者偏重于经病，故于白虎汤方中以玄参之甘寒，易知母之苦寒，又去甘草，少加连翘。欲其轻清之性，善走经络，以解阳明在经之热。

（六）用药组方特色

1. 尊《本经》研药性，擅创新赋新用

（1）对《神农本草经》药性理论的继承

张锡纯曰："夫学医工夫原有数层，悉论之，累幅难终。今先就第一层工夫言之，则最在识药性也。药性详于《本草》，诸家《本草》皆不足信，可信者惟《本经》。"（《医学衷中参西录·第五期第二卷·复李祝华书》）用药注重以《神农本草经》为基础，深研药性，阐发功用。《神农本草经》中对药物功效的许多记载，后世医家少有论述。张锡纯临证组方则多有应用，颇具启发意义，略述如下。

1）山萸肉

《神农本草经》谓其"主心下邪气、寒热；温中，逐寒湿痹；去三虫"。张锡纯认为其所主之

寒热，乃肝经虚极之寒热往来。“凡人元气之脱，皆脱在肝……又肝与胆脏腑相根据，胆为少阳，有病主寒热往来；肝为厥阴，虚极亦为寒热往来，为有寒热，故多出汗。萸肉既能敛汗，又善补肝，是以肝虚极而元气将脱者服之最效”（《医学衷中参西录·前三期合编第一卷·治阴虚劳热方·来复汤》）。其所拟来复汤中，便重用山萸肉至二两，用治大病瘥后不能自复，寒热往来，虚汗淋漓；或但热不寒，汗出而热解，须臾又热又汗，目睛上窜，势危欲脱者。又因《神农本草经》载其“逐寒湿痹”，张锡纯临证遇病者肢体疼痛，或腹胁疼痛，脉虚者，因其气血因寒湿而痹故作疼，即重用萸肉，痹开则疼痛自止。其所拟曲直汤中，重用山萸肉一两以补肝，用治肝虚腿疼，左部脉微弱者，其理便在于此。

2）龙骨

医家多用其收涩之性，张锡纯则由《神农本草经》谓其主“癥瘕坚结”的记载，认为龙骨具有很好的化瘀血之功用，临证常伍以牡蛎，二药并用，能使血之未离经者永安其宅，血之已离经者，尽化其滞。

3）桂枝

《神农本草经》谓其“主上气咳逆”，张锡纯常用其治疗冲气上冲兼奔豚者，并阐释曰：“凡气之逆者可降，郁者可升，惟此证冲气挟相火上冲，则升降皆无所施。桂枝一药而升降之性皆备，凡气之当升者遇之则升，气之当降者遇之则降，此诚天生使独而为不可思议之妙药也。”（《医学衷中参西录·第六期第一卷·气病门·冲气上冲兼奔豚》）另外，张锡纯还以此为基础，阐发桂枝降胃气之用。其曰：“再上溯《神农本草经》，谓桂枝主上气咳逆及吐吸，是桂枝原善降肺气，然必胃气息息下行，肺气始能下达无碍。细绎经旨，则桂枝降胃之功用，更可借善治上气咳逆吐吸而益显也。”（《医学衷中参西录·第六期第二卷·肢体疼痛门·胁下疼兼胃口疼》）

4）芍药

《神农本草经》谓其“利小便”，张锡纯在理饮汤等治痰饮之方中，常用芍药，取其善利小便，小便利而痰饮自减。

（2）对药物新功效的探讨与应用

除了对《神农本草经》所载药物功效的阐发和应用，张锡纯还在传统用药习惯的基础上，赋予了药物许多新的功效，这也是他所撰药论中最具特色与创新的部分，对后世影响很大，举例如下。

1）石膏

张锡纯以擅用石膏而著名，观其《医学衷中参西录》中用石膏之病案，可见石膏之临床应用范围极为广泛。既可透表解肌，又善清瘟疹之热、咽喉之热、头面之热，又可用治脑漏。除用治外感实热，亦可用治纯系内伤、脏腑失和者。如治疗伏气下陷于奇经诸脉，久而化热，其热亦不能外发为温，有时随奇经之脉上升者；在女子又有热入血室而子宫溃烂者。

2）桂枝

张锡纯认为，桂枝亦有疏肝之功用，但与柴胡理肝之性有不同之处。“胁下疼兼胃口疼”中，载有治齐斐章一案，张锡纯处方用桂枝而不用柴胡。因此证之疼肇于胁下，是肝气郁结而不舒畅，继之因胁疼累及胃中亦疼，是又肝木横恣而乘土。柴胡能疏肝气之郁，而不能平肝木之横恣。桂枝其气温升，温升为木气，能疏肝气之郁结，则胁疼可愈；其味辛辣，辛辣为金味，更能平肝木横恣，则胃疼亦可愈。

3）乳香、没药

乳香与没药，医者多用之以消疮疡，或外敷疮疡。张锡纯则把二药作为宣通脏腑、流通经络之要药，“不但流通经络之气血，诸凡脏腑中有气血凝滞，二药皆能流通之。医者但知其善入经络，用之以消疮疡，或外敷疮疡，而不知用之以调脏腑之气血，斯岂知乳香、没药者哉?”（《医学衷中参西录·前三期合编第四卷·治气血郁滞肢体疼痛方·曲直汤》）认为凡心胃、胁腹、肢体、关节诸疼痛皆能治之。又善治女子行经腹疼，产后瘀血作疼，月事不以时下。其通气活血之力，又善治风寒湿痹，周身麻木，四肢不遂，扩大了其临床应用范围。

4）黄芪

张锡纯认为黄芪“既善补气，又善升气。且其质轻松，中含氧气，与胸中大气有同气相求之妙用”（《医学衷中参西录·前三期合编第四卷·治大气下陷方·升陷汤》），把它作为治疗胸中大气下陷之要药，在其“治大气下陷方”所载升陷汤、回阳升陷汤、理郁升陷汤、醒脾升陷汤中，皆重用生黄芪为主药。除此之外，张锡纯认为黄芪与发表药同用，能祛外风，与养阴清热药同用，更能息内风。其补益之力能生肌肉，使溃脓排出，可用治痈疽、久败疮者。表虚自汗者，可用之以固外表气虚。小便不利而肿胀者，可用之以利小便。妇女气虚下陷而崩带者，可用之以固崩止带。

5）代赭石

代赭石，医者多用其降胃之功，张锡纯则认为代赭石“最善平肝、降胃、镇冲”（《医学衷中参西录·第七期第一卷·太阳病旋复花代赭石汤证》），可用其治疗吐血衄血、虚劳咳喘、妊娠恶阻、噎膈反胃、肠结、火不归源证、温病兼冲气上冲、脑充血诸证、癫狂失心、痫风等诸多病证。

6）三七

张锡纯认为，三七“善化瘀血，又善止血妄行，为吐衄要药”（《医学衷中参西录·第四期第三卷·三七解》），临证常与龙骨、牡蛎同用，收涩之中兼具化瘀，用治吐衄诸证，如镇冲降胃汤、滋阴清降汤、保元寒降汤、补管补络汤等。而且，单用止血之药，常致血瘀经络变成血痹虚劳，伍以三七，则病愈后不至瘀血留于经络而证变虚劳。另外，三七能化腐生新，兼治二便下血，与鸦胆子并用，能治疗痢疾下血鲜红，日久不愈者。因其善化瘀血，张锡纯把它作为妇科理血妙品，用治女子癥瘕、月事不通；外用以治金疮，凡跌打损伤，内连脏腑经络作疼痛者，以及疮疡初起肿疼者，外敷、内服皆可选用。

7）鸡内金

医者多用鸡内金以消食，张锡纯则把它作为消化瘀积之要药，不但能消脾胃之积，无论脏腑何处有积，鸡内金皆能消之，“是以男子痃癖、女之癥瘕，久久服之皆能治愈。又凡虚劳之证，其经络多瘀滞，加鸡内金于滋补药中，以化其经络之瘀滞而病始可愈”（《医学衷中参西录·第四期第四卷·鸡内金解》）。

2. 用生药取宏效，喜重用挽急重

（1）喜用生药

张锡纯曰："愚于诸药多喜生用，欲存其本性也。"（《医学衷中参西录·第五期·例言》）临证组方多用生药，取其效专力宏。现选取张锡纯常用之药，择其所论当生用之理，略做说明。

1）生石膏

张锡纯认为，石膏为硫、氧、氢、钙化合，若煅之则硫、氧、氢皆飞去，其凉散之力顿失，而所余之钙，经燥即变为洋灰，断不可服。医者多误认为石膏大寒而煅用之，则宣散之性变为收敛，以治外感有实热者，易将其痰火敛住，凝结不散，用至一两即足以伤人，无异于变金丹为鸩毒。

2）生萸肉

张锡纯认为，山萸肉其酸温之性能补肝敛肝，治肝虚自汗，以固元气之将脱，实能挽回人命于至危之候。药房多酒浸蒸黑用之，则敛肝固气之力顿减。

3）生黄芪

张锡纯主张临证黄芪必用生者，因生用则补中有宣通之力，若炙之则宜于温补。

4）生山药

张锡纯认为，山药色白入肺，味甘归脾，液浓益肾，能滋润血脉，固摄气化，宁嗽定喘，强志育神，性平可以常服多服，宜用生者煮汁饮之，不可炒用，以其含蛋白质甚多，炒之则其蛋白质焦枯，服之无效。

5）生赭石

张锡纯认为，赭石其原质为铁氧化合而成，其结体虽坚而层层如铁锈，生研服之不伤肠胃，即服其稍粗之末亦与肠胃无损。且生服则氧气纯全，大能养血。药房中所鬻之赭石，必煅以煤火，则铁氧分离即不能生血，且更淬之以醋，转成开破之性，多用之即可令人泄泻。

6）赤石脂

张锡纯认为，赤石脂原系粉末，宜兴茶壶即用此烧成，为其质同粉末有黏滞之性，研细服之可保护肠胃之内膜，善治大便泄泻。药房中常将石脂为细末，水和为泥，捏作小饼，煅以煤火，即与宜兴壶瓦无异。若为末服之，必伤人脾胃。

7）生乳香、没药

张锡纯认为乳香、没药最宜生用，若炒用之则其流通之力顿减。

8）生水蛭

张锡纯认为，水蛭其破瘀血者乃此物之良能，而非其性之猛烈。水蛭味咸为水味，色黑为水色，气腐为水气，纯系水之精华生成，最宜生用，甚忌火炙。至于方书多谓必须炙用，不然则在人腹中能生殖若干水蛭害人，殊为无稽之谈。

9）生麦芽

张锡纯认为，从来方书中麦芽皆是炒熟用之，惟陈修园谓麦芽生用能升发肝气，可谓特识。人之元气根基于肾，萌芽于肝，培养于脾，积贮于胸中为大气以斡旋全身。麦芽为谷之萌芽，与肝同气相求，故能入肝经，以条达肝气。然必须生煮汁饮之，则性善升发，方能起到条达肝气之目的。

（2）重用药物挽急重之病

张锡纯曰："盖用药以能治病为宗旨，医者疏方恒至药品二十余味，其分量约皆在二三钱之间，不甚差池，即将病治愈亦不知系何药之力，而愚初临证时，恒择对证之药，重用一味煎汤数钟，徐徐服之，恒能挽回极重之病。"（《医学衷中参西录·第五期·例言》）需要说明的是，张锡纯并非用药鲁莽而特以重用药物作为标榜。其曰："诚以临证既久，凡药之性情能力及宜轻宜重之际，研究数十年，心中皆有定见，而后敢如此放胆，百用不至一失。"（《医学衷中参西录·前三期合编第二卷·治喘息方·参赭镇气汤》）

在《医学衷中参西录》中，张锡纯又专列"论用药以胜病为主不拘分量之多少"一节，讨论用药当合病情，不能拘泥于定量。其曰："有所用之药本可除病，而往往服之不效，间有激动其病愈加重者，此无他，药不胜病故也。病足以当其药而绰有余力，药何以能除病乎？"（《医学衷中参西录·第五期第二卷·论用药以胜病为主不拘分量之多少》）除在此节集中收载了许多医案用以说明重用药物之理外，《医学衷中参西录》中还散见大量张锡纯重用药物挽回重证之病案，在此不一一引述，仅选取案中重用生石膏、生赭石、生萸肉的部分药论，略做说明。

1）生石膏

张锡纯认为，生石膏性微寒，本系平和之品，若遇寒温太热之证，以微寒之药，欲用少量以扑灭寒温燎原之热，不会有任何疗效。所以，临证用生石膏治疗外感实热证时，轻证亦必至两许。若实热炽盛，又恒重用至四五两，或七八两。张锡纯自谓："愚临证四十余年，重用生石膏治愈之证当以数千计。有治一证用数斤者，有一证而用至十余斤者，其人病愈之后，饮食有加，毫无寒胃之弊。"（《医学衷中参西录·第四期第一卷·石膏解》）

2）生赭石

张锡纯把赭石作为救急扶危之大药，且赭石所以能镇逆气，能下有形瘀滞者，以其饶有重坠之力，临证组方多用至数两，而"如此良药，今人罕用，间有用者，不过二三钱，药不胜病，用与不用同也"（《医学衷中参西录·前三期合编第二卷·治喘息方·参赭镇气汤》）。

3）生萸肉

张锡纯认为，凡药性之和平者，非多用不能奏效，如萸肉、地黄、山药、枸杞、龙眼肉诸药。"凡于元气之将脱者，必重用净萸肉四两，或兼用他药以辅之，即危至极点，亦能挽回，胜于但知用参、芪、术者远矣"（《医学衷中参西录·第五期第一卷·元气诠》）。

3. 制药对调平衡，巧配伍拟新方

张锡纯曰："凡用药治病，每合数味成方，取其药性化合，借彼药之长以济此药之短，而后乃能随手奏效。"（《医学衷中参西录·第五期第二卷·答朱静恒问药三则》）观其所拟之方，用药多两两为伍，或取其相济以增强药效，或取其相制以趋于平衡。前者如龙骨与牡蛎、三棱与莪术、乳香与没药、薄荷与蝉蜕相伍，前文已有论述，不再赘述；后者则更为广泛，或温清同用，或攻补兼施，或滑涩并举，或润燥相济，或升降并调，应用非常灵活。现着重举例对后者进行简要分析。

（1）温清并用

黄芪膏中，用黄芪以补肺之阳，用生石膏者，因其凉而能散，其凉也能调黄芪之热。温降汤用治吐衄，方中用芍药以防干姜之热力入肝，且肝为藏血之脏，得芍药之凉润以养之，则宁谧收敛，而血不妄行。秘红丹用治肝郁胃逆所致之吐衄，方中肉桂与大黄相伍，张锡纯认为平肝之药，以桂为最要，肝属木，木得桂则枯，而单用之则失于热；降胃止血之药，以大黄为最要，胃气不上逆，血即不逆行，而单用之又失于寒。若二药并用，则寒热相济，性归和平，降胃平肝，兼顾无遗。燮理汤用治寒热凝结下焦化为脓血而下痢，方中黄连以治其火，肉桂以治其寒，二药等份并用，阴阳燮理于顷刻，诸证得愈。升陷汤以黄芪为主，因黄芪既善补气，又善升气，惟其性稍热，故以知母之凉润济之。

（2）攻补兼施

十全育真汤用于治疗虚劳，张锡纯于补药剂中加三棱、莪术以通活气血。因三棱、莪术既善破血，又善调气，补药剂中以为佐使，有瘀者瘀可徐消，无瘀者亦可借其流通之力，以行补药之滞，而补药之力愈大。

（3）滑涩并举

参麦汤用于治疗咳嗽劳喘，方中之山药其收涩之性能助人参以补气，其黏润之性能助麦冬以滋液，但多服久服，常有壅滞之弊，故伍以牛蒡子之滑利以滑涩相济。加味天水散用治暑日泄泻，方由生山药、滑石、甘草组成，方中重用生山药，除用其补固元气以止泄泻外，又因其汁浆稠黏，与甘草之甘缓者同用，又能逗留滑石，不致速于淡渗，俾其清凉之性由胃输脾，由脾达肺，水精四布，下通膀胱，则周身之热与上焦之燥渴喘促可除。

（4）润燥相济

资生汤用于治疗痨瘵饮食减少，方中用白术以健脾之阳，脾土健壮，自能助胃；山药以滋胃之阴，胃汁充足，自能纳食。理痰汤，方中用芝麻、柏实以润半夏之燥，兼能助芡实补肾。

（5）升降并调

张锡纯喜用赭石与生麦芽相伍以调节气机升降。赭石用以降胃气，胃气息息下行，则冲气不致上冲，胆火可因之下降，大便亦可按时下通，至于痰涎壅滞、咳嗽喘逆诸证，亦可因之递减；生麦芽善于升达肝气，人身之气化左升右降，若单用赭石降胃，则其重坠下行之力或有碍于肝气之上升，所以方中用赭石降胃，即用麦芽升肝以顺气化自然之理，而还其左升右降之常。

【后世影响】

张锡纯对中西医学之间所做的汇通，与其前或同时期的汇通医家相比较，在内容的广度与深度上都有明显的进步。他广采西学之长来阐释中医传统理论的内涵，更有意义的是他以传统医学为根本，赋予传统经典医学文献以新的阐释，以表明中医之理不但多包涵西医学之内容，而且内涵更为丰富全面，而不是单纯地削足适履，盲目以中医理论来比附西医学。诚然，这种对比与通融，不少地方在今天看来不乏牵强生硬，但张锡纯以中医学为基础，在保持中医学传统特色与话语系统的基础上，依据中医学自身发展规律，对中医理论进行创新的方式与方法，对今天中医学之创新仍然具有重要的启迪意义。在走过盲目地把中医现代化等同于中医西医化误区后的今天，再回望张锡纯衷中参西的努力，不免感慨他的远见卓识。所有这一切，对于今天中医之发展依然具有借鉴意义。

此外，就《医学衷中参西录》中对传统中药药性功效理论的阐发以及自拟之医方而言，对后世中医学的影响也无疑是巨大的。《医学衷中参西录》分期陆续刊行后，在当时医界便引起巨大反响，医学刊物大都争相刊载，并给予极高评价。直至今日，张锡纯所拟医方在临床中亦多有广泛应用，不少经典之方，如镇肝熄风汤、寿胎丸、清带汤、活络效灵丹等，被载入临床各科教科书，成为临床辨证用药之典范。以张锡纯之方为基础进行加减所进行的临床观察报道，在各类著述中亦比比皆是。

《医学衷中参西录》中载有张锡纯大量的临证医案。以这些医案为代表所确立的张锡纯临证辨治模式，其影响远比具体的医方更为重大和深远。赵洪钧说："我们并非强调张锡纯的研究方法一定出自西医，中医前人亦有具此精神者。然而到20年代为止，能如《衷中参西录》者实少。张锡纯医案于患者年龄、性别、病因、症状、病理、脉象、舌苔、方药、治效、药理等绝少脱漏。其记载如何选择道地药材、炮制方法、入煎先后、服用注意事项之详尤为诸书不备。至其晚年病案格式已固定，间有采用西医器械者尤详备。"卢晓曾评价道："建立完整病历，及时总结经验，把感性认识逐步提高到理性认识，是锡纯先生的最大成功处。遍观先生全部著作，验案介绍，几逾其半。举凡辨证论治、选药立方，莫不证诸实践，言之凿凿。其于随症变化，具见手眼之处，亦皆纡曲详陈、发人慧思……先生之被誉为医学实验派大师，此为重要因素。"

张锡纯临证辨治疾病，往往先采西医之病名，后详以中医理论阐发其病因病机，中西汇参确立治则治法。具体辨治时又常把对疾病过程的整体把握与分期论述相结合，极大发挥了西医辨病与中医辨证各自的优势，整体与局部相参，在大的治疗原则下又结合疾病不同阶段的病机特点，而采取针对性的用药。这种辨证与辨病相结合的模式，对后世也有一定的影响。

综上所述，张锡纯是近代中医史上的著名医家，也是主张中西医汇通的代表人物之一，与江苏陆晋笙、杨如候和广东刘蔚楚并称为"医林四大家"，与慈溪张生甫、嘉定张山雷被医界称为"名医三达"。主张以中医为主体，取西医之长补中医之短，倡导"衷中参西"。在临床上，每中西药并用，以西药治标，以中药治本，奏效必捷。在理论上，常将中医脏腑学说与西医解剖生理互相印证，力图沟通中西医。诊病讲究详记病情，用药讲求实效，创制的许多新方如镇肝熄风汤等，多为后人所喜用。在施治上，以气血升降理论为核心，主张脾阳与胃阳并重，升降兼施。所著《医学衷中参西录》，是张锡纯一生刻苦钻研的结晶，也是他从亲身体验中得来的宝贵经验，受到近现代不少医家的重视。

山东中医药大学　张效霞

【参考文献】

[1] 张锡纯. 医学衷中参西录［M］. 石家庄：河北科学技术出版社，1985.

[2] 喻昌. 医门法律［M］. 北京：中医古籍出版社，2002.

[3] 王其飞. 老年脾胃病与张锡纯学术研究［M］. 北京：中国医药科技出版社，1994.

[4] 顾观光. 神农本草经［M］. 北京：学苑出版社，2007.

[5] 赵洪钧. 近代中西医论争史［M］. 合肥：安徽科学技术出版社，1989.

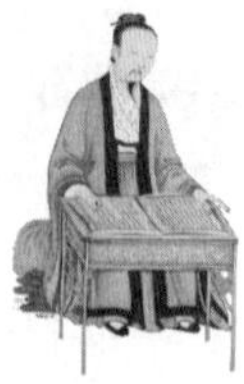

何廉臣

内容提要

何廉臣，名炳元，字廉臣，生于清咸丰十一年（1861），卒于民国十八年（1929），浙江绍兴人，清末民初著名医家。著有《增订通俗伤寒论》《重订广温热论》《感症宝筏》《湿温时疫治疗法》《全国名医验案类编》等著作。何廉臣推崇张仲景，致力于伤寒之学，增订俞根初《通俗伤寒论》，发展寒温融合之说，传承“绍派伤寒”之学；在戴天章和陆九芝的基础上，撰著《重订广温热论》，继承和发挥清末民初的温病学术思想。何廉臣指出，温病即是伏气病，提出“温病四时皆有之说”，扩充伏气温病的范围，提出“凡温热即是伏火”之说，从伏火来探讨伏气温病的病因病机；阐明新感温病与伏气温病的本质区别，完善了伏气温病辨治体系。何廉臣在临证诊疗方面也颇有心得，系统总结了看舌苔、观两目、看口齿、按胸腹等诊断方法；根据绍兴地域夹湿的特点，总结治疗湿证的学术思想，提出“湿热治肺，寒湿治脾”；总结外感重视透邪外出、治燥温凉分治等治疗原则；以六淫分治时病，善治痰饮、血证、肿胀臌等病证；处方用药轻灵，善于总结、运用前人之有效方剂。何廉臣关注中医教育，参与创办多个中医学会和学报；坚持“整理古籍，保存国粹”，还曾参与反对“取缔中医案”的斗争，在近代中医界具有较大影响。

【概述】

一、生平简介

何廉臣，名炳元，字廉臣，号印岩，晚号“越中老朽”，生于清咸丰十一年（1861），卒于民国十八年（1929），浙江绍兴人。其一生勤于诊疗和著述，校订、编纂、撰著之医书颇多，总计30余种。其中，又以《新医宗必读》《重订广温热论》《感症宝筏》《湿温时疫治疗法》《增订通俗伤寒论》《儿科诊断学》《叶天士医案按》《全国名医验案类编》等，最能反映他的医学思想和临证特点。

何廉臣出生于世医之家，祖父何秀山为绍兴名医。其幼习举业，为庠生，乡试两度未中，及冠之年，弃儒习医。先与沈兰垞、严继春、沈云臣讲习古医学说，继从名医樊开周临证，与绍派名医赵晴初结为忘年交，出游访道，集思广益。其时，正值西学东渐，又取西医译本悉心研究，积极尝试中西汇通。

清光绪三十四年（1908），何廉臣创办绍兴医药学研究社，任社长；同年6月，创办《绍兴医药学报》，主持编辑事务。1915年，神州医药会绍兴分会成立，何廉臣任评议长。1929年，他不顾年迈多病，仍然十分关心当时医界反对“取缔中医案”的斗争，积极组织北上请愿，由其子幼廉代行。

何廉臣校勘俞根初《通俗伤寒论》，原书3卷，增订为12卷，发明俞根初未尽之处。他重视医案的记载及整理，设计新医案格式为：病源、病状、病所、病变、诊断、疗法、药方、看护。其选编《全国名医验案类编》，即按此格式收载，在全国颇有影响。

何廉臣承寒温融合发展伤寒学说，增订《通俗伤寒论》，为绍派伤寒代表人物。其辨证崇尚六经，结合三焦；重订《广温热论》，从伏火论治温病，阐明伏气温病与新感温病的区别；编著《感症宝筏》《湿温时疫治疗法》《全国名医验案类编》等，促进了温病学说的发展。

二、著作介绍

何廉臣著作颇多，初步整理已刊之作，总计30余种。

著作类：《增订通俗伤寒论》《全国名医验案类编》《内科证治全书》《中风新论》《湿温时疫治疗法》《实验药物学》《药学汇讲》《肺痨汇篇》《喉痧白喉证治全书》《廉臣医案》等。

教材类：《新医宗必读》《新方歌选》《全体总论》《勘病要诀》《药学粹言》《内科通论》《内经存真》《绍兴医学会课艺题解》《脉学汇阐》《实验药用要言》《实验汉药学》《实验要药分剂》《新纂儿科诊断学》《绍兴县同善局医方汇选》《实验喉科学讲义》《痛风新论》等。

重订类：《重订广温热论》《感症宝筏》《增订时病论》《新增伤寒论识》等。

校按类：《吴鞠通医案按》《叶天士医案按》《续古今医案按》《增订伤寒百证歌》《新证伤寒广要》《鉴定伤寒论诀》《伤寒论述义》《新订温病条辨》等。

其中，《新医宗必读》《重订广温热论》《感症宝筏》《湿温时疫治疗法》《增订通俗伤寒论》《儿科诊断学》《叶天士医案按》《全国名医验案类编》等为其主要著作，涉及医理、温病、伤寒、内科、儿科、本草、医案等多个方面。下面分别加以介绍。

（一）《新医宗必读》

《新医宗必读》，共计4卷，何廉臣撰，陈莲舫、蔡元培亲笔作序。全书汇辑以下专论：医与国家关系论、医非小道论、医必先明十要论、医宜开化病家论、中国医学源流论、泰西医学源流论、中西医学折衷论、中西医异同论、医学改良论、中医急宜讲全体学论、人身一机器论、越医传派论、医家应尽义务论等，共计13篇。书中所论，比较中西医学之优劣，倡导改良维新，反映出当时历史背景下中医界的思索与努力。全书仿照李士材《医宗必读》之体例编写，取材于历代基础读物中精切实用者，并结合何廉臣之临床经验及课徒体会，分基础、临床、药物、方剂四部分编成。此书现存清光绪三十三年丁未（1907）抄本、宣统元年（1909）医学研究会编《医学丛书》本。

（二）《感症宝筏》

《感症宝筏》，共计8卷，何廉臣编著，1912年刊行。根据清·吴坤安原著《伤寒指掌》重订并分段加按语，按语系何廉臣经验阅历之所得。本书认为伤寒是热病的总名，书中首论六经本病，次述变病类病。其论六经病证，先列主要症状，次以方证并治。书中广泛收载了治疗外感病证的古法与新法。古法悉本《证治准绳》《医宗金鉴》以及《伤寒来苏集》等，新法则参以叶天士、薛生白等的治疗心得，可谓深得前贤要领。此书于温热、暑热、疫疠之类伤寒，辨析明白，立法处方随证变通，依从温热病性取治，处方可见其经验之富、学识之专。书中分列本病、并病之述古，及本病、并病之心得新法，条例清楚，方药清新，切实可用。书中荟萃“伤寒”“温病”之学，指出：“以南方近日之伤寒，大半属于温热，治法与伤寒不侔，伤寒入足经，而温邪入手经。伤寒宜表，而温邪忌汗；伤寒药宜温，而温病药宜辛凉。苟不辨明，必多误治。”故其书概述六经本病，而特参以温热立论，兼以类伤寒之诸症。先古法，后新法，条分缕析，既精且详，治法完善，足为医林圭臬。

（三）《重订广温热论》

《重订广温热论》，共计5卷，何廉臣重订。1914年绍兴浙东印书局铅印本。原书《广瘟疫论》，为清·戴天章取明·吴有性《温疫论》予以增订删改而成，此书曾经后人改名《温疫明辨》。陆懋修予以删补，改名《广温热论》。何廉臣在该书基础上重新订正，故改名《重订广温热论》。此书在陆懋修《广温热论》基础上增加了论温热四时皆有、论温热伏气与新感不同、论温热即是伏火、温热本症疗法、温热遗症疗法、论小儿温热、温热验方、验方妙用、温热验案、温热本症医案、温热兼症医案等内容。

（四）《湿温时疫治疗法》

《湿温时疫治疗法》，绍兴医学会编，由何廉臣、陈越桥主编，1913年绍兴医学书报社铅印本。此书系绍兴医药学会集体编写的湿温时疫治疗专著，所选处方均为临床使用有效者。书中专门介绍绍兴湿热诊疗法则，系统阐述湿温时疫之演变、转归及防治方法，间杂中西医汇通之论，切于实用。论述了湿温的病因、病机、病状及中医的治疗方法，以及湿温化症，如湿温化痧气、霍乱、疟症、痢疾、泄泻、黄疸、水瘇等治疗，博采前人治疗经验，参以各个会员的实践心得，所定方药对临床有参考价值。此书还论述了现代卫生防疫知识，对预防湿温病有参考意义。

（五）《增订通俗伤寒论》

《增订通俗伤寒论》，共计 12 卷，清·俞根初撰，何廉臣增订。1934 年上海六也堂书局印发。何廉臣对俞根初之原著，耗时 13 年时间，重新进行校勘、补充，使得原书内容大大增加，由原来的 3 卷增加为 12 卷，引证丰富多彩，后人称之为“四时感症之诊疗全书”。《通俗伤寒论》一书有 12 章。第一章论伤寒要义，为全书总论；第二章论六经方药，并附方 101 首；第三章论表里寒热等；第四章论气血虚实诸症等；第五章论伤寒诊法；第六章论伤寒脉舌；第七章论伤寒本证；第八章论伤寒兼证；第九章论伤寒夹证；第十章论伤寒坏证；第十一章论伤寒复证；第十二章论调理诸法。与俞根初原著相比，全书增加了“廉勘”“幼廉按”等按语，及“周越铭新撰方歌”“六经舌苔歌”“吴坤安察舌辨证歌诀”。另外，对部分章节顺序进行了调整。

（六）《儿科诊断学》

《儿科诊断学》，何廉臣编，刊于 1918 年。一名《新纂儿科诊断学》，上海大东书局铅印本。此书为儿科诊断学之专著，以望、闻、问、按、切 5 门为纲，讨论儿科疾病之诊断法。所论均切合临床实用，尤其按诊，更多见地，发前人所未发。全书共 8 章 35 节。第一至第六章，分列望诊、问诊、闻诊、按诊、检诊及切脉纲要；第七、八章，包括六诊纲要、辨证纲要。本书在历代儿科名家诊断法基础上，增加按、检两诊，将中西医并参，旨在提高诊断准确率。

（七）《叶天士医案按》

《叶天士医案按》，何廉臣编，刊行于 1921 年，绍兴明强书药局铅印本。现存 1921 年绍兴明强书药局铅印本。本书系何廉臣取《徐批临证指南》《周批叶案存真》《张刻叶案真本》《陈钞长洲眉寿存案》《虚劳汇案》《女科医案》《南阳叶氏方案》及《三家医案》《景岳发挥》《古今医案》之叶案，择其精华编次整理而成。全书凡 4 卷，首列内科医案为第一卷，分外感时病、内伤杂病两大纲，时病以时症时疫为总目，次分各症子目；杂证以头脑病、脏腑病、四肢躯壳病为总目，亦分各症子目，每门案首均著小引。妇女、小儿、口齿、咽喉、痈疽等病案，统编于二、三、四卷中。本书汇选叶案，均择其精当切用者，其重复及脉舌不详者一概删去。如《临证指南》成案虽多，入选者仅十之三四；《叶案存真》及《三家医案》之案虽少，入选者却十之四五；《景岳发挥》《古今医案》之叶案方论俱佳，入选者十之八九；至于《南阳叶氏方案》《眉寿存案》《虚劳汇案》《妇科验案》，认为是叶天士晚年佳案，附列验方，尤为叶案之特色，故全录之。书中医案逐条详加按语，发挥其未尽之义，使叶天士辨证用药之特色昭然若揭，诸案所载病因证候、立法定方、议论精华、方药切当者，以及叙脉和病因证候紧要关键之处，均有密点密圈标出，以示醒目。此书可供研究叶天士学术者参考。

（八）《全国名医验案类编》

《全国名医验案类编》，共计 14 卷，何廉臣编，1929 年上海大东书局铅印本。1924 年，何廉臣在《绍兴医药学报》刊登启事，征集全国名医经验医案，收到各地所寄医案后，他选出80余位医家的治案300多例，予以整理归类，分成上、下两集。上集为风、寒、暑、湿、燥、火等“四时六淫”病案；下集为瘟疫、喉痧、白喉、霍乱、痢疾、痘疫、痞疫、鼠疫等8种传染病案。每例病案内容，包括患者姓名、年龄、职业、病名、病因、证候、诊断、疗法、处方、效果等，最后为何廉臣所写按语。1929年，此医案选集以《全国名医验案类编》出版。全书纲举目张，层次分明，分际清晰。刊行后引起极大反响，成为治疗急性热病的重要参考著作。

（九）《实验药物学》

《实验药物学》，共计9卷，何廉臣撰，1924年刊印，由大东书局印行。现存1924年浙江中医专门学校铅印本。本书以中医传统药物学理论为主，旁参中西医实验研究中药之成果，结合何廉臣的临床用药心得，中西并论，新义殊多。全书收载药物373种，分发散、涌吐、清凉、和解、开透、通利、攻泻、温热、消化等9剂。每剂之下又分若干小类，如发散剂分温散风寒、凉散风热、燥散风湿、解散风毒、升散郁火等5类；和解剂又分和解表里、和解三焦2类；攻泻剂又分攻气泻水、攻血泻瘀、攻食泻火、攻积泻虫等4类。每药简述其属性分类、性味归经、功效主治，并引录文献，结合临床心得，说明药物的实际应用。

【学术思想】

一、学术渊源

（一）家学渊源

何廉臣早期秉承家学，其祖父何秀山为当地名医，为“绍派伤寒”名家。何廉臣的启蒙老师，即是其祖父何秀山，可谓自幼耳濡目染。他提及家学渊源时说：“百家者流，莫大于医，医莫先于渊源。吾家医学之源，始自吾先祖秀山公，笃嗜医学，博览群书，家藏医籍，七千余卷。”何廉臣弱冠进学，乡试因礼仪不周而落第，乃发奋学医，终成一代名医。

（二）师从名医

何廉臣还曾随沈兰垞、严继春、沈云臣诸医家研习医理。研经3年，对于《内经》《难经》《伤寒论》等经旨渐有所悟，后学习金元四大家之学，亦有所心得。之后，又随名医樊开周临证3年，悉心汲取老师丰富的临床经验，并留心于明清各家学说。何廉臣于临证后深感学识不足，医术仍未臻至境。于是，他决计放弃诊务，离绍出游访道。其赴苏州、上海访师问友三四年，并与绍派名医赵晴初结为忘年交，获益良多。何廉臣曾在上海留居3年，每遇名医，辄相讨论。与丁福保、周雪樵、蔡小香等沪上名医来往密切。庚子（1900）后，西洋医学在我国日渐传播，何廉臣又广购泰西医学著作译本，悉心研究，饱沃新知。

（三）私淑叶天士

何廉臣对名医叶天士很是崇敬，其钻研叶天士学术并自号印岩，在治病处方时，努力做到与叶香岩心心相印。他除揣摩《临证指南医案》以外，还致力于吴坤安、俞东扶、吴鞠通、石芾南、王孟英、陆九芝等诸家学说，深得其精髓，而不落其窠臼。其自述“凡类于叶法者，靡不讲求而研究之”。何廉臣虽以叶天士为师，但不盲从叶天士之说，针对具体问题敢于提出自己的见解。如其认为叶天士所论温热病属于新感，但感证中新感少，易治；伏气多，难治。

（四）发扬绍派伤寒学说

何廉臣受赵晴初等绍派医家的影响，主张以六经辨热病，商榷卫气营血学说，倾心于俞根初之《通俗伤寒论》，以其为底本加按、校勘、补缺而成《增订通俗伤寒论》12 卷，对俞根初之学术加以发挥，将伤寒、温病熔于一炉，而无偏主一格之弊，并结合地土风情研究，大大发扬了绍派伤寒学说。

二、学术特色

（一）伤寒诊治特点

何廉臣学识渊博，乃集理论和临床于一身之大家。其推崇张仲景，致力于伤寒之学，重订俞根初《通俗伤寒论》，发展寒温融合之说，传承绍派伤寒之学，为绍派伤寒之中坚。如杜同甲（1908 年任《绍兴医药学报》总编辑）评何廉臣说：“穷心岐黄四十余载，其治伤寒，尤为名家。”现总结概括其主要观点如下。

1. 伤寒为外感病的总称

何廉臣受俞根初论伤寒理论的影响，认为伤寒为所有外感病的总称，《伤寒论》是论治外感病的祖书，该书为治疗外感病、时病提供了大法。如其曰：“伤寒为外感之总名。仲景《伤寒论》，统论外感之祖书。《伤寒论》，治时病之法也。”

何廉臣认为，风、暑、火、湿、燥、寒六气皆能致病，尤重火邪。指出五气、五志皆能化火，火为病之大源。其曰：“风、暑、湿、燥、寒，乃天地之气行于四时者也。惟夏令属火，日光最烈……而人之火病独多者，以风寒暑湿，悉能化火；五志过动，无不生火，则又天气与人性交合化火之大源也。”

2. 辨伤寒，六经、三焦并重

何廉臣在继承俞根初六经形层说的基础上又有所发挥，提出三焦分论伤寒，深刻剖析三焦分论伤寒的意义，认为六经本身就包含了三焦。他认为六经为伤寒邪气侵入的途径，三焦为邪气入里与痰饮、瘀血等搏结的场所。如何廉臣曰：“张长沙治伤寒法，虽分六经，亦不外三焦。言六经者，明邪所从入之门，经行之径，病之所由起所由传也；不外三焦者，以有形之痰涎、水饮、瘀血、渣滓，为邪所搏结，病之所由成所由变也。”

何廉臣指出，病在表当辨六经，病在里当辨三焦。上焦乃膈膜以上，心肺所居之所；膈膜以下，脾胃二肠肾膀胱所居之所，为下焦；膈膜为中焦。上中二焦乃清气与津液往来之所，病变为痰涎、水饮，特点是与气互结；下焦乃渣滓瘀浊之物聚集之所，邪气入里与其相结而发病。其曰：“窃谓病在躯壳，当分六经形层；病入内脏，当辨三焦部分。详审其所夹何邪，分际清析，庶免颟顸之弊。其分析法，首辨三焦部分，膈膜以上，清气主之，肺与心也；膈膜以下，浊气主之，脾胃二肠内肾膀胱也；界乎清浊之间者为膈膜，乃肝胆部分也。从膈下而上，上至胸，旁至胁，皆清气与津液往来之所，其病不外痰涎水饮，为邪所击搏，与气互结。由胃中脘，及腹中，下抵少腹，乃有渣滓瘀浊之物，邪气得以依附之而成下证，此上中下三焦之大要也。”

何廉臣把三焦辨证纳入六经辨证之中，使二者有机地结合起来，充实和发展了六经辨证方法。正如其所言：“定六经以治百病，乃古来历圣相传之定法；从三焦以治时证，为后贤别开生面之活法。”

3. 提出三阳分层说

何廉臣在俞根初六经形层说的基础上，提出三阳分层说。指出邪入三阳，太阳为第一层，少阳为第二层，阳明为第三层；伤寒先入太阳少阳，最终归于阳明胃土。其曰：“窃谓太阳主皮，为躯体最外一层。少阳主腠，为躯壳上第二层，盖腠理即网膜，《金匮》所谓‘三焦通会元真之处也’，故太少两阳，病在皮腠，证多传变，两阳合明，病归中土，故不复传。由是推之，三阳传经，亦当以太阳少阳阳明为次。”还指出“身虽大热而仍恶寒者”属于太阳，“寒已而热，热已而汗，寒热往来者”属少阳，“始虽恶寒，一热而不复恶寒者”属阳明。

何廉臣提出三阳分层说，继承并发扬了张仲景的六经辨证体系，也为临床诊治外感病，预测疾病变化，截断病程，提供了参考。

4. 对伤寒六经传变的认识

（1）伤寒可传手足经

何廉臣批驳“伤寒传足不传手”之说，认为伤寒可向十二经发生传变。其曰：“兼胃经证者，是少阳转属阳明，二阳合病，……兼脾经证，由于失表，腠理闭塞，相火被湿郁遏，斑不得透之候；兼肾经证，由少阳相火大炽，逼入少阴，阴伤热盛之候；兼肺经证，由相火烁肺，热咳痰嗽，胸膈气痹之候；兼心经证，必其人心虚有痰，一经相火熏蒸，痰火即蒙闭清窍，每有目睛微定、昏厥如尸之候；兼小肠经证，由相火下窜，热结小肠，小肠为火府，两火相煽，每有逆乘心包之候；兼大肠经证，由相火炽盛，热结在里，心上痞硬，复往来寒热而呕者，热结肠痹也。”由此可知，伤寒由太阳入里，均可向胃经、脾经、肾经、肺经、心经、小肠经、大肠经等十二经传变，非局限于伤寒传足不传手之说。

（2）伤寒传入厥阴有手足之别

自古论伤寒，终传入足厥阴肝经，见寒热往来之象，治以寒温平调，代表方如乌梅丸、干姜芩连人参汤等。何廉臣在此基础上提出，邪传厥阴当辨手足两经。其曰：“一切感证，邪传厥阴，当辨手足两经。”因手厥阴为包络，主血亦主脉，而足厥阴为肝，主藏血亦主回血，传入途径不同，症状各异，治法亦不同。何廉臣提出，邪入手厥阴，表现为“渴欲饮水，气上冲心，心中疼热，此由包络挟心火之热，发动于上，甚则发厥，不语如尸”，为“包络黏涎瘀血，阻塞心与脑神气出入之清窍”，治以“涤涎祛瘀，通络开窍为君，参以散火透热”；邪入足厥阴，“或寒热互相进退，为厥热往来，或外寒内热，为厥深者热亦深，或下寒上热，为饥不欲食，食则吐蛔，或阴搏阳回，为左旋右转之抽风，或阳回阴复，为厥热停匀而自愈”，均为寒热错杂之表现，当治以“苦降辛通酸泄为君，或佐熄风，或佐存阴”。

（3）伤寒传变多由失治误治引起

何廉臣认为，伤寒一症，如辨证得法则药到病除，之所以会出现传变如此之多的现象，究其原因，多由失治误治引起。患者或感受寒邪之时，又感受其他邪气；或本身有宿疾，或素体阴虚多火，或素体阳虚多湿，都是可能导致传变多端的影响因素。其曰："伤寒一症，轻则用葱白香豉汤加味，重则用苏羌达表汤加减，或用麻黄汤减其用量，往往一汗即解，热退身凉而愈。然何至于传变有如此之多，变症轻重如斯之不一？推原其故，半由因循失治，半由纵横杂治，或由别兼他邪，或由另夹宿病，或由素禀阴虚多火，或由素禀阳虚多湿。有此种种原因，故变症层出不穷，方法亦随机策应。"

5. 绍兴伤寒，辨证重湿

绍兴地临海滨，气候湿热，人多感湿。何廉臣根据这一地域特点，对绍地伤寒夹湿的辨证治疗提出了独到的见解。他从临床实践中体会到，时病者每多挟湿，故辨证重湿。如其曰："吾绍地居卑湿，天时温暖，人多喜饮茶酒，恣食瓜果。素体阳旺者，胃湿恒多。素体阴盛者，脾湿亦不少。一逢夏秋之间，日间受暑，夜间贪凉，故人病伤寒兼湿为独多。"因绍兴地处江南，气候温润，感寒者少，感温者多，病者有"恒多夹湿"的特点，故伤寒辨证重湿。

何廉臣还谈道："俞氏区别兼寒湿、兼湿热两端，分析极清，治法方药，亦属正宗，予每宗其法，初用辛淡芳透以解表，藿香正气汤加减最为繁用"。此言藿香正气汤的最为繁用，主要是对初起伤寒夹湿而言。何廉臣还注意观察患者体质，如"体肥而面色白者"，为阳虚体质，则兼顾阳气，治用"甘辛淡温法，或佐桂、苓，或佐姜、术"；如"体瘦而面苍者"，为阴虚津亏体质，则兼顾津液，治用"辛淡凉法，或佐芦、茅二根，或佐梨、蔗二汁"。

6. 重视祛邪，强调透达

何廉臣治伤寒以祛邪为首务，开表为目的，实是给伏邪疏通外出之路。其曰："伏温自内发，风寒从外搏，而为内热外寒之证者，予治甚多，重则麻杏石甘汤加连翘、牛蒡、桑叶、丹皮，轻则桑菊饮加麻黄，惟麻黄用量极轻，约二分至三分为止。但取其轻扬之性，疏肺透表，效如桴鼓。"疏肺透表，是为了给邪以出路。对热证伤寒，何廉臣主张先解新邪，"新邪既解再治伏邪，方不碍手"。故对张锡纯寒解汤在用知母、石膏清胃的同时，复用连翘、蝉衣透达于表，"引胃中化而欲散之热，仍还太阳作汗而解"的治法非常推崇。这也是其重视祛邪、强调透达的表现。

此外，何廉臣于望诊首重观目，自成一家；辨舌苔划分六经，别出新意；伤寒分本证、兼证、夹证、坏证、复证详论；病情又有大伤寒、小伤寒之分；调理按病中、瘥后、食物、气候、起居细求，凡此等等，皆有其特点。

（二）温病诊治特点

何廉臣在戴天章和陆九芝的基础上，撰《重订广温热论》一书，继承和发挥温病学术思想。何廉臣言"温热，伏气病也"，指出温病即是伏气病，提出"温病四时皆有"之说，扩充了伏气温病的范围；提出"凡温热即是伏火"之说，从伏火来探讨伏气温病的病因病机。此外，何廉臣还阐明新感温病与伏气温病的本质区别，完善了伏气温病辨证论治的体系。

1. 从伏气论温病

何廉臣认为，温病是伏气病，是由于伏邪在里，新感引动伏邪而发。按照新感邪气性质的不同来分，分为风温、冷温、暑温、湿温等。何廉臣强调温病四时皆有，突破了传统“冬伤于寒，春必病温”的认识。按照发病季节的不同分为春温、夏温、秋温、冬温等。如何廉臣在《重订广温热论·论温热四时皆有》中所云：“温热，伏气病也，通称伏邪。病之作，往往因新感而发，所谓新邪引动伏邪也。因风邪引动而发者，曰风温，或曰风火。因寒邪引动而发者，曰冷温，或曰客寒包火。因暑邪引动而发者，曰暑温，或曰暑热。因湿邪引动而发者，曰湿温，或曰湿遏热伏。若兼秽毒者，曰温毒，其症有二：一为风温时毒，一为湿温时毒。此以兼症别其病名也。其发于春者，曰春温，或曰春时晚发。发于夏者，曰夏温，或曰热病。发于秋者，曰秋温，或曰秋时晚发，或曰伏暑。发于冬者，曰冬温，或曰伏暑、冬发。此以时令别其病名也。其病萌于春，盛于夏，极于秋，衰于冬，间亦有盛发于春冬者，然总以盛发于夏秋为多。”

2. 论温热皆是伏火

何廉臣认为，伏火为伏气温热的主要病因，虽然最初感受的邪气有寒邪、暑邪等不同，但邪气伏留，蕴蒸化火，伏火是最终发展为温热的主要原因。如《重订广温热论》中曰：“凡伏气温热，皆是伏火，虽其初感受之气有伤寒、伤暑之不同，而潜伏既久，蕴酿蒸变逾时而发，无一不同归火化。”他又根据伏邪性质的不同，将伏火又分为湿火和燥火，言“同一伏火，而湿火与燥火，判然不同”。

何廉臣认为，湿火之证，根据发病节气的不同，分为湿温、湿热、伏暑夹湿三种，邪伏膜原为湿火之症的主要病机。《重订广温热论》中云：“凡湿火症，发于夏至以前者为湿温，夏至以后者为湿热，发于霜降立冬后者为伏暑挟湿；其邪必伏于膜原，《内经》所谓横连膜原是也。”湿火初起邪在气分，多发肺脾及胃肠，临床辨证根据人体中气强弱而变化，有湿多、热多之区别。《重订广温热论》中曰：“其人中气实，而热重于湿者，则发于阳明胃肠；中气虚，而湿重于热者，则发于太阴肺脾。初起邪在气分，当分别湿多热多”“湿多者，湿重于热也”“热多者，热重于湿也”。

燥火之证，初起邪在血分，当分实火、虚燥两种。实火为血郁化火，虚燥为阴虚生火。《重订广温热论》中曰：“实火从伏邪入血，血郁化火，火就燥而来”“虚燥从伏邪伤阴，阴虚生火，火就燥而成”。燥火，“其邪必伏于血络，《内经》所谓内舍于营是也。大凡肝络郁而相火劫液，液结化燥者，火盛则发于少阳胆经，风动则发于厥阴肝络；心络郁而君火烁阴，阴虚化燥者，上蒸则发于太阴肺经，下烁则发于少阴肾经，而无不累及阳明胃腑者，以胃主一身之津液也”。详细论述了伏气温病发病的病机变化及传变规律。

此外，何廉臣还借用西医的微生物学知识来阐释温病的病因，认为温病是人与微生物相争战而产生的。其曰：“人在气交之中，一身生气，终日与秽气相争战，实则与微生物相争战，不知不觉中伏许多危险之机。”

3. 阐明新感温病与伏气温病之别

何廉臣从疾病范畴、传变途径、病情轻重及治疗原则等方面，区别新感温病和伏气温病。首先，指出二者范畴有别。关于新感温病，其曰：“天士所论温热是外感，故以温邪上受，首先犯肺，逆传心包十二字，揭之篇首……即俗称所谓小风温、小风热。”关于伏气温病，其曰：“伏气有二：伤寒伏气，即春温夏热病也；伤暑伏气，即秋温冬温病也。”

其次，从疾病传变途径看，何廉臣从气分血分的先后传变，表证里证的传变顺序两方面，来阐明新感温病与伏气温病的区别。指出由气分传入血分的为新感温病，是由表传里；由血分转出气分的为伏气温病，是由里传表。即所谓：“新感温热，邪从上受，必先由气分陷入血分，里症皆表症侵入于内也；伏气温热，邪从里发，必先由血分转出气分，表症皆里症浮越于外也。”

此外，对二者从病情轻重区分。言“新感轻而易治，伏气重而难疗，此其大要也”，提出治疗新感和伏邪之轻重缓急原则，并提出了相应治疗方药。指出新感病在气分，病情较轻而浅，易治，“只须辛凉轻剂，其病立愈”；伏气温热病在血分，病情重而深，较危，治疗“灵其气机，清其血热”。

4. 完善伏气温病的辨证论治体系

何廉臣在辨治伏气温病时，提出一个较为完整的体系。其框架可以概括为：“一因、二纲、四目”。一因，即伏火这一共同病因；二纲，即燥火、湿火二大纲领；四目，即兼、夹、复、遗四个子目。何廉臣在论“温热即是伏火”时，首先阐明伏火这一主因，但“同一伏火，而湿火与燥火，判然不同”。何廉臣继而详述“湿火之证治”与“燥火之证治”，以此为纲分别论述。但燥、湿之辨尚不能尽伏气温病治法之全貌，因此进而增以兼、夹、复、遗四目。何廉臣论伏邪与兼邪的关系，言“治法以伏邪为重，他邪为轻，故略治他邪而新病即解”；论伏邪与夹邪的关系，则主张“以夹邪为先，伏邪为后，盖清其夹邪而伏邪始能透发，透发方能传变，传变乃可解利”。论复症，则赅食复、劳复、自复、怒复、四损、四不足之变，论遗症则详列二十二症之异治。如此则纲举目张，使伏气温病的辨治重点突出，一览无遗，形成了一个较为完整的体系。

5. 将戴天章“五法”发展成“八法”

何廉臣将戴天章治温疫的“汗、下、清、和、补”五法，发展为发表、攻里、和解、开透、清凉、温燥、消化、补益八法。其谓：“温热病，首用辛凉以解表，次用苦寒以清里，终用甘寒以救液，此治温热本症初中末之三法也。然有兼症、夹症、复症、遗症及妇人、小儿种种之不同，不得不多备方法以施治，庶免医家道少之患。”何廉臣所提出的治温疫八法，切合临床实际，对临床治疗外感热病颇有指导和启迪作用。

6. 治疗握机于病象之先

何廉臣提出：“医必识得伏气，方不至见病治病，能握机于病象之先。”这种积极的治疗思想，与张仲景《金匮要略》未病先防、已病防变的思想，有异曲同工之妙。何廉臣提出“握机于病象之先”，主要用于治疗伏气温热，其重在治其伏气，在病象未现之前截断病变。何廉臣强调伏气在血，治疗必须“灵其气机，清其血热，为治伏邪第一要义”。这与叶天士“在卫汗之可也……到气才可清气……入营犹可透热转气……入血犹恐耗血动血，亟需凉血散血”的治疗温热病的模式不同。其积极主动的防范意识与诊断治疗思想，体现了温病治疗的新理念，是难能可贵的，对其他疾病的治疗也具有启示意义。

7. 辨清余邪留滞部位

何廉臣治疗温热遗症时，除权衡邪正盛衰外，必先辨清余邪留滞部位，其后分而治之。其总结的温热遗症疗法如下。①余热留滞于肌肉而发疮者，治用清凉解毒，兼养气血。②余邪留滞于胆经而耳聋者，宜温胆汤加柴胡、菖蒲、钩藤、通草之类，以清解少阳。③余邪滞于络中成发颐者，治以清热解毒，活血疏散。以普济消毒饮为主方。此外，又须辨其发于少阳或阳明，分别加以柴胡、川芎，或葛根、白芷。④余邪留滞于胃中瘥后额热者，宜清疏之，二陈汤加连翘、黄芩、神曲之类，清之和之。⑤胃虚而余邪留滞于胃者，瘥后喜唾，宜用乌梅北枣丸噙化。⑥余热滞于肺，瘥后咳嗽者，宜清养肺胃之阴。⑦余邪留滞于心包，瘥后昏沉者，宜清解之，用连翘、栀子、麦冬、菖蒲、竹叶、丹参、钩藤之类。⑧余热留滞于脾，瘥后腹热者，宜养阴药中加生白芍自除。⑨瘥后余热留于下焦而遗精者，宜清余热，固精封髓丹主之，并强调必用黄连、黄柏清心与下焦之热。⑩瘥后余火扰心不寐者，宜黄连阿胶汤清滋之。⑪瘥后邪留阴分骨蒸者，宜兼用养阴清热药。

由上可见，何廉臣对温热遗症的治疗，是在辨清邪留部位基础上结合具体病机再行选方用药，这也是值得参考的。

8. 祛痰药物的应用

温病过程中，热邪极易灼津成痰，瘥后也多见余热挟痰为患。在何廉臣总结的“温热遗症疗法”二十二遗症中，属余热挟痰所致者就占三分之一以上。何廉臣的清余热祛痰之法，就是为治疗此类证候而确立的。如痰火上升，阻闭清窍而耳聋者，用导痰汤去半夏、南星之温，加瓜蒌、川贝轻宣肺气，加菖蒲、通草开清窍，禁用柴胡之升提；对余热挟痰，痰气相搏，振荡心宫而发惊悸者，宜用半夏、竹茹、胆南星、橘红化痰，黄连、栀子、知母以清心宫之余热；痰热伏于胞络，瘥后妄言者，用菖蒲、丹皮、贝母、连翘、钩藤、竹叶、辰砂之类，凉开痰热；因虚风痰火而致瘥后语謇者，宜熄虚风、清痰火；痰火内伏胞络，瘥后昏沉者，宜兼轻清开达之品等。总之，以导痰为主，或兼轻宣肺气以通清窍，或兼清心宫之余热，或兼凉开痰热，或兼熄虚风，或兼轻清以开达等。另外，其对瘥后耳聋、发颐、惊悸、不寐、妄言、瘥后謇语等证，也均有精辟论述。何廉臣对瘥后清热祛痰法运用的总结说理简明，选方用药精当，多为后世效法。

9. 温病瘥后调护

（1）瘥后顾护脾胃

温热病的瘥后调理，何廉臣重视顾护脾胃，其言“凡人身天真之气，全在胃口”。何廉臣在辨证用药方面，将补虚药与清热药同时并用。补虚有两法：一补脾，二补胃。清热也有两法：实热用苦寒清热，虚热用甘寒清热，二者有天壤之别。瘥后除用药物调理脾胃外，还重视饮食调理，主张“宜先进白稀粥，次进糜粥，亦须少少与之，并不能早吃肉食”。

（2）瘥后禁忌

关于瘥后禁忌，何廉臣认为，温热大病后，正气未复，饮食起居不可不慎，主张酒肴、肥鲜、生冷皆不可犯；只宜糜粥自养，频频少食。又指出，瘥后气血必虚，凡费心费力，过喜过怒，多言多动，均可引起劳复。因过劳使已虚之气血更虚，且可生未尽之余热，邪热生则病复，故要求

“病者务宜自重”。

（三）尝试中西医汇通

近代以来，西学东渐，给中国医学界带来了巨大的冲击。当时，有主张全盘西化的激进派，有固守己见的保守派，有衷中参西的汇通派。何廉臣、唐容川、张锡纯、恽铁樵、张山雷等，倾向于衷中参西。何廉臣力主发皇古义，融汇新知，一方面悉心研究《内经》《难经》及各家学说，同时又广泛购买泰西译本（多为丁福保所译），潜心研究西医学说，还令其子幼廉从丁福保学习西医。其衷中参西的具体观点，在其《新医宗必读》《增订通俗伤寒论》《重订广温热论》《全国名医验案类编》《儿科诊断学》等著作中皆有体现。

何廉臣认为，“中西医理，各有所长”，并从理、法、治、药等方面详细分析中西医之异。其曰：“以普通言，中医以心法胜，西医以手法胜；以专门言，中医以内科胜，西医以外科胜；以内科言，中医长于时病，西医长于杂症；以杂症言，中医长于补虚，西医长于祛实；以疗法言，中医长于治膏粱之体，西医长于治藜藿之躯；以辨证言，中医精研气化，故善诊功用之病情；西医细审部位，故善辨体质之病状；以用药言，中医善用草木，药多和缓；西医善用金石，药多猛烈。”

此外，何廉臣还基于中西医汇通的理念进行临床治疗。如中风一证，何廉臣谓：“中风者，即西医所谓脑卒中也。中风之为病，古医向分中经、中络、中腑、中脏四端。西医谓此由血冲脑经之病，分脑充血、脑积血、脑出血、脑筋麻痹。”何廉臣根据《素问·调经论》所论“血之与气，并走于上，则为大厥，厥则暴死，气复反则生，不反则死”的理论，同时参用西医知识阐释中风病机。其谓“脑有神经分布全体，以主宰一身之知觉运动，凡猝倒昏瞀、痰气上壅之中风，皆由肝火上亢，化风煽动，激其气血，并走于上，直冲犯脑，震扰神经而为昏不识人、歪斜倾跌、肢体不遂、言语不清诸症，皆脑神经失其功用之病”，提出治疗急用潜阳镇逆之剂，以“抑降其气火之上浮，使气血不并走于上，则脑不受其激动，而神经之功用可复”。此外，何廉臣《重订广温热论》在论治烂喉痧一节中，主张使用西医器械以助诊断，如外治手术所用撑嘴钳、压舌片、杏仁核弯刀、照喉镜、皮肤针等，丰富了该病的诊疗方法和技术。

何廉臣作为神州医药会绍兴分会会长，经常组织中西医交流。何廉臣认真比较中西医学，试图以西医解剖、生理、病理、药理等知识阐释中医治病原理，并组织中西医汇通的学术讨论，促进中西医之间的直接沟通。如宣统元年4月，《绍兴医药学报》社特邀美籍医生高福林与会，请他介绍医院开设内外科的情况，高福林亦向在座中医请教一些疾病的中医治疗方法。

何廉臣积极学习西医，主张吸收新知。然而，何廉臣认为自己很多“参西”的做法，也有不合理、牵强附会之处，最终未将这些著作付梓印行。

【临证经验】

何廉臣博采各家之学，且临床经验丰富，在继承前人的基础上又有自己的体会。他系统总结了看舌苔、观两目、验口齿、按胸腹等诊断方法；根据绍兴地域夹湿的特点，阐明重视治湿的思想，言“湿热治肺，寒湿治脾”；创立温凉分治、外感重视透邪外出等治疗原则，发扬了绍派伤寒学说。何廉臣处方用药轻灵，善于总结和运用前人的有效方剂，并通过整理、归纳、分类，提供给后世使用。

一、诊法特点

何廉臣诊察疾病，重视四诊合参，尤重舌诊、按胸腹。集先贤叶天士、章虚谷、俞根初等诸家经验，总结了观两目、验口齿、看舌辨苔、问二便、按胸腹、切脉象等诊断方法，切于临床实用。

（一）望诊

1. 观两目

《素问·脉要精微论》云：“夫精明者，所以视万物，别黑白，审短长。”《灵枢·大惑论》云：“五脏六腑之精气，皆上注于目而为之精。”阐明了目的功能，提示目之变化可以反映人体精气的盛衰。何廉臣秉承俞根初之说，于望诊之中尤重目诊，通过观察目之变化，判断神气之盛衰。何廉臣认为，目与心、肝、脑关系密切，言“肝脉交巅入脑，由脑系而通于目，故肝开窍于目，目则受灵机于脑，脑为元神之府”。又曰：“心脉上连目系，而目系上通于脑。”他根据目的变化来观测病情，总结出以下规律，“瞳神散大者，心神虚散；目不了了者，脑被火燥；目眶陷下者，脑气虚脱；目瞪直视者，脑髓无气；又兼舌强不语者，脑与心神气俱脱，故昏厥如尸”。

2. 验口齿

叶天士有“齿为肾之余，龈为胃之络”之说，何廉臣总结叶天士的观点，言“凡病看舌后，亦须验齿”，将病变归之于胃、肾两脏。

一看齿垢。“齿垢由肾热蒸胃浊所结，其色如糕者，则枯败而津气俱亡，胃肾两竭为无治”。齿垢之有无，反映病情轻重。有齿垢者病情尚轻，其言“有垢则火虽盛而液尚未竭”，治法宜轻下之；无齿垢者病情重，如“齿焦肾水枯无垢则胃液竭”，预后差。

二看齿润燥。润者津液未伤，燥者津液伤甚。例如，“上半截润，水不上承，心火炎上也，宜清火救水”。“齿光燥如石者，胃热甚也，辛凉泄胃”，病情尚轻。“齿如枯骨色者，肾液枯也，宜甘咸救肾”，病情深入肾脏，耗伤肾液，病重。

三看齿色。“热邪耗胃津者，齿色必紫，紫如干漆，尚可治，宜安胃。热邪耗肾液者，齿色必黄，黄如酱瓣，症多险，宜救肾”。

四看齿血。“齿缝流血而痛者，胃火冲激也，宜清胃；不痛而出于牙根者，肾火上炎也，宜滋肾”。

总之，观察齿龈之变化，可测病情之轻重。病在胃者伤津，病轻易治；病在肾者耗液，病重难愈。何廉臣上述总结，对临床诊察有着重要的借鉴意义。

3. 看舌辨苔

何廉臣重视舌诊，认为“辨舌为诊断上之最要，中西一致”，以西医知识阐述舌的功能。其引用刘吉人《察舌辨证新法》说："舌为胃之外候，以输送食物入食管胃脘之用。其舌体之组织，系由第五对脑筋达舌，其功用全赖此筋运动"。

何廉臣指出，舌苔的形成，为"胃蒸脾湿上潮而生，故胎或作苔"。其引各家之言对舌苔组成及功用加以解释。如引用刘吉人《察舌辨证新法》说："夫舌之表面，乃多数极小乳头铺合而成。"又在《增订通俗伤寒论》中引西医柯为良言："凡舌上面有刺，刺中有脑蕊，能主尝味，亦有苔，用以察病，最为有益"。何廉臣主要通过观舌苔颜色、润泽、厚薄的变化，了解正邪关系、疾病性质及津液盛衰的状况。

何廉臣在博采众长的基础上，提出了看舌十法、辨苔十法、察色八法，以及察平人舌苔法、察舌诀死证法，分部审查，将舌诊系统化。其中，看舌十法有看老嫩、干润、荣枯、胀瘪、软硬、歪斜、舒缩、战痿、凸凹、浓淡之分；辨苔十法有辨有无、厚薄、松腻、偏全、糙黏、纹点、瓣晕、真假、常变、苔色之别；察色八法有白、黄、黑、灰、红、紫、兰、霉酱之分。

（二）问诊

俞根初论述溲便，将之归于中气不足。而何廉臣根据临床经验，从溲便的色、质、量、频次、感觉等来诊断病情，丰富了诊溲便的内容。

1. 问小便

《素问·灵兰秘典论》云："三焦者，决渎之官，水道出焉""膀胱者，州都之官，气化则能出矣"。尿液的变化与三焦、肾、膀胱等密切相关。何廉臣注意诊察尿的颜色、尿是否通利，以及伴随症状等。从尿色来看，色白为寒，白如米泔为湿热，"肠寒者溺白""清白如冷水者为阴寒""浑白如米泔者为湿热"；色黄为有热或阴虚，"红黄色者为实热，淡黄色者为虚热，深红老黄者为肝阳盛，浅红淡黄者为肾阴虚"。从尿的通利程度来看，"清长而利者，心阳虚而肾气下陷也；短涩而痛者，心火盛而膀胱热结也"。根据溺时痛否，辨别是否属于淋症。如何廉臣云："溺时点滴，尿管痛如刀割者，砂淋、石淋、血淋、膏淋、劳淋等之五淋症也。轻为湿火，重为淋毒。"

何廉臣对下消之尿量和尿色特点总结如下："饮一溲一，色亦凝如白膏，味甜无臭者，三消症中之下消也。"何廉臣通过诊察小便，对精浊、溺浊进行了鉴别分析。如何廉臣云："溺时不痛，色凝如膏，细白稠黏者，精浊之候；色如米泔，浑浊滑流者，溺浊之候。一为房事伤肾，一为湿火下注。"何廉臣还就患病小儿之小便异常分析说："小儿由睡中遗溺者，谓之尿床，肾与膀胱虚寒也。小儿初溲黄赤色，落地良久，凝如白膏者，谓之溺白，肝热逼成肾疳也。"此外，他还通过诊察小便对患者的病情进行预后判断，言"溺自遗而不知者，病必死。溺极多而虚烦者，病亦危"。

2. 问大便

《素问·灵兰秘典论》云："大肠者，传导之官，变化出焉。"何廉臣认为，大便异常能反映出脏腑，尤其是脾、肾、胃、肠的病变。通过了解患者的大便形状、气味、颜色、便时感觉等，可分辨病情之寒热虚实。其云："大抵虚寒之证，大便必或溏或泻。实热之证，大便必既燥且结。故凡大便形如鸭粪而稀者寒湿，形如蟹渤而黏者暑湿；下利清谷，有生腥气者，为阴寒；有酸臭气者，为积热；大便色青，形稀而生腥气重者为脾肾虚寒；汁黏而臭秽气重者，为肝胆实热；大便老黄色者为实热，淡黄色者为虚热；大便红如桃浆者为血热，黑如胶漆者为瘀热；大便白色者属脾虚，亦主胆黄；酱色者属脾湿，亦主肠垢；大便褐色者火重，黑色者火尤重；大便酸臭如坏醋者伤食滞，腥臭如败卵者伤乳积；大便急迫作声者小肠热，肛门热灼而痛者直肠热”。

（三）切诊

1. 按胸腹

何廉臣在《重订广温热论》中谓“胸腹者，五脏六腑之宫城，阴阳气血之发源”，尤为幼科之首要。其将按诊分三部论述，先用通诊，次用分诊，再诊虚里，终诊上、中、下脘，临床切于实用。其曰：“先用通诊法。轻手循抚，遍按胸膈至少腹，知皮肤之润燥，以辨寒热；中手寻扣，问痛不痛者，以察食滞之有无；重手推按，更问痛否，以察脏腑之虚实，沉积之何如。即诊脉浮、中、沉之法也。次用分诊法，先诊胸膈，凡胸高起，按之气喘者为肺胀，或肺包膜积水，或肺气管停痰。气聚即积水也，即是龟胸，俗名心突，又名鸡胸胀，皆是此症。”

何廉臣尤重诊左边虚里，测宗气之虚实、病之轻重、预后之吉凶。其曰：“若跳动甚者，虽积热不可攻伐，以其先天不足也。凡虚里动气有三候。浅按便得，深按却不得者，气虚之候；轻按洪大，重按虚细者，血虚之候；有形而动者，积聚之候。故虚里之动，可以辨病机之轻重。按渐动如应者，为吉；若胸中气衰，其动高逾乳，至中府、云门者，凶。若其动洪大而弹手，与细按而绝然不应者，皆脉之宗气绝也，病必凶。”如见“凡虚里动跃，多属血风动之候，或阴虚火旺之症。药宜甘润镇摄，切忌苦辛消克”。

次诊上、中、下脘。诊上、中脘，“以指抚之，平而无涩滞者，胃中平和而无宿滞也。按中脘虽痞硬，漉漉有声而如石者，是积水也。若痛而拒按，必挟食积”。诊中脘，重在诊脐。何廉臣谓：“诊腹之要，以脐为先。”如“脐之上下左右，胀大如著，动跃震手者，冲任脉动”，多见于温热伤阴，阴虚火动及泄泻、痢疾等症，难治。又说：“热盛则冲脉动。动而低者，热毒轻。动而高者，热毒重，兼虚里亦动甚者死。惟积热渐下，冲任脉动渐微……”其次诊大腹，通过诊腹部热与脉候有热，断表里之热。脉候有热而腹候无热者，是表热；按腹而热如烧手掌者，是伏热。此外，通过按腹辨别食痛、瘀痛、积水痛。食痛者，痛在心下及脐上，硬痛拒按，按之则痛益甚。瘀痛者，痛在脐旁小腹，按痛处则有块应手。积水痛者，腹痛牵引两胁，按之则软，漉漉有声，时吐水汁，吐则痛减。何廉臣所论按胸腹，为其临诊多年的经验集成，丰富了中医按诊的内容。

2. 切脉象

古人诊脉有三部九候法，脉与气血关系密切。何廉臣详悉脉象原理与气血之关系。其曰：“辨脉能知气在脉外，血在脉中，脉之动根于心，气之原生于肺，于仲景一切脉法，自然贯通。”又曰：“脉管外气分所主者，如弦、紧、滑、濡、牢、结等脉理均可识矣。”其据脉测预后，“病应得是脉者为顺，不应是脉者为逆”，为诊脉辨证之要诀，但“全在临诊时一片灵机”。何廉臣根据临床经验，提出风邪、火邪、温病疫证等脉无定体，非前人皆以“浮为风，紧为寒，虚为暑，濡为湿，涩为燥，洪为火”为准，学者当从此举一反三。关于风邪脉象，其曰：“风无定体者也，兼寒燥者紧数而浮，兼暑湿者濡缓而浮；暑湿挟秽之气，脉多似数似缓，或不浮不沉而数。”关于燥邪脉象，其曰：“上燥主气，脉右浮涩沉数。下燥主血，脉左细弦而涩。”关于火邪脉象，指出火在经属气分，脉必洪盛；但火入胃腑，与渣滓相搏，脉必沉实而小，或沉数而小，甚则沉微而伏。关于温病疫证脉象，指出多见浮数躁盛之脉，但由于“温病有风温、冷温、湿温、温热、温燥、温毒之各异”，脉象可大相径庭，诊宜详悉。

二、治疗原则

何廉臣根据绍兴地居卑湿，病多湿热，提出治疗当依据地气重视治湿，湿热治肺、寒湿治脾，治疗外感重视透邪外出，治燥创立温凉分治等原则。

（一）依据地气重视治湿

由于绍兴地临海滨，土地卑湿，绍派伤寒医家根据其地域特色重视治湿。如俞根初谓：“浙绍卑湿，凡伤寒恒多挟湿，故予于辛温中佐以淡渗者，防其停湿也”。何秀山根据“吾绍地居卑湿，时值夏秋，湿证居十之七八”，提出辛淡化湿及温化芳淡法。何廉臣的治湿思想，是在继承前人的基础上提出的。其在《增订通俗伤寒论》中曰：“吾绍地居卑湿，天时温暖，人多喜饮茶酒，恣食瓜果”，人易感湿热，用芳香清透淡渗之品。

此外，何廉臣亦重视素体禀赋因素影响疾病转归。其在《增订通俗伤寒论》中谓：“素禀阳旺者，胃湿恒多。素体阴盛者，脾湿亦不少。”将湿证分为寒湿、湿热及暑湿三类分治。何廉臣治疗湿热，初用辛淡芳透以解表，藿香正气汤加减，频繁使用。同时，观其禀赋，体肥治用苦辛淡温法，体瘦者兼顾津液，治宜苦辛淡凉法。寒湿症治宜苦辛温淡药以开泄之，如苍术、川朴、半夏、陈皮、赤苓、猪苓之类；湿热症治宜苦辛凉淡药以开泄之，如黄芩、川连、半夏、枳实、滑石、通草、茵陈、冬瓜皮子之类；暑湿多为夏秋之间，人病伤寒兼湿为独多，治疗暑湿，必清其暑湿方行。

（二）湿热治肺，寒湿治脾

何廉臣提出湿热重在治疗肺、脾二脏，此法为叶天士所提倡。何廉臣曰：“湿热治肺，寒湿治脾，先生独得之薪传也。”由于肺宣发肃降，主通调水道，为水之上源；而脾主运化水湿，湿热在中，治宜先化湿后清热。故何廉臣提出：“一从肺治，用辛淡清化法；一从脾治，用辛淡温通法。此二者，皆为化气利湿之正法”。何廉臣变古人治湿热之成法，结合自己临床经验，得出“苦辛温治寒湿，苦辛寒治湿热，概以淡渗佐之，甘酸腻浊，在所不用”的宝贵经验。

此外，何廉臣还提出了“轻扬肺气，清芬达郁法”“清热通窍，芳香辟秽法”“淡渗宣窍，芳香通神法”等治法。用药方面，以蔻仁、滑石、杏仁、川朴、姜半夏、瓜蒌皮为主，全取轻清之品，走气道以除湿；或用连翘、牛蒡、银花、马勃、射干、金汁，乃轻扬肺气，清芬达郁法；湿伤脾阳，用五苓散加椒目。以上为后人提供了宝贵的用药经验。

（三）治外感重视透邪外出

治疗外感强调透达，重视透邪外出，给邪以出路，这是绍派伤寒一大特色。何秀山提出：“凡邪从外来，必从外去，发表固为外解，攻里亦外解，总之使邪有出路而已……护正之方，究当以祛邪为主。”何廉臣认为，外感引动伏邪，治疗上提出“宜辛凉开达，而初起欲其发越，必须注重辛散”；表邪解后，“开达其伏邪为要”，治疗“但须清其络热，宣其气机，以治温热，或开其湿郁，达其膜原，以治湿温”。如“青蒿脑清芬透络，从少阳胆经领邪外出”，亦是透邪外出之法。

总之，透邪外出，使邪早有出路。透邪外出之法，又有解表、化湿、开郁、化浊等不同，但总以开门逐邪为要，使邪气去而正气自安。

（四）治燥创立温凉分治

何廉臣指出：“凡治燥病，先辨凉温。”其曰：“燥者干也，对湿言之也。初秋尚热，则燥而热。深秋既凉，则燥而凉，以燥为全体，而以热与凉为之用，兼此二义，方见燥字圆活，法当清润温润。”何廉臣还提出，“上燥治气，下燥治血，慎勿用苦燥劫烁胃汁也”。何廉臣在俞根初、何秀山基础上，又补充了王孟英、叶天士等医家相关论述，并将自己多年的临床经验进行归纳总结，治燥立温凉分治。

关于凉燥温燥的治疗，何廉臣提出，初起治肺为急，当以辛凉甘润之方，宜葱豉汤。次辨燥湿，何廉臣指出：“当辨燥湿二气，孰轻孰重，所兼何邪，所夹何邪”“对病发药，使之开通，燥病夹湿，用药最要灵活，专润燥，须防其滞湿。专渗湿，须防其益燥”。如凉燥初起，宜用辛润，开达气机为君，如杏仁、牛蒡、葱白、豆豉、前胡、桔梗之属；如治温燥，宜用辛凉甘润，清宣气机，辛凉如苏薄荷、鲜葱白、嫩桑芽、青连翘、炒牛蒡、青蒿脑、滁菊花、银花之类，甘润如鲜茅根、鲜野菰根、活水芦笋、栝楼皮、雅梨皮、青蔗皮、梨汁、蔗汁、竹沥、柿霜、西瓜皮、绿豆皮、生荸荠汁、生藕汁之类。

总之，治疗燥症，何廉臣用药多用轻清之品，鲜品为主，鲜露为次。对于凉燥，其治以“辛温为君，佐以辛甘”；对于温燥，治以“辛凉为君，佐以苦甘”，观其病变，随证治之。

三、诸病诊治

（一）六淫时病

何廉臣认为，“一岁之中，时病多而杂病少”。故其强调时病以六淫分类，如风、寒、暑、湿、燥、火等；六淫之外，如瘟疫、喉痧、白喉、霍乱、天痘、赤痢、鼠疫等，有传染性，与六淫之为病不同，归为传染病一类。

何廉臣强调病因，重视外邪，将外邪致病以四时六淫来分论，对于各淫疾病，在病因相同的情况下，又根据属本证、兼证、夹证、变证的不同分别论治。他对六淫感症的诊疗经验，散见于《感症宝筏》《重订广温热论》《通俗伤寒论》《湿温时疫治疗法》和《全国名医验案类编》所载医案的按语中。以下分别论述何廉臣对六淫诸病的基本认识。

1. 风淫诸病

风有内外之分。外风为六淫病邪之一，内风系身中阳气所化，多为火热郁结或肝阳偏亢所致的经络气血逆乱状态。

（1）外风

由于风为百病之长，善行而数变，四时皆能伤人。经口鼻而入者，多先犯肺系。如冒风多由口鼻而入，即鼻伤风。伤风，有风伤卫者，有风伤肺者。何廉臣认为，风温为病，其因有二：一为新感，一为伏气。风温新感，即叶天士所谓“温邪上受，首先犯肺”。伏气化温，为伏热，即张璐所谓“凡病伤寒而成温，发于夏至以后者为热病”。风温犯肺，肺胀喘促，小儿尤多，病最危险，儿科专家往往称之为马脾风。马脾风症见“上气喘急，鼻翼扇动，两胁闷乱，喘喝声嗄，痰涎壅塞，其证危急，宜急攻之”。经肌表而入者，多始自经络。例如脑风，表现为脑连巅痛，何廉臣言此证“风从外入，令人振寒，汗出头痛，治在风府”。

然而，外感于风，正虚风盛，则可内传于脏。如飧泄的病机，何廉臣认为，“飧泄，原属于风，风木一盛，土必受戕，脾气因而下陷，升补之法，正宜用也”。风邪很少单独侵袭人体，往往兼邪同犯。如论“风湿”则谓：“同一风湿，有风寒挟湿者，有风温挟湿者。”风邪与饮食之邪相搏，则成风哮。何廉臣谓：“小儿奶哮，往往由患儿伤风，乳母不知忌口，凡荤酒油腻，盐醋酸咸，姜椒辛辣，芥菜面食等，一概乱吃，以致乳汁不清，酝酿而成，成则颇难除根。”风触胎毒，则为赤游风，何廉臣谓：“小儿最多，皆由热毒内郁，风热感触而发。”

何廉臣治外风多用宣肺泻卫法，轻则薄荷、荆芥，重则羌活、防风，杏、橘、桔尤为宣气之通用。风郁化热生痰，轻则蜜炙陈皮，重则瓜蒌、川贝，或胆星、竹黄、蛤粉、枳实之属，竹沥、姜汁为化痰之通用。风热炼液，又宜润燥，轻则梨汁、花露，重则知母、花粉。鲜生地、鲜石斛生津尤良。

（2）内风

何廉臣指出：“中风之为病，有触外风引动内风者；亦有不挟外风而内风自动也。”内风系自内而生，论其病机，引《资生经》所云：“凡中风由心腹中有大热而作，谓猝中外风者，特其激动内风之引线耳。”内风多由肝阳肝火所产生，如头风害目，何廉臣指出：“为肝热生风，逼血与气，并走于上，轻则为头目痛，重则为晕厥，其方用羚角、石决明、真珠母、生玳瑁、石蟹、桑叶、滁菊、谷精草等，潜镇熄风，亦颇有效。”此外，内风又与痰有一定的关系。何廉臣谓：“风痉似惊，由温邪入，阴液内耗，陡动肝风，挟痰湿上冲神经，以致或痉或厥。”又谓：“风热挟痰，最易激动肝风。”反之，肝风内动，痰浊也随之上逆，易出现痉厥、卒中之证。

2. 寒淫诸病

寒淫病，主要是指伤寒病，还包括伤寒变病、兼夹病，以及部分寒痹、寒疟、寒痢、寒湿阴黄等。寒为阴邪，最易伤人阳气。寒邪外束，与卫气相搏，阳气不得宣泄，出现恶寒发热、无汗等症。故《素问·热论》云：“今夫热病者，皆伤寒之类也……人之伤于寒也，则为病热。”故何廉臣认为，“风寒两伤太阳，用麻桂各半汤，泄卫和营”，乃“属长沙正法”。但又指出：“伤寒当行发表者，必察其人本气阴阳无亏，方可径用；若真阳素亏，平日恶寒喜热，惯服辛温，大便溏滑者，此为阴脏，宜加附子、炮姜、黄芪、白术于发表药中，助阳御表，庶免虚阳外越之弊。”伤寒直中阴经，其身不发热者，为阴经伤寒。何廉臣认为，此系“病者元阳素弱，不胜阴寒之侵逼”所致。又谓：“太阴伤寒，必其人脾阳素弱，故邪即中人阴经。”少阴病属心肾。心肾阳衰，气血不足，水火偏虚，复感风寒，是少阴伤寒的主要成因。故补散兼施，麻黄细辛附子汤为其正治。何廉臣曰：“少阴伤寒，始得病即脉沉发热，略一蹉跎，势必至吐利厥逆，故乘其外有发热，一用麻黄发其外，一用附子治其内，然必佐细辛，从阴精中提出寒邪，使寒在骨髓者，直从外解。”并谓："少阴伤寒，有传经直中之分。直中者多从水化，浅则麻附细辛汤证，深则四逆汤证；传经者多从火化，今因津枯热炽，舌黑燥而不得语，急急以黄连阿胶汤，泻南补北，确是对证处方。"在伤寒的病变中，"寒厥用四逆汤，热厥用四逆散，研究《伤寒论》者皆知之，所难者辨证耳!"何廉臣推崇成无己、喻嘉言等。如其引成无己所云："凡厥若始得之，手足便厥而不温者，是阴经受邪，阳气不足，可用四逆汤；若手足自热而至温，从四逆而至厥者，传经之邪也，四逆散主之。"似此辨别，至为精审。

何廉臣认为，"凡病皆有寒热虚实，首要辨明"。对于痢疾，尤有独特的见解。其曰："张璐曰：前哲论痢，并以白沫隶之虚寒，脓血隶之湿热。河间、丹溪从而和之，后世咸以为痢皆属热，即东垣之长于内伤脾胃者，亦认定脓血为热，岂知血色鲜紫脓厚者，信乎属热；若瘀晦稀淡，或为玛瑙色者，为阳虚不能制阴而下，非温理其气，则血不清，理气如炉冶分金，最为捷法。凡遇瘀晦清血诸痢，每用甘草、干姜，专理脾胃；肉桂、茯苓，专伐肾邪，效如桴鼓。"

何廉臣论治寒病，认为外寒宜汗，可用太阳汗剂；里寒宜温，则用太阴温剂。惟上焦可佐生姜、蔻仁；中焦可佐川朴、草果，或丁香、花椒；下焦可佐小茴香、沉香，或吴萸、乌药。

3. 暑淫诸病

暑为阳热，主升主散。故何廉臣对张元素谓静而得之为中暑，李东垣谓避暑乘凉得之者，名曰中暑，持有异议。其认为，中暑"多由卒中炎暑而得，急则忽然闷倒，缓则次日昏蒙，乃动而得之之阳证也"。暑热之气，最易刑金伤肺。故指出："暑为湿遏，初起邪在气分，即当分别湿多热多。湿多者，治以轻开肺气为主，肺主一身之气，气化则湿自化，即有兼邪，亦与之俱化；湿气弥漫，本无形质，宜用体轻而味辛淡者治之，辛如杏仁、蔻仁、半夏、厚朴、藿梗，淡如苡仁、通草、茯苓、猪苓、泽泻之类，启上闸，开支河，导湿下行以为出路，湿去气通，布津于外，自然汗解。"暑多挟湿，故"凡治暑湿，先当辨暑重湿重。若暑重于湿者，湿从火化，火必就燥，则生地、石斛，却为善后调养之要药；若湿重于暑，暑尚在湿之中，病从水化者多，其气机必滞，早用地、斛清滋解热则不足，滞湿则有余"。

暑邪为病，或伤或中，都容易治疗，惟伏暑症比较难理。暑而名伏，当然不同于新受，其病因病机多曲折反复，王孟英所谓"抽茧剥蕉"，即是指此。根据何廉臣的体会，"伏暑挟湿，病势反较伏暑化火为缠绵，往往一层解后，停一二日，再透一层，且每有后一层之邪，更甚于前者，予曾屡见不鲜矣"。何谓伏暑？何廉臣认为："伏暑，即伏热也。所伏之浅深不一，病状之发现各殊。""病发处暑以后者，名为伏暑，症尚浅而易治；发于霜降后，冬至前者，名曰伏暑晚发，病最深而难治。"故阳明伏暑，较之潜伏阴经者易治，方如竹叶石膏汤加减，清解即除；少阴伏暑，累及阴维，故先实其阴，以补不足，继泄其阳以退伏热，较阳明伏暑为难疗，宜仿猪肤、复脉、黄连阿胶诸方之例为治。特别是"伏暑挟痰化火，病情纠葛，用药颇难，过用辛淡，则伤阴涸液，过与苦寒，则滞气伤中；若先回获其气液，又恐助浊增病"，何廉臣凭其多年经验，对此病治疗有一整套比较成熟的方案："余治伏暑内发，新凉外束，轻则用益元散加葱、豉、薄荷，重则用叶氏荷杏石甘汤加葱豉，皆以辛凉泄卫法解外；外解已，而热不罢，伏暑即随汗而发，必先审其上、中、下三焦，气、营、血三分随证用药。"其按照上中两焦气分血分，各出治法；在下焦则又分

"阴分血室"与"阴分精室"施治，具见精细，善后法则一以滋养阴液、肃清余热为主。选方为叶氏加减复脉汤及甘露饮加西参、蔗浆。何廉臣还补充说："当病在中下焦胃肠，夹食积者最多，每用陆氏润字丸磨荡而缓下之，或用枳实导滞丸消化而轻逐之。"其总结为这是"治伏暑晚发博采众长之疗法"。

4. 湿淫诸病

一般认为，湿为阴邪，最易阻滞气机，伤人阳气。何廉臣虽然同意"湿为阴邪"的看法，但是他着重指出："湿兼寒热二者而成，或偏寒，或偏热，不得以阴邪二字括之。观天地之湿，发于夏月，是火蒸水而湿乃发，故湿之中人，有湿挟寒之证，有湿挟热之证，有寒郁于外，热郁于内之证。"因而他强调说："湿温之为病，有湿遏热伏者，有湿重热轻者，有湿轻热重者，有湿热并重者，有湿热俱轻者；且有挟痰、挟水、挟食、挟气、挟瘀者，临证之时，首要辨明湿与热之孰轻孰重，有无兼挟，然后对证发药，随机策应，庶可用药当而确收成效焉。"一般治法，初用辛淡芳透以解表，藿香正气散最为繁用；继则观其体肥而面色白者，兼顾阳气，治用苦平淡温法，或佐桂苓，或佐姜术；体瘦而面色苍者，顾其津液，治宜苦辛淡凉法，或佐芦、茅二根，或佐梨、蔗二汁。并强调以辛淡清化法治湿热，以辛淡温通法治寒湿，总结为"湿热治肺，寒湿治脾"。"湿胜于热者，藿朴胃苓汤加减；热胜于湿者，苍术白虎汤增损。"

特别是他依据《时病论》所引倪松亭的治湿大法，认为治湿当细察表里上下，为用药之准的。如湿气在皮肤者，宜麻、桂、二术，以表其汗；亦可用羌、防、白芷等风药，以胜其湿。水湿积于胃肠，肚腹肿胀者，宜用遂、戟、芫、丑之属，以攻其下。寒湿在于肌肉筋骨之间，拘挛作痛，或麻痹不仁者，宜用姜、附、丁、桂之属，以温其经。湿气在于脏腑之间，腠理之外，微而不甚者，宜用术、苍、朴、夏之属，以健脾燥湿。

何廉臣论治湿病，重在淡渗，猪苓、茯苓、苡仁、滑石是其主药。湿重者脾阳必虚，香砂理中汤是其主方；湿着者肾阳亦亏，真武汤是其主方。风湿宜温散，寒湿宜辛热，湿热宜芳清宣化。惟湿火盘踞肝络，胆火内炽，宜用苦寒泻火为君，佐辛香以通里窍，当仿当归龙荟丸法始能奏效。

5. 燥淫诸病

燥为秋季的主气，其气清肃，其性干燥，与肺气相应。对此，何廉臣指出："春月地气动而湿胜，故春分以后，风温暑湿之证多；秋月地气肃而燥胜，故秋分以后，风燥凉燥之证多。若天气晴暖，秋阳以曝，温燥之证，反多于凉燥。前哲沈氏目南，谓性理大全，燥属次寒，感其气者，遵《内经》燥淫所胜，平以苦温，佐以辛甘之法，主用香苏散加味，此治秋伤凉燥之方法也。叶氏香岩谓秋燥一证，初起治肺为急，当以辛凉甘润之方，气燥自平而愈；若果有曝凉外来，只宜葱豉汤加杏仁、苏梗、前胡、桔梗之属。"燥，可由风湿寒热之气转化而成。何廉臣指出："风为阳邪，久必化燥；湿为阴邪，久亦化燥，并且寒亦化燥，热亦化燥，燥必由他病转属，非必有一起即燥之证。"同时，还指出："六气之中，惟燥难明。盖燥有凉燥、温燥、上燥、下燥之分。凉燥者，燥之胜气也，治以温润，杏苏散主之；温燥者，燥之复气也，治以清润，清燥救肺汤主之；上燥治气，吴氏桑杏汤主之；下燥治血，滋燥养荣汤主之。""燥与火不同，火为实证，热盛阳亢，身热多汗，法宜苦寒，夺其湿而泻其热；燥为虚证，阴亏失润，肌肤熯燥，法宜甘寒，养其阴而润其燥”。还指出：“乳子燥热动风，每多发痉”“《内经》谓阳明之上，燥气治之，故凡燥热致痉，即《伤寒论》阳明热盛，习习风动之候”。治宜清热润燥，熄风镇痉，方如白虎汤加蜈蚣、全蝎、钩藤之类。

6. 火淫诸病

何廉臣在《全国名医验案类编》六淫病案中，将温病、热病列入火淫病案。他认为，“六淫之中，如风寒暑湿燥等五气，多从火化，种种传受之火证极多”。这种邪从火化而出现的火热证候，何廉臣简称为“伏气”。其曰：“热病者，纯热无寒之伏气也。发于春者为瘴热，发于夏者为热病，热能化火，火就燥。”“热结阳明，用石膏、大黄，以清降之；热陷少阴，用犀角、羚、地，以清透之。此热病分经用药之大要也。”何廉臣关于“伏邪化热”的观点，强调了“肝胆为发温之源，阳明为成温之薮”的说法。他在论述温病伏邪与新感时指出：“伏温之邪，由春温夏热之气，蒸动而出，此其常也。亦有当春夏之际，感冒风寒，邪郁营卫而为寒热，因寒热而引动伏气，初起一二日，第见新感之象，意其一汗而即解，乃得汗后，表证略减，而里热转甚，昧者眩其病状，几若无可把握，不知此新邪引动伏邪之证，随时皆有。治之者，须审其伏邪与新感，孰轻孰重，若新感重者，先撤新邪，兼顾伏邪；伏邪重者，则专治伏邪，而新感自解。”这种根据证候轻重决定治法先后，是可以借鉴的。

在温病治法上，陆九芝谓温病热自内燔，其最重者，只有阳明经腑两证，经证用白虎汤，腑证用承气汤。何廉臣对陆九芝这种治疗温病专重阳明，绝不涉及别经的见解，谓其未免太偏。他认为，“温病邪热蒸郁，入于阳明者居多，热在于经，犹属无形之热，其证烦渴多汗，狂谵脉洪，此白虎证也；若热结于腑，则齿垢唇焦，晡热，舌苔焦黄，神昏谵语，脉沉实，此承气证也。只要认证清楚，确系热在于胃，则白虎承气依法投之，可以取效反掌。即温病发斑之际，用清营透络，解毒化斑，而斑仍不透，往往用攻下逐毒，腑气一通，而斑始大透，伏邪从斑而解者，亦常见之”。

他扼要地指出：“热之浅者在营卫，黄芩、石膏为主，柴、葛为辅；热之深者在胸膈，以花粉、栀、豉为主；热在肠胃者，当用下法，不用清法，或下法兼清法亦可；热入心包者，黄连、犀、羚为主，热直入心脏则难救，用牛黄犹可十中救一。”对热邪致病的辨证，分“热在营卫之候”“热在胸膈气分抑郁之候”“热陷心包及心、血分灼烁之候”“邪热攻脑或尿毒上冲之候”“热在胃肠之候”“热陷肝肾之候”及“热陷冲任之候”等7个证候群。随证确立辛凉开达、轻清化气、甘寒救液、苦寒直降、清络宣气、清火兼消痰、清火兼导滞、清火兼通瘀、苦寒复甘寒、苦寒复酸寒、苦寒复咸寒等11个治疗法则，各举出精当方药及具体适应证。

另外，对于热病中太阳病不解，内热郁结于下焦膀胱部位，其人如狂，热盛血瘀的蓄血证，何廉臣依据舒驰远的观点，指出：“膀胱蓄血与大肠蓄血应有别，血蓄膀胱者，少腹硬满，小便自利；大肠蓄血者，屎虽硬而大便反易，其色必黑，桃仁承气为大肠蓄血者宜之；若太阳蓄血，乃为热结膀胱，其去路自应趋前阴而出，当用红花、小蓟、生地、归尾、万年霜之类，加入五苓散中，从小便以逐其邪，庶几有当。”

综上所述，何廉臣对六淫诸病的论治乃学有渊源，分析病机丝丝入扣，对于当前中医治疗外感热病仍有一定的参考价值。

（二）痰证与饮证

1. 痰证

何廉臣在《增订通俗伤寒论》中指出：“伤寒为外感六气之通称，凡夹痰证，必先分辨六淫以施治。”他分别论述风、寒、暑、湿、燥、火等六淫之邪夹痰证治，并提出痰晕、痰厥、痰注、痰胀、痰结、痰喘、痰哮、痰躁、痰痱，痰膈等10种痰证，丰富了痰证的临床诊治。

何廉臣治疗外感六气夹痰的经验如下。①风痰。冒风邪而生痰，痰因肺津郁结而化，当用辛凉轻剂，吴氏桑菊饮加减，重则张氏银翘麻黄汤。②寒痰。感寒邪而生痰，形寒伤肺，肺气抑郁，当用辛温宣剂，轻则三子导痰汤加荆、防，重则麻黄二陈汤。若郁而化火，热盛痰壅，用加味麻杏石甘汤。③暑痰。暑邪由口鼻吸受，伤肺犯胃，津液郁结而化裁，痰因火动，当用辛凉重剂竹叶石膏汤加枳实、竹沥。④湿痰。湿郁其中，脾胃气滞，壅结为痰，治必运脾清胃，藿朴二陈汤加减；若湿郁成热，热重湿轻者，当用俞氏增减黄连泻心汤。⑤燥痰。感秋燥而伤肺，烁津液而化黏痰，当用辛凉润剂，陆氏桑杏蒌贝汤加减。⑥火痰。火热生痰，玉竹饮子主之。何廉臣据体质肥瘦之异分别论治，若肥人气虚多痰，用六君子汤加竹沥、姜汁；瘦人阴虚多火，用六味地黄汤去泽泻、合生脉散。此外，何廉臣根据痰火冲扰脏腑的不同，分别论治。痰火冲心，法当豁痰清心，轻则吴氏清宫汤加减，重则俞氏犀羚三汁饮，急则先用吐痰法，次用金箔镇心丹或正诚露珠丹；痰火烁肝，法当清火镇肝，羚角钩藤汤加减，重则法当先通脑气，藜香散搐鼻取嚏，次用导痰开关散涌吐痰涎；痰涎虽吐而神识时清时昏，当用四汁饮调下《局方》妙香丸肃清痰火以醒神，待神识清醒再用柔肝熄风煎善后，终用坎气潜龙汤滋阴潜阳以除根；痰火蕴结肠胃，轻则节斋化痰丸或豁痰丸，轻清润降以搜涤之，重则礞石滚痰丸或竹沥达痰丸苦辛以荡涤之。

百病皆为痰作祟，痰证变化多端，何廉臣列举了痰证的10种类型，详悉病因、病机、脉证及治法。①痰晕。症见抬头屋转，眼常黑花，见物飞动，猝然晕倒。此为风痰上冲头脑，治疗先辨其因，分内外风，因于外风者，麻菊二陈汤为主。因于内风者，香茸六味丸加减。②痰厥。症见痰涎壅盛，语言謇涩。此风痰挟火阻塞喉中也。治疗先吐其痰，导痰开关散为主；继则豁痰降气，三子导痰汤加减。因冒暑挟痰而眩晕，甚则昏厥者，法当先开清窍，鲜石菖蒲汤烊化紫金片灌服，继则辛凉芳透，清络饮加竹沥、莱菔汁。因“痰而晕厥者，多兼气厥”，轻则用苏合香丸，重则用《局方》妙香丸。③痰注。症见手足牵引，四肢麻木，骨节窜疼，乃湿痰挟瘀流注经络。法当搜涤络痰，轻则《三因》控涎丹，重则蠲痛活络丹，久用《圣济》大活络丹，并用芥子竹沥汤送服。④痰胀。症见中满腹胀，上气喘逆，二便不利。乃湿痰挟气阻滞胸腹，当去郁陈，何廉臣之经验方理中消胀丸为主。腹胀喘肿，法当降气达膜，五子五皮饮加减。终则培元利水，七味枳术汤调服天一丸。⑤痰结。咽中有炙脔，咳之不出，咽之不下。乃燥痰粘结喉头，名曰痰结（即梅核气），法当散结活痰，加味甘桔汤为主，口含清化丸。⑥痰喘。症见咳逆气粗，咯痰稠黏，甚则目突如脱，喉间漉漉有声。乃寒痰遏热壅塞气管，法当豁痰下气，白果定喘汤为主，重则小青龙加石膏汤，久则口噙王氏痰喘丸。⑦痰哮。症见咳而上气，喉中作水鸡声。乃寒痰包热阻塞喉管，法当开肺豁痰，治以射干麻黄汤，口噙清金丸。⑧痰躁。症见咳嗽不爽，胸中气闷，夜不得眠，烦躁不宁。乃火痰郁遏胸膈，法当豁痰降火，陷胸泻心汤加减，甚则吞服王氏四黄涤痰丸。⑨痰瘰。症见小瘰大疬，生于颈部，累累如串，乃气结痰凝所致。何廉臣辨有肝火痰凝、阳虚痰凝、风痰及风湿酿痰三种。治疗肝火痰凝，内服逍遥二陈汤加减送下程氏消瘰丸，外贴抑阳乌龙膏。阳虚痰凝者，内服王氏阳和汤，外贴抑阴消核膏，用时调入抑阴散。已溃及溃久不敛者，内服归芍六君子汤，送服犀黄丸，继服大枣丸收功，外贴阳和解凝膏。风痰及风湿酿痰者，内服麻菊二陈汤去甘草，送服控涎丹三分，外贴王氏化核膏。⑩痰膈。症见饮食入胃，便吐痰涎，膈塞不通，便结而粪如羊矢。乃气郁挟痰阻塞胃脘，法当辛润涤痰，五汁饮加狗宝为主，或用程氏启膈饮加味，剧则云岐人参散。

何廉臣从外因和内因两个方面分别论治痰证，理法方药俱全，为临床提供了丰富的经验，可谓治痰之大全。

2. 饮证

何廉臣论治饮证，提出“痰饮为阴盛之病”。痰与饮的区别在于，“饮入于胃，经火蒸变而稠浊者为痰，未经蒸变而清稀者为水”。何廉臣辨治饮证，从因、脉、舌、症、治五个方面论述。

（1）析病因

饮证多由“风寒外侵，肥甘内滞，气机因而不利”，停滞为饮。

（2）辨脉象

脉必弦，或偏弦，或双弦，或弦缓，或迟弦，或沉弦，或弦紧类数。

（3）查舌苔

舌苔多白润，间有转黄转黑，亦必仍有滑苔，或满舌黄黑，每夹一两条白色，或边尖俱黄，中间夹一段白色，病久则舌前半光滑而不生苔，后半白滑而厚。

（4）辨症状

胸脘虽满痛，按之则软，略加揉按，漉漉有声，甚则肠下抽痛，干呕短气，或腰重足肿，下利溺少。

（5）论治疗

风寒夹饮，固当以辛药散之，温药和之。宣气涤饮，振胃阳以逐寒水，宜汗则汗，宜利则利，随证选方用药。如苓桂术甘汤、理中汤、真武汤辈，为水饮正治方；假使久嗽肺虚，仍是水饮在胃，当行“壮气以通阳，不可益阴以助病”。若有热饮，解表宜越婢加半夏汤，逐里宜己椒苈黄丸及控涎丹，三方加减为宜。

此外，何廉臣提出了水饮禁忌方药，“如洋参、石斛之养胃，生熟二地之滋阴，麦冬、阿胶之保肺，兜铃、蛤壳之清金，贝母、瓜蒌辈之滑痰润燥”等药，忌用于饮证。

（三）血证

何廉臣关于血证的诊治，有其独到的学术经验。徐荣斋在《重订通俗伤寒论》中按曰：“关于伤寒兼失血，廉臣先生已作了详细介绍，分衄血、咳血、呕血、齿血、便血、溺血六种，论证清楚，治法都是他一生经验结晶。”何廉臣论治血证，尊崇缪仲淳、王清任、唐容川诸家，并结合自身临床经验进行系统整理。其论血证包括瘀血和出血，治瘀血宗王清任，强调按经分部；治出血遵唐容川，首尚四大要旨。

1. 瘀血

王清任治病强调活血祛瘀，治疗血瘀证有独到的经验，为后世医家所推崇。他主张瘀血之证治按经分部进行治疗，其所制六首逐瘀汤，是为不同病位所设的祛瘀之剂。何廉臣崇尚王清任之说，主张“清瘀当分部位”，强调按经分部进行消瘀，在辨证立法上较王清任更为详备。在血瘀辨证上强调四诊合参，较王清任更具独到之处。例如，在舌诊方面，何廉臣的经验是：“舌色紫暗，扪之湿，乃其人胸肠中素有宿瘀”；“舌紫而肿大，乃酒毒冲心”之瘀热为患。在问诊方面，如“太阳蓄血，在膀胱，验其小便之利与不利；阳明蓄血，在肠胃，验其大便黑与不黑”“大便红如桃酱为血热，黑如胶漆者为瘀热”。在按诊方面，“须细询其胸腹、胁肋、四肢，有痛不可按而拒手者，即为瘀血”“若宿瘀与邪热并结者，必胸腹胁肋结痛，甚则神思如狂”。在脉诊的辨别上，何廉臣曰：“确知其非阳证而见阴脉，则是表证见里脉矣，治法必兼消瘀。”由此可知，何廉臣治血瘀是在四诊合参的基础上辨证立法处方。

在按经分部的辨治中，何廉臣对王清任的诸祛瘀方进行了认真的筛选，取其切实可用者用之。如消一身经络之瘀，选用身痛逐瘀汤；消上焦血府之瘀，取血府逐瘀汤；消中焦膈下之瘀，用膈下逐瘀汤；消下焦少腹之瘀，用少腹逐瘀汤；消一切窍隧之瘀，用通窍活血汤。此外，何廉臣又博采众方，灵活运用，如消上焦肺络之瘀，用仁伯清宣瘀热汤。其云：“上焦之瘀多属阳热，五汁一枝煎加陈酒、童便最为轻稳，重则用俞氏桃仁承气汤加减；下焦之瘀多属阴凝，少腹逐瘀汤加减，若血室热瘀，则乃是桃仁承气汤证。”何廉臣祛瘀尤重八纲辨证，他指出：“先要虚实寒热认得清，始能补泻温凉用得当。”

2. 出血

唐容川《血证论·吐血》篇中曰：“止血为第一要法，消瘀为第二法，宁络为第三法，补虚为收功之法。”何廉臣推崇备至，谓“此四法者，乃通治血证之大纲也”。其将此四法加以具体化，再配以行之有效的经验方，以备后学借鉴选用。

何廉臣云：“血尚不止者，则以止血为第一法，庶血复其道，不致奔脱，轻则四生地黄汤最稳而有效，重则犀地清络饮去桃仁，以姜汁、竹沥冲下立止吐血膏。”其中，立止吐血膏一方系何廉臣经验方。其子幼廉注曰：“家君创制立止吐血膏一方，既能引血下行，又能止血逐瘀，凡治血来汹涌，屡投辄验，较葛氏十灰散，奏功尤捷。但宜下瘀妄行之初，不宜下瘀脱血之后。”此为精当之言。方中有大黄一味，亦何廉臣用药之匠心所在。其谓：“行血之药，首推大黄。”

血止之后，离经之血为瘀血，瘀血内留则变证百出。何廉臣亦谓：“若不呕泄而出，多变呃逆，甚发血厥，但用活血消瘀。”因此，认为“必亟为消除，以免后遗，故消瘀为第二法”，而治瘀之法，宗王清任之法，前文已述。血止瘀消之后，“仍恐血再潮动，则须用药安之，故以宁络为第三法，连茹绛复汤，加茅根、藕汁；肝旺气冲者，轻则桑丹泻白汤去桔、枣，加白芍、白薇、鲜茅根，重则新加玉女煎尤为镇肝纳冲之要剂，其火如不归根即为龙雷之火，用滋任益阴煎加龙骨、牡蛎以育阴潜阳，此尤治冲逆更进一层之法”。宁络之法，何廉臣强调平肝镇冲，肝为刚脏、冲为血海，要使血海不致潮动、肝气不致横逆，则需宁络平肝。补虚为善后收功之法，何廉臣补虚之法罗列详尽，以五脏为纲，列举方药。如补肺用辛字润肺膏，补心用麦冬养荣汤，补脾用加味归脾汤，补肝用地骨皮饮，补肾用张氏左归饮。

上述止血四法，何廉臣结合临床加以充实并予灵活变通。每一法的运用范围又有所扩充。如宁络一法，对旧有闪挫之胸膈胁肋间之宿瘀，何廉臣认为，“冲动宿瘀，瘀血从上或从下出者，乃宿疾乘势欲除之机，慎勿止涩，犹需行血和络之药”。对劳伤失血，气逆于上，胸胁闷痛，甚则呼吸亦痛，咳嗽带红之症，何廉臣认为，“初用降气和络，继用和血宁络以除根”。因此，对血证四法，何廉臣非硬性套用而是随证变通。治血证，何廉臣取王、唐、缪三家学说之精华，并结合自己多年经验，融会贯通，并将经验良方辑入其著作中，以益后学。何廉臣论出血证凡六种，立方数十首，并将古方加减增删，使益切用。其中以论治吐血、呕血最为精辟详尽。他说：“呕血吐血，同出口中。呕则血出有声，吐则血出无声；吐则其气尚顺，呕则其气更逆；呕血病在于肝，吐血病在于肺，故呕血重而吐血轻。”

何廉臣选方立法，注意脏腑经络辨证，并结合发病机制，随证施用。如衄血一证，“太阳失表，热瘀在经，治用桑杏蒌贝汤，去甘、桔加鲜茅根、鲜竹茹、鲜生地清降之；阳明失下，热瘀于里，治用养荣承气汤，去归、朴加茅根、丹皮、生川牛膝等，釜底抽薪。咳血，血从咳嗽而出，虽病因种种，治均在肺。如风寒犯肺，用吴氏泄胃安营汤加减，肺中伏火，用银翘麻黄汤去麻黄、桔梗加桑叶、丹皮、藕汁、童便；风燥犯肺，用清燥救肺汤、桑杏蒌贝汤二方增减。齿血，血从牙龈流出，治重在胃。胃中实火，治以咸苦泄降，犀连承气汤加藕节、童便。胃中虚火，用新加玉女煎去石英、磁石加骨碎补、黑蒲黄。便血分远血、近血，远血属小肠寒湿，用黄土汤；近血属大肠湿热，用赤小豆当归散”。

何廉臣更强调脏腑辨证。其曰：“便血一证，外感六淫，皆能致病，非黄土汤、当归散二方所能统治。必先以治肠以去其标，后治各脏以清其源。”他在治脏清源方面，还详列数方，以供医者临床运用参考。于溺血证，认为“心经遗热于膀胱，膀胱热结则尿血”，具体治法有清心、清肝、清肺、益肾及清利小肠与膀胱诸法，方法详备，足资运用。

对夹血伤寒，治疗解表消瘀并行。初治香苏葱豉汤加减，寒重桂枝桃仁汤加味，见里证用俞氏桃仁承气汤。何廉臣谓“其离经而未吐出者，则为瘀血”，治疗瘀血宗王清任，分经络、上中下三焦分治。如消一身经络之瘀，用王清任身痛逐瘀汤；消上焦肺络之瘀，用清宣瘀热汤；消上焦血府之瘀，用血府逐瘀汤；消中焦膈下之瘀，用膈下逐瘀汤；消下焦少腹之瘀，用少腹逐瘀汤；消一身窍隧之瘀，用通窍活血汤，谓“此皆按经分部活血消瘀之要剂也”。治疗出血，宗唐容川止血、消瘀、宁络、补虚四法。何廉臣曰：“此四法者，乃通治血证之大纲也。”

3. 止血用药经验

何廉臣归纳血证经验用药，分为壮水补虚、益气补虚、苦寒泻火、甘寒泻火、温寒止血、清热止血、降气伐肝、降血镇肝、行血中之气、凉血中之热、清血中之神、引血使之下行等12类。壮水补虚，如阿胶、熟地、线鱼胶等；益气补虚，如人参、沙参、燕窝；苦寒泻火，如大黄、芩、连、胆草；甘寒泻火，如鲜地、梨、蔗、藕四汁；温寒止血，如干姜炭、肉桂炭、鹿角炭、枸杞炭；清热止血，如葛氏十灰散；降气伐肝，如苏子、郁金、降香、青皮、韭汁；降血镇肝，如石决明、左牡蛎、海蛤壳、代赭石。血瘀，则大黄灰、干漆灰、山楂灰、红曲灰；血滑，则棕皮灰、莲房灰、榴皮灰、没石子。行血中之气，如三七、郁金、丹皮；消血中之滞，如大蓟、小蓟、茜根；凉血中之热，如侧柏、紫薇、剪草、竹茹；清血中之神，如犀角、玳瑁、珠粉、琥珀；引血使之下行，如茅根、牛膝、童便；止血兼行瘀，如藕节汁、荷叶汁、陈蔗汁。总之，何廉臣治疗止血一证，强调“先要虚、实、寒、热认得清，始能补、泻、温、凉用得当”，首先推崇王清任治疗血证分上、中、下三焦论治，止血则遵唐容川“止血、消瘀、宁络、补虚”四法。此亦为何廉臣经验之集成，治疗血证方法详备，足资临床参考应用。

（四）肿、胀、臌

何廉臣对肿、胀、臌三个病证，在《增订通俗伤寒论》里做了详细的阐述，对每个病种的证与治都有比较全面的分析。

1. 水肿

（1）辨水肿病因

何廉臣谓：“予推求其成之因，浅言之，不出外因、内因、不外内因之三端；深言之，必从生理上推求病理，病理上推求病源。”又曰：“水之为肿，无不本于脾肺肾三经”。辨病因必先辨明虚实，“虚因情志操劳，酒色过度，病后气虚，其肿渐至。实因六淫外客，饮食内伤”。可见，何廉臣认为，水肿的病因与外感六淫、内伤七情、饮食劳伤、病后气虚等有关，病位与肺、脾、肾有关。此外，何廉臣还引用西医知识解释水肿之病理，为“回血管先有阻塞，然后水溢胞膜而为肿”。并借鉴西医对水肿的分类，分为心脏性水肿、肾脏性水肿、炎症性水肿、恶液质性水肿、血管神经性水肿、局部性水肿、麻痹性水肿等七种。

（2）辨水肿症状

何廉臣依据症状之不同，将水肿分为分阴水肿、阳水肿、气肿、水肿、痛风肿、黄疸肿、妇女水分肿、妇女血分肿等八类。

阴水肿：先肿下体腰腹胫跗，后遍身肿，皮色青白，口不渴，大便溏，小便少。

阳水肿：先肿上体肩背手面，后遍身肿，皮色黄赤，口烦渴，大便闭，溺热涩。

气肿：皮浓色苍，一身尽肿，自上而下，按之不成凹而即起，四肢削瘦，胸膜痞满。

水肿：皮薄色泽，肿有分界，自下而上，按之成凹不即起，小便不利，上气喘咳。

痛风肿：头痛恶风，面浮身肿，皮粗麻木，流走注疼。

黄疸肿：身目俱黄，面浮肢肿，便溏腹满，溺短赤热。

妇女水分肿：病发于上，先水肿而后经断，皮无赤痕，心下坚大，便溏溺少。

妇女血分肿：病发于下，先经断而后水肿，皮现赤缕，小腹硬痛，便黑溺清。

（3）辨证论治

何廉臣尊陈无择之说，认为水肿的病机为“经络不通，枢机不转，水乃不行，渗透皮肤”。其治疗水肿，首推崇叶天士“初病治气，久必通络”之理，从络治肿，每于治肿各方中，佐以行气通络之品。如因寒客皮肤而成气肿者，用叶氏五皮饮加生香附、苏梗、鲜葱须等，辛通络气以消肿；寒郁下焦而成水肿者，用麻附五皮饮，重用泽兰梗，温通络气以退肿；寒饮侵肺，肺气不化而先喘后肿者，轻则麻杏三皮饮，稍重则白果定喘汤，重则用小青龙汤加苓皮、石膏，宣肺降气以行水；寒湿滞脾，脾气失运而先肿后喘者，轻则用大橘皮汤，稍重用杏苏胃苓汤，重则用加减实脾饮，温脾利湿以降气；风热入肺，肺气肿盛，不能通调水道致上半身肿而喘息者，风重热轻用越婢加半夏汤散风热以降气，热重风轻用苇茎苈枣汤，或用荷杏石甘汤送下清肺葶苈丸，泻气热以消肿痹；湿热壅肺，肺水肿满，不能下输膀胱，致小便闭而喘肿者，湿热蕴蒸用枇杷叶煎肃肺气以平喘肿，热重湿轻者用茅根清络饮清三焦以定喘肿；黄疸肿用加味二金汤，去积热以退黄肿；血分肿用三合绛覆汤，送下理冲丸，通经闭以退水肿；水分肿用加减《千金》鲤鱼汤，退水肿以通经闭。

虚肿按肺、脾、肾分治。肺气虚不能通调水道者，黄芪秫米煎；脾气虚不能为胃行津液者，乌鲞鱼汤，不应则用水肿至神汤；肾气虚不能下输膀胱者，先用林氏肾气汤，继用加减金匮肾气丸。实肿分胸膈停饮、腹膜积水和胃肠积滞，胸膈停饮用蠲饮万灵汤，腹膜积水用逐水至神汤，胃肠积滞以枳实导滞汤最稳。

2. 胀病

何廉臣提出，胀分气胀、血胀、寒胀、热胀、虚胀、实胀、痰胀、水胀、谷胀、虫胀等 10 种，丰富了胀病理论。

（1）病因病机

何廉臣认为，胀病多由气滞血瘀引起。气胀，由于七情郁结，气道壅隔，上不得降，下不得升；血胀，多因络瘀；寒胀，有虚实之分，实寒胀由于阴气凝聚，久而不散，内攻肠胃，虚寒胀由于命门火衰，脾胃虚寒；热胀，多因于肝郁络瘀或湿热盘踞中焦；虚胀多因于脾胃衰弱，气虚中满；实胀，虽属气郁，然或由积饮，或由积食，或由湿热陈积；痰胀，湿痰夹气阻滞胸腹也；谷胀，即食胀，多由肝气怫郁，恣饮贪食，停滞中焦；虫胀，多因于脾胃虚弱，恣食甘肥生冷，留而为积，积久生虫所致。

（2）胀病特点

气胀，症见胸腹胀满，四肢瘦削；血胀，胀在右边者为肝胀，左边者为脾胀，在少腹者为石瘕；寒胀，可见寒中胀满，便泄溺涩；热胀，可见少腹坚胀，口苦不饥，溺赤便艰，舌赤苔黄；虚胀，腹部膨胀，但按之不痛；实胀，腹部胀满，按之疼痛；痰胀，症见腹大异常，甚则气喘倚息，不能平卧；水胀，症见头面四肢遍身肿胀，按之凹陷不起；谷胀，症见恶闻食臭，吞酸嗳气，恶心呕逆，胸膈痞塞，食入则脘腹益胀；虫胀，腹内有块，痛乍作乍止，或喜食泥土茶叶火炭等物。

（3）分型论治

何廉臣认为，“胀病头绪甚繁，先宜辨有形无形，无形多属气郁，故治以理气为主，有形多属血瘀，故治以通络为君”。他在继承前人的基础上，系统归纳治疗胀病的方药如下。

气胀，治宜升清降浊，达郁宽中汤，继用宣清导浊汤。血胀，治宜行血通络，三仁通幽汤磨冲良方桃奴丸。寒胀，治宜温中泻满，苓术朴附汤送下木香塌气丸，继用白术和中汤送下加味桂苓丸。热胀，治宜通络泻肝，用龙荟绛覆汤吞送当归龙荟丸。虚胀，治宜温养阳气，用参术健脾汤，继投健脾制肝汤，补中理气以宽胀，终用香砂理中汤，温健脾胃以善后。实胀，分积水、积饮、积食、湿热陈积等四型。大旨以四七绛覆汤为君，随证佐以丸散。积水，轻则送下神芎导水丸，重则送下三化神佑丸；积饮，《千金》五香汤最灵；积食，轻则送下木香槟榔丸，重则送下秘制五香丸；湿热陈积，轻则送下枳实导滞丸，重则送下三霜散。

痰胀，妇人血裹痰饮，用滚痰二陈汤，继用林氏香橼丸，煎香砂二陈汤送下，疏中蠲痰以除根；终用六君子汤，补中涤痰以善后。

水胀，阴水之寒胀，仿徐洄溪疏达三焦、开泻膈膜法，用陈修园消水圣愈汤加味，外用松节油浸擦膈、脘腹，自上至下，日擦四五次，如两足仍肿，继用牡蛎泽泻汤（叶案验方），外用毫针刺足跗，放其水之出路以奏全功；阳水之热胀，何廉臣仿王孟英之法，每用北沙参、淡竹茹、丝瓜络、银花、川楝子、枇杷叶、冬瓜皮、川柏、归须、生白芍等，以蒸馏水煮芦根、生藕汤煎药，继以西洋参、细生地、川连、花粉、生苡仁、焦山栀等出入为方，每以行血通络之品，随症加减，多获良效。

谷胀，病轻者消而去之，疏郁消滞汤送下木香槟榔丸；若屡下而胀仍不消，用开郁通络饮合雪羹，或用三露五汁饮送下木香三棱丸。

虫胀，治宜攻积驱虫，轻则使君子汤，送下蒋氏遇仙丹，或单服鸡肝药；重则蒋氏珍珠丹，及沉香至珍丸。

综观何廉臣治疗胀病，据气、血、寒、湿、痰、虚、热、谷、虫等审因论治，治法以理气和血为主，兼用下、和、温、清、消、补等法，后期注重调理脾胃。立方之多，治法之全，足资临床参考使用。

3. 臌证

臌证，即单腹胀，皆称腹胀如鼓，中空无物。何廉臣遵《灵枢·经脉》“足太阴……虚则鼓胀”，责之于脾虚成臌，分为气臌、疟臌、疮臌、水臌、疳臌等五种。

（1）病因病机

气臌，多因于情志内伤，肝纵乘肺，若病久失治或患者多怒，则肝横乘脾，脾失健运；疟臌，即疟母成臌；疮鼓，多因于疥疮误治，疮毒被遏，湿热盘踞膜络成臌；水臌，多因于湿滞肿满，大剂峻逐，攻坚分消，久必伤损脾阳肾阳成臌；疳臌，多因于失饥伤饱，积久而成臌，形如蜘蛛，故俗称蜘蛛胀。

（2）典型表现

气臌，见腹虽胀大，按之尚软；疟臌，见腹胀如鼓，按之左边尤坚，为疟邪结于胁下，何廉臣谓此中医所谓疟母，西医所谓脾胀；水臌，见腹大如箕，按之如鼓。

（3）分型论治

气臌，何廉臣每用四七绛覆汤送下陈香团散，理气宽膨以消胀。继用陈麦草汤送下佛手丸，以及三仁绛覆汤送下消臌蛛连丸，泄肝运脾以消臌，终用五汁一枝煎，送下绿萼梅花丸，辛润通补以除根。

疟臌，治以活血通络，叶氏三仁绛覆汤，送下鳖甲煎丸，外贴鳖苋膏以消块。

疮臌，治以解毒发表，银翘败毒散送下疮臌红枣丸。或用紫苏一两，煮大长脐蟹，重发其疮而臌消，使病从外解。水臌，何廉臣遵喻嘉言法，分初、中、末三法治疗。初用辛甘通阳，如桂甘姜枣、麻辛附子汤加味。继用培养元阳，真武汤送下金匮肾气丸。三用补中益气汤重用术，送下《局方》禹余粮丸，外用罨脐法以通溺。末遵张景岳大补法，用参附理阴煎加于术送服蜘蛛散。并附单方十剂：丑冰散、猪肚煎、千金散、黑鱼羹、葫芦散、宽膨散、瓜灰散、丝瓜络丸、鸡矢白散、败鼓皮丸等。

疳臌，治以驱虫消疳，轻则七味保婴汤，调下癞蛤散；重则加味五香汤，调下灶马散。

何廉臣勤求古训，博采众方，详悉肿胀臌病因、症状及治法，重视按诊。治疗上推崇叶天士“初病治气，久病通络”，于治方中加辛润活血通络之药，为临床提供了宝贵的治疗经验。

（五）哮病

《内经》有喘无哮，至唐宋始哮喘并论，虽皆属呼吸困难，而病机、证候不同。哮，指声响言，为喉中有痰鸣音；喘，以气息言，为呼吸急促困难。一般来说，哮必兼喘，而喘未必兼哮。何廉臣指出，“哮者气闭而不得出，其初多冷痰入肺窍，寒闭于上，则气之开阖不利，遂抑郁而发声，故俗称气吼病。有肺证，有胃证，有督脉证”。

肺证多起于风寒，遇冷则发，气急欲死。审其内外皆寒者，用麻黄二陈汤，散外邪以豁痰，送下加味紫金丹，通内闭以除哮；审其客寒包火者，用白果定喘汤，调下猴麝二宝散，常屡用屡效。

胃证多起于痰积，内夹湿热，日久化为痰浊热饮，致肺气呼吸不利，呀呷有声而为哮，遇风遇劳皆发，秋冬以后，日夜如此。其哮较肺证稍缓，必待郁闷之极，嗽出一两口宿痰如鱼脑状，而气始宽，哮始减。何廉臣治疗此证，审其湿痰上泛窒滞中气者，初用香苏二陈汤，继用三子导痰汤加炙皂角，豁痰利气以燥湿；审其痰随火升、上壅胸膈者，初用竹沥涤痰汤送下节斋化痰丸，以蠲痰降火，继用费氏鹅梨汤缓通肺窍，除其积痰。

督脉证与肺证常相因，多起于太阳经受风寒，内伤冷饮水果，积成冷痰，日久浸淫肺脏，乃成哮喘。遇冷即发，背部恶寒，喘息不能着枕。何廉臣的治法是，初起用小青龙汤加减，辛散太阳以温肺，继用金匮肾气丸加减，温通肾阳以煦督脉，但一般有疗效而不能根治。何廉臣认为，这类型的哮喘属于虚寒，病机已阳损及阴，用药偏刚偏柔，两难措置。他采取缪松心治范某哮喘案法，初用金水六君煎加减，继则晨用通补肺督丸以治其本，晚用加味苓桂术甘汤以治标。还主张按穴灸治，外贴膏药，以除病根。

（六）痹证

痹之病名，最早见于《内经》。《素问·痹论》曰：“风寒湿三气杂至，合而为痹也。其风气胜者为行痹，寒气胜者为痛痹，湿气胜者为着痹也。”何廉臣指出：“痹者，肢体失其感觉，重着而不能移动也。”抓住了痹证重着、肢体活动不利的临床特点。他认为不仅风寒湿三气可以合而为痹，风湿热三气亦可形成。他总结痹证的病位特点是，“初病侵袭经气，继而留连血络，最终残害脑筋”。症状特点是，“始而痛，继而痹，终而痿”。

何廉臣指出，《内经》所提及的行痹痛痹，后世称之为痛风，当治以活血祛风、宣通经隧之法，暗合古人“治风先治血，血行风自灭”的思想。何廉臣选用羌活行痹汤进行治疗。若肩背腰腿及周身疼痛，痛有定处，重着不移者，寒凝血瘀也，以通瘀散寒、宣通络脉为正法，身痛逐瘀汤加减化下续命丹。外用冯了性酒遍擦周身痛处。内外并治，屡见功效。针对失治出现络瘀内伤，邪从热化的情况，何廉臣指出忌用辛散风寒燥烈药。他用俞氏五汁一枝煎合清宣瘀热汤治疗多验。

何廉臣指出，《内经》所论着痹，世皆称麻木不仁，俗称木风，较痛风已进一层。麻木的发病机制是，“络瘀压迫脑筋，脑筋将失觉动之能力”。朱丹溪认为，“麻是气虚，木是湿痰瘀血是也”。何廉臣临床初用除湿蠲痹汤加减，调下小活络丹一二丸。如已湿郁化热，留滞关节肢络，用防己苡仁汤送下桃仁控涎丹峻逐湿热痰瘀，宣经隧以通络脉。外用电气疗法，以催促血行，刺激脑筋。屡收全效。

何廉臣指出，痹证发展至痿证，表现为四肢瘫痪，是由于神经麻痹，“全失知觉运动之作用”。其遵张仲景之说，认为“经热则痹，络热则痿”，并就不同部位之痿，分别提出治法方药。凡上截瘫、右肢瘫者，多属阳虚阴凝，每用王清任补阳还五汤，送下人参再造丸；下截瘫、左肢瘫者，多属阴虚络热，每用缪仲淳集灵膏，或用四物绛覆汤，送下顾氏加味虎潜丸，间用河间地黄饮子去萸、味、桂，或用吴鞠通专翕大生膏。外治仍用电气疗法，亦可十愈五六。

【后世影响】

一、历代评价

何廉臣是民国时期的著名医家，被后人称为“浙绍医林之魁”。何廉臣与裘庆元、曹炳章同为民国时期“整理古籍，保存国粹”的三大代表人物。

杜同甲（1924年任《绍兴月报》总编辑）评价何廉臣说：“穷心岐黄四十载，其治伤寒，尤为名家。”

曹炳章在对《通俗伤寒论》总结时说：“先师（指何廉臣）考古证今，发明学理，其实验疗法，皆四十余年心血之结晶，……不但四季时病无不具备，而重要杂症亦无遗漏矣。”

张山雷称其是“颉颃孟英、九芝，差堪鼎峙成三而无愧色”的医学大家。友人曾为何廉臣作四言诗云：“宏猷大度，博通今古，自号迂医，越中翘楚。”

经笔者统计，新中国成立以来，研究何廉臣的相关文献有40余篇。越来越多的学者认识到何廉臣对中医的继承和发展所做出的贡献。认为何廉臣于结社办报、光大绍派伤寒学说、整理古籍诸方面颇多建树，对改革医案形式也有不可磨灭的贡献。

二、学派传承

何廉臣善于集前人之精华，其将张仲景、叶天士、俞根初及其师樊开周之说融会贯通，发扬光大。此外，还与同代医家丁福宝、周雪樵、蔡小香等交流学术。何廉臣门人甚多，如曹炳章、毛凤岗、严绍琪、俞修源、郑惠中、无锡名医周小农等。徐荣斋、史介生为其再传弟子。子幼廉亦“笃学精诣，能传其业”，有著作传世。

（一）师从名家

何廉臣之启蒙老师为其祖父何秀山，后又拜师于越中名医樊开周，何廉臣侍诊3年，学习老师丰富的临床经验，并留心于明清各家学说研究，尽得樊氏之传。何廉臣先后到苏州、上海等地游学，访求名家。与设诊于吴门的绍兴名医赵晴初（1823—1895）结为忘年交，一起探讨学术，提出“绍地滨海，地处江南，民喜酒茶，感证多以湿温居多”的见解。

何廉臣学习经典医籍，除《内经》《难经》外，还致力于研习四张学说（张仲景、张子和、张景岳、张石顽），他认为，“张长沙著《伤寒杂病论》，集汉以前之大成，张子和著《儒门事亲》，张景岳著《类经》《全书》及《质疑录》，张石顽著《医通》及《千金方衍义》，皆博古通今，可法可师”。何廉臣极力推崇叶天士之学，自号印岩，广泛深入研究温病各家学说，其观点集中体现在《重订广温热论》中。然而何廉臣临证仍觉“卫气营血辨证”之不足，遂专主研究六经辨证与三焦辨证。俞根初论治伤寒采用六经辨证与三焦辨证相结合的思想，对何廉臣影响很大。何廉臣耗费13年时间，潜心研究俞根初《通俗伤寒论》，根据自己的理论见解及临床实践，对该书进行了整理重订，著成《增订通俗伤寒论》，被后世公认为绍派伤寒之代表。

（二）薪火传承

何廉臣门人甚多，弟子曹炳章亦乃医学大家，与何廉臣既是师徒，又为同僚；创办过《药学卫生报》，与何廉臣等合办《绍兴医药学报》。曹炳章所集《中国医学大成》，附有总目提要，分医经、药物、诊断、方剂等共13类，365种，对保存和普及中国医学文献有一定作用。此外，何廉臣增订《通俗伤寒论》，至去世时尚未完成，遗稿由何廉臣之子何幼廉、门人曹炳章共同编校，由曹氏执笔补苴续成。王聘贤（1895—1964），早年留学日本东京明治大学，后师从日本汉医学家木村氏。归国后，问业于何廉臣，潜心研究名医著作，遂得其旨，著有《伤寒论考评》《神农本草经研究录》《解本草纲目拾遗》等。何廉臣的再传弟子徐荣斋（1911—1982），早年从业于赵晴初高足杨哲安，后又问业于曹炳章，并在何廉臣整理基础上于1944—1955年重订《通俗伤寒论》。

综上所述，何廉臣一生致力于中医的传承与发展，精于理论，勤于临床，增订《通俗伤寒论》，发展伤寒学说，强调寒温融合，为绍派伤寒的代表人物；其辨证崇尚六经，结合三焦；重订《广温热论》，从伏火论治温病，阐明伏气温病与新感温病的区别，丰富了温病辨证论治体系，促进了温病学说的发展；重视整理古医籍，兴办中医教育，创建中医学会、学报，改革医案形式，为传承和发展中医做出了重要贡献，在近代中医界具有较大影响。

中国中医科学院中医基础理论研究所　汤尔群

【参考文献】

[1] 何廉臣．新医宗必读［M］．医学研究会编，1909.

[2] 何廉臣．全国名医验案类编［M］．福州：福建科学技术出版社，2003.

[3] 吴贞著；何廉臣重订．感症宝筏［M］．福州：福建科学技术出版社，2004.

[4] 何廉臣．增订通俗伤寒论［M］．福州：福建科学技术出版社，2004.

[5] 戴天章原著；何廉臣重订．重订广温热论［M］．福州：福建科学技术出版社，2006.

[6] 何廉臣．增订伤寒百证歌注［M］．福州：福建科学技术出版社，2008.

[7] 何廉臣．实验药物学［M］．福州：福建科学技术出版社，2008.

[8] 何廉臣．小儿诊法要义［M］．北京：人民卫生出版社，2008.

[9] 何廉臣．感症宝筏［M］．太原：山西科学技术出版社，2011.

[10] 山东中医学院，河北医学院校释．黄帝内经素问校释［M］．北京：人民卫生出版社，2010.

[11] 河北医学院校释．灵枢经校释［M］．北京：人民卫生出版社，2004.

[12] 郭靄春．八十一难经集解［M］．天津：天津科学技术出版社，1984.

[13] 张仲景著；王叔和撰次；钱超尘，郝万山整理．伤寒论［M］．北京：人民卫生出版社，2005.

[14] 张仲景．金匮要略［M］．北京：人民卫生出版社，2005.

[15] 缪希雍．先醒斋医学广笔记［M］．北京：中国中医药出版社，1998.

[16] 戴天章．广瘟疫论［M］．北京：人民卫生出版社，1992.

[17] 叶天士．温热论［M］．北京：人民卫生出版社，2007.

[18] 吴坤安撰；邵仙根评．伤寒指掌［M］．上海：上海科学技术出版社，1959.

[19] 王清任．医林改错［M］．北京：人民卫生出版社，2005.

[20] 唐容川．血证论［M］．北京：中国中医药出版社，1996.

[21] 徐荣斋．重订通俗伤寒论［M］．北京：中国中医药出版社，2011.

[22] 史常永，姜典华，樊正伦．何廉臣生平事略［M］//张伯讷．中医年鉴．北京：人民卫生出版社，1985.

[23] 李经纬，余瀛鳌，区永欣，等．中医大辞典［M］．北京：人民卫生出版社，1995.

[24] 陈克正．叶天士诊治大全．叶天士医案研究［M］．北京：中国中医药出版社，1995.

[25] 袁钟，图娅，彭泽邦，等．中医辞海：中册［M］．北京：中国医药科技出版社，1999.

[26] 邓铁涛．中国医学通史：近代卷［M］．北京：人民卫生出版社，2000.

[27] 李经纬，区永欣，余瀛鳌，等．简明中医辞典［M］．北京：中国中医药出版社，2001.

[28] 裘沛然．中国医籍大辞典［M］．上海：上海科学技术出版社，2002.

[29] 陆雪秋．何廉臣生平与学术思想研究［D］．北京：中国中医科学院，2008.

［30］浙江省人物志编纂委员会．浙江省人物志［M］．杭州：浙江人民出版社，2005.
［31］张居适，沈钦荣．越医薪传［M］．北京：中国中医药出版社，2013.
［32］沈元良．何廉臣学术思想探析［J］．中华中医药学刊，2010，28（2）：256－257.
［33］张朝曦．读《重订广温热论》札记［J］．广州中医学院学报，1985（3）：54－56.
［34］赵立岩，刘晖桢．论近代寒温融合流派的产生与发展［J］．中医杂志，1997，38（2）：73－75.
［35］张霆，刘海涛．绍派伤寒源流及学术思想浅析［J］．四川中医，2002，20（9）：6－8.
［36］刘兴旺．温病汇通学家何廉臣学术思想浅探［J］．新疆中医药，1992（8）：11－13.
［37］匡萃章．何廉臣《重订广温热论》伏气温病学说探讨［J］．中医杂志，1980（7）：7.
［38］刘克定．何廉臣先生学术经验拾遗［J］．绍兴中医，1981（2）：26.
［39］鲍玺，温成平．何廉臣伏气温病学说探析［J］．浙江中医杂志，2014，49（6）：391－393.
［40］袁长津．论20世纪中医外感热病临床学术的创新发展［J］．中医药导报，2007，13（4）：5－7.
［41］张明月．《重订广温热论》中的温热遗症疗法［J］．重庆中医药杂志，1988（1）：37－38.
［42］徐荣斋．看舌十法和辨苔十法——四谈何廉臣先生学术经验［J］．浙江中医药，1979（4）：107.
［43］陈天祥，柴中元．“绍派伤寒”学术思想略窥——兼谈俞根初、何廉臣的学术见解［J］．浙江中医学院学报，1982（2）：47－49.
［44］郭振球．何廉臣论六淫病［J］．浙江中医杂志，1980（7）：298－301.
［45］徐荣斋．对六淫病的见解和治法——再谈何廉臣先生的学术经验［J］．浙江中医杂志，1979（38）：38－39.
［46］徐荣斋．治痰心得——三谈何廉臣先生学术经验［J］．浙江中医药，1979（75）：75.
［47］陈天祥，董汉良．何廉臣论治血证经验简介［J］．浙江中医学院学报，1984，8（6）：40－41.
［48］刘克定．何廉臣先生学术经验拾遗［J］．绍兴中医，1981（2）：26.
［49］沈钦荣．何廉臣与新医案式［J］．浙江中医学院学报，1993，17（4）：40.
［50］张家玮．何廉臣生平及学术思想研究［J］．北京中医药大学学报，2004，27（6）：18－20.
［51］柴中元，陈天祥，李钧烈，等．何廉臣生平及其对祖国医学之贡献［J］．中华医史杂志，1984，14（2）：87－89.
［52］沈钦荣．绍派伤寒的形成及对仲景学说的贡献［J］．中医药临床杂志，2006，18（1）：11.
［53］张霆，刘海涛．绍派伤寒源流及学术思想浅析［J］．四川中医，2002，20（9）：6.
［54］徐荣斋．何廉臣先生的学术经验［J］．浙江中医杂志，1963（3），6－8.
［55］刘柳．寒温融合派医家学术思想的研究现状［J］．长春中医药大学学报，2011，21（2）：321－322.
［56］周禹锡．呈中央国医馆衡选教材之建议书［J］．医界春秋，1931：34.

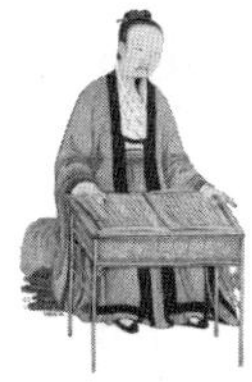

陈伯坛

内容提要

陈伯坛，原名文炜，字英畦，生于清同治二年（1863），卒于民国二十七年（1938），广东新会（今广东江门）人。陈伯坛行医 50 余年，著有《读过伤寒论》《读过金匮卷十九》和《麻痘蠡言》等，是清末民初岭南伤寒学派的著名医家，与赵鹤琴、黎皋流、陈月樵同被称为广东近代四大名医。《读过伤寒论》，是现存民国时期岭南医籍中篇幅最大的少数几部医籍之一，对中医伤寒学术的继承与发展颇有影响。陈伯坛深得《伤寒论》之要旨，对历代医书也多有涉猎，反本穷源，旁及各家，着意创新。陈伯坛以精、警、整、醒四字为行医之原则，在医理方面坚持“四不”，在学术上不盲从附和，悉心探索并有所创新，被誉为近代岭南伤寒学派鼻祖。

【概述】

一、生平简介

陈伯坛，原名文炜，字英畦，“伯坛”是其乡试时所用名，生于清同治二年（1863），卒于民国二十七年（1938），广东省新会（今广东江门）人。陈伯坛行医50余年，著有《读过伤寒论》《读过金匮卷十九》和《麻痘蠡言》等，是清末民初岭南伤寒学派的著名医家。

陈伯坛为家中长子，自幼聪颖过人，刻苦好学，父亲对他寄予很高期望，尽管家境困窘，也倾力供他读书，希冀陈伯坛能考取功名，光宗耀祖。陈伯坛不负家人所望，21岁即中秀才，光绪二十年（1894），陈伯坛在广东乡试中考取第七名举人，被两广提督汪鸣銮特选为第七名亚元。但其不醉心仕途，专心致力于医学，早在年少时便随乡先辈贡生陈维泰学六经，习阴阳五行、四诊八纲，熟读经史义理，精通《周易》。其秉承“不为良相，则为良医”之信念，将全部精力都放在了医学研究之上，日夜攻读，博览历代医籍，尤专心致力于张仲景之学术。陈伯坛曾说：“余读仲景书几乎揽卷死活过去。”功夫不负有心人，终以独厚的天资、顽强的毅力，将《内经》《难经》《伤寒论》《金匮要略》等融会贯通，深得其中精髓，并自成一家而登堂入室，终于成为一代名医。正如其弟子邓羲琴所言：“天不派之入仕途者，非厄也，不忍案牍之劳，纷驰其阅历，特留此老以一枝好笔解伤寒。”

早在1885年，年仅22岁的陈伯坛即以医术问世，在广州书坊街住所楼下设馆，开始了他悬壶济世的行医生涯。陈伯坛运用张仲景理论，救活了不少疑难重症患者，声名渐起。1899年，因诊所位处街巷狭小，难以发展，陈伯坛又在广州广府学院前正式设馆，挂牌行医，实行“富者多取而不伤，贫者减免而受惠”的宗旨，门诊只收诊金2毫钱，常对穷苦患者免收诊费甚至赠药。因医术精湛，医德高尚，每日求诊者逾百。

陈伯坛精通张仲景学说，擅用经方，临证敢于突破常规应用大剂量。因其用药剂量多至一剂有三四斤（1500～2000克），又有“陈大剂”之称。如当时的两广总督谭钟麟患失眠症，屡医不愈，其以大剂量桂枝汤使之服后病愈，一时名声大噪。仅五六年，享有盛名，誉满羊城，不少港澳患者也慕名上门求医，还有不少医者对他执弟子礼。光绪三十一年（1905），两广总督岑春煊的母亲和儿子病重，均得陈伯坛施医治愈。同年，岑春煊创办两广陆军军医学堂（后称广东陆军军医学堂），礼聘陈伯坛出任中医总教习、中医主任。因时局变化，军医学堂停办后，陈伯坛的弟子鞠日华、程祖培等人发起创办“广州中医夜学馆”于广州芳草街，陈伯坛兼任主任，学员45人，多为执业中医师。陈伯坛坚持日间应诊，晚间对学员授课，有时还到广东省早期的中医学校——广东中医药专门学校授课。

1924年，正值孙中山第三次在广州建立革命政权，时局动荡。迫于局势，陈伯坛携眷赴香港定居。由于其名早已远播港澳，到港第二天，新闻界即以头版新闻报道。到港后，陈伯坛在中环文咸东街租铺设“陈伯坛寓”，挂牌行医。年事已高的陈伯坛此时诊金已不菲，门诊港币1元，出诊增加10倍。但依然门庭若市，求医者众多。在此期间，香港一度痘疹流行，西医认为痘疹是疮科一类，要从外治，一见灌浆，即加洗刷，由此十不一生。而经陈伯坛用中药内服（尤喜用膨鱼鳃）救治者，多所存活，由此名噪香江。

总之，陈伯坛深得《伤寒论》要旨，对历代医书亦多有涉猎。其反本穷源，旁及各家，且不固守旧说，着意创新，以精、警、整、醒四字为行医之原则（即：精通三阴三阳、五运六气；警觉那些有误的，对医书不生搬硬套；整理有层次，或从表而入里，或由里而发外；醒神清脑，随机应变）。对医理坚持“四不”（不剥削、不阿附、不随便敷衍、不拾人唾余），对前人注释张仲景《伤寒论》和《金匮要略》，绝不盲从附和，悉心探索，创新医理，故被誉为近代岭南伤寒学派的鼻祖，与赵鹤琴、黎皋流、陈月樵同被称为“广东近代四大名医”。

二、著作介绍

陈伯坛一生穷研张仲景学术，临证之余苦诣经旨，经过多年呕心沥血，反复修改，终于完成了《读过伤寒论》《读过金匮卷十九》《麻痘蠡言》三部著作，总计80余万字。《读过伤寒论》和《读过金匮卷十九》，是近代阐述和弘扬张仲景学说的重要著述，在近代中医学术界具有一定的影响。

（一）《读过伤寒论》

《读过伤寒论》，18卷，1929年出版。全书顺序为：卷之首冠张仲景原序，其后分列邓曦琴叙言、林清珊序、凡例、目录、门径、图形、读法；卷一至卷六为太阳篇豁解；卷七至卷九为阳明篇豁解；卷十为少阳篇豁解；卷十一为太阴篇豁解；卷十二、卷十三为少阴篇豁解；卷十四、卷十五为厥阴篇豁解；卷十六为霍乱篇豁解；卷十七为阴阳易差后劳复篇；卷十八为痉湿暍篇豁解。其中，三阴三阳篇的原文排列顺序，基本上同于赵开美摹刻的宋本《伤寒论》。相较宋本，《读过伤寒论》在卷首新增了凡例、门径、图形、读法，在《伤寒论》每条原文下均增加了陈伯坛注解，对所有的汤方也都详加分析。书中以阴阳气化立论，阐发标本中气之说，颇异于喻嘉言、黄元御、陈修园等《伤寒论》注家。

（二）《读过金匮卷十九》

《读过金匮卷十九》，为陈伯坛晚年在香港写成，脱稿后逝世。民国二十九年（1940）五月，香港伯坛中医专门学校的同学，为纪念恩师将该书出版。序言曰：“《读过伤寒论》早已印行，《金匮》则甫脱稿而先生遂归道山，及门弟子欲继志刊成之，旋得周苏群先生慨捐巨资遂能成其事。是非表扬，先师一家之言实二千年医学之结晶也。”此书最早版本，是香港伯坛中医专门学校线装铅印本，5册，近30万字。

陈伯坛研究《金匮要略》数十年，结合临床著成本书。书中既以经解释，又以经验证经，并阐述自己的学术思想，是一部具有较高学术价值的《金匮要略》研究专著。陈伯坛指出，《金匮要略》当与《伤寒论》合观；阐发经旨必从精微着眼；论卒病注重“风”字；读《金匮要略》要注意理解一“传”字；强调《金匮要略·脏腑经络先后病脉证》是张仲景原著，并非后人加入。陈伯坛将《读过伤寒论》与《读过金匮卷十九》作为姐妹篇，意在合璧共参。

1977年，香港中国医学研究所李少白教授再版是书。序言曰："陈伯坛先生'以伤寒句语解释伤寒'，迥异各家。余莅港数十寒暑，悉心研究，觉其阴阳气化，五行相生相克，豁解之处，心领神会，若仲景现身说经，如坐春风也。……特再版公诸于世，以其寿世寿人。"该书现有香港华洋印务公司线装影印本，11册，内容文字与初版相同，所异者册数增加，与《读过伤寒论》同为11册。再版者原意，是《读过伤寒论》《读过金匮卷十九》两书应相互媲美。黄仰模点校本，2004年由中医古籍出版社出版。

（三）《麻痘蠡言》

《麻痘蠡言》，不分卷，现存民国十九年（1930）刊本，1册。主要论述麻痘病因病机、症状表现、凶吉顺逆、治则方药、麻痘区别等内容。陈伯坛认为，麻痘本先天胎毒，藏之于肾。其发病乃少阳为引，毒从上二焦出，与营卫相争而致。陈伯坛所述，在理论上宗于《内经》与《伤寒论》，对前人翁仲仁、聂尚恒等诸医家多持否定观点。是书体现了陈伯坛的临床经验，在内容上不仅仅论述麻痘，而且还包括其他杂病的临床经验。

陈伯坛的医案、医话大多已失散，仅部分由广东省中医药研究所编撰，保留在《广州近代老中医医案医话选编》之中。

【学术思想】

一、学术渊源

陈伯坛学术思想的主要内容，是在对张仲景《伤寒论》精勤研究的基础上产生的。其弟子彭泽民回忆说："（陈伯坛）常云'余读仲景书几乎揽卷死活过去'。"陈伯坛主张，研读《伤寒论》，当懂得它与《内经》《难经》等典籍的源流关系；溯本求源，才能领悟张仲景的真意。他强调说："《内》《难》《伤寒杂病论》可以一揆贯之。……凡读《伤寒》而不能作《阴阳大论》读者，究未曾读叔和所读之书。"陈伯坛的《读过伤寒论》和《读过金匮卷十九》，在体例上最显著的特点便是"以经解经"，即以《内经》《难经》《神农本草经》《脉经》等典籍的理论，再参以自己心得，阐述《伤寒论》及《金匮要略》原文的涵义。

总之，陈伯坛的学术思想，源于《内经》《难经》《神农本草经》《脉经》《伤寒论》《金匮要略》；在此基础上，他融合自己的医疗实践经验并加以总结、提高，由此形成了自己的学术特色并取得了卓越的学术成就。

二、学术特色

（一）设专篇阐述重要理论概念

《伤寒论》奠定了中医临床辨证论治理法方药的基础，乃业医者必读之书。但因其博大精深，内涵丰富，故绝非浅尝辄止者所能知。若学无门径，实难登堂入室。

《读过伤寒论》原本是用于教学的讲义，在教学中，首先必须让学生掌握的就是书中的基本概念和研读方法。因此，陈伯坛在卷之首，专设“门径”一章，用以贯穿《伤寒论》的重要理论和证治概念，立意深远，颇具创意。其内容包括：寒、病、化、气、经、脉、营卫津液阴阳、阴阳、三阴三阳、经脉、表里、寒热、虚实、渴、小便、大便、烦躁、痛满、厥逆等19个名词概念。当时，广东广汉中医药专门学校就引用其《读过伤寒论》卷首中“门径”和“读法”部分，编成《伤寒门径》一书用作教材使用，并由其高足鞠日华讲授，影响甚大。

（二）批驳历代注家之误并阐明己见

陈伯坛在《读过伤寒论》卷之首中，专列“读法”，阐述其长期研究《伤寒论》后的心得和观点，批评历代注家之误，独抒己见，有许多创新之处。

1. “伤寒论”不能读作“寒伤论”

陈伯坛在“读法”一节开始即指出：“《伤寒论》，不是寒伤论，勿将伤寒二字倒读作寒伤。”这是陈伯坛研究《伤寒论》的重大理论创见。这一理论创见，主要包括以下几个方面的见解。

（1）反对“三纲鼎立”学说

陈伯坛认为，《伤寒论》不能将“伤寒”二字倒读作“寒伤”，对“三纲鼎立”学说持反对态度。陈伯坛反对以风伤卫、寒伤营、风寒两伤营卫三种病变作为太阳经大纲的观点。明确指出，一些注家主张“寒伤营风中卫，寒伤肤表风中肌腠，便是倒读伤寒”。批驳“三纲鼎立”时说：“心目中只知有寒，不知何物是伤寒。心目中只知有风，不知何物是中风。只知区别在风在寒，不知寒亦寒，风亦寒。只知区别在中在伤，不知伤亦伤，中亦伤。只知区别在营在卫在肤表在肌腠，不知营卫肤表肌腠，俱是伤寒之被动，不是伤寒之主动。”

（2）强调风寒一体，统一于寒

1）勿拘泥于“风”和“寒”二字

陈伯坛认为，伤寒之“寒”，包含“风”和“寒”两个方面。《伤寒论》中虽然论述有“伤寒”和“中风”两种病证，但其本质确是一样。注家抹煞了太阳二字，“误作营卫之为病，肌表腠理之为病，风中之为病，寒伤之为病”。他认为中风和伤寒皆以太阳为主动，“中风亦太阳，伤寒亦太阳”，太阳包含了中风和伤寒，“伤寒是伤寒之寒，中风是中寒之风。恶寒亦恶寒之寒，恶风亦恶寒之风。原文不过将寒字分看，半面写风，半面写寒”。历代注家却认为“风则非寒，寒则非风”，将风和寒割裂开来了。

2）勿拘泥于“中”和“伤”二字

陈伯坛认为，张仲景《伤寒论》将太阳病分为中风和伤寒，是因为风属阳主动，寒属阴主静，“发于阳，阳伤寒。发于阴，阴伤寒”。所以有中风和伤寒之分，是因为“原文不过将太阳之阴阳分看，阳动谓之中，阴静谓之伤”。而注家“读作中处有中之部分，伤处有伤之部分”，是割裂了中风和伤寒的阴阳统一性。

3）勿孤立地看待“中风”和“伤寒”

陈伯坛认为，“中”的名义之下，包含“风”和“寒”；“伤”的名义之下，也包含“风”和“寒”。伤寒和中风，是属于太阳病的阴阳两面。“发于阳，自有标阳之病称，故名为中风。发于阴，自有本阴之病称，故名曰伤寒。原文不过将太阳之病名分看，风以纪阳之阳，寒以纪阳之阴。”他批评注家，“中”的名义下仅指“风”，“伤”的名义下仅指“寒”，“读作中之名义实指风，不能名伤寒。伤之名义实指寒，不能名中风”，这是孤立地看待“中风”和“伤寒”。

4）勿拘泥于太阳病的“寒”和“热”二字

陈伯坛认为，应该分清楚太阳病的寒热标本。指出：“太阳本寒而标热，亦本阴而标阳。发于阳，则标阳为前驱，中气之热为后盾。发于阴，则本阴为前驱，本气之寒为后盾。虽发热亦非中气暴露之热，虽恶寒亦非本气暴露之寒。原文不过从合化上分看，阳动则炙邪化热，阴静则负邪化寒，未涉入气分说。读太阳之为病句，勿依注读作太阳之气病。”所以“寒”“阴”是太阳之本，“热”“阳”是太阳之标，太阳中气为热，太阳本气为寒。

（3）正确理解太阳病提纲

1）对“太阳之为病”，勿理解为太阳之气病

陈伯坛认为，读“太阳之为病”句，不能依注读作太阳之气病，他认为应该从合化上看太阳病，“原文不过从合化上分看，阳动则炙邪化热，阴静则负邪化寒，未涉入气分说。读太阳之为病句，勿依注读作太阳之气病”。

2）对“太阳之为病”，勿理解为手太阳之小肠病、足太阳之膀胱病

陈伯坛认为，读“太阳之为病”句，不能依注读作手太阳之小肠病，足太阳之膀胱病，他认为不要拘泥于“手太阳、足太阳”六个字，世人皆知手太阳属小肠，足太阳属膀胱。“但病发于手太阳，非发于手太阳之小肠。病发于足太阳，非发于足太阳之膀胱。原文不过将手足之阴阳互看，阳病则宜阴，阴须走手以荣阳。阴病则宜阳，阳须走足以荣阴。仅说到手足上，未说到小肠膀胱上。读太阳之为病句，勿依注读作手太阳之小肠病，足太阳之膀胱病。”故陈伯坛认为“太阳之为病”是指手太阳和足太阳病，不可理解为手太阳之小肠病，足太阳之膀胱病。

3）对“太阳之为病”，勿理解为太阳之经病

陈伯坛认为，读“太阳之为病”句，不能依注读作太阳之经病。他指出：“分六经，即所以分三阴三阳，夫谁不知。但经乃阴阳往来之道路，即日日所行之经。得病到几日，纪病期者经。当病欲解时，转病机者亦轻。纵有欲作、再经之殊，究非中阳溜经之比。原文显然划分病还病，经还经。读太阳之为病句，勿依注读作太阳之经病。”所以陈伯坛认为，《伤寒论》六经是疾病发展进程与转归预后的标记，与六经病的概念不同，不能混淆“病”和“经”。

4）对“太阳之为病”，勿理解为太阳之头项病而脉不病

陈伯坛认为，读“太阳之为病”句，不能依注读作太阳之头项病而脉不病。他指出：“强痛非头项病，脉浮才是脉病。盖即脉即太阳，太阳与脉合为一。非即头项即太阳，太阳与头项分为二。不过太阳之脉藏其形于头项，遂露其病于头项，勿依注读作太阳之头项病而脉不病。”所以，陈伯坛认为，太阳病的标志为脉浮，“强痛”不是头项所特有，头项强痛不过是太阳经循行于头项的缘故。

（4）读太阳病篇，应从整个传变过程理解太阳病

陈伯坛认为，读太阳病篇不要从字面上去理解太阳病，不要拘泥于“太阳之为病”“太阳病”

“太阳”等字眼，不要拘泥于“传”字、“表”字、“里”字，以及“三日阳尽，六日阴尽”，要从整个传变过程中去理解太阳病。

1）勿拘泥于“太阳之为病”五字

陈伯坛认为，张仲景《伤寒论》中的“太阳病”与太阳病提纲中的“太阳之为病”含义不同。不能将“太阳病”等同于“太阳之为病”，“凡书太阳病，勿仍作太阳之为病”。他认为两者的区别在于：“太阳病三字，是实写太阳之受病，从病相上看出太阳，一节有一节之太阳病。太阳之为病五字，是虚写太阳之受病，从太阳上看出病相，开始特书太阳之为病。”

2）勿拘泥于“太阳病”三字

陈伯坛认为，读太阳病篇也不要拘泥于“太阳病”三字，他认为虽然“太阳篇均属太阳”，但是“原文教人体认论中之病，实教人体认病中之太阳”。太阳病篇，虽然主要是讨论太阳病的临床表现、证型及其治疗，但涉及本证、兼证、变证，又涉及大量的类似证。“且以中风伤寒四字夹出一动一静之太阳，以表证外证四字夹出一开一阖之太阳，以六日七日数字夹出一剥一复之太阳。故虽寒邪已解，设太阳未归经，仍有太阳病。或汗下太过，苟太阳无存在，则不复书太阳病”。因此，读太阳病篇也不要拘泥于“太阳病”三字。

3）勿拘泥于“太阳”二字

陈伯坛认为，读太阳病篇也不要拘泥于“太阳”二字。他指出：“太阳篇之太阳二字亦不得。太阳与阳明、少阳异，与太阴、少阴、厥阴尤异，夫谁不知。但太阳有合阳明、少阳为一阳，则一病见三阳。有阳明、少阳为两阳，则两病若一阳。有未脱太阳之状态，又不脱阳明之状态，又不脱太阴之状态，为系阳明，为系太阴。已涉阳明之状态，已涉少阳之状态，已涉太阴少阴之状态，又有太阳之神似，为属阳明，为属少阳，为属太阴，为属少阴。假少阳之部分，而呈太阳之状态，是入少阳。呈现厥阴之状态，绝无太阳之神似，是死厥阴。中见少阳之状态，托出太阳之神似，是生少阳，即生太阳，即生厥阴。认不得厥阴，先认定太阳。太阳存在，凡阴病可以之阳。太阳不存在，凡阳病可以之阴。”人体脏腑经络是一个不可分割的有机整体，六经之间虽无传递关系，但其气化却互相影响，某一经的病变也可能会影响其他经的气化，使外邪乘虚而入，进而引发其他经发生病变，甚至出现合病、并病等各种复杂情况。因太阳主表，为一身之藩篱，疾病大多先发于太阳，所以辨证也要“先认定太阳”。

4）勿拘泥于“传”字

陈伯坛认为，读太阳病篇也不要拘泥于“传”字，对于伤寒传经之说，历代医家多有争执。关于传经之说有三种说法，云：“一谓邪气一日一周经，邪传而病不尽传；一谓六气六日一周经，其传而经不尽传；一谓一日一传，尽十二日有定之传，出十三日为不尽之传”。对上述三种说法，陈伯坛提出质疑，他说：“安有一日传变六经，而病形不具之理；亦无六日传遍六气，而病形不具之理；更无日久尚传之又传，而病形不具之理。要皆泥六经为过渡余邪之快捷方式，一面悬忖邪气之必传，一面侥幸邪气不尽传，《伤寒论》直作传经论”。陈伯坛对传经之说持否定态度，他发现《伤寒论》原文有“经不传”三字，无“经传”二字。世人皆知“三阳尽于少阳，三阴尽于厥阴”，但是六经传遍并非完全按照“太阳传阳明，传少阳，传太阴少阴厥阴”的顺经传变规律。

要判断其传变与否以及如何传变，必须要“征诸脉，征诸证”。陈伯坛还认为，“非手足皆传，阳明针足不针手，手太阳不传，足太阳乃传。又非三阴三阳皆传，阳明则无所复传”。因此，读太阳病篇也不要拘泥于“传”字，也不能将《伤寒论》中的“为”字、“受”字、“得”字、“合”字、“并”字、“系”字、“属”字、“入”字、“进”字理解为“传”字，千万不要“依注一概抹煞，读字字作传字”。

5）勿拘泥于“表”字和“里”字

陈伯坛认为，读太阳病篇也不要拘泥于“表”字和“里”字。他批评注家以经络为表，脏腑为里，经络脏腑之交为半表半里。如其所言，“注家徒以十二经为表，十二脏腑为里。以阳经为表之表，阴经为表之里。以六腑为阳之里，六脏为阴之里，以经络脏腑之交为半表里”，却不知道疾病的表里内外是可以互相转化的。“经络脏腑乃有形不易之表里，三阴三阳是无形活动之表里。太阳行表中之表，太阳又有太阳之表里。少阴行表中之里，少阴又有少阴之表里。阳明行里中之表，阳明又有阳明之表里。太阴行里中之里，太阴又有太阴之表里。少阳行表中之半表里，少阳又以太阳为表，阳明为里。厥阴行里中之半表里，厥阴又以三阳为表，三阴为里。凡表可以变里，凡里可以变表。表可变外，外亦变表。里可变内，内亦变里。”所以，“勿依注读作寒邪中经为传表，入腑入脏为传里”。

6）勿拘泥于“三日阳尽，六日阴尽”之说

陈伯坛指出，《伤寒论》“原文是阳数七，未有曰三阳之数一二三。是阴数六，未有曰三阴之数四五六。七数阳，一三五七九何莫非阳。六数阴，二四六八十何莫非阴。其所以愈在六日七日者，天地以五为中数，五日为一候，阳剥阴亦剥。又五为再候，阴复阳亦复。且五日后之六七日，即五日前之一二日。一六七三八四九，大衍之数，循环往复，则一三五七九可以成阴，二四六八十可以成阳。故书六日有并书五六日，书七日有并书七八日。他如一二日，及八九等日，非阳日期阴，即阴日期阳。非阳日旺阳，即阴日旺阴。是纪日即纪六经之阴阳。非纪三阴三阳之六经”。而注家理解为“一日一经，六日毕，又六日，六经毕，又六经”，是错误的。

2. 批驳喻嘉言之误

喻嘉言著有《尚论篇》《医门法律》《寓意草》等。陈伯坛认为，喻嘉言注解《伤寒论》错误有以下七点。

（1）以王叔和、成无己、林亿为借口，僭乱原文

陈伯坛指出，王、成、林三位注家“不过原文篇首，稍有出入”，喻嘉言便以此为借口“僭乱原文”，“指桂枝证、麻黄证为上篇之乱，指大青龙证及汗下后诸证为中篇之乱，指结胸痞证及小结胸证为下篇之乱。夫既由桂枝说到麻黄，由汗下说到误汗误下，由结胸说到脉结”。批评喻嘉言的做法是“欲自文其乱，故以不乱为乱”。

（2）以温病为借口，剔上篇第6条入温病而著诸篇

《伤寒论》第6条：“太阳病，发热而渴，不恶寒者为温病。若发汗已，身灼热者，名风温。风温为病，脉阴阳俱浮，自汗出，身重，多眠睡，鼻息必鼾，语言难出。若被下者，小便不利，直视失溲。若被火者，微发黄色，剧则如惊痫，时瘛疭。若火熏之，一逆尚引日，再逆促命期。”

喻嘉言认为，《伤寒论》上篇第6条列出温病，而“伤寒大义未及十一”。陈伯坛则认为，张仲景在此处列出温病，只是为了“清伤寒之源，特举远因之温病，近因之风温，互文见义，夹伤寒”，此为“借宾定主之常法”。而喻嘉言“反嫌章法不联属，剔入温病而著诸篇”。

（3）以柴胡证为借口，误认柴胡证即少阳证

陈伯坛指出，张仲景《伤寒论》“原文明曰太阳柴胡证，未有曰少阳柴胡证”，而喻嘉言则误认为柴胡证就等同于少阳证，把《伤寒论》中有关小柴胡汤方证的条文移并于少阳病篇内，“举凡涉于柴胡之字义，割入少阳”。

（4）以合病、并病、过经不解诸病为借口，另立篇目

喻嘉言以“章法不联属”为由，将合病、并病、过经不解的内容另立篇目，分别归属于三阳经和三阴经之后。陈伯坛认为，“原文合病是摹写一面之三面病，并病是摹写两面之一面病，过经不解诸证，是摹写上面中面下面之内面以夹出太阳之面面病”，看似无关，实际是相关联的。陈伯坛驳斥喻嘉言此种做法“乃诬古人为割裂，以自行其割裂”。

（5）以足太阳膀胱为根据，置手太阳于不问

陈伯坛批评喻嘉言“但称足太阳膀胱为表病”，“置手太阳于不问”，好像“伤寒只有足太阳病，足太阳只有膀胱病”，“全未见得太阳之阳太阳之阴病”。

（6）以太阳走一身之表，风则伤卫，寒则伤营，营卫俱伤为根据，置外证于不问，置中风伤寒于不问

喻嘉言倡导三纲学说，称“风伤卫为表证之一，寒伤营卫为表证之一，营卫两伤为表证之一”，好像是说伤寒全是表证，又全是指营卫为表证。而“原文何止是表证，何尝又伤卫伤营，及营卫两伤证”。陈伯坛指喻嘉言此说法是“拾人牙慧，窜易圣言”。

（7）以大青龙迥异麻桂证为根据，置证治于不问

喻嘉言基于三纲学说，强行划分伤卫、伤营、两伤营卫为三大证，认为风伤卫用桂枝汤，寒伤营用麻黄汤，风寒两伤营卫用大青龙汤；强行划分桂枝、麻黄、大青龙为三大法，认为“余证皆由三证所致，余法亦辅三法而行”。陈伯坛认为张仲景原文“论证则逐层披剥，立法则随在变通”，批评喻嘉言“统无数证为三证，统无数法为三法”的做法，是“置证治于不问”。

3. 批驳黄元御之误

黄元御著有《伤寒悬解》《金匮悬解》《长沙药解》《伤寒说义》等书。陈伯坛认为黄元御注解《伤寒论》错误有以下七点。

（1）以王叔和为借口，僭乱原文

黄元御认为：“伤寒为初郁之热，温病属久郁之热。伤寒则经络脏腑或热或不热，温病则经络脏腑无所不热”。他担心世人混淆温热与寒热，于是说“传经为热之讹”，皆因王叔和将热病误混于伤寒之故。陈伯坛批评黄元御“不知温病是发热之灼热，伤寒是恶寒之发热”。他认为“原文已自分清，何得为混。且温病只两热字，体认犹易。伤寒则无数热字，体认倍难”。故批评黄元御“不自咎其混乱伤寒多数热字，反咎叔和混入最少数之热字”。

（2）对伤寒传变的解释，支离附会

黄元御认为："未经汗解，则经热内郁，日积日盛，明日自当传于阳明，后日自当传于少阳，六日六经，必然之事"。陈伯坛批评黄元御，一见原文有"为不传"三字，便杜撰出"经无不传，不过不传三阴之脏，不传阳明之腑"；二见原文有"为传"二字，便杜撰出"再传则必阳旺而后传腑，阴旺而后传脏"；三见阳明病篇不尽是由传而病腑，三阴病篇则不尽是由传而病脏，则杜撰出"传脏传腑，实则营卫内陷，自病其脏，自病其腑"。陈伯坛连用三个"杜撰"，直斥黄元御在伤寒传变问题上"支离附会，无一语是原文"，完全曲解了张仲景本意。

（3）循其词于太阳，偏说传经，偏不理会传经

陈伯坛再次用"杜撰"一词，驳斥黄元御"六经虽病，皆统于太阳一经，谓遍传六经，总不失太阳之表证，不拘传至何经，总不外治太阳之表证"的观点。认为黄元御处处强调传经，却偏偏又没有真正理解传经之意。

（4）对于传经病、入腑入脏病的解释颠倒错乱

陈伯坛指出，黄元御将"传经病则有七日愈，入腑入脏病则无七日愈"，杜撰解释成"阴阳均平，则只有传经。惟阳盛亡阴，则入阳明之腑。阴盛亡阳，则入太阴之脏"。黄元御在太阳之外，又另立"坏病"一门，却又不在其他各经中指出"坏病"是为何证。陈伯坛批评黄元御对于传经病、入腑入脏病的解释，"颠倒错乱，殊难索解"。

（5）抹煞原文，附会作"腑病之连经""脏病之连经"说

陈伯坛指出，黄元御既谓"阳明全篇言腑病，三阴全篇言脏病"，却偏偏又"割太阳之葛根汤证入阳明，附会作腑病之连经"；见"阳明桂枝麻黄二证，不是治腑病"，又将其"拨回太阳"，解释为"麻桂乃太阳之所统，不过复述于阳明"；见"太阴之桂枝，少阴之麻辛，厥阴之麻黄升麻，不徒治脏病"，便又附会作"脏病之连经"之说。此种牵强附会之说，实际是"苦为迁就，抹煞原文"。

（6）杜撰"少阳阳盛则入腑，阴盛则入脏"，附会作"脏病腑病之连经"

黄元御认为"少阳篇半言脏病，半言腑病"，因而解释说"少阳盛则入腑，阴盛则入脏"。见柴胡汤不只治脏病或腑病，便附会作"脏病腑病之连经"说。陈伯坛认为，黄元御割裂同一章节中的柴胡证、麻黄证，将柴胡证"归少阳之所统"，将麻黄证"归太阳之所统"，此种做法无非是想说明"太阳篇内是经病，阳明以后是脏腑病"。指出其不知"凡经络脏腑皆是被动病，三阴三阳方是主动病"。

（7）"六腑六脏为主体，三阴三阳为虚称"之说前后两歧，自相矛盾

黄元御以"六腑六脏为主体，三阴三阳为虚称"之说，来阐述六腑六脏主令从化问题，认为六经实际上只有"寒病、燥病、火病、湿病、热病、风病"，"太阳病，阳明少阳病，太阴少阴厥阴病"不过是"统六经之词"。陈伯坛批评其论述"前后两歧，自相矛盾"，提出"寒热合化成太阳成少阴，燥湿合化成阳明成太阴，风火合化成厥阴"，认为三阴三阳皆由对立的阴阳二气合化而成，阴中有阳，阳中有阴，不能割裂。

4. 批驳陈修园之误

陈修园著有《伤寒论浅注》《金匮要略浅注》和《伤寒医诀串解》等。陈伯坛认为，陈修园注解《伤寒论》错误有六点。

（1）以本脏本腑为十二经之本，以络脏络腑为十二经之中，以十二经为每脏每腑之标

陈修园遵从张景岳之说，以本脏本腑为十二经之本，以络脏络腑为十二经之中，以十二经为每脏每腑之标。陈伯坛反对这种以脏腑经络取代标本中气的认识，他认为这是混淆了三阴三阳与脏腑的概念。他批评陈修园说："谓脏腑居里则是，以里为本则非。谓表里相络则是，以络为中则非。谓十二经居表则是，以表为标则非。"陈伯坛指出："六气乃三阴三阳之化始，三阴三阳为六气之化成。"他批评陈修园的说法是"不识阴阳，乃妄谈元妙"。

（2）以提纲为受病之实，以三阴三阳不过一经署之名

陈修园认为，六经之病各有提纲。太阳病以"脉浮、头痛、项强、恶寒"八字为提纲。阳明病以"胃家实"三字为提纲。少阳病以"口苦、咽干、目眩"六字为提纲。太阴病以"腹满而吐、食不下、自利益甚、时腹自满，若下之、必胸下结硬"二十三字为提纲。少阴病以"脉微细、但欲寐"六字为提纲。厥阴病以"消渴、气上撞心、心中疼热、饥而不欲食、食则吐蛔、下之利不止"二十四字为提纲。而句首的"……之为病"反不得为提纲。陈伯坛反对陈修园这种对六经病提纲的认识，认为这"显然以提纲为受病之实，以三阴三阳不过一经署之名"，是不识阴阳所致。

（3）不识六气之风与寒，以"中人多死之邪风"例"伤寒之中风"

陈修园云："引证《灵枢》中于面则下阳明，中于项则下太阳，中于颊则下少阳，极言外邪之剧烈，一若非诸阳所能御。再引韵伯所称太阳有中项、中背之别，阳明有中面、中膺之别，少阳有中颊、中胁之别。"陈伯坛认为，这种说法实际混淆了"中人多死之邪风"和"伤寒之中风"，"不识六气之风与寒，及寒之风，风之风"。

（4）"六气以次相传"之说混指三阴三阳之传递，不识六气与六经

陈伯坛质疑陈修园"六气以次相传，周而复始"的说法，指出"果尔由一气而二气，势必一日寒，二日燥，三日火，四日湿，五日热，六日风而后可。乃又不明言风寒湿热燥火之递传"，这种说法是"混指三阴三阳之传递"。陈伯坛又提出质疑说："果尔则由太阳而阳明，势必太阳先传遍六经，其余他经之阳明，一日之内，寂然不动而后可。否则太阳自传其本经，其余他经之本经，不止阴阳不动，并经气亦寂然不动而后可。"指陈修园"不知经气之行，无时或息，安有值日而行之理"。陈伯坛认为，"经中之三阳，只自行其阳。阳不越阳，亦不越阴。经中之三阴，只自行其阴。阴不越阴，阳不越阳""惟经则由阳过阴，由阴还阳。常有不传，无有不行"。所以张仲景《伤寒论》"不书传经尽书行经尽，不书阴阳行尽，书其经尽"。陈伯坛批评陈修园"泥六气之传，斩截经气之行，是又不惟不识六气，并不识六经"。

（5）"无病则六经顺传""有病则六经逆传"之说为不识经、不识病之举

陈伯坛批评陈修园所言"无病则六经顺传，由阴而及阳。始于厥阴，终于太阳。有病则六经逆传，由阳而病阴。始于太阳，终于厥阴"之说，质疑"正病反多于邪病""正病尤逆于邪病"

"受邪之经不得为主气，无邪之经又主病，又主气，是无邪之经反为主，受邪之经反为宾"。陈伯坛认为，张仲景《伤寒论》原文"显分六经主六病"，而陈修园"又于各经之病加六病"，批评他不仅不识经，而且不识病。

（6）以中人伤人之风寒热为病，以中人伤人之浅深微甚生死为证

陈伯坛列举出陈修园不识病的表现。其一，认为"病太阳之气则通体恶寒，病太阳之经则背恶寒"。其二，认为"寒伤太阳之肤表，风中太阳之肌腠"。其三，认为"三阴寒证直中寒，三阴热证直中热"。陈伯坛还对其观点反驳说："夫太阳如至于气病经病，何止恶寒。即未至气病经病，何尝不恶寒。伤寒何尝浅于风，中风何尝甚于寒。肌腠何独不受寒，肤表何独不受风。寒证何止三阴寒，热证何止三阴热。热化何尝尽外热，寒化何尝尽外寒"。此言陈修园强调在风在寒在热，而忽略了三阴三阳，"以为中人伤人之风之寒之热便是病，中人伤人之浅深之微甚之生死便是证"。陈伯坛指出这种说法不仅不识病，而且不识证。

（三）以经解经，诠释伤寒

自《伤寒论》问世以来，历代研究《伤寒论》者不乏其人，研究方法亦层出不穷。以经解经的方法，始创于金代成无己，成氏所作的《注解伤寒论》，首开全文逐条注解《伤寒论》之先河，每引《内经》《难经》《神农本草经》等理论，阐释《伤寒论》原文，而成为《伤寒论》注释方法之主干。成氏的注释特点及研究方法对后世影响极大，是历代医家学习和研究的范本。陈伯坛著《读过伤寒论》，亦受成氏注释的影响，从太阳篇起至痉湿暍篇止，共 18 卷，陈伯坛将其全文做了串解。陈伯坛注释《伤寒论》所采用的方法亦与成无己《注解伤寒论》基本相同，也是主张用"以经解经"的方法来研究注释《伤寒论》。其注释特点如下。

1. 以经释论

以经释论，就是以《内经》《神农本草经》等书的观点，来解释《伤寒论》原文。陈伯坛在研究《伤寒论》过程中，一袭成无己创立的以经释论方法，十分注意溯源穷流，认为张仲景的理论本源于《内经》《难经》，而《伤寒论》"妙能与《素问》《八十一难》诸旧本异其辞却同其旨"。如陈伯坛说："《内》《难》《伤寒杂病论》可以一揆贯之……凡读《伤寒》而不能作《阴阳大论》读者，究未曾读叔和所读之书。"所以他强调要基于《内经》《难经》等古典医籍的理论，去领会《伤寒论》的精神。

陈伯坛以经释论，可以从其引文中得到证实。《读过伤寒论》引文次数最多的是《素问》，共 128 处。此外，《灵枢》《本草经》各有 18 处，《脉经》5 处，《难经》2 处。以上所指是明引，即直接出书名，而暗引则不仅于此。

陈伯坛除以经文释伤寒，还引用《外台秘要》等其他医书来发明张仲景之旨。不过，从内容上看，陈氏引文不甚严格，往往根据需要进行省略，或只引原文大意来证实医理，阐释理论。故多为节引方式，亦有部分意引。

2. 以论释论

陈伯坛大量引用《金匮要略》《伤寒论》的内容来解释张仲景原文，使之前后照应，互证发挥，医理贯通。《读过伤寒论》引《金匮要略》文共有 128 处，引《伤寒论》文标书名者 2 处，

其余大量引文未给出书名。例如，对太阳病篇“淋家，不可发汗，发汗必便血”，陈氏注曰：“五不可发汗证《金匮》有其四，本条载在淋病类矣。淋有五，曰石、曰沙、曰血、曰气、曰膏，《金匮》只以‘小便如粟状’五字形容之，太息其水谷之精变为粟也。粟状之坚者为沙为石，似精凿而不华；粟状之软者为血为气为膏，似精微而不泽，此精不归化之病形。正如《金匮》所云：胃中有热，即消谷引饮。水谷与寒水不相入，但热流下焦而止。热在下焦主尿血，亦令淋闷不通，尿血不言痛者，血未成淋耳。”其解说概念明确，条理清晰，阐发张仲景之旨，达到融会贯通。

3. 实践验证

陈伯坛临床经验丰富，注解《伤寒论》既以经解经，又以经验证经。对张仲景原文的阐释，“不管条文错简与否，字句是否通达，不纠缠各派之纷争而从临床实践出发”。如“太阳与阳明合病者，必自下利，葛根汤主之”一条，陈伯坛解释用葛根汤之意在“合病则合治，方足尽葛根之长，匪特变通麻桂也，且推广葛根也”。他认为：“是证得诸幼龄为居多，俗传乳孩出牙，必自下利者，可与本证参看。以手足阳明脉入齿中，阳明欲反阖为开，当然泻而不存，俟太阴开则阳明自阖，勿治之可也。”其指出医者治疗此证时，往往“防患太甚，遇下利动以急当救里为务，致虑中一失”，应引以为戒。

（四）《金匮要略》应与《伤寒论》合观

《伤寒论》与《金匮要略》原为一书。陈伯坛认为：“长沙全集，原序则蔽之以一合字。论合卷亦合，分之则书亡。分卷自叔和始，易十六卷为三十六卷，显与原书有出入，幸在原文无纷更……伤寒分卷不分门，金匮分门不分卷。”《伤寒论》《金匮要略》两书的诸条文、理法方药均互相联系为用。如附子汤在《伤寒论》中主治少阴寒化之痛证，在《金匮要略》中主治妊娠阳虚寒盛腹痛。所以，陈伯坛在著书时将《读过金匮》列为卷十九，《读过伤寒论》则终于卷十八，二书相应如合璧，读之相应宜互参。

（五）《金匮要略》“十七句”非后人加入

《金匮要略·脏腑经络先后病脉证》云：“酸入肝，焦苦入心，甘入脾。脾能伤肾，肾气微弱，则水不行；水不行，则心火气盛；心火气盛，则伤肺，肺被伤，则金气不行；金气不行，则肝气盛。故实脾，则肝自愈。此治肝补脾之要妙也。”此段有六十九字，从句读的角度来说，由十七个句子组成，故后世医家称本段为“十七句”。对此“十七句”，历代医家见解不一。归纳起来不外三种。第一种，以程云来、徐彬和吴谦为代表的肯定派。第二种，以陈修园、曹颖甫和尤在泾为代表的否定派。第三种，南京中医学院金匮教研组选编的《金匮要略译释》持折衷态度。

陈伯坛在引用《金匮要略·脏腑经络先后病脉证》第一条原文时说：“开宗便知是仲圣之原书……注家反疑酸入肝以下十五句，非仲景原文，类后人谬添注脚。又有谓十二句是述中工之误之词，由其看似不顶不接，又已见妄为之接，谈何容易割断仲景之文。中工且不晓，况又其次乎！”可见陈伯坛也是属于肯定“十七句”之论者。

（六）治卒病注重“风”字

陈伯坛在《读过金匮卷十九》开篇即说明《金匮要略》所言非杂病，而是卒病。其云：“《金匮》自开卷一路无杂病二字，独卷末标题妇人杂病四字，殆括妇人三十六病而言”“卒字是男妇见惯之词，不同杂病惟妇人独具之”“《金匮》劈头一句曰：上工治未病。未字针对个卒字，防卒病于未病之时”。对《伤寒论》原序有“杂病”二字，陈伯坛亦解释说：“表示非歧视《金匮》，乃爱礼存并之意。缘《金匮》是卒病之代名词，杂字亦姑如其说以存《金匮》。”所以《读过金匮卷十九》开卷即言张仲景之《金匮要略》当如《卒病论》读。

陈伯坛根据《金匮要略》各篇多言及风邪为患，提出“治伤寒则注重个寒字，治卒病则注重个风字”的观点。《金匮要略·脏腑经络先后病脉证》说：“夫人禀五常，因风气而生长，风气虽能生万物，亦能害万物，如水能浮舟，亦能覆舟。若五脏元真通畅，人即安和。客气邪风，中人多死。千般疢难，不越三条：一者，经络受邪，入脏腑，为内所因也；二者，四肢九窍，血脉相传，壅塞不通，为外皮肤所中也；三者，房屋、金刃、虫兽所伤。以此详之，病由都尽。若人能养慎，不令邪风干忤经络；适中经络，未流传脏腑，即医治之。四肢才觉重滞，即导引、吐纳、针灸、膏摩，勿令九窍闭塞；更能无犯王法、禽兽灾伤，房室勿令竭乏，服食节其冷、热、苦、酸、辛、甘，不遗形体有衰，病则无由入腠理。腠者，是三焦通会元真之处，为血气所注；理者，是皮肤脏腑之文理也。”陈伯坛认为：“若五脏元真通畅，人即安和。客气邪风，中人多死。”这段话揭示了人与天地相应的特点及卒中病机，言害物之风多，生物之风少。《金匮要略》所言疾病虽然有多种多样，但分析其发病原因、传变途径、病位等，不外以下三种情况：一者经络受邪，以入脏腑为捷径，必内风引之入；二者四肢九窍，赖血脉为交通，自有风输通血脉，故通而不塞，若为邪风所操纵，则通到之处无塞，血脉故与之相传，故愈传愈壅；三者房室金刃虫兽之属，无非客感，所伤者半淫凶之人，有乖常道，不啻借邪风以自杀。除第三，前两条均是因邪风所致。疾病的发生发展，是由血脉相传所致；血脉之所以相传，是由血脉壅塞不通所致；血脉之所以会壅塞不通，成为脏腑之害，“皆由人不能养慎，致邪风干忤经络，而波及其血脉”所致，因而“不正当之客气邪风，其中人也，必客胜主负而后已，其多死也”。

陈伯坛还对《伤寒论》之中风与《金匮要略》之中风加以分析。认为伤寒之中风，是中寒气之标阳；《金匮要略》之中风，是中客气之大风。《金匮要略》中阴邪之风，和寒湿为一类，虽互见于伤寒，究非伤寒所谓风；寒伤中阳邪之风，合热燥火为一类，虽互见于《金匮要略》，究非《金匮要略》所谓风。治伤寒则注重个寒字，治卒病则注重个风字。求合于阴阳之变化，是治伤寒之手眼。求合于五行之变化，是治卒病之手眼。

（七）脏腑辨证注重五脏五行之传变

张仲景《金匮要略》，确立了脏腑辨证论治的原则。陈伯坛认为，读《金匮要略》要注意理解“传”字。指出：“是书开宗明义第一条，仲圣又蔽之以一传字。申言之曰，中工不晓相传，引起第二条血脉相传，流传脏腑两传字，生出入其腠理个入字……盖由皮肤而经络而脏腑，谓之传……举肝病以为例，凡传于其所胜，死于其所不胜者，皆逆传非顺传。宜乎不晓相传之中工，读《伤寒》由止见有传字，读《金匮》则不见有传字？岂知《伤寒》但有经传经，而寒邪不传经，《金匮》脏传脏，而风邪亦传脏，且可以使经不传，未易使脏不传。”陈伯坛提出了“金匮脏传脏”的学术观点，主要指出五脏之间疾病的传变关系。除五脏之间的传变，邪气也可以由表浅入内里脏腑，即所谓“风邪亦传脏”。

五脏之中，陈伯坛又特别重视肝和脾，特举肝脾两脏之间的关系说明“金匮脏传脏”。他说：“知肝传脾一语，太耐人思，肝有肝之部分，脾有脾之部分，何所谓传？如曰肝属木，脾属土，肝胜脾，故木克土，此语更贻人以口实。”他认为风气通于肝，与卒病的发生密切相关，且肝气为病每易出现乘脾的传变；而脾为化生之源，脾旺则气血充足，不易受邪，或虽患病亦易康复。即“风之病之始，肝得气之先”“土为万物之母，从无卒病起于四季常旺之脾”。

陈伯坛“金匮脏传脏”的学术观点，也是源于《内经》《难经》五行生克制化规律。中医认为人与天地相应，人体本身是一个有机的整体。人体之所以发生疾病，自然界气候的异常变化等只是外在因素，而人体内部脏与脏之间在生理上存在着相互资生、相互制约的五行生克制化关系；在病变上，存在着相互影响、相互传变的五行乘侮亢害关系。一脏有病，可以依据五行运动的规律而影响另一脏产生病变。或循相生规律传变，或从相克规律传变。

邪气盛而正气较虚时往往遵循五行相克规律，按己所胜的顺序传变。《素问·玉机真脏论》云：“五脏相通，移皆有次，五脏有病，则各传其所胜。”《难经·五十四难》云：“脏病之所以难治者，传其所胜也。”就是讲脏与脏之间以相克规律进行传变，如金克木，肺病传肝；木克土，肝病传脾。以肝病为例，《素问·玉机真脏论》云：“肝受气于心，传之于脾。”肝病患者起病时多见头晕、胸胁胀痛、胸闷、脉弦等症。如失治或误治，便会出现倦怠、纳差、腹胀、便溏、苔腻等脾虚症状，即出现“肝病及脾”的证候。故在治肝的同时，应注意调补脾脏，亦即在治已病的同时治未病，促使受克之脏正气充实，功能正常，不受相克之脏的病变影响。《素问·玉机真脏论》云“肝气受气于心，传之于脾，气舍于肾，至肺而死。心受气于脾，传之于肺，气舍于肝，至肾而死。”便是主要论述五脏疾病按相克关系顺传的方式，即肝传脾，脾传肾，肾传心，心传肺，肺传肝等。越往下传，脏气损伤越重，病情越危重，直至脏气衰竭而死亡。

邪气不足而正气尚未过虚时，往往体现五行相生规律，按母病及子的顺序传变，如金生水，肺病传肾。《素问·阴阳别论》曰：“死阴之属，不过三日而死；生阳之属，不过四日而已。所谓生阳死阴者，肝之心，谓之生阳；心之肺，谓之死阴；肺之肾，谓之重阴；肾之脾，谓之辟阴，死不治。”由此可知，病邪在五脏传变时，按相克次序，称为死阴；按相生次序，称为生阳。相生次序传变，较相克次序传变为轻。除母病及子的相生传变外，亦有子病犯母的传变。如《素问·玉机真脏论》列举了五脏子病犯母出现乘、留、死候的规律。如“肝受气于心，传之于脾，气舍于肾，至肺而死；脾受气于肺，传之于肾，气舍于心，至肝而死；肺受气于肾，传之于肝，气舍于脾，至心而死；肾受气于肝，传之于心，气舍于肺，至脾而死；心受气于脾，传之于肺，气余于肺，至肾而死”。《金匮要略》云：“夫肝之病，补用酸，助用焦苦，益用甘味之药调之。”其原则也是来源于《素问·玉机真脏论》所云：“五脏受气于其所生，传之于其所胜，气舍于其所生，死于其所不胜。病之且死，必先传其行，至其所不胜，病乃死。此言气之逆行也，故死。”

（八）陈伯坛对三阴三阳的解释

《伤寒论》中最关键的概念，是太阳、少阳、阳明、太阴、少阴、厥阴。在《读过伤寒论》

一书中，陈伯坛对三阴三阳进行了深入细致的解释，说明由六气到五行，到脏腑，又化出三阴三阳的一系列过程，并阐述了真火、相火、真心等重要中医学概念。

1. 研究《伤寒论》，着重三阴三阳的关系

陈伯坛认为，张仲景自序中“举《阴阳大论》，凡论不尽之阴阳在其中，简直是仲景之论阴阳为尤大”，故其将《伤寒论》原文亦作《阴阳大论》读。他强调说：“长沙实则以阴阳二字为心法，知阴知阳为眼法，治阴治阳为手法。”还指出：“治伤寒则注重个寒字，治卒病则注重个风字。求合于阴阳之变化，是治伤寒之手眼；求合于五行之变化，是治卒病之手眼。”据此认识，他研究《伤寒论》，着重于三阴三阳的关系；探讨《金匮要略》，着重于五行生克的规律。在《读过伤寒论》中，运用阴阳理论来阐述《伤寒论》的基本概念和精神实质，有许多独到的见解。

如论风与寒的关系，陈伯坛解释曰：“风者寒之阳，寒者寒之阴。阳主开，太阳之开病为外，外证属中风；阴主闭，太阳之闭病为表，表证属伤寒。”即寒亦分阴阳，风寒一体，统一于寒，阴阳之开合决定了中风、伤寒的不同属性。

论述六气、六经，认为天有风寒湿热燥火六气，人应之有三阴三阳六经之气，六气分阴阳，六经亦分阴阳，所谓“太阳阳明少阳为三阳，三阴之中见三阳”“六腑之气阳，三阳所从出；六腑之气阴，三阴所从出”。而且三阴三阳又由其对立的阴阳二气合化而成，其升降开合、化热化寒的运动变化规律都不离阴阳变化之理。

论脉，认为“十二经之血不是三阴三阳，分阴阳者经；十二经之脉才是三阴三阳，和阴阳者脉”。指出：“凡三阴三阳之病脉，病未愈则脉未愈，病欲愈则脉欲愈，阴阳生则脉生，阴阳死则脉死”。

论表里，指出“三阳有三阳之表里，其余各腑各脏各部分，则曰上曰下曰中曰内，既不称其表，亦不称其里”；但“从表面透入一层，层层是里，不言里则言内；从里面透出一层，层层是表，不言表则言外。此十二经阴阳离合之表里”。

论寒热，认为三阴三阳均有寒热之证，如阴阳属性不同，则寒热性质有别。“三阳之寒热是阳寒阳热，热者阳之阳，寒者阳之阴；三阴之寒热是阴寒阴热，热者阴之阳，寒者阴之阴。阴阳不可见，可即热以见阳，即寒以见阴”。如“四逆证之寒热之热，白虎证之寒热之寒”。

论虚实，释曰：“虚邪不能独伤人……是伤寒已从虚得之，宜乎论内虚状不胜书，实证最难辨”。认为三阳多实证，三阴多虚证；“虚病多而实病少，治虚易而治实难”。这种情况在治疗时颇为不便，“苟或下之以丸药，是虚以实治，突然变虚为实，不能运实于虚。倘或灸之以火邪，是实以虚治，追虚则散乱其虚，逐实则散乱其实”。

论治法，强调“阳病治以阴，阴病治以阳，识对待而后识治法”。认为张仲景运用汗、下、吐三法，是“以阴阳为手眼。邪在表而阳不得外卫，法当汗；邪在上而阳不得上行，法当吐；邪在中而阳不得居中，法当下”。他发对滥用三法，指出：“攻下之方，不适用于少阳、太阴、厥阴，只适用于太阳、阳明、少阴”。张仲景论中各种治法，其用意乃是为了调和人体阴阳之气，正所谓“一法有一法之和，一方有一方之和”“阴阳有阴阳之和，阴阳自和者必自愈”。

陈伯坛特别强调阴阳学说在《伤寒论》中的作用。他总结说：“《伤寒》句句非论阳即论阴，

即无字句之处，无非莫可言状之三阳，莫可言状之三阴。知阳者知阴，知阴者知阳。平脉三十字，字字是阴阳；数脉五十息，息息是阴阳；三百九十七法，法法是阴阳；一百一十三方，方方是阴阳”。陈伯坛还在《读过伤寒论》专设“图形”章，绘制了十二幅三阴三阳图，以解析阴阳之间的关系。

2. 尊崇标本中气之说，阐发六经气化规律

气化学说源于《素问》运气七篇大论，主要阐述自然界六气阴阳消长生克制化的规律。后世医家在此基础上加以阐述发挥，用以探讨人体生理病理变化及其治疗大法。《伤寒论》六经气化学说的创始人，为清代张志聪和张令韶二人，尤以张志聪为主。张志聪运用《内经》标本中气的气化学说及天人相应等理论来阐述《伤寒论》的六经病。其后，陈修园推崇张志聪的学说，所著《伤寒论浅注》大量引用“二张”的注文，并将六经标本中气与脏腑经络结合起来论述，可以视之为“二张”学术的继续。陈伯坛治学，亦深受“钱塘二张”的影响。《读过伤寒论》学术特点之一，就是对三阴三阳气化学说的发挥。

（1）探讨三阴三阳的实质问题

对《伤寒论》六经的实质，自古以来就有各种不同的认识，形成了百家争鸣的局面。如：宋代朱肱倡导经络说；明代李时珍主张脏腑说；清代张志聪、陈修园创立标本中气说；清代柯韵伯强调经界说；清代程郊倩所持之形层说。此外，还有八纲说、治法说、正邪相争说、病程阶段说等不同解释，众说纷纭，莫衷一是。陈伯坛是气化学说的拥戴者，其以《内经》之整体观为指导，来探讨《伤寒论》的六经。认为三阴三阳的实质，就是人体应天之六气而反映出来的功能活动，是人体气机运动的表现。他解释说：“三阴三阳，天与人属公共之美名”“风、寒、湿、热、燥、火等六气，在天为岁时之气，在人为脏腑之气，六脏六腑各有其六气之一。六腑之气属阳，三阳所从出；六脏之气属阴，三阴所从出”“天地之六气，人患之，谓之六淫，谓之六贼；人身之六气，人不患之，谓之阴气”。人体六经与天之六气，是既相应，又不同。至于它们之间的关系，“六气乃三阴三阳之化始，三阴三阳为六气之化成”。陈伯坛还认为，经络脏腑不能等同于三阴三阳。他在阐述六经与脏腑经络的关系时指出，“阴阳本气于脏腑，亦还其气于脏腑”，虽然六经之气来源于脏腑，两者关系密切。但因“经络脏腑乃有形不易”之人体组织结构，“三阴三阳是无形活动”之人体功能反映，二者所指范围不同，故不能等量齐观。

（2）阐述三阴三阳气化规律

标本中气理论，是《内经》运气学说的内容。其核心是六气的变化，可分为标气、中气、本气等，用以说明运气的变化与人体发病的关系，提示治疗的法则。陈伯坛运用这一理论，来分析阐述三阴三阳气化规律。最突出之处，在于他对合化、从化问题的认识，以及对人体三阴三阳在伤寒发病过程中主动作用的阐发。其主要观点如下。

第一，三阴三阳合化论。历代主六经气化说的注家，解释《素问·六微旨大论》云：“少阳之上，火气治之，中见厥阴；阳明之上，燥气治之，中见太阴；太阳之上，寒气治之，中见少阴；厥阴之上，风气治之，中见少阳；少阴之上，热气治之，中见太阳；太阴之上，湿气治之，中见阳明。”基于这段经文，大多数医家认为六经之气的属性是单一的。如以经脉而言，凡互为表里

的，在六气则互为中见。对此，陈伯坛却另有主见，他认为三阴三阳的属性并不是单一的，每一经都包含着性质相对立的阴阳二气，从而提出了“三阴三阳合化”的观点。他具体解释说：“标本中见有相得之阴阳；太阳之标之中是阳，本是阴；阳明之标之本是阳，中是阴；少阳之标之本是阳，中是阴；太阴之标之本是阴，中是阳；少阴之标之中是阴，本是阳；厥阴之标之本是阴，中是阳”；“气者化之本，化者气之标”。总而言之，“本气中气合化成三阳，本气中气合化成三阴”；分而论之，“寒热合化成太阳、成少阴，燥湿合化成阳明、成太阴，风火合化成少阳、成厥阴”。这种“合化”的认识，既反映了陈伯坛重视阴阳的思想，也为其提出标本中气“旺则从化”的观点提供了依据。

第二，标本中气旺则从化论。陈伯坛认为，伤寒只问阳化阴，抑阳化阳；阴化阳，抑阴化阴。脏与腑合化三阳，脏与脏合化三阴，中见之阴，从化夫阳，中见之阳，从化夫阴。因此，六经从化只分从阳化热和从阴化寒两类。他说：“寒从热化，化为太阳之标阳；热从寒化，化为太阳之本阴。”他指出三阴三阳从化的规律是“以阳为旺则从阳，以阴为旺则从阴，阴阳俱旺则从阴亦从阳”；治疗原则是“从寒治热，与阴相得则从阴；从热治寒，与阳相得则从阳”。

第三，三阴三阳主动论。陈伯坛认为，人体六经气化功能正常与否，是伤寒发病的基本条件。他指出：《伤寒论》不是“寒伤论”。因为“寒伤”是“伤寒之被动”，而“伤寒”才是“伤寒之主动”，两者不可混为一谈。从发病性质来看，“凡经络脏腑皆是被动病，三阴三阳方是主动病”。

（3）六气，五行，脏腑生成

人生于天地，长养于天地。人身蕴有天之六气，即风寒湿热燥火。人身也蕴有地之五行，即金木水火土。二者若相互对应，就是风对应木，寒对应水，湿对应土，燥对应金，热对应火。需要注意的是，在天之六气之热在地对应的是五行之火，六气中的火在五行中反而不是对应在地五行之火，空缺对应对象，这就是陈伯坛重点想说明的一个问题，在地之火（五行）可以见，而在天（六气）之火不可见，此为蛰藏之火。这个火就是人体之真火。真火藏而不现为正常状态，若现而不藏则为病状。

天之有六气，才有地之五行，继则有人体的五脏五腑。所以脏腑含蕴有天地之气。五行当分为阳五行，阴五行。阳五行生五腑，阴五行生五脏。故寒同而水不同，一寒对应两水：膀胱壬水肾癸水。同理，热同而火不同：小肠丙火心丁火。燥同而金不同：大肠庚金肺辛金。湿同而土不同：胃戊土脾己土。风同而木不同：胆甲木肝乙木。

然而五腑的体系没有三焦，而六腑则有三焦；五脏的体系没有心包，六脏却有心包。可见三焦与心包是不同于其他脏腑之来源于六气与五行的合化，而是直接来源于六气之火。这样，就可以很好理解六气、五行、六腑、五脏的对应关系。

（4）六气，脏腑，三阴三阳

明确了先有在天之六气，继有在地之五行，才有人身之脏腑，接下来就可以讨论三阴三阳的生成问题。三阴三阳可以有两个途径所成，一是由脏腑化出，就是腑与腑合化三阳，脏与脏合化三阴。膀胱水而小肠火，所以膀胱小肠合化出寒中有热之太阳。同理，心与肾化热中有寒之少阴，热在上为手太阳手少阴，寒在下为足太阳足少阴。大肠与胃化燥中有湿之阳明，脾与肺化湿中有燥之太阴，燥在上为手阳明手太阴，湿在中亦为足阳明足太阴。三焦与胆化火中有风之少阳，肝与心包化风中有火之厥阴，火在上为手少阳手厥阴，风在下为足少阳足厥阴。从脏腑对三阴三阳的合化过程可理解三阳与六腑相离合（离合可以理解为一种相互维系的概念），三阴与六脏相离合。六腑之中有六气（膀胱有寒，胆有风，胃有湿，大肠有燥，小肠有热，三焦有火），六气之标即三阳（标，可以理解为三阳之外现），六脏之中也有六气（肾有寒，肝有风，脾有湿，肺有燥，心有热，心包有火），六气之标即三阴，所以三阴三阳本质上反映的是六气。标，也是能够表现的意思，所以疾病症状可见恶寒、发热、口渴等，非常明显就是六气的体现。

同时，阴阳生于二肾，水火互动而生阳，水火互静而生阴。右肾其用阳，左肾其用阴，少阳起化于一阳，厥阴起化于一阴，阳明被化于二阳，少阴被化于二阴，太阳被化于三阳，太阴被化于三阴。起化，说明主要是先天之所成；被化，表明主要为后天之所有。可见，三阴三阳除了脏腑之合化生成途径以外，还有肾这一重要途径。但是，不可认为六腑的方面即三阳，也不是六脏的方面即三阴。任何一个脏或腑中都包含并化出阴阳两个方面，标本中的关系就在于反映这一点。太阳本寒而中热，热多于寒其标阳；少阴本热而中寒，寒多于热其标阴；阳明本燥而中湿，燥多于湿其标阳；太阴本湿而中燥，湿多于燥其标阴；少阳本火而中风，火多于风其标阳；厥阴本风而中火，风多于火其标阴。

阳主外，六腑之气降，而后阳不过于升；阴主内，六脏之气升，而后阴不过于降。脏气腑气互为其升降，三阴三阳也互为其升降。阴阳本气于脏腑（由脏腑将六气化为阴阳），阴阳亦还其气于脏腑。人体之三阴三阳是不断变化，往复循环的。三阳虽尽，留无尽者阳之气，三阴虽尽，留无尽者阴之气。六气终而始，斯阴阳剥而复，所以阴阳有保存六气之妙用，有取偿六气之妙用。阴阳与六气之分，气与化之分，六气与脏腑之分，气与质之分。

人体的阴阳和三阴三阳，都是幽微难言的概念，但是可由人体之脉来说明和体会。经可以理解为血之川流，运血于全身各部。三阴三阳融于经血之中就是脉，《内经》认为，搏而不浮，命曰一阳，一开一合一枢皆有一气之阳。搏而勿沉，命曰一阴，一开一合一枢皆有一气之阴。初不觉其为一阳二阳三阳，也不觉其为一阴二阴三阴。病则勿浮者浮，阳浮故脉浮，勿沉者沉，阴沉故脉沉。所以，脉就是三阴三阳最明显之流露。脉与证虽为两个名称，但在实质上都是在反映人体的阴阳变化，《伤寒论》其实句句都在讨论阴阳。

阴阳之相生，若三画之成爻。脏腑之相生，以五行为一候，五行之生始于木。综合来说，脏腑有错综阴阳之妙用（脏腑将六气化为三阴三阳，一种气必化为阴阳两个方面），有更始阴阳之妙用（通过脏腑的功能来实现三阴三阳的更新过程）。

（5）少阳，三焦，心与心包

少阳的生成和运行，与三焦和肾密切相关。少阳虽雏成于三焦而属于肾，此在天之火为蛰藏之火。少阳又起于肾而出现于三焦，此时在天之火又表现为游行之火，火与热合二而一（蛰藏状态），火与热分一而二（游行状态）。三焦生于在天火，复还化为少阳，少阳之火可以视为是君火，少阳又自虚其位以相君火，一易为坎中之少阳，坎水不能浇少火，少火之气所以壮。当少阳起则三焦的功能才得以显现，网膜相连之处，皆火气游行之范围，三焦不是另外的什么特殊的东西，五腑合起来就是三焦。三焦虽有实质，即网膜相连之处，但更是功能和气化的体现，也就是少阳之火功能的体现。少阳藏就是相火，于正常人体不可见，但少阴之热可以反映相火。少阳起，就游行于三焦，使三焦有了实际意义。《内经》里所言的少火与壮火，就是与此相关的体用问题。少火蕴藏于坎水，因此而壮。壮火出于三焦，则为水道所用而衰。

心包与心生于在地五行之火，实赋质于少阳，心包与心的功能是借由少阳来完成的。君火，是与少阳密切相关的。君火乃无形之真心。君火藏于坎，则心在肾，七节之旁亦有心。君火现于离，则心在心，方寸之地如一心。所以六脏以心为最隐，心包得有心主之名，以其代君以行令，有心不可无心包，五脏以心为独尊，心包不过使臣之列，不敢与君以同称。举心可以赅心包。

三焦和心包有共同的特殊之处，对人体来说是特别重要的两个功能，都由少阳之火来体现。有了少阳之火的网膜相连处才是三焦。有了少阳之火的心的包膜才能叫心包。这体现了中医更加重视气化甚于实质之特点。那么，在天六气之火是最重要的，六气之火生成三焦，三焦又化出少阳。少阳与肾密切相关，其作用也就是我们通常所说的先天之物，真火、真心、元气之类。

【临证经验】

陈伯坛悬壶济世50余载，对《伤寒论》研究颇深，临证擅用经方，认为张仲景组方严密，不能任意加减，因病加减也不应违背张仲景立方宗旨。陈伯坛虽尊崇张仲景之说，但临证用药并不拘泥于经方，常用经方化裁来治疗各类疾病。认为处方用药还应根据病情和患者体质的不同而灵活取舍，并敢于突破常规应用大剂量救治各种急重疑难症。兹举例说明其特点如下。

一、经方加减应不悖经旨

陈伯坛认为，对经方的使用，掌握要十分严谨；因经方组织严密，君臣佐使，律例森然，不可任意加减。常谓："使用经方，以不加减为宜。"如因病情需要必须加减，应考虑与立方宗旨无矛盾方可，否则药的作用反受其牵掣，降低疗效，甚至适得其反。在不违背张仲景立方宗旨的前提下，其灵活变通，用真武汤加龙牡治疗男子缩阳；用百合地黄汤加竹叶、薄荷治疗脑膜炎；用四逆汤加川椒、防己、茅苍术治疗下腹部肿胀；用小柴胡汤加鲜莲叶治疗感冒挟暑；守白通汤原方不加减治疗新病后膝冷等，效果均相当显著。可见他对张仲景论证立法之精义了然于心，并结合自身临床实践，用古而不拘泥于古。

二、汗、吐、下三法用药法则

汗、吐、下三法，在《伤寒论》和《金匮要略》中应用较为广泛。究其特点，主要可以归纳为"因势利导"四个字。所谓"因势利导"，就是根据病邪所处的位置或趋势给邪以出路。病在皮毛，汗而发之，汗法以解在外之邪乃其实质；邪高而实上，因势利导，吐法以导邪上出；邪实在下，因势利导，下法以导邪下出。所谓上者上之，下者下之，外者外解。陈伯坛阐述了张仲景汗、吐、下三法的用药法则。他说："邪在表而阳不得外卫，法当汗。邪在上而阳不得上行，法当吐。邪在中而阳不得居中，法当下。营卫未虚，邪又在毛窍，汗之不为逆。宗气未虚，邪又在胸中，吐之不为逆。糟粕已实于肠胃，下之不为逆。”寥寥数语即点明了张仲景汗、吐、下三法的精髓所在。

三、擅用大剂

陈伯坛认为，张仲景处方用药的精义，务使药病相当，并应根据患者不同的体质与病情需要而灵活变通。方剂的分量，应重则重（其用药剂量多至一剂有三四斤），以免因循致变；应轻则轻（如麻黄、细辛之类辛散之品，从未有超过六钱者），适可而止。陈伯坛认为，经方组方严谨，使用经方应以不加减为宜。而张仲景经方往往药味数少，根据患者实际情况，陈伯坛则以重量取效。他认为，中国医药重气不重味，医者辨证宜确，用药宜足，所谓用药如用兵，兵少致败；药轻失机，应重不重，反受其害。因此，他敢于突破常规，大胆用药，有“陈大剂”之美誉。据其女儿陈坤华回忆，陈伯坛处方附子常用三两，甚至六两，干姜常用二两，甚至四两，桂枝亦常用一两。上海唐姓患者素有心脏病，每年都到香港找陈伯坛治病，谓先生“所用经方，药量特重”。如桂枝生姜之属性动以两计。大锅煎熬，药味奇辣，而服之疾辄良已。

四、吴萸、四逆、真武不能同鼎而烹

陈伯坛认为，“吴萸、四逆、真武不能同鼎而烹，因三方各有所主，不能随便合用故也”。他解释说：“若扶地气之陷，四逆汤为无二法门；补天气之倾，白通汤为无二法门；降地气之浊，又吴茱萸为无二法门也。三方鼎峙，而分道扬镳者也。”吴茱萸汤的作用部位，以中焦为主，即“澄中原之鼎沸者吴茱萸汤也”。他认为，降浊是吴茱萸的特长，不可以与白通四逆相调用。“独惜吴萸一味，徒负辛温之名。不知者遂合吴萸、白通、四逆为鼎足，意以为三方可同鼎而烹也。秕糠吴萸也”。陈伯坛在论述四逆散方的时候也说道：“设长沙不立方，吾恐主真武者十之九矣。真武证何尝非其人或咳乎？彼方加干姜、五味及细辛，本方则不仿真武而仿柴胡。盖邪气射肺而咳，与水气射肺而咳，固自有别也。”陈伯坛在对其他汤方进行论述的时候，也常常前后联系，说明方与方之间的区别联系，所以他虽说的是“吴萸、四逆、真武不能同鼎而烹”，实际上乃盖指所有方药各有专经，不能随便混用。

五、妇科用药经验

陈伯坛治疗产后感冒发热，多用小柴胡汤合佛手散。此外，妇人因惊血崩，治以桂甘龙牡汤；阴挺，治以当归建中汤或黄芪建中汤；白带多，治以当归散或肾著汤；血热痛经，治以桂枝茯苓丸合佛手散；血寒痛经，治以当归建中汤；气滞痛经，治以四逆散合佛手散；产后遍身疼痛，治以当归散；月水过多及痛经，治以温经汤，都取得了显著的疗效。

六、儿科用药经验

陈伯坛对小儿麻、痘的治疗，认为保全汤是麻、痘通用之方剂。方内参补营，芪补卫，桂甘温升太阳。不过出麻宜多服升麻葛根汤；出痘宜多服保元汤；毒胜则加少许连翘、牛子，无加味之必要。又凡麻、痘现面时，取膨鱼鳃三排，生姜六大片，大枣六枚，煮糜粥食，连食三天，一洗麻、痘之毒而空之。其次，取蜂房一块，纳白豆粉、甘草末、白蜜各等分，酿满其空，名酿蜂房，煎水去滓服。麻后或咳或利或痉，皆余毒未干休，宜知柏八味汤加酿蜂房以清余毒，效果良好。

小儿体质柔弱，拟成升脾汤，以主治小儿夜啼及贪欲不振、喜欢呕奶、腹微满如生积状者。生防党四钱、生黄芪四钱、炙甘草三钱、麦冬二钱（连心打）、五味子二钱（连核打破）、小环钗四钱、浮小麦四钱、大枣四枚、柴胡四钱、丹皮三钱，此方既能清燥解结，又可补虚培元，故服之多效。

七、陈伯坛医案

陈伯坛一生忙于诊务、教学及著书，虽活人无数，但无暇顾及医案的记录。现仅存10余则医案，收录于《广东近代老中医医案医话选编》及《广东中医》杂志。且所有医案用语简单，只记方名，未记录具体药物和剂量，使人难以深入了解陈伯坛立方用药之精髓。现特将笔者收录整理的陈伯坛医案摘录于下。

案例1　脐孔痛

陈某，男。患脐孔痛，四周无红肿，亦无其他症状，经治疗无效。余诊其脉沉涩，认为寒结脐中，当以温中散寒为治，以白通汤取上通下济法，服数剂而愈。

（《广东近代老中医医案医话选编》）

按语：白通汤出自《伤寒论·辨少阴病脉证并治》，原方由葱白、干姜、生附三味药组成，具有补阳破阴之功效，主治少阴寒证兼阳虚下利。方中附子、干姜大辛大热，温脏驱寒，回复阳气；葱白破阴通阳，交通阴阳。脉象沉涩，说明以少阴肾阳虚为本。阴寒内盛，寒气阻滞，气机不通，拘急而痛。治以白通汤辛温通散，使阴寒渐散，气机通畅，则病退而安。

案例2　便秘

黄某，男。患腹满疼痛，不大便十余日。医以丸药下之，均不见效。延至二十余日，仍无大便。余诊其脉迟弱，认为中气虚而寒气凝也，如冰结焉。虽日施攻下，反伤中气，不特不通，反而伤害中气。当以温中祛寒为治，用重剂大建中汤，服后便通而愈。

（《广东近代老中医医案医话选编》）

按语：本证患者脉迟弱，属于寒积便秘，脾阳不足是致病之本。脾胃受寒，中焦受损，肠失温煦，传送无力故便秘。前医采用攻下之法，必更伤中阳。大建中汤出自《金匮要略》，由蜀椒、干姜、人参、饴糖组成。方中蜀椒、干姜温中散寒，人参、饴糖温补脾胃，大立中气。诸药合用，功在温建中阳，补虚散寒，助大肠运行之力，恰中病机。

案例3　手指挛痛

某童，六岁。忽于夜半惊醒，大呼手指挛痛。诊其脉弦紧。余认为诸寒收引，皆属于肾。用桂枝甘草龙骨牡蛎汤合四逆汤治之，服数剂而愈。

（《广东近代老中医医案医话选编》）

按语：寒性凝滞，寒邪伤人多见疼痛。《素问·痹论》曰：“痛者，寒气多也，有寒故痛也。”患儿脉弦紧，手指挛痛，为外感寒邪的表现。《素问·至真要大论》曰：“诸寒收引，皆属于肾”，诸寒之症状表现应重视温肾阳。四逆汤是《伤寒论》少阴寒化证的代表方，由附子、干姜、甘草三味药组成，陈氏用温阳散寒的四逆汤，使患者血脉通畅，通则不痛。

桂枝甘草龙骨牡蛎汤，出自《伤寒论》第118条：“火逆下之，因烧针烦躁者，桂枝甘草龙骨牡蛎汤主之。”该方由桂枝、甘草、龙骨、牡蛎四味药组成，患儿半夜因痛而惊醒。这里使用桂枝甘草龙骨牡蛎汤，起到温补心阳、镇潜安神的功效。

案例4　痉挛强直症

陈某，男。忽患两足强直，腰背拘急，难入睡，不欲食，数日不大便，小便不利，溺时涩痛而额汗出。余认为，诸暴强直皆属于风，风伤筋，筋伤至骨，膝者筋之府，节者骨之关，伸为阳，屈为阴，所谓太阳不至，屈伸不利，患者两足能伸而不能屈，手太阳已被压于两膝之下，此阴阳相持于膝下，邪正相搏于膝上，背强而掣其胸，腰强而掣其腹，所谓邪入于输，腰背乃强，胃不和则食不下而卧不安，且肾开窍于二便，前阴不消水，溺淋痛甚致额汗出，后阴无谷之可消，何来大便？则二便不能受气于肾行使通利之职责可知。治之之法，病在上应取之下，病在下应取之上，病在中旁取之，取腹之两旁，不如取腰之两旁。腰肾有少阴之枢在，应以急封阴枢为第一要着，用四逆散加茯苓作汤送服，同时使啜热粥取汗。服后小便先通畅，膝能屈，能进食，及稍安睡。再按前法去茯苓，遍身亦有微汗。继用瓜蒌桂枝汤，因病者与痉病之证状身体强几几然之故，再用桂枝人参新加汤，因此病者能起且能步，但不能久立。续以甘草附子汤、甘草干姜汤先后与服，以善其后。

（《广东近代老中医医案医话选编》）

案例5　癫痫

赵某，十八岁。平素无病，一日突然握拳、面青、不知人事，一日数发。脉弦数。余认为肝实，以肝之变动为握，又为罢极之本。故其为病必及而后罢，是热邪在肝，复受惊恐而得之，与龙胆泻肝汤，一服好转，继服风引汤而愈。

（《广东近代老中医医案医话选编》）

按语：肝主疏泄，肝经实热引起气机升降异常，情志及精神的异常。肝在变动为握，患者出现紧握拳头的症状。治以龙胆泻肝汤清泄肝热。风引汤出自《金匮要略》，原文曰：“风引汤，除热瘫痫”。由大黄、干姜、龙骨、桂枝、甘草、牡蛎、寒水石、滑石、赤石脂、白石脂、紫石英、石膏十二味药组成。患者肝经实热，复受惊恐，陈伯坛用风引汤重镇潜阳，清热熄风。

案例6　睡中昏迷

吴某，男，年四十许。一次为家人发现夜半睡中昏迷，不知人事，一二时后渐清醒，如是者屡见。余诊脉弦大，认为诸风掉眩，皆属于肝。且肝为罢极之本，魂之处也。睡时发生，是肝不藏魂故也。以吴茱萸汤治之而愈。

（《广东近代老中医医案医话选编》）

按语：《素问·宣明五气》曰："心藏神，肺藏魄，肝藏魂，脾藏意，肾藏志。"患者于睡中昏迷，与肝不藏魂、神魂不安于舍有关，病位应在肝。吴茱萸汤出自《金匮要略》，方由吴茱萸、人参、生姜、大枣四味药组成。陈氏用此方暖肝温经，使患者肝脉调和而痊愈。

案例7　眩晕

陈某，男。体胖，素患头眩心悸。一日忽面红如醉。医某以为实热，用凉药治之而益甚。余诊其脉浮虚。认为寒热乃少阴之标本，水火为阴阳之互根。投凉药而益甚者，是水火互脱之象，与重剂真武汤治之而愈。

（《广东近代老中医医案医话选编》）

按语：患者素体阳虚，痰饮内蓄。今见面红如醉，颇似实热之证，但脉浮而细，反映出阴寒过盛、阳浮欲脱的病情真相。前医投以凉药，其愈治愈甚。陈氏按脉察证，连投大剂真武，方挽回欲脱之阳。

案例8　失音

吕某，女。病失音，无其他症。余诊之则脉象沉细，所谓"少阴不至者瘖"。用肾气丸合麻黄附子细辛汤治之，盖声出之于喉而根于肾，以助肾之动气。再服声开而安。

（《广东近代老中医医案医话选编》）

按语：麻黄细辛附子汤出自《伤寒论·辨少阴病脉证并治》第301条。原文云："少阴病，始得之，反发热，脉沉者，麻黄细辛附子汤主之。"全方由麻黄、细辛、附子三味药组成，具有温经助阳解表之功，是张仲景治疗太少两感之名方，然而该方作用远不止于此。《灵枢·忧恚无言》曰："人卒然无音者，寒气客于厌，则厌不能发，发不能下，至其开阖不致，故无音。"《杂病广要·瘖》说："暴哑不出，咽喉异常，卒然而起，或欲咳而不能咳，或无痰，或清痰上溢，脉多弦紧或数疾无论，此大寒犯肾也，麻黄细辛附子汤温之。"因咽喉系肺肾经脉贯注之所，足少阴之经循喉咙，挟舌本，肺为声音之门，而肾实为呼吸之根。如寒邪犯肾，多成此疾。据"脉沉细"，可知患者属少阴虚寒证，这也是麻黄细辛附子汤治之的重要依据。附子温肾，麻黄、细辛发表散寒，配以肾气丸温肾助阳。诸药合用，切中病机，故奏捷效。

案例9　狂病

南海董令患狂病，延先君诊治，切脉洪数，断曰："此火病也"。经云："诸躁狂越，皆属于火"。与桂枝甘草龙骨牡蛎汤数剂而愈。

（陈坤华《陈伯坛先生学术经验简介》）

按语：《素问·至真要大论》云："诸躁狂越，皆属于火。"狂病见脉洪数，由此判断此病是因火而致。陈氏以桂枝甘草龙骨牡蛎汤治狂病，具有潜阳镇逆、收敛神气之神效。

案例10　胎逆危证

郭伟三之妹，妊娠七个月。患发热咳喘，误治症变，乳大如斗，腹部膨隆减少；气喘、面赤、发热、大汗不止、手足厥冷，目斜视，阳气有欲脱之状，危在顷刻。先君诊之，脉沉微，断曰：急则治其标，先固阳止汗为急务，及收胎气上逆之水。借用真武汤治之，一剂而乳略平，再剂而安。后二月举一男，颇雄壮，母子皆安。

（陈坤华《陈伯坛先生学术经验简介》）

按语：本案虽未言前医何误，但据原有发热咳喘见症，颇似外感，误治后遂至乳大如斗，大汗不止、肾水上泛诸症，又与“太阳病发汗，汗出不解，其人仍发热，心下悸、头眩，身瞤动，振振欲擗地”之证相似，且势更危急。陈氏认为此证属胎气引水上逆，阳浮欲脱，遂以真武镇水回阳，使水静胎安，发热、面赤、汗出诸症皆除。

案例 11　癫

黄某，女性，年二十，未婚。患精神失常，或歌而哭，如醉如痴，语无伦次，久医不愈。及延先君诊治，切脉弦数，断曰：“此血证谛也”。与桃核承气汤二剂，经水通畅而愈。

（陈坤华《陈伯坛先生学术经验简介》）

按语：患者为青年女性，精神失常，或歌而哭，如醉如痴，语无伦次，脉象弦数，诊断为癫病。属于血证有瘀热。《伤寒论》106 条：“太阳病不解，热结膀胱，其人如狂，血自下，下者愈。其外不解者，尚未可攻，当先解其外。外解已，但少腹急结者，乃可攻之，宜桃核承气汤。”由于热与血结，血为心所主，心主神明，热与血互结于下，不能上承心神，心失所养，邪热上扰，故见一系列神志异常的症状。陈伯坛曰：“曰血气少也，血气与魂魄，有如是关系耶。诸血皆属于心，心者生之本，神之变也，用以充血脉。血气虚则脉气虚，脉气虚即心气虚，心神无定舍，则血神无正轨。”可见神志疾病的发生与血密切相关。陈伯坛使用桃核承气汤治疗，桃仁辛润以活血逐瘀；桂枝辛温，宣阳行气，通经活血；得苦寒泻热之大黄，则能使瘀热从大便出；得咸寒软坚之芒硝，则泻热作用更强；佐甘草和药。五药相互为用，瘀血得下，邪热随下血而去，而癫病得愈。

【后世影响】

一、历代评价

陈伯坛弟子邓羲琴认为，“若学术同时并进如先生者，寝馈轩岐之日，正藉枕图史之年，既夙业于艺文，旋少谙乎方技，求诸科举时代，无出其右矣”。（《读过伤寒论·邓羲琴序》）

学生林清珊赞曰：“是书乃《伤寒论》之文澜，先生即张仲景之书记。”“两本书若作一本读，则此外如蔓藤，觉有《伤寒论》为之前，是书宜今亦宜古；有是书为之后，《伤寒论》宜古亦宜今也。”（《读过伤寒论·邓羲琴序》）

弟子彭泽民亦云：“所著《读过伤寒论》与《读过金匮要略》，考正字句，抉发经义，复以临床经验相发明，于自晋以后诸家注疏多所批评，由于用力精勤，识见赅富，故能阐幽探奥，融会贯通，自成一家言”。（《读过伤寒论·重刊〈读过伤寒论〉书后》）

湖北省中医药研究院叶发正则评价《读过伤寒论》道：“别有特点，即不取前贤注释只言片语，亦不采一时风靡之西说，一切解说均独出自胸臆”“不纠缠各派之纷争而以临床实践出发……不受陈规教条主义的限制，没有老八股之气，言词生动活泼，颇多新的观点……陈氏在注释《伤寒》上，不落前人窠臼，有许多创新之处……他是民国期间以传统方法研究伤寒学的著名医家”（《伤寒学术史》）。

二、学派传承

岭南医学是中医学的一个流派。岭南为五岭以南的广东、广西东部、海南、港澳等地区。岭南的地理、气候环境和生活习俗比较特殊，因而岭南中医药具有鲜明的地方特色。邓铁涛教授认为：“岭南医学是祖国医学普遍原则和岭南地区实际结合的产物”，并认为这一研究成果不仅可以发现该地区医学发展的特殊性，通过对这些特殊性的研究，反过来也有助于认识整个中国医学史发展进程。岭南炎热多湿，明清时期温病时疫横行，因此，基于这一特点，近代对岭南医学的研究无论从深度和广度而言，均以对岭南温病的研究为重，多注重温病之学派，而略于伤寒者。其实，岭南伤寒学派治疗疑难杂病、疫病，很多崇尚张仲景，妙用经方，救人无算。陈伯坛便是清末民初岭南伤寒学派的代表人物，陈伯坛师以张仲景，集中精力研究《伤寒论》《金匮要略》，深得张仲景学术之要旨，《读过伤寒论》与《读过金匮卷十九》，是其学术成就的代表，对中医伤寒理论的传承与发展颇有影响。当代许多医家认为陈伯坛是清末民初岭南伤寒学派的宗师，与赵鹤琴、黎皋流、陈月樵并称为广东近代四大名医。

陈伯坛曾在香港独资创办了“伯坛中医专科学校”，扶持后进，从游弟子甚众。陈伯坛对来请执弟子礼者未曾拒诸门外，始终本着“得天下之英才而教育之”的理念，可谓桃李满门。三四十年来，培育中医人才千百计，其弟子遍及粤、港、澳等地，其中成为医界名流的有在港业医的陈甘棠、陈遂初、陈仿周、陈柳一、陈鉴人、陈子石、陈习之、陈瑞甫、陈昆华（女儿）、陈万驹（儿子）等；在广州业医的有程祖培（广东省名老中医）、钟耀奎（广州中医学院教授）、鞠日华（广州医学卫生社发起人）、区砺等；在江门业医的有赵景明、陈仲明等。

三、后世发挥

近代研究陈伯坛及其著作的论文并不多，笔者以“陈伯坛”“读过伤寒论”“读过金匮”“麻痘蠡言”为关键词，经系统检索中国生物医学文献服务系统（SinoMed）、中国知网（CNKI）中文期刊全文数据库及博硕士论文数据库，共检索到研究陈伯坛生平及学术的期刊论文 15 篇，硕士论文 2 篇，博士论文 2 篇。这些文献所研究的内容主要涉及以下几个方面：陈伯坛生平及著作考；《读过伤寒》《读过金匮》版本源流；陈伯坛主要学术思想；陈伯坛及弟子临床诊疗经验。

此外，《广州近代老中医医案医话选编》选录了陈伯坛 8 则医案及 7 则医话。萧熙整理介绍了陈伯坛高足程祖培医学要语，称其恪遵师说，多所会心，每与讲论医事，㧑谦恳到，语必称引师说，故程氏诸论，类多陈氏遗规。《广东中医》1962 年选登了程祖培 4 则医案。彭若铿整理其老师程祖培的遗作，集成《程祖培先生医学遗著》1 册，介绍了程祖培的医学经验和学术见解。全书分为三个部分，一为红杏草堂医论，主要阐述程氏对经方的释义及其临床运用经验，其学术见解多源于陈伯坛；二为红杏草堂医案，共收录 47 则程氏医案，内容涉及伤寒、温病、各种杂病和妇儿疾病等的治疗；三为红杏草堂经验方，包括陈伯坛所传经验方 4 首、陈坤华抄传陈伯坛经验方12首、程祖培经验方8首。书后还附录有程氏撰写的8篇医学论文。

综上所述，陈伯坛行医教学50余年，将《内经》与《伤寒论》及《金匮要略》等加以融会贯通；尤专心致力于张仲景学术研究，深得张仲景学术之精髓并加以阐发；其善用经方诊治疑难重症，善用“大剂”起沉疴痼疾，被誉为近代岭南伤寒学派之鼻祖、广东省“四大名医”之一。其独资创办中医专科学校，培养中医人才千百计，为近代中医教育做出了杰出的贡献。

四川省医学情报研究所　李倩

【参考文献】

[1] 陈伯坛. 读过伤寒论 [M]. 北京：人民卫生出版社，1954.

[2] 陈伯坛. 读过金匮卷十九 [M]. 北京：人民卫生出版社，1956.

[3] 叶发正. 伤寒学术史 [M]. 武汉：华中师范大学出版社，1995：156－161.

[4] 广东省医药卫生研究所中医研究室. 广州近代老中医医案医话选编 [M]. 广州：广东科学技术出版社，1996.

[5] 王冰注. 黄帝内经素问 [M]. 北京：人民卫生出版社，2005.

[6] 姜建国. 伤寒论 [M]. 北京：中国中医药出版社，2004.

[7] 张琦. 金匮要略讲义 [M]. 上海：上海科学技术出版社，2008.

[8] 刘渊，吴潜智. 难经 [M]. 成都：四川科学技术出版社，2008.

[9] 陈伯坛. 陈伯坛医书合集 [M]. 天津：天津科学技术出版社，2009.

[10] 丹波元坚. 杂病广要 [M]. 北京：学苑出版社，2009.

[11] 陈坤华. 陈伯坛先生学术经验简介 [J]. 广东中医，1963 (5)：1－4.

[12] 毛云海. 程祖培医案 [J]. 广东医学（祖国医学版），1964 (6)：40.

[13] 毛云海. 程祖培先生临床经验简介 [J]. 广东医学，1964 (5)：21－24.

[14] 毛云海. 程祖培医案（续）[J]. 广东医学（祖国医学版），1965 (1)：39.

[15] 肖衍初. 陈伯坛与《读过伤寒论》[J]. 新中医，1983 (12) 39－41.

[16] 许国敏. 陈伯坛《读过金匮》学术成就探讨 [J]. 中华医史杂志，1997，27 (4)：244－246.

[17] 许国敏. 陈伯坛《读过金匮》之研究 [J]. 新中医，1998，30 (1)：59－60.

[18] 黄仰模，郭世光，陈光星，等. 从《读过金匮卷十九》看陈旧坛的学术思想 [J]. 广州中医药大学学报，1999，16 (4)：327－328.

[19] 黄奕蕾，彭文杰，刘小斌，等. 广东近代名医陈伯坛生平及著作考 [J]. 中医药学刊，2006，24 (7)：1211－1212.

[20] 李永宸，何丽春，赖文. 陈伯坛《读过伤寒论·读法》抉微——“伤寒论”不能读作“寒伤论”[J]. 广州中医药大学学报，2006，23 (1)：72－74.

[21] 何丽春. 陈伯坛注解《伤寒论》之方法特点初探 [J]. 广州中医药大学学报，2008，25 (2)：165－168.

[22] 何丽春. 略论陈伯坛《读过伤寒论》的研究价值与现状 [J]. 新中医，2008，40 (2)：113－114.

[23] 何丽春.《读过伤寒论》版本源流梳理 [J]. 中医药文化，2008，2 (2)：54－56.

[24] 马伟辰. 陈伯坛《读过伤寒论》中关于小柴胡汤的阐述 [J]. 中医杂志，2010，51（增刊

1）：83 －85.
［25］肖永芝，李君，张丽君，等. 岭南名医陈伯坛调研新收获［J］. 中国医药导报，2010，7（36）：4 －6.
［26］马伟辰. 陈伯坛关于三阴三阳的解释［J］. 光明中医，2011，26（2）：205 －206.
［27］胡正刚. 陈伯坛师徒真武汤释义及临床运用举例［J］. 中医文献杂志，2011（3）：29 －30.
［28］饶媛.《麻痘蠡言》论治麻疹学术思想初探［J］. 广州中医药大学学报，2012，29（1）：98 －99.
［29］何丽春. 陈伯坛《读过伤寒论》的点校和学术思想研究［D］. 广州：广州中医药大学，2007.
［30］李禾. 1949 年以前岭南医家医案的收集整理及姜桂附应用状况的相关研究［D］. 广州：广州中医药大学，2007.
［31］黄奕蕾. 从《读过金匮卷十九》研究岭南名医陈伯坛学术思想［D］. 广州：广州中医药大学，2007.
［32］张横柳. 岭南近代伤寒四大家扶阳学术思想及其临床运用研究［D］. 广州：广州中医药大学，2008.

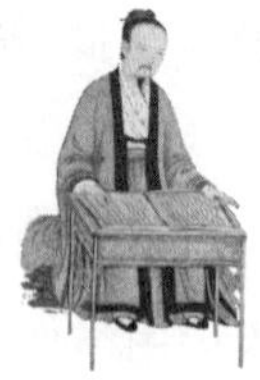

丁甘仁

内容提要

丁甘仁，名泽周，字甘仁，生于清同治五年（1866），卒于民国十五年（1926），江苏武进县（今武进区）孟河镇人；清末民初著名医家、中医教育家，孟河医派的代表人物，与费伯雄、马培之、巢崇山并称为“孟河四大家”；著有《喉痧症治概要》《孟河丁氏医案》《药性辑要》等。丁甘仁善用经方，师古而不泥；学贯古今医界，融合寒温辨治；用药和缓轻灵，重视顾护脾胃；辨证精微准确，擅用反治之法；对各科疾病的治疗，善用祛湿之法；认为痧疹胜于喉症，以畅汗为第一要义；临床治疗内、外、妇、儿、喉各科疾病，颇具效验。丁甘仁一生刻苦钻研岐黄之学、爱国兴业、广济博施、兴教育才、为人师表，为争取中医生存、促进中医发展呕心沥血，做出了卓越的贡献。

【概述】

一、生平简介

丁甘仁，名泽周，字甘仁，生于清同治五年（1866），卒于民国十五年（1926），江苏武进县（今武进区）孟河镇人。清末民初著名医家、中医教育家，孟河医派的代表性人物，与费伯雄、马培之、巢崇山并称为“孟河四大家”。著有《喉痧症治概要》《孟河丁氏医案》《药性辑要》等。

丁甘仁生活在动荡不安的晚清和民国，这是丁甘仁矢志岐黄之学、济世活人和爱国兴业等思想产生的时代背景；其自幼体弱多病、家庭困难，又是其刻苦钻研岐黄之学的内在动力。同时，孟河一带崇尚中医、尊重医生的文化氛围，则是丁氏“宁为良医，不为良相”宏愿产生的社会文化环境。丁甘仁6岁入私塾学习，10岁时就写得一手好文章。12岁时，因家庭生活困窘，无力继续供他读书，便拜家乡名医马仲清（绍成）为师，学习岐黄之学。15岁又师从堂兄丁松溪（费伯雄弟子）游学两年，切磋医技，深得其“用药和缓、归醇纠偏”之心悟。后又受业于一代名医马培之，深得其内、外科（包括喉科）之用方和炮制之精传。学成以后，1884年，18岁的丁甘仁来到苏州，开始了其行医生涯。其间，与吴医叶桂、薛雪等温病学派弟子门人来往交流，在掌握温病法门的“轻灵”方面颇有收获，因而医道大进。后去上海经巢崇山推荐，在仁济善堂应诊。其间又师从于伤寒学派大家汪莲石先生，潜心研读舒驰远《伤寒集注》《六经定法》等，在伤寒六经辨证及治法等方面颇多收益。丁甘仁还常常与同门师兄弟恽铁樵、程门雪，同时名医唐宗海、张聿青等相互交流、学习，切磋医技，不断探求中医根蒂。虽然当时温病派与伤寒派争论激烈，水火难容，但丁甘仁独具慧眼，能撇开门户之见，先学温病学说，后又深研《伤寒论》，博采众长并融会贯通。1896年，上海流行“烂喉痧”，丁甘仁凭着日益精湛的医术，每起沉疴，治愈了数以千计的患者，因而医道大行，名振沪上。

丁甘仁一生勤学精研，医学造诣颇深，通晓内、外、妇、儿、咽喉等诸科。其学术思想的形成，除家学相传、业师授受外，还有私淑遥承，上汲《内经》《难经》，中纳仲景、金元四大家，近取明清医家、温病学派以及孟河医派之精华，从而形成其不拘门户，不以时方、经方为界，融汇伤寒、温病两派，博采众家之长的丁氏医派风格。在其多年的行医生涯中，逐渐形成其鲜明的学术特色：即善用经方，师古而不泥古；学贯古今医界，融合寒温辨治；用药和缓轻灵，重视顾护脾胃；辨证精微准确，擅用反治之法；各科疾病治疗，善用祛湿之法；认为痧疹胜于喉症，以畅汗为第一要义。

丁甘仁不仅医术精湛、妙手回春，而且医德高尚，乐善好施，热心公益事业，常将自己所得诊金捐助学校、医院及慈善机构，还经常为乡里捐款、修桥、铺路等。孙中山曾以大总统的名义，授予丁甘仁“博施济众”的金字匾额。同时，丁甘仁热心于中医教育事业，经多方筹措资金，于1916年，由他带头创办了中国近代第一所中医学校——上海中医专门学校（现上海中医药大学的前身）。该校学制为5年，办学方针和思想是：“昌明绝学，保存国粹，融汇中西，宗旨是继承和发扬中医药学"。这是我国第一所由政府批准的民办中医高等教育学校，丁甘仁在创办上海中医专门学校之初，非常重视中国传统文化素养与经典教学，主要表现在招生条件之一是要求学生"国文精通、书法端正"，并具备一定的国学素养。丁甘仁还倡导中医教学改革，将西方教学模式与中国传统教育模式相结合，表现在不仅授以中国文学、中医经典等，还学习西医解剖学、生理学等。1925 年丁甘仁又创办上海女子专门中医学校，改变了中医师承、家传等传统培养教育模式，开现代中医教育之先河。其后又创办了沪南、沪北广益中医医院，开展中医医疗和中医临床教育工作，培养了大批中医人才。丁甘仁还办杂志、立学会，为中医药发展提供广阔平台。这些都证明丁甘仁对中医教育事业做出了巨大贡献。

丁甘仁的一生，是为继承和发扬中医学奋斗的一生，他刻苦钻研岐黄之学，爱国兴业、广济博施、兴教育才、为人师表、呕心沥血，为维护中医生存、促进中医发展做出了卓越贡献，功在当代，利在千秋，名垂青史！

二、著作介绍

（一）《医经辑要》

《医经辑要》，共 7 卷，丁甘仁编辑，成书于 1917 年。此书作为上海中医专门学校教材，辑录了《内经》一书中的精要之语，按内容的相关性分为藏象、经络、病机、类证、类病、运气等七大类，每类分若干篇目，并加以注释。本书内容条理实用，注文详明，很便于初学者使用。此书现存较早版本，有 1917 年上海中医专门学校铅印本，今藏于上海中医药大学图书馆。

（二）《脉学辑要》

《脉学辑要》，丁甘仁编辑，成书于 1917 年。此书作为上海中医专门学校教材，辑录了李时珍、陈修园、蒋趾真的脉法脉诀，将脉状主病、相类脉诸诗和注释汇编以取全璧。三家脉法集古今大成，其内容简约、条理、实用，有利于后世掌握脉诊要领。此书现存较早版本，有 1917 年上海中医专门学校铅印本，今藏于北京中医药大学图书馆、上海中医药大学图书馆、南京中医药大学图书馆等。

（三）《药性辑要》

《药性辑要》，丁甘仁编辑，共 2 卷，成书于 1917 年。此书作为上海中医专门学校教材，辑录了李士材的《本草通玄》，并依据《本草纲目》《本草从新》有所增补，收录 366 种药物，附药 58 种，分草、木、果、谷、菜等 11 部，全面地记录了常用药品的性味、功效、用法、配伍禁忌及编者临证心得等，最后附有药性赋，内容编为骈体，易于记诵。此书现存较早版本，有 1917 年上海中医专门学校铅印本，今藏于北京中医药大学图书馆、上海中医药大学图书馆、天津中医药大学图书馆等。

（四）《沐树德堂丸散集》

《沐树德堂丸散集》，共 2 卷，丁甘仁编辑，成书于 1905 年。此书辑录了古今验方、中医必备方及作者经验方约 380 首，分补益心肾门、诸风伤寒门、妇科丸散门、痰饮咳嗽门等 15 门，包括各方功用主治及方论，其中以外用的膏药最有特色，皆为屡试屡验的方剂；同时收录了丁甘仁根据林则徐戒烟丸改制的五种戒烟丸和功效主治等。此书现存较早版本，有1905年清光绪石印本，今藏于上海中医药大学图书馆。

（五）《钱存济堂丸散膏丹全集》

《钱存济堂丸散膏丹全集》，丁甘仁总撰，共4卷，成书于1914年，由钱存济堂予以刊行。本书由民国大总统孙中山先生的武艺教师、清代庠元钱立缙提供，源出中国自五代以来直至清代中期各个朝代御批、钦定出版的正版古本图书与民间流传、家藏的各类单方、秘方（实属中药方大汇编）。此书辑录了历代宫廷和民间秘方507个，分补益心肾、脾胃泄泻等16门，并记载方剂的功能、主治，以及中成药配伍、组成及剂量等内容。

（六）《孟河丁氏用药法》

《孟河丁氏用药法》，共2卷，又名《丁氏用药一百十三法》《诊方辑要》，丁甘仁编撰，成书于1917年。此书系丁甘仁出诊处方记录，由其门人归纳整理而成，原为抄本。其内容按语简洁，一法一方，分为时病门、杂病门、外科门、妇科门等7门，足可令后人效法。此书有抄本、油印本、铅印本及《丁甘仁诊方辑要》等多种版本。此书现存较早版本有铅印本，今藏于南京中医药大学图书馆。

（七）《喉痧症治概要》

《喉痧症治概要》，共2卷，丁甘仁编撰，成书于1927年。此书总结了丁甘仁对喉痧病证的论治、诊治方药、验案和前人喉痧论治经验，为治疗喉痧病（猩红热）提供了有效的方案，也为现代急性呼吸道传染病的诊治提供了新的思路。书中对时疫烂喉、正痧、白喉等进行了总论，自订了8个喉痧常用经验方，并列举了几味吹药、外贴药、敷药，验案11首，并总结了邵琴夫、金保三、叶天士等前代医家的观点，并附有要方备查。此书现存较早版本有1927年孟河崇礼堂铅印本，今藏于中国中医科学院图书馆、上海图书馆等；1927年上海丁氏医室铅印本，今藏于北京中医药大学图书馆、上海中医药大学图书馆等。

（八）《孟河丁氏医案》

《孟河丁氏医案》，又名《思补山房医案》，共8卷，丁甘仁撰，丁济万编，成书于1927年。本书共8卷，收载了丁甘仁具有代表性的验案400余首，方案600余则，涉及病证60种。一至六卷为内科杂病医案，卷七为妇科杂病及胎前产后医案，卷八为外科医案和膏方。医案翔实，用药灵活，有利于后世全面认识丁甘仁的学术思想和临床经验，在临床上亦有较大的参考价值。现存较早版本有1927、1928、1931、1937年孟河崇礼堂铅印本，今藏于中国中医科学院图书馆、北京中医药大学图书馆等；1927年上海华丰印刷铸字所铅印本（15卷），今藏于中国中医科学院图书馆、上海中医药大学图书馆等；1931年海陵罗塘萃农医室铅印本，今藏于长春中医药大学图书馆。

（九）《丁甘仁医案续编》

《丁甘仁医案续编》，共5卷，丁甘仁撰，吴中泰编，成书于1983年。此书是由锡北名老中医、藏书家邹鹤瑜所珍藏的丁甘仁医案九册抄本中分门别类、编辑整理而来。其中有内、外、妇、儿、喉诸科，计有数千案例，且大多数于《丁甘仁医案》未有载录。本书增添了丁甘仁现存医案，为学习研究和继承先贤的学术、理论完善了资料。

（十）《百病医方大全》

《百病医方大全》，丁甘仁撰，赵公尚编撰，成书于 1929 年。全书分内科、外科、妇科三部，共收载选方 348 首。其中，内科部有咳嗽类、吐血类、虚损类、消渴类、中风类、胸痹类、泄泻类等 35 类，291 方案；妇科部有调经类、胎前类、产后类等 6 类，19 方案，间附蔡松汀的难产神效方；外科有瘰疬类、痰瘸类、乳岩类、牙疳类、痔疮类、梅毒类等 23 类，38 方案。本书每一处方均附有一则医案，对于疾病的病源、病状、诊断和治法等均有详细说明，分述简洁，便于学习。现存较早版本有 1929、1931 年上海卫生报馆铅印本，今藏于上海中医药大学图书馆、成都中医药大学图书馆；1932 年上海铅印本，今藏于苏州大学医学院图书馆；吴兴潘乐时抄本，今藏于上海中医药大学图书馆。

【学术思想】

一、学术渊源

（一）家学相传

丁甘仁之家族数代业医，自常州迁至孟河，以幼科见长，至丁甘仁极盛一时。丁氏家族相较于费伯雄、马培之、巢崇山三家来说，起步较晚，但是发展迅速，有后来居上之势。丁甘仁为马培之女婿，12 岁时始读医学经典，学医于马绍成（仲清），15 岁受教于其堂兄丁松溪（费伯雄的弟子）两年。丁甘仁 19 岁娶妻马氏，又从业于一代宗匠马培之两年。再从巢氏习外科，尽得孟河医派真谛。费伯雄是孟河费氏医派开山者，丁松溪是其弟子。马绍成是马成荣子孙，为武进名医。丁甘仁移居上海期间，曾与同乡巢崇山交往密切，深受其外科学术影响。

（二）业师授受

孟河丁氏医派学术传承模式，除了家学相传外还有一个特点，就是业师授受。丁氏医派寒温统一思想的形成与发展，还与丁甘仁在孟河和苏州行医期间与吴门温病学派医家多有切磋，在上海期间经同乡巢崇山推荐，拜伤寒大师汪莲石为师密切相关。1884 年，18 岁的丁甘仁来到苏州，开始了他的行医生涯。在此期间，丁甘仁与名医叶天士、薛生白等温病学派门人弟子相来往，医道大进，掌握了吴门温病学派的“轻清”之法。

江南医派普遍认为，南方温热时病和阴虚火旺病证居多，而伤寒病和阳虚阴盛病较少，故临床用药以清润寒凉为主，较少使用温热及大辛大热之品。孟河医派同样以善治温病而闻名。丁甘仁不仅全面地继承了孟河医派“轻、润、清、灵”的用药特色，同时还兼收并蓄，从师于新安名医汪莲石，又刻苦研读舒驰远《伤寒集注》，深得前贤和师长崇阳思想的影响，对突破江南医派的温阳禁区起到重要作用。

丁甘仁对汪莲石外感热病医学思想的吸纳，主要表现在由温病派兼学伤寒派，从时方入，而由经方出，在临床实践中融会贯通寒温思想，逐渐摸索形成了丁氏外感病辨证论治中的寒温融合辨证体系，突破了寒温分立的格局。随着丁甘仁医学特色日臻完善，其医名亦日益增长。当时的上海云集全国各地的名医，丁甘仁与众多名医交游甚密，如恽铁樵、汪莲石、唐宗海、张聿青、余景和及费兰泉之门人等，都与丁甘仁互学互师。

鉴于上述原因，丁甘仁始可将苏州医学的用药特色融入伤寒六经辨证，融合伤寒与温病两大学说，集孟河医派之大成，成为中医界一代宗师。

（三）私淑遥承

丁甘仁在学术上精研经典，临证处方以六经辨证为纲。他曾说，临证有两大法门：一为《伤寒论》之六经病，一为《金匮要略》之杂病，此二书为中医辨证施治主要依据。丁甘仁还私淑金元四大家及《外感温热论》《温病条辨》，掌握温病用药轻灵之精髓。孟河医派用药归醇纠偏，对丁氏有很大影响。其查阅费伯雄、费绳甫、马培之等医家的医案时，发现他们在讲述临床经验时，遇到脉理精奥处，皆取经典之训，组方用药更以仲景之方为基础。由此可见，孟河医派十分注重对经典医著的研究，并以此指导临床实践。丁氏精于内、外、妇、幼、喉科及疑难杂症，尤善外感热病辨治，形成了丁氏医派的独特风格。这是其私淑遥承经典和先辈的结果，主要表现在以下六个方面。

1. 对《内经》《难经》理论的继承

丁甘仁善于诊治外感热病，其辨治外感热病的特点，在于寒温统一。这一思想，源于《内经》。《内经》中对外感热病有多篇论述，而对后世影响最大的是《素问·热论》。《素问·热论》所论伤寒与热病皆由寒邪引起，其中以致病原因名曰“伤寒”，以证候性质称为“热病”，两者角度不一，实质相同。可见，在《内经》中是寒温合论的。《难经·五十八难》进一步发挥《内经》寒温合论的思想，言“伤寒有五，有中风、有伤寒、有湿温、有热病、有温病，其所苦各不同”。自此，伤寒开始有广义与狭义之别，其概念的内涵和外延均发生了变化。《内经》《难经》时代，认识尚处于寒温合论阶段。

丁甘仁继承《内经》所论伤寒与热病皆由寒邪引起，以及《难经》将各种温病归属于广义伤寒的思想，在外感热病发病的病因病机上认同“伏邪”理论，并有所发挥。认为感寒而变化为温，与感受温邪相比较，其始有寒温之异，其传变则均可转化为温。虽然伤于寒者，其终易于伤阳，但也有伤阴之变；伤于温者，其终易于伤阴，但也有伤阳之变。因此，临证不应拘于伤寒、温病，而应根据具体病情，把时方与经方合并应用或灵活运用，既可用经方治疗温病，也可用时方治疗伤寒病。又或同时运用，丰富了外感疾病的辨证论治体系。这是对《内经》《难经》学术思想的继承与发扬。

在治疗内科病和一些疑难杂症时，丁甘仁重视脾胃与痰湿，其思想亦源于《内经》。《素问·太阴阳明论》对脾的重要性给予了充分重视，言“脾藏者，常著胃土之精也”，说明脾常储藏胃的精气，为胃行其津液。脾在五行属土，土具有贮藏、化生万物之性。上下至头足，皆以脾运化胃内水谷所化生的精气为物质基础。因此，《素问·平人气象论》云：“人以水谷为本，故人绝水谷则死。”说明人体不能离开水谷精微的滋养作用，即离不开脾主运化的生理功能。脾为生血之源，统摄血液运行。《灵枢·决气》说：“中焦受气取汁，变化而赤是谓血”。《内经》虽未明确提出治病以顾护胃气为要，但其在论述具体的治则治法中体现了这一原则。如《素问·热论》曰：“病热少愈，食肉则复，多食则遗，此其禁也。”指出热病后期若不注意饮食，易导致疾病迁延或复发，认为病后宜素食、少食以助胃气渐复。脾胃纳化，药物才能发挥疗效，所以顾护胃气应贯穿于治疗疾病的始终。《素问·至真要大论》云：“诸湿肿满，皆属于脾”。丁甘仁正是继承了《内经》重视脾胃和脾虚生湿的思想，在临床实践中时刻注意内伤杂病与痰湿相兼、与脾胃相关的特点，调脾化湿，随证用药，疗效卓著。

2. 对《伤寒杂病论》学术思想的继承

在辨治外感疾病方面，丁甘仁首先用六经定病位，根据六经气化的寒热不同，选用经方化裁。尤其是丁甘仁在与经方家汪莲石、曹颖甫等密切交往之后，由汪莲石介绍，对舒弛远《伤寒集注》《六经定法》倍加研习。舒弛远把六经主症及主治方法提纲挈领地加以概括，对少见之症不全罗列，使临床应用时便于掌握。丁甘仁深受其影响，虽持“寒温统一”观辨治外感病，但临床还是强调以“六经为纲”，指出伤寒与温病的表现不同，是由于“人之禀赋各异，病之虚实寒热不一，伤寒可以化热，温病亦能转变化寒，皆随六经之传变而定”（《近代中医流派经验选集》）。

此外，丁甘仁认为，伤寒初起用辛散虽为常法，但温病初起亦可用辛味药以散邪。不论伤于寒邪还是温邪，只要是表证明显，热势不甚，无汗或汗出不畅的患者，因辛凉之味发散力弱，故主张酌加荆芥、淡豆豉等辛微温之品以助散邪，而且表郁甚者，都可用麻黄，这些观点都是对伤寒学术思想的继承和发挥。

3. 对金元四家学术思想的继承

丁甘仁对张从正“攻邪即是扶正”的观点有所借鉴，在邪未去时并不滥补，多是祛邪、扶正兼顾。如治疗傅右脘胁痛一案，旧有宿疾兼新产半月后感受外寒所致的胸脘痛，一诊时治以散寒理气、和胃消滞，以散寒止痛为要着，并未顾及体质亏虚。

丁甘仁在治疗风温、湿温等病时常用宣清养阴之法。如外感初起，多怫热郁结，以其风火易于兼化同病，用辛凉辛寒或甘寒解表的治法；外邪转入于里，多从热化，或表热未解，而复入里，肺卫同病，多用清法治疗里热诸证；又注重养阴退阳，如对于地黄饮子、白虎汤等方及轻清、养阴药物的灵活运用，皆是源于刘完素的思想。但张从正、刘完素两医家用药太峻，虽有独到处，亦未免有偏胜处，而丁甘仁用药则更为轻灵平和。

丁甘仁继承了李东垣“内伤脾胃，百病由生”的思想，对病后调理及久治不愈的慢性疾病都注意脾胃的顾护。据统计，在《丁甘仁医案》中所用的459味药中，找出了使用频次在150次以上的药味共10种，分别是：茯苓、大贝母、半夏、陈皮、茯神、竹茹、杏仁、白术、连翘和赤芍，这些大多主入脾胃经。丁甘仁对补中益气汤的应用，有其独到的经验。

丁甘仁对朱丹溪“阳有余阴不足论”和“滋阴降火”的治则亦感悟深刻，治疗阴虚火旺之证多用滋阴清热之法，如温邪或久泻耗伤阴液、肝肾阴虚之消渴，或是阴虚之咳喘、痰饮等。

4. 对明清医家学术思想的继承

丁甘仁对疑难重症的治疗，特别注重调理脾胃。其思想受到吴门医派叶天士对脾胃论治思想的影响。丁甘仁继承叶天士的学术思想，指出治脾和治胃截然不同。他推崇《叶天士医案》中“脾宜升则健，胃宜降则和”，以及“太阴湿土，得阳始运，阳明燥土，得阴自安；以脾喜刚燥，胃喜柔润”之论，在疑难重症治疗上始终注意醒脾、和胃，顺应脾胃升降、润燥之势而获效。这也是丁甘仁私淑叶天士脾胃学术思想的结果。

明清时期，中医外科已趋成熟，形成了著名的明清三大学术流派，即以陈实功《外科正宗》为代表的“正宗派”，以高锦庭《疡科心得集》为代表的“心得派”，以王维德《外科证治全生集》为代表的“全生派”。在《丁甘仁医案》一书中即体现了其对明清外科之继承与发扬。

“正宗派”内治注重调理脾胃气血。在《丁甘仁医案・卷八》中，即强调人以胃气为本，并常以黄芪、白术、红枣、谷芽等顾护脾胃，同时，丁甘仁也注重内外并治，常用散剂、丹剂、膏剂等外用药，以期内外并进而使疮疡早日愈合。

“全生派”主要创立了以“阴阳”为主的辨证方法，擅治阴证，并在书中记有阳和汤、犀黄丸、小金丹等著名方剂。丁甘仁治疗骨槽风周左一案，即充分体现了丁甘仁对“全生派”学术思想的继承与运用。

“心得派”则引入了温病学说，重视温热外因与伏邪，创立了上、中、下三部辨证法。丁甘仁在诊治大头瘟时，谓“重感氤氲之邪，引动伏温，外发温毒……姑拟清解伏温而化痰瘀”“风温疫疠之邪，客于上焦”；在诊治痔疮时，丁甘仁谓“气虚不能收摄，阴虚湿热下注，大肠不清，传导变化乏力”“气阴两虚，大肠湿热留恋”。又如在用药方面，亦常以荆芥、防风、薄荷、牛蒡、银花、连翘、桑叶、菊花等辛凉清透之品疏散风热之邪。可见，丁甘仁对“心得派”亦有所研究和发扬。

5. 对温病学派学术思想的继承

丁甘仁对于外感热病的诊治，除了在辨证思想上灵活运用卫气营血辨证和三焦辨证外，还善于与六经辨证思想融会贯通，既继承了温病学派“温病伤阴”思想，还认识到“温病伤阳”的特殊情况。治疗思想上除根据温病“温邪上受，首先犯肺，逆传心包”理论，提出“利在速战速决”外，还在寒温并用的经方基础上，融入了时方的寒凉之剂，如犀角地黄汤、清营汤、清宫汤、增液承气汤等，还善于在汤剂中加入解毒清热的中成药，如甘露消毒丹、银花露等，弥补了《伤寒论》“详于寒略于温”的不足，使辨治外感热病方药更加全面。

对于温热病辨证，丁甘仁常将六经辨证参合卫气营血辨证用来分析。如将风温病初见肺胃热甚、痰热交阻及大热、大汗、谵语、烦躁、脉洪数、舌边红中黄等症，均从阳明经证认识。至于外感病中、后期出现的复杂证候，丁甘仁则不纠缠于伤寒与温病之争，尽量用六经分证；若营、卫证清楚者，即用温病的辨治法，主张不能将伤寒、温病学说及辨证方法对立起来，必须“融会贯通，因人制宜，随宜应用”。对于湿温病，丁甘仁指出，湿温病为表里兼受，其势弥漫，蕴蒸气分最久，湿与温合，或从阳化热，或从阴变寒，与伤寒六经的传变多相符合，故每可按六经分证。其将湿温病邪在卫、气者归以三阳经证，邪留膜原为少阳经证，有汗热不解、胸膺布有红疹等为热在阳明、湿在太阴等。湿热月余不解、湿胜阳微等则划属三阴证。

6. 对孟河医派学术思想的继承

丁甘仁辨治外感热病用药轻灵、归醇纠偏的用药风格，深深受孟河医派学术传承的影响。在数十年中，丁甘仁结合临床实践，对湿温类病证的辨证施治，采用伤寒辨六经与温病辨卫气营血相结合的办法，并常用经方治湿温病，或经方与时方综合运用，用药则循孟河医派的“归醇纠偏、平淡轻灵”，常用荷叶一角、桔梗八分等。

孟河医家认为，望诊对妇科疾病的诊断尤为重要。其中，望舌是望诊中的重要内容。马培之在《伤寒观舌心法》中专设妊娠舌总论篇，认为“妊娠伤寒，邪干经络……凡医治其妊娠伤寒，必先图其胎，胎安则母子俱安。面以候母，舌以候子，色浓则安，色败则死”。故丁甘仁继承和发扬其师马培之诊断母子病的方法，即通过观察孕妇的舌象对临床疾病进行诊断和治疗。

在虚劳的治疗中，费伯雄在《医醇賸义》中提出“和法缓治”，重视益气养阴、调理脾胃升降思想，而其孙费绳甫则是以“救胃”为治疗特点，对于丁甘仁用药“轻灵和缓，重视脾胃”也奠定了思想基础。

二、学术特色

丁甘仁是“孟河四大家”杰出的代表人物之一。他兼收并蓄，博采众长，学贯中西，为后人留下了宝贵的学术思想和诊疗用药经验。其学术思想的主要特点，表现在以下六个方面。

（一）尤善用经方，师古而不泥

丁甘仁一生非常重视经典的研读，临床上也善于灵活运用经方。丁甘仁继承先贤思想，主张遣方用药不要照搬古方，而要根据患者体质、时节、环境等具体情况适当调整，取其意而弃其形，博采众家之长而化其偏，并反对不同学派之间的偏执之争（《孟河医派三百年》）。

有学者统计，《丁甘仁临证医案集》中伤寒案21例，均按六经辨证用药；风温案31例，用经方化裁的治案有19例；湿温病51个案例中，有21例使用经方。丁甘仁治疗内科杂病时，也以经方为主加减，如胸痹病选案6例，其中5例运用经方加减；肿胀（水肿）病案14例，有9例运用经方；痢疾病20例，有13例用经方；黄疸病22个病例，有14例用经方化裁治疗。

（二）学贯古今医界，融合寒温辨治

丁甘仁学贯古今，学识渊博。除经典之外，丁甘仁对后世各家多有涉猎，他在继承孟河医派学术思想的基础上，曾多方拜师，在苏州、无锡行医三四年。虽有叶、薛、徐、吴各学派之争，他能择友以交，择善而从，亦曾拜访曹沧洲、邓星伯等诸多吴门名医，于温病一门大有获益。后在上海，也与当时众多名医交游。丁甘仁既通读温热诸家之说，又精研仲景之书，悟彻精微，学而不偏，独冶两家学说于一炉；荟萃诸贤，互相交流，博采众家之长，并结合自己的临床经验，形成了独特的“丁氏医派”。

丁甘仁认为，伤寒与温病同属于外感病，之所以不同，是由于“人之禀赋各异，病之虚实寒热不一，伤寒可以化热，温病亦能化寒，皆随六经之气化而定”。因此，外感病总的治疗原则是“每当诊治，规定六经纲要”，分经论治。温病辨治则是用六经辨证与卫气营血和三焦辨证结合，

经方与时方并用。无论伤寒抑或温病初期，多用透散之法①。他在临床上不把经方和时方作为划分界限，而是常常将伤寒方与温病方融合起来，同时运用，充分体现熔伤寒与温病学说于一炉的治学态度，如《丁甘仁医案》中治疗湿温证发热不解，重用葛根芩连汤、柴葛解肌汤、黄连解毒饮、苍术白虎汤、调胃承气汤、甘露消毒丹、四逆散等；病变危重者，治热以犀角、羚羊汤，治寒以附子理中汤等。

（三）用药和缓轻灵，重视顾护脾胃

丁甘仁继承了费伯雄的学术经验，认为名曰和、缓，和则无猛峻之剂，缓则无急切之功，和缓乃先贤遗风。故在辨证用药上，重辨性，贵轻灵。他编著了《药性辑要》，详细论述了药物的性味归经及其应用并指导其临床治疗，对启迪后学有重要意义。如丁甘仁在治疗湿温病时，用药慎重，根据药物性味归经不同而辨证施治。擅长选用既可发挥疗效又无碍邪伤正的平稳之品，如处方中生姜加一片，荷叶取一角，中病即止。

丁甘仁又重视用甘平之品护理脾胃，处方中健脾和胃之药几不可缺，以期人体正气来复。在临诊中务必要做到三个方面的考虑：第一，要估计患者体质的强弱；第二，要酌量病势的轻重缓急；第三，对患者的居处习惯、饮食嗜好等也要适当加以考虑。在投药无效时，必须细究其原因，是药不对症，还是药不胜病，然后加以变动。

（四）辨证精微准确，擅用反治之法

丁甘仁运用反治法治疗各种疾病的医案有 47 例，约占全部医案的 12%。丁甘仁认为，人之禀赋各异，病之寒热虚实有别，伤寒可以化热，有伤阴、亡阴之变；温病可以转寒，有伤阳、亡阳之危，皆随体质偏颇、六经气化而异。伤寒与温病的中期，极易出现伤寒化热入里和“热深厥亦深”的真热假寒证。伤寒后期，易出现寒邪伤阳、由实转虚的真寒假热证或戴阳证；温病后期，易出现阴虚低热或亡阴之证，但如果误治伤阳，也会出现真寒假热之证。热因热用在温病的案例中运用最多，尤以湿温病为著，风温、暑温、冬温之反治案例亦存在。伤寒及杂病中运用热因热用者也不乏其例。在《丁甘仁医案》中记载的祁左冬温证，身热 17 天，咳嗽痰红，渴饮便滞，汗多神糊，昏谵郑声。丁甘仁辨证为真寒假热证，用参附龙牡汤，是为热因热用。

（五）各科疾病治疗，善用祛湿之法

丁甘仁擅于治疗内、外、喉三科疾病，特别是将祛湿法巧妙地运用于各科疾病治疗，疗效卓著。其运用祛湿法的主要学术见解是：解表需散湿，通痹重除湿，健脾要逐湿，消肿需祛湿。

1. 解表散湿法

外感病的治疗，一般是尊《伤寒论》和温病学说，以寒热论治，或辛温解表，或辛凉解表，药用麻黄汤、桂枝汤，或银翘散、桑菊饮之类。而丁甘仁认为，太阳为寒水之经，本阴而标阳。若标阳郁遏，阳不通行，则发热恶寒而无汗；寒水不行，外湿相随，同气相求而入内。所以，不论寒、热、暑诸外邪，都常与湿邪合并，侵入人体，致使营卫运行失常而发病。此时，患者除了有形寒身热、头痛身痛等表证外，还伴有头重、胸闷、泛恶、四肢沉重、便溏等外湿内困之象，由于湿邪为患，症状不甚典型，容易被临床医生忽略。丁甘仁正是抓住这一症状特点，根据经脉

理论剖析其形成原因和机制，并拟定方药治疗，以桂枝、前胡、苏梗、桔梗、荆芥等疏风解表，并酌情加入大豆卷、赤茯苓、陈皮、制半夏等祛湿之品，一解太阳“标阳之郁”，二除太阳“本阴之湿”，两类相配，相得益彰。既能使湿邪从表而散，解表而不留湿；又能防止湿邪滞留，表证缠绵难愈。由于湿邪易阻滞气机，所以丁甘仁每在祛湿药中加入枳壳一味，行肝、肺、脾、胃之气以助化湿，且疏风解表药中的苏梗、桔梗也兼具理气功效，桂枝能助阳化气以助行水，使气行则津行，水道得调，卫阳达表，营卫调和，外邪悉除。

2. 通痹除湿法

丁甘仁遵从“风寒湿三气杂至合而为痹”这一古训，但师古而不泥。他认为，风寒湿侵袭人体，最终易导致经脉气血不通而痛的痹证。而经脉气血不通反过来又加重水湿内停。因此，从外内合邪角度看，湿邪是痹证发病的最关键因素。丁甘仁一改古人治疗痹证以温通为主的治疗思路，主张祛湿为主的治疗方略，使寒湿去，经络通，痹证除。常用药物是秦艽、独活、海风藤、桑寄生、生熟薏仁、五加皮、丝瓜络等七味药，旨在祛风除湿通络；配以桂枝、赤芍、牛膝三味药以温经散寒通络，从而达到标本兼治，桴鼓相应之效。对于时间较长、久年风痛、百药不效的历节风痛患者，丁甘仁多从祛外湿、健脾祛内湿入手，因湿为阴邪，重浊黏滞，致病具有缠绵难愈之特性。故丁甘仁用秦艽、防己、生薏苡仁、蚕沙、陈皮、茯苓、白术等祛风除湿、健脾祛湿之品，配以桑枝、桂枝、丹参等活血化瘀通络之品，以标本兼治，故疗效卓著。

3. 健脾逐湿法

凡劳累过度伤脾气，出现脾失健运的乏力、纳少、便溏等症，丁甘仁除健运脾气外，还注重逐湿。健运脾气常用党参、白术、生姜、桂枝等，逐湿常用芳香化湿、苦温燥湿、淡渗利湿等法。芳香化湿，如苍术、佩兰、藿香、藿梗等芳化醒脾之品；苦温燥湿，如厚朴、陈皮、半夏、秦艽等辛开苦降燥湿醒脾之品；淡渗利湿，如茯苓、泽泻、薏米等淡味气平之品，以导湿从小便出。丁甘仁融芳香化湿、苦温燥湿、淡渗利湿为一方，使逐湿功能倍增，寓健脾于逐湿之中，使湿浊祛，脾运健。对于脾失健运湿浊内生而见胀满之证，丁甘仁还擅用砂仁、木香以行气化湿，是根据“气行则津行”的辨证关系在临床上的圆通之用。

4. 消肿祛湿法

水肿病的发生，尽管与多个脏器相关，但主要责之于肺、脾、肾三脏。基于水肿病机的认识，丁甘仁主张“分消走泄”的祛湿法。“分消”是分别调理肺、脾、肾三脏而祛湿；“走泄”是使水湿分别从大小便而泄出。如治疗水肿伴咳嗽、气急时，以肃运分消治之，加苏子、旋覆花以降肺气；治疗水肿伴腹胀、纳少、呕逆时，以健运分消治之，加温中丸、白术以健中焦；若肾阳不足，寒湿内生之下肢肿甚者，以温运分消治之，用附子、干姜以温运分消。“走泄”药物，常用茯苓、泽泻、地骷髅、葫芦瓢等利小便祛湿；常用冬瓜子、杏仁等缓下之品使水湿从大便走。

（六）痧疹胜于喉症，畅汗第一要义

在《喉痧症治概要》一书中，丁甘仁指出，喉痧为外邪郁于腠理，遏于阳明，肺气不宣、胃气不泄所致。治疗用疏散之剂，疏表解郁，得汗则痧麻透。白喉为少阴伏热升腾，吸受疫疠之气，与内蕴伏热相应为患。治疗应忌表，立滋阴清肺汤，宗仲景猪肤汤之遗意。烂喉痧最严重，传染

迅速，多发于冬春，是因非其时而有其气，感疫疠之邪，邪从口鼻入，暴寒束于外，疫毒郁于内，蒸腾肺胃两经，厥少之火上亢而发病。初期时不可不速表，先用汗法，次用清法，或用下法，需分初、中、末三层论治。邪郁于气分，速当表散，用荆防败毒散或麻杏石甘汤。若邪疠化火，由气入营，应生津清营解毒，佐使疏透，用黑膏汤、犀豉汤或犀角地黄汤。必须到舌色光红或焦糙，痧子布齐，气分之邪已透，才可以用大剂清营凉解，不能再行表散。又列举了不治、难治的症状数条，予以警示（《丁甘仁临证医集》）。丁甘仁详细论症、自订方药及喉痧验案等，对喉科辨治喉痧具有重要的启发。

【临证经验】

一、外感热病

丁甘仁在长期的外感热病诊疗实践中，既继承张仲景六经辨证学术思想，又熟练应用温病学卫气营血和三焦辨证经验，创造性地提出"融合寒温"的学术思想。丁甘仁辨治外感热病，不拘寒温，有是证用是药。往往以六经辨证为纲，结合卫气营血辨证和三焦辨证，灵活运用经方和时方，实为当今"寒温一体"学说的先导，为当代外感热病辨治提供了示范。

（一）伤寒

1. 六经为纲，辨治伤寒

丁甘仁辨治伤寒，谨遵经旨。考《丁甘仁医案》中，伤寒案共16例，皆按六经辨证，以经方加减。其中，三阳经证用麻黄汤、桂枝汤、阳旦汤、小青龙汤、小柴胡汤；表寒里热证用大青龙汤、桂枝白虎汤；里热证用栀子豉汤、承气汤、增液汤。三阴证用麻黄附子细辛汤、四逆汤。

三阳证中，太阳证表寒无汗，用麻黄汤加减；若表寒兼湿滞，往往只用麻黄以师其意，而不泥其方。有汗、恶风及房劳、经后外感、背心恶寒者，用桂枝汤加减；若外风兼湿滞，也是只用桂枝、生姜或大枣等师其意，而不泥其方。太阳伤寒，内有蕴热用阳旦汤加减。胁痛口苦，少腹痛拒按，用小柴胡汤加减。一般只用柴胡、黄芩等师其意，而不泥其方。表寒里热无汗者用大青龙汤，表寒里热有汗者用桂枝白虎汤，兼阳明腑实者加调胃承气汤。三阴证中，太少同病，脉沉细弱者，用麻黄附子细辛汤加减。从太阳陷于太阴者，用四逆汤加减。

2. 重视伤寒兼痰湿食积，善用化痰消滞除瘀之法

《丁甘仁医案》中共有16例伤寒案。其中，伤寒兼痰湿者，丁氏每在经方基础上加用健脾燥湿化痰药，如茯苓、半夏、陈皮、化橘红、竹茹；理气药，如白蔻仁、枳壳、大腹皮、厚朴、藿香梗、苏梗、桔梗；活血药，如赤芍等。兼食积者，每加用六神曲、炒谷麦芽。兼瘀血者，每加用两头尖、延胡索、焦楂炭、五灵脂等。

3. 太阴寒化阳虚兼痰湿食阻滞，善用附子配仙半夏相反药对

附子与仙半夏本为"十八反"相反药对，属于一般配伍禁忌。但丁甘仁突破这一禁忌，认为只要属于阳气亏虚又兼痰湿阻滞或食积，苔腻，脉沉或沉细迟者，或真寒假热，脉不沉而反浮紧

而弦者，皆可应用。该药对用量较轻，附子一钱至一钱半，半夏二至三钱。

4. 伤寒疑难杂症，善于丸、汤剂并用

丁甘仁辨治伤寒，除了继承张仲景的辨治思路与用药法度之外，还创造性地使用丸、汤并用的思路和法度。常用丸剂是清宁丸（包煎），三钱，以助清热泻火通便。

5. 重视两感病证，借鉴温病轻灵透散的用药特点

伤寒16案中，两感证较多，如太阳、阳明两感，太阳、少阴两感，太阳、太阴两感。两感证中，以太阳、阳明两感为多。太阳阳明病分两种，一种是阳明经热或腑实，一种是痰湿阻滞中焦，以痰湿阻滞中焦为多。化痰除湿药，除了健脾化痰、芳香化湿、苦温燥湿之外，常伍理气通瘀之品，如枳壳、赤芍、桃仁、五灵脂等。若痰湿阻滞上焦肺，常用止咳化痰药，如半夏、浙贝、旋覆花、苦杏仁等。除湿药中，芳香轻清之品较多，用量也轻，如藿香梗一钱五分、荷叶一角，解表药中常用淡豆豉、薄荷、紫苏梗、广藿香等轻清透散药，是借鉴了温病轻、灵、透的用药特点。

案例

吴左。发热不退，胸闷呕吐，舌中有一条白苔，脉弦滑而数。太阳阳明未解，痰滞逗留，中焦气滞，宣化失司。当拟栀豉汤疏解表邪，温胆汤蠲除痰饮，俾得邪从外解，饮从内化，则热可退，则呕吐自止。淡豆豉三钱、黄芩一钱五分、半夏二钱、炒谷麦芽各三钱、赤芍二钱、生姜一片、川桂枝四分、竹茹一钱五分、陈皮一钱、鸡金炭一钱五分、泽泻一钱五分。

（二）风温

1. 首倡风温伏邪，善用清疏之剂

风温伏邪最易蕴袭肺胃二经。丁甘仁指出："风自外来，温从内发。"他治疗风温，多用桑菊饮、银翘散、白虎汤等加减治疗，并且用药轻灵，如银花三至四钱、连翘一钱半至二钱、冬桑叶三钱、菊花三钱、薄荷八分至一钱、淡豆豉三钱、前胡二钱、荆芥穗一钱半。对于风温病，丁甘仁首重卫分、气分，辨病邪之趋势，善用清疏之剂以开泄，以防其蕴袭肺胃，蓄于经络，不能泄越于外。

2. 注重肺胃双解，善于表里兼顾

丁甘仁认为，风温之邪，常侵袭肺胃二经。肺主一身之气，胃为十二经之长，肺病则气机窒塞，清肃之令不行。胃病则输纳通降之职失司，故肌热不退而致病。病初治以生津祛邪，清肺化痰。若治未愈，则风温伏邪竭阴伤液。热灼津液为痰，邪郁不达，痰浊互阻，胃气不降而致重症，急宜生津清温，和胃降逆。对气机堵塞，肺热叶枯，化源告竭之危症，则提出用黄连阿胶汤合清燥救肺汤加减予以治疗。对表里两盛，太阳少阳同病，分辨表热与里寒而分别用阳旦汤和麻黄附子细辛汤等加减治疗。

3. 风温最易夹痰热蒙蔽清窍，注重辨别舌脉分别施治

丁甘仁认为，风性属阳，温宜化热，热盛生痰；风善上升，风温痰热，互蕴肺胃，易上蒙清窍。对于风热引起的昏谵病变，丁甘仁认为，关键在于通过舌脉辨别邪之在气在营，不要一见昏谵，即投犀羚。若舌尖红，苔薄腻黄，脉滑数，为在气；舌边红中黄，脉洪数，为伏温化热，熏

蒸阳明气分；若脉弦细而数，舌苔薄黄，为温邪伏营。

4. 风温善行数变，要在审证速治

丁甘仁认为，风温之邪从上而受，首先犯肺，逆传心包。变化多端，兼及肝、胆、胃、肠、肾，既可化燥伤阴，又可炼津为痰，化为痰热、痰湿，日久也能伤阳化寒，此皆随六经之气化而定。在《丁甘仁临证医集·风温》31 个案例中，以痰热肝风影响及心包的案例最多，其次为兼肺胃痰湿的案例。丁甘仁治疗风温，善于知常达变。既明察风温由表及里的卫气营血传变之“常”，也深谙风温传变迅速的“逆传心包”，引动厥阴肝风之“变”；既熟知风从阳，温化热，两阳相劫，病变最速，化火伤阴，炼津为痰，来势急骤之“常”，也明了风温“初在肺胃，继传少阴，真阳素亏，阳热变为阴寒”之“变”。

丁甘仁对常见的风温蕴袭肺胃二经的病例，多用桑菊饮、银翘散、白虎汤等加减进行治疗；对风热痰湿阻滞肺胃的重症，则善用麻杏石甘汤加竹沥、芦根或千金苇茎汤加减治疗；对邪传少阴，阴液耗伤，痰热弥漫心包，化源告竭之危象，则用黄连阿胶汤合清燥救肺汤加减以清温涤痰；对风温病身热有汗不解，咳嗽痰多，渴喜热饮，大便稀溏而迭进辛凉解表、润肺化痰治疗无效的病例，如出现神态模糊，汗多肢冷，脉象沉细，则认为这是阴阳离决在即，与热传厥阴不同，当急拟回阳敛阴、肃肺涤痰，以参、附、龙、牡等回阳救逆，以桑皮、川贝、竹沥油、猴枣等化痰止喘。阳回之后，阴伤依存则需清燥救肺、化痰通络。当然这种治法是治其变症，而非常法。对真阳素亏，阳热变为阴寒，如若拘执温邪化热，仍用辛凉清解，必当不起矣。在具体处方时，丁甘仁的用药剂量比较轻。如粉丹皮一钱五分、肥知母一钱五分、黑山栀一钱五分等。而对有些用药，如茅、芦根剂量，一般都在一两，且多同用。

案例

徐孩。发热六天，汗泄不畅，咳嗽气急，喉中痰声漉漉，咬牙嚼齿，时时抽搐。舌苔薄腻而黄，脉滑数不扬，筋纹色紫，已达气关。前医迭进羚羊、石斛、钩藤等，病情加剧。良由无形之风温，与有形之痰热，互阻肺胃，肃降之令不行，阳明之热内炽，太阴之温不解，有似痉厥，实非痉厥，即马脾风之重症，徒治厥阴无益也。当此危急之秋，非大将不能去大敌，拟麻杏石甘汤加减，冀挽回于什一。麻黄一钱、杏仁三钱、甘草一钱、石膏三钱、象贝三钱、天竺黄二钱、郁金一钱、鲜竹叶三十张；竹沥冲，五钱；活芦根去节，一两。

二诊。昨投麻杏石甘汤加减，发热较轻，咬牙嚼齿、抽搐均定，佳兆也。惟咳嗽气逆，喉中尚有痰声，脉滑数，筋纹缩退，口干欲饮，小溲短赤。风温痰热，交阻肺胃，一时未易清澈，仍击鼓再进。麻黄一钱、杏仁三钱、甘草一钱、石膏三钱、象贝三钱、广郁金一钱、天竺黄二钱、兜铃一钱五分、冬瓜子三钱；淡竹油冲，五钱；活芦根去节，二两。

三诊。两进麻杏石甘汤以来，身热减，气急平，嚼齿抽搐亦平，惟咳嗽痰多，口干欲饮，小溲短赤，大便便溏色黄。风温已得外解，痰热亦有下行之势，脉仍滑数，余焰留恋。然质小体稚，毋使过之，今宜制小其剂。净蝉衣八分、川象贝各一钱五分、金银花三钱、冬桑叶三钱、通草八分、杏仁三钱、炙远志五分、连翘一钱五分、花粉三钱、兜铃一钱五分、冬瓜子三钱；活芦根去节，一两；荸荠汁冲，一酒杯。

（三）湿温

1. 病因病机主伏邪湿热

丁甘仁认为，湿温病关键病机是“热在阳明，湿在太阴”。因此，脾胃为湿温病的重点。有研究提出丁甘仁还将其病机扩大到六经范畴，丁氏对湿热病邪提出了“伏邪湿热”，因为湿温病的成因与时令气候、饮食不节、劳倦伤脾、湿饮停聚等因素有关。而湿性黏滞，发病缓慢，有一定潜伏期，遇到诱发因素，即会发病。伏邪与热的区别在于，伏邪可以化热，但不等于热。湿温病中的伏邪观点是丁氏首创。医案中常用银柴胡、青蒿、白薇清透伏邪，可见一斑。

2. 以六经辨证为核心，首创湿温病的寒温统一辨治法

从《丁甘仁医案》25 例夹叙夹议的湿温医案中，可以看到湿温病缠绵难解、证情复杂的致病特点。因其病因病机涉及全身内外、上中下三焦及各脏腑器官经络，因此，丁甘仁在湿温病的辨治方面，不拘于温病的卫气营血和三焦辨证，而是以六经辨证为核心，将温病与伤寒融会贯通，为抓住疾病层次深浅（卫气营血）、上中下（三焦）、病位（脏腑经络）等本质提供了便利条件和理论依据。

湿温病以湿与热为主要病变基础，丁甘仁医案论湿温病涉及的脏腑主要为湿热阻于中焦脾胃，湿热逗留膜原，湿热弥漫三焦，湿热阻于膀胱，湿热蕴积肠间。根据不同脏腑的湿热，分别采用不同治法。这些脏腑又和经络相连，所以丁氏在论治时，往往以经带脏腑，既涉及经病，也涉及脏腑病，凡病邪在足太阳膀胱经、足阳明胃经，为病在卫分；凡病邪在足太阳膀胱腑、手太阴肺脏、足阳明胃腑或足太阴脾、手阳明大肠、手少阳三焦或足少阳胆（膜原）经或脏腑者，为病在气分；凡病邪在手厥阴心包或足厥阴肝经或脏者，为病在营血。

在治疗上，湿温病邪在卫分、气分，按三阳经辨治，用芳香化湿、辛开苦降、淡渗利湿、分消走泄、苦温燥湿、苦寒燥湿等法。太阳表郁，宜宣表化湿，如太阳经湿郁兼太阴损伤，证见恶寒、发热、身重、关节痛楚、胸闷、泛恶、纳食减少、舌苔垢腻，宜“外开太阳之表邪，内除太阴之里湿”的表里双解法，用五苓散和平胃散，其中桂枝和苍术相配，既能除表湿又能除里湿，用于表邪较重，湿邪化热尚轻者。若热重于湿，当清解阳明，分为三种情况：阳明里热下利，兼阳明表不解，用葛根芩连汤（太阴阳明湿热）；阳明里热，太阴脾湿，用苍术白虎汤（热在阳明、湿在太阴）；湿热积滞互结，阳明腑实，用枳实导滞丸、承气汤。少阳厥阴，多透达枢机，柴葛解肌汤合甘露消毒丹（少阳阳明）、小柴胡汤（邪滞少阳）。湿盛阳微按三阴经辨治，湿温后期阴经（心、脾、肾经）阳衰，温阳固脱，分为两种情况：少阴水凌证，用五苓散合真武汤（太阳少阴）；厥阴寒证，用吴茱萸汤（少阴厥阴），少阴脱证，用参附龙牡汤合半硫丸（少阴寒化戴阳）。湿热化燥按温病热传营血和阳明热盛论治，桂附理中汤合小柴胡汤（邪陷厥阴，三阴合病重证）；四逆散加化痰熄风之品（湿温邪陷厥阴，肝风挟热上扰）；三阳合病，三阳并治，小柴胡汤合桂枝白虎汤（内热较盛）；邪入阴经，须温阳固脱。

3. 湿温弥漫缠绵，妙在宣化淡渗

湿温之邪，表里兼受，其势弥漫，流连气分最久。湿气通于脾，故留滞中焦脾胃最常见。湿与温合，如油裹面，胶结难解，不易速化。或从阳化热，或从阴化寒。丁甘仁善用宣化淡渗之法，

上下分消走泄。宣化常用鲜藿香佩兰、清水豆卷、蝉衣、牛蒡、青蒿、白薇、荷梗；淡渗常用通草、六一散、茯苓皮等。或配葛根、芩、连苦化湿热。

案例

郑左。湿温十八天，初起身热，继则不热，两颧红赤，小溲自遗，时时欲寐，舌灰薄腻，口干不欲饮，脉沉细无神。此邪陷少阴，肾阴堙没，龙雷之火飞跃于上，戴阳证也，殊为可虑。急拟温经扶正而潜浮阳，未识能得挽救否。潞党参五钱、龙骨三钱、煨益智一钱五分、炙远志一钱、熟附块三钱、牡蛎三钱、清炙草五分、炒於术一钱五分、鹿角霜五钱。

复诊：加炙黄芪、大砂仁。

二、内伤杂病

（一）消渴

1. 辨消渴从三消立论，病缘阴阳不调

丁甘仁在论治消渴病时，提到了上消、中消、下消的三消之说，并认为三消之中，中消为关键。丁甘仁治疗的三个消渴病的医案，都重点阐述了消渴的关键发病之机是胃阴受损。丁甘仁认为，胃阴不足发为消渴的症状，有趺阳脉濡数、消谷善饥、虚里穴动，甚至饮食如常、足膝软弱。故丁氏多以滋养胃阴的药物来治疗。其中胃热炽盛、饮食入胃、不生津液导致的足膝软弱，是对前贤“治痿独取阳明”之理论的继承，也是将其应用于临床各科疾病的理论延伸。

丁甘仁认为，三消之发病总属阴阳不调。纵观《丁甘仁医案》中的尹左案、何左案、邱左案，病机关键是阴不足而内火旺，总属阴虚阳亢为病。所以治疗大法是调和阴阳，使水火成既济之象。

2. 消渴病因阴虚津亏，治当滋补阴津

丁甘仁认为，消渴病的主要病机是阴液亏损，不能濡润脏腑，不能充泽肌肤。基于此观点，丁氏治疗消渴病以滋阴润燥为主，他强调治火无益，宜壮水之主，以制阳光，可见其治疗原则是滋补阴液。

3. 补阴须兼清热，又善阳中求阴

丁甘仁认为，消渴病的症状，皆由阴液亏耗、火热内生所致，故治疗时用滋阴养液治法，要兼以清热以泻火。丁甘仁在治疗组方中有生地、天花粉、知母等以清热泻火、生津止渴，作为治疗消渴病的主药。

在治疗时，丁甘仁认为独阳不生，独阴不长，必须地气上升，天气始得下降。因此，在用大量滋阴润燥之品来滋养肺阴、以柔肝木的同时，用金匮肾气丸阴阳双补、蒸腾肾气，使肾气蒸化阴液上升，方能制约亢盛之阳火，同时使阴阳相交。

案例

何左。多饮为上消，多食为中消，多溲为下消。经云：二阳结谓之消。《金匮》云：厥阴之为病为消，皆由阴分不足，厥阴之火消灼胃阴，津少上承。拟育阴生津法。大麦冬三钱、川石斛三钱、瓜蒌皮二钱；北秫米（包）三钱；大生地四钱、天花粉三钱、怀山药三钱、川贝母二钱；金匮肾气丸（包）三钱；南北沙参各三钱、生甘草六分。

（二）黄疸

1. 论黄疸首分阴阳

丁甘仁治疗黄疸病，首先辨明是阳黄还是阴黄，据此确定治法与用药。对于阳黄湿热内蕴要清热化湿，对于脾胃内伤、水湿内蕴之阴黄，则温阳运脾以化湿。

2. 宗仲景之说，师古而不泥

后世医家治疗黄疸多从肝胆入手，但丁甘仁则宗《金匮要略》里面关于黄疸的病机来辨证论治，《金匮要略》言黄疸病为“脾色必黄，瘀热以行”，多是水湿或湿热蕴结脾土，熏蒸所致，兼有瘀热作祟。故丁甘仁在论述医案中患者病机时，都取法于张仲景“脾色必黄”之说。并且，丁甘仁在治疗时，又能根据患者的整体病情，选用经方与时方共用的方法来随证治之。在《丁甘仁医案》里记载的黄疸病的12个医案中，《金匮要略》中提到的谷疸、酒疸、女劳疸都有论及。在论述时，丁甘仁还引用了张仲景的原文。

3. 随证活用伤寒与温病之治法

丁甘仁在治疗黄疸病的12则医案中，多数师法仲景，立法选方也有张仲景的茵陈五苓散（茵陈四苓散）、麻黄连翘赤小豆汤、硝石矾石散等意。而丁甘仁也结合温病学思想进行诊治，能够准确地判断哪些病患应该用温病学的方法来论治。如陈左一案，其病为喉痧之后，滋阴太早，致伏温未发，蕴湿逗留膜原，着于内而现于外，遂致遍体发黄。温少湿多，互阻不解，所以治疗用清宣气分之温，驱逐膜原之湿，俾温从外达，湿从下趋。这是灵活运用叶天士之“透风于热外，渗湿于热下，不与热相抟”之法，用的是清水豆卷、忍冬藤、茵陈、泽泻、猪苓、苍术、葛根、通草、鸡苏散等渗湿化湿品，又用连翘、黑山栀、甘露消毒丹等品清除“势必孤矣”之热，法明方悉，可谓圆通之用。

4. 治疗黄疸以化湿为主，不忘运脾行瘀

丁甘仁治疗黄疸病，总以化湿为纲，分阴阳为目，又兼以运脾行瘀。如前所述，丁甘仁论治黄疸病取法于张仲景，认为黄疸是水湿或湿热蕴结于中焦脾胃所致，所以治疗时以化湿利湿为主要治法。在《丁甘仁医案》中记载的12个关于黄疸病的医案里，共用了62味药（不计炮制方法，另有鸡苏散、甘露消毒丹、清宁丸、益元散、金液丹未算入其中）。其中，具有化湿、燥湿、利湿作用的，有茵陈、茯苓、猪苓、陈皮、泽泻、苍术、川朴、薏苡仁、豆卷、通草、滑石、冬瓜皮、白茅根、白术、赤小豆、大腹皮、砂仁、秦艽、车前子、枳椇子、半夏、姜皮、葫芦瓢、皂矾共24味，占1/3多。其中，茵陈这味药，在12个医案中都有用到。

在治疗阳黄时，主以清热利湿，同时运脾化湿。在治疗阳黄的6个医案中，有黑山栀、忍冬藤、连翘、薄荷、天花粉、白薇、竹茹、知母、葛根、淡豆豉来清热透热。陈左一案中，还用到了甘露消毒丹，与上述利湿化湿之品共奏清热利湿之效。同时，又有神曲、麦芽、谷芽、白术等药，在清热利湿的同时健运脾胃，使脾胃不受湿困。在治疗阴黄的6则医案中，在燥湿化湿的同时方中加入了怀牛膝、杜仲、大枣、肉桂心、熟附子、炒麦芽、干姜、葫芦巴、补骨脂等药来温阳运脾。在金君一案中，还用了金液丹（主要成分为硫黄，可补火助阳）吞服。在周左一案中，丁甘仁明确提出了用茵陈术附汤加味，这是历代医家治疗阴黄的代表方剂。

另外，丁甘仁在治疗阴黄的诸则（韩女、任右、周左）医案中，还都运用了大量的活血化瘀药，如红花、桃仁、延胡索、苏木、当归（尾）、紫丹参、赤芍、藏红花、血余炭等。

案例

麦左。嗜酒生湿，湿郁生热，热在阳明，湿在太阴，熏蒸郁遏，如盦酱然。面目发黄，黄甚则黑，心中嘈杂，虽食甘香，如啖酸辣，小溲短赤，口干而渴，此酒疸也。姑拟清解阳明之郁热，宣化太阴之蕴湿，使热邪从肌表而解，湿邪从小便而出也。粉葛根二钱、肥知母一钱五分、赤茯苓三钱、西茵陈三钱、黑山栀二钱、陈皮一钱、车前子三钱、天花粉三钱、枳椇子三钱；生苡仁煎汤代水，一两。

（三）头痛眩晕

1. 晕痛皆由风作祟，法应均从风论治

《丁甘仁医案》中，将头痛与眩晕两个病放在一个章节里记述，因为此二病均位于头部，多相兼为病，更重要的是二者均与风有关。丁甘仁开篇指出“头为诸阳之会，惟风可到”，风邪客于阳位，故出现头痛、眩晕等症状。因此，丁甘仁治疗头痛与眩晕也都从治风入手。

丁甘仁治头痛与眩晕，将风邪分为内风与外风。外风为风邪客于头部经络，宜宣散于外而不宜息。内风多为阴虚、血虚、肝火肝阳化风，若用风药则更伤阴血而更能助火。因此，内风之病宜熄风而不宜宣散。

头痛病可因外风侵袭，也可因内风上扰清空所致。对与外风侵袭之头痛，丁甘仁都外散风邪以祛风止痛，丁甘仁在处方里用到了荆芥穗、青防风、川桂枝、炒薄荷、净蝉衣、蔓荆子、冬桑叶、甘菊花、苍耳子等驱散风邪之品，可见其驱散外风力量之强。对于内风所致头痛的居右一案，丁甘仁指出其病机为肝阳化风，上扰清空，治疗时则勿可过用风药；因为风能助火，风药多则火势有更烈之弊，故当壮水柔肝，以熄风火。方中仅用了薄荷与甘菊花来疏散风热，且此二药有疏肝平肝之效，可助众药壮水清热、平肝熄风。

2. 头痛部位不相同，分经论治各相宜

丁甘仁治疗头痛，会辨其疼痛部位而分经论治。如葛左一案症见头脉胀痛，痛引后脑，连及项背，恶风，鼻流清涕，胸闷纳少，脉浮苔白，丁甘仁将其辨为风邪袭入太阳之经。

3. 头痛眩晕风作祟，多与肝脏最相关

无论外风或内风，都能病及肝木而化火化风，引发头痛眩晕。丁甘仁论述中提到“肝为风木之脏，赖肾水以滋养，水亏不能涵木，肝阳上扰清空”。因此，治疗上常需调节肝脏气机，或疏肝理气，或平肝潜阳，或平肝熄风，或疏散肝风等。

4. 风邪性属阳，制风当制阳

风与肝有关，是肝阴不能涵敛肝之阳所化。因此，治风之时必须兼顾制阳，阳亢则风愈扇，风行则火愈烈。治风而不制阳则失其法，不为正治。丁甘仁用凉药来清热，用重镇之品来制阳亢，是治风熄风之前提。

案例

黄左。肝为风木之脏，赖肾水以滋养，水亏不能涵木，肝阳上扰清空，头痛眩晕，心悸少寐，

筋惕肉瞤。恙久根深，非易速痊。当宜滋肾水以柔肝木，潜浮阳而安心神。阿胶珠三钱、生白芍三钱、左牡蛎六钱、青龙齿三钱、朱茯神三钱、酸枣仁三钱、穞豆衣三钱、炒杭菊一钱五分、潼蒺藜三钱、仙半夏二钱；北秫米，包，三钱；嫩钩钩，后入，三钱；黑芝麻三钱，琥珀多寐丸吞服，一钱。

（四）泄泻

1. 脾胃运化失常，湿盛导致泄泻

丁甘仁认为，泄泻的病位在脾、胃和肠，主要病因是湿，关键在于脾胃运化功能的失调。在《丁甘仁医案》中，多次提到“清不升浊不降”“清浊不分”等词句，这是对脾胃升清降浊功能失调的描述，也是丁甘仁对泄泻病机的认识。丁师认为导致“清浊不分”的因素很多，如感风寒、暑湿之邪引起湿滞于肠胃，脾肾阳虚无权健运，情志失调，肝气横逆、犯脾克胃，食滞而湿热内蕴等。不论是“清浊不分”导致了湿浊内生，或者因湿盛伤脾引起“清浊不分”，脾虚湿盛都是关键所在。

2. 擅用治泻诸法，要在健脾祛湿

根据泄泻病情的不同，在治疗中，丁甘仁擅用各种方法来应对。如因外感所致的泄泻共有五例，分别是章左一案的逆流挽舟、邬左一案的芳香化湿、宋右一案的和中分利、王右和邝孩案的扶土祛风之法。对于一些情志内伤、脏腑失调等所致的泄泻，如肝气犯胃、脾肾阳虚者，丁甘仁常用的治法有敛肝和中、助阳益气等。对于脾气虚者，多用补中益气汤、参苓白术散等。对于本身脾肾阳虚或久泻伤阳者，则用养胃扶土、助阳益气之法。常用方药有理中汤加味、四神丸等。

案例

谈右。泄泻黄水，为日已久，肾主二便，始因湿盛而濡泄，继而濡泄而伤阴。浊阴上干则面浮，清阳下陷则足肿。脾湿入于带脉，带无约束之权，以致带下频频。脾津不能上蒸，则内热口干。浮阳易于上升，则头晕眼花。肾为腰之府，肾虚则腰酸。脉象弦细，脾失健运之功，胃乏坤顺之德。营血虚则肝燥，脾湿陷则肾寒。拟参苓白术散加味，养胃扶土而助命火，譬之釜底添薪，则釜中之水，自能化气上行，四旁受其滋溉，则少火充足，胃纳渐加，即真阴自生，而湿自化，虚热乃不治自平矣。炒潞党三钱、淮山药三钱、焦白芍三钱、煅牡蛎五钱、连皮苓三钱、生甘草八分、厚杜仲三钱、红枣三枚、炒于术二钱、熟附子二钱、煅龙骨三钱。

（五）中风

1. 中风轻重各不同，真中类中要辨明

从病因、病机来说，丁甘仁将中风分为真中风和类中风两种。真中风，一般致病急重，伴有突然昏仆、不省人事的症状，类似于现代中医内科学中提到的中脏腑，包括闭脱急症。类中风，则是因气、痰、火三者所伤，所生内风而产生的舌强言謇、半身不遂等类似真中风的症状，但病情相对较轻。其中，以风阳痰热为标，肝肾不足为本，类似于现代的中经络。

2. 真中病重需扶正，兼顾祛邪标本治

丁甘仁对于真中风的辨证处理，并不着重于“外风”或“内风”，而在于“脏腑内虚”，如阳虚、阴虚、血虚，重在谨守病机而治本，这是对中风病本虚标实病性的高度认识。因中风常因气血或痰湿阻滞而导致脉络不通、神明堵塞等“标”证，常兼顾化痰开窍、活血通络，涤痰浊、畅经络为其必用之法。如善用天竺黄、胆南星、远志、菖蒲、川芎、地龙、大活络丹等药物。对于中风类急症的处理，还有善用丸药的特点，如再造丸、苏合香丸、至宝丹、指迷茯苓丸等，常与汤剂合用，方便迅捷、可备急用。

3. 类中病轻治标先，兼以扶正参机变

丁甘仁将肝阳、痰湿、火热等所引发内风所致的半身不遂、舌强言謇一类的病证归于类中风。丁甘仁崇尚叶天士“内风”之说，认为内风为阳气之变动，肝为风脏，若精血亏耗，水不涵木，木少滋荣，肝阳偏亢，内风时起。其总病机不外肝肾阴亏为本，风阳痰热为标。在治疗上，丁甘仁认为标急于本，应先治其标，标由本生，缓图其本。在《论证治要》中，丁甘仁将类中风病机又详细划分，并列举了方药。主要涉及两类，即因肝火炽盛、风阳上越而痰热阻窍所致的中风和因痰湿或痰热阻于廉泉所致的中风。其中，又提到兼阳明热盛、痰阻舌根、口眼㖞斜、痰盛气逆或正气虚衰等兼证，分别给予了诊断和用药方面的指导。

对类中风的处理则重在平息内风，包含了益气熄风、滋阴熄风、熄风涤痰、潜阳熄风等多种方案。这些方案则首先应对肝阳、痰湿、火热等“标”的因素所引动的内风，同时兼顾脏腑虚弱。

案例

祁妪。中风延今一载，左手不能抬举，左足不能步履，舌根似强，言语謇涩。脉象尺部沉细，寸关濡滑，舌边光、苔薄腻。年逾七旬，气血两亏，邪风入中经腧，营卫痹塞不行，痰阻舌根，故言语謇涩也。书云：气主煦之，血主濡之。今宜益气养血，助阳化痰，兼通络道。冀望阳生阴长，气旺血行，则邪风自去，而痰湿自化也。潞党参三钱、生黄芪五钱、生于术二钱、生甘草六分、熟附片八分、川桂枝五分、全当归三钱、大白芍二钱、大川芎八分、怀牛膝二钱、厚杜仲三钱、嫩桑枝四钱、红枣十枚；指迷茯苓丸（包）四钱。此方服三十剂，诸恙均减，后服膏滋得以收效。

（六）血证（包括吐血、便血）

1. 血证需分上下标本，重在理气健脾化痰

丁甘仁认为，血外溢即血上溢，为血证在上，症见衄血、吐血、咯血；血内溢即血下溢，为血证在下，症见便血、尿血、痔血。

湿、火、热等邪是为标，气阴之不足是为本。如衄血中，鼻衄因水亏不能涵木、肝火犯肺所致，相火上升致耳衄，心脾火升致舌衄；便血多因脾肾阴虚、湿热入营等。又提到气为血帅，强调气机调理在血证中的作用，用清气、降气、补气、行气等法，在临证中区别对待、辨证施治，总以凉血止血为法，并兼顾脾胃阳气。丁氏血证医案中多见西洋参，兼顾了益气、养阴、清热。

2. 吐血先辨阴阳，重视舌脉两诊

丁甘仁在《证治论要》中指出，吐血多因肝火内炽，迫血妄行所致。外感温邪，邪热伤气入营；外感风燥化火，木火刑金；郁怒伤肝，气郁化火；肝肾之阴不足，水亏不能涵木，都可以导致炎上之火，损伤阳络而出血，此类可归为阴病。若因阳虚气滞，不能导血归经；心脾两虚，气不纳血；阴阳脱离，气虚血脱等因素所致的出血，则可归为阳病。要鉴别区分这几类病证，除了

对于症状的准确把握，关键在于参看舌脉。舌红苔黄，脉或芤或弦兼数多为有热；舌淡苔白，脉象微细、芤数无力多为气虚，或有血脱之变。

3. 用药偏于清凉，随症灵活加减

丁甘仁治疗吐血的14个案例中，偏于养阴凉营治法的有8例，偏于益气健脾治法的有4例，使用侧柏叶汤、理中汤、归脾汤、薯蓣丸加凉血止血之品治疗；使用益气固脱治法的有2例。用药总体以清凉养阴为主，常用西洋参、麦冬、石决明、丹皮、白芍、茜草根、侧柏叶、山茶花、丹参、黛蛤散等药物。若血色紫暗，加参三七粉、鲜藕汁冲服；如因风温伏邪犯肺，增炒荆芥、薄荷炭；咳嗽者，加杏仁、贝母、冬瓜子、瓜蒌皮等。

4. 便血需分远近，区别脏腑寒热

丁甘仁认为，便血之病，近血病在腑，远血病在脏；脏者肝与脾，腑者为大肠。血生于心而肝脾职司藏血、统血；肝为刚脏，脾为阴土。肝虚则生热，热逼血妄行；脾虚则生寒，寒泣血而失道，藏统失职，血不归经；血下渗大肠，则为便血。这是对便血病机的总体认识。脾肾阴虚、湿热入营、气阴不足等因素，皆可导致便血。在治疗上，其对便血的治法可归结为“寒者温之，热者清之，肝虚者柔润之，脾虚者温运之”。

用药上，炒荆芥、地榆、槐花、当归、藕汁、阿胶皆是其常用的止血药。若病因脾肾阴虚，湿热入营，即内热所致的便血，常加黄连、黄芩、生地、丹皮、赤芍、赤小豆等，严重者可加黄柏炭、白头翁等。若兼气阴两伤，则加西洋参、黄芪、白术、炙甘草、炒枣仁、茯神、远志，或用归脾汤法，或选用清利湿热与养阴补血法兼而治之。若兼有肝经郁热，则加银柴胡、薄荷炭、石决明、钩藤等。有便血如喷如溅而出的症状则为肠风，为风热客于肠胃引起，加晚蚕沙、防风炭。内痔便血可加槐角、刺猬皮等药物。

案例

崔右。经云：中焦受气取汁，变化而赤是为血。血属阴，主静，赖阳气以运行，内则洒陈五脏，外则循行经络。今阳虚气滞，不能导血归经，血因停蓄，蓄久则络损血溢，上为吐血，盈盏成盆；下为便血，色黑如墨。舌淡白，脉芤无力。所谓阳络伤则血上溢，阴络伤则血下溢是也。上下交损，宜治其中，理中汤加味。炒潞党参一钱五分、生白术一钱五分、云苓三钱、清炙草四分、炮姜炭八分、陈广皮一钱、全当归二钱、丹参二钱、怀牛膝二钱、藕节炭二枚。

二诊。投两剂，上下之血均止，惟胃呆纳少，加砂仁八分，焦谷芽四钱。

三、妇科疾病

（一）崩漏

1. 病源冲任五脏失调，重在调理冲任脏腑

崩者为重，漏者为轻，皆月经失调之故。从发病部位上来看，丁氏认为责之冲任之脉的失于固摄调和。同时崩漏的发生和心、肝、脾密切相关，久病可累及肾脏，上逆可犯及肺脏。

丁甘仁认为，崩漏日久，首先营血亏虚，会导致三个变证：一是血脱气衰，气血不足，阴阳两损；二是营血大亏，虚热上浮，冲任不固；三是崩漏日久，营阴亏耗，阴虚阳亢。其次，从脏

腑来说，主要涉及肝、脾、心、肾四脏。肝脾两亏是基本病机，藏统失司，累及心肾。由于肝肾同源，也有起源于肝肾不足，气虚不摄而冲任失调；或者肝肾之阴不足，木火刑金，兼肺热痰嗽；也有肝火炽盛证，导致血不归经，冲任亏损。

2. 病本气血失和，重在调和气血

除了脏腑辨证之外，崩漏一证，丁甘仁还从另一个角度——气血的调和上来分析其病因病机。“血崩”及“经漏”主要有以下四类：血崩的原因有因热而起，称为“血热血崩”，治疗宜清经降火，凉血止血；有因血虚而起，称为“血虚血崩”，治疗宜养血滋阴，潜阳理血；有因气虚而起，称为“气虚血崩”，治宜益气健脾，引血归经；有“经漏”不止者，治宜滋肾清肝，塞流澄源。

3. 久病崩漏必致瘀，阴阳俱损需兼顾

从病程发展上来看，久病必伤及阴血，或见阴血亏少不行，瘀血内生，脉象细涩，治疗宜活血养血，祛瘀生新，用当归、丹参等物；或见阴损及阳，终至血脱气衰、阴阳两损，治疗宜阴阳双补，用杜仲、菟丝子等品；或见肝火犯肺，症见咳嗽，在调摄奇经的同时，宜加冬桑叶、光杏仁、象贝母等润肺、降肺、止咳之品。

丁甘仁常用的方剂，如三甲饮“壮水之主，以制阳光”，治疗阴虚阳亢、迫血妄行之崩漏。归脾汤补益气血、心脾双补，治疗心脾两虚、气血不足之崩漏，归脾汤常合胶姜饮同服。八珍汤加阿胶、藕节、乌贼骨培补气血、固摄奇经。胶艾汤、胶艾四物汤补益营血、调摄冲任，治疗营血不足，冲任失调之崩漏，又用之加减调摄冲任、祛瘀生新。

4. 治崩遵循三原则，塞流澄源与复旧

丁甘仁认为，塞流、澄源、复旧，是不可或缺的治疗崩漏三原则。治疗时“暴崩宜补宜摄，久漏宜清宜通”，这为后世妇科学治崩漏提供示范。综观丁氏治疗崩漏病，使用治法 14 种，其中“血热血崩”主要用凉血止血法、清热解毒法；“血虚血崩”主要用补血养血之法；“气虚血崩”主要用益气健脾法、健脾渗湿法、健脾消食法；“肾虚经漏”主要用补肾益精法；“气郁崩漏”主要用疏理气机法；其他法有重镇安神法、补养安神法、平肝清热法、温经止血法、润肺降肺法、固涩止血法等。从使用药物来看，凉血止血药最多（10 种），益气健脾药其次（7 种），补肾益精药（6 种）和疏理气机药（6 种）位居第三，可以看出丁氏治疗崩漏病的用药风格是重视从血热、气虚、肾虚和肝郁入手，体现塞流澄源与复旧之大法。

案例

余右。冲任亏损，血不归经，经事淋漓不止，行而太多，有似崩漏之状。目白红赤，肝火升腾。姑拟调摄奇经而清肝火。阿胶珠（蒲黄四分同炒）三钱、当归身二钱、大白芍二钱、左牡蛎（先煎）四钱、抱茯神三钱、荆芥炭一钱、花龙骨（先煎）三钱、象贝母三钱、滁菊花二钱、青葙子钱半、陈棕炭三钱、血余炭（包）三钱、藕节炭二枚、活贯众炭三钱。

二诊。经行太过，似有崩漏之象，头眩心悸，胸闷纳少，脉象左弦右细，舌苔白腻。此冲任亏损，血不归经，肝气肝阳上升，胃失降和。仍宜养血柔肝，调摄奇经。生白芍二钱、当归身二钱、阿胶珠二钱、朱茯神三钱、左牡蛎（先煎）四钱、花龙骨（先煎）三钱、黑穞豆衣三钱、潼蒺藜三钱、厚杜仲三钱、活贯众炭三钱、广橘皮一钱、生熟谷芽（各）三钱、藕节炭二枚、嫩钩钩（后入）三钱。

三诊。目白红赤已见轻减，崩漏虽减，未能尽止。冲任亏损，血不归经。仍宜调摄奇经，而清肝热。清阿胶（蒲黄炭同炒）三钱、当归身二钱、大白芍二钱、抱茯神三钱、左牡蛎（先煎）四钱、花龙骨（先煎）三钱、厚杜仲三钱、陈棕炭三钱、血余炭（包）钱半、乌贼骨三钱、贯众炭三钱、嫩白薇钱半、藕节炭三枚。

（二）带下

1. 带脉失约，肝、脾、肾失常为病机关键

带下病位在带脉，带脉失于约束，导致了带下异常。其病机最多见脾虚生湿、肝郁化火，湿热郁火流入带脉而失约；另有见脾肾本亏与湿热下注并重者；兼膀胱气化失司，湿热夹瘀交结下焦者；三阴不足，脾气不升者。

2. 清郁火必佐养营，渗湿邪必兼扶土

丁甘仁治疗带下的治则特点，是“清郁火必佐养营，渗湿邪必兼扶土”。如费右一案，患者营虚肝旺，肝郁化火，脾虚生湿，湿郁生热，湿热郁火流入带脉，带脉无约束之权，以致内热溲赤，腰酸带下；湿热下迫大肠，肛门坠胀。故治疗时，郁火宜清，清火必佐养营，蕴湿宜渗，渗湿必兼扶土。

3. 内服外用并施，洗方掺药同用

丁甘仁善于使用多种方法增加治疗效果。如倪右一案中，患者为脾肾本亏，湿热下注证。主症为带下绵绵，兼见下部患疡痒痛，痰饮咳嗽，入夜尤甚。治疗时用内服方益肾束带、宣降肺气、清利湿热。同时并用外洗方：地肤子、豨莶草、白鲜皮、苦参片、六一散治疗外阴痒痛，在痒痛之处用掺药八宝月华丹。

4. 血不利则为水，治带下必治血

《金匮要略·水气病脉证并治》言“血不利则为水”，指出血瘀可以导致水液代谢障碍。丁甘仁认为，带下也会兼有血瘀。如洪右一案，患者经事行而复止，带下浑浊，少腹作痛。治疗时用紫丹参、茺蔚子、延胡索、杜红花、绛通草、京赤芍等大量活血之品以助利水而止带。

案例

吴右。三阴不足，湿热下注，带下频频，阴挺坠胀，腑行不实，里急后重。拟益气升清，滋阴化湿。生黄芪三钱、黄柏炭八分、小生地三钱、川升麻三分、蜜炙枳壳一钱、乌贼骨三钱、粉丹皮一钱五分、净槐米（包）三钱、生甘草八分、苦桔梗一钱、福泽泻一钱五分、威喜丸（包）三钱。

（三）经闭

1. 二阳发病责冲任，温通经脉疗闭经

翁右一案（调经）中，其人停经九月，属于闭经。发病原因主要在于胃纳不旺。由于阳明胃气虚弱，饮食入胃后，游溢精气，化生精血的能力不足；精血不充则冲任二脉无源下注；太冲不盛，故经无从来。治法从补益冲任之精血入手。又因“血得温则行，得寒则凝”，故用温通经脉之法，既补足可下之精血，又温通经脉，助精血运行，且和胃降逆，健阳明气血生化之源。方拟金

匮温经汤加味。其中川桂枝、吴茱萸温经散寒，通利血脉；全当归、大川芎、赤芍、白芍、阿胶珠、紫丹参、粉丹皮、茺蔚子养血活血，祛除瘀血；炙甘草、红枣补益中焦脾胃之气；生姜、仙半夏降逆和中。

2. 天癸不至营血亏，先后二天并补通

女子若年逾 14 岁月经仍不至，则需察其虚实寒热，辨证论治。如吴右一案，该女子年十六经犹未行，面色皖白，心悸跳跃，神疲乏力。营血亏耗，无以下注冲任使然。舌苔薄腻，脉象濡小无力。治疗之法为和营通经，兼以安神定志、行气化湿。方中用全当归、京赤芍、鸡血藤、紫丹参养血合营为主药；月季花活血疏肝气，促进经血排出；茺蔚子活血调经；抱茯神、青龙齿、嫩钩钩安心神、清肝热、定惊悸；青橘叶、广橘白疏肝行气，和胃化浊。全方补益为主，补中兼清，补中用行，使补而不滞，经血自下。

案例

郑右。正虚邪伏，营卫循序失常，形寒已久，纳少神疲，经事三月不行，渐成损怯。姑与扶正达邪，和营通经。炒潞党二钱、抱茯神三钱、茺蔚子三钱、银柴胡八分、清炙草五分、紫丹参二钱、月季花五分、酒炒黄芩一钱五分、陈广皮一钱五分、仙半夏二钱、逍遥散（包）三钱。

二诊。寒热已止，纳减神疲，经事三月不行，脉象弦数，客邪虽退，而正气不复，冲任亏损，而经事不通。仍宗前法。前方加怀牛膝二钱、西藏红花八分。

（四）产后恶露不尽

1. 病位在于冲任脉，脏腑不离肝脾肾

与崩漏一样，恶露主要由冲任失固、气血运行失常所致。临床辨证，尤着重通过观察恶露的量、色、质、气味以辨寒热虚实。治疗以调理冲任为本，根据虚、热、瘀之不同，遵循“虚则补之、热者寒之、瘀者攻之”的原则辨证施治。常用生化汤、加参生化汤、胶姜汤、清魂散、小柴胡汤、当归芍药散等方，随兼证进行灵活加减。

2. 脉证相参，平脉论治

丁甘仁重视脉象，在 8 个病案中，有 7 个病案明确描述了脉象。总结医案中的脉象，可以看出濡脉是这些病案脉象集中、共性的体现。主病诗中曰：“濡为亡血阴虚病，髓海丹田暗已亏……温补真阴可起疴”。

3. 旧恙新邪，治宜兼顾

产妇在病患恶露的同时易被外邪所袭，患“病郁冒”。在《丁甘仁临证医集》中，有 5 个病案涉及产后恶露的同时病新邪。如庄右一案，既往有宿根，产后又感风温邪毒，内外招引，导致恶露未楚的同时，伴有产后发热。苔黄脉数。宗养正达邪、祛瘀生新、宣肺化痰之治疗法则。

4. 勿拘于产后，勿忘于产后

张景岳云：“产后气血俱去，诚多虚证。然有虚者，有不虚者，有全实者。凡此三者，但当随症随人，辨其虚实，以常法治疗。”张右一案，在一诊用和营生新、扶正和中的治疗方法之后，并未痊愈，而是出现了复感外邪，营卫失和。在治疗的时候，经过五诊直至产后十二朝之处方的应用，才得以收功。整个病变过程也经历了从太阳到少阳、再到阳明的传变。之所以治疗时间延长，是因为在二诊时虽然明确了诊断，正确诊断出产后血瘀正虚兼有外感的病机，但是在治疗的时候，过多地顾虑到产后多虚等常见病机，不敢多投祛邪之品使然。三诊时复入疏散消滞之淡豆豉、保和丸，体现了“勿拘于产后”的治疗思想，而全过程使用的化瘀补虚治法，体现的是“勿忘于产后”的治疗特色。

案例

张右。新产后气血已亏，恶露未楚，感受时气氤氲之邪，引动先天蕴毒，由内达外，天痘已布，尚未灌浆，身热骨楚，苔薄腻，脉濡数。经云：邪之所凑，其气必虚。拟益气托浆，和营祛瘀。生黄芪（三钱）、全当归（二钱）、杜红花（八分）、生甘草（四分）、京赤芍（一钱五分）、益母草（三钱）、桃仁泥（包，一钱五分）、紫丹参（二钱）、净蝉衣（八分）、鲜笋尖（二钱）、生姜（一片）、红枣（二枚）。

四、外科疾病

瘰疬

1. 气郁阴亏为本，痰火交结为标

瘰疬多见于颈项，甚至连及胸腋，常结块成串，累累如贯珠之状，小者为瘰，大者为疬。丁甘仁认为，瘰疬的主要病机为肝胆气郁化火，郁火与相火交扇，炼液成痰，痰郁化火，痰火凝聚而成；或肺肾阴亏，精血不足，气郁火炎，津凝为痰，痰火交阻而致。

2. 疗以宣清化痰，兼以补虚怡情

瘰疬属外科疾患，其病邪实而正虚，因气郁阴亏而起，痰热为标。瘰疬之治疗，法宜标本兼顾。丁氏治疗瘰疬，以清热化痰、养阴补虚为法，同时怡养性情，舒畅情志，调畅气机。诚如丁甘仁所云：“非大剂清化，不足以平其势；非情怀宽畅，不足以清其源。”

3. 疗瘰疬必内服，合外治效桴鼓

丁甘仁治疗瘰疬，善内外合治。内治以消、托、补为原则，外治以祛腐生新为大法。在《丁甘仁医案·瘰疬》中，外用方药凡 6 首，涉及散剂、膏剂、丹剂、锭剂四种剂型，均取得很好疗效。

案例

唐左。夭疽肿硬，位在左耳之后，症由情志抑郁，郁而生火，郁火挟血瘀凝结，营卫不从，颇虑毒不外泄，致有内陷之变。急与提托，冀其速溃速腐，得脓为佳。银柴胡一钱、全当归二钱、京赤芍二钱、川象贝各二钱、陈广皮一钱、生草节八分、炙远志一钱、炙僵蚕三钱、炙甲片一钱五分、皂角针一钱五分，琥珀蜡矾丸开水化服，一粒。

二诊。前投提托透脓之剂，疮顶红肿高活，有溃脓之象，是属佳兆。惟恙从七情中来，务须恬憺虚无，心旷神怡，胜乞灵于药石也。生黄芪三钱、全当归二钱、京赤芍二钱、紫丹参二钱、生草节八分、银柴胡八分、生香附一钱、皂角针一钱五分、川象贝各三钱、炙僵蚕三钱、笋尖三钱，琥珀蜡矾丸开水化服，一粒。

三诊。疽顶隆起，内脓渐化，旋理调护，可保无虞矣。全当归二钱、京赤芍二钱、银柴胡八分、生草节八分、川象贝各三钱、炙僵蚕三钱、陈广皮一钱、半夏曲二钱、制首乌三钱、香白芷六分。

五、喉科疾病

喉痧

1. 喉痧白喉，不容稍混

喉痧是由于“冬应寒而反温，春犹寒禁，春应温而反冷。经所谓非其时而有其气，酿成疫疠之邪也。邪从口鼻入于肺胃，咽喉为肺胃之门户，暴寒束于外，疫毒郁于内，蒸腾肺胃两经，厥少之火，乘势上亢”所致。在辨治方面，丁甘仁提出“而时疫喉痧初起，则不可不速表，故先用汗法，次用清法，或用下法，须分初、中、末三层。在气在营，或气分多，或营分多”“初则寒热烦躁呕恶，咽喉肿痛腐烂。舌苔或白如积粉，或薄腻而黄，脉或浮数，或郁数，甚则脉沉似伏。此时邪郁于气分，速当表散，轻则荆防败毒，清咽利膈汤去硝黄，重则麻杏石甘汤。如壮热口渴烦躁，咽喉肿痛腐烂，舌边尖红绛，中有黄苔，丹痧密布，甚则神昏谵语，此时疫邪化火，渐由气入营，即当生津清营解毒，佐使疏透，仍望邪从气分而解。轻则用黑膏汤、鲜石斛、豆豉之类，重则犀豉汤、犀角地黄汤。必待舌色光红或焦糙，痧子布齐，气分之邪已透，当用大剂清营凉解，不可再行表散，此治时疫喉痧用药之次第也”。可见，丁甘仁治疗喉痧，遵叶天士“在卫汗之可也，到气才可清气，入营犹可透热转气”的卫气营血辨证纲领，注重清透之法。据上述丁氏所论，其所谓汗法，当为辛凉清解透达之法。在丁甘仁的著作中，尚列有一些经验方剂，如解肌透痧汤、凉营清气汤、加减竹叶石膏汤等，即体现了丁甘仁的辨治思路。

中医学认为，白喉系感受时疫毒邪引起的热性传染病，主症初起发热恶寒，脉浮，喉痛，喉间有白点，随之壮热，白腐满喉而肿痛，重则喉痹神昏，酿成危症。丁甘仁在论白喉的病因病机时指出，本病是由“少阴伏热升腾，吸受疫疠之气，与内应伏热，相应为患”而然，意即本病之作，内因阴虚，外因疫疠之邪，内外相合所致。在治疗方面，丁甘仁除用清热养阴之法外，还强调“白喉固宜忌表”，白喉以阴虚为本，若误用宣散之剂，则虚火不潜降反而升腾，故不宜表散。

2. 清透解毒，结合外治

在喉痧的辨治上，丁甘仁认为，病程可分为初、中、末三个阶段。初期：病在气分，寒热骨楚，胸闷泛恶，咽喉疼痛，红点隐而不多，见于胸背或头颈等处，舌苔白如积粉，或薄腻而黄，脉浮数，或郁数，甚则脉沉似伏。中期：病在气营之间，身部头面红点见多，咽喉肿痛腐烂，舌质红绛，而苔黄有稀少之趋势，脉细数。末期：头身红点渐回，咽喉疼痛渐轻，舌质红绛，苔有不多，或舌光苔无，余热大退，有时脉静身凉。丁甘仁认为，治疗喉痧关键之处，在于初期以透痧为主，用方如解肌透痧汤、麻杏石甘汤等。待痧出齐后，再偏重治喉，法宜清之，或用下法以解热毒邪气，用方如凉营清气汤。若至后期，余热未清者，则投以加减竹叶石膏汤等方治之。在丁甘仁所制内服方剂中，凉营清气汤极具代表性。另外，从丁甘仁所制内服方的用药上看，多用葛根、牛蒡、薄荷、荆芥、蝉衣、浮萍等辛凉之品透邪疏表，用生甘草、连翘、赤芍、石膏、竹叶等清热透邪解毒。

在《喉痧症治概要》中，丁甘仁录有吹药方，玉钥匙、金不换、加味珠黄散、锡类散等；外贴药方，贴喉异功散；敷药方，三黄二香散、冲和膏、紫金锭以及申字漱喉散、辰字探吐方、一字散、刺法等多种外治法和方药。

丁甘仁还指出，温热时毒，初则毒侵肺卫，继则扰乱气营，病情速而危，故须速战速决。若失治误治，则病情趋于危重。

3. 贵慎于始，忌寒宜汗

丁甘仁治疗喉痧，强调“痧慎于始……不可早进寒凉遏伏，以致不治”。由于“暴寒束于外，疫毒郁于内，蒸腾肺胃两经，厥少之火，乘势上亢，于是发为烂喉丹痧”，故在治疗方面，丁甘仁认为“凡遇烂喉丹痧，以得畅汗为第一要义”“凡痧疹只怕不能出，若出得畅尽，其毒便解，故治痧疹者，贵慎于始……务使发得透畅，莫使其丝毫逗留”。

案例

王右。喉痧一候，痧麻渐布，咽喉肿痛白腐，身热，口舌前半淡红，中后腻黄，脉濡数而滑，胸闷泛恶，烦躁懊恼。阅前方辛凉清解，尚属平稳，不过方中有玄参、茅芦根等。据述服后胸闷泛恶，烦躁懊恼，更甚于前，颇觉难以名状。余曰：此痧麻未曾透足，疫疠之邪郁遏肺胃，不得泄越于外，痰滞交阻中焦，浊垢不得下达之故。仍用透痧解邪，加涤痰导滞之品，如枳实、竹茹、玉枢丹。服二剂，始得痧点透至足心，呕恶烦躁随定，热退，喉腐亦渐渐脱去而愈。但玄参、茅芦根小小寒凉，不可早用，若大寒大凉之剂，可不慎之又慎乎！

【后世影响】

一、历代评价

丁甘仁辞世至今，近现代诸多医家、名人，对其医道、为人等都有高度评价。近代中医名家曹颖甫，曾将悼念丁甘仁逝世的祭文等录之成册，名为《丁甘仁先生作古纪念录》，其内容包括挽词、挽联、挽诗，丁氏后人哀启一篇、传文四篇、祭文五篇、诔文两篇等。现就其中部分内容辑录如下。

（一）挽词

国民党元老、原护法军政府财务总长唐绍仪评价说：“汤汤孟河，群医辈出，谁为拔萃，其首屈博施济众，仁心仁术，沪之医，世之生佛。”

国民革命军第十八军中将军长夏超评价说：“方伎之传，德行之科。起衰振痼，跻世泰和。艺术专门，推施并及。橘井流甘，杏林焕色。海上生佛，妇孺皆知名。公益义举，殚力经营。果熟菩提，超凡离垢。恢恢宏业，永垂不朽。丝绣平原，金范少伯。仰止高风，是效是则。”

当时的驻美领事官、四品知县施肇曾评价说：“懿欤先生，望出济阳，孔精六籍，备究岐黄。灵素古义，千金良方，厥肱三折，析及毫芒。提倡医校，慨解仁囊，活人无算，起广针肓。誉隆南国，万夫之望，凋瘁鞠躬，哲人倏亡。庄严遗像，瞻仰彷徨，或是仪型，亿祀刘芳。”

（二）挽诗

辽东化鹤易成悲，百感苍茫亦自危。海国早传方伎学，江天蓦赋挽歌词。孟河荦荦钦高第，歇浦依依失大师。何日统方搜一卷，丹书付刻六朝碑。

甘仁先生冥鑑　东台报主任徐石卿挽

追念丁夫子，渊源起孟河。生徒从学广，善举奉行多。大地名几遍，苍天意若何。医星归本位，来去总无他。

江苏省医学会会长甘仁先生千古

盐城医学会正会长吴少云、副会长李传薪仝拜奠

雅擅桐君术，能起俞附功。孟河承祖德，歇浦颁仁风。善人宜有后，兰桂挺方从。广厦万间在，藏舟大壑悲。活人有奇术，医国大良师。薤露浮年逼，秋风大暮思。平原今吹逝，楚些有哀辞。

陶王行敬挽

（三）挽联

菩提精舍落成，而今无我无人，脱化俄空寿者相。

仓学书院经始，从此善继善述，维持赖有后昆闲。

上海仓学书院院长冯煦、副院长孙锵、姚文栋仝拜挽

济南享盛名，提倡中医，毅力热心存国粹。

活人等良相，广行义举，好施乐善仰遗型。

西山医药学会恭挽

不为良相为良医，更加教化宏开，独抉岐黄旧学。

本愿寿人兼寿世，何逢仙风睽隔，空留庐扁高风。

扬州医学公会正会长张受谦副会长陶和龄率全体敬挽

2007年10月，在上海举办了丁甘仁先生诞辰120周年纪念大会，会议资料汇集而成《丁甘仁先生诞辰120周年纪念特刊》，书中辑有诗文数十篇。上海中医药大学裘沛然教授作诗一首纪念丁甘仁。其诗云："甘雨滂沱始觉仁，泽周南北大江滨。家传绝艺过三世，手脱灵方济万人。绛帐于今惭后学，兰台凭古忆前尘。可堪五十余年事，竹马儿童白发新。"

对于丁甘仁的评价，以国父孙中山的嘉奖最为著名，其曾以大总统名义赠以丁甘仁"博施济众"金字匾额。

此外，尚有许多名人、文士的评价，如何氏医学二十八代传人，上海著名中医何时希评价丁甘仁说："创学校，建医院，组学会，远瞩高瞻，蔚开一时风气；育人才，传经验，闳理论，流芳移泽，无忝当事医宗。"近代著名诗人、文学家王蕴章评价丁甘仁说："夫医非三世不专，非九折不精，先生之矫然自异，济万之恪守祖德，皆晚近所罕见，丁氏之以医世其家业有以哉！"丁派弟子严苍山在《纪念丁甘仁夫子》一文中作诗一首："当年名望噪春申，着手能教治若神。办学兴医思想健，热忱培育接班人。中西团结今提倡，新旧合参要认真。灿烂医花开祖国，岂容忽视负师恩。"

二、学派传承

孟河医派源远流长，其形成最早始于明末清初的费聪（一世）。十一世费宏原籍江西，后迁居镇江，十六世费尚有又迁居孟河，擅长内科杂病论治，开创孟河费氏医学生涯，代有传人，至费伯雄已历二十二世，其中以费伯雄最为著名。据考证，对孟河医派形成影响最大的医家，首推曾为太医的镇江名医（丹徒）王九峰（1753—1823）。孟河医派具有鲜明的特色，兹简要介绍如下。

（一）孟河医派的特点

1. 世医相传，名医辈出

费、马两家，自明末至民国，历经300余年，各家名医辈出，计30余人，累世不衰，门人弟子遍及大江南北。又以孟河四大家费伯雄、马培之、巢崇山、丁甘仁为代表，创造了“吴中名医甲天下，孟河名医冠吴中”的医盛时期。

2. 尊师爱徒，互教互学

马培之随祖父临诊16年，又得生父及费伯雄之传，熔三家心法于一炉，终成大业。马培之又培养丁甘仁、曹渭方等，均成一方名医。

3. 吸纳各家思想，诊疗独具特色

孟河医派各医家，上汲《内经》《难经》理论，中纳仲景、金元四家之说，近取明清内外医家、温病学派之精华，取长补短，灵活用方，从理论到实践均具有突出的特色。特别是能够适应时代要求，练就内外妇儿兼治，精炮制、擅针刀。

4. 诊疗著书并重，垂范后世学者

孟河医家早年大多忙于诊务，积累丰富临床资料，中晚年均有著述，且各有特色，为后世留下了丰富而宝贵的资料。如费伯雄的《医醇賸义》、丁甘仁的《丁甘仁先生家传珍方》等。特别是，丁氏家传珍方中，既继承了前人有效之名方，又有自制的自家传方、秘方。其方选药精当，疗效肯定。如如意金黄散、白金丸至今为临床所常用。另有戒烟丸方、戒烟验方、汗斑丸、梅毒泻毒丸、珍珠下疳散等，对当今临床都有实用价值和研究开发前景。

（二）丁氏医派的特点

孟河四大家中，由于生卒、师承辈分的因素，丁甘仁居于末位。但他倡导革新了中医传承模式，以中医近代教育、教学为载体，有效地传承了中医国粹，将孟河医派发扬光大，可谓功不可没。出于对丁甘仁的尊敬，丁甘仁及其传人被称为“丁派”，“丁派”是孟河医派的重要一支，其中又包括以下分支。

第一类：丁氏家族成员。

丁仲英（1886—1978），字元彦，丁甘仁次子，近代上海名医。丁仲英幼受庭训，刻苦研习，尽得家传。为人敦厚正直，不苟言笑，极具长者风度。继承了中和里诊室，在临床上掌握了父亲“轻清”和“醇正和缓”的思想，每起沉疴。他对社会事业也是兢兢业业，先后主持了上海中医专门学校、上海中医学会和南北广益中医院的管理、教学和医务工作。丁仲英一生著述不多，有《丁仲英先生医案》抄本，为其门生整理。

丁懋英（1891—1969），丁甘仁女儿。民国初赴美国留学，获医学博士学位。1923 年任天津公立女医院（水阁医院）院长，1934 年创立天津女医院，1945 年在联合国救济总署工作。新中国成立后转至香港，后去美国。

丁元椿（1901—?），字涵人，丁甘仁幼子。上海中医专门学校第一期学员，曾在上海白克路登贤里十四号楼挂牌行医，名为“孟贺丁甘仁父授内妇科丁涵人诊所”，不幸早世。

丁济万（1903—1963），名秉臣，又名兰生（兰荪），丁甘仁长孙。因其父丁元钧早亡，丁甘仁遵循传统，立他为衣钵传人，对他精心栽培。丁济万自幼聪慧，承家学，览群书，又善于记诵，对《内经》《温热经纬》等诵之烂熟。1916 年入上海中医专门学校就读，常于丁甘仁身边侍诊，继承了祖父的医德家风和学术经验。1921 年毕业后不久就随丁甘仁设小号门诊，后来救活了一位高热不退、温病势危的贫苦患者，方始声名鹊起。以后医者日众，医术愈精，成为当时上海家喻户晓、妇孺皆知的名医。继祖父之后，他全面负责中医专门学校的行政和教学业务，并团结上海各医学院和医界人士向当局请愿，谋求中医教育的合法地位，成为上海中医界的领军人物之一。后迁居香港。丁景源，丁济万之子，继承祖业，先后在香港、日本、台湾等地行医，任香港中医师公会终身副会长，后移居美国。

丁彬章（1909—1964），字济华，丁仲英长子。抗战前在上海挂牌行医，担任上海《新华医药》及《新华中医药》杂志社董事。在“反右”运动中被归为右派，后调去新疆工作。他的儿子丁景孝和女儿丁和君分别在美国纽约和洛杉矶从事中医。

丁彬刚（1912—1979），字济民，丁仲英次子。擅长中医内科，为上海近代医学家，又是著名的藏书家、历史学家和中医教育家。新中国成立前在上海福州路开设私人诊所，曾任上海《新华医药》及《新华中医药》杂志社主编和董事。1956 年调至上海市第十一人民医院任副院长，兼任上海中医学院医史教研室主任，后任上海龙华医院副院长。

丁彬毅（1913—2000），字济南，丁仲英三子。新中国成立前与兄丁济民共同开设诊所，新中国成立后调至上海瑞金医院工作，后任瑞金医院中医高级顾问。丁济南养女朱海纳早年迁居美国，在佛罗里达州自筹资金创办了一所中医学校，为振兴宣传中医、培养中医人才做出了贡献。

丁文蕴（1911—1982），丁仲英之女。早年留学美国密歇根大学医学院，1956 年参加上海卫生局西学中学习结业后，与兄丁济南同在上海广慈医院从事中医工作。

第二类：孟河医派其他分支的成员。

主要有马笃卿（马伯藩之子）及其堂兄马书绅、马嘉生，被称为“马氏三骏”。他们都是马氏嫡系传人，又曾跟随丁甘仁习医。余继鸿，余听鸿（景和）之子，在上海中医专门学校毕业后留校任教，并在附属医院坐诊。

第三类：通过传统拜师仪式所收弟子。

主要有陈耀堂、潘明德、程门雪、曹仲衡等。

陈耀堂（1897—1980），出身孟河，后于上海中医专门学校任教。

潘明德（1867—1928），武进县农民，自习中医，后投奔丁甘仁拜师学艺，并在丁甘仁资助下在家乡建了一所学校。

程门雪（1902—1972），名振辉，字九如，号壶公，江西婺源人，著名中医学家、教育家。他毕生致力于中医临床和教学工作，先后在广益中医院、上海中医专门学校担任工作，又在上海中医学院、中国医学院、新中国医学院等地执教，曾主编《中医杂志》。新中国成立后担任上海市第十一人民医院中医内科主任、上海市卫生局顾问、上海中医学院院长等职。1961—1962 年，他亲自主持举行"近代中医学术报告会"10 余次，邀请上海中医名家传授各流派学术经验，对中医界学术争鸣起到很大的推动作用。在学术上有很深造诣，对伤寒、温病学说的理论有深邃研究，主张寒温融合，临床善用复方多法治疗热病和疑难杂症，用药以简洁、轻巧、灵动见长。程氏一生著作颇多，如《金匮篇解》《伤寒论歌诀》《未刻本叶氏医案校注》《叶案存真评注》《藏心方》《女科歌诀》《西溪书屋夜话录歌诀》等都是其代表作。

曹仲衡（1897—1990），字讳蓁，笔名四非山人、吴秦琬，晚年别号东浦老人、蔡路乡人。1917 年考入私立中医专门学校，毕业后开业于川沙西门。曾编《川沙验方汇编》，在《上海老中医选编》发表医案，并撰有《内科杂症》《外科心得》《儿科心传》《女科精华》《妇科和痧症》《药性与方剂》《证治集要》《中西医对照》等 30 余卷。

第四类：上海中医专门学校的学生。

上海中医专门学校的一些学生，也是丁甘仁的门人。较为著名的，有秦伯未、章次公、黄文东、张伯臾、王慎轩、严苍山等。

秦伯未（1901—1970），原名之济，号谦斋，江苏上海人，出身儒医世家。1919 年入上海中医专门学校，在名医丁甘仁门下攻读中医，毕业后留校任教。后创办上海中国医学院，任教务长、院长，教授《内经》及内科。1930 年，创办中医指导社，主编《中医指导丛书》《中医指导录》杂志，开展学术交流和社会咨询，社员遍及国内外。1938 年又创办中医疗养院，设内、外、妇、幼等科，有病床百余张，作为学生实习基地。新中国成立后，曾先后出任卫生部中医顾问、北京中医学院顾问、中华医学会副会长、政协医药卫生组副组长等职务，生平著作甚丰，达数百万字，较有影响的有《秦氏内经学》《内经类证》《清代名医医案精华》《中医临证备要》《谦斋医学讲稿》等 50 余种。

章次公（1903—1959），名成之，字次公，号之庵，以字行世。汉族，江苏省镇江丹徒人。早年就学于丁甘仁创办的上海中医专门学校，师从名医丁甘仁、曹颖甫及国学太师章太炎先生。先生亦热心于中医教育事业，毕业后行医沪上；并曾执教于上海中医专门学校、中国医学院、新中国医学院、苏州国医专科学校；与陆渊雷、徐衡之合力创办上海国医学院。新中国成立后，进入上海市第五门诊部工作。1955 年冬赴京工作，历任北京医院中医科主任、卫生部中医顾问、中国医学科学院院务委员等职。章氏曾编著《药物学》5 卷，收常用中药 95 味，每一味均介绍名称、科属、品考、产地、形态、修治、性味、成分、用量、方剂名称、作用、效能、禁忌、编者按。具有内容丰富、用语精炼、中西合璧的特点，其中不少内容被收入《中国药学大辞典》。另著有《诊余抄》一集，曾陆续发表于当时的医学杂志。门人将其部分验案整理成《章次公医案》刊行。

黄文东（1902—1981），字蔚春，江苏吴江人。学校毕业后回故里行医，后返校任教务长，主讲《本草》《伤寒论》《金匮要略》《名著选辑》及中医妇科、儿科等课程。新中国成立后，主办上海市中医进修班、中医师资训练班，担任市第十一人民医院内科主任、上海中医学院院长、中华全国中医学会副会长、上海分会理事长、中华医学会上海分会副会长等职。

张伯臾（1901—1987），别名湘涛，上海市川沙县人。早年从师于浦东三桥镇王文阶先生，后就读于上海中医专科学校。撰有《张伯臾医案》《中医中药治疗急性心肌梗塞的经验》等著作。

王慎轩（1900—1984），浙江绍兴人。1916年，从师于沪上名医丁甘仁、曹颖甫、黄体仁等先生学医，是丁甘仁创办的上海中医专门学校的早期学生。主要著作有《胎产病理学》一书。

严苍山（1898—1968），名云，浙江宁海人。家学渊源，从祖父志韶学习中医。后就读于上海中医专门学校。

综上所述，丁氏医派门人弟子在继承丁甘仁学术思想的基础上，又各有创新，各有所长，在其后世传人中，最具代表性的，是丁甘仁长孙丁济万，丁门三杰程门雪、秦伯未和章次公。丁氏门人弟子众多，有250余人，遍布海内外，真可谓“医誉满海上，桃李满天下”。

三、后世发挥

丁甘仁的门人弟子，不仅在继承其重视经典、用药灵活、寒温统一、兼收并蓄等方面多有发挥，还对现代中医教育和发展做出了很大贡献。当代研究丁甘仁生平和学术思想者，也不乏其人并取得不少成果。

近现代出版的有关丁甘仁的著作有10余部，主要包括《丁甘仁传》《丁甘仁先生诞辰120周年纪念特刊》《丁甘仁临证医集》《丁甘仁医案》《孟河丁甘仁医案》《丁甘仁医案续编》《孟河四家医集》《丁甘仁百病医方大全》《孟河四家医集》《丁甘仁医书二种》《中医古籍珍稀抄本精选——丁甘仁先生家传真方》《历代名医临证经验精华》等。

新中国成立后，有关其学术思想研究的论文有100余篇，分别从学派传承、教育思想、学术思想和经验等方面进行了探讨。以丁甘仁的学术思想为主要研究内容的硕博士毕业论文有3篇，分别是舒莹的《丁甘仁临床经验与学术思想研究》、常爱萍的《孟河医派传承及脾胃病用药规律研究》、刘柳的《清代中期至民国前期寒温融合派代表医家的辨证特点》。在其后世传人中，最具代表性的是丁甘仁之长孙丁济万以及“丁门三杰”之程门雪、秦伯未和章次公。

（一）丁氏嫡传，持盈守成——丁济万

在学术和临床方面，丁济万基本继承了祖父丁甘仁的成法和经验。其用药轻灵，醇正和缓，处方稳妥；药味与丁甘仁相仿，以十一、十二、十三味居多；常用药物，有苡仁、冬瓜子、杏仁、象贝、神曲等；淡豆豉常改用清水豆卷，柴胡多用银柴胡，善将沙参用于肺系疾病的治疗上；用量一般较为固定，如黄郁金一钱五分，杏仁三钱等；喜欢用炒药、膏方，丸药多入煎。医案之中，亦必有气化阴阳之病机和治法等分析。丁济万擅长治疗温热病，并且在内伤杂病尤其是肝病的治疗上颇具经验，尝谓“治杂病需善治肝”。如“丁济万先生治胸腹痛经验”中总结其治肝的经验，所举医案之处方用药，与丁甘仁所著《证治论要》中肝气肝阳的诊治思路和用药相似。在“丁济万先生运用沙参配伍治疗肺系疾病的经验”一文中，其对于沙参的灵活运用，也是传自祖父丁甘

仁的思想。很多方药对于后世应用都很大的启示，如沙参麻黄方，不但用于治风温，且用于上呼吸道感染、支气管炎、肺炎及支气管哮喘等无不应效；沙参柴胡方，用于各类低热，如功能性低热、体外结核及结核性消耗热等。此外，他还兼得马氏喉科、外科之传，擅长使用三棱针快速排脓。

（二）寒温融合，溯本求源——程门雪

程门雪治学，经历了所谓“三变”的过程，即“由杂而专”“由专而博”“由博而精”。兹就这“三变”简要介绍如下。

第一变，是“由杂而专”。他先从学于伤寒派之汪莲石，后入丁甘仁门下，亦在上海中医专门学校就读。其“幼而荒嬉”，分心于诗书画，自二十五六岁方专于医道，潜心著书教课。这期间，他的患者多是病重的劳苦大众，故用药多峻猛。如阳明实热，石膏日服240克；阴寒证较短病程者，用四逆、白通汤，附子总用量至500克。自设诊所之后，学术上便以轻清灵巧为特点。病家多中、上层富贵人家，所谓“膏粱之体”，故用药时以经方的精炼配合时方的轻灵，认真学习叶天士，遣方时兼有丁甘仁的平淡之法。这一阶段是他治学“由杂而专”的过程，专心于汪莲石、丁甘仁两师和中医经典的学问和研究。

第二变，是“由专而博”。程门雪36岁以后则博览群书，除了将《备急千金要方》《外台秘要》《本草纲目》等作为备查之书外，其他名著及清代各家著作无不泛览，阅读时则多加笺批。在博涉的同时，仍以《内经》、张仲景著作为主。这一阶段，是他“由专而博”的一变。同时，因勤于实践，对临床“轻以去实”用药之法，有了更深的体会和独到的见解。如麻黄仅用二三分，还须水炙或蜜炙；桂枝一分煎水炒白芍，炒后去桂枝不入药；陈皮、干姜用蜜炙，半夏须竹沥制；豆蔻、缩砂用壳；川朴、佛手用花；苍术用米泔水浸；熟地须炒松或用砂仁、木香、蛤粉为拌；又常用香稻叶、野蔷薇、枇杷叶、蚕豆花、金银花、地骨皮、生地、青蒿、藿香、白荷花、荷叶等蒸露。这些炮制方法，或称之为用法，均可制约药物偏性，或取其轻清芬香。还有杏、苓、朴，杏、蔻、桔、橘，杏、蔻、苡，桔、枳、苓等同用，开上、宣中、导下诸法，虽然都是温病学派和丁甘仁常法，但他尤能运用自如。

第三变，是“由博而精”。程门雪43岁以后由博返约，重归于经典尤其是《伤寒杂病论》的研究，将多种经典编成歌诀，以便自读。除了掌握六经各种方证要法，又有自己独特的见解。如：他认为六经各有其自发症状，病症有先见与后见之别，其后见的不一定由于太阳失治传变而来。这种论点实际上已把伤寒与温病熔于一炉。对于历代医家所认为误治所致的“坏病”，他以为可能属于热性病中的特异、严重的一类疾患。这时期他常为工农兵大众服务，认识到劳动人民因劳致虚，反复感邪，又兼夹湿热瘀滞等复杂病机，相应制定了“复方多法”的治疗，用药则融伤寒、温病两派特长，能表里、虚实、寒热、标本并施，可谓大小咸宜，进退自如，已臻化境了。

（三）辨证论治，兼收并蓄——秦伯未

秦伯未18岁就读于上海中医专门学校，亦是丁甘仁之高徒。早期临证受丁甘仁影响颇多，长于内科、妇科，素以大经大法、强调理法方药契合著称。他对《丁甘仁医案》和《喉痧症治概要》推崇备至，认为这两部书是丁甘仁的学术代表著作并仔细研读。他从医案中体会到丁甘仁的灵活辨证和治病思路，亦不局限于一病一方一药。《喉痧症治概要》一书，更是丁甘仁用中医辨证论治的方法诊治“现代疾病”的范例。在他早年著作《清代名医医案精华》中，选辑了丁甘仁的几十例医案，并写有文字浅显而论述精辟的按语。对于丁甘仁主张融会伤寒与温病，不拘门户的辨证治法，秦伯未也十分赞同，曾想把“伤寒”与“温病”结合成为中医外感学，却未能如愿。秦伯未的著作和临床中，一直倡导中西医团结合作，取长补短，共同与疾病做斗争，亦是受到丁甘仁提倡融合中西医思想的影响。在他接受丁甘仁学术的同时，又能博览先贤名著，向曹颖甫、谢观多位名家请益，对前贤独特的医疗经验也能择善而从，在临证方面亦形成了自己的特色。

（四）发皇古义，不拘一格——章次公

章次公师出名门，先学于丁甘仁，又师事曹颖甫，受二位名师的熏陶，又能不拘学派。章次公主张博采众长，不但没有经方、时方的界限，对各家的特长亦兼收并蓄。首先，他认为叶天士总结前人的理论，充实了很多辨证方法与治疗方药，以卫、气、营、血作为辨证纲领，但没有离开张仲景辨证论治的规矩准绳，这本是经方的进一步发展，伤寒、温病学说本不可分割。其次，对于宋元四大家的认识，指出河间主凉，子和主攻，东垣温补，丹溪滋阴，分之则抱残守缺，若各执一端，容易被前人一方一法所限制；如能合之而用其所长，则可随宜而施，处方用药便能得心应手。再次，他在早期就提到了“发皇古义，融会新知”的观念，对于中西医学也能客观地认识和评价。他主张发挥两者的特长，在必要时需要采用双重诊断和治疗，甚至强调说：“科学的诊断应无条件接受，现代的新药应有条件选择。”所以他在临床上仍以中医辨证用药为主，也配合西医的诊断方法，经方时方、民间单方都会采用，并以有效为依据。在医案中也对中西医学理论予以印证和探讨，并提出自己的观点。例如，指出“大叶性肺炎，痰有铁锈色，系肺循环郁血故也”，进而推论出“麻黄所以为此症之主药，即因其能亢进血压，消失郁血之故也”。又如，言“心包者，实指中枢神经也”等，不胜枚举。

四、国外流传

早在20世纪20年代末，“丁门三杰”之一的秦伯未，就在新中医社出版了《中医世界》杂志。该杂志每期封面上都印着世界地图，以中国为中心，并写着“化中医为世界医”几个字。中医药全球化是一种趋势和必然，需要所有中医药从业者的努力。丁氏后裔和门人中的大量人才为海外弘扬中医做出了显著的成绩。

1949年，丁仲英迁居香港，1953年移居美国。他在旧金山设立诊所，口碑载道，闻名遐迩。1978年12月15日，丁仲英病逝于旧金山，享年92岁。丁景源（丁甘仁曾孙、丁济万之子）亦为旅美医家。丁景孝（丁仲英之孙，美国纽约针灸医师会理事长和美东针灸医师联合会理事长）为纽约州针灸合法化做出了贡献；丁和君在洛杉矶创办了丁氏医室；丁一谔多次赴美国讲课，介绍孟河医派和传播中医；丁济南养女朱海纳早年迁居美国，在佛罗里达州自筹资金创办了东方中医学院，为振兴宣传中医、培养中医人才做出了贡献。丁济万的学生沈鹤峰、黄羡明，不仅开设诊所、传授中医，还在为中医在美国的地位奔走出力。2007年，英国伦敦大学亚非学院教授、西方著名的中医药史研究专家蒋熙德，经过20多年的潜心研究，在美国出版了《孟河医学源流论》，对于孟河医派在近代国际上的传播和影响起了推动作用。

综上所述，丁甘仁学术思想的形成，与其所处的晚清和民国时代背景、孟河一带崇尚中医、尊重医生的社会文化环境，及其自幼体弱多病、家庭困难的内在因素密切相关。丁氏医派的学术传承方式，主要为家学相传、业师授受、私淑遥承，由此奠定了丁氏医派医家独特的学术思想和用药风格。丁甘仁善用经方，师古而不泥；学贯古今医界，融合寒温辨治；用药和缓轻灵，重视顾护脾胃；辨证精微准确，擅用反治之法；各科疾病治疗，善用祛湿之法；擅长治疗外感病证和喉科病证。丁甘仁爱国兴业、广济博施；办学育才、为人师表；为维护中医生存、促进中医发展做出了卓越贡献，声名远播海内外，垂范后世。

北京中医药大学　马淑然

【参考文献】

[1] 丁甘仁. 丁甘仁医案 [M]. 北京：人民卫生出版社，2007.

[2] 丁甘仁. 丁甘仁医书二种 [M]. 福州：福建科学技术出版社，2007.

[3] 丁甘仁. 丁氏百病医方大全 [M]. 福州：福建科学技术出版社，2010.

[4] 李云. 中医人名辞典 [M]. 北京：国际文化出版公司，1988.

[5] 何时希. 近代医林轶事 [M]. 上海：上海中医药大学出版社，1997.

[6] 沈仲理. 丁甘仁临证医集 [M]. 上海：上海中医药大学出版社，2000.

[7] 朱雄华. 孟河四家医集 [M]. 南京：东南大学出版社，2006.

[8] 杨忠. 丁甘仁传 [M]. 上海：上海中医药大学出版社，2008.

[9] 李夏亭. 孟河医派三百年 [M]. 北京：学苑出版社，2010.

[10] 上海中医药大学. 近代中医流派经验选集 [M]. 上海：上海中医药大学出版社，2011.

[11] 张玉才，徐谦德. 丁甘仁辨治外感病的特点 [J]. 安徽中医临床杂志，1998，10（3）：182－183.

[12] 李笑然，郝丽莉，闫忠红. 试述丁甘仁临床用药特色 [J]. 中医药学报，2003（3）：3.

[13] 王津慧. 谈丁甘仁妙用祛湿法 [J]. 江西中医药，2003，24（5）：43－44.

[14] 楼绍来，任天洛. 上海中医药大学与近代上海中医教育关系览析 [J]. 中医教育，1997，3（16）：4－6.

[15] 吕军伟. 丁甘仁教育思想及其形成背景 [J]. 河南中医，2009，29（6）：549－550.

[16] 唐建君. 丁甘仁先生在伤寒与风温案中的用药特点浅析 [J]. 中国微循环，2001，5（4）：311－312.

[17] 马明越，于文明等. 丁甘仁运用六经辨治湿温经验探析 [J]. 中医杂志，2013，54（4）：352－354.

[18] 杨树千. 介绍丁甘仁先生治疗喉症经验 [J]. 中医杂志，1961（6）：4－8.

[19] 承颖亮.《丁甘仁医案·要方备查》学习体会 [J]. 医学信息，2010（10）：3045－3046.

[20] 朱毓梅，杨金萍，王振国，等. 丁甘仁对张仲景六经辨证思想的发挥 [J]. 中医杂志，2013，54（5）：389－391.

[21] 秦琴，石历闻. 丁甘仁伏暑治法浅析 [J]. 江苏中医药，2012，44（5）：6－8.

[22] 吕军伟. 丁甘仁教育思想及形成背景 [J]. 河南中医，2009，29（6）：549－550.

[23] 杨杏林，楼绍来等. 丁甘仁年表 [J]. 上海中医药杂志，1997（1）：37－40.

[24] 连侃. 丁甘仁外科病辨治经验探析 [J]. 辽宁中医药大学学报，2010，12（3）：162－163.

[25] 周俊亮. 丁甘仁先生治疗外感泄泻经验 [J]. 浙江中医药大学学报，2009，33（6）：810－811.

[26] 周俊亮. 丁甘仁先生治疗胃痛证经验 [J]. 浙江中医药大学学报, 2011, 35 (1): 13 - 15.
[27] 孙斯凡, 王旭. 丁甘仁养阴润燥法治疗消渴探析 [J]. 辽宁中医药大学学报, 2010, 12 (4): 73 - 76.
[28] 雍小嘉, 徐姗姗. 丁甘仁医案症状辨证意义级差探讨 [J]. 时珍国医国药, 2010, 21 (8): 2096 - 2097.
[29] 王传博, 王婕琼, 李泽庚. 丁甘仁诊治咳喘撷华 [J]. 中医药临床杂志, 2013, 25 (4): 365 - 366.
[30] 石历闻. 丁甘仁治黄疸十法及其对慢性肝病治疗的指导意义 [J]. 江苏中医药, 2011, 43 (10): 70 - 72.
[31] 成向进, 张会哲, 田虎. 丁甘仁治疗湿温病新法探析 [J]. 天津中医药大学学报, 2009, 28 (2): 101 - 102.
[32] 吴永钧, 舒莹. 丁甘仁治疗痰饮咳嗽经验浅析 [J]. 中国民族民间医药, 2012 (7): 130.
[33] 冯堃, 吕军伟. 丁甘仁治疗外感病经验 [J]. 中医药学报, 2010, 38 (3): 11 - 12.
[34] 李成文, 杜正浩. 丁甘仁治疗中风医案特色 [J]. 辽宁中医杂志, 2009, 36 (12): 2169 - 2170.
[35] 李成文, 吕军伟. 丁泽周治疗痹证医案特色 [J]. 中医药学报, 2009, 37 (3): 86 - 88.
[36] 付先军, 王振国, 范磊, 等. 基于《诊方辑要》文本挖掘与关联网络的丁甘仁临床用药经验挖掘研究 [J]. 江苏中医药, 2013, 45 (8): 63 - 65.
[37] 吴中云. 孟河丁氏三代名医 [J]. 文史精华, 1999 (9): 45 - 47.
[38] 徐左北. 浅述丁甘仁学术传承 [J]. 中医研究, 2008, 21 (1): 61 - 62.
[39] 李友白, 刘跃光, 郭胜伟, 等. 孟河医派传承模式研究及对中医教育的启发 [J]. 中医杂志, 2012, 53 (7): 544 - 552.

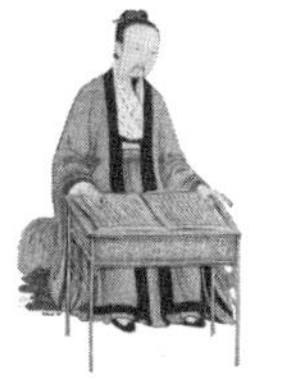

曹颖甫

内容提要

曹颖甫，名家达，字颖甫，一字尹甫，号鹏南，晚年别号拙曹老人，以字行于世；生于清同治三年（1868），卒于民国二十六年（1937）；江苏省江阴周庄人，清末民初中医经方大家、中医教育家及汉文学学者；著有《伤寒发微》《金匮发微》《经方实验录》等。曹颖甫在医学上的主要建树，是对张仲景学术的研究与实践。推广和运用经方，是他毕生的事业，也是其医学思想的集中体现。曹颖甫阐释《伤寒论》《金匮要略》之奥义，不但对原著条文与方证的注疏深入浅出，还特别注重经方的临床运用与验证。曹颖甫善用小方峻剂愈顽疾，大胆巧妙地运用经方于内、妇、儿、外各科疾病。不仅传承和发扬了张仲景的理法方药，对后世医家的中医临证思维也产生了深刻影响。

【概述】

一、生平简介

曹颖甫，名家达，字颖甫，一字尹甫，号鹏南，晚年别号拙曹老人；江苏省江阴市澄江镇司马街人，祖籍江阴市周庄镇；为清末民初中医经方大家、中医教育家及汉文学学者。著有《伤寒发微》《金匮发微》《经方实验录》等。

关于曹颖甫的生卒年代，有三种说法：一种是1868—1937年；另一种是1866—1938年；还有一说是1866—1937年。笔者经考证，认为应该以1868—1937年为准，其根据有二。一是在曹颖甫第20世曹枫所藏家谱第7册第265页明确记载："1868年2月21日（农历正月二十八）出生"。二是中国中医科学院医史文献研究所的研究结果认为，曹颖甫终年在1937年12月7日。

曹颖甫于清末民初，出生在江苏省江阴市澄江镇司马街的一个书香门第。其伯祖父曹毓瑛为清朝大臣，曾被慈禧太后赐予匾额"砥砺廉隅"。曹颖甫后来刚正不阿的性格，与伯祖父的潜在影响有关。其养父秉生公"深通中医，家人患疾，从不延医诊治，而是自家处方服药，无不霍然病痊"。曹颖甫自幼就受祖父辈影响，耳濡目染，对中医心向往之，少年时就喜读医书。其父勉励道："读书之暇，倘得略通医理，是亦济世之一术也！"1879年，12岁时读张隐庵的医著《伤寒论集注》。1880年，13岁时研习《伤寒论》阳明病篇，以大承气汤治愈邻居老妇腹胀拒按而脉实之病证。1883年，16岁时其父病洞泄寒中，经赵云泉先生以大剂附子理中剂治愈，而对仲景方深信不疑。1895年，28岁时入读于江阴南菁书院，跟从兼精医学的著名汉学大师黄以周先生研求经训之学。读书期间，曹颖甫擅长辞章，同学称之为"诗文大家"。其为人笃厚淳谨，秉性耿直，同学亦称之为"曹戆"。

曹颖甫于清光绪二十八年（1902）35岁时中举。1904年，科举制度废除，曹颖甫征选知县不应，绝意仕途，蓄须留辫，深居简出，除了寄情于书画、诗文之外，还潜心研究张仲景学术，致力于医学济世活人。1919年，曹颖甫52岁时来到上海，在南市区小西门江阴街挂牌行医。起初诊费很低，应诊者寥寥无几。1920年，53岁的曹颖甫与丁甘仁结识，授邀担任上海中医专门学校国文及《伤寒论》《金匮要略》教员，不久担任教务主任。教学之余，在慈善团体广益善堂、同仁辅元堂坐诊。1925年，曹颖甫58岁，《曹颖甫先生医案》由苏州国医书社出版。1926年，丁甘仁先生辞世，曹颖甫作《丁甘仁先生作古纪念录》。1927年，60岁的曹颖甫辞去上海中医专门学校教务长一职，从此专注著书。1928年，《金匮发微》成书；1930年，《伤寒发微》成书；1931年，《伤寒发微》由上海昌明医学社出版。1936年，《金匮发微》由上海医学书局出版，《经方实验录》成书。在1920年至1936年期间，曹颖甫曾任教于上海中医专门学校、上海中国医学院、上海中医学院等多所中医院校；同时写诗作画，著述有《梅花诗集》《气听斋骈文零拾》《评注诸子精华录》《汉乐府评注》等。1937年，《经方实验录》由上海千倾堂书局出版。同年，上海"八一三事变"后，曹颖甫由上海回到澄江镇。12月4日，曹颖甫因阻拦日军对逃避其家的妇女施暴，痛斥日军暴行，被日军刺中腹部，3 日后（12 月 7 日）去世，终年 70 岁。

曹颖甫一生勤学精研，医学造诣颇深，通晓张仲景学术之精髓，对经方医理及实用多能发微解惑。其学术思想的形成，除家学相传、业师授受外，还有私淑遥承。其上汲《内经》《难经》，宗张仲景之旨，旁参金元四家之说，并汲取明清温病医家之精华，从而形成重经典研读、重临床效验、多能以经方峻剂起沉疴愈痼疾的“曹派风格”。曹颖甫在多年的行医生涯中，逐渐形成了自身的学术特色。面对西方文明和西医的冲击，以及彼时同道一味地追求轻淡用药，因而延误病机，曹颖甫深感痛心。为此，他坚持己见，戮力以行，希望借由自己的作为能唤醒同道们对经方、古方的重视，使中医学回归正轨，更不因西医、西方文明的传入，而逐渐式微。他善于用张仲景方治病，在医治伤寒方面有独到之处，即明确病因，重量投药，善用麻黄、桂枝，患者往往“覆杯而愈”，故在沪上有“曹一帖”之称，名声大噪。

曹颖甫不仅医术精湛、妙手回春，而且医德高尚。他基于“不为良相，便为良医”的理念悬壶沪上，乐善好施，一心服务于病家，甚至将患者接至家中护理和治疗。他经常到慈善单位义诊，并在慈善医药机构同仁辅元堂施诊。他还热心于中医教育事业，1920 年受沪上名中医丁甘仁之聘，先是担任上海中医专门学校《伤寒论》教员，后又接替郑传笈担任教务长，亲自开设《伤寒论》和《金匮要略》讲座。1927 年后，曾担任上海中国医学院和上海新华艺术学院的教授。诊暇之余，讲经授徒，诲人不倦，志向在于使中医后继有人。从其学习者数百人，皆为超群拔俗之士。其及门弟子有章次公、姜佐景、吴凝轩、史惠甫、杨志一等；教过的学生有秦伯未、严苍山、许半龙、程门雪、张赞臣、丁济华、王慎轩等，他们后来大都成为中医名家。其中许多人后来均以擅用经方大剂出名，使当时上海人们对他们有“善用经方的曹派”之称。

曹颖甫一生刚直不阿，酷爱画梅，性格高傲。他通过诗词歌赋，讥讽权贵、悲叹国事，自名“老戆”“拙曹”，一戆一愚，实为大智，当时在文人中引为美谈。在文学上，著有《梅花诗集》《气听斋骈文零拾》《评注诸子精华录》《汉乐府评注》等，还有《丁甘仁先生作古纪念录》。因此，在近代史上，曹颖甫堪称爱国的中医经方大家、中医教育家和汉文学学者，学识、品行皆为楷模。

曹颖甫的一生，是为继承和发扬中医学奋斗的一生，他刻苦钻研岐黄之学、张仲景学术及历代各家之说与临证经验；精诚服务于社会大众，擅于以经方峻剂起沉疴痼疾；其刚直不阿，爱国兴教；德医双馨，成就卓著，为中医经典之传承与中医学术之发展做出了卓越的贡献，功在当代，利在千秋，名垂青史！

二、著作介绍

曹颖甫是一位经方大家，同时也是一位诗词大师，其著作蔚为壮观。其医学著作有《伤寒发微》《金匮发微》《经方实验录》《曹颖甫先生医案》《门人姜佐景辑录》等。其文学著作成集者，有《汉乐府评注》《诸子精华录》《气听斋诗集》《气听斋词集》《梅花诗集》《古文》《骈文》等。此外，还有《丁甘仁先生作古纪念录》等。

（一）《伤寒发微》

《伤寒发微》，共计 4 卷，为曹颖甫 30 余年治学、行医之心得。此书是在反复实践的基础上，历时 3 年而完成。此书行文的主要特点在于，以经解经，升华经验，临床论证精湛。比较完整、系统的《伤寒发微》，最早刊于民国二十年（1931），由上海昌明医学社刊行。

（二）《金匮发微》

《金匮发微》，共计 4 卷，亦为曹颖甫 30 余年治学、行医之心得。此书对《金匮要略》原文加以注释，并提要钩玄，分析精义，结合临床心得以为佐证，还校正部分原文进行注解。此书亦间以西医解剖、生理知识阐释经义。此书由上海医学书局刊于民国二十五年（1936）。

《伤寒金匮发微》二书合刊，由上海科学技术出版社出版于 1956 年，再版于 1990 年，是比较完整的版本。此书注重临床实践，力倡中西汇通，主张重订错简。且注释经文，前后互参比较，善用比喻手法，别具风格，自成一家之言。上海千顷堂书局，于 1956 年再版《曹注伤寒金匮发微合刊》，上海卫生出版社、上海科学技术出版社几次印刷。1984 年，浙江科学技术出版社发行《近代中医珍本集》。其中的《伤寒分册》与《金匮分册》，分别收有《伤寒发微》与《金匮发微》。

（三）《经方实验录》

《经方实验录》，共计 3 卷，是曹颖甫长期临床效验的缩影和精华荟萃，是由曹颖甫门人姜佐景整理、审定、编按的。姜佐景将曹颖甫用经方治愈的众多验案加以汇编，再由师徒反复商榷校定而成。全书共收载 92 个医案，内有 16 个医案，标明为附列门人医案。其中大多数医案疗效显著，大有一剂知、二剂已，甚则覆杯而愈的效果。曹颖甫搜集见闻，逐案阐发，有功后学。该书首刊于民国二十六年（1937），以姜佐景医炉铅印本为底本，由上海大东书局出版，重印于民国三十六年（1947）。1959 年，姜佐景在台湾文光图书有限公司出版《经方实验录》（第 3 版）。《经方实验录》由上海科学技术出版社再版于 1979 年，使得曹颖甫之医学学术精华得以重现光彩并普及应用于中医临床。

（四）《曹颖甫先生医案》

《曹颖甫先生医案》，是由王慎轩随曹颖甫侍诊时抄录整理汇编而成。1925 年于苏州国医书社出版，是为搜集附列的治验。此书乃曹颖甫毕生临证经验，其注释一字一句，皆出自临证心悟，实属难能可贵。编者校订错简，纠正谬误，附以治验，卓有见地，功不可没。

综上所述，《伤寒发微》《金匮发微》，是曹颖甫研究和运用张仲景学术的结晶，《经方实验录》是其长期临床效验的缩影和精华荟萃。尽管曹颖甫的医学著作并不多，但却字字珠玑。曹颖甫的几部医学著作，对近代张仲景学术研究和临床运用，具有重要的指导意义和参考价值。

【学术思想】

一、学术渊源

（一）家学相传

曹颖甫学习和从事中医，有其家学渊源。其父亲、叔叔都通晓医学，其养父深通中医，家人患疾，从不延医，自家处方服药，无不霍然病痊。其幼承庭训，从小耳濡目染，12 岁即接触《伤寒论》，对中医悠然神往。13 岁时，他为邻居老妪试诊，投以大承气汤见效，从而对经方疗效信心倍增。曹颖甫少年时就喜读医书，其父见了便勉励道："读书之暇，倘得略通医理，是亦济世之一术也！"曹颖甫朴素的作风、良好的家教，濡养和造就了其后一生的高风亮节。可见，曹颖甫从医与家学渊源是密切相关的。

（二）秉承经典

1. 以《内经》《难经》为本

曹颖甫虽是经方大家，但其学术可溯源到《内经》和《难经》。因为在曹颖甫的《伤寒发微》《金匮发微》和《经方实验录》中，多次引用《内经》《难经》之论。如《素问·阴阳应象大论》中，有"其高者因而越之，其下者引而竭之"之语，在《经方实验录》第五一案皂荚丸证后，曹颖甫曰："痰黏胸膈而不出，则用有碱性之桔梗以出之，所谓'在高者因而越之'也；胶痰在中脘，则用有碱性之皂荚以下之，所谓'在下者引而竭之'也。"这是将《内经》因势利导的祛邪思想，创造性地发挥在祛除胶痰的临床实践中。又如《素问·阴阳应象大论》曰："阴阳者，天地之道也，万物之纲纪，变化之父母，生杀之本始，神明之府也，治病必求于本。"《素问·至真要大论》云："寒因寒用，热因热用，塞因塞用，通因通用，必伏其所主，而先其所因。"在《经方实验录》第三二案大承气汤证其四中记载："陈姓少年，饮食失时，饥餐冷饭，更受风寒，遂病腹痛拒按，时时下利，色纯黑，身不热，脉滑大而口渴。辨为积滞下利，用大承气汤治愈。"曹颖甫在案后曰："治病必求其本，故医者必识其病根所在，然后可以药到而病除。"该案即是对《内经》"治病必求于本"和"通因通用"治则的继承和运用。

曹颖甫专攻伤寒，对外感热病辨治有独到见解。其对"伤寒"的诊治，可上溯到《内经》和《难经》。《素问·热论》云："今夫热病者，皆伤寒之类也。"在《内经》时未明确提出温病病名，称之为热病。《难经》云："伤寒有五：有中风，有伤寒，有湿温，有热病，有温病。"伤寒分广义、狭义两类，广义者即包括上述五类，狭义者即上述五种之一的伤寒。《伤寒论》认为，温病是伤寒中的一个类型。"太阳病，发热而渴，不恶寒者，为温病。"《内经》对温病病因的认识，曰："冬伤于寒，春必病温。"此言原始病因是寒邪，伏寒化温，寒邪化热而成温病。对温病证候的认识，热象偏重，突出了温病的温热特性。《素问·评热病论》言"有病温者，汗出辄复热，而脉躁急，不为汗衰，狂言不能食"，是对温病治疗的认识。《内经》言"热者寒之""温者清之"，虽不是针对温病而言，但对温病治疗学的发展奠定了基础。在《经方实验录》第一六案葛根汤证，曹颖甫就引用《内经》《难经》的论述，来说明葛根汤为太阳温病之主方。如曹颖甫云："世之论者，动称温病无主方，而《伤寒论》一书几疑为专治伤寒而设，不知越人言伤寒有五，温病即在其中。今姜生佐景能于大论中发明葛根汤为太阳温病之主方，真能发前人所未发。盖葛根汤证与伤寒不同者，原以津液不足之故，故于桂枝汤中加麻黄君葛根。太阳标热内陷而下利者，即用葛根芩连汤，以清热生津为主。盖人体中水分多于血分，则易从寒化，故藏于精者，春不病温；血分多于水分，则易从热化，故冬不藏精，春必病温。从寒化者，伤寒不愈，浸成痰饮，虽天时转阳，尤宜小青龙汤；从热化者，中风误治即成热病，为其津液少也。即此意以求之，则葛根为太阳温病主药，葛根汤为太阳温病主方，不益可信乎？"以上所述，是曹颖甫基于《内经》《难经》理论诊治伤寒。

2. 学宗《伤寒论》《金匮要略》

曹颖甫为经方大家，学宗张仲景。据称，曹颖甫在12岁时就已经阅读了张隐庵的医著《伤寒论集注》。13岁时，通过研习《伤寒论》阳明病篇，为邻居治愈阳明腑实重证。"适有邻居老妇卧病缠绵，更医者屡，久不得效，先生试诊之，脉实，大便多日未行，腹胀而拒按。曰：此大承气汤也！斗胆投之，功如桴鼓。乃叹曰：仲圣之方，若是其神哉！"曹颖甫16岁时，其父病洞泄寒中，赵云泉先生以大剂附子理中加吴萸丁香之属，病乃告痊，知"仲景方治果足脱人于险也"。此后，曹颖甫对经方深信不疑，《伤寒论》《金匮要略》方书一直伴随身边，研究不辍。其所著《伤寒发微》《金匮发微》《经方实验录》等，都是研究和运用张仲景学术之心得结晶。曹颖甫学宗张仲景，注重实践，以善用经方而闻名。他中年时在上海南市悬壶，应诊期间用经方取效者十常八九，他巧用小方去难证，善用峻剂起沉疴，勇破成见重辨证，都是对张仲景学术的继承与发挥。

3. 私淑遥承历代名家学术

曹颖甫在深入学习《伤寒论》和《金匮要略》的基础上，还注意汲取历代各家的学术精华。曹颖甫12岁时，读张隐庵的《伤寒论集注》和陈修园的《伤寒论浅注》，并旁及时方各家。张隐庵在《伤寒论》研究方面，主张维护旧论，提倡用气化学说解释并研究六经及六经病证，是"六经气化说"的主要倡导者之一，其学术思想对曹颖甫影响甚大。曹颖甫曾说："自张隐庵出，始能辨传写倒误而尚多沿袭"。说明其对张隐庵学术成就的赞同。在《伤寒发微》《金匮发微》和《经方实验录》中，多次引用并详细评论了张仲景以后诸多医家的学术观点。如其评论过的医家有：王叔和、张隐庵、黄元御、陈修园、高士宗、包识生、柯韵伯、尤在泾、喻嘉言、黄九峰、蒋宝素、徐忠可、陆九芝等伤寒学家13人；扁鹊、华佗、葛洪、钱乙、李时珍、张洁古、陈藏器、张子和、朱丹溪等历代名家9人；叶天士、吴又可、吴鞠通、王孟英等温病学家4人；张锡纯、恽铁樵、祝味菊、丁甘仁等近代名医4人。其他医家，还有张子培、徐鹿萍、孙梓材、柳子厚、沈目南等名医5人，共35位中医医家。可见，其私淑遥承的医家众多。

曹颖甫在治伤寒学方面，非常推崇清代医家黄元御且得其心法。黄元御是遵经派的代表人物。其从医始于研读张仲景《伤寒论》，然后是《金匮要略》《内经》《难经》等经典著作。黄元御奉黄帝、岐伯、秦越人、张仲景为"医门四圣"，认为"四圣"之外，历代名医持论多有偏失，以至误诊死人，其根本原因是因为"四圣"之书错简零乱，兼之历代传注谬误所致。因此发愿致其毕生精力，对“四圣”之书，从源到流重加考订，著成《伤寒悬解》《金匮悬解》《四圣心源》《四圣悬枢》等，旨在还其本来面目，以凭后世遵循。黄元御的这种治学思想和精神，对曹颖甫影响很大。曹颖甫继承黄元御上述思想，一生致力于张仲景学术研究与实践并多有阐发。我们也可从黄元御的著作及学术思想中，考察曹颖甫对其学术思想的推崇和继承。如曹颖甫云：“自黄坤载出，始能言三阴生死而狃于五行。”由此可见，曹颖甫受黄元御学术影响之一斑。

二、学术特色

学术上，曹颖甫主要以张仲景为宗，善用经方，注重实践，精于变通，疑难顽证均能应手而愈。其活用小方治难证，擅用峻剂起沉疴，不被世俗成见所拘泥，重视辨证用药，个性鲜明，在继承张仲景学术的同时又多有发扬，为后人留下了宝贵的学术思想和诊疗经验。其主要学术特色如下。

（一）不拘前贤，机圆法活

曹颖甫潜心研究张仲景学术，在临床实践中能不拘前贤，活用经方于江南湿热之地。江南地区以温病学派之“时方”为主导，尝有“江南无正伤寒”之说，素视麻桂之剂为虎狼。而曹颖甫不拘前贤，强调诊病惟以辨证为准绳，有是证用是药，其曾有在冬季气候严寒之日，处以麻黄汤一剂而愈之佳效。经过大量临床实践证实，无论冬夏，无论南北，只要患太阳伤寒者，均可用麻黄汤取效。再如，产后历来有“宜温”之说，服用一剂生化汤几乎被医者视之常规。但曹颖甫根据《金匮要略》有产后用大承气汤条，曾用大承气汤治疗产后阳明病一案。患者初不敢服用，几经波折用该方获效。因此，曹颖甫指出：“产后宜温之说，举世相传，牢不可破。而生化汤一方，几视为金科玉律，何怪遇大实之证，而束手无策也。大凡治一病，必有一病之主药，要当随时酌定，不可有先人之见。甚有同一病证，而壮实虚羸之体不当同治者，此尤不可不慎也。”

曹颖甫对于张仲景之方，临证善于辨证运用。如桂枝汤在《伤寒论》中本为太阳中风而设，曹颖甫在《经方实验录》第六案桂枝汤证中治疗“王右，无表证，脉缓，月事后期而少，时时微恶寒，背部为甚，纳谷减”，分析其病机“为血运迟滞，胃肠虚弱故也，宜桂枝汤以和之”。案后曹颖甫指出：“盖桂枝汤一方，外证治太阳，内证治太阴，仲师于两篇中既列有专条矣，此又何烦赘说！惟以此治太阳证，人所易知，以之治太阳病系在太阴者，为人所不信。自有此验案，益可见仲师之言，初无虚设矣。夫仲师不云太阴病腹满而吐、食不下、自利腹痛乎？设太阴病遇浮缓之太阳脉，即桂枝汤证矣。”由此可见，曹颖甫临证知常达变、圆机活法之一斑。

（二）速愈顽疾，善用峻剂

曹颖甫将张仲景方以其峻猛与否分为三类：一曰和平方，二为次峻方，三为峻方。第一类和平方，为补正而可去邪者。如桂枝汤、白虎汤、小柴胡汤、理中汤、小建中汤、炙甘草汤、吴茱萸汤、小青龙汤、五苓散、当归芍药散等。若是诸汤证，临证多见，且辨证容易，故易治愈而且不伤正气。第二类次峻方，为去邪而不伤正者。如麻黄汤、大承气汤、大柴胡汤、四逆汤、麻黄附子细辛汤、大建中汤、大黄牡丹皮汤、桃核承气汤、葛根芩连汤、麻杏甘石汤等。若是诸汤证，临证也较为多见，且辨证容易，但必须慎重辨证，而后方可运用。如果运用不当，则容易耗伤正气。第三类峻方，是以救逆为急，未免伤正者。如大陷胸汤、十枣汤、三物白散、瓜蒂散、乌头汤、皂荚丸、葶苈大枣泻肺汤、甘草半夏汤、甘草粉蜜汤、抵当汤等。若是诸汤证，临证较少见，而且辨证很难准确。运用得当，能预料到已耗伤正气，运用不当，则会加重病情，甚至危及性命。

基于对张仲景方剂的学习心得，曹颖甫于疑难危重痼疾的治疗，善于采用峻剂取速效，但绝非孟浪从事，而是从自身服药实验开始，逐渐获得用药经验，进而达到辨证精准，熟谙经方使用之精髓。其临证数十年，“用经方取效者，十常八九”，常用经方重剂治病救人，多“覆杯而愈”。其临床善用峻剂三承气汤、皂荚丸、大陷胸汤、桃核承气汤、十枣汤、抵当汤、大黄䗪虫丸等，每收桴鼓之效。如他在《经方实验录》原序中云：“用大剂附子理中，则自先母邢太夫人病洞泄止；用皂荚丸，则自母氏病但坐不眠、时吐浊痰止；用十枣汤，则自母氏病痰饮止；用甘草粉蜜汤，则自家婢病蛔厥止；用大黄牡丹汤，则自若华母潘氏病肠痈止。莫不随时取效，其应如响。”曹颖甫尝自病痰饮，喘咳，吐浊，痛连胸胁，服用皂荚丸而愈。曹颖甫认为，仲景峻剂常有出奇制胜之效。如《经方实验录》第七二案抵当丸证记载：“常熟鹿苑钱钦伯之妻，经停九月，腹中有块攻痛，自知非孕。医予三棱、莪术只能治血结之初起者，及其已结则力不胜矣。予抵当丸三钱，开水送下。入夜腹痛不堪，天将旦，随大便下污物甚多，其色黄白红夹杂不一，痛乃大除。”案后曹颖甫云：“痰饮证之有十枣汤，蓄血证之有抵当汤，皆能斩关夺隘，起死回生。近时岐黄家往往畏其猛峻不敢用，即偶有用之者，宜必力为阻止，不知其是何居心也。”可见曹颖甫针砭时弊，对于重疴顽疾，善用峻剂之学术特色。

（三）临床验证，不饰己非

曹颖甫在治疗伤寒时，“以考验实用为要，间附治验一二则，以为征信”，俾读者之所运用。他认为：“论病不经实地试验，即言之成理，也终为诞妄”。可见，曹颖甫注重以案论经注解《伤寒论》。其主要体现在以案论理、以案证方、以案析疑三个方面，可见其注重临床验证的思想。

《经方实验录》，是曹颖甫一生临证经验的总结。曹颖甫以张仲景学术为宗，临床善用经方，而且用经方取效者十常八九。在该书中，除了选用“一剂知，二剂已”和“覆杯而愈”等有效病案外，又特别选录了“治而不验”之案三例（阳明呕多案、阳明津渴案、阳明鼻衄案），以存真迹，而昭大信。“考其不治之由，或因病情过重，或因证方之未合，或因药量之嫌轻，或因人事之未尽。内悉旁征博引，细为推求。”曹颖甫对《伤寒论》的注解，体现了注重临床验证、不饰己非、实事求是的治学精神。

（四）衷中参西，解释中医

曹颖甫所处的时代，西方医学已传入我国。当时，面对医学气象的变化，曾主张衷中参西。其云：“内脏解剖，当以西说为标，不当坚执旧说。”其以现代医学名称解释中医的某些概念，如认为下焦即输尿管，上、中焦即胸中淋巴系统；西医所称胸中的淋巴系统，即中医所谓脾阳及上、中二焦之关键。此外，还结合现代药学知识解释中医方药。如解释黄连阿胶汤中鸡子黄的作用时，其云：“按西说：鸡子含有挥发油，以助消化力，中有硫黄磷质”；在解释桔梗和皂荚能去除胶痰的机制时也结合西药药理，认为“除痰之药，以碱性者为长……用有碱性之桔梗以出之……用有碱性之皂荚以下之”。

（五）小方愈疾，惟重辨证

张仲景方之特点，在于用药精炼，配伍得当。从药味来看，少则 2 ~ 3 味，多则 5 ~ 6 味，如桂枝汤、真武汤等有 5 ~ 6 味，而芍药甘草汤、桂枝甘草汤、栀子豉汤等只有 2 ~ 3 味。曹颖甫认为，只要临床辨证准确，方证对应，运用得当，则可彰显奇效。在曹颖甫的医案中，小方治大病、小方愈顽疾的病例随处可见。如《经方实验录》中，有多个使用只有 5 味药的小方桂枝汤的验案。张仲景以桂枝汤主治太阳中风表虚证，而曹颖甫以之为治疗“夏月好饮冷而得表证之第一效方”，还有以桂枝汤治疗太阴病脉缓的病例，突破了张仲景使用桂枝汤的范围，这是其谨守病机、注重辨证的体现。《伤寒论》29 条曰：“伤寒，脉浮，自汗出，小便数，心烦，微恶寒，脚挛急，反与桂枝汤攻其表，此误也。得之便厥、咽中干、烦躁、吐逆者，作甘草干姜汤与之，以复其阳；若厥愈足温者，更作芍药甘草汤与之，其脚即伸；若胃气不和谵语者，少予调胃承气汤；若重发汗，复加烧针者，四逆汤主之。”曹颖甫以“脚挛急”为辨证要点，使用芍药甘草汤治愈多例足痛拘挛之顽证。如一妇人两足酸疼、拘急，3 年之久，无他病，治以芍药甘草汤，仅服药两剂，患者即步行如常，彰显奇效。这种抓主证的诊治思路，是曹颖甫认真研读经典、领悟经典、反复实践的结果。

（六）善用经方，兼纳时方

曹颖甫悬壶于沪上，时值清末民初，地处温热，其时温病学术大兴，世医多呼“古方今病不相能也”，因而常弃麻黄、桂枝、附子于不用，惯用辛凉之法而不辨表里寒热。曹颖甫则笃信《伤寒论》学理，善于辨证使用经方。其目睹时医流弊，大声疾呼：“仲景之法，古今皆宜，岂能弃良方而不用”，并盛赞麻黄汤“能令肺气外通，诸恙不治自愈”，并指出“时医但用二三分，加蜜炙，故无济”。曹颖甫治疗恶寒甚的患者，轻者用二三分，重者用四五钱，甚至一剂不愈，连服两剂，一年治疗患者上百例，未见有亡阳之变者。

尽管曹颖甫以张仲景学术为宗，被称为“经方派代表”，但他能兼收并蓄，并不排斥时方，而是主张择善而从，贵具通识。如在《经方实验录》第三一案大承气汤证后云：“恽铁樵治王鹿萍子脑膜炎，用羚羊角、犀角奏效。此王鹿萍子亲为予言之，证以佐景所言，益复可信。足见治危急之证，原有经方所不备，而借力于后贤之发明者，故治病贵具通识也。”关于温病与伤寒的关系，如《经方实验录》第三五案调胃承气汤证案后，姜佐景按：“一言以蔽之，我将融温病于伤寒之中，而不拒温热于伤寒之外，此乃余数年来私人整理中医学术之原则，亦即吾一家学说之鲜明旗帜也”；曹颖甫评价云：“伤寒温病之聚讼，惟有历年，非经剖析分明贯通融会，不惟仲师立方之功不能大白，而又无以钳温病家之口，使不敢抗衡于先圣。无怪乎近代庸工读仲圣之书，阳遵之而阴弃之也。佐景此论实能发仲圣之藏，使用古方者不迷于骈枝学说，夫而后可以治伤寒，可以治温病，而泛应曲当，可以免聚讼矣。”此说明曹颖甫对待伤寒和温病，能够辩证地看待其关系，且能融会贯通。

（七）注疏订正，阐发新知

曹颖甫是近代经方大家，其毕生钻研张仲景学术并运用于临床实践，将研究心悟集中阐明于

《伤寒发微》和《金匮发微》之中。其注疏的特点之一，就是注重经文间的前后联系，将有关联的条文列在一起，通过比较来阐发经文之旨，辨别方证的病因、病机及所列方剂的治疗作用。曹颖甫前后互参、比较辨别的方法主要有三个方面：一是二方互参以辨明另一方的治疗机制，二是二方证主证互参以辨别病机异同，三是以一方证病机推论另一方证病机。如此注疏，既使学者易明医理，且为学者自学《伤寒论》开阔了思路。曹颖甫除了以经解经、通过比较辨证进行注疏之外，还专注于对错简的订正。曹颖甫认为，“仲景原书经叔和收拾于荒残散乱之余，字句不无缺失，任意增补，已不能吻合原著。加以数千年来传写之伪谬……去仲景著书本旨，盖益远矣”。因此，他主张重订错简之处，对于原文的“错简之处，辄为订正”。观《伤寒发微》和《金匮发微》之中，随处可见“订正此条”4字。他在所做订正之处，每以小字逐条加以注明。如此订正，既保持经文原貌，又提出自己见解，便于读者对经文的理解和互参。如曹颖甫对127条原文的“但欲呕，胸中痛，微溏”之“非柴胡汤证”，订正为小柴胡汤证。其指出：“伤寒论十三条云，胸胁满而呕，日晡所发潮热，已而微利，此本柴胡证。今但欲呕而胸中痛与胸胁满而呕相似，微溏则又与已而微利相似，况柴胡证多呕，今因而决其为极吐下，意旨尤不可通。”通过曹颖甫的订正，张仲景之经旨大明。曹颖甫的注疏订正，文笔精湛，对《伤寒论》原文及方剂，进行了深入阐发，颇能启迪后学，堪为后学者之典范。

曹颖甫注疏《伤寒论》时，除了以经释论，着重于文字上的注释与阐发外，其另一突出特色是，以考验实用为主要，间附治验一二则，以为征信，以使读者知所运用。他认为论病不经实地试验，即言之成理，也终为诞妄。因此，在注疏订正过程中，还善于突破诸注家的传统观点，结合临床实践独抒已见，阐发新知。如认为小柴胡汤不是和解剂而是发汗剂，言“桂枝汤解外曰发汗，柴胡汤之解外独非发汗乎……本篇又云，呕而发热，柴胡证具而以他药下之，柴胡证仍在者，复与柴胡汤必蒸蒸而振却发热汗出而解，合于本条不明言发汗乎？故曰柴胡汤为汗剂”。曹颖甫每在注疏、订正之后，再附录自己日常经验方于经文之下，以明张仲景方治之神效；对张仲景未出方治者，则结合自己的临床经验提出方治。还常借临床验案以阐发张仲景病证之机制，并验证张仲景方的实用价值，从而基于自身临床实践，形成“新知”与“发挥”。这种发前人之未发、补古人之未逮，注重实践、敢于提出新观点的精神，堪为后学者所仿效。

（八）析难解疑，擅用比喻

曹颖甫医文并举，注疏张仲景深奥之学理，往往能深入浅出，联系实际，通过形象比喻示人以昭昭，可谓“文声医誉，传闻海内”。在《伤寒发微》和《金匮发微》中，其用比喻方法解释经文，主要体现在解释生理、说明治法、判断预后和剖析用药四个方面。

1. 解释生理

曹颖甫在解释阴液在体内循环必赖于阳气蒸化的机制时指出：“盖阴液之生，根于阳气。若蒸汽然，必俟炉中炽炭，釜甑寒水乃得化气上行。设炉中无火，仅恃无阳之寒水，则生气索然矣。”

2. 说明治法

曹颖甫在解释“伤寒八九日，下之，胸满，烦惊，小便不利，谵语，一身尽重，不可转侧者，柴胡加龙骨牡蛎汤主之”时指出：“要而言之，邪热绝荡神魂也。若烟端火焰上出泥丸，即飘忽无根，于是忽梦山林，忽梦城市，忽梦大海浮舟，而谵语百出矣。湿邪之凝闭体魄也，若垂死之人，肌肉无气，不能反侧，于是身不得起坐，手足不得用力，而一身尽重矣。是故，非降上冒之阳而下泄之，则神魂无归，非发下陷之湿而外泄之，则体魄将败，是亦阴阳离决之危候也”。这是用比喻方法说明根据睡眠中的梦境不同所代表的不同病机，分别采用不同的治法，即降上冒之阳与发下陷之湿并用法。

3. 判断预后

曹颖甫善于根据脉象来判断预后，为了说理清晰易懂，还用油灯灯火来比喻以阐明预后。如曹颖甫指出：“脉暴出为阳脱，譬之油灯垂灭，忽然大明；微续者，为阳回，譬之炉炭将燃起于星火。此为生死之机，诊病者不可不知也。”

4. 剖析用药

曹颖甫除了对生理、治法、预后采用比喻说理法外，还对中药方剂的作用机理进行比喻说明。如对于“少阴病下利止而头眩自冒证”的机制，解释为“阴竭于下而阳脱于上”，对于其治疗则言“当重用龙骨牡蛎以潜阳，四逆汤温肾，用大补气血之熟地、潞参以固脱。譬之油灯欲灭，火必忽然大明……益以膏油则火归其源矣”。此以油灯将灭当以“盏中加油”——益膏油之生活之理，说明上方益阴回阳，救治“阴竭阳脱”这一危重证之理。

【临证经验】

曹颖甫数十年如一日地研究和实践张仲景之学术，是一位仲景学说的实践家。临床上他大胆运用经方，广泛、灵活而巧妙地将经方用于内、妇、儿、外各科疾病，大大地拓展了经方的应用范围，丰富了中医学术宝库。

一、桂枝汤治验

曹颖甫深研张仲景学术，善用经方，临证详察病机，辨证精审，胆大心细，同时能精于变通，难证顽证均能应手而愈。

（一）明医理，善用桂枝治热病

曹颖甫生活在崇尚叶、吴之学的地域和时代，温病学派取得的成就，使清末以后许多医家因循守旧，袭以成弊，治病不辨伤寒、温病，用药不问病之寒热、表里，一律以辛凉为主，而避用麻黄、附子之类峻药的倾向。正如姜佐景所云：“章次公先生：‘自有清中叶苏派学说盛行以后，更不敢用之（注：指桂枝汤）补中，不免有弃材之叹……苏派医生所以不敢用桂枝，其理由之可得而言者，不外‘南方无真伤寒’，仲景之麻桂仅可施于北方人，非江南体质柔弱者所能胜。故若辈一遇热病，无论伤寒温病，一律以大豆卷、连翘、桑、菊应付之。”（《经方实验录·第六案·桂枝汤证其六》）然而从《经方实验录》中使用桂枝汤的多个验案看，曹颖甫在临床上果断地使用桂枝汤辛温发汗并取得了惊人的疗效，是源于其对《伤寒论》学理的独到理解。

曹颖甫指出：“风中肌肉，著于营分，而卫气不伤，故卫强而营弱”（《经方实验录·第二案·桂枝汤证其二》）；“皮毛中自汗，故曰卫强；肌腠凝闭不能作汗，故曰营弱。脾主肌肉，故曰系在太阴。而太阴篇中桂枝汤条问，与太阳篇更无差别。吾尝谓桂枝汤为扶住脾阳之剂，岂不然乎?”（《经方实验录·第四案·桂枝汤证其四》）桂枝汤证，为风寒之邪袭表，伤于肌肉腠理，营卫不和，脾主肌肉，伤在脾，故“桂枝汤为治太阳病之属于胃肠虚寒者”（《经方实验录·第一一案·麻黄汤证其五》姜佐景按语）。麻黄汤证，为风寒袭表，伤于皮毛，肺主皮毛，肺脏因寒而闭，故“麻黄汤为治太阳病之属于肺脏寒实者”（《经方实验录·第一一案·麻黄汤证其五》姜佐景按语）。银翘散证，为温热之邪伤人，多从口鼻而入，伤肺，即叶天士之谓“温邪上受，首先犯肺”，故以肺系之鼻干、咽痛、咳嗽等症多见。因此，临床上外感发热之病，发热而汗出，无鼻干、咽痛等，为桂枝汤证；发热而恶寒，气喘而无咽痛者，为麻黄汤证；发热而微汗出，咽喉疼痛，咳嗽者，为银翘散证。

（二）贵变通，表里双解调脾胃

曹颖甫指出，“桂枝汤一方，外证治太阳，内证治太阴，仲师于两篇中既列有专条矣，此又何烦赘说！惟以此治太阳证，人所易知，以之治太阳病之系在太阴者，为人所不信”（《经方实验录·第六案·桂枝汤证其六》）。

如《经方实验录·第三案·桂枝汤证其三》载，治湖北人叶君，病由大暑之夜披襟当风，兼进冷饮而起，恶寒、头痛、背冷。自服紫苏生姜汤后，得微汗而邪不解，吐绿色痰浊甚多。曹颖甫析之，因其身无汗，头汗不多，不同于桂枝汤卫阳不固之汗出，乃是水饮阻遏所致，故加浮萍一味，既能开宣肺气而发汗，又可通调水道而下水气；因病者兼吐，外受风袭，内被饮遏，故加大生姜用量至五片，以增温肺化饮之力，并可和胃止呕。变化不多，却足见辨证加减之精妙。再如，“桂枝汤证其四”（门人治验），治谢先生，于三伏之天，重棉叠衾，尚觉凛然而寒，不吐而下利，日十数行，腹痛后重，小便短赤，脉不沉而浮，合于《伤寒论》276条“太阴病，脉浮者，可发汗，宜桂枝汤”。询其病因，为应友人宴，畅饮鼓腹，内伤食滞而发，故于桂枝汤方中加神曲、麦芽消食导滞；又因小便短赤，加赤茯苓以清热利湿。此二案，均为桂枝汤证，然一兼吐，一兼利，症状不同，证亦有别，全凭医者灵活化裁、据证加味，而收桴鼓之验。

曹颖甫特别提出，桂枝汤为治“夏日好冷饮而得表证之第一效方”（《经方实验录·第四案·桂枝汤证其四》姜佐景按语），大胆突破了桂枝汤的使用范围，对后世使用桂枝汤颇多启发。

（三）用重剂，知常达变愈脑疽

《经方实验录》所载“桂枝汤证其五”，用桂枝汤治疗脑疽案，基于恶寒、发热、汗出三症，辨为桂枝汤证。“用桂枝五分，芍药一钱，加姜、草、枣轻剂投之。次日，病大减。遂逐日增加药量，至桂枝三钱，芍药五钱，余三味亦如之，不曾加他药。数日后，竟告全愈云”。对于在药物取效的前提下继续加大主药的剂量以加速疾病向愈的进程，曹颖甫是充分肯定的。在临证过程中，桂枝剂量应根据病情而增减，不应墨守成规。如曹颖甫指出：“蒋（指蒋崐田，曹颖甫‘少时居江阴东乡之后塍，有蒋崐田者，中医也。尝患脑疽。’）之证情轻，故四分已足矣。老妇之证重，故加至三钱。若狃于蒋之四分，而援以为例，设遇重证当用三四钱者则殆矣。”

案例

师曰："余尝于某年夏，治一同乡杨兆彭病。先，其人畏热，启窗而卧，周身热汗淋漓，风来适体，乃即睡去。夜半，觉冷，覆被再睡，其冷不减，反加甚。次日，诊之，病者头有汗，手足心有汗，背汗不多，周身汗亦不多，当予桂枝汤原方：桂枝三钱，白芍三钱，甘草一钱，生姜三片，大枣三枚。又次日，未请复诊。后以他病来乞治，曰：'前次服药后，汗出不少，病遂告瘥。药力何其峻也？'然安知此方乃吾之轻剂乎？"

（《经方实验录·第二案·桂枝汤证其二》）

二、麻黄汤治验

（一）越温病藩篱，证重量亦重

在江南时医推崇叶、吴温病学说，视麻黄如蛇蝎的环境中，曹颖甫使用麻黄之剂，更是小心谨慎。例如，《经方实验录》麻黄汤证中，其一为范左案例："伤寒，六七日，形寒发热，无汗而喘，头项腰脊强痛，两脉浮紧，为不传也，麻黄汤主之。"曹颖甫方中，麻黄、桂枝用量仅只一钱。姜佐景按语中云："此吾师早年之方也，窥其药量之轻，可以证矣。"

通过大量的临证实践，曹颖甫应用麻黄汤的经验体会逐渐丰富，麻黄的使用剂量也由小变大，从开始一钱到后来五钱，而且特别注重因人而异，因情况而异。如有些患者用二三钱即获效，不效者逐渐加量至显效；对于用大量者仍不效的病例，曹颖甫仔细分析出现这种情况的原因，做到心中清楚。在所载"麻黄汤证其三"，曹颖甫述及其妻医案，曰："若华之母于六月二十三日亲至小西门外观看房屋。迨回家，已入暮。曰：今夜我不能亲视举炊，急欲睡矣。遂盖被卧，恶寒甚，覆以重衾，亦不温。口角生疮，面目红，又似热证。腹中和，脉息浮紧有力。温覆已久，汗仍不出，身仍无热。当以天时炎暑，但予麻黄二钱，桂枝二钱，杏仁三钱，甘草一钱。服后，温覆不动声色。再作一剂，麻桂均改为三钱，仍不效。更予一剂，如是续作续投，计天明至中午，连进四剂，了无影响"。后经章次公按脉察证，加重麻、桂至五钱，方得表解。本案所示，病重药轻难能去疾。麻、桂用量，逐渐加重。如姜佐景所云："师近日所疏麻桂之量，常在三五钱之间，因是一剂即可愈疾。师常诏余侪曰：'予之用大量，实由渐逐加而来，非敢以人命为儿戏也。夫轻剂愈疾也缓，重量愈病也迅。医者以愈病为职者也，然则予之用重量，又岂得已也哉？'"（《经方实验录·第七案·麻黄汤证其一》）

（二）无时令地域，证存药当遣

麻黄为表剂之猛将药物，"世之一般时医，视麻黄如蛇蝎，终身不以入药笼者有之，或为麻不过三分，桂不过五分者有之"（《经方实验录·第九案·麻黄汤证其三》姜佐景按语）。麻、桂"惟治冬日北地之伤寒"，麻、桂辛热之品，炎令用之，有抱薪救火之嫌；况且在江南地域，时医有夏不用麻黄，有麻黄证宜香薷代之。《经方实验录》"麻黄汤证其三"若华之母案，六月炎暑之天使用麻黄汤。"麻黄汤证其五"记载："辛未六月，有乡人子因事居舍弟裔伯家，卒然觏病，发热恶寒，拥被而卧。寒战不已。长女昭华为疏麻黄汤。服后，汗出神昏，裔伯大恐。不逾时，沉沉睡去，日暮始醒，病若失。"同样在六月暑天使用麻黄汤。曹颖甫不拘地域、时令，只要麻黄汤证发热无汗、脉浮紧等存在，就大胆使用麻黄汤。其言："伤寒必限于北地，北地而必限于冬日，抑何固执之甚邪？"

案例

黄汉栋，夜行风雪中，冒寒，因而恶寒，时欲呕，脉浮紧，宜麻黄汤。生麻黄三钱，川桂枝三钱，光杏仁三钱，生甘草钱半。拙曹注：汉栋服后，汗出，继以桔梗五钱，生草三钱，泡汤饮之，愈。

（《经方实验录·第八案·麻黄汤证其二》）

三、白虎汤治验

（一）胃肠蕴热，何欲强分伤寒温病

曹颖甫认为，白虎汤为凉和肠胃之方，"白虎汤证肠胃之实热……或由于病者素体积热使然，或由于由寒化热使然，或竟由直受热邪使然，或竟合诸因而兼有之"。又云，"由寒化热者是伤寒，由热直起者是温热""治白虎汤证之直起于热者，用白虎汤；治白虎汤证之由寒化热者，亦用白虎汤。无所谓伤寒，无所谓温热"，不宜"硬欲分伤寒温热为尔我彼此"（《经方实验录·第一八案·白虎汤证其二》姜佐景按语）。

《经方实验录》所载白虎汤证，其一，即为"直起于热者"；其二，为"由寒化热者"，即由桂枝汤证转为白虎汤证者。其从临床实践出发，告示人们白虎汤并不局限于伤寒阳明热证，温病也有白虎汤证，扩展了白虎汤的使用。两案中生石膏大剂量使用，是以发热为指征的，即"其势盛，则用药亦宜加重"。

（二）胃热犹在，白虎汤亦可治消渴

《经方实验录》所载"白虎汤证其三"，是白虎汤在内科杂病中的应用。案中以脉数、口渴为使用白虎汤的指征，用于治疗消渴病之上消。"白虎汤证其四"，是曹颖甫重用石膏治疗中消。案中以大便不通为使用石膏的指征，重用石膏以清胃热，石膏量由初次的半斤，逐渐加至二斤，"便乃大下"。

案例

师曰："住三角街梅寄里屠人吴某之室，病起四五日，脉大身热，大汗，不谵语，不头痛，惟口中大渴。时方初夏，思食西瓜，家人不敢以应，乃延予诊。予曰：此白虎汤证也。随书方如下：生石膏一两，肥知母八钱，生甘草三钱，洋参一钱，粳米一小杯。服后，渴稍解。知药不误，明日再服原方。至第三日，仍如是，惟较初诊时略安，本拟用犀角地黄汤，以其家寒，仍以白虎原剂，增石膏至二两，加赤芍一两，丹皮一两，生地一两，大小蓟五钱，并令买西瓜与食，二剂略安，五剂痊愈。"

（《经方实验录·第一七案·白虎汤证其一》）

四、麻黄杏仁甘草石膏汤治验

（一）麻黄与石膏，依表里定主次

麻黄杏仁甘草石膏汤，治疗麻黄汤证发汗后，汗出而喘，热郁于肺者。原方剂量为：麻黄四两，杏仁五十枚，甘草二两，石膏半斤。方中石膏用量最大，以其清肺热。《经方实验录》所载麻黄杏仁甘草石膏汤证三案，麻黄、石膏用量各不相同。

案例1

钟右，“伤寒七日，发热无汗，微恶寒，一身尽疼，咯痰不畅，肺气闭塞使然也”，为表证犹在，邪郁肺闭。“痰色黄，中已化热”，邪虽入里化热，但不盛，为表邪重而里热轻。故麻黄、石膏用量为：麻黄三钱、生石膏四钱，麻黄∶生石膏为3∶4。二诊，“惟咳嗽咯痰不畅”，为热灼痰液，热邪加重，“脉仍浮紧”，为表邪未解，故麻黄加至三钱五分、生石膏加至六钱，麻黄∶生石膏为3.5∶6。

案例2

冯衡荪，“始而恶寒，发热，无汗，一身尽痛”“其病属卫”，为表证；“咳而咽痛”，由寒邪化热，肺热上灼咽喉，属里证。此案与案例1比较，彼为痰色黄，此为咽痛，火热上炎之势已现，较案例1痰色黄为重，故麻黄、石膏用量为：麻黄三钱、生石膏五钱，麻黄∶生石膏为3∶5。此案例中，石膏量随里热盛而加重，并加青黛加强清热。

案例3

“佐景曰：前年三月间，朱锡基家一女婢病发热”，为痧毒袭肺、毒热迫肺案，“予轻剂透发”后，“痧已发而不畅”，为表证较轻；“咽喉疼痛，有白腐意，喘声大作，呼吸困难不堪，咯痰不出，身热胸闷，目不能张视，烦躁不得眠”，为痧毒袭肺、里热炽盛，故麻、石用量为：麻黄钱半、生石膏五钱，麻黄∶生石膏为1.5∶5。麻黄量减，生石膏量明显重于麻黄量。

由上可以看出，《经方实验录》应用麻黄杏仁甘草石膏汤，对于麻黄、石膏的用量，因表里证的多少而进退。表证多、里证少，方中麻黄与石膏的比值较大；表证少、里证多，方中麻黄与石膏的比值较小。麻黄以三钱为基点，随里热加重而减少；石膏以四钱为基点，随里热加重而增加。

（二）杏仁甘草麻黄，看咳喘分轻重

在麻黄杏仁甘草石膏汤中，麻黄辛散苦泄，可外开皮毛之郁闭，以宣发肺气，故善平喘；杏仁味苦微温，长于降利肺气而止咳平喘，为治咳喘之要药。二药相须而用，麻黄以宣畅肺气为主，杏仁以泄降肺气为主，一宣一降，相辅相成，使肺经气机调畅，止咳平喘的作用能够更为凸显，甘草调和麻黄、杏仁宣降。

在《经方实验录》所载麻黄杏仁甘草石膏汤证验案中，曹颖甫根据咳喘的主次，麻黄、杏仁及甘草的用量配比也不相同。例如，在钟右案中，患者以咳嗽为主，“咯痰不畅”，初诊，用净麻黄三钱、光杏仁五钱、生草三钱。此方中，麻黄∶杏仁∶生甘草为3∶5∶3。进药后，“汗泄而热稍除，惟咳嗽咯痰不畅”，二诊，净麻黄增至三钱五分，光杏仁减至四钱，生甘草减至二钱。此方中，麻黄∶杏仁∶生甘草为3.5∶4∶2。本例咳嗽因“肺气闭塞”、肺“中已化热”，在先重用杏仁而

效果不显著的情况下，曹颖甫增加麻黄用量，同时减少杏仁、甘草用量，使麻黄的宣肺功能得到加强，故收佳效。在冯衡荪案中，对于“咳而咽痛”，净麻黄三钱，光杏仁四钱，生甘草二钱；麻黄: 杏仁: 生甘草为3:4:2，曹颖甫仍以麻黄量重。而在朱锡基家女婢痧毒袭肺喘急案中，予净麻黄钱半、光杏仁四钱、生草一钱，麻黄: 杏仁: 生甘草为1.5:4:1，重用杏仁降气平喘。

一般认为，麻黄是治疗发作期慢性支气管炎之良药，不管热证还是寒证，一般用量为9克，肺热较重，喘咳明显，发作期伴水肿时，可增至20克，但要配用生石膏45克左右，以防麻黄发汗过多；治疗小儿实喘，麻黄用量不宜过小。不过，有研究发现，影响麻杏石甘汤中麻黄碱含量的主要原因，是处方中的苦杏仁以及石膏共同作用的结果，其量效关系为正相关，其中苦杏仁起主导作用，石膏作用次之，苦杏仁、石膏的用量越大，麻黄碱的煎出率越高。可见，曹颖甫在使用麻黄杏仁甘草石膏汤治疗喘证中，杏仁用量明显重于麻黄是有一定道理的。不过，曹颖甫是以丰富的临床经验为依据的。

案例

冯衡荪，嵩山路萼庐账房，十月廿九日。始而恶寒，发热，无汗，一身尽痛。发热必在暮夜，其病属营；而恶寒发热无汗，则其病属卫，加以咳而咽痛，当由肺热为表寒所束，正以开表为宜。净麻黄三钱，光杏仁四钱，生石膏五钱，青黛四分，同打，生甘草二钱，浮萍三钱。

（《经方实验录·第二二案·麻黄杏仁石膏甘草汤证其二》）

五、皂荚丸治验

（一）上气难卧分轻重，不同病情方各异

从《经方实验录》所载皂荚证案，可以看出曹颖甫关于皂荚丸的应用可谓得心应手。咳喘上气，张仲景有射干麻黄汤和皂荚丸两方主治。曹颖甫认为，射干麻黄汤证“但云咳而上气，是不咳之时，其气未必上冲”，病情较轻；皂荚丸证之“咳逆上气，则喘息而不可止矣”，病情较重。在“皂荚丸证其二”案中，先投射干麻黄汤而不效后，皂荚丸与射干麻黄汤交替服用而取效，佐证了皂荚丸主治之证较射干麻黄汤证病情重。

在皂荚丸应用的过程中，曹颖甫对于“咳逆上气”病情大体上分为轻、较重、危重三种程度。射干麻黄汤，多用于咳逆上气之病情较轻者；皂荚丸，多用于咳逆上气之病情较重者。而对于咳逆上气之病情危急者，曹颖甫多选用《三因极一病证方论》之控涎丹，而不拘于张仲景之皂荚丸。

控涎丹，由甘遂（去心）、紫大戟（去皮）、白芥子各等份，研细末，糊为丸，具有攻逐痰饮功效。曹颖甫用其治疗痰涎上壅咳逆上气之危急之证。正如曹颖甫所言，“控涎丹系十枣汤变其体制，用以备急者也……此病本皂荚丸证。《金匮》所谓‘咳逆上气，时时吐浊，但坐不得眠，皂荚丸主之’是也。但此证来势暴厉，病体已不支，恐皂荚丸性缓，尚不足以济急耳”。此外，在“射干麻黄汤证其一”案中，曹颖甫治疗杨姓妇人，其言“素患痰喘之证，以凉水浣衣即发，发时咽中常如水鸡声，亦用《金匮》射干麻黄汤应手辄效，又当其剧时，痰涎上壅，气机有升无降，则当先服控涎丹数分，以破痰浊，续投射干麻黄汤，此又变通之法也”。

在上述三方的应用上，可以看出其治疗咳逆上气的指征不同，射干麻黄汤为咳而上气，呈阵

发性；皂荚丸为咳逆上气，喘息而不可止，不能平卧；控涎丹为咳喘上气，喘不能续，气急促，不能卧，病情危急。三方主治病证有轻、重、危急之分。

（二）痰饮病邪分清浊，皂荚善除胶浊痰

曹颖甫认为，治疗痰饮病，“甘遂之破水饮，葶苈之泻痈胀，与皂荚之消胶痰，可称鼎足而三”。其指出：“皂荚丸之功用，能治胶痰，而不能去湿痰。良由皂荚能去积年之油垢，而不能除水气。”因此，皂荚丸主治之痰为胶痰，即浊痰胶黏，或痰液稠浊，或痰液浓厚。

另外，曹颖甫认为，胶痰有在胸膈和中脘之不同，皂荚丸主治中脘之胶痰，而对于胸膈之胶痰，则用桔梗甘草汤。“胶痰在中脘，则用碱性之皂荚以下之，所谓‘在下者引而竭之’‘痰黏胸膈而不出’，则用有碱性之桔梗以出之，所谓‘在高者因而越之’也”。

然而，“痰饮至于嗽喘不已，中脘必有凝固之痰”，临床上对于患有痰饮宿疾之人，咳喘、时时吐浊、不能平卧，痰浊上壅胸膈者，也可用皂荚丸治疗。

案例

师曰：“门人卢扶摇之师曹殿光，芜湖人，年五十所，患痰饮宿疾，病逾十载，扶摇不能治，使来求诊。其证心下坚满，痛引胸胁，时复喘促，咳则连声不已，时时吐浊痰，稠凝非常，剧则不得卧。余谓其喘咳属支饮，与《伤寒论》之心下有水气，痰饮篇之咳逆不得卧，证情相类，因投以小青龙汤，不效。更投以射干麻黄汤，合小半夏汤，又不效。而咳逆反甚，心殊焦急。更思以十枣汤攻之，而十枣又为胸胁悬饮之方。思以葶苈大枣降之，而泻肺系为肺胀肺痈而设，皆非的对之剂。纵投之，徒伤元气，于病何补？因念其时吐痰浊，剧则不得卧，与《金匮》所载皂荚丸证，大旨相同。遂以皂荚炙末四两，以赤砂糖代枣和汤，与射干麻黄汤间服之。共八剂，痰除喘平，诸恙尽退。”

（《经方实验录·第四九案·皂荚丸证其二》）

六、桂枝加龙骨牡蛎汤治验

（一）熟谙经旨，调和营卫固精津

桂枝加龙骨牡蛎汤，出自《金匮要略·血痹虚劳病脉证并治第六》。其云：“夫失精家，少腹弦急，阴头寒，目眩，发落，脉极虚芤迟，为清谷，亡血，失精。脉得诸芤动微紧，男子失精，女子梦交，桂枝龙骨牡蛎汤主之。”失精，指梦遗、滑精。失精家，指经常梦遗、滑精之人。张仲景指出桂枝龙骨牡蛎汤可治疗遗精证，这一点“医者所尽知也。顾知之而不能用之，其所用者，每偏于肾气丸一方，加补益之品，如续断、杜仲、女贞子、菟丝子、核桃肉之属”（《经方实验录·第五三案·桂枝加龙骨牡蛎汤证其一》姜佐景按语）。

为什么医者“知之而不能用之”？这与对于遗精和桂枝龙骨牡蛎汤的认识有关。一般认为，张仲景此处所言遗精，为阴损及阳，肾阳亏虚不能固涩而致。桂枝汤，外证得之可调和营卫以固表，内证得之则交通阴阳而守中；加龙骨、牡蛎，则具有潜镇固涩之力。在《金匮要略》中，已有补阴益阳的方剂肾气丸，为什么不用肾气丸加龙骨牡蛎，而选用桂枝龙骨牡蛎汤？

对此，曹颖甫认为，“失精之情不同，始则有梦而遗，是尚有相火也；至于不梦亦遗，而肾阳始败矣；又其甚则醒时亦遗，而肾阳益败矣”。其认为遗精分为三个层次：一是相火扰动，肾阳未败，表现为“有梦而遗”；二是肾阳始败，表现为“不梦亦遗”；三是肾阳益败，表现为“醒时亦遗”。“劳之所以失精者，相火不能蛰藏也”，因相火妄动，即“胆火下窜，真阴不守”，可致人体阴液不足，精气虚；日久“阴气益虚，相火益炽，阳根拔于下”，阴损及阳。这三个层次，是逐渐加重的。“失精家”下利清谷，是“人体精血日损，水分益寒，入胃之水饮，以不得温化而下陷矣”，是脾阳不足不能运化水谷精微所致。脾胃为后天之本，水谷精微不能化生精血，则阴虚不复。补肾如续断、杜仲、女贞子、菟丝子、核桃肉之属，或滋阴降火如知母、黄柏、熟地、生地等辈，均影响脾阳运化功能。脾阳运化功能不健，则“泄之愈甚，阴寒愈急，若更以滋阴降火之剂投之，则阳气愈不得升，阴液愈无统摄，故用桂枝汤以扶脾阳，加牡蛎、龙骨以固肾阴”。

在《经方实验录》所载“桂枝加龙骨牡蛎汤证其一”案中，“周左，早年精气不固，两足乏力，头晕目花，证属虚劳，宜桂枝加龙骨牡蛎汤。川桂枝三钱，生白芍三钱，生甘草二钱，龙骨一两，先煎，左牡蛎三两，先煎，大黑枣十二枚，生姜八片”。曹颖甫对于遗精之证，抓住两足乏力、头晕目花主要症状，大胆使用桂枝加龙骨牡蛎汤，一二剂即获效。

曹颖甫进一步指出，“此方不惟治遗精，并能治盗汗。十余年中，治愈甚众，但以数见不鲜，未录方案”。《经方实验录》仅录桂枝加龙骨牡蛎汤治疗盗汗证一案，“季左，十月十二日。夜寐喜盗汗，脉阳浮阴弱，宜桂枝加龙骨牡蛎汤。川桂枝四钱，生白芍三钱，生草一钱，龙骨四钱，左牡蛎一两，生姜八片，红枣十二枚”。

桂枝龙骨牡蛎汤之所以能治疗盗汗，曹颖甫认为：“凡人醒时则阳气外达，寐则阳气内守，卫所以夜行于阴也。卫气内守，则营气当夜行于阳之时不能外泄，故寐者无汗，惟卫气不守，营气从之，乃为盗汗。盗汗者，卫不与营和也。按：伤寒之例，卫不与营和，先时以桂枝汤发汗则愈。更加龙骨以镇浮阳，牡蛎以抑上逆之水气，则盗汗当止”。

曹颖甫临证中，能将桂枝龙骨牡蛎汤灵活运用于遗精、盗汗之证，与其熟谙《伤寒论》《金匮要略》经旨是密不可分的。

（二）借鉴他说，桂枝龙牡治遗尿

《经方实验录》除记载曹颖甫师徒使用桂枝加龙骨牡蛎汤治疗遗精、盗汗外，还记载了其他医者使用桂枝加龙骨牡蛎汤的治验。如姜佐景在其二按语中记载，陆自量先生用桂枝加龙骨牡蛎汤治疗 4 岁女童遗尿症，竟二剂遗尿愈，姜氏受此启发，使用桂枝加龙骨牡蛎汤“治疗高年妇人遗尿，其结果大致甚佳”。

案例

周左，早年精气不固，两足乏力，头晕目花，证属虚劳，宜桂枝加龙骨牡蛎汤。川桂枝三钱，生白芍三钱，生甘草二钱，龙骨一两，先煎，左牡蛎三两，先煎，大黑枣十二枚，生姜八片。

（《经方实验录·第五三案·桂枝加龙骨牡蛎汤证其一》）

七、芍药甘草汤治验

（一）抓主症，精巧小方疗顽疾

曹颖甫认为，芍药甘草汤治“伤寒脉浮，自汗出，小便数，心烦，微恶寒，脚挛急”者，此属误用桂枝汤后，使里阴更虚，血不濡于经脉之脚挛急的救逆方治，一以达营分，一以和脾阳，使脾阳动而营气通，血分调达而脚伸矣。曹颖甫抓住《伤寒论》原文29条所述“脚挛急”为辨证要点，使用芍药甘草汤治愈多例足痛拘挛之顽证。

如《经方实验录》所载：“辛未之秋予家筱云四弟妇来诊，无他病，惟两足酸疼，拘急三年矣。其子荫衢问可治与否，予告以效否不可必，药甚平稳，不妨姑试之，乃为用赤白芍各一两，生草八钱。至第三日，荫衢来告曰，服经两剂，今已行步如常矣。”

在宗张仲景芍药甘草汤配伍组成的基础上，曹颖甫将赤芍与白芍同用，颇有新意。曹颖甫认为，足胫拘急，“为血随阳郁，不能下濡筋脉，故用疏营分瘀滞之芍药，合甘缓之甘草，使血得下行而濡筋脉，而两脚乃伸”（《伤寒发微·太阳篇》）。又云：“白芍味甘微苦，赤芍则甚苦，可见《本经》苦平之解甚为的当。予谓苦者善泄，能通血络之瘀，桂枝汤为解肌药，肌腠为孙络所聚，风袭肌理则血液凝闭而不宣，故必用芍药以通之。”单用白芍，养阴有余而活血不足；单用赤芍则祛瘀有余而养阴不足。二者同用，养阴而祛瘀，使阴血得复、瘀滞得除，血能养筋而拘急得解。此种抓主症之辨证方法的熟练使用，是曹颖甫熟读经典，深悟经典，反复实践的结果。

（二）发新义，芍药甘草祛血瘀

曹颖甫不仅使用芍药甘草汤治疗两足拘挛之证，而且用于足肿痛、足行走不良等病证。关于芍药功能的认识，《神农本草经》谓芍药治血痹；姜佐景认为，动脉之血少阻塞，静脉之血多迟滞，迟滞甚者，名曰血痹，亦曰恶血；曹颖甫学生之一吴凝轩认为，芍药能活静脉之血，故凡青筋暴露，皮肉挛急者，用之无不效。对于吴氏的这一认识，曹颖甫颇为认同，言“今吴生凝轩乃有芍药活静脉之血一解，足证予言之不谬。读《伤寒论》者可以释然无疑矣”（《经方实验录·第六三案·芍药甘草汤证其二》曹颖甫按语）。

《经方实验录·第六二案·芍药甘草汤证其一》云：“足遇多行走时则肿痛，而色紫，始则右足，继乃痛及左足……眠睡至凌晨而肿痛止，至夜则痛如故。按历节病足亦肿，但肿常不退，今有时退者，非历节也。惟痛甚时筋挛，先用芍药甘草汤以舒筋。”案中所述足肿痛，行走多时发生，休息后缓解，颇似静脉功能差、血液回流不好所致。曹颖甫将其与历节病鉴别，言历节病之足肿不因休息而缓解。因“痛甚时筋挛”，血行瘀滞，筋脉失养，其果断给予芍药甘草汤，两剂而愈。

其二案，言“右足行步不良，此有瘀滞也，宜芍药甘草汤以疏之”。此因血行瘀滞，筋脉失养所致，故虽无足挛急，也可用芍药甘草汤治之。正如姜佐景所注解，曰：“芍药能令足部之静脉血上行，使青筋隐退，步履如旧者，此芍药甘草汤中芍药之功也”。

由于曹颖甫与姜佐景师徒对芍药的认识发挥，“抑芍药甘草汤不仅能治脚挛急，凡因跌打损伤，或睡眠姿势不正，因而腰背有筋牵强者，本汤治之同效”（《经方实验录·第六三案·芍药甘草汤证其二》姜佐景按语)。

案例

老妈，二月七日，右足行步不良，此有瘀滞也，宜芍药甘草汤以疏之。京赤芍八钱，生甘草四钱。

(《经方实验录·第六三案·芍药甘草汤证其二》)

八、肺痈治疗经验

(一)痈脓结聚，治宜前后四步走

《经方实验录》记载了两例曹颖甫治疗肺痈详细经过的医案。关于肺痈成因的认识，曹颖甫宗张仲景“热郁血腐”之说，同时又有所发挥。曹颖甫认为，肺痈虽病位处于肺，但“病原实出阳明……盖肠胃燥实，郁热上熏于肺，则肺燥而胶痰生，一日燥气不除，则一日之胶痰不去。久久热伤肺脏，因变痈脓”“至如中消之证，尤当破其壅结，而清其胃热，重者承气，轻者人参白虎，皆当用之。否则，肺液一伤，甚则为痈，轻则为痿”。其认为肠胃燥热上薰于肺，也可发生肺痈。故提出：“凡治此证，痈脓结聚肺部，当开泄肺气，清其郁热，为第一步。及肺脏气疏，咯痰不畅，则以决去痈脓为第二步。及腥臭之痰出尽，而胶痰之未成脓者，尚吐之不已，则以破除痰结为第三步。及胶痰渐少，肺之破碎处当用补救，则以扶养肺阴为第四步。”

由于肺痈早期，无特征性症状和指征，且为时短暂，易被医患双方疏忽漏治，诊时多已是肺热痰壅证了。姜佐景按曰：“‘《千金》苇茎汤治咳内微热，烦满，胸中甲错，是为肺痈。’按：烦满，读如烦懑。烦懑者，肺中微热之初生，似尚未灼烁肺津为腥臭之浊唾也。故苇茎汤所主之候，还在桔梗汤之前。”在肺痈初起，肺热痰壅，尚未化脓成痈，宜苇茎汤清热泻肺，此即曹颖甫治疗肺痈的第一步。肺痈进一步发展，热郁于肺，血热内炽，热郁血腐成痈，咳唾腥臭黄稠痰，甚至吐脓血，胸痛著，宜“桔梗汤方治，桔梗开泄肺气，兼具滑泽之碱性，以去滋垢，倍甘草以消毒，使脓易吐出，而痈自愈矣。排脓汤只用桔梗，亦即此意。剧者赤小豆当归散亦可用之。热重者《千金》苇茎汤亦可用之”(《金匮发微·肺痿肺痈咳嗽上气病脉证第七》)。除使用上述方剂外，又加服犀黄丸，言“惟犀黄丸一方，最为消毒上品，初起时服之，无不愈者”(《金匮发微·肺痿肺痈咳嗽上气病脉证第七》)。此即曹颖甫治疗肺痈的第二步。当浊腐脓血排尽，胶痰凝滞阻肺，肺气不利，“则当破顽痰”，常用葶苈大枣泻肺汤开壅逐痰以理肺；如药力不济则再进峻剂皂荚丸(牙皂末、黑枣)迫痰邪下趋直泻，辅弼以成药犀黄醒消丸(《外科全生集》)斩除病根。同时，曹颖甫认为，肺与大肠相表里，“与夫大便之燥结，则本证(肺痈)均有之”“燥气在下，则肺脏必受熏灼，非用釜底抽薪之法，不足以清上炎也”。方用桔梗白散。姜佐景按曰：“更有桔梗白散，合桔梗、贝母、巴豆而成，其力更峻……本散非但可以治重证之肺痈，且可以荡涤一切顽痰壅塞，在膈上者能使之吐，在膈下者能使之泻。”此即曹颖甫治疗肺痈的第三步。当肺痈出险后，胶痰渐少，阴已伤，“则以扶养肺阴为第四步。喜进惟补救之方推《千金》黄芪汤为最”。以合欢皮彼此黏合之性以补肺之绽裂，当属取类比象之用。经曹颖甫比较并实际运用，言合欢皮“较世传白及尤为稳定”。合欢皮确具活血、消痈肿之功效，《景岳全书》载合欢饮(合欢、白蔹)治肺痈久不敛口，可见曹颖甫之用可谓有的放矢。

（二）因证遣方，灵活不拘于法度

治疗肺痈之病，曹颖甫虽然指出治痈分四步走，但临证时并不拘于此四步走，而是根据病情灵活遣方。在《经方实验录》所载陈左案中，根据患者咳嗽、胸痛、咯吐浊痰腥臭，给予桔梗汤，继之葶苈大枣泻肺汤。待患者“缺盆痛止。痰黄厚，时见腥臭，及如米粥者，此湿邪去，而燥气胜也”，给予苇茎汤。一改“苇茎汤最先而轻，桔梗汤为中，葶苈大枣泻肺汤最后为重”，即所谓一、二、三步依次而走的顺序。故而，姜佐景质疑说：“吾师本案先用桔梗，次用葶苈大枣，末用苇茎，其义殆亦犹是。未知吾师之意云何？”

在如下所述吴冠明案中，曹颖甫初诊，据其“肺痈已经匝月，咳嗽，咯痰腥臭，夜中热度甚高，内已成脓”，给予桔梗汤合苇茎汤，并加犀黄醒消丸。次诊：苇茎汤合葶苈大枣泻肺汤。三诊：桔梗汤、葶苈大枣泻肺汤、苇茎汤三方合用，并加犀黄醒消丸。四诊：“肺痈无腥臭之痰，病已出险，但时吐浊痰，胶黏黄厚”，又“从《千金》皂角丸法，改汤以治之”。最后，“肺痈已经出险，而阴气大伤”，用《千金》黄芪汤收功。可见，曹颖甫在临床治疗肺痈时，虽有法度，但又不拘泥于常法，根据病情或方药先后进退，或几方合用。

案例

吴冠明小姐，住上海法租界华成路六号。初诊，肺痈已经匝月，咳嗽，咯痰腥臭，夜间热度甚高，内已成脓，当以排泄为主。宜桔梗合《千金》苇茎二汤主治。苦桔梗五钱，生甘草三钱，生苡仁一两，冬瓜子一两，桃仁六钱，炙乳没各二钱，鲜芦根半斤，打汁冲服，渣入煎，犀黄醒消丸每服三钱，开水送下。二诊：夏历七月初三日。原方去桔梗，加葶苈子三钱，炒研，用黑枣去核包麻扎入煎。三诊：夏历七月初五日。累服桔梗、泻肺二汤合《千金》苇茎，病势略轻，仍宜前法加减。生甘草五钱，生白芍五钱，生苡仁一两，冬瓜子一两，桃仁六钱，桔梗五钱，香白芷一钱，炙乳没各二钱，轻马勃五分，败酱草三钱，葶苈子三钱，炒研，用枣包扎，犀黄醒消丸每服二钱。四诊：夏历七月廿日。肺痈无腥臭之痰，病已出险，但时吐浊痰，胶黏黄厚，当从《千金》皂荚丸法，改汤以治之。盖浊痰不除，咳必不能止也。牙皂末五分，用黑枣去核包煎。五诊，夏历八月十四日。肺痈已经出险，而阴气大伤，宜《千金》黄芪汤。合欢皮如手掌大一块，用水三碗煎至一碗半作两次服。

（《经方实验录·第八一案·肺痈其二》）

九、肠痈治疗经验

（一）通腑逐瘀，为治疗肠痈之正法

《金匮要略》以大黄牡丹汤治疗肠痈，自汉以降医者多共识大黄牡丹汤为治肠痈的专方而得到广泛运用，曹颖甫亦不例外。曹颖甫认为，肠痈一证为血凝气滞，大肠壅阻，治当考虑“六腑泻而不藏”“通则不痛”的特点，用通腑祛瘀法，方选大黄牡丹汤。从《经方实验录》所载肠痈三案中，曹颖甫均以大黄牡丹汤方加减而取效，把大黄牡丹汤作为治疗肠痈的主方专方，甚至一治到底，其认为“肠痈一证舍大黄牡丹汤以外，别无良法”。即使在屡经攻下的史案，曹颖甫仍强调

"肠痈屡经攻下，病根未拔""以证情论，仍宜攻下，仍用原法加减"，予大黄牡丹汤合赤小豆当归散：生川军、丹皮、冬瓜仁、桃仁、芒硝、当归、赤小豆。

（二）辨别寒热，大黄牡丹汤治急证

曹颖甫虽言"肠痈一证舍大黄牡丹汤以外，别无良法"，但临床并非对于肠痈一概给予大黄牡丹汤方。曹颖甫认为，临床所见肠痈"分为二种，一种为热性者，为大黄牡丹汤所主。一种为寒性者，为薏苡附子败酱散所主。热性者多急性，寒性者多慢性。热性者痛如淋，寒性者痛缓。热性者时时发热，寒性者身无热"（姜佐景按语）。从《经方实验录》所载病案来看，曹颖甫应用大黄牡丹汤并非妄投。如史惠甫案"以证情论"，陆左案"脉大而实"，周小姐案"大便不甚畅行，自以他药下之，痛而不行"等，都有邪实存在。至于复诊继用大黄牡丹汤，是因泻出河泥状排泄物及脓水后，腹痛并未完全消除，邪气虽减但仍未尽。曹颖甫在应用大黄牡丹汤时，主药大黄、牡丹皮，权衡证情，重用功著，均可用至一两。其中，大黄生用，多能起到立竿见影的攻逐效应。

案例

陆左，初诊，痛在脐右斜下一寸，西医所谓盲肠炎也，脉大而实，当下之，用仲景法。生军五钱，芒硝三钱，桃仁五钱，冬瓜仁一两，丹皮一两。二诊，痛已略缓，右足拘急，不得屈伸，伸则牵腹中痛，宜芍药甘草汤。赤白芍各五钱，生甘草三钱，炙乳没各三钱。三诊，右足已伸，腹中剧痛如故，仍宜大黄牡丹汤以下之。生川军一两，芒硝七钱，冲，桃仁五钱，冬瓜仁一两，丹皮一两。拙曹注：愈。

（《经方实验录·第七八案·肠痈其二》）

【后世影响】

一、历代评价

近现代中医界对曹颖甫评价甚高。如王慎轩在《曹颖甫先生医案》中说："曹师医方，精锐猛烈，强弓硬弩，射必中的。"

秦伯未曾说："曹师是经方派的典型，处方用药都依照《伤寒论》《金匮要略》的规律。"

张锡纯《医学衷中参西录》认为，曹颖甫是中西汇通时期，以中医理论为主参以西医理论解释《伤寒论》的医家。

陆渊雷称赞曹颖甫说："以经解经，精湛允当，以为自来注大论者，未能或先。"认为曹师发微阐奥，切合临床，以实用为主，堪属可贵。

任应秋教授则评价曹颖甫是"近代一个纯粹的经方家"。

二、学派传承

曹颖甫以研究和运用经方而著称于世，其处方用药大都遵循张仲景所论。其提出"方证"及"经方实验"的学术主张，"以方类证"研究《伤寒论》《金匮要略》，并在临床实践中验证经方的效用及应用范围，是不折不扣的经方大家。曹颖甫之所以成为经方大家，除了受到家传外，多系自学而成，堪称一位自学成才的中医经方大家。曹颖甫曾私淑或遥承《内经》《难经》《伤寒杂病论》，以及张隐庵、陈修园、王叔和、黄元御、高士宗、包识生、柯韵伯、尤在泾、喻嘉言、黄九峰、蒋宝素、徐忠可、陆九芝等伤寒学家；扁鹊、华佗、葛洪、钱乙、李时珍、张洁古、陈藏器、张子和、朱丹溪等历代名家；叶天士、吴又可、吴鞠通、王孟英等温病学家；张锡纯、恽铁樵、祝味菊、丁甘仁等近代名医。其他医家，还有张子培、徐鹿萍、孙梓材、柳子厚、沈目南等名医，共35位中医医家。

1916年，曹颖甫受丁甘仁之邀在上海中医专门学校担任教务主任之职，并讲授《伤寒论》和《金匮要略》课程，培养学生掌握张仲景学术并运用经方。其及门弟子有章次公、姜佐景、吴凝轩、史惠甫、杨志一等；教过的学生有秦伯未、严苍山、许半龙、程门雪、张赞臣、丁济华、王慎轩等。他们后来大都成为中医名家，其中许多人后来均以擅用经方而出名，人们对他们有“善用经方的曹派”之称。

“曹派”可大致分为两类，第一类包括其门人弟子，主要有章次公、姜佐景、吴凝轩、史惠甫、杨志一等；第二类包括他教过的上海中医专门学校的学生，如秦伯未、严苍山、许半龙、程门雪、张赞臣、丁济华、王慎轩等。其中较为著名的是姜佐景、王慎轩、章次公。

三、后世发挥

曹颖甫一生以张仲景学术为宗，其运用张仲景经方的临床经验，由其门人姜佐景编辑为《经方实验录》；其临床诊治各科疾病的病案，由其学生王慎轩编辑为《曹颖甫先生医案》；其对张仲景学术的理解和体悟，则在章次公的学术生涯中得以继承和发扬。

章次公（1903—1959），名成之，号之庵，江苏镇江人。民国八年（1919）就读于上海中医专门学校，师事孟河名医丁甘仁，毕业后又师事经方大家曹颖甫。曹师毕生钻研仲景之学，著有《伤寒发微》《金匮发微》《经方实验录》等行世。临证常用经方，大刀阔斧，胆大心细，与丁师纤巧缜密的风格迥异，这些对章次公影响很大。章次公受二位名师的熏陶，而不为两家所囿，在学术上确实有青蓝之胜。

如曹颖甫对《伤寒论》的注解，体现了注重临床验证、不饰己非、实事求是的治学精神。章次公继承这一学术精神，在治学上崇尚实际，反对不着边际的空谈。不盲从，不迷信，实事求是，追求真理。他曾说：“吾人生当科学昌明之世，但问其学说之是非，不问其人在历史上的地位为何。苟仲景学说有背科学，则其罪当与庸医同科；若铃医有一方之效足述，则亦位与仲景同等，当以科学之尺度衡量之，然后始有持平之论。”可见其继承并发扬了曹颖甫实事求是的治学精神，胸中毫无成见，纯以事实为根据。对中医学能去伪存真，去粗取精，加以继承并进一步发扬光大。

曹颖甫在学术上，曾主张衷中参西，时常以现代医学名称解释中医的某些概念，还结合现代药学知识解释中医方药。章次公则主张“发皇古义，融会新知”，不但撰写了一篇“中西医学名词对照”的论文，还提出中医治病以四诊八纲、辨证论治为主，从整体着眼，这是中医的特长，如能运用现代科学的诊断方法，加强对疾病的认识，那就更加完善，也只有这样，才能更好地发扬中医学的长处，从而提高疗效。在《章次公医案》中，他还常将中西医药学理论在医案中合并讨论，对中西医药理论进行印证与沟通，提出许多自己的看法。如谓“大叶性肺炎，痰有铁锈色，系肺循环郁血故也”“麻黄所以为此症之主药，即因其能亢进血压，消失郁血之故也”“心包者，实指中枢神经也”“宣肺药多是祛痰剂，肃肺药多是镇咳剂”“考月经不正常，恒能引起胃证候，古人用平胃散通经，即是此理”“月经之生理虽在卵巢，亦受神经之支配，古人调经多用疏肝，意在调节神经”等。

综上所述，曹颖甫学术思想的形成，与其所处的晚清和民国时代背景，孟河一带崇尚中医、尊重医生的社会文化环境，及其自少年时代起对中医耳濡目染等因素密切相关。曹颖甫之学术，与家学渊源、秉承经典、私淑遥承等有关，即主要系自学而成，从而奠定了曹颖甫独特的学术思想和临床风格。曹颖甫的主要学术思想和特色表现在：不拘前贤，机圆法活；速愈顽疾，善用峻剂；临床验证，不饰己非；衷中参西，相得益彰；小方愈疾，惟重辨证；独尊仲景，兼纳时方；析难解疑，擅用比喻；注梳订正，阐发新知。曹颖甫忠贞爱国、侠肝义胆、独重经方，育才兴教，为中国近代维护中医药生存、促进张仲景学术发展，做出了卓越的贡献，其声名远播华夏大地，永垂千古！

同仁堂中医医院　肖延龄
北京中医药大学　马淑然

【参考文献】

[1] 曹颖甫. 经方实验录 [M]. 上海：上海科学技术出版社，1979.

[2] 曹颖甫. 曹氏伤寒金匮发微合刊 [M]. 上海：上海科学技术出版社，1990.

[3] 李培生. 伤寒论讲义 [M]. 上海：上海科学技术出版社，1985.

[4] 任应秋. 中医各家学说 [M]. 上海：上海科学技术出版社，1986.

[5] 柯韵柏. 伤寒来苏集 [M]. 上海：上海科学技术出版社，1959.

[6] 张公奇. 曹颖甫《伤寒金匮发微》学术思想探讨 [J]. 陕西中医学院学报，2008，31 (3)：9 -10.

[7] 袁伟义，袁方. 曹颖甫学术特色 [J]. 陕西中医函授，2001 (3)：9.

[8] 张丽君，李君，丁侃. 曹颖甫生平简介及年表 [J]. 中国医药导报，2011，8 (1)：3 -5.

[9] 王水金，莫鹏利. 曹颖甫学术思想研究 [J]. 河南中医，2011，31 (9)：981 -982.

[10] 黄东生，张公奇. 曹颖甫治而不验医案三则浅析 [J]. 陕西中医学院学报，2011，34 (2)：19 -20.

[11] 唐凯. 曹颖甫治伤寒学思想初探 [J]. 江苏中医杂志，1987 (10)：32 -34.

[12] 陈怀科，胡永东，周铭心. 曹颖甫运用经方贴近程度分析 [J]. 新疆中医药，2010，28 (2)：13 -15.

[13] 高宇，张公奇. 曹颖甫运用经方峻猛剂的临证经验 [J]. 现代中医药，2008，28 (6)：1 -2.

[14] 黄煌. 推广应用经方振兴中医学术——近代经方家曹颖甫学术思想述评 [J]. 山西中医，1998，14 (3)：48 -50.

[15] 姜建国. 运用经方贵在变通——读《经方实验录》后 [J]. 辽宁中医杂志，1980 (10)：38 -40.

[16] 马家驹，谷晓红. 从曹颖甫一则麻黄汤医案看辛凉解表法 [J]. 山东中医杂志，2013，32 (12)：927 -928.

[17] 黄志华，王明惠，赵东升. 从《经方实验录》看曹颖甫的治学思想 [J]. 中医杂志，1996，37 (5)：267 -268.

[18] 张仁岗. 从《经方实验录》看曹颖甫对仲景学说之发扬 [J]. 中国中医药现代远程教育，2013，11 (165)：2 -3.

[19] 黄煌. 经方家的魅力 [J]. 南京中医药大学学报，2000，1 (2)：64 -65，102.

[20] 包来发. 经方名家曹颖甫 [J]. 上海中医药杂志，1989 (1)：19 -20.

[21] 顾国龙，胡磊，徐春霞，等. 经方名医曹颖甫生平与学术思想解读 [J]. 中医药临床杂志，2012，24 (1)：2 -4.

[22] 花海兵，龚伟，袁士良．江阴近代中医流派述略［J］．江苏中医药，2011，43（8）：72－74.
[23] 龚继明．曹颖甫治痢经验析要［J］．四川中医，1995（3）：12－13.
[24] 张蕾．《经方实验录》桂枝汤证医案评析［J］．河南中医，2007，27（2）：5.
[25] 庄逸群．射干麻黄汤为主治疗慢性支气管炎［J］．湖北中医杂志，2001（3）：27－29.
[26] 戎绍奎．麻黄治儿科实喘之浅见［J］．浙江中医学院学报，1995（2）：6－8.
[27] 梁光义，贺祝英，武孔云，等．麻杏石甘汤麻黄碱含量影响因素的研究［J］．中国中药杂志，2007，32（24）：2600－2603.
[28] 梁慧凤，黄瑛．江阴籍旅沪医家对近代上海中医教育的贡献［J］．中医药文化，2011（6）：33－35.
[29] 侯养彪，孟翔，张再良．关于曹颖甫葛根汤证医案的思考［J］．吉林中医药，2011，31（5）：485－488.
[30] 何永明．经方家曹颖甫研究现状述评［J］．中医文献杂志，2001，1（3）：33－34.
[31] 李楠，高飞．曹颖甫治学方法与学术思想探讨［J］．中国中医基础医学杂志，2013，19（1）：26，33.
[32] 陈永前．一代名医曹颖甫［J］．江苏中医药杂志，1986（9）：47.
[33] 杨世权．经方派医家曹颖甫学术思想探讨［J］．成都中医学院学报，1984（3）：29－32.
[34] 张传生，张国骏．从葛根芩连汤案浅析曹颖甫治病思路［J］．现代中医药，2014，34（2）：57－58.
[35] 胡向阳，张荣华．《经方实验录》白虎汤证医案辨析［J］．陕西中医，2008，29（6）：701－702.
[36] 秦迎曙．从《经方实验录》论经方的活用方法［J］．陕西中医，2005，26（1）：89－90.
[37] 龚继明．从《经方实验录》探曹氏的学术思想［J］．四川中医，1993（3）：9－11.
[38] 邓秀文．经方家曹颖甫方药剂量规律研究［D］．北京：北京中医药大学，2010.
[39] 董昱佑．经方大家曹颖甫生平及学术思想浅谈［D］．北京：中国中医科学院，2007.
[40] 焦墩富．民国时期中医药学术演变及相关因素研究［D］．西安：陕西中医学院，2014.
[41] 罗明宇．近代经方家曹颖甫学术思想研究［D］．北京：北京中医药大学，2006.

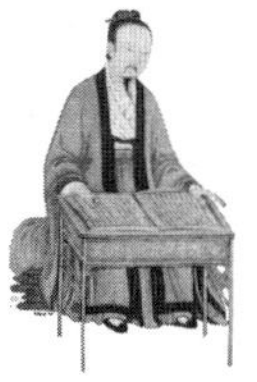

张山雷

内容提要

张山雷，名寿颐（原名寿祥），字颐征，生于清同治十二年（1837），卒于民国二十三年（1934），江苏嘉定（今属上海市）人，近代中医名家，著有《中风斠诠》《难经汇注笺正》《脉学正义》《读素问识小录》《古今医案平议》等。张山雷博古通今，融汇中西；师古不拘，精研典籍；深研脉诊，察识脉源；选方有道，用药严谨；精于辨证，推陈出新。他不因循守旧，不墨守成规，在医学理论和临床实践中具有自己独特的观点，尤其是对中风病与疡科病的辨证与治疗，更是独树一帜。张山雷从医30余年，其学术思想、实践经验和治学理念影响极其深远，被后人所敬仰。他为振兴中医倾其毕生之力，为近代中医学术的发扬光大及近代中医教育事业做出了杰出的贡献。

【概述】

一、生平简介

张山雷，名寿颐，生于清同治十二年（1873），卒于民国二十三年（1934），江苏嘉定（今属上海市）人。张山雷为近代中医名家，其致力于教学，亲验于临床，并勤于著述。其著作及教材共25种66册。其中，代表性著作为《读素问识小录》《难经汇注笺正》《古今医案平议》《中风斠诠》等。

张山雷禀赋聪明，自幼好学。5岁启蒙读书；6岁入家塾；至11岁时，四书五经，约略成诵；至19岁时入泮，为秀才。张山雷喜好文学，遍读诸子百家著作，博学多闻。后因其母患风痹之顽症，久治不愈，深感医药治病救人的重要，遂决定弃儒学医。张山雷夜以继日地钻研中医经典、历代医家著作，先后随当地老中医俞德琈、侯春林学习。学有所成后，赴沪上随吴门名医黄醴泉先生学习内科。数年间，学业大进，亲友邻居请其诊病，多应手取效。后又师从嘉定县黄墙屯的名医朱阆仙学习外科。朱阆仙视张山雷为得意门生，以生平经验传授指点，张山雷亲聆教诲，学识益臻精湛。

1914年，鉴于当时西方医学的传入，中医日受排挤。朱阆仙感叹我国习医漫无定轨，乃自出家资筹设中国医药学校于黄墙家塾。此时，张山雷积极协助其师创办中医学校，并担任学校教务主任，拟定教学计划。张山雷认为“中医学数千年来，名贤继起，著作如林，自清初以来，医学中更多通品。然其间有的说理未尽透彻，有含意未申之处，且医之与其他学说不同，辨证有伪，选药必悖，为功为罪，捷于桴鼓”。因此在黄墙家塾执教时，他就着手著书立说，编纂讲义。1916年，朱阆仙病逝，黄墙朱氏私立中国医药学校停办，张山雷又到上海开业行医。他为人谦虚低调，其诊所招帖仅书“张山雷知医”五个字，不写科目。由于医术高明，对患者认真负责，不久就在嘉定名噪一时，看病就医者络绎不绝。与此同时，他在神州医药专科学校执教。1920年，经上海神州医药总会推荐，张山雷受聘前往浙江兰溪中医专门学校担任教务主任，编写教材并亲自执教，先后长达近15年。在此期间，他设置中医教学规划，受业学生约600人，使中医教育初具规模，为现代中医院校教育提供了办学参考模式。

张山雷处于清末民初，思想上受到近代科学文化的影响。他虽精通中医学术，但并不排斥西医，主张在弘扬中医学术基础上“中西合参”。他认为生理、解剖之类必须中西医相互参考，借用西医之理，旨在明白气血、脏腑的正常状态，以探究病源为何。基于此，张山雷在任教时，将英国医生合信氏所编著《解剖生理学》一书，每段加以疏正，编写成《合信氏全体新论疏正》作为课本。他参考西医学生理，认为中医解剖不及西医解剖精细确切，但中医所言脏腑之间的有机联系，又是西医从实体解剖及实验中观察不到的。此外，张山雷还在外科临床上积极探索中西医理的汇通，精擅疡科，悉心研究，写成了《疡科纲要》，阐明中西外科联合用药之法。

张山雷在近代中医医林享有盛誉，与盐山张寿甫（锡纯）、慈溪张生甫（国华）齐名，世称

"三张三达"，在近代中医界产生了广泛的学术影响。

二、著作介绍

张山雷致力于教学，亲验于临床，勤于著述。其著作及教材，共计 25 种 66 册。著有《读素问识小录》1 卷、《难经汇注笺正》3 卷、《古今医案平议》18 卷、《脏腑药式补正》3 卷、《中风斠诠》3 卷、《疡科纲要》2 卷、《沈氏女科辑要笺正》2 卷、《医事蒙求》1 卷、《脉学正义》6 卷、《本草正义·前集》7 卷、《小儿药证直诀笺正》2 卷、《经脉俞穴新考正》1 卷、《医论稿》1 卷、《白喉决疑集》1 卷、《谈一考正集》1 卷、《籀簃医话》1 卷、《药物学纲要》1 卷（韵语读本）、《皇汉医学平议》1 卷、《读俞德琈师医学入门及书后》1 卷、《病理学读本》2 卷、《合信氏全体新论疏正》2 卷、《疡医治案医诠》1 卷、《谈医鸿雪》1 卷、《正统道藏本寇氏本草衍义校勘记》1 卷、《晦明轩政和本草总目》1 卷等。

兹就《读素问识小录》《难经汇注笺正》《古今医案平议》《中风斠诠》四部著作的内容及学术特点简要介绍如下。

（一）《读素问识小录》

张山雷最早的著作为《读素问识小录》。该书成于 1907 年，原为未刊手稿，直到 1983 年才陆续发表。其内容侧重于经典医著的诠释，注重字词训解考释，而对经文义理则无特别发挥。《读素问识小录》体现了张山雷早期的学术特点。

（二）《难经汇注笺正》

《难经汇注笺正》，共 3 卷，是张山雷生前惟一公开刊行的医经研究著作。该书成于 1923 年，其内容探源溯流，从《难经》的书名、作者、沿革以及流派入手，以滑寿《难经本义》及徐大椿《难经经释》为据，参考选用历代各家注文，并结合张山雷本人的见解，对《难经》原文予以校注。此书是张山雷阐发《难经》经义、评议后世注家的力作。

（三）《古今医案平议》

《古今医案平议》，共 18 卷，成书于 20 世纪 20 年代初。该书所辑医案，大多采自《名医类案》《续名医类案》《王孟英医案》等医案专著，内容涉及伤寒温热、内科杂病和外科病案等。张山雷对书中医案逐一加以评议，阐释各案理法方药，对其不足之处，亦中肯地予以批评，堪称医案著述之佼佼者。

（四）《中风斠诠》

《中风斠诠》，共 3 卷，成书于 1917 年。该书是张山雷在《雪雅堂医案·类中秘旨》的基础上，引证古籍并参考部分西医学知识，进一步阐发而成。《中风斠诠》对中风病的病因病机及治疗，进行了深入详尽的阐述。其所述"猝暴昏仆，皆是肝阳上升，气血奔涌"的理论，开阔了当时中医诊治中风病的思路。

【学术思想】

一、学术渊源

张山雷自幼天资聪颖，勤奋读书，其于诸子百家无不涉猎，后因其母肢体不遂而致力于医学。父母相继去世后，张山雷无心乡举，便一心从事医学。其深厚的中国文化修养，加之对中医经典和各家学说的热爱，使其在随当地老中医俞德琈、侯春林及黄醴泉学医时，很快就能掌握学习要领，而且医术大进。30 岁时，拜同邑朱阆仙为师。朱阆仙对他耳提面命，张山雷也虚心请教。面对这样的“老学生”，朱阆仙甚是喜爱，将其视为得意门生，将平生经验一一传授。三载后，张山雷便开始悬壶济世。

张山雷精研医学，他从经典入手习医，对《内经》《难经》《神农本草经》《伤寒杂病论》均悉心研读。他十分强调《难经》的重要性，纠正人们对《难经》的偏见。他主张对《伤寒论》中存在争议的条文和方药，也要有勇气提出异见。至于《金匮要略》，他认为应该以其中的经方为主轴，从而理解经文。张山雷认为，对于经典的学习，不仅要认真理解原文，还要结合临床；只有理论与实践相结合，才能更深刻地理解原文。

张山雷由源及流地博览历代医家之说，无论是金元四大家，还是清代陆九芝、王孟英等医家的著作，均细细研究并提出自己的见解。他取其精辟论述，客观地评述并引用于自己的论著中。他指出：“张子和《儒门事亲》专以汗、吐、下三法治百病，非浅学所敢尝试，惟识见既真，则奏效奇速；刘河间治医，多主寒凉，盖亦当时气运使然，未必偏见至此。昔人尝谓守真以霜雪为雨露，利于松柏而害于蒲柳。然用之得当，自不可废，盖亦一家之学也。东垣出张洁古门下，以培补脾胃为一生宗旨，且昌言寒凉峻利之害，盖承河间子和之后，流弊已多，乃以温补为之挽救。且值金末大兵大疫之际，故创用升柴诸方，以为升清降浊之枢机，是因时代环境而成其一家之学。乃宗之者辄以升柴统治肝肾之虚，则贻害亦烈；丹溪受业于罗知悌之门，原出河间一派，爰以补阴为主，习用知柏。且谓局方温补香燥而专著一书以为攻讦，则矫枉者亦不无过正之嫌。至其创一‘郁’字以论病，则开医家未有之法门。”（《编辑讲义引用书目提要》，黄墙朱氏中医学校，1914 年铅印本）

此外，张山雷认为，清 200 余年间，名家辈出，学术皆有超越前人之处。如喻嘉言、徐洄溪等擅长撰述，解理之详；柯韵伯、张石顽、尤在泾等学而有验，文亦精详；陆九芝、王孟英、莫枚士等辞旨清晰，领悟精多。他熟读上述医家著述，心仪陆九芝、王孟英的医案。另有张伯龙、黄醴泉的医案，他也为之心折。张山雷推崇黄醴泉治案用法活泼，用药纯粹；张伯龙论证理法清晰，用药朴茂沉着。

张山雷倾一生之力振兴中医，通过跟师学医、博览经典及各家著作，在医学理论和临床实践中提出独特见解，为近代中医学术发展做出了重要贡献。

二、学术特色

（一）博古通今，融汇中西

张山雷虽精通中医学，但并不排斥西医。他在弘扬中医学术的基础上，强调“中西合参”。其在任教时，将英国医生合信氏所编著《解剖生理学》一书，每段加以疏正，编写成《合信氏全体新论疏正》作为课本，并提出：“生理解剖必须中西合参，借征西化，欲阐病源，须明生理，骨骸之枢机，气血之循行，脏腑之体用。吾邦医籍，但不详其理……融洽中西，务求翔实。”（《合信氏全体新论疏正》）他认为中医解剖不及西医解剖精细确切，但中医所言脏腑之间的有机联系，又是西医从实体解剖及实验中观察不到的。此外，张山雷还从外科临床上积极探索中西医理的汇通。中医外科历来被世人摒弃，而他不为俗见所困，精擅疡科，悉心研究，力求振兴疡科，写成了《疡科纲要》，研究中西外科联合用药之道，还吸收西药西法直接用于疡科临床。

（二）精研典籍，师古不拘

1. 对《内经》的考证研究

张山雷认为《灵枢》《素问》《难经》是中医之鼻祖，虽都采集于后人，但均是历代名贤钻研无尽、递相研索而出。关于《内经》的考证与研究，张山雷在《难经汇注笺正》中提出“削肤存液，卖椟留珠”的原则，主张选择其中比较重要的篇章，编为教材并加以注释。《内经》注家中，张山雷认为以王冰和马元台较好，特别是对于初学者来说，宜以此二家为主。至于类析经文以便检阅之用，则应以《类经》最为详尽，其次是《医经原旨》和《素问节要》。

然而，张山雷精于训诂，又认为《内经》年代久远，内容真伪不一，文字正讹难辨，学习存在一定的困难，故将《素问》中部分词句或章节，按照原书次序逐篇提出，加以考证，或引证古人注解而评其得失，著成《读素问识小录》，其内容仅涉及《素问》全书半数左右。虽属残编断简，但在学术上仍具有参考价值。此外，张山雷根据《说文解字》等字书及经史传记，或结合病情药理，详加考证，从而纠正了习俗相沿的错误，使古文奥义得以复显于后世。如对《内经》中“开鬼门，洁净府”二句，张山雷指出：“疑‘鬼’字即此‘魄’字之伪，是开泄糟粕之意。盖传写者误脱其半，遂致不可索解。其实‘开鬼门、洁净府’只是一义，前人注解，无一不误”。（《读素问识小录·汤液醪醴论篇第十四》）

2. 对《难经》的考证研究

《难经》是与《内经》相媲美的古代医经之一，内容上具有独特的风格。后世医家往往推崇《灵枢》《素问》，而把《难经》仅仅看作是对《内经》的补充。张山雷则不同意这种看法，而是对《难经》给予了至高的评价。他指出：“吾国医经，《灵》《素》以外，断推《八十一难》……孙吴时吕广已有注解，行世最早，远在今本《灵》《素》之先，是真医书中之最古者。其理论与《灵》《素》时有出入。盖当先秦之世，学说昌明，必各有所受之。如诊脉之独取寸口，及倡昌言心主三焦之有名无形，皆其独到之处。本非借《灵》《素》以注疏体例，依草附木人云亦云者可比。”（《难经汇注笺正·卷首·序》）

此外，张山雷列举了约20家其所见为《难经》作注解的书目，汇集古注，编著《难经汇注笺正》，内容选择谨严，持论公允，纠正前人的偏见，作后学之南针。如《难经·四十四难》中的“魄门”，众多认为肺与大肠相表里，经言“肺藏魄”，因此，大肠下口名为“魄门”。而张山雷则谓：“假使以肺与大肠相表里之故，而以大肠下口名为‘魄门’，则心与小肠亦为表里，经言心藏神，何以小肠下口不名为神门？比例最近，其非魂魄之‘魄’甚明。”（《难经汇注笺正·卷中·四十四难》）对此，张山雷根据《庄子·天道》篇中以“糟粕”作“糟魄”及其他有关“魄”字的解释，证明“魄”即“粕”字，是古字假借通例，从而说明以肛门为“魄门”，即从食物糟粕由此而出取义。

3. 对《神农本草经》的考证研究

《神农本草经》是最早一部药物学专著。张山雷认为，《神农本草经》言简意赅，内涵丰富，必须精心研读，才能得其真理。

对《神农本草经》的注释，张山雷独推崇徐灵胎的《神农本草经百种录》。张山雷说：“洄溪《百种录》，提纲挈领，力据题巅，不沾沾于字句，而融洽分明，曲中肯綮，识见之超，诚非小家所能望其项背，而又义精词显，有利初学，最是杰作。惜其止此百种为憾。”又曰：“本草一类古书复杂，不易记忆……洄溪《百种录》，虽极简略，多中一肯语。”他还特别指出：“读本草者，必以《本经》为主，而《别录》辅之，后人杂说，徒多纷乱，不可不分别以观。”（《本草正义·卷一》）

4. 对《伤寒杂病论》的考证研究

《伤寒论》自明以来注家众多，张山雷对认可的注释内容择优选取并肯定其贡献。他指出，徐洄溪《伤寒类方》芟净荆棒，遂成坦道；尤在泾《伤寒贯珠集》重为注释，别开生面。尤其是尤在泾的著作，仔细分析伤寒诸经种种治法，能使学者豁然贯通，眉目一清。

某些注家对疑难条文和方药也一律强做解释，敷衍过去，张山雷对此则予以批评指正。他指出：“全部《伤寒论》百十二方，可解而对症可用者十之七八，其不甚可解而竟无绝对之症可用者，亦十之二三。向来注家，皆以尊崇仲景之故，认作圣经贤传，以为一字一句，不容妄议。即遇本文之必不可通者，及病理药理之不可思议者，虽自己莫明其妙，亦必随文敷衍，空说儿句。究竟糊里糊涂，徒令后之读者，更加一重障碍。”（《病理学读本》）

张山雷指出：“《金匮》古名玉函，今称要略。顾名思义，岂是完书。陈振孙《书录解题》谓此书由王洙于馆阁蠹简中得之。则断简残偏，更可想见……又非《伤寒论》之重次于王氏可比。”（《籀簃医话》）因此，他提出初学《金匮要略》者应以经方为主，结合经义，互相对勘，以求理解。《金匮要略》的注家，张山雷认为，自徐彬《金匮要略论注》后，继起者亦复不少。其中以《金鉴》集注，最为轩豁。此外，尤在泾《金匮心典》注解较好。

（三）深研脉诊，察识脉源

张山雷对脉学有着非常深刻的研究，并且在临床实践中积累了大量的经验，形成了独到的见解，《脉学正义》就是其脉学研究的结晶。《脉学正义》全书6卷，约40万字，内容宏富，著作引经据典、集采众长、融以新说、解疑正讹，并结合自己的临床阅历和实践经验，对脉学做了深入细致的论述。

1. 对脉诊的认识

张山雷对诊脉非常重视，认为其可以彰气血阴阳之虚实盛衰，断病位之脏腑经络表里，明病性之温凉寒热，判病势之变迁。正所谓脉症相和，如影随形。张山雷指出，脉象相对于疾病来说，应为其先兆。他说："脉乃气血之先兆，气血偶乖，脉必先现，惟脉已变迁，而后有病状以应之，非病症先发动而后有脉象以彰之也。"（《脉学正义・卷一》）因此，在诊脉辨证之时，他提倡首先要辨别脉之迹象。对于初学者，告诫不能离迹象而言神化，以防误入歧途。张山雷要求诊脉应该深谙其理，反应敏捷，才能得之旨意。因一人有一人之形气，脉之禀赋本就各有差异，也会因性情、饮食、动静、时节、年龄的改变而变迁。所以他认为，医者必须先识平脉后才能察觉出病脉，才可以通过脉诊诊断患者是何病变，才可判断其生死吉凶。

张山雷对脉诊也有非常中肯的评价，指出应四诊合参而不以一诊独大。如其在《脉学正义・卷二・问证》中，对《难经・十七难》评述说："病若吐血，复鼽衄者，脉当沉细，而反浮大而牢者，死也。"吐血鼽衄，反复失血，脉当沉细，而脉反浮大，实为势焰犹盛，脉证不符，斯为危候；然当暴病之初，气火上升，脉应浮大有力。若投药得宜，气降火潜，脉即安静，亦不可认为皆为死候。

2. 对寸口脉的认识

独取寸口，以决五脏六腑生死吉凶之候，来源于《难经》，张山雷对此给予了高度的评价。他认为："此最是开宗明义，特树一帜"，谓诊脉独取寸口"为百医家万古不祧之大经大法"（《脉学正义・寸口》）。他还根据个人的阅历经验提出，寸关尺三部乃方寸之间，虽说肺手太阴一经所过，然表里脏腑，内外上下，虚实逆从，前后左右，真假寒热，无不悉见于三指之下。认为肺为主气之脏，故手太阴之寸口为百脉之总汇。张山雷指出，寸口脉的平象应该是寸关部微盛而尺部微弱，但张仲景所谓太阳病，脉阳浮而阴弱者，亦是自然之脉状。他根据西医解剖，指出肺手太阴之脉并非平行于皮下，其中有深有浅；而且在寸口诊脉之处，脉管下的骨骼也高低不同，关在高骨之上，寸在高骨旁，而尺不在骨上，所以指下所得脉形、脉势也势必会随脉管深浅的不同而有差别，这是自然之理。而且，尺主下焦，肝肾之气，深藏甚密，必不会暴露于外，这正合天然之情势。故苟非其人下元相火猖狂，绝无尺脉洪大之势。

3. 对脉与时令的认识

人禀天地之气生，脉象也应随四时阴阳而变迁，随四时气机而沉浮。《素问・玉机真脏论》所言"春脉如弦""夏脉如钩""秋脉如毛""冬脉如石"，都是对四时平脉形态的具体描述。而张山雷的认识则更深一层，他认为脉象当以神气求之，而不应仅仅拘泥于迹象之端，所以凡读古书皆需心神领悟得古人言外之味，必不可拘泥于句下。四时之脉，虽为春弦、夏钩、秋毛、冬石，然必须有和缓之象，这才是胃气有权的应时平脉。若脏气多而胃气少则为病脉，若毫无和缓的胃气，则为但见脏气的真脏脉。"脾脉独何主"（《脉学正义・脉合五脏》），张山雷认为脾为中州，其平和不可得见，衰乃可见；平和之时，则生成精微以养五脏，五脏得养而脉来和缓，是即所谓有胃气之象，故平和者不可得见；而衰者，脉来如雀之啄，如水之下漏，是脾衰之见。所以脾主四时，四时皆以胃气为本。

张山雷还考证《内经》《难经·七难》及《脉经·五卷》，规范了脉象随时令三阴三阳的变化规律。少阳当初春之令，阳气萌动，脉象乍疏乍数，时短时长；阳明当春季夏初，阳气渐舒，其脉浮大；太阳于五六月之交时当旺，阳气盛极，其脉洪大而长；少阴当为盛夏之后，阴气始生，阳气尚盛，脉当紧大而长；阴气渐盛，太阴脉乃紧细；厥阴之脉，阴气最盛，其脉沉短以紧。张山雷指出，一日昼夜也根据阴阳消长而分三阴三阳，其平旦为少阳，黄昏为少阴。而无论是一年还是一日，时令三阴三阳的变化，必有所相对应的脉象的更替，方为和平，“而太过不及，先至后至，皆失其时，无非病脉，若阴阳互易，则危殆可知矣”（《脉学正义·脉象主病生死》）。

4. 对脉源与经脉的认识

张山雷认为，经脉就是周身的血管，“其大者谓之经，小者谓之络，最细者谓之孙络，固皆发源于心房，而分布于肢体百骸者”（《脉学正义·脉合五脏》）。其在《脉学正义》中列举《素问·经脉别论》所言“食气入胃，浊气归心，淫精于脉，脉气流经，经气归于肺，肺朝百脉，输精于皮毛”，认为此为《素问》言经脉之原始。他还将西方医学血液的形成也来源于饮食水谷，以及血液循行之肺循环和体循环，与《素问》相印证，证实了“脉由心出，而即以肺之手太阴经脉”这一说法的科学性，并为寸口诊脉“为诊察脉法之总汇”，奠定了理论基础。

张山雷还进一步提出，肾气为经脉之大源。《素问·玉机真脏论》云：“脏气者，必因于胃气，乃致于手太阴也。”经脉之源，虽由胃家谷气而生，但肾气却为人身之元气，生命之基，十二经之根本。张山雷在《脉学正义》中指出下焦禀真元之气，上达于中焦；中焦水谷精悍之气，转化为荣卫；荣卫之气与真元之气，通行达于上焦；上焦肺之呼吸，朝百脉。虽“由肺出入，且肺无下窍，似与中下两焦不相贯注，但究之全体运用，内外上下，胥由一气之鼓荡，元气窟宅，确在下焦”（《脉学正义·脉合五脏》）；所以胃之生精，肺朝百脉，血液的生成和循行以及三焦的运行，都源于肾气的推动。

经脉同时根源于先天肾气和后天胃气，而先天肾气为生命之根本，经脉也“受气于太极未分之先，发源于怀胎初结之始”（《脉学正义·脉源》），所以脉与肾气的关系最为紧密，故把握肾气是否旺盛是诊脉的关键所在。张山雷引用《诊宗三昧》所论，言寸口脉寸关尺三部，应于指下者，或清或浊，或大或小，或曰禀赋不同，实由性灵所发，非迹象可求。所以张山雷提出，察脉之道，不得仅仅拘泥于迹象之末以查后天水谷之精，而应以神气求先天之肾气。而求以神气，必阅历日深，功夫纯熟，而后大彻大悟，方可指下有神明。

（四）选方有道，用药严谨

张山雷临证选方有道，他以临床疗效为依据，加减化裁，中西合璧，独创新方。《疡科纲要》记载张三雷所配制的外科新方即是中西合参之方：樟丹海膏、三灵丹、象皮膏。三方乃亦中亦西之用法，治疗疮疡疗效显著。三方尽显张山雷撷古采今之精神。张山雷用药严谨，主张轻贱而不贵重，活血而不动血，理气而不破气。他推崇介类药物，对柴胡等药物提出了独自见解，使药物在临床中的运用恰到好处。此外，张山雷对药物的炮制也见解独到，在临床实践中均多用未经炮制的药物，效果亦是显著。

1. 善用轻廉之品

张山雷对于用药的贵贱，认为药不必昂贵，也不必奇特，重要的是适用于患者并且有效即可。在处方用药时，他常用便宜药来替代昂贵药。如张山雷喜欢把珍珠替换成石决明。他认为，珍珠的功效与牡蛎、决明、贝齿相似，也是介类潜阳之品；但珍珠价格昂贵，实在费而不惠。因此，他常用诸如天明精、蒲公英、土茯苓、忍冬藤等价格低廉但疗效却好的药物。以上均彰显了张山雷难能可贵的医道良心。

2. 推崇介类药物

张山雷推崇使用介类药物，认为重镇潜阳之法，介类为第一良方。他指出，池有龟鳖，鱼不飞腾。利用龟鳖自然之性，入于药剂，无不桴应。当浮阳上越，蒙蔽灵明之时，应采用珍珠母、石决明、玳瑁、牡蛎、贝齿、龟板、鳖甲等介类药，以潜摄纳阳。

在张山雷的著作《中风斠诠》中，介类药物被列为潜阳镇逆第一主药。张山雷认为，中风之猝暴晕仆，虽分为闭为脱，分一实一虚，但“皆为浮火之不安于窟宅，斯潜降为急要之良图”。他还将介类药物用于阴虚阳浮的崩漏证，在《沈氏女科辑要笺正・崩漏》中，张山雷便以介类潜阳，收摄横逆龙相之火。他认为崩漏之血妄行，多是雷龙相火疏泄无度导致，惟以介类有情之品，能吸纳肝肾泛滥之虚阳，安其窟宅，不治血而血自止，实为正本清源之法。并指出，介类潜阳止血，与莲须、棕榈子、石榴皮等酸收苦涩大有区别，取效捷而无流弊；介类药物沉重质坚，纳入煎剂，气味俱薄，非重用不能有功，故其常用至两许。

3. 独解柴胡、大黄

张山雷对柴胡独具卓见，对其用法也体会尤深。其认为柴胡的主治，“止有二层，一为邪实，则外寒之在半表半里者，引而出之，使还于表，而寒邪自散；一为正虚，则清气之陷于阴分者，举而升之，使返其宅，而中气自振”（《本草正义・柴胡》）。至肝络不疏一证，在上乃胁肋搘撑，在下乃脐腹胀，“实皆为阳气不宣，木失条达”所致，于药中“加入少许柴胡，以为佐使而向导，奏效甚捷”（《本草正义・柴胡》）。张山雷认为，柴胡春初即生，体质轻薄，禀受生发之性，故以升腾为用，且芳香疏泄，使邪气引而举之，自表而散。因而，柴胡为解表之药，专治感受外邪，邪气已居于半表半里之证。而昧者以仲景“有柴胡证，但见一证便是，不必悉具”为由，一见呕逆、胸胁痞满胀痛诸证，皆动辄乱投，殊不知此呕逆胸胁痞满胀痛之证，为肝胆木邪横逆，应以镇摄之品克制刚木之横，而柴胡升腾疏泄，却愈以助其嚣张，但若能于潜摄抑降中少加柴胡二三分，以疏肝气，藉作向导，或亦有效。

此外，张山雷在“正讹”中，明确指出治虚热不分上下，不辨阴阳，而“浪用柴胡者，真杀人惟恐其不速矣”（《本草正义・柴胡》）。例如，心脾之劳，阳气郁结而为灼热，以柴胡升举而泄散其热，宜也；肝肾之劳，阴精耗烁而为蒸热，以柴胡则拔本而扬其热，不可；中虚之热，为阳入于阴，以柴胡将阳气提出阴分，使之返归本位，宜也；下虚之热，为阴出于阳，亦以柴胡升提，是使之脱离根柢，不可。柴胡之用亦必谨慎，若粗心读书，只知其一不知其二，治病不及反以增病，千里毫厘，误人最捷。

大黄色正黄，其性大寒，气味重浊，沉降纯阴，又迅速善走，故能直达下焦，深入血分而导瘀滞，通利肠胃而逐宿垢，其势无坚不破，有攘除奸凶之功，因而有将军之称。《本经》谓大黄“主下瘀血，血闭，破癥瘕积聚宿食，荡涤肠胃，通利水谷道”，是其主治之大纲，而“推陈出新，调中化食，安和五脏”于大黄功用，尤其推崇备至。西方医家亦谓大黄为补胃妙品。可近世医家竟将大黄列入毒草类，遂致大黄有“救人无功”之俗谚。张山雷指出，“此是李氏《纲目》之误”（《本草正义·大黄》），并将大黄移入湿草类，以存其真。大黄既可生用也可制用，其生用力量迅猛，一过不留，除邪而不伤正，张山雷谓此如“大将军救民水火，而不扰闾阎者”（《本草正义·大黄》），而制用则其力已缓，颇难速效。

大黄气味大寒大苦，最易伤胃气，所以胃弱之人用大黄之后，往往会减少饮食，且食不知味，若非实热蕴结，不可轻用；老年气弱，瘦人阴虚者，即使有大便秘结，欲解而不得解，常多用玄明粉七八分、枳实四五分、槟榔六七分，即可奏效，张山雷谓此“不烦名将亲征，小题大做云尔”（《本草正义·大黄》）。

4. 别论药物炮制

关于药物炮制，首见于刘宋时期。后经过日积月累的发展，形成了一套药物炮制学方法和技术。张山雷对于某些必不可少、用之适当的药物炮制技术持有肯定态度，比如附子炮制去其炎，大黄久制缓其性，甘草炙制厚其味，半夏姜制克其毒等。但他认为，不是每味药必须经过炮制才能够使用，对当时“以药制药，层出不穷”的盲目炮制方法不以为然。

张山雷在《医论选》中写道，“无物不制，而天然之性情，皆以改变，纵使自有法度，亦必大异其固有之功效”，并阐明监制药物以去其偏，以锐减其制胜之能力。他又说：“《本经》《别录》为我古药物学，未尝有监制之术，仲景书中，亦仅见附子有炮，甘草有炙。”如果“每药必须通过炮制，然后可用，则汉魏以前，汤液皆当无效”。张山雷临证中体验到，附片炮制后二钱不如桂枝三五分易于桴应；大黄治在上之病，必要酒浸，实则“矫揉造作，用违其长”。

（五）精于辨证，推陈出新

张山雷临证治病因人因证而异，他师古而不泥，不墨守成规，不因循守旧，精于辨证，敢于突破，推陈出新，提出与众不同的见解，尤其是对中风病与疡证的辨证治疗更是独树一帜。

对于中风，张山雷强调辨证首分内风与外风。他说：“故古之中风，皆是外因，治必温散解表者，所以去外来之邪风也。今之中风，多是内因，治必潜降镇摄者，所以静内动之风阳也。诚能判别此外内二因之来源去委，则于古今中风证治，思过半矣。”（《中风斠诠·卷二》）此外，张山雷指出中风的关键病机是血冲脑经，“内风之动，气升火升，以致血逆上涌，冲激脑经，其脉未有不弦劲、滑大、浮数、浑浊者，甚者且上溢促击，虚大散乱”（《中风斠诠·卷二》）。基于此，张山雷提出中风治疗八大法，即醒脑开闭、回阳固脱、潜镇肝阳、开泄痰涎、顺气降逆、滋养肝阴、滋补肾阴、通经宣络。

对于疡证，张山雷强调辨证首析阴阳，他认为辨别疡证阴阳，应根据人体向背、经络部位、寒热虚实、病位深浅、肿势坚软、痛势缓急而辨。此外，他指出疡证治疗应重视内治，在内治基础上配合外治。他提出消散、清热、温经、补养内治四法，创造围毒、移毒、收涩、止痒、止血、生肌等各类外治之药。张山雷在临证中独具匠心，造诣颇深。

【临证经验】

一、时病诊治

（一）感冒

感冒，又称伤风，是外邪犯于卫表而导致的常见外感病证。由于风邪常常兼夹其他外邪致病，如寒、热、暑、湿、燥等邪气，所以感冒临床表现有所差异。张山雷对解表法之运用，师法徐灵胎、尤在泾，方药取轻灵，用芳香以宣通之。由于东南地方卑湿，湿浊易蕴而生痰。一有感冒，胸痞痰黏，十而八九。因此，张山雷治外感，着眼于开泄化痰，使外邪失其凭依之巢穴。开宣肺气常用牛蒡子、薄荷、瓜蒌皮等，化痰降逆则用杏仁、贝母、旋覆花、枳实、桔梗、马兜铃及二陈汤等，苦降开泄。张山雷不用川贝只用象贝，盖认为川贝淡泊无功，远不如象贝为捷也。

1. 方药选析

组成：荆芥　杏仁　射干　连翘　苦桔梗　牛蒡子　制半夏　元参　白蒺藜　枳壳　栀皮　薄荷

主治：外感风热，内有痰热之证。症见发热，咽喉疼痛，咳嗽咯痰等。

方义：荆芥、连翘、牛蒡子、白蒺藜、薄荷疏散风热；杏仁、苦桔梗、枳壳宣降肺气，调理气机；射干、元参、栀皮清热解毒，祛痰利咽。全方疏散风热，理气祛痰，为治风热感冒之良方。

加减：若胸闷不疏，加瓜蒌、厚朴花、郁金；若痰多，加二陈汤、竹茹、象贝。

2. 医案选析

案例

潘幼，新感痰窒，身热夜甚，鼻燥，唇口红赤，苔有白垢。症情颇匪轻渺，姑以宣展，如能应手，庶几有瘳。白蒺藜一钱五分，青防风四分，杜兜铃六分，广郁金一钱，象贝母一钱五分，制半夏一钱，路路通（去刺）三分，九节菖蒲五分，广皮一钱五分，薄荷三分，胡大海一枚，枳壳四分。

（《张山雷医案·感冒》）

按语：患者“身热夜甚，鼻燥，唇口红赤”，都是邪犯肺胃之征；“苔有白垢”是内有痰浊。此案病情颇为轻渺，且为儿童，用药更须轻灵，以宣外邪、化痰滞、泻肺郁、通气机为主，面面俱到。此病证不能早用黄芩、黄连、栀子等大寒之药，以恐寒凉遏抑。

（二）风温

风温，是因感受风热病邪，以肺卫表热证为初起临床证候的急性外感热病，多见于春冬两季。张山雷治疗风温时，所采用的药方往往根据舌脉症状进行加减化裁，必不会食古不化地拘泥于经方。例如，白虎汤的使用，张山雷会以辨舌为据进行加减。“若舌苔薄不腻，尖边前半鲜红微燥，唇赤齿干，则生地、玄参、沙参、麦冬之类皆可为佐”“若舌苔黄厚垢腻，即非知、膏所能周到，则必加入化痰开泄之品”“若舌苔干焦燥，芒刺殷红，或更光滑津干，则更有犀、羚大剂，沃焦救焚之法”。在温病初期，张山雷不主张滥用温燥提升之品。他认为虽为外感之证，于法投以柴、葛疏散之药，本可以退热。但是温热病，温热之气一经升发，其势已是浮动，接踵再投，则气火飞腾，益张烈焰，所谓药能造病即是如此。他还指出，叶氏“温邪上受，首先犯肺，逆传心包”，此十二字最是破坏仲师条理。“逆传”二字开门迎贼，其祸殆亘将二百年而未已。且非心即肺，非肺即心，而将阳明二字抛之脑后，治病尽以甘寒黏腻之品滋长痰浊，助其热焰，无不愈药愈坏，不可收拾。张山雷振臂疾呼，望后人能明辨知理，不可复为叶派“逆传”二字所眩。

1. 方药选析

组成：瓜蒌皮　瓜蒌子　象贝　郁金　黄连　生石膏　胆星　马兜铃　大力子　肥知母　枳实　黄芩　紫雪丹

主治：阳明热证，兼见痰热上扰。

方义：生石膏、知母、黄连、黄芩清泄阳明之热；瓜蒌皮、瓜蒌子、象贝、郁金、胆星、马兜铃、大力子、枳实，开痰泄浊，清降肺气；紫雪丹清热解毒，镇痉熄风，开窍定惊。全方清热开窍，化痰泄浊，为阳明经证兼痰热上扰的常用治法。

加减：大便不解，腹满胀痛，可加大黄、厚朴、玄明粉。

2. 医案选析

案例

尤左，病起十多日，咳痰不滑。昨日大汗神昏，手舞咬牙，脉中候滑大有力，齿垢舌燥，阳明热盛，将有动风瘛疭之变。瓜蒌皮仁各三钱，生石膏八钱，肥知母三钱，象贝三钱，胆星一钱五分，枳实六分，郁金一钱五分，马兜铃一钱，黄芩一钱五分，黄连八分，大力子一钱五分，紫雪丹四分（吞）。

（《张山雷医案·风温》）

按语：本证见“大汗神昏，手舞咬牙”，脉“滑大有力”，此为痰热互结在里，治宜清热化痰。张山雷用白虎汤合芩连清泄阳明之热，用胆星、象贝、瓜蒌等开泄肺胃之痰；佐以紫雪丹清热定惊，防动风瘛疭之变。

二、内科杂病诊治

（一）中风

张山雷认为，中风是由于气血逆乱，产生风、火、痰、瘀，导致脑脉痹阻或血溢脑脉之外所致。临床以突然昏仆、半身不遂、口舌㖞斜、言语謇涩或不语、偏身麻木为主症，根据脑髓神机受损程度的不同，有中经络、中脏腑之分。

张山雷指出，中风辨证应分内外风。他认为猝暴昏仆之病不是“中风”“类风”“非风”所能概括了的，“以内风二字，揭诸天下，而顾名思义，易得归旨”（《中风斠诠·卷一》）。又云：“内风之动，由于肾水虚，肝木旺……‘肾虚肝旺’四字，必须分作二层：盖肾水之虚，耗于平时，为是病之本；肝木之旺，肆于俄顷，为是病之标；急则治其标，缓则治其本。滋肾之虚，须当滋养，非厚腻不能填根本之真阴；治肝之旺，须当清理，非潜镇不能戢龙雷之相火，两法相衡，已难并行不悖。况且火升气溢，必挟其胸中之固有浊阴泛滥上冒。所以此病之发，未有不痰涎壅塞，气粗息高者。即使外形或无痰塞，而其实气火俱浮，中脘清阳之气，已为浊阴蒙蔽，断不能投以阴柔黏腻，助其窒塞。所以治此症者，皆当守定镇肝熄风、潜阳降逆一法，而佐以开泄痰浊，方能切合病情。而于肾虚之本，非惟不暇兼顾，亦必不能顾。至于对肾虚培补一层，必至气逆已平，肝火已戢，痰浊不升，脉来和缓，然后徐图培本、滋阴之法，始可渐渐参用。若不分次序，而于气火升浮、痰浊壅塞之初，即用滋腻与潜阳并进，既缓摄纳之力，又助浊阴之凝。”（《中风斠诠·卷一》）

对于中风病机的认识，张山雷首推《类经秘旨》。他指出：“盖皆由木火内动，肝风上扬，以致气血并走于上，冲击前后脑气筋，而为昏不知人，倾跌猝倒，肢体不用诸证。”（《中风斠诠·卷一》）但是，脑只是见病之部位，而不是病之本源，“病源惟何，肝阳不靖，木盛生风，激其气血，上冲犯脑，而震扰脑之神经耳，故谓是病为血冲脑经则可，而直以是病为脑病则不可”（《中风斠诠·卷一》）。此外，他还从脉象上对中风病机做了概括：“内风之动，气升火升，以致血逆上涌，冲激脑经，其脉未有不弦劲、滑大、浮数、浑浊者，甚者且上溢促击，虚大散乱。”（《中风斠诠·卷二》）

在中风病的治疗上，张山雷在缪仲淳、张伯龙等中风治法的基础上创立了治疗中风病八法，并详加分析。①醒脑开闭。张山雷认为，闭证之发生是因肝气上逆，痰随气升，上壅清窍所致。症见目瞪口呆、喉中曳锯、鼻鼾气粗、面唇红赤、脉象洪数弦劲等。对此，应采取醒脑开闭之法。以通关散搐鼻以取嚏；水沟、合谷等穴针刺以回知觉。牙关紧闭者，以乌梅肉擦牙。他强调切不可用冰片、麝香等芳香之品，以免助气火之走窜致病症加重。②回阳固脱。张山雷认为，脱证由于真元式微、龙雷暴动所致。症见痉厥、目合口开、手不握固，甚则冷汗淋漓、手足逆冷、脉伏不见、气息俱微等虚寒之象。对此，应采取固脱回阳之法。治疗以人参、阿胶、鸡子黄等滋养之品，龙骨、牡蛎、玳瑁、龟板、鳖甲等潜镇之品，浓煎频灌。亡阳者，以人参、附片等回阳固脱。③潜镇肝阳。张山雷认为，中风之初的病机主要在于“相火之不安于窟宅”（《中风斠诠·卷一》），故治疗应潜镇肝阳。他强调潜镇肝阳以介类为第一主药，如龙骨、牡蛎、石决明、磁石、珍珠母、石英、紫贝齿等。④开泄痰涎。张山雷认为，中风虽是肝气上逆所致，但必挟痰涎，所以治疗“必须合之开泄涤痰，乃为无投不利”（《中风斠诠·卷二》）。用石菖蒲涤痰开窍。实者以滚痰丸、控涎丹治之；虚者以杏、贝、枳实、竹茹之类治之；虚实者皆可用天竺黄、竹沥、荆沥、桑沥治之。⑤顺气降逆。张山雷认为，中风发病，乃血随气升，上冲于脑所致，气不降则血不降。治疗应顺气降逆，方选匀气散、乌药顺气散等。⑥滋养肝阴。张山雷认为，中风病标虽为肝阳上亢，而其病本却是阴血不足。急则治其标，缓则培其本，中风病在潜阳之后要培补肝阴，以滋水清肝饮、一贯煎治之，但注意不可早用，以免滋腻生湿助痰。⑦滋补肾阴。张山雷认为，中风虽是肝阳上亢所致，但肝阳之病，肝为标而肾为本，滋补肾阴为善后之法，可选用一贯煎、心脾双补丸等方，亦不可早用，以免滋腻之品壅塞气机。⑧通经宣络。张山雷认为，中风多兼见手足不仁、半身不遂，或刺痛瘫痪等症，此乃气血不通所致。治疗应活血通经宣络。张山雷在论述八法同时，强调治法之禁忌：若夫肝阳浮越、气焰横肆之时，禁用风药，以免风药升散助其气火之猖狂；禁用表药，以免表药疏泄速其亡阳之汗脱；禁用芳香药，以免芳香药走窜耗散正气；禁用温补药，以免温补药刚燥消烁真阴；禁滋腻药，以免滋腻药养阴窒塞痰浊；禁呆笨补中，以壅遏气化。

1. 方药选析

（1）白矾散

组成：白矾　生姜

主治：急中风。口闭涎上，欲垂死者。

方义：此为开关之方。方以白矾涌泄为主，佐入生姜，辛以开之。

（2）地黄饮子

组成：熟地黄　巴戟肉　山萸肉　石斛　肉苁蓉　炮附子　五味子　官桂　白茯苓　麦冬　石菖蒲　远志

主治：喑痱。舌强不能言，足废不能用，口干不欲饮，足冷面赤，脉沉细弱。

方义：此为固脱之方。此方用意极为周密，主治肾脏气衰，阴阳皆脱于下，而浊阴泛滥，以致肢废厥逆，喑不成声，与肝阳上犯之面赤气粗、脉弦或大者截然相反。故用桂附温回肾阳，熟地、巴戟肉、肉苁蓉填补肾精，麦冬、五味子收摄耗散，又因浊阴上泛之痰变，则加石菖蒲、茯苓芳香开泄。

（3）五石汤

组成：紫石英　钟乳　赤石脂　石膏　白石英　牡蛎　人参　黄芩　白术　甘草　瓜蒌根　桂心　当归　干姜　葛根

主治：产后猝中风。口噤，倒闷吐沫，瘛疭。

方义：此为潜镇之方。方以五石为君，有潜阳镇逆之意；黄芩、蒌根、葛根、人参、甘草皆为清热养阴之品，治血去阴伤；肝阳暴动之病，仍可用桂心、干姜等温药。

（4）礞石滚痰丸

组成：金礞石　沉香　黄芩　熟大黄

主治：实热顽痰，发为癫狂惊悸，或咳喘痰稠，大便秘结。

方义：此为化痰之方。方由四味药组成。方中金礞石秉金石之质，剽悍之性，下气逐痰，平肝镇惊，能攻逐陈积伏匿之顽痰老痰，用为君药。黄芩苦寒，清上焦之火热；大黄苦寒，荡涤实积，以开下行之道路。两药用量颇重，清上导下，以除痰热之源，共为臣药。又以沉香降气，调达气机，气降而火消，为诸药之导，用为佐药。四药合用，逐痰积，除火热，共奏逐痰散结、降火通便之效，对于实热顽痰胶固引起之种种怪症，且正气不虚者，极为适用。

（5）乌药顺气散

组成：麻黄　橘皮　乌药　炒僵蚕　川芎　枳壳　甘草　白芷　桔梗　干姜

主治：暴中风。遍身麻痹，言语困难，口眼㖞斜，喉中气塞有痰声。

方义：此为顺气之方。方以顺气为名，乌药、陈皮、枳壳、桔梗皆有行气散结之功，陈皮化痰，僵蚕定风，尤有深意。惟川芎、白芷上行，麻黄散表，不合内风，其意终谓风自外来。

（6）黄连八味散

组成：黄连　黄芩　干姜　蜀升麻　知母　生地黄　栀子仁　大青叶

主治：诸风。热气少退，热未能顿除者。

方义：此为清热之方。方除干姜、升麻外，余药皆有苦寒甘寒之性，惟以清泄内热为事。

（7）一贯煎

组成：北沙参　麦冬　当归身　生地黄　枸杞子　川楝子

主治：肝肾阴虚，肝气郁滞证。胸脘胁痛，吞酸吐苦，咽干口燥，舌红少津，脉细弱或虚弦。

方义：此为滋养之方。方中重用生地黄滋阴养血、补益肝肾为君，内寓滋水涵木之意。当归、枸杞养血滋阴柔肝；北沙参、麦冬滋养肺胃，养阴生津，意在佐金平木，扶土制木，四药共为臣药。佐以少量川楝子，疏肝泄热，理气止痛，复其条达之性。该药性虽苦寒，但与大量甘寒滋阴养血药相配伍，则无苦燥伤阴之弊。诸药合用，使肝体得养，肝气得疏。

（8）白蔹薏苡汤

组成：白蔹　薏苡仁　芍药　桂心　酸枣仁　牛膝　干姜　甘草　附子

主治：风湿拘挛，不可屈伸。

方义：此为通络之方。方中白蔹除热、散结气；薏苡仁、牛膝主治拘挛，宣通湿邪之痹；桂、附、干姜则散寒通络。

2. 医案选析

案例

邵左，病起二月，猝然半身不遂，言语不利，于今麻木，尚能行动，大便多日未行，脉弦劲有力，舌苔白腻，此乃是类中风极轻之候。瓜蒌皮一钱五分，生石决明一钱（先煎），生玳瑁二钱（先煎），生磁石三钱（先煎），象贝三钱，京半夏二钱，生远志三钱，大白芍二钱，全当归二钱，鲜竹茹一钱五分，陈胆星八分，天竺黄一钱五分，橘红一钱，礞石滚痰丸一钱五分（包煎）。

（《张山雷医案·中风》）

按语：张山雷指出："猝中之症，肝阳上扰，气升火升，无不挟其胸中痰浊陡然泛滥，壅塞气道。"此案属肝阳挟痰上蒙，以致性灵昏瞀，其症或偏枯，或眩晕，或语言不利，或口㖞牙闭，或步履不稳，不一而足。张山雷认为，此病治疗必用张伯龙法，化痰降镇为宜。他治以开泄为主，佐以潜镇。杏贝、竹茹、胆星、枳实、天竺黄及二陈汤，张山雷视其为开泄降逆、涤痰化浊之主将。对于顽痰，非攻不可者，礞石滚痰丸为其所常用。

（二）咳嗽

咳嗽，多由肺失宣肃，肺气上逆所致，病因有外感、内伤之分。张山雷对于咳嗽的治疗，注重标本缓急、先后主次；重视补养阴液，尤其是胃阴，常用金石斛、北沙参、大麦冬、鳖甲等药益阴潜阳。

1. 方药选析

组成：明附片　桂枝　怀牛膝　车前子　白芍　姜半夏　生紫菀　北细辛　炮姜炭　五味子　生麻黄　大腹皮　干姜衣　茯苓皮　冬瓜皮　温中丸

主治：肾虚于下，气逆冲肺。病先足肿，继以咳呛，嗳噫，背寒，甚则寐床不暖，脉细气促，色泽萎黄，舌滑无苔。

方义：本方针对肾虚于下、气逆冲肺之咳喘。取济生肾气丸意，用附片、桂枝温下元，牛膝、车前子利水消肿为基本治法。并取法小青龙汤加用麻黄、半夏、细辛、五味子、干姜、紫菀温肺化饮，降逆止咳；取法五皮饮增入大腹皮、茯苓皮、冬瓜皮、白芍增强利水消肿之功。配合丹溪小温中丸健脾行气以助脾胃、利痰饮。

2. 医案选析

案例

程左病先足肿，继以咳呛，嗳噫，背寒，甚则寐床不暖，近且面浮，脉细气促，色泽萎黄，舌滑无苔。明附片一钱五分，整段桂枝一钱同炒大白芍一钱五分，姜半夏二钱，生紫菀三钱，北细辛三分，炮姜炭三分同打北五味二十粒，生麻黄四分，炙鸡金一钱五分，大腹皮二钱，干姜衣五分，带皮苓三钱，冬瓜皮三钱，怀牛膝一钱五分，车前三钱，丹溪小温中丸四钱（分二次吞）。

（《张山雷医案·咳嗽》）

按语：张山雷认为，此案乃肾虚于下，气逆冲肺，肺失宣发肃降，肺气上逆，冲击气道所致。宜温下摄纳，先用肾气法加味。此案体现了张山雷辨证论治注重标本缓急、先后主次。

（三）痰饮证

痰饮证，是水液在体内代谢失常，停积于人体某些部位所导致的一类病证。痰饮，是水液代谢失常所形成的病理产物，古时称之为“淡饮”“流饮”。稠浊者称为痰，属阳，因于热；清稀者称为饮，属阴，因于湿。张山雷遵循古法，即“病痰饮者，当以温药和之”（《金匮要略·痰饮咳嗽病脉证治第十二》）。因饮为阴邪，遇寒则聚，得温则行。通过温阳化气，可杜绝水饮的生成。同时还当根据表里虚实的不同，采取相应的治法。

1. 方药选析

组成：麻黄（去节）　生甘草　制半夏　杏仁　马兜铃　淡干姜　北细辛　北五味　路路通（去刺）　代赭石　紫石英　胡大海　生牡蛎　苦桔梗　广郁金

主治：寒饮壅肺。咳嗽不扬，脘闷气促，畏风凛凛，脉右小涩，左手弦搏，舌苔白垢满布。

方义：本方仿小青龙汤之意，用麻黄、杏仁宣肺平喘；半夏、干姜、细辛、五味子温化痰饮；代赭石、紫石英、生牡蛎降逆祛痰；马兜铃疏通壅滞、祛痰止嗽；胡大海、桔梗利咽祛痰；郁金、路路通疏络行气。

2. 医案选析

案例

陈右，肺气上逆，呕吐涎沫，胃纳呆钝，入暮倦怠，体肥积湿，脉濡胸闷，咳嗽不松，舌根苔腻，小溲短少，法宜宣展降逆。制半夏一钱五分，石菖蒲五分，姜炒竹茹一钱五分，广陈皮一钱五分，橘络一钱，炒枳壳一钱五分，白蔻仁（打）两粒（后入），淡吴萸七粒，川黄连三分同炒，干佩兰一钱五分，云茯苓二钱，生紫菀二钱。

（《张山雷医案·痰饮》）

（四）胃脘痛

胃脘痛，多因饮食失调、寒热侵扰、阴阳气血不足、气滞血瘀等因素，致胃失和降所致。张山雷指出，胃脘痛的辨证论治有四个要点。其一，调肝理气为遣方的通用之法；其二，活血祛瘀是遣方的要着之法；其三，清解郁热是遣方的变通之法；其四，健脾养胃为遣方的固本之法。根据《内经》“虚则补之”原则，他常用叶天士的甘凉润燥法以养阴益胃，方用沙参麦冬汤加减，常用沙参、麦冬、石斛等养阴又不过于滋腻、有碍脾胃之品。用李东垣的升阳益气法以健脾益气，方用补中益气汤加减，重用黄芪、党参。

1. 方药选析

(1) 处方1

组成：炮姜炭　金铃子　玄胡索　台乌药　炒瓜蒌　制香附　天仙藤　广木香　北细辛　川连　吴茱萸　川楝子

主治：木土不和，胃脘结痛，起伏无定，脉迟而涩，舌根薄黄。

方义：本方以左金丸合金铃子散为基础，调和肝脾，散寒止痛。川连、吴茱萸相搭配，疏肝和胃；炮姜炭温中培土；金铃子、川楝子组合，行气止痛；使用乌药、炒瓜蒌、香附、天仙藤、木香、细辛等味增强疏肝理气之功。

(2) 处方2

组成：川连　吴茱萸　生玄胡　金铃子、制半夏　天仙藤　台乌药　广郁金　沉香　青皮、佛手花、绿萼梅　乌梅肉炭

主治：阴液久亏，胃脘当心结痛，呕吐不止，阳亦惫矣。脉细软已甚、左手隐隐带弦，舌薄白而滑。

方义：本方川连、吴茱萸相搭配，疏肝和胃；青皮、佛手花、绿萼梅行气止痛；制半夏降逆止呕；台乌散寒止痛；乌梅生津，与半夏配伍和胃止呕。

(3) 处方3

组成：炮姜炭　枳实　茯苓皮　淮山药　制半夏　台乌药　沉香曲　生玄胡　天仙藤　广木香　北细辛　白蔻仁

主治：胃脘痛起伏，泛涎畏冷，脉细软、六部无力且迟，舌根苔腻。

方义：本方炮姜温胃止痛，配以台乌、细辛加强散寒之功，配以玄胡加强止痛之功；天仙藤、广木香行气止痛；茯苓、白蔻仁健脾渗湿；山药补脾养胃、补肾涩精。

2. 医案选析

案例

章左，胃脘当心而痛，入春则发，入暮则剧，肝气内应，大气不司旋运。脉小迟而弦，舌根垢腻，胃纳呆滞，大腑不行。法宜温养泄化，行气滞而柔肝和脾。金铃子二钱，乌药一钱五分，天仙藤一钱五分，煅瓦楞子五钱，广木香七分，北细辛二分，姜半夏一钱五分，炒瓜蒌一钱五分，延胡索二钱，枳壳炭五分，楂肉炭一钱五分，青陈皮各一钱五分，带壳砂仁两粒。

（《张山雷医案·胃脘痛》）

按语：张山雷认为，患者“入春则发，入暮则剧”“脉小而弦”，肝应春气，当此生发；脉象“小”为中土不健，“弦”为肝气不疏，应属肝气犯胃而致痛。治疗理当疏肝行气，健脾止痛。通

则不痛，气机畅则痛止。

（五）反胃

反胃是指饮食入胃，宿谷不化，经过良久，由胃返出之病。《金匮要略》称为胃反。《太平圣惠方》称为“反胃”。后世也多以反胃名之。张山雷认为，本病的病因多由饮食不当，致脾胃虚寒；或嗜食生冷，损及脾阳；或忧愁思虑，损伤脾胃，中焦阳气不振，寒从内生，不能腐熟水谷，饮食入胃，停留不化，逆而向上，终至尽吐而出，治疗上应以温养为主。

1. 方药选析

组成：薤白（酒炒）　瓜蒌皮（姜汁炒）　炮姜炭　玄胡索　丁香柄　荜茇　淡吴萸川连同炒　广郁金　生鸡金　五灵脂　苏木　韭子

主治：朝食暮吐之反胃。症见脉小且迟，舌滑无苔。

方义：本方以温中行气为主，选用炮姜炭温中，韭子益火培土，共成温暖脾土之功。用玄胡索、丁香柄、荜茇、广郁金、苏木行气降胃；薤白、瓜蒌皮相合通阳散结，使胃气得降。更配入左金丸疏肝和胃。

2. 医案选析

案例

老妪，脾阳欠运，反胃数年，近则少腹滞坠，脉小而涩，舌淡白、苔白薄腻。以温养行气治之。川椒红（去目）、乌梅炭、北细辛、淡吴萸、炒白芍、炒山萸肉、小青皮、制香附、甘杞子、金铃子、延胡索、原枝金石斛（劈开先煎）、天仙藤。

二诊：患者高年，脾肾阴阳两虚，反胃数年，纳食无味，前授温养，气坠已舒。现脉右稍弦，左甚小，嗳气频仍，大便后气升不舒，舌淡白无苔滑润。以运脾阳、疏肝气治之。木瓜、白芍、草果、枸杞子、益智仁、天仙藤、细辛、郁金、萸肉、木香、乌梅炭、蔻壳、蔻花、川椒红、吴萸。

（《张山雷医案·反胃》）

按语：此案初诊为寒气下凝，张山雷授以温养，气坠则舒。复诊木气尚未能调达，肝胃不和显著，故采用续进，温脾疏肝。整体而言，此案治疗温养行气并用。

（六）便血

便血，系胃肠脉络受损，出现血液随大便而下，或大便呈柏油样为主要临床表现的病证，均由胃肠之脉络受损所致，外感内伤的多种病因均会导致其发生。张山雷指出，治火、治气、治血为其治疗三大基本原则，实证当清气降气，虚证当补气益气。此外，他对脾胃虚寒型便血，还酌情选用养血止血之品。

1. 方药选析

黄土汤

组成：甘草　生地黄　白术　附子　阿胶　黄芩　灶心黄土

主治：阳虚便血。大便下血，先便后血；或吐血、衄血，及妇人崩漏，血色暗淡，四肢不温，面色萎黄，舌淡苔白，脉沉细无力者。

方义：方中灶心黄土温中止血为君；白术、附子温脾阳而补中气，助君药以复统摄之权为臣；

出血量多，阴血亏耗，而辛温之术、附又易耗血动血，故用生地、阿胶滋阴养血，黄芩清热止血为佐；甘草调药和中为使。诸药配合，寒热并用，标本兼治，刚柔相济，温阳而不伤阴，滋阴而不碍阳。

加减：阳虚较甚，畏寒肢冷者，可加鹿角霜、炮姜、艾叶等温阳止血。

2. 医案选析

案例

龚左，便血粪前血水，粪后鲜血如水直注，十月以来，无日不然，大便日五六行，夜不成寐，脉弦大而虚，中气不宁，肝脾不调，无统藏之权。舌淡无华，且光滑无苔。潞党参一钱五分，于术一钱五分，炙草一钱，生芪三钱，萸肉二钱，炮姜五分，杞子三钱，阿胶珠一钱五分，砂仁四分（打），地榆炭三钱，侧柏叶炭三钱，夜交藤三钱，枣仁泥四钱，旱莲三钱，陈皮一钱五分，木香六分，藕节三钱，附子一钱。

二诊：前授附子理中汤，便血虽少，而胃纳仅半碗，补中似尚不胜其任。脉沉细且迟，极其虚弱，舌淡白无苔，前法宜灵通，不宜蛮腻。炒潞党一钱五分，冬术一钱五分，芪皮一钱，杞子一钱，炮姜六分，附块一钱五分，升麻四分，全当归一钱五分，枣仁四钱，萸肉一钱五分，苓皮三钱，谷芽三钱，木香五分，乌药一钱五分，缩砂仁二粒（打）。

三诊：便血虽减而大便日八九行，后重腹鸣，中虚已极，脉弦细，舌滑光淡红无苔，法宜血脱益气。炒潞党一钱五分，炒冬术一钱五分，生黄芪一钱五分，粉葛根一钱五分，全当归二钱，枣仁泥二钱，首乌藤三钱，炒白芍一钱五分，广木香六分，天台乌药一钱五分，地榆炭二钱，炒驴皮胶珠一钱五分，炒山萸肉二钱。

（《张山雷医案·便血》）

按语：《金匮要略·惊悸吐衄下血胸满瘀血病脉证治第十六》云："下血，先便后血，此远血也，黄土汤主之。"张山雷认为，本案粪前血水，粪后鲜血如水直注，与《金匮》之远血意符，以黄土汤加减，取法白术、附子温脾阳而补中气，辅以阿胶等滋阴养血，便血日减，为活用仲景方之典范。

（七）癃闭

癃闭，是因肾和膀胱气化失职而致尿量减少，排尿困难，甚则小便闭塞不通为主症的一种病证。癃闭病位虽在膀胱，但与三焦、肺、肾、肝有密切关系，尤其是老年人，正气已虚，治宜补脾肾，助气化以使小便自通。张山雷在此基础上认为，过多滋补易碍津行，应配用利尿类药物助一臂之力。

1. 方药选析

补中益气汤合六味地黄丸加减

组成：熟地黄　山萸肉　干山药　泽泻　牡丹皮　白茯苓（去皮）　黄芪　人参（党参）　白术　炙甘草　当归　陈皮　升麻　柴胡　生姜　大枣

主治：清阳下陷，中气不足，肾阴亏损。症见头晕耳鸣，腰膝酸软，骨蒸潮热，盗汗遗精，癃闭。

方义：本方用六味地黄丸滋补肾阴，以平补真阴，养阴利水，从肾而治；合用补中益气汤升提脾气，以升清降浊，化气利尿，从脾而治。脾肾同调，共奏利水之功。

2. 医案选析

案例

童叟，七十四岁，三月二十日。小水不摄，时且若癃。脉极沉，却弦劲有力，舌中光两旁黄腻。治宜补中清利。党参一钱五分，升麻四分，紫菀三钱，茯苓三钱，砂仁带壳一粒，白术一钱五分，川柏一钱五分，桑白皮三钱，益智一钱，黄芪一钱五分，牛膝一钱五分，车前子三钱，乌药一钱五分。

（《张山雷医案·癃闭》）

按语：本案患者年事已高，先后天之气日渐亏虚，无力调摄小便适时疏泄，加之气虚无以载津，津液郁于下焦，日久生湿化热，故脉沉，舌黄腻。张山雷用党参、升麻、白术等补中益气，但为防滋补太过妨碍津行，故用牛膝、车前子之品加以疏导，体现其攻补兼施之妙。

（八）积聚

积聚，是正气亏虚，脏腑失和，气滞、血瘀、痰浊蕴结腹内而致，以腹内结块或胀或痛为主要临床特征的一类病证。积证，表现为腹内结块，固定不移，并且积块大多由小渐大，由软渐硬，初觉胀痛，继则疼痛逐渐加剧；聚证，则表现为腹中气聚，攻窜胀痛，时聚时散，或有如条状物聚起在腹部，张山雷常以疏肝理气、益气温阳等法治之。

1. 方药选析

瓜蒌薤白白酒汤合木香顺气散加减

组成：瓜蒌　薤白　白酒（适量）　木香　香附　槟榔　青皮　陈皮　枳壳　砂仁　厚朴（制）　苍术　炙甘草

主治：气滞腹痛、胁痛。

方义：方中瓜蒌润下通阴，薤白滑利通阳，白酒助二药通经活络以散瘀、痰；木香、砂仁等行气、温中、化湿；枳壳、厚朴破气、行痰、消积；香附、青皮疏肝理气。众药配伍，共奏行气、活血、化痰之效。

加减：若兼有热象，口苦，舌质红者，去苍术，加黄连泻肝清热。

2. 医案选析

案例

张某，正月二十三日诊。脘闷，左胁形块，脉右关弦滑。瓜蒌皮二钱，瓜蒌子三钱，全当归一钱五分，大贝母三钱，乌药一钱五分，陈皮二钱，川楝子三钱，大腹皮二钱，元胡一钱五分，白芥子二钱，金匮鳖甲煎丸一钱五分，薤白一钱五分，郁金一钱五分，木香六分，细辛三分。

（《张山雷医案·积聚》）

按语：本案言简意赅，为肝郁脾虚，痰湿中阻、气机阻滞之积聚。张山雷围绕土虚木乘之机，借用瓜蒌、贝母等化痰祛湿，复脾胃气机升降之枢，再配以川楝子、郁金等疏肝理气，共奏宽中解郁之效。

（九）惊悸

心悸因惊恐、劳累而发，时作时止，不发时如常人，病情较轻者为惊悸。张山雷治疗时分清标本缓急，对症下药，疗效显著，同时注意在辨证论治基础上，加用养血安神或重镇安神之品，以护养心神。

1. 方药选析

黄连温胆汤加减

组成：川连　竹茹　枳实　半夏　橘红　甘草　生姜　茯苓

主治：湿热生痰，留于手足少阳之腑，累及心包，心惊胆怯，性急善忘，多虑多思，舌苔浊腻带黄，胸脘内热。

方义：方中黄连苦寒泻火，清心除烦；半夏辛温，和胃降逆，燥湿化痰；橘皮理气和胃，化湿祛痰；生姜祛痰和胃；竹茹甘寒，涤痰开郁，清热化痰；枳实下气行痰；甘草、大枣和中。

加减：痰火互结，大便秘结者，加大黄；心悸重者，加远志、菖蒲、珍珠母、石决明。

2. 医案选析

案例

洪右，五月二十二日诊。夜不寐，心惊惕跃，舌心腻。阳不归阴，痰蒙中焦。瓜蒌皮、黄连、肉桂、象贝、郁金、石决明、制半夏、远志、夜合花、元参、朱茯神、牡蛎、龙骨、夜交藤。

十七日复诊。夜寐已安，惊惕减，脉细，此肝心阴液已亏，参清养。前方去郁金、石决明、制半夏、元参，加沙参、磁石、旋覆花、枣仁、白芍。

三十日复诊。昨夜又不能寐，去肉桂，加元生地、当归身、石决明。

（《张山雷医案·惊悸》）

按语：本案痰蒙中焦化热，痰火扰心，心神不宁，故夜不寐，心惊惕跃；舌心腻为痰湿内蕴之征。张山雷用黄连清心除烦，瓜蒌、半夏等化痰降逆，远志、茯神、龙骨、牡蛎等宁心安神，共奏清心化火、化痰安中之效。

（十）消渴

消渴，是以多尿、多饮、多食、形体消瘦，或尿有甜味为主要临床表现的病证。其病机主要是禀赋不足，阴津亏损，燥热偏胜，且多与血瘀密切相关。在治疗上，以清热润燥、养阴生津为基本原则，对上、中、下消有侧重润肺、养胃（脾）、益肾之别。但上、中、下三消之间有着十分密切的内在联系，其病变及性质是一致的，正如《圣济总录·消渴门》所曰：“原其本则一，推其标有三”。张山雷辨证论治亦是如此。

1. 方药选析

白虎加人参汤加减

组成：知母　石膏　甘草　粳米　人参

主治：热病津气两伤。症见高热烦渴、气短肢软、脉大无力、汗出、背恶寒。

方义：本方以生石膏、知母清肺胃、除烦热，人参益气扶正，甘草、粳米益胃护津，共奏益气养胃、清热生津之效。

2. 医案选析

案例

朱右，约三十岁，二月十九日诊。能食而瘦，引饮溺白，病几及期，脉右弦左细。是上焦有火，下焦无火，宜分治。石膏、知母、粳米、元参、瓜蒌皮、生甘草、天门冬、象贝、生地、煨益智仁。水药日服，夜临卧吞八味丸。

（《张山雷医案·消渴》）

按语：病患胃火内炽，腐熟水谷力强，时欲水谷以填充，但所食之物随火而化，故能食；水谷精微耗损过多，肌肉得不到充养，则形体消瘦；胃热灼伤肺津，敷布失常，则口渴欲饮；水谷精微下注，故小便浑浊如脂膏。张山雷上下分治，取清胃泻火、滋阴固肾之功。

（十一）癫痫

癫痫，系脏腑受伤，神机受累，元神失控所致，以突然意识丧失，发则仆倒，不省人事，两目上视，口吐涎沫，四肢抽搐，或口中怪叫，移时苏醒，一如常人为主要临床表现的反复发作性疾病。此病又有“痫证”“痫病”“羊痫风”之称。病情骤急或持续不得缓解者，可先用针刺，以促其苏醒，后投以煎剂。休止期当调理脏腑、调补气血、健脾益胃、滋养肝肾法为主，佐以除痰、清热、平肝、通络、宁心等标本兼顾。

1. 方药选析

桃核承气汤加减

组成：桃核（去皮、尖）　桂枝（去皮）　大黄　甘草　芒硝

主治：下焦蓄血所致少腹急结，小便自利，其人如狂；甚则烦躁谵语，至夜发热，或妇人闭经痛经，脉象沉实或涩。

方义：方中桃核破血行瘀，大黄下瘀泄热，二药合用，以逐下焦瘀热，是为君药；桂枝活血通络，芒硝泄热软坚，是为臣药；炙甘草甘平和中，缓和硝、黄峻攻之性，为佐使药。诸药相配，共奏破血下瘀之效。

加减：大便秘结可加枳实、厚朴；烦躁口渴可加黄连、黄芩。

2. 医案选析

案例

傅左，三十岁。四月十三日诊：癫痫，自所思不遂而来，病延半年，时发时瘥。近小溲见血一回，又是蓄血膀胱之候。脉两寸不见，两尺垂长，大腑七日不通，下焦郁结，舌光鲜红而润。治标之计，宜通二腑，暂用桃核承气。桃仁四钱，菖蒲一钱五分，山栀二钱，牡蛎八钱，大黄三钱，生地四钱，磁石三钱，远志三钱，元胡一钱五分，丹皮一钱五分，川牛膝三钱，陈胆星三钱。

（《张山雷医案·癫痫》）

按语：患者所思不遂，气血逆乱，肝肾俱亏，肾精不足，髓海失养，故病延半年，时发时瘥；血不循常道，蓄于下焦致小溲见血；阴亏而大肠失其濡润则大腑不通。张山雷虽以桃仁、大黄等破血化瘀，菖蒲、胆星化痰，但虑其因心神不安为本，故用牡蛎、磁石、远志等宁心安神，山栀、生地等滋补心阴，以达标本兼治之效。

三、外科疾病诊治

（一）疡证

疡证，是各种致病因素侵袭人体后引起的体表化脓性疾患，乃疮、痈、疽、疖等的通称。张山雷对疡证的发病原因，有自己独特的见解。他说："抑知证虽外发，病本内因。"（《疡科纲要·卷之上》）疮疡虽然发于人体外部，但却与五脏六腑有着密不可分的联系。他还说："有内外交病而为疡者，亦有内科误治而酿成外疡者，有内病变迁而为疡者，更又有内科兼证而变生于疡者。"《疡科纲要·卷之上》）

疮疡的治疗，张山雷重视外证内治。他指出："证属外发，病本内因……寻常疮疖亦无不与内证息息相通，岂可专治其外，而谓有全绩。"（《疡科纲要·卷之上》）他认为，外疡的发展分为三个阶段，即初起阶段、成痈阶段和溃后阶段。对于疮疡初期阶段的治疗，张山雷强调早治，以求其消散，提出"未成者，必求其消散。治之于早，虽有大证而可以消散于无形"（《疡科纲要·卷之上》）。有关肿疡初期的消散，其禀前人之旨，强调行气，因为"疡之为病，必肿必痛，其故无他，气血壅滞，窒塞不通而已"（《疡科纲要·卷之上》）。主张在理气散结的同时，应不忘"破除烦恼，怡情悦性，颐养太和"的精神疗法。对于成痈阶段的治疗，张山雷提出清热解毒，随证而施。他说"外疡为病……外感六淫，蕴积无不化热，内因五志变动，皆有火生"，故"疮疡之病属于热者，固是最多"（《疡科纲要·卷之上》）。但"究之热病情况，万有不齐，欲求其分量咸宜，铢两悉称，似亦不易"（《疡科纲要·卷之上》）。对于溃后阶段的治疗，张山雷又提出"疮疡溃后，重视养胃"的思想。张山雷说："疡家药剂，必随其人之寒热、虚实、七情六淫、气血、痰浊等诸证而调剂之"（《疡科纲要·卷之上》），反对一方统百病，用一个方子来治所有疮疡，而不论寒热阴阳。

1. 方药选析

（1）蟾酥退毒丸

组成：制香附　羌活　全当归　川断　生远志肉　明腰黄　白明矾　广地龙（去净泥垢、炒松弗焦）　穿山甲片（炙透）　藏红花　上麒麟竭　胆矾　乳香　没药（各去油净）　真轻粉　上西牛黄　大梅冰片　麝香。

用法：以上各为细末和匀，另用真杜蟾酥，汾酒浸化，同杵丸如绿豆大、辰砂为衣。小症每服分许，大症须服一钱至一钱五分。能饮酒者，用热黄酒吞丸，不能饮者，当归、木香煎汤送服。须囫囵吞，不可嚼碎，如肿痛已甚，势欲酿脓，亦可服，少减之。脓成后，四周余块尚坚，亦可服，以消尽坚肿为度。

主治：疡患初期。

方义：此为黄墙朱氏改定之方，家传五世，治疡颇负时名，消毒退肿，以此丸为必用之药。轻症则三丸五丸，大症则重用之。

（2）樟丹油膏

组成：锌养粉　东丹　凡士林　樟冰

用法：成膏用。

主治：黄水疮、脓窝疮等。

方义：此方乃张山雷用中西药配合的外科新用方。锌养粉为西药氧化锌旧称；东丹为中药铅丹别名，又称黄丹、桃丹等；樟冰为芳香中药；凡士林为西药基质。此方成膏外用，可燥湿止痒。

（3）象皮膏

组成：真象皮（炒松细研）　真轻粉　锌养粉　黄蜡　白蜡　血竭　紫金藤（降香细末）　密陀僧　细生龙骨　梅冰　麻油

主治：金疮。

方义：此方乃朱阆仙家制。麻油一斤，煮沸，下密陀僧末，再煮沸，入二蜡，熔化，离火，入上药调匀，刷绵纸上阴干候用。张山雷将此膏外用，止血生肌收口。

（4）三灵丹

组成：生青龙齿　麒麟竭　明腰黄　炙龟板　红升丹　海碘仿（又名三碘甲烷）

主治：疮疡久溃，流脓水不已，不能收口者。

方义：此方乃张山雷用中西药配合的外科新用方。海碘仿色黄气臭，能燥湿吸水。张山雷将此药合生青龙齿、麒麟竭、明腰黄、炙龟板、红升丹做成三灵丹，共奏吸收脓水、生肌收口之效。

（5）一贯煎

组成：北沙参　麦冬　当归身　生地黄　枸杞子　川楝子

主治：肝肾阴虚证。胸脘胁痛，吞酸吐苦，咽干口燥，舌红少津，脉细弱或虚弦。

方义：此为滋养之方。方中重用生地黄滋阴养血、补益肝肾为君，内寓滋水涵木之意。当归、枸杞养血滋阴柔肝；北沙参、麦冬滋养肺胃，养阴生津，意在佐金平木，扶土制木，四药共为臣药。佐以少量川楝子，疏肝泄热，理气止痛，复其条达之性。该药性虽苦寒，但与大量甘寒滋阴养血药相配伍，则无苦燥伤阴之弊。诸药合用，使肝体得养，肝气得疏。

2. 医案选析

案例

张左，上石疽，本是阴虚阳浮，春升木动，宜乎近复加剧。脉左浮弦劲，舌滑少苔。治法宜养阴潜阳。大元地四钱，炒山萸肉三钱，条子芩一钱五分，甘杞子一钱五分，北沙参三钱，川石斛三钱，白薇三钱，白前一钱，鲜竹茹一钱五分，陈皮二钱，大白芍三钱，晚蚕矢三钱，甘菊花二钱，生石决明五钱，生牡蛎八钱，生龟板五钱，生鳖甲四钱（四味同打先煎），羚角四分（水磨冲）。

（《张山雷医案·疽》）

按语：患者本是阴虚体质，加之春升木动，肝气横逆，病势更剧。张山雷用一贯煎加减滋养肝肾，养阴和血，辅羚角镇肝熄风，标本兼治。

（二）痔

痔的发生与五脏六腑关系密切。如《丹溪心法·痔疮》所说：“痔者，皆因脏腑本虚，外伤风湿，内蕴热毒……以故气血下坠，结聚肛门，宿滞不散，而冲突为痔也。”张山雷在治疗痔疮时，重视大肠与肺相表里的关系，上下同治。

1. 方药选析

萆薢渗湿汤加减

组成：萆薢　薏苡仁　土茯苓　滑石　鱼腥草　牡丹皮　泽泻　通防风　黄柏　蝉蜕

主治：湿热下注之臁疮。

方义：方中萆薢利水，分清化浊，为主药；薏苡仁利水渗湿，泽泻渗湿泄热，土茯苓分利湿热，滑石利水通淋，通草清热利水，共为辅佐药，使下焦湿热自小便排出；再配以清热凉血、活血化瘀的牡丹皮，清膀胱湿热、泄肾经相火、解毒疗疮的黄柏，以增强清利湿热的效力。全方共奏导湿下行、清热利水的功效。

2. 医案选析

案例

吴左，湿热下注，肛痔便坚，脉来甚弦，舌根黄腻颇厚。治宜清泄燥金。知母二钱，川柏一钱五分，怀牛膝二钱，西茵陈五钱，玄胡粉一钱五分，槐花米二钱，柏子仁三钱，白鲜皮三钱，粉萆薢三钱，生苡仁三钱，玄参二钱，银花四钱，北丹皮一钱五分。

（《张山雷医案·痔》）

按语：病患因湿热下注，浊阴不泄，气血失畅，故肛痔便坚，张山雷用清泄燥金之法，清热燥湿，软坚下结，使腑气自通，气血畅行。

四、妇科疾病诊治

（一）月经不调

张山雷对妇科病的诊治，有丰富的临床经验和独特的见解。他认为“不调”二字，所含之意广泛，有血瘀者，有血枯者，亦有固摄无权而崩漏者。所以在临诊时，应四诊合参，实事求是，不可以点概面。

1. 方药选析

归脾汤加减

组成：党参　枣仁　远志　杜仲　茯神　青陈皮　黄芪　白术　龙骨　牡蛎　当归　白芍　狗脊　木香　砂仁　桂枝　银柴胡

主治：真阴亏虚。阴虚潮热，月经逾期或不来，腰脊酸楚，目眩耳鸣，五心烦热。

方义：《素问·阴阳别论》云：“二阳之病发心脾，有不得隐曲，女子不月。”张山雷用归脾汤去龙眼肉、姜枣、甘草，益气养血，养心安神，治疗因为思虑过度而致的劳伤心脾，气血不足。再加狗脊补肝肾强腰膝；银柴胡清虚热；桂枝通络；龙骨、牡蛎摄纳上扰心神的肝阳；青陈皮、木香、砂仁行气理气，以免呆滞脾胃；养阴中加温补肝肾的杜仲，温煦之性使全方阴平阳秘，而不过于滋腻阴柔。全方益气生血，滋阴清热，养心安神，适用于阴血亏虚、虚火内扰之证。

2. 医案选析

案例

魏右，阴血不充，肝胃浮阳易动，月事前后不定，临期厥阴肝络脉似有形块，腰痛耳鸣，齿龈肿胀，见症虽多，血虚则一以贯之。药当汛水之后，清养柔肝和胃为先。北沙参三钱，炒萸肉三钱，金铃子三钱，广木香八分，青橘叶一片，甘杞子二钱，砂仁壳四分，生厚牡蛎六钱，天仙藤六钱，鸡血藤一钱五分，原支金斛二钱，晚蚕沙三钱，炒白芍一钱五分。

（《张山雷医案·月经不调》）

按语：本案腰痛、耳鸣是阴血亏耗之征；厥阴肝络脉似有形块，是肝木失于涵养，失其条达之性所致。所以张山雷认为，治宜滋阴涵木，疏肝理气为当务之急。他用北沙参、炒萸肉、甘杞子、原支金斛、炒白芍补养肝肾之阴；用金铃子、广木香、青橘叶疏理肝气，通肝络之滞；生厚牡蛎能平上逆之肝阳；天仙藤、鸡血藤行气活血通络；砂仁壳、晚蚕沙和胃祛湿，克制养阴药滋腻之性，以免滋腻之品呆滞脾胃。

（二）崩漏

崩漏是妇科常见病，也是疑难重症。众多医者治疗崩漏，多投固涩之品。张山雷对此有创新性的见解。他认为血之所以妄行，多是雷龙相火疏泄无度。故治疗应投生龙齿、生牡蛎、生玳瑁等介类药物，潜阳收摄横逆龙相之火，吸纳肝肾泛滥之虚阳。正本清源，不治血而血自止。此外，他还提出介类药物沉重质坚，纳入煎剂，气味俱薄，非重用不能有功。

1. 方药选析

组成：生龙齿　生牡蛎　生鳖甲　炒贡潞　炒净萸　桑螵蛸（炙）　炒杜仲　甘杞子　生白芍　生芪皮　佛手花　绿萼梅　乌药　大生地　砂仁末

主治：真阴亏虚，孤阳乘之，血崩经漏，腰膝酸软，头空眩晕，舌滑无苔，舌稍绛，脉细弦。

方义：方中用炒贡潞、甘杞子、生白芍、生芪皮补益气阴；生龙齿、生牡蛎、生鳖甲平肝潜阳，收摄龙相之火，兼有养阴之效；炒净萸、桑螵蛸收敛固摄，补益肝肾，加入杜仲以“阳中求阴”；佛手花、绿萼梅、乌药疏肝理气；于滋补之中加入大生地、砂仁末，补而不滞。全方有滋阴潜阳、摄血止血之功。

加减：腰痛甚，可加青娥丸；出血甚，可加侧柏炭、血余炭、陈棕炭。

2. 医案选析

案例

郑右，冲任不摄，经漏绵延，所失不少，真阴伤矣。腰酸背痛，脉细软，体伟年弱，治宜固摄。炒潞党一钱五分，制于术一钱五分，生打牡蛎五钱，炙桑螵蛸一钱五分，血余炭一钱五分，生延胡一钱五分，炒厚杜仲二钱，鲜艾叶四分，广木香六分，带壳春砂仁四粒。

二诊：经漏日久，昨议补中固摄，仍是鲜瘀杂下。脉细弦涩，舌滑无苔。阴虚本质，虚阳不摄，且有干咳，宜摄纳固护奇经。西洋参一钱五分（另熬调冲），甘杞子二钱，苍龙齿二钱，生牡蛎八钱，炙乌贼骨二钱，炙桑螵蛸二钱，生杜仲二钱，大生地四钱，石榴皮炭二钱，侧柏炭、小蓟炭三钱，丹皮炭二钱五分，带壳春砂仁四分（杵）。

（《张山雷医案·崩漏》）

按语：《素问·阴阳别论》云：“阴虚阳搏谓之崩。”本案一诊重补益中气，疏肝理气，固摄止血，但在服药后仍见鲜瘀杂下，所以在二诊中，重用生牡蛎、龙齿介类药，以平肝潜阳，收纳相火；重用炙桑螵蛸、乌贼骨血肉有情之品，增强其固摄止血之功；用甘杞子、大生地和生杜仲补益元阴元阳；去炒潞党和制于术，加入寒凉的西洋参，在补气养阴之中清泄血分之热，终使血脉得静；去行气之延胡、木香，防止破气动血；加入石榴皮炭、侧柏炭、小蓟炭和丹皮炭以收敛止血；加入香燥的砂仁，全方补而不滞。

（三）热入血室

对于热入血室的病因病机，一般认为是表邪乘虚入于血室，与血相搏，血结不行所致，提出其病因不仅是伤寒之热，还有温热、湿热等不同邪气。治疗常以小柴胡汤为治疗热入血室的通方。张山雷对此有不同的见解。热入血室可见于经水适来之时，亦可见于经水适断之后。张山雷认为在治疗热入血室时，应辨经行经断、寒热虚实。经水适断和适来，一虚一实，一补一攻，不可皆以小柴胡汤治之。热入血室无论发生在经水适来，还是发生在经水适断，均有血瘀证发生，宜用逐瘀之品。

1. 方药选析

组成：橘红　辰茯神　生远志　真天竺黄　炒枣仁　干菖蒲根　焦蒌皮　五灵脂　生牡蛎　桃仁泥　黄郁金　大贝母　紫贝齿　青龙齿　灵磁石　玳瑁片

主治：热入血室，瘀血阻络。症见发热，昼日明了，暮则谵语，胸胁下满，腹痛，二便通畅。

方义：本方选用桃仁、五灵脂、郁金活血通络，除结于血室之瘀滞；用橘红、茯神、远志、天竺黄、菖蒲、瓜蒌皮、贝母化痰开窍，配合牡蛎、紫贝齿、龙齿、磁石、玳瑁重镇安神，以应谵语神烦之症。全方化瘀行痰，佐以重镇安神，除在血室瘀滞之本，并治痰郁神昏之标。

2. 医案选析

案例

祝永渊子妇，二十岁，五月二十日赴诊。二月底起寒热时病，愈后体虚未复，至四月底姅，事如期而至，逮三天未净，寒热作于申酉，热时忽笑忽哭，热退即止。前医重用痰药，然素体柔脆，肤如凝脂，骨骼瘦小，寒药太过，中宫不舒，遂尔停药。嗣后寒热自解，但每觉胸中气窒，即两目上视，沉沉睡去而呓语喃喃，常与家眷亡人畅谈不休，似所见无非鬼物，不间昼夜，时且如是。呼之亦不易醒，醒则神志了然。半月以后发作渐密，饮食无多，二便如常而不多。近又姅事按期而临，先有腹痛微微，小腹膹胀，姅先见有紫色，继则为恒。今已第四日，渐以无多而胀痛已安，惟迩日呓语中恒述阃外不及见之人物，无不与目击者一一吻合，已到离魂景象。今日其翁视诊，见其在清醒之时，安坐内室，神清了了，但察其神气兴会全无，言语低小，酷似阴证，面色虽不萎败而凝脂白洁，大乏华采，又似阴精消亡之象。按脉左寸关不见，右关中按弦大有力，但不甚数，尺后隐隐垂长，是心肝两脏之气遏郁不宣，魂神不安。惟忽笑忽哭起于汛后，恐是热入血室。兹当姅事，宜潜镇化痰安神，少添导瘀。焦蒌皮二钱，炒枣仁四钱，辰茯神三钱，干菖蒲根一钱五分，生远志二钱，天竺黄一钱五分，大贝母三钱，黄郁金一钱五分，橘红八分，五灵脂四分，桃仁泥四分，生牡蛎四钱，灵磁石三钱，玳瑁片三钱，青龙齿三钱，紫贝齿五钱（后五味先煎汤代水）。

（《张山雷医案·妇人杂病》）

按语：此案为热入血室误治之变证。前医认为，“寒热作于申酉，热时忽笑忽哭，热退即止”，是痰火扰心之证，妄行清热豁痰开窍，终致中宫受寒，清阳不升，浊垢填塞，蔽塞灵性，神不安宅而神魂颠倒，阳气不宣而肺窍遏抑。心肝气郁，气不行则瘀痰生。张山雷谓痰涎浊腻黏韧，宜开泄化浊，故选用天竺黄、远志开泄化痰；石菖蒲根芳香化浊；焦蒌皮、橘红用于宽胸散结、理气化痰。此外，他还选用介类药，紫贝齿、玳瑁片、生牡蛎潜摄镇逆，灵磁石、青龙齿镇坠收摄，五药合用，镇惊安神，收敛浮游之元神；选用枣仁、茯神养心安神；五灵脂、桃仁化瘀通络止痛。全方开泄与潜降通用，痰浊与瘀血同治，综合全面，足见张山雷心思巧妙。

（四）带下病

带下病，为妇人的常见病，论述纷杂。张山雷总结《素问》数节，认为“女子带下之病因，总不外湿火、相火、阴虚不守三途而已”（《沈氏女科辑要笺正·带下》）。至于其治法，则“各有对药之病，因证立方，俱有至理，不可偏废”（《沈氏女科辑要笺正·带下》）。如“为虚证之遗浊带下”的王荆公妙香散，“滋养真阴，摄纳浮阳”之地黄饮子去桂附，“治肝肾火亢而疏泄无度之遗浊崩带”的补肾阴清肝阳方，“下元阳虚不能固摄”的八味丸，治疗“湿甚火炽”的《本事》清心丸，以及治“纯属虚证不能固的”温柔涩法等，治法方药不可只执一端。对于虚不能固之病，张山雷认为：“滋填收涩，最无近功，良以奇经滑泄，草木无情，故未易收全绩”（《沈氏女科辑要笺正·带下》），称海螵蛸为血肉有情，竹破竹补之法，别有慧心。在临床上用海金沙合川柏末，用鲜生猪脊髓打和丸，引清理之药直入督任，治疗阴虚有火之浊带，用之多效。

1. 方药选析

组成：生淮山药　带壳春砂仁　潞党参　制白术　生石决明　沙苑子　枣仁泥　金钗斛　朱茯神　净萸肉　生鸡内金　旱莲草

主治：阴液亏损，虚火内扰。症见带下多，月经量减少，失眠多梦，耳鸣目眩，舌滑而光，脉浮细等。

方义：张山雷认为：“女子带下之病因，总不外湿火、相火、阴虚不守三途而已”。方中使用淮山药、砂仁、党参、白术健脾燥湿，除湿止带；加入石决明平抑肝阳，收敛相火；用旱莲草、金钗斛、净萸肉、沙苑子滋补肾水，使阴分得守，三法相合共奏止带之功。配鸡内金固精以止带，增枣仁、茯神宁心以安神，配合其他药味标本兼顾。

2. 医案选析

案例

徐右，营阴久虚，肝气横逆，胃纳知饥而碍于运化，汛期转为带下，此奇经暗伤，不能化赤也。舌滑而光，夜寐不酣，目花耳鸣，无一非阴虚阳扰。先宜滋填潜阳，非可旦夕近效。潞党参二钱，枣仁泥二钱，生淮山药三钱，制白术一钱五分，沙苑子二钱，金钗斛二钱，旱莲草三钱，净萸肉二钱，生鸡内金一钱五分，朱茯神一钱五分，生石决明三钱，西藏青果八分（打），带壳春砂仁六分。

（《张山雷医案·带下》）

按语：营阴久虚，冲任不足，虚阳内生，逼精外出；精不及化赤，变汛为带，病在奇经，实由肝、脾、肾三脏功能不调之故。本案以滋填补肾、摄纳真阳、益气健脾为主。方中用金钗斛、旱莲草补肾阴，沙苑子、石决明平肝潜阳，净萸肉收敛固涩而补肝肾，枣仁、茯神养心安神。又因肝木克土，脾失运化，舌滑而光，是中焦气虚之征，故党参、山药、白术益气健脾，鸡内金辅助运化，砂仁补而不滞。本方以甘润之法治内生之火，与补肾阴清肝阳方有异曲同工之妙。但病情复杂，恐非近期可以取效。

（五）恶阻

妊娠恶阻则是指妇女怀孕以后，1～3个月期间出现恶心、呕吐、眩晕、胸闷，甚至恶闻食味，或食入即吐等症状而言。产生这些症状的原因，主要是由于平素胃气虚弱或肝热气逆，受孕后冲脉之气上逆，致使胃失和降，或引动肝热气火上冲所致。对于妊娠恶阻的病机，张山雷在《沈氏女科辑要笺正·妊娠恶阻》中指出，本病为“胎元乍结，真阴凝聚于下，不得上承，而虚阳泛越”所致，所以病之本在于肝和胃。对于恶阻的治疗，他认为，“呕之甚者，即不吐蛔，用乌梅丸亦佳，以酸收合苦辛，涵敛而亦能运化，斡旋枢机，最有妙理”（《沈氏女科辑要笺正·妊娠恶阻》），喜用川椒红、乌梅炭、细辛（少量）。

1. 方药选析

组成：润玄参　苏半夏　淡吴萸　川黄连　山萸肉　川续断　带壳春砂仁　生鸡内金

主治：肝火犯胃，胃气上逆而致的泛恶呕吐，纳谷碍化。

方义：方中淡吴萸、川黄连清泻肝火，降逆止呕；苏半夏祛痰止呕；山萸肉摄纳肝阳，补益肝肾；玄参清热凉血；生鸡内金消食导滞，健运脾胃；带壳春砂仁行气去湿，止呕安胎；川续断补肝肾固冲任而安胎。此为肝火犯胃而致的恶阻之常用方。

加减：胁肋疼痛，加乌药、金铃子、木香；腹痛，加木瓜、陈皮、木香；失眠头晕，加生地、枸杞子、女贞子。

2. 医案选析

案例

汪右，肝胃宿恙，兹以信阻四月，痛势颇剧，呕吐频仍，痛时四肢厥冷，肩背掣痛，脉尚流利而带弦劲，舌质不腻。顺气温燥，非可恣投，暂且摄纳肝胃。炒山萸肉一钱五分，炮姜炭四分，台乌药一钱五分，川雅连三分淡吴萸一粒同炒，川椒红七粒（去目炒），紫苏叶三分，制半夏八分，甘杞子一钱五分，金铃子一钱五分，川断三钱，木瓜一钱五分，川朴花一钱，白砂壳三分。

二诊：麟体四月，素有肝胃宿恙，近稍加甚。但此数日来，痛已不作，惟清涎未免上泛。昨议温养，两和肝胃，益养肾阴，今天胃纳尚安。仍守昨意踵步，不妨多服数剂，真液渐充，可冀肝气驯服。砂仁末四分同炒生地一钱五分，生萸肉二钱，女贞子二钱，煨姜炭三分，台乌药一钱，制半夏七分，川黄连一分同炒淡吴萸七粒，益智仁八分，甘杞子二钱，金铃子一钱五分，宣木瓜一钱，川断肉一钱五分，广木香一钱五分，广藿梗一钱，绿萼梅八分。

（《张山雷医案·恶阻》）

按语：张山雷认为此病证因肝气有余，又胎元结于腹中，阻碍脏腑气机，脾不升清，故水谷精微凝结为痰饮，窒塞于胃，胎阻气盛，肝气乘虚上逆，痛呕并作，病情颇剧。脾阳受阻不得温煦，则四肢厥冷。证属肝失疏泄，横逆犯胃，所以宜先平肝和胃，辛开苦降治之。

五、儿科疾病诊治

（一）急惊风

急惊风是一种小儿常见的危急重症，可发于多种疾病过程中，临床以抽搐并伴有神志障碍为特征，多由外感时邪、内蕴湿热和暴受惊恐而引发。张山雷认为，惊风是由于“肝火陡动或热极生风，气血上冲，震扰脑经”所致（《小儿药证直诀笺正·急惊》）。其症多有痰涎蟠踞者，上冲之气血挟胸中固有之浊涎上涌。因此对其治疗“当下”，以下行为顺。同时，张山雷指出，痰是有形，而无形之气火尤为猛烈，“一经攻下，则无形之气，有形之痰，顷刻下坠，无不捷效之理”（《小儿药证直诀笺正·急惊》）。所以“下”，并非只指大黄、芒硝、牵牛、巴霜等药峻猛攻下，顺气降火、开痰潜阳亦为下法。

1. 方药选析

组成：北沙参　龙齿　牡蛎　磁石　浙贝母　钩藤　丹皮　石决明　胆星　白芍　栀子　旋覆花　瓜蒌皮　天麻　丝瓜络　万应锭

主治：真阴亏虚，肝阳化风，气血挟痰浊上扰，可见急惊、抽搐、牙关紧闭。

方义：方中北沙参、白芍养阴；天麻、钩藤、石决明、龙齿、牡蛎、磁石重镇潜阳，熄风止痉；胆星化痰止痉，丝瓜络通经化痰；旋覆花、瓜蒌降气；栀子、丹皮清泻肝火；万应锭清热解毒镇惊。全方滋阴潜阳，化痰熄风，对于阴虚阳亢的惊风抽搐有效。

加减：若痰涎多，加天竺黄、贝母、菖蒲、远志；若便秘，加柏子仁、当归、龙荟丸。

2. 医案选析

案例

包幼右，十四岁。八月初六诊：二十七日闻雷惊仆，初尚相安，至初二午后天阴又生恐畏，乃蒙被蜷卧，惊怯异常，竟至毫不识人。按脉六部滑大，重按相等，左手较为有力。症情不可谓不奇，总是因惊气乱，气血上涌，亦脑经之一病耳。面赤唇红，舌色亦鲜红无苔且润，大腑四五日未行，姑先镇坠摄纳开痰以通大腑，冀地道一通，下行为顺，庶有瘳乎。龙齿三钱，牡蛎一两，石决明一两，胆星一钱五分，竺黄一钱五分，菖蒲八分，大贝母三钱，茯神二钱，郁金二钱，柏子仁二钱，连翘心一钱五分，玄精石三钱，当归龙荟丸四钱（包煎），生铁落二两（生煎代水）。

（《张山雷医案·急惊风》）

按语：张山雷认为，此案急惊风为上冲之气血挟浊痰震扰脑经所致。对于此症，张山雷明确提出当用“下”法，以下行为顺，使气火不冲而惊搐可已。他用咸寒沉降药物牡蛎、石决明定奔腾之气火；用金石类药物龙齿、玄精石、生铁落镇坠收摄；用胆星、竺黄、大贝母泄化上行之痰；用气味芳烈、味亦浓厚的菖蒲涤降垢腻；用当归龙荟丸通地道，使气机下行。综上，此案之治，镇坠摄纳，化痰通腑，无一不是“下之”用也。

（二）疳证

疳证，是由于喂养不当，或因多种疾病影响，导致脾胃受损，气液伤而形成的一种小儿慢性病证。古人认为“疳”的含义有二：小儿恣食肥甘生冷等物，严重影响脾胃功能，形成积滞，日久成疳；或者气液干涸，身体羸瘦，形成干疳。二者合称为“疳证”。张山雷认为，“疳皆是脾胃之病，由伤津液而来”（《小儿药证直诀笺正·诸疳》），病因分虚实两端，所以治疳之法，“虽不可不化积滞，而养胃存津，尤为必要”（《小儿药证直诀笺正·诸疳》）。主张扶脾健胃、消积疗疳同施。对于腹大而嗜食泥土者，是为癖积，他多投使君子、雷丸、鹤虱等驱虫药，推崇仲景乌梅丸；对于有积热者，喜用干蟾皮、五谷虫、槟榔。张山雷治疳还注重营养疗法，讲究生活卫生习惯，增加临床疗效。

1. 方药选析

组成：沙参　木香　使君肉　楂炭　鸡内金　五谷虫　白术　炮姜　青皮　干蟾腹　槟榔　砂壳

主治：脾虚虫积。

方义：方中以沙参、白术、炮姜益气养阴健脾，楂炭、鸡内金、五谷虫消食疗疳，木香、青皮行气止痛，砂壳芳香燥湿行气，使君子、槟榔、干蟾腹杀虫消积。全方健脾助运，杀虫疗疳。

加减：如阴虚口渴，便结，加山药、石斛；见潮热盗汗，加银柴胡、鳖甲。

2. 医案选析

案例

徐幼，七岁。四月三日：疳积腹膨脐突，大肉尽削，舌光淡白，脉数不细，夜热两月，先前有汗，今已无汗，此疳劳重症。北沙参三钱，炮姜五分，干蟾八分，炙甘草四分，冬术一钱五分，鸡内金二钱，五谷虫一钱，潞党参一钱五分，银柴胡一钱五分，鳖甲三钱，杞子二钱，木香五分，青皮一钱。

十六日：改去五谷虫，加使君子肉八分。

（《张山雷医案·疳积》）

按语：张山雷认为，治疳“虽不可不化积滞，而养胃存津，尤为必要”。本案患者大肉尽削，为疳积重症，张山雷着重于扶助脾胃，益胃养津，方用党参、白术、炮姜、沙参、党参、炙甘草、杞子养阴生津，鸡内金、五谷虫、干蟾健胃消食，银柴胡、鳖甲养阴清热。全方平和，以求固护津液，健运脾胃，治病求本。

【后世影响】

一、历代评价

张山雷治学严谨，博览群书，并颇具独特见解。其用尽毕生精力，兢兢业业，从事中医学术研究和临床诊疗并著书立说，后因劳积去世，享年62岁。

兰溪医校教员汪艮庵称：“先生之于校固薪尽火传，而其学说复风行渐远，傥所谓不朽之业非耶。先生之所著常存，胸襟识力，并声音笑貌，犹仿佛遇之，谓先生至今存可也。旅瘗于兹土，

而被其泽者，咸思极称而获持之，即以兰皋为桐乡，亦何不可。”（《医界春秋》第 91 期载文）

上海名医张赞臣曰：“毕世在医林奋斗，当兹夷夏纷争，谁是健者，公为健者；二张乃吾道干城，不幸先后殂谢，河北一人，江南一人。老宗台山雷先生，学问渊博，著作等身，历主医校教务，发扬国医学术，与盐山张锡纯君堪称一时瑜亮。”（《医界春秋》第 91 期载文）

中央国医馆编审员周柳亭于《医界春秋》中，赞先生“力挽狂澜，以期中医之不至坠灭”，原兰溪中医专门学校监学沈湘渔先生言“火烬薪传，先生不死。室迩人远，老友何堪”。张山雷与盐山张寿甫（锡纯）、慈溪张生甫（国华）齐名，后世称其为“三张三达”（《医界春秋》第 91 期载文）。

二、学派传承

张山雷善于将理论和实际相结合，钻研理论，验于临床，敢于指出前人之不足，阐明己见，在脉诊、中药、内科、外科等方面都有独特的见解，尤其是创立了内风八大治则（开闭、固脱、潜镇、开泄、顺降、培养、滋填、宣通），著有《中风斠诠》，融古今中外于一体，使中风病诊治有了质的突破，集中反映了近代中风病诊治的发展，集近代中风病学术之大成，对后世认识中风影响极大。

张山雷与其师朱阆仙，以讲求进步、实力竞争为职责，以“发扬国粹、造就真材”为办学宗旨，建立了黄墙医校。从办学开始，张山雷广泛涉猎了中医教育所需要教授的各门功课，精选出 108 种，作为编写教材和学生平时学习的参考文献，对《难经》《沈氏女科辑要》《小儿药证直诀》等进行了笺正。在校期间，张山雷重视师资的选择和培养，完善了学制和课程的设置，还举办各种学术活动，开展学术争鸣；建立奖惩制度，鼓励学生上进；开展函授教学，弥补办学不足等。这些教育制度的建立，对中医教学模式的规范化，起到积极作用，至今仍有参考价值。在近 20 年的教学生涯里，张山雷培养了很多知名医家，包括南京中医药大学著名针灸专家邱茂良教授、浙江医院已故副院长吴士元主任医师等，还使兰溪作为江南中医药之乡而名震四方。由此，可以说近代全国各地中医药院校的开创，无不以黄墙医校为标杆及楷模。

张山雷负笈于黄墙朱阆仙先生时，已 30 岁。张山雷临终前总结自己一生时说：“一伎半生，精诚所结，神鬼可通，果然奇悟别闻，尽助前贤，补苴罅漏；孤灯廿载，意气徒豪，心肝呕尽，从此虚灵未泯，惟冀后起，完续残编。”张山雷享年 62 岁，步入医界 32 年，即“一伎半生”。在这半生中，其勤于临证与教学，20 多年孤灯相伴，呕心沥血，留给后人约 300 万字的著述。

综上所述，张山雷以经典为本，博古通今，建立了自己独特的学术思想。他精研典籍，融汇中西，精于辨证，选方有道。他将理论和实践反复印证，以求得真解。对其他医学著作，则根据时代、气候等客观缘由，明确其形成的渊源，扬优批谬，从而言之有理，左右逢源。张山雷为发扬中医学术，从理论、临证、教育等方面穷其一生精力，其毅力与精神都值得称赞，尤其是其坦言前人思想和名家观点，大胆提出己见，及刻苦专研的学习态度，都值得后世医家学习。

成都中医药大学　夏丽娜

【参考文献】

[1] 浙江省中医药研究所，浙江省兰溪县医科所. 近代名医学术经验选编张山雷专辑 [M]. 北京：人民卫生出版社，1983.

[2] 卢祥子. 历代名医临证经验精华 [M]. 北京：科学技术文献出版社重庆分社，1990.

[3] 浙江省中医管理局《张山雷医集》编委会. 张山雷医集 [M]. 北京：人民卫生出版社，1995.

[4] 单书建，陈子化，徐杰著. 古今名医临证金鉴·妇科卷（上卷）[M]. 北京：中国中医药出版社，1999.

[5] 张山雷. 中风斠诠 [M]. 福建：福建科学技术出版社，2005.

[6] 张山雷. 脉学正义 [M]. 福建：福建科学技术出版社，2006.

[7] 张山雷. 本草正义 [M]. 福建：福建科学技术出版社，2006.

[8] 张寿颐. 张山雷医书二种 [M]. 福建：福建科技出版社，2008.

[9] 周仲瑛. 中医内科学 [M]. 北京：中国中医药出版社，2010.

[10] 张山雷. 张山雷医话医案 [M]. 天津：天津科学技术出版社，2010.

[11] 张山雷. 难经汇注笺正 [M]. 天津：天津科学技术出版社，2010.

[12] 张山雷. 古今医案平议 [M]. 天津：天津科学技术出版社，2010.

[13] 严世芸. 中国医籍通考 [M]. 上海：上海中医学院出版社，2010.

[14] 王咪咪. 张山雷医学论文集 [M]. 北京：学苑出版社，2011.

[15] 郑秋兔. 张山雷评按张伯龙《雪雅堂医案》选辑（上） [J]. 山东中医学院学报，1980（2）：41－44.

[16] 郑秋兔. 张山雷评按张伯龙《雪雅堂医案》选辑（下） [J]. 山东中医学院学报，1980（3）：7－11.

[17] 郑秋兔. 张山雷医案选按 [J]. 江苏中医杂志，1982（2）：33.

[18] 张山雷，邵宝仁，连建伟. 张山雷评濒湖治脾胃案 [J]. 浙江中医学院学报，1982，5：22.

[19] 郑秋兔. 张山雷评注《黄醴泉医案》选 [J]. 江苏中医药，1984，1（36）：36.

[20] 李彪. 张山雷《疡科纲要》的学术成就 [J]. 湖南中医学院学报，1986（2）：38－39.

[21] 孙启明. 张山雷对中西外科药联用的实践 [J]. 中西医结合杂志，1987，7（1）：55－56.

[22] 沐明. 浅谈张山雷调治月经病的学术经验 [J]. 浙江中医学院学报，1987，11（1）：44－45.

[23] 高尚社. 近代名医张山雷治疗疡证精粹偶拾 [J]. 吉林中医药，1990（2）：38－39.

[24] 李传方，罗绮. 张山雷治疗胃脘痛经验探析 [J]. 中国临床与保健，1992，4（2）：58－59.

[25] 王锡贞. 论张山雷对中医教育事业的贡献 [J]. 中医教育，1995，14 (3)：44.
[26] 颜永潮，应志华. 杏林巨匠　一代宗师 [J]. 中医教育，1997，16 (6)：36－37.
[27] 王英，盛增秀. 张山雷在中医文献整理研究上的贡献 [J]. 中医文献杂志，1997 (4)：34－35.
[28] 叶敏瑞，叶航. 张山雷评《醴泉医案》选 [J]. 浙江中医杂志，2005 (5)：217.
[29] 王英，盛增秀. 集中医文献学家教育家临床家于一身的张山雷 [J]. 中华医史杂志，2006，36 (1)：14－17.
[30] 赵德喜. 从《中风斠诠》看张山雷中风病学术思想 [J]. 中华中医药学刊，2008，26 (8)：1722－1723.
[31] 宋培瑚.《中风斠诠》学术思想撷菁 [J]. 辽宁中医药大学学报，2009，11 (10)：8－10.

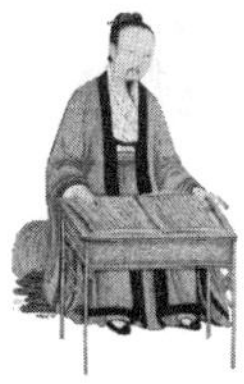

包识生

内容提要

包识生，字德逮，名一虚，生于清同治十三年（1874），卒于民国二十五年（1936），福建上杭县人，近代中医名家、中医教育家。著有《包氏医宗》。包识生家中世代业医，受其父“伤寒大家”包育华之影响，以仲景之学是宗。其幼承庭训，潜心研究《伤寒杂病论》数十载，崇尚经方，致力于阐发仲景学术思想；强调谨遵张仲景原文，强调经方的严谨性。其首创经方讲义，将伤寒方分为主方、单方、偶方、复方、合方、加减方、六经方、六淫方等，深得经方要义。包识生还是一位中医教育家，曾担任神州医药专门学校教务长，先后执教于上海中医专门学校、上海中国医学院。其将《伤寒论》和《金匮要略》全文进行讲义，开创性地以讲义形式讲授中医经典《伤寒论》和《金匮要略》。此外，包识生还曾作为中医界代表，参加中医药救亡运动。

【概述】

一、生平简介

包识生，字德逮，名一虚，生于清同治十三年（1874），卒于民国二十五年（1936），福建上杭人，近代中医名家、中医教育家，著有《包氏医宗》。

包识生家中世代业医，其父包育华为该县名医，被当时医学界称为“伤寒大家”。其叔祖伯寅，兄弟究生、仰山、德崇均从医业。包识生为家中长子，幼承家训，潜心苦读，专攻长沙仲景之学，深得其奥旨，年二十行医，旋游粤东（今广东），治疾辄效，声誉鹊起。

包识生出生于清同治十三年（1874）。关于其卒年，有文献定为1934年，如《上杭县志》记载，包识生于民国二十二年（1934）病逝于上海，享年60岁。《中医近代史》中也记载其卒于1934年。还有文献定为1936年，如《包识生医书合集》，南京中医药大学的黄煌教授也在《近代经方家包识生》一文中，采用此说。另有学者定为1938年，如兰福森在《近代著名医家包识生》一文中记载，包识生不幸于1938年病逝于上海，享年64岁。从包识生本人留下的资料看，在其《国医学粹》自序中，明确说该序写于中华民国廿二年（1934）清明日，因此包识生卒年定当在1934年清明后，寿数至少为60岁。包识生及其父亲包育华和儿子包天白，都从事中医并在当地名声较大，因此又有“三世医宗”一说。

民国元年（1912），包识生受当时上海著名中医余伯陶的邀请，移居沪上，与余伯陶等组织发起民国时期成立较早、规模最大的中医药社团——神州医药总会，共同主编民国初期中医界重要的学术刊物——《神州医药学报》，并发起医药救亡运动，组织“医药救亡请愿团”赴北平（今北京）请愿。民国七年创办神州医药专门学校，任教务长，教授《伤寒论》，编有《伤寒杂病讲义》《诊断学》等教材，可谓开中医教材之先河。包识生还先后执教于上海中医专门学校、中国医学院，学生遍布全国，上海著名中医秦伯未、章次公、张赞臣、程门雪等皆受其教，其儿子包天白亦传承其业。此外，包识生还与王祖德等一起创办沪南神州医院、粹华制药厂、中国医院等。先后任神州中医大学教务主任、中医专门学校教授及校务总监、全国医药联合总会监察委员、国医公会执行委员、中国医学院院长、中国医院医务主任、中央国医馆发起人、中央国医馆理事等。

包识生处于中医面临被废止的时代背景下，他大力兴办中医教育，积极参加中医救亡运动，为挽救中医做了大量的工作，主要有以下几个方面。

（一）参加中医药救亡行动，挽救中医

民国元年（1912），包识生受余伯陶的邀请而赴上海，目睹西方帝国主义借传教、行医，对我国进行文化侵略，以及北洋政府极力摧残中医的事实，“目击心伤，思图挽救”，立志振兴中医。包识生认为，一个国家的文化是立国的要素，文化的存亡关系着民族的兴潜。中医药是我国国粹文化之一，但自明清以来，学术日益退化，尤其民国元年前的近数十年，加之受到西医的排挤，

中医药"有屹屹动摇之势"，若"再不从事研求而光大之"，中医药将面临随时可能被灭亡的危机，于是"慨叹国医药之沦胥，思有以振兴而光大之"。尤其1912年北洋政府举行学制改新运动，将中医教育弃于编制教育系统之外，在北洋政府教育部正式公布的两批各科学校规程中，均无中医药教育方面的规定，这就是著名的"民元教育系统漏列中医事件"，亦称北洋政府"教育系统漏列中医案"。北洋政府此举成为了"中医保卫战"的直接导火索，激起了中医界人士的强烈不满。于是，包识生等有识之士奔走呼号，历尽艰苦，与当时上海中医名家李平书、丁甘仁、夏应堂、余伯陶、王祖德等一起，发起中华医药联合会、神州医药总会，以及江苏全省医药联合会，以振兴中医为宗旨，得到全国积极响应。随后各省相继成立分会，形成医会林立的良好局面，对于拯救当时面临存亡危机的中医药事业发挥了较大的振兴作用。其中神州医药总会是民国时期中医界成立较早、规模较大的中医药团体，当时总会设在上海，余伯陶任会长，包识生等为本埠评议员，并在全国各省设有十几个分会，会员数千人。直至1951年，神州医药总会才终止活动，历时长达40年，为中医药的存亡抗争和推动中医药事业的发展做出了巨大贡献。

（二）主编《神州医药学报》，发表卓见

民国二年（1913），包识生与朱尧臣等一起，创办神州医药书报社，自任笔政，发行《神州医药学报》。《神州医药学报》于1913年5月正式创刊，"专以研究真理，集思广益为宗旨""以农黄扁景之书为根据，以诸大名家之论为参考，以东西学说为补充，扫除虚妄伪说，讲求确实真理"，全国中医名流之鸿篇杰作常发表于此刊，由余伯陶、包识生任主编。

针对当时政府拟取消中医药的情况，包识生在1913年第2期的《神州医药学报》上发表《医药危言》，指出"中医中药腐败之原因五，中西医药优劣之比较六，中医确有强种保民之实据三，政府取缔中医中药之无理五，取消中医中药之影响国民生计之利害九，振兴中医中药之刍议十"。其对中西医之评价较为公允，他说："中西医药，各有长处，亦各有短处。中西医士，各有精良，亦各有庸劣，以为明达所共见也。然西医之激烈派，往往视中医学说为迂腐之谈，揭摘一二短处，即谓中医之技能，于斯而已矣。中医之顽固派，则称西医学说为怪诞，亦指摘其一二短处以为西医学说不信也。斯二者，皆一偏之论耳。"在当时中医正受西医冲击影响的情况下能有如此平正的认识，实难能可贵。同时，包识生还主张要整顿中医得先整顿中药，医生要亲自参与研究中药的炮制，保证中药质量。如论医药分途之害曰："古者医生无不知药，且亲自配制，故其治有药到病除之胜。西医治病之术日有进步者，亦犹古时之医生无不知药故也。中国近时，医药分途，故医药之价值随之骤落。缘医生不知药，徒作纸上谈兵，任市作伪谋利，往往症虽确，方虽良，而服药无效者，实因用药无效力而方失其用也。今欲整顿中医非先整顿中药不可，亦非医生亲自研究炮制更不可。"并且，包识生还提出了振兴中医的十点意见，包括：召集全国博览会、推广医药学报、创立医院、开办医药学堂、取缔不学无术之庸医、取缔有心作伪之药肆、改良方案、改良药剂、仿造新药及应用材料、奖励医药人才等。这些意见对于当今中医药事业的发展与繁荣仍然具有重要的参考价值。

此外，包识生所著的《伤寒论讲义》《杂病论讲义》《内科学讲义》等也曾先后刊载于《神州医药学报》的"医籍"栏目中。在《神州医药学报》的"学说"栏中还曾刊过包识生之《论藏府官制》一文，也颇具卓见。

总之，当时余伯陶、包识生等主编的《神州医药学报》是民国初期中医界重要的学术刊物，其丰富多彩的各个栏目不仅传播了中医文化知识，推动了中医药自身学术向前发展，而且在那个中医药面临被废弃的危急关头，发挥了中医药喉舌作用，为捍卫与挽救中医药做出了重要贡献，既具学术意义，又具历史意义。

同时，包识生还通过任职中医团体，参加中医救亡运动。民国十八年（1929），包识生被推举为全国医药团体总联合会（简称“全国医药总会”）监察委员（简称“监委”）。全国医药总会缘起于1929年的“废止中医案”。当时中华民国医药学会（西医）上海分会会长余云岫，在国民政府第一届中央卫生委员会上提出《废止旧医以扫除医事卫生之障碍案》的议案并得到通过，企图取消中医，引起中医药界极大愤慨和强烈反对，进而引发了近代史上声势浩大的反废止风潮，几经波折，最终迫使国民党政府不得不撤除取消旧医药的决定。现在所说的每年3月17日的“中国国医节”，正是起源于1929年中医界反对国民政府废除中医的抗议活动，设立“中国国医节”旨在将中医中药发扬光大。民国十九年（1930），包识生任上海“国医公会”执行委员，上海“中国医学院”院长，创办中国医院，任医务主任。民国二十年（1931），包识生为中央国医馆发起人，复被推举为理事。

（三）兴办中医教育，培养中医人才

1. 执教中医讲坛，编写讲义教材

包识生非常重视中医教育与中医人才的培养，他认为“学堂为造就人才惟一之机关”“中医之学非不及西医，纯以无教育故也”“今欲振兴医药，非速为召集海内硕学，组织学堂以造就医药无数人才不可也”。于民国六年（1917）担任中医专校（全称为“上海中医专门学校”）教授。民国七年（1918），至北平，向学府请愿，创办神州医药专校（即“神州医药专门学校”），任教务主任（亦称“教务长”），并自编《伤寒杂病讲义》《诊断学》等教材，为中医教育和中医药人才的培养做出了重要贡献，成就不少医林后俊。民国十一年（1922），任神州中医大学（“神州医药专门学校”于1921年升格为“神州中医大学”）教务主任。民国十七年（1928），复任中医专校（即“上海中医专门学校”）教授，及校务总监。

2. 创办中医医院，提供临床实习场所

包识生在中医教育过程中意识到，临床是医疗实践的重要场所，医学生既需要学习理论知识，也需要临床实践。他说：“医院为实行试验之机关，其学术、药品之优劣一试即知，无可逃避，且对于学术之进步有莫大之力焉，故西医进步之原因，亦多由医院研究而得。但吾国数千年来，无所谓医院，医生诊病有若作客，患者一切行为任病家自由，往往一剂不获效，即延他医，朝张暮李，愈弄愈错，而医生诊一次脉，处一张方，后即于病者不通闻问，亦无从再悉其病状，如是即欲研究病理，其可得乎？且今吾国医院多操诸西医之手，故社会上只知西医之功效，而目中医为庸腐也，刻欲挽救中医中药，非速设医院普及国内与西医争术不可也。”于是开始筹谋开设医院，民国八年（1919），包识生与王祖德等人一起创办了“沪南神州医院”和时疫所，解决了学生的临床实习场所问题。同时，该医院的创办也有利于救死扶伤，“十余年来，活人无算，穷黎受惠尤

多”。

（四）创办中药药厂，提高中药市场竞争力

包识生认为，中药与中医同样重要，医药不能分家，非常重视中药的发展。于民国四年（1915），以“联络医药人才，改良各种药品，振兴医药，维持国货”为宗旨，发起创设“神州模范制药社”，提高中药的竞争能力，使之作为“药业之模范”，进而维护中药在市场上的份额，避免西医西药充塞市场。包识生在分析创办神州模范制药社的原因时指出，“今日一竞争时代也，有国家之竞争，有学术之竞争，有工艺之竞争，有商业之竞争。愈竞争则国势愈强盛，学术愈进步，工艺愈精良，商业愈发达”“东西列强所以称为强国者，其国民皆有竞争之思想也。若夫吾国自维新以来虽百事改良而多数国民之心理皆乏竞争之思想，吾医药界为尤甚焉。试观市上街衢之招贴，各种报纸之广告刊布之字占篇幅之半者，皆舶来品也。虽有为华人之制造，然多取材于东西各国，非国货也。……若吾华产之药品几如凤毛麟角，有一二困于资本亦不能与洋货竞争，诚憾事也，而我药界大资本家又闭关自守，不识改良货品与之竞争。数年来中医之诊案日冷，中药之销路顿减，实为西医西药充塞市场上而夺我权力也”。民国九年（1920），又与王祖德、董伯伟等人一起，联合创办了“粹华制药厂”，该制药厂是上海第一家中药厂，由李平书任董事长。神州模范制药社介绍的药品中就有上海“粹华制药厂”生产的清血片。

总之，包识生以精通仲景学术闻名，是近代经方家，同时也是中医教育家，中医捍卫者，近代著名中医界代表。通过主编刊物、创办医院、开办教育、执教讲坛、编写教材、创办药厂、任职学术团体等各种努力，奋力挽救中医，推动着中医药事业向前发展，他与当时的有识之士们一起，共同走过了中医史上最艰难的岁月，最终使中医药国粹能保留下来，为捍卫和发展中医药做出了杰出贡献。

二、著作介绍

包识生流传于世的代表著作为《包氏医宗》，该书是包识生所有论著的合集，共分 3 集，约 97 万字，于民国十九年至二十五年（1930—1936），由“包氏医宗出版部”分集出版发行。《包氏医宗》一书在上杭县图书馆有收藏，比较完整。2010 年天津科学技术出版社将该书重新整理出版，名为《包识生医书合集》。

由于包识生对张仲景学术颇有研究，故其所论多与《伤寒杂病论》相关。《包氏医宗》第 1 集，为关于《伤寒论》的内容，共分《伤寒论章节》《伤寒方法》《伤寒表》《伤寒论讲义》《伤寒方讲义》5 卷，对《伤寒论》和伤寒方进行了系统论述。其中，《伤寒论章节》一书，是包识生早在 20 岁时本着其对《伤寒论》的理解而写成的著作。该书纠正了既往部分医家的谬误，刊出后即引起医学界的重视。该书主要是谨遵仲景原意，将《伤寒论》条文按序进行梳理，勾勒架构《伤寒论》整体框架，并未对张仲景条文进行过多阐发。

其后，包识生有感于我国中医医籍虽多，但缺乏浅显明晰地讲解《伤寒论》的讲义，于是又编著了《伤寒论讲义》，“以为后学辟一捷径”。该书采用原文、讲（问、答）、义的体例编写，通过对《伤寒论》原文进行讲解、释义，揭示《伤寒论》的精髓与真谛，开创了以讲义形式讲授

《伤寒论》的新模式。而且包识生在讲义之“讲”中，还采用了设问与回答的形式进行讲解，有利于激发学生的兴趣，启发学生积极思考，可谓开创了问答式讲解《伤寒论》条文的新方法。

此外，包识生还在年过半百时编著了《伤寒方讲义》一书，该书是包识生在深刻领悟伤寒立方之精妙的基础上而写成的著作，以自己对《伤寒论》方的理解分析，将《伤寒论》方进行分类阐释，填补了当时缺乏对《伤寒论》方进行系统研究的空白，也为后世研究《伤寒论》方的配伍组方规律树立了典范，为活用《伤寒论》方奠定了扎实的基础。

《包氏医宗》第2集，主要论述张仲景“杂病论”（即《金匮要略》）的有关内容。该书仿第1集《伤寒论》的写作方式，仍分5卷，包括《杂病论章节》《杂病方法》《杂病表》《杂病论讲义》和《杂病方讲义》，系统地对张仲景论杂病的内容进行论述，为后世理解、研究《金匮要略》提供了借鉴。

包识生在编著《包氏医宗》第1、2集后，继续以振兴中医药为己任，为阐明“中国医药学之精义”，于民国二十二年（1933）编写出版《包氏医宗》第3集——《国医学粹》。据《国医学粹发刊缘起》记载，当时包识生不愿铺张浪费，故其手稿并未打算刊出，后来在朋友们的劝导下，将朋友们为其举办50岁寿礼的经费移作刊印书稿的经费，《国医学粹》才得以刊出。

《国医学粹》共分为4卷。卷一“经解”，是对中医基础理论相关问题的阐释；卷二“脉学”，重点对中医学的脉诊内容进行详细论述；卷三“证论”，对望、闻、问诊获得的信息进行讲解，以症状为线索讲述辨证论治方法，类似于现在中医诊断学的内容；卷四“药方”，主要讲解中药，相当于《中药学》，对常见中药分门别类地加以论述。上述这些著作内容，已呈现《中医基础理论》《中医诊断学》《中药学》等现代中医教材之雏形。

此外，据《包识生医书合集》记载，包识生的著作还有《包氏医案》，但目前尚未见到此书。也有观点认为，《包氏医宗》就是《包氏医案》，可能是“案”字与“宗”字相仿而混淆，此说尚待考证。

总之，包识生一生致力于中医事业，勤于学术研究，著述不辍。其《包氏医宗》既是包识生学术成就的集中展现，也是后学之津梁，医林之佳著。如余伯陶赞誉该书为“迷津之宝筏，航海之南针”，为愈求真学者不可不读之书，深受中医界好评和重视。

【学术思想】

一、学术渊源

包识生出生于中医世家，其父亲包育华为该县名医，其母黄招娣、叔祖伯寅，兄弟究生、仰山、德崇均以行医为业，家族中医学底蕴深厚。包识生是包育华的长子，幼承庭训，从小受此熏陶，耳濡目染，加之包识生本人的潜心苦读，勤奋钻研，最终成长为近代卓有成就的中医名家。在包识生的故居“耕心堂”中，抄贴有“存心师范老，笃心效仓公，药尚神农法，方宗仲景风”等用以自勉，从中亦可见其为医之道。

包识生之学术，与其父包育华的传授密切相关。包育华（1847—1908），号桃初，福建上杭县名医，被当时医学界称为“伤寒大家”。在福建省《上杭县志》的人物志中，就有专门对包育华的介绍。据载，包育华“性嗜学，精医理”，但他并无意仕途，也不为名利所困，“能文不赴试，能算不经商，能医不标名”，而是以济世活人之心，潜心医学，于“诊暇即阅医经，得要处辄自批解而长歌”，既重视经典医著的学习，又兼融各家学说。他说“医必宗《神农本草》《内经》《扁鹊难经》《仲景全书》，乃能见病知源，更宜参阅历代名医学说，以扩其识”。贯通古今，博采众家，使包育华的医技非常高超，一生拯救危难患者甚多。据文献记载，“邻乡有一患者患癃闭症，大小便不通，经其施治，投药一剂而大便通，癃闭渐愈。后经辨证施治，用保元汤加减，连服二剂，次日肿处破裂，取出淋石一枚，大如枣核”。包育华尝游楚、赣、闽、粤，久客潮州，以善治奇难杂症而远近知名。“厦门同知张赓飏、顺昌知县徐洪业，皆请其治重病，称其为‘神医’。”

据《上杭县志》记载，包育华“在医学上很有造诣，深得岐黄之秘，其术虽本于《内》《难》，用则智圆法活，时出新意，巧发奇中。平生立方神奇，以活法见长”。有一个他重用茯苓治疗水肿的典型案例。族嫂某，患疟三载，用过无数药石，均不见效，请其诊治，竟重用茯苓，大家都很怀疑，他却说：“此水肿病也，水一破则百病除”。服后果然见效。此外，还有他借用妇人阴吹方治疗男性癃闭的医案，认为读书不必泥于书。他认为妇人阴吹与男性癃闭表现不同，但病机相同，“妇人胃气下泄得泄，故成阴吹；男子胃气欲泄不泄，故成癃闭。形虽异，源则同也”。因此，借用妇人阴吹方治疗男性癃闭，异病同治，为不“食古不化、拘泥成法”树立了典范。

包育华对张仲景《伤寒论》颇有研究，著有《无妄集活法医书》《无妄集剞劂方》，专为阐扬《仲景全书》，光绪二十八年（1902）刊于潮州，共5卷。此外尚有《问切从原》《宋本集注》等，惜未付印。

包育华在包识生之《伤寒论章节》脱稿之际，喟然长叹曰：“吾道已传，吾书可不传矣”。遂将所刊之《无妄集》束之高阁，不为发行，所以中医界内罕见包育华的著作。

包识生深受父亲包育华的影响，从小跟随父亲潜心于张仲景《伤寒杂病论》的研究。据包识生在《伤寒方讲义》绪言中介绍，他是“幼承庭训，改儒习医，11岁时即读《经方歌括》，继而《伤寒杂病》，而《内》《难》各书”。通过“埋案十载，寒暑弗辍”地研读《伤寒杂病论》，“手抄无注白文，听诵六寒暑，研究八春秋，十余载煞费苦心，专门是道”，最终深得仲景之奥义要旨。于20岁左右凭借自己对仲景《伤寒杂病论》的学习所得，著成《伤寒论章节》一书问世，纠正了以前一些医家的谬误，引起医学界的重视。随后，他又到潮汕地区（潮州、汕头）行医，因其疗效显著，名声渐著，“旋游粤东，治疾辄效，声誉鹊起”。此外，包识生对经方的研究颇为深入，因此，后世又称之为近代“经方家”。

总之，包识生走上从医之路并有所成就，主要与其父亲包育华有关，父子二人在伤寒领域都有较高建树。

二、学术特色

（一）遵奉原文，明析《伤寒论》原旨

《伤寒论》自问世以来，一直被后世医家尊为经典，后世学者莫不将其奉为规矩准绳。对于《伤寒论》的研究，历来都是中医界人士关注和研究的热点，如最早对《伤寒论》进行整理的是晋代王叔和，之后隋唐孙思邈创立“方证回条，比类相附”法编次整理《伤寒论》，金代成无己以逐条逐疏的方法注解《伤寒论》，明代方有执提出错简重订《伤寒论》等。但由于《伤寒论》文义古奥，在仲景去世后，历代伤寒学派的医家一直致力于对其原文旨意的研究。

包识生发现，《伤寒论》并非简单的临证经验汇集之书，而是“据天人合化之理而论”，集秦汉以来医药理论之大成；既对临床实践处方用药具有指导作用，也体现了中医辨证论治理论的高度。但《伤寒论》一书由于年代久远，文义古简，词旨古奥，“不类寻常”，探索云难，“若非上智灵敏，终难洞悉其理”。在仲景去世后，“虽代有明哲历经注释，然各立门户，议论纷纭”。对其原文旨意的探讨和原文次序编排问题，一直是伤寒学派医家们争论与研究的热点。包识生认为，“作注者数十百家，互相争讼，皆不能阐明其旨；行道者几千万人，缘儒入墨，鲜有成道之徒”。余伯陶也在《包氏医宗》序中云：“虽代有名哲历经注释，然各立门户，议论纷纭，其词益繁，其理转晦，以致后之学者竟难溯流穷源，徒兴望洋之叹。”

包识生总结各注家注释《伤寒论》的特点说：“或疑原书失散，卷帙不全；或疑兵燹残篇，文次已经遗乱”，进而导致“无学之徒，各创臆说，移多就少，删减增加，类表类攻，并寒并热，竟将我神农黄帝遗下、历代相承、汉医圣张仲景先师济世救民之书《伤寒论》湮没千余载”。并将这种真学失传的后果与中医在民国时期受排挤废弃的局势联系起来，认为“遂使真学失传，庸书日盛，医术日形退化，以致弱种弱国，有由来也”。

包识生对后人研究和注解《伤寒论》的情况进行总结，并提出自己的看法。他认为，晋代王叔和作“辨脉”“平脉”“伤寒例”三篇于首，附“汗吐下宜忌”八篇于后，欲使学者易读之意。对王叔和编次《伤寒论》持肯定态度。而对于最早注释《伤寒论》的成无已，包识生却认为其对《伤寒论》“不分玉石，概作注之，误写叔和编次”，反对错简重订。至元明以降的医家，作注者日多。面对空前繁多的注解状况，包识生觉得莫宗一是。他说：“读其前后之文迥异，以为叔和编次遗乱，各是其说，擅改经文，后者贬前，莫宗一是”。

包识生对于后世陈修园“尊经崇古”较为认可。他说：“惟最近名医陈伯平修园，颇有见解，遵成氏创注之本，删去叔和前后所附八篇，于是一卷白玉无瑕、活人至宝之书，复见于世。”陈修园反对方有执和喻嘉言的“错简”说，他认为王叔和重新编注的《伤寒论》已经把张仲景的学说完整地流传下来，不能随便改动和取舍。但是，包识生也指出陈修园之不足，“虽删去叔和之序、例，而伤寒真义，毫无发明”，导致“大道茫茫，如璧在璞，读者无味，用者不灵，裹足不前，转习时书者众”。

因此，包识生认为有必要对《伤寒论》的条文按篇章节进行确定，遂作《伤寒表》一卷，按照《伤寒论》原文和张仲景原旨将《伤寒论》397 法按次序排定，“数法同证者曰章，数章同病者

曰例，数例同经者曰篇”。共将《伤寒论》397 条原文分为八篇，其中前六篇为太阳、阳明、少阳，太阴、少阴、厥阴，“为六经经气相传”；后两篇为霍乱、阴阳易差后劳复，为“后天先天之序”。包识生编著的《伤寒表》，通过 8 篇、24 例、50 章、397 法的编排，使得《伤寒论》众多条文一下显得次序井然。

在《伤寒表》一书中，除了例、章、法体例的划分之外，对张仲景原文几乎未曾更改一字，体现着包识生谨遵张仲景原文的特点。他认为《伤寒论》原本，章节相应，井然有序，每条文间均寓有深意，不应任意取舍更改，只有逐条细勘，句句研读，方能明其原旨。因此，原则上绝不擅自更改《伤寒论》条文的次序和原书的体例，主张还原《伤寒论》原貌，保持《伤寒论》原本的系统性，探寻恢复张仲景原旨。

（二）分章列表，架构《伤寒论》脉络

包识生从小研习仲景《伤寒论》，领会颇深。他发现，张仲景所论 397 条，井然有序，每一篇都有一个核心内容，每一篇下各部分又都有一条主线，每一章下各条所论集中在一起都围绕着一个主题，每一条条文都蕴涵体现着一个法则，于是对《伤寒论》按篇、例、章、法系统对《伤寒论》进行整体脉络的划分，同时对原文逐条进行法的提炼。《包氏医宗》第 1 集第 1 卷《伤寒论章节》，即是包识生早年试图理清《伤寒论》体系的代表著作。

从《伤寒论章节》可以看出，包识生研究《伤寒论》有如下特点。

1. 拟定六经病位

但凡读过《伤寒论》者都知道，六经辨证是《伤寒论》一书的主线，可以反映病邪所侵犯的经络、脏腑病变部位，受邪轻重，邪正盛衰等。包识生根据自己的体会，结合张仲景原文主题和经络循行部位，拟定了六经所反映的脏腑部位。

包识生认为，太阳病即“头项背皮肤病”，阳明病即“面胸腹肌肉病”，少阳病即“颊颈胁筋骨病”，太阴病即“肺脾病”，少阴病即“心肾病”，厥阴病即“心包络肝病”。其中反映出，太阳、阳明、少阳病证是以六腑病变为基础，太阴、少阴、厥阴病证则是以五脏病变为基础。六经的病变部位是逐渐由表入里、由浅入深的，可以反映出病情的进展情况。

对于六经以外的另两篇，即霍乱病篇和阴阳易瘥后劳复篇，包识生则按先天和后天并结合脏腑部位进行病位的判断。如“辨霍乱病脉证”篇，包识生认为，此篇所论即“后天胃病”；辨阴阳易瘥后劳复脉证篇，包识生认为，此篇所论即“先天肾病”。

2. 提炼各篇主题

包识生在深识《伤寒论》精髓的基础上，对《伤寒论》各篇所论主题进行提炼，有单一主题成一篇的，也有多主题成一篇的。共将 397 条原文按 24 个主题进行了归纳。

例如，太阳病篇，仲景在该篇所论条文最多，共 179 条，约占《伤寒论》总条文的 45%，因此，涉及的主题也最多。包识生从 10 个方面概况了该篇的主题，分别是：太阳病总论、表病风寒五规治法、表病救误禁误治法、半表里病、半表里病救误禁误治法、里病、暑病、火病、湿病和燥病。这可反映出包识生对于太阳病的认识有二：一是并非按照固定套路简单认为太阳病即表病，而是认为太阳病中又复有表里，太阳病中存在表病、半表里病和里病三类病证；二是对于太阳病的病因，并不认为只有寒邪，而是认为六淫皆可伤太阳，太阳病中存在风、寒、暑、湿、燥、火的区别。他说："天气为病，有风寒暑火湿燥之殊；人体受邪，有寒热表里虚实之变。欲明生死，熟玩伤寒，先观六经之纲，次察六淫之目。"

再如，阳明病篇，包识生概括该篇主题有四个：阳明病总论、燥金表证虚实治法、燥金里证虚实和燥病表里相传湿病，体现"燥者，阳明金气之所化"，在主题上无不冠以"阳明燥金"的思想。一般认为，阳明病为里热实证，但包识生却另有看法，他对阳明病的认识特点有三：一是阳明病不仅仅只是里病，阳明病亦可以有表证、里证之不同；二是阳明病不一定都是实证，阳明病亦有虚证，应当有虚实之分；三是阳明病并不都是热病，还有阳明湿病。如《伤寒论》第259条："伤寒七八日，身黄如橘子色，小便不利，腹微满者，茵陈蒿汤主之"，此条为"里湿病治法"。第260条："伤寒，身黄发热者，栀子柏皮汤主之"，此条为"表湿病治法"。可见，阳明湿病又复有表湿、里湿之分。

3. 明辨各条大法

包识生对《伤寒论》397条原文逐条剖析，明辨其中之法，各条文之法环环相扣。如太阳病篇第1条："太阳之为病，脉浮，头项强痛而恶寒"，包识生称其为"寒水为病法"。第2条："太阳病，发热，汗出，恶风，脉缓者，名为中风"，包识生认为此条所论是"中风为病法"。第3条："太阳病，或已发热，或未发热，必恶寒，体痛，呕逆，脉阴阳俱紧者，名曰伤寒"，包识生称本条是"伤寒为病法"。从此3条可以看出，第1条为风寒类太阳病总纲。此类太阳病又分两类，一类是太阳中风，一类是太阳伤寒。通过以法名条的方式，使读者更易把握该条文的中心思想。

接下来第4条讲传变："伤寒一日，太阳受之，脉若静者，为不传；颇欲吐，若躁烦，脉数急者，为传也"，包识生指出本条是"表里相传法"。第5条："伤寒二三日，阳明少阳证不见者，为不传也"，包识生认为本条是"经气相传法"。可见，在传变上，他又另有独到见解。一般认为，伤寒的传变多是由表入里的表里相传，但他通过这两条原文的论述发现，第4条是从症状上讲明表里传变，而第5条则是从经脉上讲传变，这些观点丰富了人们对于伤寒六经传变的认识。

包识生对《伤寒论》397条文分别提出了397法，不胜枚举，每法均为五字，抓住要领，直接切中要害，点明主旨，反映出包识生对《伤寒论》确实是深谙其中精髓。

4. 简表伤寒脉络

为使后人更加明晰《伤寒论》各章节脉络，包识生在前期对《伤寒论》章节体例划分编排的基础上，进一步将《伤寒论》397法绘成了《伤寒表》，见《包氏医宗》第1集第3卷。在包识生编写的《伤寒表》中，除了有简表式的《伤寒章节表》外，后文还有对该表内容的进一步详述。

《伤寒章节表》共由两个表组成，一是将《伤寒论》8篇24例50章提纲绘成的总表，二是将50章397法全部贯穿的细目表。这个简表式的《伤寒章节表》条目清晰，纲举目张，一目了然，十分清晰地展现了《伤寒论》的全貌与脉络，对掌握《伤寒论》有执简驭繁的作用。

《伤寒表》可以说是开创了以表解析《伤寒论》的新模式，便于人们提纲挈领地掌握《伤寒论》诸多条文，为后世学习《伤寒论》开辟了一条捷径，使学者"展读一过，了如指掌"。

（三）歌括经方，撮尽《伤寒论》方规

如前所述，包识生的父亲包育华也是一位伤寒大家，他发现《伤寒论》中的方用之得当，非常精妙，正所谓“经方能统治百病，不独治伤寒也”。但伤寒方之药物剂量、制煮服次等都非常重要，稍错毫厘，即差千里。陈修园所编写的《经方歌括》（又名《长沙方歌括》），虽令人易于记诵，“但其未切方名”，读起来有忘题之弊，于是包育华对《经方歌括》进行了重新编写，“以方名裁作首句，原其平仄，或七言或五言，而歌步题韵之，其药有多寡，而法有简繁，长短不拘几韵，总以撮尽方规为要”。

包识生也参与了此项工作。编写过程中，首先将《伤寒论》中的112方罗列出来，包括方名、药物组成及剂量、煎服法等一一按原文列出。然后据此对《伤寒论》的112首方剂全部重新编定新方歌，辑为《经方歌括》，同时还对伤寒方中的加减也编成歌括，形成伤寒方加减歌8曲，以及其他关于称、升、剂、枚数等的方歌5曲，共称为《伤寒方加减歌》。

《包氏医宗》第1集第2卷即《伤寒方法》。该书包括《伤寒论》原方112方的方名、药物组成及剂量、煎服法等，相当于《伤寒论》方剂汇编，随后是包氏《经方歌括》。其中包括伤寒112方的歌括，还有《伤寒方加减歌》。

包识生所著《伤寒方法》中《经方歌括》的特点是，将每首方的方名作为该方方歌的首句，平仄相对，七言五言不限，方歌总体句数不限，将药物剂量、煎煮方法等内容一并写入方歌中，为求内容完善，能全面地反映该方的特点和规矩，以撮尽方规为要。同时，在语言文字上，用词浅显易懂，“此歌浅白，阅者易知”。

如桂枝汤，包识生编写的方歌是：“桂枝阳旦两名宜，三两生姜芍桂枝。枣十二枚甘二两，桂需干上肉刨皮。七升水煮三升度，汤适寒温顺意施。服药一升顷刻粥，覆温取汗莫流漓。病痊余药宜停服，若汗未来再服之。又不汗时须促役，三时三服勿狐疑。邪强日夜服而诊，一剂不痊再剂治。服法七条禁忌十，先行㕮咀后诸规。”

从上述方歌可以看出，包识生编写方歌的特点有以下七个方面。一是开首即是方名，明确告诉这是什么方，“桂枝阳旦两名宜”，说明本方歌为桂枝汤，桂枝汤又名阳旦汤，皆是此方，避免出现背到后来只记得药物不知为何方的问题。二是有药物及各药剂量，“三两生姜芍桂枝”“枣十二枚甘二两”，避免临床只知道药物不知剂量而乱用的情况。三是对药物的入药部位有说明。如桂枝汤中的桂枝，“桂需干上肉刨皮”。四是对方药的煎服法有体现，“七升水煮三升度，汤适寒温顺意施”。五是对方药服后的护理有说明。“服药一升顷刻粥，覆温取汗莫流漓”。六是对停服药的判断标准有说明。有何时停药、何时再服、日服几次等的论述，“病痊余药宜停服，若汗未来再服之。又不汗时须促役，三时三服勿狐疑。邪强日夜服而诊，一剂不痊再剂治”。七是对禁忌证有提醒，“服法七条禁忌十”。总之，凡是该方煎服法中应注意的各项事宜，皆尽可能地融入到方歌中去，皆在方歌中有体现。

以上可以反映出包识生对于经方的运用，除了重视药物组成与配伍外，对于经方使用过程中涉及各个环节也全面重视。因为方剂的取效是多环节共同作用的结果，剂量、煎服法等同等重要，各细节都可以影响方剂疗效的发挥。

可见，包识生的《伤寒方法》，是对伤寒方甚为全面细致的歌括代表作。

（四）阐发精理，讲解《伤寒论》全文

包识生作为中医教育家，充分发挥其对《伤寒论》理解的优势，编写了《伤寒论讲义》，系统讲解《伤寒论》。《包氏医宗》第1集第4卷即是《伤寒论讲义》。

在《伤寒论讲义》中，包识生根据前面《伤寒论章节》《伤寒表》等内容，在他构建的《伤寒论》框架、脉络基础上，延续之前“数法同证者曰章，数章同病者曰例，数例同经者曰篇”的体例，在每一法下依次列出《伤寒论》原文，并进行注释，注文后另撰“讲”和“义”。“注”主要是对原文中的一些字词的注解，“讲”则是以问答的形式进行原文讲述，这种以设问和回答形式阐述问题的方式与《内经》中黄帝问岐伯答的形式如出一辙。“义”主要是总结前文，阐发己意。

现就《伤寒论讲义》的编写样式举例如下。

“寒水为病法第一　太阳之为病，脉浮，头项强痛而恶寒。

注：（太阳）者，大阳也，一曰巨阳。（脉浮）脉在皮肤之间，轻手按之即得，愈按愈隐，愈举愈现。（头项强痛）头连项木强作痛，而头不便左顾右视也。（恶寒）身体缩搐畏冷，而欲加衣被也。

讲：问曰　太阳之为病，何以发现脉浮？

答曰　太阳属表，表者，最高最外之谓也。人身最高最外之地，莫若于头项背与皮肤，故头项背与皮肤皆为太阳所主，故其脉外浮于皮肤之间也。

问曰　头项强痛何因？

答曰　太阳之经脉，起于目内眦，上额交巅，循脑后下行项背。经脉伤邪，则营卫不通，不通则作痛也。

问曰　恶寒何因？

答曰　太阳为寒水之经，寒水性寒，伤于人身则寒气司令，寒多而热少，故太阳受邪必恶寒也。

义：此言太阳寒水之经为病，发现脉症之确据总法也。夫太阳寒水之为病，有气，有经，有质。三者之别：脉浮即气病也；头项强痛即经病也；恶寒即质病也。总论虽言三证，但三证不必悉具，即现一证亦可谓为太阳病矣。以后所谓太阳病者，皆指此三证而言也。”

首先，从原文条文看，包识生沿用了《伤寒论章节》《伤寒表》中的研究成果，在仲景原文“太阳之为病，脉浮，头项强痛而恶寒”前加上了自己的理解，此为“寒水为病法”，点明了本条文的核心属性。

在对条文进行讲义的时候，通过注、讲和义三种方式结合，每一条文均是按此形式进行讲解，层层深入地对《伤寒论》原文逐一进行理解和剖析，有助于全面深刻正确的理解《伤寒论》。

由于讲义的形式对于中医教育非常实用，因此，自从包氏《伤寒论讲义》作为当时中医教育的教材以后，后来的中医院校教育关于《伤寒论》的教材，仍然保留《伤寒论讲义》名称，在编写形式和编写体例上也以此为据，只是在内容上有所调整变化。

可以说，包识生的《伤寒论讲义》是现代《伤寒论》教材的雏形，为其后《伤寒论》教材的编写提供了思路、方法和借鉴，对其他中医经典著作教材按讲义的形式编写也具有重要参考价值。

（五）由药而方，强调经方配伍用量

1. 由药及方，总结伤寒方88味主药

包识生对《伤寒论》方进行过系统整理统计，他指出在《伤寒论》112首方中，共使用中药88种，分别是：甘草、桂枝、白芍、人参、肉桂、麻黄、细辛、大黄、芒硝、猪苓、泽泻、滑石、木通、甜瓜蒂、淡豆豉、柴胡、蜀漆、生姜、大枣、川椒、饴糖、半夏、吴萸、龙骨、牡蛎、阿胶、鸡子黄、厚朴、枳实、虻虫、水蛭、桃仁、甘遂、大戟、荛花、芫花、商陆、海藻、附子、干姜、黄芩、黄连、茯苓、白术、竹叶、石膏、茵陈、梓白皮、薏苡仁、赤小豆、蜜糖、猪肤、知母、黄柏、天冬、麦冬、玉竹、粳米、当归、熟地、赤石脂、禹余粮、五味子、乌梅、苦酒、瓜蒌实、火麻仁、杏仁、葶苈、连翘、栀子、白头翁、秦皮、葛根、花粉、桔梗、贝母、旋覆花、代赭石、葱白、薤白、猪胆汁、人尿、铅丹、巴豆、升麻、文蛤、裩裆。《伤寒论》112首方，正是上述88味药的各种排列组合。

通过包识生的总结可以看出，张仲景当时使用的中药并不像现在临床中药品种之丰富，但通过精心化裁，却变化出无尽的价值，这正是经方的魅力。

包识生将仲景112首方的全部用药总结出来，其目的可能是通过这种用药总结，从中寻求张仲景方剂配伍与使用的规律。

2. 强调药物配伍的整体效应

包识生通过研习《伤寒论》方，发现其主药所治各证远超出了本草的主治范围，他说“若以本草主治证之经方，可谓十九不合”，明确提出不能以本草中记载的药物功效来指导经方的遣方用药，反对以“本草之主治，强合经方之主治”。

包识生认为，仲景经方用药是以《内经》为指导运用的，当以《内经》的气味厚薄阴阳等理论来分析经方的效能，尤其是《内经》中提到的“辛甘发散为阳，酸苦涌泄为阴；阴味出下窍，阳气出上窍；味厚者为阴，薄为阴之阳，气厚者为阳，薄为阳之阴；味厚则泄，薄则通；气薄则发泄，厚则发热；壮火之气衰，少火之气壮；壮火食气，气食少火，壮火散气，少火生气”等理论，对张仲景用药的指导性颇大。

经方用药，除了以《内经》作为指导外，亦参考了本草学四气五味等药性特点，还参考了本草学之气血脏腑攻补升降各主药的认识，最终遣选恰如其分之药灵活变化为诸经典妙方，“错综变化，可统治百病”。

从以上88味主药看，张仲景用药并不复杂，而且这些药的药性也极其简单，即单看“各药之性，极其简单”，但通过配伍之后，确自有妙用。比如单看甘草，功效为缓中和百药，单看桂枝，功效扶阳益卫，芍药，敛阴调营，但将三药合而用之，便可调营益卫，形成桂枝汤，成为“众方之主脑”。桂枝汤是仲景开宗明义第一方，《医宗金鉴》赞桂枝汤为“仲景群方之冠”。这种桂枝、芍药、甘草的配伍使用，远超本草的主治范围。再如黄芩、黄连可泻火，附子、干姜可驱寒，这些药物“何等简切”，然而配合成方，则千变万化。“上者能使之下，内者能使之外”。具体应用

时，可以多味药配伍形成一方集中发挥某方面功效，也可以一味药用在多个方中，发挥多方面功效，通过合理配伍应用，“治病之功效灵而且速”。仲景经方皆是以这些看似简单的药物为基础，通过巧妙配伍运用，而后使得各方功效出神入化，“神乎其神”。

包识生强调“经方自有经方之妙用”“万不可以本草之主治来强合经方之主治”“若以本草之主治，证之经方，则不啻张冠李戴，风马牛不相及矣”。仲景言方治而不谈药性，经方讲究配伍，药物通过适当配伍之后，可以发挥多重功用，我们应当重视经方配伍发挥的整体效应，避免“只见树木，不见森林”，只识药不识方。

例如，桂枝汤是张仲景活用最多的方，着实可以让人领阅经方无尽变幻之奥秘。仲景原用其治有汗太阳中风表虚证，若将桂枝汤加重芍药，则变为桂枝加芍药汤，主治太阳病误下伤中，土虚木乘之腹痛，用于治疗腹痛下利之太阴病。若将桂枝汤加重桂枝，则为桂枝加桂汤，可温阳祛寒，平冲降逆，用于治疗奔豚病。加芍药、饴糖，又为补中之品；加芍药、大黄，又成攻腐之方。再如四逆汤，加重干姜、附子，则变为通脉汤；去甘草，则为干姜附子汤。可见，仲景对于方剂的加减化裁是非常灵活的，可以说是活用了各药，功效甚捷，其奥秘不可思议。

3. 强调经方用量的严谨性

张仲景《伤寒论》载有112首方，加上《金匮要略》的143首方，共计255方。这255首方，由于“功效奇著，迥非后人所作时方可与比伦”，因此被后世统称为经方，《伤寒杂病论》也由此被奉为“方书鼻祖”，“数千年来，习医者莫不奉为金科玉律”。

包识生发现，仲景经方除了对于药物的配伍灵活自如外，各药物的分两剂量也是“神妙不可思议”。如其所言，“药味之增减，分两之轻重，差之毫厘，失之千里，诚神乎其神矣”。但后世方书，很多根本不标注分两；医生临证处方，亦是任意填写；药店售药，更是轻重不符。例如，“大承气，本四黄、八朴、五枳、三芒，时俗竟有用六分川朴、钱半枳实、三钱元明粉、二钱大黄，而敢大夸其口曰‘今日某姓病某用大承气矣’，其实调胃之不若也”。又如，桂枝汤，本来是“桂芍同等”，但有人却用白芍三钱，复用桂枝三分，这到底是减轻病情还是加重病情？再者，“大黄、石膏、黄芪、潞党、附子、干姜，竟有用二三两，而至于一二斤者”。要么剂量过轻，要么剂量过重，“一则不及，胆小如鼠；一则太过，心狠如狼”。包识生觉得这些误用、滥用剂量的做法，都将影响经方的临床疗效。因此，有必要专门编写经方讲义，既讲明仲景选药配方的原理，又加强人们对药物剂量的认识，在正确把握药物和剂量的情况下，运用好经方。

（六）讲解经方，多角度剖析《伤寒论》方

包识生根据自己运用经方的体会，意识到自己在年轻时候运用经方是“若方与证符，则投之厥疾顿瘳，捷如桴鼓”，但却“从不敢减少加多于其间”。即使“偶或随意加减，而试验结果，总不若原方之灵而且速”。他说出现这种状况的原因是，自己年轻时“学问粗浅，初未窥得仲圣立方之堂奥”。

因此，包识生言其写《伤寒论章节》时，“对于经方未敢著一字”；作《伤寒论讲义》时，“虽粗知经方门径，间一论评，然犹恐学术未精，一字之差，杀人无数”，对于《伤寒论》方仍然“未敢率尔操觚”。到年将半百时，发现关于伤寒的著作，甚为丰富，汗牛充栋，可以说是“皆已杀青”，但惟独关于经方的讲义，“尚付阙如”，于是“不得已乃秉其历年教授诸生之所得者，再事推敲，日夜思维”，写成《伤寒方讲义》，此即《包氏医宗》第1集第5卷。

《伤寒方讲义》的特色有如下几点。

1. 提挈《伤寒论》主方16首

包识生通过对《伤寒论》方的研习发现，《伤寒论》方纵然有112首，但其主方实际只有16首，其余各方皆由此16方化生而成，体现出包识生始终站在一定高度，试图提纲挈领地让医者更好地领会《伤寒论》。

包识生提出的16首《伤寒论》主方分别是：芍药甘草汤、麻黄汤、陷胸汤、真武汤、桂枝甘草汤、越婢汤、泻心汤、白虎汤、桂枝汤、承气汤、四逆汤、五苓散、柴胡汤、抵当汤、理中汤、栀子豉汤。《伤寒论》112方，皆由上述16首主方化裁而成。

（1）确定主方的依据是“阴阳表里寒热虚实”

包识生认为，《伤寒论》中除了蕴涵有六经辨证的思想外，也蕴涵着“阴阳表里寒热虚实”八纲辨证的思想；临床虽病证多端，治法不一，但总以“阴阳表里寒热虚实”八字为纲，八纲辨证始终贯穿于《伤寒论》的各条文中。据此，包识生按照“阴阳表里寒热虚实”八纲，对此16首主方进行了分类归属，将八纲的要领和思想贯穿于所选的16首主方中，比如有阴之主方、阳之主方、表之主方、里之主方、寒之主方、热之主方、虚之主方、实之主方等。

（2）主方的“阴阳表里寒热虚实”归类

包识生认为，芍药甘草汤和桂枝甘草汤，分别是“阴阳之主方”。桂枝汤、柴胡汤、麻黄汤、越婢汤、承气汤、抵当汤、陷胸汤和泻心汤，是“表里之主方”。四逆汤、理中汤、真武汤、白虎汤，为“寒热之主方”。五苓散、栀子豉汤，为“虚实之主方”。

从上述方中可以看出，16首主方是阴、阳、表、里、寒、热、虚、实八者兼顾，八者皆有代表方。同时，也可以看出，其中表里之主方最多。在16首主方中，表里之主方达8首，占主方的一半，体现着伤寒病由表入里、逐层深入传变的六经辨证精髓。

（3）各主方的“阴阳表里寒热虚实”属性

鉴于上述归类比较笼统，包识生又进一步对各主方的“阴阳表里寒热虚实”属性进行了具体说明，体现出“阴阳中有寒热表里虚实，表里中有阴阳寒热虚实，寒热中有阴阳表里虚实，虚实中有阴阳表里寒热”的思想。

例如，前面提到芍药甘草汤和桂枝甘草汤是“阴阳之主方”，具体而言，芍药甘草汤，是阴虚养阴之方；桂枝甘草汤，是阳虚扶阳之方。再如，桂枝汤，调营卫之虚热；柴胡汤，和气血之实热。麻黄汤，表实散寒之方；越婢汤，表实清热之方。承气汤，阳气实破气之方；抵当汤，阴血实破血之方。陷胸汤，为攻寒水之良方；泻心汤，为泻热火之妙药。四逆汤，治里寒之实；理中汤，治里寒之虚。真武汤，治表热之虚；白虎汤，治表热之实。五苓散，宣三焦之阳实；栀子豉汤，清三焦之阴虚。

可见，主方之治，具有多层次性。比如四逆汤和理中汤，二者均用于治疗里寒证，但四逆汤侧重于治疗里寒之实，而理中汤侧重于治疗里寒之虚。这种区分对于人们更好地掌握《伤寒论》

方的主治，具有非常明晰的指导作用。以上主方，体现着阴、阳、表、里、寒、热、虚、实之间错综纷呈的变化，表里中又有虚实寒热阴阳之辨，寒热中复有虚实表里。并且，虽然千变万化，但始终不离“阴阳表里寒热虚实”八纲。

2. 分单方、偶方、复方

包识生对于《伤寒论》方的药物味数规律也颇有研究，他创新性地根据每首方的药味数多少，而将《伤寒论》方分为单方、偶方和复方三类。其中单方由单味药组成；偶方由两味药组成；复方由多味药组成。

（1）单方

“单方”这个词，现在也广泛使用，是一个专有名词，指由一味药组成的方。比如独参汤，仅人参一味，效专力宏。谚云：“单方一味，气煞名医”。说明单方治病之灵速。包识生发现上古时代概以单方治病，“其后医术日进，药味日增”。尤其是汉唐以迄明清，一首方的药味数逐渐越用越多。并且，结合当时的西医药治疗情况，包识生认为“西医治单纯证，往往有特效之处，与中医之单方效力等”。因此有必要将《伤寒论》方中的单方汇集出来，以供人们参考。

包识生所谓的“单方”，指的是由一味药或一味药加甘草组成的方。其中，由一味药组成的方为“甲类单方”，由一味药加甘草组成的方为“乙类单方”。

1）甲类单方

包识生指出张仲景《伤寒杂病论》中的甲类单方（即由一味药组成的方）有10首，分别是：甘草汤（甘草）、文蛤散（文蛤）、烧裩散（烧裩）、一物瓜蒂汤（瓜蒂）、皂荚丸（皂荚）、诃黎勒散（诃黎勒）、鸡屎白散（鸡屎白）、红蓝花酒（红蓝花）、蜜煎导方（蜜）和猪胆汁方（猪胆）。其中甘草汤、文蛤散、烧裩散、蜜煎导方和猪胆汁方为《伤寒论》方，一物瓜蒂汤、皂荚丸、诃黎勒散、鸡屎白散、红蓝花酒为《金匮要略》方。

在这10首单方中，内服方8首，外用方2首，皆只有1味药，而且不用甘草、枣、蜜等和缓其性，单刀直入，功力尤胜。

内服方甘草汤可敛阴润燥，文蛤散可通阳发汗，烧裩散可利尿，一物瓜蒂汤可清暑取吐，皂荚丸可化痰，诃藜勒散可固塞，鸡屎白散可疏肝，红蓝花酒可活血，这些方是“以单纯之药，治单纯病者也”。

外用方蜜煎导方和猪胆汁方，都是外用通大便之方，适于“液涸体虚不能攻”者，外导以解燃眉之急。

2）乙类单方

《伤寒杂病论》方中的乙类单方（即由一味药加甘草组成的方）有8首，分别是：甘草干姜汤（干姜、甘草）、芍药甘草汤（芍药、甘草）、桂枝甘草汤（桂枝、甘草）、大黄甘草汤（大黄、甘草）、甘草麻黄汤（麻黄、甘草）、藜芦甘草汤（藜芦、甘草）、桔梗汤（桔梗、甘草）和紫参汤（紫参、甘草）。

这8首方，有4首治伤寒，4首治杂病。其中甘草干姜汤、芍药甘草汤、桂枝甘草汤和桔梗汤为《伤寒论》方，大黄甘草汤、甘草麻黄汤、藜芦甘草汤、紫参汤为《金匮要略》方。包识生认为这些方中的甘草只是和味而已，功效发挥主要在主药上，这种单味主药加甘草，“与西药加糖浆同一意义，也和饮食时加糖盐配味一样”。因此，这类方仍然算为单方。

乙类单方的特点是“虽各方皆有甘草，不以甘草治病，而以各药主治为君”。如甘草干姜可回阳，芍药甘草可救阴，桂枝甘草可扶阳，大黄甘草可泻火，甘草麻黄可发汗，藜芦甘草可吐痰，桔梗甘草可宣肺气，紫参甘草可清肺血。

在其他《伤寒杂病论》方中，还可看到将上述乙类单方各方配合应用的情况，配合运用时，多是取单味主药的功效，即“且各方之配合，又多以此种单方为主药”。因为伤寒六经之病，往往不是单纯的寒热病，而是阴阳表里寒热虚实错杂，“非单纯之方可治”，因此，包识生列出单方的目的，主要在于使人们能更好地理解仲景方药配伍的特点，“试观经方之配合，其理便明了也”。

（2）偶方

包识生所谓的偶方，指的是由两味主要药物组成的方。可以是仅由两味药物组成，也可以是由两味药物加甘草组成，或是两味主要药物再加一味和缓药（如蜜、粳米）组成。

包识生认为《伤寒杂病论》方中，共有14首方属于偶方，分别是：四逆汤（干姜、甘草、附子）、调胃承气汤（大黄、甘草、芒硝）、芍药甘草附子汤（芍药、甘草、附子）、栀子甘草淡豉汤（栀子、甘草、淡豆豉）、半夏散及汤（半夏、甘草、桂枝）、麻黄附子甘草汤（麻黄、甘草、附子）、杏子汤（麻黄、甘草、杏子）、甘草粉蜜汤（白粉、甘草、白蜜）、甘麦大枣汤（小麦、甘草、大枣）、赤石脂禹余粮汤（赤石脂、禹余粮）、瓜蒂散（甜瓜蒂、赤小豆）、苦酒汤（生半夏、苦酒）、猪肤汤（猪肤、蜜、白粉）、桃花汤（赤石脂、粳米、干姜）。（注：甘草粉蜜汤和甘麦大枣汤为《金匮要略》方）

以上14首偶方中，前9首均有甘草，用甘草的原因在于：“或一方一性，或一方二性，得甘草之缓和，则二药之功力，不致各走极端，合成一气，无先后缓急之弊。如军旅之有司令，或合力攻邪，或分头击敌，战无不胜，病无不治矣。”

后面5首偶方，均未使用甘草，其中赤石脂禹余粮汤、瓜蒂散、苦酒汤3方，是真正不用甘草的偶方。而另外2首未使用甘草的偶方猪肤汤和桃花汤，虽未用甘草之和缓，但使用了蜜、米，其道理与用甘草有类似之处。

（3）复方

包识生所谓的复方，指的是不论药味多少，必须具有三种以上功效，方可称为复方。从仲景《伤寒杂病论》看，伤寒复方少，而杂病复方多。包识生选择了《伤寒论》方中的10首复方进行了深刻的解析，以使大家明白领会张仲景复方配伍之法。

如“群方之冠”——桂枝汤（组成：桂枝、生姜、甘草、大枣、芍药），药虽五味，但“功力在桂、芍二味”。该方以桂枝配甘草辛甘益卫，芍药配甘草苦甘调营，大枣和生姜不过引药出表。而这首方正好又体现了前面乙类单方中的芍药甘草汤（芍药、甘草）和桂枝甘草汤（桂枝、甘草）。

再如，越婢汤（组成：麻黄、生姜、甘草、大枣、石膏），与桂枝汤一样仍然有生姜、大枣和甘草，不同之处在主药上，将桂枝、芍药换为了麻黄和石膏，将桂枝之扶阳变为石膏之清阳，将芍药之调营变为麻黄之攻营，虚变实，补变攻，故越婢治湿治水，与桂枝之治热治汗正好相反。桂枝名阳旦，是童子；越婢，是童女，正好相对。包识生说："仲景制方，诸多类是，深奥难测。"

包识生对于复方大小柴胡汤的分析也颇有意思。他认为，小柴胡汤可使枢邪从表而解，是不汗而能汗之方；大柴胡汤可使枢邪从里而解，是非下而可下之方。两方的区别"不过参、草换枳、芍而已"。小柴胡汤"用人参之救阴养营，甘草之甘缓培土，增重辛甘化阳之力，使内侵之邪仍从外转"；大柴胡汤"用枳实之泻阳破卫，芍药之苦泄疏木，增重苦甘化阴之功，使内侵之邪当从里解"。

当然，以上只是简略举例，主要是帮助大家领会分析，"医者能一隅三反，以此为法规，则伤寒、杂病诸方，亦不过如斯而已矣。"

总之，包识生首创以药物味数和药物功效的多少来分析《伤寒论》方，并将其分为单方、偶方和复方三类。这种分类法对于有效掌握各方剂直接的区别与联系可起到很好的帮助理解记忆的作用。

3. 探寻仲景合方精义

包识生指出，病有并病，方有合方。合方主要用于治疗并病者，与加减方不同，加减方治疗的是兼病者。

《伤寒论》中的桂枝麻黄各半汤、桂枝二麻黄一汤、柴胡桂枝汤、桂枝二越婢一汤、桂枝去桂加茯苓白术汤、桂甘姜枣麻半附子汤等都是合方。

虽然张仲景《伤寒论》所载的合方有限，"寥寥五六种"，但包识生认为这些合方是张仲景为我们树立合方的典范，伤寒 112 方，"无不可合者也"。

包识生将仲景合方的类型归纳为四类：①名合而药不合者，如葛根黄芩黄连汤等；②名不合而药实合者，如大青龙汤等；③全方俱合者，如桂枝麻黄各半汤；④不全方合者，如桂枝去桂加苓术汤等。

合方由于主要用于治疗并病，因此，也会随病之寒热虚实表里之变而灵活变化。如厚朴七物汤，为里实表虚之方；桂甘姜枣麻半附子汤，为表虚里实之方；桂枝去桂加苓术汤，为表里俱虚之轻方。

包识生还注意到在合方过程中，仲景合方合的比例是有讲究的。有各半合者，有二份一份合者。如桂枝麻黄各半汤、柴胡桂枝各半汤，是邪正虚实平均之方，即各半合者；桂二麻一、桂二婢一，为虚多实少之方，即二份一份合者。包识生指出，临床实际运用中，可根据需要灵活变通，"九一、八二、三七、四六，俱可合也，视其病之轻重而已"。

总之，临床单纯的疾病少，并病的情况多，因此合方运用的情况和机会是很多的，"医者能知合方之精义，一隅三反，变化措施，病无不治矣"。

4. 慧识仲景加减方规

前文提到，包识生总结出《伤寒论》方的 16 首主方，112 首《伤寒论》方皆由此 16 首主方加减变化而成。包识生在《伤寒方讲义》中进一步专列加减方一章，对张仲景在方剂加减化裁方面的规律进行了总结。

本书仅举包识生对于芍药甘草汤加减规律的分析作为例子，以体会包识生对于《伤寒论》方的深刻分析。

芍药甘草汤，本为单方，由芍药和甘草两味药组成，主药在于芍药一味。该方为“苦甘化阴之方”，“治发汗伤阴，阴虚救阴之方”。包识生说“所谓化阴者，即生寒药也，寒生则阴足。血也，水也，脏也，下降也，皆所谓阴，莫不以此方为主方也”。

芍药甘草汤的加减规律：加附子，名芍药甘草附子汤，“治发汗伤太阳之表气反恶寒者”，为“阴阳俱伤之方”；加黄芩、大枣，名黄芩汤，“治邪伤少阳相火协热下利”，为“泻火之方”；加枳实、柴胡，名四逆散，“治少阴枢邪热下利”，为“清热之方”；加甘遂、半夏，名甘遂半夏汤，“治杂病留饮”，为“下利破饮之方”。

包识生认为，芍药甘草汤及其4首加减方的共同点在于“皆以化阴为主”。无论是救阴的芍药甘草附子汤，还是泻火的黄芩汤；无论是清热的四逆散，还是下利破饮的甘遂半夏汤，都是利用了芍药化阴降下的功效，“皆藉芍药之力，化阴之功，故能下降入里也”。

鉴于芍药对于化阴的重要性，包识生还细数了芍药在《伤寒论》其他方中的使用情况，他发现《伤寒论》方中运用到芍药的方剂还有50首，并对各方运用芍药的意义和普遍规律进行整理总结。他认为，桂枝汤用芍，是为调营，去芍，是欲其出表，不欲下降入阴，加芍，是欲其下降入阴，治太阴腹痛下利；新加汤加芍，是为救阴；小青龙用芍，是为了增强走里之力；真武汤用芍，是为了入阴经水脏；下利去芍，乃因阴寒已盛；小建中汤加芍，是为补血；小柴胡汤腹痛加芍，是为入太阴；大柴胡汤用芍，是为下降发泄；救逆汤去芍，是为上升救表阳；桂枝附子去芍，因其在治表湿；麻仁丸用芍，是为下降发泄；附子汤用芍，为入水脏养阴；当归四逆汤、麻黄升麻汤用芍，是为入血分厥阴，“其他各方用芍药的原因莫不如是”。包识生通过这种细致的对比和类比研究，使得芍药在《伤寒论》方中的运用规律特点跃然眼前。“由是观之，仲师用芍之义，了若指掌矣。”这为后人学习探寻和分析《伤寒论》方的用药规律提供了捷径和借鉴。

其实，包识生对于仲景以16首主方为核心的加减方的理解都颇为深刻，但由于篇幅有限，不胜枚举，本书仅举例以使读者体会包识生对仲景方的深刻分析。仲景变化莫测的加减变化方药思路，可以说被包识生刻画得淋漓尽致。可见，包识生是一位名副其实的近代“经方家”，为经方的研究做出了重要的贡献，也为后世研究经方做出了示范。

5. 点明六经主方

包识生认为，由于六经各有主证，因此各证亦当各有主方，故通过自己的理解，总结出《伤寒论》六经之主方。

（1）六经方的内容

包识生认为，“太阳经方”有10首，分别是：大青龙汤、桂枝汤、葛根汤、麻黄汤、桂枝二越婢一汤、桂枝甘草汤、真武汤、芍药甘草汤、五苓散、栀子豉汤。“少阳经方”有4首：小柴胡汤、大柴胡汤、桂枝汤、建中汤。“阳明经方”有8首：承气汤、抵当汤、陷胸汤、泻心汤、四逆汤、理中汤、吴茱萸汤、猪苓汤。“太阴经方”有2首：桂枝加芍药汤和四逆辈。“少阴经方”有4首：麻黄附子细辛汤、通脉四逆汤、黄连阿胶汤、附子汤。“厥阴经方”有4首：当归四逆汤、麻黄升麻汤、通脉四逆加胆汤、乌梅丸。

可见，六经方共计32首，比前文提到的伤寒16首主方多了一倍。包识生这种六经方的分析方式，又回归到张仲景六经辨证的基础上，是又换了一个角度对《伤寒论》方的整理总结。

（2）从六经方看六经证治特点

包识生六经方的提出，主要是基于其对六经辨证中各经证治特点的理解。

1）太阳经证治特点

包识生认为，“太阳为寒水之经”，故证治在“寒水”二字。寒指“恶寒”，恶寒是太阳病的主证，“太阳之证罢不罢，以恶寒不恶寒，定之”。汗法是太阳病的治疗大法，“太阳之治补与攻，以‘汗出不汗出’定之”。包识生说“汗，即水也”。根据上述两点，故“太阳为寒水之经”。

2）少阳经证治特点

包识生认为，“少阳为相火之经”，证治在“相火”二字。与太阳以恶寒为主，阳明以恶热为主不同的是，少阳外出为寒，内入为热，故以“往来寒热”为主证。相火，为“有形之木火”，证见口苦、咽干、目眩、耳聋等火犯清窍之证。由于少阳地临表里之间，故治疗与太阳之发汗和阳明之攻下不同，不能有所偏，当主和解，又因其为相火，故治法以和解泻火为主。

3）阳明经证治特点

包识生认为，“阳明为燥金之经”，证治在“燥金”二字。阳明以燥为主证，燥指干燥之象。“阳明证无有不干燥者，如胃燥欲饮，肉燥无汗，肠燥便坚，舌干燥，唇齿燥，水分燥，气血筋骨皆燥”。一切证象，无不以一“燥”字定之。治以金，肃杀攻下为主。因为“金性肃杀，为西方之秋气，其性下降”。

4）太阴经证治特点

太阴属脾肺，为“湿土之经”，证治以“湿土”二字为主。证见腹满、吐逆、下利、脉缓，为湿气所化。治法以中央土法。

5）少阴经证治特点

少阴属心肾，上火而下水，为“君火之经”，证治以“君火”为主。

6）厥阴经证治特点

厥阴属肝与心包，为“风木之经”，证治以“风木”为主。证见消渴，气上冲心，饥不欲食，吐蛔，为风气所化，治以木性之四达，木味之酸收。

（3）六经各方的特点与适应证

1）太阳经方特点与适应证

由于太阳经为寒水之经，故证治在于恶寒和汗。包识生认为，太阳经方以大青龙汤和真武汤为统领，“如其恶寒而无汗，治以青龙发汗；如其恶寒而有汗，治以真武止汗”。一以祛邪，一以扶正。“大青龙，统治风寒伤表表实之方，以邪气为主体”“真武汤统治风寒伤表表虚之方，以正气为主体”。

其余8方，再根据伤寒、中风、虚实、阴阳等进行调整，“中风有汗表虚者”，用桂枝汤调营和卫；“伤寒有汗表虚者”，用桂二婢一汤补虚驱寒；“中风无汗表实者”，用葛根汤清热发汗；

"伤寒无汗表实者"，用麻黄汤驱寒发汗。"有汗阳气虚者"，以桂枝甘草汤扶阳；"有汗阴血虚者"，以芍药甘草汤益阴；"口渴阳实者"，以五苓散利水清热；"心烦阴虚者"，以栀子豉汤催吐泻火。

2）少阳经方特点与适应证

由于少阳为相火之经，故治法当和解泻火。大小柴胡汤为治邪盛之方，寒多热少者，当从表解，宜小柴胡汤；热多寒少者，当从里解，治宜大柴胡汤。若正气虚不宜小柴胡汤者，当与桂枝汤；不宜大柴胡汤者，当与建中汤。仍一从表解，一从里解。

3）阳明经方特点与适应证

包识生认为阳明证亦有虚实之分，实证又分气、血、水、火四种。燥热伤气，治以承气汤；燥热伤血，治以抵当汤；燥热伤肺，肺水内停，治以陷胸汤；燥热伤心，心火内结，治以泻心汤；若为虚证，则当温补，阳亡可用四逆汤回阳，阳虚可用理中汤温胃，阴格可用吴茱萸汤驱寒，阴虚可用猪苓汤润燥。

4）太阴经方特点与适应证

由于太阴为湿土之经，故治疗根据湿之虚实和邪正之强弱，又区别对待。湿实邪强，治以桂枝加芍药汤，以导其滞；湿虚正弱，治以四逆辈，以培土温中。

5）少阴经方特点与适应证

少阴为君火之经，上火下水，治疗根据水火之有余与不足变化。火有余，水不足，心烦不得卧者，用黄连阿胶汤泻火滋水；水有余，火不足，恶寒骨节痛者，用附子汤温水壮火。水邪太盛者，用麻黄附子细辛汤；火气太微者，用通脉四逆汤。

6）厥阴经方特点与适应证

厥阴治在"风木"，当归四逆汤可使木邪外达内达，麻黄升麻汤可使木邪上达下达，通脉四逆加胆汤治风木之阳亡阴竭，乌梅丸治风木之阴虚阳虚。

从以上包识生对六经方的证治特点可以看出，他对于六经的特性有深刻的理解，通过"寒水""相火""燥金""湿土""君火""风木"等文眼，点明六经证治要害，可谓是理解六经证治的点睛之笔。

6. 提出六淫主方

（1）六淫以风寒为首

包识生认为，"六淫以风寒为父母""风寒能化生暑火湿燥"。人体感受外邪致病，大多数都起因感受风寒，然后由于误治等原因，导致风寒化热，根据人体体质的寒热，变化为暑、火、湿、燥等。"大凡受病之人，皆因不慎风寒，医治错误，日久各随人体之寒热而变化暑火湿燥也。"并且，从风寒的性质看，"风为阳邪，性温热""寒为阴邪，性寒冷"，可谓一寒一热，因此二者可以随人体之寒热变化为暑湿燥火。

在具体变化中，以风为主的变化是化为暑和燥，"风能化暑，暑可化燥"，以寒为主的变化是化为湿与火，"寒能化湿，湿可化火"。从这种化生规律可以看出，风寒化生暑火湿燥的结局是燥与火，即化燥化火，此与病久邪气化热有关，"皆因热久伤液干变化而来"。所以在伤寒的治疗过程中，贯穿着以存津液为主的思想，避免其化燥化火，包识生说："治伤寒以存津液为主，即恐其化燥化火也。"

（2）六淫治法以"放开一条出路为至要"

包识生总结六淫治法，主要是以汗、吐、下、利小便四法为主。这四种方法的共同之处都是要给邪出路，六淫在内，当祛其外出，六淫治法的核心便是以"放开一条出路为至要"，这种因势利导、祛邪外出的治疗思想，是中医治疗的一大特色。

在具体运用中，根据六淫邪气之不同，分别选用不同的祛邪法。一般而言，风寒当从汗解，暑湿当从小便解，燥从大便或吐而解，火从小便而解或吐解。

（3）六淫虚实主方

包识生认为，六淫伤人，有虚实之分，故风寒暑火湿燥六淫之主方各二，一主虚，一主实。

"风"的主方是桂枝汤和葛根汤。桂枝汤治表虚中风，葛根汤治表实中风。

"寒"的主方是麻黄汤和桂枝二越婢一汤。麻黄汤治表实伤寒，桂枝二越婢一汤治表虚伤寒。

"暑"的主方是白虎加人参汤和一物瓜蒂汤。白虎加人参汤治表虚中暑，一物瓜蒂汤治表实中暑。

"湿"的主方是桂枝附子汤和麻黄连翘赤小豆汤。桂枝附子汤治表虚中湿，麻黄连翘赤小豆汤治表实中湿。

"燥"的主方是猪苓汤和承气汤。猪苓汤治里虚燥病，承气汤治里实燥病。

"火"的主方是黄芩汤和黄连汤。黄芩汤治表实火病，黄连汤治里虚火病。

以上 12 首方，便是包识生总结的六淫虚实证治之主方，可以说是六淫虚实诸证的大概。

7. 指明八法主方

（1）八纲辨证论治是中医之本

包识生指出，阴阳表里寒热虚实八法，是"中医处方之根本"。中医治病的特色在于辨证论治，而按照八纲进行辨证论治，是中医最为常用的辨证论治方法，可谓中医学的特点和精华。包识生说"不论何脉何证，皆有阴阳表里寒热虚实"，此为"中医之长处，事实具在，不能埋没"。

阴阳、表里、寒热、虚实是中医辨证的八纲，八纲辨证主要是通过对病证进行分析归纳，从而为施治提供依据。其中，表里辨病证部位和病势深浅；寒热辨病证性质；虚实辨邪正盛衰；阴阳则统摄六纲，为八纲之总纲。由于八纲辨证具有高度的概括性，包含了其他多种辨证方法的共同特点，可起到执简驭繁、提纲挈领的作用，故被一致认为是辨证论治的核心理论和基本方法，在中医学中占有十分重要的地位。

包识生认为，张仲景的 255 首经方，无不体现阴阳表里寒热虚实这八法，"皆以八法互相合处"。

（2）八法主方枚举

包识生总结的经方八法主方如下。阴虚，芍药甘草汤、黄连阿胶汤、猪肤汤；阳虚，甘草干姜汤、干姜附子汤、桂枝甘草汤；里实，承气汤、抵当汤、陷胸汤、泻心汤；表实，葛根汤、越婢汤、麻黄汤、大青龙汤；里虚，建中汤、乌梅丸、附子汤、炙甘草汤；表虚，真武汤、桂枝汤；

表寒，麻黄汤、黄芪建中汤；表热，白虎加人参汤、竹叶石膏汤；里寒，四逆汤、理中汤、吴茱萸汤、白通汤；里热，栀子豉汤、大黄黄连泻心汤、黄芩汤、黄连汤。

从中可以看出，包识生在具体分类阴阳表里寒热虚实八法主方时，对于八法的考虑不是单一的某法，而是采用两两组合的模式，比如有阴虚和阳虚之分，有里实和里虚之分，有表实与表虚相对，有表寒和里寒相对，有表热和里热相对。也可看出，有里实和表实之分，有里虚和表虚之分，有表寒与表热之分，有里寒与里热之分。总之，体现出阴阳表里寒热虚实八法的纲领性和多法组合的灵活性，以及组合诸法之间的属性对应性。

如表实无汗，可用葛根汤、越婢汤、麻黄汤、大青龙汤以发汗；表虚多汗，则用桂枝汤、真武汤以止汗；里实证，可用承气汤、抵当汤、陷胸汤、泻心汤等丸汤攻之；里虚证，则有建中汤、乌梅丸、附子汤、炙甘草汤等丸汤补之；里寒者，有四逆汤、理中汤、吴茱萸汤、白通汤等温之；里热者，则有栀子豉汤、大黄黄连泻心汤、黄芩汤、黄连汤等清之。

包识生说，以上所举诸方，“不过论其大概而已”，值得注意的是，并不是只有上述方能对应到相关证型，大家还可以自己总结归类，即“更有其他方药，言不尽言，书不尽书”。

由上述包识生对于《伤寒论》方的多种归类方法可以看出，包识生确实是不可多得的经方家，对于《伤寒论》方有着各种各样的理解与体会，并试图通过多样化的分类整理，包括16首主方和加减方的分析，单方、偶方、复方、合方的分析，六经方、六淫方以及阴阳表里寒热虚实方的分析，展现《伤寒论》方的共性与个性，使大家更能明晰《伤寒论》方类似方的相同之处和各方自己的特色，以助于临床上能正确有效地运用好《伤寒论》方。

（七）论方结合，诠释《金匮要略》

包识生根据编写《伤寒论》相关著作的经验，对张仲景“杂病论”（即《金匮要略》）也按照同样的模式和体例进行了析解。编写《杂病论章节》，分列杂病论；参编《杂病方法》，歌括杂病方；编写《杂病表》，表析杂病论；编写《杂病论讲义》，讲解杂病论；编写《杂病方讲义》，论说杂病方。以上著作均收于《包氏医宗》卷二中。

1. 架构《金匮要略》脉络体系

包识生对张仲景“杂病论”（即《金匮要略》）共22篇进行分章列节，篇下设章，章下设节，著成《杂病论章节》，并根据各章节的内容编写《杂病表》，使“杂病论”众多条文变得条分缕析。

包识生在《杂病论章节》的编撰中，对张仲景原来的章节进行有序组织排列，提炼每章节的主旨，最大的特色在于按脏腑、阴阳、营卫、气血等部位概要“杂病论”各篇。

包识生认为“杂病论”第一篇之“脏腑经络先后病”，实为“内外妇人科诊断法总论”，其中涉及“望（色）、闻（声）、问（症）、切（脉）”四诊的内容，以及杂病治法等内容。对于杂病的治法，包识生认为包括脏腑病治法和经络病治法两大类。具体运用中又有表里先后、旧疾新病先后等不同。

“杂病论”第二篇之“痉湿暍病”，即“躯壳三阳病”，痉病治法有营虚、卫实、营卫俱实等不同；湿病有内症和外症之分，有卫湿、营湿、实湿、虚湿、表湿、里湿等诸湿不同，总结仲景治湿宜微汗的精髓，若误下可成伤阴坏症或伤阳死症。对于暍病分燥暍和湿暍的不同，这种分类与后世将暑病分为暑温和暑湿相类似。

对于“杂病论”第三篇之“百合狐惑阴阳毒病”，包识生认为是“脏腑三阴病”，其中狐惑病又有气病与血病、实证与虚证之不同。第四篇“疟病”，即“阴阳气血病”。疟病有新疟、久疟、温疟、寒疟之分。第五篇之“中风历节病”，即“卫气病”，中风分外风和内风两类，外风多寒证，内风多热证，内风之热还有卫热和营热的区别。历节有外因营实与内因卫虚之不同。第六篇“血痹虚劳病”为“营血病”，虚劳又分为阴虚劳证、阳虚劳证，心肝脾肺肾五劳，以及气劳、血劳等多种类型。

包识生还根据仲景“杂病论”篇章的表现，将其按脏腑进行归类。如“杂病论”第七篇“肺痿肺痈咳嗽上气病”，实际皆为肺脏病。咳嗽上气分为邪咳上气、痰咳上气、火咳、血咳在里、气咳在表等，肺痈有实证和虚证之分，肺胀有肺气胀和肺水胀之不同。第八篇“奔豚气病”，即肾脏病，奔豚气上冲，有上焦、中焦和下焦之分。第九篇“胸痹心痛短气病”，即心脏病，心痛有水闭心痛、肝气上逆心痛、心气不宣心痛和肾气上逆心痛等类，胸痹有肺气上逆胸痹、脾气上逆胸痹之不同。第十篇“腹满寒疝宿食病”，即脾脏病，寒疝有心寒疝、肝寒疝、肺寒疝、脾寒疝、肾寒疝等多种类型。

2. 讲解《金匮要略》全文

包识生编写的《杂病论讲义》与《伤寒论讲义》有所不同，虽也名为讲义，但未再按照《伤寒论讲义》的编写体例进行，没有具体的写出“讲”和“义”的内容，也并不是对所有条文都逐条进行论述，而是对重点条文或者是在其认为有必要的地方加以按语进行阐释。

3. 讲解《金匮要略》方

包识生指出，杂病方（《金匮要略》方）与伤寒方（《伤寒论》方）不同，《伤寒论》以六经立论，主以汗吐下和，共112方，统摄于阴阳表里寒热虚实。而“杂病论”则以五脏立论，主以温清攻补，共143方，分布于躯壳、脏腑、气血、内外各篇，各症各治，各有各能。

如《金匮要略》之痉湿暍病篇虽分治痉、湿、暍三证，但所有方发汗攻邪的目的大同小异，故三症合为一篇，使皮肤肌肉筋骨之邪或从外解或从里解，体现治疗总以发汗、利小便为主。

包识生还总结其中治痉的第一首方是瓜蒌桂枝汤，治湿的第一首方是麻黄加术汤。《伤寒论》以桂枝汤为首方，《金匮要略》亦以桂枝汤（瓜蒌桂枝汤）为首方，是表明人体疾病总以营卫虚实为主，与治湿方麻黄加术汤的营卫虚实相对。“桂枝加瓜蒌根，是以辛温扶阳之方加苦寒清热之药；麻黄加术汤是以苦温攻阳之品加甘温培土之剂。”可见，包识生不仅深谙仲景《伤寒论》方，对其《金匮要略》方亦颇有研究，并且擅长将《伤寒论》方与《金匮要略》方对比而论，这样便于把握仲景经方的总体规律。

（八）中西汇通，衷中参西

包识生所处的民国时期，西医已经传入中国并且被不少人接受，不可避免地对传统中医造成一定的冲击，传统中医与西医是并存还是废弃中医的斗争由此展开，中医学界人士总是自主或不自主地将中西医进行汇通，包识生也不例外。

包识生中西医汇通的特点主要有二：一是以西医之理阐释中医之理；二是以西医病名对应中医病名。

1. 以西医之理阐释中医之理

如包识生认为，气血由脉管发出，即随支管渗于肉中，如江河之水渗于土内也，复由静脉受肺与心房收吸之力，血由肉中复入静脉支管，达于总管，流于心房，为一周也。气血循环之迟速，全藉热度强弱之力也。热力强则气血活动易行，故心房收放之力亦速。热力弱则气血凝滞难行，故心房收放之力亦迟也。

2. 以西医病名对应中医病名

包识生认为，中医的中风即西医的脑血管破裂。“中风古名也……天风入内，人气上冲于头，以致脑腑血管破裂，故西医名脑血管破裂证。然人气之所以上冲者，多因安富、尊荣、酒色伤其先后天，躯体肥胖，精神亏耗，卒然中风。深入脏腑，脏腑空虚，邪气随之由督脉上冲于脑，故病在脑也。脑病则脑经失其知觉，故内而神智不清，外而躯体不遂也。”在中风厉节病脉证之“外风寒证治法”的按语中也指出：“中风证，西医剖解之为脑血管破裂，名虽不同，而理实同也。说中风，说其病因，说脑血管破裂，说其病果也。”还在侯氏黑散的方义中按：“中风古名也，今从解剖病理上是脑充血，脑血管破裂也。但名虽不同，而方药却合脑血管破裂之用。”多次提到了中医的中风即西医的脑充血、脑血管破裂。此说与现代认识较为一致。

包识生还认为，中医之痉厥即西医之脑膜炎及脑脊髓炎。其在《杂病方讲义》痉湿暍病方下按：“中医之所谓痉厥，即西医之所谓脑膜炎及脑脊髓炎。寒热症之极重者，皆能转为是症也。处方之法总以表里、寒热、虚实为断。近年吾中医之治痉，有寒热者，大都可治。其一种真正脑膜炎及梅毒性脑脊髓炎，则获效者百不一二也。”将痉厥与脑膜炎、脑脊髓炎并论。可见，当时已注意到脑膜炎、脑脊髓炎等病可以引起人体发生痉厥之危重表现。

（九）探究脉理，精研脉象

包识生对于脉诊的论述见其著作《包氏医宗》第 3 集第 2 卷——国医学粹（脉学）。该卷全面对脉学进行了系统论述。

1. 还原切脉原意

包识生认为，脉之所以能动，是因为脉管内有气血的存在。血有形，气无形，血无气不活，气无血不生，人之血与气，犹如水与火，人死气尽，火灭水凝，故脉停止不动。脉象的形成与阴阳的消长、气血的盈亏密切相关，脉象反映的就是机体气血阴阳等的状态，“热度渐强，则脉渐急、渐大、渐浮、渐有力；热度渐弱，则脉渐缓、渐小、渐沉、渐无力”。这是物性自然之理。那些认为诊脉能知富贵贫贱、五伦六亲之体咎者，是非常荒谬的。

2. 提出诊脉十四禁

包识生提出诊脉当以安静为要，诊脉有十四禁：劳动时不可诊，大饱不可诊，大饥不可诊，饮食初进不可诊，远行不可诊，醉后不可诊，大寒大热未已时不可诊，人声喧乱不可诊，啼哭时不可诊，身体扰动不可诊，衣服太紧不可诊，手镯不松不可诊，手未放妥不可诊，卧而手不顺不可诊。

3. 五脉变生三十脉

包识生指出，基本脉象有五种：弦脉、钩脉、毛脉、石脉、和脉。五脉可变生三十脉，具体如下。

沉滑而长曰弦，木生之象。若生气太过而发，则变为数、紧之病脉。发极，则变为动、促之死脉。木本柔软而性刚，太刚则弦，变为牢之病脉。刚极，变为实之死脉。

浮大而弦曰钩，火长之象。若长气太过而开，则变为洪、芤之病脉。开极，则变为革、散之死脉。

浮涩而短曰毛，金降之象。若降气太过而收，则变为迟、缓之病脉。收极，则变为结、代之死脉。金本坚刚而性柔，太柔则濡，变为弱之病脉。柔极，则变为虚之死脉。

沉小而濡曰石，水藏之象。若藏气太过而闭，则变为细、微之病脉。闭极，则变为伏、无之死脉。

大浮而涩曰和，土化之象。若化气太过而布，亦变为缓、迟之病脉。布极，则变为结、代之死脉。

4. 三十病脉分原脉、变脉和极脉三类

包识生将常见的三十种病脉分为如下三类：以浮、沉、滑、涩、长、短、弦、濡、大、小，为原脉；以数、迟、紧、缓、牢、弱、洪、细、芤、微，为变脉；以动、代、促、结、实、虚、革、伏、散、无，为极脉。

其中，原脉可称为第一期常病之脉，变脉可称为第二期急病之脉，极脉可称为第三期危病之脉。从预后来看，原脉之病多易治，变脉之病多难治，极脉之病多不治。病至极脉，正气已无抵抗力，多危。

（1）十种原脉

诸脉皆从原脉变化而来，故称为原脉。十种原脉分别是：浮、沉、滑、涩、长、短、弦、濡、大、小，共五对。浮沉为天地之位，滑涩为生杀之机，长短为有余不足，弦濡为刚柔之象，大小为寒热之情。

这十种原脉又可根据阴阳分为二纲六类：浮、大、弦、长、滑，为阳病脉；沉、小、濡、短、涩，为阴病脉。滑、长、弦，又为阴中之阳，涩、短、濡，又为阳中之阴，浮、大，为纯阳，沉、小，为纯阴。

凡病皆以浮沉定表里，滑涩大小定寒热，长短弦濡定虚实。

（2）十种变脉

变脉由原脉而变现，其病比原脉更进一步。除浮、沉、长、短无变化外，其他皆比原脉有进一步的表现。十种变脉，主要由大、小、滑、涩四种原脉变化而成。滑脉衍进变为数脉、紧脉；大脉变化可有洪脉、芤脉；涩脉可变化迟脉、缓脉；小脉可有细脉、微脉之异，细脉虽小而应指分明有力，微脉则应指不分明，似有似无，脉来无力。此外，牢脉由弦脉变化而来，弦脉再紧，按之劲强有力为牢脉；弱脉由濡脉变化而成，濡脉再松，按之松弱无力为弱脉。

数与迟对，紧与缓对，数则属热，迟则属寒，数为在腑，迟为在脏，紧则为寒，缓则为风，此快缓二脉之寒热对照。

洪与细对，芤与微对，洪则属阳盛，细则属阴虚，芤则脱血，微则脱气，此大小脉之虚实对照。牢与弱对，牢为气血有余而太过，属阳，属实；弱为气血不足不及，属阴，属虚。

（3）十种极脉

包识生指出，极脉为病剧之象，原脉、变脉之过甚者。动脉为数脉之极，促脉为紧脉之极，结脉为迟脉之极，代脉为缓脉之极，革脉为洪脉之极，散脉为芤脉之极，伏脉为细脉之极，无脉为微脉之极，实脉为牢脉之极，虚脉为弱脉之极。病现极脉，难以救治，故极脉多见于死症。

（十）详论中药，钩玄药性

包识生精研张仲景方药发现，仲景用药与本草之药性有别，“若以本草主治证之经方，可谓十九不合”，因此在临床使用中药时，如何筛选合理用药，非常值得考究。在著作《包氏医宗》第3集第4卷——国医学粹（药方）中，包识生专门论讲中药。

在“药方”总论的编写安排上，与现行《中药学》教材一致。先论药性，以《内经》“阳为气，阴为味，味归形，形归气，气归精，精归化，精食气，形食味，化生精，气生形，味伤形，气伤精，精化为气，气伤于味”为药性总纲。然后论述选药的方法。再次是论述中药的炮制方法，如切、碎、研、破、捣、擘、去、锉、绵裹、洗、炒、炮、煨、熬、烧、蒸、泡、渍、浸等20种炮制方法。此外，还论述了中药的煎服法、药物的用量与处方的书写规范、服药前后的护理等内容。

在各论的分类上，与现行的中药学教材相比，又独具特色。其对中药的分类特点如下。

（1）根据“汗、吐、下、和”四法，将相应药物分为汗药、吐药、下药、和解药4章。

（2）根据药物所祛除的病邪（风、寒、热、湿、燥、火）将相关药物分为风药、驱寒药、清热药、湿药、燥药、火药6章。

（3）根据人体的阴阳气血将相关药物分为阴药、阳药、气药、血药4章。

（4）根据五脏将相应药物分为心脏药、肝脏药、脾脏药、肺脏药、肾脏药5章。

（5）此外，还有利尿药、杂药、外科药、赋形药4章。

（6）每一章下，为了突破传统单味论药的局限，常常采用对偶功效的形式进行药物归类，如汗药分为发汗药和止汗药两类，吐药分为取吐药和止吐药两类，阳药分为回阳药和潜阳药两类，泻药分为泻粪药和泻水药两类等，可谓独具匠心。

（7）在对功效类似中药进行归类的基础上，再将两两功效相仿的药物进行对比论述。如桂枝与防风，桂枝性辛温，防风性甘温，同为表虚发汗之药。外感风寒表虚汗出，用桂枝，卫表不固表虚自汗，用防风；桂枝为经方常用，防风为时方常用。新病外感，宜桂枝，久病内风，宜防风。再如半夏与吴茱萸，皆降逆之专药，呕逆用半夏，吐逆用吴茱萸。通过这样的对比论述，使得读者能更好地掌握各药的药性及功用特点，对临床用药大有裨益。

总之，《包氏医宗》一书全面地反映了包识生的学术思想，是其深厚中医功底的体现，尤其是体现了对张仲景学术研究的造诣。包识生及所著《包氏医宗》为传播中医药知识、培养中医药人才做出了卓越的贡献。

【后世影响】

包识生作为近代中医历史上有影响的著名医家、中医教育家，在《上杭县志》《中医近代史》《中医大辞典》中，都有关于包识生的记载。

一、历代评价

（一）其人——近代著名中医学家

在《中医大辞典·医史文献分册》中，有关于包识生（名一虚）的记载：包一虚，清末至民国时期医家。在《中医近代史》第六章“近代中医人物志”记载的29位近代著名中医人物中，有专门关于包识生的记载，“幼承庭训，潜心钻研伤寒杂病10年，年20出而应世。后游广东，治病辄效，医名颇盛”。可见其在近代中医史上是具有一定影响的。在1993年福建省的《上杭县志》“人物传”中，也专载有包识生的传记，说明其在当地也是具有较大影响的人物。

包识生为近代中医学术发展和中医教育、中医救亡图存运动，做出了重要的贡献。如《中医近代史》中记载，包识生于1912年至上海，邀集同志，组织“神州医药总会”，主编《神州医药学报》，1914年，与余伯陶等发起组织“医药救亡请愿团”，联合全国同业奋起抗争，使中医得存一线生机。

此外，包识生对中医教育的发展也做出了自己的贡献，曾任教于上海中医专门学校，并创办“神州医药专门学校”，自任教务长，自编《伤寒杂病讲义》及《诊断学》等教材。并为解决学生实习场所问题，创办了“神州医院”。及门弟子有程门雪、秦伯未、章次公、张赞臣等。从执教讲台，到教务管理，到编写教材，再到临床实习，包识生踏踏实实地为中医教育贡献了自己的力量，系“我国近代中医教育界著名人物”。

（二）其书——现代中医院校教材的雏形

包识生的代表著作《包氏医宗》影响较大，《近代中医史》中说该书“发皇古义，荟萃群说，于仲景之学，致力尤深”。《包识生医书合集》内容提要中亦高度赞誉《包氏医宗》，认为该书“堪称现代中医院校教材的雏形”。

其中，《伤寒论讲义》《金匮要略讲义》等教材，通过“注”“讲”“义”三种方式结合，层层深入地对张仲景原文进行了深刻的剖析和讲述，开了中医《伤寒论》和《金匮要略》教材之先，当属现今《伤寒论讲义》和《金匮要略讲义》教材的重要奠基之作，为现代中医教育教材的编写树立了典范，也对中医其他经典著作教材的编写具有重要参考价值。

（三）其学——近代经方家

包识生对张仲景的《伤寒论》和《金匮要略》研究尤深，并经过自己长期临床实践，深得张仲景学术之精髓，对仲景经方的研究更是颇具功力。如他强调经方的整体效应，反对以“本草之主治，强合经方之主治”，认为经方自有经方的妙用，并将《伤寒论》方按主方、单方、偶方、复方、合方、加减方、六经方、六淫方等进行分类研究，见解独到，并编写有专论经方的《伤寒方讲义》和《杂病方讲义》，首创经方讲义，是一位名副其实的经方家。

二、学派传承

包识生是一位精研《伤寒论》的近代中医家和中医教育家，其儿子包天白深受其影响，也主要从事中医学的教育与临床工作。

包天白（1902—1986），名贞浮，字天白。早年就读于江苏公学中学部。同时从父包识生学医。1918 年入神州医药专门学校，为该校首届毕业生。1927 年前后，在上海中医专门学校、中国医学院任教，同时任上海市国医公会执行委员。1930 年 1 月至 1931 年 12 月，其父任上海中国医学院院长期间，任院长秘书。1935 年，与朱小南父子创建上海新中国医学院，任首任教务长，在新中国医学院期间讲授《伤寒论》《金匮要略》等课。1938—1939 年间，创办“新中医研究社”。约 1943 年，复转教于上海中国医学院。两年后（约 1946 年）回归福建故里，一度在稔田及省立上杭中学任教，后于县内行医。1950 年赴台湾，继续行医。1976 年在台湾协助创建“中国医学院”，并任副院长。1986 年途经香港时因心脏病猝发而去世。

总之，包识生与包天白父子，一生均从事悬壶济世和医学教育事业，为近代中医教育事业做出了杰出贡献。

三、后世发挥

（一）关于《伤寒论》条文的整体性

与方有执主张“错简重订”不同，包识生强调忠实《伤寒论》原著，反对以“错简”为言，重新编次《伤寒论》，指出不可任意更改张仲景原文次序和体例，力求维护《伤寒论》的完整性。现代刘渡舟教授也提出，《伤寒论》397 条条文之间的组织排列是一个有机的整体，并专门校定《伤寒论》原文。

（二）关于《伤寒论讲义》

《伤寒论》是我国第一部理论联系临床实践的经典著作，以六经辨证为特色，价值甚高，自有中医教育以来，《伤寒论》就是核心课程。《伤寒论讲义》的编写，意在通过讲说解读经义，使学生更好地理解张仲景原文经旨。包识生当时采用讲义的形式对《伤寒论》条文进行阐述的模式，是中医教育中讲授经典原著的经典模式。现代以来，历版《伤寒论》教材的名称几经变易，如统编一、二版教材称为《伤寒论》讲义，四版教材称为《伤寒论选读》，五版称《伤寒论讲义》，六版称《伤寒论选读》，“十五”“十一五”规划教材皆称《伤寒学》，高等教育出版社的“十一五”国家级规划教材称为《伤寒论讲义》，中国中医药出版社的全国中医药行业高等教育“十二五”规划教材亦称为《伤寒论讲义》。此《伤寒论讲义》之名称，与包识生当时著《伤寒论讲义》可谓不谋而合。

（三）关于经方研究

1. 分类研究经方

类方，是 18 世纪以后《伤寒论》研究的主要方法之一，是指将药物组成具有一定相似性的方剂进行集合，集合中的每一首方剂即为类方元。类方的研究始于明代施沛的《祖剂》，清代柯韵伯是较早以类方形式全面编集《伤寒论》的伤寒学家。而后主张类方研究的徐灵胎，著有《伤寒论类方》，将《伤寒论》方共分12类。每类先定主方，然后附以同类诸方，如桂枝汤类、柴胡汤类、承气汤类、白虎汤类、五苓散类等。包识生的分类法与之同中有异，他按阴阳寒热表里虚实八纲对偶的形式，确定《伤寒论》主方为16首，然后依次说明各主方的加减方及其变化规律。后世很多关于《伤寒论》方的研究都采用了类方的研究方式。此外，包识生还有单方、偶方、复方、六经方、六淫方等多种类型的分类方式。这些对于《伤寒论》方分类研究的方式，对于现代研究仲景方仍然有指导和提示意义，如有基于分类关联规则的仲景方挖掘研究、基于数理统计与数据挖掘的《伤寒论》温里法类方方证辨治规律研究、以方元为核心的经方组方规律研究等。

2. 关于经方讲义

包识生为更好地阐明仲景方之精义，首编《伤寒方讲义》和《杂病方讲义》，专论仲景经方，这对于后世掌握和学习仲景经方大有裨益。包识生的经方讲义除了有助于后世理解仲景方证外，还为后世方剂学教材讲述仲景方提供了资料。

3. 关于经方药物

包识生对《伤寒论》方中涉及的药物进行了统计分析，概括出112首《伤寒论》方中，仲景使用到的中药只有88种。这种方法对于现代研究仲景方的用药规律仍具启示意义。如有《伤寒论》中大黄的应用规律研究、生姜在《伤寒论》经方组方配伍中的作用研究、《张仲景50味药证》、《药证与经方——常用中药与经典配方的应用经验解说》等。

综上所述，包识生学术上以精研张仲景学术思想闻名，其学术特色在于遵奉仲景原文，明析《伤寒论》原旨；分章列表，阐明《伤寒论》整体框架、脉络；歌括经方，撮尽《伤寒论》方规；阐发仲景精理，讲解《伤寒论》全文；编著《伤寒方》讲义，多角度剖析《伤寒论》方，强调经方配伍用量；论方结合，讲解《金匮要略》；探究脉理，精研脉象；详论中药，钩玄药性；立足教育，振兴中医。其中尤其是对经方研究之深刻，首创经方讲义，深刻剖析经方，深得经方要义，是名副其实的“经方家”。

成都中医药大学　郑秀丽

【参考文献】

[1] 包识生. 包识生医书合集 [M]. 天津：天津科学技术出版社，2010.

[2] 邓铁涛. 中医近代史 [M]. 广州：广东高等教育出版社，1999.

[3] 李经纬，蔡景峰等. 中医大辞典 [M]. 北京：人民卫生出版社，2005.

[4] 范书声. 上杭县志 [M]. 福建：福建人民出版社，1993.

[5] 黄煌. 张仲景50味药证 [M]. 北京：人民卫生出版社，2008.

[6] 黄煌. 药证与经方——常用中药与经典配方的应用经验解说 [M]. 北京：人民卫生出版社，2008.

[7] 徐大椿. 伤寒论类方：伤寒方论 [M]. 北京：学苑出版社，2009.

[8] 刘渡舟. 新编伤寒论类方 [M]. 北京：人民卫生出版社，2013.

[9] 刘渡舟. 伤寒论校注 [M]. 北京：人民卫生出版社，2013.

[10] 楼绍来. 包识生、包天白父子 [J]. 中医药文化，2006，2：17.

[11] 黄玉良，刘德荣. 福建近代研究伤寒学三医家 [J]. 福建中医药，1989，20（3）：34－35.

[12] 任宏丽，段逸山，邴守兰. 民国期刊《神州国医学报》的办刊特色及社会影响 [J]. 医界春秋，2012，4：15.

[13] 任宏丽，段逸山. 刘庆宇. 近代中西医论争乱局下的《伤寒》经典诊释——以《神州国医学报》为例 [J]. 中医文献杂志，2012，6：17－18.

[14] 王振国. 论近代《伤寒论》研究的学术特征 [J]. 山东中医学院学报，1992，16（4）：2－8.

[15] 王振国. 近代中医教育中的《伤寒论》教学研究 [J]. 中医教育，1995，14（6）：24.

[16] 王振国. 论近代《伤寒论》研究的实证原则 [J]. 国医论坛，1998，13（1）：1－3.

[17] 李剑. 全国医药团体总联合会的创立、活动及其历史地位 [J]. 中国科技史料，1993，14（3）：67－75.

[18] 叶发正. 中国早期中医杂志——《神州医药学报》简介 [J]. 上海中医药杂志，1990，2：42－43.

[19] 王庆国，刘敏. 论“十二五”规划教材《伤寒论讲义》编写原则与修订特色 [J]. 中医教育，2012，31（3）：70－71.

[20] 贾春华. 古方派对中国近代《伤寒论》研究的影响 [J]. 北京中医药大学学报，1994，17（4）：5－8.

[21] 张薛光，张玲玲. 经方各家学说概论 [J]. 中国中医基础医学杂志，2010，16（8）：633－635.

[22] 师庆彬，吕兴乐. 生姜在《伤寒论》经方组方配伍中的作用 [J]. 中国社区医师，2012，

14（21）：216.
［23］杨莎莎．以方元为核心的经方组方规律研究［D］．北京：北京中医药大学．2012.
［24］齐丹．神州医药总会研究（1912—1951）［D］．河北：河北大学，2013.
［25］窦迎春．《伤寒论》方剂的文献研究［D］．山东：山东中医药大学，2002.
［26］官晖．基于分类关联规则的仲景方挖掘研究［D］．福建：福建中医学院，2008.
［27］孙晓峰．基于数理统计与数据挖掘的《伤寒论》温里法类方方证辨治规律研究［D］．北京：北京中医药大学．2013.
［28］吴蓉．建国以前国内现存《伤寒论》相关书目研究［D］．北京：北京中医药大学．2014.

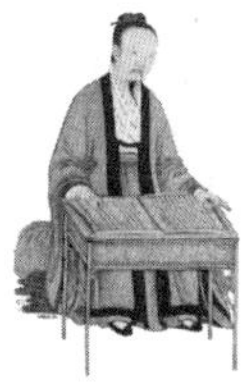

恽铁樵

内容提要

恽铁樵，名树珏或汝珏，以字行于世；生于清光绪四年（1878），卒于民国二十四年（1935），江苏武进人。恽铁樵曾担任《小说月报》主编，后因其几个子女均死于外感伤寒误治而立志学医行医。先后撰写了《群经见智录》《伤寒论研究》《脉学发微》《保赤新书》等。曾创办中医函授学校，传播中医学术及个人学术思想。在中医经典研究方面，提出“奇恒回转可为《内经》之总提纲”“以四时为全书之总骨干”；对《内经》“七损八益”理论加以诠释；认为《伤寒论》六经为疾病发展的不同阶段；对伤寒少阴寒化证急用附子，并从辨脉象、辨舌象以及辨肌肤等方面总结经验。对温病由里出外发病说提出质疑，认为一切热病皆伤寒而并无温病之说；对“三焦辨证”及“温邪犯肺”等，均持怀疑和否定态度，对温病学派的用药也予以驳斥。在当时背景下，对于中医之发展，主张在肯定中医科学性的前提下，吸收西医之长处，是近代中西医汇通学派的代表人物之一。

【概述】

一、生平简介

恽铁樵，名树珏或汝珏，一署焦木，别号黄山、冷风、血涵、药盦。生于清光绪四年（1878），卒于民国二十四年（1935），江苏武进西夏墅南街人，是恽铁樵北分支第七十二世，与民主革命志士恽代英同属阳湖古文派领袖恽敬的后人。恽铁樵出生于父亲恽磨照的任地福建省台州，5 岁丧父，11 岁丧母，乃返回孟河老家，由族叔抚养长大。其 13 岁时就读于族中私塾，16 岁时考中秀才，20 岁时已读完全部科举经典，为其后来步入中医殿堂奠定了坚实的文化基础。1903 年，恽铁樵 26 岁时考入上海南洋公学，攻读外语和文学，成为近代中医界里既精通旧学，又系统接受新学教育的第一人。

1906 年，恽铁樵以优异成绩从南洋公学毕业后，先后赴湖南长沙一所中学及上海浦东中学执鞭任教。在浦东中学教书时，恽铁樵开始其文学生涯。当时，林纾所译小说流行一时，其翻译风格对恽铁樵颇有影响。恽铁樵仿效林纾文言文，并用章回体形式翻译了却尔斯·佳维的《豆寇葩》《黑夜娘》《波痕荑因》以及《奇怪之旅行》等中篇小说，并于 1909—1910 年分别登载于由包笑天主编的《小说时报》上。该杂志还刊登了由恽铁樵创作的文言短篇小说《造像毁像》。1911 年在邑人庄百俞的推荐下，进商务印书馆任编译员，受到经理张元济的赏识，次年任《小说月报》的主编。在主编《小说月报》期间，他既当编辑又创作和翻译小说，先后创作、翻译《欧婁乳瓶》《文字姻缘》《赣榆奇案》《孽海暗潮》《露西旅客》《爱筏》《婴原小影》《工人小史》等 20 余篇作品，还与洪深合译《幸而免》，与成舍合译《金钱与爱情》，撰写《南北史演义》。他还注意物色和培养新人，奖掖后进，慧眼识英才，当时鲁迅、张恨水的第一次投稿均被赏识。1913 年《小说月报》第四卷第一号上刊登了作者名为"周逴"的一篇小说《怀旧》。"周逴"便是鲁迅先生，这篇小说也就是鲁迅先生的处女作。恽铁樵在阅读这篇投稿后，大加赞赏，并亲自审阅，逐段加评。不仅予以出版，还复信于鲁迅给予褒奖和鼓励。

恽铁樵自幼贫困，读书又勤奋，以致身体一直孱弱，未老先衰，头发尽白，手足拘挛，两耳重听。加之中年以后，三个儿子先后不幸患伤寒证，恽铁樵遍请上海有名的中西医诊治，均因误诊误治而夭折。这对他刺激很大，于是平素留心于医学。当其看到第四个儿子再罹伤寒证以及某些名医诊治之法依旧时，便萌发了依据所学给患儿诊治的想法。经其诊治，患儿竟奇迹般痊愈了。于是更加发奋钻研医经，并于 1921 年在亲友的鼓励下，辞去商务印书馆编辑职务，弃文从医，并多次问业于伤寒名家汪莲石先生，遂渐精《内经》伤寒之学，治验颇多，以胆识兼优而为当时医林所推崇。

恽铁樵为使中医能够薪火相传，于 1925 年创办"铁樵函授中医学校"。最初几年，学生达到 400 余人，后因故停办一段时间。1933 年，恽铁樵又筹措资金，开办"铁樵函授医学事务所"，后改名为"铁樵医学事务所"，这一期间应授者达 760 余人。恽铁樵为开办中医函授学校呕心沥血，先后编写各科讲义20余种，多数为其亲自编撰。该校经恽铁樵的努力，成为我国近现代中医教育史上以函授形式办学影响最大的中医学校。1934年1月，恽铁樵还创办了《铁樵医学月刊》杂志，至1935年12月，共出版2卷20期。

恽铁樵既是积极拥护中医的捍卫者，又是力主倡导改进中医的改革者。这些思想在其著作中均有体现。

二、著作介绍

恽铁樵从医时间虽晚，但勤于著书，是民国时期中医界少有的几位著作等身者之一。其著述总计有22种之多。包括《群经见智录》《伤寒论研究》《脉学发微》《保赤新书》《温病明理》《论医集》《论药集》《生理新语》《伤寒论辑义按》《风劳臌病论》《铁樵杂著》等。这些著作后汇编入《药盦医学丛书》，成为该丛书的主要部分。尚有作为函授学校讲义的书籍，大部分编入《药盦医学全集》中。另外，还有《药盦医案全集》。

（一）《群经见智录》

《群经见智录》，又名《内经纲要》《内经讲义》，初刊于1922年。全书共3卷。卷一，讨论《内经》发源、成书、读法。恽铁樵以其慧眼提出了《内经》整部书的总提纲，并参以《易经》，提出“四时”为主，五行、六气、五脏为宾的学术观点，创造性地提出“四时五脏”学说，诠释了中医基础理论中的核心问题。卷二，阐述扁鹊、仓公医案，《伤寒论》标本中气。在对历代有关“七损八益”认识的基础上，较为中肯地解释了“七损八益”的含义。卷三，是恽铁樵对于余云岫《灵素商兑》一文中的错讹进行批驳的观点。其阐明中西医基础理论的不同之处，提出“《内经》之五脏非血肉之五脏，乃四时之五脏”的著名论断，同时也认可西医的长处，认为“西医之良者，能愈重病”。批驳余云岫对中医认识上的偏见。是书可谓自余云岫1916年发表《灵素商兑》以来，中医界第一部予以有力回应的论著，也是我们研究其学术思想的重要参考书。

（二）《伤寒论研究》

《伤寒论研究》，初刊于1923年，全书共4卷。卷一，为总论、仲景自序、伤寒太阳病（中风、伤寒）提纲等。分析归纳桂枝汤、桂枝加葛根汤、桂枝加附子汤、桂枝去芍药加附子汤、白虎加人参汤、桂枝去桂加茯苓白术汤等六方，为桂枝系；归并治太阳伤寒之麻黄汤、葛根汤、葛根加半夏汤、葛根黄芩黄连汤、大青龙汤、小青龙汤等六方，及治太阳有中风汗后闭汗之桂麻各半汤、桂二麻一汤、桂二越一汤三方，为麻黄系，并逐条阐释。卷二，为伤寒病用药之讨论，试图将太阳伤寒与西医学之白喉、猩红热、粟粒型结核病互相印证。卷三，为伤寒西说、伤寒病型与传经及治疗法等。从中可见恽铁樵旨在辟中西汇通之路、立别具一格之论的思想，但其中不乏牵强附会之文。卷四，为恽铁樵所治病案及脉学研究心智。病案多为疑难重病或误治不救之案，更能启人心智，开阔临床诊疗思路。其对于脉学的研究，也颇多发挥。

（三）《保赤新书》

《保赤新书》，初刊于1924年，全书共8卷。卷一，讨论小儿难育之故和胎教问题；卷二，讨论种痘，包括天花病之病状、鼻苗种痘法及牛痘接种法等内容；卷三，讨论痧疹，包括痧子病状与初起三大时期、最初三逆证及三逆证治法；卷四，为痧疹治疗用药，包括治疗痧子最要药及次要药、痧子不可用之药及其理由，以及痧痘发病之机制等；卷五，讨论惊风，包括阐发惊风原理及钱氏、喻氏各家学说；卷六，是沈氏惊风说；卷七，为惊风成方甲并说内容；卷八，是惊风成方乙并说。恽铁樵从小儿的孕育、出生、发育、成长等几个环节，阐述小儿的生理特点及病机变化，着重讨论了小儿的常见病和多发病，以及历代有关预防和治疗这些疾病的方法和措施。

（四）《论药集》

《论药集》，初刊于1924年。该书为恽铁樵学习和研究《伤寒论》诸药运用体会而编撰而成。全书包括十六个方面的内容，以《伤寒论》六经病为主线，分别阐述了具有代表性的药物功能、组方特点以及主治范围等。是一部学习和了解《伤寒论》方药运用的参考书籍。

（五）《药盦医案全集》

《药盦医案全集》，初刊于1925年，全书共8卷，是恽铁樵生平临证之验案辑录。卷一为伤寒门；卷二为温病门；卷三为风病门，分神经病和肝胃病两类；卷四为杂病门，分水肿、鼓胀、噎膈、喘咳、黄瘅、泄泻、疝气、失眠、消渴和湿热十类；卷五为虚损门，分肺病、咳嗽、吐血、遗精、瘰疬和肾病六类；卷六为时病门，分为疟疾、痢疾、喉痧、麻疹、霍乱、脑炎和肝阳七类；卷七为妇科门，分为经带、胎前、产后、癥瘕和杂病五类；卷八为小儿门，分为惊风、天痘、痧疹、咳嗽、食积、泄泻和杂病七类。所录诊案，对治疗成功案例和治疗失败案例均有详细记述，实为难得。恽铁樵在遣方用药方面也有独到之处，认为病浅者不以悍药创其正，病重者竟以猛剂去其毒，可资临床借鉴。

（六）《论医集》

《论医集》，又名《文苑集》，初刊于1927年。该书内容由“呈中央国医馆意见书”“对于统一病名建议书之商榷”“呈上海国医分馆书”“创办函授学校宣言”“医学平议”“人生意味”“惊风经验谈”“痧子调护法”“致严独鹤书”“论血压致庄百俞先生书一”“论血压致庄百俞先生书二”“答张仲纯君殇女（附张君来函）”“苦笑”“医学盛衰之关系”“脑炎救治法”“安脑丸”“回天再造丸”，以及“丙种宝月丹”等医论组成。该书反映了恽铁樵对于中医近现代发展问题的思考，是了解其中西医汇通思想的重要参考书籍。

（七）《生理新语》

《生理新语》，又名《新生理》，初刊于1928年。全书共4卷。恽铁樵在此书中尝试以西医生理学知识诠释《内经》之相关内容，结合自己的临证经验予以佐证。还在书中阐述了中、西医学概况，以及细胞学、神经学说、腺体学说等西医知识，体现出恽铁樵试图形成中西医新的生理知识和观念的意愿，是又一部反映恽铁樵积极促进中西医汇通和改进中医思想之代表作。正如作者本人所云：“本书既名新生理，自非中国古代五运六气、三百六十五穴道之旧生理，然亦非纯粹西国解剖学、显微镜血轮细胞之新学说。若用简单概括的话评论我这部书，可以说得不新不旧，亦新亦旧；不中不西，亦中亦西”。其又云：“将《内经》所说的证之于病能不得其解，求之于西学。那是轩岐医学、西洋医学和我自己的实地经验，三合而成。”

（八）《温病明理》

《温病明理》，初刊于1928年，该书分为4卷本和5卷本。1928年初刊之时为4卷，至1936年再版时新增1卷，为5卷。卷一，力求为中医温病统一病名，说清温病医理，以正视听；借鉴西医之传染病病名及原理，来整理中医温病、伤寒。“凡热病之定名从病形，不从病能。病形者，病初起之三日所见之症状；病能者，既病之传变与转属。例如：温病可以变疟，疟为后起，病乃由温病转属者，因温病有变疟之可能，故曰病能。病无定自不可以命名。命名既从病形，自皆在初起之时，六气中之燥气为热病病能上事，非病形上事”。卷二，对吴鞠通三焦辨证说进行了追本溯源的研究。上溯至《内经》中“三焦”的论述，结合西医之解剖生理，进行了细致的分析和研究，认为吴鞠通所论“三焦”非等同于《内经》所言“三焦”。卷三，是作者进一步阐述伤寒与温病的发病机制及应该对应的治疗原则和方药。卷四，是作者对温病与伤寒病的比较。一是认为温病与伤寒确非一类之病，举治温病和伤寒病等方药的不同例子来说明这一结论。二是认为温病有两种：一为暑温，一为湿温。《伤寒论》中之湿即湿温，暍即暑温。三是认为湿暍与中风伤寒本就是两种病，只因差异不大，故仍属伤寒类中。作者又从证候治法等方面对其间之不同进行阐述。卷五，是恽铁樵在前四卷出版八年后，结合自己在这八年中的临证心得，而对前四卷观念的又一次检验与肯定，并且得出温病于十二经而言为手经病，以及古人以为“温病下不厌早之说”有待商榷的结论。

（九）《脉学发微》

《脉学发微》，又名《脉学讲义》，初刊于1928年，全书共4卷。卷一，为导言。主要阐述与脉象相关的指征，如色泽、呼吸、规矩权衡等；卷二，为脉之概论、原理、基本观念以及释十字脉等；卷三，是阐释促脉、结代脉象的临床意义；卷四，是阐释浮、沉、迟、数等脉的临床意义。恽铁樵依据脉学内容，归纳总结出一套便于学习的形式与方法，使深奥的脉学知识得以容易地领会和掌握。

【学术思想】

一、改进中医的主张

（一）“改进中医”的思想内涵

恽铁樵“改进中医”的思想内涵，是在肯定中医具有科学性的前提下，主张吸收西医之长处，从而改进和整理中医，使中医的理论更加符合当时科学化的表达方式，进而形成新中医。恽铁樵认为，“中国医学是平正的，非玄妙的，是近情著理人人可解的，非艰深难晓不可思议的”“西医之良者能愈重病，中医治《内经》而精者亦能愈重病，殊途同归也”。其首先肯定了中医的科学性和实用性。与此同时，还认为“西医不能代替中医”，但“中医要改良是必需的，是无二的、无疑的”“中医而不改良，亦终无自存之希望”。其既强调了中医的独立性，又点明了中医必须加以改进的紧迫性。并进一步指出：“中医无演进价值则已，中医而有演进之价值必能吸收西医之长与之合化，以产生新中医……以为是今后中医必循之轨道”。恽铁樵为中医指出的上述方向，就是其“改进中医”的思想内涵。

（二）改进中医的具体方法

恽铁樵主张，以中医为主，以西医为辅。依据这一原则，其提出如下实施方法。

1. 使中医医理通俗化、大众化

恽铁樵“改进中医”的第一个步骤是，将中医之典籍以较通俗之语言进行叙述，使一般人能够读懂看懂，即“第一要义在将古书晦涩之医理诠释明白，使尽人可喻。换言之，非设法使中医学理民众化不可”。

2. 以西医之长改进中医之不足

恽铁樵改进中医的第二个步骤是，采纳西医和西方的知识来改进中医之不足。其曰：“吾之采列西说，欲借此以证中国旧说也。欲中医知西方学说，以纠正自来我国相传之谬说。更欲吾中医以古代学说与西国学说交互印证，确实指出彼短我长、彼长我短之处，使何者当因，何者当革，胸有主宰，然后吾国医学有进步可言也。”其又云：“故求吸收求化合，当先求知己知彼，知己知彼我所谓先决问题也。”由此可见，恽铁樵主张通过比较，找出中西医两者的长处和短处，才可以西医的长处来补中医之短处，并且这种补助，是建立在改进者懂得知彼知己的前提下才能真正实施的。那么，这种知己知彼又如何实现呢？恽铁樵进一步指出：“欲求中医与西国医学相化合，而吸收其精华，不精研《素问》《伤寒》，其道亦无由矣。”也就是说，要在准确把握了中医理论精髓实质以后，才能真正懂得何为中医之长短，才知晓中医的哪些东西需要与西医化合。

3. 中体西用，中医为本

恽铁樵在主张以西医现代知识改进中医之不足的同时，强调一个基本的原则，即改进中医不能生搬硬套，不能牵强附会，更不能舍己而迁就于彼。其在为统一中医病名而写给国医馆的意见书中这样写道：“改进中医，不在方药本身，在运用方药有真确之标准。现在所急者在明生理之真相。自当采用西国学说为重要工作……万不可舍本逐末，以科学化为时髦而专求形似忘其本来。若但求科学化则非驴非马必有大害……不可效法东洋……表面是科学化，如此，则中医融入西医而中医本身消灭……断不能使中医同化于西医，只能取西国学理补助中医。质言之，可以借助他山，不能援儒入墨。”对于中医病名统一的问题，恽铁樵也表明了自己的观点。其云：“统一当以中名为主……中西医学基础不同，外国以病灶定名，以细菌定名；中国则以脏腑定名，以气候定名，此因中西文化不同之故。”

恽铁樵清楚地认识到，中西医的化合存在着一些障碍。其云：“用古医学与西医学交互印证，则难处立见。其一曰病名，其二曰病变。根本不同、方法不同之两种学说，欲寻出其相同之一节互相比较，此非贸然可能之事”。从中反映出其实事求是的精神。恽铁樵为了传播其“改进中医”的思想，除了勤于著书立说，探求中医理论精髓，谋划中西医融合之方法外，还以创办函授中医学校为手段，播撒其“改进中医”之主张。

二、《内经》研究的新成果

（一）提出《内经》之总纲

恽铁樵在其所著《群经见智录》中，根据前贤注释，加之自己的研究体会，提出“奇恒回转可为《内经》之总提纲”。

对于《素问·玉版论要》中“揆度奇恒，道在于一，神转不回，回则不转，乃失其机”之经文的理解，各个时期的注释者有不同的认识。清·张隐庵对这句话中的“奇”字，作“奇病”解，也即“奇异之病”；“神”字作“五脏血脉之神气”解；“一”字作“神”解。以五行相生相克论，则整句是五脏受气，转而不回，如逆传其所胜是回而不转，失其相生旋转之机。唐·王冰的注释，认为神乃五脏气血，随五行相生相克之常规次序运行则“神转不回”，反常则“不转”“乃失其机”。恽铁樵以为，王冰的理解只是说对了一半，而对张隐庵之解释则全然否定，并提出了自己独特的理解与认识。

恽铁樵以为，对于这句话理解的正确与否，是关系到对于整部《内经》内涵理解正确与否的关键所在，故其用心颇多。其云：“奇对于恒言。恒，常也。奇，非常也。不病，人之常也。病，人之非常也。即奇，病也；恒，不病也。揆度奇恒，审察其人病与不病也。”而“揆度奇恒”的根本，又在哪里呢？恽铁樵认为，根本即是“道在于一”。此“一”字又作何解？恽铁樵结合《易经》之意，理解此“一”字正是《内经》全书所言之“天”。又解释“神转不回”为五脏气血正常运行，此为恒，为不病；反常则为奇，为病，即“回则不转，乃失其机”。恽铁樵结合《素问·平人气象论》，认为《内经》全书实际皆在讨论“奇病”，也即讨论预防和治疗疾病之意。故而指出“奇恒回转可为《内经》之总提纲”。而“奇恒之道在于一”，故而“一又为总纲之总纲”。恽铁樵的这一独到见解，实际是抓住了《内经》取自道学“道法自然”的思想实质，以此来理解并把握这句话的真正内涵，将之上升到作为《内经》总纲的高度。

（二）紧扣“四时”内涵，诠释《内经》主旨

恽铁樵结合自己研究《易经》的体会，创造性地提出“《内经》认定人类生老病死皆受四时寒暑之支配，故以四时为全书之总骨干”的见解。其以四时为前提，提出“五行为四时之代名词”“五行六气为宾，四时为主”“气血运行以四时为法则”，以及“四时的五脏”等精辟论断。其以四时为主，解释五行、六气、气血津液和五脏等中医基础理论概念。

1. 提出“四时五行”观

恽铁樵在论述五行、六气与四时的关系时，指出：“五行木生火，非谓榆柳枣杏，可以钻燧取火也。如谓木生火是钻燧取火之意，则石亦能生火，是不仅木生火矣。金生水亦非谓金能生水也，金类手触之而润，乃空气凝结。古人虽愚，不至认此为金生之水。火生土亦非谓灰烬；土生金亦非谓矿质；水生木亦非木得水而荣之谓。盖如此解释均属牵强。四时有风寒暑湿之变化，则立六气之说以属之于天；四时有生长化收藏之变化，则立五行之说以属之于地。五行六气皆所以说明四时者也。今姑置六气而言五行。春为发陈，乃万物向荣之候，此时植物之生意最著，则用木字以代表春季；夏日溽暑，骄阳若火，则以火字代表夏季；秋时万木黄落，有肃杀之气，比之兵革，

则以金字代表秋季，金，兵也；冬令冱寒，惟水亦寒，冬为夏之对，水为火之对，故以水字代表冬季；夏至一阴生，其时为一岁之中央，其气候多湿，故以土字代表长夏”。其中论述五行的观点可谓高明，揭示了五行观的本质。

2. 阐述四时与气血运行的关系

恽铁樵在论述气血运行与四时的关系时，指出：“以人之五脏配合四时之五气，故五脏之燥湿寒热，直谓之假定的可也。《内经》盖认定人为四时之产物，而又赖四时以生活者……天食人以五气，地食人以五味，气与味皆四时为之，是人资四时以生……则人与四时自然息息相通。人身气血之运行，自然以四时为法则而莫或违背。此为《内经》之基础，无丝毫含糊假借者”。阐明了人身气血生成运行与四时的关系。

3. 提出“四时五脏”观

恽铁樵指出，《内经》之五脏，非血肉之五脏，乃四时之五脏。其云：“《内经》以肝属之春，以心属之夏，脾属之长夏，肺属之秋，肾属之冬，则肝当授气于心，心当授气于脾，脾当授气于肺，肺当授气于肾，肾当授气于肝。故《内经》之五脏，非血肉的五脏，乃四时的五脏”。恽铁樵还强调：“不明此理，则触处荆棘，《内经》无一语可通矣”。

（三）“七损八益”新解

《素问·阴阳应象大论》中，当岐伯论述阴阳更胜之变时，“帝曰：调此二者奈何？岐伯曰：能知七损八益则二者可调，不知用此则早衰之节也”。关于“七损八益”，历代有不同的理解和解释。王冰注解重点在“用”字，并参照女子以七七为天癸之终，男子以八八为天癸之极，注释“用”为房室之事，并认为阴七可损则海满而血自下，阳八宜益，交会则泻精，是七损八益的原理。明代马莳据此认为有采阴补阳之说。张隐庵据“阳常有余，而阴常不足”论，主张阴不可损。张景岳则据《易经》之说，认为七为阳，而八为阴，并主张“扶阳抑阴”。真可谓众说纷纭，莫衷一是。

恽铁樵不受上述诸家注释之困，独辟蹊径，形成了自己的认识和理解。在所著《群经见智录》中，在提出《内经》全书总纲之后，就一直在思考《内经》全书的总结之语是什么。经过反复研究，其以为“七损八益”乃为《内经》之“结穴”，是重在“调”字，而非“用”字，是言“调阴阳”之意，而非前人所谓的房室之事，更不是什么具有道家内涵的“采阴补阳”之说。认为“七损八益”是可以指导临床实践的重要理论。

恽铁樵认为，“所谓损益者，谓阳亢阴能损之，阴竭阳能益之。阳亢得阴则伏，是七之损八；阴涸得阳则生，是八之益七……《内经》全书所言者，无非救济阴阳之偏胜。然此处七损八益之调阴阳，则有治未病意”。恽铁樵还举例说明其对于临床实践的指导意义。其云：“少阴病阳衰于外，阴争于内，则舌干而津液枯涸，以甘凉药物润之，虽大剂连服不效，且胸痞愈甚，烦躁愈甚。得辛温大剂，则舌色反润，是阳能益阴之明证。煎厥之证，尝蒸潮热，当壮水以制火，水能制火是阴能损阳之明证。”从而证明，《内经》所言“七损八益”实为调阴阳之论。

恽铁樵对于“七损八益”四字的理解，随着时间的推移，在不断地深化。其在此后的《内经讲义》中，对“七损八益”解释说：“精神以用为出，谓之损；纵欲快志于虚无之守，谓之益。

生年四十为中线，四十以前为阳盛，四十以后则衰……七指阳，八指阴，即四十以前当自强不息，四十以后当恬淡虚无，此谓七损八益。”其强调年龄与精神之守的关系，把阴阳盛衰和精神盛衰联系起来，是对“七损八益”养生涵义的补充。

据《恽铁樵遗作选》记载，恽铁樵联系《素问·阴阳应象大论》全篇内容，又有了另一层面的理解。其云：“何谓七损，本篇之喜怒不节，寒暑过度是也。曰天有四时五行以生长收藏，以生寒暑燥湿风。人有五脏化五气，以生喜怒悲忧恐，其数为五也。曰喜怒不节，举喜怒，实该五者而言……是故，喜怒为五，寒暑为二，是为七损。”此指一切有损健康之病因。恽铁樵通观全篇语句含义后，认为以下八句为“八益”之真正含义，即“味归形，形归气，气归精，精归化，精食气，形食味，化生精，气生形”，亦即人体正常气化过程。

三、对《伤寒论》的研究

（一）提出六经“为病状之界”说

恽铁樵认为，六经是张仲景对伤寒病发展阶段的一种分类方法。其云：“六经之三阳三阴，非与脏腑配合之谓也。谓太阳是膀胱，少阳是胆，厥阴是肝，无有是处。肾与膀胱相表里，太阳可直传少阴；肝与胆相表里，少阳何以不直传厥阴？脾与胃相表里，阳明何以不直传太阴”“故问六经为何物？则径直答曰：六经者，就人体所著之病状为之界说者也。是故病然后有六经可言，不病直无其物”。恽铁樵认为，六经在无伤寒病的前提下是不存在的，六经只是便于对伤寒病的辨证和施治，是张仲景对伤寒病发展阶段的一种分类方法，与《内经》中的六经不是一个概念。因此，有伤寒病则有六经分证的存在，无病则并不存在。此见解，不同于前人对《伤寒论》六经的理解。

（二）质疑温病发病途径

恽铁樵在《伤寒论研究·卷三》中说：“伤寒由外之内，温病必是由里达表。于是有温邪犯肺逆传心包之谬说，在著《温病条辨》《温热经纬》者之心理，以温病名书，殆欲与仲景伤寒分庭抗礼也……须知《伤寒论》中明明说：‘太阳病身热而渴，不恶寒者，为温病。自汗出，身灼热者，名曰风温，风温为病，脉阴阳俱浮。’后人知太阳主一身之表，仲景明明说太阳病身热而渴不恶寒者为温病，何尝温病由里出表……仲景明明说风温为病，脉阴阳俱浮，何所据而谓从里出表？如云既出表则脉浮，其先在里，脉必不浮，然则伤寒从外之内，仲景从外说起，温病果由里出表，仲景当从里说起，何得冠以太阳病，更云脉阴阳俱浮乎？”恽铁樵在此文中，对温病从里出外说提出质疑，认为温病也是太阳表证之一种，故而反对温病学派“温病下不厌早，汗不厌迟”的治则。以上质疑，未免偏激。

（三）对六经病提纲提出质疑

伤寒六经分证提纲说，最早由柯韵伯提出。恽铁樵对柯氏的这种提法提出质疑，说：“如谓每篇第一节为一篇之纲，既不甚允洽，亦且无深意。如谓每一经之病证，当以第一节为标准，则如少阳少阴厥阴等条，实不完备，是此说不成立。凡一经病证，当统全篇观之，方无遗义。如谓提纲云者，乃病之纲领，则鄙意当以中风伤寒两条当之。若每篇之第一节，不过为每篇发端而已，不足当病之纲领也。且就文字言之，亦当风寒两条为纲领，然后全书条理分明”。又说：“观少阳当以寒热往来为主，而少阳条无其文。少阴只‘倦卧但欲寐’五字，其实少阴见证又何止此二者。厥阴自当以厥为主，吐蛔乃非必有之事，而厥阴条有吐蛔无厥。凡此可见仲景下笔时并不以此为提纲。”从而基本否定柯氏的“伤寒提纲”说，要求人们在学习和研究《伤寒论》时应注重全面了解各篇的脉证，而不能囿于所谓的各篇提纲上，这可以说是比较公允的一种观点。

四、温病学的研究

（一）认为一切热病皆属伤寒

温病学派认为，所谓温病即热性病，由温邪所导致。然而，恽铁樵对此持否定态度。他在所著《温病明理》中说：“温病者，热病也；热病者，伤寒也……故曰：人之伤于寒也，则为热病。冬之热病是伤寒，春之热病仍是伤寒，夏之热病，秋之热病，依然是伤寒。故曰：凡热病，皆伤寒之类也。”既然都是伤寒，又为何有风温、暑温、湿温等温病之谓呢？恽铁樵认为，是“因时令之异而兼六气之化，故命名如此”。其指出：“凡热之而热，寒之而寒，惟死体为然，生物则否……故谓受热而病热，无有是处。”从而，否定了温邪致病。恽铁樵结合《内经》理论，又云：“夏至一阴生，热在外，寒在内，故其病多洞泻寒中。霍乱有转属而为热病者，则因其初病时亦感寒也。乃若伤湿则为脚肿、为皮肤病，而患疮疡亦不发热。其长夏而病发热者，依然是伤寒也”。其以此证明后世所谓的温病之名乃伤寒之谓，温邪致病也是寒邪致病，可谓伤寒为温病之源。

（二）对温病学派用药予以驳斥

恽铁樵在《温病明理》中指出，温病学派所创立的方剂“无有是处”，所谓“清宫、增液、一甲、二甲、大小定风珠，一派滋腻之药”。其引用伤寒派陆九芝驳斥温病学派临证医案中用药弊端的观点，对叶天士在温热病中使用石斛一例大加批评，指出“此物最为热病所忌”。认为正确的用药当是用生地黄。其就此解释说：“生地黄之功专能凉血，血之就干者，得此可以转润，故暑温证之汗多舌绛者最宜。石斛则非血分药，《本经》言其能厚肠胃，实与血分无与，且此物之功效专能生津。暑温无不兼湿，生津则助湿，胸痞乃益甚，所以不可用”。其痛斥说：“今之时医，乃以羚羊、犀角为习用品，以石斛为藏身之窟，不问伤寒温病。甘凉之剂，一例混施。最可恶者，以石斛施之风温、痧疹，致咳嗽、发热之病，十九成急性肺炎；当出痧子者，痧不得出，终成内陷。病家不知其故，医家不知其故，覆辙相寻，滔滔皆是，皆吴鞠通、王孟英所造孽也。”

（三）对温病学派“三焦辨证”提出质疑

温病三焦辨证，始于吴鞠通的《温病条辨》。恽铁樵指出“三焦辨证”之三焦，与《内经》所言之三焦概念“丝毫无相通之处”，并列举《内经》《难经》中三焦之说加以说明。如其云：“（一）《灵枢·本输》篇云：三焦者，中渎之腑也，水道出焉，属膀胱，是孤之腑也，是六腑之所与合者。（二）《难经·三十八难》：腑所以有六者，谓三焦也。有元气之别焉，主持诸气，有名而无形，其经属手少阳，此外腑也。（三）《灵枢·经脉》篇：三焦手少阳之脉，起于小指次指之端……下膈，循属三焦。其支者……交颊至目锐眦。是动则病耳聋，浑浑焞焞，嗌肿，喉痹；

是主气所生病者，汗出，目锐眦痛，颊痛，耳后、肩臑、肘臂外皆痛，小指、次指不用。”

由上可见，恽铁樵认为，“三焦有三种。其一，‘三焦者，决渎之官’，专指分泌尿液说。其二，三焦者，水谷之道路，气之所终始，专指消化力与卫气说。其三，三焦，为手少阳经，为十二经中之一。滑伯仁、徐灵胎皆云：言决渎之官者，为下焦气化之三焦；言手少阳者，是有名无状之三焦；言消化与卫气者，是有名有状之三焦。准此以谈，是古人定名不讲究也。然无论何种，与《温病条辨》皆不合”。

（四）对“风温犯肺”提出质疑

吴鞠通根据叶天士“温病犯肺，逆传心包”之说，提出“伤寒从毛窍入，温病从口鼻入”的温邪传播途径。恽铁樵对此不以为然，其曰：“大约鞠通创温病自口鼻而入，为其最得意之语。不知此说绝不可通，试逐层推敲之。（一）《内经》言：凡热病皆伤寒之类，凡邪风之害人，皆始于皮毛。今言：从口鼻入，由里出外，是必温病在《内经》‘凡热病’三字范围之外而后可。（二）既言从口鼻入，鼻通于肺，故在手太阴。然则口通于脾，不在足太阴乎？（三）经言：天之邪气，感则害人五脏。此言不治皮毛，即有害五脏之可能。所谓病能也，曰水谷之寒热，感则害于六腑，此真从口入者，更证之于实验。饮冰而洞泻，触秽而为霍乱，空气中微菌传染为各种疫病，此真从口鼻入者。若云天之邪气，感也从口鼻入，于《内经》无征。”

恽铁樵认为，一是《内经》言热病为伤寒，传播途径是皮毛而非口鼻；二是如果说口鼻入成立，而为何单言与手太阴肺经有关之鼻，却不言与足太阴脾有关之口；三是依据《内经》所言天之邪气感则害人五脏，而温病学派言温病传播不是经皮毛，那应该是直中五脏，但却说是从口鼻入，这与《内经》不符。因而认为温病学派所谓“风温犯肺”“温病从口鼻入”，是错误的结论。然而，明末吴有性创造性地认识到瘟疫病邪传播途径乃从口鼻而入，清代温病学家也多从其说，故而明确了温邪传播途径是从口鼻而入，而非从皮毛所入。

五、脉学研究

（一）对经脉实质的认识

恽铁樵在所著《脉学发微》中，对“奇经八脉”即从“神经系”说加以解释。但恽铁樵也以为，单用神经来解释经络，似乎也不尽然。从其对古人带脉、督脉病证的理解中即可看出这一点。其云：“又有中湿为病，腰间如带五千钱，此仲景所说。注家均谓是带脉病，然实际是腰肌作痛，其原因是中湿，组织无弹力所致。痛处是腰肌神经，指此为带脉亦不可通。”此处说到了腰部疾患与腰部肌肉和神经有着一定的联系，但没有说带脉即是神经。再如督脉，其云：“《灵枢》《难经》《脉经》《伤寒论》《金匮》，都言痉病属督脉。痉即脑脊髓膜炎，是督脉可以脊髓神经当之，然总有几分模糊影响”。这说明恽铁樵通过自我分析与思考，认为日本学者的“神经系”说，终究不能完全涵盖中医所说的经脉。

（二）主张先识病状再识脉象

恽铁樵主张初学者应该先从认识疾病症状入手，其曰：“病证不同，脉动亦不同；脉动之不同，乃根于病证之不同。脉学之真正意义，在于辨别不同之脉搏，以推测不同之病证。而脉学从入之途，乃由不同之症状，以理会不同之脉搏……然吾之为此，乃为学者制造一种治脉学之工具”。恽铁樵认为，初学者明确病证病机后，由此会推测出现什么脉搏现象，再细细体会这种脉象的指下触觉特点，从而获得感性的脉象理解，进而逐渐掌握脉象诊病的技术。他还指出人们不要被古书中的脉象名称所困扰，要结合实际证候来理解脉象中的真正内涵，“故治脉学，当以诊为主，不当以名为主”。恽铁樵这一先识病状、再识脉象的学习方法有一定道理，是符合脉诊的学习规律的。

【临证经验】

恽铁樵的临证经验，主要反映在《药盦医案全集》（以下简称《医案》）及《临证笔记》（以下简称《笔记》）中，也有散见于其他著作中者，如《伤寒论研究》《温病明理》《保赤新书》等。

恽铁樵《医案》主要涉及内、妇、儿等外感内伤类疾病，总计收录1927年至1935年期间恽铁樵亲自诊治的862个案例。具体为伤寒（75例）、温病（65例）、风病类（69例）、神经病类（20例）、肝胃病类（24例）、水肿类（13例）、鼓胀类（6例）、噎膈类（2例）、喘咳类（20例）、黄瘅类（15例）、泄泻类（6例）、疝气类（9例）、失眠类（5例）、消渴类（5例）、湿热类（40例）；虚损类，分为肺病类（30例）、咳嗽类（25例）、吐血类（23例）、遗精类（13例）、瘰疬类（9例）、肾病类（6例）；时病类，分为疟疾类（26例）、痢疾类（22例）、喉疾类（8例）、麻疹类（6例）、霍乱类（10例）、脑炎类（26例）、肝阳类（17例）；妇科类，分为经带类（45例）、胎前类（17例）、产后类（14例）、癥瘕类（12例）、杂病类（35例）；儿科类，分为惊风类（31例）、天痘类（12例）、痧疹类（31例）、咳嗽类（20例）、食积类（21例）、泄泻类（15例）、杂病类（14例）。

《笔记》中收录了恽铁樵医疗实践中所遇到的较为典型或具有借鉴意义的医案共计15例。所涉及的病种主要有伤寒、温病、外感食积、流产、喉痧、咳嗽、痧子、误服药物等。对于恽铁樵自中年习医至其去世的十几年间的临证经验总结，当属其弟子章巨膺最为全面，曾发表文章对恽铁樵的学术思想及临证经验进行了总结。

一、伤寒温病诊治经验

恽铁樵临证皆以张仲景之说为准绳，即使是后世所谓的温病，也认为属于张仲景所说的“痉”“湿”（即湿温）“暍”（即暑温），是非伤寒系之温病。但其指出，伤寒与非伤寒之温病，都有发热。除此之外，其用药不同。

恽铁樵认为，《伤寒论》之法，恶寒发热，无汗用麻黄，有汗用桂枝，项背强几几用葛根；不恶寒，但恶热，烦躁用石膏；这些症状如交互出现，则用麻、桂、青龙、白虎之剂。结合后世发展的温病方剂，多采用寒凉药品，因而总结出辨证施治的关键是在唇舌的白润与干绛。若唇舌白润，此为麻桂之所宜；若唇舌干绛，必伴有口渴见症，则宜辛凉方剂，此时桂枝为禁药，但是麻黄还不在禁例。根据病机，往往麻黄、石膏同用，如麻杏石甘汤。而桂枝白虎汤证，则唇舌不到干绛程度。

恽铁樵论治温病的经验是，凡发热，无论有汗无汗，不恶寒或恶寒时间甚短，见唇舌干绛者，即为伤寒系之温病，凡《伤寒论》中用辛凉不参热药的方剂，都是治此种温病之方药。

非伤寒系之温病，指夏令之暑温、湿温。暑温，证见发热弛张，汗多，溲短赤，当治以甘露消毒丹、六一散、银花、连翘、白薇、淡芩、牡蛎、薄荷等。暑温末传，见手掌肌肤干燥，将见白痦，则当以甘凉之石斛一类药以养阴。此种病证不得用伤寒方，凡麻黄、桂枝、葛根皆为禁药，乃至荆芥、防风、葱白亦不适用。又暑温有病形似伤寒者，壮热无汗，得汗便愈，《内经》所谓"体若燔炭，汗出而散"，此当用香薷，不得用麻黄。

湿温证见发热不甚高，弛张不易退，形寒，烦躁，渴饮，胸脘痞闷，肌肤津润，脉缓而软，苔白腻，舌面润，口味淡或味甜。若高热烦躁，可宗河间法用茅术白虎汤。湿胜用防己；胸痞用川连、厚朴；闷甚而寒化者，加吴萸；汗多，肤凉，口中和而恶寒者，可以桂枝、附子；脚肿身重者，附子尤为要药，但附、桂不得多用，中病即止。唇燥者，附、桂当在禁例。

二、痨瘵诊治经验

恽铁樵认为，一般初病咳嗽吐血，不以为痨，必待初期症状已过，见潮热掌热，然后谓之痨病。因此，其对肺痨病从形能推考，观察到肺的功能健全与否关系于肾，体会到古人乙癸同源、金水相生的义理。由此将痨瘵细分为由肺病肾谓之痨、由肾病肺谓之瘵两大类。

（一）由肺病肾者，多由于吐血

由肺病肾者，多由于吐血，吐血有三个原因。一是由于伤风咳嗽久不愈，气血受伤，或由药误或由误补，用药以荆芥、防风、象贝、杏仁等疏泄风邪，以茜根炭、藕节等止血；若风邪郁肺化热者，同时用黄芩、款冬等。二是由于举重伤力，剧烈运动，损伤肺络。轻者治以七厘散，重者以地鳖虫、紫金丹止血去伤。三是由于盛怒伤气，肝胆上逆，大吐血，肺阴受伤，痰中夹血。针对这种吐血，恽铁樵认为特效药是花蕊石、童便，再选用茜根炭、地榆炭、仙鹤草、五胆药墨、三七等。此病若误治失治，则病渐及肾，初见腰酸、遗精、阳痿等，进而肩耸背驼，头渐前倾，面色㿠白，形寒自汗，臂酸，甚则指头作胀。这种病候，主治在肺，兼治在肾，多宗保和汤之类。

（二）由肾病肺者，开始于肾虚

由肾病肺者，开始于肾虚，也有三个因素。一是由于房劳，男女皆同；二是由于勉强操作，不知摄养；三是由于先天不足。这三种因素酿成痨瘵，病本在肾，而后及肺，主治在肾，而兼治在肺，多宗补中地黄丸、菟丝子丸之类。若始见阴虚而咳，以紫菀、麦冬、沙参为主；骨蒸，以桑皮、地骨皮为主；气喘，以蛤蚧为主；自汗、盗汗者，以獭肝散为主。

恽铁樵还指出，健脾胃也是治疗痨瘵的重要环节，即所谓培土生金之法。并认为《沈氏尊生书》及葛可久《十药神书》中所列之方最妙。此外还强调，药治只是利用机体的自然反应，药物不能于体内本无者加以补益。因此，治疗痨瘵病，方药的使用不在乎多，应该循序渐进，不能浅尝辄止。

三、治阴证用附子

恽铁樵在其《论药集·附子》中，对附子有“此药为最有用，亦最难用”的评判。其对阴证用附子有着独特的理解与总结。其总结阴证的证候特点为：出汗，肌肤凉，四逆手腕背冷，初不面赤，戴阳乃赤，人王部不隐青，头必汗出，烦躁而郑声无力，肢凉，脉沉微。并且同时见目赤、舌焦等症，也不可误认为阳证，这是阴证的紧要关头。除此之外，阴证还有一个特征，自利完谷，所下如其所食，毫不消化，杂以黑水，俗名叫漏底。以上阴证，都需要急用附子以回阳。药后患者能得酣眠，全身有阳和之气，膀胱气化得行，小溲奇长，漏即止。此时得附子回阳之后，若见舌干、恶热、面赤、谵语、数日甚至十余日不大便，漏底之阴证变为腑实之阳证，此谓“中阴漏腑”，可以用黄龙汤、半硫丸通下。

恽铁樵还总结了伤寒少阴寒化阴证危急时急用附子的几个指征。

1. 辨脉

“脉硬有汗”为少阴危证之脉。太阳证，一般是脉紧并且无汗；少阴证，一般是脉微沉细。此时脉紧而硬，是病更危重之象，需急用附子回阳。

2. 辨舌

“舌色干枯”为少阴危证之舌象。舌色干枯如荔枝壳，色紫棕，如劫津状，为肾阳不能上承，不同于阳证热盛津液受劫的舌干绛。

3. 辨肌肤

“肌肤津润”。此为阳脱不能固表而汗出所致肌肤津润之候，也是急用附子回阳的重要指征之一。

恽铁樵认为，伤寒少阴证，附子固然可以挽回，然而限于脉不乱、面部不肿、气不急、头汗未至发润之候。这四种，有其一则属难治，有其二便属不治。因为尽管附子可以温肾回阳，但必须机体内在活力未竭，才能有通假挹注之可能。以上四种证候，见到其中两种，即是机体活力已竭之证，人力不能回天。因此，其在临证辨证时，特别注重对亡阳的病机把握，总结出病情由浅渐深的四个表现：最初，手腕之背面与手背先冷；进而汗出手腕肤凉，全手皆冷；再进四逆，手冷过肘，足冷过膝；最后，体温外散，肌肤冷，涣汗出。这四种表现中，第一种为亡阳之兆；第二种为亡阳之证，用附子最有疗效；第三种亡阳已临危机，需要急用附子，才可望有转机；第四种则用附子的时机已失，难望挽回了。

四、典型案例

案例 1

余治张锦宏女病伤寒一案，有足记焉。张女初病，余某予豆卷、栀、豉等不效，病渐内传。改延余诊时，为阳明腑证，以调胃承气，热不解；更予小承气，病仍不除。时已逼岁除，除夕、元旦未复诊，初二复诊，则病大变，舌润、汗多、胸闷、肢冷、神志不清楚、脉数微硬，盖少阴证见矣。问所以致此之由，因连进承气不效，改进银花、连翘、竹叶、芦根等药。初意以为甚平稳之药，恣服无害，不图寒凉过当，遂见阴证也。余谓，今则非附子不可。处方用附子钱半，柴胡一钱，及吴萸等。药后，病者得酣寐竟日，醒而热退矣。既而十日不大便，复有微热，予以半硫丸下之，得干粪，精神爽慧，从此慎摄，可以逐渐复元，余亦不复往。

案例2

王君依仁，丁甘仁之门人也，由甘仁之世兄仲英延诊，病可两候，发热有汗不解，曾吐血，气急，脉带硬。自言夹阴，曾用麝香、鸽子。问曾服泻药否，曰无之。脉硬发热，最惧气急，因脉硬为无阳气，急则大有出入。假使曾服泻药，是下后息高，不治。下后息高所以不治者，为不当下而下，脏气乱，故使气急。王之气急固不甚剧，然使是脏气乱，则当以次增剧。又问吐血如何症状，则因旧有此病，近日固未发。视前方大半凉药，患者自始小腹不痛。余思虽非夹阴，却是肾虚之体。夹阴，指房后受凉而言，则小腹必痛，寒在下，药力不及，当用麝香、鸽子，不痛即如是用麝，反嫌虚虚。是当从治，以附子补火无疑。因用附子一钱，佐以归、芍、甘草以护其阴。

按：此病所以用附子，因其脉硬而有汗。凡有汗者，脉当缓纵，不缓亦不硬，硬却是阴证。至其手脚痉挛而发狂，乃上热下寒。药本当冷服，避去上焦之热。附子之性质辛温而下降，热既下行，浮火自敛，至药力远于下焦，其狂自止。

【后世影响】

一、历代评价

《药盦医案全集·丁①序》曰："今得一人焉，能辨别新旧得失，体认中西异同，屏除杂说，生面别开，贯通融会，不落恒蹊，武进恽先生铁樵是也。"

《药盦医案全集·谢②序》曰："君发创于中年，遽能于牝牡骊黄之外别树一帜，为革新家所宗，名遍海内……综论君之形状，殆今世奇人，非天资聪颖者不能有此造诣。"

《药盦医案全集·恽先生传》曰："赞曰：近世旧医震慑于西洋科学且自丧其所守，先生理医经，旁证西法而折衷于治验，故能自尊其道，独立而不惧也……不为新旧宠辱之见，科学非科学之辨，而一是以愈病为职，则先生之说其不可废。"

赵洪钧《近代中西医论争史》曰："恽铁樵为近代中医界精通旧学，独具只眼，又受过较系统的近代科学训练的第一人。"

梁永宣主编《中国医学史》曰："恽铁樵文史兼通，国学根柢深厚，通晓英语，又接受了近代科学的训练，他视野开阔，有坚实的临床基础，又有开办医学教育的阅历，他以渊博的学识从

① 丁，指丁仲英。
② 谢，指谢利恒。

事中西医汇通的探索，给后人以深刻的启示。”

二、后世发挥

对于恽铁樵临证经验，其后医家多有效仿与发挥，现举李月如之临证发挥医案如下。

案例1

去年（1961年）九月，儿科病房邀请会诊。病孩王姓，男，八岁。状类伤寒太阳证，发热，形寒，头痛，项强，后脑酸痛引及颈项，目赤，便短，无汗……余断曰：此痉病也。当以辛凉之中协苦降法，投以葛根芩连合麻杏石甘汤加胆草。时有一学习中医之吴医师问曰：此系伤寒麻黄汤证，何故用芩连石膏凉性药？余曰：病状类伤寒，遵恽师言，察其中颈项有酸痛，且连及后脑，两目红赤……此为痉病之特征，请观其动静可也。越二日，再往访问，果得热退神清，诸恙悉除。

案例2

读恽师讲义、“临证笔记”，其叙述病情，脉象、药效，无不委曲详尽。最近余诊得张某，病症颇复杂，因不明其所以然，乃翻阅临证笔记，领悟是患者与笔记中一心脏病相合，乃遵训施治，果得良好之成绩。

张某，男，三十岁，技工，自诉由外地回沪，来科求诊。据其父云：其子病程已达半年多，虽经各方治疗，未见效果。余视之，患者肌肤干燥，面无血色，且脸部手足皆浮肿，自汗盗汗，一似阳虚之证，其脉搏洪大而滑数。忆恽师脉学论，“脉动本随心动，故大脉者，即心脏之大弛大张，脉随之大起大落。如微为大之对，乃心脏起落不宽，脉亦随之，故名曰微”。师又曰：“脉洪滑亢盛，外面则见种种不足病症，其脉洪大者，乃假有余之见证也。”因仿恽师治验，用天冬、麦冬、石斛、生地、当归、白芍、牡蛎、枣仁、浮小麦、川贝，加人参须、五味子、天王补心丹之类。服至二周，肿退二三，继则加入龟鹿二仙胶，从此其病退较速，而脉亦安详，共治两月许，症状全失。

案例3

患者刘姓，男，三十九岁，二次入院，因突然昏厥不省人事。余按其脉沉细无力，有微微欲绝之势，舌质淡，苔白腻，温温欲吐，肢冷自汗，呼吸气弱，面色晄白，脸部手指皆浮肿。神经科确诊为“间脑病变”，病颇棘手。据辨证论治之原则，以阳虚为其主证，忆恽师印行之“汉方新解”一书，其中有与本病相似之证，乃效而试之。时病势危笃，急用大建中汤合参、附、龙、牡之类，回阳救逆。是日傍晚，再往随访，药后已汗敛阳回，肢温脉转，神志亦告清楚，且可能轻言微语而招呼矣。再处以生脉散与附子理中汤加减二剂。

越二日再访，患者已可起床而能在室内散步，惟诉精力较差，头晕心悸，腿酸足软，呵欠频频等状。仍于原方加补血益气膏（人参、黄芪、白术、白芍、熟地、川断、苁蓉、山药等），冲服，日二次，每次一匙，与汤剂并进。不数日，病情大有好转，精神与日俱振，食欲大增，浮肿亦见消失，二便自调，但夜寐仍欠佳，非服安眠药不可。是日患者精神良好，据告二十年前，始于击伤头颅，以至神昏不宁，继则体力逐渐衰退，常患头目眩晕，耳鸣健忘，心悸欠寐，精力不振，自汗畏寒，四肢作冷，甚则现颤动，腹胀满，溲频数，大便秘结，面部手指皆浮肿，而其中有主要最明显者，下腹部左侧有一积块，按之则痛，且每发昏厥时有冷气攻冲之感，近三年来，病情逐趋恶化，病势增剧，而致昏厥几起，若不胜言云。另诉两点，一，曾服西药通大便已三年以上；二，服西药安眠亦有两年零七个月（据说不可一日无此）。翌日随访，倍重附子与桂枝茯苓丸同入前方合并调治，连服二十剂后，其症完全消除，前后治疗八十余天，视其精神日趋爽慧，体重渐渐增加，色泽华好，诸恙告痊，终得满意而出院。

综上所述，恽铁樵先后撰写了《群经见智录》《伤寒论研究》《脉学发微》《保赤新书》等。曾创办中医函授学校，传播中医学术及个人学术思想。在中医经典研究方面，提出“奇恒回转可为《内经》之总纲”“以四时为全书之总骨干”；对《内经》“七损八益”理论加以诠释；认为《伤寒论》六经为疾病发展的不同阶段；对伤寒少阴寒化证急用附子，并从辨脉象、辨舌象以及辨肌肤等方面总结经验。对温病由里出外发病说提出质疑，认为一切热病皆伤寒而并无温病之说；对“三焦辨证”及“温邪犯肺”等，均持怀疑和否定态度，对温病学派的用药也予以驳斥。在当时背景下，对于中医之发展，主张在肯定中医科学性的前提下，吸收西医之长处。

安徽中医药大学　陆翔

【参考文献】

[1] 上海中医学院中医文献研究所. 历代中医珍本集成 [M]. 上海：上海科学技术出版社，1990.

[2] 王冰注，林亿等校正. 重广补注黄帝内经素问（影印本） [M]. 北京：人民卫生出版社，1982.

[3] 赵洪钧. 近代中西医论争史 [M]. 北京：学苑出版社，2012.

[4] 梁永宣. 中国医学史 [M]. 北京：人民卫生出版社，2012.

[5] 章巨膺. 恽铁樵医学学派简介 [J]. 上海中医药杂志，1962，1：8-13.

[6] 李月如. 继承恽铁樵医学之实践 [J]. 江苏中医，1962，10：36-37.

源流，即對歷代中醫藥文獻進行研究，闡明文獻間的學術源流，對比相互間的異同；相對合理準確地闡釋其學術內涵；二是[illegible]各家學術，即對中醫經典及歷代醫家著作中所展現的理論思維、學術觀點和臨床經驗，以及由此提出的諸多概念、命題，進行系統分析，明確每部經典和代表性醫家的學術思想和實踐特色，并由此促進中醫理論與實踐的不斷創新與發展。二者緊密關聯，相得益彰，對于今人汲取歷史積澱、提煉理論內涵、啓發臨證思路，尤以後者更爲實用和切要。

在以《黄帝内經》爲代表的中醫經典奠定了中醫理論體系之後，後世醫家在繼承研究與探索過程中不斷有新的闡發和創見，使得這一理論體系不斷充實、提高，并向縱深方向發展。中醫歷代醫家，薪火承襲，結合自身的思考與實踐，創造性地回答了當時中醫養生防治過程中的新問題，在不同時代裏開辟了中醫理論發展的新境界。歷代醫家本身就是「活」的學術載體，他們刻意研精，探微索隱，華葉遞榮，日新其用。因此，中醫藥學術發展的歷史進程，始終呈現出一派繼承不泥古、發揚不離宗的繁榮景象。系統研究中醫歷代醫家的學術思想與診療經驗，能夠在很大程度上拓展我們的理論視野，開拓臨證思路，豐富治療手段，并最終將推動中醫理論體系的不斷豐富與發展。因此，對中醫歷代醫家學術思想的整理與繼承研究，具有重要的現實意義。

中國中醫科學院中醫基礎理論研究所自2005年起，先後承擔國家973計劃課題「中醫學理論體系框架結構與內涵研究」（2005—2010）、科技部基礎性工作專項重點項目—中醫藥古籍與方志的文獻整理—之子課題「古代醫家學術思想與診療經驗研究」（2009—2014）、國家973計劃項目「中醫理論體系框架結構研究」（2013—2017），以及國家中醫藥管理局重點研究室—中醫學理論體系結構與內涵研究室—建設規劃等項目，聯合全國十幾所高等院校及科研機構的七十餘位專家、學者，共同開展中醫歷代名家學術整理與研究，已歷時十餘年。所選醫家範圍，自漢末張仲景始，至民國惲鐵樵止，共102人，皆爲歷代具有代表性或學術特色突出的醫家。對于每位醫家的研究，方面，力求準確、深入地把握醫家的學術精髓。現將階段性成果凝練精要，總結成冊，以資行業內外專家、學者以及在校師生研習中醫理論參考之用。

本書編委會由來自中國中醫科學院及全國高等中醫院校、科研機構和臨床單位的學者構成，有中醫基礎、臨床學科的資深專家，有國家及行業重點學科帶頭人，也有中青年骨幹教師、科研人員和臨床醫師等。編委會多次組織編寫工作會議和繼續教育項目培訓，邀請多位國內相關領域知名專家對所有稿件進行審訂，最終由主編、副主編逐篇統稿、審定。全體作者以對中醫藥事業的拳拳之心，共同努力和無私奉獻，完成了這份艱巨的工作，以實際行動切實履行了繼承好、發展好、利用好中醫藥學術的重大使命。由于種種原因，本書難免有疏漏之處，敬請讀者不吝批評指正，以利于本書的不斷修訂和完善。

在本書即將付梓之際，全體作者感慨萬千！希望廣大讀者透過本書，能够概要縱覽中醫藥學術發展之脉絡，擷取中醫理論之精華，傳承千載臨床之經驗，促進中醫藥學術在發展中完善、臨床水平在實踐中提高、中醫藥事業在創新中繁榮。

在此衷心感謝中國中醫科學院中醫基礎理論研究所、中醫藥信息研究所和研究生院以及山東中醫藥大學、安徽中醫藥大學、雲南中醫學院、湖南中醫藥大學、成都中醫藥大學、陝西中醫藥大學、北京中醫藥大學、浙江中醫藥大學、遼寧中醫藥大學、長春中醫藥大學、黑龍江中醫藥大學等單位對此項工作的大力支持！衷心感謝所有參考文獻的作者及參與本書審定的各位專家！衷心感謝北京科學技術出版社章健總編、侍偉主任及編校人員的大力支持！

研究中醫理論的歷史發展，可以從兩個方面着手：一是考鏡文獻源流，即對歷代中醫藥文獻進行研究，闡明文獻間的學術源流關系，對比相互間的异同，相對合理準確地闡釋其學術內涵；二是辨章各家學術，即對中醫經典及歷代醫家著作中所展現的理論思維、學術觀點和臨床經驗，以及由此提出的諸多概念、命題，進行系統分析，明確每部經典和代表性醫家的學術思想